CB046425

As Bases Farmacológicas da Terapêutica de *Goodman & Gilman*

Tradução:
Patricia Lydie Voeux
Simone Kobe de Oliveira

Revisão técnica:
Almir Lourenço da Fonseca
Diretor-Médico da ProDoctor Software, Juiz de Fora (MG).
Ex-Diretor científico do Dicionário de Especialidades Farmacêuticas (DEF).
Ex-Redator-chefe do Jornal Brasileiro de Medicina.
Ex-Diretor da Divisão Médica do Posto de Atendimento Médico (PAM) César Pernetta
da Secretaria Municipal de Saúde (SMS) do Rio de Janeiro.
Ex-Diretor do Serviço Médico-Assistencial da Policlínica José Paranhos Fontenelle, da SMS do Rio de Janeiro.

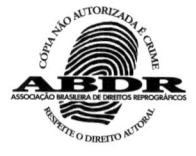

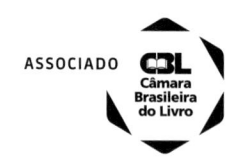

B299 As bases farmacológicas da terapêutica de Goodman & Gilman / Organizadores, Laurence L. Brunton, Björn Knollmann ; [tradução: Patricia Lydie Josephine Voeux, Simone Kobe de Oliveira ; revisão técnica: Almir Lourenço da Fonseca]. – 14. ed. – Porto Alegre : Artmed, 2025.
xviii, 1646 p. : il. color. ; 28 cm.

ISBN 978-65-5882-239-4

1. Farmacologia. 2. Terapêutica. I. Brunton, Laurence L. II. Knollmann, Björn C.

CDU 615

Catalogação na publicação: Karin Lorien Menoncin – CRB 10/2147

As Bases Farmacológicas da Terapêutica de

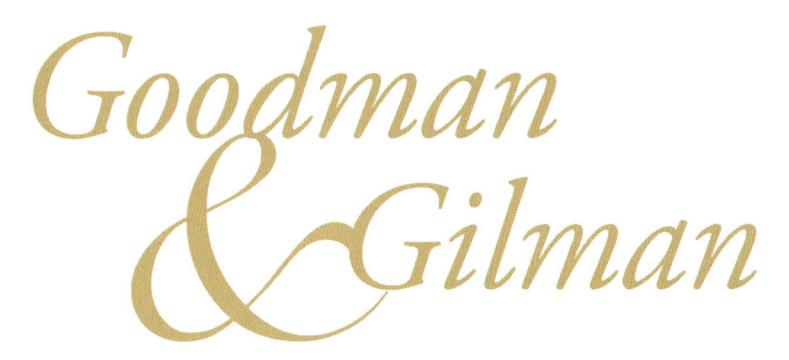

Goodman & Gilman

14ª Edição

LAURENCE L. BRUNTON, PHD
Professor of Pharmacology
School of Medicine
University of California, San Diego
La Jolla, California

BJÖRN C. KNOLLMANN, MD, PHD
William Stokes Professor of Medicine and Pharmacology
Fellowship Director, Division of Clinical Pharmacology
Director, Vanderbilt Center for Arrhythmia Research and Therapeutics (VanCART)
Vanderbilt University School of Medicine
Nashville, Tennessee

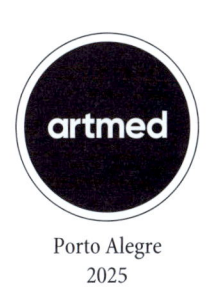

artmed

Porto Alegre
2025

Obra originalmente publicada sob o título
Goodman and Gilman's The Pharmacological Basis of Therapeutics, 14th Edition
ISBN 9781264258079

Original edition copyright © 2023 by McGraw-Hill, LLC, New York, New York 10019, U.S.A. All rights Reserved.

Portuguese language translation edition copyrigtht © 2025 by GA Educação LTDA. All rights Reserved.

Coordenador editorial: *Alberto Schwanke*

Editora: *Tiele Patricia Machado*

Assistente editorial: *Francelle Machado Viegas*

Preparação de originais: *Ana Laura Vedana, Sandra da Câmara Godoy, Tiele Patricia Machado*

Arte sobre capa original: *Kaéle Finalizando Ideias*

Editoração: *Clic Editoração Eletrônica Ltda.*

NOTA

A medicina é uma ciência em constante evolução. À medida que novas pesquisas e a experiência clínica ampliam o nosso conhecimento, são necessárias modificações no tratamento e na farmacoterapia. Os autores desta obra consultaram as fontes consideradas confiáveis, em um esforço para oferecer informações completas e, geralmente, de acordo com os padrões aceitos à época da publicação. Entretanto, tendo em vista a possibilidade de falha humana ou de alterações nas ciências médicas, os leitores devem confirmar estas informações com outras fontes. Por exemplo, e em particular, os leitores são aconselhados a conferir a bula de todo medicamento que pretendam administrar, para se certificar de que a informação contida neste livro está correta e de que não houve alteração na dose recomendada nem nas contraindicações para o seu uso. Essa recomendação é particularmente importante em relação a medicamentos novos ou raramente usados.

Reservados todos os direitos de publicação, em língua portuguesa, ao
GA EDUCAÇÃO LTDA.
(Artmed é um selo editorial do GA EDUCAÇÃO LTDA.)
Rua Ernesto Alves, 150 – Bairro Floresta
90220-190 – Porto Alegre – RS
Fone: (51) 3027-7000

SAC 0800 703 3444 – www.grupoa.com.br

É proibida a duplicação ou reprodução deste volume, no todo ou em parte, sob quaisquer formas ou por quaisquer meios (eletrônico, mecânico, gravação, fotocópia, distribuição na Web e outros), sem permissão expressa da Editora.

IMPRESSO NO BRASIL
PRINTED IN BRAZIL

Autores

Abdoulaye Djimdé, PharmD, PhD
CAMES Professor of Parasitology and Mycology
University of Science, Techniques and Technologies of Bamako
Bamako, Mali

Aislinn Williams, MD, PhD
Assistant Professor of Psychiatry
Iowa Neuroscience Institute
University of Iowa
Iowa City, Iowa

Alexander C. Zambon, PhD
Assistant Professor of Biopharmaceutical Sciences
Keck Graduate Institute
Claremont, California

Allison K. Ehrlich, PhD
Assistant Professor of Environmental Toxicology
University of California, Davis
Davis, California

Alvin C. Powers, MD
Joe C. Davis Chair in Biomedical Science
Professor of Medicine, Molecular Physiology and Biophysics
Director, Vanderbilt Diabetes Center
Chief, Division of Diabetes, Endocrinology and Metabolism
Vanderbilt University Medical Center
Nashville, Tennessee

Amberly R. Johnson, PharmD, DABAT
Director, Utah Poison Control Center
Assistant Professor (Clinical)
University of Utah College of Pharmacy
Salt Lake City, Utah

Ankit A. Desai, MD
Associate Professor of Medicine
Indiana University
Indianapolis, Indiana

Anna Tate Riegel, PhD
Professor
Departments of Oncology & Pharmacology
Georgetown University School of Medicine
Washington, DC

Anton Wellstein, MD, PhD
Professor of Oncology and Pharmacology
Georgetown University School of Medicine
Washington, DC

Ayako Makino, PhD
Associate Professor of Medicine
University of California, San Diego
La Jolla, California

Björn C. Knollmann, MD, PhD
William Stokes Professor of Medicine and Pharmacology
Fellowship Director, Division of Clinical Pharmacology
Director, Vanderbilt Center for Arrhythmia Research and
    Therapeutics (VanCART)
Vanderbilt University School of Medicine
Nashville, Tennessee

Bruce L. Zuraw, MD
Professor of Medicine
University of California, San Diego
La Jolla, California

C. Michael Stein, MBChB, FRCP(Edin)
Dan May Professor of Medicine
Division of Clinical Pharmacology
Vanderbilt University Medical Center
Nashville, Tennessee

Cameron S. Metcalf, PhD
Research Assistant Professor of Pharmacology & Toxicology
Associate Director, Epilepsy Therapy Screening Program Contract Site
University of Utah
Salt Lake City, Utah

Carla V. Rothlin, PhD
Dorys McConnell Duberg Professor of Immunobiology and
    Pharmacology
Yale University School of Medicine
New Haven, Connecticut

Charles D. Nichols, PhD
Professor
Department of Pharmacology and Experimental Therapeutics
Louisiana State University Health Sciences Center
New Orleans, Louisiana

Charles W. Flexner, MD
Professor of Medicine, Pharmacology and Molecular Sciences, and
    International Health
Chief Scientific Officer, Institute for Clinical and
    Translational Research
Johns Hopkins University
Baltimore, Maryland

Christine Konradi, PhD
Professor of Pharmacology and Psychiatry
School of Medicine
Vanderbilt University
Nashville, Tennessee

Christopher J. Hupfeld, MD
Clinical Professor of Medicine
Division of Endocrinology, School of Medicine
University of California, San Diego
La Jolla, California

Christopher J. Rapuano, MD
Chief, Cornea Service, Wills Eye Hospital
Professor
Sidney Kimmel Medical College at Thomas Jefferson University
Philadelphia, Pennsylvania

Claudine Isaacs, MD, FRCPC
Professor of Medicine and Oncology
Associate Director for Clinical Research
Lombardi Comprehensive Cancer Center
Georgetown University
Washington, DC

Conan MacDougall, PharmD, MAS
Professor of Clinical Pharmacy
University of California, San Francisco
San Francisco, California

Damian J. Krysan, MD, PhD
Division Director, Pediatric Infectious Disease
Samuel J. Fomon Chair in Pulmonology/Allergy/Infectious Diseases
Professor of Pediatrics and Microbiology/Immunology
Carver College of Medicine
University of Iowa
Iowa City, Iowa

Dan M. Roden, MD
Professor of Medicine, Pharmacology, and Biomedical Informatics
Senior Vice President for Personalized Medicine
Vanderbilt University Medical Center
Nashville, Tennessee

David D'Alessio, MD
Professor, Department of Medicine
Director, Division of Endocrinology
Duke University Medical Center
Durham, North Carolina

David R. Manning, PhD
Emeritus Professor of Systems Pharmacology and Translational Therapeutics
Perelman School of Medicine
University of Pennsylvania
Philadelphia, Pennsylvania

David R. Sibley, PhD
Senior Investigator, Molecular Neuropharmacology Section
National Institute of Neurological Disorders and Stroke
National Institutes of Health
Bethesda, Maryland

Dawn Wetzel, MD, PhD
Assistant Professor of Pediatrics and Biochemistry
University of Texas Southwestern Medical Center
Dallas, Texas

Dean S. Morrell, MD
Professor of Dermatology
University of North Carolina
Chapel Hill, North Carolina

Dequina A. Nicholas, PhD
Assistant Professor of Molecular Biology and Biochemistry
School of Biological Sciences
University of California, Irvine
Irvine, California

Donald K. Blumenthal, PhD
Associate Professor of Pharmacology
College of Pharmacy
University of Utah
Salt Lake City, Utah

Douglas G. Tilley, PhD
Professor
Department of Cardiovascular Sciences, and Center for Translational Medicine
Lewis Katz School of Medicine at Temple University
Philadelphia, Pennsylvania

Dustin R. Fraidenburg, MD
Assistant Professor of Medicine
Director, Pulmonary Hypertension Program
University of Illinois
Chicago, Illinois

Edward A. Sausville, MD, PhD
Professor of Medicine (Retired)
Greenebaum Comprehensive Cancer Center
University of Maryland
Baltimore, Maryland

Edward Acosta, PharmD
Professor and Director, Clinical Pharmacology
University of Alabama at Birmingham School of Medicine
Birmingham, Alabama

Edwin K. Jackson, PhD
Professor of Pharmacology and Chemical Biology
University of Pittsburgh
Pittsburgh, Pennsylvania

Elisa H. Ignatius, MD, MSc
Assistant Professor of Medicine
Division of Clinical Pharmacology and Infectious Diseases
Johns Hopkins University School of Medicine
Baltimore, Maryland

Ellis R. Levin, MD
Professor of Medicine
Chief of Endocrinology, Diabetes and Metabolism
Veterans Affairs Long Beach Health Care System
University of California, Irvine
Irvine, California

Emanuela Riciotti, PhD
Research Assistant Professor of Pharmacology
Department of Systems Pharmacology and Translational Therapeutics
Perelman School of Medicine
University of Pennsylvania
Philadelphia, Pennsylvania

Emily M. Jutkiewicz, PhD
Associate Professor of Pharmacology
University of Michigan
Ann Arbor, Michigan

Eric V. Shusta, PhD
Howard Curler Distinguished Professor and R. Byron Bird Department Chair
Department of Chemical and Biological Engineering
Department of Neurological Surgery
University of Wisconsin
Madison, Wisconsin

Erik D. Roberson, MD, PhD
Rebecca Gale Endowed Professor
Department of Neurology
University of Alabama at Birmingham
Birmingham, Alabama

Frank J. Gonzalez, PhD
Chief, Laboratory of Metabolism
Center for Cancer Research
National Cancer Institute
National Institutes of Health
Bethesda, Maryland

Garret A. FitzGerald, MD, FRS
Director, Institute for Translational Medicine and Therapeutics
Perelman School of Medicine
University of Pennsylvania
Philadelphia, Pennsylvania

Giuseppe Giaconne, MD, PhD
Professor of Medicine
Associate Director of Clinical Research
Sandra and Edward Meyer Cancer Center
Weill Cornell Medical Center
New York, New York

Gregory A. Brent, MD
Professor of Medicine and Physiology
Chief, Division of Endocrinology, Diabetes and Metabolism
David Geffen School of Medicine
University of California, Los Angeles
Los Angeles, California

Hemal H. Patel, PhD
Professor and Vice Chair of Research
Department of Anesthesiology, School of Medicine
University of California, San Diego
La Jolla, California

Iain L. O. Buxton, PharmD, FAHA
Foundation Professor
Department of Pharmacology
University of Nevada, Reno School of Medicine
Reno, Nevada

Isabelle Ragueneau-Majlessi, MD, MS
Clinical Professor
Department of Pharmaceutics
University of Washington
Seattle, Washington

James E. Crowe, Jr., MD
Professor of Pediatrics, Pathology, Microbiology and Immunology
Vanderbilt University Medical Center
Nashville, Tennessee

James M. O'Donnell, PhD
Professor of Pharmaceutical Sciences
School of Pharmacy and Pharmaceutical Sciences
State University of New York at Buffalo
Buffalo, New York

James McCarthy, MD
Director, Victorian Infectious Diseases Service
Peter Doherty Institute
Royal Melbourne Hospital
University of Melbourne
Melbourne, Australia

Jason X.-J. Yuan, MD, PhD
Professor of Medicine and Director of Physiology
University of California, San Diego
La Jolla, California

Jeffrey D. Henderer, MD
Professor of Ophthalmology
Dr. Edward Hagop Bedrossian Chair of Ophthalmology
Lewis Katz School of Medicine at Temple University
Philadelphia, Pennsylvania

Jeffrey I. Weitz, MD, FRCPC, FRSC, FCAHS
Professor of Medicine and Biochemistry and Biomedical Sciences
Canada Research Chair (Tier I) in Thrombosis
Heart and Stroke Foundation J.F. Mustard Chair in Cardiovascular Research
McMaster University
Hamilton, Canada

Jennifer J. Kiser, PharmD, PhD
Associate Professor
Department of Pharmaceutical Sciences
University of Colorado Anschutz Medical Campus
Aurora, Colorado

Jennifer Keiser, PhD
Associate Professor of Neglected Tropical Diseases
Unit Head
Swiss Tropical & Public Health Institute
Allschwil, Switzerland

Jerry Ingrande, MD, MS
Associate Clinical Professor
Department of Anesthesiology, School of Medicine
University of California, San Diego
La Jolla, California

Jingjing Yu, MD, PhD
Clinical Associate Professor and Associate Director of UW Drug Interaction Solutions
Department of Pharmaceutics
University of Washington
Seattle, Washington

Joan Heller Brown, PhD
Distinguished Professor, Emeritus Chair
Department of Pharmacology
University of California, San Diego
La Jolla, California

Jody Mayfield, PhD
Science Writer and Editor
Waggoner Center for Alcohol and Addiction Research
University of Texas
Austin, Texas

John Traynor, PhD
Edward F. Domino Research Professor
Professor and Associate Chair for Research, Department of Pharmacology, Medical School
Professor of Medicinal Chemistry, College of Pharmacy
Department of Pharmacology
University of Michigan
Ann Arbor, Michigan

Jonathan M. Meyer, MD
Psychopharmacology Consultant, California Department of State Hospitals
Assistant Clinical Professor of Psychiatry
University of California, San Diego
La Jolla, California

Jorge Iniguez-Lluhi, PhD
Associate Professor of Pharmacology
University of Michigan
Ann Arbor, Michigan

Jürgen Wess, PhD
Chief, Molecular Signaling Section
Lab of Bioorganic Chemistry
National Institute of Diabetes and Digestive and Kidney Diseases
National Institutes of Health
Bethesda, Maryland

Kaitlyn Brown, PharmD, DABAT
Clinical Supervisor
Adjunct Instructor–Utah Poison Control Center
Department of Pharmacotherapy
University of Utah College of Pharmacy
Salt Lake City, Utah

Karen S. Wilcox, PhD
Professor and Chair of Pharmacology & Toxicology
College of Pharmacy
University of Utah
Salt Lake City, Utah

Katharina Brandl, PhD
Associate Professor
Skaggs School of Pharmacy and Pharmaceutical Sciences
University of California, San Diego
La Jolla, California

Katherine T. Murray, MD
Professor of Medicine and Pharmacology
Vanderbilt University School of Medicine
Nashville, Tennessee

Kathleen M. Giacomini, PhD
Professor of Bioengineering and Therapeutic Sciences
School of Pharmacy
University of California, San Francisco
San Francisco, California

Keith A. Sharkey, PhD, CAGF, FACHS
Professor of Physiology and Pharmacology
Cumming School of Medicine
University of Calgary
Calgary, Canada

Kelly Dooley, MD, PhD, MPH
Professor of Medicine, Pharmacology & Molecular Sciences
Johns Hopkins University School of Medicine
Baltimore, Maryland

Kenneth P. Mackie, MD
Professor of Psychological and Brain Sciences
Director, Gill Center for Biomolecular Science
Indiana University
Bloomington, Indiana

Kerry L. Burnstein, PhD
Professor and Chair
Department of Molecular and Cellular Pharmacology
Miller School of Medicine
University of Miami
Miami, Florida

Krishna Sriram, PhD
Assistant Project Scientist
Department of Pharmacology
University of California, San Diego
La Jolla, California

Laurence L. Brunton, PhD
Emeritus Professor of Pharmacology
Department of Pharmacology, School of Medicine
University of California, San Diego
La Jolla, California

Margaret A. Phillips, PhD
Professor and Chair
Department of Biochemistry
University of Texas Southwestern Medical Center
Dallas, Texas

Margareta Hammarlund-Udenaes, PhD
Professor of Pharmacokinetics and Pharmacodynamics
Department of Pharmacy
Uppsala University
Uppsala, Sweden

Mark A. Lawson, PhD
Professor of Obstetrics, Gynecology, and Reproductive Sciences
School of Medicine
University of California, San Diego
La Jolla, California

Matthew J. Sewell, MD, PharmD
WISE Dermatology
Houston, Texas

Matthew L. Pearn, MD
Associate Professor of Anesthesiology
VA-San Diego Healthcare System
University of California, San Diego
La Jolla, California

Matthew N. Hill, PhD
Professor
Hotchkiss Brain Institute
Cumming School of Medicine
University of Calgary
Calgary, Canada

Michael B. Atkins, MD
Professor of Oncology and Medicine
Georgetown University School of Medicine
Washington, DC

Michael Choi, MD
Associate Clinical Professor
Moores Cancer Center
University of California, San Diego
La Jolla, California

Michael David, PharmD, PhD
Professor Division of Biological Sciences and
    Moores Cancer Center
University of California, San Diego
La Jolla, California

Michael K. Gilson, MD, PhD
Distinguished Professor
Skaggs School of Pharmacy and Pharmaceutical Sciences
University of California, San Diego
La Jolla, California

Michael W. H. Coughtrie, PhD
Professor and Dean
Faculty of Pharmaceutical Sciences
University of British Columbia
Vancouver, Canada

Misty D. Smith, PhD
Research Assistant Professor
Department of Pharmacology & Toxicology
College of Pharmacy and School of Dentistry
University of Utah
Salt Lake City, Utah

Natalia Ruiz-Negrón, PharmD
Research Assistant Professor
University of Utah College of Pharmacy
Salt Lake City, Utah

Nina Isoherranen, MS, PhD
Professor of Pharmaceutics
University of Washington School of Pharmacy
Seattle, Washington

P. David Rogers, PharmD, PhD, FCCP
St. Jude Endowed Chair in Pharmaceutical Sciences
Department of Pharmacy and Pharmaceutical Sciences
St. Jude Children's Research Hospital
Memphis, Tennessee

Palmer Taylor, PhD
Sandra & Monroe Trout Professor of Pharmacology, School of Medicine
Dean Emeritus, Skaggs School of Pharmacy & Pharmaceutical Sciences
University of California, San Diego
La Jolla, California

Paul A. Insel, MD
Distinguished Professor of Pharmacology and Medicine, Emeritus
Co-Director, Medical Scientist (MD/PhD) Training Program
University of California, San Diego
La Jolla, California

Peter A. Friedman, PhD
Professor
Department of Pharmacology and Chemical Biology
University of Pittsburgh School of Medicine
Pittsburgh, Pennsylvania

Peter J. Barnes, FRS, FMedSci
Professor of Thoracic Medicine
National Heart & Lung Institute
Imperial College London
London, United Kingdom

Peter J. Hotez, MD, PhD
Professor of Pediatrics and Molecular Virology and Microbiology
Texas Children's Hospital Endowed Chair in Tropical Pediatrics
Dean, National School of Tropical Medicine
Baylor College of Medicine
Houston, Texas

Peter J. Snyder, MD
Professor of Medicine
Perelman School of Medicine
University of Pennsylvania
Philadelphia, Pennsylvania

Pieter C. Dorrestein, PhD
Professor, Departments of Pharmacology and Pediatrics
Skaggs School of Pharmacy & Pharmaceutical Sciences
University of California, San Diego
La Jolla, California

R. Benjamin Free, PhD
Staff Scientist, Neuropharmacology Section
National Institute of Neurological Disorders and Stroke
National Institutes of Health
Bethesda, Maryland

Rebecca Petre Sullivan, PhD
Associate Professor of Physiology and Vice Chair
Department of Biomedical Education and Data Science
Department of Cardiovascular Sciences
Lewis Katz School of Medicine
Temple University
Philadelphia, Pennsylvania

Richard Daneman, PhD
Associate Professor of Pharmacology and Neurosciences
University of California, San Diego
La Jolla, California

Rob Knight, PhD
Professor of Pediatrics
Affiliate Professor of Computer Science and Engineering
Director of the Center for Microbiome Innovation
University of California, San Diego
La Jolla, California

Robert R. Bies, PharmD, PhD
Associate Professor
School of Pharmacy and Pharmaceutical Sciences
The State University of New York, Buffalo
Buffalo, New York

Robert Schooley, MD
Distinguished Professor of Medicine
University of California, San Diego
La Jolla, California

Roberto Tinoco, PhD
Assistant Professor
Department of Molecular Biology and Biochemistry
School of Biological Sciences
University of California, Irvine
Irvine, California

Ronald J. Koenig, MD, PhD
Professor Emeritus of Internal Medicine
Division of Metabolism, Endocrinology and Diabetes
University of Michigan
Ann Arbor, Michigan

Ryan E. Hibbs, PhD
Associate Professor of Neuroscience
University of Texas Southwestern Medical School
Dallas, Texas

S. John Mihic, PhD
Associate Professor of Neuroscience
University of Texas
Austin, Texas

Sandra Christiansen, MD
Clinical Professor of Health Sciences
University of California, San Diego
La Jolla, California

Sara L. Van Driest, MD, PhD
Associate Professor of Pediatrics, Division of General Pediatric
Associate Professor of Medicine, Division of Clinical Pharmacology
Vanderbilt University School of Medicine
Nashville, Tennessee

Shirley M. Tsunoda, PharmD
Professor of Clinical Pharmacy
Skaggs School of Pharmacy & Pharmaceutical Sciences
University of California, San Diego
La Jolla, California

Silvio Gutkind, PhD
Distinguished Professor and Chair
Department of Pharmacology
University of California, San Diego
La Jolla, California

Stephen R. Hammes, MD, PhD
Professor of Medicine
Chief of Endocrinology and Metabolism
School of Medicine and Dentistry
University of Rochester
Rochester, New York

Steve M. Taylor, MD, PhD
Associate Professor of Medicine (Infectious Diseases) and Global Health
School of Medicine, Duke University
Durham, North Carolina

Steven R. Houser, PhD
Senior Associate Dean, Research
Vera J. Goodfriend Chair in Cardiovascular Research
Director and Professor, Cardiovascular Research Center
Professor, Cardiovascular Sciences and Medicine
Lewis Katz School of Medicine
Temple University
Philadelphia, Pennsylvania

Susan G. Amara, PhD
Scientific Director
National Institute of Mental Health
National Institutes of Health
Bethesda, Maryland

Suzanne M. Underhill, PhD
Research Fellow
National Institute of Mental Health
Bethesda, Maryland

Talene A. Yacoubian, MD, PhD
Professor
Department of Neurology
University of Alabama at Birmingham
Birmingham, Alabama

Thomas D. Nolin, PharmD, PhD
Associate Dean for Research and Sponsored Programs
School of Pharmacy, University of Pittsburgh
Pittsburgh, Pennsylvania

Thomas Eschenhagen, MD
Professor and Chair of Pharmacology
Department of Experimental Pharmacology and Toxicology
University Medical Center Hamburg-Eppendorf
Hamburg, Germany

Thomas J. Kipps, MD, PhD
Professor of Medicine, Moores Cancer Center
University of California, San Diego
La Jolla, California

Tilo Grosser, MD
Research Associate Professor of Pharmacology
Institute for Translational Medicine and Therapeutics
University of Pennsylvania
Philadelphia, Pennsylvania

Upneet Kaur Bains, MD
Assistant Professor of Ophthalmology
Lewis Katz School of Medicine at Temple University
Philadelphia, Pennsylvania

Wallace K. MacNaughton, PhD, CAGF, FAPS
Professor of Physiology and Pharmacology
University of Calgary
Calgary, Canada

Walter J. Koch, PhD
W.W. Smith Chair in Cardiovascular Medicine
Professor and Chair, Department of Cardiovascular Sciences
Lewis Katz School of Medicine, Temple University
Philadelphia, Pennsylvania

Wayne Ray, PhD
Professor, Department of Health Policy
Vanderbilt University Medical Center
Nashville, Tennessee

Wendy Vitek, MD
Associate Professor and Medicine
University of Rochester Medical Center
Rochester, New York

William A. Catterall, PhD
Professor of Pharmacology
School of Medicine
University of Washington
Seattle, Washington

Yasmin L. Hurd, PhD
Professor of Pharmacological Sciences, Neuroscience and Psychiatry
Icahn School of Medicine at Mount Sinai
New York, New York

Yuichi Sugiyama, PhD
Distinguished Professor
Graduate School of Pharmaceutical Sciences
Josai International University
Kioi-cho, Japan

Zeba A. Syed, MD
Assistant Professor
Wills Eye Hospital
Philadelphia, Pennsylvania

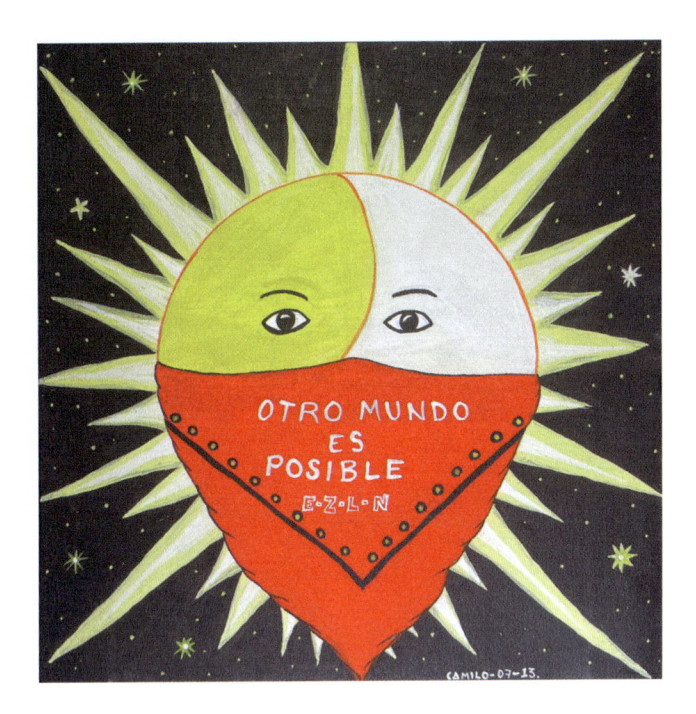

Um Outro Mundo é Possível
Pintura por Camilo, membro do coletivo de artistas do EZLN,
Ejército Zapatista de Liberación Nacional, em Chiapas, México.
Acesse: *https://schoolsforchiapas.org/*

Agradecimentos

Ali Manouchehri, MD
Clinical Pharmacology Fellow
Vanderbilt University
Nashville, Tennessee

Amr Tarek Wahba, MD
Instructor of Clinical Medicine
Division of Clinical Pharmacology
Department of Medicine
Vanderbilt University
Nashville, Tennessee

Becky Hainz-Baxter
Editorial Specialist

Benjamin Coleman, PhD
Grueter Lab Graduate, 2022
Vanderbilt University
Nashville, Tennessee

Bin Ni, PhD
Clinical Pharmacology Fellow
Vanderbilt University
Nashville, Tennessee

Breanne Gibson, PhD
Research Fellow
Schoenecker Lab
Vanderbilt University
Nashville, Tennessee

Brittany Spitznagel, PharmD, PhD
Research Instructor
Weaver Lab
Vanderbilt University
Nashville, Tennessee

Christian Egly, PharmD
Clinical Pharmacology Fellow
Knollmann Lab
Vanderbilt University
Nashville, Tennessee

Christina Thomas
Senior Project Development Editor
McGraw Hill

Erica Marie Garner, MD, MSCI
Instructor in Medicine
Vanderbilt University
Nashville, Tennessee

Francisco Villarreal, MD, PhD
Professor of Medicine
UC San Diego School of Medicine
La Jolla, California

Gwendolyn Davis, PhD
Clinical Pharmacology Fellow
Madhur Lab
Vanderbilt University
Nashville, Tennessee

Janaki Sharma, MD
Assistant Professor of Medicine
University of Miami

Jason M. McAlexander
Biomedical Media Manager
MPS North America LLC

Jin-Woo Park, MD, PhD
Clinical Instructor in Neurology
Adjunct Instructor in Clinical Pharmacology
Korea University Medical Center
Seoul, Korea

John Brannon, PhD
Clinical Pharmacology Fellow
Hadjifrangiskou Lab
Vanderbilt University
Nashville, Tennessee

John Cidlowski, PhD
Senior Investigator, NIEHS

Katherine Black, MD
Clinical Pharmacology Fellow
Pediatric Gastroenterology, Hepatology and Nutrition
Vanderbilt University
Nashville, Tennessee

Lynne Larson
Managing Editor

Marijo Bilusic, MD, PhD
Sylvester Comprehensive Cancer Center
University of Miami

Melinda Avelar
Executive Assistant
McGraw Hill

Michael Weitz
Sr. Associate Global Publisher
Medical, Pharmacy & Allied Health Textbooks
McGraw Hill

Nataraja Sarma Vaitnadin, MBBS, PhD, MPH
Research Fellow
Department of Medicine
Vanderbilt University
Nashville, Tennessee

Nelda Murri, PharmD, MBA
Consulting Pharmacist

Nitesh Sharma
Senior Project Manager
KnowledgeWorks Global Ltd.

Prefácio

Esta é a 14ª edição do livro que começou como uma parceria entre dois amigos e professores da Yale University: Louis Goodman e Alfred Gilman. Ao longo dos anos, *Goodman & Gilman* tem sido referenciado como a "bíblia azul" da farmacologia. Certamente, grande parte dessa fama é um reflexo do propósito da obra, que foi delineado pelos autores originais e seguido fielmente ao longo de 81 anos: correlacionar a farmacologia com as ciências médicas relacionadas, reinterpretar as ações e os usos dos fármacos à luz dos avanços na medicina e nas ciências biomédicas básicas, enfatizar a aplicação da farmacodinâmica à terapêutica e criar um livro que seja útil tanto para estudantes de farmacologia quanto para profissionais de saúde.

Seguir esses princípios exige muito trabalho: o volume impressionante e o aumento contínuo do conhecimento nas ciências biomédicas básicas e suas aplicações clínicas continuam a surpreender, desafiando os organizadores e autores que buscam produzir uma obra em um único volume e, sem dúvidas, desafiando também os estudantes. Para criar uma obra que seja um reflexo do nosso tempo, atualizamos todos os capítulos e adicionamos cinco novos, os quais abordam assuntos diversos – resposta aos fármacos e bioma gastrintestinal; farmacovigilância; barreira hematencefálica (que não é apenas uma bainha lipídica); canabinoides; e imunoterapias para o câncer –, além de um novo apêndice sobre interações medicamentosas. Avanços na imunomodulação são abordados na maioria das seções. Além disso, continuamos a atrair autores mais jovens que estão na vanguarda da pesquisa farmacológica e da prática clínica. Como resultado, nesta edição temos 56 novos autores, provenientes de diversos contextos, que garantem uma vida útil longa ao livro.

Uma obra escrita por múltiplos autores, como é o caso do *Goodman & Gilman*, cresce por meio de adições, exclusões, detalhamentos, substituições e correções. O texto atual reflete mais de oito décadas dessa atividade, com muita sabedoria, pérolas memoráveis, conteúdos novos e lampejos de humor, sendo editado para atender ao presente e também ao futuro. Notas no fim dos capítulos reconhecem autores que trabalharam no texto da 13ª edição, mas fico feliz em saber que várias gerações de organizadores e autores ajudaram a trazer esta 14ª edição à sua forma atual. Assim como na 13ª edição, usamos mais ilustrações abordando os mecanismos na tentativa de explicar a farmacodinâmica de novos agentes. Alguns leitores têm reclamado que o livro está se tornando muito complexo. Acreditamos que uma compreensão aprofundada das ações e interações de um fármaco em múltiplos locais fisiológicos e com outros fármacos é essencial na terapêutica moderna. No entanto, também nos preocupamos em resumir os mecanismos de ação, ADME e usos clínicos de agentes individuais e classes farmacológicas. De forma a não favorecer o produto de um ou outro laboratório, continuamos a evitar o uso de nomes comerciais, exceto quando necessário – para diferenciar entre múltiplas formulações do mesmo agente que apresentam propriedades farmacocinéticas ou farmacodinâmicas distintas ou que são conhecidas apenas por um nome comercial. Incentivamos que os leitores entrem em contato com os organizadores por e-mail se tiverem comentários sobre o livro.

Participar da produção deste livro traz à mente várias questões maiores, tanto positivas quanto negativas, relacionadas à saúde, como a explosão de técnicas moleculares genéticas; a proliferação de agentes terapêuticos que afetam o sistema imune; o potencial dos projetos de fármacos auxiliados por computador; a resistência aos antibióticos, induzida pelo uso contínuo e excessivo desses agentes na saúde humana e na criação de animais; os efeitos adversos ao meio ambiente decorrentes da atividade humana na Terra; os efeitos do aquecimento global e do tamanho populacional humano na saúde global e na nutrição; a facilidade com que doenças infecciosas podem se espalhar pelo mundo; a fragilidade da verdade e dos fatos, e a dificuldade de promover a saúde com base na ciência e nos dados diante de certas teorias da conspiração e ideologias políticas. Um mundo melhor é possível.

Várias pessoas auxiliaram na produção desta edição de *Goodman & Gilman*. Agradeço imensamente: a meu coorganizador, Björn Knollmann, e aos *fellows* de farmacologia clínica de Vanderbilt que ele recrutou para ler os primeiros rascunhos dos capítulos enquanto desenvolviam suas habilidades editoriais; a nosso atento editor da McGraw-Hill, Michael Weitz, e suas colegas Christina Thomas e Melinda Avelar; à farmacêutica consultora Nelda Murri; a Nitesh Sharma, da KnowledgeWorks Global Ltd, que supervisionou incansavelmente a conversão dos documentos do Word em um livro impresso; a Jason McAlexander, da MPS North America, que, com agilidade, abrilhantou nossas páginas com suas ilustrações; e à atenta Becky Hainz-Baxter, que percebeu tudo aquilo que os organizadores deixaram passar.

Agradeço especialmente a Lynne Larson, uma romancista, artista e especialista em gestão de recursos que comandou esta iniciativa e organizou o nosso trabalho. Lynne gerenciou a produção da 11ª edição de *Goodman & Gilman* – quando fui organizador pela primeira vez – em um tempo em que tudo era feito em cópias impressas e arquivos do Word enviados pelo correio, quando as provas tipográficas eram longas folhas de papel em que as correções eram escritas à mão e então transcritas para novos arquivos do Word. Fiquei encantado quando Lynne concordou em gerenciar este projeto de forma totalmente eletrônica. Não teríamos esta 14ª edição sem ela.

Laurence L. Brunton

Sumário

Seção I

Princípios gerais

1. Descoberta de fármacos: das plantas medicinais aos projetos de fármacos assistidos por computador 3
   Michael K. Gilson e Laurence L. Brunton

2. Farmacocinética: a dinâmica de absorção, distribuição, metabolismo e eliminação dos fármacos 23
   Iain L. O. Buxton

3. Farmacodinâmica: mecanismos moleculares da ação dos fármacos 43
   David R. Manning e Donald K. Blumenthal

4. Transportadores de membrana e resposta aos fármacos 78
   Kathleen M. Giacomini e Yuichi Sugiyama

5. Metabolismo dos fármacos 100
   Frank J. Gonzalez e Michael Coughtrie

6. Microbioma gastrintestinal e resposta aos fármacos 118
   Shirley M. Tsunoda, Pieter C. Dorrestein e Rob Knight

7. Farmacogenética e farmacogenômica 129
   Dan M. Roden e Sara L. Van Driest

8. Segurança de medicamentos pós-comercialização 143
   C. Michael Stein e Wayne A. Ray

9. Princípios de toxicologia clínica 152
   Amberly R. Johnson e Kaitlyn M. Brown

Seção II

Neurofarmacologia

10. Neurotransmissão: os sistemas nervosos autônomo e somático motor 169
    Rebecca Petre Sullivan, Steven R. Houser e Walter J. Koch

11. Agonistas e antagonistas dos receptores muscarínicos 201
    Joan Heller Brown, Katharina Brandl e Jürgen Wess

12. Inibidores e reativadores da anticolinesterase 216
    Palmer Taylor

13. Junção neuromuscular e gânglios autonômicos; nicotina, relaxantes musculares e espasmolíticos 230
    Ryan E. Hibbs e Alexander C. Zambon

14. Agonistas e antagonistas adrenérgicos 246
    Douglas G. Tilley, Steven R. Houser e Walter J. Koch

15. 5-Hidroxitriptamina (serotonina) e dopamina 282
    Charles D. Nichols, Susan G. Amara e David R. Sibley

16. Neurotransmissão no sistema nervoso central 302
    R. Benjamin Free, Suzanne M. Underhill, Susan G. Amara e David R. Sibley

17. Barreira hematencefálica e sua influência no transporte de fármacos para o encéfalo 324
    Richard Daneman, Margareta Hammarlund-Udenaes e Eric V. Shusta

18. Farmacoterapia dos transtornos depressivos e de ansiedade 340
    James M. O'Donnell, Robert R. Bies e Aislinn J. Williams

19. Farmacoterapia da psicose e da mania 354
    Jonathan M. Meyer

20. Farmacoterapia das epilepsias 384
    Cameron S. Metcalf, Misty D. Smith e Karen S. Wilcox

21. Tratamento dos distúrbios degenerativos do sistema nervoso central 413
    Erik D. Roberson e Talene A. Yacoubian

22. Hipnóticos e sedativos 427
    S. John Mihic e Jody Mayfield

23. Analgésicos opioides 443
    Emily M. Jutkiewicz e John R. Traynor

24. Anestésicos gerais e gases terapêuticos 472
    Jerry Ingrande, Matthew L. Pearn e Hemal H. Patel

25. Anestésicos locais 492
    William A. Catterall e Kenneth Mackie

26. Canabinoides 508
    Matthew N. Hill e Kenneth Mackie

27. Etanol 522
    Jody Mayfield e S. John Mihic

28. Transtornos por uso de substâncias e dependência 535
    Christine Konradi e Yasmin L. Hurd

Seção III

Modulação das funções pulmonar, renal e cardiovascular

29. Fármacos que afetam a função excretora renal 561
    Edwin K. Jackson

30. Renina e angiotensina 590
    Krishna Sriram e Paul A. Insel

31. Tratamento da cardiopatia isquêmica 611
    Thomas Eschenhagen

32. Tratamento da hipertensão 630
    Thomas Eschenhagen

33. Terapia da insuficiência cardíaca 651
    Thomas Eschenhagen

34. Fármacos antiarrítmicos 672
    Björn C. Knollmann, Dan M. Roden e Katherine T. Murray

35. Tratamento da hipertensão arterial pulmonar 700
    Dustin R. Fraidenburg, Ankit A. Desai, Ayako Makino e Jason X.-J. Yuan

36. Coagulação sanguínea e fármacos anticoagulantes, fibrinolíticos e antiplaquetários 713
    Jeffrey I. Weitz

37. Farmacoterapia das dislipidemias 734
    Natalia Ruiz-Negrón e Donald K. Blumenthal

Seção IV

Inflamação, imunomodulação e hematopoiese

38. Introdução à imunidade e à inflamação 755
    Michael David
39. Imunossupressores, imunomodulação e tolerância 774
    Carla V. Rothlin e J. Silvio Gutkind
40. Imunoglobulinas e vacinas 798
    Roberto Tinoco e James E. Crowe Jr.
41. Autacoides derivados dos lipídeos: eicosanoides e fator ativador plaquetário 820
    Emanuela Ricciotti, Tilo Grosser e Garret A. FitzGerald
42. Farmacoterapia da inflamação, febre, dor e gota 834
    Tilo Grosser, Emanuela Ricciotti e Garret A. FitzGerald
43. Histamina, bradicinina e seus antagonistas 863
    Bruce L. Zuraw e Sandra C. Christiansen
44. Farmacologia pulmonar 881
    Peter J. Barnes
45. Agentes hematopoiéticos: fatores de crescimento, minerais e vitaminas 905
    Michael Choi e Thomas J. Kipps

Seção V

Farmacologia endócrina

46. Introdução à endocrinologia: o eixo hipotálamo-hipófise 929
    Dequina A. Nicholas e Mark A. Lawson
47. Hormônios tireoidianos e fármacos antitireoidianos 947
    Ronald J. Koenig e Gregory A. Brent
48. Estrogênios, progestinas e sistema genital feminino 965
    Ellis R. Levin, Wendy S. Vitek e Stephen R. Hammes
49. Androgênios e sistema genital masculino 997
    Peter J. Snyder
50. Hormônio adrenocorticotrópico, esteroides suprarrenais e córtex suprarrenal 1008
    Christopher J. Hupfeld e Jorge A. Iñiguez-Lluhí
51. Pâncreas endócrino e farmacoterapia do diabetes melito e da hipoglicemia 1028
    Alvin C. Powers e David D'Alessio
52. Fármacos que afetam a homeostasia dos íons minerais e a renovação óssea 1054
    Thomas D. Nolin e Peter A. Friedman

Seção VI

Farmacologia gastrintestinal

53. Farmacoterapia para acidez gástrica, úlceras pépticas e doença do refluxo gastresofágico 1079
    Keith A. Sharkey e Wallace K. MacNaughton
54. Motilidade gastrintestinal e fluxo de água, êmese e doenças biliares e pancreáticas 1091
    Keith A. Sharkey e Wallace K. MacNaughton
55. Farmacoterapia da doença inflamatória intestinal 1118
    Wallace K. MacNaughton e Keith A. Sharkey

Seção VII

Quimioterapia das doenças infecciosas

56. Princípios gerais da terapia antimicrobiana 1133
    Conan MacDougall
57. Disruptores do DNA: sulfonamidas, quinolonas e nitroimidazóis 1142
    Conan MacDougall
58. Disruptores do envelope celular: antibacterianos β-lactâmicos, glicopeptídicos e lipopeptídicos 1152
    Conan MacDougall
59. Antibacterianos diversos: aminoglicosídeos, polimixinas, antissépticos urinários, bacteriófagos 1172
    Conan MacDougall e Robert T. Schooley
60. Inibidores da síntese de proteínas 1184
    Conan MacDougall
61. Agentes antifúngicos 1198
    P. David Rogers e Damian J. Krysan
62. Agentes antivirais (não retrovirais) 1216
    Edward P. Acosta
63. Tratamento da hepatite viral (HBV/HCV) 1232
    Jennifer J. Kiser
64. Agentes antirretrovirais e tratamento da infecção pelo HIV 1250
    Charles W. Flexner
65. Quimioterapia da tuberculose e de micobactérias não tuberculosas, incluindo a hanseníase 1272
    Elisa H. Ignatius e Kelly E. Dooley
66. Quimioterapia da malária 1293
    Abdoulaye A. Djimde e Steve M. Taylor
67. Quimioterapia das infecções por protozoários: amebíase, giardíase, tricomoníase, tripanossomíase, leishmaniose e outras infecções 1313
    Dawn M. Wetzel e Margaret A. Phillips
68. Quimioterapia das infecções por helmintos 1328
    Jennifer Keiser, James McCarthy e Peter Hotez

Seção VIII

Farmacoterapia das doenças neoplásicas

69. Princípios gerais da farmacoterapia do câncer 1341
    Anton Wellstein
70. Agentes citotóxicos e antimetabólitos 1347
    Anton Wellstein e Edward A. Sausville
71. Inibidores da proteína-cinase e pequenas moléculas direcionadas para alvos 1385
    Anton Wellstein e Giuseppe Giaccone
72. Anticorpos, células CAR T e proteínas no tratamento do câncer 1419
    Anton Wellstein e Michael B. Atkins
73. Hormônios, antagonistas dos receptores de hormônios e agentes relacionados com a terapia do câncer 1438
    Claudine Isaacs, Kerry L. Burnstein e Anna T. Riegel

Seção IX

Farmacologia de sistemas especiais

74. Farmacologia ocular 1455
    Upneet K. Bains, Zeba A. Syed, Jeffrey D. Henderer e Christopher J. Rapuano
75. Farmacologia dermatológica 1476
    Matthew J. Sewell e Dean S. Morrell
76. Toxicologia ambiental 1508
    Allison K. Ehrlich

Apêndices

I. Planejamento e otimização de esquemas posológicos: dados farmacocinéticos 1535
   Isabelle Ragueneau-Majlessi, Jingjing Yu e Nina Isoherranen
II. Interações medicamentosas 1589
    Isabelle Ragueneau-Majlessi, Jingjing Yu e Nina Isoherranen

Índice 1593

Seção I

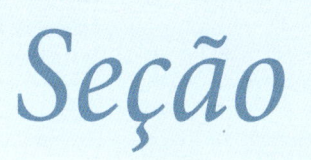

Princípios gerais

Capítulo 1	Descoberta de fármacos: das plantas medicinais aos projetos de fármacos assistidos por computador / 3
Capítulo 2	Farmacocinética: a dinâmica de absorção, distribuição, metabolismo e eliminação dos fármacos / 23
Capítulo 3	Farmacodinâmicas: mecanismos moleculares da ação dos fármacos / 43
Capítulo 4	Transportadores de membrana e resposta aos fármacos / 78
Capítulo 5	Metabolismo dos fármacos / 100
Capítulo 6	Microbioma gastrintestinal e resposta aos fármacos / 118
Capítulo 7	Farmacogenética e farmacogenômica / 129
Capítulo 8	Segurança de medicamentos pós-comercialização / 143
Capítulo 9	Princípios de toxicologia clínica / 152

Capítulo 1

Descoberta de fármacos: das plantas medicinais aos projetos de fármacos assistidos por computador

Michael K. Gilson e Laurence L. Brunton

DAS PLANTAS MEDICINAIS AOS PROJETOS DE FÁRMACOS ASSISTIDOS POR COMPUTADOR
- Primeiras experiências com plantas
- Descoberta de fármacos ou invenção de fármacos?
- Identificação do alvo
- Validação do alvo
- Drogabilidade do alvo
- Fármacos com mais de uma única proteína-alvo
- Ligação proteína-fármaco: afinidade e alosteria

ABORDAGENS EXPERIMENTAIS PARA DESCOBERTA DE FÁRMACOS
- Química medicinal
- Triagem de alto rendimento
- Descoberta de fármacos baseada em fragmentos
- Tecnologias experimentais emergentes

DESCOBERTA DE FÁRMACOS ASSISTIDA POR COMPUTADOR
- Usando similaridade química para descobrir ligantes do alvo
- Delineamento de fármacos baseado na estrutura
- Inteligência artificial na descoberta de fármacos

PROJETANDO GRANDES MOLÉCULAS COMO FÁRMACOS: A ASCENSÃO DOS BIOFÁRMACOS

NOVO FÁRMACO EM INVESTIGAÇÃO

ENSAIOS CLÍNICOS
- Função da FDA
- Condução de ensaios clínicos
- Determinação de "segurança" e "eficácia"

MEDICINA PERSONALIZADA (INDIVIDUALIZADA, DE PRECISÃO)

CONSIDERAÇÕES SOBRE POLÍTICAS PÚBLICAS
- A indústria farmacêutica opera em uma economia capitalista
- Quem paga?
- Propriedade intelectual e patentes
- Lei Bayh-Dole
- Biossimilares
- Promoção de fármacos
- Preocupações com a injustiça global
- Responsabilidade pelo produto
- *"Me-too"* ou inovação real: o ritmo de desenvolvimento de novos fármacos

---

A 1ª edição do *Goodman & Gilman*, publicada em 1941, ajudou a organizar a Farmacologia, dando-lhe validade intelectual e identidade acadêmica. Aquela edição iniciava assim: "O objeto da farmacologia é amplo e compreende o conhecimento sobre origem, propriedades físicas e químicas, composição, ações fisiológicas, absorção, destino, excreção e usos terapêuticos dos fármacos. Um *fármaco* pode ser definido, de forma ampla, como qualquer substância química que afeta o protoplasma vivo, sendo poucas as substâncias excluídas por essa definição". Na prática, é claro, um agente químico ou biológico é considerado um fármaco legal apenas se tiver sido aprovado como tal por uma agência reguladora nacional, como a FDA dos Estados Unidos ou a European Medicines Agency. Esses compostos aprovados são o foco deste livro.

Os primeiros nove capítulos – Seção I, **Princípios gerais** – fornecem a base para essas definições de farmacologia e fármacos, explorando os mecanismos fisiológicos, bioquímicos e moleculares da ação dos medicamentos. Essa Seção abrange a invenção, o desenvolvimento e a regulamentação de fármacos, bem como a forma como eles agem em sistemas biológicos, ou seja, *farmacodinâmica, farmacocinética* (incluindo *transporte* e *metabolismo de fármacos*), *influência do microbioma gastrintestinal* e *farmacogenética*, com breves incursões na *farmacovigilância*, além da *toxicidade e envenenamento por fármacos*. As seções subsequentes tratam do uso de classes específicas de fármacos como agentes terapêuticos em humanos. O presente capítulo é uma introdução aos produtos farmacêuticos, seu desenvolvimento e as atividades da indústria farmacêutica e do governo em torno da descoberta, produção e uso de agentes terapêuticos. Os processos de descoberta e invenção de fármacos mudaram substancialmente com o progresso geral das ciências biomédicas, o advento e a melhoria do projeto de medicamentos auxiliado por computador e os avanços técnicos em bioquímica e biologia molecular. Alguns desses novos recursos são analisados a seguir.

Das plantas medicinais aos projetos de fármacos assistidos por computador

Primeiras experiências com plantas

O fascínio – e às vezes paixão – dos humanos por produtos químicos que alteram a função biológica é antigo e começa com nossa longa experiência e dependência das plantas. Como a maioria das plantas tem raízes, muitas produzem compostos defensivos que os animais aprendem a evitar e os humanos a explorar ou abusar. Assim, o prior de um convento árabe passou a apreciar o café (cafeína) ao observar o comportamento das cabras que saltitavam e brincavam durante a noite após comerem as bagas do pé de café; as mulheres procuravam realçar sua beleza usando um extrato da planta letal beladona, *Atropa belladonna*, enriquecido em *atropina*, para produzir dilatação da pupila; a erva chinesa *ma huang* (*efedrina*) era usada como estimulante; povos nativos da América do Sul usavam o curare para paralisar e matar animais caçados para alimentação; e o suco de papoula (ópio), contendo *morfina* (do grego *Morpheus*, o deus dos sonhos), há muito tempo é usado para alívio da dor e controle da diarreia. A *morfina* tem propriedades viciantes bem conhecidas, assim como outros produtos naturais psicoativos, como nicotina, cocaína e etanol. Observe que essas substâncias não derivaram de uma busca por um alvo ou de qualquer conhecimento de um alvo. Em vez disso, a descoberta de fármacos no passado geralmente resultava de observações fortuitas dos efeitos de extratos de plantas ou produtos químicos individuais em animais ou em humanos. As substâncias eram selecionadas com base no efeito, sem compreensão do mecanismo (pelo menos da forma como usamos o termo atualmente). No século XX, a busca por produtos naturais se ampliou, impulsionada em parte pela descoberta de antibióticos, como a *penicilina* e as cefalosporinas, que fungos e micróbios produzem para competir entre si.

ADME: absorção, distribuição, metabolismo e eliminação
ALDH: aldeído-desidrogenase
BCD: biblioteca de compostos codificados por DNA
BLA: requerimento de licença de biológicos
CI$_{50}$: concentração que causa 50% de inibição
DFBE: delineamento de fármacos baseado na estrutura
DFBF: descoberta de fármacos baseada em fragmentos
DHHS: Department of Health and Human Services
DMAC: descoberta de medicamentos auxiliada por computador
FDA: Food and Drug Administration
HCV: vírus da hepatite C
HDL: lipoproteína de alta densidade
HMG-CoA: 3-hidróxi-3-metilglutaril-coenzima A
HTS: triagem de alto rendimento
IND: novo fármaco em investigação
LDL: lipoproteína de baixa densidade
MFFC: metabolismo de fármacos e farmacocinética
mRNA: RNA mensageiro
NDA: requerimento de novo fármaco
NEM: nova entidade molecular
NIH: National Institutes of Health
PDUFA: *Prescription Drug User Fee Act*
PhRMA: Pharmaceutical Research and Manufacturers of America
REA: relação estrutura-atividade
SGLT: cotransportador de sódio e glicose
siRNA: pequeno RNA de interferência
UPG: unidade de processamento gráfico

Descoberta de fármacos ou invenção de fármacos?

A expressão convencional *descoberta de fármacos* faz sentido para compostos terapêuticos obtidos de plantas e de outros organismos. Atualmente, porém, apenas uma fração dos novos fármacos introduzidos a cada ano é descoberto na natureza. Em vez disso, a maioria dos fármacos não é descoberto, mas são compostos totalmente novos, meticulosamente otimizados de acordo com muitos critérios baseados na interação entre projeto e experimentação. Nesse sentido, os novos fármacos de hoje são mais inventados do que descobertos.

O paradigma atual para o desenvolvimento de medicamentos surgiu da química orgânica sintética, que surgiu como a indústria de corantes no final do século XIX e continuou a florescer. Os corantes são compostos coloridos com afinidade seletiva em vários tecidos biológicos. Os estudos dessas interações levaram Paul Ehrlich a postular a existência de receptores químicos nos tecidos que interagem com um corante e o "fixam". De modo similar, Ehrlich propôs que receptores exclusivos, em microrganismos ou parasitas, poderiam reagir especificamente com certas substâncias e que essa seletividade pouparia os tecidos normais. O trabalho de Ehrlich culminou com a invenção da *arsfenamina* em 1907, patenteada como "salvarsan", sugestivo da esperança de que a química seria a salvação da humanidade. Esse e outros compostos orgânicos arsenicais foram usados na terapia da sífilis até a descoberta da *penicilina*. Gerhard Domagk demonstrou que outro corante, o *prontosil* (a primeira sulfonamida clinicamente útil), era extremamente eficaz no tratamento de infecções estreptocócicas, iniciando, assim, a era da quimioterapia antimicrobiana. A colaboração da farmacologia com a química por um lado e com a clínica médica por outro tornou-se a principal fonte de tratamento eficaz das doenças, em particular a partir da metade do século XX.

No início, novos compostos podiam ser testados, quanto às suas atividades, apenas em organismos inteiros. Assim foi descoberto, por exemplo, a *indometacina*, um anti-inflamatório não esteroide (Brune e Hinz, 2004). Nos últimos 70 anos, os pesquisadores começaram a entender em detalhes consideráveis os mecanismos celulares e moleculares das doenças. Como resultado dessa pesquisa biomédica básica, é possível fazer testes iniciais de compostos *in vitro* ("em vidro"), por meio de ensaios celulares e moleculares. Por exemplo, pode-se buscar as respostas celulares devido à inibição de uma proteína envolvida em um processo patológico. Nesse cenário, ao testar compostos adequadamente escolhidos, pode-se desenvolver pelo menos uma compreensão parcial de quais tipos de compostos são mais prováveis de serem ativos e, em seguida, usar essas informações para orientar o programa de síntese química e de testes para compostos cada vez mais potentes.

Na década de 1980, tornou-se rotineiro determinar estruturas tridimensionais de alta resolução de moléculas orgânicas complexas e de moléculas ainda maiores, como proteínas, usando e refinando as técnicas de cristalografia de raios X, pioneiras de Hodgkin, Kendrew e Perutz, em meados do século XX. Já se sabia que muitos medicamentos funcionavam ligando-se firmemente a uma proteína relacionada à doença e, assim, modulam (p. ex., inibindo ou ativando) sua função biológica, mas os detalhes atômicos dessas interações permaneciam incompreendidos. Como consequência, a única maneira de avançar em um projeto de descoberta de medicamentos era sintetizando e testando um composto após o outro. Agora, com a estrutura tridimensional da proteína em mãos, pode-se finalmente projetar um composto que se ligue com alta afinidade ao se encaixar confortavelmente em uma região da proteína, como o sítio ativo de uma enzima. Assim, a DFBE, em que a estrutura tridimensional do alvo do fármaco é usada para orientar a criação de compostos de ligação forte, geralmente chamados de *ligantes*.

Na mesma época, a tecnologia de computadores começou a avançar rapidamente. Isso acelerou o processamento de dados necessário para ir de padrões de difração de raios X para estruturas de proteínas (ou seja, coordenadas atômicas tridimensionais) e permitiu a visualização interativa de estruturas complexas de proteínas compreendendo milhares de átomos. Também abriu novas perspectivas na DMAC, incluindo o uso de simulações moleculares para modelar as interações físicas de compostos e proteínas, e o desenvolvimento de ferramentas para codificar, arquivar, compartilhar e analisar dados químicos e farmacológicos. Paralelamente, a automação e a miniaturização aumentaram drasticamente o rendimento experimental, principalmente por meio da HTS robótica, na qual centenas de milhares de compostos podem ser testados rapidamente e a um custo relativamente baixo, em ensaios de atividade celular ou molecular. Atualmente, a empolgação com o poder da inteligência artificial motiva esforços abrangentes para aplicar essas tecnologias à descoberta de fármacos.

A seção a seguir apresenta mais detalhes sobre o processo de descoberta de fármacos, com foco nos chamados fármacos de *moléculas pequenas*, que são compostos orgânicos com pesos moleculares tipicamente inferiores a 500 Da, que têm sido tradicionalmente o tipo de fármaco mais comum. As seções subsequentes introduzem os fármacos biológicos, como anticorpos e outras biomoléculas modificadas.

Identificação do alvo

Hoje, a maioria dos projetos de descoberta de fármacos de moléculas pequenas surge de pesquisas básicas que envolvem uma macromolécula específica, geralmente uma proteína, como um elemento-chave em uma doença e, além disso, sugere que uma pequena molécula que se liga a essa macromolécula poderia ser usada para tratar a doença. A macromolécula torna-se, assim, um candidato a *alvo do fármaco*. Muitos fármacos de moléculas pequenas são inibidores (antagonistas), que atuam reduzindo a atividade de seu alvo macromolecular. Exemplos incluem as estatinas, que reduzem a síntese de colesterol ligando e inibindo a enzima HMG-CoA-redutase, e antibióticos β-lactâmicos, que matam as bactérias inibindo as enzimas envolvidas na síntese da parede celular bacteriana. No entanto, algumas moléculas pequenas são ativadores (agonistas) em vez de inibidores. Os ativadores, frequentemente, visam proteínas cujo papel normal envolve sinalização celular, como os receptores hormonais. Por exemplo, o medicamento para asma *salbutamol* dilata os brônquios, ligando-se e ativando os receptores β-adrenérgicos no músculo liso brônquico, imitando, assim, o efeito da epinefrina (adrenalina; ver Cap. 10).

Os alvos de fármacos candidatos têm sido identificados de várias maneiras (Hughes et al., 2011). Por exemplo, as enzimas-alvo dos antibióticos β-lactâmicos eram desconhecidas e foram descobertas, precisamente, porque estão ligadas a esses antibióticos naturais. Em contraste, o alvo das estatinas, a enzima HMG-CoA-redutase, foi identificado pela elucidação da via de síntese do colesterol (Tobert, 2003), e essa informação foi usada para ajudar a descobrir as primeiras estatinas. Da mesma forma, à medida que os pesquisadores determinavam as funções reguladoras das proteínas-cinases humanas – enzimas que alteram as atividades de outras proteínas ligando covalentemente grupos fosfato às suas cadeias laterais contendo hidroxila –, cinases específicas foram sendo direcionadas para a descoberta de fármacos de moléculas pequenas (Cohen et al., 2021). Muitos inibidores de cinases são agentes anticancerígenos, que atuam inibindo proteínas-cinases que aceleram a proliferação celular. Algumas dessas cinases-alvo carregam mutações anormais associadas ao câncer que as tornam hiperativas; portanto, inibindo-as, suas atividades reguladoras voltam ao normal. O exemplo pioneiro desse cenário é o fármaco *imatinibe*, que inibe uma proteína-cinase mutante associada ao câncer, a tirosina-cinase Bcr-Abl, e é usado para tratar leucemia mieloide crônica (Buchdunger et al., 2002).

Nos últimos anos, os avanços tecnológicos que permitem a experimentação em todo o genoma (*ômicas*) abriram novas abordagens para identificar alvos candidatos (Lindsay, 2003; Paananen e Fortino, 2020). O sequenciamento rápido e barato do genoma facilita estudos de associação em todo o genoma, nos quais variações na suscetibilidade a uma doença em muitas pessoas são correlacionadas com variações em genes específicos, levando a sugestões de produtos de genes (ou seja, proteínas), que podem ser alvos de fármacos adequados. A crescente disponibilidade de dados genômicos de pacientes nos registros médicos eletrônicos dos pacientes, provavelmente, abrirá novas oportunidades para mineração de dados em apoio à descoberta de alvos nos próximos anos. Tornou-se rotina também medir as quantidades de mRNA transcrito de milhares de genes simultaneamente (o *transcriptoma*) e quantificar milhares de proteínas traduzidas (*proteômica*). Ao comparar tais dados entre, por exemplo, células tumorais e células normais, pode-se identificar proteínas transcritas ou presentes em níveis elevados ou reduzidos no estado de doença. A mineração dos dados sobre essas proteínas de fontes como bancos de dados biomédicos, artigos científicos e patentes, e integrá-los aos dados ômicos, pode sugerir certas proteínas como alvos de fármacos candidatos.

Uma abordagem totalmente diferente começa com o uso de instrumentação e robótica de alto rendimento para testar uma grande coleção de pequenas moléculas (uma *biblioteca de substâncias químicas*) para atividade biológica em uma *triagem fenotípica* (Swinney e Lee, 2020), que pode usar microscopia automatizada e análise de imagem para determinar quais compostos produzem efeitos biológicos desejados, como a ativação de um determinado gene em células humanas cultivadas ou a morte de um microrganismo parasita em cultura. Vários métodos podem, então, ser usados para a *deconvolução do alvo* (ou seja, para determinar como funcionam as pequenas moléculas ativas). Por exemplo, os alvos candidatos de compostos que matam o parasita da malária *Plasmodium falciparum* foram identificados cultivando esses organismos em concentrações gradualmente crescentes do composto para selecionar protozoários resistentes e, em seguida, usando métodos ômicos para determinar quais genes foram alterados. As proteínas codificadas por esses genes podem, então, se tornar alvos de fármacos candidatos (Flannery et al., 2013).

Validação do alvo

Após a identificação de um alvo do fármaco candidato, pesquisas adicionais são necessárias para *validá-lo*, buscando evidências mais fortes de que uma pequena molécula que se liga e modula o alvo realmente tratará a doença (Jones, 2016; Lansdowne, 2018; ver Quadro 1-1). Por exemplo, o fato de uma proteína ser mais abundante em células cancerígenas do que em células normais não prova de forma alguma que ela seja um alvo adequado para fármacos. Em vez disso, isso pode ser um correlato, e não uma causa; portanto, mais pesquisas são necessárias para avaliar seu papel. Assim, a *validação do alvo* visa "reduzir o risco" de um projeto, diminuindo a probabilidade de que um composto cuidadosamente desenvolvido para atingir a proteína-alvo falhe em ensaios clínicos, seja porque atingir o alvo não influencia a doença, como esperado, ou porque o composto gera toxicidade imprevista, denominada toxicidade *no alvo* ou *baseada em mecanismo*.

Não há critérios absolutos para a validação de um alvo, nem há um método único. Uma abordagem é usar uma *sonda química*, uma pequena molécula que se liga ao alvo, e estudar seus efeitos biológicos (Quinlan e Brennan, 2021). Essa abordagem requer que tal sonda esteja disponível, e os campos da *genética química* (Stockwell, 2000) e da *quimiogenômica* (Bredel e Jacoby, 2004) visam criar sondas químicas seletivas para o maior número possível de proteínas no genoma humano. Alternativamente, pode-se usar o silenciamento de genes por meio de siRNA para bloquear a produção da proteína-alvo, imitando, assim, o efeito de um inibidor da atividade da proteína. Informações adicionais sobre o papel biológico de um alvo do medicamento candidato podem, às vezes, ser obtidas por meio do estudo de camundongos geneticamente modificados, incluindo *camundongos nocaute*, nos quais o gene que codifica o alvo é totalmente desativado, e *camundongos transgênicos*, nos quais a expressão do gene do alvo é colocada sob o controle de um promotor que pode ser ativado alimentando os animais com um composto específico, como a *tetraciclina* (Lindsay, 2003).

Drogabilidade do alvo

É importante saber se o alvo candidato é *drogável*, ou seja, se pode, em princípio, ligar-se a uma pequena molécula com afinidade suficiente. Se a proteína foi alvo de um esforço anterior de descoberta de fármacos, pode haver dados informativos de ligação de pequenas moléculas em um banco de dados público, como BindingDB (Gilson et al., 2016), PubChem (Kim et al., 2021) ou ChEMBL (Gaulton et al., 2012), ou em um artigo ou patente ainda não curado em um desses bancos de dados. Pode-se também verificar o Protein Data Bank (Berman et al., 2000; Berman e Gierasch, 2021) para uma estrutura cristalográfica do alvo, que pode ajudar a localizar uma região de ligação adequada para a pequena molécula a ser desenvolvida como um fármaco. Isso é frequentemente verdadeiro para enzimas e receptores metabólicos que evoluíram para ligar pequenos substratos e moléculas transmissoras. Muitas proteínas pertencem a famílias, como as proteínas-cinases, cujos membros têm propriedades semelhantes (p. ex., um bolso de ligação de ATP), de modo que, se um membro de uma família é drogável, os outros provavelmente também o são. Em contraste, os receptores para proteínas geralmente têm superfícies de ligação grandes e relativamente planas, em vez de pequenos bolsões de ligação ajustados para um fármaco de molécula pequena, e, portanto, são menos propensos a serem drogáveis

> **QUADRO 1-1 ■ VALIDAÇÃO DO ALVO: A LIÇÃO DA LEPTINA**
>
> Os sistemas biológicos com frequência têm elementos redundantes ou podem alterar a expressão de elementos regulados por fármacos para neutralizar o seu efeito. *Em geral, quanto mais importante a função, maior a complexidade do sistema*. Por exemplo, vários mecanismos controlam a alimentação e o apetite, e fármacos para controlar a obesidade são notoriamente difíceis de serem encontrados. A descoberta do hormônio leptina que suprime o apetite foi baseada em mutações no camundongo que causam a perda de leptina ou de seu receptor; ambos os tipos de mutação resultam em obesidade tanto no camundongo quanto em humanos. A leptina pareceu, assim, uma maravilhosa oportunidade de tratar a obesidade. Contudo, descobriu-se, em pesquisas, que indivíduos obesos têm elevadas concentrações de leptina circulante e parecem ser insensíveis à sua ação.

e influenciados por moléculas pequenas. Esforços estão em andamento para procurar, sistematicamente, todos os alvos drogáveis codificados pelo genoma humano (Nguyen et al., 2017; Finan et al., 2017; Hopkins e Groom, 2002) e ganhar força contra alvos até então considerados *não drogáveis* (Dang et al., 2017).

A validação final de um alvo candidato é o desenvolvimento bem-sucedido de um novo fármaco que funcione ligando-se a ele. Esse novo fármaco é chamado de *primeira classe*. Um fármaco de primeira classe é uma verdadeira inovação e pode representar um avanço médico, portanto, pode-se esperar que o primeiro da classe seja o objetivo de todo projeto de descoberta de fármacos. Na verdade, no entanto, as empresas farmacêuticas geralmente se envolvem em projetos menos inovadores e mais previsíveis, desenvolvendo *fármacos me-too* contra alvos antigos que já são totalmente validados por um fármaco de primeira classe. Esses projetos visam melhorar o fármaco de primeira classe por meio, por exemplo, de maior potência, efeitos colaterais reduzidos ou dosagem mais conveniente (p. ex., oral em vez de intravenosa) e, idealmente, produzir um novo fármaco considerado o *melhor da classe*. Por exemplo, a *lovastatina* da Merck foi pioneira como a primeira estatina, a primeira de uma classe de fármacos que reduzem o colesterol por meio da inibição da enzima HMG-CoA-redutase (ver Cap. 37); mas outras estatinas, como a *atorvastatina*, também obtiveram enorme sucesso comercial.

Fármacos com mais de uma única proteína-alvo

Uma série de fármacos, seja por acidente ou intencionalmente, atingem múltiplos alvos proteicos, um fenômeno denominado *polifarmacologia* (Peters, 2013). Esse fenômeno é particularmente comum quando o alvo é um membro de uma família de proteínas com sítios de ligação semelhantes. Por exemplo, o efeito fisiológico completo de um antagonista adrenérgico é determinado por suas ações na família de tipos e subtipos de receptores adrenérgicos. Da mesma forma, muitos inibidores de proteína-cinase inibem múltiplas cinases, cada uma em um grau diferente. Há casos em que atingir vários alvos é proveitoso, como inibir reações sequenciais em uma série. A modulação de múltiplas proteínas em uma única via bioquímica ou rede de sinalização supera a redundância evolucionária de um sistema biológico robusto e, portanto, leva a uma maior eficácia do que a modulação de apenas uma proteína. Um único composto pode, alternativamente, atingir dois alvos totalmente diferentes em vias diferentes, embora isso seja mais difícil de alcançar sem envolver compostos maiores. A análise de sistemas moleculares complexos em relação à ação de fármacos é denominada *farmacologia de sistemas*.

A polifarmacologia nem sempre é benéfica e, de fato, pode levar à toxicidade. Alguns dos efeitos não intencionais de um fármaco serão denominados efeitos colaterais ou mesmo respostas adversas importantes a fármacos. Por exemplo, vários compostos inicialmente promissores provaram ligar e inibir hERG, um canal de K^+ no coração envolvido com a repolarização (a corrente I_{Kr}; ver Cap. 34); inibição de hERG pode levar a arritmias potencialmente fatais. O canal hERG tornou-se, portanto, um *antialvo* notório que deve ser rigorosamente evitado nos projetos de descoberta de fármacos (Garrido et al., 2020).

Alguns fármacos de moléculas pequenas não se ligam a proteínas. Por exemplo, fármacos antitumorais de platina, como a *carboplatina*, matam as células cancerígenas ligando-se covalentemente ao DNA; os antibióticos aminoglicosídeos bloqueiam a síntese de proteínas bacterianas ligando-se ao RNA dentro do ribossomo bacteriano; e análogos de nucleosídeos antivirais são incorporados ao DNA viral no lugar dos nucleosídeos normais e, então, bloqueiam a replicação do DNA. O fármaco *sugamadex* tem propósito e mecanismo incomuns. Pacientes cirúrgicos geralmente recebem não apenas anestesia geral, mas também *rocurônio*, um bloqueador neuromuscular não despolarizante, que previne movimentos involuntários do músculo esquelético durante procedimentos cirúrgicos (ver Cap. 13). *Sugamadex*, uma molécula maior em forma de xícara, se liga e sequestra o *rocurônio*. Assim, a administração de *sugamadex* reduz rapidamente a concentração de *rocurônio* livre no sangue, e reverte prontamente a paralisia quando o procedimento é concluído.

Ligação proteína-fármaco: afinidade e alosteria

Um fármaco bem-sucedido com uma proteína-alvo deve se ligar a seu alvo com alta afinidade, de modo que mesmo uma pequena dose do fármaco produza uma concentração sanguínea alta o suficiente para ligar uma grande fração da proteína-alvo. Se a afinidade fosse baixa, seria necessária uma alta concentração do fármaco para que uma fração substancial dos sítios-alvo fossem ocupados, e uma grande dose de fármaco precisaria ser administrada, levando a inconveniência e aumento do risco de efeitos colaterais. A afinidade de uma pequena molécula por uma proteína é, geralmente, expressa pela constante de dissociação, caracterizada pela concentração de moléculas de fármaco livre em solução na qual 50% da proteína-alvo se ligam ao fármaco; quanto menor a concentração, maior a afinidade (ver Fig. 3-3). Os projetos de delineamento de fármacos, geralmente, visam uma constante de dissociação da ordem de 10^{-9} mol/L (1 nM); tal "fármaco nanomolar" é normalmente administrado em miligramas a gramas por dia. Um fármaco bem-sucedido também deve exibir um alto grau de especificidade pela sua proteína-alvo, o que significa que o fármaco não interage com outras proteínas que possam levar a efeitos colaterais indesejados e toxicidade. Em alguns casos, a eficácia de um fármaco pode ser influenciada não apenas pela afinidade, mas também pela constante cinética de ligação e dissociação fármaco-proteína, que determinam o tempo de ligação do fármaco ao seu receptor (Copeland, 2016).

A maioria dos fármacos se liga a suas proteínas-alvo por meio de interações intermoleculares que não envolvem uma ligação química covalente. Essas interações *não covalentes* normalmente incluem:

- ligação de hidrogênio, na qual um átomo eletronegativo com um átomo de hidrogênio ligado, como um grupo hidroxila, compartilha parcialmente seu hidrogênio com um átomo eletronegativo na outra molécula;
- interações eletrostáticas entre átomos de carga oposta, como entre um ácido carboxílico carregado negativamente pertencente ao fármaco, e uma cadeia lateral de arginina da proteína, carregada positivamente;
- ligação hidrofóbica, em que partes apolares ou "gordurosas" do fármaco e da proteína se associam para reduzir sua exposição energeticamente desfavorável à água, assim como as gotículas de óleo coalescem no molho para salada;
- forças de dispersão – a parte atrativa das interações de van der Waals – interações atrativas de curto alcance entre os dipolos elétricos instantâneos que resultam das flutuações constantes de nuvens de elétrons atômicos, carregados negativamente, em torno de núcleos atômicos carregados positivamente.

Essas forças atrativas precisam superar a tendência entrópica do fármaco e da proteína de se separarem devido à energia térmica. Há também, inevitavelmente, forças que se opõem à ligação e que devem ser superadas pelas atrativas. Por exemplo, há uma perda de energia para remover a água dos grupos químicos polares do ligante e da proteína quando eles se unem para se ligar. Assim, a afinidade geral de uma interação fármaco-proteína reflete um equilíbrio delicado, e difícil de prever, de interações atrativas e repulsivas.

Fármacos de moléculas pequenas não se ligam às superfícies externas relativamente lisas de seus alvos proteicos, mas, em vez disso, são envoltos por bolsões de ligação na proteína (ver Fig. 1-4). Esse arranjo estrutural torna possível formar as interações físicas extensas e de curto alcance necessárias para manter as duas moléculas unidas firmemente. Os bolsões de ligação drogáveis (i.e., aqueles que permitem a ligação de moléculas pequenas) geralmente estão disponíveis em enzimas cujos substratos são moléculas pequenas e em receptores que se ligam a hormônios e transmissores pequenos. No entanto, muitas proteínas não possuem um bolso côncavo e, portanto, são difíceis ou impossíveis de serem ligadas por uma molécula pequena. Nesses casos, pode-se, em vez disso, considerar o desenvolvimento de uma proteína terapêutica, como um anticorpo planejado para que tenha como alvo a proteína de interesse. Como as proteínas são grandes, elas podem formar interações físicas extensas e de curto alcance, mesmo com a superfície externa relativamente plana de uma proteína-alvo, e, portanto, pode atingir afinidade de ligação adequada, onde um fármaco de molécula pequena não pode. Essas considerações também ajudam a explicar por que é difícil desenvolver um fármaco de molécula pequena que bloqueie uma interação proteína-proteína: a ligação proteína-proteína geralmente envolve um grande número de interações em uma interface de ligação relativamente plana entre as duas proteínas, e uma molécula pequena não pode obter apoio suficiente em uma superfície plana.

Observe que um fármaco não deve apenas se ligar ao seu alvo, mas também ter o efeito desejado sobre ele. Se o objetivo é inibir uma enzima, então um fármaco que se liga ao sítio ativo deve conseguir, simplesmente, bloqueando a associação da enzima com as moléculas do substrato. Em contraste, quando um receptor de superfície celular é o alvo, uma pequena molécula pode interagir no sítio de ligação do agonista, mas sem induzir uma alteração conformacional ativadora e, portanto, pode funcionar como um antagonista ou agonista inverso (ver Cap. 3). Um fármaco também pode inibir a função de uma proteína ligando-se em uma região fora do sítio ativo e, assim, modificar a conformação tridimensional da proteína-alvo; esse é um efeito alostérico. Tal fármaco deve não apenas se ligar em uma região adequada, mas também induzir a mudança conformacional desejada. O *efavirenz* e a *nevirapina*, usados no tratamento do HIV-Aids, são inibidores não nucleosídeos da transcriptase reversa que agem alostericamente para inibir a transcrição reversa do RNA viral para DNA (ver Fig. 65-5). Da mesma forma, vários ligantes interagem com sítios alostéricos nos receptores $GABA_A$ (ver Fig. 16-11) e outros receptores Cys-loop para modular a função do receptor ou canal. A alosteria também pode oferecer uma estratégia sofisticada para ter como alvo uma única enzima dentre uma família de enzimas semelhantes. Assim, ao delinear um fármaco, pode-se tirar proveito do fato de que, mesmo dentro de uma família de proteínas relacionadas com sítios ativos semelhantes, os membros provavelmente terão outras regiões em sua estrutura que são mais variáveis e possivelmente únicas. Projetar um pequeno ligante, que se liga a tal sítio, pode produzir um agente que seja um modificador alostérico bastante seletivo da função enzimática. Essa abordagem está sendo usada para atingir proteínas-fosfatases selecionadas (Mullard, 2018).

Alguns fármacos de moléculas pequenas reagem quimicamente com seus alvos proteicos formando ligações *covalentes irreversíveis*, em vez de dependerem inteiramente das atrações não covalentes discutidas anteriormente. Esses fármacos covalentes se ligam a um grupo químico específico da proteína-alvo, muitas vezes uma cadeia lateral de aminoácido relativamente reativa dentro do sítio catalítico de uma enzima. Em princípio, os fármacos covalentes devem exigir doses menores e menos frequentes, já que um fármaco ligado covalentemente não se dissociará da proteína, à medida que a concentração do fármaco livre diminuir ao longo do tempo (mas observe que alguns compostos contendo boro formam ligações covalentes *reversíveis* [Diaz e Yudin, 2017]). Os formuladores de fármacos tendem a evitar substâncias covalentes, já que elas, necessariamente, possuem grupos quimicamente reativos que correm o risco de reagir não apenas com o alvo desejado, mas também com outras proteínas e biomoléculas, com potencial para causar efeitos biológicos indesejados. No entanto, a seletividade pode ser alcançada por interações não covalentes específicas entre o fármaco e a proteína que puxam o composto para um local e conformação em que está pronto para formar a ligação covalente desejada.

A ligação covalente foi usada para tornar alvo e inibir com sucesso um membro da família RAS GTPase, KRAS G12C, que era visto como virtualmente não drogável. Como resultado desse posicionamento direcionado, o medicamento contra o câncer *sotorasibe* ganha potência e especificidade ao formar uma ligação covalente com uma cadeia lateral de cisteína presente em uma forma mutante oncogênica de KRAS, mas não em KRAS normal (Lanman et al., 2020).

Abordagens experimentais para descoberta de fármacos

Determinado um alvo validado, o próximo marco importante em um projeto de descoberta de fármacos é a chegada a um *candidato clínico*, uma pequena molécula que se liga ao alvo com alta afinidade e especificidade, tem o efeito desejado sobre ele e atende a uma série de outros critérios para um fármaco seguro e eficaz (Hefti, 2008). Alguns desses critérios estão relacionados à *farmacocinética*: quanto do composto será absorvido se administrado por via oral? Quanto dele se distribui para os órgãos e tecidos-alvo? Com que rapidez e por quais mecanismos ele é eliminado? Ele é metabolizado a um metabólito ativo? Essas propriedades são frequentemente agrupadas como *ADME* ou *MFFC*.

Também é essencial confirmar que o composto não apresenta evidências de toxicidade. Tanto a farmacocinética quanto a toxicidade podem ser inicialmente estudadas *in vitro*. Por exemplo, existem métodos *in vitro* que examinam a facilidade com que o composto entra nas células (ver Cap. 4) e a probabilidade de que as enzimas hepáticas (ver Cap. 5) modifiquem quimicamente o composto. Os compostos também podem ser avaliados *in vitro* quanto à evidência de toxicidade e mutagenicidade. No entanto, estudos *in vitro* não podem modelar totalmente as complexidades de um organismo vivo; estudos em animais ainda são necessários para minimizar as chances de um composto ser problemático quando administrado pela primeira vez a seres humanos. Por exemplo, a toxicidade é geralmente avaliada pelo monitoramento de longo prazo da saúde de duas espécies de animais, normalmente um roedor (geralmente camundongo) e um não roedor (geralmente coelho), quando administrado com o composto. Um bom candidato clínico também deve atender a alguns critérios não biológicos. Em particular, deve ser passível de síntese em larga escala e purificação de alto grau a um custo aceitável, e deve ser possível criar uma formulação (p. ex., um comprimido ou um injetável) que seja suficientemente solúvel em água e estável.

Tecnologias sofisticadas foram desenvolvidas para acelerar o processo de geração de um candidato clínico. Elas se concentram principalmente na descoberta ou no delineamento de compostos que se ligarão à proteína-alvo com alta afinidade (*ligantes potentes*). Menos progresso foi alcançado para projetar em segurança e farmacocinética favorável. Essas propriedades representam desafios mais complexos, porque vão muito além de como uma pequena molécula e uma proteína interagem umas com as outras, e envolvem as interações da pequena molécula com milhares de biomoléculas diferentes em um sistema vivo. As tecnologias para descoberta de ligantes são experimentais e computacionais, e diferentes métodos são aplicáveis em diferentes configurações. As subseções a seguir tratam de abordagens amplas, mas não são abrangentes. Observe também que várias abordagens podem ser usadas em combinação, de modo que as distinções feitas aqui são um tanto artificiais.

Química medicinal

A química orgânica sintética permanece no centro da descoberta de fármacos de moléculas pequenas, na qual é especializada e conhecida como química medicinal. Os químicos medicinais normalmente fazem parte de uma equipe de projeto que inclui, entre outros, biólogos, especialistas em ensaios biológicos e químicos computacionais; seu papel é reduzir os conceitos químicos à prática, sintetizando e purificando compostos que podem levar a um novo fármaco. Além de fornecer o conhecimento necessário para sintetizar compostos de interesse, eles também ajudam a orientar o delineamento e a seleção dos compostos a serem produzidos. Uma consideração importante é a complexidade da síntese de uma substância, ou "acessibilidade sintética", que deve ser equilibrada com o nível de interesse no composto. Por exemplo, pode ser difícil gerar estereoisômeros puros de compostos com múltiplos átomos de carbono quirais, e certas estruturas químicas podem ser sintetizadas apenas por meio de síntese complexa e em várias etapas. Um composto que é muito difícil de fazer ou purificar não apenas retardará o esforço de pesquisa, mas também pode levar a um medicamento muito caro para fabricar.

Os químicos medicinais também contribuem para o processo de delineamento de fármacos, fornecendo informações sobre as propriedades de vários grupos químicos que podem ser incorporados a um composto, como as interações atrativas ou repulsivas que podem formar com a proteína-alvo, sua suscetibilidade a alterações metabólicas após a administração, seu potencial de formar espontaneamente ligações covalentes indesejadas com biomoléculas e sua influência na capacidade do composto de atravessar a barreira hematencefálica (o que pode ser desejável ou indesejável, dependendo do objetivo do projeto). Essa experiência entra em jogo, por exemplo, quando um composto se liga bem ao alvo, mas é rapidamente metabolizado pelo fígado em um produto inativo. Nesse cenário, o químico medicinal pode tentar substituir a parte do composto que é metabolizada por um "bioisóstero", um grupo químico diferente com forma semelhante e capacidade de interagir com a proteína, mas com suscetibilidade reduzida à modificação metabólica. De forma geral, décadas de experiência levaram a uma série de regras práticas para o que torna um composto "semelhante a um fármaco", como a "regra dos cinco" (Lipinski et al., 2001). Elas podem ser guias úteis durante projetos de descoberta de fármacos, mas também há muitas exceções às regras (Zhang et al., 2007).

Triagem de alto rendimento

Se nada se sabe sobre a estrutura da proteína-alvo e quais pequenas moléculas podem se ligar a ela, é comum recorrer à HTS, na qual milhares ou milhões de compostos são testados usando automação e robótica (Wildley et al., 2017). Minúsculas amostras de cada composto são extraídas de uma *biblioteca química* e depositadas em placas multipoços para teste. Frequentemente, um esforço substancial deve ser investido para criar um ensaio que funcione de maneira confiável em miniatura e sem intervenção do usuário. A maioria fornece uma leitura óptica, como uma alteração na luminescência, fluorescência ou cor, pois podem ser medidos com eficiência com um leitor óptico de placas. Os compostos testados podem variar de parte da vasta coleção interna de compostos que uma grande empresa farmacêutica reuniu ao longo dos anos a um conjunto menor adquirido de um fornecedor comercial. Uma biblioteca de triagem geralmente é projetada para a aplicação específica. Por exemplo, pode-se comprar bibliotecas ajustadas para atividade contra proteínas-cinases, bibliotecas com grupos reativos que podem formar ligações covalentes com a proteína, e bibliotecas projetadas para fornecer uma ampla gama de compostos por meio de alta *diversidade química*. Um composto escolhido aleatoriamente de uma biblioteca de triagem tem uma probabilidade muito baixa, tipicamente 0,1% ou menos, de ser ativo contra um determinado alvo (Shun et al., 2011), e os testes HTS estão sujeitos a erros experimentais. Portanto, muitos dos compostos que parecem ativos em uma triagem inicial (*compostos hits*) são falso-positivos; dessa forma, é essencial uma análise cuidadosa dos dados e testes confirmatórios.

Mesmo os *hits* confirmados de uma triagem de alto rendimento estão longe de se tornarem um fármaco. Sua afinidade pelo alvo, geralmente, é muito fraca, eles podem não ter a especificidade desejada e não atendem ao MFFC ou aos critérios de segurança. No entanto, eles oferecem um ponto de apoio inicial no desafio de encontrar um potente candidato a fármaco. O próximo passo é comprar (*análogo por catálogo*) e/ou sintetizar (*química medicinal*) compostos similares que, em última análise, fornecem uma imagem de como várias mudanças na estrutura química influenciam a atividade contra o alvo (*REA*) e outras propriedades (Fig. 1-1). Essa informação é usada para orientar a síntese de, muitas vezes, centenas de compostos com propriedades que melhoram gradualmente. As moléculas iniciais mais promissoras (*compostos líderes*) servem como pontos de partida para melhorias adicionais (*otimização do líder*), gerando, esperançosamente, um candidato clínico, potencialmente acompanhado por vários compostos de reserva, caso o principal candidato falhe.

Descoberta de fármacos baseada em fragmentos

Mesmo uma triagem em grande escala pode falhar em fornecer compostos *hits* úteis (Keserü e Makara, 2009). Esse resultado torna-se compreensível quando se reconhece que o número de compostos orgânicos estáveis, do tamanho de fármacos, é da ordem de 10^{60} (Reymond et al., 2010), assim, mesmo uma triagem de 10^6 compostos, dificilmente alcança a vastidão do *espaço químico*. Essa vastidão resulta da explosão combinatória de formas de conectar várias subestruturas químicas, como anéis

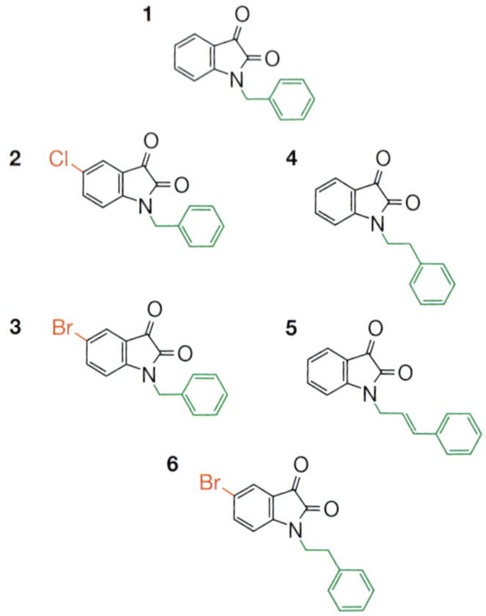

Composto	ALDH1A1	ALDH2	ALDH3A1
1	0,02	82	7,7
2	0,06	2,1	16
3	0,58	2,1	69
4	0,07	3,5	0,45
5	0,07	>100	0,31
6	2,0	0,05	18

Figura 1-1 *Relação estrutura-atividade: estrutura principal e substituintes.* Cinco inibidores da família de enzimas ALDH têm uma estrutura principal comum (preto), e diferentes substituintes químicos em duas posições (vermelho, verde). A tabela lista o CI_{50} (µM) de cada composto para três membros da família de enzimas ALDH: ALDH1A1, ALDH2 e ALDH3A1; isto é, a concentração de composto necessária para inibir 50% de cada enzima. Quanto menor o CI_{50}, maior a potência com a qual o composto inibe a enzima. Focando primeiro nos compostos **1**, **2** e **3**, pode-se ver que a adição de um átomo de halogênio cada vez mais volumoso (Cl, Br) no anel de seis membros tende a reduzir a potência do composto contra ALDH1A1 e ALDH3A1, mas aumentá-la contra ALDH2. Concentrando-se a seguir nos compostos **1**, **4** e **5**, pode-se ver que a adição de substituintes aromáticos apolares cada vez mais volumosos ao nitrogênio reduz modestamente a potência contra ALDH1A1; inicialmente melhora, mas depois destrói a potência contra ALDH2 e melhora consistentemente a potência contra ALD3A1. Tais padrões podem orientar o projeto de novos compostos com potência e seletividade desejadas. Por exemplo, os substituintes nos compostos **3** e **4** reduzem cada um a potência contra ALDH1A1, enquanto aumentam a potência contra ALDH2, portanto, não é surpreendente que o composto **6**, que combina ambos os substituintes, tenha potência particularmente baixa contra ALDH1A1 e alta potência contra ALDH2. Observe, no entanto, que esse tipo de raciocínio pode oferecer apenas diretrizes; suas previsões nem sempre são confirmadas pela experiência. Dados retirados de Kimble-Hill et al., 2014.

benzênicos, grupos hidroxila e cicloalcanos. Para ser um bom ligante, um composto precisa ter múltiplas subestruturas posicionadas de modo que todas formem interações favoráveis com grupos complementares no bolsão de ligação no alvo. Se tiver dois componentes químicos adequados para ligar o alvo, mas um terceiro inadequado, ou no lugar errado, o composto pode não conseguir ligar o alvo. Essa perspectiva motiva outro método de descoberta de ligantes, a DFBF (Erlanson, 2012; Lamoree e Hubbard, 2017). Na DFBF, quebram-se, conceitualmente, compostos do tamanho de fármacos em suas subestruturas (*fragmentos*) e testam-se as subestruturas simples contra o alvo. Embora essas moléculas semelhantes a fragmentos possam se ligar apenas muito fracamente, esses estudos podem, no entanto, identificar um pequeno conjunto de subestruturas químicas adequadas para o alvo, podendo-se, então, comprar ou sintetizar compostos maiores montados a partir desses componentes. Quando a cristalografia de raios X (Patel et al., 2014) ou a espectroscopia de ressonância magnética (Shuker et al., 1996) é usada para detectar ou analisar a ligação do fragmento, informações específicas geralmente estão disponíveis sobre onde cada fragmento se liga à proteína. Essa informação pode ser usada para unir compostos delineados que colocam os fragmentos apropriados nos lugares certos no bolso de ligação da proteína (*ligação de fragmento*) ou para otimizar e expandir um fragmento selecionado (*crescimento de fragmento*). Dessa forma, a DFBF evita a explosão combinatória de possíveis compostos feitos de vários componentes químicos e permite que os pesquisadores, rapidamente, se concentrem em compostos feitos de apenas um subconjunto produtivo de componentes químicos. O fármaco *vemurafenibe*, que tem como alvo uma mutação oncogênica da B-Raf-cinase e foi desenvolvido pela estratégia de crescimento de fragmentos, geralmente é referenciado como a primeira história de sucesso da DFBF (Bollag et al., 2012).

Tecnologias experimentais emergentes

A dificuldade e o custo da descoberta de fármacos, juntamente com o mercado e a necessidade humana de novos fármacos, impulsionaram a inovação contínua nas tecnologias de descoberta de fármacos. Por exemplo, as biblioteca de compostos codificados por DNA (BCD) expandem drasticamente o número de compostos que podem ser testados, em relação à HTS convencional (Halford, 2017). Ao contrário de uma biblioteca tradicional de compostos testados por HTS, na qual cada composto é mantido em seu próprio recipiente ou poço separado, uma BCD é uma mistura de compostos em um único recipiente e pode incluir muito mais compostos – bilhões e até trilhões. Cada um dos compostos da mistura é ligado covalentemente a uma molécula curta de DNA correspondente, que serve como uma etiqueta de identificação. Essas bibliotecas podem ser sintetizadas e marcadas com os métodos de *química combinatória*, em que uma mistura de compostos é dividida em várias porções, cada porção é modificada com uma reação química diferente e suas marcas de DNA modificadas de acordo, e então, as porções são misturadas novamente. Esse processo se repete até que a síntese esteja completa. Para testar a BCD em busca de compostos ativos, pode-se imobilizar o alvo de interesse em uma superfície sólida, expor a superfície à mistura da BCD e, em seguida, lavar a superfície para remover todos os compostos da BCD que não se ligaram firmemente ao alvo. Os ligantes são, então, removidos do alvo por uma lavagem mais agressiva, e os compostos ativos contidos na lavagem são identificados pelo sequenciamento das marcas de DNA que carregam.

Outra tecnologia emergente, às vezes denominada *ensaios clínicos in vitro* (Alpeeva et al., 2017; Fermini et al., 2018; Strauss e Blinova, 2017), visa prever os efeitos de um composto em seres humanos, com mais precisão do que é possível prever em cultura de células padrão ou em modelos animais Essa abordagem envolve a criação de tipos específicos de células de interesse a partir de células-tronco pluripotentes humanas e seu uso para criar organoides tridimensionais em cultura (Fligor et al., 2018; Liu et al., 2021; Sato e Clevers, 2013) ou estruturas de tecidos artificiais via bioimpressão tridimensional (Ferrer e Simeonov, 2017). Essas construções *in vitro*, relativamente intrincadas, prometem recapitular melhor as propriedades dos tecidos correspondentes e podem ser usadas para testar compostos quanto à atividade, propriedades do MFFC, metabolismo do composto e toxicidade.

Descoberta de fármacos assistida por computador

A ascensão da tecnologia da informação permitiu que a comunidade científica armazenasse e movimentasse grandes quantidades de informações, criasse e mantivesse *softwares* complexos e fizesse cálculos em velocidade e escala sem precedentes. Esses recursos continuamente aprimorados são usados de várias maneiras para apoiar e acelerar a descoberta de medicamentos. Assim, a informática química permite a criação de bancos de dados compactos de informações sobre centenas de milhões de compostos e a recuperação rápida de dados químicos de um composto específico e/ou compostos quimicamente semelhantes (Willett et al., 1998), enquanto a internet torna os bancos de dados de produtos químicos (Gaulton et al., 2012; Gilson et al., 2016; Kim et al., 2021), de macromoléculas (Benson et al., 1994; Berman et al., 2000; Berman e Gierasch, 2021; UniProt Consortium, 2015), de vias biomoleculares (Croft et al., 2014; Ogata et al., 2000; Oughtred et al., 2021; Wishart et al., 2020), dentre outros, prontamente acessíveis a pesquisadores em todo o mundo. Esses dados são úteis por si só e também apoiam o desenvolvimento e a avaliação de modelos computacionais usados na descoberta de medicamentos.

Em paralelo, aumentos exponenciais na velocidade dos computadores, medidos como o número de operações matemáticas executadas por segundo, tornaram possíveis simulações moleculares cada vez mais detalhadas. Idealmente, um químico computacional poderia delinear um composto, entregar o projeto a um químico medicinal para sintetizá-lo, e o composto se ligaria ao alvo com afinidade na ordem de nanomolar. Quando esse nível de precisão se tornar viável, pode-se ir além e calcular a afinidade de um fármaco candidato por todas as proteínas humanas conhecidas, a fim de verificar interações indesejadas. Esse nível de precisão não é possível atualmente, mas os métodos existentes têm valor preditivo, e o crescente poder dos computadores pode tornar essa visão alcançável nos próximos anos.

As abordagens para prever as interações de uma molécula pequena com uma proteína podem ser amplamente divididas em *abordagens baseadas em ligantes* e *baseadas em estruturas*, conforme explicado a seguir.

Usando similaridade química para descobrir ligantes do alvo

Se a proteína-alvo for uma enzima com um substrato constituído por uma molécula pequena ou um receptor de um transmissor constituído por uma molécula pequena (p. ex., histamina), então compostos quimicamente semelhantes ao substrato ou ao transmissor podem ser ativos contra o alvo e, portanto, pontos de partida úteis para o planejamento de fármacos (Fig. 1-2). Para alguns alvos, informações mais extensas sobre seus ligantes podem estar disponíveis a partir de esforços anteriores de descoberta de fármacos, e podem ser usadas para orientar um novo projeto. Conforme observado anteriormente, mesmo que um medicamento já tenha sido desenvolvido contra o alvo, ainda pode haver espaço para um fármaco *me-too* com melhores propriedades, como dosagem oral menos frequente ou efeitos colaterais reduzidos. Grandes quantidades de dados para apoiar essa abordagem de descoberta de fármacos baseada em ligantes estão disponíveis na literatura científica, patentes e bancos de dados públicos (Gaulton et al., 2012; Gilson et al., 2016; Kim et al., 2019).

As métricas de similaridade química abstraem as estruturas químicas detalhadas dos compostos em características que podem ser computadas e comparadas entre as moléculas. Uma abordagem calcula a impressão digital molecular de um composto, que indica se várias subestruturas moleculares estão presentes (Muegge e Mukherjee, 2016). Outras métricas de similaridade descartam esses detalhes e, em vez disso, calculam e comparam as formas gerais das duas moléculas e os campos elétricos que elas geram (Bajorath, 2017). Em uma terceira abordagem, até mesmo a forma molecular é deixada de lado e, em vez disso, calcula-se dezenas ou centenas de *descritores* quantitativos para cada composto. Os exemplos incluem descritores simples, como peso molecular ou número de anéis aromáticos, e descritores mais complexos, como dipolos elétricos e

A. Estatinas

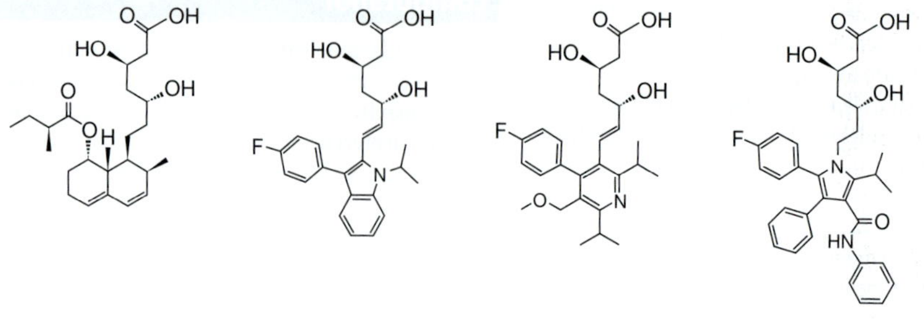

Mevastatina　　Fluvastatina　　Cerivastatina　　Atorvastatina

B. Inibidores de SGLT

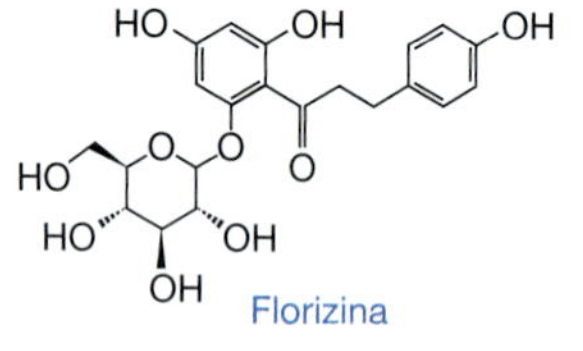

Inibidor de SGLT	CI$_{50}$ (nM) em SGLT1	CI$_{50}$ (nM) em SGLT2	Seletividade relativa para SGLT2 (col2/col3)
Florizina	290	21	~14
Canagliflozina	710	2,7	~260
Dapagliflozina	1.400	1,2	~1.200
Empagliflozina	8.300	3,1	~2.700
Ertugliflozina	2.000	0,9	~2.200

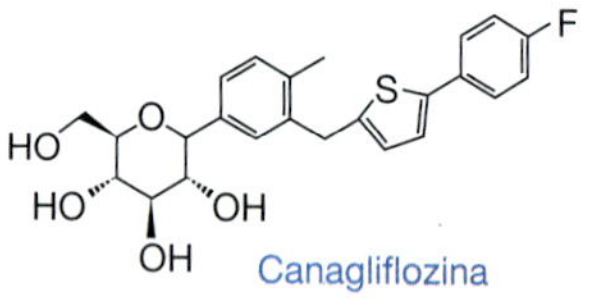

Florizina

Canagliflozina 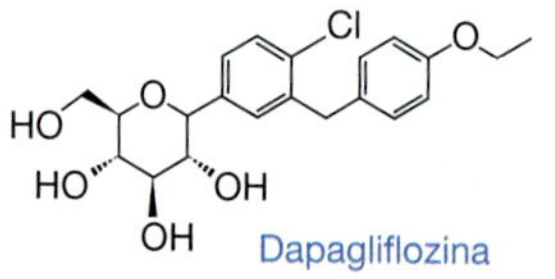　　Dapagliflozina

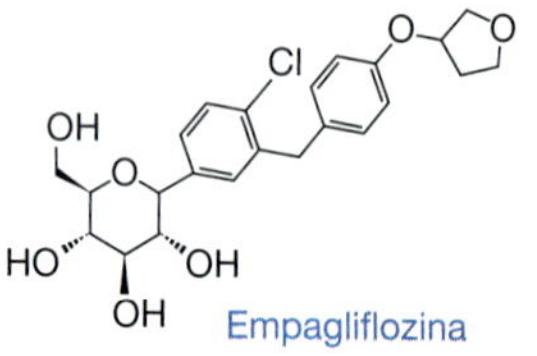

Empagliflozina 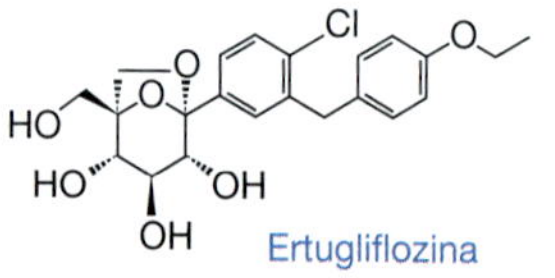　　Ertugliflozina

Figura 1-2 *Usando similaridade química para desenvolver ligantes.* **A.** *Estatinas.* As estatinas inibem a HMG-CoA-redutase, a enzima limitante na síntese do colesterol. Esses inibidores são amplamente usados para reduzir os níveis de colesterol no sangue (ver Cap. 37). A mevastatina é um produto natural que inspirou o desenvolvimento das três estatinas aprovadas pela FDA mostradas aqui. Cada composto tem uma parte inferior policíclica ligada a uma porção hidroxiácida comum, que também pode ser uma lactona cíclica. **B.** *Inibidores de SGLT.* Os SGLT facilitam a entrada de glicose no trato gastrintestinal (SGLT1) e no rim (SGLT2). O produto natural florizina inibe ambos os SGLT em graus variados. As modificações da estrutura da florizina levaram aos quatro inibidores de SGLT2, relativamente específicos, aprovados pela FDA, as gliflozinas, mostradas aqui. As gliflozinas reduzem a reabsorção renal de glicose, diminuindo, assim, as concentrações de açúcar no sangue e, portanto, são usadas para tratar o diabetes tipo 2 (ver Cap. 51). Cada composto possui uma porção de glicose (exceto a *ertugliflozina*, que possui uma porção semelhante à glicose), sensível a compostos que interagem com transportadores que se ligam à glicose. As porções contendo grupo fenil conferem a cada inibidor atividades variadas contra cada uma das duas formas da proteína, conforme mostrado na tabela. As atividades são expressas como CI$_{50}$, a concentração do fármaco (nM) que reduz a atividade do transportador em 50%. Dados adaptados de Fediuk et al. (2020) e Wright (2021).

momentos quadrupolos. Se imaginarmos os descritores como coordenadas cartesianas em um espaço multidimensional, pode-se, então, quantificar a similaridade de duas moléculas em termos de quão próximas elas estão nesse *espaço descritor* (Wale et al., 2008).

Métricas de similaridade como essas permitem a *triagem virtual*, uma alternativa computacional rápida e barata à HTS experimental (Fig. 1-3). Nessa abordagem, cada composto em uma biblioteca química – um grande conjunto de compostos que estão disponíveis ou sintetizáveis – é avaliado por sua semelhança com um ou mais ligantes conhecidos da proteína-alvo. Os compostos mais semelhantes são testados em um ensaio experimental e os *hits* confirmados tornam-se candidatos para uma otimização química adicional. Essa abordagem é mais relevante quando a estrutura tridimensional da proteína-alvo não foi determinada. Quando a estrutura é conhecida, métodos poderosos baseados em estrutura tornam-se aplicáveis.

Delineamento de fármacos baseado na estrutura

A estrutura tridimensional detalhada de uma proteína-alvo abre uma gama de métodos computacionais adicionais para projetar uma pequena molécula que se liga ao alvo com alta afinidade (Fig. 1-4). A aplicabilidade de tais métodos de DFBE tem crescido continuamente, devido ao rápido aumento no poder dos computadores e ao desenvolvimento de tecnologias que tornam a determinação de estruturas de proteínas mais fácil e rápida. Um exemplo é o uso de luz síncrotron (p. ex., o Advanced Photon Source no Argonne National Laboratory*) para gerar feixes de raios X de alta qualidade para uso em cristalografia de raios X de proteínas. Outro exemplo é o desenvolvimento de métodos para resolver as estruturas de

---

*N. de T. No Brasil, o Laboratório Nacional de Luz Síncrotron (LNLS) integra o Centro Nacional de Pesquisa em Energia e Materiais (CNPEM) em Campinas (SP), uma organização social supervisionada pelo Ministério da Ciência, Tecnologia e Inovações (MCTI).

A. Triagem baseada em conceitos de similaridade química

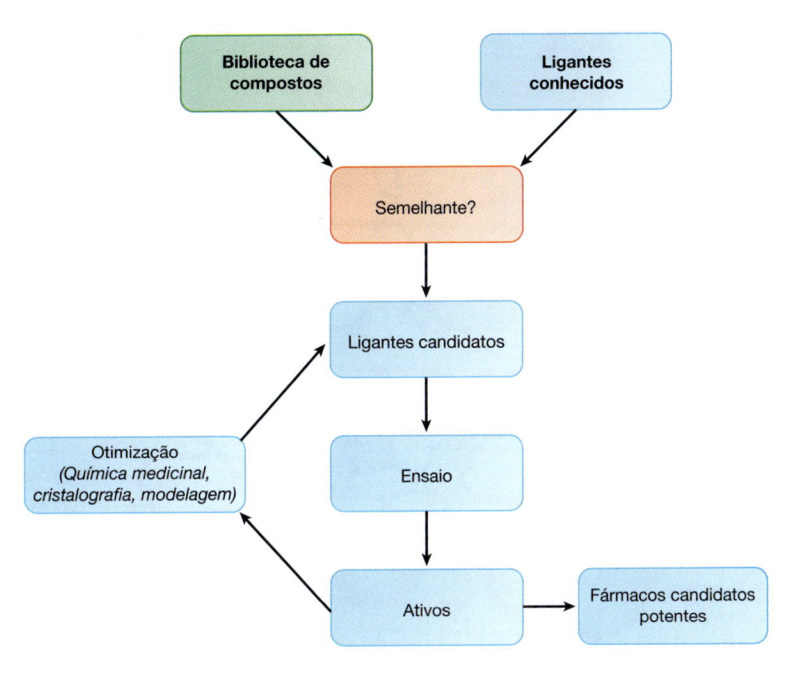

B. Triagem baseada em *docking* de proteína-ligante

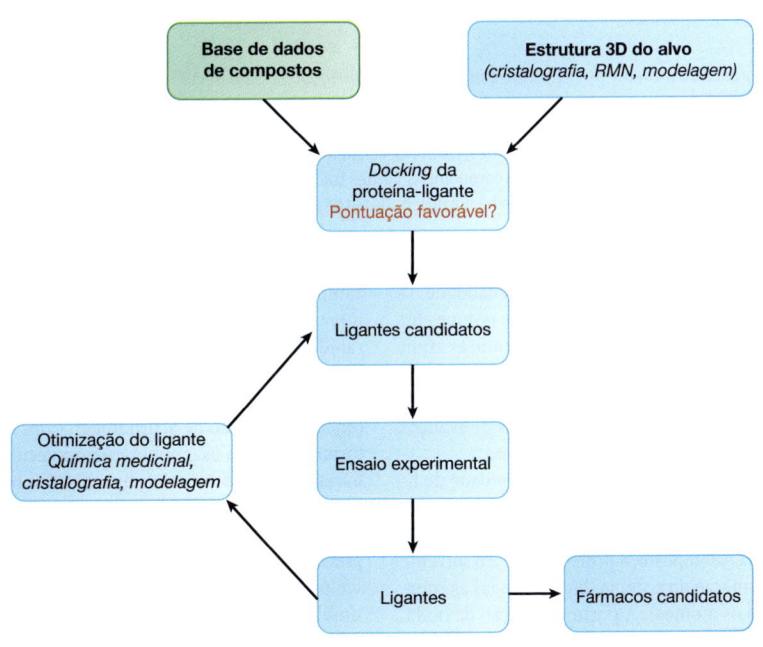

Figura 1-3 *Triagem virtual.* **A.** *Triagem virtual de compostos baseada em conceitos de similaridade química.* Usando métricas de similaridade disponíveis, os compostos em um banco de dados (verde) são testados computacionalmente, quanto à similaridade química, com os ligantes conhecidos (ligantes) da proteína-alvo. Os compostos que estão acima de algum limiar de similaridade são considerados ligantes candidatos e, portanto, são testados experimentalmente quanto à ligação à proteína-alvo. Aqueles considerados inativos são deixados de lado, enquanto os "ativos" são submetidos a rodadas iterativas de otimização de ligantes, em que as relações estrutura-atividade são definidas e usadas para orientar o delineamento de novos compostos por químicos medicinais. Quando compostos suficientemente ativos são encontrados, eles se tornam candidatos a fármacos em estágio inicial. **B.** *Triagem de composto virtual baseada em ancoragem molecular (docking) proteína-ligante.* Os compostos em um banco de dados (verde) são encaixados computacionalmente; ou seja, perfeitamente ajustados no local de ligação de uma proteína-alvo de estrutura tridimensional conhecida. Os compostos cujas interações estabilizadoras com o sítio de ligação estão acima de um limite de similaridade são considerados ligantes candidatos e, portanto, são testados experimentalmente quanto à ligação à proteína-alvo. Aqueles considerados inativos são deixados de lado, enquanto os "ativos" são submetidos a rodadas iterativas de otimização de ligantes. Isso normalmente envolve o uso da estrutura da proteína para projetar novos compostos que possam formar melhores interações com o local de ligação e resolução de estruturas cristalográficas da proteína com compostos selecionados para determinar se os compostos projetados se ligam conforme o esperado e orientar outras rodadas de delineamento e síntese química. Métodos computacionais avançados, como cálculos de energia livre baseados em simulação, também podem ser usados nesse estágio. Quando compostos suficientemente ativos são encontrados, eles se tornam candidatos a medicamentos em estágio inicial. RMN, ressonância magnética nuclear.

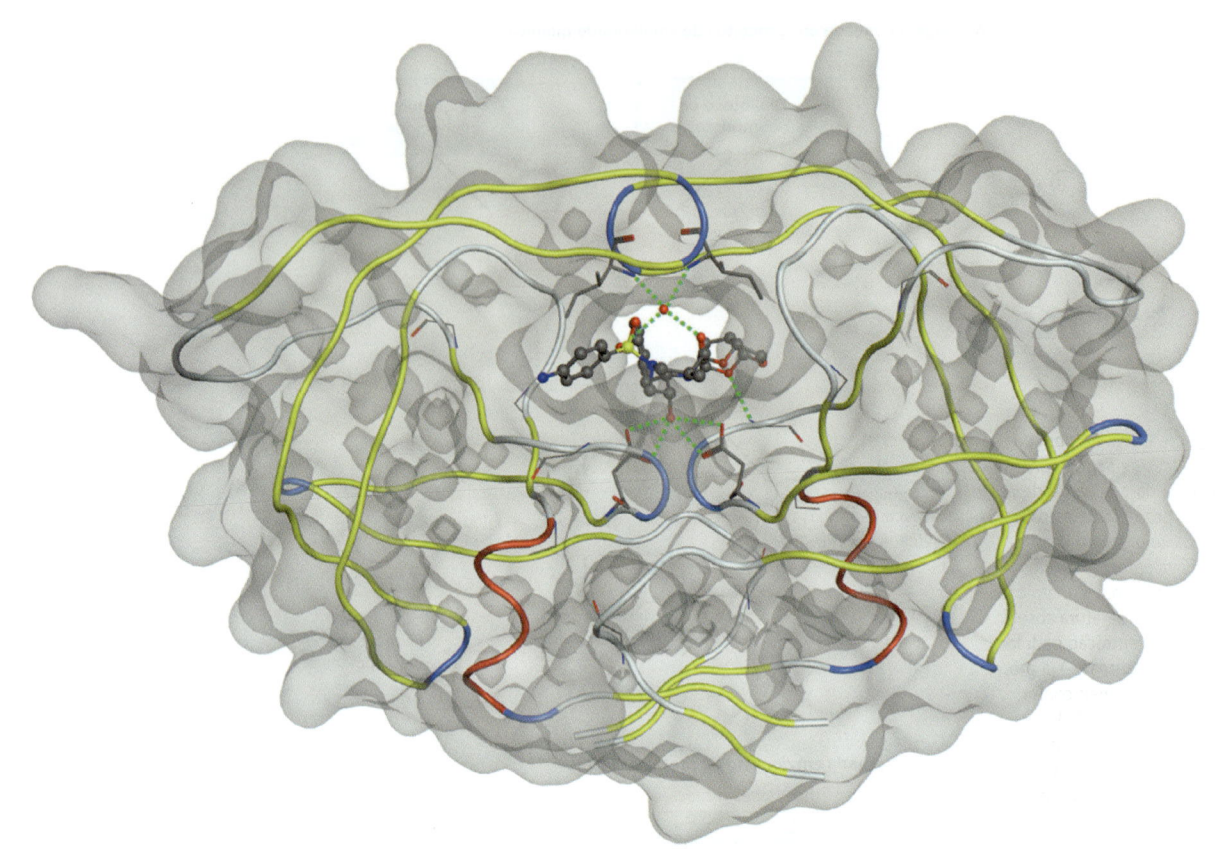

Figura 1-4 *Estrutura cristalográfica da protease do HIV-1 com o inibidor darunavir ligado no sítio ativo.* Tubos coloridos: espinha dorsal proteica da enzima, um dímero simétrico formado por duas subunidades idênticas, no qual a cor indica estrutura secundária (amarelo, folha β; vermelho, α-hélice; azul, volta; branco, nenhum). Cinza translúcido: superfície global da proteína, incluindo os átomos da cadeia lateral e do esqueleto. Esfera e bastão: darunavir no sítio ativo em forma de túnel, com átomos coloridos por elemento (cinza, carbono; vermelho, oxigênio; azul, nitrogênio), com átomos de hidrogênio omitidos para simplificar. As principais ligações de hidrogênio são mostradas como linhas verdes tracejadas, e o oxigênio de uma molécula de água que faz a ponte entre o medicamento e a proteína é mostrado como uma esfera vermelha. Coordenadas atômicas do Protein Data Bank (Wang et al., 2011).

proteínas ligadas à membrana, como canais iônicos e receptores de superfície celular. Eles podem ser alvos de fármacos de alta qualidade, já que o fármaco não precisa entrar na célula para acessá-los e porque eles regulam muitos processos celulares. No entanto, suas estruturas eram praticamente impossíveis de resolver até que foram desenvolvidos métodos, nos últimos anos, que viabilizam a formação de seus cristais tridimensionais. Desde pelo menos a década de 1980, a promessa de avanços nos métodos de DFBE inspirou a fundação de várias empresas.

O campo da físico-química nos diz como calcular a afinidade de ligação de duas moléculas na água (Gilson e Zhou, 2007). Idealmente, pode-se usar soluções numéricas da equação de Schrödinger para obter a função de onda eletrônica para o composto, a proteína-alvo e o solvente aquoso, para qualquer conformação do sistema (ou seja, dadas as coordenadas cartesianas de todos os átomos). A partir da função de onda, pode-se calcular a força instantânea em cada átomo. Dado esse método de calcular as forças atômicas, pode-se simular o sistema em detalhes atômicos, calculando o trabalho reversível de puxar gradualmente o composto para fora do local de ligação da proteína, à medida que todos os átomos se mexem, balançam e se deslocam devido ao movimento térmico (Feynman et al., 1963). Esse trabalho reversível seria igual à energia livre de ligação, $\Delta G°$, que está diretamente relacionada à constante de dissociação, K_D:

$$\Delta G° = RTlnK_D \quad \text{(Equação 1-1)}$$

Esse seria um cálculo proibitivamente grande com a tecnologia atualmente existente. No entanto, os pesquisadores criaram aproximações rápidas para esse cálculo ideal, cada uma com seus próprios pontos fortes e fracos em termos de precisão, faixa de aplicabilidade e capacidade computacional necessária (Fig. 1-5).

Uma aproximação importante usada na modelagem molecular é o campo de força ou função potencial, um modelo matemático para as forças atômicas que podem ser avaliadas ordens de magnitude mais rapidamente do que resolver a equação de Schrödinger (Dauber-Osguthorpe e Hagler, 2019). Os campos de força, geralmente, contêm parâmetros ajustáveis, adequados para concordar com as soluções de referência da equação de Schrödinger. Com um campo de força em mãos, torna-se prático usar simulações moleculares para estimar as energias livres de ligação proteína-ligante (Tembe e McCammon, 1984; Kollmann, 1993; Gilson et al., 1997; Simonson et al., 2002). Esses *métodos de energia livre* estão entre as abordagens mais precisas disponíveis para prever afinidades de ligação proteína-ligante (Schindler et al., 2020), e seu uso pela comunidade científica foi possibilitado pela aceleração de simulações moleculares em UPG (Salomon-Ferrer R, et al., 2013). Mesmo com UPG, porém, as simulações são muito lentas para substituir uma triagem de alto rendimento com milhões de compostos. Em vez disso, as simulações são mais comumente usadas para ajudar os químicos medicinais a decidir quais variações químicas em um composto inicial promissor valem a pena sintetizar e testar. Simulações moleculares rápidas também são usadas para explorar as várias conformações que uma proteína pode adotar. Por exemplo, se uma simulação mostrar que uma nova região de ligação pode se formar como resultado de movimentos térmicos da proteína, pode ser possível projetar um fármaco que se ligue a esse local até então não reconhecido.

Outra abordagem computacional, a *ancoragem (docking) molecular* (Guedes et al., 2014; Huang, 2010; Meng, 2011), é rápida o suficiente para substituir (ou complementar) uma triagem experimental de grande escala e alto rendimento. Na ancoragem, a maior parte ou toda a proteína é mantida rígida, e o *software* tenta um grande número de diferentes

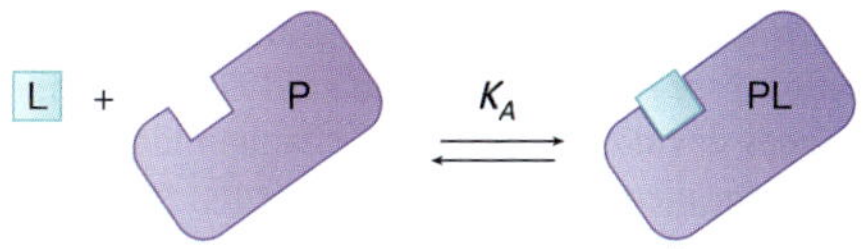

$$K_A = \frac{1}{K_D} = e^{-\Delta G^\circ /RT} = \frac{C^\circ}{8\pi^2} \frac{Z_{PL}}{Z_P Z_L}$$

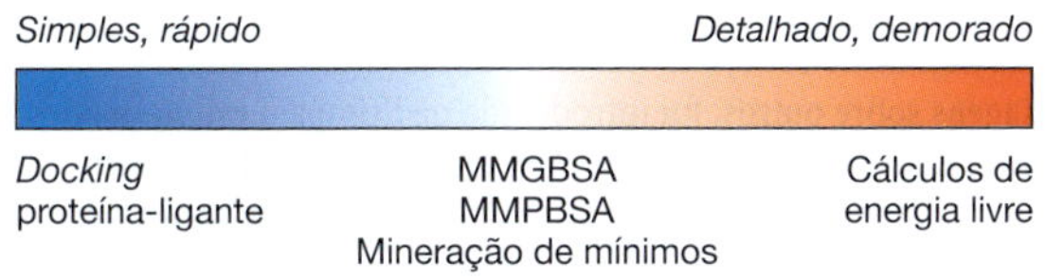

Simples, rápido — Detalhado, demorado

Docking proteína-ligante — MMGBSA / MMPBSA / Mineração de mínimos — Cálculos de energia livre

Figura 1-5 *Métodos computacionais baseados em física para estimar as afinidades de ligação proteína-ligante.* Esses métodos fornecem uma estimativa da constante de associação, K_A, para a ligação de um ligante, L, a uma proteína de estrutura tridimensional conhecida, P, para formar um complexo proteína-ligante, PL, mantido unido, tipicamente, por interações não covalentes, como ligação de hidrogênio e efeito hidrofóbico. A equação relaciona K_A com a energia livre padrão de ligação ΔG°, a constante dos gases R e a temperatura absoluta T, e ainda relaciona a energia livre de ligação com a concentração padrão C° e as integrais de configuração do complexo proteína-ligante (Z_{PL}), a proteína não ligada (Z_P) e o ligante não ligado (Z_L). À medida que mais conformações de baixa energia são acessíveis a cada espécie molecular (PL, P, L), o valor correspondente de Z aumenta. Portanto, se o complexo proteína-ligante puder acessar mais conformações de baixa energia do que a proteína e o ligante separados, a constante de equilíbrio será grande, favorecendo a ligação. O cálculo direto dessas integrais de configuração é um desafio computacional; no entanto, os pesquisadores criaram um espectro de métodos computacionais, variando de métodos rápidos e aproximados, que se espera serem menos precisos, a métodos mais detalhados e com maior demanda computacional, que são tipicamente mais precisos (Gilson e Zhou, 2007). O encaixe (*docking*), discutido no texto, está no extremo mais rápido do espectro; trata a proteína, principalmente, como rígida, juntamente com outras aproximações. Os cálculos de energia livre, também discutidos no texto, estão na extremidade lenta do espectro; eles tratam a proteína e o ligante como totalmente flexíveis. No meio do espectro, estão a MMGBSA (Srinivasan et al., 1998), MMPBSA (Gouda et al., 2003) e métodos de Mineração de Mínimos (Chen et al., 2010). Eles usam várias abordagens para estimar diretamente as integrais de configuração, Z_{PL}, Z_P e Z_L. Por exemplo, o método Mineração de Mínimos procura conformações de baixa energia da proteína, do ligante e do complexo; estima suas contribuições individuais para Z; e soma essas contribuições para fornecer uma estimativa geral da integral de configuração. MMGBSA, mecânica molecular/área de superfície generalizada de Born; MMPBSA, mecânica molecular/área de superfície de Poisson-Boltzmann.

localizações e conformações – *poses* – de uma molécula pequena no local de ligação do alvo, procurando aquela que tem menor energia e, portanto, a mais estável. Como a ancoragem deixa de fora muitas contribuições conhecidas para a energia livre de ligação (p. ex., flexibilidade e entropia da proteína), o modelo de energia geralmente deve ser ajustado em relação aos dados de ligação experimentais para torná-lo mais preditivo. O modelo resultante costuma ser chamado de *pontuação* de ancoragem, para diferenciá-lo de um verdadeiro campo de força. Os cálculos de encaixe são normalmente usados para *HTS virtual* (ver Fig. 1-3), em que milhares ou milhões de compostos em uma biblioteca química são rapidamente encaixados no local de ligação da proteína-alvo. Dezenas ou centenas dos compostos de maior pontuação podem, então, ser submetidos a cálculos mais detalhados ou testados experimentalmente. Embora nem todos os compostos com pontuação máxima sejam bons ligantes, a fração de ligantes será normalmente enriquecida em relação à biblioteca química como um todo. Além disso, as poses de ligação previstas podem fornecer informações sobre mecanismo e servir como pontos de partida para simulações moleculares (Guest et al., 2022; Heinzelmann e Gilson, 2021). As funções de pontuação empiricamente ajustadas usadas na ancoragem também podem ser usadas para guiar a edição química manual de um ligante conhecido com o *software* gráfico de modelagem molecular. Por exemplo, pode-se editar manualmente um composto existente no contexto de uma representação tridimensional do bolsão de ligação, para projetar um novo composto que alcance uma região vizinha e forme com a proteína interações hidrofóbicas e de ligação de hidrogênio estabilizadoras. Esse trabalho interativo pode ser auxiliado por tecnologias imersivas de visualização e manipulação, como a realidade virtual.

Inteligência artificial na descoberta de fármacos

As redes neurais profundas provaram seu poder em tarefas de inteligência artificial abrangentes, como reconhecimento de imagens e tradução de idiomas, e os pesquisadores agora estão explorando seu uso na descoberta de medicamentos. Esses métodos podem ser *treinados* a partir de dados existentes, de bancos de dados de ligação proteína-molécula pequena, de resultados de BCD e de estruturas proteicas, para permitir a previsão direta da ligação proteína-molécula pequena e o delineamento automatizado de ligantes para uma proteína-alvo. Eles também podem apoiar a descoberta de fármacos de outras maneiras, como prever as estruturas tridimensionais de proteínas (AlQuraishi, 2021; Baek et al., 2021; Jumper et al., 2021), as energias das moléculas em função da conformação (Smith et al., 2017) e propriedades moleculares, como se um composto é solúvel em água ou não (Francoeur e Koes, 2021). A inteligência artificial e o aprendizado de máquina, sem dúvida, desempenharão um papel cada vez maior na descoberta de medicamentos nos próximos anos.

Projetando grandes moléculas como fármacos: a ascensão dos biofármacos

Moléculas grandes são cada vez mais importantes como agentes terapêuticos. Por exemplo, oligonucleotídeos antisenso são usados para bloquear a transcrição ou a tradução de genes, assim como siRNA e mRNA modificados (como em várias vacinas para SARS-CoV-2). Proteínas importantes usadas terapeuticamente incluem anticorpos monoclonais, enzimas e hormônios peptídicos. A terapia com proteínas era incomum antes do advento da tecnologia do DNA recombinante, exceto pelos poucos hormônios peptídicos que podiam ser isolados e purificados em grande escala. A insulina foi introduzida na medicina clínica para o tratamento do diabetes após os experimentos de Banting e Best em 1921. Insulinas purificadas de pâncreas suíno ou bovino são ativas em humanos, embora anticorpos contra proteínas estranhas sejam ocasionalmente problemáticos. O hormônio do crescimento, usado no tratamento do nanismo hipofisário, exibe especificidade de espécies ainda mais rigorosa. Só o hormônio humano pode ser usado após purificação da hipófise obtida durante autópsias e esse uso tem seu risco – alguns pacientes que recebem o hormônio humano desenvolvem a doença de Creutzfeldt-Jakob (o equivalente humano da doença da vaca louca), uma doença neurológica degenerativa fatal causada por uma proteína príon que contamina a preparação do hormônio.

Graças à clonagem de genes, à expressão de genes clonados em bactérias ou em células eucarióticas e às técnicas de produção em larga escala, a terapêutica proteica agora usa preparações altamente purificadas de proteínas humanas (ou humanizadas). Proteínas raras podem ser produzidas em quantidade, e as reações imunológicas são minimizadas. As proteínas podem ser planejadas, personalizadas e otimizadas, usando-se técnicas de engenharia genética.

As proteínas usadas na terapêutica incluem hormônios, fatores de crescimento (p. ex., eritropoietina, fator estimulante de colônia de granulócitos), citocinas e inúmeros anticorpos monoclonais usados no tratamento de câncer e doenças autoimunes (ver Caps. 38-40, 45 e 72). Os anticorpos monoclonais murinos podem ser "humanizados" (pela substituição de sequências de aminoácidos de camundongos por humanos). Alternativamente, os camundongos têm sido manipulados substituindo genes críticos por seus equivalentes humanos de modo que eles produzem anticorpos completamente humanos. A terapêutica proteica é administrada por via parenteral, e seus receptores ou alvos devem ser acessíveis extracelularmente.

Usando algumas das estratégias descritas anteriormente, proteínas (não anticorpos) e peptídeos terapêuticos podem agora ser otimizados para estabilidade, atividade e direcionamento para tipos de células específicos. Os peptídeos estão sendo desenvolvidos como terapêuticos, especialmente na área de interrupção das interações proteína-proteína, na qual grandes superfícies de contato podem desafiar a ação de moléculas pequenas. Métodos computacionais estão se mostrando muito úteis nos projetos de terapias peptídicas (Belvisi et al., 2021). As proteínas terapêuticas são, geralmente, cópias de proteínas naturais que são otimizadas para alta estabilidade (tanto durante a fabricação quanto após a administração) e otimizadas para evitar degradação rápida, ter baixa imunogenicidade e ter alta potência quando administradas a um paciente. As estratégias incluem otimizar a expressão da sequência do gene de uma proteína em vários hospedeiros, explorar parentes próximos da proteína de interesse e mutações (aleatórias e racionais), introduzir modificações pós-traducionais e explorar modificações biológicas, como fusão com macromoléculas (Dellas et al., 2021). Estratégias de conjugação (p. ex., PEGuilação) podem ser usadas para melhorar as propriedades farmacocinéticas de proteínas terapêuticas (Moncalvo et al., 2020). A lista de proteínas recentemente modificadas, que não são anticorpos, inclui agentes para câncer, gota, distúrbios de coagulação e hemofilia, além de doenças metabólicas hereditárias, distúrbios de armazenamento lisossômico, deficiência exócrina pancreática, insuficiências de hormônios e fatores de crescimento e degeneração macular, entre outros. O número de proteínas e peptídeos terapêuticos, não anticorpos, aprovados pela FDA está crescendo rapidamente (ver banco de dados de proteínas e peptídeos aprovados pela FDA em https://webs.iiitd.edu.in/raghava/thpdb/index.html; Usmani et al., 2017). Algumas proteínas terapêuticas são administradas topicamente ou oralmente, mas a maioria é administrada por injeção. No entanto, isso está mudando com o desenvolvimento de sistemas lipossômicos de administração de fármacos administrados por via parenteral, mas que estão se mostrando passíveis de aplicação por inalação, por via ocular e por vias tópicas.

Novo fármaco em investigação

Antes que o fármaco candidato possa ser administrado a seres humanos em um estudo clínico, o patrocinador deve preencher um pedido de IND, que é uma solicitação à FDA para usar o medicamento investigado em humanos (ver "Ensaios clínicos", a seguir). O IND descreve as evidências preliminares e racionais da eficácia em sistemas experimentais, bem como a farmacologia, a toxicologia, a química, a fabricação e assim por diante. Ele também descreve o plano (protocolo) da pesquisa do fármaco em humanos. A FDA tem 30 dias para revisar o requerimento, podendo, nesse tempo, reprová-lo, solicitar mais informações ou permitir o início dos testes clínicos.

Ensaios clínicos

Função da FDA

A FDA, uma agência reguladora federal dentro do DHHS, é responsável por proteger a saúde pública, garantindo a segurança e a eficácia dos medicamentos humanos e veterinários, produtos biológicos, aparelhos médicos, suprimento de alimentos da nação, cosméticos e produtos que emitem radiação (FDA, 2018). A FDA também é responsável pelo progresso da saúde pública, ajudando a acelerar as inovações que tornam os medicamentos e alimentos mais eficazes, seguros e acessíveis; e, por ajudar o público a obter informações precisas, baseadas na ciência, necessárias para usar os medicamentos e alimentos na melhoria de sua saúde.

A primeira legislação relacionada com fármacos nos Estados Unidos, o *Federal Pure Food and Drugs Act* de 1906, dizia respeito somente ao transporte interestadual de alimentos e medicamentos adulterados ou falsificados. As motivações para a regulamentação federal incluíam a proeminência de "medicamentos patenteados" e sua adulteração, o jornalismo de S. H. Adams (por meio de artigos na *Colliers Weekly*) e o romance de Upton Sinclair, *The Jungle* (Law, 2004). Na lei de 1906, não havia obrigações para estabelecer a eficácia ou a segurança dos medicamentos. Esse Ato foi emendado em 1938, após a morte de mais de 100 crianças devido ao "elixir de sulfanilamida", uma solução de *sulfanilamida em dietilenoglicol*, um excelente, porém altamente tóxico solvente, e um ingrediente de anticongelantes. A aplicação da lei alterada foi confiada à FDA, que passou a exigir estudos de toxicidade, bem como a aprovação do NDA (ver "A condução de ensaios clínicos", a seguir) antes que um medicamento possa ser promovido e distribuído. Embora a segurança do novo fármaco devesse ser demonstrada, não era necessário comprovar eficácia.

Na década de 1960, a *talidomida*, um fármaco hipnótico sem óbvias vantagens sobre outros, foi introduzida na Europa. Levantamentos epidemiológicos estabeleceram que esse fármaco ingerido no início da gestação foi responsável por uma grave e relativamente rara epidemia de defeitos congênitos, a focomelia, na qual os membros são malformados. Em reação a essa catástrofe, o congresso dos Estados Unidos aprovou as emendas Harris-Kefauver ao *Food, Drug and Cosmetic Act* em 1962. Essas emendas estabeleceram a exigência de provas de eficácia, bem como documentação relativa à segurança em termos de relação risco-benefício para a entidade nosológica a ser tratada (quanto mais grave a doença, maior o risco aceito). Hoje, a FDA claramente se defronta com um enorme desafio, especialmente em vista da ampla crença de que sua missão possivelmente não pode ser realizada com os recursos alocados pelo Congresso. Além disso, os danos por fármacos que causam efeitos adversos não previstos não são o único risco de um sistema imperfeito; danos também ocorrem quando o processo de aprovação retarda a aprovação de um novo fármaco com efeitos benéficos importantes.

Condução de ensaios clínicos

Os ensaios clínicos de fármacos são projetados para adquirir informações sobre as propriedades farmacocinéticas e farmacodinâmicas de um fármaco candidato em humanos e estabelecer a eficácia e a segurança do fármaco antes de sua venda nos Estados Unidos. O NIH dos Estados Unidos identifica sete princípios éticos que devem ser alcançados antes que um ensaio clínico possa começar (NIH, 2021):

1. valor social e clínico;
2. validade científica;
3. seleção justa dos indivíduos;
4. consentimento informado;
5. relação risco-benefício favorável;
6. revisão independente;
7. respeito pelos indivíduos potenciais e inscritos.

Em geral, os ensaios clínicos regulamentados pela FDA são conduzidos em quatro fases. As fases I a III são projetadas para estabelecer segurança e eficácia. Ensaios e pesquisas pós-comercialização de fase IV coletam dados adicionais de populações maiores e números crescentes de doses administradas. Essa fase fornece informações sobre novas indicações, riscos e doses, além de esquemas ideais, conforme apresentado no Capítulo 8. A Tabela 1-1 e a Figura 1-6 resumem os aspectos importantes de cada fase do ensaio clínico; observe o rigor de cada estágio sucessivo pelo relativamente longo e dispendioso processo. Quando os ensaios iniciais da fase III estão completos, o responsável (em geral uma empresa farmacêutica) requer da FDA a aprovação para comercializar o medicamento; esse requerimento é denominado NDA ou BLA. O requerimento é acompanhado de relatório técnico que contém informações abrangentes, incluindo registro de casos individuais de centenas ou milhares de indivíduos que receberam o medicamento durante a fase de testes III. O relatório técnico é revisado por equipes de especialistas, e a FDA pode convocar ajuda de especialistas externos nos casos complexos, em simpósios.

Sob as disposições do PDUFA (instituído inicialmente em 1992 e renovado a cada 5 anos, mais recentemente em 2017), as empresas farmacêuticas subsidiam uma significativa porção do orçamento da FDA por meio de taxas de usuários, um esforço legislativo para acelerar o processo de revisão e aprovação de fármacos, pelo aumento de recursos. O PDUFA também ampliou o programa na segurança de fármacos da

TABELA 1-1 ■ CARACTERÍSTICAS TÍPICAS DAS FASES DOS ENSAIOS CLÍNICOS EXIGIDAS PELA FDA ANTES DA COMERCIALIZAÇÃO DE NOVOS MEDICAMENTOS*			
FASE I **PRIMEIRO EM HUMANOS**	**FASE II** **PRIMEIRO EM PACIENTES**	**FASE III** **TESTES MULTICÊNTRICOS**	**FASE IV** **PÓS-COMERCIALIZAÇÃO**
10-100 participantes	50-500 participantes	Poucas centenas a poucos milhares de participantes	Vários milhares de participantes
Em geral, voluntários saudáveis; ocasionalmente, pacientes com doença rara ou avançada	Pacientes que recebem o fármaco experimental	Pacientes que recebem o fármaco experimental	Pacientes em tratamento com o fármaco aprovado
Ensaio aberto	Randomizado e controlado (pode ser controlado por placebo); pode ser cego	Randomizado e controlado (pode ser controlado por placebo) ou não controlado; pode ser cego	Ensaio aberto
Segurança e tolerabilidade	Eficácia e faixa de doses	Confirmação da eficácia em população maior	Eventos adversos, adesão, interações medicamentosas
1-2 anos	2-3 anos	3-5 anos	Sem duração fixa
10 a 15 milhões de dólares	20 a 40 milhões de dólares	50-150 milhões de dólares	Variável
Taxa de êxito: 50%	Taxa de êxito: 30%	Taxa de êxito: 25-50%	–

*Os custos das fases do ensaio clínico variam amplamente com a área terapêutica do fármaco, tamanho e complexidade do ensaio, se o ensaio deve provar a não inferioridade aos agentes existentes, etc.
O custo total para desenvolver uma NEM, desde o laboratório até a aprovação da FDA, é estimado em 1 a 4 bilhões de dólares.

FDA e aumentou os recursos para revisar a publicidade de medicamentos na televisão. De acordo com o PDUFA, a revisão geralmente leva de 6 a 10 meses após o envio de um NDA à FDA. Durante esse tempo, geralmente são realizadas muitas revisões, incluindo reuniões de comitês consultivos, alterações, inspeções de instalações de fabricação e revisões de nome próprio (FDA, 2013). Antes de o fármaco ser aprovado para comercialização, a empresa e a FDA devem concordar sobre o conteúdo da bula – que serão as informações oficiais de prescrição. A bula descreve as indicações aprovadas para uso do medicamento e as informações farmacológicas clínicas, incluindo dosagem, reações adversas, advertências e precauções especiais (algumas vezes colocadas em uma caixa com "tarja preta"). O material promocional usado pela indústria farmacêutica não pode se desviar das informações contidas na bula. É importante que o médico não fique restrito aos dizeres da bula; o médico, nos Estados Unidos, pode legalmente prescrever o fármaco para qualquer propósito que considere razoável. Entretanto, os terceiros envolvidos em pagamentos (seguradoras, planos de saúde, etc.) em geral não reembolsarão o paciente dos custos de medicamentos usados para indicações não explicitadas na bula a menos que o novo uso seja fundamentado por um compêndio (p. ex., o American Hospital Formulary Service-Drug Information [AHFS-DI]). Além disso, o médico fica vulnerável a litígios decorrentes de efeitos adversos resultantes do uso não aprovado do fármaco.

Determinação de "segurança" e "eficácia"

A demonstração de eficácia para a FDA requer a realização de "investigações adequadas e bem controladas", comumente interpretadas como dois ensaios clínicos replicados, que, em geral, mas nem sempre, são randomizados, duplos-cegos e controlados por placebo (ou de outra maneira). O placebo é um controle adequado? A Declaração de Helsinque da World Medical Association (2013) desencoraja o uso de controles de placebo quando há um tratamento alternativo disponível para comparação por causa da preocupação de que os participantes do estudo randomizado para placebo seriam privados, de fato, do tratamento durante a conduta do ensaio. O que deve ser mensurado no ensaio? Em um ensaio simples, variáveis facilmente quantificáveis (um objetivo secundário ou substituto), mas aceito como preditivo de resultado clínico relevante, é mensurado em grupos correspondentes tratados com fármaco ou placebo. Exemplos de objetivos substitutos incluem colesterol LDL como indicador de infarto do miocárdio, colesterol HDL elevado como preditor de risco reduzido de infarto do miocárdio (ver Quadro 1-2), densidade mineral óssea como indicador de fraturas ou hemoglobina A_{1c} como indicador de complicações do diabetes melito. Ensaios mais rigorosos exigem a demonstração da redução de incidência de infarto do miocárdio em pacientes que fazem uso do fármaco candidato em comparação

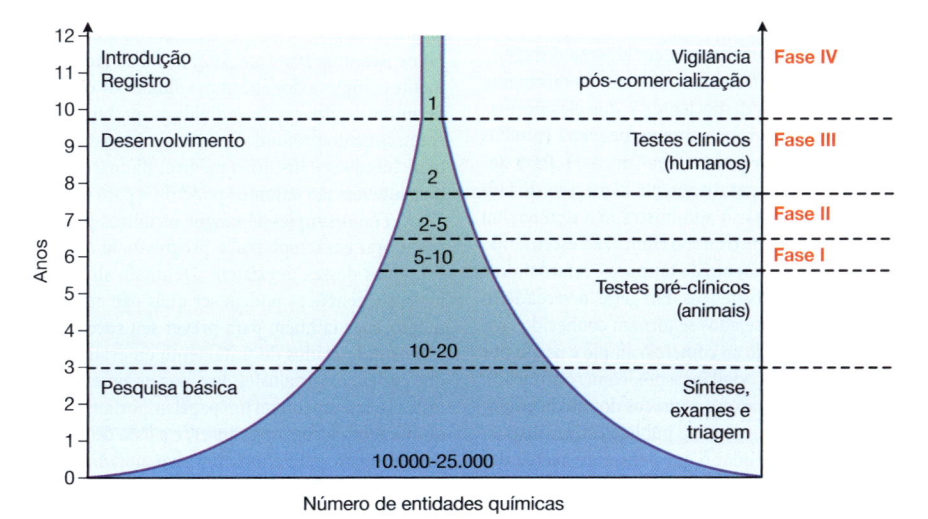

Figura 1-6 *As fases, prazos e atrito que caracterizam o desenvolvimento de novos fármacos.* Ver também Tabela 1-1.

> **QUADRO 1-2 ■ SURPRESAS TARDIAS NA BUSCA DE UM CASO DE SUCESSO**
>
> O *torcetrapibe* eleva o colesterol HDL (o "bom colesterol"). Níveis mais altos de colesterol HDL estão estatisticamente associados a (é um indicador alternativo para) uma menor incidência de infarto do miocárdio. Surpreendentemente, a administração clínica de *torcetrapibe* causou um *aumento* significativo na mortalidade devido a eventos cardiovasculares, encerrando seu desenvolvimento de 15 anos e custo de 800 milhões de dólares. Nesse caso, aprovar o fármaco baseado nesse objetivo secundário teria sido um erro (Cutler, 2007). A análise por sistema computacional sugere uma explicação mecanicista desse insucesso (Xie et al., 2009).

com os tratados com um inibidor de HMG-CoA-redutase (estatina) ou outro fármaco que reduza o colesterol LDL, ou a redução da incidência de fraturas em comparação com os pacientes que recebem bifosfonato. O uso de resultados substitutos reduz significativamente os custos e o tempo necessário para completar os ensaios, mas há vários fatores limitantes, incluindo o significado do objetivo secundário para a doença que o fármaco candidato deverá tratar.

Algumas das dificuldades são bem ilustradas com as experiências com a *ezetimiba*, um fármaco que inibe a absorção do colesterol do trato gastrintestinal e reduz a concentração de colesterol LDL no sangue, especialmente quando usado em associação com uma estatina. A redução do colesterol LDL foi aceita como um objetivo substituto apropriado para a eficácia da *ezetimiba* em reduzir infartos do miocárdio e acidente vascular cerebral, e o fármaco foi aprovado com base nesses dados. Surpreendentemente, o ensaio clínico subsequente (ENHANCE) demonstrou que a associação de *ezetimiba* e uma estatina não reduziu a espessura íntima média das artérias carótidas (a mensuração mais direta do acúmulo de colesterol subendotelial) se comparada com a estatina isoladamente, apesar de a associação reduzir substancialmente mais as concentrações de colesterol LDL do que cada fármaco isoladamente (Kastelein et al., 2008). Os críticos do ensaio ENHANCE argumentaram que os pacientes do estudo tinham hipercolesterolemia familiar, foram tratados com estatinas durante anos e não apresentavam espessamento da artéria carótida no início do estudo. A *ezetimiba* deveria ter sido aprovada? Devemos voltar a mensurar o objetivo clínico final real (p. ex., infarto do miocárdio) antes da aprovação de fármacos que diminuem o colesterol por um novo mecanismo? Os custos envolvidos nesses ensaios extensos e dispendiosos devem ser assumidos por alguém (ver adiante). Um estudo de acompanhamento de 7 anos envolvendo mais de 18 mil pacientes (IMPROVE-IT) reivindicou a decisão de aprovar a *ezetimiba* (Jarcho e Keaney, 2015). Administrada com uma estatina, a ezetimiba reduziu significativamente a incidência de infarto do miocárdio e acidente vascular cerebral em pacientes de alto risco.

Nenhum fármaco é totalmente seguro; todos os fármacos produzem efeitos indesejados em pelos menos uma pessoa em alguma dosagem. Vários efeitos indesejados e graves de fármacos ocorrem tão raramente – talvez apenas 1 em vários milhares de pacientes – que eles permanecem não detectados na população relativamente pequena (poucos milhares) na fase III de ensaio clínico padrão (ver Tab. 1-1). Para detectar e verificar que tais efeitos, comparativamente raros, são de fato relacionados ao fármaco, seria necessário administrá-lo a dezenas ou centenas de milhares de pessoas durante o ensaio clínico, acrescentando tempo e custos enormes ao desenvolvimento do fármaco e retardando o acesso a tratamentos potencialmente benéficos. Em geral, o verdadeiro espectro e a incidência de efeitos indesejados se tornam conhecidos somente após o medicamento ser liberado ao comércio amplo e usado por um grande número de pessoas (fase IV, vigilância pós-comercialização). Os custos de desenvolvimento de fármacos e os preços dos medicamentos podem ser reduzidos substancialmente se o público estiver disposto a aceitar maior risco. Isso requer mudar o que pensamos acerca das responsabilidades das empresas farmacêuticas por danos devidos a um efeito adverso do fármaco que não foi detectado em ensaios clínicos aceitos como adequados pela FDA. O público aceitaria um medicamento com efeitos indesejados extremamente graves, incluindo a morte, se seu efeito terapêutico fosse suficientemente único e valioso? Esses dilemas não são simples e podem ser temas de grandes debates.

Existem várias estratégias para detectar reações adversas após a comercialização de um medicamento. Abordagens formais para estimar a magnitude de um efeito adverso incluem o acompanhamento ou estudo coorte de pacientes que estão recebendo um fármaco particular; o estudo de caso-controle, em que a frequência de uso do fármaco em casos de reações adversas é comparada com controles; e metanálises de estudos pré e pós-comercialização. O relato voluntário de eventos adversos provou ser uma maneira eficaz de gerar sinais precoces de que um medicamento pode estar causando reações adversas (Aagard e Hansen, 2009). Médicos atentos e responsáveis e terceiros envolvidos em pagamentos (administradores de benefícios farmacêuticos, seguradoras) são fontes primárias para os relatos; consumidores também têm uma participação importante. Outras fontes úteis são enfermeiros, farmacêuticos e estudantes dessas profissões. Além disso, comitês de farmácia e de terapêutica, situados em hospitais, e comissões de avaliação de qualidade com frequência são encarregados da monitoração de efeitos adversos em pacientes hospitalizados. Nos Estados Unidos, a FDA patrocina o MedWatch, um programa de informações sobre segurança de medicamentos e relatórios de eventos adversos. A página na internet da MedWatch (http://www.fda.gov/Safety/MedWatch/default.htm) fornece formulários simples para notificação e apresenta alertas de segurança recentes sobre medicamentos específicos. Além do acesso *online*, o serviço pode ser contatado por telefone. Os profissionais da saúde também podem contatar a indústria farmacêutica, que é obrigada, legalmente, a registrar os relatos junto à FDA.

Medicina personalizada (individualizada, de precisão)

Os inventores de fármacos se esforçam para "ajustar" o medicamento ao paciente individual. Realizar o pleno potencial dessa abordagem, no entanto, requer um conhecimento íntimo da considerável heterogeneidade da população de pacientes e do processo da doença-alvo. Por que um antidepressivo parece diminuir a depressão em um paciente, enquanto outro medicamento com o mesmo ou muito semelhante mecanismo de ação presumido não? Isso é uma diferença na resposta do paciente ao fármaco; na suscetibilidade do paciente aos efeitos indesejados; na ADME do fármaco; ou na etiologia da depressão? Quanto dessa variabilidade é atribuível a fatores ambientais e possivelmente suas interações com a variabilidade genética específica do paciente? Avanços recentes, especialmente em genética e genômica, oferecem ferramentas poderosas para que essa heterogeneidade seja entendida. A ferramenta mais poderosa para elucidar essa miríade de mistérios é a possibilidade de sequenciar o DNA de modo rápido e econômico. O custo de sequenciar o genoma de um ser humano é, atualmente, inferior a 1.000,00 dólares, cerca de seis ordens de grandeza menor do que no início do século XXI (National Human Genome Research Institute, 2021). O foco atual é a análise extraordinariamente complexa dos enormes volumes de dados que estão sendo obtidos de muitos milhares de indivíduos, preferencialmente em conjunto ao conhecimento profundo de suas características fenotípicas, especialmente incluindo seu histórico médico. Biomarcadores de doença facilmente mensuráveis são adjuntos poderosos para a informação da sequência de DNA. Testes simples de sangue ou outros podem ser desenvolvidos para monitorar em tempo real o progresso ou a falha no tratamento; muitos exemplos desses já existem. De modo similar, testes químicos, radiológicos e genéticos podem ser úteis não apenas para monitorar o tratamento, mas também para prever seu sucesso ou fracasso, antecipar os efeitos indesejados do tratamento ou avaliar variáveis farmacocinéticas que podem exigir ajustes de dosagem ou escolha de medicamentos. Tais testes já desempenham um papel importante na escolha de fármacos para quimioterapia contra o câncer, e a lista de medicamentos projetados especificamente para atingir um alvo mutado em um câncer específico está crescendo. Tais informações também estão se tornando cada vez mais úteis na escolha dos pacientes para ensaios clínicos de fármacos específicos, reduzindo, assim, o tempo necessário para tais testes e seus custos, para não dizer definir melhor a população de pacientes que podem se beneficiar do fármaco. Esses assuntos importantes são discutidos em detalhes no Capítulo 7, Farmacogenética e farmacogenômica, e no Capítulo 8, Segurança de medicamentos pós-comercialização.

Considerações sobre políticas públicas

A indústria farmacêutica opera em uma economia capitalista

Os fármacos podem salvar, prolongar e melhorar a vida das pessoas. Entretanto, em uma economia de mercado, o acesso aos medicamentos não é equitativo. Não é surpresa que exista tensão entre os que tratam dos medicamentos como direitos e os que os veem como produtos de alta tecnologia da sociedade capitalista. Os simpatizantes do direito argumentam que um direito constitucional à assistência em saúde deve garantir acesso aos medicamentos e são críticos das empresas farmacêuticas e de outros que obtêm lucro na fabricação e da venda de medicamentos. Os simpatizantes do livre comércio destacam que sem lucros será difícil gerar os recursos e a inovação necessária para o desenvolvimento de novos fármacos. Claramente, o desenvolvimento de medicamentos é um processo científico e político, e também um processo sobre quais atitudes podem mudar rapidamente. Os críticos da indústria farmacêutica em geral se posicionam a partir do ponto de vista que as pessoas (e os animais) devem ser protegidas das gananciosas e inescrupulosas empresas e dos cientistas (Angell, 2015; Kassirer, 2005; Ryan and DeSanctis, 2005). Na ausência de um empreendimento governamental que desenvolva fármacos, o modelo atual depende predominantemente de empresas farmacêuticas de propriedade de investidores que, assim como outras, têm como motivação o lucro e a obrigação com seus acionistas. O preço dos medicamentos prescritos causa grande consternação entre os consumidores, especialmente porque muitos planos de saúde controlam os custos, optando por não cobrir certos produtos de "marca" (ver adiante). Além disso, alguns medicamentos (especialmente contra o câncer) foram introduzidos em anos recentes com preços que excedem muito os custos de desenvolvimento, fabricação e divulgação do produto. Vários desses produtos foram descobertos em laboratórios do governo ou em universidades que recebem verbas federais. Os Estados Unidos são o único país grande que não exerce controle no preço dos medicamentos e onde o preço não interfere no processo de aprovação. Muitos medicamentos desse país custam muito mais dentro do próprio país do que no exterior; assim, os consumidores dos Estados Unidos subsidiam custos para o resto do mundo e estão irritados com esse fato. O exemplo dos mais novos fármacos para o tratamento da infecção por hepatite C coloca prioridades conflitantes em perspectiva (Quadro 1-3).

O processo de desenvolvimento de fármacos é longo, caro e arriscado (ver Fig. 1-6 e Tab. 1-1). Em consequência, os medicamentos precisam ter preços que recuperem os custos substanciais de invenção e desenvolvimento e para subsidiar a propaganda necessária para introduzir os novos produtos para médicos e pacientes. Dependendo dos métodos de contabilização de vendas e distribuição, os medicamentos prescritos respondem por 9 a 13% dos gastos totais com saúde nos Estados Unidos (Conti et al., 2021).

Embora o aumento nos preços seja significativo em certas classes (p. ex., medicamentos anticâncer), o preço total dos medicamentos prescritos cresce em um ritmo menor do que os outros custos com saúde. Mesmo reduções drásticas no preço dos fármacos, o que limitaria acentuadamente o desenvolvimento de novos fármacos e medicamentos, não reduziria as despesas totais com cuidados de saúde mais do que um percentual mínimo. A margem de lucro nas principais indústrias farmacêuticas é excessiva? Não há uma resposta objetiva para essa questão. Respostas pragmáticas vêm do mercado e das estatísticas de sobrevivência das empresas. O sistema de livre mercado dos Estados Unidos oferece maiores recompensas para empreendimentos particularmente arriscados e importantes, e muitas pessoas argumentam que as recompensas devem ser maiores para aqueles que estão dispostos a assumir o risco. A indústria farmacêutica é claramente uma das mais arriscadas:

> **QUADRO 1-3 ■ CUSTO DO TRATAMENTO DA HEPATITE C**
>
> A infecção pelo HCV causa uma doença crônica que afeta milhões de pessoas. Algumas sofrem pouco com essa condição; muitas outras posteriormente desenvolvem cirrose ou carcinoma hepatocelular. Quais devem ser tratadas? A resposta é desconhecida. Até recentemente, o tratamento de escolha para pessoas com o genótipo HCV 1 era a administração de uma interferona (por injeção) durante 1 ano, associado à *ribavirina* e a um inibidor de protease. Os efeitos indesejados desse esquema são frequentes e graves (alguns dizem que são piores do que a doença); a taxa de cura varia de 50 a 75%. Um novo tratamento usa comprimidos orais contendo a associação de *sofosbuvir* e *ledipasvir* (ver Cap. 63). O tratamento em geral exige a ingestão diária de 1 comprimido durante 8 a 12 semanas; a taxa de cura passa de 95%, e os efeitos adversos são mínimos.
>
> A controvérsia envolve o preço do tratamento – cerca de 1.000,00 dólares/dia. Alguns planos de saúde se recusam a pagar esse custo elevado, relegando vários pacientes a tratamentos menos eficazes, mais tóxicos, mas menos dispendiosos. Contudo, esses terceiros envolvidos em pagamentos negociaram descontos substanciais, com base na disponibilidade de um produto concorrente. O preço é exorbitante? Os planos de saúde devem tomar essa decisão importante em vez de os pacientes e de seus médicos?
>
> A escalada contínua e excessiva do custo de medicamentos e de outros cuidados de saúde levará à falência do sistema de saúde. A questão dos custos apropriados envolve considerações farmacoeconômicas complexas. Quais são os custos relativos dos dois regimes de tratamento? Qual é a economia ao eliminar as graves sequelas da infecção crônica pelo HCV? Como alguém atribui o valor para o paciente de um regime menos tóxico, mais eficaz e conveniente? Qual a margem de lucro da empresa envolvida? Quem deve decidir sobre custos e escolhas do paciente ao receber vários tratamentos? Como devemos considerar os casos (diferentes do HCV) para os quais os benefícios são bastante modestos, como quando um dispendioso medicamento contra o câncer prolonga a vida apenas brevemente? Um observador astuto (e crítico dos preços da indústria) resumiria a situação assim: "problema grande e importante; exemplo errado".

- os custos para introduzir produtos no mercado são enormes;
- a taxa de êxito no desenvolvimento de fármacos é baixa (representando grande parte do custo);
- considerando o longo tempo gasto no desenvolvimento, a patente de proteção efetiva para comercializar o novo medicamento é de apenas uma década (ver "Propriedade intelectual e patentes");
- a regulamentação é rígida;
- a responsabilidade pelo produto é grande;
- a competição é feroz;
- por causa de fusões e aquisições, o número de empresas no mundo farmacêutico está diminuindo.

Muitos pensam que os preços dos medicamentos devem ser motivados mais pelo impacto terapêutico e pela necessidade médica, e não por considerações do livre mercado; há movimento nessa direção. Existem muitos componentes e pontos de discórdia na estimativa do valor de um medicamento (Schnipper et al., 2015) e, como consequência, não há uma abordagem bem aceita para responder a essa questão.

Quem paga?

O custo dos fármacos prescritos recai sobre os consumidores ("seu próprio bolso"), os planos de saúde privados e os programas de saúde públicos, como Medicare, Medicaid e o State Children's Health Insurance Program (SCHIP). Alguns grandes varejistas e farmácias por correspondência administrados por seguradoras privadas oferecem incentivos ao consumidor para a compra de medicamentos genéricos, e essas iniciativas têm ajudado a conter a parcela das despesas domésticas gasta com medicamentos; no entanto, mais de um terço dos custos totais de medicamentos no varejo nos Estados Unidos é pago com fundos públicos – recursos de impostos. Os custos dos cuidados com a saúde nos Estados Unidos são mais caros do que em qualquer outro lugar, mas não são, em média, demonstravelmente melhores que em qualquer outro lugar. Um dos pontos falhos no sistema dos Estados Unidos é em relação ao acesso aos cuidados da saúde. Embora o *Patient Protection and Affordable Care Act* (Lei de Proteção ao Paciente e Atendimento Acessível) de 2010 ("Obamacare") tenha reduzido a porcentagem de cidadãos americanos sem plano de saúde para um nível historicamente baixo, soluções práticas para o desafio de fornecer cuidados de saúde para todos os que precisam devem ser implementadas considerando a importância de se incentivar a inovação.

Propriedade intelectual e patentes

A invenção de fármacos e medicamentos produz propriedade intelectual passível de proteção por patente, proteção que é extremamente importante para as inovações. De acordo com Abraham Lincoln, o único presidente dos Estados Unidos a ter uma patente (de um dispositivo para levantar barcos sobre cardumes; nunca produzido comercialmente):

> *Antes [das leis de patentes], qualquer homem podia usar instantaneamente o que outro havia inventado; de modo que o inventor não tinha nenhuma vantagem especial de sua própria invenção. O sistema de patentes mudou isso; garantiu ao inventor, por tempo limitado, o uso exclusivo de sua invenção; e assim acrescentou o combustível do interesse ao fogo dos gênios, na descoberta e produção de coisas novas e úteis. (Lincoln, 1859)*

O sistema de proteção de patentes dos Estados Unidos confere proteção por 20 anos a partir do deferimento. Durante esse período, o titular da patente de um fármaco tem direito exclusivo de comercializar e vender o fármaco ou medicamento. Quando a patente expira, produtos equivalentes ao original podem entrar no mercado. Um produto genérico deve ser terapeuticamente equivalente ao original, conter igual quantidade da mesma substância ativa e alcançar igual concentração no sangue quando administrado pela mesma via. Essas preparações genéricas são vendidas por preços muito menores que o fármaco original e sem os enormes custos de desenvolvimento havidos pelo titular da patente original. O longo tempo de desenvolvimento de um fármaco ou medicamento, geralmente mais de 10 anos (ver Fig. 1-6), reduz o tempo útil da proteção pela patente. O *Drug Price Competition and Patent Term Restoration Act* (Lei de Preços de Medicamentos e Termo de Restauração de Patentes) de 1984 (Lei Pública 98-417, informalmente denominada Lei Hatch-Waxman) permite que um detentor de patente solicite a extensão de um termo de patente para compensar atrasos na comercialização causados pelos processos de aprovação da FDA; no entanto, a média de novos medicamentos trazidos para o mercado agora goza apenas de cerca de 10 a 12 anos de proteção de patente. Alguns argumentam que a proteção por patente de medicamentos deve ser encurtada de modo que a competição antecipada com genéricos diminua os custos com a saúde. O argumento contrário é que os novos fármacos terão seus preços ainda mais elevados para assegurar compensação adequada às empresas durante o período de proteção abreviado. Se isso for verdade, o prolongamento da proteção deveria reduzir os preços. Note que a proteção por patentes vale pouco se um produto competitivo superior for inventado e trazido ao mercado.

Lei Bayh-Dole

A Lei Bayh-Dole (35 U.S.C. § 200) de 1980 criou fortes incentivos para cientistas financiados pelo governo federal em centros médicos acadêmicos para abordar a invenção de medicamentos com espírito empreendedor. A lei transferiu os direitos de propriedade intelectual para os pesquisadores e sua respectiva instituição (e não para o governo), estimulando parcerias com a indústria para trazer novos produtos ao mercado em benefício da saúde pública. Enquanto a necessidade de proteger a propriedade intelectual é aceita em geral, esse estímulo à pesquisa em colaboração público-privada deu origem a preocupações sobre conflitos de interesses entre cientistas e universidades (Kaiser, 2009).

Biossimilares

A via para aprovar uma molécula pequena sintetizada quimicamente e idêntica a um composto aprovado cuja proteção de patente expirou é relativamente direta. O mesmo não é verdade para moléculas grandes (em geral proteínas), que normalmente são derivadas de um organismo vivo (p. ex., células eucarióticas ou cultura bacteriana). Modificações covalentes da proteína (p. ex., glicosilação) ou diferenças conformacionais podem influenciar as propriedades farmacocinéticas, farmacodinâmicas, a imunogenicidade ou outras, e a demonstração de equivalência terapêutica pode ser um processo complexo. O *Biologics Price Competition and Innovation Act* (Lei de Preços Competitivos e Inovação de Biológicos) foi promulgada como parte do *Affordable Care Act* em 2010. A intenção foi implementar uma via curta de licenciamento para certos produtos biológicos "similares". A biossimilaridade é definida como "o produto biológico é altamente similar a um produto de referência, não obstante pequenas diferenças nos componentes clinicamente inativos" e que "não há diferenças clinicamente significativas entre o produto biológico e o produto de referência em termos de segurança, pureza e potência do produto". Em geral, o requerimento de registro de um biossimilar deve apresentar dados satisfatórios de estudos analíticos, estudos em animais e um ou mais estudos clínicos. No entanto, a interpretação dessa linguagem envolveu discussões intermináveis, e regras rígidas parecem improváveis.

Promoção de fármacos

Em um mundo ideal, os médicos aprenderiam tudo o que precisam saber sobre fármacos na literatura médica, e bons medicamentos se venderiam por si mesmos. Em vez disso, temos anúncios impressos, visitas de equipes de vendas aos médicos e ampla propaganda direta ao consumidor dirigida ao público (na imprensa, no rádio e, especialmente, na televisão). Existem aproximadamente 80 mil vendedores ligados à indústria farmacêutica nos Estados Unidos que visam a um número de médicos cerca de 10 vezes maior. O número de vendedores caiu de cerca de 100 mil em 2010, um declínio possivelmente relacionado ao aumento da atenção aos conflitos de interesse. A quantia gasta na promoção de fármacos aproxima-se – e talvez até exceda – àquela gasta em pesquisa e desenvolvimento. As empresas farmacêuticas têm sido especialmente vulneráveis à crítica por algumas de suas práticas de *marketing* (Angell, 2015). Os materiais promocionais usados pelas empresas farmacêuticas não podem desviar das informações contidas na bula aprovada pela FDA. Além disso, deve haver um equilíbrio aceitável entre as alegações terapêuticas para um produto e a discussão sobre efeitos indesejáveis. Apesar de tais requisitos, a publicidade direta ao consumidor de medicamentos prescritos permanece controversa e é permitida apenas nos Estados Unidos e na Nova Zelândia. O Canadá permite uma forma modificada de propaganda na qual ou o produto ou a indicação podem ser mencionados, mas não ambos. A eficácia do *marketing* televisivo direto é mensurável (Gray et al., 2020; Sullivan et al., 2021), e os médicos frequentemente sucumbem, embora com receio, às solicitações de medicamentos específicos dos pacientes por meio de propaganda.

O contra-argumento para tal *marketing* é que os pacientes são educados por tais esforços de *marketing* e, assim, são encorajados a procurar atendimento médico, especialmente para condições (p. ex., depressão) das quais eles podem estar em negação (Avery et al., 2012). A principal crítica à propaganda de medicamentos envolve algumas abordagens detestáveis usadas para influenciar o comportamento do médico. Presentes de valor (p. ex., ingressos de jogos) agora são proibidos, mas os jantares nos quais informações de prescrição são apresentadas por representantes não comerciais são generalizados. Um grande número de médicos são pagos como "consultores" para fazer apresentações em tais cenários. É proibido ao médico aceitar qualquer presente, independentemente do valor, de alguma indústria farmacêutica, em vários centros médicos acadêmicos e, por lei, em vários estados dos Estados Unidos. Em 2009, o conselho de administração da PhRMA adotou um *Code on Interactions With Healthcare Professionals* (Código sobre Interações com Profissionais de Saúde) aprimorado, que proíbe a distribuição de itens não educacionais, proíbe os representantes de vendas da empresa de pagar refeições em restaurante para profissionais de saúde (embora sejam concedidas exceções quando um terceiro palestrante faz a apresentação) e exige que as empresas assegurem que seus representantes estão cientes de leis e regulamentos que regem as interações com profissionais de saúde.

Preocupações com a injustiça global

O desenvolvimento de fármacos é dispendioso (ver Tab. 1-1), e a realidade econômica influencia o rumo da pesquisa farmacêutica. Por exemplo, empresas de propriedade de investidores não gastam no desenvolvimento de produtos para doenças raras ou para doenças que só são comuns em regiões economicamente subdesenvolvidas. Recursos para inventar fármacos contra doenças raras ou que ocorrem principalmente nos países em desenvolvimento (p. ex., malária, esquistossomose e outras doenças parasitárias) geralmente vêm de contribuintes ou filantropos ricos.

Como o desenvolvimento de novos fármacos é tão dispendioso, o foco do investimento privado na inovação farmacêutica é em produtos que tenham mercado lucrativo em países ricos como os Estados Unidos, que reúnem proteção de patente com economia de livre mercado. Por conseguinte, há preocupações quanto à limitação que as leis de patentes de proteção dos Estados Unidos e da Europa causam no acesso a medicamentos potencialmente vitais nos países em desenvolvimento. Para reduzir custos, as empresas cada vez mais testam seus fármacos experimentais fora dos Estados Unidos e da União Europeia, em países em desenvolvimento, onde há menor regulamentação e acesso fácil a grande número de pacientes. Conforme o DHHS dos Estados Unidos, houve aumento de 2.000% em ensaios estrangeiros de medicamentos dos Estados Unidos nos últimos 25 anos. Quando esses medicamentos são bem-sucedidos e obtêm aval para comercialização, os consumidores dos países onde os ensaios foram feitos geralmente não podem pagá-los. Alguns eticistas argumentam que essa conduta viola o princípio de justiça articulado no Belmont Report (DHHS, 1979, p. 10), que estabelece que "a pesquisa não deve envolver indevidamente pessoas de grupos que não estão entre os possíveis beneficiários de suas aplicações". O contra-argumento é que a condução de ensaios em países em desenvolvimento com frequência mostra a necessidade de atenção médica a populações abandonadas. Esse é outro aspecto controverso.

Responsabilidade pelo produto

As leis de responsabilidade pelo produto são para proteger o consumidor de produtos defeituosos. As empresas farmacêuticas podem ser processadas por falhas na fabricação, práticas promocionais enganosas, violação de exigências regulamentadas ou por não alertar o consumidor para riscos conhecidos. Alegações de falha de advertência podem ser feitas contra fabricantes de medicamentos, mesmo quando o produto é aprovado pela FDA. Com frequência crescente, a justiça está responsabilizando empresas que comercializam fármacos que requerem prescrição diretamente aos consumidores quando deixam de alertar adequadamente sobre possíveis efeitos adversos. Embora os pacientes lesados tenham o direito de buscar recursos legais, os efeitos negativos das ações judiciais contra empresas farmacêuticas podem ser consideráveis. Primeiro, o temor da responsabilidade pode fazer a empresa farmacêutica ser excessivamente cautelosa nos testes e assim retardar o acesso ao fármaco. Segundo, os custos aumentam para os consumidores quando a indústria aumenta a duração e o número dos ensaios feitos para identificar mesmo o menor dos riscos e quando as agências reguladoras aumentam o número ou o rigor nas revisões. Terceiro, os custos da responsabilidade excessiva tornam-se um desincentivo para desenvolver os denominados "fármacos-órfãos", produtos que beneficiam só um pequeno grupo de pacientes. As empresas farmacêuticas devem ser responsáveis por deixar de advertir falhas que ocorrem mesmo tendo seguido todas as regras e o produto tendo sido aprovado pela FDA, mas o efeito indesejado não foi detectado por sua raridade ou por outro fator de confusão? A única forma de detectar "todos" os efeitos adversos de um fármaco é tê-lo no mercado para conduzir a fase IV – "ensaio clínico" – ou os estudos observacionais. Essa discussão entre o risco para os pacientes e o risco financeiro de desenvolvimento de medicamentos não parece provável de ser resolvida, exceto caso a caso nos tribunais. A Suprema Corte dos Estados Unidos acrescentou combustível adicional à polêmica, em 2009, no caso *Wyeth versus Levine*. A paciente (Levine) sofreu gangrena de um braço após a administração arterial inadvertida do fármaco contra náuseas *prometazina*, posteriormente perdendo a mão. O profissional de saúde pretendia administrar o fármaco pelo denominado pulso intravenoso. A bula aprovada pela FDA para o fármaco adverte contra, mas não proíbe a administração por pulso intravenoso. O tribunal estadual e depois a Suprema Corte dos Estados Unidos consideraram o profissional de saúde e a empresa responsável por danos. Especificamente, o tribunal de Vermont considerou que a Wyeth, a fabricante do fármaco, tinha rotulado o medicamento de forma inadequada. Isso significa que a aprovação da bula pela FDA não protege a indústria de responsabilidades, nem evita que os estados individualmente imponham regulamentações mais rigorosas do que as solicitadas pelo governo federal.

"Me-too" versus inovação verdadeira: o ritmo de desenvolvimento de novos fármacos

Conforme observado anteriormente, o termo *fármaco me-too* descreve um produto farmacêutico que, geralmente, é estruturalmente semelhante a um medicamento já existente no mercado. Outras denominações usadas são "medicamentos derivados", "modificações moleculares" e "medicamentos *follow up*" (de acompanhamento). Em alguns casos, o medicamento *me-too* é uma molécula diferente, desenvolvida deliberadamente por uma empresa concorrente para conquistar uma fatia de mercado de outra empresa. Quando a demanda por uma classe de fármacos é especialmente ampla, várias empresas podem compartilhar o mercado e ter lucro. Outros produtos *me-too* resultam, coincidentemente, do desenvolvimento simultâneo de produtos por várias empresas sem saber quais fármacos serão aprovados para venda (Quadro 1-4). Há críticas válidas para os medicamentos *me-too*. Primeiro, a ênfase excessiva no lucro pode sufocar a inovação verdadeira. Segundo, alguns medicamentos *me-too* são mais caros do que as versões mais antigas que eles procuram substituir, aumentando os custos com a saúde sem vantagens correspondentes para os pacientes. No entanto, para alguns pacientes, os medicamentos *me-too* têm maior eficácia ou menos efeitos adversos, ou promovem melhor adesão ao tratamento. Por exemplo, o fármaco *me-too* que pode ser administrado em dose única ao invés de em mais vezes, melhora a adesão ao tratamento. Alguns medicamentos *me-too* têm grande valor, tanto do ponto de vista comercial quanto do clínico. Por exemplo, a *atorvastatina* foi a sétima estatina introduzida no comércio e se tornou o fármaco mais vendido no mundo. Os críticos argumentam que as empresas farmacêuticas não são inovadoras, não correm riscos e, além disso, que o progresso médico atual é lento devido à excessiva concentração em produtos *me-too*.

A Figura 1-7 resume alguns dos fatos que estão por trás deste e de outros argumentos recém-discutidos. Claramente, apenas um número modesto de NEM, cerca de duas dúzias por ano, obteve a aprovação da FDA entre 1980 e 2016. Nos últimos anos (2017 a 2021), o número anual de NEM aprovadas foi em média 38 (e a aprovação de biológicos foi em média de 13 por ano). Portanto, há um aumento recente de NEM e BLA aprovados pela FDA. No entanto, de 1980 a 2021, o investimento anual da indústria em pesquisa e desenvolvimento aumentou 45 vezes, de 2 bilhões para 91 bilhões de dólares. Essa diferença entre o investimento em pesquisa e desenvolvimento e os novos medicamentos aprovados ocorreu em um momento em que a química combinatória evoluía, o genoma humano estava sendo sequenciado, técnicas de rastreamento altamente automatizadas estavam sendo desenvolvidas e novas técnicas de biologia molecular e genética estavam oferecendo novas visões

---

QUADRO 1-4 ■ UM FÁRMACO "NÃO TÃO NOVO"

Alguns fármacos *me-too* são somente pequenas alterações na formulação, pela própria empresa, embalados e promovidos como se realmente oferecessem algo novo. Um exemplo é o medicamento contra azia *esomeprazol*, comercializado pela mesma empresa que fabrica o *omeprazol*. O *omeprazol* é a mistura de dois estereoisômeros; o *esomeprazol* contém somente um dos isômeros e é eliminado mais lentamente. O desenvolvimento do *esomeprazol* criou um novo período de exclusividade de mercado, apesar de versões genéricas do *omeprazol* serem comercializadas, como o são os congêneres de marca de *omeprazol/esomeprazol*. Ambos, *omeprazol* e *esomeprazol*, estão atualmente disponíveis para venda livre, diminuindo a antiga diferença de preços.

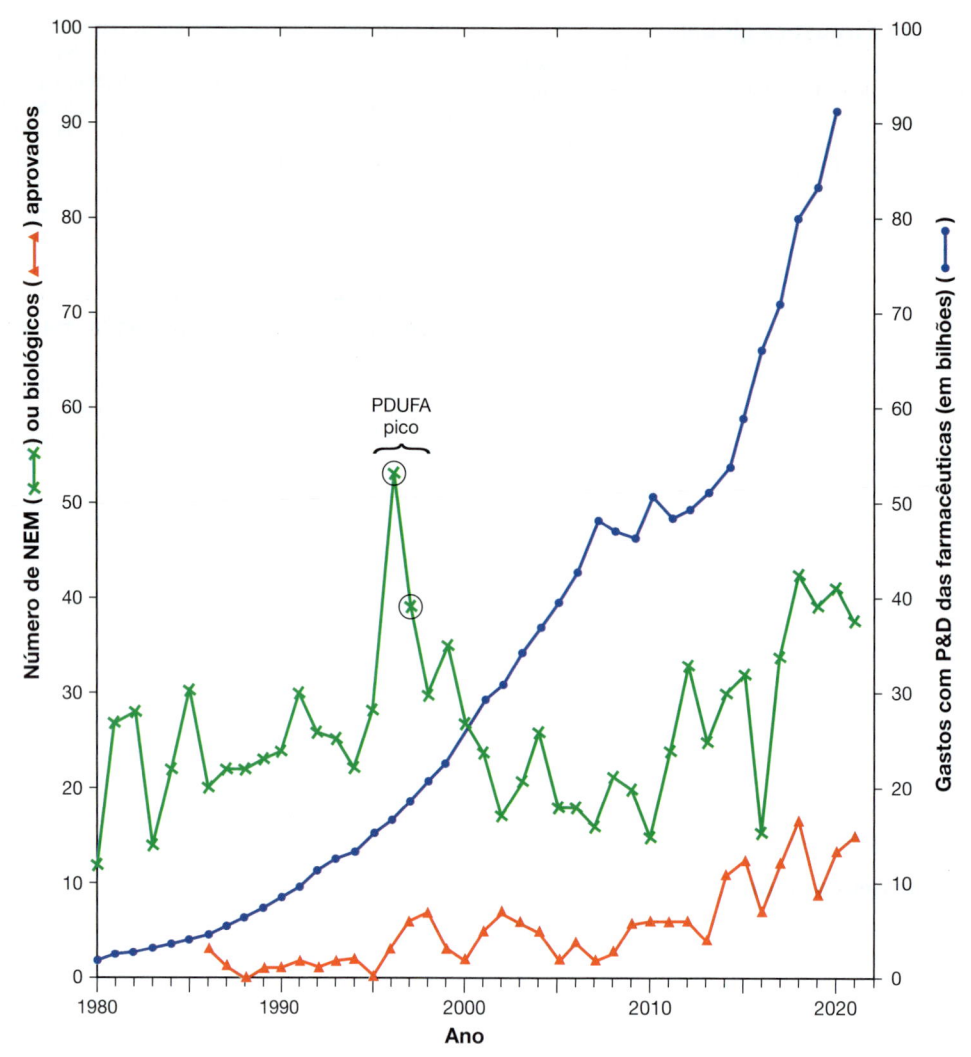

Figura 1-7 *O custo da invenção de fármacos está aumentando, mas a produtividade está acompanhando?* Estão incluídos enzimas, anticorpos, peptídeos e pequenas moléculas, excluindo-se vacinas e hemoderivados. *Fontes:* Center for Drug Evaluation and Research, 2022; Congressional Budget Office, 2021; McClung, 2021; Mullard, 2022.

sobre a fisiopatologia das doenças humanas. Será necessário um aumento contínuo da produtividade para manter as empresas farmacêuticas atuais diante das expirações de suas patentes. Há fortes argumentos de que o desenvolvimento de fármacos individuais, muito mais pontuais, com base na nova geração de técnicas diagnósticas moleculares e melhor compreensão da doença em pacientes individuais, melhorará os cuidados médicos e a sobrevivência da indústria farmacêutica. Muitos dos avanços na genética e na biologia molecular ainda são muito recentes, particularmente quando comparados com o tempo necessário para desenvolver fármacos. Além disso, as técnicas de química computacional e planejamento computadorizado de medicamentos descritas anteriormente neste capítulo ainda estão avançando e sendo integradas ao processo. Pode-se esperar que a medicina molecular moderna sustente o desenvolvimento de tratamentos farmacológicos mais eficazes e mais específicos para um espectro de doenças cada vez maior.

Agradecimento: *Suzanne M. Rivera e Alfred Goodman Gilman contribuíram para este capítulo na edição anterior deste livro. Parte de seus textos foi mantida aqui.*

Referências

Aagard L, Hansen EH. Information about ADRs explored by pharmacovigilance approaches: a qualitative review of studies on antibiotics, SSRIs and NSAIDs. *BMC Clin Pharmacol*, **2009**, 9:4.

Alpeeva EV, et al. Overview of cell models: from organs cultured in a petri dish to organs-on-chips. *Mosc Univ Biol Sci Bull*, **2017**, 72:159–168.

AlQuraishi M. Machine learning in protein structure prediction. *Curr Opin Chem Biol*, **2021**, 65:1–8.

Angell M. The truth about drug companies: a conversation with Dr. Marcia Angell. Center for Bioethics, Harvard Medical School, **2015**. Available at: https://www.youtube.com/watch?v=LygsVibWBwQ. Accessed February 6, 2022.

Avery RJ, et al. The impact of direct-to-consumer television and magazine advertising on antidepressant use. *J Health Econ*, **2012**, 31:705–718.

Baek M, et al. Accurate prediction of protein structures and interactions using a three-track neural network. *Science*, **2021**, 373:871–876.

Bajorath J. Molecular similarity concepts for informatics applications. *Methods Mol Biol*, **2017**, 1526:231–245.

Belvisi L, et al. Editorial: peptides targeting protein-protein interactions: methods and applications. *Front Mol Biosci*, **2021**, 8:780106.

Benson DA, et al. GENBANK. *Nucleic Acid Res*, **1994**, 22:3441–3444.

Berman HM, et al. The Protein Data Bank. *Nucleic Acids Res*, **2000**, 28:235–242.

Berman HM, Gierasch LM. How the Protein Data Bank changed biology: an introduction to the JBC Reviews thematic series. *J Biol Chem*, **2021**, 296:100608.

Bollag G, et al. Vemurafenib: the first drug approved for BRAF-mutant cancer. *Nat Rev Drug Discov*, **2012**, 11:873–886.

Bredel M, Jacoby E. Chemogenomics: an emerging strategy for rapid target and drug discovery. *Nat Rev Genet*, **2004**, 5:262–275.

Brune K, Hinz B. The discovery and development of antiinflammatory drugs. *Arthritis Rheum*, **2004**, 50:2391–2399.

Buchdunger E, et al. Pharmacology of imatinib (STI571). *Eur J Cancer*, **2002**, 38:S28–S36.

Center for Drug Evaluation and Research. New drugs at FDA: CDER's new molecular entities and new therapeutic biological products. **2022**. Available at: https://

www.fda.gov/drugs/development-approval-process-drugs/new-drugs-fda-cders-new-molecular-entities-and-new-therapeutic-biological-products. Accessed February 27, 2022.

Chen W, et al. Modeling protein–ligand binding by mining minima. *J. Chem. Theory Comput,* **2010**, 6: 3540–3557.

Cohen P, et al. Kinase drug discovery 20 years after imatinib: progress and future directions. *Nat Rev Drug Discov,* **2021**, 20:551–569.

Congressional Budget Office. Research and development in the pharmaceutical industry. **2021**. Available at: www.cbo.gov/publication/57025. Accessed March 23, 2022.

Conti RM, et al. Projections of US prescription drug spending and key policy implications. *JAMA Health Forum,* **2021**, 2:e201613.

Copeland RA. The drug–target residence time model: a 10-year retrospective. *Nat Rev Drug Discov,* **2016**, 15:87–95.

Croft D, et al. The Reactome pathway knowledgebase. *Nucleic Acids Res,* **2014**, 42:D472–D477.

Cutler DM. The demise of a blockbuster? *N Engl J Med,* **2007**, 356: 1292–1293.

Dang CV, et al. Drugging the "undruggable" cancer targets. *Nat Rev Cancer,* **2017**, 17:502–508.

Dauber-Osguthorpe P, Hagler AT. Biomolecular force fields: where have we been, where are we now, where do we need to go and how do we get there?. *J Comput Aided Mol Des,* **2019**, 33:133–203.

Dellas N, et al. Adapting protein sequences for optimized therapeutic efficacy. *Curr Opin Chem Biol,* **2021**, 64:38–47.

Department of Health and Human Services. *The Belmont Report. Ethical Principles and Guidelines for the Protection of Human Subjects of Research. The National Commission for the Protection of Human Subjects of Biomedical and Behavioral Research.* DHHS, Washington, DC, **1979**.

Diaz DB, Yudin AK. The versatility of boron in biological target engagement. *Nat Chem,* **2017**, 9:731–742.

Erlanson DA. Introduction to fragment-based drug discovery. In: Davies TG, Hyvönen M, eds. *Fragment-Based Drug Discovery and X-Ray Crystallography.* Topics in Current Chemistry. Springer, New York, **2012**, 1–32.

FDA. An evaluation of the PDUFA Workload Adjuster: fiscal years 2009–2013. **2013**. Available at: https://www.fda.gov/media/85780/download Accessed May 11, 2022.

FDA. What we do. **2018**. Available at: https://www.fda.gov/about-fda/what-we-do. Accessed February 6, 2022.

Fediuk DJ, et al. Overview of the clinical pharmacology of ertugliflozin, a novel sodium-glucose cotransporter 2 (SGLT2) inhibitor. *Clin Pharmacokinet,* **2020**, 59:949–965.

Fermini B, et al. Clinical trials in a dish: a perspective on the coming revolution in drug development. *SLAS Discov Adv Sci Drug Discov,* **2018**, 23:765–776.

Ferrer M, Simeonov A. 3-D bioprinted tissues as disease-in-a-dish models for drug screening. *Drug Target Rev,* **2017**, 4:23–25.

Feynman RP, et al. *The Feynman lectures on physics,* chapter 3. Addison-Wesley, Reading, Mass, **1963**, 6.

Finan C, et al. The druggable genome and support for target identification and validation in drug development. *Sci Transl Med,* **2017**, 9:eaag1166.

Flannery EL et al. Using genetic methods to define the targets of compounds with antimalarial activity. *J Med Chem,* **2013**, 56: 7761–7771.

Fligor CM, et al. Three-dimensional retinal organoids facilitate the investigation of retinal ganglion cell development, organization and neurite outgrowth from human pluripotent stem cells. *Sci Rep,* **2018**, 8:14520.

Francoeur PG, Koes DR. SolTranNet—a machine learning tool for fast aqueous solubility prediction. *J Chem Inf Model,* **2021**, 61:2530–2536.

Garrido A, et al. hERG toxicity assessment: useful guidelines for drug design. *Eur J Med Chem,* **2020**, 195:112290.

Gaulton A, et al. ChEMBL: a large-scale bioactivity database for drug discovery. *Nucleic Acids Res,* **2012**, 40D:D1100–D1107.

Gilson MK, et al. BindingDB in 2015: a public database for medicinal chemistry, computational chemistry and systems pharmacology. *Nucleic Acids Res,* **2016**, 44D:D1045–D1053.

Gilson MK, Zhou HX. Calculation of protein-ligand binding affinities. *Annu Rev Biophys Biomol Struct,* **2007**, 36:21–42.

Gilson MK, et al. The statistical-thermodynamic basis for computation of binding affinities: a critical review. *Biophys J,* **1997**, 72:1047–1069.

Gouda H, et al. Free energy calculations for theophylline binding to an RNA aptamer: Comparison of MM-PBSA and thermodynamic integration methods. *Biopolymers,* **2003**, 68:16–34.

Gray MP, et al. Impact of direct-to-consumer drug advertising during the Super Bowl on drug utilization. *Res Social Adm Pharm,* **2020**, 16:1136–1139.

Guedes IA, et al. Receptor-ligand molecular docking. *Biophys Rev,* **2014**; 6:75–87.

Guest EE, et al. Alchemical free energy methods applied to complexes of the first bromodomain of BRD4. *J Chem Info Model,* **2022**, 62:1458–1470.

Halford B. How DNA-encoded libraries are revolutionizing drug discovery. *Chem Eng News,* **2017**, 95:25.

Hefti FF. Requirements for a lead compound to become a clinical candidate. *BMC Neurosci,* **2008**, 9(Suppl 3):S7.

Heinzelmann G, Gilson MK. Automation of absolute protein-ligand binding free energy calculations for docking refinement and compound evaluation. *Sci Rep,* **2021**, 11:1116.

Hopkins AL, Groom CR. The druggable genome. *Nat Rev Drug Discov,* **2002**, 1:727–730.

Huang, Sheng-You, Xiaogin Z. Advances and challenges in protein-ligand docking. *Int J Mol Sci,* **2010**, 11:3016–3034.

Hughes J, et al. Principles of early drug discovery. *Br J Pharmacol,* **2011**, 162:1239–1249.

Jarcho JA, Keaney JF Jr. Proof that lower is better—LDL cholesterol and IMPROVE-IT. *N Engl J Med,* **2015**, 372:2448–2450.

Jones LH. An industry perspective on drug target validation. *Expert Opin Drug Discov,* **2016**, 11:623–625.

Jumper J, et al. Highly accurate protein structure prediction with AlphaFold. *Nature,* **2021**, 596:583–589.

Kaiser J. Private money, public disclosure. *Science,* **2009**, 325:28–30.

Kassirer JP. *On the Take. How Medicine's Complicity With Big Business Can Endanger Your Health.* Oxford University Press, New York, **2005**.

Kastelein JJ, et al. Simvastatin with or without ezetimibe in familial hypercholesterolemia. *N Engl J Med,* **2008**, 358:1421–1443.

Keserü GM, Makara GM. The influence of lead discovery strategies on the properties of drug candidates. *Nat Rev Drug Discov,* **2009**, 8:203–212.

Kim S, et al. PubChem 2019 update: improved access to chemical data. *Nucleic Acids Res,* **2019**, 47:D1102–D1109.

Kim S, et al. PubChem in 2021: new data content and improved web interfaces. *Nucleic Acids Res,* **2021**, 49D:D1388–D1395.

Kimble-Hill AC, et al. Development of selective inhibitors for aldehyde dehydrogenases based on substituted indole-2,3-diones. *J Med Chem,* **2014**, 57:714–722.

Kollman P. Free energy calculations: applications to chemical and biochemical phenomena. *Chem Rev,* **1993**, 93:2395–2417.

Lamoree B, Hubbard RE. Current perspectives in fragment-based lead discovery (FBLD). *Essays Biochem,* **2017**, 61:453–464.

Lanman BA, et al. Discovery of a covalent inhibitor of KRASG12C (AMG 510) for the treatment of solid tumors. *J Med Chem,* **2020**, 63:52–65.

Lansdowne LE. Target identification and validation in drug discovery. Technology Networks: Drug Discovery, **2018**. Available at: https://www.technologynetworks.com/drug-discovery/articles/target-identification-validation-in-drug-discovery-312290. Accessed December 28, 2021.

Law M. History of food and drug regulation in the United States. EH.Net Encyclopedia (edited by Robert Whaples), **2004**. Available at: http://eh.net/encyclopedia/history-of-food-and-drug-regulation-in-the-united-states/. Accessed February 24, 2022.

Lincoln A. Second speech on discoveries and inventions. **1859**. Available at: https://quod.lib.umich.edu/l/lincoln/lincoln3/1:87?rgn=div1;view=fulltext. Accessed February 6, 2022.

Lindsay MA. Target discovery. *Nat Rev Drug Discov,* **2003**, 2:831–838.

Lipinski CA, et al. Experimental and computational approaches to estimate solubility and permeability in drug discovery and development settings. *Adv Drug Deliv Rev,* **2001**, 23:3–25.

Liu L, et al. Patient-derived organoid (PDO) platforms to facilitate clinical decision making. *J Transl Med,* **2021**, 19:40.

McClung T. PhRMA member companies' R&D investments reach record high of $91.1 billion in 2020. Catalyst, **2021**. Available at: https://catalyst.phrma.org/phrma-member-companies-rd-investments-reach-record-high-of-91.1-billion-in-2020. Accessed February 27, 2022.

Meng, Xuan-Yu, et al. Molecular Docking: A powerful approach for structure-based drug discovery. *Curr Comput Aided Drug Des,* **2011**, 1:7:146–157.

Moncalvo F, et al. Nanosized delivery systems for therapeutic proteins: clinically validated technologies and advanced development strategies. *Front Bioeng Biotechnol,* **2020**, 8:89.

Muegge I, Mukherjee P. An overview of molecular fingerprint similarity search in virtual screening. *Expert Opin Drug Discov,* **2016**, 11:137–148.

Mullard A. Phosphatases start shedding their stigma of undruggability. *Nat Rev Drug Discov,* **2018**, 17:847–849.

Mullard A. 2021 FDA approvals. *Nat Rev Drug Discov,* **2022**, 21:83–88.

National Human Genome Research Institute. The cost of sequencing a human genome. **2021**. Available at: https://www.genome.gov/about-genomics/fact-sheets/Sequencing-Human-Genome-cost. Accessed February 5, 2022.

National Institutes of Health. Patient Recruitment: ethics in clinical research. NIH Clinical Center, **2021**. Available at: http://clinicalcenter.nih.gov/recruit/ethics.html. Accessed February 6, 2022.

Nguyen DT, et al. Pharos: Collating protein information to shed light on the druggable genome. *Nucleic Acids Res,* **2017**, 45:D995–D1002.

Ogata H, et al. KEGG: Kyoto Encyclopedia of Genes and Genomes. *Nucl Acids Res,* **2000**, 28:27–30.

Oughtred R, et al. The BioGRID database: a comprehensive biomedical resource of curated protein, genetic, and chemical interactions. *Protein Sci Publ Protein Soc,* **2021**, 30:187–200.

Paananen J, Fortino V. An omics perspective on drug target discovery platforms. *Brief Bioinform,* **2020**, 21:1937–1953.

Patel D, et al. Advantages of crystallographic fragment screening: functional and mechanistic insights from a powerful platform for efficient drug discovery. *Prog Biophys Mol Biol*, **2014**, 116:92–100.

Peters J-U. Polypharmacology—foe or friend? *J Med Chem*, **2013**, 56: 8955–8971.

Quinlan RBA, Brennan PE. Chemogenomics for drug discovery: clinical molecules from open access chemical probes. *RSC Chem Biol*, **2021**, 2:759–795.

Reymond J-L, et al. Chemical space as a source for new drugs. *Med Chem Comm*, **2010**, 1:30–38.

Ryan TJ, DeSanctis RW. Dr Jerome Kassirer's book *On The Take: How Medicine's Complicity With Big Business Can Endanger Your Health*. Worthy of comment. *Circulation*, **2005**, 111:2552–2554.

Salomon-Ferrer R, et al. Routine microsecond molecular dynamics simulations with AMBER on GPUs. 2. Explicit Solvent Particle Mesh Ewald. *J Chem Theory Comput*, **2013**, 9:3878–3888.

Sato T, Clevers H. Growing self-organizing mini-guts from a single intestinal stem cell: mechanism and applications. *Science*, **2013**, 340: 1190–1194.

Schindler CEM, et al. Large-scale assessment of binding free energy calculations in active drug discovery projects. *J Chem Info Model*, **2020**, 60:5457–5474.

Schnipper LE, et al. American Society of Clinical Oncology Statement: a conceptual framework to assess the value of cancer treatment options. *J Clin Oncol*, **2015**, 33:2563–2577.

Shuker SB, et al. Discovering high-affinity ligands for proteins: SAR by NMR. *Science*, **1996**, 274:1531–1534.

Shun TY, et al. Identifying actives from HTS data sets: practical approaches for the selection of an appropriate HTS data-processing method and quality control review. *J Biomol Screen*, **2011**, 16:1–14.

Simonson T, et al. Free energy simulations come of age: protein-ligand recognition. *Accounts Chem Res*, **2002**, 35:430–437.

Smith JS, et al. ANI-1: an extensible neural network potential with DFT accuracy at force field computational cost. *Chem Sci*, **2017**, 8:3192–3203.

Srinivasan J, et al. Continuum Solvent Studies of the Stability of DNA, RNA, and Phosphoramidate–DNA Helices. *J Am Chem Soc*, **1998**, 120: 9401–9409.

Stockwell BR. Chemical genetics: ligand-based discovery of gene function. *Nat Rev Genet*, **2000**, 1:116–125.

Strauss DG, Blinova K. Clinical trials in a dish. *Trends Pharmacol Sci*, **2017**, 38:4–7.

Sullivan HW, et al. Visual images of prescription drug benefits in direct-to-consumer television advertisements. *Patient Educ Couns*, **2021**, 104:2240–2249.

Swinney DC, Lee JA. Recent advances in phenotypic drug discovery. *F1000Research*, **2020**, 9:F1000 Faculty Rev-944.

Tembe B, McCammon JA. Ligand-receptor interactions. *Comput Chem*, **1984**, 8:281–283.

Tobert JA. Lovastatin and beyond: the history of the HMG-CoA reductase inhibitors. *Nat Rev Drug Discov*, **2003**, 2:517–526.

UniProt Consortium. UniProt: a hub for protein information. *Nucleic Acids Res*, **2015**, 43:D204–D212.

Usmani SS, et al. THPdb: database of FDA-approved peptide and protein therapeutics. *PLoS ONE*, **2017**, 12:e0181748.

Wale N, et al. Comparison of descriptor spaces for chemical compound retrieval and classification. *Knowl Inf Syst*, **2008**, 14:347–375.

Wang Y, et al. The higher barrier of darunavir and tipranavir resistance for HIV-1 protease. *Biochem Biophys Res Commun*, **2011**, 412:737–742.

Wildey MJ, et al. High-throughput screening. In: Goodnow RA, ed. *Annual Reports in Medicinal Chemistry*. Vol 50. Platform Technologies in Drug Discovery and Validation. Academic Press, New York, **2017**, 149–195.

Willett P, et al. Chemical similarity searching. *J Chem Inf Comput Sci*, **1998**, 38:983–996.

Wishart DS, et al. PathBank: a comprehensive pathway database for model organisms. *Nucleic Acids Res*, **2020**, 48:D470–D478.

World Medical Association. World Medical Association Declaration of Helsinki: ethical principles for medical research involving human subjects. *JAMA*, **2013**, 310:2191–2194.

Wright EM. SGLT2 inhibitors: physiology and pharmacology. *Kidney360*, **2021**, 2:2027–2037.

Xie L, et al. Drug discovery using chemical systems biology: identification of the protein-ligand binding network to explain the side effects of CETP inhibitors. *PLoS Comput Biol*, **2009**, 5:e1000387.

Zhang MQ, Wilkinson B. Drug discovery beyond the "rule-of-five". *Curr Opin Biotechnol*, **2007**, 18:478–488.

Capítulo 2

Farmacocinética: a dinâmica de absorção, distribuição, metabolismo e eliminação dos fármacos

Iain L. O. Buxton

PASSAGEM DOS FÁRMACOS ATRAVÉS DAS BARREIRAS DAS MEMBRANAS
- A membrana plasmática é seletivamente permeável
- Modelos de permeação e transporte

ABSORÇÃO, BIODISPONIBILIDADE E VIAS DE ADMINISTRAÇÃO DOS FÁRMACOS
- Absorção e biodisponibilidade
- Vias de administração
- Novos métodos de liberação dos fármacos

BIOEQUIVALÊNCIA

DISTRIBUIÇÃO DOS FÁRMACOS
- Nem todos os tecidos são iguais
- Ligação a proteínas plasmáticas
- Ligação aos tecidos

METABOLISMO DOS FÁRMACOS
- Alguns princípios do metabolismo e da eliminação

- Profármacos
- Farmacogenética

ELIMINAÇÃO DOS FÁRMACOS
- Eliminação renal
- Eliminação biliar e fecal
- Eliminação por outras vias

FARMACOCINÉTICA CLÍNICA
- Depuração
- Exemplos de depuração
- Distribuição
- Concentração no estado de equilíbrio
- Meia-vida
- Extensão e taxa de absorção
- Farmacocinética não linear
- Planejamento e otimização dos regimes posológicos

MONITORAMENTO TERAPÊUTICO DOS FÁRMACOS

O corpo humano restringe o acesso de moléculas estranhas; por essa razão, para alcançar seu alvo no interior do corpo e produzir um efeito terapêutico, a molécula de um fármaco precisa atravessar diversas barreiras restritivas em seu caminho até seu local de ação. Após a administração, o fármaco deve ser absorvido e distribuído, geralmente, por meio dos vasos dos sistemas circulatório e linfático. Além de atravessar a barreira das membranas, o fármaco deve resistir ao metabolismo (principalmente hepático) e à eliminação (pelos rins, fígado e nas fezes). Absorção, distribuição, metabolismo e eliminação (ADME) dos fármacos são os processos da *farmacocinética* (Fig. 2-1). A compreensão desses processos e de suas inter-relações e a aplicação dos princípios da farmacocinética aumentam as chances de sucesso do tratamento e reduzem a ocorrência de reações adversas e interações fármaco-fármaco.

A ADME de um fármaco requer sua passagem através de várias membranas celulares. Os mecanismos pelos quais os fármacos atravessam as membranas e as propriedades físico-químicas das moléculas e das membranas que influenciam essa transferência são essenciais para a compreensão da disposição dos fármacos no organismo humano. As características de um fármaco que preveem seu transporte e sua disponibilidade nos locais de ação são: o peso molecular e a conformação estrutural, o grau de ionização e a lipossolubilidade relativa dos seus compostos ionizados e não ionizados, que se ligam às proteínas séricas e teciduais. Embora as barreiras físicas à passagem de um fármaco possam ser constituídas de uma camada única de células (p. ex., epitélio intestinal) ou várias camadas de células e suas proteínas extracelulares associadas (p. ex., pele), a membrana plasmática é a barreira principal.

Passagem dos fármacos através das barreiras das membranas

A membrana plasmática é seletivamente permeável

A membrana plasmática consiste em uma bicamada lipídica anfipática, com suas cadeias de ácidos graxos orientadas para o interior de modo a formar uma fase hidrofóbica contínua, enquanto seus polos hidrofílicos estão orientados para o exterior. As moléculas lipídicas específicas da bicamada variam de acordo com a membrana em particular e podem mover-se lateralmente e organizar-se em microdomínios (p. ex., regiões com esfingolipídeos e colesterol, formando as "balsas lipídicas"), que conferem à membrana fluidez, flexibilidade, organização funcional, resistência elétrica alta e impermeabilidade relativa às moléculas altamente polares. As proteínas incrustadas na camada dupla da membrana plasmática funcionam como "âncoras" estruturais, receptores, canais iônicos ou transportadores para a transdução dos sinais elétricos ou químicos, atuando como alvos seletivos para a ação dos fármacos. Longe de ser um mar de lipídeos com proteínas flutuando aleatoriamente ao redor, as membranas são organizadas e compartimentadas (Banani et al., 2017; Kitamata et al., 2020), com elementos estruturais em forma de andaimes ligados ao interior da célula. As proteínas da membrana podem estar associadas à caveolina e ficam sequestradas em seu interior, excluídas dos cavéolos, ou estão organizadas em domínios de sinalização ricos em colesterol e esfingolipídeos, que não contêm caveolina ou outras proteínas estruturais.

Modelos de permeação e transporte

A difusão passiva predomina no transporte transmembrana da maioria dos fármacos. Contudo, mecanismos mediados por carreadores (*transporte ativo* e *difusão facilitada*) desempenham funções importantes (Fig. 2-2; Fig. 4-4).

Difusão passiva

No transporte passivo, a molécula do fármaco geralmente penetra por difusão, seguindo um gradiente de concentração, em virtude da sua solubilidade na bicamada lipídica. Essa transferência é diretamente proporcional à amplitude do gradiente de concentração através da membrana, ao coeficiente de partição hidrolipídica do fármaco e à área da membrana exposta ao fármaco. No estado de equilíbrio, a concentração do fármaco livre é igual nos dois lados da membrana quando ele não é um eletrólito. No caso dos compostos iônicos, as concentrações

ABC: cassete de ligação ao ATP
AUC: área sob a curva tempo-concentração plasmática da absorção e eliminação de fármacos
BHE: barreira hematencefálica
CL: depuração (*clearance*)
CNT1: transportador de nucleosídeo concentrativo 1
C_p: concentração plasmática
C_{SS}: Concentração em estado de equilíbrio
CYP: citocromo P450
ECA: enzima conversora de angiotensina
F: biodisponibilidade
FDA: Food and Drug Administration
GI: gastrintestinal
k: constante de reação
LCS: líquido cerebrospinal
MDR1: proteína 1 de resistência a múltiplos fármacos
NET: transportador de norepinefrina
SERT: transportador de serotonina
SLC: carreador de solutos
SNC: sistema nervoso central
T, t: tempo
$t_{1/2}$: meia-vida
V: volume de distribuição
V_{SS}: volume de distribuição em estado de equilíbrio

$$\log \frac{[\text{forma protonada}]}{[\text{forma não protonada}]} = pK_a - pH \quad \text{(Equação 2-1)}$$

A Equação 2-1 relaciona o pH do meio ao redor do fármaco e a constante de dissociação ácida do fármaco (pK_a) com a razão entre as formas protonada (HA ou BH$^+$) e não protonada (A$^-$ ou B), em que a fórmula

$$HA \leftrightarrow A^- + H^+, \text{ onde } K_a = \frac{[A^-][H^+]}{[HA]}$$

descreve a dissociação de um ácido, e a fórmula

$$BH^+ \leftrightarrow B + H^+, \text{ onde } K_a = \frac{[B][H^+]}{[BH^+]}$$

descreve a dissociação da forma protonada de uma base.

Por essa razão, no estado de equilíbrio, um fármaco ácido acumula-se no lado mais básico da membrana, enquanto um fármaco básico concentra-se no lado mais ácido da membrana. Esse fenômeno, conhecido como *retenção iônica*, é um processo importante à distribuição dos fármacos com potencial benefício terapêutico e no manejo do paciente envenenado (Ornillo e Harbord, 2020). A Figura 2-3 ilustra esse efeito e demonstra os valores calculados da distribuição de um ácido fraco entre os compartimentos plasmático e gástrico.

Os efeitos do pH na partição transmembrana podem ser utilizados para alterar a eliminação de um fármaco. Nos túbulos renais, o pH urinário pode variar amplamente de 4,5 a 8. Quando o pH urinário diminui (e a [H$^+$] aumenta), os ácidos fracos (A$^-$) e as bases fracas (B) estarão presentes, predominantemente, em suas formas protonadas (HA e BH$^+$); o contrário aplica-se quando o pH aumenta, ou seja, as formas predominantes serão A$^-$ e B. Desse modo, a urina alcalina facilita a eliminação dos ácidos fracos, enquanto a urina ácida favorece a eliminação das bases fracas. O aumento do pH urinário (administrando-se bicarbonato de sódio) estimula a eliminação urinária dos ácidos fracos, como ácido acetilsalicílico (pK_a em torno de 3,5) e urato (pK_a em torno de 5,8). Outra consequência útil do fato de um fármaco estar ionizado em pH fisiológico é ilustrada pela escassez relativa de efeitos sedativos dos antagonistas dos receptores H$_1$ de histamina de segunda geração (p. ex., *loratadina*): os anti-histamínicos de segunda geração são moléculas ionizadas (menos lipofílicas, mais hidrofílicas), que mal atravessam a BHE facilmente, em comparação com os fármacos de primeira geração, como difenidramina, que hoje é usada como indutor do sono. Também é digno de nota que a maioria das infecções bacterianas do trato urinário faz a urina se tornar alcalina, potencialmente alterando a terapia (Huang et al., 2020).

Transporte de membrana mediado por carreadores

As proteínas da membrana plasmática intermedeiam o transporte transmembrana de alguns solutos fisiológicos; essas proteínas também

no estado de equilíbrio dependem do gradiente eletroquímico do íon e das diferenças de pH através da membrana, que influenciam de maneira diversa o estado de ionização da molécula em cada lado da membrana e podem reter de forma eficaz o fármaco em um dos seus lados.

Influência do pH nos fármacos ionizáveis

Alguns fármacos são ácidos ou bases fracas, que estão presentes em solução, tanto na forma não ionizada lipossolúvel difusível quanto nas formas ionizadas relativamente insolúveis em lipídeos e pouco difusíveis através da membrana. Os grupos ionizáveis comuns são os ácidos carboxílicos e os grupos amino (primários, secundários, terciários; as aminas quaternárias conservam uma carga positiva permanente). Por essa razão, a distribuição transmembrana de um eletrólito fraco é influenciada por seu pK_a e pelo gradiente de pH através da membrana. O pK_a é o pH no qual a metade do fármaco (ácido ou base fraca) está em sua forma ionizada. A razão entre as formas ionizada e não ionizada do fármaco em determinado pH pode ser calculado pela equação de Henderson-Hasselbalch:

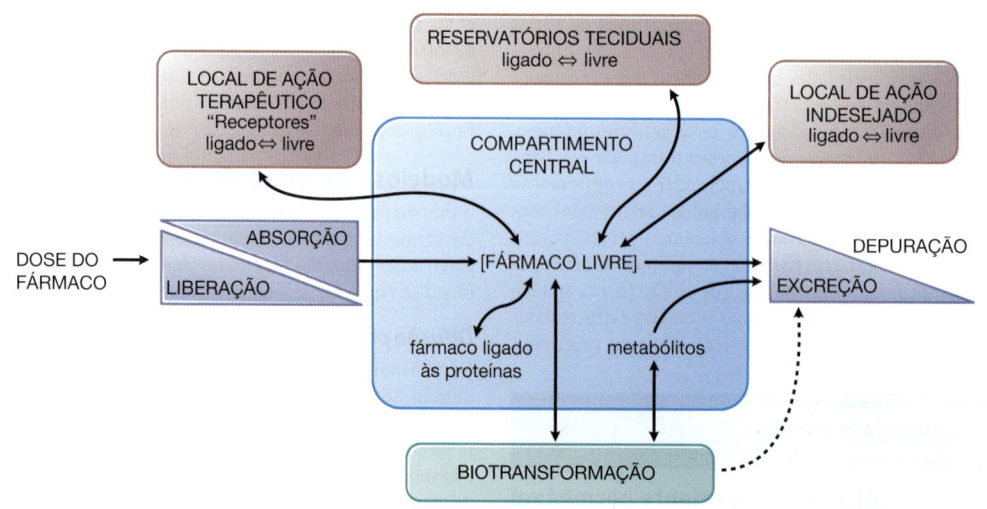

Figura 2-1 *Correlações entre ADME, ligação de um fármaco e sua concentração nos locais de ação.* A figura não mostra a possível distribuição e ligação dos metabólitos com relação às suas ações potenciais nos receptores.

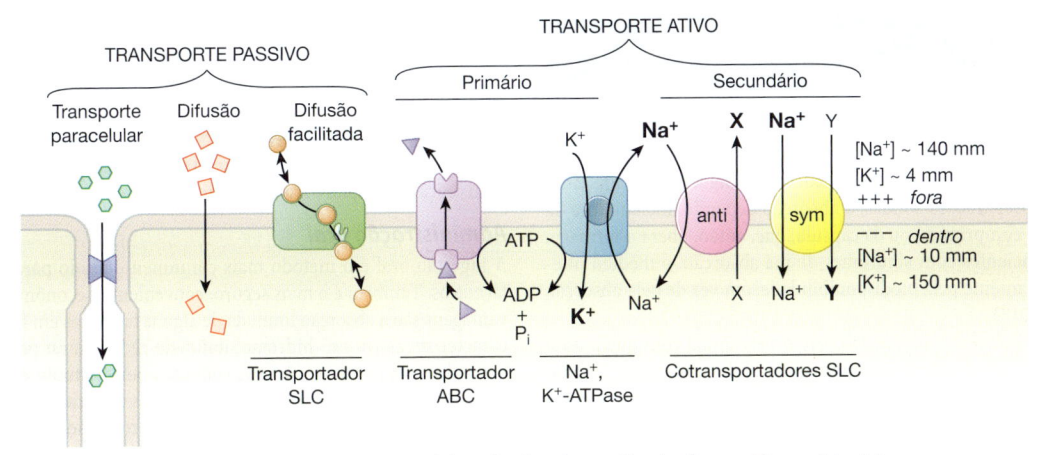

Figura 2-2 *Os fármacos atravessam a membrana e as barreiras celulares de várias formas.* Ver detalhes nas Figuras 4-1 a 4-4.

realizam o transporte transmembrana dos fármacos e podem ser alvos de ação farmacológica. O transporte mediado por proteínas é classificado geralmente em *difusão facilitada* ou *transporte ativo* (ver Fig. 2-2; Fig. 4-4). Os transportadores de membrana e suas funções na resposta aos fármacos estão descritos detalhadamente no Capítulo 4.

Difusão facilitada *Difusão facilitada* é um mecanismo de transporte mediado por carreador, no qual a força motriz é simplesmente o gradiente eletroquímico do soluto transportado; desse modo, esses carreadores podem facilitar o transporte do soluto para dentro ou para fora das células, dependendo da direção do gradiente eletroquímico. A proteína carreadora pode ser altamente seletiva para a estrutura conformacional específica de um soluto endógeno ou de um fármaco, cuja taxa de transporte por difusão passiva através da membrana seria muito lenta de outra forma. Por exemplo, o transportador de cátions orgânicos OCT1 (SLC22A1) facilita o transporte de um soluto fisiológico, tiamina (Jensen et al., 2020), e também de alguns fármacos, inclusive *metformina*, usada para tratar diabetes tipo 2. O Capítulo 4 descreve o OCT1 e outros membros da superfamília de transportadores humanos SLC.

Transporte ativo O *transporte ativo* caracteriza-se pelos seguintes elementos: necessidade direta de energia, possibilidade de transportar solutos contra um gradiente eletroquímico, saturabilidade, seletividade e inibição competitiva por compostos cotransportados. Na^+/K^+-ATPase é um exemplo importante de um mecanismo de transporte ativo, que exporta, simultaneamente, três íons de sódio em troca de dois íons de potássio usando ATP como substrato energético. A *digoxina* é um importante inibidor da Na^+/K^+-ATPase, usado no tratamento da insuficiência cardíaca (ver Cap. 29) A família ABC – um grupo de transportadores ativos primários – hidrolisa o ATP para exportar substratos através das membranas. Por exemplo, a glicoproteína P, também conhecida como ABCB1 ou MDR1, exporta das células os compostos catiônicos ou neutros grandes; seus substratos fisiológicos são os hormônios esteroides, como a testosterona e a progesterona. A MDR1 também exporta alguns fármacos (inclusive *digoxina*) e grande variedade de outros compostos (ver Tab. 4-4). A glicoproteína P dos enterócitos limita a absorção de alguns fármacos administrados por via oral exportando os compostos para dentro do lúmen do trato GI logo depois de sua absorção (Gessner et al., 2019). Os transportadores da família ABC desempenham uma função semelhante nas células da BHE, reduzindo de maneira eficaz a acumulação final de alguns compostos no encéfalo (ver Caps. 4 e 17). Por meio do mesmo mecanismo, a glicoproteína P também confere resistência a alguns quimioterápicos usados para tratar cânceres (ver Caps. 69-73).

Os membros da superfamília SLC podem mediar o transporte ativo secundário utilizando a energia eletroquímica armazenada em um gradiente (em geral, Na^+) para transferir solutos biológicos e fármacos através das membranas. Por exemplo, a proteína de troca de Na^+/Ca^{2+} (SLC8 ou NCX) usa a energia armazenada no gradiente de Na^+ gerado pela Na^+, K^+-ATPase para exportar o Ca^{2+} citosólico e mantê-lo em um nível basal baixo (cerca de 100 nM) na maioria das células. SLC8 é, portanto, um *antiporte*, usando o fluxo interno de Na^+ para conduzir um fluxo externo de Ca^{2+}. SLC8 também ajuda a mediar os efeitos inotrópicos positivos da digoxina e de outros glicosídeos cardíacos que inibem a atividade da Na^+, K^+-ATPase e, assim, reduzir a força motriz para a eliminação do Ca^{2+} do miócito do músculo ventricular do coração. Outros cotransportadores da família SLC são *simportes*, nos quais a força motriz de íons e solutos move-se na mesma direção. A CNT1 (SLC28A1) ativada pelo gradiente de Na^+ transporta os nucleosídeos de pirimidina e os quimioterápicos antineoplásicos *gencitabina* e *citarabina* para dentro das células. DAT, NET e SERT, transportadores para os neurotransmissores dopamina, norepinefrina e serotonina, respectivamente, são transportadores ativos secundários que também dependem da energia armazenada no gradiente transmembrana de Na^+. Esses simportes coordenam o movimento do Na^+ e do neurotransmissor na mesma direção (para dentro do neurônio). DAT, NET e SERT também são alvos de agentes ativos do SNC usados para tratar depressão e/ou ansiedade. Os membros da superfamília SLC participam ativamente do transporte de fármacos no trato GI, fígado e rins, entre outros locais, e desempenham um papel significativo na distribuição de fármacos (Liu, 2019).

Transporte paracelular

No compartimento celular, a transferência paracelular de solutos e líquidos pelos espaços intercelulares é suficientemente ampla, de forma que o transporte ativo através do endotélio dos capilares e das vênulas pós-capilares geralmente é limitado pelo fluxo sanguíneo. A evidência desse fenômeno pode ser prontamente vista no edema dependente que se forma nos tornozelos de pacientes com insuficiência cardíaca. Os capilares do SNC e de vários tecidos epiteliais têm junções compactas que limitam o transporte paracelular dos fármacos (Spector et al., 2015).

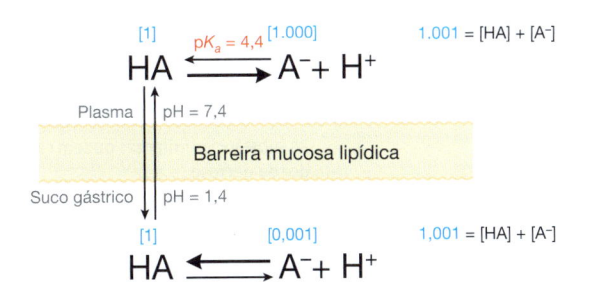

Figura 2-3 *Influência do pH na distribuição de um ácido fraco ($pK_a = 4,4$) entre o plasma e o suco gástrico separados por uma barreira lipídica.* **Um ácido fraco dissocia-se em graus diferentes** no plasma (pH de 7,4) e no ácido gástrico (pH de 1,4): o pH mais alto facilita a dissociação, enquanto o pH mais baixo dificulta a dissociação. A forma inalterada (HA) equilibra-se entre os dois lados da membrana. Os números em azul entre colchetes representam as concentrações relativas em equilíbrio da HA e A^-, conforme foram calculadas com base na Equação 2-1.

Absorção, biodisponibilidade e vias de administração dos fármacos

Absorção e biodisponibilidade

Absorção é a transferência de um fármaco do seu local de administração para o compartimento central (p. ex., corrente sanguínea; ver Fig. 2-1). No caso das preparações sólidas, a absorção depende inicialmente da dissolução do comprimido ou da cápsula, que, então, libera o fármaco. Exceto nos pacientes com síndromes de má absorção, o médico interessa-se basicamente pela biodisponibilidade, em vez de pela absorção (Tran et al., 2013).

O termo *biodisponibilidade* descreve o percentual com que a dose de um fármaco administrado alcança seu local de ação ou um líquido biológico (em geral, circulação sistêmica) a partir do qual o fármaco tem acesso ao seu local de ação. Um fármaco administrado por via oral precisa primeiramente ser absorvido pelo trato GI, mas a absorção final pode ser limitada pelas características da preparação posológica, pelas propriedades físico-químicas do fármaco, pelo ataque metabólico no intestino e pelo transporte através do epitélio intestinal para a circulação porta. Em seguida, o fármaco absorvido passa pelo fígado, onde podem ocorrer metabolismo e eliminação biliar antes que ele chegue à circulação sistêmica. Desse modo, apenas uma parte da dose administrada consegue chegar à circulação sistêmica e ser distribuída para os locais de ação do fármaco. Se a capacidade metabólica ou excretora do fígado e do intestino for grande para o fármaco, a biodisponibilidade será reduzida significativamente (*efeito de primeira passagem*). Essa redução da disponibilidade é uma função da estrutura anatômica na qual ocorre a absorção; por exemplo, a administração intravenosa geralmente permite que toda dose de um fármaco entre na circulação sistêmica. Outros fatores anatômicos, fisiológicos e patológicos podem afetar a biodisponibilidade (descrita com mais detalhes adiante, neste capítulo) e a via de administração de um fármaco deve ser baseada na compreensão desses fatores. Podemos definir biodisponibilidade F como:

$$F = \frac{\text{Quantidade de fármaco que chega à circulação sistêmica}}{\text{Quantidade de fármaco administrada}} \quad \text{(Equação 2-2)}$$

em que $0 < F \leq 1$.

Os fatores que modificam a biodisponibilidade também se aplicam aos profármacos, caso em que a disponibilidade resulta de processos metabólicos que produzem a forma ativa do fármaco.

Vias de administração

A Tabela 2-1 compara algumas características das principais vias de administração utilizadas para que os fármacos produzam efeitos sistêmicos.

Administração oral

A ingestão oral é o método mais comumente usado para administrar fármacos. Também é o mais seguro, conveniente e econômico. Suas desvantagens são a absorção limitada de alguns fármacos em função de suas características (p. ex., hidrossolubilidade reduzida ou permeabilidade baixa das membranas), vômitos causados pela irritação da mucosa GI, destruição de alguns fármacos pelas enzimas digestivas ou pelo pH gástrico baixo, irregularidades na absorção ou propulsão na presença de alimentos ou outros fármacos e necessidade de contar com a colaboração do paciente. Além disso, os fármacos presentes no trato GI podem ser metabolizados por enzimas da flora ou mucosa intestinais ou do fígado antes que possam alcançar a circulação sistêmica. O microbioma intestinal compreende mais de 1.000 espécies; sua alteração pode afetar a progressão da doença e os resultados terapêuticos (ver Cap. 6 e Ding et al., 2020).

A absorção pelo trato GI é determinada por fatores como área disponível à absorção, fluxo sanguíneo na superfície absortiva, estado físico (solução, suspensão ou preparação sólida) e hidrossolubilidade do fármaco e sua concentração no local de absorção. Para os fármacos administrados em forma sólida, a taxa de dissolução pode limitar sua absorção. Como a maioria da absorção do fármaco pelo trato GI ocorre por difusão passiva, a absorção é favorecida quando ele está na forma não ionizada mais lipofílica. De acordo com o conceito de pH-partição (ver Fig. 2-3), poderíamos prever que os fármacos que são ácidos fracos seriam mais bem absorvidos pelo estômago (pH 1-2) do que pelos segmentos proximais do intestino (pH 3-6), e vice-versa para as bases fracas. Contudo, a superfície gástrica é relativamente pequena e há uma camada de muco que cobre o epitélio gástrico. Por outro lado, as vilosidades dos segmentos proximais do intestino delgado oferecem uma superfície extremamente ampla (cerca de 200 m^2). Por essa razão, a taxa de absorção de um fármaco pelo intestino é maior que a do estômago, mesmo que o fármaco esteja

TABELA 2-1 ■ ALGUMAS CARACTERÍSTICAS DE VIAS COMUNS DE ADMINISTRAÇÃO DOS FÁRMACOS[a]

VIA E BIODISPONIBILIDADE (F)	PADRÃO DE ABSORÇÃO	UTILIDADE ESPECIAL	LIMITAÇÕES E PRECAUÇÕES
Intravenosa $F = 1$ por definição	A absorção é evitada	Valiosa para uso em emergências	Risco aumentado de efeitos adversos
	Efeitos potencialmente imediatos	Permite a titulação da dose	Como regra, as soluções precisam ser injetadas *lentamente*
	Conveniente para volumes grandes e substâncias irritantes ou misturas complexas quando diluídas	Geralmente é necessária para proteínas de alto peso molecular e fármacos peptídicos	Inadequada para soluções oleosas ou substâncias pouco solúveis
Subcutânea $0{,}75 < F < 1$	Imediata no caso das soluções aquosas	Adequada para algumas suspensões pouco solúveis e para instilação de implantes de liberação lenta	Inadequada para grandes volumes
	Lenta e prolongada no caso das preparações de depósito		As substâncias irritantes podem causar dor ou necrose
Intramuscular $0{,}75 < F < 1$	Imediata no caso das soluções aquosas	Adequada para volumes moderados, veículos oleosos e algumas substâncias irritantes	Contraindicada durante o tratamento anticoagulante
	Lenta e prolongada no caso das preparações de depósito	Adequada para a autoadministração (p. ex., insulina)	Pode interferir na interpretação de alguns exames diagnósticos (p. ex., creatina-cinase)
Oral $0{,}05 < F < 1$	Variável, dependendo de muitos fatores (ver texto)	Mais conveniente e econômica; geralmente mais segura	Depende da adesão do paciente
			A biodisponibilidade pode ser errática e incompleta

[a]Ver texto para uma abordagem mais detalhada e para outras vias de administração.

predominantemente em sua forma ionizada no intestino e na forma não ionizada no estômago. Desse modo, qualquer fator que acelere o esvaziamento gástrico (decúbito lateral direito) geralmente aumenta a taxa de absorção do fármaco, enquanto qualquer fator que retarde o esvaziamento gástrico tem efeito contrário. A taxa de esvaziamento gástrico é afetada por diversos fatores, inclusive o teor calórico dos alimentos; o volume, a osmolalidade, a temperatura e o pH do líquido ingerido; as variações diurnas e entre os indivíduos; o estado metabólico (repouso ou atividade); e a temperatura ambiente. Nas mulheres, o esvaziamento gástrico é afetado pelos efeitos do estrogênio (i.e., em comparação com os homens, o esvaziamento é mais lento em mulheres na pré-menopausa e nas que fazem tratamento de reposição estrogênica).

Os fármacos que são destruídos pelas secreções gástricas e pelo pH ácido ou os que irritam o estômago algumas vezes são administrados em preparações com revestimento entérico, o que impede a dissolução do fármaco no conteúdo ácido do estômago. Os revestimentos entéricos são úteis aos fármacos que podem causar irritação gástrica e para a administração de fármacos como a mesalazina nos locais de ação no íleo e cólon (ver Fig. 55-4).

Preparações de liberação controlada A taxa de absorção de um fármaco administrado na forma de comprimido ou outra preparação sólida depende, em parte, de sua taxa de dissolução nos líquidos GI. Essa é a base para preparações farmacêuticas de *liberação controlada, liberação prolongada, liberação sustentada* e *ação prolongada*, que foram desenvolvidas para produzir absorção lenta e uniforme do fármaco ao longo de 8 horas ou mais. As vantagens potenciais dessas preparações são a redução da frequência de administração do fármaco, em comparação com as preparações convencionais (geralmente com maior adesão do paciente); manutenção do efeito terapêutico ao longo da noite; e redução da incidência e/ou intensidade dos efeitos indesejáveis (por eliminação do pico de concentração do fármaco) e dos níveis sanguíneos não terapêuticos do fármaco (por atenuação dos desníveis das concentrações), que geralmente ocorrem depois da administração das preparações de liberação imediata. As preparações de liberação controlada são mais apropriadas para os fármacos que têm tempo de meia vida curto ($t_{1/2} < 4$ horas), ou em determinados grupos de pacientes, inclusive os que são tratados com anticonvulsivantes ou antipsicóticos (Bera, 2014). As mulheres também se beneficiaram da contracepção hormonal de longa duração produzida por dispositivos de liberação controlada implantados (Friend, 2016) ou orais (Conley et al., 2006).

Administração sublingual A absorção pela mucosa oral tem importância especial para alguns fármacos, apesar do fato de a superfície disponível para a absorção ser pequena. A drenagem venosa da boca entra diretamente na veia cava superior, evitando, assim, a circulação portal. Por essa razão, um fármaco administrado por via sublingual e absorvido nesse local é protegido do metabolismo rápido no intestino e na primeira passagem pelo fígado. Por exemplo, a nitroglicerina sublingual (ver Cap. 31) tem ação imediata porque não é ionizada, tem lipossolubilidade alta e não está sujeita ao efeito da primeira passagem antes de atingir o coração e regiões do sistema circulatório, nas quais a nitroglicerina atua aliviando a isquemia miocárdica.

Injeção parenteral

A injeção parenteral (i.e., sem passar pelo trato GI) dos fármacos têm vantagens inequívocas sobre a administração oral. Em alguns casos, a administração parenteral é essencial à liberação de um fármaco em sua forma ativa, como é o caso dos anticorpos monoclonais e formulações de vacinas. Em geral, a biodisponibilidade é mais rápida, ampla e previsível quando um fármaco é administrado por via parenteral; a dose eficaz pode ser administrada com mais precisão em uma dose exata; essa via é apropriada à administração de uma dose de saturação antes de ser iniciado o tratamento de manutenção oral (p. ex., *digoxina*). No tratamento de emergência e quando o paciente está inconsciente, impossibilitado de colaborar ou incapaz de reter alguma coisa por via oral, o tratamento parenteral pode ser necessário. A administração parenteral também tem desvantagens: a assepsia deve ser mantida, especialmente quando os medicamentos são administrados ao longo do tempo (p. ex., administração intravenosa ou intratecal); pode haver dor no local da injeção; às vezes é difícil para os próprios pacientes aplicarem as injeções, se a automedicação for necessária.

As principais vias de administração parenteral são intravenosa, subcutânea e intramuscular. A absorção a partir dos tecidos subcutâneos e intramusculares ocorre por difusão simples, seguindo o gradiente existente entre o depósito do fármaco e o plasma. A taxa de absorção é limitada pela área das membranas capilares absortivas e pela solubilidade da substância no líquido intersticial. Canais aquosos relativamente amplos existentes na membrana endotelial explicam a difusão indiscriminada das moléculas, independentemente de sua lipossolubilidade. Moléculas maiores, como as proteínas, entram lentamente na circulação por meio dos canais linfáticos. Os fármacos administrados na circulação sistêmica por qualquer via, com exceção da intra-arterial, estão sujeitos à eliminação potencial na primeira passagem pelos pulmões, antes da distribuição para o restante do corpo. Os pulmões também atuam como filtros para partículas que possam ser administradas por via intravenosa e constituem uma via de eliminação das substâncias voláteis.

Intravenosa Os fatores que limitam a absorção podem ser anulados pela injeção intravenosa dos fármacos em solução aquosa, porque a biodisponibilidade é total ($F = 1,0$) e a distribuição é rápida. Além disso, a liberação do fármaco é controlada e assegurada com precisão e rapidez, o que não é possível por qualquer outra via. Algumas soluções irritantes podem ser administradas apenas por essa via, porque, quando o fármaco é injetado lentamente, o sangue circulante causa diluição acentuada.

Existem vantagens e desvantagens com a administração intravenosa. O paciente pode ter reações indesejáveis porque o fármaco pode atingir rapidamente concentrações altas no plasma e nos tecidos. Existem situações terapêuticas nas quais é recomendável administrar um fármaco por injeção em *bolus* (p. ex., ativador do plasminogênio tecidual) e outras nas quais a administração mais lenta ou prolongada é desejável (p. ex., antibióticos). A infusão intravenosa dos fármacos exige determinação cuidadosa da dose e monitoração rigorosa da reação do paciente; depois que o fármaco é injetado, geralmente não há como retirá-lo. As injeções intravenosas repetidas dependem da possibilidade de manter uma veia desobstruída. Os fármacos administrados em veículo oleoso, os que causam precipitação dos elementos sanguíneos ou hemólise das hemácias e as combinações de fármacos que formam precipitados *não devem* ser administrados por via intravenosa.

Subcutânea A injeção por via subcutânea pode ser realizada apenas com os fármacos que não causam irritação dos tecidos; caso contrário, pode provocar dor intensa, necrose e descamação dos tecidos. A taxa de absorção após a injeção subcutânea de um fármaco é, geralmente, constante e lenta, proporcionando um efeito sustentado. Além disso, é possível variar intencionalmente o período durante o qual um fármaco é absorvido – por exemplo, com a injeção de insulina usando variações do tamanho das partículas, complexos proteicos e variações do pH. O acréscimo de um agente vasoconstritor em uma solução do fármaco a ser injetado por via subcutânea também retarda a absorção. A absorção dos fármacos implantados sob a pele na forma de uma esfera sólida ocorre lentamente ao longo de semanas ou meses; alguns hormônios (p. ex., anticoncepcionais) são administrados eficazmente dessa forma.

Intramuscular A absorção dos fármacos em solução aquosa depois da injeção intramuscular depende da taxa de fluxo sanguíneo no local da injeção e pode ser relativamente rápida. A absorção pode ser modulada até certo ponto por aquecimento local, massagem ou exercício. Em geral, a taxa de absorção depois da injeção de uma preparação aquosa no músculo deltoide ou vasto lateral é mais rápida que quando a aplicação é no glúteo maior. A taxa é especialmente mais lenta nas mulheres depois de injeção no glúteo máximo, uma alteração atribuída à distribuição variada da gordura subcutânea nos homens e nas mulheres e porque a gordura é relativamente pouco irrigada. Quando o fármaco é injetado em solução oleosa ou suspenso em vários outros veículos de depósito (depot), a absorção resultante depois da injeção intramuscular é constante.

Intra-arterial Em alguns casos, o fármaco é injetado diretamente em uma artéria para localizar seus efeitos em um tecido ou órgão específico

– por exemplo, no tratamento dos tumores hepáticos ou cânceres de cabeça e pescoço. Ocasionalmente, alguns agentes diagnósticos são administrados por essa via (p. ex., albumina sérica humana marcada com tecnécio). A administração intra-arterial acidental pode causar complicações graves e exigir tratamento cuidadoso (Ellis et al., 2015).

Intratecal A BHE e a barreira hematoliquórica frequentemente impedem ou retardam a entrada dos fármacos no SNC e isso reflete as atividades da glicoproteína P (MDR1) e de outros transportadores, que exportam os xenobióticos do SNC. Por essa razão, quando é desejável obter efeitos locais rápidos dos fármacos nas meninges ou no eixo cerebrospinal (p. ex., anestesia espinal), alguns fármacos são injetados diretamente no espaço subaracnóideo medular. Tumores encefálicos ou infecções graves do SNC também podem ser tratados por infusão intraventricular direta dos fármacos, cada vez mais por meio do uso de dispositivos especiais de reservatório de longa permanência (De Andrés et al., 2020). As injeções no LCS e no espaço peridural estão descritas nos capítulos sobre analgesia e anestesia local (Caps. 24 e 25, respectivamente).

Absorção pulmonar

Fármacos gasosos voláteis podem ser inalados e absorvidos através do epitélio pulmonar e das mucosas do trato respiratório. O acesso à circulação é rápido por essa via, tendo em vista que a superfície pulmonar é grande. Além disso, as soluções com fármacos podem ser atomizadas, e as gotículas minúsculas em suspensão no ar (aerossol), inaladas pelo paciente. As vantagens incluem a absorção praticamente instantânea de um fármaco para a corrente sanguínea; evitar a perda pela primeira passagem hepática; e, nos pacientes com doença pulmonar, a aplicação do fármaco no local de ação desejado (ver Caps. 24 e 44), como é o caso da inalação de óxido nítrico para tratar hipertensão pulmonar dos lactentes prematuros e a termo e dos adultos (ver Cap. 35).

Aplicação tópica

Mucosas Alguns fármacos são aplicados nas mucosas da conjuntiva, nasofaringe, orofaringe, vagina, colo, uretra e bexiga principalmente em decorrência de seus efeitos locais. Em geral, a absorção desses locais é excelente e pode ser vantajosa na imunoterapia, porque a vacinação das mucosas usando vacinas apropriadas constitui a base da produção de imunidade protetora nos compartimentos imunes da mucosa e da circulação sistêmica, devido à presença de células apresentadoras de antígeno nos tecidos subjacentes à mucosa, como o estrato córneo (Li et al., 2020).

Olhos Medicamentos oftálmicos aplicados topicamente são usados, principalmente, por seus efeitos locais (ver Cap. 69). O uso de lentes de contato impregnadas com fármacos e de implantes oculares permite que os fármacos sejam aplicados onde eles precisam estar para que ocorra liberação direta.

Pele: absorção transdérmica A absorção dos fármacos que conseguem penetrar na pele intacta depende da área de superfície sobre a qual são aplicados e de sua lipossolubilidade (ver Cap. 70). A absorção sistêmica dos fármacos é muito mais rápida quando há abrasões, queimaduras ou pele desnuda. Os efeitos tóxicos são causados pela absorção de substâncias altamente lipossolúveis através da pele (p. ex., um inseticida lipossolúvel em solvente orgânico). A absorção pela pele pode ser ampliada pela suspensão do fármaco em um veículo oleoso e pela fricção dessa preparação na pele. A hidratação da pele com um curativo oclusivo pode ser usada para aumentar a absorção. A disponibilidade de adesivos transdérmicos tópicos de liberação controlada tem aumentado, incluindo os de nicotina para tratar tabagismo; *escopolamina* para cinetose; *nitroglicerina* para angina de peito; testosterona e estrogênio para tratamento de reposição hormonal; vários estrogênios e progestogênios utilizados como anticoncepcionais; e *fentanila* utilizada em analgesia.

Administração retal

Cerca de 50% do fármaco que são absorvidos pelo reto não passam pelo fígado e, assim, o metabolismo da primeira passagem é menor. Entretanto, a absorção retal pode ser irregular e incompleta, e alguns fármacos podem causar irritação da mucosa retal. Em certas situações clínicas, a administração retal pode ser recomendável, por exemplo, com opioides administrados em pacientes de cuidados paliativos.

Novos métodos de liberação dos fármacos

Os *stents* farmacológicos e outros dispositivos, como adesivos de administração de medicamentos com microagulhas (Waghule et al., 2019), estão sendo usados para direcionar medicamentos localmente, e assim, maximizar a eficácia e minimizar a exposição sistêmica. Avanços recentes na administração local de fármacos incluem o uso de polímeros biocompatíveis e nanopartículas para liberar fármacos (Lee et al., 2018; Santos et al., 2018).

Bioequivalência

Os produtos farmacológicos são considerados equivalentes farmacêuticos quando têm os mesmos ingredientes ativos e são idênticos em potência ou concentração, apresentação e via de administração. Dois produtos farmacêuticos são considerados *bioequivalentes* quando as porcentagens e amplitudes de biodisponibilidade do ingrediente ativo dos dois produtos não são significativamente diferentes sob condições experimentais adequadas. A disponibilidade de formulações genéricas de medicamentos de marca aumentou o acesso e o preço dos medicamentos. A bioequivalência possibilitou aos farmacêuticos fornecer essas alternativas, quando não restringidas pela escolha do médico. No entanto, os tribunais nem sempre consideraram os medicamentos genéricos e de marca como legalmente equivalentes ou permitiram que o farmacêutico escolhesse a substituição genérica (Sacks et al., 2021).

Distribuição dos fármacos

Nem todos os tecidos são iguais

Depois da absorção ou administração sistêmica na corrente sanguínea, o fármaco é distribuído aos líquidos intersticial e intracelular em função de suas propriedades físico-químicas, da taxa de liberação do fármaco a cada um dos órgãos e compartimentos e das capacidades de interação diferentes de cada região com o fármaco. Débito cardíaco, fluxo sanguíneo regional, permeabilidade capilar e volume do tecido afetam a taxa de liberação e a quantidade do fármaco distribuído aos tecidos (Tab. 2-2 e Fig. 2-4). Inicialmente, o fígado, os rins, o encéfalo e outros órgãos bem perfundidos recebem a maior parte do fármaco; a liberação aos músculos, à maioria dos órgãos internos, à pele e à gordura é mais lenta. Essa segunda fase de distribuição pode demorar de minutos a horas, antes que a concentração do fármaco nos tecidos esteja em equilíbrio com seu nível sanguíneo. A segunda fase também envolve uma fração muito maior de massa corporal (p. ex., músculo) que a fase inicial e, em geral, representa a maior parte da distribuição extravascular. Com exceção do encéfalo e de alguns outros órgãos, a difusão do fármaco para o líquido intersticial ocorre rapidamente, tendo em vista a natureza altamente permeável da membrana endotelial dos capilares. Dessa forma, a distribuição tecidual é determinada pela partição do fármaco entre o sangue e os tecidos específicos.

Ligação a proteínas plasmáticas

Muitos medicamentos circulam na corrente sanguínea ligados a proteínas plasmáticas, e as terapias com formulações baseadas na interação medicamento:proteína estão avançando (Van de Sande et al., 2020). A albumina é o principal carreador dos fármacos ácidos, enquanto a glicoproteína ácida α_1 liga-se aos fármacos básicos. A ligação inespecífica às outras proteínas plasmáticas geralmente ocorre em uma fração muito menor. Em geral, a ligação às proteínas é reversível. Além disso, alguns fármacos podem ligar-se às proteínas que funcionam como carreadores de hormônios específicos, inclusive a ligação do estrogênio ou da testosterona à globulina de ligação dos hormônios sexuais, ou a ligação do hormônio tireóideo à globulina de ligação da tiroxina. A ligação medicamento-proteína também pode ser influenciada por alimentos, bebidas, fitoterápicos e suplementos dietéticos (López-Yerena et al., 2020).

TABELA 2-2 ■ DISTRIBUIÇÃO DO FLUXO SANGUÍNEO DE UM HOMEM DE 70 kg EM REPOUSO								
	RINS	CORAÇÃO	FÍGADO	CÉREBRO	MÚSCULO ESQUELÉTICO	GORDURA	RESTANTE	Σ
Fluxo sanguíneo (mL/min)	1.100	250	1.500	800	900	250	500	5.500
Massa (kg)	0,3	0,3	2,6	1,3	34	10	21,5	70
Fluxo/massa (mL/min/kg)	3.667	833	654	615	26	25	23	
% Débito cardíaco	20	4,5	31	14,5	16,4	4,5	9,1	100

A fração do total de fármaco presente no plasma ligado às proteínas é determinada pela concentração do fármaco, pela afinidade dos locais de ligação do fármaco e pela concentração dos locais de ligação disponíveis. Com a maioria dos fármacos, a variação terapêutica das concentrações plasmáticas é limitada; assim, a amplitude de ligação e a fração livre são relativamente constantes. O grau de ligação às proteínas plasmáticas pode ser afetado por fatores relacionados com a doença (p. ex., hipoalbuminemia). As doenças que ativam a reação da fase aguda (p. ex., câncer, artrite, infarto do miocárdio ou doença de Crohn) aumentam os níveis da glicoproteína ácida α_1 e ampliam a ligação dos fármacos básicos. Alterações da ligação às proteínas causadas por estados patológicos e interações entre fármacos são clinicamente relevantes, especialmente para um subgrupo pequeno dos chamados fármacos de depuração alta e índice terapêutico exíguo, que são administrados por via intravenosa (p. ex., *lidocaína*). Quando as alterações da ligação às proteínas plasmáticas ocorrem nos pacientes, o fármaco livre equilibra-se rapidamente em todo o corpo e há uma alteração apenas transitória da concentração plasmática da fração livre. Apenas os fármacos que apresentam uma relação praticamente instantânea entre a concentração plasmática livre e o efeito (p. ex., antiarrítmicos) produzem um efeito mensurável. Por essa razão, as concentrações plasmáticas do fármaco livre realmente apresentam alterações significativas apenas quando a dose é administrada ou há depuração da fração livre em consequência do metabolismo ou do transporte ativo. Uma situação semelhante ocorre quando um novo fármaco é adicionado e pode competir com um fármaco existente pelos locais de ligação às proteínas plasmáticas: a competição por locais de ligação pode fazer um fármaco elevar temporariamente a concentração de outro que se liga menos avidamente, mas os níveis do fármaco no estado estacionário permanecerão inalterados, a menos que a depuração mude. Um problema mais comum resultante da competição dos fármacos por locais de ligação a proteínas plasmáticas é a interpretação equivocada das mensurações de concentrações plasmáticas de fármacos, porque que a maioria dos ensaios não distingue entre fármaco livre e fármaco ligado.

É importante ressaltar que a ligação de um fármaco às proteínas plasmáticas limita sua concentração nos tecidos e em seu local de ação, tendo em vista que apenas a fração livre está em equilíbrio nos dois lados das membranas. Por essa razão, depois que se atingir o equilíbrio de distribuição, a concentração do fármaco ativo (livre) no líquido intracelular é igual à concentração plasmática, exceto quando há transporte mediado por carreadores. A ligação de um fármaco às proteínas plasmáticas limita sua filtração glomerular e também pode reduzir seu transporte e metabolismo.

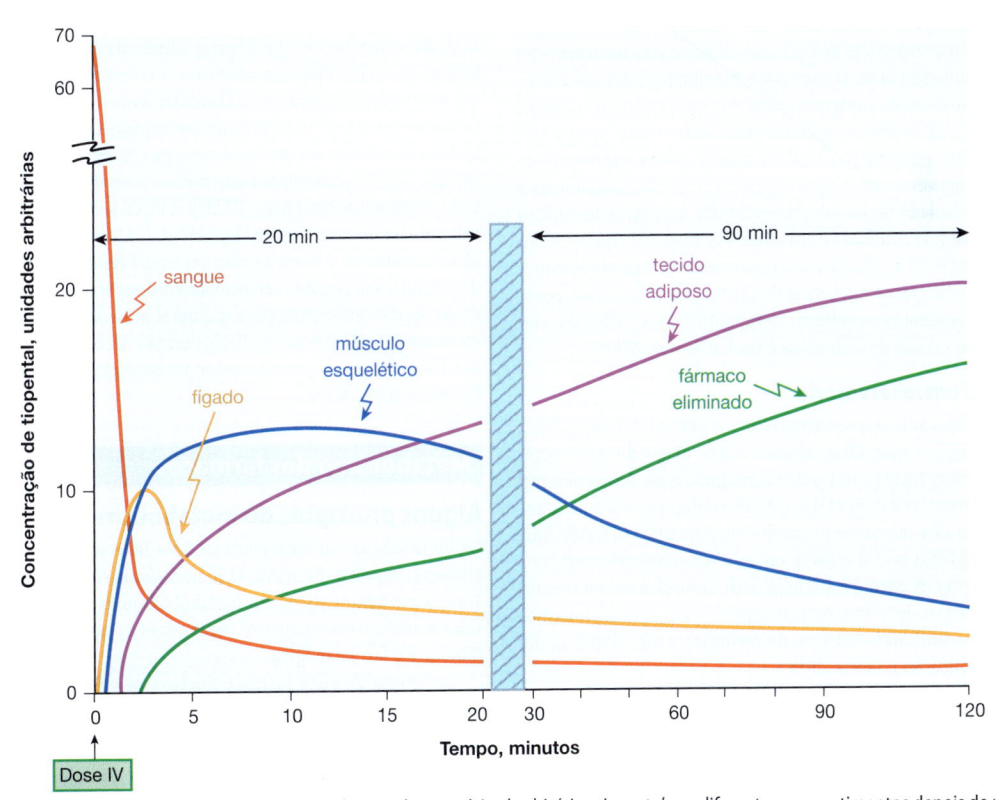

Figura 2-4 *Redistribuição.* As curvas representam a distribuição do anestésico barbitúrico *tiopental* nos diferentes compartimentos depois de uma dose intravenosa única rápida. Observe as quebras e as alterações da escala nos dois eixos. O nível do fármaco no local de ação do *tiopental* no encéfalo reflete exatamente o nível plasmático do fármaco. A taxa de acumulação nos diversos compartimentos do corpo depende do fluxo sanguíneo regional; o grau de acumulação reflete as diferentes capacidades dos compartimentos e do efeito estável e lento da eliminação na redução da quantidade do fármaco disponível. A finalização do efeito anestésico dessa dose única de *tiopental* depende de sua redistribuição, não de seu metabolismo. O fármaco é dividido entre os tecidos de depósito à medida que o metabolismo e a eliminação seguem seu curso. A depleção dos compartimentos segue a mesma ordem da acumulação, porque depende de sua perfusão.

Ligação aos tecidos

Alguns fármacos acumulam-se nos tecidos em concentrações mais altas que as detectadas nos líquidos extracelulares e no sangue. Em geral, a ligação tecidual dos fármacos ocorre com os componentes celulares como proteínas, fosfolipídeos ou proteínas nucleares e geralmente é reversível. Uma fração expressiva do fármaco no corpo pode estar ligada dessa forma e funciona como reservatório, que prolonga a ação do fármaco nesse mesmo tecido ou em locais distantes, depois do transporte pela circulação sanguínea. Essa ligação e acumulação nos tecidos também pode causar efeitos tóxicos locais (p. ex., efeitos tóxicos renais e ototoxicidade associada aos antibióticos aminoglicosídeos). O acúmulo intracelular de agentes antimicrobianos tem implicações clínicas, tanto terapêuticas como toxicológicas (Pea, 2018).

SNC, BHE e LCS

As células endoteliais dos capilares do encéfalo têm junções compactas contínuas; por essa razão, a penetração dos fármacos no encéfalo depende do transporte transcelular, em vez de paracelular. As características singulares das células endoteliais dos capilares encefálicos e das células gliais pericapilares que constituem a BHE são descritas em detalhes no Capítulo 17; e, no Capítulo 4, são descritos alguns aspectos das proteínas de transporte específicas que levam fármacos para dentro e para fora do SNC. No plexo corióideo, há uma barreira semelhante entre o sangue e o LCS, que é formado pelas células epiteliais reunidas por junções compactas. Desse modo, a solubilidade lipídica das formas não ionizada e livre de um fármaco é um determinante importante de sua captação pelo encéfalo; quanto mais lipofílico é um fármaco, maiores as chances de que ele atravesse a BHE. Em geral, a função da BHE está bem preservada; contudo, a inflamação da meninge e do encéfalo aumenta a permeabilidade local.

Ossos

Os antibióticos do grupo da tetraciclina (e outros agentes quelantes de íons metálicos bivalentes) e os metais pesados podem acumular-se nos ossos por adsorção à superfície dos cristais ósseos e por incorporação final à sua estrutura cristalina. O osso pode funcionar como reservatório para a liberação lenta de compostos tóxicos como chumbo ou rádio; desse modo, seus efeitos podem persistir por muito tempo após o término da exposição. A destruição local da medula óssea também pode reduzir o fluxo sanguíneo e prolongar o efeito de reservatório, porque o agente tóxico fica isolado da circulação; isso pode agravar a destruição local direta dos ossos. O resultado é um círculo vicioso, pelo qual quanto maior for a exposição ao agente tóxico, menor será sua taxa de eliminação. A adsorção do fármaco à superfície do cristal ósseo e sua incorporação à estrutura cristalina são vantagens terapêuticas nos pacientes com osteoporose, como no uso de fosfonatos (Black e Rosen, 2016).

Gordura como um reservatório

Muitos fármacos lipossolúveis são armazenados por solubilização física na gordura neutra. Nos indivíduos obesos, o teor de gordura do corpo pode chegar a 50% e, mesmo nas pessoas magras, a gordura constitui 10% do peso corporal; por essa razão, o tecido adiposo pode funcionar como reservatório dos fármacos lipossolúveis e toxinas. O tecido adiposo é um reservatório muito estável, porque sua irrigação sanguínea é relativamente lenta. A gordura também pode complicar o tratamento medicamentoso, servindo como um reservatório para agentes infecciosos, como o HIV, e limitando o acesso de medicamentos relativamente não lipofílicos (Couturier e Lewis, 2018).

Redistribuição

Em geral, a cessação do efeito farmacológico depois da interrupção do uso de um fármaco é atribuída ao metabolismo e à eliminação, mas também pode ser causada pela redistribuição do fármaco do seu local de ação para outros tecidos ou locais. A redistribuição é um fator importante para a cessação do efeito farmacológico, principalmente quando um composto altamente lipossolúvel que atua no encéfalo ou no sistema cardiovascular é administrado rapidamente por injeção intravenosa ou inalação. Esse é o caso do anestésico intravenoso *tiopental*, que é um fármaco lipossolúvel. Como o fluxo sanguíneo para o encéfalo é grande e o *tiopental* atravessa facilmente a BHE, esse fármaco alcança sua concentração encefálica máxima pouco depois de sua injeção intravenosa. Em seguida, as concentrações plasmáticas e encefálicas diminuem à medida que o *tiopental* é redistribuído aos outros tecidos, como músculos, e, por fim, ao tecido adiposo. Essa redistribuição é o mecanismo pelo qual a anestesia com *tiopental* é interrompida (ver Fig. 2-4), sua depuração real é muito mais lenta (a $t_{1/2}$ de eliminação depois de uma dose única é de 3-8 horas). A concentração do fármaco no encéfalo mantém-se proporcional ao nível plasmático, porque há pouca ligação do *tiopental* aos componentes encefálicos. Desse modo, tanto o início quanto a cessação do efeito anestésico do tiopental são relativamente rápidos e estão diretamente relacionados com a concentração do fármaco no encéfalo.

Transferência placentária dos fármacos

A lipossolubilidade, a extensão de ligação plasmática e o grau de ionização dos ácidos e das bases fracas são determinantes gerais importantes da transferência dos fármacos pela placenta. A placenta funciona como uma barreira seletiva para proteger o feto contra os efeitos deletérios dos fármacos. Os membros da família de transportadores ABC limitam a entrada dos fármacos e outros xenobióticos na circulação fetal por meio do efluxo vetorial da placenta para a circulação materna (ver Fig. 2-2 e Cap. 4). O plasma fetal é ligeiramente mais ácido que o materno (pH de 7,0-7,2 vs. 7,4, respectivamente) e, por essa razão, há sequestro iônico dos fármacos básicos. O conceito de que a placenta é uma barreira absoluta à entrada dos fármacos não é verdadeiro, em parte porque também existem alguns transportadores de influxo (Tetro et al., 2018). Até certo ponto, o feto fica exposto a todos os fármacos utilizados pela mãe.

A transferência dos fármacos através da placenta é extremamente importante, porque alguns podem causar anomalias no feto em desenvolvimento; desse modo, os dados acumulados quanto ao uso baseado em evidência, de fármacos na gravidez, têm importância fundamental. Os medicamentos usados durante a gravidez foram categorizados pela FDA nas categorias A-D e X, progredindo de A (sem evidência de risco fetal; p. ex., ácido fólico, *levotiroxina*) a D (evidência positiva de risco fetal, mas podem ser usados se absolutamente necessário; p. ex., *alprazolam*, *losartana*) e a X (os riscos de uso superam quaisquer benefícios; tais agentes não devem ser usados na gravidez; p. ex., estatinas, *metotrexato*). Em 2015, a FDA estabeleceu um novo sistema de rotulagem, a Pregnancy and Lactation Labeling Rule (PLLR). A PLLR substitui os códigos de letras pela rotulagem exigida em (1) gravidez, (2) lactação e (3) problemas que afetam mulheres e homens com potencial reprodutivo, com a intenção de permitir um melhor aconselhamento específico do paciente e tomada de decisão informada para mulheres grávidas que procuram terapias medicamentosas (Dinatale, 2016; Pernia e Demaagd, 2016). Os médicos nos Estados Unidos parecem estar adotando lentamente o novo sistema (Namazy et al., 2020).

Metabolismo dos fármacos

Alguns princípios do metabolismo e da eliminação

Os inúmeros agentes terapêuticos lipofílicos não entram facilmente no ambiente aquoso da urina. O metabolismo dos fármacos e de outros compostos xenobióticos em metabólitos mais hidrofílicos é essencial à sua eliminação do organismo, bem como à cessação das suas atividades biológica e farmacológica.

Do ponto de vista farmacocinético, os três aspectos essenciais do metabolismo dos fármacos são os seguintes:

- **Cinética de primeira ordem.** Para a maioria dos fármacos em suas faixas de concentrações terapêuticas, a quantidade de fármaco metabolizado por unidade de tempo é proporcional à sua C_p e a *fração do fármaco removido por metabolismo é constante (i.e., cinética de primeira ordem)*.
- **Cinética de ordem zero.** Para algumas substâncias e fármacos, como *etanol* e *fenitoína*, a capacidade metabólica é saturada com as concentrações geralmente empregadas e o metabolismo do fármaco

se torna de *ordem zero*; isto é, uma quantidade invariável do fármaco é metabolizada por unidade de tempo. A cinética de ordem zero também ocorre com concentrações altas (tóxicas) à medida que a capacidade de metabolização se torna saturada.

- **Enzimas biotransformadoras induzíveis.** Os principais sistemas responsáveis por metabolizar fármacos são induzíveis, ou seja, enzimas de espectro amplo com algumas variações genéticas previsíveis. Os fármacos que atuam como substratos em comum para uma enzima metabolizante podem interferir no metabolismo de outros, ou um fármaco pode induzir ou aumentar o próprio metabolismo ou de outros fármacos.

Em geral, as reações metabólicas dos fármacos produzem metabólitos inativos mais polares, que são prontamente eliminados do corpo. Entretanto, em alguns casos, o organismo produz metabólitos com atividade biológica potente ou propriedades tóxicas. Alguns dos sistemas enzimáticos que transformam fármacos em metabólitos inativos (p. ex., biossíntese dos esteroides) também geram metabólitos biologicamente ativos dos compostos endógenos, como ocorre com a biossíntese dos esteroides. A biotransformação dos fármacos ocorre principalmente no fígado e envolve *reações de fase 1* (oxidação, redução ou reações hidrolíticas e atividades das enzimas CYP) e *reações de fase 2* (conjugação do produto da fase 1 com uma segunda molécula) e algumas outras reações, gerando um composto polar) e etapas subsequentes que envolvem transportadores que removem os conjugados para o meio extracelular de onde são eliminados. Outros órgãos com capacidade metabólica significativa para os fármacos são trato GI, rins e pulmões. As enzimas que metabolizam fármacos, especialmente as CYP, são induzidas por alguns fármacos e inibidas por outros fármacos e substratos competitivos, além de serem impactadas por doenças (Coutant e Hall, 2018). As diferenças de raça, etnia e sexo desempenham um papel crítico na resposta aos fármacos devido a fatores como composição corporal, bem como à expressão e atividade de enzimas metabolizadoras de fármacos (Farkouh et al., 2020). O Capítulo 5 (Metabolismo dos fármacos) cobre a enzimologia básica do metabolismo de substâncias em detalhes. Os Capítulos 4 (Transportadores de membrana e resposta aos fármacos), 6 (Microbioma gastrintestinal e resposta aos fármacos) e 7 (Farmacogenética e farmacogenômica) apresentam aspectos relacionados ao metabolismo de medicamentos. Compreender o metabolismo de um determinado fármaco e como outras substâncias podem afetar esse metabolismo é crucial para uma boa terapia medicamentosa e para o futuro da medicina personalizada.

Profármacos

Profármacos são compostos farmacologicamente inativos, que são convertidos em suas formas ativas por ação metabólica. Projetar profármacos utilizando a forma ativa como modelo pode maximizar a quantidade da espécie ativa que atinge seu local de ação. Os profármacos inativos são convertidos em metabólitos biologicamente ativos, em geral por hidrólise de uma ligação éster ou amida. Esse é o caso de alguns inibidores da ECA utilizados para tratar hipertensão arterial. Por exemplo, o *enalapril* é relativamente inativo, até que seja convertido por ação de uma esterase em enalaprilato diácido (ver Cap. 30).

Farmacogenética

Em algumas áreas da terapêutica, a farmacogenômica clínica – estudo do impacto das variações genéticas ou dos genótipos dos indivíduos em sua resposta aos fármacos ou metabolismo farmacológico – permite potencializar o tratamento de indivíduos ou grupos (Ramamoorthy et al., 2015; ver Cap. 7).

Eliminação dos fármacos

Os fármacos são eliminados do corpo em sua forma inalterada ou como metabólitos. Com exceção dos pulmões, os órgãos excretores eliminam mais eficazmente os compostos polares que as substâncias altamente lipossolúveis. Por essa razão, os fármacos lipossolúveis não são facilmente eliminados até que sejam metabolizados em compostos mais polares. O rim é o órgão mais importante para a eliminação dos fármacos e seus metabólitos.

A eliminação renal do fármaco inalterado é um dos principais mecanismos de eliminação de 25 a 30% dos fármacos administrados aos seres humanos. As substâncias eliminadas nas fezes são predominantemente fármacos ingeridos por via oral que não foram absorvidos, ou metabólitos dos fármacos eliminados na bile ou secretados diretamente no trato intestinal e que não foram reabsorvidos. A eliminação pulmonar é importante principalmente para a eliminação dos gases anestésicos (ver Cap. 24).

A eliminação de fármacos no leite materno é importante porque as substâncias excretadas podem afetar o lactente (com menor massa corporal e capacidade pouco desenvolvida de metabolizar xenobióticos). Atualmente, não há informações suficientes para o clínico orientar as mães que amamentam sobre os perigos potenciais da eliminação de medicamentos no leite materno. Estima-se que 50 a 70% das mães que amamentam nos Estados Unidos tomam algum tipo de medicamento e, no entanto, apenas 15% dos medicamentos aprovados recentemente fornecem informações sobre amamentação (Byrne e Spong, 2019). As informações mais abrangentes sobre medicamentos aos quais os bebês podem ser expostos a partir do leite materno podem ser encontradas no LactMed®, um banco de dados de medicamentos e outros produtos químicos aos quais as mães que amamentam podem estar expostas; o banco de dados está disponível na National Library of Medicine Bookshelf. À medida que a PLLR da FDA se torna de uso geral, essas informações estão se tornando mais amplamente disponíveis como parte obrigatória das informações sobre os medicamentos nas bulas.

Eliminação renal

A eliminação dos fármacos e metabólitos na urina consiste em três processos bem definidos: filtração glomerular, secreção tubular ativa e reabsorção tubular passiva (Fig. 2-5). A quantidade do fármaco que chega ao lúmen tubular por filtração depende da taxa de filtração glomerular e da extensão da ligação plasmática do fármaco; apenas a fração livre é filtrada. No túbulo renal proximal, a secreção tubular ativa mediada

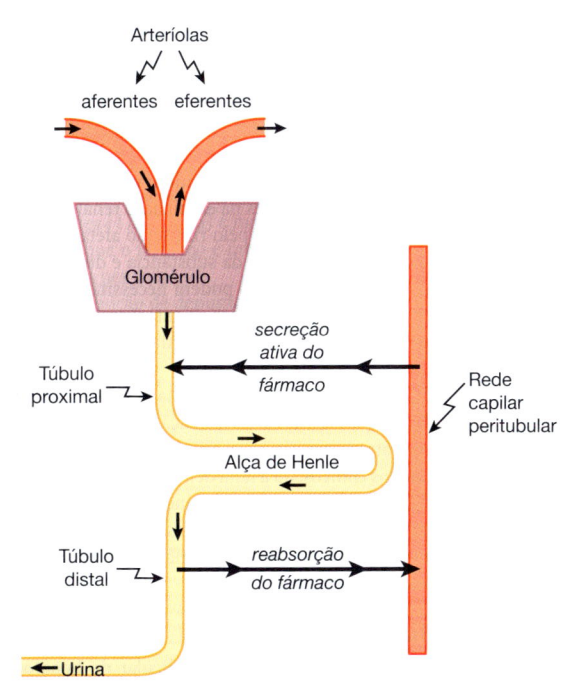

Figura 2-5 *Processamento dos fármacos no rim.* Os fármacos podem ser filtrados do sangue no glomérulo renal, secretados no lúmen do túbulo proximal, reabsorvidos do líquido tubular distal de volta à circulação sistêmica e acumulados na urina. Transportadores de membrana (OAT, OCT, MDR1 e MRP2, entre outros) medeiam a secreção no lúmen do túbulo proximal (ver detalhes nas Figs. 4-12 e 4-13). A reabsorção de compostos presentes no líquido tubular distal (em geral, ácidos) depende do pH: os fármacos ionizáveis estão sujeitos à retenção iônica, e a alteração do pH urinário em favor da ionização pode aumentar a eliminação das espécies polares (ver Fig. 2-2).

Depuração hepática (CL_H)

Para um fármaco removido de maneira eficiente do corpo por processos hepáticos (metabolismo ou eliminação do fármaco na bile), sua concentração no sangue que deixa o fígado é baixa, a taxa de extração aproxima-se de 1 e a depuração do fármaco do sangue é limitada pelo fluxo sanguíneo do fígado (800-1.500 mL/min). Os fármacos que são depurados de maneira eficiente pelo fígado (p. ex., fármacos com depurações sistêmicas > 6 mL/min/kg, como *diltiazem*, *imipramina*, *lidocaína*, *morfina* e *propranolol*) têm suas taxas de eliminação limitadas não pelos processos intra-hepáticos, mas pela taxa com que podem ser transportados do sangue ao fígado.

Modelos farmacocinéticos indicam que, quando a capacidade do órgão eliminador de metabolizar o fármaco é grande, em comparação com a taxa de fornecimento do fármaco ao órgão, a depuração é praticamente igual ao fluxo sanguíneo desse órgão. Por outro lado, quando a capacidade de metabolizar um fármaco é pequena em comparação com a taxa de apresentação desse fármaco, a depuração é proporcional à fração livre do fármaco no sangue (f_{livre}) e à sua depuração intrínseca (Cl_{int}), com depuração intrínseca significando a ligação do fármaco aos componentes do sangue e tecidos, ou capacidade intrínseca do fígado de eliminar um fármaco apesar das limitações impostas pelo fluxo sanguíneo (Guner e Bowen, 2013). Assim, a depuração hepática será:

$$CL_H = \frac{Q_H(f_{livre})(CL_{int})}{Q_H + (f_{livre})(CL_{int})} \qquad \text{(Equação 2-11)}$$

Depuração renal

A depuração renal de um fármaco resulta no seu aparecimento na urina. Quando se analisa a depuração de um fármaco do corpo por ação dos rins, deve-se levar em consideração a filtração, a secreção, a reabsorção e o fluxo sanguíneo glomerulares (ver Fig. 2-5). A taxa de filtração de um fármaco depende do volume de líquido que é filtrado no glomérulo e da concentração do fármaco livre no plasma (porque a fração ligada às proteínas não pode ser filtrada). A taxa de secreção do fármaco no líquido tubular é o principal fator determinante da eliminação renal. A secreção depende dos transportadores envolvidos na secreção ativa, que é afetada pela ligação do fármaco às proteínas plasmáticas, pelo grau de saturação desses transportadores, pela taxa de fornecimento do fármaco ao local de secreção e pela presença de outros fármacos que possam competir por esses transportadores. Além disso, deve-se levar em consideração os processos de reabsorção do fármaco do líquido tubular de volta à corrente sanguínea, tal como ocorre com o ácido úrico. As influências das alterações da ligação às proteínas, do fluxo sanguíneo e do estado funcional dos néfrons afetam a depuração renal.

O ácido acetilsalicílico demonstra a interação entre absorção e secreção renal. Esse fármaco produz um efeito bimodal no processamento renal do ácido úrico: doses altas de ácido acetilsalicílico (> 3 g/dia) são uricosúricas (provavelmente porque bloqueiam a reabsorção do urato), enquanto doses baixas (1-2 g/dia) causam retenção de ácido úrico (possivelmente por inibição da secreção do urato). As doses baixas de ácido acetilsalicílico recomendadas como profilaxia de complicações cardiovasculares podem alterar a função renal e o processamento do ácido úrico de pacientes idosos.

Distribuição

Volume de distribuição

O volume de distribuição (V) relaciona a quantidade do fármaco no organismo com sua concentração (C) no sangue ou no plasma, dependendo do fluido mensurado. Esse volume não se refere necessariamente a um volume fisiológico determinável, mas simplesmente ao volume de líquido que seria necessário para conter todo o fármaco presente no corpo, na mesma concentração mensurada no sangue ou no plasma.

$$\text{Quantidade do fármaco no corpo}/V = C$$

ou

$$V = \text{Quantidade do fármaco no corpo}/C \qquad \text{(Equação 2-12)}$$

V é um volume imaginário porque, para alguns fármacos, seu valor é maior que o volume conhecido de qualquer e todos os compartimentos do corpo (Quadro 2-1). Por exemplo, o valor de V do antimalárico altamente lipofílico *cloroquina* é de cerca de 15.000 L, enquanto o volume total de água do corpo é de aproximadamente 42 L em um homem de 70 kg. O benefício de determinar V é entender a distribuição do fármaco no corpo, fora da corrente sanguínea, como uma indicação de sua distribuição nos locais de ação.

No caso dos fármacos que se ligam amplamente às proteínas plasmáticas, mas que não o fazem aos componentes teciduais, o volume de distribuição é praticamente igual ao volume plasmático, tendo em vista que, no primeiro caso, o fármaco é mensurável nos ensaios disponíveis para a maioria das substâncias. Contudo, alguns fármacos têm volumes de distribuição grandes, ainda que a maior parte do fármaco presente na circulação esteja ligada à albumina, tendo em vista que esses medicamentos são sequestrados em outras partes do corpo.

O volume de distribuição definido na Equação 2-12 considera o corpo como um compartimento único homogêneo. De acordo com esse modelo unicompartimental, toda a administração de fármaco ocorre diretamente no compartimento central e sua distribuição é instantânea para todo o volume V. A depuração do fármaco desse compartimento segue a cinética de primeira ordem, conforme está definida na Equação 2-5; isto é, a quantidade do fármaco eliminada por unidade de tempo depende da quantidade (concentração) do fármaco no compartimento corporal nessa ocasião. A Figura 2-6A e a Equação 2-9 descrevem o declínio temporal da concentração plasmática quando um fármaco é introduzido nesse compartimento central:

$$C = \left[\frac{\text{Dose}}{V}\right][e^{-kt}] \qquad \text{(Equação 2-13)}$$

onde k é a constante de eliminação, que reflete a fração do fármaco removida do compartimento por unidade de tempo. Essa constante de eliminação está relacionada inversamente com a $t_{1/2}$ do fármaco [$kt_{1/2}$ = ln 2 = 0,693]. O modelo unicompartimental idealizado não descreve toda a sequência temporal da concentração plasmática. Ou seja, alguns reservatórios teciduais podem ser diferenciados do compartimento central e a concentração do fármaco parece decair de um modo que pode ser descrito por vários termos exponenciais (Fig. 2-6B).

QUADRO 2-1 ■ OS VALORES DE V PODEM SER MAIORES QUE QUALQUER VOLUME FISIOLÓGICO?

Para alguns fármacos, a Equação 2-12 fornece valores de V maiores que qualquer volume fisiológico. Por exemplo, se fossem acrescentados 500 µg do glicosídeo cardíaco digoxina ao corpo de um indivíduo de 70 kg, a concentração plasmática observada seria de 0,75 ng/mL. Dividindo-se a quantidade do fármaco no corpo pela concentração plasmática, obtém-se um volume de distribuição da *digoxina* em torno de 667 L, um valor cerca de 15 vezes maior que o volume corporal total de um homem de 70 kg. Na verdade, a *digoxina* distribui-se preferencialmente nos músculos e tecidos adiposos e liga-se aos seus receptores específicos (Na^+,K^+-ATPase), restando uma quantidade detectável muito pequena do fármaco no plasma. Desse modo, o volume de distribuição de um fármaco pode refletir a extensão com que está presente nos tecidos extravasculares, e não no plasma. Por outro lado, um valor pequeno de V pode indicar manutenção do fármaco na corrente sanguínea, desejável no tratamento de leucemias. Muitas formulações de medicamentos mais recentes encapsulam um ou mais fármacos em lipossomas ou nanopartículas projetadas para regular a distribuição dos medicamentos (Filipczak et al., 2020). Portanto, o valor de V pode variar amplamente, dependendo dos graus relativos de ligação aos receptores de alta afinidade, proteínas plasmáticas e teciduais, coeficiente do fármaco presente no tecido adiposo, acúmulo em tecidos mal perfundidos e estratégias de engenharia, como encapsulamento. O volume de distribuição de determinado fármaco pode diferir, de acordo com a idade, o sexo, a composição corporal e a coexistência de doenças no paciente. Por exemplo, nos lactentes com menos de 1 ano de vida, a água corporal total varia entre 75 a 80% do peso corporal, enquanto, nos homens adultos, essa porcentagem é de 60% e, nas mulheres adultas, de 55%.

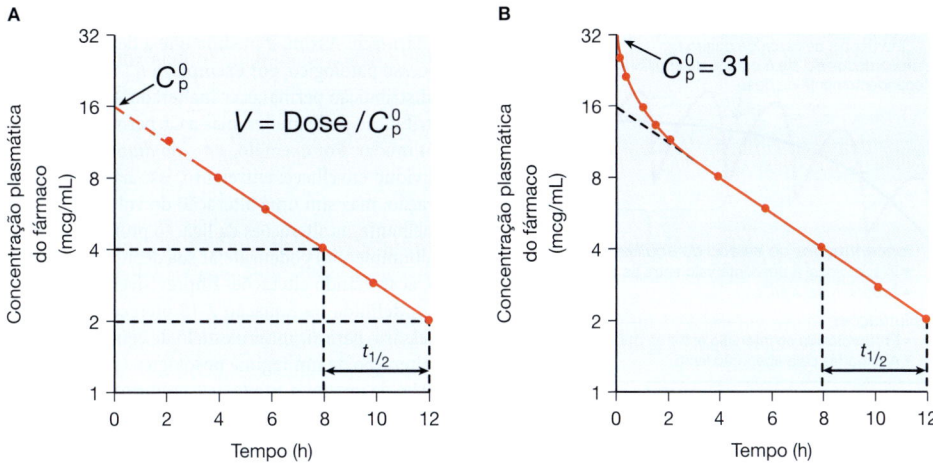

Figura 2-6 *Curvas de concentração plasmática-tempo decorrido após a administração de um fármaco (500 mg) a um paciente de 70 kg.* **A.** As concentrações plasmáticas do fármaco foram mensuradas a intervalos de 2 horas após sua administração. O gráfico semilogarítmico da C_p versus tempo sugere que o fármaco é eliminado de um único compartimento por um processo de primeira ordem (ver Equação 2-13) com $t_{1/2}$ de 4 horas ($k = 0{,}693/t_{1/2} = 0{,}173\ h^{-1}$). O V pode ser determinado com base no valor da C_p obtido por extrapolação ao tempo zero. O volume de distribuição (ver Equação 2-12) do modelo unicompartimental é de 31,3 L ou 0,45 L/kg ($V = \text{dose}/C_p^0$). A depuração desse fármaco é de 90 mL/min; para o modelo unicompartimental, $CL = kV$. **B.** A coleta de uma amostra antes de 2 horas indica que o fármaco segue uma cinética multiexponencial. A $t_{1/2}$ de disposição terminal é de 4 horas, a depuração é de 84 mL/min (ver Equação 2-7) e o V_{ss} é de 26,8 L (ver Equação 2-14). O volume de distribuição "central" ou inicial do fármaco ($V = \text{dose}/C_p^0$) é de 16,1 L. Esse exemplo indica que a cinética multicompartimental pode passar despercebida quando se desprezam as amostras colhidas precocemente. Nesse caso específico, há um erro de 10% apenas na estimativa da depuração, quando as características dos múltiplos compartimentos são ignoradas. Com muitos fármacos, a cinética multicompartimental pode ser observada por períodos de tempo significativos e a desconsideração da fase de distribuição pode resultar em erros significativos nas estimativas da depuração e nas previsões das doses adequadas.

Taxas de distribuição

Em muitos casos, grupos de tecidos com relações de perfusão-distribuição semelhantes estabilizam-se praticamente à mesma taxa, de modo que se observa apenas uma fase evidente de distribuição (queda inicial rápida da concentração do fármaco injetado por via intravenosa, como se pode observar na Fig. 2-6B). Essencialmente, o fármaco começa em um volume "central" (ver Fig. 2-1), que consiste nos reservatórios plasmáticos e teciduais que entram em equilíbrio rapidamente, e é distribuído para um volume "final", quando então as concentrações plasmáticas diminuem de modo log-linear com uma constante k (ver Fig. 2-6B). O modelo multicompartimental de distribuição dos fármacos pode ser entendido como se o sangue e os órgãos com teores reduzidos de gordura irrigados profusamente (p. ex., coração, encéfalo, fígado, pulmões e rins) funcionassem como um só compartimento, enquanto os tecidos irrigados mais lentamente (p. ex., músculos, pele, tecido adiposo e ossos) se comportassem como compartimento final (compartimento tecidual).

Quando o fluxo sanguíneo de alguns tecidos se altera no mesmo indivíduo, as taxas de distribuição do fármaco a esses tecidos também são alteradas. As alterações do fluxo sanguíneo podem levar alguns tecidos que antes estavam no volume "central" a equilibrar-se a uma taxa suficientemente mais lenta, de forma que apareçam apenas no volume "final". Isso significa que os volumes centrais parecerão variar nos estados patológicos que alteram o fluxo sanguíneo regional (p. ex., como seria observado na cirrose hepática). Depois da administração de uma dose intravenosa rápida, as concentrações plasmáticas do fármaco podem ser mais altas nos indivíduos com perfusão reduzida (p. ex., choque) do que seriam caso a perfusão fosse melhor. Por sua vez, essas concentrações sistêmicas mais altas podem causar concentrações mais elevadas (e efeitos mais acentuados) em tecidos como encéfalo e coração, que geralmente não têm reduzida sua perfusão alta. Desse modo, o efeito de um fármaco nos diferentes locais de ação pode variar em decorrência da perfusão dessas estruturas.

Volumes multicompartimentais

Na cinética multicompartimental, é útil utilizar um termo qualitativo para o volume de distribuição, especialmente quando é necessário avaliar o efeito dos estados patológicos na farmacocinética. O volume de distribuição no estado de equilíbrio (V_{ss}) representa o volume no qual um fármaco pareceria estar distribuído durante o estado de equilíbrio, se estivesse presente em todo esse volume, na mesma concentração encontrada no líquido mensurado (plasma ou sangue). O V_{ss} também pode ser avaliado pela Equação 2-14, na qual V_C é o volume de distribuição do fármaco no compartimento central e V_T é o termo de volume para o fármaco no compartimento tecidual:

$$V_{ss} = V_C + V_T \qquad \text{(Equação 2-14)}$$

Concentração no estado de equilíbrio

A Equação 2-3 (Frequência de administração das doses = $CL \cdot C_{ss}$) indica que, por fim, é atingido um estado de equilíbrio quando o fármaco é administrado a uma taxa constante. Nesse ponto, a eliminação do fármaco (produto da depuração multiplicada pela concentração; Equação 2-5) é igual à sua taxa de disponibilidade. Esse conceito também se aplica às doses administradas a intervalos regulares (p. ex., 250 mg do fármaco a cada 8 horas). Durante cada intervalo entre as doses, a concentração do fármaco aumenta quando há absorção e diminui quando ocorre eliminação. No estado de equilíbrio, o ciclo por inteiro é repetido exatamente da mesma forma a cada intervalo (Fig. 2-7). A Equação 2-3 também se aplica à administração de doses intermitentes, mas, nesse caso, descreve a concentração média no estado de equilíbrio. Observe a extensão dessa ideia para derivar C_{ss} durante a infusão intravenosa contínua de fármacos, conforme explicado na legenda da Figura 2-7.

Meia-vida

Meia-vida ($t_{1/2}$) é o tempo necessário para que a concentração plasmática do fármaco seja reduzida em 50%. Com o modelo unicompartimental da Figura 2-6A, a $t_{1/2}$ pode ser calculada facilmente por análise visual dos dados e usada para tomar decisões quanto à posologia de um fármaco. Contudo, como está ilustrado na Figura 2-6B, as concentrações plasmáticas do fármaco frequentemente seguem um padrão de declínio multicompartimental.

Meia-vida, volume de distribuição e depuração

Quando se utiliza a farmacocinética para calcular a posologia dos fármacos nos estados patológicos, observe que a $t_{1/2}$ altera-se em função da depuração e do volume de distribuição:

$$t_{1/2} \cong 0{,}693 \cdot V_{ss}/CL \qquad \text{(Equação 2-15)}$$

Essa $t_{1/2}$ reflete o declínio das concentrações sistêmicas do fármaco durante um intervalo entre duas doses no estado de equilíbrio, conforme está ilustrado na Figura 2-7.

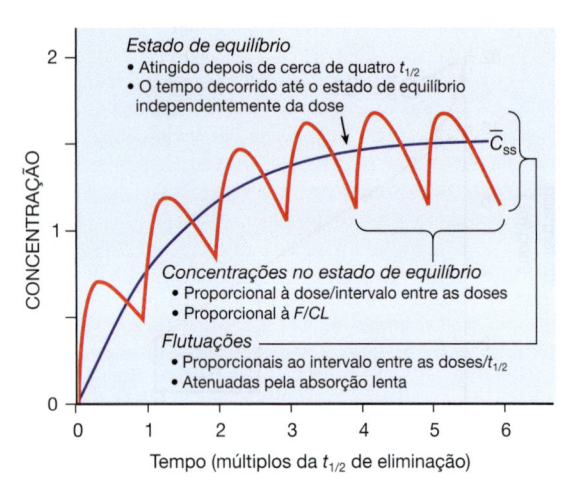

Figura 2-7 *Relações farmacocinéticas fundamentais para a administração de doses repetidas de fármacos.* A linha vermelha representa o padrão de acumulação do fármaco durante sua administração repetida a intervalos iguais à sua $t_{1/2}$ de eliminação. Com absorção instantânea, cada dose acrescentaria 1 unidade de concentração à C_p no momento da administração e, em seguida, a metade dela seria eliminada antes da administração da próxima dose, resultando na variação da C_p entre 1 e 2 após 4 ou 5 $t_{1/2}$ de eliminação. Entretanto, essa simulação mais realista usa uma taxa de absorção do fármaco que não é instantânea, mas é 10 vezes mais rápida que a taxa de eliminação; o fármaco é eliminado durante todo o processo de absorção, reduzindo o nível sanguíneo máximo alcançado depois de cada dose. Com administração repetida, a C_p alcança o estado de equilíbrio, oscilando em 1,5 unidade em volta da linha azul. A linha azul ilustra o padrão durante a administração de doses equivalentes por infusão intravenosa contínua. As curvas estão baseadas no modelo unicompartimental. A concentração média do fármaco no estado de equilíbrio é:

$$C_{ss} = \frac{F \cdot dose}{CL \cdot T} = \frac{F \cdot \text{frequência das doses}}{CL}$$

em que a frequência das doses representa a dose por intervalo de tempo e é equivalente à dose/T; F é a biodisponibilidade percentual; e CL é a depuração. Observe que a substituição da taxa de infusão por [F · dose/T] fornece a concentração mantida no estado de equilíbrio durante a infusão intravenosa contínua (F = 1 com a administração intravenosa).

Meia-vida terminal

Com a administração prolongada (ou com concentrações altas do fármaco), um fármaco pode penetrar além do compartimento central e chegar aos compartimentos corporais "profundos" ou secundários, que se equilibram com o plasma apenas lentamente. Quando a infusão ou a administração for interrompida, o fármaco será inicialmente eliminado do plasma conforme o esperado. Em seguida, a concentração cairá a um ponto no qual começa a difusão líquida dos compartimentos secundários, e esse equilíbrio lento produzirá um prolongamento da meia-vida do fármaco, referido como meia-vida terminal.

Comparação entre a $t_{1/2}$ no estado de equilíbrio e a $t_{1/2}$ terminal

Gentamicina e *indometacina* são exemplos de fármacos que apresentam diferenças marcantes entre a $t_{1/2}$ terminal e a $t_{1/2}$ no estado de equilíbrio. A *gentamicina* tem $t_{1/2}$ de 2 a 3 horas depois da administração de uma dose única, mas $t_{1/2}$ terminal de 53 horas, porque o fármaco acumula-se em espaços como o parênquima renal (onde sua acumulação pode causar efeitos tóxicos). O ciclo biliar provavelmente é responsável pelo valor da $t_{1/2}$ terminal de 120 horas da *indometacina* (em comparação com o valor de 2,4 horas para a $t_{1/2}$ no estado de equilíbrio). Os anestésicos intravenosos oferecem um bom exemplo; alguns têm $t_{1/2}$ *sensíveis ao contexto*, ou seja, esses fármacos têm $t_{1/2}$ curtas após a administração de doses intravenosas isoladas, mas têm $t_{1/2}$ mais longas, proporcionais à duração da exposição, quando são usados para manter a anestesia (ver Fig. 21-2).

A *depuração* é a medida da capacidade do organismo de eliminar um fármaco. Assim, à medida que a depuração diminui, devido a um processo patológico, por exemplo, a $t_{1/2}$ aumentará enquanto o volume de distribuição permanecer inalterado. Como alternativa, o volume de distribuição pode mudar, mas a CL permanece constante ou ambos podem mudar. Por exemplo, a $t_{1/2}$ do *diazepam* aumenta à medida que o indivíduo envelhece; entretanto, isso não reflete uma alteração da depuração, mas sim uma alteração do volume de distribuição. De modo semelhante, as alterações da ligação proteica de um fármaco (p. ex., hipoalbuminemia) podem afetar sua depuração e seu volume de distribuição, acarretando alterações imprevisíveis da $t_{1/2}$ em função da doença. A $t_{1/2}$ definida na Equação 2-15 oferece uma aproximação do tempo necessário para alcançar o estado de equilíbrio depois da introdução ou da alteração de um regime posológico (p. ex., 4 $t_{1/2}$ para alcançar cerca de 94% de um novo estado de equilíbrio).

Extensão e taxa de absorção

Biodisponibilidade

É importante diferenciar entre a quantidade do fármaco administrado e a quantidade do fármaco que finalmente chega à circulação sistêmica. A dissolução e a absorção do fármaco podem ser parciais; alguns podem ser destruídos antes de entrar na circulação sistêmica, especialmente pelo metabolismo da primeira passagem no fígado. O efeito da primeira passagem é amplo no caso de alguns fármacos orais que entram na veia porta e passam diretamente ao fígado. A fração de uma dose (F) que é absorvida e foge à eliminação durante a primeira passagem reflete a *biodisponibilidade* do fármaco; portanto $0 < F \leq 1$ (ver Equação 2-2).

O extenso metabolismo de primeira passagem de alguns fármacos impede o seu uso como agente oral (p. ex., *lidocaína*, *naloxona*), e no caso de outros agentes, embora administrados por via oral, deve-se evitar o metabolismo hepático (p. ex., *trinitrato de glicerila*) ou estes podem ser administrados, beneficiando-se do grande efeito de primeira passagem (p. ex., *propranolol*). Com outros fármacos, a extensão da absorção pode ser muito pequena e, assim, a biodisponibilidade é reduzida. Quando os fármacos são administrados por uma via que está sujeita à inativação expressiva durante a primeira passagem ou à absorção incompleta, as equações descritas antes – que contêm os termos *dose* ou *frequência das doses* (ver Equações 2-3, 2-7 e 2-13) – também precisam incluir o termo biodisponibilidade (F), de forma que a dose disponível ou a frequência das doses seja usada (Quadro 2-2). Por exemplo, a Equação 2-2 é modificada para:

$$F \cdot \text{Frequência das doses} = CL \cdot C_{ss} \quad \text{(Equação 2-16)}$$

em que o valor de F varia entre 0 e 0,85.

Taxa de absorção

A taxa de absorção pode ser importante quando um fármaco é administrado em dose única, como é o caso de um indutor do sono, que precisa agir em um intervalo razoável e alcançar um nível sanguíneo eficaz, que possa ser mantido por um período apropriado. Entretanto, com a

---

QUADRO 2-2 ■ APESAR DA ABSORÇÃO PRECÁRIA, ALGUNS FÁRMACOS COM BIODISPONIBILIDADE BAIXA SÃO EFICAZES POR VIA ORAL

O valor de F varia amplamente com os fármacos administrados por via oral, e o sucesso do tratamento ainda pode ser alcançado com alguns compostos que têm valores de F de apenas 0,03 (p. ex., *etidronato* e *alisquireno*). *Alisquireno* é o primeiro inibidor direto de renina administrável por via oral aprovado para tratar hipertensão; sua biodisponibilidade é de 2,6%. O *etidronato* – um bifosfonato usado para estabilizar a matriz óssea no tratamento da doença de Paget e da osteoporose – têm biodisponibilidade também baixa (0,03), significando que apenas 3% do fármaco apareçam na corrente sanguínea depois de uma dose oral. Nesses dois casos, o tratamento com uma preparação oral ainda é possível, embora a dose administrada do fármaco por quilograma seja maior que aquela que seria necessária se fosse aplicada por via injetável.

administração intermitente repetida, a taxa de absorção do fármaco geralmente não afeta sua concentração média no estado de equilíbrio no plasma, contanto que o fármaco seja estável antes de ser absorvido; contudo, a taxa de absorção ainda pode afetar o tratamento com esse fármaco. Se o fármaco for absorvido rapidamente (p. ex., depois de uma dose administrada por injeção intravenosa rápida) e tiver volume "central" pequeno, sua concentração inicial será alta. Em seguida, a concentração diminuirá à medida que o fármaco seja distribuído no seu volume "final" (maior) (ver Fig. 2-6B). Se o mesmo fármaco for absorvido mais lentamente (p. ex., infusão lenta), uma quantidade expressiva do fármaco será distribuída enquanto estiver sendo administrado e as concentrações de pico serão mais baixas e ocorrerão mais tardiamente. As preparações orais de liberação controlada são projetadas para assegurar taxas lentas e constantes de absorção, para reduzir as variações menores no perfil da concentração plasmática *versus* tempo durante o intervalo entre as doses, em comparação às preparações de liberação imediata. Como os efeitos benéficos (não tóxicos) dos fármacos dependem do conhecimento da variação ideal ou desejável das concentrações plasmáticas, a manutenção nessa faixa, evitando-se grandes oscilações entre os níveis máximo e mínimo, pode melhorar o resultado do tratamento.

Farmacocinética não linear

Em farmacocinética, a não linearidade (i.e., alterações de parâmetros como depuração, volume de distribuição e $t_{1/2}$ em função da dose ou concentração do fármaco) geralmente é atribuída à saturação da ligação às proteínas, ao metabolismo hepático ou ao transporte renal ativo do fármaco.

Ligação proteica saturável

Conforme aumenta a concentração molar das moléculas farmacêuticas pequenas, a fração livre finalmente também deve aumentar (porque todos os locais de ligação estão saturados quando a concentração do fármaco no plasma está na faixa de dezenas de milhares de microgramas por mililitro). Com um fármaco metabolizado pelo fígado com relação baixa entre depuração intrínseca e extração, a saturação da ligação às proteínas plasmáticas aumenta o V e a CL proporcionalmente ao aumento das concentrações do fármaco; desse modo, a $t_{1/2}$ ainda pode permanecer constante (ver Equação 2-15). Para um fármaco como esse, a C_{ss} não aumenta linearmente à medida que sua taxa de administração aumenta. No caso dos fármacos depurados com relações altas entre depuração intrínseca e extração, a C_{ss} pode permanecer linearmente proporcional à sua taxa de administração. Nesse caso, a depuração hepática não sofre alteração alguma e a ampliação do V aumenta a $t_{1/2}$ de eliminação devido à redução da fração do fármaco total no corpo liberada para o fígado por unidade de tempo. A maioria dos fármacos está entre esses dois extremos.

Eliminação saturável

No caso da eliminação saturável, a equação de Michaelis-Menten (ver Equação 2-4) geralmente descreve a não linearidade. Todos os processos ativos certamente são saturáveis, mas parecem ser lineares quando os valores das concentrações de um fármaco detectados na prática são iguais ou inferiores a K_m desse processo (Quadro 2-3). Quando as concentrações do fármaco ultrapassarem a K_m, a cinética observada não é linear. O metabolismo saturável faz o metabolismo da primeira passagem ser menor que o esperado (*biodisponibilidade percentual* maior), resultando em um aumento percentual maior da C_{ss} que o aumento percentual correspondente da taxa de administração do fármaco; basicamente, a taxa de entrada de um fármaco na circulação sistêmica é maior que a taxa máxima possível de metabolismo desse composto e a eliminação ocorre em ordem zero. As principais consequências da saturação do metabolismo ou transporte são opostas aos efeitos causados pela saturação da ligação proteica. A saturação da ligação proteica aumenta a CL, porque esse parâmetro é ampliado à medida que as concentrações do fármaco sobem, enquanto a saturação do metabolismo ou transporte pode reduzir a CL.

A Figura 2-8 apresenta curvas hipotéticas que mostram os efeitos do metabolismo/eliminação alterado no nível plasmático do fármaco, em função da dosagem do medicamento.

A *fenitoína* é um bom exemplo clínico de como o metabolismo alterado pode modificar o resultado clínico da terapia medicamentosa.

A *fenitoína* é um fármaco antiepiléptico amplamente utilizado no tratamento da epilepsia focal e do estado de mal epiléptico e eficaz no controle de crises focais com e sem generalização tônico-clônica e estado de mal epiléptico (ver Cap. 20). Noventa por cento do metabolismo da *fenitoína* é realizado pela CYP2C9. Polimorfismos genéticos na CYP2C9 podem reduzir o metabolismo da *fenitoína* em 25 a 50% em pacientes. A distribuição da frequência dos alelos do polimorfismo CYP2C9 em pacientes com epilepsia ao redor do mundo varia de 4,5 a 13,6%, sendo menos frequente em afro-americanos e asiáticos. A *fenitoína* tem uma faixa terapêutica estreita e um perfil farmacocinético não linear. Alterações no metabolismo da *fenitoína* podem ter implicações clínicas significativas, causando efeitos adversos frequentes e graves, exigindo a interrupção do tratamento, apesar da eficácia clínica. A Tabela 2-3 resume algumas dessas alterações, e o Quadro 2-3 usa o exemplo da *fenitoína* para apresentar questões a serem consideradas quando o metabolismo de um fármaco pode ser saturado pelo nível plasmático do medicamento dentro de uma faixa terapêutica estreita, e o monitoramento e o ajuste da dosagem tornam-se críticos.

A C_{ss} pode ser calculada substituindo-se a Equação 2-4 (com $C = C_{ss}$) pela Equação 2-3 e calculando-se a concentração no estado de equilíbrio:

$$C_{ss} = \frac{\text{frequência das doses} \cdot K_m}{V_m - \text{frequência das doses}} \quad \text{(Equação 2-17)}$$

QUADRO 2-3 ■ METABOLISMO SATURÁVEL: FENITOÍNA

O anticonvulsivante *fenitoína* é um fármaco cujo metabolismo pode ser saturado por seus níveis na faixa terapêutica. Os fatores que contribuem para isso são a $t_{1/2}$ e a depuração variáveis da *fenitoína* e uma concentração eficaz que varia e pode saturar os mecanismos de depuração, de forma que a C_{ss} pode saturar os mecanismos de depuração ou estar bem acima ou abaixo desse valor. A $t_{1/2}$ da *fenitoína* varia de 6 a 24 horas. Quanto à depuração, o K_m (5-10 mg/L) geralmente fica próximo do limite inferior da faixa terapêutica (10-20 mg/L). Em alguns pacientes, em especial nas crianças pequenas e nos recém-nascidos tratados com emergências convulsivas, o K_m pode ser de apenas 1 mg/L. Considere o caso extremo de um adulto de 70 kg, no qual a concentração-alvo (C_{ss}) é de 15 mg/L, K_m = 1 mg/L e a taxa de eliminação máxima (V_m, com base no Apêndice I) é de 5,9 mg/kg/dia, ou 413 mg/dia/70 kg. Substituindo esses valores na Equação 2-17:

$$15 \text{ mg/L} = \frac{\text{frequência das doses} \cdot 1 \text{ mg/L}}{413 \text{ mg/dia} - \text{frequência das doses}}$$

$$\text{frequência das doses} = 387 \text{ mg/dia}$$

Nesse caso, a frequência das doses está pouco abaixo da capacidade de eliminação. Se a frequência das doses fosse aumentada em 10% (para 387 + 38,7 ou cerca de 426 mg/dia), ela excederia à capacidade de eliminação em 13 mg/dia e a C_p da *fenitoína* começaria a mostrar elevação aos níveis tóxicos, devido ao acúmulo. Por outro lado, se a frequência das doses fosse reduzida em 10% (para 387 – 38,7 ou cerca de 348 mg/dia), a C_{ss} alcançada seria de 5,4 mg/L – uma redução drástica a um nível abaixo da faixa terapêutica.

Considere uma K_m mais comum de 8 mg/L, de forma que a C_{ss} desejada de 15 mg/L ficasse mais longe de saturar a capacidade de eliminação. Em um indivíduo de 70 kg (v_m = 413 mg/dia), esses dados exigiriam uma frequência de doses de apenas 269 mg/dia. O aumento dessa taxa em 10% (para 296 mg/dia) não saturaria a capacidade de eliminação, mas poderia resultar em uma C_{ss} = 20,2 mg/L. A mesma variação de 10% a menos na frequência das doses (para 242 mg/dia) resultaria na C_{ss} = 11,3 mg/L, ou seja, uma redução menos drástica que a anterior e ainda estaria na faixa terapêutica.

A consideração de todas as variáveis, de forma a prever e controlar a dose com tamanha precisão (erro < 10%), pode ser difícil. Por essa razão, nos pacientes nos quais a concentração-alvo de *fenitoína* é ≥ 10 vezes que a K_m, a alternância entre tratamento ineficaz e efeitos tóxicos é comum, a monitoração cuidadosa é essencial e pode ser conveniente consultar um especialista em farmacocinética para determinar ou revisar a posologia.

Ácido acetilsalicílico, *fluoxetina*, *verapamil* e *etanol* também são substâncias ou fármacos que demonstram metabolismo saturável com as concentrações normalmente utilizadas ou na faixa próxima.

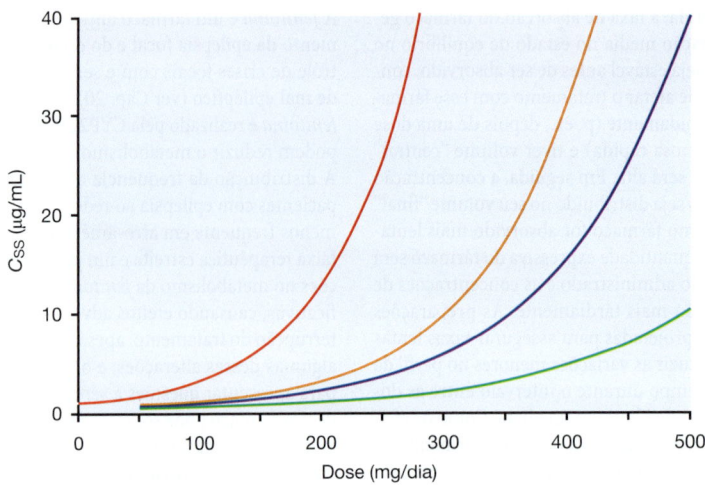

Figura 2-8 *Efeito da eliminação alterada nos níveis estacionários de um fármaco no compartimento central.* A linha azul representa o efeito da dose no nível terapêutico de um fármaco administrado 1 vez ao dia e eliminado tanto pelo metabolismo hepático quanto pela eliminação renal. Em verde, é mostrado o efeito de um aumento na taxa de eliminação, v_m, como pode ser observado pela administração concomitante de fármacos que induzem o metabolismo (p. ex., *fenitoína, rifampicina*). Em laranja, é mostrado o efeito de um aumento no K_m de eliminação, como pode ser observado com a administração concomitante de inibidores das CYPs hepáticas (p. ex., *fluconazol, fluoxetina*). A linha vermelha mostra o efeito da cirrose hepática e/ou insuficiência renal, como pode ser encontrado em um paciente idoso. Uma $t_{1/2}$ significativamente prolongada causaria um rápido desenvolvimento de toxicidade.

À medida que a frequência da dose se aproxima da taxa de eliminação máxima (v_m), o denominador da Equação 2-17 aproxima-se de zero e a C_{ss} aumenta desproporcionalmente. Como a saturação do metabolismo não deve ter qualquer efeito no volume de distribuição, a depuração e a taxa relativa de eliminação do fármaco diminuem à medida que a concentração aumenta; por essa razão, a curva logarítmica de C_p em função do tempo tem concavidade voltada para baixo, até que o metabolismo se torne suficientemente insaturado, como se observa com a cinética de eliminação de primeira ordem (Fig. 2-9).

Desse modo, durante a saturação do metabolismo, o conceito de $t_{1/2}$ constante não é aplicável. Por essa razão, a alteração da frequência das doses de um fármaco de metabolismo não linear é difícil e imprevisível, porque o estado de equilíbrio resultante é atingido mais lentamente e, o mais importante, o efeito é desproporcional à alteração da frequência das doses.

A Figura 2-9 compara os efeitos das cinéticas de eliminação de ordem zero e de primeira ordem nos parâmetros farmacocinéticos importantes.

TABELA 2-3 ■ CONDIÇÕES QUE ALTERAM O METABOLISMO DA FENITOÍNA

CYP2C9	DOENÇA OU CONDIÇÃO	EXEMPLO
$V_{máx}$ é aumentado	Indução enzimática	Administração concomitante de fenobarbital, rifampicina ou carbamazepina
$V_{máx}$ é reduzido	Cirrose hepática	Atividade enzimática diminuída; presença de um dos dois polimorfismos de CYP2C9 clinicamente significativos
K_m é aumentado	Inibição competitiva	Administração concomitante de antidepressivos (p. ex., fluoxetina), antimicrobianos (p. ex., cloranfenicol) ou outros, incluindo cimetidina
K_m é reduzido	Diminuição da ligação às proteínas plasmáticas	Hipoalbuminemia, competição pela ligação (p. ex., ácido valproico ou salicilatos)

K_m, [fármaco] em que a taxa de metabolismo é igual a 50% de $V_{máx}$; $V_{máx}$, taxa máxima de metabolismo.

Planejamento e otimização dos regimes posológicos
Janela terapêutica

A intensidade do efeito de um fármaco está relacionada com sua concentração (geralmente C_p) acima de uma concentração eficaz mínima, enquanto a duração do seu efeito reflete o tempo no qual o nível farmacológico está acima desse valor (Fig. 2-10). Em geral, essas considerações aplicam-se aos efeitos desejados e indesejáveis (adversos) dos fármacos e, por isso, existe uma *janela terapêutica* que reflete a variação das concentrações capazes de assegurar a eficácia do produto sem os efeitos tóxicos inaceitáveis. Depois da administração de apenas uma dose, um período de atraso precede ao início do efeito farmacológico, depois do qual a intensidade do efeito aumenta ao máximo e depois declina; se não for administrada uma dose subsequente, o efeito finalmente desaparece à medida que o fármaco é eliminado. Essa evolução temporal reflete as alterações da concentração do fármaco, que são determinadas pela farmacocinética de sua absorção, distribuição e eliminação.

Considerações semelhantes também se aplicam depois da administração de várias doses durante um tratamento prolongado e determinam a quantidade e a frequência do uso do fármaco para obter o efeito terapêutico ideal. *Em geral, o limite inferior da faixa terapêutica do fármaco parece ser praticamente igual à concentração do fármaco que produz cerca da metade do maior efeito terapêutico possível, enquanto o limite superior é aquele no qual não mais do que 5 a 10% dos pacientes desenvolvem efeito tóxico.* No caso de alguns fármacos, isso pode significar que o limite superior da variação não é mais do que duas vezes maior que o limite inferior. Evidentemente, esses valores podem sofrer variações significativas e alguns pacientes podem ser muito beneficiados por concentrações do fármaco acima da variação terapêutica, enquanto outros podem produzir efeitos tóxicos significativos com níveis muito mais baixos (p. ex., *digoxina*).

Com um número limitado de fármacos, alguns dos seus efeitos são facilmente mensurados (p. ex., pressão arterial, glicemia) e podem ser usados para ajustar a posologia usando a abordagem de tentativa e erro. Mesmo em uma situação ideal, surgem algumas questões quantitativas, entre elas com que frequência a dose deve ser alterada e qual a amplitude dessa alteração. Essas questões, geralmente, podem ser solucionadas com regras de memorização simples baseadas nos princípios descritos antes (p. ex., alterar a dose no máximo em 50% e com frequência não maior que 1 vez a cada 3 ou 4 $t_{1/2}$ para assegurar que uma nova concentração de fármaco em estado quase estacionário tenha sido alcançada). Por outro lado, alguns fármacos têm pouca

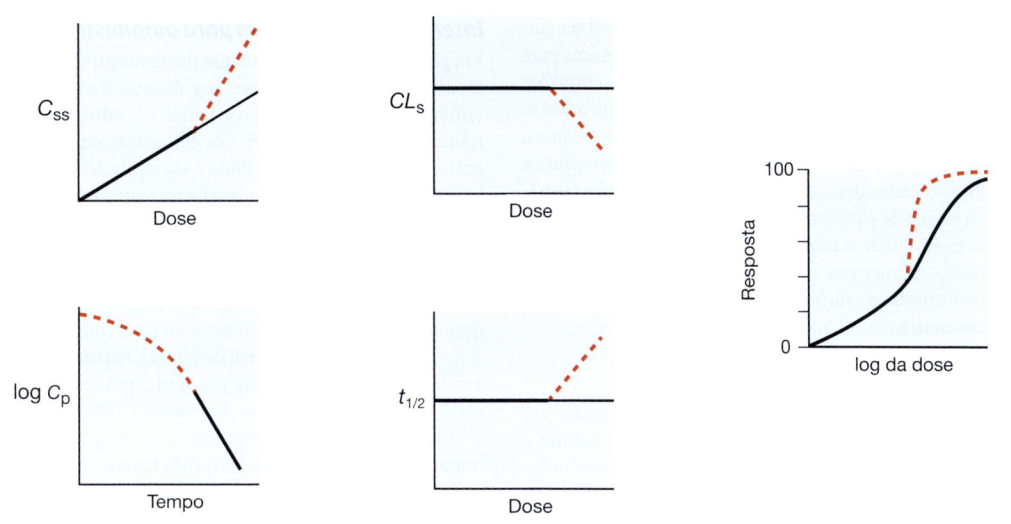

Figura 2-9 *Parâmetros farmacocinéticos comparativos com as cinéticas de eliminação de ordem zero e primeira ordem.* As linhas pretas representam a relação com a cinética de eliminação de primeira ordem. As linhas vermelhas pontilhadas indicam os efeitos da transição para uma região de eliminação saturada (cinética de ordem zero).

toxicidade dependente da dose e em geral se deseja eficácia máxima. Nesses casos, doses muito acima da média necessária asseguram a eficácia (se isso for possível) e prolongam a ação farmacológica. Nos casos típicos, a estratégia de "dose máxima" é aplicada às penicilinas. Para muitos fármacos, os efeitos terapêuticos são difíceis de medir (ou o fármaco é administrado para profilaxia); portanto, a toxicidade do fármaco e a falta de eficácia são perigos potenciais, especialmente se o índice terapêutico for estreito. Nesses casos, as doses precisam ser tituladas com cuidado, e a posologia é limitada pela toxicidade, e não pela eficácia.

Dessa forma, o objetivo do tratamento é manter os níveis farmacológicos em equilíbrio dentro da janela terapêutica. Quando as concentrações associadas a essa faixa desejada não estão estabelecidas, é suficiente entender que a eficácia e a toxicidade dependem da concentração

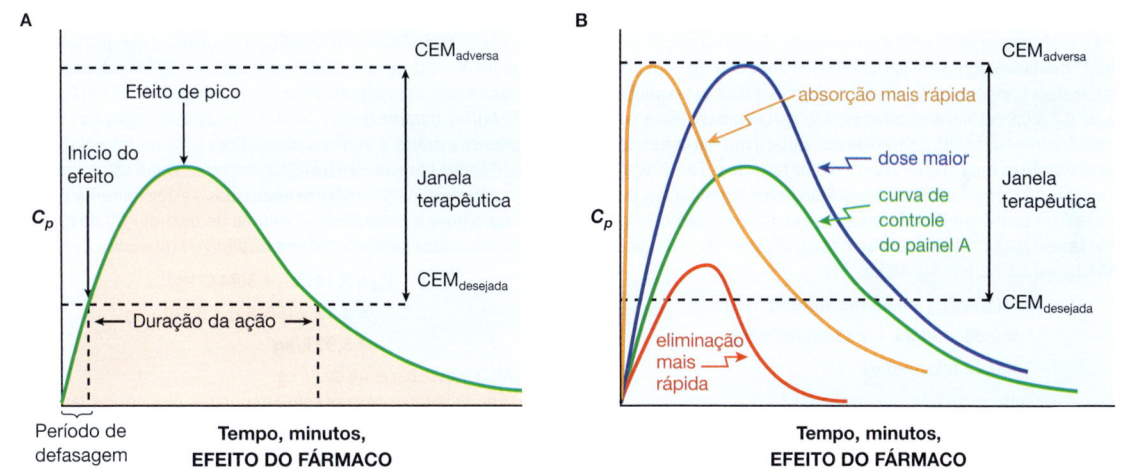

Figura 2-10 A. *Características temporais dos efeitos dos fármacos e suas relações com a janela terapêutica (p. ex., dose única, administração oral).* Há um período de defasagem, antes que a concentração plasmática do fármaco (C_p) exceda a concentração efetiva mínima (CEM) do efeito desejado ($CEM_{desejada}$). Depois do início da resposta, a intensidade do efeito aumenta à medida que o fármaco continua a ser absorvido e distribuído. Esse efeito alcança um pico e, em seguida, a eliminação do fármaco provoca um declínio da C_p e da intensidade do efeito. O efeito desaparece quando a concentração do fármaco diminui abaixo da $CEM_{desejada}$. A duração da ação de um fármaco é determinada pelo tempo durante o qual as concentrações excedem a $CEM_{desejada}$. Também há uma CEM para cada reação adversa ($CEM_{adversa}$) e, quando a concentração do fármaco é maior que isso, a consequência é a toxicidade. O objetivo do tratamento é atingir e manter concentrações dentro da janela terapêutica para a resposta desejada, com um mínimo de efeitos tóxicos. A resposta farmacológica *abaixo* da $CEM_{desejada}$ é subterapêutica; *acima* da $CEM_{desejada}$, aumenta a probabilidade de efeitos tóxicos. A AUC (bege) pode ser usada para calcular a depuração (ver Equação 2-7) com cinética de eliminação de primeira ordem. A AUC também é usada como medida da biodisponibilidade (definida em 100% para um fármaco administrado por via intravenosa). A biodisponibilidade é menor que 100% com os fármacos administrados por via oral, principalmente em razão da absorção incompleta e do metabolismo e da eliminação da primeira passagem. A alteração da posologia do fármaco desvia a curva para cima ou para baixo da escala de C_p e é usada para modular o efeito farmacológico, como se pode observar no painel B.
B. *Efeitos da alteração da absorção, eliminação e posologia e o perfil temporal de uma dose única administrada por via oral.* A curva em verde é a mesma ilustrada no painel A. O aumento progressivo da dose (linha azul) reduz o período de defasagem e prolonga a duração da eficácia do fármaco, embora com risco de aumentar as chances de ocorrerem efeitos adversos. A menos que o fármaco seja atóxico (p. ex., penicilinas), aumentar a dose não é uma estratégia útil para ampliar a duração da ação, quando esse aumento traz o nível do fármaco para perto da $CEM_{adversa}$. Em vez disso, deve-se administrar outra dose no tempo certo para manter as concentrações dentro da janela terapêutica (ver Fig. 2-7). A taxa acelerada de absorção da dose (linha laranja) reduz o período de defasagem, leva a C_p máxima mais alta a um tempo mais curto, mas reduz a duração da ação (período acima da $CEM_{desejada}$). O aumento da taxa de eliminação da dose reduz a C_p máxima e reduz o tempo com $C_p > CEM_{desejada}$.

e como a posologia e a frequência de administração afeta o nível sanguíneo do fármaco. Entretanto, para um grupo pequeno de fármacos para os quais há uma diferença pequena (2-3 vezes) entre as concentrações eficazes e tóxicas (p. ex., *digoxina, teofilina, lidocaína,* aminoglicosídeos, *ciclosporina, tacrolimo, sirolimo, varfarina* e alguns anticonvulsivantes), a faixa de concentrações plasmáticas associadas à eficácia terapêutica estão definidas. Nesses casos, deve-se buscar uma concentração farmacológica (alvo) em estado de equilíbrio (geralmente no plasma) associada à eficácia e aos efeitos tóxicos mínimos; assim, deve-se calcular uma dose que – espera-se – alcance esse valor. Em seguida, as concentrações do fármaco são mensuradas e a dose é ajustada conforme a necessidade (ver descrição mais detalhada adiante, neste capítulo).

Dose de manutenção

Na maioria das situações clínicas, os fármacos são administrados em uma série de doses repetidas ou em infusão contínua para manter a concentração de equilíbrio do fármaco associada à janela terapêutica. O cálculo da dose de manutenção apropriada é um dos objetivos do tratamento. Para manter a concentração-alvo ou em estado de equilíbrio, a frequência de administração é ajustada de modo que a taxa de entrada seja igual à de eliminação. Essa relação está expressa a seguir em termos de concentração-alvo desejável:

$$\text{Frequência das doses} = C_p\text{-alvo} \cdot CL/F \quad \text{(Equação 2-18)}$$

Quando o médico escolhe a concentração plasmática desejada e conhece a depuração e a biodisponibilidade de determinado paciente, pode calcular a dose e os intervalos apropriados entre elas (Quadro 2-4).

Intervalo entre as doses para administração intermitente

Em geral, as variações acentuadas das concentrações farmacológicas entre as doses não são desejáveis. Se a absorção e a distribuição fossem instantâneas, as variações das concentrações entre as doses seriam determinadas inteiramente pela $t_{1/2}$ de eliminação do fármaco. Se o intervalo entre as doses T fosse escolhido para equivaler à $t_{1/2}$, então a variação total seria de duas vezes; em geral, essa é uma variação tolerável. Alguns aspectos farmacodinâmicos modificam isso. Se um fármaco for relativamente atóxico, de modo que possam ser toleradas facilmente concentrações muitas vezes acima das necessárias para o tratamento, a estratégia de dose máxima poderia ser usada e o intervalo entre elas poderia ser muito maior que a $t_{1/2}$ de eliminação (por conveniência do paciente). A $t_{1/2}$ da *amoxicilina* é de cerca de 2 horas, mas a administração de doses a cada 2 horas poderia ser impraticável. Em vez disso, esse antibiótico é geralmente administrado em doses altas a cada 8 ou 12 horas.

Com alguns fármacos que têm faixa terapêutica estreita, pode ser importante estimar as concentrações máxima e mínima que ocorrem com determinado intervalo entre as doses. A concentração mínima no estado de equilíbrio ($C_{ss,mín}$) pode ser calculada com relativa precisão pela fórmula:

$$C_{ss,mín} = \frac{F \cdot \text{dose}/V_{ss}}{1-e^{-kT}} \cdot e^{-kT} \quad \text{(Equação 2-19)}$$

onde k é igual a 0,693 dividido pela $t_{1/2}$ plasmática clinicamente relevante e T é o intervalo entre as doses. O termo e^{-kT} é a fração da última dose (corrigida pela biodisponibilidade), que permanece no corpo ao final de um intervalo entre as doses.

QUADRO 2-4 ■ COMO CALCULAR A DOSE DE DIGOXINA NA INSUFICIÊNCIA CARDÍACA

A *digoxina* oral precisa ser usada em uma dose de manutenção para "digitalizar" gradativamente um paciente de 63 anos e 84 kg com insuficiência cardíaca congestiva. A concentração plasmática em equilíbrio na faixa de 0,7 a 0,9 ng/mL é escolhida como meta conservadora com base no conhecimento prévio da ação desse fármaco nos pacientes com insuficiência cardíaca para manter seus níveis na faixa de 0,5 a 1,0 ng/mL ou menos (Bauman et al., 2006). A depuração de creatinina (CL_{Cr}) desse paciente é de 56 mL/min/84 kg; sabendo que a depuração da *digoxina* pode ser estimada consultando-se o título *digoxina* do Apêndice I: $CL = 0,88\, CL_{Cr} + 0,33$ mL/min/kg. Assim:

$$CL = 0,88\, CL_{Cr} + 0,33 \text{ mL/min/kg}$$
$$= 0,88 \times 56/84 + 0,33 \text{ mL/min/kg}$$
$$= 0,92 \text{ mL/min/kg}$$

Para esse paciente de 84 kg:

$$CL = (84 \text{ kg})(0,92 \text{ mL/min/kg}) = 77 \text{ mL/min} = 4,6 \text{ L/h}$$

Sabendo que a biodisponibilidade oral da *digoxina* é de 70% ($F = 0,7$) e com a C_p-alvo de 0,75 ng/mL, pode-se usar a Equação 2-18 para calcular uma frequência de doses apropriada a esse paciente de 84 kg:

$$\text{Frequência das doses} = C_p\text{-alvo} \cdot CL/F$$
$$= [0,75 \text{ ng/mL} \times 77 \text{ mL/min}] \div [0,7] = 82,5 \text{ ng/min}$$
$$\text{ou } 82,5 \text{ ng/min} \times 60 \text{ min/h} \times 24 \text{ h/d} = 119 \text{ mcg/dia}$$

Na prática, a frequência das doses é arredondada para a dose oral mais próxima (0,125 mg/dia), que resultaria na C_{ss} de 0,79 ng/mL (0,75 × 125/119 ou utilizando a Equação 2-16). A *digoxina* é um exemplo bem conhecido de um fármaco difícil de dosar, tem índice terapêutico baixo (cerca de 2-3) e tem coeficiente de variação amplo para a equação de depuração dos pacientes com insuficiência cardíaca (52%); o nível sanguíneo eficaz de um paciente pode ser tóxico ou ineficaz em outro. Desse modo, monitorar o estado clínico dos pacientes (edema de tornozelo recente ou acentuado, incapacidade de dormir na posição de decúbito, redução da tolerância aos esforços), seja por acompanhamento domiciliar de um profissional de saúde ou por consultas periódicas com o médico, é essencial para evitar resultados indesejados (ver Cap. 33).

QUADRO 2-5 ■ COMO ESTIMAR OS NÍVEIS SANGUÍNEOS MÍNIMO E MÁXIMO DA DIGOXINA

No paciente de 84 kg com insuficiência cardíaca congestiva descrito no Quadro 2-4, a dose de manutenção oral de 0,125 mg de *digoxina* por 24 horas foi calculada para alcançar uma concentração plasmática média de 0,79 ng/mL durante o intervalo entre as doses. A *digoxina* tem índice terapêutico estreito, e os níveis plasmáticos ≤ 1,0 ng/mL geralmente estão associados à eficácia com toxicidade mínima. Quais são as concentrações plasmáticas mínima e máxima associadas a esse regime? A primeira pergunta requer a estimativa do volume de distribuição da *digoxina* com base nos dados farmacocinéticos disponíveis (Apêndice I).

$$V_{ss} = 3,12\, CL_{Cr} + 3,84 \text{ L} \cdot \text{kg}^{-1}$$
$$= 3,12 \times (56/84) + 3,84 \text{ L} \cdot \text{kg}^{-1}$$
$$= 5,92 \text{ L/kg}$$

ou 497 L nesse paciente de 84 kg.

Combinando esse valor com a depuração de *digoxina*, tem-se uma estimativa da $t_{1/2}$ de eliminação do fármaco nesse paciente (Equação 2-15).

$$t_{1/2} = 0,693\, V_{ss}/CL$$
$$= \frac{0,693 \times 497 \text{ L}}{4,6 \text{ L/h}} = 75 \text{ h} = 3,1 \text{ dias}$$

Portanto, a constante percentual de eliminação k é igual a 0,22 dia⁻¹ (0,693/3,1 dias). Desse modo, as concentrações plasmáticas mínimas e máxima de *digoxina* podem ser previstas, dependendo do intervalo entre as doses. Com $T = 1$ dia (i.e., 0,125 mg todos os dias),

$$C_{ss, máx} = \frac{F \cdot \text{dose}/V_{ss}}{1-e^{-kT}}$$
$$= \frac{0,7 \times 0,125 \text{ mg}/497 \text{ L}}{0,2} \quad \text{(Equação 2-20)}$$
$$= 0,88 \text{ ng/mL} (\sim 0,9 \text{ ng/mL})$$

$$C_{ss, mín} = C_{ss, máx} \cdot e^{-kT}$$
$$= (0,88 \text{ ng/mL})(0,8) = 0,7 \text{ ng/mL} \quad \text{(Equação 2-21)}$$

Desse modo, as concentrações plasmáticas teriam variações muito pequenas com relação à concentração de 0,79 ng/mL no estado de equilíbrio, exatamente dentro da faixa terapêutica recomendada de 0,5 a 1,0 ng/mL.

Para os fármacos que seguem a cinética multiexponencial (administrados por via oral), a estimativa da concentração máxima em estado de equilíbrio ($C_{ss,máx}$) envolve um conjunto de parâmetros para distribuição e absorção (Quadro 2-5). Quando esses termos são ignorados na administração de várias doses orais, pode-se facilmente estimar uma concentração máxima em estado de equilíbrio omitindo-se o termo e^{-kT} do numerador da Equação 2-19 (ver Equação 2-20 no Quadro 2-5). Devido à aproximação, a concentração máxima prevista pela Equação 2-20 é maior do que a realmente detectada.

Dose de ataque

Conforme foi mencionado, a administração repetida de um fármaco com frequência maior que sua eliminação completa resulta em sua acumulação no nível do estado de equilíbrio ou próximo dele (ver Fig. 2-7). Quando se administra uma dose constante, para alcançar um nível farmacológico de equilíbrio (a concentração terapêutica desejada), são necessárias 4 a 5 $t_{1/2}$ de eliminação. Esse intervalo pode ser muito longo quando o tratamento requer uma resposta terapêutica mais imediata. Nesses casos, pode-se administrar uma *dose de ataque* – uma ou várias doses administradas no início do tratamento com o objetivo de alcançar rapidamente a concentração-alvo. A dose de ataque é calculada pela seguinte equação:

$$\text{Dose de ataque} = C_p\text{-alvo} \cdot V_{ss}/F \quad \text{(Equação 2-22)}$$

Por exemplo, considere o caso do tratamento de arritmias com *lidocaína*. A $t_{1/2}$ da *lidocaína* geralmente é de 1 a 2 horas. As arritmias diagnosticadas depois de um infarto do miocárdio podem ser fatais e não se pode esperar por quatro tempos de meia-vida (4-8 horas) para alcançar uma concentração terapêutica de *lidocaína* por infusão do fármaco na taxa necessária para obter essa concentração. Por isso, geralmente se administra uma dose de ataque de *lidocaína* na unidade de terapia coronariana.

A administração da dose de ataque também traz desvantagens significativas. Primeiramente, um indivíduo especialmente sensível pode ser exposto repentinamente a uma concentração tóxica do fármaco, que pode demorar muito tempo para diminuir (i.e., $t_{1/2}$ longa). As doses de ataque tendem a ser grandes e são frequentemente administradas por via parenteral e rápida. Isso pode ser particularmente perigoso se ocorrerem efeitos tóxicos devido às ações do fármaco em locais de rápido equilíbrio com o plasma. Isso ocorre porque a dose de ataque calculada com base no V_{ss} subsequente à distribuição do fármaco inicialmente fica contida dentro do volume de distribuição "central", que é menor. Por essa razão, geralmente é aconselhável dividir a dose de ataque em doses fracionadas menores, administradas ao longo de um intervalo determinado (Quadro 2-6). Uma alternativa é administrar a dose de ataque em infusão intravenosa contínua ao longo de um período de tempo usando bombas de infusão computadorizadas.

QUADRO 2-6 ■ DOSE DE ATAQUE DE DIGOXINA

No paciente de 84 kg descrito anteriormente, a acumulação da *digoxina* até um nível eficaz em estado de equilíbrio foi gradativa quando ele usou a dose de manutenção diária de 0,125 mg (por, no mínimo, 12,4 dias, com base na $t_{1/2} = 3{,}1$ dias). Uma resposta mais rápida poderia ser obtida (se fosse considerada necessária) usando uma dose de ataque e a Equação 2-22. Com a escolha de uma C_p-alvo de 0,9 ng/mL (a $C_{ss,máx}$ calculada no Quadro 2-5 e abaixo da concentração máxima recomendada de 1,0 ng/mL):

$$\text{Dose de ataque} = 0{,}9 \text{ ng mL}^{-1} \times 497 \text{ L}/0{,}7 = 639 \text{ µg}$$

Utilizando as doses padronizadas, seria possível administrar uma dose de ataque de 0,625 mg administrada em doses fracionadas. Para evitar efeitos tóxicos, essa dose de ataque oral poderia ser administrada inicialmente com um comprimido de 0,25 mg seguido de outra dose de 0,25 mg depois de 6 a 8 horas, com monitoração cuidadosa do paciente e, por fim, uma última dose de 0,125 mg administrada 6 a 8 horas depois. Uma estratégia de dose de ataque equivalente pode ser realizada pela administração de *digoxina* por injeção intravenosa.

Monitoramento terapêutico dos fármacos

A aplicação principal das concentrações mensuradas dos fármacos (no estado de equilíbrio) é refinar a estimativa da CL/F do paciente tratado, usando a Equação 2-16 reajustada:

$$CL/F_{\text{paciente}} = \text{Frequência das doses}/C_{ss} \text{ (mensurada)} \quad \text{(Equação 2-23)}$$

A nova estimativa da relação CL/F para um paciente individual pode ser utilizada na Equação 2-18 para ajustar a dose de manutenção com o objetivo de conseguir a concentração-alvo desejada (Quadro 2-7).

Os detalhes práticos associados à monitoração terapêutica dos fármacos devem ser mantidos em mente. O primeiro diz respeito ao momento da coleta de amostras para a mensuração da concentração do fármaco.

O objetivo de coletar a amostra durante o suposto estado de equilíbrio é modificar a estimativa da CL/F e, assim, facilitar a escolha da dose. As concentrações obtidas logo depois da absorção não refletem a depuração. Elas são determinadas principalmente pela taxa de absorção, pelo volume de distribuição "central" (e não pelo estado de equilíbrio) e pela taxa de distribuição, que são todos parâmetros farmacocinéticos de pouquíssima relevância para a escolha da dose de manutenção em longo prazo. Quando a meta da mensuração é ajustar a dose, a amostra deve ser obtida pouco antes da próxima dose planejada, quando a concentração está em seu nível mínimo.

Se houver dúvida sobre a concentração eficaz do fármaco estar sendo alcançada, pode ser útil colher uma amostra pouco depois da administração de uma dose. Contudo, se o problema for determinar se a depuração baixa (como ocorre na insuficiência renal) pode causar acúmulo do fármaco, as concentrações medidas imediatamente antes da próxima dose revelarão tal acúmulo e são consideravelmente mais úteis do que a concentração máxima.

As dosagens das concentrações máxima e mínima são recomendáveis. Esses dois valores podem fornecer um quadro mais completo do comportamento do fármaco em determinado paciente (principalmente se forem dosadas em mais de um período entre as doses) e podem facilitar o planejamento farmacocinético para ajustar o tratamento.

Lembre-se que quando se administra uma dose constante, o estado de equilíbrio é alcançado depois de 4 a 5 tempos de meia-vida de eliminação. Se uma amostra for obtida logo após o início da dosagem, ela não refletirá com precisão o estado estacionário e a depuração. Nesses casos, a primeira amostra deve ser coletada após dois $t_{1/2}$ (75% do C_{ss} esperado), assumindo que nenhuma dose de ataque foi administrada. Se a concentração já exceder 90% da eventual concentração média esperada no estado estacionário, a taxa de dosagem deve ser reduzida à metade, outra amostra obtida em outros dois (supostos) $t_{1/2}$, e a dosagem reduzida à metade novamente, se esta amostra exceder o alvo. Se a primeira concentração não for muito alta, a taxa inicial de dosagem continua. Mesmo que a concentração seja menor do que a esperada, geralmente é razoável aguardar a obtenção do estado estacionário após duas meias-vidas adicionais e então ajustar a dose conforme descrito no Quadro 2-7.

QUADRO 2-7 ■ COMO AJUSTAR A DOSE NO ESTADO DE EQUILÍBRIO

Quando um fármaco segue a cinética de primeira ordem, as concentrações média, mínima e máxima no estado de equilíbrio estão relacionadas linearmente com a dose e a frequência de administração (ver Equações 2-16, 2-19 e 2-20). Por essa razão, a relação entre as concentrações desejada e mensurada pode ser usada para ajustar a dose, conforme as doses disponíveis para uso:

$$\frac{C_{ss} \text{ (mensurada)}}{C_{ss} \text{ (prevista)}} = \frac{\text{Dose (anterior)}}{\text{Dose (subsequente)}} \quad \text{(Equação 2-24)}$$

Considere, por exemplo, o paciente descrito anteriormente, que está sendo tratado com 0,125 mg de *digoxina* por dia. Se a concentração mínima mensurada no estado de equilíbrio fosse de 0,35 ng/mL, em vez do valor previsto de 0,7 ng/mL, uma alteração prática recomendável do regime posológico seria aumentar a dose diária de 0,125 mg para 0,25 mg de *digoxina* por dia.

Referências

Anderson PO. Drugs in lactation. *Pharm Res*, **2018**, *35*:45.

Banani SF, et al. Biomolecular condensates: organizers of cellular biochemistry. *Nat Rev Mol Cell Biol*, **2017**, *18*:285–298.

Bauman JL, et al. A method of determining the dose of digoxin for heart failure in the modern era. *Arch Intern Med*, **2006**, *166*:2539–2545.

Bera, RB. Patient Outcomes within Schizophrenia Treatment: A Look at the Role of Long-Acting Injectable Antipsychotics. *The Journal of Clinical Psychiatry*, **2014**, *75*: 30–33.

Black DM, Rosen CJ. Postmenopausal osteoporosis. *N Engl J Med*, **2016**, *374*:254–262.

Byrne JJ, Spong CY. "Is it safe?": the many unanswered questions about medications and breast-feeding. *N Engl J Med*, **2019**, *380*:1296–1297.

Conley R, et al. Clinical spectrum of the osmotic-controlled release oral delivery system (OROS*), an advanced oral delivery form. *Curr Med Res Opin*, **2006**, *22*:1879–1892.

Coutant DE, Hall SD. Disease-drug interactions in inflammatory states via effects on CYP-mediated drug clearance. *J Clin Pharmacol*, **2018**, *58*:849–863.

Couturier J, Lewis DE. HIV persistence in adipose tissue reservoirs. *Curr HIV/AIDS Rep*, **2018**, *15*:60–71.

De Andrés J, et al. Intrathecal drug delivery. *Methods Mol Biol*, **2020**, *2059*:75–108.

Dinatale M. 2016. The Pregnancy and Lactation Labeling Rule (PLLR). **2016**. Available at: https://www.fda.gov/media/100406/download. Accessed May 11, 2022.

Ding QY, et al. Interactions between therapeutics for metabolic disease, cardiovascular risk factors, and gut microbiota. *Front Cell Infect Microbiol*, **2020**, *10*:530160.

Ellis JA, et al. Reassessing the role of intra-arterial drug delivery for glioblastoma multiforme treatment. *J Drug Deliv*, **2015**, *2015*:405735.

Farkouh A, et al. Sex-related differences in pharmacokinetics and pharmacodynamics of frequently prescribed drugs: a review of the literature. *Adv Ther*, **2020**, *37*:644–655.

Filipczak N, et al. Recent advancements in liposome technology. *Adv Drug Deliv Rev*, **2020**, *156*:4–22.

Friend DR. Development of controlled release systems over the past 50 years in the area of contraception. *J Control Release*, **2016**, *240*:235–241.

Gessner A, et al. Clinical aspects of transporter-mediated drug–drug interactions. *Clin Pharmacol Ther*, **2019**, *105*:1386–1394.

Guner OF, Bowen JP. Pharmacophore modeling for ADME. *Curr Top Med Chem*, **2013**, *13*:1327–1342.

Huang W, et al. Mechanistic PBPK modeling of urine PH effect on renal and systemic disposition of methamphetamine and amphetamines. *J Pharmacol Exp Ther*, **2020**, *373*:488–501.

Jensen O, et al. Variability and heritability of thiamine pharmacokinetics with focus on OCT1 effects on membrane transport and pharmacokinetics in humans. *Clin Pharmacol Ther*, 2020, *107*:628–638.

Kitamata M, et al. The roles of the diversity of amphipathic lipids in shaping membranes by membrane-shaping proteins. *Biochem Soc Trans*, **2020**, *48*:837–851.

Lee HJ, et al. MEMS devices for drug delivery. *Adv Drug Deliv Rev*, **2018**, *128*:132–147.

Li M, et al. Mucosal vaccines: strategies and challenges. *Immunol Lett*, **2020**, *217*:116–125.

Liu X. Overview: role of drug transporters in drug disposition and its clinical significance. *Adv Exp Med Biol*, **2019**, *1141*:1–12.

López-Yerena A, et al. Insights into the binding of dietary phenolic compounds to human serum albumin and food-drug interactions. *Pharmaceutics*, **2020**, *12*:1123.

Namazy J, et al. Clinicians' perspective of the new Pregnancy and Lactation Labeling Rule (PLLR): results from an AAAAI/FDA Survey. *J Allergy Clin Immunol Pract*, **2020**, *8*:1947–1952.

O'Mahony D. STOPP/START criteria for potentially inappropriate medications/potential prescribing omissions in older people: origin and progress. *Exp Rev Clin Pharmacol*, **2020**, *13*:15–22.

Ornillo C, Harbord N. Fundamentals of toxicology—approach to the poisoned patient. *Adv Chronic Kidney Dis*, **2020**, *27*:5–10.

Pea F. Intracellular pharmacokinetics of antibacterials and their clinical implications. *Clin Pharmacokinet*, **2018**, *57*:177–189.

Pernia S, DeMaagd G. The new pregnancy and lactation labeling rule. *P T*, **2016**, *41*:713–715.

Ramamoorthy, A.Racial/Ethnic Differences in Drug Disposition and Response: Review of Recently Approved Drugs. *Clinical Pharmacology and Therapeutics*, **2015**, *97*: 263–73.

Rowe H, et al. Maternal medication, drug use, and breastfeeding. *Child Adolesc Psychiatr Clin North Am*, **2015**, *24*:1–20.

Sacks CA, et al. Assessment of variation in state regulation of generic drug and interchangeable biologic substitutions. *JAMA Intern Med*, **2021**, *181*:16–22.

Santos LF, et al. Biomaterials for drug delivery patches. *Eur J Pharm Sci*, **2018**, *118*:49–66.

Spector, R, et al. A Balanced View of Choroid Plexus Structure and Function: Focus on Adult Humans. *Experimental Neurology*, **2015**, *267*: 78–86.

Tan PK, et al. Mechanism of high affinity inhibition of the human urate transporter URAT1. *Sci Rep*, **2016**, *6*:34995.

Tetro N, et al. The placental barrier: the gate and the fate in drug distribution. *Pharm Res*, **2018**, *35*:71.

Tran, TH, et al. Drug Absorption in Celiac Disease. *American Journal of Health-System Pharmacy: AJHP: Official Journal of the American Society of Health-System Pharmacists*, **2013**, *70*:2199–2206.

Van de Sande L, et al. Albumin-based cancer therapeutics for intraperitoneal drug delivery: a review. *Drug Deliv*, **2020**, *27*:40–53.

Waghule T, et al. Microneedles: a smart approach and increasing potential for transdermal drug delivery system. *Biomed Pharmacother*, **2019**, *109*:1249–1258.

Capítulo 3

Farmacodinâmica: mecanismos moleculares da ação dos fármacos

David R. Manning e Donald K. Blumenthal

CONCEITOS DE FARMACODINÂMICA
- Alvos de fármacos
- Especificidade das respostas aos fármacos
- Aditividade e sinergismo: isobologramas
- Atenuação das respostas aos fármacos
- Interações medicamentosas farmacodinâmicas
- Medicina de precisão: uma perspectiva farmacodinâmica
- Relações entre concentração e dose-resposta
- Variabilidade farmacodinâmica: farmacodinâmica individual e populacional
- Farmacodinâmica antimicrobiana

MECANISMO DE AÇÃO DE FÁRMACOS MEDIADO POR RECEPTORES
- Aspectos quantitativos das interações dos fármacos com seus receptores
- Classes de receptores relevantes para ações de fármacos
- Canais iônicos regulados por ligante
- Receptores ligados a enzimas (catalíticos)
- Doenças resultantes da disfunção de receptores e vias de sinalização

VIAS INTRÍNSECAS REGULADAS POR NUTRIENTES, ENERGIA E DANOS CELULARES
- Vias AMPK e TOR
- Autofagia
- Apoptose

OS SISTEMAS FISIOLÓGICOS DEVEM INTEGRAR MÚLTIPLOS SINAIS

VIAS DE SINALIZAÇÃO E AÇÃO DOS FÁRMACOS

Conceitos de farmacodinâmica

A *farmacodinâmica* é o estudo das ações bioquímicas, celulares e fisiológicas dos fármacos, incluindo os mecanismos moleculares pelos quais essas ações são alcançadas. A maioria dos fármacos são pequenas moléculas que interagem com entidades macromoleculares, ou *alvos do fármaco*, que pertencem ao organismo ou à patógenos. Os alvos dos fármacos incluem receptores para fatores endócrinos e parácrinos, enzimas, canais iônicos dependentes de voltagem, transportadores de membrana e, principalmente em patógenos, estruturas relevantes para a viabilidade e replicação celular. Como tal, os alvos podem estar localizados em qualquer lugar sobre ou dentro de uma célula, incluindo a membrana da superfície celular, citosol e núcleo, ou inteiramente no compartimento extracelular. De acordo com a natureza desses alvos, os fármacos quase sempre alteram a taxa ou a magnitude dos processos celulares ou fisiológicos intrínsecos, em vez de criar fenômenos biologicamente novos.

Dos novos medicamentos aprovados pela FDA, uma porcentagem crescente, em média cerca de 25% nos últimos 5 anos (Fig. 1-7), são *produtos biológicos terapêuticos*. Eles são definidos pela FDA (em Aplicações dos Biológicos Terapêuticos) como:

- Anticorpos monoclonais para uso *in vivo*;
- Citocinas, fatores de crescimento, enzimas, imunomoduladores e trombolíticos;
- Proteínas destinadas ao uso terapêutico, extraídas de animais ou microrganismos, incluindo versões recombinantes desses produtos e outras imunológicos terapêuticos não vacinais.

Geralmente é feita uma distinção entre esses produtos, que geralmente são proteicos, e o número muito maior de fármacos de moléculas pequenas. No caso de anticorpos monoclonais e certas proteínas recombinantes, os alvos incluem mediadores inflamatórios, inibidores de *checkpoints* imunes e moléculas da superfície celular (Caps. 39, 42, 44 e 72). Vírus geneticamente modificados, por exemplo os vírus oncolíticos, e micróbios também são considerados produtos biológicos e são ativamente investigados como vetores recombinantes para vacinas candidatas (Cap. 40).

Outro tema importante da farmacodinâmica é a terapia gênica. A terapia genética usa vírus como vetores para substituir genes defeituosos que causam doenças debilitantes ou letais, ou para introduzir outros genes. Exemplos recentemente aprovados de terapia gênica incluem o tratamento de uma forma congênita de retinoblastoma e de atrofia muscular espinal com proteínas (RPE65 e SMN1, respectivamente) introduzidos por meio de vetores de vírus adenoassociados (AAV). A inserção de um receptor de antígeno quimérico anti-CD19 em células T para o tratamento de leucemia linfoblástica aguda de células B faz uso de um vetor lentiviral (Cap. 72). A terapia gênica também tem a capacidade de silenciar genes, por exemplo, no tratamento da amiloidose hereditária mediada por transtirretina, são usados dois siRNA direcionados à transtirretina, a *patisirana* e a *inotersena*. A exclusão de éxons representa outra faceta da terapia gênica, como exemplificado no tratamento de certas formas de distrofia muscular de Duchenne com o oligonucleotídeo antisenso *eteplirsena*. O sistema de edição do genoma CRISPR-Cas9 tem um potencial considerável para fornecer formas de edição altamente direcionadas. Os fármacos também podem atuar influenciando a regulação epigenética. Por exemplo, o *tazemetostato*, utilizado no tratamento do carcinoma epitelioide, é um inibidor, recentemente aprovado, da histona-metiltransferase EZH2. Claramente, as fronteiras entre farmacologia, imunologia e genética se sobrepõem.

Alvos de fármacos

As ações da grande maioria dos fármacos podem ser atribuídas às suas interações com um número relativamente pequeno de classes de proteínas. Essas classes, em humanos, são receptores para fatores endócrinos e parácrinos; enzimas; canais iônicos controlados por voltagem e outros canais iônicos além dos receptores; e transportadores de membrana (Fig. 3-1). Desses, os receptores e as enzimas são os alvos para a maioria dos fármacos em uso terapêutico atual e são o foco deste capítulo.

AC: adenililciclase
AChE: acetilcolinesterase
ADME: absorção, distribuição, metabolismo, eliminação
AMPK: proteína-cinase ativada por monofosfato de adenosina
ATG: gene de autofagia
CaM: calmodulina
CAR: receptor constitutivo de androstano
CE$_{50}$: meia concentração eficaz máxima
CMLV: célula muscular lisa vascular
CRISPR/Cas9: repetições palindrômicas curtas agrupadas de forma intercalada e regular /proteína 9 associada ao CRISPR
CYP: citocromo P450 (e suas isoformas – p. ex., CYP3A4)
DAG: diacilglicerol
DE$_{50}$: dose efetiva média
DHFR: di-hidrofolato-redutase
DL$_{50}$: dose letal média
ECA: enzima conversora de angiotensina
EDNRA: receptor ET$_A$ de endotelina
EGF: fator de crescimento epidérmico
EGFR: receptor do fator de crescimento epidérmico
E$_{máx}$: efeito máximo
ER: receptor de estrogênio
FBP: frutose-1,6-bisfosfato
FC: farmacocinética
FDA: Food and Drug Administration
GABA: ácido γ-aminobutírico
GC: guanililciclase
GH: hormônio do crescimento
GPCR: receptor acoplado à proteína G
GRK: GPCR-cinase
HAP: hipertensão arterial pulmonar
hERG: gene relacionado com o éter-a-go-go humano

HMG-CoA: hidroximetilglutaril-coenzima A
IGF1: fator de crescimento 1 semelhante à insulina
IL: interleucina (IL-2)
IP$_3$: inositol 1,4,5- trifosfato
IUPHAR/BPS: International Union of Basic and Clinical Pharmacology/British Pharmacological Society
JNK: c-Jun N-terminal-cinase
JNM: junção neuromuscular (do músculo esquelético)
K$_i$: afinidade de um antagonista competitivo
K$_{ir}$: canal de K$^+$ retificador de influxo
LDLR: receptor das lipoproteínas de baixa densidade
mTORC: alvo do complexo da rapamicina em mamíferos
NMDA: *N*-metil-D-aspartato
NOS: NO-sintase
PDE: fosfodiesterase dos nucleotídeos cíclicos (PDE5)
PK: proteína-cinase (PKA, PKB [também conhecida como Akt], PKC, PKG)
PPAR: receptor ativado pelo proliferador de peroxissomo
RPE65: proteína específica do epitélio pigmentar da retina de 65 kDa
S1PR1: receptor S1P1 de esfingosina-1-fosfato, também conhecido como EDG$_1$
siRNA: pequeno RNA de interferência
SMN1: proteína de sobrevivência do neurônio motor
SMO: homólogo smoothened*
SNC: sistema nervoso central
STAT: transdutor de sinal e ativador da transcrição
TK: tirosina-cinase
TLR: receptor semelhante ao Toll
TNFR: receptor de TNF-α
TNF-α: fator α de necrose tumoral
TRP: potencial transitório do receptor
TSHR: receptor de tirotrofina (TSH)
VIPR1: receptor V$_1$ do peptídeo intestinal vasoativo

Os canais iônicos dependentes de voltagem são abordados aqui, bem como nos Capítulos 16 e 25. Os transportadores de membrana são o assunto do Capítulo 4.

Não são poucos os fármacos que operam por meio de múltiplos mecanismos e, a esse respeito, o quadro sobre suas ações continua a evoluir. As *anfetaminas*, por exemplo, há muito são conhecidas por serem inibidores competitivos do transportador de dopamina, mas agora são reconhecidas por operar adicionalmente por meio do deslocamento de *dopamina* dos estoques vesiculares e do envolvimento do receptor associado à amina de traço 1, TAAR1 (Caps. 15 e 16). A *metformina* exerce suas ações hipoglicemiantes, em grande parte, por meio da AMPK e pela inibição da glicerol-fosfato-desidrogenase mitocondrial, mas quase certamente por meio de mecanismos adicionais (Cap. 51). As ações hipolipidêmicas da *niacina* são alcançadas por meio de um ou mais GPCR nos adipócitos, mas também pela inibição, nos hepatócitos, da diacilglicerol-aciltransferase, novamente dentre outras ações (Cap. 37). O mecanismo pelo qual o estrogênio age em certas situações se estende além dos receptores nucleares para os GPCR na superfície celular (Cap. 48). Deve-se observar que os múltiplos mecanismos pelos quais um fármaco pode agir também são elementos bastante importantes de respostas adversas não intencionais dos medicamentos.

As ações de alguns fármacos não requerem alvos por si só. Os *hidróxidos de alumínio* e *magnésio* reduzem quimicamente o ácido gástrico, neutralizando H$^+$ e elevando o pH gástrico. A *metenamina* atinge a ação antibacteriana de forma dependente de formaldeído no pH urinário (Cap. 57). O *manitol* atua osmoticamente e causa alterações da distribuição da água, de forma a causar diurese, catarse, expansão do volume circulante no compartimento vascular ou redução do edema cerebral. Os quelantes são utilizados em situações de intoxicação aguda por metais (Caps. 9 e 76). No entanto, algumas distinções de alvos biológicos são uma questão de perspectiva. Os sequestradores de ácidos biliares diminuem o colesterol plasmático ao inibir a reciclagem de ácidos biliares no lúmen do intestino; os ácidos biliares não são "alvos" conforme definido neste capítulo, mas uma chave para o mecanismo pelo qual os sequestradores de ácidos biliares funcionam é, de fato, a consequente desrepressão da 7α-hidroxilase, que pode muito bem ser considerada um alvo.

Um grande número de fármacos se liga à albumina sérica, uma proteína importante para a pressão osmótica e o transporte de ácidos graxos livres na corrente sanguínea. Os fármacos que se ligam à albumina são geralmente ácidos orgânicos. No entanto, a albumina não pode ser considerada um alvo de fármacos em nenhum sentido farmacodinâmico, pois não traduz a ligação do fármaco em uma ação terapêutica. Nem a α$_1$-glicoproteína ácida, uma proteína sérica que se liga a bases orgânicas, pode ser considerada um alvo pela mesma razão. As interações de fármacos com essas proteínas são consideradas mais apropriadamente no contexto da farmacocinética, pois a ligação impede a distribuição do fármaco nos tecidos (Cap. 2). Da mesma forma, a redistribuição de fármacos lipofílicos, como o tiopental no tecido adiposo (ver Fig. 2-4), tão importante para o modo como o corpo lida com os anestésicos gerais, é domínio da farmacocinética, uma vez que a partição do fármaco não tem efeito farmacodinâmico em um alvo.

Receptores

Os farmacologistas geralmente definem um *receptor* como uma proteína que reconhece uma molécula sinalizadora endógena ao organismo, ou seja, um fator endócrino, parácrino, autócrino ou justácrino (Quadro 3-1), e que traduz esse reconhecimento em um evento celular significativo. Os receptores incluem GPCR, canais iônicos controlados por ligantes, receptores ligados a enzimas (ou seja, catalíticos), outros receptores associados a membranas e receptores nucleares. Muitos receptores reconhecem sinais na superfície celular; outros, por exemplo os

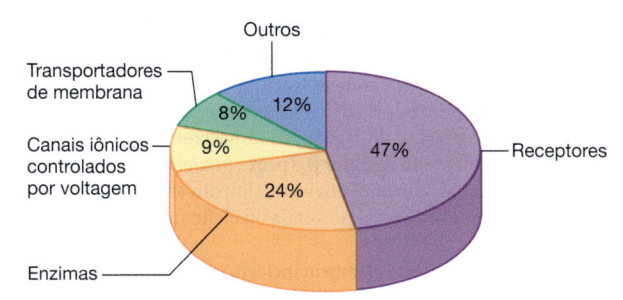

Figura 3-1 *Alvos de fármacos em humanos.* São representadas categorias de alvos de fármacos expressos em humanos como uma porcentagem do número total de alvos. As principais categorias são receptores de fatores endócrinos e parácrinos, enzimas, canais iônicos controlados por voltagem (alguns outros canais iônicos além daqueles classificados como receptores) e transportadores de membrana. "Outros" inclui DNA, RNA e ribossomos, as próprias moléculas de sinalização, proteínas que interagem com enzimas e proteínas estruturais. A fonte desses dados é Rask-Andersen et al. (2011), com ajuste de acordo com as distinções deste capítulo entre canais iônicos e transportadores de membrana. O leitor pode querer consultar também Imming et al. (2006) e Santos et al. (2017). A figura não leva em conta os alvos microbianos. Entre os 100 principais fármacos prescritos nos Estados Unidos em 2018 (fonte: CliniCalc) no que concerne **receptores** estão GPCRs, antagonistas dos receptores AT1, *salbutamol*, *carvedilol*, *tramadol* e outros opioides, *tansulosina* e outros antagonistas dos receptores α-adrenérgicos, *atenolol*, *clopidogrel*, *propranolol*, *ciclobenzaprina*, *ranitidina*, *loratadina* e outros bloqueadores dos receptores H_1 de histamina, *clonidina* e outros agonistas dos receptores $α_2$, *buspirona*, *latanoprosta* e *sumatriptana*; *canais iônicos controlados por ligantes*, *alprazolam* e outros benzodiazepínicos e modulares positivos do receptor $GABA_A$ e *ondansetrona*; *receptor tirosina-cinase*, várias formas de *insulina*; *receptores de hormônios nucleares*, *levotiroxina*, *fluticasona* e outros agonistas de glicocorticoides, *estradiol* e outros agonistas dos receptores de estrogênio, *noretindrona* e outros agonistas dos receptores de progesterona, *ergocalciferol*, *espironolactona* e *fenofibrato*. Os fármacos cujos alvos são **enzimas** incluem *lisinopril* e outros IECA, *atorvastatina* e outros inibidores da HMG-CoA-redutase, *metformina*, *ibuprofeno* e outros AINE, *varfarina*, *alopurinol*, *finasterida*, *apixabana* e *sitagliptina*. Os fármacos cujos alvos são **canais iônicos dependentes de voltagem** e outros canais iônicos incluem *anlodipino*, *gabapentina* e outros anticonvulsivantes que inibem os canais neuronais de cálcio dependentes de voltagem, *glipizida* e outros ativadores do canal de K^+ regulado por ATP, *lamotrigina* e outros anticonvulsivantes que inibem canais de sódio dependentes de voltagem e *diltiazem*. Os fármacos cujos alvos são **transportadores de membrana** incluem *omeprazol* e outros inibidores da bomba de prótons, *hidroclorotiazida*, *sertralina* e outros inibidores da recaptação de monoaminas, *digoxina* e *furosemida*.

QUADRO 3-1 ■ TIPOS DE MOLÉCULAS DE SINALIZAÇÃO INTERCELULAR

Fator endócrino: Um mensageiro químico que é liberado na circulação para produzir efeitos distantes do ponto de liberação. Também chamado de hormônio. Originalmente, os hormônios eram considerados um produto de uma glândula endócrina; no entanto, muitos órgãos agora são considerados "endócrinos".

Fator parácrino: Um mensageiro químico que é liberado de uma célula para produzir efeitos em uma célula vizinha. Neurotransmissores, citocinas, morfogênios e muitos fatores de crescimento exercem efeitos parácrinos.

Fator autócrino: Um mensageiro químico que exerce ações sobre a mesma célula da qual é liberado. Muitos fatores endócrinos e parácrinos também desempenham papéis na sinalização autócrina, exercendo retroalimentação negativa ou positiva em sua própria liberação, papéis que são especialmente importantes na sinalização neuronal e de citocinas.

Fator justácrino: Um mensageiro químico que permanece fixado à célula em que é produzido e exerce ações sobre uma célula fisicamente justaposta. O mecanismo pelo qual uma célula T e uma célula apresentadora de antígeno estabelecem uma "sinapse" imunológica é um exemplo de sinalização justácrina.

---

receptores nucleares, reconhecem aqueles que passam pela membrana celular. O termo *ligante* é usado para qualquer molécula que se ligue a um receptor, endógeno ou não.

Agonismo refere-se à capacidade de um ligante em ativar um receptor. Se um ligante se liga ao mesmo local que a molécula de sinalização endógena para obter ativação, ele – como a molécula endógena – é considerado um *agonista ortostérico*. Se, em vez disso, o ligante se ligar a um sítio diferente para obter ativação, ele é identificado como um *agonista alostérico*. Os ligantes que produzem uma resposta máxima para uma determinada população de receptores são *agonistas totais*, enquanto aqueles que produzem uma resposta, mas ficam aquém de produzir uma resposta máxima, apesar de ocuparem totalmente a população de receptores, são *agonistas parciais*. O uso do termo "resposta" no lugar de "ativação do receptor" na definição de agonismo total e parcial é pragmático. O que constitui uma conformação ativada ou um conjunto de conformações de um receptor é difícil de avaliar; as respostas a jusante são mais facilmente medidas. Existe uma qualificação importante em ambos os casos: Qualquer classificação de ligantes de acordo com o agonismo para um determinado receptor pode mudar dependendo do tecido e da resposta específica que está sendo medida, ou seja, a classificação de acordo com o agonismo, que é posteriormente descrito em termos de *eficácia*, pode ser uma função do contexto. O contexto é discutido mais detalhadamente na seção "Agonismo tendencioso".

O *antagonismo* no nível do receptor está relacionado à propriedade de um ligante, quase sempre um ligante exógeno (ou seja, um fármaco) ou toxina, de bloquear a ação de um agonista. Diversos *antagonistas* são de natureza ortostérica e competitiva, ou seja, ligam-se essencialmente ao mesmo sítio receptor usado pelo agonista endógeno e o fazem de forma reversível. Alguns antagonistas se ligam irreversivelmente. *Clopidogrel* e *prasugrel*, que inibem a ativação plaquetária como antagonistas do subtipo $P2Y_{12}$ do receptor de ADP (Cap. 36), são exemplos de inibidores irreversíveis. Muitos antagonistas ortostéricos são relativamente *neutros* no sentido de terem pouco ou nenhum impacto por si só na atividade basal do receptor, o seu efeito torna-se perceptível apenas na presença de um agonista. Outros antagonistas são *agonistas inversos*, conforme discutido adiante.

Existem formas de antagonismo que operam totalmente separadas do receptor. O *antagonismo químico* envolve a neutralização de um agonista por complexação física. O *adalimumabe* e o *infliximabe*, usados no tratamento de várias doenças autoimunes (Caps. 39 e 55), ligam-se fortemente ao TNF-α e antagonizam suas ações. O *bevacizumabe*, usado no tratamento de certos tipos de câncer e distúrbios oculares, antagoniza a ação do fator de crescimento do endotélio vascular (VEGF) por complexação semelhante (Cap. 72).

O *antagonismo funcional* refere-se à inibição da ação de um agonista, a jusante do receptor. O uso de *epinefrina* no combate à anafilaxia representa antagonismo funcional. A epinefrina aumenta os níveis de AMPc nas células do músculo liso bronquiolar, o que, por sua vez, inibe a cinase da cadeia leve da miosina e assim diminui a resposta contrátil gerada pela histamina, tromboxano A_2 e outras substâncias liberadas pelos mastócitos (Cap. 43).

O *antagonismo farmacocinético* refere-se ao impedimento da absorção ou distribuição, ou ao aumento da eliminação de um fármaco, conforme discutido no Capítulo 2.

Muitos receptores exibem pelo menos um mínimo de atividade constitutiva, isto é, atividade na ausência de um ligante, que é o produto do equilíbrio termodinâmico entre as conformações ativa e inativa normais. O *agonismo inverso* refere-se à supressão desta atividade por ligantes, e tais ligantes são denominados *agonistas inversos*, agindo através da estabilização de receptores em uma conformação inativa. Dependendo do nível de atividade constitutiva e grau de supressão, pode ser difícil distinguir agonistas inversos de antagonistas neutros. Em nível ortostérico, ambos podem ser vistos como antagonistas da ação agonista parcial ou total.

As ações dos agonistas totais, agonistas parciais, antagonistas neutros e agonistas inversos são facilmente acomodadas em um *modelo de dois estados* da atividade do receptor, em que o equilíbrio entre os estados inativo e ativo de uma população de qualquer receptor é deslocado de uma forma ou de outra (ou não, no caso de antagonistas neutros) por ligantes (Fig. 3-2). Existem modelos mais sofisticados para explicar o que parece ser um grande número de estados funcionais dos GPCR, seja intrínseco ou dependente das proteínas com as quais o receptor interage (Weiss e Kobilka, 2018).

Conforme implícito anteriormente para agonistas inversos, o que define um ligante como um antagonista em um nível operacional às vezes pode ser uma questão de semântica. Focando nos ligantes ortostéricos por enquanto, os agonistas inversos podem antagonizar as ações dos agonistas parciais e totais. Um agonista parcial irá antagonizar as ações de um agonista total, ou de um agonista inverso, similarmente ao ocluir o sítio de ligação. A dualidade entre agonismo e antagonismo para agonistas parciais é terapeuticamente relevante. A *vareniclina*, utilizada no tratamento da dependência de nicotina, é um agonista parcial do receptor nicotínico α4β2; acredita-se que bloqueie pelo menos parcialmente as ações da nicotina derivada de produtos que contêm nicotina, mas tem atividade suficiente como agonista nicotínico parcial para diminuir o desejo por nicotina (Cap. 13).

A *buprenorfina* provavelmente opera por um princípio semelhante no tratamento do abuso e abstinência de opioides (Cap. 23). O *aripiprazol* é um agonista parcial usado no tratamento da psicose para inibir a ativação do receptor D_2 pela dopamina endógena, mas também fornece um grau de ativação de baixo nível importante (Cap. 19). Certos antagonistas seletivos do receptor $β_1$ (p. ex., *pindolol* e *acebutolol*) são de fato agonistas parciais cuja "atividade simpaticomimética intrínseca" pode prevenir bradicardia profunda ou efeito inotrópico negativo (Cap. 14).

Os ligantes de receptores também incluem moduladores alostéricos, tanto positivos quanto negativos. Eles são discutidos na seção "Modulação alostérica da função do receptor".

Enzimas

As enzimas são alvos importantes para os fármacos, essencialmente, por duas razões. Em primeiro lugar, as enzimas têm papéis especialmente variados e seletivos em processos vitais essenciais. Em segundo lugar, os mecanismos de catálise e regulação alostérica são bem definidos e, portanto, passíveis de manipulação farmacológica. As enzimas que são alvos de fármacos são quase sempre aquelas que limitam a velocidade ou são essenciais no processo metabólico de interesse, por exemplo, HMG-CoA-redutase na síntese de colesterol, é inibida pelas *estatinas* (Cap. 37); enzima conversora de angiotensina (ECA) na síntese de angiotensina II, é inibida por *IECA* (Cap. 30); ciclogenase na síntese de prostaglandinas, é inibida pelo *ácido acetilsalicílico* (acetilsalicilato) e outros AINE; Cap. 42); e a DHFR na produção do nucleotídeo timidilato, que é inibida pelo *metotrexato* (Cap. 70).

A maioria dos fármacos que utilizam enzimas como alvos pode ser dividido amplamente em inibidores reversíveis e irreversíveis do

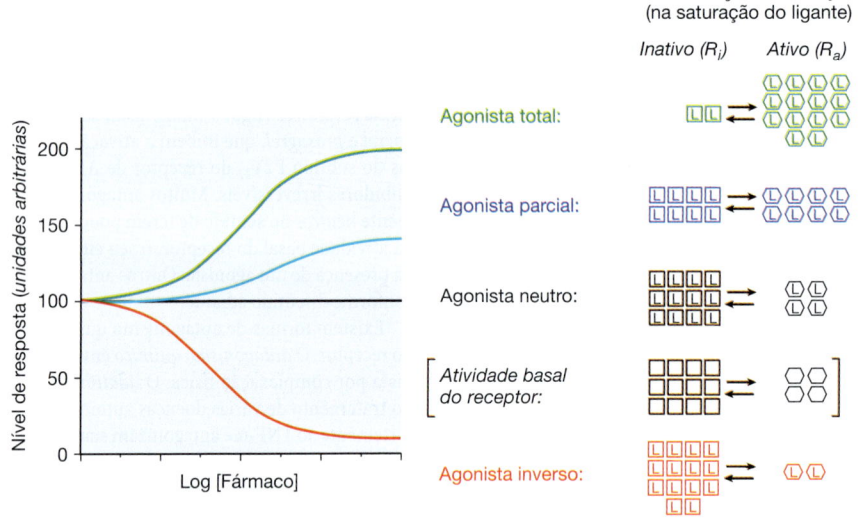

Figura 3-2 *Modelo de dois estados da atividade do receptor.* Neste modelo, o receptor *R* pode existir nas conformações ativa (R_a, representada como um hexágono) e inativa (R_i, representada como um quadrado) em equilíbrio termodinâmico. O equilíbrio na ausência de fármacos ou ligantes endógenos (uma "resposta" definida arbitrariamente para "100" unidades no gráfico à esquerda e anotada entre parênteses na representação dos estados do receptor à direita) está subjacente ao que é comumente referido como atividade "basal" ou "constitutiva", termos que conotam um certo nível – geralmente pequeno – de atividade do receptor. Fármacos que ligam estados individuais ou ambos os estados do receptor simultaneamente podem influenciar o equilíbrio das duas formas de *R* e o efeito líquido de eventos controlados pelo receptor. A ordenada do gráfico a esquerda representa a resposta do receptor produzido pela conformação R_a, ou receptor ativo (p. ex., estimulação da AC por um receptor β-adrenérgico na conformação ativa). Se um fármaco *L* (*L*, de ligante) liga-se a R_a com certo grau de seletividade em relação a R_i, produzirá uma resposta positiva; quanto maior a seletividade para R_a, maior a resposta. A diferença na seletividade diferencia os agonistas *totais* dos *parciais*; nenhum agonista "completo", no entanto, provavelmente é capaz de puxar o equilíbrio inteiramente para a direita. Se *L* tiver uma afinidade igual para R_i e R_a, não perturbará o equilíbrio basal entre eles e, portanto, não terá efeito sobre a atividade basal; este é o caso de um *antagonista neutro*. Quando o fármaco se liga seletivamente ao R_i, o efeito final e a quantidade de R_a disponível diminuem. Quando há R_a suficiente para produzir uma resposta basal nítida e *L* liga-se seletivamente ao R_i, então essa resposta basal é inibida; desse modo, o fármaco *L* é um *agonista inverso*. Nos sistemas em que a atividade basal não é nítida, agonistas inversos parecem se comportar como antagonistas neutros, e isso ajuda a explicar porque as propriedades dos agonistas inversos e alguns fármacos descritos antes como antagonistas competitivos foram reconhecidos apenas recentemente. O painel à direita representa os equilíbrios nas concentrações de saturação de *L*; não está representado se os ligantes se ligam por ajuste induzido ou seleção conformacional.

processo catalítico. Os inibidores reversíveis ligam-se à enzima de uma forma que pode ser razoavelmente descrita por constantes de ativação e desativação, estabelecendo um equilíbrio químico dinâmico (Fig. 3-3). A maioria desses inibidores é *competitiva*, em que a ligação do inibidor e do substrato à enzima é mutuamente exclusiva. Outros são *não competitivos ou descompetitivos*. A inibição não competitiva refere-se a um mecanismo no qual o inibidor se liga à enzima independentemente do substrato ligado, enquanto a inibição descompetitiva é aquela em que a ligação do inibidor requer a ligação conjunta do substrato. Tanto na inibição não competitiva quanto na descompetitiva, a enzima à qual o substrato e o inibidor estão ligados é menos efetiva na catálise do que com o substrato sozinho.

Os inibidores enzimáticos irreversíveis formam ligações covalentes estáveis com a enzima, interrompendo assim a atividade catalítica, geralmente, durante a vida útil da enzima. O *ácido acetilsalicílico*, que acetila as cicloxigenases próximo ao sítio catalítico, é um inibidor irreversível da conversão do ácido araquidônico em prostaglandinas G_2 e H_2, os primeiros intermediários na síntese de uma variedade de prostanoides (Cap. 41). Os inibidores irreversíveis também incluem aqueles baseados em mecanismos, comumente referidos como *substratos suicidas*. Esses inibidores são reconhecidos pela enzima como um substrato, mas durante o processo de catálise, geralmente no estado de transição, são convertidos em intermediários capazes de atacar a enzima. Os *organofosfatos*, que inibem irreversivelmente a acetilcolinesterase por meio da fosforilação, fornecem um exemplo desse mecanismo de inibição irreversível (Cap. 12). O *omeprazol*, um inibidor da H^+/K^+ ATPase gástrica, é outro exemplo (Cap. 53). A *heparina*, um anticoagulante, potencializa a capacidade de um substrato suicida endógeno, a antitrombina, de inibir irreversivelmente a trombina e o fator Xa (Cap. 36).

Nem todos os medicamentos que têm como alvo as enzimas são inibidores. Os *nitratos orgânicos*, por exemplo, ativam a sGC. Nesse caso, o óxido nítrico (NO), produto da transformação enzimática dos nitratos orgânicos, combina-se com o heme da enzima para conseguir a ativação. O subsequente aumento do GMP cíclico (GMPc) intracelular é a base para a vasodilatação induzida pelo NO (Cap. 31).

Canais iônicos

As alterações do fluxo de íons através da membrana plasmática, alcançadas através de canais iônicos, são reações reguladoras fundamentais às células excitáveis e não excitáveis. Essas mudanças são sobrepostas a gradientes eletroquímicos, principalmente aqueles subjacentes ao potencial elétrico da superfície celular, estabelecidos por transportadores de íons Na^+, K^+, Ca^{2+} e Cl^-. Por exemplo, a bomba de Na^+/K^+-ATPase gasta ATP para bombear Na^+ para fora da célula e o K^+ para dentro. Os gradientes eletroquímicos assim gerados são usados pelos tecidos excitáveis (p. ex., nervos e músculos por meio de canais iônicos) para gerar e transmitir estímulos elétricos; pelas células inexcitáveis para desencadear reações bioquímicas e secretórias; e por todas as células para manter vários processos de simporte e antiporte secundários (ver Figs. 2-2 e 4-4).

Os seres humanos expressam cerca de 230 canais iônicos (Jegla et al., 2009). Estes são divididos em famílias com base principalmente nos íons que conduzem, na arquitetura molecular e no método de controle. Eles são subdivididos de acordo com as propriedades de condução, incluindo a cinética de ativação e desativação. Aqueles relevantes para a farmacologia são principalmente os canais iônicos controlados por voltagem, por proteína G e por ligantes. Canais iônicos dependentes de voltagem são discutidos aqui; os canais iônicos controlados por proteína G e por ligantes são discutidos na seção "Mecanismos de ação de fármacos mediados por receptores".

Os canais iônicos dependentes de voltagem são sensíveis a mudanças no potencial eletroquímico ao longo da membrana, sofrendo ativação após a despolarização da membrana. Qualquer introdução à farmacodinâmica deve prestar atenção neles: eles são alvos de fármacos extremamente importantes; um número considerável deles está a jusante de receptores de fatores endócrinos e parácrinos – por exemplo, neurotransmissores; e fornecem um contexto para a compreensão de todos os outros tipos de canais. Além disso, as mutações nos canais iônicos dependentes de voltagem podem levar a doenças (conhecidas como *canalopatias*), incluindo vários distúrbios convulsivos (Cap. 20), outras doenças neurológicas e arritmias cardíacas (Cap. 34).

Canais de Na^+ regulados por voltagem Os canais de Na^+ controlados por voltagem são responsáveis pela propagação de potenciais de ação robustos nas células nervosas e musculares, que despolarizam a membrana do seu potencial de repouso de cerca de −70 mV, dependendo da célula, para o potencial de +20 mV em alguns milissegundos. A ativação desses canais, que põe em movimento o potencial de ação, geralmente ocorre em resposta a uma despolarização localizada disparada por canais catiônicos controlados por ligantes em neurônios e músculo esquelético e por canais de Ca^{2+} tipo L ativados no nó sinoatrial do coração; a propagação do potencial de ação se dá por meio da ativação sequencial dos próprios canais de Na^+.

Os canais de Na^+ são formados por três subunidades – uma subunidade α, que forma um poro, e duas subunidades β reguladoras (Catterall et al., 2020). A subunidade α é uma única proteína de 260 kDa contendo quatro domínios, cada um consistindo em seis hélices transmembranas (S1-S6), que se organizam em uma forma pseudotetramérica para formar um poro seletivo de íons Na^+ (Figs. 3-4A e 25-2). As subunidades β são proteínas de cerca de 36 kDa, que atravessam uma vez a membrana de um lado ao outro. Uma alça extracelular entre S5 e S6 da subunidade α, denominada formadora de poros ou alça P, mergulha de volta no poro e, combinada com resíduos das alças P correspondentes dos outros domínios, fornece um filtro de seletividade para o íon Na^+. Quatro outras hélices ao redor do poro (uma hélice S4 de cada um dos domínios) contêm, cada uma, um conjunto de aminoácidos carregados que formam o sensor de voltagem e fazem o poro abrir em voltagens de membrana mais positivas, aquelas que iniciam a ativação.

Os canais de Na^+ dependentes de voltagem nos neurônios que sentem a dor (*nocicepção*) são alvos de anestésicos locais, como *lidocaína* e *tetracaína*, que bloqueiam o poro para inibir a despolarização e, assim, suprimir a transmissão relevante para a sensação de dor (ver Fig. 25-3). Eles também são alvos de certos *antiepilépticos* (Cap. 20) e *antiarrítmicos* (Cap. 34). Catterall et al. (2020) fornecem uma extensa discussão sobre o bloqueio dependente do estado por esses fármacos (i.e., a dependência desses fármacos do potencial de repouso da membrana

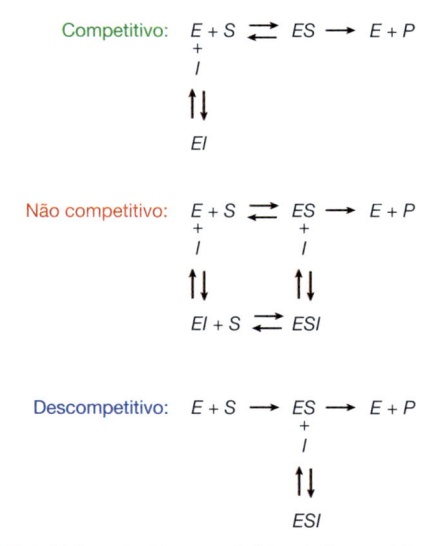

```
Competitivo:    E + S  ⇌  ES  →  E + P
                +
                I
                ⇅
                EI

Não competitivo:  E + S  ⇌  ES  →  E + P
                  +          +
                  I          I
                  ⇅          ⇅
                  EI + S  ⇌  ESI

Descompetitivo:   E + S  →  ES  →  E + P
                            +
                            I
                            ⇅
                            ESI
```

Figura 3-3 *Inibição enzimática reversível.* As três formas diferentes de inibição reversível de enzimas estão representadas. *E*, enzima; *S*, substrato; *I*, inibidor; *P*, produto. O leitor é direcionado para uma excelente monografia que cobre a inibição enzimática, reversível e irreversível, em um contexto farmacológico por Copeland (2013).

A Estrutura dos canais de Ca²⁺ e Na⁺

Subunidades α_1 dos canais de Ca^{2+}, Na^+

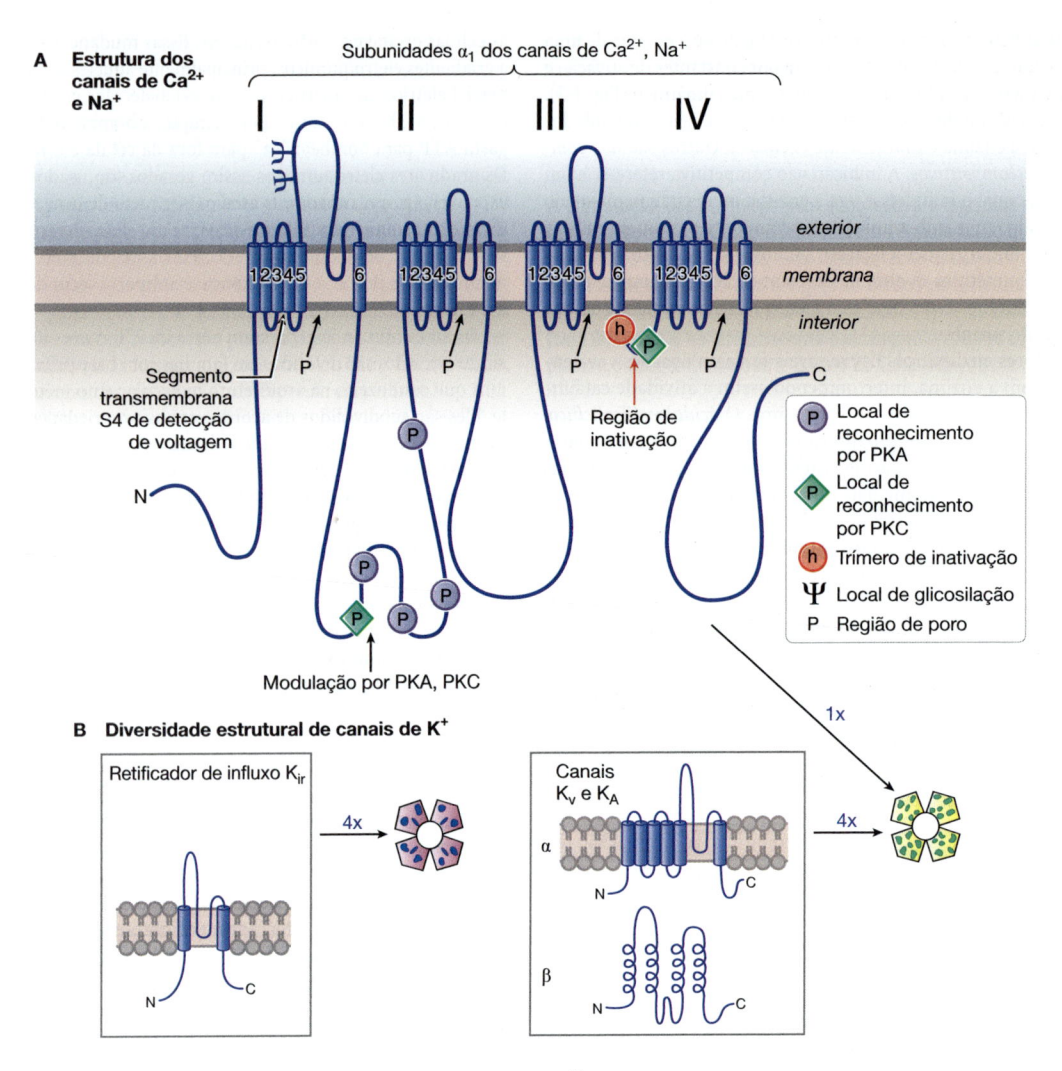

I　II　III　IV

exterior
membrana
interior

Segmento transmembrana S4 de detecção de voltagem

Região de inativação

Modulação por PKA, PKC

- ⓟ Local de reconhecimento por PKA
- ◆P Local de reconhecimento por PKC
- ⓗ Trímero de inativação
- Ψ Local de glicosilação
- P Região de poro

B Diversidade estrutural de canais de K⁺

Retificador de influxo K_{ir}　4x

Canais K_V e K_A
α
β
4x

C Conjunto de múltiplas subunidades de canais de Ca²⁺

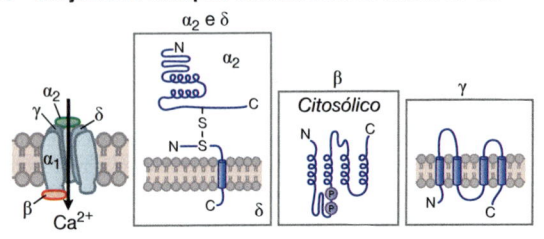

α_2 e δ
α_2
δ
β Citosólico
γ

D Gradientes iônicos através da membrana de uma célula nervosa de mamífero

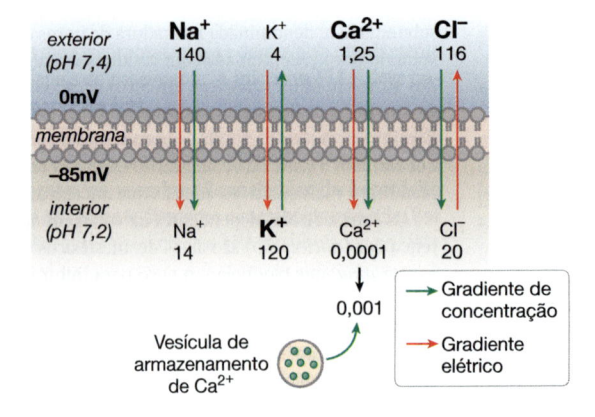

	Na⁺	K⁺	Ca²⁺	Cl⁻
exterior (pH 7,4) 0mV	140	4	1,25	116
interior (pH 7,2) −85mV	14	120	0,0001	20

0,001

Vesícula de armazenamento de Ca²⁺

→ Gradiente de concentração
→ Gradiente elétrico

e da frequência do potencial de ação). Os canais também são alvos de toxinas marinhas naturais, incluindo *tetrodotoxina*, *saxitoxina* e várias *conotoxinas*.

Canais de Ca²⁺ regulados por voltagem Os canais de Ca^{2+} controlados por voltagem são arquitetonicamente bastante semelhantes aos canais de Na^+, com uma grande subunidade α (quatro domínios de seis hélices que abrangem a membrana) e subunidades regulatórias auxiliares (p. ex., subunidades β e $α_2δ$; Figs. 3-4C e 16-2) (Catterall et al., 2020). Os canais de Ca^{2+} podem ser os principais componentes de um potencial de ação, como nas células marca-passo do coração, mas são mais comumente responsáveis por traduzir, via influxo de Ca^{2+}, potenciais de ação em respostas intracelulares. Existem três tipos distintos de canais de Ca^{2+}: Os canais de Ca^{2+} do tipo L são expressos em células musculares cardíacas, lisas e esqueléticas e em células de tecidos endócrinos, onde estão envolvidos no acoplamento excitação-contração e na secreção. As correntes conduzidas pelos canais de Ca^{2+} do tipo L podem exigir forte despolarização e são duradouras (*long-lasting*, em inglês, daí o "L" como identificador de tipo). Esses canais são bloqueados pelas *di-hidropiridinas*, como *nifedipino*, *diltiazem* e *verapamil*, fármacos amplamente utilizados para tratar hipertensão, angina e certas arritmias cardíacas (ver Caps. 31, 32 e 34). Os canais de Ca^{2+} tipo P/Q, N e R são expressos principalmente em neurônios e estão envolvidos na liberação de neurotransmissores. Eles também requerem forte despolarização para ativação. Os canais do tipo T são expressos em neurônios e em células musculares cardíacas e lisas. As correntes geradas pelo fluxo de íons através desses canais são ativadas por despolarizações fracas e são transitórias. Esses canais facilitam a despolarização do marca-passo cardíaco. Eles também são encontrados em neurônios talâmicos, onde a corrente amplifica as oscilações do potencial de membrana, sendo uma oscilação observada na crise de ausência (Cap. 20); *etossuximida* e *valproato* são antiepilépticos usados para inibir o canal do tipo T. Os canais de Ca^{2+} tipo L estão sujeitos à modulação via fosforilação pela PKA, enquanto os canais P/Q, N- e tipo R são modulados mais intimamente por GPCR, conforme discutido posteriormente ("Mecanismos de ação de fármacos mediados por receptores").

Canais de K⁺ regulados por voltagem Os canais de K^+ dependentes de voltagem são os mais numerosos da família de canais iônicos regulados por voltagem (Gutmann et al., 2005; Wulff et al., 2009). Esses canais são tetrâmeros formado por quatro subunidades $K_Vα$ semelhantes ou idênticas, que atravessam a membrana seis vezes e juntas formam um poro de condutância com capacidade de detecção de voltagem (Fig. 3-4B). Existem 40 genes $K_Vα$ humanos, classificados em 12 subfamílias. Os canais regulam a forma de onda e o padrão dos potenciais de ação (Attali et al., 2019). Diversos fármacos antiarrítmicos, por exemplo, *amiodarona* e *sotalol*, modulam esses canais direta ou indiretamente e normalmente junto com outros canais iônicos dependentes de voltagem (Cap. 34). Um mecanismo comum pelo qual os fármacos prolongam os potenciais de ação no coração e provocam arritmias é a inibição de uma corrente retificadora atrasada específica gerada por hERG, um canal mais frequentemente referido como $K_V11.1$ (o produto do gene *KCNH2*; Cap. 34).

Especificidade das respostas aos fármacos

O grau em que um fármaco atinge uma ação pretendida em relação a outras ações é chamado de *especificidade* ou *seletividade* de ação. A afinidade de um fármaco por seu alvo molecular é de importância clara a esse respeito, pois uma interação de alta afinidade minimiza a chance de efeitos fora do alvo, em concentrações terapêuticas. A especificidade também depende de outros fatores. Um deles é até que ponto o local em que um fármaco interage é exclusivo daquele alvo. A conservação dos sítios ortostéricos entre os subtipos de receptores muscarínicos, por exemplo, dificulta a manipulação farmacológica de qualquer subtipo único (Cap. 11). Além disso, certos receptores ou enzimas aparentemente díspares têm sítios de ligação ortostéricos de origem ontológica comum. Esse é o caso dos receptores muscarínicos e do receptor H_1-histamínico, manifestado pelos efeitos semelhantes à atropina dos anti-histamínicos clássicos (Cap. 43). Dito isso, um exemplo de sítio ortostérico em que houve algum sucesso em atingir especificidade de alvo relativamente alta é o sítio de ligação de ATP de proteínas-cinases, para o qual existem aproximadamente 800 genes diferentes no genoma humano, muitos dos quais estão envolvidos na patogênese do câncer (Cap. 71). O *imatinibe* tem como alvo o sítio de ligação do ATP na proteína-cinase Bcr-Abl e é usado para tratar leucemia mieloide crônica; o *imatinibe* foi o primeiro inibidor de proteína-cinase direcionado a uma cinase específica a ser aprovado pela FDA (Cohen et al., 2021).

A especificidade da ação também pode depender da extensão em que o alvo é distribuído entre os tecidos. Um alvo expresso em um ou apenas alguns tecidos quase certamente suportará um grau mais alto de especificidade terapêutica do que um expresso em todo o corpo, pois os efeitos induzidos por fármacos no último caso ocorreriam em tecidos provavelmente irrelevantes para o evento patológico. A maneira como o próprio fármaco se distribui entre os tecidos, um conceito importante da farmacocinética, também terá impacto na especificidade da ação. Os antagonistas dos receptores μ-opioides restritos à periferia, como a *metilnaltrexona*, ao contrário da *naloxona* ou *naltrexona*, têm pouco impacto nas ações analgésicas (centrais) dos opioides (Cap. 23).

Figura 3-4 *Canais de Na⁺, Ca²⁺ e K⁺ dependentes de voltagem*. Os canais dependentes de voltagem proporcionam mudanças rápidas na permeabilidade a íons ao longo dos axônios e no interior dos dendritos, assim como o acoplamento excitação-secreção que causa a liberação de neurotransmissores de locais pré-sinápticos. **A.** *Estrutura dos canais de Ca²⁺ e Na⁺*. A subunidade α tanto nos canais Ca^{2+} quanto nos Na^+ consiste em quatro subunidades ou segmentos (designados **I** a **IV**), cada uma com seis domínios hidrofóbicos transmembrana (TM; cilindros azuis). As regiões hidrofóbicas que conectam TM5 e TM6 a cada segmento associam-se para formar o poro do canal. O segmento 4 em cada domínio inclui o sensor de voltagem. (Adaptada, com permissão, de Catterall W. *Neuron* 2000, 26:13-25. © Elsevier.) **B.** *Diversidade de estrutura dos canais de K⁺*. *Retificador de influxo, K_{ir}*: A subunidade básica da proteína K_{ir} do canal K^+ retificador de influxo tem a configuração geral de TM5 e TM6 de um segmento da subunidade α mostrada no painel **A**. Quatro dessas subunidades organizam-se para criar o poro. Canal de K^+ sensível à voltagem, K_V. As subunidades α do canal de K^+ sensível à voltagem, Kv, e o canal de K^+ de ativação rápida, K_A, compartilham uma suposta estrutura que se estende seis vezes, semelhante, em sua configuração geral, a um único segmento da estrutura do canal de Na^+ e Ca^{2+}, com seis domínios TM. Quatro deles organizam-se para formar o poro. As subunidades β (cistosólica) reguladoras podem alterar as funções do canal K_V. **C.** *Montagem das diversas subunidades dos canais de Ca^{2+}*. Os canais de Ca^{2+} necessitam, de modo variável, de diversas pequenas proteínas auxiliares ($α_2$, β, γ e δ); as subunidades $α_2$ e δ estão ligadas por uma ponte de dissulfeto. Da mesma forma, existem também subunidades reguladoras para os canais de Na^+. **D.** *Gradientes iônicos através da membrana de uma célula nervosa de mamífero*. O rim é o principal regulador do ambiente iônico extracelular. O transporte ativo de cátions e as permeabilidades relativamente seletivas dos canais iônicos mantêm o meio intracelular. Nesta figura, os números abaixo dos vários íons são as concentrações no estado de repouso em mM; as grandes letras em negrito dos elementos indicam a localização da maior concentração do íon; as setas vermelha e verde indicam a direção dos gradientes elétricos e de concentração. No estado de repouso, os canais de Na^+ estão fechados, os canais de K^+ estão abertos e o potencial de membrana se aproxima do potencial de Nernst para o íon K^+. A abertura dos canais de Na^+ resulta em despolarização. Em contrapartida, o gradiente de K^+ é tal que o aumento da permeabilidade ao K^+ resulta em *hiperpolarização*. Alterações na concentração de Ca^{2+} intracelular (entrada via canais de Ca^{2+} e mobilização de Ca^{2+} armazenado na célula) afetam múltiplos processos celulares e são fundamentais para a liberação de neurotransmissores. O íon Cl^- flui através de canais de membrana, uma grande fração deles são controlados por GABA ou glicina. A ativação dos receptores $GABA_A$ neuronais geralmente leva a um influxo líquido de Cl^- resultando em hiperpolarização da membrana e inibição da despolarização. O potencial de equilíbrio para o íon Cl^- é relativamente próximo ao potencial de repouso da membrana, e pequenas mudanças na concentração de Cl^- celular, no potencial de membrana e nas atividades dos transportadores de Cl^- (p. ex., KCC2 e NKCC1) podem influenciar os movimentos transmembranas do íon Cl^-.

Nenhum fármaco é totalmente específico em termos de ação. O afastamento de um alto grau de especificidade em certas circunstâncias pode ser vantajoso. A sedação exercida pelos anti-histamínicos clássicos, por exemplo, pode ser uma ação bem-vinda, secundária ao bloqueio periférico da histamina no tratamento do prurido. No entanto, frequentemente, as ações não intencionais de um fármaco são um incômodo, ou pior, se as ações não intencionais se elevarem ao nível de danos físicos ou psicológicos (ou seja, a ponto de se tornarem eventos adversos de medicamentos).

Nesse caso, a promiscuidade não é do fármaco, mas do alvo. O canal $K_V11.1$ (hERG) contém um sítio que pode interagir com uma variedade de moléculas estruturalmente diferentes. O prolongamento do intervalo QT com consequente *torsades de pointes* (uma forma de taquicardia ventricular) é um sério efeito fora do alvo de muitos fármacos. A FDA agora exige que todos os novos medicamentos sejam testados quanto à sua capacidade de ligar o canal $K_V11.1$ e prolongar o intervalo QT.

Para complicar o quadro de especificidade está o fato de que alguns fármacos são administrados como misturas racêmicas de estereoisômeros, cada um dos quais pode exibir diferentes propriedades farmacodinâmicas e farmacocinéticas. O antiarrítmico *sotalol* é um bom exemplo. Enquanto os enantiômeros *D* e *L* do *sotalol* são equipotentes como bloqueadores dos canais de K^+, o enantiômero *L* é um antagonista β-adrenérgico muito mais potente. Uma variedade de fármacos inicialmente disponíveis como misturas racêmicas estão agora disponíveis em formas estereoisoméricas simples, muitas vezes ressaltando as diferenças nas propriedades das formas resolvidas.

A conversão metabólica de um fármaco em um ou mais metabólitos que mantêm a atividade também é um fator de ambiguidade na especificidade. Os metabólitos ativos geralmente diferem do fármaco original em eficácia, mas alguns também diferem qualitativamente em suas ações. Além dos profármacos, estes são comumente reconhecidos como metabólitos tóxicos e incluem, por exemplo, a normeperidina, um metabólito da *meperidina*, provavelmente responsável pela excitação do SNC (Cap. 23) e *N*-acetil-*p*-benzoquinona imina, um metabólito do *paracetamol* responsável pela necrose hepática e renal (Cap. 5).

Aditividade e sinergismo: isobologramas

Fármacos com mecanismos de ação diferente são usados comumente em combinações para obter efeitos *sinérgicos aditivos* e *positivos*. Essas interações de dois fármacos podem permitir o uso de concentrações menores de cada um deles e, assim, reduzir os efeitos adversos dependentes da concentração. O sinergismo positivo refere-se aos efeitos *superaditivos* de fármacos usados em combinação, nos quais o efeito dos dois fármacos juntos é maior que a soma de seus efeitos individuais. Os fármacos combinados também podem apresentar *sinergismo negativo* ou efeitos *subaditivos*, em que a eficácia da combinação terapêutica é menor do que seria esperada se os efeitos fossem aditivos. Os isobologramas, como o representado na Figura 3-5, fornecem uma descrição quantitativa do sinergismo positivo e negativo. A base para o uso de isobologramas foi desenvolvida e revisada por Tallarida (2012) e explicada na legenda da Figura 3-5. O uso de isobologramas para caracterizar as possíveis interações farmacodinâmicas sinérgicas de vários fármacos anticonvulsivantes diferentes em um modelo de camundongo é demonstrado por Metcalf et al. (2018).

Atenuação das respostas aos fármacos

A regulação por retroalimentação é uma característica definidora dos sistemas biológicos. Uma célula ou um organismo pode perceber as ações de um fármaco como uma perturbação da homeostase e tentar rebater as ações desse fármaco para restaurar o *status quo* por meio de mecanismos moleculares e fisiológicos. Os mecanismos incluem aqueles realizados por meio do sistema nervoso simpático e do sistema renina-angiotensina-aldosterona (Caps. 29 e 32), entre muitos outros ciclos de

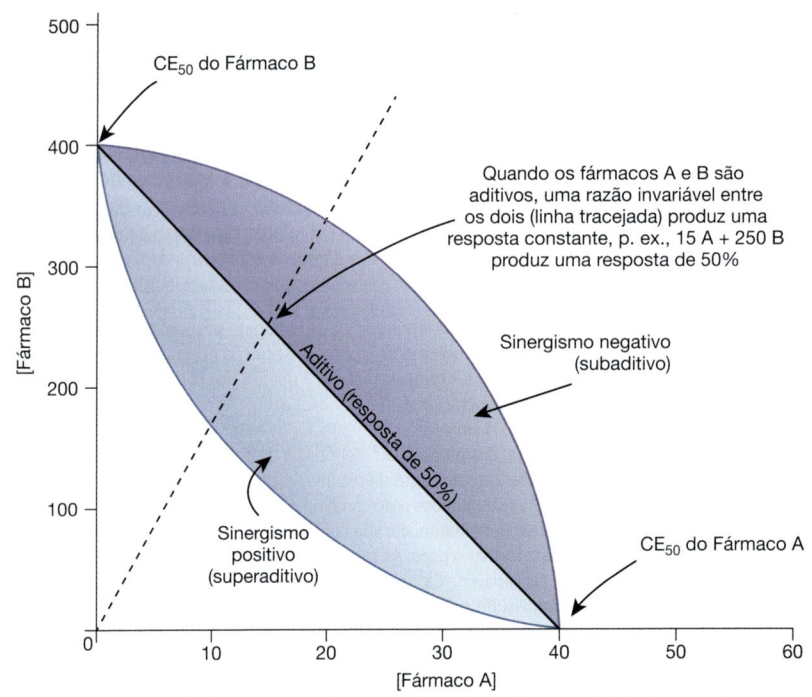

Figura 3-5 *Isobolograma demonstrando aditividade e sinergismo de uma combinação de fármacos.* O isobolograma demonstra a linha de aditividade para um efeito de 50% obtido com uma combinação dos dois fármacos (as concentrações do fármaco A estão no eixo *x*, enquanto as concentrações do fármaco B estão no eixo *y*), que têm efeitos semelhantes, mas mecanismos de ação diferentes. A intercessão da linha de aditividade (efeito de 50%) com o eixo *x* é a CE_{50} do fármaco A, enquanto a intercessão do eixo *y* é a CE_{50} do fármaco B. Quando a combinação de A e B produz sinergismo positivo (superaditividade), então o efeito de 50% com a combinação dos dois fármacos fica um pouco abaixo da linha de aditividade, enquanto o sinergismo negativo (subaditividade) fica acima da linha de aditividade. As linhas de aditividade dos diversos efeitos percentuais (p. ex., efeito de 90%) são paralelas à linha de aditividade de 50%. O isobolograma pode ser usado para estimar as concentrações dos dois fármacos necessárias para obter determinado efeito quando são usados simultaneamente. Ver uma explicação detalhada do conceito e da utilidade dos isóbolos em Tallarida (2012).

retroalimentação celulares e sistêmicos. A taquicardia reflexa mediada pelo sistema nervoso simpático é uma resposta comum aos vasodilatadores usados para baixar a pressão arterial, como *di-hidropiridinas*, *hidralazina* e nitratos orgânicos, algumas vezes requerendo a administração de um bloqueador β para atenuar o aumento da frequência cardíaca (Caps. 31, 32, 33).

Taquifilaxia e enfraquecimento são termos sobrepostos para um declínio na resposta a um fármaco com aplicações repetidas ou ao longo do tempo, respectivamente. Os dois termos geralmente têm uma conotação fisiológica. Embora nenhum mecanismo precise estar implícito (Neubig et al., 2003), os processos subjacentes incluem modulação da expressão e função do alvo, respostas de mecanismos homeostáticos de tecidos sobrepostos, e, no limite para terapias direcionadas ao câncer ou à patógenos, mecanismos de franca resistência. A dessensibilização também se refere à atenuação da resposta, mas normalmente no nível do próprio alvo do fármaco. A dessensibilização é frequentemente diferenciada da *regulação negativa*, perda de um alvo com exposição prolongada ao ligante, embora os dois possam estar intimamente relacionados mecanisticamente.

A dessensibilização e a regulação negativa são particularmente bem compreendidas para os GPCR. A *dessensibilização homóloga* refere-se a um declínio relativamente rápido na resposta de um GPCR a um agonista, como consequência de uma interação entre os dois. Uma forma de dessensibilização homóloga envolve a fosforilação dos GPCR por GRK com subsequente envolvimento de arrestinas e internalização do receptor, conforme discutido na seção "Dessensibilização mediada por GRK e arrestina". Existem outras formas de dessensibilização homóloga, inclusive as mediadas por proteínas-cinases, com ou sem arrestinas, e envolvendo outras formas de internalização. A *dessensibilização heteróloga* refere-se a um declínio na resposta de um receptor a um agonista como resultado da ativação de uma via de sinalização distinta, tipicamente por agonista e receptor diferentes. A fosforilação de receptores por PKA e PKC figura com destaque na dessensibilização heteróloga, assim como outras modificações pós-traducionais, como ubiquitinação e palmitoilação (Patwardhan et al., 2021). A dessensibilização dos GPCR, enquanto permite um grau variável de reciclagem dos endossomos, predispõe os receptores à regulação negativa por meio da degradação lisossômica.

A dessensibilização e a regulação negativa, embora geralmente percebidas como atenuantes da eficácia dos agonistas, são, em alguns casos, terapeuticamente úteis. Acredita-se que os mecanismos pelos quais os ISRS atenuam a depressão envolvam a regulação negativa dos receptores autoinibitórios $5HT_{1A}$, $5HT_{1D}$ e $5HT_7$ e dos receptores pós-sinápticos $5HT_{2A}$, enquanto outros receptores serotoninérgicos permanecem responsivos aos níveis agora aumentados de serotonina (Cap. 18). A regulação negativa do receptor do hormônio liberador de gonadotropina (GnRH) pela sinalização sustentada obtida com os congêneres do GnRH é a base para a utilidade desses medicamentos no tratamento da puberdade precoce dependente de GnRH (Cap. 46).

O fenômeno da *supersensibilidade* também reflete um processo adaptativo, geralmente uma adaptação à supressão prolongada da sinalização do receptor e, geralmente, manifestada como expressão aumentada do receptor. É mais perceptível quando um inibidor ou antagonista é retirado abruptamente. Supõe-se que a supersensibilidade relacionada ao receptor dopaminérgico D2 seja responsável pela tolerância aos antipsicóticos (Cap. 19) e pela resposta β-adrenérgica aumentada em pacientes fisicamente ativos que, após tratamento prolongado com um antagonista β, interrompem abruptamente a medicação (Cap. 14). A supersensibilidade também é facilmente observada em certos receptores de neurotransmissores pós-sinápticos em casos de desnervação crônica.

A atenuação da resposta a fármacos que inibem enzimas pode estar relacionada ao aumento da expressão do alvo. A inibição pelas estatinas da HMG-CoA-redutase se opõe, ainda que de forma incompleta, a uma elevação substancial dos níveis da enzima por meio de formas autorreguladoras da transcrição gênica e redução da degradação proteica.

A atenuação da resposta de um fármaco, independentemente do seu alvo, pode resultar da expressão autoinduzida das enzimas responsáveis pela degradação do fármaco, um fenômeno farmacocinético. A indução de CYP3A4 pela carbamazepina é um exemplo clássico: Após dose única, o tempo de meia-vida ($t_{1/2}$) da carbamazepina é de aproximadamente 36 horas; após doses repetidas, a $t_{1/2}$ cai pela metade.

O termo *resistência aos fármacos* é usado quase exclusivamente em relação à terapia antimicrobiana e ao câncer, e refere-se à capacidade do patógeno ou célula de evitar a destruição pelo fármaco. O uso excessivo de antimicrobianos leva à seleção de cepas de micróbios resistentes a medicamentos, um problema crítico na medicina humana e na criação de animais para produção de alimentos. Os mecanismos comuns de resistência antimicrobiana, discutidos em detalhes no Capítulo 56, são:

- Entrada reduzida do fármaco no patógeno ou célula;
- Exportação aumentada do medicamento para fora do patógeno ou célula;
- Alteração de proteínas-alvo;
- Desenvolvimento de vias alternativas para contornar as inibidas pelo fármaco;
- Liberação de enzimas que alteram ou destroem o medicamento.

Nas células cancerígenas, um dos vários mecanismos de resistência ao metotrexato, um inibidor competitivo da DHFR, é a regulação positiva da enzima por meio da amplificação gênica ou da regulação gênica alterada (Cap. 70). Outros mecanismos de resistência ao metotrexato incluem transporte deficiente do fármaco para as células devido à baixa expressão do transportador folato reduzido, diminuição da retenção intracelular do fármaco devido à diminuição da poliglutamilação e/ou aumento da expressão de um transportador de efluxo e produção de formas alteradas de DHFR que apresentam afinidade reduzida pelo metotrexato.

Interações medicamentosas farmacodinâmicas

Embora os fármacos possam ser usados em combinação para obter um efeito terapêutico aditivo ou sinérgico, as combinações também são usadas simplesmente para tratar várias condições simultâneas. Em ambos os casos, as *interações medicamentosas* devem ser consideradas. O termo *interações*, como geralmente utilizado, não está relacionado a interações terapêuticas, mas sim a interações dos medicamentos que têm potencial para causar efeitos adversos. Compreender a base de tais interações fornece o pano de fundo para preveni-las.

As interações medicamentosas são mais frequentemente enquadradas a partir de uma perspectiva farmacocinética na qual um fármaco altera a ADME de outro fármaco. As interações medicamentosas farmacocinéticas são discutidas no Capítulo 2. Aquelas de natureza farmacodinâmica não são tão bem categorizadas. Talvez o tipo mais comumente encontrado de interação medicamentosa farmacodinâmica esteja relacionado à sedação. Um grande número de fármacos exerce ações sedativas, e combinação desses fármacos, por meio de formas aditivas ou sinérgicas de sedação, pode causar sedação excessiva, perda de consciência e até a morte. Outro tipo de interação medicamentosa farmacodinâmica refere-se ao prolongamento do intervalo QTc, em que a coadministração de dois fármacos que causam prolongamento do intervalo tem maior chance de causar taquicardia ventricular polimórfica do que qualquer um dos agentes isoladamente.

Outras interações medicamentosas farmacodinâmicas são de natureza mais seletiva ou idiossincrática. Por exemplo, os nitrovasodilatadores produzem vasodilatação por meio da elevação, dependente de NO, do GMPc no músculo liso vascular, enquanto a *sildenafila*, a *tadalafila* e a *vardenafila* alcançam seus efeitos farmacológicos na vasculatura a partir da inibição da PDE5 que hidrolisa o GMPc em 5'GMP. Assim, a coadministração de um doador de NO (p. ex., *nitroglicerina*) com um inibidor de PDE5 pode causar profunda vasodilatação e hipotensão potencialmente perigosa. A *varfarina* tem margem exígua entre a inibição terapêutica da formação de trombos e as complicações hemorrágicas e está sujeita a várias interações farmacocinéticas e farmacodinâmicas importantes. Alterações da ingestão dietética de vitamina K podem afetar significativamente a farmacodinâmica da *varfarina* e impor a necessidade de alterar suas doses; os antibióticos que alteram a flora intestinal diminuem a síntese bacteriana de vitamina K e, assim, acentuam o efeito da *varfarina*; e a administração simultânea de AINE

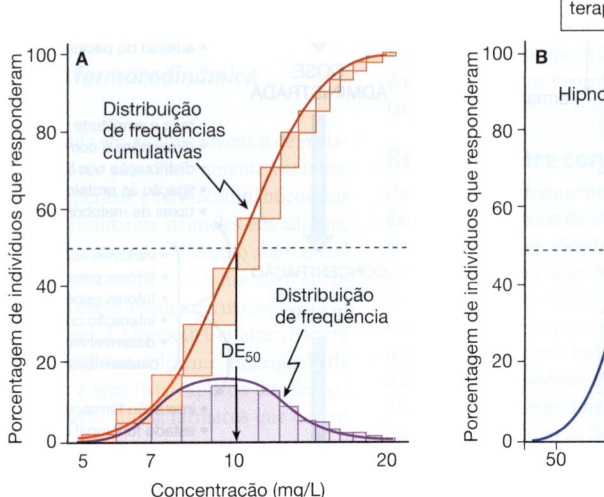

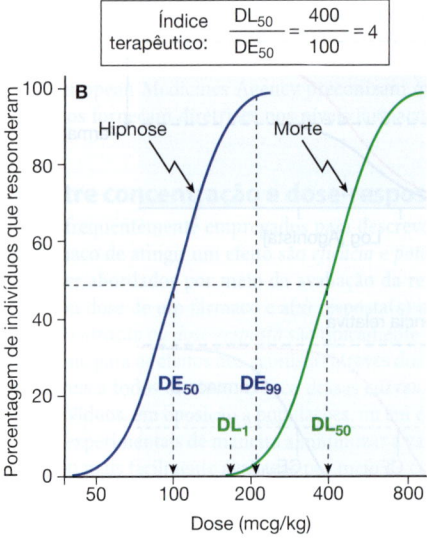

Figura 3-9 *Curvas quantais de concentração-resposta e dose-resposta.* **A.** *Frequência de distribuição e curva concentração-reposta.* Um experimento foi realizado com 100 indivíduos, no qual a concentração plasmática do fármaco que produziu uma resposta quantal, neste caso a hipnose, foi determinada para cada indivíduo. O número de indivíduos que responderam a cada concentração foi traçado, dando uma frequência de distribuição logarítmica normal (barras roxas). Quando é totalizada, a distribuição normal das frequências gera a distribuição das frequências cumulativas – uma curva sigmóidea, que é uma curva de concentração-resposta quantal (barras vermelhas, linha vermelha). **B.** *Curvas quantais de dose-efeito.* Várias doses de um fármaco foram injetadas nos animais, e as respostas foram avaliadas e ilustradas graficamente. O índice terapêutico – razão entre DL_{50} e DE_{50} – é um indicador da seletividade desse fármaco para produzir os efeitos desejados em comparação com a letalidade. Ver explicações adicionais no texto.

Farmacodinâmica antimicrobiana

Na farmacologia antimicrobiana, as macromoléculas que atendem às necessidades metabólicas, replicativas e estruturais *distintas do hospedeiro* vêm à tona como alvos. Esses alvos permitem toxicidade seletiva (micróbio em oposição ao hospedeiro humano). Um bom exemplo é a inibição da síntese de ácido fólico pela combinação de uma sulfonamida com *trimetoprima* (Cap. 57). Um número muito grande de microrganismos deve sintetizar ácido fólico, enquanto as células de mamíferos requerem ácido fólico pré-formado da dieta. As *sulfonamidas* bloqueiam a síntese do ácido di-hidropteroico, um precursor do ácido di-hidrofólico, por meio da inibição competitiva da enzima di-hidropteroato-sintase, para a qual o ácido *para*-aminobenzoico é o substrato normal. A *trimetoprima* bloqueia a conversão subsequente de ácido di-hidrofólico em ácido tetra-hidrofólico por meio da inibição competitiva de DHFR. Embora essa última conversão seja necessária em células de mamíferos, a *trimetoprima* tem afinidade milhares de vezes maior pela redutase microbiana.

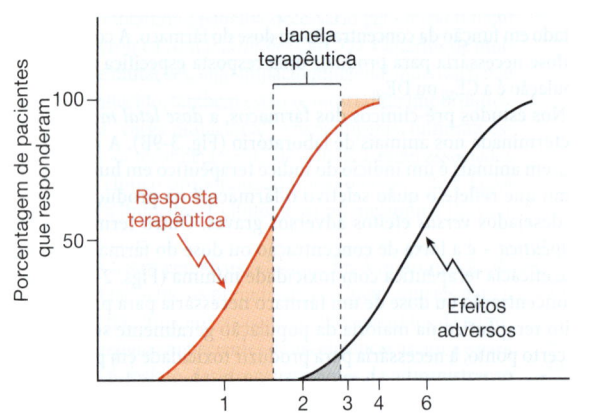

As diferenças farmacologicamente exploráveis entre micróbios e o hospedeiro são extensas. Entre os muitos exemplos adicionais estão a produção do cofator heme pelo plasmódio responsável pela malária, que fornece a base para as ações terapêuticas da *artemisinina*, *quinolinas* e *cloroquina* (Cap. 66); componentes de transporte de elétrons em certos protozoários e bactérias que têm um potencial redox exclusivamente negativo, levando à ativação do *metronidazol* (Caps. 57 e 67); um canal de Cl⁻ controlado por glutamato encontrado apenas em invertebrados, o alvo das *avermectinas* (Cap. 68); a parede celular bacteriana, cuja síntese é o alvo dos β-lactâmicos, *glicopeptídeos* e *lipopeptídeos* (Cap. 58); a subunidade ribossômica 30S exclusiva das bactérias, o alvo dos *aminoglicosídeos* e das *tetraciclinas* (Caps. 59 e 60); a subunidade ribossômica 50S também exclusiva de bactérias, o alvo do *cloranfenicol*, *macrolídeos*, *lincosamidas* e *oxazolidinonas* (Cap. 60); rearranjos topológicos únicos de enrolamento de DNA caracterizados pelos requisitos da DNA-girase e topoisomerase IV, os alvos dos *antibióticos quinolonas* (Cap. 57); composição única da membranas de superfície de protozoários, fungos e bactérias, cujos constituintes são o alvo da *anfotericina B*, *polimixina*, *daptomicina* e *isoniazida* (Caps. 59, 61 e 65); formas virais de timidilato-cinase e DNA-polimerase, relevantes para as ações de *aciclovir* e *ganciclovir* (Cap. 62); e enzimas e estruturas exclusivas da replicação retroviral, alvos dos inibidores de fusão, desencapsulamento, transcrição reversa, liberação e maturação viral (Caps. 62-64).

Mecanismo de ação de fármacos mediado por receptores

A investigação dos receptores em termos de suas identidades e propriedades desempenhou um papel fundamental no desenvolvimento da farmacologia como disciplina. Além disso, a maioria dos fármacos usados terapeuticamente é dirigido aos receptores ou aos ligantes que os receptores reconhecem. Dados esses fatos, e que os canais iônicos, transportadores e enzimas controlados por voltagem recebem atenção substancial em outros capítulos deste livro, o restante do capítulo focará principalmente nos receptores e, especificamente, os mecanismos pelos quais os receptores medeiam a ação dos fármacos.

Figura 3-10 *Relação entre janela terapêutica das concentrações de um fármaco e efeitos terapêuticos e adversos na população.* A ordenada é linear; a abscissa é logarítmica. Essa janela terapêutica específica representa a diferença nas concentrações do fármaco que provoca uma resposta terapêutica em 50% dos pacientes e efeitos adversos em 10%.

Índice terapêutico: $\dfrac{DL_{50}}{DE_{50}} = \dfrac{400}{100} = 4$

Aspectos quantitativos das interações dos fármacos com seus receptores

Ligação e fração de ocupação

As reações que descrevem a interação de um fármaco, ou mais geralmente do ligante L, com um receptor são ilustradas na Equação 3-1. A primeira reação é a formação reversível do complexo ligante-receptor, LR. A segunda, dependendo da natureza do ligante, é a conversão do complexo a LR^*, na qual o receptor atinge uma conformação capaz de produzir uma resposta biológica.

$$L + R \underset{k_{-1}}{\overset{k_{+1}}{\rightleftharpoons}} LR \underset{k_{-2}}{\overset{k_{+2}}{\rightleftharpoons}} LR^* \qquad \text{(Equação 3-1)}$$

A afinidade do ligante pelo receptor, R, ignorando no momento a conversão para LR^*, depende da *constante direta ou de associação*, k_{+1}, e da *constante reversa* ou *de dissociação*, k_{-1}. A concentração de LR em qualquer instante é igual à taxa de sua formação, $k_{+1}[L][R]$, menos a taxa de sua dissociação, $k_{-1}[LR]$. No equilíbrio, onde $[LR]$ é constante:

$$k_{+1}[L][R] = k_{-1}[LR] \qquad \text{(Equação 3-2)}$$

A proporção das constantes de velocidade de dissociação e associação, k_{-1}/k_{+1}, define o que é chamado de *constante de dissociação no equilíbrio*, K_D. Assim, com um pequeno rearranjo dos termos no equilíbrio:

$$\frac{[L][R]}{[LR]} = \frac{k_{-1}}{k_{+1}} = K_D \qquad \text{(Equação 3-3)}$$

Uma K_D numericamente baixa significa uma alta afinidade do ligante pelo receptor, enquanto uma K_D alta significa baixa afinidade. Na prática, as diferenças nas afinidades de compostos semelhantes geralmente refletem diferenças nas constantes de velocidade de dissociação. Também digno de nota, a *constante de afinidade* ou *constante de associação no equilíbrio*, K_A, é o recíproco da constante de dissociação no equilíbrio (i.e., $K_A = 1/K_D$).

Dado que a concentração do receptor livre é igual à do receptor total, R_t, menos a do receptor ligado ao ligante, e assumindo que a concentração do fármaco não é afetada pela ligação ao receptor, a Equação 3-3 pode ser reorganizada para descrever a *fração de ocupação*, ou f, que é a razão de $[LR]$ to $[R_t]$, em função da concentração do ligante:

$$\textit{Fração de ocupação} = f = \frac{[LR]}{[R_t]} = \frac{[L]}{K_D + [L]} \qquad \text{(Equação 3-4)}$$

A Equação 3-4 descreve uma relação hiperbólica (Fig. 3-11). Aqui, K_D é revelado como uma "constante de posicionamento"; nomeadamente, K_D é a concentração de ligante que produz metade da ocupação máxima do receptor. Isso decorre da definição de fração de ocupação na Equação 3-4 para 0,5 (ou seja, 50% de ocupação).

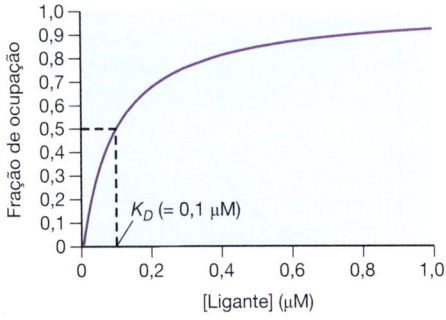

Figura 3-11 *Fração de ocupação do receptor.* Está descrita a ligação de um ligante, expresso como fração de ocupação, a uma população de receptores homogêneos em função da concentração do ligante. Neste exemplo, a constante de dissociação no equilíbrio, K_D, é 0,1 μM. O K_D, definido como a razão de k_{-1}/k_{+1}, é igual à concentração de ligante que suporta meia ocupação máxima; ele pode ser visualizado graficamente como uma constante de posicionamento. Se o ligante tivesse uma afinidade mais alta (i.e., K_D mais baixa), a curva seria deslocada para a esquerda. Se o ligante tivesse uma afinidade mais baixa (i.e., K_D mais alta), a curva seria deslocada para a direita.

Embora a derivação da fração de ocupação seja correta para a complexação de L com R e permaneça apropriada para o comportamento de um antagonista para o qual não ocorre transição para LR^*, a conversão para LR^* no caso de um agonista resulta em uma fração de ocupação mais alta do que seria previsto apenas por K_D. Isso ocorre porque existe mais ligante ligado ao receptor do que pode ser contabilizado por LR, ou dito de outra forma, a conversão para LR^* puxa o equilíbrio para a direita. Com GPCR, a ligação de LR^* a uma proteína G para formar o chamado complexo ternário distorce ainda mais o equilíbrio.

Se os receptores ligados ao ligante forem limitantes em relação à resposta medida final em toda a faixa de ocupação, então K_D e a concentração do fármaco produzindo metade do efeito máximo (CE_{50}) serão quase iguais, apesar dos efeitos de LR^* na ligação. Devido à amplificação a jusante, no entanto, muitos sistemas de sinalização podem atingir uma resposta biológica completa com apenas uma fração dos receptores ocupados. Nesse caso, a CE_{50} é deslocada para a esquerda de K_D; diz-se que os receptores estão em excesso ou que existem *receptores sobressalentes*.

Quantificação do antagonismo

Os padrões típicos de antagonismo estão associados a certos mecanismos de bloqueio dos receptores. Um é o *antagonismo competitivo* direto, no qual um fármaco com afinidade por um receptor, mas sem eficácia intrínseca, compete com o agonista pelo sítio ortostérico. O padrão característico desse antagonismo é um deslocamento paralelo para a direita da curva de concentração- ou dose-resposta do agonista sem alteração na resposta máxima (Fig. 3-12A). A magnitude do desvio para a direita depende da concentração do antagonista e de sua afinidade pelo receptor (Schild, 1957). Um antagonista competitivo em concentrações suficientemente altas em relação ao agonista pode reduzir a resposta a quase zero; no entanto, o antagonismo permanece *superável*.

Outros mecanismos de bloqueio do receptor são o *antagonismo pseudoirreversível* e *irreversível*, no qual o antagonista, uma vez ligado ao receptor, seja por mecanismos não covalentes ou covalentes, respectivamente, dissocia-se muito lentamente ou não se dissocia. Ambos os tipos de antagonistas produzirão o padrão de antagonismo mostrado na Figura 3-12B. Formas pseudoirreversíveis e irreversíveis de antagonismo não são superáveis.

A maioria dos antagonistas dos receptores ortostéricos são competitivos. Pode-se escrever expressões matemáticas da fração de ocupação do receptor por um agonista, f, e pelo agonista na presença de um antagonista competitivo, f_{+I}.

Para o agonista sozinho, a fração de ocupação é fornecida pela Equação 3-4 desenvolvida anteriormente:

$$\textit{Fração de ocupação} = f = \frac{[LR]}{[R_t]} = \frac{[L]}{K_D + [L]}$$

Para o agonista *mais* o antagonista, deve-se primeiro considerar dois equilíbrios. O primeiro é o equilíbrio já descrito entre o agonista, L, e o receptor, R, e resumido na Equação 3-5.

$$L + R \rightleftharpoons LR; \; K_D = \frac{[L][R]}{[LR]}, \text{ ou } [LR] = \frac{[L][R]}{K_D} \qquad \text{(Equação 3-5)}$$

O segundo é o equilíbrio entre o antagonista, definido como inibidor I, e R.

$$I + R \rightleftharpoons IR; \; K_I = \frac{[I][R]}{[IR]}, \text{ ou } [IR] = \frac{[I][R]}{K_I} \qquad \text{(Equação 3-6)}$$

A ocupação percentual pelo agonista L em presença de I é definida como:

$$f_{+I} = \frac{[LR]}{[LR] + [IR] + [R]} \qquad \text{(Equação 3-7)}$$

A concentração de agonista necessária para atingir uma fração de ocupação designada na presença do antagonista, $[L']$, será maior do que a concentração de agonista necessária para atingir a mesma fração de ocupação na ausência do inibidor, $[L]$. Usando as Equações 3-5 e 3-6, e aplicando alguns ajustes algébricos no lado direito da Equação 3-7, a

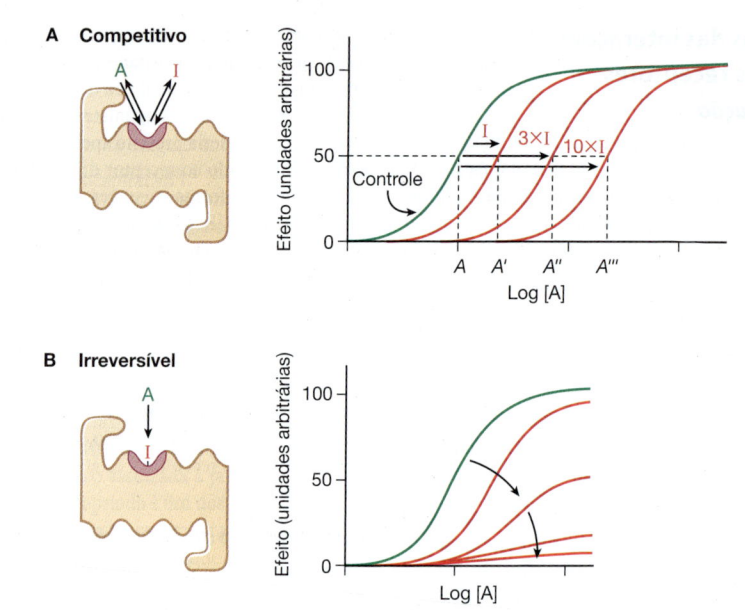

Figura 3-12 *Mecanismos do antagonismo nos receptores.* O efeito alcançado por um agonista não modulado pelo antagonista é representado em cada painel pela curva verde. **A.** O antagonismo competitivo ocorre quando o agonista **A** e o antagonista **I** competem pelo mesmo local de ligação do receptor. As curvas de resposta para o agonista são deslocadas para a direita de uma maneira dependente da concentração do antagonista, de modo que a CE$_{50}$ para o agonista aumenta (p. ex., L vs. L', L'', e L'''). **B.** O antagonismo irreversível ocorre quando o antagonista forma uma ligação covalente com o receptor, neste exemplo, no mesmo sítio do agonista, causando uma depressão progressiva da resposta máxima à medida que a concentração do antagonista aumenta; o deslocamento para a direita da CE$_{50}$ inicialmente sugeriria algum grau de receptores sobressalentes. O antagonismo irreversível não precisa ocorrer no local ortostérico e, às vezes, o antagonismo é de fato pseudoirreversível; nesse caso, o antagonista não forma uma ligação covalente, mas se dissocia bem lentamente.

fração de ocupação na presença do inibidor competitivo, f_{+I}, pode ser expressa em termos de L', K_D, K_i e I:

$$f_{+I} = \frac{[L']}{[L'] + K_D\left(1 + \frac{[I]}{K_i}\right)} \quad \text{(Equação 3-8)}$$

Supondo que respostas iguais sejam obtidas com as mesmas ocupações percentuais na ausência e presença do antagonista, podem-se estabelecer as ocupações percentuais iguais com concentrações do agonista determinadas experimentalmente ($[L]$ e $[L']$) que gerem respostas equivalentes, como está demonstrado na Figura 3-12A. Assim:

$$f = f_{+I} \quad \text{(Equação 3-9)}$$

$$\frac{[L]}{[L] + K_D} = \frac{[L']}{[L'] + K_D\left(1 + \frac{[I]}{K_i}\right)} \quad \text{(Equação 3-10)}$$

Simplificando, temos que:

$$\frac{[L']}{[L]} - 1 = \frac{[I]}{K_i} \quad \text{(Equação 3-11)}$$

na qual todos os valores são conhecidos, exceto K_i. Por essa razão, pode-se determinar a K_i de um antagonista competitivo reversível sem conhecer a K_D do agonista e sem a necessidade de definir a relação exata entre o receptor e a resposta.

Modulação alostérica da função do receptor

Alguns fármacos interagem com os receptores através de mecanismos alostéricos, em que a ligação do fármaco em um local distinto do sítio ortostérico pode alterar a afinidade do receptor pelo agonista ortostérico, a capacidade do agonista ortostérico de induzir ou estabilizar alterações conformacionais equiparadas à ativação, ou ambas. Esses fármacos são chamados de *moduladores alostéricos*. Alguns padrões de modulação alostérica são mostrados na Figura 3-13. O *cinacalcete* é um *modulador alostérico positivo* (MAP), aumentando as ações do Ca^{2+} no receptor sensível ao cálcio (Cap. 52). Benzodiazepínicos e barbitúricos também são MAP; eles *potencializam* as ações do GABA no receptor GABA$_A$ (ver Fig. 16-11 e Cap. 22). O *maraviroque* é um *modulador alostérico*

negativo (MAN), bloqueando a ligação da proteína gp120 do envelope externo do HIV ao receptor de quimiocina CCR5 e, portanto, a fusão e entrada do HIV nos macrófagos e nas células T CD4$^+$ (ver Fig. 64-7).

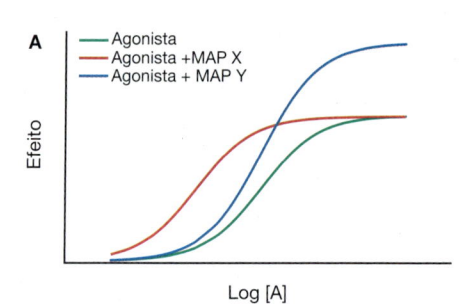

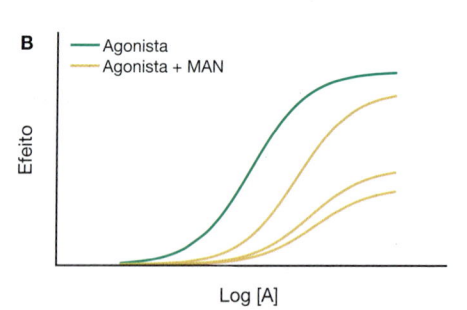

Figura 3-13 *Modulação alostérica.* **A.** Curvas de concentração-resposta para um agonista ortostérico na ausência e presença de dois MAP. Para maior clareza, assuma a ocupação máxima da população de receptores pelos MAP. O MAP X desloca a CE$_{50}$ do agonista para a esquerda (ou seja, aumenta a potência do agonista), enquanto o MAP Y aumenta o E$_{máx}$ do agonista (ou seja, aumenta a eficácia). Observe que nenhum dos moduladores tem qualquer efeito na ausência do agonista, o que significa que eles não são agonistas alostéricos. **B.** Curvas de concentração-resposta para um agonista ortostérico na ausência e presença de concentrações *crescentes* de um MAN. Nesse caso, o MAN tem um impacto negativo tanto na CE$_{50}$ quanto no E$_{máx}$, reduzindo a potência e a eficácia.

Ticagrelor e *cangrelor* são MAN semelhantes, bloqueando as ações da ligação do ADP ao sítio ortostérico nos receptores P2Y$_{12}$ das plaquetas (Cap. 36). A modulação alostérica não está confinada aos receptores. Os moduladores alostéricos também atuam em canais iônicos controlados por voltagem, incluindo canais de Ca^{2+} tipo L e tipo T. Por exemplo, a di-hidropiridina bloqueadora de canal de Ca^{2+}, *anlodipino*, modula alostericamente a ligação de *diltiazem* e Ca^{2+} ao poro do canal de Ca^{2+} tipo L, fazendo o canal imitar a conformação no estado inativado. Digno de nota, o *diltiazem* pode bloquear diretamente e modular alostericamente a ligação de Ca^{2+} no poro do canal (Tang et al., 2019).

Apesar do pequeno número de moduladores alostéricos reconhecidos atualmente, atualmente, dedica-se um esforço considerável ao desenvolvimento daqueles que distinguem os subtipos de receptores para os quais os sítios ortostéricos são altamente conservados, conforme discutido no Capítulo 1 (ver "Ligação proteína-fármaco: afinidade e alosteria") e no Capítulo 11 para receptores muscarínicos. Como muitos moduladores alostéricos positivos não têm atividade per se, mas sim condicionam o receptor à ativação pelo agonista endógeno, eles têm a vantagem de preservar o padrão espacial e temporal da ativação do receptor quando presentes (Foster e Conn, 2017).

Classes de receptores relevantes para ações de fármacos

Os receptores celulares relevantes para a terapêutica incluem GPCR, canais iônicos controlados por ligantes, receptores ligados a enzimas (catalíticos), além de outros receptores de membrana de superfície celular e receptores nucleares (Tab. 3-1).

A ativação de receptores por agonistas desencadeia vários eventos subcelulares proximais. Um desses conjuntos de eventos, alcançado principalmente por GPCR por meio de proteínas G como transdutores, é a geração ou mobilização de *segundos mensageiros*. Os segundos mensageiros são moléculas pequenas, intracelulares, e às vezes interdependentes, que incluem os nucleotídeos cíclicos AMPc e GMPc, NO, IP$_3$, diacilglicerol (DAG) e Ca^{2+}. Também alcançada por GPCR, e mais diretamente por canais iônicos ativados por ligantes, são alterações na permeabilidade da membrana a um ou mais íons, notavelmente Na$^+$, K$^+$, Ca^{2+} e Cl$^-$. Alterações na permeabilidade resultam em alterações no potencial elétrico através da membrana celular e, portanto, no grau de excitabilidade celular. Outras ações são atribuíveis a receptores que possuem atividade enzimática intrínseca, por exemplo, receptores tirosinas-cinases. A fosforilação da tirosina promove a interação estável

TABELA 3-1 ■ RECEPTORES CELULARES DE RELEVÂNCIA TERAPÊUTICA

CLASSES	SUBCLASSES OU FAMÍLIAS	LIGANTES FISIOLÓGICOS	TRANSDUTORES, EFEITOS PRINCIPAIS OU ÍONS
Receptores acoplados à proteína G (GPCR)[a]	Adesão Frizzled Glutamato Rodopsina Secretina	Diversos fatores endócrinos e parácrinos, mas também outros tipos de ligantes	Proteínas G G$_s$: AC (estimulação) G$_i$: AC (inibição), canal de K$^+$ retificador (estimulação), canal de Ca^{2+} dependente de voltagem tipo N (inibição) G$_q$: PLC-β (estimulação) G$_{12/13}$: GEF Rho (estimulação) Arrestinas: MAP-cinases, tirosinas-cinases não receptoras, fatores de transcrição
Canais iônicos controlados por ligantes[b]	Glutaminérgico	Glutamato	Na$^+$ e K$^+$ principalmente, mas Ca^{2+} também em certas circunstâncias
	Colinérgico nicotínico	ACh	Na$^+$, K$^+$, Ca^{2+}
	P2X	ATP	Na$^+$, K$^+$, Ca^{2+}
	5-HT$_3$	5-HT$_3$	Na$^+$, K$^+$, Ca^{2+}
	TRP	Muitos ligantes	Na$^+$, Ca^{2+}, Mg^{2+}
	GABA$_A$	GABA	Cl$^-$
	Glicina	Glicina	Cl$^-$
Receptores ligados a enzimas (catalíticos)	Receptores de tirosina-cinase	Insulina, PDGF, EGF, VEGF, fatores de crescimento[d]	Proteínas contendo domínios SH2 e PTB
	Receptores serina-cinase	Família TGF-β	SMAD
	GC acoplada à membrana	Peptídeos natriuréticos	GMPc
Outros receptores de membrana de superfície celular	Receptores de citocinas	Interleucinas e outras citocinas, hormônio do crescimento, prolactina	JAK/STAT, tirosinas-cinases solúveis
	Receptores semelhantes ao Toll	PAMP	TIRAP, TRAM
	Receptores de TNF-α	TNF-α	TRADD, RIP-1, TRAF2
Receptores nucleares[c]	Receptores de esteroides (subfamília 3)	Corticosteroides, hormônios sexuais	Coativadores
	Receptores não esteroides (subfamílias 1, 2, 4-6)	Tiroxina, ácido retinoico, hidroxicolesteróis, ácidos biliares, vitamina D	Coativadores, correpressores

SMAD, uma concatenação de SMA (pequeno fenótipo de verme em *C. elegans*) e MAD (Mães Contra Decapentaplégicos em *Drosophila*); TIRAP, proteína adaptadora contendo o domínio do receptor da interleucina 1/Toll; TRADD, domínio de morte associado ao receptor de TNF; TRAF2, fator 2 associado ao receptor de TNF; TRAM, molécula adaptadora relacionada a TRIF, em que TRIF representa adaptador indutor de betainterferona contendo o domínio TIR e TIR é receptor de Toll-interleucina 1.

[a]As famílias GPCR são listadas de acordo com o sistema GRAFS (Fredriksson et al., 2003), que se baseia em análises filogenéticas do genoma humano; existem outros sistemas de classificação. É importante observar que cada família de GPCR contém um grande número de receptores que respondem a agonistas e se comunicam com transdutores distintos do homônimo da família. Ver Figura 3-14 e legenda.

[b]Receptores glutaminérgicos compreendem os receptores AMPA, cainato e NMDA. Existem muitas permutas de cada um desses subtipos e de outras subclasses de canais iônicos controlados por ligantes devido à diversidade combinatória na composição das subunidades. Canais iônicos controlados por ligantes internos não são listados para fins de brevidade, mas são discutidos no texto.

[c]Receptores nucleares são geralmente agrupados em seis subfamílias. A tabela agrupa as subfamílias em duas classes principais, receptores de esteroides e receptores não esteroides, assim como o *IUPHAR/BPS Guide to Pharmacology*, disponível em: https://www.guidetopharmacology.org/.

[d]A lista compreende apenas uma seleção entre muitos agonistas diferentes.

das proteínas fosforiladas, incluindo os próprios receptores por meio da autofosforilação, com as proteínas contendo o domínio 2 de homologia a Src (SH2) e as contendo o domínio de ligação à fosfotirosina (PTB); as mudanças nas conformações das proteínas que interagem e o próprio processo de formação do arcabouço propagam o sinal interno. Interações estáveis com proteínas também podem ser alcançadas por receptores sem atividade enzimática intrínseca, por meio de alterações conformacionais isoladas ou estimuladas pela fosforilação por proteínas-cinases distintas do receptor. É o caso de receptores semelhantes ao Toll e citocinas em sua interação com proteínas adaptadoras, receptores nucleares com coativadores e correpressores e GPCR com arrestinas. Ainda outro cenário importante para a atividade do receptor é a transcrição. Embora todos os fenômenos citados possam afetar a transcrição, os receptores hormonais nucleares interagem diretamente com os elementos reguladores da transcrição.

Tende-se a pensar em um receptor ativado como desencadeando uma cadeia linear e singular de eventos. Isso é verdade em alguns casos, mas visualizar eventos no contexto de vias múltiplas e ramificadas, geralmente, é mais realista. Muitos GPCR interagem com duas ou mais proteínas G que possuem ações a jusante distintas e com transdutores além das proteínas G, como as arrestinas. Sinais de múltiplas vias são frequentemente integrados dentro da célula responsiva, e há ampla conversa cruzada entre múltiplas vias de sinalização. Por exemplo, vias que empregam AMPc e Ca^{2+} estão integradas na maioria dos tecidos excitáveis, onde os níveis de AMPc são controlados por GPCR e os níveis de Ca^{2+} intracelular por ligantes ou canais iônicos controlados por voltagem ou por outros GPCR. Em cardiomiócitos, a ativação da via receptor β_1-G_s-AC-AMPc-PKA aumenta a contratilidade cardíaca aumentando a entrada de Ca^{2+} por meio de canais de Ca^{2+} controlados por voltagem e a mobilização de Ca^{2+} de estoques intracelulares por meio do receptor de rianodina; assim, tanto o AMPc quanto o Ca^{2+} são sinais contráteis positivos nos miócitos cardíacos. Por outro lado, as células musculares lisas integram esses sinais de maneira diferente: no músculo liso, Ca^{2+} é um sinal contrátil, mas uma elevação do AMPc leva ao relaxamento por meio da fosforilação de proteínas que medeiam a sinalização de Ca^{2+}, como a cinase da cadeia leve de miosina (MLCK).

Sinalização transmembrana via GPCR e proteínas G

Em termos gerais, os agonistas na superfície celular interagem com GPCR que se acoplam às proteínas G localizadas na camada interna da membrana, que, por sua vez, interagem com efetores situados também na camada interna da membrana ou no citosol. A seguir, são considerados esses elementos individuais da sinalização transmembrana. O estudo da sinalização através de GPCR e proteínas G foi reconhecido em nível de vários Prêmios Nobel (Quadro 3-2).

Receptores acoplados à proteína G GPCR são uma grande família de receptores (Fig. 3-14) que exibem um motivo α-helicoidal de sete domínios transmembranas. Dos mais de 800 GPCR expressos pelo genoma humano, cerca de 130 são alvos atuais de fármacos, sejam agonistas ou antagonistas (Sriram e Insel, 2018). O restante inclui receptores "órfãos" (cerca de 130), para os quais ainda não foram atribuídos ligantes e funções endógenas, receptores sensoriais (cerca de 420), a maioria dos quais são olfativos, mas também podem ter outras funções, e receptores que ainda não se tornaram alvos. GPCR são tipicamente, embora nem sempre, situados na membrana da superfície celular. Eles reconhecem um número muito grande de fatores endócrinos e parácrinos, bem como estímulos visuais, olfativos e gustativos. GPCR envolvem proteínas G e/ou arrestinas como transdutores no lado citoplasmático da membrana. Muitas células contêm várias dezenas de GPCR diferentes e centenas a milhares de cópias de cada. A variedade, acessibilidade, especificidade, distribuição e relevância dos GPCR para doenças os tornam alvos importantes para fármacos.

Subtipos de GPCR Muito comumente, um agonista endógeno (p. ex., um fator endócrino ou parácrino) é reconhecido por dois ou mais GPCR. Esses receptores são definidos como *subtipos de receptores*. A acetilcolina, por exemplo, é reconhecida por cinco subtipos de receptores

---

QUADRO 3-2 ■ TERRENO FÉRTIL

A pesquisa sobre sinalização celular envolvendo GPCR, proteínas G e nucleotídeos cíclicos rendeu vários prêmios Nobel em Fisiologia ou Medicina e em Química. Os primeiros trabalhos em sinalização celular envolveram a regulação do metabolismo do glicogênio, com base nas realizações de Gerty e Carl Cori, que compartilharam o Prêmio Nobel de Fisiologia ou Medicina de 1947 "pela descoberta do curso da conversão catalítica do glicogênio". Earl Sutherland, que descobriu o AMPc, ganhou o Prêmio Nobel de Fisiologia ou Medicina de 1972 "por suas descobertas sobre os mecanismos de ação dos hormônios". Em 1992, Edmond Fischer e Edwin Krebs ganharam "por suas descobertas sobre a fosforilação reversível de proteínas como um mecanismo regulador biológico". Dois anos depois, Alfred Goodman Gilman e Martin Rodbell ganharam "pela descoberta das proteínas G e o papel dessas proteínas na transdução de sinal nas células". Três farmacologistas, Robert Furchgott, Louis Ignarro e Ferid Murad, dividiram o Prêmio Nobel de Fisiologia ou Medicina de 1998 "por suas descobertas sobre o óxido nítrico como molécula sinalizadora no sistema cardiovascular" e, em 2000, Arvid Carlsson, Paul Greengard e Eric Kandel dividiram o prêmio "por suas descobertas sobre a transdução de sinais no sistema nervoso". Em 2012, Robert Lefkowitz e Brian Kobilka ganharam o Prêmio Nobel de Química "por estudos de receptores acoplados à proteína G". Terreno fértil mesmo.

---

muscarínicos (M), M_1 a M_5; histamina por quatro subtipos de receptor, H_1 a H_4; 5-hidroxitriptamina (5-HT), ou serotonina, por pelo menos 10 subtipos; e assim por diante. De fato, a existência de subtipos de receptores é mais regra do que exceção. Inicialmente identificados por meio de estudos de ligação com ligantes endógenos e sintéticos, o número aumentou por meio de análises genômicas.

Os subtipos de receptores, embora reconheçam um determinado agonista endógeno, podem diferir entre si em vários aspectos importantes. Primeiro, os subtipos geralmente exibem diferenças nas afinidades por ligantes endógenos ou sintéticos (ou seja, os subtipos podem ser farmacologicamente distintos). Em segundo lugar, os subtipos podem ser distribuídos diferencialmente entre células ou tecidos, e a distribuição de um único subtipo pode ser relativamente restrita. O direcionamento farmacológico de um determinado subtipo pode, portanto, minimizar a extensão em que ocorrem os efeitos adversos generalizados. Os subtipos do receptor β-adrenérgico são um bom exemplo. Os agonistas dos receptores β_2-adrenérgicos, como a *terbutalina*, são usados para broncodilatação no tratamento da asma, na intenção de minimizar os efeitos colaterais cardíacos causados pela estimulação do receptor β_1-adrenérgico cardíaco (ver Cap. 14). Por outro lado, o uso de antagonistas seletivos do receptor β_1 em pacientes em tratamento para hipertensão ou angina (ver Caps. 14, 31 e 32) minimiza a probabilidade de broncoconstrição.

Os subtipos de receptores também podem diferir em relação às proteínas G (ou outros transdutores) com os quais eles interagem. Por exemplo, os receptores muscarínicos M_1, M_3 e M_5 acoplam-se à proteína Gq com consequentes aumentos de Ca^{2+} intracelular; os receptores M_2 e M_4 acoplam-se a G_i para diminuir a atividade da AC (reduzindo, assim, o acúmulo de AMPc intracelular) e, em uma variedade de células excitáveis, para ativar os canais de K^+ retificadores internos e inibir os canais de Ca^{2+} controlados por voltagem.

Proteínas G Os GPCR acoplam-se a proteínas reguladoras da ligação a GTP heterotriméricas, ou proteínas G. As proteínas G, após ativação por GPCR ocupados por agonistas, estimulam ou inibem um número de enzimas-alvo e canais iônicos; as proteínas G são, portanto, os transdutores no processo de *transdução de sinal transmembrana*. A estrutura de uma proteína G está de acordo com a de um heterotrímero de subunidades α, β e γ (Fig. 3-15). Com base nas semelhanças estruturais primárias entre as subunidades α (Strathmann e Simon, 1991), as proteínas G são classificadas em quatro famílias (Tab. 3-2) – G_s, G_i (às vezes $G_{i/o}$), G_q e G_{12} (às vezes $G_{12/13}$) – cada uma com 2 a 10 membros que têm atividades mais ou menos comuns, dependendo das propriedades diferenciadas dos tipos de células responsivas. Praticamente

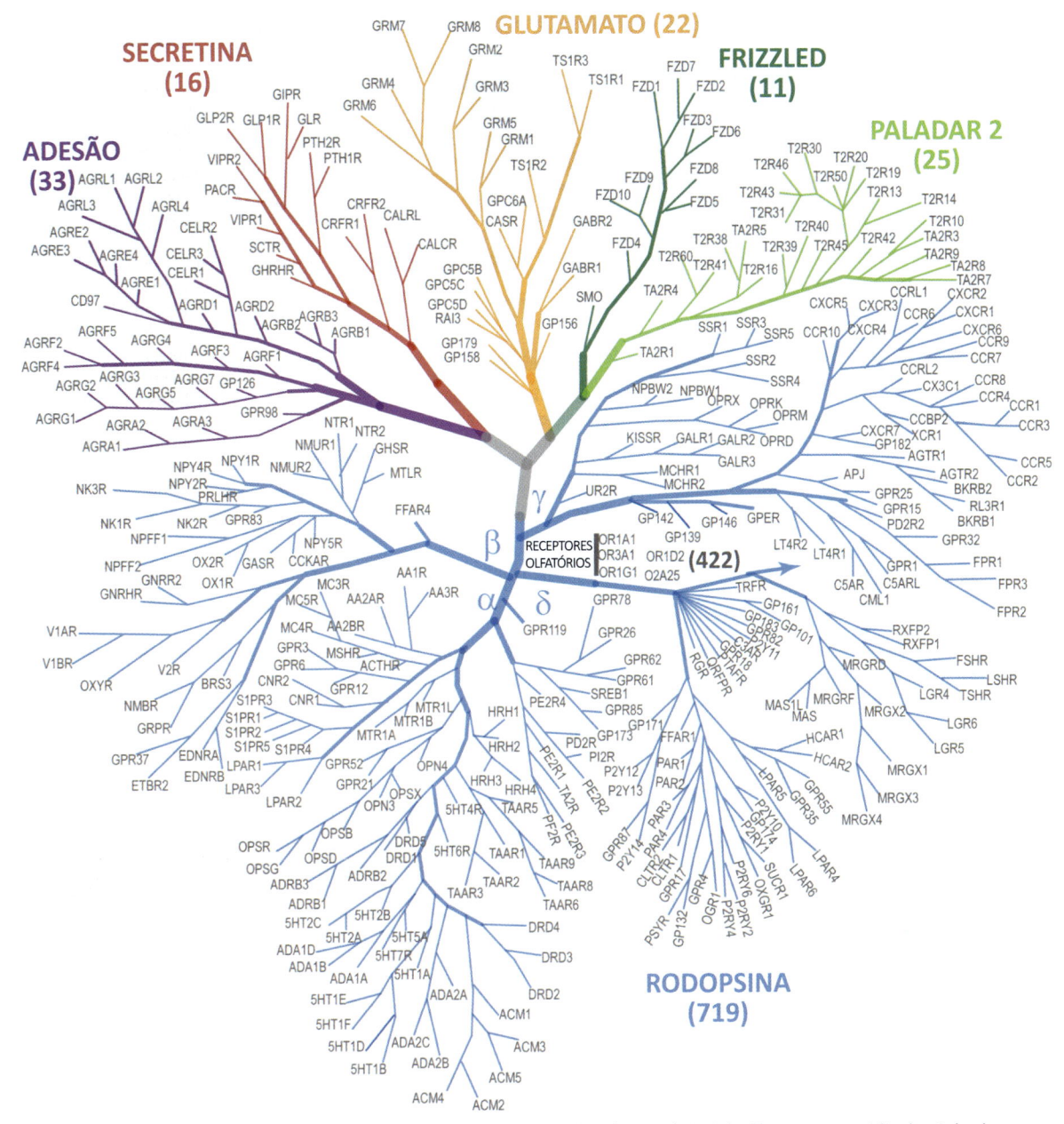

Figura 3-14 *Superfamília de GPCR humanos.* Os GPCR humanos são usados como alvos de cerca de 30% dos fármacos comercializados. O dendograma construído utilizando semelhanças das sequências de sete regiões transmembrana identifica os GPCR por seus nomes, que constam do banco de dados UniProt. Existem mais de 825 GPCR humanos, que podem ser subdivididos em grupos codificados por cores e nomeados por letras maiúsculas nos limites externos do dendograma (os números dos membros do grupo estão entre parênteses). Esses grupos ainda podem ser subdivididos com base nas semelhanças entre as sequências. A classe numerosa da rodopsina pode ser subdividida em quatro grupos gerais: α, β, δ e γ. Os receptores olfatórios constituem a maior parte da classe de GPCR da rodopsina, que tem 422 membros. Os receptores do dendograma que os leitores encontram comumente são AA2AR, ou receptor A$_{2A}$ de adenosina; ACM3, receptor de acetilcolina muscarínico M$_3$; ADBR1, receptor β$_1$-adrenérgico; AGTR1, ou receptor AT$_1$ de angiotensina; CNR1, ou receptor CB$_1$ dos canabinoides; CXCR4, ou receptor CXC$_4$ das quimiocinas; DRD2, ou receptor D$_2$ de dopamina; EDNRA, ou receptor ET$_A$ de endotelina; FPR1, ou receptor de f-Met-Leu-Phe; GCGR, ou receptor de glucagon; GRM1, ou receptor mGluR$_1$ de glutamato metabotrópico; HRH1, 5HT2B, ou receptor H$_1$ de histamina; 5-HT2B, ou receptor 5-HT$_{2B}$ de serotonina; OPRM, ou receptor μ dos opioides; RHO, rodopsina; SMO, S1PR1, TSHR, VIPR1. Detalhes sobre as entradas do dendograma estão disponíveis na GPCR Network (http://gpcr.usc.edu). Informações adicionais sobre GPCR podem ser encontradas no *IUPHAR/BPS Guide to Pharmacology* (http://www.guidetopharmacology.org). (Reproduzida, com permissão, de Angela Walker, Vsevolod Katrich e Raymond Stevens da GPCR Network da University of Southern California, criado no laboratório Stevens por Yekaterina Kadyshevskaya.)

todas as células do corpo contêm um ou mais membros de cada família. Um determinado GPCR pode se acoplar a proteínas G de uma ou duas famílias e, em alguns casos, mais.

Com relação ao evento de transdução, um GPCR ativado por agonista promove a troca de GDP por GTP na subunidade α do heterotrímero da proteína G, resultando na dissociação da subunidade α do heterodímero βγ. As ações da proteína G em uma enzima-alvo ou canal iônico são alcançadas por meio da subunidade α monomérica sozinha, do heterodímero βγ sozinho e, às vezes, ambos trabalhando coordenadamente. A reversão da proteína G ativada para uma configuração

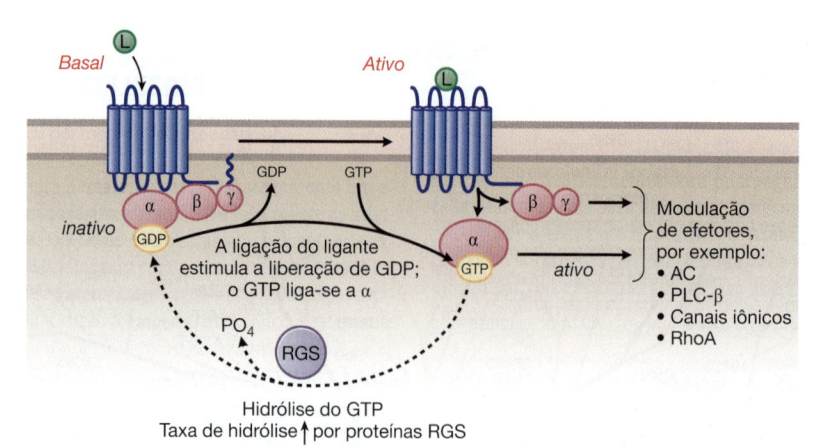

Figura 3-15 *Via efetora básica GPCR-proteína G.* Acredita-se que o GPCR e o heterotrímero da proteína G, sem um ligante ativador ("Basal"), formam um complexo na membrana da superfície celular, no qual o GDP está ligado à subunidade Gα. Após a ligação de um ligante ativador "L" ao receptor, o receptor e a subunidade α da proteína G sofrem uma alteração conformacional que leva à troca de GDP por GTP e à dissociação do complexo da proteína G nas subunidades monoméricas Gα e heterodiméricas Gβγ. A subunidade Gα ligada ao GTP ativada e o dímero Gβγ se ligam e regulam os efetores individualmente ou em coordenação. O sistema retorna ao estado basal após a hidrólise do GTP pela subunidade α, uma reação que pode ser acentuadamente intensificada por proteínas reguladoras da sinalização da proteína G (RGS). As descrições detalhadas desses sistemas de sinalização aparecem ao longo de todo o texto referente às ações terapêuticas dos fármacos que atuam por esses mecanismos. A interação física entre o GPCR inativo e a proteína G foi postulada no modelo do complexo ternário, mas não foi explicitamente demonstrada para alguns, mas vários GPCR e proteínas G. O dímero βγ está preso à membrana por uma modificação geranilgeranil. Não são mostradas as modificações lipídicas para a maioria das subunidades α, notavelmente palmitoilação e mirisotilação.

heterotrimérica ocorre após a hidrólise do GTP pela subunidade α e recombinação da subunidade com o heterodímero βγ.

A ativação de membros da família G_S na maioria das vezes equivale à *ativação* de AC e um aumento do AMPc celular. A ativação de membros da família G_i está ligada à *inibição* da AC e à ativação de canais de K^+ retificadores de influxo e inibição de canais de Ca^{2+} dependentes de voltagem. A *transducina*, um membro da família G_i, acopla-se à rodopsina nos bastonetes e cones externos da retina e ativa uma fosfodiesterase seletiva ao GMPC (ver Fig. 74-9). A ativação de membros da família G_q resulta na ativação da PLC-β e na consequente liberação de DAG e IP_3. DAG e IP_3 iniciam muitos efeitos a jusante: o IP_3 mobiliza Ca^{2+} dos estoques intracelulares, ativando assim uma miríade de eventos dependentes de Ca^{2+}; Ca^{2+} e DAG são cofatores essenciais na ativação da PKC. Os dois membros da família G_{12}, G_{12} e G_{13}, ativam a proteína G monomérica RhoA por meio de fatores de troca de nucleotídeos de guanina (GEFs) seletivos para RhoA. No entanto, as proteínas G da família G_{12} e as de todas as outras famílias de proteínas G têm uma gama de alvos muito além daqueles destacados aqui.

TABELA 3-2 ■ FAMÍLIAS DE PROTEÍNAS G HETEROTRIMÉRICAS

FAMÍLIA	SUBUNIDADES α
G_s	$α_s$ (formas curta e longa)
	$α_{olf}$
G_i (ou $G_{i/o}$)	G_i (or $G_{i/o}$)
	$α_{oA}$, $α_{oB}$
	$α_{t1}$, $α_{t2}$
	$α_g$
	$α_z$
G_q	$α_q$
	$α_{11}$, $α_{14}$, $α_{15}$, $α_{16}$
G_{12} (or $G_{12/13}$)	$α_{12}$, $α_{13}$

As proteínas G que servem como transdutores para GPCR são heterotrímeros αβγ. Existem muitos subtipos de subunidades α, β e γ; no entanto, uma proteína G é tipicamente definida por sua subunidade α. A proteína G que contém a subunidade $α_{11}$, por exemplo, é a G_{11}. Com base na homologia estrutural primária entre as subunidades α, as proteínas G são classificadas em quatro famílias.

Dessensibilização mediada por GRK e arrestina Os GPCR estão sujeitos a várias formas de dessensibilização após a exposição a agonistas. Uma das mais bem caracterizadas é a dessensibilização homóloga, iniciada pela fosforilação do receptor ativado por uma ou mais GRK (Fig. 3-16) (DeWire et al., 2007). A fosforilação ocorre em resíduos específicos de serina ou treonina no lado citosólico do receptor, muitas vezes na cauda C-terminal. A especificidade para a fosforilação do receptor ativado está ligada à conformação do receptor e, para algumas GRK, o recrutamento da GRK para a camada interna da membrana da superfície celular é feito por subunidades βγ heterodiméricas liberadas após a ativação das proteínas G.

A fosforilação do receptor resulta no recrutamento de arrestinas. Das várias arrestinas, as β-arrestinas-1 e 2 são amplamente expressas. A arrestina recrutada liga-se à cauda C-terminal fosforilada e às porções expostas da porção transmembrana do GPCR ativado. Essa interação da arrestina com o GPCR interrompe a interação do receptor com a proteína G, encerrando, assim, a sinalização da proteína G. A arrestina recrutada também se liga a elementos do citoesqueleto, promovendo a internalização do receptor para reciclagem na membrana ou destruição lisossômica. Alguns GPCR, designados receptores de classe A, interagem apenas temporariamente com as arrestinas (DeWire et al., 2007). Outros, designados receptores de classe B, interagem de forma estável. Uma interação estável está associada a uma taxa diminuída de reciclagem para a superfície celular.

Arrestinas como transdutores Muito importante, ao mesmo tempo que as arrestinas têm a capacidade de deslocar as proteínas G dos GPCR, elas servem como transdutores por si só (DeWire et al., 2007). A ligação de uma arrestina a um GPCR fosforilado ativado induz uma mudança na conformação da arrestina. A arrestina "ativada" pode servir como um andaime, uma etapa essencial na ativação de certas proteínas cinases ativadas por mitógenos (MAPKs). Os efeitos para as arrestinas incluem as MAPK (ERK1/2, JNK3 e p38), tirosinas-cinases não receptoras, como a Src, certos membros da superfamília Ras de proteínas de ligação ao GTP (p. ex., ARF6 e RhoA) e fator nuclear κB (NF-κB). As arrestinas que estão ligadas de forma estável aos GPCR de classe B podem sinalizar profundamente no citoplasma a partir de vesículas endocitóticas. Além disso, as arrestinas podem sinalizar dentro do núcleo, pois tanto a β-arrestina-1 quanto a 2 contêm sinal de localização nuclear.

A ativação das proteínas G e das arrestinas costuma ocorrer sequencialmente, com as proteínas G precedendo as arrestinas. As interações

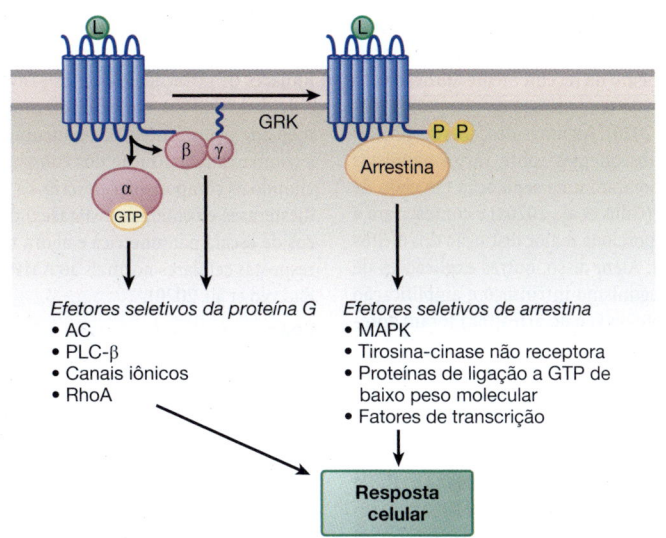

Figura 3-16 *Ações duplas da arrestina.* As arrestinas foram inicialmente caracterizadas no contexto da dessensibilização do receptor relacionado à sinalização via proteína G. O recrutamento de uma arrestina requer a fosforilação do GPCR por uma GRK. O recrutamento e, especificamente, a ligação da arrestina ao "núcleo" do GPCR impede estericamente a ativação subsequente da proteína G. O recrutamento também efetua uma alteração na conformação da arrestina que é equiparada a função de um adaptador e/ou ativador de intermediários de sinalização e, portanto, sinalizadora a jusante por si só. De forma ampla, a sinalização obtida inicialmente pela ativação das proteínas G integra-se com a sinalização obtida pela arrestina subsequentemente. Os aspectos temporais e subcelulares (p. ex., endossomais) da sinalização não são mostrados nesta figura, mas são discutidos no texto. Adaptada de Lefkowitz e Shenoy (2005).

das proteínas G com efetores nesse cenário seriam restritas à superfície interna da membrana plasmática, e as das arrestinas poderiam se estender mais profundamente na célula, dependendo do receptor. Ainda, a sinalização através de proteínas G por alguns GPCR é sustentada, e uma variedade de dados biofísicos da sinalização mediada por G_s indicam que GPCR classe B, proteínas G e arrestinas podem existir como megacomplexos que residem em vesículas endocíticas (Cahill et al., 2017; Thomsen et al., 2016). A ligação da arrestina ao GPCR em tal complexo ocorre apenas através da cauda C-terminal do receptor, não na porção transmembrana. A importância temporal e espacial da transdução de sinal do GPCR dentro dos compartimentos subcelulares, quase certamente, se provará significativa.

Agonismo tendencioso O modelo de dois estados da atividade do receptor é uma simplificação conveniente e útil, mas os GPCR podem existir em uma variedade de conformações ativas, algumas das quais podem ter a capacidade de se comunicar diferencialmente com elementos de transdução a jusante. O *agonismo tendencioso* refere-se à propriedade de um agonista de estabilizar uma conformação relativa a outra de um receptor e, assim, colocar em movimento um conjunto qualitativamente distinto de eventos celulares. O conceito de agonismo tendencioso surgiu primeiro na ativação diferencial de proteínas G, por exemplo,

G_i *versus* G_q e G_i *versus* G_{12}, dependendo do agonista. Posteriormente, as diferenças entre a proteína G e a sinalização da arrestina foram reconhecidas (Smith et al., 2018), em que certos agonistas estabilizaram conformações que sinalizam predominantemente por meio de proteínas G, enquanto outros estabilizam conformações que sinalizam por meio de arrestinas (Fig. 3-17).

O *carvedilol*, por exemplo, há muito é classificado como um antagonista dos receptores β-adrenérgicos. No entanto, além de antagonizar a ativação do receptor β-G_s, o complexo carvedilol-receptor também envolve a arrestina (Wisler et al., 2007). Assim, do ponto de vista da sinalização da arrestina, o carvedilol é um agonista. As duas vias podem ser manipuladas separadamente? Os efeitos terapêuticos e adversos podem ser distintos de acordo com a via envolvida? Os esforços de descoberta de novos fármacos estão buscando responder a essas perguntas, sintetizando supostos *agonistas tendenciosos*, visando especialmente os GPCR de *opioides* (Cap. 23), *dopamina* (Cap. 15) e *angiotensina* (Cap. 30).

Considere as ações analgésicas dos opioides. Uma hipótese sendo testada é que as ações analgésicas dos opioides através do receptor opioide μ são exercidas através das proteínas G e que a sinalização via β-arrestina-2 media muitas das respostas adversas aos opioides (p. ex., depressão respiratória, tolerância, dependência). Um estudo da ação de

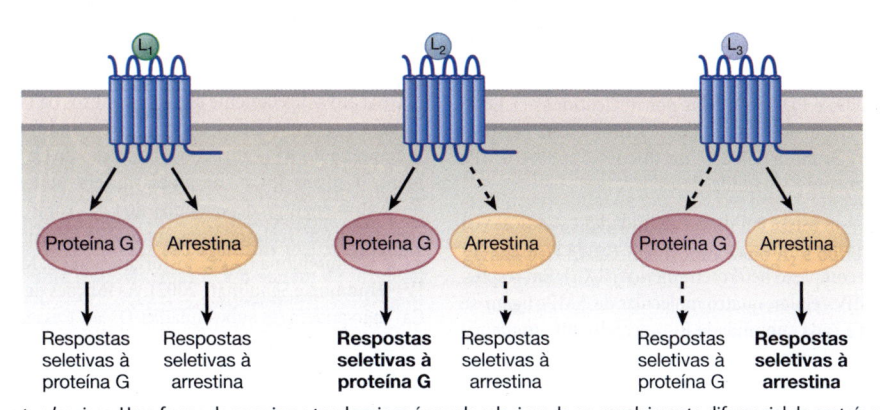

Figura 3-17 *Agonismo tendencioso.* Uma forma de agonismo tendencioso é aquela relacionada ao envolvimento diferencial de proteínas G e arrestinas. Um único GPCR pode assumir muitas conformações (não expressamente representadas) que são diferencialmente estabilizadas por ligantes de ativação. Uma ou mais dessas conformações podem se traduzir no envolvimento da proteína G e da arrestina (*esquerda*), da proteína G seletivamente (*meio*) ou da arrestina seletivamente (*direita*). Nesse sentido, o ligante *influencia* ou predispõe o GPCR a um determinado esquema de sinalização. Ver o texto para outras formas de tendência.

opioides em animais nocaute do gene β-arrestina-2 [β*arr2*(–/–)] relatou potencialização da analgesia da morfina e redução dos efeitos colaterais (Raehal et al., 2005). O desenvolvimento da recentemente aprovada *oliceridina*, projetada como um agonista tendencioso do receptor μ, baseia-se nessa premissa (Markham, 2020). Algumas descobertas iniciais foram promissoras, mas dados subsequentes sobre vários agonistas supostamente tendenciosos não apoiaram uma separação tão clara de efeitos antinociceptivos e adversos (Gillis et al., 2020a) e contestaram a proposição de que *oliceridina* proporciona maior distinção dos efeitos desejados e adversos (ver Cap. 23). Além disso, outras explicações de tendência aparente (p. ex., baixo agonismo intrínseco e amplificação diferencial de sinal nas vias da proteína G e da arrestina) foram apresentadas e refutadas (Azevedo Neto et al., 2020; Gillis et al., 2020b; Stahl e Bohn, 2021). Fique atento. Os agonistas tendenciosos podem oferecer vantagens para um nível mais alto de especificidade na sinalização induzida por fármacos através de GPCR.

Deve ser feita uma distinção entre o agonismo tendencioso, ou *tendência do ligante*, conforme discutido aqui, e *o viés do receptor* e *o viés do sistema* (Smith et al., 2018). Viés do receptor é a predisposição de um receptor para a sinalização através de uma proteína G ou outra ou através de uma proteína G *versus* arrestina. Certos receptores sinalizam apenas por meio da arrestina, e outros podem ser feitos (através de mutação) para sinalizar apenas por meio de proteínas G. O viés do sistema é a diferença na expressão de transdutores, efetores e proteínas a jusante entre as células, evidenciando sistemas em que a expressão de uma proteína G em relação à arrestina difere substancialmente. Como sempre, mas principalmente com o surgimento do viés como conceito, é importante lembrar que a eficácia depende do contexto em que é avaliada.

Formas proximais de sinalização por GPCR através de proteínas G

Os segundos mensageiros regulados por GPCR por meio de proteínas G incluem nucleotídeos cíclicos, DAG, IP_3 e (através de IP_3) Ca^{2+}. Também envolvidos como formas importantes de sinalização estão os canais iônicos controlados pela proteína G e a proteína G monomérica RhoA.

AMPc O AMPc é sintetizado pela enzima AC, para a qual existem nove isoformas ligadas à membrana e uma isoforma solúvel em mamíferos (Dessauer et al., 2017; Hanoune e Defer, 2001). Todas as isoformas ligadas à membrana são ativadas pela subunidade α da G_s. A inibição da enzima ativada por G_i é geralmente atribuída à liberação do heterodímero βγ e consequente sequestro de $α_s$; no entanto, o heterodímero e $α_i$ podem ter ações diretas e idiossincráticas, dependendo da isoenzima de AC (Taussig et al., 1994). O AMPc gerado pelas AC tem dois alvos principais na maioria das células: a proteína-cinase dependente de AMPc (PKA) e os GEF regulados por AMPc denominados EPACs (proteínas de troca ativadas por AMP cíclico) (Cheng et al., 2008; Roscioni et al., 2008). O fator de transcrição CREB (proteína de ligação ao elemento de resposta ao AMP cíclico) é ativado via fosforilação por PKA e fornece uma ligação entre o AMPc celular e a regulação da transcrição (Mayr e Montminy, 2001; Sands e Palmer, 2008). Em células com funções especializadas, o AMPc pode ter alvos adicionais, como os canais iônicos controlados por nucleotídeos cíclicos (CNG), canais iônicos controlados por nucleotídeos cíclicos ativados por hiperpolarização (HCN) (Wahl-Schott e Biel, 2009) e PDE reguladas por nucleotídeos cíclicos. Para uma revisão sobre a ação dos nucleotídeos cíclicos e uma perspectiva histórica, ver Beavo e Brunton (2002). Uma discussão sobre o GMPc é apresentada posteriormente ("Guanililciclases").

PKA A holoenzima PKA consiste em duas subunidades catalíticas (C) ligadas reversivelmente a um dímero da subunidade reguladora inibitória (R), que formam um complexo heterotetramérico (R_2C_2). Em resposta a um aumento do AMPc celular, quatro moléculas de AMPc ligam-se ao complexo R_2C_2, dois a cada subunidade R, causando uma mudança conformacional nas subunidades R que remove o domínio inibitório do domínio catalítico da subunidade C, resultando em sua ativação. As subunidades C ativas fosforilam as moléculas de serina e treonina dos substratos proteicos específicos. Existem várias isoformas de PKA; a clonagem molecular revelou as isoformas α e β das subunidades reguladoras (RI e RII), assim como três isoformas da subunidade C (Cα, Cβ e Cγ). As subunidades R demonstram localização subcelular e afinidades de ligação diferentes do AMPc, dando origem às holoenzimas PKA com limiares de ativação diferentes (Taylor et al., 2008). A função e a especificidade da PKA também são moduladas pela localização subcelular mediada pelas proteínas de ancoragem de cinase A (AKAPs). De fato, a compartimentalização dos componentes de sinalização do AMPc (incluindo os componentes descritos a seguir, bem como GPCR, AC, fosfodiesterases e proteínas fosfatases) dentro de *sinalossomos* multiproteicos de escala nanométrica é agora reconhecida como essencial para as respostas celulares normais ao AMPc (Brunton et al., 1981; revisado por Zaccolo et al., 2020).

EPAC EPAC, também conhecido como AMPc-GEF, é uma nova proteína de sinalização dependente de AMPc (Schmidt et al., 2013). A EPAC atua como um GEF regulado por AMPc da família das Ras GTPases pequenas (especialmente as Rap GTPases pequenas), que catalisam a troca de GTP por GDP e, desse modo, ativam a GTPase pequena. As duas isoformas de EPAC, EPAC1 e EPAC2, diferem em sua arquitetura e expressão tecidual. Essas duas formas de EPAC são proteínas multidomínio, que contêm um domínio regulador da ligação ao AMPc, um domínio catalítico e domínios que determinam sua localização intracelular. Em comparação com a EPAC2, a EPAC1 contém outro domínio de ligação ao AMPc com baixa afinidade localizado na região N-terminal. As expressões da EPAC1 e EPAC2 são reguladas diferentemente durante o desenvolvimento e em diversos estados patológicos. A EPAC2 pode promover a secreção de insulina estimulada pela incretina nas células pancreáticas β por meio da ativação da Rap1 (ver Fig. 51-3). As *sulfonilureias* constituem um grupo de fármacos orais usados para tratar diabetes tipo 2 e podem atuar em parte por ativação da EPAC2 das células β, aumentando a secreção de insulina.

PDE As PDE hidrolisam a ligação 3′,5′-fosfodiéster cíclica no AMPc e no GMPc, encerrando assim a ação do nucleotídeo cíclico. As PDE constituem uma superfamília com mais de 50 proteínas diferentes (Conti e Beavo, 2007). As especificidades de substrato das diferentes PDE incluem as que são específicas para hidrólise de AMPc e hidrólise de GMPc e algumas que hidrolisam esses dois nucleotídeos cíclicos. As atividades das PDE são reguladas por transcrição de genes, bem como por nucleotídeos cíclicos, Ca^{2+}-calmodulina e interações com outras proteínas de sinalização, como arrestinas e proteínas-cinases. Algumas PDE estão localizadas em complexos de sinalização específicos via AKAP e outras proteínas estruturais. As PDE (principalmente isoformas de PDE3) são alvos de fármacos para o tratamento de doenças como asma (Cap. 44), uma variedade de doenças cardiovasculares (Caps. 31-33), dermatite atópica (Cap. 75), entre outras. Os inibidores da PDE5 (p. ex., *sildenafila*) são usados no tratamento da doença pulmonar obstrutiva crônica (ver Figs. 44-4 e 44-5) e disfunção erétil (ver Fig. 49-6).

DAG/IP_3/Ca^{2+} A ativação de GPCR que são acoplados a G_q (e ocasionalmente a G_i) resulta no recrutamento de uma isoforma da fosfolipase C (PLC), PLCβ-2, para a membrana plasmática. PLC ativada hidrolisa um fosfolipídeo de membrana de menor expressão, o fosfatidilinositol 4,5-bifosfato (PIP_2), formando dois sinais intracelulares, DAG e IP_3. O DAG ativa diretamente alguns membros da família PKC. O IP_3 difunde para o retículo endoplasmático (RE), onde ativa o receptor de IP_3 na membrana do RE, causando a liberação de Ca^{2+} armazenado. Isso aumenta os níveis de Ca^{2+} no citoplasma em muitas vezes dentro de segundos e ativa enzimas dependentes do Ca^{2+}, como algumas PKC e enzimas sensíveis a Ca^{2+}/calmodulina, como PDE1 e uma família de PK sensíveis a Ca^{2+}/calmodulina (p. ex., fosforilase-cinase, MLCK e CaM-cinases II e IV) (Hudmon e Schulman, 2002). As funções de segundo mensageiro do Ca^{2+} não podem ser subestimadas. O Ca^{2+} é essencial para a regulação de diversos processos metabólicos, secreção, contração, expressão gênica e atividade elétrica através da membrana.

Canais iônicos regulados por proteína G Dos vários tipos de canais iônicos regulados diretamente pelas proteínas G, os canais de K^+ retificadores de influxo (K_{ir}) ganharam destaque. O subconjunto de canais K_{ir} ativados por meio de GPCR são complexos homo e heterotetraméricos de subunidades helicoidais que atravessam duas vezes a membrana, da subfamília $K_{ir}3$ (Hibino et al., 2010) (Fig. 3B). Essas subunidades são expressas em graus variados em neurônios, miócitos atriais e células endócrinas, entre outras células. Os canais são ativados pelo heterodímero βγ liberado da G_i, talvez por meio da ligação de PIP_2 intensificada por βγ. A seletividade por G_i, em oposição a outras proteínas G que também contêm βγ, provavelmente está relacionada a complexos pré-formados entre os canais e o heterotrímero G_i.

Os canais K_{ir} ajudam a estabilizar o potencial de repouso da membrana da superfície celular. Como o potencial de repouso da membrana é geralmente positivo em relação ao potencial de equilíbrio do K^+, o canal ativado conduz corrente líquida para fora e, assim, hiperpolariza a membrana, tornando as células menos responsivas a estímulos despolarizantes. Nos neurônios, os canais contendo a subunidade $K_{ir}3$ podem ser ativados por acetilcolina, adenosina, dopamina, canabinoides, GABA (através do receptor $GABA_B$), serotonina, somatostatina e opioides. Considerável atenção tem sido dedicada à inibição pós-sináptica alcançada pelos opioides através dos canais K_{ir} regulados pela proteína G em neurônios centrais e periféricos, como base para as ações analgésicas desses compostos. A sinalização do canal K_{ir} regulado pela proteína G está associada a respostas comportamentais de várias substâncias de abuso, psicoestimulantes e etanol (Luján et al., 2014).

A diminuição da frequência cardíaca pela acetilcolina por meio do receptor colinérgico muscarínico M_2 também é conseguida em parte por meio de canais contendo a subunidade $K_{ir}3$. Esses canais são um componente importante da resposta do coração ao tônus parassimpático. Os canais contendo a subunidade $K_{ir}3$ no coração respondem também à adenosina através dos receptores de adenosina A_1; a adenosina é usada terapeuticamente para interromper rapidamente as taquiarritmias supraventriculares (Cap. 34).

Os membros da família G_i também regulam os canais de Ca^{2+} controlados por voltagem. Os canais mais bem estudados neste contexto são aqueles formados a partir das subunidades Ca_V2, ou seja, os canais do tipo P/Q, N e R, em contraste com os canais do tipo L e T (Proft e Weiss, 2015). A regulação é novamente alcançada pelo heterodímero βγ, que *inibe* a atividade do canal. Os canais neuronais contendo a subunidade Ca_V2 estão localizados pré-sinapticamente e sua inibição se manifesta como uma inibição da liberação do neurotransmissor. Os opioides, por exemplo, não apenas reprimem a ativação neuronal por meio da ativação de canais de K^+ retificadores de influxo, mas também inibem a liberação de neurotransmissores por meio da inibição de canais de Ca^{2+} controlados por voltagem no terminal pré-sináptico. Praticamente todos os agonistas endógenos e substâncias que operam através de GPCR ligados a $G_{i/o}$ no SNC podem alcançar essas ações moleculares, com o impacto neurológico preciso dependendo do tipo e localização do neurônio.

Ativação de RhoA A ativação de membros da família $G_{12/13}$ invariavelmente se liga à ativação de RhoA, um importante membro da superfamília Ras de proteínas G monoméricas de baixo peso molecular (cerca de 21 kDa). RhoA controla fenômenos relacionados à forma, migração e contração celular, realizados em grande parte por meio da proteína cinase associada a Rho (ROCK). A ação de RhoA através de ROCK e outras proteínas-cinases também regula a expressão de numerosos genes (Yu e Brown, 2015). A importância da RhoA para eventos de interesse farmacológico é ilustrada nas ações da angiotensina II (Ang II) nas células musculares lisas vasculares em relação à hipertensão, conforme discutido em "Os sistemas fisiológicos devem integrar múltiplos sinais". A ativação de RhoA, juntamente com eventos que envolvem G_q e arrestina, também está ligada ao crescimento e à proliferação de cardiomiócitos e células musculares lisas vasculares, além de anormalidades associadas à progressão da insuficiência cardíaca (Balakumar e Jagadeesh, 2014; Caps. 30 e 33). A ativação de RhoA pela trombina é a base para a mudança de forma e ativação das plaquetas na hemostasia. Os inibidores da ROCK são de interesse no tratamento da hipertensão pulmonar (Cap. 35), patologias envolvendo broncoconstrição (Cap. 44), disfunção erétil (Cap. 49) e pressão ocular elevada em pacientes com glaucoma de ângulo aberto ou hipertensão ocular (Cap. 74). *Netarsudil*, aprovado pela FDA para o tratamento desses distúrbios oculares, é o primeiro inibidor da ROCK para uso terapêutico.

A família $G_{12/13}$ ativa Rho por meio da interação da subunidade α de G_{12} ou G_{13} com um dos vários fatores de troca de nucleotídeos de guanina de RhoA (RhoGEFs), cada um contendo um domínio RGS. Os GEF facilitam a troca de GDP por GTP e, portanto, a ativação de proteínas G de baixo peso molecular, como RhoA; os domínios RGS interagem com as subunidades α da proteína G heterotrimérica ativada para acelerar a hidrólise de GTP, mas muitas vezes estão contidos em proteínas que possuem funcionalidades de sinalização a jusante (Ross e Wilkie, 2000). Em certas células, a ativação de RhoA pode ser conseguida por G_i e G_q, também por meio de RhoGEF contendo RGS.

Canais iônicos regulados por ligante

Canais controlados por neurotransmissores excitatórios e inibitórios

Os principais canais iônicos controlados por ligantes no sistema nervoso são aqueles ativados por *neurotransmissores excitatórios* ou *inibitórios*. Aqueles ativados por neurotransmissores excitatórios conduzem Na^+ e K^+ inespecificamente, e às vezes Ca^{2+}, e incluem os receptores colinérgicos nicotínicos, receptores glutaminérgicos (subtipos AMPA, [α-amino-3-hidroxi-5-metil-4-isoxazol propiônico] cainato e NMDA) e certos receptores purinérgicos e serotoninérgicos. Canais ativados por neurotransmissores inibitórios conduzem Cl^- e são os receptores $GABA_A$ e glicina. A ativação de canais por neurotransmissores excitatórios e inibitórios é responsável pela maioria dos eventos relevantes para a transmissão sináptica por neurônios tanto no SNC quanto na periferia. Esses canais iônicos controlados por ligantes são pentâmeros de subunidades distintas, uma grande proteína com quatro segmentos transmembrana (Fig. 3-18).

O receptor nicotínico de acetilcolina (ACh) é um exemplo instrutivo de um canal iônico controlado por ligante excitatório. As isoformas desse canal estão expressas no SNC, nos gânglios autonômicos e na junção neuromuscular. O canal é um pentâmero que, nos neurônios, consiste de duas a cinco subunidades α (representadas dos subtipos $α_2$-$α_{10}$) e até três subunidades β (representadas dos subtipos $β_2$-$β_4$), e, na junção neuromuscular, consiste em duas subunidades $α_1$, uma $β_1$, uma δ e uma γ (embrião) ou uma ε (adulto). Cada subunidade do receptor contém um domínio N-terminal extracelular grande, quatro hélices transmembrana (das quais uma ajuda a revestir o poro do complexo) e uma alça interna entre as hélices 3 e 4, que forma o domínio intracelular do canal (ver Fig. 3-18). A ACh liga-se às interfaces que envolvem as subunidades α (p. ex., nas interfaces α/α ou α/β). As diferentes composições das subunidades explicam a capacidade dos antagonistas competitivos, como o *rocurônio*, de inibir o receptor na junção neuromuscular sem afetar o receptor ganglionar ou do SNC. Essa propriedade é explorada de forma a conseguir relaxamento muscular durante intervenções cirúrgicas, com efeitos adversos autonômicos mínimos (Cap. 13). A abertura do poro no canal mede cerca de 3 nm, enquanto o diâmetro de um íon Na^+, K^+, ou Ca^{2+} é de apenas 0,3 nm ou menos, e por esta razão, o canal não possui a refinada seletividade de íons encontrada na maioria dos canais ativados por voltagem. A passagem dos íons Na^+, K^+, e Ca^{2+} tem o efeito líquido de despolarização.

O receptor $GABA_A$ pentamérico contendo as subunidades α, β e γ conduz Cl^- quando ativado pelo GABA. Com um potencial de equilíbrio para Cl^- em torno de –65 mV, a ativação do receptor geralmente não causa hiperpolarização da membrana, mas impede a geração e propagação de potenciais de ação. O receptor $GABA_A$ é um alvo de *benzodiazepínicos* e *barbitúricos*, dentre muitos outros fármacos. A multiplicidade de isoformas de cada uma das subunidades constituintes desses canais iônicos pentaméricos explica a farmacologia distinta desses receptores.

Canais controlados por ligantes intracelulares Existe uma categoria de canais iônicos controlados por ligantes *intracelulares*: o canal de Ca^{2+} sensível a IP_3, responsável pela liberação de Ca^{2+} do RE; canais iônicos controlados por nucleotídeos cíclicos responsáveis pela condutância catiônica não seletiva; e o "receptor" de sulfoniluréia (SUR1) que se

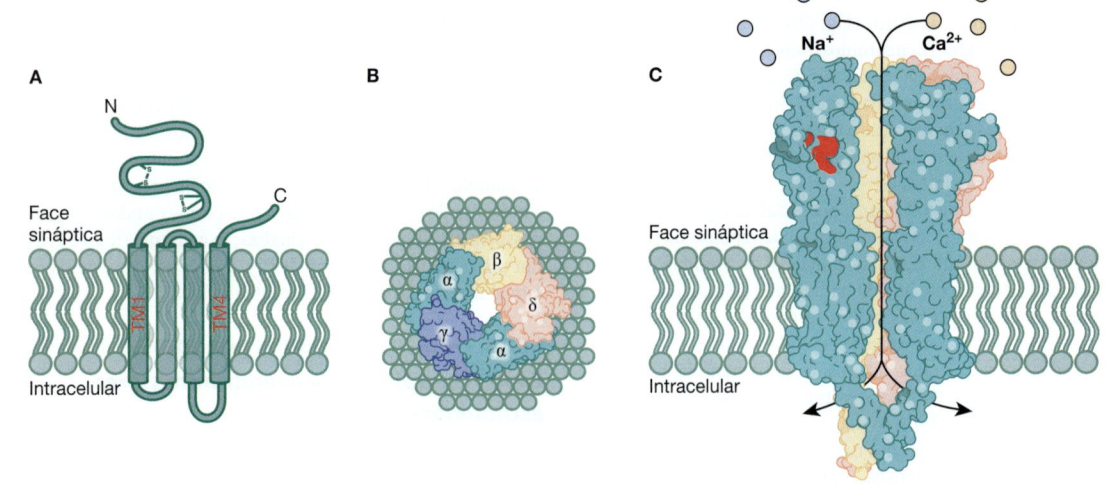

Figura 3-18 *Estrutura do receptor nicotínico de acetilcolina.* **A.** Uma representação esquemática de uma subunidade do receptor nicotínico de ACh, uma das cinco que constituem o pentâmero do receptor. Ela representa o motivo helicoidal de quatro segmentos transmembrana, com os domínios extracelulares N e C-terminal. **B.** A estrutura do receptor nicotínico vista da perspectiva da junção neuromuscular. A condutância é conseguida através do poro do eixo central, definido pelo arranjo pseudosimétrico das subunidades do receptor. **C.** Visão longitudinal do mesmo receptor recentemente determinado por microscopia eletrônica, com a subunidade γ removida; os íons despolarizantes sozinhos (Na$^+$ e Ca^{2+}) são mostrados. Ver Capítulo 13 para mais detalhes.

associa ao canal K$_{ir}$6.2 para regular a corrente de K$^+$ dependente de ATP nas células β pancreáticas. Este último canal, ou canal K$_{ATP}$, é o alvo dos hipoglicemiantes orais, como as *sulfonilureias* e as *meglitinidas*, que estimulam a liberação de insulina pelas células β do pâncreas e são usados para tratar diabetes tipo 2 (ver Cap. 51).

Canais receptor de potencial transitório Os canais de cátions chamado potencial transitório do receptor (TRP) estão envolvidos em uma variedade de processos sensoriais, incluindo nocicepção, sensação de calor e frio, mecanossensibilidade e percepção de produtos químicos como capsaicina e mentol. A superfamília é composta por 28 canais em seis famílias (Moran, 2018). A maioria dos canais TRP são homotetrâmeros, com cada monômero consistindo de seis hélices transmembranas (S1-S6) com uma alça formadora de poros entre S5 e S6 e grandes regiões intracelulares nas extremidades amino e carboxiterminal. Os canais TRP são relativamente não seletivos em relação à condutância de cátions, geralmente conduzindo Na$^+$ e Ca^{2+} e, às vezes, Mg^{2+}. Dois cientistas que fizeram um trabalho seminal sobre canais TRP, David Julius e Ardem Patapoutian, dividiram o Prêmio Nobel de Fisiologia/Medicina de 2021 "por suas descobertas de receptores de temperatura e toque" (Latorre e Diaz-Franulic, 2021).

Agentes farmacológicos estão em desenvolvimento para tratar doenças hereditárias associadas a mutações do canal TRP e para tratar dor, coceira e distúrbios respiratórios e cutâneos (Bamps et al., 2021). Formulações de capsaicina, um agonista do receptor TRPV1, estão disponíveis para certas formas de alívio da dor, incluindo a associada à neuralgia pós-herpética.

Receptores ligados a enzimas (catalíticos)

Receptores tirosina-cinase Os receptores tirosina-cinase incluem receptores para hormônios como a insulina; fatores de crescimento como EGF, fator de crescimento derivado de plaquetas (PDGF), fator de crescimento de nervos (NGF), fator de crescimento de fibroblastos (FGF) e VEGF; além de receptores de efrinas. Com exceção do receptor de insulina, que consiste em cadeias polipeptídicas α e β (ver Cap. 51), esses receptores são cadeias polipeptídicas únicas. Cada um tem um grande domínio extracelular rico em cisteína, um curto segmento transmembrana e uma região intracelular contendo um ou dois domínios proteína tirosina-cinase. A ativação dos receptores dos fatores de crescimento geralmente dá suporte para a sobrevivência, a proliferação e a diferenciação das células. A ativação dos receptores de efrinas dá suporte à angiogênese neuronal, à migração e ao direcionamento axonais.

A ligação do ligante induz a dimerização do receptor e a fosforilação cruzada de resíduos de tirosina nas regiões intracelulares, agora proximais; notavelmente nos próprios domínios cinase para aumentar a atividade, mas também em trechos além desses domínios. Os resíduos de fosfotirosina constituem sítios de ancoragem no receptor para proteínas contendo os domínios SH2 e PTB. Mais de 100 dessas proteínas, ou seja, enzimas e adaptadores, são codificadas no genoma humano.

As enzimas recrutadas são frequentemente fosforiladas e ativadas por sua vez. Elas incluem PLCγ, cuja atividade aumenta os níveis intracelulares de Ca^{2+} e ativa PKC, e as isoformas α e β da fosfatidilinositol-3-cinase (PI3K). A PI3K liga-se diretamente ao receptor fosforilado por meio de domínios SH2 ou indiretamente via substrato-1 do receptor de insulina (IRS-1), é ativada e aumenta o nível de PIP$_3$ com consequente ativação de PKB (também conhecida como Akt). A PI3K também pode ser ativada diretamente pela proteína monomérica Ras de ligação ao GTP. A PKB pode regular mTOR (alvo da rapamicina em mamíferos), que está a montante de várias vias de sinalização (Fig. 3-19A; ver a seguir a seção "Autofagia"), e a proteína *Bad*, que é importante na apoptose (Fig. 3-25; ver a seguir a seção "Apoptose").

Os *adaptadores* são proteínas sem atividade enzimática que desempenham funções acessórias, muitas vezes aquelas de colocar proteínas potencialmente interativas próximas umas das outras. Grb2, por exemplo, é um adaptador pré-ligado a Sos, um GEF que pode ativar Ras (Fig. 3-19B). A ativação de Ras leva, por sua vez, à ativação de uma cascata de proteínas-cinases denominada via Ras-MAPK. A ativação da via MAPK é uma das principais reações usadas pelos receptores dos fatores de crescimento para sinalizar ao núcleo e estimular a proliferação celular. Mutações oncogênicas que resultam em receptores de fatores de crescimento e Ras constitutivamente ativados também podem ativar a via MAPK e promover a proliferação tumoral. Atualmente, os fármacos antineoplásicos que têm como alvos a via MAPK e a atividade de tirosina-cinase proteica dos fatores de crescimento oncogênicos são importantes para o tratamento de diversos tipos de câncer (ver Caps. 69 e 71).

Receptores serina-treonina-cinase A família de ligantes do fator β transformador de crescimento (TGF-β, que inclui diferentes formas de TGF-β e proteínas morfogênicas ósseas (BMPs), ativa receptores que são análogos aos receptores tirosina-cinase, mas funcionam como serina-treonina-cinase. Os ligantes se ligam e estabilizam um complexo heteromérico de dois tipos I e dois tipos II de receptores de superfície celular. Os humanos expressam sete receptores do tipo I e cinco do tipo II, que são ativados diferencialmente por membros da família TGF-β (Derynck e Budi, 2019). Alterações induzidas por ligantes na

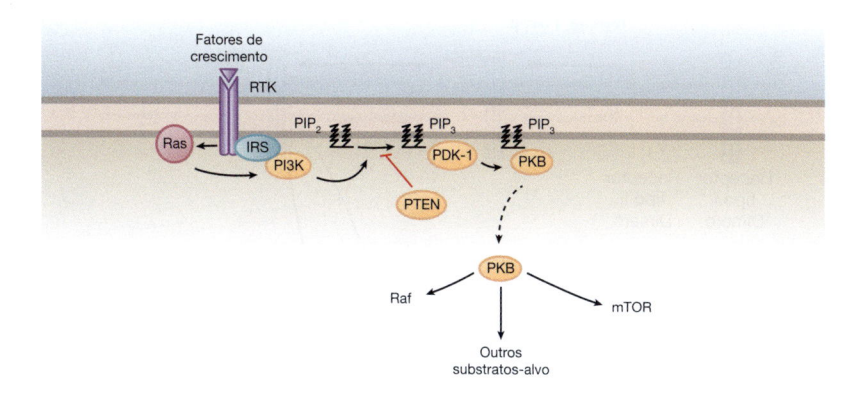

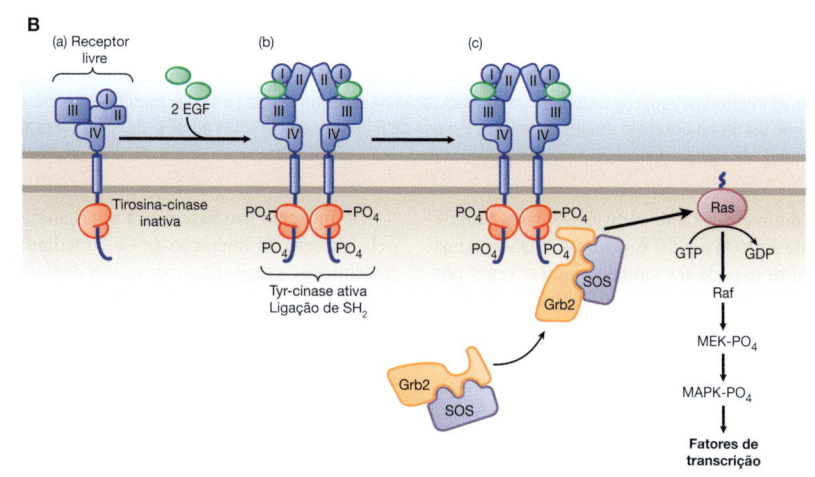

Figura 3-19 *Dois eventos a jusante dos receptores tirosinas-cinases.* **A.** *Ativação da via do mTOR.* A sinalização por essa via estimula o crescimento, a proliferação e a sobrevivência das células por uma rede complexa de vias sinalizadoras (ver Guri e Hall, 2016). A sinalização por mTOR tem surgido como uma consideração importante na imunossupressão e no tratamento farmacológico do câncer, e os inibidores dessa via de sinalização são incluídos algumas vezes como tratamento adjuvante. **B.** *Ativação do receptor de EGF.* A estrutura extracelular do receptor sem ligante acoplado (a) contém quatro domínios (I-IV), que se reconfiguram significativamente depois da ligação de duas moléculas de EGF. Em (b), as alterações de conformação resultam na ativação dos domínios de tirosina-cinase citoplasmáticos e na fosforilação da tirosina das regiões intracelulares para formar os locais de ligação SH2. (c) A molécula adaptadora Grb2 ligada a Sos, através de dois domínios chamados SH3, liga-se aos resíduos de tirosina fosforilados e ativa a cascata Ras-MAPK. Ras está ligada à superfície interna da membrana plasmática normalmente por uma porção farnesil. O deslocamento de Sos para a superfície interna da membrana ocorre pela ligação de Grb2 a um receptor ativado por meio de um domínio SH2. O deslocamento coloca Sos próximo a Ras ligada à membrana e, portanto, auxilia a ativação de Ras.

conformação e/ou proximidade permitem que os receptores tipo II fosforilem os receptores tipo I nos resíduos de serina e treonina e ativem a sinalização a jusante via SMAD (Fig. 3-20). Fármacos que inibem a sinalização do ligante TGF-β estão em desenvolvimento e são de particular interesse na terapia de câncer e fibrose.

Guanililciclases A síntese de GMPc intracelular é obtida por meio de receptores de superfície celular com atividade intrínseca de GC e ativados por ligantes ou por meio de sGC (Fig. 3-21). Os receptores de superfície celular são aqueles para peptídeos natriuréticos; sGC responde a NO. Os efeitos subsequentes do GMPc são produzidos por várias isoformas de PKG, canais iônicos ativados por GMPc e PDE moduladas por GMPc, que hidrolisam AMPc.

Receptores transmembrana com atividade GC intrínseca Peptídeos natriuréticos são pequenos ligantes peptídicos liberados de células em tecidos cardíacos, no sistema vascular e em alguns outros tecidos. Os peptídeos são: (1) peptídeo natriurético atrial (ANP), liberado dos grânulos de armazenamento atrial após expansão do volume intravascular ou estimulação com hormônios pressores; (2) peptídeo natriurético cerebral (BNP), sintetizado e liberado em grandes quantidades do tecido ventricular em resposta à sobrecarga de volume; e (3) Peptídeo natriurético tipo C (CNP), sintetizado no cérebro, células endoteliais e condrócitos, e liberado em resposta a fatores de crescimento e estresse absoluto nas células endoteliais vasculares (Potter et al., 2009). Os principais efeitos fisiológicos desses hormônios são reduzir a pressão arterial (ANP e BNP), atenuar a hipertrofia e a fibrose cardíacas (BNP) e estimular o crescimento dos ossos longos (CNP). Os receptores para os peptídeos natriuréticos são o receptor do peptídeo natriurético (NPR-A), que responde ao ANP e ao BNP, e o NPR-B, que responde ao CNP. O receptor NPR-C parece funcionar como um receptor de depuração, removendo o excesso de peptídeo natriurético da circulação. O Capítulo 29 apresenta uma extensa discussão sobre os efeitos dos peptídeos natriuréticos e das vias envolvidas. A *nesiritida*, um agonista sintético do BNP, e o *sacubitril*, um inibidor de uma enzima (neprilisina) que degrada ANP e BNP, são usados no tratamento da insuficiência cardíaca.

sGC, um receptor/enzima citosólico que responde a um fator parácrino permeável à membrana, o NO O NO é produzido localmente nas células pela NOS. Existem três formas de NOS: NOS neuronal (nNOS ou NOS1), NOS endotelial (eNOS ou NOS3) e NOS induzível (iNOS ou NOS2). Todas as três formas dessa enzima estão expressas abundantemente, mas são especialmente importantes no sistema cardiovascular, no qual estão presentes nos miócitos, nas células musculares lisas dos vasos sanguíneos, nas células endoteliais, nas células hematopoiéticas e

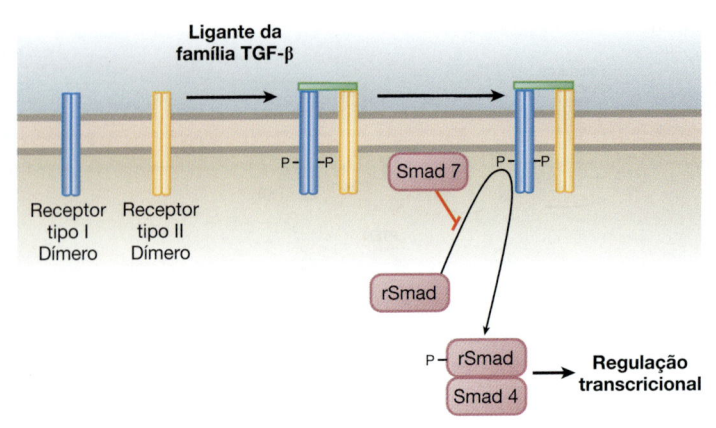

Figura 3-20 *Sinalização através de receptores heteroméricos tipo I e tipo II por membros da família TGF-β.* Os ligantes de TGF-β estabilizam uma estrutura receptora heteromérica que consiste em dois receptores tipo I e dois receptores tipo II. Os receptores tipo II então catalisam a fosforilação dos receptores tipo I em resíduos de serina, permitindo que eles interajam e fosforilem, novamente, em resíduos de serina, numerosas proteínas Smad "ativadas por receptor" (rSmad). As rSmad fosforiladas se ligam ao Smad4, um Smad efetor, para subsequentemente translocar para o núcleo onde regulam os eventos transcricionais. Smad7 (e Smad6) são Smad inibitórias. Variações e dinâmicas da associação de receptores tipo I e tipo II, modificações pós-traducionais relevantes para sua estabilidade, sinalização não via Smad por meio desses receptores e o uso de ligantes semelhantes a TGF-β de receptores alternativos são revisados por Derynck e Budi (2019).

nas plaquetas. Por sua ação por meio da CaM, os níveis celulares altos de Ca^{2+} ativam acentuadamente a nNOS e a eNOS; a forma iNOS é menos sensível ao Ca^{2+}, mas sua síntese pode ser induzida muitas vezes por estímulos inflamatórios, como endotoxina, TNF-α, IL-1β e interferona (IFN-γ).

A NOS produz NO catalisando a oxidação do nitrogênio guanido da L-arginina e formando L-citrulina e NO. O NO ativa a sGC, um heterodímero αβ que contém um domínio heme de protoporfirina IX. O NO liga-se ao domínio heme em baixas concentrações nanomolares e produz um aumento de 200 a 400 vezes no $V_{máx}$ da enzima, levando a uma elevação do GMPc celular (Murad, 2006).

No músculo liso vascular, a ativação de PKG leva à vasodilatação pela inibição da liberação de Ca^{2+} mediada por IP_3 dos estoques intracelulares; a fosforilação de canais de Ca^{2+} dependentes de voltagem para inibir o influxo de Ca^{2+}; fosforilação do fosfolambam, um modulador da bomba sarcoplasmática de Ca^{2+}, levando a uma recaptação mais rápida de Ca^{2+} para os estoques intracelulares; fosforilação e abertura do canal de K^+ ativado por Ca^{2+}, levando à hiperpolarização da membrana celular, que fecha os canais de Ca^{2+} tipo L e reduz o fluxo de Ca^{2+} para dentro da célula; fosforilar e assim inibir a cinase da cadeia leve de miosina; e fosforilar e, assim, ativar a fosfatase da cadeia leve de miosina.

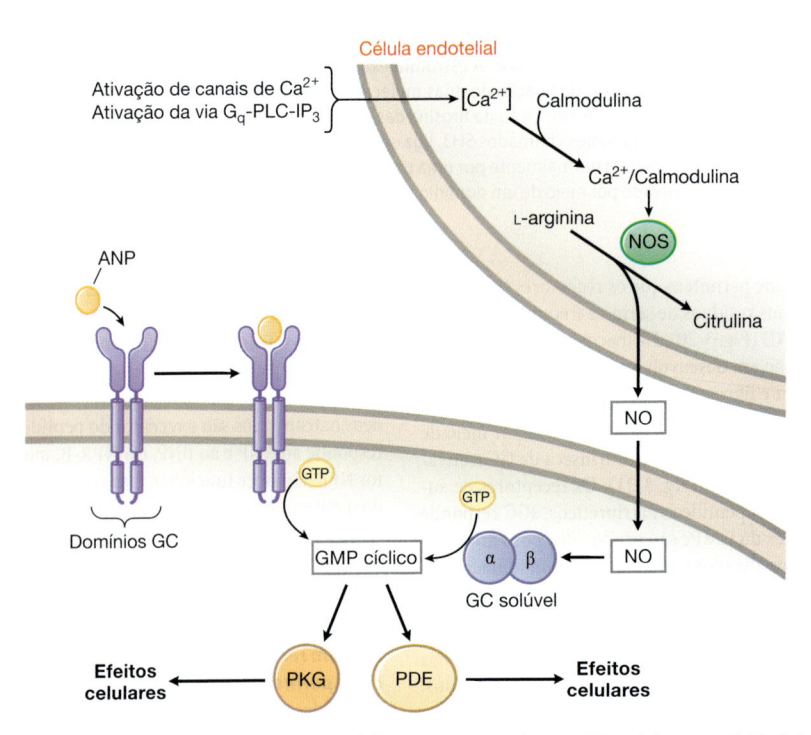

Figura 3-21 *Vias de sinalização do GMPc.* A produção do GMPc é regulada por receptores da superfície celular com atividade intrínseca de GC e pelas formas solúveis de GC. Os receptores de superfície celular reagem aos peptídeos natriuréticos como o ANP, aumentando o nível de GMPc. A sGC reage ao NO produzido a partir da L-arginina por ação da NOS. Os efeitos celulares do GMPc são produzidos pela PKG e pelas PDE reguladas pelo GMPc. Nesse diagrama, o NO é produzido por uma NOS dependente de Ca^{2+}/calmodulina em uma célula endotelial adjacente. As descrições detalhadas desses sistemas de sinalização aparecem ao longo de todo o texto referente às ações terapêuticas dos fármacos que atuam por esses mecanismos.

Os fármacos que ativam a sGC são os nitratos orgânicos (nitroglicerina, *dinitrato de isossorbida* e *isossorbida-5-monitrato*), que produzem NO, e gás NO inalado, todos usados no tratamento da angina estável (Cap. 31). O NO também é usado como agente tocolítico (Cap. 48) e no tratamento de neonatos a termo e quase-termo com hipertensão pulmonar persistente e insuficiência respiratória hipoxêmica aguda (Cap. 35). Os fármacos recentemente aprovados *riociguate* e *vericiguate* também são usados no tratamento da hipertensão pulmonar (Cap. 35); o *riociguate* sensibiliza as sGC ao NO endógeno e também estimula a enzima diretamente.

O correspondente da ativação de sGC é a inibição da PDE seletiva de GMPc (ou seja, PDE5). A inibição é realizada pelos fármacos *sildenafila*, *vardenafila*, *tadalafila* e *avanafila*. Os inibidores da PDE5 são usados no tratamento da disfunção erétil (Cap. 49) e da hipertensão pulmonar (Cap. 35).

Outros receptores de membrana da superfície celular

Via do receptor JAK-STAT Citocinas (interleucinas, interferonas, eritropoetina e fatores estimuladores de colônias) e certos hormônios (p. ex., hormônio do crescimento e prolactina) sinalizam para elementos transcricionais por meio de STAT. A maioria dos receptores, embora não todos, são complexos com múltiplas subunidades, sendo as subunidades de ligação ao ligante distinta das subunidades de transdução de sinal. Os receptores não possuem atividade enzimática intrínseca; em vez disso, cada um está associado a uma tirosina-cinase intracelular distinta denominada Janus-cinase ou JAK (Fig. 3-22A). A dimerização ou oligomerização do receptor, induzida por um ligante, aproxima pelo menos duas JAK, resultando em sua transfosforilação e a fosforilação das caudas citoplasmáticas dos receptores. STAT são recrutados para os receptores através de seus domínios SH2 e fosforilados, por sua vez, pelos JAK. Os STAT fosforilados se deslocam como dímeros para o núcleo para regular diretamente a transcrição. A via inteira é chamada de via JAK-STAT. Existem quatro JAK e sete STAT em mamíferos que, dependendo do tipo de célula e do sinal, se combinam diferencialmente para regular a transcrição gênica.

Uma variedade de citocinas que empregam as vias JAK-STAT são usadas clinicamente, incluindo *aldesleucina* (uma IL-2 recombinante) em câncer metastático de células renais e melanoma metastático (Cap. 72), *IFN-α peguilado* na hepatite viral (Cap. 63), *sargramostim* (um fator estimulador de colônias de granulócitos-macrófagos recombinante) para estimular a mielopoiese, *oprelvecina* (uma IL-11 recombinante) para estimular a maturação dos megacariócitos e formas recombinantes de *eritropoetina* para estimular a produção de glóbulos vermelhos (Cap. 45). Os antagonistas dos receptores incluem *dupilumabe* (receptor de IL-4) para dermatite atópica, *ustequinumabe* (receptores de IL-12 e IL-13) para psoríase em placas e artrite psoriásica (Cap. 75), e *pegvisomanto* (receptor de hormônio de crescimento recombinante peguilado) no tratamento do excesso de hormônio de crescimento (Cap. 46). Vários inibidores de JAK, referidos como *JAKinibs*, inibem a ligação de ATP ao domínio catalítico de JAK e são empregados como imunomoduladores (Cap. 39), especialmente no tratamento de colite ulcerativa (Cap. 55), psoríase (Cap. 75) e mielofibrose, policitemia vera e doença do enxerto contra o hospedeiro (Cap. 71).

Receptores semelhantes ao Toll A sinalização relacionada ao sistema imunológico inato é realizada em parte por uma família de 10 TLR, com um único segmento transmembrana. Esses receptores são altamente expressos em macrófagos, monócitos, células dendríticas e células *natural killer* (Cap. 38). Os TLR contêm um grande domínio extracelular de ligação ao ligante e uma região citoplasmática desprovida de atividade enzimática intrínseca, mas contendo um domínio "TIR" que media as interações proteína/proteína.

Os ligantes de TLR representam produtos microbianos conservados, muitas vezes chamados de *padrões moleculares associados a patógenos* (PAMPs), que incluem lipopolissacarídeos, lipoproteínas bacterianas, RNA de fita simples e dupla, DNA de fita simples contendo CpG não metilado e DNA ribossômico bacteriano. TLR que detectam ácidos nucleicos são expressos em endossomos; os outros estão presentes na superfície da célula. A ativação de TLR produz uma resposta inflamatória aos patógenos que consiste principalmente na produção de citocinas inflamatórias por meio da estimulação da transcrição gênica e uma variedade de alterações específicas da célula.

A primeira etapa na ativação de TLR por ligantes é a dimerização dos receptores como homo ou heterodímeros (Fig. 3-22B). A dimerização recruta proteínas adaptadoras que, por sua vez, instigam a montagem de um centro organizador supramolecular. As proteínas estruturais incluem proteínas-cinases relevantes para a ativação dos fatores de transcrição NF-κB, proteína ativadora-1 (AP-1) e fator 3 regulador da interferona, além de proteínas da glicólise (Fitzgerald e Kagan, 2020).

Agonistas de TLR, especialmente TLR3, TLR7, TLR8 e TLR9, geraram interesse como imunomoduladores na quimioterapia do câncer, como adjuvantes em vacinas utilizando agonistas tumorais específicos e, provisoriamente, como profilaxia viral (Vanpouille-Box et al., 2019). O imiquimode é um agonista de TLR7 aprovado para o tratamento de ceratose actínica, carcinoma basocelular superficial e verrugas genitais e anais. As vacinas recombinantes do vírus herpes-zóster e do vírus da hepatite B são formuladas com agonistas TLR4 e TLR9, respectivamente. Antagonistas de TLR estão sendo investigados para o tratamento de doenças autoimunes.

Receptores de TNF-α Existem dois TNFR primários, TNFR1 e TNFR2, ambas proteínas com um único segmento transmembrana. TNFR1 é o mais amplamente expresso e é responsável pela apoptose induzida por TNF (ver "Apoptose" adiante); no entanto, a sinalização é mais relevante para a produção de citocinas inflamatórias, principalmente por meio da ativação do fator de transcrição NF-κB. A Figura 3-22C resume a sinalização induzida por NF-κB por meio de TNFR1. Anticorpos monoclonais humanizados contra o próprio TNF-α, como *infliximabe* e *adalimumabe*, são importantes no tratamento da artrite reumatoide e da doença de Crohn.

Receptores de hormônios nucleares

Os receptores de hormônios nucleares em humanos constituem uma superfamília de 48 receptores que respondem a ligantes capazes de atravessar a membrana da superfície celular. Os *receptores de esteroides* (família 3; Tab. 3-3) são um subconjunto que compreende aqueles para andrógenos, estrogênios, glicocorticoides, mineralocorticoides e progesterona. Outros subconjuntos, nos quais os receptores mostram a capacidade de formar heterodímeros com os receptores retinoides X (RXRs) (famílias 1 e 2), são os receptores para metabólitos lipídicos, xenobióticos, vitamina D e hormônios da tireoide. Incluídos nessas famílias estão os receptores que medeiam a indução de enzimas metabolizadoras de fármacos, como CYP3A4 (ver Fig. 5-13). Receptores de outros subconjuntos servem a funções incertas, algumas aparentemente de maneira independente do ligante (Evans e Mangelsdorf, 2014). As isoformas de praticamente todos os receptores são gerados por meio de transcrição alternativa ou locais de início da tradução e processamento de RNA alternativos.

Os receptores hormonais nucleares consistem em cinco ou seis domínios, denotados de A a F, com base em regiões de sequência e função conservadas (Fig. 3-23A). O domínio A/B N-terminal contém uma *região de ativação transcricional* (AF-1). Essa região é pouco conservada entre os receptores e muitas vezes é retratada como autônoma. No entanto, pode ser controlado por ligantes, dependendo do receptor, e é um alvo para modificações pós-traducionais. O domínio C é o *domínio de ligação ao DNA*. Este domínio é altamente conservado entre os receptores, além das regiões que contribuem para a especificidade do elemento de resposta hormonal (HRE) (ver a seguir). O domínio D é a região de ligação entre o domínio de ligação ao DNA e o domínio E, o *domínio de ligação ao ligante*, tem muitas funções. Além de apresentar um sítio de ligação para o ligante, o domínio E desempenha um papel na dimerização do receptor e fornece superfícies para a ligação de coativadores e correpressores. Ele também contém uma região de ativação transcricional dependente de ligante (AF-2). O domínio F, se presente, pode servir como um local para modificações pós-traducionais.

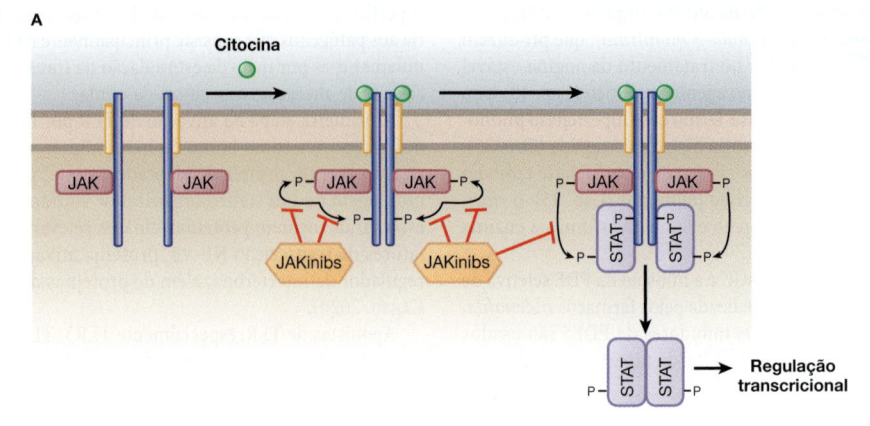

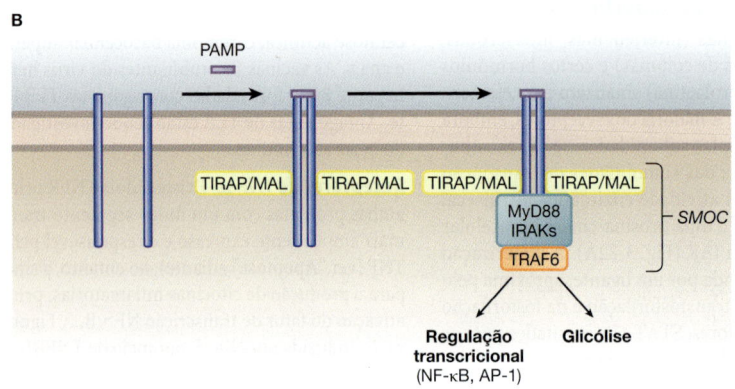

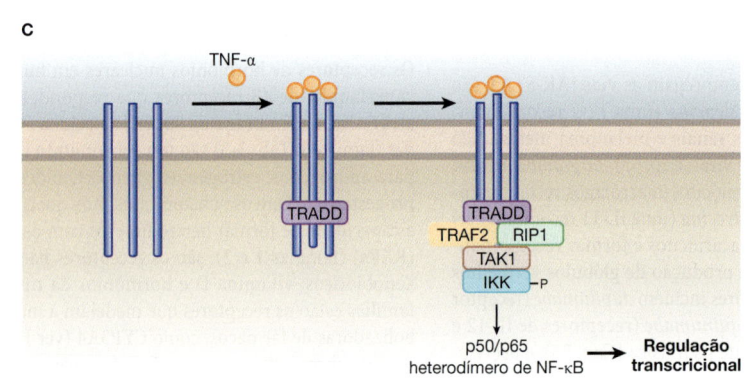

Figura 3-22 *Sinalização por vários outros receptores de membrana da superfície celular.* **A.** *Sinalização de citocinas através de JAK/STAT.* A dimerização induzida por citocina de receptores de citocina (altamente esquematizada) resulta em fosforilação cruzada e ativação de JAK associados. Essas tirosinas-cinases, por sua vez, fosforilam o receptor, levando ao recrutamento de STAT por meio de seus domínios SH2 e à fosforilação deles também. A fosforilação promove a dimerização de STAT. Os STAT fosforilados e dimerizados se deslocam para o núcleo para atuar diretamente como fatores de transcrição. Inibidores de JAK oralmente eficazes, JAKinibs, estão atualmente disponíveis como imunomoduladores (ver texto). **B.** *Sinalização por receptores semelhantes ao Toll.* A dimerização induzida por PAMP de um TLR, agora na membrana da superfície celular, atrai TIRAP/MAL para os domínios TIR citosólicos dimerizados do receptor. TIRAP/MAL envolve várias cópias de MyD88 (proteína de diferenciação mielóide 88) e das serinas-cinases da família IRAK (cinase associada ao receptor de interleucina-1), que recrutam o TRAF ubiquitina E3-liase 6. O TRAF6 aciona eventos que resultam na ativação de NF-κB, de AP-1 e glicólise, entre outros eventos dependendo da célula. SMOC refere-se ao agregado dessas proteínas como o centro organizador supramolecular. Existem outros SMOC dependendo da identidade e localização subcelular do TLR. **C.** *Sinalização por TNF-α através de TNFR1.* A sinalização mostrada é aquela relevante para a ativação do NF-κB; existem outras atividades. A sinalização começa com a formação de homotrímeros de TNFR1 estabilizados por TNF-α (aqui, a forma solúvel). O TNFR1 ativado recruta a proteína TRADD, que por sua vez recruta a proteína 1 de interação com o receptor (RIP1) cinase e TRAF2. RIP1 e TRAF2 levam a ativação de NF-κB promovendo a fosforilação via cinase-1 ativada por TGF-β (TAK1), causando a degradação dependente de ubiquitina do inibidor de NF-κB, IKK (IκB-cinase), permitindo que o heterodímero p50/p65 se desloque para o núcleo e ative a transcrição de genes inflamatórios. O TNFR2 ativado (não mostrado) recruta TRAF2 diretamente, entre outras proteínas. O TRAF2 também resulta na ativação da JNK-cinase, relevante para a ativação dos fatores de transcrição c-Jun, AP-1 e ATF-2. A sinalização por TNF-α através dos dois receptores é revisada por Wajant e Siegmund (2019).

Os receptores de esteroides existem como monômeros na ausência de agonista. Os monômeros residem no citosol, complexados com proteínas chaperonas, embora alguns possam existir também no núcleo (Caps. 48 e 50). Após a ligação do agonista, os receptores formam homodímeros, com os do citosol sendo translocados para o núcleo. Os homodímeros ativados se ligam aos HREs, que são neste caso duas repetições invertidas de seis nucleotídeos separadas por três nucleotídeos e são específicas para a identidade do homodímero. Homodímeros

TABELA 3-3 ■ RECEPTORES DE HORMÔNIOS NUCLEARES[a]

FAMÍLIA[b]	RECEPTORES	LIGANTES FISIOLÓGICOS	EXEMPLOS DE AGENTES TERAPÊUTICOS[c]
1A	Receptores dos hormônios da tireoide: THR-α e THR-β	Tiroxina (T_4) e hormônio tireoidiano	Levotiroxina, liotironina
1B	Receptores do ácido retinoico: $RAR_α$, $RAR_β$ e $RAR_γ$	Tretinoína e alitretinoína derivadas da vitamina A	Tretinoína, tazaroteno, adapaleno ($RAR_{β,γ}$), alitretinoína, etretinato, acitretina
1C	Receptores ativados pelo proliferador de peroxissomos: $PPAR_α$, $PPAR_{β/δ}$ e $PPAR_γ$	Leucotrieno B ($PPAR_α$), 15-desoxi-$\Delta^{12,14}$-PGJ_2 ($PPAR_γ$), muitos ácidos graxos e eicosanoides, entre outros	Fibratos ($PPAR_α$), tiazolidinedionas ($PPAR_γ$)
1H	Receptores semelhantes ao receptor X do fígado: receptor X do fígado (LXR) e receptor X farnesoide (FXR)	Hidroxicolesteróis (LXR), ácidos biliares (FXR)	Ácido obeticólico (FXR)
1I	Receptores de vitamina D (VDR), receptor de pregnano X (PXR) e receptor de androstano constitutivo (CAR)	Vitamina D (VDR), 17β-estradiol (PXR) e uma ampla gama de compostos exógenos (PXR e CAR)	Calcitriol (VDR), calcipotrieno (VDR) Nota: PXR e CAR são ativados por uma ampla variedade de fármacos no contexto da indução de CYP, enzimas de fase 2 e transportadores de fármacos
2B	Receptores retinoides X: $RXR_α$, $RXR_β$ e $RXR_γ$	Alitretinoína derivada da vitamina A	Bexaroteno, alitretinoína
3A	Receptores de estrogênio: $ER_α$ e $ER_β$	Estriol ($ER_β$), estrona ($ER_α$)	Estrogênios; moduladores seletivos do receptor de estrogênio (SERMs) tamoxifeno, raloxifeno e toremifeno
3C	Receptores de 3-cetoesteroides: receptor de androgênio (AR), receptor de glicocorticoide (GR), receptor de mineralocorticoide (MR) e receptor de progesterona (PR)	Di-hidrotestosterona e testosterona (AR), cortisol e corticosterona (GR), aldosterona (MR), progesterona (PR)	Ésteres de testosterona (AR) e os antagonistas flutamida, bicalutamida, nilutamida e enzalutamida (AR); hidrocortisona, prednisona e dexametasona (GR); os antagonistas espironolactona e eplerenona (MR); progesterona, ésteres de progesterona e esteroides 19-nor (PR)

[a]Listados são receptores sabidamente ativados por ligantes fisiológicos, com exceção do CAR, que é incluído devido à sua importância (juntamente com o de PXR) para o manuseio de xenobióticos.
[b]A nomenclatura referente a famílias e ligantes fisiológicos é retirada de Alexander et al., 2019.
[c]São listados exemplos de agentes cujas ações terapêuticas são mediadas por um ou mais membros da família mencionada, a menos que especificado de outra forma. Se for específico para um determinado membro da família, isso é indicado entre parênteses.

ativados associam-se ao mesmo tempo com *coativadores*, um grupo diverso de proteínas responsáveis pela remodelação da cromatina e por modificações pós-traducionais da maquinaria transcricional geral, a fim de facilitar a transcrição. Mecanismos de ação podem existir além do nível genômico para vários dos receptores de esteroides. No caso do receptor de estrogênio, uma pequena fração do receptor associa-se à membrana plasmática e, juntamente com um GPCR (GPER/GPR30), pode mediar as ações do estrogênio de forma relativamente rápida.

Os receptores que podem se ligar ao RXR existem no núcleo como homo ou heterodímeros (com RXR), independentemente do agonista. Aqueles que podem funcionar como homodímeros ou como heterodímeros com RXR incluem os próprios RXRs, receptores de tireoide,

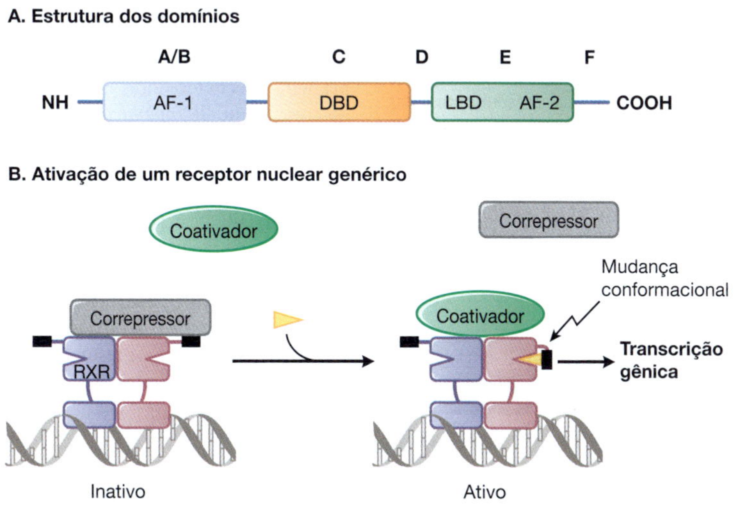

Figura 3-23 *Estrutura e ativação de um receptor hormonal nuclear.* **A.** A estrutura dos domínios de um receptor de hormônio nuclear (de Moore et al., 2006). As funções dos domínios A a F são descritas no texto. **B.** Um receptor de hormônio nuclear genérico é mostrado como um dímero com um RXR. Quando um agonista (triângulo amarelo) e um coativador ligam-se ao complexo, há uma alteração de conformação da hélice 12 (barra preta) e a transcrição dos genes é estimulada.

receptores de vitamina D e receptores de ácido retinoico (RAR). Aqueles que requerem heterodimerização com RXR são PPAR, LXR, FXR, PXR e CAR. Os receptores diméricos se ligam a dois "semissítios" de seis nucleotídeos em tandem, a sequência e o espaçamento dependendo do dímero. Alguns dos receptores na ausência de agonista existem em associação com correpressores para manter o DNA compactado e inibir a transcrição (Fig. 3-23B). Agonistas dos heterodímeros promovem a troca de correpressores ligados por coativadores. Alguns heterodímeros RXR são *permissivos*, ou seja, podem ser ativados por ligantes de RXR ou do receptor nuclear parceiro; outros são *não permissivos*, sendo ativados apenas pelo ligante do receptor nuclear parceiro (Evans e Mangelsdorf, 2014).

Em geral, o receptor hormonal nuclear acoplado a um agonista ativa vários genes de forma a realizar o programa de diferenciação celular ou regulação metabólica. A atividade de um receptor em uma determinada célula depende não apenas do ligante, mas também da proporção de coativadores e correpressores recrutados para o complexo. Acredita-se que os SERM, como o *tamoxifeno* e o *raloxifeno* (Cap. 48), recrutem coativadores ou correpressores, dependendo da célula.

Os meios pelos quais os agonistas dos receptores nucleares, particularmente aqueles dos receptores de glicocorticoides, exercem ações anti-inflamatórias envolvem considerável complexidade além do paradigma tradicional de ativação gênica (Hardy et al., 2020). Com destaque estão os mecanismos de *transrepressão* que reduzem as ações de NF-κB e AP-1. A transrepressão pode incluir competição entre receptores nucleares diméricos e NF-κB e AP-1 por coativadores, expressão aumentada de proteínas dos receptores diméricos que interferem na ativação de tais fatores de transcrição e ligação dos receptores diméricos a *elementos de resposta negativa* (ou seja, inibindo de alguma forma a expressão gênica diretamente).

Doenças resultantes da disfunção de receptores e vias de sinalização

Alterações dos receptores e suas vias de sinalização subsequentes podem causar doenças. A perda de um receptor de um sistema de sinalização altamente especializado pode causar uma anormalidade fenotípica (p. ex., deficiência do receptor androgênico e síndrome da feminização testicular; ver Cap. 49). As deficiências das vias de sinalização amplamente utilizadas têm efeitos generalizados, como se observa na miastenia grave (causada pelo distúrbio autoimune da função dos receptores colinérgicos nicotínicos; Cap. 13) e algumas formas de diabetes melito resistente à insulina (em consequência da depleção autoimune das células produtoras de insulina e da interferência com a função dos receptores desse hormônio; Cap. 51). Mutações em GPCR causam uma variedade de doenças monogênicas (Schöneberg e Liebscher, 2021). O mesmo vale para mutações nos canais TRP (Moran, 2018). Atualmente são conhecidas muitas formas de câncer causados por mutações que resultam na atividade constitutiva dos receptores dos fatores de crescimento e das enzimas sinalizadoras subsequentes da via Ras-MAPK, ou na perda de supressores tumorais e outras proteínas encarregadas de regular a proliferação celular (ver Cap. 72).

Polimorfismos comuns dos receptores e das proteínas situados depois do receptor também podem causar variações nas respostas terapêuticas das populações de pacientes de diversas origens étnicas e geográficas (Johnson, 2019).

Vias intrínsecas reguladas por nutrientes, energia e danos celulares

Além da regulação extrínseca da célula no crescimento celular mediado por fatores de crescimento e citocinas, as vias intrínsecas, que surgiram durante a evolução inicial dos eucariotos, regulam o crescimento celular e a sobrevivência detectando a disponibilidade de nutrientes e o estado da energia celular. Essas antigas vias de detecção de nutrientes consistem na via da AMPK e na via do alvo da rapamicina (TOR), que funcionam em oposição ao controle do crescimento celular e do processo de *autofagia* (González et al., 2020). A autofagia é uma via de degradação intracelular importante para a sobrevivência celular durante condições de estresse ou dano celular. A morte celular programada (*apoptose*) também é duplamente regulada por fatores extrínsecos, incluindo TNF-α, ligante Fas e ligante indutor de apoptose relacionado ao TNF (TRAIL), e por vias intrínsecas que detectam o dano celular. O desenvolvimento e a renovação de órgãos requerem um equilíbrio entre crescimento e sobrevivência da população celular *versus* morte e remoção celular, e tanto a autofagia quanto a apoptose desempenham papéis importantes no tecido normal e na função celular. No entanto, as vias aberrantes de autofagia ou apoptose desempenham papéis em muitos processos patológicos, e a abordagem farmacológica dessas vias pode ser importante terapeuticamente em tais doenças, incluindo doenças neurodegenerativas e cânceres resistentes a fármacos e radiação.

Vias AMPK e TOR

A AMPK é uma proteína serina/treonina-cinase que ocorre como um complexo heterotrimérico consistindo de uma subunidade α catalítica e subunidades β e γ reguladoras. A ativação canônica da AMPK ocorre no citoplasma e é desencadeada pelo estresse energético (aumento celular nas proporções de AMP:ATP ou de ADP:ATP) mediado pela ligação de AMP ou ADP a sítios alostéricos na subunidade γ da AMPK (Fig. 3-24). A ligação de AMP/ADP a esses locais é antagonizada por ATP. A ativação canônica de AMPK também requer a fosforilação por LKB1 (cinase B1 hepática) em Thr172 na alça de ativação do domínio cinase de AMPK.

A ativação não canônica da AMPK resulta da privação de glicose, liberação de Ca^{2+} do RE ou aumento de Ca^{2+} no núcleo. A ativação da AMPK em resposta à falta de glicose (a *via lisossômica*) ocorre independentemente das alterações nas proporções de nucleotídeos de adenina e é mediada pela aldolase, a enzima glicolítica que se liga à frutose 1,6-bifosfato (FBP) e a converte em triose fosfatos. A falta de glicose leva à depleção de FBP, o que altera as interações da aldolase com o complexo v-ATPase na superfície do lisossomo, promovendo interações de LKB1 com o lisossomo que levam à fosforilação e ativação da AMPK associada ao lisossomo. A ativação não canônica de AMPK por Ca^{2+} no citoplasma e no núcleo é mediada por CaMKK2 (cinase cinase-2 dependente de Ca^{2+}/calmodulina) em resposta à liberação de Ca^{2+}, dependente de IP_3, do RE (ativação citoplasmática) ou ao aumento de Ca^{2+} nuclear causados por dano ao DNA (ativação no núcleo).

A AMPK ativada fosforila mais de 60 alvos a jusante, que ativam vias catabólicas e inativam vias anabólicas (biossintéticas), com efeitos gerais agudos de aumento da síntese de ATP, redução do consumo de ATP e inibição do crescimento celular (González et al., 2020). Um alvo importante para a AMPK é o mTORC1, que é inativado por fosforilação pela AMPK.

TOR é uma proteína serina/treonina-cinase que foi identificada pela primeira vez em leveduras mutantes resistentes aos efeitos inibidores do crescimento da *rapamicina*. A rapamicina (*sirolimo*) e seus vários compostos estrutural e mecanisticamente relacionados (*everolimo*, *tensirolimo*) são descritos com mais detalhes no Capítulo 39. Em humanos, existem duas formas estrutural e funcionalmente diferentes de mTOR, mTORC1 e mTORC2; apenas mTORC1 é inibido pela rapamicina. mTORC1 é regulado intrinsecamente por aminoácidos que causam a translocação de mTORC1 do citosol para os lisossomos e extrinsecamente por fatores de crescimento que ativam uma pequena proteína G, RHEB (homólogo de Ras enriquecido no cérebro), na superfície dos lisossomos. A Figura 3-24 resume alguns dos detalhes da regulação de mTORC1 e AMPK e os processos anabólicos e catabólicos da célula.

Autofagia

A autofagia é uma via catabólica altamente conservada, rigidamente regulada e de várias etapas, na qual o conteúdo celular (incluindo proteínas propensas à agregação, organelas como mitocôndrias e peroxissomos e agentes infecciosos) é sequestrado dentro de vesículas de membrana dupla conhecidas como *autofagossomos* e depois entregue aos lisossomos, onde ocorre a fusão e o conteúdo do autofagossomo é

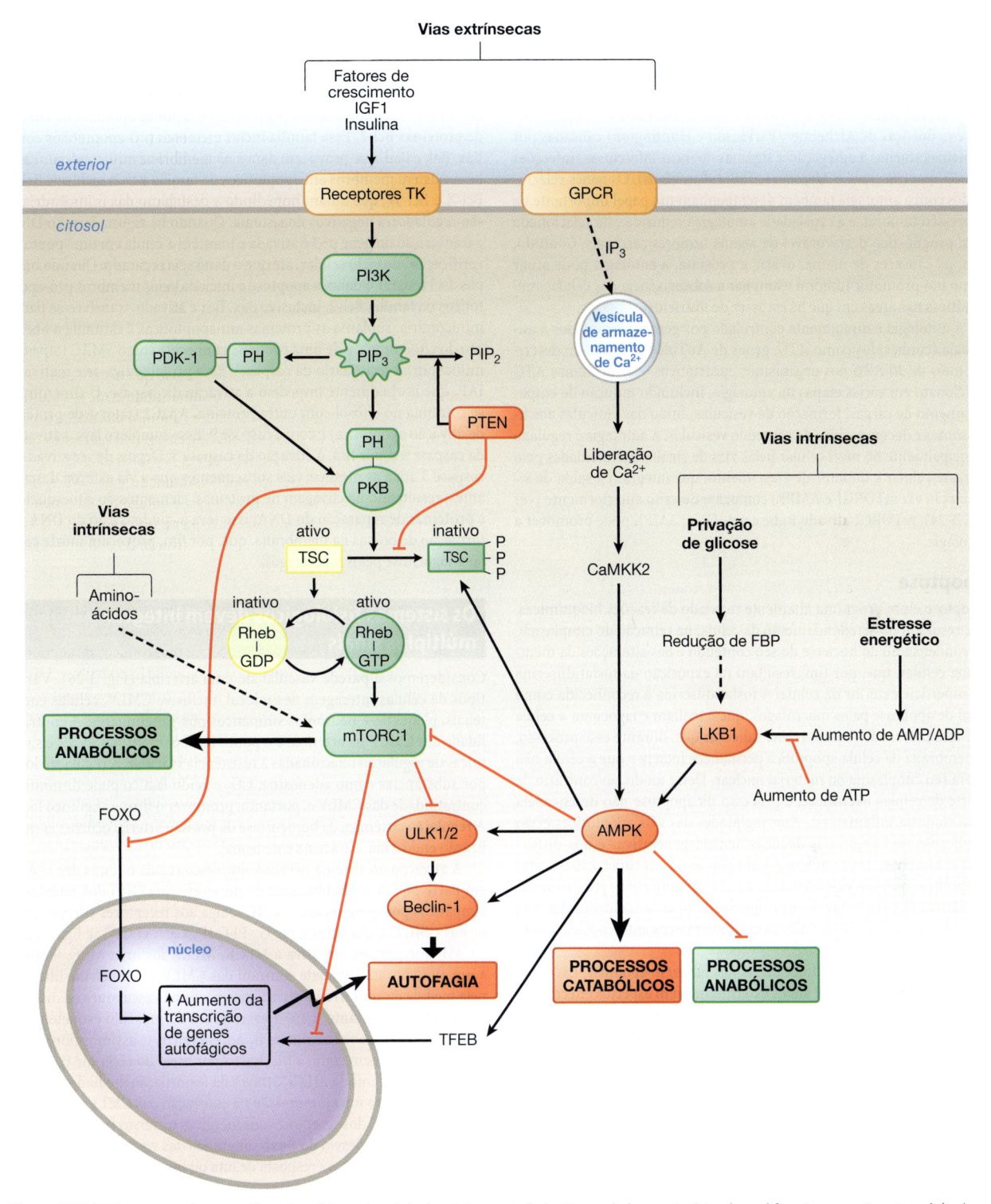

Figura 3-24 *Vias que regulam a proliferação celular, sobrevivência celular e autofagia.* Os reguladores primários da proliferação e crescimento celular (*processos anabólicos*) e em oposição sobrevivência e autofagia (*processos catabólicos*) são a sinalização do fator de crescimento (*vias extrínsecas*) e *vias intrínsecas* reguladas por aminoácidos, glicose e estresse celular. As vias de sinalização por fatores de crescimento que resultam na ativação do mTORC1 (quadrados verdes) promovem processos anabólicos e inibem a autofagia (quadrados vermelhos), enquanto o estresse celular causado pela escassez profunda de nutrientes estimula processos catabólicos e autofagia por ativação da AMPK (quadrados vermelhos). Essas vias interagem não apenas entre si, mas também com outras vias, incluindo as vias de apoptose, conforme descrito no texto. Veja o efeito dos inibidores de mTOR como imunossupressores na Figura 39-2. Os FOXO de mamíferos (FOXO 1, 3, 4 e 6) são uma subclasse de fatores de transcrição Forkhead que funcionam principalmente como ativadores transcricionais, com efeitos em inúmeras funções celulares, incluindo apoptose e resistência a fármacos; a sinalização de insulina e fatores de crescimento pode inibir a atividade de FOXO. Vias de sinalização adicionais não descritas aqui regulam o fator de transcrição EB (TFEB).

degradado por proteases lisossômicas (Bento et al., 2016). As funções da autofagia são remover conteúdos celulares danificados e fornecer às células substratos para geração de energia e biossíntese em condições de estresse e inanição. A autofagia desempenha um papel protetor importante em algumas doenças, inclusive distúrbios neurodegenerativos (p. ex., doenças de Alzheimer, Parkinson e Huntington) causadas por proteínas sujeitas à agregação e algumas doenças infecciosas (infecções por *Salmonella typhi* e *Mycobacterium tuberculosis*). Os genes relacionados com a autofagia também desempenham um papel importante na supressão tumoral, e a capacidade autofágica reduzida está relacionada com prognóstico desfavorável de alguns tumores cerebrais. Contudo, com os cânceres de mama, ovário e próstata, a autofagia pode atuar como um promotor tumoral e ampliar a sobrevivência das células metastáticas nas áreas em que há escassez de nutrientes.

A autofagia é diretamente controlada por genes relacionados à autofagia (conhecidos como *ATG*, genes de AuTofaGia). Existem descritos mais de 30 *ATG* nos organismos eucarióticos, e as proteínas ATG funcionam em várias etapas da autofagia, incluindo indução de empacotamento de cargas, formação de vesículas, fusão das vesículas aos lisossomos e decomposição do conteúdo vesicular. A autofagia é regulada principalmente no nível celular pelas vias de sinalização mediadas pelo estresse celular e do fator de crescimento, que integram a saída da sinalização via mTORC1 e AMPK, conforme descrito anteriormente (ver Fig. 3-24). mTORC1 ativado inibe a autofagia; AMPK pode promover a autofagia.

Apoptose

Apoptose é um programa altamente regulado de reações bioquímicas, que resultam no arredondamento da célula, na retração do citoplasma, na condensação do núcleo e do seu conteúdo e nas alterações da membrana celular, que, por fim, resultam na exposição da fosfatidilserina na superfície exterior da célula. A fosfatidilserina é reconhecida como sinal de apoptose pelos macrófagos, que engolfam e fagocitam a célula que está morrendo. É importante salientar que, durante esse processo, a membrana da célula apoptótica permanece intacta e que a célula não libera seu citoplasma ou material nuclear. Desse modo, ao contrário da morte de células necróticas, o processo da apoptose não desencadeia uma resposta inflamatória. Anormalidades das vias apoptóticas estão implicadas no câncer, nas doenças neurodegenerativas e nos distúrbios autoimunes. Desse modo, a manutenção ou a recuperação das vias apoptóticas normais é o objetivo de esforços significativos por desenvolver fármacos para tratar doenças que incluem anormalidades das vias apoptóticas. A resistência a alguns quimioterápicos antineoplásicos está associada à função reduzida dessas vias.

Dois sistemas sinalizadores principais induzem apoptose. Esse processo pode ser iniciado por sinais externos que têm aspectos em comum com os que são usados pelos ligantes, como TNF-α, ou por uma via interna ativada pelos danos ao DNA, proteínas anormalmente formadas, ou ausência dos fatores necessários à sobrevivência da célula (Fig. 3-25). O programa apoptótico é realizado por uma família numerosa de cisteínas-proteases, conhecidas como *caspases*. As caspases são proteases citoplasmáticas altamente específicas, que estão inativas nas células normais, mas são ativadas pelos sinais apoptóticos.

A via de sinalização de apoptose externa ou extrínseca, também conhecida como via do receptor de morte, pode ser ativada por ligantes como TNF, ligante Fas ou TRAIL. Os receptores para TNF (receptor de TNF), ligante Fas (Fas ou Apo-1) e TRAIL (receptor TRAIL) são receptores transmembrana sem atividade enzimática, semelhante à organização do receptor de TNF descrita anteriormente. TNF, ligante Fas ou TRAIL ao se ligarem aos receptores conhecidos, formam um homotrímero, sofrem alteração conformacional e recrutam proteínas adaptadoras para o domínio de morte do receptor. Em seguida, as proteínas adaptadoras recrutam RIP1 (proteína 1 de interação com o receptor) e caspase 8 para formar um complexo, que resulta na ativação dessa última enzima. A ativação da caspase 8 causa ativação da caspase 3, que inicia o programa de apoptose. As últimas etapas da apoptose são realizadas pelas caspases 6 e 7, que resultam na degradação das enzimas e das proteínas estruturais e na fragmentação do DNA, que são características da morte celular (ver Fig. 3-25).

A via interna de apoptose pode ser ativada por sinais, como danos ao DNA, que resultam na transcrição aumentada do gene p53 e envolvem a destruição das mitocôndrias pelos membros pró-apoptóticos da família de proteínas Bcl-2. Essa família inclui membros pró-apoptóticos como Bax, Bak e Bad, que provocam danos na membrana mitocondrial. Também existem membros antiapoptóticos da família Bcl-2, inclusive Bcl-2, Bcl-X e Bcl-W, que atuam impedindo a destruição das mitocôndrias e são reguladores negativos do sistema. Quando há algum dano ao DNA, a transcrição do gene p53 é ativada e mantém a célula em um "ponto de verificação" do ciclo celular, até que o dano seja reparado. Quando não é possível reparar o dano, a apoptose é iniciada pelos membros pró-apoptóticos da família Bcl-2, inclusive Bax. Bax é ativado, transfere-se para a mitocôndria, suplanta as proteínas antiapoptóticas e estimula a liberação do citocromo *c* e de uma proteína conhecida como SMAC (ativador mitocondrial secundário da caspase). Essa proteína liga-se e inativa os IAP, que normalmente impedem a ativação da caspase. O citocromo *c* se combina no citosol com outra proteína, Apaf-1 (fator 1 de protease de ativação apoptótica) e com a caspase 9. Esse complexo leva à ativação da caspase 9 e, por fim, à ativação da caspase 3. Depois de ser ativada, a caspase 3 ativa as mesmas vias subsequentes que a via externa descrita antes, resultando na clivagem de proteínas, elementos do citoesqueleto e proteínas de reparação do DNA; isso leva à condensação do DNA e à formação de bolhas na membrana, que, por fim, provocam morte celular e fagocitose pelos macrófagos.

Os sistemas fisiológicos devem integrar múltiplos sinais

Consideremos a parede vascular de uma arteríola (Fig. 3-26). Vários tipos de células interagem nesse local, inclusive CMLV, células endoteliais, plaquetas e neurônios simpáticos pós-ganglionares. A contratilidade das CMLV na arteríola é o ponto focal para formas locais e sistêmicas de regulação relacionadas à resistência vascular. A regulação local por substâncias como adenosina, CO_2 e ácido láctico pode diminuir a contratilidade das CMLV e, portanto, promover o fluxo sanguíneo local. A regulação sistêmica da homeostase da pressão arterial ocorre via sinalização endócrina, parácrina e neuronal.

A ativação do sistema nervoso simpático regula o tônus das CMLV em parte por meio da liberação de norepinefrina (NE) dos neurônios simpáticos pós-ganglionares. A NE se liga aos receptores adrenérgicos α_1 nas CMLV, o que ativa a via G_q-PLC-IP_3-Ca^{2+}. O Ca^{2+} se liga e ativa a CaM, que por sua vez ativa a MLCK. MLCK fosforila MLC, levando a um aumento na atividade contrátil das CMLV. A epinefrina liberada pela medula da suprarrenal ativa a mesma via na vasculatura da maioria dos tecidos; no entanto, para a vasculatura do músculo esquelético, a epinefrina se liga aos receptores β_2-adrenérgicos e, assim, aciona a via G_s-AC-AMPc, assim como a histamina por meio do receptor H_2. O aumento de AMPc inibe a MLCK através da fosforilação mediada por PKA e, portanto, causa uma *diminuição* na contração das CMLV. O envolvimento diferencial dos receptores adrenérgicos α_1 *versus* β_2 pela epinefrina é a base para o desvio do fluxo sanguíneo das vísceras e da pele para o músculo esquelético na resposta de luta ou fuga.

A ativação do sistema renina-angiotensina-aldosterona, que ocorre em resposta a uma queda na pressão sanguínea e/ou perda no volume de fluido, produz angiotensina II (AngII). A ligação de AngII ao receptor AT_1 nas CMLV mobiliza Ca^{2+} armazenado por meio da via G_q-PLC-IP_3-Ca^{2+} e, portanto, aumenta a contratilidade das CMLV, em parte pelos mesmos meios que NE. Mas o receptor AT_1 ativado por AngII também envolve $G_{12/13}$ e, como consequência, ativa a proteína G monomérica RhoA. RhoA ativa ROCK, que fosforila e inibe a fosfatase da cadeia leve da miosina. O aumento na fosforilação da cadeia leve de miosina e, portanto, da atividade contrátil é, portanto, o produto de duas vias. Conforme observado, a ativação de RhoA através de $G_{12/13}$ e eventos envolvidos por G_q e arrestina também estão implicados no crescimento e proliferação de células musculares lisas vasculares.

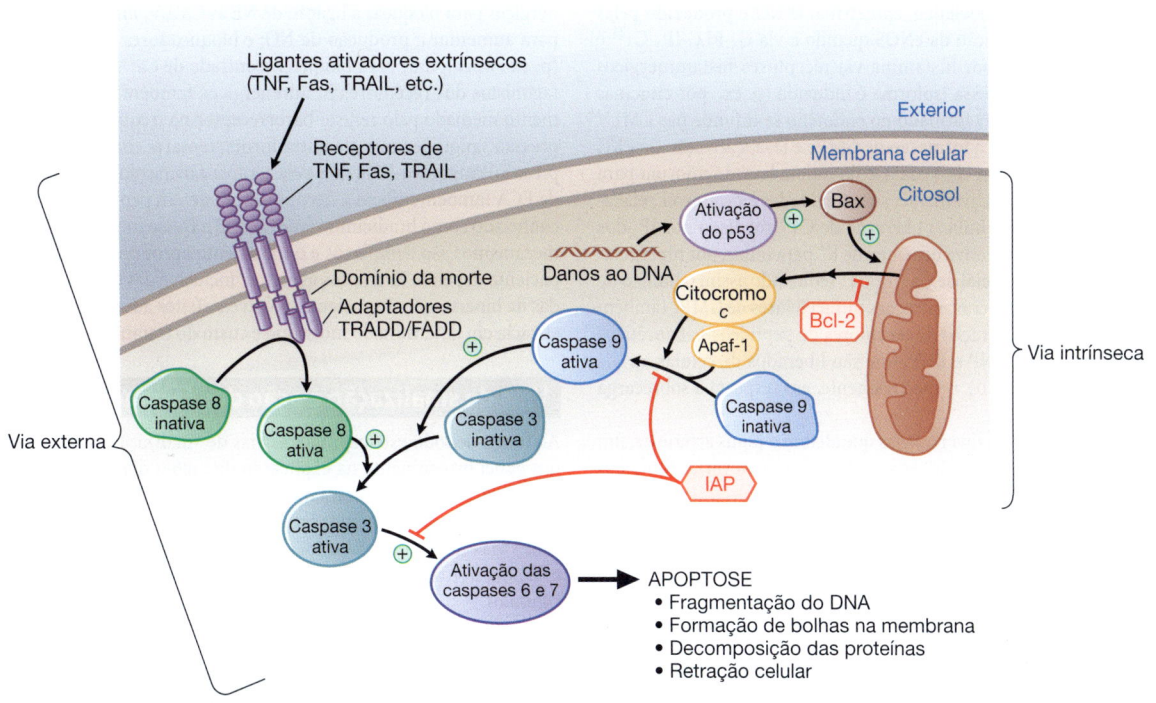

Figura 3-25 *As duas vias que resultam na apoptose.* A apoptose pode ser desencadeada por ligantes externos, como TNF, ligante Fas ou TRAIL, nos receptores transmembrana específicos (metade esquerda da figura: a *via externa*). A ativação provoca trimerização do receptor e acoplamento das moléculas adaptadoras (p. ex., TRADD) ao domínio da morte. As proteínas adaptadoras recrutam a caspase 8, ativam essa enzima e resultam na clivagem e na ativação da caspase efetora (caspase 3), que ativa o sistema das caspases e provoca a apoptose. A apoptose também pode ser iniciada por uma *via intrínseca* regulada pelos membros da família Bcl-2, inclusive Bax e Bcl-2. O Bax é ativado pelos danos ao DNA ou por proteínas malformadas por meio da p53 (metade direita da figura). A ativação dessa via resulta na liberação do citocromo *c* pelas mitocôndrias e na formação de um complexo com o Apaf-1 e a caspase 9. Essa última enzima é ativada no complexo e inicia a apoptose por meio da ativação da caspase 3. A via intrínseca ou a via externa podem suplantar os inibidores das proteínas da apoptose (IAP), que, de outro modo, impedem que haja apoptose.

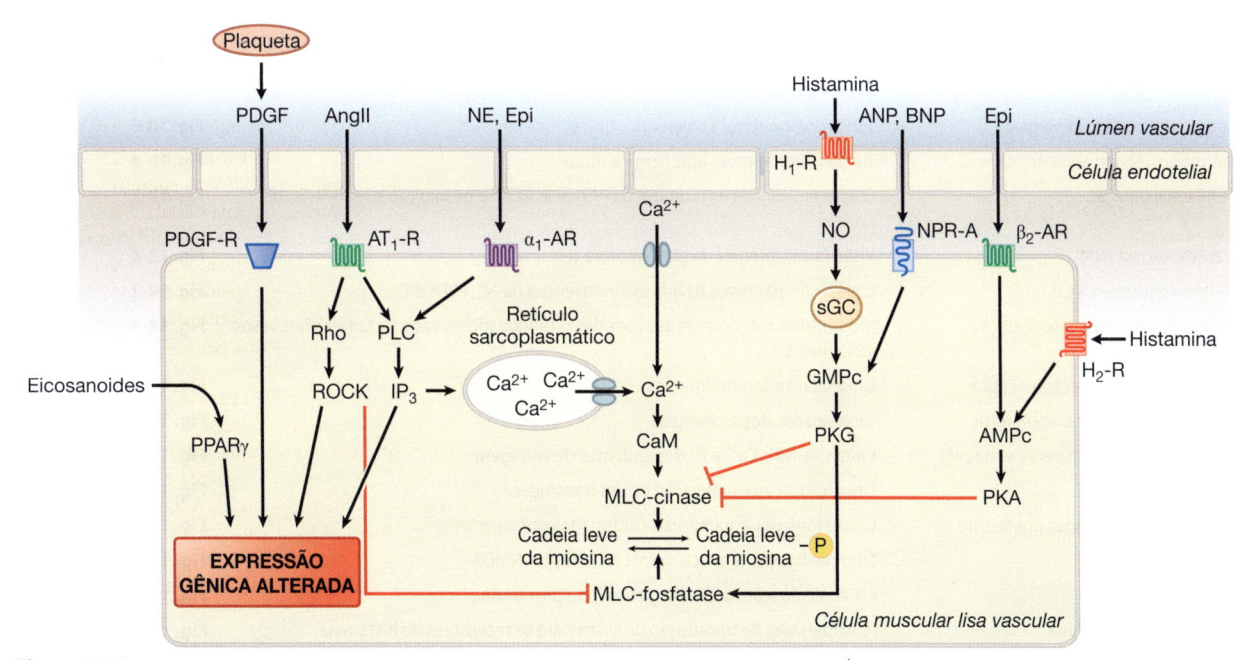

Figura 3-26 *Interação dos múltiplos sistemas de sinalização que regulam as CMLV dos vasos sanguíneos.* É essencial saber que a atividade contrátil das CMLV é baseada no grau em que a miosina, e especificamente a cadeia leve da miosina (MLC), é fosforilada. É a miosina com uma cadeia leve fosforilada que é capaz de interagir com os filamentos de actina para gerar força. Observe que o grau de fosforilação é um equilíbrio entre a MLCK, que fosforila a MLC, e a MLC-fosfatase, que desfosforila a MLC. Representação de uma CMLV composta; o relaxamento em resposta à epinefrina é mais adequado para CMLV na vasculatura do músculo esquelético. Ver texto para uma explicação detalhada da sinalização.

A contração das CMLV é inversa por mediadores que promovem relaxamento, incluindo NO, peptídeos natriuréticos atriais e, na vasculatura do músculo esquelético, epinefrina. O NO é produzido pelas células endoteliais por ação da eNOS quando a via G_q-PLC-IP_3-Ca^{2+} é ativada, por exemplo, por histamina via receptores histaminérgicos H_1, e por iNOS quando essa isoforma é induzida (p. ex., por citocinas pró-inflamatórias). O NO formado no endotélio se difunde nas CMLV e ativa sGC, que catalisa a formação de GMPc e leva à ativação de PKG e fosforilação de MLCK e da fosfatase da cadeia leve de miosina para inibir e estimular, respectivamente, suas atividades e promover relaxamento. A PKG também inibe a liberação de Ca^{2+} mediada por IP_3 dos estoques intracelulares e ativa um canal de K^+ para inibir, por hiperpolarização, a atividade do canal de Ca^{2+} tipo L, reduzindo assim o influxo de Ca^{2+} (não mostrado). As concentrações intracelulares de GMPc também são aumentadas pela ativação de receptores de peptídeos natriuréticos transmembrana, por ANP e BNP, que são liberados de células atriais cardíacas e cardiomiócitos, respectivamente, em resposta à sobrecarga de volume.

Em consequência das diversas vias que afetam o tônus arteriolar, um paciente com hipertensão pode ser tratado com um ou vários fármacos que alteram a sinalização por essas vias. Fármacos comumente usados para tratar a hipertensão incluem antagonistas dos receptores $β_1$ adrenérgicos para reduzir a secreção de renina, o primeiro passo na síntese de AngII; um inibidor direto de renina (*alisquireno*); IECA (p. ex., *enalapril*) para reduzir a conversão de AngI em AngII; bloqueadores do receptor de angiotensina subtipo 1 (AT_1R) (p. ex., *losartana*) para bloquear a ligação de AngII a AT_1Rs em CMLV; bloqueadores $α_1$ adrenérgicos para bloquear a ligação de NE às CMLV; *nitroprusseto de sódio* para aumentar a produção de NO; e bloqueadores dos canais de Ca^{2+} (p. ex., *nifedipino*) para bloquear a entrada de Ca^{2+} nas CMLV. Os antagonistas dos receptores $β_1$ adrenérgicos também bloqueariam o aumento mediado pelo reflexo barorreceptor na frequência cardíaca e na pressão sanguínea que, de outra forma, tentaria contrariar a queda na pressão sanguínea induzida pela terapia farmacológica. Os inibidores da ECA também inibem a decomposição de um peptídeo vasodilatador conhecido como bradicinina (ver Cap. 43). Desse modo, as escolhas e os mecanismos são complexos e o tratamento apropriado de determinado paciente depende de muitos aspectos, inclusive das causas diagnosticadas da hipertensão do paciente, possíveis efeitos adversos dos fármacos, eficácia em determinado indivíduo e custo do tratamento.

Vias de sinalização e ação dos fármacos

Ao longo de todo este capítulo, as vias de sinalização celular assumem um papel proeminente na explicação das ações dos agentes terapêuticos. Nem todas as vias foram mencionadas ou explicadas completamente neste capítulo. Para ajudar os leitores a encontrar mais informações sobre vias de sinalização e locais importantes de ação dos fármacos, a Tabela 3-4 relaciona as figuras relevantes que aparecem *em outros capítulos*.

TABELA 3-4 ■ RESUMO: LOCAIS IMPORTANTES DE AÇÃO DE MEDICAMENTOS		
RECEPTOR/VIA	**TÍTULO DA FIGURA**	**NÚMERO DA FIGURA**
Proteínas transportadoras de fármacos	Principais mecanismos pelos quais os transportadores medeiam as respostas adversas aos fármacos	Fig. 4-3
CYP, metabolismo dos fármacos	Localização das CYP na célula	Fig. 5-2
Receptores nucleares	Indução do metabolismo dos fármacos pela transdução de sinais mediada pelos receptores nucleares	Fig. 5-13
Microbioma GI	Via de um fármaco administrado por via oral	Fig. 6-2
Variante de CYP	Uma variante de processamento alternativo do gene CYP3A5	Fig. 7-3
Neurotransmissão em geral	Etapas envolvidas na neurotransmissão excitatória e inibitória	Fig. 10-3
Exocitose	Base molecular da exocitose: ancoragem e fusão das vesículas sinápticas com as membranas neuronais	Fig. 10-4
Neurotransmissão colinérgica	Junção neuroefetora colinérgica típica	Fig. 10-6
Neurotransmissão adrenérgica	Junção neuroefetora adrenérgica típica	Fig. 10-8
AChE e sua inibição	Etapas envolvidas na hidrólise da ACh pela AChE e na inibição e reativação da enzima	Fig. 12-2
Transmissão na JNM	Visão farmacológica da placa motora terminal	Fig. 13-4
Efeitos α e β/sistema CV	Efeitos comparativos da infusão intravenosa de NE, EPI e INE	Fig. 14-2
Betabloqueadores e vasodilatação	Mecanismos subjacentes às ações dos β-bloqueadores vasodilatadores nos vasos sanguíneos	Fig. 14-4
Neurotransmissão serotoninérgica	Uma sinapse serotoninérgica	Fig. 15-4
Neurotransmissão dopaminérgica	Uma sinapse dopaminérgica	Fig. 15-9
Canais de cátions sensíveis à voltagem	Canais de Na^+, Ca^{2+} e K^+ dependentes de voltagem	Fig. 16-2
Neurotransmissão	Liberação, ação e inativação de um transmissor	Fig. 16-4
Canais iônicos regulados por ligante	Canais iônicos pentaméricos controlados por ligantes	Fig. 16-5
Receptor de NMDA	Sítios de ligação farmacológicos no receptor NMDA	Fig. 16-9
Receptor $GABA_A$	Locais de ligação farmacológica no receptor $GABA_A$	Fig. 16-11
Sinalização da histamina	Principais vias de transdução de sinais para os receptores de histamina	Fig. 16-12
Ações dos antidepressivos	Locais de ação dos antidepressivos nos terminais nervosos noradrenérgicos e serotoninérgicos	Fig. 18-1
Ação da cetamina	Mecanismos propostos para os efeitos antidepressivos da cetamina	Fig. 18-2

continua

TABELA 3-4 ■ RESUMO: LOCAIS IMPORTANTES DE AÇÃO DE MEDICAMENTOS (continuação)		
RECEPTOR/VIA	**TÍTULO DA FIGURA**	**NÚMERO DA FIGURA**
Canal de Na^+	Inativação do canal de Na^+ ampliada por um anticonvulsivante	Fig. 20-2
Canal/receptor $GABA_A$	Intensificação da transmissão sináptica do GABA	Fig. 20-3
Canal de Ca^{2+} tipo T	Redução da corrente pelos canais de Ca^{2+} do tipo T induzida pelos anticonvulsivantes	Fig. 20-4
Sinalização opioide	Esquema simplificado da via de sinalização do receptor opioide	Fig. 23-2
Sinalização por cátions	Organização molecular e função dos canais de Na^+ regulados por voltagem	Fig. 25-2
Ação dos anestésicos locais nos canais de Na^+	Visão estrutural da interação de um AL com um canal de Na^+ dependente da voltagem	Fig. 25-3
Canabinoides	Síntese e sinalização de canabinoide no SNC	Figs. 26-2, 26-3, 26-4
Diuréticos	Locais e mecanismos de ação dos diuréticos	Fig. 29-5
Sinalização da aldosterona	Mecanismo diurético dos antagonistas da aldosterona	Fig. 29-6
Sinalização do ANP	Transporte de Na^+ do ducto coletor medular interno e sua regulação	Fig. 29-7
Sinalização do receptor V_1	Mecanismo de acoplamento receptor V_1-efetor	Fig. 29-11
Sinalização do receptor V_2	Mecanismo de acoplamento receptor V_2-efetor	Fig. 29-12
Sinais reguladores da secreção de renina	Regulação da liberação de renina das células JG pela mácula densa	Fig. 30-3
Sistema renina-angiotensina	Diagrama esquemático dos braços opostos do sistema renina-angiotensina	Fig. 30-4
Sinais reguladores da pressão arterial	Princípios de regulação da pressão arterial e sua modificação por fármacos	Fig. 32-3
Acoplamento E-C	Acoplamento contração-excitação cardíaca e fármacos inotrópicos positivos	Fig. 33-6
Sinalização por NO/GMPc na HAP	Estimuladores da sinalização de NO/GMPc	Fig. 35-3
Sinalização por AMPc na HAP	Agonistas dos receptores de membrana que aumentam o AMPc	Fig. 35-4
Sinalização por PLC na HAP	Agentes que inibem a ativação da fosfolipase C mediada por receptores	Fig. 35-5
Sinalização no músculo liso endotelial	Interações entre o endotélio e o músculo liso vascular na HAP	Fig. 35-7
Sinalização da agregação plaquetária	Adesão e agregação plaquetárias	Fig. 36-1
Sinalização da coagulação sanguínea	Principais reações da coagulação sanguínea	Fig. 36-2
Sinalização da fibrinólise	Fibrinólise	Fig. 36-3
Coagulação sanguínea e sua prevenção	Locais de ação dos fármacos antiplaquetários	Fig. 36-7
LDLR e endocitose	Regulação do ciclo de vida do LDLR	Fig. 37-5
Ativação das células T	Ativação das células T: coestimulação e *checkpoints* coinibitórios	Fig. 38-3
Ligante dos receptores de células T (TCR)	Ativação das células T e sua modulação	Fig. 38-4
Resposta inflamatória leucocitária	Resposta inflamatória dos leucócitos	Fig. 38-6
Sinalização da célula T	Ativação das células T e locais de ação dos agentes imunossupressores	Fig. 39-2
Sinalização de esfingosina-1-fosfato	Formação de S1P e ação no $S1P_1R$; fingolimode e seu metabólito ativo	Fig. 39-3
Receptores de prostanoides	Receptores dos prostanoides e suas principais vias de sinalização	Fig. 41-4
Sinalização por eicosanoides	Receptores dos eicosanoides humanos	Tab. 41-1
Ação da probenecida; transporte de urato	Visão farmacológica sobre o transporte renal de urato e sua inibição por fármacos	Fig. 42-2
Sinalização inflamatória; asma	Mecanismo de ação anti-inflamatória dos corticosteroides na asma	Fig. 44-7
Receptor de hormônio do crescimento (GHR)	Mecanismos de ação do GH e da PRL e do antagonismo do GHR	Fig. 46-5
Sinalização do receptor de ocitocina	Locais de ação da ocitocina e dos agentes tocolíticos no miométrio uterino	Fig. 46-8
Sinalização do receptor de estrogênio	Mecanismo molecular de ação do ER nuclear	Fig. 48-4
Guanililciclase solúvel (sGC) e PDE5	Mecanismo de ação dos inibidores da PDE5 no corpo cavernoso	Fig. 49-6
Receptor de glicocorticoides (GR)	Mecanismos de regulação transcricional por GR	Fig. 50-8
Secreção de insulina	Regulação da secreção de insulina pela célula β pancreática	Fig. 51-3
Receptor de insulina	Vias de sinalização da insulina	Fig. 51-4
Receptor de FGF	Complexo FGF23-FGFR-Klotho	Fig. 52-4
Receptores H_2 e gastrina; secreção gástrica	A farmacologia na secreção gástrica e sua regulação: a base para o tratamento dos distúrbios ácido-pépticos	Fig. 53-1
Receptores EP_2 e EP_4; transportadores iônicos GI; AMPc, GMPc	Mecanismo de ação de fármacos que alteram a absorção e secreção epitelial intestinal	Fig. 54-4
Sinalização emética	Farmacologia dos estímulos eméticos	Fig. 54-6

continua

TABELA 3-4 ■ RESUMO: LOCAIS IMPORTANTES DE AÇÃO DE MEDICAMENTOS (continuação)

RECEPTOR/VIA	TÍTULO DA FIGURA	NÚMERO DA FIGURA
Receptor de EGF (EGFR)	O EGFR como alvo no câncer	Fig. 71-1
Receptores dos fatores de crescimento	Via de sinalização e alvos de fármacos das células cancerosas	Fig. 71-2
Células B cinases	Inibidores da sinalização em células B	Fig. 71-4
mTOR, AMPK, sinalização do fator de crescimento	Ressalva de mTOR: efeito da rapamicina sobre a sinalização dos fatores de crescimento	Fig. 71-5
Genes induzidos por hipoxia	Genes sensores de oxigênio e induzíveis por hipoxia usados como alvo	Fig. 71-6
Sinalização da apoptose	Os agentes miméticos de BH3 aumentam a apoptose	Fig. 71-10
Estrutura de IgG1	Elementos IgG1 relevantes para seu uso no tratamento do câncer	Fig. 72-1
EGFR	Direcionamento de anticorpos e domínios de EGFR (HER1)	Fig. 72-2
Sinalização da célula T/APC	*Checkpoints* imunes como alvos	Fig. 72-3
Receptor de interleucina 2 (IL-2)	Visão farmacológica sobre receptores de IL-2, vias de sinalização e inibidores	Fig. 72-4
Receptor quimérico de antígeno de células T	Ativação do receptor quimérico de antígeno de células T por um antígeno-alvo em células cancerígenas	Fig. 72-6
Rodopsina	Visão farmacológica da sinalização do fotorreceptor	Fig. 74-9

Referências

Alexander SPH, et al. The concise guide to pharmacology 2019/20: nuclear hormone receptors. *Br J Pharmacol*, **2019**, *176*:S229–S246.

Attali B, et al. Voltage-gated potassium channels (version 2019.4). *IUPHAR/BPS Guide to Pharmacology*. **2019**. Available at: https://doi.org/10.2218/gtopdb/F81/2019.4. Accessed April 27, 2022.

Azevedo Neto J, et al. Biased versus partial agonism in the search for safer opioid analgesics. *Molecules*, **2020**, *25*:3870.

Balakumar P, Jagadeesh G. A century old renin-angiotensin system still grows with endless possibilities: AT_1 receptor signaling cascades in cardiovascular physiopathology. *Cell Signal*, **2014**, *26*:2147–2160.

Bamps D, et al. TRP channel cooperation for nociception: therapeutic opportunities. *Annu Rev Pharmacol Toxicol*, **2021**, *61*:655–677.

Beavo JA, Brunton LL. Cyclic nucleotide research—still expanding after half a century. *Nat Rev Mol Cell Biol*, **2002**, *3*:710–718.

Bento CF, et al. Mammalian autophagy: how does it work? *Annu Rev Biochem*, **2016**, *85*:685–713.

Brunton LL, et al. Functional compartmentation of cyclic AMP and protein kinase in heart. *Adv Cyclic Nucleotide Res*, **1981**, *14*:391–397.

Cahill TJ III, et al. Distinct conformations of GPCR-β-arrestin complexes mediate desensitization, signaling, and endocytosis. *Proc Natl Acad Sci USA*, **2017**, *114*:2562–2567.

Catterall WA. From ionic currents to molecular mechanisms: the structure and function of voltage-gated sodium channels. *Neuron*, **2000**, *26*:13–25.

Catterall WA, et al. Structure and pharmacology of voltage-gated sodium and calcium channels. *Ann Rev Pharmacol Toxicol*, **2020**, *60*:133–154.

Cheng X, et al. Epac and PKA: a tale of two intracellular cyclic AMP receptors. *Acta Biochim Biophys Sin (Shanghai)*, **2008**, *40*:651–662.

Conti M, Beavo J. Biochemistry and physiology of cyclic nucleotide phosphodiesterases: essential components in cyclic nucleotide signaling. *Annu Rev Biochem*, **2007**, *76*:481–511.

Cohen P, et al. Kinase drug discovery 20 years after imatinib: progress and future directions. *Nat Rev Drug Discov*, **2021**, *20*:551–569.

Copeland RA. *Evaluation of Enzyme Inhibitors in Drug Discovery: A Guide for Medicinal Chemists and Pharmacologists*. 2nd ed. John Wiley & Sons, Hoboken, NJ, **2013**.

Derynck R, Budi EH. Specificity, versatility, and control of TGF-β family signaling. *Sci. Signal*, **2019**, *12*:eaav5183.

Dessauer CW, et al. International Union of Basic and Clinical Pharmacology. CI. Structures and small molecule modulators of mammalian adenylyl cyclases. *Pharmacol Rev*, **2017**, *69*:93–139.

DeWire SM, et al. β-arrestins and cell signaling. *Annu Rev Physiol*, **2007**, *69*:483–510.

Evans RM, Mangelsdorf DJ. Nuclear receptors, RXR, and the big bang. *Cell*, **2014**, *157*:255–266.

Fitzgerald KA, Kagan JC. Toll-like receptors and the control of immunity. *Cell*, **2020**, *180*:1044–1066.

Foster DJ, Conn PJ. Allosteric modulation of GPCRs: new insights and potential utility for treatment of schizophrenia and other CNS disorders. *Neuron*, **2017**, *94*:431–446.

Fredriksson R, et al. The G-protein-coupled receptors in the human genome form five main families. Phylogenetic analysis, paralogon groups, and fingerprints. *Mol Pharmacol*, **2003**, *63*:1256–1272.

Gillis A, et al. Critical assessment of G protein-biased agonism at the μ-opioid receptor. *Trends Pharmacol Sci*, **2020a**, *41*:947–959.

Gillis A, et al. Low intrinsic efficacy for G protein activation can explain the improved side effect profiles of new opioid agonists. *Sci Signal*, **2020b**, *13*:3140.

González A, et al. AMPK and TOR: the yin and yang of cellular nutrient sensing and growth control. *Cell Metab*, **2020**, *31*:472–492.

Guri Y, Hall MN. mTOR signaling confers resistance to targeted cancer drugs. *Trends Cancer*, **2016**, *2*:688–697.

Gutmann GA, et al. International Union of Pharmacology: LIII. Nomenclature and molecular relationships of voltage-gated potassium channels. *Pharmacol Rev*, **2005**, *57*:473–508.

Hanoune J, Defer N. Regulation and role of adenylyl cyclase isoforms. *Annu Rev Pharmacol Toxicol*, **2001**, *41*:145–174.

Hardy RS, et al. Therapeutic glucocorticoids: mechanisms of actions in rheumatic diseases. *Nat Rev Rheumatol*, **2020**, *16*:133–144.

Hibino H, et al. Inwardly rectifying potassium channels: their structure, function, and physiological roles. *Physiol Rev*, **2010**, *90*:291–366.

Hudmon A, Schulman H. Structure-function of the multifunctional Ca^{2+}/calmodulin-dependent protein kinase II. *Biochem J*, **2002**, *364*:593–611.

Imming P, et al. Drugs, their targets and the nature and number of drug targets. *Nat Rev Drug Disc*, **2006**, *5*:821–834.

Jegla TJ, et al. Evolution of the human ion channel set. *Comb Chem High Throughput Screen*, **2009**, *12*:2–23.

Johnson AE. Adrenergic polymorphisms and survival in African Americans with heart failure: results from A-HeFT. *J Card Fail*, **2019**, *25*:553–560.

Latorre R, Díaz-Franulic I. Profile of David Julius and Ardem Patapoutian: 2021 Nobel Laureates in Physiology or Medicine. *Proc Natl Acad Sci USA*, **2022**, *119*:e2121015119.

Lefkowitz RJ, Shenoy SK. Transduction of receptor signals by β-arrestins. *Science*, **2005**, *308*:512–517.

Luján R, et al. New insights into the therapeutic potential of Girk channels. *Trends Neurosci*, **2014**, *37*:20–29.

Markham A. Oliceridine: first approval. *Drugs*, **2020**, *80*:1739–1744 (erratum in: *Drugs*, **2020**, *80*:1871).

Mayr B, Montminy M. Transcriptional regulation by the phosphorylation-dependent factor creb. *Nat Rev Mol Cell Biol*, **2001**, *2*:599–609.

Metcalf CC, et al. Potent and selective pharmacodynamic synergy between the metabotropic glutamate receptor subtype 2–positive allosteric modulator JNJ-46356479 and levetiracetam in the mouse 6-Hz (44-mA) model. *Epilepsia*, **2018**, *59*:724–735.

Moore JT, et al. The nuclear receptor superfamily and drug discovery. *Chem Med Chem*, **2006**, *1*:504–523.

Moran MM. TRP channels as potential drug targets. *Annu Rev Pharmacol Toxicol*, **2018**, *58*:309–330.

Murad F. Nitric oxide and cyclic GMP in cell signaling and drug development. *N Engl J Med*, **2006**, *355*:2003–2011.

Neubig RR, et al. International Union of Pharmacology Committee on Receptor Nomenclature and Drug Classification. XXXVIII. Update on terms and symbols in quantitative pharmacology. *Pharmacol Rev*, **2003**, *55*:597–606.

Patwardhan A, et al. Post-translational modifications of G protein-coupled receptors control cellular signaling dynamics in space and time. *Pharmacol Rev*, **2021**, *73*:120–151.

Potter LR, et al. Natriuretic peptides: their structures, receptors, physiologic functions and therapeutic applications. *Handb Exp Pharmacol*, **2009**, *191*:341–366.

Proft J, Weiss N. G protein regulation of neuronal calcium channels: back to the future. *Mol Pharmacol*, **2015**, *87*:890–906.

Raehal KM, et al. Morphine side effects in beta-arrestin 2 knockout mice. *J Pharmacol Exp Ther*, **2005**, *314*:1195–1201.

Rask-Andersen M, et al. Trends in the exploitation of novel drug targets. *Nat Rev Drug Discov*, **2011**, *10*:579–590.

Roscioni SS, et al. Epac: effectors and biological functions. *Naunyn Schmiedebergs Arch Pharmacol*, **2008**, *377*:345–357.

Ross EM, Wilkie TM. GTPase-activating proteins for heterotrimeric G proteins: regulators of G protein signaling (RGS) and RGS-like proteins. *Annu Rev Biochem*, **2000**, *69*:795–827.

Sands WA, Palmer TM. Regulating gene transcription in response to cyclic AMP elevation. *Cell Signal*, **2008**, *20*:460–466.

Santos R, et al. A comprehensive map of molecular drug targets. *Nat Rev Drug Disc*, **2017**, *16*:19–34.

Schild HO. Drug antagonism and pA$_x$. *Pharmacol Rev*, **1957**, *9*: 242–246.

Schmidt M, et al. Exchange protein directly activated by cyclic AMP (Epac): a multidomain cyclic AMP mediator in the regulation of diverse biological functions. *Pharmacol Rev*, **2013**, *65*:670–709.

Schöneberg T, Liebscher I. Mutations in G protein-coupled receptors: mechanisms, pathophysiology and potential therapeutic approaches. *Pharmacol Rev*, **2021**, *73*:89–119.

Smith JS, et al. Biased signaling: from simple switches to allosteric microprocessors. *Nat Rev Drug Discov*, **2018**, *17*:243–260.

Snyder A, et al. Genetic basis for clinical response to CTLA-4 blockade in melanoma, *N Engl J Med*, **2014**, *371*:2189–2199.

Sriram K, Insel PA. G protein-coupled receptors as targets for approved drugs: how many targets and how many drugs? *Mol Pharmacol*, **2018**, *93*:251–258.

Stahl EL, Bohn LM. Low intrinsic efficacy alone cannot explain the improved side effect profiles of new opioid agonists. *Biochemistry*, **2021**, https://doi.org/10.1021/acs.biochem.1c00466

Strathmann MP, Simon MI. G alpha 12 and G alpha 13 subunits define a fourth class of G protein alpha subunits. *Proc Natl Acad Sci USA*, **1991**, *88*:5582–5586.

Tallarida RJ. Revisiting the isobole and related quantitative methods for assessing drug synergism. *J Pharmacol Exp Ther*, **2012**, *342*:2–8.

Tang L, et al. Structural basis for diltiazem block of a voltage-gated Ca^{2+} channel. *Mol Pharmacol*, **2019**, *96*:485–492.

Taussig R, et al. Distinct patterns of bidirectional regulation of mammalian adenylyl cyclases. *J Biol Chem*, **1994**, *269*:6093–6100.

Taylor SS, et al. Signaling through cyclic AMP and cyclic AMP-dependent protein kinase: diverse strategies for drug design. *Biochim Biophys Acta*, **2008**, *1784*:16–26.

Thomsen ARB, et al. GPCR-G protein-β-arrestin super-complex mediates sustained G protein signaling. *Cell*, **2016**, *166*:907919.

Vanpouille-Box C, et al. Pharmacological modulation of nucleic acid sensors: therapeutic potential and persisting obstacles. *Nat Rev Drug Discov*, **2019**, *18*:845–867.

Wahl-Schott C, Biel M. HCN channels: structure, cellular regulation and physiological function. *Cell Mol Life Sci*, **2009**, *66*:470–494.

Wajant H, Siegmund D. TNFR1 and TNFR2 in the control of the life and death balance of macrophages. *Front Cell Dev Biol*, **2019**, *7*:91.

Weiss WI, Kobilka BK. The molecular basis of G protein-coupled receptor activation. *Annu Rev Biochem*, **2018**, *87*:897–919.

Wisler JW, et al. A unique mechanism of β-blocker action: carvedilol stimulates β-arrestin signaling. *Proc Natl Acad Sci USA*, **2007**, *104*:16657–16662.

Wulff H, et al. Voltage-gated potassium channels as therapeutic targets. *Nat Rev Drug Targets*, **2009**, *8*:982–1001.

Yu O, Brown JH. G protein-coupled receptor and RhoA-stimulated transcriptional responses: links to inflammation, differentiation, and cell proliferation. *Mol Pharmacol*, **2015**, *88*:171–180.

Zaccolo M, et al. Subcellular organization of the cyclic AMP signaling pathway. *Pharmacol Rev*, **2020**, *73*:278–309.

Capítulo 4

Transportadores de membrana e resposta aos fármacos

Kathleen M. Giacomini e Yuichi Sugiyama

- **TRANSPORTADORES DE MEMBRANA NAS RESPOSTAS ÀS SUBSTÂNCIAS TERAPÊUTICAS**
  - Farmacocinética
  - Farmacodinâmica: transportadores como alvos farmacológicos
  - Resistência aos fármacos
- **TRANSPORTADORES DE MEMBRANA E REAÇÕES ADVERSAS AOS FÁRMACOS**
- **MECANISMOS BÁSICOS DE TRANSPORTE DA MEMBRANA**
  - Transportadores *versus* canais
  - Difusão passiva
  - Difusão facilitada
  - Transporte ativo
- **CINÉTICA DO TRANSPORTE**
- **ESTRUTURA E MECANISMO DO TRANSPORTADOR**
  - Transportadores ABC
  - Transportadores SLC
- **TRANSPORTE VETORIAL**
- **SUPERFAMÍLIAS DE TRANSPORTADORES NO GENOMA HUMANO**
  - Superfamília SLC
  - Superfamília ABC
  - Funções fisiológicas dos transportadores ABC
  - Transportadores ABC na absorção e eliminação dos fármacos
- **TRANSPORTADORES ENVOLVIDOS NA FARMACOCINÉTICA**
  - Transportadores hepáticos
  - Transportadores renais
- **TRANSPORTADORES E FARMACODINÂMICA: AÇÃO DOS FÁRMACOS NO CÉREBRO**
  - Captação de GABA: GAT1 (*SLC6A1*), GAT3 (*SLC6A11*), GAT2 (*SLC6A13*) e BGT1 (*SLC6A12*)
  - Captação de catecolaminas: NET (*SLC6A2*)
  - Captação de dopamina: DAT (*SLC6A3*)
  - Captação de serotonina: SERT (*SLC6A4*)
- **TRANSPORTADORES E FARMACODINÂMICA: AÇÃO FARMACOLÓGICA DE ANTIDIABÉTICOS**
- **BARREIRA HEMATENCEFÁLICA: UMA VISÃO FARMACOLÓGICA**
- **CONCEITO DE DEPURAÇÃO ESTENDIDA E MODELO FARMACOCINÉTICO DE BASE FISIOLÓGICA**
- **VARIAÇÃO GENÉTICA NOS TRANSPORTADORES DE MEMBRANA: IMPLICAÇÕES NA RESPOSTA CLÍNICA AOS FÁRMACOS**
- **TRANSPORTADORES NAS CIÊNCIAS REGULADORAS**

As proteínas transportadoras de membrana estão presentes em todos os organismos. Essas proteínas controlam a entrada de nutrientes e íons essenciais e a saída de restos celulares, toxinas ambientais, fármacos e outros xenobióticos (Fig. 4-1). Em conformidade com suas funções cruciais na homeostasia celular, cerca de 7% dos genes no genoma humano, ou seja, cerca de 2 mil genes, codificam transportadores ou proteínas relacionadas com o transporte. As funções dos transportadores de membrana podem ser facilitadas (equilibradoras, não necessitam de energia) ou ativas (exigem energia). Quando consideram o transporte dos fármacos, os farmacologistas geralmente enfatizam os transportadores que fazem parte de duas superfamílias principais: transportadores ABC e SLC (Nigam, 2015).

As proteínas ABC (cassete de ligação ao ATP), em sua maioria, pertencem à família dos transportadores ativos primários, que dependem da hidrólise do ATP para bombear ativamente os substratos através das membranas. Entre os transportadores da superfamília ABC mais conhecido estão Pgp (codificado pelo gene *ABCB1*, também denominado *MDR1*) e CFTR (codificado pelo gene *ABCC7*).

A superfamília SLC (carreador de solutos) inclui os genes que codificam transportadores facilitados e transportadores ativos secundários acoplados a íons. Sessenta e cinco famílias com cerca de 460 transportadores foram identificadas no genoma humano (Pizzagalli et al., 2021). Alguns transportadores SLC atuam como alvos farmacológicos ou na absorção e disposição dos fármacos. Entre os transportadores SLC mais conhecidos estão SERT e DAT, dois alvos dos fármacos antidepressivos.

Transportadores de membrana nas respostas às substâncias terapêuticas

Farmacocinética

Em geral, os transportadores importantes em farmacocinética estão localizados nos epitélios intestinal, renal e hepático, onde participam da absorção e eliminação seletivas de substâncias endógenas e xenobióticos, inclusive fármacos. Os transportadores trabalham em conjunto a enzimas envolvidas no metabolismo de fármacos, eliminando-os e a seus metabólitos (Fig. 4-2). Além disso, em vários tipos de células, os transportadores medeiam a distribuição de fármacos de tecidos específicos (direcionamento dos fármacos). Por outro lado, os transportadores também podem atuar como barreiras protetoras em determinados órgãos e tipos celulares. Por exemplo, o Pgp da BHE protege o SNC contra vários fármacos estruturalmente diversificados por meio de mecanismos de efluxo.

Farmacodinâmica: transportadores como alvos farmacológicos

Os transportadores de membrana são alvos de inúmeros fármacos de uso clínico. SERT (*SLC6A4*) é o alvo de uma classe importante de antidepressivos conhecidos como inibidores seletivos da recaptação de serotonina (ISRS). Outros transportadores de recaptação de neurotransmissores atuam como alvos farmacológicos dos antidepressivos

5-HT: serotonina
ABCC: família C de cassete de ligação ao ATP
AMP: monofosfato de adenosina
AUC: área sob a curva de tempo-concentração plasmática
BCRP: proteína de resistência do câncer de mama
BSEP: bomba de exportação de sais biliares
CL_{met}: depuração metabólica
CPT-11: cloridrato de irinotecano
CYP: citocromo P450
DAT: transportador de dopamina
ECA: enzima conversora de angiotensina
FDA: Food and Drug Administration
GABA: ácido γ-aminobutírico
GAT: transportador de recaptação de GABA
GI: gastrintestinal
GMP: monofosfato de guanosina
GSH e GSSG: glutationa reduzida e oxidada
HMG-CoA: 3-hidróxi-3-metilglutaril-coenzima A
HNF4α: fator de transcrição nuclear dos hepatócitos 4 α
IXO: inibidor da xantina-oxidase
LAT: transportador de aminoácido grande
LeuT: transportador de leucina
MAO: monoaminoxidase
MATE1: proteína 1 de extrusão de múltiplos fármacos e toxinas
MDR1: proteína 1 de resistência a múltiplos fármacos
MFS: superfamília facilitadora principal
MRP: proteína de resistência a múltiplos fármacos
NE: norepinefrina
NEM: nova entidade molecular
NET: transportador de norepinefrina
NTCP: polipeptídeo cotransportador de Na^+/taurocolato de Na^+
OAT1: transportador 1 de ânion orgânico
OC^+: cátion orgânico
OCT: transportador de cátion orgânico (OCT1, OCT2, OCT3)
OCTN: novo transportador de cátion orgânico
OSTα/β: transportador de soluto orgânico α/β heterodímero
PAH: p-amino-hipurato
PBPK: farmacocinética de base fisiológica
PGE_2: prostaglandina E_2
Pgp: glicoproteína P
PPAR-α: receptor α ativado pelo proliferador de peroxissomo
RAR: receptor de ácido retinoico
RFC: transportador de folato reduzido
RXR: receptor X do retinoide
SERT: transportador de serotonina
SGLT: cotransportador de sódio e glicose (SGLT1, SGLT2)
SLC: carreador de solutos
SNP: polimorfismo de nucleotídeo único
SXR: receptor X esteroide
$t_{1/2}$: meia-vida
URAT1: transportador 1 de ácido úrico
VMAT2: transportador de monoamina vesicular 2
α-KG: α-cetoglutarato

tricíclicos, várias anfetaminas (inclusive fármacos semelhantes às anfetaminas usados para tratar transtorno do déficit de atenção nas crianças) e anticonvulsivantes.

Esses transportadores também podem estar envolvidos na patogenia dos transtornos neuropsiquiátricos, inclusive doenças de Alzheimer e de Parkinson. Um inibidor do VMAT2 (SLC18A2), conhecido como *tetrabenazina* foi aprovado para o tratamento sintomático da doença de Huntington; o efeito anticoreico da *tetrabenazina* provavelmente está relacionado com sua capacidade de esgotar as reservas de aminas biogênicas por inibição de sua captação pelas vesículas de armazenamento por ação do transportador VMAT2. Os transportadores não neuronais também podem atuar como alvos farmacológicos (p. ex., transportadores de colesterol na doença cardiovascular, transportadores de nucleosídeos nos cânceres, transportadores de glicose nas síndromes metabólicas e cotransportadores de Na^+-Cl^- da família SLC12 na hipertensão).

Recentemente, foram aprovados pela FDA fármacos de uma classe singular (SGLT1 e SGLT2 da família SLC5), que inibem os transportadores de Na^+-glicose e estão indicados para tratar diabetes tipo 2. Esses fármacos, as glifozinas, são *canagliflozina*, *dapagliflozina* e *empagliflozina* e reduzem a reabsorção renal de glicose e, desse modo, facilitam a eliminação da glicose pelos rins. Todos esses três fármacos são prescritos como tratamento adjuvante de pacientes com diabetes mal controlado. A *dapagliflozina* provou ser útil no tratamento de declínios na função renal em pacientes com doença renal crônica, independentemente da presença ou ausência de diabetes (Heerspink et al., 2020). A *dapagliflozina* também está sendo usada no tratamento da insuficiência cardíaca com fração de ejeção reduzida (ver Cap. 33).

Além disso, os transportadores renais de ácido úrico, como URAT1 (SLC22A12) (Nakata et al., 2020) e GLUT9 (SLC2A9), estão sendo alvo de fármacos em ensaios clínicos para o tratamento da gota quando usados com um IXO. Esses fármacos são uricosúricos e atuam inibindo seletivamente a reabsorção do ácido úrico nos rins.

Mutações no canal CFTR (regulador da transmembrana da fibrose cística ou ABCC7) reduzem a função dessa proteína e causam secreções espessadas no pulmão e em outros tecidos. Os fármacos direcionados ao CFTR podem modular e aumentar a função do CFTR em pacientes com fibrose cística. Um fármaco primeiro da classe, o *ivacaftor*, é usado para o tratamento de pacientes que abrigam a mutação CFTR-p.G551D. O *ivacaftor*, denominado *potencializador*, aumenta a probabilidade de o canal de cloreto mutante, CFTR-p.G551D, permanecer no estado aberto. Outros agentes, denominados *corretores* (p. ex., *tezacaftor*, *elexacaftor*), aumentam o tráfego e a inserção de proteínas CFTR mutantes na membrana plasmática. Combinações de potencializadores e corretores de mutantes de CFTR estão agora em uso para pacientes com fibrose cística que são homozigotos ou heterozigotos para a mutação de deleção comum, CFTR-p.F508del (Gramegna et al., 2020).

Resistência aos fármacos

Os transportadores de membrana desempenham funções fundamentais no desenvolvimento da resistência aos antineoplásicos, antivirais e anticonvulsivantes. A *redução da captação de fármacos*, como os antagonistas do folato, os análogos nucleosídeos e os complexos de platina, é mediada pela expressão reduzida dos transportadores de entrada necessários para que esses compostos tenham acesso ao tumor. Nos ensaios celulares de resistência, o *efluxo aumentado dos fármacos hidrofóbicos* é um dos mecanismos de resistência antitumoral. A expressão aumentada da MRP4 está associada à resistência aos análogos nucleosídeos antivirais (Aceti et al., 2015). A Pgp (MDR1, ABCB1) e a BCRP (ABCG2) podem ser expressas em quantidades maiores nas células tumorais expostas aos antineoplásicos citotóxicos e foram implicadas na resistência a esses fármacos, na exportação dos antineoplásicos, na redução de suas concentrações intracelulares e na transformação das células resistentes aos efeitos citotóxicos desses fármacos. A modulação da expressão e da atividade da MDR1 para regular a resistência farmacológica poderia ser uma medida adjuvante útil ao tratamento farmacológico (Seelig, 2020).

Transportadores de membrana e reações adversas aos fármacos

Na função de controladores da importação e exportação, os transportadores finalmente controlam a exposição das células aos carcinógenos químicos, às toxinas ambientais e aos fármacos. Desse modo, os transportadores desempenham funções cruciais nas atividades celulares e nos efeitos tóxicos desses compostos. De modo geral, as respostas adversas aos fármacos mediadas por transportadores podem ser classificadas em três categorias (Fig. 4-3):

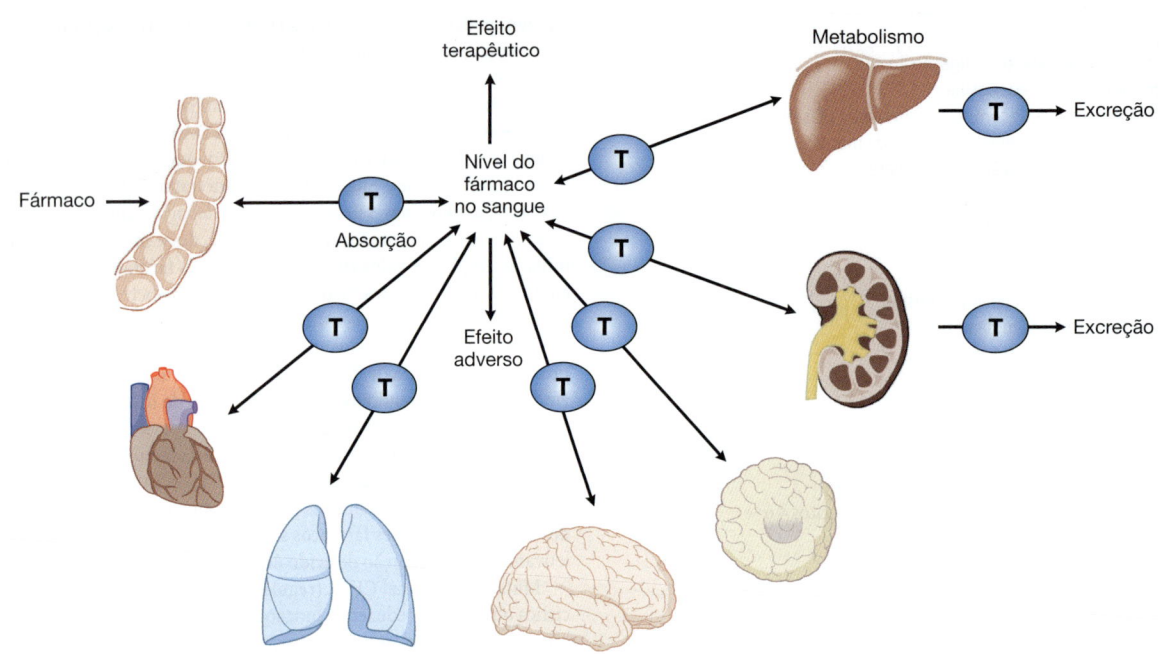

Figura 4-1 *Transportadores de membrana nas vias farmacocinéticas.* Os transportadores (T) de membrana desempenham várias funções nas vias farmacocinéticas (absorção, distribuição, metabolismo e eliminação dos fármacos), estabelecendo, assim, os seus níveis sistêmicos. Os níveis dos fármacos frequentemente determinam os efeitos farmacológicos terapêuticos e adversos.

- Captação ou excreção reduzida nos órgãos depuradores;
- Captação aumentada ou efluxo reduzido nos órgãos-alvo;
- Transporte alterado dos compostos endógenos nos órgãos-alvo.

Os transportadores expressos no fígado e nos rins, assim como as enzimas metabólicas, são determinantes fundamentais da exposição aos fármacos presentes na circulação sistêmica e, desse modo, afetam a exposição e os efeitos tóxicos em todos os órgãos (Fig. 4-3, painel superior). Por exemplo, depois da administração oral de um inibidor de HMG-CoA-redutase (p. ex., *pravastatina*), a captação eficiente do fármaco durante a primeira passagem pelo fígado por ação do SLC OATP1B1 maximiza os efeitos desses fármacos na HMG-CoA-redutase hepática. A captação pelo OATP1B1 também reduz a "fuga" desses fármacos para a circulação sistêmica, onde podem causar reações adversas, como miopatia do músculo esquelético.

Os transportadores expressos nos tecidos que podem atuar como alvos de toxicidade dos fármacos (p. ex., cérebro) ou nas barreiras desses tecidos (p. ex., BHE) podem controlar rigorosamente as concentrações locais de fármacos e, assim, a exposição desses tecidos a eles (Fig. 4-3, painel do meio). Por exemplo, as células endoteliais da BHE estão interligadas por junções compactas e alguns transportadores de efluxo estão expressos no lado que está em contato com o sangue (superfície luminar), dificultando, desse modo, a penetração dos compostos no cérebro. As interações entre *loperamida* e *quinidina* são bons exemplos de controle da exposição aos fármacos por transportadores locais. A *loperamida* é um opioide de ação periférica usado para tratar diarreia e é um substrato da Pgp, que impede sua acumulação no SNC. A inibição do efluxo mediado pela Pgp na BHE poderia aumentar a concentração de *loperamida* no SNC e potencializar seus efeitos adversos. Na verdade, a administração simultânea de *loperamida* e *quinidina* (um inibidor

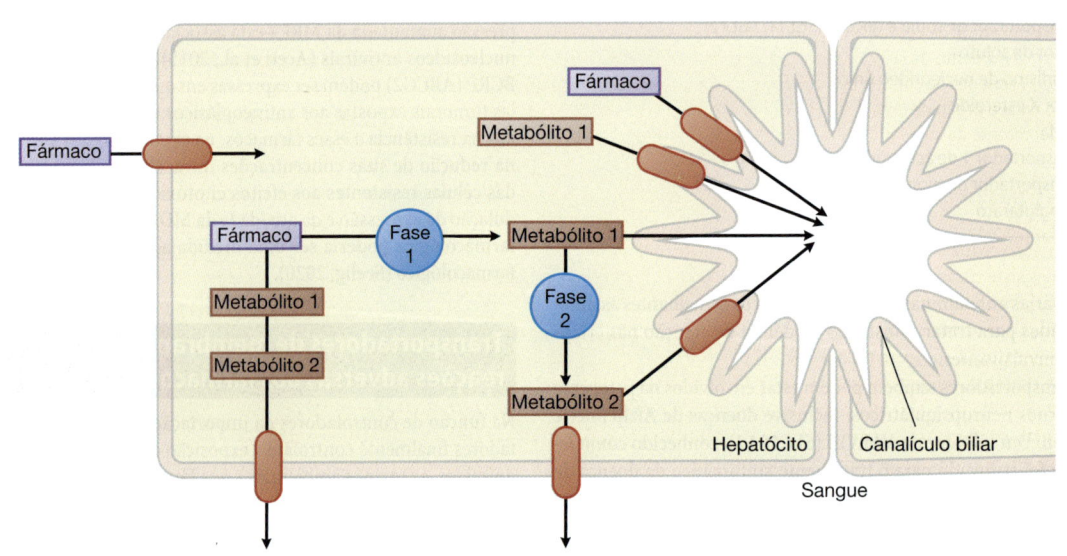

Figura 4-2 *Transportadores hepáticos de fármacos.* Os transportadores de membrana (formas ovais vermelhas com setas) atuam em conjunto com as enzimas metabolizadoras de fármacos das fases 1 e 2 no hepatócito, mediando a captação e o efluxo dos fármacos e seus metabólitos.

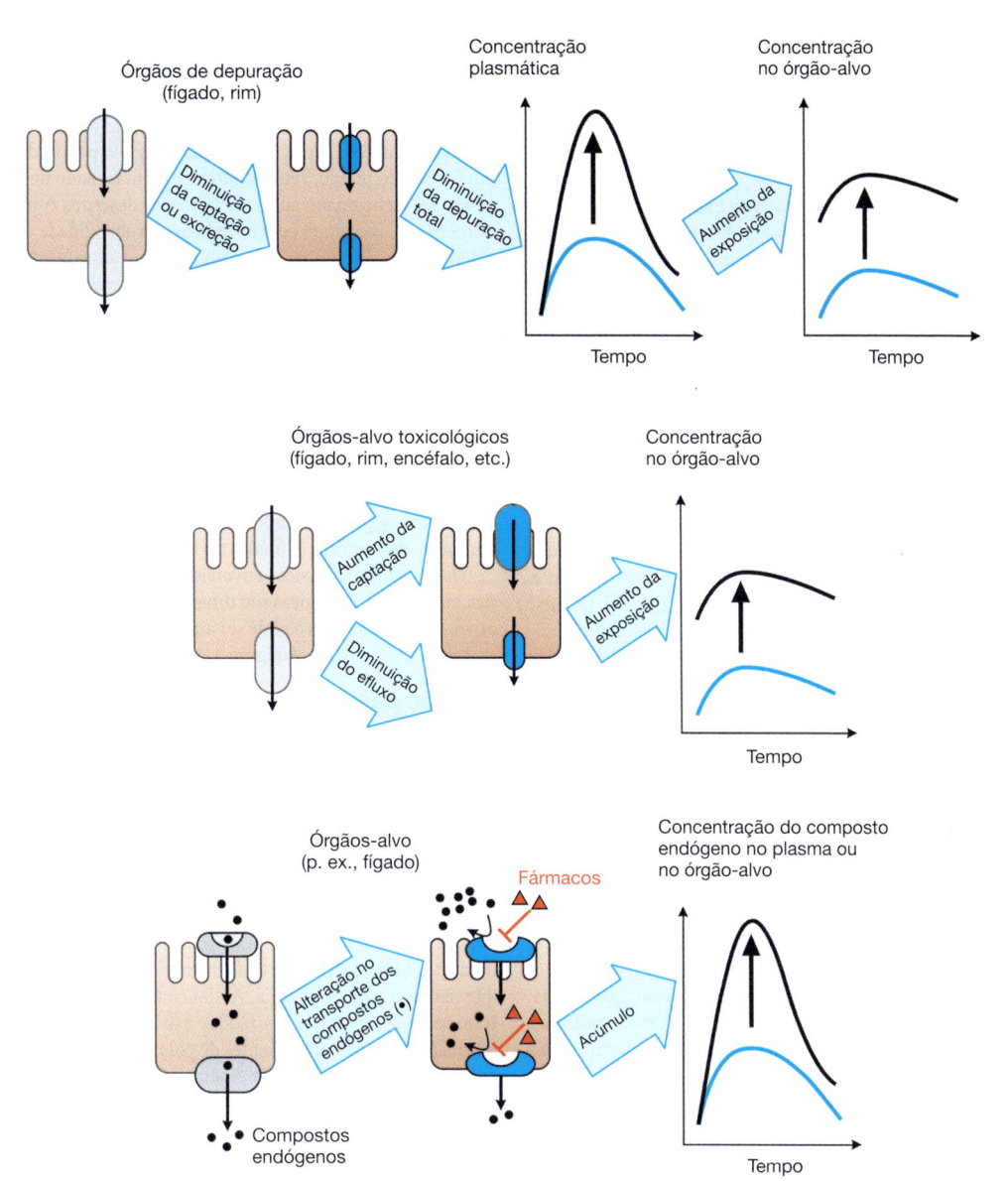

Figura 4-3 *Principais mecanismos pelos quais os transportadores medeiam as respostas adversas aos fármacos.* A figura ilustra três casos. Os painéis à esquerda de cada exemplo descrevem o mecanismo de ação; os painéis à direita demonstram os efeitos resultantes nos níveis dos fármacos. (*Painel superior*) Aumento das concentrações plasmáticas do fármaco em consequência da redução da captação ou secreção nos órgãos depuradores (p. ex., fígado e rins). (*Painel ao centro*) Aumento da concentração do fármaco nos órgãos-alvo dos efeitos toxicológicos em razão da captação aumentada ou do efluxo reduzido. (*Painel inferior*) Aumento na concentração plasmática de um composto endógeno (p. ex., ácido biliar), devido à inibição do influxo do composto endógeno pelo fármaco no seu órgão de eliminação ou órgão-alvo. O diagrama também pode representar uma elevação na concentração do composto endógeno no órgão-alvo decorrente da inibição do efluxo do composto endógeno pelo fármaco.

potente da Pgp) causa depressão respiratória significativa, que é uma reação adversa à *loperamida*. A Pgp também é expressa no intestino, onde sua inibição reduz o efluxo intestinal da *loperamida*, aumenta suas concentrações sistêmicas e contribui para a elevação de suas concentrações no SNC.

Em alguns casos, a toxicidade induzida por fármacos é causada pela distribuição tecidual concentradora mediada por transportadores de influxo. Por exemplo, as biguanidas (p. ex., *metformina*) usadas para tratar diabetes melito tipo 2 podem causar acidose láctica, que é um efeito adverso fatal. As biguanidas são substratos do OCT1 (SLC22A1), que está expresso em grandes quantidades no fígado; do OCT2 (SLC22A2) expresso nos rins; e do OCT3 (SLC22A3) dos adipócitos e músculos esqueléticos. Nos animais de laboratório que não têm OCT1, a captação hepática das biguanidas e a ocorrência de acidose láctica diminuem acentuadamente. Essas observações indicam que a captação hepática das biguanidas mediada pelo OCT1 e a captação para tecidos como rins e músculos esqueléticos mediada por outros OCT desempenhem um papel importante na elevação das concentrações teciduais desses fármacos e, consequentemente, no desenvolvimento de acidose láctica (Wang et al., 2003); esse efeito adverso pode ser causado pela disfunção mitocondrial induzida pelas biguanidas e pelo fluxo glicolítico aumentado subsequente (Dykens et al., 2008). As biguanidas são exportadas pelo transportador MATE1, e a inibição desse efluxo por vários fármacos, inclusive inibidores de tirosina-cinase, aumenta a toxicidade das biguanidas (DeCorter et al., 2012).

O OAT1 (SLC22A1), o OCT1 e o OCT2 também são exemplos de toxicidade relacionada com transportadores. O OAT1 é expresso principalmente nos rins e é responsável pela secreção tubular renal de compostos aniônicos. De acordo com alguns estudos, os substratos do OAT1, inclusive *cefaloridina* (antibiótico β-lactâmico), *adefovir* e *cidofovir* (antivirais), causam nefrotoxicidade. As expressões exógenas do OCT1 e OCT2 aumentam as sensibilidades das células tumorais aos efeitos citotóxicos da *oxaliplatina* (no caso do OCT1) e da *cisplatina* e *oxaliplatina* (no caso do OCT2) (Zhang et al., 2006a). A toxicidade renal da *cisplatina* é modulada pelo OCT2 presente na membrana basolateral do túbulo proximal e também pelos transportadores da família SLC47, denominados MATE1 (SLC47A1) e MATE2 (SLC47A2), da membrana apical (Harrach e Ciarimboli, 2015).

Os fármacos podem modular os transportadores de ligantes endógenos e, assim, produzir efeitos adversos (Fig. 4-3, painel inferior). Por exemplo, os ácidos biliares são captados principalmente pelo NTCP e excretados na bile pela BSEP (*ABCB11*). A bilirrubina é captada pelo OATP1B1 e conjugada com ácido glicurônico; o glicuronídeo de bilirrubina é excretado na bile pela MRP2 (*ABCC2*) e transportado ao sangue pela MRP3. No sangue, o glicuronídeo de bilirrubina passa por recaptação ao fígado por ação do OATP1B1. A inibição desses transportadores por fármacos pode causar colestase ou hiperbilirrubinemia.

Além do simples mecanismo de controle das concentrações plasmáticas e teciduais de xenobióticos, os transportadores podem atuar por meio de mecanismos mais complicados para mediar reações adversas a fármacos. Por exemplo, a Pgp está envolvida na extrusão de citocinas inflamatórias de células T e de células dendríticas. Notavelmente, camundongos nocaute para Pgp podem desenvolver espontaneamente carcinoma hepatocelular associado à inflamação (Seelig, 2020). Os moduladores de Pgp podem, portanto, desregular as respostas imunes.

Os transportadores de captação e efluxo determinam as concentrações plasmáticas e teciduais dos compostos endógenos e xenobióticos, influenciando, desse modo, os efeitos tóxicos locais ou sistêmicos dos fármacos.

Mecanismos básicos de transporte da membrana

Transportadores *versus* canais

Canais e transportadores facilitam a permeação transmembrana de íons inorgânicos e compostos orgânicos. Avanços tecnológicos recentes em cristalografia de raios X e criomicroscopia eletrônica resultaram em uma infinidade de novas estruturas de canais iônicos, levando a uma melhor compreensão dos mecanismos subjacentes à sua função (Thompson e Baenziger, 2020). Em geral, os canais iônicos seguem duas classes arquetípicas: canais controlados por voltagem e canais controlados por ligantes. Em ambos os modelos, o canal forma um poro regulado que controla a passagem de íons conforme eles se movem através do poro e através de uma membrana (Isacoff et al., 2013). A porta do canal pode ser controlada por voltagem ou por ligação de ligante, levando a dois estados primários, aberto e fechado, que são fenômenos estocásticos. Somente no estado aberto esses canais atuam como poros que permitem que os íons selecionados fluam a favor de seus gradientes eletroquímicos. Após a abertura, os canais param de conduzir íons em função do tempo, retornando ao estado fechado ou por inativação. Como foi mencionado antes, os fármacos descritos como *potencializadores* (p. ex., *ivacaftor*) podem reduzir a probabilidade de que um canal esteja aberto. Por outro lado, um *transportador* forma um complexo intermediário com o substrato (solúvel) e uma alteração subsequente de conformação do transportador induz a translocação do substrato para o outro lado da membrana. Consequentemente, a cinética do transporte do soluto é diferente entre os transportadores e canais. As constantes da taxa de renovação (*turnover*) típicas dos canais oscilam entre 10^6 e 10^8 s^{-1}, enquanto as constantes da maioria dos transportadores variam na faixa de 10^1 a 10^3 s^{-1}. Como determinado transportador forma complexos intermediários com compostos específicos (denominados *substratos*), o transporte mediado por transportadores através das membranas caracteriza-se por saturabilidade e inibição por análogos do substrato, conforme descrito em "Cinética do transporte".

Os mecanismos básicos envolvidos no transporte de solutos através das membranas biológicas são difusões passiva e facilitada e transporte ativo. O transporte ativo pode ser ainda subdividido em transporte ativo primário e secundário. A Figura 4-4 descreve esses mecanismos.

Difusão passiva

A difusão simples de um soluto através da membrana plasmática consiste em três processos: partição da fase aquosa para a lipídica, difusão através da bicamada lipídica e repartição na fase aquosa do lado oposto. A difusão passiva de qualquer soluto (incluindo fármacos) ocorre ao longo de um gradiente de potencial eletroquímico do soluto.

Difusão facilitada

A difusão de íons e compostos orgânicos através da membrana plasmática pode ser facilitada por um transportador de membrana. A difusão facilitada é um tipo de transporte de membrana mediado por transportador, que não necessita de energia. Assim como ocorre na difusão passiva, o transporte de compostos ionizados e não ionizados através da membrana plasmática segue seus gradientes de potencial eletroquímico. Por conseguinte, o estado de equilíbrio dinâmico é alcançado quando o potencial eletroquímico do composto se torna igual nos dois lados da membrana.

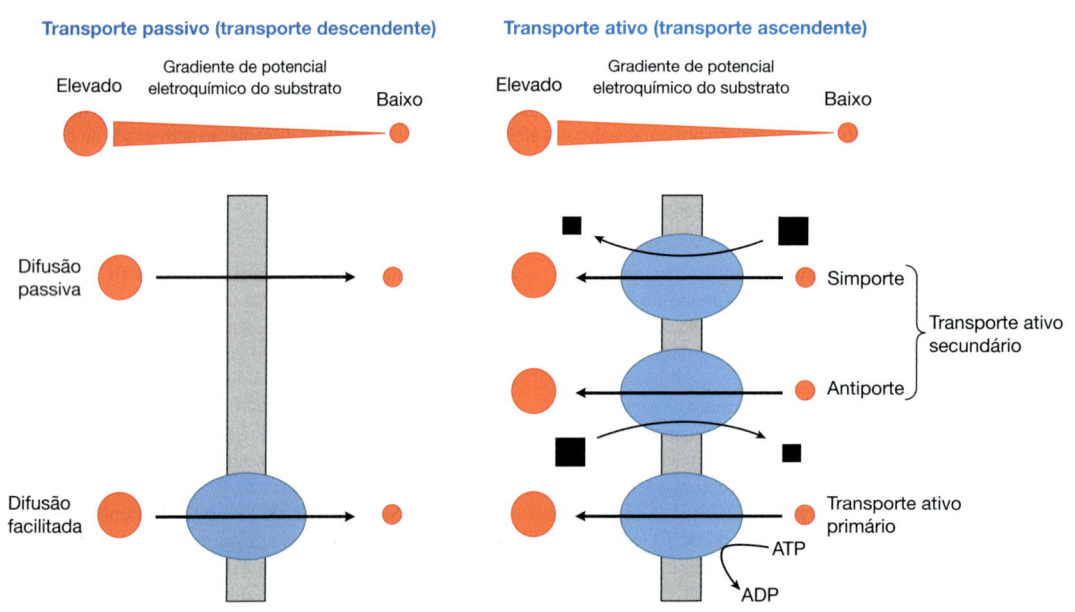

Figura 4-4 *Classificação dos mecanismos de transporte da membrana.* Os círculos em vermelho indicam o substrato. O diâmetro dos círculos é proporcional à concentração do substrato. As setas mostram a direção do fluxo. Os quadrados pretos representam os íons que fornecem a força propulsora para o transporte (o tamanho é proporcional à concentração do íon). As formas ovais azuis representam proteínas transportadoras.

Transporte ativo

Transporte ativo é um tipo de transporte de membrana que requer fornecimento de energia. Trata-se do transporte de solutos contra seus gradientes eletroquímicos, levando à concentração dos solutos em um dos lados da membrana e à geração de energia potencial no gradiente eletroquímico formado. O transporte ativo desempenha um importante papel na captação e no efluxo de fármacos e outros solutos. Dependendo da força propulsora, o transporte ativo pode ser subdividido em transporte ativo primário, no qual a hidrólise do ATP é acoplada diretamente ao transporte do soluto; e transporte ativo secundário, no qual o transporte usa energia de um gradiente eletroquímico preexistente estabelecido por um processo que usa ATP para transferir solutos contra seu gradiente eletroquímico. O transporte ativo secundário também pode ser subdividido em simporte e antiporte. O termo simporte descreve os movimentos do íon propulsor e do soluto transportado na mesma direção. O antiporte ocorre quando o íon propulsor e o soluto transportado movem-se em direções contrárias, como ocorre quando o permutador de sódio/cálcio (SLC8A1) transporta $3Na^+$ *para dentro* e $1Ca^{2+}$ *para fora* de um miócito do ventrículo cardíaco (ver Fig. 4-4).

Transporte ativo primário

O transporte de membrana que acompanha diretamente a hidrólise do ATP é conhecido como *transporte ativo primário*. Os transportadores ABC são exemplos de transportadores ativos primários. Nas células dos mamíferos, os transportadores ABC mediam o efluxo unidirecional de solutos através das membranas biológicas. Outro exemplo de transporte ativo primário que estabelece um gradiente de Na^+ voltado para dentro e um gradiente de K^+ voltado para fora da membrana plasmática de todas as células dos mamíferos é a Na^+, K^+-ATPase.

Transporte ativo secundário

Com o transporte ativo secundário, o transporte de um soluto S_1 através de uma membrana biológica contra o seu gradiente de concentração é energeticamente impulsionado pelo transporte de outro soluto S_2, que segue seu gradiente de concentração. Dependendo da direção de transporte do soluto, os transportadores ativos secundários são classificados em simportes ou antiportes. Por exemplo, usando o gradiente de concentração de Na^+ voltado para dentro da membrana plasmática, que é mantido pela Na^+, K^+-ATPase, a entrada de 3 Na^+ pode provocar a saída de 1 Ca^{++} por meio do permutador de Na^+/Ca^{++}, NCX. Esse é um exemplo de *antiporte*, ou transporte por permuta, no qual o transportador transfere S_2 e S_1 em direções contrárias. Os *simportes*, também conhecidos como *cotransportadores*, transferem S_2 e S_1 na mesma direção, como ocorre com o transporte de glicose para dentro do corpo a partir do lúmen do intestino delgado por ação do transportador de Na^+-glicose SGLT1 (ver Fig. 4-4).

Cinética do transporte

O fluxo de um substrato (taxa de transporte) através de uma membrana biológica por processos mediados por transportadores é caracterizado pela saturabilidade. A relação entre o fluxo v e a concentração de substrato S em um processo mediado por transportador é fornecida pela equação de Michaelis-Menten:

$$v = \frac{V_{máx} C}{K_m + C} \qquad \text{(Equação 4-1)}$$

onde $V_{máx}$ é a taxa de transporte máxima proporcional à densidade dos transportadores na membrana plasmática, e K_m é a constante de Michaelis, que representa a concentração de substrato em que o fluxo é a metade do valor da $V_{máx}$. K_m é uma aproximação da constante de dissociação do substrato do seu complexo intermediário. Os valores de K_m e $V_{máx}$ podem ser determinados examinando-se o fluxo com diversas concentrações do substrato. O rearranjo da Equação 4-1 resulta em:

$$v/S = -v/K_m + V_{máx}/K_m \qquad \text{(Equação 4-2)}$$

A criação de um gráfico de *v/S versus v* é um método gráfico conveniente para determinar os valores de $V_{máx}$ e K_m no chamado gráfico de Eadie-Hofstee (Fig. 4-5): a inclinação é $-1/K_m$ e a interceptação x é $V_{máx}$.

O transporte de um substrato através da membrana mediado por transportador caracteriza-se também pela inibição por outros compostos. Os modos de inibição podem ser classificados em três tipos: *competitivo*, *não competitivo* e *descompetitivo*. Ocorre inibição competitiva quando os substratos e os inibidores compartilham um local de ligação comum no transportador, resultando em aumento do valor de K_m aparente na presença do inibidor. O fluxo de um substrato na presença de um inibidor competitivo é:

$$\text{Inibidor competitivo } v = \frac{V_{máx} \cdot S}{K_m \cdot \left(1 + \frac{I}{K_i}\right) + S} \qquad \text{(Equação 4-3)}$$

onde I é a concentração do inibidor e K_i a constante de inibição. A inibição não competitiva refere-se à situação em que o inibidor tem um efeito alostérico sobre o transportador, não inibe a formação de um

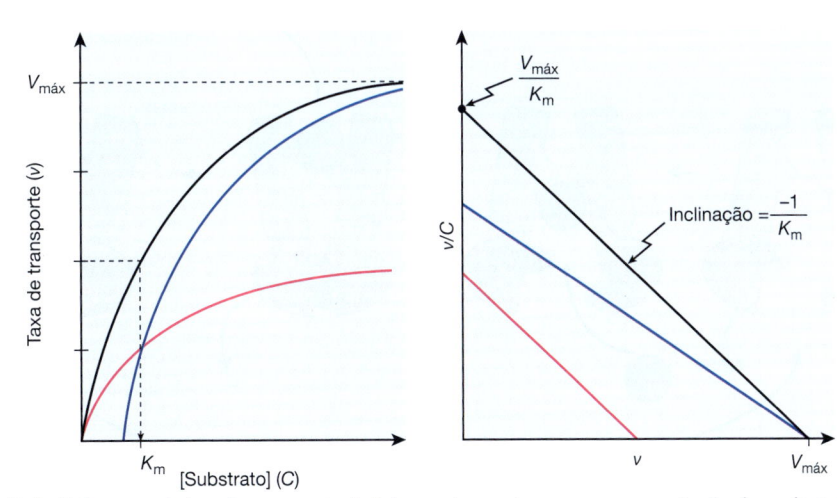

Figura 4-5 *Gráfico de Eadie-Hofstee com dados sobre transporte.* As linhas pretas mostram a curva concentração-dependente hiperbólica (*v* vs. *S*, painel esquerdo) e a transformação Eadie-Hofstee dos dados de transporte (*v/S* vs. *v*, painel direito) para um sistema de transporte simples. As linhas azuis representam o transporte em presença de um inibidor competitivo (inibição superável; alcança o mesmo $V_{máx}$). As linhas vermelhas ilustram o sistema em presença de um inibidor não competitivo, que reduz de maneira eficaz o número de locais transportadores, mas não altera o K_m dos locais funcionantes. A participação de vários transportadores com valores de K_m diferentes resulta no gráfico de Eadie-Hofstee, que é curvilíneo e pode ser decomposto em vários componentes. Algebricamente, o gráfico de Eadie-Hofstee com dados cinéticos é equivalente ao gráfico de Scatchard com dados de ligação em equilíbrio (ver Cap. 3).

complexo intermediário entre substrato e transportador, porém inibe o processo subsequente de translocação.

$$\text{Inibição não competitiva} \quad v = \frac{V_{máx} \cdot S}{\left(1 + \frac{I}{K_i}\right)(K_m + S)} \quad \text{(Equação 4-4)}$$

O termo inibição descompetitiva pressupõe que os inibidores possam formar complexos apenas com um complexo intermediário do substrato com o transportador e inibir a translocação subsequente.

$$\text{Inibição descompetitiva} \quad v = \frac{V_{máx} \cdot S}{K_m + S\left(1 + \frac{I}{K_i}\right)} \quad \text{(Equação 4-5)}$$

Estrutura e mecanismo do transportador

As previsões da estrutura secundária das proteínas de transporte da membrana com base na análise da hidropatia indicam que os transportadores de membrana das superfamílias SLC e ABC sejam proteínas que atravessam várias vezes a membrana. As estruturas cristalográficas reveladas recentemente têm ampliado nossos conceitos quanto aos mecanismos de transporte por essas proteínas.

Transportadores ABC

A superfamília ABC inclui 49 genes, todos contendo uma ou duas regiões ABC conservadas. As regiões ABC catalíticas centrais dessas proteínas ligam-se ao ATP e provocam sua hidrólise, usando energia do transporte ascendente de seus substratos através da membrana. A maioria dos transportadores ABC das células eucarióticas transporta compostos do citoplasma para o exterior da célula ou para dentro de algum compartimento intracelular (retículo endoplasmático, mitocôndrias, peroxissomos). Os transportadores ABC também estão presentes nos procariotas, nos quais estão envolvidos basicamente na importação de compostos essenciais, que não podem ser obtidos por difusão passiva (açúcares, vitaminas, metais, etc.).

Estudos recentes usando criomicroscopia eletrônica (crio-ME) levaram a uma melhor compreensão da estrutura e função dos transportadores ABC. Em geral, os transportadores ABC são organizados simetricamente com dois componentes principais, um domínio de ligação ao nucleotídeo (NBD) e um domínio transmembrana (DTM), cada um associado a uma função (Lusvarghi et al., 2020). Os NBD, no lado citoplasmático, são considerados domínios motrizes dos transportadores ABC e contêm sequências conservadas (*conserved motifs* [p. ex., molécula ou sequência A de Walker, molécula ou sequência de assinatura ABC]), que participam da ligação e hidrólise do ATP. As estruturas cristalográficas de todos os quatro transportadores ABC apresentam dois NBD em contato um com o outro e uma dobra conservada. O mecanismo, compartilhado por esses transportadores, parece envolver o acoplamento do ATP aos NBD, que, em seguida, produz uma conformação dos transportadores voltada para o exterior. A dissociação dos produtos da hidrólise do ATP parece resultar na conformação voltada para o interior. Os DTM estão envolvidos no reconhecimento e translocação de substratos. Os DTM da Pgp são formados a partir de uma única cadeia peptídica, enquanto os DTM da BCRP são formados a partir de um homodímero. Um modelo de floppase para efluxo mediado por Pgp foi proposto em 1992 e posteriormente validado (Seelig, 2020). Em resumo, as moléculas anfifílicas constituem os substratos da Pgp; um substrato anfifílico se particiona do ambiente intracelular aquoso para a bicamada lipídica adjacente, onde se liga ao transportador; com a hidrólise de ATP, o complexo transportador-substrato muda de conformação e o substrato é liberado para a região externa da bicamada; o substrato, então, se particiona no compartimento extracelular aquoso. Presumivelmente, uma molécula de ATP é hidrolisada para cada molécula de fármaco transportada. Com a dissociação dos produtos da hidrólise, os transportadores retornam à sua conformação voltada para dentro, permitindo a ligação de ATP e do substrato para repetir o ciclo (Fig. 4-6). Embora alguns transportadores da superfamília ABC contenham apenas uma molécula ABC, eles formam homodímeros (BCRP/ABCG2) ou heterodímeros (ABCG5 e ABCG8), que desempenham uma função de transporte.

Transportadores SLC

A superfamília SLC de transportadores constitui um grupo estruturalmente diversificado, que inclui canais, facilitadores e transportadores ativos secundários (Hediger et al., 2013). Embora estruturalmente diversos, a maioria dos transportadores SLC compartilha certas características estruturais. Por exemplo, todos têm DTM, com a maioria tendo entre 7 e 12 DTM (Garibsingh e Schlessinger, 2019; Pizzagalli et al., 2021). As estruturas cristalográficas revelam que os DTM têm uma pseudossimetria e que as dobras da proteína SLC se dividem em dois grupos principais,

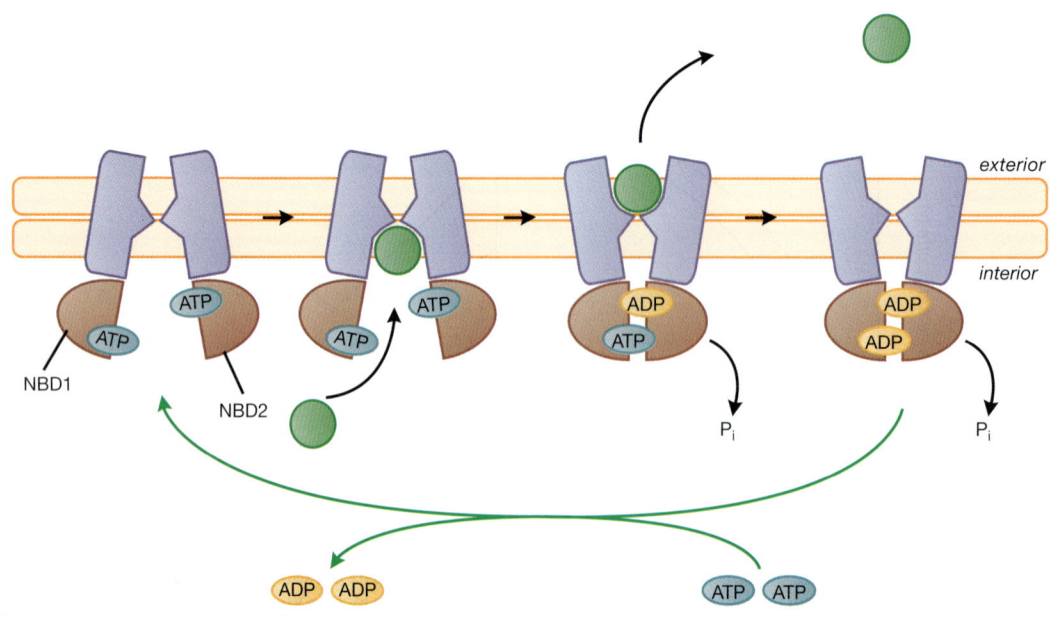

Figura 4-6 *Modelo da função dos transportadores ABC.* O transportador aceita uma molécula do soluto na superfície da membrana citoplasmática quando seus NBD de nucleotídeos estão plenamente carregados com ATP. A hidrólise sequencial das moléculas de ATP produz alteração estérica e resulta na translocação e liberação do soluto na superfície externa da membrana. A permuta do ADP por ATP nos dois NBD completa o ciclo e restaura o sistema, que fica novamente pronto para transportar outra molécula do soluto.

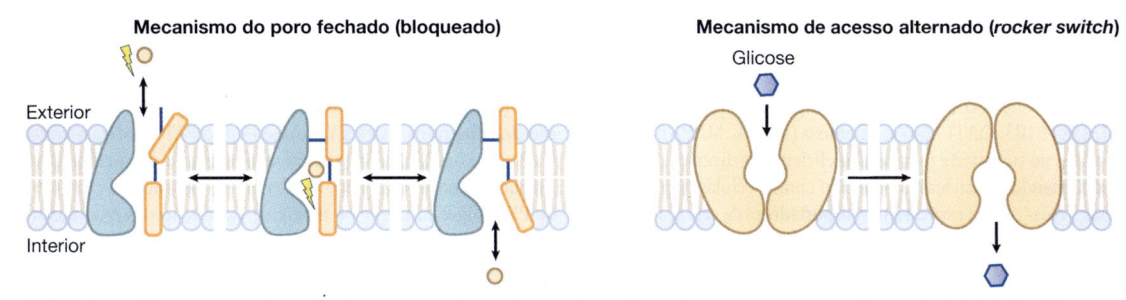

Figura 4-7 *Dois modelos de acesso alternados do transporte de membrana.* O poro fechado representa um modelo que inclui dois domínios, um domínio estacionário e um domínio móvel que sofre um rearranjo tipo dobradiça para liberar o substrato no lado intracelular. O substrato é mostrado como uma esfera e o raio representa um energizador como o sódio. Esse modelo é aplicável a alguns transportadores SLC dependentes de sódio. O interruptor oscilante representa o modelo por meio do qual atuam as proteínas da MFS, inclusive Lac Y. Esse exemplo ilustra um GLUT2 facilitado.

MFS e LeuT. Vários membros da família SLC2, transportadores de glicose (GLUTs), foram cristalizados e possuem a dobra MFS. Os transportadores de fármacos comuns da família SLC22 também possuem a dobra MFS, o que basicamente significa que eles possuem duas pseudorrepetições de 6 DTM. As duas pseudorrepetições servem para um mecanismo de interruptor oscilante, alternando o sítio de ligação ao substrato à superfície intracelular ou à extracelular da membrana plasmática (Fig. 4-7). Uma vez que um substrato se liga a um local acessível (p. ex., no lado extracelular), os DTM mudam, expondo o local de ligação à outra superfície e liberando o substrato. O ciclo de transporte é o seguinte: o substrato tem acesso ao local de ligação de substratos em um dos lados da membrana; o acoplamento do substrato induz alterações na estrutura da proteína carreadora, que reorienta a abertura do local de ligação para o lado oposto. O substrato dissocia-se do local transportador, permitindo que outro substrato seja ligado e transportado em direção contrária. Esse mecanismo requer que a ligação de diferentes substratos (substratos "ligados dentro" e "ligados fora") seja mutuamente exclusiva; isto é, há apenas um local de ligação, que é reorientado. Outra dobra comum é a dobra LeuT, que forma um feixe de interruptores ou um poro regulado (Garibsingh e Schlessinger, 2019; Pizzagalli et al., 2021). Os transportadores das famílias SLC5 e SLC6 possuem a dobra LeuT, que funciona de maneira ligeiramente diferente do interruptor oscilante. Em resumo, existem duas pseudorrepetições de cinco DTM, e apenas um braço é responsável pelo acesso alternado do sítio de ligação às superfícies intracelulares ou extracelulares da membrana plasmática. O outro braço está estacionário (Fig. 4-7). Os substratos dos transportadores SLC são moléculas iônicas e não iônicas e vários xenobióticos e fármacos.

Transporte vetorial

O transporte assimétrico através de uma monocamada de células polarizadas, como as células epiteliais e endoteliais dos capilares cerebrais, é denominado *transporte vetorial* (Fig. 4-8). Esse tipo de transporte é importante para a absorção de nutrientes e ácidos biliares no intestino e para a absorção intestinal de fármacos (do lúmen para a corrente sanguínea). O transporte vetorial também desempenha um papel importante nos processos de eliminação hepatobiliar e urinária de fármacos da corrente sanguínea para o lúmen. Além disso, a saída dos fármacos do cérebro através das células cerebrais e das células epiteliais do plexo corióideo do cérebro depende do transporte vetorial. Os transportadores ABC realizam apenas o efluxo unidirecional, enquanto os transportadores SLC realizam a captação ou a expulsão dos fármacos. No caso dos compostos lipofílicos que têm permeabilidade suficiente na membrana, apenas os transportadores ABC conseguem realizar transporte vetorial sem ajuda dos transportadores de influxo. Para os ânions e cátions orgânicos relativamente hidrofílicos, são necessários transportadores de captação e de efluxo coordenados nas membranas plasmáticas polarizadas para obter um movimento vetorial de solutos através de um epitélio. Uma configuração típica consiste em um transportador ativo primário ou secundário em uma membrana e um transportador passivo na outra. Desse modo, substratos comuns dos transportadores SLC são transferidos de maneira eficiente através da barreira epitelial.

No fígado, diversos transportadores com especificidades distintas de substratos estão localizados na membrana sinusoidal (voltada para o sangue circulante). Esses transportadores estão envolvidos na captação

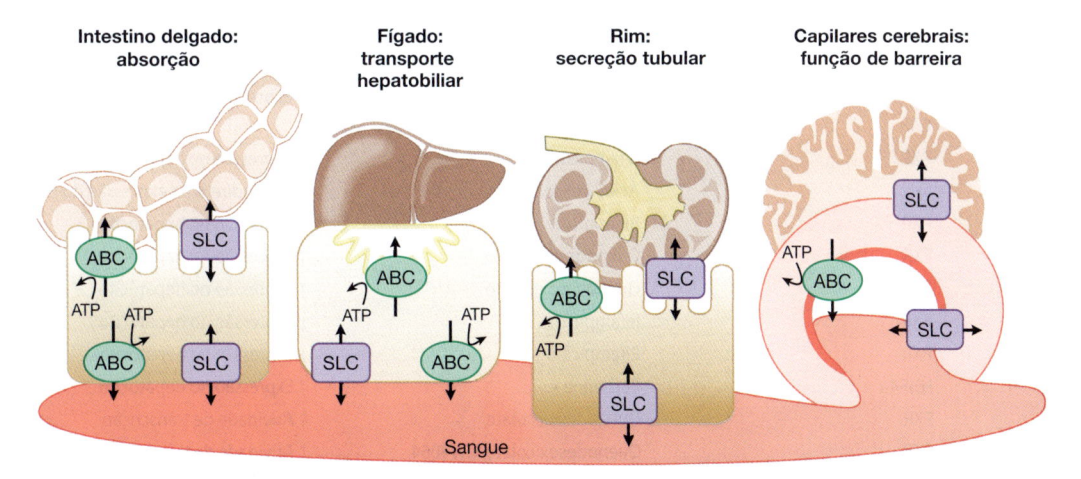

Figura 4-8 *Fluxos transepitelial e transendotelial.* O fluxo transepitelial ou transendotelial dos fármacos depende da existência de transportadores ativos nas duas superfícies das barreiras epiteliais ou endoteliais. Esses transportadores estão ilustrados esquematicamente para o transporte através do intestino delgado (absorção), rins, fígado (eliminação) e células endoteliais capilares cerebrais que formam a BHE.

de ácidos biliares, ânions orgânicos anfipáticos e cátions orgânicos hidrofílicos nos hepatócitos. De forma semelhante, os transportadores ABC da membrana canalicular (voltada para a bile) exportam esses compostos para a bile. Diversas combinações de transportadores de captação (OATP1B1, OATP1B3, OATP2B1) e de efluxo (MDR1, MRP2 e BCRP) estão envolvidos no transporte transcelular eficiente de diversos compostos no fígado, usando um sistema conhecido como "células duplamente transfectadas"; essas células expressam transportadores de captação e efluxo em cada lado. Em muitos casos, a superposição das especificidades dos substratos entre os transportadores de captação (família OATP) e de efluxo (família MRP) pode tornar altamente eficiente o transporte vetorial dos ânions orgânicos. Também existem sistemas transportadores semelhantes no intestino, nos túbulos renais e nos capilares cerebrais (ver Fig. 4-8).

A expressão dos transportadores em vários tecidos pode ser regulada transcricionalmente em resposta ao tratamento com fármacos e às condições fisiopatológicas, que resultam na indução ou na hiporregulação dos mRNA dos transportadores. Os receptores nucleares do tipo II, que formam heterodímeros com o receptor do ácido 9-*cis*-retinoico (RXR), podem regular a transcrição dos genes das enzimas metabolizadoras de fármacos e transportadores (ver Tab. 5-4, Figs. 3-23, 5-13 e 5-14; ver também Urquhart et al., 2007). Esses receptores são PXR (NR1I2), CAR (NR1I3), FXR (NR1H4), PPAR-α e RAR. À exceção do CAR, todos são receptores nucleares ativados por ligantes que, ao formarem heterodímeros com o RXR, ligam-se a elementos específicos nas regiões intensificadoras dos genes-alvo. O CAR tem atividade transcricional constitutiva, que é antagonizada por agonistas inversos, como androstenol e androstanol, e é induzida pelos barbitúricos. O PXR, também conhecido como SXR nos seres humanos, é ativado pelos esteroides endógenos e sintéticos, ácidos biliares e fármacos, como *clotrimazol, fenobarbital, rifampicina, sulfimpirazona, ritonavir, carbamazepina, fenitoína, sulfadimidina, paclitaxel* e *hiperforina* (um componente da erva-de-são-joão) (Guo e Zhou, 2015). A potência dos ativadores do PXR varia entre as espécies, de modo que os roedores não constituem necessariamente um modelo para os efeitos em seres humanos. Há alguma superposição de substratos entre CYP3A4 e Pgp: o PXR medeia a coindução da CYP3A4 e da Pgp, reforçando sua sinergia na destoxificação eficiente. Estudos recentes com hepatócitos humanos tratados com um ativador de PXR sugeriram que os níveis de expressão das enzimas da família CYP sejam aumentados muito mais do que os níveis dos transportadores das famílias SLC ou ABC (Smith et al., 2014). A Tabela 4-1 fornece um resumo dos efeitos da ativação dos receptores nucleares tipo II por fármacos na expressão dos transportadores no fígado (Amacher, 2016).

A metilação do DNA é um dos mecanismos responsáveis pelo controle epigenético da expressão dos genes. De acordo com alguns estudos, a expressão histosseletiva dos transportadores é conseguida pela metilação do DNA (silenciadora nos tecidos que não possuem transportadores), bem como pela transativação dos tecidos que têm transportadores. Os transportadores submetidos a controle epigenético no fígado e no rim incluem OATP1B1, OATP1B3, OCT2, OAT1 e OAT3. Outros transportadores que demonstraram estar sujeitos à regulação epigenética em uma variedade de linhagens celulares incluem MDR1 e BCRP na superfamília ABC e OCT1, OCT3 e OCTN2 na família SLC22 (Hirota et al., 2017).

Superfamílias de transportadores no genoma humano

Superfamília SLC

A superfamília SLC inclui 65 famílias e representa cerca de 458 genes do genoma humano, cujos produtos são proteínas transmembrana, dentre

TABELA 4-1 ■ REGULAÇÃO DA EXPRESSÃO DOS TRANSPORTADORES PELOS RECEPTORES NUCLEARES HUMANOS

TRANSPORTADOR	FATOR DE TRANSCRIÇÃO	LIGANTE	EFEITO
MDR1 (P-gp)	PXR	Rifampicina	↑ Atividade de transcrição
			↑ Expressão no duodeno
			↓ Biodisponibilidade oral da digoxina
			↓ AUC do talinolol
			↓ Expressão no hepatócito primário
		Erva-de-são-joão	↑ Expressão no duodeno
			↓ Biodisponibilidade oral da digoxina
	CAR	Fenobarbital	↓ Expressão no hepatócito primário
MRP2	PXR	Rifampicina	↑ Expressão no duodeno
		Rifampicina/hiperforina	↓ Expressão no hepatócito primário
	FXR	GW4064/quenodesoxicolato	↑ Expressão de HepG2-FXR
	CAR	Fenobarbital	↑ Expressão no hepatócito
BCRP	PXR	Rifampicina	↓ Expressão no hepatócito primário
	CAR	Fenobarbital	
MRP3	PXR	Rifampicina	↑ Expressão no hepatócito
OATP1B1	SHP1	Ácido cólico	Efeito indireto na expressão do HNF1α
	PXR	Rifampicina	↑ Expressão no hepatócito
	FXR	Quenodesoxicolato	↑ Expressão no hepatócito
OATP1B3	FXR	Quenodesoxicolato	↑ Expressão no hepatócito
	PXR	Rifampicina	↓ Expressão no hepatócito
OCT1	PXR	Rifampicina	↓ Expressão no hepatócito
	HNF4α	Berberina	↑ Expressão no hepatócito
BSEP	FXR	Quenodesoxicolato	↑ Atividade de transcrição
OSTα/β	FXR	Quenodesoxicolato/GW4064	↑ Atividade de transcrição
		Quenodesoxicolato	↑ Expressão nas biópsias de íleo

CAR, receptor constitutivo de androstano; FXR, receptor X farnesoide; HNF1α, fator nuclear 1α de hepatócitos; PXR, receptor X do pregnano; SHP1, proteína-tirosina-fosfatase contendo dois domínios de homologia a Src 1.

TABELA 4-2 ■ SUPERFAMÍLIA DE TRANSPORTADORES DE SOLUTOS HUMANOS

GENE	FAMÍLIA	ALGUNS SUBSTRATOS FARMACOLÓGICOS	EXEMPLOS DE DOENÇAS HUMANAS ASSOCIADAS
SLC1	T de baixo K_m glu/aa neutro		Aminoacidúria dicarboxílica
SLC2	GLUT facilitador		Síndrome de Fanconi-Bickel
SLC3	Subunidades pesadas, T de aa heteroméricos	Melfalana	Cistinúria clássica tipo I
SLC4	T de bicarbonato		Acidose tubular renal distal
SLC5	Co-T de Na^+/glicose	Dapagliflozina	Má-absorção de glicose-galactose
SLC6	T de neurotransmissor dependente de Na^+/Cl^-	Paroxetina, fluoxetina	Síndrome de deficiência de creatina cerebral
SLC7	T de aa catiônicos	Melfalana	Intolerância proteica lisinúrica
SLC8	Perm de Na^+/Ca^{2+}	Di-CH_3-arg	
SLC9	Perm de Na^+/H^+	Diuréticos tiazídicos	Nefrolitíase hipofosfatêmica
SLC10	Co-T de Na^+/sais biliares	Benzotiazepinas (diltiazem)	Má-absorção de ácidos biliares primária
SLC11	T de íons metálicos acoplado ao H^+		Hemocromatose hereditária
SLC12	Co-T de cátions eletroneutros-Cl^-		Síndrome de Gitelman
SLC13	Co-T de Na^+-SO_4^-/COO^-	Conjugados de SO_4^-/cys	
SLC14	T de ureia		Antígeno do grupo sanguíneo Kidd
SLC15	Co-T de H^+-oligopeptídeo	Valaciclovir	
SLC16	T de monocarboxilato	Salicilato, T_3/T_4, atorvastatina	Hipoglicemia hiperinsulinêmica familiar tipo 7
SLC17	T de glicose vesicular		Doença do armazenamento de ácido siálico
SLC18	T de aminas vesicular	Reserpina	Síndromes miastênicas
SLC19	T de folato/tiamina	Metotrexato	Anemia megaloblástica sensível à tiamina
SLC20	Co-T de Na^+-PO_4^- tipo III		
SLC21 (SLCO)	T de ânions orgânicos	Pravastatina	Síndrome de rotor, hiperbilirrubinemia
SLC22	T de íons orgânicos	Pravastatina, metformina	Deficiência de carnitina sistêmica primária
SLC23	T de ascorbato dependente de Na^+	Vitamina C	
SLC24	Perm de Na^+/(Ca^{2+}-K^+)		Cegueira noturna estacionária congênita tipo 1D
SLC25	Carreador mitocondrial		Miocardiopatia hipertrófica familiar
SLC26	Perm de ânions multifuncional	Salicilatos, ciprofloxacino	Displasia epifisária múltipla tipo 4
SLC27	T de ácidos graxos		Síndrome de prematuridade e ictiose
SLC28	T de nucleosídeo acoplado ao Na^+	Gencitabina, cladribina	
SLC29	T de nucleosídeos facilitador	Dipiridamol, gencitabina	
SLC30	Efluxo de Zn		Hipermanganesemia com distonia
SLC31	T de Cu	Cisplatina	
SLC32	T de aa inibitório vesicular	Vigabatrina	
SLC33	T de acetil-CoA		Cataratas congênitas
SLC34	Co-T de Na^+-PO_4^- tipo II		Raquitismo hipercalciúrico
SLC35	T de nucleosídeo-açúcares		Deficiência de adesão leucocitária tipo II
SLC36	T de aa acoplado ao H^+	D-serina, ciclosserina	Iminoglicinúria
SLS37	Perm de açúcar-fosfato/PO_4^-		Doença do armazenamento de glicogênio
SLC38	T de aa neutro acoplado ao Na^+		
SLC39	T de íons metálicos		Acrodermatite enteropática
SLC40	T de Fe basolateral		Hemocromatose tipo IV
SLC41	T de Mg^{2+} semelhante ao MgtE		
SLC42	T de amônio Rh		Doença do tipo regulador Rh-nulo (Rh-null)
SLC43	T de aa similar ao L independente do Na^+	Riboflavina	Albinismo oculocutâneo tipo 4
SLC44	Família de transportadores semelhantes à colina		Neurodegeneração com início na infância, com ataxia, atrofia óptica e declínio cognitivo, CONATOC

continua

TABELA 4-2 ■ SUPERFAMÍLIA DE TRANSPORTADORES DE SOLUTOS HUMANOS (continuação)

GENE	FAMÍLIA	ALGUNS SUBSTRATOS FARMACOLÓGICOS	EXEMPLOS DE DOENÇAS HUMANAS ASSOCIADAS
SLC45	Família de cotransportadores H^+/açúcar		Pele, cabelo, variação de pigmentação dos olhos
SLC46	Família de transportadores de folato		Má-absorção de folato
SLC47	Família MATE		
SLC48	Família de transportadores de heme		
SLC49	Família de transportadores relacionados ao FLVCR		
SLC50	Transportadores de efluxo de açúcar		
SLC51	Transportadores de moléculas derivadas de esteroides		
SLC52	Família de transportadores de riboflavina		Deficiência de riboflavina, síndrome de Brown-Vialetto-Van Laere
SLC53	Transportadores de folato		
SLC54	Transportadores de piruvato mitocondrial		
SLC55	Trocadores de cátions/prótons mitocondriais		
SLC56	Sideroflexinas		
SLC57	Família de transportadores de magnésio tipo NiPA		
SLC58	Família de transportadores de magnésio tipo MagT		
SLC59	Família simportadora de lisofosfatidilcolina dependente de sódio		
SLC60	Transportadores de glicose		
SLC61	Família de transportadores de molibdato		
SLC62	Transportadores de pirofosfato		
SLC63	Transportadores de esfingosina-fosfato		
SLC64	Trocadores Golgi-Ca^{2+}/H^+		
SLC65	Transportadores de colesterol do tipo NPC		

aa, aminoácido; Perm, permutador; T, transportador; T_3/T_4, hormônios da tireoide; gli, glicose.

as quais algumas estão associadas a doenças genéticas (Tab. 4-2) (Pizzagalli et al., 2021). Inúmeros substratos, inclusive íons inorgânicos e orgânicos, interagem com os transportadores SLC. Existem transportadores altamente seletivos que interagem com moléculas estruturalmente semelhantes, inclusive transportadores da família SLC6, que interagem com monoaminas específicas, incluindo dopamina (DAT, SLC6A2) e norepinefrina (NET, SLC6A3). Por outro lado, existem transportadores que aceitam uma gama ampla de substratos quimicamente diversificados, inclusive transportadores de íons orgânicos da família SLC22. Ao contrário dos transportadores ABC, que dependem da hidrólise do ATP para transportar ativamente seus substratos, os transportadores SLC são basicamente transportadores facilitadores, embora alguns sejam transportadores ativos secundários (ver Fig. 4-4). O conhecimento da superfamília SLC continua a crescer; 13 novas famílias SLC representando 63 genes foram identificadas desde a edição anterior deste texto.

As funções fisiológicas desempenhadas pelos transportadores SLC são importantes e diversificadas. Por exemplo, os transportadores das famílias SLC1, SLC3, SLC6, SLC7, SLC25 e das famílias SLC36, que estão expressos no intestino e nos rins (entre outros órgãos), transportam uma série de aminoácidos essenciais à síntese proteica e à homeostasia de energia. Glicose e outros açúcares interagem com os transportadores das famílias SLC2, SLC5 e SLC50 na absorção, eliminação e distribuição celular. Proteínas das famílias SLC11, SLC30, SLC39 e SLC40 transportam zinco, ferro e outros metais. Os membros das famílias SLC19, SLC46 e SLC52 transportam vitaminas hidrossolúveis. Os transportadores da família SLC6 transportam neurotransmissores através da membrana plasmática; e os membros da família SLC18 transportam neurotransmissores para dentro das vesículas de armazenamento.

Farmacologicamente, os transportadores SLC caracterizam-se por sua participação na absorção, eliminação e distribuição tecidual dos fármacos e, principalmente, como mediadores das interações entre fármacos. Especialmente os transportadores da família de ânions orgânicos carreadores de solutos SLCO interagem com diversos substratos, inclusive estatinas e antidiabéticos. Os transportadores da família SLC22 interagem com fármacos aniônicos e catiônicos, inclusive alguns antibióticos e antivirais, de forma a mediar sua secreção renal ativa. Os transportadores SLC têm sido cada vez mais utilizados como alvos para o tratamento de doenças humanas. Mais de 100 transportadores SLC estão associados a doenças monogênicas e, consequentemente, podem ser alvos utilizáveis no tratamento de doenças raras (Lin et al., 2015). Vários distúrbios monogênicos associados a mutações nos transportadores SLC são detectados em programas de triagem neonatal, incluindo a deficiência do transportador de carnitina, um distúrbio autossômico recessivo causado por mutações no SLC22A5 (OCTN2). Alguns SNP de transportadores SLC alcançaram um nível de significância genômica global nos estudos de associação com doenças humanas. Em particular, os polimorfismos do gene *SLC30A8* estão associados ao diabetes melito tipo 1, enquanto os polimorfismos dos genes *SLC22A4* e *SLC22A5* estão relacionados com doença inflamatória intestinal.

Estima-se que 30% dos transportadores SLC no genoma humano sejam órfãos, ou seja, eles ou seus ortólogos de espécies diretas não possuem substratos conhecidos. Esforços recentes em biologia de transportadores visam descobrir substratos para esses transportadores, e vários desses estudos foram bem-sucedidos: verificou-se que o SLC22A24 transporta conjugados de esteroides e desempenha um papel na homeostase dos esteroides; SLC22A15 é um transportador de zwitterions que transporta zwitterions endógenos e xenobióticos, como ergotioneína e *gabapentina* (Yee et al., 2019, 2020).

Superfamília ABC

As sete subfamílias de transportadores ABC humanos são essenciais a alguns processos celulares, e mutações de ao menos 13 dos genes que codificam esses transportadores causam ou contribuem para doenças genéticas humanas (Tab. 4-3) (Arana e Altenberg, 2019). Além de conferir

TABELA 4-3 ■ SUPERFAMÍLIA DE CASSETES DE LIGAÇÃO AO ATP HUMANO			
GENE	FAMÍLIA	NÚMERO DE MEMBROS	EXEMPLOS DE DOENÇAS HUMANAS ASSOCIADAS
ABCA	ABC A	12	Doença de Tangier (falha do transporte de colesterol; ABCA1), síndrome de Stargardt (falha do metabolismo retinal; ABCA4)
ABCB	ABC B	11	Síndrome do linfócito desnudo tipo 1 (falha na apresentação de antígenos; ABCB3 e ABCB4); colestase intra-hepática familiar progressiva tipo 3 (falha da secreção de lipídeos biliares; MDR3/ABCB4); anemia sideroblástica com ataxia ligada ao X (possível falha da homeostasia do ferro nas mitocôndrias; ABCB7); colestase familiar intra-hepática progressiva tipo 2 (falha da excreção biliar de ácidos biliares; BSEP/*ABCB11*)
ABCC	ABC C	13	Síndrome de Dubin-Johnson (falha da excreção biliar de glicuronídeo de bilirrubina; MRP2/*ABCC2*); pseudoxantoma (mecanismo desconhecido; *ABCC6*); fibrose cística (falha da regulação dos canais de Cl⁻; *ABCC7*); hipoglicemia hiperinsulinêmica persistente do lactente (falha da regulação do canal de K⁺ retificador de condutância interna nas células B do pâncreas; SUR1/*ABCC8*)
ABCD	ABC D	4	Adrenoleucodistrofia (possível falha do transporte peroxissômico ou do catabolismo dos ácidos graxos de cadeia muito longa; ABCD1)
ABCE	ABC E	1	
ABCF	ABC F	3	
ABCG	ABC G	5	Sitosterolemia (falha da excreção biliar e intestinal de fitoesteróis; ABCG5 e ABCG8)

resistência a vários fármacos, um aspecto farmacológico importante desses transportadores é a exportação dos xenobióticos dos tecidos normais. Em particular, os transportadores/genes MDR1/*ABCB1*, MRP2/*ABCC2* e BCRP/*ABCG2* estão envolvidos na disposição dos fármacos em geral.

Distribuição tecidual dos transportadores ABC relacionados com fármacos

A Tabela 4-4 resume a distribuição dos transportadores ABC humanos relacionados a fármacos em tecidos envolvidos na absorção, eliminação ou distribuição dos fármacos, juntamente com informações sobre substratos típicos. A MDR1 (*ABCB1*), a MRP2 (*ABCC2*) e a BCRP (*ABCG2*) estão expressas no lado apical dos epitélios intestinais, onde têm a função de bombear xenobióticos, incluindo muitos fármacos administrados por via oral. A MRP3 (*ABCC3*) está expressa no lado basal das células epiteliais.

Essenciais à excreção vetorial dos fármacos na urina ou na bile, os transportadores ABC estão expressos nos tecidos polarizados dos rins e fígado: MDR1, MRP2, BCRP e MRP4 (*ABCC4*) na membrana da borda em escova dos epitélios renais; MDR1, MRP2 e BCRP na membrana dos canalículos biliares dos hepatócitos; e MRP3 e MRP4 na membrana sinusoidal dos hepatócitos. Alguns transportadores ABC estão expressos especificamente no lado luminal das células endoteliais ou epiteliais voltadas para o sangue circulante, que formam barreiras à entrada livre de compostos tóxicos nos tecidos: BHE (MDR1 e MRP4 no lado luminal das células endoteliais dos capilares do cérebro), BHL (MRP1 e MRP4 no lado basolateral dos epitélios do plexo corióideo), BHT (MRP1 na membrana basolateral das células de Sertoli do camundongo e MDR1 em vários tipos de células testiculares humanas) e BHP (MDR1, MRP2 e BCRP no lado materno luminal e MRP1 no lado fetal luminar dos trofoblastos placentários). O BCRP é expresso na membrana apical do epitélio da glândula mamária e é altamente induzido durante a lactação.

Família MRP/ABCC

Os substratos dos transportadores da família MRP/ABCC são, em sua maior parte, ânions orgânicos (ver Tab. 4-4). A MRP1 e a MRP2 aceitam glutationa e conjugados glicuronídeos, conjugados sulfatados de sais biliares e ânions orgânicos não conjugados de natureza anfipática (ao menos uma carga negativa e algum grau de hidrofobicidade). Além disso, eles transportam antineoplásicos neutros ou catiônicos, como os alcaloides da vinca e as antraciclinas, possivelmente por meio de um mecanismo de cotransporte ou simporte com GSH. A MRP3 também tem especificidade por substratos semelhante à da MRP2, porém com menos afinidade de transporte dos conjugados de glutationa, em comparação com MRP1 e MRP2. A MRP3 está expressa no lado sinusoidal dos hepatócitos e é induzida em condições colestáticas. Esse transportador tem a função de devolver sais biliares tóxicos e glicuronídeo de bilirrubina à corrente sanguínea. A MRP4 aceita moléculas carregadas negativamente, inclusive compostos citotóxicos (p. ex., *6-mercaptopurina* e *metotrexato*), nucleotídeos cíclicos, agentes antivirais (p. ex., *adefovir* e *tenofovir*), diuréticos (p. ex., *furosemida* e *triclorotiazida*) e cefalosporinas (p. ex., *ceftizoxima* e *cefazolina*). A glutationa permite que a MRP4 aceite taurocolato e leucotrieno B₄. A MRP5 tem especificidade por substratos mais exígua e aceita análogos nucleotídeos e fármacos anti-HIV clinicamente importantes. Nenhum substrato conhecido explica o mecanismo da MRP6 associado ao pseudoxantoma.

BCRP/ABCG2

A BCRP aceita moléculas neutras e carregadas negativamente, inclusive compostos tóxicos (p. ex., *topotecana*, *flavopiridol* e *metotrexato*), conjugados sulfatados de agentes terapêuticos e hormônios (p. ex., sulfato de estrogênio), antibióticos (p. ex., *nitrofurantoína* e fluoroquinolonas), estatinas (p. ex., *pitavastatina* e *rosuvastatina*) e compostos tóxicos encontrados em alimentos comuns (fitoestrogênios, 2-amino-1-metil-6-fenilimidazol [4,5-*b*] piridina e feoforbida A, um catabólito da clorofila). Além disso, variantes genéticas desse transportador foram associadas à hiperuricemia e à gota, assim como à disposição do ácido úrico e os IXO *alopurinol* e *oxipurinol*.

Funções fisiológicas dos transportadores ABC

A importância fisiológica dos transportadores ABC foi amplamente ilustrada pelos estudos utilizando animais geneticamente suprimidos (nocaute) ou pacientes com anomalias genéticas desses transportadores. Muitos transportadores ABC atuam na disposição de xenobióticos. Por exemplo, os camundongos com deficiência funcional de MDR1 são viáveis e férteis e não apresentam anormalidades fenotípicas evidentes, além da hipersensibilidade aos efeitos tóxicos dos fármacos. Existem dados igualmente notáveis acerca de MRP1, MRP4, BCRP e BSEP. A lição é a seguinte: a ausência completa desses transportadores ABC relacionados com fármacos não é letal e pode passar despercebida quando não há interferências exógenas atribuídas a alimentos, fármacos ou toxinas. Desse modo, para reduzir a incidência de efeitos adversos induzidos por fármacos, deve-se evitar a inibição dos transportadores ABC fisiologicamente importantes (sobretudo aqueles relacionados diretamente com as doenças genéticas descritas na Tab. 4-3).

Transportadores ABC na absorção e eliminação dos fármacos

No que se refere à medicina clínica, MDR1, também conhecido como Pgp, é o transportador ABC mais famoso identificado até hoje. A exposição sistêmica à *digoxina* administrada por via oral é reduzida pela

TABELA 4-4 ■ TRANSPORTADORES ABC ENVOLVIDOS EM PROCESSOS DE ABSORÇÃO, DISTRIBUIÇÃO E EXCREÇÃO DE FÁRMACOS

NOME Distribuição tecidual[a]	SUBSTRATOS
MDR1 (ABCB1) Fígado, rins, intestino, BHE, BHT, BHP	**Características:** Compostos neutros ou catiônicos grandes (muitos xenobióticos) – etoposídeo, doxorrubicina, vincristina; diltiazem, verapamil; indinavir, ritonavir; eritromicina, cetoconazol; testosterona, progesterona; ciclosporina, tacrolimo; digoxina, quinidina, fexofenadina, loperamida
MRP1 (ABCC1) Ubíqua	**Características:** Moléculas anfifílicas carregadas negativamente – vincristina (com GSH), metotrexato; conjugado de GSH com LTC_4, ácido etacrínico; glicuronídeo de estradiol, bilirrubina; estrona-3-sulfato; saquinavir; grepafloxacino; folato, GSH, GSSG
MRP2 (ABCC2) Fígado, rins, intestino, BHP	**Características:** Moléculas anfifílicas carregadas negativamente – metotrexato, vincristina; conjugados de GSH com LTC_4, ácido etacrínico; glicuronídeo de estradiol, bilirrubina; sulfato de taurolitocolato; estatinas; antagonistas dos receptores de AngII, temocaprilato; indinavir, ritonavir; GSH, GSSG
MRP3 (ABCC3) Fígado, rins, intestino	**Características:** Moléculas anfifílicas carregadas negativamente – etoposídeo, metotrexato; conjugados de GSH e LTC_4, PGJ_2; glicuronídeo de estradiol, etoposídeo, morfina, paracetamol, himecromona, harmol; conjugados sulfatados de sais biliares; glicocolato, taurocolato; folato, leucovorina
MRP4 (ABCC4) Ubíqua, inclusive BHE e BHL	**Características:** Análogos nucleotídeos, 6-mercaptopurina, metotrexato; glicuronídeo de estradiol; sulfato de desidroepiandrosterona; AMP/GMP cíclico; furosemida; triclormetiazida; adefovir, tenofovir; cefazolina, ceftizoxima; folato, leucovorina, taurocolato (com GSH)
MRP5 (ABCC5) Ubíqua	**Características:** Análogos nucleotídeos 6-mercaptopurina; AMP/GMP cíclico; adefovir
MRP6 (ABCC6) Fígado, rins	**Características:** Doxorrubicina,[b] etoposídeo,[b] conjugado GHS de LTC_4; BQ-123 (antagonista pentapeptídico cíclico do receptor de endotelina ETA)
BCRP (MXR) (ABCG2) Fígado, intestino, BHE	**Características:** Compostos aniônicos e neutros – metotrexato, mitoxantrona, campotecinas, SN-38, topotecana, imatinibe; glicuronídeo de 4-metilumbeliferona, estradiol; conjugados sulfatos de desidroepiandrosterona, estrona; nitrofurantoína, fluoroquinolonas; pitavastatina, rosuvastatina; colesterol, estradiol, dantroleno, prazosina, sulfassalazina, ácido úrico, alopurinol, oxipurinol
MDR3 (ABCB4) Fígado	**Características:** Fosfolipídeos
BSEP (ABCB11) Fígado	**Características:** Sais biliares
ABCG5, ABCG8 Fígado, intestino	**Características:** Fitoesteróis

BHE, barreira hematencefálica; BHL, barreira hematoliquórica; BHP, barreira hematoplacentária; BHT, barreira hematotesticular; LTC, leucotrieno C; PGJ, prostaglandina J.
[a]A distribuição tecidual refere-se a tecidos que desempenham um papel na absorção, distribuição e eliminação de fármacos.
[b]Substratos e fármacos citotóxicos com resistência aumentada (a citotoxicidade com resistência aumentada geralmente é causada pela acumulação reduzida dos fármacos). Embora os transportadores MDR3 (ABCB4), BSEP (ABCB11), ABCG5 e ABCG8 não estejam envolvidos diretamente na disposição dos fármacos, sua inibição causa efeitos colaterais desfavoráveis.

coadministração de *rifampicina* (um indutor da MDR1) e está relacionada negativamente com a expressão da proteína MDR1 no intestino humano. Esse transportador também está expresso na membrana da borda em escova dos epitélios renais e sua função pode ser monitorada usando *digoxina* (> 70% são excretados na urina). Os inibidores de MDR1 (p. ex., *quinidina*, *verapamil*, *valspodar*, *espironolactona*, *claritromicina* e *ritonavir*) diminuem acentuadamente a excreção renal de *digoxina*. Os fármacos com janelas terapêuticas estreitas (p. ex., *digoxina*, *ciclosporina*, *tacrolimo*) devem ser utilizados com muito cuidado quando existe probabilidade de ocorrerem interações medicamentosas dependentes da MDR1.

No intestino, a MRP3 pode efetuar a absorção intestinal em combinação aos transportadores de captação. A MRP3 medeia o efluxo no fígado, reduzindo a eficácia da excreção biliar dos fármacos presentes no sangue e a excreção dos metabólitos formados dentro das células (principalmente conjugados glicuronídeos). Desse modo, a disfunção da MRP3 causa abreviação da $t_{1/2}$ de eliminação. Os substratos da MRP4 também podem ser transportados pelo OAT1 e OAT3 na membrana basolateral das células epiteliais do rim. O processo que limita a secreção nos túbulos renais provavelmente é a etapa de captação na superfície basolateral. A disfunção da MRP4 aumenta a concentração renal, mas tem pouco efeito na concentração sanguínea.

A BCRP intestinal também desempenha um papel crítico na absorção de fármacos e é o alvo de várias interações medicamentosas clinicamente importantes. Considere o caso da coadministração de *rosuvastatina* e *ciclosporina*. A *rosuvastatina* é um substrato para BCRP e OATP1B1, ambos inibidos pela *ciclosporina*. A inibição da BCRP pela *ciclosporina* reduz o efluxo e aumenta a absorção de *rosuvastatina* no trato GI, onde o BCRP é abundantemente expresso na membrana apical do epitélio intestinal. A inibição de OATP1B1 pela *ciclosporina* reduz a absorção tecidual de *rosuvastatina*. O resultado geral é um aumento nos níveis plasmáticos sistêmicos de *rosuvastatina*, o que pode resultar em aumento da suscetibilidade à miopatia induzida por estatina. A eficácia dependerá do efeito líquido nos níveis hepáticos de *rosuvastatina*, impulsionado pelos níveis mais altos na veia porta (da inibição da BCRP) e pela menor captação hepática via inibição do OATP1B1.

Transportadores envolvidos na farmacocinética

Os transportadores de fármacos desempenham um papel proeminente na farmacocinética (ver Fig. 4-1 e Tab. 4-4). Os transportadores hepáticos e renais são importantes para a remoção dos fármacos do sangue e, portanto, para seu metabolismo e sua eliminação.

Transportadores hepáticos

A captação hepática de ânions orgânicos (p. ex., fármacos, leucotrienos e bilirrubina), cátions e sais biliares é mediada por transportadores do tipo SLC na membrana basolateral (sinusoidal) dos hepatócitos: OATP (SLCO)/OAT2 (SLC22A7), OCT (SLC22) e NTCP (SLC10A1), respectivamente. Esses transportadores medeiam a captação por mecanismos facilitado ou ativo secundário.

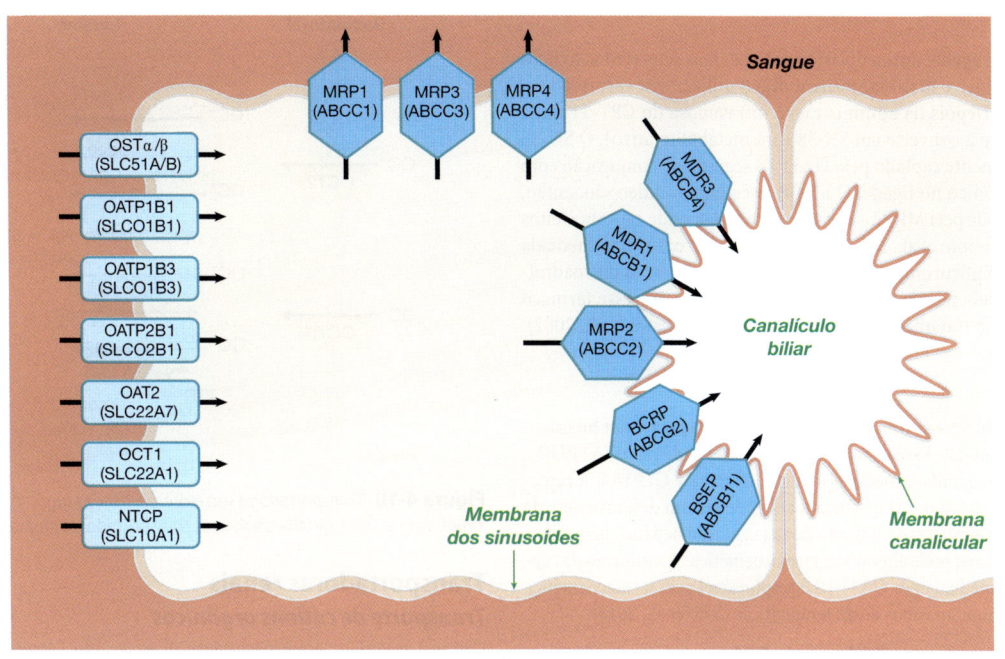

Figura 4-9 *Transportadores dos hepatócitos que participam da captação e efluxo dos fármacos pela membrana dos sinusoides e do efluxo dos fármacos pela membrana canalicular.* As setas indicam a direção principal do transporte. Ver detalhes no texto sobre os transportadores ilustrados.

Os transportadores ABC como MRP2, MDR1, BCRP, BSEP e MDR3 da membrana dos canalículos biliares dos hepatócitos medeiam o efluxo (excreção) de fármacos e seus metabólitos, sais biliares e fosfolipídeos contra um forte gradiente de concentração entre o fígado e a bile. Esse transporte ativo primário é impulsionado pela hidrólise do ATP.

O transporte vetorial de fármacos do sangue circulante para a bile utilizando um transportador de captação (família OATP) e um transportador de efluxo (MRP2, BCRP, MDR1) é importante para determinar a exposição ao fármaco no sangue circulante e no fígado. Além disso, existem alguns outros transportadores de captação e efluxo no fígado (Fig. 4-9).

Os exemplos apresentados a seguir ilustram a importância do transporte vetorial, determinando a exposição ao fármaco no sangue circulante e no fígado, assim como a função dos transportadores nas interações medicamentosas.

Inibidores de HMG-CoA-redutase

As estatinas são agentes redutores do colesterol, que inibem reversivelmente a HMG-CoA responsável por catalisar uma etapa limitante da taxa de biossíntese do colesterol (ver Cap. 37). A maioria das estatinas em sua forma ácida atua como substratos dos transportadores de captação hepáticos e está sujeita à recirculação êntero-hepática (ver Fig. 4-9). Nesse processo, os transportadores de captação hepáticos com OATP1B1 e transportadores de efluxo como MRP2 atuam colaborativamente para produzir *transporte transcelular vetorial bissubstrato*. A captação hepática eficiente dessas estatinas durante a primeira passagem pelo fígado por ação do OATP1B1 ajuda a concentrá-las no fígado, onde elas produzem seus efeitos farmacológicos, reduzindo assim seus níveis sistêmicos e efeitos adversos no músculo. Polimorfismos genéticos do OATP1B1 também afetam a função desse transportador (Meyer zu Schwabedissen et al., 2015).

Fármacos antivirais contra hepatite C

A terapia medicamentosa do vírus da hepatite C (HCV) avançou muito com a descoberta de agentes antivirais de ação direta. A resposta virológica sustentada, um indicador de efeito terapêutico, excede 90%, e agora é possível curar infecções por hepatite C (Hong et al., 2020). Vários inibidores da protease NS3/4A do HCV, como *simeprevir*, *glecaprevir* e *grazoprevir*, exibem farmacocinética não linear em doses terapêuticas, pelo menos em parte devido à saturação da captação hepática mediada por OATP1B (Hong et al., 2020; Snoeys et al., 2016). A saturação de outros componentes como os transportadores ABC e as enzimas CYP também podem contribuir para a farmacocinética não linear. Para esses fármacos contra o HCV, sua concentração sistêmica aumenta acentuadamente quando coadministrados com uma dose única de *rifampicina* ou *ciclosporina A*, o que sugere a ocorrência de interações medicamentosas mediadas por OATP1B (Hong et al., 2020; Snoeys et al., 2016). A probabilidade de interações medicamentosas com fármacos contra o HCV é maior com inibidores da protease NS3/4A do que com inibidores da NS5A e inibidores da polimerase NS5B (Hong et al., 2020). A maioria das interações medicamentosas clinicamente relevantes são previsíveis, com base nas propriedades farmacocinéticas conhecidas de transportadores e enzimas. Os inibidores da NS5A e os inibidores da polimerase NS5B não são substratos do OATP1B, mas são conhecidos por causar interações medicamentosas ao inibir o OATP1B (Hong et al., 2020).

Genfibrozila, pemafibrato

A *genfibrozila* é um ativador do receptor PPARα usado para reduzir os níveis de colesterol (ver Cap. 37). O fármaco pode aumentar a toxicidade (miopatia) de várias estatinas em uma dose terapêutica de 600 mg (2 vezes ao dia) por um mecanismo que envolve um transportador (OATP1B) e uma enzima metabolizadora de fármacos (CYP2C8). A *genfibrozila* é metabolizada em genfibrozila 1-O-β-glucuronídeo. O composto original e seu glicuronídeo inibem a captação das formas ácidas ativas das estatinas nos hepatócitos pelo OATP1B1, e o glicuronídeo também é um potente inibidor de CYP2C8, uma enzima que metaboliza a estatina, como a cerivastatina. O resultado líquido é que a coadministração de uma estatina e *genfibrozila* causa um aumento nas concentrações plasmáticas da estatina e um aumento concomitante na toxicidade.

Felizmente, nem todos os fibratos causam toxicidade por esses mecanismos. O *pemafibrato* também pertence à classe dos fibratos (modulador seletivo de PPARα) e apresenta perfis de eficácia e segurança superiores a outros fibratos convencionais devido à sua alta seletividade por PPARα. Assim como a *genfibrozila*, o *pemafibrato* é um substrato para as enzimas OATP1B e CYP. No entanto, o *pemafibrato* é eficaz em níveis sanguíneos muito mais baixos do que a *genfibrozila*, e a dose terapêutica é de 0,1 mg; assim, o *pemafibrato* não aumenta a exposição dos tecidos às estatinas (substratos típicos do OATP1B). Por outro lado, a exposição sanguínea do *pemafibrato* é aumentada em mais de 10 vezes por uma dose única de *rifampicina* e *ciclosporina A*, sugerindo a ocorrência de interações medicamentosas por meio da inibição dos OATP1B hepáticos (Park et al., 2021).

Irinotecano

O CPT-11 é um agente antineoplásico potente, mas seus efeitos tóxicos GI tardios (inclusive diarreia) tornam difícil utilizar esse fármaco sem complicações. Depois da administração intravenosa do CPT-11, uma carboxilesterase a converte em SN-38 (um metabólito ativo). O SN-38 é subsequentemente captado pelo OATP1B seguido de conjugação com o ácido glucurônico no fígado. O SN-38 e seu glicuronídeo são, então, excretados na bile pela MRP2 e chegam ao trato GI, onde causam efeitos adversos (Toshimoto et al., 2017). A inibição da excreção biliar mediada do SN-38 e seu glicuronídeo por ação da MRP2 em razão da coadministração de probenecida atenua a diarreia induzida por esse fármaco e pode ser útil ao tratamento de seres humanos (Horikawa et al., 2002). Ver mais detalhes nas Figuras 5-6, 5-8 e 5-9.

Bosentana

A *bosentana* é um antagonista da endotelina utilizado para tratar hipertensão arterial pulmonar. Esse fármaco é captado no fígado pelo OATP1B1 e OATP1B3 e, em seguida, é metabolizado por CYP2C9 e CYP3A4. A captação hepática mediada por transportadores pode ser um determinante da eliminação da bosentana, e a inibição de sua captação hepática pela *ciclosporina* e *rifampicina* pode alterar sua farmacocinética. A saturação da captação hepática mediada por OATP1B é responsável pela farmacocinética não linear da bosentana após doses terapêuticas (Sato et al., 2018).

Temocapril e outros inibidores da ECA

O *temocapril* é um inibidor da ECA (IECA) (ver Cap. 30). Seu metabólito ativo (temocaprilato) é excretado na bile e na urina pelo fígado e pelos rins, respectivamente, enquanto outros IECA são excretados principalmente pelo rim. Uma característica especial do *temocapril* entre os IECA reside no fato de que as concentrações plasmáticas de temocaprilato permanecem relativamente inalteradas, mesmo nos pacientes com insuficiência renal. Entretanto, a AUC plasmática do *enalaprilato* e outros IECA aumentam acentuadamente nos pacientes com doença renal. O temocaprilato é um bissubstrato da família OATP e da MRP2, enquanto outros IECA não são bons substratos da MRP2 (embora sejam captados no fígado pela família OATP). Considerando essas observações, a afinidade pela MRP2 pode ser o principal fator determinante da excreção biliar de qualquer grupo de IECA. Por conseguinte, espera-se que os fármacos com mesmo grau de excreção biliar e urinária demonstrem diferenças mínimas em suas farmacocinéticas.

Antagonistas do receptor de angiotensina II

Os antagonistas do receptor de angiotensina II são utilizados no tratamento da hipertensão e atuam nos receptores AT_1 expressos na musculatura lisa dos vasos sanguíneos, no túbulo proximal e nas células da medula suprarrenal e outros tecidos. Como a maioria desses fármacos, a captação hepática e a excreção biliar são fatores importantes para seus efeitos farmacocinéticos e farmacodinâmicos. A *telmisartana* é captada pelos hepatócitos humanos por um mecanismo saturável, principalmente por meio do OATP1B3 (Ishiguro et al., 2006). Já os OATP 1B1 e 1B3 são responsáveis pela captação hepática da *valsartana* e da *olmesartana*, embora as contribuições relativas desses transportadores não estejam definidas. Os estudos que usaram células duplamente transfectadas com transportadores de captação hepática e transportadores de excreção biliar demonstraram que a MRP2 desempenha o papel mais importante na excreção biliar do *valsartana* e da *olmesartana*.

Repaglinida, nateglinida e glibenclamida

A *repaglinida* é um antidiabético análogo da meglitinida. Embora seja eliminada quase inteiramente pelo metabolismo mediado pelas CYP 2C8 e 3A4, a captação hepática mediada por transportador é um dos determinantes da sua taxa de eliminação. Nos indivíduos com o genótipo OATP1B1 (*SLCO1B1*) 521CC, observou-se uma alteração significativa na farmacocinética da *repaglinida* (Niemi et al., 2005). O polimorfismo genético do *SLCO1B1* 521T>C altera a farmacocinética da *nateglinida* e da *glibenclamida*, sugerindo que o OATP1B1 seja um dos determinantes da eliminação, embora depois sejam metabolizadas pelas CYP 2C9, 3A4 e 2D6 e outras (Zhang et al., 2006b).

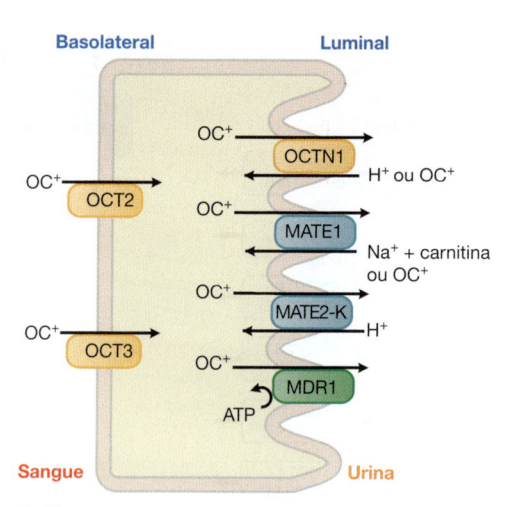

Figura 4-10 *Transportadores secretores de cátions orgânicos do túbulo proximal.* Ver no texto detalhes sobre os transportadores ilustrados.

Transportadores renais
Transporte de cátions orgânicos

Cátions orgânicos estruturalmente diversos são secretados no túbulo proximal. Alguns cátions orgânicos secretados são compostos endógenos (p. ex., colina, *N*-metilnicotinamida e DA) e a secreção renal aguda a eliminar as concentrações excessivas dessas substâncias. Outra função da secreção de cátions orgânicos é livrar o organismo dos xenobióticos, inclusive alguns fármacos carregados positivamente e seus metabólitos (p. ex., *cimetidina*, *ranitidina*, *metformina*, *vareniclina* e *tróspio*) e toxinas do ambiente (p. ex., nicotina e paraquat). Os cátions orgânicos secretados pelo rim podem ser hidrofóbicos ou hidrofílicos. Em geral, os fármacos catiônicos orgânicos hidrofóbicos têm pesos moleculares menores que 400 Da; a Figura 4-10 ilustra um modelo atual para explicar sua secreção no túbulo proximal do néfron, que envolve os transportadores descritos a seguir.

Para que ocorra fluxo transepitelial de um composto (p. ex., secreção), ele precisa atravessar sequencialmente duas membranas: a membrana basolateral voltada para o lado do sangue circulante e a membrana apical voltada para o lúmen tubular. Os cátions orgânicos parecem atravessar a membrana do túbulo proximal humano por meio de dois transportadores SLC da família 22 (SLC22): OCT2 (*SLC22A2*) e OCT3 (*SLC22A3*). Os cátions orgânicos são transportados através dessa membrana ao longo de seu gradiente eletroquímico.

O transporte dos cátions orgânicos da célula para o lúmen tubular através da membrana apical ocorre por uma permuta de próton eletroneutro-cátion orgânico, que é mediada pelos transportadores da família SLC47 e também inclui membros da família MATE. Os transportadores da família MATE, que se localizam na membrana apical do túbulo proximal, parecem desempenhar um papel fundamental no transporte dos cátions orgânicos hidrofílicos da célula tubular para o lúmen dos túbulos. Além disso, os OCTN localizados na membrana apical parecem contribuir para o fluxo dos cátions orgânicos através do túbulo proximal. Nos seres humanos, esses transportadores incluem o *OCTN1* (SLC22A4) e *OCTN2* (SLC22A5). Esses transportadores bifuncionais estão envolvidos não apenas na secreção de cátions orgânicos, mas também na reabsorção de carnitina. No modo de recaptação, os transportadores funcionam como cotransportadores de Na^+, recorrendo ao gradiente de Na^+ impulsionado para dentro, criado pela Na^+, K^+-APTase para transportar a carnitina do lúmen tubular para a célula. No modo secretor, os transportadores parecem funcionar como permutadores de prótons-cátions orgânicos – isto é, os prótons são transferidos do lúmen tubular para o interior da célula em troca de cátions orgânicos, que passam do citosol para o lúmen tubular. O gradiente de prótons direcionado para dentro (lúmen tubular → citosol) é mantido pelos transportadores da família SLC9, que são permutadores de Na^+/K^+ (NHE, antiportes). Entre duas etapas envolvidas no transporte secretor, o transporte através da membrana luminar parece ser a etapa limitante.

***OCT2* (SLC22A2)** Os ortólogos do OCT2 do homem, camundongo e rato estão expressos em quantidades abundantes no rim humano e, em certo grau, no tecido neuronal, como o plexo corióideo. No rim, o OCT2 está localizado nos túbulos proximais e distais e nos ductos coletores. No túbulo proximal, o OCT2 limita-se à membrana basolateral. O modelo de transporte dos cátions orgânicos MPP$^+$ e TEA mediado pelo OCT2 é eletrogênico e o OCT2 e OCT1 podem realizar permuta de cátions orgânicos por outros compostos do mesmo tipo. Em geral, o OCT2 aceita uma gama ampla de cátions orgânicos monovalentes com pesos moleculares menores que 400 Da. O OCT2 também está presente nos tecidos neurais; contudo, as monoaminas transmissoras têm afinidades baixas pelo OCT2.

***OCT3* (SLC22A3)** O gene do OCT3 está localizado em paralelo com os genes do OCT1 e OCT2 no cromossomo 6. Estudos da distribuição tecidual sugeriram que o OCT3 humano esteja expresso no fígado, rins, intestino, placenta, músculo esquelético e tecido adiposo, embora, nos rins, pareça estar expresso em quantidades significativamente menores que o OCT2, enquanto, no fígado, é menos abundante que o OCT1. À semelhança do OCT1 e do OCT2, o OCT3 parece efetuar o transporte de cátions orgânicos sensíveis ao potencial eletrogênico. O OCT3 desempenha uma função na eliminação renal e na absorção intestinal da metformina.

***OCTN1* (SLC22A4)** O OCTN1 parece atuar como um permutador de cátion orgânico-próton. O influxo de cátions orgânicos modelares mediado pelo OCTN1 é intensificado em pH alcalino, enquanto o efluxo é aumentado por um gradiente de prótons internamente dirigido. O OCTN1 contém uma molécula com sequência de ligação de nucleotídeos e o transporte de seus substratos parece ser estimulado pelo ATP celular. O OCTN1 também pode funcionar como permutador de cátions orgânicos-cátions orgânicos. Funciona como um transportador bidirecional dependente do pH e do ATP na membrana apical das células epiteliais dos túbulos renais e parece ser importante para o transporte renal da *gabapentina*.

***OCTN2* (SLC22A5)** O OCTN2 é um transportador bifuncional, que atua tanto como um transportador de carnitina dependente de Na$^+$ quanto como um OCT independente de Na$^+$. O transporte de cátions orgânicos pelo OCTN2 é sensível ao pH, sugerindo que ele possa atuar como um permutador de cátions orgânicos. O transporte da L-carnitina pelo OCTN2 é um processo eletrogênico dependente de Na$^+$. Mutações do OCTN2 podem acarretar reabsorção renal insuficiente de carnitina e parecem ser a causa da deficiência sistêmica primária de carnitina (Tamai, 2013).

***MATE1* e *MATE2-K* (SLC47A1, SLC47A2)** Os membros da família de transportadores de extrusão de toxinas e múltiplos fármacos MATE1 e MATE2-K interagem com cátions orgânicos hidrofílicos estruturalmente diversificados, inclusive o antidiabético *metformina*, o antagonista H$_2$ *cimetidina* e o antineoplásico *topotecana*. Além dos compostos catiônicos, os transportadores também reconhecem alguns ânions, inclusive os antivirais *aciclovir* e *ganciclovir*. Os íons bipolares (zwitterions) *cefalexina* e *cefradina* são substratos específicos da MATE1. O herbicida paraquat – um composto de amônio biquaternário nefrotóxico aos seres humanos – é um substrato com grande afinidade pela MATE1. A MATE1 e a MATE2-K foram localizadas na membrana apical do túbulo proximal. A MATE1, mas não a MATE2-K, também está expressa na membrana canalicular do hepatócito. Esses transportadores parecem representar os contratransportadores de cátions orgânicos há muito procurados na membrana apical do túbulo proximal; isto é, um gradiente de prótons dirigido em sentido contrário pode realizar a transferência dos cátions orgânicos através da MATE1 ou da MATE2-K. Os antibióticos *levofloxacino* e *ciprofloxacino*, embora sejam inibidores potentes, não são transportados pela MATE1 ou pela MATE2-K.

Polimorfismos de OCT e MATE O OCT1 demonstra o maior número de polimorfismos de aminoácidos, seguido do OCT2 e, a seguir, do OCT3. Estudos recentes sugeriram que variações genéticas do OCT1 e OCT2 estejam associadas às alterações da eliminação renal e da resposta ao antidiabético metformina. As MATE têm menos polimorfismos de aminoácidos; contudo estudos recentes sugeriram que as variantes de regiões não codificadoras do SLC47A1 e SLE47A2 estejam associadas às respostas variáveis à *metformina*.

Transporte de ânions orgânicos

Assim como ocorre com o transporte de cátions orgânicos, uma função primária da secreção de ânions orgânicos parece ser a de remover os xenobióticos do corpo. Os substratos potenciais são estruturalmente diversos e incluem alguns fármacos ácidos fracos (p. ex., *pravastatina*, *captopril*, PAH e penicilinas) e toxinas (p. ex., ocratoxina). Os OAT não apenas removem ânions hidrofóbicos e hidrofílicos, como também podem interagir com cátions e compostos neutros.

A Figura 4-11 ilustra um modelo atual de fluxo transepitelial de ânions orgânicos no túbulo proximal. O fluxo de ânions orgânicos do líquido intersticial para a célula tubular é mediado por dois transportadores primários da membrana basolateral: OAT1 (*SLC22A6*) e OAT3 (*SLC22A8*). Sob o ponto de vista de energia, os ânions orgânicos hidrofílicos são transportados através da membrana basolateral contra um gradiente eletroquímico em troca de α-KG intracelular, que passa do citosol para o sangue circulante ao longo de seu gradiente de concentração. O gradiente de α-KG dirigido para dentro é mantido ao menos em parte por um transportador de Na$^+$-dicarboxilato basolateral (NaDC3), que utiliza o gradiente de Na$^+$ gerado pela Na$^+$, K$^+$-ATPase. O transporte dos ânions orgânicos de baixo peso molecular pelos transportadores clonados OAT1 e OAT3 pode ser realizado pelo α-KG; o transporte acoplado do α-KG e ânions orgânicos de baixo peso molecular (p. ex., PAH) ocorre nas vesículas da membrana basolateral isolada. A farmacologia molecular e a biologia molecular dos OAT foram revisadas (Srimaroeng et al., 2008).

O mecanismo responsável pelo transporte de ânions orgânicos através da membrana apical – do citosol da célula tubular para o lúmen tubular – ainda não foi esclarecido. OAT4 pode atuar como transportador de ânions orgânicos na membrana luminar, mas o transporte de substratos por esse transportador pode ser promovido pela troca por α-KG, sugerindo que o OAT4 possa atuar no fluxo reabsortivo (em vez de secretório) dos ânions orgânicos. O NaPT1 clonado originalmente como um transportador de fosfato pode facilitar o transporte de baixa afinidade dos ânions orgânicos hidrofílicos como o PAH. A MRP2 e a MRP4, que são transportadores de resistência a múltiplos fármacos na família ABCC, podem interagir com alguns ânions orgânicos e bombeá-los ativamente do citosol da célula tubular para o lúmen tubular.

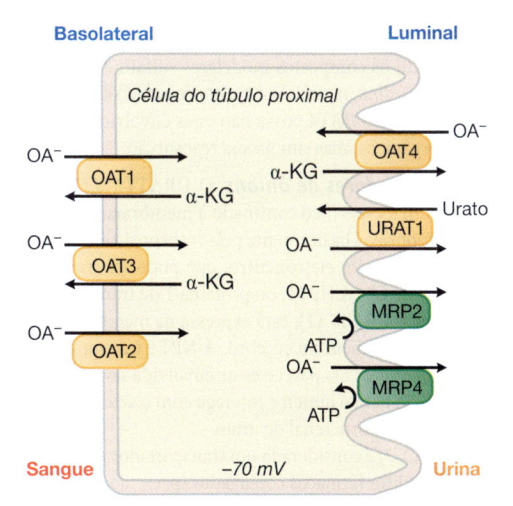

Figura 4-11 *Transportadores secretores de ânions orgânicos (OA) do túbulo proximal.* Dois transportadores primários da membrana basolateral medeiam o fluxo dos OA do líquido intersticial para a célula tubular: OAT1 (*SLC22A6*) e OAT3 (*SLC22A8*). Os OA hidrofílicos são transportados através da membrana basolateral por um gradiente eletroquímico em troca por α-KG intracelular, que segue seu gradiente de concentração do citosol para o sangue. O gradiente de α-KG voltado para fora é mantido ao menos em parte por um transportador de captação de Na$^+$-dicarboxilato basolateral (NaDC3). O gradiente de Na$^+$ que impulsiona o NaDC3 é mantido pela Na$^+$, K$^+$-ATPase.

OAT1 (SLC22A6) As isoformas do OAT1 dos mamíferos estão expressas principalmente nos rins, embora haja alguma expressão no cérebro e no músculo esquelético. Estudos imuno-histoquímicos sugeriram que o OAT1 esteja expresso na membrana basolateral do túbulo proximal dos seres humanos, com expressão mais abundante no segmento intermediário S2 (ver Fig. 25-1). Com base na reação em cadeia da polimerase quantitativa, OAT1 é expresso em um terço do nível de OAT3. O OAT1 efetua o transporte saturável de ânions orgânicos como o PAH. Esse transporte é transestimulado por outros ânions orgânicos, inclusive α-KG. Por conseguinte, a diferença de potencial negativo no interior impulsiona o efluxo do dicarboxilato α-KG, que, por sua vez, sustenta o influxo de monocarboxilatos como o PAH. Os esteroides sexuais regulam a expressão do OAT1 nos rins. Em geral, o OAT1 transporta ânions orgânicos de baixo peso molecular, sejam endógenos (p. ex., PGE_2 e urato) ou exógenos (fármacos e toxinas ingeridos). Alguns compostos neutros também são transportados pelo OAT1, porém com menor afinidade (p. ex., *cimetidina*).

OAT2 (SLC22A7) O OAT2 está presente nos rins e no fígado; o OAT2 renal está localizado na membrana basolateral do túbulo proximal. Ele funciona como um transportador de nucleotídeos, principalmente nucleotídeos de guanina (p. ex., GMP cíclico), para os quais é um transportador facilitador bidirecional (Cropp et al., 2008). Estudos celulares indicaram que o OAT2 atue no influxo e no efluxo dos nucleotídeos de guanina. Ele transporta ânions orgânicos (p. ex., PAH e *metotrexato*) com afinidade baixa, PGE_2 com afinidade alta e alguns compostos com afinidade ainda menor (p. ex., *cimetidina*).

OAT3 (SLC22A8) O OAT3 humano limita-se à membrana basolateral do túbulo proximal. Essa proteína consiste em duas variantes, das quais uma transporta grande variedade de ânions orgânicos, inclusive PAH, sulfato de estrona e alguns fármacos (p. ex., *pravastatina*, *cimetidina*, *6-mercaptopurina* e *metotrexato*) (Srimaroeng et al., 2008). A variante maior não promove qualquer transporte. As especificidades do OAT3 e OAT1 sobrepõem-se, embora os parâmetros cinéticos sejam diferentes: o sulfato de estrona é transportado por ambos, mas pelo OAT3 com afinidade muito maior; o OAT1 transporta o antagonista do receptor H_2 *cimetidina* com grande afinidade.

OAT4 (SLC22A11) O OAT4 humano está expresso na placenta e nos rins (na membrana luminar do túbulo proximal). O transporte de ânions orgânicos pelo OAT4 pode ser estimulado por transgradientes de α-KG, sugerindo que ele possa estar envolvido na reabsorção de ânions orgânicos do lúmen para a célula tubular (ver Fig. 4-11). A especificidade do OAT4 inclui os compostos modelares sulfato de estrona e PAH, assim como *zidovudina*, *tetraciclina* e *metotrexato*. Coletivamente, esses estudos sugerem que o OAT4 possa não estar envolvido no fluxo secretor de ânions orgânicos, mas sim na sua reabsorção.

Outros transportadores de ânions O URAT1 (*SLC22A12*) é um transportador renal específico confinado à membrana apical do túbulo proximal. É responsável basicamente pela reabsorção de urato, mediando o transporte de urato eletroneutro, que pode ser transestimulado pelos gradientes de Cl^-. A NPT1, ou transportador 1 de transporte de fosfato dependente do Na^+ (*SLC17A1*), está expressa na membrana luminar do túbulo proximal e também no cérebro. A NPT1 transporta PAH, *probenecida* e *penicilina G*. Ela parece estar envolvida no efluxo de ânions orgânicos da célula para o lúmen e interage com o ácido úrico. A Figura 42-2 descreve o transporte renal de urato.

A MRP2 (*ABCC2*) é considerada um transportador primário envolvido no efluxo de muitos fármacos conjugados (p. ex., conjugados de GSH) através da membrana canalicular do hepatócito. Todavia, também é encontrada na membrana apical do túbulo proximal, onde se acredita que possa desempenhar um papel no efluxo de ânions orgânicos para o lúmen tubular. Em geral, a MRP2 transporta compostos maiores e mais volumosos que a maioria dos OAT da família SLC22. A MRP4 (*ABCC4*) localizada na membrana apical do túbulo proximal transporta grande variedade de ânions conjugados, inclusive glicuronídeos e conjugados de GSH. A MRP4 parece interagir com *metotrexato*, análogos nucleotídeos cíclicos e análogos nucleosídeos antivirais. A BCRP (ABCG2) está localizada na membrana apical do túbulo proximal e no duodeno e está envolvida na secreção de ácido úrico e na secreção dos IXO *alopurinol* e *oxipurinol*.

Polimorfismos do OAT1 e OAT3 foram identificados em subgrupos populacionais étnicos humanos (ver https://www.pharmgkb.org). Em especial, os polimorfismos do ABCG2 foram associados à resposta atenuada ao *alopurinol* e ao *oxipurinol*.

Transportadores e farmacodinâmica: ação dos fármacos no cérebro

As aminas biogênicas neurotransmissoras são acondicionadas em vesículas nos neurônios pré-sinápticos, secretadas na sinapse por fusão das vesículas com a membrana plasmática e, em seguida, recolhidas pelos neurônios pré-sinápticos ou pelas células pós-sinápticas (ver Caps. 10 e 16). Os transportadores da membrana plasmática envolvidos na recaptação neuronal dos neurotransmissores e na regulação de seus níveis na fenda sináptica pertencem a duas grandes superfamílias: SLC1 e SLC6. Transportadores dessas duas famílias desempenham funções importantes na recaptação de GABA, glutamato e monoaminas neurotransmissoras como NE, 5-HT e DA. Esses transportadores podem atuar como alvos farmacológicos dos fármacos neuropsiquiátricos. Os membros da família SLC6 localizados no cérebro e envolvidos na recaptação dos neurotransmissores para dentro dos neurônios pré-sinápticos são NET (*SLC6A2*), DAT (*SLC6A3*), SERT (*SLC6A4*) e vários GAT (GAT1, GAT2 e GAT3). Todos esses transportadores parecem ter 12 regiões TM e uma alça extracelular grande com locais de glicosilação entre TM3 e TM4.

Os membros da família SLC6 são transportadores ativos secundários e dependem do gradiente de Na^+ para transportar seus substratos para dentro das células. Além disso, é necessária a presença de Cl^-, embora isso varie na dependência do membro da família. Por meio dos mecanismos de recaptação, os transportadores de neurotransmissores da família SLC6A regulam as concentrações e os tempos de permanência dos neurotransmissores na fenda sináptica. A extensão da captação do transmissor também influencia o armazenamento vesicular subsequente dos transmissores, que ocorre por meio de transportadores das famílias SLC17 (glutamato vesicular) e SLC18 (monoamina vesicular). Muitos dos transportadores das famílias SLC6, SLC17 e SLC18 estão presentes em outros tecidos (p. ex., intestino, rim e plaquetas) e podem desempenhar outras funções. Além disso, os transportadores podem atuar na direção inversa, isto é, podem exportar neurotransmissores por meio de um processo independente de Na^{2+}.

Captação de GABA: GAT1 (*SLC6A1*), GAT3 (*SLC6A11*), GAT2 (*SLC6A13*) e BGT1 (*SLC6A12*)

GAT1 é o transportador de GABA mais importante do cérebro, é expresso nos neurônios GABAérgicos e está presente principalmente nos neurônios pré-sinápticos. O GAT1 é abundante no neocórtex, cerebelo, gânglios basais, tronco encefálico, medula espinal, retina e bulbo olfatório. O GAT3 é encontrado apenas no cérebro, principalmente nas células gliais. O GAT2 está presente nos tecidos periféricos, incluindo rim e fígado, bem como no SNC, no plexo corióideo e nas meninges. Sob o ponto de vista fisiológico, o GAT1 parece ser responsável pela regulação da interação do GABA com seus receptores. A presença do GAT2 no plexo corióideo e sua ausência nos neurônios pré-sinápticos sugerem que esse transportador possa desempenhar um papel predominante na manutenção da homeostasia do GABA no líquido cerebrospinal (LCS). O GAT1 é o alvo do anticonvulsivante *tiagabina* (um derivado do ácido nipecótico), que provavelmente atua prolongando o tempo de permanência do GABA na fenda sináptica dos neurônios GABAérgicos por inibição da recaptação desse neurotransmissor. Um quarto GAT (BGT1) é encontrado nas regiões extrassinápticas do hipocampo e córtex (Madsen et al., 2011).

Captação de catecolaminas: NET (*SLC6A2*)

O NET é encontrado nos tecidos nervosos central e periférico e também nos tecidos cromafínicos das suprarrenais. Esse transportador está localizado nas mesmas áreas dos marcadores neuronais e isso é compatível com sua atuação na recaptação das monoaminas neurotransmissoras. O NET realiza a recaptação de NE (e DA) para dentro dos neurônios e, desse modo, limita o tempo de permanência sináptica da NE e interrompe suas ações, preservando o neurotransmissor para recondicionamento subsequente. O NET atua como um alvo farmacológico do antidepressivo *desipramina*, outros antidepressivos tricíclicos e cocaína. NET também é um alvo para antidepressivos inibidores da recaptação de serotonina-norepinefrina (p. ex., *duloxetina* e *venlafaxina*), que também têm SERT como alvo (*SLC6A4*). A intolerância ortostática – um distúrbio familiar raro caracterizado por respostas anormais da pressão arterial e da frequência cardíaca às mudanças de postura – foi associada a uma mutação do NET.

Captação de dopamina: DAT (*SLC6A3*)

O DAT está localizado principalmente nos neurônios dopaminérgicos do cérebro. A função principal do DAT é recaptar DA, de forma a interromper suas ações. Apesar de estar presente nos neurônios pré-sinápticos na junção neurossináptica, o DAT também é encontrado em quantidades abundantes ao longo dos neurônios distantes da fenda sináptica. Fisiologicamente, o DAT está envolvido nas funções atribuídas ao sistema dopaminérgico, inclusive humor, comportamento, recompensa e cognição. Os fármacos que interagem com DAT são a cocaína e seus análogos, anfetaminas e a neurotoxina MPTP (metilfeniltetra-hidropiridina).

Captação de serotonina: SERT (*SLC6A4*)

O SERT é responsável pela recaptação e depuração da 5-HT no cérebro. A exemplo dos outros membros da família SLC6A, o SERT transporta seus substratos por um processo que depende do Na^+ e do Cl^- e, possivelmente, do contratransporte de K^+. Os substratos do SERT são 5-HT, vários derivados da triptamina e neurotoxinas, como o MDMA (3,4-metilenodioximetanfetamina, *ecstasy*) e *fenfluramina*. O SERT é o alvo específico dos antidepressivos do tipo ISRS (p. ex., *fluoxetina* e *paroxetina*) e um de vários alvos dos antidepressivos tricíclicos (p. ex., *amitriptilina*). Variantes genéticas do SERT foram associadas a um conjunto de transtornos comportamentais e distúrbios neurológicos. O mecanismo exato pelo qual a redução da atividade do SERT, causada por uma variante genética ou por um antidepressivo, afeta em última análise o comportamento (inclusive a depressão) ainda é desconhecido.

Transportadores e farmacodinâmica: ação farmacológica de antidiabéticos

A glicose requer transportadores para atravessar as membranas plasmáticas. Os mecanismos homeostáticos da glicose são controlados principalmente por transportadores de glicose nas famílias SLC2 (família de transportadores GLUT facilitados) e SLC5 (família de cotransportadores de glicose e sódio). Dentro da família SLC, o SLC5A1, comumente conhecido como SGLT1, é expresso no intestino, onde medeia a absorção de glicose, e no rim, onde participa da reabsorção. O SGLT2 (SLC5A2) é expresso principalmente no túbulo renal proximal, onde desempenha um papel quase exclusivo na reabsorção de glicose. De fato, pacientes com mutações genéticas em SLC5A2 apresentam glicosúria profunda, enquanto aqueles com mutações em SLC5A1 apresentam apenas glicosúria leve. Essas observações estimularam o desenvolvimento de inibidores de SGLT2, as gliflozinas, no tratamento do diabetes tipo 2. Através de SGLT2, as gliflozinas inibem a reabsorção de glicose no rim, levando à redução dos níveis sanguíneos sistêmicos de glicose em pacientes com diabetes tipo 2. Esse efeito de inibição é particularmente benéfico em pacientes com diabetes tipo 2, nos quais a expressão de SGLT2 no rim e a reabsorção de glicose filtrada estão aumentadas. Embora os mecanismos não sejam completamente compreendidos, a inibição da reabsorção de glicose e, consequentemente, do metabolismo renal da glicose parece contribuir para os benefícios auxiliares das gliflozinas na nefropatia diabética. Os inibidores de SGLT2 também estão encontrando utilidade no tratamento da insuficiência cardíaca com fração de ejeção reduzida (ver Cap. 33).

Barreira hematencefálica: uma visão farmacológica

O SNC é bem protegido dos neurotransmissores circulantes, bem suprido com os nutrientes e íons necessários e capaz de excluir algumas toxinas, bactérias e xenobióticos. Esse conjunto detalhado de condições favoráveis é alcançado por uma barreira conhecida como BHE. O Capítulo 17 descreve a BHE em detalhes consideráveis. Segue uma breve introdução à BHE do ponto de vista do transporte de membrana.

A BHE resulta das propriedades especializadas da microvasculatura do SNC, que consiste em células endoteliais, que limitam a permeabilidade, e várias células neurais e imunes (Profaci et al., 2020). Funcionalmente, a BHE é parcialmente física, em parte uma consequência da permeabilidade seletiva (exportação de moléculas indesejáveis e importação de moléculas necessárias) e parcialmente uma consequência da destruição enzimática de alguns compostos permeáveis por ação das enzimas da barreira. Existem algumas regiões neurossensoriais e neurossecretórias do cérebro que não possuem essa barreira: hipófise posterior, eminência mediana, área postrema, órgão subfornical, órgão subcomissural e lâmina terminal.

A *parte física* da BHE origina-se da estrutura singular do endotélio capilar do cérebro e plexo corióideo. Ao contrário das células endoteliais da microcirculação periférica, que contêm espaços entre elas, que permitem a passagem de água e moléculas pequenas para o espaço intersticial, as células endoteliais da BHE têm junções compactas que limitam o fluxo paracelular e geralmente apresentam taxas muito baixas de transporte vesicular (transcitose), em comparação ao endotélio periférico. Além disso, a superfície luminal do endotélio do SNC é coberta por um glicocálice, que é mais denso que o glicocálice da microvasculatura periférica. Este glicocálice impede que grandes moléculas interajam com a própria célula endotelial. Além disso, a superfície abluminal é envolta por uma membrana basal, pericitos e os processos pseudópodes da astróglia. Moléculas e gases lipofílicos como O_2 e CO_2 podem atravessar facilmente essas camadas do sangue para o cérebro. As moléculas hidrofílicas (nutrientes, íons, moléculas polares, alguns fármacos) não conseguem atravessar as diversas membranas da barreira por difusão em taxas suficientes.

Desse modo, o sistema depende da *permeabilidade seletiva*. Por exemplo, certos transportadores das duas principais superfamílias, ABC e SLC, são enriquecidos nas células endoteliais da BHE (Profaci et al., 2020). Os transportadores ABC expressos em abundância na membrana luminal incluem ABCB1 (MDR1) e ABCG2 (BCRP). Esses transportadores (ver Tab. 4-4) estão envolvidos no efluxo de numerosas moléculas pequenas e moléculas endógenas, como esteroides, expulsando seus substratos através da membrana luminal das células endoteliais dos capilares cerebrais para o sangue, limitando, assim, a penetração no encéfalo. Muitos transportadores da superfamília SLC estão envolvidos no fluxo de nutrientes, garantindo que o encéfalo receba nutrientes como glicose (SLC2A1/GLUT1), aminoácidos (SLC7A1 e SLC7A5/LAT1) e ácido fólico (SLC19A1, RFC). Os resíduos metabólicos também atravessam a BHE por meio de transportadores da família SLC16 (SLC16A1 e SLC16A2). Membros da família SLC22, incluindo transportadores de ânions orgânicos (SLC22A6 [OAT1] e SLC22A8 [OAT3]) e transportadores de cátions orgânicos (SLC22A1 [OCT1] e SLC22A3 [OCT3]) são expressos nas células endoteliais. Existem sistemas de transporte mediados por receptores para ferritina e insulina e há um nível baixo de transcitose (circulação vesicular dependente de caveolina). Assim, a permeabilidade seletiva da BHE, conferida por meio de seu complemento de transportadores, permite que os compostos fisiológicos necessários entrem no encéfalo, limitando a entrada de vários xenobióticos, incluindo muitos fármacos.

Há uma *barreira metabólica* para alguns compostos. Por exemplo, as catecolaminas circulantes são inativadas pela MAO das células endoteliais e pela MAO endotelial, enquanto a dopa-descarboxilase (descarboxilase dos aminoácidos aromáticos; ver Cap. 10) metaboliza L-dopa em 3,4-di-hidroxifenilacetato (daí a necessidade de incluir um inibidor de dopa-descarboxilase quando se administra L-dopa para tratar doença de Parkinson). A barreira enzimática metabólica da γ-glutamil-transpeptidase cliva LTC_4, o mediador dos leucotrienos produzido pela via da 5-lipoxigenase (ver Cap. 41) e outros adutos de glutationa.

E quanto às moléculas dos fármacos? Quando elas entram na circulação sistêmica, seu fornecimento à região do cérebro em geral não é problema: o encéfalo recebe cerca de 15% do débito cardíaco (ver Tab. 2-2). E como atravessar a BHE? Os fármacos pequenos podem difundir-se através da BHE em função de sua lipossolubilidade (coeficiente de partição óleo/água). Desse modo, os anestésicos como óxido nitroso e *tiopental* atravessam rapidamente a BHE. Alguns fármacos podem ser semelhantes aos substratos transportados para dentro do cérebro (p. ex., aminoácidos, nucleosídeos) e, desse modo, conseguem entrar. O LAT1 (SLC7A5) está envolvido no influxo de vários fármacos pela BHE, inclusive L-dopa e *gabapentina*. O OAT1 e o OAT3, que geralmente desempenham um papel importante no efluxo dos fármacos do LCS, mediam a captação de compostos orgânicos, como antibióticos β-lactâmicos, estatinas e antagonistas do receptor H_2. Fármacos polares grandes, por outro lado, geralmente não penetram tão facilmente no cérebro. As proteínas transportadoras, especialmente MDR1, BCRP e MRP4, expulsam ativamente alguns fármacos; evidentemente, o reconhecimento desses transportadores é uma desvantagem importante para um fármaco usado para tratar doenças do SNC. Além disso, há pesquisas em andamento sugerindo que os níveis de expressão de MDR1 e BCRP na BHE podem ser modulados em doenças neurológicas, o que pode representar um importante mecanismo patológico para certas doenças neurodegenerativas.

Existem métodos de permeação em desenvolvimento, que consistem em grande parte em desenvolvimentos emergentes em nanotecnologia: nanopartículas e lipossomos contendo fármacos; fármacos acrescentados à ferritina; e o desenvolvimento de preparações farmacêuticas com lipossolubilidade apropriada. Estudos básicos de biomedicina têm ampliado nosso entendimento quanto ao papel dos receptores nucleares e das enzimas na regulação dos transportadores farmacológicos na BHE, e no entendimento do desenvolvimento da BHE e a interação de seus componentes celulares e subcelulares para manter a função de barreira (Profaci et al., 2020). Kim e Bynoe (2016) relataram que a ativação do receptor de adenosina A_{2A}, em um modelo *in vitro* de barreira endotelial cerebral humana, diminuiu reversivelmente a expressão de Pgp (MDR1), sugerindo que os agonistas do receptor de adenosina A_{2A} podem ser úteis na modulação da permeabilidade da BHE. Esses estudos e essas técnicas podem permitir progressos no sentido de colocar o controle da permeabilidade da BHE nas mãos dos médicos. O Capítulo 17 revisa o desenvolvimento de estratégias para permitir a entrada controlada de medicamentos no SNC.

Conceito de depuração estendida e modelo farmacocinético de base fisiológica

Com base no conceito de depuração estendida, a depuração hepática consiste em alguns processos intrínsecos como captação hepática (PS_1), fluxo retrógrado dos hepatócitos para o sangue (PS_2), metabolismo hepático (CL_{met}) e sequestração biliar (PS_3) (Fig. 4-12) (Shitara et al., 2006, 2013).

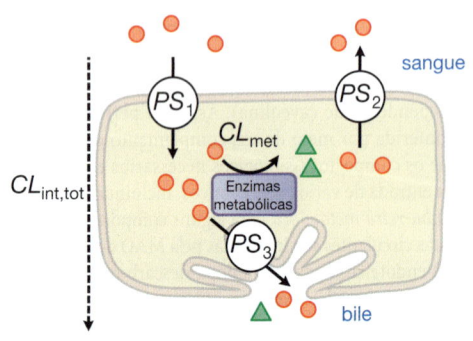

Figura 4-12 *Conceito de depuração estendida: captação hepática, fluxo retrógrado para o sangue, metabolismo e efluxo para dentro da bile. Os círculos vermelhos representam os fármacos originais; os triângulos verdes representam os metabólitos dos fármacos.*

A depuração intrínseca hepática total ($CL_{int,tot}$) é expressa pela equação:

$$CL_{int,tot} = PS_1 \cdot \frac{CL_{met} + PS_3}{PS_2 + CL_{met} + PS_3} \quad \text{(Equação 4-6)}$$

Quando a soma da depuração intrínseca do metabolismo e da sequestração biliar é muito maior que a depuração por fluxo retrógrado [$PS_2 \ll [CL_{met} + PS_3]$], a $CL_{int,tot}$ aproxima-se de PS_1 e a captação é um processo determinante da taxa de depuração intrínseca hepática total. Em geral, alguns substratos dos transportadores são excretados de maneira eficiente na bile ou extensivamente metabolizados, em vez de serem devolvidos à circulação sanguínea, de forma que suas depurações por captação comumente determinam sua depuração hepática intrínseca total. Supondo que um fármaco administrado por via oral seja completamente absorvido pelo intestino delgado e depurado predominantemente pelo fígado, sua AUC sanguínea baseada no modelo bem ajustado pode ser descrita da seguinte forma:

$$AUC_{sangue} = \frac{Dose}{f_B \cdot CL_{int,tot}} = \frac{Dose}{f_B \cdot PS_1 \cdot \frac{CL_{met} + PS_3}{PS_2 + CL_{met} + PS_3}} \quad \text{(Equação 4-7)}$$

onde f_B representa a fração livre no sangue.

A $AUC_{fígado}$ é descrita como (Shitara et al., 2013)

$$AUC_{fígado} = \frac{PS_1}{PS_2 + CL_{met} + PS_3} \cdot AUC_{sangue}$$

$$= \frac{PS_1}{PS_2 + CL_{met} + PS_3} \cdot \frac{Dose}{f_B \cdot PS_1 \cdot \frac{CL_{met} + PS_3}{PS_2 + CL_{met} + PS_3}} \quad \text{(Equação 4-8)}$$

$$= \frac{Dose}{f_B \cdot (CL_{met} + PS_3)}$$

As equações 4-6 a 4-8 sugerem que, quando a depuração por captação (PS_1) diminui, a AUC_{sangue} aumenta em proporção inversa à PS_1, enquanto a $AUC_{fígado}$ não é afetada. Por outro lado, quando a captação do fármaco é um processo determinante da taxa de depuração intrínseca hepática total, a redução da função do metabolismo ou da sequestração biliar aumenta a $AUC_{fígado}$, mas não a AUC_{sangue}. Portanto, quando os alvos moleculares do efeito farmacológico e do efeito adverso induzido pelos fármacos estão localizados fora e dentro dos hepatócitos, respectivamente (como é o caso das estatinas), a redução da depuração por captação hepática dos fármacos em razão das interações medicamentosas ou do polimorfismo genético dos transportadores afeta principalmente o efeito adverso, mas não tanto o efeito farmacológico.

De forma a simular o impacto das variações das atividades dos transportadores na exposição sistêmica e hepática a uma estatina, que é eliminada basicamente pelo OATP1B1 e MRP2, pesquisadores utilizaram um modelo PBPK (Jamei et al., 2014; Watanabe et al., 2009).

Com um modelo PBPK, os compartimentos que representam tecidos reais estão conectados pelo fluxo sanguíneo para prever a evolução temporal da disposição do fármaco no corpo. Um modelo PBPK permite uma compreensão clara dos fatores que controlam a exposição sistêmica e a distribuição dos fármacos e simula o impacto das variações dos parâmetros fisiológicos ou dependentes do fármaco na disposição do composto terapêutico. As análises de sensibilidade baseadas no modelo PBPK indicam que a variação das atividades do OATP1B1 tenha impacto mínimo na eficácia terapêutica, mas impacto significativo no perfil de efeito adverso (miopatia) da *pravastatina*; o contrário é verdade quanto às variações das atividades da MRP2/BCRP: impacto expressivo na eficácia, impacto pequeno no efeito adverso (Watanabe et al., 2009) (Fig. 4-13). Essas características foram demonstradas com algumas estatinas (p. ex., *sinvastatina* e *rosuvastatina*): a variação farmacogenômica da atividade do OATP1B1 está associada ao risco de reações adversas, enquanto a variação dos mecanismos de excreção biliar e absorção intestinal causam variações da resposta terapêutica (Chasman et al., 2012; SEARCH Collaborative Group, 2008).

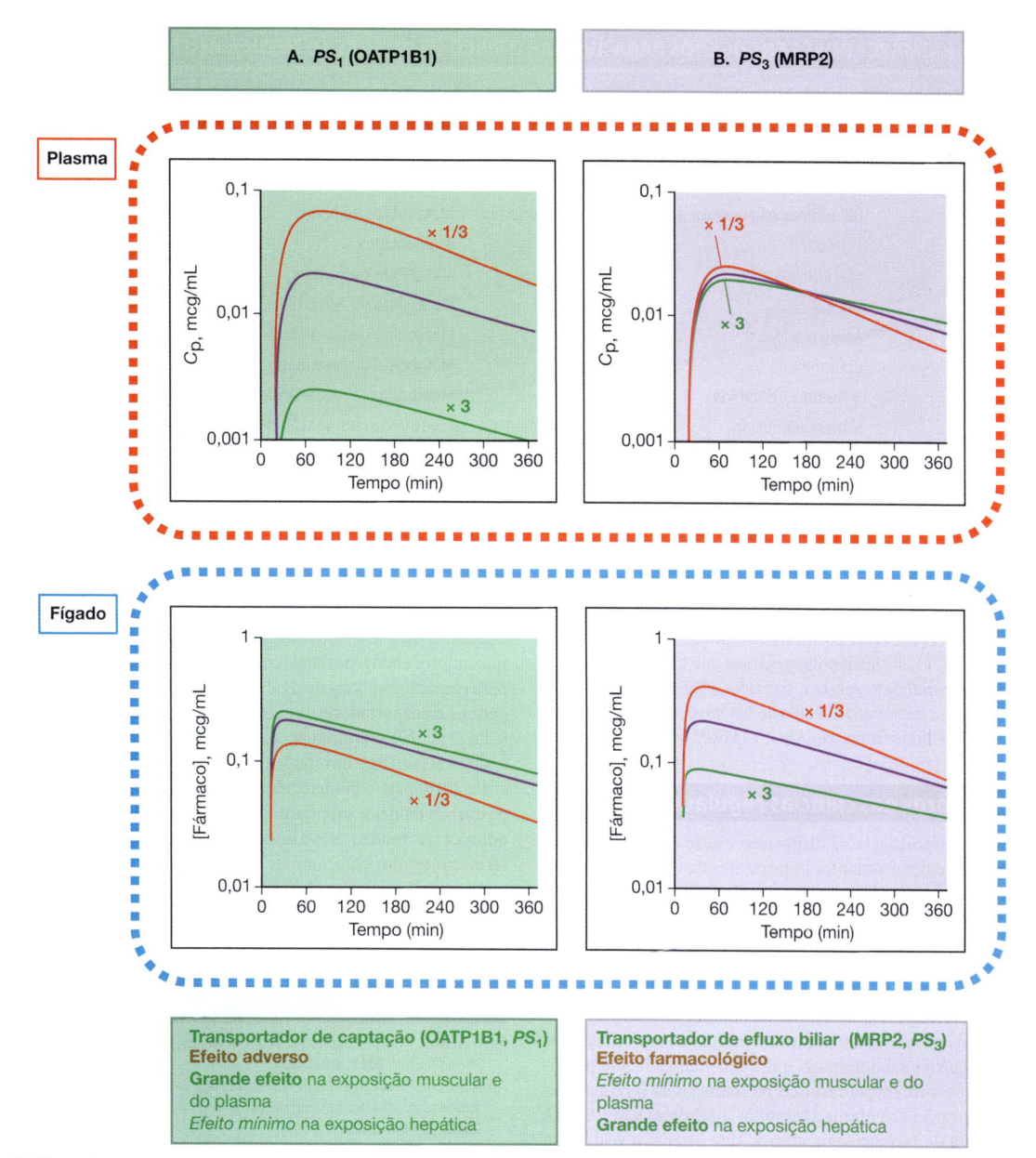

Figura 4-13 *Análise de sensibilidade do efeito das alterações funcionais da depuração por captação hepática (PS_1) (A) e depuração por excreção biliar (PS_3) (B) nas concentrações plasmática e hepática de pravastatina (Watanabe et al., 2009).* Essas análises de sensibilidade foram realizadas com base no modelo PBPK, que conectava cinco compartimentos hepáticos sequenciais pelo fluxo sanguíneo, de forma que esse modelo pode ser usado para fármacos que apresentam depuração alta mediada por transportadores. As concentrações hepática e plasmática depois da administração oral (40 mg) foram simuladas com várias atividades dos transportadores hepáticos em uma faixa de 1/3 a 3 vezes os valores iniciais.

Variação genética nos transportadores de membrana: implicações na resposta clínica aos fármacos

Existem anomalias hereditárias dos transportadores SLC (ver Tab. 4-2) e ABC (ver Tab. 4-3) que levam a doenças. No entanto, polimorfismos genéticos mais comuns em transportadores de membrana desempenham papéis na resposta a fármacos estão gerando novas percepções sobre farmacogenética e farmacologia (ver Cap. 7).

Estudos clínicos revelam que polimorfismos em três transportadores, *ABCG2* (BCRP), *SLCO1B1* (OATP1B1) e *SLC22A1* (OCT1), contribuem para a variação interindividual na resposta a muitos fármacos e devem ser considerados no desenvolvimento de medicamentos (Yee et al., 2018). Por exemplo, um polimorfismo *missense* comum (rs2231142), p.Gln141Lys em BCRP, está associado ao aumento da resposta à *rosuvastatina*. BCRP prevê efluxo intestinal de *rosuvastatina*. O polimorfismo p.Gln141Lys resulta em função reduzida de BCRP e, portanto, efluxo intestinal reduzido de *rosuvastatina* e um aumento concomitante na biodisponibilidade do fármaco. O polimorfismo BCRP também foi associado a uma resposta ruim ao *alopurinol* em vários estudos de associação ao genoma, embora os mecanismos para a associação não sejam claros. Um polimorfismo missense comum (rs4149056) em OATP1B1, p.Val174Ala, está associado a níveis sanguíneos elevados de estatinas e às toxicidades musculares resultantes das estatinas (consulte o Cap. 37) e à variação interindividual na farmacocinética do *metotrexato* e do *ticagrelor* (Yee et al., 2018). Uma miríade de estudos indica que múltiplas variantes genéticas *missense* em transportadores da família SLC22A estão associadas à variação interindividual na depuração e resposta a vários fármacos. Por exemplo, existem associações significativas entre variantes sem sentido do SLC22A1 (variantes de função reduzida) e níveis

TABELA 4-5 ■ BIOMARCADORES ENDÓGENOS PARA AVALIAR O RISCO DE INTERAÇÃO MEDICAMENTOSA

TRANSPORTADOR-ALVO	COMPOSTO	FORMAÇÃO	PARÂMETRO FC
OATP1B1/OATP1B3	CP-I/III	Subproduto da biossíntese do heme	$C_{máx}$ ou AUC
	GCDCA-S, GCDCA-G, CDCA-24G	Metabólitos de ácidos biliares	$C_{máx}$ ou AUC
	HDA e TDA	Metabólitos de ácidos graxos	$C_{máx}$ ou AUC
	Biliuribinas não conjugadas/bilirrubinas conjugadas[a]	Metabólitos do heme	$C_{máx}$ ou AUC
OAT1/OAT3	Taurina	Aminoácidos	CL_R
	6β-Hidroxicortisol	Metabólito do cortisol	AUC, CL_R
	GCDCA-S	Metabólito do ácido biliar	CL_R
	Ácido piridóxico	Metabólito da vitamina B_6	AUC, CL_R
OCT2/MATE	Creatinina	Metabólito da creatinina	AUC, CL_R
	N-metilnicotinamida	Metabólito da nicotinamida	CL_R
	N-metiladenosina	Produto de degradação de tRNA, rRNA e snRNA	CL_R

FC, farmacocinética; CL_R, depuração renal; $C_{máx}$, concentração máxima; CP, coproporfirina; HDA, hexadecanodioato; TDA, tetradecanodioato; GCDCA-S, glicoquenodesoxicolato--3-sulfato, um substrato endógeno substituto para OATP1B1.
[a]Quantificada como bilirrubina total e direta nos estudos clínicos.
Fontes: Chu et al., 2018; Miyake et al., 2021; Rodrigues et al., 2018.

sistêmicos do fármaco antidiabético *metformina*, do fármaco antienxaqueca *sumatriptana*, do analgésico opiáceo *morfina* e do fármaco antinaúsea ondansetrona (Yee et al., 2018). Os transportadores, além de OATP1B1, ABCG2 e OCT1, abrigam polimorfismos que foram associados à variação *interindividual* na resposta a fármacos (Rungtivasuwan et al., 2015). Por exemplo, a disposição alterada do *tenofovir*, um agente antiviral, foi associada a polimorfismos em ABCC2 (MRP2) e ABCC4 (MRP4).

Transportadores nas ciências reguladoras

Em razão de sua importância na disposição e ação dos fármacos, os transportadores são determinantes importantes da variação dos efeitos terapêuticos e das reações adversas aos fármacos. Por essa razão, os transportadores podem mediar interações medicamentosas, que acarretam problemas de segurança farmacêutica. Um exemplo notável é a interação entre *genfibrozila* e *cerivastatina*. O glicuronídeo de genfibrozila formado nos hepatócitos reduz a captação e o metabolismo hepático da *cerivastatina*; o resultado é uma C_p alta desse último fármaco. Os níveis altos da estatina causam miopatias específicas desses fármacos, inclusive rabdomiólise, que é um efeito adverso potencialmente fatal. Essa interação resultou na remoção da *cerivastatina* do mercado, em razão dos óbitos atribuídos à rabdomiólise. A FDA publicou um guia de farmacologia clínica, que orienta a realização de estudos sobre interações medicamentosas durante o desenvolvimento de fármacos (FDA, 2020). Esse guia fornece informações sobre como usar os dados *in vitro* nos estudos com transportadores para tomar decisões quanto a necessidade ou não de realizar um estudo sobre interação farmacológica clínica. Por exemplo, quando uma NEM inibe o transporte *in vitro* de um substrato padronizado do OCT2 e da MATE1 em concentrações (livres) clinicamente relevantes, o guia recomenda que o patrocinador considere a realização de um estudo de interação farmacológica clínica para determinar se a NEM inibe a depuração renal de um substrato do OCT2 e da MATE 1 (p. ex., metformina) *in vivo* (Nishiyama et al., 2019). Por outro lado, se o NEM não inibir o transporte mediado por OCT2 nem MATE1 em ensaios *in vitro* em concentrações terapêuticas, a orientação não recomenda um estudo clínico. Embora apenas alguns transportadores (OATP1B1, OATP1B3, Pgp, BCRP, OCT2, MATE1, OAT1 e OAT3) estejam incluídos no guia da FDA, um número crescente de estudos tem sido realizado para identificar e caracterizar os transportadores que medeiam interações medicamentosas clínicas.

Vários biomarcadores endógenos têm sido identificados como sondas *in vivo* para vários transportadores hepáticos e renais de fármacos. Os dados clínicos disponíveis indicam a utilidade de biomarcadores endógenos em ensaios de fase I para facilitar a fenotipagem do indivíduo e a avaliação da interação medicamentosa (Tab. 4-5) (Chu et al., 2018; Rodrigues et al., 2018). O uso de tais biomarcadores endógenos oferece benefícios no planejamento a jusante de estudos clínicos. Os dois biomarcadores endógenos mais comumente usados são a coproporfirina-I, para captação hepática mediada por OATP1B, e a *N*-metilnicotinamida, para os transportadores renais de captação e excreção (OCT2/MATE) (Chu et al., 2018; Rodrigues et al., 2018). Um modelo PBPK útil (Yoshikado et al., 2018) e um modelo farmacocinético populacional (Barnett et al., 2018) para o biomarcador OATP1B (coproporfirina-I) foram propostos. Os modelos suportam a tradução do efeito de uma nova entidade química nas mudanças no nível plasmático de coproporfirina-I para os fármacos usados clinicamente (p. ex., estatinas). Assim, a modelagem pode complementar as abordagens existentes de avaliação de risco de interação medicamentosa mediada por OATP1B com base nas diretrizes da agência reguladora.

Referências

Aceti A, et al. Pharmacogenetics as a tool to tailor antiretroviral therapy: a review. *World J Virol*, **2015**, *4*:198–208.

Amacher DE. The regulation of human hepatic drug transporter expression by activation of xenobiotic-sensing nuclear receptors. *Expert Opin Drug Metab Toxicol*, **2016**, *12*:1463–1477.

Arana MR, Altenberg GA. ATP-binding cassette exporters: structure and mechanisms with a focus on P-glycoprotein and MRP1. *Curr Med Chem*, **2019**, *26*:1062–1078.

Barnett S, et al. Gaining mechanistic insight into coproporphyrin I as endogenous biomarker for OATP1B-mediated drug–drug interactions using population pharmacokinetic modeling and simulation. *Clin Pharmacol Ther*, **2018**, *104*:564–574.

Chasman DI, et al. Genetic determinants of statin-induced low-density lipoprotein cholesterol reduction: the Justification for the Use of Statins in Prevention: an Intervention Trial Evaluating Rosuvastatin (JUPITER) trial. *Circ Cardiovasc Genet*, **2012**, *5*:257–264.

Chu X, et al. Clinical probes and endogenous biomarkers as substrates for transporter drug-drug interaction evaluation: perspectives from the International Transporter Consortium. *Clin Pharmacol Ther*, **2018**, *104*:836–864.

Cropp CD, et al. Organic anion transporter 2 (SLC22A7) is a facilitative transporter of cGMP. *Mol Pharmacol*, **2008**, *73*:1151–1158.

DeCorter MK, et al. Drug transporters in drug efficacy and toxicity. *Ann Rev Pharmacol Toxicol*, **2012**, *52*:249–273.

Dykens JA, et al. Biguanide-induced mitochondrial dysfunction yields increased lactate production and cytotoxicity of aerobically-poised HepG2 cells and human hepatocytes in vitro. *Toxicol Appl Pharmacol*, **2008**, *233*:203–210.

FDA. Clinical Drug Interaction Studies: Cytochrome P450 enzyme- and transporter--mediated drug interactions guidance for industry U.S. Department of Health and Human Services Food and Drug Administration Center for Drug Evaluation and Research (CDER). Clinical Pharmacology. **2020**. Available at: https://www.fda.gov/media/134581/download. Accessed May 25, 2021.

Garibsingh R-A, Schlessinger A. Advances and challenges in rational drug design for SLCs. *Trends Pharmacol Sci*, **2019**, *40*:790–899.

Gramegna A, et al. From ivacaftor to triple combination: a systematic review of efficacy and safety of CFTR modulators in people with cystic fibrosis. *Int J Mol Sci*, **2020**, *21*:5882.

Guo GL, Zhou H-P. Bile acids and nuclear receptors in the digestive system and therapy. *Acta Pharm Sin B*, **2015**, *5*:89–168.

Harrach S, Ciarimboli G. Role of transporters in the distribution of platinum-based drugs. *Front Pharmacol*, **2015**, *6*:85.

Hediger MA, et al. The ABCs of membrane transporters in health and disease (SLC series): introduction. *Mol Aspects Med*, **2013**, *34*:95–107.

Heerspink HJL, et al. Dapagliflozin in patients with chronic kidney disease. *N Engl J Med*, **2020**, *383*:1436–1446.

Hirota T, et al. Epigenetic regulation of drug transporter expression in human tissues. *Expert Opin Drug Metab Toxicol*, **2017**, *13*:19–30.

Hong J, et al. Review of clinically relevant drug interactions with next generation hepatitis C direct-acting antiviral agents. *J Clin Transl Hepatol*, **2020**, *8*:322–335.

Horikawa M, et al. The potential for an interaction between MRP2 (ABCC2) and various therapeutic agents: probenecid as a candidate inhibitor of the biliary excretion of irinotecan metabolites. *Drug Metab Pharmacokinet*, **2002**, *17*:23–33.

Isacoff EY, et al. Conduits of life's spark: a perspective on ion channel research since the birth of neuron. *Neuron*, **2013**, *80*:658–674.

Ishiguro N, et al. Predominant contribution of OATP1B3 to the hepatic uptake of telmisartan, an angiotensin II receptor antagonist, in humans. *Drug Metab Dispos*, **2006**, *34*:1109–1115.

Jamei M, et al. A mechanistic framework for in vitro–in vivo extrapolation of liver membrane transporters: prediction of drug–drug interaction between rosuvastatin and cyclosporine. *Clin Pharmacokinet*, **2014**, *53*:73–87.

Kim DG, Bynoe MS. A2A adenosine receptor regulates the human blood-brain barrier permeability. *J Clin Invest*, **2016**, *126*:1717–1733.

Lin L, et al. SLC transporters as therapeutic targets: emerging opportunities. *Nat Rev Drug Discov*, **2015**, *14*:543–560.

Lusvarghi S, et al. Multidrug transporters: recent insights from cryo-electron microscopy-derived atomic structures and animal models. *F1000Res*, **2020**, *9*:F1000 Faculty Rev-17.

Madsen KK, et al. Selective GABA transporter inhibitors tiagabine and EF1502 exhibit mechanistic differences in their ability to modulate the ataxia and anticonvulsant action of the extrasynaptic GABAA receptor agonist gaboxadol. *J Pharmacol Exp Therap*, **2011**, *338*:214–219.

Meyer zu Schwabedissen HE, et al. Function-impairing polymorphisms of the hepatic uptake transporter SLCO1B1 modify the therapeutic efficacy of statins in a population-based cohort. *Pharmacogenet Genomics*, **2015**, *25*:8–18.

Miyake T, et al. Identification of appropriate biomarker for risk assessment of multi-drug and toxin extrusion protein-mediated drug-drug interactions in healthy volunteers. *Clin Pharmacol Ther*, **2021**, *109*:507–516.

Nakata T, et al. Randomized, open-label, cross-over comparison of the effects of benzbromarone and febuxostat on endothelial function in patients with hyperuricemia, *Int Heart J*, **2020**, *61*:984–992.

Niemi M, et al. Polymorphic organic anion transporting polypeptide 1B1 is a major determinant of repaglinide pharmacokinetics. *Clin Pharmacol Ther*, **2005**, *77*:468–478.

Nigam S. What do drug transporters really do? *Nat Drug Discov*, **2015**, *14*:29–44.

Nishiyama K, et al. Physiologically-based pharmacokinetic modeling analysis for quantitative prediction of renal transporter-mediated interactions between Metformin and Cimetidine. *CPT Pharmacometrics Syst Pharmacol*, **2019**, *8*:396–406.

Park JE, et al. Improved prediction of the drug-drug interactions of pemafibrate caused by cyclosporine A and rifampicin via PBPK modeling: consideration of the albumin-mediated hepatic uptake of pemafibrate and inhibition constants with preincubation against OATP1B. *J Pharm Sci*, **2021**, *110*:517–528.

Pizzagalli MD, et al. A guide to plasma membrane solute carrier proteins. *FEBS J*, **2021**, *288*:2784–2835.

Profaci CP, et al. The blood-brain barrier in health and disease: important unanswered questions. *J Exp Med*, **2020**, *217*:e20190062.

Rodrigues AD, et al. Endogenous probes for drug transporters: balancing vision with reality. *Clin Pharmacol Ther*, **2018**, *106*:2345–2356.

Rungtivasuwan K, et al. Influence of ABCC2 and ABCC4 polymorphisms on tenofovir plasma concentrations in Thai HIV-infected patients. *Antimicrob Agents Chemother*, **2015**, *59*:3240–3245.

Sato M, et al. Physiologically based pharmacokinetic modeling of bosentan identifies the saturable hepatic uptake as a major contributor to its nonlinear pharmacokinetics. *Drug Metab Dispos*, **2018**, *46*:740–748.

SEARCH Collaborative Group. SLCO1B1 variants and statin-induced myopathy—a genomewide study. *N Engl J Med*, **2008**, *359*:789–799.

Seelig A. P-glycoprotein: one mechanism, many tasks and the consequences for pharmacotherapy of cancers. *Front Oncol*, **2020**, *10*:576559.

Shitara Y, et al. Clinical significance of organic anion transporting polypeptides (OATPs) in drug disposition: their roles in hepatic clearance and intestinal absorption. *Biopharm Drug Dispos*, **2013**, *34*:45–78.

Shitara Y, et al. Transporters as a determinant of drug clearance and tissue distribution. *Eur J Pharm Sci*, **2006**, *27*:425–446.

Smith RP, et al. Genome-wide discovery of drug-dependent human liver regulatory elements. *PLoS Genet*, **2014**, *10*:e1004648.

Snoeys J, et al. Mechanistic understanding of the nonlinear pharmacokinetics and intersubject variability of simeprevir: a PBPK-guided drug development approach. *Clin Pharmacol Ther*, **2016**, *99*:224–234.

Srimaroeng C, et al. Physiology, structure, and regulation of the cloned organic anion transporters. *Xenobiotica*, **2008**, *38*:889–935.

Tamai I. Pharmacological and pathophysiological roles of carnitine/organic cation transporters (OCTNs: SLC22A4, SLC22A5 and Slc22a21). *Biopharm Drug Dispos*, **2013**, *34*:29–44.

Thompson MJ, Baenziger JE. Ion channels as lipid sensors: from structures to mechanisms. *Nat Chem Biol*, **2020** *16*:1331–1342.

Toshimoto K, et al. Virtual clinical studies to examine the probability distribution of the AUC at target tissues using physiologically based pharmacokinetic modeling: application to analyses of the effect of genetic polymorphism of enzymes and transporters on irinotecan-induced side effects. *Pharm Res*, **2017**, *34*:1584–1600.

Urquhart BL, et al. Nuclear receptors and the regulation of drug-metabolizing enzymes and drug transporters: implications for interindividual variability in response to drugs. *J Clin Pharmacol*, **2007**, *47*:566–578.

Wang DS, et al. Involvement of organic cation transporter 1 in the lactic acidosis caused by metformin. *Mol Pharmacol*, **2003**, *63*:844–848.

Watanabe T, et al. Physiologically based pharmacokinetic modeling to predict transporter-mediated clearance and distribution of pravastatin in humans. *J Pharmacol Exp Ther*, **2009**, *328*:652–662.

Yee SW, et al. Deorphaning a solute carrier 22 family member, SLC22A15, through functional genomic studies. *FASEB J*, **2020**, *34*:15734–15752.

Yee SW, et al. Influence of transporter polymorphisms on drug disposition and response: a perspective from the International Transporter Consortium. *Clin Pharmacol Ther*, **2018**, *104*:803–817.

Yee SW, et al. Unraveling the functional role of the orphan solute carrier, SLC22A24 in the transport of steroid conjugates through metabolomic and genome-wide association studies. *PLoS Genet*, **2019**, *15*:e1008208.

Yoshikado T, et al. PBPK modeling of coproporphyrin I as an endogenous biomarker for drug interactions involving inhibition of hepatic OATP1B1 and OATP1B3. *CPT Pharmacometrics Syst Pharmacol*, **2018**, *7*:739–747.

Zhang S, et al. Organic cation transporters are determinants of oxaliplatin cytotoxicity. *Cancer Res*, **2006a**, *66*:8847–8857.

Zhang W, et al. Effect of SLCO1B1 genetic polymorphism on the pharmacokinetics of nateglinide. *Br J Clin Pharmacol*, **2006b**, *62*:567–572.

Capítulo 5

Metabolismo dos fármacos

Frank J. Gonzalez e Michael Coughtrie

- EXPOSIÇÃO AOS XENOBIÓTICOS
- FASES DO METABOLISMO DOS FÁRMACOS
- LOCAIS DE METABOLISMO DOS FÁRMACOS
- REAÇÕES DA FASE 1
  - CYP: superfamília do citocromo P450
  - Monoxigenases contendo flavina
  - Enzimas hidrolíticas
- REAÇÕES DA FASE 2: ENZIMAS DE CONJUGAÇÃO
  - Glicuronidação
  - Sulfatação
  - Conjugação com glutationa
  - *N*-acetilação
  - Metilação
- PAPEL DO METABOLISMO DOS XENOBIÓTICOS NO USO SEGURO E EFICAZ DOS FÁRMACOS
- INDUÇÃO DO METABOLISMO DOS FÁRMACOS
  - AHR: receptor aril-hidrocarboneto
  - Receptores nucleares tipo 2
- PAPEL DO METABOLISMO DOS FÁRMACOS NO DESENVOLVIMENTO DE FÁRMACOS
- MODELOS ANIMAIS PARA DESENVOLVIMENTO PRÉ-CLÍNICO DE MEDICAMENTOS

Exposição aos xenobióticos

Os seres humanos entram em contato com milhares de compostos químicos estranhos ou xenobióticos (substâncias estranhas ao organismo) por meio da dieta e da exposição aos contaminantes do ambiente. Felizmente, desenvolveram mecanismos para eliminar rapidamente os xenobióticos, de modo que não se acumulem nos tecidos e causem danos. As plantas são fontes comuns de xenobióticos dietéticos e fornecem muitos compostos químicos estruturalmente diversificados, dos quais alguns estão associados à produção de pigmentos e outros são toxinas (conhecidas como *fitoalexinas*) que protegem as plantas contra predadores. Um exemplo comum são os cogumelos venenosos: que contêm algumas toxinas letais aos mamíferos, inclusive amanitina, giromitrina, orelanina, muscarina, ácido ibotênico, muscimol, psilocibina e coprina. Os animais devem ser capazes de metabolizar e eliminar esses compostos químicos para que possam ingerir a vegetação. Embora os seres humanos da atualidade possam escolher suas fontes de alimento, um animal comum não dispõe desse luxo e, consequentemente, está sujeito ao seu ambiente e à vegetação que existe ao redor. Desse modo, a capacidade de metabolizar compostos químicos incomuns presentes nas plantas e em outras fontes alimentares é essencial à adaptação a um ambiente mutável e, por fim, à sobrevivência dos animais.

No passado, as enzimas que metabolizam xenobióticos eram conhecidas pelos farmacologistas como enzimas metabolizadoras de fármacos; no entanto, essas enzimas estão envolvidas no metabolismo de alguns compostos químicos estranhos aos quais os seres humanos são expostos e são descritas mais apropriadamente como *enzimas metabolizadoras de xenobióticos*. Os animais desenvolveram inúmeras enzimas diferentes para metabolizar compostos químicos estranhos. As diferenças alimentares entre espécies durante o curso da evolução poderiam explicar a variação marcante na complexidade das enzimas metabolizadoras de fármacos. A diversidade adicional desses sistemas enzimáticos também é derivada da necessidade de "desintoxicar" inúmeros compostos químicos que, de outro modo, seriam deletérios ao organismo, inclusive bilirrubina, hormônios esteroides e catecolaminas. Alguns desses compostos químicos endógenos são desintoxicados pelas mesmas enzimas metabolizadoras de xenobióticos ou por outras enzimas muito semelhantes.

Os fármacos também são xenobióticos, e a capacidade de metabolizar e eliminar esses compostos depende das mesmas vias enzimáticas e sistemas de transporte que são usados no metabolismo normal dos constituintes da dieta. Muitos fármacos são derivados de substâncias químicas encontradas nos vegetais, das quais algumas têm sido usadas na medicina tradicional há milhares de anos. Entre os fármacos vendidos com prescrição em uso na atualidade para tratar câncer, alguns também são originados de plantas (ver Caps. 69 e 73); a investigação de tradições folclóricas levou à descoberta de muitos fármacos. A capacidade de metabolizar xenobióticos, embora seja benéfica na maioria dos casos, torna o desenvolvimento de fármacos mais demorado e dispendioso, em parte devido aos seguintes fatores:

- Diferenças entre as espécies no que se refere à expressão das enzimas que metabolizam fármacos e, desse modo, limitam a utilidade dos modelos em animais para prever os efeitos farmacológicos nos seres humanos;
- Variações interpessoais na capacidade humana de metabolizar fármacos;
- Interações medicamentosas envolvendo as enzimas metabolizadoras de xenobióticos;
- Ativação metabólica de compostos químicos em derivados tóxicos e carcinogênicos.

Hoje, a maioria dos xenobióticos aos quais os seres humanos estão expostos provêm de fontes como poluição ambiental, aditivos alimentares, cosméticos, agroquímicos, alimentos processados e fármacos.

Em geral, a maioria dos xenobióticos consiste em compostos químicos hidrofóbicos; quando não são metabolizados, esses compostos não podem ser eficientemente eliminados e, desse modo, podem acumular-se no corpo e causar efeitos tóxicos. Com poucas exceções, todos os xenobióticos são submetidos a uma ou mais vias enzimáticas, que constituem as reações de *oxidação da fase 1* e *conjugação da fase 2*. Como paradigma geral, o metabolismo atua no sentido de converter essas substâncias químicas hidrofóbicas em derivados mais hidrofílicos, que possam ser eliminados facilmente do corpo por meio da urina ou da bile.

Para entrar nas células e chegar aos seus locais de ação, os fármacos geralmente precisam ter propriedades físicas que lhes permitam seguir um gradiente de concentração e atravessar as membranas celulares. Alguns fármacos são hidrofóbicos, uma propriedade que permite sua entrada na circulação sistêmica por difusão através das camadas lipídicas,

FXR: receptor X farnesoide
GSH e GSSG: glutationa reduzida e glutationa oxidada
HIF: fator induzível por hipoxia (HIF1α, HIF2α)
MAO: monoaminoxidase
RAR: receptor de ácido retinoico
SULT: sulfotransferase
UDP-GA: difosfato de uridina-ácido glicurônico
UGT: UDP-glicuronosiltransferase
VDR: receptor de vitamina D

de forma que finalmente possam chegar às células. Com alguns compostos químicos, transportadores presentes na membrana plasmática facilitam sua entrada (ver Cap. 4). Os fármacos hidrofóbicos são difíceis de eliminar já que, na ausência de metabolismo, acumulam-se na gordura e nas bicamadas fosfolipídicas celulares. As enzimas metabolizadoras de xenobióticos convertem fármacos e outros xenobióticos em derivados mais hidrofílicos, sendo, desse modo, facilmente eliminados por excreção nos compartimentos aquosos dos tecidos e, finalmente, na urina. Fármacos de alto peso molecular são preferencialmente eliminados através da bile para o intestino e fezes.

O metabolismo de um fármaco pode começar mesmo antes que seja absorvido: as bactérias do intestino constituem a primeira interface metabólica entre os fármacos administrados por via oral e o organismo (ver Cap. 6). O microbioma do trato GI pode metabolizar xenobióticos; diferenças interpessoais na composição da flora intestinal podem influenciar a ação do fármaco e contribuir para as diferenças na reação farmacológica. Na verdade, variações diurnas das bactérias do trato GI e sua capacidade metabólica, somada às oscilações dos genes por ação do relógio biológico, parecem afetar a disposição e os efeitos dos fármacos (Fitzgerald et al., 2015).

O processo de metabolismo farmacológico que resulta na eliminação também desempenha uma função importante no sentido de diminuir a atividade biológica de um fármaco. Por exemplo, a *(S)-fenitoína*, um anticonvulsivante usado no tratamento da epilepsia, é praticamente insolúvel em água. O metabolismo por ação das CYP da fase 1, seguido das enzimas UGTs da fase 2, formam um metabólito altamente hidrossolúvel e prontamente eliminável pelo organismo (Fig. 5-1). O metabolismo também suprime a atividade biológica da *(S)-fenitoína*. Como os conjugados geralmente são hidrofílicos, a eliminação pela bile ou urina depende das ações de alguns transportadores de efluxo para facilitar a passagem pela membrana (ver Cap. 4).

Embora as enzimas metabolizadoras de xenobióticos facilitem a eliminação dos compostos químicos do corpo, paradoxalmente essas mesmas enzimas também podem converter alguns compostos em metabólitos altamente reativos, tóxicos e carcinogênicos. Isso ocorre quando se forma um intermediário instável, que mostra reatividade a outros compostos na célula. As substâncias químicas que podem ser convertidas pelo metabolismo xenobiótico em derivados capazes de causar câncer são conhecidas como carcinógenos. Dependendo da estrutura do substrato químico, as enzimas metabolizadoras dos xenobióticos podem produzir metabólitos eletrofílicos que reagem com macromoléculas celulares nucleofílicas, entre as quais estão o DNA, o RNA e as proteínas. Isso pode causar morte celular e toxicidade ao organismo. A maioria dos fármacos e de outros xenobióticos que causam lesão hepatotóxica danifica as mitocôndrias e provoca morte do hepatócito. Em alguns casos, a reação desses compostos eletrofílicos com o DNA pode causar câncer por meio da mutação de oncogenes ou dos genes supressores tumorais. De modo geral, acredita-se que muitos cânceres humanos decorram da exposição a carcinógenos químicos.

Durante o desenvolvimento dos fármacos, essa atividade potencialmente carcinogênica faz os testes do potencial carcinogênico assumirem importância vital. Os testes do potencial carcinogênico são especialmente importantes para os fármacos que serão utilizados para tratar doenças crônicas. Como cada espécie desenvolveu uma combinação singular de enzimas metabolizadoras de xenobióticos, os modelos que não usam primatas (basicamente roedores) não podem ser usados isoladamente para testar a segurança de novos fármacos em potencial utilizados para tratar doenças humanas. No entanto, os testes com modelos de roedores (p. ex., camundongos e ratos) geralmente conseguem identificar carcinógenos em potencial. Felizmente, não existem exemplos de fármacos que tiveram testes negativos nos roedores, mas causam câncer nos seres humanos, embora alguns produtos químicos que causam câncer em roedores não estejam associados ao câncer em humanos. Muitos fármacos citotóxicos usados para tratar o câncer também têm o potencial de causar câncer; esse risco é minimizado por seu uso agudo, em vez de crônico, na terapia do câncer.

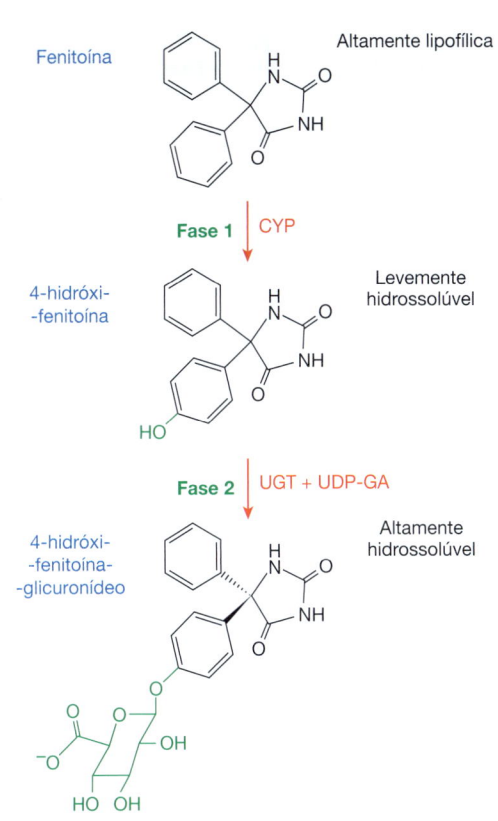

Figura 5-1 *Metabolismo da fenitoína*. Na fase 1, a CYP facilita a 4-hidroxilação da *fenitoína* para formar HPPH. Na fase 2, o grupo hidroxila atua como substrato para a UGT, que conjuga uma molécula de ácido glicurônico usando UDP-GA como cofator. Em conjunto, as reações da fase 1 e da fase 2 convertem uma molécula muito hidrofóbica em um derivado hidrofílico maior, que é eliminado por meio da bile. HPPH, 5-(-4-hidroxifenil)-5-fenil-hidantoína

Fases do metabolismo dos fármacos

No passado, as enzimas metabolizadoras de xenobióticos foram classificadas da seguinte forma:

- *reações da fase 1*, que incluem oxidação, redução e reações hidrolíticas; ou
- *reações da fase 2*, na qual as enzimas catalisam a conjugação do substrato (produto da fase 1) com uma segunda molécula.

As *enzimas da fase 1* resultam na introdução de grupos funcionais, como –OH, –COOH, –SH, –O ou NH_2 (Tab. 5-1). O acréscimo dos grupos funcionais aumenta muito pouco a hidrossolubilidade do fármaco, mas pode alterar profundamente suas propriedades biológicas. As reações efetuadas pelas enzimas da fase 1 geralmente resultam na inativação do fármaco. Entretanto, em alguns casos, o metabolismo (geralmente por hidrólise de uma ligação éster ou amida) resulta na bioativação do fármaco. Os fármacos inativos que sofrem metabolismo para se tornarem ativos são chamadas de profármacos (Rautio et al., 2018). Os profármacos podem ser ativados por enzimas bacterianas intestinais,

TABELA 5-1 ■ ENZIMAS METABOLIZADORAS DE XENOBIÓTICOS

ENZIMAS	REAÇÕES
Enzimas da fase 1 (CYP, FMO, EH)	
Citocromo P450s (P450 ou CYP)	Oxidação do C e O, desalquilação, outras
FMO	Oxidação do N, S e P
EH	Hidrólise de epóxidos
"Transferases" da fase 2	
SULT	Adição de sulfato
UGT	Adição de ácido glicurônico
Glutationa-S-transferases (GSTs)	Adição de glutationa
N-Acetiltransferases (NATs)	Adição do grupo acetila
Metiltransferases (MTs)	Adição do grupo metila
Outras enzimas	
Álcool-desidrogenase	Redução dos álcoois
Aldeído-desidrogenase	Redução dos aldeídos
NADPH-quinona-oxidorredutase (NQO)	Redução das quinonas

mEH e sEH, epóxido-hidrolase microssômica e solúvel, respectivamente; NADPH, fosfato de dinucleotídeo adenina-nicotinamida reduzido.

enzimas no sangue ou enzimas intracelulares, como CYP, monoxigenases contendo flavina (FMOs) e enzimas hidrolíticas. Exemplos de profármacos bioativados pelas CYP são o antitumoral *ciclofosfamida*, que é bioativado a um derivado eletrofílico citotóxico (ver Cap. 70), e o antitrombótico clopidogrel, que é ativado a 2-oxo-clopidogrel e, por fim, metabolizado a um inibidor irreversível dos receptores plaquetários de ADP P2Y$_{12}$. Por meio de reações de conjugação, as *enzimas de fase 2* produzem metabólitos com maior solubilidade em água, uma propriedade que facilita a eliminação do fármaco do tecido, normalmente por meio de transportadores de efluxo descritos no Capítulo 4. Assim, as reações da fase 1 geralmente resultam na inativação biológica do fármaco, enquanto as reações da fase 2 facilitam sua eliminação e a inativação dos metabólitos eletrofílicos potencialmente tóxicos gerados pela oxidação.

Superfamílias de enzimas e receptores relacionados evolutivamente são comuns no genoma dos mamíferos. As superfamílias são designadas com base em estruturas e funções semelhantes. Dentro das superfamílias estão as subfamílias de genes mais intimamente relacionadas que geralmente estão colocalizadas em um cromossomo. Os sistemas enzimáticos responsáveis pelo metabolismo de fármacos são bons exemplos. As reações de oxidação da fase 1 são realizadas por CYP, FMO e EH. As CYP e FMO são formadas por superfamílias e subfamílias codificadas por múltiplos genes. As enzimas da fase 2 incluem várias superfamílias de enzimas conjugadoras. Entre as mais importantes estão a GST, UGT, SULT, NAT e MT (Tab. 5-1).

Em geral, as reações de conjugação das enzimas de fase 2 dependem que o substrato tenha átomos de oxigênio (grupos hidroxila ou epóxido), nitrogênio ou enxofre que funcionem como locais aceptores de uma molécula hidrofílica (p. ex., glutationa, ácido glicurônico, sulfato ou grupo acetila), que pode ser conjugado covalentemente a um local aceptor do substrato. O metabolismo da fenitoína (Fig. 5-1) ilustra a sequência metabólica de duas fases. A oxidação pelas enzimas da fase 1 acrescenta ou expõe um grupo funcional, possibilitando que os produtos metabólitos dessa fase funcionem como substratos para as enzimas conjugadoras ou sintéticas da fase 2. No caso das UGT, o ácido glicurônico é fornecido ao grupo funcional, formando um metabólito glicuronídeo que é mais hidrossolúvel e está preparado para ser excretado na urina ou na bile. Quando o substrato é um fármaco, essas reações geralmente convertem a substância original em um composto que não consegue ligar-se ao seu receptor-alvo, atenuando, assim, a resposta biológica ao fármaco.

Locais de metabolismo dos fármacos

As enzimas metabolizadoras dos xenobióticos estão presentes em muitos tecidos do corpo, embora os níveis mais altos sejam encontrados nos tecidos do trato GI (fígado e intestinos delgado e grosso). O intestino delgado desempenha um papel crucial no metabolismo dos fármacos. Os fármacos administrados por via oral são expostos primeiramente à flora GI, que pode metabolizar alguns deles (ver Cap. 6). Durante a absorção, os fármacos são expostos às enzimas metabolizadoras de xenobióticos presentes nas células epiteliais do trato GI; esse é o local inicial de metabolismo dos fármacos. Depois da absorção, os fármacos entram na circulação porta e alcançam o fígado, onde podem ser extensivamente metabolizados ("efeito de primeira passagem") antes de entrarem na circulação geral. O fígado é a principal "câmara de compensação metabólica" dos compostos químicos endógenos (p. ex., colesterol, hormônios esteroides, ácidos graxos, proteínas) e xenobióticos. Passagens subsequentes pelo fígado resultam em maior metabolismo do fármaco original até que o agente seja eliminado. Os fármacos que não são amplamente metabolizados permanecem no organismo por mais tempo, e seus perfis farmacocinéticos mostram meias-vidas de eliminação muito mais longas que os compostos que são rapidamente metabolizados.

Durante o processo de desenvolvimento dos fármacos, os compostos desejáveis são aqueles que apresentam um perfil farmacocinético favorável e são eliminados ao longo de 24 horas após a administração. Isso permite a administração de apenas 1 dose por dia. Quando um composto eficaz não pode ser modificado para melhorar seu perfil farmacocinético, é necessário administrar 2 ou até mesmo 3 doses por dia. Outros órgãos que contêm quantidades significativas de enzimas metabolizadoras de xenobióticos são os tecidos da mucosa nasal e dos pulmões, que desempenham funções importantes no metabolismo dos fármacos administrados por aerossóis. Esses tecidos também funcionam como primeira linha de contato com compostos químicos perigosos transportados pelo ar.

Dentro da célula, as enzimas metabolizadoras de xenobióticos são encontradas nas membranas intracelulares e no citosol. As enzimas da fase 1, como CYP, FMO e EH, e algumas enzimas de conjugação da fase 2 (principalmente as UGT) estão presentes no retículo endoplasmático da célula (Fig. 5-2). O RE consiste em bicamadas fosfolipídicas na forma de tubos e lâminas dispersos por todo o citoplasma. Essa rede, que é muito extensa nos hepatócitos do fígado, onde ocorre a maior parte do metabolismo dos xenobióticos, tem um lúmen interno, que é fisicamente diferente dos demais componentes citosólicos da célula e mantém conexões com a membrana plasmática e com o envelope nuclear. Essa localização na membrana é ideal para a função metabólica dessas enzimas: as moléculas hidrofóbicas entram na célula e ficam embebidas na bicamada lipídica, onde entram em contato direto com as enzimas da fase 1. Depois da oxidação, os fármacos podem ser conjugados diretamente pelos UGT (no lúmen do retículo endoplasmático) ou pelas transferases citosólicas como as GSTs e as SULTs. O cossubstrato da UGT, UDP-GA, deve ser transportado no lúmen do RE, de onde os conjugados glicuronídeos devem ser exportados. Após o metabolismo no fígado, os metabólitos são transportados através da membrana plasmática para a corrente sanguínea e eliminados pelos rins ou transportados para a bile através dos canalículos biliares, de onde são depositados no intestino e eliminados nas fezes (como mostrado para o inibidor da topoisomerase SN-38 na Fig. 5-9). Se o composto é direcionado para os rins ou para a bile depende em parte de seu peso molecular, sendo os compostos de alto peso molecular preferencialmente eliminados pela bile, e também das especificidades do substrato dos transportadores de membrana envolvidos.

Reações da fase 1

CYP: superfamília do citocromo P450

As CYP constituem uma superfamília de enzimas, entre as quais todas contêm uma molécula heme ligada não covalentemente à cadeia polipeptídica (Fig. 5-2). Algumas enzimas que utilizam O_2 como substrato de suas reações contêm heme, que também é a molécula de ligação do

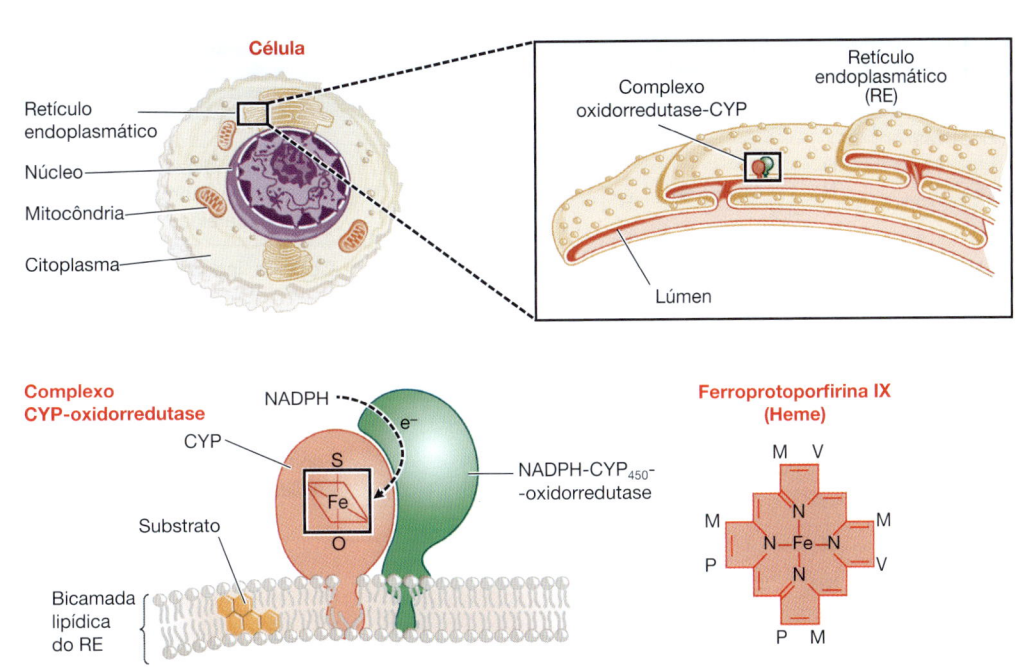

Figura 5-2 *Localização das CYP na célula.* Esta figura ilustra níveis de detalhamento progressivamente microscópicos, expandindo sequencialmente as áreas dentro das quadrículas circundadas por linhas pretas. As CYP ficam embebidas na bicamada fosfolipídica do RE. A maior parte dessas enzimas está localizada na superfície citosólica do RE. Outra enzima, a NADPH-CYP-oxidorredutase, transfere elétrons para a CYP, onde eles podem, em presença de O_2, oxidar os substratos xenobióticos, dos quais muitos são hidrofóbicos e estão dissolvidos no RE. Uma única espécie de NADPH-CYP-oxidorredutase transfere elétrons para todas as isoformas de CYP presentes no RE. Cada CYP contém uma molécula de ferroprotoporfirina IX, que funciona no sentido de ligar e ativar O_2. Os substitutos do anel de porfirina são grupos metila (M), propionila (P) e vinila (V).

oxigênio à hemoglobina. O heme contém um átomo de ferro dentro de uma estrutura em gaiola de carboidratos, que desempenha as funções de ligar O_2 ao local ativo da CYP como parte do ciclo catalítico dessas enzimas. As CYP usam O_2 mais o íon H^+ derivado do cofator NADPH reduzido para realizar a oxidação dos substratos. Os íons H^+ são fornecidos pela enzima NADPH-CYP-oxidorredutase. O metabolismo de um substrato por uma CYP consome uma molécula de O_2 e produz um substrato oxidado e uma molécula de H_2O como subproduto. Entretanto, com a maioria das CYP, dependendo do tipo de substrato, a reação é "desproporcional", consumindo mais O_2 que o substrato metabolizado e formando o que se conhece como oxigênio ativado ou O_2^-. Em geral, o O_2^- é convertido em água pela enzima superóxido-dismutase. No entanto, quando elevado pelo excesso de oxidação e metabolismo de certos substratos, o O_2^-, também chamado de espécie reativa de oxigênio (ROS), pode causar estresse oxidativo prejudicial à fisiologia celular e está associado a doenças como a cirrose hepática.

Especificidade do substrato e promiscuidade entre as CYP

Entre as diversas reações efetuadas pelas CYP dos mamíferos estão *N*-desalquilação, *O*-desalquilação, hidroxilação aromática, *N*-oxidação, *S*-oxidação, desaminação e desalogenação (Tab. 5-2). Cinquenta e sete CYP individuais foram identificadas em humanos. O metabolismo de produtos químicos da dieta e xenobióticos não é o único papel desempenhado pelas CYP. Outros membros da família CYP estão envolvidos na síntese de compostos endógenos, como esteroides, moléculas sinalizadoras de ácidos graxos (p. ex., ácidos epoxieicosatrienoicos; ver Fig. 5-5) e ácidos biliares.

As enzimas CYP que catalisam as sínteses dos esteroides e ácidos biliares têm preferências por substratos muito específicos. Por exemplo, a enzima da CYP que produz estrogênio a partir da testosterona (CYP19 ou aromatase) pode metabolizar apenas a testosterona ou a androstenediona e não metaboliza os xenobióticos. Inibidores específicos da aromatase (p. ex., *anastrozol*) são usadas no tratamento de tumores dependentes de estrogênio (ver Caps. 48 e 73).

A síntese dos ácidos biliares a partir do colesterol ocorre no fígado, no qual, depois da oxidação catalisada pela enzima da CYP, os ácidos biliares são conjugados e transportados pelo ducto biliar e levados à vesícula biliar, de onde são excretados no intestino delgado. Os ácidos biliares são emulsificantes que facilitam a eliminação dos fármacos conjugados de alto peso molecular pelo fígado e servem para aumentar a absorção dos ácidos graxos e das vitaminas da dieta. Mais de 90% dos ácidos biliares são reabsorvidos pelo intestino e transportados de volta aos hepatócitos em um processo estritamente regulado de transporte êntero-hepático (Gonzalez, 2012). À semelhança das CYP envolvidas na biossíntese dos esteroides, as enzimas da CYP que participam da produção dos ácidos biliares exigem substratos muito específicos e não participam do metabolismo dos fármacos ou dos xenobióticos.

Em contraste com as CYP que realizam reações altamente específicas, as CYP metabolizadoras de xenobióticos são promíscuas em sua capacidade de ligar e metabolizar vários substratos (Tab. 5-2). Como um grupo, as CYP que participam do metabolismo dos xenobióticos têm capacidade de metabolizar grande número de compostos químicos estruturalmente diferentes. Isso se deve à multiplicidade de CYP e suas isoformas e à capacidade de uma única CYP metabolizar muitos produtos químicos estruturalmente diversos. Um único composto também pode ser metabolizado, embora em taxas diferentes, por diferentes CYP. Além disso, as CYP podem metabolizar um único composto em diferentes posições na molécula, e duas CYP podem realizar o metabolismo de um único composto em locais de oxidação distintos.

Essa promiscuidade das CYP se deve a grandes e fluidos sítios de ligação ao substrato nas CYP, uma característica que sacrifica as taxas de rotatividade enzimática em prol de uma ampla especificidade: as CYP metabolizam substratos a uma fração da taxa da maioria das enzimas envolvidas normalmente no metabolismo intermediário e na transferência de elétrons mitocondriais. Como resultado, os fármacos geralmente têm meias-vidas na ordem de 3 a 30 horas, enquanto os compostos endógenos têm meias-vidas na ordem de segundos ou minutos quando administrados exogenamente (p. ex., catecolaminas e glicose). Ainda que as enzimas CYP tenham taxas catalíticas baixas, suas atividades são suficientes para metabolizar os fármacos administrados em concentrações altas.

Muitas vezes, o metabolismo de um determinado fármaco pode ser atribuído à atividade de uma única CYP. No entanto, quando dois

TABELA 5-2 ■ PRINCIPAIS REAÇÕES ENVOLVIDAS NO METABOLISMO DOS FÁRMACOS

REAÇÃO	EXEMPLOS
I. Reações oxidativas	
N-desalquilação: $R-NH-CH_3 \rightarrow R-NH_2 + CH_2O$	Imipramina, diazepam, codeína, eritromicina, morfina, tamoxifeno, teofilina, cafeína
O-desalquilação: $R-O-CH_3 \rightarrow R-OH + CH_2O$	Codeína, indometacina, dextrometorfano
Hidroxilação alifática: $R-CH_2-CH_3 \rightarrow R-CH(OH)-CH_3$	Tolbutamida, ibuprofeno, fenobarbital, meprobamato, ciclosporina, midazolam
Hidroxilação aromática (via arene oxide → fenol)	Fenitoína, fenobarbital, propranolol, etinilestradiol, anfetamina, varfarina
N-oxidação: $R-NH_2 \rightarrow R-NH-OH$; $R_1R_2NH \rightarrow R_1R_2N-OH$	Clorfeniramina, dapsona, meperidina
S-oxidação: $R_1-S-R_2 \rightarrow R_1-S(=O)-R_2$	Cimetidina, clorpromazina, tioridazina, omeprazol
Desaminação: $CH_3-CH(NH_2)-H \rightarrow CH_3-C(OH)(NH_2)- \rightarrow CH_3-C(=O)- + NH_3$	Diazepam, anfetamina
II. Reações de hidrólise	
Arene oxide → diol	Carbamazepina (ver Fig. 5-4)
Éster: $R_1-C(=O)-O-R_2 \rightarrow R_1-COOH + HO-R_2$	Procaína, ácido acetilsalicílico, clofibrato, meperidina, enalapril, cocaína
Amida: $R_1-C(=O)-NH-R_2 \rightarrow R_1-COOH + H_2N-R_2$	Lidocaína, procainamida, indometacina
III. Reações de conjugação	
Glicuronidação: UDP-glicuronato + HO-R → glicuronídeo-O-R	Paracetamol, morfina, oxazepam, lorazepam
Sulfatação: $PAPS + HO-R \rightarrow HO_3S-O-R + PAP$	Paracetamol, esteroides, metildopa
Acetilação: $CoA-S-C(=O)-CH_3 + R-NH_2 \rightarrow R-NH-C(=O)-CH_3$	Sulfonamidas, isoniazida, dapsona, clonazepam
Metilação*: $R-OH + AdoMet \rightarrow R-O-CH_3 + AdoHomCys$	L-dopa, metildopa, mercaptopurina, captopril
Glutationilação: $GSH + R \rightarrow R-GSH$	Doxorrubicina, fosfomicina, bussulfano

PAPS, 3′-fosfoadenosina-5′-fosfossulfato; PAP, 3′-fosfoadenosina-5′-fosfato; AdoMet, S-adenosilmetionina; AdoHomCys, S-adenosil-homocisteína. *Também para RS–, RN–.

fármacos administrados simultaneamente são metabolizados pela mesma enzima da CYP, eles competem pela ligação ao local ativo da enzima. Isso pode levar à inibição do metabolismo de um ou dos dois fármacos, resultando em níveis plasmáticos altos do fármaco. Quando os fármacos têm índices terapêuticos restritos, os níveis séricos altos podem causar efeitos tóxicos indesejáveis. As interações medicamentosas estão entre as causas principais de reações adversas ao fármaco (RAFs). A bula de medicamentos prescritos fornece avisos sobre interações medicamentosas, incluindo a identidade das CYP mais proeminentemente envolvidas no metabolismo de um determinado fármaco. Os estudos pré-clínicos devem levar em consideração qualquer medicamento existente no mercado que possa ser coadministrado com o medicamento em desenvolvimento. Por exemplo, o tratamento da síndrome X (síndrome metabólica) envolveria estatinas e medicamentos antidiabéticos. Se esses medicamentos forem metabolizados pela mesma CYP, as interações medicamentosas podem ser previstas e as respostas adversas evitadas por escolhas adequadas de medicamentos ou ajustes de dosagem.

Terminologia das CYP

As CYP, responsáveis por metabolizar a grande maioria dos agentes terapêuticos, são as enzimas metabolizadoras de xenobióticos mais amplamente estudadas. As CYP são complexas e diversificadas em sua regulação e atividades catalíticas. O sequenciamento do genoma demonstrou a existência de 102 genes potencialmente funcionais e 88 pseudogenes nos camundongos e 57 genes potencialmente funcionais e 58 pseudogenes nos seres humanos. Tomando como base a semelhança das sequências dos aminoácidos, esses genes são agrupados em superfamílias compreendendo as famílias e subfamílias com semelhança crescente entre as sequências. As enzimas da CYP são denominadas pela raiz CYP seguida de um número para designar a família, uma letra para descrever a subfamília e outro número para assinalar o tipo de CYP. Assim, pode-se dizer que a CYP3A4 pertence à família 3, à subfamília A e ao gene número 4.

Um número pequeno de CYP metaboliza a maioria dos fármacos

Um número limitado de CYP das famílias 1, 2 e 3 é responsável por uma preponderância do metabolismo xenobiótico em humanos. Doze CYP – CYP1A1, 1A2, 1B1, 2A6, 2B6, 2C8, 2C9, 2C19, 2D6, 2E1, 3A4 e 3A5) – são mencionadas repetidamente nas discussões sobre o metabolismo de fármacos neste livro. Além disso, como uma única CYP pode metabolizar grande número de compostos estruturalmente diferentes, essas enzimas podem metabolizar coletivamente não apenas fármacos mas também diversos compostos químicos encontrados na dieta e no ambiente. O fígado contém as maiores quantidades de CYP metabolizadoras de xenobióticos, assegurando, dessa forma, a eficácia do metabolismo de primeira passagem dos fármacos. As enzimas da CYP também estão expressas em todo o trato GI e em quantidades menores nos pulmões, nos rins e até mesmo no SNC.

A expressão das CYP pode diferir acentuadamente como resultado da exposição alimentar e ambiental aos indutores ou por meio de diferenças hereditárias interindividuais na estrutura da CYP que podem afetar o metabolismo e a depuração geral do fármaco. As CYP mais ativas envolvidas no metabolismo dos fármacos fazem parte das subfamílias CYP2C, CYP2D e CYP3A. A CYP3A4 é a enzima expressa mais abundantemente e está envolvida no metabolismo de mais de 50% dos fármacos usados na prática clínica (Fig. 5-3A). As subfamílias CYP1A, CYP1B, CYP2A, CYP2B e CYP2E não têm participação significativa no metabolismo da maioria dos compostos terapêuticos, mas podem catalisar a ativação metabólica de protoxinas e procarcinógenos encontrados na dieta e no ambiente formando metabólitos reativos que podem causar toxicidade e câncer.

Polimorfismo das CYP

Com base em estudos farmacológicos clínicos e análises da expressão em amostras de fígado humano, existem grandes diferenças nos níveis de expressão de cada CYP entre os indivíduos. Essa variabilidade interpessoal ampla na expressão das CYP é atribuída à existência de polimorfismos genéticos e a diferenças na regulação dos genes (ver descrição subsequente). Vários genes das CYP humanas apresentam polimorfismos, inclusive

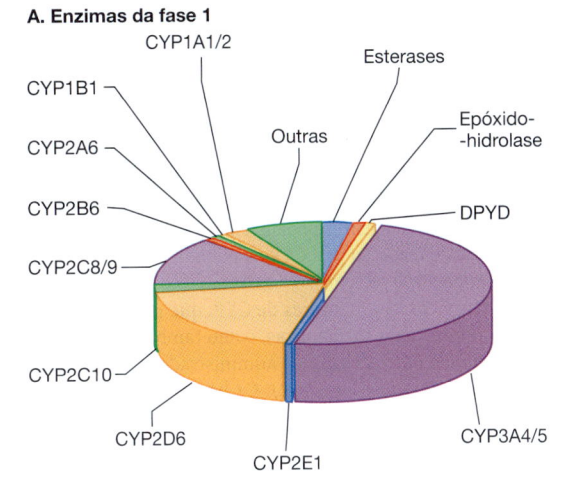

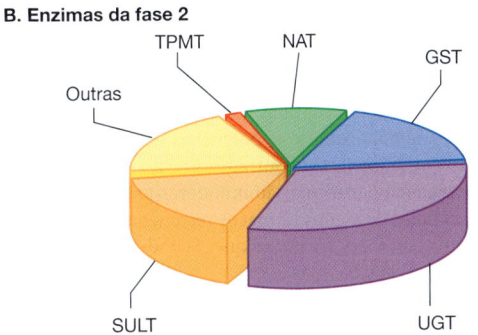

Figura 5-3 *Frações de fármacos utilizados clinicamente que são metabolizados pelas principais enzimas das fases 1 e 2.* O tamanho relativo de cada fatia representa a porcentagem estimada dos fármacos metabolizados pelas principais enzimas da fase 1 (**A**) e da fase 2 (**B**), tomando como base estudos publicados na literatura médica. Em alguns casos, várias enzimas são responsáveis pelo metabolismo de um único fármaco.

CYP2A6, CYP2C9, CYP2C19 e *CYP2D6*. Polimorfismos em CYP são contribuintes significativos para diferenças interindividuais no metabolismo de fármacos, e diferenças étnicas marcantes existem na extensão dos polimorfismos genéticos. Por exemplo, até 10% e 25% dos indivíduos brancos e asiáticos não expressam CYP2D6 e CYP2C19 respectivamente. O polimorfismo de CYP2D6 resultou na remoção do mercado de vários fármacos clinicamente úteis (p. ex., *debrisoquina* e *perexilina*) e no uso mais cauteloso de outros conhecidos como substratos da CYP2D6 (p. ex., *encainida* e *flecainida* [antiarrítmicos], *desipramina* e *nortriptilina* [antidepressivos] e *codeína*). No caso da codeína, os indivíduos que não possuem atividade CYP2D6 experimentam efeitos analgésicos menores ou inexistentes devido à falta de *O*-desmetilação da codeína em morfina.

Estudos encontraram variações alélicas nos genes *CYP1B1* e *CYP3A4*, mas elas estão presentes em frequências baixas nos seres humanos e não parecem desempenhar papel significativo nos níveis interpessoais de expressão dessas enzimas. Contudo, mutações homozigóticas do gene *CYP1B1*, embora raras, estão associadas a glaucoma congênito primário.

Interações medicamentosas

As diferenças na taxa de metabolismo de um fármaco podem ser decorrentes de interações medicamentosas. Na maioria dos casos, isso ocorre quando dois fármacos (p. ex., uma estatina e um antibiótico macrolídeo ou antifúngico) são administrados simultaneamente e metabolizados pela mesma enzima. Como a maioria dessas interações medicamentosas se deve às CYP, é importante determinar a identidade da CYP que metaboliza um determinado fármaco e evitar a coadministração de fármacos que são metabolizados pela mesma enzima. O agente antifúngico comum *cetoconazol* é metabolizado pela CYP3A4 e outras CYP, e a coadministração de cetoconazol com os inibidores da protease anti-HIV (vírus da imunodeficiência humana) que também são substratos da CYP3A4 reduz a depuração dos inibidores da protease e aumenta suas concentrações plasmáticas e os riscos de toxicidade. Se um fármaco tem um índice terapêutico estreito, ou seja, uma faixa estreita entre a concentração necessária para a eficácia terapêutica e a concentração mais baixa que causa toxicidade, então as interações medicamentosas consequentes são mais prováveis. Se um fármaco tiver um índice terapêutico estreito e a coadministração com outros fármacos que compartilham a CYP não puder ser evitada, os químicos medicinais podem tentar modificar o fármaco para eliminar o local de oxidação pela CYP, mantendo a eficácia do fármaco (afinidade de ligação ao receptor).

Alguns fármacos são indutores de CYP, que não apenas aumentam suas próprias taxas metabólicas, como também podem induzir o metabolismo de outros fármacos administrados simultaneamente (ver texto subsequente e Fig. 5-12). Os hormônios esteroides e os produtos fitoterápicos, como a erva-de-são-joão (*Hypericum perforatum*), podem aumentar os níveis hepáticos da CYP3A4 e, desse modo, ampliar o metabolismo de alguns fármacos administrados por via oral. O metabolismo dos fármacos também pode ser influenciado pela dieta. Inibidores e indutores de CYP às vezes são encontrados em alimentos e podem influenciar a toxicidade e a eficácia de um fármaco por meio da indução ou inibição de CYP. Como a maioria dos fármacos, as informações contidas na bula do produto listam a CYP que realiza seu metabolismo e as potenciais interações com outros fármacos. Os componentes encontrados no suco de pomelo (p. ex., naringina, furanocumarínicos) são inibidores potentes da CYP3A4, e, por isso, as bulas de alguns fármacos recomendam que não sejam ingeridos com o suco dessa fruta, já que ela pode aumentar a biodisponibilidade do fármaco.

A *terfenadina*, um anti-histamínico popular no passado, foi retirada do mercado porque seu metabolismo era inibido pelos substratos da CYP3A4, entre eles a *eritromicina* e o suco de pomelo. Na verdade, a *terfenadina* é um profármaco, que depende da oxidação pela CYP3A4 para formar seu metabólito ativo, e, em doses altas, o composto original causa arritmias. Níveis plasmáticos elevados do fármaco original resultantes da inibição da CYP3A4 causaram taquicardia ventricular potencialmente fatal em alguns indivíduos, uma resposta adversa que levou à retirada da *terfenadina* do mercado. O metabólito CYP3A4 da *terfenadina*, a *fexofenadina*, que não é cardiotóxico, foi desenvolvido como substituto da *terfenadina*.

Monoxigenases contendo flavina

As FMO constituem outra superfamília de enzimas da fase 1, que estão envolvidas no metabolismo dos fármacos. Assim como ocorre com as enzimas da CYP, as FMO estão expressas em níveis altos no fígado e estão ligadas ao RE, local que favorece a interação e o metabolismo dos substratos farmacológicos hidrofóbicos. Existem seis famílias de FMO, das quais a FMO3 é a mais abundante no fígado. A FMO3 também pode metabolizar nicotina, além de antagonistas do receptor H_2 (*cimetidina* e *ranitidina*), antipsicóticos (*clozapina*) e antieméticos (*itoprida*). O *N*-óxido de trimetilamina (TMAO) ocorre em concentrações altas (até 15% do peso) nos animais marinhos, nos quais atua como regulador osmótico. Nos seres humanos, a FMO3 normalmente metaboliza o TMAO em TMA (trimetilamina), mas uma deficiência genética rara de FMO3 causa a síndrome do odor de peixe, na qual o TMAO não metabolizado acumula-se no corpo e provoca um odor de peixe socialmente desagradável. Isso pode ser controlado limitando a ingestão de alimentos que contenham TMAO.

As FMO parecem contribuir pouco para o metabolismo dos fármacos e quase sempre produzem metabólitos não eletrofílicos benignos. Além disso, as FMO não são facilmente inibidas e não são induzidas por qualquer um dos *receptores de xenobióticos* (ver texto subsequente); desse modo, em contraste com as CYP, não se espera que as FMO estejam envolvidas em interações medicamentosas. Na verdade, isso foi demonstrado por comparações das vias metabólicas de dois fármacos usados no controle da motilidade gástrica: *Itoprida* e *cisaprida* O primeiro é metabolizado pela FMO3, enquanto o segundo é

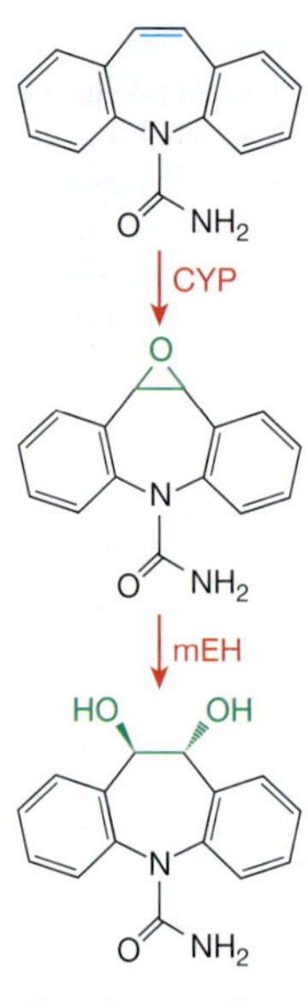

Figura 5-4 *Metabolismo da carbamazepina pela CYP e mEH.* A carbamazepina é oxidada em seu metabólito farmacologicamente ativo (carbamazepina-10,11-epóxido) pela CYP. O epóxido é convertido em um trans-di-hidrodiol pela mEH. Esse metabólito é biologicamente inativo e pode ser conjugado pelas enzimas da fase 2.

metabolizado pela CYP3A4. Como seria esperado, a *itoprida* tem menos tendência a envolver-se em interações medicamentosas do que a *cisaprida*. A CYP3A4 participa das interações medicamentosas por meio da indução e inibição do metabolismo, enquanto a FMO3 não é induzida ou inibida por quaisquer fármacos usados na prática clínica. É possível que as FMO sejam importantes no desenvolvimento de fármacos novos. Um fármaco candidato em potencial poderia ser desenvolvido por introdução de um local de oxidação por FMO, com base no fato de que determinadas propriedades metabólicas e farmacocinéticas podem ser previstas com precisão de forma a assegurar a eficácia biológica do fármaco.

Enzimas hidrolíticas
Epóxido-hidrolases

Duas formas de epóxido-hidrolases (EH) efetuam a hidrólise dos epóxidos, dos quais a maioria é produzida pelas CYP. A epóxido-hidrolase solúvel (sEH) é expressa no citosol; a mEH está localizada na membrana do RE. Os epóxidos são compostos eletrofílicos altamente reativos produzidos pelas CYP, que podem ligar-se aos nucleófilos celulares encontrados nas proteínas, RNA e DNA, acarretando toxicidade e transformação celulares. Desse modo, as EH participam da desativação dos metabólitos potencialmente tóxicos.

Existem alguns exemplos da influência da mEH no metabolismo dos fármacos. O anticonvulsivante *carbamazepina* é um profármaco, que é convertido em seu derivado farmacologicamente ativo carbamazepina-10,11-epóxido por ação da CYP3A4. Esse metabólito é hidrolisado de maneira eficaz a um di-hidrodiol pela mEH, resultando na inativação do fármaco (Fig. 5-4). A inibição da mEH pode aumentar as concentrações plasmáticas do metabólito ativo e causar efeitos adversos subsequentes. O tranquilizante *valnoctamida* e o anticonvulsivante *valproato* inibem a mEH e têm interações medicamentosas clinicamente significativas com *carbamazepina*. Isso resultou em esforços para desenvolver novos fármacos anticonvulsivantes, inclusive *gabapentina* e *levetiracetam*, que são metabolizados pelas CYP e não pelas EH.

Em geral, a sEH complementa a mEH em termos de seletividade por substratos, porque a mEH decompõe epóxidos nos sistemas cíclicos, enquanto a sEH tem V_m alto e K_m baixo para os epóxidos dos ácidos graxos. Os epóxidos dos ácidos graxos são mediadores químicos do componente de CYP da cascata do ácido araquidônico. Em termos mais simples, podem ser considerados como equilibradores das prostaglandinas, tromboxanos e leucotrienos, que geralmente têm efeitos pró-inflamatórios e hipertensivos. Os epóxidos do ácido araquidônico e do ácido docosaexaenoico reduzem a inflamação, a hipertensão e a dor, mas normalmente são decompostos rapidamente pela sEH em dióis vicinais, que geralmente são biologicamente menos ativos (Fig. 5-5). Desse modo, com a inibição da sEH, pode-se alcançar efeitos biológicos substanciais. Estudos recentes tiveram como foco a dor, pois os inibidores de sEH reduzem as dores inflamatória e neuropática e têm efeitos sinérgicos com os anti-inflamatórios não esteroides (Kodani e Hammock, 2015). Nos sistemas experimentais, os epóxidos dos ácidos graxos ômega-3 e ômega-6 dietéticos têm propriedades anti-inflamatórias, moderando a inflamação e a autofagia nos tecidos sensíveis à insulina – efeitos que são promovidos pelos inibidores de sEH (Lopez-Vicario et al., 2015).

Carboxilesterases

As carboxilesterases constituem uma superfamília de enzimas que catalisam a hidrólise das substâncias químicas que contenham éster e amida. Essas enzimas são encontradas no RE e no citosol de muitos tipos celulares e estão envolvidas na destoxificação ou ativação metabólica de vários fármacos, tóxicos ambientais e carcinógenos. As carboxilesterases também catalisam a ativação dos profármacos em seus respectivos ácidos livres. Por exemplo, o profármaco e quimioterápico antineoplásico *irinotecano* é um análogo da camptotecina, que é bioativada pelas carboxilesterases intracelulares no inibidor potente de topoisomerase SN-38 (Fig. 5-6). Semelhante aos FMO, as carboxilesterases não estão envolvidas em interações medicamentosas significativas.

Reações da fase 2: enzimas de conjugação

Existem muitas enzimas de conjugação da fase 2, das quais todas são consideradas de natureza sintética, pois resultam na formação de um metabólito com peso molecular maior. Normalmente, as reações da fase 2 interrompem a atividade biológica do fármaco, embora existam exceções. No caso da *morfina* e do *minoxidil*, os conjugados de glicuronídeo e sulfato, respectivamente, são biologicamente mais ativos que o fármaco original. A Figura 5-3B ilustra as contribuições relativas das diferentes reações da fase 2 para o metabolismo dos fármacos.

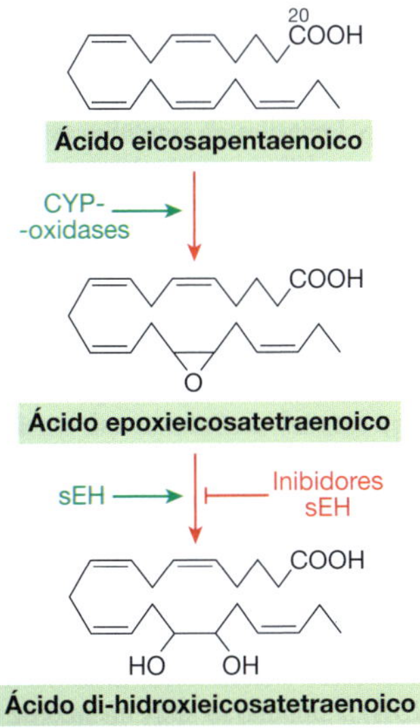

Figura 5-5 *Produção e metabolismo de um epóxido de um ácido graxo ômega-3. Os epóxidos dos ácidos graxos, como o epóxido do ácido graxo ômega-3 ilustrado aqui, têm várias propriedades anti-inflamatórias e antinociceptivas nos sistemas experimentais, mas geralmente são evanescentes e são metabolizados em compostos di-hidroxílicos farmacologicamente menos ativos por ação da sEH. A inibição dessa enzima pode ampliar os efeitos benéficos desses epóxidos.*

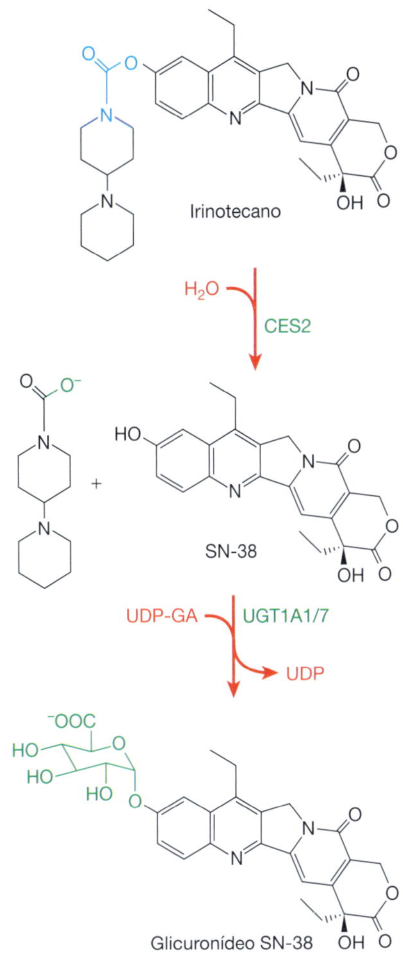

Figura 5-6 *Metabolismo do irinotecano (CPT-11). O profármaco CPT-11 é metabolizado inicialmente por uma carboxilesterase sérica 2 (CES2) no inibidor de topoisomerase SN-38, que é o análogo ativo da camptotecina com ação de retardar o crescimento tumoral. Em seguida, o SN-38 sofre glicuronidação, que acarreta a perda da atividade biológica e facilita sua eliminação na bile.*

Duas reações da fase 2 – glicuronidação e sulfatação – resultam na formação de metabólitos com coeficientes de partição água-lipídeo significativamente mais altos. A sulfatação e a glicuronidação geralmente interrompem a atividade biológica dos fármacos, e a alteração pouco expressiva da carga total aumenta a hidrossolubilidade do metabólito. A hidrofilicidade aumentada facilita o transporte do metabólito para dentro dos compartimentos aquosos da célula e do corpo. Um aspecto típico das reações da fase 2 é a dependência das reações catalíticas por cofatores (ou, mais corretamente, cossubstratos): UDP-GA para UGT e 3'-fosfoadenosina-5'-fosfossulfato (PAPS) para SULT, que reagem com grupos funcionais disponíveis nos substratos. Os grupos funcionais reativos são gerados frequentemente pelas enzimas da CYP da fase 1, embora existam muitos fármacos (p. ex., *paracetamol*) com os quais a glicuronidação e/ou a sulfatação ocorre diretamente sem metabolismo oxidativo prévio. Todas as reações da fase 2 ocorrem no citosol da célula, com exceção da glicuronidação, que acontece na superfície intraluminar do retículo endoplasmático.

As taxas catalíticas das reações da fase 2 são significativamente maiores do que as taxas das enzimas *da CYP*. Desse modo, quando se desenvolve um fármaco dirigido à oxidação por enzimas da fase 1 (CYP), seguida da conjugação por uma enzima da fase 2, geralmente a taxa de eliminação depende da reação inicial de oxidação (fase 1). Como a taxa de conjugação é mais rápida e o processo resulta no aumento da hidrofilicidade do fármaco, as reações da fase 2 geralmente são necessárias para assegurar a eliminação e a destoxificação eficientes da maioria dos fármacos.

Glicuronidação

Entre as reações de fase 2 mais importantes no metabolismo de fármacos estão aquelas realizadas pelas UGT (Fig. 5-3B). Essas enzimas catalisam a transferência do ácido glicurônico do cofator UDP-ácido glicurônico para um substrato para formar ácidos β-D-glicopiranosidurônicos (glicuronídeos), que são metabólitos sensíveis à clivagem pela β-glicuronidase. Os glicuronídeos podem ser formados em grupos hidroxila alcoólicos e fenólicos; porções carboxila, sulfurila e carbonila; e locais de amina primária, secundária e terciária em moléculas. Os substratos dos UGT incluem centenas de fármacos quimicamente singulares; compostos dietéticos; agentes ambientais; componentes humorais, como hormônios circulantes (androgênios, estrogênios, mineralocorticoides, glicocorticoides, tiroxina); ácidos biliares; retinoides; e bilirrubina, que é o produto final do catabolismo do heme.

A Tabela 5-2 e as Figuras 5-1 e 5-6 ilustram exemplos das reações de glicuronidação. A diversidade estrutural dos fármacos e outros xenobióticos processados por glicuronidação asseguram que muitos dos agentes terapêuticos clinicamente eficazes sejam excretados na forma de glicuronídeos.

As UGT estão expressas de forma altamente coordenada, histoespecífica e geralmente induzível, com concentração mais alta detectada no trato GI e no fígado. Com base no peso do tecido, há quantidades e concentrações maiores de UGT no intestino delgado do que no fígado, de forma que o metabolismo eficiente de primeira passagem desempenha um papel importante na previsão da biodisponibilidade de alguns fármacos administrados por via oral. A formação dos glicuronídeos e sua polaridade aumentada podem resultar em sua entrada na circulação, de onde são excretadas na urina. Alternativamente, à medida que os xenobióticos entram no fígado e são absorvidos pelos hepatócitos, a formação de glicuronídeos fornece substratos para o transporte ativo ao interior dos canalículos biliares e a excreção final do componente na bile (ver, p. ex., Fig. 5-9). Alguns glicuronídeos excretados na bile finalmente se transformam em substratos para a β-glicuronidase microbiana solúvel presente no cólon, resultando na formação de ácido glicurônico livre e do substrato inicial. O cólon absorve ativamente água e vários outros compostos (ver Fig. 54-3); dependendo de sua solubilidade, o glicuronídeo ou o substrato original pode ser reabsorvido por difusão passiva ou por transportadores apicais no intestino delgado e cólon para entrar de volta na circulação sistêmica. Esse processo de *recirculação êntero-hepática* é responsável pela recaptação dos ácidos biliares e pode prolongar a meia-vida de um xenobiótico que é conjugado no fígado, já que a excreção final do composto é retardada (ver Fig. 5-8).

Existem 19 genes humanos que codificam as proteínas UGT. Nove são codificados pelo *locus UGT1A* do cromossomo 2q37 (1A1, 1A3, 1A4, 1A5, 1A6, 1A7, 1A8, 1A9 e 1A10), enquanto 10 genes são codificados pela família de genes *UGT2* no cromossomo 4q13.2 (2A1, 2A2, 2A3, 2B2, 2B4, 2B7, 2B10, 2B11, 2B15 e 2B17). Entre essas proteínas, as principais UGT envolvidas no metabolismo dos fármacos são UGT1A1, 1A3, 1A4, 1A6, 1A9 e 2B7 (veja uma lista dos substratos farmacológicos comuns das UGT em Rowland et al., 2013). Embora essas duas famílias de proteínas estejam associadas ao metabolismo de fármacos e xenobióticos, a família de proteínas UGT2 parece mostrar mais especificidade pela glicuronidação de substâncias endógenas.

O *locus UGT1* do cromossomo 2 (Fig. 5-7) totaliza praticamente 200 kb, com mais de 150 kb de uma matriz tandem das regiões exônicas do cassete que codifica cerca de 280 aminoácidos da parte aminoterminal das proteínas UGT1A. Quatro éxons estão localizados na extremidade 3′ do *locus*, que codifica os 245 aminoácidos carboxílicos que se combinam com uma das listas numeradas consecutivamente dos primeiros éxons para formar cada produto dos genes UGT1A. Como os éxons 2 a 5 codificam a mesma sequência para cada proteína UGT1A, a variabilidade da especificidade por substrato para cada proteína UGT1A resulta da divergência significativa na sequência codificada pelas regiões do éxon 1. A redução da atividade das UGT em consequência das mutações alélicas dos éxons 2 a 5 afeta todas as proteínas UGT1A, enquanto as mutações inativadoras da região do éxon 1 reduz a glicuronidação apenas pela proteína UGT1A afetada. Existem descritas mais de 100 variantes alélicas envolvendo as regiões divergentes do éxon 1, das quais algumas diminuem a atividade das UGT.

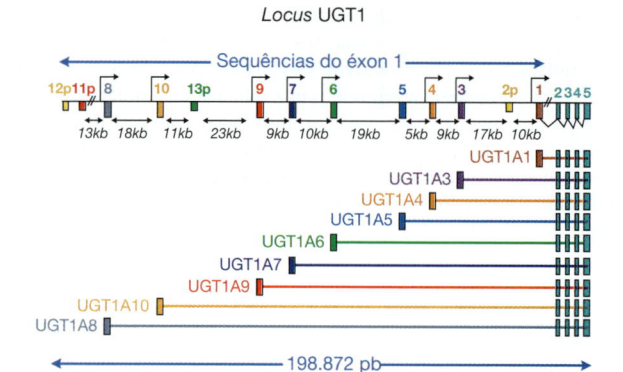

Figura 5-7 *Organização do locus UGT1A.* A transcrição dos genes *UGT1A* começa com a ativação do PolII, que é controlado por reações teciduais específicas. Os éxons conservados 2 a 5 são emendadas a cada sequência respectiva do éxon 1, resultando na produção das sequências específicas da *UGT1A*. O *locus UGT1A* codifica nove proteínas funcionais.

Do ponto de vista clínico, a expressão da UGT1A1 assume um papel importante para o metabolismo dos fármacos, porque a glicuronidação da bilirrubina pela UGT1A1 é a etapa limitante, que assegura a depuração eficaz da bilirrubina; essa taxa pode ser afetada por variações genéticas e substratos competitivos (fármacos). A deficiência na atividade de CYP1A1 e na depuração da bilirrubina resulta na síndrome de Gilbert, geralmente um distúrbio autossômico recessivo, mas, às vezes, autossômico dominante, dependendo do tipo de mutação (Strassburg, 2008). A bilirrubina é o produto da degradação do heme, do qual 80% originam-se da hemoglobina circulante e 20% de outras proteínas que contêm heme (inclusive as enzimas da CYP). A bilirrubina é hidrofóbica, combina-se com a albumina sérica e precisa ser metabolizada ainda mais por glicuronidação para facilitar sua eliminação. A incapacidade de metabolizar eficazmente a bilirrubina por glicuronidação aumenta seus níveis séricos e causa um sinal clínico conhecido como hiperbilirrubinemia ou icterícia. A expressão mais lenta do gene *UGT1A1* dos recém-nascidos é a razão principal da hiperbilirrubinemia neonatal.

Existem mais de 40 anomalias genéticas do gene *UGT1A1* que podem causar hiperbilirrubinemia não conjugada hereditária. A síndrome de Crigler-Najjar tipo 1 (CN-1) é diagnosticada pela inexistência absoluta de glicuronidação da bilirrubina e resulta de mutações inativadoras do éxon 1 ou dos éxons comuns do gene *UGT1A1*. A CN-2 é diferenciada pela detecção de quantidades pequenas de glicuronídeos de bilirrubina nas secreções duodenais e está relacionada com mutações do promotor ou do quadro de leitura do gene *UGT1A1*, que acarretam reduções acentuadas na formação dos glicuronídeos. O risco associado à CN-1 e à CN-2 é a acumulação de níveis tóxicos de bilirrubina não conjugada, que pode causar efeitos tóxicos no SNC. As crianças diagnosticadas com CN-1 necessitam de fototerapia azul imediata e prolongada para decompor a bilirrubina circulante; por fim, esses pacientes precisam fazer transplante de fígado. Agentes que induzem a expressão do gene *UGT1A1*, como o fenobarbital, podem melhorar a glicuronidação e a eliminação da bilirrubina em pacientes com CN-2. O gene *UGT1A1* é o único associado ao metabolismo dos xenobióticos considerado essencial à sobrevivência, porque há necessidade absoluta de eliminar bilirrubina sérica diariamente. As variantes alélicas associadas a outros genes que metabolizam xenobióticos (fases 1 e 2) podem agravar a doença e os efeitos tóxicos associados ao uso de alguns fármacos, mas têm pouco ou nenhum efeito fenotípico.

A síndrome de Gilbert é uma condição geralmente benigna que está presente em 8 a 23% da população, dependendo da diversidade étnica. Essa síndrome é diagnosticada clinicamente por níveis circulantes de bilirrubina entre 100 a 300% acima do normal. Existem evidências epidemiológicas crescentes sugerindo que a síndrome de Gilbert possa conferir proteção contra doenças cardiovasculares, possivelmente em consequência das propriedades antioxidantes da bilirrubina. O polimorfismo genético mais comum associado à síndrome de Gilbert é uma mutação no promotor do gene *UGT1A1*, identificado como alelo

TABELA 5-3 ■ TOXICIDADE DOS FÁRMACOS E SÍNDROME DE GILBERT	
PROBLEMA	CARACTERÍSTICA
Síndrome de Gilbert Reações tóxicas estabelecidas Substratos da UGT1A1 (risco potencial?)	UGT1A1*28 (variante predominante nos indivíduos brancos)
	Irinotecano, atazanavir
	Genfibrozila,[a] ezetimiba
	Sinvastatina, atorvastatina, cerivastatina[a]
	Etinilestradiol, buprenorfina, fulvestranto
	Ibuprofeno, cetoprofeno

[a]Uma reação farmacológica grave resultante da inibição da glicuronidação (UGT1A1) e das CYP2C8 e CYP2C9, quando os dois fármacos foram combinados, resultou na retirada da cerivastatina do mercado.

Fonte: Reproduzida com permissão de Strassburg CP. Pharmacogenetics of Gilbert's syndrome. *Pharmacogenomics*, **2008**, *9*:703-715. Copyright © 2008 Future Medicine Ltd. Todos os direitos reservados. Permissão transmitida pelo Copyright Clearance Center, Inc.

*UGT1A1*28*, que leva a uma sequência do promotor $A(TA)_7TAA$ que difere da sequência $A(TA)_6TAA$ mais comum. Os níveis altos de bilirrubina sérica total estão associados aos níveis de expressão significativamente menores da UGT1A1 hepática.

Os indivíduos com diagnóstico de síndrome de Gilbert podem estar predispostos às RAF (Tab. 5-3) resultantes da capacidade reduzida de metabolizar fármacos por ação da UGT1A1. Quando um fármaco está sujeito ao metabolismo seletivo pela UGT1A1, há competição entre seu metabolismo e a glicuronidação da bilirrubina, e isso causa hiperbilirrubinemia acentuada, além de reduzir a depuração do fármaco metabolizado. O *tranilaste* (ácido *N*-[3'4'-demetoxicinamoil]-antranílico) é um fármaco experimental usado na profilaxia da recidiva de estenose dos pacientes submetidos à revascularização coronariana transluminar (stents intracoronarianos). O tratamento com *tranilaste* dos pacientes com síndrome de Gilbert pode causar hiperbilirrubinemia, assim como complicações hepáticas potenciais resultantes dos níveis altos de *tranilaste*.

A síndrome de Gilbert também altera as respostas dos pacientes ao *irinotecano*. O irinotecano é um profármaco usado na quimioterapia de tumores sólidos (ver Cap. 70) e é metabolizado em seu composto ativo SN-38 pelas carboxilesterases séricas (Fig. 5-6). O SN-38 é um inibidor potente de topoisomerase, que é inativado pela UGT1A1 e excretado na bile (Figs. 5-8 e 5-9). Quando chega ao lúmen intestinal, o glicuronídeo do SN-38 sofre clivagem pela β-glicuronidase bacteriana e entra novamente na circulação por absorção intestinal. Os níveis altos de SN-38 no sangue causam efeitos tóxicos hematológicos, que se caracterizam por leucopenia e neutropenia, assim como lesão das células epiteliais do intestino, que causam ileocolite aguda potencialmente fatal. Os pacientes com síndrome de Gilbert tratados com *irinotecano* estão predispostos aos efeitos hematológicos e GI tóxicos resultantes dos níveis séricos altos de SN-38, que são o resultado final da atividade deficiente de UGT1A1 e da acumulação subsequente de um composto tóxico no epitélio do trato GI.

Embora a maioria dos fármacos metabolizados pela UGT1A1 esteja sujeita à competição pela glicuronidação com a bilirrubina, os pacientes com síndrome de Gilbert que são HIV-positivo em tratamento com o inibidor de protease *atazanavir* desenvolvem hiperbilirrubinemia, porque esse fármaco inibe a função dessa enzima, mesmo que o *atazanavir* não seja um substrato para a glicuronidação. Hiperbilirrubinemia grave pode se desenvolver em pacientes com síndrome de Gilbert que contêm mutações inativadoras de enzimas nos genes *UGT1A3* e *UGT1A7*. Evidentemente, os efeitos adversos dos fármacos atribuídos às enzimas UGT podem ser preocupantes e, em alguns casos, são complicados quando também há mutações inativadoras de genes.

Sulfatação

As SULT localizadas no citosol conjugam o sulfato derivado do PAPS em grupos hidroxila e, menos comumente, grupos aminas dos compostos aromáticos e alifáticos. Assim como todas as enzimas metabolizadoras de xenobióticos, as SULT metabolizam grande variedade de substratos

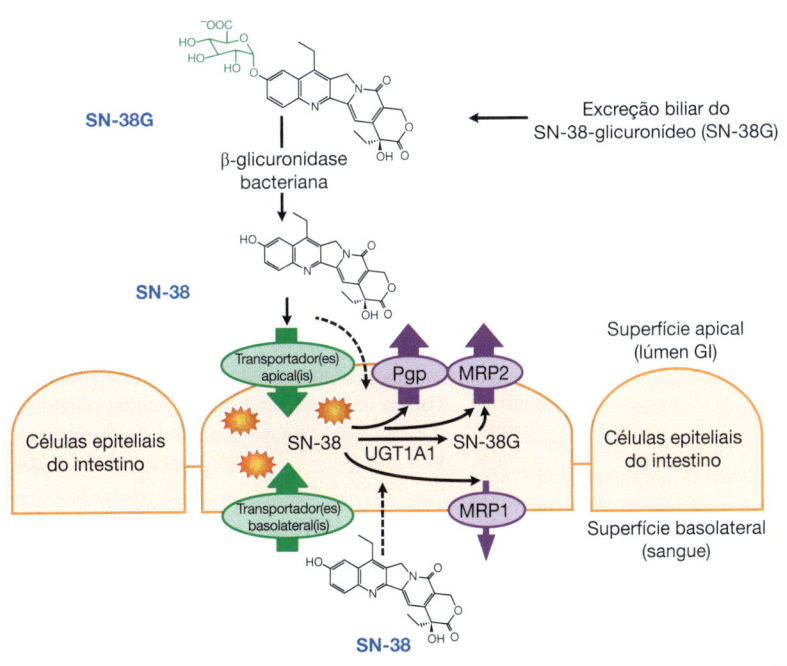

Figura 5-8 *Vias de transporte e exposição das células epiteliais do intestino ao SN-38.* O SN-38 é transportado para a bile depois da glicuronidação pela UGT1A1 hepática e pela UGT1A7 extra-hepática. Depois da clivagem do SN-38- glicuronídeo (SN-38G) no lúmen intestinal pela β-glicuronidase bacteriana, a reabsorção para as células epiteliais pode ocorrer por difusão passiva (indicada pelas setas tracejadas entrando na célula) e também por transportadores apicais. O transporte para dentro das células epiteliais também pode ocorrer a partir do sangue por transportadores basolaterais. O SN-38 intestinal pode ser transportado para o lúmen pela glicoproteína P (Pgp) e pela proteína 2 de resistência a múltiplos fármacos (MRP2) e para o sangue através da proteína de resistência a múltiplas fármacos (MRP1). A acumulação excessiva do SN-38 nas células epiteliais do intestino resultante da glicuronidação reduzida pode causar lesão celular e toxicidade. (Modificada e reproduzida com permissão de Tukey RH et al. Pharmacogenomics of human UDP-glucuronosyltransferases and irinotecan toxicity. *Mol Pharmacol*, **2002**, *62*:446-450. Copyright © 2002 The American Society for Pharmacology and Experimental Therapeutics.)

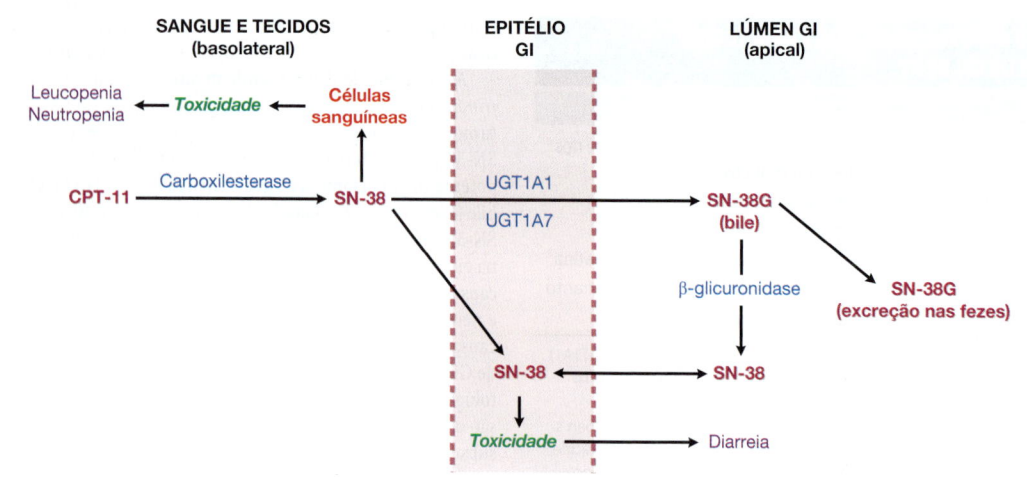

Figura 5-9 *Alvos celulares do SN-38 no sangue e nos tecidos intestinais.* A acumulação excessiva do SN-38 pode causar efeitos tóxicos hematológicos, inclusive leucopenia e neutropenia, assim como lesão do epitélio intestinal. Esses efeitos tóxicos são mais acentuados nos indivíduos que apresentam redução da capacidade de formar o glicuronídeo de SN-38, entre eles os pacientes portadores da síndrome de Gilbert. Observe que diversos compartimentos do corpo e tipos celulares são afetados. (Modificada e reproduzida com permissão de Tukey RH et al. Pharmacogenomics of human UDP-glucuronosyltransferases and irinotecan toxicity. *Mol Pharmacol,* **2002**, 62:446-450. Copyright © 2002 The American Society for Pharmacology and Experimental Therapeutics.)

endógenos e exógenos. Em humanos, 13 isoformas SULT foram identificadas; com base em comparações de sequências, elas são classificadas em quatro famílias: a família SULT1 (SULT1A1, 1A2, 1A3/4, 1B1, 1C2, 1C3, 1C4, 1E1); a família SULT2 (SULT2A1, SULT2B1a, SULT2B1b); e as famílias SULT4 (4A1) e SULT6 (6A1). Existem diferenças significativas entre as espécies no que se refere ao complemento expressos de SULT; isso torna particularmente duvidosa a extrapolação dos dados referentes à sulfatação de xenobióticos dos animais aos seres humano.

As SULT desempenham papel importante na homeostasia humana normal. Por exemplo, a SULT2B1b é a forma expressa predominantemente na pele e efetua a catálise do colesterol. O sulfato de colesterol é um metabólito essencial à regulação da diferenciação dos ceratinócitos e ao desenvolvimento da pele. A SULT2A1 está expressa em grandes quantidades na glândula suprarrenal fetal, onde produz grandes quantidades do sulfato de desidroepiandrosterona (DHEA) necessárias à biossíntese dos estrogênios placentários durante a segunda metade da gravidez. As SULTs 1A3 e 1A4 (proteínas idênticas produzidas a partir de genes diferentes) são altamente seletivas para as catecolaminas, enquanto os estrogênios (em particular o 17β-estradiol) são sulfatados pela SULT1E1. Nos seres humanos, frações significativas das catecolaminas, estrogênios, iodotironinas e DHEA circulantes são encontradas nas formas sulfatadas.

Algumas SULT humanas demonstram especificidades singulares por substratos, enquanto outras são promíscuas. Os membros da família SULT1 são as isoformas principais envolvidas no metabolismo dos xenobióticos, enquanto a SULT1A1 é quantitativa e qualitativamente mais importante no fígado (Riches et al., 2009). Essa enzima demonstra diversidade ampla em sua capacidade de catalisar a sulfatação de grande variedade de xenobióticos estruturalmente heterogêneos com grande afinidade. As enzimas da família SULT1 são conhecidas como SULT fenólicas; elas catalisam a sulfatação das moléculas fenólicas como *paracetamol, minoxidil* e *17α-etinilestradiol*. A SULT1B1 é semelhante à SULT1A1 quanto à sua gama ampla de substratos, embora seja muito mais abundante no intestino que no fígado. Nos seres humanos, existem três enzimas SULT1C, mas pouco se sabe quanto à sua especificidade por substratos. Nos roedores, as enzimas SULT1C conseguem sulfatar o carcinógeno hepático *N*-OH-2-acetilaminofluoreno e são responsáveis pela bioativação deste e de outros carcinógenos semelhantes. Sua função nessa via, que também ocorre nos seres humanos, é desconhecida. As enzimas SULT1C são expressas abundantemente em tecidos fetais humanos; no entanto, a abundância diminui significativamente em adultos. A SULT1E catalisa a sulfatação de esteroides endógenos e exógenos e está localizada no fígado e nos tecidos sensíveis aos hormônios, inclusive testículos, mamas, glândulas suprarrenais e placenta. No trato GI superior, SULT1A3/4 e SULT1B1 são particularmente abundantes, enquanto SULT1A3/4 está ausente no fígado adulto.

A conjugação de fármacos e xenobióticos é entendida basicamente como uma etapa da destoxificação, contanto que esses agentes entrem nos compartimentos aquosos do corpo e sejam eliminados por processos dirigidos. Entretanto, o metabolismo dos fármacos por sulfatação geralmente resulta na formação de metabólitos quimicamente reativos, nos quais o sulfato está privado de elétrons e pode ser clivado heteroliticamente, acarretando a geração de um cátion eletrofílico. A maioria dos exemplos de geração por sulfatação de uma resposta carcinogênica ou tóxica nos ensaios de mutagenicidade animal ou laboratorial foi documentada com substâncias químicas derivadas do ambiente ou dos mutagênicos alimentares com arilamina heterocíclica gerados a partir de carne bem cozida ou queimada. Por essa razão, é importante determinar se é possível estabelecer ligação genética por associação dos polimorfismos conhecidos das SULT humanas aos cânceres supostamente originados de fontes ambientais. Como a SULT1A1 é a forma mais abundante nos tecidos humanos e mostra especificidade ampla por substratos, os perfis polimórficos associados a esse gene e suas associações com vários tipos de câncer humano têm suscitado interesse significativo.

Estudos detectaram polimorfismos do número de cópias dos genes da *SULT1A1, SULT1A3* e *SULT1A4*, que podem ajudar a explicar grande parte da variação interpessoal na expressão e atividade dessas enzimas. O conhecimento da estrutura, atividades, regulação e polimorfismos da superfamília *SULT* facilitará o entendimento das correlações entre sulfatação e suscetibilidade ao câncer, reprodução e desenvolvimento. Dados estruturais, resultados de estudos cinéticos e simulações da dinâmica molecular começam a fornecer um quadro geral dos mecanismos pelos quais as SULT expressam seus padrões singulares de especificidade por substratos (Tibbs et al., 2015).

Conjugação com glutationa

As GST catalisam a transferência da glutationa aos eletrófilos reativos, função que serve para proteger as macromoléculas celulares da interação com eletrófilos que contenham heteroátomos eletrofílicos (−O, −N e −S) e, por sua vez, proteger o ambiente celular contra danos (Vaish et al., 2020). O cossubstrato da reação é a glutationa, um tripeptídeo formado de ácido γ-glutárico, cisteína e glicina (Fig. 5-10). A glutationa existe nas células em suas formas oxidada (GSSG) e reduzida (GSH) e a razão entre as duas (GSH:GSSG) é fundamental à manutenção de um ambiente celular no estado reduzido. Além de afetar a conjugação dos xenobióticos com a GSH, a redução profunda da concentração de GSH pode predispor as células à lesão oxidativa, condição que tem sido associada a alguns problemas de saúde humanos.

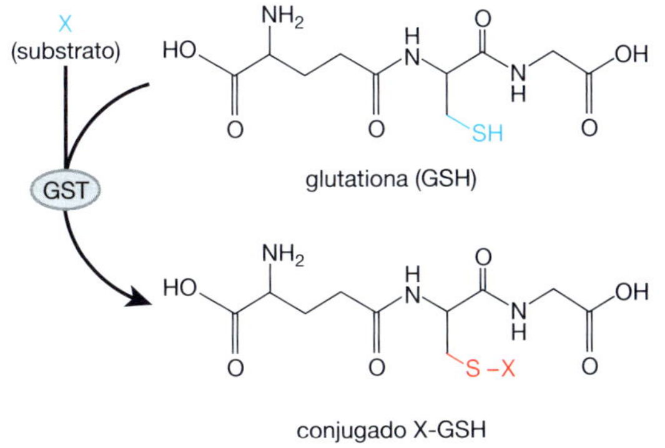

Figura 5-10 *A glutationa é um cossubstrato da conjugação de um xenobiótico (X) por ação da GST.*

Na formação dos conjugados de glutationa, a reação gera uma ligação tioéter entre um fármaco ou um xenobiótico e a molécula de cisteína do tripeptídeo. Caracteristicamente, todos os substratos das GST contêm um átomo eletrofílico e são hidrofóbicos; por natureza, eles combinam-se com proteínas celulares. Como a concentração de glutationa nas células geralmente é alta (nos casos típicos, 7 µmol/g de fígado ou na faixa de 10 mM), alguns fármacos e xenobióticos podem reagir não enzimaticamente com a glutationa. No entanto, as GST ocupam até 10% da concentração total de proteínas hepatocelulares, propriedade que garante a conjugação eficiente da glutationa a eletrófilos reativos. A concentração alta das GST também proporciona às células um escoadouro de proteínas do citosol, e essa propriedade facilita as interações não covalentes e, algumas vezes, covalentes com compostos que não são substratos para a conjugação da glutationa. A reserva citosólica de GST, antes conhecida como *ligandina*, liga-se aos esteroides, ácidos biliares, bilirrubina, hormônios celulares e toxinas ambientais, além de formar complexos com outras proteínas celulares.

Existem mais de 20 GST humanas divididas em duas subfamílias: as formas *citosólica* e *microssômica*. As principais diferenças de função entre as GST microssômicas e citosólicas residem na seleção dos substratos para conjugação: as formas citosólicas são mais importantes para o metabolismo dos fármacos e xenobióticos, enquanto as GST microssômicas são importantes para o metabolismo endógeno dos leucotrienos e das prostaglandinas. As GST citosólicas compreendem sete classes, conhecidas como alfa (GSTA1 e 2), mi (GSTM1 a 5), ômega (GSTO1), pi (GSTP1), sigma (GSTS1), teta (GSTT1 e GSTT2) e zeta (GSTZ1). As enzimas das classes alfa e mi podem formar heterodímeros, possibilitando a geração de grande número de transferases ativas. As formas citosólicas da GST catalisam reações de conjugação, redução e isomerização.

As concentrações altas de GSH na célula, assim como a superabundância de GST, significam que poucas moléculas reativas escapam à destoxificação. Apesar da aparente capacidade excessiva da enzima e dos equivalentes de redução, sempre existe possibilidade de que alguns intermediários reativos escapem à detoxificação e, em vista de sua eletrofilicidade, liguem-se aos componentes celulares e causem danos. A possibilidade dessa ocorrência é realçada quando as reservas de GSH estão esgotadas ou quando uma forma específica de GST é polimórfica e disfuncional. Embora seja difícil esgotar os níveis celulares de GSH, os fármacos terapêuticos que exigem doses altas para alcançar eficácia clínica têm mais chances de reduzir os níveis de GSH.

O *paracetamol*, normalmente metabolizado por glicuronidação e sulfatação, também é um substrato do metabolismo oxidativo por CYP2E1 e CYP3A4, que geram o metabólito tóxico *N*-acetil-*p*-benzoquinona imina (NAPQI), que, após doses habituais, é facilmente neutralizado por conjugação com GSH. Entretanto, uma superdosagem de paracetamol pode esgotar os níveis celulares de GSH e, desse modo, aumentar o potencial de interação do NAPQI com outros componentes celulares, resultando em efeitos tóxicos e morte celular. A toxicidade do *paracetamol*, com seus níveis aumentados de NAPQI e potencial necrose hepática, pode ser tratada de maneira dependente do tempo e da concentração do fármaco pela administração de *N*-acetilcisteína, que repõe a GSH esgotada, permitindo a desintoxicação do excesso de NAPQI antes que ele possa causar mais danos celulares (ver Fig. 9-4).

Todas as GST são polimórficas. Os genótipos mi (*GSTM1*0*) e teta (*GSTT1*0*) expressam um fenótipo nulo; desse modo, os indivíduos polimórficos para esses *loci* estão predispostos aos efeitos tóxicos dos compostos que são substratos seletivos para essas GST. Por exemplo, o mutante *GSTM1*0* é detectado em 50% da população branca e foi relacionado geneticamente com neoplasias malignas humanas dos pulmões, do cólon e da bexiga. A atividade nula do gene *GSTT1* está associada a efeitos colaterais adversos e à toxicidade durante o tratamento do câncer com fármacos citostáticos; os efeitos tóxicos resultam da depuração insuficiente dos fármacos por meio da conjugação com GSH. A expressão do genótipo nulo pode chegar a 60% nas populações chinesas e coreanas. Assim, os polimorfismos das GST podem afetar as eficácias e a gravidade dos efeitos adversos dos fármacos.

Embora as GST desempenhem papel importante na destoxificação celular, suas atividades nos tecidos cancerosos foram relacionadas com o desenvolvimento de resistência aos quimioterápicos que funcionam tanto como substratos quanto como não substratos para as GST. Alguns fármacos antineoplásicos são eficazes porque provocam morte celular ou apoptose, que está relacionada com a ativação das proteína-cinase ativada por mitógeno (MAPK), como JNK e p38. A superexpressão das GST estava associada à resistência à apoptose e à inibição da atividade das MAPK. Como em vários tumores, as GST estão expressas em níveis exagerados, resultando em redução da atividade das MAPK e diminuição da eficácia da quimioterapia. Aproveitando a vantagem dos níveis relativamente altos das GST nas células tumorais, a inibição da atividade dessas enzimas tem sido explorada como estratégia terapêutica para modular a resistência aos fármacos por meio da sensibilização dos tumores aos antineoplásicos. O TLK199, um análogo da glutationa, é um profármaco que as esterases plasmáticas convertem em um inibidor de GST (TLK117), que potencializa os efeitos tóxicos de vários fármacos antineoplásicos (Fig. 5-11).

Por outro lado, a atividade aumentada das GST nas células cancerosas tem sido a base do desenvolvimento de profármacos que podem ser ativados pelas GST para formar intermediários eletrofílicos. Por exemplo, o TLK286 é um substrato para GST, que passa por uma reação de β-eliminação e forma um conjugado de glutationa e uma mostarda nitrogenada (Fig. 5-12) capaz de alquilar os nucleófilos celulares, resultando em morte celular e atividade antitumoral (Townsend e Tew, 2003).

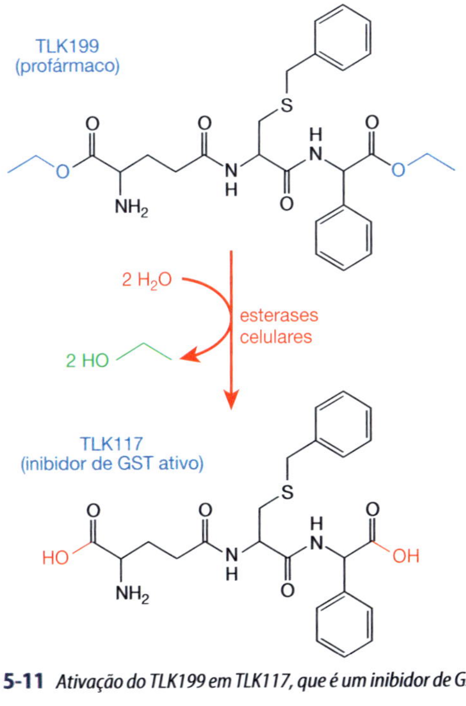

Figura 5-11 *Ativação do TLK199 em TLK117, que é um inibidor de GST.*

redução da capacidade de glicuronizar a bilirrubina circulante em razão da expressão reduzida do gene *UGT1A1* (síndrome de Gilbert). Os fármacos que estão sujeitos à glicuronidação pela UGT1A1, inclusive o inibidor de topoisomerase SN-38 (Figs. 5-6, 5-8 e 5-9), demonstram AUC aumentada nos indivíduos com síndrome de Gilbert, porque esses pacientes não conseguem destoxificar esses fármacos. A maioria dos quimioterápicos antineoplásicos tem índice terapêutico estreito; logo, os aumentos dos níveis circulantes do composto ativo em razão de uma deficiência da depuração farmacológica podem causar efeitos tóxicos significativos.

Existem relatos de que praticamente todas as classes de agentes terapêuticos acarretam alguma RAF. Nos Estados Unidos, o custo anual dessas reações foi estimado em 100 bilhões de dólares e elas acarretam mais de 100 mil mortes todos os anos. Segundo uma estimativa, 56% dos fármacos associados às RAF são substratos das enzimas metabolizadoras de xenobióticos. Como algumas CYP e UGT estão sujeitas à indução e inibição por fármacos, fatores dietéticos e outros agentes ambientais, essas enzimas desempenham papel importante em muitas RAF. Por essa razão, antes de preencher um requerimento de novo fármaco (NDA, de new drug application), deve-se conhecer sua via metabólica. Atualmente é prática rotineira na indústria farmacêutica determinar quais enzimas estão envolvidas no metabolismo de um fármaco em potencial e identificar os metabólitos e determinar seu potencial tóxico. Em consideração ao papel importante desempenhado pelas CYP no desenvolvimento das RAF, provavelmente são realizadas modificações para evitar as vias oxidativas principais de metabolismo durante o desenvolvimento de fármacos novos na forma de moléculas pequenas.

Indução do metabolismo dos fármacos

Os xenobióticos podem afetar o metabolismo dos fármacos por ativação da transcrição e indução da expressão dos genes que codificam enzimas metabolizadoras de fármacos. Desse modo, um composto estranho pode induzir seu próprio metabolismo, como ocorre com alguns fármacos. Uma consequência potencial disso é a redução da concentração plasmática do fármaco ao longo do tratamento, levando à perda de eficácia, à medida que o metabolismo autoinduzido do fármaco ultrapassa a taxa com a qual o novo composto entra no organismo. A Tabela 5-5 contém uma lista de ligantes e receptores, por meio dos quais eles induzem o metabolismo farmacológico. Um receptor específico, quando ativado por um ligante, pode induzir a transcrição de uma série de genes-alvo. Entre esses genes-alvo estão certas CYP e transportadores de fármacos; a indução de CYP e proteínas de transporte pode levar a interações medicamentosas. A Figura 5-13 ilustra o mecanismo pelo qual um fármaco pode interagir com receptores nucleares para induzir seu próprio metabolismo.

AHR: receptor aril-hidrocarboneto

O AHR faz parte de uma superfamília de fatores de transcrição, que desempenham diferentes funções nos mamíferos, entre elas a função regulatória no desenvolvimento do SNC e na modulação da resposta aos estresses químicos e oxidativos nos mamíferos. Essa superfamília de fatores de transcrição inclui Per (Period) e Sim (Simpleminded), dois fatores de transcrição envolvidos no desenvolvimento do SNC, e o HIF1α, HIF2α e seu parceiro de dimerização, o HIF1β. Sob condições hipóxicas, uma subunidade HIFα citosólica se desloca para o núcleo e forma um dímero com HIF1β; o dímero se liga ao elemento de resposta à hipoxia para ativar a transcrição do gene.

O AHR induz a expressão dos genes que codificam a CYP1A1, CYP1A2 e CYP1B1, que conseguem ativar metabolicamente carcinógenos químicos, inclusive contaminantes ambientais e carcinógenos derivados dos alimentos. Muitas dessas substâncias são inertes, a menos que sejam metabolizadas pelas enzimas CYP. Assim, a indução dessas enzimas CYP por um fármaco pode acarretar o aumento da toxicidade e carcinogenicidade dos pró-carcinógenos. Por exemplo, o *omeprazol*, um inibidor da bomba de prótons usado para tratar úlceras gástricas e duodenais (ver Cap. 53), funciona como um ligante do AHR e pode induzir a CYP1A1 e a CYP1A2; isso pode ter como consequências a ativação de toxinas/carcinógenos e interações medicamentosas em pacientes tratados com fármacos que atuam como substratos para uma dessas enzimas.

Receptores nucleares tipo 2

Outro mecanismo de indução importante está associado aos receptores nucleares tipo 2, que fazem parte da mesma superfamília dos receptores dos hormônios esteroides. Muitos desses receptores, identificados com base em sua semelhança estrutural com os receptores dos hormônios esteroides, foram descritos originalmente como *receptores-órfãos* porque não havia ligantes endógenos conhecidos para interagirem com eles. Agora sabemos que alguns desses receptores são ativados por xenobióticos, incluindo fármacos. Os receptores nucleares tipo 2 de maior importância para o metabolismo e terapia medicamentosa incluem o receptor X do pregnano (PXR), o receptor constitutivo de androstano (CAR) e os receptores ativados por proliferadores de peroxissoma (PPAR).

O PXR, que foi descoberto por sua capacidade de ser ativado pelo esteroide sintético pregnenolona-16α-carbonitrila, também é ativado por alguns fármacos como antibióticos (*rifampicina* e *troleandomicina*), bloqueadores do canal de Ca^{2+} (*nifedipino*), estatinas (*mevastatina*), antidiabéticos (*troglitazona*), inibidores de protease do HIV (*ritonavir*) e antineoplásicos (*paclitaxel*) (Nicolussi et al., 2020).

A hepatotoxicidade durante a terapia antirretroviral fornece um bom exemplo do papel da regulação das CYP na toxicidade do fármaco. Pacientes tratados com o antibiótico *rifampicina* (para tuberculose) ou *efavirenz* (para HIV), seguido de coquetéis para HIV contendo *ritonavir*, desenvolvem toxicidade hepática com alta frequência. O mecanismo de toxicidade parece envolver a ativação do PXR (Fig. 5-14): o metabolismo do *ritonavir* pela CYP3A4 produz metabólitos reativos que causam estresse ao RE e toxicidade celular; *rifampicina* e *efavirenz* ativam PXR e induzem altos níveis de CYP3A4; o metabolismo do *ritonavir* pela CYP3A4 é, assim, aumentado, resultando em níveis elevados de metabólitos hepatotóxicos (Shehu et al., 2019). Essa interação medicamentosa pode ser reduzida pelo desenvolvimento de estratégias para diminuir a ativação do PXR, diminuir o metabolismo da CYP3A4 ou mitigar as vias a jusante para melhorar o uso seguro do *ritonavir* na clínica.

A hiperforina, um componente da erva-de-são-joão (erva medicinal de venda livre usada no tratamento da depressão), também ativa o PXR. Essa ativação parece ser a base do aumento da ineficácia dos anticoncepcionais orais nas mulheres que usam essa erva: o PXR ativado é um indutor da CYP3A4, que pode metabolizar os esteroides encontrados nos contraceptivos orais e, assim, diminuir a concentração de esteroides abaixo da faixa de contracepção eficaz. O PXR também induz a expressão dos genes que codificam alguns transportadores de fármacos e algumas enzimas da fase 2, incluindo-se SULT e UGT. Assim, o PXR pode facilitar o metabolismo e a eliminação de numerosos xenobióticos, às vezes com consequências notáveis.

O receptor nuclear CAR foi descoberto por sua capacidade de ativar genes mesmo sem um ligante. Esteroides como o *androstanol*, o agente antifúngico *clotrimazol* e o antiemético *meclizina* são agonistas inversos que inibem a ativação do gene pelo CAR; o esteroide

TABELA 5-5 ■ RECEPTORES NUCLEARES QUE INDUZEM O METABOLISMO DE FÁRMACOS

RECEPTOR	LIGANTES
AHR	Omeprazol
CAR	Fenobarbital
PXR	Rifampicina
FXR	Ácidos biliares
VDR	Vitamina D
PPAR	Fibratos
RAR	Ácido all-*trans*-retinoico
RXR	Ácido 9-*cis*-retinoico

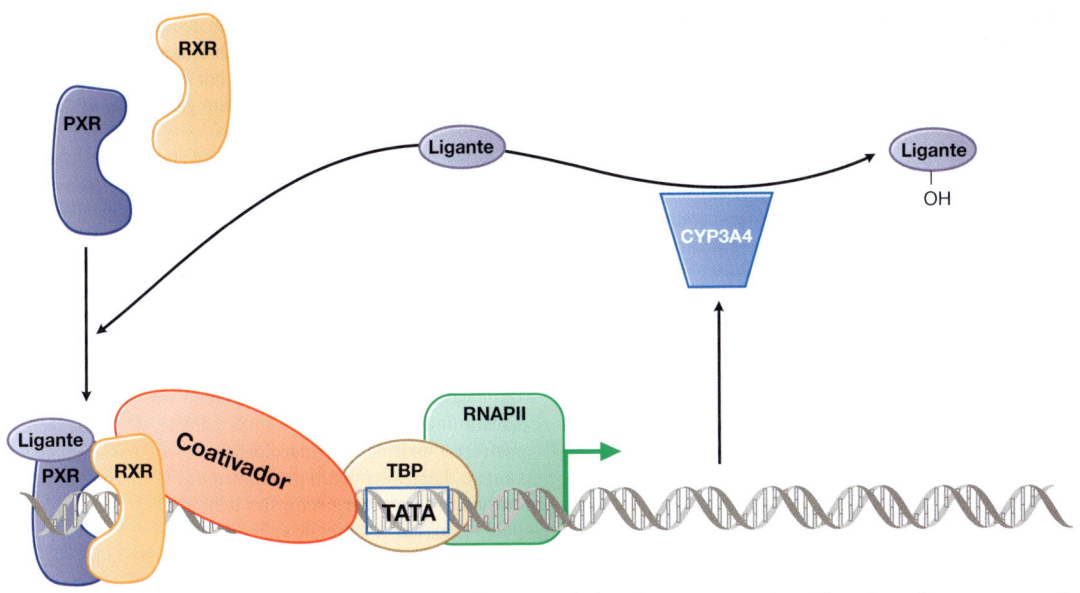

Figura 5-13 *Indução do metabolismo dos fármacos pela transdução de sinais mediada pelos receptores nucleares.* Quando um fármaco como a *atorvastatina* (ligante) entra na célula, pode ligar-se a um receptor nuclear como o PXR. Em seguida, o PXR forma um complexo com o RXR (receptor X do retinoide), liga-se ao DNA proximal aos genes-alvo, recruta um coativador (que se liga à proteína de ligação ao TATA-box, TBP) e ativa a transcrição. Entre os genes-alvo do PXR está a *CYP3A4*, que pode metabolizar a *atorvastatina* e reduzir sua concentração celular. Desse modo, a *atorvastatina* induz seu próprio metabolismo. Esse fármaco passa por orto-hidroxilação e para-hidroxilação.

5-β-pregnano-3,20-diona (e provavelmente outros compostos endógenos) e o pesticida 1,4-bis[2-(3,5-dicloropiridiloxi)]benzeno são agonistas que ativam a expressão gênica quando ligados ao CAR. Entre os genes induzidos pelo CAR, estão os que codificam várias CYP (2B6, 2C9 e 3A4), diversas enzimas da fase 2 (inclusive GST, UGT e SULT) e transportadores de fármacos e endobióticos. A CYP3A4 é induzida pelo PXR e CAR e, sendo assim, seu nível é altamente influenciado por alguns fármacos e outros xenobióticos. Além de induzir a degradação de fármacos, CAR e PXR parecem atuar no controle de múltiplos aspectos da fisiologia hepática, incluindo degradação de bilirrubina, metabolismo energético e proliferação celular (Cai et al., 2021).

Claramente, PXR e CAR podem ser ativados ou inibidos por uma grande variedade de ligantes. Assim como ocorre com as enzimas metabolizadoras de xenobióticos, também existem diferenças entre as espécies no que se refere às especificidades pelos ligantes desses receptores. Por exemplo, baixas concentrações clinicamente relevantes de *rifampicina* ativam o PXR humano, enquanto apenas concentrações muito altas do fármaco ativam o PXR de camundongo ou rato; a pregnenolona-16α-carbonitrila ativa preferencialmente o PXR de camundongo e rato, mas não o PXR humano. Paradoxalmente, a *meclizina* ativa o CAR dos camundongos, mas inibe a indução dos genes pelo CAR humano. Essas descobertas ressaltam ainda mais que os sistemas de modelos de roedores nem sempre refletem a resposta dos humanos aos fármacos.

A família dos PPAR é composta de três membros: α, β/δ e γ. O PPAR-α é o alvo da classe de agentes hipolipemiantes dos fibratos, incluindo-se os fármacos amplamente prescritos *genfibrozila* e *fenofibrato*. A ativação do PPAR-α resulta na indução de genes-alvo que codificam enzimas metabolizadoras de ácidos graxos, resultando na redução dos triglicerídeos séricos. Além disso, a ativação do PPAR-α induz as enzimas CYP4 que realizam a oxidação de ácidos graxos e fármacos com cadeias laterais contendo ácidos graxos, como *leucotrieno* e análogos de araquidonato. O PPAR-γ é o alvo da classe das tiazolidinedionas de antidiabéticos tipo 2, inclusive *rosiglitazona* e *pioglitazona*. PPAR-γ e PPAR-β/δ não induzem enzimas envolvidas no metabolismo de xenobióticos.

Os genes UGT, em particular UGT1A1, são alvos de AHR, PXR, CAR, PPAR-α e NRF2 (fator nuclear 2 derivado do eritróide 2-*like*, um importante regulador transcricional de genes citoprotetores induzidos por uma resposta antioxidante). Como as UGT são abundantes no trato GI e no fígado, a regulação dessas enzimas pela ativação desses receptores nucleares induzida por fármacos poderia desempenhar um papel importante nos parâmetros farmacocinéticos de alguns fármacos administrados por via oral.

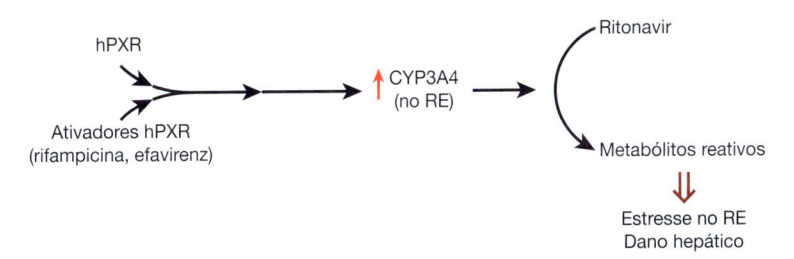

Figura 5-14 *Potenciação da hepatotoxicidade do ritonavir por ativadores de hPXR.* O *ritonavir*, um potente inibidor e substrato da CYP3A4, é usado na terapia do HIV-Aids como um intensificador farmacocinético dos inibidores da protease do HIV que também são substratos da CYP3A4 (ver Tab. 64-4). O *ritonavir* é convertido em metabólitos reativos que podem danificar as células hepáticas, e a hepatotoxicidade do *ritonavir* é acentuadamente aumentada em pacientes tratados com *rifampicina* (para tuberculose) ou *efavirenz* (um inibidor não nucleosídeo da transcriptase reversa usado para tratar o HIV). A potenciação da toxicidade do *ritonavir* induzida pelo fármaco pode ser explicada pela ativação do hPXR hepático pela *rifampicina* ou pelo *efavirenz* que leva à indução de níveis elevados de CYP3A4, que catalisa o aumento da produção de metabólitos reativos tóxicos do *ritonavir* que estressam o RE e causam danos aos hepatócitos (Shehu et al., 2019). hPXR, receptor X de pregnano humano.

Papel do metabolismo dos fármacos no desenvolvimento de fármacos

Existem dois elementos fundamentais associados ao sucesso no desenvolvimento de fármacos: *eficácia* e *segurança*. Ambas dependem do metabolismo do fármaco. É preciso determinar quais enzimas metabolizam um fármaco em potencial, de forma a prever se o composto original pode causar interações medicamentosas ou ser suscetível à variação interpessoal acentuada no metabolismo, em consequência de polimorfismos genéticos.

Para determinação do metabolismo, o composto em desenvolvimento que apresenta eficácia em modelos pré-clínicos é submetido à análise em hepatócitos humanos, fígado humano ou extratos hepáticos que contenham todas as enzimas metabolizadoras de fármacos. Esses estudos podem predizer como os seres humanos metabolizam um fármaco específico e, até certo ponto, preveem sua taxa de metabolismo. Quando uma enzima da CYP está envolvida, pode-se usar um painel de CYP recombinantes para determinar qual dessas enzimas predomina no metabolismo do fármaco. Se ficar demonstrado que uma única enzima da CYP (p. ex., a CYP3A4) é responsável pelo metabolismo de um fármaco potencial, é possível ter uma ideia da probabilidade de ocorrerem interações medicamentosas. Antes de entrar nos ensaios clínicos, a estrutura de um candidato a medicamento pode ser modificada para alterar os locais da molécula que são metabolizados, particularmente pelas CYP, a fim de mitigar a potencial degradação rápida e as toxicidades.

As interações tornam-se problemáticas quando são administrados vários fármacos simultaneamente – por exemplo, pacientes idosos, que diariamente podem tomar anti-inflamatórios, redutores de colesterol, anti-hipertensivos, supressores da acidez gástrica e anticoagulante prescritos, bem como algumas outras preparações farmacêuticas vendidas sem prescrição. Em condições ideais, o melhor fármaco potencial seria metabolizado por várias enzimas da CYP, de modo que a variabilidade dos níveis de expressão de uma dessas enzimas ou as interações medicamentosas não influenciem significativamente seu metabolismo e sua farmacocinética.

Estudos semelhantes podem ser realizados com enzimas da fase 2 e transportadores de fármacos para prever o destino metabólico do fármaco. Além do uso de enzimas humanas recombinantes metabolizadoras de xenobióticos para prever o metabolismo do fármaco, os sistemas baseados em receptores humanos ou as linhagens celulares que expressam receptores nucleares são usadas para determinar se um determinado candidato a medicamento é um ligante ou ativador de PXR, CAR ou PPAR-α. Por exemplo, um fármaco que ativa o PXR pode causar depuração rápida de outros fármacos que atuam como substratos da CYP3A4 e, desse modo, reduzir sua biodisponibilidade e eficácia.

A previsão computacional (baseada no computador, ou *in silico*) do metabolismo de um fármaco é uma perspectiva para futuro breve. As estruturas de vários CYP estão definidas, inclusive as das CYP 2A6, 2C9 e 3A4. Essas estruturas podem ser usadas para prever o metabolismo de um fármaco em potencial por compatibilização do composto com o local enzimático ativo e determinação dos potenciais de oxidação desses locais moleculares. Contudo, as estruturas determinadas por análise radiográfica dos cristais dos complexos de enzimas-substratos são estáticas, enquanto as enzimas são flexíveis; essa diferença vital pode ser limitante. A dimensão ampla dos locais ativos das enzimas da CYP, que possibilita que elas metabolizem vários compostos diferentes, também dificulta a criação de um modelo. Também existe a possibilidade de modelar as interações do ligante ou do ativador com receptores nucleares, embora existam limitações semelhantes às descritas com relação às CYP.

Determinar o potencial de um fármaco candidato de produzir efeitos tóxicos agudos nos estudos pré-clínicos é vital e rotineiro ao longo do desenvolvimento de fármacos. Isso geralmente é feito pela administração de doses crescentes do candidato a medicamento à roedores, geralmente acima da dose terapêutica humana prevista. Para os fármacos potenciais propostos para uso crônico nos seres humanos, inclusive redutores dos triglicerídeos e colesterol séricos ou tratamento do diabetes tipo 2, estudos de carcinogenicidade de longo prazo também são realizados em modelos de roedores. Os sinais tóxicos são monitorados e as lesões aos órgãos são avaliadas por necropsia. Esse processo não é muito recompensador e pode ser um gargalo no desenvolvimento de compostos protótipos.

Uma tecnologia nova de triagem de alto desempenho para biomarcadores de toxicidade está sendo adotada para desenvolver fármacos utilizando a *metabolômica* (Jacob et al., 2019). A metabolômica consiste na identificação e na quantificação sistemáticas de todos os metabólitos em determinado organismo ou amostra biológica. As plataformas analíticas, como a ressonância magnética de ^{1}H e a cromatografia gasosa ou líquida combinada com a espectrometria de massa, em combinação com as análises dos dados quimiométricos e multivariáveis, permitem a determinação e a comparação simultâneas de milhares de substâncias químicas nos líquidos biológicos como soro e urina, bem como dos constituintes químicos das células e dos tecidos. Essa tecnologia pode rastrear a toxicidade farmacológica em sistemas animais intactos durante o desenvolvimento pré-clínico dos fármacos e pode evitar a necessidade de realizar necropsias demoradas e dispendiosas e exames patológicos em milhares de animais.

Com o uso da metabolômica, animais (tratados ou não com um fármaco em investigação) podem ser analisados quanto à presença de um ou mais metabólitos na urina que se correlacionam com a eficácia ou toxicidade dos fármacos. Metabólitos urinários que são marcadores dos efeitos tóxicos hepáticos, renais e no SNC foram identificados utilizando-se substâncias químicas tóxicas. Os marcadores metabólicos de determinados compostos que estão elevados na urina podem ser usados para determinar (em estudos de escalonamento das doses) se um fármaco em particular causa efeitos tóxicos e também podem ser usados em experimentos clínicos iniciais para monitorar os possíveis efeitos tóxicos. A metabolômica pode ser usada para descobrir biomarcadores da eficácia e da toxicidade dos fármacos, que podem ser úteis nas experiências clínicas para identificar os sujeitos que respondem ou não respondem a um fármaco. O metabolismo dos fármacos pode ser estudado em sistemas de modelos animais intactos e nos seres humanos de forma a determinar os metabólitos de um composto ou indicar a existência de polimorfismos metabólicos que poderiam sinalizar um resultado clínico desfavorável. Por fim, biomarcadores desenvolvidos a partir da metabolômica experimental poderiam finalmente ser desenvolvidos para monitoração rotineira dos sinais de toxicidade nos pacientes tratados com fármacos.

Modelos animais para desenvolvimento pré-clínico de medicamentos

Usando as ferramentas *in silico*, *in vitro* e de cultura de células descritas anteriormente, as empresas farmacêuticas podem determinar as CYP humanas e outras enzimas que realizam o metabolismo de um candidato a medicamento, facilitando, assim, a previsão de interações medicamentosas que podem ocorrer na clínica. Essas técnicas também podem estabelecer se um composto tem o potencial de ser metabolicamente ativado para um derivado citotóxico ou carcinogênico. Uma avaliação mais precisa de como um fármaco se comportará em humanos pode ser obtida com pequenos modelos animais que têm a vantagem de uma análise de maior rendimento de muitos derivados de um potencial fármaco. No entanto, as CYP de camundongos e ratos diferem muito das CYP encontrados em humanos. Para esse fim, foram desenvolvidos camundongos humanizados que expressam CYP humanas e os receptores que regulam as CYP, como o PXR, conforme descrito anteriormente (Gonzalez et al., 2015). As UGT que exibem diferenças entre espécies também foram humanizadas (Fujiwara et al., 2018). Na maioria dos casos, os genes endógenos do camundongo foram substituídos pelos genes humanos correspondentes. Uma vez que os transportadores de fármacos, FMO, EH e enzimas de fase 2 não exibem grandes diferenças entre espécies na regulação e nas atividades catalíticas, os camundongos humanizados CYP-PXR podem ser amplamente empregados para estimar a estabilidade e a biodisponibilidade de fármacos, antes do lançamento de ensaios clínicos de fase I. Esses camundongos humanizados também podem ser usados para estudos de toxicidade e carcinogenicidade em longo prazo. Outro modelo desenvolvido é a estratégia de substituição hepática, em que o fígado humano é usado para substituir o fígado de camundongos (Naratomi et al., 2019). No entanto, esse modelo requer camundongos imunocomprometidos e tem o problema de que cada fígado humano usado para substituir o fígado de camundongo pode expressar diferentes níveis de CYP individuais devido a fatores genéticos (polimorfismos) e dietéticos (indutores em alimentos do doador).

Referências

Cai X, et al. The xenobiotic receptors PXR and CAR in liver physiology, an update. *Biochim Biophys Acta Mol Basis Dis*, **2021**, *1867*:166101.

Fitzgerald GA, et al. Molecular clocks and the human condition: approaching their characterization in human physiology and disease. *Diabetes Obes Metab*, **2015**, *17*:139–142.

Fujiwara R, et al. Species differences in drug glucuronidation: humanized UDP-glucuronosyltransferase 1 mice and their application for predicting drug glucuronidation and drug-induced toxicity in humans. *Drug Metab Pharmacokinet*, **2018**, *33*:9–16.

Gonzalez FJ. Nuclear receptor control of enterohepatic circulation. *Compr Physiol*, **2012**, *2*:2811–2828.

Gonzalez FJ, et al. Transgenic mice and metabolomics for study of hepatic xenobiotic metabolism and toxicity. *Expert Opin Drug Metab Toxicol*, **2015**, *11*:869–881.

Jacob AL, et al. Metabolomics toward personalized medicine. *Mass Spectrom Rev*, **2019**, *38*:221–238.

Kodani S, Hammock BD. Epoxide hydrolases: drug metabolism to therapeutics for chronic pain. *Drug Metab Dispos*, **2015**, *43*:788–802.

Lopez-Vicario C, et al. Inhibition of soluble epoxide hydrolase modulates inflammation and autophagy in obese adipose tissue and liver. Role for omega-3 epoxides. *Proc Natl Acad Sci USA*, **2015**, *112*:536–541.

Meisel P. Arylamine N-acetyltransferases and drug response. *Pharmacogenomics*, **2002**, *3*:349–366.

Mitchell SC. N-acetyltransferase: the practical consequences of polymorphic activity in man. *Xenobiotica*, **2020**, *50*:77–91.

Naritomi S, et al. Utility of chimeric mice with humanized liver for predicting human pharmacokinetics in drug discovery: comparison with in vitro-in vivo extrapolation and allometric scaling. *Biol Pharm Bull*, **2019**, *42*:327–336.

Nicolussi J, et al. Clinical relevance of St. John's wort drug interactions revisited. *Br J Pharmacol*, **2020**, *177*:1212–1226.

Rautio NA, et al. The expanding role of prodrugs in contemporary drug design and development. *Nat Rev Drug Discov*, **2018**, *17*:559–587.

Riches Z, et al. Quantitative evaluation of the expression and activity of five major sulfotransferases in human tissues—the SULT "pie." *Drug Metab Dispos*, **2009**, *37*:2255–2261.

Rowland A, et al. The UDP-glucuronosyltransferases: their role in drug metabolism and detoxification. *Int J Biochem Cell Biol*, **2013**, *45*:1121–1132.

Shehu AI, et al. Pregnane X receptor activation potentiates ritonavir hepatotoxicity. *J Clin Invest*, **2019**, *129*:2898–2903.

Strassburg CP. Pharmacogenetics of Gilbert's syndrome. *Pharmacogenomics*, **2008**, *9*:703–715.

Tibbs ZE, et al. Structural plasticity in the human cytosolic sulfotransferase dimer and its role in substrate selectivity and catalysis. *Drug Metab Pharmacokinet*, **2015**, *30*:3–20.

Townsend DM, Tew KD. The role of glutathione-S-transferase in anti-cancer drug resistance. *Oncogene*, **2003**, *22*:7369–7375.

Tukey RH, et al. Pharmacogenomics of human UDP-glucuronosyl-transferases and irinotecan toxicity. *Mol Pharmacol*, **2002**, *62*:446–450.

Vaish D, et al. Glutathione S-transferase: a versatile protein family. *Biotech*, **2020**, *10*:321.

Capítulo 6

Microbioma gastrintestinal e resposta aos fármacos

Shirley M. Tsunoda, Pieter C. Dorrestein e Rob Knight

MICROBIOMA HUMANO
- Visão geral
- Doença e o microbioma
- Fármacos e o microbioma
- Intervenções terapêuticas usando o microbioma
- Técnicas para estudar o microbioma

FARMACOMICROBIÔMICA

METABOLISMO DIRETO DE FÁRMACOS POR MICRÓBIOS INTESTINAIS

METABOLISMO INDIRETO DE FÁRMACOS POR MICRÓBIOS INTESTINAIS

RECICLAGEM ÊNTERO-HEPÁTICA

FARMACODINÂMICA

EFEITOS DOS FÁRMACOS NO MICROBIOMA

DIETA E O MICROBIOMA

FUTURO DOS FÁRMACOS E O MICROBIOMA
- Transplante fecal
- Comunidades microbianas definidas
- Probióticos
- Microbiota projetada
- Fagoterapia

Microbioma humano

Visão geral

O microbioma é o repertório genético do ecossistema de micróbios (bactérias, vírus incluindo fagos e, às vezes, arqueias, fungos e eucariotos microbianos) que coexistem em um determinado local dentro de todo ser humano. A microbiota humana consiste na coleção de micróbios que existem em uma área específica do corpo, como cavidade oral, esôfago, pele, intestino, vagina e outros locais. A composição, regulação e dinâmica dos microbiomas e microbiota que habitam essas áreas do corpo são individualizadas e compartimentadas. Os organismos na cavidade oral e no intestino são mais diversos do que aqueles em outros locais do corpo (Costello et al., 2009; Human Microbiome Project Consortium, 2012). O estabelecimento do microbioma começa no parto, com o bebê herdando micróbios da mãe e do ambiente. O tipo de parto afeta a colonização microbiana dos bebês, com bebês nascidos por cesariana dominados por espécies bacterianas epidérmicas com predisposição para asma e alergias mais tarde na vida (Bager et al., 2008; Dominguez-Bello et al., 2010). Depois que a criança é desmamada, o microbioma é estabelecido com uma assinatura individual que persiste em longo prazo (Faith et al., 2013), possivelmente ao longo da vida (Maynard et al., 2012). Os genes do microbioma superam em muito os genes humanos, com estimativas de mais de 200 milhões de genes microbianos em comparação com 20 mil genes da linhagem germinativa humana (Qin et al., 2010). As células microbianas (principalmente bactérias intestinais), por outro lado, estão em proporção de aproximadamente 1:1 com células humanas (Sender et al., 2016). Embora o microbioma de um indivíduo pareça geralmente estável ao longo da vida desse indivíduo, vários fatores ambientais podem alterar a composição microbiana, incluindo localização geográfica, dieta, estilo de vida e xenobióticos (Human Microbiome Project Consortium, 2012; Kaplan et al., 2019; Kurilshikov et al., 2021). Outras influências incluem ritmos circadianos, idade e estação do ano.

Mais de 90% da microbiota intestinal é membro de dois filos bacterianos – *Bacteroidetes* e *Firmicutes* (Turnbaugh et al., 2007). Anteriormente, pensava-se que os microbiomas intestinais humanos poderiam ser categorizados em "enterótipos" discretos com enriquecimento de *Bacteroides*, *Prevotella* ou *Ruminococcus* formando a base para três enterótipos diferentes. No entanto, agora se acredita que a variabilidade do microbioma intestinal na população humana provavelmente forma um *continuum* em oposição a grupos discretos (Jeffery et al., 2012). A variabilidade de pessoa para pessoa no microbioma intestinal é expansiva, com microbiomas individuais diferindo em mais de 90% (Parfrey e Knight, 2012).

Doença e o microbioma

Embora os mecanismos aguardem definição, o microbioma intestinal está implicado em inúmeros problemas de saúde e doenças, incluindo condições autoimunes, autismo, doenças cardiovasculares, câncer e doenças hepáticas, como a doença hepática gordurosa não alcoólica (Gilbert et al., 2016). O National Cancer Institute estima que 16% de todos os cânceres nos Estados Unidos são comprovadamente causados por componentes do microbioma (p. ex., *Helicobacter pylori*, papilomavírus humano, hepatite C). Ainda não contada entre as causas desses 16% estão a *Escherichia coli* produtora de colibactina, que pode clivar o DNA humano (Li et al., 2019) e também induzir o câncer colorretal. Um desafio para o futuro será determinar se as alterações funcionais no microbioma intestinal podem servir como biomarcadores ou alvos para intervenção terapêutica ou se o próprio microbioma pode servir como intervenção terapêutica em estados patológicos.

Fármacos e o microbioma

O microbioma intestinal é um contribuinte proeminente para a variação na resposta aos fármacos. As bactérias intestinais metabolizam diretamente os xenobióticos, afetam indiretamente o metabolismo dos fármacos, influenciando as atividades das enzimas de fase I e fase II e os transportadores intestinais de fármacos, desempenham um papel na reciclagem êntero-hepática de fármacos e estão envolvidas nas respostas farmacodinâmicas aos fármacos (Lam et al., 2019; Tsunoda et al., 2021). Na era atual da medicina de precisão, entender como e até que ponto o microbioma intestinal interage com os fármacos e suas ações será fundamental para individualizar a terapia. Com sua distribuição por todo o trato gastrointestinal (GI), o microbioma intestinal interage com muitos dos produtos químicos encontrados na vida diária, incluindo ligantes endógenos, fontes ambientais, alimentos, substâncias inaladas e produtos químicos exógenos, como os fármacos. Há uma natureza bidirecional para essa interação entre os fármacos e a microbiota. Os fármacos alteram o microbioma; basta considerar o exemplo dos antibióticos que alteram a quantidade e a variedade de micróbios intestinais. No

5-ASA: ácido 5-aminossalicílico
ABCB1: transportador de resistência a múltiplos fármacos
BCRP: proteína de resistência do câncer de mama
CTLA4: antígeno 4 associado ao linfócito T citotóxico
CYP: citocromo P450
FDA: Food and Drug Administration
MDR1: proteína 1 de resistência a múltiplos fármacos
mRNA: RNA mensageiro
OAT: transportador de ânion orgânico
OATP: polipeptídeo transportador de ânion orgânico
OCT: transportador de cátion orgânico
SULT: sulfotransferase

entanto, muitos compostos não antibióticos podem afetar a microbiota intestinal, com 240 medicamentos mostrando inibição de pelo menos uma cepa bacteriana *in vitro* (Maier et al., 2018); tal resultado pode ter implicações para a resistência a antibióticos de fármacos tradicionalmente caracterizados como agentes não antibióticos. Por outro lado, sabe-se que o microbioma pode modificar diretamente os fármacos. Os gastrenterologistas dependem das ações da microbiota intestinal ao administrar o profármaco *sulfassalazina* para tratar a doença inflamatória intestinal. As bactérias intestinais reduzem a ligação azo da *sulfassalazina*, liberando o metabólito sulfapiridina e o fármaco ativo 5-aminossalicilato (*mesalamina*) (ver Fig. 55-3). Estudos recentes em animais e em humanos mostram evidências do metabolismo indireto por micróbios intestinais por meio da modificação da maquinaria do metabolismo de fármacos do hospedeiro (Selwyn et al., 2016; Toda et al., 2009b). Os micróbios intestinais também desempenham um papel na conversa cruzada intestino-fígado, que afeta a reciclagem êntero-hepática de fármacos (ver seção subsequente sobre reciclagem êntero-hepática).

Intervenções terapêuticas usando o microbioma

Uma vez que tenhamos uma compreensão mais profunda do que constitui um microbioma "saudável", como os micróbios regulam e coordenam a função e os fatores que influenciam a variabilidade dentro e entre os indivíduos, estaremos mais bem preparados para projetar racionalmente intervenções terapêuticas para manipular o microbioma em prol da saúde. Uma dessas intervenções, o transplante de microbiota fecal (TMF), já está sendo usada no cenário clínico para tratar a colite causada por *Clostridioides difficile* (anteriormente *Clostridium difficile*) e envolve uma reformulação drástica do microbioma de um estado insalubre para um estado semelhante ao microbioma do doador saudável (Weingarden et al., 2015). Outros prebióticos, probióticos, pós-bióticos e micróbios vivos estão sendo estudados para uma variedade de indicações, como doença inflamatória intestinal, autismo (Kang et al., 2017) e fenilcetonúria. Novas diretrizes para estudar e aprovar o uso clínico desses "micróbios vivos" precisarão ser criadas e acordadas pela comunidade científica e clínica.

Técnicas para estudar o microbioma

A capacidade de estudar o microbioma melhorou muito nas últimas décadas devido ao avanço das tecnologias para manipular e caracterizar micróbios. Um avanço tecnológico que tem sido fundamental é a capacidade de sequenciar e inventariar o microbioma. No início na área de estudo do microbioma, o foco estava em fazer inventários usando 16S rRNA, permitindo informações de gênero. Com custos reduzidos e rendimento melhorado de sequenciamento, agora está se tornando rotina obter informações sobre espécies usando sequenciamento metagenômico. O gene 16S rRNA é compartilhado por todas as bactérias e arqueias e possui regiões que podem ser usadas como locais de iniciação para a reação em cadeia da polimerase. Os micróbios podem ser identificados no nível de família, gênero e, às vezes, próximo a espécies. A tecnologia mais notável que revolucionou o campo foi o maior nível de resolução e funcionalidade do ensaio de DNA, o metagenômica *shotgun* (Fig. 6-1), que está rapidamente se tornando o método-padrão de estudar o microbioma. A metagenômica shotgun baseia-se na extração de DNA total de uma amostra, quebrando-a em pequenos fragmentos, sequenciando esses fragmentos e interpretando-os ou "montando" as sequências mais longas em termos dos táxons representados (às vezes até o nível de espécie ou cepa) e as funções gênicas contidas na montagem. Assim, além de maior resolução taxonômica, a metagenômica shotgun ajuda a descrever e identificar genes e vias microbianas. Para informações de nível de expressão, metatranscriptômica, metaproteômica e metabolômica fornecem informações nos níveis de RNA, proteínas e metabólitos, informações que podem ser utilizadas em conjunto com ensaios baseados em DNA. A disponibilidade de modelos de camundongos gnotobióticos (i.e., camundongos sem microbioma) permitiu a realização de mais estudos mecanísticos, como a introdução de espécies microbianas únicas ou grupos de micróbios e teste de suas influências em vários parâmetros de doença e farmacoterapia, estudos que fornecem maiores informações sobre causalidade.

Farmacomicrobiômica

Um fármaco administrado por via oral encontra muitos obstáculos *no caminho* para a circulação sistêmica. Existem barreiras físico-químicas no estômago e no intestino delgado que podem alterar a absorção, enzimas de metabolização, como as CYPs intestinais e hepáticas, e transportadores de membrana, como o transportador intestinal de efluxo de múltiplos fármacos Pgp (glicoproteína P; MDR1, ABCB1), que interage com os fármacos, mas também pode ser inibido por soluto competitivo, como outros fármacos ou ainda pode ser induzido por fármacos. O cenário pode se tornar complexo, especialmente quando percebemos que

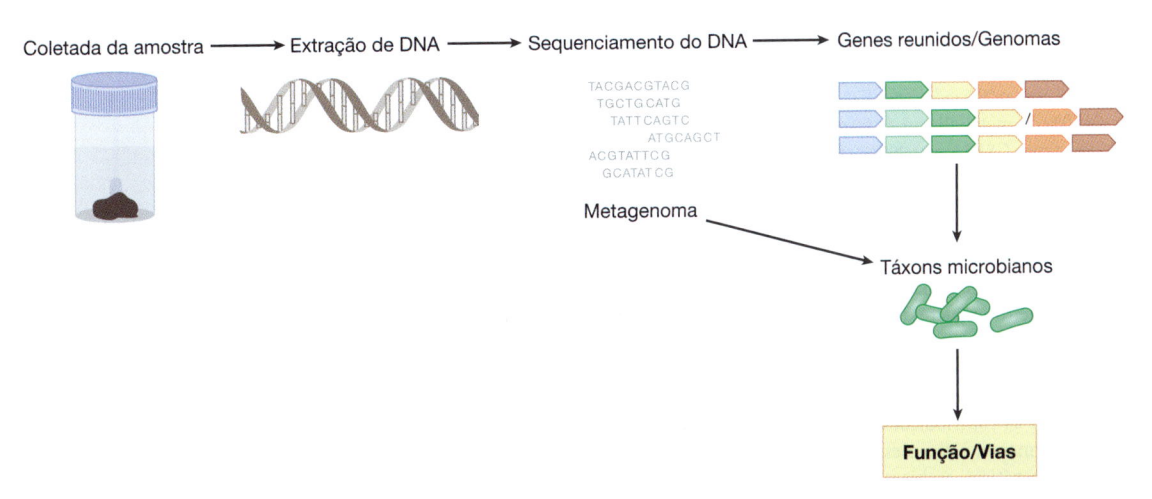

Figura 6-1 *Metagenômica* shotgun.

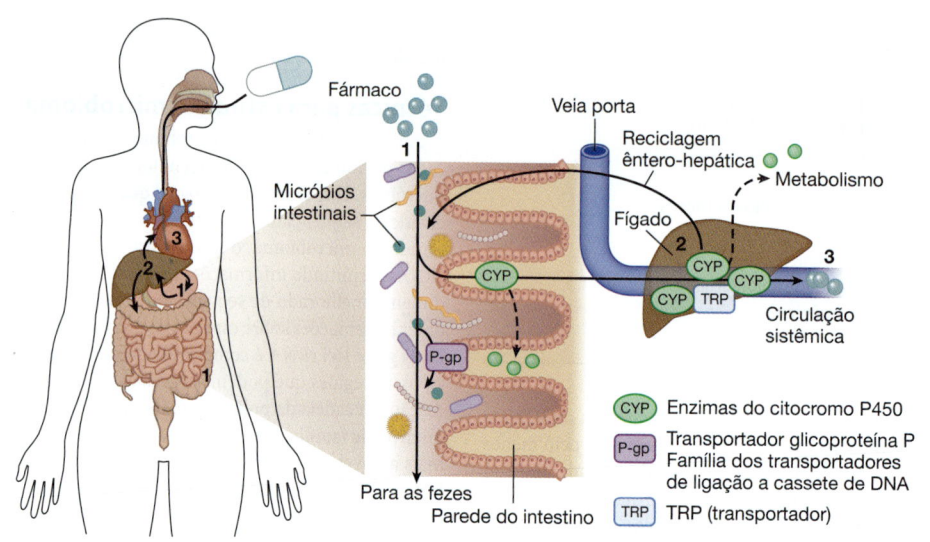

Figura 6-2 *Via de um fármaco administrado por via oral.* Quando um fármaco é administrado por via oral (1), ele encontra micróbios intestinais, CYPs e transportadores como a glicoproteína P no intestino delgado e grosso. Uma certa quantidade de fármaco será perdida nas fezes nesses processos. O fármaco que permanece não metabolizado no intestino delgado é absorvido e então viaja pela veia porta até o fígado, onde encontra mais transportadores e CYPs, de forma que mais fármaco pode ser perdido para o metabolismo (2). A quantidade de fármaco que entra na circulação sistêmica costuma ser uma fração do que foi originalmente ingerido (3). Muitos fármacos absorvidos são subsequentemente metabolizados no fígado e excretados no trato GI através da bile como conjugados polares com UDP-ácido glicurônico, glutationa ou sulfato e não são suficientemente lipofílicos para serem reabsorvidos. O microbioma intestinal desempenha um papel na desconjugação, hidrolisando glicuronídeos e sulfatos e tornando-os mais lipofílicos; as porções mais lipofílicas são reabsorvidas e reentram na circulação porta, como se tivessem sido administradas por via oral, e recomeçam o ciclo. Assim, o ciclo êntero-hepático pode prolongar a meia-vida de eliminação de um xenobiótico.

as bactérias intestinais podem modificar fármacos direta e indiretamente, modificando os processos metabólicos do hospedeiro (Fig. 6-2). Tais interações não se limitam a agentes administrados por via oral. Fármacos administrados por via parenteral e seus metabólitos podem atingir o intestino através da secreção biliar e, assim, também interagir com a microbiota intestinal.

A miríade de processos que atuam sobre um fármaco – ambiente ácido do estômago, metabolismo no intestino e no fígado antes da distribuição por todo o corpo, barreiras de membrana e permeabilidades seletivas, extrusão de células intestinais para o lúmen do trato gastrintestinal e efeitos do microbioma que podem alterar a solubilidade, a identidade química e a eficácia de um medicamento – afeta a fração de um fármaco administrado por via oral que realmente entra na circulação sistêmica. Essa fração (fármaco total administrado/fármaco total realmente entrando na circulação sistêmica) é chamada de biodisponibilidade do fármaco, ou F, uma fração que varia entre 0 e 1, $0 < F < 1$ (ver Cap. 2).

As CYP e os transportadores de efluxo de fármacos são os principais determinantes da biodisponibilidade. A variabilidade na biodisponibilidade dentro e entre os indivíduos é uma das principais causas de falha terapêutica e toxicidade. As enzimas CYP metabolizam 70 a 80% de todos os fármacos comercializados (ver Fig. 5-3). O CYP3A é responsável por mais de 50% do metabolismo de fármacos mediado pela CYP. No intestino, as enzimas CYP3A metabolizam os substratos antes de entrarem na circulação porta, e a Pgp bombeia os fármacos para fora do intestino, limitando, assim, a biodisponibilidade. A CYP3A hepática pode metabolizar ainda mais os substratos. Considerando o longo tempo que os medicamentos administrados por via oral passam nos intestinos delgado e grosso, onde reside a maior parte do microbioma intestinal, é importante entender o impacto da microbiota intestinal na eficácia e toxicidade dos medicamentos.

O novo campo que estuda as interações do microbioma com os xenobióticos é chamado de farmacomicrobiômica. Entre as complexidades de estudar as contribuições do microbioma para o efeito e a toxicidade dos fármacos, estão o estado da saúde de um indivíduo e as características genéticas, ambientais e de estilo de vida. A variabilidade interindividual em resposta à terapia medicamentosa é uma das principais causas de ineficácia terapêutica e toxicidade, resultando em hospitalizações e morbidade/mortalidade. Muito progresso foi feito na determinação da variabilidade genética em enzimas metabolizadoras de fármacos, transportadores de fármacos e genes-alvo de fármacos, resultando em diretrizes clinicamente acionáveis para fármacos selecionadas (Relling e Klein, 2011). Os micróbios intestinais podem afetar os fármacos influenciando a farmacocinética e a farmacodinâmica. As bactérias podem metabolizar os fármacos antes da absorção, após a absorção pelo epitélio intestinal e após a excreção biliar do fígado, o que pode alterar ou levar à reabsorção do fármaco por meio da reciclagem êntero-hepática. O microbioma intestinal pode afetar a atividade de transportadores (Walsh et al., 2020) e enzimas metabolizadoras de fármacos que afetam a farmacocinética de um fármaco. O microbioma também pode bioacumular fármacos, armazenando-os sem alterá-los (Klünemann et al., 2021), reduzindo, assim, a biodisponibilidade dos fármacos no trato GI. Estão surgindo dados sobre o efeito do microbioma intestinal na farmacodinâmica e a complexa interseção com o eixo intestino-cérebro, bem como o eixo do sistema imunológico do intestino. Será importante incorporar a contribuição do microbioma intestinal para a eficácia e toxicidade dos medicamentos, juntamente com outros fatores, como genética, idade, sexo, ritmos circadianos, inflamação, doenças e medicamentos coadministrados.

Metabolismo direto de fármacos por micróbios intestinais

O metabolismo bacteriano consiste em tipos distintos de reações que diferem significativamente do metabolismo do hospedeiro humano. O metabolismo bacteriano de fármacos geralmente resulta em aumento da hidrofobicidade dos compostos, aumentando sua lipossolubilidade e potencialmente aumentando sua toxicidade, enquanto o metabolismo do hospedeiro geralmente produz mais compostos hidrofílicos, diminuindo sua toxicidade e facilitando a excreção. As modificações realizadas pelas bactérias incluem redução, hidrólise, hidroxilação, desalquilação e desmetilação, entre outras. As bactérias também podem adicionar ou remover grupos funcionais por hidrólise e desconjugação (Sousa et al., 2008) (Tab. 6-1). Redução e hidrólise parecem predominar, já que

TABELA 6-1 ■ METABOLISMO TÍPICO DE FÁRMACOS MEDIADO PELO MICROBIOMA

MODIFICAÇÃO	TIPO	EXEMPLOS DE FÁRMACOS	INDICAÇÃO	MICRÓBIOS	EFEITO NA ATIVIDADE
Redução	Azorredução	Sulfassalazina	Anti-inflamatório	Muitos; p. ex., *Bacteroides fragilis*, *Streptococcus faecium*, *Streptococcus faecalis*	Ativa
	Nitrorredução	Cloranfenicol	Antibiótico	*Escherichia coli*, *Haemophilus influenzae*, *Neisseria meningitides*, *Bacteroides fragilis*	Desativa
	Redução	Digoxina	Cardiovascular	*Eggerthella lenta*	Desativa
	Redução	Fluoruracila – uma vez ligado à ribose	Antineoplásico		Desativa
	Redução de sulfóxido	Omeprazol	Distúrbios relacionados ao ácido gástrico	*Bacillus megaterium*	Desativa
Acilação	Propionilação	Tobramicina	Antibiótico	Comunidades cultivadas de fibrose cística	Desconhecida
	Acetilação	Aminoglicosídeos (p. ex., canamicina A)	Antibiótico	*Mycobacterium tuberculosis*	Desativa
	Hidroxilação	Sinvastatina	Anti-hiperlipidêmico	Comunidade intestinal cultivada	Desativa
Hidrólise	Hidrólise de ésteres	Lovastatina	Anti-hiperlipidêmico		Ativa
	Deglicuronidação	Irinotecano (SN-38-G)	Antineoplásico	*E. coli*, *Lactobacillus rhamnosus*, *Ruminococcus gnavus*, *Faecalibacterium prausnitzii*	Ativa
	Dessulfatação	Picossulfato de sódio	Laxante	*Eubacterium rectale*	Desativa
	Desfosforilação	5-fluoruracila	Antineoplásico	Comunidade intestinal	Ativa
	Hidrólise de amida	Metotrexato	Antimetabólito	Associação de firmicutes	Ativa
	Desacetilação	Diltiazem	Anti-hipertensivo	*Bacteroides thetaiotaomicron*	Atividade reduzida
Desmetilação	Desmetilação	Altretamina	Antineoplásico	Cultura microbiana fecal reunida	Ativa
Descarboxilação	Descarboxilação	Levodopa	Doença de Parkinson	Comunidade intestinal cultivada	Desativa

Dados extraídos de: Wilson e Nicholson, 2017; Guthrie et al., 2019; Letertre et al., 2020; Onuora, 2021; Aura et al., 2011; Swanson, 2015; Pellock e Redinbo, 2017; Biernat et al., 2019; Tsodikov et al., 2014; Jarmusch et al., 2020; Jang et al., 2017; Guo et al., 2020; Zimmermann et al., 2019; Clarke et al., 2019; Guthrie e Kelly, 2019; Koppel et al., 2017; Sun et al., 2019.

essas duas reações refletem as demandas energéticas dos micróbios intestinais, amplamente anaeróbicos. As reações de redução facilitam a respiração anaeróbica, fornecendo uma gama mais ampla de aceptores de elétrons disponíveis, enquanto a hidrólise fornece substratos para o crescimento microbiano. Essas modificações metabólicas bacterianas correspondem àquelas realizadas pelas CYP do hospedeiro, que incluem *N* e *S*-oxidação, *N* e *O*-desalquilação, hidroxilação aromática, desaminação e desalogenação (Zanger e Schwab, 2013).

Embora a biotransformação direta de fármacos por bactérias seja conhecida há mais de um século, apenas recentemente foi estudada sua ampla natureza, refletindo os avanços nas ferramentas para identificar e caracterizar essas transformações bacterianas. A microbiota intestinal pode metabolizar os fármacos diretamente em metabólitos ativos, inativos ou tóxicos. As azorredutases microbianas são onipresentes em vários filos bacterianos encontrados no microbioma intestinal. Os efeitos terapêuticos de vários profármacos são ativados pela redução da ligação azo após administração oral. Por exemplo, o fármaco para colite ulcerosa *sulfassalazina* é ativado por azorredutases microbianas intestinais, que o clivam em sulfapiridina e 5-ASA. O 5-ASA é o fármaco ativo que inibe a inflamação no cólon de pacientes com colite ulcerosa. O 5-ASA pode ser inativado por enzimas arilamina *N*-acetiltransferases bacterianas. A atividade dessas enzimas pode variar em uma faixa de 10 vezes (Deloménie et al., 2001), levando a uma variabilidade interindividual significativa no metabolismo e possivelmente à eficácia da *sulfassalazina* em pacientes distintos.

Ao contrário da biotransformação de fármacos por humanos, para o qual as enzimas metabolizadoras de medicamentos de fase I e II são bem caracterizadas, falta uma base de conhecimento abrangente de bactérias metabolizadoras de fármacos. No entanto, a área está progredindo.

Usando uma combinação de incubações de fármacos *in vitro* e metabolômica não direcionada, 76 espécies de bactérias intestinais metabolizaram 176 medicamentos não antibióticos, abrangendo um conjunto diversificado de indicações clínicas (Zimmermann et al., 2019). Surgiram alguns padrões de metabolismo bacteriano direto de fármacos. Isolados bacterianos compartilham atividades metabólicas específicas do filo e metabolizam fármacos com grupos funcionais específicos. Por exemplo, os fármacos metabolizados por *Bacteroidetes* contêm grupos éster ou amida que podem ser hidrolisados. Fármacos com grupos lactona, nitro, azo e ureia são mais suscetíveis ao metabolismo microbiano. Além disso, os resultados sugerem que a identificação ao nível da espécie é insuficiente para explicar o metabolismo bacteriano e que a identificação de marcadores gênicos diretamente associados ao metabolismo enzimático de fármacos pelos micróbios pode ser necessária (Zimmermann et al., 2019).

Até o momento, existem poucos exemplos de metabolismo direto de fármacos causado pela microbiota intestinal que são clinicamente significativos o suficiente para alterar a eficácia ou a toxicidade do fármaco, mas alguns fármacos com faixas estreitas demonstram bem o problema. O glicosídeo cardíaco *digoxina*, que é usado clinicamente para fibrilação atrial e insuficiência cardíaca, é um bom exemplo. Os sinais de toxicidade da *digoxina* podem ocorrer em cerca de duas vezes o nível necessário para um tratamento eficaz. Permanecer dentro dessa estreita janela terapêutica requer monitoramento terapêutico e titulação cuidadosa da dosagem. Em aproximadamente 10% dos pacientes, são produzidos altos níveis de um metabólito inativo, a di-hidrodigoxina, que leva a uma diminuição significativa na concentração sistêmica do fármaco ativo. O micróbio intestinal *Eggerthella lenta* é responsável pela redução do anel lactona α,β-insaturado da digoxina, levando à formação de di-hidrodigoxina. Mais precisamente, apenas uma cepa específica de

E. lenta (DMS2243) que induz a expressão de um óperon de dois genes, as enzimas glicosídeo cardíacas redutases (cgr) 1 e 2, reduzem o anel lactônico da *digoxina* (Haiser et al., 2013). Curiosamente, uma dieta rica em arginina inibe cgr, mitigando assim a redução bacteriana (Haiser et al., 2013). Isso demonstra a natureza altamente específica da variabilidade interindividual que pode influenciar a eficácia terapêutica da *digoxina*. O *tacrolimo*, um imunossupressor com faixa terapêutica estreita, também apresenta variabilidade de eficácia relacionada a um membro da microbiota, o *Faecalibacterium prausnitzii*. Pacientes com transplante renal que necessitaram de doses mais altas de *tacrolimo* tiveram microbiomas intestinais enriquecidos em *F. prausnitzii*, uma bactéria Gram-positiva imóvel (Lee et al., 2015). Investigações posteriores mostraram que a incubação de *tacrolimo* com *F. prausnitzii* produz um produto de cetorredução do *tacrolimo*, que não foi encontrado quando incubado em microssomas hepáticos; sugerindo uma biotransformação direta e única de *tacrolimo* por micróbios intestinais (Guo et al., 2019).

Metabolismo indireto de fármacos por micróbios intestinais

Além da transformação enzimática direta causada pelos micróbios intestinais, as bactérias intestinais também podem afetar indiretamente a biotransformação de fármacos, regulando os genes metabolizadores de fármacos do hospedeiro. Estudos em animais demonstraram que a expressão gênica, os níveis proteicos e a atividade das enzimas metabolizadoras de fármacos são alteradas. Por exemplo, a expressão gênica da Cyp3a (o ortólogo de camundongo da *CYP3A* humana) é marcadamente reduzida tanto no intestino quanto no fígado de camundongos GF (Toda et al., 2009b) em comparação com camundongos controles do tipo selvagem. Isso foi correlacionado com a diminuição da ligação aos receptores pregnano X (PXR) nuclear, um regulador transcricional positivo de Cyp3a no fígado (Björkholm et al., 2009). A convencionalização dos camundongos GF restaurou Cyp3a a níveis quase normais (Selwyn et al., 2016). O tratamento de camundongos convencionais com o antibiótico quinolônico *ciprofloxacino* reduziu a expressão hepática de Cyp3a e diminuiu o metabolismo do *triazolam*, um substrato da Cyp3a; o *ciprofloxacino* não causou alterações na atividade da Cyp3a em camundongos GF (Toda et al., 2009a). Esses dados sugerem que micróbios ou produtos microbianos podem se ligar a fatores nucleares, como PXR, para regular negativamente a expressão de enzimas metabolizadoras de fármacos, como a CYP3A.

Outras enzimas e transportadores de fase I e fase II são também alterados por micróbios intestinais em animais. Camundongos GF apresentaram maior expressão intestinal do mRNA das enzimas de fase I álcool-desidrogenase e aldeído-desidrogenase, da enzima de fase II UGT 1a1 (Ugt1a1), dos dois transportadores de ácidos biliares (Fu et al., 2017) e de Mdr1b hepático, o ortólogo de camundongo para *MDR* humano, o gene que codifica Pgp (Walsh et al., 2020). Por outro lado, camundongos GF apresentaram expressão hepática diminuída da proteína Oatp1a1 do OAT (o ortólogo do OATP1A1 humano), da proteína de resistência ao câncer de mama Bcrp1 (ortólogo da BCRP humana) e do transportador de cátions orgânicos Oct1 (ortólogo do OCT1 humano) (Kuno et al., 2016). Estudos em humanos com os respectivos níveis de proteína e atividades dessas enzimas e transportadores serão importantes para determinar a relevância clínica desses resultados.

Os dados humanos disponíveis são limitados, mas são consistentes com os dados de estudos com animais. Um estudo em voluntários saudáveis mostrou redução na atividade das CYPs 1A2, 2C19 e 3A4 após um tratamento de 7 dias com a cefalosporina *cefprozila* (Jarmusch et al., 2020); os substratos usados foram cafeína para CYP1A2, *omeprazol* para CYP2C19 e *midazolam* para CYP3A4 (Tab. 6-2). A análise da comunidade microbiana mostrou diversidade alfa diminuída (uma medida da variação de organismos dentro de uma determinada amostra) e uma correlação entre a perda de diversidade alfa e o aumento do fármaco e da formação de metabólitos para todos os três substratos (Jarmusch et al., 2020). A alteração do microbioma com terapia antibiótica diminuiu modestamente a atividade enzimática, sugerindo que um microbioma saudável e diversificado pode ser necessário para o funcionamento ideal das enzimas metabolizadoras de fármacos. Futuras investigações sobre o mecanismo desse efeito, bem como de outros antibióticos, podem fornecer informações adicionais clinicamente importantes.

O analgésico *paracetamol* fornece um exemplo de micróbios intestinais que alteram o metabolismo hepático de fase II do hospedeiro (ver Tab. 6-2). O *paracetamol* sofre glicuronidação e as glicuronidases bacterianas podem desconjugar o metabólito glicuronídeo, permitindo a reabsorção do *paracetamol* original ou posterior metabolismo para sulfato e/ou conjugados glicuronídeos. Com o tratamento com antibiótico, há uma redução do *paracetamol* sulfatado (Malfatti et al., 2020). Além disso, as bactérias intestinais produzem um composto originário do metabolismo dos aminoácidos aromáticos, o p-cresol, que compete com o *paracetamol* pela ligação à SULT1A1. Indivíduos que produzem altos níveis de p-cresol têm menor capacidade de sulfonar *paracetamol* (Clayton et al., 2009). Portanto, a antibioticoterapia e altos níveis do metabólito p-cresol derivado de bactérias podem predispor os indivíduos aos efeitos hepatotóxicos do *paracetamol*.

Reciclagem êntero-hepática

A reciclagem êntero-hepática ocorre quando os xenobióticos ou substâncias endógenas são absorvidos pelos enterócitos, processados pelos hepatócitos e, então, secretados na bile, onde são então reabsorvidos pelas células intestinais (ver Fig. 6-1). A reciclagem êntero-hepática pode muitas vezes ser acompanhada por conjugação hepática e desconjugação intestinal. Esse processo pode ocorrer continuamente e resulta em um tempo médio de residência prolongado para o substrato. Muitos fármacos e substâncias endógenas são modificados por enzimas de fase II, como a uridina-difosfato-glicuronosiltransferases (UGT), que adicionam uma porção de ácido glicurônico produzindo um metabólito mais solúvel em água, que é mais facilmente excretado na urina ou na bile. No intestino, os metabólitos podem encontrar enzimas bacterianas como β-glicuronidase, β-glicosidase, desmetilase, dessulfase e outras enzimas com atividade de reversão de fase II que clivam as moléculas pequenas, como o glicuronídeo, tornando o composto original novamente disponível para reabsorção.

As β-glicuronidases estão entre as mais estudadas enzimas microbianas derivadas do intestino. Além de clivar porções de glicuronídeos de fármacos, elas também clivam carboidratos complexos, fornecendo assim uma fonte de carbono para o crescimento bacteriano (Dabek et al., 2008). Membros de vários filos bacterianos podem catalisar a hidrólise de ligações glicosídicas, incluindo *Actinobacteria, Bacteroidetes, Firmicutes* e *Proteobacteria* (Pellock e Redinbo, 2017), destacando a ampla distribuição filogenética desse processo. Notavelmente, as β-glicuronidases de bactérias oportunistas (em oposição a comensais) podem desempenhar um papel maior na toxicidade induzida por xenobióticos (Dashnyam et al., 2018). Um exemplo clinicamente importante do papel das β-glicuronidases ocorre com o *irinotecano*, um agente quimioterápico usado no tratamento do câncer colorretal. A diarreia grave é um efeito adverso limitante da dose que ocorre em aproximadamente 50% dos pacientes. O *irinotecano* é um profármaco que é metabolizado no composto ativo SN-38 e é, então, glicuronizado no fígado pela UGT1A1. Subsequentemente, o glicuronídeo inativo SN-38 é secretado na bile e reabsorvido pelas células intestinais via reciclagem êntero-hepática. O glicuronídeo SN-38 é, então, submetido a β-glicuronidases bacterianas intestinais que removem o glicuronídeo, produzindo o SN-38 ativo. Altos níveis intestinais de SN-38 são responsáveis pela diarreia (ver Figs. 5-8 e 5-9). Os inibidores de β-glicuronidases, como o *ciprofloxacino*, podem exercer um efeito protetor contra a diarreia (Kodawara et al., 2016; Wallace et al., 2010). Outros fármacos metabolizados por β-glicuronidases incluem *morfina, estrogênio, ibuprofeno* e *midazolam*. A atividade das β-glicuronidases pode variar com sexo, idade e espécie bacteriana (Elmassry et al., 2021); essa variação pode ter consequências na biodisponibilidade do fármaco.

Os ácidos biliares, produzidos no fígado, mediam sinais cruzados significativos entre o intestino e o fígado. Os ácidos biliares, modificados por bactérias no intestino, são importantes moléculas de sinalização que regulam o metabolismo do hospedeiro. Os micróbios podem modificar

TABELA 6-2 ■ METABOLISMO INDIRETO DE FÁRMACOS POR MICRÓBIOS E SEU EFEITO NOS PARÂMETROS FARMACOCINÉTICOS

	METABOLISMO INDIRETO					
FÁRMACO	ANIMAL/ HUMANO	IN VIVO/ IN VITRO	EFEITO NA FARMACOCINÉTICA (MICROBIOMA INTESTINAL INTACTO)	ENZIMA	DIVERSIDADE	COMENTÁRIOS
Paracetamol (Malfatti et al., 2020)	Animal	In vivo	↑ AUC e $C_{máx}$	SULT1A1	NA	O p-cresol compete com a ligação do paracetamol ao SULT1A1 → impede o hospedeiro de desintoxicar o paracetamol
Cafeína (Jarmusch et al., 2020)	Humano	In vivo	↓ CL	CYP1A2	↓ α ↑ β	↓ Atividade de CYP quando tratado com cefprozila
Metformina (Wu et al., 2017)	Animal	In vivo	↓ $C_{máx}$ e ↑ meia-vida	Oct1	NA	Alterações farmacocinéticas provavelmente devido à ↓ expressão de Oct1 no fígado → captação hepática alterada de metformina in vivo
Midazolam (Jarmusch et al., 2020; Togao et al., 2020)	Animal Humano	In vitro In vivo	↓ $C_{máx}$, AUC, meia-vida ↓ CL	Cyp3a; Ugt	NA ↓ α ↑ β	Baixos níveis de atividade de Cyp3a em camundongos GF ↓ metabolismo de fármacos in vivo ↓ Atividade de CYP quando tratado com cefprozila
Omeprazol (Jarmusch et al., 2020)	Humano	In vivo	↓ AUC da proporção de metabólito	CYP2C19	↓ α ↑ β	↓ Atividade de CYP quando tratado com cefprozila
Progestágenos (Coombes et al., 2020)	Humano	In vivo	MPA teve a meia-vida mais longa	CYP450	NA	A hidroxilação de progestágenos é provavelmente mediada por CYP
Triazolam (Toda et al., 2009a, 2009b)	Animal	In vivo	↑ razão metabólito/ fármaco original em camundongos SPF vs. GF	Cyp3a Cyp3a11 Cyp3a25	NA	↑ Atividade hepática de Cyp em camundongos SPF (Bacteroides e Escherichia coli) Administração de ciprofloxacino a camundongos SPF → ↓ significativa da expressão de mRNA da Cyp3a11 hepática

AUC, área sob a curva; CL, depuração; GF, livre de germes; MPA, medroxiprogesterona; NA, não aplicável; SPF, livre de patógenos específicos.

os ácidos biliares derivados do hospedeiro (Gentry EC et al., 2021; Foley et al., 2019). Micróbios de vários gêneros, incluindo *Lactobacillus*, *Clostridium* e *Bifidobacterium*, povoam o intestino superior, onde desconjugam os conjugados de taurina e glicina por meio da ação de hidrolases. Outras modificações dos ácidos biliares catalisadas por micróbios incluem desidroxilação (p. ex., conversão de ácido cólico em ácido desoxicólico), epimerização e oxidação de alcoóis. Em 2020, descobriu-se que a microbiota também tem a capacidade de se desconjugar com diferentes aminoácidos, expandindo enormemente a diversidade de ácidos biliares produzidos por micróbios (Gentry et al., 2021; Guzior e Quinn, 2021).

Os ácidos biliares alcançam suas propriedades de sinalização ligando-se a receptores nucleares, como o receptor farnesóide X (FXR) e TGR5, um receptor acoplado à proteína G, ativado por ácidos biliares (Pols et al., 2011). A ligação dos ácidos biliares ao FXR modula a CYP3A (Gnerre et al., 2004) e a atividade do transportador (Ananthanarayanan et al., 2001). Outros produtos microbianos, como o ácido biliar secundário, ácido litocólico, os lipopolissacarídeos (LPS) produzidos a partir de bactérias Gram-negativas e o ácido indol-3-propiônico podem ativar a PXR (Staudinger et al., 2001). Esse é um mecanismo plausível pelo qual os ácidos biliares derivados de bactérias podem regular o metabolismo de fármacos do hospedeiro.

Farmacodinâmica

O papel do microbioma na modificação da farmacodinâmica – o que o fármaco faz com o corpo – está surgindo. Dois exemplos de medicamentos usados no câncer são destacados aqui: inibidores do *checkpoint* imune (ICIs) e um painel de agentes citotóxicos.

Os ICI são usados para uma variedade de malignidades sólidas e hematológicas. Eles induzem uma resposta imune suprimindo as vias que visam o CTLA-4 e a proteína de morte celular programada 1 (PD-1) envolvida na regulação negativa do sistema imunológico (ver Fig. 39-5 e Cap. 72). As respostas aos ICI são muitas vezes variáveis e não duradouras. A composição do microbioma intestinal está associada à eficácia do ICI. Uma abundância de *Faecalibacterium* foi observada em pacientes com melanoma que responderam à terapia com ICI e tiveram uma sobrevida livre de progressão significativamente mais longa. Por outro lado, os pacientes com maior abundância relativa de *Bacteroidales* tiveram uma sobrevida livre de progressão mais curta. De fato, os preditores microbianos mais fortes de resposta à terapia com ICI foram a diversidade alfa e uma abundância de *Faecalibacterium* e *Bacteroidales* (Gopalakrishnan et al., 2018). Foi demonstrado que a perda da diversidade microbiana devido à exposição a antibióticos diminui a sobrevida em pacientes com câncer em terapia com ICI (Derosa et al., 2018; Routy et al., 2018). Estudos em animais e em humanos sugerem que o microbioma intestinal com alta diversidade e abundância de *Faecalibacterium* desempenha um papel no aumento das respostas imunes antitumorais mediadas pela apresentação de antígenos e células T efetoras.

A resistência à quimioterapia é um grande desafio em oncologia, que, muitas vezes, leva à ineficácia terapêutica e mortalidade significativa (ver Cap. 71). O microbioma intestinal pode desempenhar um papel na limitação da eficácia de alguns agentes quimioterápicos. Um micróbio intestinal específico, *Fusobacterium nucleatum*, está associado a uma sobrevida mais curta em pacientes com câncer colorretal (Mima et al., 2016) e está aumentado em pacientes com recorrência pós-quimioterapia em comparação com pacientes sem recorrência. *F. nucleatum* tem como alvo a sinalização imune inata e micro-RNA específicos para ativar a via de autofagia e controlar a quimiorresistência de *5-fluoruracila*, *capecitabina* e *oxaliplatina*, fármacos comumente usados no câncer colorretal (Yu et al., 2017). Além disso, *Gammaproteobacteria* pode metabolizar o agente quimioterápico *gencitabina* em sua forma inativa, 2′,2′-difluordesoxiuridina. Em um modelo de camundongo com câncer de cólon, *Gammaproteobacteria* intratumoral induziu resistência à *gencitabina*. A resistência foi melhorada pelo antibiótico *ciprofloxacino* (Geller et al., 2017). O potencial para modificar bactérias intestinais específicas ou comunidades de bactérias intestinais para aumentar a eficácia do fármaco ou minimizar a toxicidade do fármaco é um objetivo atraente.

Efeitos dos fármacos no microbioma

Os antibióticos têm efeitos variados, mas profundos, no microbioma intestinal. Os efeitos dos antibióticos no nascimento e na primeira infância podem ter consequências permanentes no microbioma em desenvolvimento (Nobel et al., 2015). Além disso, evidências emergentes sugerem que os antibióticos interferem no microbioma e no sistema imunológico, resultando em distúrbios imunológicos (Mårild et al., 2013). Não surpreendentemente, o uso de antibióticos está associado a uma menor abundância de micróbios suscetíveis no trato GI; em uma recente triagem *in vitro* de alto rendimento, 78% dos 156 antibacterianos testados apresentaram atividade contra pelo menos uma espécie microbiana intestinal. Curiosamente, sulfonamidas, aminoglicosídeos e agentes antimicobacterianos não tiveram atividade contra comensais intestinais (Maier et al., 2018). Uma consequência notável do uso de antibióticos na comunidade microbiana intestinal é o aumento do risco de infecção por *C. difficile*, uma infecção bacteriana do cólon que causa significativa morbidade e mortalidade. As infecções por *C. difficile* são difíceis de tratar, com até 65% dos pacientes apresentando recidivas. Embora o risco de infecção por *C. difficile* varie de acordo com o antibiótico específico, os efeitos metabólicos dos antibióticos no microbioma intestinal podem depender mais da concentração do antibiótico no intestino. Por exemplo, em camundongos, altas concentrações de antibióticos reduzem ou eliminam a maioria dos produtos do metabolismo microbiano, como ácidos graxos de cadeia curta e ácidos biliares secundários, enquanto precursores como oligossacarídeos, álcoois de açúcar e ácidos biliares primários se acumulam (Jump et al., 2014; Zhao et al., 2013).

Existem também muitos produtos farmacêuticos não antibióticos que influenciam a microbiota intestinal. Inibidores da bomba de prótons (IBPs) e *metformina* são bons exemplos. Em um grande estudo *in vitro*, os IBPs foram uma das quatro classes de fármacos (IBPs, *metformina*, laxantes e antibióticos) associados ao maior impacto nos táxons microbianos intestinais, com um total de 40 táxons alterados. O impacto dos IBPs nos micróbios intestinais pode ser mediado pelas alterações no pH GI e também pela inibição direta de certas bactérias intestinais comensais, como as espécies *Dorea* e *Ruminococcus* (Maier et al., 2018). As alterações funcionais do microbioma associadas aos IBPs incluem um aumento na biossíntese de ácidos graxos e lipídeos, fermentação, metabolismo de dinucleotídeos de nicotinamida adenina e biossíntese de L-arginina. Essas mudanças funcionais são provavelmente explicadas por mudanças nos táxons. Por exemplo, *Streptococcus mutans* é enriquecido em usuários de IBP, e esse táxon está associado à biossíntese de L-arginina (Vich Vila et al., 2020). Os IBPs também estão associados à infecção por *C. difficile*. O uso prolongado de IBP pode diminuir a diversidade bacteriana (Seto et al., 2014) e aumentar os táxons de Enterococcaceae e Streptococcaceae (Freedberg et al., 2015), que foram associados à exposição a antibióticos e aumento do risco de infecção por *C. difficile*. Além disso, os IBPs induzem hipocloridria, o que permite o aumento das populações gástrica e fecal de *Streptococcus*, levando a um risco aumentado de infecção por *C. difficile*.

A *metformina* é frequentemente usada para tratar diabetes tipo 2. Em estudos metagenômicos da flora intestinal e das alterações associadas ao diabetes tipo 2, os dados foram conflitantes. Investigações posteriores mostraram que os resultados foram confundidos pelo efeito da *metformina* no microbioma intestinal. A *metformina* alterou significativamente a abundância relativa de 86 cepas bacterianas e 48 vias microbianas (Forslund et al., 2015; Wu et al., 2017). Isso foi associado a mudanças no potencial metabólico do microbioma, incluindo aumentos na produção de butanoato, biossíntese de quinona, degradação de derivados de açúcar e vias de resistência à polimixina. A análise de vias metagenômicas e famílias de genes mostrou que *E. coli* foi o principal contribuinte para essas alterações funcionais associadas à *metformina* (Vich Vila et al., 2020).

Os efeitos terapêuticos da *metformina* no metabolismo da glicose podem ser mediados por micróbios. A *metformina* pode alterar a composição e a função da microbiota intestinal em conjunto com seus efeitos sobre a glicose no sangue e a hemoglobina A_{1c}. O tratamento com *metformina* promoveu mudanças na abundância de *Escherichia* e *Intestinibacter* e aumentou a biossíntese de LPS e o metabolismo de ácidos graxos de cadeia curta (Wu et al., 2017), dois fatores que podem desempenhar um papel na homeostase da glicose. Quando essa microbiota tratada com *metformina* foi transferida para camundongos livres de germes, a tolerância à glicose foi melhorada e a hemoglobina A_{1c} foi reduzida (Wu et al., 2017). Assim, a microbiota intestinal pode desempenhar um papel nos efeitos terapêuticos da *metformina* no diabetes tipo 2.

Dieta e o microbioma

A comida tem um forte efeito no microbioma, mas o microbioma também tem um forte efeito nos resultados de saúde da dieta (Rowland et al., 2018). A microbiota usa alimentos para biossintetizar e fornecer muitas de nossas principais vitaminas, aminoácidos essenciais e lipídeos, e para ajudar a digerir moléculas derivadas da dieta, como carboidratos complexos, polifenóis e proteínas, permitindo, assim, a absorção das moléculas metabolizadas como nutrientes. Como a dieta pode ser alterada, a terapia mediada por microbioma é uma estratégia viável para desenvolver intervenções para alterar o microbioma e afetar os resultados de saúde. Quando frutas e vegetais são consumidos, o microbioma tem maior diversidade, enquanto o consumo de uma dieta à base de carne leva à diminuição da diversidade, resultando em grandes mudanças no metabolismo. Existem estudos que revelaram a importância da dieta e do microbioma em relação aos resultados de saúde. Por exemplo, em camundongos, *Clostridium orbiscindens* metaboliza flavonoides, uma classe de moléculas encontradas em frutas e vegetais, para produzir desaminotirosina por meio da hidrólise dos flavonoides conjugados com desaminotirosina. A desaminotirosina, por sua vez, protege o hospedeiro do *Haemophilus influenzae*, estimulando o sistema imunológico por meio da sinalização da interferona tipo I (Steed et al., 2017). Outro exemplo é a produção de óxido de trimetilamina no fígado a partir da amônia. O óxido de trimetilamina é prejudicial aos sistemas cardiovascular e renal, levando ao aumento do risco de acidente vascular cerebral, infarto do miocárdio e outras doenças cardiovasculares. Sua produção é mediada pelo microbioma por meio da liberação de amônia de alimentos ricos em colina e lipídeos contendo colina, como ovos, peixe e carne.

As interconexões de nutrição, dieta e microbioma são importantes para nossa compreensão da saúde e da doença, e são um componente-chave do plano estratégico 2020-2030 para o National Institutes of Health como parte de sua iniciativa de saúde nutricional (National Institutes of Health, 2020). A influência da dieta na microbiota, ou na digestão dos alimentos mediada pela microbiota, tem sido associada ao retardo do crescimento em bebês, doenças metabólicas, declínio neurológico e problemas cardiovasculares e renais, entre outros. Por exemplo, o estudo PREDICT (*Personalised Responses to Dietary Composition Trial*) descobriu que a *Prevotella copri* e *Blastocystis* spp. amplamente associadas a uma dieta saudável e baseada em vegetais melhoraram os marcadores sanguíneos cardiometabólicos (índices glicêmicos, lipêmicos e inflamatórios pós-prandiais) (Asnicar et al., 2021). Da mesma forma, a dieta mediterrânea resultou em um risco cardiovascular reduzido e também na abundância reduzida de *P. copri*, um organismo que também está associado de forma protetora à inflamação da artrite reumatoide (Wang et al., 2021). De fato, a dieta pode reduzir significativamente ou mesmo eliminar a artrite reumatoide por meio da alteração do microbioma. Uma dieta cetogênica, no entanto, leva a diminuição de *Bifidobacterium* devido à produção de corpos cetônicos que são inibitórios para essas espécies. Como as espécies de *Bifidobacterium* são pró-inflamatórias por meio da estimulação das células T_H17, a inflamação também diminuiu. Assim, as alterações do microbioma mediadas pela dieta podem ser exploradas de forma útil como uma estratégia para controlar doenças inflamatórias crônicas, como doença de Crohn, colite ulcerativa e outros distúrbios cutâneos e pulmonares mediados por células T_H17. Consequentemente, intervenções dietéticas visando o microbioma como estratégia terapêutica para melhorar a saúde são uma opção viável. À medida que a iniciativa de saúde nutricional do National Institutes of Health avança regras (baseadas em evidências) para dieta, nutrição, microbioma e conexões de saúde, a dieta como estratégia terapêutica se tornará mais comum e clinicamente rotineira.

Futuro dos fármacos e o microbioma

Transplante fecal

Na pecuária, a transfaunação, prática de transferir microrganismos do rúmen de um doador saudável para um receptor doente, geralmente fornecida por via oral, é realizada há mais de um século, com exemplos documentados que remontam ao século XVIII. A transfaunação tem sido usada com sucesso para tratar cavalos, gado, cabras e muitos outros animais com indigestão, diarreia e queda na produção de leite, entre outras condições. O processo equivalente em humanos é o transplante fecal. O primeiro transplante fecal humano documentado foi feito por enema em 1958 para tratar colite pseudomembranosa fulminante (síndrome induzida por antibióticos), atualmente conhecida como o resultado da infecção por *C. difficile*. Apesar do sucesso desses transplantes fecais, não houve ampla adoção da prática. Somente em 2013 foi realizado um ensaio clínico randomizado em pacientes com falha na antibioticoterapia contra *C. difficile*. O estudo foi interrompido quando a taxa de cura de 90% entre os receptores do transplante fecal com infecção por *C. difficile* tornou antiético reter o tratamento do grupo controle. O transplante fecal, às vezes referido como bacterioterapia, ainda é controverso, mas tornou-se mais amplamente utilizado como uma opção para o tratamento de infecções por *C. difficile*. A terapia baseada no transplante fecal não é aprovada pela FDA; em vez disso, a orientação atual da FDA sobre transplante fecal é "critério de aplicação sob condições limitadas". Essas condições são as seguintes: "1) o profissional de saúde licenciado que trata o paciente obtém o consentimento adequado do paciente ou de seu representante legalmente autorizado para o uso dos produtos para o TMF. O consentimento deve incluir, no mínimo, uma declaração de que o uso dos produtos para o TMF para tratar *C. difficile* é experimental e conter uma discussão razoável sobre seus riscos previsíveis; 2) o produto para o TMF não é obtido de um banco de fezes; e 3) o doador de fezes e as fezes são qualificados por triagem e testes realizados sob a direção do profissional de saúde licenciado, com a finalidade de fornecer o produto para o TMF e tratar do paciente" (FDA, 2020).

Atualmente, o microbioma tem sido conectado não apenas a infecções intestinais, mas também a distúrbios imunológicos e ao eixo cérebro-intestino-microbioma. Atualmente, o TMF está sendo usado ou avaliado para tratar inúmeras doenças, incluindo doença de Crohn, colite ulcerativa, síndrome do intestino irritável, obesidade, esteato-hepatite, autismo, alguns distúrbios neurológicos (Vendrik et al., 2020), estabelecimento da flora normal para bebês nascidos por cesariana (Korpela et al., 2020), doença pediátrica por citomegalovírus e como coterapia anti-PD-1 no tratamento de alguns cânceres.

Como não existe um processo padronizado e controlado para preparar transplantes fecais, um transplante fecal não pode ser garantido como seguro e não é isento de riscos e efeitos colaterais. Por esse motivo, a FDA divulgou alertas sobre a possível transmissão de parasitas; patógenos bacterianos; vírus, incluindo HIV (vírus da imunodeficiência humana) e SARS-CoV-2 (síndrome respiratória aguda grave por coronavírus 2); e outras doenças infecciosas. Uma morte foi relatada após um transplante fecal. Os efeitos adversos observados com o TMF bem-sucedido incluem constipação, diarreia, cólicas, inchaço e alterações na consistência das fezes. Às vezes, curiosamente, o receptor do transplante também assume características metabólicas associadas ao doador, como ganho ou perda de peso devido a alterações na capacidade metabólica do microbioma. Por exemplo, a transferência da microbiota intestinal de doadores magros aumenta a sensibilidade à insulina (Bibbò et al., 2020).

Outras características, como obesidade, preferências alimentares e consumo de energia, foram observadas como sendo transferidas, embora documentadas com pouca frequência. Os efeitos em longo prazo de um transplante fecal são desconhecidos.

Comunidades microbianas definidas

O transplante fecal depende de doadores e, como os microbiomas dos doadores diferem, os transplantes fecais variam consideravelmente em eficácia. Por esta razão, um consórcio controlado e definido de micróbios e microbiota de cepa única, incluindo probióticos ou terapia (bacterio)fágica, está sendo explorado (Weiman, 2018). Atualmente, nenhuma comunidade microbiana definida é aprovada pela FDA para terapia; entretanto, ensaios clínicos com comunidades definidas estão em andamento e incluem tratamentos para *C. difficile* (fase III) e tratamento de colite ulcerativa (fase IIb).

Probióticos

O uso de tratamentos microbianos únicos tem uma longa história e é uma indústria de US$ 6 bilhões apenas nos Estados Unidos. Um probiótico antigo e importante é a *E. coli* Nissle 1917, descoberta na Primeira Guerra Mundial por um cabo que, ao contrário de seus colegas soldados, não adoeceu com *Shigella* (Sonnenborn, 2016). A *E. coli* Nissle também foi considerada benéfica contra *Salmonella* e outras infecções GI. Agora é fabricada de acordo com as regras de Boas Práticas de Fabricação e licenciada na Alemanha como ingrediente farmacêutico ativo. Outro exemplo é o *Bacillus subtilis*, isolado de esterco de camelo, que tratou disenteria na Segunda Guerra Mundial (Ayalah, 2010). As cápsulas de *B. subtilis* eram comumente usadas para consumo humano em todo o mundo até a década de 1960, quando os antibióticos se tornaram populares. Em alguns lugares (p. ex., na Alemanha, França e Israel), *B. subtilis* ainda é um produto comercial para consumo humano (e animal) sob a supervisão de um médico (Casula e Cutting, 2002). Nos Estados Unidos, o *B. subtilis* tornou-se amplamente utilizado na agricultura para prevenir infecções em lavouras e como ingrediente ativo de fertilizantes devido às suas propriedades promotoras do crescimento das lavouras. Outros probióticos, como *Lactobacillus*, *Bifidobacterium* e *Saccharomyces*, estão tomando seu lugar, especialmente no tratamento de distúrbios e infecções GI. Tratamentos microbianos únicos permaneceram na periferia das opções terapêuticas devido à evidência limitada de sua eficácia. Devido à crescente valorização das funções que a microbiota pode desempenhar relacionadas à saúde, tanto a Food and Agriculture Organization/World Health Organization quanto a American Gastroenterological Association forneceram diretrizes de prática clínica para a avaliação de probióticos para o tratamento de distúrbios GI e o uso geral de probióticos (Brüssow, 2019; Su et al., 2020). Atualmente, numerosos ensaios clínicos estão avaliando espécies microbianas únicas como tratamentos para doenças associadas ao intestino (p. ex., *C. difficile*, autismo), cavidade oral (p. ex., redução de *S. mutans*) (Twetman e Stecksén-Blicks, 2008) e pele (p. ex., dermatite atópica) (Hsiao et al., 2013; Sharon et al., 2019).

Microbiota projetada

Um interesse emergente da comunidade científica é o uso de cepas microbianas geneticamente modificadas ou ecossistemas sintéticos (Ainsworth, 2020). Essa microbiota projetada pode ser manipulada para fornecer tratamentos específicos, compensar deficiências ou focar em determinadas áreas. Um exemplo é a fenilcetonúria, na qual o paciente não consegue produzir fenilalanina hidroxilase funcional ou apresenta deficiência do cofator tetra-hidrobiopterina, que converte o aminoácido fenilalanina em tirosina, resultando no acúmulo de fenilalanina. O excesso de fenilalanina leva a defeitos neurológicos (comportamento semelhante ao autismo, deficiências motoras, convulsões) ou até mesmo à morte. O tratamento é uma dieta pobre em fenilalanina. Tanto *E. coli* quanto *Lactococcus lactis*, duas microbiotas comuns, foram manipuladas para conter fenilalanina hidroxilase e mostraram reduzir significativamente os níveis de fenilalanina. Este é um exemplo encorajador em que cepas modificadas podem, um dia, servir como probióticos para superar erros do metabolismo.

Fagoterapia

O virioma (incluindo vírus associados ao hospedeiro e fagos que atacam bactérias) compreende uma parte frequentemente negligenciada do microbioma. Os vírus que infectam bactérias e arqueias são conhecidos como bacteriófagos ou fagos. Os fagos infectam e matam hospedeiros selecionados e são um componente chave do nosso sistema imunológico inato (Barr et al., 2013; Carroll-Portillo e Lin, 2019), protegendo as camadas epiteliais cobertas de muco da invasão microbiana. A capacidade dos fagos de matar patógenos bacterianos e fornecer proteção contra infecções é o principal fator por trás do desenvolvimento da fagoterapia (ver Quadro 6-1). A fagoterapia está sendo avaliada em ensaios clínicos como uma estratégia para tratar infecções do trato urinário resistentes a medicamentos, causadas por *E. coli* patogênica, *Klebsiella pneumoniae*, *Burkholderia cenocepacia*, *Pseudomonas aeruginosa*, *Staphylococcus aureus* e outros patógenos multirresistentes, e também para tratar doenças inflamatórias intestinais, infecções pulmonares, feridas crônicas, osteomielite, mastoidite, infecções de próteses articulares e outras doenças crônicas. O campo recebeu um estímulo vindo do exemplo amplamente divulgado de fagoterapia usada para tratar um professor que estava em coma após ser infectado com uma forma multirresistente de *Acinetobacter baumannii* após férias no Egito. A esposa do paciente, uma epidemiologista de doenças infecciosas, e uma equipe de médicos e pesquisadores localizaram fagos candidatos ativos contra *A. baumannii*. Com a aprovação de emergência da FDA, um coquetel de fagos foi administrado por via intravenosa e o professor finalmente se recuperou, aparentemente a primeira pessoa nos Estados Unidos a ser curada de uma infecção multirresistente por fagoterapia (Tara Rava Zolnikov, 2019). Pelo menos 16 outros pacientes foram tratados com sucesso em uma fagoterapia semelhante para tratar infecções por *A. baumannii* e pelo menos 39 outras pessoas foram tratadas para nove outros micróbios multirresistentes usando diferentes fagos. A FDA também forneceu autorização de emergência para tratar pacientes com Covid-19 coinfectados com *A. baumannii* multirresistente. Para saber mais sobre fagos e fagoterapia, consulte a seção sobre bacteriófagos no Capítulo 59 e também a Figura 59-4.

QUADRO 6-1 ■ A FAGOTERAPIA NÃO É UMA NOVIDADE

Twort (1915) e d'Hérelle (1917) descobriram os fagos e sua capacidade de matar bactérias durante a Primeira Guerra Mundial. Esses pesquisadores observaram que algumas culturas bacterianas de pacientes com disenteria sofreram lise e se tornaram límpidas, e a adição de um sobrenadante livre de bactérias de uma cultura lisada promoveu a eliminação em culturas infectadas. Houve relatos de micróbios muito pequenos pouco antes de os soldados se recuperarem da infecção por *Shigella*, com esses micróbios aparentemente matando a *Shigella*. d'Hérelle apresentou suas observações à Academia de Ciências de Paris, descrevendo "um micróbio invisível, um antagonista do bacilo da disenteria", que ele denominou de *bacteriófago*, um "comedor de bactérias". Essas e outras observações estimularam um interesse considerável. No período entre a Primeira Guerra Mundial e a Segunda Guerra Mundial, d'Hérelle e outros pesquisadores desenvolveram várias terapias usando fagos, e as fagoterapias para infecções bacterianas tornaram-se comercialmente disponíveis na Europa e nos Estados Unidos. Enquanto isso, cientistas debatiam a natureza do bacteriófago: um "ultramicróbio" (vírus) ou uma "enzima bacteriana autocatalítica". Na URSS, cientistas russos desenvolveram estratégias para colher fagos para fins terapêuticos até a Segunda Guerra Mundial. A partir da década de 1940, os fagos se tornaram o foco de muitas pesquisas básicas à medida que o trabalho em genética molecular e a base da hereditariedade progrediam, exemplificado pelo trabalho de Lwoff e Delbrück. No Ocidente, o interesse pela fagoterapia diminuiu com a descoberta da *penicilina* por Fleming, seu isolamento e purificação por Chain e Florey e sua produção em massa pelos Estados Unidos e Grã-Bretanha durante a guerra. Houve uma proliferação de antibióticos durante os períodos do pós-guerra e da Guerra Fria. A leste da Cortina de Ferro, no entanto, o interesse em fagos e seu potencial terapêutico persistiu e floresceu, especialmente na capital georgiana de Tbilisi, no instituto de bacteriófagos, atualmente, conhecido como Eliava Institute, em homenagem a seu fundador, George Eliava, um protegido de d'Hérelle. Essa história, especialmente o trabalho na URSS, é bem resumida por Myelnikov (2018).

Na medicina ocidental, há uma crescente redescoberta de bacteriófagos como terapias antimicrobianas. Ao mesmo tempo, tornaram-se disponíveis novas técnicas para personalizar genomas que podem ajudar a direcionar a interação recíproca vigorosa entre os mecanismos de defesa de bactérias (p. ex., modificação de restrição, CRISPR-Cas9 [repetições palindrômicas curtas agrupadas de forma intercalada e regular/proteína 9 associada ao CRISPR; [uma ferramenta de edição de genes]) e os mecanismos de contradefesa de bacteriófagos (modificação covalente do genoma) (Liu et al., 2020). Como resultado, as empresas de biotecnologia começaram os ensaios clínicos de fase I/II com coquetéis multifágicos para tratar os patógenos multirresistentes mais comuns. O Capítulo 59 apresenta alguns aspectos do uso atual de fagos como antimicrobianos.

Referências

Ainsworth C. Therapeutic microbes to tackle disease. *Nature*, **2020**, *577*:S20–S22.

Ananthanarayanan M, et al. Human bile salt export pump promoter is transactivated by the farnesoid X receptor/bile acid receptor. *J Biol Chem*, **2001**, *276*:28857–28865.

Asnicar F, et al. Microbiome connections with host metabolism and habitual diet from 1,098 deeply phenotyped individuals. *Nat Med*, **2021**, *27*:321–332.

Aura AM, et al. Drug metabolome of the simvastatin formed by human intestinal microbiota in vitro. *Mol Biosyst*, **2011**, *7*:437–446.

Ayalah. Light bearer's realm. **2010**. Available at: http://morrigandunn.blogspot.com/2010/04/bacillus-subtilis-story-when-arabs-ate.html. Accessed April 14, 2021.

Bager P, et al. Caesarean delivery and risk of atopy and allergic disease: meta-analyses. *Clin Exp Allergy*, **2008**, *38*:634–642.

Barr JJ, et al. Bacteriophage adhering to mucus provide a non-host-derived immunity. *Proc Natl Acad Sci USA*, **2013**, *110*:10771–10776.

Bibbò S, et al. Fecal microbiota transplantation: screening and selection to choose the optimal donor. *J Clin Med Res*, **2020**, *9*:1757.

Biernat KA, et al. Structure, function, and inhibition of drug reactivating human gut microbial β-glucuronidases. *Sci Rep*, **2019**, *9*:825.

Björkholm B, et al. Intestinal microbiota regulate xenobiotic metabolism in the liver. *PLoS One*, **2009**, *4*:e6958.

Brüssow H. Probiotics and prebiotics in clinical tests: an update. *F1000Res*, **2019**, *8*:F1000 Faculty Rev-1157.

Carroll-Portillo A, Lin HC. Bacteriophage and the innate immune system: access and signaling. *Microorganisms*, **2019**, *7*:625.

Casula G, Cutting SM. *Bacillus* probiotics: spore germination in the gastrointestinal tract. *Appl Environ Microbiol*, **2002**, *68*:2344–2352.

Clarke G, et al. Gut reactions: breaking down xenobiotic–microbiome interactions. *Pharmacol Rev*, **2019**, *71*:198–224.

FDA. Enforcement policy INDs for fecal microbiota for transplantation. **2020**. Available at: https://www.fda.gov/regulatory-information/search-fda-guidance-documents/enforcement-policy-regarding-investigational-new-drug-requirements-use-fecal-microbiota-0. Accessed April 15, 2021.

Clayton TA, et al. Pharmacometabonomic identification of a significant host-microbiome metabolic interaction affecting human drug metabolism. *Proc Natl Acad Sci USA*, **2009**, *106*:14728–14733.

Coombes Z, et al. Progestogens are metabolized by the gut microbiota: implications for colonic drug delivery. *Pharmaceutics*, **2020**, *12*:760.

Costello EK, et al. Bacterial community variation in human body habitats across space and time. *Science*, **2009**, *326*:1694–1697.

Dabek M, et al. Distribution of beta-glucosidase and beta-glucuronidase activity and of beta-glucuronidase gene gus in human colonic bacteria. *FEMS Microbiol Ecol*, **2008**, *66*:487–495.

Dashnyam P, et al. β-Glucuronidases of opportunistic bacteria are the major contributors to xenobiotic-induced toxicity in the gut. *Sci Rep*, **2018**, *8*:16372.

Deloménie C, et al. Identification and functional characterization of arylamine N-acetyltransferases in eubacteria: evidence for highly selective acetylation of 5-aminosalicylic acid. *J Bacteriol*, **2001**, *183*:3417–3427.

Derosa L, et al. Negative association of antibiotics on clinical activity of immune checkpoint inhibitors in patients with advanced renal cell and non-small-cell lung cancer. *Ann Oncol*, **2018**, *29*:1437–1444.

Dominguez-Bello MG, et al. Delivery mode shapes the acquisition and structure of the initial microbiota across multiple body habitats in newborns. *Proc Natl Acad Sci USA*, **2010**, *107*:11971–11975.

Elmassry MM, et al. Predicting drug-metagenome interactions: variation in the microbial β-glucuronidase level in the human gut metagenomes. *PLoS One*, **2021**, *16*:e0244876.

Faith JJ, et al. The long-term stability of the human gut microbiota. *Science*, **2013**, *341*:1237439.

Foley MH, et al. Bile salt hydrolases: gatekeepers of bile acid metabolism and host-microbiome crosstalk in the gastrointestinal tract. *PLoS Pathog*, **2019**, *15*:e1007581.

Forslund K, et al. Disentangling type 2 diabetes and metformin treatment signatures in the human gut microbiota. *Nature*, **2015**, *528*:262–266.

Freedberg DE, et al. Proton pump inhibitors alter specific taxa in the human gastrointestinal microbiome: a crossover trial. *Gastroenterology*, **2015**, *149*:883–885.e9.

Fu ZD, et al. RNA-seq profiling of intestinal expression of xenobiotic processing genes in germ-free mice. *Drug Metab Dispos*, **2017**, *45*: 1225–1238.

Geller LT, et al. Potential role of intratumor bacteria in mediating tumor resistance to the chemotherapeutic drug gemcitabine. *Science*, **2017**, *357*:1156–1160.

Gentry EC, et al. A synthesis-based reverse metabolomics approach for the discovery of chemical structures from humans and animals. **2021**. Available at: https://assets.researchsquare.com/files/rs-820302/v1_covered.pdf?c=1631877050. Accessed May 11, 2022.

Gilbert JA, et al. Microbiome-wide association studies link dynamic microbial consortia to disease. *Nature*, **2016**, *535*:94–103.

Gnerre C, et al. Regulation of CYP3A4 by the bile acid receptor FXR: evidence for functional binding sites in the CYP3A4 gene. *Pharmacogenetics*, **2004**, *14*:635–645.

Gopalakrishnan V, et al. Gut microbiome modulates response to anti–PD-1 immunotherapy in melanoma patients. *Science*, **2018**, *359*:97–103.

Guo Y, et al. Commensal gut bacteria convert the immunosuppressant tacrolimus to less potent metabolites. *Drug Metab Dispos*, **2019**, *47*:194–202.

Guo Y, et al. Gut microbiota in reductive drug metabolism. *Prog Mol Biol Transl Sci*, **2020**, *171*:61–93.

Guthrie L, Kelly L. Bringing microbiome-drug interaction research into the clinic. *EBioMedicine*, **2019**, *44*:708–715.

Guthrie L, et al. The human gut chemical landscape predicts microbe-mediated biotransformation of foods and drugs. *Elife*, **2019**, *8*:e42866.

Guzior DV, Quinn RA. Review: microbial transformations of human bile acids. *Microbiome*, **2021**, *9*:140.

Haiser HJ, et al. Predicting and manipulating cardiac drug inactivation by the human gut bacterium *Eggerthella lenta*. *Science*, **2013**, *341*:295–298.

Hsiao EY, et al. Microbiota modulate behavioral and physiological abnormalities associated with neurodevelopmental disorders. *Cell*, **2013**, *155*:1451–1463.

Human Microbiome Project Consortium. Structure, function and diversity of the healthy human microbiome. *Nature*, **2012**, *486*:207–214.

Jang HH, et al. Regioselective C-H hydroxylation of omeprazole sulfide by *Bacillus megaterium* CYP102A1 to produce a human metabolite. *Biotechnol Lett*, **2017**, *39*:105–112.

Jarmusch AK, et al. Enhanced characterization of drug metabolism and the influence of the intestinal microbiome: a pharmacokinetic, microbiome, and untargeted metabolomics study. *Clin Transl Sci*, **2020**, *13*:972–984.

Jeffery IB, et al. Categorization of the gut microbiota: enterotypes or gradients? *Nat Rev Microbiol*, **2012**, *10*:591–592.

Jump RLP, et al. Metabolomics analysis identifies intestinal microbiota-derived biomarkers of colonization resistance in clindamycin-treated mice. *PLoS One*, **2014**, *9*:e101267.

Kang D-W, et al. Microbiota transfer therapy alters gut ecosystem and improves gastrointestinal and autism symptoms: an open-label study. *Microbiome*, **2017**, *5*:10.

Kaplan RC, et al. Gut microbiome composition in the Hispanic Community Health Study/Study of Latinos is shaped by geographic relocation, environmental factors, and obesity. *Genome Biol*, **2019**, *20*:219.

Klünemann M, et al. Bioaccumulation of therapeutic drugs by human gut bacteria. *Nature*, **2021**, *597*:533–538.

Kodawara T, et al. The inhibitory effect of ciprofloxacin on the β-glucuronidase-mediated deconjugation of the irinotecan metabolite SN-38-G. *Basic Clin Pharmacol Toxicol*, **2016**, *118*:333–337.

Koppel N, et al. Chemical transformation of xenobiotics by the human gut microbiota. *Science*, **2017**, *356*(6344):eaag2770.

Korpela K, et al. Maternal fecal microbiota transplantation in cesarean-born infants rapidly restores normal gut microbial development: a proof-of-concept study. *Cell*, **2020**, *183*:324–334.e5.

Kuno T, et al. Effect of intestinal flora on protein expression of drug-metabolizing enzymes and transporters in the liver and kidney of germ-free and antibiotics-treated mice. *Mol Pharm*, **2016**, *13*:2691–2701.

Kurilshikov A, et al. Large-scale association analyses identify host factors influencing human gut microbiome composition. *Nat Genet*, **2021**, *53*:156–165.

Lam KN, et al. Precision medicine goes microscopic: engineering the microbiome to improve drug outcomes. *Cell Host Microbe*, **2019**, *26*:22–34.

Lee JR, et al. Gut microbiota and tacrolimus dosing in kidney transplantation. *PLoS One*, **2015**, *10*:e0122399.

Letertre MPM, et al. A two-way interaction between methotrexate and the gut microbiota of male Sprague–Dawley rats. *J Proteome Res*, **2020**, *19*:3326–3339.

Liu Y, et al. Covalent modifications of the bacteriophage genome confer a degree of resistance to bacterial CRISPR systems. *J Virol*, **2020**, *94*:e01630-20.

Li Z-R, et al. Macrocyclic colibactin induces DNA double-strand breaks via copper-mediated oxidative cleavage. *Nat Chem*, **2019**, *11*:880–889.

Maier L, et al. Extensive impact of non-antibiotic drugs on human gut bacteria. *Nature*, **2018**, *555*:623–628.

Malfatti MA, et al. Manipulation of the gut microbiome alters acetaminophen biodisposition in mice. *Sci Rep*, **2020**, *10*:4571.

Mårild K, et al. Antibiotic exposure and the development of coeliac disease: a nationwide case-control study. *BMC Gastroenterol*, **2013**, *13*:109.

Maynard CL, et al. Reciprocal interactions of the intestinal microbiota and immune system. *Nature*, **2012**, *489*:231–241.

Mima K, et al. *Fusobacterium nucleatum* in colorectal carcinoma tissue and patient prognosis. *Gut*, **2016**, *65*:1973–1980.

Myelnikov D. An alternative cure: the adoption and survival of bacteriophage therapy in the USSR, 1922–1955. *J Hist Med Allied Sci*, **2018**, *73*:385–411.

National Institutes of Health. 2020-2030 strategic plan for NIH nutrition research. **2020**. Available at: https://dpcpsi.nih.gov/onr/strategic-plan. Accessed May 10, 2022.

Nobel YR, et al. Metabolic and metagenomic outcomes from early-life pulsed antibiotic treatment. *Nat Commun*, **2015**, *6*:7486.

Onuora S. Gut microbiome could predict drug response in RA. *Nat Rev Rheumatol*, **2021**, *17*:129.

Parfrey LW, Knight R. Spatial and temporal variability of the human microbiota. *Clin Microbiol Infect*, **2012**, *18*(suppl 4):8–11.

Pellock SJ, Redinbo MR. Glucuronides in the gut: sugar-driven symbioses between microbe and host. *J Biol Chem*, **2017**, *292*:8569–8576.

Pols TWH, et al. The bile acid membrane receptor TGR5: a valuable metabolic target. *Dig Dis*, **2011**, *29*:37–44.

Qin J, et al. A human gut microbial gene catalogue established by metagenomic sequencing. *Nature*, **2010**, *464*:59–65.

Relling MV, Klein TE. CPIC: Clinical Pharmacogenetics Implementation Consortium of the Pharmacogenomics Research Network. *Clin Pharmacol Ther*, **2011**, *89*:464–467.

Routy B, et al. Gut microbiome influences efficacy of PD-1–based immunotherapy against epithelial tumors. *Science*, **2018**, *359*:91–97.

Rowland I, et al. Gut microbiota functions: metabolism of nutrients and other food components. *Eur J Nutr*, **2018**, *57*:1–24.

Selwyn FP, et al. Regulation of hepatic drug-metabolizing enzymes in germ-free mice by conventionalization and probiotics. *Drug Metab Dispos*, **2016**, *44*:262–274.

Sender R, et al. Are we really vastly outnumbered? Revisiting the ratio of bacterial to host cells in humans. *Cell*, **2016**, *164*:337–340.

Seto CT, et al. Prolonged use of a proton pump inhibitor reduces microbial diversity: implications for *Clostridium difficile* susceptibility. *Microbiome*, **2014**, *2*:42.

Sharon G, et al. Human gut microbiota from autism spectrum disorder promote behavioral symptoms in mice. *Cell*, **2019**, *177*:1600–1618.e17.

Sonnenborn U. *Escherichia coli* strain Nissle 1917—from bench to bedside and back: history of a special *Escherichia coli* strain with probiotic properties. *FEMS Microbiol Lett*, **2016**, *363*:fnw212.

Sousa T, et al. The gastrointestinal microbiota as a site for the biotransformation of drugs. *Int J Pharm*, **2008**, *363*:1–25.

Staudinger JL, et al. The nuclear receptor PXR is a lithocholic acid sensor that protects against liver toxicity. *Proc Natl Acad Sci USA*, **2001**, *98*:3369–3374.

Steed AL, et al. The microbial metabolite desaminotyrosine protects from influenza through type I interferon. *Science*, **2017**, *357*:498–502.

Su GL, et al. AGA clinical practice guidelines on the role of probiotics in the management of gastrointestinal disorders. *Gastroenterology*, **2020**, *159*:697–705.

Sun C, et al. Mechanisms of gastrointestinal microflora on drug metabolism in clinical practice. *Saudi Pharm J*, **2019**, *27*:1146–1156.

Swanson HI. Drug metabolism by the host and gut microbiota: a partnership or rivalry? *Drug Metab Dispos*, **2015**, *43*:1499–1504.

Toda T, et al. Ciprofloxacin suppresses Cyp3a in mouse liver by reducing lithocholic acid-producing intestinal flora. *Drug Metab Pharmacokinet*, **2009a**, *24*:201–208.

Toda T, et al. Intestinal flora induces the expression of Cyp3a in the mouse liver. *Xenobiotica*, **2009b**, *39*:323–334.

Togao M, et al. Effects of gut microbiota on in vivo metabolism and tissue accumulation of cytochrome P450 3A metabolized drug: midazolam. *Biopharm Drug Dispos*, **2020**, *41*:275–282.

Tsodikov OV, et al. A random sequential mechanism of aminoglycoside acetylation by *Mycobacterium tuberculosis* Eis protein. *PLoS ONE*, **2014**, *9*:e92370.

Tsunoda SM, et al. Contribution of the gut microbiome to drug disposition, pharmacokinetic and pharmacodynamic variability. *Clin Pharmacokinet*, **2021**, *60*:971–984.

Turnbaugh PJ, et al. The human microbiome project. *Nature*, **2007**, *449*:804–810.

Twetman S, Stecksén-Blicks C. Probiotics and oral health effects in children. *Int J Paediatr Dent*, **2008**, *18*:3–10.

Vendrik KEW, et al. Fecal microbiota transplantation in neurological disorders. *Front Cell Infect Microbiol*, **2020**, *10*:98.

Vich Vila A, et al. Impact of commonly used drugs on the composition and metabolic function of the gut microbiota. *Nat Commun*, **2020**, *11*:362.

Wallace BD, et al. Alleviating cancer drug toxicity by inhibiting a bacterial enzyme. *Science*, **2010**, *330*:831–835.

Walsh J, et al. Gut microbiome-mediated modulation of hepatic cytochrome P450 and P-glycoprotein: impact of butyrate and fructo-oligosaccharide-inulin. *J Pharm Pharmacol*, **2020**, *72*:1072–1081.

Wang DD, et al. The gut microbiome modulates the protective association between a Mediterranean diet and cardiometabolic disease risk. *Nat Med*, **2021**, *27*:333–343.

Weiman S. *Harnessing the Power of Microbes as Therapeutics: Bugs as Drugs: Report on an American Academy of Microbiology Colloquium Held in San Diego, CA, in April 2014.* (Fox J, ed.). American Society for Microbiology, Washington, DC, **2018**.

Weingarden A, et al. Dynamic changes in short- and long-term bacterial composition following fecal microbiota transplantation for recurrent *Clostridium difficile* infection. *Microbiome*, **2015**, *3*:10.

Wilson ID, Nicholson JK. Gut microbiome interactions with drug metabolism, efficacy, and toxicity. *Transl Res*, **2017**, *179*:204–222.

Wu H, et al. Metformin alters the gut microbiome of individuals with treatment-naive type 2 diabetes, contributing to the therapeutic effects of the drug. *Nat Med*, **2017**, *23*:850–858.

Yu T, et al. *Fusobacterium nucleatum* promotes chemoresistance to colorectal cancer by modulating autophagy. *Cell*, **2017**, *170*:548–563.e16.

Zanger UM, Schwab M. Cytochrome P450 enzymes in drug metabolism: regulation of gene expression, enzyme activities, and impact of genetic variation. *Pharmacol Ther*, **2013**, *138*:103–141.

Zhao Y, et al. Gut microbiota composition modifies fecal metabolic profiles in mice. *J Proteome Res*, **2013**, *12*:2987–2999.

Zimmermann M, et al. Mapping human microbiome drug metabolism by gut bacteria and their genes. *Nature*, **2019**, *570*:462–467.

Zolnikov, TR. Global health in action against a superbug. *Am J Public Health*, **2019**, *109*:523–524.

Capítulo 7
Farmacogenética e farmacogenômica

Dan M. Roden e Sara L. Van Driest

IMPORTÂNCIA DA FARMACOGENÉTICA PARA A VARIABILIDADE DA RESPOSTA AOS FÁRMACOS

UMA BREVE HISTÓRIA DA DESCOBERTA DA FARMACOGENÉTICA

FUNDAMENTOS DE FARMACOGENÉTICA E FARMACOGENÔMICA
- Tipos de variação genética que alteram a resposta aos fármacos
- Terminologia farmacogenômica usada para descrever os efeitos da variação genética
- Cenários para interações farmacogenéticas clinicamente relevantes

MÉTODOS PARA DESCOBERTA FARMACOGENÔMICA
- Associando variação genética com ações variáveis de fármacos
- Gene candidato *versus* abordagens agnósticas
- Métodos para fortalecer as associações entre variação genética e ações variáveis de fármacos
- Abordagens poligênicas

GENÔMICA COMO VIA PARA IDENTIFICAR NOVOS ALVOS FARMACOLÓGICOS

FARMACOGENÉTICA NA PRÁTICA CLÍNICA

Os pacientes mostram variações quanto às suas respostas ao tratamento farmacológico. Alguns pacientes obtêm benefícios marcantes e sustentados da administração do fármaco, outros podem não apresentar nenhum benefício, e outros, ainda, apresentam RAF leves, graves ou mesmo fatais. As causas comuns de tal variabilidade incluem descumprimento do regime terapêutico, erros de medicação, fatores clínicos, interações medicamentosas (ver Cap. 4 e Apêndices I e II) e fatores genéticos. A farmacogenética é o estudo das bases genéticas da variação da resposta aos fármacos e comumente implica efeitos marcantes de um pequeno número de variantes do DNA. A farmacogenômica, por outro lado, estuda um número maior de variantes, em um indivíduo ou em uma população, para explicar as influências genéticas na resposta aos fármacos. Entre as tarefas da farmacogenética e da farmacogenômica modernas estão descobrir quais variantes ou combinações de variantes têm consequências funcionais nos efeitos farmacológicos, validar essas descobertas e, finalmente, aplicá-las aos cuidados prestados ao paciente e ao desenvolvimento de novos fármacos.

Importância da farmacogenética para a variabilidade da resposta aos fármacos

A resposta de um indivíduo a um fármaco depende da complexa interação de fatores do fármaco (p. ex., dose, via, formulação), fatores ambientais (p. ex., dieta, infecções, outros medicamentos, nível de exercício, exposição a toxinas), fatores clínicos (p. ex., idade, indicação do fármaco, função do órgão) e fatores genéticos. Genes-chave conhecidos por estarem envolvidos na condução de ações variáveis de fármacos, chamados *farmacogenes*, podem influenciar a resposta aos medicamentos por meio de concentrações variáveis do fármaco (*farmacocinética*) ou efeitos variáveis do fármaco (*farmacodinâmica*). Farmacogenes incluem aqueles que codificam enzimas metabolizadoras de fármacos, moléculas de transporte de fármacos, alvos de substâncias farmacológicas e uma série de outros genes que modulam o contexto molecular dentro do qual os fármacos atuam, notadamente genes desregulados na doença para a qual o fármaco é administrado. Em algumas situações, a variação nos genomas não germinativos (p. ex., em células cancerígenas ou em agentes infecciosos) pode ser determinante crítico da resposta ao fármaco.

Muitos farmacogenes bem estabelecidos codificam enzimas metabolizadoras de fármacos. O metabolismo dos fármacos é amplamente hereditário, conforme foi demonstrado por estudos usando exposições de gêmeos monozigóticos *versus* heterozigóticos aos fármacos, exposições aos fármacos de linhagens celulares de sujeitos aparentados e análise de bancos de dados extremamente numerosos usando tecnologias como a genotipagem genômica ampla, que está descrita com mais detalhes neste capítulo. Algumas características do metabolismo dos fármacos se comportam de maneira "monogênica" convencional, com grupos claramente definíveis (e separáveis) de fenótipos de resposta aos fármacos: metabolizadores fracos que herdam dois alelos sem função, metabolizadores intermediários que possuem um alelo funcional e um alelo não funcional (heterozigotos) e metabolizadores normais que possuem dois alelos funcionais. O estudo dessas características ajudou a definir as principais variantes genéticas que contribuem para a variabilidade individual nas respostas descritas neste capítulo. No entanto, as respostas aos fármacos previstas por um pequeno número de variantes de grande efeito em um único gene são a exceção. Para a maioria das respostas a fármacos, entender a influência da variabilidade genética exigirá uma abordagem verdadeiramente farmacogenômica. Um desafio significativo desse campo de estudo é acumular grande número com respostas farmacológicas bem caracterizadas, de forma a permitir a descoberta, a replicação e a validação subsequentes dos efeitos poligênicos e das interações de preditores genômicos com fatores ambientais. As variantes importantes dentro dos farmacogenes geralmente diferem entre diferentes populações; este capítulo inclui vários exemplos da potencial influência da ancestralidade na resposta aos fármacos. Assim, um grande desafio adicional para o campo é acumular dados de diversas populações para garantir a generalização das descobertas para populações em todo o mundo.

Uma breve história da descoberta da farmacogenética

No início do século XX, Garrod (Quadro 7-1) propôs que defeitos enzimáticos específicos poderiam não apenas causar "erros inatos do metabolismo", como a alcaptonúria, mas também explicar a variabilidade nas respostas a fármacos (Roden et al., 2019). Curiosamente, no entanto, os primeiros exemplos de respostas variáveis geneticamente determinadas não se baseavam no metabolismo variável de fármacos, mas eram variações farmacodinâmicas. O uso generalizado de antimaláricos no Teatro do Pacífico durante a Segunda Guerra Mundial levou ao reconhecimento de que certos indivíduos, predominantemente

5-HT: 5-hidrotriptamina (serotonina)
CYP: citocromo P450
ECR: ensaio clínico randomizado
HIV: vírus da imunodeficiência humana
HLA: antígeno leucocitário humano
HMG-CoA: 3-hidróxi-3-metilglutaril-coenzima A
mRNA: RNA mensageiro
OATP: polipeptídeo de transporte de ânions orgânicos
RAF: reação adversa ao fármaco
rRNA: RNA ribossômico
TPMT: tiopurina-metiltransferase
TYMS: timidilato-sintase

QUADRO 7-1 ■ ORIGENS DA FARMACOGENÉTICA

Como médico-assistente no Hospital for Sick Children em Londres, Archibald Edward Garrod (1857-1936) desenvolveu seu interesse por metabolismo, hereditariedade e doenças. Por meio da coleta diligente de históricos familiares e amostras de urina de pacientes afetados, Garrod identificou um padrão de herança da alcaptonúria, tornando seu artigo o primeiro relato publicado de uma doença autossômica recessiva (Garrod, 1902). Continuando nessa linha de pensamento com estudos de albinismo e cistinúria, ele desenvolveu o conceito de "erros inatos [transmitidos geneticamente] do metabolismo" (Garrod, 1909). Seu trabalho mostrou a relação entre bioquímica, genética e prática médica; Garrod descreveu a alcaptonúria da seguinte forma: "a divisão do anel benzênico do ácido homogentísico no metabolismo normal é obra de uma enzima especial [e]... na alcaptonúria congênita, essa enzima está faltando" (Garrod, 1923). Em *The Inborn Factors in Disease* (Garrod, 1931), Garrod propôs que os erros inatos do metabolismo são "exemplos extremos de variações do comportamento químico que provavelmente estão presentes em todos os lugares em graus menores" e apresentou o conceito de "individualidade química", postulando que o metabolismo aberrante de substâncias exógenas poderia explicar reações incomuns a alimentos ou medicamentos, um princípio fundamental da farmacogenética e da medicina de precisão.

Após a Segunda Guerra Mundial, as respostas farmacológicas geneticamente determinadas começaram a ser bem caracterizadas. Na América do Norte, o campo avançou com dois expatriados alemães, Arno Motulsky (1923-2018) e Werner Kalow (1917-2008). Motulsky, geralmente considerado o pai da farmacogenética, estabeleceu a Divisão de Genética Médica no Departamento de Medicina da Washington University e definiu o campo da farmacogenética (Motulsky, 1957). Ele tinha interesses amplos, estudando a genética das deficiências de G6PD, grupos sanguíneos e diversos polimorfismos de proteínas. Com um estagiário, Joseph Goldstein, Motulsky estudou a hiperlipidemia familiar, sugerindo que a hipercolesterolemia familiar era um distúrbio monogênico. Treze anos depois, Goldstein e Michael Brown ganharam o prêmio Nobel "por suas descobertas sobre a regulação do metabolismo do colesterol" (Motulsky, 1986).

Ingressando no Departamento de Farmacologia da University of Toronto em 1951, Werner Kalow estudou o metabolismo da succinilcolina e diferenças hereditárias na atividade da colinesterase sérica. Ele concluiu que as diferenças observadas na atividade da colinesterase resultam de diferentes afinidades da enzima pelo substrato, em consequência de diferentes estruturas enzimáticas e, portanto, diferentes sequências de aminoácidos. Sua análise de múltiplas famílias confirmou atividades enzimáticas altas, intermediárias e baixas com um padrão mendeliano de herança. Com base nesses e em outros estudos, Kalow propôs que as diferenças individuais na função metabólica devido à variação genética poderiam levar a resultados únicos após a terapia medicamentosa (Kalow, 1961). O próprio Kalow, homozigoto para baixa atividade de CYP2D6, descreveu sua carreira como "a rica vida de um metabolizador fraco" (Grant e Tyndale, 2008).

---

afro-americanos, eram suscetíveis à hemólise devido à deficiência de glicose-6-fosfato-desidrogenase (G6PD). Estudos subsequentes identificaram a hipertermia maligna após a exposição a anestésicos como uma segunda característica farmacodinâmica determinada geneticamente. Não muito tempo depois, a hipótese de Garrod foi confirmada quando os primeiros exemplos de respostas medicamentosas variáveis (geneticamente determinadas) devido à variabilidade farmacocinética foram descritos: paralisia prolongada após *succinilcolina* resultante de deficiência de pseudocolinesterase e hepatotoxicidade por isoniazida devido a uma deficiência de *N*-acetiltransferase (NAT).

Na década de 1970, usando a análise de concentrações plasmáticas de fármacos, dois grupos identificaram uma variabilidade impressionante em resposta à *debrisoquina* (um anti-hipertensivo) e esparteína (um antiarrítmico), com efeitos adversos atribuíveis ao metabolismo defeituoso e consequente acúmulo de altas concentrações (tóxicas) desses fármacos. Trabalhos subsequentes estabeleceram que o mesmo defeito enzimático – diminuição da função da enzima CYP2D6 – era responsável em ambos os casos. Décadas de pesquisa estabeleceu o papel do metabolismo variável mediado pela CYP2D6 em resposta a dezenas de outros fármacos, identificou variantes genéticas comuns específicas que determinam o metabolismo variável, vinculou concentrações anormalmente altas de fármacos devido a defeitos farmacogenéticos para uma miríade de enzimas metabolizadoras de fármacos, como TPMT, UGT1A1, CYP2C19 e outras (ver Tabs. 7-2 e 7-3) e definiu o papel das características farmacogenéticas na mediação de respostas a profármacos, como *codeína* ou *clopidogrel*, devido à bioativação metabólica variável. Conforme descrito adiante, a aplicação de métodos da ciência genômica contemporânea, como associação e sequenciamento amplo do genoma, está ajudando a expandir a compreensão da base genética das respostas variáveis a fármacos.

Fundamentos de farmacogenética e farmacogenômica

Tipos de variação genética que alteram a resposta aos fármacos

As variações genéticas podem ser categorizadas por muitas características, incluindo frequência em uma população, número de pares de bases envolvidos, localização no gene codificado e o efeito na proteína codificada. Variantes farmacogenéticas incluem variantes em cada uma dessas categorias. Em alguns casos, as variações farmacogenéticas importantes são extraordinariamente comuns, em comparação com genes de doenças em que as variações de sequência com grandes efeitos adversos potenciais são raras. Acredita-se que a alta frequência populacional reflita a falta de pressão de seleção. Uma vez que as características farmacogenéticas, muitas vezes, são imperceptíveis até que o fármaco seja administrado, as frequências de alelos variantes em farmacogenes não são reduzidas nas populações ao longo do tempo. Variantes importantes em farmacogenes podem ser tão raras a ponto de serem documentadas apenas em um único indivíduo ou tão comuns que é difícil definir qual alelo é o "tipo selvagem". A frequência de alelos específicos costuma ser altamente variável entre as populações. Por exemplo, a maioria dos indivíduos de ascendência europeia não tem atividade enzimática CYP3A5 (dois alelos *sem função*), enquanto, em muitas populações de ascendência africana, a maioria dos indivíduos tem um ou dois alelos que expressam a proteína CYP3A5 funcional. O mecanismo subjacente à perda de função nesse caso é descrito a seguir.

As variantes farmacogenéticas também abrangem o espectro em relação ao tamanho. Pares de bases simples a grandes trechos de DNA (incluindo genes inteiros ou cromossomos) podem ser alterados por inserções, deleções, inversões e duplicações de DNA. As menores variantes genéticas são substituições de um único par de bases de DNA, chamadas de *variantes de nucleotídeo único* (SNVs). Grandes exclusões ou duplicações são chamadas de *variantes de número de cópias* (CNVs). Por exemplo, a quantidade de enzima CYP2D6 funcional em um indivíduo depende da interação de mais de 100 SNV possíveis, muitas inserções/deleções e CNV deletando ou duplicando o gene inteiro.

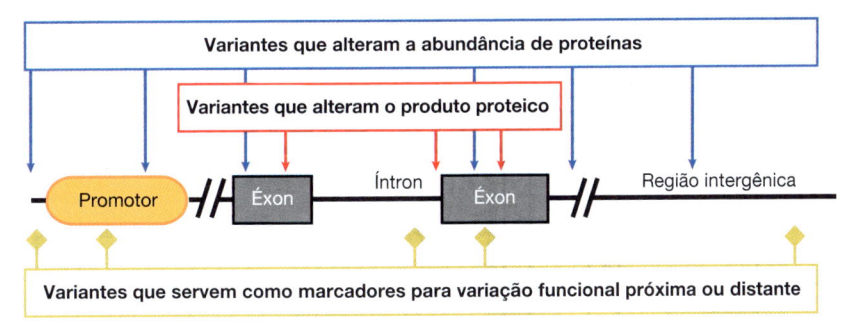

Figura 7-1 *Muitos tipos de variantes genéticas podem levar a diferentes prognósticos na resposta aos fármacos.* Um gene simplificado, incluindo uma sequência promotora (oval laranja), éxons (caixas cinza) e íntrons (linha preta entre os éxons) é mostrado. O DNA entre os genes é chamado intergênico. Variantes que alteram a abundância de proteínas, indicadas por setas azuis, podem ser encontradas em todas essas regiões. As variantes que alteram a sequência da proteína, indicadas pelas setas vermelhas, geralmente são encontradas nos éxons ou próximos a eles. Variantes que servem como marcadores para outras variações funcionais no desequilíbrio de ligação (que podem afetar a abundância ou o produto da proteína e podem estar próximas ou distantes) podem ser encontradas em todas essas regiões. Essas variantes são indicadas em losangos amarelos.

Independentemente do tamanho, algumas variantes dos farmacogenes alteram a sequência da proteína codificada, por exemplo, substituindo um aminoácido por outro, excluindo ou adicionando um aminoácido, alterando o códon de iniciação e de terminação ou introduzindo uma mudança de fase de leitura que afeta o restante da proteína transcrita. Variantes dentro ou fora da sequência codificadora também podem afetar a abundância de proteínas (Fig. 7-1). O número de repetições TA do promotor do *UGT1A1* afeta o nível de expressão dessa glicuronosiltransferase hepática importante; o alelo mais comum tem 6 repetições, e a variante de 7 repetições (*UGT1A1*28*) reduz a expressão da *UGT1A1*. A frequência do alelo *UGT1A1*28* pode chegar a 30%, e até 10% dos indivíduos (dependendo da descendência) são homozigóticos. A transcrição reduzida da *UGT1A1* pode modular as ações farmacológicas e também explica uma forma comum de hiperbilirrubinemia leve (síndrome de Gilbert; ver Tab. 5-3 e Fig. 5-7).

Muitas variantes farmacogenéticas podem ser identificadas por meio de estudos de associação, incluindo estudos de associação genômica ampla (GWAS; ver adiante). Esses estudos de associação, a menos que associados à caracterização funcional, não provam o nexo causal entre a(s) variante(s) genética(s) e a característica farmacogenética. As variantes genéticas muitas vezes não são herdadas isoladamente, mas como uma constelação de variantes frequentemente encontradas juntas (denominado *desequilíbrio de ligação*). Um estudo de associação pode identificar uma variante no desequilíbrio de ligação com uma variante funcional, em vez da própria variante funcional. Esses padrões de desequilíbrio de ligação são específicos da população. Como resultado, uma variante associada por GWAS a um determinado desfecho farmacológico em uma população pode não se replicar em outra população. Isso destaca a importância de estudos funcionais e da replicação específica na população das associações farmacogenéticas.

Terminologia farmacogenômica usada para descrever os efeitos da variação genética

Um *haplótipo* – uma série de alelos encontrados em um *locus* interligado de um cromossomo – especifica a variação das sequências do DNA de um gene ou região gênica. Um haplótipo representa o conjunto de variantes que ocorrem juntas. Para qualquer gene, os indivíduos têm dois haplótipos – um de origem materna e outro herdado do pai. Em alguns casos, esse conjunto de variantes, mais do que a variante ou o alelo específico, pode ser importante do ponto de vista funcional. Contudo, em outros casos, uma única mutação pode ser importante do ponto de vista funcional, independentemente das outras variantes relacionadas dentro do(s) haplótipo(s). Variantes e haplótipos comuns selecionados do CYP2C19 são ilustrados na Figura 7-2.

Para muitos farmacogenes importantes (mas não todos), uma nomenclatura abreviada para haplótipos foi adotada. Essa nomenclatura de "alelo estrela" permite a comunicação de todo o haplótipo, informando o nome do gene seguido por um asterisco e a designação específica do haplótipo. Por convenção, *1 designa um alelo funcional; por exemplo, *CYP3A5*1* e *CYP2C19*1* codificam enzimas funcionais. No gene *CYP3A5*, uma variante intrônica não codificante comum cria um local de processamento alternativo, resultando em um transcrito com um códon de terminação precoce (Fig. 7-3). Esse alelo, designado como *CYP3A5*3*, gera uma proteína *sem função* e é o alelo predominante em indivíduos de ascendência europeia, enquanto *CYP3A5*1* é o alelo predominante em indivíduos de ascendência africana (Fig. 7-4). As designações de alelos estelares geralmente incluem informações sobre várias variantes em um alelo, como visto no exemplo de *CYP2C19* na Figura 7-2. Fontes baseadas na *web*, como PharmGKB e PharmVar (Tab. 7-1), fornecem informações sobre alelos estelares específicos.

A nomenclatura-padrão também foi desenvolvida para especificar a função da enzima do metabolismo de fármacos. Os termos metabolizador fraco, intermediário, normal, rápido e ultrarrápido são usados para descrever, em uma gradação, indivíduos que, com base na combinação de alelos maternos e paternos presente em seu genoma, "não têm atividade enzimática" (metabolizador fraco) até aqueles em que "a atividade enzimática está muito aumentada" (metabolizador ultrarrápido).

Cenários para interações farmacogenéticas clinicamente relevantes

Dada a complexidade e redundância da maioria das vias farmacocinéticas e farmacodinâmicas, as variações em um único farmacogene geralmente têm um efeito pequeno. Existem cenários específicos que levam a grandes efeitos de variação em um único farmacogene. O reconhecimento desses cenários levou às primeiras descobertas fundamentais em farmacogenética discutidas anteriormente e que formam a base para a maioria dos preditores farmacogenéticos implementados clinicamente neste momento.

Os cenários que levam a interações farmacogenéticas clinicamente importantes incluem:

- Fármacos para os quais uma etapa-chave em seu metabolismo ou transporte depende de enzimas únicas ou de transportadores com variabilidade funcional (*alterações farmacocinéticas*), como *debrisoquina*, *esparteína*, *codeína* e outras fármacos metabolizados pela CYP2D6.
- Fármacos que interagem com proteínas com variabilidade funcional, seja como alvo pretendido do fármaco ou como efeito fora do alvo (*alterações farmacodinâmicas do receptor/alvo*), como alguns aminoglicosídeos, betabloqueadores e antiarrítmicos.
- Fármacos com efeito diferencial dependendo do amplo meio biológico (*alterações farmacodinâmicas além do receptor/alvo*), como antimaláricos e *rasburicase*, em que a deficiência de G6PD prediz RAF.

Algumas respostas aos fármacos estão associadas a mais de um gene e podem ser descritas como características multigênicas. Esta seção resume exemplos importantes de características farmacocinéticas, farmacodinâmicas e multigênicas bem estabelecidas, mas não pode incluir tudo.

TABELA 7-1 ■ RECURSOS QUE FACILITAM A FARMACOGENÉTICA E A FARMACOGENÔMICA

NOME DO BANCO DE DADOS	URL	DESCRIÇÃO DO CONTEÚDO
Broad Institute Software	www.broadinstitute.org/data-software-and-tools	Programas (*softwares*) para análise de estudos genéticos
Clinical Pharmacogenetics Implementation Consortium	cpicpgx.org/	Revisado pelos pares, baseado em evidências, atualizável e com diretrizes detalhadas de prática clínica de genes/fármacos
dbSNP	www.ncbi.nlm.nih.gov/snp	Variantes e frequências de nucleotídeo único em várias populações
Flockhart Table	drug-interactions.medicine.iu.edu/MainTable.aspx	Tabelas de fármacos que são substratos, indutores e inibidores de enzimas do citocromo P450
Genome Aggregation Database	gnomad.broadinstitute.org	Variantes identificadas por sequenciamento de exoma e genoma completo de milhares de indivíduos de populações mundiais
GTEx	www.gtexportal.org/home/	Genética da expressão dos genes
GWAS Central	www.gwascentral.org	Relações entre genótipo e fenótipo
Banco de dados IMGT/HLA	hla.alleles.org	Informações e nomenclatura do alelo HLA
Online Mendelian Inheritance in Man	www.ncbi.nlm.nih.gov/omim	Genes humanos e distúrbios genéticos
PharmGKB	www.pharmgkb.org	Dados sobre genótipo e fenótipo relacionados com a resposta aos fármacos
PharmVAR	www.pharmvar.org/	Variação do farmacogene com foco na estrutura do haplótipo e nomenclatura do alelo estrela
University of California Santa Cruz Genome Browser	http://genome.ucsc.edu	Sequência do genoma humano; alelos variantes

crítica. Variantes que aumentam a função enzimática têm o efeito oposto, levando a baixas concentrações do composto original e metabólitos a montante e concentrações mais altas a jusante. Quando o composto ativo é o fármaco original ou um metabólito formado a montante do defeito, a baixa função enzimática leva a um maior risco de toxicidade ou RAF, simulando uma superdosagem. O aumento da função enzimática leva à perda de eficácia, pois a exposição ao fármaco ativo é diminuída (Roden e Stein, 2009).

O fármaco imunossupressor *tacrolimo*, que é metabolizado pela enzima CYP3A5, é um exemplo. Esse fármaco é conhecido por ter um índice terapêutico estreito, levando ao monitoramento clínico da terapêutica. Indivíduos com uma ou duas cópias funcionais do *CYP3A5* requerem

TABELA 7-2 ■ EXEMPLOS DE FARMACOGENES SELECIONADOS, BEM ESTABELECIDOS E CLINICAMENTE MOBILIZÁVEIS

GENE	FÁRMACO(S)	RESPOSTAS AFETADAS
Transporte e metabolismo do fármaco		
CYP2B6	Efavirenz	Níveis plasmáticos, risco de toxicidade
CYP2C19	Amitriptilina, citalopram, clopidogrel, escitalopram, lansoprazol, omeprazol, pantoprazol, voriconazol	Eficácia farmacológica
CYP2C9	Celecoxibe, flurbiprofeno, fosfenitoína, ibuprofeno, lornoxicam, meloxicam, fenitoína, piroxicam, siponimode, tenoxicam, varfarina	Eficácia farmacológica, toxicidade ou dose necessária
CYP2D6	Amitriptilina, atomoxetina, codeína, nortriptilina, ondansetrona, paroxetina, pitolisanto, tamoxifeno, tramadol, tropisetrona	Eficácia farmacológica, toxicidade ou dose necessária
CYP3A5	Tacrolimo	Dose necessária
CYP4F2	Varfarina	Dose necessária
DPYD	Capecitabina, fluoruracila	Toxicidade
NUDT15 e TPMT	Azatioprina, mercaptopurina, tioguanina	Toxicidade e eficácia, risco de cânceres secundários
SLCO1B1	Sinvastatina	Níveis plasmáticos, risco de toxicidade (miopatia)
Alvos e receptores		
CFTR	Ivacaftor	Eficácia
VKORC1	Varfarina	Efeito anticoagulante, risco de sangramento
Modificadores		
CACNA1S e RYR1	Desflurano, enflurano, halotano, isoflurano, metoxiflurano, sevoflurano, succinilcolina	Risco de toxicidade (hipertermia maligna)
G6PD	Rasburicase, tafenoquina	Risco de toxicidade (anemia hemolítica, metemoglobinemia)
HLA-A	Carbamazepina	Risco de toxicidade (reações de hipersensibilidade)
HLA-B	Abacavir, alopurinol, carbamazepina, fosfenitoína, oxcarbazepina, fenitoína	Risco de toxicidade (reações de hipersensibilidade)
IFNL3 e IFNL4	Alfapeginterferona 2a, alfapeginterferona 2b	Eficácia
UGT1A1	Atazanavir, irinotecano	Risco de toxicidade (hiperbilirrubinemia)

doses mais altas de *tacrolimo* para atingir níveis terapêuticos do fármaco (ver Fig. 7-3) (Birdwell et al., 2015). Como os alelos *CYP3A5*1* são mais comuns em indivíduos de ascendência africana e relativamente raros nos de ascendência europeia, foi sugerido que o aumento das taxas de rejeição de transplantes em afrodescendentes pode refletir a diminuição das concentrações plasmáticas (Birdwell et al., 2012). Da mesma forma, vários inibidores da bomba de prótons, incluindo *omeprazol* e *lansoprazol*, são inativados pela CYP2C19. Assim, os indivíduos CYP2C19 metabolizadores fracos têm maior exposição ao fármaco original ativo, maior efeito farmacodinâmico (pH gástrico mais alto) e maior probabilidade de cura da úlcera do que os indivíduos CYP2C19 metabolizadores rápidos ou ultrarrápidos (Furuta et al., 1998; Lima et al., 2021).

Uma variação desse tema vem com os fármacos que requerem bioativação para alcançar o efeito farmacológico. Quando essa bioativação é alcançada por meio da ação de uma única enzima, variantes que diminuem a função enzimática podem levar à ineficácia, e variantes que aumentam a função enzimática podem levar a RAF (Roden e Stein, 2009). O *clopidogrel*, bioativado pela CYP2C19, é um exemplo (ver Tab. 7-2). Os indivíduos CYP2C19 metabolizadores fracos apresentam efeitos antiplaquetários reduzidos e aumento da trombose de *stent* durante o tratamento com *clopidogrel* (Claassens et al., 2019; Mega et al., 2010; Pereira et al., 2020; Shuldiner et al., 2009). Os indivíduos CYP2C19 metabolizadores intermediários (cerca de 20% das populações com ancestrais europeus e > 45% das populações com ancestrais da Ásia Oriental) recebendo *clopidogrel* podem obter efeitos antiplaquetários adequados aumentando a dose. Metabolizadores fracos (2 a 3% das populações com ancestrais europeus e > 10% das populações com ancestrais do Leste Asiático) devem ser tratados com um fármaco antiplaquetário alternativo, porque mesmo grandes aumentos de dose não levam ao efeito desejado. A *codeína* (um profármaco bioativado em *morfina* pela CYP2D6) é outro exemplo. Em indivíduos CYP2D6 metabolizadores fracos, a analgesia está ausente. Talvez mais importante, o excesso de *morfina* é gerado por metabolizadores ultrarrápidos, e sintomas de superdosagem, incluindo depressão respiratória e morte, foram relatados (Crews et al., 2021).

Alterações farmacodinâmicas do receptor/alvo

As alterações genéticas que levam a alterações na proteína-alvo de um fármaco podem levar à variabilidade na resposta ao fármaco. Em alguns casos, os fármacos são projetados especificamente para atingir as proteínas afetadas por essas alterações (ver "Câncer como um caso especial"); nesses casos, o teste genético é usado para determinar a sequência do gene e selecionar o fármaco apropriado. Em outros casos, variações no alvo (seja o alvo pretendido ou uma possível interação fora do alvo) podem levar a diferenças na eficácia e toxicidade do fármaco. Um exemplo é fornecido pelos antibióticos aminoglicosídeos e variação no gene mitocondrial *MT-RNR1*. Os aminoglicosídeos agem ligando-se ao sítio A do rRNA 16S da subunidade ribossômica 30S e alterando sua conformação, interrompendo, assim, a síntese proteica bacteriana (ver Cap. 59). A perda auditiva é uma toxicidade conhecida relacionada à dose de aminoglicosídeos, provavelmente devido à ligação fora do alvo do fármaco, aos ribossomos mitocondriais humanos no ouvido interno, local em que as concentrações do fármaco são altas. No entanto, alguns indivíduos apresentam perda auditiva parcial ou profunda induzida por aminoglicosídeos após uma única dose do fármaco e com níveis séricos "não tóxicos". Estudos farmacogenéticos revelaram associações de variantes no gene *MT-RNR1* à ototoxicidade. Acredita-se que essas variantes alterem a estrutura do rRNA mitocondrial humano, tornando-o mais semelhante ao rRNA bacteriano e aumentando a afinidade por aminoglicosídeos (Barbarino et al., 2016).

A Tabela 7-2 descreve outros exemplos de variantes dos alvos farmacológicos que afetam a resposta aos fármacos. Além disso, os polimorfismos do receptor de serotonina foram implicados como previsores da resposta aos antidepressivos e ao risco global de desenvolver depressão. Os polimorfismos dos receptores β-adrenérgicos foram relacionados com a reatividade à asma, alterações da função renal depois do uso de inibidores de ECA (enzima conversora de angiotensina), alterações do ritmo sinusal durante o tratamento com betabloqueadores e incidência de fibrilação atrial nos pacientes tratados com betabloqueadores. O grau de redução dos níveis de colesterol LDL (lipoproteína de baixa densidade) pelas estatinas foi associado aos polimorfismos da HMG-Co-A-redutase, que é o alvo desses fármacos (ver Cap. 37). Com base nas abordagens de sequenciamento dos genes potenciais e do exame, os polimorfismos dos canais iônicos foram relacionados com o risco de arritmias cardíacas na presença ou ausência de ativadores farmacológicos (Kaab et al., 2012; Weeke et al., 2014).

Alterações farmacodinâmicas além do receptor/alvo

Existem variantes genéticas que influenciam os resultados dos fármacos sem afetar a farmacocinética ou a farmacodinâmica da interação do fármaco com seu alvo. Em vez disso, essas variantes alteram o resultado da exposição ao fármaco por meio de mudanças no meio biológico. Um exemplo é observado com G6PD e *rasburicase*, uma enzima recombinante usada para prevenir e tratar a hiperuricemia aumentando a degradação do ácido úrico em alantoína e peróxido de hidrogênio (ver Cap. 42). Conforme descrito anteriormente, indivíduos com deficiência de G6PD são mais suscetíveis a RAF com fármacos antimaláricos. Indivíduos com deficiência de G6PD são incapazes de lidar com o aumento do estresse oxidativo pela formação de peróxido de hidrogênio, e são suscetíveis à lise induzida por fármacos dos glóbulos vermelhos (anemia hemolítica) se tratados com *rasburicase* (Relling et al., 2014). Além disso, a oxidação do ferro na hemoglobina leva à formação de metemoglobina, que não pode transportar oxigênio ou dióxido de carbono. A metemoglobinemia pode levar a arritmias, convulsões e morte. Embora a G6PD não esteja envolvida no metabolismo da *rasburicase* e não seja o alvo da ação da rasburicase, o genótipo *G6PD* é altamente preditivo de RAF com antimaláricos e *rasburicase*. Assim, a *rasburicase* é contraindicada em indivíduos com deficiência de G6PD.

Características farmacogenômicas multigênicas

Muitas respostas a fármacos têm influências mediadas geneticamente sobre a farmacocinética e a farmacodinâmica. A *varfarina* é um exemplo (Fig. 7-5). O enantiômero S mais ativo da *varfarina* é metabolizado pela CYP2C9. Os indivíduos CYP2C9 metabolizadores fracos e intermediários requerem dosagens mais baixas de *varfarina* no estado estacionário e apresentam maior risco de sangramento (Aithal et al., 1999; Kawai et al., 2014) (ver também Tab. 36-2). A *varfarina* exerce seus efeitos anticoagulantes interferindo na síntese dos fatores de coagulação dependentes da vitamina K, e a molécula-alvo com a qual esse fármaco interage para produzir esses efeitos é codificada pelo gene *VKORC1*, que produz uma enzima do ciclo da vitamina K (ver Figs. 7-5 e 36-6). Existem variantes que alteram a proteína VKORC1 codificada e que levam

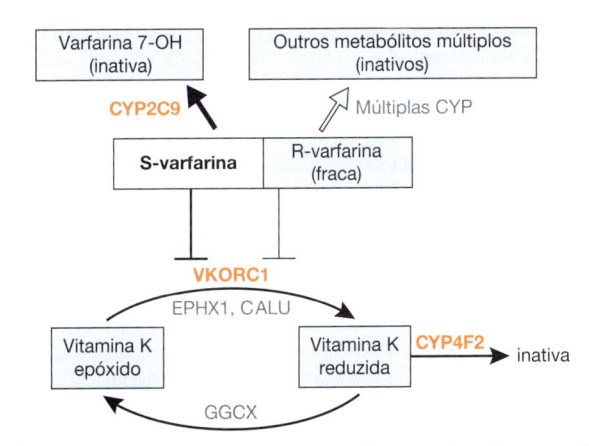

Figura 7-5 *Vias farmacocinéticas e farmacodinâmicas da varfarina simplificadas, com importantes farmacogenes destacados.* A *varfarina* é metabolizada principalmente pela CYP2C9 em metabólitos inativos e exerce seu efeito anticoagulante parcialmente por meio da inibição de VKORC1, uma enzima necessária para a redução da vitamina K inativa em ativa. A vitamina K reduzida é metabolizada pela CYP4F2. Polimorfismos comuns nos três genes, *CYP2C9*, *VKORC1* e *CYP4F2*, afetam a farmacocinética e a farmacodinâmica da *varfarina*.

à resistência parcial ou total à *varfarina*; curiosamente, essas variantes são raras em muitas populações, mas relativamente comuns (frequência alélica de 5%) em pacientes asquenazi e podem ser responsáveis pela necessidade de alta dosagem em indivíduos portadores. Por outro lado, existem variantes do promotor que levam a baixos níveis de expressão de VKORC1; indivíduos com essas variantes requerem doses mais baixas de *varfarina* no estado estacionário. Essas variantes são mais comuns nos descendentes de asiáticos do que nas populações de ancestrais europeus ou africanos (ver Fig. 7-4). A vitamina K é removida do ciclo da vitamina K pela redução de vitamina K em hidroxivitamina K_1, um processo que é catalisado pela CYP4F2, e a variação no gene *CYP4F2* demonstrou influenciar a resposta à *varfarina* (Caldwell et al., 2008). Juntas, a variação hereditária nos genes *CYP2C9*, *VKORC1* e *CYP4F2* é responsável por mais de 50% da variabilidade nas doses de *varfarina* necessárias para atingir o nível de anticoagulação desejado (Johnson et al., 2017).

Outro exemplo de fármaco com múltiplos genes influenciando a resposta é o antiepilético *fenitoína* (e seu profármaco *fosfenitoína*). A *fenitoína* é metabolizada pela CYP2C9; os indivíduos CYP2C9 metabolizadores fracos apresentam maior risco de toxicidade em comparação com os metabolizadores normais devido às concentrações plasmáticas mais altas (ver Quadro 2-3). As RAF causadas pela *fenitoína* incluem síndrome de Stevens-Johnson e necrólise epidérmica tóxica, que podem ser fatais. O risco para essas RAF graves parece ser especialmente alto em pacientes que carregam variantes no *CYP2C9*, bem como alelos específicos do *HLA-B*, incluindo *HLA-B*15:02* (ver discussão sobre imunofarmacogenômica adiante). Assim, o conhecimento dos genótipos dos farmacogenes *CYP2C9* e *HLA-B* de um indivíduo pode ajudar a prever a resposta à *fenitoína* (Karnes et al., 2021).

Câncer como um caso especial

Como acontece com muitos outros fármacos, as variantes no genoma da linhagem germinativa (herdada) podem afetar os efeitos dos fármacos antitumorais. Além disso, variantes no genoma do tumor (somático) emergiram como um determinante crítico dos efeitos dos fármacos antitumorais.

Um exemplo de efeito da linhagem germinativa é a variação genética que reduz a atividade de UGT1A1 (p. ex., na síndrome de Gilbert), que está associada a níveis mais altos do metabólito ativo SN-38 do agente quimioterapêutico do câncer *irinotecano* (ver Cap. 70), e essa concentração aumentada foi associada ao risco aumentado de toxicidades graves (ver Figs. 5-6, 5-8 e 5-9). Da mesma forma, para fármacos tínicos, variantes nos genes *TPMT* e *NUDT15* alteram as concentrações de metabólitos ativos e influenciam o risco de toxicidade na medula óssea (Relling et al., 2013).

O sequenciamento tumoral para identificar variantes somáticas está se tornando o padrão de tratamento para a escolha de fármacos antitumorais em determinados contextos (ver Caps. 69-73). Por exemplo, pacientes com câncer de pulmão com mutações ativadoras do gene que codifica o receptor do fator de crescimento epidérmico (*EGFR*), apresentam respostas acentuadas ao inibidor de EGFR *gefitinibe* (Maemondo et al., 2010). Desse modo, pacientes com mutações ativadoras têm, em termos terapêuticos, um tipo farmacogeneticamente diferente de câncer de pulmão. Além disso, os inibidores de EGFR não são indicados em pacientes com tumores que não carregam essas mutações de EGFR. O anticorpo do receptor do fator de crescimento epidérmico humano 2 (HER2) *trastuzumabe* pode produzir cardiomiopatia em pacientes expostos. As mulheres com câncer de mama, cujos tumores expressam o antígeno HER2, podem se beneficiar do uso de *trastuzumabe*, enquanto as pacientes com tumores que não expressam esse antígeno não melhoram e, ainda mais, podem estar suscetíveis a desenvolver miocardiopatia. Da mesma forma, apenas pacientes com melanoma cujos tumores expressam o mutante BRAF V600E respondem ao *vemurafenibe*, um inibidor da BRAF (V600E)-cinase; curiosamente, o *vemurafenibe* também pode ser eficaz em outros tumores (p. ex., câncer de tireoide, leucemia de células pilosas) que expressam BRAF V600E. Algumas alterações genéticas afetam tanto o tumor quanto o hospedeiro: a presença de duas, em vez de três, cópias de um polimorfismo repetido intensificador da *TYMS* não apenas aumenta o risco de toxicidade do hospedeiro, mas também aumenta a chance de suscetibilidade do tumor aos inibidores de TYMS, e o nível de expressão de TYMS em vários tipos de tumor foi associado ao prognóstico (Johnston et al., 1994; Marsh, 2005).

Imunofarmacogenômica como um caso especial

Existem vários fármacos cuja toxicidade foi associada aos alelos HLA. O *HLA-B* é um dos três genes que compõem o *cluster* de classe I do complexo principal de histocompatibilidade (MHC) humano. Os genes *HLA-A*, *HLA-B* e *HLA-C* codificam uma proteína de superfície celular que permite ao sistema imunológico distinguir proteínas próprias de proteínas estranhas. Os genes HLA, e especificamente o *HLA-B*, estão entre os genes mais polimórficos de todo o genoma, e para eles foi desenvolvido um sistema de nomenclatura específico. A nomenclatura HLA está publicada no banco de dados IMGT/HLA, disponível *online* (Robinson et al., 2015) (ver Tab. 7-1). Conforme descrito anteriormente, a toxicidade da *fenitoína* foi associada a um alelo específico do *locus HLA-B*, designado *HLA-B*15:02*.

As frequências de alelos HLA específicos diferem entre as populações, semelhante a muitas variantes farmacogenéticas. O alelo de risco da *fenitoína HLA-B*15:02* é mais prevalente nas populações do Leste Asiático e Centro/Sul da Ásia. Em algumas dessas populações, até 20% dos indivíduos carregam o alelo de risco. Em contraste, esse alelo está ausente ou é muito raro em populações de descendentes europeus e africanos subsaarianos. Dependendo da população, foi relatado que outros alelos *HLA* aumentam o risco de RAF, incluindo os alelos relacionados *HLA-B*15:21*, *HLA-B*15:11* e *HLA-B*15:08* em outras populações asiáticas, e o alelo *HLA-B*56:02* mais distinto em populações aborígines australianas (Somogyi et al., 2019). A capacidade de descartar com confiança o risco de uma RAF por *fenitoína* com base no teste de HLA depende de testar o complemento correto de alelos de *HLA* para a população-alvo. Conhecimento incompleto levará a falsas garantias de um resultado de teste farmacogenômico. Outros fármacos com risco de RAF associadas aos genes *HLA* incluem *alopurinol* e *HLA-B*58:01*, *abacavir* e *HLA-B*57:01*, *oxcarbazepina* e *HLA-B*15:02* e *carbamazepina* e *HLA-B*15:02* (em indivíduos do Leste Asiático) e *HLA-A*31:01* (em indivíduos de ascendência europeia). Foi proposto que o mecanismo de ação dessas RAF associadas ao HLA inclui a ligação não covalente do fármaco ou de um metabólito a receptores imunológicos, como o HLA ou o receptor de células T; no entanto, os detalhes da resposta imunológica subsequente não foram caracterizados.

Métodos para descoberta farmacogenômica

Associando variação genética com ações variáveis de fármacos

Estudos iniciais com deficiência de pseudocolinesterase ou com traço metabolizador fraco usaram métodos bioquímicos para estabelecer que indivíduos com respostas aberrantes aos fármacos exibiam comportamentos *in vitro* anômalos. Assim, por exemplo, um ensaio bioquímico foi usado para estabelecer a falta de atividade da succinilcolina esterase em pacientes com deficiência de pseudocolinesterase. No caso da G6PD, verificou-se que os antimaláricos aumentam a fragilidade das hemácias, provavelmente pela redução dos níveis do antioxidante glutationa em indivíduos com deficiência de G6PD, levando à anemia hemolítica profunda. Ensaios com fármacos foram usados para identificar metabolizadores fracos de concentrações anormalmente altas de fármacos; estudos adicionais, geralmente usando microssomas hepáticos, foram usados para identificar substratos e inibidores comuns para vias metabólicas específicas, como CYP2D6 ou CYP2C19. Como mencionado anteriormente, esses métodos foram aplicados a parentes de pacientes afetados ou em estudos com gêmeos para estabelecer que as características eram de fato familiares e, portanto, provavelmente genéticas.

Foi apenas com a clonagem de genes individuais na década de 1980 e, posteriormente, a clonagem de genomas inteiros que o campo pôde passar a identificar variantes específicas subjacentes a características farmacogenéticas cada vez mais reconhecidas. Estudos iniciais demonstraram que variantes genéticas surpreendentemente comuns identificadas em pacientes metabolizadores fracos, ou preparações hepáticas, de fato reduziam ou eliminavam a atividade enzimática e, portanto, estavam definitivamente ligadas à característica metabolizadora deficiente. Outros métodos para fortalecer a associação entre uma variante genética e uma resposta variável ao medicamento são discutidos adiante. Estudos adicionais identificaram variantes responsáveis por fenótipos metabolizadores rápidos, incluindo alelos sem sentido específicos que aumentam a função enzimática, CNVs resultando em múltiplas cópias da enzima funcional (p. ex., duplicação *CYP2D6*, descrita anteriormente) e variantes promotoras que levam ao aumento da expressão.

Gene candidato *versus* abordagens agnósticas

Em muitos domínios da ciência do genoma, as associações entre variantes logicamente escolhidas como genes candidatos e traços humanos variáveis não foram replicadas (Ioannidis et al., 2001) e, portanto, a abordagem do gene candidato caiu em desuso. As principais variantes farmacogenéticas constituem uma exceção a essa regra geral. Isso provavelmente reflete a ideia de que os farmacogenes candidatos foram inicialmente identificados usando uma compreensão clara dos mecanismos de ação e vias de eliminação dos fármacos que exercem efeitos surpreendentemente variáveis em pacientes, muitas vezes por meio de concentrações de fármacos altamente variáveis. Esse entendimento biológico naturalmente levou à identificação da variação em genes como *CYP2D6* e pseudocolinesterase como candidatos-chave a moduladores de ações variáveis de fármacos; tais variantes podem ter efeitos relativamente grandes, e essas associações foram repetidamente replicadas.

Embora o ponto de partida tradicional para identificar farmacogenes tenha sido uma compreensão dos mecanismos subjacentes à variabilidade na ação do fármaco, a abordagem agnóstica do GWAS também foi aplicada para identificar farmacogenes que medeiam respostas importantes a fármacos, notadamente aquelas subjacentes a RAF (Motsinger-Reif et al., 2013). Ao contrário do GWAS para doenças comuns, esses estudos podem gerar sinais claros na significância de todo o genoma, mesmo com um pequeno número de indivíduos. Um exemplo é o desenvolvimento da síndrome de Stevens-Johnson durante o tratamento com o anticonvulsivante *carbamazepina*. Estudos anteriores haviam relacionado o *HLA-B*15:02* como um alelo de risco em indivíduos de origem asiática. Um GWAS com 65 indivíduos de ascendência europeia com RAF relacionadas à síndrome de Stevens-Johnson e 3.987 controles encontrou uma associação com *HLA-A*31:01* (McCormack et al., 2011). Estudos de dezenas de genes relacionados à função imunológica testados com um "imunochip" e um GWAS subsequente não apenas validaram variantes de *TPMT* como mediadores da supressão da medula óssea relacionada à tiopurina (anteriormente identificada usando abordagens de genes candidatos), mas também identificaram variantes em *NUDT15* (Yang et al., 2014; Yang et al., 2015). Isso é especialmente importante em indivíduos de ascendência asiática, nos quais a toxicidade relacionada à tiopurina é mais comum do que em outros ancestrais, mas as variantes de *TPMT* são menos comuns (ver Fig. 7-4). Da mesma forma, um GWAS em um pequeno número (n = 85) de indivíduos com miotoxicidade relacionada à *sinvastatina* e 90 controles identificou uma forte associação com uma variante não sinônima em *SLCO1B1* (Link et al., 2008), que codifica um transportador (OATP1B1) importante para modular as concentrações intracelulares de fármacos, embora o mecanismo exato subjacente à toxicidade permaneça indefinido. GWAS validou outras associações previamente estabelecidas por abordagens de genes candidatos; exemplos incluem *CYP2C19*2* e falha do *clopidogrel* em inibir a função plaquetária (Shuldiner et al., 2009) e variantes *CYP2C9*, *VKORC1* e *CYP4F2* e variabilidade nas alterações na dose de manutenção de *varfarina* (Cooper et al., 2008; Takeuchi et al., 2009).

Esses GWAS foram possibilitados pela coleta de um grande número de pacientes expostos aos medicamentos de interesse e fenotipados de alguma forma para resposta aos medicamentos. Essas coleções podem ser desenvolvidas no decorrer de ensaios clínicos, como no caso da *sinvastatina-SLCO1B1*; coletados em sistemas de saúde (*HLA-carbamazepina*); ou extraídos de coortes muito grandes desenvolvidos para estudo epidemiológico ou derivados de RES. Esses recursos também estão permitindo GWAS de fenótipos de resposta a fármacos conhecidos por serem variáveis, mas a abordagem do gene candidato não produziu grandes variantes de tamanho de efeito. Os exemplos incluem disfunção renal durante a administração de *vancomicina* (Van Driest et al., 2015), trombocitopenia induzida por *heparina* (Karnes et al., 2015), tosse relacionada ao inibidor da ECA (Mosley et al., 2016) e insuficiência cardíaca relacionada à antraciclina (Wells et al., 2017).

Métodos para fortalecer as associações entre variação genética e ações variáveis de fármacos

Com a aplicação crescente do sequenciamento de exoma ou genoma completo das populações, milhões de variantes de DNA têm sido identificadas e os métodos para determinar suas funções também têm evoluído. Métodos *in silico* para prever os efeitos das substituições de aminoácidos na função da proteína foram desenvolvidos usando comparações de sequência entre espécies, assumindo que mutações de resíduos altamente conservados têm maior probabilidade de alterar a função da proteína. A integração de modelos estruturais cada vez mais desenvolvidos complementará e ampliará essas abordagens. Além disso, embora as abordagens experimentais isoladas possam sugerir uma relação entre as respostas variáveis aos fármacos e uma variante de um *locus* ou gene específico, o uso de várias abordagens complementares gera as evidências mais conclusivas a favor dessas relações.

Em alguns casos, o efeito de variantes farmacogenéticas candidatas pode ser abordado em sistemas *in vitro* bem definidos. A atividade de variantes não sinônimas da região codificadora de moléculas de metabolização ou de transporte de fármacos pode ser estudada usando expressão heteróloga e comparada com a do tipo selvagem. Essas abordagens podem ser estendidas para estudar o efeito de variantes nas interações medicamentosas com moléculas-alvo, como receptores acoplados à proteína G ou canais iônicos e, nesses casos, os ensaios são adaptados à farmacologia específica do alvo do fármaco.

Diferentes abordagens devem ser desenvolvidas para estabelecer o efeito de variantes candidatas que não interrompam a sequência de codificação do farmacogene. Os microssomas hepáticos que expressam sequências de promotor tipo selvagem ou variante foram usados para estabelecer a extensão em que as variantes do promotor conduzem à variabilidade na expressão de farmacogenes-chave, como foi feito para *VKORC1* (Rieder et al., 2005). Uma variante de região codificadora sinônima na molécula de transporte de fármacos glicoproteína-P codificada por *ABCB1* está associada a concentrações variáveis de fármacos, como a *digoxina*; estudos *in vitro* sugeriram que a variante resulta em dobramento alterado da proteína nascente e sua inserção na membrana celular (Kimchi-Sarfaty et al., 2007). Atualmente, é possível gerar um número muito grande de variantes entre genes de interesse e usar novas abordagens de alto rendimento para avaliar, simultaneamente, os efeitos nas propriedades funcionais, como atividade enzimática ou expressão na superfície celular, no caso de alvos como canais iônicos, por exemplo (Esposito et al., 2019; Matreyek et al., 2018; Starita et al., 2017).

O efeito da administração de fármacos a humanos genotipados pode ser usado para definir as consequências da variação em farmacogenes candidatos usando resultados como concentrações ou efeitos dos fármacos. A mesma abordagem pode ser usada em camundongos geneticamente modificados ou outros sistemas-modelo. Uma abordagem complementar emergente é gerar células-tronco pluripotentes induzidas (iPSCs) de humanos com variantes genéticas específicas de interesse; estas podem, então, ser amadurecidas em tipos específicos de células de interesse (p. ex., hepatócitos, cardiomiócitos) para estudar os efeitos das variantes candidatas. A capacidade de editar o DNA de maneira fácil e confiável em iPSCs permite o estudo de variantes específicas – mesmo que portadores humanos não estejam disponíveis – e o controle do histórico genético, fornecendo evidências de consequências funcionais.

Biobancos de DNA muito grandes que também capturam fenótipos de resposta a medicamentos são outra ferramenta emergente. Esses biobancos geralmente capturam fenótipos-alvo, incluindo resposta a medicamentos, usando RES e informações diretas fornecidas pelo paciente (Allen et al., 2014; Denny et al., 2019; Roden et al., 2008). Esses biobancos foram usados para validar e estender (p. ex., para outros ancestrais) associações conhecidas, como *clopidogrel-CYP2C19* e *varfarina-CYP2C19/VKORC1/CYP4F2* (Delaney et al., 2012; Ramirez et al., 2012) e para habilitar o GWAS, conforme descrito anteriormente.

A transcriptômica e a proteômica baseadas em células também foram usadas para estudar moduladores da resposta a fármacos. Por exemplo, estudar as consequências transcriptômicas da exposição à *sinvastatina* em linhagens celulares identificou seis moduladores potenciais do efeito da *sinvastatina*; variantes em um desses genes, glicina amidinotransferase, foram associadas à miotoxicidade da *sinvastatina* em um ensaio clínico (Mangravite et al., 2013). Grandes repositórios de perfis transcricionais específicos de células (p. ex., o projeto GTEx [ver Tab. 7-1]) permitirão estudos adicionais nessa área.

Abordagens poligênicas

A visão tradicional da farmacogenética concentrou-se em variantes comuns em um ou ocasionalmente em alguns genes que mediam uma variabilidade substancial na ação do fármaco (p. ex., tiopurinas, *varfarina*). No entanto, essa abordagem não captura a variabilidade na resposta ao fármaco que surge devido aos efeitos de muitas variantes de efeito pequeno em vários genes, como os capturados pelo GWAS. O GWAS para doenças comuns permitiu o desenvolvimento de pontuações de risco poligênico que podem identificar indivíduos com risco de doença substancialmente aumentado ao longo da vida, mesmo na ausência de variantes individuais de tamanho de efeito alto (Khera et al., 2018). Vários estudos já usaram essa abordagem poligênica para analisar as respostas aos fármacos. Usando dados idealizados, a Figura 7-6 descreve os efeitos da variação do farmacogene na resposta ao medicamento quando a variação envolve um pequeno número *versus* um grande número de genes.

Uma pontuação de risco poligênico para o intervalo QTc basal, criada por 62 variantes individuais derivadas de um grande GWAS, previu tanto o prolongamento do intervalo QTc durante a exposição ao fármaco quanto o risco de arritmia *torsades de pointes* (Strauss et al., 2017). Da mesma forma, os escores de risco poligênico para doença arterial coronariana identificaram pacientes com maior probabilidade de obter benefícios de novos fármacos para redução do colesterol LDL (Damask et al., 2020; Marston et al., 2020), possivelmente refletindo o fato de que os indivíduos com maior risco genético para a doença são mais propensos a responder do que aqueles com uma alta carga de fator de risco convencional, como diabetes, hipertensão ou tabagismo. Esse resultado pode ser útil na seleção de pacientes com maior probabilidade de se beneficiar de novos medicamentos que são muito mais caros que as estatinas. Um estudo recente relatou que a extensão da variação explicada por variantes de tamanho de efeito pequeno e médio derivadas de GWAS foi responsável por 38 a 98% da variabilidade para 11 fenótipos de resposta a medicamentos (Muhammad et al., 2020).

Genômica como via para identificar novos alvos farmacológicos

A identificação dos processos genéticos na fisiologia normal e nos estados patológicos pode fornecer indícios importantes quanto a alvos farmacológicos novos. De fato, estudos da comunidade de desenvolvimento de fármacos sugerem que, quando as ações de um fármaco candidato são apoiadas por estudos de genética humana, esse fármaco tem três vezes mais chances de ser comercializado em comparação com candidatos para os quais essa evidência está ausente (Nelson et al., 2015).

Estudos seminais de Brown e Goldstein com pacientes portadores da doença rara hipercolesterolemia familiar (HF) identificaram um defeito na regulação da HMG-CoA-redutase, a principal enzima limitante da taxa na biossíntese do colesterol LDL (Schekman, 2013). As estatinas, que inibem essa enzima, estão agora entre os fármacos mais eficazes e amplamente utilizados na terapia cardiovascular (ver Cap. 37). PCSK9 contribui para a degradação dos receptores de LDL, responsáveis pela remoção do colesterol LDL da circulação; variantes raras de ganho de função em *PCSK9* aumentam, assim, o colesterol LDL e causam HF. Por outro lado, o trabalho no Dallas Heart Study e no estudo epidemiológico Atherosclerosis Risk in Communities mostrou que variantes sem sentido (ou seja, perda de função) em *PCSK9* relativamente comuns em indivíduos afro-americanos, associadas a valores mais baixos de colesterol LDL, diminuíam o risco de doença arterial coronariana (Cohen et al., 2006). Esse resultado, por sua vez, identificou o PCSK9 como um potencial alvo de fármacos para LDL alto em todas as linhagens, novamente destacando a importância da diversidade ancestral para permitir a descoberta genômica. Em 2015, dois anticorpos direcionados ao PCSK9, o *alirocumabe* e o *evolocumabe*, foram aprovados pela Food and Drug Administration para uso clínico na HF e em outros distúrbios lipídicos. Esses inibidores de PCSK9 impedem a degradação dos receptores de LDL e promovem sua reciclagem na membrana do hepatócito e, desse modo, facilitam a remoção do colesterol LDL e a redução dos seus níveis sanguíneos (ver Fig. 37-5).

De maneira semelhante, novos alvos de fármacos foram identificados por trabalhos que mostram que variantes com perda de função reduzem o risco de doenças comuns; exemplos são *APOC3*, em que variantes reduzem os triglicerídeos e reduzem o risco de doença arterial coronariana (Stitziel et al., 2014); *SLC30A8*, em que as variantes reduzem o risco de diabetes tipo 2 (Flannick et al., 2014); e *HSD17B13*, em que as variantes reduzem o risco de doença hepática crônica (Abul-Husn et al., 2018). Pacientes homozigóticos para as variantes com perda de função do gene *SCN9A* são insensíveis à dor (Cox et al., 2006); os inibidores de SCN9A poderiam ser analgésicos úteis.

Centenas de mutações do transportador de cloreto codificado pelo gene *CFTR* causam fibrose cística, embora por mecanismos diversos. O *ivacaftor* corrige parcialmente a acumulação anormal de determinantes variantes raras do *CFTR* (G551D e outras), enquanto o *lumacaftor* aumenta a expressão na superfície celular da variante mais comum ΔF508. O *ivacaftor* (Whiting et al., 2014) e a combinação *ivacaftor/lumacaftor* (Wainwright et al., 2015) melhoram os sintomas e os prognósticos em pacientes com fibrose cística. Esses agentes e outras combinações com mecanismos de ação semelhantes já foram aprovados para uso guiado pelo genótipo.

Uma abordagem interessante usando os biobancos de DNA descritos anteriormente é virar o paradigma GWAS "de cabeça para baixo" e perguntar a qual fenótipo humano uma determinada variante genética se associa. Essa abordagem de estudo de associação de amplo fenômeno

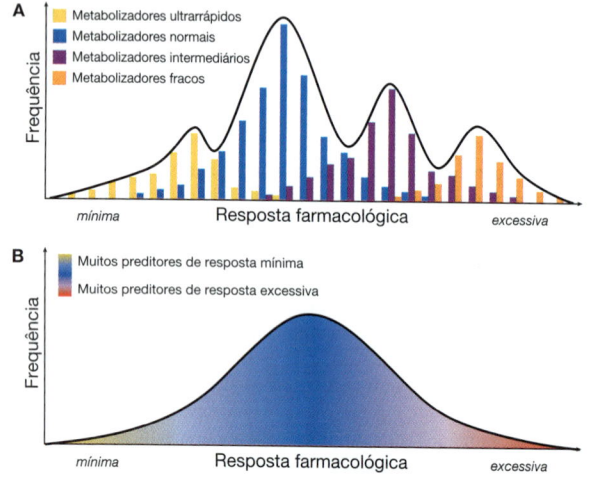

Figura 7-6 *Efeitos monogênicos e poligênicos da variação farmacogênica na resposta a medicamentos.* O Painel **A** descreve as respostas a medicamentos que podem ser observadas em uma população quando a resposta é predominantemente influenciada por um ou poucos genes. Grupos discretos podem ser evidentes na população (p. ex., representando metabolizadores ultrarrápidos a fracos). Em contraste, o Painel **B** mostra as respostas observadas a um medicamento influenciado por muitos genes. Observa-se uma distribuição normal sem subgrupos claros, pois os indivíduos estão em um espectro de um extremo (muitos preditores de resposta mínima) a outro (muitos preditores de resposta excessiva).

TABELA 7-3 ■ VARIANTES GENÉTICAS ADICIONAIS QUE INFLUENCIAM A RESPOSTA A FÁRMACOS

PRODUTO DO GENE (GENE)	FÁRMACOS	EXEMPLOS DE RESPOSTAS AFETADAS
Transporte e metabolismo do fármaco		
CYP2C9 (CYP2C9)	Tolbutamida, varfarina*, fenitoína*, anti-inflamatórios não esteroides*	Efeito anticoagulante de varfarina; toxicidade relacionada à exposição à fenitoína
CYP2C19 (CYP2C19)	Mefenitoína, omeprazol*, voriconazol*, hexobarbital, mefobarbital, proguanil, fenitoína*, clopidogrel*, citalopram*	Resposta da úlcera péptica ao omeprazol; complicações cardiovasculares depois do uso do clopidogrel
CYP2D6 (CYP2D6)	Betabloqueadores*, antidepressivos*, antipsicóticos*, codeína*, debrisoquina, atomoxetina*, dextrometorfano*, encainida, flecainida, fluoxetina, guanoxano, N-propilajmalina, perexilina, fenacetina, fenformina, propafenona*, esparteína, tamoxifeno*	Efeito betabloqueador, discinesia tardia de antipsicóticos, efeitos colaterais narcóticos, eficácia e toxicidade da codeína, necessidade de dose de imipramina, recorrência de câncer de mama após tamoxifeno
CYP3A4/3A5/3A7 (CYP3A5/3A5/3A7)	Macrolídeos, ciclosporina, tacrolimo, bloqueadores do canal de Ca^{2+}, midazolam, terfenadina, lidocaína, dapsona, quinidina, triazolam, etoposídeo, teniposídeo, lovastatina, alfentanila, tamoxifeno, esteroides	Eficácia dos efeitos imunossupressores do tacrolimo
CYP2B6 (CYP2B6)	Metadona, ciclofosfamida	Arritmia durante a metadona, insuficiência ovariana durante a ciclofosfamida
CYP2A6 (CYP2A6)	Nicotina	Risco de dependência de tabaco
Di-hidropirimidina-desidrogenase (DPYD)	Fluoruracila*, capecitabina*	Toxicidade da 5-fluoruracila; toxicidade da capecitabina
N-acetiltransferase (NAT2)	Isoniazida, hidralazina, sulfonamidas, amonafida, procainamida, dapsona, cafeína	Hipersensibilidade às sulfonamidas, efeitos tóxicos da amonafida, lúpus induzido pela hidralazina e procainamida, neurotoxicidade da isoniazida
Glutationas-transferases (GSTM1, GSTT1, GSTP1)	Vários agentes antineoplásicos	↓ Resposta no câncer de mama, ↑toxicidade e piora na resposta na leucemia mieloide aguda
Tiopurina-metiltransferase (TPMT)	Mercaptopurina*, tioguanina*, azatioprina*	Toxicidade e eficácia da tiopurina, risco de cânceres secundários
UDP-glicuronosiltransferase (UGT1A1)	Irinotecano*, atazanavir	Toxicidade do irinotecano, hiperbilirrubinemia durante atazanavir
Glicoproteína P (ABCB1)	Antineoplásicos derivados de produtos naturais, inibidores de protease do HIV, digoxina	↓ Resposta CD4 em pacientes infectados pelo HIV, ↓ concentração de digoxina, resistência aos fármacos na epilepsia
UGT2B7 (UGT2B7)	Morfina	Níveis plasmáticos da morfina
Transportador de ânion orgânico (SLCO1B1)	Estatinas*, metotrexato, inibidores da ECA	Níveis plasmáticos das estatinas, miopatia; níveis plasmáticos do metotrexato, mucosite
COMT (COMT)	Levodopa	Efeito farmacológico exacerbado
Transportador de cátion orgânico (SLC22A1, OCT1)	Metformina	Efeito farmacológico e farmacocinético
Transportador de cátion orgânico (SLC22A2, OCT2)	Metformina	Depuração renal
Novo transportador de cátion orgânico (SLC22A4, OCTN1)	Gabapentina	Depuração renal
Alvos dos fármacos		
Timidilato-sintase (TYMS)	5-Fluoruracila	Resposta do câncer colorretal
Receptor 5 de quimiocinas (CCR5)	Antirretrovirais, interferona	Resposta antiviral
Receptor β_2-adrenérgico (ADBR2)	β_2-antagonistas (p. ex., salbutamol, terbutalina)	Broncodilatação, suscetibilidade à dessensibilização induzida pelo agonista, efeitos cardiovasculares (p. ex., frequência cardíaca acelerada, aumento do índice cardíaco e vasodilatação periférica)
Receptor β_1-adrenérgico (ADBR1)	β_1-Antagonistas	Pressão arterial e frequência cardíaca depois do uso dos β_1-antagonistas
5-Lipoxigenase (ALOX5)	Antagonistas dos receptores de leucotrienos	Resposta na asma
Receptores de dopamina D_2, D_3, D_4 (DRD2, DRD3, DRD4)	Antipsicóticos (p. ex., haloperidol, clozapina, tioridazina, nemonaprida)	Resposta aos antipsicóticos (D_2, D_3 e D_4), discinesia tardia induzida pelos antipsicóticos (D_3) e acatisia aguda (D_3), hiperprolactinemia nas mulheres (D_2)
Receptor α de estrogênio (ESR1)	Tratamento de reposição hormonal com estrogênio	Colesterol-lipoproteína de alta densidade
Transportador de serotonina 1 (SLC6A4, 5-HTT)	Antidepressivos (p. ex., clomipramina, fluoxetina, paroxetina, fluvoxamina)	Efeitos da clozapina; neurotransmissão de 5-HT; resposta aos antidepressivos

continua

TABELA 7-3 ■ VARIANTES GENÉTICAS ADICIONAIS QUE INFLUENCIAM A RESPOSTA A FÁRMACOS (continuação)

PRODUTO DO GENE (GENE)	FÁRMACOS	EXEMPLOS DE RESPOSTAS AFETADAS
Receptor de serotonina (HTR2A, 5-HT$_{2A}$)	Antipsicóticos	Resposta ao antipsicótico clozapina; discinesia tardia; resposta ao antidepressivo paroxetina; discriminação dos fármacos
HMG-CoA-redutase (HMGCR)	Estatinas	Redução do colesterol sérico
Oxidorredutase da vitamina K (VKORC1)	Varfarina*	Efeito anticoagulante, risco de sangramento
Receptor do hormônio liberador de corticotropina (CRHR1)	Corticosteroides	Resposta aos corticosteroides na asma
Receptor da rianodina (RYR1)	Anestésicos gerais*	Hipertermia maligna
Modificadores		
Apolipoproteína E (APOE)	Estatinas (p. ex., sinvastatina)	Hipolipemiante
Antígeno leucocitário humano (HLA-A, HLA-B)	Abacavir*, carbamazepina*, fenitoína*, alopurinol*	Reações de hipersensibilidade
Deficiência de G6PD (G6PD)	Rasburicase*, dapsona*	Metemoglobinemia, anemia hemolítica
Proteína de transferência do éster de colesteril (CETP)	Estatinas	Retardo da progressão da aterosclerose
Canais iônicos cardíacos (KCNH2, KCNQ1, KCNE1, KCNE2)	Antiarrítmicos que prolongam o intervalo QT (p. ex., sotalol, dofetilida, quinidina), muitos outros fármacos (p. ex., eritromicina, metadona, tioridazina, haloperidol, pentamidina)	Taquicardia ventricular polimórfica induzida por fármacos (torsades de pointes), aumento do intervalo QT
Fator V da coagulação (F5)	Anticoncepcionais orais	Trombose venosa
Proteína 4 de interação com o canal de K+ dependente de voltagem (KCNIP4)	Inibidores da ECA	Tosse

*Par fármaco-gene incluído na Table of Pharmacogenomic Biomarkers in Drug Labeling da Food and Drug Administration, disponível em https://www.fda.gov/drugs/science-and-research-drugs/table-pharmacogenomic-biomarkers-drug- marcação; acessado em 29 de maio de 2022.

(PheWAS) pode ser usada para replicar um resultado GWAS ou para identificar associações inteiramente novas (Denny et al., 2016). Novas associações com variantes em genes conhecidos por codificar alvos de fármacos foram usadas para sugerir novas indicações para fármacos existentes ("repropósito") (Diogo et al., 2018; Pulley et al., 2017; Rastegar-Mojarad et al., 2015) e prever efeitos adversos de fármacos novos ou disponíveis (Jerome et al., 2018).

As informações sobre variantes genéticas são o principal fator para a prescrição de novas terapias anticancerígenas direcionadas, conforme descrito anteriormente. Os dados do GWAS também foram propostos como um caminho para identificar uma população-alvo na qual uma nova terapia pode ser especialmente eficaz. Um exemplo pode ser o *dalcetrapibe*, fármaco que eleva a lipoproteína de alta densidade. Um grande estudo de fase III não mostrou nenhuma diferença em desfechos clinicamente importantes entre os grupos de tratamento e placebo, mas um GWAS subsequente identificou uma variante em *ADCY9* (adenilo ciclase tipo 9) como um preditor de eficácia (Tardif et al., 2015). Estudos de acompanhamento *in vitro* e em camundongos (Rautureau et al., 2018) apoiaram essa sugestão, e um grande estudo randomizando apenas com indivíduos com o genótipo que prevê um efeito favorável do fármaco foi montado.

Farmacogenética na prática clínica

A compreensão cada vez mais ampla dos fatores genéticos que contribuem para as variações das ações dos fármacos suscita questões de como esses dados poderiam ser usados pelos profissionais de saúde para escolher entre tantos fármacos, doses e regimes posológicos. Uma abordagem é usar os testes de ponto de atendimento ou testes à beira do leito (*point of care testing**), nos quais a genotipagem é solicitada no momento da prescrição de um fármaco; hoje, as plataformas que analisam genótipos confiável e rapidamente (em geral, em menos de 1 hora) tornam essas abordagens exequíveis. Contudo, uma dificuldade com essa abordagem é que cada fármaco requer um ensaio diferente. Uma abordagem alternativa imagina a genotipagem de vários *loci* relevantes para as respostas a grandes números de fármacos, acrescentando essa informação ao RES de cada paciente e usando as bases de decisão clínica para orientar a escolha dos fármacos e suas doses quando se prescreve um fármaco a determinado paciente com um genótipo variante. Essa abordagem está em fase de testes em alguns serviços "pioneiros na adoção" (Rasmussen-Torvik et al., 2014; Van Driest et al., 2014).

Existem diversas barreiras que devem ser abordadas se qualquer uma das abordagens for amplamente adotada. Em *primeiro lugar*, as evidências relacionando uma variante com uma resposta farmacológica variável precisam ser sólidas, o resultado variável precisa ser clinicamente importante e deve-se dispor de alguma recomendação geneticamente orientada (p. ex., escolher outro fármaco ou outra dose). Pares de gene-fármaco, como *clopidogrel-CYP2C19* ou *varfarina-CYP2C19/VKORC1/CYP4F2*, podem se enquadrar nessa categoria; o Consórcio de Implementação de Farmacogenômica Clínica fornece diretrizes sobre tais recomendações, por genótipo com vários fármacos (Tab. 7-1) (Relling et al., 2020). Em *segundo lugar*, a força da evidência a favor de uma estratégia de prescrição específica por genótipo varia. O nível de evidência mais convincente provém dos ECR, nos quais uma estratégia de tratamento clinicamente importante dirigido por genótipo é comparado com uma prática convencional. Com o uso dessa abordagem, a genotipagem do *HLA-B*57:01* eliminou o risco de reações cutâneas graves (p. ex., síndrome de Stevens-Johnson) durante o tratamento com o antirretroviral *abacavir* (Mallal et al., 2008). ECR comparando o *clopidogrel* a outros agentes antiplaquetários mostraram menos eventos hemorrágicos e nenhum aumento na trombose do *stent* (uma RAF associada à falha na bioativação do *clopidogrel*) com uma abordagem guiada pelo genótipo (Claassens et al., 2019; Pereira et al., 2020). Alguns estudos avaliaram a utilidade da genotipagem das variantes dos genes *CYP2C9* e *VKORC1* durante o tratamento com *varfarina*. Quando a principal métrica de prognóstico foi a duração da exposição ao fármaco na faixa terapêutica durante os primeiros 30 a 90 dias de terapia, os resultados foram inconsistentes, com nenhum deles mostrando um

---

*N. de R.T. Os testes *point of care* são definidos como testes de diagnóstico médico feitos no local ou ponto de atendimento. Isso contrasta com o padrão histórico, em que os testes estavam total ou principalmente confinados ao laboratório.

grande efeito (Kimmel et al., 2013; Pirmohamed et al., 2013). Esses estudos têm poucos eventos hemorrágicos, e um ECR que se concentrou no sangramento como desfecho primário mostrou o benefício significativo de uma abordagem de genotipagem para a terapia (Gage et al., 2017). Estudos de caso-controle baseados em RES analisando sangramento relacionado à *varfarina* implicaram variantes em *CYP2C9* ou *CYP4F2* como alelos de risco (Kawai et al., 2014; Roth et al., 2014). Os desenhos de pesquisa não randomizados são mais fracos que os ECR, mas pode não ser exequível realizar ECR com subgrupos pequenos de pacientes-alvo portadores de variantes incomuns. Há um debate sobre o nível de evidência necessário para a implementação clínica da farmacogenética, uma vez que os ajustes na escolha e dosagem do fármaco são rotineiramente buscados pelos médicos para outros fatores, sem evidências de ECR (p. ex., escolha do medicamento com base no risco de RAF e redução da dose para insuficiência renal).

Um ECR europeu de 8.100 pacientes (van der Wouden et al., 2017) está comparando a terapia usual de 43 fármacos-alvo com a terapia guiada, usando um ensaio multiplexado que interroga variantes em 13 farmacogenes principais. O estudo randomizou sistemas hospitalares em sete países usando um *design* cruzado (18 meses usando terapia-padrão; 18 meses guiados pelo genótipo). Os resultados devem estar disponíveis em 2022.

Referências

Abul-Husn NS, et al. A protein-truncating HSD17B13 Variant and Protection from Chronic Liver Disease. *N Engl J Med*, **2018**, *378*:1096–1106.
Aithal GP, et al. Association of polymorphisms in the cytochrome P450 CYP2C9 with warfarin dose requirement and risk of bleeding complications. *Lancet*, **1999**, *353*:717–719.
Allen NE, et al. UK Biobank data: come and get it. *Science Transl Med*, **2014**, 6:224ed224.
Barbarino JM, et al. PharmGKB summary: very important pharmacogene information for MT-RNR1. *Pharmacogenet Genomics*, **2016**, *26*:558–567.
Birdwell KA, et al. Clinical Pharmacogenetics Implementation Consortium (CPIC) guidelines for CYP3A5 genotype and tacrolimus dosing. *Clin Pharmacol Ther*, **2015**, *98*:19–24.
Birdwell KA, et al. The use of a DNA biobank linked to electronic medical records to characterize pharmacogenomic predictors of tacrolimus dose requirement in kidney transplant recipients. *Pharmacogenet Genomics*, **2012**, *22*:32–42.
Caldwell MD, et al. CYP4F2 genetic variant alters required warfarin dose. *Blood*, **2008**, *111*:4106–4112.
Claassens DMF, et al. A genotype-guided strategy for oral P2Y12 inhibitors in primary PCI. *N Engl J Med*, **2019**, *381*:1621–1631.
Cohen JC, et al. Sequence variations in PCSK9, low LDL, and protection against coronary heart disease. *N Engl J Med*, **2006**, *354*:1264–1272.
Cooper GM, et al. A genome-wide scan for common genetic variants with a large influence on warfarin maintenance dose. *Blood*, **2008**, *112*:1022–1027.
Cox JJ, et al. An SCN9A channelopathy causes congenital inability to experience pain. *Nature*, **2006**, *444*:894–898.
Crews KR, et al. Clinical Pharmacogenetics Implementation Consortium (CPIC) guideline for CYP2D6, OPRM1, and COMT genotype and select opioid therapy. *Clin Pharmacol Ther*, **2021**, *110*:888–896.
Damask A, et al. Patients with high genome-wide polygenic risk scores for coronary artery disease may receive greater clinical benefit from alirocumab treatment in the ODYSSEY OUTCOMES trial. *Circulation*, **2020**, *141*:624–636.
Delaney JT, et al. Predicting clopidogrel response using DNA samples linked to an electronic health record. *Clin Pharmacol Ther*, **2012**, *91*:257–263.
Denny JC, et al. Phenome-wide association studies as a tool to advance precision medicine. *Annu Rev Genomics Hum Genet*, **2016**, *17*:353–373.
Denny JC, et al. The "All of Us" research program. *N Engl J Med*, **2019**, *381*:668–676.
Diogo D, et al. Phenome-wide association studies across large population cohorts support drug target validation. *Nat Commun*, **2018**, *9*:4285.
Esposito D, et al. MaveDB: an open-source platform to distribute and interpret data from multiplexed assays of variant effect. *Genome Biol*, **2019**, *20*:223.
Flannick J, et al. Loss-of-function mutations in SLC30A8 protect against type 2 diabetes. *Nat Genet*, **2014**, *46*:357–363.
Furuta T, et al. Effect of genetic differences in omeprazole metabolism on cure rates for *Helicobacter pylori* infection and peptic ulcer. *Ann Intern Med*, **1998**, *129*:1027–1030.
Gage BF, et al. Effect of genotype-guided warfarin dosing on clinical events and anticoagulation control among patients undergoing hip or knee arthroplasty: the GIFT randomized clinical trial. *JAMA*, **2017**, *318*:1115–1124.
Garrod AE. The incidence of alkaptonuria. A study in chemical individuality. *Lancet*, **1902**, *160*:1616–1620.
Garrod AE. *Inborn Errors of Metabolism*. Henry Frowde and Hodder & Stoughton, London, **1909**.
Garrod AE. *Inborn Errors of Metabolism*. 2nd ed. Oxford University Press, Oxford, England, **1923**.
Garrod AE. *The Inborn Factors in Disease: An Essay*. Oxford University Press, Oxford, UK, **1931**.
Grant DM, Tyndale RF. In memoriam: Werner Kalow, MD (1917–2008). *Pharmacogenet Genomics*, **2008**, *18*:835–836.
Ioannidis JP, et al. Replication validity of genetic association studies. *Nat Genet*, **2001**, *29*:306–309.
Jerome RN, et al. Using human "experiments of nature" to predict drug safety issues: an example with PCSK9 inhibitors. *Drug Saf*, **2018**, *41*:303–311.
Johnson JA, et al. Clinical Pharmacogenetics Implementation Consortium (CPIC) guideline for pharmacogenetics-guided warfarin dosing: 2017 update. *Clin Pharmacol Ther*, **2017**, *102*:397–404.
Johnston PG, et al. The role of thymidylate synthase expression in prognosis and outcome of adjuvant chemotherapy in patients with rectal cancer. *J Clin Oncol*, **1994**, *12*:2640–2647.
Kaab S, et al. A large candidate gene survey identifies the KCNE1 D85N polymorphism as a possible modulator of drug-induced torsades de pointes. *Circ Cardiovasc Genet*, **2012**, *5*:91–99.
Kalow W. Unusual responses to drugs in some hereditary conditions. *Can Anaesth Soc J*, **1961**, *8*:43–52.
Karnes JH, et al. A genome-wide association study of heparin-induced thrombocytopenia using an electronic medical record. *Thromb Haemost*, **2015**, *113*:772–781.
Karnes JH, et al. Clinical Pharmacogenetics Implementation Consortium (CPIC) guideline for CYP2C9 and HLA-B genotypes and phenytoin dosing: 2020 update. *Clin Pharmacol Ther*, **2021**, *109*:302–309.
Kawai VK, et al. Genotype and risk of major bleeding during warfarin treatment. *Pharmacogenomics*, **2014**, *15*:1973–1983.
Khera AV, et al. Genome-wide polygenic scores for common diseases identify individuals with risk equivalent to monogenic mutations. *Nat Genet*, **2018**, *50*:1219–1224.
Kimchi-Sarfaty C, et al. A "silent" polymorphism in the MDR1 gene changes substrate specificity. *Science*, **2007**, *315*:525–528.
Kimmel SE, et al. A pharmacogenetic versus a clinical algorithm for warfarin dosing. *N Engl J Med*, **2013**, *369*:2283–2293.
Lima JJ, et al. Clinical Pharmacogenetics Implementation Consortium (CPIC) guideline for CYP2C19 and proton pump inhibitor dosing. *Clin Pharmacol Ther*, **2021**, *109*:1417–1423.
Link E, et al. SLCO1B1 variants and statin-induced myopathy—a genomewide study. *N Engl J Med*, **2008**, *359*:789–799.
Maemondo M, et al. Gefitinib or chemotherapy for non-small-cell lung cancer with mutated EGFR. *N Engl J Med*, **2010**, *362*:2380–2388.
Mallal S, et al. HLA-B*5701 screening for hypersensitivity to abacavir. *N Engl J Med*, **2008**, *358*:568–579.
Mangravite LM, et al. A statin-dependent QTL for GATM expression is associated with statin-induced myopathy. *Nature*, **2013**, *502*:377–380.
Marsh S. Thymidylate synthase pharmacogenetics. *Invest New Drugs*, **2005**, *23*:533–537.
Marston NA, et al. Predicting benefit from evolocumab therapy in patients with atherosclerotic disease using a genetic risk score: results from the FOURIER Trial. *Circulation*, **2020**, *141*:616–623.
Matreyek KA, et al. Multiplex assessment of protein variant abundance by massively parallel sequencing. *Nat Genet*, **2018**, *50*:874–882.
McCormack M, et al. HLA-A*3101 and carbamazepine-induced hypersensitivity reactions in Europeans. *N Engl J Med*, **2011**, *364*:1134–1143.
Mega JL, et al. Reduced-function CYP2C19 genotype and risk of adverse clinical outcomes among patients treated with clopidogrel predominantly for PCI: a meta-analysis. *JAMA*, **2010**, *304*:1821–1830.
Mosley JD, et al. A genome-wide association study identifies variants in KCNIP4 associated with ACE inhibitor-induced cough. *Pharmacogenomics J*, **2016**, *16*:231–237.
Motsinger-Reif AA, et al. Genome-wide association studies in pharmacogenomics: successes and lessons. *Pharmacogenet Genomics*, **2013**, *23*:383–394.
Motulsky AG. Drug reactions, enzymes and biochemical genetics. *JAMA*, **1957**, *165*:835–837.
Motulsky AG. The 1985 Nobel Prize in Physiology or Medicine. *Science*, **1986**, *231*:126–129.
Muhammad A, et al. Defining the contribution of common genetic variation to drug distribution and response. Abstract Presented at American Society of Human Genetics Annual Meeting, **2020**.
Nelson MR, et al. The support of human genetic evidence for approved drug indications. *Nat Genet*, **2015**, *47*:856–860.
Pereira NL, et al. Effect of genotype-guided oral P2Y12 inhibitor selection vs conventional clopidogrel therapy on ischemic outcomes after percutaneous coronary intervention: the TAILOR-PCI randomized clinical trial. *JAMA*, **2020**, *324*:761–771.
Pirmohamed M, et al. A randomized trial of genotype-guided dosing of warfarin. *N Engl J Med*, **2013**, *369*:2294–2303.

Pulley JM, et al. Accelerating precision drug development and drug repurposing by leveraging human genetics. *Assay Drug Dev Technol*, **2017**, *15*:113–119.

Ramirez AH, et al. Predicting warfarin dosages in European-American and African-American subjects using DNA samples linked to an electronic health record *Pharmagenomics*, **2012**, *13*:407–418.

Rasmussen-Torvik LJ, et al. Design and anticipated outcomes of the eMERGE-PGx project: a multicenter pilot for preemptive pharmacogenomics in electronic health record systems. *Clin Pharmacol Ther*, **2014**, *96*:482–489.

Rastegar-Mojarad M, et al. Opportunities for drug repositioning from phenome-wide association studies. *Nat Biotechnol*, **2015**, *33*:342–345.

Rautureau Y, et al. Adenylate cyclase type 9 (ADCY9) inactivation protects from atherosclerosis only in the absence of cholesteryl ester transfer protein (CETP). *Circulation*, **2018**, *138*:1677–1692.

Relling MV, et al. Clinical pharmacogenetics implementation consortium guidelines for thiopurine methyltransferase genotype and thiopurine dosing: 2013 update. *Clin Pharmacol Ther*, **2013**, *93*:324–325.

Relling MV, et al. The clinical pharmacogenetics implementation consortium: 10 years later. *Clin Pharmacol Ther*, **2020**, *107*:171–175.

Relling MV, et al. Clinical Pharmacogenetics Implementation Consortium (CPIC) guidelines for rasburicase therapy in the context of G6PD deficiency genotype. *Clin Pharmacol Ther*, **2014**, *96*:169–174.

Rieder MJ, et al. Effect of VKORC1 haplotypes on transcriptional regulation and warfarin dose. *N Engl J Med*, **2005**, *352*:2285–2293.

Robinson J, et al. The IPD and IMGT/HLA database: allele variant databases. *Nucleic Acids Res*, **2015**, *43*:D423–D431.

Roden DM, et al. Development of a large-scale de-identified DNA biobank to enable personalized medicine. *Clin Pharmacol Ther*, **2008**, *84*:362–369.

Roden DM, et al. Pharmacogenomics. *Lancet*, **2019**, *394*:521–532.

Roden DM, Stein CM. Clopidogrel and the concept of high-risk pharmacokinetics. *Circulation*, **2009**, *119*:2127–2130.

Roth JA, et al. Genetic risk factors for major bleeding in warfarin patients in a community setting. *Clin Pharmacol Ther*, **2014**, *95*:636–643.

Schekman R. Discovery of the cellular and molecular basis of cholesterol control. *Proc Natl Acad Sci U S A*, **2013**, *110*:14833–14836.

Shuldiner AR, et al. Association of cytochrome P450 2C19 genotype with the antiplatelet effect and clinical efficacy of clopidogrel therapy. *J Am Med Assoc*, **2009**, *302*:849–857.

Somogyi AA, et al. High and variable population prevalence of HLA-B*56:02 in indigenous Australians and relation to phenytoin-associated drug reaction with eosinophilia and systemic symptoms. *Br J Clin Pharmacol*, **2019**, *85*:2163–2169.

Starita LM, et al. Variant interpretation: functional assays to the rescue. *Am J Hum Genet*, **2017**, *101*:315–325.

Stitziel NO, et al. Inactivating mutations in NPC1L1 and protection from coronary heart disease. *N Engl J Med*, **2014**, *371*:2072–2082.

Strauss DG, et al. Common genetic variant risk score is associated with drug-induced QT prolongation and torsade de pointes risk: a pilot study. *Circulation*, **2017**, *135*:1300–1310.

Takeuchi F, et al. A genome-wide association study confirms VKORC1, CYP2C9, and CYP4F2 as principal genetic determinants of warfarin dose. *PLoSGenet*, **2009**, *5*:e1000433.

Tardif JC, et al. Pharmacogenomic determinants of the cardiovascular effects of dalcetrapib. *Circ Cardiovasc Genet*, **2015**, *8*:372–382.

van der Wouden CH, et al. Implementing pharmacogenomics in Europe: design and implementation strategy of the Ubiquitous Pharmacogenomics Consortium. *Clin Pharmacol Ther*, **2017**, *101*:341–358.

Van Driest SL, et al. Clinically actionable genotypes among 10,000 patients with preemptive pharmacogenomic testing. *Clin Pharmacol Ther*, **2014**, *95*:423–431.

Van Driest SL, et al. Genome-wide association study of serum creatinine levels during vancomycin therapy. *PLoS One*, **2015**, *10*:e0127791.

Wainwright CE, et al. Lumacaftor–ivacaftor in patients with cystic fibrosis homozygous for Phe508del CFTR. *N Engl J Med*, **2015**, *373*:2–20231.

Weeke P, et al. Exome sequencing implicates an increased burden of rare potassium channel variants in the risk of drug-induced long QT interval syndrome. *J Am Coll Cardiol*, **2014**, *63*:1430–1437.

Wells QS, et al. Genome-wide association and pathway analysis of left ventricular function after anthracycline exposure in adults. *Pharmacogenet Genomics*, **2017**, *27*:247–254.

Whiting P, et al. Ivacaftor for the treatment of patients with cystic fibrosis and the G551D mutation: a systematic review and cost-effectiveness analysis. *Health Technol Assess*, **2014**, *18*:1–106.

Yang JJ, et al. Inherited NUDT15 variant is a genetic determinant of mercaptopurine intolerance in children with acute lymphoblastic leukemia. *J Clin Oncol*, **2015**, *33*:1235–1242.

Yang SK, et al. A common missense variant in NUDT15 confers susceptibility to thiopurine-induced leukopenia. *Nat Genet*, **2014**, *46*:1017–1020.

Capítulo 8

Segurança de medicamentos pós-comercialização

C. Michael Stein e Wayne A. Ray

INTRODUÇÃO

HISTÓRICO DE SEGURANÇA DE MEDICAMENTOS PÓS-COMERCIALIZAÇÃO
- Leis históricas que melhoraram a segurança dos medicamentos

POR QUE PRECISAMOS DE INFORMAÇÕES DE SEGURANÇA DE MEDICAMENTOS PÓS-COMERCIALIZAÇÃO?
- Os ensaios clínicos pré-comercialização não definem adequadamente a segurança de um medicamento
- Novos efeitos adversos graves de medicamentos são comumente descobertos após a comercialização
- Uma abordagem de ciclo de vida para segurança de medicamentos

ABORDAGENS DE VIGILÂNCIA PÓS-COMERCIALIZAÇÃO
- Relatos de caso e sistemas de notificação espontâneos de eventos adversos
- Estudos controlados

AÇÕES PÓS-COMERCIALIZAÇÃO PARA MELHORAR A SEGURANÇA DE MEDICAMENTOS
- Comunicação com prescritores e pacientes
- Avaliação de riscos e estratégias de mitigação
- Retirada de um medicamento do mercado

DESAFIOS E FUTURAS ABORDAGENS
- Melhor acesso aos dados
- Novas abordagens para detectar e refinar sinais
- Incorporando a farmacogenética na detecção e gestão de riscos

Introdução

Iniciativas para melhorar a segurança dos medicamentos após sua comercialização surgiram do reconhecimento de que RAF raras e potencialmente graves geralmente são identificadas somente após o medicamento estar em uso clínico. Basta recordar o exemplo da focomelia em recém-nascidos devido à exposição à *talidomida*, um fármaco não aprovado para uso nos Estados Unidos na época, mas amplamente utilizado em outros lugares de 1957 a 1961 para tratar enjoos matinais em mulheres grávidas e que causou malformações congênitas em mais de 10 mil crianças (Vargesson, 2015). Como resultado dessa tragédia e de outras RAF, muitos países desenvolveram sistemas de vigilância pós-comercialização para identificar RAF e determinar sua prevalência e impacto.

Abordagens à segurança de medicamentos evoluíram em resposta ao maior reconhecimento de três princípios importantes. Primeiro, a segurança e a eficácia de um medicamento não são fixadas no momento de sua aprovação, mas devem ser reavaliadas ao longo de seu ciclo de vida. Segundo, a segurança do medicamento após a comercialização é afetada não apenas por RAF raras, mas também (e talvez mais importante) pelo aumento do risco de eventos comuns não reconhecidos inicialmente como RAF (p. ex., infarto do miocárdio com *rofecoxibe*). Terceiro, as estratégias que mitigam o risco de forma eficaz podem permitir que medicamentos com efeitos adversos graves permaneçam no mercado (p. ex., uso de *talidomida* para mieloma múltiplo).

Medicamentos falsificados, abaixo do padrão e adulterados; uso clínico incorreto ou inseguro; superdosagem; e a exposição acidental aos medicamentos também impactam a segurança dos medicamentos (Fig. 8-1). Este capítulo concentra-se nos esforços para melhorar a segurança do medicamento, identificando e gerenciando os riscos associados ao medicamento e seu uso apropriado na prática clínica após sua comercialização e na reavaliação subsequente da relação risco-benefício do medicamento. Muitos países implementaram variações das abordagens que descrevemos; para simplificar, descrevemos o sistema dos Estados Unidos.

Histórico de segurança de medicamentos pós-comercialização

Leis históricas que melhoraram a segurança dos medicamentos

Três leis históricas nos Estados Unidos foram promulgadas em resposta a desastres de saúde pública. Essas leis se concentraram em melhorar as evidências de segurança pré-clínica, eficácia clínica e segurança pós-comercialização, respectivamente.

1. O *Food, Drug and Cosmetic Act* (Lei de Alimentos, Medicamentos e Cosméticos) de 1938 foi aprovado em resposta à morte de mais de 100 pacientes que receberam uma preparação de elixir de *sulfanilamida* com dietilenoglicol como solvente (Paine, 2017). A legislação exigia que os fabricantes testassem a toxicidade de novos medicamentos antes de comercializá-los para provar sua segurança.
2. A emenda Kefauver-Harris ao *Food, Drug and Cosmetic Act* de 1962 foi uma resposta ao já mencionado desastre da *talidomida*. Os Estados Unidos evitaram esse desastre porque um revisor da FDA, Francis Kelsey, não permitiu a aprovação da *talidomida* devido a preocupações com dados de segurança insuficientes e risco de neuropatia periférica (Ross e Kesselheim, 2015). A legislação exigia comprovação da eficácia do medicamento em estudos clínicos bem controlados antes da comercialização e relato de efeitos adversos graves (Greene e Podolsky, 2012; Ross e Kesselheim, 2015).
3. O *FDA Amendments Act* (Lei de Emenda da FDA) de 2007 foi desenvolvido depois que um reexame da segurança pós-comercialização de medicamentos resultou em um relatório do Institute of Medicine (IOM, 2007) em resposta à retirada do *rofecoxibe* do mercado por risco aumentado de infarto do miocárdio e acidente vascular cerebral depois que milhões de pessoas foram expostas e potencialmente dezenas de milhares sofreram eventos adversos graves (Topol, 2004). A legislação instruiu a FDA a construir um sistema de vigilância baseado na população; permitiu que as autoridades exigissem mudanças na bula, estudos pós-aprovação e REMS; e determinou que as partes responsáveis pelos ensaios clínicos publicassem informações sobre os ensaios e seus resultados em um banco de dados público (Avorn et al., 2018).

IC: intervalo de confiança
RAF: reação adversa ao fármaco
REMS: Risk Evaluation and Mitigation Strategy

Por que precisamos de informações de segurança de medicamentos pós-comercialização?

Os ensaios clínicos pré-comercialização não definem adequadamente a segurança de um medicamento

Ensaios clínicos pré-comercialização são essenciais para determinar se os benefícios de um medicamento superam seus riscos imediatos, mas a ideia de que um medicamento é seguro porque ultrapassou o limite exigido para comercialização não reconhece as limitações dos ensaios pré-comercialização.

Testes pré-comercialização são de pequeno porte

O número total de pacientes expostos a um novo medicamento nos ensaios clínicos que levam à aprovação costuma ser de centenas ou poucos milhares. Nos 253 ensaios clínicos principais para 109 novos medicamentos e produtos biológicos aprovados entre 2015 e 2017, o número médio de pacientes estudados foi de 467 (intervalo interquartil, 209-722) (Zhang et al., 2020). Para vários medicamentos retirados do mercado, o contraste entre o pequeno número de pacientes estudados em ensaios pré-comercialização e o grande número exposto antes da retirada é impressionante (Tab. 8-1) (Friedman et al., 1999).

O pequeno número de pacientes estudados na maioria dos ensaios clínicos pré-comercialização torna impossível detectar efeitos colaterais incomuns e definir com precisão a prevalência dos comuns (Tab. 8-2). Por exemplo, o antidepressivo *nefazodona* causa dano hepático na proporção de 1 caso de morte ou transplante por 250 mil a 300 mil pacientes-ano, um evento que não pode ser capturado de forma confiável mesmo em um grande ensaio clínico. Além disso, com pequenos estudos pré-comercialização, há pouca chance de identificar subgrupos de pacientes com maior probabilidade de sofrer efeitos adversos específicos. Por exemplo, o aumento do risco de angioedema após o tratamento com um inibidor da enzima conversora de angiotensina (ECA) em pacientes de ascendência africana foi reconhecido apenas muito tempo depois que os medicamentos foram comercializados (Brown et al., 1996).

A variação genética é um fator de risco importante para RAF; em pequenos ensaios clínicos, haverá poucos pacientes com variantes genéticas incomuns, mas importantes. Por exemplo, aproximadamente 0,3% das pessoas de ascendência europeia é homozigótica para variantes genéticas em *TPMT*, o gene que codifica a enzima tiopurina-metiltransferase que metaboliza medicamentos tiopurínicos, como *azatioprina* e *6-mercaptopurina*. Essas pessoas correm o risco de mielossupressão com risco de vida se receberem tiopurinas (Osanlou et al., 2018). Os mecanismos genéticos subjacentes a uma RAF podem ser desconhecidos durante os ensaios pré-comercialização de medicamentos (p. ex., hipersensibilidade ao *abacavir* em pacientes portadores do alelo *HLA-B*5701*) e pode haver um atraso no reconhecimento da importância clínica da genética do paciente. Considere a interação de CYP2D6 com *codeína*: a CYP2D6 metaboliza a *codeína* em *morfina*, o analgésico ativo. Os polimorfismos do gene *CYP2D6* dão origem a uma série de atividades, desde metabolização ausente ou muito lenta até ultrarrápida. Como resultado, crianças que são metabolizadoras ultrarrápidas de *codeína* correm risco de depressão respiratória, um sintoma de excesso de opiáceos, enquanto metabolizadores muito lentos podem ser subtratados para dor (ver Caps. 7 e 23).

TABELA 8-1 ■ CINCO CASOS ILUSTRATIVOS DE RETIRADA DE MEDICAMENTOS

Esses exemplos ilustram que os fármacos podem ser aprovados com base em estudos em um pequeno número de pacientes em ensaios clínicos, mas posteriormente retirados quando a vigilância pós-comercialização de uma coorte de pacientes muito maior revela problemas de segurança.

FÁRMACO	NÚMERO DE PACIENTES EXPOSTOS AO MEDICAMENTO EM ESTUDOS DE PRÉ-COMERCIALIZAÇÃO	NÚMERO DE PACIENTES EXPOSTOS PÓS-COMERCIALIZAÇÃO ANTES DA RETIRADA DO MEDICAMENTO
Terfenadina	5.000	7.500.000
Fenfluramina	340	6.900.000
Dexfenfluramina	1.200	2.300.000
Mibefradil	3.400	600.000
Bronfenaco	2.400	2.500.000

Fonte: Adaptada de Friedman MA, et al. The safety of newly approved medicines: do recent market removals mean there is a problem? *JAMA*, **1999**, *281*:1728-1734.

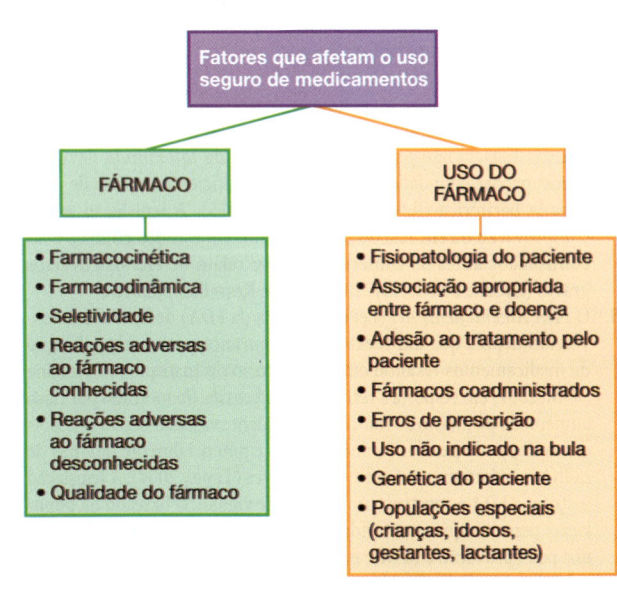

Figura 8-1 *A segurança do medicamento pós-comercialização é afetada por muitos fatores intrínsecos ao próprio medicamento e à forma como é usado.*

Fatores que afetam o uso seguro de medicamentos

FÁRMACO
- Farmacocinética
- Farmacodinâmica
- Seletividade
- Reações adversas ao fármaco conhecidas
- Reações adversas ao fármaco desconhecidas
- Qualidade do fármaco

USO DO FÁRMACO
- Fisiopatologia do paciente
- Associação apropriada entre fármaco e doença
- Adesão ao tratamento pelo paciente
- Fármacos coadministrados
- Erros de prescrição
- Uso não indicado na bula
- Genética do paciente
- Populações especiais (crianças, idosos, gestantes, lactantes)

TABELA 8-2 ■ EXEMPLOS DE AUMENTOS NO RISCO RELATIVO DETECTÁVEIS PARA DESFECHOS DE FREQUÊNCIA VARIADA EM ENSAIOS CLÍNICOS DE DIFERENTES TAMANHOS COMPARANDO UM MEDICAMENTO A UM CONTROLE

PROPORÇÃO DE EVENTOS (RISCO) NOS CONTROLES	TAMANHO DA AMOSTRA (AMBOS OS BRAÇOS)		
	2.000 PACIENTES	4.000 PACIENTES	8.000 PACIENTES
	RISCO RELATIVO DETECTÁVEL		
5 por 100	1,73	1,50	1,34
1 por 100	3,04	2,31	1,86
5 por 1.000	4,32	3,05	2,31
1 por 1.000	13,13	7,77	4,95

Os cálculos pressupõem um estudo em que o acompanhamento dos grupos-controle e tratamento é fixo (p. ex., 30 dias ou 1 ano) e o resultado é binário. Supõem-se um poder de 90%, um erro tipo 1 bilateral de 0,05, uma proporção de 1:1 entre os pacientes que receberam o fármaco-controle e o fármaco do estudo e uma hipótese nula de que o verdadeiro risco relativo é 1,0. O risco relativo é a proporção de risco no grupo de tratamento em relação ao grupo-controle; um risco relativo de 1,50 indica um aumento de 50% no risco.

Testes pré-comercialização são de curta duração

Embora alguns fármacos sejam usados por pacientes por anos, até mesmo por toda a vida, os ensaios clínicos pré-comercialização são relativamente curtos. A duração mediana dos principais ensaios clínicos para medicamentos e produtos biológicos aprovados entre 2015 e 2017 nos Estados Unidos foi de 24 semanas (intervalo interquartil, 12,0-37,6 semanas); apenas 46,2% dos medicamentos foram apoiados por um ou mais ensaios clínicos de pelo menos 6 meses de duração (Zhang et al., 2020). Efeitos adversos graves podem se manifestar apenas após o uso prolongado de um medicamento ou após um longo período de latência e, portanto, não surgiriam em estudos pré-comercialização. Por exemplo, os bifosfonatos – usados para prevenir e tratar a osteoporose, geralmente uma condição vitalícia – têm efeitos adversos pouco frequentes, como necrose avascular da mandíbula e fraturas atípicas da diáfise do fêmur, que geralmente ocorrem após terapia de longo prazo. Além disso, como os estudos pré-comercialização são curtos, a relação entre a duração da terapia e a eficácia em longo prazo é maldefinida. Assim, apesar da falta de estudos rigorosos, a prática atual para o tratamento da osteoporose evoluiu para a recomendação de suspensão dos bifosfonatos para alguns pacientes, com o objetivo de diminuir o risco de efeitos adversos em longo prazo, mantendo a proteção contra fraturas (Camacho et al., 2020).

Os estudos de pré-comercialização selecionam as populações

O objetivo principal dos ensaios clínicos pré-comercialização é demonstrar eficácia e segurança (ou seja, benefício aceitável vs. risco). A abordagem mais eficiente é estudar uma população homogênea selecionada para maximizar o sinal de eficácia e minimizar o risco de eventos adversos. Assim, muitos estudos pré-comercialização excluem ou têm um pequeno número de crianças, mulheres grávidas, pacientes com mais de 75 anos de idade, indivíduos com comorbidades, como insuficiência renal, e pacientes com alto risco de eventos adversos ou interações medicamentosas. Consequentemente, novas informações sobre esses grupos de pacientes frequentemente surgem apenas após a comercialização. Por exemplo, mesmo para as estatinas, uma das classes de fármacos mais intensamente estudadas e prescritas, os benefícios cardiovasculares do tratamento de pacientes idosos (Gencer et al., 2020) e o aumento do risco de diabetes (Swerdlow et al., 2015) foram mostrados apenas recentemente.

Como resultado do processo de aprovação pré-comercialização, um medicamento que foi estudado em algumas centenas ou milhares de pessoas cuidadosamente selecionadas pode ser prescrito rapidamente para milhões de pessoas que incluem populações de pacientes e indicações não estudadas em ensaios pré-comercialização. Por exemplo, a dose elevada de *rofecoxibe* (50 mg/dia), que subsequentemente conferiu um risco 5 vezes superior de infarto do miocárdio (Curfman et al., 2005), foi aprovada apenas para o tratamento da dor aguda durante um período máximo de 5 dias, mas foi amplamente prescrita para pacientes com dor crônica por longos períodos de tempo (Griffin et al., 2004), aumentando substancialmente o risco de efeitos cardiovasculares adversos.

Ensaios de pré-comercialização geralmente usam parâmetros correspondentes

O objetivo do tratamento com um medicamento é melhorar as medidas diretas da saúde do paciente, como sobrevivência, prevenção de doenças, sintomas ou função. Para reduzir o tamanho do estudo ou encurtar sua duração, os estudos de pré-comercialização geralmente usam parâmetros substitutos – biomarcadores ou outras medidas consideradas mediadoras ou preditoras do desfecho clínico final (Fleming e DeMets, 1996). Exemplos de parâmetros correspondentes incluem pressão arterial, níveis lipídicos, hemoglobina A_{1c} e contagens de CD4. Alguns parâmetros substitutos, como a carga viral do HIV (níveis plasmáticos de RNA do HIV), são excelentes preditores de resultados clínicos e resposta à terapia medicamentosa; no entanto, outros têm sido enganosos. Por exemplo, despolarizações ventriculares prematuras são um fator de risco para mortalidade após infarto do miocárdio; os fármacos antiarrítmicos *flecainida* e *encainida* reduziram as despolarizações ventriculares prematuras (o parâmetro substituto); assim, esses dois agentes foram amplamente usados para prevenir a morte após infarto do miocárdio até que o ensaio clínico CAST mostrou que eles aumentaram, em vez de diminuir, a mortalidade nesse cenário (Echt et al., 1991).

Os parâmetros correspondentes são frequentemente usados para aprovação de medicamentos, particularmente para medicamentos avaliados por meio de um dos programas especiais expedidos pela FDA (Revisão Prioritária, Aprovação Acelerada, Fast Track, Terapia Inovadora), projetados para medicamentos que atendam a necessidades médicas não atendidas, para doenças graves ou condições que oferecem risco de vida. Uma análise de 253 ensaios de pré-comercialização nos Estados Unidos que apoiam novos medicamentos e produtos biológicos aprovados de 2015 a 2017 constatou que, no geral, 59% usaram parâmetros correspondentes. A taxa foi de 67% em 128 ensaios para medicamentos que usaram qualquer programa de aprovação regulatória acelerada e 51% em 125 ensaios para medicamentos que não usaram tais programas (Zhang et al., 2020). Assim, quando um medicamento é comercializado, seu efeito sobre os parâmetros de maior interesse pode não ser conhecido.

A experiência com medicamentos para diabetes ilustra as armadilhas inerentes aos parâmetros substitutos. Embora o efeito de um medicamento antidiabético na glicose sanguínea ou na fração A_{1c} da hemoglobina seja importante, um dos principais objetivos do tratamento é prevenir as complicações do diabetes. No entanto, a suposição de que o efeito hipoglicemiante de um medicamento prediz seus resultados clínicos mostrou-se falha. O medicamento antidiabético da classe das tiazolidinedionas *rosiglitazona* foi aprovado em 1999 com base em estudos de curto prazo de controle glicêmico; no entanto, em 2007, uma metanálise de ensaios controlados randomizados encontrou um risco aumentado de infartos do miocárdio devido à *rosiglitazona* (Psaty e Furberg, 2007). A controvérsia que se seguiu levou a FDA a recomendar que os ensaios para novos medicamentos antidiabéticos deveriam ser grandes o suficiente para excluir um aumento no risco cardiovascular de 30% ou mais. Para não atrasar a introdução do medicamento, as diretrizes indicaram que uma abordagem em dois estágios era permitida, com ensaios pré-comercialização para excluir um aumento de 80% ou mais (Chong et al., 2020) e ensaios pós-comercialização subsequentes para excluir um aumento de 30% ou mais. O mandato resultou em grandes estudos de desfechos cardiovasculares pós-comercialização que identificaram uma redução no risco cardiovascular para os mais novos medicamentos antidiabéticos inibidores do cotransportador 2 de sódio e glicose (SGLT2i) e agonistas do receptor de peptídeo-1 semelhante ao glucagon (GLP-1RA).

Mais recentemente, a FDA propôs uma nova abordagem para a aprovação de medicamentos antidiabéticos e substituir os estudos pós-comercialização anteriormente necessários para estabelecer a segurança cardiovascular. Em vez de estudos pós-comercialização de segurança cardiovascular, serão necessários grandes estudos pré-comercialização que garantam a exposição adequada (tanto o número de pacientes quanto a duração da exposição) ao novo medicamento e incluam pacientes com comorbidades comuns do diabetes, como doença cardiovascular e insuficiência renal (Chong et al., 2020). A Tabela 8-2 ilustra exemplos de risco para qualquer RAF que tal abordagem poderia excluir em grandes ensaios clínicos de *diferentes* tamanhos. É surpreendente que, mesmo para uma RAF relativamente comum (p. ex., ocorrendo a uma taxa de 1 evento para 100 controles), um estudo com 8 mil pacientes (4 mil cada recebendo medicamento novo e medicamento-controle) seria incapaz de excluir um aumento no risco relativo menor do que 1,86 (i.e., um aumento de 86% no risco relativo) com 90% de confiança.

Ensaios de pré-comercialização raramente usam comparadores ativos

A base da exigência da FDA para ensaios pré-comercialização é o texto da emenda Kefauver-Harris de 1962 que exige "investigações adequadas e bem controladas" para demonstrar a eficácia. Esse requisito foi interpretado para permitir estudos controlados por placebo, já que os ensaios que comparam um novo agente com a melhor terapia disponível geralmente requerem um tamanho de amostra substancialmente maior. Consequentemente, os estudos pré-comercialização frequentemente comparam um novo medicamento a um placebo; apenas 29% dos principais estudos de pré-comercialização nos Estados Unidos de 2015 a 2017 usaram um comparador ativo (Zhang et al., 2020). Como resultado, quando um medicamento é comercializado, os prescritores e os pacientes podem não saber como a eficácia e a segurança do novo medicamento se comparam às dos medicamentos já existentes no mercado.

Novos efeitos adversos graves de medicamentos são comumente descobertos após a comercialização

Como os medicamentos recém-aprovados são administrados a um grande número de pacientes durante períodos prolongados de tempo, os efeitos adversos são frequentemente identificados pela vigilância pós-comercialização. Entre 2001 e 2010, a FDA aprovou 222 novos medicamentos e produtos biológicos; houve 123 eventos de segurança pós-comercialização (3 retiradas do mercado, 61 advertências na embalagem e 59 comunicações de segurança) afetando 71 das novas terapias farmacológicas (Downing et al., 2017). Alterações relacionadas à segurança na bula do medicamento são ainda mais comuns, afetando 70% dos medicamentos após a comercialização: para 278 novas entidades moleculares aprovadas entre 2002 e 2014, houve 703 alterações de bula abordando 2.505 questões de segurança (Pinnow et al., 2018). As atualizações das bulas ocorreram durante o período de acompanhamento de até 13,2 anos e incluíram a adição de 51 (2%) e 842 (33,6%) questões de segurança às seções "advertências na embalagem" e "advertências e precauções" da bula, respectivamente.

Uma abordagem de ciclo de vida para segurança de medicamentos

Historicamente, um medicamento era frequentemente considerado "seguro" porque havia sido aprovado para comercialização até que ocorressem eventos que mostrassem que era "inseguro". No entanto, a experiência mostra que é perigoso considerar um medicamento seguro porque ultrapassou o limite de segurança exigido para comercialização. Dadas as muitas limitações dos ensaios pré-comercialização, um experimento crítico ocorre após o medicamento ser comercializado. Reconhecemos cada vez mais que as informações sobre segurança e eficácia evoluem ao longo do ciclo de vida do medicamento à medida que novos conhecimentos surgem, um tema central que orienta as abordagens modernas para a segurança do medicamento. Essas abordagens incluem sistemas organizados para relatar e monitorar casos de possíveis eventos adversos, estudos pós-comercialização controlados e vigorosos esforços regulatórios para garantir que novas informações de segurança sejam refletidas na prática clínica (Avorn et al., 2018; IOM, 2007).

Abordagens de vigilância pós-comercialização

Relatos de caso e sistemas de notificação espontâneos de eventos adversos

Os relatos de casos suspeitos de efeitos adversos de medicamentos, incluindo aqueles de sistemas de notificação espontâneos de eventos adversos, podem identificar rapidamente problemas potenciais de segurança quando os medicamentos são administrados a grandes populações. Esses sistemas de notificação são a base da vigilância de segurança de medicamentos pós-comercialização e identificaram rapidamente muitas RAF graves proeminentes. Por exemplo, relatos de casos identificaram a teratogenicidade da *talidomida* (Avorn, 2011) e as anormalidades valvulares cardíacas relacionadas à *fenfluramina-fentermina* (Connolly et al., 1997). Para melhorar a detecção de RAF além dos relatos de casos publicados na literatura médica, muitos países desenvolveram sistemas de notificação de eventos adversos que coletam e interpretam notificações espontâneas de eventos adversos, como o FDA Adverse Event Reporting System (FAERS, Sistema de Relato de Eventos Adversos da Food and Drug Administration) nos Estados Unidos.

O banco de dados FAERS é grande (Tab. 8-3), atualmente recebe mais de 2 milhões de relatos por ano e é acessível ao público (FDA, 2021).

TABELA 8-3 ■ NÚMERO E TIPO DE RELATOS DE CASOS DE SEGURANÇA INDIVIDUAIS NO SISTEMA DE RELATÓRIO DE EVENTOS ADVERSOS DA FDA DE 1968 A 31 DE MARÇO DE 2022

RELATO	NÚMERO DE RELATOS
Total de relatos	24.251.919
Notificações com eventos adversos graves[a]	13.552.221
Notificações com óbito como desfecho	2.290.629

[a]Eventos adversos graves não inclui óbitos.
Os dados são de 30 de junho de 2021 e adaptados do painel público da FDA Adverse Event Reporting. https://fis.fda.gov/sense/app/95239e26-e0be-42d9-a960-9a5f7f1c25ee/sheet/7a47a261-d58b-4203-a8aa-6d3021737452/state/analysis, acessado em 23 maio de 2022.

Provedores de saúde e consumidores podem relatar eventos adversos à FDA voluntariamente por meio do sistema MedWatch; relatar isso é obrigatório para os fabricantes de medicamentos. A FDA monitora os relatos no FAERS, emite um relatório trimestral de novas informações de segurança e sinais potenciais de risco sério e realiza estudos adicionais, se necessário.

Limitações dos sistemas de notificação espontânea

O cálculo da frequência de uma determinada reação adversa requer conhecimento preciso do numerador (ocorrências da resposta adversa) e do denominador (pacientes expostos ao medicamento). Nenhum desses números é fácil de obter com precisão. As circunstâncias que cercam a reação adversa – incluindo gravidade, duração e dose do medicamento suspeito, medicamentos concomitantes, comorbidades e pacientes de maior risco – podem ser críticas para avaliar a causalidade. Logo, as limitações dos sistemas de notificação espontânea são numerosas.

Pequena fração de casos relatados Os sistemas de notificação espontânea não podem definir a frequência com que um determinado evento adverso ocorre com um determinado medicamento (o numerador), porque há subnotificação substancial e os padrões de notificação podem mudar de forma imprevisível ao longo do ciclo de vida de um medicamento. Uma análise em 12 países encontrou uma taxa média de subnotificação de 94% (Hazell e Shakir, 2006). Além disso, fatores como cobertura da mídia, litígios e há quanto tempo um medicamento está no mercado influenciam os relatórios. Assim, as comparações da frequência relativa de relatos de eventos adversos de um novo medicamento com os de um medicamento estabelecido geralmente são enganosas (Hazell e Shakir, 2006).

O denominador é desconhecido Os bancos de dados de notificações espontâneas de eventos adversos não contêm informações sobre o número total de pacientes que receberam um medicamento (o denominador). O número potencial de pacientes expostos é frequentemente inferido a partir de informações sobre vendas de medicamentos, mas isso pode não refletir o uso real com precisão (Hazell e Shakir, 2006), e informações sobre o uso em subpopulações pertinentes ou contextos clínicos não estão disponíveis.

As informações nos relatos de casos geralmente são incompletas
Relatos espontâneos frequentemente carecem de informações críticas. A qualidade dos relatórios de segurança de casos individuais (RSCIs) no FAERS para o resultado de morte, o evento adverso mais grave, ilustra o problema (Tab. 8-4). Aproximadamente um quarto desses RSCI registrou apenas o desfecho morte e nenhum outro evento adverso; esses relatórios careciam de informações importantes com mais frequência do que aqueles que incluíam eventos adversos adicionais (Marwitz et al., 2020). No entanto, ambos os conjuntos de RSCI foram abaixo do ideal; relatórios com morte como único evento adverso e aqueles que incluíam eventos adversos adicionais frequentemente careciam de informações como causa da morte, história médica pregressa, medicamentos concomitantes e quando o medicamento foi iniciado.

TABELA 8-4 ■ INFORMAÇÕES PRESENTES NOS RELATÓRIOS COM MORTE COMO DESFECHO NO SISTEMA DE RELATÓRIOS DE EVENTOS ADVERSOS DA FDA

RELATÓRIO INCLUI	NOTIFICAÇÕES COM ÓBITO COMO ÚNICO EVENTO ADVERSO (N = 994)	NOTIFICAÇÕES COM MORTE E OUTROS EVENTOS ADVERSOS (N = 998)
Idade	76%	84%
Sexo	85%	91%
Medicamentos concomitantes	10%	41%
Causa da morte	7%	72%
Histórico médico	54%	74%
Avaliação de causalidade	29%	64%
Todos os critérios nas três linhas anteriores	2%	40%

Os dados são de uma amostra aleatória estratificada de 2 mil RSCI no FAERS até 31 de dezembro de 2017, com morte relatada como desfecho.

Fonte: Dados extraídos de Marwitz K, et al. An evaluation of postmarketing reports with an outcome of death in the US FDA adverse event reporting system. *Drug Safety,* **2020**, *43*:457-465.

É difícil detectar um aumento de risco pequeno a moderado, para um evento comum Devido a essas limitações, as taxas de eventos reais quase nunca podem ser calculadas a partir de sistemas de notificação espontânea. Se tal taxa for estimada, não pode ser comparada com a de outros medicamentos para a mesma indicação, nem pode ser ajustada para a comorbidade do paciente crítico. Consequentemente, os sistemas espontâneos de notificação de eventos adversos são incapazes de detectar aumentos pequenos a moderados em eventos que não são raros; isso requer estudos adequadamente controlados. Por exemplo, eventos cardiovasculares não são inesperados em pacientes idosos, particularmente naqueles com diabetes ou hipertensão e, portanto, é improvável que desencadeiem um relato de evento adverso. No entanto, como muito mais pessoas têm infarto do miocárdio do que insuficiência hepática, um medicamento que causa o que pode parecer um pequeno aumento em um evento comum (p. ex., um risco relativo de 1,2 para infarto do miocárdio) terá um efeito muito maior na saúde pública do que aquele que causa um evento raro, mas chamativo, como insuficiência hepática.

Encontrar sinais verdadeiros é desafiador Um uso comum dos sistemas de notificação de eventos adversos é a triagem de possíveis eventos adversos que justifiquem uma avaliação mais aprofundada (sinais). O grande número de relatos e as limitações de seus dados dificultam a identificação dos sinais. Os métodos de detecção de sinais quantitativos evoluíram e não requerem informações sobre o verdadeiro volume de uso do medicamento (o denominador), mas contam apenas com o banco de dados de eventos adversos espontâneos. Essas abordagens geralmente usam métodos de desproporcionalidade que contrastam o número observado de eventos adversos específicos relatados para um determinado medicamento com o número esperado, com base nas informações de todo o banco de dados (Hazell e Shakir, 2006). No entanto, sua precisão depende de várias suposições que são difíceis de verificar.

Uso apropriado de relatos de caso Embora não seja necessário ter certeza da causalidade para publicar um relato de caso ou arquivar um relatório de evento adverso, a confiança sobre uma relação causal entre um medicamento e um evento adverso é essencial para orientar as decisões que afetam a segurança pública. Assim, os sinais dos sistemas de notificação espontânea quase sempre requerem avaliação adicional. Os relatos de casos são mais valiosos para inferir uma relação causal entre um medicamento e um evento adverso quando o evento é raro, tem poucos outros fatores de risco, tem uma relação temporal estreita com a exposição (p. ex., anafilaxia, síndrome de Stevens-Johnson) e o medicamento confere um grande excesso de risco (p. ex., rabdomiólise com *cerivastatina*; Tab. 8-5) (Staffa et al., 2002). Quando essas condições podem ser atendidas, nenhuma outra técnica pode identificar os efeitos adversos dos medicamentos de forma tão rápida ou barata.

Estudos controlados

Estudos controlados podem avaliar sinais que surgem de relatos de casos e identificar novos problemas potenciais de segurança de medicamentos. Esses estudos podem ser farmacoepidemiológicos observacionais, incluindo os da FDA Sentinel Initiative, ou ensaios clínicos pós-comercialização.

Estudos farmacoepidemiológicos observacionais

Os estudos farmacoepidemiológicos da relação entre um medicamento e um potencial evento adverso frequentemente usam dados clínicos ou de seguros coletados rotineiramente (dados do mundo real), como os de grandes organizações de manutenção da saúde e os programas Medicare e Medicaid. Os dados incluem registros de exposições a medicamentos e outros atendimentos médicos que podem definir os resultados potenciais e a comorbidade do paciente. Embora muito menos complicados do que os ensaios clínicos, esses estudos epidemiológicos envolvem tempo e gastos consideráveis e podem levar anos para serem concluídos. Eles exigem a identificação de um ou mais bancos de dados adequados, obtendo acesso aos dados (incluindo permissões e pagamentos necessários), limpando os dados, extraindo as informações relevantes, verificando a qualidade dos dados e realizando análises.

O sistema sentinela

Para facilitar estudos observacionais mais oportunos, a FDA lançou a Iniciativa Sentinela. O Sistema Sentinela evoluiu para uma parceria entre a FDA e mais de 30 organizações, que incluem *sites* acadêmicos e organizações de atendimento gerenciado, com acesso a informações eletrônicas de saúde com curadoria de mais de 100 milhões de pessoas (Dal Pan, 2019). Os *sites* participantes podem realizar análises em seus próprios dados por trás de seu próprio *firewall* e retornar os resultados para análise central, embora, quando necessário, conjuntos de dados analíticos do paciente possam ser devolvidos ao Sentinel Operations Center (Adimadhyam et al., 2020). Todos os *sites* usam um Sentinel Common Data Model e têm acesso a um conjunto de ferramentas analíticas reutilizáveis que podem ser usadas ou modificadas para estudos específicos (Adimadhyam et al., 2020; Dal Pan, 2019). Isso inclui correspondência

TABELA 8-5 ■ TAXAS COMPARATIVAS DE RABDOMIÓLISE FATAL POR MILHÃO DE PRESCRIÇÕES NO FAERS PARA VÁRIAS ESTATINAS

VARIÁVEL	LOVASTATINA	PRAVASTATINA	SINVASTATINA	FLUVASTATINA	ATORVASTATINA	CERIVASTATINA
Ano de aprovação	1987	1991	1991	1993	1996	1997
Casos fatais de rabdomiólise	19	3	14	0	6	31
Número de prescrições dispensadas desde a comercialização	99.197.000	81.364.000	116.145.000	37.392.000	140.360.000	9.815.000
Taxa por milhão de prescrições	0,19	0,04	0,12	0	0,04	3,16

Os casos foram notificados à FDA antes de 26 de junho de 2001; os dados de prescrição são do National Prescription Audit Plus.

Fonte: Adaptada de Staffa JA, et al. Cerivastatin and reports of fatal rhabdomyolysis. *N Engl J Med,* **2002**, *346*:539–540.

de pontuação de propensão, uma técnica estatística para reduzir a desordem em estudos não randomizados, combinando indivíduos em diferentes coortes para um grande número de covariáveis. Como os *sites* mantêm o controle de seus próprios dados, há menos preocupações sobre a perda da privacidade do paciente ou uso dos dados para vantagem comercial; no entanto, uma desvantagem desse modelo é a heterogeneidade entre os *sites* participantes na qualidade e integridade dos dados.

O Sistema Sentinela forneceu informações sobre a utilização de medicamentos e foi empregado para avaliar os sinais de segurança de medicamentos observados na FAERS (*olmesartana*/enteropatia tipo espru, vacina contra rotavírus/intussuscepção, várias combinações de vacinas/convulsões febris) e forneceu informações que eliminaram a necessidade de ensaios clínicos pós-comercialização caros (Adimadhyam et al., 2020; Dal Pan, 2019). À medida que o Sentinela cresceu em recursos e complexidade, os planos se tornaram mais ambiciosos; além da avaliação e refinamento do sinal, o Sentinela pretende incluir detecção de sinal, uso de inteligência artificial e expansão do sistema para incorporar testes pragmáticos em larga escala que usam dados do mundo real (o programa FDA-Catalyst).

Dados do mundo real: pontos fortes e fracos

Estudos farmacoepidemiológicos, incluindo aqueles apoiados pelo Sistema Sentinela, abordam muitas das limitações dos ensaios clínicos. Os ensaios clínicos são caros, complexos, podem levar anos para serem concluídos e carecem de generalização, impedindo, assim, o estudo de efeitos adversos incomuns, efeitos de terapia de longo prazo ou muitas populações de alto risco. Em contraste, estudos de dados do mundo real podem incluir um acompanhamento de longo prazo de grandes e diversas populações que representam a população de prática clínica usual e são mais oportunos e menos dispendiosos de conduzir.

Dois grandes pontos fracos dos estudos de dados do mundo real são a qualidade dos dados disponíveis e sua natureza observacional. Os dados do mundo real geralmente se originam de seguros ou registros eletrônicos de saúde, sistemas que não foram projetados para pesquisa e, portanto, têm limitações de precisão, integridade e disponibilidade. A precisão dos códigos de cobrança varia temporalmente, entre localizações geográficas e em diferentes sistemas de saúde. A precisão e a integridade das informações sobre medicamentos também podem variar, e a identificação de medicamentos de pacientes hospitalizados ou que mudam de seguradora ou de sistema de saúde é causa de problemas. Os bancos de dados que vinculam os códigos de cobrança aos medicamentos (p. ex., Medicare e Medicaid) geralmente carecem de informações clínicas importantes, como peso, histórico de tabagismo e resultados laboratoriais. Por outro lado, os registros eletrônicos de saúde têm detalhes clínicos, mas podem estar incompletos ou inacessíveis porque os pacientes recebem tratamento de vários provedores e porque muitas das informações úteis residem no texto que descreve o encontro com o médico, e não em um banco de dados estruturado.

Mesmo que os dados do estudo sejam de altíssima qualidade, uma limitação fundamental dos estudos não randomizados é a desordem por diferenças não medidas entre os grupos que estão sendo comparados. Por exemplo, milhões de mulheres nos Estados Unidos receberam terapia de reposição hormonal (TRH) porque grandes estudos observacionais demonstraram consistentemente um efeito protetor impressionante para doenças cardiovasculares. Para surpresa de muitos, o grande ensaio controlado randomizado (ECR) da Woman's Health Initiative demonstrou que havia um possível aumento no risco de doença cardiovascular (Manson et al., 2003) e um aumento de 24% no risco de câncer de mama (Chlebowski et al., 2003) no grupo TRH. Uma das principais explicações para essa discrepância foi que as mulheres que procuraram TRH, que eram o grupo exposto à TRH em estudos observacionais, eram mais saudáveis de maneiras muito difíceis de medir e que esse fator não medido, em vez de exposição à TRH, explicava o falso efeito protetor cardiovascular relatado em estudos observacionais. Este e outros exemplos preocupantes de estudos observacionais que chegaram a conclusões incorretas levaram a uma cautela cada vez maior na interpretação de suas descobertas (Collins et al., 2020).

Apesar dessas limitações, os dados do mundo real muitas vezes podem fornecer informações cruciais sobre segurança de medicamentos que seriam difíceis ou impossíveis de se obterem em um ensaio clínico. Um exemplo é a identificação do risco aumentado de diabetes tipo 2 para crianças e adultos jovens que tomam antipsicóticos (Bobo et al., 2013). Os antipsicóticos, principalmente os de segunda geração, apresentam efeitos metabólicos, como ganho de peso, aumento da glicemia e resistência à insulina, considerados precursores do diabetes. Estudos epidemiológicos em adultos confirmaram um risco aumentado de diabetes tipo 2 em usuários de antipsicóticos. O uso frequente de antipsicóticos em crianças e adultos jovens levantou a preocupação de que o risco de diabetes tipo 2 aumentasse nessa população vulnerável. Abordar essa questão em um ensaio clínico seria caro, logisticamente difícil e eticamente questionável. Um grande estudo observacional que comparou novos usuários de antipsicóticos com usuários combinados de medicamentos psiquiátricos alternativos relatou um risco 3 vezes maior de novos diagnósticos de diabetes tipo 2 (Fig. 8-2).

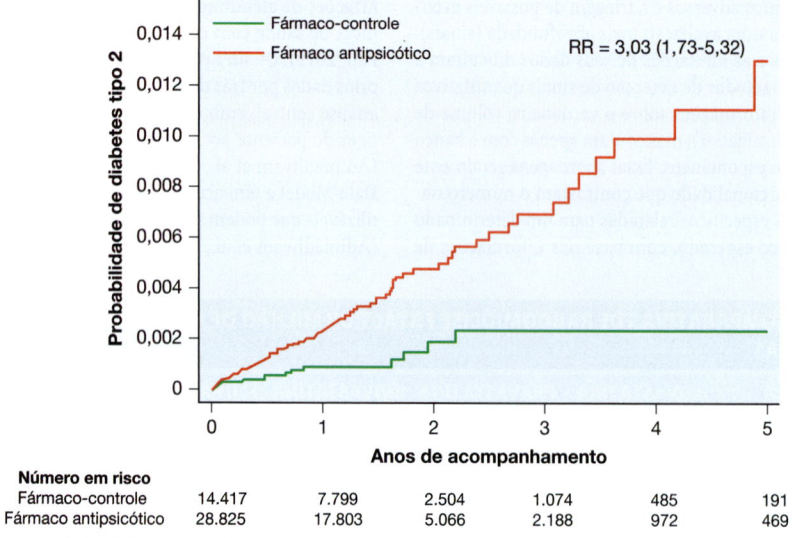

Figura 8-2 *Probabilidade estimada de diabetes tipo 2 de início precoce em inscritos no Medicaid do Tennessee, Estados Unidos. Os inscritos tinham entre 6 e 24 anos de idade e iniciaram um antipsicótico ou um fármaco-controle entre 1º de janeiro de 1996 e 31 de dezembro de 2007. Os grupos de estudo foram pareados de acordo com 112 covariáveis que estão potencialmente associadas ao uso de antipsicóticos ou diabetes. A razão de risco (RR) ajustada (IC de 95%) estima o risco relativo de diabetes de início precoce no grupo que recebeu antipsicótico.*

Ensaios clínicos pós-comercialização

Ensaios clínicos realizados após a comercialização de um medicamento podem fornecer informações importantes sobre a segurança do medicamento. A motivação para tais ensaios é muitas vezes uma exigência da FDA para resolver um sinal de segurança potencial ou um desejo do fabricante de obter uma nova indicação. Os ensaios pós-comercialização podem avaliar suspeitas de problemas de segurança e potencialmente identificar efeitos adversos inesperados. Por exemplo, após a retirada de vários medicamentos antiobesidade do mercado devido a efeitos adversos cardiovasculares (p. ex., *dexfenfluramina*, *sibutramina*), a FDA exigiu ensaios cardiovasculares pós-comercialização para novos medicamentos aprovados para obesidade. A lorcaserina, aprovada para o tratamento da obesidade em 2012, foi retirada do mercado em 2020, quando uma análise da FDA dos dados do estudo cardiovascular pós-comercialização mostrou um risco aumentado de câncer (mas não de doença cardiovascular) (Sharretts et al., 2020).

Estudos pós-comercialização realizados especificamente para confirmar ou refutar um sinal de segurança do medicamento podem levantar questões éticas difíceis. Se dois tratamentos disponíveis no mercado são igualmente eficazes para uma doença, mas um pode ter risco aumentado de um efeito adverso grave, uma pessoa que entra em um ECR com os dois medicamentos tem a expectativa de risco aumentado e nenhum benefício pessoal. Em que circunstâncias isso é ético? A incerteza em relação à segurança comparativa não é necessariamente o mesmo que o verdadeiro equilíbrio clínico. De fato, poucas pessoas concordariam em ser designadas aleatoriamente para uma comparação de dois medicamentos quando um dos medicamentos parece ter uma desvantagem, possivelmente um efeito adverso fatal e nenhuma expectativa de benefício adicional.

Os problemas éticos inerentes aos estudos de segurança randomizados foram uma grande preocupação para o ensaio pós-comercialização que a FDA exigiu para definir a segurança cardiovascular da *rosiglitazona*. O estudo, que comparou a segurança da *rosiglitazona* com a da *pioglitazona* (sem sinal cardiovascular negativo), passou por escrutínio ético e posterior revisão por um comitê do IOM (Mello et al., 2012). Entre outras recomendações, a revisão do IOM enfatizou que, nessas circunstâncias, deve haver uma avaliação transparente e completa de todos os estudos pré-comercialização existentes; que um ensaio clínico deve ser obrigatório apenas se um estudo observacional não puder fornecer as informações necessárias; que deve haver uma necessidade de responder a uma questão de saúde pública extremamente importante; e que havia obrigações acrescidas para garantir que os participantes compreendessem os riscos apresentados pela inscrição no estudo.

As dificuldades éticas de randomizar pacientes para avaliar um sinal de segurança bem estabelecido argumentam para a realização de estudos comparativos de eficácia o mais cedo possível no ciclo de vida do medicamento (Ray e Stein, 2006). À medida que as informações, mesmo que imperfeitas, comecem a se acumular sobre os méritos relativos das alternativas clínicas, será cada vez mais difícil realizar comparações aleatórias.

Ações pós-comercialização para melhorar a segurança de medicamentos

A identificação de novos eventos adversos ou uso subótimo de medicamentos não irá, por si só, melhorar a segurança dos medicamentos. Traduzir o conhecimento expandido para a prática clínica requer etapas ativas para informar, educar e mudar o comportamento. Assim como detectar eventos adversos a medicamentos de forma confiável é difícil, também é difícil melhorar a segurança dos medicamentos, alterando o comportamento de pacientes e prescritores. Existem três abordagens regulatórias comuns para mudar o comportamento: (1) comunicação; (2) REMS; e (3) retirada de um medicamento do mercado.

Comunicação com prescritores e pacientes
Ferramentas para comunicação

As autoridades reguladoras usam vários métodos para comunicar preocupações de segurança, adaptando a mensagem de acordo com a força das evidências e a gravidade do resultado. As primeiras comunicações se originam da revisão regular dos relatos de eventos adversos no FAERS ou em outros relatórios de casos. Trimestralmente, a FDA publica informações sobre possíveis problemas de segurança no *site* do FAERS (FDA, 2021). Essas postagens, embora não reflitam necessariamente causalidade, são um alerta precoce aos prescritores e ao público sobre um possível problema de segurança.

Outras comunicações ocorrem assim que a FDA determina que há um problema de segurança confiável. Uma medida comum é alterar a bula do medicamento ou mesmo adicionar uma advertência na embalagem (comumente conhecida como "advertência em tarja preta") que chame a atenção para eventos adversos graves ou potencialmente fatais. No entanto, as mudanças na bula *per se* podem ter eficácia limitada (Smalley et al., 2000).

Outra ferramenta importante para alertar pacientes e prescritores sobre os riscos de medicamentos é a comunicação de segurança de medicamentos (CSM). As CSM são publicadas no *site* da FDA e as informações também são divulgadas por meio de *e-mails*, *podcasts*, comunicados à imprensa, mídias sociais e sociedades e associações médicas. Se um medicamento estiver contaminado ou representar um perigo imediato, a FDA usa outras ferramentas, como Alertas de Saúde Pública (Kesselheim et al., 2019).

Qual é a eficácia da comunicação?

As comunicações sobre risco competem com uma enxurrada de outras informações dirigidas aos prescritores. É difícil isolar o efeito da comunicação *per se* no comportamento do paciente e do prescritor, porque muitos outros fatores que mudam simultaneamente também influenciam a prescrição. As evidências disponíveis sugerem que as comunicações regulatórias são frequentemente ineficazes, mas a resposta é tão heterogênea e imprevisível que é impossível generalizar sobre a eficácia da comunicação (Dusetzina et al., 2012; Rosenberg et al., 2020). Uma revisão da literatura sugere várias conclusões: (1) as recomendações para maior monitoramento (p. ex., testes laboratoriais) não levam a grandes mudanças sustentadas; (2) é mais provável que as advertências afetem a prescrição para novos pacientes do que para aqueles que já usam o medicamento; (3) as advertências são mais eficazes quando são específicas e repetidas e quando medicamentos alternativos estão disponíveis; e (4) as advertências podem ter consequências não intencionais (Dusetzina et al., 2012).

Uma consequência não intencional potencialmente grave dos avisos de segurança são as mudanças na prescrição de medicamentos em grupos populacionais diferentes dos visados. Por exemplo, advertências para evitar certos antidepressivos em crianças (aumento do risco de suicídio) e antipsicóticos atípicos em pacientes com demência (aumento do risco de morte) resultaram na diminuição da prescrição desses medicamentos para outros pacientes, com consequências clínicas desconhecidas (Dusetzina et al., 2012).

Avaliação de riscos e estratégias de mitigação

A FDA pode exigir ações específicas pré e pós-comercialização para gerenciar os riscos associados aos medicamentos. A REMS para um medicamento específico pode exigir um ou mais de vários componentes, incluindo guias de medicamentos para pacientes, bulas do paciente, inscrição do paciente em um registro, evidência de que o paciente está seguindo as diretrizes para uso seguro, testes laboratoriais, comunicações aos profissionais de saúde, educação e treinamento para provedores e certificação de provedores e farmácias. Por exemplo, a maioria desses requisitos está presente na REMS em vigor para *isotretinoína* para prevenir a exposição fetal. Atualmente, 60 medicamentos têm requisitos de REMS e, embora o programa seja baseado em raciocínio sólido, há uma avaliação limitada de sua eficácia (Boudes, 2017).

Retirada de um medicamento do mercado

Se outras estratégias não gerenciarem adequadamente o risco do medicamento, a FDA pode exigir a retirada de um medicamento aprovado do mercado. Essa difícil decisão deve equilibrar a magnitude dos riscos do medicamento, o potencial de mitigá-los de forma eficaz, os benefícios do medicamento e a disponibilidade de terapias alternativas (Sharretts et al., 2020).

A retirada de um medicamento do mercado é uma ação drástica, muitas vezes resultante da falha na identificação de um grande risco do medicamento no início do ciclo de vida. A descoberta de efeitos adversos que levam à retirada pode ter efeitos profundos em futuros estudos pré-clínicos e pré-comercialização. Por exemplo, o prolongamento do intervalo QT e *torsades de pointes* levaram à retirada de vários medicamentos (*terfenadina, astemizol, grepafloxacino, cisaprida* e outros; ver Garnett, 2017). Como consequência, a FDA aumentou os requisitos para avaliar a propensão de qualquer novo medicamento para prolongar o intervalo QT. Da mesma forma, a retirada de medicamentos antiobesidade que causavam anormalidades nas válvulas cardíacas (*fenfluramina, dexfenfluramina*) ou aumentavam o risco de infarto do miocárdio e acidente vascular cerebral (*sibutramina*) levou a requisitos cardiovasculares mais rigorosos para novos medicamentos antiobesidade.

Desafios e futuras abordagens

Os esforços de farmacovigilância em todos os países enfrentam desafios semelhantes; consonância e cooperação serão importantes à medida que a ciência evolui. Várias áreas serão importantes impulsionadores de melhorias futuras na segurança de medicamentos.

Melhor acesso aos dados

A capacidade de pesquisadores individuais acessarem prontamente os dados necessários para realizar estudos farmacoepidemiológicos observacionais permanece limitada. O acesso a recursos, como dados do Medicare, é caro e o processo de aprovação é oneroso. O Sistema Sentinela expandiu a capacidade da FDA de realizar grandes estudos observacionais rapidamente. Esses recursos estão disponíveis para outros investigadores, mas apenas por meio de colaborações com *sites* individuais do Sentinela ou por meio do Sentinel Operations Center (Adimadhyam et al., 2020). Um grande conjunto de dados abrangentes para pesquisa farmacoepidemiológica com base em um modelo como o UK Biobank, que fornece acesso fácil e barato aos dados e também protege a privacidade individual, seria um grande avanço. Embora os bancos de dados comerciais baseados em seguros estejam começando a fornecer alguns desses recursos, serão necessários sistemas de base pública que sejam validados e incluam vínculos importantes com registros vitais e dados de registros eletrônicos de saúde.

Novas abordagens para detectar e refinar sinais

Os milhões de relatos de eventos adversos todos os anos, e as informações sobre prescrições de medicamentos vinculadas a resultados clínicos para milhões de pacientes, oferecem grandes oportunidades, mas também novos desafios para melhorar a segurança dos medicamentos. A aplicação de inteligência artificial e processamento de linguagem natural a essas informações é uma grande promessa (Lavertu et al., 2021); no entanto, é importante lembrar que algoritmos e humanos enfrentam o mesmo desafio fundamental: as limitações dos dados observacionais. A ideia de grandes estudos simples de eficácia e segurança pós-comercialização com inscrição remota e resultados determinados por meio de registros vitais ou registros eletrônicos de saúde é atraente, mas há muitos desafios que limitarão os tipos de perguntas que podem ser abordadas.

Estudos pragmáticos são mais adequados para intervenções relativamente seguras que não requerem procedimentos complexos de consentimento ou monitoramento rigoroso dos pacientes ou com desfechos que requerem avaliação clínica detalhada. O projeto mais prático e aberto com pouco controle sobre a exposição à intervenção e coterapias (i.e., cuidados clínicos habituais). Esses recursos de delineamento do teste podem afetar a robustez do estudo. As desvantagens dos projetos de ensaios abertos são bem reconhecidas; a baixa adesão a uma intervenção ou a falta de controle de coterapias desorganizadas podem dificultar a interpretação dos resultados. O ensaio pragmático ADAPTABLE, que comparou a eficácia do ácido acetilsalicílico 81 mg *versus* 325 mg para a prevenção da doença cardíaca aterosclerótica, ilustra alguns dos desafios. No estudo ADAPTABLE, muitos pacientes não continuaram a tomar a dose para a qual foram randomizados; 41,6% dos pacientes randomizados para a dose de 325 mg de ácido acetilsalicílico mudaram para a dose de 81 mg. Essa troca de dose pode ter afetado os resultados. A análise de intenção do tratamento não mostrou diferença significativa entre as duas doses para o desfecho primário de morte e hospitalização por infarto do miocárdio ou acidente vascular cerebral (RR 1,02; IC de 95%, 0,91-1,14). No entanto, em uma análise de sensibilidade realizada usando a dose de ácido acetilsalicílico que o paciente estava realmente tomando, o desfecho primário ocorreu com mais frequência com a dose de 81 mg (RR 1,25; 95% IC, 1,10-1,43) (Schuyler Jones et al., 2021), deixando em aberto a possibilidade de que a baixa adesão possa ter ofuscado um efeito benéfico da dose mais alta.

Incorporando a farmacogenética na detecção e gestão de riscos

A bula de aproximadamente 300 medicamentos aprovados pela FDA já contém informações farmacogenéticas, incluindo algumas advertências na embalagem. A informação genética na bula geralmente está relacionada ao aumento do risco de um evento adverso (p. ex., hipersensibilidade ao *abacavir/HLA-B*5701*) ou metabolismo alterado do fármaco que afeta a resposta ao medicamento (p. ex., *varfarina/CYP2C9, clopidogrel/CYP2C19*) (ver Cap. 7). Definir o significado clínico dos efeitos farmacogenéticos e decidir como eles devem ser incorporados nas comunicações e ações para melhorar a segurança dos medicamentos se tornará cada vez mais importante, principalmente porque não será possível realizar um ECR para cada efeito potencial.

A informação genética também pode ser útil para prever a eficácia e os efeitos adversos prováveis de serem associados a um medicamento quando a variação genética humana de ocorrência natural reproduz o efeito de um medicamento. Uma análise de randomização mendeliana, que classifica a população de acordo com a variação genética, em vez da exposição ao medicamento, está livre de viés relacionado aos múltiplos fatores que influenciam a escolha do medicamento, uma vez que a composição genética é fixada na concepção (Denny et al., 2018). Por exemplo, a variação no gene da 3-hidróxi-3-metilglutaril-CoA-redutase (HMGCR) imita os efeitos da terapia com estatinas, pois algumas pessoas têm menor atividade enzimática determinada geneticamente e, portanto, níveis mais baixos de colesterol de lipoproteína de baixa densidade. Assim, a "randomização" baseada nos diferentes níveis de atividade da HMGCR ocorre devido à variabilidade natural na composição genética; ao estudar as consequências de diferentes níveis geneticamente previstos de atividade da HMGCR em uma população, podemos aprender sobre os possíveis efeitos de um fármaco que altera essa enzima. De fato, as análises de randomização mendeliana previram um risco aumentado de diabetes com a terapia com estatina – algo que levou décadas de uso clínico para ser descoberto (Swerdlow et al., 2015).

Referências

Adimadhyam S, et al. Leveraging the capabilities of the FDA's Sentinel System to improve kidney care. *J Am Soc Nephrol*, **2020**, 31:2506–2516.

Avorn J. Learning about the safety of drugs—a half-century of evolution. *N Engl J Med*, **2011**, 365:2151–2153.

Avorn J, et al. The FDA Amendments Act of 2007: assessing its effects a decade later. *N Engl J Med*, **2018**, 379:1097–1099.

Bobo WV, et al. Antipsychotics and the risk of type 2 diabetes mellitus in children and youth. *JAMA Psychiatry*, **2013**, 70:1067–1075.

Boudes PF. Risk evaluation and mitigation strategies (REMSs): are they improving drug safety? A critical review of REMSs requiring elements to assure safe use (ETASU). *Drugs R D*, **2017**, 17:245–254.

Brown NJ, et al. Black Americans have an increased rate of angiotensin converting enzyme inhibitor-associated angioedema. *Clin Pharmacol Ther*, **1996**, 60:8–13.

Camacho PM, et al. American Association of Clinical Endocrinologists/American College of Endocrinology clinical practice guidelines for the diagnosis and treatment of postmenopausal osteoporosis—2020 update. *Endocr Pract*, **2020**, 26:1–46.

Chlebowski RT, et al. Influence of estrogen plus progestin on breast cancer and mammography in healthy postmenopausal women: the Women's Health Initiative randomized trial. *JAMA*, **2003**, *289*:3243–3253.

Chong WH, et al. Assessing the safety of glucose-lowering drugs: a new focus for the FDA. *N Engl J Med*, **2020**, *383*:1199–1202.

Collins R, et al. The magic of randomization versus the myth of real-world evidence. *N Engl J Med*, **2020**, *382*:674–678.

Connolly HM, et al. Valvular heart disease associated with fenfluramine-phentermine. *N Engl J Med*, **1997**, *337*:581–588.

Curfman GD, et al. Expression of concern: Bombardier et al. "Comparison of upper gastrointestinal toxicity of rofecoxib and naproxen in patients with rheumatoid arthritis," N Engl J Med:2000;343:1520-8. *N Engl J Med*, **2005**, *353*:2813–2814.

Dal Pan GJ. Real-world data, advanced analytics, and the evolution of postmarket drug safety surveillance. *Clin Pharmacol Ther*, **2019**, *106*:28–30.

Denny JC, et al. The influence of big (clinical) data and genomics on precision medicine and drug development. *Clin Pharmacol Ther*, **2018**, *103*:409–418.

Downing NS, et al. Postmarket safety events among novel therapeutics approved by the US Food and Drug Administration between 2001 and 2010. *JAMA*, **2017**, *317*:1854–1863.

Dusetzina SB, et al. Impact of FDA drug risk communications on health care utilization and health behaviors: a systematic review. *Med Care*, **2012**, *50*:466–478.

Echt DS, et al. Mortality and morbidity in patients receiving encainide, flecainide, or placebo. The Cardiac Arrhythmia Suppression Trial. *N Engl J Med*, **1991**, *324*:781–788.

Fleming TR, DeMets DL. Surrogate endpoints in clinical trials: are we being misled? *Ann Intern Med*, **1996**, *125*:605–613.

Food and Drug Administration: FDA Adverse Event Reporting System (FAERS) Public Dashboard. https://www.fda.gov/drugs/questions-and-answers-fdas-adverse-event-reporting-system-faers/fda-adverse-event-reporting-system-faers-public-dashboard. Accessed May 23, 2022.

Friedman MA, et al. The safety of newly approved medicines: do recent market removals mean there is a problem? *JAMA*, **1999**, *281*:1728–1734.

Garnett C. Overview of the ICH E14 Guideline and its implementation within FDA. FDA, **2017**. Available at: https://www.fda.gov/media/104642/download. Accessed May 23, 2022.

Gencer B, et al. Efficacy and safety of lowering LDL cholesterol in older patients: a systematic review and meta-analysis of randomised controlled trials. *Lancet*, **2020**, *396*:1637–1643.

Greene JA, Podolsky SH. Reform, regulation, and pharmaceuticals—the Kefauver-Harris Amendments at 50. *N Engl J Med*, **2012**, *367*:1481–1483.

Griffin MR, et al. High frequency of use of rofecoxib at greater than recommended doses: cause for concern. *Pharmacoepidemiol Drug Saf*, **2004**, *13*:339–343.

Hazell L, Shakir SA. Under-reporting of adverse drug reactions: a systematic review. *Drug Saf*, **2006**, *29*:385–396.

Institute of Medicine. *The Future of Drug Safety: Promoting and Protecting the Health of the Public*. The National Academies Press, Washington, DC, **2007**.

Kesselheim AS, et al. Multimodal analysis of FDA Drug Safety Communications: lessons from zolpidem. *Drug Saf*, **2019**, *42*:1287–1295.

Lavertu A, et al. A new era in pharmacovigilance: toward real-world data and digital monitoring. *Clin Pharmacol Ther*, **2021**, *109*:1197–1202.

Manson JE, et al. Estrogen plus progestin and the risk of coronary heart disease. *N Engl J Med*, **2003**, *349*:523–534.

Marwitz K, et al. An evaluation of postmarketing reports with an outcome of death in the US FDA Adverse Event Reporting System. *Drug Saf*, **2020**, *43*:457–465.

Mello MM, et al. Ethical considerations in studying drug safety—the Institute of Medicine report. *N Engl J Med*, **2012**, *367*:959–964.

Osanlou O, et al. Pharmacogenetics of adverse drug reactions. *Adv Pharmacol*, **2018**, *83*:155–190.

Paine MF. Therapeutic disasters that hastened safety testing of new drugs. *Clin Pharmacol Ther*, **2017**, *101*:430–434.

Pinnow E, et al. Postmarket safety outcomes for new molecular entity (NME) drugs approved by the Food and Drug Administration between 2002 and 2014. *Clin Pharmacol Ther*, **2018**, *104*:390–400.

Psaty BM, Furberg CD. Rosiglitazone and cardiovascular risk. *N Engl J Med*, **2007**, *356*:2522–2524.

Ray WA, Stein CM. Reform of drug regulation—beyond an independent drug-safety board. *N Engl J Med*, **2006**, *354*:194–201.

Rosenberg M, et al. FDA postmarketing safety labeling changes: what have we learned since 2010 about impacts on prescribing rates, drug utilization, and treatment outcomes. *Pharmacoepidemiol Drug Saf*, **2020**, *29*:1022–1029.

Ross JS, Kesselheim AS. FDA policy and cardiovascular medicine. *Circulation*, **2015**, *132*:1136–1145.

Schuyler Jones W, et al. Comparative effectiveness of aspirin dosing in cardiovascular disease. *N Engl J Med*, **2021**, *384*:1981–1990.

Sharretts J, et al. Cancer risk associated with lorcaserin: the FDA's review of the CAMELLIA-TIMI 61 Trial. *N Engl J Med*, **2020**, *383*:1000–1002.

Smalley W, et al. Contraindicated use of cisapride: impact of food and drug administration regulatory action. *JAMA*, **2000**, *284*:3036–3039.

Staffa JA, et al. Cerivastatin and reports of fatal rhabdomyolysis. *N Engl J Med*, **2002**, *346*:539–540.

Swerdlow DI, et al. HMG-coenzyme A reductase inhibition, type 2 diabetes, and bodyweight: evidence from genetic analysis and randomised trials. *Lancet*, **2015**, *385*:351–361.

Topol EJ. Failing the public health—rofecoxib, Merck, and the FDA. *N Engl J Med*, **2004**, *351*:1707–1709.

Vargesson N. Thalidomide-induced teratogenesis: history and mechanisms. *Birth Defects Res C Embryo Today*, **2015**, *105*:140–156.

Zhang AD, et al. Assessment of clinical trials supporting US Food and Drug Administration approval of novel therapeutic agents, 1995–2017. *JAMA Netw Open*, **2020**, *3*:e203284.

Capítulo 9

Princípios de toxicologia clínica

Amberly R. Johnson e Kaitlyn M. Brown

INTRODUÇÃO

DOSE-RESPOSTA
- Curvas dose-resposta convencionais
- Curvas dose-resposta não monotônicas

TOXICOCINÉTICA E ALTERAÇÕES NA ADME
- Absorção na superdosagem de fármacos
- Distribuição na superdosagem de fármacos
- Metabolismo e eliminação de fármacos em superdosagem
- Eliminação de fármacos por transportadores de membrana
- Tipos de toxicidade dos fármacos
- Reações de hipersensibilidade
- Reações idiossincráticas
- Interações medicamentosas

TESTE DE TOXICIDADE DESCRITIVA EM ESTUDOS PRÉ-CLÍNICOS

EPIDEMIOLOGIA DA INTOXICAÇÃO
- Dados demográficos da intoxicação

PREVENÇÃO DE INTOXICAÇÕES
- Prevenção de intoxicações em casa
- Redução dos erros de medicação

MANEJO CLÍNICO DE PACIENTES INTOXICADOS
- Estabilização e avaliação clínica
- Tratamento
- Descontaminação do paciente intoxicado
- Acelerando a eliminação de substâncias tóxicas
- Tratamento com antídotos

FONTES DE INFORMAÇÃO SOBRE TOXICIDADE POR FÁRMACOS E INTOXICAÇÕES

Introdução

A *toxicologia* é o estudo dos efeitos adversos de substâncias em organismos vivos. Qualquer substância é considerada um *veneno* quando a exposição resulta em um efeito fisiológico prejudicial (efeito tóxico). Entre os agentes que podem produzir efeitos tóxicos estão os produtos farmacêuticos, drogas ilícitas, plantas e produtos naturais, além de uma miríade de produtos químicos e poluentes. O Capítulo 76 aborda a *toxicologia ambiental*. Este capítulo enfoca a *toxicologia clínica*, a disciplina da toxicologia que estuda os efeitos indesejados das terapias farmacêuticas em humanos e os efeitos e tratamentos da intoxicação.

Os testes toxicológicos são realizados em estudos pré-clínicos para avaliar a toxicidade de uma substância em animais e em modelos *in vitro* (ver Caps. 1 e 76). Estudos adicionais, incluindo sobre carcinogenicidade, teratogenicidade e efeitos na fertilidade, são realizados simultaneamente com os primeiros estágios de um ensaio clínico. Mais efeitos adversos podem ser descobertos na vigilância pós-comercialização à medida que mais doses são administradas e mais pacientes são expostos ao medicamento.

Dose-resposta

Curvas dose-resposta convencionais

As relações dose-resposta são *graduadas em um indivíduo* e *quantais na população* (ver Figs. 3-7 e 3-9). Em uma dose-resposta graduada, a magnitude da resposta de um indivíduo geralmente aumenta à medida que a dose do fármaco aumenta. Em uma relação de dose quantal, a porcentagem da população que responde aumenta à medida que a dose do fármaco aumenta, mas a resposta é considerada apenas presente ou ausente em um determinado indivíduo. Esse fenômeno dose-resposta quantal é usado para determinar a DL_{50} (dose letal média) dos fármacos, como definido na Figura 9-1A.

Tanto na curva dose-resposta quantal para DL_{50} quanto na curva dose-resposta quantal para DE_{50} (dose efetiva média), a concentração do fármaco na qual 50% da população terão a resposta terapêutica desejada pode ser determinada para o mesmo agente (Fig. 9-1B). Essas duas curvas podem ser usadas para gerar um índice terapêutico (IT) em modelos animais, que quantifica a segurança relativa de um fármaco (Equação 9-1). A DT_{50} é a concentração do fármaco na qual 50% da população terá um efeito tóxico e é usada, em vez da DL_{50}, para calcular o IT em humanos.

Em estudos toxicológicos em animais: $TI = DL_{50}/DE_{50}$ (Equação 9-1A)

Em estudos toxicológicos em humanos: $TI = DT_{50}/DE_{50}$ (Equação 9-1B)

Para agentes em uso terapêutico atualmente, os valores de IT variam amplamente, de 1 a 2 a mais de 100. Fármacos com baixos ITs (p. ex., o glicosídeo cardíaco *digoxina* e agentes quimioterápicos para câncer) devem ser administrados com cautela e monitoramento terapêutico. Fármacos com IT muito alto (p. ex., *penicilina*) são considerados seguros na ausência de respostas alérgicas conhecidas em um determinado paciente. Observe que o uso de doses medianas falha em considerar as inclinações das curvas dose-resposta e pode haver uma sobreposição considerável entre as doses na extremidade superior da curva terapêutica e na extremidade inferior da curva letal ou tóxica (ver Fig. 9-1). Como alternativa, a DE_{99} para o efeito terapêutico pode ser comparada a DL_1 em animais (DT_1 em humanos), para obter uma *margem de segurança*.

$$\text{Margem de segurança} = \frac{DL_1}{DE_{99}}$$ (Equação 9-2)

Curvas dose-resposta não monotônicas

Nem todas as curvas dose-resposta seguem uma forma sigmoide típica. Considere três exemplos. *Curvas dose-resposta em forma de U* podem ser observadas para desreguladores endócrinos e hormônios, além de vitaminas e metais essenciais. (Fig. 9-2A) (Vandenberg et al., 2012). Doses deficientes ou baixas produzem efeitos adversos. À medida que a dose aumenta, a homeostase é alcançada e não há efeitos adversos. Quando a dose ultrapassa a quantidade necessária para manter a homeostase, pode ocorrer toxicidade. Assim, existem efeitos adversos em concentrações abaixo e acima dos níveis que sustentam a homeostase.

Uma *curva dose-resposta do tipo "taco de hóquei"* (Fig. 9-2B) é caracterizada por uma região sem resposta em doses baixas, seguida por uma resposta adversa quando o tóxico excede os mecanismos protetores

ADME: absorção, distribuição, metabolismo e eliminação
AMP: monofosfato de adenosina
C_p: concentração plasmática
CYP: citocromo P450
DL_{50}: dose letal média
DT_{50}: dose tóxica média
EDTA: ácido etilenodiaminotetracético
Fab: fragmento de ligação ao antígeno
Fc: fragmento cristalizável
GABA: ácido γ-aminobutírico
GMP: monofosfato de guanosina
GMPc: monofosfato de guanosina cíclico
GSH: glutationa reduzida
Ig: imunoglobulina, como em IgE, IgG, IgM
IT: índice terapêutico
NAD: dinucleotídeo de adenina-nicotinamida
NADH: desidrogenase do dinucleotídeo de adenina-nicotinamida
Pgp: glicoproteína P (MDR1, ABCB1)

endógenos. Alguns agentes tóxicos, como o formaldeído, também são subprodutos metabólicos para os quais as células têm mecanismos de desintoxicação. O formaldeído é removido pelo metabolismo pela álcool-desidrogenase. Doses muito baixas de formaldeído exógeno não sobrecarregam a álcool-desidrogenase endógena e não são observados efeitos tóxicos. Respostas adversas ao formaldeído são observadas quando o formaldeído exógeno satura a álcool-desidrogenase (ADH5, GSNOR; Pontel et al., 2015).

Uma *curva dose-resposta em forma de U invertido* (Fig. 9-2C) podem ser observadas quando ocorre dessensibilização/desregulação do receptor após exposição a um ligante ou quando ocorre um efeito negativo distinto ou adicional em uma concentração além da qual se produz o efeito positivo primário. Por exemplo, o canabidiol em doses máximas pode produzir efeitos ansiolíticos; no entanto, em doses submáximas ou supramáximas, ele não produz efeito ansiolítico (Zuardi et al., 2017). Altos níveis do hormônio estrogênio podem alcançar efeitos máximos; níveis supramáximos produzem efeitos mais baixos, possivelmente como resultado da regulação negativa do receptor. Vários desreguladores endócrinos parecem ter curvas dose-resposta em forma de U invertido ou multifásicas. Essas curvas são comuns em sistemas complexos nos quais os ligantes provocam respostas múltiplas. Esses fenômenos indicam a necessidade de realizar estudos extensivos de dose-resposta e de curso de tempo ao avaliar os efeitos de substâncias potencialmente tóxicas.

Toxicocinética e alterações na ADME

A exposição a quantidades supraterapêuticas de um fármaco pode levar a alterações na ADME esperada. A farmacocinética de um fármaco em circunstâncias que produzem toxicidade é chamada de *toxicocinética*. Os dados sobre toxicocinética são geralmente limitados a relatos de casos e estudos observacionais. A Tabela 9-1 lista exemplos de alterações comuns de ADME em superdosagem de fármacos.

Absorção na superdosagem de fármacos

Na toxicologia clínica, o tempo até o pico da concentração do fármaco é crucial para determinar o período de observação de pacientes assintomáticos. A Tabela 9-2 lista fatores proeminentes que podem influenciar a absorção de fármacos em casos de superdosagem.

Cinética incomum de absorção

Medicamentos com formas de liberação modificada (ou seja, liberação sustentada, liberação controlada ou liberação prolongada) influenciarão o tempo até a concentração máxima do fármaco e resultarão em sintomas tardios.

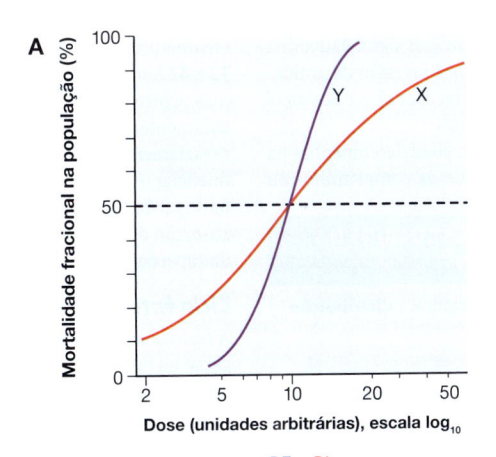

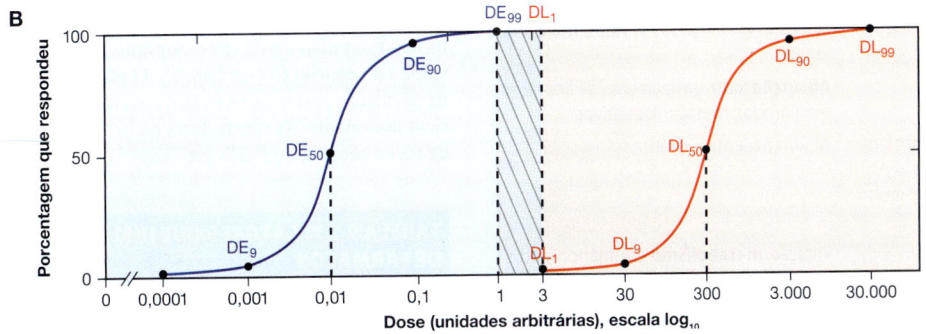

Figura 9-1 *Relações dose-resposta.* **A.** O ponto médio da curva representa a DL_{50}, ou a dose do fármaco que é letal em 50% da população. A DL_{50} de uma substância é determinada experimentalmente, em geral por meio da administração do fármaco a camundongos ou ratos (por via oral ou intraperitoneal). A DL_{50} para os dois compostos é a mesma (cerca de 10 mg/kg); entretanto, a inclinação das curvas dose-resposta é muito diferente. Assim, com uma dose igual à metade da DL_{50} (5 mg/kg), menos de 5% dos animais expostos ao composto Y morreriam, mas cerca de 25% dos animais expostos ao composto X morreriam. **B.** Representação da DE e da DL. A área hachurada entre a DE_{99} (1 mg/kg) e a DL_1 (3 mg/kg) dá uma estimativa da margem de segurança.

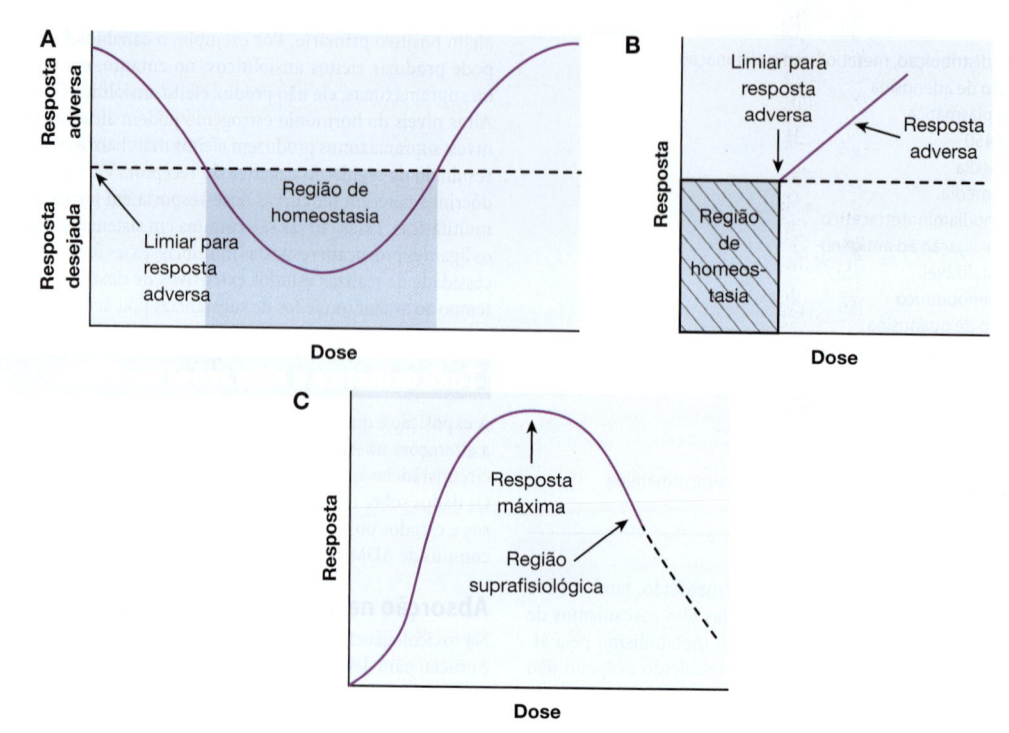

Figura 9-2 *Relações dose-resposta não monotônicas.* **A.** Curva dose-resposta em forma de U, como pode ser observado para alguns hormônios e desreguladores endócrinos e para metais essenciais. **B.** Curva dose-resposta em forma de taco de hóquei para substâncias tóxicas que são removidas por um processo saturável, de modo que os efeitos adversos ocorrem quando a remoção da toxina é saturada e se torna de ordem zero. **C.** Curva dose-resposta em forma de U invertido para ligantes que regulam negativamente seus receptores ou têm múltiplos efeitos, tanto positivos quanto negativos.

O esvaziamento gástrico lento é tipicamente associado a fármacos que têm efeito direto na musculatura lisa do trato GI. Duas classes de fármacos que têm esse efeito são os analgésicos opioides e os anticolinérgicos. Um estudo prospectivo demonstrou atrasos significativos na metade do tempo de esvaziamento gástrico após a ingestão de antidepressivos tricíclicos, combinações de opioides/paracetamol, *paracetamol* e *carbamazepina*, medidos por cintilografia gástrica.

Além do papel que a atividade farmacológica pode desempenhar na absorção lenta, deve-se considerar a quantidade de comprimidos ou cápsulas ingeridas (Adams et al., 2004). A farmacocinética bactriana (corcunda dupla) foi descrita em vários casos após superdosagem de *paracetamol* (Fig. 9-3) (Hendrickson et al., 2010). Esse fenômeno resulta em dois picos de concentrações séricas máximas distintas separadas por 12 a 42 horas. O mecanismo desse padrão de absorção é desconhecido, mas ocorre após exposições a grandes quantidades de *paracetamol* isoladamente (30-100 g) e em combinação com fármacos que retardam o esvaziamento gástrico, sugerindo que qualquer um dos fatores pode influenciar o padrão de absorção. Assim, o tempo de absorção do fármaco na superdosagem nem sempre é direto; conhecer o possível padrão de absorção do fármaco é um aspecto importante no curso do tratamento da superdosagem de medicamentos.

Ciclo êntero-hepático

A recirculação êntero-hepática ocorre quando os fármacos sofrem conjugação no fígado, excreção na bile e reabsorção no intestino delgado. Muitos fármacos são excretados no trato GI como conjugados polares com UDP-ácido glicurônico, glutationa ou sulfato, e não são suficientemente lipofílicos para serem reabsorvidos. O microbioma intestinal desempenha um papel na desconjugação, hidrolisando glicuronídeos e sulfatos, tornando-os mais lipofílicos e, portanto, mais propensos a serem absorvidos pelo epitélio GI (ver Cap. 6). As porções mais lipofílicas reentram na circulação portal, como fariam após a administração oral, e iniciam o ciclo novamente. As etapas dessa recirculação requerem a participação de CYPs hepáticos e UGTs (ver Cap. 5), bem como uma variedade de

TABELA 9-1 ■ EXEMPLOS DE ALTERAÇÕES COMUNS NA ADME EM SUPERDOSAEM DE FÁRMACOS

Ácido acetilsalicílico	**Absorção** lenta e errática; ↑ **distribuição** para o SNC
Ácido valproico (VPA)	**Absorção** lenta (revestimento entérico); saturação da **ligação à proteína** ↑ VPA livre
Bloqueadores de canais de cálcio	**Absorção** lenta (preparações de liberação modificada); **metabólitos** ativos
Buprenorfina	Sintomas prolongados devido à **meia-vida** longa
Bupropiona	**Absorção** lenta (preparações de liberação modificada); **metabólitos** ativos
Drogas ilícitas em embalagens de borracha ou plástico ("mulas", pessoas que levam drogas)	**Absorção** lenta e errática
Inibidores da monoaminoxidase	Inibição/**metabolismo** enzimático lentos
Insulina	**Absorção** lenta e prolongada devido ao depósito subcutâneo
Paracetamol	↑ **Metabolismo** via CYP2E1 e subsequente acúmulo de metabólito hepatotóxico
Sulfonilureias	Hipoglicemia tardia, mecanismo **incerto**

TABELA 9-2 ■ FATORES QUE INFLUENCIAM A ABSORÇÃO DE FÁRMACOS

Preparações de liberação modificada
Esvaziamento gástrico lento/prolongado
Piloroespasmo
Recirculação êntero-hepática
Farmacobezoares

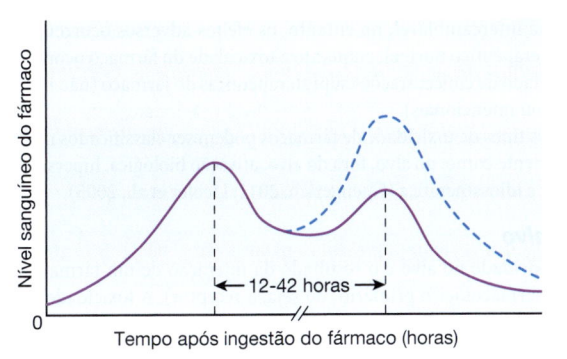

Figura 9-3 *Cinética de "dupla corcunda" bactriana.* A cinética bactriana é observada em alguns casos de superdosagem de fármacos, como os que envolvem *paracetamol*. Após uma dose excessiva de *paracetamol* (30-100 g), o curso do nível do fármaco no sangue pode mostrar dois picos. O segundo pico de concentração de paracetamol pode ocorrer 12 a 42 horas após o primeiro pico e pode ser menor ou maior que (linha tracejada azul) aquele do primeiro pico de concentração. Ver mais detalhes no texto.

transportadores de membrana (p. ex., membros das superfamílias SLC e ABC; ver Figs. 4-2, 4-8 e 4-9). O ciclo êntero-hepático pode causar picos secundários no perfil C_P-tempo de um fármaco. O ciclo repetitivo acaba prolongando a meia-vida de eliminação do xenobiótico ciclado (Ibarra et al., 2021). No caso de superdosagem ou intoxicação por fármacos, pode ser útil interromper essa reciclagem e promover a excreção. A introdução de um agente aglutinante não absorvível adequado, como o carvão ativado, pode interromper a reciclagem ao sequestrar a molécula para excreção nas fezes. Essa é a base para o uso de sequestradores de ácidos biliares (p. ex., *colestiramina*; ver Cap. 37) para reduzir a reabsorção de ácidos biliares e diminuir o teor de colesterol hepático e resinas de politiol no tratamento da intoxicação por dimetilmercúrio, por exemplo.

Além dos muitos fármacos que são conjugados para excreção, várias moléculas biológicas, além dos sais biliares, estão sujeitas à recirculação êntero-hepática, incluindo tiroxina e hormônios esteroides. A bilirrubina, excretada na bile como um glicuronídeo, é hidrolisada pelas bactérias do cólon a urobilinogênio, e uma parte é reabsorvida.

Diversos contribuintes para a absorção alterada de fármacos

Os farmacobezoares se formam quando as preparações farmacêuticas se aglomeram em uma massa no trato GI. Esses conglomerados alteram a absorção causando obstrução gástrica, reduzindo a área de superfície efetiva para absorção ou prolongando a absorção do fármaco (Simpson, 2011). A incidência de formação de farmacobezoar é rara na superdosagem de medicamentos.

O piloroespasmo resulta no fechamento do piloro e impede a passagem do conteúdo gástrico para o intestino delgado. Os fármacos que induzem piloroespasmo podem, teoricamente, retardar sua própria absorção GI. Os salicilatos são comumente citados como uma classe de fármacos que induzem piloroespasmo, um efeito que pode contribuir para a sua absorção errática (Harris, 1973).

Distribuição na superdosagem de fármacos

A ligação às proteínas afeta a toxicidade de um agente. Na superdosagem, a toxicidade dos fármacos fortemente ligados a proteínas pode ser maior, pois a fração do fármaco não ligado é aumentada devido à saturação dos locais de ligação às proteínas. Além disso, alterações no pH fisiológico podem reduzir a ligação às proteínas. Por exemplo, os antidepressivos tricíclicos tornam-se menos ávidos às proteínas quando o pH do plasma se torna mais ácido, resultando em toxicidade medicamentosa mais pronunciada (Levitt et al., 1986).

Fármacos com maiores volumes de distribuição estão associados a uma distribuição mais extensa e sequestro nos tecidos e muitas vezes não podem ser facilmente removidos por hemodiálise, como os fármacos com volumes de distribuição menores.

Metabolismo e eliminação de fármacos em superdosagem

A eliminação por meio de processos metabólicos pode mudar de primeira ordem para zero à medida que a dose aumenta

A eliminação do fármaco depende da biotransformação e excreção. No contexto de superdosagem de medicamentos, a saturação dos processos enzimáticos de biotransformação pode impactar muito na eliminação do fármaco. O etanol é um exemplo familiar de metabolismo saturado. Com a ingestão de pequenas quantidades, o metabolismo do etanol seria de primeira ordem, ou seja, uma fração fixa metabolizada por unidade de tempo. No entanto, conforme usado socialmente, o etanol atinge prontamente níveis sanguíneos que saturam a atividade da álcool-desidrogenase hepática, pois o suprimento do cofator NAD^+ torna-se inadequado devido à taxa limitante na qual o cofator NAD^+ pode ser regenerado a partir da NADH (Alexandrovich et al., 2017). Assim, na prática, o metabolismo do etanol é de ordem zero, ou seja, uma quantidade fixa por unidade de tempo (cerca de 10 g/h em um adulto típico); a adição de mais etanol ao sistema aumenta o nível sanguíneo e os efeitos deletérios do etanol, mas não resulta em maior taxa de eliminação metabólica (ver Cap. 27).

O fármaco antiepiléptico *fenitoína* é um bom exemplo clínico do potencial de toxicidade à medida que os níveis sanguíneos aumentam e a biotransformação enzimática torna-se saturada. A *fenitoína* é metabolizada predominantemente por duas CYP polimórficas, 2C9 e 2C19. Em doses terapêuticas, a eliminação da *fenitoína* é, em grande parte, de primeira ordem, com uma meia-vida de eliminação entre 6 e 24 horas, com média de cerca de 20 horas. No entanto, em concentrações supraterapêuticas, as CYP 2C9 e 2C19 tornam-se saturadas e a eliminação da *fenitoína* torna-se de ordem zero (Chua et al., 2000), e a meia-vida de eliminação pode aumentar para 103 horas (Brandolese et al., 2001) (ver Cap. 20).

O desvio de vias metabólicas saturadas para vias alternativas pode produzir metabólitos tóxicos

A superdosagem de *paracetamol* exemplifica as consequências tóxicas das vias metabólicas saturadas. Em condições normais, o *paracetamol* sofre grande parte da conjugação, formando metabólitos não tóxicos. Uma pequena porção de *paracetamol* sofre metabolismo pela CYP2E1 formando o metabólito tóxico NAPQI (*N*-acetil-*p*-benzoquinonimina), mas os estoques de glutationa são suficientes para apoiar a desintoxicação do NAPQI produzido por doses terapêuticas de *paracetamol*. Após a superdosagem de *paracetamol*, no entanto, a conjugação torna-se saturada, resultando em aumento do metabolismo pela CYP2E1. Os estoques de glutationa ficam esgotados e insuficientes para remover o NAPQI produzido. O NAPQI se acumula e é, em última análise, responsável pelos efeitos hepatotóxicos associados à superdosagem de *paracetamol* (Fig. 9.4).

Metabólitos de fármacos podem ser espécies mais potentes e tóxicas

Os fármacos com metabólitos ativos podem ser tóxicos por meio do metabólito. Por exemplo, o *tramadol* é um inibidor de recaptação de serotonina-norepinefrina (IRSN) que se liga ao SERT (transportador de serotonina) e ao NET (transportador de norepinefrina), e também é um agonista μ-opioide fraco usado como analgésico. O metabólito ativo do *tramadol*, *O*-desmetil-tramadol (M1), resulta da ação da CYP2D6 e é um agonista do receptor μ-opioide mais potente por um fator de aproximadamente 300 (Grond et al., 2004), mas carece de atividade como um IRSN. Assim, o metabolismo altera o perfil de atividade do composto original. A enzima CYP2D6 é altamente polimórfica; assim, a atividade de CYP2D6 na população humana varia de metabolizadores ultrarrápidos a metabolizadores fracos. Consequentemente, a produção de M1 também varia, e metabolizadores mais rápidos podem ter maior exposição às reações adversas do metabólito agonista μ-opioide (Gong et al., 2014). Em outros casos, os metabólitos tóxicos de um fármaco original podem simplesmente ter meias-vidas mais longas, influenciando adversamente a toxicidade.

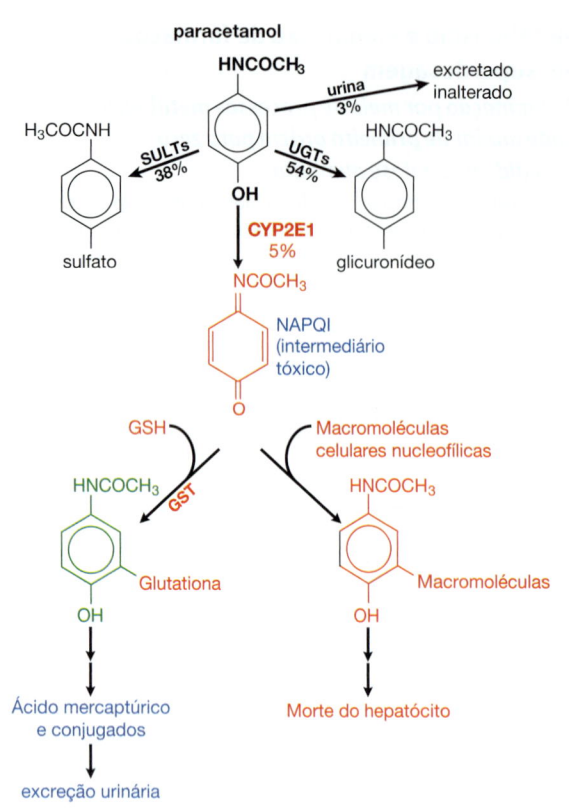

Figura 9-4 *Vias do metabolismo e toxicidade do paracetamol nos hepatócitos.* Com dosagem normal (1-3 g/dia), o *paracetamol* é metabolizado em grande parte por sulfatação e glicuronidação; pequenas quantidades são excretadas inalteradas na urina ou oxidadas a um metabólito reativo e tóxico, NAPQI; o NAPQI é desintoxicado por meio da conversão em um aduto de GSH, que é finalmente excretado na urina. Em uma dose de 4 g/dia, a via de sulfatação torna-se saturada, desviando mais *paracetamol* para a via de glicuronidação e oxidação. À medida que a dose diária aumenta ainda mais (> 4 g), a via de glicuronidação também se torna saturada e frações maiores do fármaco são excretadas inalteradas e oxidadas. Essa produção aumentada de NAPQI esgota a GSH celular; o excesso de NAPQI interage com moléculas celulares nucleofílicas, levando à morte dos hepatócitos. Agentes que atuam desviando mais *paracetamol* para a via oxidativa, como indutores da atividade de CYP2E1 (p. ex., *isoniazida*), aumentarão a formação de NAPQI, a depleção de GSH e os danos e morte dos hepatócitos. Para mais detalhes, ver Mazaleuskaya et al. (2015). GSTs, glutationa-*S*-transferases; SULTs, sulfotransferases; UGTs, uridina difosfato glicuronosiltransferases.

Eliminação de fármacos por transportadores de membrana

Os transportadores de fármacos desempenham papéis tanto na absorção quanto na eliminação de xenobióticos. A interação de substratos e inibidores nas proteínas de transporte pode dar origem a interações medicamentosas que aumentam a AUC (área sob a curva tempo-C_P) e $C_{Pmáx}$ de fármacos na faixa tóxica diminuindo a eliminação; ou diminuindo a AUC e a $C_{Pmáx}$ abaixo de um nível efetivo, reduzindo a absorção GI. Ver Tabela 9-3 para exemplos de fármacos que são substratos ou inibidores de vários transportadores comuns e que podem originar tais efeitos. O Apêndice II dá uma apresentação mais quantificada dessas interações, assim como o Capítulo 4.

Tipos de toxicidade dos fármacos

Os *efeitos adversos* dos fármacos são efeitos indesejáveis do uso terapêutico, mas muitas vezes não requerem a interrupção do tratamento. Outros efeitos indesejados são caracterizados como *efeitos tóxicos*. Os efeitos tóxicos podem ser descritos como efeitos adversos do fármaco ou toxicidade do fármaco. Esses termos são frequentemente usados de forma intercambiável; no entanto, os efeitos adversos ocorrem com o uso terapêutico normal, enquanto a toxicidade do fármaco ocorre como resultado de concentrações supraterapêuticas do fármaco (não intencionais ou intencionais).

Os tipos de toxicidade de fármacos podem ser classificados mecanisticamente como: no alvo, fora do alvo, ativação biológica, hipersensibilidade e idiossincrática (Guengerich, 2011; Liebler et al., 2005).

No alvo

A toxicidade no alvo é o resultado da interação de um fármaco e seu alvo farmacológico primário (ou seja, o receptor). A toxicidade no alvo é tipicamente dependente da dose. Em doses terapêuticas, os barbitúricos ligam-se aos receptores $GABA_A$ e prolongam a abertura dos canais de Cl^- mediados por $GABA_A$ (os principais canais inibitórios no SNC). Os efeitos terapêuticos desejados são redução da ansiedade e sedação. Em doses supraterapêuticas de barbitúricos, o aumento do agonismo nos receptores $GABA_A$ causa maior influxo de Cl^- e inibição da neurotransmissão em neurônios responsivos, levando a sonolência, coma e morte.

A toxicidade no alvo nem sempre é específica para o tecido-alvo do fármaco administrado. Em doses terapêuticas, o *nifedipino*, um bloqueador dos canais de cálcio di-hidropiridínico, é seletivo para os canais de cálcio do tipo L no músculo liso vascular periférico, reduzindo a contração desses músculos e, assim, reduzindo a resistência vascular periférica e a pressão arterial. Em doses supraterapêuticas, no entanto, o *nifedipino* bloqueia os canais de cálcio do tipo L tanto no tecido-alvo (vasculatura periférica) quanto no miocárdio, resultando em hipotensão potencialmente fatal.

Fora do alvo

A toxicidade fora do alvo resulta da interação de um fármaco com alvos diferentes dos alvos farmacológicos pretendidos. A toxicidade fora do alvo é descoberta em testes pré-clínicos, nos estágios iniciais de ensaios clínicos e na vigilância pós-comercialização. A *terfenadina* é um bom exemplo. A *terfenadina* é um profármaco que é metabolizado pela CYP3A4 na forma ativa, *fexofenadina*, um antagonista H_1 seletivo. Em 1997, a terfenadina foi retirada do mercado dos Estados Unidos devido a relatos de arritmias potencialmente fatais com seu uso. Em doses terapêuticas, o alvo farmacológico primário da *terfenadina* é o receptor H_1 por meio do metabólito fexofenadina. Em doses supraterapêuticas ou na presença de inibidores da CYP3A4, a toxicidade do fármaco original torna-se aparente: bloqueio dos canais de K^+ (K_v11.1; a subunidade α do canal é codificada pelo *hERG* [gene relacionado com o éter-a-go-go]) no miocárdio, levando ao prolongamento do intervalo QTc e ao desenvolvimento de *torsades de pointes* (DuBuske, 1999). Enquanto os efeitos tóxicos são descobertos em ensaios clínicos, a vigilância pós-comercialização, envolvendo um número muito maior de pacientes e de doses administradas, encontra os efeitos adversos mais raros. Várias retiradas de medicamentos nos Estados Unidos de 1969 a meados de 2003 foram em resposta a efeitos fora do alvo e interações medicamentosas (Wysowski e Swartz, 2005).

Ativação biológica

Um fármaco pode ser biologicamente ativado a um metabólito tóxico que é capaz de causar toxicidade específica de órgão ou tecido. O metabolismo do *paracetamol* em NAPQI é um exemplo de ativação biológica. A NAPQI interage com macromoléculas celulares nucleofílicas no fígado levando à morte celular (ver Fig. 9-4). A maioria dos carcinógenos genotóxicos, incluindo muitos agentes quimioterápicos do câncer, são compostos biologicamente ativados em intermediários que danificam diretamente o DNA (ver Caps. 6, 7 e 71).

Reações de hipersensibilidade

Uma reação de hipersensibilidade, ou *alergia*, é mediada pelo sistema imunológico e resulta da sensibilização prévia a uma substância química específica ou estruturalmente semelhante. (Ver Cap. 38 para uma discussão sobre a base imunológica das reações de hipersensibilidade.) As reações de hipersensibilidade são divididas em quatro grupos gerais com base no mecanismo da reação imunológica envolvida.

TABELA 9-3 ■ SUBSTRATOS SELECIONADOS E INIBIDORES DE TRANSPORTADORES				
TRANSPORTADOR	SUBSTRATO		INIBIDOR	
Pgp	Dabigatrana Digoxina Fexofenadina Loperamida		Amiodarona Carvedilol Claritromicina Itraconazol	Propafenona Quinidina Verapamil
OAT1B1 e OAT1B3	Atorvastatina Danoprevir[a] Docetaxel Fexofenadina Glibenclamida Nateglinida	Paclitaxel Pitavastatina Pravastatina Repaglinida Rosuvastatina Sinvastatina	Atazanavir, ritonavir Claritromicina Ciclosporina Eritromicina Genfibrozila	Lopinavir, ritonavir Rifampicina Simeprevir[a]
OAT1 e OAT3	Adefovir Cefaclor Ceftizoxima[a] Famotidina Furosemida	Ganciclovir Metotrexato Oseltamivir Penicilina G	Ácido p-amino-hipúrico Probenecida Teriflunomida	

[a]Descontinuado nos Estados Unidos.
Fonte: Dados de Hachad et al., 2010.

Tipo I: reações anafiláticas

A anafilaxia é mediada pelos anticorpos IgE. A fração Fc da IgE pode ligar-se aos receptores existentes nos mastócitos e nos basófilos. Se a fração Fab do anticorpo IgE ligar-se em seguida ao antígeno, vários mediadores (p. ex., histamina, leucotrienos e prostaglandinas) serão liberados e causarão vasodilatação, edema e resposta inflamatória. Os alvos principais desse tipo de reação são o trato GI (alergias alimentares), a pele (urticária e dermatite atópica), as vias respiratórias (rinite e asma) e os vasos sanguíneos (choque anafilático). Tais respostas tendem a ocorrer rapidamente depois da exposição a um antígeno ao qual o indivíduo já estava sensibilizado e são conhecidas como *reações de hipersensibilidade imediata*.

Muitos compostos químicos, incluindo um grande número de agentes terapêuticos, estimulam diretamente a liberação de histamina dos mastócitos, sem sensibilização prévia (McNeil, 2021a). Respostas desse tipo são mais prováveis de ocorrer após injeções intravenosas de certas categorias de substâncias, particularmente bases orgânicas. Esses secretagogos parecem provocar a liberação de histamina, interagindo diretamente com o MRGPRX2, um receptor acoplado à proteína G específica de mastócitos, independentemente da via IgE. O fenômeno é de interesse clínico e pode ser responsável por reações anafilactoides inesperadas e respostas adversas a medicamentos (McNeil, 2021b).

Tipo II: reações citolíticas

As alergias do tipo II são mediadas pelos anticorpos IgG e IgM, sendo geralmente atribuídas à sua capacidade de ativar o sistema complemento. Os tecidos-alvo principais das reações citolíticas são as células do sistema circulatório. Exemplos de resposta alérgicas do tipo II são a anemia hemolítica induzida pela *penicilina*, a púrpura trombocitopênica induzida pela *quinidina* e a granulocitopenia causada pelas sulfonamidas. Esse tipo de reação geralmente desaparece dentro de vários meses após a remoção do agente agressor.

Tipo III: reações de Arthus

As reações alérgicas do tipo III são mediadas predominantemente pela IgG; o mecanismo envolve a formação de complexos antígeno-anticorpo que, em seguida, fixam complemento. Os complexos são depositados no endotélio vascular, onde se desenvolve uma resposta inflamatória destrutiva conhecida como *doença do soro*. Os sinais e sintomas clínicos da doença do soro incluem erupções cutâneas urticariformes, artralgia ou artrite, linfadenopatia e febre. Vários fármacos, incluindo os antibióticos mais usados, podem causar reações tipo doença do soro. Em geral, essas reações estendem-se por 6 a 12 dias e regridem em seguida, após a eliminação do fármaco desencadeante.

Tipo IV: reações de hipersensibilidade tardia

Essas reações são mediadas pelos linfócitos T e macrófagos sensibilizados. Quando as células sensibilizadas entram em contato com um antígeno, geram uma reação inflamatória pela produção de linfocinas e pelo afluxo subsequente dos neutrófilos e macrófagos. Um exemplo de tipo IV ou reação de hipersensibilidade tardia é a dermatite de contato alérgica causada pela hera venenosa.

Reações idiossincráticas

Uma *reação idiossincrática* é uma reação anormal a um fármaco, que é exclusiva de um indivíduo. Essas reações são raras e muitas vezes difíceis de identificar em estudos pré-clínicos. As reações idiossincráticas são o tipo de toxicidade menos bem compreendida, mas geralmente envolvem uma reação imunotoxicológica em um paciente com predisposição farmacogenética. Reações adversas cutâneas graves, como a síndrome de Stevens-Johnson e necrólise epidérmica tóxica, além de lesões hepáticas induzidas por fármacos que não o *paracetamol* são as reações idiossincráticas mais comumente relatadas (Usui et al., 2017).

Interações medicamentosas

Gerenciar um estado de doença ou vários estados patológicos pode exigir o uso de mais de um medicamento. Alguns pacientes também podem optar por tomar medicamentos adicionais de venda livre, como vitaminas, suplementos fitoterápicos e nutracêuticos. O uso de vários medicamentos simultaneamente pode levar a interações medicamentosas. Dois mecanismos comuns de interações medicamentosas incluem interações farmacocinéticas e interações farmacodinâmicas. As interações medicamentosas podem resultar em falha na terapia farmacológica ou efeitos tóxicos não intencionais em doses terapêuticas. A Figura 9-5 resume os mecanismos e tipos de interações medicamentosas.

Interações farmacocinéticas

As interações medicamentosas farmacocinéticas ocorrem quando os componentes de ADME de um produto químico são alterados por outro e resultam em efeitos farmacológicos aumentados ou reduzidos.

Absorção As interações de absorção ocorrem quando a presença de um fármaco altera a absorção de outro fármaco, geralmente a partir do lúmen intestinal. Essas alterações podem ocorrer por alteração do pH GI ou por adsorção. A *ranitidina*, um antagonista do receptor H_2, eleva o pH GI e pode aumentar a absorção de fármacos básicos como o *triazolam* (O'Connor-Semmes et al., 2001). Por outro lado, a coadministração de *levotiroxina* e antiácidos contendo cálcio resulta em diminuição da

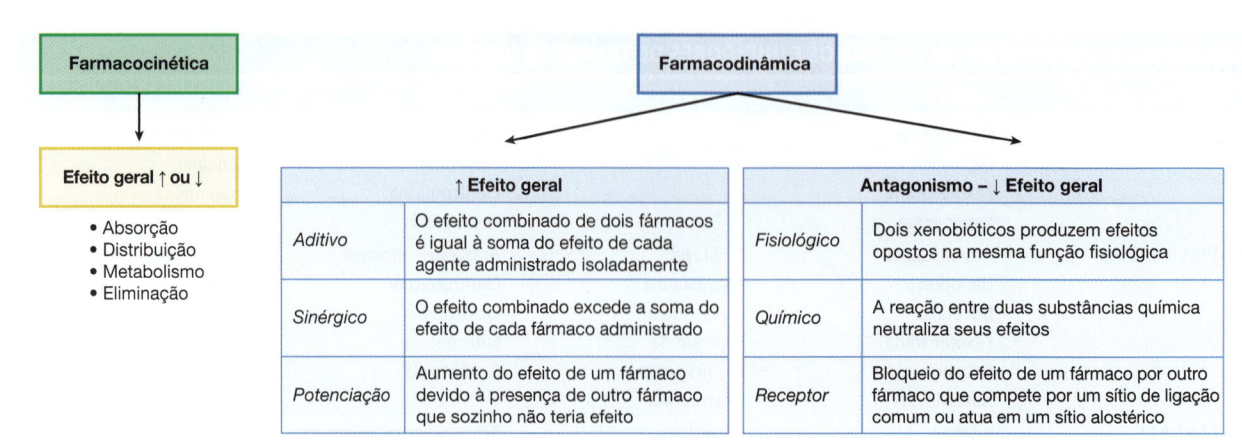

	↑ Efeito geral		Antagonismo – ↓ Efeito geral
Aditivo	O efeito combinado de dois fármacos é igual à soma do efeito de cada agente administrado isoladamente	Fisiológico	Dois xenobióticos produzem efeitos opostos na mesma função fisiológica
Sinérgico	O efeito combinado excede a soma do efeito de cada fármaco administrado	Químico	A reação entre duas substâncias química neutraliza seus efeitos
Potenciação	Aumento do efeito de um fármaco devido à presença de outro fármaco que sozinho não teria efeito	Receptor	Bloqueio do efeito de um fármaco por outro fármaco que compete por um sítio de ligação comum ou atua em um sítio alostérico

Farmacocinética — Efeito geral ↑ ou ↓
- Absorção
- Distribuição
- Metabolismo
- Eliminação

Figura 9-5 *Mecanismos e classificação das interações entre fármacos.* Os fármacos podem interagir por um único mecanismo ou por múltiplos mecanismos.

absorção de *levotiroxina* devido à adsorção de *levotiroxina* ao cálcio (Zamfirescu et al., 2011).

Envolvimento de transportadores As interações nos transportadores podem alterar a absorção, distribuição e eliminação do fármaco. Transportadores comuns implicados em interações medicamentosas clinicamente relevantes incluem Pgp, OATs (transportadores de ânions orgânicos) e BCRP (proteína de resistência ao câncer de mama) (Torino et al., 2019). A inibição da Pgp intestinal, um transportador de efluxo, resulta em aumento da absorção e da biodisponibilidade. Um estudo com voluntários saudáveis demonstrou um aumento de 91% na concentração máxima e um aumento de 71% na AUC da *dabigatrana* (substrato da Pgp) quando coadministrada com *verapamil* (inibidor da Pgp). A Tabela 9-3 lista substratos comuns, inibidores e indutores de transportadores recomendados pela Food and Drug Administration (FDA) dos Estados Unidos para uso em estudos clínicos de interação medicamentosa. O Quadro 9-1 ilustra como a inibição de transportadores em vários tecidos pode influenciar a toxicidade do fármaco. O Capítulo 4 apresenta detalhes de algumas interações medicamentosas mediadas por proteínas de transporte; a Figura 4-3 resume os principais mecanismos pelos quais os transportadores medeiam as respostas adversas. O Apêndice II é um compêndio de interações medicamentosas proeminentes, algumas delas derivam de interações em transportadores de membrana.

Interações nos locais de ligação a proteínas Muitos fármacos, como ácido acetilsalicílico, barbitúricos, *fenitoína*, sulfonamidas, *VPA* e *varfarina*, são altamente ligados às proteínas plasmáticas. A coadministração desses fármacos pode resultar em competição por sítios de ligação e deslocamento de um fármaco por outro, alterando, por um tempo, as concentrações livres dos fármacos. Os fármacos que são fortemente ligados às proteínas plasmáticas podem ter sua toxicidade aumentada nas superdosagens se os locais de ligação proteicos se tornam saturados, em estados fisiológicos que causam hipoalbuminemia ou quando os fármacos ligados às proteínas plasmáticas são substituídos por outros fármacos (Guthrie et al., 1995).

Interações por meio do metabolismo de fármacos Um fármaco pode frequentemente influenciar o metabolismo de um ou vários outros fármacos, especialmente quando as CYP hepáticas estão envolvidas (ver Cap. 5). O *paracetamol* tem interações complicadas com o etanol. Durante uma superdosagem, as vias metabólicas normais tornam-se saturadas e uma porção maior de *paracetamol* é metabolizada pela CYP2E1, formando o metabólito tóxico NAPQI (ver Fig. 9-4). O etanol é um substrato e um indutor potente da CYP2E1. A coingestão aguda de etanol pode ser protetora contra a hepatotoxicidade induzida pelo *paracetamol*, uma vez que o etanol é preferencialmente metabolizado pela CYP2E1 em comparação com o *paracetamol* (Waring et al., 2008). No entanto, a ingestão crônica de álcool pode aumentar a hepatotoxicidade devido à indução de CYP2E1 e depleção de glutationa (Thummel et al., 2000; Zhao et al., 2002).

Interações que afetam a eliminação Ao usar *lítio* para tratar mania, transtorno bipolar e depressão resistente ao tratamento, a manutenção de um nível sanguíneo terapêutico de Li$^+$ (0,5-1,0 mEq/L) é crucial (ver Cap. 19). A depuração do *lítio* depende da eliminação renal. Classes de fármacos comuns envolvidos na redução da depuração renal do *lítio* incluem inibidores da enzima conversora de angiotensina, bloqueadores dos receptores da angiotensina, anti-inflamatórios não esteróides (AINEs), tiazidas e diuréticos de alça. Por exemplo, os AINE inibem a síntese de prostaglandinas, levando à diminuição do fluxo sanguíneo renal e da depuração. Em estudos prospectivos, a redução média na depuração do *lítio* foi de 12 a 66% em participantes que tomaram *ibuprofeno*, 400 mg, 4 vezes ao dia (Finley, 2016); uma queda de 66% na depuração provavelmente causaria um aumento na C_P além da faixa terapêutica, possivelmente resultando em toxicidade.

Interações farmacodinâmicas

As interações medicamentosas farmacodinâmicas ocorrem devido à atividade no mesmo receptor ou via efeito fisiológico. Essas interações medicamentosas que produzem um aumento no efeito são classificadas como *agonísticas*, que são posteriormente diferenciadas como *aditivas*, *sinérgicas* ou *potencializadoras*. As interações medicamentosas que produzem uma diminuição no efeito são classificadas como *antagonísticas*, que podem ser ainda descritas por *antagonismo fisiológico*, *químico* ou *de receptores*. Os termos para descrever as interações farmacodinâmicas na pesquisa científica não são padronizados, o que leva a variações em seu uso (Roell et al., 2017). As classificações geralmente são determinadas em estudos pré-clínicos nos quais as magnitudes das interações farmacodinâmicas entre fármacos não são claramente descritas.

Interações farmacodinâmicas aditivas são desejáveis em alguns casos, como no tratamento da hipertensão com combinações de fármacos que bloqueiam os receptores β_1, inibem os efeitos da angiotensina e promovem a diurese. Por outro lado, algumas combinações de fármacos

---

QUADRO 9-1 ■ LOPERAMIDA, PGP E INTERAÇÕES MEDICAMENTOSAS

A *loperamida* é um agonista do receptor μ-opioide que atua no plexo mioentérico para reduzir o tônus da musculatura lisa e a motilidade no trato GI, agindo, assim, como um antidiarreico. O efluxo via Pgp reduz a absorção intestinal da *loperamida* e a exclui do SNC. Assim, a *loperamida* é considerada um antidiarreico seguro. No entanto, quando tomado em combinação com um inibidor ou um substrato da Pgp, a biodisponibilidade da *loperamida* é aumentada e o fármaco pode penetrar na barreira hematencefálica (Kim et al., 2014; ver Cap. 17 para obter detalhes sobre as funções da barreira hematencefálica). Clinicamente, essa interação medicamentosa manifesta-se com sintomas de agonismo opioide central. Existem relatos de pacientes que coadministram inibidores de Pgp com altas doses de *loperamida* para prevenir sintomas associados à abstinência de opioides (Daniulaityte et al., 2013). Essa interação medicamentosa resultou em toxicidade cardiovascular com risco de vida (Eggleston et al., 2016).

produzem interações farmacodinâmicas funcionalmente adversas. Por exemplo, os vasodilatadores de nitrato produzem vasodilatação via elevação, dependente de óxido nítrico, de GMPc no músculo liso vascular. *Sildenafila, tadalafila* e *vardenafila*, usados para disfunção erétil, inibem a fosfodiesterase tipo 5 (PDE5) que hidrolisa GMPc em 5'GMP na vasculatura. Desse modo, a administração simultânea de um doador de óxido nítrico (p. ex., *nitroglicerina*) com um inibidor de PDE5 pode causar vasodilatação potencialmente catastrófica e hipotensão grave.

Teste de toxicidade descritiva em estudos pré-clínicos

Todos os testes toxicológicos descritivos realizados em animais têm como base dois princípios básicos ou pressupostos.

Primeiro, os efeitos das substâncias químicas produzidos em animais de laboratório, quando são adequadamente qualificados, aplicam-se à toxicidade humana. Quando calculados com base na dose por unidade de superfície corporal, os efeitos tóxicos observados nos seres humanos geralmente são encontrados na mesma faixa de concentrações dos animais de laboratório. Tendo como base a massa corporal, os seres humanos geralmente são mais suscetíveis do que os animais de laboratório.

Segundo, a exposição dos animais de laboratório às substâncias tóxicas em doses altas é um método necessário e válido para descobrir possíveis riscos aos seres humanos que se expõem a doses muito menores. Esse princípio baseia-se no conceito de dose-resposta quantal. Por motivos práticos, o número de animais utilizados nas experiências com materiais tóxicos geralmente é pequeno em comparação ao tamanho da população humana potencialmente sob risco. Por exemplo, a incidência de 0,01% para um efeito tóxico grave (p. ex., câncer) representa 25 mil indivíduos em uma população de 250 milhões. Essa incidência é inaceitavelmente alta. Contudo, para detectar de forma experimental uma incidência de 0,01%, provavelmente seriam necessários no mínimo 30 mil animais. Em vez disso, para estimar o risco de doses baixas, devem ser administradas doses elevadas a grupos relativamente pequenos. Evidentemente, a validade da extrapolação necessária é uma questão crucial. Essas questões são consideradas nos Capítulos 1 e 8.

Epidemiologia da intoxicação

Múltiplas fontes de dados são necessárias para entender o escopo da intoxicação farmacêutica. Atestados de óbito e dados de alta hospitalar são duas fontes comuns de dados sobre intoxicação por medicamentos, mas tendem a ser tendenciosos em relação a superdosagens mais graves que resultam em hospitalização ou morte. Cinquenta e cinco centros regionais de controle de intoxicação (PCC, Poison Control Center) nos Estados Unidos servem como repositórios de dados sobre superdosagem. A notificação aos PCC é voluntária e tende a favorecer intoxicações menos graves. No entanto, os PCC registram mais de 2 milhões de casos humanos anualmente (Gummin et al., 2020).

Dados demográficos da intoxicação

O Relatório Anual do National Poison Data System de 2019 descreve uma taxa de exposição a substâncias tóxicas relatada aos PCC de 643/100.000 habitantes (Gummin et al., 2020). As crianças representam a maioria das exposições relatadas aos PCC, com as maiores taxas de exposição em crianças com menos de 6 anos de idade. Os adultos experimentam as maiores taxas de exposição entre as idades de 20 e 39 anos. Também existem cenários comuns de intoxicação (Tab. 9-4). Exposições não intencionais predominam em crianças devido à natureza exploratória do desenvolvimento. Exposições intencionais, incluindo autoenvenenamento, têm aumentado em adolescentes nos últimos anos (Froberg et al., 2019). A exposição de adultos deve-se principalmente a exposições intencionais ou reações adversas. A Tabela 9-5 mostra as substâncias mais comuns envolvidas na exposição humana por faixa etária.

A intoxicação por medicamentos, não intencional e intencional, foi a principal causa de morte relacionada a lesões nos Estados Unidos em 2019 (70.630 [28,7%]), ocorrendo a uma taxa de 21,6 por 100 mil habitantes em 2019 (Hedegaard et al., 2020). A epidemia de opioides nos Estados Unidos contribuiu substancialmente para o número de mortes relacionadas a medicamentos, com os opioides envolvidos na maioria das mortes por superdosagem em 2019 (49.860 [70,6%]). Apenas 0,12% dos casos notificados aos PCC resultou em fatalidade em 2019. As substâncias mais comuns associadas às fatalidades relatadas aos PCC estão listadas na Tabela 9-6.

Prevenção de intoxicações

Prevenção de intoxicações em casa

As exposições à intoxicação ocorrem em vários cenários e, na maioria das vezes, em casa. As estratégias de prevenção primária e prevenção secundária desempenham um papel na redução do número de exposições a intoxicações e seus danos associados (Tab. 9-7). A incidência de intoxicação em crianças diminuiu drasticamente nas últimas quatro décadas, em grande parte devido à melhoria da segurança das embalagens de medicamentos e produtos químicos domésticos e ao aumento da conscientização pública sobre potenciais produtos tóxicos.

TABELA 9-4 ■ POSSÍVEIS CENÁRIOS PARA A OCORRÊNCIA DE INTOXICAÇÃO

NÃO INTENCIONAL	INTENCIONAL
Exposição exploratória por crianças	Autoagressão
Exposição ambiental	Abuso recreacional
Exposição ocupacional	Uso indevido
Erros terapêuticos	Administração proposital para prejudicar outra pessoa
Erros iatrogênicos	

TABELA 9-5 ■ SUBSTÂNCIAS MAIS FREQUENTEMENTE ENVOLVIDAS EM INTOXICAÇÕES EM HUMANOS

PEDIÁTRICO ≤ 5 ANOS	ADULTO ≥ 20 ANOS
Cosméticos/produtos de cuidados pessoais	Analgésicos
Substâncias de limpeza doméstica	Sedativos/hipnóticos/antipsicóticos
Analgésicos	Antidepressivos
Corpos estranhos/brinquedos/outros	Fármacos cardiovasculares
Suplementos alimentares/ervas/homeopáticos	Substâncias de limpeza doméstica
Anti-histamínicos	Álcoois
Preparações tópicas	Anticonvulsivantes
Vitaminas	Anti-histamínicos
Pesticidas	Pesticidas
Plantas	Hormônios e antagonistas hormonais

Fonte: Dados de Gummin et al., 2020.

TABELA 9-6 ■ SUBSTÂNCIAS ASSOCIADAS AO MAIOR NÚMERO DE FATALIDADES HUMANAS NOTIFICADAS AO CDC NOS ESTADOS UNIDOS

Sedativos/hipnóticos/antipsicóticos	Bloqueadores dos canais de Ca^{2+}
Opioides (ilícitos e farmacêuticos)	Antagonistas β-adrenérgicos
Álcoois	Antidepressivos
Drogas "de rua" e estimulantes	Agentes hipoglicemiantes
Paracetamol (sozinho e em associações)	Anti-histamínicos sedativos

Fonte: Dados de Gummin et al., 2020.

TABELA 9-7 ■ OBJETIVOS E ESTRATÉGIAS DE PREVENÇÃO DE INTOXICAÇÃO

Meta de prevenção primária	Reduzir a ocorrência de exposições a intoxicação
Exemplos de prevenção primária	Alterar a formulação do produto • Retirar o etanol dos antissépticos bucais Reduzir a quantidade de tóxicos em produtos de consumo • Limitar o número de comprimidos em um único frasco de ácido acetilsalicílico infantil Diminuir a fabricação/comercialização de tóxicos • Retirada de medicamentos como a fenformina do mercado farmacêutico dos Estados Unidos Prevenir o acesso aos tóxicos • Usar embalagens "à prova de crianças" • Manter os medicamentos fora de alcance ou em armários trancados
Meta de prevenção secundária	Reduzir o efeito de uma intoxicação
Exemplos de prevenção secundária	Aumentar a conscientização sobre os serviços de controle de intoxicação • Divulgar o contato dos Centros de Informação e Assistência Toxicológica

Redução dos erros de medicação

Durante a década passada, foi dada atenção considerável à redução dos erros de medicação e aos eventos adversos de fármacos. Um erro de medicação é "qualquer evento evitável que pode causar ou levar ao uso inapropriado de medicamentos ou prejudicar o paciente enquanto a medicação está sob controle do profissional de saúde, paciente ou consumidor" (Billstein-Leber et al., 2018). Estima-se que os erros de medicação sejam 50 a 100 vezes mais comuns do que os eventos adversos a fármacos (Bates et al., 1995). Na prática clínica, reduzir os erros de medicação envolve uma avaliação cuidadosa dos sistemas envolvidos na prescrição, transcrição, dispensação, administração e monitoramento. Os processos de bom uso de medicamentos se concentram em uma abordagem sistêmica e envolvem o treinamento adequado dos envolvidos e o uso de pontos de verificação obrigatórios e redundantes. Várias estratégias práticas podem auxiliar a reduzir os erros de medicação dentro das instalações de cuidados com a saúde (Tab. 9-8). Essas questões, especialmente questões de vigilância pós-comercialização, são abordadas extensivamente no Capítulo 8.

Manejo clínico de pacientes intoxicados

Embora a maioria dos casos relatados aos PCC dos Estados Unidos seja gerenciada em casa, uma parcela significativa dos pacientes exigirá tratamento médico em uma unidade de saúde. O manejo clínico de um paciente intoxicado apresenta uma série de desafios. Os PCC regionais estão disponíveis 24 horas por dia, 7 dias por semana, para fornecer consultoria especializada em pacientes intoxicados e podem ser contatados nos Estados Unidos ligando para a linha direta nacional de ajuda contra intoxicações: 1-800-222-1222.*

A Figura 9-6 ilustra uma abordagem passo a passo para lidar com pacientes intoxicados em um departamento de emergência.

Estabilização e avaliação clínica

ABC

A maior prioridade no tratamento de um paciente intoxicado é garantir que suas funções fisiológicas vitais sejam mantidas. O Quadro 9-2 descreve o mnemônico "ABC" do atendimento de emergência, conforme se aplica ao tratamento de um paciente intoxicado. Em pacientes gravemente intoxicados, pode ser necessária entubação endotraqueal, ventilação mecânica e suporte circulatório farmacológico ou extracorpóreo para apoiar as funções fisiológicas vitais.

Toxíndromes

Os grupos de sinais e sintomas físicos associados a síndromes específicas de intoxicação são denominados *toxíndromes* (Tab. 9-9) (Erickson et al., 2007). Frequentemente, sintomas e sinais físicos podem ser as únicas pistas para um diagnóstico de intoxicação. O diagnóstico de uma toxíndrome específica pode ajudar a orientar opções terapêuticas específicas. É importante reconhecer que os pacientes podem não demonstrar toda a constelação de sintomas em uma toxíndrome. Para complicar ainda mais o diagnóstico, os pacientes com exposição a múltiplas substâncias podem apresentar características de múltiplas toxíndromes.

Análises laboratoriais toxicológicas

A maioria dos laboratórios hospitalares pode testar rapidamente substâncias comuns no soro ou na urina usando ensaios qualitativos ou quantitativos. Testes laboratoriais de toxicologia sérica são comumente solicitados para *paracetamol* e *ácido acetilsalicílico* devido à sua ampla disponibilidade, tempos de resposta rápidos e utilidade na orientação do tratamento. Muitos outros fármacos podem ser detectados usando testes sorológicos, mas os resultados podem não estar disponíveis até que o paciente receba alta, pois os testes geralmente são realizados por laboratórios regionais ou nacionais. Os testes de toxicologia na urina usam imunoensaios projetados para detectar rapidamente substâncias comuns de abuso, como anfetaminas, barbitúricos, benzodiazepínicos, *Cannabis*, cocaína e opiáceos. Os testes de toxicologia de urina são onipresentes em hospitais e têm tempos de resposta de cerca de 1 hora. No entanto, os resultados podem oferecer pouca utilidade clínica para o manejo e devem ser interpretados com cautela no contexto do paciente. A reatividade cruzada positiva do imunoensaio (ou seja, falso-positivos) e as longas janelas de detecção de substâncias podem deturpar a toxicidade aguda do paciente. Análises laboratoriais adicionais devem ser adaptadas para as circunstâncias individuais de intoxicação. Por exemplo, um eletrocardiograma é útil para detectar o alargamento do intervalo QRS (bloqueio do canal de Na^+) e o prolongamento do intervalo QTc (bloqueio do canal de K^+) associados a classes específicas de medicamentos (Tab. 9-10).

Tratamento

Ao longo do processo de estabilização e avaliação clínica, as opções de tratamento estão sendo consideradas simultaneamente. As terapias de suporte são particularmente importantes no manejo de um paciente intoxicado, especialmente se a(s) substância(s) causadora(s) não for(em) conhecida(s). Exemplos comuns de terapias de suporte incluem fluidos intravenosos para restaurar o volume e manter a pressão arterial, antieméticos para vômitos e benzodiazepínicos para agitação ou convulsões. Terapias mais específicas podem ser consideradas com base na suspeita de exposição; essas opções incluem descontaminação, eliminação aumentada e terapia com antídotos.

Descontaminação do paciente intoxicado

As exposições a envenenamento/intoxicação ocorrem por várias vias (Tab. 9-11). Os esforços de descontaminação são usados para prevenir ou reduzir a absorção contínua de uma substância no corpo. Para exposições dérmicas e oculares, os olhos e a pele devem ser lavados abundantemente. Pacientes com exposições inalatórias devem ser levados para o ar fresco. A neutralização de uma substância ácida ou básica não é uma forma recomendada de descontaminação.

As terapias mais comuns para descontaminação GI após uma ingestão são carvão ativado e irrigação intestinal total (IIT). *Outras técnicas de descontaminação GI, como esvaziamento gástrico e catarse, raramente são recomendadas na prática clínica atual* (Benson, 2013; Höjer, 2013). As condições mínimas para considerar a descontaminação GI incluem as seguintes:

---
*N. de T. No Brasil, o número do Centro de Informações Toxicológicas (CIT) é 0800 721 3000.

TABELA 9-8 ■ RECOMENDAÇÕES DE MELHORES PRÁTICAS PARA REDUZIR ERROS DE MEDICAÇÃO NOS SISTEMAS DE GESTÃO FARMACÊUTICA[a]

ETAPAS	RECOMENDAÇÕES
Planejamento	• Desenvolver sistema para relatar e revisar erros • Formar uma equipe multidisciplinar de segurança de medicamentos
Seleção e aquisição	• Limitar o número de medicamentos no formulário • Uso de concentrações-padrão
Armazenamento	• Uso de escaneamento de código de barras • Designar áreas separadas para cada apresentação • Segregar medicamentos de alto risco e medicamentos parecidos e semelhantes • Fazer rodízio do estoque para evitar expirar a validade do medicamento • Armazenar certos medicamentos APENAS na farmácia (p. ex., soluções eletrolíticas concentradas, soluções de opioides orais concentradas, insulina U-500) • Usar armários de dispensação automatizados em unidades de enfermagem
Admissão do paciente	• Reconciliação de medicamentos
Solicitação de compra	• Evitar abreviações não aprovadas • Limitar pedidos conforme necessário • Evitar intervalos frequentes de solicitação de compra • Especificar as dosagens • Usar nome genérico do fármaco • Doses pediátricas em unidades/peso e dose total • Usar um zero à esquerda antes do decimal; sem zeros à direita • Maximizar a entrada de pedidos de prescrição computadorizada • Maximizar o uso de pedidos padronizados
Transcrição	• Minimizar abreviações propensas a erros • Usar um zero à esquerda antes de um decimal • Verificar o documento de registro de administração de medicamentos em relação aos pedidos ativos • Implementar um segundo sistema de verificação
Revisão	• Revisão prospectiva das prescrições de medicamentos por um farmacêutico antes da preparação e dispensação
Preparação	• Preparar os medicamentos em condições adequadas • Verificação dupla independente dos medicamentos preparados por um farmacêutico • Usar embalagens de unidades de uso e embalagens prontas para administração • Usar seringas orais apenas para preparações orais
Dispensação	• Medicamentos não emergenciais revisados por um farmacêutico antes da dispensação
Administração	• Usar a administração de medicamentos assistida por código de barras • Padronizar as concentrações de medicamentos intravenosos • Realizar verificações duplas independentes de medicamentos de alta vigilância
Monitoramento	• Desenvolver diretrizes para períodos-padrão para obter valores laboratoriais • Treinar a equipe para identificar e relatar reações adversas • Criar parâmetros de monitoramento em conjuntos de pedidos
Alta do paciente	• Conformidade de medicamentos • Educação e aconselhamento do paciente
Avaliação	• Análise de causa raiz • Avaliação do uso de medicamentos • Melhoria da qualidade • Detecção de eventos

[a]Ver ASHP Guidelines on Preventing Medication Errors in Hospitals, 2018.

- a substância deve ser potencialmente perigosa;
- a substância deve permanecer não absorvida no estômago ou intestino;
- o procedimento deve ser feito habilmente e com a técnica apropriada para ser seguro.

Carvão ativado

O carvão é criado por meio de pirólise controlada de matéria orgânica e é *ativado* por meio de calor ou tratamento químico que aumentam sua estrutura interna de poros e a capacidade de adsorção superficial. As cadeias carbônicas na superfície do carvão ativado são capazes de adsorver substâncias por meio de ligações de hidrogênio e forças de van der Waals, diminuindo, assim, a absorção geral da substância pelo corpo. Como estimativa aproximada, espera-se que 10 g de carvão ativado absorvam cerca de 1 g da substância/veneno. A dose recomendada é tipicamente de 0,5 a 2 g/kg de peso corporal, até uma dose máxima tolerada de cerca de 75 a 100 g. Álcoois, substâncias corrosivas, hidrocarbonetos e sais iônicos (p. ex., ferro e *lítio*) são pouco absorvidos pelo carvão. As complicações mais comuns da terapia com carvão ativado são náuseas, vômitos e constipação. Ocorreram mortes secundárias à aspiração pulmonar de carvão ativado (American Academy of Clinical Toxicology, 2008). O carvão ativado é contraindicado em pacientes com risco de aspiração sem via aérea desprotegida; em pacientes com suspeita de perfuração GI; e em pacientes que podem ser candidatos à endoscopia. O emprego do

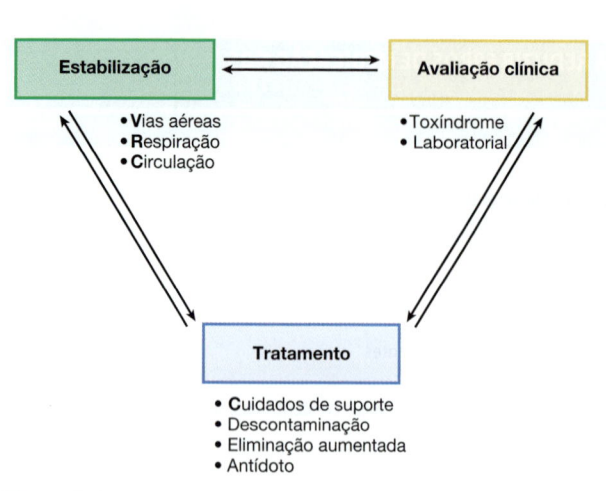

Figura 9-6 *Manejo do paciente intoxicado.* O manejo clínico do paciente intoxicado envolve estabilização, avaliação clínica e tratamento simultâneos.

QUADRO 9-2 ■ ABC – MNEMÔNICO PARA O ATENDIMENTO DE EMERGÊNCIA AO PACIENTE INTOXICADO

A – Vias **a**éreas	Manter patência
B – Respiração (**b**reathing)	Manter ventilação e oxigenação adequadas
C – **C**irculação	Manter a perfusão dos órgãos vitais

carvão ativado no tratamento de intoxicações diminuiu nos últimos 20 anos para 1,59% dos casos em 2019 (Gummin et al., 2020).

Irrigação intestinal total

A irrigação de todo o intestino envolve a administração enteral de grande volume de uma solução eletrolítica e isosmótica de polietilenoglicol de alta massa molecular com o objetivo de eliminar a substância tóxica pelo reto antes que seja absorvida. A Tabela 9-12 lista os tipos de ingestão que podem se beneficiar da IIT.

A solução eletrolítica de polietilenoglicol é tipicamente administrada a uma taxa de 1.500 a 2.000 mL/h em adultos até que o eluído retal esteja claro e não haja mais passagem do fármaco. Para se obter essa elevada velocidade de administração, pode ser usado um tubo nasogástrico. A administração de IIT pode ser complicada para pacientes com náuseas e vômitos ou para pacientes com risco de aspiração pulmonar.

As contraindicações para IIT incluem perfuração ou obstrução intestinal, íleo paralítico, vômito incontrolável, vias aéreas desprotegidas e comprometidas e hemorragia GI.

Esvaziamento gástrico

As técnicas de esvaziamento gástrico incluem lavagem gástrica (comumente chamada de "bombeamento do estômago") e administração de xarope de ipeca. O esvaziamento gástrico reduz a absorção do fármaco apenas em cerca de um terço sob condições ótimas (Tenenbein et al., 1987). *Baseando-se em evidências, a American Academy of Pediatrics não mais recomenda o xarope de ipeca como parte do programa de prevenção de lesões em crianças, e a American Academy of Clinical Toxicology recomenda evitar seu uso no paciente intoxicado* (American Academy of Pediatrics, 2003; Höjer, 2013). Devido à falta de benefícios em estudos publicados e disponibilidade limitada, tanto a lavagem gástrica quanto a ipeca são raramente usadas na prática clínica atual e devem ser consideradas apenas com a consulta de um toxicologista clínico ou médico.

Lavagem gástrica Os procedimentos para lavagem gástrica incluem a passagem de tubo orogástrico até o estômago, com o paciente em decúbito lateral esquerdo e a cabeça em nível abaixo dos pés. Após remover o conteúdo gástrico, 10 a 15 mL/kg (até 250 mL) de soro fisiológico de lavagem são administrados e retirados. Esse procedimento continua até que o líquido de lavagem retorne límpido. Além disso, comprimidos grandes podem não passar pela sonda orogástrica. As complicações do procedimento incluem trauma mecânico no estômago ou esôfago, aspiração do conteúdo gástrico e estimulação vagal.

Xarope de ipeca O xarope de ipeca contém os alcaloides cefaelina e emetina. Ambos agem como eméticos devido ao seu efeito irritante local no trato GI e ao seu efeito central na zona de gatilho quimiorreceptora na área postrema da medula. A ipeca não é mais fabricada nos Estados Unidos, e seu uso não é recomendado. Como resultado, a ipeca foi administrada em apenas 0,003% de todos os humanos intoxicados nos Estados Unidos em 2019 (Gummin et al., 2020).

Catárticos

As duas classes mais comuns de catárticos simples são os sais de magnésio, como o citrato e o sulfato, e os carboidratos não digeríveis, como o sorbitol. O sorbitol é encontrado em algumas preparações de carvão ativado. No entanto, o uso de apenas catárticos simples como estratégia de descontaminação GI foi abandonado.

Acelerando a eliminação de substâncias tóxicas

Outras opções terapêuticas para pacientes intoxicados envolvem o aumento da eliminação de toxinas.

TABELA 9-9 ■ TOXÍNDROMES COMUNS

TOXÍNDROME	EXEMPLOS	ESTADO MENTAL	FC	PA	FR	T	TAMANHO DA PUPILA	SONS INTESTINAIS	DIAFORESE	OUTROS
Simpaticomimética	Cocaína Anfetamina	Agitação	↑	↑	↑	↑	↑	↑	↑	Tremor, convulsões
Anticolinérgica	Difenidramina Atropina	*Delirium*	↑	↑	±	↑	↑	↓	↓	Rubor, retenção urinária, membranas mucosas secas
Colinérgica	Organofosfatos	Sonolência	±	±	±	n	↓	↑	↑	DUMBBELLSS[a], fasciculações
Opioide	Heroína Oxicodona	Sonolência	↓	↓	↓	↓	↓	↓	n	
Sedativo-hipnótica	Benzodiazepínicos Barbitúricos	Sonolência	↓	↓	↓	±	↓	↓	n	Ataxia, hiporreflexia
Serotoninérgica	Sertralina Citalopram	Normal ou agitação	↑	↑	↑	↑	↑	↑	↑	Clônica, hiper-reflexia, tremor, convulsões
Simpatolítica	Clonidina	Sonolência	↓	↓	↓	↓	↓		↓	

FC, frequência cardíaca; PA, pressão arterial; FR, frequência respiratória; T, temperatura; ±, variável; n, nenhuma mudança.
[a]DUMBBELLSS: mnemônico para efeitos muscarínicos de diarreia, micção, miose, broncorreia, bradicardia, vômito, lacrimejamento, letargia, salivação, sudorese.

TABELA 9-10 ■ DIAGNÓSTICO DIFERENCIAL DA INTOXICAÇÃO: MEDICAMENTOS COMUMENTE ASSOCIADOS A ALTERAÇÕES NO ELETROCARDIOGRAMA (LISTA PARCIAL)[a]		
BRADICARDIA/ BLOQUEIO CARDÍACO	**PROLONGAMENTO DO INTERVALO QRS**	**PROLONGAMENTO DO INTERVALO QTc**
Agentes colinérgicos	Antiarrítmicos (classe 1)	Antiarrítmicos (classe 1a, 1c, III)
Fisostigmina	Bupropiona	Antipsicóticos atípicos (ziprasidona, quetiapina)
Neostigmina	Cloroquina/ hidroxicloroquina	
Organofosfatos, carbamatos	Cocaína	Fluoroquinolonas
Fármacos simpaticolíticos	Difenidramina	Loperamida
Antagonistas de receptores β	Lamotrigina	Macrolídeos
	Propoxifeno[b]	Metadona
Clonidina	Propranolol	Ondansetrona
Opioides	Antidepressivos tricíclicos	Fenotiazinas
Outros		IRSN (venlafaxina, desvenlafaxina)
Digoxina		
Bloqueadores de canais de Ca^{2+}		ISRS (citalopram, escitalopram)
Lítio		Antidepressivos tricíclicos
		Antipsicóticos típicos (haloperidol, droperidol)

ISRS, inibidor seletivo de recaptação da serotonina.
[a]Esta não é uma lista completa. Para mais informações, ver Bruccoleri et al. (2016) e CredibleMeds®.
[b]Descontinuado nos Estados Unidos.

Manipulação do pH urinário

Substâncias sujeitas à depuração renal são eliminadas na urina por filtração glomerular e secreção tubular ativa; os compostos não ionizados podem ser reabsorvidos muito mais rapidamente do que as moléculas polares ionizadas (ver Fig. 2-3). Fármacos ácido-fracos são suscetíveis ao "aprisionamento iônico" na urina. Se um xenobiótico fracamente ácido depende da excreção renal para a maior parte de sua eliminação, a alcalinização da urina aumentará a ionização do composto e, assim, aumentará sua taxa de eliminação. A alcalinização urinária aumenta a eliminação de *fenobarbital, clorpropamida* e *salicilatos*. No entanto, a American Academy of Clinical Toxicologists recomenda a alcalinização da urina como tratamento de primeira opção apenas em intoxicações moderadamente graves por salicilatos e que não tenham indicação para hemodiálise (Proudfoot et al., 2004).

Para alcalinizar a urina, 100 a 150 mEq de bicarbonato de sódio em 1 L de glicose (dextrose) a 5% em água (D5W) é infundido por via intravenosa e titulado para um pH sérico de 7,45 a 7,55. A acidificação da urina não é recomendada para medicamentos básicos, pois os riscos de acidificação superam os benefícios.

Múltiplas doses de carvão ativado

As múltiplas doses de carvão ativado (MDCA) podem aumentar a eliminação do fármaco absorvido por dois mecanismos: o carvão pode interromper a circulação êntero-hepática dos fármacos metabolizados no fígado e excretados na bile, e o carvão pode criar um gradiente de difusão através da mucosa GI e promover a movimentação dos fármacos da corrente sanguínea para o carvão no lúmen intestinal. Não existe

TABELA 9-11 ■ VIAS DE EXPOSIÇÃO		
Mordida/picada	Inalação/nasal	Parenteral
Dérmica	Ocular	Retal
Ingestão*	Ótica	Vaginal

*Mais comum.

TABELA 9-12 ■ TIPOS DE INGESTÃO QUE PODEM SE BENEFICIAR DA IIT
Pacotes de drogas ilícitas ("mulas")
Ferro
Adesivos farmacêuticos
Formulações farmacêuticas de liberação sustentada

um regime posológico padronizado, mas um exemplo razoável para um adulto é 50 g de carvão ativado a cada 4 horas. A Tabela 9-13 lista os fármacos que podem demonstrar uma meia-vida de eliminação aumentada após a administração do MDCA.

Remoção extracorpórea de fármacos

O fármaco ideal passível de remoção por hemodiálise tem baixa massa molecular, baixo volume de distribuição, alta solubilidade em água e mínima ligação às proteínas. A hemodiálise é muitas vezes reservada para pacientes intoxicados com risco de vida, que não respondem às medidas de suporte. Outros pacientes podem necessitar de hemodiálise devido à eliminação prejudicada, anormalidades eletrolíticas ou distúrbios ácido-básicos. Intoxicações comuns para as quais a hemodiálise é usada incluem *carbamazepina*, *etilenoglicol*, *lítio*, *metformina*, *metanol*, *salicilato* e *valproato*.

Tratamento com antídotos

Os antídotos são uma classe diversificada de fármacos que previnem a morbidade e a mortalidade em pacientes intoxicados, quando administrados adequadamente. Existem vários mecanismos únicos pelos quais os antídotos exercem sua ação terapêutica. Classes comuns de antídotos são descritas a seguir.

Antídotos químicos

Os antídotos químicos ligam-se às toxinas, formando complexos biologicamente inativos que são subsequentemente excretados. Antídotos incluindo o *Fab anticorpo antidigoxina* e o *Fab soro polivalente contra o veneno de Crotalidae* usam Fab para se ligar à toxina-alvo. Os quelantes de metais, como a *desferroxamina*, funcionam de maneira semelhante, ligando-se a metais para formar complexos estáveis que são biologicamente inativos e excretados (ver Cap. 76). *Sugamadex* é uma ciclodextrina modificada que, quando administrada por via intravenosa, se liga a vários relaxantes musculares aminoesteroides (p. ex., *rocurônio*) geralmente usados em anestesia cirúrgica, permitindo, assim, a rápida recuperação do tônus muscular esquelético após a cirurgia.

Antídotos farmacológicos

Os antídotos farmacológicos atuam antagonizando o efeito da substância no receptor que ela inerva. A *naloxona* é um antagonista competitivo nos receptores μ-opioides e reverte rapidamente os efeitos da toxicidade dos opioides.

Antídotos fisiológicos (funcionais)

Um antídoto fisiológico pode usar mecanismos celulares diferentes para controlar os efeitos de uma substância tóxica, como no caso do glucagon para contornar um receptor β adrenérgico bloqueado e aumentar

TABELA 9-13 ■ FÁRMACOS COM ELIMINAÇÃO AUMENTADA APÓS TERAPIA COM MÚLTIPLAS DOSES DE CARVÃO ATIVADO	
Carbamazepina	Quinina
Dapsona	Salicilato
Digoxina	Teofilina
Fenobarbital	

Fontes: American Academy of Clinical Toxicology; European Association of Poisons Centres and Clinical Toxicologists, 2004.

o AMP cíclico celular na condição de uma superdosagem de um antagonista β-adrenérgico. Os soros (antivenenos) e os fármacos quelantes se ligam e inativam diretamente os venenos. A biotransformação de um fármaco também pode ser alterada por um antídoto; por exemplo, o *fomepizol* inibe a álcool-desidrogenase e interrompe a formação de metabólitos ácidos tóxicos do etilenoglicol e do metanol. Vários fármacos usados nos cuidados de apoio do paciente intoxicado (p. ex., anticonvulsivantes e agentes vasoconstritores) podem ser considerados antídotos funcionais inespecíficos.

Antídotos disposicionais

Os antídotos disposicionais podem prevenir a formação de metabólitos tóxicos antagonizando as vias metabólicas tóxicas. O *fomepizol* inibe competitivamente a álcool-desidrogenase para prevenir o metabolismo do metanol e do etilenoglicol em seus respectivos metabólitos tóxicos. Outros antídotos dão suporte às vias metabólicas desintoxicantes endógenas. Na superdosagem de *VPA*, a depleção de carnitina desvia o metabolismo do valproato para a ω-oxidação, produzindo metabólitos que interrompem o ciclo da ureia e causam hepatotoxicidade. A administração de L-carnitina restaura a carnitina hepática para suportar a β-oxidação não tóxica.

A Tabela 9-14 fornece uma lista de antídotos comumente recomendados (Dart et al., 2018).

Fontes de informação sobre toxicidade por fármacos e intoxicações

Informações adicionais sobre a intoxicação por fármacos e substâncias químicas podem ser encontradas em vários livros dedicados à toxicologia (Klaassen, 2019; Nelson et al., 2019; Olson et al., 2018; Shannon et al., 2007). Os bancos de dados populares de informações sobre medicamentos têm monografias específicas de toxicologia, incluindo POISINDEX® (Micromedex, Inc., Denver, CO) e Lexi-Tox™ (Lexicomp online, Lexi-Tox online, Hudson, OH: UpToDate, Inc.). A National Library of Medicine oferece informações sobre toxicologia por meio do PubChem (https://pubchem.ncbi.nlm.nih.gov/). O Consumer Product Information Database armazena informações sobre os efeitos dos produtos de consumo sobre a saúde. (whatsinproducts.com). O Center for Disease Control and Prevention's Agency for Toxic Substances and Disease Registry hospeda informações sobre toxinas ambientais (https://www.atsdr.cdc.gov/). O Extracorporeal Treatments in Poisoning Workgroup

TABELA 9-14 ■ TERAPIAS COM ANTÍDOTOS E INTOXICAÇÕES PARA AS QUAIS SÃO INDICADAS	
ANTÍDOTO	INTOXICAÇÃO
Anticorpo antidigoxina	Glicosídeos cardíacos
Atropina, sulfato	Pesticidas (tipos carbamato e organofosfatos)
Azul da Prússia	Tálio (^{201}Ti); césio (^{137}Cs)
Azul de metileno	Metemoglobinemia
Bicarbonato de sódio	Salicilato; antidepressivos tricíclicos
Ciproeptadina	Serotonina
Cloridrato de glucagon	Betabloqueadores e bloqueadores dos canais de cálcio
Complexo de protrombina concentrado (*fator 3 ou 4, ou ativado*)	Antagonista da vitamina K
Cálcio	Bloqueadores de canais de Ca^{2+}; fluoreto
Cálcio dissódico EDTA	Envenenamento crônico por chumbo
Dantroleno	Hipertermia maligna induzida por anestésicos
Desferroxamina	Sobrecarga de ferro (aguda e crônica)
Dimercaprol (BAL)	Chumbo, mercúrio e arsênico
Emulsão lipídica	Anestésicos locais
Fisostigmina	Delírio anticolinérgico
Flumazenil	Benzodiazepínicos
Fomepizol	Etilenoglicol, metanol
Glucarpidase	Metotrexato
Hidroxocobalamina	Cianetos
Idarucizumabe	Dabigatrana
L-Carnitina	Ácido valproico (uso sem indicação na bula)
Leucovorina	Metotrexato
N-Acetilcisteína	Paracetamol
Naloxona	Opioides
Octreotida	Hipoglicemia causada por sulfonilureia
Piridoxina	Hidrazina; isoniazida
Pralidoxima (2-PAM)	Pesticidas organofosfatos
Protamina	Heparina
Soro, *Centruroides* (scorpion) anticorpo F(ab')$_2$	Envenenamento por escorpião *Centruroides*
Soro, *Crotalidae* [anticorpo Fab polivalente e anticorpo F(ab')$_2$]	Envenenamento por cascavel norte-americana
Soro, *Latrodectus mactans*	Envenenamento pela aranha viúva-negra
Soro, *Micrurus fulvius*	Envenenamento pela cobra-coral da América do Norte
Succímero (DMSA)	Chumbo (aprovado); mercúrio e arsênico (uso sem indicação na bula)
Vitamina K$_1$ (fitonadiona)	Antagonista da vitamina K (varfarina, cumarina, etc.)

publica recomendações baseadas em evidências para várias substâncias (https://www.extrip-workgroup.org/recommendations). Os centros regionais de controle de envenenamento estão disponíveis para informações sobre envenenamento/intoxicação 24 horas por dia, 7 dias por semana nos Estados Unidos, ligando para a linha direta de ajuda contra envenenamento: 1-800-222-1222.*

Agradecimento: *Michelle A. Erickson e Trevor M. Penning contribuíram para este capítulo na edição anterior deste livro. Parte de seus textos foi mantida aqui.*

Referências

Adams BK, et al. Prolonged gastric emptying half-time and gastric hypomotility after drug overdose. *Am J Emerg Med*, **2004**, *22*:548–554.

Alexandrovich YG, et al. Rapid elimination of blood alcohol using erythrocytes: mathematical modeling and in vitro study. *Biomed Res Int*, **2017**, *2017*:5849593.

American Academy of Clinical Toxicology; European Association of Poisons Centres and Clinical Toxicologists. Position paper: single-dose activated charcoal. *Clin Toxicol (Phila)*, **2008**, *43*:61–87.

American Academy of Clinical Toxicology; European Association of Poisons Centres and Clinical Toxicologists. Position statement and practice guidelines on the use of multi-dose activated charcoal in the treatment of acute poisoning. *J Toxicol Clin Toxicol*, **2004**, *37*:731–751.

American Academy of Pediatrics Committee on Injury, Violence, and Poison Prevention. Poison treatment in the home. *Pediatrics*, **2003**, *112*:1182–1185.

Bates DW, et al. Relationship between medication errors and adverse drug events. *J Gen Intern Med*, **1995**, *10*:199–205.

Benson BE, et al. Position paper update: gastric lavage for gastrointestinal decontamination. *Clin Toxicol (Phila)*, **2013**, *51*:140–146.

Billstein-Leber M, et al. ASHP guidelines on preventing medications errors in hospitals. *Am J Health-Syst Pharm*, **2018**, *75*:1493–1517.

Brandolese R, et al. Severe phenytoin intoxication in a subject homozygous for CYP2C9*3. *Clin Pharmacol Ther*, **2001**, *70*:391–394.

Bruccoleri RE, et al. A literature review of the use of sodium bicarbonate for the treatment of QRS widening. *J Med Toxicol*, **2016**, *12*:121–129.

Chua HC, et al. Elimination of phenytoin in toxic overdose. *Clin Neurol Neurosurg*, **2000**, *102*:6–8.

CredibleMeds*. QTdrugs List. Available at: https://crediblemeds.org. Accessed January 29, 2022.

Daniulaityte R, et al. "I just wanted to tell you that loperamide WILL WORK": a web-based study of extra-medical use of loperamide. *Drug Alcohol Depend*, **2013**, *130*:241–244.

Dart RC, et al. Expert consensus guidelines for stocking of antidotes in hospitals that provide emergency care. *Ann Emerg Med*, **2018**, *71*:314–325.

DuBuske LM. Second-generation antihistamines: the risk of ventricular arrhythmia. *Clin Ther*, **1999**, *21*:281–295.

Eggleston W, et al. Notes from the field: cardiac dysrhythmias after loperamide abuse—New York, 2008-2016. *MMWR Morb Mortal Wkly Rep*, **2016**, *65*:1276–1277.

Erickson TE, et al. The approach to the patient with an unknown overdose. *Emerg Med Clin North Am*, **2007**, *25*:249–281.

Finley PR. Drug interactions with lithium: an update. *Clin Pharmacokinet*, **2016**, *55*:925–941.

Froberg BA, et al. Temporal and geospatial trends of adolescent intentional overdoses with suspected suicidal intent reported to a state poison control center. *Clin Toxicol (Phila)*, **2019**, *57*:798–805.

Gong LI, et al. PharmGKB summary: tramadol pathway. *Pharmacogenet Genomics*, **2014**, *24*:374–380.

Grond S, et al. Clinical pharmacology of tramadol. *Clin Pharmacokinet*, **2004**, *43*:879–923.

Guengerich FP. Mechanisms of drug toxicity and relevance to pharmaceutical development. *Drug Metab Pharmacokinet*, **2011**, *26*:3–14.

Gummin DD, et al. 2019 annual report of the American Association of Poison Control Centers' National Poison Data System (NPDS): 37th Annual Report. *Clin Toxicol (Phila)*, **2020**, *58*:1360–1541.

Guthrie SK, et al. Hypothesized interaction between valproic acid and warfarin. *J Clin Psychopharmacol*, **1995**, *15*:138–139.

Hachad H, et al. A useful tool for drug interaction evaluation: The University of Washington Metabolism and Transport Drug Interaction Database. *Hum Genomics*. **2010**, *5*:61–72.

Harris FC. Pyloric stenosis: hold-up of enteric coated aspirin tablets. *Br J Surg*, **1973**, *60*:979–981.

Hedegaard H, et al. Drug overdose deaths in the United States, 1999–2019. *NCHS Data Brief*, **2020**, *394*:1–8.

Hendrickson RG, et al. Bactrian ("double hump") acetaminophen pharmacokinetics: a case series and review of the literature. *J Med Toxicol*, **2010**, *6*:337–344.

Höjer J, et al. Position paper update: ipecac syrup for gastrointestinal decontamination. *Clin Toxicol (Phila)*, **2013**, *51*:134–139.

Ibarra M, et al. Enteric reabsorption processes and their impact on drug pharmacokinetics. *Sci Rep*, **2021**, *11*:5794.

Kim TE, et al. Effects of HM30181, a P-glycoprotein inhibitor, on the pharmacokinetics and pharmacodynamics of loperamide in healthy volunteers. *Br J Clin Pharmacol*, **2014**, *78*:556–564.

Klaassen CD, ed. *Casarett and Doull's Toxicology: The Basic Science of Poisons*, 9th ed. McGraw-Hill, New York, **2019**.

Levitt MA, et al. Amitriptyline plasma protein binding: effect of plasma pH and relevance to clinical overdose. *Am J Emerg Med*, **1986**, *4*:121–125.

Liebler DC, et al. Elucidating mechanisms of drug-induced toxicity. *Nat Rev Drug Discov*, **2005**, *4*:410–420.

Mazaleuskaya LL, et al. PharmGKB summary: pathways of acetaminophen metabolism at the therapeutic versus toxic doses. *Pharmacogenet Genomics*, **2015**, *25*:416–426.

McNeil BD. Minireview: Mas-related G protein-coupled receptor X2 activation by therapeutic drugs. *Neurosci Lett*, **2021a**, *751*:135746.

McNeil BD. MRGPRX2 and adverse drug reactions. *Front Immunol*, **2021b**, *12*:676354.

Nelson LS, et al., eds. *Goldfrank's Toxicologic Emergencies*, 11th ed. McGraw-Hill, New York, **2019**.

O'Connor-Semmes RL, et al. Effect of ranitidine on the pharmacokinetics of triazolam and alpha-hydroxytriazolam in both young and older people. *Clin Pharmacol Ther*, **2001**, *70*:126–131.

Olson KR, et al. *Poisoning & Drug Overdose*, 7th ed. McGraw-Hill, New York, **2018**.

Pontel LA, et al. Endogenous formaldehyde is a hematopoietic stem cell genotoxin and metabolic carcinogen. *Mol Cell*, **2015**, *60*:177–188.

Proudfoot AT, et al. Position paper on urine alkalinization. *J Toxicol Clin Toxicol*, **2004**, *42*:1–26.

Roell KR, et al. An introduction to terminology and methodology of chemical synergy-perspectives from across disciplines. *Front Pharmacol*, **2017**, *8*:158.

Shannon MW, et al., eds. *Haddad and Winchester's Clinical Management of Poisoning and Drug Overdose*, 4th ed. Saunders/Elsevier, Philadelphia, **2007**.

Simpson SE. Pharmacobezoars described and demystified. *Clin Toxicol (Phila)*, **2011**, *49*:72–89.

Tenenbein M, et al. Efficacy of ipecac-induced emesis, orogastric lavage, and activated charcoal for acute drug overdose. *Ann Emerg Med*, **1987**, *16*:838–841.

Thummel KE, et al. Ethanol and production of the hepatotoxic metabolite of acetaminophen in healthy adults. *Clin Pharmacol Ther*, **2000**, *67*:591–599.

Tornio A, et al. Clinical studies on drug-drug interactions involving metabolism and transport: methodology, pitfalls, and interpretation. *Clin Pharmacol Ther*, **2019**, *105*:1345–1361.

Usui T, et al. Human leukocyte antigen and idiosyncratic adverse drug reactions. *Drug Metab Pharmacokinet*, **2017**, *32*:21–30.

Vandenberg LN, et al. Hormones and endocrine-disrupting chemicals: low-dose effects and nonmonotonic dose responses. *Endocr Rev*, **2012**, *33*:378–455.

Waring WS, et al. Acute ethanol coingestion confers a lower risk of hepatotoxicity after deliberate acetaminophen overdose. *Acad Emerg Med*, **2008**, *15*:54–58.

Wysowski DK, Swartz L. Adverse drug event surveillance and drug withdrawals in the United States, 1969-2002. *Arch Intern Med*, **2005**, *165*:1363–1369.

Zamfirescu I, et al. Absorption of levothyroxine when coadministered with various calcium formulations. *Thyroid*, **2011**, *21*:483–486.

Zhao P, et al. Selective mitochondrial glutathione depletion by ethanol enhances acetaminophen toxicity in rat liver. *Hepatology*, **2002**, *36*:326–335.

Zuardi AW, et al. Inverted U-shaped dose-response curve of the anxiolytic effect of cannabidiol during public speaking in real life. *Front Pharmacol*, **2017**, *8*:259.

---

*N. de T. No Brasil, o número do Centro de Informações Toxicológicas (CIT) é 0800 721 3000.

Seção II

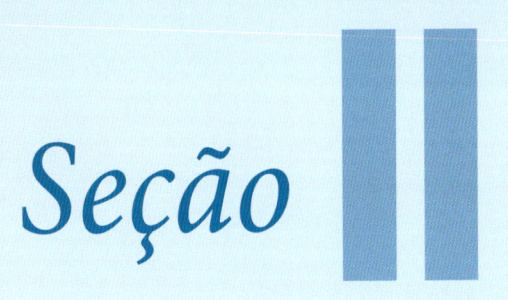

Neurofarmacologia

Capítulo 10	Neurotransmissão: os sistemas nervosos autônomo e somático motor / 169
Capítulo 11	Agonistas e antagonistas dos receptores muscarínicos / 201
Capítulo 12	Inibidores e reativadores da anticolinesterase / 216
Capítulo 13	Junção neuromuscular e gânglios autonômicos; nicotina, relaxantes musculares e espasmolíticos / 230
Capítulo 14	Agonistas e antagonistas adrenérgicos / 246
Capítulo 15	5-Hidroxitriptamina (serotonina) e dopamina / 282
Capítulo 16	Neurotransmissão no sistema nervoso central / 302
Capítulo 17	Barreira hematencefálica e sua influência no transporte de fármacos para o encéfalo / 324
Capítulo 18	Farmacoterapia dos transtornos depressivos e de ansiedade / 340
Capítulo 19	Farmacoterapia da psicose e da mania / 354
Capítulo 20	Farmacoterapia das epilepsias / 384
Capítulo 21	Tratamento dos distúrbios degenerativos do sistema nervoso central / 413
Capítulo 22	Hipnóticos e sedativos / 427
Capítulo 23	Analgésicos opioides / 443
Capítulo 24	Anestésicos gerais e gases terapêuticos / 472
Capítulo 25	Anestésicos locais / 492
Capítulo 26	Canabinoides / 508
Capítulo 27	Etanol / 522
Capítulo 28	Transtornos por uso de substâncias e dependência / 535

Capítulo 10

Neurotransmissão: os sistemas nervosos autônomo e somático motor

Rebecca Petre Sullivan, Steven R. Houser e Walter J. Koch

ANATOMIA E FUNÇÕES GERAIS
- Diferenças entre os nervos autonômicos e somáticos
- Divisões do sistema autônomo periférico
- Comparação entre nervos simpáticos, parassimpáticos e motores

TRANSMISSÃO NEUROQUÍMICA
- Evidências da transmissão neuro-humoral
- Etapas envolvidas na neurotransmissão
- Transmissão colinérgica
- Transmissão adrenérgica

CONSIDERAÇÕES FARMACOLÓGICAS
- Interferência na síntese ou liberação do transmissor
- Promoção da liberação do transmissor
- Ações agonistas e antagonistas nos receptores
- Interferência na degradação do transmissor

OUTROS NEUROTRANSMISSORES AUTONÔMICOS
- Cotransmissão no sistema nervoso autônomo
- Transmissão não adrenérgica e não colinérgica das purinas
- Integração de sinal e modulação das respostas vasculares pelos fatores derivados do endotélio: NO e endotelina

Anatomia e funções gerais

O sistema nervoso autônomo (SNA), também denominado *sistema nervoso visceral*, *vegetativo* ou *involuntário*, distribui-se amplamente por todo o organismo e regula as funções autonômicas, que ocorrem sem controle consciente. Na periferia, ele consiste em nervos, gânglios e plexos que inervam o coração, os vasos sanguíneos, as glândulas, outras vísceras e os músculos lisos em vários tecidos. Esse sistema permite que o corpo monitore, analise e antecipe constantemente as necessidades e controle a resposta aos sistemas orgânicos, a fim de manter a homeostase.

Diferenças entre os nervos autonômicos e somáticos

- Os *nervos eferentes* do SNA suprem todas as estruturas inervadas do organismo, com exceção dos músculos esqueléticos, que são servidos pelos *nervos somáticos*.
- As junções sinápticas mais distais do arco reflexo autonômico ocorrem em *gânglios* situados inteiramente *fora do eixo cerebrospinal*. Os nervos somáticos são desprovidos de *gânglios* periféricos, e as suas sinapses localizam-se totalmente *no interior do eixo cerebrospinal*.
- Muitos nervos autonômicos formam extensos plexos periféricos; tais redes estão ausentes nos sistemas somáticos.
- Os nervos autonômicos pós-ganglionares geralmente são *não mielinizados*; os nervos motores aos músculos esqueléticos são *mielinizados*.
- Quando os nervos eferentes espinais são interrompidos, os músculos lisos e as glândulas geralmente retêm algum grau de atividade espontânea, enquanto os músculos esqueléticos *denervados* são paralisados.

Informações sensoriais: fibras aferentes e arcos reflexos

As fibras aferentes originadas das estruturas viscerais são o primeiro elo dos arcos reflexos do sistema autônomo. Com algumas exceções, assim como os reflexos axonais locais, a maior parte dos reflexos viscerais é mediada pelo SNC.

Fibras aferentes viscerais As informações sobre o estado dos órgãos viscerais são transmitidas ao SNC por meio de dois sistemas sensoriais principais: o *sistema sensorial visceral dos nervos cranianos (parassimpáticos)* e o *sistema aferente visceral espinal (simpático)*. O sistema sensorial visceral craniano conduz principalmente as informações mecanorreceptoras e quimiossensitivas, ao passo que os aferentes do sistema visceral espinal conduzem principalmente as sensações relacionadas à temperatura e às lesões teciduais de origem mecânica, química ou térmica.

As informações sensoriais viscerais cranianas entram no SNC por quatro nervos cranianos: nervos trigêmeo (V), facial (VII), glossofaríngeo (IX) e vago (X). Esses quatro nervos cranianos transmitem informações sensoriais viscerais oriundas da parte interna do rosto e da cabeça (V); da língua (paladar, VII); do palato duro e da parte alta da orofaringe (IX); e do corpo carotídeo, da parte baixa da orofaringe, da laringe, da traqueia, do esôfago e dos órgãos torácicos e abdominais, com exceção das vísceras pélvicas (X). As vísceras pélvicas são inervadas por nervos que se originam desde o segundo até o quarto segmento espinal sacral. Topograficamente, os aferentes viscerais oriundos desses quatro nervos terminam no NTS.

Os aferentes sensoriais originados dos órgãos viscerais também entram no SNC através dos nervos espinais. Aqueles concernentes à quimiossensação muscular podem emergir de todos os níveis espinais, ao passo que os aferentes sensoriais viscerais simpáticos geralmente surgem dos níveis torácicos onde se localizam os neurônios pré-ganglionares simpáticos. Os aferentes sensoriais pélvicos oriundos dos segmentos espinais S2 a S4 entram nesse nível e são importantes para a regulação das eferências parassimpáticas sacrais. Em geral, os aferentes viscerais que entram pelos nervos espinais levam informações concernentes à temperatura, bem como informações viscerais nociceptivas relacionadas com estímulos mecânicos, químicos e térmicos. As vias primárias seguidas pelos aferentes viscerais espinais ascendentes são complexas. Um importante aspecto das vias ascendentes é que elas fornecem colaterais que se unem às vias sensoriais viscerais cranianas em quase todos os níveis (Saper, 2002).

Os neurotransmissores que intermedeiam a transmissão originária das fibras sensoriais não foram caracterizados de forma inequívoca. A substância P e o CGRP, presentes nas fibras sensoriais aferentes, nos gânglios da raiz dorsal e no corno dorsal da medula espinal, provavelmente comunicam estímulos nociceptivos da periferia para a medula espinal e para estruturas superiores. A SST, o VIP e a colecistocinina também ocorrem em neurônios sensoriais (Hökfelt et al., 2000). O ATP parece ser um neurotransmissor em certos neurônios sensoriais (p. ex., na bexiga). As encefalinas, presentes nos interneurônios na medula espinal dorsal (no interior da *substância gelatinosa*), têm efeitos antinociceptivos pré-sinápticos e pós-sinápticos para inibir a liberação de substância P e diminuir a atividade das células que se projetam da medula espinal até os centros mais altos do SNC. Os aminoácidos excitatórios glutamato e aspartato também têm papéis importantes na transmissão das respostas sensoriais para a medula espinal. Esses transmissores e suas vias de sinalização são revisados no Capítulo 16.

AA: ácido araquidônico
AC: adenililciclase
ACh: acetilcolina
AChE: acetilcolinesterase
ADP: difosfato de adenosina
AMPc: monofosfato de adenosina cíclico
AR: aldeído-redutase
ATP: trifosfato de adenosina
ATV: área tegmentar ventral
AV: atrioventricular
α-BTX: α-bungarotoxina
BuChE: butirilcolinesterase
CA: catecolamina
CaM: calmodulina
CGRP: peptídeo relacionado com o gene da calcitocina
ChAT: colina-acetiltransferase
CHT1: transportador de colina
CIC: células intersticiais de Cajal
COMT: catecol-*O*-metiltransferase
DA: dopamina
DAT: transportador de DA
DβH: dopamina-β-hidroxilase
DHbE: di-hidro-β-eritroidina
DMPP: dimetilfenilpiperazínio
DOMA: ácido 3,4-di-hidroximandélico
DOPEG: 3,4-di-hidroxifenilglicol
DOPGAL: di-hidroxifenilglicol aldeído
ENT: transportador extraneuronal
EPI: epinefrina
ET: endotelina
GABA: ácido γ-aminobutírico
GRK: GPCR-cinase
GI: gastrintestinal
GMPc: monofosfato de guanosina cíclico
GPCR: receptor acoplado à proteína G
GTP: trifosfato de guanosina
5-HT: 5-hidroxitriptamina (serotonina)
IP$_3$: trifosfato de inositol 1,4,5
JNM: junção neuromuscular (do músculo esquelético)
KO: nocaute (*knockout*)
L-DOPS: di-hidroxifenilserina
mAChR: receptor muscarínico de acetilcolina
MAO: monoaminoxidase
MAPK: proteína-cinase ativada por mitógeno
MOPEG: 3-metil,4-hidroxifenilglicol
MOPGAL: mono-hidroxifenilglicol aldeído
nAChR: receptor nicotínico de acetilcolina
NE: norepinefrina (noradrenalina)
NET: transportador de norepinefrina
NO: óxido nítrico
NOS: óxido nítrico-sintase
NPY: neuropeptídeo Y
NSF: fator sensível à *N*-etilmaleamida
NTS: núcleo do trato solitário
OCT: transportador de cátion orgânico
PA: potencial de ação
PACAP: peptídeo ativador da adenililciclase hipofisária
PEPS: potencial excitatório pós-sináptico
PIPS: potencial inibitório pós-sináptico
PK_: proteína-cinase _ (p. ex., PKA, PKC)
PL_: fosfolipase _ (p. ex., PLA, PLC)
PNMT: feniletanolamina-*N*-metiltransferase
PTMA: feniltrimetilamônio
SA: sinoatrial
SLC: carreador de solutos
SNA: sistema nervoso autônomo
SNAP: proteína de ligação NSF solúvel, proteína associada ao sinaptossoma
SNARE: receptor de SNAP
SNC: sistema nervoso central
SNE: sistema nervoso entérico
SST: somatostatina
TH: tirosina-hidroxilase
VAChT: transportador vesicular de ACh
VIP: polipeptídeo intestinal vasoativo
VMA: ácido vanililmandélico
VMAT: transportador vesicular de monoamina
VNUT: transportador vesicular de nucleotídeos

Conexões autonômicas centrais

É provável que não haja centros de integração puramente autonômicos ou somáticos, ocorrendo entre eles uma extensa sobreposição. As respostas somáticas são sempre acompanhadas de respostas viscerais e vice-versa. Os reflexos autonômicos podem ser evocados no nível da medula espinal. Eles são claramente demonstráveis em animais de experimentação ou em seres humanos com transecção da medula espinal, manifestando-se por sudorese, alterações da pressão arterial, respostas vasomotoras a alterações da temperatura e esvaziamento reflexo da bexiga, do reto e das vesículas seminais. Existem extensas ramificações centrais do SNA acima do nível da medula espinal. É bem conhecida, por exemplo, a integração do controle da respiração no bulbo. O hipotálamo e o NTS são geralmente vistos como os principais locais de integração das funções do SNA, que incluem a regulação de temperatura corporal, equilíbrio hídrico, metabolismo de carboidratos e gorduras, pressão arterial, emoções, sono, respiração e reprodução. Os sinais são recebidos através das vias espino-bulbares ascendentes, do sistema límbico, do neoestriado, do córtex e, em menor extensão, de outros centros cerebrais mais altos. A estimulação do NTS e do hipotálamo ativa as vias bulbospinais, que se originam no tronco encefálico, e a produção hormonal para mediar as respostas autonômicas e motoras (Andresen e Kunze, 1994) (ver Cap. 16). Os núcleos hipotalâmicos que se situam posteriormente e lateralmente são simpáticos em suas conexões principais e são responsáveis por uma miríade de respostas, incluindo regulação da temperatura corporal, pressão arterial e dilatação pupilar (hipotálamo posterior), e controle cardiovascular, alimentação, saciedade e liberação de insulina (hipotálamo lateral). As funções parassimpáticas evidentemente são integradas pelos núcleos da linha média na região do tubérculo cinéreo e por núcleos situados anteriormente.

Os padrões de resposta altamente integrados em geral são organizados no nível hipotalâmico e envolvem componentes autonômicos, endócrinos e comportamentais. As respostas padronizadas mais limitadas são organizadas em outros níveis da parte basal do prosencéfalo, do tronco encefálico e da medula espinal.

Divisões do sistema autônomo periférico

Na sua porção eferente, o SNA consiste em duas grandes divisões: (1) o *fluxo simpático* ou *toracolombar,* que inclui T1 a L2, e (2) o *fluxo parassimpático ou craniossacral*, que inclui os nervos cranianos III, VII, IX e X, bem como S2 a S4. A Figura 10-1 resume esquematicamente a organização das principais partes do SNA periférico.

Neurotransmissão no sistema nervoso autônomo

O neurotransmissor de todas as fibras autonômicas pré-ganglionares, da maioria das fibras parassimpáticas pós-ganglionares e de algumas fibras simpáticas pós-ganglionares é a ACh. Alguns nervos parassimpáticos pós-ganglionares usam NO como neurotransmissor e são denominados *nitrérgicos* (Toda e Okamura, 2003). A maioria das fibras simpáticas pós-ganglionares são *adrenérgicas*, nas quais o transmissor é a NE. Os termos *colinérgico* e *adrenérgico* descrevem neurônios que liberam ACh ou NE, respectivamente. Nem todos os

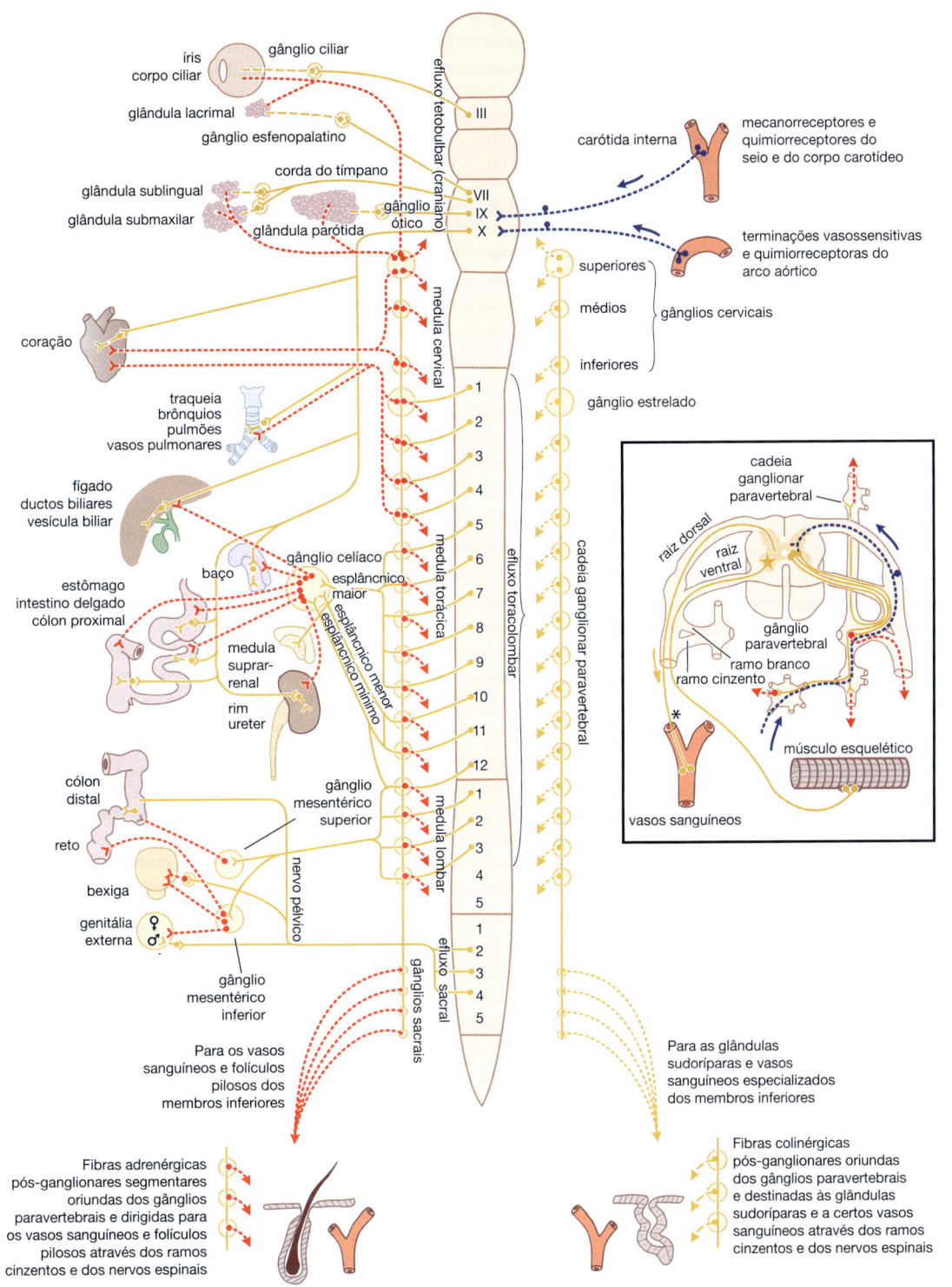

Figura 10-1 *Sistema nervoso autônomo.* Representação esquemática dos nervos autonômicos e dos órgãos efetores com base na mediação química dos impulsos nervosos. As linhas amarelas representam os colinérgicos (linhas sólidas para pré-ganglionares; linhas tracejadas para pós-ganglionares); a linha vermelha pontilhada representa os adrenérgicos; e a linha azul pontilhada representa o aferente visceral. O retângulo à direita mostra os detalhes mais precisos das ramificações das fibras adrenérgicas em qualquer um dos segmentos da medula espinal, o trajeto dos nervos aferentes viscerais, a natureza colinérgica dos nervos motores somáticos destinados à musculatura esquelética e a natureza presumivelmente colinérgica das fibras vasodilatadoras nas raízes dorsais dos nervos espinais. O asterisco (*) indica que não se sabe se essas fibras vasodilatadoras são motoras ou sensoriais ou onde estão situados os seus corpos celulares.

transmissores das fibras aferentes primárias, como as dos mecanorreceptores e dos quimiorreceptores do corpo carotídeo e do arco aórtico, foram identificados de forma conclusiva. A substância P e o glutamato podem mediar muitos impulsos aferentes; ambos estão presentes em altas concentrações no corno dorsal da medula espinal.

Sistema nervoso simpático

As células que dão origem às fibras pré-ganglionares da divisão simpática do sistema nervoso se localizam principalmente nas colunas intermediolaterais da medula espinal e se estendem desde o primeiro segmento torácico até o segundo ou terceiro segmento lombar. Os axônios originados nessas células são conduzidos pelas raízes nervosas anteriores (ventrais) e fazem sinapse com neurônios que se situam em gânglios simpáticos fora do eixo cerebrospinal. Esses gânglios são encontrados em três localizações: paravertebral, pré-vertebral e terminal.

Os 22 pares de gânglios simpáticos paravertebrais formam as cadeias laterais de cada lado da coluna vertebral. Eles são conectados entre si por troncos nervosos e aos nervos espinais pelos *ramos comunicantes*. Os ramos brancos restringem-se ao efluxo dos segmentos toracolombares e conduzem as fibras mielinizadas pré-ganglionares que saem da medula espinal através das raízes espinais anteriores. Os ramos cinzentos originam-se nos gânglios e levam de volta aos nervos espinais as fibras pós-ganglionares, para distribuição às glândulas sudoríparas, aos músculos pilomotores e aos vasos sanguíneos dos músculos esqueléticos e da pele. Os gânglios pré-vertebrais se localizam no abdome e na pelve, próximos à superfície ventral da coluna vertebral óssea, e são principalmente os gânglios celíaco (solar), mesentérico superior, aortorrenal e mesentérico inferior. Os gânglios terminais existem em pequeno número, localizam-se próximos aos órgãos que inervam e incluem aqueles conectados à bexiga e ao reto e, na região do pescoço, ao gânglio cervical. Além disso, pequenos gânglios intermediários se situam exteriormente à cadeia vertebral convencional, especialmente na região toracolombar. Eles existem em número e localização variáveis, mas geralmente estão próximos dos ramos comunicantes e das raízes nervosas espinais anteriores.

As fibras pré-ganglionares que saem da medula espinal podem fazer sinapse com neurônios de mais de um gânglio simpático. Seus principais gânglios de destino não necessariamente correspondem ao nível original em que a fibra pré-ganglionar deixou a medula espinal. Muitas dessas fibras, desde o quinto até o último segmento torácico, ultrapassam os gânglios paravertebrais para formar os nervos esplâncnicos. A maioria das fibras dos nervos esplâncnicos não faz sinapse antes de alcançar o gânglio celíaco; outras inervam diretamente a medula suprarrenal.

As fibras pós-ganglionares que se originam nos gânglios simpáticos inervam as estruturas viscerais do tórax, do abdome, da cabeça e do pescoço. O tronco e os membros são supridos por fibras simpáticas nos nervos espinais. Os gânglios pré-vertebrais contêm os corpos celulares cujos axônios inervam as glândulas e os músculos lisos das vísceras abdominais e pélvicas. Muitas das fibras simpáticas torácicas superiores oriundas dos gânglios vertebrais formam plexos terminais, como os plexos cardíaco, esofágico e pulmonar. A distribuição simpática para a cabeça e o pescoço (vasomotora, pupilodilatadora, secretória e pilomotora) é feita por meio da cadeia simpática cervical e de seus três gânglios. Todas as fibras pós-ganglionares nessa cadeia se originam de corpos celulares localizados nesses três gânglios. Todas as fibras pré-ganglionares surgem dos segmentos torácicos superiores da medula espinal; acima do primeiro nível torácico não há fibras simpáticas saindo do SNC.

No que diz respeito aos aspectos farmacológico, anatômico e embriológico, as células cromafins da medula suprarrenal assemelham-se a uma coleção de células nervosas simpáticas pós-ganglionares. As fibras pré-ganglionares típicas que liberam ACh inervam essas células cromafins, estimulando-as a liberar EPI (também denominada adrenalina), em contraste com a NE liberada pelas fibras simpáticas pós-ganglionares.

Sistema nervoso parassimpático

O sistema nervoso parassimpático consiste em fibras pré-ganglionares que se originam no SNC e em suas conexões pós-ganglionares. As regiões de origem central são o mesencéfalo, o bulbo e a parte sacral da medula espinal. O fluxo do mesencéfalo, ou tectal, consiste em fibras que surgem do núcleo de Edinger-Westphal (núcleo oculomotor acessório) do terceiro nervo craniano e vão para o gânglio ciliar na órbita. O fluxo medular consiste nos componentes parassimpáticos dos nervos cranianos VII, IX e X.

As fibras do nervo craniano VII (facial) formam a corda do tímpano, que inerva os gânglios localizados nas glândulas submaxilares e sublinguais. Elas também formam o nervo petroso superficial maior, que inerva o gânglio esfenopalatino. Os componentes autonômicos do nervo IX (glossofaríngeo) inervam o gânglio ótico. As fibras parassimpáticas pós-ganglionares desses gânglios suprem o esfíncter da íris (o músculo constritor da pupila), o músculo ciliar, as glândulas salivares e lacrimais, bem como as da mucosa do nariz, da boca e da faringe. Essas fibras também incluem os nervos vasodilatadores desses mesmos órgãos. O nervo craniano X (vago) surge da medula e contém fibras pré-ganglionares, a maior parte das quais não faz sinapse até que tenha alcançado os muitos gânglios pequenos que se situam diretamente sobre ou no interior das vísceras do tórax e do abdome. Na parede intestinal, as fibras vagais terminam em torno das células ganglionares dos plexos mioentérico e submucoso. *Assim, no ramo parassimpático do SNA, as fibras pré-ganglionares são muito longas, ao passo que as pós-ganglionares são muito curtas.* O nervo vago também transporta um número muito maior de fibras aferentes das vísceras para a medula. O efluxo sacral parassimpático consiste em axônios que têm origem em células do segundo, terceiro e quarto segmento da medula sacral e que avançam como fibras pré-ganglionares para formar os nervos pélvicos (*nervos eretores*). Essas fibras formam sinapse em gânglios terminais localizados próximos ou no interior da bexiga, do reto e dos órgãos sexuais. Os efluxos vagais e sacrais fornecem fibras motoras e secretórias para os órgãos torácicos, abdominais e pélvicos (ver Fig. 10-1).

Sistema nervoso entérico

Os processos de mistura, propulsão e absorção de nutrientes no trato GI são controlados localmente por uma parte especial do sistema nervoso periférico denominada SNE. O SNE compreende componentes dos sistemas nervosos simpático e parassimpático e tem conexões nervosas sensoriais através dos gânglios espinal e nodoso (ver Fig. 54-1 e Furness et al., 2014). O SNE está envolvido no controle sensório-motor, consistindo em neurônios aferentes sensoriais e em um número de nervos motores e interneurônios que se organizam principalmente em dois plexos nervosos: o mioentérico (de Auerbach) e o submucoso (de Meissner). O plexo mioentérico, localizado entre as camadas musculares longitudinal e circular, tem um papel importante na contração e no relaxamento do músculo liso do trato GI, portanto, exercendo controle sobre os movimentos peristálticos e a motilidade GI. O plexo submucoso está envolvido com as funções secretoras e absortivas do epitélio GI, com o fluxo sanguíneo local e com as atividades neuroimunes. A microbiota do intestino, o sistema imunológico e suas interações com o SNE informam a homeostase GI e podem desempenhar um papel no desenvolvimento de doenças neurodegenerativas (Obata e Pachnis, 2016).

Os impulsos parassimpáticos pré-ganglionares para o trato GI são feitos por meio dos nervos vago e pélvico. A ACh liberada dos *neurônios pré-ganglionares* ativa os receptores nicotínicos de Ach (nAChRs) nos neurônios pós-ganglionares dos gânglios entéricos. Impulsos pré-ganglionares excitatórios ativam tanto neurônios motores excitatórios quanto inibitórios que controlam processos como contração muscular e secreção/absorção. Os *nervos simpáticos pós-ganglionares* também fazem sinapse com neurônios intrínsecos e em geral induzem relaxamento. O estímulo simpático é excitatório em alguns esfíncteres (contração). A informação dos impulsos neurais aferentes e pré-ganglionares aos gânglios entéricos é integrada e distribuída por uma rede de interneurônios. A ACh é o neurotransmissor primário, gerando estímulos excitatórios entre interneurônios, mas outras substâncias, como ATP (por meio dos receptores P2X pós-juncionais), substância P (por meio dos receptores NK_3) e serotonina (5-HT; via receptores $5-HT_3$), também são importantes na mediação do processamento integrativo via interneurônios.

As camadas musculares do trato GI têm inervação dual por neurônios motores excitatórios e inibitórios, com corpos celulares principalmente nos gânglios mioentéricos. A ACh é um neurotransmissor motor excitatório primário liberado de neurônios pós-ganglionares. A ACh ativa receptores M_2 e M_3 nas células pós-juncionais para provocar respostas motoras. Entretanto, o bloqueio farmacológico dos receptores muscarínicos de acetilcolina (mAChR) não bloqueia toda a neurotransmissão excitatória, porque as neurocininas (neurocinina A e substância P) também são coliberadas por neurônios motores excitatórios e contribuem para a estimulação pós-juncional. Os neurônios motores inibidores no trato GI regulam eventos de motilidade, como acomodação, relaxamento de esfíncteres e relaxamento receptivo descendente.

As respostas inibitórias são provocadas por NO e por um derivado purínico (seja ATP ou β-nicotinamida adenina dinucleotídeo) atuando nos receptores $P2Y_1$ pós-juncionais. Os neuropeptídeos inibitórios, como o VIP e o PACAP, também podem ser liberados dos neurônios motores inibitórios sob condições de estimulação extrema.

Em geral, os neurônios motores não inervam diretamente as células musculares lisas do trato GI. Os terminais nervosos fazem conexões sinápticas com as CIC, e essas células fazem conexões elétricas (junções compactas) com as células musculares lisas. Assim, as CIC são os transdutores pós-juncionais que recebem os impulsos dos neurônios motores entéricos, e a perda dessas células tem sido associada a condições que parecem neuropatias. As CIC têm todos os principais receptores e efetores necessários para transduzir neurotransmissores excitatórios e inibitórios em respostas pós-juncionais (Foong et al., 2020).

Comparação entre nervos simpáticos, parassimpáticos e motores

As diferenças entre nervos motores somáticos, simpáticos e parassimpáticos são apresentadas de modo esquemático na Figura 10-2. Em resumo:

- O sistema *simpático* é distribuído a efetores em todo o organismo, enquanto a distribuição do *parassimpático* é muito mais limitada.
- Uma *fibra simpática pré-ganglionar* pode percorrer uma considerável distância desde a cadeia simpática e passar através de vários gânglios antes de finalmente constituir sinapse com um neurônio pós-ganglionar. Portanto, suas terminações fazem contato com um grande número de neurônios pós-ganglionares. O *sistema parassimpático* tem gânglios terminais muito próximos ou no interior dos órgãos inervados, tendo, assim, influências geralmente mais circunscritas.
- Os corpos celulares dos *neurônios motores somáticos* estão situados no corno ventral da medula espinal; o axônio divide-se em muitos ramos, cada um inervando uma única fibra muscular; mais de 100 fibras musculares podem ser supridas por um único neurônio motor, formando uma unidade motora. Em cada JNM, a extremidade do axônio perde a sua bainha de mielina e forma uma arborização terminal que fica em aposição a uma superfície especializada da membrana muscular, denominada *placa motora terminal* (ver Fig. 13-4). Sinais tróficos recíprocos entre músculo e nervo regulam o desenvolvimento da JNM (Witzemann et al., 2013).

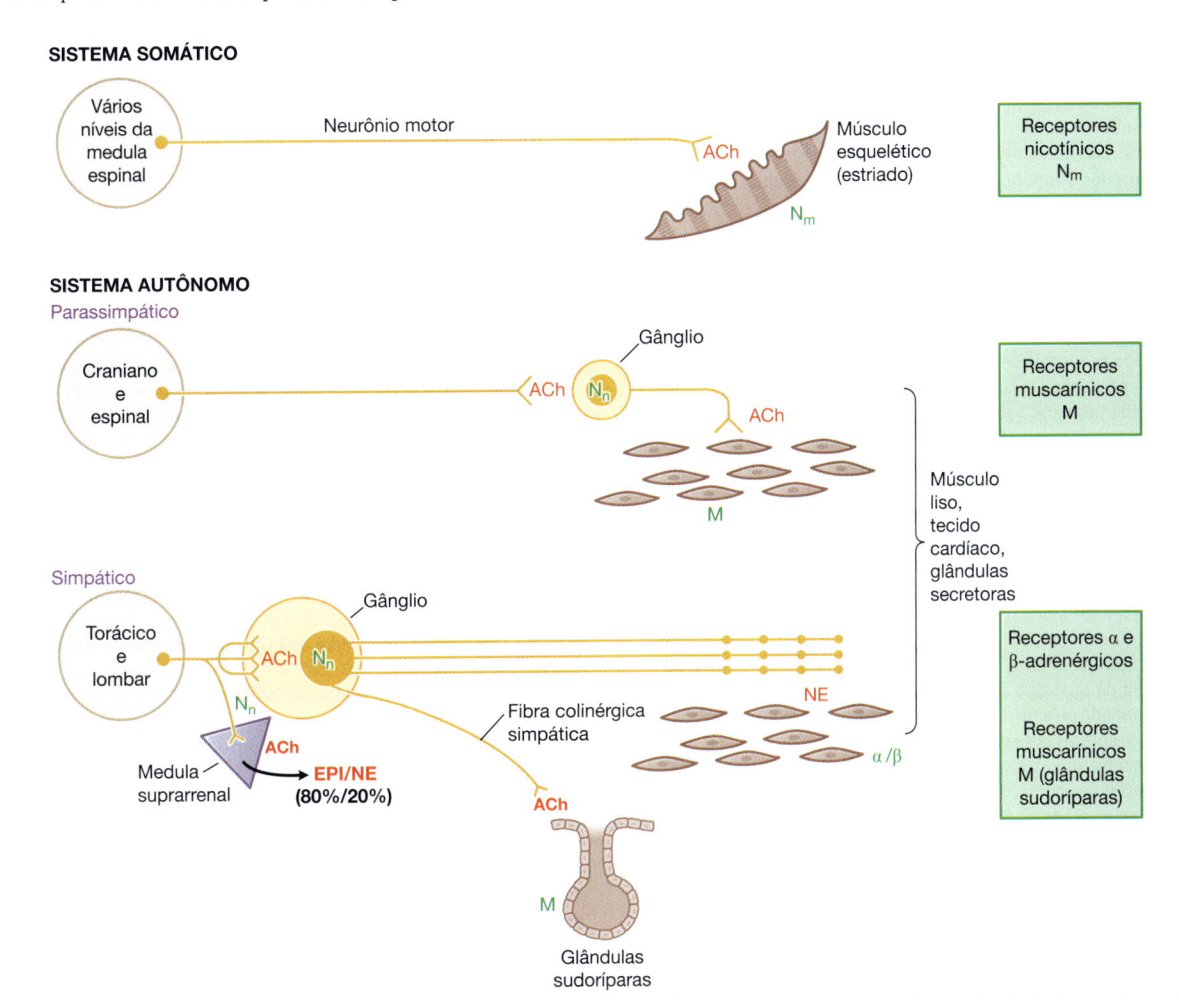

Figura 10-2 *Características comparativas dos nervos motores somáticos e dos nervos eferentes do sistema nervoso autônomo.* Os principais neurotransmissores, ACh e NE, são mostrados em *vermelho*. Os receptores para esses transmissores, os receptores colinérgicos nicotínico (N) e muscarínico (M) e os receptores α e β-adrenérgicos, estão representados em *verde*. Os nervos somáticos inervam o músculo esquelético diretamente em uma junção sináptica especializada, a placa motora terminal, onde a ACh ativa receptores N_m. Os nervos autonômicos inervam músculos lisos, tecido cardíaco e glândulas. Tanto o sistema parassimpático quanto o simpático têm gânglios, onde a ACh é liberada pelas fibras pré-ganglionares; a ACh atua em receptores N_n nos nervos pós-ganglionares. A ACh também é o neurotransmissor nas células da medula suprarrenal, onde atua em receptores N_n para causar liberação de EPI e NE na circulação. A ACh é o neurotransmissor dominante nos nervos parassimpáticos pós-ganglionares e atua em receptores muscarínicos. Os gânglios do sistema parassimpático estão próximos ou dentro dos órgãos inervados com uma relação geral de 1:1 entre as fibras pré e pós-ganglionares. A NE é o principal neurotransmissor dos nervos simpáticos pós-ganglionares, atuando em receptores α ou β-adrenérgicos. Os nervos autonômicos formam um padrão difuso com múltiplos locais sinápticos. No sistema simpático, os gânglios geralmente estão afastados das células efetoras (p. ex., dentro da cadeia ganglionar simpática). As fibras pré-ganglionares simpáticas podem fazer contato com um grande número de fibras pós-ganglionares.

- A organização ganglionar pode diferir entre os diferentes tipos de nervos e locais. Em alguns órgãos inervados por ramos parassimpáticos, foi sugerida a relação 1:1 entre o número de fibras pré e pós-ganglionares. Nos gânglios simpáticos, uma célula ganglionar pode ser suprida por várias fibras pré-ganglionares, e a razão de axônios pré-ganglionares para células ganglionares pode ser de 1:20 ou mais; essa organização permite descargas difusas do sistema simpático. A relação de fibras vagais pré-ganglionares com células ganglionares no plexo mioentérico é estimada em 1:8.000.

Alguns detalhes sobre a inervação

As terminações das fibras autonômicas pós-ganglionares no músculo liso e nas glândulas formam um plexo rico, ou retículo terminal. Esse retículo terminal (às vezes denominado *plexo autonômico básico*) consiste nas ramificações finais das fibras pós-ganglionares simpáticas, parassimpáticas e aferentes viscerais, as quais se encerram no interior de uma bainha frequentemente interrompida de células-satélite ou de Schwann. Nessas interrupções, em fibras eferentes observam-se varicosidades repletas de vesículas. Tais varicosidades ocorrem repetidamente, mas a distâncias variáveis, ao longo das ramificações do axônio.

Há "pontes protoplasmáticas" entre as próprias fibras do músculo liso, nos pontos de contato entre as suas membranas plasmáticas. Acredita-se que elas permitam a condução direta dos impulsos de célula a célula sem a necessidade de transmissão química. Essas estruturas foram denominadas *nexos* ou *junções comunicantes* e permitem que as fibras do músculo liso funcionem como uma unidade sincicial.

Os gânglios simpáticos são extremamente complexos em termos anatômicos e farmacológicos (ver Cap. 13). As fibras pré-ganglionares perdem as suas bainhas de mielina e dividem-se repetidamente em um vasto número de fibras terminais, cujos diâmetros variam de 0,1 a 0,3 μm; exceto nos pontos de contato sináptico, elas retêm as suas bainhas de células-satélite. A maioria das sinapses é axodendrítica. Aparentemente, uma determinada terminação axônica pode fazer sinapses com processos dendríticos múltiplos.

Respostas dos órgãos efetores aos impulsos nervosos autonômicos

Em muitos casos, os neurotransmissores simpáticos e parassimpáticos podem ser vistos como antagonistas fisiológicos ou funcionais (Tab. 10-1). A maioria das vísceras é inervada por ambas as divisões do SNA e suas atividades sobre estruturas específicas podem ser ora discretas e independentes, ora integradas e interdependentes. Os efeitos da estimulação simpática e parassimpática do coração e da íris mostram um padrão de antagonismo funcional no controle da frequência cardíaca e da abertura pupilar, respectivamente, ao passo que as suas ações sobre os órgãos sexuais masculinos são complementares e integradas para promover a função sexual. Esses efeitos fisiológicos são mediados por mecanismos de retroalimentação negativos e, às vezes, positivos.

Com base nas respostas dos vários órgãos efetores aos impulsos nervosos autonômicos, e a partir do conhecimento do tônus autonômico intrínseco, podem-se prever as ações dos fármacos que mimetizam ou inibem as ações desses nervos.

Funções gerais do sistema nervoso autônomo

O SNA é o principal regulador da constância do meio interno do organismo, ou a manutenção da homeostase.

O *sistema simpático* e a medula suprarrenal a ele associada não são essenciais para a vida em um ambiente controlado, mas a falta das funções simpaticossuprarrenais torna-se evidente em circunstâncias de estresse. Por exemplo, na falta do sistema simpático, a temperatura

---

PERSPECTIVA HISTÓRICA

A primeira proposta concreta de um mecanismo neuro-humoral foi feita logo após a virada do século XX. Lewandowsky e Langley observaram independentemente a similaridade entre os efeitos da injeção de extratos de glândula suprarrenal e os da estimulação dos nervos simpáticos. Em 1905, T. R. Elliott, que na ocasião estudava com Langley em Cambridge, postulou que os impulsos nervosos simpáticos liberavam quantidades diminutas de uma substância semelhante à EPI, colocando-as em contato imediato com as células efetoras. Ele considerou essa substância como uma etapa química no processo de transmissão. Notou também que, muito tempo depois de terem degenerado os nervos simpáticos, os órgãos efetores ainda respondiam de modo característico ao hormônio da medula suprarrenal. Langley sugeriu que as células efetoras tinham "substâncias receptoras" excitatórias e inibitórias e que a resposta à EPI dependia de qual tipo de substância estava presente. Em 1907, Dixon, impressionado pela correspondência entre os efeitos do alcaloide muscarina e as respostas aos estímulos vagais, propôs o conceito de que o nervo vago liberava uma substância semelhante à muscarina que agia como um transmissor químico dos seus impulsos. No mesmo ano, Reid Hunt descreveu as ações da ACh e de outros ésteres da colina. Em 1914, Dale investigou as propriedades farmacológicas da ACh e de outros ésteres da colina e distinguiu as suas ações nicotínicas e muscarínicas. Intrigado com a notável fidelidade com a qual esse fármaco reproduzia as respostas aos estímulos dos nervos parassimpáticos, ele introduziu o termo *parassimpaticomimético* para caracterizar os seus efeitos. Dale também notou a breve duração da ação dessa substância e propôs que uma esterase dos tecidos clivava rapidamente a ACh em ácido acético e colina, interrompendo, desse modo, a sua ação.

Os estudos de Loewi, iniciados em 1921, forneceram a primeira evidência direta para a mediação química de impulsos nervosos pela liberação de agentes químicos específicos. Loewi estimulou o nervo vago de um coração de rã perfundido (doador) e fez com que o líquido da perfusão entrasse em contato com um segundo coração de rã (receptor), usado como objeto do teste. Verificou que o receptor respondia, após um curto período, do mesmo modo que o doador. Tornava-se evidente que uma substância liberada do primeiro órgão diminuía a frequência do segundo. Loewi referiu-se a ela como *Vagusstoff* ("substância do vago", "parassimpatina"); subsequentemente, Loewi e Navratil apresentaram evidências de sua identidade como ACh. Loewi também descobriu que uma substância aceleradora similar à EPI e chamada *Acceleranstoff* era liberada no líquido de perfusão no verão, quando a ação das fibras simpáticas do vago, que na rã é um nervo misto, predominava sobre a das fibras inibitórias. Feldberg e Krayer demonstraram, em 1933, que a "substância do vago" cardíaca era a ACh também nos mamíferos.

No mesmo ano da descoberta de Loewi, Cannon e Uridil descreveram que a estimulação dos nervos simpáticos hepáticos resultava na liberação de uma substância semelhante à EPI, que elevava a pressão arterial e a frequência cardíaca. Experimentos subsequentes estabeleceram firmemente que essa substância é o mediador químico liberado pelos impulsos nervosos simpáticos nas junções neuroefetoras. Cannon chamou-a "simpatina". Na maior parte de suas propriedades farmacológicas e químicas, a simpatina lembra muito a EPI, mas também diferia dela em alguns aspectos importantes. Em 1910, Barger e Dale tinham notado que os efeitos da estimulação dos nervos simpáticos eram reproduzidos mais exatamente pela injeção de aminas primárias simpaticomiméticas do que pela de EPI ou de outras aminas secundárias. A possibilidade de que a EPI desmetilada (a NE) pudesse ser a simpatina foi repetidamente proposta, mas evidências definitivas de que fosse um mediador nervoso simpático não foram obtidas até que se desenvolvessem ensaios específicos para a determinação das aminas simpaticomiméticas em extratos de tecidos e nos líquidos corporais. Em 1946, von Euler verificou que a substância simpaticomimética nos extratos altamente purificados de nervos esplênicos bovinos se assemelhava, em todos os critérios usados, à NE (von Euler, 1946).

Sabemos que a NE é a substância simpaticomimética predominante nos nervos simpáticos pós-ganglionares dos mamíferos e é o mediador adrenérgico liberado pela sua estimulação. A NE, seu precursor imediato, a DA, e o seu derivado *N*-metilado, a EPI, também são neurotransmissores no SNC (ver Cap. 16). Quanto à ACh, além do seu papel como um transmissor na maioria das fibras parassimpáticas pós-ganglionares e em algumas fibras simpáticas pós-ganglionares, ela funciona como um neurotransmissor em três classes adicionais de nervos: nas fibras pré-ganglionares dos sistemas simpático e parassimpático, nos nervos motores do músculo esquelético e em certos neurônios no interior do SNC.

TABELA 10-1 ■ RESPOSTAS DOS ÓRGÃOS EFETORES AOS IMPULSOS NERVOSOS AUTONÔMICOS

ÓRGÃOS	EFEITO SIMPÁTICO[a]	SUBTIPO DE RECEPTOR ADRENÉRGICO[b]	EFEITO PARASSIMPÁTICO[a]	SUBTIPO DE RECEPTOR COLINÉRGICO[b]
Olhos				
Músculo radial, dilatador pupilar da íris (dilatador da pupila)	Contração (midríase) ++	α_1		
Músculo esfincter, constritor pupilar da íris (esfincter pupilar)			Contração (miose) +++	M_3, M_2
Músculo ciliar	Relaxamento para visão distante +	β_2	Contração para visão próxima +++	M_3, M_2
Glândulas lacrimais	Secreção +	α	Secreção +++	M_3, M_2
Coração[c]				
Nó SA	↑ frequência cardíaca ++	$\beta_1 > \beta_2$	↓ frequência cardíaca +++	$M_2 \gg M_3$
Átrios	↑ contratilidade e velocidade de condução ++	$\beta_1 > \beta_2$	↓ contratilidade ++ e diminui a duração do potencial de ação	$M_2 \gg M_3$
Nó AV	↑ automaticidade e velocidade de condução ++	$\beta_1 > \beta_2$	↓ velocidade de condução; bloqueio AV +++	$M_2 \gg M_3$
Sistema de His-Purkinje	↑ automaticidade e velocidade de condução	$\beta_1 > \beta_2$	Pouco efeito	$M_2 \gg M_3$
Ventrículo	↑ contratilidade, velocidade de condução, automaticidade e frequência dos marca-passos idioventriculares +++	$\beta_1 > \beta_2$	Leve ↓ na contratilidade	$M_2 \gg M_3$
Vasos sanguíneos				
Artérias e arteríolas[d]				
Coronárias	Constrição +; dilatação[e] ++	$\alpha_1, \alpha_2; \beta_2$	Sem inervação[h]	–
Pele e mucosas	Constrição +++	α_1, α_2	Sem inervação[h]	–
Músculo esquelético	Constrição; dilatação[e,f] ++	$\alpha_1; \beta_2$	Dilatação[h] (?)	–
Cerebrais	Constrição (leve)	α_1	Sem inervação[h]	–
Pulmonares	Constrição +; dilatação	$\alpha_1; \beta_2$	Sem inervação[h]	–
Vísceras abdominais	Constrição +++; dilatação +	$\alpha_1; \beta_2$	Sem inervação[h]	–
Glândulas salivares	Constrição +++	α_1, α_2	Dilatação[h] ++	M_3
Renais	Constrição ++; dilatação ++	$\alpha_1, \alpha_2; \beta_1, \beta_2$	Sem inervação[h]	–
(Veias)[d]	Constrição; dilatação	$\alpha_1, \alpha_2; \beta_2$		
Endotélio	–	–	↑ NO-sintase[h]	M_3
Pulmões				
Músculos lisos da traqueia e dos brônquios	Relaxamento	β_2	Contração	$M_2 = M_3$
Glândulas brônquicas	↓ secreção, ↑ secreção	α_1 β_2	Estimulação	M_2, M_3
Estômago				
Motilidade e tônus	↓ (geralmente)[i] +	$\alpha_1, \alpha_2; \beta_1, \beta_2$	↑[i] +++	$M_2 = M_3$
Esfincteres	Contração (geralmente) +	α_1	Relaxamento (geralmente) +	M_3, M_2
Secreção	Inibição	α_2	Estimulação ++	M_3, M_2
Intestino				
Motilidade e tônus	Redução[h] +	$\alpha_1, \alpha_2; \beta_1, \beta_2$	↑[i] +++	M_3, M_2
Esfincteres	Contração +	α_1	Relaxamento (geralmente) +	M_3, M_2
Secreção	↓	α_2	↑ ++	M_3, M_2
Vesícula biliar e ductos renais	Relaxamento +	β_2	Contração +	M
Secreção de renina	↓ +; ↑ ++	$\alpha_1; \beta_1$	Sem inervação	–
Bexiga				
Detrusor	Relaxamento +	β_2	Contração +++	$M_3 > M_2$
Trígono e esfincter	Contração ++	α_1	Relaxamento ++	$M_3 > M_2$

continua

TABELA 10-1 ■ RESPOSTAS DOS ÓRGÃOS EFETORES AOS IMPULSOS NERVOSOS AUTONÔMICOS (continuação)

ÓRGÃOS	EFEITO SIMPÁTICO[a]	SUBTIPO DE RECEPTOR ADRENÉRGICO[b]	EFEITO PARASSIMPÁTICO[a]	SUBTIPO DE RECEPTOR COLINÉRGICO[b]
Ureter				
Motilidade e tônus	↑	α_1	↑ (?)	M
Útero	Grávido, contração	α_1		
	Relaxamento	β_2	Variável[j]	M
	Não grávido, relaxamento	β_2		
Órgãos sexuais masculinos	Ejaculação +++	α_1	Ereção +++	M_3
Músculos pilomotores	Contração ++	α_1	–	–
Glândulas sudoríparas	Secreção localizada[k] ++	α_1	–	
	–	–	Secreção generalizada +++	M_3, M_2
Cápsula esplênica	Contração +++	α_1	–	–
	Relaxamento +	β_2		
Medula suprarrenal	–	–	Secreção de EPI e NE	N $(\alpha_3)_2(\beta_4)_3$; M (secundariamente)
Músculo esquelético	Aumento da contratilidade; glicogenólise; captação de K^+	β_2	–	–
Fígado	Glicogenólise e gliconeogênese +++	α_1	–	–
		β_2		
Pâncreas				
Ácinos	↓ secreção +	α	Secreção ++	M_3, M_2
Ilhotas (células β)	↓ secreção +++	α_2	–	
	↑ secreção +	β_2		
Adipócitos[l]	Lipólise +++; termogênese	α_1; β_1, β_2, β_3	–	–
	Inibição da lipólise	α_2		
Glândulas salivares	Secreção de K^+ e de água +	α_1	Secreção de K^+ e de água +++	M_3, M_2
Glândulas nasofaríngeas	–		Secreção ++	M_3, M_2
Glândula pineal	Síntese de melatonina	β	–	
Neuro-hipófise	Secreção de ADH	β_1	–	
Terminações nervosas autonômicas				
Terminações simpáticas				
Autorreceptor	Inibição da liberação de NE	$\alpha_{2A} > \alpha_{2C}(\alpha_{2B})$		
Heterorreceptor	–		Inibição da liberação de NE	M_2, M_4
Terminações parassimpáticas				
Autorreceptor	–	–	Inibição da liberação de ACh	M_2, M_4
Heterorreceptor	Inibição da liberação de ACh	$\alpha_{2A} > \alpha_{2C}$	–	–

[a]As respostas são graduadas de + a +++ para dar uma indicação aproximada da importância da atividade nervosa simpática e parassimpática no controle dos vários órgãos e funções listados.
[b]Receptores adrenérgicos: α_1, α_2 e seus subtipos; β_1, β_2, β_3. Receptores colinérgicos: nicotínicos (N); muscarínicos (M), com os subtipos 1 a 4. Os subtipos de receptor são descritos mais detalhadamente nos Capítulos 11 e 14 e nas Tabelas 10-2, 10-3, 10-6 e 10-7. Quando não se informa o subtipo é porque a sua natureza não foi determinada com exatidão. São mostrados apenas os principais tipos de receptor. Outros transmissores, que não a ACh e a NE, também contribuem para as respostas.
[c]No coração humano, a relação entre β_1 e β_2 é cerca de 3:2 nos átrios e de 4:1 nos ventrículos. Embora os receptores M_2 predominem, os M_3 também estão presentes.
[d]O subtipo de receptor α_1 predominante na maior parte dos vasos sanguíneos (tanto artérias quanto veias) é o α_{1A}, embora outros subtipos de α_1 estejam presentes em determinados vasos sanguíneos. O subtipo α_{1D} predomina na aorta.
[e]A dilatação predomina in situ em decorrência de mecanismos metabólicos de autorregulação.
[f]Ao longo da faixa habitual de concentrações de EPI circulante liberada de modo fisiológico, a resposta do receptor β (vasodilatação) predomina nos vasos sanguíneos dos músculos esqueléticos e do fígado; a resposta do receptor β (vasoconstrição), nos vasos sanguíneos das outras vísceras abdominais. Os vasos renais e mesentéricos também contêm receptores dopaminérgicos específicos cuja ativação causa dilatação.
[g]Neurônios colinérgicos simpáticos causam vasodilatação nos leitos vasculares dos músculos esqueléticos, mas essa vasodilatação não participa da maior parte das respostas fisiológicas.
[h]O endotélio da maior parte dos vasos sanguíneos libera NO, que causa vasodilatação em resposta a impulsos muscarínicos. Entretanto, diferentemente dos receptores inervados por fibras colinérgicas simpáticas nos vasos sanguíneos dos músculos esqueléticos, esses receptores muscarínicos não são inervados e respondem apenas a agonistas muscarínicos exógenos introduzidos na circulação.
[i]Embora as fibras adrenérgicas terminem em receptores β inibitórios nas células dos músculos lisos e em receptores β inibitórios sobre as células ganglionares excitatórias (colinérgicas) parassimpáticas do plexo mioentérico, a resposta inibitória primária é mediada através de neurônios entéricos por NO, receptores P2Y e receptores de peptídeos.
[j]As respostas uterinas dependem do estágio do ciclo menstrual, da quantidade de estrogênio e progesterona circulantes e de outros fatores.
[k]Palmas das mãos e alguns outros locais ("sudorese adrenérgica").
[l]Há uma variação significativa entre as espécies nos tipos de receptor que mediam certas respostas metabólicas. Os três receptores β-adrenérgicos são encontrados em adipócitos humanos. A ativação dos receptores β_3-adrenérgicos produz uma vigorosa resposta termogênica, bem como lipólise. O significado não está claro. A ativação de receptores β-adrenérgicos também inibe a liberação de leptina a partir do tecido adiposo.

corporal não consegue ser regulada quando a temperatura ambiente varia; a concentração de glicose no sangue não aumenta em resposta a necessidades urgentes; inexistem as respostas compensatórias vasculares a hemorragia, falta de oxigênio, excitação e exercício; perde-se a resistência à fadiga. Os componentes simpáticos das reações instintivas ao meio externo também são perdidas, e outras deficiências graves nas forças de proteção do organismo são percebidas. O sistema simpático normalmente está ativo de forma contínua, mas o grau de atividade varia de momento a momento e de órgão para órgão, ajustando-se às constantes modificações do ambiente para manter a homeostase. O sistema simpático suprarrenal pode atuar como uma unidade. A frequência cardíaca acelera; a pressão arterial se eleva; o fluxo de sangue é desviado da pele e da região esplâncnica para os músculos esquelético e cardíaco; a glicemia se eleva; os bronquíolos e as pupilas dilatam; e o organismo é mais bem preparado para uma "luta ou fuga". Muitos desses efeitos resultam principalmente ou são reforçados pelas ações da EPI secretada pela medula suprarrenal.

O *sistema parassimpático* é organizado principalmente para descargas limitadas e localizadas. Embora diga respeito principalmente à conservação de energia e à manutenção da função dos órgãos durante períodos de atividade mínima, a sua eliminação não é compatível com a vida. O sistema parassimpático reduz a frequência cardíaca, diminui a pressão arterial, estimula os movimentos e secreções GI, auxilia na absorção de nutrientes, protege a retina da luz excessiva e esvazia a bexiga e o reto.

O equilíbrio da atividade dos sistemas simpático e parassimpático estabelece o estado homeostático basal do organismo.

Transmissão neuroquímica

Os impulsos nervosos provocam respostas nos músculos lisos, cardíacos e esqueléticos, nas glândulas exócrinas e nos neurônios pós-sinápticos pela liberação de neurotransmissores químicos específicos.

Evidências da transmissão neuro-humoral

O conceito de transmissão neuro-humoral ou de neurotransmissão química foi desenvolvido principalmente para explicar as observações relativas à transmissão dos impulsos das fibras autonômicas pós-ganglionares às células efetoras. As evidências que apoiam esse conceito incluem as seguintes:

- A demonstração da presença de uma substância fisiologicamente ativa e de suas enzimas biossintéticas nos locais apropriados;
- A recuperação da substância do perfusato de uma estrutura inervada durante os períodos de estimulação nervosa, mas não (ou em quantidades grandemente reduzidas) na ausência do estímulo;
- A demonstração de que a substância é capaz de produzir respostas idênticas àquelas da estimulação do nervo;
- A demonstração de que as respostas à estimulação nervosa e à substância administrada são modificadas do mesmo modo por vários fármacos, geralmente antagonistas competitivos.

Embora esses critérios sejam aplicáveis à maioria dos neurotransmissores, incluindo a NE e a ACh, há agora exceções a essas regras. Por exemplo, descobriu-se que o NO é um neurotransmissor em alguns nervos parassimpáticos pós-ganglionares; em neurônios não adrenérgicos e não colinérgicos na periferia; no SNE; e no SNC. Entretanto, o NO não é armazenado em neurônios e liberado por exocitose. Em vez disso, ele é sintetizado quando necessário e facilmente difundido através das membranas.

Acreditava-se que a neurotransmissão no sistema nervoso periférico e no SNC se dava de acordo com a hipótese de que cada neurônio continha apenas uma substância transmissora. Contudo, sabe-se agora que a transmissão sináptica pode ser mediada pela liberação de mais de um neurotransmissor. Peptídeos adicionais como a encefalina, a substância P, o NPY, o VIP e a SST; purinas como o ATP e a adenosina; eicosanoides e endocanabinoides; e pequenas moléculas, como o NO, foram encontrados nas terminações nervosas junto com os "clássicos" neurotransmissores aminas biogênicas. Essas substâncias adicionais podem despolarizar ou hiperpolarizar diversas terminações nervosas e as células pós-sinápticas.

Por exemplo, são encontradas encefalinas em neurônios simpáticos pós-ganglionares e células cromafins da medula suprarrenal. O VIP está localizado seletivamente nos neurônios colinérgicos periféricos que inervam glândulas exócrinas, e o NPY é encontrado nas terminações nervosas simpáticas e liberado junto com NE e ATP. Essas observações sugerem que, em muitas instâncias, a transmissão sináptica pode ser mediada pela liberação de mais de um neurotransmissor (ver próxima seção).

Etapas envolvidas na neurotransmissão

A sequência de eventos envolvidos na neurotransmissão é de particular importância, porque as substâncias farmacologicamente ativas modulam cada etapa de forma individual.

Condução axonal

Condução refere-se à passagem de um impulso elétrico ao longo do axônio ou de uma fibra muscular. Durante o repouso, o interior de um axônio típico de mamífero é negativo em relação ao exterior em cerca de 70 mV. Em resposta à despolarização até certo limiar, tem início um potencial de ação em uma região localizada da membrana. Esse potencial consiste em duas fases. Após a despolarização que induz uma conformação aberta do canal, a *fase inicial* é causada pelo aumento rápido da permeabilidade e pelo movimento de entrada de Na^+ através de canais sensíveis à voltagem, e uma despolarização rápida do potencial de repouso continua até um excesso positivo (*overshoot*). A *segunda fase* resulta da rápida inativação dos canais de Na^+ e da abertura retardada dos canais de K^+, o que permite a saída do K^+ para pôr fim à despolarização. Embora isso não seja importante na condução axonal, os canais de Ca^{2+} em outros tecidos (p. ex., os do tipo L no coração) contribuem para o potencial de ação, prolongando a despolarização pela entrada de Ca^{2+}. Esse influxo de Ca^{2+} também serve como um estímulo para iniciar eventos intracelulares (Catterall, 2000), e o influxo de Ca^{2+} é importante no acoplamento excitação-exocitose (liberação do transmissor).

As correntes iônicas transmembrana produzem correntes de circuito local onde os canais adjacentes em repouso são ativados e ocorre a excitação de uma porção adjacente da membrana axonal, levando à propagação do PA sem redução ao longo do axônio. A região que sofreu despolarização permanece momentaneamente em um estado refratário para garantir que a despolarização prossiga na direção apropriada (para frente).

Com exceção dos anestésicos locais, poucos fármacos modificam a condução axonal nas doses empregadas terapeuticamente. O veneno do baiacu, a *tetrodotoxina*, e um congênere próximo encontrado em alguns mariscos, a *saxitoxina*, bloqueiam seletivamente a condução axonal, bloqueando os canais de Na^+ sensíveis à voltagem e impedindo o aumento da permeabilidade ao Na^+ associado à fase de elevação do PA. Em contraste, a *batracotoxina*, um alcaloide esteroide extremamente potente secretado por um sapo sul-americano, produz paralisia pelo aumento seletivo da permeabilidade dos canais de Na^+, o que induz uma despolarização persistente. As toxinas de escorpião são peptídeos que também causam despolarização persistente, inibindo o processo de inativação (Catterall, 2000). Os canais de Na^+ e Ca^{2+} são discutidos com mais detalhes nos Capítulos 13, 16 e 25.

Transmissão juncional

O termo *transmissão* se refere à passagem de um impulso através de uma junção sináptica ou neuroefetora. A chegada do PA às terminações do axônio inicia uma série de eventos que desencadeia a transmissão de uma mensagem bioquímica excitatória ou inibitória através da sinapse ou da junção neuroefetora. Esses eventos, diagramados nas Figuras 10-3, 10-4 e 10-5, são os seguintes:

1. *Armazenamento e liberação do transmissor.* Os neurotransmissores não peptídeos (moléculas pequenas), como as aminas biogênicas, são em grande parte sintetizados na região das terminações axonais e lá armazenados em vesículas sinápticas. O transporte do neurotransmissor para o interior das vesículas de armazenamento é movido por um gradiente eletroquímico gerado por uma bomba de prótons vesicular (ATPase vesicular) (Figs. 10-5 e 10-6). Grupos de vesículas sinápticas em áreas delimitadas sob a membrana

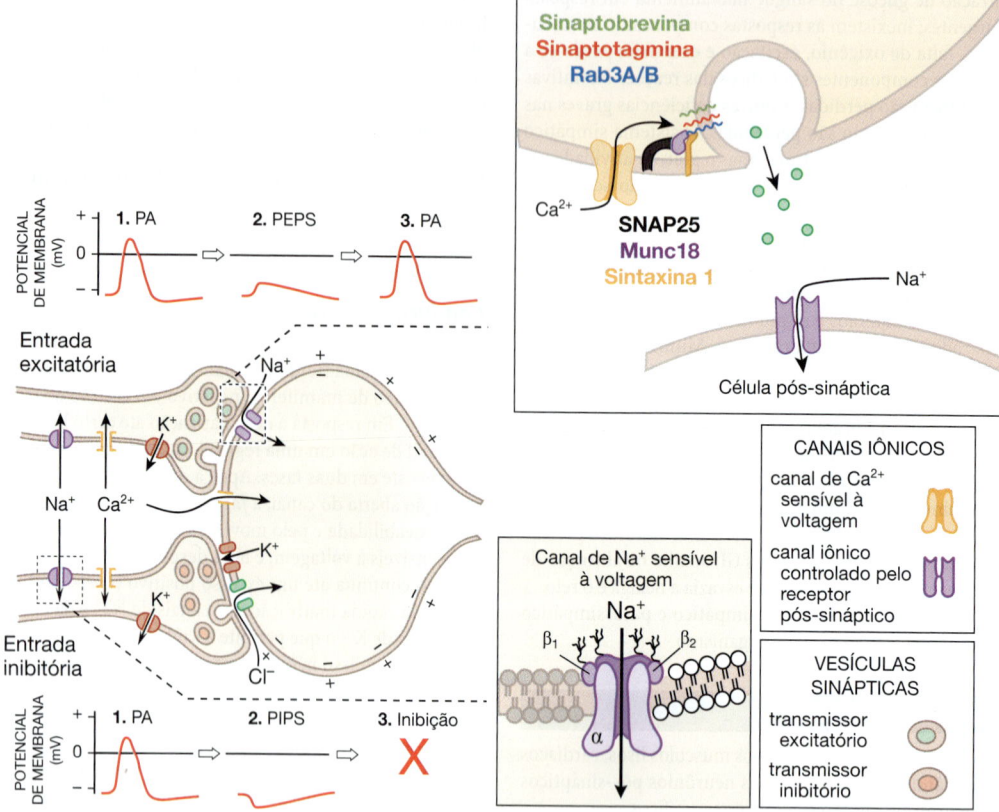

Figura 10-3 *Etapas envolvidas na neurotransmissão excitatória e inibitória.* **1.** O PA do nervo consiste em uma inversão transitória autopropagada da carga elétrica na membrana axonal. O potencial de membrana E_i sai do valor negativo, passa pelo potencial zero e assume um valor levemente positivo, principalmente devido a elevações da permeabilidade ao Na^+, e retorna, então, aos valores de repouso pelo aumento da permeabilidade ao K^+. Quando atinge a terminação pré-sináptica, o PA inicia a liberação do transmissor excitatório ou inibitório. A despolarização na terminação nervosa e a entrada de Ca^{2+} iniciam a ancoragem e depois a fusão da vesícula sináptica com a membrana da terminação nervosa. São mostradas algumas das proteínas SNARE envolvidas na ancoragem e na fusão. As Figuras 10-4 e 10-5 mostram detalhes adicionais do ciclo de vida da vesícula de armazenamento do neurotransmissor e da exocitose. **2.** A interação do transmissor excitatório com os receptores pós-sinápticos produz uma despolarização localizada, o PEPS, por meio de um aumento da permeabilidade aos cátions, mais notavelmente o Na^+. O transmissor inibitório causa um aumento seletivo na permeabilidade ao K^+ ou ao Cl^-, resultando em uma hiperpolarização localizada, o PIPS. **3.** O PEPS dá início a um PA que se propaga no neurônio pós-sináptico; entretanto, isso pode ser evitado pela hiperpolarização induzida por um PIPS concomitante. O transmissor é dissipado por destruição enzimática, por captação para o interior da terminação pré-sináptica ou das células gliais adjacentes, ou por difusão. A despolarização da membrana pós-sináptica pode permitir a entrada de Ca^{2+} se houver canais de Ca^{2+} disparados por voltagem.

plasmática pré-sináptica, denominadas *zonas ativas*, frequentemente se alinham às cristas das pregas pós-sinápticas. As proteínas na membrana vesicular (p. ex., sinapsina, sinaptofisina, sinaptogirina) estão envolvidas no desenvolvimento e deslocamento das vesículas de armazenamento para a zona ativa. Os processos de iniciação, ancoragem, fusão e exocitose envolvem as interações de proteínas nas membranas vesiculares e plasmáticas e a rápida entrada de Ca^{2+} extracelular e sua ligação a sinaptotagminas (Fig. 10-4).

Ciclo de vida de uma vesícula de armazenamento; mecanismo molecular de exocitose A fusão da vesícula de armazenamento com a membrana plasmática envolve a formação de um complexo multiproteico que inclui proteínas na membrana da vesícula sináptica, proteínas embutidas na superfície interna da membrana plasmática e vários componentes citosólicos. Essas proteínas são chamadas de SNAP e SNARE. Através da interação dessas proteínas, as vesículas se aproximam da membrana (iniciação, ancoragem), preparadas espacialmente para a próxima etapa, que é iniciada pela entrada de Ca^{2+}. Quando o Ca^{2+} entra com o potencial de ação, a fusão e a exocitose ocorrem rapidamente. Após a fusão, a chaperona ATPase NSF e seus adaptadores SNAP catalisam a dissociação do complexo SNARE. As Figuras 10-4 e 10-5 descrevem esse ciclo de vida. A Figura 10-4 mostra alguns detalhes da montagem do complexo proteico SNARE levando à fusão e exocitose do neurotransmissor. As isoformas das proteínas participantes podem diferir em diferentes sistemas de neurotransmissores, mas o mecanismo geral parece ser conservado.

Durante o estado de repouso, há contínua e lenta liberação de *quanta* isolados do transmissor; este produz respostas elétricas (*potenciais de placa motora em miniatura*) na membrana pós-juncional que estão associadas à manutenção do estado responsivo fisiológico do órgão efetor. Um baixo nível de atividade espontânea dentro das unidades motoras do músculo esquelético é particularmente importante, porque esse músculo carece de tônus inerente.

O PA causa a liberação sincrônica de várias centenas de *quanta* do neurotransmissor. No processo de fusão/exocitose, o conteúdo das vesículas, incluindo enzimas e outras proteínas, é derramado no espaço sináptico. As vesículas sinápticas podem liberar todo o conteúdo com uma fusão completa ou formar um poro transitório nanométrico que se fecha logo que o neurotransmissor termina, uma exocitose "beija e corre" ("*kiss-and-run*"). Na exocitose de fusão plena, o fosso formado pela fusão da vesícula com a membrana plasmática é revestido de clatrina, recuperado da membrana por endocitose e transportado para um endossomo para reciclagem total. Durante a exocitose "beija e corre", o poro se fecha e a vesícula é imediata e localmente reciclada para reutilização no empacotamento de neurotransmissor (Alabi e Tsien, 2013; Südhof, 2014).

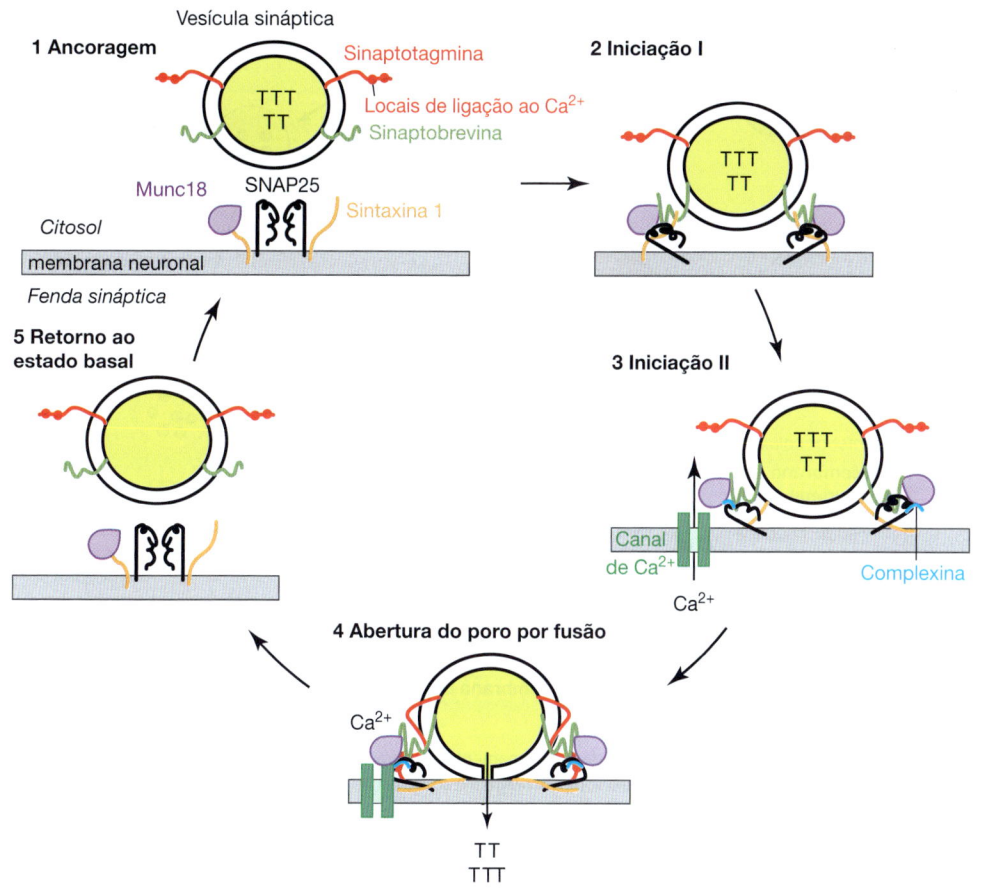

Figura 10-4 *Base molecular da exocitose: ancoragem e fusão das vesículas sinápticas com as membranas neuronais.* **1.** *Ancoragem vesicular na zona ativa*: Munc18 liga-se à sintaxina 1, estabilizando as proteínas SNARE da membrana neuronal. **2.** *Iniciação I*: A sintaxina se une com a SNAP25, permitindo que a proteína SNARE da vesícula, sinaptobrevina, se ligue ao complexo. 3. *Iniciação II*: A complexina liga-se ao complexo SNARE e permite que a sinaptotagmina vesicular ligue o Ca^{2+}, que dirige o processo de fusão total. **4.** *Abertura do poro por fusão*: A sinaptotagmina interage com o complexo SNARE e liga Ca^{2+}, permitindo a fusão do poro e a exocitose do neurotransmissor. Outros componentes, não representados, são o GTP-ligador Rab3/27 vesicular; as proteínas ligadoras Munc13, RIM e RIM-BP; e a amarração ao canal de Ca^{2+}. **5.** *Retorno ao estado basal*: Após a fusão, a ATPase NSF acompanhante e seu adaptador SNAP catalisam a dissociação do complexo SNARE. Para uma visão mais detalhada desse processo, ver Südhof (2014).

Modulação da liberação de transmissor Inúmeros fatores autócrinos e parácrinos podem influenciar o processo exocitótico, incluindo a própria liberação do neurotransmissor. Adenosina, DA, glutamato, GABA, prostaglandinas e encefalinas influenciam a liberação do neurotransmissor mediada por via neural. Existem receptores para esses fatores na membrana do soma, dos dendritos e do axônio dos neurônios (Miller, 1998). Os *receptores somadendríticos*, quando ativados, modificam principalmente funções da região soma-dendrítica, como síntese de proteínas e geração de potenciais de ação. Os *receptores pré-sinápticos*, quando ativados, modificam funções da região terminal, como síntese e liberação de transmissores.

Duas principais classes de receptores pré-sinápticos foram identificadas na maioria dos neurônios: os *heterorreceptores* são receptores pré-sinápticos que respondem a neurotransmissores, neuromoduladores ou neuro-hormônios liberados por neurônios ou células adjacentes. Por exemplo, a NE pode influenciar a liberação de ACh por neurônios parassimpáticos agindo sobre os receptores α_{2A}, α_{2B} e α_{2C}, ao passo que a ACh pode influenciar a liberação de NE por neurônios simpáticos agindo sobre os receptores M_2 e M_4. Os *autorreceptores* são receptores localizados no terminal axônico ou próximo dele, num axônio onde o transmissor do próprio neurônio pode modificar a síntese e a liberação do transmissor (ver Figs. 10-6 e 10-8). Por exemplo, a NE liberada por neurônios simpáticos pode interagir com os receptores α_{2A} e α_{2C} para inibir a liberação neural de NE. De modo similar, a ACh liberada por neurônios parassimpáticos pode interagir com os receptores M_2 e M_4 para inibir a liberação neural de ACh.

2. *Interação do transmissor com receptores pós-juncionais e produção do potencial pós-juncional*. O transmissor difunde-se através da fenda sináptica ou juncional e combina-se com receptores especializados existentes sobre a membrana pós-juncional; isso frequentemente resulta em um aumento localizado da permeabilidade ou condutância iônica da membrana. Com certas exceções (observadas na discussão que segue), pode ocorrer um entre três tipos de alteração da permeabilidade:

- Aumento generalizado na permeabilidade a cátions (principalmente Na^+ e ocasionalmente Ca^{2+}), resultando em uma despolarização localizada da membrana – isto é, um PEPS.
- Aumento seletivo na permeabilidade a ânions, em geral Cl^-, resultando em estabilização ou hiperpolarização da membrana, o que constitui um PIPS.
- Aumento da permeabilidade ao K^+. Como o gradiente de K^+ se faz em direção ao exterior da célula, ocorrem hiperpolarização e estabilização do potencial de membrana (um PIPS).

As alterações de potencial elétrico associadas ao PEPS e ao PIPS são, na maior parte dos locais, o resultado de fluxos passivos de íons em direção aos seus gradientes de concentração. As alterações que causam essas modificações de potencial na permeabilidade dos canais são especificamente reguladas por receptores pós-juncionais especializados para o neurotransmissor que inicia a resposta (ver Figs. 10-4, 10-6, e 10-8 e Cap. 16). Esses receptores podem estar agrupados sobre a superfície da célula efetora, tal como se vê nas JNM do músculo esquelético e de outras sinapses localizadas, ou

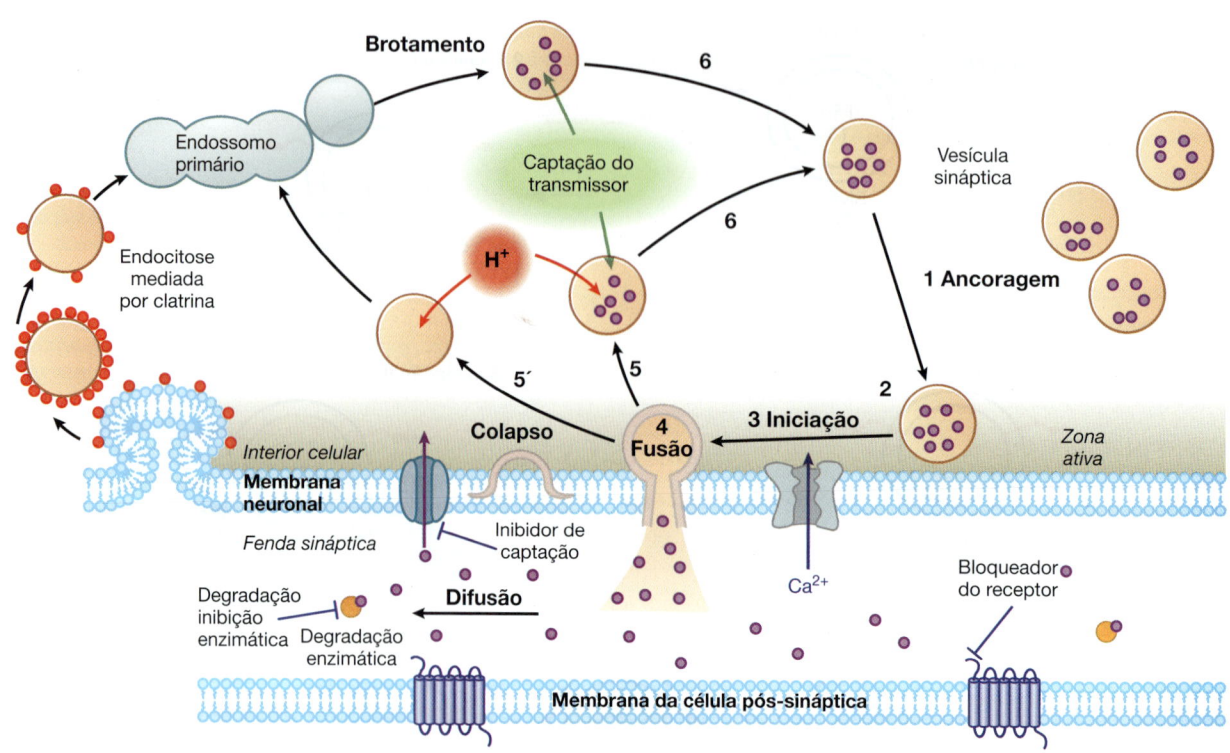

Figura 10-5 *Ciclo de vida da vesícula sináptica.* Uma vesícula de armazenamento madura, repleta de neurotransmissor, é deslocada para o espaço perimembrana (zona ativa) (1). Uma vez na zona ativa (2), a vesícula sofre ancoragem e ativação (ver Fig. 10-4), enquanto as proteínas do citosol e as membranas vesicular e plasmática (proteínas SNARE) interagem para amarrar a vesícula num estágio pré-fusão. A rápida entrada de Ca^{2+} pelos canais sensíveis à voltagem localizados na zona ativa (3) ativam o sensor de cálcio sinaptotagmina e iniciam o processo de fusão e exocitose do conteúdo vesicular no espaço sináptico (4). Após a liberação do transmissor, a vesícula sofre endocitose, o complexo proteico SNARE é desmontado pela ação da ATPase NSF acompanhante e de seus adaptadores SNAP, e a vesícula vazia é reciclada, seja transportada diretamente para reuso (5) ou encaminhada para uma via endossômica precoce (5′). Em ambos os eventos, a ATPase vesicular está atuando, promovendo captação de H^+ para estabelecer o gradiente que impulsiona a captação do transmissor e o enchimento da vesícula (6). Alternativamente, pode ocorrer colapso total e subsequente endocitose por meio de um processo mediado por clatrina. Para uma visão mais detalhada do processo exocitótico, ver Südhof (2014). Os neuropeptídeos secretados são armazenados em vesículas maiores e de núcleo denso (ver texto). O processo de sua secreção é similar, contudo não há transportadores de captação para neurotransmissores peptídicos; em vez disso, as vesículas contendo peptídeos liberáveis são formadas na rede trans de Golgi no corpo da célula nervosa e transportados para o local de liberação por motores moleculares (cinesinas, F-actinas, etc.); os componentes vesiculares não secretados são reciclados. Heaslip et al. (2014), Salogiannis e Reck-Peterson (2017), e Milosevic (2018) revisaram aspectos do transporte dessas vesículas.

distribuídos mais uniformemente, tal como se observa no músculo liso. Esses *canais iônicos de alta condutância regulados por ligante* em geral permitem a passagem de Na^+ ou de Cl^-; K^+ e Ca^{2+} estão envolvidos com menos frequência. Na presença de um neurotransmissor apropriado, o canal abre-se rapidamente, assumindo um estado de alta condutância, permanece aberto por cerca de 1 milissegundo e, então, fecha-se. Observa-se uma onda quadrada curta de pulso de corrente como resultado da abertura e fechamento do canal. O somatório desses eventos microscópicos dá origem ao PEPS.

Os canais regulados por ligante pertencem a uma superfamília de proteínas receptoras ionotrópicas, que inclui os receptores nicotínicos, de glutamato e alguns de 5-HT_3 e purinas, que conduzem principalmente Na^+, causam despolarização e são excitatórios; e os receptores de GABA e glicina, que conduzem Cl^-, causam hiperpolarização e são inibitórios. Os neurotransmissores também podem modular indiretamente a permeabilidade dos canais de K^+ e de Ca^{2+}. Nesses casos, o receptor e o canal são proteínas separadas, e a informação é transmitida entre elas pelas proteínas G (ver Cap. 3).

Os receptores GABA, glicina e 5-HT_3 são intimamente relacionados, enquanto os receptores ionotrópicos glutamato e purinérgico têm estruturas distintas (ver Fig. 13-1 e Cap. 16). Os neurotransmissores também podem modular indiretamente a permeabilidade dos canais de K^+ e de Ca^{2+}. Nesses casos, o receptor e o canal são proteínas separadas, e a informação é conduzida entre eles por proteínas G. Outros receptores de neurotransmissores atuam influenciando a síntese dos segundos mensageiros intracelulares e não necessariamente

causam alteração do potencial de membrana. Os exemplos mais amplamente documentados de regulação de receptores por meio de sistemas de segundo mensageiro são a ativação ou a inibição da adenililciclase, que modula as concentrações celulares de AMPc, e a elevação das concentrações citosólicas de Ca^{2+}, que resulta da liberação do íon desde reservas internas pelo trifosfato de inositol (ver Cap. 3).

3. *Iniciação da atividade pós-juncional.* Se um PEPS excede certo valor limiar, ele dá início, pela ativação de canais sensíveis à voltagem na vizinhança imediata, a um PA propagado em um neurônio pós-sináptico ou a um PA muscular nos músculos esquelético ou cardíaco. Em certos tipos de músculo liso nos quais os impulsos propagados são mínimos, o PEPS pode aumentar a taxa de despolarização espontânea, causar a liberação de Ca^{2+} e aumentar o tônus muscular; em células glandulares, o PEPS inicia a secreção pela mobilização de Ca^{2+}. Um PIPS, que se observa em neurônios e no músculo liso, mas não no esquelético, tenderá a opor-se aos potenciais excitatórios iniciados simultaneamente em outras fontes neuronais. Se o que se segue é um impulso propagado ou outra resposta, dependerá do somatório de todos os potenciais.

4. *Destruição ou dissipação do transmissor.* Como os impulsos podem ser transmitidos através das junções com frequências de até várias centenas por segundo, deve haver um modo eficiente de eliminar o transmissor após cada impulso. Nas sinapses colinérgicas envolvidas na neurotransmissão rápida, estão disponíveis concentrações altas e localizadas da AChE para esse propósito. Quando a atividade da AChE é inibida, a remoção do transmissor é feita principalmente por

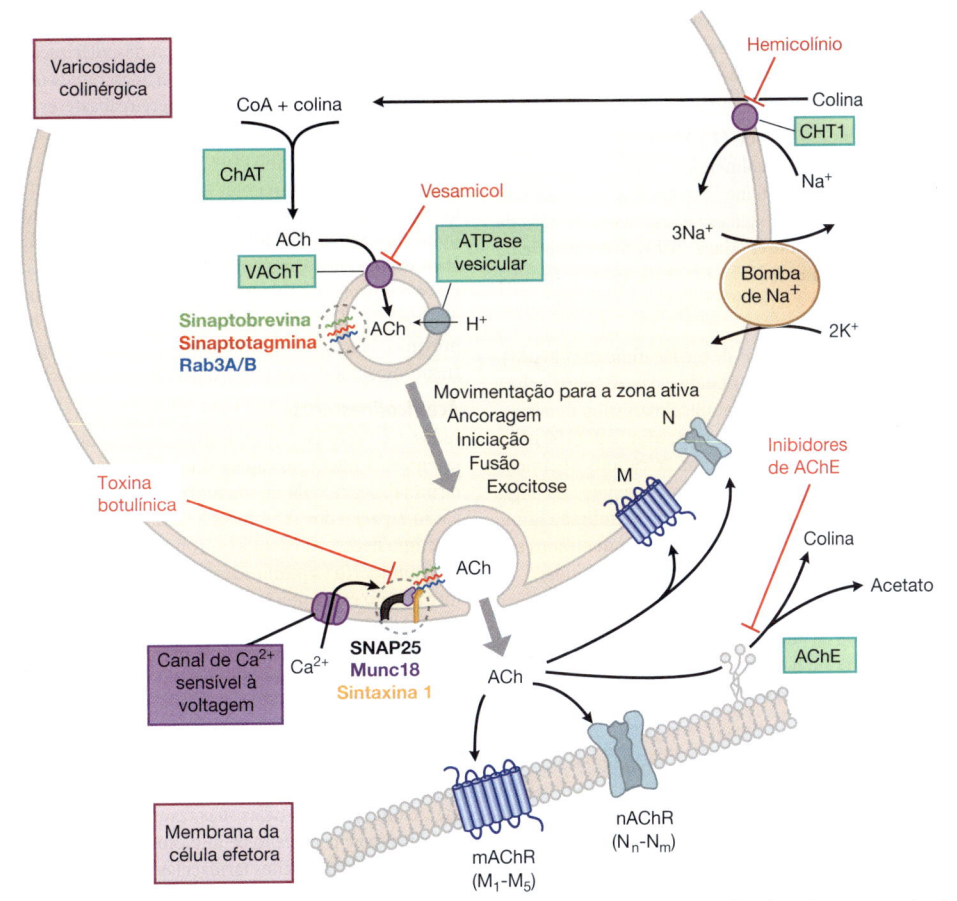

Figura 10-6 *Junção neuroefetora colinérgica típica.* A síntese de ACh na varicosidade depende da captação de colina via um carreador dependente de Na^+, CHT1, que pode ser bloqueado por hemicolínio. A enzima ChAT catalisa a síntese de ACh a partir de colina e a molécula acetila da acetil-CoA. A ACh é transportada para o interior da vesícula de armazenamento pelo VAChT, que pode ser inibida por *vesamicol*. A ACh é armazenada em vesículas (junto com outros cotransmissores potenciais, como ATP e VIP, em certas junções neuroefetoras). A liberação de ACh e algum cotransmissor ocorre via exocitose (as setas cinzas mostram as etapas), iniciado pela entrada de Ca^{2+} através de canais de Ca^{2+} sensíveis à voltagem em resposta à despolarização da membrana, como descrito nas Figuras 10-3, 10-4 e 10-5. A liberação exocitótica de ACh na JNM pode ser bloqueada pela toxina botulínica, cujo fragmento ativo é uma endopeptidase que hidrolisa a sinaptobrevina, um membro essencial das proteínas SNARE que intermedeia ancoragem/iniciação/exocitose. Uma vez liberada, a ACh pode interagir com mAChR, que são GPCR, ou com nAChR, que são canais iônicos controlados por ligante, produzindo a resposta característica do efetor. Ela também pode agir nos mAChR e nos nAChR pré-sinápticos para modificar a sua própria liberação. A ação da ACh termina com seu metabolismo para colina e acetato pela AChE, que está associada às membranas sinápticas.

difusão. Nessas circunstâncias, os efeitos da ACh liberada são potencializados e prolongados (ver Cap. 12).

A rápida remoção da NE ocorre por uma combinação de difusão simples e captação pelas terminações axonais da maior parte da NE liberada. O término da ação dos aminoácidos transmissores resulta do seu transporte ativo para o interior dos neurônios e da glia circunvizinha. Os neurotransmissores peptídicos são hidrolisados por várias peptidases e dissipados por difusão.

5. *Funções não eletrogênicas.* A atividade e a renovação de enzimas envolvidas na síntese e na inativação de neurotransmissores, a densidade de receptores pré e pós-sinápticos e outras características das sinapses são controladas por ações tróficas dos neurotransmissores e outros fatores tróficos liberados pelos neurônios ou células-alvo. A ação de tais fatores contribui para a plasticidade observada em estados fisiológicos e fisiopatológicos.

Transmissão colinérgica

Os eventos neuroquímicos subjacentes à neurotransmissão colinérgica estão resumidos na Figura 10-6.

Síntese e armazenamento de ACh

Duas enzimas, a ChAT e a AChE, estão envolvidas na síntese e na degradação da ACh, respectivamente.

Colina-acetiltransferase A *ChAT* catalisa a síntese de ACh – a acetilação da colina com acetil-CoA. A ChAT é sintetizada no interior do pericário e, então, transportada ao longo de todo o axônio até o seu terminal. As terminações axonais contêm um grande número de mitocôndrias, onde a acetil-CoA é sintetizada. A colina é captada por transporte ativo a partir do líquido extracelular para o interior do axoplasma. O estágio final da síntese ocorre no citoplasma e, depois disso, a maior parte da ACh é sequestrada no interior das vesículas sinápticas. Embora existam inibidores moderadamente potentes da ChAT, eles não têm uso terapêutico, em parte porque o passo que limita a biossíntese da Ach é a captação de colina. No entanto, existe um potencial para usar a enzima colina acetiltransferase como um alvo *in vivo* para biomarcadores, permitindo o diagnóstico precoce da doença de Alzheimer e demências relacionadas (Kumar et al., 2017).

A colina e o seu transporte A disponibilidade de colina é crucial para a síntese de ACh. A colina deve se originar primeiramente da dieta (há pouca síntese *de novo* de colina nos neurônios colinérgicos) ou, secundariamente, da reciclagem da colina. Quando a ACh é liberada dos neurônios colinérgicos em resposta a um PA, a ACh é hidrolisada pela AChE a acetato e colina. A maior parte da colina é captada pelo terminal nervoso colinérgico e reutilizada na síntese de ACh. Sob várias circunstâncias, essa captação e disponibilidade de colina parece o passo limitante na síntese de ACh. Há três sistemas de transporte de colina em mamíferos; os três são proteínas transmembrana com segmentos transmembranas múltiplos; todos são inibidos por hemicolínio, mas em concentrações diferentes, na mesma ordem das suas afinidades por colina (Haga, 2014):

- Um CHT1 (SLC5A7) de alta afinidade (4 μM) presente em membranas pré-sinápticas de neurônios colinérgicos. Esse transportador é membro da família SLC5 de proteínas carreadoras solúveis que inclui os cotransportadores de Na^+-glicose e tem cerca de 25% de homologia com esses transportadores (Haga, 2014). O transporte de colina pelo CHT1 é dependente de Na^+ e Cl^-. Esse sistema fornece colina para a síntese de ACh e é a proteína ligadora de hemicolínio de alta afinidade ($K_i = 0,05$ μM).
- Um transportador independente de Na^+ de média afinidade (40 μM), CTL1 (SLC44A), que é amplamente distribuído e parece suprir colina para a síntese de fosfolipídeos (p. ex., fosfatidilcolina, esfingomielina).
- Um transportador independente de Na^+ de baixa afinidade (100 μM), OCT2 (SLC22A2), um transportador secretor de cátions orgânicos não específico, encontrado nos túbulos proximais renais (ver Figs. 4-8 e 4-9), nos hepatócitos, no plexo corióideo, na membrana luminal do endotélio cerebral e nas vesículas sinápticas dos neurônios colinérgicos. Sua função nos neurônios ainda não foi estabelecida.

Em sistemas-modelo, o CHT1 se localiza principalmente em organelas intracelulares, incluindo as vesículas de armazenamento de transmissor; a atividade neural aumenta a fração de CHT1 na membrana plasmática, e a fosforilação pela PKC aumenta a internalização (Haga, 2014).

Armazenamento da ACh A ACh é transportada para o interior das vesículas sinápticas pelo VAChT (uma proteína carreadora solúvel, SLC18A3) usando a energia potencial de um gradiente eletroquímico de prótons estabelecido pela ATPase vacuolar, de modo que o transporte de prótons para fora da vesícula é acoplado com a captação de ACh para o interior e contra um gradiente de concentração. O processo é inibido pelo inibidor reversível e não competitivo *vesamicol*, que não afeta a ATPase vesicular (Fig. 10-6). Os genes para a ChAT e para o transportador vesicular encontram-se no mesmo *locus*, com o gene do transportador posicionado no primeiro íntron do gene da transferase. Assim, um promotor comum regula a expressão de ambos os genes.

Parece haver dois tipos de vesículas nas terminações colinérgicas: as vesículas elétron-luzentes (40-50 nm de diâmetro) e as de núcleo denso (80-150 nm). O núcleo das vesículas contém ACh e ATP numa relação de cerca de 11:1, que estão dissolvidas numa fase líquida com íons de metais (Ca^{2+} e Mg^{2+}) e um proteoglicano denominado vesiculina. A vesiculina, com carga negativa e que parece sequestrar Ca^{2+} ou ACh, está ligada no interior da vesícula com a molécula de proteína que a liga à membrana vesicular. Em alguns terminais colinérgicos há peptídeos, como o VIP, que atuam como *cotransmissores*. Os peptídeos estão habitualmente localizados nas vesículas com núcleo denso.

Estimativas do conteúdo de ACh nas vesículas sinápticas vão de mil a mais de 50 mil moléculas por vesícula, e um único terminal de nervo motor pode conter 300 mil vesículas ou mais. Além disso, uma quantidade incerta, mas possivelmente significativa, de ACh está presente no citoplasma extravesicular. O registro dos eventos elétricos associados à abertura de um único canal na placa motora terminal durante a aplicação contínua de ACh permitiu estimar a alteração de potencial induzida por uma única molécula de ACh (3×10^{-7} V); a partir de tais estimativas, é evidente que mesmo a mais baixa delas sobre o conteúdo de ACh por vesícula (mil moléculas) já seria suficiente para responder pela magnitude dos potenciais da placa terminal em miniatura.

Liberação de ACh A liberação exocitótica de ACh e cotransmissores (p. ex., ATP, VIP) ocorre na despolarização do terminal do nervo. A despolarização do terminal permite a entrada de Ca^{2+} através dos canais de Ca^{2+} disparados por voltagem e promove a fusão da membrana vesicular com a membrana plasmática, permitindo a exocitose, como descrito previamente e mostrado na Figura 10-6.

Parece que existem dois estoques de ACh. Um grupo, o de "depósito" ou "facilmente liberável", consiste em vesículas localizadas próximas da membrana plasmática do terminal do nervo; essas vesículas contêm transmissores recém-sintetizados. A despolarização dos terminais promove a liberação de ACh dessas vesículas, rápida ou facilmente. O outro grupo, o "estoque de reserva", parece reabastecer o estoque facilmente liberável e pode ser necessário para manter a liberação de ACh durante períodos de estimulação prolongada ou intensa.

A toxina botulínica bloqueia a liberação de ACh interferindo na maquinaria de liberação do transmissor. Os fragmentos ativos da toxina botulínica são endopeptidases; as proteínas SNARE são seu substrato. Há 8 isotipos de toxina botulínica, cada um hidrolisando um local específico das proteínas SNARE. As toxinas tetânicas atuam de modo similar, mas no SNC. Os fragmentos ativos dessas toxinas hidrolisam a sinaptobrevina e bloqueiam a exocitose em conjuntos específicos de neurônios (neurônios inibitórios no SNC para a tetânica, JNM para a botulínica).

Acetilcolinesterase Na JNM, a hidrólise imediata da ACh pela AChE reduz a difusão lateral do transmissor e a ativação dos receptores adjacentes. A liberação rápida da ACh para os nAChR da placa motora terminal, seguido da rápida hidrólise do neurotransmissor, limita a ativação espacial dos receptores e facilita o controle rápido das respostas. O tempo necessário para a hidrólise da ACh na JNM é menor que 1 milissegundo. No Capítulo 12, são apresentados detalhes da estrutura, do mecanismo e da inibição da AChE.

A AChE é encontrada nos neurônios colinérgicos e está altamente concentrada na pós-sinapse da placa motora da JNM. A BuChE (também denominada pseudocolinesterase) está praticamente ausente nos elementos neuronais dos sistemas nervosos central e periférico. A BuChE é sintetizada principalmente no fígado e é encontrada no fígado e no plasma; sua função fisiológica provável é a hidrólise dos ésteres ingeridos com os alimentos vegetais. A AChE e a BuChE são normalmente diferenciadas pelas suas taxas relativas de hidrólise de ACh e de butirilcolina e pelo efeito de inibidores seletivos (ver Cap. 12).

Quase todos os efeitos farmacológicos dos fármacos anti-colinesterase se devem à inibição da AChE, com o consequente acúmulo endógeno de ACh nas vizinhanças da terminação nervosa. Genes diferentes, mas simples, codificam a AChE e a BuChE em mamíferos; a diversidade da estrutura molecular da AChE surge do processamento alternativo do mRNA.

Vários trabalhos sugerem que a AChE tem outras funções biológicas além da sua clássica função de terminar a transmissão nas sinapses colinérgicas. As funções não clássicas da AChE podem incluir a hidrólise da ACh em contextos não sinápticos, a ação como proteína de adesão envolvida no desenvolvimento e manutenção das sinapses ou como matriz proteica para ossos, o envolvimento no supercrescimento neurítico e a aceleração da montagem de peptídeo Aβ em fibrilas amiloides.

Características da transmissão colinérgica em diversos locais

Há notáveis diferenças entre os vários locais de transmissão colinérgica no que diz respeito à arquitetura e à estrutura fina, às distribuições de AChE e dos receptores e aos fatores temporais envolvidos na função normal. No músculo esquelético, por exemplo, os locais juncionais ocupam uma pequena e limitada porção da superfície de cada fibra e são relativamente isolados daquelas das fibras adjacentes; no gânglio cervical superior, cerca de 100 mil células ganglionares concentram-se em um volume de alguns poucos milímetros cúbicos, e processos neuronais tanto pré-sinápticos quanto pós-sinápticos formam redes complexas.

Músculos esqueléticos Na JNM, a ACh estimula o canal intrínseco do receptor nicotínico que abre por cerca de 1 mseg, admitindo cerca de 50 mil íons Na^+. O processo de abertura do canal é a base para o potencial despolarizante localizado dentro da placa motora, que desencadeia o potencial de ação muscular e leva à contração. A quantidade de ACh (10^{-17} mol) necessária para evocar um potencial de placa motora após a sua aplicação microiontoforética à placa motora terminal de uma fibra muscular de diafragma de rato é equivalente à recuperada de cada fibra após a estimulação do nervo frênico.

Após o seccionamento e degeneração da inervação motora de um músculo esquelético ou das fibras pós-ganglionares que inervam os efetores autonômicos, há uma notável redução do limiar das doses de transmissores e certos outros fármacos necessárias para evocar uma resposta; isto é, ocorre uma hipersensibilidade à denervação. No músculo esquelético, essa alteração é acompanhada por uma disseminação das moléculas do receptor desde a região da placa terminal para as porções adjacentes da membrana sarcoplasmática, que envolve toda a superfície da célula muscular. O músculo embrionário também exibe, antes da inervação, essa sensibilidade uniforme à ACh. Assim, a inervação reprime a expressão do gene do receptor pelos núcleos situados em regiões extrajuncionais da fibra muscular e direciona o núcleo subsináptico a expressar as proteínas estruturais e funcionais da sinapse.

Células efetoras autonômicas A estimulação ou a inibição das células efetoras autonômicas ocorre mediante a ativação de receptores de ACh muscarínicos (discutido adiante). Nesse caso, o efetor é acoplado com o receptor por uma proteína G (ver Cap. 3). Em contraste com o músculo esquelético e com os neurônios, o músculo liso e o sistema de condução cardíaco (nó SA, átrio, nó atrioventricular e sistema His-Purkinje) normalmente exibem atividade intrínseca, tanto elétrica quanto mecânica, que é modulada, mas não iniciada pelos impulsos nervosos.

Em condições basais, o músculo liso unitário exibe ondas ou picos de despolarização que se propagam de célula a célula em velocidades consideravelmente mais lentas que o PA dos axônios ou do músculo esquelético. As espículas são aparentemente iniciadas pelas flutuações rítmicas do potencial de repouso da membrana. A aplicação de ACh (0,1-1 μM) a um músculo intestinal isolado faz o potencial da membrana se tornar menos negativo e aumentar a frequência da produção de picos, acompanhada por um aumento da tensão. Uma ação primária da ACh para iniciar esses efeitos através de receptores muscarínicos é provavelmente a despolarização parcial da membrana celular, feita por um aumento da condutância de Na^+ e, em algumas instâncias, de Ca^{2+}. A ACh também produz contração em alguns músculos lisos quando a membrana é completamente despolarizada por altas concentrações de K^+, desde que haja a presença de Ca^{2+}. Assim, a ACh estimula os fluxos iônicos através das membranas ou mobiliza o Ca^{2+} intracelular para causar a contração.

No coração, as despolarizações espontâneas normalmente surgem a partir do nó SA, permitindo que ele atue como um marca-passo. No sistema de condução cardíaco, particularmente nos nós SA e atrioventricular, a estimulação da inervação colinérgica ou a aplicação direta de ACh causa inibição associada à hiperpolarização da membrana e uma notável diminuição da velocidade de despolarização. Esses efeitos se devem, pelo menos em parte, a um aumento seletivo da permeabilidade ao K^+.

Gânglios autonômicos A via primária da transmissão colinérgica em gânglios autonômicos é similar à da JNM do músculo esquelético. A despolarização inicial é o resultado da ativação dos nAChR, que são canais de cátion regulados por ligante com propriedades similares às encontradas na JNM. Vários transmissores secundários ou moduladores intensificam ou diminuem a sensibilidade da célula pós-ganglionar à ACh (ver Fig. 13-5).

Locais pré-juncionais A liberação de ACh está sujeita a uma regulação complexa por mediadores, incluindo a própria ACh atuando em *autorreceptores* M_2 e M_4 e a ativação de *heterorreceptores* (p. ex., NE atuando em receptores adrenérgicos α_{2A} e α_{2C}) ou substratos produzidos localmente nos tecidos (p. ex., NO) (Philipp e Hein, 2004). A inibição da liberação de ACh mediada por ela própria após a ativação dos autorreceptores M_2 e M_4 é um mecanismo fisiológico de controle por retroalimentação negativa. Em algumas junções neuroefetoras (p. ex., o plexo mioentérico do trato GI ou o nó SA), as terminações nervosas simpáticas e parassimpáticas estão frequentemente justapostas. Ali, os efeitos opostos da NE e da ACh não são consequência apenas dos efeitos opostos dos dois transmissores sobre as células dos músculos liso ou cardíaco, mas também da inibição da liberação de ACh pela NE, ou da NE pela ACh, em heterorreceptores das terminações parassimpáticas ou simpáticas.

Os heterorreceptores inibitórios nos terminais parassimpáticos incluem os receptores A_1 de adenosina, os receptores H_3 de histamina, os receptores opioides e os receptores adrenérgicos α_{2A} e α_{2C}. As varicosidades das terminações dos nervos parassimpáticos podem também

> **PERSPECTIVA HISTÓRICA**
>
> Sir Henry Dale notou que os vários ésteres de colina evocavam respostas similares às da nicotina ou da muscarina, dependendo da preparação farmacológica. Uma similaridade na resposta foi também notada entre a muscarina e a estimulação nervosa naqueles órgãos inervados pela divisão craniossacral do SNA. Assim, Dale sugeriu que a ACh ou um outro éster da colina era o neurotransmissor no SNA; ele também afirmou que o composto tinha ações duplas, uma que ele denominou "ação de nicotina" (*nicotínica*) e outra que chamou "ação de muscarina" (*muscarínica*).
>
> A capacidade da tubocurarina e da atropina de bloquear os efeitos nicotínicos e muscarínicos da ACh, respectivamente, forneceu um apoio adicional à proposta de dois tipos distintos de receptores colinérgicos. Embora Dale tivesse acesso apenas a alcaloides vegetais crus, de estruturas então desconhecidas, obtidos da *Amanita muscaria* e da *Nicotiana tabacum*, essa classificação ainda permanece até hoje como a subdivisão primária dos receptores colinérgicos. Sua utilidade sobreviveu à descoberta de vários subtipos distintos de receptores nicotínicos e muscarínicos.

ter heterorreceptores adicionais, que podem responder com inibição ou intensificação da liberação de ACh a autacoides formados no local, a hormônios ou a fármacos administrados.

Locais extraneuronais Todos os elementos do sistema colinérgico têm suas funções expressas independentemente da inervação colinérgica em numerosas células não neuronais. Esses sistemas *colinérgicos não neuronais* podem modificar e controlar funções celulares fenotípicas, como proliferação, diferenciação, formação de barreiras físicas, migração e movimentos de íons e água.

A síntese de ACh largamente difundida em células não neuronais mudou o pensamento de que a ACh só atua como neurotransmissor. Cada componente do sistema colinérgico em células não neuronais pode ser afetado por condições fisiopatológicas. Disfunções de sistemas colinérgicos não neuronais podem estar envolvidas na gênese de doenças (p. ex., processos inflamatórios) (Wessler e Kirkpatrick, 2008).

Receptores colinérgicos e transdução de sinais

Os *receptores nicotínicos* são canais iônicos controlados por ligante cuja ativação sempre causa um rápido aumento (em milissegundos) da permeabilidade celular ao Na^+ e ao Ca^{2+}, despolarização e excitação. Os *receptores muscarínicos* são GPCR. As respostas aos agonistas muscarínicos são mais lentas e podem ser excitatórias ou inibitórias e não necessariamente ligadas a alterações da permeabilidade aos íons. Os receptores muscarínicos e nicotínicos da ACh pertencem a duas famílias distintas cujas características são descritas nos Capítulos 11 e 13, respectivamente.

Subtipos de nAChR Os *nAChR* ocorrem na JNM esquelética, nos gânglios autonômicos, na medula suprarrenal, no SNC e em tecidos não neuronais. Os nAChR são compostos de cinco subunidades homólogas organizadas ao redor de um poro central (ver Tab. 10-2 e Fig. 13-1). Em geral, os nAChR são subdivididos em dois grupos:

- *Tipo muscular* (N_m), presente no músculo esquelético de vertebrados, onde eles medeiam a transmissão na JNM.
- *Tipo neuronal* (N_n), presente principalmente ao longo de todo o sistema nervoso periférico, no SNC e nos tecidos não neuronais.

Os nAChR neuronais estão amplamente distribuídos no SNC e são encontrados em locais pré-sinápticos, perissinápticos e pós-sinápticos. Nos locais pré e perissinápticos, os nAChR parecem atuar como autorreceptores ou heterorreceptores, regulando a liberação de vários neurotransmissores (ACh, DA, NE, glutamato e 5-HT) em diversos locais do cérebro (Albuquerque et al., 2009).

nAChR de tipo muscular No músculo fetal, antes da inervação, no músculo de adultos, após a denervação, e no órgão elétrico de peixes, a subunidade nAChR estequiometricamente é $(\alpha 1)_2\beta_1\gamma\delta$, ao passo que, no músculo adulto, a subunidade γ é substituída pela ε, dando a estequiometria $(\alpha 1)_2\beta_1\varepsilon\delta$ (Tab. 10-2). As subunidades γ/ε e δ estão envolvidas junto com a subunidade α1 na formação dos locais de ligação ao ligante

TABELA 10-2 ■ CARACTERÍSTICAS DOS SUBTIPOS DE nAChR

RECEPTOR (SUBTIPO DE RECEPTOR PRIMÁRIO)a	PRINCIPAL LOCALIZAÇÃO SINÁPTICA	RESPOSTA DA MEMBRANA	MECANISMO MOLECULAR	AGONISTAS	ANTAGONISTAS
Músculo esquelético (N$_m$) $(\alpha 1)_2 \beta 1 \epsilon \delta$ adulto, $(\alpha 1)_2 \beta 1 \gamma \delta$ fetal	Junção neuromuscular esquelética (pós-juncional)	Excitatória; despolarização da placa motora terminal; contração do músculo esquelético	Aumento da permeabilidade a cátions (Na$^+$; K$^+$)	ACh Nicotina Suxametônio	Atracúrio Vecurônio d-tubocurarina Pancurônio α-conotoxina α-BTX
Neurônio periférico (N$_n$) $(\alpha 3)_2 (\beta 4)_3$	Gânglios autonômicos; medula suprarrenal	Excitatória; despolarização; disparo do neurônio pós-ganglionar; despolarização e secreção de catecolaminas	Aumento da permeabilidade a cátions (Na$^+$; K$^+$)	ACh Nicotina Epibatidina Dimetilfenilpiperazínio	Trimetafano Mecamilamina
Neurônio do SNC $(\alpha 4)_2 (\beta 4)_3$ (α-BTX-insensível)	SNC; pré e pós-juncional	Excitação pré e pós-sináptica; controle pré-juncional da liberação de transmissor	Aumento da permeabilidade a cátions (Na$^+$; K$^+$)	Citosina, epibatidina, Anatoxina A	Mecamilamina DHbE Erisodina Lofotoxina
$(\alpha 7)_5$ (sensível a α-BTX)	SNC; pré e pós-sináptico	Excitação pré e pós-sináptica; controle pré-juncional da liberação de transmissor	Aumento da permeabilidade (Ca^{2+})	Anatoxina A	Metilicaconitina α-BTX α-conotoxina Iml

aForam identificadas e clonadas nove subunidades α (α2-α10) e três β (β2-β4) no encéfalo humano, as quais combinam em várias conformações para formar os subtipos de receptores individuais. A estrutura dos receptores individuais e a composição dos subtipos não são completamente compreendidas. Só um número finito de nAChR funcionais de ocorrência natural foi identificado.

e na manutenção de interações cooperativas entre as subunidades α1. Distintas afinidades aos dois locais de ligação são conferidas pela presença de subunidades não α diferentes. A ligação da ACh aos locais αγ e αδ parece induzir alteração na conformação, predominantemente na subunidade α1 que interage com a região transmembrana para provocar abertura do canal.

nAChR de tipo neuronal Os nAChR estão amplamente expressos nos gânglios periféricos, na medula suprarrenal, nas inúmeras áreas do cérebro e em células não neuronais, como células epiteliais e células do sistema imune. Até o presente, nove genes de subunidades α (α2-α10) e três β (β2-β4) foram clonados. As subunidades α7-α10 são encontradas como homopentâmeros (de cinco subunidades α7, α8 e α9) ou heteropentâmeros de α7, α8 e α9/α10. Em contraste, as subunidades α2-α6 e β2-β4 formam heteropentâmeros geralmente com estequiometria $(\alpha x)_2 (\beta y)_3$. As subunidades α5 e β3 não parecem capazes de formar receptores funcionais quando expressas sozinhas ou em combinações pareadas com subunidades α ou β, respectivamente (Zoli et al., 2018).

A função precisa de vários dos nAChR neuronais no cérebro não é conhecida; eles parecem atuar mais como moduladores sinápticos, com a diversidade molecular das subunidades presumivelmente resultando em inúmeros subtipos de nAChR com distintas propriedades fisiológicas. Os nAChR neuronais estão amplamente distribuídos no SNC e são encontrados em locais pré-sinápticos, perissinápticos e pós-sinápticos. Nos locais pré e perissinápticos, os nAChR parecem atuar como autorreceptores ou heterorreceptores, regulando a liberação de vários neurotransmissores (ACh, DA, NE, glutamato e 5-HT) em diversos locais do cérebro (Exley e Cragg, 2008). A liberação sináptica de um neurotransmissor particular pode ser regulada por diferentes tipos neuronais de subtipos de nAChR nas diferentes regiões do SNC. Por exemplo, a liberação de DA de neurônios dopaminérgicos estriatais e talâmicos pode ser controlada pelo subtipo α4β2 ou pelos subtipos α4β2 e α6β2β3, respectivamente. Em contraste, a neurotransmissão glutamatérgica é regulada em todos os locais pelos nAChR α7.

Subtipos de receptores muscarínicos Em mamíferos, há cinco subtipos distintos de mAChR, cada um produzido por um gene diferente. Essas variantes têm localizações anatômicas distintas na periferia e no SNC e diferentes especificidades químicas. Os mAChR são GPCR (ver Tab. 10-3 e Cap. 11), presentes em praticamente todos os órgãos, tecidos e tipos celulares (Tab. 10-3 e Cap. 11). A maioria dos tipos celulares têm múltiplos subtipos de mAChR, mas certos subtipos frequentemente predominam em locais específicos. Por exemplo, o receptor M$_2$ é o subtipo predominante no coração e em neurônios do SNC e tem localização predominantemente pré-sináptica, enquanto o M$_3$ é o subtipo predominante no músculo detrusor da bexiga.

Na periferia, os mAChR mediam as ações muscarínicas clássicas da ACh em órgãos e tecidos inervados por nervos parassimpáticos, embora os receptores possam estar presentes em locais que carecem de inervação parassimpática (p. ex., a maior parte dos vasos sanguíneos). No SNC, os mAChR estão envolvidos na regulação de um grande número de funções cognitivas, comportamentais, sensoriais, motoras e autonômicas. Devido à falta de agonistas e antagonistas muscarínicos específicos que demonstrem seletividade para os mAChR individuais e ao fato de que a maior parte dos órgãos e tecidos expressam múltiplos mAChR, tem sido um desafio atribuir funções farmacologicamente específicas aos diferentes mAChR. O desenvolvimento de técnicas de direcionamento genético em camundongos tem sido útil para definir funções específicas (ver Tab. 10-3).

As funções dos mAChR são mediadas pela interação com proteínas G. Os subtipos M$_1$, M$_3$ e M$_5$ acoplam por meio do G$_{q/11}$ estimulando a via PLC-IP$_3$/diacilglicerol-Ca^{2+}, levando à ativação de PKC e enzimas sensíveis a Ca^{2+}. A ativação dos receptores M$_1$, M$_3$ e M$_5$ também pode ativar a PLA$_2$, levando à liberação de AA e à consequente síntese de eicosanoides; esses efeitos dos mAChR M$_1$, M$_3$ e M$_5$ são geralmente secundários à elevação intracelular de Ca^{2+}. A estimulação dos receptores colinérgicos M$_2$ e M$_4$ acoplados a G$_i$ e G$_o$, com a resultante inibição da adenililciclase, leva à redução do AMPc celular, à ativação dos canais de influxo retificador de K$^+$ e à inibição dos canais de Ca^{2+} disparados por voltagem. As consequências funcionais desses efeitos são a hiperpolarização e a inibição das membranas excitáveis. No miocárdio, a inibição da adenililciclase e o aumento da condutância ao K$^+$ respondem pelos efeitos cronotrópicos e inotrópicos negativos da ACh. Além disso, sistemas heterólogos podem produzir interações receptor-transdutor-efetuador diferentes (Zenko e Hislop, 2018).

Após a ativação por agonistas clássicos ou alostéricos, os mAChR podem ser fosforilados por uma variedade de cinases de receptor e de cinases reguladas por segundos mensageiros; os subtipos fosforilados de mAChR conseguem então interagir com a β-arrestina e possivelmente

TABELA 10-3 ■ CARACTERÍSTICAS DOS SUBTIPOS DE mAChR

RECEPTOR	LOCALIZAÇÃO CELULAR E TECIDUAL[a]	RESPOSTA CELULAR[b]	RESPOSTA FUNCIONAL[c]	RELEVÂNCIA DA DOENÇA
M_1	SNC; mais abundante no córtex cerebral, no hipocampo, no corpo estriado e no tálamo Gânglios autonômicos Glândulas (gástricas e salivares) Nervos entéricos	Acoplados por $G_{q/11}$ para ativar Via PLC-IP_3-Ca^2-PKC Despolarização e excitação (↑ PEPS lento) Ativação de PLD_2, PLA_2; ↑ AA	Aumento da função cognitiva (aprendizagem e memória) Aumento da atividade convulsiva Redução da locomoção e da liberação de DA Aumento da despolarização dos gânglios autonômicos Aumento das secreções	Doença de Alzheimer Disfunção cognitiva Esquizofrenia
M_2	Amplamente expresso no SNC, no rombencéfalo, no tálamo, no córtex cerebral, no hipocampo, no corpo estriado, no coração, no músculo liso, nos terminais nervosos autonômicos	Acopla através de G_i/G_o (TXP-sensível) Inibição da AC, ↓ AMPc Ativação de canais de K^+ retificador de influxo Inibição dos canais de Ca^{2+} controlados por voltagem Hiperpolarização e inibição	*Coração:* Nó SA: retarda a despolarização espontânea; hiperpolarização, ↓ frequência cardíaca Nó AV: redução da velocidade de condução Átrio: ↓ período refratário, ↓ contração Ventrículos: leve ↓ contração *Músculo liso:* ↑ contração *Nervos periféricos:* Inibição neural através de autorreceptores e heterorreceptores ↓ transmissão ganglionar *SNC:* Inibição neural ↑ tremores; hipotermia; analgesia	Doença de Alzheimer Disfunção cognitiva Dor
M_3	Amplamente expresso no SNC (< que outros mAChR), no córtex cerebral, no hipocampo Abundante nos músculos lisos e nas glândulas Coração	Acoplados por $G_{q/11}$ para ativar Via PLC-IP_3-Ca^2-PKC Despolarização e excitação (↑ PEPS lento) Ativação de PLD_2, PLA_2; ↑ AA	*Músculo liso:* ↑ contração (predominante em alguns; p. ex., bexiga) *Glândulas:* ↑ secreção (predominantemente nas glândulas salivares) ↑ ingestão de alimentos, peso corporal e depósitos de gordura Inibição da liberação de DA Síntese de NO	Doença pulmonar obstrutiva crônica Asma Incontinência urinária Síndrome do intestino irritável
M_4	Expresso preferencialmente no SNC, em particular no prosencéfalo, também no corpo estriado, no córtex cerebral, no hipocampo	Acoplado através de G_i/G_o (TXP-sensível) Inibição da AC, ↓ AMPc Ativação de canais de K^+ retificadores de influxo Inibição dos canais de Ca^{2+} controlados por voltagem Hiperpolarização e inibição	Inibição da liberação do transmissor mediada por autorreceptor e heterorreceptor no SNC e na periferia Analgesia; atividade cataléptica Facilitação da liberação de DA	Doença de Parkinson Esquizofrenia Dor neuropática Doença de Alzheimer
M_5	Substância negra Expresso em baixos níveis no SNC e na periferia O mAchR é predominante nos neurônios na ATV e na substância negra	Acopla através de $G_{q/11}$ para ativar a via PLC-IP_3-Ca^{2+}-PKC Despolarização e excitação (↑ PEPS lento) Ativação de PLD_2, PLA_2; ↑ AA	Mediador da dilatação nas artérias e arteríolas (?) cerebrais Facilita a liberação de DA Intensifica o comportamento de procura e recompensa (dependência) relacionado com substâncias (p. ex., opiáceos, cocaína)	Dependência de substâncias Doença de Parkinson Esquizofrenia

[a]A maioria dos órgãos, tecidos e células expressa múltiplos mAChR.
[b]Os mAChR M_1, M_3 e M_5 parecem acoplar-se às mesmas proteínas G e sinalizar por meio de vias similares. Do mesmo modo, os mAChR M_2 e M_4 acoplam-se por meio de proteínas G similares e sinalizam através de vias similares.
[c]Apesar do fato de múltiplos subtipos de mAChR coexistirem em muitos tecidos, órgãos e células, um subtipo pode predominar na produção de uma função particular; em outros, pode não haver predominância.

com outras proteínas adaptadoras. Como resultado, as vias de sinalização dos mAChR podem ser alteradas de forma diferencial. A ativação dos mAChR por agonistas também pode induzir a internalização e a dessensibilização do receptor. Os AChR muscarínicos também podem regular outras vias de transdução de sinais que têm diversos efeitos no crescimento, na sobrevivência e na fisiologia celular, como a MAPK, fosfoinositídeo-3-cinase, RhoA e Rac1.

Mudanças nos níveis e nas atividades dos mAChR foram relacionadas com a fisiopatologia de numerosas e importantes doenças do SNC e do SNA (ver Tab. 10-3). A análise fenotípica de camundongos mAChR-mutantes, bem como o desenvolvimento de agonistas e antagonistas seletivos, levaram a uma plêiade de novas informações com relação às funções fisiológicas e potencialmente fisiopatológicas dos subtipos de mAChR individuais (Langmead et al., 2008).

Transmissão adrenérgica

A NE é o principal transmissor da maioria das fibras pós-ganglionares simpáticas e de certas vias do SNC; a DA é o transmissor predominante do sistema extrapiramidal dos mamíferos e de várias vias neuronais mesocorticais e mesolímbicas, e a EPI é o principal hormônio da medula suprarrenal. Coletivamente, essas três aminas são denominadas *catecolaminas*. Fármacos que afetam essas aminas endógenas e suas ações são usados no tratamento da hipertensão, de transtornos mentais e em uma variedade de outras condições. Os pormenores dessas interações e a farmacologia das aminas simpaticomiméticas em si podem ser encontrados nos capítulos subsequentes. Os aspectos fisiológicos, bioquímicos e farmacológicos básicos estão apresentados aqui.

Síntese de catecolaminas

As etapas da síntese de catecolaminas e as características das enzimas envolvidas são mostradas na Figura 10-7 e na Tabela 10-4. A tirosina é sequencialmente 3-hidroxilada e descarboxilada para formar DA. A DA é β-hidroxilada para dar origem à NE, que é *N*-metilada no tecido cromafim para dar origem à EPI. As enzimas envolvidas já foram identificadas, clonadas e caracterizadas. A Tabela 10-4 resume algumas características importantes das quatro enzimas. Essas enzimas não são completamente específicas; por isso, outras substâncias endógenas, bem como certos fármacos, são também substratos. Por exemplo, a 5-HT pode ser produzida a partir do 5-hidróxi-*L*-triptofano por *L*-aminoácidos-aromáticos-descarboxilase (dopa-descarboxilase). A dopa-descarboxilase também converte a DOPA em DA (ver Cap. 15), e a *metildopa*, em α-metildopamina, que a enzima DβH converte em metilnorepinefrina.

A hidroxilação da tirosina pela TH é a etapa limitante da velocidade da síntese de catecolaminas. Essa enzima é ativada depois da estimulação dos nervos simpáticos ou da medula suprarrenal. A enzima é um substrato para PKA, PKC e CaM-cinases; a fosforilação está associada a uma maior atividade da hidroxilase. Além disso, há um aumento retardado na expressão do gene da TH após a estimulação nervosa. Esses mecanismos servem para manter o conteúdo de catecolaminas em resposta ao aumento da liberação do transmissor. A TH também está sujeita a retroalimentação inibitória pelos compostos catecólicos.

A deficiência de TH já foi descrita em seres humanos e caracteriza-se por rigidez generalizada, hipocinesia e baixos níveis dos metabólitos de NE e DA, o ácido homovanílico e o 3-metóxi-4-hidroxifeniletilenoglicol, no líquido cerebrospinal. O nocaute do gene da TH é letal em camundongos já na embriogênese, presumivelmente porque a perda das catecolaminas resulta em alteração da função cardíaca. É interessante que há níveis residuais de DA nesses camundongos. A tirosinase pode ser uma fonte alternativa de catecolaminas, embora as catecolaminas derivadas da tirosinase sejam claramente insuficientes para a sobrevivência (Carson e Robertson, 2002).

A deficiência de DβH em seres humanos caracteriza-se por hipotensão ortostática, ptose das pálpebras, ejaculação retrógrada e níveis plasmáticos elevados de DA. Em camundongos deficientes em DβH, a mortalidade embrionária é cerca de 90% (Carson e Robertson, 2002).

A compreensão sobre os locais celulares e os mecanismos de síntese, armazenamento e liberação das catecolaminas deriva de estudos de órgãos inervados pelo simpático e da medula suprarrenal. Quase todo o teor de NE dos órgãos inervados está confinado nas fibras simpáticas pós-ganglionares; ele desaparece em poucos dias após a seção dos nervos. Na medula suprarrenal, as catecolaminas são armazenadas em grânulos cromafins. Essas vesículas contêm concentrações extremamente altas de catecolaminas (~21% do peso seco), ácido ascórbico e ATP, bem como proteínas específicas, como cromograninas, DβH e peptídeos, incluindo encefalina e neuropeptídeo Y. Os fragmentos da cromogranina A têm efeito antibacteriano e atividade antifúngica (Mercer e O'Neil, 2020). Há dois tipos de vesículas de armazenamento nos terminais nervosos simpáticos: grandes vesículas de núcleo denso correspondentes aos grânulos cromafins e pequenas vesículas de núcleo denso contendo NE, ATP e DβH ligada à membrana.

Os principais aspectos dos mecanismos de síntese, armazenamento e liberação das catecolaminas em uma junção neuroefetora adrenérgica e as modificações por fármacos estão resumidos na Figura 10-8 e em sua legenda. A *medula suprarrenal* tem dois tipos distintos de células contendo catecolaminas: as que contêm NE e as que contêm, principalmente, EPI. A última população de células contém a enzima PNMT. Nessas células, a NE formada nos grânulos deixa essas estruturas e é metilada no citoplasma em EPI. A EPI reentra, então, nos grânulos cromafins, onde é armazenada até ser liberada. A EPI compreende cerca de 80% das catecolaminas da medula suprarrenal, e a NE, cerca de 20%.

Um importante fator no controle da velocidade de síntese da EPI e, portanto, do tamanho das reservas disponíveis para liberação a partir da medula suprarrenal é o nível de glicocorticoides secretados pelo córtex suprarrenal. Os vasos do sistema porta intrassuprarrenal conduzem diretamente os corticosteroides às células cromafins da medula suprarrenal, onde induzem a síntese de PNMT (ver Fig. 10-7). As atividades da TH e da DβH também aumentam na medula suprarrenal quando a secreção de glicocorticoides é estimulada. Assim, qualquer estresse que

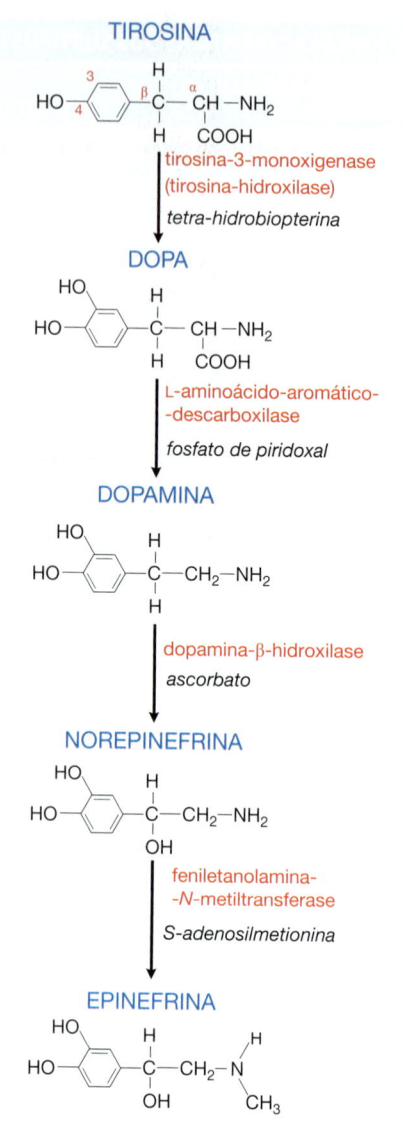

Figura 10-7 *Etapas na síntese enzimática de dopamina, norepinefrina e epinefrina.* As enzimas envolvidas são mostradas em vermelho; os cofatores essenciais, em itálico. A etapa final ocorre apenas na medula suprarrenal e em algumas vias neuronais contendo EPI no tronco encefálico.

TABELA 10-4 ■ ENZIMAS ENVOLVIDAS NA SÍNTESE DE CATECOLAMINAS

ENZIMA	OCORRÊNCIA	DISTRIBUIÇÃO SUBCELULAR	COFATORES	ESPECIFICIDADE DE SUBSTRATO	COMENTÁRIOS
TH	Generalizada	Citoplasma	Tetra-hidrobiopterina (BH_4), O_2, Fe^{2+}	Específico para L-tirosina	Etapa limitante da taxa. A inibição pode esgotar a NE.
AAADC	Generalizada	Citoplasma	Piridoxal PO_4	Inespecífico	A inibição não altera significativamente a NE e a EPI nos tecidos.
DβH	Generalizada	Vesículas sinápticas	Ascorbato, O_2 (DβH contém Cu)	Inespecífico	A inibição pode ↓ os níveis de NE e EPI.
PNMT	Em grande parte na suprarrenal	Citoplasma	S-adenosilmetionina como doador de CH_3	Inespecífico	A inibição pode ↓ EPI/NE na suprarrenal; regulado por glicocorticoides.

persista o suficiente para provocar um aumento da secreção de corticotropina mobiliza os hormônios apropriados do córtex (predominantemente cortisol em humanos) e da medula suprarrenal (EPI). Essa notável relação está presente apenas em certos mamíferos, incluindo os seres humanos, nos quais as células cromafins suprarrenais estão inteiramente envolvidas por células corticais secretoras de esteroides. A PNMT é expressa em tecidos de mamíferos, como cérebro, coração e pulmões, levando à síntese extra-adrenal de EPI (Ziegler et al., 2002).

Além da síntese *de novo*, as reservas de NE nas porções terminais das fibras adrenérgicas também são abastecidas por captação e armazenamento da NE após sua liberação (ver discussão a seguir).

Armazenamento, liberação e recaptação de catecolaminas; término da ação

Armazenamento NE, ATP e NPY são armazenados frequentemente na mesma terminação do nervo.

Catecolaminas As catecolaminas são armazenadas em vesículas, assegurando, assim, sua liberação regulada, protegendo-as do metabolismo por enzimas celulares e prevenindo seu vazamento para fora do neurônio. O VMAT2, uma proteína da membrana vesicular, move a NE e outras catecolaminas do citosol para o interior das vesículas de armazenamento. O VMAT2 é dirigido por um gradiente de pH estabelecido por uma próton-translocase dependente de ATP na membrana vesicular; para cada molécula de amina captada, dois íons H^+ são expelidos. O VMAT2 é um membro da superfamília da proteína SLC e é designado SLC18A. Os transportadores de monoaminas na família SLC18 são relativamente promíscuos e transportam DA, NE, EPI e 5-HT, bem como a metaiodobenzilguanidina, que pode ser usada na obtenção de imagens dos tumores de células cromafins. A *reserpina* e a *tetrabenazina* inibem o transporte de monoamina para as vesículas de armazenamento; consequentemente, as catecolaminas permanecem no citosol onde são vulneráveis à degradação, principalmente pela MAO; em última análise, a inibição de VMAT2 leva à depleção de catecolaminas das terminações nervosas simpáticas e no encéfalo. A *reserpina*, um agente irreversível, inibe tanto o VMAT2 quanto a isoforma periférica, VMAT1. A *tetrabenazina* é um inibidor reversível com maior especificidade para VMAT2.

ATP O ATP é um componente essencial do armazenamento das catecolaminas; a capacidade do ATP e das catecolaminas de formarem complexos relativamente estáveis aparentemente facilita o acúmulo de altas concentrações do neurotransmissor no interior do grânulo de armazenamento. O grânulo acumula ATP via outro transportador vesicular de nucleotídeos, VNUT, um membro da superfamília SLC. O VNUT é um cotransportador Na^+/ânion, designado SLC17A9 (ver Cap. 4). A frequência e o tamanho quantal da liberação exocitótica espelham a atividade do VNUT (Estévez-Herrera et al., 2016). Assim, o ATP vesicular tem ações múltiplas além do seu papel como fonte de energia celular e molécula de armazenamento de energia: ele facilita o armazenamento de altas concentrações de catecolaminas na vesícula e, quando liberado com o conteúdo vesicular, atua como transmissor em receptores purinérgicos (Burnstock et al., 2015; ver Tab. 16-7).

Neuropeptídeo Y O NPY, um peptídeo com 36 aminoácidos, é sintetizado no retículo endoplasmático, primeiro como um precursor de 97 aminoácidos, prepro-NPY, processado em três etapas de proteólise e uma amidação C-terminal final; o NPY_{1-36} resultante é armazenado em vesículas grandes de núcleo denso que também podem conter NE. NE e ATP geralmente são armazenados em vesículas menores de núcleo denso, mas NPY, ATP e NE com frequência são coliberados após estimulação do nervo, ainda que em proporções que mudam com o padrão e a intensidade da estimulação (Westfall, 2004). O NPY é abundante no cérebro e é um poderoso orexigênico. No sistema nervoso periférico, ele ocorre nos nervos simpáticos e nas células cromafins da suprarrenal; também pode ser encontrado em plaquetas, no endotélio e no trato GI e é induzível no sistema imune.

Liberação Os detalhes do acoplamento excitação-secreção nos neurônios simpáticos e na medula suprarrenal estão resumidos nas Figuras 10-3 e 10-8. O evento iniciador é a entrada de Ca^{2+}, que resulta na exocitose do conteúdo granular, incluindo catecolaminas, ATP, alguns peptídeos neuroativos (p. ex., NPY) ou seus precursores, cromograninas e DβH. As várias proteínas SNARE (p. ex., SNAP25, sintaxina e sinaptobrevina) descritas para a exocitose de ACh também estão envolvidas aqui (ver Figs. 10-3, 10-4, 10-5 e 10-6).

Recaptação e término da ação Após sua liberação de uma varicosidade simpática, a NE interage com receptores de membrana pré e pós-sinápticos. As fibras adrenérgicas podem sustentar a saída de NE durante períodos prolongados de estimulação sem exaurir suas reservas desde que a síntese e a captação do transmissor não estejam comprometidas. A regulação aguda da síntese de transmissor envolvendo a ativação de TH e DβH foi descrita anteriormente neste capítulo. A reciclagem do transmissor também é essencial, e isso é obtido com recaptação, rearmazenamento e reutilização do transmissor. *As ações das catecolaminas terminam pela recaptação para o interior do nervo e das células pós-juncionais e, em menor extensão, por difusão para fora da fenda sináptica.* Dois sistemas distintos de transporte mediados por carreador estão envolvidos na recaptação (ver Fig. 10-8 e Tab. 10-5):

- NET: Este transportador, antes denominado *captação 1*, movimenta a NE através da membrana neuronal do líquido extracelular para o citoplasma. O NET tem maior afinidade por NE do que por EPI (ver Tab. 10-5). O NET é um membro da família SLC de transportadores similares e é designado por SLC6A2. Essa família de proteínas transporta aminoácidos e seus derivados para dentro das células usando cotransporte de Na^+ extracelular como força motriz para a translocação de substratos contra gradientes químicos (ver Cap. 4). Os transportadores de monoamina SLC6A incluem NET, DAT (SLC6A3) e transportador de serotonina (SLC6A4).

- ENT: Este transportador, antes denominado *captação 2*, é um transportador de cátions orgânicos, OCT3, designado SLC22A3. O OCT3 facilita a movimentação transmembrana passiva de ânions orgânicos a favor do seu gradiente eletroquímico, incluindo o movimento de catecolaminas para o interior de células não neuronais. Comparado com o NET, ele tem afinidade menor pelas catecolaminas, prefere a EPI à NE e à DA, tem velocidade de captação máxima mais alta para catecolaminas, não depende de Na^+ e tem perfil diferente para a inibição farmacológica. O agonista sintético do receptor β-adrenérgico, *isoprenalina*, não é um substrato para esse sistema. A atividade

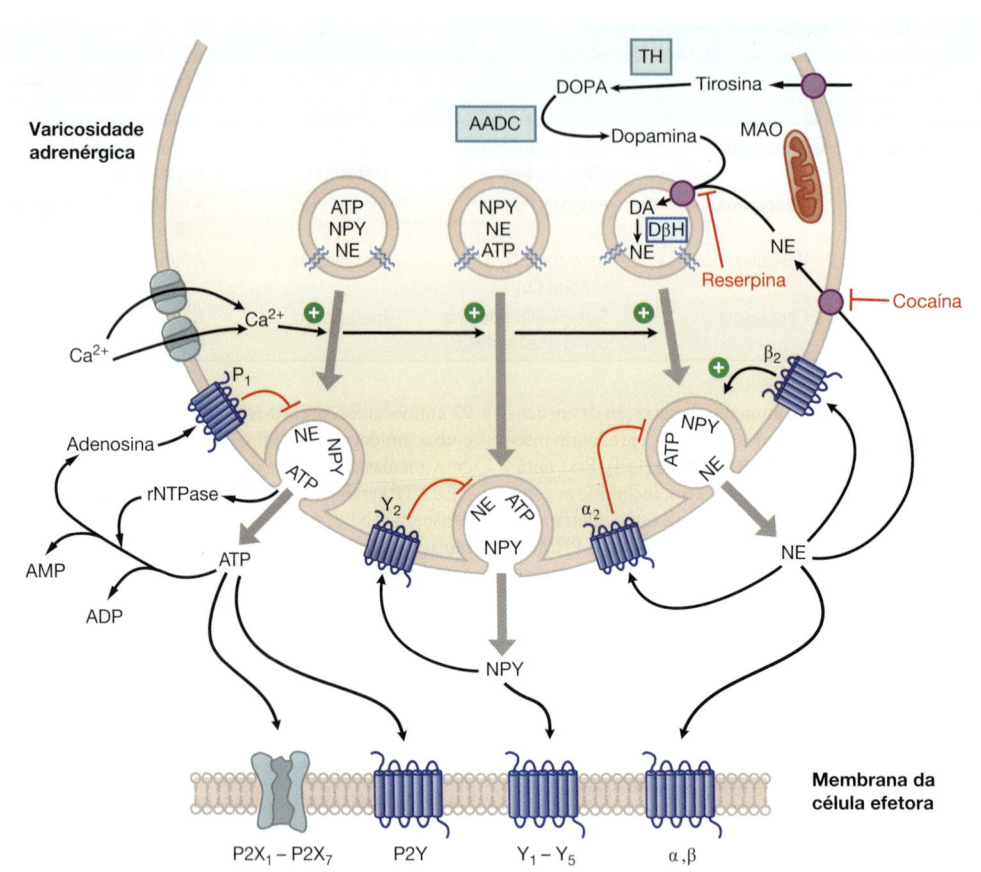

Figura 10-8 *Junção neuroefetora adrenérgica típica.* A tirosina é transportada para a varicosidade e é convertida em DOPA pela TH; e DOPA em DA pela ação da AAADC. A DA é absorvida pelas vesículas da varicosidade por um transportador, VMAT2, que pode ser bloqueado pela *reserpina*. A NE citoplasmática também pode ser captada por este transportador. A DA é convertida em NE dentro da vesícula através da ação da DβH. A NE é armazenada em vesículas junto com outros cotransmissores, NPY e ATP, dependendo da junção neuroefetora particular. A liberação dos transmissores ocorre por exocitose, um processo ativado pela despolarização da varicosidade, o que permite a entrada de Ca^{2+} por canais de Ca^{2+} dependentes de voltagem e pela interação de inúmeras proteínas de ancoragem e fusão, localizadas na vesícula e na membrana da célula neuronal, conforme descrito nas Figuras 10-3, 10-4 e 10-5. Nesta representação esquemática, NE, NPY e ATP são armazenados nas mesmas vesículas. Diferentes populações de vesículas, no entanto, podem armazenar, preferencialmente, diferentes proporções dos cotransmissores. Uma vez na sinapse, a NE pode interagir com receptores adrenérgicos α e β (GPCR) produzindo as respostas características da célula pós-sináptica específica. Os receptores α e β também podem ser localizados pré-sinapticamente, através dos quais a NE pode inibir (α2) ou facilitar (β) sua própria liberação e a dos cotransmissores. O principal mecanismo pelo qual a NE é eliminada da sinapse é por meio de um transportador de captação neuronal sensível a *cocaína*, NET. Uma vez transportada para o citosol, a NE pode ser reposta na vesícula ou metabolizada pela MAO. O NPY produz seus efeitos ativando os receptores NPY (também GCPR), dos quais existem pelo menos cinco tipos (Y_1 a Y_5). O NPY pode modificar sua própria liberação e a dos outros transmissores via receptores Y_2 pré-sinápticos. A ação do NPY é finalizada pela ação das peptidases. O ATP produz seus efeitos ativando os receptores P2X (canais iônicos controlados por ligantes) ou receptores P2Y (GPCR). Existem diversos subtipos de receptores P2X e P2Y. Tal como acontece com outros cotransmissores, o ATP pode atuar pré-juncionalmente para modificar sua própria liberação por meio de receptores de ATP ou por meio de sua degradação metabólica formando adenosina, que por sua vez atua nos receptores P1 (receptor de adenosina). O ATP é eliminado da sinapse principalmente por nucleotidases solúveis (rNTPases) e por ectonucleotidases fixadas nas células.

do OCT3 é alterada pela sinalização por MAPK e Ca^{2+}-CaM (Roth et al., 2012). Além de catecolaminas, o OCT3 pode transportar uma ampla variedade de outros cátions orgânicos – incluindo 5-HT, histamina, colina, espermina, guanidina e creatinina –, da mesma forma que os intimamente relacionados OCT1 e OCT2. As características e localizações dos transportadores não neuronais estão resumidas na Tabela 10-5.

Para a NE liberada pelos neurônios, a captação pelo NET é mais importante do que a captação pelo ENT. Os nervos simpáticos, como um todo, removem através do NET cerca de 87% da NE liberada, em comparação com os 5% removidos pelo ENT e com os 8% difundidos para a circulação. Em contraste, a depuração das catecolaminas circulantes, como as liberadas pela medula suprarrenal, se dá principalmente por mecanismos não neuronais, respondendo o fígado e o rim por 60% da depuração das catecolaminas circulantes. Como o VMAT2 tem uma afinidade muito mais alta para NE do que a MAO, mais de 70% da NE recapturada é sequestrada nas vesículas de armazenamento (Eisenhofer, 2001).

O NET também está presente na medula suprarrenal, no fígado e na placenta, enquanto o DAT está presente no estômago, no pâncreas e nos rins (Eisenhofer, 2001). Esses transportadores de membrana plasmática parecem ter maior especificidade por substrato do que o VMAT2. O NET e o DAT são alvos de inibidores como cocaína e antidepressivos tricíclicos (p. ex., *imipramina*); inibidores seletivos da recaptação de 5-HT, como a *fluoxetina*, inibem o transportador de serotonina. Inibidores de OCT3 incluem a normetanefrina (um metabólito *O*-metilado da NE; ver Fig. 10-9). Testes farmacológicos do OCT3 incluem a *corticosterona* (um inibidor) e os substratos *metformina* e *cimetidina*; a interação de substratos e inibidores no OCT3 renal pode causar efeitos adversos (ver Cap. 4).

O uso de inibidores seletivos de NET em estudos com animais e com humanos, e os dados de análises em camundongos com deleções direcionadas (KO) dos genes de NET e DAT revelaram o impacto desses sistemas de captação. Os animais NET-KO e DAT-KO exibiram níveis extracelulares aumentados e níveis intracelulares diminuídos de NE

TABELA 10-5 ■ CARACTERÍSTICAS DOS TRANSPORTADORES DE MEMBRANA PLASMÁTICA PARA AS CATECOLAMINAS ENDÓGENAS

TIPO DE TRANSPORTADOR	ESPECIFICIDADE DE SUBSTRATO	TECIDO	REGIÃO/TIPO CELULAR	INIBIDORES
Neuronais				
NET	DA > NE > EPI	Todos os tecidos com inervação simpática	Nervos simpáticos	Desipramina
				Cocaína
		Medula suprarrenal	Células cromafins	Nisoxetina
		Fígado	Células do endotélio capilar	
		Placenta	Sinciciotrofoblasto	
DAT	DA > NE > EPI	Rins	Endotélio	Cocaína
		Estômago	Células parietais e endoteliais	Imazindol
		Pâncreas	Ducto pancreático	
Não neuronais				
OCT1	DA > EPI >> NE	Fígado	Hepatócitos	Isocianinas
		Intestino	Células epiteliais	Corticosterona
		Rins (não o humano)	Túbulo distal	
OCT2	DA >> NE > EPI	Rins	Túbulos medulares proximais e distais	Isocianinas
		Cérebro	Células gliais de regiões ricas em DA, alguns neurônios não adrenérgicos	Corticosterona
ENT (OCT3)	EPI >> NE > DA	Fígado	Hepatócitos	Isocianinas
		Cérebro	Células gliais e outras	Corticosterona
		Coração	Miócitos	O-metil-isoprenalina
		Vasos sanguíneos	Células endoteliais	
		Rins	Córtex, túbulos proximais e distais	
		Placenta	Sinciciotrofoblastos (membrana basal)	
		Retina	Fotorreceptores, células amácrinas ganglionares	

apesar da síntese do neurotransmissor estar aumentada ou inalterada. Uma perda ou redução da atividade de NET foi relacionada com o comportamento, hemodinâmica (p. ex., taquicardia excessiva e aumento da pressão arterial) durante a ativação simpática devido a atividade, aumento da inibição simpática central, intolerância ortostática, estresse pós-traumático e depressão.

Certos fármacos simpaticomiméticos (p. ex., *efedrina* e *tiramina*) produzem alguns dos seus efeitos indiretamente, deslocando a NE das terminações nervosas para o líquido extracelular, onde ela, então, age nos receptores das células efetoras. Os mecanismos pelos quais esses fármacos liberam NE das terminações nervosas são complexos. Todos esses fármacos são substratos para o NET. Como resultado de sua recaptação pelo NET, eles disponibilizam proteínas transportadoras na superfície interna da membrana para o efluxo de NE ("difusão de troca facilitada"). Além disso, essas aminas são capazes de mobilizar a NE armazenada nas vesículas, competindo com o processo de captação vesicular (VMAT2).

As ações das aminas simpaticomiméticas de ação indireta estão sujeitas à *taquifilaxia*. Por exemplo, a administração repetida de tiramina resulta na rápida redução da sua eficácia, ao passo que a de NE não só não reduz a eficácia, como, de fato, reverte a taquifilaxia à tiramina. Esse fenômeno não foi explicado completamente. Uma hipótese é que a reserva do neurotransmissor disponível para deslocamento por esses fármacos é pequena em relação à quantidade total armazenada na terminação nervosa simpática. Presume-se que essa reserva resida próximo da membrana plasmática, e a NE de tais vesículas pode ser substituída pela amina menos potente após a administração repetida desta última. De qualquer modo, a liberação do neurotransmissor pelo deslocamento não está associada à liberação de DβH nem requer Ca^{2+} extracelular; assim, presume-se que não envolva exocitose.

Regulação pré-juncional da liberação de NE A liberação dos três cotransmissores simpáticos pode ser modulada por autorreceptores e heterorreceptores pré-juncionais. Após sua liberação das terminações simpáticas, todos os três cotransmissores – NE, NPY e ATP – podem exercer retroalimentação sobre receptores pré-juncionais de modo a inibir a liberação de cada um dos outros (Westfall, 2004; Westfall et al., 2002). Os receptores α_2-adrenérgicos pré-juncionais foram estudados de forma mais completa. Os receptores adrenérgicos α_{2A} e α_{2C} são os principais receptores pré-juncionais que inibem a liberação do neurotransmissor simpático, embora os receptores α_{2B}-adrenérgicos também possam inibir a liberação do transmissor em locais específicos. Antagonistas desse receptor podem, por sua vez, intensificar a liberação eletricamente evocada do neurotransmissor simpático. O NPY, agindo nos receptores Y_2, e a adenosina derivada do ATP, agindo sobre os P1, também podem inibir a liberação do neurotransmissor simpático. A ativação de diversos heterorreceptores nas varicosidades do nervo simpático pode inibir a liberação de neurotransmissores simpáticos; estes incluem muscarínicos M_2 e M_4, 5-HT, prostaglandina E_2, histamina, encefalina e receptores da DA. A intensificação da liberação de neurotransmissor simpático pode ser produzida pela ativação de receptores β_2-adrenérgicos, receptores de angiotensina AT_2 e de nAChR nicotínicos. Todos esses receptores podem ser alvo de agonistas e antagonistas.

Metabolismo das catecolaminas A captação das catecolaminas liberadas termina os efeitos dos neurotransmissores na junção sináptica. Após a captação, as catecolaminas podem ser metabolizadas (em células neuronais e não neuronais) ou reestocadas em vesículas (nos neurônios). Duas enzimas são importantes nas etapas iniciais da transformação metabólica das catecolaminas – MAO e COMT.

MAO e COMT A MAO metaboliza o transmissor que foi liberado dentro do terminal do nervo ou que está no citosol como resultado da captação e ainda não alcançou a segurança na vesícula de armazenamento. A COMT, particularmente no fígado, tem um importante papel no metabolismo das catecolaminas circulantes, endógenas e administradas.

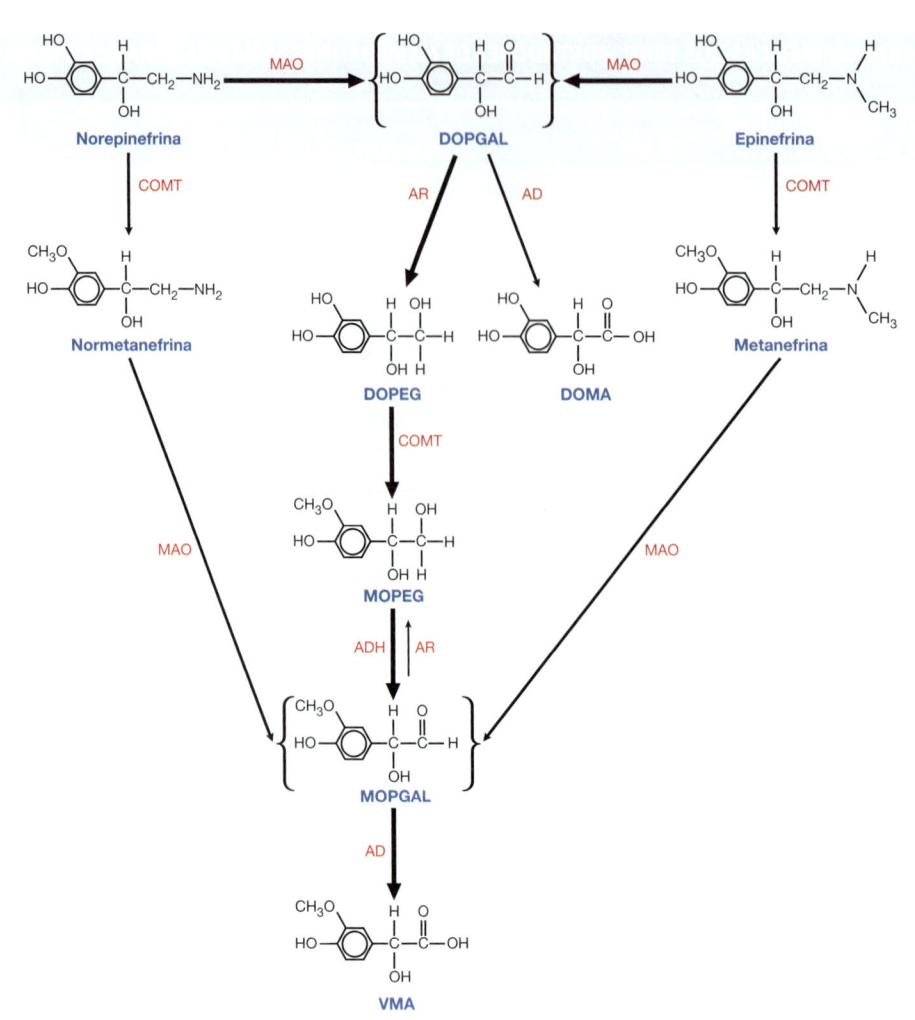

Figura 10-9 *Metabolismo das catecolaminas.* Primeiro, NE e EPI são desaminadas por oxidação a um intermediário de vida breve (DOPGAL) pela ação da MAO. O DOPGAL sofre metabolismo adicional a metabólitos desaminados álcool ou ácido mais estáveis. AD metaboliza o DOPGAL a DOMA, enquanto a AR metaboliza o DOPGAL a DOPEG. Sob condições normais, o DOMA é um metabólito menor, e o DOPEG, o principal metabólito produzido a partir de NE e EPI. Logo que o DOPEG deixa o principal local de sua formação (nervos simpáticos e medula suprarrenal), ele é convertido em MOPEG pela COMT. O MOPEG é convertido em aldeído instável (MOPGAL) pela ADH e, finalmente, em VMA pela AD. O VMA é o principal produto final. Outra via de formação do VMA é a conversão da NE ou da EPI em normetanefrina ou metanefrina pela COMT, seja na medula suprarrenal ou em locais extraneuronais, com subsequente metabolismo a MOPGAL e, então, a VMA. As catecolaminas também são metabolizadas pelas *sulfotransferases*.

A importância da captação neuronal das catecolaminas é evidenciada pelas observações de que os inibidores desse processo (p. ex., cocaína e imipramina) potencializam os efeitos do neurotransmissor; os inibidores da MAO e da COMT têm efeito menor.

Tanto a MAO quanto a COMT distribuem-se amplamente por todo o organismo, incluindo o cérebro; suas concentrações mais altas ocorrem no fígado e no rim. Entretanto, pouca ou nenhuma COMT é encontrada nos neurônios simpáticos. No cérebro, não há quantidades significativas de COMT nas terminações pré-sinápticas, mas pode ser encontrada em alguns neurônios pós-sinápticos e em células gliais. Nos rins, a COMT localiza-se nas células epiteliais tubulares proximais, onde a DA é sintetizada e se supõe que exerça os seus efeitos diuréticos e natriuréticos locais.

Há diferenças nas localizações citológicas das duas enzimas; a MAO associa-se principalmente com a superfície externa das mitocôndrias, inclusive as das terminações das fibras neuronais noradrenérgicas simpáticas ou centrais, ao passo que a COMT é, em grande parte, citoplasmática, exceto nas células cromafins da medula suprarrenal onde a COMT está ligada à membrana. Esses fatores são igualmente importantes para determinar as vias metabólicas primárias seguidas pelas catecolaminas em várias circunstâncias e para explicar os efeitos de certos fármacos. Os substratos fisiológicos para a COMT incluem a L-dopa, as três catecolaminas endógenas (DA, NE e EPI), os seus metabólitos hidroxilados, os catecolestrogênios, o ácido ascórbico e os intermediários di-hidroxindólicos da melanina (Männistö e Kaakkola, 1999).

Duas diferentes isoenzimas da MAO (MAO-A e MAO-B) são encontradas em proporções amplamente variáveis em várias células do SNC e dos tecidos periféricos. Na periferia, a MAO-A localiza-se na camada sinciciotrofoblástica da placenta a termo e no fígado, ao passo que a MAO-B se localiza nas plaquetas, nos linfócitos e no fígado. No cérebro, a MAO-A está em todas as regiões contendo catecolaminas, sendo mais abundante no *locus ceruleus*. A MAO-B, por outro lado, encontra-se principalmente nas regiões em que se sabe haver síntese e armazenamento de 5-HT. Ela é mais proeminente não só no núcleo dorsal da rafe, mas também no hipotálamo posterior e nas células gliais das regiões onde há terminações nervosas. A MAO-B também está presente nos osteócitos situados em torno dos vasos sanguíneos.

Vários inibidores de MAO não são seletivos para MAO-A ou MAO-B, e esses fármacos não seletivos (p. ex., *fenelzina, tranilcipromina* e *isocarboxazida*) aumentam a disponibilidade da tiramina existente em muitos alimentos; a liberação de NE dos neurônios simpáticos induzida por tiramina pode levar a um notável aumento da pressão arterial (crise hipertensiva). Os fármacos com seletividade para a MAO-B (p. ex., *selegilina, rasagilina, pargilina*) ou inibidores reversíveis de MAO-A (p. ex., *moclobemida*) são menos propensos a causar essa possível interação.

Os inibidores de atividade da MAO podem causar um aumento da concentração de NE, DA e 5-HT no cérebro e em outros tecidos, acompanhado de uma variedade de efeitos farmacológicos. Nenhuma ação farmacológica notável na periferia pode ser atribuída à inibição da COMT. Os inibidores da COMT que são eficazes na terapia da doença de Parkinson são discutidos no Capítulo 21.

Via metabólica Existe um vazamento passivo contínuo de catecolaminas dos grânulos de armazenamento vesicular dos neurônios simpáticos e das células cromafins da medula suprarrenal (Fig. 10-9). Como consequência, a maior parte do metabolismo de catecolaminas ocorre na mesma célula onde as aminas são sintetizadas e armazenadas. O VMAT2 sequestra efetivamente cerca de 90% das aminas que vazam ao citoplasma de volta para as vesículas de armazenamento; cerca de 10% escapam do sequestro e são metabolizadas (Eisenhofer et al., 2004).

Os nervos simpáticos contêm MAO, mas não contêm COMT, e essa MAO catalisa somente a primeira etapa de uma reação de duas etapas. A MAO converte a NE ou a EPI em um intermediário de vida curta, DOPGAL, que é metabolizado em uma segunda etapa catalisada por outro grupo de enzimas, formando metabólitos álcool ou ácido desaminados mais estáveis. A aldeído desidrogenase metaboliza DOPGAL em DOMA, enquanto a aldeído redutase metaboliza DOPGAL em DOPEG. Além da AR, uma enzima relacionada, a aldose-redutase, também pode reduzir a catecolamina a seu álcool correspondente. A aldose-redutase está presente em neurônios simpáticos e em células cromafins da suprarrenal. Sob circunstâncias normais, o DOMA é um metabólito insignificante da NE e da EPI, sendo o DOPEG o principal metabólito produzido por desaminação em neurônios simpáticos e nas células cromafins da medula suprarrenal.

Logo que ele sai dos locais de formação (neurônios simpáticos e medula suprarrenal), o DOPEG é convertido em MOPEG pela COMT. Assim, a maior parte do MOPEG resulta da *O*-metilação extraneuronal do DOPEG produzido nos neurônios simpáticos, de onde se difunde rapidamente para o líquido extracelular. O MOPEG é convertido em VMA por ação sequencial da ADH e da AD. O MOPEG é convertido primeiro no metabólito instável, MOPGAL, e então em VMA, que é o principal produto final do metabolismo da NE e da EPI. Outra via para formação do VMA é a conversão da NE e da EPI em normetanefrina e metanefrina, respectivamente, pela COMT, seguida de desaminação a MOPGAL e, finalmente, a VMA. Essa é considerada uma via de menor importância, conforme indicado pela dimensão das setas na Figura 10-9.

Em contraste com os neurônios simpáticos, as células cromafins da medula suprarrenal contêm MAO e COMT, sendo a COMT principalmente na forma ligada à membrana. Essa isoforma da COMT tem maior afinidade pelas catecolaminas do que a forma solúvel encontrada na maioria dos outros tecidos (p. ex., fígado e rins). Nas células cromafins da medula suprarrenal, o vazamento da NE e da EPI das vesículas de armazenamento levam à produção intracelular substancial dos metabólitos *O*-metilados, normetanefrina e metanefrina. Estima-se que, em seres humanos, mais de 90% da metanefrina e 25 a 40% da normetanefrina circulantes são derivadas das catecolaminas metabolizadas no interior das células cromafins suprarrenais.

A sequência de captação celular e metabolismo das catecolaminas nos tecidos extraneuronais contribuem pouco (~ 25%) com o metabolismo total da NE endógena produzida em neurônios simpáticos e na medula suprarrenal. Contudo, o metabolismo extraneuronal é um mecanismo importante para a depuração das catecolaminas circulantes e administradas exogenamente.

Classificação dos receptores adrenérgicos

Os receptores adrenérgicos são classificados como α ou β, com subtipos dentro de cada grupo (Tab. 10-6). A subclassificação original foi feita com base na ordem de potência de agonistas:

- EPI ≥ NE >> isoprenalina para receptores α-adrenérgicos
- *Isoprenalina* > EPI ≥ NE para receptores β-adrenérgicos

A elucidação das características desses receptores e das vias bioquímicas e fisiológicas que eles regulam aumentou o nosso entendimento dos efeitos aparentemente contraditórios e variáveis das catecolaminas em vários sistemas orgânicos. Embora estruturalmente relacionados (discutido adiante neste capítulo), diferentes receptores regulam processos fisiopatológicos distintos por controlar a síntese ou a mobilização de uma variedade de segundos mensageiros.

Raymond Ahlquist e a definição funcional de receptores α e β Com base em estudos da capacidade da EPI, da NE e dos agonistas relacionados de regularem vários processos fisiológicos, Ahlquist (1948) propôs a existência de mais de um receptor adrenérgico. Já se sabia que os fármacos adrenérgicos podiam causar contração ou relaxamento do músculo liso, dependendo do local, da dose e do fármaco escolhido. Por exemplo, sabia-se que a NE tinha potentes efeitos excitatórios sobre o músculo liso e uma baixa atividade como inibidor; o *isoproterenol* exibia um padrão oposto de atividade. A EPI podia tanto estimular quanto inibir o músculo liso. Assim, Ahlquist propôs a designação α e β para os receptores nos músculos lisos onde as catecolaminas produzem respostas excitatórias e inibitórias, respectivamente (uma exceção é o intestino, que geralmente é relaxado pela ativação dos receptores α ou β). Ele desenvolveu uma classificação de potência que define as respostas mediadas por receptores α e β, como observado acima. Essa classificação inicial foi corroborada pelo achado de que certos antagonistas produzem bloqueio seletivo dos efeitos dos impulsos nervosos adrenérgicos e de fármacos simpaticomiméticos nos receptores α (p. ex., *fenoxibenzamina*), ao passo que outros produzem bloqueio seletivo do receptor β (p. ex., *propranolol*).

Subtipos de receptores α e β Subsequente à descrição funcional de Ahlquist dos receptores α e β, os farmacologistas adrenérgicos usaram testes, ferramentas e métodos cada vez mais sofisticados para esclarecer os subtipos de receptores α e β. Os receptores β foram subclassificados em β_1 (p. ex., os do miocárdio) e β_2 (músculos lisos e maioria de outros locais), refletindo os achados de que a EPI e a NE são essencialmente equipotentes em locais β_1, enquanto a EPI é 10 a 50 vezes mais potente que a NE em locais β_2. Antagonistas que discriminam entre os receptores β_1 e β_2 foram desenvolvidos subsequentemente (ver Cap. 14). A clonagem confirmou que esses subtipos de β são produtos de diferentes genes, e foi isolado um gene humano que codifica um terceiro receptor β (designado β_3) (Ahles e Engelhardt, 2014). O receptor β_3 é cerca de 10 vezes mais sensível à NE do que à EPI e é relativamente resistente ao bloqueio por antagonistas como o *propranolol*. O receptor β_3 pode mediar respostas à catecolamina em locais com características farmacológicas "atípicas" (p. ex., tecido adiposo, que expressa todos os três subtipos de receptores β). Animais tratados com agonistas do receptor β_3 exibem uma vigorosa resposta termogênica, bem como lipólise. Polimorfismos no gene do receptor β_3 podem estar relacionados ao risco de obesidade ou diabetes tipo 2 em algumas populações (Ahles e Engelhardt, 2014).

Existe heterogeneidade também entre os receptores α-adrenérgicos. A diferenciação inicial foi baseada em considerações funcionais e anatômicas: a NE e outros agonistas α-adrenérgicos inibem profundamente a liberação de NE dos neurônios (ver Fig. 10-8); por outro lado, certos antagonistas α aumentam acentuadamente a liberação de NE quando os nervos simpáticos são estimulados. Esses efeitos de inibição por retroalimentação da NE sobre a sua própria liberação a partir dos terminais nervosos são mediados por receptores α farmacologicamente distintos dos receptores α pós-sinápticos clássicos. De acordo com isso, esses receptores α-adrenérgicos pré-sinápticos foram designados α_2, ao passo que os receptores α "excitatórios" pós-sinápticos foram designados α_1. Compostos como a *clonidina* são agonistas mais potentes no receptor α_2 do que no α_1; em contraste, a *fenilefrina* e a *metoxamina* ativam seletivamente os receptores adrenérgicos α_1 pós-sinápticos.

Embora haja poucas evidências sugerindo que os receptores α_1-adrenérgicos funcionem em situação pré-sináptica no SNA, os receptores α_2 estão presentes em locais pós-juncionais e não juncionais em vários tecidos. Por exemplo, a estimulação de receptores α_2 pós-juncionais no cérebro se associa à redução das eferências simpáticas a partir do SNC e parece ser responsável por uma parte significativa do efeito anti-hipertensivo de fármacos como a clonidina (ver Cap. 14). Assim, o conceito anatômico de receptores pré-juncionais α_2 e pós-juncionais α_1 foi abandonado em favor de uma classificação farmacológica e funcional (Tabs. 10-6 e 10-7).

TABELA 10-6 ■ CARACTERÍSTICAS DOS SUBTIPOS DE RECEPTORES ADRENÉRGICOS[a]

	PROTEÍNA G ACOPLADA	PRINCIPAIS EFETORES	LOCALIZAÇÃO NOS TECIDOS	EFEITOS DOMINANTES[b]
α_{1A}	$G\alpha_q$ ($\alpha_{11}/\alpha_{14}/\alpha_{16}$)	↑ PLC, ↑ PLA$_2$ ↑ canais de Ca^{2+} ↑ permutador de Na$^+$/H$^+$ Modulação dos canais de K$^+$ ↑ sinalização de MAPK	Coração, pulmões Fígado Músculo liso Vasos sanguíneos Ductos deferentes, próstata Cerebelo, córtex Hipocampo	• Receptor dominante para contrair os músculos lisos vasculares • Promove o crescimento e a estruturação do coração • Vasoconstrição das grandes arteríolas de resistência no músculo esquelético
α_{1B}	$G\alpha_q$ ($\alpha_{11}/\alpha_{14}/\alpha_{16}$)	↑ PLC, ↑ PLA$_2$ ↑ canais de Ca^{2+} ↑ permutador de Na$^+$/H$^+$ Modulação dos canais de K$^+$ ↑ sinalização de MAPK	Rins, pulmões Baço Vasos sanguíneos Córtex Tronco encefálico	• É o subtipo mais abundante no coração • Promove o crescimento e a estruturação do coração
α_{1D}	$G\alpha_q$ ($\alpha_{11}/\alpha_{14}/\alpha_{16}$)	↑ PLC, ↑ PLA$_2$ ↑ canais de Ca^{2+} ↑ permutador de Na$^+$/H$^+$ Modulação dos canais de K$^+$ ↑ sinalização de MAPK	Plaquetas, aorta Artérias coronárias Próstata Córtex Hipocampo	• Receptor dominante para causar vasoconstrição na aorta e nas artérias coronárias
α_{2A}	$G\alpha_i$ $G\alpha_o$ (α_{o1}/α_{o2})	↓ via AC-AMPc-PKA	Plaquetas Neurônios simpáticos Gânglios autonômicos Pâncreas Vasos coronários e do SNC *Locus ceruleus* Tronco encefálico, medula espinal	• Receptor inibitório dominante nos neurônios simpáticos • Vasoconstrição dos vasos pré-capilares no músculo esquelético
α_{2B}	$G\alpha_i$ $G\alpha_o$ (α_{o1}/α_{o2})	↓ via AC-AMPc-PKA	Fígado, rins Vasos sanguíneos Vasos coronários e do SNC Diencéfalo Pâncreas, plaquetas	• Mediador dominante da α_2-vasoconstrição
α_{2C}	$G\alpha_i$ ($\alpha_{11}/\alpha_{12}/\alpha_{13}$) $G\alpha_o$ (α_{o1}/α_{o2})	↓ via AC-AMPc-PKA	Gânglios da base Córtex, cerebelo Hipocampo	• Receptor dominante na modulação da neurotransmissão por DA • Receptor dominante na inibição de liberação de hormônios da suprarrenal
β_1	$G\alpha_s$	↑ via AC-AMPc-PKA ↑ canais Ca^{2+} do tipo L	Coração, rins Adipócitos Músculo esquelético Núcleo olfatório Córtex, tronco encefálico Núcleos cerebelares Medula espinal	• Mediador dominante de efeitos inotrópicos e cronotrópicos positivos no coração
β_2[c]	$G\alpha_s$	↑ via AC-AMPc-PKA ↑ canais de Ca^{2+}	Coração, pulmões, rins Vasos sanguíneos Músculo liso brônquico Músculo liso GI Músculo esquelético Bulbo olfatório Córtex, hipocampo	• Relaxamento do músculo liso • Hipertrofia do músculo esquelético
β_3[c,d]	$G\alpha_s$	↑ via AC-AMPc-PKA ↑ canais de Ca^{2+}	Tecido adiposo Trato GI, coração	• Efeitos metabólicos

[a]No mínimo três subtipos de cada um dos receptores adrenérgicos α_1 e α_2 são conhecidos, mas distinções entre seus mecanismos de ação não estão definidas de modo claro.
[b]Em algumas espécies (p. ex., rato), as respostas metabólicas no fígado são mediadas por receptores α_1-adrenérgicos, ao passo que em outras (p. ex., cão), esses receptores estão envolvidos de modo predominante os receptores β_2-adrenérgicos. Os dois tipos de receptores parecem contribuir na resposta em humanos.
[c]O acoplamento do receptor β à sinalização celular pode ser mais complexo. Além de acoplar-se a G_s para estimular a AC, os receptores β_2 podem ativar a sinalização pela via da arrestina-GRK/β. Os receptores β_2 e β_3 podem se acoplar a G_s e G_i de um modo que pode refletir a estereoquímica do agonista. Ver também Capítulo 14.
[d]As respostas metabólicas nos tecidos com características farmacológicas atípicas (p. ex., adipócitos) podem ser mediadas pelos receptores β_3. A maioria dos antagonistas do receptor β-adrenérgico (incluindo o propranolol) não bloqueia essas respostas.

TABELA 10-7 ■ AGENTES REPRESENTATIVOS COM AÇÃO NAS JUNÇÕES NEUROEFETORAS COLINÉRGICAS E ADRENÉRGICAS PERIFÉRICAS

MECANISMO DE AÇÃO	SISTEMA	AGENTES	EFEITO
1. Interferência na síntese do transmissor	Colinérgico	Inibidores da ChAT	Depleção mínima da ACh
	Adrenérgico	α-metiltirosina (inibição da TH)	Depleção de NE
2. Transformação metabólica pelas mesmas vias usadas pelo precursor do transmissor	Adrenérgico	Metildopa	Deslocamento da NE pela α-metil-NE, que é um $α_2$-agonista, similar à clonidina que reduz os estímulos simpáticos do SNC
3. Bloqueio do sistema de transporte na membrana do terminal nervoso	Colinérgico	Hemicolínio	Bloqueio da captação de colina com consequente depleção de ACh
	Adrenérgico	Cocaína, imipramina	Acúmulo de NE nos receptores
4. Bloqueio do sistema de transporte nas vesículas de armazenamento	Colinérgico	Vesamicol	Bloqueio no armazenamento de ACh
	Adrenérgico	Reserpina	Destruição da NE pela MAO mitocondrial e depleção das terminações adrenérgicas
5. Promoção da exocitose ou deslocamento do transmissor da terminação axonal	Colinérgico	Latrotoxinas	Colinomimético, seguido de efeito anticolinérgico
	Adrenérgico	Anfetamina, tiramina	Simpaticomimético
6. Prevenção da liberação do transmissor	Colinérgico	Toxina botulínica (BTX, endopeptidase que atua na sinaptobrevina)	Anticolinérgico (previne a contração dos músculos esqueléticos)
	Adrenérgico	Bretílio, guanadrel	Antiadrenérgico
7. Mimetismo do transmissor em locais pós-juncionais	Colinérgico		
Muscarínico[a]		Metacolina, betanecol	Colinomimético
Nicotínico[b]		Nicotina, epibatidina, citisina	Colinomimético
	Adrenérgico		
$α_1$		Fenilefrina	$α_1$-agonista seletivo
$α_2$		Clonidina	Simpaticomimético (na periferia); redução dos estímulos simpáticos (do SNC)
$α_1, α_2$		Oximetazolina	Adrenomimético α não seletivo
$β_1$		Dobutamina	Estimulação cardíaca seletiva (também ativa os receptores $α_1$)
$β_2$		Terbutalina, salbutamol, orciprenalina	Agonista seletivo do receptor $β_2$ (inibição seletiva da contração do músculo liso)
$β_1, β_2$		Isoprenalina	β-agonista não seletivo
8. Bloqueio do receptor pós-sináptico	Colinérgico		
Muscarínico[a]		Atropina	Bloqueio muscarínico
Nicotínico (N_m)[b]		d-tubocurarina, atracúrio	Bloqueio neuromuscular
Nicotínico (N_n)[b]		Cansilato de trimetafana	Bloqueio ganglionar
	Adrenérgico		
$α_1, α_2$		Fenoxibenzamina	Bloqueio não seletivo do receptor α (irreversível)
$α_1, α_2$		Fentolamina	Bloqueio não seletivo do receptor α (reversível)
$α_1$		Prazosina, terazosina, doxazosina	Bloqueio seletivo do receptor $α_1$ (reversível)
$α_2$		Ioimbina	Bloqueio seletivo do receptor $α_2$
$β_1, β_2$		Propranolol	Bloqueio não seletivo do receptor β
$β_1$		Metoprolol, atenolol	Bloqueio seletivo do receptor $β_1$ (cardiomiócitos; células j-g renais)
$β_2$		–	Bloqueio seletivo do receptor $β_2$ (músculo liso)
9. Inibição da degradação enzimática do transmissor	Colinérgico	Inibidores da AChE – edrofônio, neostigmina, piridostigmina	Colinomimético (locais muscarínicos) / Bloqueio da despolarização (locais nicotínicos)
	Adrenérgico	Inibidores não seletivos da MAO: pargilina, nialamida	Pequeno efeito direto sobre a NE ou sobre a resposta simpática; potencializa a tiramina
		Inibidor seletivo da MAO-B: selegilina	Adjuvante na doença de Parkinson
		Inibidor da COMT periférico: entacapona	Adjuvante na doença de Parkinson
		Inibidor da COMT: tolcapona	

As células j-g são células secretoras de renina no complexo justaglomerular dos rins.
[a]Existem pelo menos cinco subtipos de receptores muscarínicos (ver Tab. 10-3). Os agonistas têm pouca seletividade para os subtipos, mas vários antagonistas mostram seletividade parcial para os subtipos (ver Cap. 11).
[b]Foram identificados dois subtipos de receptores nicotínicos musculares e vários subtipos de receptores neuronais (ver Tab. 10-2).

A clonagem revela uma heterogeneidade adicional dos receptores adrenérgicos α_1 e α_2. Há três receptores α_1 definidos farmacologicamente (α_{1A}, α_{1B} e α_{1D}) com sequências e distribuições teciduais distintas e três subtipos clonados de receptores α_2 (α_{2A}, α_{2B} e α_{2C}) (ver Tab. 10-6). Um quarto tipo de receptor α_1, o α_{1L}, foi definido com base na baixa afinidade pelos antagonistas seletivos *prazosina* e *5-metilurapidil*, mas com alta afinidade para *tansulosina* e *silodosina*. Esse fenótipo pode ter significado fisiológico; o perfil α_{1L} foi identificado em uma miríade de tecidos em numerosas espécies, onde ele parece regular a contratilidade dos músculos lisos nos vasos e no trato urinário inferior. Apesar dos intensos esforços, o receptor adrenérgico α_{1L} não foi clonado. Atualmente, é visto como um segundo fenótipo originário do gene do receptor α_{1A}. Foram descritos fenótipos farmacológicos distintos para o receptor α_{1B} (Yoshiki et al., 2014).

Devido à falta de ligantes suficientemente subtipo-seletivos, as funções fisiológicas precisas e o potencial terapêutico dos subtipos de receptores adrenérgicos não foram plenamente elucidados. Abordagens genéticas que utilizam experimentos transgênicos e nocaute de receptores em camundongos (discutidas mais adiante no capítulo) avançaram nosso entendimento. Esses modelos em camundongos foram usados para identificar e localizar os subtipos particulares de receptores adrenérgicos e para descrever a sua relevância fisiopatológica (Ahles e Engelhardt, 2014; Philipp e Hein, 2004; Xiao et al., 2006).

Base molecular da função dos receptores adrenérgicos

Características estruturais Todos os receptores adrenérgicos são GPCR ligados a proteínas G heterotriméricas. Estruturalmente, há similaridades nas regiões de fixação dos ligantes e na modulação pelas proteínas-cinase intracelulares (Fig. 10-10). A região de codificação de cada um dos três genes do receptor β-adrenérgico e dos três genes do receptor α_2-adrenérgico está contida em um único éxon, enquanto cada um dos três genes do receptor α_1-adrenérgico tem um íntron único e grande separando as regiões que codificam o corpo do receptor daquelas que codificam o sétimo domínio transmembrana e o terminal carboxila (Dorn, 2010). Cada tipo de receptor principal mostra preferência para uma classe particular de proteínas G, isto é, α_1 a G_q, α_2 a G_i, e β a G_s (ver Tab. 10-6). As respostas que se seguem à ativação do receptor resultam de efeitos mediados pela proteína G na geração de segundos mensageiros e na atividade dos canais iônicos (ver Cap. 3). As vias de sinalização se sobrepõem amplamente com as discutidas para os receptores muscarínicos da ACh.

Receptores α-adrenérgicos Os receptores α_1 (α_{1A}, α_{1B} e α_{1D}) e os receptores α_2 (α_{2A}, α_{2B} e α_{2C}) são proteínas hepta-hélices que se acoplam diferencialmente a uma variedade de proteínas G para regular a contração muscular lisa, as vias secretoras e o crescimento celular (ver Tab. 10-6). No interior dos domínios transmembrânicos, os três receptores α_1-adrenérgicos compartilham aproximadamente 75% de identidade nos resíduos de aminoácidos, tal como o fazem os três receptores α_2, mas a similaridade entre os subtipos α_1 e α_2 não chega a ser maior que a dos subtipos α e β (~ 30-40%).

Receptores α_1-adrenérgicos A estimulação de receptores α_1 ativa a via G_q-PLC_β-IP_3/diacilglicerol-Ca^{2+} e resulta em ativação de PKC e outras vias sensíveis a Ca^{2+} e CaM, tais como CaM-cinases, com efeitos que dependem da diferenciação celular (p. ex., contração de músculo liso vascular, estimulação de crescimento em músculos lisos e hipertrofia em miócitos cardíacos e ativação do óxido nítrico sintase endotelial no endotélio vascular) (ver Cap. 3). A PKC fosforila muitos substratos, incluindo proteínas de membranas, como canais, bombas e proteínas permutadoras de íons (p. ex., ATPase de transporte de Ca^{2+}). A estimulação de PLA_2 via receptor α_1 causa a liberação de araquidonato livre, que, então, é metabolizado por cicloxigenases (resultando em prostaglandinas) e lipoxigenases (resultando em leucotrienos) (ver Cap. 41); a PLD hidrolisa fosfatidilcolina para produzir ácido fosfatídico, que pode gerar diacilglicerol, um cofator para a ativação de PKC. A PLD é um efetor para o fator de ADP-ribosilação, o que sugere que ela possa ter um papel nas trocas efetuadas na membrana. Na maioria dos músculos lisos, o aumento da concentração de Ca^{2+} intracelular causa contração (ver

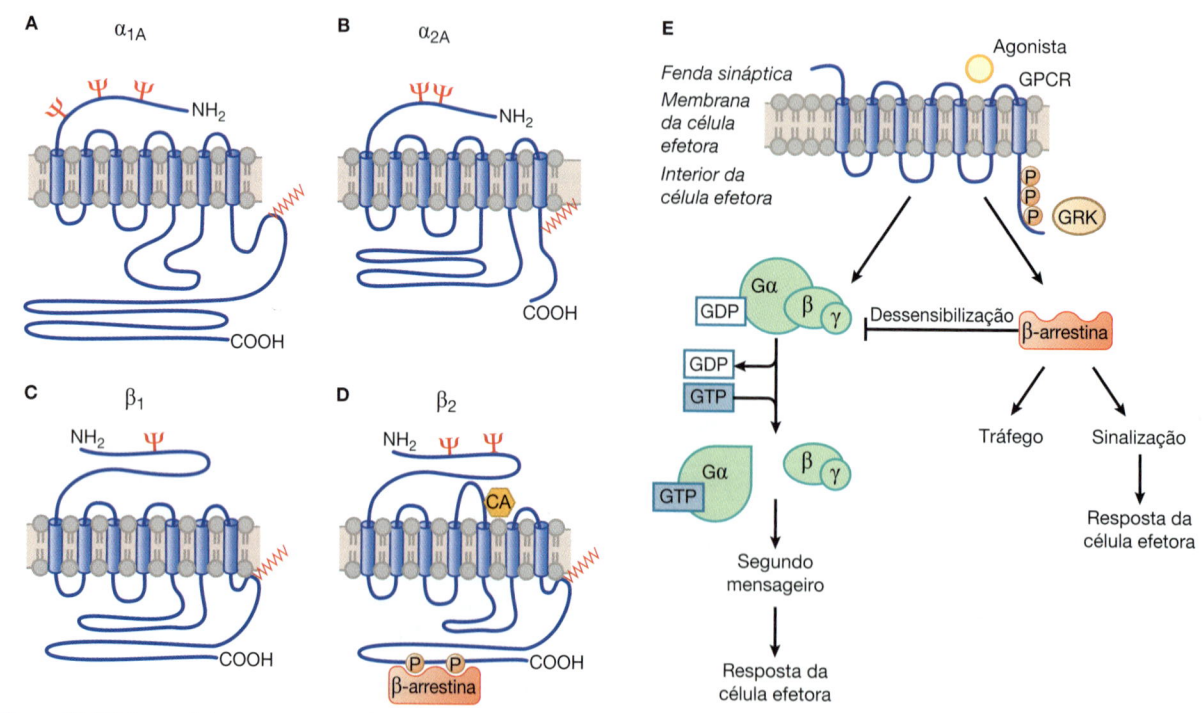

Figura 10-10 *Características estruturais e sinalização funcional dos receptores adrenérgicos e seus subtipos.* Todos os receptores adrenérgicos são GPCR hepta-domínios (*spans*). **A-D.** São mostrados representantes de cada tipo; cada tipo tem três subtipos: α1A, α1B e α1D; α2A, α2B e α2C; e β1, β2 e β3. (**E**) mostra a ligação de CA e β-arrestina. Os principais sistemas efetores afetados pelos receptores α1, α2 e β são retratados na Tabela 10-6. ψ indica um local para N-glicosilação. **E.** O complexo ligante-receptor ativa as vias de sinalização mediadas por proteína G e pela β-arrestina. A β-arrestina pode atuar regulando a sinalização via proteína G, a dessensibilização e o tráfego (internalização e translocação), mas também pode iniciar a sinalização. Os agonistas tendenciosos podem atuar preferencialmente na sinalização da proteína G ou nas vias de sinalização mediadas por β-arrestina, dependendo de qual via é favorecida.

Fig. 3-26). Em contraste, o aumento da concentração de Ca^{2+} seguindo a estimulação α_1 dos músculos lisos GI causa hiperpolarização e relaxamento por ativação de canais de K^+ dependentes de Ca^{2+}. A estimulação de receptores α_1 pode ativar p38/p42/p44, PI3K, JNK e outros, afetando o crescimento e a proliferação celular, embora de modo específico conforme o subtipo de receptor e o tecido considerado.

O receptor α_{1A} é o principal receptor que causa vasoconstrição em muitos leitos vasculares, incluindo as seguintes artérias: mamária, mesentérica, esplênica, hepática, omental, renal, pulmonar e coronariana epicárdica. É também o subtipo predominante na veia cava e nas veias safena e pulmonar. Juntamente com o receptor do subtipo α_{1B}, promove o crescimento e a estruturação do coração. O receptor do subtipo α_{1B} é o mais abundante no coração, ao passo que o α_{1D} é o principal receptor que causa vasoconstrição na aorta. Há evidências a favor da ideia de que os receptores α_{1B} medeiam comportamentos, como a reação a novidades e a capacidade de exploração, e de que estão envolvidos em sensibilizações comportamentais e na vulnerabilidade à adição (ver Cap. 28).

Além da sua tradicional localização na membrana plasmática, os receptores α_1 têm sinais de localização nuclear (como ocorre com os receptores β e os de ET e angiotensina) e têm sido encontrados na membrana nuclear de miócitos cardíacos de camundongos adultos, onde ativam a sinalização intranuclear e parecem ter papel cardioprotetor (Wu e O'Connell, 2015).

Receptores α_2-adrenérgicos Os receptores α_2-adrenérgicos acoplam-se a uma variedade de efetores. A inibição da atividade da adenililciclase foi o primeiro efeito observado, mas, em alguns sistemas, a enzima é de fato estimulada pelos receptores α_2-adrenérgicos, seja pelas subunidades βγ de G_i ou pela fraca estimulação direta por G_s. O significado fisiológico desses últimos processos não está claro. Os receptores α_2 ativam canais de K^+ por meio da proteína G, resultando em hiperpolarização da membrana. Em alguns casos (p. ex., neurônios colinérgicos no plexo mioentérico), essa ativação pode ser dependente de Ca^{2+}, ao passo que, em outros (p. ex., receptores de ACh muscarínicos nos miócitos atriais), ela resulta da interação direta das subunidades βγ com os canais de K^+. Os receptores α_2 também podem inibir os canais de Ca^{2+} controlados por voltagem; essa inibição é mediada por G_o. Outros sistemas de segundo mensageiro ligados à ativação do receptor α_2 incluem a aceleração da troca Na^+/H^+, a estimulação da atividade da PLC-β_2 com mobilização do AA, o aumento da hidrólise dos fosfoinositídeos e a maior disponibilidade intracelular de Ca^{2+}. Esta última está envolvida na contração do músculo liso efetuada por agonistas dos receptores α_2-adrenérgicos. Além disso, os receptores α_2 ativam MAPK via mecanismos que dependem dos componentes α e βγ da G_i, com envolvimento da proteína-tirosina-cinase e de pequenas GTPases (Goldsmith e Dhanasekaran, 2007). Essas vias são reminiscentes de vias ativadas pela atividade de tirosina-cinase dos receptores do hormônio do crescimento. Os receptores α_{2A} e α_{2C} têm um importante papel em inibir a liberação de NE a partir das terminações nervosas simpáticas e suprimir os estímulos simpáticos do cérebro, levando à hipotensão (Kable et al., 2000).

Assim, dependendo do subtipo, o principal efeito biológico dos receptores α_2-adrenérgicos pode ser na aglutinação de plaquetas, na regulação dos estímulos simpáticos originados no SNC, na captação de NE nas sinapses de nervos simpáticos periféricos, na secreção de insulina e lipólise ou, em extensão limitada, na vasoconstrição (Gyires et al., 2009). Estudos similares com camundongos KO foram realizados como foram feitos com os receptores α_1-adrenérgicos.

No SNC, os receptores α_{2A}, que parecem ser o receptor adrenérgico predominante, provavelmente medeiam efeitos antinociceptivos, sedação, hipotermia, hipotensão e ações comportamentais dos α_2-agonistas. O receptor α_{2C} ocorre nos estriados ventral e dorsal e no hipocampo. Ele parece modular a neurotransmissão pela DA e várias respostas comportamentais. O receptor α_{2B} é o principal receptor mediando a vasoconstrição induzida por α_2, ao passo que o receptor α_{2C} é o receptor predominante na inibição da liberação de catecolaminas desde a medula suprarrenal e na modulação da neurotransmissão de DA no cérebro.

Receptores β-adrenérgicos

Subtipos Os três subtipos de receptores β compartilham cerca de 60% de identidade na sequência de aminoácidos correspondente aos presumíveis domínios transmembrânicos onde se encontram os bolsos para a união com os ligantes EPI e NE. Com base nos resultados de mutagênese direcionada, foram identificados os aminoácidos individuais do receptor β_2 que interagem com cada um dos grupos funcionais da molécula agonista de catecolamina. A Figura 10-10 apresenta a estrutura geral de sete domínios dos receptores adrenérgicos e salienta algumas diferenças nos tamanhos da terceira e da quarta alça intracelular.

Os receptores β regulam numerosas respostas funcionais, incluindo a frequência e a contratilidade cardíacas, o relaxamento do músculo liso e múltiplos eventos metabólicos em vários tecidos, incluindo os tecidos hepático, adiposo e do músculo esquelético (ver Tab. 10-1)

Sinalização do receptor β Os três subtipos dos receptores β (β_1, β_2 e β_3) acoplam-se à proteína G_s e ativam a adenililciclase (ver Tab. 10-7). A estimulação dos receptores β-adrenérgicos leva ao acúmulo de AMPc, à ativação de PKA e à alteração da função de numerosas proteínas celulares como resultado de sua fosforilação (ver Cap. 3). Além disso, as subunidades G_s podem aumentar diretamente a ativação dos canais de Ca^{2+} sensíveis a voltagem situados na membrana plasmática das células musculares esqueléticas e lisas.

Os receptores β_1, β_2 e β_3 podem diferir nas suas vias intracelulares de sinalização e localização subcelular (Brodde et al., 2006; Violin e Lefkowitz, 2007). Embora os efeitos cronotrópicos positivos da ativação do receptor β_1 sejam claramente mediados pela G_s em miócitos, ocorre o acoplamento dual dos receptores β_2 a G_s e a G_i em miócitos de camundongos recém-nascidos. A estimulação de receptores β_2 causa um aumento transitório da frequência cardíaca, seguido por um prolongado declínio. Após o pré-tratamento com a TXP, que impede a ativação de G_i, o efeito cronotrópico negativo da ativação de β_2 é abolido. Essas propriedades de sinalização específica desses subtipos de receptor β-adrenérgico provavelmente resultam da associação subtipo-seletiva com a organização intracelular e as proteínas sinalizadoras (Baillie e Houslay, 2005). Os receptores β_2 normalmente estão confinados às cavéolas nas membranas dos miócitos cardíacos. A ativação da PKA pelo AMPc e a importância da compartimentalização dos componentes da via da AMPc são discutidas no Capítulo 3.

Refratariedade às catecolaminas A exposição de células e tecidos sensíveis à catecolamina aos agonistas adrenérgicos causa uma diminuição progressiva da sua capacidade de responder a essas substâncias. Esse fenômeno, também chamado de *refratariedade, dessensibilização* ou *taquifilaxia*, pode limitar a eficácia terapêutica e a duração da ação das catecolaminas e de outros agentes, e se deve à fosforilação do receptor ativo pelas cinases receptoras acopladas à proteína G (GRK), seguida da ligação da arrestina aos receptores, bloqueando a ativação adicional da proteína G (Capítulo 3). Nas últimas décadas, desenvolveu-se uma compreensão dos mecanismos envolvidos na regulação da dessensibilização dos GPCR e dos papéis das GRK e das β-arrestinas devido aos esforços de Lefkowitz e colaboradores (Violin e Lefkowitz, 2007), de Houslay e colaboradores (Baillie e Houslay, 2005), entre outros. Para uma perspectiva sobre refratariedade e sobre os papéis de GRK e β-arrestinas no agonismo enviesado, ver discussão a seguir.

A dessensibilização tem correlatos funcionais na saúde humana. A exposição prolongada a catecolaminas pode causar disfunções cardíacas e contribuir para a via de deterioração na insuficiência cardíaca. Os dados apoiam a ideia de que os receptores β_1 são o mediador primário da cardiotoxicidade das catecolaminas (Dorn, 2010). Estudos em camundongos geneticamente manipulados indica que a sinalização do receptor β_1 tem maior potencial do que a sinalização do receptor β_2 na contribuição para a insuficiência cardíaca.

Dessensibilização, regulação negativa e sinalização sustentada As catecolaminas promovem a regulação por retroalimentação do receptor β, isto é, dessensibilização, regulação negativa do receptor e internalização em endossomos. O receptor β difere na extensão na qual se submete a essa regulação, sendo que os receptores β_2 são bem mais suscetíveis, como descrito no Capítulo 3. Interações pós-estimulação do β_2-agonista ligado ao receptor com uma GPCR cinase produzem um receptor fosforilado que facilmente interage com β-arrestina, que bloqueia o acesso do receptor à proteína G e direciona o receptor para uma via endocitótica, causando, assim, redução no número de receptores disponíveis na superfície celular. Como uma proteína de cimbramento, a β-arrestina também pode ancorar proteínas como a fosfodiesterase 4, que pode modular o acúmulo de AMPc. Os complexos receptores β-β-arrestina localizam-se em poços revestidos e subsequentemente são internalizados, de modo reversível, em endossomos (onde os receptores podem ser desfosforilados; tais receptores podem voltar a inserir-se na membrana plasmática para auxiliar a ressensibilização), alguns complexos alcançam os lisossomos, onde são degradados (ver Capítulo 3). A β-arrestina também serve como um centro organizador para a formação de um complexo de um fosfo-GPCR, uma proteína G e uma β-arrestina, e esse complexo pode fornecer sinalização intracelular sustentada a partir do GPCR internalizado (Thomsen et al., 2016).

Agonismo tendencioso e responsividade seletiva

A ideia original de que os agonistas β-adrenérgicos ativam somente a via G_s-AC-AMPc-PKA e tudo o mais se desenrola está incompleta. O que se segue à elevação da AMPc depende do estado diferenciado do tipo de célula em questão; as células têm respostas especializadas, assim como têm funções especializadas e compartimentalização funcional da sinalização (Steinberg e Brunton, 2001). Existem também diferenças notáveis nos sinais a jusante ativados pelos três subtipos de receptores β, e diferenças quando diferentes ligantes ativam um único subtipo de receptor. Os ligantes podem induzir conformações nos receptores que podem não ativar a sinalização da proteína G/AC ou que ativam as vias da proteína G, mas não provocam ações da GPCR cinase-β-arrestina, gerando respostas "tendenciosas" (ver Caps. 3, 14 e 23). Isso é demonstrado por quatro descobertas:

- A sinalização resultante da ativação do GPCR pode ser complexa e envolve um conjunto de vias.
- O GPCR ativado por ligante pode adotar uma multiplicidade de conformações.
- As GRK e β-arrestinas também são transdutoras de sinal, independentemente das proteínas G;
- GRK distintas são recrutadas e fosforilam receptores com base na conformação do receptor induzida pelo ligante específico, levando à sinalização específica mediada por β-arrestina.

Um agonista tendencioso estabiliza um ou um subconjunto de possíveis conformações do GPCR e, desse modo, ativa apenas um subconjunto de todas as respostas possíveis (como apenas proteína G ou apenas β-arrestina); essas respostas podem envolver mecanismos de sinalização mediados por β-arrestinas por meio de seus inúmeros parceiros estruturais. Em trabalho que levou ao Prêmio Nobel em 2012, Lefkowitz e colaboradores descreveram essa "pluridimensionalidade da sinalização dependente de β-arrestina" via GPCR (Reiter et al., 2012). Essa ideia levanta a possibilidade de que se possa criar agonistas enviesados que tenham especificidade excepcionalmente precisa. O agonismo tendencioso tem como uma de suas vantagens, o direcionamento de vias de resposta específicas, melhorando a eficácia enquanto reduz ou evita efeitos colaterais e permitindo a exploração de vias de sinalização anteriormente consideradas alvos pouco atraentes devido a efeitos excessivamente amplos. O agonismo tendencioso é discutido com mais detalhes no Capítulo 3, no Capítulo 14 para os ligantes dos receptores adrenérgicos e no Capítulo 23 com relação aos agonistas opioides mu.

Polimorfismo do receptor adrenérgico

Inúmeros polimorfismos e variantes de receptores adrenérgicos continuam sendo identificados. Tais polimorfismos nos receptores adrenérgicos podem resultar em alteração das respostas fisiológicas à ativação do sistema nervoso simpático, contribuir para estados doentios e alterar a resposta a agonistas ou antagonistas (Ahles, 2014; Brodde, 2008). O conhecimento das consequências funcionais de polimorfismos específicos tem o potencial de individualizar a terapia farmacológica com base na composição genética do paciente e pode, em parte, contribuir para a compreensão da variabilidade interindividual na população humana, em conjunto com outros fatores ambientais e sociais (não genéticos).

Polimorfismos dos receptores α_1-adrenérgicos O receptor α_1-adrenérgico é abundante no músculo liso vascular e está implicado na regulação da resistência e pressão arterial. O polimorfismo do receptor α_1-adrenérgico estudado com mais frequência na hipertensão humana é o α_{1A} Arg347Cys; os dados acumulados até o presente sugerem um efeito apenas marginal desse polimorfismo nas respostas cardiovasculares à estimulação simpática ou à hipertensão humana. Estudos recentes sugerem papéis adaptativos e cardioprotetores da estimulação do receptor adrenérgico α_{1A}, incluindo inotropia positiva em miócitos danificados, proteção do miocárdio contra isquemia e hipertrofia fisiológica. Além disso, acredita-se que as vias que conferem esses benefícios cardioprotetores podem ser seletivas e operam sem afetar a pressão arterial (Zhang et al., 2021).

Polimorfismos dos receptores α_{2A}-adrenérgicos Assim como com o receptor α_{1A}-adrenérgico, as evidências são insuficientes para apoiar um efeito significativo do polimorfismo do receptor α_2-adrenérgico na hipertensão essencial (Dorn, 2010). Embora estudos sugiram uma associação entre os polimorfismos de α_{2A}, α_{2BA} e α_{2C} com doença cardíaca coronária, insuficiência cardíaca e morte súbita, essas ligações ainda não são conclusivas e requerem mais estudos. Em contraposição, um papel convincente para o polimorfismo de receptor α_{2A}-adrenérgico no diabetes humano tipo 2 foi elucidado. Além disso, em camundongos, a deleção do receptor α_{2A}-adrenérgico resulta em aumento da secreção de insulina, e a superexpressão de $\alpha_{2A}R$, específica em células β, mimetiza o diabetes (Lin et al., 2021).

Polimorfismos dos receptores β_1-adrenérgicos Evidências apoiam a noção de que o aumento da sinalização do receptor β_1 do cardiomiócito por estimulação crônica do agonista, aumento da expressão do receptor ou sinalização exacerbada do receptor pode resultar em toxicidade cardíaca e contribuir para a disfunção e insuficiência cardíaca (Dorn, 2010). Por outro lado, os polimorfismos do receptor β_1-adrenérgico não parecem ser um fator de risco importante na hipertensão arterial.

Estudos bioquímicos, funcionais e estruturais em sistemas de expressão de células em cultura e modelos genéticos de camundongos indicam que o receptor β_1-adrenérgico Gly389Arg exibe um aumento da função de sinalização que pode, inicialmente, melhorar a contratilidade cardíaca, mas, ao final, predispor à descompensação cardiomiopática. Esse receptor Arg389 anormalmente ativo é mais sensível ao bloqueio farmacológico e exibe respostas distintas a diferentes β-bloqueadores. Esse polimorfismo pode afetar o risco ou a progressão da insuficiência cardíaca, mas os β-bloqueadores atualmente em uso não são suficientes para superar as diferenças sutis que a função do receptor polimórfico pode ter para sobreviver à insuficiência cardíaca (Dorn, 2010).

Polimorfismos dos receptores β_2-adrenérgicos Os dados que apoiam uma interação entre o polimorfismo do receptor β_2-adrenérgico e a hipertensão são inconclusivos e sugerem que os efeitos do polimorfismo desse receptor na pressão arterial são modestos. De modo similar, não há consenso sobre o polimorfismo do receptor β_2-adrenérgico e a doença cardíaca (Dorn, 2010).

Polimorfismos dos receptores β_3-adrenérgicos Os polimorfismos do receptor β_3-adrenérgico parecem estar associados a fenótipos de diabetes, mas há poucos estudos clínicos cardíacos (Dorn, 2010).

Localização dos receptores adrenérgicos

Os receptores pré-sinápticos α_2 e β_2 regulam a liberação do neurotransmissor dos terminais de nervos simpáticos. Os receptores α_2 pré-sinápticos também podem mediar a inibição da liberação de outros neurotransmissores que não a NE nos sistemas nervosos central e periférico. Os receptores α_2 e β_2 têm localização pós-sináptica (ver Tab. 10-6), como ocorre, por exemplo, em muitos tipos de neurônios do cérebro. Nos tecidos periféricos, os receptores α_2 pós-sinápticos estão presentes em células vasculares e em outras células do músculo liso (onde medeiam a contração), em adipócitos e em vários tipos de células epiteliais secretórias (intestinais, renais, endócrinas). Os receptores β_2 pós-sinápticos podem ser encontrados no miocárdio (onde medeiam a contração), bem como em células vasculares e outras células do músculo liso (onde medeiam o relaxamento) e no músculo esquelético (onde podem mediar hipertrofia). Indubitavelmente, a maioria dos tipos celulares humanos normais expressam receptores β_2. Os receptores α_2 e β_2 podem situar-se em locais relativamente distantes das terminações nervosas que liberam NE. Tais receptores extrajuncionais são geralmente encontrados nas células do músculo liso vascular e em elementos figurados do sangue (plaquetas e leucócitos) e podem ser preferencialmente ativados por catecolaminas circulantes, particularmente a EPI.

Em contraste, os receptores α_1 e β_1 parecem localizar-se principalmente na vizinhança imediata das terminações nervosas adrenérgicas simpáticas existentes nos órgãos-alvo periféricos, onde estão estrategicamente colocados para serem ativados durante a estimulação desses nervos. Esses receptores também se distribuem amplamente no cérebro dos mamíferos (ver Tab. 10-6).

As distribuições celulares dos três subtipos de receptores α_1 e α_2 ainda não estão completamente compreendidas. Estudos usando hibridização in situ com mRNA do receptor e anticorpos específicos para diferentes subtipos do receptor permitiram a identificação do subtipo em alguns tecidos e órgãos. Por exemplo, os receptores α_2 no cérebro podem ser pré e pós-sinápticos, e esse subtipo de receptor pode funcionar como um autorreceptor pré-sináptico em neurônios noradrenérgicos centrais. Uma abordagem semelhante levou à descoberta de que o mRNA α_{1A} é o subtipo dominante no músculo liso prostático, levando ao desenvolvimento de α-bloqueadores como uma abordagem terapêutica eficaz para o tratamento da disfunção da próstata (Akinaga et al., 2019; Gyires et al., 2009).

Considerações farmacológicas

Cada etapa envolvida na neurotransmissão é um ponto potencial de intervenção farmacológica. Os diagramas dos terminais colinérgicos e adrenérgicos e seus locais pós-juncionais (ver Figs. 10-6 e 10-8) mostram esses pontos de intervenção. Os fármacos que afetam os processos envolvidos nas etapas da transmissão nas junções colinérgica e adrenérgica estão resumidos na Tabela 10-7, que relaciona os fármacos representativos que atuam por meio dos mecanismos descritos a seguir.

Interferência na síntese ou liberação do transmissor
Colinérgicos

O *hemicolínio*, um composto sintético, bloqueia o sistema de transporte pelo qual a colina se acumula nos terminais das fibras colinérgicas, limitando, assim, a síntese de ACh. O *vesamicol* bloqueia o transporte de ACh para o interior das vesículas de armazenamento, prevenindo, assim, a repleção dos estoques de ACh após a liberação do transmissor e diminuindo a ACh disponível para a liberação subsequente. O local na terminação nervosa pré-sináptica em que ocorre o bloqueio da liberação de ACh pela toxina botulínica foi discutido previamente; a morte geralmente resulta de paralisia respiratória, a menos que o paciente com essa insuficiência receba ventilação assistida. Injetada no local, a toxina botulínica tipo A é usada no tratamento de certas condições oftalmológicas associadas a espasmos dos músculos oculares (p. ex., estrabismo e blefarospasmo) (ver Cap. 74) e para uma ampla variedade de usos para os quais não é indicada formalmente, desde o tratamento de distonias e paralisias musculares (ver Cap. 13) até a correção cosmética das linhas e rugas da face (um testamento médico moderno para a vaidade dos desejos humanos; ver Cap. 75).

Adrenérgicos

A α-metiltirosina (metirosina) bloqueia a síntese de NE pela inibição da TH, a enzima que catalisa o passo limitante na síntese das catecolaminas. Ocasionalmente, esse fármaco pode ser útil no tratamento de determinados pacientes com feocromocitoma. Por outro lado, a *metildopa*, um inibidor da L-aminoácido-aromático-descarboxilase, é – como a própria DOPA – sucessivamente descarboxilada e hidroxilada em sua cadeia lateral para formar o putativo "falso neurotransmissor" α-metilnorepinefrina. O uso de *metildopa* no tratamento da hipertensão é discutido no Capítulo 32. *Bretílio*, *guanadrel* e *guanetidina* agem impedindo a liberação de NE pelo impulso nervoso. Entretanto, esses fármacos podem estimular transitoriamente a liberação de NE, pela sua capacidade de deslocar a amina dos seus locais de armazenamento.

Promoção da liberação do transmissor
Colinérgicos

A capacidade dos fármacos de promover a liberação de ACh é limitada. As latrotoxinas do veneno da aranha viúva-negra e do peixe-pedra são conhecidas por promover a neuroexocitose ao se ligarem a receptores sobre a membrana neuronal.

Adrenérgicos

Vários fármacos que promovem a liberação de NE já foram discutidos. Com base na velocidade e na duração da liberação de NE a partir das terminações adrenérgicas induzidas pelo fármaco, 1 de 2 efeitos opostos pode predominar. Assim, a *tiramina*, a *efedrina*, a *anfetamina* e os fármacos relacionados causam uma liberação relativamente rápida e breve do transmissor e produzem um efeito simpaticomimético.

Por outro lado, a *reserpina*, pelo bloqueio irreversível da captação das aminas tanto por VMAT2 quanto por VMAT1, produz uma depleção lenta e prolongada do transmissor adrenérgico das vesículas de armazenamento adrenérgico, onde os transmissores, presos no citosol, são amplamente metabolizados pela MAO intraneuronal. A depleção resultante do transmissor produz o equivalente a um bloqueio adrenérgico. A *reserpina* também causa a depleção de 5-HT, DA e, possivelmente, de outras aminas não identificadas em locais centrais e periféricos; muitos de seus efeitos podem ser uma consequência da depleção de neurotransmissores que não a NE. Outro inibidor do VMAT, a *tetrabenazina*, atua de forma reversível e mais específica no VMAT2, evitando alguns dos efeitos da inibição do VMAT1, que são componentes da ação da reserpina.

Como discutido previamente, deficiências de TH em humanos causam um distúrbio neurológico (Carson e Robertson, 2002) que pode ser tratado pela suplementação com o precursor de DA, *levodopa*.

Uma síndrome causada pela deficiência congênita de DβH é caracterizada pela ausência de NE e EPI, elevada concentração de DA, fibras aferentes de reflexo barorreceptor e inervação colinérgica intactas e concentrações indetectáveis de atividade DβH no plasma (Carson e Robertson, 2002). Os pacientes com essa síndrome têm grave hipotensão ortostática, ptose palpebral e ejaculação retrógrada. A L-DOPS melhora a hipotensão postural nesse raro distúrbio. Essa conduta terapêutica tira vantagem da inespecificidade da L-aminoácido-aromático-descarboxilase, que sintetiza a NE diretamente desse fármaco na ausência de DβH. Apesar de restabelecer a NE plasmática em humanos pela L-DOPS, os níveis de EPI não se restabelecem, levando à especulação de que a PNMT pode requerer DβH para o seu funcionamento adequado (Carson e Robertson, 2002).

Ações agonistas e antagonistas nos receptores
Colinérgicos

Os receptores nicotínicos dos gânglios autonômicos e dos músculos esqueléticos não são idênticos; eles respondem de forma desigual a certos estimulantes e os bloqueadores e suas estruturas pentaméricas contêm diferentes combinações de subunidades homólogas (ver Tab. 10-2). O *DMPP* e o *PTMA* mostram alguma seletividade para a estimulação das células dos gânglios autonômicos e das placas terminais dos músculos esqueléticos. O *trimetafano* e o *hexametônio* são bloqueadores ganglionares relativamente seletivos competitivos e não competitivos, respectivamente. Embora a *tubocurarina* bloqueie com igual eficácia a transmissão nas placas terminais motoras e nos gânglios autonômicos, predomina a sua ação no primeiro local. O *suxametônio*, um fármaco despolarizante, produz bloqueio neuromuscular seletivo. A transmissão nos gânglios autonômicos e na medula suprarrenal é complicada também pela presença de receptores muscarínicos, além dos receptores nicotínicos principais (ver Cap. 13).

Várias toxinas de venenos de serpentes exibem um alto grau de especificidade para os receptores colinérgicos. As α-neurotoxinas da família Elapidae interagem com o local de ligação dos agonistas sobre o receptor nicotínico. A α-bungarotoxina é seletiva para o receptor muscular e interage apenas com certos receptores neuronais, como aqueles contendo as subunidades de α7 até α9. A bungarotoxina neuronal exibe uma faixa mais ampla de inibição dos receptores neuronais. Um segundo grupo de toxinas, as *fasciculinas*, inibe a AChE. Um terceiro grupo, denominado *toxinas muscarínicas* (MT_1 até MT_4), inclui agonistas parciais e antagonistas para os receptores muscarínicos. Venenos de serpentes da família Viperidae e do caracol de concha cônica contêm toxinas relativamente seletivas para os receptores nicotínicos.

Os receptores de ACh muscarínicos, que medeiam os efeitos da ACh nas células efetoras autonômicas, podem agora ser divididos em cinco subclasses. A *atropina* bloqueia todas as respostas muscarínicas à injeção de ACh e fármacos colinomiméticos a ela relacionados, sejam elas excitatórias, como no intestino, ou inibitórias, como no coração. Vários compostos mais novos mostram seletividade como agentes bloqueadores muscarínicos: pirenzepina para M_1, triptamina para M_2 e darifenacina para receptores M_3. Esses antagonistas muscarínicos mostram seletividade suficiente no contexto clínico para minimizar os desagradáveis efeitos colaterais observados com os fármacos não seletivos em doses terapêuticas (ver Cap. 11).

Adrenérgicos

Um vasto número de compostos sintéticos assemelhados estruturalmente às catecolaminas naturais pode interagir com os receptores adrenérgicos α e β para produzir efeitos simpaticomiméticos (ver Cap. 14). A *fenilefrina* age seletivamente nos receptores $α_1$, ao passo que a *clonidina* é um agonista $α_2$-adrenérgico seletivo. A isoprenalina exibe atividade agonista nos receptores $β_1$ e $β_2$. A estimulação preferencial dos receptores $β_1$ cardíacos se segue à administração de *dobutamina*. A *terbutalina* exerce ação relativamente seletiva sobre os receptores $β_2$; ela produz broncodilatação eficaz com efeitos mínimos sobre o coração. As principais características do bloqueio adrenérgico, incluindo a seletividade de vários fármacos bloqueadores para os receptores adrenérgicos α e β, são consideradas em detalhes no Capítulo 14. Obteve-se dissociação parcial dos efeitos nos receptores $β_1$ e $β_2$ com antagonistas subtipo-seletivos, exemplificada pelos antagonistas *metoprolol* e *atenolol*, que antagonizam as ações cardíacas das catecolaminas enquanto causam menos antagonismo nos receptores $β_2$ dos bronquíolos. A *prazosina* e a *ioimbina* são representantes dos antagonistas dos receptores $α_1$ e $α_2$, respectivamente; a *prazosina* tem uma afinidade relativamente mais alta pelos subtipos $α_{2B}$ e $α_{2C}$ em comparação com os receptores $α_{2A}$. Vários fármacos importantes que promovem a liberação de NE (p. ex., *tiramina*) ou a depleção do transmissor (p. ex., *reserpina*) lembram, em seus efeitos, os estimulantes e bloqueadores dos receptores pós-juncionais.

Interferência na degradação do transmissor

Colinérgicos

Os fármacos anticolinesterase (ver Cap. 12) constituem um grupo quimicamente diverso de compostos; a sua ação primária é inibir a AChE, com o consequente acúmulo de ACh endógena. Na JNM, esse acúmulo produz despolarização das placas terminais e paralisia flácida. Nos locais efetores muscarínicos pós-ganglionares, a resposta é a excessiva estimulação, resultando em contração e secreção, ou resposta inibitória mediada pela hiperpolarização. Nos gânglios, observam-se despolarização e intensificação da transmissão.

Adrenérgicos

A recaptação da NE pelas terminações nervosas adrenérgicas através do NET é o principal mecanismo para pôr fim à sua ação como transmissor. A interferência nesse processo é a base do efeito potencializador da *cocaína* sobre as respostas aos impulsos adrenérgicos e às catecolaminas injetadas. As ações antidepressivas e alguns efeitos adversos da *imipramina* e de fármacos relacionados podem se dever a uma ação similar nas sinapses adrenérgicas do SNC (ver Cap. 18).

A *entacapona* e a *tolcapona* são inibidoras da COMT derivadas do nitrocatecol. A *entacapona* é um inibidor da COMT de ação periférica, ao passo que a *tolcapona* também inibe a atividade da COMT no cérebro. A inibição da COMT pode atenuar a toxicidade da *levodopa* sobre os neurônios dopaminérgicos e intensifica a ação da DA no cérebro de pacientes com doença de Parkinson (ver Cap. 21). Por outro lado, os inibidores não seletivos da MAO, como a *tranilcipromina*, potencializam os efeitos da *tiramina* e podem potencializar os efeitos dos neurotransmissores. Embora a maior parte dos inibidores da MAO usados como antidepressivos iniba igualmente a MAO-A e a MAO-B, existem fármacos seletivos para cada isoenzima. A *selegilina* é um inibidor seletivo e irreversível da MAO-B e também foi usada como adjuvante no tratamento da doença de Parkinson.

Outros neurotransmissores autonômicos

O ATP e a ACh coexistem nas vesículas colinérgicas (Dowdall et al., 1974), e ATP, NPY e catecolaminas podem ser encontrados no interior dos grânulos de armazenamento nos nervos e na medula suprarrenal (ver anteriormente). O ATP é liberado juntamente com transmissores, e ele próprio, ou os seus metabólitos, tem importante função na transmissão sináptica em algumas circunstâncias (ver adiante). Recentemente, as atenções se voltaram para a crescente lista de peptídeos encontrados na medula suprarrenal, nas fibras nervosas e nos gânglios do SNA ou em estruturas inervadas por esse sistema. Essa relação inclui encefalinas, substância P e outras taquicininas, SST, hormônio liberador de gonadotropinas, colecistocinina, CGRP, galanina, peptídeo ativador da adenililciclase hipofisária, VIP, cromograninas e NPY (Hökfelt et al., 2000). Alguns dos GPCR-órfãos descobertos no curso de projetos de sequenciamento de genomas podem representar receptores para peptídeos ainda não descobertos ou para outros cotransmissores.

Cotransmissão no sistema nervoso autônomo

Há uma vasta literatura sobre a cotransmissão no SNA. Muita pesquisa nessa área tem como foco a coliberação de ATP pelos nervos adrenérgicos e colinérgicos. A coliberação de NPY, VIP, CGRP, substância P e NO também tem sido estudada. Continua em debate se as substâncias coliberadas atuam como neurotransmissores, neuromoduladores ou fatores tróficos (Burnstock, 2013; Burnstock et al., 2015; Mutafova-Yambolieva e Durnin, 2014).

Há evidências substanciais de que o ATP tem um papel como cotransmissor com a NE nos nervos simpáticos (Westfall et al., 2002). Por exemplo, os ductos deferentes dos roedores são supridos por uma densa inervação simpática, cuja estimulação resulta em uma resposta mecânica bifásica que consiste, de início, em uma contração muscular rápida seguida por uma contração prolongada. A primeira fase da resposta é mediada por ATP agindo sobre os receptores P2X pós-juncionais, ao passo que a segunda fase é mediada principalmente por NE agindo sobre receptores $α_1$ (Sneddon e Westfall, 1984). Os cotransmissores são aparentemente liberados a partir dos mesmos tipos de nervos porque o pré-tratamento com 6-hidroxidopamina, um fármaco que destrói especificamente os nervos adrenérgicos, abole ambas as fases da contração bifásica induzida por estímulo neurogênico. Continua em debate e experimentação se ATP e NE originam-se da mesma população de vesículas dentro do terminal do nervo (Burnstock et al., 2015; Mutafova-Yambolieva e Durnin, 2014).

Logo que o ATP é liberado na junção neuroefetora, parte é metabolizada em ADP, AMP e adenosina por nucleotidases ligadas à membrana e direcionadas extracelularmente (Gordon, 1986). Entretanto, a maior parte do seu metabolismo acontece por ação de nucleotidases liberáveis. Há também evidências de que o ATP e seus metabólitos exercem efeitos modulatórios pré-sinápticos sobre a liberação do transmissor por meio de receptores P2 e de receptores para adenosina. Além de evidências mostrando que o ATP é um cotransmissor com a NE, há também evidências de que ele possa ser um cotransmissor com a ACh em certos nervos parassimpáticos pós-ganglionares, tais como na bexiga.

A família de peptídeos do NPY distribui-se amplamente nos sistemas nervosos central e periférico e consiste em três membros: NPY, polipeptídeo pancreático e peptídeo YY. O NPY se colocaliza e é coliberado junto com NE e ATP na maior parte dos nervos simpáticos do sistema nervoso periférico, especialmente nos que inervam os vasos sanguíneos (Westfall, 2004). Há também evidências convincentes de que o NPY exerça efeitos modulatórios pré-juncionais sobre a liberação e a síntese do transmissor. Além disso, existem vários exemplos de interações pós-juncionais consistentes com um papel de cotransmissor para o NPY em várias junções neuroefetoras simpáticas. Assim, o NPY, juntamente com NE e ATP, qualifica-se como o terceiro cotransmissor simpático do ramo simpático do SNA. As funções do NPY incluem:

- Efeitos contráteis pós-sinápticos diretos
- Potencialização de efeitos contráteis de outros cotransmissores simpáticos
- Modulação inibitória da liberação induzida por estimulação do nervo dos três cotransmissores simpáticos, incluindo ações nos autorreceptores para inibir sua própria liberação

Estudos com antagonistas seletivos do NPY-Y_1 forneceram evidências de que o principal receptor pós-juncional é do subtipo Y_1, embora outros receptores estejam também presentes em alguns locais e possam exercer ações fisiológicas. Estudos com antagonistas seletivos de NPY-Y_2 sugerem que o principal receptor pré-juncional é do subtipo Y_2 tanto no sistema nervoso periférico quanto no central. Há evidências de um papel para outros receptores NPY, e o esclarecimento dessa questão espera o desenvolvimento adicional de antagonistas seletivos. O NPY também pode atuar na pré-sinapse inibindo a liberação de ACh, CGRP e substância P. No SNC, o NPY existe como cotransmissor que age com catecolaminas em alguns neurônios e com peptídeos e mediadores em outros. Uma ação proeminente do NPY é a inibição pré-sináptica da liberação de vários neurotransmissores, incluindo NE, DA, GABA, glutamato e 5-HT, bem como a inibição ou a estimulação de neuro-hormônios, como o hormônio de liberação de gonadotropina, a vasopressina e a ocitocina. Existem também evidências de que estimula a liberação de NE e DA.

O NPY pode usar vários mecanismos para produzir seus efeitos pré-sinápticos, incluindo a inibição dos canais de Ca^{2+}, a ativação dos canais de K^+ e, talvez, a regulação do complexo de liberação das vesículas em algum ponto a jusante da entrada do Ca^{2+}. O NPY também pode ter papel em várias condições fisiopatológicas. O desenvolvimento de novos agonistas e antagonistas seletivos para o NPY devem aumentar nosso conhecimento acerca das suas funções fisiológicas e fisiopatológicas.

Os estudos pioneiros de Hökfelt e colaboradores, que demonstraram a existência de VIP e ACh nos neurônios autônomicos periféricos, despertaram interesse na possibilidade de cotransmissão peptidérgica no SNA. Trabalhos subsequentes confirmaram a associação frequente dessas duas substâncias nas fibras autônomicas, incluindo as parassimpáticas que inervam os músculos lisos e as glândulas exócrinas e os neurônios simpáticos colinérgicos que inervam as glândulas sudoríparas (Hökfelt et al., 2000).

O papel do VIP na transmissão parassimpática foi extensamente estudado na regulação da secreção salivar. As evidências de cotransmissão incluem a sua liberação após a estimulação do nervo da corda da língua e o bloqueio incompleto por *atropina* da vasodilatação quando se eleva a frequência da estimulação; esta última observação pode indicar a liberação independente das duas substâncias, o que é consistente com as evidências histoquímicas de armazenamento da ACh e do VIP em populações distintas de vesículas. O sinergismo entre a ACh e o VIP na estimulação da vasodilatação e da secreção também já foi descrito. O VIP pode estar envolvido nas respostas parassimpáticas na traqueia e no trato GI, onde facilita o relaxamento dos esfíncteres.

Transmissão não adrenérgica e não colinérgica das purinas

O músculo liso de muitos tecidos inervados pelo SNA exibe potenciais de junção inibitórios após a estimulação de campo com eletrodos. Como as respostas frequentemente não diminuem na presença de antagonistas adrenérgicos e colinérgicos muscarínicos, essas observações foram consideradas como evidências em favor da transmissão não adrenérgica e não colinérgica no SNA.

Burnstock e colaboradores compilaram evidências convincentes para a existência de neurotransmissão purinérgica no trato GI, no trato geniturinário e em certos vasos sanguíneos; o ATP satisfez todos os critérios listados antes para um neurotransmissor. Em pelo menos algumas circunstâncias, os axônios sensoriais primários podem ser uma fonte de ATP importante (Burnstock et al., 2015). Embora a adenosina seja gerada por nucleotidases liberáveis e ectoenzimas a partir do ATP liberado, a sua função primária parece ser modulatória, inibindo a liberação do transmissor por retroalimentação.

A adenosina pode ser transportada desde o citoplasma celular para ativar receptores extracelulares situados em células adjacentes. A sua captação eficiente por transportadores celulares e o metabolismo rápido a nucleotídeos inosina ou adenina contribuem para a sua reciclagem rápida. Vários inibidores do transporte e do metabolismo de adenosina podem influenciar as concentrações extracelulares de adenosina e ATP.

Os receptores purinérgicos presentes na superfície celular podem ser divididos em receptores de adenosina (P1) e receptores para o ATP (P2X e P2Y). Os receptores P1 e P2 têm vários subtipos. Há quatro receptores de adenosina (A_1, A_{2A}, A_{2B} e A_3) e múltiplos subtipos de receptores P2X e P2Y por todo o organismo. Os receptores de adenosina e os receptores P2Y mediam suas respostas através das proteínas G, ao passo que os receptores P2X são uma subfamília de canais iônicos controlados por ligante (ver Tab. 16-7) (Burnstock et al., 2015). As metilxantinas, como a cafeína e a *teofilina*, bloqueiam preferencialmente os receptores P1 de adenosina (ver Cap. 44).

Integração de sinal e modulação das respostas vasculares pelos fatores derivados do endotélio: NO e endotelina

O conteúdo das vesículas de armazenamento adrenérgicas não é o único regulador do tônus vascular. Vários outros fatores modulam a contratilidade vascular, incluindo cininas, angiotensina, peptídeos natriuréticos, substância P, VIP, CGRP e eicosanoides – todos descritos neste livro. Há fatores adicionais gerados pelo endotélio vascular que influenciam a reatividade vascular: NO e ET.

Furchgott e colaboradores demonstraram que a integridade do endotélio era necessária para obter relaxamento vascular em resposta à ACh (Furchgott, 1999). Sabe-se agora que a camada celular interna do vaso sanguíneo modula os efeitos autonômicos e hormonais sobre a contratilidade dos vasos sanguíneos. Em resposta a uma variedade de substâncias vasoativas e estímulos físicos, as células endoteliais liberam um vasodilatador de vida curta denominado fator relaxante derivado do endotélio, hoje identificado como NO. De modo menos comum, são liberados um fator hiperpolarizante derivado do endotélio e um fator de contração derivado do endotélio (Vanhoutte, 1996). A formação do fator de contração derivado do endotélio depende da atividade da cicloxigenase.

Produtos da inflamação e da aglutinação plaquetária (p. ex., 5-HT, histamina, bradicinina, purinas e trombina) exercem toda ou parte de sua ação pelo estímulo à produção de NO. Mecanismos de relaxamento dependentes do endotélio são importantes em uma variedade de leitos vasculares, incluindo a circulação coronariana. A ativação de GPCR específicos ligados a G_q e a mobilização de Ca^{2+} no interior das células endoteliais promovem a produção de NO. O NO difunde-se facilmente para o músculo liso subjacente e induz o relaxamento do músculo liso vascular pela ativação da forma solúvel da guanilciclase, que aumenta as concentrações de GMPc (ver Figs. 3-21 e 3-26). Fármacos nitrovasodilatadores usados para diminuir a pressão arterial ou para tratar cardiopatia isquêmica provavelmente atuam por meio da conversão a NO ou da liberação de NO (ver Cap. 31). Certos nervos (denominados *nitrérgicos*) que inervam vasos sanguíneos e músculos lisos no trato GI também liberam NO. O NO tem uma ação inotrópica negativa sobre o coração.

Alterações na liberação ou na ação do NO podem afetar inúmeras situações clínicas importantes, como a aterosclerose (Ignarro et al., 1999; Münzel et al., 2003). Além disso, há evidências sugerindo que a hipotensão da endotoxemia e a que é causada por citocinas são mediadas pela indução de NOS2 (a forma induzível de NOS) e pela produção aumentada de NO; consequentemente, a maior produção de NO pode ter significado patológico no choque séptico.

Respostas contráteis plenas das artérias cerebrais também requerem um endotélio intacto. Uma família de peptídeos, denominados *endotelinas*, é armazenada em células endoteliais vasculares. As ET contribuem para a manutenção da homeostasia vascular, atuando via múltiplos receptores de ET que são GPCR. A liberação de ET-1 (21 aminoácidos) no músculo liso promove contração por estimulação de receptores ET_A. Atualmente, antagonistas de ET são empregados no tratamento da hipertensão pulmonar (ver Cap. 35).

Referências

Ahles A, Engelhardt S. Polymorphic variants of adrenoceptors: pharmacology, physiology, and role in disease. *Pharmacol Rev*, **2014**, 66:598–637.
Ahlquist RP. A study of the adrenotropic receptors. *Am J Physiol*, **1948**, 153:586–600.
Akinaga J, et al. Updates in the function and regulation of $α_1$-adrenoceptors. *Br J Pharmacol*, **2019**, 176:2343–2357.
Alabi AA, Tsien RW. Perspectives on kiss-and-run: role in exocytosis, endocytosis, and neurotransmission. *Annu Rev Physiol*, **2013**, 75:393–422.
Albuquerque EX, et al. Mammalian nicotinic acetylcholine receptors: from structure to function. *Physiol Rev*, **2009**, 89:73–120.
Andresen MC, Kunze DL. Nucleus tractus solitarius: gateway to neural circulatory control. *Annu Rev Physiol*, **1994**, 56:93–116.
Baillie G, Houslay M. Arrestin times for compartmentalized cAMP signalling and phosphodiesterase-4 enzymes. *Curr Opin Cell Biol*, **2005**, 17:129–134.
Brodde OE. $β_1$ and $β_2$ adrenoceptor polymorphisms: functional importance, impact on cardiovascular disease and drug responses. *Pharmacol Ther*, **2008**, 117:1–29.
Brodde OE, et al. Cardiac adrenoceptors: physiological and pathophysiological relevance. *J Pharmacol Sci*, **2006**, 100:323–337.
Burnstock G. Cotransmission in the autonomic nervous system. *Handb Clin Neurol*, **2013**, 117:23–35.
Burnstock G, et al. Purinergic signalling and the autonomic nervous system. *Autonomic Neurosci*, **2015**, 191:1–147.
Carson RP, Robertson D. Genetic manipulation of noradrenergic neurons. *J Pharmacol Exp Ther*, **2002**, 301:407–410.
Catterall WA. From ionic currents to molecular mechanisms: the structure and function of voltage-gated sodium channels. *Neuron*, **2000**, 26:13–25.
Dorn GW. Adrenergic signaling polymorphisms and their impact on cardiovascular disease. *Phys Rev*, **2010**, 90:1013–1062.
Dowdall MJ, et al. Adenosine triphosphate, a constituent of cholinergic synaptic vesicles. *Biochem J*, **1974**, 140:1–12.
Eisenhofer G. The role of neuronal and extraneuronal plasma membrane transporters in the inactivation of peripheral catecholamine. *Pharmacol Ther*, **2001**, 91:35–62.
Eisenhofer G, et al. Catecholamine metabolism: a contemporary view with implications for physiology and medicine. *Pharmacol Rev*, **2004**, 56:331–349.
Estévez-Herrera J, et al. ATP: the crucial component of secretory vesicles. *Proc Natl Acad Sci USA*, **2016**, 113:E4098–E4106.
Exley R, Cragg SJ. Presynaptic nicotinic receptors: a dynamic and diverse cholinergic filter of striatal dopamine neurotransmission. *Br J Pharmacol*, **2008**, 153:S283–S297.
Foong D, et al. Understanding the biology of human interstitial cells of Cajal in gastrointestinal motility. *Int J Mol Sci*, **2020**, 21:4540.
Furchgott RF. Endothelium-derived relaxing factor: discovery, early studies, and identification as nitric oxide. *Biosci Rep*, **1999**, 19:235–251.
Furness JB, et al. The enteric nervous system and gastrointestinal innervation: integrated local and central control. *Adv Exp Med Biol*, **2014**, 817:39–71.
Goldsmith ZG, Dhanasekaran DN. G protein regulation of MAPK networks. *Oncogene*, **2007**, 26:3122–3142.
Gordon JL. Extracellular ATP: effects, sources and fate. *Biochem J*, **1986**, 233:309–319.
Gyires K, et al. α2-Adrenoceptor subtypes-mediated physiological, pharmacological actions. *Neruochem Int*, **2009**, 55:447–453.
Haga T. Molecular properties of the high-affinity choline transporter CHT1. *J Biochem*, **2014**, 156:181–194.
Heaslip AT, et al. Cytoskeletal dependence of insulin granule movement dynamics in INS-1 beta-cells in response to glucose. *PLoS One*, **2014**, 9:e109082.
Hökfelt T, et al. Neuropeptides: an overview. *Neuropharmacology*, **2000**, 39:1337–1356.
Ignarro LJ, et al. Nitric oxide as a signaling molecule in the vascular system: an overview. *J Cardiovasc Pharmacol*, **1999**, 34:879–886.

Kable JW, et al. In vivo gene modification elucidates subtype-specific functions of $α_2$-adrenergic receptors. *J Pharmacol Exp Ther*, **2000**, 293:1–7.
Kumar R, et al. Discovery of novel choline acetyltransferase inhibitors using structure-based virtual screening. *Sci Rep*, **2017**, 7:16287.
Langmead CJ, et al. Muscarinic acetylcholine receptors as CNS drug targets. *Pharmacol Ther*, **2008**, 117:232–243.
Lin EE, Scott-Solomon E, Kuruvilla R. Peripheral innervation in the regulation of glucose homeostasis. *Trends Neurosci*, **2021**, 44:189–202.
Männistö PT, Kaakkola S. Catechol-*O*-methyltransferase (COMT): biochemistry, molecular biology, pharmacology, and clinical efficacy of the new selective COMT inhibitors. *Pharmacol Rev*, **1999**, 51:593–628.
Mercer DK, O'Neil DA. Innate inspiration: antifungal peptides and other immunotherapeutics from the host immune response. *Front Immunol*, **2020**, 11:2177.
Milosevic I. Revisiting the role of clathrin-mediated endocytosis in synaptic vesicle recycling. *Front Cell Neurosci*, **2018**, 12:27.
Münzel T, et al. Physiology and pathophysiology of vascular signaling controlled by guanosine 3′,5′-cyclic monophosphate-dependent protein kinase. *Circulation*, **2003**, 108:2172–2183.
Mutafova-Yambolieva VN, Durnin L. The purinergic neurotransmitter revisited: a single substance or multiple players? *Pharmacol Ther*, **2014**, 144:162–191.
Obata Y, Pachnis V. The effect of microbiota and the immune system on the development and organization of the enteric nervous system. *Gastroneterology*, **2016**, 151:836–844.
Philipp M, Hein L. Adrenergic receptor knockout mice: distinct functions of 9 receptor subtypes. *Pharmacol Ther*, **2004**, 101:65–74.
Reiter E, et al. Molecular mechanism of β-arrestin-biased agonism at seven-transmembrane receptors. *Annu Rev Pharmacol Toxicol*, **2012**, 52:179–197.
Roth M, et al. OATPs, OATs and OCTs: the organic anion and cation transporters of the *SLCO* and *SLC22A* gene superfamilies. *Br J Pharmacol*, **2012**, 165:1260–1287.
Salogiannis J, Reck-Peterson SL. Hitchhiking: a non-canonical mode of microtubule-based transport. *Trends Cell Biol*, **2017**, 27:141–150.
Saper CB. The central autonomic nervous system: conscious visceral perception and autonomic pattern generation. *Annu Rev Neurosci*, **2002**, 25:433–469.
Sneddon P, Westfall DP. Pharmacological evidence that adenosine trisphosphate and noradrenaline are co-transmitters in the guinea-pig vas deferens. *J Physiol*, **1984**, 347:561–580.
Steinberg SF, Brunton LL. Compartmentation of G protein-coupled signaling pathways in cardiac myocytes. *Annu Rev Pharmacol Toxicol*, **2001**, 41:751–773.
Südhof TC. The molecular machine of neurotransmitter release. In Grandin K, ed. *The Nobel Prizes, 2013*. Nobel Foundation, Stockholm, **2014**.
Thomsen AR, et al. GPCR-G protein-β-arrestin super-complex mediates sustained G protein signaling. *Cell*, **2016**, 166:907–919.
Toda N, Okamura J. The pharmacology of nitric oxide in the peripheral nervous system of blood vessels. *Pharmacol Rev*, **2003**, 55:271–324.
Vanhoutte PM. Endothelium-dependent responses in congestive heart failure. *J Mol Cell Cardiol*, **1996**, 28:2233–2240.
Violin JD, Lefkowitz RJ. β-Arrestin-biased ligands at seven-transmembrane receptors. *Trends Pharmacol Sci*, **2007**, 28:416–422.
von Euler US. A substance with sympathin E properties in spleen extracts. *Nature*, **1946**, 157:369.
Wessler I, Kirkpatrick CJ. Acetylcholine beyond neurons: the non-neuronal cholinergic system in humans. *Br J Pharmacol*, **2008**, 154:1558–1571.
Westfall DP, et al. ATP as a cotransmitter in sympathetic nerves and its inactivation by releasable enzymes. *J Pharmacol Exp Ther*, **2002**, 303:439–444.
Westfall TC. Prejunctional effects of neuropeptide Y and its role as a cotransmitter. In Michel MC, ed. *Neuropeptide Y and Related Peptides, Handbook of Experimental Pharmacology*, vol. 162. Springer, Berlin, **2004**, 137–183.
Witzemann V, et al. The neuromuscular junction: selective remodeling of synaptic regulators at the nerve/muscle interface. *Mech Dev*, **2013**, 130:402–411.
Wu SC, O'Connell TD. Nuclear compartmentalization of α1-adrenergic receptor signaling in adult cardiac myocytes. *Cardiovasc Pharmacol*, **2015**, 65:91–100.
Yoshiki H, et al. Pharmacologically distinct phenotypes of α1B-adrenoceptors: variation in binding and functional affinities for antagonists. *Br J Pharmacol*, **2014**, 171:4890–4901.
Xiao RP. Subtype-specific $α_1$- and β-adrenoceptor signaling in the heart. *Trends Pharm Sci*, **2006**, 27:330–337.
Zenko D, Hislop JN. Regulation and trafficking of muscarinic acetylcholine receptors. *Neuropharmacology*, **2018**, 136:374–382.
Zhang J, et al. Cardiac $α_{1A}$-adrenergic receptors: emerging protective roles in cardiovascular diseases. *Am J Physiol Heart Circ Physiol*, **2021**, 320:H725–H733.
Ziegler MG, et al. Location, development, control, and function of extraadrenal phenylethanolamine *N*-methyltransferase. *Ann N Y Acad Sci*, **2002**, 971:76–82.
Zoli M, et al. Neuronal and extraneural nicotinic acetylcholine receptors. *Curr Neuropharmacol*, **2018**, 16:338–349.

Capítulo 11

Agonistas e antagonistas dos receptores muscarínicos

Joan Heller Brown, Katharina Brandl e Jürgen Wess

ACETILCOLINA E SEU RECEPTOR MUSCARÍNICO ALVO
- Propriedades e subtipos dos receptores muscarínicos
- Efeitos farmacológicos da acetilcolina

AGONISTAS DOS RECEPTORES MUSCARÍNICOS
- ADME
- Usos terapêuticos dos agonistas dos receptores muscarínicos
- Contraindicações, precauções e efeitos adversos
- Toxicologia

ANTAGONISTAS DOS RECEPTORES MUSCARÍNICOS
- Relações entre estrutura e atividade
- Mecanismo de ação
- Efeitos farmacológicos dos antagonistas muscarínicos
- ADME
- Usos terapêuticos dos antagonistas dos receptores muscarínicos
- Contraindicações e efeitos adversos
- Toxicologia dos fármacos com propriedades antimuscarínicas

Acetilcolina e seu receptor muscarínico alvo

No sistema nervoso periférico, os receptores muscarínicos de ACh são encontrados principalmente nas células efetoras autonômicas inervadas pelos nervos parassimpáticos pós-ganglionares. As ações da ACh e de outros fármacos relacionados nos locais efetores autonômicos são conhecidas como *muscarínicas*, com base na observação de que o alcaloide muscarina atua seletivamente nesses locais e produz os mesmos efeitos qualitativos da ACh. As ações muscarínicas, ou parassimpaticomiméticas, dos fármacos considerados neste capítulo são praticamente equivalentes aos efeitos parassimpáticos da ACh relacionados na Tabela 10-1.

Os receptores muscarínicos também estão presentes nos gânglios autonômicos e em algumas células (p. ex., células endoteliais vasculares), que, paradoxalmente, recebem pouca ou nenhuma inervação colinérgica. Os receptores muscarínicos nos gânglios autonômicos e na medula suprarrenal atuam principalmente para modular as ações nicotínicas da ACh nesses locais (Cap. 13). No SNC, os receptores muscarínicos estão distribuídos amplamente e têm a função de mediar várias respostas importantes. No SNC, o hipocampo, o córtex e o estriado apresentam uma densidade particularmente alta de receptores muscarínicos.

A ACh é o neurotransmissor natural para esses receptores e praticamente não tem aplicação terapêutica sistêmica, porque suas ações são difusas e sua hidrólise é rápida, sendo catalisada pela AChE e pela butirilcolinesterase plasmática. Além disso, sua penetração no SNC é limitada, e a quantidade de ACh que alcança áreas periféricas com baixo fluxo sanguíneo é desprezível, em virtude de sua hidrólise.

Os agonistas muscarínicos simulam os efeitos da ACh mediados pelos receptores muscarínicos. Em geral, esses agonistas são congêneres da ACh ou dos alcaloides naturais com ações mais longas, alguns dos quais estimulam receptores nicotínicos, bem como os muscarínicos. As diferenças entre as ações da ACh e de outros agonistas muscarínicos nos receptores muscarínicos são, em grande parte, quantitativas, com seletividade limitada para um sistema orgânico em relação a outro. Todas as ações muscarínicas da ACh de seus congêneres podem ser inibidas competitivamente pela *atropina*.

Propriedades e subtipos dos receptores muscarínicos

Os receptores muscarínicos foram caracterizados inicialmente pela análise das respostas das células e dos sistemas orgânicos periféricos e do SNC. Por exemplo, os efeitos diferenciados de dois agonistas muscarínicos – *betanecol* e McN-A-343 – no tônus do esfincter esofágico inferior levaram à designação inicial dos receptores muscarínicos como M_1 (ganglionares) e M_2 (célula efetora) (Goyal e Rattan, 1978). Esse conceito foi suplantado pelas informações obtidas a partir da clonagem molecular dos receptores muscarínicos, que identificou cinco produtos gênicos distintos (Bonner et al., 1987), atualmente designados como receptores muscarínicos M_1 a M_5 (Cap. 8). Todos os receptores muscarínicos conhecidos estão acoplados a proteínas G heterotriméricas, que, por sua vez, acoplam-se a vários efetores celulares (Cap. 3). Apesar de a seletividade não ser absoluta, a estimulação dos receptores M_1, M_3 e M_5 provoca ativação da G_q e PLC, hidrólise de PIP_2 e mobilização do Ca^{2+} intracelular, bem como ativação da proteína-cinase C (Fig. 11-1), resultando em uma variedade de respostas celulares. Em contraste, os receptores muscarínicos M_2 e M_4 inibem a adenililciclase e regulam canais iônicos específicos por meio do acoplamento com a proteína G sensível à toxina pertússis, G_i e G_o (Cap. 3). Estudos recentes com microscopia crioeletrônica revelaram a base estrutural subjacente à preferência dos subtipos de receptores muscarínicos pelo acoplamento à proteína G (Maeda et al., 2019).

Ao longo da última década, foram identificadas as estruturas de todos os cinco receptores muscarínicos por meio de estudos de raios X de alta resolução (Haga et al., 2012; Kruse et al., 2012, 2013; Thal et al., 2016; Vuckovic et al., 2019), revelando que as estruturas desses cinco receptores são muito semelhantes (Fig. 11-2, A-C). O sítio de ligação (*ortostérico*) clássico para os agonistas e antagonistas muscarínicos é altamente conservado entre todos os tipos de receptores (Kruse et al., 2014; Maeda et al., 2019; Thal et al., 2016) (Fig. 11-2A). O local de ligação ortostérica consiste em uma fenda profundamente situada dentro da membrana, formada por cadeias de aminoácidos conservadas localizadas em várias das sete hélices TM dos receptores (TM1-TM7). Uma característica-chave compartilhada por outros receptores para ligantes de amina biogênica é a presença de uma interação carga-carga entre o nitrogênio terciário ou quaternário dos ligantes ortostéricos e uma cadeia lateral de ácido aspártico TM3 conservada. Uma característica exclusiva dos receptores muscarínicos é a interação de ligação de hidrogênio entre o ligante ortostérico e um resíduo de asparagina TM6. A ligação do agonista ao receptor causa contração considerável do bolso fixador de ligante, refletindo o tamanho relativamente pequeno dos agonistas muscarínicos em comparação aos antagonistas muscarínicos. Como os resíduos que revestem o sítio de ligação ortostérico são altamente conservados entre todos os receptores muscarínicos (Fig. 11-2A), o desenvolvimento de ligantes muscarínicos ortostéricos dotados de alto grau de seletividade para os subtipos de receptores demonstrou ser um desafio.

Os cinco subtipos de receptores muscarínicos estão amplamente distribuídos no SNC e nos tecidos periféricos; a maioria das células expressa no mínimo dois subtipos (Abrams et al., 2006; Lebois et al., 2018; Wess

AC: adenililciclase
ACh: acetilcolina
AChE: acetilcolinesterase
ADME: absorção, distribuição, metabolismo e eliminação
AMPc: monofosfato de adenosina cíclico
ATP: trifosfato de adenosina
AV: atrioventricular
Canal GIRK: Canal de K$^+$ retificador de influxo acoplado à proteína G
DAG: diacilglicerol
DPOC: doença pulmonar obstrutiva crônica
ECL: células tipo enterocromafim
eNOS: NO-sintase endotelial
FDA: Food and Drug Administration
GI: gastrintestinal
GMPc: monofosfato de guanosina cíclico
GRP: peptídeo liberador de gastrina
GTP: trifosfato de guanosina
HCN: canal controlado por nucleotídeo cíclico ativado por hiperpolarização
5-HT: 5-hidroxitriptamina (serotonina)
I_{Ca-L}: corrente de Ca^{2+} tipo L
I_f: corrente de marca-passo cardíaco
I_{K-ACh}: corrente de K$^+$ ativada por ACh
IP$_3$: trifosfato de inositol 1,4,5
MAN: modulador alostérico negativo
MAP: modulador alostérico positivo
ML: músculo liso
NO: óxido nítrico
PK_: proteína-cinase _ (p. ex., PKA, PKC)
PIP$_2$: fosfatidilinositol-4,5-bisfosfato
PLC: fosfolipase C
PGF$_{2\alpha}$: prostaglandina F$_{2\alpha}$
RE: retículo endoplasmático
REM: movimento ocular rápido
SA: sinoatrial
SII: síndrome do intestino irritável
SNC: sistema nervoso central
TM: transmembrana
VDCC: canal de Ca^{2+} dependente de voltagem

---

et al., 2007). Tem sido difícil identificar o papel de um subtipo específico na mediação de uma resposta muscarínica particular à ACh devido à falta de agonistas e antagonistas subtipo-específicos. Entretanto, estudos recentes que usaram camundongos com nocaute dos receptores M$_1$ a M$_5$ (Kruse et al., 2014; Wess et al., 2007) forneceram novas informações sobre as funções fisiológicas dos subtipos de receptores muscarínicos individuais (ver Tabela 10-3) e demonstraram que, normalmente, diversos subtipos de receptores estão envolvidos na mediação de respostas muscarínicas específicas. Por exemplo, a abolição da broncoconstrição colinérgica, da salivação, da constrição pupilar e da contração da bexiga geralmente exige a deleção de mais de um subtipo de receptor.

Várias linhas de evidências sugerem que os receptores muscarínicos possuam um ou mais sítios de ligação alostéricos topograficamente distintos, formados por cadeias laterais de aminoácidos localizadas no interior de alças extracelulares ou nos segmentos externos de diferentes hélices TM (Birdsall e Lazareno, 2005; May et al., 2007). Essas regiões exibem um considerável grau de variação de sequência entre os receptores M$_1$ a M$_5$; por esse motivo, foram envidados esforços consideráveis no desenvolvimento dos denominados moduladores alostéricos que apresentam alta seletividade para subtipos de receptores muscarínicos distintos (Bock et al., 2018; Conn et al., 2014; Gentry et al., 2015; Moran et al., 2019). Esses agentes exercem suas ações farmacológicas ao alterar a afinidade ou a eficácia do ligante muscarínico ortostérico (ACh). Os MAP aumentam a atividade ortostérica, enquanto os MAN a inibem. Os fármacos alostéricos que ativam diretamente os receptores muscarínicos denominam-se *agonistas alostéricos*. Entretanto, essa denominação não é absoluta; ela depende da natureza do ligante ortostérico, do subtipo de receptor em estudo e do sistema de ensaio usado. Os recentes progressos na identificação de agentes alostéricos muscarínicos seletivos para subtipos podem levar ao desenvolvimento de novos agentes terapêuticos com aumento da eficácia e redução dos efeitos adversos. Atualmente, muitas pesquisas estão concentradas no potencial desses fármacos no tratamento de várias doenças graves do SNC, incluindo doença de Alzheimer e esquizofrenia (Moran et al., 2019).

Uma estrutura por raios X revelou os detalhes moleculares do complexo de um MAP e do receptor muscarínico; a bolsa de ligação para os MAP muscarínicos está localizada logo acima da fenda de ligação ortostérica (Kruse et al., 2013). Essa estrutura também ilustra que o MAP ligado interfere na dissociação do agonista ortostérico ligado do receptor, o que explica por que o MAP intensifica as ações do ligante ortostérico. Outra estratégia potencial para obter uma seletividade para o subtipo de receptor é o desenvolvimento de ligantes alostéricos/ortostéricos bitópicos híbridos que interagem com a cavidade ligadora ortostérica e um sítio alostérico (Bock et al., 2018; Lane et al., 2013). Por atingir simultaneamente os sítios alostérico e ortostérico, os ligantes bitópicos têm alta afinidade e seletividade para o subtipo de receptor.

Efeitos farmacológicos da acetilcolina

A influência da ACh e da inervação parassimpática nos vários órgãos e tecidos foi introduzida no Capítulo 10. A descrição mais detalhada dos efeitos da ACh apresentada a seguir fornece os fundamentos para compreender a base fisiológica dos usos terapêuticos dos agonistas e antagonistas dos receptores muscarínicos (ver também Tab. 11-1).

Sistema cardiovascular

A ACh exerce quatro efeitos principais no sistema cardiovascular:

- Vasodilatação
- Diminuição da frequência cardíaca (efeito cronotrópico negativo)
- Diminuição da velocidade de condução no nó AV (efeito dromotrópico negativo)
- Diminuição da força de contração cardíaca (efeito inotrópico negativo)

O efeito inotrópico negativo tem menor significado nos ventrículos do que nos átrios. Além disso, alguns efeitos podem ser obscurecidos pelo reflexo barorreceptor e por outros que atenuam as respostas diretas à ACh.

As ações cardíacas da ACh são importantes, visto que os efeitos dos glicosídeos cardíacos, dos agentes antiarrítmicos e de muitos outros fármacos são, pelo menos em parte, decorrentes de alterações na estimulação parassimpática (vagal) do coração. Além disso, a estimulação aferente das vísceras durante intervenções cirúrgicas pode aumentar de maneira reflexa a estimulação vagal do coração.

A injeção intravenosa de uma pequena dose de ACh produz uma queda transitória da pressão arterial devido à vasodilatação generalizada mediada pelo NO endotelial vascular. Esta é habitualmente acompanhada de taquicardia reflexa. A vasodilatação generalizada provocada pela administração exógena de ACh ocorre graças à estimulação de receptores muscarínicos, primariamente do subtipo M$_3$ localizado nas células endoteliais vasculares. A ocupação desses receptores ativa a via G$_q$-PLC-IP$_3$, levando à ativação de eNOS endotelial (NOS3) dependente de Ca^{2+}-calmodulina e à produção de NO (fator de relaxamento derivado do endotélio), que se difunde para as células musculares lisas vasculares adjacentes, onde estimula a guanililciclase solúvel, promovendo, assim, o relaxamento por um mecanismo dependente de GMPc (ver Fig. 3-11; Farah et al., 2018; Harvey, 2012). Os reflexos barorreceptor ou quimiorreceptor ou a estimulação direta do vago também podem provocar vasodilatação coronária parassimpática mediada por ACh e consequente produção de NO pelo endotélio (Feigl, 1998). Entretanto, se o endotélio estiver danificado, como ocorre em várias condições fisiopatológicas, a ACh atua predominantemente nos receptores M$_3$ localizados nas células musculares lisas vasculares subjacentes, causando vasoconstrição. Essa capacidade de relaxamento e contração dos vasos é compartilhada por muitos hormônios que atuam por meio da via G$_q$-PLC-IP$_3$-Ca^{2+} e para os quais existem receptores nas células endoteliais e nas células musculares

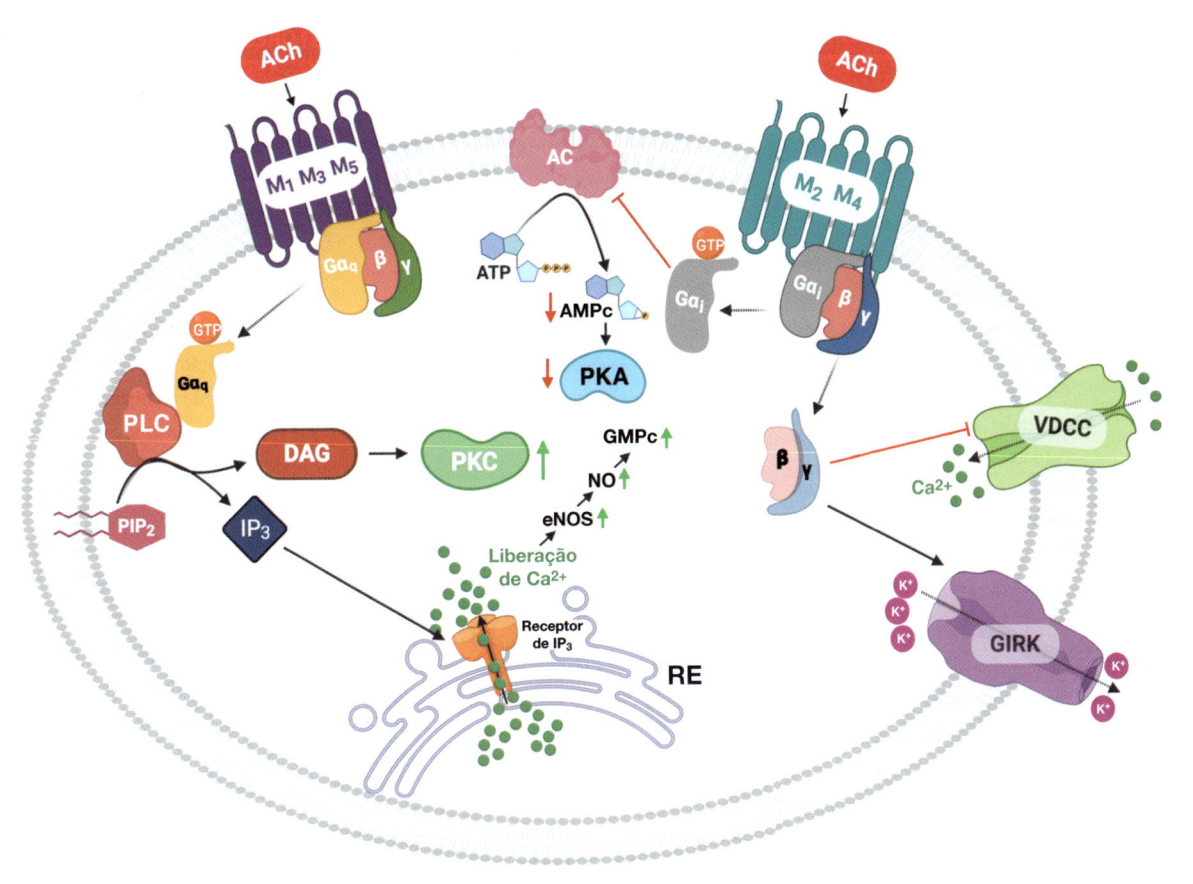

Figura 11-1 *Propriedades de acoplamento dos receptores muscarínicos M_1-M_5 às proteínas G.* Observe que os receptores com números ímpares (M_1, M_3 e M_5) acoplam-se seletivamente às proteínas G da família G_q, enquanto os receptores com números pares (M_2 e M_4) ativam preferencialmente as proteínas G do tipo G_i. A figura mostra algumas das principais vias de sinalização a jusante.

lisas vasculares. Se o agonista alcançar ambos os tipos de células, cada tipo responderá na sua forma diferenciada ao aumento do Ca^{2+} intracelular – o endotélio com estimulação da NO-sintase e o músculo liso com contração. A geração de NO no coração exerce numerosos efeitos adicionais, e a sua presença nos nervos vagais colinérgicos pode contribuir para a dominância vagal (Farah et al., 2018).

A ACh tem efeitos diretos sobre a função cardíaca em doses mais altas do que as necessárias para vasodilatação mediada por NO. Os efeitos cardíacos da ACh são mediados principalmente por receptores muscarínicos M_2 (Fisher et al., 2004). Os efeitos diretos da ACh incluem aumento da corrente de K^+ ativada por ACh ($I_{K\text{-}ACh}$), devido à ativação dos canais de K-ACh (proteínas heterotetraméricas que consistem em

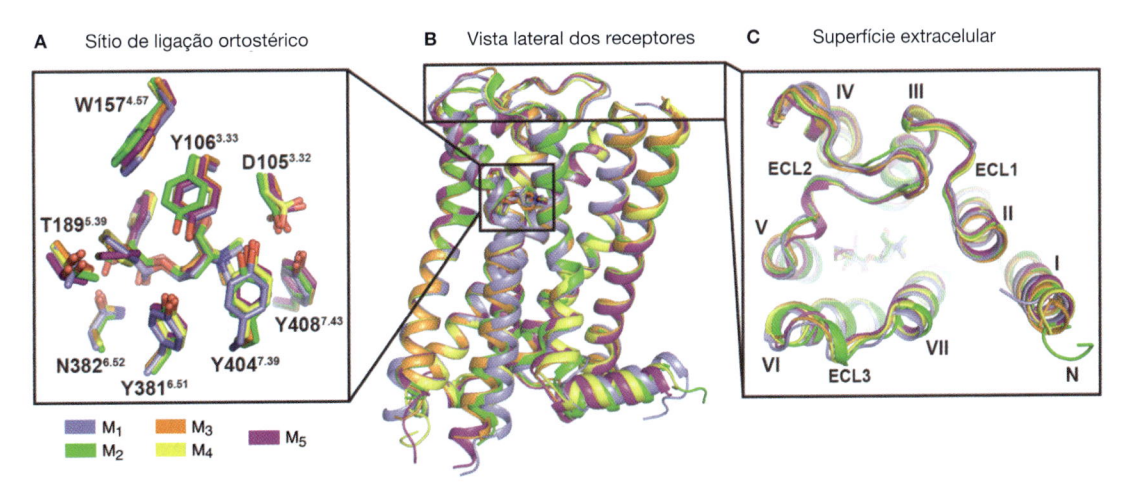

Figura 11-2 *Comparação das estruturas cristalinas dos receptores muscarínicos M_1-M_5 ligados aos antagonistas tiotrópio ou N-metilescopolamina (Thal et al., 2016).* **A.** Os aminoácidos fundamentais que formam o sítio de ligação ortostérico. Os resíduos estão numerados de acordo com a sequência do receptor M_1 e o sistema de numeração de Ballesteros-Weinstein (sobrescrito). **B.** Superposição de todas as estruturas dos receptores. O sítio de ligação ortostérico está localizado próximo ao meio do cerne transmembrana dos receptores. **C.** Vista da superfície extracelular das estruturas sobrepostas (I-VII, hélices transmembrana; N, região N-terminal; ECL, alça extracelular). Observe que as posições da ECL2 e da ECL3 diferem ligeiramente uma da outra entre os diferentes subtipos de receptores. Referências adicionais: Ballesteros e Weinstein, 1995; Isberg et al., 2015.

TABELA 11-1 ■ EFEITOS MEDIADOS PELOS RECEPTORES MUSCARÍNICOS NOS TECIDOS EFETORES PERIFÉRICOS				
ÓRGÃO	TECIDO EFETOR	SUBTIPO DE RECEPTOR PREDOMINANTE	SINALIZAÇÃO INTRACELULAR	RESPOSTA À ESTIMULAÇÃO DO RECEPTOR
Trato GI	ML gastrintestinal	M_3	↑ IP_3 → ↑ $[Ca^{2+}]_i$ → contração do ML	Contração → ↑ motilidade GI
	Esfincteres ML (internos)			Relaxamento
Trato urinário	ML da bexiga	M_3		↑ Tônus vesical, micção
	Esfincter ML (interno)			
Pulmões	ML bronquiolar	M_3		Broncoconstrição
Olhos	ML da íris: esfincter da pupila	M_3		Constrição pupilar (miose)
	Músculo ciliar			Acomodação para a visão de perto
Glândulas secretoras	Glândulas salivares	M_3	↑ IP_3 → ↑ $[Ca^{2+}]_i$ → ↑ secreção	Salivação
	Glândulas brônquicas			Secreção brônquica
	Glândulas lacrimais			Lacrimejamento
	Glândulas sudoríparas			Sudorese
Coração	Nó SA	M_2	↓ AMPc → ↓ atividade dos canais HCN → ↓ automaticidade do nó SA	↓ Frequência cardíaca (efeito cronotrópico negativo)
	Nó AV	M_2	↓ AMPc → ↓ atividade da PKA → ↓ fosforilação dos canais de Ca^{2+} tipo L → ↓ iCa $G_{\beta\gamma}$ → ↑ atividade dos canais de K-ACh → ↑ iK-ACh → hiperpolarização	↓ Velocidade de condução (efeito dromotrópico negativo)
Vasos sanguíneos	Células endoteliais vasculares	M_3	IP_3 → ↑ $[Ca^{2+}]_i$ → NO → ↑ GMPc	Vasodilatação

subunidades GIRK1 e GIRK4), diminuição da corrente de Ca^{2+} tipo L (I_{Ca-L}) e atividade do canal de Ca^{2+} tipo L, devido à diminuição da geração de AMP cíclico, e redução da corrente marca-passo cardíaca (I_f) causada pela atividade reduzida dos canais controlados por nucleotídeo cíclico e ativados por hiperpolarização (HCN; marca-passo) (DiFrancesco e Tromba, 1987; Harvey, 2012). As ações da ACh sobre os receptores M_2 levam a uma diminuição do AMP cíclico mediada por G_i, que se opõe e neutraliza o aumento do AMP cíclico mediado por β_1-adrenérgico/G_s. A ACh liberada das terminações nervosas pós-ganglionares parassimpáticas também atua sobre os receptores M_2 e M_3 pré-sinápticos nas terminações nervosas simpáticas adjacentes para inibir a liberação de norepinefrina (Trendelenburg et al., 2005). Além disso, há receptores M_2 pré-sinápticos que inibem a liberação de ACh das terminações nervosas pós-ganglionares parassimpáticas no coração humano (Oberhauser et al., 2001).

No nó SA, cada impulso cardíaco normal é iniciado pela despolarização espontânea das células marca-passo (Cap. 34). Atingido um nível crítico – o potencial limiar –, essa despolarização inicia um potencial de ação. A ACh diminui a frequência cardíaca primariamente diminuindo a velocidade de despolarização espontânea; desse modo, o alcance do potencial limiar e os eventos subsequentes do ciclo cardíaco são retardados. Até recentemente, era amplamente aceito que os efeitos colinérgicos muscarínicos e β_1-adrenérgicos na frequência cardíaca resultavam da regulação da corrente (I_f) do marca-passo cardíaco. Achados inesperados feitos por eliminação genética de HCN4 e inibição farmacológica da I_f geraram uma teoria alternativa envolvendo a função de marca-passo para um "relógio" de Ca^{2+} intracelular (Lakatta e DiFrancesco, 2009) que pode mediar os efeitos da ACh na frequência cardíaca (Lyashkov et al., 2009).

No átrio, a ACh causa hiperpolarização e diminui a duração do potencial de ação, aumentando a I_{K-ACh}. A ACh também inibe a formação de AMPc e a liberação de norepinefrina, conforme já descrito, diminuindo a contratilidade atrial. No nó AV, a ACh diminui a velocidade da condução e aumenta o período refratário por meio de inibição da I_{Ca-L}; a redução da condução AV é responsável pelo bloqueio cardíaco completo que pode ser observado quando são administradas grandes quantidades de agonistas colinérgicos por via sistêmica. Quando há aumento do tônus parassimpático (vagal) ao coração em repouso (p. ex., com *digoxina*), o prolongamento do período refratário no nó AV pode reduzir a frequência com a qual os impulsos atriais aberrantes são transmitidos aos ventrículos e, assim, diminuir a frequência ventricular durante *flutter* ou fibrilação atrial.

O miocárdio ventricular e o sistema His-Purkinje têm inervação colinérgica (vagal parassimpática) esparsa (Levy e Schwartz, 1994) e os efeitos da ACh são menores do que os observados nos átrios e nos tecidos nodais. O modesto efeito inotrópico negativo da ACh nos ventrículos é mais evidente quando há estimulação adrenérgica concomitante ou tônus simpático subjacente (Brodde e Michel, 1999; Levy e Schwartz, 1994; Lewis et al., 2001). A automaticidade das fibras de Purkinje é suprimida e o limiar para fibrilação ventricular aumenta.

Vias respiratórias

O sistema nervoso parassimpático tem importante papel na regulação do tônus broncomotor. Um conjunto diverso de estímulos pode causar reflexos que aumentam a atividade parassimpática que medeia a broncoconstrição. Os efeitos da ACh sobre o sistema respiratório incluem broncoconstrição, aumento da secreção traqueobrônquica e estimulação dos quimiorreceptores dos glomos caróticos e para-aórticos. Esses efeitos são mediados principalmente por receptores muscarínicos M_3 localizados nos músculos lisos dos brônquios e da traqueia (Buels e Fryer, 2012; Fisher et al., 2004) e são mais evidentes no caso de toxicidade por inibição da colinesterase.

Trato urinário

A inervação parassimpática sacral promove a contração do músculo detrusor, aumenta a pressão miccional e causa o peristaltismo ureteral. Essas respostas são difíceis de observar com a administração de ACh, porque a baixa perfusão dos órgãos viscerais e a hidrólise rápida pela butirilcolinesterase do plasma limitam o acesso da ACh administrada sistemicamente aos receptores muscarínicos viscerais. A estimulação muscarínica da contração vesical é mediada primariamente por receptores M_3 expressos nas células lisas do músculo detrusor. Os receptores M_2 no músculo liso também parecem ter uma pequena contribuição para essa resposta por meio de reversão do relaxamento do músculo detrusor mediado por receptor β-AMPc e por meio de outros efeitos indiretos (Hegde, 2006; Matsui et al., 2002).

Trato GI

Embora a estimulação da atividade vagal no trato GI aumente o tônus, a amplitude das contrações e a atividade secretora do estômago e do intestino, essas respostas nem sempre são detectadas após a administração de ACh pelas mesmas razões que são difíceis de serem observadas no trato urinário. À semelhança do trato urinário, os receptores M_3 parecem ser os principais responsáveis pela mediação do controle colinérgico da motilidade GI, porém também com a contribuição dos receptores M_2 (Matsui et al., 2002).

Efeitos secretores

Além dos seus efeitos estimulantes nas secreções traqueobrônquicas e GI, a ACh estimula a secreção de outras glândulas que recebem inervação parassimpática ou simpática colinérgica, incluindo as lacrimais, nasofaríngeas, salivares e sudoríparas. Todos esses efeitos são mediados primariamente pelos receptores muscarínicos M_3 (Caulfield e Birdsall, 1998); os receptores M_1 também contribuem para a estimulação colinérgica da secreção salivar (Gautam et al., 2004).

Olhos

Quando instilada nos olhos, a ACh produz miose por contração do músculo esfíncter da pupila e acomodação da visão para perto por contração do músculo ciliar; os dois efeitos são mediados primariamente pelos receptores muscarínicos M_3, mas outros subtipos podem contribuir para os efeitos oculares da estimulação colinérgica (Mitchelson, 2012).

Efeitos no SNC

Todos os cinco subtipos de receptores muscarínicos são expressos no cérebro (Lebois et al., 2018), e estudos recentes sugerem que as vias reguladas pelos receptores muscarínicos podem desempenhar um importante papel na função cognitiva, no controle motor, na regulação do apetite, na nocicepção e outros processos (Thomsen et al., 2018; Wess et al., 2007). Ainda que a ACh administrada sistemicamente tenha penetração limitada no SNC, os agonistas muscarínicos que podem atravessar a barreira hematencefálica provocam uma excitação ou ativação cortical característica, similar àquela produzida pela injeção de inibidores de colinesterase ou pela estimulação elétrica da formação reticular do tronco encefálico.

Agonistas dos receptores muscarínicos

Os agonistas dos receptores colinérgicos muscarínicos podem ser divididos em dois grupos:

- Ésteres da colina, incluindo a ACh e vários ésteres sintéticos
- Alcaloides colinomiméticos de ocorrência natural (particularmente *pilocarpina*, *muscarina* e *arecolina*) e seus congêneres sintéticos.

Das várias centenas de derivados sintéticos da colina investigados, apenas a *metacolina*, o *carbacol* e o *betanecol* (Fig. 11-3) têm aplicação clínica.

A *metacolina* (acetil-β-metilcolina), o análogo β-metil da ACh, é um éster sintético da colina que difere da ACh principalmente por sua ação mais longa e seletiva. Sua ação é mais longa porque o acréscimo do grupo metila aumenta a resistência à hidrólise pelas colinesterases. Sua seletividade reflete-se na predominância das ações muscarínicas que se manifestam mais claramente no sistema cardiovascular; as ações nicotínicas da *metacolina* são mínimas (Tab. 11-2).

O *carbacol* e seu análogo β-metil, o *betanecol*, são ésteres carbamoílicos não substituídos quase totalmente resistentes à hidrólise pelas colinesterases; portanto, suas $t_{1/2}$ são longas o suficiente para que sejam distribuídas às regiões com fluxo sanguíneo baixo. O *carbacol* conserva atividade nicotínica substancial, principalmente nos gânglios autonômicos. O *betanecol* tem ações predominantemente muscarínicas, com efeitos proeminentes na motilidade do trato GI e da bexiga.

Os principais agonistas muscarínicos alcaloides naturais – *muscarina*, *pilocarpina* e *arecolina* – têm os mesmos locais de ação dos ésteres da colina. A *muscarina* atua quase exclusivamente nos receptores muscarínicos. A *pilocarpina* tem ação muscarínica dominante, mas é um agonista parcial; as glândulas sudoríparas são particularmente sensíveis à *pilocarpina*. A *arecolina* atua nos receptores tanto muscarínicos quanto nicotínicos. Embora esses alcaloides naturais sejam ferramentas farmacológicas importantes e a *muscarina* tenha significado toxicológico (discutido mais adiante), seu uso clínico atual limita-se, em grande parte, à administração da *pilocarpina* como agente sialagogo e miótico (Cap. 74).

HISTÓRICO E ORIGEM BOTÂNICA

O alcaloide *muscarina* foi isolado do cogumelo *Amanita muscaria* por Schmiedeberg em 1869. A *pilocarpina* é o principal alcaloide obtido das folhas dos arbustos sul-americanos do gênero *Pilocarpus*. Embora os povos nativos soubessem há muito tempo que mascar folhas de plantas de *Pilocarpus* causava salivação, o composto ativo, *pilocarpina*, foi isolado apenas em 1875 e mostrou afetar a pupila e as glândulas sudoríparas e salivares. A *arecolina* é o principal alcaloide da noz de areca ou betel, consumida como uma mistura de mascar que causa euforia pelos povos nativos do subcontinente indiano e das Índias Orientais. Hunt e Taveau sintetizaram e estudaram a *metacolina* em 1911. O *carbacol* e o *betanecol* foram sintetizados e investigados na década de 1930.

ADME

A absorção e a distribuição desses fármacos podem ser previstas a partir de suas estruturas. A *muscarina* e os ésteres da colina são aminas quaternárias; a *pilocarpina* e a *arecolina* são aminas terciárias (ver exemplos na Fig. 11-3). Os ésteres da colina, como aminas quaternárias, são pouco absorvidos após administração oral e têm baixa capacidade de atravessar a barreira hematencefálica. Mesmo que resistam à hidrólise, os ésteres da colina são fármacos de ação breve devido à rápida eliminação renal. A *pilocarpina* e a *arecolina*, sendo aminas terciárias, são facilmente absorvidas e podem atravessar a barreira hematencefálica. Mesmo sendo uma amina quaternária e pouco absorvida, a *muscarina* pode ser tóxica quando ingerida e pode até ter efeitos no SNC. Os alcaloides naturais são eliminados primariamente pelos rins; a excreção das aminas terciárias pode ser acelerada com a acidificação da urina para aprisionar a forma catiônica na urina.

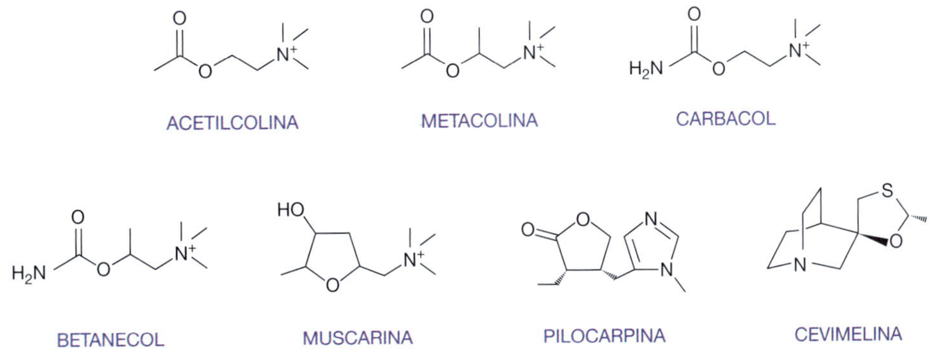

Figura 11-3 *Fórmulas estruturais da ACh, dos ésteres de colina e dos alcaloides naturais que estimulam os receptores muscarínicos.*

TABELA 11-2 ■ PROPRIEDADES FARMACOLÓGICAS DOS ÉSTERES DE COLINA E ALCALOIDES NATURAIS

	HIDRÓLISE PELA AChE	ATIVIDADE NICOTÍNICA
Acetilcolina	+++	++
Metacolina	+	+
Carbacol	−	+++
Betanecol	−	−
Muscarina	−	−
Pilocarpina	−	−

Usos terapêuticos dos agonistas dos receptores muscarínicos

Atualmente, os agonistas muscarínicos são usados no tratamento dos distúrbios da bexiga e xerostomia (boca seca), bem como no diagnóstico de hiper-reatividade brônquica por meio de um teste de broncoprovocação. Também são usados em oftalmologia como fármacos mióticos e para o tratamento de glaucoma. Cresce o interesse no uso de agonistas M_1 para tratar o comprometimento cognitivo associado à doença de Alzheimer. Outros subtipos de receptores, incluindo M_2 e M_5, também parecem envolvidos na regulação da função cognitiva, ao menos em modelos animais (Wess et al., 2007).

Acetilcolina

Embora raramente usada por via sistêmica, a ACh é usada por via tópica para indução de miose durante a cirurgia oftálmica, instilada no olho em solução a 1% (Cap. 74).

Metacolina

É administrada por inalação para o diagnóstico de hiper-reatividade brônquica em pacientes que não têm asma clínica aparente (Crapo et al., 2000). Está disponível como pó, que é diluído em solução de NaCl a 0,9% e administrado por um nebulizador. Ainda que os agonistas muscarínicos possam causar broncoconstrição e aumentar as secreções traqueobrônquicas em todos os pacientes, os asmáticos respondem com broncoconstrição intensa e redução na capacidade vital. A resposta à *metacolina* pode ser exagerada ou prolongada em pacientes que usam antagonistas β-adrenérgicos. As contraindicações ao teste com *metacolina* incluem limitação grave do fluxo aéreo, infarto miocárdico ou acidente vascular cerebral recentes, hipertensão não controlada ou gestação. Durante o teste, devem estar disponíveis equipamento de ressuscitação de emergência, oxigênio e medicação para tratar o broncospasmo grave (p. ex., agonistas $β_2$-adrenérgicos para inalação).

Betanecol

O *betanecol* afeta primariamente os tratos urinário e GI. No trato urinário, o *betanecol* é útil no tratamento da retenção urinária e no esvaziamento inadequado da bexiga quando não há obstrução orgânica, como na retenção urinária pós-cirúrgica, na neuropatia autonômica diabética e em certos casos de hipotonia vesical miogênica ou neurogênica crônica; assim, pode-se evitar a cateterização. Quando usada de modo crônico, 10 a 50 mg são dados por via oral, 3 ou 4 vezes/dia, a um indivíduo com estômago vazio (ou seja, 1 hora antes ou 2 horas após as refeições) para minimizar náuseas e êmese.

No trato GI, o *betanecol* estimula o peristaltismo, assim como aumenta a motilidade e a pressão de repouso do esfíncter esofágico inferior. Anteriormente, o *betanecol* foi usado no tratamento de distensão abdominal pós-cirúrgica, atonia gástrica, gastroparesia, íleo adinâmico e refluxo gastresofágico; atualmente estão disponíveis tratamentos mais eficazes para esses distúrbios (Caps. 53 e 54).

Carbacol

É usado por via tópica em oftalmologia no tratamento do glaucoma e na indução de miose durante cirurgia; é instilado no olho em solução a 0,01 a 3% (Cap. 74).

Pilocarpina

O *cloridrato de pilocarpina* é usado no tratamento da xerostomia que ocorre após radioterapia de cabeça ou pescoço ou que está associada à síndrome de Sjögren (Porter et al., 2004; Ramos-Casals et al., 2010), um distúrbio autoimune que ocorre principalmente em mulheres nas quais as secreções, em particular salivar e lacrimal, estão comprometidas. O tratamento pode aumentar a secreção salivar, facilitar a deglutição e produzir melhora subjetiva da hidratação da cavidade oral, desde que o parênquima salivar mantenha função residual. Os efeitos adversos são típicos da estimulação colinérgica, e sudorese é a queixa mais comum. A dose usual é 5 a 10 mg, 3 vezes/dia, e deve ser reduzida em pacientes com insuficiência hepática.

A *pilocarpina* é usada por via tópica em oftalmologia no tratamento do glaucoma e como agente miótico; é instilada no olho em solução a 1 a 4% (Cap. 74).

Cevimelina

A *cevimelina* é um agonista muscarínico com ação sialogoga prolongada sobre as glândulas lacrimais e salivares; pode apresentar menos efeitos colaterais e melhor adesão dos pacientes do que *pilocarpina* (Noaiseh et al., 2014). A *cevimelina* ativa preferencialmente os receptores M_1 e M_3 (Heinrich et al., 2009). A dose usual é de 30 mg, 3 vezes/dia.

Contraindicações, precauções e efeitos adversos

A maioria das contraindicações, precauções e efeitos adversos é consequência previsível da estimulação dos receptores muscarínicos. Assim, contraindicações importantes ao uso dos agonistas muscarínicos incluem asma, DPOC, obstrução urinária ou do trato GI, doença ácido-péptica, doença cardiovascular acompanhada de bradicardia, hipotensão e hipertireoidismo (os agonistas muscarínicos podem provocar fibrilação atrial em pacientes hipertireóideos). Os efeitos adversos comuns consistem em sudorese excessiva, diarreia, cólica abdominal, náusea/vômitos e outros efeitos colaterais GI, sensação de aperto na bexiga, distúrbios visuais e hipotensão, que pode reduzir gravemente o fluxo sanguíneo coronariano, em particular se já estiver comprometido. Essas contraindicações e efeitos adversos em geral têm pouca importância na administração tópica para uso oftálmico.

Toxicologia

Intoxicações pela ingestão de plantas contendo *pilocarpina*, *muscarina* ou *arecolina* são caracterizadas principalmente pela exacerbação dos seus vários efeitos parassimpaticomiméticos. O tratamento consiste na administração parenteral de *atropina* em doses suficientes para atravessar a barreira hematencefálica (ver Tab. 11-3) e em medidas para suporte dos sistemas respiratório e cardiovascular e para reverter o edema pulmonar.

Antagonistas dos receptores muscarínicos

Os antagonistas dos receptores muscarínicos incluem:

- Os alcaloides de ocorrência natural *atropina* e *escopolamina*
- Derivados semissintéticos desses alcaloides, que diferem basicamente dos compostos originais por sua distribuição no organismo ou pela duração da ação
- Derivados sintéticos, alguns dos quais têm grau limitado de seletividade por certos subtipos de receptores muscarínicos

Entre as duas últimas categorias, destacam-se a *homatropina* e a *tropicamida*, que têm ações menos duradouras do que a *atropina*, e *metescopolamina*, *ipratrópio*, *tiotrópio*, *aclidínio* e *umeclidínio*, que são aminas quaternárias que não atravessam a barreira hematencefálica ou atravessam membranas facilmente. Os derivados sintéticos que têm alguma seletividade por subtipo de receptores incluem a *pirenzepina*, antagonista com seletividade para receptores M_1, e *darifenacina* e *solifenacina*, com seletividade para receptores M_3.

Os antagonistas muscarínicos evitam os efeitos da ACh, impedindo sua ligação aos receptores muscarínicos nas células efetoras em junções

TABELA 11-3 ■ EFEITOS DA ATROPINA EM RELAÇÃO À DOSE	
DOSE (mg)	EFEITOS
0,5	Leve redução da frequência cardíaca; algum ressecamento da boca; inibição da sudorese
1	Ressecamento marcante da boca; sede; aceleração da frequência cardíaca, algumas vezes precedida por desaceleração; leve dilatação das pupilas
2	Frequência cardíaca alta; palpitações; ressecamento acentuado da boca; dilatação das pupilas; alguma turvação da visão de perto
5	Intensificação de todos os sintomas descritos anteriormente; dificuldade em falar e deglutir; agitação e fadiga; cefaleia; pele seca e quente; dificuldade em urinar; redução da peristalse intestinal
≥ 10	Intensificação de todos os sintomas descritos anteriormente; pulso rápido e fraco; íris praticamente fechada; turvamento visual acentuado; pele ruborizada, quente, seca e escarlate; ataxia, agitação e excitação; alucinações e *delirium*; coma

O quadro clínico de uma dose alta (tóxica) de atropina pode ser memorizado por uma antiga regra mnemônica que resume os sintomas: *red as a beet* (vermelho como a beterraba), *dry as a bone* (seco como o osso), *blind as a bat* (cego como um morcego), *hot as firestone* (quente como a pederneira) e *mad as a hatter* (maluco como o chapeleiro).

parassimpáticas (e simpáticas colinérgicas) neuroefetoras, nos gânglios periféricos e no SNC. Em geral, os antagonistas muscarínicos causam pouco bloqueio nos receptores nicotínicos. Entretanto, os antagonistas de amônio quaternário em geral mostram graus mais acentuados de atividade bloqueadora nicotínica e, por isso, interferem mais na transmissão ganglionar ou neuromuscular.

Ainda que vários efeitos dos antagonistas muscarínicos possam ser previstos pelo entendimento das respostas fisiológicas mediadas pelos receptores muscarínicos nas junções neuroefetoras parassimpáticas e simpáticas colinérgicas, podem ocorrer respostas paradoxais. Por exemplo, receptores muscarínicos pré-sinápticos de vários subtipos estão presentes nos terminais de nervos parassimpáticos pós-ganglionares. Como o bloqueio desses receptores pré-sinápticos em geral aumenta a liberação do neurotransmissor, o efeito pré-sináptico dos antagonistas muscarínicos pode neutralizar o bloqueio do receptor pós-sináptico. O bloqueio dos receptores muscarínicos moduladores nos gânglios periféricos representa um mecanismo adicional de respostas paradoxais.

BELADONA

Os antagonistas naturais dos receptores muscarínicos, *atropina* e *escopolamina*, são alcaloides das plantas da espécie beladona (solanáceas). As preparações de beladona eram conhecidas dos antigos hindus e são utilizadas por médicos há muito tempo. Nos tempos do Império Romano e na Idade Média, o arbusto venenoso conhecido como beladona era usado para produzir intoxicações mal definidas e geralmente prolongadas, levando Lineu a denominar esse arbusto de *Atropa belladonna*, que se origina de Átropos, a mais antiga das três Moiras, que corta a linha da vida. O nome *beladona* origina-se do suposto uso dessa preparação pelas mulheres italianas para dilatar a pupila; as modelos da atualidade também utilizam esse mesmo artifício como atrativo visual. A *atropina* (D,L-hiosciamina) também é encontrada na *Datura stramonium* (figueira-do-inferno ou estramônio). A *escopolamina* (L-hiosciamina) é encontrada principalmente na *Hyoscyamus niger* (meimendro). Na Índia, as raízes e folhas do estramônio eram queimadas, e a fumaça, inalada para tratar a asma. Os colonizadores ingleses observaram esse ritual e introduziram os alcaloides da beladona na medicina ocidental no início do século XIX. A *atropina* foi isolada na forma pura em 1831. Na literatura, a beladona algumas vezes atua como MacGuffin.

Uma consideração importante no uso terapêutico de antagonistas muscarínicos é o fato de que as funções fisiológicas dos diferentes órgãos variam na sua sensibilidade ao bloqueio dos receptores muscarínicos (Tab. 11-3). Doses pequenas de *atropina* reduzem as secreções salivares e brônquicas e a sudorese. Com doses mais altas, as pupilas dilatam, a acomodação do cristalino à visão de perto é inibida e os efeitos vagais no coração são bloqueados, resultando em aumento da frequência cardíaca. As doses mais altas antagonizam o controle parassimpático da bexiga e do trato GI, inibindo a micção e reduzindo o tônus e a motilidade intestinais. Doses ainda maiores são necessárias para inibir a motilidade e principalmente a secreção gástrica. Por essa razão, as doses de *atropina* e da maioria dos antagonistas muscarínicos que deprimem a secreção gástrica quase invariavelmente afetam a secreção salivar, a acomodação visual, a micção e a motilidade GI. Essa hierarquia de sensibilidades relativas não é decorrente das diferenças na afinidade da *atropina* pelos receptores muscarínicos nesses locais, porque a *atropina* não possui seletividade pelos diferentes subtipos desses receptores. Os determinantes mais prováveis incluem grau de regulação das funções dos vários órgãos-alvo pelo tônus parassimpático, a extensão da reserva de receptores, o envolvimento dos neurônios intramurais e reflexos e a presença de outros mecanismos reguladores.

A maioria dos antagonistas dos receptores muscarínicos disponíveis na clínica não tem seletividade por subtipos de receptor e suas ações diferem pouco daquelas da *atropina*, o protótipo desse grupo. A eficácia clínica de alguns fármacos pode depender realmente de ações antagonistas em dois ou mais subtipos de receptores.

Relações entre estrutura e atividade

A integridade do éster tropina e do ácido trópico (Fig. 11-4) é essencial à ação antimuscarínica, porque nem o ácido livre nem o álcool básico exibem atividade antimuscarínica significativa. A presença de um grupo OH livre na porção acílica do éster também é importante para sua atividade. Os derivados de amônio quaternário da *atropina* e da *escopolamina* geralmente são mais potentes do que seus compostos originais nas atividades bloqueadoras dos receptores muscarínicos e ganglionares (nicotínicos) quando administrados por via parenteral. Esses derivados são pouco e irregularmente absorvidos quando administrados por via oral.

Mecanismo de ação

A *atropina* e os compostos semelhantes competem com a ACh e com outros agonistas muscarínicos pelo sítio de ligação ortostérico da ACh no receptor muscarínico. O antagonismo pela *atropina* é competitivo; assim, ele pode ser revertido se a concentração de ACh nos receptores muscarínicos aumentar suficientemente. Os antagonistas muscarínicos inibem de forma menos eficaz as respostas à estimulação dos nervos colinérgicos pós-ganglionares do que aos ésteres da colina administrados por via injetável. Essa diferença pode decorrer da liberação da ACh pelas terminações nervosas colinérgicas em áreas tão próximas dos receptores que resultam em concentrações muito altas do transmissor nos receptores.

Efeitos farmacológicos dos antagonistas muscarínicos

Os efeitos farmacológicos da *atropina*, o antagonista muscarínico protótipico, serve de base para entender os usos terapêuticos dos vários antagonistas muscarínicos. Os efeitos dos demais antagonistas muscarínicos só serão mencionados quando diferirem significativamente dos da *atropina*. Os principais efeitos farmacológicos de doses crescentes de *atropina*, resumidos na Tabela 11-3, oferecem um guia geral aos problemas associados à administração dessa classe de fármacos.

Sistema cardiovascular

Coração O principal efeito da atropina no coração é alterar a frequência. Embora a resposta dominante seja taquicardia, muitas vezes as doses clínicas médias (0,4-0,6 mg; Tab. 11-3) causam bradicardia transitória. A redução é modesta (4-8 bpm) e ocorre sem alteração na

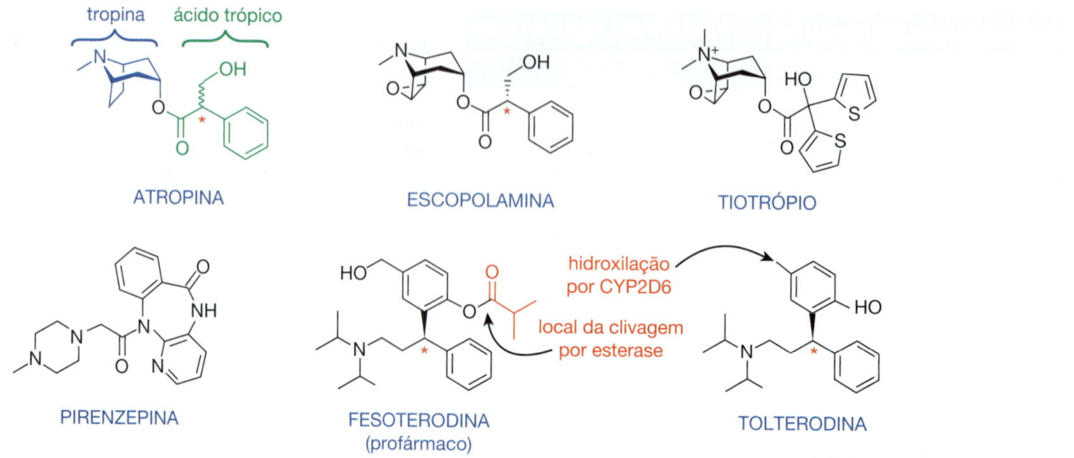

Figura 11-4 *Fórmulas estruturais dos alcaloides da beladona e dos análogos semissintéticos e sintéticos.* A *fesoterodina* é convertida em um metabólito ativo, 5-hidroximetil, pela atividade da esterase. A CYP2D6 converte a *tolterodina* no mesmo metabólito. Observe que *atropina, escopolamina, tolterodina* e *fesoterodina* possuem um átomo de carbono assimétrico (indicado por um asterisco vermelho); portanto, esses fármacos ocorrem como misturas racêmicas. Na clínica, são usados somente os enantiômeros (R) da *tolterodina* e da *fesoterodina*.

pressão arterial ou no débito cardíaco e, em geral, não ocorre com injeção intravenosa rápida. Esse efeito inesperado é atribuído ao bloqueio de receptores muscarínicos M_1 pré-sinápticos nos terminais nervosos pós-ganglionares parassimpáticos no nó SA, o que normalmente inibe a liberação de ACh (Wellstein e Pitschner, 1988).

Doses maiores de *atropina* causam taquicardia progressiva por bloqueio dos receptores M_2 nas células marca-passo do nó SA, antagonizando, assim, o tônus parassimpático (vagal) ao coração. A frequência cardíaca aumenta em cerca de 35 a 40 bpm em homens jovens que recebem uma dose intramuscular de 2 mg de *atropina*. A frequência cardíaca máxima (p. ex., em resposta ao exercício físico) não se altera com *atropina*. A influência da atropina é mais notada em adultos jovens saudáveis, nos quais o tônus vagal é considerável. Em lactentes, idosos e pacientes com insuficiência cardíaca, mesmo doses altas de *atropina* podem não acelerar o coração.

A *atropina* pode abolir vários tipos de reflexos vagais cardíacos de redução ou assistolia, como os decorrentes de inalação de vapores irritantes, estimulação do seio carótico, pressão no globo ocular, estimulação peritoneal ou injeção de contraste corante durante cateterismo cardíaco. A *atropina* também previne ou abole abruptamente a bradicardia ou assistolia causada por ésteres da colina, inibidores da AChE ou outros fármacos parassimpaticomiméticos, bem como a parada cardíaca decorrente da estimulação elétrica do vago.

A retirada do tônus vagal do coração pela *atropina* pode facilitar a condução AV. A *atropina* diminui o período refratário funcional do nó AV e pode aumentar a frequência ventricular em pacientes que têm fibrilação ou *flutter* atrial. Em certos casos de bloqueio AV de segundo grau (p. ex., bloqueio AV tipo Wenckebach) no qual a atividade vagal é um fator etiológico (como na intoxicação por *digoxina*), a *atropina* pode reduzir a intensidade do bloqueio. Em alguns pacientes com bloqueio AV completo, a frequência idioventricular pode ser acelerada pela *atropina*; em outros, ela se estabiliza. A *atropina* pode aliviar a grave bradicardia sinusal ou nodal ou o bloqueio AV, melhorando a condição clínica de pacientes com infarto do miocárdio na parede inferior ou posterior.

Circulação A *atropina* isolada tem pouco efeito na pressão arterial porque a maioria dos vasos não tem inervação colinérgica significativa. Entretanto, em doses clínicas, a *atropina* neutraliza completamente a vasodilatação periférica e a queda de pressão arterial acentuada causada pelos ésteres da colina. Em doses tóxicas e ocasionalmente terapêuticas, a *atropina* pode dilatar de forma indireta os vasos sanguíneos cutâneos, particularmente os da área do rubor (rubor atropínico). Essa pode ser uma reação compensatória que permite que a irradiação do calor compense o aumento da temperatura induzido pela *atropina* que pode acompanhar a inibição da sudorese.

Sistema respiratório

Embora a *atropina* possa causar alguma broncodilatação e diminuição nas secreções traqueobrônquicas em indivíduos normais bloqueando o tônus parassimpático (vagal) aos pulmões, seus efeitos no sistema respiratório são mais significativos em pacientes com doença respiratória. A *atropina* pode inibir a broncoconstrição causada por histamina, bradicinina e eicosanoides, o que provavelmente reflete a participação de atividade reflexa parassimpática (vagal) na broncoconstrição causada por essas substâncias. A capacidade de bloquear os efeitos broncoconstritores indiretos desses mediadores fundamenta o uso dos antagonistas muscarínicos, junto com os agonistas β-adrenérgicos, no tratamento da asma. Os antagonistas muscarínicos também têm um papel importante no tratamento da DPOC (Cap. 40).

A *atropina* inibe as secreções do nariz, boca, faringe e brônquios e assim seca as membranas mucosas do trato respiratório. Essa ação é especialmente acentuada se a secreção for excessiva e forma a base para o uso de *atropina* e outros antagonistas muscarínicos para evitar que anestésicos inalatórios irritantes, como o éter dietílico, aumentem as secreções brônquicas; os anestésicos inalatórios novos são menos irritantes. Os antagonistas muscarínicos são usados para diminuir a rinorreia ("corrimento nasal") associada ao resfriado comum ou à rinite alérgica ou não alérgica. A redução da secreção mucosa e a depuração mucociliar podem, contudo, resultar em tampões de muco, um efeito adverso indesejável potencial em pacientes com doença das vias respiratórias.

Os compostos de amônio quaternário *ipratrópio, tiotrópio, aclidínio* e *umeclidínio* são usados exclusivamente por seus efeitos no trato respiratório. O único efeito adverso relatado frequentemente é de boca seca, pois a absorção desses fármacos pelos pulmões ou pelo trato GI é ineficiente. Além disso, o *aclidínio* sofre rápida hidrólise a metabólitos inativos no sangue, reduzindo, assim, a exposição sistêmica (Gavalda et al., 2009). O grau de broncodilatação obtido com esses fármacos parece refletir o nível do tônus parassimpático basal, sendo suplementado pela ativação reflexa das vias colinérgicas causada por vários estímulos. Uma propriedade terapêutica importante do *ipratrópio* e do *tiotrópio* é o efeito inibitório mínimo na depuração mucociliar, em comparação com a *atropina*. Por isso, a escolha desses fármacos para uso em pacientes com doenças nas vias respiratórias minimiza o acúmulo de secreções nas vias respiratórias inferiores que ocorre com a *atropina*.

Olhos

Os antagonistas muscarínicos bloqueiam as respostas colinérgicas do músculo esfíncter pupilar da íris e do músculo ciliar que controla a curvatura do cristalino (Cap. 74). Assim, eles dilatam a pupila (midríase) e paralisam a acomodação (cicloplegia). A ampla dilatação da pupila resulta em fotofobia; o cristalino é fixado para visão distante, os objetos próximos aparecem turvos e menores do que são. A constrição reflexa pupilar normal à luz ou à convergência dos olhos é abolida. Esses efeitos são mais evidentes quando o fármaco é instilado no olho, mas também podem ocorrer após administração sistêmica.

Doses sistêmicas convencionais de *atropina* têm poucos efeitos oculares, em contraste com doses iguais de *escopolamina*, que causam midríase evidente e perda de acomodação. A aplicação local de *atropina* produz efeito ocular de duração considerável; os reflexos pupilares e a acomodação podem não se recuperar completamente por 7 a 12 dias. Por isso, outros antagonistas muscarínicos com durações mais curtas são preferidos como midriáticos na clínica oftalmológica. A *pilocarpina* e os ésteres da colina (p. ex., *carbacol*), em concentração suficiente, podem reverter os efeitos oculares da *atropina*.

Os antagonistas dos receptores muscarínicos administrados por via sistêmica têm pouco efeito na pressão intraocular, exceto em pacientes predispostos a glaucoma de ângulo fechado, nos quais a pressão pode ocasionalmente aumentar perigosamente. O aumento na pressão ocorre quando a câmara anterior é estreita e a íris obstrui o efluxo do humor aquoso para as trabéculas. Os antagonistas muscarínicos podem precipitar o primeiro ataque em casos não reconhecidos dessa condição relativamente rara. Em pacientes com glaucoma de ângulo aberto, o aumento agudo da pressão é incomum. Em geral, fármacos tipo *atropina* podem ser usados de forma segura nessa última condição, particularmente se o glaucoma estiver sendo tratado adequadamente.

Trato GI

O conhecimento das ações dos agonistas de receptores muscarínicos no estômago e nos intestinos levou ao uso dos antagonistas muscarínicos como fármacos antiespasmódicos para distúrbios GI e para diminuir a secreção gástrica no tratamento da úlcera péptica.

Motilidade Os nervos parassimpáticos aumentam o tônus e a motilidade GI e relaxam os esfíncteres, facilitando, assim, a passagem do conteúdo intestinal. Em indivíduos normais e em pacientes com doença GI, os antagonistas muscarínicos provocam efeito inibidor prolongado na atividade motora do estômago, duodeno, jejuno, íleo e cólon, caracterizado pela redução do tônus e na amplitude e frequência das contrações peristálticas. Dosagens relativamente altas são necessárias para produzir essa inibição, provavelmente porque o sistema nervoso entérico regula a motilidade independente do controle parassimpático; os nervos parassimpáticos só servem para modular os efeitos do sistema nervoso entérico. Embora a *atropina* neutralize completamente os efeitos dos agonistas muscarínicos na motilidade e secreção GI, ela não inibe completamente as respostas GI à estimulação vagal. Essa diferença, que é particularmente notável nos efeitos da *atropina* sobre a motilidade intestinal, pode ser atribuída ao fato de que as fibras vagais pré-ganglionares que inervam o trato GI fazem sinapse não apenas com fibras colinérgicas pós-ganglionares, mas também com uma rede de neurônios não colinérgicos intramurais que formam os plexos do sistema nervoso entérico e que utilizam neurotransmissores (p. ex., serotonina [5-HT], dopamina e vários peptídeos) cujos efeitos não são bloqueados pela *atropina*.

Secreção ácida do estômago A atropina só inibe parcialmente a resposta secretora ácida do estômago à atividade vagal porque a estimulação vagal da secreção de gastrina não é mediada pela ACh, mas por neurônios peptidérgicos do tronco vagal que liberam o GRP. O GRP estimula a liberação de gastrina das células G; a gastrina atua diretamente promovendo a secreção ácida pelas células parietais e estimulando a liberação de histamina das células ECL (ver Fig. 53-1). As células parietais (secretoras de ácido) respondem pelo menos a três agonistas: gastrina, histamina e ACh. A *atropina* só inibe o componente da secreção ácida que resulta da estimulação muscarínica das células parietais e da estimulação muscarínica das células ECL que secretam histamina.

Secreções A secreção salivar é particularmente sensível à inibição pelos antagonistas do receptor muscarínico que podem abolir completamente a secreção aquosa abundante induzida pela estimulação parassimpática. A boca torna-se seca e a deglutição e fala se tornam difíceis.

As células gástricas que secretam mucina e enzimas proteolíticas estão sob controle vagal mais diretamente do que as células secretoras de ácido, e nelas a *atropina* seletivamente diminui a secreção. Embora a *atropina* possa diminuir a secreção gástrica, as doses necessárias também afetam a secreção salivar, a acomodação ocular, a micção e a motilidade GI (Tab. 11-3).

Contrastando com a maioria dos antagonistas muscarínicos, a *pirenzepina*, que mostra alguma seletividade para os receptores M_1, inibe a secreção gástrica em doses que têm pouco efeito na salivação e na frequência cardíaca. Como as células parietais expressam principalmente os receptores M_3, os receptores M_1 nos gânglios intramurais podem constituir o principal alvo da *pirenzepina* (Eglen et al., 1996). Entretanto, esse conceito é questionado pela observação que a *pirenzepina* é capaz de inibir a secreção gástrica estimulada pelo *carbacol* no camundongo deficiente de receptores M_1 (Aihara et al., 2005). Em geral, os antagonistas do receptor H_2 da histamina e os inibidores da bomba de prótons substituíram os antagonistas muscarínicos como inibidores da secreção gástrica (Cap. 53).

Outros músculos lisos

Trato urinário Os antagonistas muscarínicos diminuem o tônus normal e a amplitude das contrações dos ureteres e da bexiga e, com frequência, eliminam o aumento do tônus ureteral causado por fármacos. No entanto, esse efeito é geralmente acompanhado de redução da salivação, lacrimejamento e visão turva (Tab. 11-3).

Vias biliares A *atropina* exerce leve ação antiespasmódica na vesícula biliar e nos ductos biliares em humanos. Contudo, esse efeito em geral não é suficiente para superar ou prevenir o acentuado espasmo e aumento na pressão do ducto biliar causado por opioides.

Glândulas sudoríparas e temperatura

Pequenas doses de *atropina* inibem a atividade das glândulas sudoríparas inervadas por fibras colinérgicas simpáticas. A pele torna-se quente e seca. A sudorese pode ser deprimida a ponto de elevar a temperatura corporal, mas só após doses altas ou temperaturas ambientes altas.

SNC

Em doses terapêuticas, a *atropina* tem efeitos mínimos no SNC, embora possa ocorrer leve estimulação de centros parassimpáticos bulbares. Doses tóxicas de *atropina* promovem excitação mais evidente, causando intranquilidade, irritabilidade, desorientação, alucinações ou *delirium* (ver a discussão sobre intoxicação por *atropina* mais adiante neste capítulo). Com doses ainda maiores, a estimulação dá lugar à depressão, levando a colapso circulatório e insuficiência respiratória após um período de paralisia e coma.

Diferentemente da *atropina*, a *escopolamina* possui efeitos centrais proeminentes em doses terapêuticas baixas; por esse motivo, a *atropina* é preferida à *escopolamina* para a maioria das situações. A base para essa diferença provavelmente é a maior permeação da *escopolamina* através da barreira hematencefálica. A *escopolamina* em doses terapêuticas normalmente provoca depressão do SNC, que se manifesta por sonolência, amnésia, fadiga e sono sem sonhos, com redução do sono REM. Ela também causa euforia e pode, por isso, estar sujeita a abuso. No passado, os efeitos depressores e amnésicos eram úteis quando a *escopolamina* era utilizada como coadjuvante aos anestésicos ou como medicação pré-anestésica. Entretanto, nos pacientes com dor intensa, as mesmas doses da *escopolamina* podem causar excitação, agitação, alucinações ou *delirium* em alguns casos. Esses efeitos excitatórios são semelhantes aos observados com as doses tóxicas da *atropina*. A *escopolamina* também é eficaz para evitar cinetose, provavelmente bloqueando vias neurais do aparelho vestibular na orelha interna para o centro emético no tronco encefálico.

ADME

Os alcaloides da beladona e os derivados sintéticos e semissintéticos *terciários* são absorvidos rapidamente do trato GI. Eles também chegam à circulação depois da aplicação tópica nas mucosas do corpo. A absorção através da pele intacta é limitada, embora alguns sejam absorvidos de maneira eficaz pela região retroauricular (p. ex., *escopolamina*, possibilitando a administração por adesivo transdérmico). A absorção sistêmica dos antagonistas *quaternários* dos receptores muscarínicos administrados por via oral ou inalatória é limitada. Os derivados de amônio quaternário dos alcaloides da beladona também penetram mais lentamente nas conjuntivas oculares e os efeitos centrais são ausentes, porque os fármacos quaternários não atravessam a barreira hematencefálica. A *atropina* tem um $t_{1/2}$ de cerca de 4 horas; o metabolismo hepático é responsável pela eliminação de cerca da metade da dose e o restante é excretado sem alterações na urina.

O *ipratrópio* é administrado sob a forma de aerossol ou solução para inalação, enquanto o *tiotrópio* é aplicado sob a forma de um pó. Como ocorre com a maioria dos fármacos administrados por inalação, cerca de 90% da dose é deglutida. Quando inalado, suas ações limitam-se quase exclusivamente à boca e às vias respiratórias. A maior parte do que foi deglutido aparece nas fezes. Depois da inalação, as respostas máximas geralmente ocorrem em 30 a 90 minutos, sendo o *tiotrópio* o de início de ação mais lento. Os efeitos do *ipratrópio* duram de 4 a 6 horas; os do tiotrópio persistem por 24 horas, possibilitando sua administração 1 vez/dia.

Usos terapêuticos dos antagonistas dos receptores muscarínicos

Os antagonistas dos receptores muscarínicos são usados principalmente para inibir os efeitos da atividade parassimpática nos tratos respiratório, urinário e GI, nos olhos e no coração. Os efeitos no SNC resultaram no seu emprego para o tratamento da doença de Parkinson, no controle de efeitos adversos extrapiramidais dos fármacos antipsicóticos e na prevenção da cinetose. A principal limitação ao uso de fármacos não seletivos para os subtipos de receptores frequentemente consiste na incapacidade de obter respostas terapêuticas desejadas sem efeitos colaterais concomitantes. Apesar de esses efeitos adversos em geral não serem graves, eles podem ser incômodos o suficiente a ponto de reduzir a adesão do paciente, principalmente durante o uso prolongado. Até o presente, a seletividade é obtida principalmente por administração local (p. ex., por inalação pulmonar ou instilação no olho). O desenvolvimento de moduladores alostéricos que reconhecem locais únicos em subtipos de receptores é considerado atualmente uma abordagem importante para que sejam obtidos fármacos seletivos no tratamento de condições clínicas específicas (Moran et al., 2019).

Vias respiratórias

Ipratrópio, tiotrópio, aclidínio e *umeclidínio* são fármacos importantes no tratamento da DPOC; eles são menos eficazes na maioria dos pacientes asmáticos (ver Cap. 44). Esses agentes em geral são usados com a inalação de agonistas β_2-adrenérgicos de ação longa, embora haja pouca evidência de sinergismo.

O *ipratrópio* bloqueia todos os subtipos de receptores muscarínicos e, portanto, também antagoniza a inibição da liberação de ACh pelos receptores M_2 pré-sinápticos nas terminações nervosas pós-ganglionares parassimpáticas nos pulmões; o consequente aumento na liberação de ACh pode neutralizar o bloqueio da broncoconstrição mediada por receptor M_3 pelo fármaco. O *tiotrópio*, em contraste, tem alguma seletividade pelos receptores M_1 e M_3. Além disso, o *tiotrópio* e o *aclidínio* têm menor afinidade pelos receptores M_2 e sofrem dissociação mais lenta dos receptores M_3 do que dos M_2, o que minimiza, assim, o efeito pré-sináptico sobre a liberação de ACh (Alagha et al., 2014).

O *ipratrópio* é administrado 4 vezes/dia, via inalador ou nebulizador de dosagem graduada; o *aclidínio* é usado 2 vezes/dia, por meio de inalador de pó seco. O *tiotrópio* e o *umeclidínio* são medicações administradas 1 vez/dia que podem ser usadas para manutenção do tratamento via inalador de pó seco em pacientes com doença moderada a grave.

Nos indivíduos normais, a inalação de fármacos antimuscarínicos pode proporcionar uma proteção praticamente completa contra a broncoconstrição produzida pela inalação subsequente de compostos irritantes, como SO_2, O_3 ou fumaça de cigarro. Entretanto, essa proteção é bem menor nos pacientes com asma atópica ou com hiper-reatividade brônquica demonstrável. Embora causem acentuada redução da sensibilidade à *metacolina* em indivíduos asmáticos, a inibição das respostas à estimulação com histamina, bradicinina ou $PGF_{2\alpha}$ é mais modesta, e a proteção contra a broncoconstrição induzida por 5-HT ou leucotrienos é pequena. Os usos terapêuticos de *ipratrópio* e *tiotrópio* são discutidos em mais detalhes no Capítulo 40.

O *ipratrópio* também foi aprovado pela FDA para uso em inaladores nasais no tratamento da rinorreia associada ao resfriado comum e a rinite perene alérgica ou não alérgica. A capacidade dos antagonistas muscarínicos de reduzir as secreções nasofaríngeas pode proporcionar algum alívio sintomático. Diferentemente da *pseudoefedrina* ou da *fenilefrina*, os antagonistas muscarínicos não provocam contração dos vasos sanguíneos e, portanto, são menos eficazes como descongestionantes nasais. É provável que a contribuição dos anti-histamínicos de primeira geração incluídos nos medicamentos de venda livre contra resfriados deva-se principalmente às suas propriedades antimuscarínicas, exceto nas condições com base alérgica (ver Caps. 38 e 43).

Trato geniturinário

A hiperatividade vesical pode ser tratada de forma eficaz com antagonistas dos receptores muscarínicos. Esses fármacos podem reduzir a pressão intravesical, aumentar a capacidade e reduzir a frequência das contrações, antagonizando o controle parassimpático da bexiga; eles também podem alterar a sensação da bexiga durante o enchimento (Chapple et al., 2008). Os antagonistas muscarínicos podem ser usados para tratar a enurese das crianças, principalmente quando o objetivo é um aumento progressivo da capacidade vesical, e para reduzir a frequência urinária e aumentar a capacidade da bexiga na paraplegia espástica.

Os antagonistas de receptores muscarínicos indicados contra a bexiga hiperativa são *oxibutinina, tolterodina, cloreto de tróspio, darifenacina, solifenacina* e *fesoterodina*. Embora alguns ensaios comparativos tenham demonstrado diferenças pequenas, mas estatisticamente significativas, na eficácia entre esses fármacos (Chapple et al., 2008), a relevância clínica dessas diferenças permanece incerta.

As reações adversas mais importantes são consequência do bloqueio dos receptores muscarínicos e incluem xerostomia, visão turva e efeitos colaterais GI, como constipação intestinal e desconforto GI. Podem ocorrer efeitos antimuscarínicos relacionados ao SNC, incluindo sonolência, tonturas e confusão e são particularmente problemáticos em idosos. Os efeitos no SNC são menos prováveis com tróspio, uma amina quaternária, e com darifenacina e solifenacina; essas últimas têm certa preferência pelos receptores M_3 e, por isso, aparentam ter efeitos mínimos nos receptores M_1 do SNC, que parecem ter papel importante na memória e cognição (Kay et al., 2006). Com o uso prolongado, os efeitos adversos limitam a tolerabilidade desses fármacos, diminuindo a aceitação dos pacientes. A xerostomia é o motivo mais comum para a interrupção.

A *oxibutinina*, o mais antigo antagonista muscarínico usado atualmente no tratamento dos distúrbios da bexiga hiperativa, está associada a uma alta incidência de efeitos adversos antimuscarínicos, particularmente xerostomia. No esforço de melhorar a aceitação pelos pacientes, a *oxibutinina* é comercializada sob a forma de um sistema transdérmico, que está associado a menor incidência de efeitos adversos do que as formulações orais de liberação imediata ou estendida; uma formulação tópica na forma de gel com *oxibutinina* também parece apresentar menos efeitos adversos. A *oxibutinina* é metabolizada pela CYP3A4 entérica e hepática; assim, a sua concentração sérica pode aumentar com a administração concomitante de inibidores da CYP3A4 (p. ex., suco de toranja, *ritonavir*, conazóis, *claritromicina, ciprofloxacino, eritromicina, aprepitanto*; ver Cap. 5). Devido ao extenso metabolismo da *oxibutinina* via oral pelas enzimas CYP3A4 entéricas e hepáticas, são usadas doses mais altas na administração oral do que na transdérmica; a dose deve ser reduzida em pacientes que usam fármacos que inibem a CYP3A4.

A *tolterodina* mostra um certo grau de seletividade para a bexiga em modelos animais e estudos clínicos, resultando em maior aceitação do paciente. A *tolterodina* é metabolizada pela CYP2D6 em 5-hidroximetiltolterodina, um metabólito que possui atividade similar ao fármaco de origem, mas difere farmacocineticamente. Como a CYP2D6 é uma enzima polimórfica com variabilidade significativa de expressão, a concentração sérica de *tolterodina* e do metabólito 5-hidroximetil pode variar. Recomenda-se o uso de doses iniciais mais baixas em pacientes com baixa atividade da CYP26D. A *fesoterodina* é um profármaco que sofre rápida hidrólise ao metabólito ativo da *tolterodina* por esterases (Fig. 11-4), em vez da CYP2D6, fornecendo, assim, uma fonte menos variável do metabólito 5-hidroximetil da *tolterodina*.

O *tróspio*, uma amina quaternária, é tão efetivo quanto a *oxibutinina*, porém apresenta maior tolerabilidade. O *tróspio* é o único antimuscarínico usado na bexiga hiperativa que é eliminado primariamente pelos rins; 60% da dose absorvida de *tróspio* é excretada inalterada na urina, e a dosagem deve ser ajustada nos pacientes com insuficiência renal. O *tróspio* tem o potencial de interação farmacocinética com outros agentes que são eliminados por excreção tubular ativa (ver Cap. 4).

A *solifenacina* exibe alguma preferência pelos receptores M_3, resultando em uma relação eficácia-efeitos adversos favorável (Chapple et al., 2004). A *solifenacina* é metabolizada significativamente pela CYP3A4; assim, pacientes recebendo fármacos inibidores da CYP3A4 devem tomar doses menores.

Como a *solifenacina*, a *darifenacina* tem certa seletividade pelos receptores M_3 (Caulfield e Birdsall, 1998). É metabolizada pela CYP2D6 e CYP3A4; pode ser necessário reduzir as doses de *darifenacina* em pacientes em uso de fármacos que inibem uma dessas enzimas CYP.

Trato GI

Os antagonistas dos receptores muscarínicos foram amplamente usados para o tratamento da úlcera péptica. Embora possam reduzir a motilidade e a secreção de ácido gástrico, as doses que bloqueiam a secreção causam efeitos adversos acentuados, como xerostomia, perda da acomodação visual, fotofobia e dificuldade de urinar (Tab. 11-3). Em consequência, a adesão dos pacientes ao tratamento prolongado dos sintomas da doença ácido-péptica com esses fármacos é baixa. Os antagonistas dos receptores H_2 e os inibidores da bomba de prótons constituem os fármacos de escolha atuais para reduzir a secreção de ácido gástrico (Cap. 53).

A *pirenzepina*, um fármaco tricíclico com estrutura similar à *imipramina*, tem grau de seletividade limitada aos receptores M_1 (Caulfield e Birdsall, 1998). A *telenzepina*, um análogo da *pirenzepina*, tem potência maior e seletividade similar pelos receptores M_1. Esses dois fármacos são usados no tratamento da doença ácido-péptica na Europa, no Japão e no Canadá, mas não nos Estados Unidos. Nas doses terapêuticas da *pirenzepina*, é relativamente baixa a incidência de xerostomia, visão turva e distúrbios muscarínicos centrais. Os efeitos centrais não ocorrem porque seu acesso ao SNC é muito limitado. A maioria dos estudos indica que a *pirenzepina* (100-150 mg/dia) produz praticamente o mesmo índice de cicatrização das úlceras duodenais e gástricas que os antagonistas dos receptores H_2 *cimetidina* e *ranitidina*; a *pirenzepina* também pode ser eficaz na profilaxia das recidivas da úlcera (Tryba e Cook, 1997). Os efeitos adversos impõem a suspensão do tratamento em menos de 1% dos pacientes.

Uma miríade de condições conhecidas ou presumidas que envolvem aumento do tônus (espasticidade) ou da motilidade do trato GI são tratadas com alcaloides da beladona (p. ex., *atropina*, *sulfato de hiosciamina* e *escopolamina*) isoladamente ou em combinação com sedativos (p. ex., *fenobarbital*) ou ansiolíticos (p. ex., *clordiazepóxido*). Os alcaloides da beladona e seus substitutos sintéticos podem diminuir o tônus e a motilidade quando administrados nas dosagens máximas toleradas. Os antagonistas seletivos do receptor M_3 teoricamente podem ser mais bem tolerados, visto que os efeitos adversos cardíacos e centrais são, em sua maior parte, evitados. Por outro lado, os receptores M_3 regulam a salivação, a secreção e contração brônquicas e a motilidade vesical; por conseguinte, deve-se esperar a ocorrência de efeitos adversos periféricos, devido ao antagonismo muscarínico nesses locais. O glicopirrolato, um antagonista muscarínico estruturalmente não relacionado com os alcaloides da beladona, também é usado para diminuir o tônus e a motilidade GI; como amina quaternária, é menos propenso a causar efeitos adversos no SNC do que a *atropina*, a *escopolamina* e outras aminas terciárias. Os fármacos alternativos disponíveis para o tratamento da motilidade GI aumentada e dos sintomas associados estão descritos no Capítulo 54.

A diarreia associada à irritação do intestino distal, como diverticulite e disenterias brandas, pode responder aos fármacos do tipo da *atropina*, um efeito que provavelmente envolve ações no transporte de íons, bem como na motilidade. Contudo, os distúrbios mais graves, como disenteria por *Salmonella*, colite ulcerativa e doença de Crohn, respondem pouco ou nada aos antagonistas muscarínicos.

O *cloridrato de diciclomina* é um antagonista muscarínico fraco que também tem efeitos espasmolíticos diretos inespecíficos nos músculos lisos do trato GI. Ocasionalmente, é usado para tratar a SII com predomínio de diarreia.

Secreções salivares

Os alcaloides da beladona e seus substitutos sintéticos são eficazes para reduzir a salivação excessiva, como a induzida por fármacos e aquela associada à intoxicação por metais pesados e à doença de Parkinson. O *glicopirrolato* é uma amina quaternária que, conforme assinalado anteriormente, tem menos tendência a penetrar no SNC em comparação com outros fármacos. Em solução oral, o *glicopirrolato* é indicado para reduzir a sialorreia (p. ex., em pacientes com doença de Parkinson).

Olhos

São obtidos efeitos limitados ao olho com a administração tópica de antagonistas dos receptores muscarínicos a fim de produzir midríase e cicloplegia (paralisia do músculo ciliar, resultando em inibição da acomodação). A cicloplegia exige concentrações mais altas ou aplicação mais prolongada do antagonista e, portanto, não pode ser obtida sem midríase concomitante. A midríase geralmente é necessária durante o exame da retina e do disco óptico e no tratamento da iridociclite e ceratite. O *bromidrato de homatropina*, um derivado semissintético da atropina (Fig. 11-4), o *cloridrato de ciclopentolato* e a *tropicamida* são usados na prática oftalmológica. Eles são preferidos à *atropina* ou à *escopolamina* tópica devido à duração mais curta da sua ação. O Capítulo 74 fornece informações adicionais sobre as propriedades oftalmológicas e preparações desses e de outros fármacos.

Sistema cardiovascular

Os efeitos cardiovasculares dos antagonistas dos receptores muscarínicos têm utilidade clínica limitada. Em geral, são utilizados somente nas unidades de cuidados coronarianos em intervenções de curto prazo ou em procedimentos cirúrgicos. Às vezes também são usados como auxiliares em testes de estresse para aumentar a frequência cardíaca na avaliação da incompetência cronotrópica.

A *atropina* pode ser considerada no tratamento inicial dos pacientes com infarto agudo do miocárdio nos quais o tônus vagal excessivo causa bradicardia sinusal ou bloqueio AV. A bradicardia sinusal é a arritmia mais comum no infarto agudo do miocárdio envolvendo as paredes inferior ou posterior. A *atropina* pode restaurar a frequência cardíaca a um nível suficiente para manter um estado hemodinâmico satisfatório e suprimir o bloqueio do nó AV, evitando deterioração clínica adicional nos casos de hipertonia vagal ou bloqueio AV. A dosagem deve ser criteriosa, porque doses muito baixas podem causar bradicardia paradoxal (descrita anteriormente), enquanto doses excessivas causam taquicardia, que pode ampliar o infarto por aumentar a demanda de oxigênio.

Em alguns casos, a *atropina* é útil para reduzir a bradicardia grave e a síncope associadas à hiperatividade do reflexo dos seios carótidos. Ela produz poucos efeitos na maioria dos ritmos ventriculares. Em alguns pacientes, a *atropina* pode suprimir as contrações ventriculares prematuras associadas a uma frequência atrial muito lenta. Ela pode também reduzir o grau do bloqueio AV quando a hipertonia vagal for um fator importante ao distúrbio da condução, como ocorre no bloqueio AV de segundo grau que pode ser produzido pela *digoxina*. Antagonistas seletivos dos receptores M_2 são de utilidade potencial no bloqueio da bradicardia ou no bloqueio AV mediados por ACh; contudo, nenhum está disponível para uso clínico atualmente.

O controle autonômico do coração é sabidamente anormal em pacientes com doença cardiovascular, especialmente na insuficiência cardíaca. Os pacientes com insuficiência cardíaca normalmente exibem aumento do tônus simpático acompanhado de supressão vagal. Ambos podem contribuir para a progressão da doença. Ainda que os β-bloqueadores tenham emergido como padrão de tratamento na insuficiência cardíaca, pouco se sabe sobre os benefícios de aumentar o tônus vagal. Estudos realizados em animais sugeriram que o aumento crônico do tônus vagal diminui a resposta inflamatória e evita o remodelamento cardíaco adverso associado à insuficiência cardíaca (DeMazumder et al., 2015; Dunlap et al., 2015; Schwartz e De Ferrari, 2011). Entretanto, ensaios clínicos desse tratamento demonstraram sucesso limitado (McMurry e Køber, 2016).

SNC

Os alcaloides da beladona estavam entre os primeiros fármacos usados na profilaxia da cinetose. A *escopolamina* é o fármaco mais eficaz para as exposições breves (4-6 h) ao movimento acentuado e, provavelmente, para as exposições que se estendem por até alguns dias. Todos os fármacos usados para controlar a cinetose devem ser administrados profilaticamente, porque são muito menos eficazes depois de o paciente já ter desenvolvido náuseas ou vômitos. Estudos demonstraram que uma preparação transdérmica da *escopolamina* é altamente eficaz quando usada antecipadamente para evitar cinetose. Ela está incorporada a uma unidade adesiva de camadas múltiplas aplicada na região mastóidea retroauricular, área na qual a absorção transdérmica do fármaco é particularmente eficaz e resulta em uma entrega de cerca de 0,5 mg de *escopolamina* ao longo de 72 horas. A xerostomia é comum, a sonolência é frequente e a visão turva ocorre em alguns indivíduos que usam o adesivo de escopolamina. Podem ocorrer midríase e cicloplegia com a transferência acidental do fármaco aos olhos pelos dedos usados para manusear o adesivo. Foram relatados episódios psicóticos raros, porém graves, assim como vários sintomas após a retirada abrupta depois de uso prolongado.

Os antagonistas muscarínicos são usados há muito tempo no tratamento da doença de Parkinson, que se caracteriza pela redução do estímulo dopaminérgico no estriado, resultando em desequilíbrio entre a neurotransmissão colinérgica muscarínica e dopaminérgica no estriado (ver Cap. 21). O estriado, a principal área de entrada dos núcleos da base, contém múltiplos tipos de células (incluindo interneurônios colinérgicos), que expressam um ou mais subtipos de receptores muscarínicos (Goldberg et al., 2012). Estudos em camundongos com receptor muscarínico mutante sugerem que o benefício dos antagonistas muscarínicos no tratamento da doença de Parkinson se deve principalmente ao bloqueio dos receptores M_1 e M_4, resultando em ativação ou inibição, respectivamente, de subpopulações neuronais estriatais específicas (Wess et al., 2007).

Os antagonistas muscarínicos podem ser eficazes nos estágios iniciais da doença de Parkinson se o tremor for predominante, particularmente em pacientes jovens. Os antagonistas muscarínicos também são usados para tratar os sintomas extrapiramidais que ocorrem comumente como efeitos adversos do tratamento antipsicótico convencional (Cap. 19). Certos antipsicóticos são antagonistas relativamente potentes dos receptores muscarínicos (Roth et al., 2004) e, talvez por isso, causam menos efeitos adversos extrapiramidais.

Os antagonistas muscarínicos usados na doença de Parkinson e sintomas extrapiramidais induzidos por fármacos incluem o *mesilato de benzatropina*, o *cloridrato de triexifenidil* e o *biperideno* (não comercializado nos Estados Unidos); todos são aminas terciárias, que facilmente têm acesso ao SNC.

Anestesia

A *atropina* é utilizada comumente para bloquear as respostas aos reflexos vagais induzidos pela manipulação cirúrgica dos órgãos viscerais. A *atropina* e o *glicopirrolato* também são usados para bloquear os efeitos parassimpaticomiméticos da *neostigmina* quando administrados para reverter o relaxamento do músculo esquelético após cirurgia. Arritmias cardíacas graves ocorrem ocasionalmente, talvez devido à bradicardia inicial produzida pela *atropina* combinada com os efeitos colinomiméticos da *neostigmina*.

Intoxicação por anticolinesterásicos

O uso da *atropina* em doses altas no tratamento das intoxicações por inseticidas organofosforados anticolinesterásicos é discutido no Capítulo 12. Ela também pode ser usada para antagonizar os efeitos parassimpaticomiméticos da *piridostigmina* ou de outros anticolinesterásicos administrados no tratamento da miastenia grave. Ela não interfere nos efeitos benéficos na junção neuromuscular esquelética. É mais útil nos estágios iniciais do tratamento, antes que o paciente desenvolva tolerância aos efeitos adversos muscarínicos dos anticolinesterásicos.

Outros usos terapêuticos

O *metilbrometo de escopolamina* é um derivado de amônio quaternário da *escopolamina* e, por isso, não produz as ações centrais do fármaco original. Embora usado anteriormente no tratamento da úlcera péptica, atualmente é usado em certas associações para o alívio temporário dos sintomas da rinite alérgica, da sinusite e do resfriado comum.

O *metilbrometo de homatropina*, o derivado metil da *homatropina*, é menos potente do que a *atropina* na atividade antimuscarínica, mas é quatro vezes mais potente como bloqueador ganglionar. Anteriormente usado no tratamento da SII e da doença ulcerosa péptica, atualmente é usado ocasionalmente em associação com *hidrocodona* como combinação antitussígena administrada na forma de xarope oral. Essa combinação precisa ser usada com cautela e apenas em adultos (> 18 anos), com total conhecimento por parte do paciente e do médico dos riscos associados ao uso de opioides (depressão respiratória; necessidade de evitar outros depressores do SNC, incluindo etanol e benzodiazepínicos; interações adversas com agentes que alteram a atividade da CYP3A4), e com reabastecimento do fármaco somente após uma reavaliação da necessidade de tratamento.

O *sofpirônio* e seu análogo estrutural, o *glicopirrolato*, são usados por via tópica no tratamento da hiperidrose (sudorese excessiva) axilar primária. Ambos os fármacos reduzem a sudorese local por meio da inibição dos receptores M_3 nas glândulas sudoríparas écrinas. O *sofpirônio* é aprovado no Japão como gel; o *glicopirrolato* está disponível nos Estados Unidos para aplicação tópica, usando um pano medicamentoso pré-umedecido de dose única. O *glicopirrolato* também é utilizado no tratamento da doença obstrutiva das vias respiratórias (ver Cap. 44).

Contraindicações e efeitos adversos

As contraindicações, as precauções e os efeitos adversos são, em sua maior parte, consequências previsíveis do bloqueio dos receptores muscarínicos: xerostomia, constipação intestinal, visão turva, desconforto GI e comprometimento cognitivo. As contraindicações importantes ao uso dos antagonistas muscarínicos incluem obstrução do trato urinário, obstrução GI e glaucoma de ângulo fechado descontrolado (ou suscetibilidade para ataques de glaucoma). Os antagonistas muscarínicos também são contraindicados (ou devem ser usados com extrema cautela) em pacientes com hiperplasia prostática benigna. Esses efeitos adversos e contraindicações em geral constituem uma preocupação menor em relação aos antagonistas muscarínicos administrados por inalação ou usados topicamente em oftalmologia.

Toxicologia dos fármacos com propriedades antimuscarínicas

A ingestão intencional ou acidental dos alcaloides naturais da beladona é a principal causa de intoxicação. Muitos antagonistas dos receptores H_1 da histamina, fenotiazinas e antidepressivos tricíclicos também bloqueiam os receptores muscarínicos e, em doses suficientes, produzem síndromes que incluem manifestações típicas da intoxicação por *atropina*. Entre os antidepressivos tricíclicos, a *protriptilina* e a *amitriptilina* são os antagonistas dos receptores muscarínicos mais potentes, sendo a afinidade por esses receptores somente uma ordem de magnitude menor do que a da *atropina*. Como eles são administrados em doses terapêuticas significativamente mais altas do que a dose eficaz da *atropina*, os efeitos antimuscarínicos são observados comumente na prática clínica (Cap. 18). Além disso, a superdosagem com intenção suicida é um risco nos usuários de antidepressivos. Felizmente, a maioria dos antidepressivos mais novos e inibidores da recaptação de serotonina têm propriedades anticolinérgicas mais limitadas.

Como os antidepressivos tricíclicos, vários outros fármacos antipsicóticos antigos têm efeitos antimuscarínicos. Esses efeitos aparecem mais com os fármacos menos potentes – p. ex., *clorpromazina* e *tioridazina* –, que precisam ser administrados em dosagens maiores. Os antipsicóticos mais novos, que são classificados como "atípicos" e caracterizados por sua baixa propensão a causar efeitos adversos extrapiramidais, também incluem fármacos que são antagonistas potentes dos receptores muscarínicos. Em particular, a *clozapina* liga-se aos receptores muscarínicos do cérebro humano com alta afinidade (10 nM, comparado com 1-2 nM da *atropina*); a *olanzapina* também é um antagonista potente dos receptores muscarínicos (Roth et al., 2004). Por essa razão, a xerostomia é um efeito adverso marcante desses fármacos. Um efeito adverso paradoxal da *clozapina* é o aumento da salivação e sialorreia, possivelmente em decorrência do bloqueio de outros receptores de aminas biogênicas.

Os lactentes e as crianças pequenas são particularmente suscetíveis aos efeitos tóxicos dos antagonistas muscarínicos. De fato, casos de intoxicação em crianças resultaram de instilação conjuntival para refração oftálmica e uso para outras indicações oculares. A absorção sistêmica ocorre pela mucosa nasal depois que o fármaco atravessa o ducto lacrimonasal, ou pelo trato GI se a solução for deglutida. A intoxicação com *difenoxilato-atropina*, usado contra a diarreia, tem sido amplamente relatada na literatura pediátrica. Notou-se que as preparações transdérmicas da *escopolamina*, usadas para tratar a cinetose, causam psicoses tóxicas, especialmente nas crianças e nos idosos. Pode ocorrer intoxicação grave nas crianças que ingerem os frutos carnosos ou as sementes contendo alcaloides da beladona. A intoxicação por ingestão e inalação da fumaça das sementes do estramônio é encontrada com alguma frequência ainda hoje.

A Tabela 11-3 relaciona as doses orais da *atropina* que causam respostas indesejáveis ou sintomas de superdosagem. Esses sintomas são resultados previsíveis do bloqueio da inervação parassimpática. Nos casos de intoxicação por *atropina* bem desenvolvida, a síndrome pode persistir por 48 horas ou mais. A injeção intravenosa do anticolinesterásico *fisostigmina* pode ser usada para confirmar o diagnóstico. Se a *fisostigmina* não causar os efeitos esperados, como salivação, sudorese, bradicardia e hiperatividade intestinal, a intoxicação com *atropina* ou um composto semelhante será praticamente confirmada. Depressão e colapso circulatório são evidentes apenas nos casos de intoxicação grave; a pressão arterial diminui, podem ocorrer convulsões, a respiração torna-se ineficaz e pode ocorrer morte por insuficiência respiratória depois de um período de paralisia e coma.

Se a intoxicação resulta de ingestão oral, iniciam-se medidas imediatas para limitar a absorção intestinal. Como tratamento sintomático, a injeção intravenosa lenta de *fisostigmina* reverte rapidamente o *delirium* e o coma causados pelas doses altas de *atropina*, mas acarreta algum risco de superdosagem nas intoxicações leves por *atropina*. Como a *fisostigmina* é rapidamente metabolizada, o paciente pode entrar novamente em coma em 1 a 2 horas e pode ser necessário administrar doses repetidas (Cap. 12). Se houver excitação extrema e um tratamento mais específico não estiver disponível, a opção mais adequada será um benzodiazepínico para produzir sedação e controlar as convulsões. As fenotiazinas ou os fármacos com atividade antimuscarínica *não* devem ser usados porque suas ações antimuscarínicas tendem a agravar a intoxicação. A assistência ventilatória e o controle da hipertermia podem ser medidas necessárias. Sacos de gelo e esponjas embebidas em álcool ajudam a baixar a febre, especialmente nas crianças.

RESUMO: Agonistas e antagonistas dos receptores muscarínicos

Fármacos	Usos terapêuticos	Farmacologia clínica e dicas
Agonistas dos receptores muscarínicos		
Metacolina	• Diagnóstico de hiper-reatividade brônquica	• Efeitos muscarínicos: cólicas GI, diarreia, náuseas, vômitos, lacrimejamento, salivação, sudorese, urgência urinária, problemas de visão e broncospasmo • Não usar em pacientes com obstrução GI, retenção urinária, asma/DPOC
Carbacol	• Glaucoma (administração tópica)	• Efeitos muscarínicos sistêmicos mínimos na aplicação tópica apropriada; fora isso, similar à metacolina
Betanecol	• Íleo (pós-cirúrgico, neurogênico) • Retenção urinária	• Similar à metacolina • Ingerir com estômago vazio para minimizar náuseas/vômitos

Pilocarpina	• Glaucoma (administração tópica)
	• Xerostomia devido a
	  • Síndrome de Sjögren
	  • Irradiação de cabeça e pescoço
		• Efeitos muscarínicos sistêmicos mínimos na aplicação tópica apropriada; fora isso, similar à metacolina

Cevimelina	• Xerostomia devido a • Síndrome de Sjögren	• Similar à metacolina
Antagonistas dos receptores muscarínicos		
Atropina	• Bradicardia sintomática aguda (p. ex., bloqueio AV) • Intoxicação por inibidor de colinesterase • Profilaxia de aspiração	• Efeitos adversos antimuscarínicos: xerostomia, constipação, visão turva, dispepsia e comprometimento cognitivo • Contraindicada em pacientes com obstrução do trato urinário (especialmente na hiperplasia prostática benigna), obstrução GI e glaucoma de ângulo fechado
Escopolamina	• Cinetose	• Efeitos no SNC (sonolência, amnésia e fadiga)
Homatropina, ciclopentolato, tropicamida	• Exames oftalmológicos (indução de cicloplegia e midríase)	• Efeitos muscarínicos sistêmicos mínimos na aplicação tópica apropriada
Ipratrópio, tiotrópio, aclidínio, umeclidínio	• DPOC • Rinorreia (ipratrópio)	• Como amina quaternária têm absorção mínima → poucos efeitos adversos antimuscarínicos; fora isso, similares à atropina
Pirenzepina, telenzepina	• Doença ulcerosa péptica (não nos Estados Unidos)	• Efeitos adversos antimuscarínicos e contraindicações similares à atropina

(continua)

RESUMO: Agonistas e antagonistas dos receptores muscarínicos (*continuação*)

Fármacos	Usos terapêuticos	Farmacologia clínica e dicas
Antagonistas dos receptores muscarínicos (*continuação*)		
Oxibutinina, tróspio, darifenacina, solifenacina, tolterodina, fesoterodina	• Bexiga hiperativa, enurese, bexiga neurogênica	• Efeitos adversos antimuscarínicos e contraindicações similares à atropina • Efeitos antimuscarínicos relacionados ao SNC menos prováveis com tróspio (amina quaternária), darifenacina e solifenacina (têm alguma seletividade pelos receptores M_3), fesoterodina (profármaco da tolterodina) e tolterodina (preferência pelos receptores muscarínicos na bexiga)
Glicopirrolato	• Úlcera duodenal • Sialorreia • Hiperidrose axilar primária	• Efeitos adversos antimuscarínicos e contraindicações similares à atropina • Menos efeitos no SNC, pois o glicopirrolato é uma amina quaternária e, por isso, incapaz de atravessar a barreira hematencefálica
Dicicloverina, hiosciamina	• SII com diarreia predominante	• Efeitos adversos antimuscarínicos e contraindicações similares à atropina (incluindo SII com constipação predominante) • Evidência limitada de eficácia
Triexifenidil, benzatropina	• Doença de Parkinson	• Efeitos adversos antimuscarínicos e contraindicações similares à atropina • Usados principalmente contra o tremor na doença de Parkinson • Não recomendados para pacientes idosos ou dementes

Agradecimentos: *Somos gratos a Sai Pydi e David Thal, com a participação de Arthur Christopoulos, pela elaboração das Figuras 11-1 e 11-2.*

Referências

Abrams P, et al. Muscarinic receptors: their distribution and function in body systems, and the implications for treating overactive bladder. *Br J Pharmacol*, **2006**, *148*:565–578.

Aihara T, et al. Cholinergically stimulated gastric acid secretion is mediated by M_3 and M_5 but not M_1 muscarinic acetylcholine receptors in mice. *Am J Physiol*, **2005**, *288*:1199–1207.

Alagha K, et al. Long-acting muscarinic receptor antagonists for the treatment of chronic airways diseases. *Ther Adv Chronic Dis*, **2014**, *2*:85–98.

Ballesteros JA, Weinstein H. Integrated methods for the construction of three-dimensional models and computational probing of structure-function relations in G protein-coupled receptors. *Methods Neurosci*, **1995**, *25*:366–428.

Birdsall NJM, Lazareno S. Allosterism at muscarinic receptors: ligands and mechanisms. *Mini Rev Med Chem*, **2005**, *5*:523–543.

Bock A, et al. Allosteric modulators targeting CNS muscarinic receptors. *Neuropharmacology*, **2018**, *136*:427–437.

Bonner TI, et al. Identification of a family of muscarinic acetylcholine receptor genes. *Science*, **1987**, *237*:527–532.

Brodde OE, Michel MC. Adrenergic and muscarinic receptors in the human heart. *Pharmacol Rev*, **1999**, *51*:651–690.

Buels KS, Fryer AD. Muscarinic receptor antagonists: effects on pulmonary function. *Handb Exp Pharmacol*, **2012**, *208*:317–341.

Caulfield MP, Birdsall NJ. International Union of Pharmacology, XVII. Classification of muscarinic acetylcholine receptors. *Pharmacol Rev*, **1998**, *50*:279–290.

Chapple CR, et al. Randomized, double-blind placebo- and tolterodine-controlled trial of the once-daily antimuscarinic agent solifenacin in patients with symptomatic overactive bladder. *BJU Int*, **2004**, *93*:303–310.

Chapple CR, et al. The effects of antimuscarinic treatments in overactive bladder: an update of a systematic review and meta-analysis. *Eur Urol*, **2008**, *54*:543–562.

Conn PJ, et al. Opportunities and challenges in the discovery of allosteric modulators of GPCRs for treating CNS disorders. *Nat Rev Drug Discov*, **2014**, *13*:692–708.

Crapo RO, et al. Guidelines for methacholine and exercise challenge testing—1999. *Am J Respir Crit Care Med*, **2000**, *161*:309–329.

DeMazumder D, et al. Cardiac resynchronization therapy restores sympathovagal balance in the failing heart by differential remodeling of cholinergic signaling. *Circ Res*, **2015**, *116*:1691–1699.

DiFrancesco D, Tromba C. Acetylcholine inhibits activation of the cardiac hyperpolarizing-activated current, if. *Pflugers Arch*, **1987**, *410*:139–142.

Dunlap ME, et al. Autonomic modulation in heart failure: ready for prime time? *Curr Cardiol Rep*, **2015**, *17*:103.

Eglen RM, et al. Muscarinic receptor subtypes and smooth muscle function. *Pharmacol Rev*, **1996**, *48*:531–565.

Farah C, et al. Nitric oxide signalling in cardiovascular health and disease. *Nat Rev Cardiol*, **2018**, *15*:292–316.

Feigl EO. Neural control of coronary blood flow. *J Vasc Res*, **1998**, *35*:85–92.

Fisher JT, et al. Loss of vagally mediated bradycardia and bronchoconstriction in mice lacking M2 or M3 muscarinic acetylcholine receptors. *FASEB J*, **2004**, *18*:711–713.

Gautam D, et al. Cholinergic stimulation of salivary secretion studied with M1 and M3 muscarinic receptor single- and double-knockout mice. *Mol Pharmacol*, **2004**, *66*:260–267.

Gavalda A, et al. Characterization of aclidinium bromide, a novel inhaled muscarinic antagonist, with long duration of action and a favorable pharmacological profile. *J Pharmacol Exp Ther*, **2009**, *331*:740–751.

Gentry PR, et al. Novel allosteric modulators of G protein-coupled receptors. *J Biol Chem*, **2015**, *290*:19478–19488.

Goldberg JA, et al. Muscarinic modulation of striatal function and circuitry. *Handb Exp Pharmacol*, **2012**, *208*:223–241.

Goyal RK, Rattan S. Neurohumoral, hormonal, and drug receptors for the lower esophageal sphincter. *Gastroenterology*, **1978**, *74*:598–619.

Haga K, et al. Structure of the human M2 muscarinic acetylcholine receptor bound to an antagonist. *Nature*, **2012**, *482*:547–551.

Harvey RD. Muscarinic receptor agonists and antagonists: effects on cardiovascular function. *Handb Exp Pharmacol*, **2012**, *208*:299–316.

Hegde SS. Muscarinic receptors in the bladder: from basic research to therapeutics. *Br J Pharmacol*, **2006**, *147*(suppl 2):S80–S87.

Heinrich JN, et al. Pharmacological comparison of muscarinic ligands: historical versus more recent muscarinic M1-preferring receptor agonists. *Eur J Pharmacol*, **2009**, *605*:53–56.

Isberg V, et al. Generic GPCR residue numbers—aligning topology maps while minding the gaps. *Trends Pharmacol Sci*, **2015**, *36*:22–31.

Kay G, et al. Differential effects of the antimuscarinic agents darifenacin and oxybutynin ER on memory in older subjects. *Eur Urol*, **2006**, *50*:317–326.

Kruse AC, et al. Activation and allosteric modulation of a muscarinic acetylcholine receptor. *Nature*, **2013**, *504*:101–106.

Kruse AC, et al. Muscarinic acetylcholine receptors: novel opportunities for drug development. *Nat Rev Drug Discov*, **2014**, *13*:549–560.

Kruse AC, et al. Structure and dynamics of the M3 muscarinic acetylcholine receptor. *Nature*, **2012**, *482*:552–556.

Lakatta EG, DiFrancesco D. What keeps us ticking: a funny current, a calcium clock, or both? *J Mol Cell Cardiol*, **2009**, *47*:157–170.

Lane JR, et al. Bridging the gap: bitopic ligands of G-protein-coupled receptors. *Trends Pharmacol Sci*, **2013**, *34*:59–66.

Lebois EP, et al. Muscarinic receptor subtype distribution in the central nervous system and relevance to aging and Alzheimer's disease. *Neuropharmacology*, **2018**, *136*:362–373.

Levy MN, Schwartz PJ, eds. *Vagal Control of the Heart: Experimental Basis and Clinical Implications*. Futura, Armonk, NY, **1994**.

Lewis ME, et al. Vagus nerve stimulation decreases left ventricular contractility in vivo in the human and pig heart. *J Physiol*, **2001**, *534*:547–552.

Lyashkov AE, et al. Cholinergic receptor signaling modulates spontaneous firing of sinoatrial nodal cells via integrated effects on PKAH-dependent Ca^{2+} cycling and IKACh. *Am J Physiol*, **2009**, *297*:949–959.

Maeda S, et al. Structures of the M1 and M2 muscarinic acetylcholine receptor/G-protein complexes. *Science*, **2019**, *364*:552–557.

Matsui M, et al. Mice lacking M2 and M3 muscarinic acetylcholine receptors are devoid of cholinergic smooth muscle contractions but still viable. *J Neurosci*, **2002**, *22*:10627–10632.

May LT, et al. Allosteric modulation of G protein-coupled receptors. *Annu Rev Pharmacol Toxicol*, **2007**, *47*:1–51.

McMurray JJ, Køber LV. End of the road for vagus nerve stimulation? *J Am Coll Cardiol*, **2016**, *68*:159–160.

Mitchelson F. Muscarinic receptor agonists and antagonists: effects on ocular function. *Handb Exp Pharmacol*, **2012**, *208*:263–298.

Moran SP, et al. Targeting muscarinic acetylcholine receptors for the treatment of psychiatric and neurological disorders. *Trends Pharmacol Sci*, **2019**, *40*:1006–1020.

Noaiseh G, et al. Comparison of the discontinuation rates and side-effect profiles of pilocarpine and cevimeline for xerostomia in primary Sjögren's syndrome. *Clin Exp Rheumatol*, **2014**, *32*:575–577.

Oberhauser V, et al. Acetylcholine release in human heart atrium: influence of muscarinic autoreceptors, diabetes, and age. *Circulation*, **2001**, *103*:1638–1643.

Porter SR, et al. An update of the etiology and management of xerostomia. *Oral Surg Oral Med Oral Pathol Oral Radiol Endod*, **2004**, *97*:28–46.

Ramos-Casals M, et al. Treatment of primary Sjögren syndrome: a systematic review. *JAMA*, **2010**, *304*:452–460.

Roth B, et al. Magic shotguns versus magic bullets: selectively non-selective drugs for mood disorders and schizophrenia. *Nat Rev Drug Discov*, **2004**, *3*:353–359.

Schwartz PJ, De Ferrari GM. Sympathetic—parasympathetic interaction in health and disease: abnormalities and relevance in heart failure. *Heart Fail Rev*, **2011**, *16*:101–107.

Thal DM, et al. Crystal structures of the M1 and M4 muscarinic acetylcholine receptors. *Nature*, **2016**, *531*:335–340.

Thomsen M, et al. Physiological roles of CNS muscarinic receptors gained from knockout mice. *Neuropharmacology*, **2018**, *136*:411–420.

Trendelenburg AU, et al. Distinct mixtures of muscarinic receptor subtypes mediate inhibition of noradrenaline release in different mouse peripheral tissues, as studied with receptor knockout mice. *Br J Pharmacol*, **2005**, *145*:1153–1159.

Tryba M, Cook D. Current guidelines on stress ulcer prophylaxis. *Drugs*, **1997**, *54*:581–596.

Vuckovic Z, et al. Crystal structure of the M(5) muscarinic acetylcholine receptor. *Proc Natl Acad Sci USA*, **2019**, *116*:26001–26007.

Wellstein A, Pitschner HF. Complex dose-response curves of atropine in man explained by different functions of M1- and M2-cholinoceptors. *Naunyn Schmiedebergs Arch Pharmacol*, **1988**, *338*:19–27.

Wess J, et al. Muscarinic acetylcholine receptors: mutant mice provide new insights for drug development. *Nature Rev Drug Discov*, **2007**, *6*:721–733.

Capítulo 12

Inibidores e reativadores da anticolinesterase

Palmer Taylor

ACETILCOLINESTERASE
- Estrutura da AChE

INIBIDORES DA ACETILCOLINESTERASE
- Mecanismo de ação molecular dos inibidores da AChE
- Química e relações entre estrutura e atividade
- Base dos efeitos farmacológicos dos inibidores da ChE
- Efeitos nos sistemas fisiológicos
- Administração, distribuição, metabolismo e eliminação
- Toxicologia

USOS TERAPÊUTICOS DOS INIBIDORES DA AChE
- Agentes terapêuticos disponíveis
- Íleo paralítico e atonia da bexiga
- Glaucoma e outras indicações oftalmológicas
- Miastenia grave
- Doença de Alzheimer
- Profilaxia na intoxicação por inibidores da ChE
- Intoxicação por fármacos anticolinérgicos

Acetilcolinesterase

A atividade hidrolítica da AChE interrompe a ação da ACh nas junções das várias terminações nervosas colinérgicas com seus órgãos efetores ou locais pós-sinápticos (ver Cap. 10). As substâncias que inibem a AChE são apropriadamente denominadas anti-ChEs ou inibidores da ChE, uma vez que inibem tanto a AChE quanto a BChE (butirilcolinesterase); no entanto, esses agentes também são chamados de inibidores da AChE. A BChE não é abundante nas sinapses dos terminais nervosos, mas é encontrada no fígado e no plasma, onde metaboliza os ésteres circulantes.

Os inibidores da AChE provocam o acúmulo de ACh nas proximidades das terminações nervosas colinérgicas e, assim, são potencialmente capazes de exercer efeitos equivalentes à estimulação excessiva dos receptores colinérgicos em todo o SNC e no sistema nervoso periférico. Tendo em vista a ampla distribuição dos neurônios colinérgicos entre as espécies animais e a proeminência da ACh entre os neurotransmissores, não é surpreendente que os agentes anti-ChE tenham sido objeto de extensa aplicação como agentes tóxicos, na forma de inseticidas e pesticidas na agricultura, ou como potentes agentes para guerra química. Os reativadores da AChE são particularmente úteis no tratamento de envenenamento por pesticidas ou agentes de terrorismo em instalações de ventilação controlada. Diversos compostos anti-ChE são utilizados como agentes terapêuticos; outros que atravessam a barreira hematencefálica foram aprovados ou estão em fase de estudos clínicos para o tratamento da doença de Alzheimer.

Antes da Segunda Guerra Mundial, apenas os agentes anti-ChE "reversíveis" eram amplamente conhecidos, entre os quais o protótipo *fisostigmina* (Quadro 12-1). Pouco antes e no decorrer da guerra, uma nova classe de substâncias químicas altamente tóxicas, os organofosfatos, foi desenvolvida, primeiramente como inseticidas para agricultura e, posteriormente, como potenciais agentes na guerra química (Everts, 2016). Foi constatado que a extrema toxicidade desses compostos era decorrente da inativação "irreversível" da AChE, resultando em inibição prolongada da enzima. Como as ações farmacológicas dos agentes anti-ChE reversíveis e irreversíveis são qualitativamente semelhantes, serão discutidas aqui como um grupo. As interações dos anti-ChE com outros fármacos que atuam nas sinapses autonômicas periféricas e na junção neuromuscular são descritas nos Capítulos 11 e 13.

Estrutura da AChE

A AChE existe em duas classes gerais de formas moleculares: oligômeros homoméricos simples de subunidades catalíticas (monômeros, dímeros

QUADRO 12-1 ■ HISTÓRIA E PERSPECTIVA

A *fisostigmina*, também denominada *eserina*, é um alcaloide obtido da fava-de-calabar ou fava-de-ordálio, a semente madura seca de *Physostigma venenosum*, uma planta perene encontrada na região tropical da África Ocidental. A fava-de-calabar era outrora utilizada por tribos nativas daquela região como "veneno de ordálio" em julgamentos de bruxaria, nos quais quem morria devido ao veneno era considerado culpado, enquanto quem sobrevivia era considerado inocente. O alcaloide puro foi isolado por Jobst e Hesse em 1864 e denominado *fisostigmina*. A primeira aplicação terapêutica do fármaco ocorreu em 1877 por Laqueur no tratamento do glaucoma, que ainda hoje constitui um de seus usos clínicos. Karczmar (1970) e Holmstedt (2000) apresentaram relatos da história da *fisostigmina*.

Depois que a pesquisa básica esclareceu a base química da atividade da *fisostigmina*, os pesquisadores iniciaram investigações de uma série de ésteres aromáticos substituídos de alquil carbamatos. A *neostigmina* foi introduzida em 1931 por sua ação estimulante sobre o trato GI e, subsequentemente, foi relatada a sua eficácia no tratamento sintomático da miastenia grave.

Após a síntese de cerca de 2 mil compostos, Schrader definiu as exigências estruturais para a atividade inseticida (e, como se aprendeu depois, para a atividade anti-ChE). Um dos compostos dessa série inicial, o paration (um fosforotioato), tornou-se em seguida o inseticida mais amplamente utilizado dessa classe. O malation também contém a ligação tionofósforo encontrada no paration. Antes e no decorrer da Segunda Guerra Mundial, os esforços do grupo de Schrader eram direcionados para o desenvolvimento de agentes para guerra química. A síntese de diversos compostos de toxicidade muito maior que a do paration, como o sarin, o soman e o tabun, foi mantida em segredo pelo governo alemão (Everts, 2016). Investigadores nos países aliados também seguiram o exemplo de Lange e Krueger em 1932 na busca de compostos potencialmente tóxicos. O DFP, sintetizado por McCombie e Saunders, foi amplamente estudado por cientistas britânicos e americanos (Giacobini, 2000).

O impacto ambiental do uso agrícola e não agrícola dos inibidores da AChE está sob escrutínio. Por exemplo, aproximadamente 5×10^5 quilos de malation são usados anualmente nos EUA. O Fish and Wildlife Service dos EUA concluiu recentemente que o malation ameaça a existência de 78 espécies de plantas e animais e afeta adversamente 23 habitats críticos (EPA, 2021).

e tetrâmeros) e associações heteroméricas de subunidades catalíticas com subunidades estruturais (Massoulié, 2000; Taylor, 2021; Taylor et al., 2000). As formas homoméricas são encontradas como espécies

ACh: acetilcolina
AChE: acetilcolinesterase
anti-ChE: anticolinesterase
BChE: butirilcolinesterase
ChE: colinesterase
CDC: Centers for Disease Control and Prevention
CYP: citocromo P450s
DFP: di-isopropilfluorofosfato (di-isopropilfosforofluoridato)
EPA: Environmental Protection Agency
FDA: Food and Drug Administration
GI: gastrintestinal
2-PAM: pralidoxima
OMS: Organização Mundial da Saúde

solúveis na célula, presumivelmente destinadas à exportação ou à associação com a membrana externa da célula, geralmente por meio de um glicofosfolipídeo fixado. Uma forma heteromérica, encontrada principalmente em sinapses neuronais, é um tetrâmero de subunidades catalíticas ligadas por dissulfeto a uma subunidade de 20 kDa ligada a lipídeos e localizado na superfície externa da membrana celular. A outra forma heteromérica consiste em tetrâmeros de subunidades catalíticas, ligadas por ligações dissulfeto a cada um dos três filamentos de uma subunidade estrutural semelhante ao colágeno. Essa espécie molecular, cuja massa aproxima-se de 10^6 Da, está associada à lâmina basal de áreas juncionais neuromusculares do músculo esquelético.

A clonagem molecular revelou que as AChE dos vertebrados são codificadas por um único gene (Schumacher et al., 1986; Taylor, 2021; Taylor et al., 2000). Entretanto, são formados múltiplos produtos gênicos a partir do processamento alternativo do mRNA, que diferem apenas nas suas terminações carboxila; a porção do gene que codifica o cerne catalítico da enzima é invariável. Por conseguinte, pode-se esperar que as espécies individuais da AChE, encontradas em vários tecidos, tenham especificidades idênticas de substratos e inibidores.

Um gene distinto, porém estruturalmente relacionado, codifica a BChE, sintetizada no fígado e encontrada principalmente no plasma (Lockridge, 2015; Lockridge et al., 1987). As ChE definem uma superfamília de proteínas que dividem um modelo estrutural comum, a prega α,β-hidrolase (Cygler et al., 1993). A família inclui diversas esterases, outras hidrolases não encontradas no sistema nervoso e, surpreendentemente, proteínas sem atividade de hidrolase, como a tiroglobulina e membros das famílias da tactina e neuroligina (Taylor et al., 2000).

As estruturas tridimensionais da AChE mostram que o centro ativo é quase centrossimétrico a cada subunidade, residindo na base confinada de uma garganta estreita de cerca de 20 Å de profundidade (Bourne et al., 1995; Sussman et al., 1991). Na base da garganta, estão resíduos da tríade catalítica: Ser^{203}, His^{447}, e Glu^{334} em mamíferos (Figura 12-1). O mecanismo catalítico assemelha-se ao de outras hidrolases; o grupo serina hidroxila torna-se altamente nucleofílico por meio de um sistema de reposição de carga que envolve o ânion carboxilato do glutamato, o imidazol da histidina e a hidroxila da serina (Figura 12-2A).

Durante catálise enzimática da ACh, forma-se um éster com geometria trigonal, um intermediário tetraédrico entre a enzima e o substrato (Figura 12-2A), que sofre colapso em um conjugado acetilenzima, com liberação concomitante da colina. A acetilenzima é muito lábil à hidrólise, resultando na formação de acetato e enzima ativa (Froede e Wilson, 1971; Rosenberry, 1975). A AChE é uma das enzimas mais eficientes conhecidas: uma molécula de AChE tem a capacidade de hidrolisar 6×10^5 moléculas de ACh por minuto, resultando em um tempo de renovação de 100 µs.

Os camundongos nocaute que não possuem o gene que codifica a AChE podem sobreviver em condições de muito suporte e com uma dieta especial, mas exibem tremores contínuos e parada do crescimento (Xie et al., 2000). Os camundongos que carecem seletivamente da expressão de AChE no músculo esquelético, mas têm expressão normal ou quase normal da enzima no cérebro e órgãos inervados pelo sistema nervoso autônomo, podem se reproduzir, mas têm tremores contínuos e grave comprometimento da força muscular esquelética. Em contraste, camundongos que têm redução seletiva de AChE no SNC por meio da

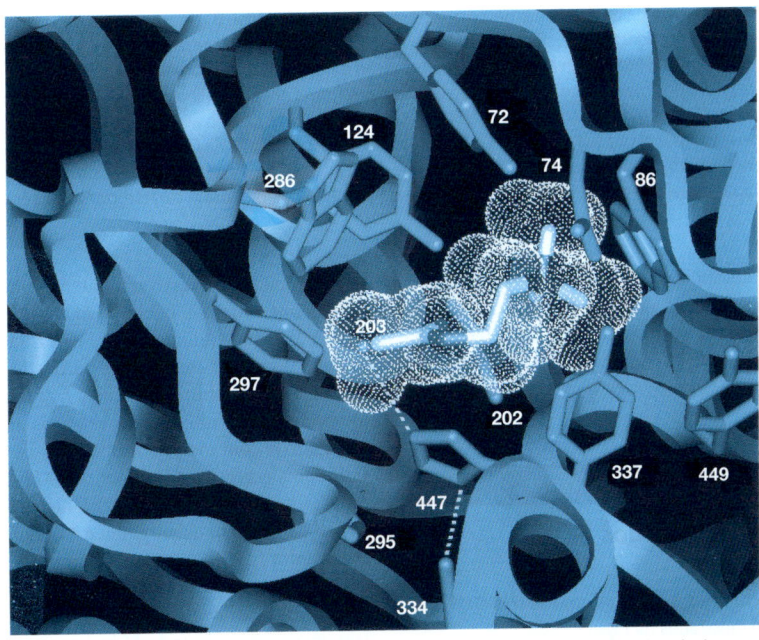

Figura 12-1 *A garganta do centro ativo da AChE de mamíferos vista do portal de entrada do substrato. A ACh ligada é mostrada pela estrutura pontilhada, representando seus raios de van der Waals. É mostrada a estrutura cristalina do centro ativo da ChE do camundongo, que é praticamente idêntica à AChE humana (Bourne et al., 1995). Inclusas estão as cadeias laterais (1) da tríade catalítica: Glu^{334}, His^{447}, Ser^{203} (ligações de hidrogênio assinaladas pelas linhas pontilhadas); (2) da bolsa acila: Phe^{295} e Phe^{297}; (3) sublocalização da colina: Trp^{86}, Glu^{202} e Tyr^{337}; e (4) localização periférica: Trp^{286}, Tyr^{72}, Tyr^{124} e Asp^{74}. As tirosinas 337 e 449 estão mais afastadas do centro ativo, mas provavelmente contribuem para a estabilização de determinados ligantes. A tríade catalítica, o subsítio colina e a bolsa acila localizam-se na base da garganta, enquanto o sítio periférico encontra-se na borda da garganta. A garganta tem 18 a 20 Å de profundidade, com sua base centrossimétrica em relação à subunidade.*

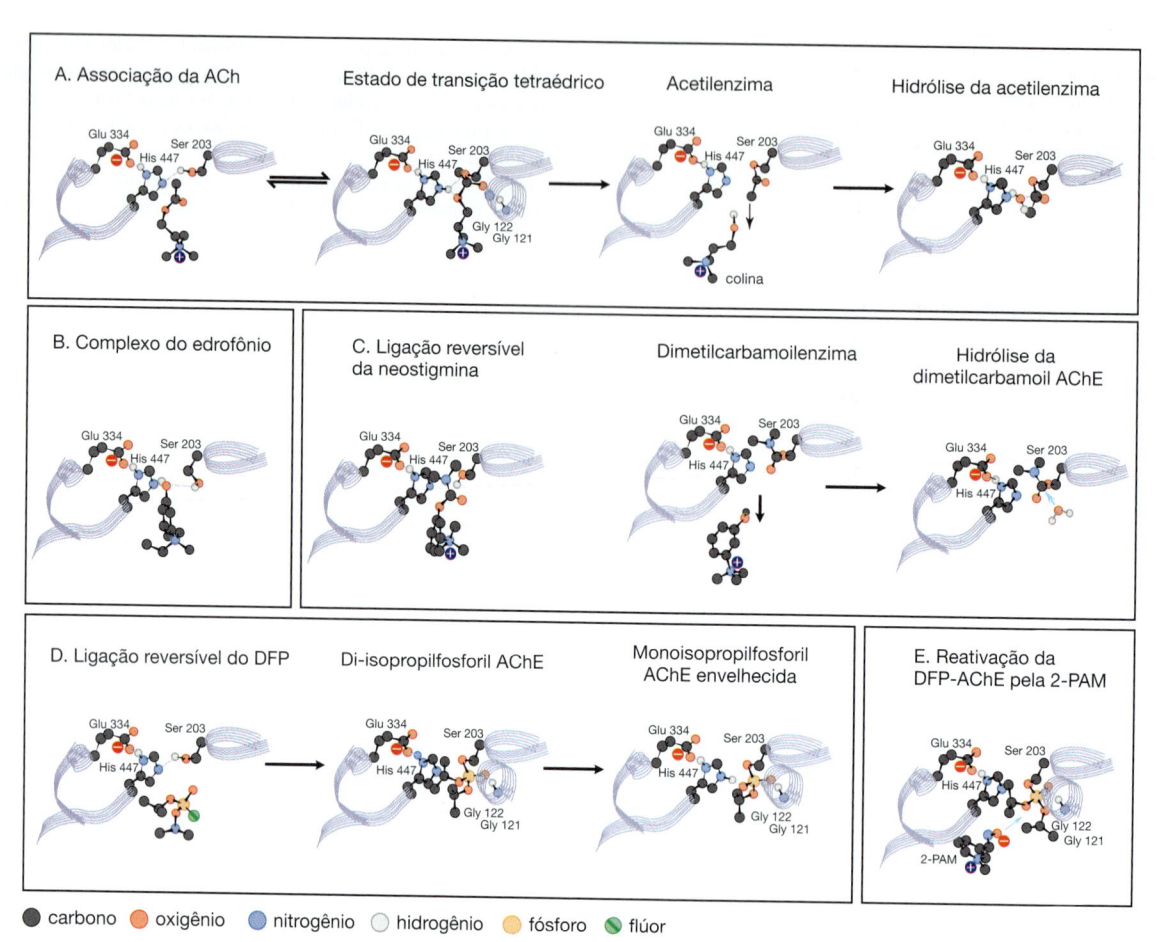

Figura 12-2 *Etapas envolvidas na hidrólise da ACh pela AChE e na inibição e reativação da enzima.* Apenas os três resíduos da tríade catalítica mostrada na Figura 12-1 estão ilustrados. A carga líquida na região está representada por círculos vermelhos e azuis contendo sinais – ou +, respectivamente. As associações e reações representadas são as seguintes: **A**. Catálise da ACh: ligação da ACh, formação do estado de transição tetraédrico, formação da acetilenzima com liberação de colina, hidrólise rápida da acetilenzima, com retorno ao estado original. **B**. Ligação reversível e inibição pelo *edrofônio*. **C**. Reação da *neostigmina* com a AChE e sua inibição: ligação reversível da *neostigmina*, formação da dimetilcarbamoilenzima, hidrólise lenta da dimetilcarbamoilenzima. **D**. Reação do DFP e inibição da AChE: ligação reversível do DFP, formação da di-isopropilfosforilenzima, formação da monoisopropilfosforilenzima envelhecida. A hidrólise da di-isopropilenzima é muito lenta e não é mostrada. A forma envelhecida da monoisopropilfosforilenzima é quase totalmente resistente à hidrólise e à reativação. O estado proposto de transição tetraédrica da hidrólise da ACh assemelha-se aos conjugados formados pelos inibidores de fosfato tetraédrico, sendo responsável por sua potência. Os hidrogênios de ligação amida da Gly121 e da Gly122 estabilizam os oxigênios carbonila e fosforila. **E**. Reativação da di-isopropilfosforilenzima pela 2-PAM. O ataque do fósforo pela 2-PAM na enzima fosforilada forma uma fosfoxima, com regeneração da enzima ativa. As etapas individuais da reação de fosforilação e da reação da oxima foram caracterizadas por espectrometria de massa (Dados de Jennings et al., 2003).

eliminação dos éxons que codificam junções alternativas ou expressões de subunidades estruturais que influenciam a expressão no cérebro não resultam em fenótipo óbvio. Presumivelmente, isso é consequência da ampla resposta adaptativa e da redução compensadora da síntese e armazenamento de ACh e das respostas dos receptores (Camp et al., 2008; Dobbertin et al., 2009).

Inibidores da acetilcolinesterase

Mecanismo de ação molecular dos inibidores da AChE

Os mecanismos de ação dos compostos que tipificam as três classes de agentes anti-ChE também são mostrados na Figura 12-2.

Três domínios distintos na AChE constituem os locais de ligação para os ligantes inibitórios e formam a base para diferenças específicas entre AChE e BChE:

- A bolsa acila no centro ativo
- O subsítio colina do centro ativo
- O local aniônico periférico (Reiner e Radić, 2000; Taylor e Radić, 1994)

Os inibidores reversíveis contendo um cátion quaternário, como o *edrofônio* e a *tacrina*, ligam-se ao subsítio de colina na adjacência do Trp^{86} e do Glu^{202} (Silman e Sussman, 2000) (Figura 12-2B). O *edrofônio* tem duração de ação breve porque tem estrutura quaternária que facilita a rápida eliminação renal e se liga reversivelmente ao centro ativo da AChE. Inibidores reversíveis adicionais, como a *donepezila*, ligam-se com maior afinidade à garganta do centro ativo. Outros inibidores reversíveis, como o *propídio* e a toxina peptídica ofídica, *fasciculina*, ligam-se ao local aniônico periférico na AChE. Esse local reside na margem da garganta e é definido por Trp^{286}, Tyr^{72} e Tyr^{124} (ver Figura 12-1).

Os fármacos que possuem uma ligação carbamoiléster, como a *fisostigmina* e a *neostigmina*, são hidrolisados pela AChE, porém muito mais lentamente que o éster de ACh. A amina quaternária na *neostigmina* e a amina terciária na *fisostigmina* existem como cátions em pH fisiológico. Ao atuar como substratos alternativos da ACh (Figura 12-2C), suas reações com a serina do centro ativo geram progressivamente a enzima carbamoilada. A molécula carbamoil conjugada reside na bolsa acila delineada por Phe^{295} e Phe^{297}. Em contraste com a enzima acetilada, a AChE metilcarbamoilada e a AChE dimetilcarbamoilada são muito mais estáveis (a $t_{1/2}$ para a hidrólise da dimetilcarbamoilenzima é de 15-30 min). O sequestro da enzima em sua forma carbamoilada impede, assim, a hidrólise da ACh catalisada pela enzima por tempo prolongado. Com administração por via sistêmica, a duração da inibição pelos agentes carbamoilantes é de 3 a 4 horas.

Os inibidores organofosfatos, como o DFP, atuam como verdadeiros hemissubstratos, visto que o conjugado resultante com o centro ativo de serina fosforilada ou fosfonilada é extremamente estável (Figura 12-2D). Os inibidores organofosforados exibem uma configuração tetraédrica, que se assemelha ao estado de transição formado na hidrólise dos ésteres carboxilados. À semelhança dos ésteres carboxilados, o oxigênio fosforil liga-se no interior da cavidade oxianiônica do centro ativo. Se os grupos alquila na enzima fosforilada forem etil ou metil, a regeneração espontânea da enzima ativa exige várias horas. Os grupos alquil secundários (como no DFP) ou terciários aumentam ainda mais a estabilidade da enzima fosforilada e, em geral, não se observa uma regeneração significativa da enzima ativa. A estabilidade da enzima fosforilada aumenta ainda mais com o "envelhecimento", que resulta da perda de um dos grupos alquila. Portanto, o retorno da atividade da AChE no conjugado de enzima envelhecido depende em grande parte da biossíntese da nova proteína AChE.

Portanto, os termos *reversível* e *irreversível*, conforme aplicados aos agentes anti-ChE carbamoilados e organofosforados, refletem apenas diferenças quantitativas nas taxas de descarbamoilação ou desfosforilação da enzima conjugada. Ambas as classes químicas reagem de modo covalente com a serina do centro ativo essencialmente da mesma maneira que a ACh na formação da enzima acetilada transitória e de curta duração.

Química e relações entre estrutura e atividade

As relações estrutura-atividade dos fármacos anti-ChE foram extensamente revisadas na literatura científica. Serão considerados aqui apenas os fármacos de interesse terapêutico e toxicológico geral.

Inibidores não covalentes

Apesar de interagirem de forma reversível e não covalente com o local ativo da AChE, esses agentes diferem quanto a sua distribuição no organismo e sua afinidade pela enzima. O *edrofônio*, um fármaco quaternário cuja atividade limita-se às sinapses do sistema nervoso periférico, possui afinidade moderada pela AChE. Seu volume de distribuição é limitado e sua eliminação renal é rápida, o que explica a sua duração curta. Em contrapartida, a *tacrina* e a *donepezila* (Figura 12-3) têm maior afinidade pela AChE, são mais hidrofóbicas e atravessam facilmente a barreira hematencefálica, inibindo a AChE no SNC. Sua partição em lipídeos e a sua maior afinidade pela AChE podem ser responsáveis pela duração mais longa de sua ação.

Inibidores de carbamato "reversíveis"

Os fármacos dessa classe que possuem interesse terapêutico são mostrados na Figura 12-3. Os estudos iniciais demonstraram que a porção essencial da molécula de *fisostigmina* é o metilcarbamato de um fenol amina-substituído. O derivado amônio quaternário *neostigmina* é um composto de potência igual ou maior. A *piridostigmina* é um congênere próximo usado também em pacientes com miastenia grave.

Inibidores carbamoilantes com alta lipossolubilidade (*rivastigmina*) têm duração de ação mais longa, atravessam a barreira hematencefálica e são usados como alternativa no tratamento da doença de Alzheimer

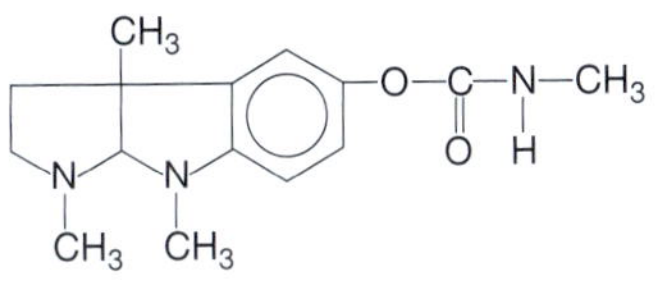

FISOSTIGMINA

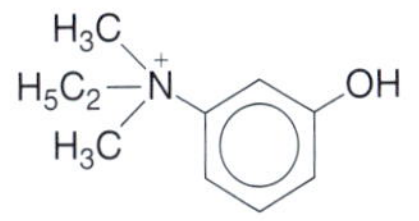

EDROFÔNIO

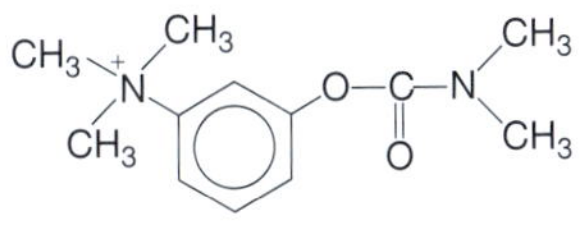

NEOSTIGMINA

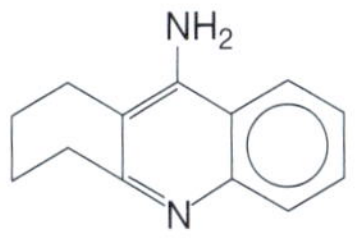

TACRINA

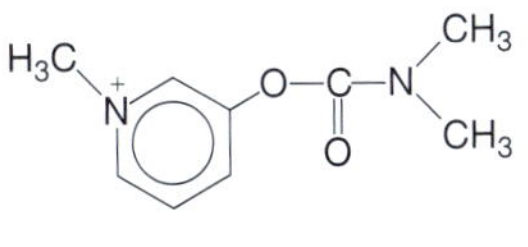

PIRIDOSTIGMINA

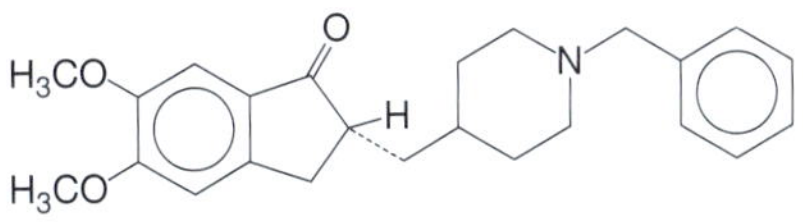

DONEPEZILA

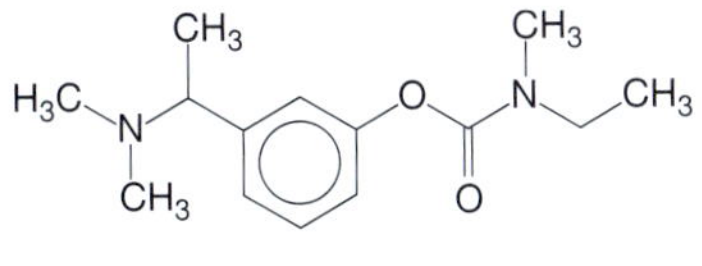

RIVASTIGMINA

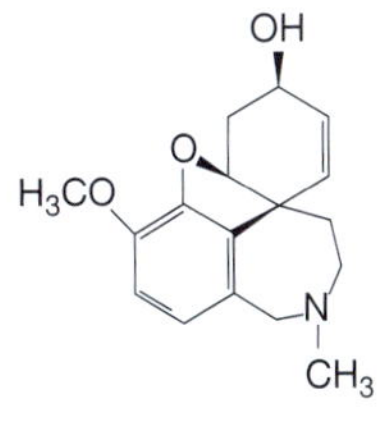

GALANTAMINA

Figura 12-3 *Inibidores de AChE não covalentes e de carbamato "reversíveis" usados na clínica.*

CAPÍTULO 12 INIBIDORES E REATIVADORES DA ANTICOLINESTERASE

(Cummings, 2004) (ver Cap. 21). Os inseticidas carbamatos carbarila, propoxur e aldicarbe, usados extensamente como inseticidas de jardins, inibem a AChE com mecanismo idêntico ao de outros fármacos carbamoilantes. Ainda que mais reversíveis e menos tóxicos, os sintomas são similares aos dos organofosfatos (Eddleston e Clark, 2011; King e Aaron, 2015).

Compostos organofosforados

A fórmula geral dos inibidores da ChE da classe dos organofosforados é apresentada no topo da Tabela 12-1. É possível uma grande variedade de substituintes: R_1 e R_2 podem consistir em grupos alquila, alcóxi, arilóxi, amido, mercaptano ou outros grupos; e o X, o grupo de partida, geralmente uma base conjugada de um ácido fraco, é um grupo haleto, cianeto, tiocianato, fenóxi, tiofenóxi, fosfato, tiocolina ou carboxilato. Para uma compilação dos compostos organofosforados e sua toxicidade, ver Gallo e Lawryk (1991).

O DFP produz uma inativação quase totalmente irreversível da AChE ou de outras esterases por alquilfosforilação. Sua elevada lipossolubilidade, baixa massa molecular e volatilidade facilitam a toxicidade por inalação, absorção transdérmica e penetração no SNC. Após dessulfuração, os inseticidas de uso atual formam o conjugado dimetóxi ou dietoxifosforil da AChE.

Os "gases de nervos" – tabun, sarin, soman e VX – estão entre os agentes tóxicos sintéticos mais potentes conhecidos; em doses da ordem de nanogramas são letais para animais de laboratório. O emprego traiçoeiro desses agentes ocorreu no incidente de Matsumoto, em ataques terroristas no metrô de Tóquio, no Japão, e contra civis por regimes despóticos no Oriente Médio (Council on Foreign Relations, 2013; Dolgin, 2013; King e Aaron, 2015; Nozaki e Aikawa, 1995). Enquanto as estimativas de letalidade no Japão alcançaram 8 e 10 pessoas mortas, as estimativas da Síria variam, alcançando mil indivíduos, com mais de 3 mil apresentando sintomas de intoxicação por organofosfato. Os ataques continuaram em 2017 com a liberação de vapor de sarin por bombas. A toxicidade resulta da inalação e rápida distribuição do sarin no SNC e no sistema nervoso periférico. A absorção dérmica mais lenta do VX foi usada para assassinato político na Malásia em 2017.

Paration e metilparation foram amplamente utilizados como inseticidas devido às suas propriedades favoráveis de baixa volatilidade e estabilidade em solução aquosa. Sua toxicidade aguda e crônica limitou o seu emprego e ambos foram amplamente substituídos por compostos potencialmente menos perigosos para uso doméstico e na jardinagem em todo o mundo. Esses compostos são inativos na inibição da AChE *in vitro*; eles agem através do metabólito ativo, o paraoxon. A substituição do oxigênio fosforilado pelo enxofre é realizada, predominantemente, pelas enzimas do citocromo P450 (CYP) hepático. Essa reação também ocorre no inseto, geralmente com mais eficácia. Outros inseticidas possuindo a estrutura fosforotioato têm sido amplamente usados na agricultura. Estão incluídos *diazinona* e *clorpirifós*. O uso desses inseticidas foi restringido devido a evidências de toxicidade crônica em animais recém-nascidos. Eles também foram proibidos para uso residencial em ambientes fechados ou externos a partir de 2005.

O *malation* também requer conversão de um átomo de enxofre em oxigênio *in vivo*, conferindo resistência a espécies de mamíferos. Além disso, esse inseticida pode ser desintoxicado por hidrólise da ligação carboxiléster por carboxilesterases plasmáticas. A atividade da carboxilesterase plasmática determina a resistência de espécies ao malation: a reação de desintoxicação é muito mais rápida nos mamíferos e nas aves do que nos insetos (Costa et al., 2013). Em anos recentes, o malation tem sido empregado na pulverização aérea de áreas relativamente populosas para controle das moscas que destroem pomares de frutas cítricas no Mediterrâneo e dos mosquitos que abrigam e transmitem vírus prejudiciais aos seres humanos, como o da encefalite do oeste do Nilo.

As evidências de toxicidade aguda do malation surgem principalmente de tentativas de suicídio ou envenenamentos deliberados. A dose letal nos mamíferos é de cerca de 1 g/kg. A exposição cutânea resulta em absorção sistêmica de uma pequena fração (< 10%). O malation é usado topicamente no tratamento da pediculose (piolhos) em casos de resistência à permetrina (CDC, 2015).

Entre os compostos organofosforados de amônio quaternário (grupo D na Tabela 12-1), apenas o *ecotiofato* é clinicamente útil, e limita-se à administração oftálmica. Como uma amina quaternária carregada positivamente, o *ecotiofato* não é volátil e não penetra facilmente na pele.

Base dos efeitos farmacológicos dos inibidores da ChE

Os efeitos farmacológicos característicos dos agentes anti-ChE são devidos principalmente à prevenção da hidrólise catalítica da ACh pela AChE nos sítios de transmissão colinérgica. Em consequência, ocorre acúmulo do transmissor, potencializando a resposta à ACh liberada por impulsos colinérgicos ou de forma espontânea na terminação nervosa. Praticamente todos os efeitos agudos de doses moderadas de organofosfatos são atribuíveis a essa ação. Por exemplo, a miose característica que se segue à aplicação ocular de DFP não é observada após denervação pós-ganglionar crônica do olho, porque, nesse caso, não existe nenhuma fonte para a liberação de ACh endógena. As consequências do aumento de concentração de ACh nas placas terminais motoras dos músculos esqueléticos são peculiares desses locais e discutidas adiante.

Em geral, é possível prever as propriedades farmacológicas dos fármacos anti-ChE conhecendo os locais onde ocorre liberação fisiológica da ACh por impulsos nervosos, o grau de atividade desses impulsos e as respostas dos órgãos efetores correspondentes à ACh (ver Cap. 10). Os anti-ChE têm a capacidade potencial de produzir os seguintes efeitos:

- Estimulação das respostas dos receptores muscarínicos nos órgãos efetores autonômicos;
- Estimulação, seguida de depressão ou paralisia, de todos os gânglios autonômicos e músculo esquelético (ações nicotínicas)
- Estimulação, com depressão subsequente ocasional, de sítios de receptores colinérgicos pré e pós-sinápticos no SNC

Em doses terapêuticas, vários fatores modificam as ações dos agentes anti-ChE. Compostos que têm um grupo amônio quaternário não atravessam facilmente as membranas celulares; por conseguinte, os fármacos anti-ChE pertencentes a essa categoria são pouco absorvidos pelo trato GI ou através da pele e são excluídos do SNC pela barreira hematencefálica após doses moderadas. Por outro lado, tais fármacos atuam de preferência nas junções neuromusculares do músculo esquelético, exercendo sua ação tanto como anti-ChE quanto como agonistas diretos (ver exemplo dos efeitos da neostigmina no músculo esquelético desnervado, abaixo, em Junção neuromuscular). Eles têm efeito comparativamente menor em locais efetores autonômicos e nos gânglios. Em contraste, os fármacos mais lipossolúveis são bem absorvidos após administração oral, exercem efeitos onipresentes em locais colinérgicos periféricos e centrais e podem ser fixados em lipídeos por longos períodos. Os agentes organofosforados lipossolúveis, como os de armas químicas, são bem absorvidos através da pele, enquanto os voláteis são facilmente transferidos através das membranas alveolares nos pulmões (King e Aaron, 2015; Storm et al., 2000).

As ações dos fármacos anti-ChE sobre as células efetoras autonômicas e sobre locais corticais e subcorticais no SNC, onde os receptores de ACh são, em grande parte, do tipo muscarínico, são bloqueadas pela atropina. De forma similar, a atropina bloqueia parte das ações excitatórias dos anti-ChE sobre os gânglios autonômicos, porque tanto receptores nicotínicos quanto muscarínicos estão envolvidos na neurotransmissão ganglionar (ver Capítulo 13).

Efeitos nos sistemas fisiológicos

Os locais de ação dos anti-ChE de importância terapêutica incluem o SNC, o olho, o intestino e a junção neuromuscular da musculatura esquelética; outras ações são de consequências toxicológicas.

Olhos

Quando aplicados localmente à conjuntiva, os fármacos anti-ChE causam hiperemia conjuntival e constrição do músculo esfincter da pupila em torno da margem pupilar da íris (miose) e do músculo ciliar (bloqueio do reflexo de acomodação, com consequente foco para visão de

TABELA 12-1 ■ CLASSIFICAÇÃO QUÍMICA DOS INIBIDORES DA AChE ORGANOFOSFORADOS REPRESENTATIVOS

Fórmula geral:

$$\begin{array}{c} R_1 \\ \diagdown \end{array} \begin{array}{c} O \\ \| \\ P \\ \diagup \diagdown \end{array} \begin{array}{c} \\ R_2 \quad X \end{array}$$

Grupo **A**, X = halogênio, cianeto ou tiocianato; grupo **B**, X = alquiltio, ariltio, alcóxi ou arilóxi; grupo **C**, tionofósforo ou compostos tio-tionofósforo; grupo **D**, amônio quaternário. R_1 pode ser um grupo alquil (fosfonatos), alcóxi (fosforatos) ou alquilamino (fosforamidatos).

GRUPO	FÓRMULA ESTRUTURAL	NOME COMUM, QUÍMICO E OUTROS NOMES	COMENTÁRIOS
A	$i\text{-}C_3H_7O$, $i\text{-}C_3H_7O$, F (fosfato)	DFP; isoflurofato; di-isopropil fluorofosfato	Inativador potente e irreversível
	$(CH_3)_2N$, C_2H_5O, CN	Tabun Etil N-dimetilfosforamidocianidato	"Gás de nervos" extremamente tóxico
	$i\text{-}C_3H_7O$, CH_3, F	Sarin (GB) Metilfosfonofluorato de isopropila	"Gás de nervos" extremamente tóxico
	Pinacolil estrutura, CH_3, F	Soman (GD) Pinacolilmetilfosfonofluorato	"Gás de nervos" extremamente tóxico; maior potencial de ação irreversível/envelhecimento rápido
B	C_2H_5O, H_3C, $S\text{-}C_2H_4N(i\text{-}C_3H_7)_2$	VX O-etil S [2-(di-isopropilamino)etil] metilfosfonotiotato	Agente de nervos potente, de início mais lento, penetrante na pele
	CH_3O, CH_3O, $S\text{-}CHCOOC_2H_5$, $CH_2COOC_2H_5$	Malaoxon O,O-dimetil S-(1,2-dicarboxietil)-fosforotioato	Metabólito ativo do malation
C	C_2H_5O, C_2H_5O, $O\text{-}C_6H_4\text{-}NO_2$ (P=S)	Paration O,O-dietil O-(4-nitrofenil)-fosforotioato	Inseticida agrícola, resultando em numerosos casos de envenenamento acidental; descontinuado em 2003
	C_2H_5O, C_2H_5O, pirimidinil (P=S)	Diazinon, dimpilato O,O-dietil O-(2-isopropil-6-metil-4-pirimidinil) fosforotioato	Inseticida; uso limitado a ambientes agrícolas não residenciais
	H_5C_2O, H_5C_2O, tricloropiridil (P=S)	Clorpirifós O,O-dietil O-(3,5,6-tricloro-2-piridil) fosforotioato	Inseticida; uso limitado a ambientes agrícolas não residenciais
	CH_3O, CH_3O, $S\text{-}CHCOOC_2H_5$, $CH_2COOC_2H_5$ (P=S)	Malation O,O-dimetil S-(1,2-dicarbetoxietil) fosforoditioato	Inseticida amplamente empregado de maior segurança do que o paration ou outros agentes devido à rápida desintoxicação por organismos superiores
D	C_2H_5O, C_2H_5O, $SCH_2CH_2N^+(CH_3)_3$, I^-	Ecotiofato (IODETO DE FOSFOLINA), MI-217 Iodeto de dietoxifosfiniltiocolina	Derivado de colina extremamente potente; administrado localmente no tratamento do glaucoma; relativamente estável em solução aquosa

perto). A miose torna-se aparente em poucos minutos e pode durar de várias horas a dias. Embora a pupila possa ser do tamanho de uma "cabeça de alfinete", ela geralmente se contrai ainda mais quando exposta à luz. O bloqueio da acomodação reflexa é mais transitório e, em geral, desaparece antes do término da miose. A pressão intraocular, quando elevada, geralmente diminui em consequência da facilitação do efluxo do humor aquoso (ver Cap. 69).

Trato GI

Em humanos, a *neostigmina* intensifica as contrações gástricas e aumenta a secreção de ácido gástrico. Após vagotomia bilateral, o efeito da *neostigmina* na motilidade gástrica reduz acentuadamente. A porção inferior do esôfago é estimulada pela *neostigmina*; em pacientes com acalasia acentuada e dilatação do esôfago, o fármaco pode causar aumento salutar no tônus e no peristaltismo.

A *neostigmina* também aumenta a atividade locomotora dos intestinos delgado e grosso; o cólon é particularmente estimulado. A atonia provocada por antagonistas dos receptores muscarínicos ou antes de intervenção cirúrgica pode ser superada, a amplitude e a frequência das ondas propulsoras aumentam e o movimento do conteúdo intestinal é favorecido. É provável que o efeito total dos fármacos anti-ChE sobre a motilidade intestinal represente uma combinação de ações nas células ganglionares do plexo de Auerbach e nas fibras musculares lisas em consequência da preservação da ACh liberada pelas fibras colinérgicas pré-ganglionares e pós-ganglionares, respectivamente (ver Cap. 54).

Junção neuromuscular

A maioria dos efeitos de fármacos anti-ChE potentes sobre o músculo esquelético pode ser explicada com base na inibição da AChE nas junções neuromusculares. Entretanto, existem boas evidências de uma ação direta acessória da *neostigmina* e de outros anti-ChE de amônio quaternário sobre o músculo esquelético. Por exemplo, a injeção intra-arterial de *neostigmina* em um músculo cronicamente denervado, ou em um músculo em que a AChE foi inativada por meio de administração prévia de DFP, causa uma contração imediata, o que não ocorre com a *fisostigmina*.

Em condições normais, um único impulso nervoso em um ramo axônio motor terminal libera ACh em quantidade considerável, capaz de causar uma despolarização localizada (potencial de placa) de magnitude suficiente para iniciar um potencial de ação muscular propagado. A ACh liberada é rapidamente hidrolisada pela AChE, de modo que o tempo de vida da ACh livre no interior da sinapse nervo-músculo (cerca de 200 μseg) é mais curto que o declínio do potencial da placa terminal ou que o período refratário do músculo. Por conseguinte, cada impulso nervoso dá origem a uma única onda de despolarização. Após a inibição da AChE, o tempo de residência da ACh na sinapse aumenta, permitindo a difusão lateral e ciclos de associação-dissociação do transmissor liberado para múltiplos receptores. A estimulação sucessiva de receptores vizinhos ao local de liberação na placa terminal prolonga o tempo de decaimento do potencial da placa terminal. Os quanta liberados por impulsos nervosos individuais não são mais isolados. Essa ação destrói a sincronia entre as despolarizações da placa terminal e o desenvolvimento do potencial de ação. Em consequência, ocorrem excitação assincrônica e fasciculações das fibras musculares. Quando há inibição suficiente da AChE, predomina a despolarização da placa terminal e, em seguida, ocorre bloqueio devido à despolarização (ver Cap. 13). Quando a ACh persiste na sinapse, ela também pode despolarizar o axônio terminal, resultando em disparo antidrômico do neurônio motor; esse efeito contribui para as fasciculações que envolvem toda a unidade motora.

Os fármacos anti-ChE revertem o antagonismo causado pelos bloqueadores neuromusculares competitivos. Contrastando, a *neostigmina* não é eficaz contra a paralisia muscular esquelética causada pelo *suxametônio*, que provoca bloqueio neuromuscular por despolarização; a *neostigmina* aumenta a despolarização e o bloqueio neuromuscular.

Sistema cardiopulmonar

As ações cardiovasculares dos fármacos anti-ChE são complexas porque refletem efeitos tanto ganglionares quanto pós-ganglionares da ACh acumulada no coração e nos vasos sanguíneos, bem como ações no SNC.

O efeito predominante da ação periférica de acúmulo de ACh no coração consiste em bradicardia, resultando em queda do débito cardíaco. A administração de doses mais altas provoca habitualmente uma queda da pressão arterial, como uma consequência dos efeitos das anti-ChE no centro vasomotor do SNC.

Os fármacos anti-ChE aumentam a influência vagal no coração. Isso diminui o período refratário efetivo das fibras musculares atriais e aumenta o período refratário e o tempo de condução nos nós sinoatrial e atrioventricular. Em nível ganglionar, o acúmulo de ACh é inicialmente excitatório nos receptores nicotínicos, mas ocorre bloqueio ganglionar em concentrações mais altas, em consequência da despolarização persistente do nervo pós-sináptico. A ação excitatória sobre as células ganglionares parassimpáticas tende a reforçar a redução do débito cardíaco, enquanto a sequência oposta resulta da ação da ACh sobre as células ganglionares simpáticas. A excitação seguida de inibição também é provocada pela ACh nos centros vasomotores medulares e cardíacos no tronco encefálico. Esses efeitos são ainda mais complicados pela hipoxemia em decorrência das ações broncoconstritoras e secretoras do aumento da ACh no sistema respiratório; por sua vez, a hipoxemia pode reforçar tanto o tônus simpático quanto a descarga de epinefrina induzida por ACh na medula suprarrenal. Portanto, não é surpresa observar um aumento da frequência cardíaca na intoxicação grave por inibidores da ChE. A hipoxemia é, provavelmente, o principal fator na depressão do SNC que surge após grandes doses de agentes anti-ChE.

Ações em outros locais

As glândulas secretoras inervadas por fibras colinérgicas pós-ganglionares incluem glândulas brônquicas, lacrimais, sudoríparas, salivares, gástricas (células G antrais e células parietais), intestinais e acinares pancreáticas. As anti-ChE em baixas doses aumentam as respostas secretoras à estimulação nervosa, e a administração de doses mais altas provoca um aumento efetivo da secreção em repouso.

As anti-ChE aumentam a contração das fibras musculares lisas dos bronquíolos e dos ureteres, e estes últimos podem exibir um aumento da atividade peristáltica.

Administração, distribuição, metabolismo e eliminação

A *fisostigmina* é rapidamente absorvida pelo trato GI, pelo tecido subcutâneo e pelas membranas mucosas. A instilação conjuntival de soluções do fármaco pode resultar em efeitos sistêmicos se não forem adotadas medidas para impedir a absorção pela mucosa nasal (p. ex., compressão do canto interno). A *fisostigmina* administrada por via parenteral é destruída em grande parte dentro de 2 a 3 horas, principalmente por hidrólise enzimática pelas esterases do plasma.

A *neostigmina* e a *piridostigmina* têm baixa absorção via administração oral, tornando necessário ministrar doses orais muito maiores do que as utilizadas por via parenteral. Enquanto a dose parenteral eficaz de *neostigmina* é de 0,5 a 2 mg, a dose oral equivalente pode ser de 15 a 30 mg ou mais. *Neostigmina* e *piridostigmina* também são destruídas pelas esterases do plasma, com meias-vidas de cerca de 1 a 2 horas (Cohan et al., 1976).

Os fármacos anti-ChE organofosfatos com maior risco de toxicidade são os líquidos altamente lipossolúveis; outros, como o sarin, têm alta pressão de vapor, o que aumenta sua dispersão e absorção pulmonar. Os menos voláteis, utilizados geralmente como inseticidas na agricultura (p. ex., diazinona, clorpirifós, malation), geralmente são dispersos na forma de aerossóis ou pós adsorvidos em material inerte e finamente particulado. Por conseguinte, os compostos sofrem rápida absorção através da pele e das mucosas após contato com umidade, pelos pulmões após inalação e pelo trato GI após ingestão (Storm et al., 2000).

Uma vez absorvidos, os organofosfatos são, em sua maioria, excretados quase totalmente como produtos de hidrólise na urina. As esterases plasmáticas e hepáticas são responsáveis pela hidrólise aos ácidos fosfórico e fosfônico correspondentes. Todavia, os CYP são responsáveis pela conversão dos fosforotioatos inativos contendo uma ligação fósforo-enxofre (tiono) em fosforatos com ligação fósforo-oxigênio, resultando em sua ativação. Essas enzimas também desempenham um papel na inativação de certos agentes organofosforados, e sabe-se que diferenças alélicas afetam a velocidade de metabolismo (Furlong, 2007).

Os fármacos anti-ChE organofosfatos são hidrolisados por duas famílias de enzimas: as carboxilesterases e as paraoxonases (esterases A). Essas enzimas são secretadas para o plasma e removem ou hidrolisam um grande número de compostos organofosfatos por meio da clivagem das ligações fosfoéster, anidrido, fosfofluoridrato ou fosforil cianetos. Os substratos naturais das paraoxonases parecem ser lactonas. Além de catalisar a hidrólise de organofosfatos, a isoforma PON1 da paraoxonase associa-se às lipoproteínas de alta densidade e parece desempenhar um papel na remoção de lipídeos oxidados, exercendo, assim, um efeito protetor na aterosclerose e na inflamação (Costa et al., 2013; Harel et al., 2004; Mackness e Mackness, 2015). Existem amplas variações na atividade das paraoxonases entre as espécies animais. Os animais jovens são deficientes em carboxilesterases e paraoxonases, o que pode explicar as toxicidades relacionadas à idade observadas em animais recém-nascidos e que se suspeita serem a base da toxicidade dos organofosfatos em humanos (Padilla et al., 2004).

As carboxilesterases (aliesterases) plasmáticas e hepáticas e a BChE plasmática são inibidas de modo irreversível pelos compostos organofosfats (Costa et al., 2013; Lockridge, 2015); sua capacidade de eliminar os organofosfatos proporciona uma proteção parcial contra a inibição da AChE no sistema nervoso. As carboxilesterases também catalisam a hidrólise do malation e de outros organofosfatos que contêm ligações carboxiléster, tornando-os menos ativos ou até inativos. Como as carboxilesterases são inibidas pelos organofosfatos, a toxicidade da exposição simultânea a dois inseticidas organofosforados pode ser sinérgica.

Toxicologia

Extensão do problema

Os aspectos toxicológicos dos agentes anti-ChE têm importância prática para o médico. Além dos casos de intoxicação acidental em decorrência do uso e da fabricação de compostos organofosforados como inseticidas para a agricultura, devido a sua disponibilidade, esses agentes têm sido utilizados com frequência com propósitos homicidas e suicidas. Os organofosfatos são responsáveis por até 80% das internações relacionadas com pesticidas. A OMS reconhece a intoxicação por pesticidas como um problema global disseminado e associado a mais de 300 mil mortes por ano; a maioria dos casos de intoxicação ocorre no Sudeste Asiático (Eddleston e Chowdhury, 2015; Eddleston e Clark, 2011). A exposição ocupacional ocorre mais comumente pelas vias dérmica e pulmonar, enquanto a ingestão oral é mais frequente nos casos de intoxicação não ocupacional.

Fontes de informações

Nos Estados Unidos, a EPA, como resultado das avaliações de risco revisadas e do Food Quality Protection Act de 1996, incluiu vários inseticidas organofosfatos, como diazinona e clorpirifós, na categoria de uso restrito ou proibido de produtos de consumo para uso domiciliar e de jardinagem. A principal preocupação se relaciona com a exposição de grávidas, lactentes e crianças, porque o sistema nervoso em desenvolvimento pode ser particularmente suscetível a alguns desses agentes (Eaton et al., 2008). O National Pesticide Information Center (http://npic.orst.edu/) e os Office of Pesticide Programs da EPA (https://www.epa.gov/pesticides) fornecem atualizações frequentes em relação à classificação dos pesticidas organofosfatos, reavaliações de sua tolerância, assim como revisões de avaliações de risco, através de seus *sites*.*

Intoxicação aguda

A intoxicação aguda por anti-ChE manifesta-se por sinais e sintomas muscarínicos e nicotínicos e, com exceção dos compostos quaternários catiônicos de baixa lipossolubilidade, por sinais relacionados com o SNC. Efeitos sistêmicos aparecem minutos depois da inalação de vapores ou aerossóis, enquanto o início dos sintomas é mais demorado após

absorção GI e percutânea. A duração dos sintomas tóxicos é determinada, em grande parte, pelas propriedades do composto: a sua lipossolubilidade, a necessidade ou não de ser ativado para formar o oxon, a estabilidade da ligação organofosfato-AChE e o fato de ter ocorrido ou não o "envelhecimento" da enzima fosforilada.

Após exposição local a vapores ou aerossóis ou após a sua inalação, os efeitos oculares e respiratórios geralmente são os primeiros a aparecer. As manifestações oculares consistem em miose acentuada, dor ocular, congestão conjuntival, diminuição da visão, espasmo ciliar e dor no supercílio. Em caso de absorção sistêmica aguda, a miose pode não ser evidente, devido à descarga simpática que ocorre em resposta à hipotensão. Além da rinorreia e da hiperemia das vias respiratórias superiores, a resposta respiratória inclui sensação de aperto no tórax e sibilância, causadas pela combinação de broncoconstrição e aumento da secreção brônquica. Os sintomas GI, que são os primeiros a ocorrer após a ingestão, incluem anorexia, náuseas, êmese, cólicas abdominais e diarreia. Com absorção percutânea de líquidos, em geral os primeiros sintomas são sudorese localizada e fasciculações musculares na adjacência imediata. A intoxicação grave manifesta-se por salivação extrema, defecação e micção involuntárias, sudorese, lacrimejamento, ereção peniana, bradicardia e hipotensão.

As ações nicotínicas nas junções neuromusculares da musculatura esquelética geralmente consistem em cansaço e fraqueza generalizada, contrações involuntárias, fasciculações dispersas e, por fim, fraqueza intensa e paralisia. A consequência mais grave é a paralisia dos músculos respiratórios.

Um amplo espectro de efeitos da inibição aguda da AChE no SNC inclui confusão, ataxia, fala arrastada, perda dos reflexos, respiração de Cheyne-Stokes, convulsões generalizadas, coma e paralisia respiratória central. As ações sobre o centro vasomotor e outros centros cardiovasculares no bulbo resultam em hipotensão.

O tempo até a ocorrência de morte após uma única exposição aguda pode variar de menos de 5 minutos a quase 24 horas, dependendo da dose, da via e do agente. A causa primária da morte é a insuficiência respiratória, em geral acompanhada de um componente cardiovascular secundário. As ações muscarínicas e nicotínicas periféricas, bem como as centrais, contribuem para o comprometimento respiratório; os efeitos incluem laringospasmo, broncoconstrição, aumento das secreções traqueobrônquicas e salivares, comprometimento do controle voluntário do diafragma e dos músculos intercostais. A pressão arterial pode cair para níveis alarmantemente baixos, e a hipoxemia pode resultar em arritmias cardíacas.

Os sintomas tardios, que aparecem depois de 1 a 4 dias e se caracterizam por níveis sanguíneos baixos persistentes de ChE e fraqueza muscular intensa, são denominados *síndrome intermediária* (Lotti, 2002). Neurotoxicidade tardia e convulsões recorrentes também podem ser evidentes após intoxicação grave (discutido adiante em "Reativação e distribuição").

Diagnóstico e tratamento

O diagnóstico de intoxicação aguda grave por anti-ChE é facilmente estabelecido com base na anamnese e nos sinais e sintomas característicos. Em casos suspeitos de intoxicação aguda ou crônica mais leve, a determinação da atividade da AChE nas hemácias e da BChE no plasma, em geral, estabelece o diagnóstico (Storm et al., 2000). Apesar de esses valores variarem consideravelmente na população normal, eles com frequência estão bem abaixo da faixa normal de antes dos sintomas serem evidentes.

A *atropina* em doses suficientes (descrita mais adiante neste capítulo) antagoniza efetivamente as ações nos locais receptores muscarínicos, incluindo aumento das secreções traqueobrônquica e salivar, broncoconstrição e bradicardia. São necessárias doses maiores para obter concentrações apreciáveis de *atropina* no SNC. Ela praticamente carece de efeito contra o comprometimento neuromuscular periférico, que pode ser revertido com *pralidoxima* (2-PAM), um reativador da colinesterase.

Na intoxicação moderada ou grave com um organofosforado anti-ChE, a dose recomendada de 2-PAM para adultos é de 1 a 2 g, na forma

---

*N. de T. No Brasil, essa função deve ser realizada pela Anvisa. O leitor tem acesso às informações no portal: www.gov.br/anvisa/pt-br/assuntos/agrotoxicos.

de infusão intravenosa lenta. Se a fraqueza não for revertida ou se houver recidiva depois de 20 a 60 minutos, deve-se repetir a dose. O tratamento precoce é muito importante para assegurar que a oxima alcance a AChE fosforilada enquanto ela ainda pode ser reativada. Muitos dos alquilfosfatos são extremamente lipossolúveis e, caso já tenha ocorrido uma distribuição extensa no organismo e haja necessidade de dessulfuração para a inibição da AChE, a toxicidade irá persistir.

Medidas gerais de suporte são importantes e incluem:

- Interrupção da exposição pela remoção do paciente ou uso de uma máscara de gás se a atmosfera permanecer contaminada, retirada e destruição das roupas contaminadas, lavagem abundante da pele e das mucosas contaminadas com água, ou lavagem gástrica
- Manutenção das vias aéreas desobstruídas, incluindo aspiração endobrônquica
- Assistência ventilatória e se necessário, administração de O_2
- Alívio das convulsões persistentes com diazepam (5-10 mg, IV)
- Tratamento do choque

A *atropina* deve ser administrada em doses suficientes para atravessar a barreira hematencefálica. Após a administração inicial de 2 a 4 mg por via intravenosa (se possível; se não, por via intramuscular), administrar 2 mg a cada 5 a 10 minutos até o desaparecimento dos sintomas muscarínicos, caso reapareçam, ou até o aparecimento de sinais de toxicidade da atropina. Podem ser necessários mais de 200 mg no primeiro dia. Em seguida, deve-se manter fármacos reativadores de AChE e um leve grau de bloqueio atropínico enquanto os sintomas forem evidentes.

Embora o sítio esterásico fosforilado da AChE sofra regeneração hidrolítica em uma velocidade lenta ou insignificante, fármacos nucleofílicos, como a hidroxilamina (NH_2OH), os ácidos hidroxâmicos (RCONH-OH) e as oximas (RCH=NOH), reativam a enzima de forma mais rápida do que a hidrólise espontânea. Froede e Wilson (1971) argumentaram que a reativação seletiva poderia ser obtida por um nucleófilo dirigido para o local, onde a interação de um nitrogênio quaternário com o subsítio negativo do centro ativo colocaria o nucleófilo em estreita aposição ao fósforo conjugado. A oxima é orientada proximalmente para efetuar um ataque nucleofílico sobre o fósforo; forma-se uma fosforiloxima, regenerando a enzima (Figura 12-2E).

Várias aldoximas *bis*-quaternárias são ainda mais potentes como reativadores para intoxicação por inseticida e agente nervoso, e os exemplos incluem *obidoxima* e HI-6, que são usados na Europa como antídotos (Steinritz et al., 2016). Contudo, esses compostos não atravessam a barreira hematencefálica, limitando sua eficácia ao sistema nervoso periférico. O estado de ionização oximato das oximas é o nucleófilo atuante. A penetração aprimorada da barreira hematencefálica é alcançada com oximas anfipáticas (Chambers, 2020) ou oximas zwitteriônicas (Shyong et al., 2021; Taylor, 2021), em que uma espécie neutra e as espécies de ionização catiônica, aniônica e zwitteriônica estão em rápido equilíbrio, permitindo o acesso ao SNC e à periferia, além da seletividade do alvo (Shyong et al., 2021).

Certos conjugados de AChE fosforilados podem sofrer um processo bastante rápido de "envelhecimento", tornando-se complemente resistentes aos reativadores em alguns minutos ou horas. O envelhecimento é decorrente da perda de um grupo alcóxi, gerando uma monoalquil ou monoalcoxifosforil-AChE muito mais estável (Figuras 12-2D e 12-2E). Os compostos organofosforados que contêm grupos alcóxi terciários, como o soman, têm mais tendência a sofrer envelhecimento do que os congêneres que contêm os grupos alcóxi primários ou secundários. As oximas não são eficazes para antagonizar a toxicidade dos inibidores carbamoil éster de hidrólise mais rápida; como a própria 2-PAM possui fraca atividade de anti-ChE, ela não é recomendada para o tratamento da superdosagem de *neostigmina* ou *fisostigmina* ou da intoxicação por inseticidas carbamoilantes, como o carbaril.

Reativação e distribuição

A ação de reativação das oximas *in vivo* é mais acentuada na junção neuromuscular esquelética. Os efeitos de antídoto são menos notáveis nos locais efetores autonômicos, e o grupo amônio quaternário limita a entrada no SNC (Eddleston e Clark, 2011; Shyong et al., 2021).

Como altas doses ou acúmulo de oximas inibem a AChE e causam bloqueio neuromuscular, o organofosforado agressor deve ser identificado. O tratamento com antídoto atual para exposição a organofosfatos devida a guerras ou terrorismo inclui *atropina* parenteral, uma oxima (2-PAM, HI-6 ou *obidoxima*), e *diazepam* ou *midazolam* como anticonvulsivantes (King e Aaron, 2015). A entrada da oxima no SNC ainda é limitada, uma vez que a célula endotelial capilar contém transportadores de extrusão que limitam a entrada nas sinapses colinérgicas funcionais. As oximas reativadoras são facilmente eliminadas pelos rins e, portanto, doses repetidas são recomendadas. Assim, um inibidor de transporte que limita a extrusão cerebral do antídoto e atrasa sua eliminação renal pode constituir melhorias na terapia com antídotos (Shyong et al., 2021).

Estão sendo desenvolvidas formas de administração parenteral de BChE e de paraoxonases e fosfotriesterases expressas por DNA recombinante com mutações selecionadas, para eliminar o organofosfato no seu local de entrada ou no plasma antes que alcance os tecidos periféricos e centrais (Cerasoli et al., 2005; Mata et al., 2014; Worek et al., 2014). Os removedores de enzimas catalíticas são limitados por suas estabilidades no campo de uso, sua distribuição lenta a partir de locais intramusculares e custos de produção de proteínas catalíticas com alta renovação.

Certos agentes organofosforados anti-ChE contendo flúor (p. ex., DFP, mipafox) podem induzir neurotoxicidade tardia compartilhada com os triarilfosfatos, dos quais o fosfato de triortocresil (TOCP) é o exemplo clássico. O quadro clínico é uma polineuropatia de longo prazo manifestada inicialmente por distúrbios sensoriais, ataxia, fadiga muscular e espasmos. Nos casos graves, a fraqueza pode progredir para paralisia flácida e perda de massa muscular. A toxicidade desta polineuropatia tardia induzida por organofosfato é devida a uma esterase distinta, denominada *esterase neurotóxica* (Johnson, 1993). Essa enzima possui especificidade para ésteres hidrofóbicos, porém o seu substrato natural e a sua função permanecem desconhecidos (Glynn, 2006; Read et al., 2009).

Usos terapêuticos dos inibidores da AChE

O uso atual dos fármacos anti-AChE limita-se a quatro condições periféricas:

- Atonia do músculo liso do trato intestinal e da bexiga
- Glaucoma, via instilação de gotas no olho
- Miastenia grave, via terapia parenteral e oral
- Reversão da paralisia dos bloqueadores neuromusculares competitivos, por via parenteral

Os inibidores da ChE de ação longa e hidrofóbicos são os únicos inibidores com eficácia documentada, ainda que limitada, no tratamento dos sintomas de demência da doença de Alzheimer. A *fisostigmina*, cuja duração de ação é mais curta, é usada no tratamento da intoxicação por *atropina* e por vários fármacos com efeitos adversos anticolinérgicos (ver adiante); também está indicada para o tratamento da ataxia de Friedreich ou outras ataxias hereditárias. O *edrofônio* tem sido utilizado para interromper ataques de taquicardia supraventricular paroxística.

Agentes terapêuticos disponíveis

Os compostos descritos aqui são aqueles comumente utilizados como anti-ChE e reativadores da ChE nos Estados Unidos. As preparações usadas exclusivamente para fins oftalmológicos estão descritas no Capítulo 74. As dosagens convencionais e as vias de administração são fornecidas na discussão das aplicações terapêuticas (ver adiante).

O *salicilato de fisostigmina* está disponível para injeção. A pomada oftálmica de *sulfato de fisostigmina* e a solução oftálmica de *salicilato de fisostigmina* também estão disponíveis. O *brometo de piridostigmina* está disponível para uso oral ou parenteral. O *brometo de neostigmina* está disponível para uso oral. O *metilsulfato de neostigmina* é comercializado para injeção parenteral. O *cloreto de ambenônio* está disponível para uso oral. A *tacrina, donepezila, rivastigmina* e *galantamina* foram aprovadas para o tratamento da doença de Alzheimer.

O *cloreto de pralidoxima* é o único reativador da AChE atualmente disponível nos Estados Unidos e pode ser obtido em formulação parenteral. O HI-6 está disponível em vários países da Europa e do Oriente Médio.

AMBENÔNIO

PRALIDOXIMA (2-PAM)

Íleo paralítico e atonia da bexiga

Para o tratamento dessas duas afecções, a *neostigmina* é geralmente preferida entre os fármacos anti-ChE. Os agonistas muscarínicos de ação direta (ver Cap. 11) são empregados para os mesmos propósitos.

A *neostigmina* é utilizada para aliviar a distensão abdominal e a pseudo-obstrução colônica aguda provocada por uma variedade de causas clínicas e cirúrgicas (Ponec et al., 1999). A dose subcutânea habitual de *metilsulfato de neostigmina* para o íleo paralítico pós-operatório é de 0,5 mg administrada conforme necessário. A atividade peristáltica começa 10 a 30 minutos após a administração parenteral, enquanto para o *brometo de neostigmina* (15-30 mg) são necessárias 2 a 4 horas após a administração oral. Pode ser necessário ajudar a evacuação com pequeno enema baixo ou gás através de uma sonda retal.

Quando a *neostigmina* é utilizada no tratamento da atonia do músculo detrusor da bexiga, ocorre alívio da disúria pós-operatória. O fármaco é administrado em dosagem e de forma similar à do tratamento do íleo paralítico. A *neostigmina* não deve ser utilizada em casos de obstrução do intestino ou da bexiga, na presença de peritonite, nos casos de dúvida quanto à viabilidade do intestino ou quando a disfunção intestinal resulta de doença inflamatória intestinal.

Glaucoma e outras indicações oftalmológicas

O glaucoma é uma doença complexa caracterizada pelo aumento da pressão intraocular. Quando a pressão é alta o suficiente e persistente, ela leva ao dano do disco óptico na junção do nervo óptico com a retina, podendo resultar em cegueira irreversível. Dos três tipos de glaucoma – primário, secundário e congênito –, os fármacos anti-AChE são valiosos no tratamento do tipo primário, bem como de determinadas categorias do tipo secundário (p. ex., glaucoma afásico, após extração de catarata); o glaucoma congênito raramente responde a qualquer tratamento que não o cirúrgico. O glaucoma primário é subdividido nos tipos de ângulo fechado (congestivo agudo) e de ângulo aberto (simples crônico), com base na configuração do ângulo da câmara anterior onde ocorre reabsorção do humor aquoso.

O glaucoma de ângulo fechado é quase sempre uma emergência clínica em que os fármacos são essenciais para o controle do episódio agudo, enquanto o controle em longo prazo é frequentemente cirúrgico (p. ex., iridectomia periférica ou completa). Já o glaucoma de ângulo aberto tem início insidioso e gradual e geralmente não apresenta melhora com a cirurgia; nesse tipo, o controle da pressão intraocular geralmente depende de tratamento farmacológico contínuo.

Como os agonistas colinérgicos e os inibidores da ChE também bloqueiam a acomodação e induzem miopia, quando instilados no olho, esses fármacos provocam borramento transitório da visão para longe, limitação da acuidade visual com pouca luz e perda da visão na margem. Com a administração prolongada dos agonistas colinérgicos e de anti-ChE, o comprometimento da visão diminui. Apesar disso, outros fármacos sem esses efeitos adversos, como os análogos das prostaglandinas, os antagonistas dos receptores β-adrenérgicos e os inibidores de anidrase carbônica, tornaram-se os tratamentos tópicos primários para os glaucomas de ângulo aberto. Os inibidores da AChE são reservados para as condições crônicas em que os pacientes se tornam refratários aos fármacos mencionados. O tratamento tópico com inibidores da ChE de ação longa, como o *ecotiofato*, origina sintomas característicos de inibição sistêmica da ChE. (Para um relato completo do uso de anti-ChE na terapia ocular, ver Cap. 74.)

Miastenia grave

A miastenia grave é uma doença neuromuscular de etiologia genética complexa caracterizada por exacerbações e remissões de fraqueza e acentuada fatigabilidade do músculo esquelético (Drachman, 1994; Renton et al., 2015).

A importância relativa dos defeitos pré e pós-juncionais na miastenia grave era desconhecida até Patrick e Lindstrom (1973) constatarem que coelhos imunizados com receptor nicotínico desenvolveram fraqueza muscular e dificuldades respiratórias que se assemelhavam aos sintomas da miastenia grave. Esse modelo animal estimulou uma intensa investigação sobre a possibilidade de a doença natural representar uma resposta autoimune dirigida para o receptor de ACh. São detectados anticorpos antirreceptores no soro de 90% dos pacientes com a doença, embora o estado clínico deles não exiba uma correlação precisa com os títulos de anticorpos (Drachman, 1994). As sequências na subunidade do receptor α_1 de ACh, que constituem a principal região imunogênica, estão bem definidas (Lindstrom, 2008).

O quadro que se determina é o de que a miastenia grave é causada por uma resposta autoimune principalmente contra o receptor de ACh na placa terminal pós-juncional. Esses anticorpos reduzem o número de receptores detectáveis por ensaios de ligação a α-neurotoxina de serpente (Fambrough et al., 1973) ou por medidas eletrofisiológicas da sensibilidade à ACh (Drachman, 1994). Imunocomplexos e anormalidades ultraestruturais pronunciadas aparecem na fenda sináptica, aumentando a degradação dos receptores por meio de lise mediada pelo complemento na placa terminal.

Em um subgrupo de cerca de 10% de pacientes que manifestam a síndrome miastênica, a fraqueza muscular tem uma base congênita em vez de autoimune. A caracterização das bases bioquímicas e genéticas da condição congênita demonstrou mutações no receptor da ACh que afetam a ligação ao ligante; a cinética e a duração de abertura do canal; a biossíntese do receptor; e a localização sináptica de receptores (Engel et al., 2012; Sine e Engel, 2006). Outras mutações ocorrem como uma deficiência na forma da AChE que contém a unidade "cauda semelhante ao colágeno", nos transportadores pré-sinápticos envolvidos na captação da colina e no armazenamento vesicular de ACh. Em pacientes miastênicos, a identificação da mutação no complemento de proteínas sinápticas é essencial para determinar se um tratamento farmacológico específico é necessário.

Diagnóstico

Embora o diagnóstico de miastenia grave autoimune geralmente possa ser estabelecido com base na anamnese e nos sinais e sintomas, pode ser difícil diferenciá-la de determinadas doenças neurastênicas, infecciosas, endócrinas, congênitas, neoplásicas e neuromusculares degenerativas. Todavia, na miastenia grave autoimune, a medicação com anti-ChE neutraliza as deficiências mencionadas acima e aumenta a força muscular drasticamente. O teste com *edrofônio* no diagnóstico inicial fundamenta-se nessas respostas. O teste do *edrofônio* é feito pela injeção IV rápida de 2 mg de *cloreto de edrofônio*, seguida, após 45 segundos, de 8 mg adicionais se a primeira dose não tiver surtido efeito. A resposta positiva consiste em breve melhora na força não acompanhada de fasciculação da língua (a qual geralmente ocorre nos pacientes não miastênicos).

A administração de uma dose excessiva de anti-ChE resulta em *crise colinérgica*. A condição é caracterizada por fraqueza em consequência da despolarização generalizada da placa motora terminal; outros sintomas resultam da estimulação excessiva dos receptores muscarínicos.

A fraqueza decorrente do bloqueio de despolarização pode se assemelhar à fraqueza miastênica, que se manifesta quando a medicação anti-ChE é insuficiente. Fazer a distinção tem importância prática óbvia, porque a primeira é tratada pela suspensão do fármaco anti-ChE, e a segunda, pela sua administração. A detecção de anticorpos antirreceptores no plasma ou em biópsias de músculo é amplamente utilizada atualmente para estabelecer o diagnóstico.

Tratamento da miastenia grave

Piridostigmina, *neostigmina* e *ambenônio* são os fármacos anti-ChE padrão utilizados no tratamento sintomático da miastenia grave. Todos podem aumentar a resposta do músculo miastênico a impulsos nervosos repetitivos, principalmente pela preservação da liberação da ACh endógena. Após a inibição da AChE, os receptores em uma área de corte transversal maior da placa terminal são presumivelmente expostos a concentrações de ACh suficientes para a abertura dos canais e a produção de um potencial de placa terminal pós-sináptico.

Exacerbações e remissões imprevisíveis do estado miastênico podem exigir um ajuste da dose. A *piridostigmina* está disponível em comprimidos de liberação prolongada, contendo um total de 180 mg, dos quais 60 mg são liberados imediatamente e 120 mg são liberados no decorrer de várias horas; esse preparado é útil para manter pacientes por períodos de 6 a 8 horas, porém deve ser reservado para uso ao deitar. Os efeitos adversos muscarínicos cardiovasculares e GI dos fármacos anti-ChE geralmente podem ser controlados com *atropina* ou outros anticolinérgicos (ver Cap. 11). Todavia, esses anticolinérgicos mascaram muitos efeitos adversos de uma dose excessiva de anti-ChE. A maioria dos pacientes desenvolve tolerância aos efeitos muscarínicos. Diversos fármacos, incluindo os curarizantes e certos antibióticos e anestésicos gerais, interferem na transmissão neuromuscular (ver Cap. 13); seu uso em pacientes com miastenia grave exige o ajuste apropriado da dose de anti-ChE e outras precauções.

Outras medidas terapêuticas são essenciais no tratamento dessa doença. Os glicocorticoides promovem uma melhora clínica em uma alta porcentagem de pacientes. Todavia, quando o tratamento com esteroides é mantido por períodos prolongados, pode haver uma elevada incidência de efeitos adversos (ver Cap. 50). A instituição do tratamento com esteroides aumenta a fraqueza muscular; entretanto, à medida que o paciente melhora com a administração contínua de esteroides, as doses dos fármacos anti-ChE podem ser reduzidas (Drachman, 1994). Outros imunossupressores, como a *azatioprina* e a *ciclosporina* e doses altas de *ciclofosfamida* (Drachman et al., 2008), também têm sido benéficos em casos refratários (ver Cap. 39). A timectomia deve ser considerada na miastenia associada à timoma ou quando a doença não é adequadamente controlada pelos fármacos anti-ChE e esteroides. Como o timo contém células mioides com receptores nicotínicos (Schluep et al., 1987) e um grupo predominante de pacientes apresenta anormalidades tímicas, é possível que o timo seja responsável pela patogênese inicial. O timo também constitui a fonte de células T auxiliares autorreativas.

Doença de Alzheimer

Em pacientes com demência progressiva do tipo Alzheimer, foi observada uma deficiência de neurônios colinérgicos intactos, particularmente daqueles que se estendem a partir das áreas subcorticais, como o núcleo basal (ver Cap. 21). Utilizando uma base racional semelhante àquela usada em outras doenças degenerativas do SNC, foi investigado um tratamento para aumentar as concentrações de neurotransmissores colinérgicos e outros no SNC.

Em 1993, a FDA aprovou o uso da *tacrina* (tetra-hidroaminoacridina) na doença de Alzheimer leve a moderada, mas a elevada incidência de aumento da alanina-aminotransferase e de hepatotoxicidade limitou a utilidade desse fármaco.

Na sequência, foi aprovada para uso clínico a *donepezila*, que se tornou o fármaco primário para o tratamento em vários países (Lee et al., 2015). No início, é administrada uma dose diária de 5 mg; se tolerada, aumenta-se para até 10 mg para condições de leves a moderadas. Ensaios clínicos recentes com doença de Alzheimer moderada a grave confirmaram o benefício de 23 mg/dia na forma de liberação retardada. A maioria dos estudos foi feita em períodos de 24 semanas, embora o tempo de tratamento tenha sido prolongado, geralmente estendendo o tratamento basal, mas sem melhora adicional ou mesmo algum declínio após 6 meses. Os efeitos adversos foram atribuídos à estimulação colinérgica periférica excessiva e incluiu nasofaringite, diarreia, náuseas e êmese. A observação de ocorrência de rabdomiólise requer a descontinuação do tratamento. O cotratamento com *memantina* não resultou em melhora significativa comparado ao tratamento com dose mais alta de *donepezila* (Howard et al., 2012).

A *rivastigmina*, um inibidor de carbamilação mais lipossolúvel e de ação prolongada, está aprovada para uso nos Estados Unidos e na Europa na forma oral e de adesivo cutâneo. Embora tenha efeitos adversos semelhantes aos de outros inibidores de ChE, a *rivastigmina* tem maior incidência de fatalidades do que outros inibidores de ChE usados nas demências de Alzheimer (Ali et al., 2015). Não foi determinado se o aumento está relacionado ao mau uso da forma transcutânea de administração. A *galantamina* é outro fármaco aprovado pela FDA para as demências de Alzheimer, atuando como inibidor reversível de AChE com perfil de efeitos adversos similar ao da *donepezila*.

Esses três inibidores de ChE, que têm a afinidade e a hidrofobicidade necessárias para atravessar a barreira hematencefálica e demonstram duração de ação prolongada, constituem o tratamento atual junto com um aminoácido excitatório que mimetiza o transmissor (*memantina*). Esses fármacos não modificam a doença e não possuem ações bem documentadas na patologia da doença de Alzheimer. Entretanto, o conjunto de evidências indica que retardam o declínio das funções cognitivas e as manifestações comportamentais por um tempo limitado (ver Cap. 21). Os sintomas associados, como a depressão, podem ser preferencialmente retardados (Lu et al., 2009). A pesquisa clínica atual tem foco nas ações sinérgicas de inibir os processos inflamatórios ou neurodegenerativos, em associar a inibição da ChE com modulação seletiva do receptor colinérgico e em agentes que afetem a proteína precursora de amiloide (APP) e tau (ver Cap. 21).

Profilaxia na intoxicação por inibidores da ChE

Estudos realizados com animais de laboratório demonstraram que o tratamento prévio com *pirodostigmina* diminui a incapacidade e a mortalidade associadas à intoxicação pelos agentes nervosos, particularmente agentes como o soman, que sofrem rápido envelhecimento. A primeira administração em larga escala de *piridostigmina* em seres humanos ocorreu em 1990, prevendo um ataque com agente nervosos na primeira Guerra do Golfo. Com uma dose oral de 30 mg a cada 8 horas, a incidência de efeitos adversos foi em torno de 1%, porém menos de 0,1% dos indivíduos apresentaram efeitos adversos suficientes para justificar a interrupção do fármaco durante a ação militar (Keeler et al., 1991). O acompanhamento em longo prazo indicou que os veteranos da Guerra do Golfo que receberam *piridostigmina* apresentaram menor incidência de uma síndrome neurológica atualmente denominada *síndrome da Guerra do Golfo*. Essa síndrome se caracteriza por comprometimento da memória, ataxia, confusão, mioneuropatia, adenopatia, fraqueza e incontinência (Haley et al., 1997).

A síndrome ou doença da Guerra do Golfo continua controversa, apesar de vários relatórios e revisões do U.S. Department of Veterans Affairs em 2008 e da National Academy of Medicine (Committee on Gulf War and Health Reports, 2013; Institute of Medicine, 2013). Embora várias origens da síndrome, como o uso da *piridostigmina*, tenham sido descartadas por serem improváveis, a constelação de sintomas reflete uma interação de substâncias tóxicas e fatores psicológicos, abrangendo o uso generalizado de pesticidas e a exposição ao bombardeio de demolição do pós-guerra de paióis de munição provavelmente contendo produtos de guerra química (sarin e mostarda). Fatores psicológicos, emergindo como transtornos de estresse pós-traumático, têm sido documentados em guerras prolongadas desde o início do século XX.

Intoxicação por fármacos anticolinérgicos

Além da *atropina* e de outros muscarínicos, muitos outros fármacos, como as fenotiazinas, os anti-histamínicos e os antidepressivos tricíclicos, exibem atividade anticolinérgica central e periférica. A *fisostigmina* é potencialmente útil na reversão da síndrome anticolinérgica central produzida por superdosagem ou reação incomum a esses fármacos (Nilsson, 1982). Embora a eficácia da *fisostigmina* em reverter os efeitos adversos anticolinérgicos seja comprovada, outros efeitos tóxicos dos antidepressivos tricíclicos e das fenotiazinas (ver Caps. 18 e 19), como déficits de condução intraventricular e arritmias ventriculares, não são revertidos pela *fisostigmina*. Além disso, ela pode provocar convulsões; assim, seu benefício potencial geralmente pequeno deve ser avaliado em relação a esse risco. O uso de fármacos anti-ChE para reverter os efeitos de bloqueadores neuromusculares competitivos é discutido no Capítulo 13.

RESUMO: Agentes anticolinesterásicos

Fármacos	Usos terapêuticos	Principal toxicidade e dicas clínicas
Inibidores reversíveis não covalentes		
Edrofônio Tacrina Donepezila Propídio Fasciculina Galantamina	• O edrofônio pode ser usado para diagnosticar a miastenia grave • A tacrina, a donepezila e a galantamina são usadas contra a doença de Alzheimer	• Edrofônio, tacrina e donepezila ligam-se reversivelmente ao subsítio colina na AChE, bloqueando estericamente a entrada da ACh para catálise • O edrofônio tem duração de ação curta devido à rápida eliminação renal; os efeitos são restritos ao sistema nervoso periférico • Donepezila e tacrina: maior afinidade pela AChE, maior hidrofobicidade, consegue atravessar a barreira hematencefálica • Tacrina: elevada incidência de hepatotoxicidade • Donepezila: liga-se com maior afinidade ao centro ativo da AChE • Propídio e fasciculina: ligam-se ao sítio aniônico periférico da AChE
Inibidores de carbamato		
Inibidores de carbamato "reversíveis" Fisostigmina Neostigmina Piridostigmina Ambenônio Rivastigmina	• A piridostigmina, a neostigmina e o ambenônio são usados para o tratamento da miastenia grave • A neostigmina é usada contra o íleo paralítico e a atonia da bexiga • A rivastigmina é uma alternativa bastante lipossolúvel contra a doença de Alzheimer • A piridostigmina é usada profilaticamente para proteção em ataques de agentes nervosos	• Fármacos com ligação éster carbamoila: substratos da AChE que bloqueiam por meio de carbamilação do centro ativo da AChE são hidrolisados lentamente; considerados bloqueadores hemissubstratos • Neostigmina e piridostigmina: pouco absorvidas após administração oral • Piridostigmina: disponível em comprimidos de liberação prolongada; a dose oral precisa ser maior do que a parenteral • A piridostigmina está disponível em comprimidos de liberação sustentada; dose oral >> dose parenteral • A rivastigmina pode atravessar a barreira hematencefálica, tem duração de ação mais longa e está disponível em formulações orais e adesivos epidérmicos
Inseticidas carbamatos Carbarila Propoxur Aldicarbe	• Inseticidas de jardim	• Sintomas de intoxicação parecidos com os de organofosfatos, mas são mais facilmente revertidos e menos tóxicos
Organofosfatos		
Ecotiofato	• Tratamento do glaucoma	• Instilação local no olho • Estável em solução aquosa
Agentes nervosos DFP Tabun Sarin Soman Ciclosarin VX	• Os alquilfosfatos são os tóxicos sintéticos mais potentes: tipicamente metilfosfonatos • Reagem covalentemente com o sítio ativo de serina • Inativadores potentes e irreversíveis da ChE • Uso recente documentado em terrorismo	• Formam um conjugado estável com o centro ativo serina por fosforilação/fosfonilação • Hidrolisados por carboxiesterases e paraoxonases hepáticas • Baixo peso molecular, hidrofóbicos, penetram rapidamente no SNC a partir da inalação pulmonar do vapor ou aerossol • O tabun, o sarin e o ciclosarin são "agentes nervosos" voláteis e extremamente tóxicos • O VX é absorvido através da pele e tem início mais lento, mas é altamente tóxico • O 2-PAM e as aldoximas relacionadas são usados para reativar conjugados organofosfatos-ChE • A resistência à reativação do organofosfato-AChE aumenta pelo "envelhecimento" que resulta da perda de um grupo alquila do organofosforado conjugado

(continua)

RESUMO: Agentes anticolinesterásicos (*continuação*)

Fármacos	Usos terapêuticos	Principal toxicidade e dicas clínicas
Organofosfatos (*continuação*)		
Pesticidas Paration Metilparation Malation Diazinona Clorpirifós	• Inseticidas principalmente para agricultura (agrotóxicos) • O malation é usado por via tópica no tratamento da pediculose em casos de resistência à permetrina • A dose letal do malation em mamíferos é de 1 g/kg • Diazinona e clorpirifós são amplamente usados na agricultura; uso interno é desencorajado	• O metabolismo desses pesticidas *tion* para o *oxon* correspondente estimula a atividade e a toxicidade do pesticida; pensado para ocorrer mais rapidamente em insetos • Malation: é desintoxicado pelas carboxilesterases, uma reação que ocorre mais rapidamente em mamíferos e aves do que em insetos, conferindo uma margem de segurança adicional
Tratamento com antídotos para a exposição a organofosfatos		
Reativadores de colinesterases 2-PAM HI-6 Obidoxima	• Os reativadores aldoxima-piridínio quaternários são indicados contra a intoxicação por inseticidas e agentes nervosos • Reativadores aprimorados que atuam central e perifericamente estão em desenvolvimento	• Atacam o fósforo do conjugado para formar fosfo-oxima e regenerar a enzima ativa, reativando, assim o conjugado AChE-organofosfato • Doses injetadas por via IM com um autoinjetor; dosagem deve ser repetida frequentemente • O tratamento precoce ajuda a garantir que a oxima alcance a enzima fosforilada antes que ocorra o "envelhecimento" • Os reativadores quaternários não atravessam a barreira hematencefálica rapidamente para reativar a AChE do SNC
Agentes anticolinérgicos Atropina	• Bloqueiam os sintomas mediados pelos receptores muscarínicos	• Administrado por via parenteral em doses de 2 a 4 mg a cada poucos minutos até que os sintomas muscarínicos desapareçam (ver Cap. 11)
Benzodiazepínicos Diazepam Midazolam (aprovação recente da FDA)	• Minimizam as convulsões e a toxicidade neuronal associada	• Administrados por via parenteral após a exposição

Referências

Ali TB, et al. Adverse effects of cholinesterase inhibitors in dementia, according to pharmacovigilance data of the United States and Canada. *PLoS One*, **2015**, *10*:e0144337.

Bourne Y, et al. Acetylcholinesterase inhibition by fasciculin: crystal structure of the complex. *Cell*, **1995**, *83*:493–506.

Camp S, et al. Acetylcholinesterase expression in muscle is specifically controlled by a promoter selective enhancer in the first intron. *J Neurosci*, **2008**, *28*:2459–2470.

Centers for Disease Control and Prevention. Head lice: treatment. **2015**. Available at: http://www.cdc.gov/parasites/lice/head/treatment.html. Accessed March 12, 2016.

Cerasoli DM, et al. In vitro and in vivo characterization of recombinant human butyrylcholinesterase (Protexia) as a potential nerve agent scavenger. *Chem Biol Interact*, **2005**, *157–158*:363–365.

Chambers J, et al. Oxime-mediated reactivation of organophosphate-inhibited acetylcholinesterase with emphasis on centrally active oximes. *Neuropharmacology*, **2020**, *175*:108201.

Cohan SL, et al. The pharmacokinetics of pyridostigmine. *Neurology*, **1976**, *26*:536–539.

Committee on Gulf War and Health Reports. *Update of Health Effects of Serving in the Gulf War and Treatment of Chronic Multi-symptom Illness*. National Academies Press, Washington, DC, **2013**.

Costa LG, et al. Paraoxonase 1 (PON1) as a genetic determinant of susceptibility to organophosphate toxicity. *Toxicology*, **2013**, *307*:115–122.

Council on Foreign Relations. UN report on chemical weapons use in Syria. **2013**. Available at: http://www.cfr.org/syria/un-report-chemical-weapons-use-syria/p31404. Accessed March 12, 2016.

Cummings JL. Alzheimer's disease. *N Engl J Med*, **2004**, *351*:56–67.

Cygler M, et al. Relationship between sequence conservation and three-dimensional structure in a large family of esterases, lipases and related proteins. *Protein Sci*, **1993**, *2*:366–382.

Dobbertin A, et al. Targeting acetylcholinesterase in neurons: a dual processing function for the proline-rich membrane anchor and the attach-ment domain of the catalytic subunit. *J Neurosci*, **2009**, *29*:4519–4530.

Dolgin E. Syrian gas attack reinforces need for better antisarin drugs. *Nat Med*, **2013**, *19*:1194–1195.

Drachman DB. Myasthenia gravis. *N Engl J Med*, **1994**, *330*:1797–1810.

Drachman DB, et al. Rebooting the immune system with high-dose cyclophosphamide for treatment of refractory myasthenia gravis. *Ann N Y Acad Sci*, **2008**, *1132*:305–314.

Eaton DL, et al. Review of the toxicology of chlorpyrifos with an emphasis on human exposure and neurodevelopment. *Clin Rev Toxicol*, **2008**, *38*:1–125.

Eddleston M, Chowdhury FR. Pharmacological treatment of organophosphorus insecticide poisoning: the old and the (possible) new. *Br J Clin Pharm*, **2015**, *81*:462–470.

Eddleston M, Clark R. Insecticides: organophosphorus compounds and carbamates. In: Nelson LS, ed. *Goldfrank's Toxicologic Emergencies*. McGraw-Hill Medical, New York, **2011**, 150–166.

Engel AG, et al. New horizons for congenital myasthenic syndromes. *Ann N Y Acad Sci*, **2012**, *1275*:54–62.

Environmental Protection Agency. Draft Malathion Biological Opinion, 2021. draft_malathion_biop_O.zip. Available at: https://www.epa.gov. Accessed December 6, 2021.

Everts S. The Nazi origins of deadly nerve gases. *Chem Eng News*, **2016**, *94*:1–16.

Fambrough DM, et al. Neuromuscular junction in myasthenia gravis: decreased acetylcholine receptors. *Science*, **1973**, *182*:293–295.

Froede HC, Wilson IB. Acetylcholinesterase. In: Boyer PD, ed. *The Enzymes*, vol. 5. Academic Press, New York, **1971**, 87–114.

Furlong CE. Genetic variability in the cytochrome P450–paraoxonase 1 pathway for detoxication of organophosphorus compounds. *J Biochem Molec Toxicol*, **2007**, *21*:197–205.

Gallo MA, Lawryk NJ. Organic phosphorus pesticides. In: Hayes WJ Jr, Laws ER Jr, eds. *Handbook of Pesticide Toxicology*, vol. 2. Academic Press, San Diego, CA, **1991**, 917–1123.

Giacobini E. Cholinesterase inhibitors: from the Calabar bean to therapy. In: Giacobini E, ed. *Cholinesterases and Cholinesterase Inhibitors*. Martin Dunitz, London, **2000**, 181–227.

Glynn P. A mechanism for organophosphate-induced delayed neuropathy. *Toxicol Lett*, **2006**, *162*:94–97.

Haley RW, et al. Is there a Gulf War syndrome? *JAMA*, **1997**, *277*:215–222.

Harel M, et al. Structure and evolution of the serum paraoxonase family of detoxifying and anti-atherosclerotic enzymes. *Nat Struct Mol Biol*, **2004**, *11*:412–419.

Holmstedt B. Cholinesterase inhibitors: an introduction. In: Giacobini E, ed. *Cholinesterases and Cholinesterase Inhibitors*. Martin Dunitz, London, **2000**, 1–8.

Howard R, et al. Donepezil and memantine for moderate to severe disease. *N Engl J Med*, **2012**, *366*:893–903.

Institute of Medicine (National Academy of Science–USA). *Gulf War and Health*, vol. 2. National Academies Press, Washington, DC, **2013**.

Jennings LL, et al. Direct analysis of the kinetic profiles of organophosphate-acetylcholinesterase adducts by MALDI-TOF mass spectrometry. *Biochemistry*, **2003**, *42*:11083–11091.

Johnson MK. Symposium introduction: retrospect and prospects for neuropathy target esterase (NTE) and the delayed polyneuropathy (OPIDP) induced by some organophosphorus esters. *Chem Biol Interact*, **1993**, *87*:339–346.

Karczmar AG. History of the research with anticholinesterase agents. In: Karczmar AG, ed. *Anticholinesterase Agents*, vol. 1, *International Encyclopedia of Pharmacology and Therapeutics*, section 13. Pergamon Press, Oxford, UK, **1970**, 1–44.

Keeler JR, et al. Pyridostigmine used as a nerve agent pretreatment under wartime conditions. *JAMA*, **1991**, *266*:693–695.

King AM, Aaron CK. Organophosphate and carbamate poisoning. *Emerg Med Clin N Am*, **2015**, *33*:133–151.

Lee J-H, et al. Donepezil across the spectrum of disease: dose optimization and clinical relevance. *Acta Neurol Scand*, **2015**, *131*:259–267.

Lindstrom JM. Myasthenia gravis and the tops and bottoms of AChRs-antigenic structure of the MIR and specific immuno-suppression of EAMG using AChR cytoplasmic domains. *Ann N Y Acad Sci*, **2008**, *1132*:29–41.

Lockridge O. Review of human butyrylcholinesterase structure, function genetic variants history of use in the clinic and potential therapeutic uses. *Pharmacol Ther*, **2015**, *148*:34–46.

Lockridge O, et al. Complete amino acid sequence of human serum cholinesterase. *J Biol Chem*, **1987**, *262*:549–557.

Lotti M. Low-level exposures to organophosphorus esters and peripheral nerve function. *Muscle Nerve*, **2002**, *25*:492–504.

Lu PH, et al. Donepezil delays progression of A.D. in MCI subjects with depressive symptoms. *Neurology*, **2009**, *72*:2115–2212.

Mackness M, Mackness B. Human paraoxonase 1 (PON 1): gene structure and expression, promiscuous activities and multiple physiological roles. *Gene*, **2015**, *567*:12–21.

Massoulié J. Molecular forms and anchoring of acetylcholinesterase. In: Giacobini E, ed. *Cholinesterases and Cholinesterase Inhibitors*. Martin Dunitz, London, **2000**, 81–103.

Mata DG, et al. Investigation of evolved paraoxonase-1 variants for prevention of organophosphate pesticide compound intoxication. *J Pharmacol Exp Ther*, **2014**, *349*:549–558.

Nilsson E. Physostigmine treatment in various drug-induced intoxications. *Ann Clin Res*, **1982**, *14*:165–172.

Nozaki H, Aikawa N. Sarin poisoning in Tokyo subway. *Lancet*, **1995**, *346*:1446–1447.

Padilla S, et al. Further assessment of an in vitro screen that may help identify organophosphate insecticides that are more acutely toxic to the young. *J Toxicol Environ Health*, **2004**, *67*:1477–1489.

Patrick J, Lindstrom J. Autoimmune response to acetylcholine receptor. *Science*, **1973**, *180*:871–872.

Ponec RJ, et al. Neostigmine for the treatment of acute colonic pseudo-obstruction. *N Engl J Med*, **1999**, *341*:137–141.

Read DJ, et al. Neuropathy target esterase is required for adult vertebrate axon maintenance. *J Neurosci*, **2009**, *29*:11594–11600.

Reiner E, Radić Z. Mechanism of action of cholinesterase inhibitors. In: Giacobini E, ed. *Cholinesterases and Cholinesterase Inhibitors*. Martin Dunitz, London, **2000**, 103–120.

Renton AE, et al. A genome-wide association study of myasthenia gravis. *JAMA Neurol*, **2015**, *72*:394–404.

Rosenberry TL. Acetylcholinesterase. *Adv Enzymol Relat Areas Mol Biol*, **1975**, *43*:103–218.

Schluep M, et al. Acetylcholine receptors in human thymic myoid cells in situ: an immunohistological study. *Ann Neurol*, **1987**, *22*:212–222.

Schumacher M, et al. Primary structure of *Torpedo californica* acetylcholinesterase deduced from its cDNA sequence. *Nature*, **1986**, *319*:407–409.

Shyong, Y-S, et al. Enhancing target tissue levels and diminishing plasma clearance of ionizing zwitterionic antidotes in organophosphate exposures. *J Pharmacol Exp Ther*, **2021**, *378*:1–7.

Silman I, Sussman JL. Structural studies on acetylcholinesterase. In: Giacobini E, ed. *Cholinesterases and Cholinesterase Inhibitors*. Martin Dunitz, London, **2000**, 9–26.

Sine SM, Engel AG. Recent advances in Cys-loop receptor structure and function. *Nature (London)*, **2006**, *440*:448–455.

Steinritz D, et al. Repetitive obidoxime treatment induced increase of red blood cell acetylcholinesterase activity even in a late phase of a severe methamidophos poisoning: a case report. *Toxicol Lett*, **2016**, *244*:121–123.

Storm JE, et al. Occupational exposure limits for 30 organophosphate pesticides based on inhibition of red blood cell acetylcholinesterase. *Toxicology*, **2000**, *150*:1–29.

Sussman JL, et al. Atomic structure of acetylcholinesterase from *Torpedo californica*: a prototypic acetylcholine-binding protein. *Science*, **1991**, *253*:872–879.

Taylor P. Cholinergic capsules and academic admonitions. *Annu Rev Pharmacol Toxicol*, **2021**, *61*:25–46.

Taylor P, et al. The genes encoding the cholinesterases: structure, evolutionary relationships and regulation of their expression. In: Giacobini E, ed. *Cholinesterases and Cholinesterase Inhibitors*. Martin Dunitz, London, **2000**, 63–80.

Taylor P, Radic Z. The cholinesterases: from genes to proteins. *Annu Rev Pharmacol*, **1994**, *34*:281–320.

Worek F, et al. Post-exposure treatment of VX poisoned guinea pigs with engineered phosphotriesterase mutant: a proof-of-concept study. *Toxicol Lett*, **2014**, *231*:45–54.

Xie W, et al. Postnatal development delay and supersensitivity to organophosphate in gene-targeted mice lacking acetylcholinesterase. *J Pharmacol Exp Ther*, **2000**, *293*:892–902.

Capítulo 13

Junção neuromuscular e gânglios autonômicos; nicotina, relaxantes musculares e espasmolíticos

Ryan E. Hibbs e Alexander C. Zambon

RECEPTOR NICOTÍNICO DE ACETILCOLINA
- Perspectiva
- Estrutura dos receptores nicotínicos

TRANSMISSÃO NA JUNÇÃO NEUROMUSCULAR
- Agentes bloqueadores neuromusculares
- Farmacologia clínica

ESPASMOLÍTICOS
- Espasmolíticos de ação central
- Antiespasmódicos de ação periférica

NEUROTRANSMISSÃO GANGLIONAR
- O receptor nicotínico neural e os potenciais pós-sinápticos
- Agentes estimulantes ganglionares
- Agentes bloqueadores ganglionares

ADIÇÃO À NICOTINA E CESSAÇÃO DO TABAGISMO
- Terapia de reposição de nicotina
- Citisina
- Vareniclina

Receptor nicotínico de acetilcolina

O receptor nicotínico de ACh medeia a neurotransmissão pós-sináptica na junção neuromuscular e nos gânglios autonômicos periféricos; no SNC, desempenha um papel importante na modulação da liberação de neurotransmissores de locais pré-sinápticos. O receptor é denominado *receptor nicotínico de ACh* porque pode ser estimulado tanto pelo alcaloide nicotina quanto pelo neurotransmissor ACh. Subtipos distintos de receptores nicotínicos, definidos pela composição das suas subunidades, estão presentes na junção neuromuscular (N_m), nos gânglios autonômicos e no SNC (a forma neuronal, N_n). A ligação da ACh ao receptor nicotínico de ACh inicia um PPT no músculo ou um PEPS no gânglio periférico por meio da mediação direta do influxo de cálcio na célula pós-sináptica (ver Cap. 10).

Perspectiva

Estudos clássicos sobre as ações do curare e da nicotina definiram o conceito de receptor de ACh nicotínico há mais de um século e fizeram desse receptor o protótipo dos receptores farmacológicos. Tirando proveito das estruturas especializadas que evoluíram para mediar a neurotransmissão colinérgica e das toxinas naturais que bloqueiam a atividade motora, os receptores nicotínicos foram isolados e caracterizados (Changeux e Edelstein, 2005). Essas descobertas representam marcos históricos fundamentais no desenvolvimento da farmacologia molecular.

A neurotransmissão colinérgica medeia a atividade motora de vertebrados marinhos e mamíferos, e existem várias toxinas peptídicas, terpenoides e alcaloides que bloqueiam os receptores nicotínicos que evoluíram no sentido de facilitar a predação ou proteger as espécies animais e vegetais dos agentes predadores (Taylor et al., 2007; Tsetlin et al., 2021). Entre essas toxinas estão as α-toxinas: peptídeos de cerca de 7 kDa dos venenos da serpente krait, *Bungarus multicinctus*, e de variedades da serpente *Naja naja*. Essas toxinas inibem de forma potente a transmissão neuromuscular, são facilmente radiomarcadas e são excelentes sondas para o receptor nicotínico.

Os órgãos elétricos de espécies aquáticas como *Electrophorus* e *Torpedo* são fontes ricas de receptores nicotínicos; até 40% da superfície do órgão elétrico é excitável e contém receptores colinérgicos, diferentemente do músculo esquelético dos vertebrados, nos quais a placa motora terminal ocupa 0,1% ou menos da superfície celular. Usando α-toxina como sonda, os pesquisadores purificaram o receptor do *Torpedo*, isolaram os cDNAs das subunidades e clonaram os genes para as múltiplas subunidades do receptor de neurônios e músculos de mamíferos (Numa et al., 1983). Expressando simultaneamente várias permutações dos genes que codificam cada subunidade individual nos sistemas celulares e, então, medindo a ligação e os eventos eletrofisiológicos resultantes da ativação pelos agonistas, pesquisadores conseguiram correlacionar as propriedades funcionais com detalhes das estruturas primárias dos subtipos de receptores (Changeux e Edelstein, 2005; Karlin, 2002; Sine et al., 2008).

Estrutura dos receptores nicotínicos

O receptor nicotínico compartilha homologia com outros canais iônicos controlados por ligantes pentaméricos, que incluem os receptores 5-HT$_3$ (Cap. 15) e os receptores para os aminoácidos inibitórios (GABA e glicina; Cap. 16). Cada subunidade do receptor pentamérico tem massa molecular entre 40 e 60 kDa. Em cada subunidade, cerca de 210 resíduos amino-terminais constituem um grande domínio extracelular. Em seguida, há quatro domínios que abrangem a membrana; a região entre o TM3 e o TM4 forma a maior parte do componente citoplasmático (Fig. 13-1, A e B).

Nos vertebrados, os receptores nicotínicos do músculo esquelético N_m são pentâmeros compostos por quatro subunidades distintas (α, β, γ e δ) em uma proporção estequiométrica de 2:1:1:1 (Changeux e Edelstein, 2005; Gharpure et al., 2020; Karlin, 2002) (Fig. 13-1C). Nas placas terminais dos músculos inervados dos adultos, a subunidade γ foi substituída por ε, uma subunidade intimamente relacionada. As subunidades individuais são cerca de 40% idênticas em relação a sua sequência de aminoácidos. As cinco subunidades do receptor nicotínico de ACh são arranjadas ao redor de um pseudoeixo de simetria que circunscreve o canal. O receptor resultante é uma molécula assimétrica (16 × 8 nm) de 290 kDa, na qual a maior parte do domínio que não atravessa a membrana se encontra na superfície extracelular. O receptor está presente em altas densidades (10.000/μm^2) nas áreas juncionais (ou seja, na placa motora terminal do músculo esquelético e na superfície ventral do órgão elétrico do *Torpedo*). Os locais de ligação dos agonistas estão presentes nas interfaces das subunidades; nos músculos, apenas duas das cinco interfaces de subunidades, αγ e αδ, fixam agonistas (Figs. 13-1 e 13-2). Ambas as subunidades que formam a interface da subunidade contribuem para a especificidade do ligante. Os receptores nicotínicos neuronais N_n encontrados nos gânglios e no SNC também existem como pentâmeros de um ou mais tipos de subunidades. Os tipos de subunidade α$_2$ até α$_{10}$ e β$_2$ até β$_4$ são encontrados nos tecidos neuronais. Embora nem todas as combinações pentaméricas de subunidades α e β resultem

ACh: acetilcolina
AChE: acetilcolinesterase
ADME: absorção, distribuição, metabolismo e eliminação
anti-ChE: anticolinesterase
AS: aminoesteroide
AUC: área sob a curva
BIQ: benzilisoquinolina
CBI: benzilisoquinolina cíclica (alcaloide natural)
cDNA: DNA complementar
DCE: éster dicolina
ECT: eletroconvulsoterapia
FDA: Food and Drug Administration
GABA: ácido γ-aminobutírico
GI: gastrintestinal
5-HT: 5-hidroxitriptamina (serotonina)
IM: intramuscular
IV: intravenoso
MAO: monoaminoxidase
MOCF: clorofumarato ônio-misto assimétrico
M_x: receptor muscarínico subtipo x (x = 1, 2, 3, 4 ou 5)
N_m: receptor nicotínico de ACh no músculo esquelético
N_n: receptor nicotínico de ACh nos neurônios
PA: potencial de ação
PEPS: potencial excitatório pós-sináptico
PIPS: potencial inibitório pós-sináptico
PPT: potencial de placa terminal
SIF: pequenas e intensamente fluorescentes (células)
SNARE: receptor de proteína associada ao sinaptossoma (SNAP)
SNC: sistema nervoso central
TM: transmembrana
TRN: terapia de reposição de nicotina
VMAT2: transportador de monoamina vesicular 2

em receptores funcionais, a diversidade da composição em subunidades é ampla e excede a capacidade do ligante em distinguir subtipos com base na sua seletividade.

Alterações na permeabilidade iônica mediadas por agonistas ocorrem através de um canal de cátion intrínseco à estrutura do receptor. Mensurações da condutância de membrana demonstraram uma velocidade de translocação de íons de 5×10^7 íons/seg. O canal em geral não é seletivo entre os cátions; embora altamente permeável para Na^+, K^+ e, em alguns casos, Ca^{2+}, a maior parte da corrente é carregada pelos íons Na^+ (ver Fig. 13-2). O canal é revestido pelas cinco α-hélices TM_2 das subunidades do canal. O local de ligação do agonista está estreitamente relacionado com o canal iônico; no N_m, a ligação simultânea de duas moléculas do agonista resulta em uma alteração rápida de conformação que abre o canal iônico.

Transmissão na junção neuromuscular

Agentes bloqueadores neuromusculares

Os bloqueadores neuromusculares atuais geralmente são classificados em duas classes: despolarizantes e competitivos/não despolarizantes.

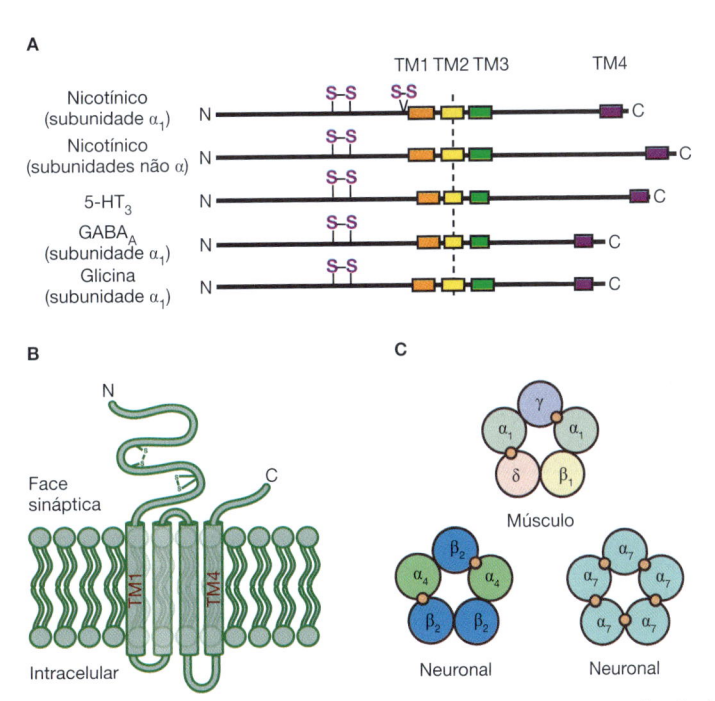

Figura 13-1 *Organização das subunidades dos canais iônicos dependentes de ligantes pentaméricos; montagem da subunidade do receptor nicotínico.* **A.** Canais controlados por ligantes que respondem a ACh, 5-HT, GABA e glicina compartilham uma arquitetura pentamérica comum. Em cada subunidade, a região amino (N)-terminal de aproximadamente 210 aminoácidos é encontrada na superfície extracelular. Essa grande região extracelular é seguida pelas quatro regiões transmembrana hidrofóbicas (TM1-TM4), deixando a pequena região carboxi (C)-terminal na superfície extracelular. A região TM2 é uma hélice α, e as regiões TM2 de cada subunidade do receptor pentamérico revestem o poro interno do receptor. Duas alças dissulfídicas nas posições 128 a 142 e 192 a 193 estão presentes na subunidade α do receptor nicotínico. O motivo 128 a 142 é conservado na superfamília de receptores pentaméricos, enquanto as cisteínas vicinais em 192 e 193 distinguem as subunidades α das subunidades não-α no receptor nicotínico. **B.** Este diagrama ilustra a topologia da membrana para uma das cinco subunidades do receptor nicotínico de ACh e representa as regiões mostradas no Painel A. **C.** Estas seções transversais mostram pentâmeros representativos para receptores nicotínicos de ACh musculares e neuronais. Os locais de ligação da ACh (círculos vermelhos pequenos) ocorrem na interface contendo subunidade α. Um total de 16 isoformas de receptores funcionais foram observadas em mamíferos, com diferentes especificidades de ligantes, permeabilidades relativas aos íons Na^+/Ca^{2+} e funções fisiológicas, determinadas por sua composição de subunidades. A única isoforma encontrada na junção neuromuscular é a mostrada aqui, com a ressalva de que uma subunidade ε substitui a γ no músculo maduro. As isoformas do receptor encontradas nos gânglios autonômicos e no SNC são homo e heteropentâmeros das subunidades α ($α_{2-7}$ e $α_{9-10}$) e β ($β_{2-4}$).

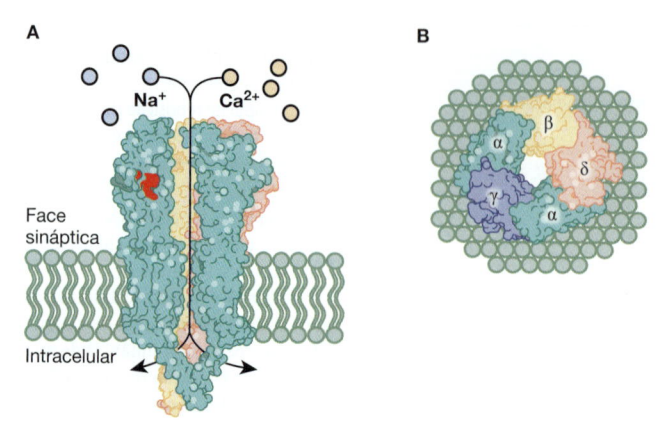

Figura 13-2 *Estrutura molecular do receptor nicotínico de ACh.* **A.** Visão longitudinal da estrutura do receptor muscular recentemente determinada por microscopia eletrônica, com a subunidade γ removida (Rahman et al., 2020). As subunidades remanescentes, duas cópias de α, uma de β e uma de δ, são mostradas circundando um canal interno com um vestíbulo externo e sua constrição localizada nos planos profundos da região da bicamada da membrana. As envergaduras das hélices α formam o perímetro do canal e provêm da região TM2 da sequência linear (Fig. 13-1). Os sítios de ligação de ACh, indicados pelas superfícies vermelhas, encontram-se nas interfaces αγ e αδ (não visíveis). **B.** Estrutura do receptor nicotínico muscular vista da perspectiva da junção neuromuscular. O canal intrínseco está abaixo do eixo central definido pelo arranjo pseudosimétrico das subunidades do receptor.

HISTÓRIA DO CURARE

Curare é um termo genérico para vários venenos usados em flechas na América do Sul. Essa substância é usada há séculos pelos nativos que vivem às margens dos rios Amazonas e Orinoco para imobilizar e paralisar animais selvagens utilizados como alimento; a morte resulta da paralisia dos músculos esqueléticos. Durante muito tempo, a preparação do curare esteve envolta em mistério e era confiada apenas aos xamãs das tribos. Logo depois que os europeus invadiram a América do Sul, exploradores e botânicos europeus ficaram interessados pelo curare e, no final do século XVI, amostras das preparações nativas foram enviadas à Europa. Depois do estudo pioneiro do cientista e explorador von Humboldt, em 1805, as fontes botânicas do curare tornaram-se objeto de muitas pesquisas de campo. Os curares da Amazônia oriental vêm de espécies de *Strychnos*, que contêm principalmente alcaloides bloqueadores neuromusculares quaternários. Quase todas as espécies asiáticas, africanas e australianas contêm alcaloides terciários semelhantes à estricnina.

Em meados do século XIX, Claude Bernard mostrou que o local de ação do curare era na junção neuromuscular ou próximo a ela. As pesquisas com curare aceleraram quando Gill, depois do estudo prolongado e detalhado dos métodos nativos de preparação do curare, levou aos Estados Unidos uma quantidade suficiente da substância original para possibilitar a realização de estudos químicos e farmacológicos. Aparentemente, o uso clínico moderno do curare teve início em 1932, quando West aplicou preparações altamente purificadas em pacientes portadores de tétano e distúrbios espásticos. King estabeleceu a estrutura essencial da tubocurarina em 1935 (ver Fig. 13-3). Em 1942, Griffith e Johnson publicaram o primeiro ensaio com curare para produzir relaxamento muscular na anestesia geral.

No presente, apenas um fármaco despolarizante, o *suxametônio*, está em uso clínico geral; múltiplos fármacos competitivos/não despolarizantes estão disponíveis (Fig. 13-3). Os bloqueadores neuromusculares geralmente são usados para facilitar a intubação endotraqueal e relaxar a musculatura esquelética durante cirurgias.

Química

Os primeiros estudos da relação estrutura-atividade levaram ao desenvolvimento da série de bis-trimetilamônios de polimetileno (classificados como compostos de metônio ou bloqueadores despolarizantes). Entre eles, o fármaco mais potente na junção neuromuscular foi o composto cuja cadeia continha 10 átomos de carbono entre os nitrogênios quaternários: *decametônio* (ver Fig. 13-3). O *hexametônio*, com 6 átomos de carbono na cadeia, é praticamente destituído de atividade bloqueadora neuromuscular, mas é particularmente eficaz como bloqueador ganglionar (ver discussão a seguir).

Vários aspectos estruturais diferenciam os agentes bloqueadores neuromusculares competitivos dos despolarizantes. Os fármacos competitivos (p. ex., *tubocurarina*, benzilisoquinolinas, aminoesteroides e os clorofumaratos ônio-mistos assimétricos) são moléculas relativamente volumosas e rígidas, enquanto os fármacos despolarizantes (p. ex., *decametônio* [não mais comercializado nos EUA] e *suxametônio*) em geral têm estruturas mais flexíveis que possibilitam rotações das ligações livres.

Mecanismos de ação

Os antagonistas competitivos se ligam no N_m e bloqueiam competitivamente a ligação da ACh. Os despolarizantes, como o *suxametônio*, despolarizam a membrana abrindo os canais de modo similar à ACh. Entretanto, eles persistem mais tempo na junção neuromuscular, principalmente por sua resistência à AChE. Assim, a despolarização é mais prolongada, resultando em um breve período de excitação repetitiva que pode provocar excitação muscular transitória e repetitiva (fasciculações), seguida de bloqueio da transmissão neuromuscular e paralisia flácida (denominado *bloqueio de fase I*). O bloqueio aparece porque, após uma abertura inicial, os canais de Na^+ perijuncionais se fecham e não reabrem enquanto a placa terminal não se repolariza. Nesse momento, a liberação neuronal de ACh resulta em ligação da ACh aos receptores da placa terminal que já está despolarizada. Esses canais perijuncionais fechados mantêm o sinal de despolarização afetando os canais de repolarização e isolam o restante do músculo da atividade na placa motora. Essa sequência é influenciada por fatores como o anestésico usado concomitantemente, o tipo de músculo e a velocidade de administração do fármaco. A Tabela 13-1 compara as características da despolarização com o bloqueio competitivo.

Em condições clínicas, com o aumento progressivo das concentrações do *suxametônio* e o decorrer do tempo, o bloqueio pode converter-se lentamente do tipo despolarizante fase I para o tipo não despolarizante *fase II* (Durant e Katz, 1982). Embora a resposta à estimulação periférica durante o bloqueio fase II pareça com a de fármacos competitivos, a reversão do bloqueio de fase II com administração de anti-AChE (p. ex., neostigmina) é de difícil previsão e deve ser realizada com extrema cautela. A Tabela 13-2 resume as características dos bloqueios de fase I e fase II.

Muitos fármacos e toxinas bloqueiam a transmissão neuromuscular por outros mecanismos, como a interferência na síntese ou liberação da ACh (ver Fig. 10-6), mas a maioria deles não é empregada clinicamente com esse propósito. Uma exceção é o grupo da toxina botulínica, que

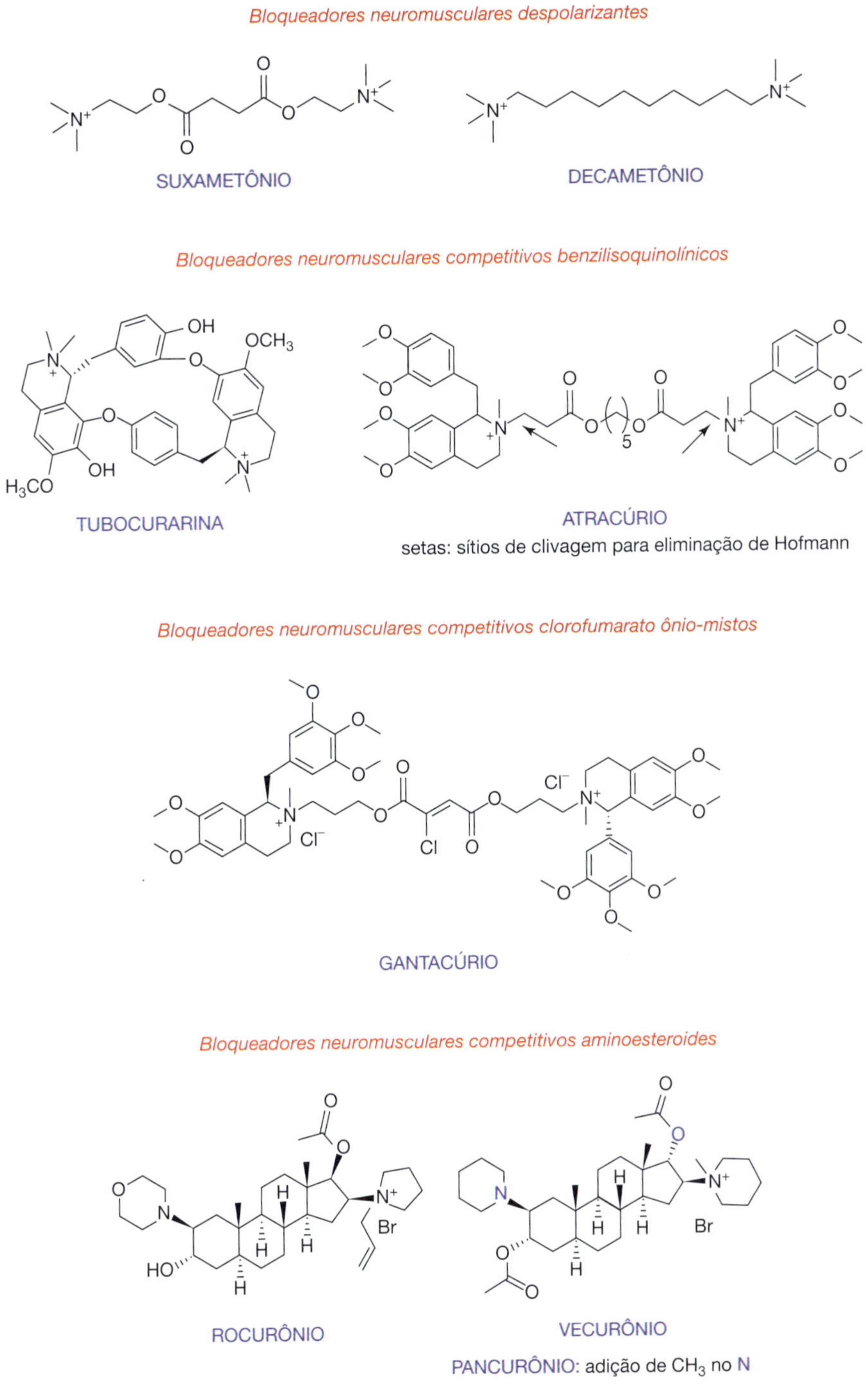

Figura 13-3 *Fórmulas estruturais dos principais bloqueadores neuromusculares.*

tem sido aplicada localmente nos músculos orbitais como tratamento do blefarospasmo ocular e do estrabismo e utilizada para controlar outros espasmos musculares e facilitar o relaxamento da musculatura facial (ver Tab. 10-7 e Cap. 74). Essa toxina também tem sido injetada no esfíncter esofágico inferior para tratar acalasia (Cap. 54). As toxinas botulínicas são discutidas em detalhes na seção "Espasmolíticos" mais adiante. Os locais de ação e inter-relação dos vários fármacos que servem de ferramentas farmacológicas são mostrados na Figura 13-4.

Sequência e características da paralisia

Seguindo a injeção intravenosa de uma dose apropriada de um *bloqueador competitivo*, a fraqueza motora avança até a paralisia flácida. Os músculos pequenos que se contraem rapidamente, como os dos olhos, do maxilar e da laringe, relaxam antes dos músculos dos membros e do tronco. Em seguida, há paralisia dos músculos intercostais e, por fim, do diafragma, e a respiração cessa. Em geral, a recuperação dos músculos ocorre em ordem inversa à da paralisia e, desse modo, o diafragma geralmente é o primeiro músculo a recuperar sua função (Brull e Meistelman, 2020).

Após uma única dose intravenosa (10-30 mg) do *bloqueador despolarizante suxametônio*, ocorre breve fasciculação muscular, particularmente pelo tórax e abdome; em seguida, ocorre o relaxamento dentro de 1 minuto, alcançando o máximo em 2 minutos e geralmente desaparecendo aos 5 minutos. Ocorre apneia transitória no momento do efeito máximo. O relaxamento muscular prolongado é obtido com infusão intravenosa contínua. Ao interromper a infusão, os efeitos do fármaco em

TABELA 13-1 ■ COMPARAÇÃO DE BLOQUEIO COMPETITIVO (D-TUBOCURARINA) E DESPOLARIZANTE (DECAMETÔNIO)

	D-TUBOCURARINA	DECAMETÔNIO
Efeito da D-tubocurarina administrada previamente	Aditivo	Antagônico
Efeito do decametônio administrado previamente	Sem efeito ou antagônico	Alguma taquifilaxia, mas pode ser aditivo
Efeito dos fármacos anticolinesterásicos no bloqueio	Reversão do bloqueio	Nenhuma reversão
Efeito na placa motora terminal	Limiar elevado para ACh; nenhuma despolarização	Despolarização parcial persistente
Efeito excitatório inicial no músculo estriado	Nenhum	Fasciculações transitórias
Caráter da resposta muscular à estimulação tetânica indireta durante o bloqueio *parcial*	Contração pouco sustentada	Contração bem sustentada

TABELA 13-2 ■ RESPOSTAS CLÍNICAS E MONITORAMENTO DO BLOQUEIO NEUROMUSCULAR DE FASE I E DE FASE II POR INFUSÃO DE SUXAMETÔNIO

RESPOSTA	FASE I	FASE II
Potencial de membrana da placa terminal	Despolarizada a –55 mV	Repolarização até –80 mV
Início	Imediato	Transição lenta
Dependência da dose	Menor	Geralmente maior ou segue a infusão prolongada
Recuperação	Rápida	Mais prolongada
Monitoração neuromuscular e estimulação tetânica	Nenhuma atenuação	Atenuação[a]
Inibição pela AChE	Acentua	Reverte ou antagoniza
Resposta muscular	Fasciculações → paralisia flácida	Paralisia flácida

[a]Potencialização pós-tetânica após a atenuação.

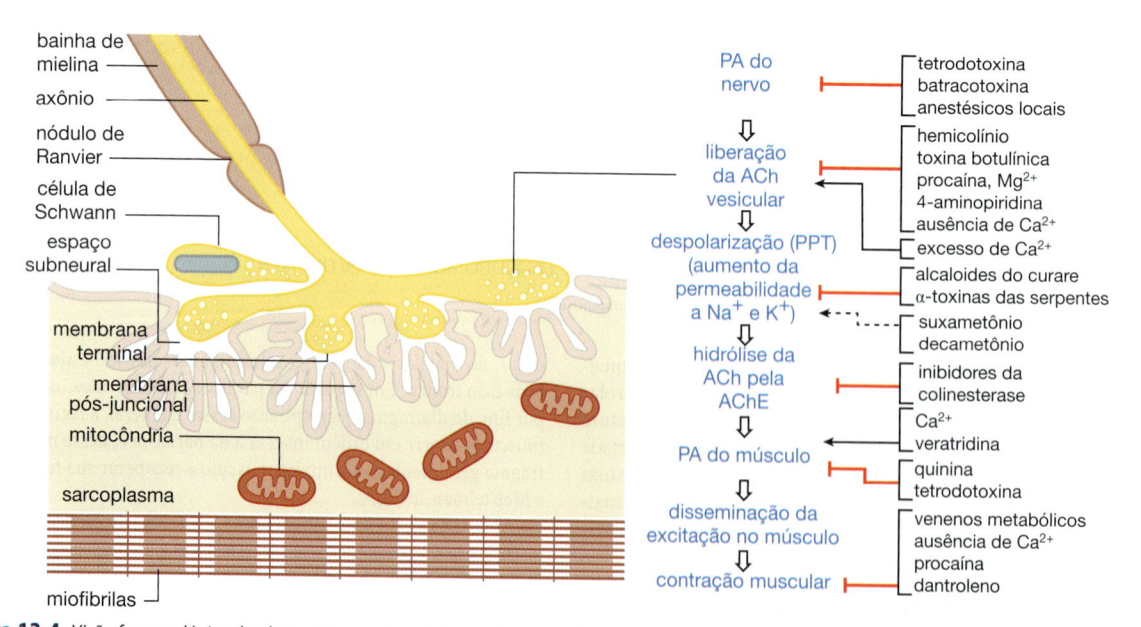

Figura 13-4 *Visão farmacológica da placa motora terminal.* As estruturas da placa motora terminal (lado esquerdo da figura) facilitam a série de eventos fisiológicos que levam do PA do nervo até a contração muscular (coluna do meio). Agentes farmacológicos podem modificar a neurotransmissão e o acoplamento excitação-contração em vários locais (coluna da direita). ⟵, estimulação; ⊢, bloqueio; ⟵---, despolarização e bloqueio de fase II.

geral regridem rapidamente, devido à eficiente hidrólise pelas butirilcolinesterases plasmática e hepática. Pode ocorrer dor muscular depois da administração do *suxametônio*.

Durante a despolarização prolongada, as células musculares podem perder quantidades significativas de K^+ e acumular Na^+, Cl^- e Ca^{2+}. Nos pacientes com lesões extensas dos tecidos moles, o efluxo de K^+ depois da administração prolongada de *suxametônio* pode ser fatal. Há várias condições em que a administração de *suxametônio* é contraindicada ou deve ser feita com extrema cautela. A alteração do tipo de bloqueio produzido por esse fármaco (da fase I para a fase II) também gera outras complicações com infusões prolongadas.

Efeitos no SNC e nos gânglios

A *tubocurarina* e outros fármacos bloqueadores neuromusculares quaternários são praticamente destituídos de efeitos centrais após a administração de doses habituais devido à sua incapacidade de atravessar a barreira hematencefálica.

Os bloqueadores neuromusculares mostram potências variáveis na produção de bloqueio ganglionar. O bloqueio ganglionar pela *tubocurarina* e outros fármacos estabilizantes é revertido ou antagonizado pelas anti-ChE (p. ex., *edrofônio*, *neostigmina*, *piridostigmina*).

Doses clínicas de *tubocurarina* produzem bloqueio parcial nos gânglios autonômicos e na medula suprarrenal, o que acarreta queda da pressão arterial e taquicardia. O *pancurônio* causa menos bloqueio ganglionar nas doses clínicas habituais. *Atracúrio*, *vecurônio*, *doxacúrio*, *pipecurônio*, *mivacúrio* e *rocurônio* são ainda mais seletivos, produzindo menos bloqueio ganglionar (Brull e Meistelman, 2020). Em geral, a preservação das respostas reflexas cardiovasculares é desejável durante a anestesia. O *pancurônio* tem ação vagolítica, provavelmente pelo bloqueio dos receptores muscarínicos, que leva a taquicardia.

Entre os fármacos despolarizantes, o *suxametônio* em doses que produzam relaxamento neuromuscular raramente causa efeitos atribuíveis ao bloqueio ganglionar. Entretanto, efeitos cardiovasculares são observados em alguns casos, provavelmente causados pela estimulação sucessiva dos gânglios vagais (evidenciada por bradicardia) e simpáticos (resultando em hipertensão e taquicardia).

ADME

Os bloqueadores neuromusculares de amônio quaternário são pouco absorvidos no trato GI. Por via intramuscular, a absorção é adequada. O início rápido da ação é obtido com a administração intravenosa. Os fármacos mais potentes devem ser administrados em concentrações mais baixas, e os critérios de difusão retardam a velocidade com que iniciam sua ação.

Quando são administrados bloqueadores competitivos de ação prolongada, como D-*tubocurarina* e *pancurônio*, o bloqueio pode diminuir após 30 minutos em virtude da redistribuição do fármaco, embora persistam o bloqueio residual e os níveis plasmáticos do fármaco. Doses subsequentes têm menor redistribuição, pois *os tecidos se tornam saturados*. Os fármacos de ação prolongada podem acumular-se com administrações repetidas.

Os aminoesteroides contêm grupos éster que são hidrolisados no fígado. Em geral, os metabólitos têm cerca de metade da atividade do composto original e contribuem para o perfil de relaxamento total. Os aminoesteroides com duração de ação intermediária, como o *vecurônio* e o *rocurônio* (Tab. 13-3), são eliminados mais rapidamente pelo fígado do que o *pancurônio*. O decréscimo mais rápido do bloqueio neuromuscular pelos compostos de duração intermediária justifica o emprego de doses repetidas desses fármacos em vez da aplicação de uma única dose de um bloqueador neuromuscular de ação prolongada.

O *atracúrio* é convertido a metabólitos menos ativos pelas esterases plasmáticas e por degradação espontânea no plasma e nos tecidos (eliminação de Hofmann). O *cisatracúrio* também está sujeito a essa degradação espontânea. Devido a essas vias metabólicas alternativas, o *atracúrio* e o *cisatracúrio* não têm $t_{1/2}$ de eliminação prolongado em pacientes com função renal reduzida e, por esse motivo, são boas escolhas nessa situação (Brull e Meistelman, 2020; Fisher et al., 1986).

A duração extremamente curta da ação do *suxametônio* também resulta, em grande parte, da sua hidrólise rápida pelas butirilcolinesterases sintetizadas no fígado e encontradas no plasma. Entre os pacientes ocasionais que apresentam apneia prolongada após a administração de *suxametônio* ou *mivacúrio*, a maioria tem uma colinesterase plasmática atípica devido a variações alélicas, como o polimorfismo Asp70Gly, que pode prolongar a recuperação em 3 a 8 vezes em indivíduos heterozigotos e em até 60 vezes em indivíduos homozigotos. Além disso, doença hepática ou renal ou distúrbio nutricional também podem atrasar a recuperação (Brull e Meistelman, 2020).

O *gantacúrio* é degradado por dois mecanismos químicos: adução rápida de cisteína e hidrólise lenta da ligação éster adjacente ao cloro. Ambos os processos são puramente químicos e não dependem, portanto, de atividade enzimática. O processo de adução tem $t_{1/2}$ de 1 a 2 minutos e provavelmente é a base para a duração de ação ultracurta do *gantacúrio*. A administração de cisteína exógena, que pode ter efeitos adversos excitotóxicos, pode acelerar o antagonismo do bloqueio neuromuscular induzido por *gantacúrio* (Naguib e Brull, 2009).

Farmacologia clínica
Escolha do agente

A seleção de um agente bloqueador neuromuscular deve basear-se na obtenção de um perfil farmacocinético consistente com a duração do procedimento e na minimização do comprometimento cardiovascular ou de outros efeitos adversos, com atenção aos modos específicos de eliminação do fármaco em pacientes com insuficiência renal ou hepática (ver tabela de Resumo no final do capítulo).

Duas características são úteis na diferenciação dos efeitos adversos e do comportamento farmacocinético dos bloqueadores neuromusculares:

- *A natureza química dos fármacos (Fig. 13-3 e Tab. 13-3).* Além de uma duração de ação mais curta, os fármacos mais recentes exibem grande diminuição da frequência de efeitos adversos, principalmente bloqueio ganglionar, bloqueio de respostas vagais e liberação de histamina.
- *A duração da ação dos fármacos.* Estes fármacos são classificados como agentes de ação longa, intermediária, curta ou ultracurta. Em geral, os bloqueadores de ação longa são mais potentes e requerem concentrações baixas (Tab. 13-4). A necessidade de administrar agentes potentes em baixas concentrações retarda o início do efeito.

O aminoesteroide protótipico *pancurônio* praticamente não libera histamina; contudo, ele bloqueia receptores muscarínicos, e esse antagonismo se manifesta com bloqueio vagal e taquicardia. A taquicardia foi eliminada com os novos aminoesteroides *vecurônio* e *rocurônio*. As benzilisoquinolinas parecem isentas de ações vagolítica e bloqueadora ganglionar, mas têm leve tendência a liberar histamina. O metabolismo incomum do composto protótipo *atracúrio* e do seu congênere *mivacúrio* confere indicações especiais para esses fármacos. Por exemplo, a eliminação do atracúrio depende da hidrólise do éster da molécula pelas esterases do plasma e da degradação espontânea de Hofmann (ruptura da porção *N*-alquila da benzilisoquinolina). As duas vias para terminar com o efeito estão disponíveis e permanecem funcionais na insuficiência renal. O *mivacúrio* é extremamente sensível à catálise pelas colinesterases e outras hidrolases do plasma, o que explica sua curta duração de ação. Os efeitos adversos não estão completamente caracterizados para o *gantacúrio*, mas efeitos adversos cardiovasculares transitórios, sugestivos de liberação de histamina, foram observados com doses correspondentes a três vezes a dose efetiva (DE_{95}) (Belmont et al., 2004).

Relaxamento muscular

O principal uso clínico dos fármacos bloqueadores neuromusculares é como adjuvante da anestesia cirúrgica para obter relaxamento dos músculos esqueléticos, principalmente da parede abdominal, e facilitar as manipulações cirúrgicas. Como o relaxamento muscular não mais

TABELA 13-3 ■ BLOQUEADORES NEUROMUSCULARES

AGENTE Classe química Tipo de ação	INÍCIO (min)[a]	DURAÇÃO (min)[a]	MODO DE ELIMINAÇÃO
Duração curta e ultracurta			
Suxametônio DCE, despolarizante	0,8-1,4	6-11	Hidrólise pelas colinesterases plasmáticas
Gantacúrio[c] MOCF, competitivo	1-2	5-10	Adução de cisteína e hidrólise de éster
Mivacúrio BIQ, competitivo	2-3	15-21	Hidrólise pelas colinesterases plasmáticas
Duração intermediária			
Vecurônio AS, competitivo	2-3	25-40	Eliminação renal e hepática
Atracúrio BIQ, competitivo	3	45	Eliminação de Hofmann; hidrólise de éster
Rocurônio AS, competitivo	0,5-2	36-73	Eliminação hepática
Cisatracúrio BIQ, competitivo	2-8	45-90	Eliminação de Hofmann; eliminação renal
Duração longa			
Pipecurônio[b] AS, competitivo	3-6	30-90	Eliminação renal; metabolismo/depuração hepática
D-tubocurarina[b] CBI, competitivo	6	80	Eliminação renal e hepática
Pancurônio AS, competitivo	3-4	85-100	Eliminação renal e hepática
Metocurina[b] BIQ, competitivo	4	110	Eliminação renal
Doxacúrio[b] BIQ, competitivo	4-8	120	Eliminação renal

[a]Como alcançado nas faixas de dose na Tabela 11-4.
[b]Não disponível comercialmente nos Estados Unidos.
[c]O gantacúrio está em estágio de investigação.

TABELA 13-4 ■ FAIXAS DE DOSAGEM PARA BLOQUEADORES NEUROMUSCULARES

FÁRMACO*	DOSE INICIAL (mg/kg)	INJEÇÃO INTERMITENTE (mg/kg)	INFUSÃO CONTÍNUA (μg/kg/min)
Suxametônio	0,3-1	0,04-0,07	–
D-Tubocurarina[a]	0,6	0,25-0,5	2-3
Metocurina[a]	0,4	0,5-1	–
Atracúrio	0,3-0,5	0,08-0,2	2-15
Cisatracúrio	0,15-0,2	0,03	1-3
Mivacúrio	0,15-0,25	0,1	9-10
Doxacúrio[a]	0,03-0,06	0,005-0,01	–
Pancurônio	0,04-0,1	0,01	1[b]
Rocurônio	0,45-1,2	0,1-0,2	10-12
Vecurônio	0,04-0,28	0,01-0,015	0,8-1,2
Gantacúrio[a]	0,2-0,5	–	–

[a]Não disponível comercialmente nos Estados Unidos.
[b]Uso sem indicação na bula.
*N. de R.T. O gantacúrio, a D-tubocurarina, a metocurina, o mivacúrio e o doxacúrio não estão disponíveis comercialmente no Brasil.

depende da profundidade da anestesia geral, um nível mais superficial de anestesia é suficiente. Assim, o risco de depressão respiratória e cardiovascular é reduzido e a recuperação pós-anestésica é abreviada. Em geral, utilizam-se bloqueadores neuromusculares de ação curta para facilitar a intubação endotraqueal, e estes já foram usados para facilitar a laringoscopia, broncoscopia e esofagoscopia em associação com um anestésico geral. Os fármacos bloqueadores neuromusculares são administrados por via parenteral, quase sempre intravenosa. Esses fármacos podem ser administrados por infusão contínua nos centros de tratamento intensivo para melhorar a conformidade da parede torácica e eliminar a dissincronia ventilatória.

Mensuração do bloqueio neuromuscular em humanos

Em geral, a avaliação do bloqueio neuromuscular é realizada pela estimulação do nervo ulnar. As respostas são monitoradas com base nos potenciais de ação compostos ou na tensão muscular desenvolvida no músculo adutor do polegar. Respostas aos estímulos repetitivos ou tetânicos são as mais úteis para avaliar o bloqueio da transmissão. As velocidades de início do bloqueio e de recuperação são mais rápidas na musculatura das vias respiratórias (maxilar, laringe e diafragma) do que no polegar. Por esse motivo, a intubação traqueal pode ser realizada antes do início do bloqueio completo do adutor do polegar, enquanto a recuperação parcial da função desse músculo indica recuperação suficiente da respiração para proceder à extubação.

Prevenção de traumatismo durante a eletroconvulsoterapia

A ECT dos transtornos psiquiátricos ocasionalmente é complicada por traumatismo do paciente; as convulsões induzidas podem causar luxações ou fraturas. Na medida em que o componente muscular da convulsão não é essencial para o efeito benéfico do procedimento, bloqueadores neuromusculares, geralmente *suxametônio*, e um barbitúrico de curta duração, geralmente *metoexital*, são utilizados.

Sinergismos e antagonismos

A comparação das interações entre bloqueadores neuromusculares competitivos e despolarizantes é instrutiva (Tab. 13–1) e constitui um bom teste da compreensão da ação desses fármacos. Além disso, vários outros fármacos afetam a transmissão na junção neuromuscular e, assim, podem afetar a escolha e a dosagem do bloqueador neuromuscular usado.

Como os agentes anti-ChE *neostigmina*, *piridostigmina* e *edrofônio* preservam a ACh endógena e também atuam diretamente na junção neuromuscular, eles têm sido usados no tratamento de superdosagens de fármacos bloqueadores competitivos. De modo similar, ao terminar um procedimento cirúrgico, vários anestesiologistas usam *neostigmina* ou *edrofônio* para reverter ou diminuir a duração do bloqueio neuromuscular competitivo. Um antagonista muscarínico (*atropina* ou glicopirrolato) é usado simultaneamente para prevenir a estimulação dos receptores muscarínicos, evitando a bradicardia. Os agentes anti-ChE não reverterão o bloqueio neuromuscular despolarizante; em vez disso, eles o aprimoram.

Vários anestésicos inalatórios exercem efeito estabilizante na membrana pós-juncional e, dessa forma, potencializam a atividade dos fármacos bloqueadores competitivos. Em consequência, quando tais bloqueadores são usados para o relaxamento muscular como adjuvantes a esses anestésicos, sua dose deve ser reduzida. A ordem de potencialização é: anestesia por *desflurano* > *sevoflurano* > *isoflurano* > *halotano* > óxido nitroso-barbitúricos-opioides ou *propofol* (Brull e Meistelman, 2020).

Os antibióticos aminoglicosídeos produzem bloqueio neuromuscular, inibindo a liberação de ACh do terminal pré-ganglionar (por competição com o Ca^{2+}) e, em menor grau, por bloqueio não competitivo do receptor. O bloqueio é antagonizado com sais de Ca^{2+}, mas só de forma inconsistente com os fármacos anti-ChE (ver Cap. 59). As tetraciclinas também produzem bloqueio neuromuscular, possivelmente por quelação do Ca^{2+}. Outros antibióticos que tem ação bloqueadora neuromuscular por ambas ações, pré e pós-sinápticas, incluem *polimixina B*, *colistina*, *clindamicina* e *lincomicina*. Os bloqueadores dos canais de Ca^{2+} aumentam o bloqueio neuromuscular produzido tanto pelos antagonistas competitivos como pelos despolarizantes. Quando bloqueadores neuromusculares são administrados a pacientes que recebem esses fármacos, deve-se considerar ajustar a dose.

Fármacos variados que podem ter interação significativa com bloqueadores musculares competitivos ou despolarizantes incluem: *trimetafana*, *lítio*, analgésicos opioides, *procaína*, *lidocaína*, *quinidina*, *fenelzina*, *carbamazepina*, *fenitoína*, *propranolol*, *dantroleno*, *azatioprina*, *tamoxifeno*, sais de magnésio, corticosteroides, glicosídeos digitálicos, *cloroquina*, catecolaminas e diuréticos.

Efeitos adversos

As respostas indesejadas importantes dos bloqueadores neuromusculares incluem apneia prolongada, colapso cardiovascular, aquelas resultantes da liberação de histamina e, raramente, anafilaxia. Fatores relacionados podem incluir alterações na temperatura corporal; desequilíbrio eletrolítico, particularmente de K^+; baixos níveis plasmáticos de butirilcolinesterase, resultando em redução da velocidade de destruição do *suxametônio*; presença de miastenia grave latente ou doenças malignas, como carcinoma pulmonar de células pequenas com síndrome miastênica de Eaton-Lambert; redução do fluxo sanguíneo nos músculos esqueléticos, retardando a remoção dos fármacos bloqueadores; e baixa eliminação dos relaxantes musculares secundários à disfunção hepática (*cisatracúrio*, *rocurônio* e *vecurônio*) ou à função renal diminuída (*pancurônio*). Deve-se ter muito cuidado ao administrar bloqueadores neuromusculares a pacientes desidratados ou gravemente doentes. Os fármacos despolarizantes podem liberar K^+ rapidamente do meio intracelular, o que pode ser um fator na produção de apneia prolongada em pacientes com desequilíbrio eletrolítico que recebem esses fármacos. A hiperpotassemia causada pelo *suxametônio* é uma complicação potencialmente fatal.

Hipertermia maligna A hipertermia maligna é um evento potencialmente letal deflagrado pela administração de certos anestésicos e bloqueadores neuromusculares. Os sinais clínicos incluem contraturas, rigidez e produção de calor pela musculatura esquelética, resultando em grave hipertermia (aumentos de até 1°C/5 min), aceleração do metabolismo muscular, acidose metabólica e taquicardia. A liberação descontrolada do Ca^{2+} pelo retículo sarcoplasmático dos músculos esqueléticos é o evento inicial. Embora tenha sido observado que os anestésicos hidrocarbonetos halogenados (p. ex., *halotano*, *isoflurano* e *sevoflurano*) e o *suxametônio* isolados possam iniciar a resposta, a maioria dos incidentes resulta da associação de fármacos bloqueadores despolarizantes com anestésicos. A suscetibilidade à hipertermia maligna, um traço autossômico dominante, está associada a certas miopatias congênitas, como a *doença do núcleo central*. Na maioria dos casos, contudo, não há sinais clínicos visíveis na ausência da intervenção anestésica.

O tratamento inclui administração intravenosa de *dantroleno*, que bloqueia a liberação de Ca^{2+} do retículo sarcoplasmático do músculo esquelético (ver seção sobre antiespasmódicos a seguir). O rápido resfriamento, a inalação de O_2 a 100% e o controle da acidose devem ser considerados tratamentos auxiliares na hipertermia maligna.

Paralisia respiratória O tratamento da paralisia respiratória originada de reação adversa ou superdosagem de bloqueador neuromuscular deve ser respiração assistida com pressão positiva de O_2 e manutenção da patência das vias respiratórias até se obter a recuperação da respiração normal. Com os fármacos bloqueadores competitivos, isso pode ser acelerado com a administração de *metilsulfato de neostigmina* (0,5-2 mg IV) ou *edrofônio* (10 mg IV, repetidos conforme necessário até o total de 40 mg) (Watkins, 1994). No caso de superdosagem, pode ser acrescentado um antagonista colinérgico muscarínico (*atropina* ou *glicopirrolato*) para prevenir a bradicardia indesejada (ver "Sinergismos e antagonismos").

Liberação de histamina dos mastócitos Algumas repostas clínicas dos bloqueadores neuromusculares (p. ex. broncospasmo, hipotensão, secreção salivar e bronquial excessiva) parecem ser causadas pela liberação de histamina. O *suxametônio*, *mivacúrio* e *atracúrio* causam liberação de histamina, mas em menor quantidade do que a *tubocurarina*, a menos que injetados rapidamente. Os aminoesteroides *pancurônio*, *vecurônio*, *pipecurônio* e *rocurônio* têm uma tendência ainda menor a causar liberação de histamina após a injeção intradérmica ou sistêmica (Basta, 1992; Watkins, 1994). A liberação de histamina é uma ação direta típica do relaxante muscular nos mastócitos, e não uma reação anafilática mediada por imunoglobulina E.

Estratégias de intervenção para efeitos tóxicos A *neostigmina* antagoniza com eficácia somente a ação bloqueadora muscular esquelética dos fármacos bloqueadores competitivos e pode agravar efeitos adversos como hipotensão ou causar broncospasmo. Nessas circunstâncias, podem ser administradas aminas simpaticomiméticas para manter a pressão sanguínea. *Atropina* ou *glicopirrolato* são administrados para neutralizar a estimulação muscarínica. Os anti-histamínicos são eficazes para neutralizar as respostas que se seguem à liberação de histamina, particularmente quando administrados antes do bloqueador neuromuscular.

Reversão dos efeitos por tratamento quelante O *sugamadex*, uma γ-ciclodextrina modificada, é um quelante específico para *rocurônio* e *vecurônio*. O *sugamadex* em dose superior a 2 mg/kg é capaz de reverter o bloqueio neuromuscular do *rocurônio* em 3 minutos. A depuração do *sugamadex* diminui acentuadamente em pacientes com insuficiência renal e o uso desse agente deve ser evitado. O *sugamadex* foi aprovado para uso nos EUA em 2015. Os efeitos adversos incluem disgeusia e rara hipersensibilidade.

Indicações e problemas pediátricos e geriátricos

Devem ser tomados cuidados adicionais na administração de bloqueadores neuromusculares a lactentes e crianças, porque a junção neuromuscular não está totalmente desenvolvida no nascimento. O *suxametônio* não é seguro para uso rotineiro em pacientes pediátricos e, portanto, seu uso deve ser reservado para situações de emergência extrema em que seja necessário assegurar a via aérea imediatamente e outras opções de bloqueio neuromuscular não estejam disponíveis. Fármacos bloqueadores competitivos são usados comumente em pacientes pediátricos; em geral, a dosagem é similar à de adultos, mas a velocidade do início do bloqueio e a depuração são mais rápidas. O *atracúrio* é uma exceção: a dosagem e a duração da ação não são significativamente diferentes entre crianças com mais de 2 anos e adultos, e a mesma dosagem (0,25-0,5 mg/kg) pode ser usada nessas populações para intubação traqueal. *Vecurônio*, *cisatracúrio*, *rocurônio* e *mivacúrio* também são comumente administrados a crianças para procedimentos breves em que uma dose única é suficiente para a intubação.

Há alterações normais na junção neuromuscular de pacientes idosos que podem afetar a farmacodinâmica dos bloqueadores neuromusculares. Com a idade, a distância entre o final do neurônio motor e a placa terminal aumenta, as invaginações da placa terminal se tornam mais planas, a quantidade de transmissores por vesícula sináptica diminui, a probabilidade de liberação vesicular diminui e a densidade de receptores da placa terminal diminui. O resultado dessas alterações é uma menor eficácia da transmissão neuromuscular. As alterações fisiológicas gerais nos pacientes idosos, que incluem diminuição de massa muscular e água, aumento na gordura total e diminuição das funções hepática e renal, contribuem também na ação dos bloqueadores neuromusculares. A dosagem de *suxametônio* não se altera significativamente na população geriátrica. Entre os fármacos bloqueadores competitivos, a dosagem inicial necessária não se altera; contudo, o início do bloqueio atrasa conforme a idade e o bloqueio é prolongado. Para fármacos que dependem de depuração renal, hepática ou ambas, como *pancurônio*, *vecurônio* e *rocurônio*, o tempo de depuração plasmática se prolonga em 30 a 50% (Brull e Meistelman, 2020). Para fármacos como o *atracúrio*, que independem do fluxo de sangue nos rins ou fígado para sua eliminação, a farmacodinâmica e a cinética pouco se alteram.

Espasmolíticos

Espasmolíticos de ação central

Diversas manifestações clínicas, como lesão da medula espinal, acidente vascular cerebral e esclerose múltipla, podem causar lesões que interrompem o controle somático normal do músculo esquelético, resultando em espasmos musculares, contrações repetitivas e descontroladas do músculo esquelético que são involuntárias. O mecanismo subjacente é a hiperexcitabilidade dos neurônios motores alfa na medula espinal. Os espasmolíticos são agentes que atuam no cérebro e nos centros superiores da medula espinal reduzindo os espasmos, com o objetivo de aumentar a capacidade funcional e aliviar o desconforto. Infelizmente, devido a efeitos adversos significativos, muitos desses agentes terapêuticos são recomendados apenas para uso a curto prazo. Esses agentes administrados por via oral incluem *baclofeno*, vários anticonvulsivantes/hipnóticos/sedativos (benzodiazepínicos e *gabapentina*), agonistas α_2 adrenérgicos (*clonidina* e *tizanidina*) e *ciclobenzaprina*.

Baclofeno

O *baclofeno* é um agonista do receptor $GABA_B$, eficaz por via oral, que suprime a neurotransmissão por vários mecanismos no cérebro e na medula espinal. O baclofeno atua nos locais pré e pós-sinápticos para causar hiperpolarização da membrana, reduzindo assim a probabilidade de despolarização da membrana e, portanto, o influxo de Ca^{2+} necessário para induzir a liberação do transmissor excitatório e inibir os reflexos espinais.

Benzodiazepínicos e gabapentina

O *diazepam* e outros benzodiazepínicos são eficazes no tratamento da rigidez muscular, mas sua utilidade é limitada devido ao alto potencial de abuso e aos efeitos depressores substanciais do SNC. Um efeito proeminente dos benzodiazepínicos é o aumento da neurotransmissão GABAérgica, resultando em sinalização inibitória aumentada nas sinapses sensíveis ao GABA.

A *gabapentina*, um análogo cíclico do GABA (GABA ligado ao ciclo-hexano), interage não com o receptor GABA, mas, conforme reportado, com duas proteínas de membrana envolvidas no acoplamento da resposta excitatória: a subunidade α_2-δ de Ca_V, o canal Ca^{2+} dependente de voltagem (Gee et al., 1996), e os canais K^+ dependentes de voltagem KCNQ2/3 (o correlato molecular das correntes M neuronais) e KCNQ3 e KCNQ5 homoméricos (Manville e Abbott, 2018). As respostas propostas para a ligação da *gabapentina* nesses locais são a redução das correntes neuronais de Ca^{2+} (via interação com o Ca_V) e ativação dos canais KCNQ2/3 e homoméricos KCNQ3 e KCNQ5, levando à hiperpolarização dos neurônios suscetíveis, com concomitante redução da excitabilidade.

O Capítulo 22 descreve detalhadamente a farmacologia do *diazepam* e de outros benzodiazepínicos. O Capítulo 20 descreve o uso de benzodiazepínicos e *gabapentina* como anticonvulsivantes.

Agonistas α_2-adrenérgicos

A *tizanidina* é um agonista do receptor α_2 adrenérgico. Ele fornece alívio eficaz da espasticidade devido à esclerose múltipla e lesão da medula espinal. Embora um mecanismo de ação preciso no alívio dos espasmos não seja compreendido, acredita-se que a *tizanidina* tenha ações semelhantes às da *clonidina*. A vantagem da *tizanidina* sobre a *clonidina* para esta indicação é o menor efeito da *tizanidina* na redução da pressão arterial em uma concentração eficaz para aliviar o espasmo. A *tizanidina* tem $t_{1/2}$ curto e é tomada na dose de 2 mg a cada 6 h por até três doses diárias; a dosagem pode ser aumentada gradualmente até um máximo diário de 36 mg. De maneira inversa, o fármaco deve ser retirado lentamente, diminuindo gradualmente em 2 a 4 mg por dia, para evitar um rebote de espasmos, taquicardia e hipertensão. Efeitos adversos comuns incluem tontura, sedação e boca seca. O uso de *tizanidina* com um inibidor potente de CYP1A2 (p. ex., *fluvoxamina*, *ciprofloxacino*, *cimetidina*) pode elevar substancialmente a AUC da *tizanidina*. A *tizanidina* pode interagir aditivamente com depressores do SNC; sua combinação com etanol deve ser evitada; antibióticos, antiarrítmicos e agentes hipotensores devem ser usados com cautela.

Ciclobenzaprina

A *ciclobenzaprina* é farmacologicamente relacionada aos antidepressivos tricíclicos. Pode ser usado para redução de curto prazo de espasmos musculares dolorosos, como os resultantes de uma lesão periférica aguda. Não é útil para espasmos resultantes de condições neurológicas de origem central. A *ciclobenzaprina* atua centralmente por um mecanismo de ação provavelmente relacionado à sua atividade como antagonista do receptor $5-HT_2$. O fármaco é administrado por via oral, 5 mg três vezes ao dia, de forma programada ou conforme necessário, com uma das doses administrada ao deitar, por apenas 2 semanas. Este agente não deve ser administrado concomitantemente com inibidores da MAO e deve ser usado com cautela com inibidores da recaptação de 5-HT. A *ciclobenzaprina* pode interagir com a maioria dos depressores do SNC.

Antiespasmódicos de ação periférica

Toxina botulínica

As toxinas botulínicas agem perifericamente reduzindo a contração muscular. Existem inúmeras preparações não equivalentes: *toxina abobotulínica A*, *toxina incobotulínica A*, *toxina onabotulínica A*, *toxina prabotulínica A-xvfs* e *toxina rimabotulínica B*; todas atuam bloqueando a liberação de ACh. As toxinas botulínicas se ligam aos neurônios colinérgicos, entram na célula e clivam as proteínas SNARE, inibindo assim a liberação vesicular de ACh. O resultado é a paralisia flácida do músculo esquelético e a diminuição da atividade das sinapses colinérgicas simpáticas e parassimpáticas. A inibição dura de algumas semanas até 3 a 4 meses, e a recuperação funcional depende da proliferação das terminações nervosas.

Aprovadas inicialmente para tratamento de distúrbios oculares, como estrabismo e blefarospasmo, e de espasmos hemifaciais, as toxinas botulínicas têm sido usadas para tratar espasmos e distonias, bem como espasmos associados a fissuras do esfíncter esofágico inferior e do ânus. O tratamento com toxinas botulínicas também se tornou um procedimento estético comum para pacientes que desejam ter a face sem rugas. Como a flor da juventude, a redução das rugas é temporária; ao contrário da juventude, no entanto, o efeito da toxina botulínica pode ser renovado com nova aplicação.

As toxinas botulínicas são extremamente venenosas e devem ser administradas com muita cautela. As doses letais de toxina pura são de, aproximadamente, 1 ng/kg quando administrada IM ou IV, aproximadamente 10 ng/kg quando inalada e aproximadamente 1.000 ng/kg quando ingerida (Arnon et al., 2001). A FDA exige um aviso na embalagem das preparações de toxina botulínica, alertando os médicos e pacientes sobre o risco de paralisia respiratória devido à disseminação inesperada da toxina a partir do local da aplicação (os usos são descritos no Cap. 75). A FDA exige os nomes altamente específicos dos vários produtos a fim de enfatizar que diferentes preparações de toxina botulínica não são intercambiáveis; ou seja, as unidades de atividade biológica de diferentes preparações não podem ser comparadas com segurança. Os pacientes que apresentam sinais de botulismo devem ser tratados imediatamente com antitoxina e terapia de suporte de longo prazo.

Dantroleno

O *dantroleno* inibe a liberação de Ca^{2+} do retículo sarcoplasmático dos músculos esqueléticos, limitando a capacidade do Ca^{2+} e da calmodulina em ativar o receptor de rianodina, RYR1. O *dantroleno* é indicado para espasticidade muscular crônica associada a distúrbios do neurônio motor superior (lesão da medula espinal, acidente vascular cerebral, paralisia cerebral ou esclerose múltipla). O *dantroleno* é iniciado com 25 mg por dia durante 7 dias e depois titulado a cada 7 dias até a dose máxima de 400 mg/dia. Também é indicado para hipertermia maligna e usado *off-label* para síndrome neuroléptica maligna. Com sua ação periférica, ele causa fraqueza generalizada. Assim, o uso do *dantroleno* deve ser reservado aos pacientes não ambulatoriais que apresentam espasticidade grave. Foi registrada hepatotoxicidade com o uso crônico, exigindo testes de função hepática frequentes e uso da menor dose oral possível.

Agentes diversos

Inúmeros outros fármacos usados como relaxantes musculares parecem apresentar propriedades sedativas e de bloqueio de vias nociceptivas; esse grupo inclui *carisoprodol*, que é metabolizado em *meprobamato* (ver Cap. 22); *metaxalona*; *metocarbamol*; e *orfenadrina*. A *tetrabenazina* está disponível para o tratamento da coreia associada à doença de Huntington; o fármaco inibe o VMAT2, resultando na depleção dos estoques vesiculares de dopamina nos neurônios dopaminérgicos do SNC (ver Cap. 10, 15 e 16).

Neurotransmissão ganglionar

O receptor nicotínico neural e os potenciais pós-sinápticos

A neurotransmissão nos gânglios autonômicos envolve a liberação de ACh pelas fibras pré-ganglionares e a despolarização rápida das membranas pós-sinápticas pela ativação de receptores nicotínicos neuronais (N_n) pela ACh. Diferentemente da junção neuromuscular, os gânglios não têm placas terminais discretas com localização focal dos receptores; pelo contrário, os dendritos e o corpo celular contêm receptores. As características dos canais dos receptores nicotínicos dos gânglios e das junções neuromusculares são semelhantes. Há múltiplas subunidades dos receptores nicotínicos nos gânglios (p. ex., α3, α5, α7, β2 e β4), sendo as subunidades α3 e β4 as mais abundantes e importantes. Os receptores ACh nicotínicos ganglionares são sensíveis aos fármacos bloqueadores clássicos, como *hexametônio* e *trimetafana* (ver discussão que segue). As medições das condutâncias de canais isolados indicam que as características dos canais dos receptores nicotínicos dos gânglios e das junções neuromusculares são semelhantes.

Registros intracelulares de neurônios pós-ganglionares indicam que no mínimo quatro alterações distintas no potencial de membrana pós-sináptico podem ser provocadas pela estimulação do nervo pré-ganglionar (Fig. 13-5):

- Um PEPS inicial (via receptores nicotínicos) que pode resultar em um potencial de ação
- Um PIPS mediado por receptores muscarínicos M_2 (acoplada G_i/G_o)
- Um PEPS lento secundário, mediado por receptores muscarínicos M_1 (acoplado a G_q/G_{11})
- Um PEPS lento e tardio mediado por uma miríade de peptídeos

Um neurônio pós-ganglionar gera um potencial de ação quando o PEPS inicial alcança um potencial limiar. Os eventos secundários que se seguem à despolarização inicial (PIPS; PEPS lento; PEPS tardio e lento) são insensíveis ao *hexametônio* ou a outros antagonistas N_n. Evidências eletrofisiológicas e neuroquímicas sugerem que as catecolaminas participam na geração do PIPS. A dopamina e a norepinefrina causam hiperpolarização do gânglio; entretanto, em alguns gânglios, os PIPS são mediados por receptores muscarínicos M_2.

O PEPS lento é gerado pela ACh que ativa receptores muscarínicos M_1 e bloqueado por *atropina* e antagonistas seletivos de receptores M_1 (ver Cap. 11). O PEPS lento tem latência mais longa e duração maior (10-30 s) do que o PEPS inicial. O PEPS lento resulta da diminuição da condutância ao K^+, a *corrente M* que regula a sensibilidade da célula aos eventos despolarizantes rápidos e repetitivos. Em contraste, o PEPS tardio e lento dura vários minutos e é mediado por peptídeos liberados das terminações nervosas pré-sinápticas ou de interneurônios em gânglios específicos (ver próxima seção). Os peptídeos e a ACh podem ser coliberados dos terminais pré-sinápticos; a estabilidade relativa dos peptídeos nos gânglios expande sua área de influência ao locais pós-sinápticos além da imediata proximidade da terminação nervosa.

Eventos sinápticos secundários modulam o PEPS inicial. Vários peptídeos – incluindo o hormônio de liberação das gonadotropinas, a substância P, a angiotensina, o peptídeo relacionado com o gene da calcitonina, o polipeptídeo intestinal vasoativo, o neuropeptídeo Y e as encefalinas – foram identificados nos gânglios. Eles parecem estar localizados em corpos celulares específicos, nas fibras nervosas ou células SIF; são liberados depois da estimulação nervosa; e aparentemente medeiam o PEPS lento tardio. Outras substâncias neurotransmissoras (p. ex., 5-HT e GABA) podem modular a transmissão ganglionar.

Agentes estimulantes ganglionares

Os fármacos que estimulam os receptores colinérgicos N_n dos gânglios autonômicos foram essenciais no estudo do mecanismo da função ganglionar; contudo, esses agonistas ganglionares têm uso terapêutico limitado. Eles podem ser agrupados em duas categorias. O primeiro grupo consiste em fármacos com especificidade similar à da nicotina: *lobelina*, *tetrametilamônio* e *dimetilfenilpiperazínio*. Os efeitos excitatórios da nicotina nos gânglios têm início rápido, são bloqueados pelos antagonistas ganglionares nicotínicos e imitam o PEPS inicial. O segundo grupo consiste em agonistas muscarínicos como muscarina, McN-A-343 e metacolina (ver Cap. 11); seus efeitos excitatórios nos gânglios têm início tardio, são bloqueados por fármacos semelhantes à *atropina* e imitam o PEPS lento.

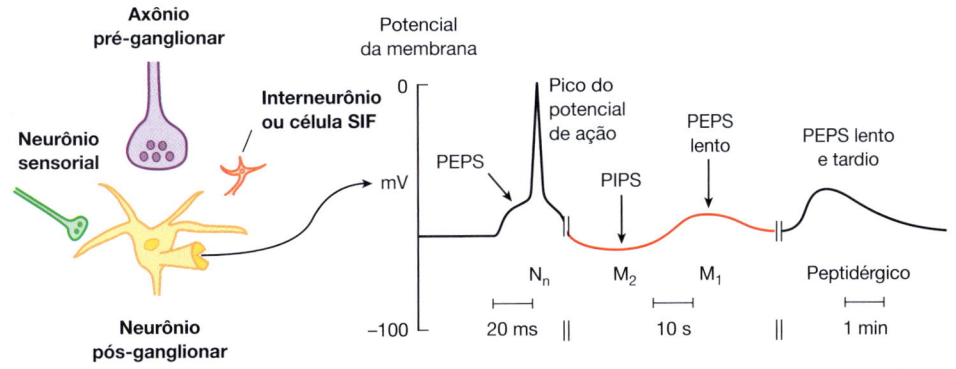

Figura 13-5 *Potenciais pós-sinápticos registrados no corpo celular de um nervo pós-ganglionar autonômico após a estimulação da fibra do nervo pré-ganglionar. O nervo pré-ganglionar libera ACh para as células pós-ganglionares. O PEPS inicial resulta da corrente de entrada do Na^+ (e talvez da corrente de Ca^{2+}) pelo canal do receptor nicotínico. Se o PEPS tiver magnitude suficiente, ele desencadeia um pico de potencial de ação, seguido de um PIPS lento, um PEPS lento e um PEPS lento e tardio. O PIPS e o PEPS lentos não são detectados em todos os gânglios. Os eventos elétricos após o PEPS inicial parecem modular a probabilidade de um PEPS subsequente atingir o limiar necessário à geração de um pico. Outros interneurônios, como as células SIF que contêm catecolaminas, e os axônios terminais provenientes dos neurônios sensoriais aferentes também liberam transmissores e podem influenciar os potenciais lentos do neurônio pós-ganglionar. Alguns receptores colinérgicos, peptidérgicos, adrenérgicos e de aminoácidos estão presentes nos dendritos e no corpo celular (soma) do neurônio pós-ganglionar e dos interneurônios. A fibra pré-ganglionar libera ACh e peptídeos; os interneurônios armazenam e liberam catecolaminas, aminoácidos e peptídeos; e as terminações dos nervos aferentes sensoriais liberam peptídeos. O PEPS inicial é mediado pelos N_n, os PIPS e os PEPS lentos, pelos receptores muscarínicos M_2 e M_1, e o PEPS lento e tardio, por vários tipos de receptores peptidérgicos.*

Nicotina

A nicotina tem importância clínica significativa devido a seus efeitos tóxicos, sua presença no tabaco e tendência a causar dependência nos usuários. Os efeitos crônicos da nicotina e as reações adversas do uso crônico do tabaco são analisados no Capítulo 28. A nicotina é um dos poucos alcaloides naturais líquidos. É uma base volátil ($pK_a = 8,5$) e incolor que adquire coloração marrom e adquire o odor do tabaco ao ser exposta ao ar.

NICOTINA

Mecanismos de ação Além das ações da nicotina em uma variedade de locais neuroefetores e quimiossensíveis, o alcaloide também estimula e dessensibiliza receptores, tornando os efeitos da nicotina complexos e imprevisíveis. A resposta final em qualquer sistema representa o somatório dos efeitos estimulantes e inibitórios da nicotina. A nicotina pode aumentar a frequência cardíaca por estimulação de gânglios simpáticos ou por paralisia de gânglios cardíacos parassimpáticos e pode diminuir a frequência cardíaca por paralisia dos gânglios simpáticos ou estimulação dos gânglios cardíacos parassimpáticos. Os efeitos da nicotina nos quimiorreceptores dos corpos carotídeos e aórticos e em regiões do SNC podem também influenciar a frequência cardíaca, do mesmo modo que os reflexos barorreceptores compensatórios resultantes das alterações da pressão arterial causadas pela nicotina. Por fim, a nicotina estimula a secreção de epinefrina da medula suprarrenal, o que acelera a frequência cardíaca e aumenta a pressão arterial.

Efeitos nos sistemas fisiológicos

Sistema nervoso periférico A principal ação da nicotina consiste em estimulação transitória e, então, uma depressão mais persistente de todos os gânglios autonômicos. Doses pequenas de nicotina estimulam diretamente as células ganglionares e podem facilitar a transmissão dos impulsos nervosos. Com dosagens maiores, a estimulação inicial é seguida por um bloqueio da transmissão. Enquanto a estimulação das células ganglionares coincide com sua despolarização, a depressão da transmissão por doses adequadas de nicotina ocorre tanto durante a despolarização quanto depois da sua regressão. A nicotina possui também uma ação bifásica na medula suprarrenal: doses pequenas provocam descarga de catecolaminas; doses maiores impedem a liberação desses neurotransmissores em resposta à estimulação do nervo esplâncnico.

Os efeitos de doses altas de nicotina na junção neuromuscular são semelhantes aos observados nos gânglios. Contudo, a fase de estimulação é amplamente obscurecida pelo desenvolvimento rápido de paralisia. No último estágio, a nicotina também produz bloqueio neuromuscular por dessensibilização dos receptores. Em concentrações mais baixas, como as normalmente alcançadas no uso recreativo do tabaco (cerca de 200 nM), os efeitos da nicotina refletem sua maior afinidade pelos receptores nicotínicos neuronais ($\alpha_4\beta_2$) do que pelos receptores da junção neuromuscular ($\alpha 1\beta 1\gamma\delta$) (Xiu et al., 2009).

A nicotina, como a ACh, estimula alguns receptores sensoriais. Isso inclui os mecanorreceptores que respondem ao estiramento ou à pressão na pele, no mesentério, na língua, nos pulmões e no estômago; os quimiorreceptores dos corpos carotídeos; os receptores térmicos da pele e da língua; e os receptores da dor. A administração prévia de *hexametônio* impede a estimulação dos receptores sensoriais pela nicotina, mas tem pouco ou nenhum efeito na ativação dos receptores sensoriais pelos estímulos fisiológicos.

Sistema nervoso central A nicotina estimula significativamente o SNC. Doses baixas produzem analgesia suave, doses mais altas causam tremores, levando a convulsões com doses tóxicas. A estimulação da respiração é uma ação notável da nicotina: doses altas atuam diretamente no bulbo, enquanto as doses mais baixas aumentam reflexamente a respiração por excitação dos quimiorreceptores dos corpos carotídeos e aórticos. A estimulação do SNC com doses elevadas é seguida de depressão e a morte resulta de insuficiência respiratória causada por paralisia central e bloqueio periférico do diafragma e dos músculos intercostais que facilitam a respiração.

A nicotina causa êmese por ações periféricas e centrais. O componente central da resposta emética é a estimulação da zona desencadeante quimiorreceptora do vômito que está localizada na área postrema do bulbo. Além disso, a nicotina ativa os nervos aferentes vagais e espinais que geram os estímulos sensoriais das vias reflexas envolvidas na ação de vomitar. O local primário de ação da nicotina no SNC é pré-juncional, causando a liberação de transmissores. As ações estimulantes e geradoras de prazer da nicotina parecem resultar da liberação de aminoácidos excitatórios, dopamina e outras aminas biogênicas por vários centros do SNC (Dorostkar e Boehm, 2008).

A exposição crônica à nicotina em vários sistemas causa um aumento acentuado da densidade ou do número de receptores nicotínicos, o que possivelmente contribui para a tolerância e a dependência. Considera-se que a nicotina atue como uma chaperona farmacológica intracelular; ela é neutra no pH fisiológico e permeia facilmente a membrana celular. No interior da célula, ela aumenta a expressão dos receptores, estabilizando as subunidades nascentes em pentâmeros no retículo endoplasmático. A exposição crônica a baixas doses de nicotina também aumenta significativamente a $t_{1/2}$ dos receptores nicotínicos na superfície celular (Kuryatov et al., 2005; Srinivasan et al., 2014).

Sistema cardiovascular As respostas cardiovasculares à nicotina geralmente são decorrentes da estimulação dos gânglios simpáticos e da medula suprarrenal, juntamente com a liberação das catecolaminas pelas terminações nervosas simpáticas. Outra ação que contribui para a resposta simpaticomimética à nicotina é a ativação dos quimiorreceptores dos corpos carotídeos e aórticos, que causa vasoconstrição, taquicardia e aumento da pressão arterial por mecanismos reflexos.

Trato GI A ativação simultânea dos gânglios parassimpáticos e das terminações nervosas colinérgicas pela nicotina aumenta o tônus e a atividade motora do trato GI. Em indivíduos que não foram expostos anteriormente à nicotina, a sua absorção sistêmica causa náuseas, êmese e ocasionalmente diarreia.

Glândulas exócrinas A nicotina provoca estimulação inicial das secreções salivares e brônquicas, que é seguida de inibição.

ADME A nicotina é prontamente absorvida pelo trato respiratório, mucosas orais e pele. Existem casos de intoxicação grave após a absorção percutânea. Por ser uma base relativamente forte, a absorção pelo estômago é pequena. A absorção intestinal é muito mais eficiente. A nicotina do fumo de mascar produz efeito mais prolongado, pois é absorvida mais lentamente do que a nicotina inalada. O cigarro comum contém 6 a 11 mg de nicotina e libera cerca de 1 a 3 mg na corrente sanguínea do fumante; a biodisponibilidade pode aumentar em até três vezes com a intensidade da tragada e a técnica do fumante (Benowitz, 1998).

Cerca de 80 a 90% da nicotina é transformada no organismo, principalmente no fígado, mas também nos rins e nos pulmões. O principal metabólito é a cotinina. A $t_{1/2}$ da nicotina após inalação é de cerca de 2 horas. A nicotina e seus metabólitos são eliminados rapidamente pelos rins. A velocidade de excreção urinária da nicotina diminui quando a urina é alcalina. A nicotina é excretada no leite de mulheres fumantes que estejam amamentando; o leite de mulheres que fumam muito pode conter 0,5 mg/L.

Efeitos adversos agudos A intoxicação por nicotina pode ocorrer por ingestão acidental de aerossóis inseticidas que contenham essa substância, ou em crianças após a ingestão de produtos do tabaco. A dose fatal aguda de nicotina para adultos provavelmente é cerca de 60 mg. O tabaco no fumo geralmente contém 1 a 2% de nicotina. A absorção gástrica da nicotina presente no tabaco mastigado é mais lenta porque o esvaziamento gástrico é retardado; por esse motivo, as êmeses provocadas pelo efeito central da fração absorvida inicialmente podem eliminar grande parte do tabaco restante no trato GI.

O início dos sintomas de intoxicação aguda e grave por nicotina é rápido e inclui náuseas, salivação, dor abdominal, êmese, diarreia, sudorese fria, cefaleia, tontura, distúrbios visuais e auditivos, confusão mental e fraqueza extrema. Seguem desmaios e prostração; a pressão arterial diminui; a respiração fica dificultada; o pulso apresenta-se rápido, fraco e irregular; e pode haver colapso seguido de convulsões terminais. O óbito pode ocorrer após alguns minutos de insuficiência respiratória.

O tratamento da intoxicação com nicotina é feito pela indução de êmese ou lavagem gástrica. Devem-se evitar soluções alcalinas. Uma pasta de carvão ativado é, então, introduzida pelo tubo e depositada no estômago. Pode ser necessário assistência respiratória e tratamento para reverter o choque.

Agentes bloqueadores ganglionares

Há duas classes de fármacos que bloqueiam os receptores nicotínicos ganglionares. O protótipo do primeiro grupo, a nicotina, inicialmente estimula os gânglios por uma ação semelhante à ACh e então os bloqueia causando despolarização persistente (Volle, 1980). Os compostos da segunda categoria (p. ex., *trimetafana* e *hexametônio*) bloqueiam a transmissão. A *trimetafana* atua por competição com a ACh, análoga ao mecanismo de ação do curare na junção neuromuscular. O *hexametônio* parece bloquear o canal após sua abertura; essa ação encurta a duração da corrente de fluxo porque o canal aberto se oclui ou fecha. Assim, o PEPS inicial é bloqueado e a transmissão ganglionar, inibida. Os representantes das diversas substâncias que bloqueiam os gânglios autonômicos sem primeiro causar estimulação são apresentados na Figura 13-6.

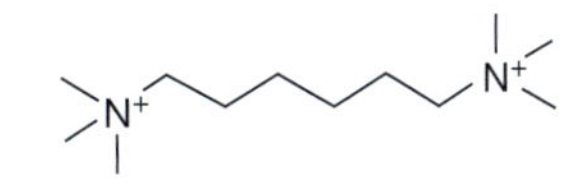

Os fármacos bloqueadores ganglionares foram o primeiro tratamento eficaz para a hipertensão. No entanto, devido ao papel da transmissão ganglionar nos ramos simpático e parassimpático do sistema nervoso autônomo, a ação anti-hipertensiva dos agentes bloqueadores ganglionares é acompanhada por numerosos efeitos colaterais indesejáveis (Tab. 13-5). A *mecamilamina*, uma amina secundária com mecanismo bloqueador de canais similar ao *hexametônio*, está disponível como anti-hipertensivo com boa biodisponibilidade oral para hipertensão moderada a grave. A dosagem de *mecamilamina* é de 2,5 mg duas vezes ao dia e pode ser aumentada em incrementos de 2,5 mg/dia em intervalos de 2 ou mais dias até que a resposta desejada da pressão arterial seja alcançada.

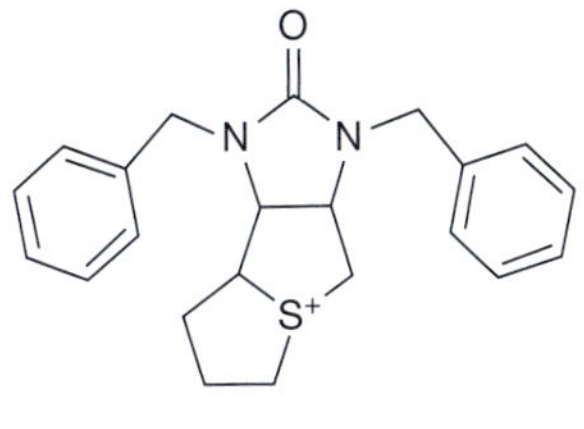

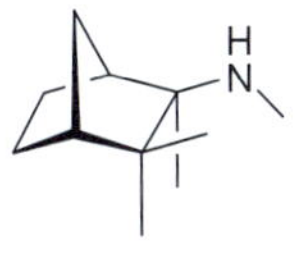

Mecanismos de ação

Quase todas as alterações fisiológicas observadas depois da administração dos fármacos bloqueadores ganglionares podem ser previstas com precisão razoável por meio de análise cuidadosa da Figura 10-1 e da Tabela 10-1 e pelo conhecimento de qual divisão do sistema nervoso autônomo exerce controle dominante nos diversos órgãos (ver Tab. 13-5). Por exemplo, o bloqueio dos gânglios simpáticos suprime o controle adrenérgico das arteríolas e causa vasodilatação, aumento da irrigação sanguínea de alguns leitos vasculares periféricos e redução da pressão arterial.

O bloqueio ganglionar generalizado também pode causar atonia da bexiga e do trato GI, cicloplegia, xerostomia, redução da transpiração e hipotensão postural por supressão das vias reflexas circulatórias. Essas mudanças representam as características geralmente indesejáveis do bloqueio ganglionar que limitam severamente a eficácia terapêutica dos fármacos bloqueadores ganglionares.

Efeitos cardiovasculares

O tônus simpático existente é um determinante crucial da diminuição da pressão arterial pelo bloqueio ganglionar. Assim, a pressão arterial pode diminuir minimamente em pessoas normotensas em decúbito, mas pode cair acentuadamente em indivíduos sentados ou em pé. A hipotensão postural limita o uso de bloqueadores ganglionares em pacientes ambulatoriais. As alterações da frequência cardíaca que se seguem ao bloqueio ganglionar dependem basicamente do tônus vagal existente. Em humanos, a hipotensão é acompanhada em geral de leve taquicardia, sinal que indica bloqueio ganglionar praticamente total. Entretanto, se a frequência cardíaca estiver inicialmente alta, ela pode ser reduzida. Em pacientes com função cardíaca normal, o débito cardíaco geralmente é reduzido pelos bloqueadores ganglionares devido a dilatação venosa, ao acúmulo de sangue na periferia e a resultante diminuição do retorno venoso. Nos pacientes com insuficiência cardíaca, o bloqueio ganglionar frequentemente aumenta o débito cardíaco porque a resistência periférica diminui. Nos indivíduos hipertensos, há reduções do débito cardíaco, do volume ejetado e do trabalho ventricular esquerdo. Embora a resistência vascular sistêmica total diminua nos pacientes tratados com bloqueadores ganglionares, as alterações da irrigação sanguínea e da resistência vascular de cada leito vascular específico variam. A redução do fluxo sanguíneo cerebral é pequena, a menos que a pressão arterial sistêmica média caia abaixo de 50 a 60 mmHg. A irrigação sanguínea dos músculos esqueléticos não se altera, mas os fluxos sanguíneos esplâncnico e renal diminuem.

ADME

A absorção dos compostos de amônio quaternário e sulfônio pelo trato entérico é parcial e imprevisível. Isso ocorre devido à baixa capacidade das substâncias ionizadas de atravessar as membranas celulares e à redução dos movimentos propulsores do intestino delgado e do esvaziamento gástrico pelo bloqueio parassimpático. Embora a absorção da *mecamilamina* seja menos errática, a redução da atividade intestinal e o íleo paralítico são um perigo. Depois da absorção, os fármacos bloqueadores de amônio e sulfônio quaternário ficam confinados principalmente no espaço extracelular e a maior parte da dose é excretada sem alteração pelos rins. A *mecamilamina* concentra-se no fígado e nos rins e é excretada lentamente em sua forma inalterada.

Usos terapêuticos e efeitos adversos

A *trimetafana* era usada em dose simples para induzir hipotensão controlada durante cirurgias a fim de diminuir o sangramento e nas emergências hipertensivas a fim de diminuir rapidamente a pressão arterial; contudo, ela não é mais comercializada nos Estados Unidos. As reações adversas são consistentes com o bloqueio ganglionar, conforme mostrado na Tabela 13-5.

Figura 13-6 *Agentes bloqueadores ganglionares.*

TABELA 13-5 ■ PREDOMINÂNCIA HABITUAL DO TÔNUS SIMPÁTICO OU PARASSIMPÁTICO NOS VÁRIOS LOCAIS EFETORES E CONSEQUÊNCIAS DO BLOQUEIO GANGLIONAR AUTONÔMICO

LOCAL	TÔNUS PREDOMINANTE	EFEITO DO BLOQUEIO GANGLIONAR
Arteríolas	Simpático (adrenérgico)	Vasodilatação; aumento do fluxo sanguíneo periférico; hipotensão
Veias	Simpático (adrenérgico)	Dilatação: acúmulo periférico do sangue; redução do retorno venoso; diminuição do débito cardíaco
Coração	Parassimpático (colinérgico)	Taquicardia
Íris	Parassimpático (colinérgico)	Midríase
Músculo ciliar	Parassimpático (colinérgico)	Cicloplegia – focalização na visão a distância
Trato GI	Parassimpático (colinérgico)	Reduções do tônus e da motilidade; constipação; redução das secreções gástricas e pancreáticas
Bexiga	Parassimpático (colinérgico)	Retenção urinária
Glândulas salivares	Parassimpático (colinérgico)	Xerostomia
Glândulas sudoríparas	Simpático (colinérgico)	Anidrose
Órgãos genitais	Simpático e parassimpático	Redução da estimulação

Adição à nicotina e cessação do tabagismo

Como medicamento, a nicotina é usada principalmente como auxílio para cessação do tabagismo. Os dois objetivos da farmacoterapia para cessação do tabagismo são diminuir a compulsão pela nicotina e inibir o efeito reforçador do fumo. Muitas abordagens e regimes medicamentosos são usados, incluindo TRN, *bupropiona* (um antagonista nicotínico ativo no SNC; ver Cap. 18) e agonistas parciais dos receptores ACh nicotínicos (p. ex., vareniclina). Mais recentemente, os cigarros eletrônicos (*vapes*) foram comercializados como uma alternativa mais segura aos cigarros combustíveis, uma afirmação questionável em face de sua popularidade relatada entre os adolescentes que fumam tabacos aromatizados via *vaping*.

O consenso atual é que a TRN, a *bupropiona* e a *vareniclina* auxiliam os fumantes a cessar o tabagismo. A *citisina* também parece ser eficaz, mas não é aprovada para uso na Europa ou nos Estados Unidos. A segurança e a eficácia da TRN não estão claras. A maior taxa de cessação do tabagismo (cerca de 30% de sucesso em manter a abstinência por 6 meses) resulta da associação de TRN (p. ex., adesivo mais inalação) e *vareniclina* (Cahill et al., 2013). A meta-análise de estudos clínicos indica que o suporte comportamental (p. ex., aconselhamento, suporte telefônico), além do tratamento farmacológico, aumenta a probabilidade de parar de fumar em cerca de 10% a 25% (Hartman-Boyce et al., 2019).

Terapia de reposição de nicotina

A TRN está disponível em várias formas e dosagens para auxiliar na obtenção de abstinência ao uso de tabaco. A nicotina é comercializada em venda livre como goma de mascar, pastilha (incluindo *lozenge*) ou adesivo cutâneo e, sob prescrição, como nebulizador nasal ou vapor de inalação. Os distintos sistemas de oferta de nicotina produzem diferentes padrões de exposição (ver Fig. 28-10; St. Helen et al., 2016). A eficácia dessas formas de dosificação em livrar o indivíduo do hábito aumenta quando elas estão associadas a aconselhamento e tratamento motivacional (Prochaska e Benowitz, 2016).

Citisina

A *citisina* é um alcaloide vegetal e um agonista parcial em receptores ACh nicotínicos com afinidade pelo subtipo $\alpha_4\beta_2$. A *citisina* é tomada por via oral, tem $t_{1/2}$ de cerca de 5 horas e pode produzir efeitos adversos GI leves. Em um recente ensaio clínico pequeno, a *citisina* foi eficaz em produzir efeitos similares aos da TRN e de *vareniclina* (Walker et al., 2014).

Vareniclina

A *vareniclina* é um medicamento produzido a partir do alcaloide *citisina* para a cessação do tabagismo. É administrada inicialmente na dose de 0,5 mg uma vez ao dia durante 3 dias e depois duas vezes ao dia na mesma dose. Após 8 dias, é mantida em 1 mg duas vezes ao dia. Esse fármaco interage com receptores nicotínicos da ACh. Em sistemas modelo, a *vareniclina* é um agonista parcial seletivo do receptor $\alpha_4\beta_2$, que é tido como o principal subtipo de receptor nicotínico envolvido com a adição. A ligação da *vareniclina* aos receptores $\alpha_4\beta_2$ bloqueia a capacidade da nicotina de gerar a experiência de recompensa e, devido à sua atividade agonista parcial, não promove os efeitos de abstinência como faria um antagonista. A *vareniclina* é um agonista total de baixa afinidade do subtipo α_7 e tem baixa atividade para os receptores que contêm $\alpha_3\beta_2$ e α_6. A *vareniclina* demonstrou ser mais eficaz do que o placebo, o adesivo de nicotina ou a *bupropiona* para ajudar os fumantes a alcançar a abstinência (Anthenelli et al., 2016).

ADME

A *vareniclina* tem alta biodisponibilidade oral (~90%) e é excretada inalterada na urina. A redução da dosagem é recomendada para aqueles com comprometimento da função renal.

Efeitos adversos

A embalagem de *vareniclina* já havia exibido um aviso em faixa preta da FDA sobre efeitos adversos psiquiátricos graves (p. ex., suicídio) em alguns pacientes com distúrbios psiquiátricos subjacentes; no entanto, estudos recentes não mostram aumento significativo de tais eventos atribuíveis à *vareniclina* em relação ao adesivo de nicotina ou placebo (Anthenelli et al., 2016). No entanto, os pacientes devem ser monitorados quanto a alterações comportamentais ou psiquiátricas que geralmente desaparecem após a descontinuação.

RESUMO: Agentes que atuam na junção neuromuscular e nos gânglios autonômicos; antiespasmódicos; nicotina

Fármacos	Usos terapêuticos	Farmacologia clínica e dicas
Agonistas de receptores nicotínicos de ACh		
Suxametônio[UC] (agonista de N_m)	• Indução de bloqueio neuromuscular em cirurgias e durante a intubação	• Induz despolarização rápida da placa motora terminal, induzindo bloqueio de fase I • É resistente a AChE e aumenta sua inibição; induz fasciculação e, em seguida, paralisia flácida • É influenciado por agentes anestésicos, tipo de músculo e velocidade de administração • Leva ao bloqueio de fase II após uso prolongado • Metabolizado pelas butirilcolinesterases; não é seguro para lactentes ou crianças • Contraindicações: história de hipertermia maligna e distrofia muscular
Decametônio (despolarizante)	• Não é usado clinicamente nos Estados Unidos	
Nicotina (agonista de N_n)	• Cessação do tabagismo	• Doses baixas induzem despolarização pós-ganglionar • Doses altas induzem bloqueio da transmissão ganglionar
Vareniclina (N_n [subtipo $\alpha_4\beta_2$])	• Cessação do tabagismo • Advertência da FDA sobre alterações de humor e comportamentais revisadas em 2016	• Agonista parcial do receptor nicotínico que previne a estimulação nicotínica e diminui a compulsão • Pode causar convulsões com uso de bebida alcoólica; excretada majoritariamente inalterada na urina
Antagonistas competitivos de receptor nicotínico de ACh (bloqueadores neuromusculares não despolarizantes)		
D-tubocurarina[a,L]	• Indução de bloqueio neuromuscular em cirurgias e durante a intubação • Todos os bloqueadores neuromusculares são administrados por via parenteral	• Não é mais usado clinicamente nos Estados Unidos ou no Canadá • Produz bloqueio parcial da transmissão de ACh ganglionar que pode provocar hipertensão e taquicardia reflexa • Pode induzir liberação de histamina
Mivacúrio[C]		• Ação curta devido à hidrólise rápida pela colinesterase do plasma • Usar com cautela em pacientes com insuficiência renal ou hepática
Pancurônio[L]		• Tem atividade antimuscarínica • Eliminação renal e hepática • Atividade vagolítica pode causar taquicardia, hipertensão e aumento do débito cardíaco
Rocurônio[I]		• Aminoesteroide • Estável em solução • Início mais rápido do que vecurônio e cisatracúrio • Eliminação hepática
Vecurônio[I]		• Aminoesteroide • Instável em solução • Eliminação renal e hepática
Metocurina[a,L]		• Três vezes mais potente do que a tubocurarina • Menor liberação de histamina
Atracúrio[I]	• Agente preferido para pacientes com insuficiência renal	• Suscetível à eliminação de Hofmann e hidrólise de éster • Mesma dosagem para lactentes > 1 mês, crianças e adultos
Cisatracúrio[I]		• Mais potente do que o atracúrio; eliminação de Hofmann, não libera histamina (ao contrário do atracúrio)
Doxacúrio[a,L]		• Eliminação renal
Pipecurônio[a,L]		• Metabolismo hepático e eliminação renal
Gantacúrio[b,UC]		• Nova classe de compostos; em estágio de ensaio clínico • Início mais rápido e menor duração • Metabolismo: adução rápida de cisteína; lenta hidrólise de éster
Hexametônio	• Não é usado em terapêutica	• Antagonista de receptor N_n; bloqueia a transmissão ganglionar
Trimetafana	• Crise hipertensiva • Não mais utilizada	• Antagonista de receptor N_n; bloqueia a transmissão ganglionar

(continua)

RESUMO: Agentes que atuam na junção neuromuscular e nos gânglios autonômicos; antiespasmódicos; nicotina

Fármacos	Usos terapêuticos	Farmacologia clínica e dicas
Fármacos ativos no SNC		
Baclofeno Benzodiazepínicos Tizanidina Ciclobenzaprina	• Controle de espasmos musculares	• Ver Capítulo 21
Carisoprodol Metaxalona Metocarbamol Orfenadrina Tetrabenazina	• Relaxantes musculares que atuam no SNC, tendo, em geral, efeito depressor	• A CYP2C19 metaboliza o carisoprodol principalmente a meprobamato • A tetrabenazina é um inibidor VCAT2 e esgota os estoques neuronais de monoaminas
Fármacos que bloqueiam a liberação de ACh		
Toxina abobotulínica A	• Distonia cervical • Linhas glabelares (moderadas a graves)	• A difusão do efeito da toxina pode causar paralisia de músculos não alvejados (raro se administrada cuidadosamente) • Paralisia da deglutição e respiração pode ser fatal
Toxina incobotulínica A	• Blefarospasmo, distonia cervical • Linhas glabelares (moderadas a graves)	
Toxina onabotulínica A	• Botox: hiperidrose axilar (grave) • Blefarospasmo associado à distonia; distonia cervical; profilaxia da enxaqueca (crônica) • Bexiga hiperativa; estrabismo; espasticidade (grave) de membros superiores; incontinência urinária (devido à hiperatividade do músculo detrusor associada à condição neurológica)	
Toxina prabotulínica A-xvfs	• Linhas glabelares moderadas a graves associadas à atividade dos músculos corrugadores e/ou próceros em pacientes adultos	
Toxina rimabotulínica B	• Distonia cervical	
Inibidor da liberação de Ca^{2+} dos retículos sarcoplasmáticos		
Dantroleno	• Manejo e prevenção da hipertermia maligna • Tratamento da espasticidade associada a distúrbios do motoneurônio superior (p. ex., lesão da medula espinal, acidente vascular cerebral, paralisia cerebral ou esclerose múltipla)	• Metabolismo hepático • Pode causar hepatotoxicidade significativa

Duração de ação: ^{L}longa (> ~80 min), ^{I}intermediária (~20-80 min), ^{C}curta (~15-20 min), ^{UC}ultracurta (< ~15 min).
^{a}Não disponível nos Estados Unidos.
^{b}O gantacúrio é um fármaco em investigação.

Referências

Anthenelli RM, et al. Neuropsychiatric safety and efficacy of varenicline, bupropion, and nicotine patch in smokers with and without psychiatric disorders (EAGLES): a double-blind, randomized, placebo-controlled clinical trial. *Lancet*, **2016**, *387*:2507–2520.

Arnon SS, et al. Botulinum toxin as a biological weapon: medical and public health management. *JAMA*, **2001**, *285*:1059–1070.

Basta SJ. Modulation of histamine release by neuromuscular blocking drugs. *Curr Opin Anaesthesiol*, **1992**, *5*:512–566.

Belmont MR, et al. Clinical pharmacology of GW280430A in humans. *Anesthesiology*, **2004**, *100*:768–773.

Benowitz NL. Nicotine and cardiovascular disease. In: Benowitz NL, ed. *Nicotine Safety and Toxicity*. Oxford University Press, New York, **1998**, 3–28.

Brull SJ, Meistelman C. Pharmacology of neuromuscular blocking drugs. In: Gropper MA, ed. *Miller's Anesthesia*. 9th ed. Elsevier, Philadelphia, **2020**, 792–831.

Cahill K, et al. Pharmacological interventions for smoking cessation: an overview and network meta-analysis. *Cochrane Database Syst Rev*, **2013**, *5*:CD009329.

Changeux JP, Edelstein SJ. *Nicotinic Acetylcholine Receptors*. Odile Jacob, New York, **2005**.

Dorostkar MM, Boehm S. Presynaptic Ionotropic receptors. *Handb Exp Pharmacol*, **2008**, *184*:479–527.

Durant NN, Katz RL. Suxamethonium. *Br J Anaesth*, **1982**, *54*:195–208.

Fisher DM, et al. Elimination of atracurium in humans: contribution of Hofmann elimination and ester hydrolysis versus organ-based elimination. *Anesthesiology*, **1986**, *65*:6–12.

Gee NS, et al. The novel anticonvulsant drug, gabapentin, binds to the $\alpha_2\delta$ subunit of a calcium channel. *J Biol Chem*, **1996**, *271*:5768–5776.

Gharpure A, et al. Progress in nicotinic receptor structural biology. *Neuropharmacology*, **2020**, *171*:1–12

Hartmann-Boyce J, et al. Additional behavioral support as an adjunct to pharmacotherapy for smoking cessation. *Cochrane Database Syst Rev*, **2019**, 6:CD009670.

Karlin A. Emerging structures of nicotinic acetylcholine receptors. *Nat Rev Neurosci*, **2002**, *3*:102–114.

Kuryatov A, et al. Nicotine acts as a pharmacological chaperone to up-regulate human a4b2 acetylcholine receptors. *Mol Pharm*, **2005**, *68*:1839–1851.

Manville RW, Abbott GW. Gabapentin is a potent activator of KCNQ3 and KCNQ5 potassium channel. *Mol Pharmacol*, **2018**, *94*:1155–1163.

Naguib M, Brull SJ. Update on neuromuscular pharmacology. *Curr Opin Anaesthesiol*, **2009**, *22*:483–490.

Numa S, et al. Molecular structure of the nicotinic acetylcholine receptor. *Cold Spring Harb Symp Quant Biol.* 1983;48 Pt 1:57-69.

Prochaska JJ, Benowitz NL. The past, present, and future of nicotine addiction therapy. *Ann Rev Med*, **2016**, *67*:467–486.

Rahman MM, et al. Structure of the native muscle-type nicotinic receptor and inhibition by snake venom toxins. *Neuron*, **2020**, *106*:952–962.

Sine SM et al. Recent structural and mechanistic insights into endplate acetylcholine receptors. *Ann NY Acad Sci.* **2008**, *1132*:53–60.

St. Helen G, et al. Nicotine delivery, retention and pharmacokinetics from various electronic cigarettes. *Addiction*, **2016**, *111*:534–544.

Srinivasan R, et al. Pharmacological chaperoning of nAChRs: a therapeutic target for Parkinson's disease. *Pharmacol Res*, **2014**, *83*:20–29.

Taylor P, et al. Structure-guided drug design: conferring selectivity among neuronal nicotinic receptor and acetylcholine-binding protein subtypes. *Biochem Pharmacol*, **2007**, *74*:1164–1171.

Tsetlin VI, et al. Three-finger proteins from snakes and humans acting on nicotinic receptors: old and new. *J Neurochem*, **2021**, *158*:1223–1235.

Volle RL. Nicotinic ganglion-stimulating agents. In: Kharkevich DA, ed. *Pharmacology of Ganglionic Transmission*. Springer-Verlag, Berlin, **1980**, 281–312.

Walker N, et al. Cytisine versus nicotine for smoking cessation. *N Engl J Med*, **2014**, *371*:2353–2362.

Watkins J. Adverse reaction to neuromuscular blockers: frequency, investigation, and epidemiology. *Acta Anaesthesiol Scand Suppl*, **1994**, *102*:6–10.

Xiu X, et al. Nicotine binding to brain receptors requires a strong cation-π interaction. *Nature*, **2009**, *458*:534–537.

Capítulo 14
Agonistas e antagonistas adrenérgicos

Douglas G. Tilley, Steven R. Houser e Walter J. Koch

- INTRODUÇÃO
- VISÃO GERAL: AÇÕES DAS CATECOLAMINAS E DOS FÁRMACOS SIMPATICOMIMÉTICOS
- CLASSIFICAÇÃO DOS FÁRMACOS SIMPATICOMIMÉTICOS
  - Relação estrutura-atividade das aminas simpaticomiméticas
  - Base fisiológica da responsividade adrenérgica
  - Agonismo inverso e tendencioso nos receptores adrenérgicos
  - Conceito de falso transmissor
- CATECOLAMINAS ENDÓGENAS
  - Epinefrina
  - Dopamina
  - Norepinefrina
- AGONISTAS DOS RECEPTORES α-ADRENÉRGICOS
  - Agonistas seletivos dos receptores α_1-adrenérgicos
  - Agonistas seletivos dos receptores α_2-adrenérgicos
- AGONISTAS DOS RECEPTORES β-ADRENÉRGICOS
  - Agonistas não seletivos dos receptores adrenérgicos
  - Agonistas seletivos dos receptores β_1-adrenérgicos
  - Agonistas seletivos dos receptores β_2-adrenérgicos
  - Agonistas dos receptores β_3-adrenérgicos
- OUTROS AGONISTAS SIMPATICOMIMÉTICOS
  - Anfetamina
  - Metanfetamina
  - Metilfenidato
  - Dexmetilfenidato
  - Pemolina
  - Lisdexanfetamina
  - Efedrina
  - Outros fármacos simpaticomiméticos
- USOS TERAPÊUTICOS DOS FÁRMACOS SIMPATICOMIMÉTICOS
  - Choque
  - Hipotensão
  - Hipertensão
  - Arritmias cardíacas
  - Insuficiência cardíaca congestiva
  - Efeitos vasculares locais
  - Descongestão nasal
  - Asma
  - Reações alérgicas
  - Usos oftálmicos
  - Narcolepsia e desequilíbrio sono/vigília
  - Redução de peso
  - Transtorno de déficit de atenção/hiperatividade
- ANTAGONISTAS DOS RECEPTORES ADRENÉRGICOS
- ANTAGONISTAS DOS RECEPTORES α-ADRENÉRGICOS
  - Visão geral
  - Antagonistas não seletivos dos receptores α-adrenérgicos
  - Antagonistas seletivos dos receptores α_1-adrenérgicos
  - Antagonistas seletivos dos receptores α_2-adrenérgicos
  - Outros antagonistas dos receptores α-adrenérgicos
- ANTAGONISTAS DOS RECEPTORES β-ADRENÉRGICOS
  - Visão geral
  - Antagonistas não seletivos dos receptores β-adrenérgicos
  - Antagonistas seletivos dos receptores β_1-adrenérgicos
  - Antagonistas dos receptores β-adrenérgicos com efeitos cardiovasculares adicionais (β-bloqueadores de "terceira geração")

Introdução

Os agentes ou fármacos que atuam no sistema adrenérgico podem mimetizar as ações das catecolaminas endógenas, bloquear a sua síntese ou liberação ou antagonizar seus efeitos nos receptores adrenérgicos presentes nas membranas celulares. As catecolaminas são liberadas pelos neurônios do sistema nervoso simpático e medula suprarrenal. A norepinefrina (NE) é a catecolamina que atua como principal neurotransmissor no sistema nervoso simpático periférico, enquanto a epinefrina (EPI) é o principal hormônio catecolamínico liberado pela medula suprarrenal. Por conseguinte, a NE atua localmente nos tecidos inervados, enquanto a EPI, que é secretada na circulação sanguínea, atua como hormônio, cujos efeitos dependem de sua concentração circulante. A NE e a EPI são liberadas e ativadas por vários estímulos, como estresse físico e psicológico. A diversidade de suas ações explica o fato de que os fármacos cuja ação é alterar as respostas simpáticas e adrenérgicas são usados para numerosos distúrbios clínicos, incluindo hipertensão, asma, insuficiência cardíaca e reações anafiláticas. Muitos desses usos são discutidos em outros locais (ver Caps. 32, 33 e 44). A dopamina (DA) é uma terceira catecolamina endógena, localizada predominantemente no SNC. Seus efeitos centrais são discutidos em outra parte (ver Cap. 15), embora existam alguns receptores de dopamina na periferia.

As ações dos agentes que ativam ou que antagonizam os receptores adrenérgicos seguem principalmente os efeitos fisiológicos conhecidos das catecolaminas endógenas. Os agonistas adrenérgicos disponíveis são, em sua maioria, análogos estruturais da EPI e da NE. Embora a EPI e a NE sejam algumas vezes usadas, a realização de modificações nessas estruturas originais oferece benefícios terapêuticos, como melhor biodisponibilidade, duração de ação e especificidade para o subtipo do receptor. As ações da NE e da EPI assemelham-se em alguns locais, porém são muito diferentes em outros, devido aos subtipos de receptores adrenérgicos expressos por diferentes órgãos e tecidos. Existem nove subtipos de receptores adrenérgicos, que podem determinar efeitos específicos dos agonistas e antagonistas adrenérgicos em todo o corpo. A seletividade dos agonistas e antagonistas mais recentes pelos subtipos aumenta os benefícios terapêuticos.

ADME: absorção, distribuição, metabolismo e eliminação
AMPc: monofosfato de adenosina cíclico
ATP: trifosfato de adenosina
AV: atrioventricular
AVC: acidente vascular cerebral
BAAL: β_2-agonistas de ação longa
BAAML: β_2-agonista de ação muito longa
CFC: clorofluorocarbonos
COMT: catecol-O-metiltransferase
CYP: citocromo P450
DA: dopamina
DAT: transportador de dopamina
DPOC: doença pulmonar obstrutiva crônica
ECG: eletrocardiograma
EPI: epinefrina
FDA: Food and Drug Administration
GABA: ácido γ-aminobutírico
GI: gastrintestinal
GMPc: monofosfato de guanosina cíclico
GPCR: receptor acoplado à proteína G
GTP: trifosfato de guanosina
HDL: lipoproteína de alta densidade
HFA: hidrofluoralcano
HPB: hiperplasia prostática benigna
5-HT: 5-hidroxitriptamina (serotonina)
INE: norepinefrina isopropílica, isoprenalina
IV: intravenoso
LDL: lipoproteína de baixa densidade
MAO: monoaminoxidase
NE: norepinefrina
NET: transportador de NE
NO: óxido nítrico
NPY: neuropeptídeo Y
PBZ: fenoxibenzamina
PDE5: fosfodiesterase 5
ROS: espécies reativas de oxigênio
RVP: resistência vascular pulmonar
SA: sinoatrial
sGC: guanililciclase solúvel
SNC: sistema nervoso central
TDAH: transtorno de déficit de atenção/hiperatividade
VMAT2: transportador de monoamina vesicular

Visão geral: ações das catecolaminas e dos fármacos simpaticomiméticos

Em sua maioria, as ações das catecolaminas e dos fármacos simpaticomiméticos podem ser classificadas em sete grandes categorias:

1. *Ação excitatória periférica* sobre determinados tipos de músculo liso, como os dos vasos sanguíneos que irrigam a pele, os rins e as mucosas, e sobre células glandulares, como as das glândulas salivares e sudoríparas.
2. *Ação inibitória periférica* sobre outros tipos de músculo liso, como os da parede intestinal, da árvore brônquica e dos vasos sanguíneos que suprem a musculatura esquelética.
3. *Ação excitatória cardíaca*, que aumenta a frequência cardíaca, a força e a extensão da contração e a frequência de relaxamento
4. *Ações metabólicas,* como o aumento da taxa de glicogenólise no fígado e no músculo e a liberação de ácidos graxos livres do tecido adiposo.
5. *Ações endócrinas*, como modulação (aumento ou diminuição) da secreção de insulina, renina e hormônios hipofisários.
6. *Ações no SNC*, como estimulação respiratória, aumento do estado de vigília e atividade psicomotora e redução do apetite.

PERSPECTIVA HISTÓRICA

Os efeitos pressores de extratos suprarrenais foram demonstrados pela primeira vez por Oliver e Schafer, em 1895. O componente ativo foi denominado epinefrina por J.J. Abel em 1899, que isolou o derivado monobenzoil. Takamine isolou a "forma cristalina pura e estável" e a denominou adrenalina (ver Arthur, 2015). Henry Dale trabalhou em uma série de aminas sintéticas relacionadas com a EPI, que foram denominadas simpaticomiméticas (Barger e Dale, 1910). Cannon e Rosenblueth descreveram as ações dos mecanismos de "luta e fuga" do corpo, observações que mais tarde levaram à descoberta de que a NE é o neurotransmissor simpático (ver Bacq, 1983). Em meados do século XX, Ahlquist formulou a hipótese de que os inúmeros efeitos das catecolaminas nos órgãos eram mediados pela ativação de duas populações distintas de neurônios, que denominou receptores α e β distintos. Essa teoria, embora não tenha sido universalmente adotada na época (ver Lefkowitz, 2018), forneceu o ímpeto inicial para a síntese e a avaliação farmacológica dos antagonistas dos receptores β. O primeiro agente β-seletivo foi o dicloroisoprenalina, um agonista parcial. No final da década de 1950, Sir James Black e colaboradores iniciaram um programa visando o desenvolvimento de β-bloqueadores adicionais, resultando na síntese e caracterização do *propranolol*. Somente na década de 1980 é que os receptores α e β foram purificados, oferecendo uma prova física de que os receptores eram entidades distintas. Pesquisadores na área geral de sinalização adrenérgica ganharam vários prêmios Nobel: Sutherland (1971) pela descoberta do AMPc e de um mecanismo de ação hormonal transmembrana; Black, Hitchings e Elion (1988) pelo desenvolvimento de β-bloqueadores e antagonistas H_2; Krebs e Fischer (1992) pela descoberta da proteína cinase dependente de AMPc; Rodbell e Gilman (1994) pela descoberta das proteínas G e seus papéis na sinalização transmembranar; e Lefkowitz e Kobilka (2012) pelos estudos dos receptores acoplados à proteína G, principalmente o receptor β_2-adrenérgico.

7. *Ações pré-juncionais*, que inibem ou facilitam a liberação de neurotransmissores, sendo a ação inibitória fisiologicamente mais importante.

Nem todos os simpaticomiméticos exibem todas as ações enumeradas com a mesma intensidade; entretanto, muitas das diferenças observadas nos seus efeitos são apenas quantitativas. As propriedades farmacológicas dessas substâncias como classe são descritas detalhadamente no seu agente protótipo, a EPI. A apreciação das propriedades dos fármacos descritos neste capítulo depende da compreensão da classificação, da distribuição e do mecanismo de ação dos receptores α e β-adrenérgicos.

Classificação dos fármacos simpaticomiméticos

As catecolaminas e os fármacos simpaticomiméticos são classificados em *simpaticomiméticos de ação direta, de ação indireta* ou *de ação mista* (Fig. 14-1). Os de ação direta atuam diretamente sobre um ou mais dos receptores adrenérgicos. Esses fármacos podem exibir considerável seletividade para um subtipo específico de receptor (p. ex., a *fenilefrina* para α_1, a *terbutalina* para β_2) ou ter pouca ou nenhuma seletividade, atuando sobre vários tipos de receptores (p. ex., EPI, que atua sobre os receptores $\alpha_1, \alpha_2, \beta_1, \beta_2$ e β_3; NE, sobre os receptores α_1, α_2 e β_1).

Os fármacos de ação indireta aumentam a disponibilidade da NE ou da EPI para estimular os receptores adrenérgicos por vários mecanismos:

- Liberando ou deslocando NE das varicosidades nervosas simpáticas
- Inibindo o transporte de NE para o interior do neurônio simpático (p. ex., cocaína), aumentando, assim, o tempo de permanência do transmissor no receptor
- Bloqueando as enzimas de metabolização – a MAO (p. ex., *pargilina*) ou a COMT (p. ex., *entacapona*) –, o que aumenta efetivamente o suprimento de transmissor

Fármacos que liberam NE indiretamente e também ativam receptores diretamente são denominados *simpaticomiméticos de ação mista*

```
                        Agonistas adrenérgicos
                               |
        ┌──────────────────────┼──────────────────────┐
    Ação direta            Ação mista            Ação indireta
        |                      |                      |
   ┌────┴────┐                 |         ┌──────┬─────┴─────┬──────────┐
Seletivos  Não seletivos       |     Agentes   Inibidor   Inibidores  Inibidores
                               |    de liberação da       da MAO*     da COMT*
                               |                captação*
```

- α₁-fenilefrina | α₁ α₂-oximetazolina | efedrina | anfetamina | cocaína | selegilina | entacapona
- α₂-clonidina | β₁ β₂-isoproterenol | (α₁ α₂ β₁ β₂ | tiramina
- β₁-dobutamina | α₁ α₂ β₁ β₂-epinefrina | e agente de
- β₂-terbutalina | α₁ α₂ β₁-norepinefrina | liberação)

As respostas não são reduzidas mediante tratamento prévio com reserpina ou guanetidina. A resposta pode ser potencializada por cocaína, reserpina e guanetidina

A resposta é reduzida mediante tratamento prévio com reserpina ou guanetidina

As respostas são extintas pelo tratamento prévio com reserpina ou guanetidina

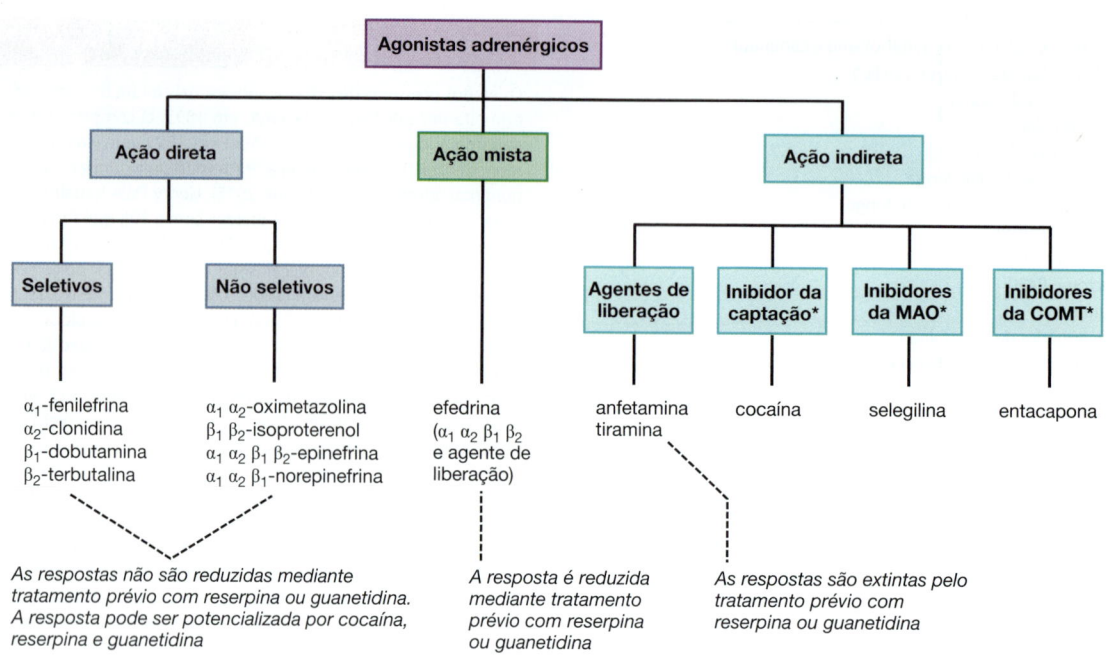

Figura 14-1 *Classificação dos agonistas dos receptores adrenérgicos (aminas simpaticomiméticas) ou de fármacos que produzem efeitos semelhantes aos simpaticomiméticos. Para cada categoria, cita-se um protótipo. (*Não são de fato fármacos simpaticomiméticos, porém produzem efeitos semelhantes aos simpaticomiméticos.)*

(p. ex., *efedrina*). Uma das características dos *fármacos simpaticomiméticos de ação direta* é que as suas respostas não são reduzidas pelo tratamento prévio com *reserpina* ou *guanetidina*, que esgotam a NE dos neurônios simpáticos. Após a depleção do transmissor, as ações dos simpaticomiméticos de ação direta podem até aumentar, visto que a perda do neurotransmissor induz alterações compensatórias que determinam a suprarregulação dos receptores ou potencializam a via de sinalização. Em contraste, as respostas dos simpaticomiméticos de ação indireta (p. ex., *anfetamina*, *tiramina*) são abolidas por tratamento prévio com *reserpina* ou *guanetidina*. A característica fundamental dos simpaticomiméticos de ação mista reside no fato de que seus efeitos são atenuados, mas não abolidos, por meio de tratamento prévio com *reserpina* ou *guanetidina*.

Como as *ações da NE são mais pronunciadas sobre os receptores α e β₁ do que sobre os β₂*, muitas não catecolaminas que induzem a liberação de NE exercem efeitos predominantemente cardíacos e mediados pelos receptores α. Entretanto, certas não catecolaminas com efeitos tanto diretos quanto indiretos sobre os receptores adrenérgicos exibem atividade β₂ significativa e por isso são utilizadas clinicamente. Assim, apesar de depender da liberação de NE para alguns de seus efeitos, a *efedrina* alivia o broncoespasmo por meio de sua ação sobre os receptores β₂ no músculo liso brônquico, um efeito que não é observado com a NE. Além disso, algumas não catecolaminas (p. ex., *fenilefrina*) atuam primariamente e de modo direto sobre as células-alvo. Por conseguinte, não é possível prever de maneira precisa seus efeitos com base exclusivamente na sua capacidade de provocar a liberação de NE.

Relação estrutura-atividade das aminas simpaticomiméticas

A β-feniletilamina, *que é constituída por um alelo de benzeno e uma cadeia lateral de etilamina* (estrutura original na Tabela 14-1), pode ser considerada como o composto original das aminas simpaticomiméticas. Essa estrutura permite efetuar substituições no anel aromático, nos átomos de carbono α e β e no grupo aminoterminal, dando origem a uma variedade de compostos com atividade simpaticomimética. A *NE*, a *EPI*, a *DA*, a *INE* e alguns outros agentes possuem grupos hidroxila substituídos nas posições 3 e 4 do anel de benzeno. Como o *o-di-hidroxibenzeno* também é conhecido como *catecol*, as aminas simpaticomiméticas com essas substituições hidroxílicas no anel aromático são denominadas *catecolaminas*. A atividade simpaticomimética seguramente mais acentuada é a que ocorre quando dois átomos de carbono separam o anel do grupo amino. Com poucas exceções, essa regra aplica-se a todos os tipos de ação.

Muitos fármacos simpaticomiméticos de ação direta influenciam os receptores tanto α quanto β, porém a relação entre as atividades varia entre os fármacos ao longo de um espectro contínuo, desde uma atividade predominantemente α (*fenilefrina*) até uma atividade predominantemente β (INE). Apesar da multiplicidade dos locais de ação das aminas simpaticomiméticas, várias generalizações podem ser feitas (Tab. 14-1).

Substituição no grupo amino

Os efeitos da substituição no grupo amino são mais facilmente observados nas ações das catecolaminas sobre os receptores α e β. O aumento no tamanho do substituinte alquila aumenta a atividade do receptor β (p. ex., INE). A NE tem, em geral, atividade β₂ bastante fraca; essa atividade é acentuadamente aumentada na EPI pela adição de um grupo metila. Uma notável exceção é a *fenilefrina*, que possui um substituinte N-metila, mas que atua como agonista α-seletivo. Os compostos β₂-seletivos exigem um grande substituinte amino, porém também dependem de outras substituições para definir a sua seletividade para os receptores β₂, em comparação com os receptores β₁. *Em geral, quanto menor a substituição no grupo amino, maior a seletividade para a atividade α*, apesar de a N-metilação aumentar a potência das aminas primárias. Assim, a atividade α é máxima na EPI, menor na NE e quase ausente na INE.

Substituição no núcleo aromático

A atividade α e β máxima depende da presença de grupos hidroxila nas posições 3 e 4. Quando um ou ambos os grupos estão ausentes, sem nenhuma outra substituição aromática, a potência encontra-se reduzida. Por conseguinte, a *fenilefrina* é menos potente do que a EPI tanto nos receptores α quanto nos β, com ausência quase completa de atividade β₂. Estudos do receptor β-adrenérgico sugerem que os grupos hidroxila catecol nas posições 3 e 4 podem interagir com grupos hidroxila específicos nos resíduos de serina dentro da bolsa de ligação do ligante.

Os grupos hidroxila nas posições 3 e 5 conferem seletividade para os receptores β₂ nos compostos com grandes substituintes amino. Assim, a

TABELA 14-1 ESTRUTURAS E PRINCIPAIS USOS CLÍNICOS DOS FÁRMACOS SIMPATICOMIMÉTICOS IMPORTANTES										
			β	α		PRINCIPAIS USOS CLÍNICOS				
			CH	CH—NH		RECEPTOR α			RECEPTOR β	SNC
						A	N	P V	B C	U
Feniletilamina		H	H	H						
Epinefrina	3-OH, 4-OH	OH	H	CH₃		A		P V	B C	
Norepinefrina	3-OH, 4-OH	OH	H	H				P	Cᵃ	
Dopamina	3-OH, 4-OH	H	H	H				P		
Droxidopa	3-OH, 4-OH	OH	COOH	H				P	Cᵃ	
Dobutamina	3-OH, 4-OH	H	H	X					C	
Isoprenalina	3-OH, 4-OH	OH	H	CH(CH₃)₂					B C	
Terbutalina	3-OH, 5-OH	OH	H	C(CH₃)₃					B	U
Metaraminol	3-OH	OH	CH₃	H				P		
Fenilefrina	3-OH	OH	H	CH₃			N	P		
Metoxamina	2-OCH₃, 5-OCH₃	OH	CH₃	H				P		
Salbutamol	3-CH₂OH, 4-OH	OH	H	C(CH₃)₃					B	U
Anfetamina		H	CH₃	H						++
Metanfetamina		H	CH₃	CH₃						++
Efedrina		OH	CH₃	CH₃			N	P	B C	

X: —CH—(CH₂)₂—⟨benzene⟩—OH
    |
    CH₃

Atividade α: A, reações alérgicas (inclui ação β); N, descongestionante nasal; P, pressor (pode incluir ação β); V, outra vasoconstrição local.
Atividade β: B, broncodilatador; C, cardíaco; U, útero.
ᵃEfeitos diretos reduzidos pelo reflexo barorreceptor compensatório.

terbutalina e compostos semelhantes relaxam a musculatura brônquica em pacientes com asma, porém causam menos estimulação cardíaca direta do que os fármacos não seletivos. A resposta às não catecolaminas é determinada, em parte, pela sua capacidade de liberar NE dos locais de armazenamento. Por conseguinte, esses fármacos causam efeitos que, em sua maior parte, são mediados pelos receptores α e β₁, pois a NE é um β₂-agonista fraco. As feniletilaminas, que carecem de grupos hidroxila no anel e do grupo β-hidroxila na cadeia lateral, atuam quase exclusivamente liberando NE dos terminais nervosos simpáticos.

Como a substituição de grupos polares na estrutura da feniletilamina torna os compostos resultantes menos lipofílicos, os não substituídos ou os com substituição alquila atravessam a barreira hematencefálica com mais facilidade e exibem maior atividade central. Assim, a *efedrina*, a *anfetamina* e a *metanfetamina* exibem considerável atividade sobre o SNC. Conforme assinalado, a ausência de grupos hidroxila polares resulta em perda da atividade simpaticomimética direta.

As catecolaminas exercem apenas uma ação de duração breve e não são eficazes quando administradas por via oral, visto que sofrem rápida inativação na mucosa intestinal e no fígado antes de alcançar a circulação sistêmica. Os compostos sem um ou os dois substituintes hidroxila não sofrem a ação da COMT, e sua eficácia oral e duração de ação são intensificadas.

Outros grupos que não o hidroxila têm sido substituídos no anel aromático. Em geral, a potência nos receptores α é reduzida, e a atividade nos receptores β é mínima; os compostos podem até mesmo bloquear os receptores β. Por exemplo, a *metoxamina*, com substituintes metóxi nas posições 2 e 5, exibe atividade α-estimulante altamente seletiva e, em doses altas, bloqueia os receptores β. O *salbutamol*, um agonista β₂-seletivo, possui um substituinte na posição 3 e é uma exceção importante à regra geral de baixa atividade β.

Substituição no átomo de carbono α

A substituição no átomo de carbono α bloqueia a oxidação pela MAO, prolongando acentuadamente a duração de ação das não catecolaminas, porque a sua degradação depende, em grande parte, da ação dessa enzima. Por conseguinte, a duração de ação de fármacos como a *efedrina* ou a *anfetamina* é medida em horas, e não em minutos. De forma semelhante, os compostos com substituinte α-metil persistem na terminação nervosa e têm mais tendência a liberar a NE dos locais de armazenamento. Os fármacos como o metaraminol exibem maior grau de atividade simpaticomimética indireta.

Substituição no átomo de carbono β

Em geral, a substituição de um grupo hidroxila no carbono β diminui as ações no SNC, em grande parte pelo fato de diminuir a lipossolubilidade. Entretanto, essa substituição aumenta acentuadamente a atividade agonista nos receptores tanto α quanto β-adrenérgicos. Embora a *efedrina* seja menos potente do que a *metanfetamina* como estimulante central, é mais poderosa na sua ação de dilatação dos bronquíolos e de aumento da pressão arterial e da frequência cardíaca.

Isomerismo óptico

A substituição no carbono α ou β produz isômeros ópticos. A substituição levorrotatória no carbono β confere maior atividade periférica, de modo que a *l*-EPI e a *l*-NE de ocorrência natural são pelo menos 10 vezes mais potentes do que seus *d*-isômeros não naturais. A substituição dextrorrotatória no carbono α geralmente resulta em um composto de maior potência. A *d*-anfetamina é mais potente do que a *l*-anfetamina na sua atividade central, mas não na periférica.

Base fisiológica da responsividade adrenérgica

A densidade e a proporção relativa de receptores α e β-adrenérgicos constituem importantes fatores na resposta de qualquer célula ou órgão às aminas simpaticomiméticas. Por exemplo, a NE possui relativamente pouca capacidade de aumentar o fluxo de ar nos brônquios, visto que os receptores existentes no músculo liso brônquico são, em grande parte, do subtipo β₂. Em contraste, a INE e a EPI são broncodilatadores potentes. Os vasos sanguíneos cutâneos expressam fisiologicamente receptores quase exclusivamente α; assim, a NE e a EPI causam constrição desses vasos, enquanto a INE tem pouco efeito. O músculo liso dos vasos sanguíneos que suprem os músculos esqueléticos possui tanto receptores β$_2$ quanto α; a ativação dos receptores β$_2$ provoca vasodilatação, enquanto a estimulação dos receptores α causa constrição desses vasos. A concentração limiar para a ativação dos receptores β$_2$ pela EPI nesses vasos sanguíneos é menor que a dos receptores α; todavia, quando ambos os tipos de receptores são ativados com altas concentrações de EPI, predomina a resposta aos receptores α. As concentrações fisiológicas de EPI causam principalmente vasodilatação.

A resposta final de um órgão-alvo a aminas simpaticomiméticas é determinada não apenas pelos efeitos diretos dos fármacos, mas também pelos ajustes homeostáticos reflexos do organismo. Um dos efeitos mais notáveis de muitas aminas simpaticomiméticas é uma elevação da pressão arterial produzida pela estimulação dos receptores α-adrenérgicos vasculares. Essa estimulação desencadeia reflexos compensatórios, mediados pelo sistema barorreceptor aórtico-carotídeo. Em consequência, o tônus simpático diminui, enquanto o vagal aumenta; cada uma dessas respostas leva a uma diminuição da frequência cardíaca. Já quando um fármaco (p. ex., um β$_2$-agonista) reduz a pressão arterial média nos mecanorreceptores do seio carótico e do arco da aorta, o reflexo barorreceptor atua para restabelecê-la reduzindo a descarga parassimpática (vagal) do SNC para o coração e aumentando a descarga simpática para o coração e os vasos. O efeito do reflexo barorreceptor é de suma importância para os fármacos que têm pouca capacidade de ativar diretamente os receptores β. Na presença de determinadas doenças, como a aterosclerose, que pode comprometer os mecanismos barorreceptores, os efeitos dos simpaticomiméticos podem ser amplificados.

Agonismo inverso e tendencioso nos receptores adrenérgicos

Os efeitos fisiológicos observados dos agonistas adrenérgicos são amplamente atribuídos à sua ativação das proteínas G, que iniciam rapidamente respostas celulares a jusante, incluindo a geração do segundo mensageiro, o AMPc, ou a mobilização do Ca^{2+} intracelular. Por exemplo, a estimulação dos receptores β$_2$-adrenérgicos pela EPI induz relaxamento do músculo liso das vias respiratórias dependente de G$_s$ por meio da geração de AMPc, enquanto a estimulação dos receptores α$_1$-adrenérgicos induz constrição do músculo liso vascular dependente de G$_q$ por meio da mobilização de Ca^{2+}. A capacidade dos ligantes dos receptores adrenérgicos (agonistas ou antagonistas) de regular a ativação da proteína G está relacionada com a forma pela qual suas estruturas químicas interagem com a conformação do receptor e a alteram (Wingler e Lefkowitz, 2020). Existem GPCR dentro de um espectro de conformações, cuja estabilização pelos seus ligantes direciona a acessibilidade da proteína G. Enquanto os agonistas geralmente promovem conformações do receptor capazes de aumentar a ligação à proteína G, os antagonistas estabilizam as estruturas do receptor que impedem a ligação à proteína G. Alguns receptores possuem arranjos estruturais que possibilitam a ligação à proteína G e algum nível de atividade na ausência de agonista. Assim, os antagonistas desses receptores têm a propriedade de *agonismo inverso* (ver Cap. 3). Esses fármacos podem diminuir a atividade basal de seus receptores por meio de deslocamento do equilíbrio dos receptores espontaneamente ativos para um estado inativo.

Além do envolvimento das proteínas G, a estimulação dos GPCR por períodos prolongados ou na presença de altas concentrações de agonista resulta em fosforilação dependente do receptor cinase acoplado à proteína G da cauda C-terminal do receptor e recrutamento subsequente de β-arrestinas, que foram originalmente identificadas como mediadores da dessensibilização do receptor (ver Cap. 3). As β-arrestinas também coordenam os eventos prolongados de tráfego e sinalização do GPCR, devido à sua capacidade como proteínas de suporte que podem regular respostas celulares adicionais (Wingler e Lefkowitz, 2020). O *agonismo tendencioso* refere-se à capacidade de um ligante de induzir uma resposta mais intensa de sinalização dependente de proteína G ou de β-arrestina, em comparação com um agonista de referência, como o agonista endógeno natural (Kenakin, 2021). A identificação de ligantes de receptores adrenérgicos tendenciosos, incluindo agonistas e antagonistas classicamente descritos, demonstrou a sua capacidade de envolver de modo diferencial determinados arcabouços de proteínas G ou β-arrestina para induzir respostas de sinalização quantitativamente distintas. Até momento, os ligantes de receptores adrenérgicos tendenciosos mais bem caracterizados incluem agonistas do receptor β$_2$, como o *salmeterol*, com viés para a ativação da proteína G$_s$ e antagonistas do receptor β, como o *carvedilol* com viés para a sinalização dependente de β-arrestina (Ippolito e Benovic, 2021). Ainda não foi determinado se ligantes do receptor adrenérgico com propriedades de agonistas tendenciosos exercem efeitos clínicos mensuráveis, que são atribuíveis especificamente ao envolvimento tendencioso de vias de sinalização a jusante.

Conceito de falso transmissor

As aminas de ação indireta são captadas em terminações nervosas simpáticas e em vesículas de armazenamento, onde substituem a NE no complexo de armazenamento. As feniletilaminas que carecem de um grupo β-hidroxila quase não são retidas nesses locais, enquanto as feniletilaminas β-hidroxiladas e os compostos que subsequentemente são hidroxilados na vesícula sináptica pela DA-β-hidroxilase ficam retidos por períodos relativamente longos. Essas substâncias podem produzir uma diminuição persistente na NE contida em locais funcionalmente críticos. Quando o nervo é estimulado, o conteúdo de um número relativamente constante de vesículas sinápticas é liberado por exocitose. Se essas vesículas contiverem feniletilaminas, que são muito menos potentes que a NE, a ativação dos receptores α e β pós-sinápticos será diminuída.

Essa hipótese, conhecida como *conceito de falso transmissor*, fornece uma possível explicação para alguns dos efeitos dos inibidores da MAO. Normalmente, as feniletilaminas são sintetizadas no trato GI em consequência da ação da tirosina-descarboxilase bacteriana. A *tiramina* formada dessa maneira sofre desaminação oxidativa habitualmente no trato GI e no fígado, de modo que a amina não alcança a circulação sistêmica em concentrações significativas. Todavia, quando se administra um inibidor da MAO, a tiramina pode ser absorvida sistemicamente e transportada para as terminações nervosas simpáticas, onde seu catabolismo é novamente evitado, em razão da inibição da MAO nesse local. A seguir, a tiramina é β-hidroxilada a octopamina e armazenada nas vesículas sob essa forma. Em consequência, ocorre deslocamento gradual da NE, e a estimulação da terminação nervosa resulta na liberação de uma quantidade relativamente pequena de NE, juntamente com uma fração de octopamina, que tem uma capacidade relativamente pequena de ativar os receptores α ou β. Por conseguinte, ocorre comprometimento funcional da transmissão simpática com a administração prolongada de inibidores da MAO.

Apesar desse comprometimento funcional, os pacientes que recebem inibidores da MAO podem apresentar crises hipertensivas graves se ingerirem queijo, cerveja ou vinho tinto. Esses alimentos ou derivados, que são produzidos por fermentação, são enriquecidos com tiramina e, em menor grau, outras feniletilaminas. Quando ocorre inibição da MAO hepática e GI, a grande quantidade de tiramina ingerida é rapidamente absorvida e alcança a circulação sistêmica em altas concentrações. Pode ocorrer liberação intensa e precipitada de NE com consequente hipertensão, que pode ser grave o suficiente para causar infarto do miocárdio ou AVC. As propriedades de vários inibidores da MAO são discutidas nos Capítulos 10 e 18.

Catecolaminas endógenas

Epinefrina

A epinefrina (adrenalina) é um potente estimulador dos receptores tanto α-adrenérgicos quanto β-adrenérgicos, de modo que seus efeitos sobre os órgãos-alvo são complexos (ver Tab. 10-1). Algumas respostas da EPI, como sudorese, piloereção e midríase, dependem do estado fisiológico do indivíduo. Entretanto, as ações mais proeminentes da EPI são observadas no coração e no músculo liso vascular e outros músculos lisos.

Ações nos sistemas orgânicos

Efeitos na pressão arterial A EPI é uma das substâncias vasopressoras mais potentes conhecidas. Se uma dose farmacológica for rapidamente administrada por via intravenosa, provocará um efeito característico sobre a pressão arterial, que se eleva rapidamente até atingir um pico que é proporcional à dose. O aumento da pressão sistólica é maior que o da diastólica, de modo que a pressão do pulso se eleva. À medida que a resposta declina, a pressão média pode cair abaixo do normal antes de retornar aos níveis de controle.

O mecanismo de elevação da pressão arterial induzida pela EPI é uma tríade de efeitos:

- estimulação direta do miocárdio, que aumenta a força de contração ventricular, devido à estimulação dos receptores β-adrenérgicos (*ação inotrópica positiva*);
- aumento da frequência cardíaca, devido aos receptores β (*ação cronotrópica positiva*); e
- vasoconstrição em muitos leitos vasculares — particularmente nos *vasos de resistência pré-capilares*, da túnica mucosa e dos rins — juntamente com acentuada constrição das veias, em virtude da estimulação final dos receptores α-adrenérgicos.

A frequência do pulso, que a princípio está acelerada, poderá diminuir acentuadamente no auge da elevação da pressão arterial pela descarga vagal compensatória (reflexo barorreceptor). A EPI em pequenas doses (0,1 μg/kg) pode provocar queda da pressão arterial. O efeito depressor dessas doses e a resposta bifásica a doses mais altas decorrem da maior sensibilidade à EPI dos receptores β₂ vasodilatadores do que dos receptores α constritores.

A absorção da EPI após injeção subcutânea é lenta devido à ação vasoconstritora local; os efeitos de doses de até 0,5 a 1,5 mg podem ser duplicados pela sua infusão intravenosa em uma velocidade de 10 a 30 μg/min. Ocorre elevação moderada da pressão sistólica em razão de um aumento da força de contração cardíaca e da elevação do débito cardíaco (Fig. 14-2). A resistência periférica diminui devido a uma ação dominante sobre os receptores β₂ dos vasos na musculatura esquelética, onde o fluxo sanguíneo encontra-se aumentado; em consequência, geralmente se observa uma queda da pressão diastólica. Como a pressão arterial média geralmente não está muito elevada, os reflexos barorreceptores compensatórios não antagonizam de modo apreciável as ações cardíacas diretas. A frequência e o débito cardíacos, o volume sistólico e o trabalho ventricular esquerdo por batimento aumentam em consequência da estimulação cardíaca direta e do aumento do retorno venoso ao coração, que se reflete por uma elevação da pressão atrial direita. Com velocidade de infusão ligeiramente maior, pode não haver alteração alguma ou ocorrer uma discreta elevação da resistência periférica e da pressão diastólica, dependendo da dose administrada e da consequente relação entre as respostas α e β nos vários leitos vasculares; os reflexos compensatórios também podem desempenhar algum papel. Os detalhes dos efeitos da infusão intravenosa de EPI, NE e INE em humanos são comparados na Figura 14-2, e de EPI e NE na Tabela 14-2.

Efeitos vasculares Na vasculatura, a *EPI atua principalmente nas arteríolas menores e nos esfíncteres pré-capilares*, embora as veias e as artérias de grande calibre também respondam. Vários leitos vasculares reagem de modo diferente, resultando em considerável redistribuição do fluxo sanguíneo. A EPI injetada diminui acentuadamente o fluxo sanguíneo cutâneo, contraindo os vasos pré-capilares e as pequenas vênulas. A vasoconstrição cutânea é responsável pela intensa diminuição do fluxo sanguíneo nas mãos e nos pés. O fluxo sanguíneo para os músculos esqueléticos aumenta com as doses terapêuticas em humanos. Isso se deve, em parte, a uma poderosa ação vasodilatadora mediada pelos receptores β₂ que é apenas parcialmente contrabalanceada por uma ação vasoconstritora nos receptores α também presentes no leito vascular. O efeito da EPI na circulação cerebral está relacionado com a pressão arterial sistêmica. Em doses terapêuticas habituais, o fármaco exerce relativamente pouca ação constritora sobre as arteríolas cerebrais. Com efeito, os mecanismos de autorregulação tendem a limitar o aumento do fluxo sanguíneo cerebral causado pela elevação da pressão arterial.

As doses de EPI que exercem pouco efeito sobre a pressão arterial média aumentam consistentemente a resistência vascular renal e reduzem o seu fluxo sanguíneo em até 40%. Todos os segmentos do leito vascular

TABELA 14-2 ■ EFEITOS COMPARATIVOS DE INFUSÕES DE EPINEFRINA E DE NOREPINEFRINA EM SERES HUMANOS[a]

EFEITO	EPI	NE
Cardíacos		
Frequência cardíaca	+	–[b]
Volume sistólico	++	++
Débito cardíaco	+++	0, –
Arritmias	++++	++++
Fluxo sanguíneo coronariano	++	++
Pressão sanguínea		
Arterial sistólica	+++	+++
Arterial média	+	++
Arterial diastólica	+, 0, –	++
Pulmonar média	++	++
Circulação periférica		
Resistência periférica total	–	++
Fluxo sanguíneo cerebral	+	0, –
Fluxo sanguíneo muscular	+++	0, –
Fluxo sanguíneo cutâneo	–	–
Fluxo sanguíneo renal	–	–
Fluxo sanguíneo esplâncnico	+++	0, +
Metabólicos		
Consumo de oxigênio	++	0, +
Glicose sanguínea	+++	0, +
Ácido láctico sanguíneo	+++	0, +
Resposta eosinopênica	+	0
SNC		
Respiração	+	+
Sensações subjetivas	+	+

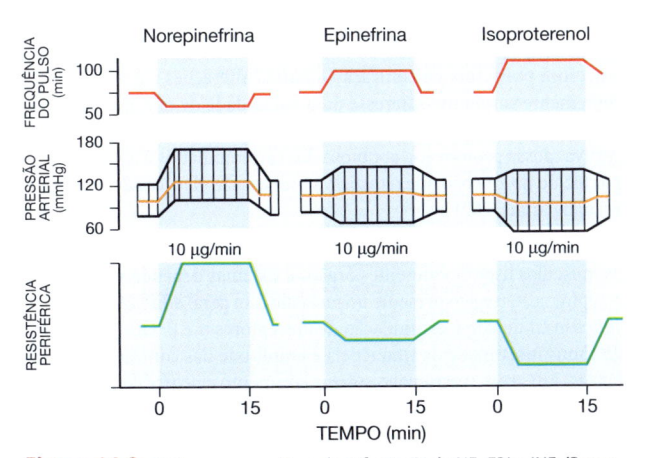

Figura 14-2 *Efeitos comparativos da infusão IV de NE, EPI e INE.* (Reproduzida, com permissão, de Allwood MJ, Cobbold AF, Ginsberg J. Peripheral vascular effects of noradrenaline, isopropyl noradrenaline, and dopamine. *Br Med Bull*, **1963**, *19*:132–136. Com permissão da Oxford University Press.)

+, aumento; 0, sem alteração; –, diminuição. Dados de Goldenberg M, et al. *Arch Intern Med.* **1950**;*86*:823.
[a]0,1-0,4 μg/kg/min.
[b]Após atropina.

contribuem para o aumento da resistência. Como a taxa de filtração glomerular exibe uma alteração apenas discreta e variável, observa-se um aumento consistente da fração de filtração. A excreção de Na$^+$, K$^+$ e Cl$^-$ encontra-se diminuída, e o volume urinário pode estar aumentado, diminuído ou inalterado. As capacidades de excreção e reabsorção tubular máxima estão inalteradas. *A secreção de renina é aumentada devido à ação direta da EPI nos receptores β_1-adrenérgicos nas células justaglomerulares renais.*

As pressões pulmonares arterial e venosa aumentam. Apesar da vasoconstrição pulmonar direta, a redistribuição do sangue da circulação sistêmica para a pulmonar em consequência da constrição da musculatura mais potente nas grandes veias sistêmicas sem dúvida desempenha um importante papel na elevação da pressão pulmonar. Concentrações muito altas de EPI podem causar edema pulmonar, precipitado pela elevação da pressão de filtração capilar pulmonar e possivelmente pelo "extravasamento" de capilares.

Em condições fisiológicas, a EPI ou a estimulação simpática cardíaca aumentam o fluxo sanguíneo coronariano. Esse aumento ocorre até mesmo com doses que não produzem elevação da pressão sanguínea aórtica e resulta de dois fatores. O primeiro consiste na duração relativa maior da diástole na presença de frequência cardíaca mais alta (ver adiante), o que é parcialmente compensado pela diminuição do fluxo sanguíneo durante a sístole devido à contração mais acentuada do miocárdio circundante e a um aumento na compressão mecânica dos vasos coronários. O aumento do fluxo durante a diástole é ainda mais acentuado se a EPI elevar a pressão sanguínea aórtica; em consequência, pode ocorrer aumento do fluxo coronariano total. O segundo fator consiste em um efeito dilatador metabólico resultante de uma força de contração maior e do aumento de consumo de oxigênio do miocárdio devido aos efeitos diretos da EPI sobre os miócitos cardíacos via β_1. Essa vasodilatação é mediada, em parte, pela adenosina liberada dos miócitos cardíacos, que tende a superar o efeito vasoconstritor direto da EPI que resulta da ativação dos receptores α nos vasos coronários.

Efeitos cardíacos *A EPI é um poderoso estimulante cardíaco.* Ela atua diretamente sobre os receptores β_1-adrenérgicos predominantes nos cardiomiócitos e em células dos tecidos marca-passo e condutor; no coração, há também receptores β_2, β_3 e α, embora existam diferenças consideráveis entre espécies. A frequência cardíaca aumenta, e o ritmo é frequentemente alterado pela EPI. A sístole é mais curta e mais potente, o débito cardíaco está aumentado, e o trabalho do coração, bem como o consumo de oxigênio, estão acentuadamente aumentados. A eficácia cardíaca (trabalho realizado em relação ao consumo de oxigênio) diminui. *As respostas diretas à EPI incluem aumento da força contrátil (inotropismo), elevação acelerada da tensão isométrica, maior velocidade de relaxamento (lusitropismo), diminuição do tempo para alcançar a tensão máxima, aumento da excitabilidade, aceleração da frequência de batimentos espontâneos (cronotropismo) e indução de automaticidade em regiões especializadas do coração.*

Ao acelerar o coração, a EPI encurta preferencialmente a sístole, de modo que a duração da diástole não costuma ser reduzida. De fato, a ativação dos receptores β aumenta a velocidade de relaxamento do músculo ventricular. A EPI acelera o coração ao apressar a despolarização lenta das células do nó SA que ocorre durante a diástole, isto é, durante a fase 4 do potencial de ação (ver Cap. 34). Por conseguinte, o potencial transmembrana das células marca-passo aumenta mais rapidamente até o nível limiar em que o potencial de ação é iniciado. A amplitude desse potencial e a velocidade máxima de despolarização (fase 0) também estão aumentadas. Com frequência, ocorre desvio na localização do marca-passo no interior do nó SA, devido à ativação de células marca-passos latentes. Nas fibras de Purkinje, a EPI também acelera a despolarização diastólica e pode ativar as células marca-passo latentes. Essas alterações não são observadas nas fibras musculares atriais e ventriculares, onde a EPI exerce pouco efeito sobre o potencial de membrana estável da fase 4 após repolarização. Se forem administradas altas doses de EPI, ocorrem contrações ventriculares prematuras que podem prenunciar arritmias ventriculares mais graves. Essa situação raramente é observada com as doses convencionais utilizadas em humanos, mas extrassístoles ventriculares, taquicardia ou mesmo fibrilação podem ser provocadas pela EPI endógena quando o coração é sensibilizado a essa ação da EPI por certos anestésicos ou por isquemia do miocárdio. O mecanismo da indução dessas arritmias cardíacas não é claro (ver Cap. 34 para mais detalhes).

Alguns efeitos da EPI sobre o tecido cardíaco são, em grande parte, secundários ao aumento da frequência cardíaca e são pequenos ou mesmo inconsistentes quando ela é mantida constante. Por exemplo, o efeito da EPI sobre a repolarização do músculo atrial, das fibras de Purkinje ou do músculo ventricular é pequeno se não houver alteração da frequência cardíaca. Quando a frequência aumenta, a duração do potencial de ação sofre redução consistente, com diminuição correspondente do período refratário. A condução pelo sistema de Purkinje depende do nível do potencial de membrana no momento da excitação. A redução excessiva desse potencial resulta em distúrbios da condução, desde condução mais lenta até o bloqueio completo. A EPI em geral aumenta o potencial de membrana e melhora a condução nas fibras de Purkinje que foram excessivamente despolarizadas.

A EPI normalmente diminui o período refratário do nó AV humano por meio de efeitos diretos sobre o coração, embora as doses que diminuem a frequência cardíaca por meio de descarga vagal reflexa possam ter tendência indireta a prolongá-la. A EPI também diminui o grau de bloqueio AV que ocorre em consequência de doenças, fármacos ou estimulação vagal. Podem ocorrer arritmias supraventriculares devido à combinação de EPI e estimulação colinérgica. A depressão da frequência sinusal e da condução AV por descarga vagal provavelmente tem algum papel nas arritmias ventriculares induzidas pela EPI, pois diversos fármacos que bloqueiam o efeito vagal conferem certa proteção. As ações da EPI no aumento da automaticidade cardíaca e na causa de arritmias são efetivamente bloqueadas por antagonistas dos receptores β, como o *propranolol*. Entretanto, existem receptores α_1 na maioria das regiões do coração, e sua ativação prolonga o período refratário e reforça as contrações do miocárdio. Foram observadas arritmias cardíacas em pacientes após administração intravenosa inadvertida de doses convencionais subcutâneas de EPI. Podem surgir contrações ventriculares prematuras, que podem ser seguidas de taquicardia ventricular multifocal ou fibrilação ventricular. Pode ocorrer edema pulmonar.

A EPI diminui a amplitude da onda T do ECG em indivíduos normais. Em animais aos quais são administradas doses relativamente maiores, observam-se efeitos adicionais sobre a onda T e o segmento ST. Após diminuir em amplitude, a onda T pode tornar-se bifásica, e o segmento ST pode desviar para cima ou para baixo da linha isoelétrica. Essas alterações do segmento ST assemelham-se àquelas observadas em pacientes com angina de peito durante crises de dor espontâneas ou induzidas pela EPI. Por conseguinte, essas alterações elétricas foram atribuídas à isquemia do miocárdio. Além disso, tanto a EPI quanto outras catecolaminas podem causar a morte das células miocárdicas, particularmente após infusão intravenosa. A intoxicação aguda está associada à necrose por faixas de contração e outras alterações patológicas. Recentemente surgiu um interesse na possibilidade de que a estimulação simpática prolongada do coração, como na insuficiência cardíaca congestiva, possa promover a apoptose dos cardiomiócitos e a substituição por tecido fibrótico, o que reduziria a propagação elétrica adequada (ver Frangogiannis, 2021).

Efeitos na musculatura lisa não vascular Os efeitos da EPI sobre os músculos lisos de diferentes órgãos e sistemas dependem do tipo de receptor adrenérgico presente no músculo. Em geral *a EPI relaxa o músculo liso GI* devido à estimulação dos receptores α e β. Ocorre redução do tônus intestinal e da frequência e amplitude das contrações espontâneas. Em geral, o estômago sofre relaxamento e ocorre contração dos esfíncteres pilórico e ileocecal; mas esses efeitos dependem do tônus muscular preexistente. Se o tônus já está elevado, a EPI causa relaxamento; se estiver baixo, produz contração.

As respostas do *músculo uterino* à EPI variam de acordo com a espécie, a fase do ciclo sexual, o estágio da gestação e a dose administrada. Durante o último mês de gravidez e no parto, a EPI inibe o tônus e as contrações do útero. Os efeitos dos fármacos adrenérgicos e outros sobre o útero são discutidos adiante neste capítulo e no Capítulo 48. *A EPI relaxa o músculo detrusor da bexiga em consequência da ativação dos receptores β, e causa contração dos músculos do trígono e dos esfincteres devido à sua atividade α-agonista.* Esse efeito pode dificultar a micção e também contribuir para a retenção de urina na bexiga. A ativação da contração do músculo liso na próstata promove retenção urinária.

Efeitos respiratórios A EPI exerce intensa ação broncodilatadora, que se torna mais evidente quando o músculo brônquico está contraído em decorrência de doença, como na asma brônquica, ou em resposta a fármacos ou a vários autacoides. Os efeitos benéficos da EPI na asma também podem decorrer da inibição da liberação de mediadores da inflamação dos mastócitos induzida por antígenos e, em menor grau, da diminuição das secreções brônquicas e da congestão na mucosa. *A inibição da secreção dos mastócitos é mediada pelos receptores β₂, enquanto os efeitos sobre a mucosa são mediados por receptores α*; entretanto, outros fármacos, como os glicocorticoides e os antagonistas dos receptores de leucotrienos, exercem efeitos anti-inflamatórios muito mais profundos na asma (ver Cap. 44).

Efeitos no SNC Como a EPI é um fármaco polar, apresenta baixa penetração no SNC e, por isso, não é um estimulante poderoso do SNC. Embora possa causar inquietação, apreensão, cefaleia e tremor em muitos indivíduos, esses efeitos podem ser, em parte, secundários aos seus efeitos sobre o sistema cardiovascular, o músculo esquelético e o metabolismo intermediário; isto é, podem resultar de manifestações somáticas da ansiedade.

Efeitos metabólicos A EPI aumenta as concentrações de glicose e de lactato no sangue. A EPI inibe a secreção de insulina por meio da interação com receptores $α_2$, enquanto a ativação dos receptores $β_2$ aumenta a secreção de insulina; o efeito predominante da EPI é inibição. A secreção de glucagon aumenta via estimulação dos receptores β das células α das ilhotas pancreáticas. A EPI também diminui a captação de glicose pelos tecidos periféricos devido não só a seu efeito sobre a secreção de insulina, mas possivelmente também em virtude de efeitos diretos sobre o músculo esquelético. Raramente ocorre glicosúria. O efeito da EPI na estimulação da glicogenólise na maioria dos tecidos e na maioria das espécies envolve os receptores β. A EPI aumenta a concentração de ácidos graxos livres no sangue por meio da estimulação dos receptores β nos adipócitos, principalmente receptores $β_3$. O resultado consiste na ativação da triglicerídeo-lipase, que acelera a degradação dos triglicerídeos, produzindo ácidos graxos livres e glicerol. A ação calorigênica da EPI (aumento do metabolismo) reflete-se nos humanos por um aumento de 20 a 30% no consumo de O_2 após doses convencionais, um efeito que decorre principalmente do aumento da degradação dos triglicerídeos no tecido adiposo marrom (por meio de receptores $β_3$), proporcionando um aumento de substrato oxidável.

Outros efeitos A EPI diminui o volume plasmático circulante pela perda de líquido isento de proteína para o espaço extracelular, com consequente aumento do hematócrito e da concentração de proteínas plasmáticas. Todavia, em doses convencionais, ela não altera significativamente o volume plasmático ou o hematócrito em condições normais, embora tenha-se relatado que essas doses podem ter efeitos variáveis na presença de choque, hemorragia, hipotensão ou anestesia. A EPI aumenta rapidamente o número de leucócitos polimorfonucleares circulantes, talvez devido à desmarginação dessas células mediada pelos receptores β. A EPI acelera a coagulação do sangue e promove a fibrinólise.

Os seus efeitos sobre as glândulas secretoras não são pronunciados; na maioria das glândulas, a secreção é habitualmente inibida devido, em parte, à redução do fluxo sanguíneo causada pela vasoconstrição. A EPI estimula o lacrimejamento e a secreção escassa de muco das glândulas salivares. A sudorese e a atividade pilomotora são mínimas após sua administração sistêmica, porém ocorrem após injeção intradérmica de soluções muito diluídas de EPI ou NE. Esses efeitos são inibidos por antagonistas dos receptores α.

Ocorre *midríase* durante a estimulação simpática fisiológica, mas não quando a EPI é instilada no saco conjuntival de olhos normais. Todavia, a EPI costuma reduzir a pressão intraocular, provavelmente por reduzir a produção de humor aquoso devido à vasoconstrição e ao aumento do efluxo (ver Cap. 74).

Embora a EPI não estimule diretamente o músculo esquelético, ela facilita a transmissão neuromuscular, particularmente a que ocorre após a estimulação rápida e prolongada dos nervos motores. Em contraste aparente com os efeitos da ativação dos receptores α nas terminações nervosas pré-sinápticas do sistema nervoso autônomo (receptores $α_2$), a estimulação dos receptores α provoca aumento mais rápido na liberação de transmissores do neurônio motor somático, talvez devido ao aumento do influxo de Ca^{2+}. É provável que essas respostas sejam mediadas pelos receptores $α_1$. Essas ações podem explicar, em parte, a capacidade da EPI (administrada por via intra-arterial) de aumentar brevemente a força do membro em que foi aplicada a injeção em pacientes com miastenia grave. A EPI também atua diretamente sobre as fibras musculares brancas de contração rápida, prolongando o estado ativo, com consequente aumento da tensão máxima. De maior importância fisiológica e clínica é a capacidade da EPI e dos agonistas $β_2$-seletivos de aumentar o tremor fisiológico devido, pelo menos em parte, a um aumento da descarga dos fusos musculares mediado pelos receptores β.

A epinefrina promove uma queda do K^+ plasmático, em grande parte devido à estimulação da captação de K^+ dentro das células, particularmente as do músculo esquelético, devido à ativação dos receptores $β_2$. Isso está associado com a diminuição de excreção renal de K^+. Esses receptores foram explorados no tratamento da paralisia periódica hiperpotassêmica familiar, que se caracteriza por paralisia flácida episódica, hiperpotassemia e despolarização do músculo esquelético. O *salbutamol*, um agonista $β_2$-seletivo, aparentemente melhora o comprometimento da capacidade do músculo de acumular e reter K^+.

A administração de doses altas ou repetidas de EPI ou de outras aminas simpaticomiméticas a animais de laboratório provoca lesão das paredes arteriais e do miocárdio, induzindo até mesmo a necrose no coração, indistinguível do infarto do miocárdio. O mecanismo dessa lesão ainda não foi elucidado, mas os antagonistas dos receptores α e β e os bloqueadores dos canais de Ca^{2+} podem proporcionar uma proteção significativa contra ela. São observadas lesões semelhantes em muitos pacientes com feocromocitoma ou após infusões prolongadas de NE.

ADME

A EPI não é eficaz após a administração oral devido à sua rápida conjugação e oxidação na mucosa GI e no fígado. A absorção nos tecidos subcutâneos é relativamente lenta devido à vasoconstrição local. A absorção é mais rápida após injeção intramuscular. Nas emergências, pode ser necessário administrar a EPI por via intravenosa. Quando soluções relativamente concentradas são nebulizadas e inaladas, as ações limitam-se, em grande parte, ao trato respiratório; entretanto, podem ocorrer reações sistêmicas, como arritmias, sobretudo quando são utilizadas quantidades maiores.

A EPI é inativada rapidamente no fígado pela COMT e pela MAO (ver Fig. 10-9). Embora só apareçam pequenas quantidades na urina de indivíduos normais, a de pacientes com feocromocitoma pode conter quantidades relativamente grandes de EPI, NE e seus metabólitos.

A EPI está disponível em uma variedade de formulações desenvolvidas para diferentes indicações clínicas e vias de administração, incluindo autoadministração para as reações anafiláticas. A EPI é instável em solução alcalina; quando exposta ao ar ou à luz, torna-se rosada em consequência de sua oxidação a adrenocromo e, em seguida, marrom devido à formação de polímeros. A EPI injetável está disponível em soluções de 1, 0,5 e 0,1 mg/mL. A dose subcutânea varia de 0,3 a 0,5 mg. A via IV é usada cautelosamente se for necessário efeito imediato e confiável. Se a solução for administrada dessa maneira, deve ser adequadamente diluída e injetada muito lentamente. A dose raramente deve alcançar 0,25 mg, exceto para os casos de parada cardíaca, quando pode ser necessário administrar doses maiores.

Toxicidade, efeitos adversos e contraindicações

A EPI pode causar inquietação, cefaleia pulsátil, tremor e palpitações. Esses efeitos desaparecem rapidamente com repouso, calma, posição deitada e tranquilização. Reações mais graves incluem hemorragia cerebral e arritmias cardíacas. O uso de doses elevadas ou a injeção intravenosa rápida acidental de EPI podem provocar hemorragia cerebral devido à elevação aguda da pressão arterial. Podem ocorrer arritmias ventriculares após a administração de EPI. A EPI pode induzir angina em pacientes com coronariopatia. *Em geral, o uso de EPI está contraindicado para pacientes recebendo antagonistas não seletivos dos receptores β, visto que suas ações sem oposição sobre os receptores α_1 vasculares podem resultar em hipertensão e hemorragia cerebral graves.*

Usos terapêuticos

O principal uso da EPI é proporcionar alívio emergencial rápido das reações de hipersensibilidade a fármacos e outros alergênios, incluindo anafilaxia. A EPI também é usada para prolongar a ação de anestésicos locais, presumivelmente por diminuir o fluxo sanguíneo local e reduzir a absorção sistêmica (ver Cap. 25). Seus efeitos no coração podem ser utilizados para restaurar o ritmo cardíaco em pacientes com parada cardíaca devido a várias causas. É também utilizada como fármaco hemostático tópico em superfícies que sangram, como a boca, ou em úlceras pépticas hemorrágicas durante a endoscopia do estômago e do duodeno. Pode ocorrer absorção sistêmica do fármaco com aplicação dentária. A inalação da EPI pode ser útil no tratamento do crupe infeccioso e pós-intubação.

Norepinefrina

A NE (*levarterenol*, *l*-noradrenalina, *l*-β-[3,4-di-hidroxifenil]-α-aminoetanol) é o principal mediador químico liberado pelos *nervos simpáticos pós-ganglionares* dos mamíferos. Difere da EPI apenas pela ausência da metila no grupo amino (Tab. 14-1). A NE constitui 10 a 20% do conteúdo de catecolaminas da medula suprarrenal humana e até 97% em alguns feocromocitomas, que podem não expressar a enzima feniletanolamina-*N*-metiltransferase.

Propriedades farmacológicas

As consequências fisiológicas de doses farmacológicas de NE e de EPI são comparadas na Tabela 14-2. Ambos os fármacos são agonistas diretos nas células efetoras, e suas ações diferem principalmente na eficácia de estimulação dos receptores α e β_2. *Ambos são aproximadamente equipotentes na estimulação dos receptores β_1. A NE é um agonista α potente e tem relativamente pouca ação sobre os receptores β_2;* todavia, é ligeiramente menos potente do que a EPI sobre os receptores α da maioria dos órgãos.

Efeitos cardiovasculares

Em resposta à infusão IV da NE em humanos (ver Fig. 14-2), *aumentam as pressões sistólica e diastólica e geralmente a pressão de pulso. O débito cardíaco diminui ou permanece inalterado, e a resistência periférica total aumenta.* A atividade vagal reflexa compensatória diminui a frequência cardíaca, superando uma ação cardioaceleradora direta; o volume sistólico aumenta. A resistência vascular periférica aumenta na maioria dos leitos vasculares, e o fluxo sanguíneo renal diminui. A NE provoca constrição dos vasos mesentéricos e diminui o fluxo sanguíneo esplâncnico e hepático. Em geral, ocorre aumento do fluxo coronariano, provavelmente devido à dilatação coronariana induzida indiretamente, como a que ocorre com a EPI, e à elevação da pressão arterial. Apesar de ser geralmente um agonista fraco dos receptores β_2, a NE pode aumentar diretamente o fluxo sanguíneo coronariano ao estimular esses receptores nos vasos coronários. Os pacientes com angina variante de Prinzmetal podem ser hipersensíveis aos efeitos vasoconstritores α-adrenérgicos da NE.

Ao contrário da EPI, pequenas doses de NE não provocam vasodilatação nem diminuem a pressão arterial, visto que os vasos sanguíneos do músculo esquelético contraem, em vez de dilatar; por conseguinte, os antagonistas dos receptores α-adrenérgicos anulam os efeitos pressores, mas não produzem uma reversão significativa (ou seja, hipotensão).

Outros efeitos

Em humanos, as outras respostas à NE não são proeminentes. A NE causa hiperglicemia e outros efeitos metabólicos similares aos produzidos pela EPI; entretanto, esses efeitos são observados apenas quando se administram doses elevadas, pois a NE não é um "hormônio" tão eficaz quanto a EPI. A injeção intradérmica de doses apropriadas provoca sudorese, que não é bloqueada pela *atropina*.

ADME

A NE, assim como a EPI, é ineficaz quando administrada por via oral e é pouco absorvida de locais de injeção subcutânea. É rapidamente inativada no organismo pela COMT e pela MAO. Normalmente, são encontradas pequenas quantidades na urina; a taxa de excreção pode aumentar acentuadamente em pacientes com feocromocitoma.

Toxicidade, efeitos adversos e precauções

Os efeitos adversos da NE assemelham-se aos da EPI, embora o aumento da pressão arterial seja maior com a NE. Doses excessivas causam hipertensão grave. É preciso ter cuidado para que não ocorra necrose e descamação no local da injeção intravenosa devido ao extravasamento da NE. A infusão deve ser efetuada em uma região alta do membro, de preferência através de uma cânula de plástico longa, estendendo-se centralmente. O comprometimento da circulação nos locais de injeção, com ou sem o extravasamento da NE, pode ser aliviado pela infiltração da área com *fentolamina*, um antagonista dos receptores α. É preciso medir a pressão arterial a intervalos frequentes durante a infusão e, particularmente, durante o ajuste da velocidade de infusão. A redução do fluxo sanguíneo para órgãos como os rins e o intestino constitui um constante perigo com o uso da NE.

Usos terapêuticos

A NE é usada como vasoconstritor para aumentar ou manter a pressão arterial sob certas condições de cuidados intensivos (ver adiante).

Droxidopa, um profármaco sintético da norepinefrina

A *droxidopa* (L-treo-3,4-di-hidroxifenilserina) é um profármaco sintético convertido em NE pela L-aminoácido-aromático-descarboxilase. Foi aprovada pela FDA para o tratamento da tontura ortostática e atordoamento em adultos com hipotensão ortostática neurogênica sintomática associada à insuficiência autonômica primária e ao comprometimento dos reflexos autonômicos compensatórios (Keating, 2015). Os efeitos farmacológicos da *droxidopa* parecem ser mediados pela NE e não pelo fármaco original ou outros metabólitos. A *droxidopa* pode atravessar a barreira hematencefálica, presumivelmente como substrato do transportador de aminoácidos.

Dopamina

A dopamina (3,4-di-hidroxifeniletilamina) (ver Tab. 14-1) é o precursor metabólico imediato da NE e da EPI; trata-se de um neurotransmissor central particularmente importante na regulação do movimento (ver Cap. 15), que possui propriedades farmacológicas intrínsecas importantes. Na periferia, é sintetizada nas células epiteliais do túbulo proximal, e acredita-se que exerça efeitos diuréticos e natriuréticos locais. A DA é um substrato da MAO e da COMT, de modo que é ineficaz quando administrada por via oral. No Capítulo 15, é descrita a classificação dos receptores de DA, que são GPCR estruturalmente semelhantes aos receptores adrenérgicos.

Propriedades farmacológicas e efeitos cardiovasculares

Os efeitos cardiovasculares da DA são mediados por vários tipos distintos de receptores que variam na sua afinidade (ver Cap. 15). Em concentrações baixas, a DA interage primariamente com receptores D_1 vasculares, particularmente nos leitos renais, mesentéricos e coronarianos. Ao ativar a adenililciclase e elevar as concentrações intracelulares de AMPc, a estimulação dos receptores D_1 provoca vasodilatação. A infusão de doses baixas de DA aumenta a taxa de filtração glomerular, o fluxo sanguíneo renal e a excreção de Na^+. A ativação dos receptores D_1

nas células tubulares renais diminui o transporte de Na^+ por mecanismos dependentes e independentes do AMPc. O aumento da produção de AMPc nas células tubulares proximais e na parte medular do ramo ascendente espesso da alça de Henle inibe o permutador de Na^+-H^+ e a bomba de Na^+,K^+-ATPase. As ações tubulares renais da DA que provocam natriurese podem ser intensificadas pelo aumento do fluxo sanguíneo renal e pela pequena elevação da taxa de filtração glomerular que ocorrem após a sua administração. A elevação da pressão hidrostática resultante nos capilares peritubulares e a redução da pressão oncótica podem contribuir para a diminuição da reabsorção de sódio pelas células tubulares proximais. Por isso, a DA tem efeitos farmacologicamente apropriados no tratamento de estados de baixo débito cardíaco associados ao comprometimento da função renal, como a insuficiência cardíaca congestiva grave.

Em concentrações mais altas e em virtude de sua estrutura de catecolamínica, a DA exerce um efeito inotrópico positivo no miocárdio, atuando sobre os receptores β_1-adrenérgicos. Além disso, induz a liberação de NE das terminações nervosas, o que afeta o coração indiretamente por meio da NE. A taquicardia é menos proeminente durante a infusão de DA do que durante a da INE (ver adiante neste capítulo). A DA geralmente aumenta a pressão arterial sistólica e a pressão do pulso, e não exerce efeito algum sobre a pressão arterial diastólica ou produz apenas uma ligeira elevação. Em geral, a resistência periférica total permanece inalterada quando são administradas doses baixas ou intermediárias de DA, provavelmente devido à sua capacidade de reduzir a resistência arterial regional em alguns leitos vasculares, como o mesentérico e o renal, enquanto só produz pequenos aumentos em outros leitos vasculares. Em altas concentrações, a DA ativa os receptores α_1 vasculares, resultando em vasoconstrição mais generalizada.

Efeitos no SNC

A dopamina é um importante neurotransmissor no SNC; entretanto, a DA injetada geralmente não tem efeitos centrais, visto que não atravessa facilmente a barreira hematencefálica.

Precauções, reações adversas e contraindicações

Antes de administrar DA a pacientes em estado de choque, deve-se corrigir a hipovolemia com infusão de sangue total, plasma ou outro líquido apropriado. Os efeitos adversos devido à superdosagem geralmente são atribuíveis à atividade simpaticomimética excessiva (embora isso também possa representar uma resposta ao agravamento do choque). Durante a infusão de DA, podem ocorrer náuseas, êmese, taquicardia, dor anginosa, arritmias, cefaleia, hipertensão e vasoconstrição periférica. O extravasamento de grandes quantidades de DA durante a infusão pode causar necrose isquêmica e descamação. Raramente, a infusão prolongada do fármaco foi seguida de gangrena dos dedos das mãos ou dos pés. A DA deve ser evitada ou administrada em doses muito mais baixas se o paciente tiver recebido um inibidor da MAO. Um ajuste cuidadoso da posologia também é necessário para os pacientes que usam antidepressivos tricíclicos.

Usos terapêuticos

A DA é utilizada no tratamento da insuficiência cardíaca congestiva grave, particularmente em pacientes com oligúria e resistência vascular periférica baixa ou normal. O fármaco também pode melhorar os parâmetros fisiológicos no tratamento dos choques cardiogênico e séptico. Enquanto a DA pode produzir melhora aguda das funções cardíaca e renal em pacientes gravemente enfermos com doença cardíaca ou insuficiência renal crônicas, há relativamente poucas evidências para sustentar um benefício em longo prazo nos resultados clínicos (Doggrell, 2002).

O cloridrato de dopamina só é utilizado por via intravenosa, de preferência em uma veia de grande calibre, para evitar a infiltração perivascular; o extravasamento pode causar necrose e descamação no tecido vizinho. É necessário o uso de uma bomba de infusão calibrada para controlar a velocidade de fluxo. Inicialmente a DA é administrada em uma velocidade de 2 a 5 µg/kg/min, que pode ser aumentada de modo gradual até 20 a 50 µg/kg/min ou mais se a situação clínica exigir.

Durante a infusão, os pacientes devem ser submetidos a avaliação clínica da função miocárdica, da perfusão dos órgãos vitais, como cérebro, e da produção de urina. A redução do fluxo urinário, a taquicardia ou o desenvolvimento de arritmias podem ser indicações para reduzir a velocidade da infusão ou suspendê-la. A duração de ação da DA é breve, de modo que a velocidade de administração pode ser utilizada para controlar a intensidade do efeito.

Fenoldopam e dopexamina O *fenoldopam*, um derivado da benzazepina, é um vasodilatador de ação rápida utilizado por no máximo 48 horas no controle da hipertensão grave (p. ex., hipertensão maligna com lesão dos órgãos-alvo) em pacientes hospitalizados. O *fenoldopam* é um agonista dos receptores D_1 periféricos que se liga com afinidade moderada aos receptores α_2-adrenérgicos; não possui afinidade significativa pelos receptores D_2, α_1 ou β-adrenérgicos. O *fenoldopam* é uma mistura racêmica; o isômero R é o componente ativo. Ele provoca dilatação de uma variedade de vasos sanguíneos, incluindo as artérias coronárias, as arteríolas aferentes e eferentes do rim e as artérias mesentéricas (Murphy et al., 2001). O *fenoldopam* precisa ser administrado por meio de uma bomba de infusão calibrada, e a velocidade de dosagem habitual varia de 0,01 a 1,6 µg/kg/min. Menos de 6% de uma dose administrada por via oral é absorvida, devido à extensa formação de conjugados de sulfato, metil e glicuronídeo em sua primeira passagem. A $t_{1/2}$ de eliminação do *fenoldopam* infundido IV é de cerca de 10 minutos. Os efeitos adversos são relacionados à vasodilatação e incluem cefaleia, rubor, tonturas e taquicardia ou bradicardia.

A *dopexamina* é um análogo sintético relacionado com a DA, com atividade intrínseca nos receptores D_1 e D_2, bem como nos receptores β_2; ela pode exercer outros efeitos, como inibição da captação de catecolaminas (Frishman e Hotchkiss, 1996). A *dopexamina* tem ações hemodinâmicas favoráveis em pacientes com insuficiência cardíaca congestiva grave, sepse e choque. Em pacientes com débito cardíaco baixo, a infusão de *dopexamina* aumenta significativamente o volume sistólico, com diminuição da resistência vascular sistêmica. Podem ocorrer taquicardia e hipotensão, mas em geral somente com alta velocidade de infusão. A *dopexamina* não está aprovada para uso nos Estados Unidos.

Agonistas dos receptores α-adrenérgicos

Agonistas seletivos dos receptores α_1-adrenérgicos

Os principais efeitos de diversos simpaticomiméticos resultam da ativação dos receptores α-adrenérgicos no músculo liso vascular. Como resultado, a resistência vascular periférica aumenta, enquanto a pressão arterial é mantida ou sofre elevação. A utilidade clínica desses fármacos é limitada ao tratamento de alguns pacientes com hipotensão, incluindo hipotensão ortostática ou choque. A *fenilefrina* e a *metoxamina* (descontinuadas nos Estados Unidos) são vasoconstritores de ação direta e ativam seletivamente receptores α_1-adrenérgicos. A *mefentermina* e o *metaraminol* atuam direta e indiretamente. A *midodrina* é um profármaco que, após administração oral, é convertido em *desglimidodrina*, um α_1-agonista de ação direta.

Fenilefrina

A *fenilefrina* é um agonista α_1-seletivo que ativa os receptores β apenas em concentrações muito mais elevadas. Os efeitos farmacológicos da *fenilefrina* assemelham-se aos da *metoxamina*. Ela provoca acentuada vasoconstrição arterial durante a infusão intravenosa. A *fenilefrina* também é utilizada como descongestionante nasal e midriático em várias formulações nasais e oftálmicas (ver Cap. 74).

Metaraminol

O *metaraminol* exerce *efeitos diretos* nos receptores α-adrenérgicos vasculares e atua *indiretamente* estimulando a liberação de NE. Tem sido utilizado no tratamento de estados hipotensivos ou no alívio de crises de taquicardia atrial paroxística, particularmente aquelas associadas à hipotensão (ver Cap. 34).

Midodrina

A *midodrina* é um agonista dos receptores α_1 eficaz por via oral. Trata-se de um profármaco convertido em metabólito ativo, a desglimidodrina, que alcança concentrações máximas cerca de 1 hora após a administração de *midodrina*. A $t_{1/2}$ da desglimidodrina é de cerca de 3 horas e a sua duração de ação, cerca de 4 a 6 horas. O aumento da pressão arterial pela *midodrina* está associado com a contração dos músculos lisos arteriais e venosos. Isso é vantajoso no tratamento de pacientes com insuficiência autônoma e hipotensão postural (McClellan et al., 1998). Uma complicação frequente é a hipertensão supina. Isso pode ser minimizado administrando o fármaco em períodos em que o paciente permanecerá em pé, evitando administrar 4 horas antes de o paciente deitar e elevando a cabeceira da cama. O uso muito cauteloso de um anti-hipertensivo de ação curta ao deitar pode ser útil para alguns pacientes. A dose típica, obtida por meio de uma titulação cuidadosa das respostas da pressão arterial, varia de 2,5 a 10 mg, 3 vezes/dia.

Agonistas seletivos dos receptores α_2-adrenérgicos

Os agonistas α_2-adrenérgicos seletivos são utilizados primariamente no tratamento da hipertensão sistêmica. Sua eficácia como agentes anti-hipertensivos é um tanto surpreendente, visto que muitos vasos sanguíneos contêm receptores α_2-adrenérgicos pós-sinápticos que promovem vasoconstrição. A *clonidina*, um agonista α_2-seletivo, é um derivado da imidazolina desenvolvido como descongestionante nasal vasoconstritor; ele diminui a pressão arterial por meio da ativação dos receptores α_2 no SNC, suprimindo, assim, o fluxo simpático do cérebro. Os α_2-agonistas reduzem também a pressão intraocular diminuindo a produção de humor aquoso. Dois derivados da *clonidina*, a *apraclonidina* e a *brimonidina*, aplicados topicamente nos olhos, diminuem a pressão intraocular com pouco ou nenhum efeito sobre a pressão arterial sistêmica.

Clonidina

CLONIDINA

Mecanismos de ação e efeitos farmacológicos A infusão intravenosa de *clonidina* causa aumento agudo da pressão arterial devido à ativação dos receptores α_2 pós-sinápticos no músculo liso vascular. Essa vasoconstrição transitória (geralmente não observada com uso oral) é seguida de uma resposta hipotensora mais prolongada que resulta da diminuição do efluxo simpático do SNC. O efeito parece resultar, pelo menos em parte, da ativação dos receptores α_2 na região inferior do tronco encefálico. A *clonidina* também estimula o efluxo parassimpático, o que pode contribuir para desacelerar a frequência cardíaca. Além disso, alguns dos seus efeitos anti-hipertensivos podem ser mediados pela ativação de receptores α_2 pré-sinápticos que suprimem a liberação de NE, ATP e NPY dos nervos simpáticos pós-ganglionares. A clonidina diminui a concentração plasmática de NE e reduz a sua excreção na urina.

Como a *clonidina* é um derivado da imidazolina, há dúvidas sobre a sua capacidade de atuar também nos receptores da imidazolina. Um aspecto importante foi a demonstração, em estudos de animais com nocaute, da necessidade de um receptor α_2-adrenérgico funcional para o efeito hipotensor da *clonidina*. Os receptores de imidazolina, dos quais existem três subtipos (I_1, I_2 e I_3), estão amplamente distribuídos pelo corpo, incluindo no SNC. A ativação do receptor I_1 parece reduzir o efluxo simpático do SNC. Um objeto de pesquisas em andamento é se a ativação dos receptores imidazolínicos I_1 do SNC também desempenha uma função no efeito hipotensor da *clonidina* e seus congêneres. A hipótese atual é que os receptores I_1 estão a montante dos receptores α_2 hipotensores no SNC e atuam em conjunto com eles, de modo que a ativação dos receptores I_1 resulta na liberação de catecolaminas nos receptores α_2 (Lowry e Brown, 2014; Nikolic e Agbaba, 2012), reduzindo, assim, a saída simpática e a pressão arterial.

A *clonidina* diminui as descargas nas fibras pré-ganglionares simpáticas no nervo esplâncnico e nas fibras pós-ganglionares dos nervos cardíacos. Esses efeitos são bloqueados por antagonistas α_2-seletivos, como a *ioimbina*. A *clonidina* também estimula o efluxo parassimpático, o que pode contribuir para reduzir a frequência cardíaca em consequência do aumento do tônus vagal e da diminuição do impulso simpático. Além disso, alguns dos seus efeitos anti-hipertensivos podem ser mediados pela ativação de receptores α_2 pré-sinápticos que suprimem a liberação de NE, ATP e NPY dos nervos simpáticos pós-ganglionares. A *clonidina* diminui a concentração plasmática de NE e reduz a sua excreção na urina.

ADME A *clonidina* é bem absorvida após administração oral, com biodisponibilidade de cerca de 100%. A concentração máxima no plasma e o efeito hipotensor máximo são observados em 1 a 3 horas após uma dose oral. A $t_{1/2}$ de eliminação é de 6 a 24 horas (média de cerca de 12 horas). Cerca da metade de uma dose administrada pode ser recuperada em sua forma inalterada na urina; a $t_{1/2}$ pode aumentar na presença de insuficiência renal. Um adesivo de absorção transdérmica permite a sua administração contínua como alternativa ao uso oral. O fármaco é liberado em uma taxa aproximadamente constante durante 1 semana; são necessários 3 a 4 dias para atingir concentrações plasmáticas no estado de equilíbrio dinâmico. Quando se remove o adesivo, as concentrações plasmáticas permanecem estáveis durante 8 horas e, a seguir, caem de modo gradual no decorrer de um período de vários dias; a redução está associada à elevação da pressão arterial.

Usos terapêuticos A *clonidina* é usada principalmente para o tratamento da hipertensão (ver Cap. 32). Ela também tem eficácia aparente no tratamento *off-label* de uma variedade de distúrbios: redução da diarreia em alguns pacientes diabéticos com neuropatia autonômica; tratamento e preparação de adictos para a retirada de narcóticos, álcool e fumo (ver Cap. 28) por amenizar algumas das atividades nervosas simpáticas adversas associadas com a retirada e diminuir a compulsão pela substância; e redução da incidência de ondas de calor na menopausa (aplicação transdérmica). A administração aguda de *clonidina* tem sido utilizada no diagnóstico diferencial de pacientes com hipertensão e suspeita de feocromocitoma. Entre os outros usos da clonidina *off-label* destacam-se fibrilação atrial, o TDAH, atraso de crescimento constitucional em crianças, nefrotoxicidade associada à *ciclosporina*, síndrome de Tourette, hiperidrose, mania, neuralgia pós-hepática, psicose, síndrome das pernas inquietas, colite ulcerativa e reações inflamatórias induzidas por alergia em pacientes com asma extrínseca.

Efeitos adversos Os principais efeitos adversos da *clonidina* são boca seca e sedação, que podem diminuir de intensidade após várias semanas de tratamento. Além disso, pode ocorrer disfunção sexual. Em alguns pacientes, observa-se bradicardia pronunciada. Esses efeitos da *clonidina* frequentemente estão relacionados com a dose e sua incidência pode ser menor com administração transdérmica. Cerca de 15 a 20% dos pacientes desenvolvem dermatite de contato quando usam o sistema transdérmico. Ocorrem reações de abstinência após a interrupção abrupta do tratamento de longa duração com *clonidina* em alguns pacientes hipertensos (ver Cap. 32).

Apraclonidina

A *apraclonidina* é um agonista dos receptores α_2 relativamente seletivo usado topicamente para reduzir a pressão intraocular com efeitos sistêmicos mínimos. Ela não atravessa a barreira hematencefálica e é mais útil que a *clonidina* no tratamento oftálmico. A *apraclonidina* é útil no tratamento de curta duração em pacientes com glaucoma cuja pressão intraocular não é bem controlada com outros fármacos. Ela também é utilizada no controle ou prevenção das elevações da pressão intraocular que ocorrem em pacientes após trabeculoplastia ou iridotomia com *laser* (ver Cap. 74).

Brimonidina

A *brimonidina* é outro derivado da clonidina e agonista α_2-seletivo de uso oftálmico utilizado para reduzir a pressão intraocular em pacientes com hipertensão ocular ou glaucoma de ângulo aberto. Diferentemente da *apraclonidina*, a *brimonidina* pode atravessar a barreira hematencefálica e produzir hipotensão e sedação, embora esses efeitos sobre o SNC sejam discretos em comparação com os da *clonidina*.

Guanfacina

A guanfacina é um agonista dos receptores α_2 que é mais seletivo do que a *clonidina* para esses receptores. Assim como a *clonidina*, a *guanfacina* diminui a pressão arterial por meio da ativação dos receptores do tronco encefálico, com consequente supressão da atividade simpática. A FDA aprovou uma forma de liberação prolongada para o tratamento do TDAH em crianças e adolescentes de 6 a 17 anos.

Uso clínico A *guanfacina* é bem absorvida após a administração oral. Cerca de 50% do fármaco aparece em sua forma inalterada na urina, enquanto o restante é metabolizado, predominantemente pela CYP3A4; assim, os inibidores e indutores da CYP3A4 podem alterar a área sob a curva. A $t_{1/2}$ de eliminação varia de 12 a 24 horas. A *guanfacina* e a *clonidina* parecem ter eficácia similar no tratamento da hipertensão e um padrão de efeitos adversos também similar. Pode ocorrer síndrome de abstinência após a sua interrupção abrupta, mas parece ser menos frequente e mais leve do que a observada após a retirada da *clonidina*; essa diferença pode estar relacionada à $t_{1/2}$ mais longa da *guanfacina*.

Guanabenzo

O *guanabenzo* é um α_2-agonista de ação central que diminui a pressão arterial por um mecanismo semelhante ao da *clonidina* e da *guanfacina*. Possui $t_{1/2}$ de 4 a 6 horas e sofre extenso metabolismo no fígado. Pode ser necessário ajustar a posologia em pacientes com cirrose hepática. Os efeitos adversos produzidos pelo *guanabenzo* (p. ex., boca seca e sedação) são similares aos observados com a *clonidina*.

Metildopa

A *metildopa* (α-metil-3,4-di-hidroxifenilalanina) é um fármaco anti-hipertensivo de ação central. É metabolizado a α-metilnorepinefrina no cérebro, e acredita-se que esse composto seja capaz de ativar os receptores α_2 centrais e reduzir a pressão arterial de modo semelhante ao mecanismo da *clonidina* (ver Cap. 32).

Tizanidina

A *tizanidina* é um relaxante muscular usado no tratamento da espasticidade associada a distúrbios cerebrais e da medula espinal (ver Cap. 13). Também é um α_2-agonista com algumas propriedades semelhantes às da *clonidina*.

Moxonidina

A *moxonidina* é um agonista misto no receptor α_2 e imidazol I_1. Atua reduzindo o efluxo simpático do SNC e reduz, assim, a pressão arterial. A *moxonidina* também tem atividade analgésica, interage sinergicamente com agonistas opioides e é usada no tratamento da dor neuropática.

Agonistas dos receptores β-adrenérgicos

Os agonistas dos receptores β-adrenérgicos têm sua principal aplicação no tratamento da broncoconstrição em pacientes com asma (obstrução reversível de vias aéreas) ou DPOC. Outros usos de menor importância incluem o manejo do trabalho de parto prematuro, o tratamento do bloqueio cardíaco completo no choque e o tratamento de curta duração da descompensação cardíaca após cirurgia ou em pacientes com insuficiência cardíaca congestiva ou infarto do miocárdio. O desenvolvimento de agonistas β_2-seletivos resultou em fármacos com características ainda mais valiosas, incluindo biodisponibilidade oral adequada, ausência de atividade α-adrenérgica e relativa ausência de atividade β_1 e, assim, com probabilidade mínima de efeitos cardiovasculares adversos. Esses agentes são úteis no tratamento da asma e são mais amplamente administrados do que o *isoprenalina*, um β-agonista não seletivo, ou a *dobutamina*, um agonista principalmente β_1-seletivo. Agonistas emergentes do receptor β_3-adrenérgico seletivos estão sendo usados para a síndrome da bexiga hiperativa e estão em fase de testes pré-clínicos para diversos distúrbios (Schena e Caplan, 2019).

Os agonistas dos receptores β, em particular o agonista β_1-seletivo *dobutamina*, podem ser usados para estimular a frequência e a força da contração cardíaca e relaxamento. O efeito cronotrópico é útil no tratamento de emergência de arritmias como *torsades de pointes*, da bradicardia ou do bloqueio cardíaco (ver Cap. 34), enquanto o efeito inotrópico é útil quando é necessário aumentar a contratilidade do miocárdio.

Agonistas não seletivos dos receptores adrenérgicos
Isoprenalina

A *isoprenalina* (INE, norepinefrina isopropílica, isoproterenol, isopropilarterenol, isopropilnoradrenalina, *d,l*-β-[3,4-di-hidroxifenil]-α-isopropilaminoetanol) (ver Tab. 14-1) é um potente agonista não seletivo dos receptores β com afinidade muito baixa pelos receptores α. Em consequência, a INE tem efeitos poderosos sobre todos os receptores β e quase não tem nenhuma ação nos receptores α; com frequência, é usado experimentalmente para ativar todos os receptores β celulares.

Ações farmacológicas Os principais efeitos cardiovasculares da INE (em comparação com os da EPI e da NE) estão ilustrados na Figura 14-2. A infusão intravenosa de INE diminui a resistência vascular periférica, primariamente no músculo esquelético, mas também nos leitos vasculares renal e mesentérico. Ocorre queda da pressão diastólica. A pressão arterial sistólica pode permanecer inalterada ou aumentar, embora a pressão arterial média geralmente caia. O débito cardíaco aumenta em consequência dos efeitos inotrópicos e cronotrópicos positivos do fármaco na presença de diminuição da resistência vascular periférica. Os efeitos cardíacos da INE podem levar a palpitações, taquicardia sinusal e arritmias mais graves; a administração de grandes doses pode causar necrose do miocárdio em animais de laboratório.

A INE produz relaxamento de quase todas as variedades de músculo liso quando o tônus está elevado; essa ação é mais pronunciada no músculo liso brônquico e no GI. A INE também evita ou alivia a broncoconstrição. Seu efeito na asma pode ser devido, em parte, a uma ação adicional que inibe a liberação induzida por antígenos de histamina e de outros mediadores da inflamação – uma ação compartilhada por estimulantes seletivos dos receptores β_2.

ADME A INE é facilmente absorvido se administrado por via parenteral ou na forma de aerossol. É metabolizado pela COMT, primariamente no fígado, mas também em outros tecidos. É interessante assinalar que a INE é um substrato relativamente pobre para a MAO e o NET e não é captado pelos neurônios simpáticos na mesma extensão que a EPI e NE. Por isso, a duração de ação pode ser mais longa que a da EPI, embora também seja relativamente breve.

Usos terapêuticos A INE pode ser utilizado em situações de emergência para estimular a frequência cardíaca em pacientes com bradicardia ou bloqueio cardíaco, particularmente quando se planeja instalar um marca-passo cardíaco artificial, ou em pacientes com arritmia ventricular *torsades de pointes*. Em distúrbios como a asma e o choque, a INE foi substituído, em grande parte, por outros simpaticomiméticos (ver adiante neste capítulo e no Cap. 44).

Efeitos adversos É comum a ocorrência de palpitações, taquicardia, cefaleia e rubor. Podem ocorrer isquemia cardíaca e arritmias, particularmente em pacientes com coronariopatia subjacente.

Agonistas seletivos dos receptores β_1-adrenérgicos
Dobutamina

A *dobutamina* assemelha-se estruturalmente à DA, porém apresenta um substituinte aromático volumoso no grupo amino (Tab. 14-1). Os efeitos farmacológicos da *dobutamina* decorrem de interações diretas com os receptores α e β; suas ações não parecem resultar da liberação de NE das terminações nervosas simpáticas, e não são exercidas através dos receptores dopaminérgicos. A *dobutamina* possui um centro de assimetria; ambas as formas enantioméricas estão presentes no racemato utilizado clinicamente. O isômero (−) da *dobutamina* é um potente agonista dos receptores α_1 e pode causar respostas pressoras pronunciadas. Em contrapartida, a dobutamina (+) é um potente α_1-antagonista capaz de bloquear os efeitos da dobutamina (−) em um receptor, e o principal efeito consiste em potente estimulação do receptor β_1, visto que os dois isômeros são agonistas totais nos receptores β_1. O isômero (+) da *dobutamina* é um β-agonista aproximadamente 10 vezes mais potente do que o isômero (−).

Efeitos cardiovasculares Os efeitos cardiovasculares da *dobutamina* racêmica representam uma composição das propriedades farmacológicas distintas dos estereoisômeros (−) e (+). Em comparação com a INE, a *dobutamina* exerce efeitos inotrópicos relativamente mais proeminentes do que cronotrópicos no coração, devido à sua seletividade para o receptor β_1. Embora não totalmente elucidada, é possível que essa seletividade útil seja devido à resistência periférica permanecer relativamente inalterada. A *dobutamina* em doses inotrópicas equivalentes, aumenta a automaticidade do nó sinusal em grau menor do que a INE; entretanto, o aumento da condução AV e intraventricular é semelhante com ambos os fármacos. A frequência cardíaca só aumenta modestamente quando a *dobutamina* é administrada em dose inferior a 20 μg/kg/min. Após a administração de antagonistas dos receptores β não seletivos ou β_1-seletivos, a infusão de *dobutamina* não consegue aumentar o débito cardíaco, porém a resistência periférica total aumenta, confirmando o fato de que esse fármaco exerce efeitos modestos sobre os receptores α-adrenérgicos na vasculatura.

ADME A *dobutamina* possui uma $t_{1/2}$ de cerca de 2 minutos; os principais metabólitos são conjugados da *dobutamina* e 3-*O*-metildobutamina. O início do efeito é rápido. Concentrações de equilíbrio dinâmico são alcançadas em 10 minutos após o início da infusão com bomba de infusão calibrada. Geralmente, a velocidade de infusão necessária para aumentar o débito cardíaco situa-se entre 2,5 e 10 μg/kg/min, embora às vezes seja necessário o uso de velocidades de infusão maiores. A velocidade e a duração da infusão são determinadas pelas respostas clínicas e hemodinâmicas do paciente.

Usos terapêuticos A *dobutamina* é indicada para o tratamento de curta duração da descompensação cardíaca que pode ocorrer após cirurgia cardíaca ou em pacientes com insuficiência cardíaca congestiva descompensada aguda que exige hospitalização ou com infarto agudo do miocárdio. Nesses pacientes, ela aumenta o débito cardíaco e o volume sistólico, habitualmente sem aumento pronunciado da frequência cardíaca. As alterações na pressão arterial ou na resistência periférica são habitualmente de menor importância, embora alguns pacientes possam apresentar elevações pronunciadas da pressão arterial ou da frequência cardíaca. A sua infusão em combinação com a ecocardiografia mostra-se útil na avaliação não invasiva de pacientes com doença arterial coronoriana.

Efeitos adversos A pressão arterial e a frequência cardíaca podem aumentar significativamente durante a administração de dobutamina, exigindo a redução da velocidade de infusão. Os pacientes com história de hipertensão podem exibir uma resposta pressora exagerada com mais frequência. Como a dobutamina facilita a condução AV, os pacientes com fibrilação atrial correm risco de aumento acentuado na velocidade de resposta ventricular; para evitar esse problema, pode ser necessária a administração de digoxina ou a instituição de outras medidas. Alguns pacientes podem desenvolver atividade ventricular ectópica. A dobutamina pode aumentar a área do infarto do miocárdio ao aumentar a demanda de O_2, uma propriedade comum dos fármacos inotrópicos. Sua eficácia é incerta ao longo de um período de mais de alguns dias, e há evidências de desenvolvimento de tolerância em virtude da dessensibilização do receptor mediada por GPCR-cinases (Sato et al., 2015).

Agonistas seletivos dos receptores β_2-adrenérgicos

Foram desenvolvidos agentes β_2-seletivos para evitar os efeitos cardíacos adversos da INE e da *dobutamina* atuando nos receptores β_1 quando usados para o tratamento da asma ou da DPOC (Billington et al., 2017).

Entretanto, essa seletividade para os receptores β_2 não é absoluta e perde-se com concentrações elevadas desses fármacos. Além disso, até 40% dos receptores β no coração humano são receptores β_2, cuja ativação também pode causar estimulação cardíaca (Rockman et al., 2002).

Uma segunda estratégia que aumenta a utilidade de vários fármacos β_2-seletivos no tratamento da asma e da DPOC são modificações estruturais que resultam em menor velocidade de metabolismo e aumento da biodisponibilidade oral. As modificações efetuadas incluem a introdução de grupos hidroxila nas posições 3 e 5 do anel fenila ou a substituição do grupo hidroxila na posição 3 por outro componente. Essas modificações produziram fármacos como *ociprenalina*, *terbutalina* e *salbutamol*, que não são substratos da COMT. Os substituintes volumosos no grupo amino das catecolaminas contribuem para a sua potência nos receptores β com redução da atividade nos receptores α e diminuição do metabolismo pela MAO.

Uma estratégia final para aumentar a ativação preferencial dos receptores β_2 pulmonares consiste na administração de pequenas doses do fármaco por inalação, na forma de aerossol. Geralmente, essa abordagem leva a uma ativação efetiva dos receptores β_2 nos brônquios, com concentrações sistêmicas muito baixas do fármaco. Por conseguinte, existe menor probabilidade de ativar os receptores β_1 ou β_2 cardíacos ou de estimular os receptores β_2 no músculo esquelético, o que pode causar tremores e, consequentemente, limitar a terapia por via oral.

A injeção subcutânea também produz broncodilatação imediata; administrado por via oral, o efeito máximo do fármaco pode demorar várias horas. A administração de agonistas dos receptores β na forma de aerossol (ver Cap. 44) leva de maneira característica a uma resposta terapêutica muito rápida, geralmente em poucos minutos, embora alguns agonistas, como o *salmeterol*, tenham um início de ação tardio. O tratamento na forma de aerossol depende do fornecimento do fármaco nas vias respiratórias distais. Por sua vez, isso depende do tamanho das partículas no aerossol e dos parâmetros respiratórios, como velocidade do fluxo inspiratório, volume corrente, tempo de suspensão da respiração e diâmetro das vias respiratórias. Apenas cerca de 10% de uma dose inalada alcança efetivamente os pulmões; grande parte do restante é deglutida e finalmente pode ser absorvida. Para que a terapia com aerossol seja bem-sucedida, é necessário que o paciente domine a técnica de administração do medicamento. Para alguns pacientes, particularmente crianças e idosos, os aparelhos com espaçadores podem aumentar a eficácia da terapia inalatória.

No tratamento da asma e da DPOC, os β_2-agonistas são usados para ativar os receptores pulmonares que relaxam o músculo liso dos brônquios e diminuem a resistência das vias respiratórias. Esses fármacos também podem suprimir a liberação de leucotrienos e histamina dos mastócitos no tecido pulmonar, aumentar a função mucociliar, diminuir a permeabilidade microvascular e possivelmente inibir a fosfolipase A_2. A inflamação das vias respiratórias também contribui na sua hiper-responsividade; consequentemente, o uso de anti-inflamatórios, como os esteroides inalados, tem importância primária. A maioria das autoridades recomenda que os β_2-agonistas de ação longa não sejam usados sem terapia anti-inflamatória concomitante no tratamento da asma (ver Cap. 44).

Agonistas β_2-adrenérgicos de ação curta

Orciprenalina A *orciprenalina* (também conhecida como metaproterenol), junto com a *terbutalina* e o *fenoterol*, pertence à classe estrutural dos broncodilatadores derivados do resorcinol que possuem grupos hidroxila nas posições 3 e 5 do anel fenil (e não nas posições 3 e 4, como nos catecóis) (ver Tab. 14-1). Por conseguinte, a *orciprenalina* é resistente à metilação pela COMT, e uma fração considerável (40%) é absorvida na forma ativa por administração oral. Ela é excretada primariamente na forma de conjugados do ácido glicurônico. A *orciprenalina* é considerada β_2-seletiva, embora provavelmente seja menos seletiva do que o *salbutamol* ou a *terbutalina* e, portanto, mais propensa a causar estimulação cardíaca. Os efeitos são observados em poucos minutos após inalação e persistem por várias horas. Após administração oral, o início de ação é mais lento, mas os efeitos duram 3 a 4 horas. A *orciprenalina* é usada para o tratamento de longa duração das doenças obstrutivas das vias respiratórias e asma e para o tratamento do broncospasmo agudo (ver Cap. 44). Os efeitos adversos assemelham-se aos dos broncodilatadores simpaticomiméticos de ação curta e intermediária.

Salbutamol O *salbutamol* (conhecido como *albuterol* nos Estados Unidos) é um agonista seletivo do receptor β_2-adrenérgico com propriedades farmacológicas e usos terapêuticos similares aos da *terbutalina*. Pode ser administrado por inalação ou via oral para o alívio sintomático do broncospasmo. Quando administrado por inalação, produz broncodilatação significativa dentro de 15 minutos, e os efeitos persistem por 3 a 4 horas. Os efeitos cardiovasculares do *salbutamol* são mais fracos que os da INE quando doses que produzem broncodilatação comparável são administradas por inalação. O *salbutamol* por via oral tem o potencial de retardar o parto prematuro. Embora raros, às vezes são observados efeitos adversos respiratórios e no SNC.

O salbutamol está disponibilizado em inalador dosimetrado e isento de CFC. O propelente alternativo, HFA, é inerte nas vias respiratórias humanas, mas diferentemente dos CFC, não afeta a camada estratosférica de ozônio.

Levossalbutamol O *levossalbutamol* é o enantiômero *R* do *salbutamol*, um racemato usado no tratamento de asma e DPOC. Originalmente disponível só como solução para nebulização, é disponibilizado como inalador dosimetrado livre de CFC. O *levossalbutamol* é β_2-seletivo e atua como outros agonistas β_2-adrenérgicos. Em geral, o *levossalbutamol* tem propriedades farmacocinéticas e fármacodinâmicas similares às do *salbutamol*.

Pirbuterol O *pirbuterol* é um β_2-agonista relativamente seletivo. Sua estrutura difere da do *salbutamol* pela substituição do anel benzênico por um anel de piridina. O *acetato de pirbuterol* está disponível para o tratamento por inalação; a dosificação típica é a cada 4 a 6 horas. O *pirbuterol* é a única preparação disponível em um inalador ativado pela respiração, um aparelho idealizado para otimizar a oferta do medicamento liberando a nebulização só quando o paciente inicia a inspiração.

Terbutalina A *terbutalina* é um broncodilatador β_2-seletivo. Ela contém um anel resorcinol e assim não é substrato para a metilação pela COMT. É eficaz quando usada por via oral, subcutânea ou por inalação (não é comercializada para inalação nos Estados Unidos). Os efeitos são observados rapidamente após administração por inalação ou via parenteral; por inalação, a atividade pode persistir por 3 a 6 horas. Com uso oral, o efeito pode demorar 1 a 2 horas. A *terbutalina* é usada para o tratamento prolongado de doenças obstrutivas das vias respiratórias e o broncospasmo agudo; também está disponível para uso parenteral para o tratamento emergencial do estado asmático (ver Cap. 44). Não deve ser usada como tocolítico (advertência exigida pela FDA).

Fenoterol O *fenoterol* é um agonista seletivo dos receptores β_2. Após inalação, tem rápido início de ação, e o efeito normalmente se mantém por 4 a 6 horas. Uma possível associação do *fenoterol* com o aumento de mortes por asma, embora controverso (Billington et al., 2017), levou à sua retirada do comércio. As disritmias e efeitos cardíacos associados se devem provavelmente aos efeitos β_1-adrenérgicos.

Procaterol O *procaterol* é um agonista β_2-seletivo. Após inalação, o início de ação é imediato e persiste por cerca de 5 horas. Não está disponível nos Estados Unidos.

Agonistas β_2-adrenérgicos de ação longa (BAAL)
Salmeterol
Mecanismo de ação O *salmeterol* é um agonista lipofílico β_2-seletivo com duração de ação prolongada (> 12 h) e com seletividade pelos receptores β_2 cerca de 50 vezes maior do que a do *salbutamol*. Oferece alívio sintomático e melhora a função pulmonar e a qualidade de vida dos pacientes com DPOC. É tão eficaz quanto o antagonista colinérgico *ipratrópio*, mais eficaz que a *teofilina*, e tem efeito aditivo quando usado em combinação com *ipratrópio* inalado ou *teofilina* oral. O *salmeterol* também possui atividade anti-inflamatória e foi relatado que atua como agonista G_s-tendencioso nos receptores β_2, embora o impacto dessas características nos efeitos clínicos do fármaco seja desconhecido.

ADME O início de ação do *salmeterol* inalado é relativamente lento; assim, não é apropriado como monoterapia para crises agudas de broncospasmo. O fármaco é metabolizado pelo citocromo P450 (CYP) 3A4 a α-hidroxissalmeterol, que é eliminado principalmente nas fezes.

Usos clínicos, precauções e efeitos adversos O *salmeterol* e o *formoterol* constituem os fármacos de escolha para a asma noturna de pacientes que permanecem sintomáticos, apesar dos anti-inflamatórios e outros tratamentos convencionais. O *salmeterol* é geralmente bem tolerado, porém tende a aumentar a frequência cardíaca e a concentração plasmática de glicose, a produzir tremores e a diminuir as concentrações plasmáticas de K^+ por meio de seus efeitos nos receptores β_2 extrapulmonares. Não deve ser usado mais de 2 vezes/dia (pela manhã e à noite), nem administrado para o tratamento dos sintomas agudos da asma, que devem ser tratados com um β_2-agonista de ação curta (p. ex., *salbutamol*) quando ocorrem sintomas inesperados.

Os pacientes com asma ou DPOC persistentes, moderadas ou graves, beneficiam-se do uso de um BAAL como o *salmeterol* associado com inalação de um corticosteroide. Por esta razão, o *salmeterol* está disponível numa formulação simples associado com *fluticasona*, um corticosteroide. Esses benefícios precisam ser contrabalanceados com dados muito criticados que mostram que a adição de um BAAL ao "tratamento habitual" foi associada a aumento do risco de crise asmática fatal ou quase fatal, comparado com o tratamento habitual isolado. Por outro lado, há falta de relatos de aumento da mortalidade por asma entre pacientes que usam BAAL e um corticosteroide por inalação (Fanta, 2009). Apesar disso, a FDA colocou uma **advertência em tarja preta** nas bulas do *salmeterol*, *formoterol* e *arformoterol*. Grupos de especialistas (Fanta, 2009) recomendam o uso de BAAL somente para pacientes nos quais o uso isolado de corticosteroide inalado não foi capaz de obter controle satisfatório da asma ou para tratamento inicial.

Formoterol O *formoterol* é um agonista do receptor β_2-seletivo de ação longa que induz broncodilatação significativa que pode persistir por até 12 horas, com início dos efeitos dentro de minutos após a inalação de dose terapêutica. Ele é altamente lipofílico e tem alta afinidade pelos receptores β_2. Sua maior vantagem sobre os demais agonistas β_2-seletivos é sua prolongada duração de ação, que pode ser particularmente vantajosa em condições como a asma noturna. A ação sustentada do *formoterol* é resultado de sua inserção entre a bicamada lipídica da membrana plasmática, de onde difunde gradualmente para a estimulação prolongada dos receptores β_2. É aprovado pela FDA para o tratamento da asma e do broncospasmo, para a profilaxia do broncospasmo induzido por exercício e para a DPOC. Pode ser usado concomitantemente com β_2-agonistas de ação curta, glicocorticoides (inalados ou sistêmicos), e *teofilina* (Billington et al., 2017). O *formoterol* também está disponível em associação simples com o glicocorticoide *mometasona* ou *budesonida* para tratar a DPOC.

Arformoterol O *arformoterol*, um enantiômero do *formoterol*, é um BAAL seletivo que tem o dobro da potência do *formoterol* racêmico. É aprovado pela FDA para o tratamento de longa duração contra a broncoconstrição em pacientes com DPOC, incluindo bronquite crônica e enfisema (Matera e Cazzola, 2007). A exposição sistêmica ao *arformoterol* resulta da absorção pulmonar com níveis no plasma alcançando o pico em 0,25 a 1 hora. É metabolizado primariamente por conjugação a glicuronídeo ou sulfato e secundariamente por O-desmetilação pelas CYP2D6 e CYP2C19. Não inibe nenhuma das enzimas CYP comuns (Fanta, 2009).

Agonistas β_2-adrenérgicos de ação muito longa (BAAML)
Foram desenvolvidos β_2-agonistas de ação muito ou ultra longa para o tratamento da DPOC. Esses fármacos não são recomendados para o tratamento da asma.

O *indacaterol*, o primeiro BAAML aprovado para a DPOC, é um β_2-agonista potente com alta eficácia intrínseca. Tem início de ação rápido, parece bem tolerado e é eficaz contra a DPOC com pouca taquifilaxia no uso contínuo. Em contraste com o *salmeterol*, o *indacaterol* não antagoniza o efeito broncorrelaxante dos agonistas β_2-adrenérgicos de ação curta.

O *olodaterol* também é um BAAML de dose única por dia aprovado para uso na DPOC. Também é disponibilizado em associação com *brometo de tiotrópio*, um antagonista dos receptores M_3 muscarínicos.

O *vilanterol* é um BAAML aprovado para uso em associação com *fluticasona*. O *vilanterol* está disponível na Europa em associação com o *umeclidínio*, um antagonista muscarínico de longa ação.

Outros agonistas β_2-seletivos

Ritodrina A *ritodrina* é um agonista β_2-seletivo desenvolvido especificamente para uso como relaxante uterino. Suas propriedades farmacológicas assemelham-se estreitamente às dos outros fármacos desse grupo. Suas propriedades farmacocinéticas são complexas e ainda não foram totalmente definidas, sobretudo em mulheres grávidas. A *ritodrina* sofre absorção rápida, porém incompleta (30%) após administração oral: pode ser administrada por via intravenosa para pacientes selecionadas para inibir o parto prematuro. Os agonistas β_2-seletivos podem não ter efeito benéfico na mortalidade perinatal e podem mesmo aumentar a morbidade materna. A *ritodrina* não está disponível nos Estados Unidos.

Efeitos adversos dos agonistas β_2-seletivos

Os principais efeitos adversos dos agonistas dos receptores β resultam da ativação excessiva desses receptores. Em particular, os pacientes com doença cardiovascular subjacente estão sob risco de apresentar reações significativas. Entretanto, a probabilidade de efeitos adversos pode ser acentuadamente reduzida em pacientes com doença pulmonar pela administração do fármaco por via inalatória, em lugar da via oral ou parenteral. O tremor constitui um efeito adverso relativamente comum dos agonistas seletivos dos receptores β_2. Em geral, desenvolve-se tolerância a esse efeito; não se sabe ao certo se a tolerância reflete uma dessensibilização dos receptores β_2 dos músculos esqueléticos ou uma adaptação no SNC. Esse efeito adverso pode ser minimizado ao iniciar a terapia oral com uma dose baixa, que é progressivamente aumentada à medida que se desenvolve tolerância ao tremor. A sensação de inquietação, apreensão e ansiedade pode limitar o tratamento com esses fármacos, sobretudo após administração oral ou parenteral.

A taquicardia é um efeito adverso comum dos agonistas dos receptores β administrados por via sistêmica. A estimulação da frequência cardíaca ocorre principalmente com doses mais altas por meio da ativação dos receptores β_1-adrenérgicos. Ainda não foi estabelecido até que ponto o aumento da frequência cardíaca também resulta da ativação dos receptores β_2 cardíacos, ou de efeitos reflexos que têm a sua origem na vasodilatação periférica mediada pelos receptores β_2. Durante uma crise asmática grave, a frequência cardíaca pode diminuir durante o tratamento com um β-agonista, presumivelmente devido a uma melhora da função pulmonar, com consequente redução da estimulação simpática cardíaca endógena. Em pacientes sem cardiopatia, os β_2-agonistas raramente causam arritmias significativas ou isquemia do miocárdio; todavia, os pacientes com coronariopatia subjacente ou com arritmias preexistentes correm maior perigo. O risco de efeitos cardiovasculares adversos também é maior em pacientes que usam inibidores da MAO. Em geral, é necessário um intervalo de pelo menos 2 semanas entre suspender o uso de inibidores da MAO e administrar β_2-agonistas e outros simpaticomiméticos.

Quando administrados por via parenteral, esses fármacos também podem aumentar as concentrações plasmáticas de glicose, lactato e ácidos graxos livres e diminuir a concentração de K^+. A diminuição na concentração de K^+ pode ser especialmente importante em pacientes com cardiopatia, sobretudo naqueles que tomam *digoxina* e diuréticos. Em alguns pacientes diabéticos, a hiperglicemia pode ser agravada por esses fármacos, podendo ser necessária a administração de doses maiores de insulina. Os efeitos adversos dos BAAL e BAAML incluem nasofaringite e aumento da incidência de pneumonia. Como resultado desses efeitos adversos, estão em andamento estudos de segurança pós-comercialização.

Agonistas dos receptores β_3-adrenérgicos

A existência do receptor adrenérgico do subtipo β_3 foi proposta pela primeira vez na década de 1970, mas só foi confirmada quando o receptor foi clonado em 1989 (Emorine et al., 1989). O receptor β_3-adrenérgico acopla-se à via G_s-AMPc e possui afinidade muito maior pela NE do que pela EPI. Há também pareamento significativo com a via G_i que resulta na ativação da sintase de óxido nítrico (NO), acúmulo de NO e GMPc (Cannavo e Koch, 2017; Schena e Caplan, 2019). O receptor β_3 exibe uma afinidade muito mais baixa para antagonistas β clássicos (como *propranolol* ou *atenolol*), que são melhores no bloqueio dos receptores β_1 e β_2. Em humanos, o receptor β_3-adrenérgico é expresso no tecido adiposo marrom, na vesícula biliar e no íleo e, em menor grau, no tecido adiposo branco e no músculo detrusor da bexiga; entretanto, há uma expressão apreciável no miocárdio (Cannavo e Koch, 2017). Até o momento, o principal alvo terapêutico que surgiu nesse campo foi o desenvolvimento de β_3-agonistas para uso na incontinência urinária (Schena e Caplan, 2019). Os receptores β_3 são proeminentes nos tecidos adiposos marrom e branco, onde, nos roedores, a sua ativação pode aumentar a gordura marrom e estimular a lipólise. Essas observações tornaram esses receptores um alvo atraente para a perda de peso, e foram conduzidos ensaios clínicos nessa área. A ausência de sinalização cardioprotetora dependente de NO em camundongos com nocaute do receptor β_3 (Cannavo e Koch, 2017) levou à realização de estudos pré-clínicos e ensaios clínicos de β_3-agonistas para indicações cardiovasculares. Além da indicação atual dos β_3-agonistas para a doença da bexiga hiperativa, há ensaios clínicos em andamento para testar a sua eficácia na síndrome do intestino irritável.

A *mirabegrona* é um agonista dos receptores adrenérgicos β_3-seletivo aprovado para uso no tratamento da incontinência causada por bexiga hiperativa. A ativação desse receptor na bexiga causa relaxamento do músculo detrusor e aumento da sua capacidade. Essa ação previne o esvaziamento e dá alívio àqueles que têm bexiga hiperativa e incontinência urinária. Os efeitos adversos incluem aumento da pressão arterial, aumento da incidência de infecções do trato urinário e cefaleia. A *mirabegrona* também é um inibidor moderado da CYP2D6, de modo que é preciso cautela ao prescrevê-la com outros fármacos metabolizados pela CYP2D6, como *digoxina*, *metoprolol* e *desipramina*. A *mirabegrona* está sendo usada em ensaios clínicos para indução da gordura marrom em humanos, bem como na insuficiência cardíaca.

A *vibegrona* é outro agonista dos receptores adrenérgicos β_3-seletivo também aprovado para a síndrome da bexiga hiperativa e está sendo testada em estudos pré-clínicos e clínicos para outras indicações.

Outros agonistas simpaticomiméticos

Anfetamina

A *anfetamina*, uma β-fenilisopropilamina racêmica (ver Tab. 14-1), exerce poderosas ações estimulantes sobre o SNC, além das ações α e β periféricas comuns aos agentes simpaticomiméticos de ação indireta. Ao contrário da EPI, é eficaz por via oral, e seus efeitos duram várias horas.

Sistema cardiovascular

A *anfetamina* administrada por via oral eleva a pressão arterial sistólica e diastólica. A frequência cardíaca diminui por meio de mecanismos reflexos; podem ocorrer arritmias cardíacas com a administração de altas doses. O débito cardíaco não aumenta com doses terapêuticas, e não se observa muita alteração no fluxo sanguíneo cerebral. O *l*-isômero é ligeiramente mais potente do que o *d*-isômero nas ações cardiovasculares.

Outros músculos lisos

Em geral, os músculos lisos respondem à *anfetamina* da mesma forma que outras aminas simpaticomiméticas. O efeito contrátil sobre o esfíncter da bexiga é particularmente pronunciado, e, por essa razão, a *anfetamina* tem sido utilizada no tratamento da enurese e da incontinência. Em certas ocasiões, ocorre dor e dificuldade na micção. Os seus efeitos GI são imprevisíveis. Se a atividade entérica for pronunciada, a *anfetamina* pode causar relaxamento e retardar o trânsito do conteúdo intestinal; se o intestino já estiver relaxado, pode-se observar o efeito oposto. A resposta do útero humano varia, mas geralmente há um aumento do tônus.

SNC

A *anfetamina* é uma das aminas simpaticomiméticas mais potentes na estimulação do SNC. Estimula o centro respiratório bulbar, reduz o grau de depressão central causada por várias substâncias e produz outros sinais de estimulação do SNC. Na produção de efeitos excitatórios sobre o SNC, o *d*-isômero (dextroanfetamina) é 3 a 4 vezes mais potente do que o *l*-isômero. Os efeitos psíquicos dependem da dose, do estado mental e da personalidade do indivíduo. Os principais resultados da administração de uma dose oral de 10 a 30 mg incluem estado de vigília, estado de alerta e menor sensação de fadiga; elevação do humor, com maior iniciativa, autoconfiança e capacidade de concentração; com frequência, entusiasmo e euforia; e aumento da atividade motora e da fala. O desempenho de tarefas mentais simples é aprimorado; entretanto, embora o indivíduo possa executar mais trabalho, o número de erros pode aumentar. O desempenho físico (p. ex., em atletas) melhora, e o fármaco é frequentemente utilizado de modo abusivo para esse propósito. Esses efeitos são variáveis e podem ser revertidos com superdosagem ou uso repetido. A administração prolongada de *anfetamina* ou o uso de grandes doses quase sempre são seguidos de depressão e fadiga. Muitos indivíduos aos quais se administra *anfetamina* apresentam cefaleia, palpitação, tontura, distúrbios vasomotores, agitação, confusão, disforia, apreensão, *delirium* ou fadiga.

Fadiga e sono Em geral, a *anfetamina* prolonga a duração de desempenho adequado antes de ocorrer fadiga. Os efeitos da fadiga são ao menos parcialmente revertidos, mais acentuadamente quando o desempenho diminui pela fadiga e falta de sono. Essa melhora pode resultar, em parte, da alteração de atitudes desfavoráveis em relação à tarefa. Todavia, a *anfetamina* reduz a frequência dos lapsos de atenção que prejudicam o desempenho após privação prolongada do sono e, portanto, melhora a execução de tarefas que exigem atenção prolongada. A necessidade de sono pode ser adiada, porém não pode ser evitada indefinidamente. Quando a *anfetamina* é suspensa após uso prolongado, o padrão do sono pode levar até 2 meses para se normalizar.

Analgesia A *anfetamina* e algumas outras aminas simpaticomiméticas têm um pequeno efeito analgésico que não é pronunciado o suficiente para ser terapeuticamente útil. Todavia, ela pode aumentar a analgesia produzida por opiáceos.

Respiração A *anfetamina* estimula o centro respiratório, aumentando a frequência e a profundidade da respiração. Em indivíduos normais, o fármaco em doses habituais não aumenta apreciavelmente a frequência respiratória ou o volume-minuto. Entretanto, quando a respiração se encontra deprimida por fármacos de ação central, a *anfetamina* pode estimular a respiração.

Apetite A *anfetamina* e substâncias semelhantes têm sido utilizadas no tratamento da obesidade, embora a racionalidade desse uso seja, no mínimo, questionável. A redução de peso observada em humanos obesos tratados com *anfetamina* deve-se quase inteiramente a uma redução da ingestão de alimentos e, apenas em pequeno grau, a um aumento do metabolismo. O local de ação provavelmente situa-se no centro da fome no hipotálamo lateral; a injeção de *anfetamina* nessa área, mas não na região ventromedial, suprime a ingestão de alimentos. Os mecanismos neuroquímicos da ação não estão bem esclarecidos, mas podem envolver um aumento da liberação de NE ou DA. Em humanos, verifica-se o rápido desenvolvimento de tolerância à supressão do apetite. Por conseguinte, não se observa redução contínua do peso em indivíduos obesos sem restrição dietética.

Mecanismos de ação no SNC

A *anfetamina* exerce a maioria ou todos os seus efeitos sobre o SNC por meio da liberação de aminas biogênicas de seus locais de armazenamento nos terminais nervosos. O DAT e o VMAT2 neuronais parecem ser dois dos principais alvos de ação da *anfetamina* (Fleckenstein, 2007; Sitteand Freissmuth, 2015). Esses mecanismos incluem a difusão de troca induzida por *anfetamina*, o transporte reverso, os fenômenos de transporte semelhante ao dos canais e os efeitos resultantes das propriedades de base fraca da *anfetamina*. Os análogos de *anfetamina* afetam os transportadores de monoaminas por fosforilação, o tráfego de transportadores e a produção de espécies reativas de oxigênio e nitrogênio. Esses mecanismos podem ter implicações potenciais para a neurotoxicidade, bem como para doenças neurodegenerativas dopaminérgicas (discutidas adiante).

O seu efeito de alerta, o efeito anorético e pelo menos um componente de sua ação estimulante da locomoção são presumivelmente mediados pela liberação de NE dos neurônios noradrenérgicos centrais. Em animais de experimentação, esses efeitos podem ser prevenidos inibindo a tirosina-hidroxilase e, assim, a síntese de catecolaminas. Alguns aspectos da atividade locomotora e do comportamento estereotipado induzidos pela *anfetamina* representam, provavelmente, a consequência da liberação de DA das terminações nervosas dopaminérgicas, particularmente no neoestriado. É necessária a administração de doses mais altas para produzir esses efeitos comportamentais, e isso se correlaciona com a necessidade de maiores concentrações para liberar a DA de fatias do cérebro ou de sinaptossomas *in vitro*. Com doses ainda mais elevadas de *anfetamina*, ocorrem distúrbios da percepção e comportamento psicótico franco. Esses efeitos podem resultar da liberação de 5-HT [(5-hidroxitriptamina (serotonina)] dos neurônios serotoninérgicos e da DA no sistema mesolímbico. Além disso, a *anfetamina* pode exercer efeitos diretos sobre os receptores de 5-HT no SNC (ver Cap. 15).

Toxicidade e efeitos adversos

Os efeitos tóxicos agudos da *anfetamina* constituem habitualmente extensões de suas ações terapêuticas e, em geral, resultam de superdosagem. Os efeitos sobre o SNC consistem comumente em inquietação, tontura, tremor, reflexos hiperativos, loquacidade, tensão, irritabilidade, fraqueza, insônia, febre e, algumas vezes, euforia. Ocorrem confusão, agressividade, alterações da libido, ansiedade, *delirium*, alucinações paranoides, estados de pânico e tendências suicidas ou homicidas, sobretudo em pacientes com transtornos mentais. Todavia, esses efeitos psicóticos podem ser produzidos em qualquer indivíduo se forem ingeridas quantidades suficientes de *anfetamina* por um período prolongado. Em geral, a estimulação central é seguida de fadiga e depressão. Os efeitos cardiovasculares são comuns e incluem cefaleia, calafrios, palidez ou rubor, palpitação, arritmias cardíacas, dor anginosa, hipertensão ou hipotensão e colapso circulatório. Ocorre sudorese excessiva. Os sintomas GI consistem em boca seca, gosto metálico, anorexia, náuseas, vômitos, diarreia e cólicas abdominais. Em geral, a intoxicação fatal termina em convulsões e coma, e os principais achados patológicos consistem em hemorragias cerebrais.

A dose tóxica de *anfetamina* varia amplamente. Em certas ocasiões, ocorrem manifestações tóxicas na forma de reação idiossincrática após a ingestão de apenas 2 mg; todavia, essas manifestações são raras com doses inferiores a 15 mg. Ocorrem reações graves com doses de 30 mg, embora as de 400 a 500 mg nem sempre sejam fatais. Doses mais altas podem ser toleradas após o uso crônico. O tratamento da intoxicação aguda por *anfetamina* pode incluir acidificação da urina pela administração de cloreto de amônio, o que aumenta a taxa de eliminação. Podem ser necessários sedativos para os sintomas do SNC. A hipertensão grave pode exigir a administração de nitroprusseto de sódio ou de antagonista dos receptores α-adrenérgicos.

A intoxicação crônica com *anfetamina* provoca sintomas semelhantes aos da superdosagem aguda, porém é mais comum a ocorrência de condições mentais anormais. A perda de peso pode ser acentuada. O efeito grave mais comum consiste em reação psicótica com alucinações vívidas e delírios paranoides, frequentemente confundida com esquizofrenia. A recuperação é geralmente rápida após a interrupção do medicamento; todavia, em certas ocasiões, a condição torna-se crônica. Nesses indivíduos, a *anfetamina* pode atuar como fator precipitante, acelerando o início da esquizofrenia incipiente.

O abuso de *anfetamina* como maneira de vencer a sonolência e aumentar a energia e o estado de alerta deve ser desencorajado. O fármaco só deve ser usado sob supervisão médica. Todas as *anfetaminas* são classificadas como fármacos de Grupo II de acordo com os regulamentos federais nos Estados Unidos. As outras contraindicações e precauções para o uso de *anfetamina* em geral assemelham-se aos descritos para a EPI. O uso de *anfetamina* não é recomendável para pacientes com anorexia, insônia, astenia, personalidade psicopática ou história de tendência homicida ou suicida.

Dependência e tolerância

Com frequência, ocorre dependência psicológica quando a *anfetamina* ou a *dextroanfetamina* são usadas de modo crônico, conforme discutido no Capítulo 28. Ocorre quase sempre desenvolvimento de tolerância ao efeito anorexígeno das anfetaminas; com frequência, também ocorre tolerância no caso de necessidade de doses crescentes para manter a melhora do humor em pacientes psiquiátricos. A tolerância é notável em indivíduos dependentes do fármaco; foi relatada uma ingestão diária de 1,7 g sem efeitos adversos aparentes. O desenvolvimento de tolerância não é invariável, e casos de narcolepsia foram tratados durante anos sem exigir aumento na dose inicialmente efetiva.

Usos terapêuticos

A *anfetamina* é usada principalmente pelos seus efeitos sobre o SNC. A *dextroanfetamina*, com maior ação no SNC e menor ação periférica, foi aprovada pela FDA para o tratamento da narcolepsia e do TDAH (ver discussão mais adiante neste capítulo).

Metanfetamina

A *metanfetamina* está estreitamente relacionada do ponto de vista químico com a *anfetamina* e a *efedrina* (ver Tab. 14-1). O fármaco atua centralmente, com liberação de DA e outras aminas biogênicas e inibição do VMAT e do transportador neuronal, bem como MAO. Em pequenas doses, possui efeitos estimulantes centrais proeminentes, sem ação periférica significativa; em doses ligeiramente mais altas, produz elevação duradoura das pressões arteriais sistólica e diastólica, devido, em grande parte, à estimulação cardíaca. Ocorre aumento do débito cardíaco, embora a frequência cardíaca possa ser reduzida por meio de ação reflexa. A constrição venosa provoca elevação da pressão venosa periférica. Esses fatores tendem a aumentar o retorno venoso e, portanto, o débito cardíaco; ocorre elevação da pressão arterial pulmonar.

A *metanfetamina* é amplamente usada como uma substância recreativa acessível e barata. A produção ilegal de *metanfetamina* em laboratórios clandestinos é comum em todos os Estados Unidos. É usada principalmente pelos seus efeitos centrais, que são mais pronunciados do que os da *anfetamina* e são acompanhados de ações periféricas menos proeminentes.

Metilfenidato

O *metilfenidato* é um derivado da piperidina estruturalmente relacionado com a *anfetamina*. O *metilfenidato* é um estimulante leve do SNC, com efeitos mais proeminentes sobre a atividade mental do que a motora. Entretanto, em grandes doses, provoca sinais de estimulação generalizada do SNC, que podem levar a convulsões. Os efeitos do *metilfenidato* assemelham-se aos das *anfetaminas*. O *metilfenidato* também compartilha o potencial de abuso das *anfetaminas* e é considerado como substância controlada do Grupo II nos Estados Unidos. O *metilfenidato* é efetivo no tratamento da narcolepsia e do TDAH (descrito adiante). É prontamente absorvido após administração oral, alcançando o pico de C_p em cerca de 2 horas. É um racemato: o enantiômero mais potente (+) tem $t_{1/2}$ de cerca de 6 horas; o enantiômero menos potente (−) tem $t_{1/2}$ de cerca de 4 horas. A concentração no cérebro excede a do plasma. O principal metabólito urinário é um produto desesterificado, o ácido ritalínico, respondendo por 80% da dose. Seu uso está contraindicado para pacientes com glaucoma.

Dexmetilfenidato

O *dexmetilfenidato* é o enantiômero *d*-treo do *metilfenidato* racêmico. É aprovado pela FDA para o tratamento do TDAH, sendo classificado como substância controlada de Grupo II, nos Estados Unidos.

Pemolina

A *pemolina* é estruturalmente diferente do *metilfenidato*, mas provoca alterações similares nas funções do SNC com efeitos mínimos no sistema cardiovascular. É empregada no tratamento do TDAH. Pode ser administrada 1 vez/dia, em virtude de sua $t_{1/2}$ longa. Para obter melhora clínica, pode ser necessário um tratamento de 3 a 4 semanas. Seu uso foi associado à insuficiência hepática grave. O fármaco foi descontinuado nos Estados Unidos em 2006.

Lisdexanfetamina

A *lisdexanfetamina* é um profármaco terapeuticamente inativo que é convertido primariamente no sangue a lisina e D-anfetamina, o componente ativo (Childress e Berry, 2012). Está aprovada para o tratamento do TDAH em crianças, adolescentes e adultos. Produz efeitos adversos leves a moderados, incluindo diminuição do apetite, tontura, boca seca, fadiga, cefaleia, insônia, irritabilidade, congestão nasal, faringite, infecção respiratória superior, êmese e redução de massa corporal.

Efedrina

A *efedrina* é um agonista nos receptores α e β; além disso, intensifica a liberação de NE dos neurônios simpáticos, sendo, assim, um fármaco simpaticomimético de ação mista (ver Tab. 14-1 e Fig. 14-1). Somente a L-efedrina e a efedrina racêmica são usadas clinicamente.

ADME e ações farmacológicas

A *efedrina* é eficaz por administração oral; os efeitos persistem por várias horas. É eliminada na urina principalmente inalterada, com $t_{1/2}$ de 3 a 6 horas. Estimula a frequência e o débito cardíacos e aumenta de modo variável a resistência periférica; como resultado, geralmente aumenta a pressão arterial. A estimulação dos receptores α das células musculares lisas na base da bexiga pode aumentar a resistência ao fluxo de urina. A ativação dos receptores β-adrenérgicos nos pulmões promove broncodilatação. A *efedrina* é um potente estimulante do SNC.

Usos terapêuticos e efeitos indesejados

O uso da *efedrina* como broncodilatador em pacientes asmáticos é menos comum com o advento dos agonistas $β_2$-seletivos. Tem sido usada para promover a continência urinária. Com efeito, o fármaco pode causar retenção urinária, particularmente em homens com HPB. Ela também tem sido utilizada no tratamento da hipotensão que pode ocorrer com a anestesia espinal.

Os efeitos indesejados incluem hipertensão e insônia. Pode ocorrer taquifilaxia com doses repetidas. As doses habituais ou acima das recomendadas podem causar efeitos adversos significativos em indivíduos suscetíveis, especialmente em pacientes com doença cardiovascular subjacente que pode não ser reconhecida. Grandes quantidades de fitoterápicos contendo *efedrina* (mahuang, efedra) são usados em todo o mundo. Pode haver uma considerável variabilidade na concentração de *efedrina* nessas preparações, que pode resultar no consumo inadvertido de doses maiores do que as habituais de *efedrina* e seus isômeros, levando a intoxicação significativa e morte. Assim, a FDA baniu a comercialização de suplementos contendo efedra. Além disso, o Combat Methamphetamine Epidemic Act (Lei de Combate à Epidemia de Metanfetamina) de 2005 regula o comércio de *efedrina*, *fenilpropanolamina* e *pseudoefedrina*, que podem ser usadas como precursores na fabricação ilícita de *anfetamina* e *metanfetamina*.

Outros fármacos simpaticomiméticos

Vários fármacos simpaticomiméticos (p. ex., *propilexedrina*, *nafazolina*, *oximetazolina* e *xilometazolina*) são utilizados primariamente como vasoconstritores para aplicação local na mucosa nasal ou no olho.

A *fenilefrina*, a *pseudoefedrina* (um estereoisômero da efedrina) e a *fenilpropanolamina* são os fármacos simpaticomiméticos que têm sido utilizados com mais frequência em preparações orais para alívio da congestão nasal. A *pseudoefedrina* está disponível sem prescrição em uma variedade de formas posológicas sólidas e líquidas. A *fenilpropanolamina* compartilha as propriedades farmacológicas da *efedrina*, e sua potência é aproximadamente igual, exceto pelo fato de estimular menos o SNC. Devido à preocupação sobre a possibilidade de a *fenilpropanolamina* aumentar o risco de choque hemorrágico, este fármaco não está mais liberado para comercialização nos Estados Unidos.

Usos terapêuticos dos fármacos simpaticomiméticos

Choque

O choque é uma síndrome clínica caracterizada por perfusão inadequada dos tecidos; em geral, está associado a hipotensão e, por fim, a uma falência dos sistemas orgânicos. O choque consiste em uma redução imediata e potencialmente fatal do suprimento de O_2 e nutrientes para os órgãos. Como causas de choque se incluem hipovolemia, insuficiência cardíaca, obstrução ao débito cardíaco (devido à embolia pulmonar, tamponamento pericárdico ou dissecção da aorta) e disfunção circulatória periférica (sepse ou anafilaxia). Seu tratamento consiste em medidas específicas para reverter a patogenia subjacente, bem como em medidas inespecíficas visando a correção das anormalidades hemodinâmicas. A queda da pressão arterial que acompanha o choque geralmente leva a uma acentuada ativação do sistema nervoso simpático. Por sua vez, essa ativação provoca vasoconstrição periférica e aumento na frequência e na força das contrações cardíacas. Nos seus estágios iniciais, esses mecanismos conseguem manter a pressão arterial e o fluxo sanguíneo cerebral, embora possa haver redução do fluxo sanguíneo para os rins, a pele e outros órgãos, com consequente produção diminuída de urina e acidose metabólica.

A terapia inicial do choque envolve medidas básicas de suporte da vida. É essencial manter o volume sanguíneo, o que exige frequente monitoração dos parâmetros hemodinâmicos. Deve-se iniciar imediatamente a terapia específica (p. ex., antibióticos para pacientes em estado de choque séptico). Se essas medidas não produzirem uma resposta adequada, pode ser necessário recorrer a fármacos vasoativos na tentativa de melhorar as anormalidades da pressão arterial e do fluxo sanguíneo. Muitas dessas abordagens farmacológicas, apesar de aparentemente razoáveis do ponto de vista clínico, têm eficácia incerta. Podem-se utilizar agonistas adrenérgicos na tentativa de aumentar a contratilidade do miocárdio ou de modificar a resistência vascular periférica. Em termos gerais, os β-agonistas aumentam a frequência cardíaca e a força de contração, os α-agonistas aumentam a resistência vascular periférica e a DA promove a dilatação dos leitos vasculares renais e esplâncnicos, além de ativar os receptores β e α.

O choque cardiogênico causado por infarto do miocárdio tem prognóstico sombrio. O tratamento tem por objetivo melhorar o fluxo sanguíneo periférico. A intervenção médica visa otimizar a pressão de enchimento cardíaco (pré-carga), a contratilidade do miocárdio e a resistência periférica (pós-carga). A pré-carga pode ser aumentada com a administração de líquidos intravenosos, ou reduzida com o uso de diuréticos e nitratos. Foram utilizadas diversas aminas simpaticomiméticas para aumentar a força de contração do coração. Alguns desses fármacos têm desvantagens: a INE é um poderoso fármaco cronotrópico, capaz de aumentar acentuadamente a demanda de O_2 do miocárdio; a NE intensifica a vasoconstrição periférica; e a EPI aumenta a frequência cardíaca e pode predispor o coração a arritmias perigosas. A DA é um fármaco inotrópico efetivo que aumenta a frequência cardíaca menos do que o INE. Ela também promove a dilatação arterial renal, que pode ser útil na preservação da função renal. Quando administrada em altas doses (> 10-20 μg/kg/min), a DA ativa os receptores α, causando vasoconstrição periférica e renal. A *dobutamina* exerce ações farmacológicas complexas que são mediadas pelos seus estereoisômeros; os seus efeitos clínicos consistem em elevar a contratilidade do miocárdio com pouco aumento da frequência cardíaca ou da resistência periférica.

Em alguns pacientes em estado de choque, a hipotensão é tão grave que exige o uso de fármacos vasoconstritores para manter a pressão arterial adequada para perfusão do SNC. Para esse propósito, já foram utilizados α-agonistas como NE, *fenilefrina*, *metaraminol*, *mefentermina*, *midodrina*, *efedrina*, EPI, DA e *metoxamina*. Essa abordagem pode ser vantajosa em pacientes com hipotensão em consequência da falência do sistema nervoso simpático (p. ex., após anestesia espinal ou lesão). Todavia, em pacientes com outras formas de choque, como o cardiogênico, a vasoconstrição reflexa é habitualmente intensa, de modo que os agonistas dos receptores α podem comprometer ainda mais o fluxo sanguíneo para órgãos como rins e intestino, além de aumentar adversamente o trabalho do coração. Com efeito, os vasodilatadores, como o *nitroprusseto*, têm mais tendência a melhorar o fluxo sanguíneo e a diminuir o trabalho cardíaco nesses pacientes ao reduzir a pós-carga para que seja mantida uma pressão arterial minimamente adequada.

As anormalidades hemodinâmicas no choque séptico são complexas e ainda não foram bem elucidadas. A princípio, a maioria dos pacientes nesse estado apresenta resistência vascular periférica baixa ou apenas normal, possivelmente devido aos efeitos excessivos do NO de produção endógena, com débito cardíaco normal ou aumentado. Se houver progressão da síndrome, ocorrem depressão do miocárdio, aumento da resistência periférica e comprometimento da oxigenação dos tecidos. O tratamento primário do choque séptico consiste em antibióticos. O tratamento com fármacos como DA ou *dobutamina* deve ser guiado pela monitoração hemodinâmica.

Hipotensão

Podem-se utilizar fármacos com atividade α-agonista predominante para elevar a pressão arterial em pacientes com diminuição da resistência periférica em determinadas situações, como anestesia espinal ou intoxicação por medicamentos anti-hipertensivos. Entretanto, a hipotensão em si não constitui uma indicação para tratamento com esses fármacos, a não ser que haja perfusão inadequada de certos órgãos, como cérebro, coração ou rins. Além disso, a reposição adequada de líquido ou de sangue pode ser mais apropriada do que o tratamento farmacológico para muitos pacientes com hipotensão.

Os pacientes com hipotensão ortostática (queda excessiva da pressão arterial com a posição ortostática) representam frequentemente um desafio farmacológico. Existem diversas causas para esse distúrbio, incluindo síndrome de Shy-Drager e insuficiência autonômica idiopática. As abordagens terapêuticas incluem manobras físicas e uma variedade de fármacos (*fludrocortisona*, inibidores da síntese de prostaglandinas, análogos da somatostatina, cafeína, análogos da vasopressina e antagonistas da DA). Foram também utilizados diversos simpaticomiméticos no tratamento desse distúrbio. O fármaco ideal deve aumentar proeminentemente a constrição venosa e produzir relativamente pouca constrição arterial, de modo a evitar a hipertensão supina. No momento, esse tipo de fármaco não está disponível. Os fármacos utilizados nesse caso para ativar os receptores α_1 incluem tanto os de ação direta quanto de indireta. A *midodrina* é promissora no tratamento desse distúrbio desafiador.

Hipertensão

Os α_2-agonistas de ação central, como a *clonidina*, são úteis no tratamento da hipertensão. O tratamento farmacológico da hipertensão é discutido no Capítulo 32.

Arritmias cardíacas

A reanimação cardiopulmonar em pacientes com parada cardíaca causada por fibrilação ventricular, dissociação eletromecânica ou assistolia pode ser facilitada com tratamento farmacológico. A EPI constitui um fármaco importante para pacientes com parada cardíaca; ela e outros α-agonistas aumentam a pressão diastólica e melhoram o fluxo sanguíneo coronariano. Os α-agonistas também ajudam a preservar o fluxo sanguíneo cerebral durante a reanimação. Os vasos sanguíneos do cérebro são relativamente insensíveis aos efeitos vasoconstritores das catecolaminas, e a pressão de perfusão aumenta. Em consequência, durante a massagem cardíaca externa, a EPI facilita a distribuição do débito cardíaco limitado para a circulação cerebral e coronária. A dose ideal de EPI em pacientes com parada cardíaca não está bem definida. Uma vez restaurado o ritmo cardíaco, pode ser necessário tratar as arritmias, a hipotensão ou o choque.

Em pacientes com taquicardias supraventriculares paroxísticas, particularmente aquelas associadas à hipotensão leve, a infusão cuidadosa de um α-agonista (p. ex., *fenilefrina*) para elevar a pressão arterial até cerca de 160 mmHg pode interromper a arritmia ao aumentar o tônus vagal. Todavia, esse método de tratamento foi substituído, em grande parte, por bloqueadores dos canais de Ca^{2+} que exercem efeitos clinicamente significativos sobre o nó AV, β-antagonistas, adenosina e cardioversão elétrica (Cap. 34). Os β-agonistas como a INE podem ser utilizados como adjuvantes ou temporizadores com *atropina* em pacientes com bradicardia pronunciada e com comprometimento hemodinâmico; se houver necessidade de tratamento em longo prazo, a escolha consiste habitualmente em marca-passo cardíaco.

Insuficiência cardíaca congestiva

À primeira vista, a estimulação simpática dos receptores β no coração parece ser um importante mecanismo compensatório para manter a função cardíaca em pacientes com insuficiência cardíaca congestiva. Entretanto, o coração insuficiente não responde bem à estimulação simpática excessiva. A *dobutamina* e outros agonistas $β_1$-seletivos são usados de forma aguda em pacientes hospitalizados com insuficiência cardíaca descompensada e melhoram, de fato, a contratilidade cardíaca em curto prazo, porém seus efeitos em longo prazo são deletérios na insuficiência cardíaca congestiva (Butta et al., 2020). Na insuficiência cardíaca crônica, a *dobutamina* pode contribuir para a natureza já tóxica do aumento das catecolaminas; além disso, os receptores β-adrenérgicos também estão dessensibilizados e infrarregulados, em parte devido ao aumento da atividade da GPCR-cinase (Sato et al., 2015). Além disso, os β-agonistas podem aumentar o débito cardíaco em situações de emergência aguda, como o choque, porém mais uma vez estão indicados apenas para uso em curto prazo. Cronicamente, os β-antagonistas atualmente constituem parte do padrão de cuidados no tratamento de pacientes com insuficiência cardíaca congestiva, um assunto discutido de forma detalhada no Capítulo 33.

Efeitos vasculares locais

A epinefrina é usada em procedimentos cirúrgicos do nariz, da garganta e da laringe para contrair a mucosa e melhorar a visualização ao limitar a hemorragia. A injeção simultânea de EPI com anestésicos locais retarda a absorção do anestésico e aumenta a duração da anestesia (ver Cap. 25). A injeção de α-agonistas no pênis pode ser útil para reverter o priapismo, uma complicação do uso de α-antagonistas ou de inibidores da PDE5 (p. ex., *sildenafila*) no tratamento da disfunção erétil. A *fenilefrina* e a *oximetazolina* são vasoconstritores eficazes quando aplicadas localmente durante a cirurgia sinusal.

Descongestão nasal

Os α-agonistas são extensamente utilizados como descongestionantes nasais em pacientes com rinite alérgica ou vasomotora e em pacientes com infecções respiratórias altas que apresentam rinite aguda. Esses fármacos provavelmente diminuem a resistência ao fluxo de ar ao reduzir o volume da mucosa nasal; esse efeito pode ser produzido pela ativação dos receptores α nos vasos venosos de capacitância dos tecidos nasais que possuem características eréteis. Os receptores que medeiam esse efeito parecem ser receptores $α_1$. O uso de $α_2$-agonistas pode mediar a contração das arteríolas que fornecem nutrição à mucosa nasal. A constrição intensa desses vasos pode causar lesão estrutural da mucosa. As principais limitações do tratamento com descongestionantes nasais são a perda de sua eficácia, a hiperemia de "rebote" e o agravamento dos sintomas que ocorrem frequentemente com o uso crônico ou quando o fármaco é suspenso. Embora os mecanismos envolvidos sejam incertos, as possibilidades incluem a dessensibilização dos receptores e a lesão da mucosa. Os agonistas seletivos para os receptores $α_1$ podem ter menos tendência a induzir esse tipo de lesão.

Em geral, os α-agonistas para descongestão nasal podem ser administrados por via oral ou topicamente. Os descongestionantes simpaticomiméticos devem ser utilizados com muita cautela em pacientes com hipertensão e em homens com aumento da próstata; a administração é contraindicada para os que fazem uso de inibidores da MAO. Os descongestionantes tópicos são particularmente úteis na rinite aguda, em virtude de seu local de ação mais seletivo; todavia, eles tendem a ser utilizados em excesso pelos pacientes, resultando em congestão de rebote. Os descongestionantes orais têm menos probabilidade de causar congestão de rebote, porém estão associados a maior risco de induzir efeitos adversos sistêmicos. Os pacientes com hipertensão não controlada ou cardiopatia isquêmica geralmente devem evitar o consumo oral de produtos de venda livre ou fitoterápicos que contenham simpaticomiméticos.

Asma

O uso de agonistas β-adrenérgicos no tratamento da asma e da DPOC é discutido no Capítulo 44.

Reações alérgicas

A EPI é o fármaco de escolha para reverter as manifestações das reações de hipersensibilidades agudas e graves (p. ex., causadas por alimentos, picadas de abelha ou alergias medicamentosas). Uma injeção subcutânea de EPI alivia rapidamente o prurido, a urticária e o edema dos lábios, das pálpebras e da língua. Em alguns pacientes, pode ser necessário administrar uma infusão intravenosa cautelosa de EPI para assegurar efeitos farmacológicos imediatos. Esse tratamento pode salvar a vida do paciente quando o edema da glote ameaça a patência das vias respiratórias, ou quando ocorrem hipotensão ou choque em pacientes com anafilaxia. Além de seus efeitos cardiovasculares, acredita-se que a EPI ative os receptores β que suprimem a liberação de mediadores dos mastócitos, como histamina e leucotrienos. Embora os glicocorticoides e os anti-histamínicos sejam frequentemente administrados a pacientes com reações de hipersensibilidade graves, a EPI continua sendo a base do tratamento. Autoinjetores de EPI são largamente empregados para autotratamento de emergência da anafilaxia.

Usos oftálmicos

Usos oftálmicos são discutidos no Capítulo 74.

Narcolepsia e desequilíbrio sono/vigília

Os neurônios de hipocretina ativam as vias promotoras de vigília no SNC. A deficiência de hipocretina, possível devido à destruição autoimune dos neurônios de hipocretina, produz narcolepsia, uma condição de hipersonia que inclui sonolência excessiva diurna e ataques de sono que podem ocorrer subitamente sob condições que normalmente não provocam sono. Agonistas de hipocretina provavelmente estarão disponíveis no futuro. Atualmente, o tratamento depende do fato de que as vias de monoaminas promovem vigília; assim, são utilizados estimulantes do SNC, incluindo os que aumentam a transmissão nas vias monoamínicas (Black et al., 2017).

Os estimulantes do SNC *modafinila* (mistura de enantiômeros *R* e *S*) e *armodafinila* (o enantiômero *R* da *modafinila*) são os fármacos de primeira escolha contra a narcolepsia. Nos Estados Unidos, a *modafinila* é um fármaco controlado (Grupo IV). Seu mecanismo de ação na narcolepsia não está claro. Também são usados *metilfenidato* e *anfetaminas*. O tratamento com *anfetaminas* é complicado pelo risco de uso abusivo e probabilidade de desenvolvimento de tolerância. Além disso, podem ocorrer depressão, irritabilidade e paranoia. As *anfetaminas* podem perturbar o sono noturno, aumentando a dificuldade de evitar ataques diurnos de sono nesses pacientes. A *armodafinila* também é indicada para melhorar a vigília em trabalhadores de turno e para combater o excesso de sono em pacientes com síndrome apneia-hipopneia obstrutiva do sono. Ver as seções anteriores para mais informações sobre esse fármaco.

O γ-hidroxibutirato de sódio (Na^+-oxibato) é aprovado pela FDA para tratamento do desequilíbrio sono/vigília e cataplexia da narcolepsia. O mecanismo de ação do *oxibato* é desconhecido, mas pode estar relacionado com sua similaridade estrutural com o glutamato e o GABA e com as ações em neurônios NE e DA mediadas por receptores $GABA_B$. O *oxibato* é uma substância controlada (Grupo III) nos Estados Unidos, onde pode ser adquirido por meio de um programa especial com o fabricante. O *oxibato* é marcado por uma tarja preta da FDA alertando sobre depressão grave do SNC e deve ser usado com grande cautela (ver FDA, 2012).

Redução de peso

A *anfetamina* promove perda ponderal mais pela supressão do apetite do que pelo aumento do gasto de energia. Outros anorexígenos incluem *metanfetamina*, *dextroanfetamina* (e a forma profármaco, *lisdexanfetamina*), *fentermina*, *benzfetamina*, *fendimetrazina*, *femetrazina*, *dietilpropiona*, *mazindol*, *fenilpropanolamina* e *sibutramina* (um fármaco adrenérgico/serotoninérgico misto). A *femetrazina*, o *mazindol* e a *fenilpropanolamina* foram descontinuados nos Estados Unidos. As evidências disponíveis não apoiam o uso isolado desses fármacos sem um programa mais abrangente que enfatize o exercício e a modificação da dieta sob supervisão médica.

Dados pré-clínicos mostram que os agonistas β_3-seletivos possuem notável efeito antiobesidade e antidiabético em roedores, e a *mirabegrona* (ver anteriormente) têm alguns efeitos promissores em humanos (Cypess et al., 2015). Os β_3-agonistas estão sendo estudados em seres humanos, porém o seu uso no tratamento da obesidade em humanos permanece uma possibilidade para o futuro (Dehvari et al., 2018).

Transtorno de déficit de atenção/hiperatividade

A síndrome do TDAH, geralmente já evidente na infância, é caracterizada por atividade motora excessiva, dificuldade de manter atenção e impulsividade. As crianças com esse transtorno frequentemente apresentam problemas na escola, comprometimento das relações interpessoais e excitabilidade. O baixo rendimento escolar constitui uma característica importante. Um número substancial de crianças com essa síndrome tem características que persistem na vida adulta. O tratamento comportamental pode ser útil em alguns pacientes.

As catecolaminas podem estar envolvidas no controle da atenção a nível do córtex cerebral. Diversos fármacos estimulantes foram usados no tratamento do TDAH, e o seu uso é particularmente indicado para casos moderados a graves (Cortese, 2020). Foi demonstrado que a *dextroanfetamina* é mais eficaz do que o placebo. O *metilfenidato* é efetivo em crianças com TDAH e constitui a intervenção mais comum. O tratamento pode ser iniciado com uma dose de 5 mg de *metilfenidato* pela manhã e no almoço; a dose é aumentada de modo gradual no decorrer de várias semanas, dependendo da resposta avaliada pelos pais, pelos professores e pelo médico. Em geral, a dose diária total não deve ultrapassar 60 mg; em virtude de sua curta duração de ação, a maioria das crianças necessita de 2 ou 3 doses de *metilfenidato* todos os dias. O intervalo entre as doses é ajustado individualmente, de acordo com a rapidez de início do efeito e a duração da ação.

O *metilfenidato*, a *dextroanfetamina* e a *anfetamina* provavelmente têm eficácia semelhante no TDAH e constituem os fármacos preferidos nesse transtorno (Cortese, 2020). Preparações de liberação prolongada de *dextroanfetamina*, *metilfenidato*, *dexmetilfenidato* e *anfetamina* podem ser usadas em dose única diária em crianças e adultos. A *lisdexanfetamina* pode ser administrada uma vez todos os dias, e uma formulação transdérmica de *metilfenidato* é comercializada para uso diurno. Os efeitos adversos potenciais dessas medicações consistem em insônia, dor abdominal, anorexia e perda de massa corporal, que podem ser associados a uma supressão do crescimento em crianças. Os sintomas de menor importância podem ser transitórios ou responder ao ajuste da dose ou à administração do medicamento com as refeições. Outros fármacos que têm sido utilizados incluem antidepressivos tricíclicos, antipsicóticos e *clonidina*. Uma formulação de liberação prolongada de *guanfacina*, um α_{2A}-agonista, também está sendo usada para o TDAH (Cortese, 2020).

Antagonistas dos receptores adrenérgicos

Muitos tipos de fármacos interferem na função do sistema nervoso simpático e, portanto, exercem efeitos profundos na fisiologia dos órgãos inervados por esse sistema. Vários deles são importantes na clínica médica, particularmente no tratamento das doenças cardiovasculares.

O restante deste capítulo trata da farmacologia dos antagonistas dos receptores adrenérgicos, fármacos que inibem a interação da NE, da EPI e de outros simpaticomiméticos com os receptores α e β em todos os tecidos periféricos (Fig. 14-3). A maioria desses fármacos são antagonistas competitivos; uma exceção importante é a *fenoxibenzamina*, um antagonista irreversível que se fixa covalentemente aos receptores α.

Existem diferenças estruturais importantes entre os receptores adrenérgicos, diferenças estas que permitiram o desenvolvimento de compostos com afinidades substancialmente diferentes para os vários receptores. Assim, é possível interferir seletivamente com respostas que resultam da estimulação do sistema nervoso simpático. A seletividade é relativa, não absoluta. Entretanto, os antagonistas seletivos dos receptores β_1 bloqueiam a maioria das ações da epinefrina e da NE no coração, enquanto exercem menos efeito sobre os receptores β_2 no músculo liso brônquico e nenhum efeito sobre as respostas mediadas pelos receptores α_1 ou α_2. Por conseguinte, o conhecimento detalhado do sistema

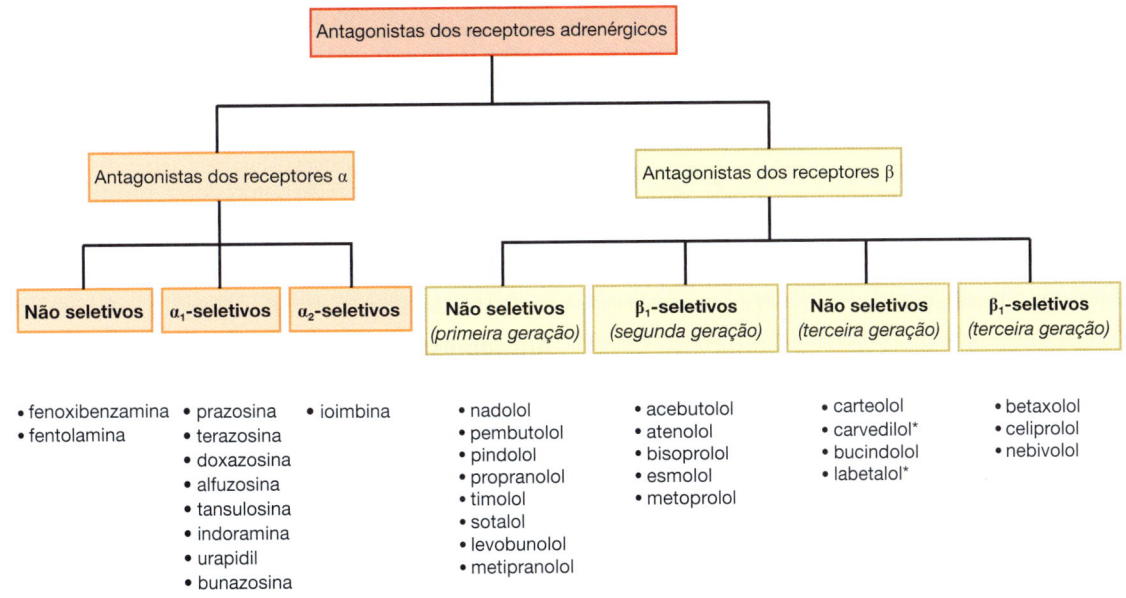

Figura 14-3 *Classificação dos antagonistas dos receptores adrenérgicos.* Os fármacos assinalados com asterisco (*) também bloqueiam os receptores α_1.

Antagonistas dos receptores adrenérgicos

- Antagonistas dos receptores α
  - Não seletivos
    - fenoxibenzamina
    - fentolamina
  - α_1-seletivos
    - prazosina
    - terazosina
    - doxazosina
    - alfuzosina
    - tansulosina
    - indoramina
    - urapidil
    - bunazosina
  - α_2-seletivos
    - ioimbina
- Antagonistas dos receptores β
  - Não seletivos (primeira geração)
    - nadolol
    - pembutolol
    - pindolol
    - propranolol
    - timolol
    - sotalol
    - levobunolol
    - metipranolol
  - β_1-seletivos (segunda geração)
    - acebutolol
    - atenolol
    - bisoprolol
    - esmolol
    - metoprolol
  - Não seletivos (terceira geração)
    - carteolol
    - carvedilol*
    - bucindolol
    - labetalol*
  - β_1-seletivos (terceira geração)
    - betaxolol
    - celiprolol
    - nebivolol

nervoso autônomo e dos locais de ação dos fármacos que atuam nos receptores adrenérgicos é essencial para compreender as propriedades farmacológicas e os usos terapêuticos dessa importante classe de fármacos (ver Cap. 10). Os agentes que bloqueiam os receptores dopaminérgicos são considerados no Capítulo 15.

Antagonistas dos receptores α-adrenérgicos

Visão geral

Os receptores α-adrenérgicos medeiam muitas das ações importantes das catecolaminas endógenas, conforme detalhado anteriormente. Os receptores α_1-adrenérgicos medeiam a contração do músculo liso arterial, venoso e visceral, enquanto os receptores α_2 estão envolvidos na supressão do débito simpático, aumento do tônus vagal, facilitação da agregação plaquetária, inibição da liberação de NE e de acetilcolina das terminações nervosas e regulação dos efeitos metabólicos (p. ex., supressão da secreção de insulina e inibição da lipólise). Os receptores α_2 também medeiam a contração de algumas artérias e veias.

Alguns dos efeitos mais importantes dos α-agonistas são observados clinicamente no sistema cardiovascular. Esses fármacos atuam no SNC e na periferia, e o resultado depende do estado cardiovascular do paciente por ocasião da administração do fármaco e da sua seletividade relativa pelos receptores α_1 e α_2.

Os antagonistas contra os receptores α-adrenérgicos possuem um amplo espectro de especificidades farmacológicas e são quimicamente heterogêneos. Alguns desses fármacos possuem afinidades marcadamente diferentes pelos receptores α_1 e α_2. Por exemplo, a *prazosina* é muito mais potente no bloqueio dos receptores α_1 do que dos receptores α_2 (ou seja, α_1-seletiva), enquanto a *ioimbina* é α_2-seletiva. A *fentolamina* exibe afinidades semelhantes pelos dois tipos de receptores e é considerada um α-antagonista não seletivo. Mais recentemente, foram desenvolvidos fármacos que discriminam os vários subtipos de determinado receptor; assim, por exemplo, a *tansulosina* é mais potente nos receptores α_{1A} do que nos receptores α_{1B} (Docherty, 2019).

As catecolaminas aumentam o débito de glicose do fígado; nos humanos, esse efeito é mediado predominantemente pelos receptores β, embora os α possam contribuir. Por conseguinte, os α-antagonistas podem reduzir a liberação de glicose. Os receptores do subtipo α_{2A} facilitam a agregação das plaquetas; o efeito do bloqueio dos receptores α_2 das plaquetas *in vivo* não está esclarecido. A ativação dos receptores α_2 nas ilhotas pancreáticas suprime a secreção de insulina; em contrapartida, o bloqueio dos receptores α_2 pancreáticos pode facilitar a liberação de insulina (ver Cap. 51).

Antagonistas não seletivos dos receptores α-adrenérgicos

Fenoxibenzamina e fentolamina

A *fenoxibenzamina* e a *fentolamina* são α-antagonistas não seletivos. A *fenoxibenzamina*, um composto haloalquilamina, produz antagonismo irreversível, enquanto a *fentolamina*, uma imidazolina, produz antagonismo competitivo. Ambos os fármacos causam redução progressiva da resistência periférica, devido ao antagonismo dos receptores α nos vasos e aumento do débito cardíaco, que se deve, em parte, à estimulação nervosa simpática reflexa. A estimulação cardíaca é acentuada pelo aumento da liberação de NE dos nervos simpáticos cardíacos, devido ao antagonismo dos receptores α_2 pré-sinápticos por esses bloqueadores α não seletivos. A hipotensão postural é uma característica proeminente com esses fármacos, e isso, acompanhado de taquicardia reflexa que pode precipitar arritmias cardíacas, limita gravemente o uso desses fármacos para tratar a hipertensão essencial. Os α_1-antagonistas seletivos, como a *prazosina*, substituíram os bloqueadores α "clássicos" no tratamento da hipertensão essencial. Entretanto, a *fenoxibenzamina* e a *fentolamina* continuam sendo comercializadas para vários usos especializados.

Usos terapêuticos A *fenoxibenzamina* é usada no tratamento de feocromocitomas, tumores da medula suprarrenal e dos neurônios simpáticos que secretam enormes quantidades de catecolaminas na circulação. O resultado habitual é hipertensão, que pode ser episódica e grave. A maioria dos feocromocitomas é tratada cirurgicamente; a *fenoxibenzamina* é usada com frequência na preparação do paciente para cirurgia. O fármaco controla os episódios de hipertensão grave e minimiza outros efeitos adversos das catecolaminas, como contração do volume plasmático e lesões no miocárdio. A conduta conservadora é iniciar o tratamento com *fenoxibenzamina* (na dosagem de 10 mg, 2 vezes/dia) 1 a 3 semanas antes da cirurgia. A dose é aumentada em dias alternados até obter o efeito desejado na pressão arterial. A dose diária habitual de *fenoxibenzamina* em pacientes com feocromocitoma é de 40 a 120 mg, divididos em 2 ou 3 porções. O tratamento prolongado com *fenoxibenzamina* pode ser necessário em pacientes com feocromocitoma inoperável ou maligno. Em alguns pacientes, particularmente os com doença maligna, a administração de *metirosina*, um inibidor competitivo da tirosina-hidroxilase (a enzima limitante da velocidade de síntese das catecolaminas), pode ser um adjunto útil. Os β-antagonistas também são usados para tratar feocromocitoma, mas somente depois da administração dos α-antagonistas (descrito adiante neste capítulo). A *fenoxibenzamina* tem sido usada *off-label* para controlar as manifestações de hiper-reflexia autonômica em pacientes com transecção da medula espinal.

A *fentolamina* também pode ser usada no controle de curta duração da hipertensão em pacientes com feocromocitoma. A infusão rápida de *fentolamina* pode causar grave hipotensão, de modo que deve ser administrada cautelosamente. A *fentolamina* pode ser útil no alívio da pseudo-obstrução do intestino em pacientes com feocromocitoma.

A *fentolamina* tem sido usada localmente para prevenir a necrose dérmica após o extravasamento inadvertido de um α-agonista. Pode ser útil também no tratamento de crises hipertensivas que seguem a retirada abrupta de *clonidina* ou que podem resultar da ingestão de alimentos contendo tiramina durante o uso de inibidores de MAO não seletivos. Embora a ativação excessiva de receptores α seja importante no desenvolvimento da hipertensão grave nestas condições, as informações sobre a segurança da *fentolamina* são escassas comparadas com outros fármacos anti-hipertensivos no tratamento desses pacientes. A *fentolamina* administrada por via bucal ou oral pode ter eficácia em alguns homens com disfunção sexual.

A *fentolamina* está aprovada pela FDA para reverter ou limitar a duração da anestesia de tecidos moles. Os simpaticomiméticos são administrados com frequência junto com anestésicos locais para retardar a remoção do anestésico causando vasoconstrição. Quando a necessidade de anestesia passa, a *fentolamina* pode ajudar a revertê-la antagonizando a vasoconstrição induzida pelo receptor α.

Toxicidade e efeitos adversos A hipotensão é o principal efeito adverso da *fenoxibenzamina* e da *fentolamina*. Além disso, a estimulação cardíaca reflexa pode causar taquicardia alarmante, arritmias cardíacas e eventos isquêmicos cardíacos, incluindo infarto do miocárdio. A inibição reversível da ejaculação pode ocorrer devido à impossibilidade de contração do músculo liso dos vasos deferentes e ductos ejaculatórios. A *fentolamina* estimula a musculatura GI lisa, efeito antagonizado pela *atropina*, e também aumenta a secreção gástrica devido, em parte, à liberação de histamina. Por conseguinte, a *fentolamina* deve ser usada com cautela em pacientes com história de úlcera péptica. A *fenoxibenzamina* é mutagênica no teste de Ames, e a administração repetida desse fármaco a animais de laboratório provoca sarcomas peritoneais e tumores pulmonares.

Antagonistas seletivos dos receptores α_1-adrenérgicos

Propriedades farmacológicas gerais

O bloqueio dos receptores α_1-adrenérgicos inibe a vasoconstrição induzida por catecolaminas endógenas; pode ocorrer vasodilatação nos vasos de resistência arteriolar e nas veias. O resultado é a redução da pressão arterial devido à diminuição da resistência periférica. A intensidade desse efeito depende da atividade do sistema nervoso simpático no momento em que o antagonista é administrado e, assim, é menor em decúbito dorsal do que na posição ortostática, sendo particularmente acentuada se houver hipovolemia. Para a maioria dos α_1-antagonistas, a queda da pressão arterial sofre oposição de reflexos barorreceptores que causam aumento da frequência e débito cardíacos, bem como retenção de líquidos. Esses reflexos são exagerados se o antagonista também bloqueia os receptores α_2 nas terminações nervosas simpáticas periféricas, levando a uma maior liberação de NE e aumento da estimulação dos receptores β_1 pós-sinápticos no coração e nas células justaglomerulares (Gilsbach e Hein, 2008). Embora a estimulação dos receptores α_1 no coração possa causar aumento da força de contração, a importância do bloqueio nesse local é desconhecida.

O bloqueio dos receptores α_1 também inibe a vasoconstrição e o aumento na pressão arterial produzido pela administração de aminas simpaticomiméticas. O padrão de efeitos depende do agonista adrenérgico administrado: respostas pressoras à *fenilefrina* podem ser completamente bloqueadas; as respostas à NE são bloqueadas incompletamente devido à estimulação residual dos receptores β_1 cardíacos; e as respostas à EPI podem ser transformadas em vasodepressoras devido à estimulação residual dos receptores β_2 nos vasos, resultando em vasodilatação.

O bloqueio dos receptores α_1 pode aliviar alguns dos sintomas da HPB, que incluem resistência ao fluxo de urina. Isso resulta da pressão mecânica na uretra, devido ao aumento na massa muscular lisa e ao aumento do tônus muscular liso na próstata e no colo da bexiga mediado pelo receptor α-adrenérgico. O antagonismo α_1 permite o relaxamento do músculo liso e diminui a resistência à emissão da urina.

Prazosina A prazosina é o protótipo dos antagonistas α_1-seletivos; por conseguinte, a prazosina e vários agentes semelhantes possuem maior utilidade clínica e substituíram, em grande parte, os α-antagonistas não seletivos de haloalquilamina (p. ex., fenoxibenzamina) e imidazolina (p. ex., fentolamina). A afinidade da prazosina pelos receptores α_1-adrenérgicos é cerca de mil vezes maior do que pelos receptores α_2-adrenérgicos. A prazosina possui potências semelhantes nos subtipos α_{1A}, α_{1B} e α_{1D}. A prazosina e os α-antagonistas relacionados, doxazocina e tansulosina, são usados com frequência no tratamento da hipertensão (ver Cap. 32).

Efeitos farmacológicos Os principais efeitos da *prazosina* resultam do antagonismo dos receptores α_1 nas arteríolas e veias. Isso leva à queda da resistência vascular periférica e do retorno venoso ao coração. Ao contrário de outros fármacos vasodilatadores, a sua administração habitualmente não aumenta a frequência cardíaca. Como a *prazosina* tem pouco ou nenhum efeito bloqueador dos receptores α_2, é provável que não promova a liberação de NE das terminações nervosas simpáticas no coração. A *prazosina* diminui a pré-carga cardíaca e tem pouco efeito no débito e frequência cardíaca, em contraste com determinados vasodilatadores, como a *hidralazina*, que têm efeitos dilatadores mínimos sobre as veias. Embora a combinação de redução da pré-carga e bloqueio seletivo dos receptores α_1 possa ser suficiente para explicar a relativa ausência de taquicardia reflexa, a *prazosina* também pode atuar no SNC, suprimindo a descarga simpática. A *prazosina* parece deprimir a função barorreflexa em pacientes hipertensos. A *prazosina* e fármacos relacionados dessa classe diminuem as LDL e os triglicerídeos e aumentam a concentração de HDL.

ADME A *prazosina* é bem absorvida após administração oral, com biodisponibilidade de 50 a 70%. Em geral, a concentração máxima no plasma ocorre 1 a 3 horas após a dose oral. Ela liga-se fortemente às proteínas plasmáticas (primariamente à glicoproteína α_1 ácida), e apenas 5% encontram-se livres na circulação; as doenças que modificam a concentração dessa proteína (p. ex., processos inflamatórios) podem alterar a fração livre. A *prazosina* é extensamente metabolizada no fígado, e apenas uma pequena quantidade inalterada é excretada pelo rim. A $t_{1/2}$ plasmática é de cerca de 3 horas (e pode se prolongar para 6 a 8 h na insuficiência cardíaca congestiva). A duração de ação do fármaco é aproximadamente 7 a 10 horas no tratamento da hipertensão.

A dose inicial deve ser de 1 mg, geralmente administrada ao deitar, de modo que o paciente permaneça assim durante várias horas, para reduzir o risco de reações de síncope que podem ocorrer após a primeira dose. A dose é titulada para cima, dependendo da pressão arterial. Em geral, em pacientes hipertensos, observa-se um efeito máximo com uma dose diária total de 20 mg. No tratamento da HPB não indicado na bula, são utilizados normalmente de 1 a 5 mg, 2 vezes/dia.

Terazosina A *terazosina*, um análogo estrutural da *prazosina*, é menos potente, mas retém alta especificidade para receptores α_1; a *terazosina* não discrimina entre receptores α_{1A}, α_{1B} e α_{1D}. A principal distinção entre os dois fármacos reside nas suas propriedades farmacocinéticas. A *terazosina* é mais hidrossolúvel do que a *prazosina*, e sua biodisponibilidade é alta (> 90%). A $t_{1/2}$ de eliminação é cerca de 12 horas, e a duração de ação em geral excede 18 horas. Em consequência, pode ser tomada uma vez ao dia para tratar a HPB na maioria dos pacientes. A t*erazosina* e a *doxazosina* causam apoptose nas células musculares lisas da próstata. Esse processo de apoptose pode diminuir os sintomas associados à HPB crônica ao limitar a proliferação celular. O efeito apoptótico da *terazosina* e da *doxazosina* parece estar relacionado com a molécula de quinazolina e não com o antagonismo dos receptores α_1; a *tansulosina*, um antagonista dos receptores α_1 não quinazolínico, não produz apoptose (Kyprianou, 2003). Apenas cerca de 10% da *terazosina* é excretada de modo inalterado na urina. Recomenda-se uma dose inicial de 1 mg. As doses são tituladas lentamente para mais, dependendo da resposta terapêutica. Podem ser necessárias doses de 10 mg/dia para obter um efeito máximo na HPB.

Doxazosina A *doxazosina* é outro congênere da *prazosina* e um antagonista altamente seletivo de receptores α_1. Não é seletiva para os subtipos α_1 e difere da *prazosina* no perfil farmacocinético. A $t_{1/2}$ da *doxazosina* é cerca de 20 horas, e a duração da ação pode alcançar 36 horas. A biodisponibilidade e a extensão do metabolismo são similares às da *prazosina*. Os metabólitos da *doxazosina* são eliminados nas fezes. Seus efeitos hemodinâmicos parecem semelhantes aos da *prazosina*. Deve ser administrada inicialmente em uma dose de 1 mg para tratamento da hipertensão ou da HPB. Também pode ter ações benéficas no tratamento em longo prazo da HPB relacionadas com a apoptose, que independem do antagonismo α_1. A *doxazosina* é administrada geralmente 1 vez/dia. Uma formulação de liberação prolongada comercializada para a HPB não é recomendada no tratamento da hipertensão.

Alfuzosina A *alfuzosina* é um antagonista dos receptores α_1 derivado da quinazolina, com afinidade semelhante por todos os subtipos de receptores α_1. Tem sido extensamente utilizada no tratamento da HPB; não está aprovada para o tratamento da hipertensão. A *alfuzosina* tem $t_{1/2}$ de 3 a 5 horas; é substrato da CYP3A4, e a administração simultânea de inibidores de CYP3A4 (p. ex., *cetoconazol, claritromicina, itraconazol, ritonavir*) é contraindicada. A *alfuzosina* deve ser evitada em pacientes com risco de síndrome de QT prolongado. A dose recomendada é de um comprimido de liberação prolongada de 10 mg tomado após a mesma refeição todos os dias.

Tansulosina A *tansulosina*, uma benzenossulfonamida, é um antagonista de receptor α_1 com alguma atividade seletiva para os subtipos α_{1A} (e α_{1D}) comparada com o subtipo α_{1B} (Kenny et al., 1996). Essa seletividade pode favorecer o bloqueio dos receptores α_{1A} na próstata. A *tansulosina* mostra-se eficaz no tratamento da HPB, com pouco efeito sobre a pressão arterial (Beduschi et al., 1998) e não está aprovada para o tratamento da hipertensão. É bem absorvida e apresenta $t_{1/2}$ de 5 a 10 horas. É extensamente metabolizada pelas enzimas CYP. Pode ser administrada em uma dose inicial de 0,4 mg; o uso de 0,8 mg, em última análise, é mais eficaz em alguns pacientes. A ocorrência de ejaculação anormal, que atinge cerca 18% dos pacientes que recebem a dosagem maior, constitui um efeito adverso da *tansulosina*.

Silodosina A *silodosina* apresenta seletividade pelos receptores α_{1A} em comparação com os α_{1B}. É metabolizada por diversas vias; o principal metabólito é o glicuronídeo formado pela UGT2B7; a coadministração de inibidores desta enzima (p. ex., *probenecida, ácido valproico, fluconazol*) aumenta a exposição sistêmica à *silodosina*. O fármaco está aprovado para o tratamento da HPB e tem menos efeitos na pressão arterial do que os antagonistas seletivos que não são do subtipo α_1. Apesar disso, podem ocorrer tonturas e hipotensão ortostática. O principal efeito adverso da *silodosina* é a ejaculação retrógrada (28% dos tratados). A *silodosina* está disponível em cápsulas de 4 e 8 mg.

Efeitos adversos

Um importante efeito adverso potencial da *prazosina* e de seus congêneres é o efeito de primeira dose: algumas vezes, observa-se a ocorrência de hipotensão postural acentuada e síncope 30 a 90 minutos após uma dose inicial de prazosina e 2 a 6 horas após uma dose inicial de *doxazosina*. Foi também constatada a ocorrência de episódios de síncope com o rápido aumento da dosagem ou com a adição de um segundo fármaco anti-hipertensivo ao esquema de um paciente que já estava recebendo grandes quantidades de *prazosina*. O risco do fenômeno de primeira dose é minimizado limitando a dosagem inicial (p. ex., 1 mg ao deitar), aumentando-a lentamente e acrescentando outros fármacos anti-hipertensivos com muita cautela.

Como a hipotensão ortostática pode ser um problema durante o tratamento de longa duração com *prazosina* ou seus congêneres, é essencial medir a pressão arterial na posição ortostática e em decúbito. Os efeitos adversos inespecíficos, como cefaleia, tontura e astenia, raramente limitam o tratamento com *prazosina*.

Usos terapêuticos

Hipertensão A *prazosina* e seus congêneres têm sido utilizados com sucesso no tratamento da hipertensão essencial (ver Cap. 32). Os efeitos pleiotrópicos desses fármacos melhoram os perfis lipídicos e o metabolismo da glicose-insulina em pacientes com hipertensão que correm risco de doença aterosclerótica (Deano e Sorrentino, 2012). As catecolaminas também são poderosos estimulantes da hipertrofia do músculo liso vascular, atuando por meio dos receptores α_1. Não se sabe até que ponto esses efeitos dos α_1-antagonistas têm importância clínica na redução do risco de aterosclerose.

Insuficiência cardíaca congestiva Embora os α-antagonistas tenham sido usados no tratamento da insuficiência cardíaca congestiva, eles não são os fármacos de escolha. Os efeitos de curta duração do bloqueio α nesses pacientes se devem à dilatação de artérias e veias, resultando na redução da pré e pós-carga, o que aumenta o débito cardíaco e diminui a congestão pulmonar. Em contraste com os resultados obtidos com inibidores da enzima conversora de angiotensina ou com uma associação de *hidralazina* e nitrato orgânico, não foi comprovado que a *prazosina* prolongue a vida de pacientes com insuficiência cardíaca congestiva.

Hiperplasia prostática benigna (HPB) Em uma significativa proporção de homens idosos, a HPB produz obstrução uretral sintomática que resulta em jato urinário fraco, polaciúria e noctúria. Esses sintomas são decorrentes de uma combinação da pressão mecânica exercida sobre a uretra devido ao aumento da massa muscular lisa e ao aumento do tônus do músculo liso mediado pelos receptores α_1 na próstata e no colo da bexiga (Kyprianou, 2003). Os receptores α_1 no músculo trígono da bexiga e uretra contribuem para a resistência ao efluxo da urina. A *prazosina* diminui essa resistência em alguns pacientes com esvaziamento vesical comprometido causado por obstrução prostática ou por descentralização parassimpática em decorrência de lesão medular.

A *finasterida* e a *dutasterida*, dois fármacos que inibem a conversão da testosterona em di-hidrotestosterona (ver Cap. 49) e que podem reduzir o volume da próstata em alguns pacientes, foram aprovadas como monoterapia e em combinação com α-antagonistas. Os fármacos que são antagonistas α_1-seletivos são eficazes na HPB, devido ao relaxamento do músculo liso no colo da bexiga, na cápsula da próstata e na uretra prostática. Esses agentes melhoram rapidamente o fluxo urinário, enquanto as ações da *finasterida* normalmente demoram meses. O tratamento combinado de *doxazosina* e *finasterida* reduz significativamente mais o risco de progressão clínica global da HPB do que o tratamento com cada fármaco isoladamente (McConnell et al., 2003). A *tansulosina* na dose recomendada de 0,4 mg/dia e a *silodosina* na dose de 0,8 mg são menos propensas a causar hipotensão ortostática do que os outros fármacos. O subtipo α_1 predominante expresso na próstata humana é o receptor α_{1A} (Kenny et al., 1996). Os progressos realizados nessa área deverão fornecer a base para a seleção de antagonistas dos receptores α com especificidade para o subtipo relevante de receptor α_1. Entretanto, ainda existe a possibilidade de que alguns dos sintomas da HPB sejam decorrentes da presença de receptores α_1 em outros locais, como na bexiga, na medula espinal ou no cérebro.

Outros distúrbios Alguns estudos indicaram que a *prazosina* pode diminuir a incidência de vasospasmo digital em pacientes com doença de Raynaud; todavia, desconhece-se a sua eficácia relativa em comparação com bloqueadores dos canais de Ca^{2+}. A *prazosina* pode ter algum benefício em pacientes com outros distúrbios vasospásticos. Além disso, pode ser útil no tratamento de pacientes com insuficiência valvar mitral ou aórtica, presumivelmente por reduzir a pós-carga.

Antagonistas seletivos dos receptores α_2-adrenérgicos

A ativação dos receptores α_2 pré-sinápticos inibe a liberação de NE e de outros cotransmissores das terminações nervosas simpáticas periféricas. A ativação dos receptores α_2 na região pontomedular do SNC inibe a atividade do sistema nervoso simpático e causa redução da pressão arterial; esses receptores são o local de ação de fármacos como a *clonidina*. O bloqueio dos receptores α_2-adrenérgicos com antagonistas seletivos, como a *ioimbina*, pode aumentar, assim, o efluxo simpático e potencializar a liberação de NE pelas terminações nervosas, levando à ativação dos receptores α_1 e β_1 no coração e nos vasos periféricos, com consequente elevação da pressão arterial. Os antagonistas que também bloqueiam os receptores α_1 produzem efeitos semelhantes no efluxo simpático e na liberação de NE, porém o aumento efetivo da pressão arterial é evitado pela inibição da vasoconstrição.

Embora certos leitos vasculares tenham receptores α_2 que promovem a contração do músculo liso, pensa-se que estes receptores são estimulados preferencialmente pelas catecolaminas circulantes, enquanto os receptores α_1 são ativados pela NE liberada das fibras nervosas. Em outros leitos vasculares, os receptores α_2 promovem vasodilatação ao estimular a liberação de NO das células endoteliais. O papel fisiológico dos receptores α_2 vasculares na regulação do fluxo sanguíneo em vários leitos vasculares é incerto. Os receptores α_2 contribuem para a contração do músculo liso na veia safena de seres humanos, enquanto os receptores α_1 são mais proeminentes nas veias dorsais da mão. Os efeitos dos antagonistas dos receptores α_2-adrenérgicos no sistema cardiovascular são dominados pelas ações no SNC e nas terminações nervosas simpáticas.

Ioimbina

A *ioimbina* é um antagonista competitivo seletivo para os receptores α_2. O composto é um alcaloide indolalquilamina, encontrado na casca da árvore *Pausinystalia yohimbe* e na raiz de *Rauwolfia*; sua estrutura assemelha-se à da *reserpina*, um alcaloide também encontrado em *Rauwolfia*. A *ioimbina* entra facilmente no SNC, onde atua produzindo elevação da pressão arterial e da frequência cardíaca; além disso, intensifica a atividade motora e provoca tremores. Essas ações opõem-se às da *clonidina*, um α_2 agonista seletivo. Ela também antagoniza os efeitos da 5-HT. No passado, foi extensamente usada no tratamento da disfunção sexual masculina. Entretanto, a eficácia dos inibidores da PDE5 (p. ex., *sildenafila*, *vardenafila* e *tadalafila*) e da *apomorfina* (*off-label*) foi demonstrada de modo muito mais conclusivo no tratamento oral da disfunção erétil. Alguns estudos sugerem que a *ioimbina* pode ser útil na neuropatia diabética, bem como no tratamento da hipotensão postural. Nos Estados Unidos, a *ioimbina* pode ser comercializada legalmente como suplemento dietético; contudo, são proibidas as afirmações em bula de que ela desperta ou aumenta o desejo sexual ou melhora o desempenho sexual. Em medicina veterinária, a *ioimbina* está aprovada para reverter a anestesia pela xilazina.

Outros antagonistas dos receptores α-adrenérgicos

Alcaloides do esporão-do-centeio (ergot)

Os alcaloides do esporão-do-centeio (*ergot*) foram os primeiros antagonistas dos receptores adrenérgicos descobertos. Esses alcaloides exibem uma variedade complexa de propriedades farmacológicas. Em graus variáveis, esses agentes atuam como agonistas parciais ou antagonistas nos receptores α, de DA e de 5-HT. O Capítulo 15 fornece informações adicionais sobre os alcaloides do *ergot*.

Indoramina

A *indoramina* é um antagonista α$_1$-seletivo e competitivo, que também antagoniza os receptores H$_1$ e 5-HT. A *indoramina* diminui a pressão arterial com taquicardia mínima. Não está disponível nos Estados Unidos; fora dos Estados Unidos, é usada no tratamento da hipertensão e da HPB e na profilaxia da enxaqueca. O fármaco também diminui a incidência de ataques da síndrome de Raynaud. Alguns dos efeitos adversos da *indoramina* incluem sedação, boca seca e falha da ejaculação.

Cetanserina

Embora tenha sido desenvolvida como antagonista do receptor de 5-HT, a *cetanserina* também bloqueia os receptores α$_1$. Esse fármaco (não disponível nos Estados Unidos) é discutido no Capítulo 15.

Urapidil

O *urapidil* é um antagonista seletivo do receptor α$_1$, cuja estrutura química difere da estrutura da *prazosina* e de compostos relacionados; esse fármaco não está disponível comercialmente nos Estados Unidos. O bloqueio dos receptores α$_1$ periféricos parece ser o responsável primário pela hipotensão produzida pelo *urapidil*, embora ele também tenha ações no SNC.

Bunazosina

A *bunazosina* é uma antagonista α$_1$-seletivo da classe das quinazolinas, que tem a capacidade de reduzir a pressão arterial em pacientes com hipertensão. A *bunazosina* não está disponível nos Estados Unidos.

Agentes neurolépticos

A *clorpromazina*, o *haloperidol* e outros fármacos neurolépticos dos tipos da fenotiazina e butirofenona produzem bloqueio significativo dos receptores tanto α quanto D$_2$ dopaminérgicos nos seres humanos.

Antagonistas dos receptores β-adrenérgicos

Visão geral

Os antagonistas competitivos dos receptores β-adrenérgicos, ou β-bloqueadores, receberam enorme atenção clínica devido à sua eficácia no tratamento da hipertensão, da cardiopatia isquêmica, da insuficiência cardíaca congestiva e de certas arritmias.

Os inúmeros β-antagonistas podem ser diferenciados pelas seguintes propriedades:

- Afinidade relativa pelos receptores β$_1$ e β$_2$ (e, em certo grau, pelos receptores β$_3$)
- Atividade simpaticomimética intrínseca
- Bloqueio dos receptores α
- Diferenças na lipossolubilidade (penetração no SNC)
- Capacidade de induzir vasodilatação
- Parâmetros farmacocinéticos

O *propranolol* é um β-antagonista não seletivo e competitivo, que continua sendo o protótipo com o qual são comparados outros β-bloqueadores. O *propranolol* possui afinidade igual pelos receptores β$_1$ e β$_2$ e menor afinidade pelos receptores β$_3$. Fármacos como *metoprolol*, *atenolol*, *acebutolol*, *bisoprolol* e *esmolol* exibem afinidade ligeiramente maior pelos receptores β$_1$ do que pelos receptores β$_2$ e são exemplos de antagonistas β$_1$-seletivos, embora a seletividade não seja absoluta e os receptores β$_2$ sejam bloqueados por concentrações mais altas. Atualmente, não há antagonistas dos receptores β$_2$ ou β$_3$-seletivos usados na clínica, porém existem alguns para uso experimental (Schena e Caplan, 2019).

Vários β-bloqueadores (p. ex., *pindolol* e *acebutolol*) podem de fato ativar parcialmente os receptores β na ausência de catecolaminas; entretanto, as atividades intrínsecas desses fármacos são menores que a de um agonista total, como INE. Esses agonistas parciais têm *atividade simpaticomimética intrínseca*; esta leve atividade residual pode prevenir a intensa bradicardia ou o inotropismo negativo no coração em repouso. A vantagem clínica potencial dessa propriedade, contudo, não está clara e pode ser uma desvantagem no contexto de prevenção secundária do infarto do miocárdio. O *propranolol* é um β-antagonista puro e não tem capacidade de ativar os receptores β-adrenérgicos.

Vários desses β-antagonistas também têm atividade anestésica local ou de estabilização da membrana, que não depende do bloqueio β. Estão incluídos o *propranolol*, o *acebutolol* e o *carvedilol*. O *pindolol*, o *metoprolol*, o *betaxolol* e o *labetalol* exercem discretos efeitos estabilizadores da membrana. Apesar de a maioria dos β-antagonistas não bloquear os receptores α-adrenérgicos, o *labetalol*, o *carvedilol* e o *bucindolol* bloqueiam ambos os receptores α$_1$ e β-adrenérgicos. Além do *carvedilol*, do *labetalol* e do *bucindolol*, outros β-antagonistas possuem propriedades vasodilatadoras devido a vários mecanismos discutidos adiante. Incluem-se nessa categoria: *celiprolol*, *nebivolol*, *nipradilol*, *carteolol*, *betaxolol*, *bopindolol* e *bevantolol* (Toda, 2003).

Propriedades farmacológicas

As propriedades farmacológicas dos β-antagonistas podem ser deduzidas e explicadas, em grande parte, a partir do conhecimento das respostas induzidas pelos receptores nos vários tecidos e atividade dos nervos simpáticos que inervam esses tecidos (ver Cap. 10, particularmente a Tab. 10-1). O bloqueio dos receptores β-adrenérgicos, por exemplo, tem relativamente pouco efeito sobre o coração normal de um indivíduo em repouso, porém exerce efeitos profundos quando o controle simpático do coração é predominante, como ocorre durante o exercício ou o estresse.

Em geral, os antagonistas β-adrenérgicos são classificados em: não subtipo-seletivos (de "primeira geração"), β$_1$-seletivos (de "segunda geração") e não subtipo-seletivos ou subtipo-seletivos *com ação cardiovascular adicional* (de "terceira geração"). Estes últimos exibem propriedades cardiovasculares adicionais (especialmente vasodilatação) que parecem não relacionadas com o bloqueio β. A Tabela 14-3 fornece um resumo das propriedades farmacológicas e farmacocinéticas dos antagonistas dos receptores β.

Sistema cardiovascular Os principais efeitos terapêuticos dos β-antagonistas ocorrem no sistema cardiovascular. É importante distinguir esses efeitos nos indivíduos normais daqueles observados em portadores de doenças cardiovasculares como hipertensão ou isquemia do miocárdio. Conforme já discutido, as catecolaminas têm ações cronotrópicas e inotrópicas positivas; por conseguinte, os β-antagonistas exercem as ações opostas, incluindo diminuição da frequência cardíaca e da contratilidade do miocárdio, porém apenas se houver tônus simpático, que normalmente está presente. Quando a estimulação tônica dos receptores β é baixa, o efeito do bloqueio β é correspondentemente modesto. Entretanto, quando o sistema nervoso simpático é ativado, como ocorre durante o exercício, o estresse ou em estados patológicos, os β-antagonistas produzem efeitos depressores cardíacos mais pronunciados.

A administração de β-antagonistas em curto prazo diminui o débito cardíaco; a resistência periférica aumenta proporcionalmente para manter a pressão arterial, em consequência do bloqueio dos receptores β$_2$ vasculares e dos reflexos compensatórios, como aumento da atividade do sistema nervoso simpático, resultando em ativação dos receptores α vasculares. Entretanto, com o uso prolongado dos β-antagonistas, a resistência periférica total retorna a seus valores iniciais ou diminui em pacientes com hipertensão (Man in't Veld et al., 1988). No caso dos β-antagonistas que também são antagonistas dos receptores α$_1$, como *labetalol*, *carvedilol* e *bucindolol*, o débito cardíaco é mantido, com maior redução da resistência periférica. Essa situação também é observada com β-antagonistas que atuam como vasodilatadores diretos.

Os β-antagonistas têm efeitos significativos no ritmo cardíaco e na automaticidade. Embora se tenha acreditado que esses efeitos resultassem exclusivamente do bloqueio dos receptores β$_1$, os receptores β$_2$ provavelmente regulam também a frequência cardíaca nos humanos (Altschuld e Billman, 2000). Conforme discutido anteriormente, foram também identificados receptores β$_3$-adrenérgicos no tecido miocárdico normal (Schena e Caplan, 2019). A transdução de sinal dos receptores

TABELA 14-3 ■ PROPRIEDADES FARMACOLÓGICAS/FARMACOCINÉTICAS DOS AGENTES BLOQUEADORES DOS RECEPTORES β-ADRENÉRGICOS

FÁRMACO	ATIVIDADE ESTABILIZADORA DE MEMBRANA	ATIVIDADE AGONISTA INTRÍNSECA	LIPOSSOLUBILIDADE	EXTENSÃO DA ABSORÇÃO (%)	BIODISPONIBILIDADE ORAL (%)	$t_{1/2}$ PLASMÁTICA (h)	LIGAÇÃO ÀS PROTEÍNAS (%)
β-bloqueadores não seletivos clássicos: primeira geração							
Nadolol	0	0	Baixa	30	30-50	20-24	30
Pembutolol	0	+	Alta	~100	~100	~5	80-98
Pindolol	+	+++	Baixa	> 95	~100	3-4	40
Propranolol	++	0	Alta	< 90	30	3-5	90
Timolol	0	0	Baixa a moderada	90	75	4	< 10
Bloqueadores β₁-seletivos: segunda geração							
Acebutolol	+	+	Baixa	90	20-60	3-4	26
Atenolol	0	0	Baixa	90	50-60	6-7	6-16
Bisoprolol	0	0	Baixa	≤ 90	80	9-12	~30
Esmolol	0	0	Baixa	NA	NA	0,15	55
Metoprolol	+[a]	0	Moderada	~100	40-50	3-7	12
β-bloqueadores não seletivos com ações adicionais: terceira geração							
Carteolol	0	++	Baixa	85	85	6	23-30
Carvedilol	++	0	Moderada	> 90	~30	7-10	98
Labetalol	+	+	Baixa	> 90	~33	3-4	~50
Bloqueadores β₁-seletivos com ações adicionais: terceira geração							
Betaxolol	+	0	Moderada	>90	~80	15	50
Celiprolol	0	+	Baixa	~74	30-70	5	4-5
Nebivolol	0	0	Baixa	NA	NA	11-30	98

NA, não aplicável.
[a]Detectável apenas em doses muito maiores do que as necessárias para o bloqueio β.

β₃ é complexa e inclui não apenas a estimulação e sinalização de G_s, mas também de G_i/G_o por meio de NO e GMPc (Cannavo e Koch, 2017). Embora os β₃-agonistas estejam sendo explorados como possível tratamento da insuficiência cardíaca, a utilidade potencial dos β₃-antagonistas na doença cardíaca humana é desconhecida.

O antagonismo dos receptores β reduz a frequência sinusal, diminui a velocidade de despolarização espontânea de marca-passos ectópicos, diminui a condução nos átrios e no nó AV e aumenta o período refratário funcional do nó AV. Embora muitos β-bloqueadores em concentrações altas tenham atividade de estabilização da membrana, não se sabe ao certo se isso é significativo nas doses terapêuticas usuais. Todavia, esse efeito pode ser importante nos casos de superdosagem. O d-propranolol pode suprimir arritmias ventriculares independentemente do bloqueio β.

Os efeitos cardiovasculares dos antagonistas dos receptores β são mais evidentes durante o exercício dinâmico, quando há mais tônus simpático e níveis mais altos de catecolaminas. Na presença de bloqueio dos receptores β, os aumentos na frequência cardíaca e na contratilidade do miocárdio induzidos pelo exercício são atenuados. Entretanto, o aumento do débito cardíaco induzido pelo exercício é menos afetado, devido a um aumento do volume sistólico. Os efeitos dos β-antagonistas no exercício são ligeiramente análogos às alterações que ocorrem com o envelhecimento normal. Em idosos saudáveis, o aumento da frequência cardíaca causado pelas catecolaminas é menor do que nos indivíduos mais jovens; no entanto, o aumento do débito cardíaco no idoso pode ser preservado, devido ao aumento do volume sistólico durante o exercício. Os β-bloqueadores tendem a diminuir a capacidade de trabalho, conforme avaliado pelos seus efeitos sobre o esforço intenso de curta duração ou o esforço mais prolongado em estado de equilíbrio dinâmico. O desempenho no exercício pode ser comprometido em menor grau por antagonistas β₁-seletivos do que pelos não seletivos. O bloqueio dos receptores β₂ impede o aumento no fluxo de sangue para os músculos esqueléticos ativos durante o exercício submáximo e pode atenuar também a ativação do metabolismo da glicose e a lipólise induzida pelas catecolaminas.

O fluxo sanguíneo nas artérias coronárias aumenta durante o exercício ou o estresse para atender às demandas metabólicas do coração. Ao aumentar a frequência cardíaca, a contratilidade e a pressão sistólica, as catecolaminas aumentam a demanda de O_2 do miocárdio. Todavia, em pacientes com coronariopatia, a estenose fixa desses vasos atenua o aumento de fluxo esperado, com consequente isquemia do miocárdio. Os β-antagonistas diminuem os efeitos das catecolaminas sobre os determinantes do consumo de O_2 do miocárdio. Todavia, esses fármacos podem ter tendência a aumentar a necessidade de O_2 ao elevar a pressão diastólica final e o período de ejeção sistólica. Em geral, o efeito final consiste em melhorar a relação entre o suprimento e a demanda de oxigênio do coração; geralmente ocorre uma melhora da tolerância ao exercício em pacientes com angina, cuja capacidade de efetuar um exercício físico é limitada pelo desenvolvimento de dor torácica (ver Cap. 31).

Atividade anti-hipertensiva Em geral, os β-antagonistas não reduzem a pressão arterial em pacientes com pressão arterial normal. Entretanto, esses fármacos reduzem a pressão arterial em pacientes com hipertensão, mas os mecanismos responsáveis por este efeito clínico importante não são completamente compreendidos. A liberação de renina do aparelho justaglomerular é estimulada pelo sistema nervoso simpático por meio dos receptores β₁, sendo este efeito bloqueado por β-antagonistas (ver Cap. 30). Alguns pesquisadores verificaram que o efeito anti-hipertensivo do bloqueio β é mais acentuado em pacientes com concentrações elevadas de renina no plasma, comparado com pacientes com concentrações baixas ou normais. Contudo, os β-antagonistas são eficazes mesmo em pacientes com renina plasmática baixa.

Os receptores β pré-sinápticos (principalmente receptores β_2) aumentam a liberação de NE dos neurônios simpáticos, e uma possível resposta consiste em diminuição da liberação de NE por bloqueio β. Embora não se deva esperar que os β-bloqueadores possam diminuir a contratilidade do músculo liso vascular, sua administração prolongada a pacientes hipertensos resulta, em última análise, em uma queda da resistência vascular periférica (Man in't Veld et al., 1988). O mecanismo responsável por esse efeito permanece desconhecido, mas essa queda tardia da resistência vascular periférica na presença de redução persistente do débito cardíaco parece explicar grande parte do efeito anti-hipertensivo desses fármacos.

Alguns β-antagonistas têm efeitos adicionais que podem contribuir para sua capacidade de reduzir a pressão arterial. Todos esses fármacos produzem vasodilatação periférica; foram propostas pelo menos seis propriedades que contribuem para esse efeito, incluindo produção de NO, ativação parcial dos receptores β_2, bloqueio dos receptores α_1, bloqueio da entrada de Ca^{2+}, abertura dos canais de K^+ e atividade antioxidante (ver Tab. 14-4). Esses mecanismos parecem contribuir para os efeitos anti-hipertensivos ao acentuar a hipotensão, aumentar o fluxo sanguíneo periférico e diminuir a pós-carga. Foi também observado que o *celiprolol* e o *nebivolol* produzem vasodilatação e, portanto, reduzem a pré-carga (ver adiante).

Os β-antagonistas não seletivos inibem a vasodilatação causada pela INE e aumentam a resposta pressora à EPI. Isso é particularmente significativo em pacientes com feocromocitoma, em quem os antagonistas dos receptores β só devem ser utilizados após estabelecimento de bloqueio adequado dos receptores α. Isso evita a vasoconstrição não compensada, mediada pelos receptores α, causada pela EPI secretada pelo tumor.

Sistema pulmonar Os antagonistas não seletivos dos receptores β, como o *propranolol*, bloqueiam os receptores β_2 no músculo liso brônquico. Esse bloqueio geralmente tem pouco efeito sobre a função pulmonar de indivíduos normais. Todavia, nos pacientes com DPOC, esse bloqueio pode resultar em broncoconstrição potencialmente fatal. Embora os antagonistas β_1-seletivos ou os antagonistas com atividade simpaticomimética intrínseca tenham menor tendência do que o *propranolol* a aumentar a resistência das vias respiratórias em pacientes com asma, eles devem ser utilizados com muita cautela – ou nem devem ser utilizados – em pacientes com doenças broncospáticas. Certos fármacos, como o *celiprolol*, com seletividade pelos receptores β_1 e agonismo parcial nos receptores β_2, são promissores, apesar da experiência clínica ser limitada.

Efeitos metabólicos Os antagonistas dos receptores β adrenérgicos modificam o metabolismo dos carboidratos e dos lipídeos. As catecolaminas promovem a glicogenólise e mobilizam a glicose em resposta à hipoglicemia. Os β-bloqueadores não seletivos podem retardar a recuperação da hipoglicemia no diabetes melito tipo 1 (dependente de insulina), porém raramente no diabetes melito tipo 2. Além de bloquear a glicogenólise, os β-antagonistas podem interferir nos efeitos contrarreguladores das catecolaminas secretadas durante a hipoglicemia ao mascarar a percepção de sintomas, como tremor, taquicardia e nervosismo. Por conseguinte, os antagonistas β-adrenérgicos devem ser utilizados com muita cautela em pacientes com diabetes lábil e frequentes reações hipoglicêmicas. Se um fármaco desse tipo for indicado, prefere-se um antagonista β_1-seletivo, visto que esses fármacos têm menos tendência a retardar a recuperação da hipoglicemia (Dunne et al., 2001).

Os receptores β medeiam a ativação da lipase sensível a hormônio nas células adiposas, resultando na liberação de ácidos graxos livres na circulação. Esse aumento no fluxo de ácidos graxos constitui uma importante fonte de energia para o músculo em atividade. Os β-antagonistas podem atenuar a liberação de ácidos graxos livres do tecido adiposo. Os β-antagonistas não seletivos reduzem consistentemente o colesterol HDL, aumentam o colesterol LDL e também aumentam os triglicerídeos. Em contrapartida, os antagonistas β_1-seletivos, incluindo *celiprolol*, *carteolol*, *nebivolol* e *bevantolol*, melhoram o perfil dos lipídeos séricos de pacientes com dislipidemia. Enquanto determinados fármacos, como o *propranolol* e o *atenolol*, aumentam os triglicerídeos, ocorre redução dos níveis plasmáticos de triglicerídeos com o uso crônico de *celiprolol*, *carvedilol* e *carteolol* (Toda, 2003).

Diferentemente dos β-bloqueadores clássicos, que diminuem a sensibilidade à insulina, os β-antagonistas vasodilatadores (p. ex., *celiprolol*, *nipradilol*, *carteolol*, *carvedilol* e *dilevalol*) aumentam a sensibilidade à insulina em pacientes com resistência à insulina. Juntamente com seus efeitos cardioprotetores, a melhora da sensibilidade à insulina por β-antagonistas vasodilatadores pode neutralizar parcialmente o risco de agravamento das anormalidades dos lipídeos associado ao diabetes.

Quando há necessidade de β-bloqueadores, prefere-se o uso de antagonistas β_1-seletivos ou β-antagonistas vasodilatadores. Além disso, pode ser necessário utilizar β-antagonistas em associação a outros fármacos (p. ex., inibidores da 3-hidroxi-3-metilglutaril-coenzima A-redutase) para melhorar os efeitos metabólicos adversos (Dunne et al., 2001).

Os agonistas dos receptores β diminuem a concentração plasmática de K^+ ao promover a sua captação, predominantemente no músculo esquelético. Em repouso, a infusão de EPI provoca redução da concentração plasmática de K^+. O acentuado aumento na concentração de EPI que ocorre com estresse (como infarto do miocárdio) pode causar hipopotassemia, podendo predispor a arritmias cardíacas. Em estudos pré-clínicos, o efeito hipopotassêmico da EPI é bloqueado por um antagonista experimental, ICI 118551, que possui alta afinidade pelos receptores β_2 e, em menor grau, pelos receptores β_3. O exercício provoca aumento do efluxo de K^+ do músculo esquelético. As catecolaminas tendem a tamponar a elevação do K^+ por meio de aumento do seu influxo no músculo. Os β-bloqueadores anulam esse efeito de tamponamento.

Outros efeitos Os β antagonistas bloqueiam o tremor induzido por catecolaminas. Além disso, bloqueiam a inibição da desgranulação dos mastócitos pelas catecolaminas.

Efeitos adversos e precauções

Sistema cardiovascular O bloqueio dos receptores β-adrenérgicos, embora inicialmente contraindicado na insuficiência cardíaca crônica, constitui atualmente o padrão de cuidados, e foi demonstrado que o metoprolol, um antagonista β_1-seletivo, e o carvedilol, um β-bloqueador não seletivo, melhoram a mortalidade e a morbidade de pacientes com insuficiência cardíaca (Rockman et al., 2002). O uso dos β-bloqueadores na insuficiência cardíaca congestiva é discutido de forma mais detalhada no Capítulo 33.

TABELA 14-4 ■ ANTAGONISTAS DOS RECEPTORES β DE TERCEIRA GERAÇÃO COM SUPOSTOS MECANISMOS ADICIONAIS DE VASODILATAÇÃO

PRODUÇÃO DE ÓXIDO NÍTRICO	AGONISMO DOS RECEPTORES β_2	ANTAGONISMO DOS RECEPTORES α_1	BLOQUEIO DA ENTRADA DE Ca^{2+}	ABERTURA DOS CANAIS DE K^+	ATIVIDADE ANTIOXIDANTE
Celiprolol[a]	Celiprolol[a]	Carvedilol	Carvedilol	Tilisolol[a]	Carvedilol
Nebivolol	Carteolol	Bucindolol[a]	Betaxolol		
Carteolol	Bopindolol[a]	Bevantolol[a]	Bevantolol[a]		
Bopindolol[a]		Nipradilol[a]			
Nipradilol[a]		Labetalol			

[a]Atualmente não disponíveis nos Estados Unidos.

A bradicardia é uma resposta normal ao bloqueio dos receptores β; todavia, em pacientes com defeitos parciais ou completos de condução AV, os β-antagonistas podem causar bradiarritmias potencialmente fatais. Recomenda-se ter cautela particular em pacientes em uso de outros fármacos, como *verapamil* ou vários agentes antiarrítmicos, que podem comprometer a função do nó sinusal ou a condução AV.

Alguns pacientes queixam-se de frio nas extremidades enquanto fazem uso de β-antagonistas. Em certas ocasiões, os sintomas de doença vascular periférica podem se agravar, ou pode ocorrer síndrome de Raynaud.

A interrupção abrupta dos antagonistas dos receptores β após tratamento prolongado pode exacerbar a angina e pode aumentar o risco de morte súbita. Ocorre aumento da sensibilidade a β-agonistas em pacientes que foram submetidos a tratamento em longo prazo com determinados β-agonistas após retirada abrupta do bloqueador. Esse aumento de sensibilidade é evidente por vários dias após interromper o β-antagonista e pode persistir durante pelo menos 1 semana. Esse aumento de sensibilidade pode ser atenuado pela redução gradual da dose do β-bloqueador por várias semanas antes de sua interrupção. Foi também observada uma supersensibilidade à INE após interrupção abrupta do *metoprolol*, mas não do *pindolol*. Esse aumento de responsividade β pode resultar da suprarregulação dos receptores β e da infrarregulação das GPCR-cinases (Sato et al., 2015). O número de receptores β nos linfócitos circulantes está aumentado em indivíduos que receberam *propranolol* por longos períodos; o *pindolol*, com sua leve atividade agonista, tem o efeito oposto. Para interromper o uso de β-bloqueadores, é prudente diminuir a dose gradualmente e restringir exercício físico durante este período.

Função pulmonar Um importante efeito adverso dos β-antagonistas é causado pelo bloqueio dos receptores $β_2$ no músculo liso brônquico. Esses receptores são particularmente importantes para promover broncodilatação em pacientes com doença broncospástica, e o bloqueio dos receptores $β_2$ pode causar aumento potencialmente fatal da resistência das vias respiratórias nesses pacientes. Os fármacos com seletividade para os receptores $β_1$ ou aqueles com atividade simpaticomimética intrínseca nos receptores $β_2$ parecem ter menos tendência a induzir broncospasmo. Deve-se evitar o uso de β-bloqueadores, se possível, em pacientes com asma. Todavia, em pacientes selecionados com DPOC e doença cardiovascular, as vantagens do uso de $β_1$-antagonistas podem superar o risco de agravamento da função pulmonar (Salpeter et al., 2005).

SNC Os efeitos adversos dos β-antagonistas que entram no SNC podem consistir em fadiga, distúrbios do sono (incluindo insônia e pesadelos) e depressão. Pesquisas têm se interessado pela relação entre a incidência dos efeitos adversos dos β-antagonistas e a sua lipofilicidade; contudo, não surgiu nenhuma correlação bem definida.

Metabolismo O bloqueio β-adrenérgico pode dificultar o reconhecimento da hipoglicemia pelos pacientes; além disso, pode retardar a recuperação da hipoglicemia induzida por insulina. Os β-antagonistas devem ser usados com muita cautela em pacientes com diabetes melito que têm propensão às reações hipoglicêmicas; nesses pacientes, pode ser preferível o uso de agentes $β_1$-seletivos.

Função sexual e reprodução A incidência de disfunção sexual em homens com hipertensão tratados com β-antagonistas não está claramente definida. Embora a experiência com o uso de antagonistas β-adrenérgicos durante a gravidez esteja aumentando, as informações sobre a segurança desses fármacos durante a gravidez ainda são limitadas.

Superdosagem As manifestações da intoxicação por β-antagonistas dependem das propriedades farmacológicas do fármaco administrado, particularmente de sua $β_1$-seletividade, atividade simpaticomimética intrínseca e propriedades de estabilização da membrana. As manifestações comuns de superdosagem consistem em hipotensão, bradicardia, prolongamento do tempo de condução AV e alargamento dos complexos QRS. Podem ocorrer convulsões e depressão, além de hipoglicemia e broncospasmo. A bradicardia significativa deve ser tratada inicialmente com *atropina*; entretanto, com frequência, é necessário um marca-passo cardíaco. Podem ser necessárias grandes doses de INE ou de α-agonista para tratar a hipotensão. O *glucagon*, que atua por meio de seu próprio GPCR e independentemente do receptor β-adrenérgico, possui efeitos cronotrópicos e inotrópicos positivos sobre o coração, de modo que o fármaco tem sido útil em alguns pacientes com superdosagem de β-antagonista.

Interações medicamentosas Os sais de alumínio, a *colestiramina* e o *colestipol* podem diminuir a absorção dos β-bloqueadores. Fármacos como a *fenitoína*, a *rifampicina* e o *fenobarbital*, bem como o tabagismo, induzem as enzimas hepáticas de biotransformação e podem diminuir as concentrações plasmáticas de β-antagonistas que são extensamente metabolizados (p. ex., *propranolol*). A *cimetidina* e a *hidralazina* podem aumentar a biodisponibilidade de agentes como o *propranolol* e o *metoprolol*, afetando o fluxo sanguíneo hepático. Os antagonistas dos receptores β podem comprometer a depuração da *lidocaína*.

Os efeitos aditivos dos β-bloqueadores e de outros agentes anti-hipertensivos sobre a pressão arterial são usados com vantagens clínicas. Entretanto, os efeitos anti-hipertensivos dos β-antagonistas podem ser antagonizados pela *indometacina* e por outros anti-inflamatórios não esteroides (ver Cap. 42).

Usos terapêuticos

Doenças cardiovasculares Os β-antagonistas são extensamente utilizados no tratamento da hipertensão, da angina e das síndromes coronarianas agudas, bem como da insuficiência cardíaca congestiva (ver Caps. 31, 32, 33). Esses fármacos também são usados com frequência no tratamento das arritmias supraventriculares e ventriculares (ver Cap. 34). Os β-antagonistas são usados no tratamento da miocardiopatia obstrutiva hipertrófica, aliviando a angina, as palpitações e a síncope em pacientes com esse distúrbio. Sua eficácia provavelmente está relacionada com o alívio parcial do gradiente de pressão ao longo do trato de saída. Os β-bloqueadores também podem atenuar a miocardiopatia induzida por catecolaminas no feocromocitoma.

Os β-bloqueadores são usados com frequência no tratamento clínico do aneurisma aórtico dissecante agudo; sua utilidade provém da redução da força de contração do miocárdio e velocidade de desenvolvimento dessa forma. O *nitroprusseto* constitui uma alternativa; entretanto, quando administrado na ausência de bloqueio dos receptores β, provoca taquicardia reflexa indesejável. O tratamento crônico com β-antagonistas pode ser eficaz ao retardar a progressão da dilatação aórtica e suas complicações em pacientes com síndrome de Marfan, embora o reparo cirúrgico da aorta ainda seja justificado à medida que o diâmetro aórtico se expande; a *losartana*, um inibidor da enzima conversora de angiotensina, mostra-se promissora como tratamento mais efetivo (Hiratzka et al., 2010).

Glaucoma Os β-antagonistas são usados no tratamento do glaucoma de ângulo aberto crônico (ver Cap. 74). Esses agentes diminuem a produção de humor aquoso, que parece constituir o mecanismo de sua eficácia clínica.

Outros usos Muitos dos sinais e sintomas do hipertireoidismo lembram as manifestações do aumento da atividade do sistema nervoso simpático. Os β-antagonistas controlam muitos dos sinais e sintomas cardiovasculares do hipertireoidismo e constituem adjuvantes úteis para tratamento mais definitivo. Além disso, o *propranolol* inibe a conversão periférica da tiroxina em tri-iodotironina, um efeito que pode ser independente do bloqueio dos receptores β (ver Cap. 47).

O *propranolol*, o *timolol* e o *metoprolol* são efetivos para a profilaxia da enxaqueca; esses fármacos não são úteis para o tratamento das crises agudas de enxaqueca.

O *propranolol* e outros β-bloqueadores são efetivos no controle dos sintomas agudos de pânico em indivíduos que precisam atuar em público ou em outras situações que provocam ansiedade. Ocorre redução da taquicardia, dos tremores musculares e de outros sinais de aumento da atividade simpática.

Os β-antagonistas podem ter algum valor no tratamento de pacientes com abstinência de álcool ou que apresentam acatisia. O *propranolol* e o *nadolol* são eficazes na prevenção primária do sangramento de varizes em pacientes com hipertensão portal causada por cirrose hepática (Bosch, 1998).

Seleção clínica do antagonista dos receptores β-adrenérgicos

Os vários β-antagonistas usados no tratamento da hipertensão e da angina parecem apresentar eficácias semelhantes. A escolha do fármaco mais apropriado para determinado paciente deve basear-se nas diferenças farmacocinéticas e farmacodinâmicas entre os fármacos, no custo e na presença de problemas clínicos concomitantes. Os antagonistas β_1-seletivos são preferíveis em pacientes com broncospasmo, diabetes, doença vascular periférica ou síndrome de Raynaud. Embora não se tenha estabelecido claramente qualquer vantagem clínica para os β-antagonistas com atividade simpaticomimética intrínseca, esses fármacos podem ser preferíveis para pacientes com bradicardia. Além disso, os β-antagonistas de terceira geração que bloqueiam os receptores α_1, estimulam os receptores β_2, aumentam a produção de NO, bloqueiam a entrada de Ca^{2+}, abrem os canais de K^+ ou possuem propriedades antioxidantes podem oferecer vantagens terapêuticas.

Antagonistas não seletivos dos receptores β-adrenérgicos

Propranolol

O *propranolol* (Tab. 14-5) interage com os receptores β_1 e β_2 com igual afinidade, carece de atividade simpaticomimética, não bloqueia os receptores α e apresenta menor afinidade pelos receptores β_3.

ADME O *propranolol* é altamente lipofílico e sofre absorção quase completa após administração oral. Grande parte do fármaco é metabolizada pelo fígado durante a sua primeira passagem pela circulação portal; apenas cerca de 25% alcançam a circulação sistêmica. Além disso, há uma grande variação interpessoal na sua depuração pré-sistêmica pelo fígado, o que contribui para a enorme variabilidade das concentrações plasmáticas (cerca de 20 vezes) após administração oral do fármaco, bem como para a ampla faixa posológica para a sua eficácia clínica. O grau de extração hepática do *propranolol* diminui com o aumento da dose. Sua biodisponibilidade pode ser aumentada pela ingestão concomitante de alimento, bem como durante a sua administração prolongada.

O *propranolol* entra rapidamente no SNC. Cerca de 90% do fármaco na circulação estão ligados às proteínas plasmáticas. É extensamente metabolizado, e a maior parte dos metabólitos aparece na urina. O 4-hidroxipropranolol é um produto do metabolismo hepático, e possui alguma atividade de antagonista β-adrenérgico. A análise da distribuição do *propranolol*, da sua depuração hepática e da sua atividade é complicada pela estereoespecificidade desses processos (Walle et al., 1988). Os enantiômeros (–) do *propranolol* e de outros β-bloqueadores são as formas ativas. O enantiômero (–) do *propranolol* parece ser depurado mais lentamente do organismo do que o enantiômero inativo. A depuração do *propranolol* pode variar de acordo com o fluxo sanguíneo hepático e a presença de doença hepática e também pode mudar durante a administração de outros fármacos que afetam o metabolismo hepático.

Apesar de sua $t_{1/2}$ curta no plasma (~4 h), a administração duas vezes ao dia é suficiente para produzir o efeito anti-hipertensivo em alguns pacientes. As formulações de liberação prolongada do *propranolol* mantêm concentrações terapêuticas no plasma durante um período de 24 horas. Para o tratamento da hipertensão e da angina, a dose oral inicial de *propranolol* geralmente é de 40 a 80 mg/dia. Em seguida, pode-se titular a dose para cima até obter a resposta ótima. Para o tratamento da angina, pode-se aumentar a dose a intervalos de menos de 1 semana, conforme indicado clinicamente. Na hipertensão, a resposta total da pressão arterial pode não ocorrer durante várias semanas. Normalmente, as doses são inferiores a 320 mg/dia. Se for administrado duas vezes ao dia para hipertensão, deve-se medir a pressão arterial imediatamente antes de uma dose para assegurar que a duração do efeito seja prolongada o suficiente. A adequação do bloqueio β-adrenérgico pode ser avaliada ao medir a supressão da taquicardia induzida por exercício (ver Tab. 14-5).

O *propranolol* pode ser administrado por via intravenosa para o manejo das arritmias potencialmente fatais ou para pacientes sob anestesia. Nessas circunstâncias, a dose habitual é de 1 a 3 mg, administrada lentamente (< 1 mg/min), com monitoramento cuidadoso e frequente da pressão arterial, do ECG e da função cardíaca. Se não for obtida uma resposta adequada, pode-se administrar uma segunda dose depois de vários minutos. Se a bradicardia for excessiva, deve-se administrar *atropina* para aumentar a frequência cardíaca. Deve-se trocar para o tratamento oral o mais cedo possível.

Nadolol

O *nadolol* é um antagonista de ação longa com igual afinidade pelos receptores β_1 e β_2. É desprovido de atividade estabilizadora da membrana e simpaticomimética intrínseca. Uma característica diferencial do *nadolol* é a sua $t_{1/2}$ relativamente longa. Pode ser usado no tratamento da hipertensão e da angina de peito. Os usos não indicados na bula incluem profilaxia para enxaqueca, tremores parkinsonianos e sangramento de varizes na hipertensão portal.

ADME O *nadolol* é muito hidrossolúvel e sofre absorção incompleta pelo intestino. A sua biodisponibilidade é de cerca de 35%. A variabilidade interpessoal é menor que a do *propranolol*. A baixa lipossolubilidade do *nadolol* pode resultar em menores concentrações do fármaco no cérebro. O *nadolol* não é extensamente metabolizado e é excretado, em grande parte, na sua forma inalterada na urina. A $t_{1/2}$ no plasma é de cerca de 20 horas; em consequência, é geralmente administrado 1 vez/dia. O *nadolol* pode se acumular em pacientes com insuficiência renal, tornando necessária uma redução da dose nesses indivíduos.

Timolol

O *timolol* é um potente β-antagonista não seletivo, sem nenhuma atividade simpaticomimética intrínseca ou estabilizadora da membrana. É usado na hipertensão, na insuficiência cardíaca congestiva, no infarto agudo do miocárdio e na profilaxia da enxaqueca. Em oftalmologia, o timolol tem sido usado no tratamento de glaucoma de ângulo aberto e hipertensão intraocular. O fármaco parece reduzir a produção de humor aquoso por meio de bloqueio dos receptores β no epitélio ciliar.

ADME O *timolol* é bem absorvido pelo trato GI. É metabolizado extensamente pela CYP2D6 no fígado. Apenas uma pequena quantidade do fármaco inalterado aparece na urina. A $t_{1/2}$ no plasma é de cerca de 4 horas. A formulação oftalmológica de *timolol* pode sofrer absorção sistêmica (ver Cap. 74) e produzir efeitos adversos em pacientes suscetíveis, como aqueles com asma ou insuficiência cardíaca congestiva. A administração sistêmica de *cimetidina* com *timolol* oftalmológico tópico aumenta o grau de bloqueio dos receptores β, resultando em redução da frequência cardíaca em repouso, da pressão intraocular e da tolerância ao exercício (Ishii et al., 2000). Para uso oftalmológico, o *timolol* está disponível em associação com outros fármacos (p. ex., com *dorzolamida* ou *travoprosta*). O *timolol* também proporciona benefícios para pacientes com coronariopatia: no período agudo após infarto do miocárdio, o *timolol* produziu uma redução da mortalidade de 39% no Norwegian Multicenter Study.

Pindolol

O *pindolol* é um β-antagonista não seletivo com *atividade simpaticomimética intrínseca*. Possui baixa atividade estabilizadora da membrana e baixa lipossolubilidade. É usado no tratamento da angina de peito e hipertensão. Os β-bloqueadores com leve atividade agonista parcial podem ser preferidos como agentes anti-hipertensivos em indivíduos com diminuição da reserva cardíaca e propensão à bradicardia. Entretanto, a importância clínica do agonismo parcial não foi demonstrada de maneira substancial em ensaios clínicos controlados, mas pode ser relevante em determinados pacientes.

ADME O *pindolol* sofre absorção quase completa após administração oral; o fármaco tem uma biodisponibilidade moderadamente alta e $t_{1/2}$ plasmática de cerca de 4 horas. Cerca de 50% do *pindolol* é, em última análise, metabolizado no fígado, enquanto o restante é excretado em sua forma inalterada na urina. A depuração é reduzida em pacientes com insuficiência renal.

TABELA 14-5 ■ RESUMO DOS AGONISTAS E ANTAGONISTAS ADRENÉRGICOS

SUBCLASSE	FÁRMACOS	PRINCIPAIS AÇÕES FARMACOLÓGICAS PROEMINENTES	APLICAÇÕES TERAPÊUTICAS	EFEITOS ADVERSOS	COMENTÁRIOS
Agonistas não seletivos de ação direta					
	Epinefrina ($\alpha_1, \alpha_2, \beta_1, \beta_2, \beta_3$)	↑ Frequência cardíaca; ↑ Pressão arterial; ↑ Contratilidade; Leve ↓ na RVP; ↑ Débito cardíaco; Vasoconstrição (vísceras); Vasodilatação (músculo esquelético); ↑ Glicemia e lactato	Glaucoma de ângulo aberto; Com anestésicos locais para prolongar a ação; Choque anafilático; Bloqueio cardíaco completo ou parada cardíaca; Broncodilatador na asma	Palpitação; Arritmias cardíacas; Hemorragia cerebral; Cefaleia; Tremor; Inquietação	Não administrada por via oral; Salva a vida do indivíduo na anafilaxia ou na parada cardíaca
	Norepinefrina ($\alpha_1, \alpha_2, \beta_1 >> \beta_2$)	↑ Pressão arterial sistólica e diastólica; Vasoconstrição; ↑ RVP; ↑ Direto da frequência e contração cardíacas; ↓ Reflexo da frequência cardíaca	Hipotensão	Semelhantes aos da EPI; Hipertensão	Não absorvida por via oral
Agonistas dos receptores β					
Não seletivos ($\beta_1 + \beta_2$)	Isoprenalina	↓ RVP; ↑ Débito cardíaco; broncodilatação	Broncodilatador na asma; Bloqueio cardíaco completo ou parada cardíaca; Choque	Palpitações; Taquicardia; Taquiarritmias; Cefaleia; Ruborização da pele; Isquemia cardíaca em pacientes com doença arterial coronariana	Administração intravenosa; Administrado por inalação na asma
β_1-Seletivos	Dobutamina	↑ Contratilidade; Algum ↑ frequência cardíaca; ↑ Condução AV	Tratamento em curto prazo da descompensação cardíaca após cirurgia ou em pacientes com insuficiência cardíaca congestiva ou infarto do miocárdio	↑ Pressão arterial e frequência cardíaca	Apenas por via intravenosa; Usar com cautela em pacientes com hipertensão ou arritmias cardíacas
β_2-Seletivos (de ação intermediária)	Salbutamol; Bitolterol; Fenoterol; Isoetarina; Levossalbutamol; Orciprenalina; Pirbuterol; Procaterol; Terbutalina	Relaxamento do músculo liso brônquico; Relaxamento do músculo liso uterino; Ativação de outros receptores β_2 após administração sistêmica	Broncodilatadores para o tratamento da asma e da DPOC; Fármacos de ação curta/intermediária para o broncospasmo agudo	Tremor do músculo esquelético; Taquicardia e outros efeitos cardíacos observados após administração sistêmica (muito menos com o uso por via inalatória)	Usar com cautela em pacientes com doença cardiovascular (reduzida com administração inalatória); Efeitos colaterais mínimos

(Ação longa)	Formoterol Salmeterol Arformoterol Carniterol Indacaterol Ritodrina	Relaxamento do músculo liso brônquico Relaxamento do músculo liso uterino	Broncodilatadores para o tratamento da DPOC Melhor escolha para profilaxia devido à sua ação longa Ritodrina, para interromper o trabalho de parto prematuro	Contraindicados na asma	Ação longa, preferidos para profilaxia
β_3-Selectivos	Mirabegrona Vibegrona	Aumento óxido nítrico Relaxamento do músculo liso não vascular	Incontinência urinária Síndrome da bexiga hiperativa	Podem aumentar os níveis de fármacos metabolizados pela CYP2D6	Ensaios clínicos estão sendo conduzidos para a insuficiência cardíaca e a síndrome do intestino irritável Uso potencial para a obesidade
Agonista dos receptores α					
α_1-Seletivos	Metoxamina Fenilefrina Mefentermina Metaraminol Midodrina	Vasoconstrição	Congestão nasal (uso tópico) Hipotensão postural	Hipertensão Bradicardia reflexa Boca seca, sedação, hipertensão de rebote com retirada abrupta	A mefentermina e o metaraminol também atuam indiretamente para liberação de NE A midodrina é um profármaco ativado *in vivo*
α_2-Seletivos	Clonidina Apraclonidina Guanfacina Guanabenzo Brimonidina α-Metildopa	↓ Descarga simpática do cérebro para a periferia, resultando em ↓ RVP e pressão arterial ↓ Liberação de transmissores simpáticos induzida pelos nervos ↓ Produção de humor aquoso	Terapia adjuvante no choque Hipertensão Para reduzir a resposta simpática à abstinência de narcóticos, álcool e tabaco Glaucoma		Apraclonidina e brimonidina usadas topicamente para glaucoma e hipertensão ocular A metildopa é convertida no SNC em α-metil NE, um α$_2$-agonista efetivo
Ação indireta	Anfetamina Metanfetamina Metilfenidato (libera NE perifericamente; NE, DA e 5-HT centralmente)	Estimulação do SNC ↑ Pressão arterial Estimulação do miocárdio	Tratamento do TDAH Narcolepsia Obesidade (raramente)	Inquietação Tremor Insônia Ansiedade Taquicardia Hipertensão Arritmias cardíacas	Fármacos de Grupo II Ocorre tolerância acentuada Uso crônico leva à dependência Podem resultar em AVC hemorrágico em pacientes com doença subjacente O uso prolongado pode causar esquizofrenia paranoide
Ação mista	Dopamina (α$_1$, α$_2$, β$_1$, D$_1$; libera NE)	Vasodilatação (leitos coronariano, mesentérico renal) ↑ Taxa de filtração glomerular e natriurese ↑ Frequência cardíaca e contratilidade ↑ Pressão arterial sistólica	Choque cardiogênico Insuficiência cardíaca congestiva Tratamento da insuficiência renal aguda	O uso de altas doses leva à vasoconstrição Inquietação	Importante pela sua capacidade de manter o fluxo sanguíneo renal Administrada por via intravenosa

continua

TABELA 14-5 ■ RESUMO DOS AGONISTAS E ANTAGONISTAS ADRENÉRGICOS (continuação)

SUBCLASSE	FÁRMACOS	PRINCIPAIS AÇÕES FARMACOLÓGICAS PROEMINENTES	APLICAÇÕES TERAPÊUTICAS	EFEITOS ADVERSOS	COMENTÁRIOS
	Efedrina ($\alpha_1, \alpha_2, \beta_1, \beta_2$; libera NE)	Semelhantes às da epinefrina, porém de maior duração. Estimulação do SNC	Broncodilatador para o tratamento da asma. Congestão nasal. Tratamento da hipotensão e do choque	Tremor. Insônia. Ansiedade. Taquicardia. Hipertensão	Administrada por todas as vias. Não é utilizada comumente
α-Bloqueadores					
Não seletivos (α-bloqueadores clássicos)	PBZ. Fentolamina. Tolazolina	↓ RVP e pressão arterial. Venodilatação	Tratamento do excesso de catecolaminas (p. ex., feocromocitoma)	Hipotensão postural. Falha da ejaculação	Estimulação cardíaca devido ao desencadeamento dos reflexos e liberação aumentada de NE por meio de bloqueio dos receptores de α_2. A PBZ produz bloqueio dos receptores α de longa duração, pode bloquear a captação neuronal e extraneuronal de aminas
α_1-Seletivos	Prazosina. Terazosina. Doxazosina. Trimazosina. Alfuzosina. Tansulosina. Silodosina	↓ RVP e pressão arterial. Relaxamento dos músculos lisos no colo da bexiga e na próstata	Hipertensão primária. Aumento do fluxo urinário na HPB	Hipotensão postural com a instituição do tratamento	A prazosina e quinazolinas relacionadas são seletivas para os receptores α_1. A tansulosina possui alguma seletividade para os receptores α_{1A}
β-Bloqueadores					
Não seletivos (de primeira geração)	Nadolol. Pembutolol. Pindolol. Propranolol. Timolol	↓ Frequência cardíaca. ↓ Contratilidade. ↓ Débito cardíaco. Condução lenta nos átrios e nó AV. ↑ Período refratário, nó AV. Broncoconstrição. Hipoglicemia prolongada. ↓ Ácidos graxos livres no plasma. ↓ Colesterol HDL. ↑ Colesterol LDL e triglicerídeos. Hipopotassemia	Angina de peito. Hipertensão. Arritmias cardíacas. Insuficiência cardíaca congestiva. Feocromocitoma. Glaucoma. Miocardiopatia hipertrófica obstrutiva. Hipertireoidismo. Profilaxia da enxaqueca. Sintomas agudos de pânico. Abstinência de uso de substâncias. Sangramento varicoso na hipertensão portal	Bradicardia. Efeito inotrópico negativo. ↓ Débito cardíaco. Bradiarritmias. ↓ Condução AV. Broncoconstrição. Fadiga. Distúrbios do sono (insônia, pesadelos). Prolongamento da hipoglicemia. Disfunção sexual em homens. Interações medicamentosas	Os efeitos dependem do tônus simpaticossuprarrenal. Broncoconstrição (não usar na asma e na DPOC). Hipoglicemia (problemática em pacientes com hipoglicemia e diabetes). Efeito estabilizador da membrana (propranolol e betaxolol). Atividade simpaticomimética intrínseca (acentuada para o pindolol; fraca para o pembutolol, carteolol e betaxolol)

β₁-Seletivos (de segunda geração)	Acebutolol Atenolol Bisoprolol Betaxolol Esmolol Metoprolol	Semelhantes aos anteriores, porém com menos efeitos adversos na constrição brônquica	Semelhantes às anteriores	Semelhantes aos anteriores	Os efeitos dependem do tônus simpaticossuprarrenal O efeito de broncoconstrição é menor que o dos fármacos não específicos, porém usar apenas com muita cautela na asma e na DPOC
Vasodilatadores não seletivos (de terceira geração)	Carteolol Carvedilol Bucindolol Labetalol	Consultar o texto. Esses fármacos afetam múltiplos tipos de receptores e vias de sinalização. São usados no tratamento da hipertensão; o carvedilol também é usado no tratamento da insuficiência cardíaca. Os efeitos e as aplicações geralmente se assemelham aos de outros β-bloqueadores com algumas propriedades α-bloqueadoras: • Bloqueio do receptor α₁-adrenérgico (labetalol, carvedilol, bucindolol) • Aumento da produção de NO (celiprolol, nebivolol, carteolol) • Propriedades β₂-agonistas (celiprolol, carteolol) • Bloqueio da entrada de Ca²⁺ (carvedilol) • Ação antioxidante (carvedilol)			Vasodilatação observada com os fármacos de terceira geração; múltiplos mecanismos (ver Fig. 14-4) Atividade simpaticomimética intrínseca fraca com labetalol Os polimorfismos do receptor afetam a resposta às propriedades antiarrítmicas do bucindolol
Vasodilatadores β₁-seletivos (de terceira geração)	Celiprolol Nebivolol				

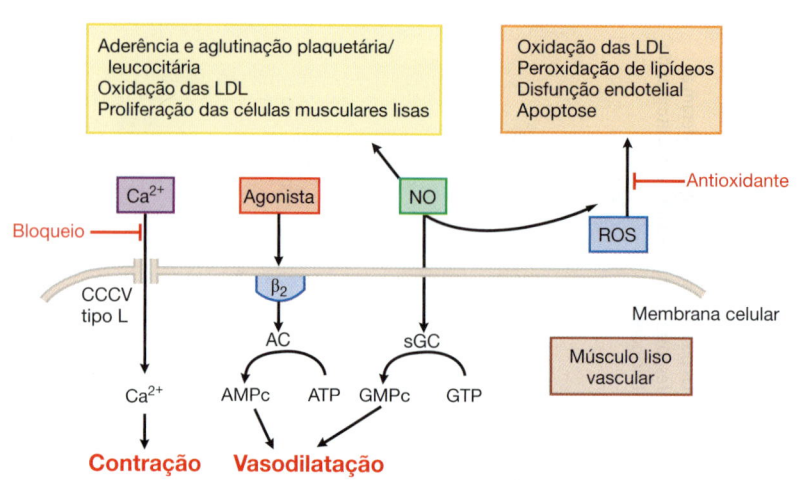

Figura 14-4 *Mecanismos subjacentes às ações dos β-bloqueadores vasodilatadores nos vasos sanguíneos.* Múltiplos mecanismos contribuem para os efeitos vasodilatadores dos β-antagonistas mais recentes. Ver Tabela 14-4 para maiores detalhes. (Modificada, com permissão, de Toda, 2003. Copyright © Elsevier.)

Antagonistas seletivos dos receptores β₁-adrenérgicos

Metoprolol

O *metoprolol* é um antagonista β_1-seletivo desprovido de atividade simpaticomimética intrínseca e de atividade estabilizadora da membrana.

ADME O *metoprolol* é quase totalmente absorvido após administração oral, porém a sua biodisponibilidade é relativamente baixa (~40%), devido ao metabolismo de primeira passagem. As concentrações plasmáticas variam amplamente (até 17 vezes), talvez devido a diferenças geneticamente determinadas na taxa de metabolismo hepático pela CYP2D6. Apenas 10% do fármaco administrado é recuperado em sua forma inalterada na urina. A $t_{1/2}$ do *metoprolol* é de 3 a 4 horas, mas pode aumentar para 7 a 8 horas nos metabolizadores fracos da CYP2D6, que correm risco cinco vezes maior de desenvolver efeitos adversos (Wuttke et al., 2002). Dispõe-se de uma formulação de liberação prolongada para administração uma vez ao dia.

Usos terapêuticos O *metoprolol* tem sido usado no tratamento da hipertensão essencial, angina de peito, taquicardia, insuficiência cardíaca e síncope vasovagal, como prevenção secundária após infarto do miocárdio, como adjuvante no tratamento do hipertireoidismo e na profilaxia da enxaqueca. Para o tratamento da hipertensão, a dose inicial habitual é de 100 mg/dia. Algumas vezes, o fármaco é efetivo quando administrado uma vez ao dia, embora frequentemente seja usado em duas doses fracionadas. Pode-se aumentar a dose a intervalos semanais até obter a redução ideal da pressão arterial. Em geral, o *metoprolol* é usado em duas doses fracionadas para o tratamento da angina estável. Para o tratamento inicial de pacientes com infarto agudo do miocárdio, dispõe-se de uma formulação intravenosa de *tartarato de metoprolol*; a dose oral é iniciada tão logo a situação clínica o permita. Em geral, o *metoprolol* está contraindicado para o tratamento do infarto agudo do miocárdio em pacientes com frequências cardíacas inferiores a 45 batimentos/min, bloqueio cardíaco maior que o primeiro grau (intervalo PR ≥ 0,24 s), pressão arterial sistólica de menos de 100 mmHg ou insuficiência cardíaca moderada a grave.

Atenolol

O *atenolol* é um antagonista β_1-seletivo desprovido de atividade simpaticomimética intrínseca e estabilizadora da membrana. É muito hidrofílico e parece penetrar no SNC apenas em grau limitado.

ADME O *atenolol* está disponível em comprimidos orais de 25, 50 e 100 mg (a dose inicial é de 50 mg/dia). Sofre absorção incompleta (~50%) e é excretado, em grande parte, de modo inalterado na urina, com $t_{1/2}$ de eliminação de 5 a 8 horas. O fármaco acumula-se em pacientes com insuficiência renal, e deve-se ajustar a dose para pacientes com depuração da creatinina inferior a 35 mL/min.

Usos terapêuticos O *atenolol* pode ser usado no tratamento da hipertensão, coronariopatia, arritmias e angina de peito, bem como para tratar ou reduzir o risco de complicações cardíacas após infarto do miocárdio. Metanálises e ensaios clínicos recentes demonstraram a falta de benefício em comparação com placebo e outros agentes anti-hipertensivos para redução do AVC, da mortalidade cardiovascular e de todas as causas, apesar de uma redução semelhante da pressão arterial em comparação com outros anti-hipertensivos (Ripley e Saseen, 2014). Quando comparado com outros tratamentos ativos, o *atenolol* foi associado a um risco aumentado de mortalidade por todas as causas, mortalidade cardiovascular e de AVC e teve efeito neutro no infarto do miocárdio. O *atenolol* também é usado no tratamento da hipertensão que pode acompanhar a doença de Graves até que a medicação antitireoidiana possa produzir seus efeitos. A dose inicial de *atenolol* para o tratamento da hipertensão é habitualmente de 50 mg/dia, administrado uma vez ao dia. Se não houver evidência de uma resposta terapêutica adequada dentro de algumas semanas, pode-se aumentar a dose diária para 100 mg. O *atenolol* demonstrou-se eficaz, em associação com um diurético, em pacientes idosos com hipertensão sistólica isolada. O *atenolol* provoca menos efeitos adversos no SNC (depressão, pesadelos) do que a maioria dos β-bloqueadores e poucas reações broncospásticas devido a seu perfil farmacológico e farmacocinético (Varon, 2008).

Esmolol

O *esmolol* é um antagonista β_1-seletivo com rápido início de ação e duração muito curta. Possui pouca ou nenhuma atividade simpaticomimética intrínseca e carece de ação estabilizadora da membrana. É administrado por via intravenosa e usado quando se deseja obter um bloqueio β de curta duração ou em pacientes em estado crítico, nos quais os efeitos adversos de bradicardia, insuficiência cardíaca ou hipotensão podem exigir a rápida interrupção do fármaco. Trata-se de um agente antiarrítmico de Grupo II (ver Cap. 34).

ADME O *esmolol* é administrado por injeção intravenosa lenta. Como o *esmolol* é usado em situações urgentes que exigem início imediato do bloqueio β, administra-se normalmente uma dose de ataque parcial (500 μg/kg durante 1 minuto), seguida de infusão contínua (dose de manutenção de 50 μg/kg/min por 4 minutos). Se não for observado um efeito terapêutico adequado em 5 minutos, a mesma dose de ataque é repetida, seguida de infusão de manutenção com maior velocidade. Pode ser necessário repetir esse esquema até alcançar o resultado desejado (p. ex., redução da frequência cardíaca ou da pressão arterial). O fármaco é rapidamente hidrolisado por esterases nos eritrócitos e tem $t_{1/2}$ de cerca de 8 minutos. A $t_{1/2}$ do metabólito ácido carboxílico do *esmolol* é muito mais longa (~4 h) e acumula-se durante a infusão prolongada do fármaco. Todavia, esse metabólito tem potência muito baixa como antagonista dos receptores β (1/500 da potência do *esmolol*) e é excretado na urina.

Usos terapêuticos O *esmolol* é comumente usado em pacientes durante cirurgias para prevenir ou tratar a taquicardia e no tratamento da taquicardia supraventricular. O início e o término do bloqueio dos receptores β com *esmolol* são rápidos: os efeitos hemodinâmicos máximos ocorrem em 6 a 10 minutos após a administração de uma dose de ataque, e ocorre uma diminuição substancial do bloqueio β nos primeiros 20 minutos após a interrupção da infusão. O *esmolol* é particularmente útil na hipertensão pós-operatória grave e constitui um fármaco adequado em situações nas quais o débito cardíaco, a frequência cardíaca e a pressão arterial estão aumentados. As diretrizes da American Heart Association/American College of Cardiology recomendam que o *esmolol* não seja usado em pacientes já recebendo tratamento com β-bloqueador, pacientes com bradicardia e aqueles com insuficiência cardíaca descompensada, visto que o fármaco pode comprometer a função miocárdica (Varon, 2008). Em geral, o *esmolol* é bem tolerado, porém está associado a um aumento no risco de hipotensão, que é rapidamente reversível (Garnock-Jones, 2012).

Acebutolol

O *acebutolol* é um antagonista β$_1$-seletivo, com alguma atividade estabilizadora de membrana e simpaticomimética intrínseca.

ADME O *acebutolol* é administrado por via oral (dose inicial de 200 mg, duas vezes ao dia, titulado até 1.200 mg/dia). É bem absorvido e sofre metabolismo de primeira passagem significativo a um metabólito ativo, o *diacetolol*, que é responsável pela maior parte da atividade do fármaco. A biodisponibilidade geral é de 35% a 50%. Normalmente, a $t_{1/2}$ de eliminação do *acebutolol* é de cerca de 3 horas, porém a $t_{1/2}$ do *diacetolol* é de 8 a 12 horas; é excretado em grande parte na urina. O *acebutolol* é lipofílico e atravessa a barreira hematencefálica. Não tem nenhum impacto negativo nos lipídeos séricos (colesterol, triglicerídeos ou HDL).

Usos terapêuticos O *acebutolol* tem sido usado no tratamento da hipertensão, nas arritmias cardíacas ventricular e atrial, no infarto agudo do miocárdio em pacientes de alto risco e na síndrome de Smith-Magenis. A dose inicial na hipertensão é habitualmente de 400 mg/dia; pode ser administrado em dose única, mas podem ser necessárias duas doses fracionadas para o controle adequado da pressão arterial. Em geral, são obtidas respostas ótimas com doses de 400 a 800 mg/dia (faixa de 200 a 1.200 mg).

Bisoprolol

O *bisoprolol* é um β$_1$-antagonista altamente seletivo, desprovido de atividade simpaticomimética intrínseca ou estabilizadora da membrana (McGavin e Keating, 2002). Possui maior grau de seletividade β$_1$ do que o *atenolol*, o *metoprolol* ou o *betaxolol*, porém menor que o *nebivolol*. O *bisoprolol* está aprovado para o tratamento da hipertensão.

Em geral, é bem tolerado, e os efeitos adversos consistem em tontura, bradicardia, hipotensão e fadiga. O *bisoprolol* é bem absorvido após administração oral, com biodisponibilidade de cerca de 90%. É eliminado por excreção renal (50%) e por metabolismo hepático a metabólitos farmacologicamente inativos (50%). O *bisoprolol* tem uma $t_{1/2}$ plasmática de cerca de 11 a 17 horas. Pode ser considerado como opção de tratamento padrão ao selecionar um β-bloqueador para uso em associação com inibidores da enzima conversora de angiotensina e diuréticos em pacientes com insuficiência cardíaca crônica moderada a grave e estável, bem como no tratamento da hipertensão (McGavin e Keating, 2002; Simon et al., 2003). Além disso, tem sido usado no tratamento de arritmias e da cardiopatia isquêmica. O *bisoprolol* foi associado a uma mortalidade de 34% no CIBIS-II (Cardiac Insufficiency Bisoprolol Study-II).

Betaxolol

O *betaxolol* é um antagonista do receptor β$_1$-seletivo, sem atividade agonista parcial e com leve propriedade estabilizadora da membrana. É utilizado no tratamento da hipertensão, da angina de peito e do glaucoma. É bem absorvido com alta biodisponibilidade; sua $t_{1/2}$ de eliminação varia de 14 a 22 horas. Em geral, é bem tolerado, e os efeitos colaterais são leves e transitórios.

Antagonistas dos receptores β-adrenérgicos com efeitos cardiovasculares adicionais (β-bloqueadores de "terceira geração")

Além dos antagonistas dos receptores adrenérgicos não seletivos e β$_1$-seletivos clássicos, existem fármacos que possuem ações vasodilatadoras (Toda, 2003). Esses efeitos são produzidos por uma variedade de mecanismos, incluindo os seguintes:

- Bloqueio dos receptores α$_1$-adrenérgicos (*labetalol, carvedilol, bucindolol, bevantolol, nipradilol*)
- Aumento da produção de NO (*celiprolol, nebivolol, carteolol, bopindolol, nipradilol*)
- Propriedades β$_2$-agonistas (*celiprolol, carteolol, bopindolol*)
- Bloqueio da entrada de Ca^{2+} (*carvedilol, betaxolol, bevantolol*)
- Abertura dos canais de K$^+$ (*tilisolol*)
- Ação antioxidante (*carvedilol*)

Essas ações estão resumidas na Tabela 14-4. Alguns β-antagonistas de terceira geração não estão disponíveis nos Estados Unidos, porém foram submetidos a ensaios clínicos e estão disponíveis em outros países.

Labetalol

O *labetalol* atua como antagonista competitivo dos receptores tanto α$_1$ quanto β. Esse fármaco possui dois centros ópticos, e a formulação usada clinicamente contém quantidades iguais dos quatro diastereômeros. As propriedades farmacológicas do *labetalol* são complexas, visto que cada isômero exibe atividades relativas diferentes. As propriedades da mistura incluem bloqueio seletivo dos receptores α$_1$ (em comparação com o subtipo α$_2$), bloqueio dos receptores β$_1$ e β$_2$, atividade agonista parcial nos receptores β$_2$ e inibição da captação neuronal de NE (efeito semelhante ao da cocaína). A potência da mistura para bloqueio β-adrenérgico é 5 a 10 vezes a do bloqueio dos receptores α$_1$.

Os efeitos farmacológicos do *labetalol* tornaram-se mais claros desde a separação e avaliação individual dos quatro isômeros.

- O *isômero R,R* é cerca de quatro vezes mais potente como antagonista dos receptores β do que o *labetalol* racêmico e responde por grande parte do bloqueio β produzido pela mistura de isômeros. Como α$_1$-antagonista, esse isômero tem menos de 20% da potência da mistura racêmica. O *isômero R,R* possui alguma atividade simpaticomimética intrínseca nos receptores β$_2$-adrenérgicos, o que pode contribuir para a vasodilatação.
- O *isômero R,S* é quase desprovido de efeitos bloqueadores tanto α quanto β.
- O *isômero S,R* quase não tem atividade β-bloqueadora; contudo, é cerca de cinco vezes mais potente do que o *labetalol* racêmico como bloqueador α$_1$.
- O *isômero S,S* é desprovido de atividade β-bloqueadora e sua potência assemelha-se à do *labetalol* racêmico como antagonista dos receptores α$_1$.

As ações do *labetalol* nos receptores α$_1$ e β contribuem para a queda da pressão arterial observada em pacientes com hipertensão. O bloqueio dos receptores α$_1$ leva ao relaxamento do músculo liso arterial e à vasodilatação, particularmente na posição ortostática. O bloqueio β$_1$ também contribui para uma queda da pressão arterial, em parte por meio de bloqueio da estimulação simpática reflexa do coração. Além disso, a atividade simpaticomimética intrínseca do *labetalol* nos receptores β$_2$ pode contribuir para a vasodilatação, e o fármaco pode ter alguma capacidade vasodilatadora direta.

O *labetalol* está disponível em forma oral para o tratamento da hipertensão crônica e em formulação intravenosa para uso nas emergências hipertensivas. Em um número limitado de pacientes, foi associado a lesão hepática. O *labetalol* tem sido recomendado como tratamento da hipertensão grave aguda (emergência hipertensiva). Sua ação hipotensora começa nos primeiros 2 a 5 minutos após administração intravenosa, alcança o seu pico em 5 a 15 minutos e dura cerca de 2 a 4 horas. A frequência cardíaca é mantida ou ligeiramente diminuída, e o débito cardíaco é mantido. O *labetalol* diminui a resistência vascular sistêmica sem reduzir o fluxo de sangue periférico total. Os fluxos sanguíneos cerebral, renal e coronariano são mantidos. O fármaco pode ser usado nos casos de crise hipertensiva induzida pela gravidez, visto que ocorre pouca transferência placentária, devido à pouca lipossolubilidade do *labetalol*.

ADME Embora o *labetalol* sofra absorção completa pelo intestino, ocorre extenso metabolismo de primeira passagem. Sua biodisponibilidade é de cerca de 20 a 40%, mas pode aumentar com a ingestão de alimentos. É rapidamente metabolizado no fígado e uma quantidade muito pequena em sua forma inalterada aparece na urina. A taxa de metabolismo do *labetalol* é sensível a mudanças no fluxo sanguíneo hepático. A $t_{1/2}$ de eliminação e de cerca de 8 horas. A $t_{1/2}$ do isômero *R,R* do *labetalol* é de aproximadamente 15 horas.

Carvedilol

O *carvedilol* é um β-antagonista de terceira geração, que possui perfil farmacológico singular. Bloqueia os receptores $β_1$, $β_2$ e $α_1$ de forma semelhante ao *labetalol*, porém também apresenta propriedades antioxidantes e anti-inflamatórias (DiNicolantonio et al., 2015), e essas características podem ser benéficas no tratamento da insuficiência cardíaca congestiva (ver adiante). Ele possui atividade estabilizadora da membrana, porém carece de atividade simpaticomimética intrínseca. O *carvedilol* também demonstrou ser um ligante tendencioso para β-arrestina, que promove o recrutamento da β-arrestina para os receptores $β_1$ e $β_2$ na ausência de ativação da G_s, cuja relevância clínica ainda precisa ser determinada.

O *carvedilol* reduz a pressão arterial ao diminuir a resistência vascular e ao manter o débito cardíaco, enquanto diminui o tônus vascular simpático (DiNicolantonio et al., 2015; Zepeda et al., 2012). O efeito hemodinâmico do *carvedilol* assemelha-se ao dos inibidores da enzima conversora de angiotensina e é superior ao dos β-bloqueadores tradicionais, como o *propranolol*. O *carvedilol* é renoprotetor e exerce efeitos favoráveis em pacientes com diabetes ou com síndrome metabólica. O fármaco foi aprovado pela FDA para uso na hipertensão, na insuficiência cardíaca congestiva e na disfunção ventricular esquerda após infarto do miocárdio.

O *carvedilol* possui duas propriedades antioxidantes distintas: atua como antioxidante químico que pode depurar ROS e pode suprimir a biossíntese de ROS e de radicais de oxigênio. É extremamente lipofílico e protege as membranas celulares contra a peroxidação lipídica. Impede a oxidação das LDL, o que, por sua vez, induz a captação de LDL pelos vasos coronarianos. O *carvedilol* também inibe a perda da contratilidade miocárdica, a hipertrofia induzida por estresse, a apoptose e o acúmulo e ativação de neutrófilos mediados por ROS. Em doses altas, o *carvedilol* exerce atividade bloqueadora dos canais de Ca^{2+}.

Numerosos ensaios clínicos controlados mostraram que o *carvedilol* melhora a função ventricular e diminui a mortalidade e a morbidade em pacientes com insuficiência cardíaca congestiva leve a grave (Chatterjee et al., 2013; Poole-Wilson et al., 2003). Vários especialistas o recomendam como opção de tratamento padrão nesse contexto. Além disso, o *carvedilol* em associação ao tratamento convencional diminui a taxa de mortalidade e atenua o infarto do miocárdio. Em pacientes com insuficiência cardíaca crônica, o fármaco reduz o impulso simpático cardíaco, porém não se sabe ao certo se o bloqueio da vasodilatação mediada por receptores $α_1$ é mantido por longos períodos.

ADME O carvedilol sofre rápida absorção após administração oral com concentrações plasmáticas máximas em 1 a 2 horas. É altamente lipofílico e mais de 95% estão ligados às proteínas. As CYP hepáticas 2D6 e 2C9 hepáticas metabolizam o carvedilol, produzindo uma $t_{1/2}$ de 7 a 10 horas. O metabolismo de primeira passagem estereosseletivo resulta em depuração mais rápida do S(−)-carvedilol do que do R(+)-carvedilol. Não são observadas alterações significativas da farmacocinética do carvedilol em pacientes idosos com hipertensão, e não há necessidade de mudança da dose em pacientes com insuficiência renal moderada a grave (Keating e Jarvis, 2003). Em virtude do extenso metabolismo hepático, a farmacocinética do carvedilol pode ser profundamente afetada por fármacos que induzem ou inibem as CYP 2D6 e 2C9, que incluem o indutor rifampicina e inibidores como cimetidina, quinidina, fluoxetina e paroxetina.

Bucindolol

O *bucindolol* é um antagonista β-adrenérgico não seletivo de terceira geração com propriedades fracas de bloqueio dos $α_1$. O *bucindolol* aumenta a fração de ejeção sistólica do ventrículo esquerdo e diminui a resistência periférica, com consequente redução da pós-carga. Aumenta o nível plasmático de colesterol HDL, porém não afeta os triglicerídeos plasmáticos. Um ensaio clínico abrangente e de grande porte, BEST (β Blocker Evaluation of Survival Trial), foi interrompido precocemente devido à falta de benefício demonstrável de sobrevida com *bucindolol versus* placebo. Uma análise posterior demonstrou que os polimorfismos nos receptores $β_1$ e $α_{2C}$ são preditores do efeito do *bucindolol* na prevenção de fibrilação atrial de início recente e arritmias ventriculares (Cooper-DeHoffand Johnson, 2016; O'Connor et al., 2012).

Celiprolol

O *celiprolol* é um β-antagonista cardiosseletivo de terceira geração, usado no tratamento da hipertensão e da angina. Possui baixa lipossolubilidade, é desprovido de atividade estabilizadora da membrana e exerce efeitos vasodilatadores e broncodilatadores fracos, atribuídos à sua atividade $β_2$-agonista seletiva parcial, e possivelmente efeitos relaxantes sobre o músculo liso (incluindo o músculo liso brônquico) semelhantes aos da *papaverina*. Foi também relatado que o fármaco antagoniza a atividade dos receptores $α_2$-periféricos, promove a produção de NO e inibe o estresse oxidativo. O *celiprolol* possui propriedades $α_1$-antagonistas fracas, que não são consideradas clinicamente significativas nas doses terapêuticas (Toda, 2003). O *celiprolol* reduz a frequência cardíaca e a pressão arterial e pode aumentar o período refratário funcional do nó AV. A biodisponibilidade oral varia amplamente (30%-70%); ocorrem níveis plasmáticos máximos 2 a 4 horas após administração oral. O *celiprolol* é predominantemente excretado na urina, em grande parte na sua forma inalterada, e, em menor grau, nas fezes.

Nebivolol

O *nebivolol* é um antagonista altamente $β_1$-seletivo de terceira geração, de ação longa, que estimula a vasodilatação mediada por NO por meio de agonismo no receptor $β_3$ (Fongemie e Felix-Getzik, 2015). O *nebivolol* é desprovido de efeitos simpaticomiméticos intrínsecos e de atividade de estabilização da membrana e propriedades bloqueadoras $α_1$.

ADME O *nebivolol* é administrado como racemato, que contém quantidades iguais dos enantiômeros *d* e *l*. O isômero *d* é o componente β-bloqueador ativo, enquanto o isômero *l* é responsável pelo aumento da produção de NO. O *nebivolol* é lipofílico, e a administração concomitante de *clortalidona*, *hidroclorotiazida*, *teofilina* ou *digoxina* pode reduzir a extensão da absorção.

O *nebivolol* sofre extenso metabolismo de primeira passagem, principalmente pela CYP2D6, com $t_{1/2}$ terminal média de cerca de 10 horas. Os metabólitos ativos (p. ex., 4-OH nebivolol) contribuem para o efeito β-bloqueador do *nebivolol*. Polimorfismos do gene CYP2D6 afetam o metabolismo do *nebivolol*, mas não a sua eficácia, devido à produção de metabólitos hidroxilados ativos (Lefebvre et al., 2007).

Usos terapêuticos O *nebivolol* está aprovado para o tratamento da hipertensão e pode estar associado a melhores resultados do que os β-antagonistas de primeira e segunda geração, com risco reduzido de hospitalização devido a eventos cardiovasculares (Olawi et al., 2019). O *nebivolol* reduz a resistência vascular periférica, de forma a diminuir a pressão arterial, e aumenta significativamente o volume sistólico, com preservação do débito cardíaco para manter o fluxo sanguíneo sistêmico aos órgãos-alvo. O *nebivolol* também reduz a disfunção endotelial e o estresse oxidativo e pode ter efeitos favoráveis no metabolismo dos carboidratos e dos lipídeos. Esses benefícios também são observados na presença de síndrome metabólica, que frequentemente ocorre com hipertensão (Ignarro, 2008). A ação vasodilatadora do *nebivolol* dependente de NO e a sua alta seletividade pelo receptor $β_1$-adrenérgico provavelmente contribuem para a sua eficácia e tolerabilidade comparativa como agente anti-hipertensivo (p. ex., menos fadiga e disfunção sexual em homens) (Olawi et al., 2019). Enquanto o *nebivolol* tem utilidade potencial no tratamento da insuficiência cardíaca com fração de ejeção reduzida, ele pode não reduzir a mortalidade no mesmo grau que o *carvedilol*, o *metoprolol* ou o *bisoprolol* (Chatterjee et al., 2013).

Referências

Allwood MJ, et al. Peripheral vascular effects of noradrenaline, isopropylnoradrenaline, and dopamine. *Br Med Bull*, **1963**, *19*:132–136.

Altschuld RA, Billman GE. β$_2$-Adrenoceptors and ventricular fibrillation. *Pharmacol Ther*, **2000**, *88*:1–14.

Arthur G. Epinephrine: a short history. *Lancet Resp Med*, **2015**, *3*:350–351.

Bacq ZM. Chemical transmission of nerve impulses. In: Parnham MJ, Bruinvels J, eds. *Discoveries in Pharmacology*. Elsevier, New York, **1983**, 49–103.

Barger G, Dale HH. Chemical structure and sympathomimetic action of amines. *J Physiol*, **1910**, *41*:19–59.

Beduschi MC, et al. α-Blockade therapy for benign prostatic hyperplasia: from a non-selective to a more selective α$_{1A}$-adrenergic antagonist. *Urology*, **1998**, *51*:861–872.

Billington CK, et al. β$_2$-Agonists. *Handb Exp Pharmacol*, **2017**, *237*:23–40.

Black SW, et al. Challenges in the development of therapeutics for narcolepsy. *Prog Neurobiol*, **2017**, *152*:89–113.

Bosch J. Medical treatment of portal hypertension. *Digestion*, **1998**, *59*:547–555.

Butta C, et al. Old and new drugs for treatment of advanced heart failure. *Curr Pharm Des*, **2020**, *26*:1571–1583.

Cannavo A, Koch WJ. Targeting β3-adrenergic receptors in the heart: selective agonism and β-blockade. *J Cardiovasc Pharmacol*, **2017**, *69*:71–78.

Chatterjee S, et al. Benefits of β blockers in patients with heart failure and reduced ejection fraction: network meta-analysis. *BMJ*, **2013**, *346*:f55.

Childress AC, Berry SA. Pharmacotherapy of attention-deficit hyperactivity in adolescents. *Drugs*, **2012**, *72*:309–325.

Cooper-DeHoff RM, Johnson JJ. Hypertension pharmacogenomics: in search of personalized treatment approaches. *Nat Rev Nephrol*, **2016**, *12*:110–122.

Cortese S. Pharmacologic treatment of attention deficit-hyperactivity disorder. *N Engl J Med*, **2020**, *383*:1050–1056.

Cypess AM, et al. Activation of human brown adipose tissue by a β$_3$-adrenergic receptor agonist. *Cell Metab*, **2015**, *21*:33–38.

Deano R, Sorrentino M. Lipid effects of antihypertensive medications. *Curr Atheroscler Rep*, **2012**, *14*:70–77.

Dehvari N, et al. Mirabegron: potential off target effects and uses beyond the bladder. *Br J Pharmacol*, **2018**, *175*:4072–4082.

DiNicolantonio JJ. β-Blockers in hypertension diabetes, heart failure and acute myocardial infarction. A review of the literature. *Open Heart*, **2015**, *2*:e000230.

Docherty JR. The pharmacology of α$_1$-adrenoceptor subtypes. *Eur J Pharmacol*, **2019**, *855*:305–320.

Doggrell SA. The therapeutic potential of dopamine modulators on the cardiovascular and renal systems. *Expert Opin Investig Drugs*, **2002**, *11*:631–644.

Dunne F, et al. β-Blockers in the management of hypertension in patients with type 2 diabetes mellitus: is there a role? *Drugs*, **2001**, *61*:428–435.

Emorine LJ, et al. Molecular characterization of the human β$_3$ adrenergic receptor. *Science*, **1989**, *245*:1118–1121.

Fanta CH. Asthma. *N Engl J Med*, **2009**, *360*:1002–1014.

FDA. Full prescribing information, sodium oxybate. Revised **December 2012**. Available at: http://www.accessdata.fda.gov/drugsatfda_docs/label/2012/021196s-013lbl.pdf. Accessed November 16, 2021.

Fleckenstein A. New insights into the mechanism of actions of amphetamines. *Annu Rev Pharmacol*, **2007**, *47*:691–698.

Fongemie J, Felix-Getzik E. A review of nebivolol pharmacology and clinical evidence. *Drugs*, **2015**, *75*:1349–1371.

Frangogiannis NG. Cardiac fibrosis. *Cardiovasc Res*, **2021**, *117*:1450–1488.

Frishman WH, Hotchkiss H. Selective and nonselective dopamine receptor agonists: an innovative approach to cardiovascular disease treatment. *Am Heart J*, **1996**, *132*:861–870.

Garnock-Jones KP. Esmolol. A review of its use in the short-term treatment of tachyarrhythmias and the short-term control of tachycardia and hypertension. *Drugs*, **2012**, *72*:109–132.

Gilsbach R, Hein L. Presynaptic metabotropic receptors for acetylcholine and adrenaline/noradrenaline. *Handb Exp Pharmacol*, **2008**, *184*:261–288.

Hiratzka LF, et al. Guidelines for the diagnosis and management of patients with thoracic aortic disease. *Circulation*, **2010**, *121*:e266–e369.

Ignarro LJ. Different pharmacological properties of two enantiomers in a unique β-blocker, nebivolol. *Cardiovasc Ther*, **2008**, *26*:115–134.

Ippolito M, Benovic JL. Biased agonism at β-adrenergic receptors. *Cell Signal*, **2021**, *80*:109905.

Ishii Y, et al. Drug interaction between cimetidine and timolol ophthalmic solution: effect on heart rate and intraocular pressure in healthy Japanese volunteers. *J Clin Pharmacol*, **2000**, *40*:193–199.

Keating GM. Droxidopa: a review of its use in symptomatic neurogenic orthostatic hypotension. *Drugs*, **2015**, *75*:197–206.

Keating GM, Jarvis B. Carvedilol: a review of its use in chronic heart failure. *Drugs*, **2003**, *63*:1697–1741.

Kenakin T. Biased signaling as allosteric probe dependence. *Cell Signal*, **2021**, *79*:109844.

Kenny B, et al. Evaluation of the pharmacological selectivity profile of α$_1$ adrenoceptor antagonists at prostatic α$_1$ adrenoceptors: binding, functional and in vivo studies. *Br J Pharmacol*, **1996**, *118*:871–878.

Kyprianou N. Doxazosin and terazosin suppress prostate growth by inducing apoptosis. Clinical significance. *J Urol*, **2003**, *169*:1520–1525.

Lefebvre J, et al. The influence of CYP2D6 phenotype on the clinical response of nebivolol in patients with essential hypertension. *Br J Clin Pharmacol*, **2007**, *63*:575–582.

Lefkowitz RJ. A serendipitous scientist. *Annu Rev Pharmacol Toxicol*, **2018**, *58*:17–32.

Lowry JA, Brown JT. Significance of the imidazoline receptors in toxicology. *J Clin Toxicol*, **2014**, *52*:454–469.

Man in't Veld AJ, et al. Do β blockers really increase peripheral vascular resistance? Review of the literature and new observations under basal conditions. *Am J Hypertens*, **1988**, *1*:91–96.

Matera MG, Cazzola M. Ultra-long acting β$_2$-adrenoceptor agonist. An emerging therapeutic option for asthma and COPD. *Drugs*, **2007**, *67*:503–515.

McClellan KJ, et al. Midodrine. A review of its therapeutic use in the management of orthostatic hypotension. *Drugs Aging*, **1998**, *12*:76–86.

McConnell JD, et al. The long-term effect of doxazosin, finasteride, and combination therapy on the clinical progression of benign prostatic hyperplasia. *N Engl J Med*, **2003**, *349*:2387–2398.

McGavin JK, Keating GM. Bisoprolol. A review of its use in chronic heart failure. *Drugs*, **2002**, *62*:2677–2696.

Murphy MB, et al. Fenoldopam: a selective peripheral dopamine receptor agonist for the treatment of severe hypertension. *N Engl J Med*, **2001**, *345*:1548–1557.

Nikolic K, Agbaba D. Imidazoline antihypertensive drugs: selective I(1)-imidazoline receptors activation. *Cardiovasc Ther*, **2012**, *30*:209–216.

O'Connor CM, et al. Combinatorial pharmacogenetic interactions of bucindolol and β1, α2C adrenergic receptor polymorphisms. *PLoS One*, **2012**, *7*:e44324.

Olawi N, et al. Nebivolol in the treatment of arterial hypertension. *Basic Clin Pharmacol Toxicol*, **2019**, *125*:189–201.

Poole-Wilson PA, et al. Comparison of carvedilol and metoprolol on clinical outcomes in patients with chronic heart failure in the Carvedilol Or Metoprolol European Trial (COMET): randomised controlled trial. *Lancet*, **2003**, *362*:7–13.

Ripley TL, Saseen JJ. β Blockers: a review of their pharmacological and physiological diversity. *Ann Pharmacother*, **2014**, *48*:723–733.

Rockman HA, et al. Seven-transmembrane-spanning receptors and heart function. *Nature*, **2002**, *415*:206–212.

Salpeter SR, et al. Cardioselective beta-blockers for chronic obstructive pulmonary disease. *Cochrane Database Syst Rev*, **2005**, *4*:CD003566.

Sato P, et al. The evolving impact of G protein-coupled receptor kinases in cardiac health and disease. *Physiol Rev*, **2015**, *95*:377–404.

Schena G, Caplan MJ. Everything you always wanted to now about β3AR* (* but were afraid to ask). *Cells*, **2019**, *8*:357.

Simon T, et al. Bisoprolol dose-response relationship in patients with congestive heart failure: a subgroups analysis in the cardiac insufficiency bisoprolol study (CIBIS II). *Eur Heart J*, **2003**, *24*:552–559.

Sitte HH, Freissmuth M. Amphetamines, new psychoactive drugs, and the monoamine transporter cycle. *Trends Pharmacol Sci*, **2015**, *36*:41–50.

Toda N. Vasodilating β-adrenoceptor blockers as cardiovascular therapeutics. *Pharmacol Ther*, **2003**, *100*:215–234.

Varon J. Treatment of acute severe hypertension: current and newer agents. *Drugs*, **2008**, *68*:283–297.

Walle T, et al. Stereoselective delivery and actions of β receptor antagonists. *Biochem Pharmacol*, **1988**, *37*:115–124.

Wingler LM, Lefkowitz RJ. Conformational basis of G protein-coupled receptor signaling versatility. *Trends Cell Biol*, **2020**, *30*:736–747.

Wuttke H, et al. Increased frequency of cytochrome P450 2D6 poor metabolizers among patients with metoprolol-associated adverse effects. *Clin Pharmacol Ther*, **2002**, *72*:429–437.

Zepeda RJ, et al. Effect of carvedilol and nebivolol on oxidative stress-related parameters and endothelial function in patients with essential hypertension. *Basic Clin Pharmacol Toxicol*, **2012**, *111*:309–316.

Capítulo 15

5-Hidroxitriptamina (serotonina) e dopamina

Charles D. Nichols, Susan G. Amara e David R. Sibley

INTRODUÇÃO

5-HIDROXITRIPTAMINA
- Síntese e metabolismo da 5-HT (serotonina)
- Vias de projeção serotoninérgica no encéfalo
- Receptores de 5-HT

AÇÕES DA 5-HT EM SISTEMAS FISIOLÓGICOS
- Plaquetas
- Sistema cardiovascular
- Trato GI
- Inflamação
- SNC
- Ciclo sono-vigília
- Agressão e impulsividade
- Apetite e obesidade

FÁRMACOS QUE AFETAM A SINALIZAÇÃO DA 5-HT
- Agonistas do receptor 5-HT$_{1B/1D}$: as triptanas
- Alcaloides do esporão do centeio (*ergot*)
- Psicodélicos
- Agonistas dos receptores de serotonina, agonistas inversos, ISRS e AAMS
- Manipulação clínica dos níveis de 5-HT: síndrome serotoninérgica

DOPAMINA
- Síntese e metabolismo
- Receptores de dopamina
- Transportador de dopamina

AÇÕES DA DOPAMINA EM SISTEMAS FISIOLÓGICOS
- Coração e vasos
- Rins
- Hipófise
- Liberação de catecolaminas
- SNC

FÁRMACOS QUE AFETAM A SINALIZAÇÃO DA DOPAMINA
- Agonistas dos receptores de dopamina
- Antagonistas dos receptores de dopamina

Introdução

A 5-HT (serotonina) e a DA são neurotransmissores no SNC que também possuem ações periféricas proeminentes. Embora a 5-HT esteja presente em altas concentrações no SNC, cerca de 95% de toda a 5-HT no corpo humano está localizada na periferia, com níveis elevados nas células enterocromafins distribuídas por todo o trato GI e em grânulos de armazenamento nas plaquetas. As maiores concentrações de DA são encontradas no cérebro; depósitos de DA também estão presentes na periferia da medula suprarrenal, nos plexos do trato GI e no sistema nervoso entérico. Foram delineados 14 subtipos de receptores de 5-HT nos mamíferos, classificados em sete subfamílias, e cinco subtipos de receptores de DA, classificados em duas subfamílias, por meio de análises estruturais e farmacológicas, e todos esses subtipos são codificados por genes separados. No caso de alguns receptores, o *splicing* ou a edição de RNA alternativos criam uma heterogeneidade adicional; assim, por exemplo, mais 30 isoformas do subtipo de receptor 5-HT$_{2C}$ são produzidas a partir da edição do RNA. A identificação de subtipos individuais de receptores facilitou o desenvolvimento de fármacos seletivos para subtipos, bem como a elucidação das ações da 5-HT e da DA em nível molecular. Cada vez mais os objetivos terapêuticos estão sendo alcançados por fármacos direcionados seletivamente para um ou mais dos subtipos de receptores de 5-HT ou DA, ou por fármacos que atuam em uma combinação dos receptores de ambos.

5-Hidroxitriptamina

PERSPECTIVA HISTÓRICA

Na década de 1930, Vittorio Erspamer começou a estudar a distribuição das células enterocromafins, que se coravam com um reagente para indóis. As maiores concentrações dessas células foram encontradas na mucosa do trato GI, seguida das plaquetas e do SNC. Subsequentemente, na Cleveland Clinic, Irving Page e colaboradores isolaram e caracterizaram uma substância vasoconstritora liberada pelas plaquetas no sangue em processo de coagulação. Essa substância, denominada serotonina por Page, era idêntica ao indol, a enteramina, isolado por Erspamer. Tanto a enteramina quanto a serotonina provaram ser a 5-hidroxitriptamina. A descoberta subsequente de vias de biossíntese e de degradação da 5-HT e a apresentação clínica de pacientes com tumores carcinoides de células enterocromafins intestinais estimularam o interesse na 5-HT. Em meados da década de 1950, Betty Tvorog descobriu que a 5-HT também estava presente no cérebro. Descobertas subsequentes de que os efeitos comportamentais pronunciados da *reserpina* eram acompanhados de uma acentuada diminuição da 5-HT no cérebro levaram à suposição de que a 5-HT pudesse ser um neurotransmissor no SNC de mamíferos. Numerosos congêneres da 5-HT possuem atividade farmacológica (ver Fig. 15-1). Muitas das indolaminas *N* e *O*-metiladas possuem propriedades psicodélicas ou alucinógenas. Uma substância estreitamente relacionada com a 5-HT, a melatonina, é formada por *N*-acetilação e *O*-metilação sequenciais (Figs. 15-1 e 15-2). A melatonina, que não deve ser confundida com o pigmento melanina, é a principal indolamina na glândula pineal, onde modula os ritmos circadianos, particularmente aqueles relacionados com a preparação do sono, o que explica o seu uso no tratamento do *jet lag* e da insônia.

Síntese e metabolismo da 5-HT (serotonina)

A síntese da 5-HT (serotonina) ocorre por meio de uma via em duas etapas, a partir do triptofano, um aminoácido essencial (Fig. 15-2). O triptofano é transportado ativamente no cérebro pelo transportador 1 de aminoácido tipo L (LAT1), uma proteína carreadora heteromérica, que também transporta outros aminoácidos neutros e de cadeia ramificada grandes, bem como alguns fármacos. Os níveis de triptofano no cérebro são influenciados não apenas por suas concentrações plasmáticas, mas

AADC: L-aminoácido-aromático-descarboxilase
AAMS: agonistas e antagonistas multifuncionais da serotonina
AC: adenililciclase
ACh: acetilcolina
ADT: antidepressivo tricíclico
AINE: anti-inflamatório não esteroide
ALDH: aldeído-desidrogenase
AMPc: monofosfato de adenosina cíclico
BHE: barreira hematencefálica
CGRP: peptídeo relacionado com o gene da calcitocina
COMT: catecol-O-metiltransferase
CPF: córtex pré-frontal
DA: dopamina
DAG: diacilglicerol
DAT: transportador de dopamina
L-dopa: 3,4-di-hidroxifenilalanina
DOI: 1-(2,5-dimetoxi-4-iodofenil) isopropilamina
DOPAC: ácido 3,4-di-hidroxifenilacético
DP: doença de Parkinson
EPI: epinefrina
GABA: ácido γ-aminobutírico
GI: gastrintestinal
GPCR: receptor acoplado à proteína G
GSK: glicogênio-sintase-cinase
5-HIAA: ácido 5-hidroxindolacético
5-HT: 5-hidroxitriptamina (serotonina)
HVA: ácido homovanílico
IRSN: inibidor da recaptação de serotonina-norepinefrina
ISRS: inibidor seletivo de recaptação da serotonina
LCS: líquido cerebrospinal
LSD: dietilamida do ácido lisérgico
MAO: monoaminoxidase
MAP: moduladores alostéricos positivos
MDMA: 3,4-metilenodioximetanfetamina (*ecstasy*)
MPP⁺: 1-metil-4-fenilpiridínio
αMPT: α-metilfeniltirosina
MPTP: 1-metil-4-fenil-1,2,3,6-tetra-hidropiridina
NE: norepinefrina
NET: transportador de norepinefrina
NMDA: N-metil-D-aspartato
NO: óxido nítrico
NSQ: núcleo supraquiasmático
NSS: simportador de sódio-neurotransmissor
OCT: transportador de cátion orgânico
6-OHDA: 6-hidroxidopamina
8-OH-DPAT: 8-hidroxi-(2-N,N-dipropilamino)-tetralina
PCP: fenciclidina
PK_: proteína-cinase _ (p. ex., PKA, PKC)
PL_: fosfolipase _ (p. ex., PLA, PLC)
PP2A: proteína-fosfatase 2A
SEP: sintomas extrapiramidais
SERT: transportador de serotonina
SNC: sistema nervoso central
SPI: síndrome das pernas inquietas
TAAR1: receptor associado à amina-traço 1
TDAH: transtorno de déficit de atenção/hiperatividade
TDSH: transtorno do desejo sexual hipoativo
TH: tirosina-hidroxilase
TPH1: triptofano-hidroxilase 1
VMAT2: transportador de monoamina vesicular 2
VNTR: número variável de repetições em tandem

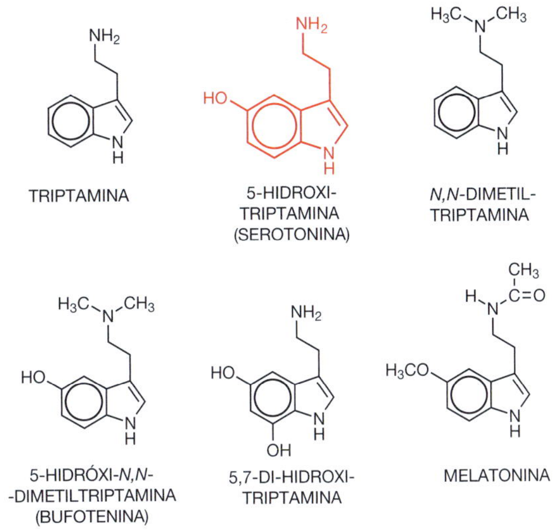

Figura 15-1 *Estruturas das indolalquilaminas representativas.*

também pelas concentrações plasmáticas de outros aminoácidos que competem pelo transportador. A TPH1, uma oxidase de função mista, que exige a presença de O_2 molecular e de um cofator de pteridina reduzida para a sua atividade, é a enzima limitadora de velocidade na via de biossíntese. A TPH2, uma isoforma específica cerebral da TPH1, é inteiramente responsável pela síntese de 5-HT no cérebro. A 5-HT não atravessa a BHE, de modo que ela precisa ser sintetizada localmente no SNC. Em geral, a TPH do cérebro não é saturada com o substrato; em consequência, é a concentração de triptofano no cérebro que influencia a síntese de 5-HT.

O L-5-hidroxitriptofano é convertido em 5-HT pela AADC. A AADC é extensamente distribuída e possui ampla especificidade de substrato. O produto sintetizado, a 5-HT, é transportado em grânulos secretores pelo transportador de monoamina vesicular, VMAT2. A *reserpina* provoca depleção das reservas vesiculares de 5-HT e de outras monoaminas por meio de inibição seletiva do VMAT2. Com base na sua capacidade de esgotar a NE ou a DA, a *reserpina* foi antigamente usada como agente anti-hipertensivo e antipsicótico, respectivamente; entretanto, não é mais utilizada para esses propósitos. No SNC, a 5-HT vesicular armazenada é liberada por exocitose dos neurônios serotoninérgicos em resposta a um potencial de ação. O término da sinalização da 5-HT ocorre por meio de recaptação neuronal pelo SERT, localizado na membrana dos terminais axonais serotoninérgicos, ou por meio de degradação pela MAO-A. O SERT também é encontrado nas membranas celulares das plaquetas e é crucial na regulação e manutenção das concentrações de serotonina nas plaquetas, que carecem da capacidade de sintetizar a 5-HT. O SERT, localizado na membrana plasmática, desempenha uma função distinta do VMAT2, um transportador de monoamina vesicular que concentra as monoaminas em vesículas de armazenamento intracelulares. O SERT pode ser inibido por ISRS, que são usados no tratamento de depressão e de outros transtornos de humor.

A principal via de metabolismo da 5-HT envolve a desaminação oxidativa pela MAO. O aldeído intermediário assim formado é convertido em 5-HIAA pela aldeído-desidrogenase (ver Fig. 15-2). Uma via alternativa, que consiste na redução do acetaldeído a um álcool para gerar 5-hidroxitriptofol, é normalmente insignificante. O 5-HIAA é ativamente transportado para fora do cérebro por um processo sensível ao inibidor de transporte inespecífico probenecida. O 5-HIAA produzido a partir do metabolismo da 5-HT é excretado na urina, juntamente com pequenas quantidades de sulfato de 5-hidroxitriptofol ou conjugados de glicuronídeo.

Das duas isoformas de MAO (ver Cap. 10), a MAO-A é a que metaboliza preferencialmente a 5-HT e a NE. Os inibidores seletivos da MAO-A aumentam as reservas de 5-HT e de NE e são considerados agentes antidepressivos de primeira geração (ver Cap. 15). A MAO-B

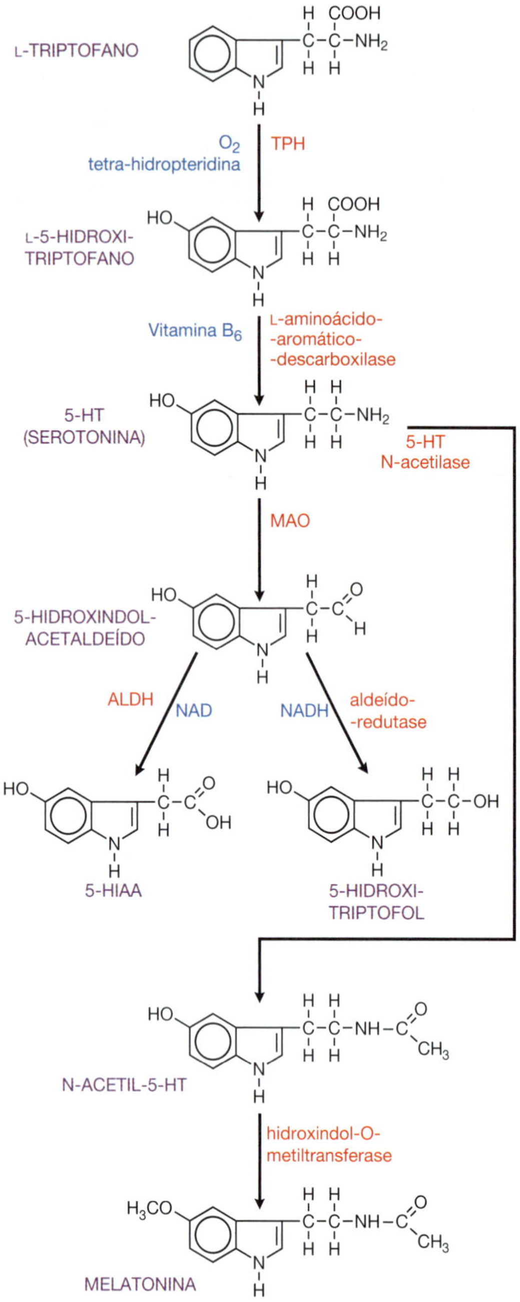

Figura 15-2 *Síntese e inativação da serotonina.* As enzimas são identificadas em letras *vermelhas*, enquanto os cofatores aparecem em *azul*.

prefere a β-feniletilamina e a benzilamina como substratos. A DA e a triptamina são metabolizadas igualmente bem pelas duas isoformas. Os neurônios contêm ambas as isoformas da MAO, que estão localizadas principalmente na membrana externa das mitocôndrias. A MAO-B constitui a principal isoforma nas plaquetas, que contêm grandes quantidades de 5-HT.

Vias de projeção serotoninérgica no encéfalo

No SNC, a 5-HT é sintetizada quase inteiramente por células localizadas nos núcleos da rafe no tronco encefálico. Esses neurônios exibem projeções extensas por todo o encéfalo e medula espinal. Essas projeções são tão extensas que se levantou a hipótese de que cada neurônio no encéfalo pode estar em contato sináptico com uma fibra de projeção serotoninérgica (Fig. 15-3). Entretanto, tipos distintos de células tanto no cérebro quanto no corpo produzem pequenas quantidades de 5-HT.

O papel dessa 5-HT intracelular não está bem esclarecido, porém a sua presença pode ser necessária para modificações pós-traducionais de proteínas intracelulares por meio de "serotonilação", em que a 5-HT liga-se de forma covalente a resíduos de glutamina de proteínas pela enzima transglutaminase.

Um modelo de sinapse serotoninérgica é retratado na Figura 15-4. A 5-HT liberada do terminal nervoso ativa receptores celulares pós-sinápticos específicos, levando à ativação de efetores e à transdução de sinais. Existem também receptores de 5-HT (autorreceptores) pré-sinápticos no terminal nervoso, onde atuam para modular a liberação de 5-HT por retroalimentação (*feedback*) negativa. A recaptação de 5-HT pelo transportador de 5-HT é o mecanismo primário de término da ação da 5-HT e permite a reembalagem vesicular do transmissor ou o metabolismo.

Receptores de 5-HT

Múltiplos subtipos de receptores de 5-HT e suas isoformas de *splicing* e editadas medeiam um conjunto diverso de efeitos fisiológicos da serotonina e constituem a maior família conhecida de receptores de neurotransmissores/hormônios (Barnes et al., 2020). Os subtipos de receptores de 5-HT são expressos em padrões distintos, porém frequentemente sobrepostos, e estão acoplados, com eficiências distintas, a diferentes mecanismos de sinalização transmembrana (Tab. 15-1). Com a exceção do receptor $5\text{-}HT_3$, que é um canal iônico regulado por ligante, todos os subtipos de receptor de 5-HT são GPCR (ver Figs. 16-7 e 16-8).

Subfamília de receptores 5-HT_1

- A família dos receptores de $5\text{-}HT_1$ compreende cinco membros; todos eles acoplam-se preferencialmente à $G_{i/o}$ e inibem a adenililciclase e o acúmulo de AMPc. Os receptores $5\text{-}HT_1$ são conhecidos também por modular canais de K^+ e Ca^{2+}.
- Todos os receptores $5\text{-}HT_{1A}$ e $5\text{-}HT_{1B/1D}$ atuam como autorreceptores, seja no corpo celular ($5\text{-}HT_{1A}$) ou nos terminais do axônio ($5\text{-}HT_{1B/1D}$) (Fig. 15-5). Existe uma alta densidade de receptores $5\text{-}HT_{1A}$ no cérebro, onde foram implicados na depressão e na ansiedade. Os receptores $5\text{-}HT_{1B}$ e $5\text{-}HT_{1D}$ são predominantemente expressos no cérebro, e esses dois receptores compartilham colocalização significativa no SNC. As triptanas usadas no tratamento da enxaqueca são agonistas $5\text{-}HT_{1B/1D}$ (ver discussão mais adiante).
- Os receptores $5\text{-}HT_{1E}$ e $5\text{-}HT_{1F}$ são encontrados predominantemente no cérebro; entretanto, suas funções precisas permanecem incertas. A *lasmiditana*, um agonista seletivo do receptor $5\text{-}HT_{1F}$, foi recentemente aprovada como terapia clínica para a enxaqueca.

Subfamília de receptores 5-HT_2

- Os três subtipos de receptor $5\text{-}HT_2$ acoplam-se às proteínas G_q/G_{11} e ativam as vias PLC-DAG/IP_3-Ca^{2+}-PKC (ver Tab. 15-1). A estimulação dos receptores $5\text{-}HT_2$ também pode levar à ativação da fosfolipase A_2, o que promove a liberação de ácido araquidônico.
- Os receptores $5\text{-}HT_{2A}$ são os receptores de 5-HT mais disseminados e são expressos em quase todos os tipos de tecidos e de células por todo o corpo. No SNC, são encontrados em alta densidade em várias estruturas cerebrais, incluindo os córtices pré-frontal, parietal e somatossensorial. Na periferia, são encontrados em altos níveis nas plaquetas circulantes e nas células musculares lisas, entre outros tecidos. Muitos fármacos antipsicóticos inibem os receptores $5\text{-}HT_{2A}$, enquanto os agentes psicodélicos os ativam.
- O receptor $5\text{-}HT_{2B}$ não é tão amplamente expresso, porém é encontrado em baixos níveis no cérebro e nos tecidos periféricos. Está presente em níveis mais elevados no músculo liso vascular e em certas células imunes.
- O receptor $5\text{-}HT_{2C}$ é o único GPCR cuja atividade é regulada por edição do RNA. Múltiplas isoformas do receptor $5\text{-}HT_{2C}$, geradas por edição do RNA, exibem eficiências de acoplamento à proteína G modificadas (Barnes et al., 2020). O receptor $5\text{-}HT_{2C}$ foi implicado no controle da produção de LCS, no comportamento alimentar e no humor e é expresso em níveis mais altos no cérebro e no plexo corióideo.

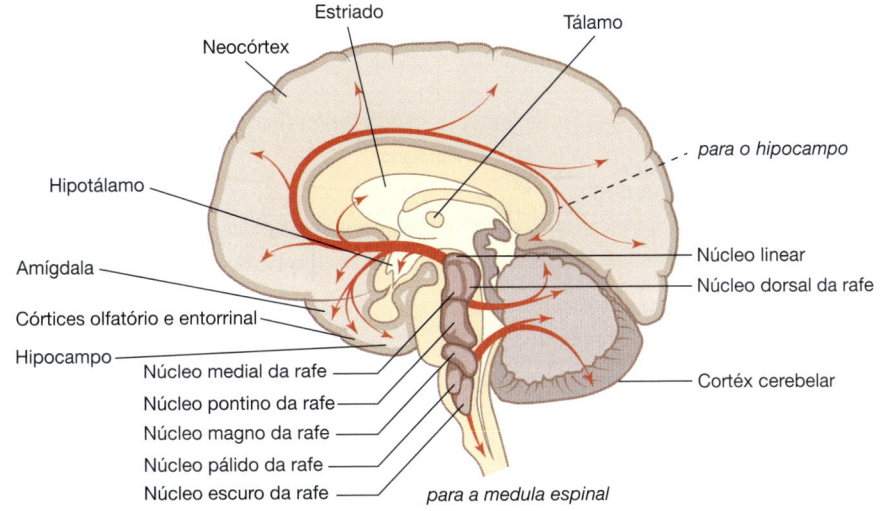

Figura 15-3 *Vias serotoninérgicas no encéfalo.* A 5-HT é produzida por vários núcleos distintos do tronco encefálico, mostrados aqui em grupos rostrais e caudais. Os núcleos rostrais, que incluem os núcleos dorsal da rafe, medial da rafe e pontino da rafe, inervam a maior parte do encéfalo, incluindo o cerebelo. Os núcleos caudais, que compreendem os núcleos magno da rafe, pálido da rafe e escuro da rafe, têm projeções mais limitadas que terminam no cerebelo, no tronco encefálico e na medula espinal. Juntos, os núcleos rostrais e caudais inervam a maior parte do SNC. (Modificada, com permissão, de Nestler EJ et al., eds. *Molecular Neuropharmacology. A Foundation for Clinical Neuroscience*, 3rd ed. McGraw Hill, New York, **2015**.)

Receptores 5-HT$_3$

- O receptor 5-HT$_3$ é o único receptor de neurotransmissor monoamina que atua como canal iônico operado por ligantes.
- O receptor 5-HT$_3$ funcional forma complexos pentaméricos constituídos de três subunidades distintas; a ativação desses canais regulados por ligante causam uma despolarização rapidamente dessensibilizada, mediada pela entrada de cátions.
- Os receptores 5-HT$_3$ estão localizados nas terminações parassimpáticas do trato GI, incluindo aferentes vagais e esplâncnicos. No SNC, há uma alta densidade de receptores 5-HT$_3$ no núcleo do trato solitário, na área postrema e no centro do vômito do tronco encefálico. Os receptores 5-HT$_3$ tanto no trato GI quanto no SNC participam da resposta emética, proporcionando uma base para as propriedades antieméticas dos antagonistas dos receptores 5-HT$_3$ aprovados pela FDA, como a *ondansetrona*. O receptor 5-HT$_3$ funcional não é produto de um único gene, mas pode ser composto de subunidades expressas a partir de um de cinco produtos gênicos separados (5-HT$_{3A-E}$).

Receptores 5-HT$_4$

- O subtipo de receptor 5-HT$_4$ acopla-se à G$_s$ para ativar a adenililciclase e aumentar a produção de AMPc.
- No SNC, os receptores de 5-HT$_4$ são encontrados em alta densidade em neurônios dos colículos superior e inferior, bem como no hipocampo. No trato GI, os receptores 5-HT$_4$ localizam-se em neurônios do plexo mioentérico, bem como em células musculares lisas e secretoras. A estimulação dos receptores 5-HT$_4$ parece induzir secreção e facilitar o reflexo peristáltico. Este último efeito pode explicar a utilidade das benzamidas procinéticas nos distúrbios GI (ver Cap. 54).
- Efeitos da manipulação farmacológica dos receptores 5-HT$_4$ na memória e na alimentação em modelos animais sugerem possíveis aplicações clínicas no futuro.

Receptores 5-HT$_5$

- A subfamília 5-HT$_5$ acopla-se preferencialmente à G$_{i/o}$ para inibir a adenililciclase.
- Os seres humanos expressam um único receptor 5-HT$_{5A}$ funcional, enquanto os roedores expressam os receptores tanto 5-HT$_{5A}$ quanto 5-HT$_{5B}$. O gene 5-HT$_{5B}$ humano é interrompido por um códon de terminação e vários outros polimorfismos, levando a um gene não funcional.
- O receptor 5-HT$_{5A}$ apresenta alta atividade constitutiva e é expresso amplamente no SNC, onde está ligado à ansiedade, aos ritmos circadianos e à cognição. Há pouco ou nenhuma expressão de receptores 5-HT$_5$ na periferia.

Receptores 5-HT$_6$

- Os receptores 5-HT$_6$ acoplam-se preferencialmente à G$_s$ para ativar a adenililciclase e aumentam os níveis intracelulares de AMPc.
- Os receptores 5-HT$_6$ são encontrados quase exclusivamente no SNC; são abundantes nas regiões cortical, límbica e extrapiramidal, sugerindo que são importantes para o controle motor e a cognição. Trata-se de um dos poucos GPCR encontrados em cílios neuronais primários.
- Os antagonistas dos receptores 5-HT$_6$ estão atualmente em fase de ensaios clínicos como modalidade terapêutica para o declínio cognitivo em pacientes com doença de Alzheimer e demência.

Receptores 5-HT$_7$

- O receptor 5-HT$_7$ acopla-se preferencialmente a G$_s$ para ativar a adenililciclase e aumentar o AMPc intracelular. Possui ampla distribuição por todo o SNC, incluindo o nervo trigêmeo. É também encontrado na periferia em altos níveis em diversos tecidos, incluindo baço, trato GI e artérias.
- Os receptores 5-HT$_7$ participam na termorregulação, no sono, na nocicepção, na função cognitiva e no relaxamento do músculo liso no trato GI e na vasculatura. O bloqueio da atividade do receptor 5-HT$_7$ pode desempenhar um papel na ação terapêutica de alguns fármacos antipsicóticos e antidepressivos.
- Nos seres humanos, existe um pseudogene do receptor 5-HT$_7$, cujo mRNA é amplamente expresso por todo o corpo, mas não traduzido em um receptor funcional.

SERT

- As ações da 5-HT são terminadas principalmente pelo SERT (SLC6A4), a proteína transportadora responsável pela recaptação da 5-HT para o interior dos neurônios serotoninérgicos.
- O SERT, codificado por um único gene, possui 12 domínios que atravessam a membrana e é um membro da família do NSS, que inclui os transportadores de DA, NE, GABA e glicina. O SERT é expresso predominantemente nos neurônios serotoninérgicos centrais que se originam no núcleo da rafe, mas também é encontrado em plaquetas, placenta, pulmões, intestino, sistema nervoso entérico e suprarrenal.

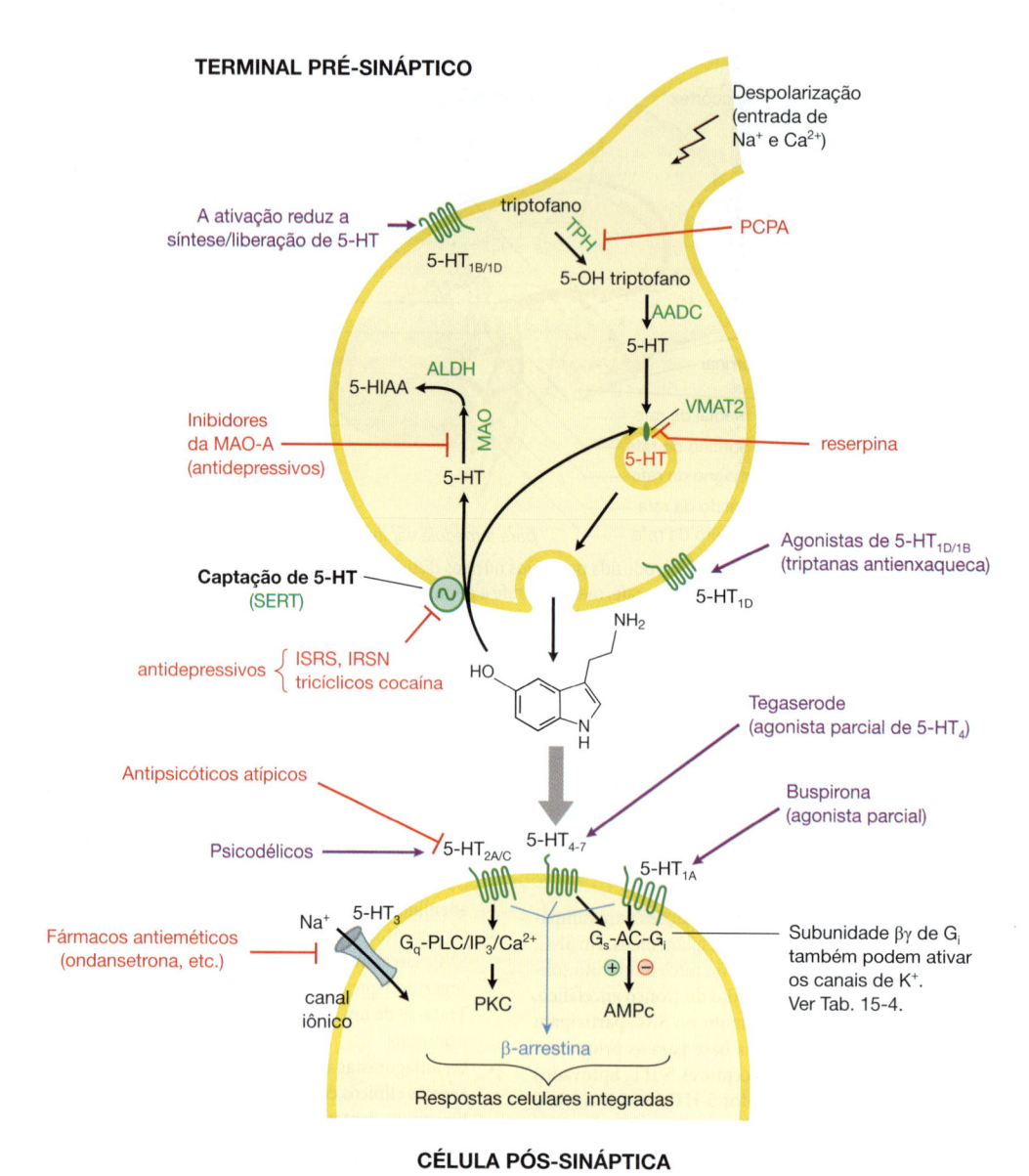

Figura 15-4 *Uma sinapse serotoninérgica.* São mostradas entidades moleculares pré e pós-sinápticas envolvidas na síntese, liberação, sinalização e captação de serotonina. A MAO está presente nas mitocôndrias, nas terminações nervosas serotoninérgicas.

- O SERT é um transportador ativo secundário, que acopla o transporte de 5-HT ao movimento de sódio para dentro da célula.
- Os ISRS, como *fluoxetina*, *paroxetina*, *citalopram* e *sertralina*, fixam-se ao SERT e inibem o transporte da serotonina. Os ADT e a classe mais recente dos IRSN, que inclui a *venlafaxina* e a *duloxetina*, bloqueiam o SERT, o NET ou ambos com graus variáveis de seletividade.
- Os ISRS e os IRSN são prescritos para o transtorno depressivo maior, o transtorno obsessivo-compulsivo, o transtorno de pânico, o transtorno de ansiedade generalizada, a fibromialgia e a dor neuropática, entre outros.

Ações da 5-HT em sistemas fisiológicos

Plaquetas

As plaquetas diferem dos outros elementos figurados do sangue por expressar mecanismos para captação, armazenamento e liberação exocitótica de 5-HT. A 5-HT não é sintetizada nas plaquetas, porém captada a partir da circulação pelo SERT e armazenada em grânulos secretores por transporte ativo, de forma semelhante à captação e armazenamento da serotonina pelas terminações nervosas serotoninérgicas. Quando as plaquetas estabelecem contato com o endotélio lesado (ver Cap. 36), elas liberam substâncias que promovem agregação plaquetária e secundariamente liberam 5-HT (Fig. 15-6). A 5-HT liga-se a receptores 5-HT_{2A} das plaquetas e desencadeia uma resposta de agregação fraca, que aumenta de modo acentuado pela presença de colágeno. Se a lesão do vaso sanguíneo atingir uma profundidade a ponto de expor o músculo liso vascular, a 5-HT exerce um efeito vasoconstritor direto, contribuindo, assim, para a hemostasia, que é potencializada pela liberação local de autacoides (tromboxano A_2, cininas e peptídeos vasoativos). Já a 5-HT pode interagir com as células endoteliais para estimular a produção de NO e antagonizar sua própria ação vasoconstritora, bem como a vasoconstrição causada por outros agentes liberados localmente.

TABELA 15-1 ■ SUBTIPOS DE RECEPTORES DE SEROTONINA[a]					
SUBTIPO	EFETOR DE SINALIZAÇÃO	LOCALIZAÇÃO	FUNÇÃO	AGONISTAS	ANTAGONISTAS
$5-HT_{1A}$	↓ AC	Núcleos da rafe, córtex e hipocampo	Autorreceptor somatodendrítico na rafe Pós-sináptico no córtex e no hipocampo	8-OH-DPAT, buspirona	WAY 100135
$5-HT_{1B}$	↓ AC	Córtex, subículo, globo pálido e substância negra	Autorreceptor pré-sináptico	Sumatriptana, CP94253	GR-55562
5-HT, 1D	↓ AC	Vasos sanguíneos cranianos, globo pálido e substância negra	Autorreceptor pré-sináptico, vasoconstrição	Sumatriptana, PNU142633	SB 714786
5-HT, 1E	↓ AC	Córtex, estriado	–	–	–
5-HT, 1F	↓ AC	Rafe dorsal, hipocampo e periferia	–	Lasmiditana	–
$5-HT_{2A}$	↑ PLC, PLA_2	Disseminada, incluindo plaquetas, músculo liso, córtex cerebral, células imunes	Agregação plaquetária, contração do músculo liso, excitação neuronal	DOI, 25CN-NBOH	M100907, pimavanserina
$5-HT_{2B}$	↑ PLC	Fundo gástrico	Contração do músculo liso	BW723C86, DOI	LY266097
$5-HT_{2C}$	↑ PLC, PLA_2	Plexo corióideo, substância negra, gânglios basais	Produção de LCS, excitação neuronal	1-metilpsilocina, Ro-60-0175, DOI	RS102221
$5-HT_3$	Cátions	Nervos parassimpáticos, trato solitário, área postrema, trato GI	Excitação neuronal	SR57227, quipazina	Ondansetrona, palonosetrona
$5-HT_4$	↑ AC	Hipocampo, estriado, trato GI	Excitação neuronal	BIMU8, tegaserode	GR 113808
$5-HT_{5A}$	↓ AC	Córtex, hipocampo	Desconhecida	–	SB-699551
$5-HT_{5B}$	Desconhecido	–	Pseudogene em humanos	–	–
$5-HT_6$	↑ AC	Hipocampo, estriado, *nucleus accumbens*	Excitação neuronal	WAY-181187	SB-271046
$5-HT_7$	↑ AC	Hipotálamo, NSQ, hipocampo, trato GI	Relaxamento do músculo liso	AS-19, LP-12	SB-269970

[a]Para mais informações sobre as propriedades farmacológicas dos subtipos de receptor de 5-HT, ver o IUPHAR/BPS Guide to Pharmacology: http://www.guidetopharmacology.org/index.jps.

Sistema cardiovascular

A resposta clássica dos vasos sanguíneos à 5-HT consiste em contração, particularmente nas circulações esplâncnica, renal, pulmonar e cerebral. A 5-HT também induz uma variedade de respostas cardíacas, que resultam da ativação de múltiplos subtipos de receptor de 5-HT, estimulação ou inibição da atividade nervosa autonômica ou predomínio de respostas reflexas à 5-HT. Assim, a 5-HT exerce ações inotrópicas e cronotrópicas positivas sobre o coração, que podem ser atenuadas pela estimulação simultânea de nervos aferentes a partir de barorreceptores e quimiorreceptores. A ativação dos receptores $5-HT_3$ nas terminações do nervo vago produz o reflexo de Bezold-Jarisch, causando bradicardia extrema e hipotensão. A resposta local dos vasos sanguíneos arteriais à 5-HT também pode ser inibitória, como resultado da estimulação da produção de NO, síntese de prostaglandinas e bloqueio da liberação de NE dos nervos simpáticos. Em contrapartida, a 5-HT amplifica as ações constritoras locais da NE, da angiotensina II e da histamina, o que reforça a resposta hemostática à 5-HT.

Trato GI

As células enterocromafins na mucosa gástrica são o local de síntese e da maior parte do armazenamento da 5-HT no organismo, constituindo a fonte da 5-HT circulante. A motilidade do músculo liso gástrico e intestinal pode ser intensificada ou inibida pela sinalização mediada por pelo menos cinco subtipos de receptores da 5-HT (Tab. 15-2).

O estiramento mecânico aumenta a liberação basal de 5-HT entérica, tal como a causada por alimento ou estimulação eferente vagal. A 5-HT liberada entra na veia porta e é metabolizada pela MAO-A hepática. A 5-HT que sobrevive à oxidação hepática pode ser capturada pelas plaquetas ou removida rapidamente pelo endotélio dos capilares pulmonares e inativada. A 5-HT liberada das células enterocromafins também atua localmente, regulando a função GI. Os receptores $5-HT_3$ no trato GI e no centro do vômito do SNC participam da resposta emética, proporcionando uma base para as propriedades antieméticas dos antagonistas dos receptores $5-HT_3$ (ver Fig. 54-5 e Tab. 54-6). Os antagonistas dos receptores $5-HT_3$ são altamente eficazes no tratamento da náusea, e a

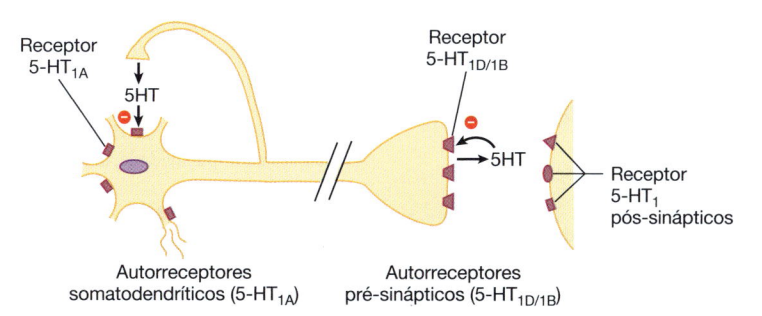

Figura 15-5 *Duas classes de autorreceptores 5-HT com localização diferencial.* Os autorreceptores $5-HT_{1A}$ somatodendríticos diminuem a descarga das células da rafe quando ativados pela 5-HT liberada de colaterais axonais do mesmo neurônio ou de neurônios adjacentes. O subtipo de receptor do autorreceptor pré-sináptico nos terminais axonais no prosencéfalo exibe propriedades farmacológicas diferentes e foi classificado como $5-HT_{1D}$ (nos humanos) ou como $5-HT_{1B}$ (nos roedores). Esse receptor modula a liberação da 5-HT. Estão indicados também os receptores $5-HT_1$ pós-sinápticos.

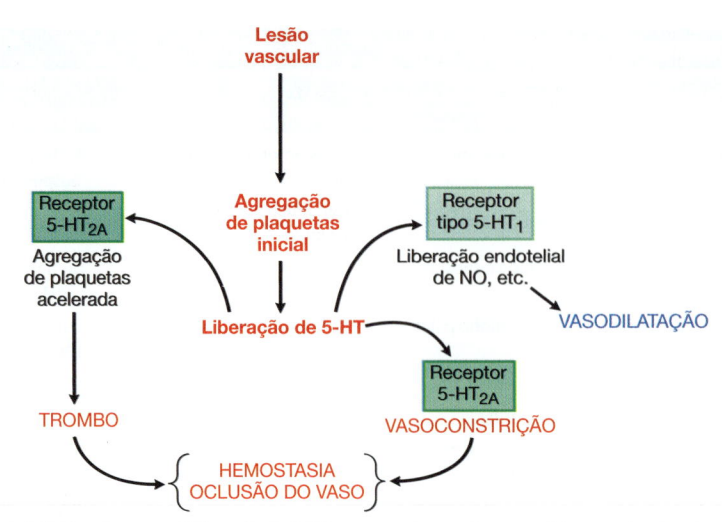

Figura 15-6 *Influências locais da 5-HT das plaquetas.* A liberação da 5-HT armazenada nas plaquetas é desencadeada pela agregação. As ações locais da 5-HT incluem retroalimentação sobre as plaquetas (alteração morfológica e aglutinação acelerada) mediada por interação com receptores 5-HT_{2A} nas plaquetas, estimulação da produção de NO mediada por receptores semelhantes aos 5-HT_1 no endotélio vascular e contração do músculo liso vascular mediada por receptores 5-HT_{2A}. Essas influências atuam em conjunto com muitos outros mediadores para promover a formação do trombo e a hemostasia. Ver no Capítulo 36 mais informações sobre a adesão e a agregação plaquetárias, bem como os fatores que contribuem para a formação do trombo e a coagulação sanguínea.

ondansetrona é o mais amplamente usado como antiemético. A alosetrona, um antagonista do receptor 5-HT_3, foi aprovada para o tratamento da síndrome inflamatória intestinal em mulheres que apresentam diarreia como principal sintoma.

Inflamação

Na doença relacionada à inflamação, a 5-HT exerce uma influência pró-inflamatória principalmente por meio da ativação dos receptores 5-HT_{2A}. A ativação desse subtipo de receptor contribui para a maturação das células T, o recrutamento de outros tipos de células relacionadas com o sistema imune para os locais de inflamação e a secreção de moléculas pró-inflamatórias. Embora a própria 5-HT seja pró-inflamatória, a ativação dos receptores 5-HT_{2A} com certos agentes psicodélicos pode exercer potentes efeitos anti-inflamatórios em modelos animais de doença humana (Flanagan e Nichols, 2018).

SNC

Os subtipos de receptor de 5-HT são expressos no cérebro, onde a 5-HT influencia múltiplas funções, incluindo sono, cognição, percepção sensorial, atividade motora, regulação da temperatura, nocicepção, humor, apetite, comportamento sexual e secreção hormonal. Os principais corpos celulares dos neurônios de 5-HT localizam-se nos núcleos da rafe do tronco encefálico e projetam-se através do cérebro e da medula espinal (Fig. 15-3). Além de sua liberação em sinapses distintas, a liberação de serotonina também ocorre em sítios de varicosidades axonais que não formam contatos sinápticos distintos. A 5-HT liberada em varicosidades não sinápticas parece difundir-se para alvos distantes, em vez de atuar sobre alvos sinápticos discretos, talvez atuando como neuromodulador além de neurotransmissor (ver Cap. 16).

Ciclo sono-vigília

O controle do ciclo de sono-vigília constitui um dos primeiros comportamentos em que foi identificada a atuação da 5-HT. A depleção da 5-HT com *p*-clorofenilalanina, um inibidor da TPH, causa insônia, que é revertida pelo precursor de 5-HT, 5-hidroxitriptofano. Já o tratamento com L-triptofano ou com agonistas não seletivos da 5-HT acelera o início do sono e prolonga o tempo total de sono. Constatou-se que os antagonistas da 5-HT podem aumentar e diminuir o sono de ondas lentas, refletindo provavelmente uma função de interação ou de antagonismo para subtipos de receptores da 5-HT. Um resultado relativamente consistente em seres humanos e em animais de laboratório é o aumento do sono de ondas lentas após a administração de um antagonista seletivo dos receptores 5-$HT_{2A/2C}$, como a *ritanserina*. Foi constatado que antagonistas seletivos do receptor 5-HT_{2A}, como a *pimavanserina*, possuem efeitos positivos sobre a consolidação do sono em ensaios clínicos de estágio avançado, porém não foram desenvolvidos para essa indicação.

Agressão e impulsividade

A serotonina desempenha um papel crítico na agressão e na impulsividade. Estudos em humanos revelaram uma correlação entre baixos níveis de 5-HIAA no LCS e impulsividade violenta e agressão. Um estudo genético em humanos identificou uma mutação pontual no gene que codifica a MAO-A, associada à extrema agressividade e à deficiência intelectual (Brunner et al., 1993), o que foi confirmado em camundongos nocaute sem MAO-A (Cases et al., 1995). A ativação farmacológica dos receptores 5-HT_{1A} ou 5-HT_{1B} demonstrou ter efeitos antiagressivos, e o nocaute do gene do receptor 5-HT_{1B} resulta em aumento da agressão (Olivier e van Oorschot, 2005). Vários receptores de serotonina foram implicados na impulsividade, incluindo 5-HT_{1A}, 5-HT_{1B} e 5-HT_{2C}.

Apetite e obesidade

A *lorcasserina* é um agonista preferencial do receptor 5-HT_{2C}, que foi aprovado para a perda de peso; entretanto, não é mais comercializado nos Estados Unidos, devido a uma preocupação da FDA sobre o risco aumentado de certos tipos de câncer. Acredita-se que o fármaco atue na diminuição do consumo de alimentos e promova a saciedade, ativando seletivamente os receptores 5-HT_{2C} nos neurônios anorexígenos pró-opiomelanocortina no núcleo arqueado do hipotálamo. As anfetaminas

TABELA 15-2 ■ AÇÕES DA 5-HT NO TRATO GI

LOCAL	RESPOSTA	RECEPTOR
Células enterocromafins	Liberação de 5-HT	5-HT_3
	Inibição da liberação de 5-HT	5-HT_4
Células ganglionares entéricas (pré-sinápticas)	Liberação de ACh	5-HT_4
	Inibição da liberação de ACh	5-HT_{1A}
Células ganglionares entéricas (pós-sinápticas)	Despolarização rápida	5-HT_3
Músculo liso, intestinal	Contração	5-HT_{2A}
Músculo liso, fundo gástrico	Contração	5-HT_{2B}
Músculo liso, esôfago	Contração	5-HT_4

halogenadas, conhecidas pela sua capacidade de promover a liberação de 5-HT e bloquear a sua recaptação, constituem ferramentas experimentais valiosas; duas delas, a *fenfluramina* e a *dexfenfluramina*, foram usadas clinicamente para diminuir o apetite. O esquema medicamentoso dietético outrora popular, "*fen-phen*," combinava a *fenfluramina* e a *fentermina*. A *fenfluramina* e a *dexfenfluramina* foram retiradas do mercado nos Estados Unidos no final da década de 1990, após relatos de doença valvar cardíaca e hipertensão pulmonar potencialmente fatais associadas a seu uso. Essa toxicidade era o resultado da ativação do receptor 5-HT_{2B}, promovendo a hiperproliferação de células nas valvas cardíacas (Hutcheson et al., 2011). Depois desse achado, outros fármacos (p. ex., alguns alcaloides do esporão de centeio), com atividade agonista demonstrada no receptor 5-HT_{2B}, foram retirados do mercado.

Fármacos que afetam a sinalização da 5-HT

Agonistas dos receptores 5-HT de ação direta têm estruturas químicas amplamente distintas e diferentes propriedades farmacológicas e são usados no tratamento farmacológico de inúmeros transtornos (Tab. 15-3), incluindo ansiedade, depressão, náuseas, distúrbios da motilidade GI e enxaqueca. A 5-HT é o mediador-chave na patogênese da enxaqueca. Consistente com a hipótese 5-HT da enxaqueca, os agonistas do receptor de 5-HT constituem a base do tratamento agudo das cefaleias da enxaqueca, embora a classe mais recente de fármacos do agonista do CGRP seja muito eficaz no tratamento da enxaqueca. A eficácia dos fármacos antienxaqueca varia com a presença ou ausência de aura, a duração da cefaleia, sua gravidade e intensidade, bem como a presença de fatores genéticos e ambientais ainda não definidos.

Agonistas do receptor 5-$HT_{1B/1D}$: as triptanas

As triptanas são derivadas do indol e são fármacos eficazes e acentuados contra a enxaqueca. Sua capacidade de diminuir a náusea e os vômitos da enxaqueca representa um importante avanço no tratamento dessa condição. Alguns exemplos incluem *almotriptana*, *eletriptana*, *frovatriptana*, *naratriptana*, *rizatriptana*, *sumatriptana* e *zolmitriptana*. A *sumatriptana* para as cefaleias da enxaqueca também é comercializada em combinação de dose fixa com *naproxeno*, um AINE. As triptanas são eficazes no tratamento agudo da enxaqueca (com ou sem aura), porém não são apropriadas para uso na profilaxia da enxaqueca. O tratamento com triptanas deve iniciar o mais rápido possível após o aparecimento da crise de enxaqueca. As formas posológicas orais das triptanas são as mais convenientes para uso; todavia, podem não ser práticas em pacientes que apresentam náuseas e êmeses associadas à enxaqueca.

Enxaqueca (migrânea)

A enxaqueca afeta 10 a 20% da população. Embora seja uma síndrome neurológica específica, as manifestações variam amplamente. Os principais tipos são: enxaqueca sem aura (enxaqueca comum), enxaqueca com aura (enxaqueca clássica, que inclui subclasses de enxaqueca com aura típica, com aura prolongada, com aura e sem cefaleia e com aura de início agudo) e vários outros tipos mais raros. A aura premonitória pode surgir até 24 horas antes do início da dor e, com frequência, é acompanhada de fotofobia, hiperacusia, poliúria e diarreia, bem como transtornos do humor e do apetite. A crise de enxaqueca pode durar horas ou dias, sendo seguida de intervalos prolongados sem dor. A frequência das crises de enxaqueca é extremamente variável. O tratamento das cefaleias tipo enxaqueca é complicado pelas respostas variáveis observadas entre pacientes e no próprio paciente, bem como pela falta de uma compreensão firme da fisiopatologia da síndrome. A eficácia dos fármacos antienxaqueca varia conforme a presença ou ausência de aura, a duração da cefaleia, sua gravidade e intensidade, bem como a presença de fatores genéticos e ambientais ainda não definidos.

A patogênese da enxaqueca é complexa e envolve elementos neurais e vasculares. Evidências sugerindo que a 5-HT é o mediador-chave na patogênese da enxaqueca incluem:

- As concentrações de 5-HT no plasma e nas plaquetas variam de acordo com as diferentes fases da crise de enxaqueca.
- As concentrações urinárias da 5-HT e de seus metabólitos estão elevadas durante a maioria das crises de enxaqueca.
- A enxaqueca pode ser provocada por fármacos (p. ex., *reserpina* e *fenfluramina*) que liberam 5-HT dos locais de armazenamento intracelulares.

Consistente com a hipótese da 5-HT, os agonistas de receptor da 5-HT tornaram-se a base do tratamento *agudo* da crise de enxaqueca. Os tratamentos para a *prevenção* da enxaqueca, como antagonistas β-adrenérgicos e novos fármacos anticonvulsivantes, apresentam mecanismos de ação que presumivelmente não estão relacionados com a 5-HT (Mehrotra et al., 2008).

Mecanismo de ação

Os efeitos farmacológicos das triptanas parecem limitar-se à família de receptores 5-HT_1, constituindo evidência de que essa subclasse de receptores desempenha um importante papel no alívio agudo da crise de enxaqueca. As triptanas interagem de forma potente com os receptores 5-HT_{1B} e 5-HT_{1D} e exibem pouca ou nenhuma afinidade por outros subtipos de receptor de 5-HT ou por receptores α_1 e α_2-adrenérgicos, β-adrenérgicos, dopaminérgicos, colinérgicos muscarínicos e dos benzodiazepínicos. As doses clinicamente efetivas das triptanas correlacionam-se bem com sua afinidade pelos receptores 5-HT_{1B} e 5-HT_{1D}, apoiando a hipótese de que os receptores 5-HT_{1B} e 5-HT_{1D} são os receptores envolvidos mais prováveis no mecanismo de ação dos fármacos agudos contra a enxaqueca.

O mecanismo da eficácia dos agonistas 5-$HT_{1B/1D}$ na enxaqueca não está resolvido. Uma hipótese sobre a enxaqueca sugere que eventos desconhecidos levam à dilatação anormal das anastomoses arteriovenosas

TABELA 15-3 ■ EXEMPLOS DE FÁRMACOS SEROTONINÉRGICOS: PRINCIPAIS AÇÕES E INDICAÇÕES CLÍNICAS

RECEPTOR	AÇÃO	EXEMPLOS DE FÁRMACOS	DISTÚRBIO CLÍNICO
5-HT_{1A}	Agonista parcial	Buspirona, ipsapirona	Ansiedade, depressão
5-HT_{1D}	Agonista	Sumatriptana	Enxaqueca
5-$HT_{2A/2C}$	Antagonista	Risperidona	Esquizofrenia, depressão
5-$HT_{2A/2C}$	Agonista	Psilocibina	Depressão
5-HT_3	Antagonista	Ondansetrona	Êmese induzida por quimioterapia
5-HT_4	Agonista	Tegaserode, cisaprida	Distúrbios GI
SERT	Inibidor	Fluoxetina, sertralina	Depressão, transtorno obsessivo-compulsivo, transtorno do pânico, fobia social, transtorno de estresse pós-traumático

da carótida na cabeça e à derivação do fluxo de sangue arterial carotídeo, produzindo isquemia cerebral e hipoxia, percebidas como dor de enxaqueca; a ativação de receptores 5-$HT_{1B/1D}$ pode causar constrição de vasos sanguíneos intracranianos, incluindo as anastomoses arteriovenosas, fechando as derivações e restabelecendo o fluxo de sangue ao cérebro. Uma hipótese alternativa propõe que os receptores 5-HT_{1B} e 5-HT_{1D} servem como autorreceptores pré-sinápticos que bloqueiam a liberação de neurotransmissores ou neuropeptídeos pró-inflamatórios nos terminais de nervos no espaço perivascular, o que poderia explicar a eficácia de agonistas nesses receptores no tratamento agudo da enxaqueca. Foi constatada uma correlação entre o tratamento bem-sucedido da enxaqueca com *sumatriptana* e níveis sanguíneos mais baixos de CGRP, um potente neuropeptídeo vasodilatador e pró-inflamatório. Seguindo essas orientações, foi desenvolvida uma nova classe de fármacos para a enxaqueca, que bloqueiam a sinalização pelo CGRP. Estes incluem a pequena molécula de agonista do receptor CGRP, o *rimegepanto*, e os anticorpos monoclonais bloqueadores do CGRP, *erenumabe*, *fremanezumabe* e *galcanezumabe*.

Uso clínico

As triptanas são eficazes no tratamento agudo da enxaqueca (com ou sem aura), porém não se destinam ao uso na profilaxia da enxaqueca. O tratamento com triptanas deve iniciar o mais rápido possível após o aparecimento da crise de enxaqueca. As formas posológicas orais das triptanas são as mais convenientes para uso, mas podem não ser práticas em pacientes que apresentam náuseas e êmeses associadas à enxaqueca, para os quais as formulações injetáveis ou em *spray* nasal são úteis. Cerca de 70% dos indivíduos relatam alívio significativo da enxaqueca com a dose de 6 mg de *sumatriptana* por via subcutânea, dose que pode ser repetida uma vez em um período de 24 horas se a primeira dose não aliviar a cefaleia. As outras triptanas têm dosagens diferentes, como aparece nas bulas aprovadas pela FDA de suas embalagens. Uma metanálise recente concluiu que a eletriptana é a triptana com maior probabilidade de produzir resultado favorável 2 horas e 24 horas após administração (Thorlund et al., 2014). Nenhuma das triptanas pode ser utilizada concomitantemente (ou dentro de 24 horas) com um derivado do *ergot* (ver adiante) ou com outra triptana.

Efeitos adversos e contraindicações

Em geral, são observados efeitos adversos mínimos com as triptanas no tratamento agudo da enxaqueca. Após a injeção subcutânea de *sumatriptana*, os pacientes frequentemente sentem irritação no local da injeção (dor leve e transitória, sensação de ardência ou queimação). O efeito adverso mais comum da *sumatriptana* na forma de aerosol nasal é um gosto amargo. As triptanas podem causar parestesias; astenia e fadiga; rubor; sensação de pressão, aperto ou dor no tórax, no pescoço e na mandíbula; sonolência; tontura; náuseas; e sudorese. No extremo, esses fármacos podem causar a síndrome serotoninérgica, uma consequência do excesso generalizado de 5-HT nos receptores 5-HT, especialmente quando usados em associação com ISRS, IRSN, ADT e inibidores da MAO.

A administração de triptanas tem sido associada a eventos cardíacos raros, porém graves, incluindo vasospasmo coronariano, isquemia transitória do miocárdio, arritmias atriais e ventriculares e infarto do miocárdio, com predomínio em pacientes com fatores de risco para coronariopatia. As triptanas são contraindicadas em pacientes com anamnese de coronariopatia isquêmica ou vasospástica (incluindo história de AVC ou ataques isquêmicos transitórios), doença vascular cerebral ou periférica, enxaquecas hemiplégicas ou basilares, outras doenças cardiovasculares significativas ou doenças isquêmicas do intestino. Como as triptanas podem causar elevação aguda e geralmente pequena na pressão arterial, são contraindicadas para pacientes com hipertensão não controlada. A *lasmiditana*, um agonista seletivo do receptor 5-HT_{1F} não triptana, foi aprovada para o tratamento da enxaqueca e demonstrou ter menos efeitos adversos cardiovasculares associados a seu uso do que as triptanas ativadoras de 5-$HT_{1B/D}$; a sua administração está particularmente indicada para pacientes com fatores de risco cardiovasculares preexistentes. A *naratriptana* é contraindicada em pacientes com insuficiência renal ou hepática graves; a *rizatriptana* deve ser usada com cautela em tais pacientes. A *eletriptana* é contraindicada na presença de doença hepática. A *almotriptana*, *rizatriptana*, *sumatriptana* e *zolmitriptana* são contraindicadas para pacientes que usaram inibidores da MAO nas duas semanas precedentes, e todas as triptanas são contraindicadas em pacientes recentemente expostos a alcaloides do *ergot*, ISRS, IRSN, outras triptanas ou agonistas 5-HT. No que concerne ao uso das triptanas durante a gravidez, não há estudos adequados e bem-controlados em gestantes. A FDA recomenda o uso de triptanas durante a gravidez apenas se o benefício potencial justificar o potencial risco para o feto; as evidências de segurança na gravidez são melhores com a *sumatriptana*. Esses agentes também devem ser usados com cautela durante a amamentação. Källén e Reis (2016) revisaram os fármacos para tratamento da dor, incluindo enxaqueca, durante a gestação.

Alcaloides do esporão do centeio (*ergot*)

O *ergot* é produto de um fungo (*Claviceps purpurea*) que cresce no centeio e em outros cereais. A elucidação dos componentes do *ergot* e suas complexas ações representaram um importante capítulo na evolução da farmacologia moderna, mesmo que a extrema complexidade de suas ações limitem seus usos terapêuticos. Os efeitos farmacológicos dos alcaloides do *ergot* resultam de suas ações como agonistas parciais ou antagonistas nos receptores serotoninérgicos, dopaminérgicos e adrenérgicos. Os alcaloides do *ergot* podem ser subdivididos em ergolinas de menor peso molecular, como o LSD, um potente agente psicodélico, e em *ergots* de maior peso molecular que incorporam um peptídeo cíclico, como a *bromocriptina*, que é usada no controle da secreção de prolactina, uma propriedade derivada de seu efeito como agonista DA. Outros alcaloides do *ergot* usados terapeuticamente incluem a *metisergida* e a *ergometrina* (e *metilergometrina*), que foram historicamente usadas no tratamento da enxaqueca e da hemorragia pós-parto, respectivamente.

LSD   Bromocriptina   Ergotamina

Ergots no tratamento da enxaqueca

Os múltiplos efeitos farmacológicos dos alcaloides do *ergot* complicaram a determinação de seu mecanismo de ação exato no tratamento agudo da enxaqueca. As ações dos alcaloides do *ergot* nos receptores 5-HT$_{1B/1D}$ provavelmente medeiam seus efeitos antienxaqueca *agudos* e potencialmente nos receptores 5-HT$_{2A}$ para mediar efeitos profiláticos. Em virtude de seus numerosos efeitos adversos, incluindo fibrose pleuropulmonar e fibrose coronariana e endocárdica, os *ergots* como a *di-hidroergotamina* e a *metisergida* não são mais prescritos com frequência e seu uso foi, em grande parte, suplantado pelas triptanas. A European Medicines Agency recomendou que os derivados do *ergot* não sejam mais usados para o tratamento da enxaqueca. Os alcaloides do *ergot* com atividade agonista demonstrada nos receptor 5-HT$_{2B}$, que resultam em valvopatia cardíaca, foram retirados do mercado.

Psicodélicos

Os psicodélicos são uma classe de substâncias alucinógenas cujos efeitos primários são mediados pela ativação dos receptores 5-HT$_{2A}$. Embora sejam capazes de provocar efeitos comportamentais um tanto semelhantes, outros alucinógenos, como MDMA, cetamina, PCP e canabinoides, não são farmacologicamente considerados como psicodélicos. Os psicodélicos clássicos incluem os que ocorrem naturalmente na natureza e são divididos em três famílias supérfluas estruturalmente distintas: fenetilamina (p. ex., *mescalina*), triptamina (p. ex., *psilocibina*) e derivados dos alcaloides do *ergot* (p. ex., LSD). Os novos psicodélicos incluem derivados sintéticos dos psicodélicos clássicos, como 2C-B e 4-OH-DIPT. Alguns exibem alta seletividade para a família dos receptores 5-HT$_2$ (p. ex., 2,5-dimetoxi-4-iodoanfetamina; DOI), enquanto outros têm afinidade e atividade em quase todos os receptores de serotonina (p. ex., *psilocina*), bem como receptores de dopamina e adrenérgicos (p. ex., LSD). Os efeitos compartilhados dos psicodélicos, que, tanto em modelos animais quanto em seres humanos, demonstraram ser mediados pela ativação dos receptores 5-HT$_{2A}$, incluem alterações sensitivas profundas e distanciamento da realidade. Um dos psicodélicos mais potentes, o LSD, é ativo em nível comportamental com o uso de doses de apenas 25 µg nos seres humanos. Embora ignorados e pouco pesquisados, em virtude da classificação restritiva das substâncias controladas e percepções errôneas da sociedade por 30 anos, os psicodélicos recentemente mostraram-se promissores em várias áreas como novas formas de terapia. Ensaios clínicos que usaram principalmente a *psilocibina*, mas também outras substâncias, como o LSD, mostraram-se promissores no tratamento da depressão, ansiedade, transtorno por uso de substâncias, transtorno obsessivo-compulsivo e enxaquecas (Bogenschutz et al., 2018; Davis et al., 2021; Moreno et al., 2006; Reiff et al., 2020; Schindler et al., 2021). De forma notável, esses ensaios clínicos mostraram que apenas um único tratamento pode ter efeitos persistentes que duram vários meses a anos. Os mecanismos fisiológicos subjacentes a esses efeitos atualmente são desconhecidos, mas podem envolver aumentos na conectividade sináptica (Jones et al., 2009; Ly et al., 2018; Shao et al., 2021). Estudos pré-clínicos de psicodélicos em modelos animais também se mostraram promissores para o tratamento de distúrbios relacionados com a inflamação, como asma e doença ocular e cardiovascular, com efeitos mediados pela ativação dos receptores 5-HT$_{2A}$ (Flanagan e Nichols, 2018).

5HT | Mescalina | Psilocibina | LSD

Agonistas dos receptores de serotonina, agonistas inversos, ISRS e AAMS

Fármacos ansiolíticos e antidepressivos

A *buspirona*, a *gepirona* e a *ipsapirona* são agonistas parciais seletivos nos receptores 5-HT$_{1A}$. A *buspirona* é eficaz no tratamento da ansiedade (ver Cap. 18). A buspirona mimetiza as propriedades antiansiedade dos benzodiazepínicos, mas não interage com receptores GABA$_A$ nem apresenta as suas propriedades sedativas e anticonvulsivantes. Os efeitos de fármacos 5-HT-ativos na ansiedade e em transtornos depressivos, como os ISRS, sugerem fortemente um papel para a 5-HT na mediação neuroquímica desses distúrbios. A inibição da captação neuronal de 5-HT por meio do transportador de 5-HT prolonga o tempo de permanência da 5-HT na sinapse. Os ISRS, como o *citalopram*, potencializam e prolongam a ação da 5-HT liberada pela atividade neuronal. Se coadministrados com L-5-hidroxitriptofano, os ISRS causam intensa ativação das respostas serotoninérgicas. Entretanto, só a capacidade de aumentar a neurotransmissão serotoninérgica não explica a eficácia antidepressiva: a inibição da captação ocorre imediatamente, enquanto são necessárias semanas de tratamento para se alcançar eficácia clínica. Isso levou à proposta de que adaptações homeostáticas de longo prazo na função cerebral estejam subjacentes ao efeito terapêutico dessa classe de antidepressivos. Os ISRS (*citalopram*, *escitalopram*, *fluoxetina*, *fluvoxamina*, *paroxetina* e *sertralina*) são os fármacos mais usados contra o transtorno depressivo maior (ver Cap. 18).

A *vilazodona* é um ISRS e agonista parcial no receptor 5-HT$_{1A}$, com início terapêutico mais rápido do que os ISRS tradicionais, devido à ativação direta dos receptores 5-HT$_{1A}$.

A *viloxazina* é um fármaco usado no tratamento do TDAH em crianças e da depressão. Foi comercializada por mais de duas décadas como antidepressivo na Europa antes de ser redirecionada como tratamento para o TDAH e recentemente lançada nos Estados Unidos. Embora se acreditasse originalmente que o seu mecanismo de ação consistia em bloqueio do NET, foi determinado mais recentemente que a *viloxazina* atua como antagonista do receptor 5-HT$_{2B}$ e como agonista do receptor 5-HT$_{2C}$ — ações que podem estar envolvidas em seus efeitos terapêuticos.

5-HT e disfunção sexual

Um dos efeitos adversos mais comuns dos ISRS e IRSN é a disfunção sexual, como anorgasmia, disfunção erétil, diminuição da libido e anedonia sexual. O comprometimento da função sexual é uma das causas mais comuns de descontinuação do uso desses fármacos. O mecanismo pelo qual os ISRS e os IRSN causam efeitos adversos sexuais não é compreendido. Em contrapartida, o fármaco serotoninérgico *flibanserina*, um agonista dos receptores 5-HT$_{1A}$ corticais e um antagonista dos receptores 5-HT$_{2A}$, foi aprovado para o tratamento do TDSH em mulheres na pré-menopausa. Esse transtorno também é referido como transtorno de interesse/excitação sexual em mulheres. Os ensaios clínicos conduzidos mostraram que a *flibanserina* pode aumentar o número de eventos sexuais satisfatórios em algumas, mas não em todas as mulheres com esse transtorno em cerca de um episódio, em comparação com placebo, durante a duração do ensaio clínico (Fisher et al., 2017). A administração de *flibanserina* leva a uma redução dos níveis de 5-HT no córtex e a aumentos da DA e NE. Especulou-se que essa redistribuição dos níveis de monoaminas poderia ser o mecanismo do observado aumento da função sexual.

Psicose

Recentemente, a *pimavanserina* foi introduzida para tratamento das alucinações e delírios associados à psicose apresentada por alguns indivíduos com DP. Trata-se de um agonista inverso potente e seletivo dos receptores 5-HT$_{2A}$, com seletividade 40 vezes maior em comparação com os receptores 5-HT$_{2C}$ e nenhuma afinidade apreciável pelos receptores 5-HT$_{2B}$ ou outros receptores monoaminérgicos. Normalmente, os pacientes com DP não conseguem tolerar outros antipsicóticos comercializados, visto que essa classe de fármacos atua por meio do bloqueio dos receptores de dopamina, o que resulta em agravamento dos sintomas motores dessa doença. A eficácia da *pimavanserina* no tratamento da psicose observada em outras doenças, como a esquizofrenia, ainda não foi determinada.

Manipulação clínica dos níveis de 5-HT: síndrome serotoninérgica

A elevação excessiva dos níveis de 5-HT no organismo pode causar *síndrome serotoninérgica*, uma constelação de efeitos observada algumas vezes em pacientes que iniciam um novo tratamento antidepressivo ou aumentam o atual ou, ainda, associam um ISRS com um inibidor da captação de NE ou uma triptana (contra enxaqueca). A síndrome serotoninérgica é mediada, em grande parte, pela ativação dos receptores 5-HT$_{2A}$ e 5-HT$_{1A}$, e os sintomas podem incluir inquietação, confusão, calafrios, taquicardia, diarreia, contrações/rigidez musculares, febre, convulsões, perda de consciência e até mesmo morte. O tratamento da síndrome serotoninérgica é discutido no Capítulo 18.

Dopamina

A dopamina consiste em uma molécula catecol ligada a uma etilamina, sendo classificada como uma catecolamina (Fig. 15-7). A DA é uma molécula polar que não atravessa facilmente a BHE. Está estreitamente relacionada com a melanina, um pigmento formado por oxidação da DA, tirosina ou L-dopa. A melanina existe na pele e na cutícula e confere à substância negra do cérebro sua cor escura e consequente denominação. A DA e a L-dopa são facilmente oxidadas por vias não enzimáticas, formando espécies de oxigênio reativas citotóxicas e quinonas. As quinonas de DA e dopa formam adutos com α-sinucleína, o principal constituinte dos corpos de Lewy na DP (ver Cap. 21).

PERSPECTIVA HISTÓRICA

A dopamina foi sintetizada pela primeira vez em 1910. No final daquele ano, Henry Dale caracterizou as propriedades biológicas da DA na periferia e a descreveu como uma substância tipo adrenalina fraca. Na década de 1930, a DA foi reconhecida como um composto de transição na síntese de NE e EPI, mas não se acreditou que ela fosse muito mais do que apenas um intermediário na biossíntese. Só no início da década de 1950 foram identificados estoques de DA nos tecidos, sugerindo que ela tivesse uma função sinalizadora própria. Logo depois, Hornykiewicz descobriu o déficit de DA no cérebro parkinsoniano, alimentando o interesse no papel da DA em doenças e distúrbios neurológicos (Hornykiewicz, 2010).

Síntese e metabolismo

A biossíntese e metabolismo da DA estão resumidos na Figura 15-8. A fenilalanina e a tirosina são precursoras da DA. Na maior parte, os mamíferos convertem a fenilalanina da dieta em tirosina pela fenilalanina-hidroxilase. A redução nos níveis dessa enzima eleva os níveis de fenilalanina,

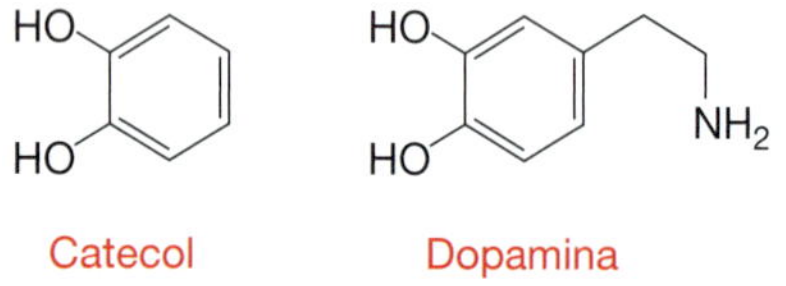

Figura 15-7 *O núcleo catecol das catecolaminas.*

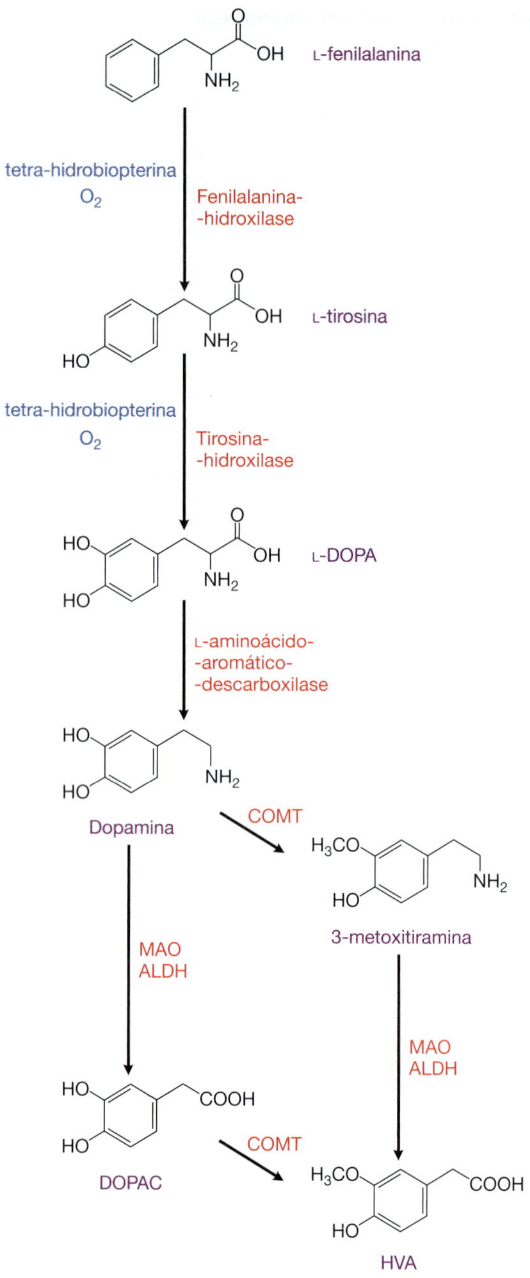

Figura 15-8 *Síntese e inativação da DA. As enzimas são identificadas em letras vermelhas, e os cofatores, em letras azuis.*

uma condição conhecida como fenilcetonúria, que deve ser controlada por restrições de dieta para evitar comprometimento intelectual. A tirosina penetra facilmente no cérebro por meio de captação; os níveis cerebrais de tirosina são normalmente saturantes. A conversão de tirosina em L-dopa pela tirosina-hidroxilase é o passo limitante na síntese da DA (como na síntese de NE; ver Cap. 10). Uma vez gerada, a L-dopa é rapidamente convertida em DA pela AADC, a mesma enzima que produz 5-HT a partir de L-5-hidroxitriptofano. Diferentemente da DA, a L-dopa atravessa facilmente a BHE e é convertida em DA no cérebro, o que explica sua utilidade no tratamento da DP (ver Cap. 21).

O metabolismo da DA ocorre primariamente pela MAO celular localizada em elementos pré e pós-sinápticos. A MAO atua na DA para gerar um derivado aldeído inativo por desaminação oxidativa; subsequentemente, o aldeído é metabolizado pela aldeído-desidrogenase para formar o DOPAC. O DOPAC pode ser ainda metabolizado pela COMT para formar o HVA. Em humanos, o HVA é o principal metabólito da DA.

O DOPAC, o HVA e a DA são excretados na urina, onde são facilmente mensurados. Os níveis de DOPAC e HVA são indicadores confiáveis de renovação de DA; relações desses metabólitos com a DA no LCS serve de representação precisa da atividade dopaminérgica cerebral. Além de metabolizar o DOPAC, a COMT também atua na DA para gerar 3-metoxitiramina, que é transformada, na sequência, em HVA pela MAO. Inibidores seletivos da MAO-B, como *selegilina*, *rasagilina*, ou *safinamida*, podem aumentar os níveis de DA e atualmente são usados no tratamento da DP (ver Cap. 21). A COMT na periferia também metaboliza L-dopa em 3-*O*-metildopa, que, então, compete com L-dopa pela captação para o SNC (ver Fig. 21-4). Em consequência, a L-dopa administrada no tratamento da DP precisa ser coadministrada com inibidores da COMT periféricos, como *entacapona*, *tolcapona* ou *opicapona*, de modo a preservar a L-dopa e possibilitar a entrada suficiente no SNC.

A Figura 15-9 resume os eventos neuroquímicos subjacentes à neurotransmissão da DA. Nos neurônios dopaminérgicos, a DA sintetizada é acondicionada em vesículas secretoras pelo VMAT2. Fármacos como a *reserpina*, que inibem a VMAT e esgotam os níveis de DA, são usados no tratamento da psicose. Recentemente, um inibidor seletivo do VMAT2, a *valbenazina*, foi introduzido para o tratamento da discinesia tardia, um distúrbio neurológico caracterizado por movimentos involuntários. Embora a causa exata da discinesia tardia seja desconhecida, existe a hipótese de que ela seja decorrente de hipersensibilidade à DA, e a *valbenazina* produz uma redução reversível na liberação de DA. De forma notável, o acondicionamento vesicular pré-sináptico da DA possibilita o seu armazenamento em *quanta* facilmente liberáveis e a protege de qualquer anabolismo ou catabolismo adicionais. Em contraste, nas células adrenérgicas ou noradrenérgicas, a DA não é acondicionada; em vez disso, é convertida em NE pela DA-β-hidroxilase e, nas células adrenérgicas, metilada a EPI em células que expressam a feniletanolamina--*N*-metil-transferase (ver Cap. 10).

A DA liberada na sinapse ativa subtipos de receptores pós-sinápticos, cuja expressão é célula-específica, levando à transdução do sinal por vias mediadas pela proteína G, embora, em alguns casos, seja possível a sinalização independente de proteína G (ver discussão adiante). Os subtipos de receptor de DA também são alvos de muitos fármacos empregados em terapêutica ou ferramentas farmacológicas. Subtipos de receptores específicos da categoria tipo D_2 também podem ser expressos no terminal nervoso pré-sináptico, onde regulam a liberação de DA, ou nos corpos celulares dendritos, onde regulam a síntese de DA. A captação de DA pelo DAT é o mecanismo primário para terminar com a ação da DA e permite a reembalagem vesicular do transmissor ou seu metabolismo.

O DAT é encontrado em dendritos, axônios e soma dos neurônios dopaminérgicos mesencefálicos e também perifericamente no estômago, no pâncreas e nos linfócitos. Psicoestimulantes, como *cocaína*, *anfetamina* e *metanfetamina*, induzem euforia e hiperatividade aumentando a DA extracelular. A *cocaína* não é um substrato do DAT, porém atua como antagonista para bloquear a recaptação de DA, potencializando,

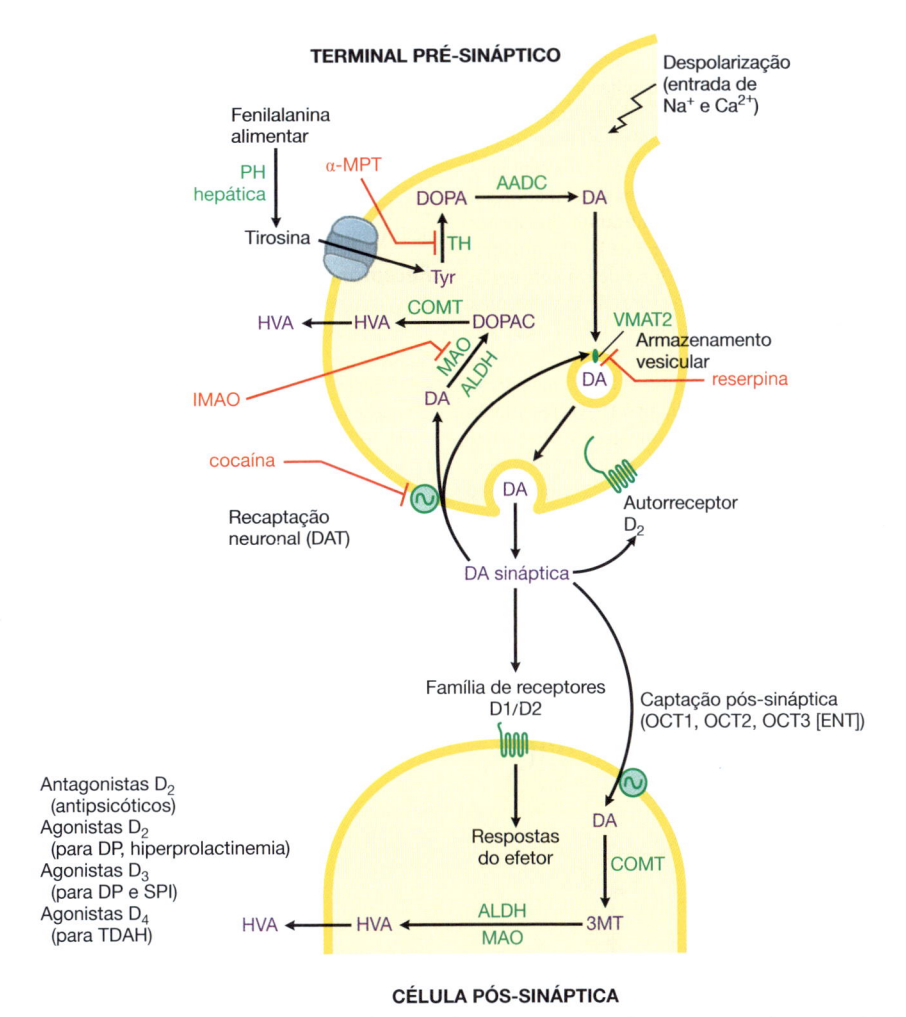

Figura 15-9 *Uma sinapse dopaminérgica.* A dopamina é sintetizada a partir da tirosina na terminação nervosa por ações sequenciais da TH e da AADC. A DA é sequestrada pelo VMAT2 nos grânulos de armazenamento e liberada por exocitose. A DA sináptica ativa autorreceptores pré-sinápticos e receptores tipo D_1 e tipo D_2 pós-sinápticos. A DA sináptica pode ser captada pelo neurônio por meio do DAT ou removida por captação pós-sináptica por meio de um OCT. A DA no citosol está sujeita a degradação pela MAO/ALDH no neurônio e pela COMT em células não neuronais; o metabólito final é o HVA. Ver estruturas na Figura 15-8.

assim, a sinalização de DA. Entretanto, as ações das *anfetaminas* são mais complexas: as *anfetaminas* são substratos competitivos dos DAT e dos VMAT. As *anfetaminas* entram nas células por meio do DAT. Ali elas deslocam a DA das vesículas de armazenamento, causando acúmulo de DA no citoplasma neuronal. Esse aumento da DA no citosol força a liberação de DA por um mecanismo não vesicular que envolve o efluxo pelo DAT (Sitte et al., 2015). Estudos mais recentes também sustentam a ideia de que as *anfetaminas* também possuem como alvo o TAAR1, um receptor intracelular dentro dos neurônios DA, para ativar vias de sinalização celular. As *anfetaminas* ativam vias dependentes de G_s acopladas a aumentos do AMPc e vias dependentes de G_{13} acopladas à ativação da GTPase pequena, RhoA (Underhill et al., 2021). Os agonistas para TAAR1 incluem *anfetaminas*, DA, aminas-traço e uma variedade de fármacos. Foi sugerido que o TAAR1 medeia algumas das ações das *anfetaminas* (Gainetdinov et al., 2018).

O transportador de DA também pode atuar como entrada molecular para algumas neurotoxinas, incluindo 6-OHDA e MPP$^+$, o metabólito neurotóxico da MPTP. Após a entrada nos neurônios dopaminérgicos, MPP$^+$ e 6-OHDA facilitam a liberação intra e extracelular de DA e podem gerar espécies reativas de oxigênio, como radicais superóxido (O_2^-) que causam morte neuronal. Essa degeneração dopaminérgica seletiva mimetiza a DP e serve de modelo animal para essa doença.

Receptores de dopamina

As primeiras investigações constataram que a DA aumenta os níveis de AMPc tanto no cérebro quanto na retina, presumivelmente por meio da ativação de uma adenililciclase sensível à DA. Estudos subsequentes revelaram a existência de receptores de DA não ligados à ativação da adenililciclase, implicando, assim, a existência de múltiplos subtipos de receptores de DA. Em seguida, foi formulada a hipótese de que existiam receptores D_1 e D_2 que poderiam ser diferenciados com base nas suas propriedades farmacológicas e mecanismos de sinalização. Estudos subsequentes de biologia molecular identificaram não apenas genes que correspondem aos subtipos de receptores de D_1 e D_2 originalmente definidos, mas também genes para receptores de DA adicionais. Atualmente, reconhecemos que há cinco receptores de DA distintos nos mamíferos, que são membros da superfamília do GPCR e que são classificados em duas subfamílias tipo D_1 e tipo D_2 (Sibley e Monsma, 1992). A subfamília tipo D_1 consiste nos receptores D_1 e D_5, enquanto os subtipos D_2, D_3 e D_4 compreendem a subfamília tipo D_2. Os receptores na subfamília tipo D_1 (D_1 e D_5) acoplam-se às proteínas G_s ou G_{olf} heterotriméricas para estimular a via da adenililciclase-AMPc-PKA. Por outro lado, os receptores tipo D_2 (D_2, D_3 e D_4) acoplam-se às proteínas G_i, G_o ou G_z para inibir a adenililciclase e diminuir a produção de AMPc (Fig. 15-10). A ativação das proteínas $G_{i/o/z}$ também pode modular diretamente a atividade de determinados canais de K$^+$ e Ca^{2+}.

Sabe-se, atualmente, que os GPCR podem sinalizar independentemente a partir das proteínas G por meio de interações com proteínas de β-arrestina (Shukla et al., 2011). Normalmente, os GPCR ativados por agonistas recrutam as β-arrestinas para a sua superfície intracelular, como parte de um mecanismo homeostático que desliga a sinalização mediada por proteínas G e facilita a internalização do receptor. Todavia, o dímero GPCR-β-arrestina pode atuar como complexo de sinalização, levando à ativação de vias de sinalização a jusante mediadas por proteína-cinase. Entre os receptores de DA, esse processo foi mais bem descrito para o subtipo de receptor D_2. Quando o receptor D_2 ativado por agonista liga-se à β-arrestina, duas outras proteínas são recrutadas para esse complexo: a PP2A e a proteína-cinase B (também conhecida como Akt). Como resultado, a Akt é desfosforilada e inativada pela PP2A. Como a Akt fosforila constitutivamente e inibe a GSK-3β, a ativação do receptor D_2 resulta, em última análise, em aumento da sinalização mediada por GSK-3β (ver Fig. 15-10), que se acredita poder desempenhar um papel nas ações dos antipsicóticos e dos estabilizadores do humor (Urs et al., 2012).

Agentes farmacológicos direcionados aos receptores de DA são usados no tratamento de numerosos transtornos neuropsiquiátricos, incluindo DP, esquizofrenia, transtorno bipolar, doença de Huntington, TDAH e síndrome de Tourette. Como vários GPCR, os receptores da DA podem formar homo e hetero-oligômeros e também oligomerizar com outros GPCR, bem como com canais iônicos regulados por ligante (Fuxe et al., 2015). De forma notável, os receptores D_2 e A_{2A} de adenosina formam heterômeros, e esse complexo proporciona um alvo farmacológico para o tratamento da DP (Chen e Cunha, 2020). Dentro de um complexo heteromérico, os receptores D_2 e A_{2A} de adenosina inibem mutuamente a sua sinalização por meio de mecanismos alostéricos. Entretanto, a *istradefilina*, um antagonista do receptor A_{2A} de adenosina, pode aumentar a sinalização do receptor D_2 por meio do bloqueio da inibição do receptor D_2 pelo receptor A_{2A}. Recentemente, a *istradefilina* foi aprovada como terapia adjuvante com L-dopa para o tratamento da DP (ver Cap. 21). Para informações mais detalhadas sobre a sinalização do receptor de DA, ver Beaulieu e Gainetdinov (2011) e Beaulieu et al. (2015).

Receptor D_1

- O receptor D_1 é o receptor de DA mais altamente expresso; os níveis mais elevados de proteína receptora D_1 são encontrados dentro do SNC, mas também nos rins, na retina e no sistema cardiovascular.
- O neoestriado expressa os níveis mais altos do receptor D_1 no SNC, mas não expressa qualquer Gα_s detectável. Nessa região, o receptor D_1 parece acoplar-se à G_{olf} para aumentar os níveis de AMPc e seus efetores a jusante. Em contrapartida, o receptor D_1 acopla-se à G_s no córtex cerebral para regular a cognição.
- Além de ativar as proteínas G, o receptor D_1 pode formar hetero-oligômeros com receptores de glutamato NMDA ionotrópicos (ver Cap. 16) para modular a sinalização glutamatérgica.

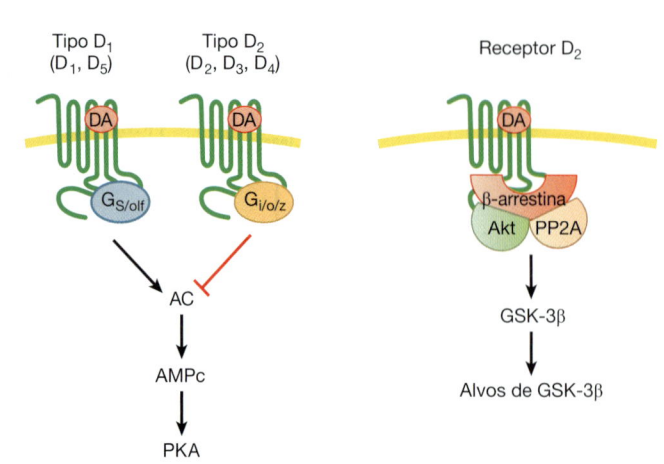

Figura 15-10 *As duas subfamílias de receptores de DA e suas vias de sinalização.* **À esquerda:** Os receptores de DA tipo D_1 e tipo D_2 regulam de maneira diferencial as vias de sinalização mediadas pela proteína G. **À direita:** O receptor D_2 intensifica a sinalização de GSK-3β por meo do recrutamento da β-arrestina e inativação da Akt.

Receptor D_2

- O receptor D_2 é o segundo receptor de DA mais altamente expresso e consiste nas isoformas curta (D_{2S}) e longa (D_{2L}) que surgem a partir de *splicing* alternativo de RNA mensageiro. A isoforma D_{2S} não tem os 29 aminoácidos na terceira alça intracelular que estão presentes na variante D_{2L}.
- Os receptores D_{2S} e D_{2L} são farmacologicamente idênticos; ambos se acoplam à G_i, G_o ou G_z para diminuir a produção de AMPc. O receptor D_{2L} é mais prevalente e acredita-se que ele atue pós-sinapticamente. Em contraste, a isoforma D_{2S} funciona como suposto autorreceptor pré-sináptico que regula a síntese e liberação de DA.
- Os receptores D_2 podem sinalizar por meio de subunidades $G_{\beta\gamma}$, regulando uma variedade de funções, incluindo canais de Ca^{2+} do tipo N, canais de Ca^{2+} tipo L e canais retificadores de K^+ para o interior.
- O receptor D_2 pode sinalizar por meio do recrutamento da proteína estrutural β-arrestina, acoplando, assim, a sinalização a jusante por meio das proteína-cinases B (Akt) e GSK-3β.

Receptor D_3

- Os receptores D_3 são menos abundantes do que os receptores D_2 e estão expressos principalmente nas regiões límbicas do cérebro. A maior quantidade de receptores D_3 é encontrada nas ilhotas de Calleja, no *nucleus accumbens*, na parte compacta da substância negra e na área tegmentar ventral.
- Os receptores D_3 sinalizam por meio de proteínas $G_{i/o}$ sensíveis à toxina pertússis, mas não de maneira tão eficiente quanto os receptores D_2.
- O receptor D_3 pode atuar como alvo farmacológico para o tratamento dos transtornos por uso de substância, particularmente os que envolvem opioides (Galaj et al., 2020).

Receptor D_4

- O receptor D_4 é expresso na retina, no hipotálamo, no CPF, na amígdala e no hipocampo.
- O receptor D_4 é altamente polimórfico e contém o VNTR que codifica sequências dentro da terceira alça intracelular. Em humanos, é mais comum a variante com quatro repetições. Foi sugerida a associação entre a variante VNTR repetida sete vezes do receptor D_4 com o TDAH.
- O receptor D_4 acopla-se à $G_{i/o/z}$ para inibir a atividade da adenililciclase e diminuir os níveis intracelulares de AMPc.

Receptor D_5

- O receptor D_5 é o receptor de DA menos abundante, porém é encontrado no hipocampo, na substância negra, no hipotálamo, no estriado, no córtex cerebral, no *nucleus accumbens* e no tubérculo olfatório. É também expresso no rim.
- O receptor D_5 ativa G_s e G_{olf} para aumentar a produção de AMPc e pode modular também as correntes de Na^+ e as correntes de Ca^{2+} tipos N, P e L por vias dependentes de PKA. O receptor D_5 pode também interagir diretamente com receptores $GABA_A$ para diminuir o fluxo de Cl^-.
- Juntamente com o receptor D_1, o receptor D_5 regula o circuito neuronal que controla a aprendizagem e a memória.

Transportador de dopamina

- O DAT (SLC6A3) remove a DA extracelular liberada durante a neurotransmissão e é o principal alvo de fármacos psicoestimulantes terapêuticos ou de adição.
- À semelhança do SERT, o DAT é um membro da família do NSS (ver Cap. 4, seção "Transportadores e farmacodinâmica: ação dos fármacos no cérebro"), que acopla o transporte de neurotransmissores através da membrana plasmática ao movimento de íons Na^+ para dentro da célula.
- O DAT tem 12 domínios através da membrana; recentemente foi determinada a estrutura de alta resolução por raios X do DAT da *Drosophila* (Penmatsa et al., 2015).
- A proteína DAT é expressa em abundância em vias DA mesoestriatais, mesolímbicas e mesocorticais, onde pode ser encontrada em corpos celulares, dentritos e axônios de neurônios dopaminérgicos (Ciliax et al., 1999). Entretanto, o DAT não é detectado dentro de sinapses, sugerindo que, em vez de regular a concentração de neurotransmissores na sinapse, está preparado para regular o derrame e a difusão da DA para fora dos locais de liberação.
- O DAT é alvo terapêutico do *metilfenidato* e da *anfetamina*, os dois principais fármacos usados para tratar transtornos de déficit de atenção. A *bupropiona*, um inibidor de DAT, é usada contra a depressão e para apoiar a cessação do tabagismo.

Ações da dopamina em sistemas fisiológicos

Coração e vasos

Em baixas concentrações, a DA circulante estimula principalmente os receptores D_1 vasculares (ver adiante), causando vasodilatação e reduzindo a carga cardíaca. O resultado final é a redução da pressão arterial e o aumento da contratilidade cardíaca. Conforme a concentração de DA aumenta, ela é capaz de ativar receptores β-adrenérgicos, aumentando ainda mais a contratilidade cardíaca. Em concentrações muito elevadas, a DA circulante ativa receptores α-adrenérgicos nos vasos, causando vasoconstrição; assim, altas concentrações de DA aumentam a pressão arterial. Clinicamente, a administração de DA é usada para tratar a insuficiência cardíaca congestiva grave, sepse ou choque cardiogênico. A administração é só por via intravenosa e não é considerada para tratamento de longa duração.

Rins

A dopamina é um transmissor parácrino/autócrino nos rins e liga-se aos receptores das subfamílias D_1 e D_2. A DA renal serve primariamente para aumentar a natriurese, embora também possa aumentar o fluxo sanguíneo renal e a filtração glomerular. Sob condições basais de sódio, a DA regula a excreção de Na^+ inibindo a atividade de vários transportadores de Na^+, incluindo o permutador de Na^+-H^+ apical e a ATPase-Na^+-K^+ basolateral. A ativação de receptores D_1 aumenta a secreção de renina, enquanto a DA, atuando em receptores D_3, reduz a secreção de renina. Anormalidades no sistema DA e em seus receptores têm sido associadas à hipertensão em seres humanos.

Hipófise

A dopamina é o regulador primário da secreção de prolactina pela hipófise. A DA liberada do hipotálamo no sangue do sistema porta hipofisário atua em receptores D_2 lactotróficos, diminuindo a secreção de prolactina (ver Cap. 46). Os agonistas DA com base no *ergot*, *bromocriptina* e *cabergolina*, são usados no tratamento da hiperprolactinemia. Ambos têm alta afinidade pelos receptores D_2 e menos afinidade pelos receptores D_1, 5-HT e adrenérgicos; ambos ativam receptores D_2 na hipófise, reduzindo a secreção de prolactina. O risco de doença valvar cardíaca no tratamento com *ergot* não está associado às baixas doses usadas no tratamento da hiperprolactinemia. O uso da *bromocriptina* e da *cabergolina* no manejo da hiperprolactinemia está descrito no Capítulo 46.

Liberação de catecolaminas

Os receptores D_1 e D_2 modulam a liberação de NE e EPI. O receptor D_2 fornece inibição tônica da liberação de EPI das células cromafins da medula suprarrenal e da liberação de NE dos terminais nervosos simpáticos. Em contraste, a ativação dos receptores D_1 promove a liberação de catecolaminas da medula suprarrenal.

SNC

Há três principais grupos de projeções DA no cérebro (Fig. 15-11): mesocortical/mesolímbica (oriunda da área tegmentar ventral), nigrostriatal (oriunda da parte compacta da substância negra) e tuberoinfundibular (oriunda do hipotálamo). Os processos fisiológicos sob controle dopaminérgico incluem recompensa, emoções, cognição, memória e

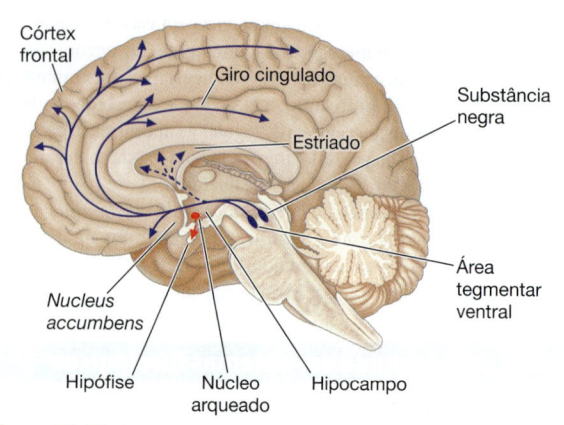

Figura 15-11 *Principais projeções dopaminérgicas no SNC.*
- Via nigrostriatal (ou mesostriatal). Os neurônios na parte compacta da substância negra projetam-se para o estriado dorsal (*setas azuis tracejadas*); essa é a via que degenera na DP.
- Via mesocortical/mesolímbica. Os neurônios na área tegmentar ventral projetam-se para o estriado ventral (*nucleus accumbens*), o bulbo olfatório, a amígdala, o hipocampo, os CPF orbital e médio e o giro cingulado (*setas azuis contínuas*).
- Via tuberoinfundibular. Os neurônios no núcleo arqueado do hipotálamo projetam-se pela via tuberoinfundibular ao hipotálamo, a partir do qual a DA é distribuída para a hipófise anterior (*seta vermelha*).

atividade motora. A desregulação do sistema dopaminérgico é crucial em inúmeras doenças, incluindo DP, síndrome de Tourette, depressão bipolar, esquizofrenia, TDAH e dependência e uso de substâncias.

A via mesolímbica está associada à recompensa e, em menor escala, aos comportamentos aprendidos. As disfunções nessa via estão associadas à adição, esquizofrenia e psicoses (incluindo a depressão bipolar) e déficit de aprendizado. As projeções mesocorticais são importantes para as funções cognitivas de "ordem superior", incluindo motivação, recompensa, emoção e controle de impulsos; elas também estão implicadas em psicoses, incluindo esquizofrenia, e no TDAH. A via nigrostriatal é um regulador fundamental do movimento. Alterações nessa via estão envolvidas na DP e são subjacentes aos efeitos colaterais motores prejudiciais associados ao tratamento dopaminérgico, incluindo discinesia tardia (ver Cap. 21). Como observado previamente, a DA liberada na via tuberoinfundibular é transportada pelo suprimento sanguíneo hipofisário até a hipófise, onde regula a secreção de prolactina.

Os neurônios dopaminérgicos são fortemente influenciados por estímulos excitatórios glutamato e inibitórios GABA. Em geral, os estímulos glutamato permitem os disparos em salva dos neurônios dopaminérgicos, resultando em altas concentrações de DA na sinapse. A inibição GABA dos neurônios DA causa uma liberação tônica basal de DA nas sinapses. A DA liberada também modula os neurônios GABA e glutamato, fornecendo, assim, um nível adicional de interações entre DA e outros neurotransmissores.

Controle motor e doença de Parkinson

No início da década de 1980, vários jovens na Califórnia desenvolveram parkinsonismo de início rápido. Todos os indivíduos afetados receberam injeção de um análogo sintético da *meperidina* contaminado com MPTP. A MPTP é metabolizada pela MAO-B à neurotoxina MPP^+. Devido à alta especificidade da MPP^+ pelo transportador de DA, a morte neuronal se restringe fortemente à substância negra e à área tegmentar ventral, resultando em um fenótipo notavelmente similar à DP. A 6-OHDA é similar ao MPTP tanto no mecanismo de ação quanto na utilidade em modelo animal. A administração de MPTP ou 6-OHDA em animais resulta em tremor, acentuada diminuição da atividade locomotora e rigidez. Como na DP, esses déficits motores são aliviados com o tratamento com L-dopa ou agonistas dopaminérgicos.

Outros agentes que atuam no DAT também potencializam a atividade locomotora via ações dopaminérgicas, incluindo a *cocaína* e a *anfetamina*. O acúmulo de DA extracelular aumenta a estimulação de receptores DA e resulta em aumento da atividade locomotora. Camundongos que não têm DAT são hiperativos e não apresentam aumento da locomoção em resposta ao tratamento com *cocaína* ou *anfetamina*.

Recompensa: implicações para a adição

Em geral, as substâncias de uso abusivo aumentam os níveis de DA no *nucleus accumbens*, uma área crítica no comportamento de recompensa. Esse papel da DA mesolímbica na adição levou a vários estudos sobre abuso de substâncias em camundongos com nocaute de receptores da DA nos quais os genes que expressam receptores específicos foram interrompidos. Estudos nos camundongos com nocaute de receptores D_1 mostraram redução nas propriedades de recompensa do etanol, sugerindo que as propriedades de recompensa e reforço do etanol dependem, pelo menos em parte, dos receptores D_1. Os camundongos nocaute para receptores D_2 também mostram menor preferência pelo consumo de etanol. A *morfina* carece de propriedades gratificantes em camundongos nocaute de receptores D_2 quando avaliada por paradigmas condicionados de preferência de lugar ou autoadministração. Contudo, camundongos com nocaute de receptores D_2 mostram aumento da autoadministração de doses altas de *cocaína*. Esses dados sugerem um papel complexo e substância-específico para o receptor D_2 nos comportamentos de recompensa e reforço. Os receptores D_3, altamente expressos no sistema límbico, também estão envolvidos nas propriedades de recompensa de várias substâncias de uso abusivo. Contudo, os camundongos nocaute de D_3 revelam uma preferência de lugar associada à substância que é semelhante à dos camundongos do tipo selvagem após a administração de *anfetamina* ou *morfina*. Os ligantes que preferem o receptor D_3 recentemente desenvolvidos indicam um papel para o receptor D_3 na motivação de busca de substâncias e na recidiva do uso de substâncias, em vez de efeitos de reforço diretos das próprias substâncias (Keck et al., 2015; Newman et al., 2021).

Cognição e memória

O trabalho inovador de Goldman-Rakic, Arnsten e colaboradores (Vijayraghavan et al., 2017) mostrou que é necessário um nível ótimo de atividade do receptor D_1 no CPF para o desempenho ideal nas tarefas de memória e aprendizado. A estimulação deficiente ou excessiva do receptor D_1, devido à presença de doença ou ao envelhecimento, compromete a função do CPF em ratos, macacos e seres humanos. Assim, doses baixas de agonistas D_1 melhoram a memória de trabalho e atenção, enquanto níveis elevados de liberação de DA, como no estresse, impedem a função do CPF. Essas observações levaram à hipótese do "U invertido" na relação entre a estimulação do receptor D_1 e o funcionamento fisiológico normal do CPF (Fig. 15-12). É interessante que níveis de estimulação subótima do receptor D_1 foram sugeridos como causadores dos déficits de aprendizagem associados à idade e como contribuintes da cognição reduzida observada em vários estados fisiopatológicos, especialmente a esquizofrenia. Não é surpreendente que o receptor D_1 proporcione um alvo farmacológico atraente para o tratamento de

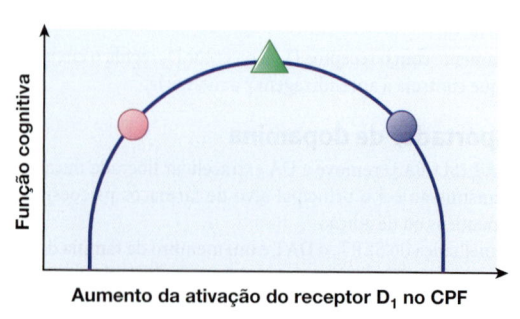

Figura 15-12 *Relação de U invertido entre a sinalização do receptor D_1 no CPF e a cognição. O triângulo verde mostra um nível ideal de sinalização/cognição, enquanto o círculo rosa mostra níveis abaixo do ideal devido a doença/envelhecimento, e o círculo azul mostra níveis abaixo do ideal devido ao estresse.*

transtornos que envolvem declínio cognitivo, como esquizofrenia, DP e doença de Alzheimer. Infelizmente, os agonistas que estimulam diretamente o receptor D_1 falharam clinicamente como estimuladores cognitivos, principalmente devido aos efeitos adversos hipotensores que surgem da estimulação do receptor D_1 no rim. Recentemente, foi formulada a hipótese de que os MAP do receptor D_1, que exercem efeitos mais limitados sobre a estimulação desse receptor (Hall et al., 2019), podem ser bem-sucedidos como estimuladores cognitivos em pacientes sem efeitos adversos hipotensores (Hao et al., 2019). Outra abordagem é usar agonistas parciais do tipo D_1 não catecois que tenham boa penetrabilidade no cérebro e seletividade para receptores tipo D_1, sem os efeitos adversos hipotensores observados com os agonistas D_1 completos. (Hall et al., 2019).

Fármacos que afetam a sinalização da dopamina

Agonistas dos receptores de dopamina

Os agonistas do receptor de dopamina que têm como alvo receptores tipo D_2 são usados principalmente no tratamento da DP, SPI e hiperprolactinemia. Uma limitação ao uso terapêutico dos agonistas dopaminérgicos é a ausência de seletividade pelos subtipos de receptores. Entretanto, avanços nas relações de receptor-ligante e estrutura-função permitiram o desenvolvimento de fármacos capazes de distinguir totalmente entre as subfamílias de receptores tipo D_1 e tipo D_2 e, em alguns casos, demonstrar seletividade para subtipos de receptores individuais, em particular os receptores D_3 e D_4. Muitos desses fármacos já provaram ser ferramentas experimentais úteis (Tab. 15-4), e essa continua sendo uma área de pesquisa ativa.

Doença de Parkinson

A DA não atravessa a BHE; assim, a principal farmacoterapia da DP é administrar o precursor da DA, L-dopa, que atravessa a BHE e é convertida em DA no cérebro. Em geral, a L-dopa é formulada com um inibidor de descarboxilase para evitar a conversão de L-dopa em DA na periferia, o que pode resultar em efeitos adversos. Embora a resposta à L-dopa por pacientes com DP seja geralmente bastante favorável, o tratamento em longo prazo pode resultar na perda de eficácia e no surgimento de síndromes discinéticas referidas como discinesias causadas por L-dopa. Essas limitações dos efeitos terapêuticos da L-dopa geraram interesse em desenvolver tratamentos alternativos para a DP, com a intenção de retardar o uso de L-dopa ou aliviar seus efeitos adversos. Os agonistas do receptor da DA podem ser usados em conjunto com doses baixas de L-dopa em um tratamento combinado ou como monoterapia. Duas classes gerais de agonistas dopaminérgicos foram usadas no tratamento da DP: *ergot* e não *ergot*. O manejo farmacológico da DP é descrito de forma detalhada no Capítulo 21.

TABELA 15-4 ■ FERRAMENTAS EXPERIMENTAIS NOS RECEPTORES DE DA

RECEPTOR	AGONISTA	ANTAGONISTA
Tipo D_1[a]	SKF-81297	SCH-23390
	PF-06412562	SCH-39166 (Ecopipam)
Tipo D_2[b]	Quimpirol	Espiperona
		Sulpirida
D_2	Sumanirol	L-741626
		ML-321
D_3	PD128907	SB-277011
	ML-417	VK4-40
D_4	PD168077	L-745870
	A412997	L-741742

[a] Esses compostos são seletivos para receptores tipo D_1 versus tipo D_2. Não há compostos-ferramenta úteis para diferenciar os receptores D_1 dos D_5.
[b] Esses compostos são seletivos para receptores tipo D_2 versus tipo D_1.

Os derivados do *ergot* (ver anteriormente) atuam sobre vários sistemas neurotransmissores diferentes, incluindo os receptores de DA, de 5-HT e adrenérgicos. A *bromocriptina* e a *pergolida* foram usadas no tratamento da DP; entretanto, seu uso é associado a risco de complicações cardíacas sérias, especificamente a promoção de doença valvar cardíaca devido à estimulação de receptores 5-HT_{2B} da serotonina (Hutcheson et al., 2011). A *bromocriptina* é um agonista potente nos receptores D_2 e um antagonista fraco em D_1. A *pergolida* é um agonista parcial de receptores D_1 e um forte agonista da família D_2, com alta afinidade para os subtipos D_2 e D_3. A *pergolida* foi retirada do comércio nos Estados Unidos como fármaco contra DP após ter sido associada a um aumento do risco de doença valvar cardíaca. A *bromocriptina* permanece no mercado principalmente para o tratamento de hiperprolactinemia ou adenomas secretores de prolactina, casos em que podem ser empregadas doses menores (D_2-seletivas), evitando complicações cardíacas.

Vários alcaloides não *ergot* também são empregados no tratamento da DP. A *apomorfina* é um agonista pan-receptor de DA normalmente usado no tratamento agudo dos períodos súbitos de "desligamento" (bradicinesia, congelamento) que podem ocorrer depois de tratamento prolongado com L-dopa. O *pramipexol* e o *ropinirol*, amplamente usados no tratamento da DP, são agonistas em todos os receptores tipo D_2, mas têm maior atividade para o subtipo D_3. Entretanto, esses fármacos são menos eficazes do que a L-dopa nos estágios iniciais do tratamento da DP e ambos estão associados ao desenvolvimento de transtornos do controle de impulsos, tais como jogo compulsivo ou hipersexualidade; notavelmente, induzem menos discinesias. O mecanismo subjacente ao transtorno do controle de impulsos é atualmente desconhecido. A *rotigotina* é um agonista DA com preferência pela subfamília tipo D_2 e é oferecida como adesivo transdérmico aprovado para o tratamento da DP.

Hiperprolactinemia

Apesar das contraindicações no tratamento da DP, os agonistas DA com base no *ergot* continuam sendo usados no tratamento da hiperprolactinemia. Como a *bromocriptina*, a *cabergolina* é um forte agonista nos receptores D_2 e tem baixa afinidade por receptores D_1, 5-HT e α-adrenérgicos. A utilidade terapêutica da *bromocriptina* e da *cabergolina* na hiperprolactinemia deriva das propriedades de agonista do receptor DA: elas ativam receptores D_2 da hipófise, reduzindo a secreção de prolactina. O risco de cardiopatia valvar em decorrência da terapia com *ergot* está associado à administração de doses mais altas do fármaco (necessárias para o tratamento da DP), mas não às doses mais baixas usadas no tratamento da hiperprolactinemia (ver Cap. 46).

Síndrome das pernas inquietas

A SPI é um déficit neurológico caracterizado por sensações anormais nas pernas, que são aliviadas pelo movimento. Em pacientes com SPI, são observadas expressão diminuída do receptor de DA e leve hipofunção dopaminérgica. *Rotigotina*, *ropinirol* e *pramipexol* são aprovados pela FDA como farmacoterapia para a DP e a SPI.

Antagonistas dos receptores de dopamina

Assim como aumentar a neurotransmissão DA pode ser clinicamente importante, também pode ser útil inibir a sinalização dopaminérgica em certas doenças. Clinicamente, os antagonistas da DA são, em sua maioria, usados no tratamento da esquizofrenia e dos transtornos bipolares (ver adiante). Entretanto, alguns antagonistas, como a *metoclopramida* e a *domperidona*, têm sido usados no tratamento de náuseas e vômitos (ver Cap. 54). Como com os agonistas de receptores da DA, a falta de antagonistas específicos para os subtipos tem limitado a utilidade terapêutica deste grupo de ligantes. Os avanços recentes na elucidação das estruturas de GPCR e na moldagem da fixação do ligante impulsionaram o delineamento de fármacos, e começam a emergir antagonistas subtipo-seletivos como ferramentas experimentais (ver Tab. 15-4). Alguns antagonistas subtipo-seletivos estão nos estágios iniciais de testes pré-clínicos para uso terapêutico.

Esquizofrenia

Os antagonistas do receptor de DA da subfamília tipo D_2 são a base da farmacoterapia da esquizofrenia. Ainda que vários sistemas neurotransmissores provavelmente contribuam para a patologia complexa da esquizofrenia (ver Cap. 16), modular a sinalização por DA é considerado a base do tratamento. A hipótese dopamínica da esquizofrenia tem sua origem nas características dos fármacos usados para tratá-la: todos os compostos antipsicóticos usados clinicamente têm alta afinidade pelos receptores da DA, especialmente o subtipo D_2. Além disso, os psicoestimulantes que aumentam os níveis extracelulares de DA podem induzir ou piorar os sintomas psicóticos de pacientes esquizofrênicos. O advento de técnicas de neuroimagem para visualização da DA em regiões cerebrais humanas levou a novos *insights* sobre o papel de sistemas DA-específicos. A hiperfunção da DA em regiões subcorticais, mais notavelmente no estriado, foi associada a sintomas positivos de esquizofrenia, que respondem bem ao tratamento antipsicótico. Em contraste, o CPF de pacientes esquizofrênicos exibe hipofunção dopaminérgica, o que foi associado aos sintomas cognitivos/negativos mais refratários ao tratamento. Os fármacos atualmente usados no tratamento da esquizofrenia são classificados como antipsicóticos típicos (ou de primeira geração) ou atípicos (de segunda geração). Essa nomenclatura baseia-se no menor número de SEP ou efeitos adversos tipo parkinsonianos, que são observados com os antipsicóticos atípicos.

Antipsicóticos típicos O primeiro fármaco antipsicótico usado para o tratamento da esquizofrenia foi a *clorpromazina*. Suas propriedades antipsicóticas foram atribuídas ao antagonismo dos receptores da DA, especialmente o receptor D_2. Ligantes D_2 mais seletivos (p. ex., *haloperidol*) foram desenvolvidos para aumentar as propriedades antipsicóticas (ver Cap. 19). Notavelmente, fármacos que são completamente seletivos para o receptor do subtipo D_2, sem sobreposição de afinidade para os subtipos D_3 ou D_4, estão indisponíveis atualmente. Embora todos os antipsicóticos típicos melhorem significativamente os sintomas positivos (p. ex., alucinações), eles não são muito benéficos no tratamento dos sintomas cognitivos ou negativos.

CLORPROMAZINA

ARIPIPRAZOL

HALOPERIDOL

Antipsicóticos atípicos Esta classe de antipsicóticos originou-se com a *clozapina* e se distingue pelos SEP menores que os dos antipsicóticos típicos. Os fármacos atípicos também têm menos probabilidade de estimular a produção de prolactina. A ausência de efeitos extrapiramidais é parcialmente atribuída à afinidade muito mais baixa pelos receptores D_2 do que os antipsicóticos típicos. Isso resulta, com frequência, de uma associação mais lenta e dissociação mais rápida do fármaco ao/do receptor D_2, levando a um menor tempo de ocupação do receptor. Foi formulada a hipótese de que isso possibilita uma maior ocupação do receptor pela dopamina e maior "tônus" dopaminérgico, resultando em menos SEP (Sykes et al., 2017). Embora os antipsicóticos atípicos sejam considerados mais seguros do que muitos dos outros fármacos mais antigos, eles também podem apresentar efeitos colaterais metabólicos graves, que incluem ganho de peso, diabetes melito tipo 2 e hiperlipidemia, bem como ações cardiovasculares que podem resultar em arritmias e AVC. Os antipsicóticos atípicos, em sua maioria (mas nem todos), também são antagonistas de alta afinidade ou agonistas inversos no receptor 5-HT_{2A}. Embora o papel preciso do bloqueio do receptor 5-HT_{2A} nos efeitos atípicos dos antipsicóticos ainda não esteja bem esclarecido, o duplo bloqueio dos receptores de DA-5-HT contribuiu para o desenvolvimento de muitos antipsicóticos atípicos (ver Cap. 19). Os antipsicóticos atípicos também demonstraram ser úteis como terapia adjuvante tanto na depressão maior quanto no transtorno bipolar (ver Caps. 18 e 19).

Agonistas parciais dos receptores tipo D_2 O *aripiprazol* tem menos efeitos adversos do que os antipsicóticos atípicos anteriores. Ele se distingue do perfil atípico tradicional: primeiro, tem maior afinidade pelos receptores D_2 dos que pelos receptores 5-HT_{2A}; segundo, é um agonista parcial em receptores D_2. Como agonista parcial, o *aripiprazol* pode diminuir a hiperfunção da DA subcortical (estriatal) competindo com a DA pela ligação com os receptores, ao mesmo tempo em que aumenta a neurotransmissão dopaminérgica no CPF atuando como agonista. O mecanismo dual oferecido pelo agonista parcial pode, assim, tratar os sintomas positivos e negativos associados à esquizofrenia. O *aripiprazol* exibe também seletividade funcional no receptor D_2, pois exibe maior eficácia pela sinalização mediada por β-arrestina do que pela sinalização mediada por proteína G. Não está claro como essa propriedade pode contribuir para os efeitos únicos do *aripiprazol*.

Recentemente, um derivado do *aripiprazol*, o *brexipiprazol*, foi aprovado para o tratamento da esquizofrenia e como auxiliar no tratamento da depressão. As propriedades farmacológicas do *brexipiprazol* são similares às do *aripiprazol*, exceto que o *brexipiprazol* tem menor eficácia agonista no receptor D_2 e efeito agonista parcial elevado no receptor 5-HT_{1A}; talvez esta última propriedade justifique sua eficácia no tratamento da depressão.

Outro agonista parcial do receptor D_2, a *cariprazina*, foi aprovado recentemente para o tratamento da esquizofrenia e do transtorno bipolar. O interessante é que a *cariprazina* também é agonista parcial no receptor D_3 e, de fato, exibe maior afinidade pelos receptores D_3 do que pelos D_2. Em alguns estudos, a *cariprazina* mostrou efeitos pró-cognitivos, sugerindo que pode ser útil no tratamento de sintomas negativos, bem como positivos da esquizofrenia.

Antagonistas de receptor D_3 e a adição a substâncias
Embora ainda sejam necessárias muitas pesquisas para determinar a sua utilidade clínica, os antagonistas seletivos de D_3 mostram-se promissores no tratamento da adição (Newman et al., 2012, 2021). Esse interesse origina-se da alta expressão do receptor D_3 no sistema límbico, o centro de recompensa do cérebro, e de estudos em animais com antagonistas seletivos de D_3, sugerindo um papel para o receptor D_3 na motivação para o abuso de substâncias e no potencial de recidiva do abuso de substâncias (Keck et al., 2015). As pesquisas pré-clínicas sugerem que os antagonistas D_3-seletivos podem ser particularmente efetivos no tratamento dos transtornos por uso de opioides, e vários desses agentes estão atualmente em fase de desenvolvimento (Galaj et al., 2020; Newman et al., 2021).

RESUMO: Ligantes serotoninérgicos

Fármacos	Usos terapêuticos	Farmacologia clínica e dicas
Antagonistas do receptor 5-HT$_3$ • Antieméticos • Informações adicionais nos Caps. 54 e 55		
Ondansetrona Dolasetrona Granisetrona Palonosetrona	• Antieméticos • Tratamento da náusea	• Associados a alterações assintomáticas no eletrocardiograma, incluindo prolongamento dos intervalos PT e QTc
Alosetrona	• Síndrome do intestino irritável	• Mais útil em mulheres com síndrome do intestino irritável quando a diarreia é o principal sintoma
Agonistas do receptor 5-HT$_{2A}$ • Psicodélicos		
Psilocibina Mescalina LSD	• Em fase de ensaios clínicos para: • Depressão • Transtorno por uso de substâncias • Enxaqueca • Transtorno obsessivo-compulsivo	• Produzem alucinações profundas, que podem ser relevantes para mecanismos terapêuticos • Eficácia em modelos pré-clínicos como anti-inflamatórios
Agonistas inversos do receptor 5-HT$_{2A}$ • Psicose		
Pimavanserina	• Tratamento da psicose	• Atualmente limitada à psicose que ocorre na DP
Triptanas: agonistas dos receptores 5-HT$_{1B/1D}$ • Enxaqueca		
Almotriptana[a] Eletriptana Frovatriptana Naratriptana Rizatriptana Sumatriptana[b] Zolmitriptana	• Tratamento agudo da enxaqueca	• Mais eficazes em condições agudas; devem ser usados logo que possível após início da crise • Normalmente usados por via oral; início em 1-3 h • Usar com cautela em pacientes com problemas cardiovasculares; contraindicados em pacientes com cardiopatia isquêmica e vasospasmo de artéria coronária • Interações medicamentosas: inibidores da CYP3A4 ↑ C_p e $t_{1/2}$ da eletriptana, naratriptana; inibidores da MAO ↑ níveis de almotriptana, rizatriptana, sumatriptana e zolmitriptana • Efeitos adversos: tonturas, sonolência, dor cervical e no tórax • Podem causar lesão fetal; não recomendados durante a gestação e aleitamento; diminuir a dosagem nas insuficiências hepática e renal; não administrar dentro de 24 h do uso de outras triptanas, *ergot*, ISRS e IRSN • Cuidado com a síndrome serotoninérgica, especialmente em associação com ISRS e IRSN
Agonistas do receptor 5-HT$_{1F}$ • Enxaqueca		
Lasmiditana	Tratamento agudo da enxaqueca	Menos eventos adversos cardiovasculares do que as triptanas
Alcaloides do *ergot* • Interagem com múltiplas isoformas de receptores 5-HT • Ampla utilidade terapêutica		
LSD	• Não é mais usado clinicamente • Alucinógeno potente	• Imagens tomográficas por emissão de pósitrons revelam padrões de ativação similares entre pacientes esquizofrênicos sob alucinações e alucinações causadas por LSD • Acredita-se que a ativação de receptores 5-HT$_{2A}$ medeia o efeito alucinógeno do LSD
Metisergida	• Tratamento agudo da enxaqueca • Tratamento da cefaleia vascular	• Uso restrito para pacientes com crises de enxaqueca moderadas e frequentes ou infrequentes e graves • A absorção do fármaco é errática • Potencial de fibrose inflamatória com o uso prolongado, incluindo fibrose pleuropulmonar e endocárdica
Ergometrina Metilergometrina	• Prevenção da hemorragia pós-parto	• O aumento da dose resulta em contração uterina prolongada e aumento da força de contração • Em doses altas pode ocorrer contratura prolongada • Alucinações em níveis supraterapêuticos
Agonistas parciais do receptor 5-HT$_{1A}$ e ISRS • Ansiolíticos e antidepressivos • Informações adicionais no Cap. 18		
Buspirona	• Tratamento da ansiedade	• Mimetiza os efeitos antiansiedade dos benzodiazepínicos, mas não interage com receptores GABA$_A$ • Agonista parcial do receptor 5-HT$_{1A}$

(continua)

RESUMO: Ligantes serotoninérgicos (continuação)

Fármacos	Usos terapêuticos	Farmacologia clínica e dicas
Agonistas parciais do receptor 5-HT$_{1A}$ e ISRS • Ansiolíticos e antidepressivos • Informações adicionais no Cap. 18 (continuação)		
Fluoxetina Fluvoxamina Paroxetina Citalopram Escitalopram Sertralina Vilazodona	• Antidepressivos • Também usados no tratamento da ansiedade, do transtorno do pânico, do transtorno obsessivo-compulsivo, da fibromialgia e da dor neuropática	• Inibem seletivamente o SERT (ISRS) • Tratamentos mais amplamente usados contra o transtorno depressivo maior • Disfunção sexual é um efeito adverso comum dos ISRS • Precauções: síndrome serotoninérgica
Agonistas e antagonistas multifuncionais da serotonina (AAMS) • Tratamento da disfunção sexual • Atividade em múltiplas isoformas de receptores		
Flibanserina	• Tratamento do TDSH e do transtorno do interesse e excitação sexual feminino (TIESF) em mulheres na pré-menopausa	• Potente agonista do receptor 5-HT$_{1A}$ e antagonista da família de receptores 5-HT$_2$ • Exerce atividade tanto agonista quanto antagonista nos receptores de 5-HT → designação de AAMS
Agonistas do receptor de dopamina • Alguns com especificidade de subfamília		
Dopamina	• Insuficiência cardíaca congestiva • Sepse • Choque cardiogênico	• Somente uso agudo por administração intravenosa
Bromocriptina Cabergolina	• DP (ver Cap. 21) • Hiperprolactinemia	• Derivados do *ergot* com atividade agonista D$_2$ e antagonista D$_1$ • Utilidade limitada para a DP, devido ao elevado potencial de doenças valvares cardíacas por meio de estimulação de 5-HT$_{2B}$ • Podem ser usadas em doses baixas contra hiperprolactinemia
Apomorfina Pramipexol Ropinirol Rotigotina	• DP (ver Cap. 21 para mais informações) • SPI	• Alcaloides não *ergot* com atividade agonista mais ampla nos receptores DA • Menos eficazes do que L-dopa na DP; usados com frequência como tratamento auxiliar na DP avançada • Uso na DP inicial pode causar descontrole de impulsos • Pramipexol, ropinirol e rotigotina são usados para tratar SPI
Antagonistas do receptor de dopamina • Antipsicóticos • Especificidade emergente de ligantes por subtipos (ver também Cap. 19)		
Clorpromazina Haloperidol	• Esquizofrenia (ver Cap. 19)	• Classificados como antipsicóticos típicos • Fármacos que bloqueiam receptores D$_2$, mas não são completamente seletivos • A melhora é mais notável nos sintomas positivos da esquizofrenia
Clozapina Risperidona Olanzapina	• Esquizofrenia (ver Cap. 19)	• Classificados como antipsicóticos atípicos • Bloqueador misto de receptores 5-HT$_{2A}$-D$_2$ • Menos efeitos adversos extrapiramidais do que os antipsicóticos típicos, porém podem apresentar maiores efeitos sobre o metabolismo e o ganho de peso
Aripiprazol Brexpiprazol Cariprazina	• Esquizofrenia (ver Cap. 19)	• Agonista parcial D$_2$ com perfil variado em receptores 5-HT • Perfil de efeitos adversos mais favorável do que com muitos outros antipsicóticos
Ligantes de DAT • Alto potencial de abuso • Interagem com o transportador de dopamina		
Bupropiona	• Depressão • Cessação do tabagismo	• Também inibe NET • ↑ Risco de ideação suicida em pacientes pediátricos e adultos jovens que fazem uso deste fármaco
Cocaína	• Raramente usada terapeuticamente	• Classificação Grupo II • Utilidade clínica limitada à anestesia tópica em cirurgias nos olhos e nasal
Metilfenidato Metanfetamina Anfetamina	• TDAH, transtorno do déficit de atenção (TDA) • Narcolepsia • Obesidade	• Podem agravar a psicose; usar com extrema cautela em pacientes com transtorno bipolar • Classificados como fármaco de Grupo II devido às propriedades psicoestimulantes se usados indevidamente

[a]Efeitos adversos mínimos.
[b]Evidências mais favoráveis de uso seguro em gestantes.

Referências

Arnsten AFT, et al. Novel dopamine therapeutics for cognitive deficits in schizophrenia. *Biol Psychiatry*, **2017**, *81*:67–77.

Barnes NM, et al. International Union of Basic and Clinical Pharmacology. CX. Classification of receptors for 5-hydroxytryptamine; pharmacology and function. *Pharmacol Rev*, **2020**, *73*:310–520.

Beaulieu JM, Gainetdinov RR. The physiology, signaling, and pharmacology of dopamine receptors. *Pharmacol Rev*, **2011**, *63*:182–217.

Beaulieu JM, et al. Dopamine receptors—IUPHAR review 13. *Br J Pharmacol*, **2015**, *172*:1–23.

Bogenschutz MP, et al. Clinical interpretations of patient experience in a trial of psilocybin-assisted psychotherapy for alcohol use disorder. *Front Pharmacol*, **2018**, *9*:100.

Brunner HG, et al. Abnormal behavior associated with a point mutation in the structural gene for monoamine oxidase A. *Science*, **1993**, *262*:578–580.

Cases O, et al. Aggressive behavior and altered amounts of brain serotonin and norepinephrine in mice lacking MAOA. *Science*, **1995**, *268*:1763–1766.

Chen J-F, Cunha RA. The belated US FDA approval of the adenosine A_{2A} receptor antagonist istradefylline for treatment of Parkinson's disease. *Purinergic Signal*, **2020**, *16*:167–174.

Ciliax BJ, et al. Immunocytochemical localization of the dopamine transporter in human brain. *J Comp Neurol*, **1999**, *409*:38–56.

Davis AK, et al. Effects of psilocybin-assisted therapy on major depressive disorder: a randomized clinical trial. *JAMA Psychiatry*, **2021**, *78*:481–489.

Fisher WA, Pyke RE. Flibanserin efficacy and safety in premenopausal women with generalized acquired hypoactive sexual desire disorder. *Sex Med Rev*, **2017**, *5*(4):445-460.

Flanagan TW, Nichols CD. Psychedelics as anti-inflammatory agents. *Int Rev Psychiatry*, **2018**, *30*:363–375.

Fuxe K, et al. Dopamine heteroreceptor complexes as therapeutic targets in Parkinson's disease. *Expert Opin Ther Targets*, **2015**, *19*:377–398.

Gainetdinov RR, et al. Trace amines and their receptors. *Pharmacol Rev*, **2018**, *70*:549–620.

Galaj E, et al. Dopamine D3 receptor-based medication development for the treatment of opioid use disorder: rationale, progress, and challenges. *Neurosci Biobehav Rev*, **2020**, *114*:38–52.

Hall A, et al. Novel strategies to activate the dopamine D_1 receptor: recent advances in orthosteric agonism and positive allosteric modulation. *J Med Chem*, **2019**, *62*:128–140.

Hao J, et al. Synthesis and pharmacological characterization of 2-(2,6-dichlorophenyl)-1-((1S,3R)-5-(3-hydroxy-3-methylbutyl)- 3-(hydroxymethyl)-1-methyl-3,4-dihydroisoquinolin-2(1H)-yl)ethan-1-one (LY3154207), a potent, subtype selective, and orally available positive allosteric modulator of the human dopamine D_1 receptor. *J Med Chem*, **2019**, *62*:8711–8732.

Hornykiewicz O. A brief history of L-dopa. *J. Neurology*, **2010**, *257*(suppl 2):S249–252.

Hutcheson JD, et al. Serotonin receptors and heart valve disease—it was meant 2B. *Pharmacol Ther*, **2011**, *132*:146–157.

Jones KA, et al. Rapid modulation of spine morphology by the 5-HT2A serotonin receptor through kalirin-7 signaling. *Proc Natl Acad Sci*, **2009**, *106*:19575–19580.

Källén B, Reis M. Ongoing pharmacological management of chronic pain in pregnancy. *Drugs*, **2016**, *76*:915–924.

Keck TM, et al. Identifying medication targets for psychostimulant addiction: unraveling the dopamine D3 receptor hypothesis. *J Med Chem*, **2015**, *58*:5361–5380.

Ly C, et al. Psychedelics promote structural and functional neural plasticity. *Cell Rep*, **2018**, *23*:3170–3182.

Mehrotra S, et al. Current and prospective pharmacological targets in relation to antimigraine action. *N-S Arch Pharmacol*, **2008**, *378*:371–394.

Moreno FA, et al. Safety, tolerability, and efficacy of psilocybin in 9 patients with obsessive-compulsive disorder. *J Clin Psychiatry*, **2006**, *67*:1735–1740.

Newman AH, et al. Medication discovery for addiction: translating the dopamine D_3 receptor hypothesis. *Biochem Pharmacol*, **2012**, *84*:882–890.

Newman AH, et al. New drugs, old targets: tweaking the dopamine system to treat psychostimulant us disorders. *Ann Rev Pharmacol Toxicol*, **2021**, *61*:609–628.

Olivier B, van Oorschot R. 5-HT1B receptors and aggression: a review. *Eur J Pharmacol*, **2005**, *526*:207–217.

Penmatsa A, et al. X-ray structures of *Drosophila* dopamine transporter in complex with nisoxetine and reboxetine. *Nat Struct Mol Biol*, **2015**, *22*:506–508.

Reiff CM, et al. Psychedelics and psychedelic-assisted psychotherapy. *Am J Psychiatry*, **2020**, *177*:391–410.

Schindler EAD, et al. Exploratory controlled study of the migraine-suppressing effects of psilocybin. *Neurotherapeutics*, **2021**, *18*:534–543.

Shao LX, et al. Psilocybin induces rapid and persistent growth of dendritic spines in frontal cortex in vivo. *Neuron*, **2021**, *109*:2535–2544.e4.

Shukla AK, et al. Emerging paradigms of β-arrestin-dependent seven transmembrane receptor signaling. *Trends Biochem Sci*, **2011**, *36*:457–469.

Sibley DR, Monsma FJ Jr. Molecular biology of dopamine receptors. *Trends Pharmacol Sci*, **1992**, *13*:61–69.

Sitte H, et al. Amphetamines, new psychoactive drugs and the monoamine transporter cycle. *Trends Pharmacol Sci*, **2015**, *36*:41–50.

Sykes DA, et al. Extrapyramidal side effects of antipsychotics are linked to their association kinetics at dopamine receptors. *Nat Commun*, **2017**, *8*:763.

Thorlund K, et al. Comparative efficacy of triptans for the abortive treatment of migraine: a multiple treatment comparison meta-analysis. *Cephalalgia*, **2014**, *34*:258–267.

Underhill SM, et al. Amphetamines signal through intracellular TAAR1 receptors coupled to $G\alpha_{13}$ and $G\alpha_S$ in discrete subcellular domains. *Mol Psychiatry*, **2021**, *26*:1208–1223.

Urs NM, et al. Deletion of GSK3β in D2R-expressing neurons reveals distinct roles for β-arrestin signaling in antipsychotic and lithium action. *Proc Natl Acad Sci USA*, **2012**, *109*:20732–20737.

Capítulo 16

Neurotransmissão no sistema nervoso central

R. Benjamin Free, Suzanne M. Underhill, Susan G. Amara e David R. Sibley

ORGANIZAÇÃO CELULAR DO SNC
- Neurônios
- Células não neuronais
- Barreira hematencefálica

EXCITABILIDADE NEURONAL E CANAIS IÔNICOS

COMUNICAÇÃO QUÍMICA NO SNC
- Identificação dos neurotransmissores centrais
- Sinalização celular e transmissão sináptica
- Neurotransmissão rápida
- Neurotransmissão lenta

NEUROTRANSMISSORES CENTRAIS
- Aminoácidos
- Acetilcolina
- Monoaminas
- Aminas-traço

REGULAÇÃO DA NEUROTRANSMISSÃO
- Peptídeos
- Purinas
- Canabinoides
- Outros mediadores lipídicos
- Gases: óxido nítrico e monóxido de carbono
- Término da ação dos neurotransmissores

DESCOBERTA E DESENVOLVIMENTO DE FÁRMACOS COM AÇÃO NO SNC

O encéfalo é um conjunto complexo de células inter-relacionadas que regulam muitas das atividades da vida de maneira dinâmica, geralmente por meio de um processo de comunicação denominado neurotransmissão. Visto que o SNC impulsiona um número tão grande de respostas fisiológicas, depreende-se que os fármacos de ação central são valiosos para uma infinidade de condições. Os fármacos que atuam no SNC não são usados apenas para o tratamento de ansiedade, depressão, mania e esquizofrenia, mas também para diversas condições fisiopatológicas, como dor, febre, distúrbios do movimento, insônia, transtornos alimentares, náuseas, vômitos e enxaqueca. Entretanto, como o SNC determina essa fisiologia diversificada, o uso recreativo de algumas substâncias que atuam no SNC pode levar e leva de fato à dependência física (ver Cap. 28), com enormes consequências sociais. A ampla variedade de atividades fisiológicas e patológicas mediadas por moléculas de substâncias que atuam no SNC faz essa classe de agentes terapêuticos ser ampla e de extrema importância.

A identificação de alvos no SNC e o desenvolvimento de moléculas direcionadas para esses alvos representam desafios científicos extraordinários. Foram necessários anos de pesquisa para começar a desvendar as bases celulares e moleculares de muitos aspectos da sinalização neuronal; ainda assim, a compreensão completa das funções do cérebro humano ainda está dando os seus primeiros passos. Como fator de complexidade, um fármaco que atua no SNC pode agir em vários locais com efeitos distintos e até mesmo opostos. Além disso, muitos distúrbios do SNC envolvem numerosas regiões e vias do cérebro, o que pode frustrar os esforços empenhados no desenvolvimento de um agente terapêutico específico.

A farmacologia das substâncias que atuam no SNC é principalmente impulsionada por dois objetivos amplos e que se sobrepõem:

- O desenvolvimento/uso de substâncias, como sondas bioquímicas, para elucidar e manipular o SNC normal; e
- O desenvolvimento de substâncias para corrigir alterações fisiopatológicas no SNC anormal.

Os avanços modernos em biologia molecular, neurofisiologia, biologia estrutural, epigenética, biomarcadores, imunologia e em numerosas outras áreas facilitaram tanto o nosso entendimento do cérebro quanto o desenvolvimento de um repertório de substâncias em expansão contínua, passíveis de tratar seletivamente doenças do SNC. Um objetivo importante na descoberta de fármacos é determinar a estrutura do receptor em nível atômico e compreender como os neurotransmissores e as moléculas de substâncias interagem com os receptores para estimular ou inibir a sinalização mediada por receptores. Isso estimulou o uso de técnicas complexas, como cristalografia de raios X e microscopia crioeletrônica, para resolver as estruturas dos receptores com alto grau de acurácia, seguidas de simulações dinâmicas moleculares auxiliadas por computador e modelagem, componentes essenciais para entender como os neurotransmissores e as moléculas de substâncias afetam a sinalização. À medida que mais estruturas em níveis atômicos dos receptores, transportadores, canais iônicos e outros alvos relevantes de substâncias são elucidadas, essas técnicas de biologia estrutural provavelmente se tornarão ainda mais prevalentes na descoberta e no desenvolvimento de substâncias.

Este capítulo fornece uma introdução aos princípios e diretrizes fundamentais para o estudo abrangente dos fármacos que afetam o SNC. Abordagens terapêuticas específicas para distúrbios neurológicos e transtornos psiquiátricos são discutidas nos capítulos subsequentes. Para mais detalhes, consulte textos especializados, como Sibley et al. (2007), Brady et al. (2012), Nestler et al. (2020) e Kandel et al. (2021). Informações detalhadas sobre quase todos os receptores e canais iônicos específicos podem ser encontradas nas bases de dados oficiais da International Union of Basic and Clinical Pharmacology (IUPHAR) Guide to Pharmacology (http://www.guidetopharmacology.org).

Organização celular do SNC

O SNC é constituído de vários tipos de células especializadas fisiologicamente integradas que formam tecido cerebral funcional complexo. A principal célula de comunicação é o neurônio, que é fortemente influenciado e sustentado por uma variedade de células de sustentação

AC: adenililciclase
ACh: acetilcolina
AINDA: ácido 1-aminoindan-1,5-dicarboxílico
AMPA: ácido α-amino-3-hidróxi-5-metil-4-isoxazolpropiônico
AMPc: monofosfato de adenosina cíclico
ATPA: ácido 2-amino-3(3-hidróxi-5-tert-butilisoxazol-4-il) propanoico
AVC: acidente vascular cerebral
BHE: barreira hematencefálica
Canal CFTR: canal regulado da condutância transmembrana da fibrose cística
CBPG: (S)-(+)-2-(3-carboxibiciclo(1.1.1)pentil)-glicina
CGRP: peptídeo relacionado com o gene da calcitocina
CLC: canal de cloreto
CNG: canal controlado por nucleotídeo cíclico
CNQX: 6-ciano-7-nitroquinoxalina-2,3-diona
COX: cicloxigenase
CRD: domínio rico em cisteína
CYP: citocromo P450
DA: dopamina
D-AP5: ácido D-2-amino-5-fosfonovalérico
DAT: transportador de dopamina
DCG-IV: (2S,2′R,3′R)-2-(2′,3′-dicarboxiciclopropil)glicina
3,5-DHPG: 3,5-di-hidroxifenilglicina
EAAT: transportador de aminoácidos excitatórios
ECD: domínio extracelular
EGLU: ácido (2S)-α-etilglutâmico
EPI: epinefrina
FAAH: ácido-graxo-amida-hidrolase
GABA: ácido γ-aminobutírico
GABA-T: GABA transaminase
GAT: transportador GABA
GluR: receptor de glutamato tipo AMPA/cainato
GMPc: monofosfato de guanosina cíclico
GPCR: receptor acoplado à proteína G
GRK: GPCR-cinase
GTP: trifosfato de guanosina
HCN: canal controlado por nucleotídeo cíclico ativado por hiperpolarização
HP: alça em grampo
5-HT: 5-hidroxitriptamina (serotonina)
IP$_3$: trifosfato de inositol 1,4,5
IUPHAR: International Union of Basic and Clinical Pharmacology
KA: ácido caínico
L-AP4: ácido L-2-amino-4-fosfonobutírico
LCS: líquido cerebrospinal
L-dopa: levodopa
MAP: modulador alostérico positivo
MAPK: proteína-cinase ativada por mitógeno
MGL: monoacilglicerol-lipase
mGluR: receptor de glutamato metabotrópico
MPPG: (RS)-α--metil-4-fosfonofenilglicina
MSOP: (RS)-α-metilserina-O-fosfato
NADA: *N*-araquidonoil-dopamina
NAM: modulador alostérico negativo
NBF: dobra de ligação de nucleotídeo
NBQX: 1,2,3,4-tetra-hidro-6-nitro-2,3-dioxo-benzo[f]quinoxalina-7-sulfonamida
NE: norepinefrina
NET: transportador de norepinefrina
NMDA: *N*-metil-D-aspartato
NO: óxido nítrico
NT: neurotransmissor
OCT: transportador de cátion orgânico
PA: potencial de ação
PCCG-4: fenilcarboxiciclopropilglicina
PCP: fenciclidina
PI3K: fosfatidilinositol-3-cinase
PIPS: potencial inibitório pós-sináptico
PK_: proteína-cinase _ (p. ex., PKA, PKC)
PL_: fosfolipase _ (p. ex., PLA, PLC)
PMAT: transportador de monoaminas da membrana plasmática
(RS)-PPG: (RS)-4-fosfonofenilglicina
(S)-3,4-DCPG: (S)-3,4-dicarboxifenilglicina
SERT: transportador de serotonina
SNC: sistema nervoso central
TAAR: receptor associado a aminas-traço
TARP: proteínas reguladoras do receptor AMPA transmembrana
TAS2: receptor frisado/de paladar 2
TDAH: transtorno de déficit de atenção/hiperatividade
TM: transmembrana
TRP: potencial transitório do receptor
VAChT: transportador de ACh vesicular
VGAT: transportador de glicina e GABA vesicular
VGLUT: transportador de glutamato vesicular
VMAT: transportador de monoamina vesicular

importantes. A existência de conexões específicas entre os neurônios, tanto no interior quanto através das macrodivisões do encéfalo, é essencial para a função neurológica. Por meio de padrões de circuitos neuronais, neurônios individuais formam conjuntos funcionais para regular o fluxo de informação dentro das regiões do cérebro e entre elas. Tendo em vista essas orientações, a compreensão atual da organização celular do SNC pode ser vista sob a perspectiva do tamanho, forma, localização e interconexões entre os neurônios (Shepherd, 2004; Squire, 2013).

Neurônios

Os neurônios são células de sinalização altamente polarizadas do encéfalo e são subclassificados em tipos, com base em fatores como função (sensitivo, motor ou interneurônio), localização, morfologia, fenótipo neurotransmissor ou classes de receptores expressos. Os neurônios são células eletricamente ativas que expressam uma variedade de canais iônicos e proteínas transportadoras de íons que possibilitam a condução de impulsos nervosos ou potenciais de ação que, em última análise, deflagram a liberação de neurotransmissores durante a neurotransmissão química. Os neurônios também exibem as características citológicas de células secretoras altamente ativas: núcleos volumosos, grandes quantidades de retículo endoplasmático liso e rugoso e agrupamentos frequentes de retículo endoplasmático liso especializado (complexo de Golgi), nos quais os produtos secretores da célula são acondicionados em organelas envolvidas por membrana para o seu transporte do pericário para o axônio ou para os dendritos (Fig. 16-1). Os locais de comunicação interneuronal no SNC são denominados *sinapses*. Embora as sinapses sejam funcionalmente análogas às "junções" encontradas nos sistemas nervosos motor somático e autônomo, as sinapses centrais contêm um conjunto de proteínas específicas que supostamente constituem a zona ativa para a liberação e a resposta ao transmissor. À semelhança das "junções" periféricas, as sinapses centrais são denotadas pelo acúmulo de minúsculas *vesículas sinápticas* (50-150 nm). As proteínas dessas vesículas desempenham funções específicas no armazenamento de neurotransmissores, no acoplamento das vesículas e no reacúmulo do neurotransmissor. A liberação desses neurotransmissores e a sua ação nas células adjacentes por meio de receptores específicos, cujos mecanismos envolvidos são discutidos adiante, estão na base da capacidade dessas células especializadas de se comunicar entre si para determinar ações fisiológicas complexas.

Células não neuronais

Os diversos tipos de células de sustentação ultrapassam em número os neurônios no SNC. Essas células incluem a neuróglia, os elementos vasculares, as células formadoras do LCS encontradas no sistema ventricular intracerebral e as meninges, que recobrem a superfície do cérebro e formam o envoltório que contém LCS. A *neuróglia* (algumas vezes denominada glia) refere-se às células de sustentação mais abundantes.

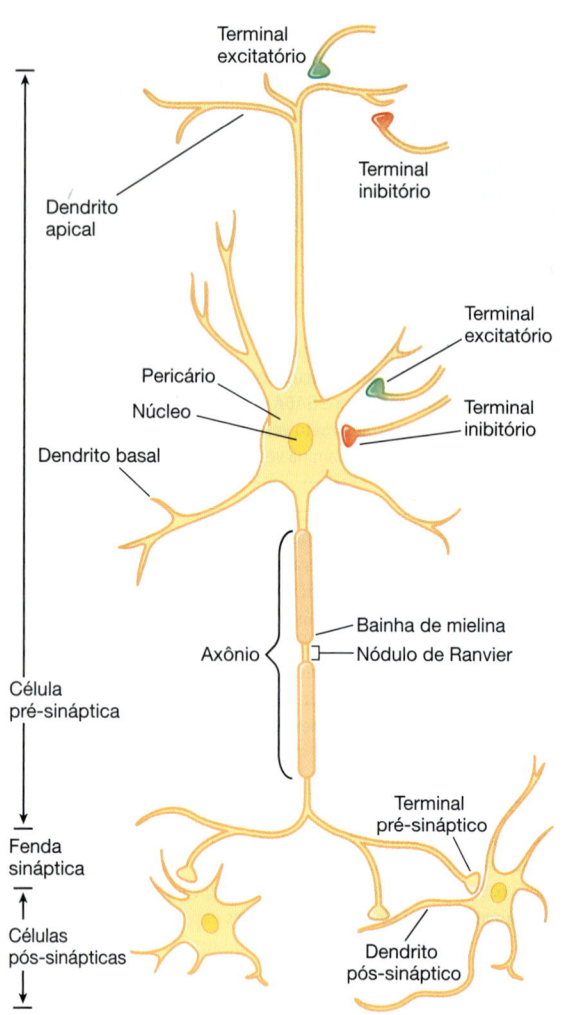

Figura 16-1 *Principais características de um neurônio.* Os dendritos, incluindo os dendritos apicais, recebem sinapses dos terminais pré-sinápticos. O corpo celular (~50 μm de diâmetro) contém o núcleo e é o local de transcrição e tradução. O axônio (0,2-20 μm de largura, 100 μm a 2 m de comprimento) transporta a informação do pericário até os terminais pré-sinápticos, que formam sinapses (até 1.000) com os dendritos de outros neurônios. Ocorrem também sinapses axossomáticas. Muitos agentes farmacológicos ativos no SNC atuam nas membranas pré-sinápticas e pós-sinápticas das fendas sinápticas e em áreas de armazenamento de neurotransmissores próximas às sinapses. (Adaptada, com permissão, de Kandel ER, Schwartz JH, Jessell TM (eds). *Principles of Neural Science*, 4th ed. McGraw-Hill, New York, **2000**, p 22.)

Trata-se de células não neuronais que mantêm funções cerebrais importantes, como manter os neurônios no seu lugar, fornecer oxigênio e nutrientes aos neurônios, isolar a sinalização entre neurônios e destruir patógenos potenciais. Tradicionalmente, acreditava-se que a neuróglia atuava apenas em sua função de sustentação; entretanto, estudos mais recentes demonstraram que essas células também podem estar envolvidas em alguns processos de sinalização.

A neuróglia é classificada em *micróglia* ou *macróglia*. No SNC, a macróglia consiste em *astrócitos*, *oligodendróglia*, *células ependimárias* e *glia radial*. Os *astrócitos* (células interpostas entre os vasos sanguíneos e os neurônios) são as mais abundantes dessas células e, com frequência, circundam compartimentos isolados de complexos sinápticos. Os astrócitos desempenham uma variedade de funções de suporte metabólico, incluindo o fornecimento de intermediários energéticos, a ancoragem dos neurônios a seu suprimento sanguíneo e a regulação do ambiente externo do neurônio por meio de remoção ativa de neurotransmissores e íons em excesso após a liberação. A *oligodendróglia* produz mielina – a membrana de múltiplas camadas compactadas que isola eletricamente segmentos de axônios e possibilita a propagação não decrescente dos potenciais de ação. As *células ependimárias* revestem a medula espinal e o sistema ventricular e participam na formação do LCS, enquanto as células radiais atuam como neuroprogenitores e células de suporte. A *micróglia* consiste em células imunes especializadas encontradas no SNC. Embora o cérebro seja imunologicamente protegido pela BHE, essas células da micróglia protegem os neurônios, atuando como macrófagos, e, portanto, são mediadores da resposta imune no SNC. A micróglia responde à lesão e à inflamação neuronais, e muitas doenças estão associadas a uma deficiência da micróglia. Em alguns casos, como na neuroinflamação crônica, o equilíbrio entre o número de células da micróglia e astrócitos pode determinar se haverá proteção ou lesão celular resultantes. Por conseguinte, além dos neurônios, as células de sustentação, como as células da glia, são fundamentais para facilitar a maioria dos aspectos da função dos neurônios e da sinalização do SNC.

Barreira hematencefálica

A BHE é uma importante linha divisória entre a periferia (capilares que transportam o sangue) e o SNC. Essa barreira consiste em *células endoteliais*, *astrócitos* e *pericitos* em uma *membrana basal acelular*. A BHE diminui a taxa de acesso de muitas substâncias químicas no plasma, evitando, assim, o acesso livre de componentes do sangue circulante ao cérebro. A BHE evoluiu como mecanismo para proteger o cérebro de toxinas existentes no ambiente. Em termos de terapia do SNC, a BHE representa um obstáculo significativo a ser superado para o fornecimento de fármacos ao local de ação. Uma exceção é a das moléculas lipofílicas, que se difundem de maneira bastante livre através da BHE e se acumulam no cérebro. Além de sua relativa impermeabilidade a pequenas moléculas polares, como os neurotransmissores, a BHE pode ser vista como uma combinação de distribuição de solutos através dos vasos sanguíneos (que governa a passagem por propriedades definíveis, como peso molecular, carga e lipofilicidade) e a presença ou ausência de sistemas de transporte que dependem de energia (ver Cap. 4). Todavia, as células existentes dentro da barreira também têm a capacidade de transportar ativamente moléculas, como glicose e aminoácidos, que são fundamentais para a função do cérebro (ver Cap. 17). Um desses sistemas de transporte que é seletivo para aminoácidos grandes catalisa o movimento da L-dopa através da BHE e, portanto, contribui para a utilidade terapêutica da L-dopa no tratamento da doença de Parkinson. Além disso, para alguns compostos, incluindo metabólitos de neurotransmissores (p. ex., ácido homovanílico e ácido 5-hidroxindolacético), o sistema de transporte de ácidos do plexo corióideo fornece uma importante via para a depuração do cérebro. A BHE é descrita de forma detalhada no Capítulo 17.

Excitabilidade neuronal e canais iônicos

Conforme já assinalado, os neurônios, que constituem as principais células de sinalização do cérebro, liberam neurotransmissores em resposta a uma rápida elevação e queda do potencial de membrana, conhecido como potencial de ação. Os canais iônicos dependentes de voltagem na membrana plasmática abrem-se quando o potencial de membrana aumenta e alcança um valor limiar, regulando, assim, a excitabilidade elétrica dos neurônios. Os potenciais de ação são os sinais pelos quais o cérebro e os neurônios recebem e transmitem informações entre si por meio de vias estabelecidas pela sua conectividade.

Atualmente, compreendemos com detalhes consideráveis como três cátions importantes, Na^+, K^+ e Ca^{2+}, bem como o ânion Cl^-, têm o seu fluxo regulado por meio de canais iônicos altamente discriminativos (Figs. 16-2 e 16-3). O contratransporte transmembrana ativo de Na^+ e de K^+ e o sequestro intracelular e mobilização de Ca^{2+} permitem que as células em repouso mantenham uma concentração de íons no estado de equilíbrio dinâmico que possibilite a despolarização elétrica. Os canais iônicos sensíveis à voltagem possibilitam o fluxo de íons Na^+ e K^+ que mediam a despolarização e a repolarização, enquanto mecanismos homeostáticos (p. ex., Na^+/K^+-ATPase, permutador de Na^+/Ca^{2+},

Ca^{2+}-ATPases) restauram os gradientes iônicos transmembrana a suas condições de repouso. A concentração extracelular relativamente alta de Na$^+$ (~140 mM), em comparação com a sua concentração intracelular (~14 mM), sugere que aumentos na permeabilidade ao Na$^+$ provocam despolarização celular, levando finalmente à geração de um potencial de ação. Em contrapartida, a concentração intracelular de K$^+$ é relativamente alta (~120 mM, vs. 4 mM fora da célula), e a permeabilidade aumentada ao K$^+$ resulta em hiperpolarização. Mudanças na concentração intracelular de Ca^{2+} (100 nM a 1 μM) afetam diversos processos na célula e são fundamentais na liberação de neurotransmissores. Por conseguinte, a excitabilidade elétrica gera o potencial de ação por meio de mudanças na distribuição de íons com carga através da membrana celular neuronal.

O principal ânion envolvido na excitabilidade neuronal é o Cl$^-$, e o seu fluxo também é regulado por canais e transportadores de membrana. Os canais de Cl$^-$ são uma superfamília de canais iônicos importantes na manutenção do potencial de repouso e também são responsáveis pelos potenciais inibitórios pós-sinápticos que amortecem a excitabilidade neuronal. Na maioria dos neurônios, o gradiente de Cl$^-$ através da membrana plasmática é impulsionado para o interior (~116 mM fora da célula vs. 20 mM no interior dela), e, em consequência, a inativação desses canais leva à hiperexcitabilidade. Existem várias famílias de canais de Cl$^-$ tanto dependentes de voltagem quanto controlados por ligantes (Fig. 16-3). Os canais de Cl$^-$ controlados por ligantes estão associados a transmissores inibitórios, incluindo o GABA e a glicina (discutidos de forma detalhada adiante). Uma classe de transportadores ativos secundários, os cotransportadores de cátions-cloreto, desempenha um papel essencial no estabelecimento do gradiente de Cl$^-$, que é necessário para a inibição pós-sináptica hiperpolarizante mediada por receptores GABA e receptores de glicina. Além disso, durante o desenvolvimento do cérebro, mudanças na expressão de isoformas neuronais do cotransportador de cátions-cloreto podem resultar em desvios na direção do gradiente de cloreto, de modo que a ativação de um canal de cloreto regulado por ligante torna-se excitatória.

A *família CLC de canais de Cl$^-$* consiste em canais de membrana plasmática que afetam o fluxo de Cl$^-$ e o potencial de membrana, bem como canais que atuam como antiportadores de Cl$^-$/H$^+$. Os canais CLC de Cl$^-$ também podem influenciar o pH das vesículas intracelulares. Os *CFTR* são controlados pelo ATP e ativados pela PKA; esses canais medeiam a condutância de certos ânions, principalmente Cl$^-$ e HCO$_3^-$. De modo geral, esses canais são responsáveis por uma variedade de funções neurofisiológicas importantes, incluindo regulação do potencial de membrana, homeostasia de volume e regulação do pH dos compartimentos extracelulares internos.

Os *canais CNG* são canais de cátions não seletivos, que regulam o fluxo íons nos neurônios. Os canais CNG são ativados pela ligação de nucleotídeo cíclico, e a sua principal função envolve a transdução sensorial, particularmente nos neurônios da retina e olfatórios. Como os canais CNG não são seletivos e também possibilitam o fluxo de íons alcalinos, eles podem resultar em despolarização ou hiperpolarização. Esses canais consistem em quatro subunidades organizadas em torno de um poro central, que são subclassificadas em subunidades α (quatro genes) e β (dois genes). O *canal HCN* é outro tipo de canal CNG. Os canais HCN são canais cátions não seletivos, controlados por ligantes, codificados por quatro genes e expressos no coração, bem como no cérebro, onde se acredita que possam influenciar o modo pelo qual os neurônios respondem ao impulso sináptico. Os canais HCN foram implicados na epilepsia e na dor neuropática. Esses canais abrem-se com a hiperpolarização e fecham-se com a despolarização; com a ligação direta do AMPc ou do GMPc, as curvas de ativação dos canais são deslocadas para potenciais mais hiperpolarizados. Esses canais desempenham funções essenciais nas células marca-passo cardíacas e na atividade rítmica e oscilatória, visto que são sintonizados especificamente para responder a limiares de ativação no SNC.

Os *canais TRP* formam uma grande família de cerca de 28 canais iônicos que são permeáveis de modo não seletivo a cátions, incluindo Na$^+$, Ca^{2+} e Mg^{2+}. O nome *canal de potencial transitório do receptor* é infeliz e não descreve a função desses canais, que consiste em responder a vários tipos de estímulos para permitir a entrada de cátions dentro da célula. São amplamente agrupados em seis subfamílias de receptores com diversas estruturas e funções e quatro subunidades, com um poro permeável a cátions: anquirina (TRPA), canônico (TRPC), melastatina (TRPM), mucolipina (TRPML), policistina (TRPP) e vaniloide (TRPV). Esses canais podem ter diversos modos de ativação e permeação, respondem a diversos estímulos e atuam na fisiologia sensitiva, incluindo termossensibilidade, osmossensibilidade e paladar. É importante assinalar que alguns canais de TRP também são mediadores da dor, visto que atuam como detectores de estímulos térmicos e químicos que ativam os neurônios sensitivos. Temperos como alho, malagueta em pó e wasabi ativam certos subtipos. Outros respondem a diversas substâncias químicas, como mentol, hortelã-pimenta e cânfora. Mutações nos canais de TRP foram associadas a doenças neurodegenerativas, bem como ao desenvolvimento de câncer. A diversidade de sua fisiologia levou à sua investigação como alvo de fármacos. O receptor de capsaicina, TRPV1, é o canal de TRP mais bem caracterizado, e tanto agonistas quanto antagonistas estão sendo investigados, particularmente para o tratamento da dor crônica. Estão disponíveis revisões dos canais de TRP e desenvolvimento de fármacos (Moran, 2018; Zhao et al., 2021). O Prêmio Nobel de Fisiologia ou Medicina de 2021 foi concedido a David Julius pelo seu trabalho sobre canais de TRP e a Ardem Patapoutian por seu trabalho sobre os canais iônicos mecanossensíveis, piezos (https://www.nobelprize.org/prizes/medicine/2021/summary/).

Comunicação química no SNC

Um conceito fundamental da neuropsicofarmacologia é o de que os fármacos que melhoram o estado funcional de pacientes com doenças neurológicas ou psiquiátricas normalmente atuam por meio de aumento ou atenuação da neurotransmissão no SNC. Normalmente, os alvos terapêuticos incluem *canais iônicos* (discutidos anteriormente), que medeiam mudanças na excitabilidade induzida por neurotransmissores, *receptores de neurotransmissores*, que respondem fisiologicamente à ativação por neurotransmissores, e *proteínas transportadoras*, que retiram o transmissor liberado do espaço extracelular.

Identificação dos neurotransmissores centrais

Os neurotransmissores são substâncias químicas endógenas no cérebro que atuam para possibilitar a sinalização por meio de uma sinapse química. Transportam, reforçam e modulam sinais entre neurônios e outros tipos de células e atuam sobre uma variedade de alvos, estimulando uma série de funções biológicas. Uma etapa essencial na compreensão das propriedades funcionais dos neurotransmissores no contexto dos circuitos cerebrais é identificar as substâncias transmissoras em conexões interneuronais específicas. O número preciso de transmissores não é conhecido, porém foram identificados até o momento mais de 100 mensageiros químicos. Os critérios para a identificação dos transmissores centrais assemelham-se aos usados para estabelecer os transmissores do sistema nervoso autônomo (ver Cap. 14):

- É necessária a presença do transmissor nas terminações pré-sinápticas da sinapse e nos neurônios a partir dos quais surgem essas terminações pré-sinápticas.
- O transmissor deve ser liberado pelo nervo pré-sináptico concomitantemente à atividade nervosa e em quantidade alta o suficiente para produzir um efeito.
- Os efeitos da aplicação experimental do suposto transmissor devem simular os efeitos de estimulação da via pré-sináptica.
- Quando disponíveis, os agonistas e os antagonistas farmacológicos específicos devem estimular e bloquear, respectivamente, as funções medidas do suposto transmissor.
- Deve haver um mecanismo presente (recaptação ou enzimático) para interromper as ações do transmissor.

Muitos neurônios contêm múltiplas substâncias transmissoras acondicionadas juntas nas mesmas vesículas ou em zonas ativas adjacentes,

A Estrutura dos canais de Ca²⁺ e Na⁺

Subunidades α_1 para canais de Ca²⁺ e Na⁺

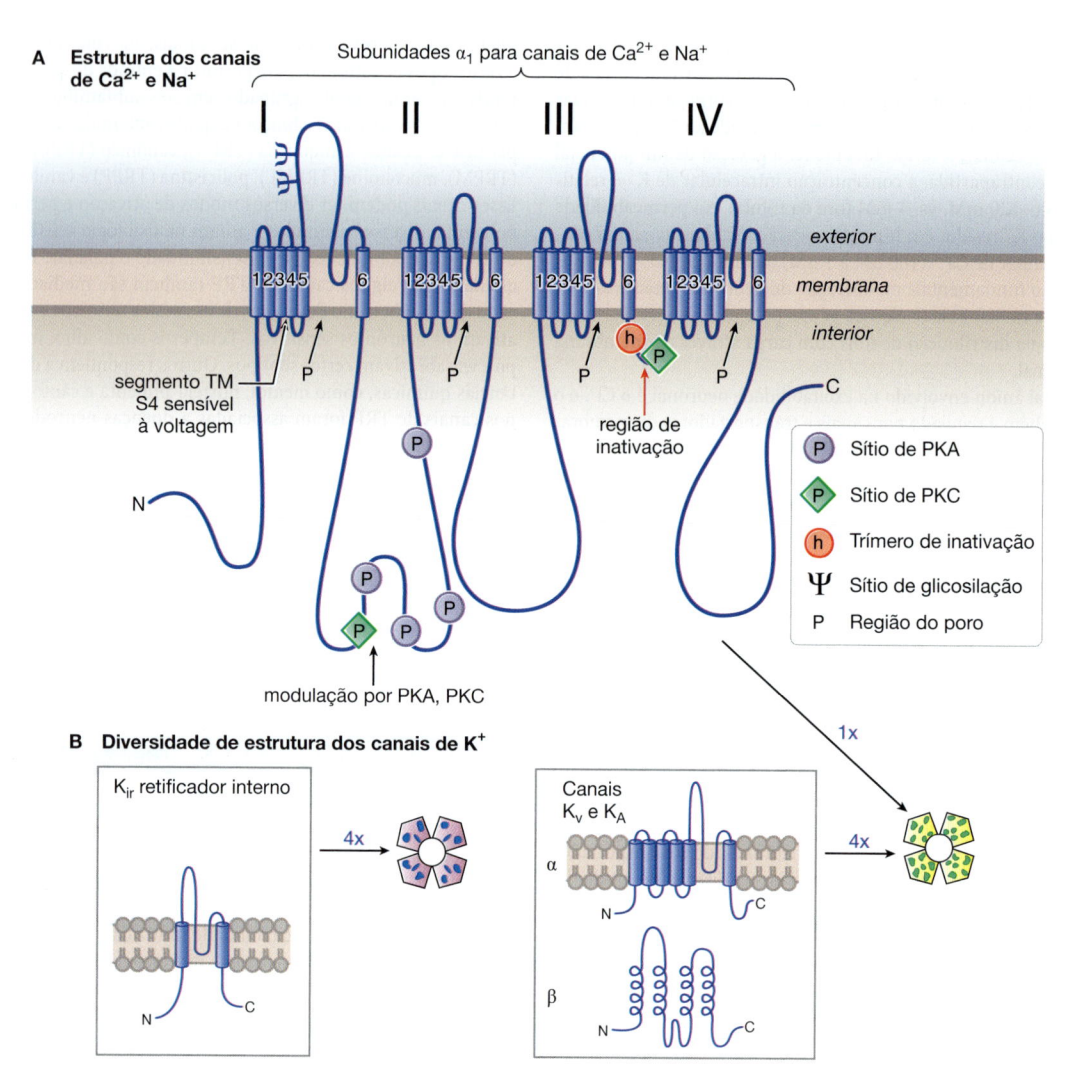

I II III IV

exterior
membrana
interior

segmento TM S4 sensível à voltagem

região de inativação

modulação por PKA, PKC

Legenda:
- P Sítio de PKA
- P (losango) Sítio de PKC
- h Trímero de inativação
- Ψ Sítio de glicosilação
- P Região do poro

B Diversidade de estrutura dos canais de K⁺

K_{ir} retificador interno — 4x

Canais K_V e K_A
α
β
— 4x

1x

C Montagem das diversas subunidades dos canais de Ca²⁺

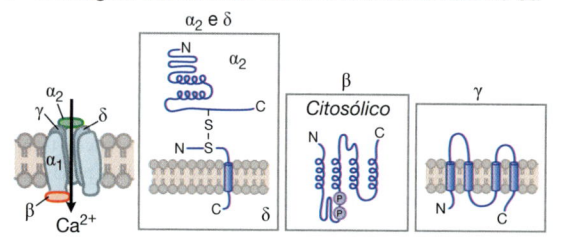

α_2 e δ
α_2
Citosólico
β
γ
δ

D Gradientes iônicos através da membrana de uma célula nervosa de mamífero

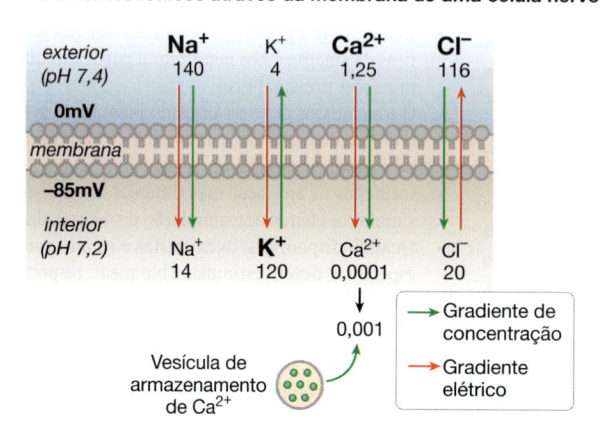

	Na⁺	K⁺	Ca²⁺	Cl⁻
exterior (pH 7,4) 0mV	140	4	1,25	116
interior (pH 7,2) −85mV	14	120	0,0001	20

Vesícula de armazenamento de Ca²⁺ 0,001

→ Gradiente de concentração
→ Gradiente elétrico

que podem atuar em conjunto sobre a membrana pós-sináptica ou que podem atuar em locais pré-sinápticos para afetar a liberação do transmissor pela terminação pré-sináptica. No contexto da liberação concomitante de várias moléculas de sinalização, é difícil a simulação ou o antagonismo completo da ação de determinado transmissor por um único composto. Essa complexidade na identificação de moléculas de sinalização foi superada, em parte, pelo uso de sistemas definidos de cultura celular *in vitro* e por modelos de animais transgênicos condicionais, que então podem ser extrapolados para o SNC humano.

Sinalização celular e transmissão sináptica

A sinalização celular liga a ativação dos receptores de neurotransmissores a efeitos biológicos distais. Foram identificados diversos mecanismos, que podem ser amplamente classificados em dois tipos principais de sinalização: a neurotransmissão rápida e a neurotransmissão lenta. Os eventos pós-receptores observados com mais frequência são a transmissão rápida decorrente de rápidas mudanças no fluxo de íons através dos canais iônicos. A neurotransmissão lenta é principalmente a função de um segundo grupo importante de receptores, os GPCR, que interagem com proteínas de ligação de GTP heterotriméricas. Existem mecanismos adicionais com os receptores de fatores de crescimento e uma classe distinta de receptores nucleares, que transduzem a sinalização dos hormônios esteroides. Como a maior parte da comunicação intercelular no SNC envolve a transmissão química, os neurônios necessitam de funções celulares especializadas para mediar essas ações (Fig. 16-4):

- Síntese de neurotransmissor. As pequenas moléculas neurotransmissoras são sintetizadas nos terminais nervosos, enquanto outros neurotransmissores, como peptídeos, são sintetizados nos corpos celulares e transportados para os terminais nervosos.
- Armazenamento do neurotransmissor. As vesículas sinápticas armazenam transmissores, frequentemente em associação a várias proteínas e, com frequência, ao ATP.
- Liberação do neurotransmissor. A liberação do transmissor na fenda sináptica ocorre por exocitose. A despolarização do neurônio pré-sináptico resulta em iniciação complexa do acoplamento estímulo-secreção, que envolve a ancoragem da vesícula na membrana plasmática, seguida da formação de complexos de fusão/liberação da membrana, culminando na liberação dependente de Ca^{2+} do conteúdo vesicular.
- Reconhecimento do neurotransmissor. Os neurotransmissores difundem-se dos locais de liberação e ligam-se de modo seletivo a proteínas receptoras, dando início a eventos intracelulares de transdução de sinais dentro da célula pós-sináptica.
- Término da ação. Diversos mecanismos terminam a ação dos transmissores liberados sinapticamente, incluindo a difusão a partir da sinapse, a inativação enzimática (para ACh e peptídeos) e a captação em neurônios e células da glia por transportadores específicos.

Neurotransmissão rápida

As respostas à ativação dos receptores que consistem em um canal iônico como parte de sua estrutura tendem a ser muito rápidas (milissegundos) visto que os efeitos são diretos, e, em geral, não necessitam de várias etapas para levar à ativação de um segundo mensageiro. Na neurotransmissão rápida (também denominada transmissão de controle direto), os neurotransmissores ligam-se diretamente a canais iônicos controlados por ligantes na membrana pós-sináptica, com consequente abertura rápida do canal e mudança na permeabilidade do sítio pós-sináptico, resultando em despolarização ou hiperpolarização. A despolarização resulta em continuação do impulso nervoso, enquanto a hiperpolarização leva a uma redução da sinalização (ver Fig. 13-5).

Os canais iônicos controlados por ligantes que medeiam a transmissão rápida (também denominados receptores ionotrópicos) são constituídos de múltiplas subunidades, e cada uma delas em geral apresenta quatro domínios transmembrana (Fig. 16-5). Os receptores com essa estrutura incluem os receptores nicotínicos colinérgicos, normalmente ativados pela acetilcolina (ACh; dos quais um subtipo é responsável pela contração muscular por meio da junção neuromuscular): os receptores para os aminoácidos GABA, glicina, glutamato e aspartato; e o receptor de serotonina $5-HT_3$. O receptor nicotínico de ACh fornece um bom exemplo de estrutura de um receptor e mostra como a composição de subunidades varia de acordo com a localização anatômica e afeta a função (Fig. 16-6).

Neurotransmissão lenta

A transmissão mais lenta (embora ainda relativamente rápida, com frequência em uma escala temporal de segundos) é mediada por neurotransmissores que não se ligam a canais iônicos, porém a receptores com uma arquitetura muito diferente, que geram segundos mensageiros com a sua ativação (também denominados receptores metabotrópicos). Esse importante grupo de receptores consiste em GPCR que contém sete domínios transmembrana (Fig. 16-7). Normalmente, os GPCR contêm sítios para glicosilação de ligação N em sua cauda amino extracelular e, algumas vezes, em sua segunda alça extracelular. Existem também diversos sítios potenciais para fosforilação, frequentemente por PKA e PKC, na terceira alça intracelular e na cauda carboxila. A fosforilação pode regular o acoplamento GPCR-proteína G-efetor e proporcionar

---

Figura 16-2 *Canais de Na^+, Ca^{2+} e K^+ dependentes de voltagem*. Os canais dependentes de voltagem proporcionam mudanças rápidas na permeabilidade a íons ao longo dos axônios e no interior dos dendritos, assim como o acoplamento excitação-secreção que libera neurotransmissores de locais pré-sinápticos. **A.** *Estrutura dos canais de Ca^{2+} e Na^+*. A subunidade α tanto nos canais Ca^{2+} quanto nos Na^+ consiste em quatro subunidades ou segmentos (designados **I** a **IV**), cada uma com seis domínios hidrofóbicos TM (cilindros azuis). As regiões hidrofóbicas que conectam TM5 e TM6 a cada segmento associam-se para formar o poro do canal. O segmento 4 em cada domínio inclui o sensor de voltagem. (Adaptada, com permissão, de Catterall W. *Neuron* 2000, *26*:13–25. © Elsevier.) **B.** *Diversidade estrutural dos canais de K^+*. Retificador de influxo, K_{ir}. A subunidade básica da proteína K_{ir} do canal K^+ retificador de influxo tem a configuração geral de TM5 e TM6 de um segmento da subunidade α mostrada no painel **A**. Quatro dessas subunidades organizam-se para criar o poro. *Canal de K^+ sensível à voltagem, K_v*. As subunidades α do canal de K^+ sensível à voltagem, K_v, e o canal de K^+ de ativação rápida, K_A, compartilham uma estrutura que se estende seis vezes, semelhante, em sua configuração geral, a um único segmento da estrutura do canal de Na^+ e Ca^{2+}, com seis domínios TM. Quatro deles juntam-se, formando o poro. As subunidades β (citosólicas) reguladoras podem alterar as funções do canal K_v. **C.** *Montagem das diversas subunidades dos canais de Ca^{2+}*. Os canais de Ca^{2+} necessitam, de modo variável, de diversas pequenas proteínas auxiliares ($α_2$, β, γ e δ); as subunidades $α_2$ e δ estão ligadas por uma ponte de dissulfeto. Da mesma forma, existem também subunidades reguladoras para os canais de Na^+. **D.** *Gradientes iônicos através da membrana de uma célula nervosa de mamífero*. O rim é o principal regulador do ambiente iônico extracelular. O transporte ativo de cátions e as permeabilidades relativamente seletivas dos canais iônicos mantêm o ambiente intracelular. Nessa figura, os números abaixo dos vários íons são as concentrações em estado de repouso em mM; os elementos com letras em negrito indicam a localização da concentração mais alta do íon; as setas vermelhas e verdes indicam a direção dos gradientes elétrico e de concentração. No estado de repouso, os canais de Na^+ estão fechados, enquanto os canais de K^+ estão abertos, e o potencial de membrana aproxima-se do potencial de Nernst para K^+. A abertura dos canais de Na^+ resulta em despolarização. Em contrapartida, o gradiente de K^+ é tal que o aumento da permeabilidade ao K^+ resulta em *hiperpolarização*. Mudanças na concentração de Ca^{2+} intracelular (entrada por meio dos canais de Ca^{2+} e mobilização de Ca^{2+} sequestrado na célula) afetam múltiplos processos celulares e são fundamentais para a liberação de neurotransmissores. O Cl^- flui através dos canais de membrana, dos quais uma grande fração é regulada pelo GABA ou pela glicina. A ativação dos receptores $GABA_A$ neuronais geralmente leva a um influxo final de Cl^-, resultando em hiperpolarização da membrana e inibição da despolarização. O potencial de equilíbrio para Cl^- é relativamente próximo do potencial em repouso da membrana, e pequenas mudanças no Cl^- celular, o potencial de membrana e as atividades dos transportadores de Cl^- (p. ex., KCC2 e NKCC1) podem influenciar os movimentos transmembranares do Cl^-.

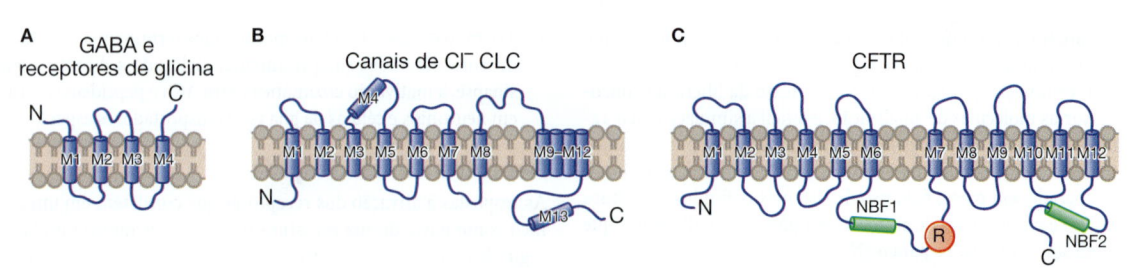

Figura 16-3 *Famílias de canais de Cl⁻.* Devido ao gradiente de Cl⁻ através da membrana plasmática (~116 mM fora da célula *versus* 20 mM no interior dela), a ativação dos canais de Cl⁻ produz um PIPS que amortece a excitabilidade neuronal; a inativação desses canais pode levar à hiperexcitabilidade. Existem três tipos distintos de canais de Cl⁻. **A.** Os *canais controlados por ligantes* estão ligados a transmissores inibitórios, incluindo GABA e glicina. Esses canais são pentâmeros compostos de diferentes subunidades, e cada uma delas tem quatro domínios transmembrana, conforme indicado (discutido adiante). **B.** Os *canais de Cl⁻ CLC* afetam o fluxo de Cl⁻, o potencial de membrana e o pH das vesículas intracelulares. **C.** Os *canais CFTR* ligam-se ao ATP e são regulados pela fosforilação de resíduos de serina. M, domínios TM; R, domínio regulador (fosforilação). (Adaptada, com permissão, de Jentsch J. Chloride channels: a molecular perspective. *Curr Opin Neurobiol*, **1996**, *6*:303-310. Copyright Elsevier.)

sítios de ancoragem para arrestinas e proteínas estruturais. Alguns GPCR são palmitoilados na cauda carboxila (ver Fig. 16-7). Existem mais de 800 GPCR humanos, que podem ser classificados em cinco grandes famílias nos vertebrados: rodopsina (classe A), secretina (classe B), glutamato (classe C), adesão e receptor TAS2 (classe F) (Stevens et al., 2013). Essas famílias podem ser ainda divididas em subfamílias, com base em semelhanças na sequência de aminoácidos (ver Fig. 3-14).

Os GPCR estão associados a um amplo espectro de efeitos fisiológicos, incluindo ativação dos canais de K⁺, ativação das vias da PL C-IP₃-Ca²⁺, e modulação da atividade da adenililciclase e sistemas distais afetados pelo AMPc. Normalmente, esses efeitos são mediados pela ativação de proteínas G específicas, cada uma consistindo em um heterotrímero de subunidades α, β e γ, em que as unidades β e γ estão constitutivamente associadas. As subunidades α de ligação do GTP podem modular as atividades de numerosos efetores (p. ex., adenililciclase, PLC). As subunidades βγ também são ativas na mediação da sinalização, particularmente na regulação dos canais iônicos. A Tabela 16-1 fornece exemplos da variedade de funções fisiológicas mediadas pelas proteínas G. Notavelmente, os GPCR também podem sinalizar vias distais por meio de outras proteínas intermediárias, como as β-arrestinas (Shukla et al., 2011; van Gastel et al., 2018). Os fármacos direcionados aos GPCR representam uma parte fundamental da medicina moderna e constituem mais de um terço de todos os produtos farmacêuticos.

Neurotransmissores centrais

Os transmissores do SNC são classificados de acordo com a sua estrutura química em várias categorias, incluindo aminoácidos, acetilcolina, monoaminas, neuropeptídeos, purinas e gases. Esta seção descreve cada categoria e examina alguns membros proeminentes e seus receptores.

Aminoácidos

O SNC contém altas concentrações de certos aminoácidos que potencialmente alteram a descarga neuronal. Esses aminoácidos têm distribuição ubíqua no encéfalo e produzem efeitos rápidos e prontamente reversíveis sobre os neurônios. Os aminoácidos dicarboxílicos, glutamato e aspartato, produzem excitação, enquanto os aminoácidos monocarboxílicos, como o GABA, a glicina, a β-alanina e a taurina, causam inibição. Os efeitos do glutamato e do GABA são particularmente notáveis. Após o desenvolvimento de agonistas e antagonistas seletivos, tornou-se possível identificar subtipos de receptores de aminoácidos farmacologicamente distintos. A Figura 16-8 mostra esses transmissores de aminoácidos e seus congêneres farmacológicos.

Glutamato e aspartato

O glutamato e o aspartato são encontrados em altas concentrações no encéfalo, e ambos os aminoácidos exercem efeitos excitatórios potentes sobre os neurônios de praticamente todas as regiões do SNC. O glutamato é o neurotransmissor excitatório mais abundante e atua como principal neurotransmissor excitatório rápido. O glutamato atua por meio de receptores, que são classificados como *canais iônicos (ionotrópicos) controlados por ligantes* ou *GPCR metabotrópicos* (Tab. 16-2). Um fenômeno bem caracterizado que envolve a transmissão do glutamato é a indução da potencialização de longo prazo e seu inverso, a depressão de longo prazo. Sabe-se que esses fenômenos fortalecem e enfraquecem as sinapses, e foi formulada a hipótese, há muito tempo, de que eles constituem

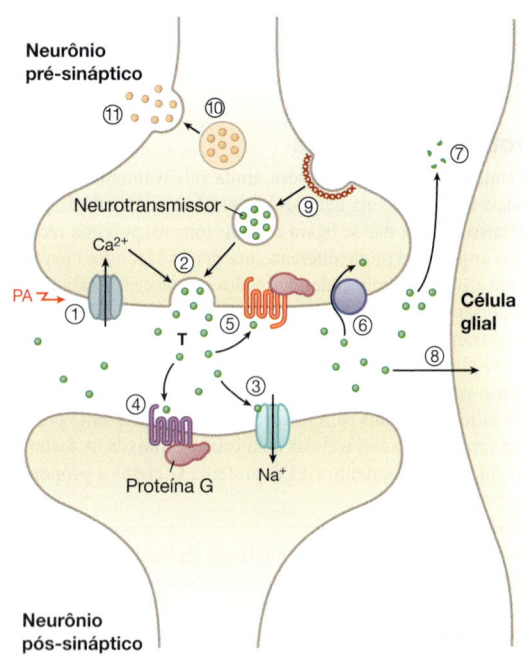

Figura 16-4 *Liberação, ação e inativação de um transmissor.* A despolarização abre os canais de Ca²⁺ dependentes de voltagem na terminação nervosa pré-sináptica (1). O influxo de Ca²⁺ durante um PA (2) desencadeia a exocitose de pequenas vesículas sinápticas que armazenam o NT. O neurotransmissor liberado interage com receptores nas membranas pós-sinápticas que se acoplam diretamente a canais iônicos (3) ou atuam por meio de segundos mensageiros, como GPCR (4). Os receptores do neurotransmissor na membrana da terminação nervosa pré-sináptica (5) podem inibir ou aumentar a exocitose subsequente. O neurotransmissor liberado é inativado por recaptação na terminação nervosa por meio de (6) uma proteína transportadora acoplada ao gradiente de Na⁺ (p. ex., DA, NE ou GABA), que também pode ser encontrada na membrana pós-sináptica, ou por (7) degradação (ACh, peptídeos), ou por (8) captação facilitada por transportador e metabolismo pelas células gliais (glutamato). A membrana da vesícula sináptica é reciclada por (9) endocitose mediada pela clatrina. Os neuropeptídeos e as proteínas são, algumas vezes, armazenados em (10) grânulos maiores de núcleo denso na terminação nervosa. Esses grânulos de núcleo denso podem ser liberados de (11) locais distintos das zonas ativas após estimulação repetitiva.

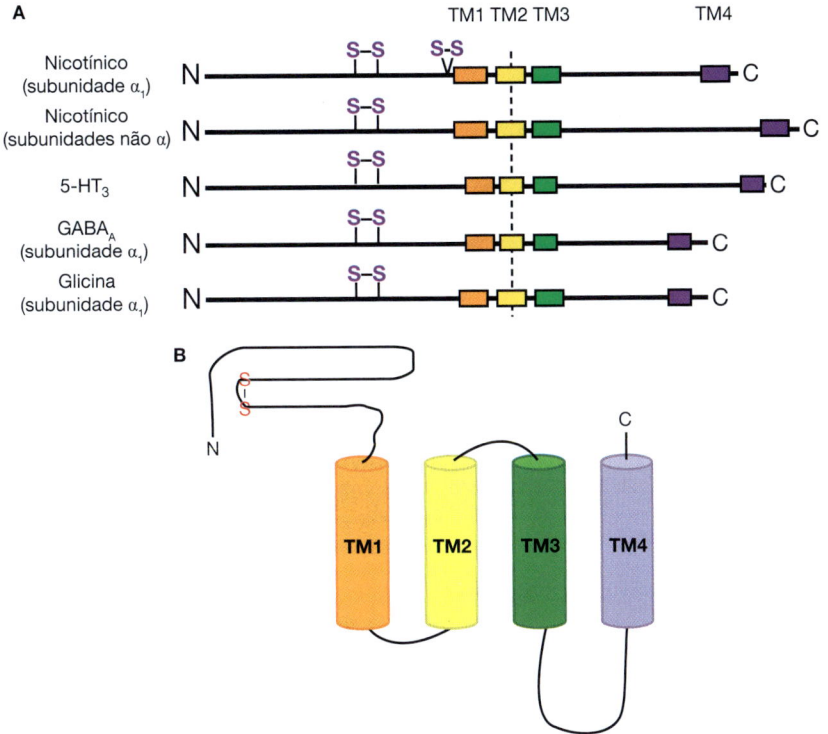

Figura 16-5 *Canais iônicos pentaméricos controlados por ligantes.* As subunidades desses canais, que medeiam a transmissão sináptica rápida, estão inseridas na membrana plasmática, formando uma estrutura aproximadamente cilíndrica, com um poro central. Em resposta à ligação do transmissor, as proteínas receptoras modificam a sua conformação; a comporta do canal abre-se, e os íons difundem-se ao longo de seu gradiente de concentração pela membrana através de uma abertura hidrofílica na membrana hidrofóbica. **A.** *Organização das subunidades.* Para cada subunidade desses receptores pentaméricos, a região aminoterminal de cerca de 210 aminoácidos é extracelular. É seguida de quatro regiões hidrofóbicas que se estendem pela membrana (TM1-TM4); uma pequena extremidade carboxiterminal está situada na superfície extracelular. A região TM2 é uma hélice α, e as regiões TM2 de cada subunidade revestem o poro interno do receptor pentamérico. Duas alças dissulfídicas nas posições 128-142 e 192-193 estão presentes na subunidade α do receptor nicotínico. O motivo 128-142 é conservado na família dos receptores pentaméricos; as cisteínas vizinhas em 192-193 só ocorrem na subunidade α do receptor nicotínico. **B.** *Interpretação esquemática de uma subunidade α do receptor nicotínico de ACh.* Cinco dessas subunidades formam um receptor pentamérico. Ver exemplo na Figura 16-6.

importantes mecanismos na aprendizagem e memória, bem como em outros processos que dependem de mudanças adaptativas no encéfalo.

Os *receptores de glutamato ionotrópicos* são canais iônicos controlados por ligantes, historicamente divididos em três classes, incluindo receptores de NMDA, de AMPA e de KA, que são designados com base nos seus ligantes sintéticos preferidos. Com a descoberta de um número crescente de subunidades que compreendem essas categorias de receptores, essa classificação foi recentemente refinada (ver Tab. 16-2).

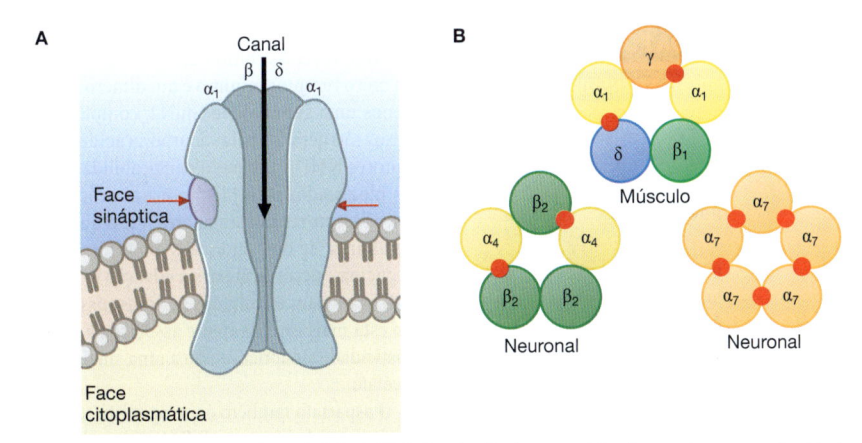

Figura 16-6 *Arranjo das subunidades: o receptor nicotínico de ACh.* **A.** *Visão longitudinal esquemática do receptor com a subunidade γ retirada.* As subunidades remanescentes, duas cópias de α, uma de β e uma de δ, são mostradas circundando um canal interno com um vestíbulo externo e sua constrição localizada nos planos profundos da região da bicamada da membrana. As extensões das hélices α com estruturas ligeiramente arqueadas formam o perímetro do canal e provêm da região TM2 da sequência linear (ver Fig. 16-5). Os sítios de ligação de ACh, indicados por setas vermelhas, encontram-se nas interfaces αγ e αδ (não visíveis). **B.** *Arranjos das subunidades do receptor nicotínico.* Os sítios de ligação de agonistas (círculos vermelhos) ocorrem nas interfaces que contêm subunidade α. Pelo menos 17 isoformas de receptor funcionais foram observadas *in vivo*, com diferentes especificidades de ligantes, permeabilidade relativa ao Ca^{2+}/Na^+ e função fisiológica determinada pela composição de suas subunidades. A única isoforma encontrada na junção neuromuscular é mostrada para fins comparativos. As isoformas dos receptores neuronais encontradas nos gânglios autonômicos e no SNC são pentâmeros homoméricos ou heteroméricos das subunidades α ($α_2$-$α_{10}$) e β ($β_2$-$β_4$).

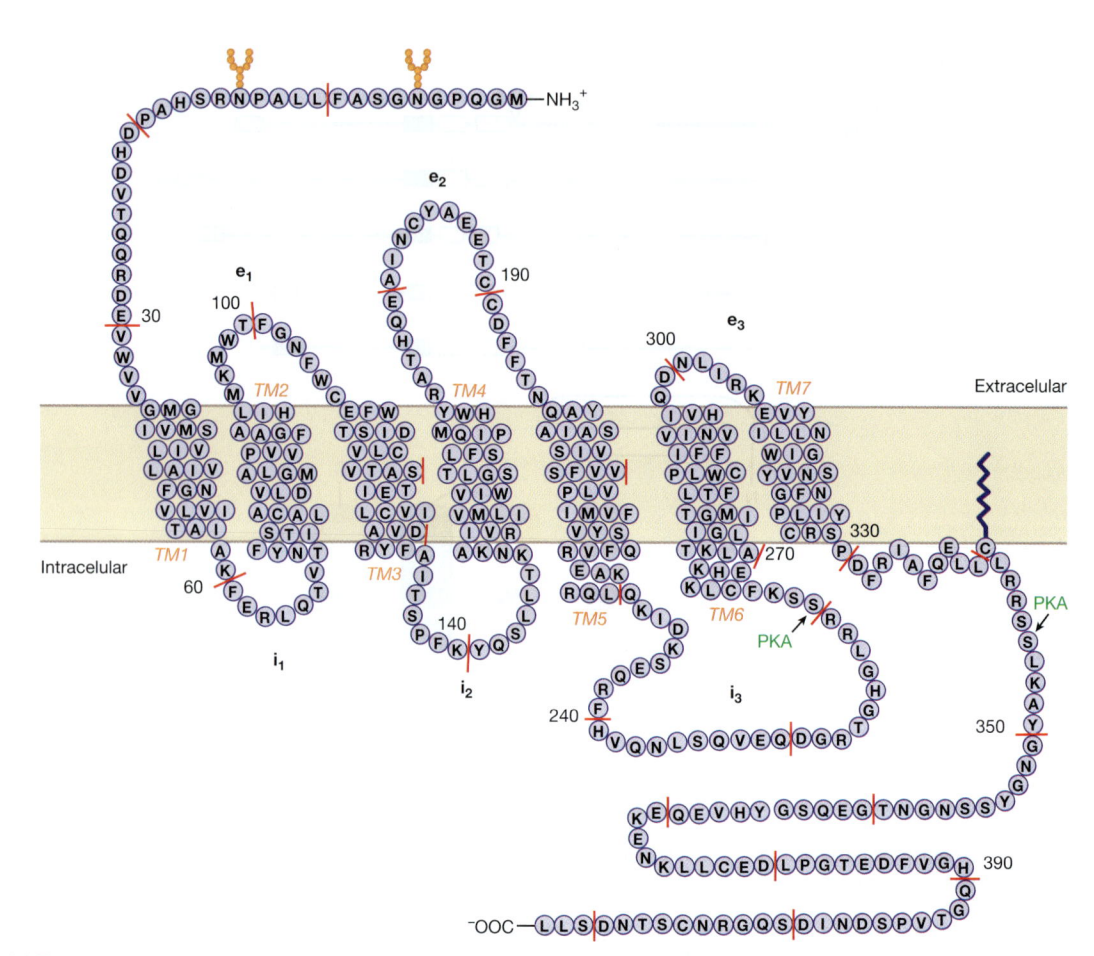

Figura 16-7 *O receptor β-adrenérgico como modelo dos GPCR.* Esse modelo bidimensional ilustra as características comuns à maioria dos GPCR. As linhas vermelhas marcam regiões de 10 aminoácidos. A extremidade aminoterminal (N) é extracelular, enquanto a extremidade carboxiterminal (C) é intracelular; entre elas, são encontrados sete domínios TM hidrofóbicos e alças intracelulares e extracelulares alternadas (e_{1-3} e i_{1-3}). São encontrados sítios de glicosilação próximo ao N-terminal; são encontrados sítios comuns para fosforilação por PKA (*setas*) na alça i_3 e na cauda carboxiterminal. Um resíduo de aspartato em TM_3 (Asp^{113}) interage com o nitrogênio dos agonistas das catecolaminas, enquanto duas serinas (Ser^{204}, Ser^{207}) em TM_5 interagem com os grupos hidroxila do anel fenila dos agonistas das catecolaminas. Um resíduo de cisteína (Cys^{341}) é um substrato para palmitoilação. A interação do grupo palmitoil com lipídeos da membrana reduz a flexibilidade da cauda carboxila. (Figura modificada, com permissão, de Rasmussen SGF et al. Crystal structure of the human β₂ adrenergic G-protein-coupled receptor. *Nature*, **2007**, *450*:383. Copyright © 2007.)

TABELA 16-1 ■ SINALIZAÇÃO MEDIADA POR PROTEÍNAS G

FAMÍLIA	SUBUNIDADES α	SINAIS TRANSDUZIDOS
Membros da família		
Família G$_s$		
G$_s$	α$_s$	Ativação da AC
G$_{olf}$	α$_{olf}$	Ativação da AC
Família G$_i$		
G$_i$/G$_o$	α$_i$, α$_o$	Inibição da AC
G$_z$	α$_z$	Inibição da AC
G$_{gust}$ (gustducina)	α$_{gust}$	Ativação da PDE6
G$_t$ (transducina)	α$_t$	Ativação da PDE6
Família G$_q$		
G$_q$	α$_q$, α$_{11}$, α$_{14}$, α$_{15}$, α$_{16}$	Ativação da PLC
Família G$_{12/13}$		
G$_{12/13}$	α$_{12}$, α$_{13}$	Ativação de Rho GTPase
Subunidades βγ (que atuam como heterodímero)		
G$_β$	β1, β2, β3, β4, β5	↓ AC, ↑ canais de Ca²⁺ e K⁺, ↑ PI3K, ↑ PLC$_β$, ↑AC2 e AC4, ↑ ativação da MAPK dependente de Ras, ↑ recrutamento da GRK2 e GRK3
G$_γ$	γ1, γ2, γ3, γ4, γ5, γ7, γ8, γ9, γ10, γ11, γ12, γ13	

Os *receptores de NMDA* consistem em heterômeros, que são constituídos de diversas combinações de subunidades (denominadas GluN*x*), em que o receptor mínimo é um dímero da subunidade GluN1 e de pelo menos uma subunidade GluN2; complexos heteroméricos mais complexos são gerados pela incorporação de múltiplas subunidades. Os receptores NMDA possuem permeabilidade relativamente alta ao Ca²⁺ e são bloqueados pelo Mg²⁺ por um processo dependente de voltagem. Esses receptores são singulares, visto que a sua ativação exige a ligação simultânea de dois agonistas diferentes; além do glutamato, a ligação da glicina é necessária para a ativação (Fig. 16-9). Embora os receptores NMDA estejam envolvidos na transmissão sináptica normal, sua ativação está mais estreitamente associada à indução de diversas formas de plasticidade sináptica, e não a uma sinalização ponto a ponto rápida no encéfalo.

O aspartato também é um agonista seletivo do receptor NMDA. Outros ligantes do receptor NMDA incluem bloqueadores de canais abertos, como a *PCP* (ou "pó de anjo") e a cetamina; os antagonistas incluem o ácido 5,7-diclorocinurênico, que atua em um sítio alostérico de ligação da glicina, e o *ifemprodil*, que inibe seletivamente os receptores NMDA que contêm subunidades GluN2B. A *cetamina*, que é uma mistura racêmica dos enantiômeros R e S, tem atraído interesse para o tratamento da depressão resistente a fármacos. De fato, o enantiômero S da *cetamina* (*escetamina*) foi recentemente introduzido no mercado, embora haja controvérsia sobre o fato de a *escetamina* ser clinicamente mais eficaz do

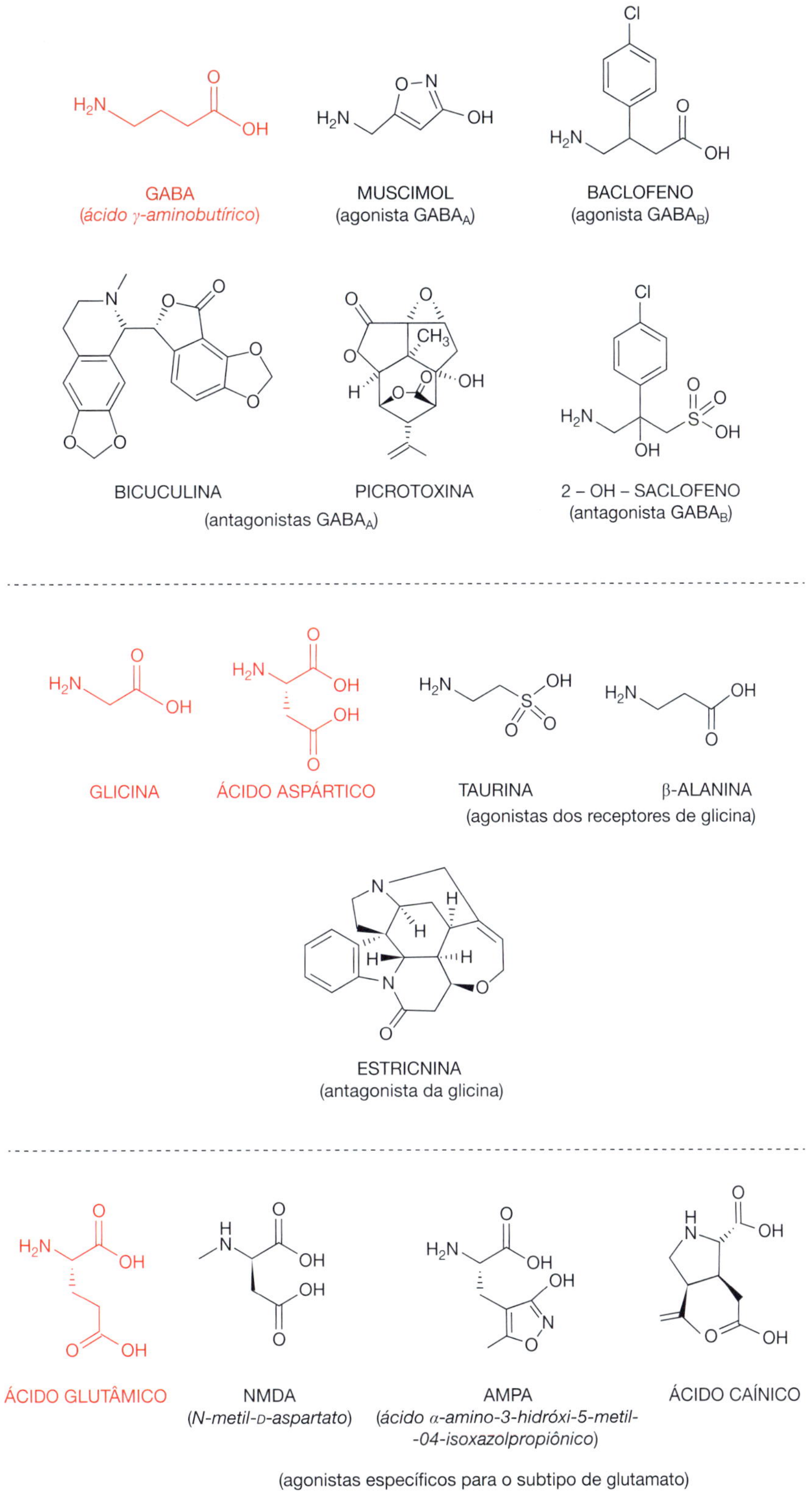

Figura 16-8 *Aminoácidos transmissores (em vermelho) e seus congêneres (em preto).*

que o isômero *R* da *cetamina* ou a própria mistura racêmica. Acredita-se que os efeitos clínicos da *cetamina* sejam decorrentes, em parte, de seu antagonismo nos receptores NMDA; ver a Figura 18-2 para um esquema dos possíveis efeitos da cetamina em uma sinapse glutamatérgica.

A atividade dos receptores NMDA é sensível ao pH e à modulação de uma variedade de agentes endógenos, incluindo Zn^{2+}, alguns neuroesteroides, ácido araquidônico, reagentes redox e poliaminas, como a espermina (ver Fig. 16-9).

Os *receptores AMPA* ocorrem predominantemente como heterotetrâmeros e contêm múltiplas subunidades (denominadas GluA*x*) (ver Tab. 16-2). Além disso, existem TARP que, juntamente com uma variedade de proteínas estruturais e reguladoras, modulam as propriedades permeável a íons (Figs. 16-3 e 16-5), que é seletivo para o Cl⁻ no caso do receptor $GABA_A$. As principais formas do receptor $GABA_A$ contêm pelo menos três tipos diferentes de subunidades: α, β e γ, com provável estequiometria de 2α, 2β e 1γ. A IUPHAR/British Pharmacological Society reconhece 19 subunidades singulares, que formam 11 receptores $GABA_A$ nativos que podem ser farmacologicamente diferenciados. É interessante assinalar que a combinação particular das subunidades α e γ pode afetar a eficácia da ligação do benzodiazepínico e a modulação do canal. Muitos fármacos, como benzodiazepínicos e anestésicos voláteis, atuam como moduladores alostéricos positivos do receptor $GABA_A$ (ou seja, atuam em um sítio distinto do sítio de ligação do GABA para modular positivamente a função do receptor). Na microscopia crioeletrônica de alta resolução, as estruturas do receptor $GABA_A$ α1β3γ2L ligado ao agonista GABA e os benzodiazepínicos clássicos, *alprazolam* e *diazepam*, foram resolvidas e utilizadas para deduzir ainda mais os mecanismos de sinalização desse grupo de receptores (Masiulis et al., 2019). A *brexanolona* é um esteroide neuroativo, que atua como MAP nos receptores $GABA_A$ e que foi aprovada para o tratamento da depressão pós-parto. A interação desses vários fármacos com o receptor $GABA_A$ e seus usos terapêuticos são apresentados no Capítulo 18.

Os *receptores $GABA_B$* são GPCR metabotrópicos que atuam como heterodímeros obrigatórios de duas subunidades, denominadas $GABA_{B1}$ e $GABA_{B2}$. Os receptores $GABA_B$ têm uma distribuição disseminada no SNC e regulam as atividades pré e pós-sináptica. Esses receptores interagem com G_i de forma a inibir a AC, ativar os canais de K^+ e reduzir a condutância do Ca^{2+}, e com G_q de forma a aumentar a atividade da PLC. Os receptores $GABA_B$ pré-sinápticos atuam como autorreceptores, visto que inibem a liberação do GABA e podem desempenhar a mesma função nos neurônios que liberam outros transmissores. Foram identificados vários agonistas $GABA_B$, incluindo *baclofeno* (ver Fig. 16-8), um relaxante do músculo esquelético, e o fármaco psicoativo *GHB*, que é algumas vezes usado no tratamento da narcolepsia, além de seu uso recreativo como entorpecente.

Glicina

A glicina (ver Fig. 16-8) é um aminoácido normalmente incorporado a proteínas, que também pode atuar como neurotransmissor inibitório, particularmente na medula espinal e no tronco encefálico. A glicina é sintetizada principalmente a partir da serina pela enzima serina-hidroximetiltransferase. A glicina entra em vesículas sinápticas por meio de um VGAT, o mesmo sistema de transporte vesicular utilizado pelo GABA. A ação da glicina na fenda sináptica é terminada pela sua recaptação por meio de transportadores específicos (GlyT1 e GlyT2) localizados nas terminações nervosas pré-sinápticas e nas células gliais. Esses transportadores podem ser diferenciados do ponto de vista farmacológico e apresentam um alvo terapêutico atraente para a modulação dos níveis de glicina; trata-se de uma área interessante de pesquisa, especialmente considerando a existência de sítios de ligação da glicina nos receptores NMDA. A glicina atua como coagonista nos receptores NMDA, de modo que é necessária a presença tanto do glutamato quanto da glicina para que ocorra ativação (ver anteriormente). Além do sítio no receptor NMDA, existem receptores de glicina ionotrópicos específicos, que contêm muitas das características estruturais descritas para outros canais iônicos controlados por ligantes (pentâmeros de subunidades contendo quatro domínios transmembrana). Funcionam como canais de Cl⁻ de hiperpolarização e são proeminentes no tronco encefálico e na medula espinal. Existem quatro subunidades α conhecidas e uma única subunidade β que se organizam em uma variedade de subtipos de receptores de glicina. A taurina e a β-alanina são agonistas dos receptores de glicina, enquanto a estricnina, uma potente neurotoxina, é um antagonista seletivo (ver Fig. 16-8).

Acetilcolina

A *ACh*, o primeiro neurotransmissor descoberto, é encontrada em todo o sistema nervoso e atua como neurotransmissor. Desempenha um papel primário no sistema nervoso autônomo, na transmissão ganglionar e na inervação das células efetoras autônomas por fibras pós-ganglionares parassimpáticas. A ACh também é o neurotransmissor dos nervos motores somáticos que inervam o músculo esquelético dos vertebrados (ver Fig. 10-2). No SNC, a ACh é encontrada principalmente nos interneurônios. A ACh é sintetizada pela colina-acetiltransferase e armazenada em vesículas presentes nas terminações nervosas (ver Fig. 10-6). Após a liberação e ativação do receptor, é degradada pela acetilcolinesterase (ver Cap. 12). Os efeitos da ACh resultam da interação com duas grandes classes de receptores: os canais iônicos ionotrópicos controlados por ligantes, denominados receptores nicotínicos, e os GPCR metabotrópicos, denominados receptores muscarínicos. No SNC, a degeneração das vias colinérgicas constitui uma característica fundamental da doença de Alzheimer.

Os *receptores nicotínicos de ACh* são encontrados no músculo esquelético (ver Fig. 16-6), bem como nos gânglios autonômicos, na glândula suprarrenal e no SNC. Sua ativação pela ACh resulta em rápido aumento do influxo de Na^+, despolarização e influxo de Ca^{2+}. Os receptores nicotínicos são pentâmeros que consistem em várias combinações das 17 subunidades conhecidas [$α_{(1-10)}$ e $β_{(1-4)}$, γ, δ, ε] que podem formar o canal iônico. No SNC, a montagem dos receptores nicotínicos ocorre como combinações das subunidades $α_{(2-10)}$ e $β_{(2-4)}$. Embora combinações pareadas de α e β (p. ex., $α_3β_4$ e $α_4β_2$) e, em pelo menos um caso, uma $α_7$ homomérica sejam suficientes para formar um receptor funcional *in vitro*; entretanto, foram identificadas isoformas mais complexas *in vivo* (ver Fig. 13-1). A composição de subunidades influencia fortemente as propriedades biofísicas e farmacológicas do receptor. Podem ser encontradas listas abrangentes de combinações de subunidades dos receptores nicotínicos e as localizações no cérebro em Zoli et al. (2015). Esses receptores têm alto valor terapêutico, não apenas no tratamento do abandono do tabagismo (visto que são os principais receptores da nicotina; ver Cap. 13), mas também de outras patologias neurológicas (Papke e Horenstein, 2021).

Os *receptores muscarínicos de ACh* são GPCR que consistem em cinco subtipos, todos expressos no cérebro. Os receptores M_1, M_3 e M_5 acoplam-se a G_q, enquanto M_2 e M_4 acoplam-se a G_i (Tab. 16-3). O Capítulo 11 apresenta a fisiologia e farmacologia detalhadas dos receptores muscarínicos e seus ligantes agonistas e antagonistas.

Monoaminas

As *monoaminas* são neurotransmissores cuja estrutura contém um grupo amino conectado a um anel aromático por uma cadeia de dois carbonos. Todas provêm de aminoácidos aromáticos e regulam a neurotransmissão subjacente aos processos cognitivos, incluindo emoções. Os fármacos que afetam os receptores de monoaminas e a sua sinalização são usados no tratamento de uma variedade de condições, como depressão, esquizofrenia e ansiedade, bem como de distúrbios do movimento, como a doença de Parkinson. As monoaminas incluem dopamina (DA), norepinefrina (NE), epinefrina (EPI), histamina (H), serotonina (5-HT) e aminas-traço. Cada sistema é anatomicamente distinto e desempenha papéis funcionais separados dentro de sua área de inervação.

Dopamina

A DA, juntamente com a NE e a EPI, é um neurotransmissor catecolamínico (ver Caps. 14 e 15). Em contraste com a sua presença na periferia, a DA é a catecolamina predominante no SNC. Sua síntese e degradação são discutidas no Capítulo 15.

Existem três vias importantes que contêm DA no SNC: as vias nigroestriatal, mesocortical/mesolímbica e tuberoinfundibular (ver Fig. 15-3). Essas vias medeiam a sinalização da DA e desempenham um papel na motivação e na recompensa (a maioria das substâncias de abuso aumenta a sinalização da DA), no controle motor e na liberação de vários hormônios. Esses efeitos são mediados por cinco GPCR distintos, agrupados em duas subfamílias: os receptores semelhantes a D1 (D_1 e D_5), que estimulam a atividade da adenililciclase por meio de acoplamento à G_s ou G_{olf}, e os receptores semelhantes a D2 (D_2, D_3 e D_4), que se acoplam a G_i/G_o, inibindo a atividade da adenililciclase e modulando vários canais iônicos regulados por voltagem (ver Fig. 15-10). Os subtipos de receptores de dopamina são discutidos de modo pormenorizado no Capítulo 15. As vias que contêm DA e os receptores foram implicados na fisiopatologia da esquizofrenia e da doença de Parkinson e nos efeitos adversos após a farmacoterapia desses transtornos (ver Caps. 19 e 21).

TABELA 16-3 ■ SUBTIPOS DE RECEPTORES MUSCARÍNICOS NO SNC			
SUBTIPO	EFETOR TRANSDUTOR	AGONISTAS (EXEMPLOS)	ANTAGONISTAS (EXEMPLOS)
M_1	G_q Ativação da PLC	Acetilcolina, carbacol, oxotremorina, pilocarpina, McN-A-343	Pirenzepina, telenzepina, 4-DAMP, xanomelina
M_2	G_i/G_o Inibição da AC	Acetilcolina, carbacol, oxotremorina	AF-DX 116, AF-DX 384, AQ-RA 741, tolterodina, (S)-(+)-maleato de dimetindeno, metoctramina
M_3	G_q Ativação da PLC	Acetilcolina, carbacol, oxotremorina, pilocarpina, cevimelina	Darifenacina, 4-DAMP, DAU 5884, J-104129, tropicamida, tolterodina
M_4	G_i/G_o Inibição da AC	Acetilcolina, carbacol, oxotremorina	AF-DX384, 4-DAMP, PD 102807, xanomelina
M_5	G_q Ativação da PLC	Acetilcolina, carbacol, oxotremorina, pilocarpina	4-DAMP, xanomelina, VU-0488130 (ML381)

A acetilcolina é o transmissor endógeno para todos os receptores muscarínicos. Os antagonistas não seletivos incluem atropina, escopolamina e ipratrópio.

Norepinefrina

Ambos os subtipos de receptores α e β-adrenérgicos estão presentes no SNC, e todos são GPCR (Tab. 16-4; ver também Cap. 14). Os receptores β-adrenérgicos acoplam-se à G_s para ativar a adenililciclase. Os receptores $α_1$-adrenérgicos acoplam-se à G_q, resultando em estimulação da via PLC-IP3/diacilglicerol-Ca^{2+}-PKC, e estão associados predominantemente a neurônios. Os receptores $α_1$-adrenérgicos nos neurônios-alvo noradrenérgicos respondem à NE com *respostas despolarizantes*, devido à redução da condutância do K^+. Os receptores $α_2$-adrenérgicos são encontrados em elementos gliais e vasculares, bem como nos neurônios. São proeminentes nos neurônios noradrenérgicos, onde se acoplam à G_i, inibem a adenililciclase e medeiam uma *resposta hiperpolarizante*, devido ao aumento de um canal de K^+ retificador de influxo (por meio do heterodímero βγ). Os receptores $α_2$-adrenérgicos também têm uma localização pré-sináptica, onde atuam como autorreceptores inibitórios para diminuir a liberação de NE. Os efeitos anti-hipertensivos da clonidina podem resultar da estimulação desses autorreceptores.

Existem quantidades relativamente grandes de NE no hipotálamo e em determinadas partes do sistema límbico, como o núcleo central da amígdala e o giro dentado do hipocampo. A NE também está presente em quantidades significativas na maioria das regiões do cérebro. Estudos de mapeamento indicam que os neurônios noradrenérgicos do *locus ceruleus* inervam células-alvo específicas amplamente em áreas corticais, subcorticais e espinomedulares.

Epinefrina

A maior parte da EPI no cérebro está contida em elementos vasculares. Os neurônios do SNC que contêm EPI só foram reconhecidos após o desenvolvimento de ensaios enzimáticos e técnicas de coloração imunocitoquímica sensíveis para feniletanolamina-*N*-metiltransferase, a enzima que converte NE em EPI. Na formação reticular do bulbo, são encontrados neurônios que contêm EPI e que estabelecem conexões restritas com núcleos da ponte e do diencéfalo e, por fim, seguem o seu trajeto rostralmente como núcleo paraventricular do tálamo. Suas propriedades fisiológicas ainda não foram identificadas de forma inequívoca.

Histamina

Além de suas funções fisiológicas bem conhecidas nas respostas imunes e digestivas, a histamina é um neurotransmissor monoamínico do SNC. Os neurônios histaminérgicos estão localizados na parte posterior ventral do hipotálamo, onde dão origem a longos tratos ascendentes e descendentes, semelhantes aos de outros sistemas monoaminérgicos. Acredita-se que o sistema histaminérgico afete a excitação, a temperatura corporal e a dinâmica vascular. A biossíntese da histamina é descrita no Capítulo 43. O VMAT2 facilita o armazenamento vesicular da histamina. Não parece haver um processo de transporte específico para a recaptação de histamina após a sua liberação. Em vez disso, a recaptação da histamina pode ocorrer por meio dos transportadores de cátions orgânicos OCT2 (SLC22A2) e OCT3 (SLC22A3) facilitativos e, em menor grau, pelo PMAT (SLC24A4). A histamina é metabolizada pela histamina-*N*-metiltransferase e, na periferia, também pela diamina-oxidase. A sinalização da histamina ocorre por meio de quatro subtipos de GPCR (H_1-H_4) que regulam a adenililciclase ou a PLC (Fig. 16-12).

Os *receptores H_1* estão amplamente distribuídos no cérebro, onde são encontrados em alta densidade em regiões ligadas ao controle neuroendócrino, comportamental e nutricional. A ativação desses receptores excita os neurônios na maioria das regiões do cérebro, e o nocaute genético do receptor H_1 resulta em anormalidades comportamentais, compatíveis com um importante papel dos receptores H_1 no controle cortical do ciclo de sono-vigília. Isso é evidente nas ações sedativas bem conhecidas dos bloqueadores do receptor H_1, que são usados como anti-histamínicos no tratamento das alergias. O desenvolvimento de antagonistas H_1 com baixa penetração no SNC reduziu a incidência de sedação no tratamento dos distúrbios relacionados com alergia (ver Cap. 43), embora, em algumas condições, o efeito sedativo dos anti-histamínicos possa ser benéfico para induzir o sono.

TABELA 16-4 ■ RECEPTORES ADRENÉRGICOS NO SNC				
FAMÍLIA	SUBTIPOS	TRANSDUTOR	AGONISTA	ANTAGONISTA
$α_1$-adrenérgicos	$α_{1A}$ $α_{1B}$ $α_{1D}$	$G_{q/11}$	Epinefrina, fenilefrina, oximetazolina, dabuzalgrona ($α_{1A}$), A61603 ($α_{1B}$)	Prazosina, doxazosina, terazosina, tansulosina, alfuzosina, S(+)-nigulldipino ($α_{1A}$), L-765314 ($α_{1B}$), BMY-7378 ($α_{1D}$)
$α_2$-adrenérgicos	$α_{2A}$ $α_{2B}$ $α_{2C}$	G_i/G_o	Epinefrina, norepinefrina, dexmedetomidina, clonidina, guanfacina	Ioimbina, rauwolscina
β-adrenérgicos	$β_1$ $β_2$ $β_3$	G_s	Epinefrina, norepinefrina, prenalterol ($β_1$), fenoterol ($β_2$), salbutamol ($β_2$), mirabegrona ($β_3$), BRL37344 ($β_3$)	Carvedilol, bupranolol, levobunolol, metoprolol, propranolol, betaxolol ($β_1$), ICI118554 ($β_2$), SR 59230A ($β_3$)

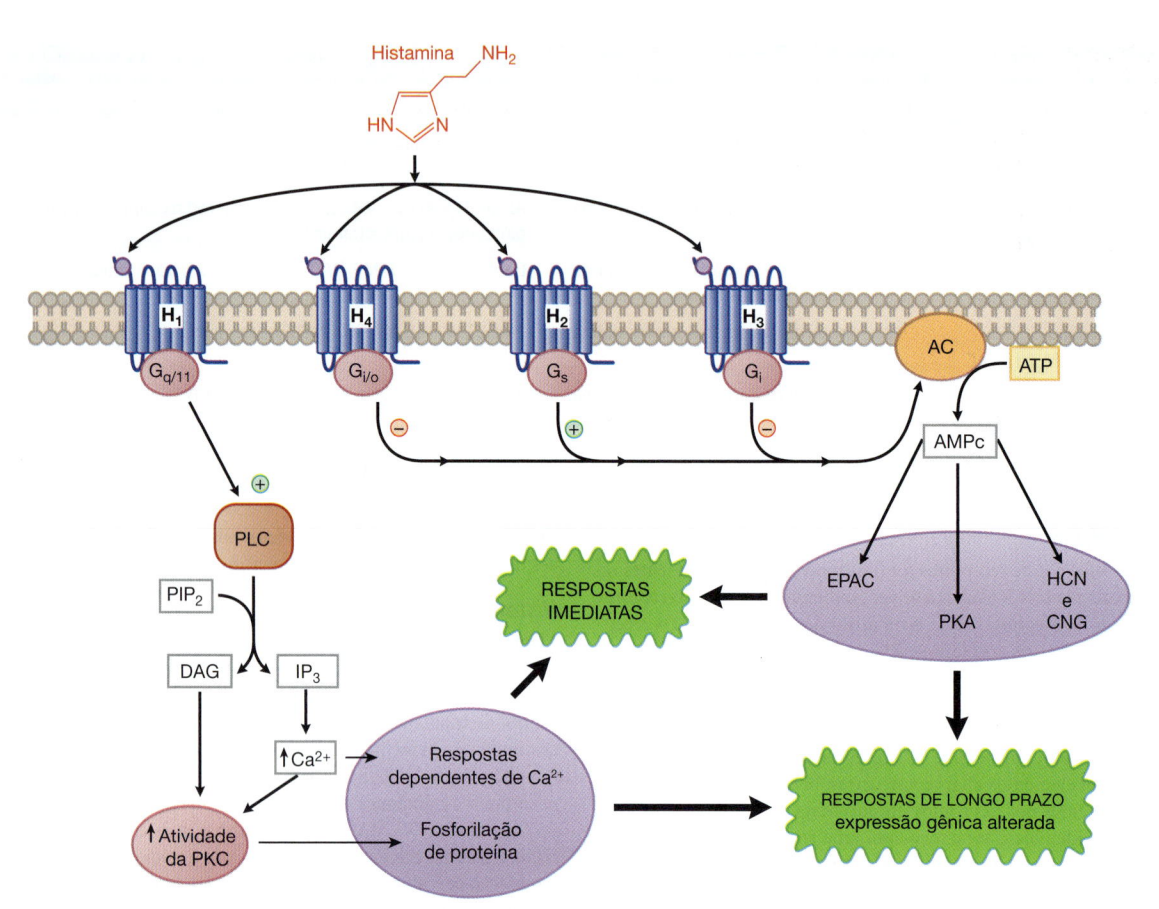

Figura 16-12 *Principais vias de transdução de sinais dos receptores de histamina.* A histamina pode se acoplar a uma variedade de vias de transdução de sinal ligadas por proteína G por meio de quatro receptores diferentes. Os receptores H_1 ativam a renovação do fosfatidilinositol por meio da $G_{q/11}$. Os outros receptores acoplam-se positivamente (receptor H_2) ou negativamente (receptores H_3 e H_4) à atividade da adenililciclase por meio da G_s e $G_{i/o}$, respectivamente.

Os *receptores H_2* ativam a adenililciclase e estão principalmente envolvidos na secreção de ácido gástrico e no relaxamento do músculo liso. Os antagonistas do receptor H_2 constituem uma base para o tratamento da dispepsia e do refluxo de ácido, conforme discutido de modo detalhado no Capítulo 43. Os receptores H_2 também estão altamente expressos no cérebro, onde regulam a fisiologia e a plasticidade neuronais. Os camundongos que carecem de receptores H_2 apresentam defeitos cognitivos e comprometimento da PLP do hipocampo, juntamente com anormalidades na nocicepção. A inibição sistêmica do receptor H_2 tem efeitos antinociceptivos. Até o momento, nenhum receptor H_2 (ou outro antagonista da histamina) foi aprovado para controle da dor.

Os *receptores H_3* também são encontrados no SNC e podem atuar como autorreceptores nos neurônios histaminérgicos, de modo a inibir a síntese e a liberação de histamina. Esses receptores atuam inibindo a adenililciclase e modulando os canais de cálcio do tipo N regulados por voltagem. Embora se saiba que os receptores H_3 atuam como autorreceptores para a histamina, eles não se limitam aos neurônios histaminérgicos, e foi constatado que eles regulam a liberação de neurotransmissores serotoninérgicos, colinérgicos, noradrenérgicos e dopaminérgicos. Como consequência de sua capacidade de modular outros neurotransmissores, o receptor H_3 tornou-se um alvo terapêutico para o tratamento de várias condições, como obesidade, distúrbios do movimento, esquizofrenia, TDAH e vigília. Foram desenvolvidos numerosos compostos que interagem com o receptor H_3. Esses compostos são ferramentas farmacológicas úteis tanto *in vitro* quanto *in vivo*, e o *pitolisanto*, um agonista inverso do receptor H_3, foi aprovado pela FDA para o tratamento da narcolepsia.

Os *receptores H_4* são expressos em células de origem hematopoiética – eosinófilos, células T, mastócitos, basófilos e células dendríticas – e estão envolvidos no formato dos eosinófilos e na quimiotaxia dos mastócitos. Evidências mais recentes sugerem que esses receptores têm expressão limitada no SNC e na micróglia, onde podem afetar indiretamente os neurônios. De qualquer modo, a maioria das informações acerca desse subtipo está relacionada com a alergia, a asma e as propriedades antipruriginosas dos antagonistas H_4. Essas funções são discutidas no Capítulo 43.

Serotonina (5-HT)

A síntese e o metabolismo da 5-HT estão resumidos na Figura 15-2. Existem diversas vias mediadoras da sinalização da serotonina que desempenham um papel na modulação do humor, depressão, ansiedade e fobia, bem como motilidade GI (Tabs. 15-1 e 15-2). Esses efeitos são mediados por 13 GPCR distintos e por um canal iônico controlado por ligante, que exibem perfis característicos de ligação de ligantes, acoplam-se a diferentes sistemas de sinalização intracelular e apresentam uma distribuição específica de subtipos no SNC. Os receptores de 5-HT, sua farmacologia e utilidade terapêutica são discutidos de forma detalhada no Capítulo 15.

Aminas-traço

As aminas-traço só recentemente foram reconhecidas como neurotransmissores. Como o próprio nome sugere, esses compostos são detectados apenas em níveis residuais; apresentam meias-vidas muito curtas, em virtude de seu rápido metabolismo pela monoaminoxidase. Algumas aminas-traço atuam como neuromoduladores/neurotransmissores, interagindo com receptores específicos. As aminas-traço estão estruturalmente relacionadas às catecolaminas e consistem nas fenetilaminas (fenetilamina, *N*-metilfenetilamina [isômero da anfetamina endógena]), feniletanolamina, tiramina, triptamina, *N*-metiltiramina, octopamina, sinefrina e 3-metoxitiramina. Acredita-se que essas aminas-traço atuem por meio de GPCR originalmente denominados *receptores de aminas-traço*, porém hoje designados como TAAR, visto que nem todos os membros possuem afinidade muito alta pelas aminas-traço. O primeiro receptor foi identificado em 2001 (Borowsky et al., 2001; Bunzow et al., 2001) e, até o momento, foram identificados seis genes humanos (*TAAR1, TAAR2, TAAR5, TAAR6, TAAR8* e *TAAR9*) juntamente com vários pseudogenes potenciais. Foram identificados múltiplos genes de receptores relacionados ao TAAR em outras espécies, e vários deles exibem expressão proeminente no epitélio olfatório, onde podem atuar como receptores olfatórios para aminas voláteis. Apenas um TAAR (TAAR1) foi reconhecido pela IUPHAR como receptor de amina-traço, TA_1. O TA_1 é um GPCR que se acopla à G_s e G_{13} e, possivelmente, a outras subunidades α de proteínas G, dependendo do tipo e da localização celulares. O TA_1 tem afinidade mais alta pelas aminas-traço tiramina, β-fenilefrina e octopamina. Nos neurônios, o TA_1 é predominantemente intracelular e ativa vias de sinalização a jusante a partir de um compartimento da membrana celular. O TA_1 modula a atividade monoaminérgica no SNC e é ativado pela anfetamina e psicoestimulantes relacionados, bem como pelas tironaminas endógenas (Gainetdinov et al., 2018). Agonistas dos receptores TAAR1 demonstraram ter efeitos favoráveis em modelos animais de adição e esquizofrenia, embora ainda seja necessário desenvolver agentes terapêuticos humanos direcionados para o TAAR1.

Regulação da neurotransmissão

Peptídeos

Normalmente, os neuropeptídeos no SNC comportam-se como moduladores da neurotransmissão, em vez de atuar como agentes diretos da excitação ou inibição (Mains e Epper, 2012). Um número crescente de neuropeptídeos (Tab. 16-5) estão envolvidos em uma ampla variedade de funções cerebrais, desde analgesia até comportamentos sociais, aprendizagem e memória. Diferentemente da biossíntese de monoaminas e aminoácidos, a síntese de peptídeos exige a transcrição do DNA em mRNA e a tradução deste último em proteína. Isso ocorre principalmente no pericário, e o peptídeo assim produzido é transportado até as terminações nervosas. Genes únicos podem, por meio de modificações na transcrição e pós-traducionais, dar origem a diversos neuropeptídeos. Por exemplo, o processamento proteolítico da POMC origina, entre outros peptídeos, o ACTH (corticotropina), os MSH α, γ e β e β-endorfina (Fig. 16-13). Além disso, o *splicing* alternativo de transcritos de RNA em diferentes tecidos pode produzir espécies distintas de mRNA (p. ex., calcitonina e CGRP). Além disso, enquanto alguns peptídeos do SNC atuam de forma independente, acredita-se que a maioria atue em conjunto com neurotransmissores coexistentes. Com frequência, são acondicionados em vesículas e liberados juntamente com outros neurotransmissores para modular suas ações. Embora os neurotransmissores clássicos geralmente emitam sinais aos neurônios por despolarização ou hiperpolarização, os neuropeptídeos possuem mecanismos de ação mais diversos e também podem afetar a expressão gênica. Sua ação não é interrompida por recaptação rápida na célula pré-sináptica, porém sofrem inativação enzimática por peptidases extracelulares. Em consequência, seus efeitos sobre a sinalização neuronal podem ser de natureza prolongada (Mains e Epper, 2012).

Os receptores de neuropeptídeos são, em sua maioria, GPCR, em que os domínios extracelulares dos receptores desempenham um papel primário na ligação do ligante peptídico. À semelhança de outros sistemas transmissores, existem frequentemente múltiplos subtipos de receptores para o mesmo transmissor peptídico (Tab. 16-6). Os receptores de neuropeptídeos podem exibir diferentes afinidades pelo neuropeptídeo nascente e por análogos peptídicos. Como os peptídeos normalmente são ineficazes como fármacos, em particular nos alvos do SNC situados atrás da BHE, devido a dificuldades na sua entrega, foram envidados esforços para desenvolver pequenas moléculas de fármacos efetivas como agonistas ou antagonistas. Por meio de uma combinação de biologia estrutural, química, rastreamento de alto rendimento e desenvolvimento de fármacos, dispõe-se agora de pequenas moléculas ligantes para muitos receptores de neuropeptídeos. Alguns desses compostos estão listados na Tabela 16-6. Os produtos naturais normalmente não têm sido boas fontes de fármacos capazes de afetar a transmissão peptidérgica. Uma exceção notável é o alcaloide vegetal *morfina*, que atua de forma seletiva em subtipos de receptores de opioides. As ações dos neuropeptídeos têm sido canalizadas de outras maneiras. Várias abordagens foram usadas para interromper as ações do CGRP, um neuropeptídeo

TABELA 16-5 ■ EXEMPLOS DE NEUROPEPTÍDEOS

Família da calcitonina
- Calcitonina
- CGRP

Hormônios hipotalâmicos
- Ocitocina, vasopressina

Hormônios hipotalâmicos liberadores e inibitórios
- CRF ou CRH
- GnRH
- GHRH
- SST
- TRH

Família do neuropeptídeo Y
- NPY
- PYY
- PP

Peptídeos opioides
- β-endorfina (também hormônio hipofisário)
- Peptídeos dinorfina
- *Leu*-encefalina
- *Met*-encefalina

Hormônios hipofisários
- Corticotropina (anteriormente ACTH)
- α-MSH
- GH
- FSH
- β-LPH, LH

Taquicininas
- Neurocininas A e B
- Neuropeptídeo K, substância P

Família VIP-glucagon
- Glucagon, GLP-1
- PACAP
- VIP

Outros peptídeos
- ARP
- Bombesina, BK
- CCK
- CART
- Galanina, grelina
- MCH
- Neurotensina, NGF
- Orexinas, orfanina FQ (nociceptina)
- Hemopressina (agonista inverso CB_1)

Fonte: Modificada, com permissão, de Nestler EJ et al., eds. *Molecular Neuropharmacology. A Foundation for Clinical Neuroscience*, 2nd ed. McGraw Hill, New York, **2009**.

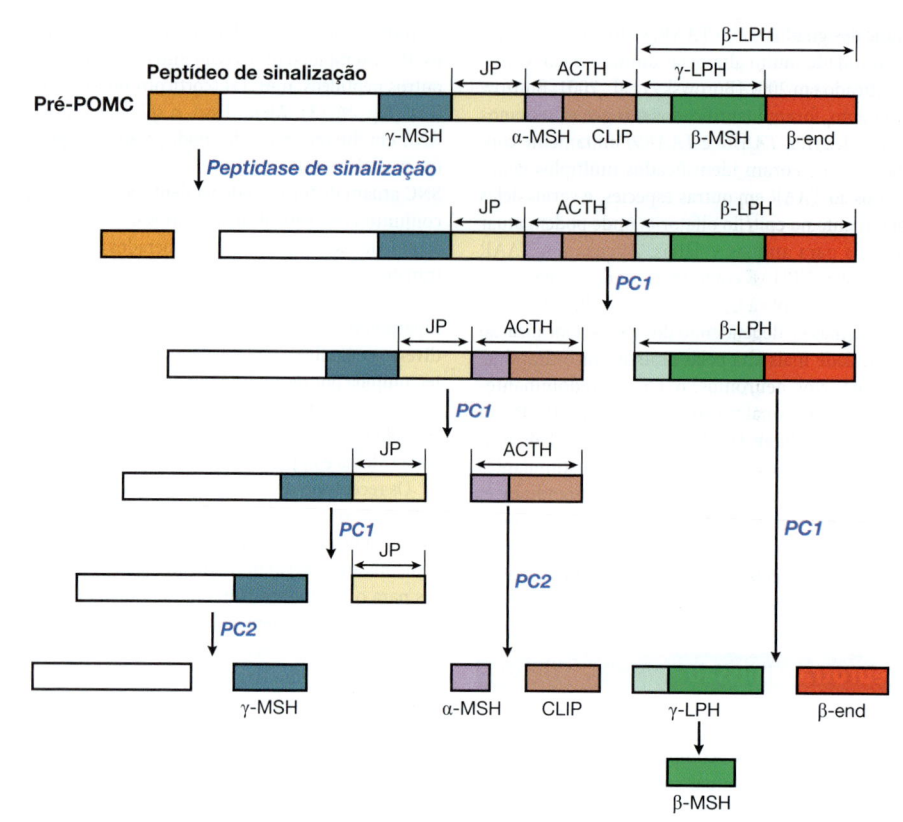

Figura 16-13 *Processamento proteolítico da POMC.* Após a remoção do peptídeo de sinalização da pré-POMC, o pró-peptídeo remanescente sofre endoproteólise por pró-hormônio-convertases 1 e 2 (PC1 e PC2) em resíduos dibásicos. A PC1 libera os peptídeos bioativos, o ACTH, a β-end e o γ-LPH. A PC2 cliva o ACTH em CLIP e α-MSH e também libera γ-MSH da porção N-terminal do pró-peptídeo. O JP (peptídeo de junção) é a região entre o ACTH e o γ-MSH. O β-MSH é formado pela clivagem da γ-LPH. Alguns dos peptídeos resultantes sofrem amidação ou acetilação antes de se tornarem totalmente ativos.

TABELA 16-6 ■ TRANSMISSORES E RECEPTORES PEPTÍDICOS

FAMÍLIA	SUBTIPO	TRANSDUTOR	AGONISTAS	ANTAGONISTAS
Opioide	δ κ μ NOP	G_i/G_o	β-Endorfina, dinorfina, DPDPE (δ), salvinorina A(κ), hidromorfona (μ), fentanila (μ), codeína (μ), metadona (μ), DAMGO (μ), etorfina Ro64-6198 (NOP)	Naltrexona, naloxona, SB612111
Somatostatina	SST_1, SST_2 SST_3, SST_4 SST_5	G_i	SST-14, SST-18, pasireotida, cortistatina, BIM23059, BIM23066, BIM23313, CGP23996, octreotida ($sst_{2,3,5}$)	SRA880 (sst_1), D-Tyr8-CYN154806 (sst_2), NVPACQ090 (sst_3)
Neurotensina	NTS_1 NTS_2	$G_{q/11}$	EISAI-1, JMV431, JMV449 (NTS_1), levocabastina (NTS_2)	SR142948A, meclinertanto (NTS_1)
Orexina	OX_1 OX_2	$G_{q/11}$, G_s, G_i	Orexina-A, Orexina-B	Suvorexanto, filorexanto, SB-649868, almorexanto, SB-410220, JNJ 10397049
Taquicinina	NK_1 NK_2 NK_3	$G_{q/11}$	Neurocinina A, neurocinina B, substância P, GR 73632 (NK_1), GR 64349 (NK_2), senktide	Aprepitanto (NK_1), GR 159897 (NK_2), SB218795 (NK_3)
Colecistocinina	CCK_1 CCK_2	$G_{q/11}$ (CCK_1), G_s	Colecistocinina-8, CCK-33, CCK-58, gastrina, A-71623 (CCK_1)	Proglumida, FK-480, lintitripta, PD-149164, devazepida (CCK_1), CL988 (CCK_2)
Neuropeptídeo Y	Y_1 Y_2 Y_4 Y_5	G_i/G_o	Neuropeptídeo Y, BWX 46	BIBO 3304 (Y_1), BIIE0246 (Y_2), UR-AK49, CGP 71683A GW438014A (Y_5)
Neuropeptídeo FF	NPFF1 NPFF2	$G_{q/11}$, G_i/G_o	Neuropeptídeo FF, RFRP-3 (NPFF1)	RF9

que desempenha um papel fundamental no desenvolvimento da enxaqueca. Antagonistas de pequenas moléculas, anticorpos dirigidos contra o próprio CGRP e anticorpos contra o receptor de CGRP foram aprovados como tratamentos efetivos para a prevenção da enxaqueca. O uso de terapia baseada em anticorpos fornece um novo caminho para ter como alvos os sistemas peptidérgicos nos sistemas nervosos central e periférico (Lu et al., 2020).

Purinas

A adenosina, o ATP, o UDP e o UTP atuam como moléculas de sinalização extracelular. O ATP também é um componente de muitas vesículas de armazenamento de neurotransmissores e é liberado juntamente com os transmissores. Os nucleotídeos intracelulares também podem alcançar a superfície da célula por outros mecanismos, e a adenosina extracelular pode resultar da liberação celular e do metabolismo do ATP. Esses nucleotídeos liberados podem sofrer hidrólise extracelular por ectonucleotidases. A adenosina é reacumulada por meio de transporte nas células vizinhas, a não ser que a adenosina-desaminase extracelular esteja presente. Os nucleotídeos e a adenosina extracelulares podem atuar sobre uma família de receptores purinérgicos diversos, que foram implicados em uma variedade de funções, como memória e aprendizagem, comportamento locomotor e alimentação.

Existem três classes de *receptores purinérgicos*: os receptores de adenosina (também denominados P1), P2Y e P2X (Tab. 16-7). Os *receptores de adenosina* são GPCR que consistem em quatro subtipos (A_1, A_{2A}, A_{2B} e A_3) ativados endogenamente pela adenosina. Os receptores A_1 e A_3 acoplam-se à G_i, enquanto os receptores A_2 acoplam-se à G_s. A ativação dos receptores A_1 está associada à inibição da adenililciclase, à ativação das correntes de K^+ e, em alguns casos, à ativação da PLC; a estimulação dos receptores A_2 ativa a adenililciclase. No SNC, os receptores A_1 e A_{2A} estão envolvidos na regulação da liberação de outros neurotransmissores, como glutamato e dopamina, tornando o receptor A_{2A} um alvo terapêutico potencial para determinados distúrbios, como a doença de Parkinson. Recentemente, a istradefilina, um antagonista do receptor A_{2A}, foi aprovada como terapia adjuvante com L-dopa para o tratamento da doença de Parkinson (ver Caps. 15 e 21).

Os *receptores P2Y* também são GPCR e são ativados por ATP, ADP, UTP, UDP e UDP-glicose. Existem oito subtipos conhecidos de receptores P2Y que se acoplam a uma variedade de proteínas G, conforme indicado na Tabela 16-7. O receptor $P2Y_{14}$ é expresso no SNC, onde é estimulado pela UDP-glicose e pode desempenhar um papel em funções neuroimunes. O receptor $P2Y_{12}$ é clinicamente importante: o antagonismo desse receptor nas plaquetas inibe a agregação plaquetária.

Os *receptores P2X* sensíveis ao ATP são canais de cátions controlados por ligantes, que são expressos em todo o SNC nas terminações nervosas pré e pós-sinápticas, bem como nas células gliais. Esses receptores foram encontrados em neurônios sensitivos nociceptivos, onde controlam principalmente o Na^+, o K^+ e o Ca^{2+}, e foram implicados na mediação da transdução sensitiva. Existem sete subtipos de receptores P2X com sensibilidades variáveis a seu agonista endógeno, o ATP (ver Tab. 16-7). Os receptores P2X funcionais possuem uma topologia trimérica e ocorrem como homopolímeros ou heteropolímeros com outros receptores P2X. Após a primeira estrutura cristalina estabelecida que confirmou esse arranjo em 2009 (Kawate et al., 2009), foram descritas mais de 20 estruturas cristalinas de receptores P2X de diferentes subtipos e em estados distintos, o que contribuiu para a compreensão de como esses receptores interagem com agonistas e antagonistas (Schmid e Evans, 2019). O estudo de compostos que são seletivos para subtipos de P2X sugere que o uso desses receptores como alvo pode ser útil na terapia de distúrbios neurológicos, como dor neuropática e inflamatória, epilepsia, transtornos de memória e por uso de álcool. O primeiro fármaco P2X que passou a ser usado clinicamente (aprovado no Japão em 2022) é o *gefapixanto*, um antagonista do receptor $P2X_3$ para tosse refratária. A liberação de ATP pelas células brônquicas irritadas pode estimular os receptores $P2X_3$ nas fibras nervosas sensitivas das vias respiratórias, dando início a um potencial de ação que pode levar à tosse. O *gefapixanto* inibe a ligação do ATP aos receptores $P2X_3$, reduzindo, assim, a estimulação que desencadeia a tosse. Entre as características notáveis do *gefapixanto* é o seu nome em homenagem ao falecido Geof Burnstock, um pioneiro da sinalização purinérgica (North e Costa, 2021).

Canabinoides

Na década de 1960, o THC foi identificado como substância psicoativa na maconha (marijuana) (Fig. 16-14). Isso levou à descoberta de dois receptores de canabinoides e à identificação de compostos endógenos que os modulam. Os dois subtipos de receptores (CB_1 e CB_2) são GPCR que se acoplam a G_i/G_o para inibir a adenililciclase e, em alguns tipos de células, inibir os canais de Ca^+ regulados por voltagem ou estimular os canais de K^+. Os receptores compartilham uma homologia geral relativamente baixa e são encontrados em diferentes locais, porém ambos ocorrem no SNC. Os receptores CB_1 são encontrados em altos níveis em todo o encéfalo, enquanto os receptores CB_2 são proeminentes nas células imunes. No SNC, os receptores CB_2 são menos abundantes do que os CB_1, e acredita-se que ocorram principalmente na micróglia. O achado de canabinoides endógenos responsáveis pela sinalização desses receptores, juntamente com inúmeros dados clínicos provenientes do uso da maconha, despertou interesse por esse sistema de sinalização e expandiu enormemente nossa compreensão de sua fisiologia.

O sistema canabinoide endógeno consiste nos receptores canabinoides, nos canabinoides endógenos e nas enzimas que sintetizam e degradam os endocanabinoides (ver Fig. 26-5). Os endocanabinoides são moléculas lipídicas, que incluem a anandamida (*N*-araquidonoiletanolamina) e o 2-AG, bem como outros compostos que supostamente foram identificados como endocanabinoides endógenos, incluindo a *O*-araquidonoiletanolamina (virodamina), *N*-di-homo-γ-linolenoiletanolamina, *N*-docosatetraenoico-etanolamina, oleamida, 2-AGE, NADA e *N*-oleoil-dopamina. O término da ação dos endocanabinoides ocorre com a sua captação nas células, seguida de hidrólise. Duas enzimas que degradam a anandamida e o 2-AG são a de FAAH e a MGL, respectivamente. Embora alguns estudos tenham sugerido a existência de um sistema de transporte específico para os endocanabinoides, não foi identificada nenhuma entidade molecular capaz de mediar esse processo mediado por carreadores. Naturalmente, os fármacos que inibem o transporte ou a degradação dos endocanabinoides devem prolongar suas ações fisiológicas. O Capítulo 26 analisa a farmacologia dos endocanabinoides e canabinoides de venda livre, sinalização do receptor de canabinoides e avanços terapêuticos associados.

Outros mediadores lipídicos

O *ácido araquidônico*, normalmente armazenado na membrana celular como um éster de glicerol, pode ser liberado durante a hidrólise dos fosfolipídeos (por vias que envolvem as fosfolipases A_2, C e D). O ácido araquidônico pode ser convertido em moduladores altamente reativos por três vias enzimáticas importantes (ver Cap. 41): as *cicloxigenases* (que levam às prostaglandinas e tromboxanos), as *lipoxigenases* (que levam aos leucotrienos e a outros catabólitos transitórios do ácido eicosatetraenoico) e os *CYP450* (que são induzíveis e expressos em baixos níveis no cérebro). Os metabólitos do ácido araquidônico foram implicados como moduladores difusíveis no SNC, possivelmente envolvidos na formação da potencialização de longo prazo e outras formas de plasticidade neuronal.

Gases: óxido nítrico e monóxido de carbono

As formas tanto constitutiva quanto induzível da NO-sintase são expressas no cérebro. A aplicação de inibidores da NO-sintase (p. ex., *metilarginina*) e de doadores de NO (p. ex., *nitroprusseto*) sugere a participação do NO em inúmeros fenômenos do SNC, incluindo potencialização de longo prazo, ativação da guanililciclase solúvel, liberação de neurotransmissores e aumento da neurotoxicidade mediada por glutamato (NMDA). O monóxido de carbono, outro gás difusível, é gerado nos neurônios ou na glia e pode atuar como mensageiro intracelular, estimulando a guanililciclase solúvel por meio de ações não sinápticas.

TABELA 16-7 ■ CARACTERÍSTICAS DOS RECEPTORES PURINÉRGICOS

CLASSE				RECEPTOR			
Adenosina (P1)[a]	A_1	A_{2A}	A_{2B}	A_3			
Transdutor	$G_{i/o}$	G_s	G_s	$G_{i/o}$			
Agonistas	CPA	CGS21680	BAY 60-6583	1B-MECA			
Antagonistas	CPX	SCH58261	MRS1754	VUF5574			
P2X (ionotrópico)	$P2X_1$	$P2X_2$	$P2X_3$	$P2X_4$	$P2X_5$	$P2X_6$	$P2X_7$
Especificidade do substrato	ATP	ATP	ATP	ATP>CTP	ATP	ATP	ATP
Antagonistas	NF449, TNP-ATP	NF770	TNP-ATP	5-BDBD, paroxetina	PPADS, suramina		AZ10606120
P2Y (metabotrópico)	$P2Y_1$	$P2Y_2$	$P2Y_4$	$P2Y_6$	$P2Y_{11}$	$P2Y_{12}$	$P2Y_{13}$	$P2Y_{14}$
Transdutor	$G_{q/11}$	$G_{q/11}$	$G_{q/11}$	$G_{q/11}$	$G_s, G_{q/11}$	$G_{i/o}$	$G_{i/o}$	$G_{i/o}$
Especificidade do substrato	ADP>ATP	ATP>UTP	UTP>ATP	UDP>>UTP>ADP	ATP=UTP	ADP	ADP>>ATP	UDP-glicose[b]
Agonistas	MRS2365	MRS2698, PSB1114	MRS4062	MRS2957	AR-C67085	2MeSADP	2MeSADP	MRS2690
Antagonistas	MRS2279	ARC118925X		MRS2578	NF157	Ticagrelor, clopidogrel	MRS2211, cangrelor	PPTN

Para maiores detalhes, consultar informações sobre as três classes de receptores purinérgicos em http://www.guidetopharmacology.org.

[a]NECA é um agonista não seletivo dos receptores P1.
[b]A $P2Y_{14}$ liga-se à UDP-glicose, UDP-galactose ou UDP-acetilglicosamina.

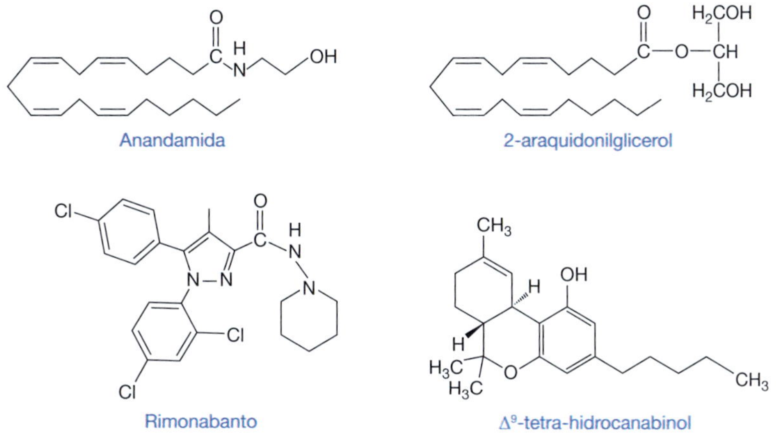

Figura 16-14 *Ligantes do receptor de canabinoides (CB).* A anandamida e o 2-araquidonilglicerol são agonistas endógenos. O rimonabanto é um antagonista sintético do receptor de CB. O Δ^9-Tetra-hidrocanabinol é um agonista CB derivado da maconha.

Término da ação dos neurotransmissores

A existência de mecanismos envolvidos no término das ações dos neurotransmissores liberados é essencial para manter o equilíbrio da sinalização neuronal. Existem dois mecanismos principais para o término da sinalização dos transmissores liberados. Um deles é a conversão do transmissor em um composto inativo por meio de uma reação enzimática. O melhor exemplo de inativação enzimática é observado com o transmissor ACh, cuja ação é interrompida por meio de hidrólise a colina e acetato pela acetilcolinesterase (ver Cap. 12). Um segundo mecanismo envolve a depuração do neurotransmissor por proteínas de transporte presentes nas membranas neuronais ou gliais, de modo que não possa mais atuar nos receptores-alvo; a recaptação de DA pelo DAT é um bom exemplo. Além dos mecanismos anteriores, a difusão lenta do transmissor para longe da sinapse e a sua degradação subsequente também desempenham um papel no caso dos neurotransmissores e neuropeptídeos convencionais.

Os neurônios e as células gliais expressam *proteínas transportadoras específicas*, como aquelas para as monoaminas norepinefrina (NET), serotonina (SERT) e dopamina (DAT), que removem a NE, a 5-HT e a DA do espaço extracelular, transportando-as de volta ao neurônio pré-sináptico (ver Caps. 10 e 15). Esses carreadores de membrana plasmática atuam como um importante mecanismo para limitar a extensão e a duração da sinalização dos neurotransmissores. Para executar essa tarefa, acoplam o movimento dos neurotransmissores ao influxo de múltiplos íons sódio, o que proporciona uma forte força motriz termodinâmica para o transporte interno. Os carreadores para a NE, a 5-HT, a DA, o GABA e a glicina possuem 12 domínios hidrofóbicos que atravessam a membrana, com suas extremidades aminoterminal e carboxiterminal localizadas dentro do citoplasma (Fig. 16-15). Em geral, esses transportadores são glicosilados dentro de uma alça extracelular e possuem sítios de fosforilação e de ligação a proteínas reguladoras intracelulares, principalmente em suas extremidades aminoterminal e carboxiterminal.

Uma segunda família de transportadores de neurotransmissores da membrana plasmática medeia a depuração do glutamato e do aspartato liberados durante a transmissão sináptica. Nos seres humanos, cinco subtipos de transportadores de glutamato (designados EAAT 1-5) depuram o glutamato nos neurônios e nas células gliais. Os dois carreadores gliais, EAAT1 e EAAT2, são responsáveis pela maior parte da atividade de transporte do glutamato no SNC e são fundamentais para limitar as ações excitotóxicas do glutamato. Esses transportadores são montados como homotrímeros na membrana, e cada protômero possui oito domínios transmembrana (TM1-8) e duas alças em grampo reentrantes (HP1 e HP2), que parecem atuar como comportas intracelulares e extracelulares durante o processo de transporte (Jiang e Amara, 2011; Yernool et al., 2004) (Fig. 16-16).

Existem também pelo menos três famílias de genes distintas de transportadores de neurotransmissores vesiculares que sequestram os neurotransmissores no interior das vesículas sinápticas para armazenamento e, por fim, para liberação durante a sinalização neuronal. Incluem os transportadores de monoamina e ACh vesiculares (VMAT1, VMAT2 e VAChT), VGAT e três carreadores de glutamato vesiculares, VGLUT1, VGLUT2 e VGLUT3. Esses transportadores asseguram que as vesículas sejam rapidamente preenchidas durante a neurotransmissão e proporcionam uma maneira de reduzir as concentrações citoplasmáticas do neurotransmissor em áreas onde as taxas de recaptação são altas. Três inibidores do VMAT2 estruturalmente relacionados, a *tetrabenazina*, a *deutetrabenazina* e a *valbenazina*, demonstraram reduzir efetivamente o armazenamento vesicular e a liberação de DA e agora são usados clinicamente no tratamento de distúrbios do movimento involuntário, como coreia de Huntington e discinesia tardia (Koch et al., 2020).

Os transportadores de monoaminas DAT, NET e SERT constituem alvos bem estabelecidos de antidepressivos terapêuticos e substâncias aditivas, incluindo *cocaína* e anfetaminas. Inibidores seletivos desses carreadores podem aumentar a duração e a extensão espacial das ações dos neurotransmissores. São utilizados inibidores da captação de NE e/ou 5-HT para o tratamento da depressão e de outros transtornos comportamentais, conforme descrito no Capítulo 18. Os psicoestimulantes *metilfenidato* e *anfetamina* constituem os principais fármacos utilizados no tratamento do TDAH em crianças e adultos. Embora os dois fármacos tenham ações estimulantes em indivíduos saudáveis, em pacientes com TDAH, eles reduzem a hiperatividade e aumentam a atenção por meio da inibição do DAT e NET e aumento da neurotransmissão de DA e NE. Esses transportadores são discutidos de forma mais detalhada nos Capítulos 4, 10 e 15.

Descoberta e desenvolvimento de fármacos com ação no SNC

Após determinar um sítio-alvo do SNC para o qual a modulação demonstraria ser útil no tratamento de determinado distúrbio, a próxima etapa envolve a descoberta de um composto adequado para esse alvo, que possa ser desenvolvido na forma de um fármaco. Normalmente, são utilizadas quatro abordagens principais para identificar e desenvolver compostos de pequenas moléculas direcionados para a sinalização neuronal:

- Síntese de análogos estruturais de neurotransmissores conhecidos ou moduladores de receptores/canais para gerar informações sobre a relação de estrutura-atividade a fim de determinar como a estrutura química pode levar a uma maior especificidade para o alvo.
- Uso de produtos naturais encontrados na natureza (p. ex., toxinas ou extratos vegetais) que demonstraram ter eficácia no tratamento de uma doença específica, na forma de fármacos ou modelos para desenvolvimento de fármacos.

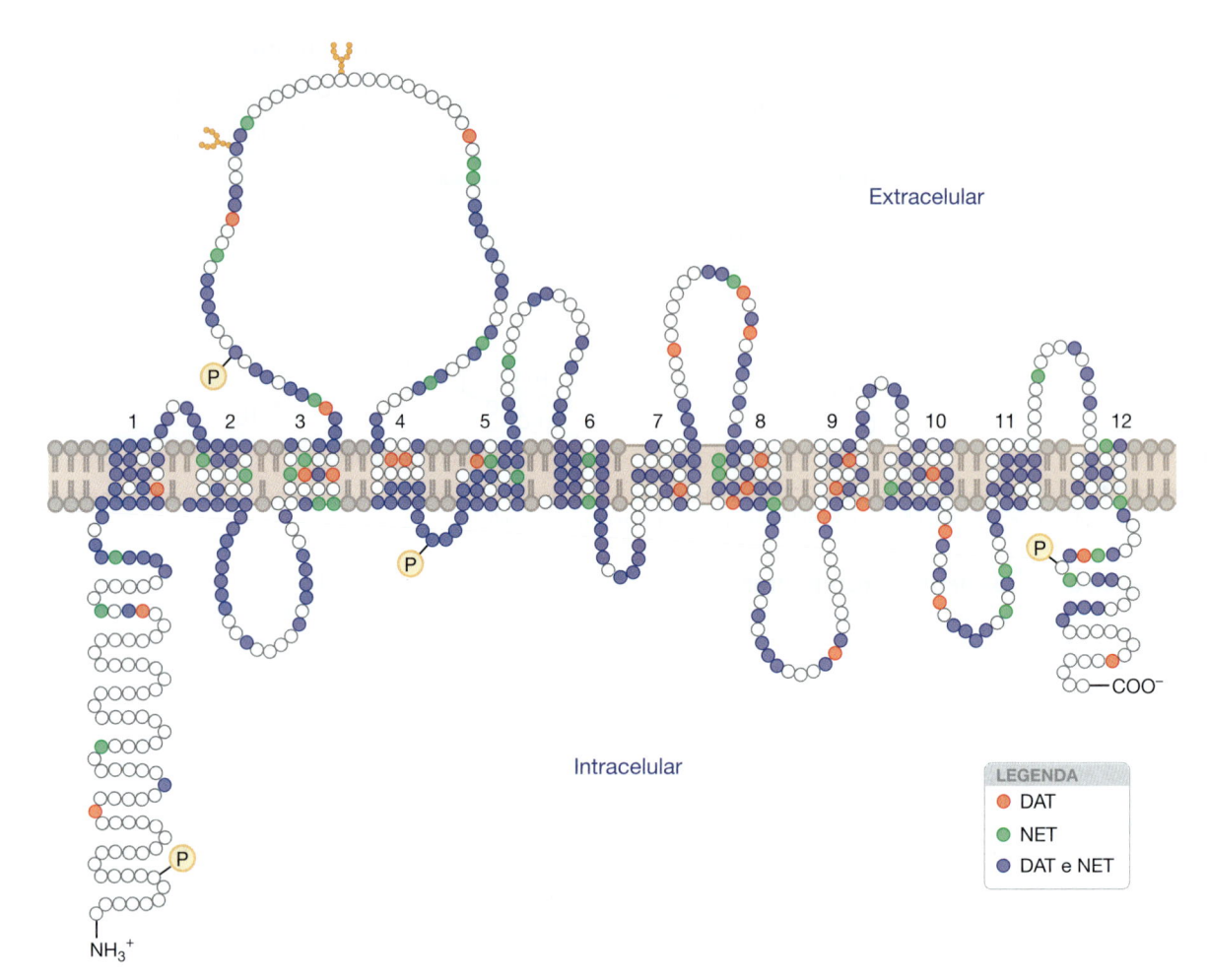

Figura 16-15 *Estrutura da proteína de transporte de 5-HT do rato.* As extremidades aminoterminal e carboxiterminal são intracelulares. Normalmente, essas proteínas de transporte possuem 12 domínios hidrofóbicos que atravessam a membrana, com alças extracelulares e intracelulares intervenientes. A segunda alça extracelular é a maior e contém vários sítios potenciais de glicosilação (indicados com símbolos em árvore). Os resíduos de aminoácidos que são homólogos aos de DAT e NET estão coloridos, conforme indicado. As regiões mais altamente conservadas desses transportadores estão localizadas nos domínios TM; as áreas mais divergentes ocorrem nas extremidades N e C terminais. (Usada com permissão da Dra. Beth J. Hoffman, San Diego, CA.)

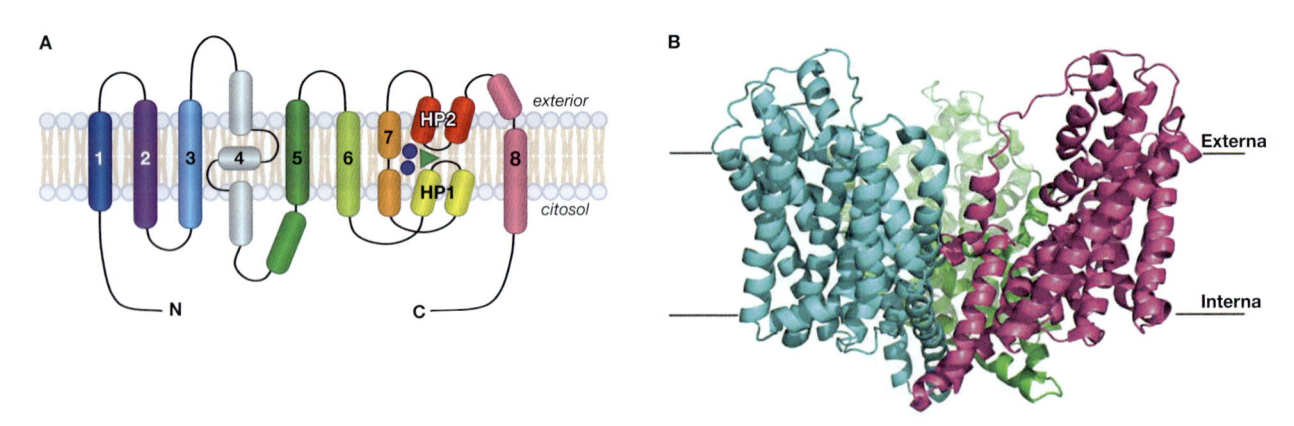

Figura 16-16 *Estrutura dos transportadores de aminoácidos excitatórios.* A família de EAAT dos mamíferos inclui os transportadores de membrana plasmática EAAT1 a EAAT5. **A.** Topologia da membrana de uma única subunidade da família EAAT: os domínios transmembrana (figuras oblongas coloridas) são designados de 1 a 8. Os sítios de ligação aproximados ocupados pelo Na^+ (pontos azuis) e substrato (triângulo verde) são formados pelos segmentos não helicoidais nas pontas das duas alças em grampo, HP1 e HP2. **B.** Estrutura cristalina (base de dados de proteína ID: 1XFH) do ortólogo do transportador de glutamato de arqueia, GltPh, de *Pyrococcus horikoshii*. Foram usadas cores distintas para as subunidades individuais para ilustrar a sua organização trimérica dentro da membrana. (Reproduzida, com permissão, de Jiang J, Amara SG. New views of glutamate transporter structure and function: advances and challenges. *Neuropharmacology*, **2011**, *60*:172-181. Copyright © Elsevier Ltd.)

- Desenvolvimento de um ensaio de sinalização passível de rastreamento de grandes bibliotecas de compostos (milhares a milhões) com diversas estruturas químicas, de modo a identificar novos arcabouços com perfis funcionais promissores para o desenvolvimento de fármacos.
- Uso de estruturas de alvos em nível atômico (raios X ou crio microscopia eletrônica) para o planejamento racional de novos compostos ou uso de rastreamento virtual baseado na estrutura (*in silico*) para identificar arcabouços químicos que provavelmente se liguem ao alvo.

Cada abordagem tem benefícios e desvantagens; todavia, em conjunto, essas formas de abordagens têm sido bem-sucedidas na descoberta e desenvolvimento de muitos novos fármacos direcionados para processos de sinalização do SNC.

Referências

Borowsky B, et al. Trace amines: identification of a family of mammalian G protein-coupled receptors. *Proc Natl Acad Sci USA*, **2001**, *98*:8966–8971.

Brady ST, et al. *Basic Neurochemistry: Principles of Molecular, Cellular, and Medical Neurobiology*. Elsevier/Academic Press, Boston, **2012**.

Bunzow JR, et al. Amphetamine, 3,4-methylenedioxymethamphetamine, lysergic acid diethylamide, and metabolites of the catecholamine neurotransmitters are agonists of a rat trace amine receptor. *Mol Pharmacol*, **2001**, *60*:1181–1188.

Crupi R, et al. Role of metabotropic glutamate receptors in neurological disorders. *Front Mol Neurosci*, **2019**, *12*:20.

Gainetdinov RR, et al. Trace amines and their receptors. *Pharmacol Rev*, **2018**, *70*:549–620.

Jentsch TJ. Chloride channels: a molecular perspective. *Curr Opin Neurobiol*, **1996**, *6*:303–310.

Jiang J, Amara SG. New views of glutamate transporter structure and function: advances and challenges. *Neuropharmacology*, **2011**, *60*:172–181.

Kandel ER, et al. *Principles of Neural Science*, 6th ed. McGraw Hill, New York, **2021**.

Kawate T, et al. Crystal structure of the ATP-gated P2X(4) ion channel in the closed state. *Nature*, **2009**, *460*:592–598.

Koch J, et al. VMAT2 inhibitors for the treatment of hyperkinetic movement disorders. *Pharmacol Ther*, **2020**, *212*:107580.

Kritis AA, et al. Researching glutamate-induced cytotoxicity in different cell lines: a comparative/collective analysis/study. *Front Cell Neurosci*, **2015**, *9*:91.

Lu RM, et al. Development of therapeutic antibodies for the treatment of diseases. *J Biomed Sci*, **2020**, *27*:1.

Mains RE, Epper BA. Chapter 20: Peptides. In: *Basic Neurochemistry*, 8th ed. Elsevier, New York, **2012**, 390–407.

Masiulis S, et al. GABAA receptor signalling mechanisms revealed by structural pharmacology. *Nature*, **2019**, *565*:454–459.

Moran MM. TRP channels as potential drug targets. *Annu Rev Pharmacol Toxicol*, **2018**, *58*:309–330.

Nasrallah C, et al. Agonists and allosteric modulators promote signaling from different metabotropic glutamate receptor 5 conformations. *Cell Rep*, **2021**, *36*:109648.

Nestler EJ, et al. *Molecular Neuropharmacology: A Foundation for Clinical Neuroscience*. McGraw Hill, New York, **2020**.

North RA, Costa M. Geoffrey Burnstock. *Biograph Memoirs FRS*, **2021**, *71*:37–58.

Papke RL, Horenstein NA. Therapeutic targeting of alpha7 nicotinic acetylcholine receptors. *Pharmacol Rev*, **2021**, *73*:1118–1149.

Schmid R, Evans RJ. ATP-gated P2X receptor channels: molecular insights into functional roles. *Annu Rev Physiol*, **2019**, *81*:43–62.

Shepherd GM. *The Synaptic Organization of the Brain*. Oxford University Press, New York, **2004**.

Shukla AK, et al. Emerging paradigms of beta-arrestin-dependent seven transmembrane receptor signaling. *Trends Biochem Sci*, **2011**, *36*:457–469.

Sibley DR. *Handbook of Contemporary Neuropharmacology*. John Wiley & Sons, Hoboken, NJ, **2007**.

Squire LR. *Fundamental Neuroscience*. Elsevier/Academic Press, Boston, **2013**.

Stevens RC, et al. The GPCR Network: a large-scale collaboration to determine human GPCR structure and function. *Nat Rev Drug Discov*, **2013**, *12*:25–34.

van Gastel J, et al. β-arrestin based receptor signaling paradigms: potential therapeutic targets for complex age-related disorders. *Front Pharmacol*, **2018**, *9*:1369.

Yernool DO, et al. Structure of a glutamate transporter homologue from *Pyrococcus horikoshii*. *Nature*, **2004**, *431*:811–818.

Zhao Y, et al. Structural pharmacology of TRP channels. *J Mol Biol*, **2021**, *433*:166914.

Zoli M, et al. Diversity of native nicotinic receptor subtypes in mammalian brain. *Neuropharmacology*, **2015**, *96*:302–311.

Capítulo 17

Barreira hematencefálica e sua influência no transporte de fármacos para o encéfalo

Richard Daneman, Margareta Hammarlund-Udenaes e Eric V. Shusta

- BARREIRAS ENCEFÁLICAS
- BARREIRA HEMATENCEFÁLICA
  - Composição celular da BHE: a unidade neurovascular
  - Propriedades da BHE
  - Regulação da BHE
  - Entrega de fármacos através da BHE
- MOLÉCULAS PEQUENAS
  - Taxa e extensão do transporte através da BHE
  - Distribuição intraencefálica
  - Distribuição intracelular
  - Concentração dos fármacos no LCS *versus* no LIS encefálico
- Interações medicamentosas na BHE
- Métodos para estudar o transporte através da BHE
- AGENTES BIOLÓGICOS
  - Quantificação da absorção encefálica de produtos biológicos
  - Confirmando a exposição encefálica a produtos biológicos
  - Estratégias mediadas por adsorção
  - Estratégias mediadas por receptor
  - Melhora do transporte através da BHE de sistemas baseados em RMT
  - Abertura da BHE
- RESUMO

Barreiras encefálicas

Para um fármaco ser ativo, ele deve alcançar uma certa concentração no tecido-alvo. O SNC possui uma série de barreiras que separam o tecido neuronal da periferia. Essas barreiras agem para regular rigorosamente o movimento de íons, moléculas e células entre líquidos periféricos (ou seja, sangue) e o SNC, regulando assim o ambiente extracelular do SNC, o que é crítico para manter a homeostase. As barreiras não apenas controlam o influxo de glicose e nutrientes essenciais, mas também limitam muito a entrada de diversos compostos exógenos, incluindo fármacos. A indústria farmacêutica tem se empenhado para desenvolver fármacos que possam atravessar essas barreiras e entrar no encéfalo sem exigir doses muito altas, que causem efeitos adversos periféricos ou sejam muito caras. No caso das moléculas farmacológicas grandes, como anticorpos, esse problema é maior, pois moléculas maiores têm uma capacidade ainda menor de atravessar barreiras encefálicas.

As barreiras encefálicas incluem os vasos sanguíneos que vascularizam o parênquima do SNC, a cobertura meníngea do encéfalo e o plexo corióideo dentro dos ventrículos (Fig. 17-1).

As barreiras são especialmente importantes para isolar os neurônios das flutuações iônicas, de modo que os neurônios possam manter os gradientes de íons apropriados necessários para a função do circuito neuronal. As barreiras encefálicas também protegem o SNC contra toxinas, patógenos e até mesmo o próprio sistema imune do corpo, o que é crucial já que o SNC não consegue se regenerar após muitas lesões e doenças. A importância das barreiras é enfatizada pela gravidade das doenças nas quais as barreiras são rompidas, como esclerose múltipla, acidente vascular cerebral, traumatismo craniencefálico, meningite e outras doenças neurológicas. Quando intactas, essas barreiras também criam obstáculos para a entrega de fármacos, pois impedem a entrada no encéfalo da maioria das moléculas transportadas pelo sangue.

A barreira mais estudada é a barreira hematencefálica (BHE), uma barreira endotelial formada pelos vasos sanguíneos que vascularizam o parênquima do SNC. A BHE compõe a maior parte da área de superfície das barreiras encefálicas e, portanto, é a mais importante para a entrega de fármacos ao SNC. As camadas meníngeas têm duas barreiras distintas que restringem o movimento de solutos da periferia para o encéfalo. A primeira barreira é a aracnoide-máter, que regula a passagem de moléculas e células entre a dura-máter, camada mais externa, que contém vasos sanguíneos fenestrados "vazados", e o espaço subaracnóideo interno, que contém o LCS. Essa barreira é uma membrana epitelial composta por células de barreira aracnoides, que separam fisicamente a dura-máter e o espaço subaracnóideo. A segunda barreira é uma barreira endotelial formada pelos vasos sanguíneos dentro do espaço subaracnóideo, que restringe o movimento de moléculas e células entre o sangue e o LCS dentro do espaço subaracnóideo. Os plexos corióideos, que secretam LCS nos ventrículos, também contêm uma barreira formada por células epiteliais do plexo corióideo, que circundam os vasos sanguíneos fenestrados "vazados" dentro dos plexos. Essas células epiteliais agem para regular rigorosamente a composição do LCS que é secretado nos ventrículos, formando a chamada barreira hematoliquórica (BHL).

Este capítulo se concentra na descrição da composição celular e molecular da BHE, como as propriedades de barreira são reguladas, o papel da BHE na farmacologia do SNC e como a BHE está sendo alvo para a administração de fármacos no SNC.

Barreira hematencefálica

Composição celular da BHE: a unidade neurovascular

A BHE é um termo usado para descrever as propriedades únicas dos vasos sanguíneos que vascularizam o SNC, o que lhes permite regular o movimento de moléculas, de íons e de células entre o sangue e o encéfalo. As células endoteliais que formam as paredes dos vasos sanguíneos fornecem a maioria das propriedades da BHE, restringindo muito a passagem de moléculas inespecíficas ao mesmo tempo que transportam nutrientes específicos para o SNC. Também é fundamental para a função da BHE a interação das células endoteliais com outras células dentro da unidade neurovascular, incluindo células murais, fibroblastos, astrócitos e células imunes (Fig. 17-2).

As *células endoteliais* são células finas que formam as paredes internas de todos os vasos sanguíneos, gerando um lúmen para o sangue fluir. Em vasos maiores, artérias e veias, a circunferência do vaso pode ser composta por dezenas de células endoteliais, enquanto os capilares menores podem consistir em uma única célula endotelial dobrada sobre si mesma formando um lúmen de 6 a 8 μm de diâmetro. A rede vascular do encéfalo humano tem aproximadamente 600 km de extensão, com espessura de 200 a 400 nm de células endoteliais e uma área de superfície de 15 a 25 m^2 (Wong et al., 2013). Assim, as células endoteliais são a interface celular

Apo: apolipoproteína
AMT: transcitose mediada por adsorção
ASP: área de superfície permeável
ATP: trifosfato de adenosina
AUC: área sob a curva
BC: barreira celular
BCRP: proteína de resistência do câncer de mama
BHL: barreira hematoliquórica
BHE: barreira hematencefálica
FDA: Food and Drug Administration
$f_{u,enc}$: fração não ligada do fármaco no homogenato encefálico
$f_{u,plasma}$: fração não ligada do fármaco no plasma
FUS: ultrassom focado
IR: receptor de insulina
$K_{p,L,enc}$: coeficiente de partição do fármaco não ligado no líquido intersticial encefálico em relação ao plasma
$K_{p,L,cel}$: coeficiente de partição do fármaco não ligado entre os líquidos intracelular e intersticial
LCS: líquido cerebrospinal
LDLRf: família do receptor das lipoproteínas de baixa densidade
LIC: líquido intracelular
LIS: líquido intersticial
MRP: proteína de resistência a múltiplos fármacos
PET: tomografia por emissão de pósitrons
RMT: transcitose mediada por receptor
SNC: sistema nervoso central
$V_{u,enc}$: volume de distribuição não ligado no encéfalo; isto é, partição do fármaco total em relação ao não ligado contido no líquido intersticial do encéfalo

---

primária entre o sangue e o tecido e, portanto, regulam a permeabilidade, o transporte, a coagulação e a infiltração de células imunes.

As *células murais* são células de suporte vascular que se situam na superfície abluminal das células endoteliais, incorporadas na membrana basal vascular e atuam regulando os parâmetros vasculares. Em vasos grandes, as *células musculares lisas* formam anéis concêntricos ao redor dos vasos e, por meio de sua contração, controlam o diâmetro dos vasos e, portanto, o fluxo sanguíneo. Nos capilares e nas vênulas pós-capilares, os *pericitos* formam camadas incompletas, estendendo prolongamentos que interagem com as células endoteliais por meio de junções pino e encaixe. Os pericitos regulam a permeabilidade vascular, a ativação imune endotelial e o fluxo sanguíneo (Armulik et al., 2011).

Os *fibroblastos* são encontrados incrustados na camada de músculo liso vascular dos grandes vasos (Vanlandewijck et al., 2018b); eles detectam o estiramento vascular e regulam a cicatrização de feridas por meio da deposição de matriz extracelular.

Uma *membrana basal* consistindo de proteínas da matriz extracelular, incluindo colágeno tipo IV, lamininas, nidogênio e proteoglicanos de sulfato de heparano, envolve os vasos sanguíneos do SNC. A membrana basal pode ser dividida em duas camadas, a membrana basal vascular interna secretada por células endoteliais, células murais e fibroblastos, e a membrana basal parenquimatosa externa secretada principalmente por astrócitos. Essas duas membranas basais são separadas em vasos maiores, mas se fundem em torno de capilares (Xu et al., 2019).

Os *astrócitos* são a principal população de células gliais que estende prolongamentos celulares polarizados; um conjunto de prolongamentos envolve as sinapses na substância cinzenta ou os nódulos de Ranvier na substância branca, enquanto o outro estende os pés terminais que envolvem mais de 95% da superfície abluminal dos vasos sanguíneos, separados dos vasos pela membrana basal (Sofroniew e Vinters, 2010). Portanto, os astrócitos estão situados para detectar e responder tanto à atividade neural quanto à função vascular e demonstraram regular o fluxo sanguíneo, a permeabilidade vascular e a dinâmica dos fluidos do SNC como parte do sistema glinfático (Hablitz e Nedergaard, 2021). Além disso, foi demonstrado que progenitores neurais, neurônios, progenitores de oligodendrócitos e oligodendrócitos interagem com células endoteliais, regulando diferentes aspectos da função vascular.

As *células imunes*, tanto no encéfalo quanto no sangue, interagem com os vasos sanguíneos do SNC. Os *macrófagos perivasculares* são encontrados nos espaços perivasculares das vênulas de drenagem, onde a lâmina glial se separa da membrana basal vascular e examina este espaço de Virchow-Robin como a primeira linha de imunidade no SNC. A *micróglia*, as células mieloides residentes no SNC, estende processos ramificados altamente móveis que examinam o parênquima e também se encaixam entre os pés das extremidades dos astrócitos para inspecionar o espaço vascular (Li e Barres, 2018). Foi demonstrado que essas micróglias regulam o reparo vascular após lesão (Lou et al., 2016).

Propriedades da BHE

A BHE não é uma única entidade, mas uma série de propriedades que permitem que os vasos sanguíneos limitem a passagem de moléculas inespecíficas enquanto fornecem nutrientes específicos ao tecido neural subjacente. Muitas dessas propriedades pertencem às células endoteliais que formam as paredes dos vasos sanguíneos, de modo que as células endoteliais do SNC têm propriedades distintas em comparação com as células endoteliais de outros tecidos.

Glicocálice

O *glicocálice* é a matriz rica em carboidratos que reveste a superfície luminal (lado do sangue) das células endoteliais e forma a primeira barreira para moléculas e células originadas no sangue. O glicocálice vascular é composto de glicoproteínas, proteoglicanos e glicolipídeos que podem se projetar vários mícrons para dentro do lúmen do vaso. A imagem de dois fótons em roedores mostrou que o glicocálice atua como a primeira barreira para moléculas grandes, limitando sua difusão e capacidade de atingir a célula endotelial (Kutuzov et al., 2018). Atualmente, não está claro como a composição do glicocálice é diferente nos vasos do SNC em comparação com os vasos periféricos e como as propriedades de barreira do glicocálice vascular são diferentes em tecidos distintos.

Junções compactas

As células endoteliais do SNC são mantidas juntas por junções compactas que formam uma barreira paracelular apertada que polariza a célula em compartimentos distintos de membrana luminal e abluminal. As junções compactas, estudadas principalmente em células epiteliais, são adesões intercelulares formadas por proteínas transmembrana, incluindo membros da família claudina, ocludina e moléculas de adesão que estão ligadas ao citoesqueleto por adaptadores, incluindo a zona de oclusão (Kniesel e Wolburg, 2000). A composição das claudinas parece determinar a permeabilidade do poro paracelular, sendo a claudina 5 a claudina mais proeminente nas células endoteliais do SNC, criando uma barreira muito restritiva a íons com resistência elétrica de 1.000 a 4.000 ohms/cm^2. A deleção genética da claudina 5 em camundongos resulta em alteração da permeabilidade da BHE, permitindo o vazamento, especificamente, de moléculas menores que 1.000 Da (Nitta et al., 2003).

Permeabilidade transcelular

As células endoteliais do SNC restringem o movimento transcelular de solutos pela *ausência de fenestras* (poros nas membranas) e *baixas taxas de transcitose* (tráfego transcelular de vesículas), em comparação com outros leitos vasculares. A transcitose nas células endoteliais pode ser dividida em dois mecanismos: (1) transcitose inespecífica mediada por vesículas revestidas por caveolina e (2) transcitose mediada por receptor de substratos específicos por meio de vesículas revestidas por clatrina. A barreira paracelular compacta e as baixas quantidades de transcitose inespecífica permitem que as células endoteliais do SNC controlem a passagem de moléculas através do transporte. O transporte mediado por receptor permite a captação de moléculas específicas, incluindo transferrina, insulina e leptina (Yang et al., 2020).

Transporte de efluxo

As propriedades de barreira física restringem a passagem de moléculas hidrofílicas através das células endoteliais; no entanto, muitas moléculas lipofílicas pequenas podem se difundir passivamente através da membrana da célula endotelial para o parênquima. Para regular o movimento de moléculas lipofílicas através da BHE, as células endoteliais do SNC expressam uma variedade de *transportadores de efluxo*, incluindo glicoproteína P (ABCB1/MDR1) e proteína de resistência ao câncer de mama (ABCG2/BRCP) (Loscher e Potschka, 2005) (Fig. 17-2). Esses transportadores ABC estão presentes na membrana luminal e usam a energia derivada da hidrólise do ATP para bombear uma ampla variedade de substratos (que, de outra forma, se difundiriam passivamente pela membrana) aumentando seu gradiente de concentração e

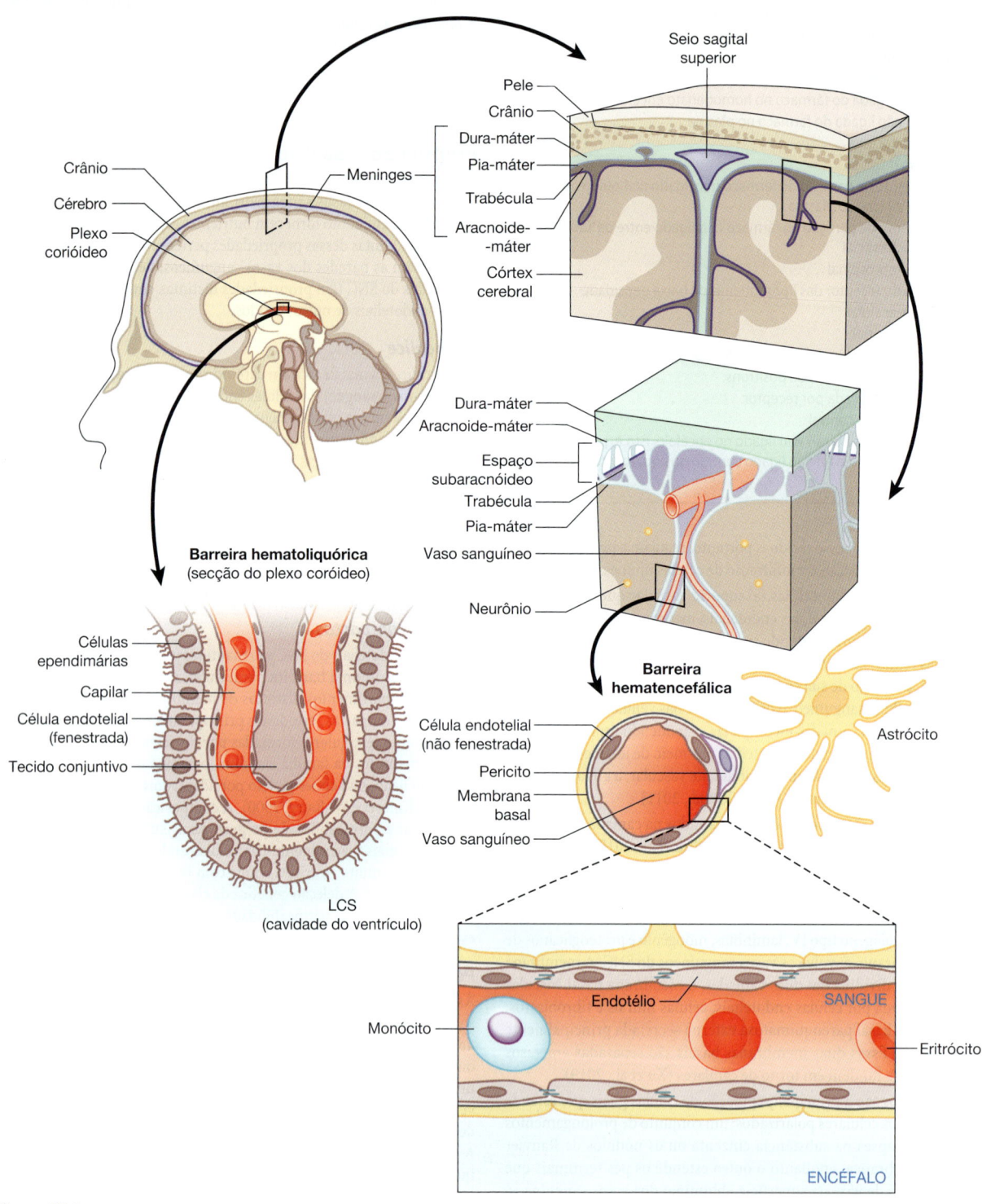

Figura 17-1 *Representação esquemática das principais barreiras encefálicas.* A parte superior direita é um esquema de uma secção transversal através das meninges do encéfalo, representando os principais locais da barreira, incluindo a barreira aracnoide-máter entre a dura-máter e o espaço subaracnóideo e a barreira vascular com os vasos sanguíneos dentro do espaço subaracnóideo. A parte inferior esquerda é o esquema de uma secção transversal através do plexo corióideo no interior dos ventrículos encefálicos, representando as células epiteliais do plexo corióideo que formam a barreira hematoliquórica entre os vasos fenestrados dentro do plexo corióideo e o LCS dentro dos ventrículos. A parte inferior direita mostra uma secção transversal de um capilar parenquimatoso que forma a BHE.

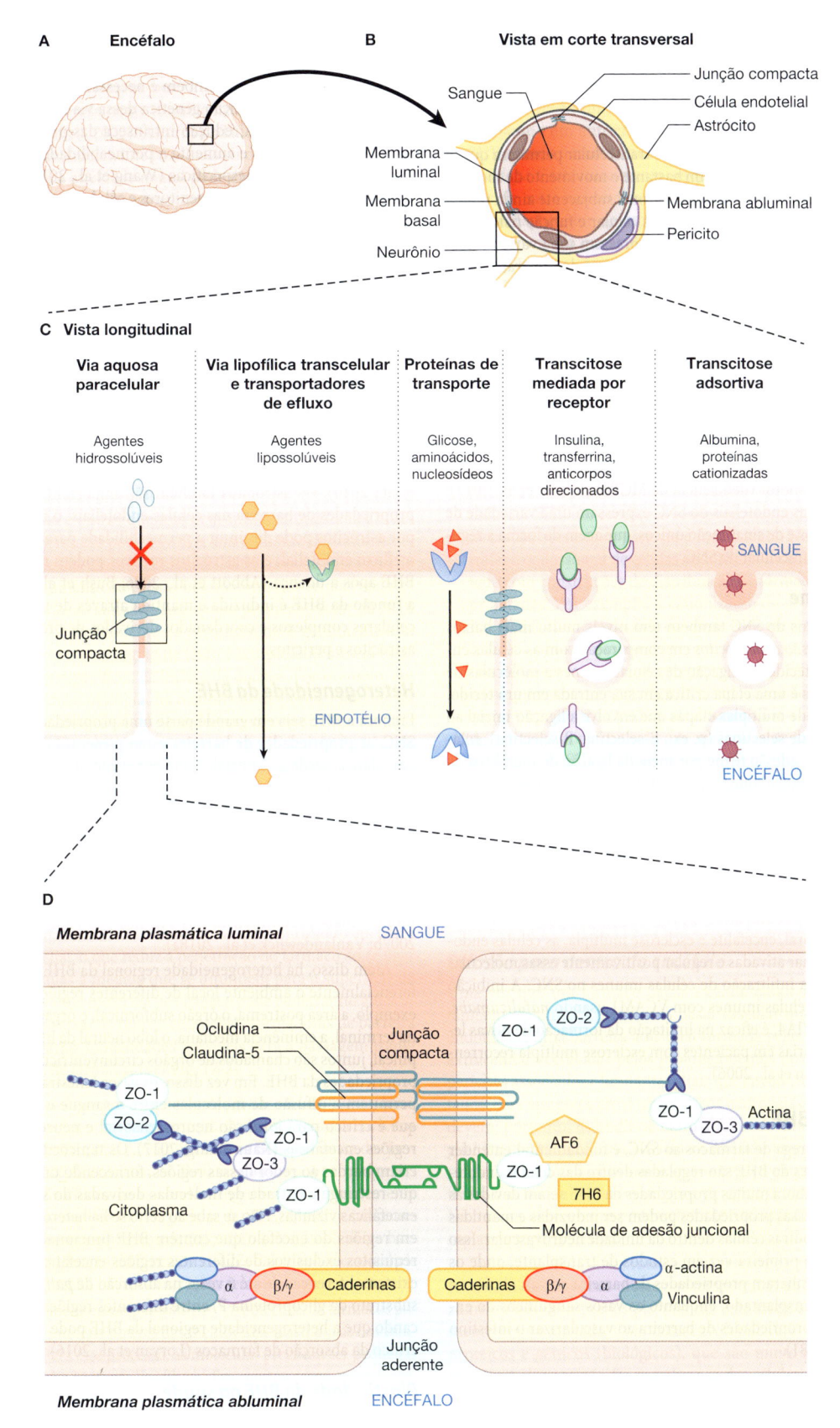

Figura 17-2 *Anatomia celular e molecular da BHE.* A vasculatura do encéfalo (**A**) possui propriedades de barreira especializadas que são induzidas e mantidas por células perivasculares da unidade neurovascular (**B**). A BHE possui uma rede especializada de transportadores e propriedades para suportar o transporte seletivo de nutrientes e metabólitos para dentro e para fora do SNC (**C**). As junções aderentes e compactas das células endoteliais encefálicas são compostas por uma rede complexa de proteínas do citoesqueleto e proteínas transmembrana (**D**).

Moléculas pequenas

Quando um fármaco é administrado, independentemente de ser administrado por via oral, intravenosa, subcutânea ou intramuscular, ele se distribuirá primeiro na corrente sanguínea e daí para todo o corpo. Em todos os tecidos e órgãos, há ainda uma distribuição através dos capilares do tecido e ainda mais para dentro das células. Como o encéfalo constitui cerca de 2% do peso total do corpo, a maior parte do fármaco administrado será distribuído para o resto do corpo, embora concentrações clinicamente relevantes possam ser obtidas no encéfalo.

Para entrar no encéfalo, o fármaco precisa atravessar a BHE. São apenas as moléculas livres do fármaco que podem atravessar a BHE. As moléculas ligadas às proteínas plasmáticas não podem. Uma vez dentro do encéfalo, são apenas as moléculas livres que podem interagir com o alvo. Assim, o que está inespecificamente ligado a componentes teciduais ou a proteínas plasmáticas no sangue pode ser considerado como um reservatório inativo em rápido equilíbrio com as moléculas não ligadas e em movimento. Portanto, medir a concentração não ligada é a maneira mais importante de entender o transporte de membrana e a ação do fármaco, sem confundir a dosagem de fármaco ligado no plasma ou nos componentes do tecido.

A distribuição do fármaco pode ser considerada como uma série de equilíbrios através das barreiras e entre as frações ligadas e não ligadas do fármaco. Existe também um equilíbrio entre o fármaco não ionizado e ionizado que depende do pK_a da substância e do pH específico no local. Na Figura 17-3, estão representados os equilíbrios relevantes para o transporte de fármacos através da BHE.

Taxa e extensão do transporte através da BHE

O transporte através da BHE pode ter taxas diferentes dependendo das propriedades físico-químicas do fármaco em relação às da membrana. Além disso, podem existir diferentes relações entre as concentrações não ligadas do fármaco no LIS encefálico e no plasma, devido à eficiência do transportador de efluxo e captação. Assim, a taxa e a extensão do transporte são dois aspectos importantes do transporte através da BHE. Estas são duas propriedades independentes que governam a farmacodinâmica da ação do fármaco no encéfalo. Para anestesia antes de cirurgias, procuram-se fármacos com transporte rápido. Também é ideal que a anestesia seja finalizada rapidamente após a cirurgia. Para outros fármacos administrados diariamente para doenças crônicas, a taxa não é tão importante quanto a extensão (ou seja, a quantidade de fármaco que entra no encéfalo). Em vez disso, deseja-se concentrações encefálicas suficientes para manter a ação ao longo do tempo. Portanto, mesmo que o transporte através da BHE seja lento, um fármaco ainda pode entrar em quantidades suficientes para ser valioso. A extensão do transporte é, portanto, a propriedade mais relevante para fármacos administrados cronicamente.

A partir da Figura 17-3, fica claro que se um fármaco tem uma concentração constante no plasma e a passagem através da BHE é passiva (ou seja, não influenciada por nenhum transportador que impeça ou ajude a captação no encéfalo [depuração de influxo = depuração de efluxo]), as concentrações não ligadas serão as mesmas em ambos os lados da BHE no estado estacionário. Se os transportadores na BHE dificultarem a captação (depuração do influxo < depuração do efluxo), a concentração no LIS encefálico nunca atingirá níveis tão altos quanto no plasma. Por outro lado, se os transportadores na BHE captarem o fármaco do plasma (depuração do influxo > depuração do efluxo), a concentração no LIS encefálico se tornará mais alta do que no plasma. Isso é ilustrado na Figura 17-4. A relação entre o LIS encefálico e as concentrações plasmáticas não ligadas (livre) é denominada $K_{p,L,enc}$ (o coeficiente de partição do fármaco não ligado através da BHE ou, expresso de forma diferente, a razão de concentração do fármaco não ligado entre o LIS encefálico e o plasma) (Gupta et al., 2006 ; Hammarlund-Udenaes et al., 2008). Dependendo da eficiência de um transportador de efluxo para impedir a absorção, a proporção pode ser um pouco ou muito menor que a unidade. O transportador de efluxo mais potente para pequenas moléculas farmacológicas é a glicoproteína P. Por outro lado, se um fármaco é ativamente absorvido pelo encéfalo na BHE, quanto maior a eficiência do transporte de captação, maior é a concentração no LIS encefálico. A glicose entra no encéfalo usando o transportador de captação de glicose GLUT1, mas como a glicose é rapidamente consumida no encéfalo, a concentração geralmente não é maior do que no plasma. Os fármacos normalmente não são metabolizados no tecido encefálico. Portanto, suas propriedades de transporte influenciarão mais diretamente sua concentração no encéfalo do que no plasma.

O $K_{p,L,enc}$ pode ser expresso como uma razão de concentração e como uma razão de depurações através da BHE:

$$K_{p,L,enc} = \frac{C_{L,enc}}{C_{L,plasma}} = \frac{CL_{in}}{CL_{out}} \qquad \text{(Equação 17-1)}$$

onde, CL_{in} é a depuração do influxo na BHE, do plasma para o LIS encefálico, e CL_{out} é a depuração do efluxo do LIS do encéfalo para o plasma (ver Fig. 17-4). A unidade de depuração é µL/min/g de encéfalo.

Figura 17-3 *Transporte e equilíbrio do fármaco através da BHE e no parênquima encefálico. Os fármacos se distribuem no plasma sanguíneo entre o que está livre e o que está ligado às proteínas plasmáticas. Apenas as moléculas livres e não ligadas podem atravessar a camada de células endoteliais dos capilares encefálicos, alcançar o LIS e voltar para o sangue. Uma vez dentro do parênquima encefálico, o fármaco entra em equilíbrio no LIC e se liga aos componentes celulares. C descreve a concentração.*

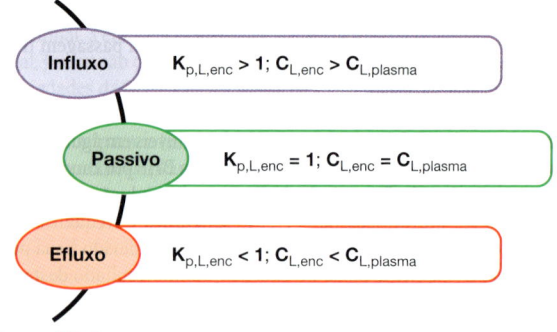

Figura 17-4 *Os fármacos entram em equilíbrio ao longo da BHE de três maneiras, dependendo da atividade dos transportadores, conforme descrito por $K_{p,L,enc}$, o coeficiente de partição das concentrações do fármaco não ligado no LIS encefálico em relação ao plasma no estado estacionário através da BHE. Quando os transportadores de efluxo, como a glicoproteína P, impedem o transporte para o encéfalo, a concentração da substância livre no LIS encefálico ($C_{L,enc}$) nunca atingirá a mesma concentração que no plasma ($C_{L,plasma}$) e $K_{p,L,enc}$ será menor que a unidade. Quando o fármaco pode atravessar a BHE livremente, as concentrações não ligadas serão semelhantes no LIS encefálico e no plasma, e quando houver transportadores ativos de captação agindo sobre o fármaco, a concentração no LIS encefálico será maior do que no plasma, e $K_{p,L,enc}$ estará acima da unidade.*

Em geral, muito mais fármacos sofrem efluxo pela BHE do que são captados ativamente. Exemplos de fármacos disponíveis no mercado e seus valores de $K_{p,L,enc}$ são mostrados na Figura 17-5. Até agora, a medição de $K_{p,L,enc}$ é feita apenas em estudos pré-clínicos (Loryan et al., 2014). Os valores dados na Figura 17-5 são, portanto, principalmente de estudos com ratos. Em humanos, a função da glicoproteína P é menos "eficiente" na BHE; assim, a liberação de fármacos no encéfalo pode ser maior em humanos do que em roedores (Syvanen et al., 2009; Uchida et al., 2020).

Os valores de $K_{p,L,enc}$ dos fármacos fornecem informações importantes para determinar a ação do fármaco no SNC. Para alvos terapêuticos no SNC, os desenvolvedores de fármacos devem buscar valores mais altos de $K_{p,L,enc}$. Para minimizar os efeitos adversos no SNC, a constante deve ser baixa. Ao mesmo tempo, a potência do fármaco precisa ser considerada.

Os valores de $K_{p,L,enc}$ podem variar drasticamente dentro de uma classe de fármacos e podem determinar suas ações terapêuticas. Os opioides são um bom exemplo: a *loperamida* é um forte substrato da glicoproteína P e é excluído de forma muito eficiente. Seu $K_{p,L,enc}$ é menor que 0,01, indicando que menos de 1% entra em equilíbrio através da BHE. Em outras palavras, mais de 99% é mantido fora do encéfalo pela BHE. Por outro lado, a *morfina* é apenas levemente efluída para fora do encéfalo ($K_{p,L,enc} = 0,3$), e a *oxicodona* é ativamente captada na BHE ($K_{p,L,enc} = 3$), atingindo concentração 3 vezes maior no encéfalo do que no plasma. Portanto, as ações da BHE determinam o uso clínico desses opioides: a *loperamida* pode ser usada para diarreia sem efeitos do SNC, enquanto a *morfina* e a *oxicodona* são analgésicos de ação central. A *oxicodona* também apresenta absorção encefálica muito mais rápida do que a *morfina* (Bostrom et al., 2006, 2008). Embora a *morfina* e a *oxicodona* tenham uma diferença de 10 vezes na extensão do transporte através da BHE, ambas são ativas no SNC, pois outros fatores farmacocinéticos também contribuem, incluindo a dose que é usada para o efeito clinicamente relevante.

Outra classe de fármacos com distribuição variável no encéfalo são os anti-histamínicos. Os anti-histamínicos de nova geração, como *cetirizina* ou *loratadina*, são todos significativamente efluídos, causando assim muito menos efeitos colaterais centrais, como sedação. Por outro lado, a *difenidramina* é ativamente captada pela BHE com um $K_{p,L,enc}$ de 5 (ou seja, concentrações cinco vezes maiores no LIS encefálico do que não ligada no sangue), explicando por que causa muito mais sedação. De fato, a *difenidramina* tem a maior absorção encefálica ativa de todos os fármacos avaliados até agora.

Distribuição intraencefálica

Depois de atravessar a BHE, o fármaco entra no parênquima encefálico e se distribui no LIS e nas células (Fig. 17-6). A concentração no LIS encefálico é a força motriz para uma distribuição posterior. A distribuição pode envolver difusão passiva e ligação, bem como absorção ativa ou efluxo das células. A distribuição intraencefálica pode ser descrita como a razão entre a quantidade total de fármaco no parênquima do encéfalo e a concentração de fármaco não ligado no LIS encefálico, também chamado de $V_{L,enc}$ (volume de distribuição da substância não ligada no encéfalo, expresso em mL/g de encéfalo). Estimando-se que 1 g de encéfalo corresponde a 1 mL, isso pode ser considerado como uma razão, onde o volume de distribuição não ligado no encéfalo $V_{L,enc}$ (mL/g de encéfalo) é descrito como:

$$V_{L,enc} = \frac{A_{tot,enc} - V_{sangue\ no\ encéfalo} \cdot C_{tot,sangue}}{C_{L,LIS\ enc}} \quad \text{(Equação 17-2)}$$

$A_{tot,enc}$ é a quantidade total de fármaco no encéfalo por grama de massa encefálica. Como também há sangue nos capilares encefálicos, essa quantidade precisa ser subtraída da quantidade total no encéfalo para obter um valor correto. Portanto, $V_{sangue\ no\ encéfalo}$ é o volume fisiológico de sangue no encéfalo e $C_{tot,sangue}$ é a concentração total do fármaco no sangue presente no encéfalo. O volume de sangue no encéfalo é de 3% ou menos, dependendo da técnica de amostragem. $C_{L,LIS\ enc}$ é a concentração não ligada do fármaco no LIS encefálico.

Os valores de $V_{L,enc}$ encontrados até agora variam de 0,6 mL/g de encéfalo, para o moxalactam a 3.300 mL/g de encéfalo, para a *tioridazina* (ver Fig. 17-5). Quanto maior o valor, mais o fármaco está ligado ou distribuído nas células do que o que está presente no LIS encefálico. Alguns fármacos, geralmente os mais lipofílicos, distribuem-se e ligam-se

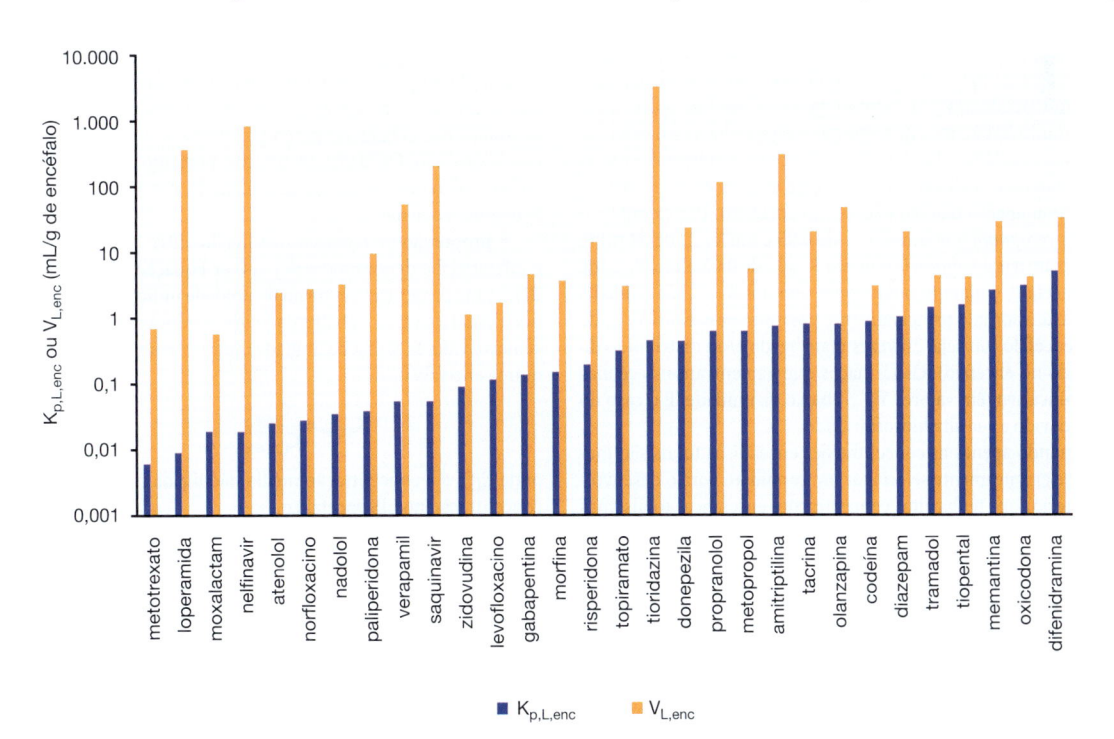

Figura 17-5 *Exemplos de como diferentes fármacos se distribuem pela BHE e no parênquima encefálico, mostrando que as duas propriedades não estão relacionadas. Isso é descrito pelo coeficiente de partição do fármaco não ligado no LIS encefálico e o plasma $K_{p,L,enc}$ (azul) e o parâmetro de distribuição intraencefálica $V_{L,enc}$ (laranja), o volume de distribuição do fármaco não ligado no encéfalo, estimado como a razão da quantidade total de fármaco por grama de encéfalo, dividida pela concentração não ligada no LIS encefálico (mL/g) (descrevendo a distribuição de ligação e/ou intracelular).*

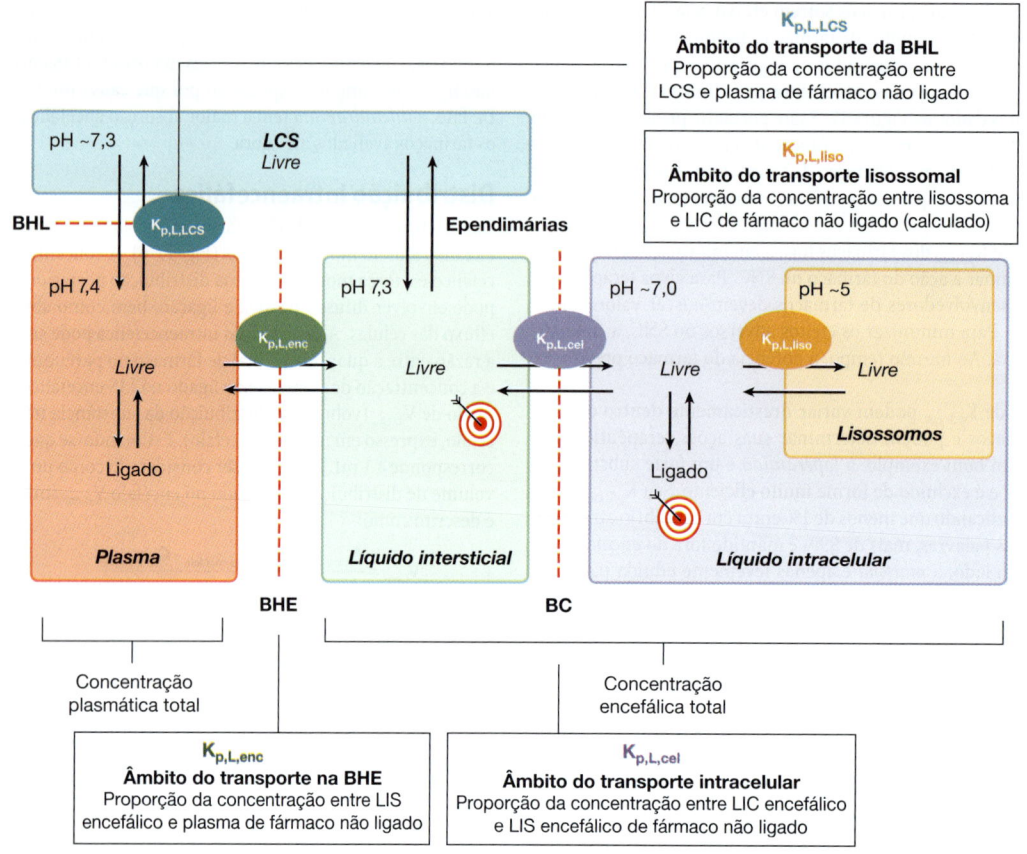

Figura 17-6 *Representação esquemática do equilíbrio do fármaco através do encéfalo e das BC, e seus parâmetros representativos.* Deve-se notar a diferença de pH entre os diferentes compartimentos, influenciando substâncias básicas e ácidas a se distribuir diferentemente, com fármacos básicos tendendo a se acumular em lisossomos ácidos.

extensivamente aos componentes do tecido encefálico, uma vez que o parênquima do encéfalo também é de natureza lipofílica. Assim, o transporte através da BHE e a ligação do fármaco ao encéfalo são dois parâmetros independentes. Um fármaco pode ter um transporte através da BHE muito baixo, mas distribuição e ligação bastante extensas no parênquima encefálico (ver Fig. 17-5). O oposto também é possível (ou seja, um fármaco pode ter um transporte através da BHE bastante alto, mas uma ligação não tão extensa no encéfalo). Por exemplo, o antiarrítmico *verapamil* tem um $K_{p,L,enc}$ de 0,05 e um $V_{L,enc}$ de 54 mL/g de encéfalo, o antiviral *nelfinavir* tem um $K_{p,L,enc}$ de 0,02 e um $V_{L,enc}$ de 860 mL/g encéfalo, enquanto o *diazepam* tem um $K_{p,L,enc}$ de unidade, sendo assim transportado principalmente passivamente, e um $V_{L,enc}$ de 20 mL/g de encéfalo (ou seja, 20 vezes mais ligado e/ou distribuído do que não ligado no encéfalo). Os fármacos que não entram nas células em grau significativo têm valores $V_{L,enc}$ abaixo da unidade. É o caso do *metotrexato* devido à sua alta hidrofilicidade.

Assim, quando apenas as concentrações encefálicas totais são medidas, pode-se erroneamente selecionar um candidato para o desenvolvimento posterior que tenha altas concentrações encefálicas totais, mas concentrações não ligadas muito mais baixas. Logo, se a alta concentração for devida à alta ligação, a parte ativa (ou seja, a parte não ligada) é muito menor. Nas últimas décadas, isso resultou na seleção de muitos fármacos candidatos malsucedidos.

Distribuição intracelular

Os fármacos são absorvidos pelas células devido à partição do pH, bem como à captação ou efluxo ativo das células do parênquima encefálico (ver Fig. 17-6). Nesse contexto, células de diferentes tipos são abreviadas como uma célula "típica", independentemente de serem células neuronais ou células gliais. É claro, a distribuição nesses diferentes tipos de células pode diferir, algo que pode ser estudado em culturas de células.

O objetivo aqui é obter uma visão geral de como os fármacos são geralmente distribuídos.

Devido ao pH intracelular mais baixo, especialmente nos lisossomos e em outras organelas ácidas, as substâncias básicas tendem a se acumular nas células do parênquima encefálico, enquanto os fármacos ácidos não. Os fármacos básicos, portanto, tendem a causar mais efeitos colaterais devido ao seu acúmulo nos lisossomos, o chamado lisossomotropismo.

A proporção de fármaco não ligado entre os líquidos intracelular e intersticial é denominada $K_{p,L,cel}$ (ver Equação 17-3). Assim como na BHE, uma proporção em torno da unidade indica principalmente transporte passivo, valores abaixo da unidade indicam captação reduzida nas células e valores acima da unidade indicam acúmulo na célula do parênquima encefálico.

$$K_{p,L,cel} = \frac{C_{L,cel}}{C_{L,LISenc}} \quad \text{(Equação 17-3)}$$

onde $C_{L,cel}$ é a concentração média não ligada nas células e $C_{L,LISenc}$ é a concentração no LIS encefálico.

O equilíbrio do fármaco entre o LIS encefálico e os compartimentos intracelulares do encéfalo, $K_{p,L,cel}$, é uma propriedade distinta da ligação e distribuição geral para o parênquima encefálico ($V_{L,enc}$) (Fig. 17-7). A ligação é mais governada pela lipofilicidade, enquanto a distribuição celular, conforme descrito por $K_{p,L,cel}$, é governada por outros processos, incluindo partição por pH. Por exemplo, comparado ao *metotrexato* com um $K_{p,L,cel}$ de 0,6, o antidepressivo *amitriptilina* com um $K_{p,L,cel}$ de 2,9 acumula-se intracelularmente em níveis muito mais elevados (Fig. 17-7). Um caso especial é a *gabapentina*, que não se liga a componentes celulares, como mostrado por um $V_{L,enc}$ próximo da unidade, mas exibe um $K_{p,L,cel}$ de 5. A provável explicação é a presença de um mecanismo ativo de captação de *gabapentina* na barreira celular.

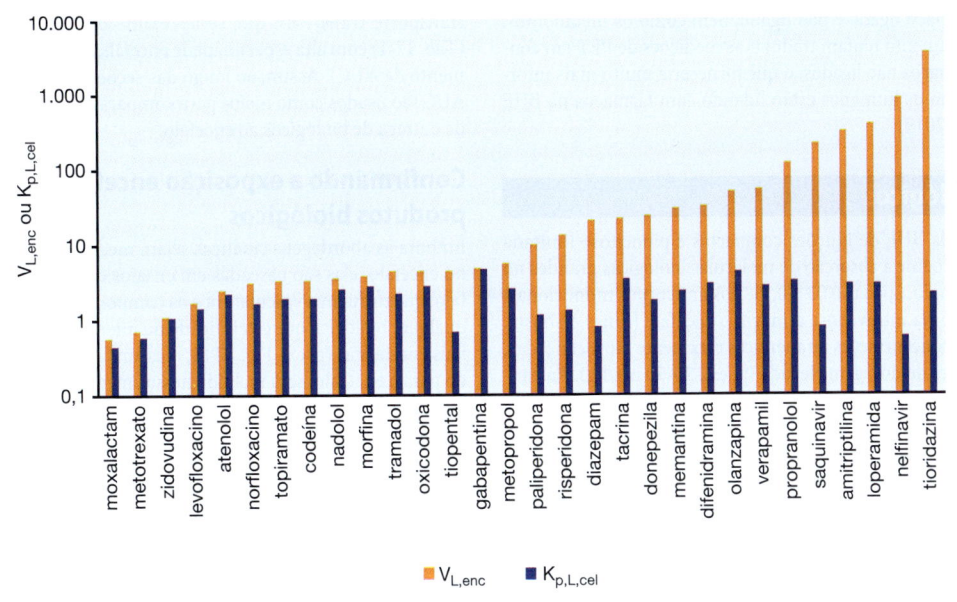

Figura 17-7 *Exemplos de como os fármacos se distribuem e se ligam no parênquima encefálico em média ($V_{L,enc}$) e sua partição celular ($K_{p,L,cel}$), não mostrando nenhuma relação entre os dois. Isso indica que são propriedades independentes, em que alguns fármacos se acumulam nas células ($K_{p,L,cel} > 1$) e outros não ($K_{p,L,cel} = 1$ ou < 1).*

A relevância das concentrações do fármaco em um determinado compartimento do encéfalo para os efeitos do fármaco é dependente da potência do fármaco, junto com a localização do alvo, seja o LIS encefálico ou o citosol ou no núcleo (ver Fig. 17-6). O mesmo vale para efeitos adversos, como mencionado anteriormente com lisossomotropismo.

Concentração dos fármacos no LCS *versus* no LIS encefálico

O LCS é usado como um local substituto para medir as concentrações encefálicas de fármacos livres em humanos, pois não há outra maneira de medir diretamente as concentrações encefálicas não ligadas. A punção lombar é usada para coletar o LCS. O LCS tem muito pouca proteína em indivíduos saudáveis, o que significa que as concentrações de fármacos no LCS são em grande parte de não ligados. No entanto, em condições patológicas, a concentração de proteína no LCS pode aumentar. Para compreender a relação entre as concentrações de fármacos no LCS *versus* no LIS encefálico, deve-se considerar a comparação anatômica e fisiológica da produção de LCS *versus* a produção de LIS encefálico e a relação com as concentrações plasmáticas dos fármacos. Conforme discutido anteriormente, o LCS é produzido principalmente na BHL, no plexo corióideo (ver Fig. 17-1), enquanto a principal origem do LIS encefálico vem da BHE. A expressão do transportador e, portanto, o transporte ativo na BHE, são um pouco diferentes do que na BHL. Assim, as concentrações de fármacos no LCS podem diferir daquelas no LIS encefálico. Por exemplo, o transportador MRP2 está presente na BHL, mas não na BHE (Gazzin et al., 2008). No entanto, os poucos estudos realizados *in vivo* indicam que as concentrações no LCS são uma estimativa razoável das concentrações no LIS, para a maioria dos fármacos (Friden et al., 2009).

Interações medicamentosas na BHE

Interações medicamentosas podem ser esperadas, uma vez que a atividade do transportador é alta na BHE. Pode-se imaginar que dois fármacos que são substratos da glicoproteína-P podem competir entre si, resultando em concentrações encefálicas mais altas de ambas as substâncias. No entanto, até o momento, nenhuma interação desse tipo foi relatada. Uma provável explicação é que as concentrações plasmáticas que a BHE "vê" são bastante baixas em relação à capacidade dos transportadores de lidar com o transporte do fármaco (ou seja, o transporte não é saturado). Isso contrasta com o fígado e o trato gastrintestinal, onde geralmente estão presentes concentrações muito mais altas dos fármacos que podem saturar os sistemas de transporte (ver Caps. 2 e 5 para mais detalhes). A esse respeito, estudos celulares *in vitro* usando concentrações muito mais altas do que as obtidas *in vivo* podem sugerir interações medicamentosas potenciais que não são observadas *in vivo*.

Métodos para estudar o transporte através da BHE

Para medir o transporte de fármacos através da BHE, o padrão-ouro é a microdiálise, onde um cateter de microdiálise é colocado em uma região específica do encéfalo e as concentrações são comparadas com as concentrações plasmáticas livres (Chaurasia et al., 2007). Infelizmente, o método não pode ser usado para muitos fármacos que se ligam avidamente ao material plástico do cateter. Para esses fármacos, é útil uma combinação de vários métodos, chamada de "abordagem de mapeamento combinatório" (Loryan et al., 2014). Aqui, as concentrações totais no encéfalo e no plasma são medidas no estado estacionário, combinadas com as medidas da ligação à proteína plasmática e ligação ao tecido encefálico com a técnica de fatia de encéfalo e técnicas de homogenato de encéfalo. Essas três medidas juntas fornecerão o $K_{p,L,enc}$:

$$K_{p,L,enc} = \frac{C_{tot,enc}}{C_{tot,plasma} \cdot V_{L,enc} \cdot f_{L,plasma}} \quad \text{(Equação 17-4)}$$

$C_{tot,enc}$ e $C_{tot,plasma}$ são as concentrações totais correspondentes no estado estacionário, e $f_{L,plasma}$ é a fração não ligada do fármaco no plasma, medida com diálise de equilíbrio entre plasma e tampão pH 7,4. O $V_{L,enc}$ é medido com a técnica de fatia encefálica (Loryan et al., 2013), alternativamente como substituto do método do homogenato encefálico, onde $f_{L,enc}$ (fração livre do fármaco no homogenato encefálico) $\approx 1/V_{L,enc}$. No entanto, o homogenato encefálico carece de particionamento por pH e de transporte de membrana ativo devido à homogeneização das células do tecido, o que reduz a qualidade da medição.

Para medir a distribuição intraencefálica, os métodos de fatia encefálica e de homogenato encefálico podem ser combinados, resultando em $K_{p,L,cel}$ (Equação 17-5). Se o pK_a de um fármaco for conhecido, também é possível estimar a partição entre os compartimentos lisossomal e intracelular, resultando em $K_{p,L,liso}$ (Fig. 17-6).

$$K_{p,L,cel} = \frac{C_{L,cel}}{C_{L,LIS\,enc}} = V_{L,enc} \cdot f_{L,enc} \quad \text{(Equação 17-5)}$$

A PET é um método não invasivo que pode medir as concentrações encefálicas em humanos. No entanto, ele mede a radioatividade total e, portanto, o fármaco ligado e não ligado, bem como os metabólitos. Pesquisas em andamento tentam traduzir as medições de PET em concentrações de fármacos não ligados, o que forneceria muito mais informações sobre como os humanos estão lidando com fármacos na BHE (Gustafsson et al., 2019).

Agentes biológicos

As propriedades da BHE de junções compactas e pinocitose limitada restringem severamente a absorção de moléculas biológicas grandes no encéfalo. Por exemplo, apenas 0,03 a 0,1% dos anticorpos monoclonais administrados por via intravenosa atingem o encéfalo (Jones e Shusta, 2009), e assim, as concentrações terapêuticas raramente são alcançadas, mesmo sob regimes de dosagem elevada (p. ex., 20-50 mg/kg). Portanto, produtos biológicos como proteínas, DNA e nanopartículas devem usar rotas alternativas para entrar no encéfalo. Essas rotas incluem o direcionamento da rede de tráfego endossomal de células endoteliais encefálicas por meio de transcitose mediada por adsorção ou por receptor, onde a carga de fármaco adequadamente direcionada pode interagir com um receptor de célula endotelial e pegar carona através da BHE para o encéfalo. Para processos adsortivos ou mediados por receptores, as etapas para cruzar a BHE incluem (1) ligação à superfície da célula endotelial por meio de interações de carga inespecíficas (adsortivas) ou por direcionamento a um receptor específico da BHE (mediado por receptores); (2) indução da formação e endocitose de vesículas; (3) tráfego através da célula endotelial; (4) exocitose; e (5) liberação do fármaco na membrana basolateral (Fig. 17-8). Alternativamente, a interrupção patológica da BHE ou a interrupção da BHE por meios químicos ou físicos podem ser aproveitadas para aumentar a entrada de produtos biológicos sanguíneos no encéfalo.

Quantificação da absorção encefálica de produtos biológicos

A principal medida para entender a potencial eficácia terapêutica é a concentração do fármaco que pode ser alcançada no tecido encefálico. As análises farmacocinéticas de taxa inicial podem permitir a comparação de estratégias de entrega de biológicos conforme eles se relacionam com a permeabilidade da BHE, a propriedade que, em última análise, determina as concentrações que os fármacos atingem no encéfalo. Assim como na situação dos biológicos, em que a permeabilidade da BHE é relativamente baixa em comparação com o fluxo sanguíneo (Bickel, 2005), a farmacocinética da taxa inicial indica que a absorção encefálica (%ID/g) é uma função da ASP da BHE e a AUC de concentração plasmática:

$$\% = \frac{ID}{g} = ASP \times AUC \qquad \text{(Equação 17-6)}$$

onde %ID/g é a porcentagem da dose injetada entregue ao encéfalo por grama de encéfalo, ASP é o produto da área de superfície permeável da BHE (μL/min•g) e AUC é a área sob a curva de concentração plasmática (%ID•min/μL).

Como visto na Equação 17-6, a captação encefálica será diretamente proporcional à permeabilidade da BHE ao biológico através do produto ASP. Assim, o produto ASP é instrutivo para comparar várias estratégias de cruzar a BHE. O produto ASP é um parâmetro agrupado que descreve todo o processo de transporte da BHE desde a ligação à célula endotelial encefálica até a liberação no encéfalo (etapas 1-5 na Fig. 17-8). É importante ressaltar que os produtos ASP para diferentes abordagens de direcionamento e sistemas de transporte não são equivalentes devido a diferenças na densidade do receptor e a porcentagem de receptores internalizados que sofrem transporte transendotelial em vez de serem reciclados ou direcionados para o lisossomo (ver Fig. 17-8). Além disso, a captação encefálica depende da dose e das propriedades de depuração sistêmica da molécula, quantificadas como AUC de concentração encefálica. É importante ressaltar também que a AUC pode ser influenciada pela especificidade encefálica da estratégia de direcionamento do biológico. Um sistema de entrega de biológicos ideal combinaria alto transporte trans-BHE que se aproxima ou excede o ligante natural (Tab. 17-1) com alta especificidade encefálica e depuração reduzida (aumento da AUC). Assim, ao longo das seções abaixo, o produto ASP e a AUC são usados como meios para comparação de diferentes estratégias de entrega de biológicos ao encéfalo.

Confirmando a exposição encefálica a produtos biológicos

Embora as abordagens cinéticas sejam medidas precisas para a entrega no encéfalo, elas são baseadas em ensaios de captação em todo o encéfalo, que incluem a vasculatura e os componentes encefálicos. Portanto, qualquer biológico que esteja ligado ou internalizado nas células endoteliais encefálicas (p. ex., Fig. 17-8), mas ainda não totalmente transportado para o encéfalo, será incluído nessas medidas. É importante ressaltar que, ao usar abordagens de entrega baseadas em transcitose, a fração da terapêutica entregue que pode ser "presa" na vasculatura e não disponível para exposição encefálica pode ser substancial. Vários métodos de medição foram introduzidos para contornar esse desafio.

Um método conhecido como depleção capilar foi desenvolvido para separar o componente vascular do componente parenquimatoso. Uma vez que a BHE está rodeada por uma membrana basal robusta, é possível separar a microvasculatura do encéfalo usando homogeneização mecânica e técnicas de centrifugação por densidade. Dessa forma, o anticorpo que permanece associado à vasculatura pode ser distinguido daquele que transcitou totalmente na fração parenquimatosa. No entanto, as técnicas de homogeneização podem levar ao acúmulo de uma grande fração de anticorpos de controle negativo na fração parenquimatosa. Para ajudar a contornar esse problema, podem ser realizadas medições ao longo do curso do tempo de captação do parênquima (Pardridge et al., 1991).

Técnicas imunocitoquímicas têm sido usadas para demonstrar qualitativamente a absorção parenquimatosa de produtos biológicos no encéfalo em resolução microscópica. No entanto, quando um agente biológico deixa as vesículas de tráfego concentradas nas células endoteliais e entra no encéfalo, ele sofre uma diluição de aproximadamente 1.000 vezes. Assim, a menos que o biológico também vise subsequentemente um receptor nas células encefálicas que permita sua reconcentração, ele geralmente escapa da detecção. Técnicas autorradiográficas podem ser mais sensíveis e permitir análises de captação semiquantitativas, mas com resolução muito menor, de modo que a distinção entre contribuições vasculares e parenquimatosas pode ser difícil. A estratégia final para medir a quantidade de biológico que passa por transcitose e entra no encéfalo é monitorar seu acúmulo no LCS (Haqqani et al., 2013). Embora a amostragem de LCS venha sendo usada há muito tempo como uma medida substituta da captação encefálica, é preciso distinguir as vias de entrada da BHE e do plexo corióideo no LCS para evitar superestimar a quantidade de produtos biológicos que atravessam a BHE e levam à exposição encefálica.

Os pesquisadores também desenvolveram abordagens farmacodinâmicas para quantificar a absorção encefálica de produtos biológicos que dependem da saída funcional do biológico. Por exemplo, anticorpos que supostamente passam por transcitose foram conectados a fármacos carreadores que permitem leituras fenotípicas diretas em modelos animais. Um modelo amplamente utilizado envolve a conjugação de um anticorpo que cruza a BHE com uma substância antiamiloide; uma diminuição na carga amiloide em um camundongo transgênico é usada como uma medida substituta do cruzamento completo da BHE do terapêutico em concentrações farmacologicamente relevantes. Outra estratégia é baseada na entrega do neuropeptídeo neurotensina. A neurotensina causa hipotermia transitória, alterações na locomoção e alterações na resposta à dor se administrada diretamente no SNC, enquanto a neurotensina no sangue não consegue atravessar a BHE para provocar esses efeitos. No entanto, se a neurotensina for conjugada a um domínio de cruzamento da BHE, ela pode se acumular no SNC, causando respostas farmacodinâmicas, novamente demonstrando a transcitose completa do biológico em doses farmacologicamente relevantes (Demeule et al., 2014).

Estratégias mediadas por adsorção

Uma abordagem para a entrega de produtos biológicos é modificar as próprias moléculas de modo que possam acessar a rede de transporte mediada por adsorção das células endoteliais do encéfalo. A cationização de um biológico pode permitir sua interação com porções carregadas negativamente na superfície endotelial, como proteínas sialiladas e proteoglicanos de heparano-sulfato. Tal envolvimento pode levar à invaginação da membrana e à entrada no sistema de tráfego endossomal das células endoteliais encefálicas. Dessa forma, os produtos biológicos podem ser transportados para dentro e através das células endoteliais do encéfalo, levando a um aumento da absorção encefálica. A cationização é frequentemente alcançada pela modificação de resíduos carboxílicos na superfície da proteína, como por meio da conjugação de putrescina ou espermina (Poduslo e Curran, 1996). Para avaliar a eficiência de várias abordagens de cruzamento da BHE por produtos biológicos, o produto ASP resultante pode ser comparado. Por exemplo, os anticorpos cationizados tinham produtos ASP 4 a 100 vezes maiores em comparação com os anticorpos de controle (ver Tab. 17-1). Embora a cationização possa

TABELA 17-1 ■ TRANSPORTE DE ANTICORPOS E LIGANTES NATURAIS NA BHE

	PRODUTO ASP [mL/g-s × 10^6] (% ID/encéfalo)	TRANSPORTADOR (MECANISMO)	ANIMAL	REFERÊNCIA
IgG humana	0,062 (ND)		Rato	[1]
Albumina[a]	0,097 {0,062}[b] (ND)		Rato	[1]
Tf[a]	2,432 {0,062}[b] (ND)	TfR (RMT)	Rato	[1]
Insulina[a]	18,50 {0,062}[b] (ND)	IR (RMT)	Rato	[1]
IgG catiônica	9,5 (ND)	NE (AMT)	Rato	[2]
mAb D146 catiônico	ND (0,07) {0}	NE (AMT)	Camundongo	[3]
mAb OX26	27 (0,44) {0}[c]	TfR de rato (RMT)	Rato	[4], [5]
mAb OX26	0,77 (0,03)[c]	TfR de rato (RMT)	Camundongo	[6]
mAb RI7-127	20 (0,8)[c]	TfR murino (RMT)	Camundongo	[6]
mAb 8D3	25 (1,5)[c]	TfR murino (RMT)	Camundongo	[6]
mAb 128,1	ND (0,3) {0,06}	TfR humano (RMT)	Macaco	[7]
mAb Z35,2	ND (0,2) {0,03}	TfR humano (RMT)	Macaco	[7]
mAb 83-14	88-90 (2,5-3,8) {0,06}	HIR (RMT)	Macaco	[8, 9]
mAb quimérico 83-14	28 (2)	HIR (RMT)	Macaco	[9]
mAb humanizado 83-14	ND (1)	HIR (RMT)	Macaco	[10]

mAb, anticorpo monoclonal; ND, não determinado ou não disponível na referência; NE, não específico; Tf, transferrina; TfR, receptor de transferrina; HIR, receptor de insulina humano.
[a]Produto ASP médio de várias regiões do encéfalo, determinado no artigo referenciado.
[b]Os números em {} são valores para anticorpos isotipos controles e são indicadores da permeabilidade geral do anticorpo.
[c]Os valores foram calculados a partir da %ID/g relatada, assumindo a massa representativa do encéfalo do animal (100 g para macaco, 1 g para rato e 0,5 g para camundongo).
Fonte: Reproduzida, com permissão, de Jones AR, Shusta EV. Antibodies and the blood-brain barrier. In: An Z, ed. Therapeutic Monoclonal Antibodies: From Bench to Clinic. John Wiley & Sons, New York, **2009**. Copyright © 2009 by John Wiley & Sons, Inc. Todos os direitos reservados.

1. Poduslo JF, et al. Macromolecular permeability across the blood-nerve and blood-brain barriers. Proc Natl Acad Sci USA, **1994**, 91:5705–5709.
2. Triguero D, et al. Cationization of immunoglobulin G results in enhanced organ uptake of the protein after intravenous administration in rats and primate. J Pharmacol Exp Ther, **1991**, 258:186–192.
3. Pardridge WM, et al. Enhanced cellular uptake and in vivo biodistribution of a monoclonal antibody following cationization. J Pharm Sci, **1995**, 84:943–948.
4. Bickel U, et al. Delivery of peptides and proteins through the blood-brain barrier. Adv Drug Deliv Rev, **1993**, 10:205–245.
5. Friden PM, et al. Antitransferrin receptor antibody and antibody-drug conjugates cross the blood-brain barrier. Proc Natl Acad Sci USA, **1991**, 88:4771–4775.
6. Lee HJ, et al. Targeting rat anti-mouse transferrin receptor monoclonal antibodies through blood-brain barrier in mouse. J Pharmacol Exp Ther, **2000**, 292:1048–1052.
7. Friden PM, et al. Characterization, receptor mapping and blood-brain barrier transcytosis of antibodies to the human transferrin receptor. J Pharmacol Exp Ther, **1996**, 278:1491–1498.
8. Pardridge WM, et al. Human insulin receptor monoclonal antibody undergoes high affinity binding to human brain capillaries in vitro and rapid transctosis through the blood-brain barrier. Pharm Res, **1995**, 12:807–816.
9. Coloma MJ, et al. Transport across the primate blood-brain barrier of a genetically engineered chimeric monoclonal antibody to the human insulin receptor. Pharm Res, **2000**, 17:266–274.
10. Boado RJ, et al. Humanization of anti-human insulin receptor antibody for drug targeting across the human blood-brain barrier. Biotechnol Bioeng, **2007**, 96:381–391.

aumentar a absorção pelo encéfalo, ela também aumentará as interações com leitos vasculares e células em todo o corpo, levando ao acúmulo do fármaco fora do alvo. Além disso, a ampla captação de órgãos também pode reduzir a AUC de biológicos circulantes, limitando assim a captação encefálica (%ID/g), apesar dos atributos ASP aprimorados.

Estratégias mediadas por receptor

Uma vez que as estratégias de adsorção são inerentemente não específicas, foram desenvolvidas estratégias alternativas que têm como alvo receptores específicos de RMT na BHE. As células endoteliais do encéfalo expressam uma série de receptores RMT que trazem moléculas grandes para o encéfalo. Estes incluem o receptor de transferrina, o receptor de insulina e receptores da família de lipoproteínas de baixa densidade. Conceitualmente, os sistemas RMT podem ser cooptados para a entrega de fármacos no encéfalo usando um ligante de direcionamento natural ou artificial conjugado com o fármaco de interesse. O conjugado fármaco-ligante pode se ligar aos receptores RMT no lado sanguíneo das células endoteliais encefálicas e desencadear endocitose e tráfego, e um subconjunto do material trafegado pode sofrer transcitose completa. Desta forma, o fármaco conjugado pode ser transportado através da BHE e para o encéfalo (ver Fig. 17-8). As propriedades de transporte dos ligantes de direcionamento podem ser ainda mais otimizadas por meio da modulação da afinidade de ligação do ligante de direcionamento e do número de locais de ligação por ligante (valência). Várias estratégias baseadas em RMT foram recentemente transferidas para a clínica, mas ainda não estão no ponto de aprovação pela FDA, como será descrito abaixo.

Receptor de transferrina

O TfR foi o primeiro sistema RMT explorado para entrega de produtos biológicos através da BHE (Pardridge et al., 1991), e ainda é o sistema mais comumente usado. O TfR é altamente abundante na vasculatura encefálica. É responsável pelo transporte de ferro para o encéfalo, mediando o tráfego da proteína de ligação ao ferro Tf. O TfR se tornou alvo pela conjugação de fármacos à própria Tf. Por exemplo, a Tf foi conjugada com anticorpos monoclonais e várias formas de moléculas nanoparticuladas, incluindo nanopartículas de albumina peguilada e lipossomas peguilados, com o potencial de aumentar várias vezes a absorção encefálica. Estratégias alternativas empregaram peptídeos que imitam o ferro que se ligam à Tf e transportam carga de fármacos conjugados através da BHE. O direcionamento de receptores RMT com o conjugado ligante natural-fármaco tem uma desvantagem substancial porque, para conseguir o transporte do fármaco conjugado desejado, ele precisa competir com sucesso com os ligantes naturais endógenos. Por exemplo, a Tf endógena está presente em altas concentrações na corrente sanguínea; portanto, qualquer conjugado Tf-fármaco precisará competir com esse conjunto de Tf para ligação e transporte de RMT, necessitando de altas doses. Assim, as equipes de pesquisa desenvolveram anticorpos capazes de direcionar os receptores RMT usando epítopos que não se sobrepõem ao ligante natural. Dessa forma, os anticorpos não competirão com o ligante endógeno, o que pode ajudar na eficiência de entrega e potencialmente reduzir os efeitos adversos ao não interferir no transporte normal de nutrientes. Esses anticorpos criados contra o TfR têm produtos ASP elevados em 20 a 30 vezes que atendem ou excedem os do ligante natural, levando a %ID na faixa de 0,5 a 2% (ver Tab. 17-1). As estratégias de anticorpos direcionados produzem produtos ASP que podem exceder em várias vezes os de anticorpos cationizados. A exposição encefálica de anticorpos anti-TfR pode atingir concentrações encefálicas reais de até 50 nM com otimização de anticorpos e doses elevadas de 20 a 50 mg/kg (Yu et al., 2011). Como tal, os anticorpos TfR têm sido usados para fornecer uma ampla gama de cargas terapêuticas para modelos animais (p. ex., distribuição de anticorpos antiamiloides em modelos de camundongos e primatas da doença de Alzheimer). Os produtos biológicos baseados em anti-TfR já passaram para o desenvolvimento clínico. Por exemplo, conjugados de anticorpos anti-TfR com enzimas lisossômicas estão sendo testados em pacientes com doenças de armazenamento lisossômico como a síndrome de Hunter com evidência precoce de eficácia (Okuyama et al., 2019) (JCR Pharmaceuticals NCT04573023 e Denali NCT04251026).

Receptor de insulina

O IR também se tornou alvo para entrega de produtos biológicos ao encéfalo. O IR na BHE medeia a importação encefálica de insulina por um mecanismo RMT. O direcionamento desse sistema de transporte usando a insulina endógena não foi realizado devido à meia-vida sérica muito curta da insulina e à preocupação de que fármacos ligados à insulina possam causar hipoglicemia. Assim, os anticorpos monoclonais contra IR foram testados quanto ao seu potencial como agentes de direcionamento de RMT. O anticorpo anti-IR mais amplamente utilizado é um anticorpo de camundongo conhecido como 83-14 que tem como alvo o IR humano (Pardridge et al., 1995). Este anticorpo tem um produto ASP que é 4 vezes maior do que o da insulina nativa, sugerindo que ele torna, de forma eficiente, a BHE um alvo. A captação no encéfalo de primatas pode atingir quase 4% de ID. Para a conversão clínica, o anticorpo 83-14 foi humanizado para ajudar a prevenir a imunogenicidade indesejada como resultado da estrutura do anticorpo murino. Tal como acontece com o TfR, a conjugação da carga terapêutica com o anticorpo 83-14 pode levar ao aumento da captação encefálica. Por exemplo, em primatas, lipossomas peguilados transportando DNA codificador de transgene podem levar à expressão seletiva de transgene dentro de populações neuronais alvo. Além disso, a conjugação do 83-14 com carga neurotrófica levou a aumentos de 10 vezes nos níveis encefálicos. Além disso, quando a enzima lisossômica deficiente em pacientes com mucopolissacaridose tipo I é conjugada ao 83-14, ela também pode entrar no encéfalo de primatas. Em um ensaio clínico, o construto anticorpo 83-14 humanizado-enzima estabilizou a função cognitiva em pacientes com formas graves de mucopolissacaridose (Giugliani et al., 2018) (Armagen NCT03053089, NCT03071341).

A carga de moléculas terapêuticas precisa ser cuidadosamente acoplada ao sistema anticorpo-RMT para uma implantação bem-sucedida. Dado que as concentrações totais de captação de anticorpos no encéfalo permanecem na faixa de 1 a 50 nM, mesmo sob altas dosagens, a terapêutica acoplada precisa ser eficaz nessas concentrações. Por esse motivo, os primeiros ensaios clínicos com anticorpos anti-TfR e anti-IR focaram na entrega de enzimas que processam cataliticamente muitas moléculas de substrato e, portanto, operam dentro das faixas de concentração modestas oferecidas pelos sistemas alvos de RMT.

Receptores da família de lipoproteínas de baixa densidade

Os LDLRf, como LRP1, LRP2 e LDLR, são expressos na BHE. Esses receptores de RMT medeiam o transporte de lipoproteínas e outros ligantes através da BHE. Eles podem ter um potencial significativo para o transporte trans-BHE, pois as taxas de captação encefálica de ligantes de LDLRf, como as proteínas associadas ao receptor e a melanotransferrina (P97), excedem as observadas para Tf, sugerindo uma via de RMT de alta capacidade (Demeule et al., 2002; Pan et al., 2004). Apenas as abordagens de LDLRf baseadas em ligantes foram descritas até agora. ApoB e ApoE são constituintes proteicos de lipoproteínas que medeiam interações com receptores de LDLRf. A fusão da carga terapêutica com os domínios de ligação do receptor de ApoB e ApoE pode levar à absorção encefálica e efeitos farmacológicos em modelos de roedores, incluindo a entrega de uma enzima degradadora de Aβ e de enzimas lisossômicas. Da mesma forma, um peptídeo baseado em um motivo de ligação conservado de vários ligantes de LDLRf, conhecido como o domínio inibidor de protease de Kunitz, foi usado para entrega trans-BHE. Conhecido como Angiopep-2, esse peptídeo entra no encéfalo por meio do receptor LRP1 de RMT e, quando conjugado à neurotensina, pode provocar respostas farmacodinâmicas. Posteriormente, o Angiopep-2 foi usado para fornecer genes, peptídeos e substratos de glicoproteína P de moléculas pequenas ao encéfalo. O Angiopep-2 foi testado em ensaios clínicos de fase I e II para a entrega de *paclitaxel* para tratar tumores encefálicos primários e metastáticos (p. ex., Angiochem, NCT00539383, NCT01967810). Esses ensaios demonstraram a absorção encefálica do conjugado e sugeriram eficácia terapêutica (Kurzrock et al., 2012).

Melhoramento do transporte através da BHE de sistemas baseados em RMT

Os sistemas de RMT baseados em TfR, IR e LDLRf têm desvantagens significativas, apesar do sucesso inicial em estudos clínicos. Eles visam os sistemas RMT que não são exclusivos da BHE, mas são expressos por todo o corpo, tanto nos níveis vasculares quanto nos tecidos. Para moléculas que visam esses sistemas de RMT, isso leva a uma diminuição da AUC plasmática devido à captação de órgãos periféricos, o que, por sua vez, pode levar a uma diminuição da captação encefálica. Além disso, os efeitos adversos podem ser causados pelo acúmulo de cargas terapêuticas conjugadas em tecidos não encefálicos. A identificação de outros sistemas de RMT com mais especificidade encefálica seria desejável. Além disso, os sistemas de RMT comumente usados podem não ter a capacidade ideal para a entrega trans-BHE devido à abundância de receptores ou à dinâmica de tráfego diferencial. Por exemplo, os anticorpos direcionados ao TfR podem ser sequestrados e degradados dentro das células endoteliais do encéfalo, limitando a transcitose completa através da BHE. Como tal, os produtos ASP para todos os sistemas de RMT não são necessariamente os mesmos. Portanto, para aumentar a captação encefálica de produtos biológicos direcionados a RMT, é necessário aumentar os produtos AUC ou ASP das moléculas alvo. Duas estratégias para melhorar esses parâmetros são a busca de sistemas de RMT mais específicos da BHE, que poderiam aumentar a AUC devido a uma menor captação na periferia, ou otimizar os sistemas atuais de anticorpo-RMT aumentando seu produto ASP da BHE. Portanto, a pesquisa em andamento está focada em encontrar melhores sistemas de RMT na BHE e na otimização dos sistemas anticorpo-RMT existentes.

Abertura da BHE

A BHE pode ser interrompida por condições patológicas, como acidente vascular cerebral e câncer encefálico, mas o momento e a extensão da lesão geralmente não são adequados para a administração terapêutica eficiente. Por outro lado, métodos químicos e físicos podem aumentar a abertura da BHE e têm sido empregados para a entrega de fármacos ao encéfalo.

Métodos químicos

Os métodos químicos incluem o uso de infusão intra-arterial de manitol hiperosmolar, que pode interromper transitoriamente e reversivelmente a BHE em um hemisfério encefálico abrindo as junções compactas nas células endoteliais encefálicas. A interrupção por *manitol* foi implantada na clínica para o tratamento de glioblastoma e usada em combinação com anticorpos terapêuticos e pequenas moléculas (p. ex., *bevacizumabe*, NCT00968240; *cetuximabe*, NCT02861898; e *temozolomida*, NCT01180816) e pode aumentar a entrega de quimioterapia, embora a eficácia precise ser avaliada (Neuwelt et al., 1983). Infelizmente, o método é inerentemente inespecífico e causa a abertura dos vasos sanguíneos em todo o hemisfério encefálico alvo e não apenas na região doente. O mecanismo de abertura permite a entrada não apenas do agente terapêutico, mas também de quaisquer outras substâncias veiculadas pelo sangue, que podem levar a efeitos adversos significativos, como convulsões e edema encefálico. O paciente também precisa ser anestesiado para o procedimento.

Para identificar agentes que poderiam ser mais seletivos em sua modulação regional da permeabilidade da BHE, vários agentes bioquímicos têm sido usados. Estes incluem ativadores de canais de potássio ativados por cálcio e sensíveis a ATP, que parecem aumentar seletivamente a permeabilidade da BHE tumoral aumentando seu número de vesículas de transporte. Outra abordagem é ativar os receptores de bradicinina tipo 2. A ativação do receptor de bradicinina pode aumentar seletivamente a permeabilidade da BHE tumoral sem lesionar a BHE saudável. Os mecanismos que impulsionam a abertura da BHE são complexos e podem incluir tanto a ruptura da junção compacta quanto o aumento da transcitose inespecífica. Em estudos clínicos, os análogos da bradicinina aumentaram a captação de agentes quimioterápicos no tecido do glioma (Emerich et al., 2001). A modulação da região específica da BHE com abordagens químicas geralmente depende da expressão seletiva de alvos endoteliais encefálicos na região doente. Assim, os paradigmas dos tratamentos destinados a aumentar preferencialmente a permeabilidade da BHE na região encefálica doente tendem a ser específicos da doença e não são generalizáveis.

Métodos físicos

Os métodos físicos, ao contrário dos métodos bioquímicos, podem ser direcionados para regiões encefálicas específicas, independentemente da patologia. A abordagem física de abertura da BHE mais avançada é o FUS (Fig. 17-9). As microbolhas administradas sistemicamente são excitadas por ondas ultrassônicas focadas, que por sua vez interrompem transitória e reversivelmente a BHE em regiões tratadas com FUS.

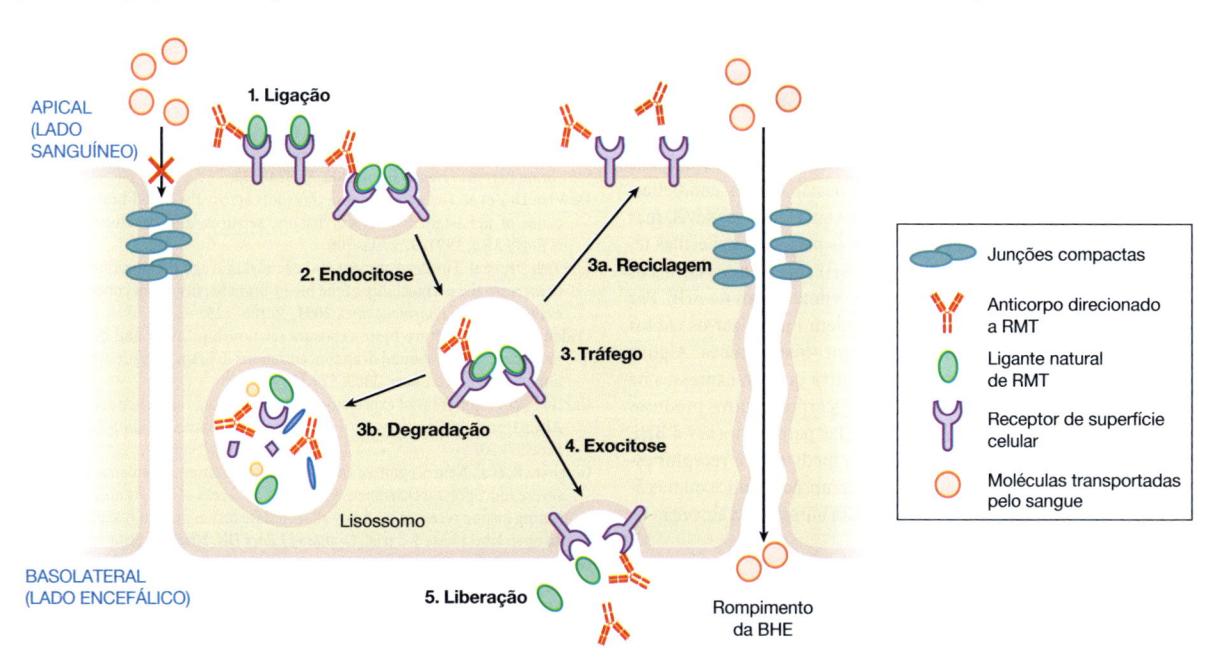

Figura 17-8 *Representação esquemática do mecanismo de RMT através da BHE.* Um ligante natural ou anticorpo direcionado a um receptor de RMT trafega através da rede de transporte de vesículas de células endoteliais encefálicas. A transcitose através da BHE e para o encéfalo constituiria uma molécula passando pelas etapas 1 a 5.

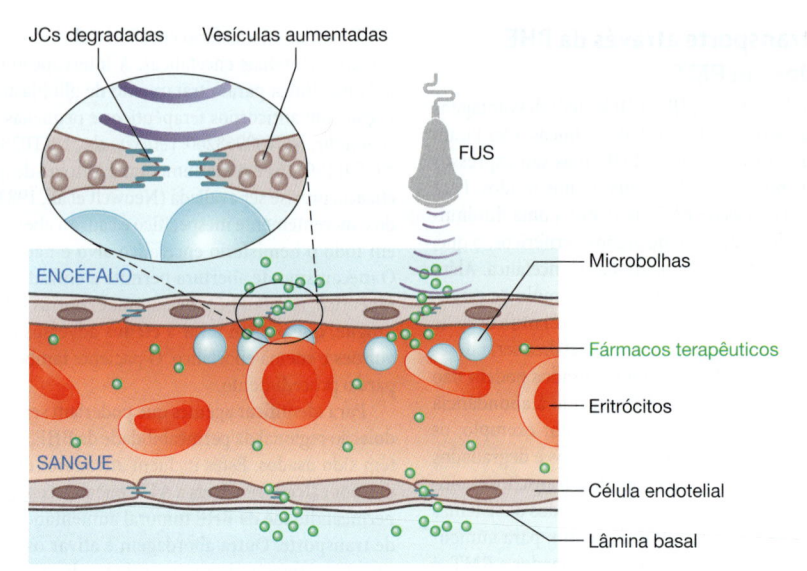

Figura 17-9 *Representação esquemática da interrupção da BHE por FUS.* Após a aplicação do FUS, as microbolhas aplicam forças mecânicas nas células endoteliais do encéfalo, levando ao aumento das vesículas de transporte e à interrupção das junções compactas (JCs).

O procedimento de FUS gera cisalhamento mecânico, que pensa-se regular negativamente as proteínas das junções compactas e regular positivamente a maquinaria de transporte transcelular, aumentando assim a permeabilidade da BHE. Após a aplicação de FUS, a captação de pequenas moléculas e produtos biológicos é aumentada em regiões-alvo. Tal como acontece com os métodos químicos, a abertura da BHE mediada por FUS não é seletiva e as substâncias carreadas pelo sangue podem entrar no tecido encefálico, causando efeitos adversos indesejados. As forças mecânicas de cisalhamento também podem causar ativação imune e hemorragia. A FUS está sendo avaliada em vários ensaios clínicos para pacientes com glioma, dor neuropática, doença de Parkinson e Alzheimer (glioma, NCT03322813; dor neuropática, NCT03309813; doença de Parkinson, NCT02347254; e doença de Alzheimer, NCT03671889). Os métodos de abertura da BHE são cada vez mais estudados para aumentar a captação terapêutica pelo SNC. Dados os potenciais efeitos colaterais, eles podem ser mais adequados para condições que não requerem tratamento crônico e abertura repetida da BHE.

Resumo

A BHE contém obstáculos específicos para o desenvolvimento de fármacos para doenças encefálicas. Diferentes componentes da unidade neurovascular cooperam para manter a BHE nas células endoteliais encefálicas. A BHE é necessária para a função encefálica saudável, mas desafia a administração de fármacos. Algumas pequenas moléculas terapêuticas apolares atravessam facilmente a BHE, mas muitos fármacos não, devido à presença de transportadores de efluxo ativos na BHE. Por outro lado, os transportadores de efluxo podem minimizar os efeitos adversos centrais, como na sedação com anti-histamínicos. Alguns fármacos cooptam os sistemas de captação ativa que são expressos na BHE. A função da BHE limita a entrada de anticorpos e outros produtos biológicos ainda mais severamente. Estratégias para contornar a BHE usando transcitose mediada por adsorção ou mediada por receptor estão atualmente em desenvolvimento, e a interrupção química ou mecânica da BHE são possibilidades adicionais para aumentar a absorção de fármacos pelo encéfalo.

Referências

Abbott NJ, et al. Astrocyte-endothelial interactions at the blood-brain barrier. *Nat Rev Neurosci*, **2006**, *7*:41–53.

Aird WC. Phenotypic heterogeneity of the endothelium: I. Structure, function, and mechanisms. *Circ Res*, **2007a**, *100*:158–173.

Aird WC. Phenotypic heterogeneity of the endothelium: II. Representative vascular beds. *Circ Res*, **2007b**, *100*:174–190.

Armulik A, et al. Pericytes: developmental, physiological, and pathological perspectives, problems, and promises. *Dev Cell*, **2011**, *21*:193–215.

Armulik A, et al. Pericytes regulate the blood-brain barrier. *Nature*, **2010**, *468*:557–561.

Bickel U. How to measure drug transport across the blood-brain barrier. *NeuroRx*, **2005**, *2*:15–26.

Bostrom E, et al. Blood-brain barrier transport helps to explain discrepancies in in vivo potency between oxycodone and morphine. *Anesthesiology*, **2008**, *108*:495–505.

Bostrom E, et al. In vivo blood-brain barrier transport of oxycodone in the rat: indications for active influx and implications for pharmacokinetics/pharmacodynamics. *Drug Metab Dispos*, **2006**, *34*:1624–1631.

Bush TG, et al. Leukocyte infiltration, neuronal degeneration, and neurite outgrowth after ablation of scar-forming, reactive astrocytes in adult transgenic mice. *Neuron*, **1999**, *23*:297–308.

Chaurasia CS, et al. AAPS-FDA workshop white paper: microdialysis principles, application and regulatory perspectives. *Pharm Res*, **2007**, *24*:1014–1025.

Daneman R, et al. Wnt/beta-catenin signaling is required for CNS, but not non-CNS, angiogenesis. *Proc Natl Acad Sci USA*, **2009**, *106*:641–646.

Daneman R, et al. Pericytes are required for blood-brain barrier integrity during embryogenesis. *Nature*, **2010**, *468*:562–566.

Demeule M, et al. Conjugation of a brain-penetrant peptide with neurotensin provides antinociceptive properties. *J Clin Invest*, **2014**, *124*:1199–1213.

Demeule M, et al. High transcytosis of melanotransferrin (P97) across the blood-brain barrier. *J Neurochem*, **2002**, *83*:924–933.

De Vivo DC, et al. Defective glucose transport across the blood-brain barrier as a cause of persistent hypoglycorrhachia, seizures, and developmental delay. *N Engl J Med*, **1991**, *325*:703–709.

Emerich DF, et al. The development of the bradykinin agonist labradimil as a means to increase the permeability of the blood-brain barrier: from concept to clinical evaluation. *Clin Pharmacokinet*, **2001**, *40*:105–123.

Friden M, et al. Structure-brain exposure relationships in rat and human using a novel data set of unbound drug concentrations in brain interstitial and cerebrospinal fluids. *J Med Chem*, **2009**, *52*:6233–6243.

Gazzin S, et al. Differential expression of the multidrug resistance-related proteins ABCb1 and ABCc1 between blood-brain interfaces. *J Comp Neurol*, **2008**, *510*:497–507.

Giugliani R, et al. Neurocognitive and somatic stabilization in pediatric patients with severe mucopolysaccharidosis type I after 52 weeks of intravenous brain-penetrating insulin receptor antibody-iduronidase fusion protein (valanafusp alpha): an open label phase 1-2 trial. *Orphanet J Rare Dis*, **2018**, *13*:110.

Gupta A, et al. Brain distribution of cetirizine enantiomers: comparison of three different tissue-to-plasma partition coefficients: K(p), K(p,u), and K(p,uu). *Drug Metab Dispos*, **2006**, *34*:318–323.

Gustafsson S, et al. Heterogeneous drug tissue binding in brain regions of rats, Alzheimer's patients and controls: impact on translational drug development. *Sci Rep*, **2019**, *9*:5308.

Hablitz LM, Nedergaard M. The Glymphatic System: A Novel Component of Fundamental Neurobiology. *J Neurosci*, **2021**, *41*: 7698–7711.

Hammarlund-Udenaes M, et al. On the rate and extent of drug delivery to the brain. *Pharm Res*, **2008**, *25*:1737–1750.

Haqqani AS, et al. Multiplexed evaluation of serum and CSF pharmacokinetics of brain-targeting single-domain antibodies using a NanoLC-SRM-ILIS method. *Mol Pharm*, **2013**, *10*:1542–1556.

Jones AR, Shusta EV. Antibodies and the blood-brain barrier. In: An Z, ed. *Therapeutic Monoclonal Antibodies: From Bench to Clinic*. John Wiley and Sons, New York, **2009**, 477–496.

Kaur C, Ling EA. The circumventricular organs. *Histol Histopathol*, **2017**, *32*:879–892.

Kniesel U, Wolburg H. Tight junctions of the blood-brain barrier. *Cell Mol Neurobiol*, **2000**, *20*:57–76.

Kurzrock R, et al. Safety, pharmacokinetics, and activity of GRN1005, a novel conjugate of angiopep-2, a peptide facilitating brain penetration, and paclitaxel, in patients with advanced solid tumors. *Mol Cancer Ther*, **2012**, *11*:308–316.

Kutuzov N, et al. Contributions of the glycocalyx, endothelium, and extravascular compartment to the blood-brain barrier. *Proc Natl Acad Sci USA*, **2018**, *115*:E9429–E9438.

Li Q, Barres BA. Microglia and macrophages in brain homeostasis and disease. *Nat Rev Immunol*, **2018**, *18*:225–242.

Liebner S, et al. Wnt/beta-catenin signaling controls development of the blood-brain barrier. *J Cell Biol*, **2008**, *183*:409–417.

Loryan I, et al. The brain slice method for studying drug distribution in the CNS. *Fluids Barriers CNS*, **2013**, *10*:6.

Loryan I, et al. In-depth neuropharmacokinetic analysis of antipsychotics based on a novel approach to estimate unbound target-site concentration in CNS regions: link to spatial receptor occupancy. *Mol Psychiatry*, **2016**, *21*:1527–1536.

Loryan I, et al. Mechanistic understanding of brain drug disposition to optimize the selection of potential neurotherapeutics in drug discovery. *Pharm Res*, **2014**, *31*:2203–2219.

Loscher W, Potschka H. Blood-brain barrier active efflux transporters: ATP-binding cassette gene family. *NeuroRx*, **2005**, *2*:86–98.

Lou N, et al. Purinergic receptor P2RY12-dependent microglial closure of the injured blood-brain barrier. *Proc Natl Acad Sci USA*, **2016**, *113*:1074–1079.

Miller DH, et al. Serial gadolinium enhanced magnetic resonance imaging in multiple sclerosis. *Brain*, **1988**, *111*:927–939.

Neuwelt EA, et al. Successful treatment of primary central nervous system lymphomas with chemotherapy after osmotic blood-brain barrier opening. *Neurosurgery*, **1983**, *12*:662–671.

Nitta T, et al. Size-selective loosening of the blood-brain barrier in claudin-5-deficient mice. *J Cell Biol*, **2003**, *161*:653–660.

Okuyama T, et al. Iduronate-2-sulfatase with anti-human transferrin receptor antibody for neuronopathic mucopolysaccharidosis II: a phase 1/2 trial. *Mol Ther*, **2019**, *27*:456–464.

Pan W, et al. Efficient transfer of receptor-associated protein (RAP) across the blood-brain barrier. *J Cell Sci*, **2004**, *117*:5071–5078.

Pardridge WM, et al. Selective transport of an anti-transferrin receptor antibody through the blood-brain barrier in vivo. *J Pharmacol Exp Ther*, **1991**, *259*:66–70.

Pardridge WM, et al. Human insulin receptor monoclonal antibody undergoes high affinity binding to human brain capillaries in vitro and rapid transcytosis through the blood-brain barrier in vivo in the primate. *Pharm Res*, **1995**, *12*:807–816.

Poduslo JF, Curran GL. Polyamine modification increases the permeability of proteins at the blood-nerve and blood-brain barriers. *J Neurochem*, **1996**, *66*:1599–1609.

Polman CH, et al. A randomized, placebo-controlled trial of natalizumab for relapsing multiple sclerosis. *N Engl J Med*, **2006**, *354*:899–910.

Profaci CP, et al. The blood-brain barrier in health and disease: important unanswered questions. *J Exp Med*, **2020**, *217*:e20190062.

Pulido RS, et al. Neuronal activity regulates blood-brain barrier efflux transport through endothelial circadian genes. *Neuron*, **2020**, *108*:937–952 e937.

Salameh TS, et al. Disruption of the hippocampal and hypothalamic blood-brain barrier in a diet-induced obese model of type II diabetes: prevention and treatment by the mitochondrial carbonic anhydrase inhibitor, topiramate. *Fluids Barriers CNS*, **2019**, *16*:1.

Siegenthaler JA, et al. "Sealing off the CNS": cellular and molecular regulation of blood-brain barriergenesis. *Curr Opin Neurobiol*, **2013**, *23*:1057–1064.

Sofroniew MV, Vinters HV. Astrocytes: biology and pathology. *Acta Neuropathol*, **2010**, *119*:7–35.

Stenman JM, et al. Canonical Wnt signaling regulates organ-specific assembly and differentiation of CNS vasculature. *Science*, **2008**, *322*: 1247–1250.

Stewart PA, Wiley MJ. Developing nervous tissue induces formation of blood-brain barrier characteristics in invading endothelial cells: a study using quail—chick transplantation chimeras. *Dev Biol*, **1981**, *84*:183–192.

Syvanen S, et al. Species differences in blood-brain barrier transport of three positron emission tomography radioligands with emphasis on P-glycoprotein transport. *Drug Metab Dispos*, **2009**, *37*:635–643.

Tarlungeanu DC, et al. Impaired amino acid transport at the blood brain barrier is a cause of autism spectrum disorder. *Cell*, **2016**, *167*:1481–1494 e1418.

Thorne RG, Nicholson C. In vivo diffusion analysis with quantum dots and dextrans predicts the width of brain extracellular space. *Proc Natl Acad Sci USA*, **2006**, *103*:5567–5572.

Uchida Y, et al. Comparison of absolute protein abundances of transporters and receptors among blood-brain barriers at different cerebral regions and the blood-spinal cord barrier in humans and rats. *Mol Pharm*, **2020**, *17*:2006–2020.

Vanlandewijck M, et al. A molecular atlas of cell types and zonation in the brain vasculature. *Nature*, **2018a**, *554*:475–480.

Vanlandewijck M, et al. A molecular atlas of cell types and zonation in the brain vasculature. *Nature*, **2018b**, *554*:475.

Vatine GD, et al. Modeling psychomotor retardation using iPSCs from MCT8-deficient patients indicates a prominent role for the blood-brain barrier. *Cell Stem Cell*, **2017**, *20*:831–843 e835.

Wade LA, Katzman R. Rat brain regional uptake and decarboxylation of L-DOPA following carotid injection. *Am J Physiol*, **1975**, *228*:352–359.

Wang Y, et al. Norrin/Frizzled4 signaling in retinal vascular development and blood brain barrier plasticity. *Cell*, **2012**, *151*:1332–1344.

Wong AD, et al. The blood-brain barrier: an engineering perspective. *Front Neuroeng*, **2013**, *6*:7.

Xu L, et al. Basement membrane and blood-brain barrier. *Stroke Vasc Neurol*, **2019**, *4*:78–82.

Yang AC, et al. Physiological blood-brain transport is impaired with age by a shift in transcytosis. *Nature*, **2020**, *583*:425–430.

Yu YJ, et al. Boosting brain uptake of a therapeutic antibody by reducing its affinity for a transcytosis target. *Sci Transl Med*, **2011**, *3*:84ra44.

Capítulo 18 | Farmacoterapia dos transtornos depressivos e de ansiedade

James M. O'Donnell, Robert R. Bies e Aislinn J. Williams

CARACTERIZAÇÃO DOS TRANSTORNOS DEPRESSIVOS E DE ANSIEDADE
- Sintomas da depressão
- Sintomas da ansiedade

FARMACOTERAPIA PARA DEPRESSÃO E ANSIEDADE
- Considerações clínicas dos fármacos antidepressivos
- Classes de agentes antidepressivos e ansiolíticos

- ADME
- Efeitos adversos
- Interações medicamentosas

FÁRMACOS ANSIOLÍTICOS
- Considerações clínicas dos fármacos ansiolíticos

Os transtornos depressivos e de ansiedade são as doenças mentais mais comuns; cada uma delas acomete mais de 15% da população em algum período de suas vidas. Com o advento de fármacos mais seletivos e mais seguros, o uso de antidepressivos e ansiolíticos passou do domínio exclusivo da psiquiatria para o atendimento primário e outras especialidades clínicas. *Apesar da segurança relativa da maioria dos antidepressivos e ansiolíticos mais utilizados, seu uso ideal exige uma compreensão clara de seus mecanismos de ação, farmacocinética, efeitos adversos, interações medicamentosas potenciais e diagnóstico diferencial das doenças psiquiátricas* (Thronson e Pagalilauan, 2014).

Tanto a depressão quanto a ansiedade podem afetar simultaneamente um paciente; alguns dos fármacos descritos aqui são efetivos no tratamento de ambos os transtornos, sugerindo mecanismos subjacentes comuns de fisiopatologia e resposta à farmacoterapia. Em grande medida, nossa atual compreensão dos mecanismos fisiopatológicos subjacentes da depressão e da ansiedade foi deduzida dos mecanismos de ação de compostos psicofarmacológicos, notavelmente de suas ações sobre a neurotransmissão envolvendo a serotonina (5-HT, 5-hidroxitriptamina), a NE e o GABA (ver Cap. 16). Embora os transtornos de depressão e de ansiedade envolvam uma ampla variedade de sintomas, como alterações do humor, do comportamento, da função somática e da cognição, já foram realizados progressos no desenvolvimento de modelos animais que respondem com alguma sensibilidade e seletividade aos fármacos antidepressivos ou ansiolíticos (Cryan e Holmes, 2005; Xu et al., 2012). Nos últimos 50 anos, houve notáveis avanços na descoberta e no desenvolvimento de fármacos para o tratamento da depressão e da ansiedade (Hillhouse e Porter, 2015).

Caracterização dos transtornos depressivos e de ansiedade

Sintomas da depressão

A depressão pode ocorrer na forma de transtorno depressivo maior (ou seja, depressão unipolar), transtorno depressivo persistente (distimia) ou transtorno bipolar tipo I e bipolar tipo II (ou seja, transtorno maníaco-depressivo). A depressão bipolar e seu tratamento são discutidos no Capítulo 19. O risco de depressão maior unipolar durante a vida de um indivíduo é de aproximadamente 15%. As mulheres são duas vezes mais acometidas com depressão maior do que os homens (Kessler et al., 2018). Há também algumas evidências de resposta diferencial à farmacoterapia com base no sexo. Os episódios depressivos caracterizam-se por humor triste, preocupação pessimista, diminuição do interesse pelas atividades normais, redução da capacidade mental e da concentração, insônia ou aumento do sono, perda ou ganho significativo de peso em consequência de alteração nos padrões alimentares e de atividade, agitação ou retardo psicomotor, sentimentos de culpa e inutilidade, diminuição da energia e da libido e ideação suicida. Nos episódios depressivos, esses sintomas ocorrem na maioria dos dias por um período de pelo menos duas semanas. Em alguns casos, a principal queixa dos pacientes com depressão envolve dor somática ou outros sintomas físicos, o que pode representar um desafio diagnóstico para médicos de atenção primária. Sintomas depressivos também podem ocorrer secundariamente a outras doenças, como hipotireoidismo, doença de Parkinson e doenças inflamatórias, entre outras. Além disso, a depressão frequentemente complica o tratamento de outras condições clínicas (p. ex., traumatismo grave, câncer, diabetes melito e doença cardiovascular, particularmente infarto do miocárdio).

A depressão é subdiagnosticada e subtratada (Johansson et al., 2013). Tendo em vista que cerca de 10 a 15% dos indivíduos com depressão grave tentam suicídio em algum momento, é importante que os sintomas de depressão sejam reconhecidos e tratados em tempo hábil. Além disso, a resposta ao tratamento deve ser avaliada e decisões devem ser tomadas em relação ao tratamento continuado com o fármaco inicial, ao ajuste da dose, à terapia adjuvante ou à medicação alternativa.

Sintomas da ansiedade

A ansiedade é uma emoção humana normal que serve a uma função adaptativa a partir de uma perspectiva psicobiológica. Os sintomas de ansiedade incluem sentimentos de preocupação, tensão muscular, inquietação, falta de concentração e pânico (dispneia, palpitações cardíacas, sudorese, medo de desastre iminente). Os transtornos de ansiedade ocorrem quando os sintomas de ansiedade interferem significativamente no funcionamento normal e são classificados como transtorno de ansiedade generalizada, transtorno obsessivo-compulsivo, transtorno de pânico, transtorno de estresse agudo, transtorno de estresse pós-traumático (TEPT), transtorno de ansiedade de separação, fobia social e fobias específicas (Atack, 2003). Embora a ansiedade em si não seja anormal, os transtornos de ansiedade são comuns e, com frequência, exigem tratamento. Todos os transtornos de ansiedade, com exceção das fobias específicas, podem ser tratados com fármacos antidepressivos, particularmente ISRS. O tratamento farmacológico inclui a administração aguda de fármacos para controlar os episódios de ansiedade e o tratamento crônico para manejar os transtornos de ansiedade não aliviados e contínuos. Os sintomas de ansiedade também estão frequentemente associados à depressão e a outras condições clínicas.

ADME: absorção, distribuição, metabolismo e eliminação
ADT: antidepressivo tricíclico
AMPA: ácido α-amino-3-hidroxi-5-metil-4-isoxazolpropiônico, um ligante exógeno para o subtipo de receptores de glutamato GluA
AMPc: monofosfato de adenosina cíclico
BDNF: fator neurotrófico derivado do encéfalo
CREB: proteína de ligação ao elemento de resposta do AMP cíclico
CYP: citocromo P450
DA: dopamina
DAT: transportador de dopamina
FDA: Food and Drug Administration
GABA: ácido γ-aminobutírico
GI: gastrintestinal
GPCR: receptor acoplado à proteína G
HNK: (2R,6R)-hidroxinorcetamina
5-HT: 5-hidroxitriptamina
5-HTR: receptores de 5-HT
I: inositol
IMAO: inibidor da monoaminoxidase
IP: monofosfato de inositol
IRSN: inibidor da recaptação de serotonina-norepinefrina
ISRS: inibidor seletivo da recaptação de serotonina
MAO: monoaminoxidase
MDMA: 3,4-metilenodioximetanfetamina (*ecstasy*)
mTOR: alvo mecanicista da rapamicina
NE: norepinefrina
NET: transportador neuronal de NE
NMDA: *N*-metil-D-aspartato
PA: potencial de ação
PIP2: fosfatidilinositol-4,5-bifosfato
SERT: transportador neuronal de serotonina/5-HT
SNC: sistema nervoso central
SULT: sulfotransferase
TDAH: transtorno de déficit de atenção/hiperatividade
TEPT: transtorno de estresse pós-traumático
TrkB: receptor cinase B de tropomiosina
UGT: uridina-difosfato-glicuronosiltransferase
VGCC: canais de cálcio regulados por voltagem

Farmacoterapia para depressão e ansiedade

A maioria dos antidepressivos aumenta a transmissão serotoninérgica ou noradrenérgica ou ambas. Os locais de interação dos fármacos antidepressivos com neurônios serotoninérgicos e noradrenérgicos são apresentados na Figura 18-1. A Tabela 18-1 fornece um resumo das ações dos antidepressivos mais amplamente utilizados. Os fármacos mais usados, frequentemente designados como antidepressivos de segunda geração, são os ISRS e os IRSN, que apresentam menos toxicidade e melhor segurança em comparação com os fármacos de primeira geração, que incluem os IMAO e os ADT (Millan, 2006; Rush et al., 2006).

Nos sistemas de monoaminas, a terminação da ação do neurotransmissor ocorre por meio da recaptação neuronal do neurotransmissor a partir da fenda sináptica. Essa recaptação ocorre por meio de transportadores de alta afinidade pré-sinápticos. A inibição desses transportadores aumenta a neurotransmissão ao diminuir a depuração do transmissor e ao prolongar o seu tempo de permanência na sinapse (Shelton e Lester, 2006). Os inibidores da recaptação bloqueiam o SERT neuronal, o NET neuronal ou ambos. De modo semelhante, os ADT e os IMAO aumentam a neurotransmissão monoaminérgica – os ADT inibem a recaptação de 5-HT e NE por SERT ou NET, enquanto os IMAO inibem o metabolismo da monoamina e, portanto, aumentam os níveis do neurotransmissor nos grânulos de armazenamento disponíveis para liberação subsequente.

Os efeitos dos fármacos antidepressivos em longo prazo evocam mecanismos reguladores que podem contribuir para a efetividade da terapia (Shelton, 2000). Essas respostas incluem alteração na densidade ou na sensibilidade dos receptores adrenérgicos ou serotoninérgicos, alteração do acoplamento receptor-proteína G e sinalização de nucleotídeos cíclicos, indução de fatores neurotróficos e aumento da neurogênese no hipocampo (Schmidt e Duman, 2007). Os efeitos antidepressivos persistentes dependem da inibição contínua dos SERT ou NET ou do aumento da neurotransmissão serotoninérgica ou noradrenérgica alcançado por um mecanismo farmacológico alternativo (Delgado et al., 1991). Evidências convincentes sugerem que a sinalização sustentada por meio da NE ou da 5-HT aumenta a expressão de produtos gênicos distais específicos, particularmente o BDNF, que parece influenciar a formação de espinhas dendríticas, a sinaptogênese e a neurogênese (Duman e Duman, 2015).

Estudos de associação genômica ampla sugeriram novas vias que poderiam ser exploradas para o desenvolvimento de antidepressivos (Cannon e Keller, 2006; Lin e Lane, 2015). Incluem sistemas e vias fora da neurotransmissão monoaminérgica, como sinalização glutamatérgica (*cetamina, escetamina*), o sistema opioide endógeno (*naltrexona*) e sinalização GABAérgica (*brexanolona*) (Sanches et al., 2021). Outras abordagens envolvem o aumento da neurogênese (Pascual-Brazo et al., 2014) ou a sinalização de nucleotídeos cíclicos (O'Donnell e Zhang, 2004), que podem estar comprometidas em pacientes deprimidos (Fujita et al., 2012). Há também dados emergentes que sugerem um papel para a inibição de alças de retroalimentação (*feedback*) somatossensitivas com toxina botulínica para o tratamento da depressão (Schulze et al., 2021).

Considerações clínicas dos fármacos antidepressivos

A resposta ao tratamento com fármacos antidepressivos geralmente apresenta uma "defasagem terapêutica" de 3 a 4 semanas antes que se possa observar uma resposta clinicamente relevante; entretanto, os sintomas respondem de maneira diferencial, com uma melhora de distúrbios do sono mais cedo e de humor e déficits cognitivos mais tarde (Katz et al., 2004). Parte da defasagem é de natureza farmacocinética, isto é, as concentrações plasmáticas efetivas não são alcançadas inicialmente. Entretanto, é provável que um componente da defasagem esteja relacionado a alterações pré- e pós-sinápticas tardias. Após a fase de sucesso do tratamento inicial, uma fase de tratamento de manutenção de 6 a 12 meses é típica, após a qual o fármaco é gradualmente retirado. Se um paciente estiver cronicamente deprimido (ou seja, com depressão por > 2 anos), aconselha-se um tratamento antidepressivo durante toda a sua vida. Cerca de dois terços dos pacientes apresentam uma acentuada redução nos sintomas de depressão com um ciclo inicial de tratamento, enquanto um terço tem uma remissão completa (Rush et al., 2006).

Os antidepressivos não são recomendados como monoterapia para o transtorno bipolar. Esses fármacos, especialmente os ADT, os IRSN e, em menor grau, os ISRS, podem induzir a mudança de um episódio depressivo para um episódio maníaco ou hipomaníaco em alguns pacientes (Gijsman et al., 2004; Goldberg e Truman, 2018).

Uma questão controversa em relação à utilização de todos os antidepressivos é a sua relação com o suicídio (Mann et al., 2006). Faltam dados que estabeleçam uma ligação clara entre o tratamento com antidepressivos e a morte por suicídio. Entretanto, a FDA publicou uma advertência em "tarja preta" relacionada ao uso dos ISRS e de vários outros antidepressivos em crianças e adolescentes, devido à possibilidade de uma associação entre o tratamento antidepressivo e a ideação ou comportamento suicida (Boaden et al., 2020; Isacsson e Rich, 2014). Para pacientes com depressão grave, o risco de não estar tomando um fármaco antidepressivo efetivo supera o risco de ser tratado com um deles (Gibbons et al., 2007). Todavia, é importante monitorar rigorosamente os pacientes, em particular as crianças e adolescentes, especialmente durante o período inicial do tratamento.

Classes de agentes antidepressivos e ansiolíticos
Inibidores seletivos da recaptação de serotonina

Os ISRS são eficazes no tratamento da depressão maior. Eles também são ansiolíticos, com eficácia demonstrada no tratamento de transtorno de ansiedade generalizada, transtorno do pânico, da ansiedade social e transtorno obsessivo-compulsivo (Rush et al., 2006). A *sertralina* e a

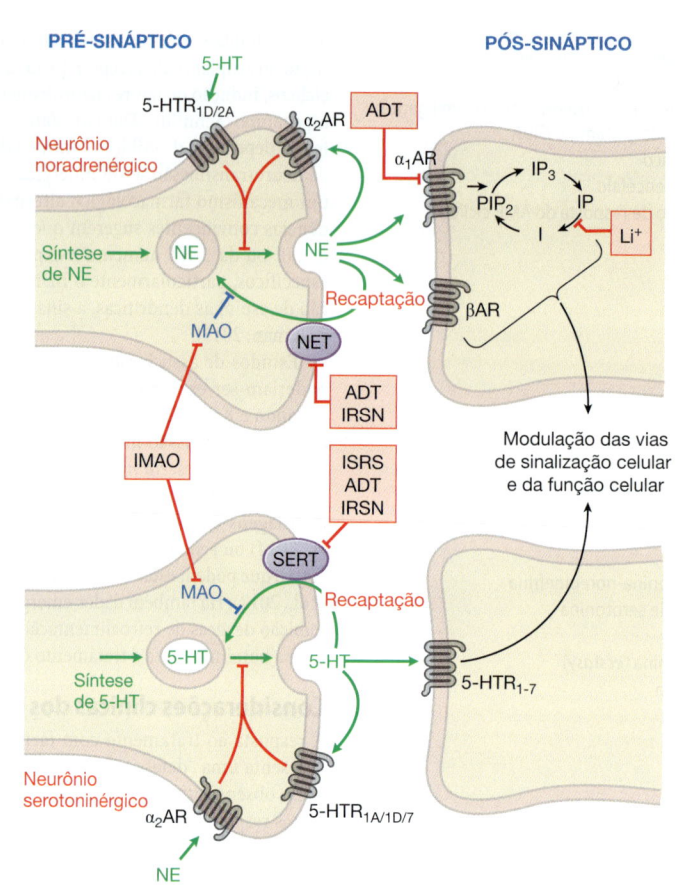

Figura 18-1 *Locais de ação dos antidepressivos nos terminais nervosos noradrenérgicos (parte superior) e serotoninérgicos (parte inferior). Os ISRS, os IRSN e os ADT bloqueiam os NET ou SERT nos terminais pré-sinápticos, aumentando a neurotransmissão noradrenérgica e serotoninérgica. Os IMAO inibem o catabolismo da NE e da 5-HT. A trazodona e os fármacos relacionados exercem efeitos diretos sobre os 5-HTR, que contribuem para seus efeitos clínicos. O tratamento crônico com determinados antidepressivos dessensibiliza os autorreceptores e heterorreceptores pré-sinápticos, produzindo alterações de longa duração na neurotransmissão monoaminérgica. Os efeitos pós-receptores do tratamento antidepressivo, como modulação da sinalização do GPCR e ativação de proteína-cinases e canais iônicos, estão envolvidos na mediação dos efeitos em longo prazo dos fármacos antidepressivos. O Li^+ inibe a degradação de IP e, portanto, aumenta o seu acúmulo e sequelas (mobilização do Ca^{2+}, ativação da proteína-cinase C, depleção celular de inositol). O Li^+ também pode alterar a liberação de neurotransmissores por uma variedade de mecanismos supostos (ver, no Cap. 19, "Hipóteses para o mecanismo de ação do lítio e a relação com anticonvulsivantes"). Observe que a NE e a 5-HT também podem afetar os neurônios uma da outra por meio de ativação dos receptores pré-sinápticos que se acoplam a vias de sinalização que reduzem a liberação do transmissor.*

paroxetina foram aprovadas para o tratamento do TEPT. Os ISRS também são usados no tratamento da síndrome disfórica pré-menstrual e na prevenção dos sintomas vasovagais em mulheres na pós-menopausa, sendo a *fluoxetina* especificamente aprovada pela FDA para o tratamento da bulimia nervosa.

Conforme assinalado anteriormente, a captação neuronal pelo SERT constitui o principal processo pelo qual a neurotransmissão por meio da 5HT é encerrada (ver Fig. 18-1). Os ISRS bloqueiam a recaptação e aumentam e prolongam a neurotransmissão serotoninérgica. Os ISRS de uso clínico são relativamente seletivos para a inibição do SERT em relação ao NET (Tab. 18-2).

O tratamento com ISRS produz estimulação dos autorreceptores de $5-HT_{1A}$ e $5-HT_7$ nos corpos celulares do núcleo da rafe e dos autorreceptores de $5-HT_{1D}$ nos terminais serotoninérgicos; isso reduz inicialmente a síntese efetiva e a liberação de 5-HT. Com tratamento repetido com ISRS, ocorrem infrarregulação e dessensibilização graduais desses mecanismos autorreceptores, e, com a inibição da recaptação, há aumento da transmissão 5-HT efetiva. Além disso, a infrarregulação dos receptores $5-HT_{2A}$ pós-sinápticos pode contribuir diretamente para a eficácia do antidepressivo ou influenciar a função dos neurônios noradrenérgicos e de outros neurônios por meio de heterorreceptores serotoninérgicos. Outros receptores pós-sinápticos 5-HT provavelmente continuam responsivos a concentrações sinápticas aumentadas de 5-HT e contribuem para os efeitos terapêuticos dos ISRS.

Os efeitos de ocorrência mais tardia do tratamento com ISRS também podem ser importantes para mediar as respostas terapêuticas finais. Incluem aumento sustentado da sinalização do AMPc e fosforilação da CREB, bem como aumento na expressão de fatores tróficos, como o BDNF, e aumento da neurogênese a partir de células progenitoras no hipocampo e na região subventricular (Licznerski e Duman, 2013; Santarelli et al., 2003). O tratamento repetido com ISRS reduz a expressão do SERT, resultando em diminuição da depuração da 5-HT liberada e aumento da neurotransmissão serotoninérgica (Kittler et al., 2010; Matthaus et al., 2016).

Inibidores da recaptação de serotonina-norepinefrina

Cinco fármacos com estrutura não tricíclica que inibem a recaptação tanto da 5-HT quanto da NE foram aprovados para uso nos Estados Unidos e na Europa para o tratamento da depressão, dos transtornos de ansiedade, da dor ou de outras condições específicas: a *venlafaxina* e seu metabólito desmetilado *desvenlafaxina*, a *duloxetina*, a *milnaciprana* e a *levomilnaciprana*.

Os IRSN inibem tanto o SERT quanto o NET (ver Tab. 18-2) e causam aumento da neurotransmissão serotoninérgica ou noradrenérgica. À semelhança da ação dos ISRS, a inibição inicial do SERT induz a ativação dos autorreceptores $5-HT_{1A}$ e $5-HT_{1D}$, resultando em diminuição da neurotransmissão serotoninérgica por um mecanismo de retroalimentação negativa, até que esses autorreceptores serotoninérgicos sejam dessensibilizados. Em seguida, a concentração aumentada de 5-HT na

CAPÍTULO 18 — FARMACOTERAPIA DOS TRANSTORNOS DEPRESSIVOS E DE ANSIEDADE

TABELA 18-1 ■ PERFIS DE ANTIDEPRESSIVOS REPRESENTATIVOS

CLASSE Agente	DOSE[a] mg/dia	AMINA BIOGÊNICA	AGITAÇÃO	CONVULSÕES	SEDAÇÃO	HIPOTENSÃO	EFEITOS ANTI-ACh	EFEITOS GI	GANHO DE PESO	EFEITOS SEXUAIS	EFEITOS CARDÍACOS	FÁRMACOS REPRESENTATIVOS
Inibidores da recaptação de NE: tricíclicos de aminas terciárias												
Amitriptilina	100-200	NE, 5-HT	0	2+	3+	3+	3+	0/+	2+	2+	3+	
Clomipramina	100-200	NE, 5-HT	0	3+	2+	2+	3+	+	2+	3+	3+	
Doxepina	100-200	NE, 5-HT	0	2+	3+	2+	2+	0/+	2+	2+	3+	Imipramina
Imipramina	100-200	NE, 5-HT	0/+	2+	2+	2+	2+	0/+	2+	2+	3+	
(+)-Trimipramina	75-200	NE, 5-HT	0	2+	3+	2+	3+	0/+	2+	2+	3+	
Inibidores da recaptação de NE: tricíclicos de aminas secundárias												
Amoxapina	200-300	NE, DA	0	2+	+	2+	+	0/+	+	2+	2+	Desipramina
Desipramina	100-200	NE	+	+	0/+	+	+	0/+	+	2+	2+	
Maprotilina	100-150	NE	0/+	3+	2+	2+	2+	0/+	+	2+	2+	
Nortriptilina	75-150	NE	0	+	+	+	+	0/+	+	2+	2+	
Protriptilina	15-40	NE	2+	2+	0/+	+	2+	0/+	+	2+	3+	
ISRS												
(±)-Citalopram	20-40	5-HT	0/+	0	0/+	0	0	3+	0	3+	0	
(+)-Escitalopram	10-20	5-HT	0/+	0	0/+	0	0	3+	0	3+	0	
(±)-Fluoxetina	20-80	5-HT	+	0/+	0/+	0	0	3+	0/+	3+	0/+	Fluoxetina
Fluvoxamina	100-200	5-HT	0	0	0/+	0	0	3+	0	3+	0	
(−)-Paroxetina	20-40	5-HT	+	0	0/+	0	0/+	3+	0	3+	0	
(+)-Sertralina	100-150	5-HT	+	0/+	0/+	0	0	3+	0	3+	0	
(±)-Venlafaxina	75-225	5-HT, NE	0/+	0	0	0	0	3+	0	3+	0/+	
Antidepressivos atípicos												
(−)-Atomoxetina	40-80[b]	NE	0	0	0	0	0	0/+	0	0	0	
Bupropiona	200-300	DA, ?NE	3+	4+	0	0	0	2+	0	0	0	Bupropiona
(+)-Duloxetina	80-100	NE, 5-HT	+	0	0/+	0/+	0	0/+	0/+	0/+	0/+	
(±)-Mirtazapina	15-45	5-HT, NE	0	0	4+	0/+	0/+	0/+	0/+	0	0	
Nefazodona	200-400	5-HT	0	0	3+	0	0	2+	0/+	0/+	0/+	
Trazodona	150-200	5-HT	0	0	3+	0	0	2+	+	3+	0/+	
Inibidores da MAO												
Fenelzina	30-60	NE, 5-HT, DA	0/+	+	+	2+	0	0/+	+	3+	0	
Tranilcipromina	20-30	NE, 5-HT, DA	2+	0	0	+	0	0/+	+	2+	0	Selegilina
(−)-Selegilina	10	DA, ?NE, ?5-HT	0	0	0	0	0	0	0	+	0	

0, desprezível; 0/+, mínimo; +, leve; 2+, moderado; 3+, moderadamente grave; 4+, grave. Outros efeitos colaterais significativos de cada fármaco específico estão descritos no texto. O adesivo transdérmico de selegilina foi aprovado para a depressão.

[a] Algumas vezes, são utilizadas doses mais altas e mais baixas, dependendo das necessidades do paciente e da resposta ao fármaco; consultar a literatura e as recomendações da FDA.
[b] Crianças, 0,5-1 mg/kg, até 70 kg; ver advertência de tarja preta.

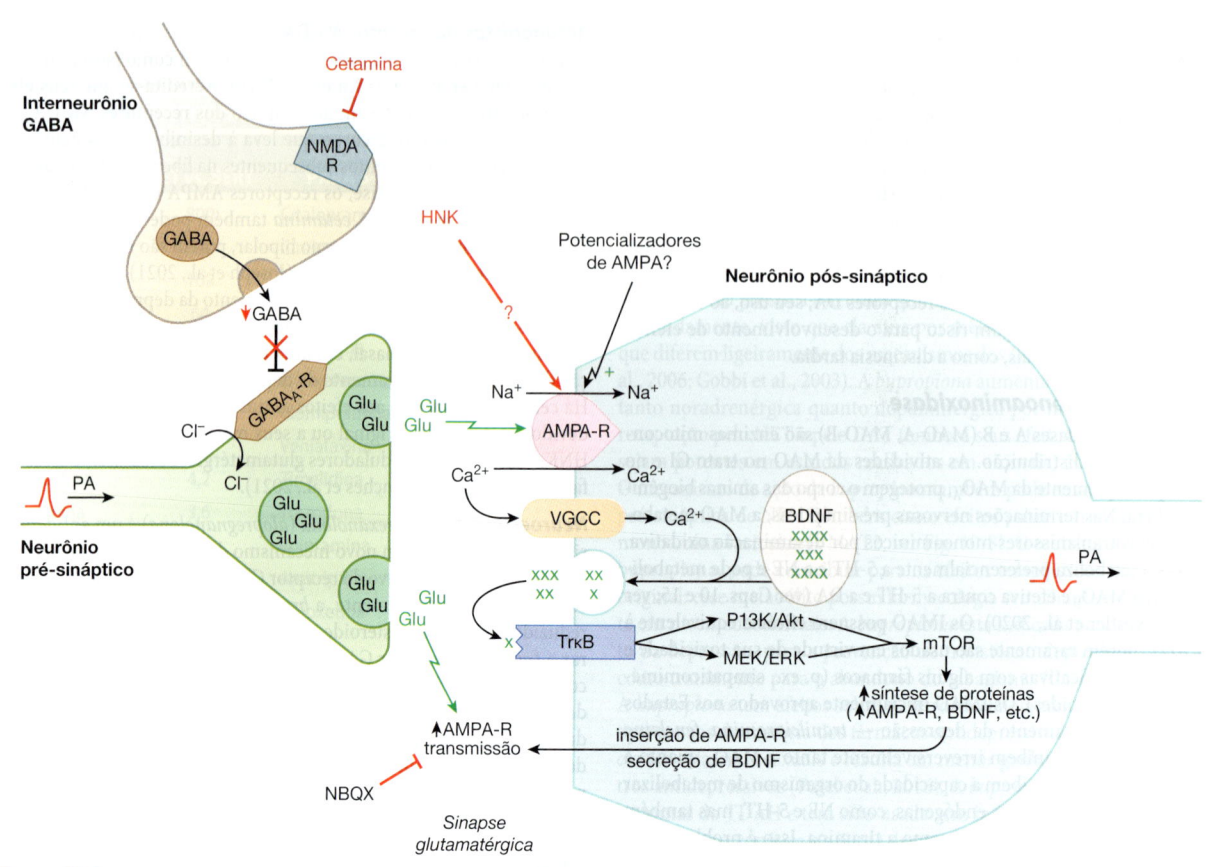

Figura 18-2 Mecanismos propostos para os efeitos antidepressivos da cetamina. A figura mostra um interneurônio interagindo com a fibra pré-sináptica de uma sinapse glutamatérgica, como pode ocorrer no córtex pré-frontal. A *cetamina* interage e inibe a função dos receptores NMDA no interneurônio GABAérgico, inibindo, assim, o fluxo de cátions através do canal do receptor e reduzindo a excitabilidade do interneurônio. O efeito a jusante é uma redução na liberação de GABA no receptor GABA$_A$ do neurônio pré-sináptico, o que produz desinibição desse neurônio glutamatérgico (uma redução no fluxo hiperpolarizante de íons cloreto que a estimulação do receptor GABA$_A$ normalmente causaria), promovendo, assim, a despolarização e a liberação de glutamato no espaço sináptico. O glutamato liberado ativa os receptores AMPA (receptores GluA1/GluA2) na célula pós-sináptica, resultando em despolarização dessa célula e em várias sequelas, incluindo a entrada de Ca^{2+} (através dos VGCC) e liberação de BDNF. O BDNF ativa o TrkB, uma tirosina-cinase do receptor de membrana, desencadeando respostas celulares que incluem a estimulação da síntese de proteínas neuronais (incluindo a síntese do BDNF e dos receptores AMPA) e levando a um aumento adicional da neurotransmissão glutamatérgica (restauração da transmissão normal). Hipoteticamente, esses eventos respondem pela atividade antidepressiva da *cetamina*. O bloqueio dos efeitos antidepressivos da *cetamina* pelo antagonista do receptor AMPA, NBQX (ver Tab. 16-2), e consistente com esse esquema. O antidepressivo aprovado pela FDA é a *escetamina*, o enantiômero-S da *cetamina*, porém há também interesse no potencial terapêutico de outros enantiômeros e metabólitos da cetamina. A *R*-cetamina possui propriedades antidepressivas, e, conforme indicado na figura, a HNK, um metabólito da cetamina, também pode facilitar (aumentar) a neurotransmissão mediada pelo receptor AMPA, sugerindo que esse metabólito pode desempenhar um papel nas respostas pós-sinápticas anteriormente descritas e levantando a possibilidade de desenvolver antidepressivos que sejam potencializadores diretos da neurotransmissão mediada pelo AMPA. Para mais detalhes, ver Sanacora e Schatzberg (2015), Zanos e Gould (2018) e Hashimoto (2020).

influenciar a resposta ao fármaco (ver Tab. 7-2). Dubovsky e Dubovsky (2015) argumentaram que a genotipagem de CYP por si só pode não ser suficiente e também ainda não provou ter uma influência prática na escolha do tratamento medicamentoso no contexto clínico. De qualquer forma, nada substitui o julgamento clínico e o monitoramento cuidadoso.

Inibidores seletivos da recaptação de serotonina

Todos os ISRS são ativos oralmente e possuem $t_{1/2}$ de eliminação compatíveis com dose única diária (Hiemke e Hartter, 2000). No caso da *fluoxetina*, a ação combinada do composto original e do metabólito desmetilado – a norfluoxetina – possibilita uma formulação a ser administrada 1 vez por semana. A CYP2D6 está envolvida no metabolismo da maioria dos ISRS, e esses fármacos são inibidores ao menos moderadamente potentes dessa isoenzima. Isso cria um potencial significativo para a interação medicamentosa em mulheres na pós-menopausa que tomam *tamoxifeno*, um fármaco para o câncer de mama e antagonista do estrogênio (ver Cap. 73). Como a *venlafaxina* e a *desvenlafaxina* são inibidores fracos da CYP2D6, esses antidepressivos não estão contraindicados nessa situação clínica. Entretanto, deve-se ter cuidado ao combinar ISRS com fármacos que são metabolizados por CYP. Os ISRS como o *escitalopram* e o *citalopram* devem ter a sua dose estabelecida com cuidado em pacientes idosos, devido a uma diminuição do metabolismo da CYP2C19 dependente da idade. Há algumas evidências de que a depuração do enantiômero *R* do *citalopram* é mais lenta em mulheres do que em homens (13 vs. 9 L/h, respectivamente), uma diferença que resultaria em maior exposição ao enantiômero-*R* nas mulheres (Akil et al., 2016).

Inibidores da recaptação de serotonina-norepinefrina

As preparações de liberação tanto imediata quanto prolongada (comprimidos ou cápsulas) de *venlafaxina* resultam em níveis plasmáticos do fármaco em estado de equilíbrio dinâmico dentro de 3 dias. As $t_{1/2}$ de eliminação da *venlafaxina* original e de seu principal metabólito ativo, a *desmetilvenlafaxina*, são de 5 e 11 horas, respectivamente. A *desmetilvenlafaxina* é eliminada por metabolismo hepático e por excreção renal. As reduções da dose de *venlafaxina* são sugeridas para pacientes com insuficiência renal ou hepática. A *duloxetina* tem uma $t_{1/2}$ de 12 horas. Esse fármaco não é recomendado para pacientes com doença renal terminal ou insuficiência hepática.

TABELA 18-3 ■ METABOLISMO DOS ANTIDEPRESSIVOS

FÁRMACO	$t_{1/2}$ DE ELIMINAÇÃO (h) DO FÁRMACO ORIGINAL ($t_{1/2}$ do metabólito ativo)	C_P TÍPICA (ng/mL)	CYP PREDOMINANTES ENVOLVIDAS NO METABOLISMO
Antidepressivos tricíclicos			
Amitriptilina	16 (30)	100-250	
Amoxapina	8 (30)	200-500	
Clomipramina	32 (70)	150-500	
Desipramina	30	125-300	
Doxepina	18 (30)	150-250	2D6, 2C19, 3A3/4, 1A2
Imipramina	12 (30)	175-300	
Maprotilina	48	200-400	
Nortriptilina	31	60-150	
Protriptilina	80	100-250	
Trimipramina	16 (30)	100-300	
Inibidores seletivos da recaptação de serotonina			
Citalopram R,S	36	75-150	3A4, 2C19
Citalopram S	30	40-80	3A4, 2C19
Fluoxetina	53 (240)	100-500	2D6, 2C9
Fluvoxamina	18	100-200	2D6, 1A2, 3A4, 2C9
Paroxetina	17	30-100	2D6
Sertralina	23 (66)	25-50	2D6
Inibidores da recaptação de serotonina-norepinefrina			
Duloxetina	11	47-110	2D6
Venlafaxina	5 (11)	2-3.200	2D6, 3A4
Outros antidepressivos			
Atomoxetina	5-20; crianças, 3	–	2D6, 3A3/4
Brexanolona	9	1.800-7.500 (ng*h/mL com faixa de infusão de 60 µg/h a 90 µg/h; concentrações de 10-140 no leite materno)	AKR, UGT, SULT
Bupropiona	11	75-100	2B6
Escetamina	7-12 (8)	5-300	2B6, 3A4 (principal) 2C9, 2C19 (menor)
Mirtazapina	16	5-100	2D6
Nefazodona	2-4	80-2.300	3A3/4
Reboxetina	12	25-203	3A4
Trazodona	6	800-1.600	2D6

Os valores apresentados são valores de $t_{1/2}$ de eliminação para vários dos fármacos antidepressivos utilizados clinicamente; os números entre parênteses são valores de $t_{1/2}$ dos metabólitos ativos. A fluoxetina (2D6), a fluvoxamina (1A2, 2C8, 3A3/4), a paroxetina (2D6) e a nefazodona (3A3/4) são potentes inibidores do CYP; a sertralina (2D6), o citalopram (2C19) e a venlafaxina são inibidores menos potentes. As concentrações plasmáticas são as observadas em doses clínicas típicas.
Fontes das informações: bulas aprovadas pela FDA e Apêndice I deste livro.

Antagonistas dos receptores de serotonina

A *mirtazapina* tem uma $t_{1/2}$ de eliminação de 16 a 30 horas. Assim, para alcançar um novo nível sanguíneo no estado de equilíbrio dinâmico após uma mudança na dose diária, seriam necessárias 90 a 150 horas (cinco meias-vidas, 4-6+ dias); são sugeridas mudanças da dose não mais frequentemente do que a cada 1 a 2 semanas. A dose inicial recomendada de *mirtazapina* é de 15 mg/dia, com dose máxima recomendada de 45 mg/dia. A depuração da *mirtazapina* é reduzida nos idosos e em pacientes com comprometimento renal ou hepático moderado a grave. A farmacocinética e os efeitos adversos da *mirtazapina* podem ter um componente seletivo para enantiômeros (Brockmöller et al., 2007). Observa-se um estado de equilíbrio dinâmico da *trazodona* dentro de 3 dias após iniciar um esquema de dosagem. A *trazodona* tem uma $t_{1/2}$ de 6 horas; um metabólito, a m-clorofenilpiperazina, é um agonista triptaminérgico. Normalmente, a *trazadona* é iniciada em uma dose de 150 mg/dia em doses fracionadas, com incrementos de 50 mg a cada 3 a 4 dias. A dose máxima recomendada é de 400 mg/dia para pacientes ambulatoriais e de 600 mg/dia para pacientes internados. A *nefazodona* apresenta uma $t_{1/2}$ de apenas 2 a 4 horas; o seu principal metabólito, a hidroxinefazodona, tem uma $t_{1/2}$ de 1,5 a 4 horas.

Bupropiona

A *bupropiona* tem uma $t_{1/2}$ de eliminação de 21 horas e envolve as vias hepática e renal. Os pacientes com cirrose hepática grave devem receber uma dose máxima de 150 mg a cada dois dias, embora também se deva considerar uma diminuição da dose em casos de comprometimento renal.

Antidepressivos tricíclicos

Os ADT, ou seus metabólitos ativos, têm meias-vidas plasmáticas de 8 a 80 horas, o que torna possível a dosagem diária única para a maioria dos compostos (Rudorfer e Potter, 1999). As concentrações no estado de equilíbrio dinâmico são alcançadas dentro de vários dias a várias semanas após o início do tratamento, em função da $t_{1/2}$. Os ADT são eliminados, em grande parte, por CYP hepáticas (ver Tab. 18-3). Os ajustes nas doses de ADT são normalmente feitos de acordo com a resposta clínica do paciente, não com base nos níveis plasmáticos. Todavia, o monitoramento da exposição plasmática tem uma importante relação com a resposta ao tratamento; existe uma janela terapêutica relativamente estreita. Cerca de 7% dos pacientes metabolizam os ADT lentamente devido a uma isoenzima CYP2D6 variante, causando uma diferença de 30 vezes nas concentrações plasmáticas entre os diferentes pacientes que receberam a mesma dose de ADT. Para evitar a toxicidade em "metabolizadores lentos", deve-se monitorar os níveis plasmáticos e ajustar as doses para baixo.

Inibidores da monoaminoxidase

Os IMAO são metabolizados por acetilação. Uma parcela significativa da população (50% da população de ascendência europeia e uma porcentagem ainda mais alta entre asiáticos) é constituída de "acetiladores lentos" (ver Fig. 65-4) e apresentará níveis plasmáticos elevados. Os IMAO não seletivos usados no tratamento da depressão são inibidores irreversíveis; por essa razão, são necessárias até 2 semanas para a recuperação da atividade da MAO, embora o fármaco original seja excretado dentro de 24 horas (Livingston e Livingston, 1996). A recuperação da função normal da enzima depende da síntese e do transporte de MAO para os terminais nervosos monoaminérgicos.

Escetamina

A *escetamina*, o enantiômero S do antagonista do NMDA, a *cetamina*, é administrada como *spray* nasal. A biodisponibilidade absoluta após administração intranasal é de cerca de 50% para doses intranasais de 56 e 84 mg. Aproximadamente 46% da dose inalada é deglutida; 19% dessa dose ingerida alcança a circulação sistêmica. Esse antagonista de NMDA não é competitivo e apresenta uma taxa de desacoplamento muito lenta de seu sítio de ligação alostérica no receptor NMDA (ver Fig. 16-9), resultando em um intervalo muito mais longo entre as doses para o controle efetivo da depressão em relação ao previsto com base na $t_{1/2}$ plasmática terminal de 7 a 12 horas. A concentração plasmática máxima ($C_{máx}$) ocorre 20 a 40 min após a administração intranasal. Os indivíduos idosos e aqueles com leve comprometimento hepático apresentam uma taxa mais lenta do fármaco, o que resulta em maior exposição, conforme evidenciado pelo aumento da $C_{máx}$ (67% maior); a depuração aparente da norescetamina é 19% menor nesse subgrupo. Foi relatada uma variabilidade interpessoal na exposição à concentração de *cetamina* de até 66% (FDA, 2019; Perez-Ruixo, 2021).

Brexanolona

A *brexanolona* atua nos receptores GABA$_A$ para aumentar a corrente de Cl⁻. Após administração por infusão IV, a $t_{1/2}$ terminal da *brexanolona* é de 9 horas (Scott, 2019). As principais vias metabólicas consistem em redução de α-ceto, glicuronidação e sulfatação; o processamento da *brexanolona* não é afetado pela função renal. Entretanto, o agente solubilizante usado na formulação IV (betadexsulfobutil éter de sódio) pode acumular-se em indivíduos com comprometimento renal grave (taxa de filtração glomerular < 5 mL/min). Não há interações medicamentosas farmacocinéticas conhecidas. A *brexanolona* exibe farmacocinética linear em toda a faixa de infusão de 30 μg/kg/h a 270 μg/kg/h, com baixa variabilidade interpessoal na exposição à concentração (< 21%) (Leader et al., 2019).

Efeitos adversos

Inibidores seletivos da recaptação de serotonina

Os ISRS não têm efeitos adversos cardiovasculares significativos. Em geral, são desprovidos de efeitos adversos antimuscarínicos (boca seca, retenção urinária, confusão) e não bloqueiam os receptores α-adrenérgicos. A maioria dos ISRS, com exceção da *paroxetina*, não bloqueia os receptores de histamina e, em geral, não é sedativa (Tab. 18-4).

Os efeitos adversos dos ISRS em consequência da estimulação excessiva dos receptores de 5-HT$_2$ no cérebro podem resultar em insônia, aumento da ansiedade, irritabilidade e diminuição da libido, agravando efetivamente os sintomas depressivos proeminentes. O excesso de atividade nos receptores de 5-HT$_2$ espinais provoca efeitos colaterais sexuais, incluindo disfunção erétil, anorgasmia e retardo na ejaculação (Clayton et al., 2014). Esses efeitos podem ser mais proeminentes com a *paroxetina*. Aspectos da disfunção sexual podem ser tratados com *sildenafila*, um inibidor da PDE5 (Nurnberg, 2001; Nurnberg et al., 2008; ver também Fig. 49-6 e Tab. 49-2). A estimulação dos receptores 5-HT$_3$ no SNC e na periferia contribui para os efeitos GI, que geralmente são limitados a náusea, mas que podem incluir diarreia e vômitos. Alguns pacientes experimentam um aumento da ansiedade, principalmente com a dosagem inicial de ISRS. Com a continuação do tratamento, alguns pacientes também relatam comprometimento das capacidades intelectuais e da concentração. Em geral, não há uma forte relação entre as concentrações séricas de ISRS e a eficácia terapêutica. Por conseguinte, os ajustes das doses baseiam-se mais na avaliação da resposta clínica e no manejo dos efeitos adversos.

A súbita retirada dos antidepressivos pode precipitar uma síndrome de abstinência (Harvey e Slabbert, 2014). Para os ISRS ou os IRSN, os sintomas de abstinência podem incluir tontura, cefaleia, nervosismo, náuseas e insônia. Essa síndrome de abstinência parece ser mais intensa para a *paroxetina*, a *venlafaxina* e a *desvenlafaxina*, em virtude de suas $t_{1/2}$ relativamente curtas e, no caso da *paroxetina*, da ausência de metabólitos ativos. Por outro lado, o metabólito ativo da *fluoxetina*, a *norfluoxetina*, tem uma $t_{1/2}$ tão longa (1-2 semanas) que poucos pacientes apresentam sintomas de abstinência com a interrupção da *fluoxetina*.

Diferentemente dos outros ISRS, a *paroxetina* está associada a um risco aumentado de malformações cardíacas congênitas quando administrada no primeiro trimestre de gravidez (Gadot e Koren, 2015). Tem havido debates substanciais quanto à possibilidade da administração de ISRS a mulheres grávidas provocar hipertensão pulmonar persistente em recém-nascidos. Enquanto os dados disponíveis sustentam essa associação, o aumento absoluto do risco para recém-nascidos é pequeno em comparação com a alta probabilidade de prejuízo às mulheres cujos antidepressivos são interrompidos durante a gravidez (Ng et al., 2019).

Inibidores da recaptação de serotonina-norepinefrina

Os IRSN têm um perfil de efeitos adversos semelhante ao dos ISRS, como náuseas, constipação intestinal, insônia, cefaleia e disfunção sexual. A formulação de liberação imediata da *venlafaxina* pode induzir hipertensão diastólica (pressão arterial diastólica > 90 mmHg nas consultas semanais consecutivas) sustentada em 10% a 15% dos pacientes que recebem doses mais altas; esse risco é reduzido com a forma de liberação prolongada. Esse efeito da *venlafaxina* não pode ser associado simplesmente à inibição do NET, pois a *duloxetina* não partilha desse efeito adverso. A *venlafaxina* também está associada a maior risco de complicações perinatais.

Antagonistas dos receptores de serotonina

Os principais efeitos colaterais da *mirtazapina*, que são observados em mais de 10% dos pacientes, consistem em sonolência, aumento do apetite e ganho de peso. Um efeito adverso raro da *mirtazapina* é a agranulocitose. Em raros casos, o uso da *trazodona* está associado à ocorrência de priapismo. A *nefazodona* foi voluntariamente retirada do mercado em vários países após a associação de raros casos de insuficiência hepática a seu uso. Nos Estados Unidos, a *nefazodona* é comercializada com uma advertência em tarja preta sobre a sua hepatotoxicidade.

Bupropiona

Os efeitos adversos típicos associados à *bupropiona* incluem ansiedade, taquicardia leve e hipertensão, irritabilidade e tremor. Outros efeitos adversos incluem cefaleia, náuseas, boca seca, constipação intestinal, supressão do apetite, insônia e, raramente, agressão, impulsividade

TABELA 18-4 ■ POTÊNCIAS DE ANTIDEPRESSIVOS SELECIONADOS NOS RECEPTORES MUSCARÍNICOS, HISTAMÍNICOS H$_1$ E α$_1$-ADRENÉRGICOS

FÁRMACO	TIPO DE RECEPTOR		
	COLINÉRGICO MUSCARÍNICO	H$_1$ DE HISTAMINA	α$_1$-ADRENÉRGICO
Amitriptilina	18	1,1	27
Amoxapina	1.000	25	50
Atomoxetina	≥ 1.000	≥ 1.000	≥ 1.000
Bupropiona	40.000	6.700	4.550
Citalopram R,S	1.800	380	1.550
Citalopram S	1.240	1.970	3.870
Clomipramina	37	31,2	39
Desipramina	196	110	130
Doxepina	83,3	0,24	24
Duloxetina	3.000	2.300	8.300
Fluoxetina	2.000	6.250	5.900
Fluvoxamina	24.000	>100.000	7.700
Imipramina	91	11,0	91
Maprotilina	560	2,0	91
Mirtazapina	670	0,1	500
Nefazodona	11.000	21	25,6
Nortriptilina	149	10	58,8
Paroxetina	108	22.000	>100.000
Protriptilina	25	25	130
Reboxetina	6.700	312	11.900
Sertralina	625	24.000	370
Trazodona	>100.000	345	35,7
Trimipramina	59	0,3	23,8
Venlafaxina	>100.000	>100.000	>100.000

Os valores são potências determinadas experimentalmente (valores de K_i em nM) para ligação aos receptores que contribuem para os efeitos colaterais comuns de fármacos antidepressivos usados clinicamente: receptores colinérgicos muscarínicos (p. ex., boca seca, retenção urinária, confusão), receptores H$_1$ de histamina (sedação) e receptores α$_1$-adrenérgicos (hipotensão ortostática, sedação).
Dados de Leonard eRichelson, 2000.

e agitação. As convulsões dependem da dose e da concentração plasmática e ocorrem raramente dentro da faixa posológica recomendada. A *bupropiona* deve ser evitada em pacientes com distúrbios convulsivos, bem como naqueles com bulimia, devido a um risco aumentado de convulsões (Horne et al., 1988; Noe et al., 2011). Em doses acima do recomendado para a depressão (450 mg/dia), o risco de convulsões aumenta significativamente. O uso de formulações de liberação prolongada muitas vezes atenua a concentração máxima observada após a administração e minimiza a chance de alcançar níveis do fármaco associados ao aumento do risco de convulsões.

Antidepressivos tricíclicos

Os ADT são antagonistas potentes dos receptores H_1 de histamina, e esse antagonismo contribui para os efeitos sedativos dos ADT (ver Tab. 18-4). O antagonismo dos receptores muscarínicos de acetilcolina contribui para o entorpecimento cognitivo, bem como para uma variedade de efeitos adversos mediados pelo sistema nervoso parassimpático (visão turva, boca seca, taquicardia, constipação intestinal, dificuldade para urinar). Ocorre alguma tolerância a esses efeitos anticolinérgicos. O antagonismo de receptores α_1-adrenérgicos contribui para a hipotensão ortostática e a sedação. O ganho de peso é outro efeito adverso dessa classe de antidepressivos.

Os ADT possuem efeitos semelhantes aos da quinidina sobre a condução cardíaca, que podem ser potencialmente fatais com a superdosagem e limitam o uso desses fármacos em pacientes com doença cardíaca. Esta é a principal razão pela qual o paciente, em qualquer momento, deve dispor apenas de um suprimento limitado do medicamento. Tal como outros fármacos antidepressivos, os ADT também diminuem o limiar convulsivo.

Inibidores da monoaminoxidase

A ocorrência de crise hipertensiva em consequência de interações alimentares ou medicamentosas constitui uma das toxicidades potencialmente fatais associadas ao uso de IMAO (Rapaport, 2007). Alimentos que contêm tiramina são um fator contribuinte. A MAO_A na parede intestinal e a MAO_A e MAO_B no fígado normalmente degradam a tiramina na dieta. Quando a MAO_A é inibida, a tiramina pode entrar na circulação sistêmica e ser captada nas terminações nervosas adrenérgicas, onde provoca a liberação de catecolaminas das vesículas de armazenamento, resultando em estimulação dos receptores pós-sinápticos e aumento da pressão arterial a níveis perigosos. O uso concomitante de IMAO e medicamentos que contêm compostos simpaticomiméticos também resulta em elevação da pressão arterial, que é potencialmente fatal. Em comparação com a *tranilcipromina* e a *isocarboxazida*, o adesivo transdérmico de *selegilina* (a *selegilina* é seletiva para a MAO_B) é mais bem tolerado e mais seguro, assim como os inibidores competitivos reversíveis, a *moclobemida* e a *eprobemida*. Outra questão grave e com risco de vida devido à administração crônica de IMAO é a hepatotoxicidade.

Escetamina

A *escetamina* aumenta a pressão arterial por várias horas após a sua administração. Foi relatado que o fármaco é sedativo, perturba o sono e compromete a memória e a concentração. Apresenta potencial de abuso; em parte por esse motivo, a *escetamina* é administrada em uma Estratégia de Avaliação e Mitigação de Riscos.

Brexanolona

A *brexanolona* é sedativa e pode causar tontura. Em virtude de sua associação a uma súbita perda de consciência, ela é administrada junto a uma Estratégia de Avaliação e Mitigação de Riscos. Além disso, a *brexanolona* não deve ser usada em pacientes com doença renal terminal, devido à preocupação de que o agente solubilizante, o betadex sulfobutil éter de sódio, possa se acumular no rim e no fígado e produzir efeitos adversos

Interações medicamentosas

Muitos fármacos antidepressivos são metabolizados pelos CYP hepáticos, particularmente CYP2D6. Por conseguinte, outros agentes que são substratos (p. ex., *hidrocodona, difenidramina*) ou inibidores (p. ex., *imatinibe, fluoxetina, paroxetina, mirabegrona, quinidina*) da CYP2D6 podem aumentar as concentrações plasmáticas do fármaco primário. A combinação de outras classes de agentes antidepressivos com IMAO não é aconselhável e pode levar à *síndrome serotoninérgica*, uma tríade de anormalidades graves que consiste em efeitos cognitivos, autonômicos e somáticos em consequência do excesso de 5-HT. Os sintomas da síndrome serotoninérgica incluem hipertermia, rigidez muscular, mioclonias, tremores, instabilidade autonômica, confusão, irritabilidade e agitação; isso pode evoluir para coma e morte.

Inibidores seletivos da recaptação de serotonina

A *paroxetina* e, em menor grau, a *fluoxetina*, são potentes inibidores de CYP2D6 (Hiemke e Hartter, 2000). Os outros ISRS, com exceção da *fluvoxamina*, são pelo menos inibidores moderados da CYP2D6. Essa inibição pode resultar em aumentos desproporcionais nas concentrações plasmáticas de fármacos metabolizados pela CYP2D6 quando as doses desses fármacos são aumentadas. A *fluvoxamina* inibe diretamente a CYP1A2 e a CYP2C19; a fluoxetina e a *fluvoxamina* também inibem a CYP3A4. Uma interação proeminente é o aumento na exposição ao ADT que pode ser observada durante a coadministração de ADT e ISRS.

Os IMAO aumentam os efeitos dos ISRS devido à inibição do metabolismo da 5-HT. A administração concomitante desses fármacos pode produzir uma redução sinérgica da 5-HT extracelular no cérebro, resultando em síndrome serotoninérgica (ver discussão anterior). Outras substâncias que podem induzir essa síndrome incluem anfetaminas substituídas, como MDMA (*ecstasy*) e catinonas sintéticas (ou seja, "sais de banho"), que liberam diretamente a 5-HT das terminações nervosas.

Os ISRS não devem ser iniciados pelo menos até 14 dias após a interrupção do tratamento com um inibidor irreversível da MAO; esse período possibilita a síntese de nova MAO. Para todos os ISRS, exceto a *fluoxetina*, são necessários pelo menos 14 dias até o início do tratamento com um IMAO após o término do tratamento com um ISRS. Como o metabólito ativo norfluoxetina tem uma $t_{1/2}$ de 1 a 2 semanas, devem-se passar pelo menos 5 semanas entre a suspensão da *fluoxetina* e o início de um IMAO.

Inibidores da recaptação de serotonina-norepinefrina

Embora se recomende um período de 14 dias entre o término da terapia com IMAO e o início do tratamento com *venlafaxina*, um intervalo de 7 dias é considerado seguro. A *duloxetina* tem um intervalo semelhante para início após terapia com IMAO; por outro lado, é necessário um período de espera de apenas 5 dias para iniciar o tratamento com IMAO após o término da *duloxetina*. A impossibilidade de obedecer a esses períodos de espera necessários pode resultar na síndrome serotoninérgica.

Antagonistas dos receptores de serotonina

Pode ser necessário reduzir a dosagem de *trazodona* quando administrada juntamente com fármacos que inibem a CYP3A4. A *mirtazapina* é metabolizada pelas CYP 2D6, 1A2 e 3A4 e pode interagir com fármacos que compartilham essas vias CYP, exigindo uma redução mútua das doses. A *trazodona* e a *nefazodona* são inibidores fracos da captação de 5-HT e não devem ser administradas com IMAO devido à preocupação com a síndrome serotoninérgica.

Bupropiona

A principal via de metabolismo para a *bupropiona* é a CYP2B6. A *bupropiona* e seu metabólito, a hidroxibupropiona, podem inibir a CYP2D6, o CYP responsável pelo metabolismo de vários ISRS (ver Tab. 18-3), bem como o *propranolol* e o *haloperidol*, entre outros. Por conseguinte, é preciso ter em mente o potencial de interações da *bupropiona* com ISRS e outros fármacos metabolizados pela CYP2D6 até que a segurança dessas combinações seja firmemente estabelecida.

Antidepressivos tricíclicos

Os fármacos que inibem a CYP2D6, como a *bupropiona* e os ISRS, podem aumentar as exposições plasmáticas dos ADT. Os ADT podem potencializar as ações das aminas simpaticomiméticas e não devem ser usados concomitantemente com IMAO ou no decorrer de um período de 14 dias após a suspensão dos IMAO. *Vários outros fármacos apresentam perfis de efeitos adversos semelhantes ao dos ADT, de modo que o seu uso concomitante está associado a um risco de efeitos adversos aumentados* (ver discussão anterior em "Efeitos adversos"); esses fármacos incluem agentes antipsicóticos fenotiazínicos, agentes antiarrítmicos tipo 1C e outros fármacos com efeitos antimuscarínicos, anti-histamínicos e antagonistas α-adrenérgicos.

Inibidores da monoaminoxidase

A síndrome serotoninérgica constitui a interação medicamentosa mais grave dos IMAO (ver "Efeitos adversos"). A causa mais comum de síndrome serotoninérgica em pacientes em uso de IMAO consiste na coadministração acidental de um antidepressivo inibidor da recaptação de 5-HT ou *triptofano*. Outras interações medicamentosas graves incluem aquelas com *meperidina* e *tramadol*. Os IMAO também interagem com simpaticomiméticos, como *pseudoefedrina, fenilefrina, oximetazolina, fenilpropanolamina* e *anfetamina*; esses fármacos são comumente encontrados em medicações para resfriado e alergia e suplementos dietéticos e devem ser evitados por pacientes em uso de IMAO. De modo semelhante, pacientes tratados com IMAO devem evitar alimentos contendo altos níveis de tiramina: produtos à base de soja, carnes secas e linguiças, frutas secas, cervejas artesanais, vinho tinto, alimentos em conserva ou fermentados e queijos envelhecidos.

Escetamina

Não foi relatada nenhuma interação medicamentosa farmacocinética clinicamente significativa para a *escetamina*. Ocorre alguma redução nas concentrações plasmáticas com a coadministração de *rifampicina* (Perez Ruixo et al., 2021). A *escetamina* é metabolizada principalmente pelas CYP 2B6 e 3A4, com contribuição menor das CYP 2C19 e 2C9 (FDA, 2019).

Brexanolona

Até o momento, não foi relatada nenhuma interação medicamentosa farmacocinética para a *brexanolona*. Esse fármaco é principalmente metabolizado por meio de aldo/cetorredução (AKR), glicuronidação e sulfatação (FDA, 2018).

Fármacos ansiolíticos

Os principais tratamentos para os transtornos relacionados à ansiedade incluem ISRS, IRSN, benzodiazepínicos, *buspirona* e antagonistas β-adrenérgicos (Atack, 2003). Os ISRS e o IRSN *venlafaxina* são bem tolerados, com perfil de efeitos adversos razoável; além de sua atividade antidepressiva documentada, possuem atividade ansiolítica com tratamento crônico. Os benzodiazepínicos são ansiolíticos eficazes tanto como tratamento agudo quanto crônico. Há uma preocupação quanto à sua utilização devido ao potencial de abuso e dependência, bem como efeitos negativos sobre a cognição e a memória. A *buspirona*, assim como os ISRS, é eficaz após o tratamento crônico. Atua, pelo menos em parte, por meio do sistema serotoninérgico, onde é um agonista parcial nos receptores 5-HT$_{1A}$. A *buspirona* também tem efeitos antagônicos nos receptores D$_2$ de DA, mas a relação entre esse efeito e suas ações clínicas é incerta. Os antagonistas β-adrenérgicos, particularmente aqueles com maior lipofilicidade (p. ex., *propranolol* e *nadolol*), são usados ocasionalmente para a ansiedade de desempenho, como o medo de falar em público; sua utilização é limitada devido aos efeitos adversos, como hipotensão.

Os anti-histamínicos e os agentes sedativo-hipnóticos foram testados como ansiolíticos; todavia, em geral, não são recomendados, devido a seus perfis de efeitos colaterais e à disponibilidade de fármacos superiores. A *hidroxizina*, que produz sedação de curta duração, é usada em pacientes que não podem tomar outros tipos de ansiolíticos (p. ex., pacientes com história de abuso de substâncias ou de álcool, nos quais os benzodiazepínicos devem ser evitados). O *hidrato de cloral* tem sido utilizado para a ansiedade situacional, porém há uma faixa estreita de dose dentro da qual os efeitos ansiolíticos são observados na ausência de sedação significativa, de modo que o seu uso não é recomendado.

Considerações clínicas dos fármacos ansiolíticos

O tratamento farmacológico de escolha para a ansiedade é determinado pelos transtornos específicos relacionados à ansiedade e pela necessidade clínica de efeitos ansiolíticos agudos (Millan, 2003). Entre os ansiolíticos comumente usados, apenas os benzodiazepínicos e os antagonistas β-adrenérgicos são eficazes no tratamento agudo; o uso de antagonistas β-adrenérgicos geralmente é limitado ao tratamento da ansiedade situacional. Enquanto os ISRS, os IRSN e a *buspirona* constituem os fármacos de primeira linha para a ansiedade, é necessário tratamento crônico para produzir e sustentar os efeitos ansiolíticos; esses agentes não são efetivos de forma aguda. Quando há indicação clínica de um efeito ansiolítico imediato, os benzodiazepínicos normalmente são selecionados.

Os benzodiazepínicos, como *alprazolam, clordiazepóxido, clonazepam, clorazepato, diazepam, lorazepam* e *oxazepam*, são eficazes no tratamento do transtorno de ansiedade generalizada, do transtorno do pânico e da ansiedade situacional. Além de seus efeitos ansiolíticos, os benzodiazepínicos produzem efeitos sedativos, hipnóticos, anestésicos, anticonvulsivantes e de relaxamento muscular. Os benzodiazepínicos também comprometem o desempenho cognitivo e a memória, afetam adversamente o controle motor e potencializam os efeitos de outros sedativos, incluindo álcool e opioides. Os efeitos ansiolíticos dessa classe de fármacos são mediados por interações alostéricas com o complexo benzodiazepínico-receptor GABA$_A$ pentamérico, em particular os receptores GABA$_A$ que apresentam as subunidades α2, α3 e α5 (ver Caps. 16 e 22). O principal efeito dos benzodiazepínicos ansiolíticos é aumentar os efeitos inibitórios do neurotransmissor GABA.

Uma área de preocupação quanto ao uso de benzodiazepínicos no tratamento da ansiedade é o potencial de hábito, dependência e abuso. Os pacientes com determinados transtornos da personalidade ou com história de abuso de substâncias ou álcool são particularmente suscetíveis. No contexto da crise de abuso de opioides, as taxas de superdosagem acidental e morte em decorrência da combinação de benzodiazepínicos e opioides aumentaram de modo substancial, até mesmo em pacientes não previamente identificados como apresentando alto risco de abuso de substâncias (Dowell et al., 2016; Sun et al., 2017). Embora os benzodiazepínicos sejam efetivos no tratamento tanto em curto quanto em longo prazo de pacientes com episódios sustentados ou recorrentes de ansiedade, é preciso ter cautela quando se inicia o tratamento com benzodiazepínicos, com atenção para minimizar a dose e iniciar concomitantemente um tratamento prolongado com fármacos de primeira linha, como ISRS ou IRSN, e/ou psicoterapia. Além disso, a interrupção prematura dos benzodiazepínicos na ausência de outro tratamento farmacológico resulta em uma alta taxa de recidiva. A retirada de benzodiazepínicos após tratamento crônico, particularmente benzodiazepínicos com duração de ação curta, pode incluir aumento da ansiedade e convulsões. Por esse motivo, é importante que a interrupção seja realizada de maneira gradual.

Os benzodiazepínicos causam muitos efeitos adversos, como sedação, leve perda de memória, diminuição do estado de alerta e tempo de reação retardado (o que pode levar a acidentes). Os problemas de memória podem incluir déficits visuoespaciais, porém manifestam-se clinicamente de várias maneiras, incluindo dificuldade em encontrar palavras. Ocasionalmente, podem ocorrer reações paradoxais com benzodiazepínicos, como aumento da ansiedade, às vezes atingindo proporções de ataque de pânico. Outras reações patológicas podem incluir irritabilidade, agressão ou desinibição comportamental. Também podem ocorrer reações amnésicas (ou seja, perda de memória por períodos particulares). Os benzodiazepínicos não devem ser usados em gestantes; houve relatos raros de defeitos craniofaciais. Além disso, os benzodiazepínicos tomados antes do parto podem resultar em recém-nascidos sedados e não reativos e em reações de abstinência prolongadas. Nos idosos, os benzodiazepínicos aumentam o risco de quedas e devem ser usados com cautela. Esses fármacos são mais seguros do que os sedativo-hipnóticos clássicos em superdosagem e geralmente são fatais apenas se combinados com outros depressores do SNC.

Os benzodiazepínicos têm potencial de abuso, embora a sua capacidade para produzir abuso seja consideravelmente abaixo daquela de outros agentes sedativo-hipnóticos clássicos, como os barbitúricos. Quando há abuso desses agentes, trata-se, em geral, de um padrão de abuso de múltiplos fármacos, frequentemente associado a tentativas fracassadas de controle da ansiedade. A tolerância aos efeitos ansiolíticos desenvolve-se com a administração crônica; como resultado, alguns pacientes aumentam a dose de benzodiazepínicos ao longo do tempo, o que contribui para o aumento dos efeitos adversos e morbidade. Os benzodiazepínicos devem ser utilizados, de preferência, por períodos breves de tempo e em conjunto com outros fármacos (p. ex., ISRS) ou psicoterapias baseadas em evidência (p. ex., terapia cognitivo-comportamental para transtornos de ansiedade).

Os ISRS e o IRSN *venlafaxina* são tratamentos de primeira escolha para a maioria dos tipos de transtornos de ansiedade, exceto quando um efeito farmacológico agudo é desejado; a *fluvoxamina* é aprovada somente para o transtorno obsessivo-compulsivo. Quanto às suas ações antidepressivas, os efeitos ansiolíticos desses fármacos manifestam-se após o tratamento crônico. Outros fármacos com ações sobre a neurotransmissão serotoninérgica, como *trazodona*, *nefazodona* e *mirtazapina*, também são utilizados no tratamento dos transtornos de ansiedade. Detalhes sobre a farmacologia dessas classes foram apresentados anteriormente neste capítulo.

Tanto os ISRS quanto os IRSN são benéficos em determinadas condições de ansiedade, como no transtorno de ansiedade generalizada, nas fobias sociais, no transtorno obsessivo-compulsivo e no transtorno do pânico. Esses efeitos parecem estar relacionados com a capacidade da 5-HT de regular a atividade de estruturas cerebrais, como a amígdala e o *locus ceruleus*, que se acredita que estejam envolvidos na gênese da ansiedade. Curiosamente, os ISRS e os IRSN com frequência produzem alguns aumentos na ansiedade em curto prazo que se dissipam com o tempo. Por essa razão, a máxima "comece com pouco e prossiga lentamente" é indicada para pacientes com ansiedade; entretanto, muitos pacientes com transtornos de ansiedade necessitarão, em última análise, de doses que são aproximadamente as mesmas necessárias para o tratamento da depressão, e algumas vezes mais altas, particularmente no tratamento do transtorno obsessivo-compulsivo. Os pacientes com ansiedade parecem ser particularmente propensos às reações graves após a suspensão de determinados fármacos, como *venlafaxina* e *paroxetina*; é necessária, portanto, uma redução gradual e lenta.

A *buspirona* é utilizada no tratamento do transtorno de ansiedade generalizada (Goodman, 2004). Assim como os ISRS, a *buspirona* requer tratamento crônico para sua eficácia. Além disso, à semelhança dos ISRS, a *buspirona* carece de muitos dos outros efeitos farmacológicos dos benzodiazepínicos: não é anticonvulsivante, relaxante muscular ou sedativa e não compromete o desempenho psicomotor nem resulta em dependência. A *buspirona* é principalmente eficaz no tratamento do transtorno de ansiedade generalizada, mas não em outros transtornos de ansiedade. Na verdade, os pacientes com transtorno do pânico frequentemente observam um aumento da ansiedade, que acompanha de maneira aguda o início do tratamento com *buspirona*; isso pode ser devido ao fato de a *buspirona* causar aumento das taxas de disparo do *locus ceruleus*, o que se considera uma parte subjacente da fisiopatologia do transtorno do pânico.

RESUMO: Transtornos depressivos e de ansiedade

Fármacos	Usos terapêuticos	Farmacologia clínica e dicas
Inibidores seletivos da recaptação de serotonina		
Citalopram Escitalopram Fluoxetina Fluvoxamina Paroxetina Sertralina Vilazodona	• Transtornos de ansiedade e depressão • Transtorno obsessivo-compulsivo, TEPT • Seletivos para SERT; pouco efeito sobre o NET • A vilazodona também atua como agonista parcial 5-HT$_{1A}$	• Riscos de sangramento, mania/hipomania, convulsões • Podem aumentar o risco de pensamentos ou comportamento suicidas • Síndrome serotoninérgica com IMAO • Numerosas interações medicamentosas mediadas por CYP • Podem causar disfunções sexuais, ganho de peso (menos com a vilazodona) • Distúrbios GI
Inibidores da recaptação de serotonina-norepinefrina		
Venlafaxina Desvenlafaxina Duloxetina Milnaciprana Levomilnaciprana	• Ansiedade e depressão, TDAH, autismo, fibromialgia, TEPT, sintomas da menopausa • Inibidores do SERT e do NET	• Efeitos colaterais: náusea e tontura • Podem aumentar o risco de pensamentos ou comportamento suicidas • Risco de sangramento, hiponatremia, disfunção sexual • A duloxetina e a milnaciprana estão contraindicadas no glaucoma de ângulo estreito ou de ângulo fechado não controlados
Antidepressivos tricíclicos		
Amitriptilina Clomipramina Doxepina Imipramina Trimipramina Nortriptilina Maprotilina Protriptilina Desipramina Amoxapina	• Bloqueiam o SERT, o NET e os receptores, α_1, H_1 e M_1 • Depressão maior	• Em geral, substituídos por antidepressivos mais novos com menos efeitos adversos • Diversos efeitos adversos: hipotensão ortostática, ganho de peso, distúrbios GI, disfunção sexual, convulsões, batimentos cardíacos irregulares • Não devem ser usados dentro de 14 dias após uso de IMAO, linezolida ou azul de metileno • Podem aumentar os pensamentos ou comportamentos suicidas

(continua)

Capítulo 19

Farmacoterapia da psicose e da mania

Jonathan M. Meyer

TRATAMENTO DA PSICOSE
- Neurotransmissores como base da psicose
- Mecanismos de ação nos receptores D_2
- Revisão da fisiopatologia relevante
- Revisão da patologia da psicose e metas gerais da farmacoterapia
- Tratamento de curto prazo
- Tratamento de longo prazo
- Farmacologia dos agentes antipsicóticos

- Outros usos terapêuticos
- Efeitos adversos e interações medicamentosas
- Principais fármacos disponíveis na classe

TRATAMENTO DA MANIA
- Propriedades farmacológicas dos agentes para mania
- Lítio

Tratamento da psicose

A psicose é um sintoma de várias doenças psiquiátricas que se caracteriza por um senso distorcido ou inexistente da realidade ou por fala ou comportamento desorganizado. Os transtornos psicóticos têm diversas etiologias, e cada uma delas exige uma abordagem de tratamento exclusiva. Os transtornos psicóticos comuns incluem os transtornos de humor (depressão maior ou mania) com características psicóticas, psicose induzida por substâncias, demência com características psicóticas, *delirium* com características psicóticas, transtorno psicótico breve, transtorno delirante, transtorno esquizoafetivo e esquizofrenia.

A prevalência pontual da esquizofrenia em todo o mundo é relativamente constante, com a estimativa global de 0,28% permanecendo inalterada de 1990 a 2016; entretanto, o número de indivíduos que sofrem de esquizofrenia aumentou quase 60% devido ao aumento da população (Charlson et al., 2018). Fontes mais antigas citam taxas de prevalência da esquizofrenia de 1%, porém uma análise de 101 estudos, realizada em 2018, observou que uma maior qualidade dos estudos estava associada a uma menor prevalência estimada de transtornos psicóticos ($P < 0,001$) (Moreno-Kustner et al., 2018). A esquizofrenia é considerada o protótipo para a compreensão da psicose crônica, porém os pacientes com esquizofrenia apresentam características que não ocorrem em outras doenças psicóticas. Os sintomas positivos da psicose consistem em alucinações, delírios, fala desorganizada e comportamento desorganizado ou agitado. Esses sintomas psicóticos positivos são encontrados individualmente – e ocasionalmente juntos – em todos os transtornos psicóticos e, em geral, respondem à farmacoterapia. Os pacientes com esquizofrenia também apresentam sintomas negativos (apatia, avolição, expressão diminuída, redução do impulso social) e déficits cognitivos.

Neurotransmissores como base da psicose

A disfunção nos sistemas colinérgico, glutamatérgico, serotoninérgico, GABAérgico e dopaminérgico está envolvida na psicose (McCutcheon et al., 2019). Sabe-se que a neurotransmissão excessiva de DA está ligada a sintomas positivos de psicose há mais de 60 anos, desde que Carlsson deduziu que o antagonismo do receptor de DA pós-sináptico era o mecanismo comum para os efeitos terapêuticos do *haloperidol* e da *clorpromazina* e para a sua capacidade de induzir parkinsonismo. Esse reconhecimento levou ao desenvolvimento de antipsicóticos que atuam nos receptores D_2, incluindo antipsicóticos de primeira e segunda gerações (APG e ASG), que possuem antagonismo D_2, e agentes mais recentes com agonismo parcial de D_2 (McCutcheon et al., 2019). A disfunção da DA não é mais considerada uma hipótese, porém um fato estabelecido, agora que os exames de imagem podem demonstrar uma correlação direta entre sintomas psicóticos positivos e atividade excessiva da DA mediada por D_2 no estriado associativo e no estriado sensorimotor adjacente de pacientes com esquizofrenia, bem como a associação entre exposição a antipsicóticos, redução da atividade da DA pós-sináptica nessas regiões e melhora dos sintomas psicóticos positivos (McCutcheon et al., 2019).

O envolvimento de outros neurotransmissores baseia-se nos efeitos psicotomiméticos dos antagonistas do receptor de glutamato NMDA (p. ex., *fenciclidina*, *cetamina*), dos agonistas 5-HT_{2a} da serotonina (p. ex., LSD) e agentes anticolinérgicos muscarínicos. A combinação da compreensão do mecanismo do LSD com a descoberta de que a PDP está associada à suprarregulação dos receptores 5-HT_{2A} corticais levou à aprovação da *pimavanserina*, um potente agonista inverso 5-HT_{2a} sem ligação à DA, para o tratamento da PDP (Cummings et al., 2014). O reconhecimento de que camundongos com nocaute M_4 muscarínicos exibem o fenótipo de psicose estimulou a realização de ensaios clínicos em andamento do agonista M_4 e M_1, a *xanomelina*, para a esquizofrenia, com um estudo de fase 2 positivo publicado em 2021 (Brannan et al., 2021). Ensaios clínicos de fase III de moduladores do glutamato (p. ex., inibidores da recaptação de glicina, agonistas do receptor metabotrópico) não tiveram sucesso até o momento, porém a importância das vias glutamatérgicas significa que esses circuitos continuarão sendo objeto de desenvolvimento de fármacos antipsicóticos (Fig. 19-1).

Mecanismos de ação nos receptores D_2

Todos os receptores de DA são GPCR, e os receptores D_2 compartilham propriedades comuns com os receptores D_3 e D_4, visto que cada um deles está ligado a uma proteína G inibitória, G_i. A estimulação do receptor D_2 resulta em produção diminuída de AMPc e redução do AMPc intracelular (ver Fig. 19-1), enquanto os agonistas dos receptores D_1 e D_5 estimulam a via G_s-adenililciclase-AMPc. As ações antipsicóticas nos receptores D_2 também são mediadas por meio de uma via sem proteína G, particularmente pela modulação da atividade da GSK-3β por meio do complexo de sinalização β-arrestina-2/PKB/PP2A (ver Cap. 3). Os ASG antagonizam mais as interações receptor D_2/β-arrestina-2 do que a sinalização dependente de GPCR, porém os APG inibem ambas as vias com eficácia semelhante (Urs et al., 2016). Enquanto os antipsicóticos revertem a disfunção cognitiva induzida por antagonistas NMDA (p. ex., MK-801), eles não são efetivos para melhorar a disfunção cognitiva da esquizofrenia, tida como associada a uma deficiência da sinalização cortical mediada por D_1. Entretanto, agonistas parciais de D_2 β-arrestina-2 tendenciosos experimentais com efeitos limitados sobre o GPCR exibem

AMPc: monofosfato de adenosina cíclico
APG: antipsicótico de primeira geração
ASG: antipsicótico de segunda geração
AVP: ácido valproico
BRA: bloqueador do receptor de angiotensina
CENa: canal epitelial de Na^+
COX-2: cicloxigenase 2
CV: cardiovascular
DA: dopamina
DIN: diabetes insípido nefrogênico
DT: discinesia tardia
ECG: eletrocardiograma
ECT: eletroconvulsoterapia
GI: gastrintestinal
GPCR: receptor acoplado à proteína G
GSK: glicogênio-sintase-cinase
5-HT: 5-hidroxitriptamina (serotonina)
IAL: injetável de ação longa
IECA: inibidor da enzima conversora de angiotensina
I_{kr}: canais de K^+ retificadores de influxo
IP_3: 1,4,5-trifosfato de inositol
IV: intravenoso
Li^+: lítio
LSD: dietilamida do ácido lisérgico
MAO: monoaminoxidase
MSC: morte súbita cardíaca
NMDA: *N*-metil-D-aspartato
PDP: psicose por doença de Parkinson
Pgp: glicoproteína P
PI: fosfatitilinositol
PIP_2: fosfatidilinositol-4,5-bisfosfato
PK_: proteína-cinase_, como em PKA, PKB, PKC
PP2A: proteína-fosfatase 2A
PRD: psicose relacionada à demência
SEP: sintoma extrapiramidal
SNC: sistema nervoso central
SNM: síndrome neuroléptica maligna
TAAR1: receptor associado a amina-traço 1
TFG: taxa de filtração glomerular
TFGe: taxa de filtração glomerular estimada
TH: tirosina-hidroxilase
TSH: tireotrofina (hormônio estimulante da tireoide)
UTI: unidade de terapia intensiva
VMAT2: transportador de monoamina vesicular 2

um perfil nitidamente diferente, visto que são capazes de antagonismo D_2 estriatal necessário para os efeitos antipsicóticos, mas também apresentam agonismo cortical, conforme observado pelo aumento de disparo de interneurônios de descarga rápida (Urs et al., 2016).

Revisão da fisiopatologia relevante

Nem toda psicose é esquizofrenia, e a fisiopatologia relevante para o tratamento efetivo da esquizofrenia pode não se aplicar a outros transtornos psicóticos, conforme evidenciado pela eficácia da *pimavanserina*, um agonista inverso de 5-HT_{2A} desprovido de qualquer ligação ao receptor de DA usado no tratamento da PDP. A eficácia dos moduladores de DA D_2 para os sintomas positivos da psicose sugere uma etiologia comum relacionada com uma neurotransmissão dopaminérgica excessiva nas vias de DA estriatais. Estudos anteriores atribuíram a presença de sintomas psicóticos positivos à atividade aumentada da DA nas vias mesolímbicas que terminam no estriado ventral, porém esse ponto de vista foi revisado. Avanços nas técnicas de imagem indicam que a disfunção DA associada aos sintomas positivos de psicose em pacientes com esquizofrenia está localizada no estriado associativo e estriado sensitivo motor adjacente (McCutcheon et al., 2019).

Delirium, demência e psicose por doença de Parkinson

As psicoses relacionadas com *delirium* e demência, em particular demência do tipo Alzheimer, podem ter etiologias colinérgicas e não colinérgicas: deficiência na neurotransmissão colinérgica muscarínica, devido a medicamentos, perda neuronal relacionada a idade ou doença (*delirium* e demência) e atividade excessiva nos receptores de 5-HT_{2a} corticais (demência). O *delirium* pode ter numerosos fatores precipitantes, incluindo medicamentos, infecção, desequilíbrio eletrolítico, inflamação ou comprometimento metabólicos, todos os quais exigem tratamento específico, além da retirada dos medicamentos anticolinérgicos e sedativos agressores. Enquanto a PDP está relacionada a uma perda dos neurônios da rafe de serotonina associada aos corpos de Lewy e à suprarregulação subsequente dos receptores 5-HT_{2a} pós-sinápticos corticais, há evidências desse processo em outras síndromes de demência. A *pimavanserina* está atualmente aprovada para a PDP e foi objeto de um estudo de fase II positivo para PRD em pacientes com doença de Alzheimer (Ballard et al., 2018).

Esquizofrenia

A esquizofrenia é um transtorno do neurodesenvolvimento com genética complexa e fisiopatologia não completamente compreendida. Além das exposições ambientais, como infecções maternas (p. ex., *Toxoplasma gondii*), agressões infecciosas ou nutricionais do feto no segundo trimestre, complicações neonatais e abuso de substâncias no final da adolescência ou início da vida adulta, mais de 150 genes parecem contribuir para o risco de esquizofrenia. Os genes implicados são os que regulam a migração neuronal, a sinaptogênese, a adesão celular, a expansão dos neuritos, a disponibilidade de DA sináptica e a neurotransmissão glutamatérgica, nicotínica e de DA. O impacto de polimorfismos de nucleotídeo único comuns pode ser quantificado em um escore de risco poligênico, que soma a carga genética e seu impacto sobre o risco de esquizofrenia e o fenótipo da doença. Os pacientes com esquizofrenia também apresentam taxas aumentadas de microduplicações do DNA genômico amplo, denominadas *variantes do número de cópias* (Bergen et al., 2019) e *alterações epigenéticas*, incluindo rupturas nos padrões de metilação do DNA em várias regiões do encéfalo (Chen et al., 2020). Essa variabilidade genética é compatível com a heterogeneidade da doença clínica e sugere que múltiplos mecanismos sejam responsáveis pelo risco da doença e suas manifestações.

Revisão da patologia da psicose e metas gerais da farmacoterapia

Os sintomas positivos, que podem incluir alucinações, delírios e disfunção comportamental, são comuns a todos os transtornos psicóticos. Todos os tratamentos aprovados para a esquizofrenia até o momento têm um impacto direto na neurotransmissão de DA mediada por D_2, porém as pesquisas de agonistas M_4 muscarínicos (Brannan et al., 2021) e os agonistas recém-descobertos e os agonistas do TAAR1 recém-descobertos podem alterar drasticamente o dogma estabelecido segundo o qual a ligação direta do D_2 é necessária para uma medicação efetiva da esquizofrenia (Koblan et al., 2020) (ver Fig. 19-1).

Tratamento antipsicótico de curto prazo

Para alguns transtornos psicóticos, os sintomas são transitórios, e os fármacos antipsicóticos são apenas administrados durante e logo após períodos de exacerbação dos sintomas. Os pacientes com psicose decorrente de *delirium*, demência, transtorno depressivo maior, mania, psicoses induzidas por substâncias e transtorno psicótico breve normalmente recebem tratamento antipsicótico de curto prazo, que é interrompido após a resolução dos sintomas psicóticos, embora a duração possa variar de modo considerável dependendo da etiologia. Os pacientes com transtorno bipolar I, em particular, podem ter o seu tratamento antipsicótico estendido após a resolução da mania e dos sintomas psicóticos, visto que os que recebem terapia antipsicótica combinada com estabilizador do humor apresentam taxas mais baixas de recidiva da

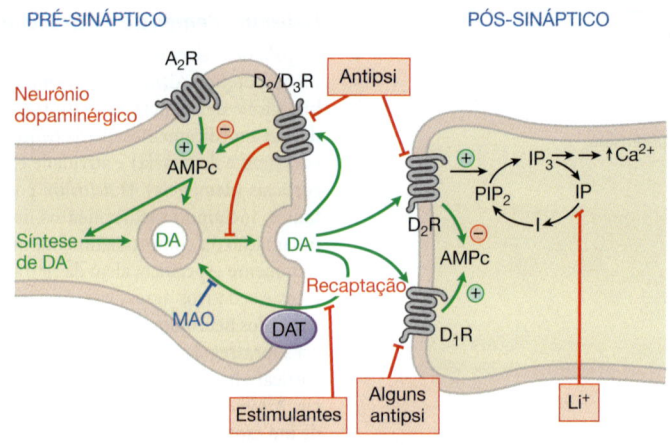

Figura 19-1 *Locais de ação de agentes antipsicóticos e do Li⁺.* Após liberação exocitótica, a DA interage com receptores pós-sinápticos (R) de tipos D_1 e D_2 e autorreceptores pré-sinápticos D_2 e D_3. O término da ação da DA ocorre principalmente pelo seu transporte ativo nos terminais pré-sinápticos por meio do DAT, com desaminação secundária pela MAO mitocondrial. A estimulação dos receptores D_1 pós-sinápticos ativa a via G_s-adenililciclase-AMPc. Os receptores D_2 acoplam-se através da G_i para inibir a adenililciclase e através da G_q para ativar a via PLC-IP_3-Ca^{2+}. A ativação da via G_i também pode ativar canais de K^+, levando à hiperpolarização. O Li^+ inibe a degradação de IP e, portanto, aumenta o seu acúmulo e as sequelas (mobilização de Ca^{2+}, ativação da PKC, depleção de inositol celular). O Li^+ também pode alterar a liberação do neurotransmissor por uma variedade de mecanismos supostos (ver texto). Os autorreceptores semelhantes a D_2 diminuem a fosforilação da TH limitadora de velocidade e limitam a liberação de DA, suprimindo a síntese de DA. Em contrapartida, os receptores α_2 pré-sinápticos ativam a via adenililciclase-AMPc-PKA e, portanto, a atividade da TH. Todos os agentes antipsicóticos atuam em autorreceptores e receptores D_2; alguns também bloqueiam os receptores D_1 (Tab. 19-2). Os agentes estimulantes inibem a recaptação da DA pelo DAT, prolongando, assim, o tempo de permanência da DA na sinapse. Inicialmente no tratamento antipsicótico, os neurônios da DA liberam mais DA, mas, após tratamento repetido, entram em um estado de inativação da despolarização fisiológica, com redução da produção e liberação de DA, além de bloqueio continuado do receptor. Símbolos: ⊣, inibição ou bloqueio; ⊕, elevação da atividade; ⊖, redução da atividade.

mania. Além disso, vários antipsicóticos (*cariprazina, lumateperona, lurasidona, quetiapina*) são aprovados para a depressão bipolar I, e o seu uso continuado pode ser determinado pelo tratamento do estado de humor (Wingård et al., 2019). Os sintomas psicóticos crônicos em pacientes com demência também podem ser passíveis de tratamento farmacológico mais prolongado, porém os benefícios potenciais precisam ser equilibrados com o maior risco de mortalidade associado aos antipsicóticos nessa população de pacientes (Maust et al., 2015).

Tratamento antipsicótico de longo prazo

O transtorno delirante, a esquizofrenia e os transtornos esquizoafetivos são doenças crônicas que exigem tratamento antipsicótico de longo prazo. Para a PRD e a PDP, a avaliação continuada do tratamento antipsicótico parece ser razoável, tendo em vista a escassez de dados em longo prazo e tendo em mente que os processos patológicos subjacentes são progressivos e a expectativa de remissão, remota. Para a esquizofrenia e os transtornos esquizoafetivos, a meta do tratamento antipsicótico é maximizar a recuperação funcional através da diminuição da gravidade dos sintomas positivos e sua influência comportamental e, possivelmente, da melhora dos sintomas negativos e correção da disfunção cognitiva, embora o impacto sobre esses últimos dois domínios sintomáticos seja, na melhor das hipóteses, modesto com os agentes atuais disponíveis. O tratamento contínuo com antipsicóticos reduz as taxas de recidiva em 1 ano de 80% entre pacientes não medicados para 15%. A adesão precária do paciente ao tratamento com antipsicóticos aumenta o risco de recidiva e, com frequência, a falta de adesão está relacionada com efeitos adversos, disfunção cognitiva, uso de substâncias e compreensão limitada da doença (Meyer e Stahl, 2021).

Independentemente da patologia subjacente, o objetivo imediato do tratamento com antipsicóticos é a diminuição dos sintomas agudos que induzem angústia no paciente, particularmente sintomas comportamentais (p. ex., agitação, hostilidade) que podem representar um perigo para o paciente ou para outros. A dosagem, a via de administração e a escolha do antipsicótico dependem do estado subjacente da doença, da acuidade clínica, das interações medicamentosas com medicações concomitantes e da sensibilidade do paciente a efeitos adversos de curto ou longo prazo. Com exceção da *pimavanserina* para a PDP e a eficácia superior da *clozapina* na esquizofrenia resistente ao tratamento ou para pacientes com esquizofrenia que apresentam suicidalidade, polidipsia psicogênica ou agressão impulsiva persistente (Meyer e Stahl, 2019), nem a apresentação clínica nem os biomarcadores são preditivos da probabilidade de resposta a uma classe ou agente antipsicótico específico. Em consequência, evitar os efeitos adversos com base nas características do paciente e do fármaco e explorar determinadas propriedades do medicamento (p. ex., disponibilidade de uma preparação IAL) constituem os principais determinantes para a escolha da terapia antipsicótica inicial.

Tratamento de curto prazo

Delirium, demência e psicose por doença de Parkinson

Os sintomas psicóticos do *delirium* ou da demência geralmente são tratados com doses baixas de medicação, embora inicialmente possa ser necessário repetir as doses a intervalos frequentes, de modo a obter um controle comportamental adequado. Apesar de seu uso clínico disseminado, nenhum antipsicótico recebeu aprovação para a PRD. A partir de 2021, todos os fármacos antipsicóticos têm advertências sobre o aumento da mortalidade em pacientes idosos com demência, embora a *pimavanserina* tenha uma advertência modificada, visto que pode haver psicose da PDP com comprometimento cognitivo. A *pimavanserina* para a PDP tem uma $t_{1/2}$ de 57 horas, e os efeitos clínicos são observados no decorrer de 2 a 6 semanas. (Ver "Uso em populações pediátricas" e "Uso em populações geriátricas", mais adiante.) Como os efeitos anticolinérgicos no SNC podem agravar o *delirium*, os APG de alta potência (p. ex., *haloperidol*) ou os ASG com propriedades antimuscarínicas limitadas (p. ex., *risperidona*) constituem, com frequência, os fármacos de escolha para o *delirium* agitado (Meyer et al., 2016). Não há dados para sustentar o uso de antipsicóticos no *delirium* hipoativo. O único papel dos antipsicóticos consiste no manejo em curto prazo da psicose e sintomas comportamentais relacionados; os antipsicóticos não atuam na fisiopatologia subjacente do *delirium* nem encurtam o tempo para a recuperação (Girard et al., 2018). Os pacientes com PRD podem necessitar de tratamento estendido, de modo que é fundamental evitar os SEP, devido ao risco de quedas. Por essa razão, os APG são evitados em virtude de seu potente bloqueio dos receptores D_2 em lugar dos ASG administrados em dosagens modestas, particularmente os agentes com propriedades anticolinérgicas limitadas. As doses antipsicóticas para pacientes com demência correspondem a um quarto das doses para esquizofrenia em adultos (p. ex., risperidona 0,5-1,5 mg/dia), visto que os SEP, a ortostase e a sedação são particularmente problemáticos nessa população de pacientes (ver Cap. 21).

Mania

Todos os ASG, com exceção de *brexpiprazol*, *clozapina*, *iloperidona*, *lumateperona* e *lurasidona* têm indicações para a mania aguda, e as doses são tituladas rapidamente até a dose máxima aprovada pela FDA nas primeiras 24 a 72 horas de tratamento. Os APG também são efetivos na mania aguda, porém podem ser evitados devido ao risco de SEP. A resposta clínica (diminuição da agitação psicomotora e irritabilidade, aumento do sono e redução ou ausência de delírios e alucinações) normalmente ocorre em um período de 7 dias, mas pode já ser visível em 2 dias. Os pacientes com mania podem precisar continuar o tratamento com antipsicóticos durante muitos meses após a resolução dos sintomas psicóticos e maníacos, normalmente em combinação com um estabilizador do humor, como preparações de lítio (Li^+) ou de *AVP* (p. ex., *divalproato*) (Wingård et al., 2019). O *aripiprazol* e a *olanzapina* por via oral têm indicações como monoterapia para o tratamento de manutenção do transtorno bipolar, porém o uso da *olanzapina* diminuiu drasticamente, devido a preocupações sobre efeitos metabólicos adversos (p. ex., ganho de peso, hiperlipidemia, hiperglicemia). A *risperidona* IAL também possui indicações para monoterapia de manutenção e uso adjuvante com Li^+ ou AVP em pacientes com transtorno bipolar I; entretanto, dados de coorte baseados em população indicam que os pacientes com qualquer monoterapia antipsicótica apresentam maiores taxas de recidiva do que os que recebem monoterapia com Li^+ ou AVP ou combinações de antipsicóticos/estabilizadores do humor (Wingård et al., 2019). Enquanto a combinação de um agente antipsicótico com um estabilizador do humor melhora o controle dos sintomas de humor e diminui o risco de recidiva, o ganho de peso em decorrência dos efeitos aditivos de ambos os agentes representa um problema clínico significativo. Os agentes antipsicóticos com maior probabilidade de ganho de peso (p. ex., *quetiapina*, *olanzapina*, *clozapina*) devem ser evitados, a não ser que os pacientes não respondam aos tratamentos preferidos.

A duração recomendada do tratamento após a resolução da mania bipolar varia de modo considerável; entretanto, na medida em que os sintomas permitirem, deve-se tentar uma redução gradual do fármaco depois de 6 meses de tratamento, de modo a reduzir o ganho de peso, quando combinado com um estabilizador do humor. Isso precisa ser ponderado pelos dados sobre os benefícios da terapia de combinação e a necessidade de antipsicóticos para tratar especificamente o polo depressivo da doença (p. ex., *cariprazina*, *lumateperona*, *lurasidona*, *quetiapina*).

Depressão maior

O manejo do transtorno depressivo maior com características psicóticas exige doses de antipsicóticos menores do que as doses médias, que devem ser administradas em combinação com um antidepressivo para tratar o transtorno de humor subjacente. Em geral, não há necessidade de tratamento antipsicótico prolongado, porém determinados ASG proporcionam benefício antidepressivo adjuvante. Os antipsicóticos apresentam, em sua maioria, benefício antidepressivo limitado quando usados como monoterapia, com exceção da *amissulprida*, *cariprazina*, *lumateperona*, *lurasidona* e *quetiapina*. Alguns ASG são efetivos como terapia adjuvante na depressão maior unipolar (p. ex., *aripiprazol*, *brexpiprazol*, *quetiapina*) e podem ser usados, preferencialmente, para a depressão unipolar com características psicóticas. Os mecanismos antidepressivos postulados incluem antagonismo da $5-HT_7$ (*amissulprida*, *lurasidona*), antagonismo de $5-HT_{2c}$ (*olanzapina* e o metabólito da *quetiapina*, a norquetiapina), agonismo parcial de DA D_3 (*aripiprazol*, *brexpiprazol*, *cariprazina*) ou uma combinação de antagonismo $5-HT_{2A}$ e ativação de D_1 (*lumateperona*). A hipótese formulada é a de que os antagonistas D_3 potentes têm a capacidade de bloquear autorreceptores no corpo celular dos neurônios DA mesocorticais, resultando em aumento da atividade mediada por D_1 pré-frontal nas vias glutamatérgicas.

Esquizofrenia

Os objetivos imediatos do tratamento antipsicótico agudo consistem em redução do comportamento agitado, desorganizado ou hostil, diminuição do impacto das alucinações, melhora na organização do pensamento e redução do isolamento social. As doses administradas de forma aguda podem ser mais altas do que o necessário para o tratamento de manutenção de pacientes estáveis, embora nem sempre. Na psicose aguda, são normalmente observados benefícios antipsicóticos significativos dentro de 60 a 120 minutos após a administração do fármaco. Os pacientes com delírio ou demência podem ser relutantes ou incapazes de deglutir comprimidos, porém dispõe-se de preparações com comprimido de dissolução oral (CDO) ou formas concentradas líquidas. A administração intramuscular de *ziprasidona* ou *olanzapina* representa uma opção para o tratamento de pacientes agitados e minimamente cooperativos e apresenta menos risco de distonia induzida por fármacos do que o *haloperidol*. A forma inalada da *loxapina* 10 mg está disponível nos Estados Unidos, com $t_{máx}$ mediano de menos de 2 min. Após rápida distribuição do fármaco, os níveis caem para 75% no decorrer dos próximos 10 min e, em seguida, seguem uma cinética típica, com $t_{1/2}$ de 7,6 horas. A *loxapina* inalada foi aprovada para a agitação associada à esquizofrenia ou ao transtorno bipolar I, de modo que o seu uso em outras condições não tem indicação terapêutica formal. Além disso, pode ser administrada apenas em serviços de saúde capazes de oferecer manejo avançado das vias respiratórias no raro caso de broncospasmo agudo.

Além da *clozapina*, que é exclusivamente eficaz no tratamento da esquizofrenia resistente ao tratamento, os ASG não são mais efetivos do que os APG, porém oferecem um perfil de efeitos colaterais neurológicos mais favorável (Huhn et al., 2019). O bloqueio excessivo de D_2, como ocorre frequentemente com o uso de APG de alta potência (p. ex., *haloperidol*), não apenas aumenta o risco de efeitos adversos neurológicos em curto prazo (p. ex., rigidez muscular, bradicinesia, tremor, distonia, acatisia) como também atrasa os processos mentais (bradifrenia) e interfere nas vias centrais de recompensa, resultando em queixas de anedonia pelo paciente (perda da capacidade de sentir prazer) ou até mesmo disforia com agravamento sintomático (Meyer e Stahl, 2021). Os APG de baixa potência, como a *clorpromazina*, não são comumente usados, devido a alta afinidade pelos receptores H_1, M_1 e α_1-adrenérgicos, o que resulta em efeitos indesejáveis (sedação, propriedades anticolinérgicas, ortostase). As preocupações quanto ao prolongamento de QTc limitam ainda mais a sua utilidade clínica. Em pacientes agitados com psicose aguda, a sedação pode ser desejável, porém o uso de um fármaco antipsicótico sedativo pode interferir na função e na avaliação cognitivas.

Como a esquizofrenia necessita de tratamento em longo prazo, os agentes antipsicóticos com maior suscetibilidade metabólica, especialmente ganho de peso (discutido mais adiante neste capítulo), devem ser evitados como terapias de primeira escolha. Os APG de alta potência (p. ex., *haloperidol*, *flufenazina*, *perfenazina*) possuem baixo risco de efeitos adversos metabólicos, e esta é uma das razões pelas quais esses agentes ainda são usados (Huhn et al., 2019). Entre os ASG, a *ziprasidona*, o *aripiprazol*, a *iloperidona*, o *brexpiprazol*, a *cariprazina*, a *lumateperona* e a *lurasidona* são os mais benignos nos seus efeitos metabólicos. Os pacientes com esquizofrenia têm uma prevalência duas vezes maior de síndrome metabólica e diabetes melito tipo 1 e taxas de mortalidade relacionadas a problemas CV duas vezes maiores do que a população geral. Por essa razão, as diretrizes consensuais recomendam a determinação basal dos níveis séricos de glicose e lipídeos, do peso, da pressão arterial e da história pessoal e familiar de doença metabólica e CV (American Psychiatric Association, 2021).

Em função do menor risco de SEP apresentado durante a terapia com ASG, ou até mesmo quando são usados APG em doses modestas, é preciso evitar o uso profilático de medicamentos antiparkinsonianos (p. ex., benzatropina, *triexifenidil*), principalmente porque resulta em comprometimento cognitivo. Entretanto, pode ocorrer parkinsonismo induzido por fármacos com doses mais altas ou em pacientes idosos expostos a antipsicóticos com maior afinidade por D_2; as doses recomendadas em pacientes idosos são, com frequência, 50% daquelas administradas a pacientes mais jovens com esquizofrenia. (Ver também "Uso em populações pediátricas" e "Uso em populações geriátricas", mais adiante neste capítulo.) Se for necessário usar um medicamento antiparkinsoniano, a *amantadina* é preferível aos anticolinérgicos (Silver e Geraisy, 1995).

Tratamento de longo prazo

A necessidade de tratamento de longo prazo é a base das doenças psicóticas crônicas, como a esquizofrenia e o transtorno esquizoafetivo. Entretanto, o tratamento antipsicótico de longo prazo é algumas vezes usado em pacientes com transtorno bipolar I, para a psicose em pacientes com PRD, para a PDP e para uso adjuvante na depressão resistente ao tratamento. As preocupações de segurança combinadas com dados limitados de eficácia em longo prazo reduziram o entusiasmo pelo uso prolongado de fármacos antipsicóticos em pacientes com demência (Maust et al., 2015). A justificativa para o uso contínuo, com base na documentação da resposta do paciente à diminuição gradual da medicação antipsicótica, muitas vezes é obrigatória em casos de cuidados em longo prazo.

Fármacos antipsicóticos

A escolha dos agentes antipsicóticos para o tratamento da esquizofrenia em longo prazo baseia-se principalmente na necessidade de evitar efeitos adversos, na história pregressa de resposta do paciente e na necessidade de uma formulação IAL, devido ao problema de não adesão aos medicamentos orais. Embora as preocupações com os SEP e a DT tenham diminuído com a introdução dos ASG, o risco estimado de DT com o uso crônico de ASG é ainda de 7,2% entre pacientes sem exposição anterior aos APG (Carbon et al., 2017). Desde o advento dos ASG, houve uma preocupação crescente sobre os efeitos metabólicos do tratamento: ganho de peso, dislipidemia (particularmente hipertrigliceridemia) e um impacto adverso na homeostasia da glicose-insulina (Huhn et al., 2019). A *clozapina*, a *olanzapina* e a *quetiapina* em dose mais alta possuem o maior risco metabólico e não são considerados agentes de primeira linha. Para a esquizofrenia resistente ao tratamento, as taxas de resposta com a maioria dos antipsicóticos são inferiores a 5%; entretanto, no caso da olanzapina, a taxa é de 7 a 9% (Meyer e Stahl, 2019). Embora a taxa de resposta à *clozapina* para a esquizofrenia resistente ao tratamento seja de 40 a 60%, a *olanzapina* é algumas vezes usada antes da clozapina após o fracasso de agentes metabolicamente mais benignos, visto que a resposta à *olanzapina* diminui a carga de monitoramento e o risco de certos efeitos adversos incomuns associados ao uso da *clozapina*.

Os pacientes com psicose aguda habitualmente apresentam uma resposta dentro de um período de horas após a administração do fármaco, e análises extensas da resposta dos sintomas em ensaios clínicos indicam que a maioria das respostas a qualquer dose de antipsicóticos na esquizofrenia aguda é observada na segunda semana. A ausência de resposta depois de 2 semanas deve levar a uma reavaliação clínica, incluindo determinação da adesão do paciente à medicação e, idealmente, extensão da exposição ao fármaco por meio dos níveis plasmáticos de antipsicótico, antes de tomar a decisão de aumentar a dose ou de considerar uma mudança para outro agente (Meyer e Stahl, 2021). Os pacientes no primeiro episódio de esquizofrenia frequentemente respondem a doses mais baixas, enquanto os pacientes crônicos podem necessitar de doses que ultrapassam as faixas recomendadas, porém o melhor indicador para exposição do SNC a fármacos é a determinação dos níveis plasmáticos periféricos. Para muitos antipsicóticos, há dados suficientes obtidos de ensaios clínicos de doses fixas e exames de imagem para definir limiares de resposta dos níveis plasmáticos e um limite superior (ponto de futilidade), além do qual as taxas de resposta são inferiores a 5%, mesmo quando toleradas (Meyer e Stahl, 2021).

A Tabela 19-1 fornece as doses usuais, os limiares de resposta dos níveis plasmáticos e o ponto de futilidade. *Embora a dose em miligramas seja o que se prescreve, os problemas relativos à não adesão do paciente à medicação oral, interações medicamentosas e variação da população em relação ao metabolismo do fármaco significam que os níveis plasmáticos apresentam uma correlação com a resposta significativamente melhor do que a dose prescrita. A dosagem deve ser ajustada com base em sinais clinicamente observáveis de benefício antipsicótico e efeitos adversos.* Conforme assinalado anteriormente, uma resposta menor que o mínimo depois de 2 semanas de administração de determinada dose indica uma baixa probabilidade de resposta na sexta semana. Pode ser útil obter um nível plasmático como mínimo de 12 horas (para os antipsicóticos orais) ou 1 a 72 horas antes da próxima administração do fármaco IAL a fim de excluir falhas cinéticas ou de adesão e determinar se o nível atual excede o limiar de resposta (Meyer e Stahl, 2021). Obter um nível acima do limiar de resposta não traz nenhuma garantia de resposta, visto que alguns pacientes podem necessitar de níveis mais altos, enquanto outros pacientes podem, na verdade, demonstrar resistência ao tratamento. Todavia, *a titulação do antipsicótico em pacientes com esquizofrenia que não respondem ao medicamento deve prosseguir até que seja alcançado um de três parâmetros de avaliação:*

1. Há melhora acentuada do paciente
2. O paciente apresenta efeitos adversos limitadores da dose ou
3. O *ponto de futilidade* é alcançado

Embora a intolerabilidade frequentemente seja um parâmetro de avaliação clínica que sinaliza o término de um ensaio clínico de antipsicóticos, uma pequena proporção de pacientes pode nunca apresentar efeitos adversos limitadores da dose e, assim, irá tolerar uma titulação adicional do antipsicótico, mesmo com o uso de APG de alta potência (ver Tab. 19-1). A definição do limite superior da faixa de resposta como *ponto de futilidade* delimita esses importantes conceitos: *a intolerabilidade pode não limitar o ensaio clínico do fármaco em alguns casos, porém a titulação contínua além de determinado nível plasmático (ponto de futilidade) é infrutífera, visto que menos de 5% dos pacientes responderão a esses níveis plasmáticos mais altos* (Meyer e Stahl, 2021).

Determinados efeitos adversos dos antipsicóticos, incluindo ganho de peso, sedação, ortostase e SEP, podem ser previstos com base nas potências dos fármacos nos receptores de neurotransmissores (Tab. 19-2). A detecção de dislipidemia ou hiperglicemia baseia-se no monitoramento laboratorial (ver Tab. 19-1). Com frequência, a redução da dose leva à resolução dos SEP, da ortostase e da sedação, porém a hiperprolactinemia e as anormalidades metabólicas podem apenas melhorar com a suspensão do agente agressor e a mudança do fármaco para uma medicação menos ofensiva. A decisão de mudar o fármaco em pacientes com esquizofrenia estável que apresentam disfunção metabólica ou hiperprolactinemia deve ser individualizada, com base nas preferências do paciente, na gravidade do distúrbio metabólico ou endócrino, na probabilidade de melhora com a mudança do antipsicótico e na história de resposta a agentes anteriores. Os pacientes com esquizofrenia resistente ao tratamento em uso de clozapina não são bons candidatos para esse tipo de mudança, visto que são resistentes a outros fármacos (ver definição da esquizofrenia resistente ao tratamento mais adiante nesta seção). São necessárias outras estratégias para controlar os efeitos adversos metabólicos, conforme discutido adiante.

Recidiva psicótica

Existem muitas razões para a recidiva psicótica ou para uma resposta inadequada ao tratamento antipsicótico em pacientes com esquizofrenia. Essas razões incluem uso de substâncias, estressores psicossociais e adesão precária aos medicamentos. O problema comum da não adesão ao tratamento entre pacientes com esquizofrenia levou ao desenvolvimento de medicamentos antipsicóticos IAL, frequentemente designados como antipsicóticos de depósito (*depot*) (Meyer, 2021). A Tabela 19-2 fornece um resumo das propriedades cinéticas e doses de formulações IAL comumente usadas. Os pacientes que recebem medicamentos antipsicóticos IAL apresentam taxas de recidiva consistentemente mais baixas em comparação com pacientes tratados com formas orais idênticas e podem ter menos efeitos adversos devido aos níveis plasmáticos máximos mais baixos (Kishimoto et al., 2021).

TABELA 19-1 ■ FÁRMACOS PARA PSICOSE E ESQUIZOFRENIA: POSOLOGIA ORAL E PERFIL DE RISCO METABÓLICO

NOME GENÉRICO FORMA POSOLÓGICA	INFORMAÇÃO SOBRE DOSE ORAL*		FAIXA DOS NÍVEIS PLASMÁTICOS PARA ESQUIZOFRENIA (ng/mL)		EFEITOS COLATERAIS METABÓLICOS		
	FAIXA (mg/dia)	RELAÇÃO DE CONCENTRAÇÃO-DOSE	LIMIAR TERAPÊUTICO	PONTO DE FUTILIDADE[a]	GANHO DE PESO	LIPÍDEOS	GLICOSE
Fenotiazinas							
Clorpromazina *O, S, IM*	150-800	0,06	3-30	100	+++	+++	++
Perfenazina *O* decanoato *Depósito IM*	12-60	CYP2D6 ME 0,04 CYP2D6 MF 0,08	0,81	5,0	+/−	−	−
Trifluoperazina *O*	5-40	???	1,0	2,3	+/−	−	−
Flufenazina *O, S, IM* decanoato *Depósito IM*	2,5-20	Fumante 0,06 Não fumante 0,10	1,0	4,0	+/−	−	−
Outros agentes de primeira geração selecionados							
Loxapina *O, Inalada*	15-60	0,22	3,8	18,4	+	−	−
Tiotixeno *O*	5-40	Fumante 0,04 Não fumante 0,05	1,0	12,0	+/−	−	−
Haloperidol *O, S, IM* decanoato *Depósito IM*	2,5-30	0,78	2,0	18,0	+/−	−	−
Agentes de segunda geração							
Aripiprazol *O, S, CDO* mono-hidratado/lauroxila *Depósito IM*	10-45	11,0	110	500	+/−	−	−
Amissulprida *O*[b]	200-1.200	Homens 0,46 Mulheres 0,60	100	550-700	+/−	−	−
Asenapina *CDO, Transdérmica*[c]	10-20	5 mg SL 2 vezes/dia 0,15 10 mg SL 2 vezes/dia 0,20	1,0	???	+/−	−	−
Brexpiprazol *O*	2-4	CYP2D6 ME 18 CYP2D6 MI 46	36	???	+/−	−	−
Cariprazina *O*	3-6	1,91	5,6	???	+/−	−	−
Clozapina *O, S, CDO, IM*	200-900	Mulheres: Fumantes 0,80 Não fumantes 1,32 Homens: Fumantes 0,67 Não fumantes 1,08	350	1.000	++++	+++	+++
Iloperidona *O*[d]	12-24	???	???	???	+	+/−	+/−
Lumateperona[e]	42	???	???	???	+/−	+/−	+/−
Lurasidona *O*[f]	40-160	0,18	7,2	???	+	+/−	+/−
Olanzapina *O, CDO, IM* pamoato *Depósito IM*	7,5-40[g]	Fumante 1,43 Não fumante 2,00	23	150	++++	+++	+++
Paliperidona *O* palmitato *Depósito IM*	6-15	4,09	20	90	+	+/−	+/−
Pimavanserina *O*[h]	34	???	???	???	−	−	−
Quetiapina *O*	200-900	???	???	???	++	+	+/−
Risperidona *O, S, CDO* microesferas, gel subcutâneo *Depósito IM*	2-10	7,0 (componente ativo: soma de risperidona + paliperidona)	15	112	+	+/−	+/−
Sertindol *O*[b]	4-16	12-20	12-20	12-32	+/−	−	−
Ziprasidona *O, IM*[i]	120-200	???	???	???	+/−	−	−

ME, metabolizador extensivo; MF, metabolizador fraco; MI, metabolizador intermediário; O, oral (comprimido ou cápsula); CDO, comprimido de dissolução oral; S, solução; SL, sublingual.

*Valor da relação de concentração dose, multiplicado pela dose oral (mg), fornece uma estimativa do nível mínimo de 12 h em ng/mL (p. ex.: mulher não fumante tratada com clozapina 300 mg ao deitar: 300 × 1,32 = 396 ng/mL).

[a]Uma pequena proporção de pacientes pode nunca apresentar efeitos adversos limitadores da dose, mesmo em doses supraterapêuticas; entretanto, a titulação contínua além do ponto de futilidade do nível plasmático é inútil, visto que menos de 5% dos pacientes responderão a esses níveis plasmáticos mais altos (Meyer, 2014; Meyer e Stahl, 2021).

[b]Não disponível nos Estados Unidos.

[c]As doses transdérmicas por 24 h são de 3,8, 5,7 e 7,6 mg, o equivalente a doses de asenapina por via sublingual de 10, 15 e 20 mg/dia, respectivamente.

[d]Devido ao risco de ortostase, a titulação da dose de iloperidona é de 1 mg, 2 vezes/dia, no dia 1, aumentando para 2, 4, 6, 8, 10 e 12 mg, 2 vezes/dia, nos dias 2 a 7 (quando necessário).

[e]A dose deve ser administrada com 350 kcal de alimento para facilitar a absorção. A administração no jantar melhora a tolerabilidade.

[f]Apenas uma dose aprovada para esquizofrenia (42 mg). Dispõe-se de uma dose de 21 mg e de uma dose de 10,5 mg para pacientes que recebem inibidores moderados a fortes de CYP 3A4, respectivamente.

[g]Um comprimido de associação com olanzapina (doses de 5, 10, 15 ou 20 mg) e 10 mg de samidorfano foi aprovado nos Estados Unidos em junho de 2021 para esquizofrenia ou transtorno bipolar I com episódios maníacos ou mistos como monoterapia, ou para uso adjuvante com lítio ou valproato no transtorno bipolar I. O samidorfano é um antagonista do receptor μ-opioide e agonista parcial modesto do receptor κ-opioide, que atenua o sinal das endorfinas que reforça o comportamento alimentar.

[h]Indicada para a psicose por doença de Parkinson e a psicose relacionada à demência.

[i]A dose oral deve ser administrada com 500 kcal de alimento para facilitar a absorção.

TABELA 19-4 ■ PROCESSAMENTO DOS FÁRMACOS E EFEITOS DA INIBIÇÃO E INDUÇÃO PELA CYP NOS NÍVEIS DE ANTIPSICÓTICOS ORAIS

	$t_{máx}$; BIODISPONIBILIDADE ORAL	METABOLISMO	EFEITO DA INIBIÇÃO POR CYP	EFEITO DA INDUÇÃO POR CYP
Antipsicóticos atípicos mais utilizados				
Aripiprazol	Biodisponibilidade: 87% $t_{máx}$: 3-5 h	As CYP 2D6 e 3A4 produzem o metabólito ativo, desidroaripiprazol $t_{1/2}$: aripiprazol, 75 h; desidroaripiprazol, 94 h. Metabólito = 40% da AUC no estado de equilíbrio dinâmico.	No MF de 2D6: ↑ AUC do aripiprazol de até 80%, 30% ↓ AUC do metabólito Os inibidores potentes da CYP2D6 (p. ex., cetoconazol) podem duplicar a AUC do fármaco original. O cetoconazol (um potente inibidor de 3A4) aumentou as AUC do aripiprazol e de seu metabólito ativo em 63 e 77%, respectivamente.	Indução de 3A4 ↓ $C_{máx}$ e AUC de aripiprazol e metabólito em 70%. $t_{1/2}$: 146 h em MF
Asenapina (transdérmica)	Biodisponibilidade relativa: as doses de 3,8 mg/24 h, 5,7 mg/24 h e 7,6 mg/24 h são bioequivalentes às doses sublinguais de 5 mg 2 vezes/dia, 15 mg/dia e 10 mg 2 vezes/dia, respectivamente $t_{máx}$: 12-24 h	Principalmente por CYP1A2 e por glicuronidação direta pela enzima de fase 2, UGT1A4. A CYP3A4 e a CYP2D6 são vias menores. Sem metabólitos ativos. $t_{1/2}$: 24 h	Fluvoxamina, (25 mg 2 vezes/dia, durante 8 dias) ↑ $C_{máx}$ em 13% e AUC em 29%, porém com maior efeito com doses mais altas de fluvoxamina, se possível. Pode ser necessário ajustar a dose de asenapina nessas circunstâncias. Não há nenhuma influência do inibidor potente de CYP2D6 paroxetina, ou do inibidor de UGT1A4 valproato. Deve-se assinalar que a asenapina aumenta em 2 vezes a exposição à paroxetina, de modo que é necessário reduzir as doses de paroxetina em 50%.	Tabagismo: nenhum efeito sobre a depuração ou outros parâmetros cinéticos A carbamazepina pode ↓ $C_{máx}$ e AUC (16%).
Asenapina (sublingual)	Biodisponibilidade: 32-40% após 10 min de permanência na boca. Se tomar água antes de 10 min, ocorre diminuição da absorção. Oral: < 2% $t_{máx}$: 1 h	Principalmente CYP1A2 e glicuronidação direta pela enzima de fase 2 UG 1A4. A CYP3A4 e a CYP2D6 são vias menores. Sem metabólitos ativos. $t_{1/2}$: 30 h	Fluvoxamina, (25 mg 2 vezes/dia, durante 8 dias) ↑ $C_{máx}$ em 13% e AUC em 29%, porém com maior efeito com doses mais altas de fluvoxamina, se possível. Pode ser necessário ajustar a dose de asenapina nessas circunstâncias. Não há nenhuma influência do inibidor potente de CYP2D6 paroxetina, ou do inibidor de UGT1A4 valproato. Deve-se assinalar que a asenapina aumenta em 2 vezes a exposição à paroxetina, de modo que é necessário reduzir as doses de paroxetina em 50%.	Tabagismo: nenhum efeito sobre a depuração ou outros parâmetros cinéticos. A carbamazepina pode ↓ $C_{máx}$ e AUC (16%).
Brexipiprazol	Biodisponibilidade: 95% $t_{máx}$: 4 h	As CYP 2D6 e 3A4 convertem o brexipiprazol em metabólito inativo (DM-3411). $t_{1/2}$: 91 h	Os inibidores potentes de CYP2D6 ou CYP3A4 aumentam a AUC_{0-24h} em 2 vezes. Uso combinado de um potente inibidor de CYP3A4 e CYP2D6 (ou com MF de CYP2D6) aumenta a AUC_{0-24h} em 4,8 a 5,1 vezes. Reduzir a dose em 50% com inibidor potente de 2D6 ou 3A4 e em 75% com inibidores combinados potentes de CYP2D6/CYP3A4.	Os indutores de 3A4 fortes reduzem a exposição AUC_{0-24h} em ~70%. Duplicar a dose com indutores fortes da CYP3A4.

CAPÍTULO 19 — FARMACOTERAPIA DA PSICOSE E DA MANIA

Fármaco	Farmacocinética	Metabolismo	Observações
Cariprazina	Biodisponibilidade: 65% $t_{máx}$: 3-6 h	A CYP3A4 converte a cariprazina em metabólitos ativos DCAR e DDCAR. No estado de equilíbrio com 6 mg/dia: cariprazina 28%, DCAR 9% e DDCAR 63%. A CYP2D6 é uma via menor. O fármaco original e o metabólito DDCAR têm boa penetração no cérebro; após administração oral de cariprazina, a razão cérebro-plasma para ambos é de ~ 9,8. $t_{1/2}$: 31,6-68,4 h; DCAR, 29,7-39,5 h; DDCAR, 314-446 h. ≥ 50% de DDCAR presente 1 semana após a interrupção.	O potente inibidor de CYP3A4 cetoconazol, na dose de 400 mg/dia, aumenta $C_{máx}$ e AUC_{0-24h} da cariprazina em 3,5 e 4,0 vezes, respectivamente. O cetoconazol também aumenta a $C_{máx}$ e a AUC_{0-24h} da DDCAR em 1,5 vez e diminui a $C_{máx}$ e a AUC_{0-24h} da DDCAR em cerca de um terço. Reduzir a dose em 50% com potentes inibidores de 3A4. Não há impacto dos inibidores de 2D6.	Não estudado. Impacto desconhecido. Não recomendada com indutores da 3A4.
Clozapina	Biodisponibilidade: 60% $t_{máx}$: 2,5 h	As contribuições médias das CYP 1A2, 2C19, 3A4, 2C9 e 2D6 são, respectivamente, de 30, 24, 22, 12 e 6%; todavia, em alguns casos, a CYP1A2 é responsável por 40-55% da biotransformação da clozapina. A CYP1A2 é a forma mais importante em baixas concentrações, o que está de acordo com os achados clínicos. A norclozapina é um metabólito ativo. No maior conjunto de dados disponíveis, a relação entre clozapina e norclozapina no estado de equilíbrio dinâmico em não fumantes é de 1,32. Outros estudos relatam valores diferentes (p. ex., 1,73). O conceito importante é que isso é geneticamente determinado e apenas modificado por exposição a medicamentos ou outras substâncias químicas (p. ex., fumaça de cigarro) que alteram a atividade do CYP ou por momento de administração errático da dose de clozapina em relação às determinações dos níveis plasmáticos. $t_{1/2}$: 12 h (4-66) com dose crônica $t_{1/2}$: 22,5 h (norclozapina)	A fluvoxamina, um potente inibidor de CYP1A2, aumenta os níveis plasmáticos em 5 a 10 vezes. Os potentes inibidores de CYP2D6 ou CYP3A4 aumentam os níveis plasmáticos mínimos em cerca de 2 vezes.	A carbamazepina, a fenitoína, o fenobarbital, a rifampicina e o omeprazol ↓ os níveis mínimos de clozapina em até 50%. O fumo de apenas 7-12 cigarros/dia é suficiente para induzir totalmente a CYP1A2 e ↑ sua atividade em 1,66 vez. Com o abandono do tabagismo, a atividade da CYP1A2 declina, com meia-vida de 38,6 h (faixa, 27,4-54,4 h), e a sua atividade retorna para níveis basais depois de 5 meias-vidas ou, em média, 8 dias. A perda da indução da 1A2 relacionada ao tabagismo resulta em aumento de ≥ 50% nos níveis plasmáticos.
Iloperidona	Biodisponibilidade: bem absorvida, porém com dados limitados $t_{máx}$: 2-4 h	As CYP2D6/3A4 produzem os metabólitos ativos P88 e P95. A exposição a P88 e P95 pode ser significativa. $t_{1/2}$ de P88: ME, 26 h; MF, 37 h $t_{1/2}$ de P95: ME, 23 h; MF, 31 h $t_{1/2}$: 18 h (ME de CYP2D6), 33 h (MF de CYP2D6)	O cetoconazol, a fluoxetina e a paroxetina podem ↑ a AUC da iloperidona e metabólitos em 50-300%, com efeitos semelhantes sobre a $C_{máx}$ no estado de equilíbrio dinâmico.	Impacto de indutores 3A4 não documentado.

continua

TABELA 19-4 ■ PROCESSAMENTO DOS FÁRMACOS E EFEITOS DA INIBIÇÃO E INDUÇÃO DO CYP SOBRE OS NÍVEIS DE ANTIPSICÓTICOS ORAIS (*continuação*)

	t_{max}; BIODISPONIBILIDADE ORAL	METABOLISMO	EFEITO DA INIBIÇÃO DO CYP	EFEITO DA INDUÇÃO DO CYP
Lumateperona	Biodisponibilidade: 4,4% $t_{máx}$: 1-2 h	A CYP3A4 é a principal via. A UGT1A4 está envolvida no metabolismo de fase 2. A lumateperona não é um substrato da Pgp ou BCRP.	O itraconazol, um potente inibidor de 3A4, aumenta a AUC em 4 vezes, enquanto o diltiazem, um inibidor moderado de CYP3A4, aumenta a AUC em 2 vezes. Devido à falta de várias formas de dosagem, a lumateperona não pode ser usada com inibidores da CYP3A4 ou inibidores da UGT (p. ex., AVP).	Rifampicina ↓ AUC em > 95%. Não pode ser administrada com indutores da CYP3A4.
Lurasidona	Biodisponibilidade: 9-19% $C_{máx}$ média e AUC aumentadas em 3 e 2 vezes, respectivamente, quando administrada com alimento $t_{máx}$: 1-3 h	CYP3A4 $t_{1/2}$: 18-36 h	O cetoconazol, um potente inibidor de CYP3A4, em uma dose de 400 mg/dia, durante 7 dias, administrado a 10 voluntários saudáveis aumentou a AUC em 9,3 vezes a partir de seu valor basal. A lurasidona não pode ser usada com potentes inibidores da CYP3A4. A exposição ao inibidor moderado da CYP3A4, diltiazem, 240 mg/dia durante 7 dias, aumentou a AUC da lurasidona em dose única em 2,2 vezes e teve efeito semelhante para seu metabólito, ID-14283. A dose de lurasidona deve ser reduzida em 50% com inibidores moderados da CYP3A4.	NÃO USAR com indutores potentes da CYP3A4. O uso concomitante de rifampicina ↓ a $C_{máx}$ em um sétimo dos níveis anteriores e a AUC em 80%.
Olanzapina	Biodisponibilidade: 60% $t_{máx}$: 6 h	Glicuronidação direta por meio da UGT1A4 ou UGT2B10, ou oxidação mediada por CYP1A2 em N-desmetilolanzapina (inativa). $t_{1/2}$: 30 (21-54) h	Os aumentos médios na AUC da olanzapina após exposição à fluvoxamina são de 52 e 108%, respectivamente, em mulheres e homens não fumantes, porém o efeito é dependente de dose de fluvoxamina. A fluvoxamina, 100 mg/dia por 8 semanas, resultou em aumento dos níveis mínimos de olanzapina de 31 ± 15 ng/mL para 56 ± 31 ng/mL (81%), com faixa de 12%-112%. Uma dose menor de fluvoxamina (25 mg/dia) aumentou a exposição em apenas 26%.	O uso de carbamazepina ↑ a depuração em 50%. A razão concentração:dose da olanzapina é, pelo menos, 30% menor em fumantes e pode ser 50% menor em alguns pacientes.
Paliperidona	Biodisponibilidade: 28% $t_{máx}$: 24 h	59% excretados em sua forma inalterada, 32% aparecem como metabólitos (principalmente na fase 2 por meio da UGT1A4). 80% da eliminação é renal, relacionada com a excreção ativa pelo transportador de efluxo Pgp.	Nenhum impacto significativo dos inibidores de CYP. No estado de equilíbrio dinâmico (5 dias), o divalproato de liberação prolongada, 1.000 mg 1 vez ao dia, aumentou a AUC da paliperidona em dose de 12 mg em 50%.	O uso de carbamazepina ↓ a $C_{máx}$ e a AUC em 37% no estado de equilíbrio dinâmico.
Pimavanserina	Biodisponibilidade: não determinada $t_{máx}$: 6 (4-24) h	Predominantemente CYP3A4 no metabólito N-desmetilpimavanserina, que é ativo na periferia, mas que tem penetração limitada no SNC. $t_{1/2}$: 57 h $t_{1/2}$: 200 h (N-desmetilpimavanserina)	O cetoconazol aumenta a AUC da pimavanserina em 3 vezes.	A exposição a 600 mg de rifampicina durante 1 semana ↓ a AUC da pimavanserina em 91%. Um indutor moderado de CYP3A4 (efavirenz) pode ↓ a AUC da pimavanserina em 70%.

Quetiapina	Biodisponibilidade: 9% $t_{máx}$: 1-2 h $t_{máx}$: 6 h (liberação prolongada)	A CYP3A4 converte a quetiapina no metabólito ativo norquetiapina. A AUC média da norquetiapina no estado de equilíbrio dinâmico é cerca de metade daquela da quetiapina. Improvável como um substrato da Pgp em concentrações clínicas. $t_{1/2}$: 6 h $t_{1/2}$: 9-12 h (norquetiapina)	O cetoconazol (200 mg em dose única diária, durante 4 dias) reduziu a depuração oral da quetiapina em 84%, resultando em aumento de 335% na concentração plasmática máxima.	A fenitoína aumenta a depuração em 5 vezes.
Risperidona	Biodisponibilidade: 70% $t_{máx}$: 1 a 3 h para risperidona e 9-OH risperidona, respectivamente. Nos MF da CYP2D6, a $t_{máx}$ para a 9-OH risperidona é de 17 h.	A CYP2D6 converte a risperidona em 9-OH risperidona (ativa). $t_{1/2}$: 3-4 h; 20-24 h (9-OH risperidona) Nos MF de 2D6, as $t_{1/2}$ são: risperidona, 20 h; 9-OH risperidona, 30 h	Os inibidores potentes da CYP2D6 aumentam a exposição ao componente ativo (ou seja, a AUC) em 1,5 vez (faixa, 1,3-1,8). Os potentes inibidores da CYP3A4 não têm nenhum impacto significativo sobre os níveis do componente ativo.	A carbamazepina diminui a exposição ao componente ativo (ou seja, AUC) em 49%.
Ziprasidona	Biodisponibilidade: 60% quando administrada com alimento Refeição de 500 kcal (de qualquer composição) ↑ AUC de uma cápsula de 20, 40 e 80mg em 48, 87 e 101%, respectivamente $t_{máx}$: 6-8 h	Aldeído-oxidase (66%), CYP3A4 (34%) $t_{1/2}$: 7,5 h	Aumento de 35-40% na AUC da ziprasidona com administração concomitante de cetoconazol	Diminuição da AUC da ziprasidona em 35% pela carbamazepina

Antipsicóticos típicos

Haloperidol	Biodisponibilidade: 60% $t_{máx}$: 2-6 h	Múltiplas vias de CYP, particularmente 2D6 e 3A4. Sem metabólitos ativos. $t_{1/2}$: 24 h (12-36 h)	Os inibidores potentes de CYP2D6 aumentam a exposição em 25-50%. Os indivíduos com apenas um gene CYP2D6 funcional apresentam níveis séricos mínimos 2 vezes mais altos. Aqueles que não apresentam nenhum alelo funcional têm níveis 3 a 4 vezes mais altos. Os inibidores potentes da CYP1A2 aumentam a exposição em 62,5% em média (faixa, 48-79%). Os inibidores potentes de 3A4 aumentam a exposição em 17%.	Carbamazepina, fenobarbital ou fenitoína ↓ C_P em 40-72%. Rifampicina ↓ C_p em 70%. A interrupção da carbamazepina resulta em aumento de 2 a 5 vezes na C_p.
Clorpromazina	A biodisponibilidade é dependente da dose: 25 mg: média, 8,07%; máx., 14,7% 100 mg: média, 18,4%; máx., 34,2% $t_{máx}$: 1,4-2,0 h	A CYP2D6 e, em menor grau, a CYP1A2 convertem a clorpromazina em um metabólito ativo, a 7-OH clorpromazina, que está presente em níveis ~34% do composto original. $t_{1/2}$: 11,05-15 h (faixa, 8-33 h com dose crônica)	Os inibidores potentes de CYP1A2 e CYP2D6 aumentam a exposição em até 38 e 70%, respectivamente.	A carbamazepina diminui a C_p 61% (faixa, 28-84%). O fenobarbital diminui a C_p em 36-60%. O fumo de cigarro ou de maconha ↑ a depuração em 38-50%.

ME, metabolizador extenso; MF, metabolizador fraco.

Autismo

O autismo é uma doença cuja neuropatologia não é totalmente compreendida, mas que pode estar associada a surtos comportamentais explosivos e comportamentos agressivos ou autoflagelantes, que podem ser estereotípicos. A *risperidona* e o *aripiprazol* foram aprovados pela FDA para irritabilidade associada ao autismo em crianças e adolescentes de 5 a 16 anos de idade e são usados temporariamente para problemas de comportamento disruptivo no autismo e na deficiência intelectual, quando os programas comportamentais não são efetivos. O uso em longo prazo não é sustentado pelos dados disponíveis e as crianças com deficiências intelectuais podem ser muito sensíveis ao ganho de peso e sonolência. As doses diárias iniciais de risperidona são de 0,25 mg para pacientes com peso abaixo de 20 kg e de 0,5 mg para os outros, com uma dose-alvo de 0,5 mg/dia para aqueles com peso abaixo de 20 kg e de 1,0 mg/dia para outros pacientes, com faixa de 0,5 a 3,0 mg/dia. Para o *aripiprazol*, a dose inicial é de 2 mg/dia, com faixa-alvo de 5 a 10 mg/dia e dose diária máxima de 15 mg.

Uso antiemético

Os antipsicóticos antagonistas de D_2 protegem contra os efeitos dos agonistas de DA que induzem náusea e vômitos, como a *apomorfina*, que atua nos receptores de DA centrais na zona de gatilho quimiorreceptora do bulbo (ver Fig. 54-6). Fármacos ou outros estímulos que causam vômitos por uma ação no gânglio nodoso ou localmente no trato GI não são antagonizados por fármacos antipsicóticos, mas piperazinas e butirofenonas potentes às vezes são eficazes contra as náuseas causadas pela estimulação vestibular. As fenotiazinas comumente usadas como antieméticos (p. ex., *proclorperazina*) e a *metoclopramida* são antagonistas fracos da DA, sem atividade antipsicótica, mas que podem estar associadas a SEP, acatisia e DT se forem usadas cronicamente. Tanto a *proclorperazina* quanto a *metoclopramida* apresentam advertência no rótulo para DT. Os vômitos e os agentes antieméticos são discutidos de modo pormenorizado no Capítulo 54.

Efeitos adversos e interações medicamentosas

Efeitos adversos previstos pelas afinidades dos receptores de monoamina

Receptor de dopamina D_2 Com a exceção da pimavanserina e dos agonistas parciais de D_2 (aripiprazol, brexpiprazol, cariprazina), todos os outros agentes antipsicóticos possuem propriedades antagonistas de D_2, cuja potência determina a probabilidade de SEP em curto prazo, acatisia, SNM e hiperprolactinemia. Conforme esperado, os APG também apresentam um risco de DT quatro vezes maior do que os ASG (Carbon et al., 2017).

Sintomas extrapiramidais As manifestações dos SEP estão descritas na Tabela 19-5, juntamente com a abordagem de tratamento usual. As reações distônicas agudas ocorrem nas primeiras horas e dias de tratamento, com maior risco entre os pacientes mais jovens (maior incidência entre 10 e 19 anos de idade), especialmente em indivíduos nunca antes tratados com antipsicóticos, em resposta a reduções abruptas na neurotransmissão nigroestriatal de D_2. Normalmente, a distonia envolve os músculos da cabeça e pescoço e a língua e, em sua forma mais grave (a crise oculógira), os músculos extraoculares, e tudo isso assusta o paciente.

Pode ocorrer parkinsonismo semelhante à sua forma idiopática, que irá responder a uma redução da dose ou mudança para um antipsicótico com antagonismo de D_2 mais fraco. Se isso não for possível nem desejável, pode-se utilizar a medicação antiparkinsoniana, porém com a advertência de que o uso de medicação antiparkinsoniana anticolinérgica induz disfunção cognitiva. Os pacientes idosos correm maior risco de parkinsonismo e são mais sensíveis aos efeitos adversos cognitivos e periféricos dos fármacos antiparkinsonianos anticolinérgicos.

Os receptores colinérgicos M_1 muscarínicos são encontrados em neurônios espinhosos médios nigroestriatais. A acetilcolina liberada dos interneurônios colinérgicos adjacentes estimula esses receptores M_1 e compensa os efeitos de agonismo da DA nos receptores D_2. Quando um antagonista D_2 provoca desinibição dos neurônios espinhosos médios, os antagonistas M_1 ajudam a mitigar esse efeito, resultando em diminuição dos sintomas de parkinsonismo e distonia. Questões importantes no uso de anticolinérgicos incluem o impacto negativo sobre a cognição e a memória, os efeitos adversos antimuscarínicos periféricos (p. ex., retenção urinária, boca seca, cicloplegia), a exacerbação da DT e o risco de rebote colinérgico após retirada abrupta dos anticolinérgicos. Para administração parenteral, a *difenidramina* (25-50 mg intramuscular) e a *benzatropina* (1-2 mg intramuscular) são os fármacos mais comumente usados. A *difenidramina* possui propriedades tanto anti-histamínicas quanto anticolinérgicas e é usada de forma preferencial em combinações intramusculares com *haloperidol* para proporcionar profilaxia contra distonia e sedação. A *benzatropina* combina um grupo benzidrila com um grupo tropano, criando um composto mais anticolinérgico do que o triexifenidil, porém menos anti-histamínico do que a *difenidramina* e, portanto, menos sedativo no uso rotineiro. O efeito clínico de uma dose única é curto o suficiente para normalmente o paciente necessitar de duas ou três doses ao dia. A dosagem de *benzatropina* geralmente inicia em 0,5 a 1 mg, 2 vezes/dia, com dose diária máxima de 6 mg, embora sejam usadas doses ligeiramente mais altas em raras circunstâncias. O composto piperidínico *triexifenidil* foi um dos primeiros anticolinérgicos sintéticos. Ele também inibe o transportador de recaptação de DA pré-sináptica, e essa propriedade leva a um maior risco de abuso do que a *difenidramina* ou a *benzatropina*. O triexifenidil tem boa absorção GI, alcançando níveis plasmáticos máximos em 1-2 horas, com $t_{1/2}$ sérica de cerca de 10 a 12 horas, exigindo, em geral, múltiplas doses diárias para obter resultados clínicos satisfatórios. A faixa posológica diária total é de 5 a 15 mg, administrados 2 ou 3 vezes ao dia em doses fracionadas. O biperideno é outro fármaco dessa classe.

A *amantadina*, originalmente comercializada como agente antiviral para influenza A, é fármaco alternativo para o parkinsonismo induzido por antipsicóticos e evita os efeitos adversos periféricos e no SNC dos fármacos anticolinérgicos (Silver e Geraisy, 1995). Seus mecanismos de ação envolvem o bloqueio da recaptação de DA pré-sináptica, a facilitação da liberação de DA, o agonismo de DA pós-sináptico e/ou a modulação do receptor de DA. A *amantadina* é bem absorvida após administração oral, alcançando níveis máximos dentro de 1 a 4 horas após a ingestão; a depuração é renal, e mais de 90% são recuperados na forma não metabolizada na urina. A $t_{1/2}$ plasmática é de 12 a 18 horas em adultos jovens saudáveis, porém é mais longa naqueles com comprometimento renal. Para pacientes com depuração de creatinina de 30 a 50 mL/min, a dose recomendada é de 200 mg administrada uma vez, seguida de 100 mg a cada 24 horas. A dose inicial é de 100 mg por via oral, uma vez ao dia, em adultos saudáveis, podendo ser aumentada para 100 mg, duas vezes ao dia. As doses máximas para tratamento do parkinsonismo relacionado a antipsicóticos são de 300 a 400 mg/dia. Uma dose de 100 mg, duas vezes ao dia, produz níveis plasmáticos máximos de 500 a 800 ng/mL e níveis mínimos de 300 ng/mL. Observa-se a ocorrência de toxicidade com níveis séricos entre 1.000 e 5.000 ng/mL.

Discinesia tardia A discinesia tardia resulta de um aumento da atividade dopaminérgica nigroestriatal pós-sináptica, devido à suprarregulação dos receptores de D_2 supersensíveis pós-sinápticos decorrente de bloqueio crônico de D_2 (e possíveis efeitos tóxicos diretos dos antagonistas da DA de alta potência). A DT ocorre cinco vezes mais frequentemente em pacientes idosos, e o risco pode ser um pouco maior em pacientes com transtornos de humor do que naqueles com esquizofrenia. A prevalência da DT é, em média, de 25% em adultos tratados com APG por mais de 1 ano, porém é estimada em 7,2% naqueles expostos apenas a ASG (Carbon et al., 2017).

A discinesia tardia caracteriza-se por movimentos coreiformes (semelhantes a tiques) estereotipados, repetitivos, involuntários e rápidos da face, das pálpebras (piscar ou espasmo), da boca (caretas), da língua, dos membros ou do tronco, com graus variáveis de atetose (movimentos de torção) mais lenta. Como parte da síndrome, podem ocorrer também distonia tardia, acatisia tardia e, raramente, dor tardia. Os movimentos da DT desaparecem durante o sono, variam de intensidade ao longo do

TABELA 19-5 ■ EFEITOS COLATERAIS NEUROLÓGICOS DOS FÁRMACOS ANTIPSICÓTICOS

REAÇÃO	CARACTERÍSTICAS	TEMPO DE INÍCIO E INFORMAÇÕES DE RISCO	MECANISMO PROPOSTO	TRATAMENTO
Distonia aguda	Espasmos dos músculos da língua, da face, do pescoço e do dorso	Tempo: 1-5 dias. Pacientes jovens nunca antes tratados com antipsicóticos apresentam maior risco.	Antagonismo de DA agudo	Os agentes antiparkinsonianos são diagnósticos e curativos[a]
Acatisia	Inquietação subjetiva e objetiva; *não* ansiedade ou "agitação"	Tempo: 5-60 dias	Desconhecido, porém relacionado, em parte, com o antagonismo da DA. Pode ser também observado com agonistas parciais da DA.	Reduzir a dose ou substituir o fármaco; a mirtazapina em baixa dose (7,5-15 mg), o clonazepam e o propranolol são mais efetivos do que os antiparkinsonianos. O uso em longo prazo de benzodiazepínicos está associado a uma maior mortalidade em pacientes com esquizofrenia, particularmente mortalidade com suicídio.[b]
Parkinsonismo	Bradicinesia, rigidez, tremor variável, fácies inexpressiva, marcha arrastando os pés	Tempo: 5-30 dias. Idosos em maior risco	Antagonismo da DA	Redução da dose; substituir o medicamento; agentes antiparkinsonianos. Se possível, usar amantadina e evitar fármacos anticolinérgicos, devido aos efeitos adversos cognitivos.[c]
Síndrome neuroléptica maligna	Rigidez extrema, febre, pressão arterial instável, mioglobinemia; pode ser fatal	Tempo: semanas-meses. Pode persistir por alguns dias depois da interrupção do tratamento com antipsicótico.	Antagonismo da DA	Interromper imediatamente o tratamento com antipsicóticos; cuidados de suporte; dantroleno ou bromocriptina.[d]
Tremor perioral ("síndrome do coelho")	Tremor perioral (pode ser uma variante tardia do parkinsonismo)	Tempo: meses ou anos de tratamento	Antagonismo da DA	Os agentes antiparkinsonianos frequentemente são úteis.[c] Se possível, usar amantadina e evitar fármacos anticolinérgicos, devido aos efeitos adversos cognitivos.
Discinesia tardia	Discinesia orofacial, movimentos coreiformes, movimentos do tipo tique, estereotipia e, possivelmente, distonia. Cerca de um terço dos casos não apresentam envolvimento da cabeça/pescoço.	Tempo: meses ou anos de tratamento. Idosos apresentam risco 5 vezes maior. Risco proporcional à potência do bloqueio de D_2.	Suprarregulação dos receptores de dopamina D_2 pós-sinápticos supersensíveis	Normalmente irreversível, mas pode ser reversível com reconhecimento precoce e interrupção do fármaco. Os inibidores do VMAT2, valbenazina e deutetrabenazina, foram aprovados pela FDA para a discinesia tardia e são muito efetivos, com efeitos cujos níveis alcançam até 0,90. Os anticolinérgicos exacerbam a discinesia tardia, mas podem ser usados para a distonia tardia residual que não responde à inibição do VMAT2.

[a]Tratamento: difenidramina, 25-50 mg IM, ou benzatropina, 1-2 mg IM. Devido à $t_{1/2}$ longa do antipsicótico, pode ser necessário repetir ou acompanhar com fármaco por via oral.
[b]O propranolol em geral é eficaz em doses relativamente baixas (20-80 mg/dia em doses fracionadas). Os antagonistas seletivos dos receptores β_1-adrenérgicos são menos eficazes. Os antagonistas β-adrenérgicos não lipofílicos (p. ex., atenolol) têm penetração limitada no SNC e não apresentam nenhum benefício.
[c]O uso de amantadina evita efeitos anticolinérgicos da benzatropina ou da difenidramina.
[d]Apesar da resposta ao dantroleno, não há evidência de qualquer anormalidade no transporte do Ca^{2+} nos músculos esqueléticos; com efeitos antipsicóticos duradouros (p. ex., agentes IAL), a bromocriptina pode ser necessária em doses altas (10-40 mg/dia). Os agentes antiparkinsonianos não são efetivos.

tempo e são dependentes do nível de excitação ou estresse emocional, reaparecendo, algumas vezes, durante doenças psiquiátricas agudas após um desaparecimento prolongado. Os movimentos da DT podem ser suprimidos parcialmente pelo uso de um potente antagonista de DA a fim de bloquear os receptores D_2 pós-sinápticos supersensíveis, porém essas intervenções ao longo do tempo podem aumentar a gravidade, visto que isso era parte da crise farmacológica inicial. A substituição de potentes antagonistas de D_2 por agonistas mais fracos não é efetiva e não deve ser realizada para o manejo da DT (Bhidayasiri et al., 2018). A única exceção é a mudança para a *clozapina* em pacientes com DT moderada/grave, porém essa mudança só deve ser efetuada em pacientes que têm outras indicações para uso da *clozapina* (p. ex., esquizofrenia resistente ao tratamento), visto que os inibidores do VMAT2 recém-aprovados são bem tolerados e efetivos quando administrados com terapia antipsicótica (Mentzel et al., 2018). Em pacientes que não necessitam de terapia antipsicótica contínua (p. ex., uso adjuvante para transtornos de humor), a suspensão do fármaco pode ser benéfica quando a DT é reconhecida precocemente, porém só é efetiva em 12% dos casos com sintomas mais estabelecidos (Bhidayasiri et al., 2018).

Os inibidores do VMAT2, *valbenazina* e *tetrabenazina deuterada* (*deutetrabenazina*), são aprovados pela FDA para a DT. Ambos são derivados da *tetrabenazina*, porém com cinética mais favorável, que também melhora o perfil de tolerabilidade da *tetrabenazina* (Bhidayasiri et al., 2018). A *valbenazina* é um profármaco metabolizado a um metabólito tetrabenazina (α-di-hidrotetrabenazina), que é um potente inibidor do VMAT2. A *valbenazina* é administrada em uma dose diária e titulada depois de 1 semana de 40 mg para 80 mg, a não ser que a tolerabilidade ou problemas cinéticos limitem o uso da dose mais alta. A depuração da *valbenazina* e seu metabólito ativo envolve as CYP 2D6 e 3A4. Por conseguinte, a exposição ao fármaco original e a seu metabólito ativo estará aumentada nos metabolizadores fracos da CYP2D6, na presença de inibidores potentes da CYP2D6 (p. ex., *paroxetina*) ou da CYP3A4 (p. ex., *cetoconazol*), ou em pacientes com comprometimento hepático moderado a grave. Não se recomenda o uso da *valbenazina* na presença de indutores potentes da CYP3A4 (p. ex., *rifampicina*), e deve-se evitar o uso concomitante de inibidores da monoaminoxidase. A *valbenazina* também inibe o transportador de efluxo glicoproteína P (Pgp) e aumenta a exposição à *digoxina*. A *deutetrabenazina* foi aprovada para a DT e para o manejo da coreia da doença de Huntington. (Ver Cap. 21 para uma discussão do uso da *deutetrabenazina* e *tetrabenazina* na coreia de Huntington.) A *deutetrabenazina* é administrada duas vezes ao dia e tem uma titulação de 6 mg/semana, da dose inicial de 6 mg, duas vezes ao dia, até a faixa posológica efetiva de 24 a 48 mg/dia (Bhidayasiri et al., 2018). Tanto a *valbenazina* quanto a *deutetrabenazina* foram bem toleradas em ensaios clínicos, com altas taxas de conclusão do tratamento (80-90%), que foram comparáveis as do placebo. A eficácia é mantida durante o uso em longo prazo; todavia, tendo em vista a natureza irreversível da DT na maioria dos pacientes, os sintomas normalmente retornam a seu nível basal quando se interrompe um inibidor do VMAT2.

Acatisia Ao contrário do parkinsonismo induzido por antipsicóticos e da distonia aguda, a fenomenologia e o tratamento da acatisia sugerem envolvimento de estruturas fora da via nigroestriatal. Apesar da associação com bloqueio de D_2, a acatisia apresenta uma resposta mínima aos fármacos antiparkinsonianos anticolinérgicos, de modo que outras estratégias de tratamento são usadas de forma aguda, incluindo benzodiazepínicos de alta potência (p. ex., *clonazepam*), bloqueadores β-adrenérgicos não seletivos com excelente penetração no SNC (p. ex., *propranolol*) e o antidepressivo antagonista de 5-HT$_{2A}$, a *mirtazapina*, em doses de 7,5 a 15 mg ao deitar (American Psychiatric Association, 2021). Com o passar do tempo, deve-se considerar a redução da dose ou a substituição por outro antipsicótico. O fato de o *clonazepam* e o *propranolol* terem atividade cortical significativa e serem ineficazes para outras formas de SEP aponta para uma origem extraestriatal dos sintomas da acatisia.

Síndrome neuroléptica maligna A SNM assemelha-se a uma forma grave de parkinsonismo, porém com sintomas adicionais, incluindo instabilidade autônoma (hipertermia e labilidade do pulso, da pressão arterial e da frequência respiratória), estupor, elevação da creatina-cinase sérica e mioglobinúria resultante com nefrotoxicidade potencial. Em sua forma mais grave, essa síndrome pode persistir por mais de uma semana depois da interrupção do fármaco que a desencadeou e está associada a mortalidade. A SNM tem sido associada a numerosos agentes antipsicóticos, porém o risco é maior com doses relativamente altas de antagonistas D_2 potentes. Além da interrupção do tratamento antipsicótico e das medidas de cuidados de suporte (p. ex., medidas agressivas de resfriamento), o tratamento farmacológico específico com um agonista da DA, como a *bromocriptina*, é útil, com dados conflitantes sobre o valor do *dantroleno*. A ECT também pode ser considerada em pacientes com resposta inadequada a outras medidas. Existem menos relatos de SNM com ASG, em comparação com aqueles decorrentes de exposição a APG, de modo que essa síndrome é observada menos comumente em sua apresentação completa (Gurrera et al., 2017). Em 2011, foram publicados critérios consensuais para auxiliar no diagnóstico da SNM, com um estudo de validação subsequente publicado em 2017, que usou o esquema de escore proposto do artigo de 2011 (Gurrera et al., 2017).

Hiperprolactinemia A hiperprolactinemia resulta do bloqueio dos receptores D_2 tuberoinfundibulares. Os neurônios dopaminérgicos projetam-se do núcleo arqueado do hipotálamo até a eminência mediana, onde fornecem DA à adeno-hipófise através dos vasos porta hipofisários. Os receptores D_2 nos lactotropos na adeno-hipófise mediam a ação tônica de inibição da prolactina da DA. As correlações entre a potência de D_2 de fármacos antipsicóticos e elevações da prolactina são excelentes. Com exceção da *amissulprida*, da *risperidona* e da *paliperidona*, os ASG exibem efeitos limitados (*asenapina, iloperidona, olanzapina, quetiapina, ziprasidona*) a quase ausentes (*clozapina, aripiprazol, brexpiprazol, cariprazina, lumateperona*) sobre a secreção de prolactina. A *amissulprida*, a *risperidona* e a *paliperidona* têm maior risco de causar elevação da prolactina, até mesmo mais do que os APG de alta potência, e isso está relacionado com a sua alta afinidade pelo transportador de efluxo de Pgp (Huhn et al., 2019). A alta afinidade pela Pgp resulta em refluxo na barreira hematencefálica, expondo, assim, as células hipofisárias a concentrações localmente elevadas do antipsicótico. O impacto sobre a secreção de prolactina é, portanto, desproporcional à afinidade pelos D_2.

A hiperprolactinemia pode induzir diretamente ingurgitamento mamário e galactorreia e pode causar amenorreia em mulheres e disfunção sexual ou infertilidade tanto em mulheres quanto em homens. A redução da dose pode ser tentada para reduzir os níveis séricos de prolactina, mas deve-se ter cuidado para manter o tratamento dentro da faixa terapêutica antipsicótica. A mudança de agentes antipsicóticos agressores (particularmente *amissulprida, risperidona* e *paliperidona*) é a estratégia preferida; entretanto, quando não é viável, pode-se empregar a *bromocriptina*. A hiperprolactinemia decorrente de fármacos antipsicóticos é rapidamente reversível quando os fármacos são interrompidos. O uso do agonista parcial *aripiprazol* geralmente não é aconselhável, visto que existem relatos de casos de exacerbação devido ao deslocamento dos antipsicóticos antagonistas de D_2 (p. ex., *haloperidol, risperidona, paliperidona*) pelo *aripiprazol* (Takeuchi e Remington, 2013). À semelhança de todos os antipsicóticos agonistas parciais, o *aripiprazol* possui afinidade extremamente alta pelo D_2, até mesmo maior do que os APG.

Receptores de histamina H_1 O antagonismo dos receptores H_1 no SNC está associado a dois efeitos adversos importantes: sedação e ganho de peso por meio de estimulação do apetite. Alguns agentes antipsicóticos produzem esses efeitos adversos em virtude de sua alta ligação a H_1 (ver Tab. 19-3).

Sedação Exemplos de fármacos antipsicóticos sedativos incluem APG de baixa potência, como *clorpromazina*, e os ASG *clozapina* e *quetiapina*. O efeito sedativo é facilmente previsível pela sua alta afinidade pelo receptor H_1 (Tab. 19-3). Ocorrerá desenvolvimento de certa tolerância às propriedades sedativas, um fato útil que deve ser lembrado quando se considera mudar o paciente para um agente não sedativo. A descontinuação rápida de fármacos antipsicóticos anti-histamínicos sedativos é inevitavelmente seguida por queixas significativas de insônia de rebote e transtornos do sono. Se a interrupção do tratamento com antipsicótico sedativo for considerada necessária, o antipsicótico sedativo deve ser reduzido de maneira gradual e lenta durante 4 a 12 semanas, e o médico deve estar preparado para utilizar um sedativo no final da redução da dose. A *hidroxizina* (um anti-histamínico) ou a *difenidramina* (um anti-histamínico anticolinérgico) constituem opções razoáveis. Após a interrupção de emergência da *clozapina* para neutropenia grave ou miocardite, é necessário usar altas doses de agentes anticolinérgicos para prevenir o rebote colinérgico. A sedação pode ser útil durante a psicose aguda, mas a sedação excessiva pode interferir na avaliação do paciente, prolongar desnecessariamente a permanência no setor de emergência e nos hospitais psiquiátricos, e é pouco tolerada em pacientes idosos com demência e *delirium*, de modo que se deve ter cautela adequada ao escolher o agente e a dose.

Ganho de peso O ganho de peso é um problema significativo durante o uso prolongado de fármacos antipsicóticos e representa uma barreira importante para a adesão ao tratamento, bem como uma grande ameaça para a saúde física e emocional do paciente. O ganho de peso tem substituído de maneira efetiva as preocupações com SEP como o efeito adverso que causa maior consternação entre os pacientes e os médicos. A estimulação do apetite constitui o principal mecanismo envolvido, com pouca evidência sugerindo que a atividade reduzida (em consequência da sedação) possa constituir um importante fator contribuinte para o ganho de peso relacionado com antipsicóticos. Pesquisas laboratoriais indicaram que os fármacos com antagonismo significativo de H_1 induzem estimulação do apetite por meio de efeitos em locais hipotalâmicos. O antagonismo nos receptores 5-HT$_{2C}$ pode desempenhar um papel aditivo ao promover ganho de peso para fármacos que exibem alta afinidade pelo H_1 (p. ex., *clozapina, olanzapina*), mas parece não ter nenhum efeito na ausência de bloqueio H_1 significativo, conforme evidenciado pela *ziprasidona*, um antipsicótico com baixo risco de ganho de peso, afinidade pela 5-HT$_{2C}$ extremamente alta e baixa afinidade pelos receptores de histamina H_1. A *clorpromazina* e os ASG *olanzapina, quetiapina* e *clozapina* constituem os agentes de maior risco, porém ocorre algum ganho de peso com quase todos os fármacos antipsicóticos (Huhn et al., 2019).

Os pacientes mais jovens e nunca antes tratados com antipsicóticos são mais sensíveis ao ganho de peso provocado por todos os antipsicóticos, incluindo agentes que parecem ser mais neutros quanto ao ganho de peso em adultos. A mudança para fármacos mais neutros em relação ao ganho de peso pode produzir resultados significativos; entretanto, quando a mudança dos fármacos não é viável ou não tem sucesso, é necessário empregar estratégias comportamentais, o que deve ser considerado. A *metformina* também é usada para moderar o ganho de peso induzido por antipsicóticos da *olanzapina* e *clozapina* e deve ser introduzida quando se inicia o antipsicótico. Agonistas do peptídeo-1 tipo glucagon, como a *exenatida* e a *liraglutida*, também podem ser úteis (Siskind et al., 2019). Em junho de 2021, um comprimido de combinação de *olanzapina* e *samidorfano* foi aprovado nos Estados Unidos para a esquizofrenia e o transtorno bipolar I. O *samidorfano* é um antagonista dos receptores opioides μ e um agonista parcial modesto dos receptores opioides κ, cujo papel consiste em atenuar o sinal das endorfinas que reforça o comportamento alimentar, de forma a limitar o ganho de peso associado à *olanzapina* em pacientes com uso de início recente de *olanzapina*.

Receptores muscarínicos M_1 O antagonismo muscarínico é responsável pelos efeitos anticolinérgicos centrais e periféricos de medicamentos. A carga anticolinérgica clinicamente relevante da maioria dos ASG é limitada, enquanto a *clozapina* e as fenotiazinas de baixa potência apresentam efeitos adversos anticolinérgicos significativos (ver Tab. 19-3). A *quetiapina* possui afinidade muscarínica modesta; o seu metabólito ativo, a *norquetiapina*, é provavelmente responsável pelos efeitos anticolinérgicos. A *clozapina* está particularmente associada a constipação intestinal significativa e íleo devido às suas propriedades anticolinérgicas e, possivelmente, aos seus efeitos nos receptores 5-HT$_3$. O uso rotineiro de múltiplos laxantes e secretagogos é necessário para controlar o problema. Deve-se evitar o uso de *Psyllium*, visto que o tempo de trânsito colônico dos pacientes tratados com *clozapina* pode ultrapassar 100 horas, resultando em inspissação do *Psyllium* em um gel que pode provocar obstrução intestinal (Meyer e Stahl, 2019). Os fármacos anticolinérgicos devem ser evitados em pacientes idosos, particularmente naqueles com demência ou *delirium*, devido aos efeitos adversos sobre a cognição, com a exceção notável da *clozapina* devido à falta de outras opções para o tratamento da esquizofrenia resistente a tratamento.

Receptores $α_1$-adrenérgicos O antagonismo $α_1$-adrenérgico está associado à hipotensão ortostática, e isso pode ser particularmente problemático para pacientes idosos, que apresentam baixo tônus vasomotor. O grau desse efeito produzido por antipsicóticos na prática clínica depende das doses administradas e da velocidade de titulação. Em comparação com os APG de alta potência, os APG de baixa potência estão associados a um maior risco de ortostase. Entre os ASG, a *iloperidona* apresenta uma advertência sobre a redução do risco de ortostase por meio de titulação mais lenta. A *clozapina* pode estar associada a ortostase significativa, mesmo quando titulada lentamente. Como os pacientes tratados com *clozapina* têm poucas outras opções de antipsicóticos, utiliza-se o potente mineralocorticoide *fludrocortisona*, na dose inicial de 0,1 mg/dia (dose máxima de 0,5 mg/dia), como expansor de volume (Meyer e Stahl, 2019).

Efeitos adversos não previstos pelas afinidades dos receptores de monoamina

Efeitos metabólicos adversos Os efeitos metabólicos constituem uma área de grande preocupação durante o tratamento antipsicótico de longo prazo, paralelamente a uma preocupação global sobre a alta prevalência de condições pré-diabéticas, diabetes tipo 2 e taxa de mortalidade CV duas vezes maior entre pacientes com esquizofrenia. Além do ganho de peso, os dois principais efeitos adversos metabólicos observados com fármacos antipsicóticos são dislipidemia, principalmente os triglicerídeos séricos elevados, e deficiências no controle glicêmico.

As fenotiazinas de baixa potência elevam os níveis séricos de triglicerídeos, um efeito que não é observado com as fenotiazinas de alta potência. Entre os ASG, são observados aumentos significativos nos níveis de triglicerídeos em jejum durante a exposição à *clozapina*, *olanzapina* e altas doses de *quetiapina* (> 400 mg/dia). Os efeitos sobre o colesterol total e as frações de colesterol são significativamente menores, porém exibem associações esperadas relacionadas a agentes de maior risco: *clozapina*, *olanzapina* e *quetiapina* (Huhn et al., 2019). O ganho de peso pode induzir alterações deletérias dos lipídeos; entretanto, as evidências indicam que a hipertrigliceridemia induzida por antipsicóticos é um evento adverso independente do peso, que ocorre dentro de várias semanas após o início de um medicamento agressor e que melhora nas primeiras 6 semanas após a interrupção do medicamento. Em indivíduos não expostos a fármacos antipsicóticos, níveis elevados de triglicerídeos em jejum são uma consequência direta da resistência à insulina, pois as lipases dependentes de insulina em células adiposas são normalmente inibidas pela insulina. À medida que a resistência à insulina se agrava, níveis inadequadamente elevados de lipólise levam à liberação de quantidades excessivas de ácidos graxos livres, que são transformados em partículas de triglicerídeos. Níveis elevados de triglicerídeos em jejum, portanto, tornam-se um marcador sensível da resistência à insulina, levando à hipótese de que os aumentos de triglicerídeos observados durante o tratamento antipsicótico são resultado de distúrbios na homeostasia glicose-insulina.

A capacidade dos fármacos antipsicóticos de induzir hiperglicemia foi observada pela primeira vez durante um tratamento com fenotiazinas de baixa potência; com efeito, a *clorpromazina* era ocasionalmente explorada por essa propriedade específica como tratamento pré-operatório adjuvante do insulinoma. Conforme o uso de ASG passou a ser disseminado, numerosos artigos documentaram a associação do diabetes melito de início recente e de cetoacidose diabética à exposição aos ASG, particularmente durante a terapia com *clozapina*, *olanzapina* e *quetiapina*. O mecanismo pelo qual os fármacos antipsicóticos alteram a homeostasia da glicose-insulina permanece desconhecido, porém experimentos em animais *in vivo* documentaram efeitos imediatos e dependentes da dose de clozapina e olanzapina sobre a sensibilidade hepática e corporal total à insulina.

Pode haver também mecanismos inerentes relacionados com a doença, que aumentam o risco de distúrbios metabólicos entre pacientes com esquizofrenia, porém a escolha do fármaco constitui um fator de risco primário modificável, e todos os ASG nos Estados Unidos apresentam uma advertência na bula sobre a hiperglicemia. Recomenda-se o uso de agentes metabolicamente mais benignos para o tratamento inicial de todos os pacientes para os quais é esperado um tratamento de longo prazo. Os médicos devem obter dados metabólicos basais, incluindo glicose em jejum ou hemoglobina A$_{1c}$, um painel de lipídeos em jejum e peso, e estabelecer um plano de monitoramento contínuo desses parâmetros metabólicos. Tal como acontece com o ganho de peso, as alterações na glicemia de jejum e lipídeos devem levar a uma reavaliação do tratamento em curso, à instituição de medidas para melhorar a saúde metabólica (dieta, exercício, orientação nutricional) e a uma avaliação para mudança do antipsicótico.

Efeitos cardíacos adversos Vários canais iônicos estão envolvidos na despolarização e na repolarização das células cardíacas ventriculares (ver Caps. 33 e 34). Alguns antipsicóticos podem interferir no funcionamento desses canais, com aumento no risco de arritmias ventriculares e MSC. Embora a maioria dos APG (p. ex., *tioridazina*) iniba significativamente os canais de K$^+$ retificadores de influxo (I_{kr}) nos miócitos cardíacos, esse efeito é muito menos pronunciado com os ASG (Xiong et al., 2020). O antagonismo dos canais de Na$^+$ dependentes de voltagem provoca alargamento do QRS e aumento do intervalo PR, com aumento do risco de arritmia ventricular. A repolarização dos miócitos é mediada, em parte, pela corrente de K$^+$ através de dois canais: o canal I_{kr} rápido e o canal I_{ks} lento. A subunidade α do canal I_{kr}, K$_{v11.1}$, é codificada pelo *hERG*, o gene relacionado a *human-ether-a-go-go*. Por conseguinte, K$_{v11.1}$ faz parte do canal de K$^+$ que medeia a corrente de I_{kr} repolarizante do potencial de ação cardíaco. Polimorfismos do *hERG* estão envolvidos na síndrome congênita do QT longo associada à síncope e à MSC. O antagonismo dos canais I_{kr} é responsável pela maioria dos casos de prolongamento do QT induzido por fármacos e constitui o mecanismo suspeito para a maioria dos casos de MSC induzida por antipsicóticos (Xiong et al., 2020).

Além de agentes isolados, cujos dados informais e de vigilância farmacológica indicam um risco de *torsades de pointes* (p. ex., *tioridazina*, *pimozida*), a maioria dos agentes antipsicóticos mais recentes de uso comum não está associada a um risco aumentado conhecido de arritmias ventriculares. As associações prévias entre o uso de *clozapina* e o prolongamento de QT são agora reconhecidas como artefatos espúrios relacionados com o uso da fórmula obsoleta e imprecisa de correção de QT de Bazett em um grupo de pacientes que frequentemente apresentam taquicardia (Meyer e Stahl, 2019). Uma exceção atual é o *sertindol*, um agente não disponível nos Estados Unidos, que foi retirado em 1998 com base em relatos informais de *torsades de pointes*, mas que foi reintroduzido na Europa, em 2006, com diretrizes de monitoramento rigoroso com ECG. Embora os dados *in vitro* tenham revelado uma afinidade do *sertindol* pelo I_{kr}, vários estudos epidemiológicos publicados na última década foram incapazes de confirmar um risco aumentado de morte súbita em consequência da exposição ao *sertindol*, fornecendo, assim, uma justificativa para a sua reintrodução.

Atualmente, não há dados sugerindo um benefício do monitoramento de rotina com ECG para a prevenção da MSC entre pacientes em uso de fármacos antipsicóticos (Xiong et al., 2020). Entretanto, todos os medicamentos antipsicóticos comercializados nos Estados Unidos (com exceção da *lurasidona* e *cariprazina*) apresentam uma advertência de classe sobre o prolongamento de QTc. Existe uma advertência específica em tarja preta para a *tioridazina*, a *pimozida*, o *droperidol* intramuscular e o *haloperidol* (para a formulação intravenosa, mas não para a oral ou a intramuscular) a respeito da ocorrência de *torsades de pointes* e arritmias ventriculares fatais subsequentes (discutidas adiante e no Cap. 34). A superdosagem com APG é motivo de preocupação particular no caso de determinados agentes (p. ex., *clorpromazina*, *tioridazina*, *pimozida*), devido ao risco de *torsades de pointes* e, para antipsicóticos de menor potência, probabilidade de sedação, efeitos anticolinérgicos e ortostase. Os pacientes com superdosagem de APG de alta potência (p. ex., *haloperidol*) e benzamidas substituídas correm maior risco de SEP (devido à alta afinidade pelos D_2) e alterações do ECG. A experiência com a superdosagem de ASG indica um risco muito menor de *torsades de pointes* e de outras arritmias ventriculares em comparação com antipsicóticos mais antigos; entretanto, combinações de agentes antipsicóticos com outros medicamentos podem levar a casos fatais, principalmente por depressão respiratória.

Os efeitos da *clozapina* sobre o coração incluem taquicardia independentemente da presença de ortostase, miocardite e miocardiopatia dilatada. O risco de miocardite é de 1% e só é observado durante as primeiras 6 semanas de tratamento. A suspeita baseia-se nos sinais clínicos (p. ex., dor torácica, mal-estar, febre), e o diagnóstico é confirmado por níveis de troponina I ou T superiores ou iguais a duas vezes o limite superior do normal ou por um nível de proteína C reativa superior ou igual a 100 mg/L (Meyer e Stahl, 2019).

Outros efeitos adversos Nos Estados Unidos, existe uma advertência de classe no rótulo para risco de convulsão (< 1%) em todos os antipsicóticos, com exceção da *pimavanserina*. Entre os ASG comumente usados, apenas a *clozapina* está associada a um risco de convulsão dependente da dose com prevalência de 3 a 5%. A *olanzapina* estruturalmente relacionada teve uma incidência de 0,9% em estudos pré-comercialização. Os pacientes com distúrbio convulsivo que iniciam o tratamento antipsicótico precisam receber profilaxia adequada, devendo-se considerar a necessidade de evitar o uso de *carbamazepina* e *fenitoína*, em virtude da potente indução de CYP e Pgp. A *carbamazepina* também está contraindicada durante o tratamento com *clozapina*, devido ao seu raro risco de efeitos sobre a medula óssea. Os derivados do AVP (p. ex., *divalproato de sódio*) são usados para as convulsões associadas à *clozapina*, visto que proporcionam uma melhor cobertura para o espectro das crises generalizadas e mioclônicas ou atônicas. O *divalproato de sódio* não deve ser usado profilaticamente por duas razões: as taxas de convulsão, mesmo com doses de clozapina acima de 600 mg/dia, são inferiores a 2% e o próprio AVP está associado a um risco de neutropenia, que pode complicar o tratamento com *clozapina* (Meyer e Stahl, 2019).

A *clozapina* está associada a vários efeitos adversos, dos quais o mais preocupante é a neutropenia grave, com incidência ligeiramente abaixo de 1%; o maior risco é observado durante os 6 meses iniciais de tratamento, alcançando um pico nos meses 2 a 3, seguido de rápida diminuição (Meyer e Stahl, 2019). O mecanismo é imunomediado, e os pacientes que apresentam neutropenia grave geralmente não são reexpostos, com raras exceções (Meyer e Stahl, 2019). Um algoritmo extenso que orienta a resposta clínica à neutropenia está disponível em *sites* dos fabricantes e precisa ser seguido, juntamente com monitoramento exigido da contagem absoluta de neutrófilos. Uma importante atualização das diretrizes de prescrição nos Estados Unidos reduziu o limiar de neutropenia inicial para 1.000/mm^3 em pacientes com neutropenia étnica benigna.

Outros efeitos adversos raros associados aos antipsicóticos incluem retinopatia pigmentar (*tioridazina* em doses ≥ 800 mg/dia), fotossensibilidade e elevações da fosfatase alcalina e, raramente, das transaminases hepáticas (fenotiazinas de baixa potência).

Aumento da mortalidade em pacientes com demência Talvez o efeito adverso menos compreendido seja o risco aumentado de eventos vasculares encefálicos e de mortalidade por todas as causas entre pacientes idosos com demência expostos a fármacos antipsicóticos (aumento de cerca de 1,7 vez no risco de mortalidade com fármacos vs. placebo) (Maust et al., 2015). A mortalidade é causada por insuficiência cardíaca, morte súbita ou pneumonia. Não se conhece a etiologia subjacente do risco de eventos cerebrovasculares e mortalidade relacionado ao uso de antipsicóticos, porém o achado de um risco de mortalidade praticamente equivalente para APG e ASG (incluindo *aripiprazol*) sugere um impacto na sinalização reduzida de D_2, independentemente dos mecanismos de cada antipsicótico individualmente.

Interações medicamentosas

Os antipsicóticos não são inibidores significativos dos CYP, com poucas exceções notáveis: a *clorpromazina*, a *perfenazina* e a *tioridazina* inibem a CYP2D6, enquanto a *asenapina* aumenta em duas vezes os níveis de *paroxetina*, presumivelmente por meio de inibição do CYP. As meias-vidas plasmáticas da maioria dos antipsicóticos são influenciadas pela indução ou inibição dos CYP hepáticos e por polimorfismos genéticos que alteram atividades específicas do CYP (ver Tab. 19-4). Embora os antipsicóticos sejam altamente ligados às proteínas, os sítios de ligação consistem em α_1-glicoproteínas. Não há evidências de deslocamento significativo de outros fármacos, ligados às proteínas, que se ligam à albumina ou pré-albumina; desse modo, não há necessidade de ajuste da dosagem para anticonvulsivantes, *varfarina* ou outros agentes com índices terapêuticos estreitos. Os antipsicóticos não são removidos por diálise renal (Meyer e Stahl, 2021).

É também importante considerar os efeitos cinéticos de exposições ambientais (tabagismo, nutracêuticos, suco de toranja) sobre o metabolismo dos fármacos e o impacto de mudanças nesses comportamentos. Os hidrocarbonetos aromáticos na fumaça do tabaco induzem a CYP1A2, razão pela qual mudanças no hábito de fumar podem ser particularmente problemáticas para pacientes tratados com *clozapina* (Meyer e Stahl, 2019). Colocar um fumante em um ambiente não fumante resultará em diminuição da atividade da CYP1A2 e em elevação dos níveis plasmáticos de *clozapina*, com resultados potencialmente tóxicos. Por outro lado, um paciente que teve alta de uma enfermaria de não fumantes e volta a fumar apresentará uma elevação da atividade da CYP1A2, com redução de 50% nos níveis plasmáticos de *clozapina*. O monitoramento das concentrações plasmáticas de *clozapina*, a previsão de mudanças no hábito de fumar e o ajuste da dosagem podem minimizar o desenvolvimento de níveis subterapêuticos ou supraterapêuticos. Infecções bacterianas e virais graves (p. ex., Covid-19) e, em certas ocasiões, a própria vacina contra Covid-19 provocam acentuada liberação de citocinas, o que infrarregula significativamente a expressão da CYP1A2. Essa diminuição na disponibilidade da CYP1A2 pode induzir toxicidade da *clozapina* (Meyer e Stahl, 2019; Tio et al., 2021).

Uso em populações pediátricas

O *aripiprazol*, a *olanzapina*, a *quetiapina*, a *risperidona*, a *lurasidona* e a *paliperidona* têm indicações para a esquizofrenia do adolescente (13-17 anos de idade). O *aripiprazol*, a *quetiapina* e a *risperidona* estão aprovados para a mania aguda em crianças e adolescentes (10-17 anos de idade), enquanto a *lurasidona* está aprovada para a depressão bipolar I nessa mesma faixa etária; a *risperidona* e o *aripiprazol* também estão aprovados pela FDA para a irritabilidade associada ao autismo em crianças e adolescentes (5-16 anos de idade). Conforme discutido nas seções sobre efeitos adversos, os pacientes nunca antes tratados com antipsicóticos e os pacientes mais novos são mais suscetíveis aos SEP e ao ganho de peso do que outros pacientes (Correll et al., 2020). A utilização da dose mínima efetiva pode minimizar o risco de SEP, e o uso de agentes com menor tendência a produzir ganho de peso é de importância crucial. O maior impacto da *risperidona* e da *paliperidona* sobre o nível sérico de prolactina precisa ser monitorado. Em ensaios clínicos com *risperidona*, não foi constatado nenhum atraso da maturação sexual em adolescentes; todavia, o médico precisa estar atento para essas alterações e para problemas como amenorreia em meninas e ginecomastia em meninos e meninas. Há dados convincentes sobre o uso da *metformina* para reduzir a tendência maior dos ASG de induzir ganho de peso em crianças/adolescentes (Correll et al., 2020).

Uso em populações geriátricas

O aumento da sensibilidade a SEP, ortostase, sedação e efeitos anticolinérgicos são questões importantes para a população geriátrica e muitas vezes determinam a escolha do fármaco antipsicótico. Evitar interações medicamentosas também é importante, visto que pacientes idosos recebem concomitantemente numerosos medicamentos. O ajuste da dose pode compensar interações medicamentosas conhecidas, porém os médicos precisam estar atentos para mudanças nas medicações concomitantes e potenciais consequências farmacocinéticas e farmacodinâmicas. Deve-se manter a vigilância também para outros efeitos farmacodinâmicos aditivos das propriedades α_1-adrenérgicas, anti-histamínicas e anticolinérgicas de outros agentes.

Os pacientes idosos correm risco aumentado de DT e parkinsonismo, com taxas de DT aproximadamente cinco vezes maiores do que aquelas observadas em pacientes mais jovens. Com o uso de APG, a incidência anual relatada de DT entre pacientes idosos é de 20 a 25%, em comparação com 4 a 5% nos pacientes mais jovens. No caso dos ASG, a taxa anual de DT em pacientes idosos é muito mais baixa (2-3%). Observa-se também um aumento no risco de eventos vasculares encefálicos e de mortalidade de todas as causas em pacientes idosos com demência (ver "Aumento da mortalidade em pacientes com demência"). Em comparação com pacientes mais jovens, o ganho de peso induzido por antipsicóticos é menor em pacientes idosos.

Uso na gravidez e na lactação

Um estudo recente de bases de dados de grande porte, que incluiu 9.991 mulheres com exposição no primeiro trimestre, não demonstrou taxas aumentadas de malformações congênitas maiores após exposição a antipsicóticos no primeiro trimestre (Huybrechts et al., 2016). Embora as preocupações quanto ao risco de MCM tenham diminuído, os antipsicóticos são desenvolvidos para cruzar a barreira hematencefálica e também apresentam uma alta taxa de passagem placentária. Estima-se que as taxas de passagem placentária sejam mais altas para a *olanzapina* (72%), seguida do *haloperidol* (42%), da *risperidona* (49%) e da *quetiapina* (24%). Isso tem implicações nos cuidados neonatais por ocasião do parto, incluindo preocupações relativas aos SEP, sedação ou síndromes de abstinência no recém-nascido. Os recém-nascidos expostos à *olanzapina*, o agente atípico com maior taxa de passagem placentária, exibem maior tendência à internação em UTI neonatais, e a exposição a fármacos sedativos, como a *clozapina*, pode estar associada a uma diminuição da excitabilidade e hipotonia (síndrome da "criança hipotônica"). As pacientes no espectro da esquizofrenia devem continuar a medicação durante toda gravidez, porém deve-se considerar uma redução gradual dos antipsicóticos usados para outras indicações 1 a 2 semanas antes da data esperada do parto, de modo a reduzir a exposição neonatal. O uso do fármaco pela mãe durante a lactação leva a um nível distinto de preocupações, devido à capacidade reduzida do recém-nascido de metabolizar xenobióticos, com consequente risco significativo de toxicidade dos fármacos antipsicóticos. Os dados disponíveis não fornecem uma orientação adequada sobre a escolha do agente, e apenas a *clozapina* está absolutamente contraindicada para mães durante a lactação, devido ao risco de neutropenia, sedação e convulsões no lactente (Meyer e Stahl, 2019).

Principais fármacos disponíveis na classe

Nos Estados Unidos, os antipsicóticos atípicos substituíram, em grande parte, os agentes mais antigos, principalmente em virtude de seu perfil mais favorável de SEP. Entretanto, os APG de alta potência são amplamente usados quando há necessidade de um maior nível de antagonismo D_2. A Tabela 19-1 descreve as doses agudas e de manutenção para o tratamento da esquizofrenia no adulto, com base em recomendações de consenso. Existem numerosas formulações de APG IAL (ver Tab. 19-2); entretanto, nos Estados Unidos, os únicos APG IAL disponíveis são a *flufenazina* e o *haloperidol* (na forma de ésteres de decanoato). Na atualidade, existem múltiplos ASG IAL aprovados, incluindo uma forma de *aripiprazol* (*lauroxila*) de 2 meses e ambas as formas de 3 e 6 meses de paliperidona IAL. A *pimavanserina* é a única medicação indicada para a PDP, e esse fármaco não agrava os sintomas motores devido à ausência de antagonismo da DA (Cummings et al., 2014).

Tratamento da mania

A mania refere-se a um período de humor elevado, expansivo ou irritável, com sintomas coexistentes de aumento de energia e atividade dirigida para metas e redução da necessidade de sono. A mania representa um polo do transtorno bipolar I. Como ocorre com a psicose, a mania pode ser induzida por fármacos (p. ex., agonistas da DA, antidepressivos, estimulantes) ou por substâncias de abuso, principalmente cocaína e anfetaminas, embora períodos de mania induzida por substâncias não devam ser invocados, por si só, para estabelecer um diagnóstico de transtorno bipolar. Entretanto, um episódio maníaco completo que ocorre durante o tratamento com antidepressivo (por exemplo), *mas que persiste em nível totalmente sindrômico além do efeito fisiológico desse tratamento*, constitui uma evidência suficiente de episódio maníaco e, portanto, de diagnóstico de transtorno bipolar I.

A mania distingue-se de sua forma menos grave, a hipomania, pelo fato de que a hipomania, por definição, não resulta em comprometimento funcional ou hospitalização. Os pacientes que passam por períodos de hipomania e depressão maior apresentam transtorno bipolar tipo II, enquanto aqueles com mania em qualquer momento, têm transtorno bipolar tipo I; aqueles que apresentam hipomania, porém formas menos graves de depressão, têm ciclotimia. A prevalência do transtorno bipolar I é de aproximadamente 1% da população, e a prevalência de todas as formas de transtorno bipolar é de 3 a 5%.

Estudos genéticos do transtorno bipolar produziram vários focos de interesse associados a um risco de doença e preditores de resposta ao tratamento, mas os dados ainda não estão na fase de aplicação clínica. Diferentemente da esquizofrenia, em que a compreensão biológica da neurotransmissão de monoaminas possibilitou a síntese de numerosos compostos efetivos, ainda não foi desenvolvido nenhum fármaco para tratar todo o espectro do transtorno bipolar com base nas hipóteses biológicas da doença. O carbonato de lítio foi introduzido por acaso em 1949 para o tratamento da mania e foi aprovado para esse propósito nos Estados Unidos em 1970. Embora muitas classes de agentes demonstrem a sua eficácia na mania aguda, incluindo Li^+, fármacos antipsicóticos e determinados anticonvulsivantes, nenhuma medicação conseguiu superar a eficácia do Li^+ na profilaxia de futuras fases maníacas e depressivas do transtorno bipolar, e nenhum outro fármaco demonstrou produzir a redução da suicidalidade obtida pelo Li^+ entre pacientes bipolares (Baldessarini et al., 2019). Há também dados convincentes que sustentam os efeitos neuroprotetores do Li^+, com base na redução do risco de demência em pacientes idosos bipolares mantidos com Li^+ (Velosa et al., 2020).

Propriedades farmacológicas dos agentes para mania

Fármacos antipsicóticos

A química e a farmacologia dos antipsicóticos foram consideradas anteriormente neste capítulo. Quando esses fármacos são usados para a mania aguda, as doses frequentemente estão na extremidade superior da dose máxima aprovada, e o efeito antimaníaco relaciona-se com o bloqueio D_2, e não com a sedação do antagonismo H_1. A *clozapina* pode ser benéfica em pacientes com mania resistente ao tratamento, como terapia adjuvante e como monoterapia (Meyer e Stahl, 2019). Determinados antipsicóticos têm eficácia para uso adjuvante (combinação de *olanzapina/fluoxetina, lumateperona, lurasidona, quetiapina, lumateperona*) ou como monoterapia (*quetiapina, lurasidona, cariprazina, lumateperona*) para a depressão bipolar, normalmente em doses mais baixas do que aquelas usadas para a esquizofrenia ou a mania aguda.

Anticonvulsivantes

A farmacologia e a química dos anticonvulsivantes usados no tratamento da mania aguda (compostos de AVP, *carbamazepina*) e na manutenção bipolar (*lamotrigina*) são extensamente discutidas no Capítulo 20. Os níveis séricos terapêuticos dos anticonvulsivantes estabilizadores do humor comumente usados e do Li^+ estão listados na Tabela 19-6.

Lítio

O *lítio* é o mais leve dos metais alcalinos (grupo Ia). Os sais de Li^+ compartilham algumas características com os sais de Na^+ e K^+. O Li^+ é facilmente determinado nos líquidos biológicos e pode ser detectado no tecido cerebral por espectroscopia de ressonância magnética. Traços desse íon ocorrem normalmente nos tecidos dos animais, mas não têm qualquer função fisiológica conhecida. O carbonato de Li^+ e o citrato de Li^+ são usados terapeuticamente nos Estados Unidos.

As concentrações terapêuticas do Li^+ produzem efeitos psicotrópicos praticamente indiscerníveis em indivíduos sem sintomas psiquiátricos. Existem inúmeras ações moleculares e celulares conhecidas do Li^+, algumas das quais se sobrepõem às propriedades identificadas de outros agentes estabilizadores do humor (particularmente AVP) e são discutidas a seguir. Uma característica importante do Li^+ é que, ao contrário do Na^+ e do K^+, o Li^+ desenvolve um gradiente relativamente pequeno através das membranas biológicas. Embora possa substituir o Na^+ na sustentação de um único potencial de ação na célula nervosa, o Li^+ não funciona como substrato para a bomba de Na^+ e, por essa razão, não pode manter os potenciais da membrana. Ainda não está claro se as concentrações terapêuticas do Li^+ (0,5-1,0 mEq/L) afetam o transporte dos outros cátions monovalentes ou divalentes pelas células nervosas.

Hipóteses para o mecanismo de ação do lítio e a relação com anticonvulsivantes

As hipóteses plausíveis para o mecanismo de ação do lítio concentram-se no seu impacto sobre as monoaminas envolvidas na fisiopatologia dos transtornos do humor e nos mecanismos de segundos mensageiros e outros mecanismos moleculares intracelulares que atuam na transdução de sinais, na regulação dos genes e na sobrevida celular. O Li^+ possui efeitos limitados sobre a atividade da adenililciclase sensível à catecolamina ou sobre a ligação de ligantes a receptores de monoaminas no tecido cerebral, embora possa influenciar a resposta dos autorreceptores de 5-HT aos agonistas. A liberação pré-sináptica de 5-HT é regulada por autorreceptores de 5-HT_{1a} localizados no corpo celular e por receptores 5-HT_{1b} na terminação nervosa. Estudos eletrofisiológicos *in vitro* sugerem que o Li^+ facilita a liberação de 5-HT. O Li^+ aumenta os efeitos dos antidepressivos e, em modelos animais de depressão, a sua atividade parece ser mediada por ações de dessensibilização nos sítios de 5-HT_{1b}; em camundongos, o Li^+ também antagoniza comportamentos induzidos pela administração de agonistas seletivos de 5-HT_{1b}.

O Li^+ inibe a inositol-monofosfatase e interfere no ciclo da via de PI (ver Fig. 19-1). Um dos resultados consiste em aumento do acúmulo de IP_3 quando a via G_q-PLC-IP_3-Ca^{2+} é ativada. Em consequência, a sinalização de IP_3 e a consequente mobilização do Ca^{2+} das reservas intracelulares também podem aumentar de forma aguda juntamente com as sequelas desses efeitos: mobilização de Ca^{2+} e ativação de PKC; outro resultado é uma diminuição do inositol disponível para a ressíntese/reincorporação em fosfatos de PI da membrana. A inibição não competitiva da PI-fosfatase pelo Li^+ ocorre dentro da faixa das concentrações terapêuticas de Li^+. Um estudo de associação genômica ampla implicou a diacilglicerol-cinase na etiologia do transtorno bipolar, reforçando a associação entre as ações do Li^+ e o metabolismo do PI. A confirmação adicional do papel da sinalização do inositol na mania provém do achado de que o AVP e seus derivados diminuem as concentrações intracelulares de inositol. Ao contrário do Li^+, o AVP diminui o inositol pela inibição da mio-inositol-1-fosfato-sintase. Em sistemas de cultura de células, a *carbamazepina* também parece atuar por meio da depleção de inositol, e pode contribuir para as propriedades estabilizadoras do humor do AVP e da *carbamazepina*.

O tratamento com Li^+ leva finalmente a uma redução na atividade de várias proteínas-cinase no tecido cerebral, incluindo a PKC, particularmente as isoformas α e β (Einat, 2020). Entre outros agentes antimaníacos ou estabilizadores do humor propostos, esse efeito também é compartilhado com o AVP (particularmente para a PKC), mas não com a *carbamazepina* (Einat et al., 2007). O tratamento de longo prazo em ratos com carbonato de Li^+ ou valproato diminui a translocação da PKC do citoplasma para a membrana e reduz a liberação induzida por estimulação da PKC da 5-HT a partir do tecido cerebral cortical ou do hipocampo. A ativação excessiva da PKC pode perturbar a regulação cortical pré-frontal do comportamento, porém o pré-tratamento de macacos e ratos com carbonato de Li^+ e AVP bloqueia o comprometimento da memória de trabalho induzido pela ativação da PKC de uma maneira também observada com a *queleritrina*, um inibidor da PKC. Um importante substrato da PKC cerebral é a proteína MARCKS, que foi implicada na plasticidade sináptica e neuronal. A expressão da proteína MARCKS é reduzida pelo tratamento com Li^+ e AVP, mas não pela *carbamazepina*, por antipsicóticos ou por antidepressivos. Esse mecanismo proposto de inibição da PKC tem sido a base de ensaios clínicos terapêuticos do *tamoxifeno*, um modulador seletivo do receptor de estrogênio que

TABELA 19-6 ■ EFICÁCIA COMPARATIVA E NÍVEIS SÉRICOS ALVO DOS ESTABILIZADORES DO HUMOR			
	MANIA AGUDA	**PROFILAXIA**	**DEPRESSÃO BIPOLAR**
Lítio	+++ 1,0-1,5 mEq/L[a]	+++ 0,6-1,0 mEq/L[b]	+ 0,6-1,0 mEq/L
Valproato	++++ 100-120 μg/mL[c]	+++ 60-100 μg/mL	−
Carbamazepina	+ 6-12 μg/mL	++ 6-12 μg/mL	+ 6-12 μg/mL
Lamotrigina	−	++	++ 2,5-20 μg/mL[d]

[a]O lítio pode ser administrado em dose de ataque com três doses de 10 mg/kg de uma preparação de liberação prolongada administrada às 16, 18 e 20 horas (Kook et al., 1985). O tratamento deve continuar no dia 2 com carbonato de lítio, administrado 1 vez à noite, para minimizar o risco de poliúria e insuficiência renal.
[b]Os níveis ambulatoriais nunca devem ultrapassar 1,2 mEq/L, visto que isso aumenta o risco de insuficiência renal em longo prazo em 74% (Castro et al., 2016).
[c]O divalproato pode ser administrado em uma dose de 30 mg/kg durante 24 horas em dose única ou em duas doses fracionadas.
[d]Esses níveis baseiam-se no uso de anticonvulsivantes e não se correlacionam necessariamente com a eficácia para transtornos de humor.

também atua como potente inibidor da PKC de ação central. Em pacientes com transtorno bipolar I que apresentam mania aguda, o *tamoxifeno* forneceu evidências de eficácia como tratamento adjuvante (Valvassori et al., 2020). O impacto do Li^+ ou do AVP sobre a atividade da PKC pode alterar secundariamente a atividade da tirosina-hidroxilase.

O tratamento com Li^+ e com AVP também inibe a atividade da GSK-3β. A inibição da GSK-3 aumenta os níveis de β-catenina no hipocampo, uma função implicada na estabilização do humor. Em modelos animais, o Li^+ induz efeitos moleculares e comportamentais comparáveis aos observados quando um *locus* do gene GSK-3β é inativado (Alda, 2015). Esses comportamentos sensíveis ao Li^+ estão relacionados com o impacto do Li^+ sobre a estabilidade do complexo de sinalização β-arrestina-2/PKB/PP2A. O Li^+ interrompe a formação desse complexo e, dessa maneira, impede a desfosforilação (e, portanto, a inativação) da serina-treonina-cinase Akt pela PP2A. Enquanto a Akt permanece ativa, ela continua fosforilando o resíduo ser^9 na GSK-3β, inibindo diretamente a atividade da GSK-3β.

Outro mecanismo comum proposto para as ações do Li^+ e do AVP está relacionado à redução na renovação do ácido araquidônico nos fosfolipídeos de membrana no cérebro. Ratos alimentados com Li^+ em quantidades que alcançam níveis terapêuticos do fármaco no SNC apresentam uma redução da renovação de 83% e da fosfatidilcolina de 73%; o AVP intraperitoneal crônico produz reduções de 34 e 36%, respectivamente. O Li^+ também diminui a expressão gênica da fosfolipase A_2 e os níveis da COX-2 e seus produtos (Alda, 2015).

ADME

O Li^+ sofre absorção quase completa pelo trato GI. As concentrações plasmáticas máximas são alcançadas 2 a 4 horas após uma dose oral, embora ocorram níveis máximos no SNC 3 horas mais tarde, em média (Malhi e Tanious, 2011). Conforme assinalado posteriormente, o Li^+ é sempre administrado uma vez ao dia à noite por duas razões: a dose única diária minimiza os efeitos adversos renais, e a dose noturna possibilita a obtenção de níveis mínimos de 12 horas pela manhã (Castro et al., 2016). As preparações de liberação lenta de carbonato de Li^+ apresentam níveis máximos mais baixos e um pico tardio, o que pode ajudar a reduzir os efeitos adversos GI (Malhi e Tanious, 2011). Inicialmente, o Li^+ distribui-se pelo líquido extracelular, não se liga de modo apreciável às proteínas plasmáticas e acumula-se gradualmente nos tecidos, com volume de distribuição de 0,7 a 0,9 L/kg. O gradiente de concentração através das membranas plasmáticas é muito menor que os gradientes do Na^+ e do K^+. A passagem pela barreira hematencefálica é lenta, e, quando um estado de equilíbrio dinâmico é alcançado, a concentração de Li^+ no líquido cerebrospinal e no tecido cerebral corresponde a cerca de 40 a 50% da concentração plasmática. A cinética do Li^+ pode ser monitorada no cérebro humano por meio de espectroscopia de ressonância magnética.

Cerca de 95% de uma dose única de Li^+ são eliminados na urina, com $t_{1/2}$ de cerca de 24 horas (que varia de acordo com a idade e pode ser de cerca de 12 horas no indivíduo jovem e de cerca de 36 horas no idoso [secundariamente à redução da TFG]). A $t_{1/2}$ no SNC de aproximadamente 28 horas também sustenta a administração de uma única dose diária. Conforme já assinalado, a administração de uma única dose à noite não apenas melhora a adesão ao tratamento, como também diminui o risco em longo prazo de insuficiência renal em pelo menos 20% em comparação com várias doses diárias (Castro et al., 2016). Com a administração repetida, os níveis e a excreção de Li^+ aumentam até que seja alcançado um estado de equilíbrio dinâmico (depois de 4 a 5 meias-vidas). Quando o tratamento com Li^+ é interrompido, há uma fase rápida de excreção renal seguida de outra fase lenta de 10 a 14 dias. Embora a farmacocinética do Li^+ varie significativamente entre os pacientes, o volume de distribuição e a depuração são relativamente estáveis em determinado indivíduo.

Menos de 1% da dose ingerida de Li^+ é eliminado do corpo humano pelas fezes, enquanto 4 a 5% são secretados no suor. O Li^+ é secretado na saliva em concentrações cerca de duas vezes maiores que a concentração plasmática, mas seu nível nas lágrimas é praticamente igual à concentração no plasma. O Li^+ é secretado no leite humano, porém os níveis séricos em lactentes amamentados são apenas 20% dos níveis maternos e não estão associados a efeitos comportamentais notáveis, embora se tenha observado um impacto na função da tireoide em um caso (Imaz et al., 2019).

O Li^+ compete com o Na^+ pela reabsorção tubular proximal, e a retenção do Li^+ pode ser aumentada pela perda de Na^+ em decorrência de uso de diuréticos, diarreia e outra doença GI. A sudorese intensa leva a uma secreção preferencial de Li^+ em relação ao Na^+, e pode ocorrer uma leve diminuição dos níveis de Li^+; entretanto, a reposição da sudorese excessiva por meio de água livre sem eletrólitos pode causar hiponatremia e promover retenção de Li^+.

Monitoração dos níveis séricos e posologia

Em virtude do índice terapêutico estreito do Li^+, é crucial determinar as concentrações séricas regularmente. As concentrações consideradas eficazes e relativamente seguras oscilam entre 0,6 e 1,5 mEq/L. A faixa de 1,0 a 1,5 mEq/L é preferida *apenas* para o tratamento de pacientes com mania aguda. Valores mais baixos (0,6-1,0 mEq/L) são mais seguros para profilaxia em longo prazo, e o risco de insuficiência renal em longo prazo está associado a qualquer nível ambulatorial que ultrapasse 1,2 mEq/L (Castro et al., 2016). Foi constatado que as concentrações séricas de Li^+ seguem uma relação de dose-efeito entre 0,4 e 1,0 mEq/L, porém com elevação correspondente e dependente da dose na poliúria e no tremor como índices dos efeitos adversos (Gitlin, 2016). Todavia, os pacientes que mantêm níveis mínimos de 0,8 a 1,0 mEq/L apresentam uma redução do risco de recidiva da mania, em comparação com aqueles mantidos com concentrações séricas mais baixas. Há pacientes que podem sentir-se bem com níveis séricos de 0,5 a 0,8 mEq/L, mas não há preditores clínicos ou biológicos atuais que possibilitem uma identificação *a priori* desses indivíduos. A individualização dos níveis séricos frequentemente é necessária para se obter uma relação risco-benefício favorável.

Por convenção, a concentração sérica de Li^+ é determinada em amostras obtidas 10 a 12 horas após a dose administrada à noite. Doses diárias únicas à noite produzem oscilações relativamente grandes da concentração plasmática de Li^+, porém níveis mínimos médios mais baixos do que várias doses ao dia; além disso, uma dose única à noite significa que os níveis séricos máximos ocorrerão durante o sono, de modo que as queixas de efeitos adversos no SNC são minimizadas (Gitlin, 2016). Embora sejam relativamente incomuns, as queixas GI constituem uma razão que leva ao uso de preparações de Li^+ de liberação prolongada, também administradas 1 vez ao dia.

Usos terapêuticos

Farmacoterapia do transtorno bipolar O tratamento com Li^+ idealmente é iniciado em pacientes com função renal aceitável, normalmente definida por uma TFGe superior a 70 mL/min. Em certas ocasiões, pacientes com doenças sistêmicas graves são tratados com Li^+ desde que as indicações sejam convincentes, porém a necessidade de medicamentos que representam potenciais problemas cinéticos frequentemente impede o uso de Li^+ em pacientes com vários problemas clínicos. O tratamento da mania aguda e a prevenção de recorrências da doença bipolar em adultos ou adolescentes são usos aprovados pela FDA. O Li^+ é o estabilizador do humor com dados mais robustos sobre a redução de suicídio em pacientes bipolares (Baldessarini et al., 2019). O Li^+ também é eficaz para reforço em pacientes depressivos unipolares que respondem inadequadamente à terapia com antidepressivos e também está associado a uma redução de cinco vezes na suicidalidade nessa população, em comparação com terapias sem lítio.

Farmacoterapia da mania O tratamento moderno das fases maníaca, depressiva e de humor misto do transtorno bipolar foi revolucionado com a introdução do Li^+ em 1949, inicialmente apenas para a mania aguda e, posteriormente, para a prevenção das recidivas da mania. Embora o Li^+, o AVP e a carbamazepina tenham eficácia na fase aguda da mania, na prática clínica eles são geralmente combinados com fármacos antipsicóticos atípicos, mesmo em pacientes maníacos sem características psicóticas, devido a seu modo complementar de ação. As preparações de Li^+, carbamazepina e AVP são efetivas apenas com doses diárias capazes de manter níveis séricos adequados, o que exige, portanto, o monitoramento dos níveis séricos. Os pacientes com mania são, com frequência, irritáveis e pouco cooperativos com a administração dos medicamentos e a flebotomia; por conseguinte, os fármacos antipsicóticos atípicos podem constituir a única terapia inicial. Embora os antipsicóticos tenham eficácia comprovada como monoterapia para a mania aguda, estudos de coorte baseados em população indicam que as taxas de recaída são altas quando esses fármacos são usados em longo prazo como monoterapia (Wingård et al., 2019). Além disso, as formas de administração intramuscular aguda de olanzapina e ziprasidona podem ser usadas para obter um rápido controle da psicose e da agitação. Com frequência, os benzodiazepínicos são usados de maneira adjuvante para a agitação e a indução do sono, porém não se incentiva o seu uso fora de ambientes hospitalares agudos, devido a preocupações sobre tolerância e dependência.

O Li^+ é efetivo na mania aguda e pode ser administrado em dose de ataque a pacientes com função renal normal, utilizando três doses individuais de 10 mg/kg de uma preparação de liberação prolongada administrada a intervalos de 2 horas à tarde (Kook et al., 1985). Como o Li^+ tem uma $t_{1/2}$ de 28 horas no SNC, não há motivo plausível para dividir a dose diária ou o uso rotineiro de preparações de liberação prolongada. A preparação de liberação prolongada é apenas usada para minimizar os efeitos adversos GI (p. ex., náusea, diarreia) devido à $C_{máx}$ mais baixa e $t_{máx}$ periférico tardio. Os pacientes com mania aguda podem exigir doses maiores para alcançar os níveis séricos terapêuticos, e uma diminuição na dose pode ser necessária se o paciente estiver eutímico. A eficácia após uma dose de ataque pode ser obtida dentro de cinco dias. Quando há problema de adesão ao tratamento com cápsulas ou comprimidos por via oral, pode-se usar citrato de Li^+ líquido. Uma dose de 300 mg de carbonato de Li^+ fornece 56 mg de Li^+ elementar, o que equivale a 8 mEq. O citrato de Li^+ pode ser prescrito em miligramas ou miliequivalentes, e a maioria das formulações de xarope contém 300 mg (ou 8 mEq) por 5 mL.

O anticonvulsivante AVP também produz efeitos antimaníacos, e observa-se um benefício terapêutico em 3 a 5 dias com uma dose de ataque. A forma mais comum de AVP é o *divalproato de sódio*, em virtude da menor incidência de efeitos adversos GI e outros efeitos colaterais. O *divalproato de sódio* é iniciado em uma dose de 30 mg/kg administrado em dose única ou em doses fracionadas nas primeiras 24 horas e, em seguida, tituladas para obter o efeito, com base no nível sérico mínimo de 12 horas desejado. As concentrações séricas mínimas de 90 a 120 μg/dL apresentam a melhor resposta em estudos clínicos. Com formas de liberação imediata de AVP e *divalproato de sódio*, são usados os valores mínimos de 12 horas para orientar o tratamento. Com a preparação de *divalproato de sódio* de liberação prolongada, o nível mínimo é observado 24 horas após a administração da dose. Entretanto, pode ser difícil obter níveis séricos à noite em condições ambulatoriais, de modo que os níveis mínimos de 12 horas são comumente usados, tendo em mente que esses níveis para o *divalproato de sódio* de liberação prolongada são 18 a 25% mais altos do que os níveis mínimos de 24 horas.

O *divalproato de sódio* carece do risco de efeitos adversos renais e tireoidianos, porém existe uma preocupação quanto a seu uso em mulheres de idade fértil devido ao risco de síndrome do ovário policístico e de seu conhecido potencial mutagênico, o que exige o uso rotineiro de contracepção (Anmella et al., 2019). O *divalproato de sódio* também está associado à hiperamonemia, devido aos efeitos sobre a transferência de carnitina, e pode induzir trombocitopenia e neutropenia. Tendo em vista a eficácia superior do Li^+ para os episódios depressivos e para a redução do comportamento suicida, ele deve ser preferencialmente usado para profilaxia bipolar I, a não ser que haja uma clara contraindicação médica para iniciar a sua administração (p. ex., TFGe basal < 60 mL/min). A *carbamazepina* é efetiva na mania aguda, porém ela não pode ser administrada em dose de ataque nem rapidamente titulada no decorrer de 24 horas, devido ao desenvolvimento de efeitos adversos, como tontura ou ataxia, até mesmo dentro da faixa terapêutica (6-12 μg/dL). Uma forma de liberação prolongada da *carbamazepina* é efetiva como monoterapia, administrada em dose única ao dia. As taxas de resposta à *carbamazepina* são mais baixas que as dos compostos de AVP ou Li^+, com taxas médias de 45 a 60% (Post et al., 2007). Todavia, certos indivíduos respondem à *carbamazepina* após não apresentar resposta ao Li^+ e AVP. As doses iniciais são de 400 mg/dia, em duas doses fracionadas. A titulação prossegue em incrementos de 200 mg, a cada 24 a 48 horas, com base na resposta clínica e nos níveis séricos mínimos, sem ultrapassar 1.600 mg/dia.

Podem ocorrer reações cutâneas graves e potencialmente fatais (p. ex., síndrome de Stevens-Johnson e necrólise epidérmica tóxica) com a administração de *carbamazepina* em pacientes positivos para o alelo HLA-B*1502. A FDA recomenda uma triagem genética em pacientes de ancestralidade asiática (nos quais a prevalência desse alelo é > 15%) antes de iniciar a terapia com *carbamazepina* e recomenda o uso de terapias alternativas em pacientes positivos para esse alelo. Ver o Capítulo 20 para informações mais detalhadas sobre a *carbamazepina*.

A *lamotrigina* não desempenha nenhum papel na mania aguda, devido à titulação lenta e extensa necessária para minimizar o risco de síndrome de Stevens-Johnson. É utilizada para a manutenção no transtorno bipolar e para o tratamento das fases depressivas, embora o efeito antidepressivo seja consideravelmente retardado, em virtude da titulação lenta para alcançar doses efetivas (200-400 mg/dia).

Tratamento profilático do transtorno bipolar A escolha do medicamento para profilaxia é determinada pela necessidade de uso continuado de antipsicóticos para reduzir a recidiva da mania ou depressão e de um agente estabilizador do humor. O *aripiprazol* e a *olanzapina* são eficazes como monoterapia para a profilaxia da mania, mas o uso da *olanzapina* é evitado devido à preocupação com os efeitos metabólicos, enquanto o *aripiprazol* não apresenta nenhum benefício na prevenção da recidiva da depressão. A *risperidona* IAL também foi aprovada para tratamento de manutenção do transtorno bipolar como monoterapia ou como adjuvante com Li^+ ou AVP. Apesar dessas indicações, dados de coortes com base em populações indicam que pacientes com transtorno bipolar I que recebem monoterapia com antipsicótico após um episódio maníaco não respondem bem, com taxas de recidiva mais altas que as de pacientes tratados com monoterapia com Li^+ (Wingård et al., 2019). As taxas de recidiva são menores para pacientes com transtorno bipolar I mantidos com terapia de combinação com um estabilizador do humor primário (p. ex., Li^+ ou AVP) e um antipsicótico, embora muitos pacientes tenham uma boa resposta à monoterapia com estabilizador do humor, evitando, assim, efeitos adversos. Em pacientes que apresentam remissão sustentada após um episódio de mania, a duração ideal do tratamento antipsicótico não está bem estabelecida.

As preocupações predominantes que orientam o tratamento bipolar consistem na alta taxa de recorrência e no elevado risco de suicídio. Os indivíduos que apresentam mania têm um risco durante a vida de 80 a 90% de sofrer episódios maníacos subsequentes. À semelhança da esquizofrenia, a falta de discernimento, o apoio psicossocial precário e o abuso de substâncias interferem na adesão ao tratamento. Embora os anticonvulsivantes *lamotrigina*, *carbamazepina* e *divalproato de sódio* tenham dados que sustentam o seu uso na profilaxia do transtorno bipolar, apenas o Li^+ demonstrou consistentemente diminuir o risco de suicídio em comparação com outros tratamentos. A *lamotrigina* é efetiva para pacientes bipolares, cujo episódio mais recente de humor consistiu em mania ou depressão, com maior efeito sobre a recidiva da depressão (Baldessarini et al., 2019). A capacidade de fornecer profilaxia para futuros episódios depressivos, juntamente com dados sobre a depressão bipolar aguda, tornou a *lamotrigina* uma escolha útil para o tratamento do transtorno bipolar, tendo em vista que os pacientes com transtorno bipolar tipo I e tipo II passam 32 e 50% do tempo, respectivamente, em uma fase de depressão. Embora a *lamotrigina* não exija monitoramento dos níveis séricos e careça de muitos dos efeitos adversos observados com o uso de Li^+ e AVP (p. ex., ganho de peso, tremor), ela possui atividade antiarrítmica de classe IB em concentrações terapeuticamente relevantes. Com base nesse achado, a FDA publicou uma advertência em março de 2021 sobre a possibilidade da *lamotrigina* retardar a condução ventricular e induzir arritmias, incluindo morte súbita, em pacientes com distúrbios da condução cardíaca (bloqueio cardíaco de segundo ou de terceiro grau), arritmias ventriculares, isquemia miocárdica, insuficiência cardíaca, doença cardíaca estrutural, síndrome de Brugada ou outras canalopatias de Na⁺. O uso concomitante de outros bloqueadores dos canais de Na⁺ pode aumentar o risco de arritmias.

O transtorno bipolar é uma doença vitalícia, com altos índices de recorrência. Os indivíduos que experimentam um episódio de mania devem ser orientados sobre a provável necessidade de tratamento contínuo. Pode-se considerar a interrupção do tratamento estabilizador de humor em pacientes que sofreram apenas um episódio maníaco durante a vida, especialmente quando pode ter havido um precipitante farmacológico (p. ex., uso de substâncias ou de antidepressivo), e que permaneceram eutímicos por períodos prolongados. Para pacientes com transtorno bipolar II, o impacto da hipomania é relativamente limitado, de modo que a decisão quanto à recomendação de um tratamento de manutenção prolongado com um estabilizador do humor baseia-se na resposta clínica e na razão risco:benefício. A suspensão do tratamento de manutenção com Li⁺ em pacientes com transtorno bipolar I apresenta um alto risco de recidiva precoce e comportamento suicida durante um período de vários meses, mesmo que o tratamento tenha sido bem-sucedido durante vários anos. A recorrência é muito mais rápida do que o previsto pela história natural do transtorno bipolar não tratado, em que a média de duração do ciclo é de cerca de um ano. Esse risco pode ser moderado pela remoção lenta e gradual do Li⁺, enquanto a interrupção rápida deve ser evitada, a menos que determinada por emergências médicas.

Outros usos do lítio O Li⁺ é efetivo como terapia adjuvante na depressão maior resistente ao tratamento. Metanálises indicaram que o benefício do Li⁺ na redução do suicídio estende-se para pacientes com transtorno de humor unipolar (Tondo et al., 2001). Embora os níveis de manutenção de Li⁺ na faixa de 0,6 a 1,0 mEq/L sejam usados para profilaxia bipolar, recomenda-se uma faixa menor (0,4-0,6 mEq/L) para potencialização do antidepressivo.

Quando pacientes idosos mantêm uma TFGe suficiente para continuar o uso de Li⁺ (p. ex., ≥ 50 mL/min), ele é bem tolerado, sem qualquer evidência de preocupação desproporcional quanto à segurança, particularmente quando comparado com o *divalproato de sódio* (Fotso Soh et al., 2019). As razões mais convincentes para continuar o uso de Li⁺ em indivíduos idosos com transtorno bipolar I que apresentam TFGe aceitável consistem nas suas propriedades neuroprotetoras. O uso do Li⁺ em longo prazo está associado a uma diminuição do risco de demência de 50% (Velosa et al., 2020), e esse efeito surge com apenas 301 a 365 dias de tratamento. Com base em dados obtidos de animais e seres humanos documentando as propriedades neuroprotetoras, o tratamento com Li⁺ foi sugerido para condições associadas à morte celular excitotóxica e apoptótica, como acidente vascular cerebral e lesão da medula espinal, bem como para distúrbios neurodegenerativos, incluindo demência do tipo Alzheimer, doença de Parkinson, doença de Huntington, esclerose lateral amiotrófica, paralisia supranuclear progressiva e ataxia espinocerebelar tipo I (Morris e Berk, 2016).

Interações medicamentosas Ocorre aumento dos níveis de Li⁺ com condições clínicas e com o uso de medicamentos que promovem hiponatremia devido à competição diminuída com o Na⁺ pela reabsorção proximal. Os IECA e os BRA aumentam os níveis de Li⁺, e esse efeito pode ser controlado pela obtenção dos níveis de Li⁺ depois de 1 semana de terapia de combinação e ajuste com redução da dose de Li⁺ para evitar a toxicidade (Meyer et al., 2005). A única exceção é o IECA *lisinopril*, em virtude de sua depuração renal que alcança 100%. O *lisinopril* acumula-se em indivíduos com função renal subnormal, e os níveis uniformemente crescentes do fármaco levam a níveis mais altos de Li⁺, diminuição da função renal e níveis de *lisinopril* ainda mais altos, em uma alça de retroalimentação positiva (Meyer et al., 2005). *O lisinopril nunca deve ser usado com Li⁺*; qualquer outro IECA pode ser prescrito, com ajuste das doses baseado nos níveis. Os diuréticos que atuam nos túbulos coletores distais provocam perda de Na⁺ e, portanto, aumentam a reabsorção proximal de Li⁺. Entre os agentes comumente usados dessa classe, os tiazídicos apresentam o maior risco e precisam ser evitados. A *amilorida* causa menos perda de Na⁺ e pode ser usada no manejo da poliúria relacionada ao Li⁺, conforme discutido adiante. Os diuréticos de alça, como a *furosemida*, diminuem a depuração de Li⁺ em apenas cerca de 20% em indivíduos mais jovens e saudáveis e constituem os diuréticos de escolha para a maioria dos pacientes tratados com Li⁺. Entretanto, os pacientes idosos, particularmente aqueles com algum grau de disfunção renal, podem apresentar contração de volume e depleção de Na⁺ durante a terapia com *furosemida* suficientes para que haja reabsorção de praticamente todo o Li⁺ filtrado no túbulo proximal, levando a um risco de toxicidade (Juurlink et al., 2004). Por meio de uma alteração da perfusão renal, alguns anti-inflamatórios não esteroides podem facilitar a reabsorção tubular proximal de Li⁺ e, portanto, aumentar suas concentrações séricas. Essa interação parece ser particularmente proeminente com a *indometacina*, mas também pode ocorrer com *ibuprofeno*, *naproxeno*, *meloxicam*, *cetorolaco* e inibidores da COX-2 e ainda menos com *sulindaco* e *ácido acetilsalicílico*.

Efeitos adversos do lítio

Efeitos no SNC O efeito mais comum do Li⁺ na faixa posológica terapêutica é o tremor fino postural das mãos, indistinguível do tremor essencial. A gravidade do tremor e o risco de sua ocorrência dependem da dose e dos níveis séricos, com incidência que varia de 15 a 70%. Além de evitar a cafeína e outros agentes que aumentam a amplitude do tremor, as opções terapêuticas incluem redução da dose (tendo em mente o aumento do risco de recidiva com níveis séricos mais baixos de Li⁺) e o antagonista β-adrenérgico *propranolol* (também efetivo para o tremor induzido por AVP). Na presença de níveis séricos (e do SNC) máximos de Li⁺, os pacientes podem se queixar de falta de coordenação, ataxia ou fala arrastada, que podem ser evitadas pela administração do Li⁺ ao deitar.

Foi relatada a ocorrência de convulsões em pacientes não epilépticos com concentrações plasmáticas terapêuticas de Li⁺. O tratamento com Li⁺ também tem sido associado a um risco aumentado de confusão após ECT e, em geral, é reduzido de forma gradual antes de um ciclo de ECT. Em alguns casos, a adição de Li⁺ a antipsicóticos administrados pode aumentar a sensibilidade ao bloqueio de D_2, resultando em SEP.

O tratamento com Li⁺ resulta em ganho de peso, um problema amplificado pelo uso concomitante de antipsicóticos. Existe um relato de caso de uso de *metformina* para reduzir o ganho de peso associado ao Li⁺ (Praharaj, 2016), e isso deve ser particularmente considerado em pacientes em uso concomitante de ASG.

Efeitos renais A capacidade dos rins de concentrar a urina diminui durante o tratamento com Li⁺, e aproximadamente 60% dos indivíduos expostos ao Li⁺ apresentam alguma forma de poliúria e polidipsia compensatória. O mecanismo da poliúria está relacionado com o fato de que o Li⁺ tem uma afinidade 1,5 a 2,0 vezes maior que o Na⁺ pelo CENa presente na superfície apical (ou seja, luminal) das células tubulares distais (Grünfeld e Rossier, 2009). O Li⁺ intracelular é um substrato fraco para a Na⁺/K⁺-ATPase presente na membrana basal, levando ao acúmulo de Li⁺ nessas células tubulares distais. As concentrações intracelulares elevadas de Li⁺ inibem a GSK-3β, resultando em insensibilidade à vasopressina, infrarregulação dos canais de aquaporina-2 e DIN. O uso de múltiplas doses diárias aumenta esse risco em pelo menos 20%. A função renal deve ser monitorada a cada semestre com níveis séricos de ureia e creatinina para o cálculo da TFGe, e a osmolalidade urinária é usada para monitorar o desenvolvimento de DIN (Morriss e Benjamin, 2008). Deve-se solicitar a determinação desses níveis em pacientes com queixas de poliúria durante todo o curso do tratamento com Li⁺, de modo que a extensão do problema possa ser quantificada usando a osmolalidade da urina. A interrupção do Li⁺ ou uma mudança para uma dose diária única pode reverter o impacto sobre a capacidade de concentração renal em pacientes com menos de 5 anos de exposição ao lítio, porém a opção preferida é o uso de *amilorida*, que bloqueia a entrada de Li⁺ nos CENa dos túbulos distais renais e que tem sido administrada para o manejo seguro do DIN associado à terapia com Li⁺ (Bedford et al., 2008). Esse uso da *amilorida* requer o monitoramento dos eletrólitos para identificar uma depleção de Na⁺ que pode exigir um ajuste na dose de Li⁺ (Bedford et al., 2008). Deve-se considerar uma reavaliação do tratamento com Li⁺ quando a TFGe for inferior a 60 mL/min em várias determinações periódicas, quando o volume urinário diário ultrapassar 4 L ou quando o nível sérico de creatinina continuar aumentando em três ocasiões distintas; recomenda-se a interrupção quando a TFGe for inferior a 50 mL/min, de modo a prevenir a toxicidade e declínios adicionais da função renal (Schoot et al., 2020). Com os modernos princípios de monitoramento, nenhum paciente deve desenvolver doença renal crônica de estágio 3b (TFGe de 30-44 mL/min), e os pacientes nunca devem apresentar disfunção renal a ponto de exigir diálise renal.

Efeitos tireoidianos e endócrinos Um pequeno número de pacientes em tratamento com Li^+ desenvolve um aumento benigno, difuso e não sensível da tireoide, que é sugestivo de comprometimento da função da tireoide, embora muitos desses pacientes venham a ter função normal da tireoide. Os efeitos mensuráveis incluem hipotireoidismo franco (7-10%) e doença subclínica da tireoide (23%), com risco três a nove vezes maior em mulheres do que em homens (Gitlin, 2016). Recomenda-se o monitoramento continuado da TSH e da tiroxina livre durante todo o curso de tratamento com Li^+. O desenvolvimento de hipotireoidismo é facilmente tratado por meio de reposição exógena, e não é motivo para interromper o tratamento com Li^+. Há também relatos raros de hipertireoidismo durante o tratamento com Li^+. Foi relatada a ocorrência de hipercalcemia relacionada com o hiperparatireoidismo em cerca de 10% dos pacientes tratados com Li^+. O monitoramento de rotina do nível sérico de Ca^{2+} deve ser incluído com determinação dos eletrólitos, índices tireoidianos, função renal e níveis séricos de Li^+.

Efeitos no ECG O Li^+ induz alterações do ECG relacionadas com a inibição dependente de dose dos canais de Na^+ regulados por voltagem dos miócitos e redução dos níveis intracelulares de K^+ (Mehta e Vannozzi, 2017). O achatamento da onda T constitui a alteração mais amplamente relatada no ECG (incidência de 16%-33%). Pacientes com alterações mais substanciais da onda T podem apresentar ondas U, conforme observado na presença de hipopotassemia. As alterações da onda T dependem mais da duração do tratamento do que do nível de Li^+ e geralmente são reversíveis. A disfunção do nó sinusal e a bradicardia constituem os dois achados mais comuns. O Li^+ retarda o tempo de condução atrial, com ocorrência de bloqueio de ramo direito completo em 6,5% e retardo incompleto da condução intraventricular em 6,5%. O Li^+ pode desmascarar raros casos de síndrome de Brugada assintomática (até 0,5% dos pacientes). O Li^+ pode causar instabilidade elétrica tanto nos átrios quanto nos ventrículos; em geral, a cardiotoxicidade significativa com bradicardia sintomática, a depressão ou elevação de ST e problemas de condução são apenas observados com níveis de Li^+ superiores a 1,5 mEq/L (Mehta e Vannozzi, 2017). Pode-se considerar o monitoramento de rotina com ECG em pacientes com mais de 60 anos de idade, naqueles com história de arritmia ou doença arterial coronariana e naqueles com história familiar pertinente de problemas cardíacos (p. ex., morte súbita, síndrome de Brugada) (Mehta e Vannozzi, 2017).

Efeitos na pele Reações alérgicas como dermatite, foliculite e vasculite podem ocorrer com a administração de Li^+. O agravamento da acne vulgar, da psoríase e de outras doenças dermatológicas representa um problema comum que habitualmente é tratado com medidas tópicas; todavia, em um pequeno número de pacientes, pode-se obter uma melhora apenas com a interrupção do Li^+ (Gitlin, 2016). Dez a 12% dos pacientes tratados com Li^+ (e com AVP) podem apresentar alopecia. O Li^+ e o AVP atenuam a infrarregulação induzida pela di-hidrotestosterona dos níveis intracelulares de β-catenina ao inibir a GSK-3β. O uso diário de multivitaminas com pelo menos 100 µg de selênio e 15 mg de zinco pode ser útil, porém deve-se considerar o uso precoce de *minoxidil* tópico a 5% tão logo o paciente comece a se queixar.

Gravidez e lactação O uso de Li^+ no início da gravidez pode estar associado à anomalia de Ebstein e a malformações relacionadas do trato de saída do ventrículo direito; entretanto, sabe-se atualmente que o risco de anomalia de Ebstein (cerca de 1 em cada 20.000 nascidos vivos em controles) aumenta apenas modestamente com exposição ao Li^+ no primeiro trimestre (Patorno et al., 2017). Ao equiparar o risco e o benefício do uso de Li^+ durante o primeiro trimestre de gravidez, é importante avaliar o risco de profilaxia inadequada para uma paciente com transtorno bipolar I e o risco subsequente que a mania representa para a paciente e para o feto. Se a história de descompensação com a interrupção do Li^+ ou de controle inadequado do humor com monoterapia antipsicótica apresentar uma necessidade convincente de Li^+, recomenda-se uma ultrassonografia de rastreamento para anomalias CV. Em pacientes que escolhem não se expor ao Li^+ durante o primeiro trimestre, os tratamentos potencialmente mais seguros para a mania aguda incluem antipsicóticos ou ECT.

Na gravidez, a poliúria materna pode ser agravada pelo uso de Li^+. O uso concomitante de Li^+ com medicamentos que perdem Na^+ ou uma dieta com baixo Na^+ durante a gravidez pode contribuir para a intoxicação materna e neonatal por Li^+. O Li^+ atravessa livremente a placenta, e pode haver desenvolvimento de toxicidade fetal ou neonatal do Li^+ quando os níveis sanguíneos maternos estão dentro da faixa terapêutica. A exposição fetal ao Li^+ está associada a bócio neonatal, depressão do SNC, hipotonia (síndrome do "bebê flácido") e sopro cardíaco. A maioria dos especialistas recomenda suspender a terapia com Li^+ por 24 a 48 horas antes do parto, se possível, e isso é considerado como prática padrão para evitar aumentos potencialmente tóxicos nos níveis séricos maternos e fetais de Li^+ associados à diurese pós-parto. As sequelas físicas e no SNC decorrentes da exposição neonatal ao Li^+ em longo prazo são reversíveis quando a exposição ao Li^+ cessa, e não são observadas consequências neurocomportamentais em longo prazo (Diav-Citrin et al., 2014).

Outros efeitos É comum a ocorrência de um aumento benigno e sustentado dos leucócitos polimorfonucleares circulantes (algumas vezes, até 12.000-15.000 células/mm^3), relacionado a aumentos induzidos pelo Li^+ nos níveis de fator estimulador de colônias de granulócitos e produção aumentada desse fator pelas células mononucleares do sangue periférico (Focosi et al., 2009). O Li^+ também estimula diretamente a proliferação das células-tronco pluripotentes. Alguns pacientes podem se queixar de sabor metálico, tornando os alimentos menos palatáveis.

Toxicidade aguda e superdosagem A ocorrência de efeitos tóxicos está relacionada com a concentração sérica do Li^+ e com sua taxa de elevação depois da administração. A intoxicação aguda caracteriza-se por vômitos, diarreia profusa, tremor grosseiro, ataxia, coma e convulsões. Os sintomas da toxicidade mais leve são mais prováveis durante o pico absortivo do Li^+ e incluem náuseas, vômitos, dor abdominal, diarreia, sedação e tremor fino. Os efeitos mais graves referem-se ao SNC e incluem confusão mental, hiperreflexia, tremor grosseiro, disartria, convulsões, déficits dos nervos cranianos e outros sinais neurológicos focais, algumas vezes com progressão para coma e morte. Algumas vezes, os danos neurológicos tanto cognitivos quanto motores podem ser irreversíveis, sendo o mais comum o tremor cerebelar persistente (Kores e Lader, 1997). Outros efeitos tóxicos são arritmias cardíacas, hipotensão e albuminúria.

Tratamento da intoxicação pelo lítio Não há antídoto específico para a intoxicação pelo Li^+, e o tratamento baseia-se em medidas de suporte como intubação, se indicado, e monitoramento cardíaco contínuo. Os níveis superiores a 1,5 mEq/L são considerados tóxicos, mas a internação médica do paciente geralmente não é indicada (na ausência de sintomas) até que os níveis excedam 2 mEq/L. É preciso ter cuidado para assegurar que o paciente não tenha depleção de Na^+ e de água. Existem vários problemas envolvidos na avaliação, incluindo se a ingestão ocorreu em um paciente virgem de tratamento com Li^+ ou em terapia crônica, e se a intoxicação representa um evento agudo ou um problema crônico (p. ex., altos níveis por um período extenso de tempo). Na ingestão aguda, os níveis devem ser verificados a cada 2 a 4 horas até que alcancem um pico, particularmente pelo fato de que o pico pode ser tardio com o Li^+ de liberação controlada. É importante assinalar que os níveis séricos nem sempre exibem uma boa correlação com a toxicidade clínica, visto que o perigo mora no nível de Li^+ no SNC, que alcança um valor máximo mais lentamente do que no plasma. A diálise é o método mais efetivo para remover o Li^+ de locais intracelulares e do SNC e está indicada nas seguintes situações: níveis de Li^+ iguais ou superiores a 5,2 mEq/L e/ou nível sérico de creatinina igual ou superior a 2,26 mg/dL (Vodovar et al., 2020). Ocorre recuperação completa com um nível máximo médio de 2,5 mEq/L; os sintomas neurológicos permanentes resultam de níveis médios de 3,2 mEq/L; ocorre morte com níveis máximos médios de 4,2 mEq/L (Kores e Lader, 1997).

Uso em populações pediátricas O Li⁺ está aprovado pela FDA para o transtorno bipolar em adolescentes a partir dos 12 anos de idade (Duffy e Grof, 2018). O *aripiprazol*, a *quetiapina* e a *risperidona* foram aprovados pela FDA para o tratamento da mania aguda em crianças e adolescentes de 10 a 17 anos. As crianças e adolescentes têm maiores volumes de água no corpo e TGFe mais elevadas que os adultos. A $t_{1/2}$ mais curta resultante do Li⁺ exige aumentos da dose da ordem de miligrama/quilograma, e podem ser necessárias várias doses ao dia. Em crianças de 6 a 12 anos de idade, uma dose de 30 mg/kg/dia, administrada em três doses fracionadas, produzirá uma concentração de Li⁺ de 0,6 a 1,2 mEq/L em 5 dias, embora a dosagem seja sempre orientada pelos níveis séricos e pela resposta clínica (Duffy e Grof, 2018). A administração de Li⁺ a crianças com menos de 12 anos de idade constitui um uso do fármaco sem indicação terapêutica formal, de modo que os cuidadores devem estar atentos para qualquer sinal de toxicidade. Assim como ocorre com adultos, o monitoramento contínuo da função renal e da tireoide é importante, juntamente com pesquisa clínica sobre a extensão da poliúria.

Um número limitado de estudos controlados sugeriu que o AVP possui eficácia comparável a do Li⁺ para a mania em crianças ou adolescentes. Assim como com o Li⁺, o ganho de peso e o tremor podem ser problemáticos; além disso, há relatos de hiperamonemia em crianças com alterações no ciclo de ureia. Recomenda-se o monitoramento contínuo das plaquetas e das provas de função hepática, além dos níveis séricos do fármaco.

Uso em populações geriátricas A maioria dos pacientes idosos em terapia com Li⁺ é constituída por aqueles mantidos durante anos com essa medicação; entretanto, qualquer indivíduo com função renal adequada (TFGe > 70 mL/min) é candidato ao Li⁺, *particularmente tendo em vista as suas propriedades neuroprotetoras*. Os pacientes idosos frequentemente tomam inúmeros medicamentos para outras doenças e o potencial de interações medicamentosas é substancial. Observa-se um risco aumentado de toxicidade do Li⁺ dentro de 1 mês após o início do tratamento com um diurético de alça ou IECA, mas não com o uso de diuréticos tiazídicos ou anti-inflamatórios não esteroides (Juurlink et al., 2004).

Além disso, as reduções da água corporal total e da depuração de creatinina relacionadas com a idade reduzem a margem de segurança para o tratamento com Li⁺ em pacientes idosos. Ter como alvo níveis séricos de manutenção mais baixos (0,6-0,8 mEq/L) pode reduzir o risco de toxicidade. Conforme a TFGe cai abaixo de 50 mL/min, é preciso considerar fortemente o uso de agentes alternativos, apesar das vantagens terapêuticas do lítio (Morriss e Benjamin, 2008).

Os pacientes idosos nunca antes tratados podem ser mais sensíveis aos efeitos adversos no SNC de todos os tipos de medicações usadas para a mania aguda, especialmente parkinsonismo e DT devido ao antagonismo de D_2, confusão devido ao uso de fármacos antipsicóticos com propriedades antimuscarínicas e ataxia ou sedação decorrente do Li⁺ ou de anticonvulsivantes.

RESUMO: Agentes antipsicóticos e estabilizadores do humor

Fármacos	Usos terapêuticos	Farmacologia clínica e dicas
Antipsicóticos de primeira geração • Antagonistas D_2 de potência baixa		
Clorpromazina	• Esquizofrenia • Mania aguda	• As altas afinidades pelos receptores M_1, H_1 e α_1-adrenérgicos aumentam as taxas de efeitos adversos anticolinérgicos, sedação e ganho de peso e hipotensão, respectivamente; alto risco de eventos metabólicos adversos • Menor risco de QTc do que a tioridazina; fotossensibilidade
Antipsicóticos de primeira geração • Antagonistas D_2 de potência média e alta		
Haloperidol	• Esquizofrenia • Mania aguda	• Taxas mais altas de SEP, acatisia, hiperprolactinemia • Efeitos adversos anticolinérgicos, sedação, ganho de peso e hipotensão limitados • Evitar o uso IV (prolongamento de QTc); clorpromazina, 75 mg VO equivalência: 2 mg
Flufenazina	• Esquizofrenia • Mania aguda	• Taxas mais altas de SEP, acatisia, hiperprolactinemia • Efeitos adversos anticolinérgicos, sedação, ganho de peso e hipotensão limitados • Clorpromazina 75 mg equivalência oral: 2 mg
Trifluoperazina	• Esquizofrenia • Mania aguda	• Taxas mais altas de SEP, acatisia, hiperprolactinemia • Efeitos adversos anticolinérgicos, sedação, ganho de peso e hipotensão limitados • Clorpromazina 75 mg equivalência oral: 5 mg
Tiotixeno	• Esquizofrenia • Mania aguda	• Taxas mais altas de SEP, acatisia, hiperprolactinemia • Efeitos adversos anticolinérgicos, sedação, ganho de peso e hipotensão limitados • Clorpromazina 75 mg equivalência oral: 7,5 mg
Perfenazina	• Esquizofrenia • Mania aguda	• Taxas modestas de SEP, acatisia • Efeitos adversos anticolinérgicos, sedação, ganho de peso e hipotensão limitados • Clorpromazina 75 mg equivalência oral: 7,5 mg
Loxapina	• Esquizofrenia • Mania aguda	• Taxas modestas de SEP, acatisia; clorpromazina 75 mg equivalência oral: 25 mg • Efeitos adversos anticolinérgicos, sedação, ganho de peso e hipotensão limitados

(continua)

RESUMO: Agentes antipsicóticos e estabilizadores do humor (continuação)

Fármacos	Usos terapêuticos	Farmacologia clínica e dicas
Antipsicóticos de segunda geração • Antagonistas de 5-HT$_{2a}$ e D$_2$		
Asenapina	• Esquizofrenia • Mania aguda	• Disponível em formulação de CDO, devido ao efeito de primeira passagem de 98% se for deglutida. O CDO é administrado por via sublingual: evitar a ingestão de água por 10 min, de modo a obter absorção orobucal máxima (evitar a ingestão de água por 2 min para obter 80% da absorção máxima) • Disponível em formulação transdérmica: 3,8 mg/24 h = 10 mg/dia CDO; 5,7 mg/24 h = 15 mg/dia CDO; 7,6 mg/24 h = 20 mg/dia CDO • Baixo risco de efeitos adversos metabólicos • Interações cinéticas medicamentosas limitadas
Clozapina	• Esquizofrenia resistente • Esquizofrenia com suicidalidade, polidipsia ou agressão impulsiva persistente • Mania resistente	• É preciso registrar o paciente e o médico que prescreve, devido ao monitoramento hematológico obrigatório • A alta afinidade pelos receptores M$_1$, H$_1$ e α_1-adrenérgicos aumenta as taxas de efeitos adversos anticolinérgicos, sedação e ganho de peso, e hipotensão, respectivamente • Alto risco de efeitos adversos metabólicos • Constipação intestinal significativa; evitar outros agentes anticolinérgicos, ferro e *Psyllium*. Tratar de modo agressivo com docusato, polietilenoglicol 3350, bisacodil e, se necessário, linaclotida. • Sialorreia; tratar com agentes de administração local (gotas de atropina a 1% sublingual ou *spray* de ipratrópio a 0,06%)
Iloperidona	• Esquizofrenia	• Alta afinidade α_1-adrenérgica; titular para minimizar a ortostase • Baixo risco de efeitos adversos metabólicos
Lumateperona	• Esquizofrenia • Depressão bipolar (monoterapia e adjuvante)	• Baixo risco de efeitos adversos anticolinérgicos, sedação e ganho de peso, e hipotensão, respectivamente • Risco muito baixo de SEP e efeitos adversos metabólicos e endócrinos
Lurasidona	• Esquizofrenia • Depressão bipolar (monoterapia e adjuvante)	• Baixo risco de efeitos adversos anticolinérgicos, sedação e ganho de peso, e hipotensão, respectivamente • Baixo risco de efeitos adversos metabólicos • Aumento da absorção para 100% pela administração com 350 kcal de alimento
Olanzapina	• Esquizofrenia • Mania aguda • Depressão bipolar (em combinação com fluoxetina)	• Alto risco de efeitos adversos metabólicos • Efeitos anticolinérgicos com altas doses
Paliperidona	• Esquizofrenia	• Risco moderado de efeitos adversos metabólicos • Altas taxas de hiperprolactinemia
Quetiapina	• Esquizofrenia • Mania aguda • Depressão bipolar (monoterapia) • Depressão unipolar (adjuvante)	• Alto risco de efeitos adversos metabólicos com doses terapêuticas totais para a esquizofrenia • As altas afinidades H$_1$ e α_1-adrenérgicas aumentam as taxas de sedação e hipotensão, respectivamente • Baixas taxas de SEP, acatisia e hiperprolactinemia
Risperidona	• Esquizofrenia • Mania aguda	• Risco moderado de efeitos adversos metabólicos • Altas taxas de hiperprolactinemia
Sertindol	• Esquizofrenia	• Não disponível nos Estados Unidos • Uso restrito na Europa, com extenso monitoramento para prolongamento de QTc • Baixo risco de efeitos adversos metabólicos
Ziprasidona	• Esquizofrenia • Mania aguda	• Baixo risco de efeitos adversos metabólicos • Aumento da absorção para 100% através da administração com 500 kcal de alimento • Melhor tolerabilidade nas doses iniciais > 80 mg/dia com alimento
Antipsicóticos de segunda geração • Agonistas parciais de D$_2$		
Aripiprazol	• Esquizofrenia • Mania aguda • Depressão unipolar (adjuvante)	• Baixo risco de efeitos adversos metabólicos • Reduz a prolactina sérica • Acatisia observada em ensaios clínicos sobre depressão – pode ser reduzida com uma dose inicial de 2,0-2,5 mg ao deitar
Brexpiprazol	• Esquizofrenia • Depressão unipolar (adjuvante)	• Baixo risco de efeitos adversos metabólicos • Reduz a prolactina sérica

(continua)

RESUMO: Agentes antipsicóticos e estabilizadores do humor (*continuação*)

Fármacos	Usos terapêuticos	Farmacologia clínica e dicas
Cariprazina	• Esquizofrenia • Mania aguda/bipolar mista • Depressão bipolar (monoterapia)	• Baixo risco de efeitos adversos metabólicos • Reduz a prolactina sérica • Acatisia
Antipsicóticos de segunda geração • Antagonistas de D_2 e D_3		
Amissulprida	• Esquizofrenia • Depressão unipolar (adjuvante, em doses baixas)	• Taxas mais elevadas de SEP • Taxas mais elevadas de hiperprolactinemia • Baixo risco de efeitos adversos metabólicos
Agonista inverso $5\text{-}HT_{2a}$ sem ligação de D_2		
Pimavanserina	• Psicose da doença de Parkinson (PDP)	• Potente agonista inverso de $5\text{-}HT_{2a}$ sem afinidade por D_2 • Dados de eficácia da monoterapia para a psicose disponíveis apenas para a PDP • Apenas uma dose disponível: 34 mg, 1×/dia, com ou sem alimento • ↓ dose em 50% com uso concomitante de potentes inibidores da 3A4; pode perder a sua eficácia com indutores potentes de 3A4 • Os efeitos clínicos podem não ser observados por 2-6 semanas
Estabilizadores do humor • Mania aguda e/ou tratamento de manutenção do transtorno bipolar		
Lítio	• Mania aguda • Tratamento de manutenção do transtorno bipolar • Depressão unipolar (adjuvante)	• Reduz mais a suicidalidade do que outros tratamentos • Evidência de propriedades neuroprotetoras em pacientes idosos com transtorno bipolar • Depuração renal • Risco de ganho de peso • Monitoramento do TSH, das provas de função renal e níveis séricos de cálcio e lítio • Pode causar tremor, queda dos cabelos • Nível sérico terapêutico: mania aguda 1,0-1,5 mEq/mL • Nível sérico terapêutico: manutenção 0,6-1,0 mEq/mL
AVP (divalproato)	• Mania aguda • Tratamento de manutenção do transtorno bipolar	• Pode-se administrar uma dose de ataque na mania aguda: 30 mg/kg durante 24 h • Altamente ligada às proteínas • Risco de ganho de peso • Risco de síndrome do ovário policístico – evitar em mulheres de idade fértil, se possível • Alto risco de defeitos do tubo neural – as mulheres de idade fértil precisam usar contracepção • Pode causar trombocitopenia, neutropenia, hiperamonemia, tremor, queda dos cabelos • Monitoramento do hemograma completo, provas de função hepática • Nível sérico terapêutico: mania aguda 100-120 µg/mL • Nível sérico terapêutico: manutenção 60-100 µg/mL
Carbamazepina	• Mania aguda • Tratamento de manutenção do transtorno bipolar	• Menos efetiva do que o lítio e o ácido valproico • Altamente ligada às proteínas • Teste de antígeno leucocitário humano para indivíduos do Leste Asiático, de modo a identificar alto risco de síndrome de Stevens-Johnson • Pode causar hiponatremia, leucopenia • Forte indutor de CYP3A4 e Pgp • Não se pode usar uma dose de ataque; evitar a rápida titulação para minimizar o risco de sedação, ataxia • Nível sérico terapêutico de 6-12 µg/mL
Lamotrigina	• Tratamento de manutenção do transtorno bipolar	• Titulação prolongada para minimizar o risco de síndrome de Stevens-Johnson • Necessidade de redução de 50% da dose se o paciente estiver em uso de ácido valproico ou divalproato • Advertência da FDA em março de 2021 sobre o risco de arritmia em pacientes com condições preexistentes; seu uso deve ser evitado em pacientes com distúrbios de condução cardíaca (p. ex., bloqueio cardíaco de segundo ou terceiro grau), arritmias ventriculares, isquemia miocárdica, insuficiência cardíaca, doença cardíaca estrutural, síndrome de Brugada ou outras canalopatias de sódio

Referências

Alda M. Lithium in the treatment of bipolar disorder: pharmacology and pharmacogenetics. *Mol Psychiatry*, **2015**, *20*:661–670.

Altamura AC, et al. Intramuscular preparations of antipsychotics: uses and relevance in clinical practice. *Drugs*, **2003**, *63*:493–512.

American Psychiatric Association. *Practice Guideline for the Treatment of Patients With Schizophrenia*. American Psychiatric Press, Inc., Washington, DC, **2021**.

Anmella G, et al. Expert advice on the management of valproate in women with bipolar disorder at childbearing age. *Eur Neuropsychopharmacol*, **2019**, *29*:1199–1212.

Baldessarini RJ, et al. Pharmacological treatment of adult bipolar disorder. *Mol Psychiatry*, **2019**, *24*:198–217.

Ballard C, et al. Evaluation of the safety, tolerability, and efficacy of pimavanserin versus placebo in patients with Alzheimer's disease psychosis: a phase 2, randomised, placebo-controlled, double-blind study. *Lancet Neurol*, **2018**, *17*:213–222.

Bedford JJ, et al. Lithium-induced nephrogenic diabetes insipidus: renal effects of amiloride. *Clin J Am Soc Nephrol*, **2008**, *3*:1324–1331.

Bergen SE, et al. Joint contributions of rare copy number variants and common SNPs to risk for schizophrenia. *Am J Psychiatry*, **2019**, *176*:29–35.

Bhidayasiri R, et al. Updating the recommendations for treatment of tardive syndromes: a systematic review of new evidence and practical treatment algorithm. *J Neurol Sci*, **2018**, *389*:67–75.

Brannan SK, et al. Muscarinic cholinergic receptor agonist and peripheral antagonist for schizophrenia. *N Engl J Med*, **2021**, *384*:717–726.

Burris KD, et al. Aripiprazole, a novel antipsychotic, is a high-affinity partial agonist at human dopamine D2 receptors. *J Pharmacol Exp Ther*, **2002**, *302*:381–389.

Carbon M, et al. Tardive dyskinesia prevalence in the period of second-generation antipsychotic use: a meta-analysis. *J Clin Psychiatry*, **2017**, *78*:e264–e278.

Castro VM, et al. Stratifying risk for renal insufficiency among lithium-treated patients: an electronic health record study. *Neuropsychopharmacology*, **2016**, *41*:1138–1143.

Charlson FJ, et al. Global epidemiology and burden of schizophrenia: findings from the Global Burden of Disease Study 2016. *Schizophr Bull*, **2018**, *44*:1195–1203.

Chen J, et al. Association of a reproducible epigenetic risk profile for schizophrenia with brain methylation and function. *JAMA Psychiatry*, **2020**, *77*:628–636.

Correll CU, et al. Metformin add-on vs. antipsychotic switch vs. continued antipsychotic treatment plus healthy lifestyle education in overweight or obese youth with severe mental illness: results from the IMPACT trial. *World Psychiatry*, **2020**, *19*:69–80.

Cummings J, et al. Pimavanserin for patients with Parkinson's disease psychosis: a randomised, placebo-controlled phase 3 trial. *Lancet*, **2014**, *383*:533–540.

Diav-Citrin O, et al. Pregnancy outcome following in utero exposure to lithium: a prospective, comparative, observational study. *Am J Psychiatry*, **2014**, *171*:785–794.

Duffy A, Grof P. Lithium treatment in children and adolescents. *Pharmacopsychiatry*, **2018**, *51*:189–193.

Egerton A, et al. Dopamine and glutamate in antipsychotic-responsive compared with antipsychotic-nonresponsive psychosis: a multicenter positron emission tomography and magnetic resonance spectroscopy study (STRATA). *Schizophr Bull*, **2021**, *47*:505–516.

Einat H, et al. Protein kinase C inhibition by tamoxifen antagonizes manic-like behavior in rats: implications for the development of novel therapeutics for bipolar disorder. *Neuropsychobiology*, **2007**, *55*:123–131.

Focosi D, et al. Lithium and hematology: established and proposed uses. *J Leukocyte Biol*, **2009**, *85*:20–28.

Fotso Soh J, et al. Using lithium in older age bipolar disorder: special considerations. *Drugs Aging*, **2019**, *36*:147–154.

Girard TD, et al. Haloperidol and ziprasidone for treatment of delirium in critical illness. *N Engl J Med*, **2018**, *379*:2506–2516.

Gitlin M. Lithium side effects and toxicity: prevalence and management strategies. *Int J Bipolar Disord*, **2016**, *4*:27.

Grünfeld J-P, Rossier BC. Lithium nephrotoxicity revisited. *Nat Rev Nephrol*, **2009**, *5*:270–276.

Gurrera RJ, et al. A validation study of the international consensus diagnostic criteria for neuroleptic malignant syndrome. *J Clin Psychopharmacol*, **2017**, *37*:67–71.

Hard ML, et al. Aripiprazole lauroxil: pharmacokinetic profile of this long-acting injectable antipsychotic in persons with schizophrenia. *J Clin Psychopharmacol*, **2017a**, *37*:289–295.

Hard ML, et al. Pharmacokinetic profile of a 2-month dose regimen of aripiprazole lauroxil: a phase I study and a population pharmacokinetic model. *CNS Drugs*, **2017b**, *31*:617–624.

Huhn M, et al. Comparative efficacy and tolerability of 32 oral antipsychotics for the acute treatment of adults with multi-episode schizophrenia: a systematic review and network meta-analysis. *Lancet*, **2019**, *394*:939–951.

Huybrechts KF, et al. Antipsychotic use in pregnancy and the risk for congenital malformations. *JAMA Psychiatry*, **2016**, *73*:938–946.

Imaz ML, et al. Clinical lactation studies of lithium: a systematic review. *Front Pharmacol*, **2019**, *10*:1005.

Juurlink DN, et al. Drug-induced lithium toxicity in the elderly: a population-based study. *J Am Geriatr Soc*, **2004**, *52*:794–798.

Karmacharya R, et al. Behavioral effects of clozapine: involvement of trace amine pathways in C. elegans and M. musculus. *Brain Res*, **2011**, *1393*:91–99.

Kishimoto T, et al. Long-acting injectable versus oral antipsychotics for the maintenance treatment of schizophrenia: a systematic review and comparative meta-analysis of randomised, cohort, and pre-post studies. *Lancet Psychiatry*, **2021**, *8*:387–404.

Koblan KS, et al. A non-D2-receptor-binding drug for the treatment of schizophrenia. *N Engl J Med*, **2020**, *382*:1497–1506.

Kook KA, et al. Accuracy and safety of a priori lithium loading. *J Clin Psychiatry*, **1985**, *46*:49–51.

Kores B, Lader MH. Irreversible lithium neurotoxicity: an overview. *Clin Neuropharmacol*, **1997**, *20*:283–299.

Krystal JH, et al. Adjunctive risperidone treatment for antidepressant-resistant symptoms of chronic military service-related PTSD: a randomized trial. *JAMA*, **2011**, *306*:493–502.

LaLonde CD, Van Lieshout RJ. Treating generalized anxiety disorder with second generation antipsychotics: a systematic review and meta-analysis. *J Clin Psychopharmacol*, **2011**, *31*:326–333.

Larsen NE, Hansen LB. Prediction of the optimal perphenazine decanoate dose based on blood samples drawn within the first three weeks. *Ther Drug Monitor*, **1989**, *11*:642–646.

Leucht S, et al. Dose-response meta-analysis of antipsychotic drugs for acute schizophrenia. *Am J Psychiatry*, **2020**, *177*:342–353.

Malhi GS, Tanious M. Optimal frequency of lithium administration in the treatment of bipolar disorder: clinical and dosing considerations. *CNS Drugs*, **2011**, *25*:289–298.

Maust DT, et al. Antipsychotics, other psychotropics, and the risk of death in patients with dementia: number needed to harm. *JAMA Psychiatry*, **2015**, *72*:438–445.

McCutcheon RA, et al. Schizophrenia, dopamine and the striatum: from biology to symptoms. *Trends Neurosci*, **2019**, *42*:205–220.

Mehta N, Vannozzi R. Lithium-induced electrocardiographic changes: a complete review. *Clin Cardiol*, **2017**, *40*:1363–1367.

Mentzel TQ, et al. Clozapine monotherapy as a treatment for antipsychotic-induced tardive dyskinesia: a meta-analysis. *J Clin Psychiatry*, **2018**, *79*:17r11852.

Meyer JM. A rational approach to employing high plasma levels of antipsychotics for violence associated with schizophrenia: case vignettes. *CNS Spectrums*, **2014**, *19*:432–438.

Meyer JM. Monitoring and improving antipsychotic adherence in out-patient forensic diversion programs. *CNS Spectrums*, **2020**, *25*: 136–144.

Meyer JM, Stahl SM. The metabolic syndrome and schizophrenia. *Acta Psychiatr Scand*, **2009**, *119*:4–14.

Meyer JM, Stahl SM. *The Clozapine Handbook*. Cambridge University Press, New York, **2019**.

Meyer JM, Stahl SM. *The Clinical Use of Antipsychotic Plasma Levels: Stahl's Handbooks*. Cambridge University Press, New York, **2021**.

Meyer JM, et al. Psychopharmacology of persistent violence and, aggression. *Psychiatr Clin North Am*, **2016**, *39*:541–556.

Meyer JM, et al. Lithium toxicity after switch from fosinopril to lisinopril. *Int Clin Psychopharmacol*, **2005**, *20*:115–118.

Moreno-Kustner B, et al. Prevalence of psychotic disorders and its association with methodological issues. A systematic review and meta-analyses. *PLoS One*, **2018**, *13*:e0195687.

Morris G, Berk M. The putative use of lithium in Alzheimer's disease. *Curr Alzheimer Res*, **2016**, *13*:853–861.

Morriss R, Benjamin B. Lithium and eGFR: a new routinely available tool for the prevention of chronic kidney disease. *Br J Psychiatry*, **2008**, *193*:93–95.

Nakata Y, et al. Dopamine supersensitivity psychosis in schizophrenia: concepts and implications in clinical practice. *J Psychopharmacol*, **2017**, *31*:1511–1518.

Patorno E, et al. Lithium use in pregnancy and the risk of cardiac malformations. *N Engl J Med*, **2017**, *376*:2245–2254.

Post RM, et al. Thirty years of clinical experience with carbamazepine in the treatment of bipolar illness: principles and practice. *CNS Drugs*, **2007**, *21*:47–71.

Praharaj SK. Metformin for lithium-induced weight gain: a case report. *Clin Psychopharmacol Neurosci*, **2016**, *14*:101–103.

Schoot TS, et al. Systematic review and practical guideline for the prevention and management of the renal side effects of lithium therapy. *Eur Neuropsychopharmacol*, **2020**, *31*:16–32.

Seeman P, et al. Dopamine supersensitivity correlates with D2 High states, implying many paths to psychosis. *Proc Natl Acad Sci USA*, **2005**, *102*:3513–3518.

Silver H, Geraisy N. Effects of biperiden and amantadine on memory in medicated chronic schizophrenic patients. A double-blind cross-over study. *Br J Psychiatry*, **1995**, *166*:241–243.

Siskind D, et al. Glucagon-like peptide-1 receptor agonists for antipsychotic-associated cardio-metabolic risk factors: a systematic review and individual participant data meta-analysis. *Diabetes Obes Metab*, **2019**, *21*:293–302.

Snyder GL, et al. Functional profile of a novel modulator of serotonin, dopamine, and glutamate neurotransmission. *Psychopharmacology (Berl)*, **2015**, *232*:605–621.

Spanarello S, La Ferla T. The pharmacokinetics of long-acting antipsychotic medications. *Curr Clin Pharmacol*, **2014**, *9*:310–317.

Takeuchi H, Remington G. A systematic review of reported cases involving psychotic symptoms worsened by aripiprazole in schizophrenia or schizoaffective disorder. *Psychopharmacology (Berl)*, **2013**, *228*:175–185.

Tio N, et al. Clozapine intoxication in COVID-19. *Am J Psychiatry*, **2021**, *178*:123–127.

Tondo L, et al. Lower suicide risk with long-term lithium treatment in major affective illness: a meta-analysis. *Acta Psychiatr Scand*, **2001**, *104*:163–172.

Urs NM, et al. Distinct cortical and striatal actions of a β-arrestin-biased dopamine D2 receptor ligand reveal unique antipsychotic-like properties. *Proc Natl Acad Sci USA*, **2016**, *113*:E8178–e8186.

Valvassori SS, et al. Protein kinase C isoforms as a target for manic-like behaviors and oxidative stress in a dopaminergic animal model of mania. *Prog Neuropsychopharmacol Biol Psychiatry*, **2020**, *101*:109940.

Velosa J, et al. Risk of dementia in bipolar disorder and the interplay of lithium: a systematic review and meta-analyses. *Acta Psychiatr Scand*, **2020**, *141*: 510–521.

Vodovar D, et al. Assessment of Extracorporeal Treatments in Poisoning criteria for the decision of extracorporeal toxin removal in lithium poisoning. *Br J Clin Pharmacol*, **2020**, *86*:560–568.

Wingård L, et al. Monotherapy vs. combination therapy for post mania maintenance treatment: a population based cohort study. *Eur Neuropsychopharmacol*, **2019**, *29*:691–700.

Xiong GL, et al. QTc monitoring in adults with medical and psychiatric comorbidities: expert consensus from the Association of Medicine and Psychiatry. *J Psychosom Res*, **2020**, *135*:110138.

Yang C, et al. Interventions for tic disorders: an updated overview of systematic reviews and meta analyses. *Psychiatry Res*, **2020**, *287*:112905.

Capítulo 20

Farmacoterapia das epilepsias

Cameron S. Metcalf, Misty D. Smith e Karen S. Wilcox

TERMINOLOGIA E CLASSIFICAÇÃO DAS CONVULSÕES

NATUREZA E MECANISMOS DAS CONVULSÕES E FÁRMACOS ANTICONVULSIVANTES
- Epilepsias focais
- Epilepsias de início generalizado: crises de ausência
- Abordagens genéticas às epilepsias

FÁRMACOS ANTICONVULSIVANTES: CONSIDERAÇÕES GERAIS
- Histórico
- Aspectos terapêuticos

HIDANTOÍNAS
- Fenitoína

BENZODIAZEPÍNICOS
- Propriedades anticonvulsivantes
- Mecanismo de ação
- Propriedades farmacocinéticas
- Toxicidade
- Concentrações plasmáticas
- Usos terapêuticos

BARBITÚRICOS ANTICONVULSIVANTES
- Fenobarbital
- Primidona

IMINOESTILBENOS
- Carbamazepina
- Oxcarbazepina
- Acetato de eslicarbazepina

SUCCINIMIDAS
- Etossuximida

OUTROS FAC
- Acetazolamida
- Ácido valproico
- Canabidiol
- Cenobamato
- Estiripentol
- Ezogabina
- Felbamato
- Fenfluramina
- Gabapentina e pregabalina
- Lacosamida
- Lamotrigina
- Levetiracetam e brivaracetam
- Perampanel
- Rufinamida
- Tiagabina
- Topiramato
- Vigabatrina
- Zonisamida

PRINCÍPIOS GERAIS E ESCOLHA DOS FÁRMACOS USADOS NO TRATAMENTO DAS EPILEPSIAS
- Duração do tratamento
- Convulsões focais e focais a tônico-clônicas bilaterais
- Crises de ausência generalizadas
- Convulsões mioclônicas
- Convulsões febris
- Convulsões em lactentes e crianças pequenas
- Estado de mal epiléptico e outras emergências convulsivas
- Tratamento anticonvulsivante e gravidez
- Desenvolvimento de novos tratamentos para a epilepsia

As epilepsias são distúrbios comuns e frequentemente devastadores que afetam cerca de 2,5 milhões de pessoas apenas nos Estados Unidos. Há mais de 40 formas diferentes de epilepsia descritas. As convulsões epilépticas frequentemente provocam depressão transitória da consciência, colocam os pacientes em risco de sofrer lesões corporais e frequentemente interferem no desempenho escolar e profissional. O tratamento atual é sintomático, visto que os fármacos anticonvulsivantes (FAC) disponíveis inibem as convulsões, porém não há profilaxia efetiva nem cura. A adesão aos esquemas de tratamento prescritos é um problema significativo, devido à necessidade de manter o tratamento prolongado, que é acompanhado pelos efeitos indesejáveis de alguns fármacos.

Os mecanismos de ação dos FAC são classificados nas seguintes categorias gerais (Porter et al., 2012):

1. Modulação dos canais de íons sódio, potássio ou cálcio. Isso pode incluir o prolongamento do estado inativado dos canais de Na^+ regulados por voltagem, modulação positiva dos canais de K^+ e inibição dos canais de Ca^{2+}.
2. Aumento da neurotransmissão do GABA por meio de ações nos receptores $GABA_A$, modulação do metabolismo do GABA ou inibição da recaptação do GABA na terminação sináptica.
3. Modulação da liberação sináptica por ações na proteína SV2A da vesícula sináptica ou nos canais de Ca^{2+} que contém a subunidade $\alpha 2\delta$.
4. Redução da excitação sináptica mediada por receptores ionotrópicos de glutamato (p. ex., receptores de AMPA).

Apesar dessas classificações gerais, é interessante assinalar o fato de que muitos FAC atuam por meio de mecanismos distintos do modo de ação primário conhecido. Além disso, os FAC com mecanismos de ação semelhantes podem ter indicações clínicas diferentes.

Apesar da disponibilidade de muitos tratamentos, esforços estão sendo envidados para elucidar as causas genéticas e os mecanismos celulares e moleculares pelos quais o cérebro normal torna-se epiléptico, e essas informações provavelmente fornecerão alvos moleculares para terapias tanto sintomáticas quanto profiláticas.

AMPA: ácido α-amino-3-hidróxi-5-metil-4-isoxazolpropiônico
CBD: canabidiol
COX: cicloxigenase
CYP: citocromo P450
DDP: desvio de despolarização paroxística
DRESS: reação farmacológica com eosinofilia e sintomas sistêmicos
EEG: eletrencefalograma
ENT-1: transportador de nucleosídeo equilibrativo 1
FAC: fármaco anticonvulsivantes
FDA: Food and Drug Administration
GABA: ácido γ-aminobutírico
GABA-T: GABA-transaminase
GAT-1: transportador de GABA 1
GI: gastrintestinal
HCN: canal controlado por nucleotídeo cíclico ativado por hiperpolarização
5-HT: serotonina
ILAE: International League Against Epilepsy
IM: intramuscular
IV: intravenosa
LCS: líquido cerebrospinal
NMDA: *N*-metil-D-aspartato
PA: potencial de ação
PEMA: feniletilmalonamida
RAM-PART: Rapid Anticonvulsant Medication Prior to Arrival Trial
RM: ressonância magnética
SNC: sistema nervoso central
SV2A: glicoproteína 2A da vesícula sináptica
THC: tetra-hidrocanabinol
TRPV: receptor de potencial transitório vaniloide tipo 1
UGT: uridina-difosfato-glicuronosiltransferase

Terminologia e classificação das convulsões

O termo *convulsão* (do latim *sacire*, que significa "tomar possessão de") refere-se a uma alteração transitória do comportamento em decorrência de descargas desordenadas, sincrônicas e rítmicas de populações de neurônios cerebrais. O termo *epilepsia* define um distúrbio da função cerebral caracterizado pela ocorrência periódica e imprevisível de convulsões. As convulsões podem ser "não epilépticas", quando provocadas no cérebro normal por determinados tratamentos, como choque elétrico ou convulsivantes químicos, ou "epilépticas", quando ocorrem de forma não provocada. Embora os fármacos usados clinicamente hoje inibam as convulsões, ainda não está claro se algum deles impede o desenvolvimento da epilepsia (epileptogênese).

De modo geral, acredita-se que as convulsões surgem do córtex cerebral, e não de outras estruturas do SNC, como o tálamo, tronco encefálico ou cerebelo. Recentemente, foi realizada uma revisão da classificação das convulsões, e essa nova nomenclatura será usada neste capítulo. Assim, as convulsões epilépticas anteriormente classificadas como convulsões parciais serão referidas como convulsões *focais*, enquanto as convulsões *generalizadas*, as que envolvem amplamente ambos os hemisférios, continuam sendo designadas como convulsões generalizadas. (Commission on Classification and Terminology, 2016). Além disso, a ILAE acrescentou uma classificação das convulsões com *início indeterminado*, que inclui os tipos de convulsões tônico-clônicas, atônicas e espasmos epilépticos. As manifestações comportamentais de uma convulsão são determinadas pelas funções normalmente desempenhadas pela região cortical na qual surge a convulsão. Por exemplo, uma convulsão que envolve o córtex motor está associada a abalos clônicos do corpo na área controlada por essa região do córtex. Esse tipo de convulsão *focal* está associado à preservação da consciência. As convulsões focais também podem estar associadas à depressão do nível de consciência. A maioria dessas convulsões focais origina-se do lobo temporal. Hoje, as convulsões generalizadas são diferenciadas entre as que envolvem o sistema motor ou as que não apresentam envolvimento motor (p. ex., crises de ausência típicas e atípicas e mioclonia palpebral). O tipo de convulsão epiléptica é um dos determinantes do fármaco selecionado para o tratamento. A Figura 20-1 fornece informações detalhadas sobre as classificações das convulsões (modificado de Ayala et al., 1973). A Tabela 20-1 contém informações mais detalhadas.

Além dessa classificação das convulsões epilépticas, outra classificação especifica as síndromes epilépticas, que se referem a um conjunto de sintomas que frequentemente ocorrem em conjunto e que incluem tipos de convulsões, etiologia, idade de início e outros fatores (Commission on Classification and Terminology, 1989). Existem mais de 50 síndromes epilépticas diferentes, que foram identificadas e classificadas em epilepsias focais *versus* generalizadas. As epilepsias focais podem consistir em qualquer um dos tipos de convulsões focais (ver Tab. 20-1) e representam cerca de 60% de todas as epilepsias. A etiologia geralmente consiste em uma lesão em alguma parte do córtex, como tumor, malformação do desenvolvimento ou dano provocado por trauma ou acidente vascular cerebral. Com frequência, essas lesões são evidentes na RM do cérebro. Alternativamente, a etiologia pode ser genética. As epilepsias generalizadas caracterizam-se mais comumente por um ou mais tipos de convulsão generalizada listados na Tabela 20-1, que respondem por cerca de 40% de todas as epilepsias. A etiologia é geralmente genética. A epilepsia generalizada mais comum é referida como epilepsia mioclônica juvenil e responde por cerca de 10% de todas as síndromes epilépticas. Essa epilepsia começa nos primeiros anos da adolescência e caracteriza-se por convulsões mioclônicas, tônico-clônicas e, frequentemente, crises de ausências. Como também ocorre com a maioria das epilepsias generalizadas desde o início, a epilepsia mioclônica juvenil é um distúrbio genético complexo que provavelmente decorre da herança de múltiplos genes de suscetibilidade; a epilepsia tem incidência mais alta em determinadas famílias, mas o padrão de transmissão hereditária não é mendeliano. A classificação das síndromes epilépticas orienta a avaliação clínica e o tratamento e, em alguns casos, também define a escolha dos FAC.

Natureza e mecanismos das convulsões e fármacos anticonvulsivantes

Epilepsias focais

Há mais de um século, John Hughlings Jackson, o pai dos conceitos modernos da epilepsia, propôs que as convulsões eram causadas por "descargas localizadas, rápidas, excessivas, súbitas e transitórias da substância cinzenta" e que uma convulsão generalizada ocorria quando o tecido cerebral normal era invadido pela atividade convulsiva desencadeada no foco anormal. Essa proposição perspicaz forneceu as bases para a investigação dos mecanismos da epilepsia focal. O advento do EEG na década de 1930 permitiu o registro da atividade elétrica a partir do couro cabeludo de seres humanos com epilepsia e demonstrou que as epilepsias são distúrbios da excitabilidade neuronal.

O papel central das sinapses na mediação da comunicação entre os neurônios do cérebro dos mamíferos sugeria que uma anormalidade da função sináptica poderia acarretar uma convulsão. Ou seja, acredita-se que a redução da atividade sináptica inibitória ou o aumento da atividade sináptica excitatória possam desencadear uma convulsão; essa hipótese é sustentada por estudos farmacológicos das convulsões. Os neurotransmissores que mediam a maior parte da transmissão sináptica no cérebro dos mamíferos são aminoácidos, dos quais o GABA e o glutamato são os neurotransmissores inibitórios e excitatórios principais, respectivamente. Os estudos farmacológicos realizados revelaram que os *antagonistas* do receptor GABA$_A$ ou os *agonistas* de diferentes subtipos do receptor de glutamato (receptor NMDA, AMPA ou ácido caínico) (ver Cap. 16) desencadeiam convulsões em animais de laboratório *in vivo*. Por outro lado, os agentes farmacológicos que acentuam a inibição sináptica mediada pelo GABA suprimem as convulsões em diversos modelos. Os antagonistas do receptor de glutamato também inibem as

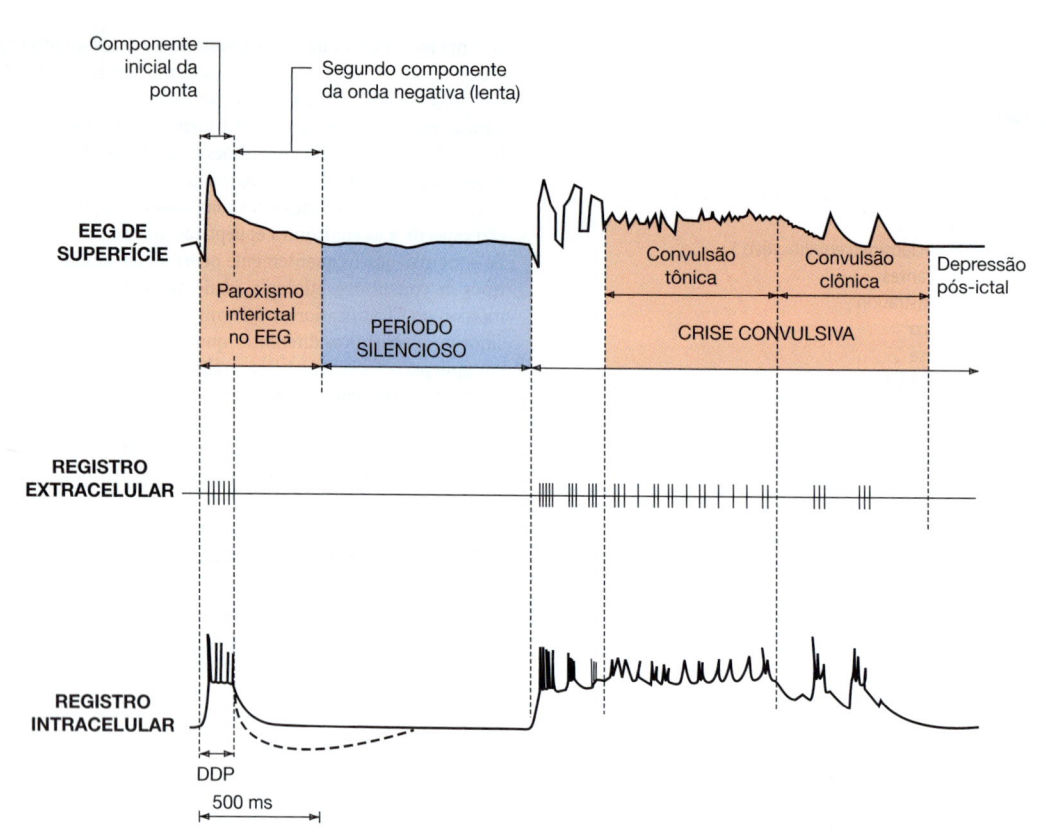

Figura 20-1 *Relação entre EEG cortical e registros intracelulares e extracelulares de um foco convulsivo induzido pela aplicação local de um composto convulsivante no córtex de um mamífero. O registro extracelular foi realizado por meio de um filtro passa-altas. Observe as descargas de alta frequência do neurônio evidentes em ambos os registros extracelular e intracelular durante o DDP. (Modificada, com permissão, de Ayala GF et al. Genesis of epileptic interictal spikes. New knowledge of cortical feedback systems suggests a neurophysiological explanation of brief paroxysms. Brain Res,* **1973**, *52*:1-17. Copyright © Elsevier.)

convulsões em diversos modelos, incluindo convulsões desencadeadas por choque elétrico e convulsivantes químicos, como *pentilenotetrazol*.

Essas observações sugerem que a regulação farmacológica da função sináptica possa controlar a propensão às convulsões e constituir uma estrutura básica para as análises eletrofisiológicas voltadas para a elucidação dos mecanismos sinápticos e não sinápticos das convulsões e da epilepsia. Avanços tecnológicos facilitaram o refinamento progressivo da análise dos mecanismos das convulsões com base no EEG, que deixou de representar populações de neurônios (potenciais de campo) e passou a representar neurônios e sinapses isolados, assim como os canais iônicos de determinados neurônios. A partir de meados da década de 1960, os estudos de eletrofisiologia celular da epilepsia concentraram-se na elucidação dos mecanismos subjacentes ao desvio da polarização, o correspondente intracelular da "ponta interictal" (ver Fig. 20-1). A ponta interictal (ou entre as convulsões) é uma onda aguda registrada nos EEG de pacientes epilépticos; essa configuração não está associada a quaisquer sintomas, nem acompanhada de alterações perceptíveis do comportamento do paciente. Contudo, a localização da ponta interictal ajuda a localizar a região cerebral da qual se origina a atividade convulsiva de determinado paciente. O desvio de polarização consiste em uma grande despolarização da membrana neuronal associada a uma série de potenciais de ação. Na maioria dos neurônios corticais, o DS é gerado por uma corrente sináptica excitatória forte, que pode ser ampliada pela ativação das correntes intrínsecas da membrana reguladas por voltagem. Embora os mecanismos que geram o desvio de polarização e o fato da ponta interictal desencadear ou inibir uma convulsão ou ser um epifenômeno ainda não estejam elucidados, o estudo dos mecanismos responsáveis pela geração do desvio de polarização abriu caminho para a investigação dos mecanismos celulares da convulsão.

Durante a década de 1980, pesquisadores desenvolveram vários modelos de convulsões *in vitro* com preparações isoladas de cortes do cérebro nos quais muitas conexões sinápticas estão preservadas. Eventos eletrográficos com características semelhantes às que são registradas durante as convulsões *in vivo* foram produzidos nos cortes de hipocampo por vários métodos, incluindo a alteração dos constituintes iônicos das soluções que banham os cortes cerebrais (McNamara, 1994), como níveis baixos de Ca^{2+}, zero Mg^{2+} ou K^+ elevado. A acessibilidade e o controle experimental possibilitados por essas preparações permitiram investigações dos mecanismos que provocam as convulsões. Dados originados dos modelos *in vitro* confirmaram a importância da função sináptica para a iniciação de uma convulsão, demonstrando que reduções sutis (p. ex., 20%) da função sináptica inibitória poderia gerar atividade epileptiforme e que a ativação das sinapses excitatórias poderia ser fundamental à iniciação das convulsões. Foram identificados outros fatores importantes, como o volume do espaço extracelular, bem como as propriedades intrínsecas de um neurônio, como canais iônicos regulados por voltagem (p. ex., canais de K^+, Na^+ e Ca^{2+}) (Traynelis e Dinglendine, 1988). A identificação desses diversos fatores sinápticos e não sinápticos que controlam as convulsões *in vitro* fornece alvos farmacológicos em potencial para a regulação da suscetibilidade às convulsões *in vivo*.

Estudos adicionais concentraram-se na compreensão dos mecanismos pelos quais um cérebro normal se transforma em um cérebro epiléptico. Alguns tipos comuns de epilepsia focal começam meses ou anos depois de uma lesão cortical em consequência de acidente vascular cerebral, traumatismo, infecção ou outros fatores. A profilaxia eficaz administrada aos pacientes em risco alto seria altamente desejável na prática clínica. Entretanto, ainda não foi identificado nenhum agente antiepileptogênico efetivo. Os fármacos descritos neste capítulo

TABELA 20-1 ■ CLASSIFICAÇÃO DAS CONVULSÕES

TIPO DE CONVULSÃO	CARACTERÍSTICAS	FAC CONVENCIONAIS	FAC RECÉM-DESENVOLVIDOS
Convulsões focais			
Focais com preservação da consciência	Diversas manifestações determinadas pela região do córtex ativada pela convulsão (p. ex., quando o córtex motor representa o polegar esquerdo, ocorrem abalos clônicos desse dedo; quando o córtex somatossensorial representa o polegar esquerdo, há parestesia desse dedo), com duração aproximada de 20-60 segundos. *A característica essencial é a preservação da consciência.*	Carbamazepina, fenitoína, valproato	Brivaracetam, cenobamato, eslicarbazepina, ezogabina, gabapentina, lacosamida, lamotrigina, levetiracetam, perampanel, rufinamida, tiagabina, topiramato, zonisamida
Focais com comprometimento da consciência	Comprometimento da consciência de 30 segundos a 2 minutos de duração, frequentemente associado a movimentos despropositais, como estalar os lábios ou contorcer as mãos.		
Focais a tônico-clônicas bilaterais	A convulsão focal simples ou complexa evolui para uma convulsão tônico-clônica com perda da consciência e contrações sustentadas (tônicas) dos músculos por todo o corpo, seguidas de períodos de contração muscular alternados com períodos de relaxamento (clônicos), normalmente com duração de 1-2 minutos.	Carbamazepina, fenobarbital, fenitoína, primidona, valproato	
Convulsões generalizadas			
Crises de ausência generalizadas	Início súbito de comprometimento da consciência associado a olhar fixo e cessação das atividades realizadas no momento, normalmente com duração de menos de 30 segundos.	Etossuximida, valproato, clonazepam	Lamotrigina
Mioclônicas generalizadas	Contração breve (talvez de 1 segundo) semelhante a choque dos músculos, que pode ser restrita a parte de um membro ou que pode ser generalizada.	Valproato, clonazepam	Levetiracetam
Tônico-clônicas generalizadas	Iguais às descritas anteriormente na tabela para convulsões parciais com convulsões tônico-clônicas secundariamente generalizadas, exceto que não são precedidas de convulsão parcial.	Carbamazepina, fenobarbital, fenitoína, primidona, valproato	Lamotrigina, levetiracetam, topiramato
Usos para síndromes específicas	Convulsões decorrentes de – Síndrome de Dravet – Síndrome de Lennox-Gastaut – Complexo da esclerose tuberosa		Canabidiol, fenfluramina (síndrome de Dravet)

oferecem apenas tratamento sintomático; isto é, eles inibem convulsões em pacientes epilépticos.

A compreensão dos mecanismos da epileptogênese em termos celulares e moleculares deve constituir um arcabouço para o desenvolvimento de novas abordagens terapêuticas. A disponibilidade de modelos animais oferece a oportunidade de investigar os mecanismos subjacentes e também tem possibilitado a descoberta de vários FAC que se mostraram seguros e eficazes nos seres humanos.

Um modelo conhecido como *kindling* é induzido pela administração periódica de estímulos elétricos breves de baixa intensidade nas amígdalas ou em outras estruturas límbicas, que evocam uma convulsão elétrica de curta duração no EEG sem qualquer alteração do comportamento. Os estímulos repetidos (p. ex., 10-20) causam intensificação progressiva das convulsões, culminando em convulsões tônico-clônicas, que, uma vez desenvolvidas, persistem por toda a vida do animal. Outros modelos são produzidos por indução de atividade convulsiva contínua ao longo de horas ("estado de mal epiléptico"). O agente desencadeante usado nesses modelos geralmente é um composto químico convulsivante (p. ex., *ácido caínico* ou *pilocarpina*) ou estimulação elétrica sustentada. O episódio de estado de mal epiléptico é seguido, semanas depois, pelo início de convulsões espontâneas, um paralelo intrigante ao quadro de convulsões febris complicadas nas crianças pequenas, que precedem o aparecimento das convulsões espontâneas anos depois. Diferentemente da perda neuronal limitada ou inexistente característica do modelo de ativação (*kindling*), a destruição manifesta dos neurônios do hipocampo ocorre nos modelos de *estado epiléptico*, refletindo aspectos da esclerose hipocampal observados em seres humanos com convulsões límbicas graves. De fato, a descoberta de que convulsões febris complicadas precedem e provavelmente causam esclerose hipocampal em crianças pequenas (VanLandingham et al., 1998) estabeleceu mais um ponto em comum entre esses modelos e a doença humana.

Surgem várias perguntas acerca desses modelos. O que ocorre durante o período latente entre o estado de mal epiléptico e o aparecimento das convulsões espontâneas que causam a epilepsia? Um agente antiepileptogênico efetivo em um desses modelos poderia demonstrar efeitos modificadores da doença em outros modelos?

Nessas últimas duas décadas, surgiram dados importantes acerca dos mecanismos de ação de fármacos efetivos no tratamento das convulsões focais (Rogawski e Löscher, 2004). Essas informações foram obtidas, em grande parte, de estudos eletrofisiológicos de modelos *in vitro* relativamente simples, como neurônios isolados do SNC de mamíferos e mantidos em cultura primária. O controle experimental e a acessibilidade oferecidos por esses modelos, somados ao controle cuidadoso das concentrações clinicamente relevantes dos fármacos, possibilitaram o esclarecimento dos seus mecanismos de ação. Embora seja difícil comprovar inequivocamente que determinado efeito farmacológico observado *in vitro* é necessário e suficiente para inibir uma convulsão nos animais ou nos seres humanos *in vivo*, existe uma probabilidade muito alta de que os supostos mecanismos identificados sejam realmente importantes para os efeitos anticonvulsivantes observados na prática clínica. A Tabela 20-2 fornece um resumo dos supostos mecanismos de ação dos FAC.

As análises eletrofisiológicas dos neurônios isolados durante uma convulsão focal demonstram que eles sofrem despolarização e deflagram potenciais de ação com frequências altas (ver Fig. 20-1). Esse padrão de descarga neuronal é típico de uma convulsão e não é comum durante a atividade neuronal fisiológica. Desse modo, a inibição seletiva desse padrão de descarga poderia reduzir as convulsões com efeitos adversos mínimos nos neurônios. A *carbamazepina*, *lamotrigina*, *fenitoína*, *lacosamida* e *valproato* inibem as deflagrações de alta frequência em concentrações reconhecidamente eficazes para controlar convulsões humanas (Rogawski e Löscher, 2004). A inibição da descarga de alta frequência parece ser mediada pela redução da capacidade dos canais de Na^+ se recuperarem da inativação (Fig. 20-2). Isto é, a abertura dos canais de Na^+ desencadeada pela despolarização na membrana axonal de um neurônio é necessária para um potencial de ação; após a sua abertura, os canais fecham-se espontaneamente, um processo denominado *inativação*. Esse período de inativação parece causar o

TABELA 20-2 ■ MECANISMOS DE AÇÃO PROPOSTOS DOS FÁRMACOS ANTICONVULSIVANTES

ALVO MOLECULAR E ATIVIDADE	FÁRMACO	CONSEQUÊNCIAS DA AÇÃO
Moduladores dos canais de Na^+ que:		
Promovem a inativação rápida	FTN, CBZ, LTG, FBM, OxCBZ, TPM, AVP, ESL	• Bloqueiam a propagação dos potenciais de ação • Estabilizam as membranas neuronais • ↓ Liberação dos neurotransmissores, descarga focal e disseminação da convulsão
Promovem a inativação lenta	LCM	• ↑ Adaptação à frequência de pico • ↓ Séries de potenciais de ação e disseminação da convulsão • Estabiliza a membrana neuronal
Bloqueadores dos canais de Ca^{2+}	ESM, AVP, LTG	• ↓ Liberação dos neurotransmissores (tipos N e P) • ↓ Despolarização lenta (tipo T) e descargas de ponta-onda
Ligantes α2δ	GBP, PGB	• Modulam a liberação dos neurotransmissores
Moduladores alostéricos do receptor $GABA_A$	BZD, FBT, FBM, TPM, CBZ, OxCBZ, ETP, CLB	• ↑ Hiperpolarização da membrana e limiar convulsivo • ↓ Descargas focais BZD – atenuam as descargas de ponta-onda FBT, CBZ, OxCBZ – agravam as descargas de ponta-onda
Inibidores da captação do GABA/inibidores da GABA-transaminase	TGB, VGB	• ↑ Níveis extrassinápticos do GABA e hiperpolarização da membrana • ↓ Descargas focais • Agravam as descargas de ponta-onda
Antagonistas do receptor de NMDA	FBM	• ↓ Neurotransmissão excitatória lenta • ↓ Neurotoxicidade dos aminoácidos excitatórios • Retardam a epileptogênese
Antagonistas do AMPA/receptor de cainato	FBT, TPM	• ↓ Neurotransmissão excitatória focal e descargas focais
Estimuladores da atividade do canal HCN	LTG	• Arrefecem os estímulos hiperpolarizantes e despolarizantes fortes • Suprimem a iniciação dos potenciais de ação pelos estímulos dendríticos
Modulador alostérico positivo do KCNQ2–5	EZG	• Suprime as séries de potenciais de ação • Hiperpolariza os potenciais de membrana
Ligante da proteína SV2A	LEV, BRV	• Desconhecidas; podem reduzir a liberação dos transmissores
Inibidores da anidrase carbônica do cérebro	ACZ, TPM, ZNS	• ↑ Correntes mediadas pelo HCN • ↓ Correntes mediadas pelo NMDA • ↑ Inibição mediada por GABA
Mistos/desconhecidos	CNB	Mecanismo misto, não totalmente elucidado • Inibe os canais de sódio regulados por voltagem (corrente persistente) • Modulação positiva de $GABA_A$
Desconhecidos	CBD	Desconhecida; os potenciais mecanismos incluem • Ativação do TRPV1 • Antagonismo do GPR55 e elevações do Ca^{2+} pré-sináptico mediadas por GPR55 • Ativação dos receptores $5\text{-}HT_{1A}$ • Inibição do ENT-1 (modulação do tônus de adenosina)
Mistos	FEN	• Inibição da captação mediada por transportador de serotonina • Ativação dos receptores de 5-HT: $5\text{-}HT_{1D}$, $5\text{-}HT_{2C}$ • Modulador alostérico sigma-1-positivo

ACZ, acetazolamida; AVP, ácido valproico; BRV, brivaracetam; BZD, benzodiazepínicos; CBD, canabidiol; CBZ, carbamazepina; CLB, clobazam; CNB, cenobamato; ESL, eslicarbazepina; ETP, estiripentol; EZG, ezogabina; FBM, felbamato; FBT, fenobarbital; FEN, fenfluramina; FTN, fenitoína; GBP, gabapentina; LCM, lacosamida; LEV, levetiracetam; LTG, lamotrigina; OxCBZ, oxcarbazepina; PER, parampanel; PGB, pregabalina; TGB, tiagabina; TPM, topiramato; VGB, vigabatrina; ZNS, zonisamida.

Fonte: Modificada, com permissão, de Leppik IE, Kelly KM, deToledo-Morrell L et al. Basic research in epilepsy and aging. *Epilepsy Res*, **2006**, *68*(suppl 1):21. Copyright © Elsevier B.V.

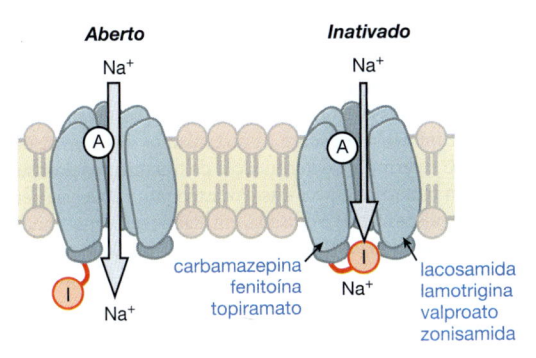

Figura 20-2 *Inativação do canal de Na⁺ intensificada por FAC.* Alguns FAC (mostrados em letras azuis) prolongam a inativação dos canais de Na⁺, o que reduz, assim, a capacidade de descarga dos neurônios em altas frequências. Observe que o canal inativado parece permanecer aberto, porém é bloqueado pela comporta de inativação gate I. A, comporta de ativação.

período refratário – um intervalo curto de tempo depois do potencial de ação durante o qual é impossível gerar outro potencial de ação. Com a recuperação da inativação, os canais de Na⁺ ficam novamente prontos para participar de outro potencial de ação. Como a descarga em baixa frequência permite um tempo suficiente para que os canais de Na⁺ se recuperem da inativação, esta tem pouco ou nenhum efeito sobre a descarga de baixa frequência. Entretanto, a redução da taxa de recuperação dos canais de Na⁺ de seu estado de inativação poderia limitar a capacidade de um neurônio de descarregar em altas frequências, um efeito que provavelmente está na base das ações das *carbamazepina, lamotrigina, lacosamida, fenitoína, topiramato, ácido valproico* e *zonisamida* contra as convulsões focais.

As descobertas relativas aos mecanismos das convulsões sugerem que a intensificação da inibição sináptica mediada pelo GABA possa reduzir a excitabilidade neuronal e elevar o limiar convulsivo. Vários fármacos parecem inibir as convulsões por regulação da inibição sináptica mediada pelo GABA com ações em diferentes locais da sinapse (Rogawski e Löscher, 2004). O receptor pós-sináptico principal do GABA liberado nas sinapses é conhecido como receptor GABA$_A$ (ver Cap. 16). A ativação do receptor GABA$_A$ inibe a célula pós-sináptica porque aumenta a entrada dos íons Cl⁻ na célula, o que tende a hiperpolarizar o neurônio. Concentrações clinicamente relevantes de benzodiazepínicos e de barbitúricos aumentam a inibição mediada pelo receptor GABA$_A$ mediante ações distintas nesse receptor (Fig. 20-3), e essa inibição facilitada provavelmente é responsável pela eficácia desses fármacos no tratamento das convulsões focais e tônico-clônicas dos seres humanos. Em concentrações mais altas, como as que poderiam ser usadas para reverter o estado de mal epiléptico, esses fármacos também podem inibir a descarga dos potenciais de ação em frequências altas. Acredita-se que um segundo mecanismo de intensificação da inibição sináptica mediada pelo GABA seja subjacente ao mecanismo anticonvulsivante da *tiagabina*; esse fármaco inibe o GAT-1 e reduz a captação neuronal e glial de GABA (Rogawski e Löscher, 2004). Por fim, os FAC podem aumentar a produção (ou seja, *gabapentina*) ou diminuir o metabolismo da transaminase (ou seja, *ácido valproico, vigabatrina*) do GABA, resultando em aumento das concentrações de GABA (Ben-Menachem, 2011; Cai et al., 2012; Larsson et al., 1986).

Epilepsias de início generalizado: crises de ausência

Em contraste com as convulsões focais, que se originam de regiões bem definidas do cérebro, as convulsões de início generalizado começam com as descargas recíprocas do tálamo e do córtex cerebral (Huguenard e McCormick, 2007). Entre as diversas formas de convulsões generalizadas, as crises de ausência têm sido estudadas mais intensamente. O sincronismo marcante no aparecimento das descargas convulsivas generalizadas em áreas difusas do neocórtex levou à hipótese de que uma estrutura do tálamo e/ou do tronco encefálico (o "centrencéfalo")

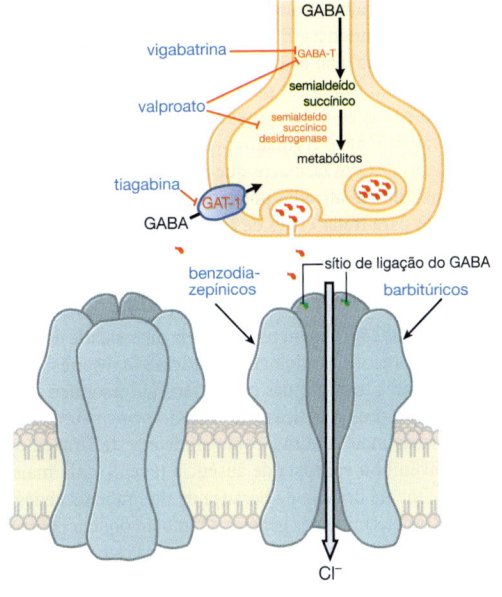

Figura 20-3 *Intensificação da transmissão sináptica do GABA.* Na presença de GABA, ocorre abertura do receptor GABA$_A$ (estrutura à esquerda), possibilitando um influxo de Cl⁻, que, por sua vez, aumenta a polarização da membrana (ver Fig. 16-12). Alguns fármacos anticonvulsivantes (mostrados em letras azuis) atuam por meio de redução do metabolismo do GABA. Outros atuam no receptor GABA$_A$, aumentando o influxo de Cl⁻ em resposta ao GABA. Conforme descrito no texto, a gabapentina atua pré-sinapticamente promovendo a liberação de GABA; seu alvo molecular está sendo investigado. (•), moléculas de GABA.

sincronizasse essas descargas convulsivas. O foco talâmico foi sugerido pela demonstração de que a estimulação em frequência baixa de estruturas talâmicas na linha média desencadeava ritmos de EEG no córtex semelhantes às descargas de ponta-onda típicas das crises de ausência. Mais tarde, os registros com eletrodos intracerebrais aplicados nos seres humanos demonstraram o envolvimento do tálamo e do neocórtex nas descargas de ponta-onda das crises de ausência.

Muitas das propriedades estruturais e funcionais do tálamo e do neocórtex que acarretam as descargas de ponta-onda generalizadas foram elucidadas (Huguenard e McCormick, 2007).

A característica fundamental de uma crise de ausência no EEG consiste em descargas de ponta-onda generalizadas em uma frequência de 3 por segundo (3 Hz). Essas descargas bilateralmente sincrônicas de ponta-onda registradas localmente a partir dos eletrodos do tálamo e do neocórtex representam oscilações entre essas duas estruturas cerebrais. Uma comparação dos registros intracelulares e do EEG revelou que as pontas do EEG estavam associadas à descarga dos potenciais de ação, enquanto a onda lenta subsequente devia-se à inibição prolongada. Esses ritmos reverberatórios de baixa frequência são possibilitados por uma combinação de fatores, incluindo conexões sinápticas excitatórias recíprocas entre o neocórtex e o tálamo, bem como propriedades intrínsecas dos neurônios no tálamo (Huguenard e McCormick, 2007). Uma propriedade intrínseca dos neurônios talâmicos que está fundamentalmente envolvida na geração das descargas de ponta-onda de 3 Hz consiste em um tipo particular de corrente de Ca²⁺, a corrente de baixo limiar ("tipo T"). Os canais de Ca²⁺ do tipo T são ativados por um potencial de membrana muito mais negativo (por isso a denominação "limiar baixo") que a maioria dos outros canais de Ca²⁺ regulados por voltagem expressos no cérebro. As correntes do tipo T são muito maiores em muitos neurônios talâmicos em comparação com neurônios situados fora do tálamo. Na verdade, as séries de potenciais de ação dos neurônios talâmicos são mediadas pela ativação das correntes do tipo T. Essas correntes amplificam as oscilações dos potenciais de membrana talâmicos, nos quais uma oscilação é a descarga de ponta-onda a 3 Hz associada à crise de ausência. É importante salientar que o mecanismo principal por meio do qual os fármacos usados para tratar a ausência (*etossuximida*, *ácido valproico*) parecem atuar é a inibição dos canais de Ca^{2+} do tipo T (Fig. 20-4) (Rogawski e Löscher, 2004). Desse modo, a inibição dos canais iônicos regulados por voltagem é um mecanismo de ação comum dos FAC: os fármacos que controlam as convulsões focais inibem os canais de Na^+ ativados por voltagem, enquanto os anticonvulsivantes usados para tratar crises de ausência inibem os canais de Ca^{2+} ativados por voltagem.

Abordagens genéticas das epilepsias

As causas genéticas contribuem para a ampla diversidade das epilepsias humanas. Isoladamente, as etiologias genéticas são responsáveis por algumas formas raras transmitidas como traço autossômico dominante ou recessivo. As causas genéticas também são principalmente responsáveis por formas mais comuns, como síndrome de Dravet, epilepsia mioclônica juvenil ou epilepsia de ausência juvenil, cuja maioria dos casos provavelmente decorre da herança de um ou mais genes de suscetibilidade. Os determinantes genéticos também podem contribuir até certo ponto para o risco de desenvolver epilepsias causadas por lesão do córtex cerebral.

Foram realizados enormes progressos na compreensão da genética da epilepsia humana, com mais de 70 genes, cujas mutações contribuem comprovadamente para a epilepsia. Foram identificadas mutações gênicas em diversas epilepsias sintomáticas, nas quais a epilepsia é uma manifestação da doença neurodegenerativa subjacente. Como os pacientes com epilepsia são, em sua maioria, neurologicamente normais, há interesse em particular pela elucidação dos genes responsáveis pela epilepsia familiar em indivíduos que, nos demais aspectos, são normais. Como seria esperado, muitas das mutações identificadas como responsáveis pela epilepsia afetam os genes que codificam canais iônicos regulados por voltagem ou por ligante (Reid et al., 2009). Entretanto, também foram identificadas mutações das vias de sinalização, dos transportadores e até das proteínas da vesícula sináptica (EpiPM Consortium, 2015). Além disso, algumas das mutações surgem *de novo*, complicando assim os esforços para estabelecer o diagnóstico. As correlações entre genótipo e fenótipo dessas síndromes genéticas são complexas, porque a mesma mutação de um canal pode estar associada a diferentes síndromes clínicas, que variam de convulsões febris simples a convulsões incontroláveis com deterioração intelectual. Por outro lado, algumas síndromes epilépticas indistinguíveis clinicamente foram associadas a mutações de genes diferentes. A implicação dos genes que codificam os canais iônicos na epilepsia familiar é particularmente interessante, porque os distúrbios transitórios que afetam outros órgãos também são atribuídos às mutações desses genes. Por exemplo, distúrbios transitórios do coração (arritmias cardíacas), da musculatura esquelética (paralisias transitórias), do cerebelo (ataxia transitória), dos vasos sanguíneos (enxaqueca hemiplégica familiar) e de outros órgãos foram relacionados com as mutações dos genes que codificam os componentes dos canais iônicos regulados por voltagem (Ptacek e Fu, 2001).

As consequências eletrofisiológicas celulares dessas mutações podem fornecer informações sobre os mecanismos das convulsões e as ações dos FAC e permitir a determinação de tratamentos precisos para pacientes com mutações específicas. Por exemplo, a epilepsia generalizada com convulsões febris é causada, em alguns casos, por uma mutação pontual da subunidade β de um canal de Na^+ regulado por voltagem (*SCN1B*). Conforme descrito anteriormente, vários FAC atuam nos canais de Na^+ para promover a sua inativação; o fenótipo do canal de Na^+ mutado parece envolver a inativação defeituosa (Wallace et al., 1998).

As mutações espontâneas do *SCN1A* (que codifica a subunidade α do principal canal de Na^+ regulado por voltagem do neurônio, Nav1.1), que causam truncamentos e suposta perda de função do canal de Na^+, foram identificadas em um subgrupo de lactentes com uma forma grave e catastrófica de epilepsia mioclônica neonatal ou síndrome de Dravet. O fato de que essas mutações de perda de função nos canais de Na^+ resultam em convulsões é um tanto surpreendente. Contudo, as convulsões podem ocorrer em consequência dos tipos celulares que expressam esses canais dentro dos circuitos neurais que embasam a iniciação da convulsão. Curiosamente, pacientes com essas mutações geralmente são resistentes ao tratamento com FAC que bloqueiam os canais de Na^+.

Avanços na genética da epilepsia

Algumas deleções ou adições de segmentos do DNA, referidas como *variantes do número de cópias*, podem contribuir para a patologia da epilepsia. Essas variantes foram identificadas por estudos cromossômicos por *microarray* e sequenciamento de genoma completo (Hirabayashi et al., 2019; Monlong et al., 2018; Myers e Mefford, 2015). Foram usados estudos de associação genômica ampla para identificar fatores de risco e variantes que possam contribuir para a epilepsia (International League Against Epilepsy Consortium on Complex Epilepsies, 2018; Myers e Mefford, 2015). A identificação de variantes genéticas críticas que contribuem para o risco pode, por sua vez, levar a novas abordagens terapêuticas (p. ex., oligonucleotídeos antissenso, novos alvos de fármacos e terapias com anticorpos).

Fármacos anticonvulsivantes: considerações gerais

Histórico

O *brometo*, usado no final do século XIX, foi o primeiro fármaco antiepiléptico. O *fenobarbital* foi o primeiro composto sintético reconhecido por sua atividade anticonvulsivante. Contudo, sua utilidade limitava-se ao controle das convulsões tônico-clônicas generalizadas e, em menor grau, às convulsões focais. Esse fármaco não produzia qualquer efeito nas crises de ausência. Merritt e Putnam desenvolveram o teste eletroconvulsivo em animais de laboratório para avaliar a eficácia anticonvulsivante dos compostos químicos; ao longo da investigação de vários fármacos, descobriram que a *difenil-hidantoína* (mais tarde denominada *fenitoína*) suprimia as convulsões sem causar efeitos sedativos. O teste eletroconvulsivo máximo é extremamente valioso, porque os fármacos que são eficazes para evitar extensão tônica da pata posterior induzida pelo choque elétrico corneal geralmente também se mostram eficazes no controle das convulsões focais e tônico-clônicas generalizadas dos seres humanos. Em contrapartida, as convulsões induzidas pelo convulsivante químico *pentilenotetrazol* são mais úteis na identificação dos FAC eficazes no controle das convulsões mioclônicas dos seres humanos. Esses testes de rastreamento ainda são usados, além de muitos outros modelos animais agudos e crônicos fenotípica e/ou etiologicamente relevantes.

As estruturas químicas da maioria dos fármacos introduzidos antes de 1965 estavam diretamente relacionadas ao *fenobarbital*. Isso incluía as hidantoínas e as succinimidas. Entre 1965 e 1990, as estruturas quimicamente diferentes dos benzodiazepínicos, de um iminoestilbeno (*carbamazepina*) e de um ácido carboxílico de cadeia ramificada (*ácido*

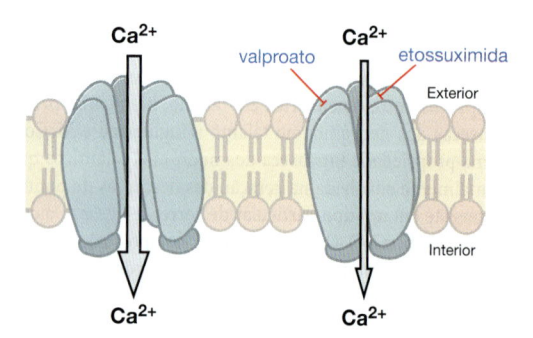

Figura 20-4 *Redução da corrente através dos canais de Ca^{2+} tipo T induzida por FAC.* Alguns FAC (mostrados em letras azuis) reduzem o fluxo de Ca^{2+} através dos canais de Ca^{2+} tipo T, reduzindo, assim, a corrente de marca-passo subjacente ao ritmo talâmico de pontas e ondas observado nas crises de ausência generalizadas.

valproico) foram introduzidas e, ao longo da década de 1990, foram seguidas por uma feniltriazina (*lamotrigina*), um análogo cíclico do GABA (*gabapentina*), um monossacarídeo substituído com sulfamato (*topiramato*), um derivado do ácido nipecótico (*tiagabina*) e um derivado da pirrolidina (*levetiracetam*). O Epilepsy Therapy Screening Project, anteriormente conhecido como Anticonvulsant Screening Project, foi estabelecido pelos National Institutes of Health com um contrato da Universidade de Utah, na década de 1970, como forma de incentivar o desenvolvimento contínuo de FAC, com cientistas acadêmicos trabalhando em parceria com a indústria privada e o governo. Utilizando uma ampla diversidade de modelos animais de convulsões e epilepsia, o programa contribuiu para a identificação pré-clínica e o desenvolvimento de muitos dos FAC clinicamente disponíveis.

Aspectos terapêuticos

O FAC ideal deveria suprimir todas as convulsões sem causar quaisquer efeitos indesejáveis. Infelizmente, os fármacos utilizados hoje não apenas não conseguem controlar a atividade convulsiva de cerca de um terço dos pacientes, como frequentemente causam efeitos adversos, cuja gravidade varia de disfunção mínima do SNC até morte em consequência de anemia aplásica ou insuficiência hepática. Em 2009, a FDA exigiu que todos os fabricantes de FAC atualizassem as bulas dos seus produtos, de forma a incluir um alerta quanto ao risco aumentado de ideação suicida ou de tentativas de suicídio, e elaborassem informações voltadas para ajudar os pacientes a compreender esse risco. O risco de suicídio aplica-se a todos os FAC utilizados com qualquer indicação. Uma metanálise recente dos fármacos aprovados desde 2008 (*eslicarbazepina, perampanel, brivaracetam, canabidiol* e *cenobamato*) sugere que não há nenhum risco de suicidalidade associado a esses novos agentes (Klein et al., 2021).

Os médicos que tratam de pacientes com epilepsia têm a tarefa de selecionar o fármaco ou a combinação de fármacos apropriados que controle de maneira mais eficaz as convulsões de determinado paciente com um nível aceitável de efeitos adversos. Como regra geral, o controle completo das convulsões é alcançado em até 50% dos pacientes, enquanto outros 25% melhoram significativamente. O grau de sucesso varia em função do tipo de convulsão, da causa e de outros fatores.

Para minimizar os efeitos adversos, prefere-se o tratamento com um único fármaco. Se as convulsões não forem controladas pelo fármaco inicial em concentrações plasmáticas adequadas, a substituição por um segundo fármaco é preferível à administração concomitante dos dois. Contudo, o tratamento com vários fármacos pode ser necessário, especialmente quando dois ou mais tipos de convulsão ocorrem no mesmo paciente.

A determinação das concentrações do fármaco no plasma facilita a otimização do tratamento anticonvulsivante, sobretudo durante o início do tratamento, depois dos ajustes da dose, quando há falência terapêutica, quando ocorrem efeitos tóxicos, ou quando se inicia o tratamento com vários fármacos. Entretanto, os efeitos clínicos de alguns fármacos não se correlacionam diretamente com as concentrações plasmáticas, e os níveis recomendados servem apenas como orientação geral para o tratamento. O esquema terapêutico final deve ser determinado pela avaliação clínica dos efeitos terapêuticos e tóxicos.

Nas seções subsequentes, cada um dos fármacos está descrito separadamente, seguidos da descrição de alguns princípios gerais da farmacoterapia das epilepsias.

Hidantoínas

Fenitoína

A *fenitoína* é eficaz em todos os tipos de convulsões focais e tônico-clônicas, mas não controla as crises de ausência. As propriedades de outras hidantoínas, como a *etotoína*, são descritas em edições anteriores deste livro.

Efeitos farmacológicos

Sistema nervoso central A fenitoína exerce sua atividade anticonvulsivante sem causar depressão geral do SNC. Em doses tóxicas, pode produzir sinais excitatórios, ao passo que, em doses letais, pode causar um tipo de rigidez de descerebração.

Mecanismo de ação

A *fenitoína* limita as descargas repetitivas dos potenciais de ação provocadas por despolarização persistente dos neurônios da medula espinal de camundongos mantidos *in vitro* (McLean e Macdonald, 1986a). Esse efeito é mediado pela diminuição da velocidade de recuperação da inativação dos canais de Na^+ ativados por voltagem, uma ação que depende da voltagem (efeito maior quando a membrana está despolarizada) e do uso. Nessas concentrações, os efeitos nos canais de Na^+ são seletivos e não foram detectadas quaisquer alterações da atividade espontânea ou das respostas à aplicação iontoforética de GABA ou glutamato. Em concentrações 5 a 10 vezes mais altas, a fenitoína causa vários efeitos, incluindo a redução da atividade espontânea e o aumento das respostas ao GABA; esses efeitos podem ser responsáveis por algumas reações tóxicas indesejáveis associadas aos níveis altos de *fenitoína*.

Propriedades farmacocinéticas

A *fenitoína* está disponível em dois tipos de preparação oral que diferem quanto à farmacocinética: preparações de liberação rápida e prolongada. A administração de uma única dose diária é possível apenas com as preparações de liberação prolongada e, em virtude das diferenças na dissolução e de outros fatores dependentes da formulação, o nível plasmático de *fenitoína* pode mudar quando se substitui uma formulação pela outra. Também pode haver confusão ao passo que preparações diferentes podem incluir *fenitoína* ou *fenitoína sódica*. Portanto, as doses equivalentes podem ser calculadas aproximadamente quando se consideram os "equivalentes de *fenitoína*", mas a monitoração do nível sérico também é necessária para garantir a segurança terapêutica.

As características farmacocinéticas da *fenitoína* são influenciadas acentuadamente por sua ligação às proteínas séricas, pela não linearidade de sua cinética de eliminação e por seu metabolismo pelas enzimas do CYP hepático (Tab. 20-3). A *fenitoína* liga-se amplamente (~90%) às proteínas séricas, principalmente à albumina. Pequenas variações na porcentagem de *fenitoína* ligada às proteínas afetam drasticamente a quantidade absoluta do fármaco livre (forma ativa). Alguns fármacos podem competir pela ligação da *fenitoína* às proteínas plasmáticas e aumentar a fração livre de *fenitoína* quando o novo composto é acrescentado ao tratamento. Entretanto, o efeito da *fenitoína* livre tem curta duração e, em geral, não causa complicações clínicas, a menos que também haja inibição do metabolismo do fármaco. Por exemplo, o *valproato* compete pelos sítios de ligação das proteínas e inibe o metabolismo da *fenitoína*, resultando em aumentos acentuados e persistentes da *fenitoína* livre. A determinação da fração livre em vez da concentração total da *fenitoína* permite a avaliação direta desse problema que pode ocorrer durante o tratamento do paciente.

A fenitoína é um dos poucos fármacos cuja taxa de eliminação varia em função de sua concentração (ou seja, a taxa não é linear). A $t_{1/2}$ plasmática da *fenitoína* varia de 6 a 24 horas com concentrações plasmáticas abaixo de 10 µg/mL. Na presença de baixos níveis sanguíneos, o metabolismo segue a cinética de primeira ordem. Entretanto, com a elevação dos níveis sanguíneos, aproxima-se o limite máximo do fígado de metabolizar a *fenitoína*; em consequência, a concentração plasmática do fármaco aumenta de modo desproporcional à medida que aumenta a dose, mesmo com pequenos ajustes para manter os níveis próximos à faixa terapêutica.

A maior parte (95%) da *fenitoína* é metabolizada no retículo endoplasmático hepático pela CYP2C9/10 e, em menor grau, pela CYP2C19 (ver Tab. 20-3). O metabólito principal (um derivado para-hidroxifenílico) não é ativo. Como seu metabolismo é saturável, outros fármacos que são metabolizados por essas CYP podem inibir o metabolismo da *fenitoína* e elevar sua concentração plasmática. Por outro lado, a taxa de degradação dos outros fármacos que são substratos dessas enzimas pode ser inibida pela fenitoína; um deles é a *varfarina*, e a administração de *fenitoína* a um paciente em uso de *varfarina* pode acarretar distúrbios hemorrágicos (Cap. 36). Outro mecanismo de interações medicamentosas surge da capacidade da *fenitoína* de induzir várias enzimas CYP (ver Cap. 5). Particularmente relevantes a esse respeito são os anticoncepcionais orais, metabolizados pela CYP3A4; o tratamento com

TABELA 20-3 ■ INTERAÇÕES DOS FÁRMACOS ANTICONVULSIVANTES COM AS ENZIMAS MICROSSÔMICAS HEPÁTICAS

FÁRMACO	INDUZ		INIBE		METABOLIZADO POR	
	CYP	UGT	CYP	UGT	CYP	UGT
Brivaracetam	Não	Não	Não	Não	2C19/2C9	Não
Canabidiol	?	?	2C9/3A4/2C19/2D6/1A1	1A9/2B7	3A4/2C19	?
Carbamazepina	1A2/2C9/3A4	Sim	Não	Não	1A2/2C8/3A4	Não
Cenobamato	Sim	?	Sim	?	2E1/2A6/2B6	Sim
Clobazam	Não	Não	Não	Não	3A4	Não
Clonazepam	Não	Não	Não	Não	3A4	Não
Eslicarbazepina	3A4	Não	Não	Não	Não	Sim
Estiripentol	Não	Não	1A2/3A4/2C19/2D6	Não	Não	Não
Etossuximida	Não	Não	Não	Não	3A4	Não
Ezogabina	Não	Não	Não	Não	Não	Sim
Felbamato	3A4	Não	2C19	Não	3A4/2E1	?
Fenfluramina	Não	?	Não	?	Sim	?
Fenitoína	2C9/3A4/1A2	Sim	2C9	Não	2C9/19	Não
Fenobarbital	2C9/3A4/1A2	Sim	Não	Não	2C9/19/2E1	Sim
Gabapentina	Não	Não	Não	Não	Não	Não
Lacosamida	Não	Não	Não	Não	2C19	?
Lamotrigina	Não	Não	Não	Não	Não	Sim (UGT1A4)
Levetiracetam	Não	Não	Não	Não	Não	Não
Oxcarbazepina	3A4/5	Sim (UGT1A4)	2C19	Fraco	Não	Sim
Perampanel	Não	Não	Fraco	Fraco	3A4/3A5	Sim
Pregabalina	Não	Não	Não	Não	Não	Não
Primidona	2C/3A	Sim	Sim	Não	2C9/19	Não
Rufinamida	3A4	2C9/19	Não	Não	Não	Não
Tiagabina	Não	Não	Não	Não	3A4	Não
Topiramato	3A4 (> 200 mg/dia)	Não	2C19	Não	Sim	Não
Valproato	Não	Não	2C9/3A4	Sim	2C9/2C19/2A6/2B6	Sim (UGT1A3/2B7)
Vigabatrina	Não	Não	Não	Não	Não	Não
Zonisamida	Não	Não	Não	Não	3A4	Não

Fonte: Dados modificados de Johannessen e Landmark, 2010; Wheles JW, Vasquez B. **2010**; e Cawello W. **2015**. Dados para o CBD de Alsherbiny e Li, 2018.

fenitoína pode aumentar o metabolismo desses contraceptivos e resultar em gravidez não planejada. Os efeitos teratogênicos potenciais da *fenitoína* enfatizam a importância de atentar a essa interação. A *carbamazepina*, *oxcarbazepina*, *fenobarbital* e *primidona* também podem induzir a CYP3A4 e, assim, aumentar a degradação dos anticoncepcionais orais.

A hidrossolubilidade baixa da *fenitoína* impede sua administração intravenosa e levou à produção da *fosfenitoína*, um profármaco hidrossolúvel. A *fosfenitoína* é convertida em *fenitoína* pelas fosfatases do fígado e das hemácias com $t_{1/2}$ de 8 a 15 minutos. Essa preparação liga-se amplamente (95-99%) às proteínas plasmáticas humanas, especialmente à albumina. Essa ligação é saturável, e a *fosfenitoína* desloca a *fenitoína* dos sítios de ligação das proteínas. A *fosfenitoína* é útil para tratar adultos com convulsões focais ou generalizadas quando há necessidade de usar a via de administração IV ou IM.

Toxicidade

Os efeitos tóxicos da fenitoína dependem da via de administração, da duração da exposição e da dose.

Quando a *fosfenitoína* (profármaco hidrossolúvel) é administrada por via intravenosa a uma taxa excessiva durante o tratamento de emergência do estado de mal epiléptico, os sinais tóxicos mais notórios são arritmias cardíacas com ou sem hipotensão e depressão do SNC. Embora os efeitos cardiotóxicos sejam mais comuns nos indivíduos idosos e nos pacientes com doença cardíaca preexistente, isso também pode ocorrer nos pacientes jovens e saudáveis. Essas complicações podem ser minimizadas pela administração de *fosfenitoína* em uma taxa de menos de 150 mg de equivalentes de *fenitoína sódica* por minuto. A superdosagem oral aguda resulta principalmente em sintomas cerebelares e vestibulares; altas doses têm sido associadas a atrofia acentuada do cerebelo. Os efeitos tóxicos associados ao tratamento crônico também são predominantemente cerebelares e vestibulares e dependentes da dose, mas também incluem outros efeitos do SNC, alterações comportamentais, aumento da frequência das convulsões, distúrbios GI, hiperplasia gengival, osteomalácia e anemia megaloblástica. O hirsutismo é um efeito adverso particularmente problemático em mulheres. Em geral, esses efeitos adversos podem ser atenuados pelos ajustes apropriados da dose. Os efeitos adversos graves, inclusive cutâneos, hepáticos e da medula óssea, provavelmente se devem à alergia ao fármaco. Embora sejam raros, esses efeitos exigem a interrupção do tratamento. A elevação transitória moderada das concentrações plasmáticas das transaminases hepáticas também pode ocorrer em alguns casos.

A hiperplasia gengival, que ocorre em cerca de 20% de todos os pacientes durante o tratamento crônico, pode ser minimizada por meio de higiene oral adequada. Outra complicação semelhante é que a *fenitoína* também pode causar acentuação das características faciais. Foi observada uma inibição da liberação de hormônio antidiurético. A hiperglicemia e a glicosúria parecem ser causadas pela inibição da secreção de insulina. A osteomalácia com hipocalcemia e elevação da atividade da fosfatase alcalina foi atribuída à alteração do metabolismo da vitamina D e à inibição concomitante da absorção intestinal de Ca^{2+}. A *fenitoína* também acelera o metabolismo da vitamina K e reduz as concentrações de proteínas dependentes dessa vitamina que são importantes para o metabolismo normal do Ca^{2+} nos ossos. Isso pode explicar por que a osteomalácia nem sempre é atenuada pela administração da vitamina D.

As reações de hipersensibilidade incluem exantema morbiliforme em 2 a 5% dos pacientes e, ocasionalmente, reações cutâneas mais graves, como a síndrome de Stevens-Johnson. Foi também relatada a ocorrência de lúpus eritematoso sistêmico induzido por fármaco, necrose hepática, reações hematológicas, como neutropenia, leucopenia, aplasia eritrocitária, agranulocitose e trombocitopenia leve. Ocorreram hipoprotrombinemia e hemorragia nos recém-nascidos de mães tratadas com *fenitoína* durante a gestação; a vitamina K é eficaz profilática ou terapeuticamente.

Concentrações plasmáticas

Em geral, observa-se boa correlação entre a concentração total de *fenitoína* no plasma e seu efeito clínico. Desse modo, o controle das convulsões geralmente é obtido com concentrações acima de 10 μg/mL, enquanto efeitos tóxicos, como nistagmo, ocorrem com concentrações em torno de 20 μg/mL. O controle das convulsões geralmente é conseguido com as concentrações de *fenitoína* livre na faixa de 0,75 a 1,25 μg/mL.

Interações medicamentosas

A administração concomitante de qualquer fármaco metabolizado pela CYP2C9 ou CYP2C10 pode aumentar a concentração plasmática de *fenitoína* ao diminuir a sua taxa de metabolismo (ver Tab. 20-3). Em contrapartida, a taxa de degradação dos outros fármacos que atuam como substratos dessas enzimas pode ser inibida pela *fenitoína*. A *carbamazepina*, que pode aumentar o metabolismo da *fenitoína*, causa diminuição bem documentada da sua concentração. A *fenitoína* também pode induzir a expressão de algumas enzimas CYP diferentes, resultando na degradação aumentada dos fármacos administrados simultaneamente, como anticoncepcionais orais. Por outro lado, a *fenitoína* reduz a concentração da *carbamazepina*.

Usos terapêuticos

Epilepsia A *fenitoína* é um dos FAC mais utilizados e mostra-se efetiva para o tratamento das convulsões focais e tônico-clônicas generalizadas, tônico-clônicas focais para bilaterais e tônico-clônicas de início indeterminado, mas não para as crises de ausência. O uso da *fenitoína* e de outros fármacos para tratar as epilepsias está descrito adiante, no final deste capítulo. As preparações de *fenitoína* diferem significativamente quanto à biodisponibilidade e à taxa de absorção. Como regra, os pacientes devem ser tratados com o mesmo fármaco fornecido por um único fabricante. Entretanto, caso seja necessário mudar temporariamente de produto, deve-se ter a cautela de selecionar um produto equivalente e monitorar os pacientes atentando à perda de controle das convulsões ou ao aparecimento de novos efeitos tóxicos.

Outras indicações Alguns casos de neuralgia do trigêmeo e neuralgias semelhantes parecem responder à *fenitoína*, mas a *carbamazepina* pode ser preferível. O uso de *fenitoína* para tratar arritmias cardíacas está descrito no Capítulo 34.

Benzodiazepínicos

Os benzodiazepínicos são usados basicamente como sedativos e ansiolíticos; sua farmacologia está descrita nos Capítulos 16 e 22. A presente discussão limita-se à sua utilização no tratamento das epilepsias. Vários benzodiazepínicos apresentam propriedades anticonvulsivantes amplas, porém apenas o *clonazepam* e o *clorazepato* foram aprovados nos Estados Unidos para tratamento em longo prazo de certos tipos de convulsões. O *midazolam* foi desenvolvido como um fármaco-órfão em 2006 para o tratamento intermitente das convulsões de atividade convulsiva exacerbada dos pacientes com epilepsia resistente que usam esquemas estáveis de FAC. O *diazepam* e o *lorazepam* têm indicações bem definidas no tratamento do estado de mal epiléptico. A Figura 22-1 mostra a estrutura básica dos benzodiazepínicos. Diferentemente de outros 1,4-benzodiazepínicos comercializados, o *clobazam* é um 1,5-benzodiazepínico menos lipofílico e menos ácido e que pode apresentar melhor tolerância do que os 1,4-benzodiazepínicos tradicionais. O *clobazam* é usado nos pacientes com vários fenótipos convulsivos e foi aprovado nos Estados Unidos para tratar síndrome de Lennox-Gastaut em pacientes de 2 anos ou mais.

Propriedades anticonvulsivantes

Nos modelos animais, a inibição das convulsões induzidas pelo *pentilenotetrazol* com os benzodiazepínicos é muito mais proeminente que sua modificação do padrão das convulsões por eletrochoque máximo. O *clonazepam* é extraordinariamente potente no antagonismo dos efeitos do *pentilenotetrazol*, mas é praticamente ineficaz nas convulsões induzidas por eletrochoque máximo. Os benzodiazepínicos como o *clonazepam* suprimem a propagação das convulsões ativadas e as convulsões generalizadas produzidas por estimulação da amígdala, mas não eliminam a deflagração anormal no local de estimulação.

Mecanismo de ação

As ações anticonvulsivantes dos benzodiazepínicos, bem como outros efeitos que ocorrem em doses não sedativas, resultam, em grande parte, de sua capacidade de intensificar a inibição sináptica mediada pelo GABA. A clonagem molecular e o estudo de receptores recombinantes demonstraram que o receptor de benzodiazepínicos constitui parte integral do receptor $GABA_A$. Em concentrações relevantes terapeuticamente, os benzodiazepínicos atuam em subgrupos dos receptores $GABA_A$ e aumentam a frequência, mas não a duração, da abertura dos canais de Cl^- ativados pelo GABA (Twyman et al., 1989). Em concentrações mais altas, o *diazepam* e muitos outros benzodiazepínicos podem reduzir as descargas persistentes de alta frequência nos neurônios, semelhante aos efeitos da *fenitoína*, da *carbamazepina* e do *valproato*. Embora essas concentrações correspondam aos níveis alcançados nos pacientes tratados para estado de mal epiléptico com *diazepam*, elas são consideravelmente maiores que os níveis associados aos efeitos ansiolíticos ou anticonvulsivantes observados nos pacientes ambulatoriais. O *clobazam* potencializa a neurotransmissão mediada por GABA da mesma forma que outros benzodiazepínicos atuam nos receptores $GABA_A$.

Propriedades farmacocinéticas

Os benzodiazepínicos são bem absorvidos após administração oral, e as concentrações plasmáticas geralmente alcançam níveis máximos dentro de 1 a 4 horas. Depois da administração intravenosa, esses fármacos são redistribuídos da mesma forma que outros compostos altamente lipossolúveis. Os efeitos centrais começam imediatamente, mas diminuem rapidamente à medida que os fármacos se deslocam para outros tecidos. O *diazepam* é redistribuído de forma especialmente rápida, com $t_{1/2}$ de redistribuição de cerca de 1 hora. O grau de ligação dos benzodiazepínicos às proteínas plasmáticas correlaciona-se com sua lipossolubilidade e varia de cerca de 99% com o *diazepam* até cerca de 85% com o *clonazepam*.

O principal metabólito do *diazepam*, o *N*-desmetildiazepam, é um pouco menos ativo do que o fármaco original e pode comportar-se como agonista parcial. Esse metabólito também é produzido pela descarboxilação rápida de *clorazepato* depois da sua ingestão. O *diazepam* e o *N*-desmetildiazepam são lentamente hidroxilados, transformando-se em outros metabólitos ativos, como o *oxazepam*. A $t_{1/2}$ do *diazepam* no plasma é de 1 e 2 dias, enquanto a do *N*-desmetildiazepam é de cerca de 60 horas. O *clonazepam* é metabolizado principalmente por redução do grupo nitro para produzir derivados 7-amino inativos. Menos de 1% do fármaco é recuperado sem alterações na urina. A $t_{1/2}$ do *clonazepam* no plasma é de cerca de 23 horas. O *lorazepam* é metabolizado principalmente por conjugação com ácido glicurônico e sua $t_{1/2}$ no plasma é de cerca de 14 horas. O *clobazam* tem $t_{1/2}$ de 18 horas e é eficaz nas doses de 0,5 a 1 mg/kg/dia, embora com desenvolvimento de tolerância limitada. O metabólito ativo do *clobazam* é o norclobazam.

Toxicidade

Os principais efeitos adversos do tratamento crônico com *clonazepam* oral são sonolência e letargia. Esses efeitos ocorrem inicialmente em cerca de 50% dos pacientes; entretanto, frequentemente os pacientes desenvolvem tolerância com a administração continuada. Perda da coordenação muscular e ataxia são menos frequentes. Embora esses sintomas geralmente possam ser mantidos em níveis toleráveis por redução da dose ou da taxa em que ela é aumentada, eles ocasionalmente exigem a interrupção do fármaco.

Outros efeitos adversos incluem hipotonia, disartria e tontura. Os transtornos comportamentais, especialmente nas crianças, podem ser muito incômodos e incluem agressividade, hiperatividade, irritabilidade e dificuldade de concentração. Existem relatos de anorexia e hiperfagia. O aumento das secreções salivares e brônquicas pode causar problemas nas crianças. Em alguns casos, as convulsões são exacerbadas e o estado de mal epiléptico pode ser desencadeado se o fármaco for suspenso repentinamente. Outros aspectos da toxicidade das benzodiazepínicos estão descritos no Capítulo 22. Pode ocorrer depressão cardiovascular e respiratória depois da administração IV de *diazepam*, *clonazepam* ou *lorazepam*, especialmente quando outros FAC ou depressores centrais foram administrados antes.

Concentrações plasmáticas

Como a tolerância afeta a relação entre concentração e atividade anticonvulsivante do fármaco, as concentrações plasmáticas dos benzodiazepínicos têm pouca utilidade.

Usos terapêuticos

O *clonazepam* é útil no tratamento das crises de ausência e das convulsões mioclônicas em crianças. Entretanto, a tolerância aos seus efeitos anticonvulsivantes geralmente ocorre depois de 1 a 6 meses de administração, depois dos quais alguns pacientes deixam de responder ao *clonazepam* em qualquer dose. A dose inicial de *clonazepam* para adultos não deve ultrapassar 1,5 mg/dia e, para crianças, 0,01 a 0,03 mg/kg/dia. Os efeitos adversos dependentes da dose diminuem quando são administradas 2 ou 3 doses fracionadas por dia. A dose pode ser aumentada a cada 3 dias em quantidades de 0,25 a 0,5 mg/dia para crianças e de 0,5 a 1 mg/dia para adultos. A dose máxima recomendada é 20 mg/dia para adultos e 0,2 mg/kg/dia para crianças. O *clonazepam* em *spray* intranasal foi desenvolvido como fármaco único para o tratamento das convulsões repetitivas agudas.

Embora o *diazepam* seja um agente efetivo para o tratamento do estado epiléptico, a sua curta duração de ação representa uma desvantagem, levando ao uso mais frequente do *lorazepam*. Embora o *diazepam* não seja útil como agente oral para o tratamento dos distúrbios convulsivos, o *clorazepato* é efetivo em combinação com alguns outros fármacos no tratamento das convulsões focais. A dose inicial máxima de *clorazepato* é de 22,5 mg/dia, em três doses fracionadas, para adultos e crianças com mais de 12 anos de idade e de 15 mg/dia, em duas doses fracionadas em crianças de 9 a 12 anos. O *clorazepato* não é recomendado às crianças com menos de 9 anos. O *clobazam* é usado nos pacientes com vários fenótipos convulsivos e foi aprovado nos Estados Unidos para tratar a síndrome de Lennox-Gastaut em pacientes de 2 anos ou mais. Nos pacientes que pesam mais de 30 kg, o *clobazam* é iniciado por via oral na dose de 5 mg a cada 12 horas e, em seguida, titulado até a dose máxima de 40 mg/dia, conforme a tolerância. A progressão da dose deve ser realizada gradativamente, não se estendendo mais que 1 vez por semana.

Barbitúricos anticonvulsivantes

A farmacologia dos barbitúricos como classe está descrita no Capítulo 22; a descrição neste capítulo limita-se ao *fenobarbital* e à *primidona*.

Fenobarbital

O *fenobarbital* foi o primeiro anticonvulsivante orgânico eficaz. Apresenta toxicidade relativamente baixa, é barato e ainda constitui um dos fármacos mais efetivos e amplamente usados para esse propósito. Embora a maioria dos barbitúricos tenha propriedades anticonvulsivantes, apenas alguns (p. ex., *fenobarbital*) produzem efeitos anticonvulsivantes máximos com doses abaixo das que causam hipnose. Esse índice terapêutico determina a utilidade clínica dos barbitúricos como anticonvulsivantes terapêuticos.

Mecanismo de ação

O mecanismo pelo qual o *fenobarbital* inibe as convulsões provavelmente envolve a potencialização da inibição sináptica por meio de uma ação sobre o receptor $GABA_A$ (ver Fig. 20-3). Registros intracelulares de neurônios corticais ou da medula espinal de camundongos demonstraram que o *fenobarbital* aumenta as respostas à aplicação iontoforética de GABA. Esses efeitos têm sido observados em concentrações terapeuticamente relevantes de *fenobarbital*. Análises de canais simples em placas *outside-out* isoladas de neurônios da medula espinal de camundongos demonstraram que o *fenobarbital* aumenta a corrente mediada pelo receptor $GABA_A$ ao ampliar a duração das descargas de correntes mediadas por esse receptor, sem modificar a frequência das descargas (Twyman et al., 1989). Com níveis acima das concentrações terapêuticas, o *fenobarbital* também reduz as deflagrações repetitivas persistentes; isso pode explicar alguns dos efeitos anticonvulsivantes das concentrações mais altas do *fenobarbital*, que são alcançadas durante o tratamento do estado de mal epiléptico.

Propriedades farmacocinéticas

A absorção oral do *fenobarbital* é completa, mas lenta; as concentrações plasmáticas máximas ocorrem várias horas depois de uma única dose. Cerca de 40 a 60% da dose é ligada às proteínas plasmáticas e, em proporções semelhantes, aos tecidos, incluindo o cérebro. Até 25% da dose é eliminada por excreção renal do fármaco inalterado dependente do pH; o restante é inativado pelas enzimas microssômicas hepáticas, principalmente a CYP2C9, com menor participação da CYP2C19 e da CYP2E1. O *fenobarbital* induz as UGT, bem como as subfamílias CYP2C e CYP3A. Os fármacos metabolizados por essas enzimas podem ser degradados mais rapidamente durante a administração simultânea com *fenobarbital*; um fato importante é que os anticoncepcionais orais são metabolizados pela CYP3A4. A $t_{1/2}$ terminal do *fenobarbital* varia com a idade, e os valores variam de 5 a 140 horas em adultos e de 40 a 70 horas em crianças com menos de 5 anos de idade. A duração do efeito do *fenobarbital* geralmente ultrapassa 6 a 12 horas em pacientes que não apresentam tolerância.

Toxicidade

A sedação, efeito adverso mais frequente do *fenobarbital*, ocorre em todos os pacientes no início do tratamento, mas há tolerância durante o uso crônico. Ocorrem nistagmo e ataxia com superdosagens. O *fenobarbital* pode causar irritabilidade e hiperatividade nas crianças e agitação e confusão no idoso. Cerca de 1 a 2% dos pacientes desenvolvem erupção escarlatiniforme ou morbiliforme, possivelmente com outras manifestações de alergia ao fármaco. A dermatite esfoliativa é rara. Foi observada hipoprotrombinemia com hemorragia em recém-nascidos de mães tratadas com *fenobarbital* durante a gravidez; a vitamina K é eficaz como tratamento ou profilaxia. Como também se observa com a *fenitoína*, a anemia megaloblástica que responde ao folato e a osteomalácia que melhora com doses altas de vitamina D ocorrem durante o tratamento crônico da epilepsia com fenobarbital. Outros efeitos adversos do *fenobarbital* estão descritos no Capítulo 22.

Concentrações plasmáticas

Durante o tratamento crônico dos adultos, a concentração plasmática do *fenobarbital* é, em média, de 10 µg/mL com a dose diária de 1 mg/kg; nas crianças, a faixa é 5 a 7 µg/mL com a mesma dose. Embora não exista relação precisa entre os resultados terapêuticos e a concentração plasmática do fármaco, geralmente são recomendadas concentrações plasmáticas entre 10 e 35 µg/mL para controlar as convulsões.

A relação entre a concentração plasmática de *fenobarbital* e os efeitos adversos varia com o desenvolvimento de tolerância. Sedação, nistagmo e ataxia geralmente não ocorrem com concentrações inferiores a 30 µg/mL durante o tratamento crônico, mas podem surgir efeitos adversos por vários dias com concentrações menores quando o tratamento é iniciado ou sempre que a dose é aumentada. As concentrações acima de 60 µg/mL podem estar associadas à intoxicação grave dos indivíduos que não desenvolveram tolerância. Como podem ocorrer sinais tóxicos comportamentais significativos, a despeito da ausência de sinais claros de toxicidade, deve-se resistir à tendência de manter os pacientes, sobretudo crianças, com doses excessivamente altas de *fenobarbital*. A concentração plasmática do *fenobarbital* deve ser aumentada para 30 a 40 μg/mL apenas se o tratamento for tolerado adequadamente e se contribuir de maneira significativa para o controle das convulsões.

Interações medicamentosas

As interações entre o *fenobarbital* e outros fármacos geralmente envolvem a indução dos CYP hepáticos pelo *fenobarbital* (ver Tab. 20-3 e Caps. 5 e 22). A interação entre *fenitoína* e *fenobarbital* é variável. As concentrações plasmáticas de *fenobarbital* podem estar elevadas em até 40% durante a administração concomitante de *ácido valproico*.

Usos terapêuticos

O *fenobarbital* é eficaz para controlar convulsões tônico-clônicas generalizadas, focais a bilaterais, tônico-clônicas com início indeterminado (tônico-clônicas generalizadas) e focais. Sua eficácia, baixa toxicidade e custo reduzido fazem do *fenobarbital* um fármaco importante para esses tipos de epilepsia. Contudo, seus efeitos sedativos e sua tendência a causar transtornos do comportamento em crianças reduziram seu uso como primeira opção terapêutica. O *fenobarbital* não é eficaz para o controle das crises de ausência.

Primidona

Embora a *primidona* esteja indicada nos Estados Unidos para tratar pacientes com epilepsia focal ou generalizada, ela foi praticamente substituída pela *carbamazepina* e outros FAC mais modernos, que causam menos sedação.

Mecanismo de ação

A *primidona*, também conhecida como 2-desoxifenobarbital, é metabolizada a dois metabólitos ativos: o *fenobarbital* e a *PEMA*. Cada um desses três compostos tem efeitos anticonvulsivantes nas convulsões focais e tônico-clônicas generalizadas. O mecanismo exato dos efeitos anticonvulsivantes da *primidona* não está plenamente esclarecido.

Farmacocinética

A *primidona* é completamente absorvida e geralmente alcança a concentração plasmática de pico dentro de cerca de 3 horas depois da administração oral. A *primidona* não está altamente ligada às proteínas plasmáticas (30%) e é rapidamente metabolizada a *fenobarbital* e PEMA. A *primidona* e o *fenobarbital* são submetidos à conjugação extensiva antes de serem excretados. A $t_{1/2}$ da *primidona* é de cerca de 6 a 8 horas. Em contrapartida, a $t_{1/2}$ terminal do *fenobarbital* varia com a idade, e os valores encontram-se na faixa de 5 a 140 horas em adultos e 40 a 70 horas em crianças com menos de 5 anos de idade. Em virtude de sua depuração lenta, o *fenobarbital* alcança concentrações terapêuticas cerca de duas a três vezes maiores do que a *primidona*. É preciso ter cuidado e monitorar rigorosamente os níveis plasmáticos de fenobarbital durante a titulação das doses de primidona, visto que esta última pode alcançar níveis de equilíbrio rapidamente (1-2 dias), enquanto os metabólitos, *fenobarbital* e PEMA, alcançam o estado de equilíbrio dinâmico mais lentamente (2-20 dias e 3-4 dias, respectivamente).

Toxicidade

Os efeitos adversos dose-dependentes da *primidona* são semelhantes aos do *fenobarbital*, com exceção de que se observa sonolência acentuada nos primeiros dias depois da introdução do tratamento com *primidona*. Os efeitos adversos comuns são ataxia e vertigem, mas ambas diminuem e podem desaparecer com a continuação do tratamento. A *primidona* está contraindicada aos pacientes com porfiria ou hipersensibilidade ao *fenobarbital*.

Usos terapêuticos

Doses de 10 a 20 mg/kg/dia alcançam concentrações plasmáticas clinicamente relevantes no estado de equilíbrio dinâmico (8-12 μg/mL), embora seja comum observar uma variação entre pacientes. Além de seu uso inicial em pacientes com epilepsia de início focal e/ou generalizada, a *primidona* ainda é considerada como terapia de primeira linha para o tremor essencial junto com o antagonista β-adrenérgico *propranolol*.

Iminoestilbenos

Carbamazepina

A *carbamazepina* tem sido usada desde a década de 1960 para o tratamento da neuralgia do trigêmeo. Inicialmente, foi aprovada para uso nos Estados Unidos como agente anticonvulsivante em 1974 e agora é considerada como principal fármaco para o tratamento das convulsões tônico-clônicas generalizadas, tônico-clônicas focais a bilaterais, tônico-clônicas de início indeterminado (tônico-clônicas generalizadas) e focais.

Química

A *carbamazepina* está relacionada quimicamente com os antidepressivos tricíclicos. Ela é um derivado do iminoestilbeno, com um grupo carbamila na posição 5; essa molécula é essencial à atividade anticonvulsivante potente desse fármaco.

CARBAMAZEPINA

Mecanismo de ação

Assim como a *fenitoína*, a *carbamazepina* limita as descargas repetitivas dos potenciais de ação evocados pela despolarização persistente dos neurônios da medula espinal ou do córtex dos camundongos mantidos *in vitro* (McLean e Macdonald, 1986a). Isso parece ser mediado pela redução da taxa de recuperação da inativação dos canais de Na^+ ativados por voltagem. Esses efeitos da *carbamazepina* são evidentes em concentrações na faixa de níveis terapêuticos no LCS em seres humanos. Nessas concentrações, os efeitos da *carbamazepina* são seletivos, visto que não há efeitos sobre a atividade espontânea ou as respostas à aplicação iontoforética de GABA ou glutamato. O metabólito da *carbamazepina* (10,11-epoxicarbamazepina) também limita as descargas repetitivas sustentadas em concentrações terapeuticamente relevantes, sugerindo que esse metabólito possa contribuir para a eficácia anticonvulsivante do fármaco original.

Propriedades farmacocinéticas

A farmacocinética da *carbamazepina* é complexa. Ela é influenciada por sua hidrossolubilidade limitada e capacidade de muitos FAC, inclusive a própria *carbamazepina*, de aumentar a sua conversão em metabólitos ativos por enzimas oxidativas hepáticas (ver Tab. 20-3). A carbamazepina é absorvida lenta e erraticamente depois da administração oral. As concentrações plasmáticas de pico geralmente são observadas 4 a 8 horas depois da ingestão oral, mas podem ser retardadas em até 24 horas, especialmente depois da administração de uma dose alta. O fármaco distribui-se rapidamente por todos os tecidos. Cerca de 75% da *carbamazepina* liga-se às proteínas plasmáticas e suas concentrações no LCS parecem corresponder à concentração do fármaco livre no plasma. A via metabólica predominante nos seres humanos envolve a conversão no 10,11-epóxido, um metabólito tão ativo quanto o composto original em vários animais; suas concentrações no plasma e no cérebro podem alcançar 50% dos níveis de *carbamazepina*, particularmente durante a administração concomitante de *fenitoína* ou *fenobarbital*. O 10,11-epóxido é, então, metabolizado em compostos inativos, que são excretados na urina principalmente como glicuronídeos. A *carbamazepina* também é inativada por conjugação e hidroxilação. A CYP3A4 hepática é a principal responsável pela biotransformação do fármaco. A *carbamazepina* induz a CYP2C, a CYP3A e a UGT e, desse modo, acelera o metabolismo dos fármacos degradados por essas enzimas. Nesse sentido, os anticoncepcionais são particularmente relevantes, porque também são metabolizados pela CYP3A4.

Toxicidade

A intoxicação aguda por *carbamazepina* pode acarretar estupor ou coma, hiperirritabilidade, convulsões e depressão respiratória. Durante o tratamento crônico, os efeitos indesejáveis mais frequentes são sonolência, vertigem, ataxia, diplopia e visão turva. A frequência das convulsões pode aumentar, sobretudo quando há superdosagem. Outros efeitos adversos incluem náuseas, vômitos, toxicidade hematológica grave (anemia aplásica, agranulocitose) e reações de hipersensibilidade (reações cutâneas perigosas, eosinofilia, linfadenopatia, esplenomegalia). Uma complicação tardia do tratamento com *carbamazepina* é retenção hídrica, com reduções da osmolalidade e da concentração plasmática de Na^+, especialmente nos pacientes idosos com cardiopatia.

Os pacientes desenvolvem algum grau de tolerância aos efeitos neurotóxicos da *carbamazepina*, e estes podem ser atenuados pelo aumento gradativo das doses ou pelos ajustes da dose de manutenção. Várias anormalidades hepáticas ou pancreáticas foram descritas durante o tratamento com *carbamazepina*, mais comumente elevações transitórias das transaminases hepáticas no plasma em 5 a 10% dos pacientes. Cerca de 10% dos pacientes desenvolvem leucopenia leve e transitória no início do tratamento, mas ela geralmente regride nos primeiros 4 meses do tratamento contínuo; também existem relatos de trombocitopenia transitória. Cerca de 2% dos pacientes apresentam leucopenia persistente que exige a interrupção do fármaco. A preocupação inicial de que a anemia aplásica poderia ser uma complicação frequente do tratamento crônico com *carbamazepina* não se confirmou. Na maioria dos casos, a administração de vários fármacos ou a existência de outra doença subjacente dificulta o estabelecimento de uma relação causal. A prevalência da anemia aplásica é de aproximadamente 1 em 200.000 pacientes tratados com o fármaco. Não foi esclarecido se o monitoramento da função hematológica pode evitar o desenvolvimento de anemia aplásica irreversível. Embora a carbamazepina seja carcinogênica em ratos, não se sabe se ela é um carcinógeno humano. Os efeitos teratogênicos potenciais estão descritos nas seções subsequentes deste capítulo.

Concentrações plasmáticas

Não existe uma relação direta entre a dose de *carbamazepina* e suas concentrações no plasma. São relatadas concentrações terapêuticas de 6 a 12 µg/mL, porém com variação considerável. Os efeitos adversos relativos ao SNC são comuns com concentrações acima de 9 µg/mL.

Interações medicamentosas

O *fenobarbital*, a *fenitoína* e o *valproato* podem aumentar o metabolismo da *carbamazepina* por indução da CYP3A4; a *carbamazepina* pode aumentar o metabolismo da *fenitoína*. A administração concomitante de *carbamazepina* pode reduzir as concentrações de *valproato*, *lamotrigina*, *tiagabina* e *topiramato*. A *carbamazepina* diminui a concentração plasmática e o efeito terapêutico do *haloperidol*. O metabolismo da *carbamazepina* pode ser inibido por *propoxifeno*, *eritromicina*, *cimetidina*, *fluoxetina* e *isoniazida*.

Usos terapêuticos

A *carbamazepina* é útil aos pacientes com convulsões tônico-clônicas generalizadas e focais com ou sem depressão do nível de consciência (ver Tab. 20-1). Durante seu uso, deve-se monitorar as funções renal e hepática e os parâmetros hematológicos. O uso terapêutico da *carbamazepina* está descrito com mais detalhes no final deste capítulo.

A *carbamazepina* pode produzir respostas terapêuticas em pacientes com transtorno bipolar, inclusive alguns nos quais o *carbonato de lítio* é ineficaz. Além disso, a *carbamazepina* possui efeitos antidiuréticos que algumas vezes estão associados a concentrações aumentadas de hormônio antidiurético no plasma por mecanismos pouco esclarecidos.

A *carbamazepina* é o principal fármaco disponível para tratar neuralgias do trigêmeo e glossofaríngeo. Além disso, ela é eficaz no controle da dor tipo lancinante/fulgurante (tabética) associada à caquexia. Também é usada no tratamento do transtorno afetivo bipolar, conforme discutido no Capítulo 19.

Oxcarbazepina

A *oxcarbazepina* (10,11-di-hidro-10-oxocarbamazepina) é um análogo ceto da *carbamazepina*. A *oxcarbazepina* foi aprovada como monoterapia ou terapia adjuvante para convulsões focais em adultos, como monoterapia para convulsões focais em crianças de 4 a 16 anos e como terapia adjuvante em crianças a partir de 2 anos de idade com epilepsia. A *oxcarbazepina* é um profármaco, que é quase imediatamente convertido em seu metabólito, a *eslicarbazepina*. Em seguida, esse metabólito é extensamente convertido no enantiômero S(+) ativo, *S-licarbazepina*. A *oxcarbazepina* é inativada por conjugação com glicuronídeos, é eliminada por excreção renal e apresenta uma $t_{1/2}$ de apenas 1 a 2 horas.

O mecanismo de ação da *oxcarbazepina* é semelhante ao da *carbamazepina*, mas é um indutor enzimático menos potente que esse último fármaco. A substituição da *carbamazepina* pela *oxcarbazepina* está associada a um aumento dos níveis de *fenitoína* e *ácido valproico*, presumivelmente devido à diminuição da indução das enzimas hepáticas. A *oxcarbazepina* não induz as enzimas hepáticas envolvidas na sua própria degradação. Embora não pareça reduzir o efeito anticoagulante da *varfarina*, a *oxcarbazepina* induz a CYP3A e, assim, reduz os níveis plasmáticos dos anticoncepcionais orais esteroides. A *oxcarbazepina* foi associada a menos reações de hipersensibilidade e nem sempre ocorre reação cruzada com a *carbamazepina*. Embora a maioria dos efeitos adversos seja semelhante aos da *carbamazepina*, a hiponatremia pode ser mais comum com a *oxcarbazepina* do que com a *carbamazepina*.

Acetato de eslicarbazepina

O *acetato de eslicarbazepina* é um profármaco aprovado nos Estados Unidos para monoterapia ou tratamento adjuvante das convulsões inicialmente focais. Conforme descrito anteriormente, a *eslicarbazepina* é convertida em seu metabólito ativo, a *S-licarbazepina*, mais rapidamente do que o seu profármaco, a *oxcarbazepina*; em última análise, a *eslicarbazepina* apresenta um mecanismo de ação semelhante ao da *oxcarbazepina*, visto que ambas são profármacos do mesmo metabólito ativo, a *S-licarbazepina*. A *eslicarbazepina* inibe competitivamente os canais de sódio rápidos regulados por voltagem, estabilizando o estado inativado e a liberação de neurotransmissores dependentes do sódio. A *eslicarbazepina* tem uma $t_{1/2}$ semelhante à da *carbamazepina* (8-12 horas); é excretada na forma de glicuronídeo. Em adultos, o *acetato de eslicarbazepina* pode ser iniciado na dose de 400 a 1.200 mg/dia. Doses maiores exigem titulação com base na reação do paciente. A dose deve ser reduzida nos pacientes com insuficiência renal.

Succinimidas

Etossuximida

A *etossuximida* é o principal agente usado no tratamento das crises de ausência.

Relação entre estrutura e atividade

A relação entre estrutura e atividade das succinimidas está de acordo com a de outras classes de anticonvulsivantes. A *etossuximida*, com substituintes alquila, é a mais ativa das succinimidas contra convulsões induzidas por pentilenotetrazol e é a mais seletiva para crises de ausência. Um composto relacionado, a *metsuximida*, apresenta substituintes fenila e é mais ativo contra convulsões por choque elétrico máximo. Não é mais comumente usada. Uma discussão de suas propriedades pode ser encontrada em edições anteriores deste livro.

Efeitos farmacológicos

A característica mais proeminente da *etossuximida* em doses não tóxicas consiste em proteção contra convulsões motoras clônicas induzidas por *pentilenotetrazol*. Em contrapartida, em doses não tóxicas, a *etossuximida* não inibe a extensão tônica das patas traseiras de convulsões por eletrochoque ou convulsões por ativação. Esse perfil correlaciona-se com a sua eficácia nas crises de ausência em seres humanos.

Mecanismo de ação

A *etossuximida* reduz as correntes de Ca^{2+} de baixo limiar (correntes tipo T) dos neurônios talâmicos (Coulter et al., 1989). O tálamo desempenha um papel importante na geração dos ritmos de pontas e ondas a 3 Hz, que são típicos das crises de ausência (Huguenard e McCormick, 2007). Os neurônios do tálamo demonstram correntes do tipo T de grande amplitude, que são responsáveis pelas deflagrações dos potenciais de ação e provavelmente desempenham um papel importante na atividade oscilatória talâmica, inclusive a atividade de pontas e ondas a 3 Hz. Em concentrações clinicamente relevantes, a *etossuximida* inibe a corrente tipo T, como é evidente em registros de clampeamento de voltagem de neurônios talâmicos ventrobasais agudamente isolados em ratos e cobaias. A *etossuximida* reduz essa corrente sem modificar a dependência de voltagem da inativação no estado de equilíbrio ou a evolução temporal da recuperação da inativação. Por outro lado, os derivados da *succinimida* com propriedades convulsivantes não inibem essa corrente. A *etossuximida* não inibe as descargas repetitivas persistentes, como também não aumenta as respostas ao GABA em concentrações clinicamente relevantes. A inibição das correntes tipo T provavelmente constitui o mecanismo pelo qual a *etossuximida* inibe as crises de ausência.

Propriedades farmacocinéticas

A absorção da *etossuximida* parece ser completa, com concentrações máximas no plasma em aproximadamente 3 horas após uma dose única oral. A *etossuximida* não se liga significativamente às proteínas plasmáticas e, durante o tratamento crônico, sua concentração no LCS é semelhante à plasmática. O volume de distribuição aparente é em média de 0,7 L/kg.

Cerca de 25% do fármaco são excretados sem alteração na urina. O restante é metabolizado pelas enzimas microssômicas hepáticas, mas não se sabe se as CYP estão implicadas. O principal metabólito, o derivado hidroxietílico, responde por cerca de 40% do metabolismo da *etossuximida*, é inativo e é excretado na urina de modo inalterado ou como glicuronídeo. A $t_{1/2}$ plasmática média da *etossuximida* varia de 40 a 50 horas nos adultos e cerca de 30 horas em crianças.

Toxicidade

Os efeitos adversos dose-dependentes mais comuns são queixas GI (náuseas, vômitos e anorexia) e efeitos no SNC (sonolência, letargia, euforia, tontura, cefaleia e soluços). Os pacientes desenvolvem alguma tolerância a esses efeitos. Também foram relatados sintomas parkinsonianos e fotofobia. Inquietude, agitação, ansiedade, agressividade, incapacidade de concentrar-se e outros efeitos comportamentais ocorreram principalmente nos pacientes com história pregressa de transtorno psiquiátrico.

Urticária e outras reações cutâneas (inclusive síndrome de Stevens-Johnson), bem como lúpus eritematoso sistêmico, eosinofilia, leucopenia, trombocitopenia, pancitopenia e anemia aplásica, também foram atribuídas ao fármaco. A leucopenia pode ser transitória a despeito da continuação do tratamento, mas várias mortes foram causadas pela depressão da medula óssea. Não há relatos de efeitos tóxicos renais e hepáticos.

Concentrações plasmáticas

Durante o tratamento crônico, a concentração plasmática média da *etossuximida* é de cerca de 2 µg/mL com dose diária de 1 mg/kg. Concentrações plasmáticas entre 40 e 100 µg/mL são necessárias para controlar de forma eficaz as crises de ausência.

Usos terapêuticos

A *etossuximida* é eficaz no tratamento das crises de ausência, mas não nas convulsões tônico-clônicas. A dose diária inicial é de 250 mg para crianças de 3 a 6 anos de idade e de 500 mg para crianças mais velhas, e a dose em adultos é aumentada em 250 mg a intervalos semanais, até que as convulsões sejam controladas ou até que ocorram efeitos tóxicos. Em alguns casos, é necessário fracionar as doses para evitar náuseas ou sonolência associadas à administração de uma dose única diária. A dose de manutenção habitual é de 20 mg/kg/dia. Recomenda-se maior cautela se a dose diária exceder a 1.500 mg nos adultos ou 750 a 1.000 mg nas crianças. O uso terapêutico da *etossuximida* e de outros agentes antiepilépticos está descrito com mais detalhes no final deste capítulo.

Outros FAC

Acetazolamida

A *acetazolamida*, o protótipo dos inibidores da anidrase carbônica, é discutida no Capítulo 29. Suas ações anticonvulsivantes foram descritas nas edições anteriores deste livro. Embora seja ocasionalmente eficaz nas crises de ausência, sua utilidade é limitada pelo desenvolvimento rápido de tolerância. Os efeitos adversos são mínimos quando a *acetazolamida* é usada em doses moderadas por períodos limitados.

Ácido valproico

As propriedades anticonvulsivantes do ácido valproico foram descobertas acidentalmente quando foi usado como veículo de outros compostos que estavam sendo avaliados quanto à sua atividade anticonvulsivante.

Química

O *ácido valproico* (ácido *n*-dipropilacético) é um ácido carboxílico de cadeia ramificada simples. Alguns outros ácidos carboxílicos de cadeia ramificada têm potências semelhantes às do *ácido valproico* no antagonismo das convulsões induzidas por *pentilenotetrazol*. Contudo, o aumento do número de átomos de carbono para nove acarreta propriedades sedativas acentuadas. Os ácidos carboxílicos de cadeia linear exibem pouca ou nenhuma atividade.

Efeitos farmacológicos

O *ácido valproico* difere acentuadamente da fenitoína e da etossuximida, visto que é efetivo na inibição das convulsões em uma variedade de modelos. Como também ocorre com a *fenitoína* e a *carbamazepina*, o *valproato* inibe a extensão tônica das patas traseiras durante as convulsões por eletrochoque máximo e as convulsões associadas à ativação hipocampal em doses atóxicas. À semelhança da *etossuximida*, o *ácido valproico* em doses subtóxicas inibe as convulsões motoras clônicas induzidas pelo *pentilenetetrazol*. Sua eficácia nos diferentes modelos corresponde à eficácia desse fármaco nas crises de ausência, bem como nas convulsões focais e tônico-clônicas generalizadas em seres humanos.

Mecanismo de ação

O *ácido valproico* produz efeitos sobre os neurônios isolados semelhantes aos da *fenitoína* e da *etossuximida* (ver Tab. 20-2). Em concentrações terapeuticamente relevantes, o *valproato* inibe as descargas repetitivas persistentes induzidas pela despolarização dos neurônios do córtex ou da medula espinal dos camundongos (McLean e Macdonald, 1986b). Essa ação é semelhante àquela da fenitoína e da carbamazepina e parece ser mediada por uma recuperação prolongada da inativação dos canais de Na^+ ativados por voltagem. O *ácido valproico* não modifica as respostas neuronais à aplicação iontoforética de GABA. Nos neurônios isolados do gânglio nodoso, o *valproato* também produz pequenas reduções nas correntes de Ca^{2+} tipo T (Kelly et al., 1990) em concentrações clinicamente relevantes, porém ligeiramente maiores do que as que limitam a descarga repetitiva sustentada; esse efeito nas correntes do tipo T assemelha-se ao da *etossuximida* nos neurônios talâmicos (Coulter et al., 1989). Em conjunto, essas ações de limitar as descargas repetitivas sustentadas e reduzir as correntes do tipo T podem contribuir para a eficácia do *valproato* nas convulsões focais e tônico-clônicas e nas crises de ausência, respectivamente.

Outro mecanismo potencial que pode contribuir para as ações anticonvulsivantes do *valproato* envolve o metabolismo do GABA. Embora o *valproato* não tenha nenhum efeito sobre as respostas ao GABA, ele aumenta a quantidade de GABA que pode ser recuperada do cérebro após a administração do fármaco a animais. O *valproato in vitro* pode estimular a atividade da enzima de síntese do GABA, a ácido glutâmico-descarboxilase, e inibir as enzimas de degradação do GABA, a GABA-transaminase, e a semialdeído succínico-desidrogenase. Até o momento, tem sido difícil relacionar o aumento dos níveis de GABA com a atividade anticonvulsivante do *valproato*.

Por fim, sabe-se que o *ácido valproico* é um potente inibidor da histona-desacetilase. Desse modo, parte de sua atividade anticonvulsivante pode ser atribuída à modulação da expressão dos genes por esse mecanismo de ação.

Propriedades farmacocinéticas

O *ácido valproico* sofre absorção rápida e completa após administração oral. A concentração plasmática de pico é alcançada em 1 a 4 horas, embora possa demorar várias horas quando o fármaco é administrado em comprimidos com revestimento entérico ou ingerido junto com as refeições.

O volume aparente de distribuição do *valproato* é de aproximadamente 0,2 L/kg. Em geral, a porcentagem de ligação às proteínas plasmáticas é de cerca de 90%, mas a fração ligada diminui à medida que a concentração total de *valproato* aumenta ao longo da faixa terapêutica. Embora as concentrações de valproato no LCS sugiram equilíbrio com o fármaco livre no sangue, há evidências de transporte de *valproato* mediado por carreador para dentro e para fora do LCS.

A maior parte do *valproato* (95%) sofre metabolismo hepático, e menos de 5% são excretados de forma inalterada na urina. O metabolismo hepático ocorre principalmente pelas enzimas UGT e por β-oxidação. O *valproato* é um substrato das CYP2C9 e CYP2C19, porém o metabolismo por essas enzimas responde por uma porção relativamente menor de sua eliminação. Alguns dos metabólitos do fármaco, notavelmente o ácido 2-propil-2-pentenoico e o ácido 2-propil-4-pentenoico, demonstram uma atividade anticonvulsivante quase equipotente em relação ao composto original. Entretanto, apenas o 2-en-valproato acumula-se no plasma e no cérebro em níveis potencialmente significativos. A $t_{1/2}$ do *valproato* é de cerca de 15 horas, porém é reduzida em pacientes em uso de outros fármacos antiepilépticos.

Toxicidade

Os efeitos adversos mais comuns são sintomas GI transitórios, incluindo anorexia, náuseas e vômitos (cerca de 16%). Os efeitos referidos ao SNC incluem sedação, ataxia e tremor; esses sintomas são infrequentes e geralmente melhoram com a redução da dose. Em certas ocasiões, foi observada a ocorrência de exantema, alopecia e estimulação do apetite, e alguns pacientes apresentaram aumento de peso durante o tratamento crônico com *ácido valproico*. O fármaco possui vários efeitos na função hepática; a elevação dos níveis plasmáticos das transaminases hepáticas é observada em até 40% dos pacientes e, com frequência, ocorre de modo assintomático durante os primeiros meses de tratamento.

A hepatite fulminante é uma complicação rara e frequentemente fatal (Dreifuss et al., 1989). O exame patológico revela esteatose microvesicular sem qualquer evidência de inflamação ou reação de hipersensibilidade. As crianças com menos de 2 anos de idade que apresentam outras condições médicas e que receberam vários FAC foram particularmente sujeitas a sofrer lesão hepática fatal. No outro extremo, não houve casos de morte em pacientes com mais de 10 anos de idade que receberam apenas *valproato*. A pancreatite aguda e a hiperamonemia têm sido associadas frequentemente ao uso do *ácido valproico*. O fármaco também pode causar efeitos teratogênicos, como defeitos do tubo neural.

Concentrações plasmáticas

As concentrações plasmáticas de *valproato* associadas aos efeitos terapêuticos são de cerca de 30 a 100 μg/mL. Contudo, há pouca correlação entre a concentração plasmática e a eficácia. Parece haver um limiar em aproximadamente 30 a 50 μg/mL, que corresponde à concentração na qual os sítios de ligação da albumina plasmática começam a se tornar saturados.

Interações medicamentosas

O *valproato* inibe o metabolismo dos fármacos que são substratos da CYP2C9, inclusive *fenitoína* e *fenobarbital*. Ele também inibe as UGT e, desse modo, diminui o metabolismo da *lamotrigina* e do *lorazepam*. Uma alta proporção de valproato liga-se à albumina, e as altas concentrações molares do fármaco no contexto clínico resultam em deslocamento da *fenitoína* e de outros fármacos da albumina pelo *valproato*. Particularmente com a *fenitoína*, a inibição do metabolismo desse fármaco pelo *valproato* é exacerbada pelo deslocamento da *fenitoína* ligada à albumina. A administração simultânea de *valproato* e *clonazepam* está associada ao desenvolvimento de estado epiléptico de ausência; contudo, essa complicação parece ser rara.

Usos terapêuticos

O *valproato* é um FAC de espectro amplo eficaz no tratamento das crises de ausência e das convulsões mioclônicas, focais e tônico-clônicas. Em geral, a dose diária inicial é de 15 mg/kg, aumentada a intervalos semanais em 5 a 10 mg/kg/dia até alcançar uma dose diária máxima de 60 mg/kg. A dose deve ser fracionada quando é necessário administrar mais de 250 mg por dia. Os usos terapêuticos do *valproato* na epilepsia estão descritos com mais detalhes no final deste capítulo.

Canabidiol

O *CBD* é um fitocanabinoide não intoxicante derivado da *Cannabis sativa*. Ele demonstrou ter atividades analgésicas, anti-inflamatórias, anticonvulsivantes e ansiolíticas significativas sem o efeito psicoativo do THC (Costa et al., 2007; Devinsky et al., 2014). O CBD é fornecido em solução altamente purificada. Esse fitocanabinoide foi aprovado pela FDA dos Estados Unidos em 2018 e pela Comissão Europeia. O Capítulo 26 descreve a biossíntese e os efeitos farmacológicos do CBD e de outros canabinoides.

Mecanismo de ação

Embora o mecanismo ou mecanismos de ação que contribuem para a redução das convulsões pelo CBD sejam desconhecidos, esse fitocanabinoide demonstrou ter afinidade por uma diversidade de alvos que modulam funcionalmente a excitabilidade neuronal. O CBD tem pouca afinidade de ligação aos receptores canabinoides endógenos, CB_1 ou CB_2 (Thomas et al., 2007). Ele atua como modulador alostérico negativo não competitivo do receptor CB_1 na presença de agonistas, como o THC (Laprairie et al., 2015), como agonista inverso do receptor CB_2 (Dos Santos et al., 2021) e como um inibidor da recaptação e hidrólise da *anandamida*, um endocanabinoide (Leweke et al., 2012).

Os efeitos anticonvulsivantes do CBD provavelmente envolvem uma ou mais de suas ações em uma diversidade de alvos mediados por receptores não canabinoides. Esses alvos incluem:

1. Ativação do TRPV1 (Bisogno et al., 2001)
2. Antagonismo do GPR55 órfão e elevação mediada por GPR55 do Ca^{2+} pré-sináptico (Sylantyev et al., 2013)
3. Ativação dos receptores $5\text{-}HT_{1A}$ (Resstel et al., 2009)
4. Inibição competitiva do ENT-1 para regular o tônus da adenosina (Devinsky et al., 2014; Gray e Whalley, 2020)

Farmacocinética

O CBD é um fitocanabinoide altamente lipofílico com baixa solubilidade em água e administrado por via oral (Rosenberg et al., 2015). De acordo com Perucca e Bialer (2020), a biodisponibilidade oral do CBD em jejum é de cerca de 6% e aumenta quatro vezes quando o fármaco é coadministrado com uma refeição rica em gordura. O CBD liga-se principalmente às proteínas no sangue e deposita-se de preferência no cérebro e no tecido adiposo (Rodriguez de Fonseca et al., 1994). A liberação de CBD do tecido adiposo é responsável por sua meia-vida de eliminação terminal prolongada de 18 a 32 horas (Devinsky et al., 2014). O CBD é metabolizado no fígado e no intestino pelos CYP. Apesar de sofrer metabolismo hepático de primeira passagem, grande parte da dose de CBD é excretada de forma inalterada nas fezes (Wall et al., 1976).

Concentrações plasmáticas

Taylor et al. (2018) relataram dados farmacocinéticos obtidos do ensaio clínico de fase I, randomizado, duplo-cego e controlado por placebo conduzido em seres humanos saudáveis. Após a administração de uma dose única oral, o CBD apareceu rapidamente no plasma, com tempo de 4 a 5 horas para alcançar a sua concentração plasmática máxima ($t_{máx}$). Os principais metabólitos circulantes foram 7-carboxi-CBD > CBD original > 7-hidroxi-CBD (metabólito ativo) > 6-hidroxi-CBD (um metabólito relativamente menor). A concentração plasmática máxima ($C_{Pmáx}$) e a AUC de concentração plasmática-tempo do tempo zero até o tempo t aumentaram de forma menos proporcional à dose. O CBD alcançou um estado de equilíbrio dinâmico depois de cerca de 2 dias, com acúmulo moderado. A eliminação do CBD foi multifásica. A $t_{1/2}$ de eliminação terminal foi de aproximadamente 60 horas após administração duas vezes ao dia de 750 a 1.500 mg de CBD, e a meia-vida do efeito foi estimada em 10 a 17 horas. De forma semelhante, após a administração duas vezes ao dia de 1.500 mg de CBD, a $C_{Pmáx}$ foi de 541 ng/mL, e a AUCτ, de 3.236 ng×h/mL. A ingestão de uma refeição com alto teor de gordura aumentou a exposição plasmática ao CBD em cerca de 4,5 vezes, sem nenhum efeito do alimento no $t_{máx}$ ou na meia-vida terminal.

Interações medicamentosas

O CBD é metabolizado pelos CYP hepáticos. O CBD inibe as isozimas CYP2C em baixas concentrações e as isozimas CYP3A4 em concentrações mais altas (Bornheim et al., 1993; Jiang et al., 2011; Stout e Cimino, 2014). Além disso, inibe outros CYP, incluindo 2D6 (Yamaori et al., 2011) e 1A1 (Yamaori et al., 2010). Como as CYP2C e CYP3A4 são induzidas por FAC, como *carbamazepina*, *topiramato* e *fenitoína*, e inibidas por outros FAC, como *valproato*, existe um potencial de interações medicamentosas bidirecionais com o CBD (Patsalos et al., 2020). Por exemplo, durante ensaios clínicos abertos com CBD, os pacientes tratados com CBD e com o benzodiazepínico *clobazam* apresentaram níveis elevados do metabólito nordesmetil do *clobazam*, o que pode contribuir tanto para a sedação quanto para a eficácia do CBD nesses estudos (Devinski et al., 2014; Friedman e Devinski, 2015; Pauli et al., 2020).

Toxicidade

Estudos do CBD em humanos relataram interações medicamentosas induzidas pelo CBD e anormalidades hepáticas dependentes da dose. Os eventos adversos mais comuns consistiram em diarreia, fadiga, vômitos e sonolência (Huestis et al., 2019).

Usos terapêuticos

Nos Estados Unidos, o CBD está indicado para o tratamento das convulsões associadas à síndrome de Lennox-Gastaut, síndrome de Dravet e complexo da esclerose tuberosa em pacientes com 1 ano de idade ou mais. Na União Europeia, o CBD recebeu a designação de medicamento órfão da European Medicines Agency e foi aprovado como terapia adjuvante com *clobazam* no tratamento das convulsões associadas à síndrome de Lennox-Gastaut e síndrome de Dravet e para uso adjuvante no tratamento das convulsões associadas ao complexo da esclerose tuberosa.

Cenobamato

O *cenobamato* está aprovado para uso nas convulsões de início parcial em adultos, tanto como monoterapia quanto como agente adjuvante.

Efeitos farmacológicos e mecanismo de ação

O *cenobamato* reduz a carga de convulsões, aumenta a taxa de resposta e também aumenta a taxa de ausência de convulsões em pacientes com convulsões de início parcial (Buckley et al., 2021). O mecanismo de ação desse fármaco não está totalmente elucidado, mas pode envolver aumento da inativação dos canais de sódio lentos e rápidos, bem como inibição da corrente de sódio persistente (Buckley et al., 2021). Além disso, atua como modulador alostérico positivo do canal GABA$_A$ (Sharma et al., 2020).

Farmacocinética

O *cenobamato* apresenta biodisponibilidade oral e, em doses terapêuticas, tem uma $t_{1/2}$ de 30 a 76 horas (Buckley et al., 2021). Além disso, o *cenobamato* pode exibir uma farmacocinética não linear, particularmente em doses mais altas, em que concentrações maiores podem prolongar a $t_{1/2}$. O *cenobamato* é metabolizado principalmente no fígado pelos CYP (2E1, 2A6 e 2B6 e, em menor grau, 2C19 e 3A4) e UGT2B7. É excretado principalmente como glicuronídeo na urina e nas fezes. O *cenobamato* é um indutor da CYP3A4, o que pode aumentar o potencial de interações medicamentosas com fármacos anticonvulsivantes administrados concomitantemente, bem como com uma variedade de outros medicamentos, incluindo contraceptivos orais.

Usos terapêuticos

Ensaios clínicos multicêntricos, duplo-cegos, randomizados e controlados por placebo demonstraram que o *cenobamato* reduz as convulsões focais. O uso adjuvante de *cenobamato* reduziu as convulsões de início parcial em pacientes com epilepsia refratária de maneira dependente da dose (Krauss et al., 2020). O *cenobamato* é iniciado lentamente (doses iniciais de 12,5-25 mg) e aumentado de forma gradual ao longo de várias semanas (com escalonamento para doses diárias de 200-400 mg).

Toxicidade

Os efeitos adversos comuns consistem em sonolência, tontura, fadiga, diplopia e cefaleia. Os principais efeitos adversos incluem risco de reações alérgicas e potencial de encurtar o intervalo QT (seu uso está contraindicado para pacientes com história de QT encurtado). Em alguns pacientes, oode ocorrer reação medicamentosa com eosinofilia e sintomas sistêmicos (DRESS; também conhecida como hipersensibilidade de múltiplos órgãos), particularmente quando o escalonamento da dose é rápido.

Estiripentol

Usos terapêuticos

O *estiripentol* é um álcool aromático, que estruturalmente não está relacionado com qualquer outro FAC. Embora o *estiripentol* tenha recebido a designação de fármaco-órfão para o tratamento da síndrome de Dravet em 2008, ele só recebeu aprovação da FDA em 2018. O *estiripentol* é usado clinicamente em combinação com *clobazam* e *valproato* como tratamento adjuvante das convulsões tônico-clônicas generalizadas refratárias dos pacientes com epilepsia mioclônica grave da lactância (síndrome de Dravet) cujas convulsões não sejam adequadamente controladas com *clobazam* e *valproato* (Aneja e Sharma, 2013; Plosker, 2012). Um ensaio clínico randomizado, duplo-cego e controlado por placebo demonstrou que o *estiripentol* como terapia adjuvante em crianças com síndrome de Dravet que não respondeu ao *valproato* e *clobazam* produziu uma taxa de resposta de 71% (Chiron et al., 2000; Nabbout e Chiron, 2012). O *estiripentol* também reduz a frequência e a gravidade das convulsões tônico-clônicas, assim como do estado de mal epiléptico dos lactentes e das crianças com várias síndromes epilépticas (Inoue et al., 2009; Perez et al., 1999; Rey et al., 1999).

Efeitos farmacológicos e mecanismos de ação

Embora a natureza exata de seu mecanismo anticonvulsivante não esteja bem esclarecida, o *estiripentol* pode aumentar os níveis centrais de GABA, o principal neurotransmissor inibitório no cérebro de mamíferos, por meio da inibição da captação sinaptossomal de GABA e/ou inibição da GABA-transaminase. O *estiripentol* também demonstrou aumentar a neurotransmissão mediada pelo receptor GABA$_A$ e aumentar a duração média de abertura dos canais de cloreto do receptor GABA$_A$ de maneira semelhante aos barbitúricos no hipocampo de rato imaturo (Fisher, 2011; Quilichini et al., 2006).

Interações medicamentosas

O *estiripentol* apresenta interações farmacocinéticas e farmacodinâmicas diversas com outros fármacos administrados concomitantemente. Ele é um inibidor potente das CYP 3A4, 1A2 e 2C19. Por conseguinte, os FAC administrados de forma adjuvante, como *carbamazepina*, *valproato sódico*, *fenitoína*, *fenobarbital* e outros benzodiazepínicos, podem exigir ajustes das doses, devido à inibição potente de seu metabolismo hepático (Tran et al., 1997). A administração concomitante de *estiripentol* pode aumentar as concentrações de *clobazam* e de *valproato* em duas a três vezes, e pode ser necessária uma redução das doses desses fármacos para evitar a sua toxicidade. A instituição de terapia adjuvante com *estiripentol* é complexa e deve ser realizada de maneira gradual, com frequente monitoramento dos níveis plasmáticos tanto dos FAC originais quanto de seus metabólitos ativos. O monitoramento plasmático é importante para instruir as reduções das doses dos outros FAC conforme a necessidade, dependendo da resposta do paciente.

Farmacocinética

O *estiripentol* sofre absorção rápida, com concentração plasmática máxima alcançada em cerca de 1,5 hora, e liga-se altamente às proteínas plasmáticas. A cinética do fármaco não é linear. A depuração plasmática diminui acentuadamente com doses altas e após administração repetida, provavelmente devido à inibição dos CYP responsáveis pela fase 1 de seu metabolismo. A $t_{1/2}$ de eliminação varia de 4 a 13 horas e aumenta de maneira dependente da dose. Uma grande fração do fármaco (73%) é finalmente metabolizada a glicuronídeos e eliminada na urina; a maior parte do restante é excretada de modo inalterado nas fezes.

Toxicidade

Os efeitos adversos relatados mais comumente nos pacientes tratados com *estiripentol* são anorexia, perda ponderal, insônia, sonolência, ataxia, hipotonia e distonia.

Ezogabina

Efeitos farmacológicos e mecanismos de ação

A *ezogabina*, conhecida como *retigabina* na União Europeia, é o primeiro fármaco da classe dos agentes de abertura dos canais de potássio. Esse fármaco aumenta as correntes transmembrana de potássio mediadas pela família KCNQ de canais iônicos (ou seja, Kv7,2-Kv7,5). Por meio da ativação dos canais KCNQ, a *ezogabina* pode estabilizar o potencial de membrana em repouso e reduzir a excitabilidade neuronal. Estudos *in vitro* sugeriram que a *ezogabina* também possa ampliar as correntes mediadas por GABA.

Usos terapêuticos

A *ezogabina* foi aprovada nos Estados Unidos como tratamento adjuvante das convulsões de início focal em pacientes a partir de 18 anos de idade, que responderam inadequadamente a outros FAC e para os quais os benefícios superam o risco de anormalidades da retina e déficits da acuidade visual. Devido ao acréscimo pela FDA de uma advertência em tarja preta em 2017, o fármaco foi retirado do comércio.

Farmacocinética

Nos adultos, a dose inicial é normalmente de 300 mg/dia, que é gradualmente titulada para 600 a 1.200 mg/dia ao longo de várias semanas. A *ezogabina* é rapidamente absorvida após administração oral, e a sua absorção não é afetada pela presença de alimento. Sua taxa de ligação às proteínas plasmáticas fica em torno de 80%. A *ezogabina* é metabolizada por glicuronidação e acetilação, com $t_{1/2}$ de 7 a 11 horas. O fármaco original e seus metabólitos são excretados na urina. Assim, a *ezogabina* geralmente exige a sua administração três vezes ao dia. A administração simultânea de *fenitoína* ou *carbamazepina* pode reduzir as concentrações plasmáticas da *ezogabina*; desse modo, deve-se considerar um aumento da dose de *ezogabina* quando se acrescenta *fenitoína* ou *carbamazepina*.

Toxicidade

Os efeitos adversos associados mais comumente à *ezogabina* são tontura, sonolência, fadiga, confusão e visão turva. Também podem ocorrer vertigem, diplopia, déficits de memória, distúrbios da marcha, afasia, disartria e problemas de equilíbrio. Foram relatados efeitos colaterais graves, como alteração da cor da pele, prolongamento do QT e sintomas neuropsiquiátricos, incluindo pensamentos e comportamento suicidas, psicose e alucinações. Em razão da presença do Kv7.2-Kv7.5 no uroepitélio da bexiga, a *ezogabina* também foi associada à retenção urinária. A pigmentação azulada da pele e dos lábios ocorre em cerca de um terço dos pacientes tratados com *ezogabina* por períodos longos. O tratamento crônico com esse fármaco pode causar anormalidades da retina, independentemente das alterações da cor da pele. A FDA alterou a bula da *ezogabina* de forma a incluir um alerta sobre riscos de efeitos adversos graves, dos quais todos podem ser irreversíveis. Por conseguinte, o uso da *ezogabina* deve ser interrompido se não for obtido qualquer benefício clínico após titulação cuidadosa. Entretanto, a interrupção do fármaco deve ser feita de forma gradativa, sob os cuidados de um médico.

Felbamato

O *felbamato* não está indicado como primeira opção de tratamento de qualquer tipo de atividade convulsiva. Na verdade, esse fármaco foi aprovado pela FDA para tratamento das convulsões focais em pacientes que não responderam adequadamente a outros FAC e em pacientes cuja gravidade da epilepsia supera o risco substancial de anemia aplásica e hepatite. A possibilidade desses efeitos adversos graves e potencialmente fatais tem limitado a utilidade clínica do *felbamato*.

Efeitos farmacológicos e mecanismos de ação

Concentrações clinicamente relevantes de *felbamato* inibem as respostas evocadas pelo receptor NMDA e potencializam as respostas induzidas pelo GABA nos registros da voltagem das células intactas em culturas de neurônios hipocampais de ratos (Rho et al., 1994). Essa dupla ação nas respostas dos transmissores excitatórios e inibitórios pode contribuir para o amplo espectro de ação do fármaco nos modelos de convulsão.

Usos terapêuticos

Apesar dos potenciais efeitos adversos graves, o *felbamato* é usado em doses que variam de 2 a 4 g/dia. Ensaios clínicos randomizados, duplo-cegos e adequadamente controlados demonstraram a eficácia do *felbamato* em pacientes com convulsões focais e secundariamente generalizadas mal controladas (Sachdeo et al., 1992). O *felbamato* também reduziu as convulsões em pacientes com síndrome de Lennox-Gastaut (Felbamate Study Group in Lennox-Gastaut Syndrome, 1993). A eficácia clínica desse composto singular, que inibe as respostas ao NMDA enquanto potencializa a neurotransmissão GABAérgica, realça o valor terapêutico potencial da identificação de outros FAC com mecanismos de ação inéditos.

Fenfluramina

A *fenfluramina* foi originalmente aprovada para o tratamento da obesidade, porém foi retirada do mercado pela FDA em 1997 devido ao potencial de eventos cardíacos adversos graves, com base no achado de valvulopatias e hipertensão pulmonar primária em um número significativo de pacientes. Entretanto, durante esse período, a *fenfluramina* também estava sendo investigada quanto a seu uso potencial como FAC em doses mais baixas do que aquelas administradas para supressão do apetite. Posteriormente, demonstrou reduzir com sucesso as convulsões em crianças com síndrome de Dravet, uma encefalopatia epiléptica grave que frequentemente resulta de mutações de perda de função na subunidade do canal de sódio SCN1A (Lagae et al., 2019; Nabbout et al., 2020). Em seguida, a *fenfluramina* em baixa dose foi aprovada pela FDA para o tratamento das convulsões refratárias na síndrome de Dravet em 2020.

Efeitos farmacológicos e mecanismo de ação

A *fenfluramina*, um derivado da anfetamina, pode aumentar os níveis extracelulares de 5-HT por impedir a captação pelo SERT. Além disso, exibe atividade agonista nos receptores $5-HT_2$, $5-HT_{1D}$ e $5-HT_{2C}$. A *fenfluramina* também é um modulador positivo do receptor sigma-1 (Martin et al., 2020). Esses mecanismos adicionais podem contribuir para a sua superioridade na supressão das convulsões, em comparação com outros inibidores da recaptação de 5-HT.

Farmacocinética

A *fenfluramina* apresenta biodisponibilidade oral, com meia-vida de quase 20 horas. É metabolizada em norfenfluramina principalmente pelas CYP1A2, CYP2B6 e CYP2D6. Além disso, as CYP2C9, CYP2C19 e CYP3A4/5 estão envolvidas no metabolismo da *fenfluramina*, embora em menor grau. Em seguida, a norfenfluramina é desaminada e oxidada para formar metabólitos inativos, que são excretados na urina. A *fenfluramina* não induz nem inibe os CYP. Entretanto, tendo em vista o papel dessas enzimas no metabolismo da *fenfluramina*, deve-se ter cuidado ao administrar esse fármaco com outros fármacos que induzem ou inibem essas enzimas. Isso é de suma importância na síndrome de Dravet, visto que o padrão de cuidados pode incluir o uso de *estiripentol*, *clobazam* e/ou *ácido valproico*, que aumentam o risco de interações medicamentosas.

Usos terapêuticos

A *fenfluramina* foi aprovada em 2020 para uso como FAC na síndrome de Dravet em pacientes a partir de 2 anos de idade. A dose inicial e de manutenção é de 0,1 mg/kg duas vezes ao dia, embora possa ser aumentada semanalmente, com base na eficácia e na tolerabilidade. A dose diária máxima de manutenção de *fenfluramina* é de 0,35 mg/kg duas vezes ao dia. Se o paciente também estiver tomando *estiripentol* mais *clobazam*, a dose de manutenção máxima é de 0,2 mg/kg duas vezes ao dia.

Toxicidade

Conforme assinalado anteriormente, os maiores riscos de eventos adversos graves consistem em valvulopatias e hipertensão pulmonar primária, o que levou à colocação de uma advertência da FDA na bula. Foi também sugerida a realização rotineira de avaliações cardíacas dos pacientes. Como as doses usadas para controle de convulsões são menores do que as prescritas para perda de peso, convém assinalar que o risco desses eventos adversos parece ser reduzido (Schoonjans et al., 2017). Embora a *fenfluramina* geralmente seja bem tolerada, outros efeitos adversos incluem diminuição do apetite, fadiga, pirexia, diarreia, nasofaringite e diminuição do nível de glicemia (Lagae et al., 2019; Nabbout et al., 2020).

Gabapentina e pregabalina

A *gabapentina* e a *pregabalina* são FAC que consistem em uma molécula de GABA ligada de forma covalente a um anel de ciclo-hexano lipofílico ou isobutano. A *gabapentina* foi desenvolvida para ser um agonista GABA centralmente ativo, com sua alta lipossolubilidade destinada a facilitar a sua transferência através da barreira hematencefálica.

Efeitos farmacológicos e mecanismos de ação

A *gabapentina* inibe a extensão tônica da pata posterior no modelo de convulsão provocada por eletrochoque. Curiosamente, esse fármaco também inibe as convulsões clônicas induzidas pelo *pentilenotetrazol*. Sua eficácia nesses dois testes corresponde à do ácido valproico e a distingue da *fenitoína* e da *carbamazepina*. A despeito de sua concepção como agonistas de GABA, a *gabapentina* ou a *pregabalina* não simulam o GABA quando aplicadas por via iontoforética a neurônios em cultura primária. Esses compostos interagem com múltiplos alvos nos neurônios. Ligam-se com alta afinidade a uma proteína nas membranas corticais com sequência de aminoácidos idêntica à da subunidade α_2-δ1 do Ca_V, o canal de Ca^{2+} regulado por voltagem (Gee et al., 1996). A *gabapentina* liga-se também aos canais de K^+ regulados por voltagem KCNQ2/3 (o correspondente molecular das correntes M neuronais) e KCNQ3 e KCNQ5 homoméricos (Manville e Abbott, 2018). As respostas propostas à ligação da *gabapentina* a esses sítios consistem em redução das correntes de Ca^{2+} neuronais (por meio de interação com Ca_V) e a ativação dos canais de KCNQ2/3 e de KCNQ3 e KCNQ5 homoméricos, levando à hiperpolarização de neurônios suscetíveis, com redução concomitante da excitabilidade. Ainda não foi elucidado se os efeitos anticonvulsivantes da *gabapentina* são mediados por essas interações. A ligação da *pregabalina* é reduzida, porém não eliminada, em camundongos portadores de uma mutação na proteína $\alpha_2\delta$-1 (Field et al., 2006), e a eficácia analgésica do fármaco é eliminada; não foi relatado se os efeitos anticonvulsivantes da *pregabalina* também são eliminados.

Farmacocinética

A *gabapentina* e a *pregabalina* são absorvidas depois da administração oral e não são metabolizadas nos seres humanos. Esses fármacos não se ligam às proteínas plasmáticas e são excretados sem alterações, principalmente na urina. Quando usados isoladamente, as $t_{1/2}$ desses dois fármacos oscilam em torno de 6 horas. Esses fármacos não têm interações conhecidas com outros FAC.

Usos terapêuticos

A *gabapentina* e a *pregabalina* são eficazes para controlar convulsões focais, com ou sem progressão para convulsões tônico-clônicas bilaterais, quando são administradas simultaneamente com outros FAC.

Ensaios clínicos duplo-cegos controlados por placebo de adultos com convulsões focais refratárias demonstraram que a adição de *gabapentina* ou de *pregabalina* a outros FAC é superior ao placebo (French et al., 2003; Sivenius et al., 1991). Um estudo duplo-cego de monoterapia com *gabapentina* (900 ou 1.800 mg/dia) revelou que a *gabapentina* é equivalente à *carbamazepina* (600 mg/dia) para a epilepsia focal ou generalizada recém-diagnosticada (Chadwick et al., 1998). Além disso, também está sendo usada no tratamento de enxaqueca, dor crônica e transtorno bipolar.

A *gabapentina* geralmente é eficaz nas doses de 900 a 1.800 mg/dia fracionadas em três doses, mas alguns pacientes podem necessitar de 3.600 mg para conseguir um controle razoável das convulsões. Em geral, o tratamento começa com uma dose baixa (300 mg no primeiro dia), que depois é aumentada em frações diárias de 300 mg, até se alcançar a dose eficaz.

Toxicidade

Em geral, a *gabapentina* é bem tolerada, e os efeitos adversos mais comuns são sonolência, tontura, ataxia e fadiga. Esses efeitos geralmente são leves a moderados, mas regridem com duas semanas de tratamento continuado. Com relação a seu uso durante a gravidez, a *gabapentina* e a *pregabalina* podem causar efeitos adversos fetais em estudos de animais, porém não existem estudos adequados em humanos; os potenciais benefícios podem justificar o seu uso, apesar dos riscos potenciais.

Lacosamida

A *lacosamida* é um enantiômero estereosseletivo do aminoácido L-serina. Esse aminoácido funcionalizado foi aprovado pela FDA em 2008 como tratamento adjuvante das convulsões de início focal em pacientes a partir de 17 anos de idade. A FDA atribuiu à *lacosamida* uma designação de Grupo V da lei Controlled Substance Act, o que significa que ela tem pouco potencial de abuso. Entretanto, o abuso de *lacosamida* pode levar à dependência física ou psicológica limitada, em comparação com as substâncias classificadas como de Grupo IV pelo Controlled Substance Act.

Efeitos farmacológicos e mecanismo de ação

A *lacosamida* é o primeiro FAC a aumentar a inativação lenta dos canais de Na^+ regulados por voltagem e limitar as descargas repetitivas sustentadas, que é o padrão de ativação neuronal típico das convulsões focais. A lacosamida liga-se também à proteína 2 mediadora da resposta à colapsina (crmp-2), uma fosfoproteína envolvida na diferenciação neuronal e na proliferação axonal; todavia, a contribuição da crmp-2 para a eficácia anticonvulsivante da *lacosamida* ainda não está bem esclarecida. Na verdade, o mecanismo anticonvulsivante da *lacosamida* provavelmente é mediado pelo aumento da inativação lenta dos canais de Na^+. O fármaco foi extensamente avaliado pelo Epilepsy Therapy Screening Project e demonstrou ser altamente efetivo em numerosos modelos animais pré-clínicos de convulsões e epilepsia, incluindo os modelos de eletrochoque máximo, ativação hipocampal e Frings e 6 Hz, conferindo à lacosamida um perfil pré-clínico único em comparação com outros bloqueadores dos canais de Na^+.

Farmacocinética

Dispõe-se de uma formulação injetável de *lacosamida* para uso em curto prazo quando a administração oral não é possível. A *lacosamida* não induz nem inibe os CYP e, portanto, tem baixo potencial de induzir interações medicamentosas prejudiciais. Quando usada isoladamente para tratar convulsões focais, a dose inicial recomendada é de 50 a 100 mg 2 vezes ao dia e, dependendo da resposta do paciente, pode ser aumentada, a intervalos semanais, em 50 mg 2 vezes ao dia, até chegar à dose de manutenção recomendada, que é de 100 a 200 mg 2 vezes ao dia (ou 200-400 mg/dia). As concentrações plasmáticas máximas de *lacosamida* ocorrem aproximadamente 1 a 4 horas após administração oral, e o consumo de alimento não afeta a absorção. O fármaco tem uma $t_{1/2}$ de cerca de 12 a 16 horas, e 95% são excretados na urina, 40% na forma do fármaco original. O metabólito principal, *O*-desmetilacosamida, é inativo.

Usos terapêuticos

A lacosamida foi aprovada para monoterapia e terapia adjuvante no tratamento das convulsões de início focal em pacientes a partir de 17 anos de idade. O perfil farmacológico é vantajoso aos pacientes hospitalizados, porque existe uma preparação intravenosa que tem metabolismo hepático mínimo e não causa efeitos adversos respiratórios. Além disso, estudos duplo-cegos controlados por placebo com adultos portadores de convulsões focais refratárias sugeriram que o acréscimo da *lacosamida* ao tratamento com outros FAC seja melhor que de um placebo.

Toxicidade

Em geral, a *lacosamida* é bem tolerada. Embora tenha sido associada a um prolongamento curto (6 ms) do intervalo PR, estudos recentes em indivíduos saudáveis constataram que a *lacosamida* não parece prolongar o intervalo QT. Nenhum efeito adverso significativo foi descrito, embora reações adversas leves incluam cefaleia, tontura, visão turva, náuseas e vômitos, fadiga, tremor, perda do equilíbrio e sonolência. Além disso, à semelhança da maioria dos FAC atualmente disponíveis, a *lacosamida* pode contribuir para a ideação suicida e o suicídio. Em consequência, a FDA exigiu um alerta em tarja preta para esse problema.

Lamotrigina

A *lamotrigina* é um derivado da feniltriazina e foi desenvolvido inicialmente como bloqueador do folato com base na concepção equivocada de que a redução do nível de folato poderia controlar eficazmente a atividade convulsiva. Estudos de estrutura-atividade subsequentes sugeriram que sua eficácia como FAC não esteja relacionada com sua ação antifolato (Macdonald e Greenfield, 1997).

Efeitos farmacológicos e mecanismos de ação

A *lamotrigina* suprime a extensão tônica das patas traseiras no modelo de eletrochoque máximo e as convulsões focais e secundariamente generalizadas no modelo de ativação hipocampal, mas não inibe as convulsões motoras clônicas induzidas pelo *pentilenotetrazol*. Esse fármaco bloqueia as descargas repetitivas persistentes dos neurônios da medula espinal dos camundongos e retarda a recuperação da inativação dos canais de Na^+ recombinantes; esses mecanismos são semelhantes aos da *fenitoína* e da *carbamazepina* (Xie et al., 1995). Isso pode explicar as ações da *lamotrigina* nas convulsões focais e secundariamente generalizadas. Entretanto, conforme assinalado mais adiante (ver seção sobre Usos Terapêuticos), a *lamotrigina* é efetiva contra um espectro mais amplo de convulsões do que a *fenitoína* e a *carbamazepina*, sugerindo que ela possa ter outras ações além de regular a recuperação da inativação dos canais de Na^+. Os mecanismos subjacentes a seu amplo espectro de ação não estão totalmente elucidados. Uma possibilidade é sugerida pela inibição da liberação de glutamato pela *lamotrigina* em fatias corticais de rato tratadas com *veratridina*, um ativador dos canais de Na^+, levantando-se a possibilidade de que a *lamotrigina* seja capaz de inibir a liberação sináptica de glutamato por meio de sua ação nos próprios canais de Na^+.

Farmacocinética

A *lamotrigina* sofre absorção completa pelo trato GI e é metabolizada principalmente por glicuronidação. A $t_{1/2}$ plasmática de uma única dose é de 24 a 30 horas. A administração de *fenitoína*, *carbamazepina* ou *fenobarbital* reduz a $t_{1/2}$ e as concentrações plasmáticas de *lamotrigina*. Por outro lado, o acréscimo de *valproato* aumenta acentuadamente as concentrações plasmáticas da *lamotrigina*, provavelmente por inibição da glicuronidação. A adição de *lamotrigina* ao *ácido valproico* produz uma redução nas concentrações de *valproato* em cerca de 25% ao longo de algumas semanas. O uso concomitante de *lamotrigina* e *carbamazepina* está associado ao aumento dos níveis de 10,11-epóxido da *carbamazepina* e da toxicidade clínica em alguns pacientes.

Usos terapêuticos

A *lamotrigina* é útil no tratamento simples e combinado das convulsões focais e tônico-clônicas secundariamente generalizadas dos adultos e da síndrome de Lennox-Gastaut das crianças e dos adultos. A síndrome de Lennox-Gastaut é uma doença da infância que se caracteriza por vários tipos de convulsões, deficiência intelectual e refratariedade aos medicamentos anticonvulsivantes.

O tratamento simples com *lamotrigina* dos pacientes com convulsões focais ou tônico-clônicas generalizadas recém-diagnosticadas é equivalente ao tratamento simples com *carbamazepina* ou *fenitoína* (Brodie et al., 1995; Steiner et al., 1999). Um ensaio clínico duplo-cego e controlado por placebo de acréscimo da *lamotrigina* ao tratamento com outros FAC demonstrou ainda mais a efetividade desse fármaco nas convulsões tônico-clônicas e crises de desmaio em crianças com síndrome de Lennox-Gastaut (Motte et al., 1997). A *lamotrigina* também foi superior ao placebo em um estudo duplo-cego de crianças com diagnóstico recente de crises de ausência (Frank et al., 1999).

Os pacientes que já usam um FAC indutor das enzimas hepáticas (p. ex., *carbamazepina*, *fenitoína*, *fenobarbital* ou *primidona*, mas não *valproato*) devem receber *lamotrigina* em uma dose inicial de 50 mg/dia por 2 semanas. A dose é aumentada para 50 mg 2 vezes/dia durante duas semanas e, depois, em incrementos de 100 mg/dia a cada semana, até a dose de manutenção de 300 a 500 mg/dia, fracionados em duas doses. Para pacientes em uso de *valproato* além de um FAC indutor das enzimas, a dose inicial deve ser de 25 mg em dias alternados por 2 semanas, seguida de um aumento de 25 mg/dia por 2 semanas; em seguida, a dose pode ser aumentada em 25 a 50 mg/dia, a cada 1 a 2 semanas, até alcançar uma dose de manutenção de 100 a 150 mg/dia, fracionada em duas doses.

Toxicidade

Quando a lamotrigina é combinada com outro FAC, os efeitos adversos mais comuns são tontura, ataxia, visão turva ou diplopia, náuseas, vômitos e erupção cutânea. Existem alguns casos publicados de síndrome de Stevens-Johnson e coagulação intravascular disseminada. A incidência de exantema grave nos pacientes pediátricos (~0,8%) é maior que na população adulta (0,3%).

Levetiracetam e brivaracetam

O *levetiracetam* é uma pirrolidina (o enantiômero S racemicamente puro da α-etil-2-oxo-1-pirrolidinoacetamida) e foi aprovado pela FDA para o tratamento adjuvante das convulsões mioclônicas, de início focal e tônico-clônicas generalizadas primárias em adultos e crianças a partir de 4 anos de idade. O *brivaracetam*, um análogo do *levetiracetam*, foi aprovado pela FDA em 2016 como terapia adjuvante das convulsões de início focal em pacientes com epilepsia a partir de 16 anos de idade.

Efeitos farmacológicos e mecanismo de ação

O *levetiracetam* tem um perfil farmacológico inédito: ele inibe as convulsões focais e tônico-clônicas secundariamente generalizadas no modelo de ativação hipocampal, embora não seja eficaz nas convulsões induzidas por eletrochoque e *pentilenotetrazol*; esses resultados são compatíveis com a eficácia clínica no tratamento das convulsões focais e tônico-clônicas secundariamente generalizadas. O mecanismo pelo qual o *levetiracetam* exerce seus efeitos anticonvulsivantes não está totalmente esclarecido. Entretanto, a correlação entre a afinidade de ligação do *levetiracetam* e seus análogos e sua potência nas convulsões audiogênicas sugerem que a proteína SV2A da vesícula sináptica seja responsável pelos efeitos anticonvulsivantes desse fármaco (Rogawski e Bazil, 2008). Hipoteticamente, a ligação do *levetiracetam* à SV2A pode afetar a função celular ou a excitabilidade neuronal ao modificar a liberação de glutamato e de GABA por meio de uma ação sobre a função vesicular. Além disso, o *levetiracetam* inibe o fluxo de cálcio das reservas intracelulares e através dos canais de cálcio do tipo N.

O *brivaracetam* é um novo ligante de alta afinidade (seletivo) pela SVA2, que também demonstra efeitos inibitórios sobre os canais de sódio neuronais regulados por voltagem (Kenda et al., 2004; Zona et al., 2010). Estudos pré-clínicos sugerem um amplo espectro de proteção anticonvulsivante.

Farmacocinética

O *levetiracetam* é rapidamente e quase totalmente absorvido depois da administração oral e não se liga às proteínas plasmáticas. A meia-vida plasmática é de 6 a 8 horas, porém pode ser mais longa em pacientes idosos. Noventa e cinco por cento do fármaco e do seu metabólito inativo são excretados na urina, dos quais 65% sem alterações; 24% do fármaco são metabolizados por hidrólise do grupo acetamida. Não induz nem é um substrato de alta afinidade para os CYP ou as glicuronidases e, portanto, não apresenta interações conhecidas com outros FAC, contraceptivos orais ou anticoagulantes. Dispõe-se de formulações orais, de liberação prolongada ou intravenosa. Em comparação, o *brivaracetam* sofre rápida absorção e é bem tolerado, com $t_{1/2}$ de eliminação de cerca de 7 a 8 horas.

Usos terapêuticos

O *levetiracetam* é comercializado para o tratamento adjuvante das convulsões focais em adultos e crianças, para as convulsões tônico-clônicas generalizadas primárias e para as convulsões mioclônicas da epilepsia mioclônica juvenil. Esse fármaco está disponível em comprimidos (10, 25, 50, 75 e 100 mg), solução oral (10 mg/mL) ou preparação injetável (50 mg/5 mL). A dose inicial para adultos é de 500 a 1.000 mg/dia, porém é aumentada a cada 2 a 4 semanas em 1.000 mg, até alcançar uma dose máxima de 3.000 mg/dia. O fármaco é administrado 2 vezes ao dia. Ensaios clínicos duplo-cegos e controlados por placebo com adultos com convulsões focais refratárias ou convulsões tônico-clônicas generalizadas descontroladas associadas à epilepsia generalizada idiopática revelaram que o acréscimo do *levetiracetam* a outros fármacos anticonvulsivantes foi superior ao placebo. O *levetiracetam* também é eficaz como adjuvante ao tratamento das convulsões mioclônicas generalizadas refratárias (Andermann et al., 2005). Há evidências insuficientes quanto a seu uso como monoterapia para a epilepsia focal ou generalizada. A dose inicial recomendada de *brivaracetam* é de 50 mg duas vezes ao dia, que, com base na resposta e na tolerabilidade do paciente, pode ser ajustada para 25 mg duas vezes ao dia ou para 100 mg duas vezes ao dia, quando necessário.

Toxicidade

O *levetiracetam* e o *brivaracetam* são bem tolerados. Os efeitos adversos relatados mais comumente com o *levetiracetam* são sonolência, astenia, ataxia e tontura. As alterações do comportamento ou do humor são graves, embora menos comuns. No caso do *brivaracetam*, os efeitos adversos mais comuns também são leves e incluem sonolência, sedação, tontura e desconforto GI. Nos pacientes com insuficiência hepática, pode ser necessário ajustar a dose do *brivaracetam* para 25 mg 2 vezes ao dia, com dose diária máxima de 75 mg 2 vezes ao dia. Podem ocorrer reações de hipersensibilidade.

Perampanel

Efeitos farmacológicos e mecanismos de ação

O *perampanel* é o primeiro fármaco de uma classe de antagonistas não competitivos e seletivos do receptor de glutamato ionotrópico tipo AMPA (ver Tab. 16-2; Bialer e White, 2010; Stephen e Brodie, 2011). Ao contrário dos antagonistas do NMDA, que abreviam a duração das descargas repetitivas, os antagonistas do receptor de AMPA impedem as descargas neuronais repetitivas. Estudos pré-clínicos demonstraram um espectro de atividade amplo, tanto nos modelos de convulsões agudas quanto crônicas, indicando que o *perampanel* reduz a sinalização excitatória rápida essencial à geração (Tortorella et al., 1997) e à disseminação (Namba et al., 1994; Rogawski e Donevan, 1999) das convulsões. Entretanto, dados obtidos sugerem que o *perampanel* contribui com um maior efeito inibitório na propagação das convulsões do que na sua iniciação, visto que o disparo após descarga persiste, apesar da inibição completa das convulsões comportamentais (Hanada et al., 2011).

Usos terapêuticos

O *perampanel* foi aprovado pela FDA como tratamento adjuvante das convulsões de início focal em pacientes de 12 anos ou mais, com ou sem convulsões secundariamente generalizadas. A dose inicial recomendada por via oral é de 2 mg uma vez ao dia, que é titulada até uma dose máxima de 4 a 12 mg/dia ao deitar.

Farmacocinética

O *perampanel* é bem absorvido após administração oral, com $t_{1/2}$ plasmática de cerca de 105 horas, o que permite a sua administração em uma dose única diária. A ligação às proteínas plasmáticas, principalmente a albumina, é de 95%, e o fármaco é metabolizado por oxidação hepática e glicuronidação. Foi relatada uma relação linear entre a dose e a concentração plasmática de *perampanel* na faixa posológica de 2 a 12 mg/dia.

Interações medicamentosas

O metabolismo primário é mediado pela CYP3A hepática, de modo que pode ser necessário considerar interações medicamentosas específicas e ajustes das doses. Por exemplo, o *perampanel* pode diminuir a efetividade dos contraceptivos que contêm progesterona, da *carbamazepina*, do *clobazam*, da *lamotrigina* e do *ácido valproico*, mas pode aumentar a exposição à *oxcarbazepina*. Além disso, o nível sérico de *perampanel* pode diminuir quando ele é usado com *carbamazepina*, *oxcarbazepina* e *topiramato*.

Toxicidade

Os efeitos adversos comuns são sonolência, ansiedade, confusão, desequilíbrio, diplopia, tontura, desconforto GI ou náuseas e aumento do peso. Reações comportamentais adversas raras, mas graves, incluem agressividade e ideação e comportamentos suicidas, independentemente da história clínica de transtornos psiquiátricos.

Rufinamida

A *rufinamida* é um novo derivado triazólico, que estruturalmente não está relacionado a outros FAC disponíveis no mercado. Foi aprovada pela FDA para tratamento adjuvante das convulsões relacionadas com a síndrome de Lennox-Gastaut em crianças a partir de 4 anos de idade e adultos.

Efeitos farmacológicos e mecanismo de ação

A *rufinamida* prolonga a inativação lenta dos canais de Na^+ regulados por voltagem e limita as descargas repetitivas continuadas, que é um padrão de ativação típico das convulsões focais. O mecanismo de ação da *rufinamida* não está completamente esclarecido.

Farmacocinética

A *rufinamida* é bem absorvida por via oral, apresenta ligação mínima às proteínas plasmáticas e alcança concentrações plasmáticas máximas aproximadamente 4 a 6 horas após a sua administração oral. A $t_{1/2}$ é de cerca de 6 a 10 horas. Esse fármaco é metabolizado sem a ação das carboxilesterases, e os produtos são excretados na urina.

Usos terapêuticos

A *rufinamida* é efetiva em todos os fenótipos convulsivos da síndrome de Lennox-Gastaut. Nos adultos, a dose inicial de *rufinamida* é de 400 a 800 mg/dia, em duas doses iguais. Em seguida, as doses são ajustadas em dias alternados em 10 mg/kg até doses máximas de 45 mg/kg/dia ou 3.200 mg/dia, o que for menor. A dose inicial em crianças é de 10 mg/kg/dia divididos em duas doses diárias iguais, que são aumentadas até menos de 45 mg/kg/dia ou 3.200 mg/dia.

Toxicidade

Os efeitos adversos comuns incluem cefaleia, tontura, sonolência, fadiga e náuseas.

Tiagabina

A *tiagabina* é um derivado do ácido nipecótico e foi aprovada pela FDA como terapia adjuvante das convulsões focais em adultos.

Efeitos farmacológicos e mecanismo de ação

A *tiagabina* inibe o GAT-1 e, dessa maneira, reduz a captação de GABA nos neurônios e nas células gliais. Nos neurônios CA1 do hipocampo, a *tiagabina* aumenta a duração das correntes sinápticas inibitórias, e essa alteração é compatível com o prolongamento do efeito do GABA nas sinapses inibitórias pela redução da sua recaptação pelo GAT-1. Esse fármaco inibe as convulsões por eletrochoque máximo e as convulsões límbicas e tônico-clônicas secundariamente generalizadas no modelo de ativação hipocampal, efeitos que sugerem sua eficácia clínica nas convulsões focais e tônico-clônicas. Paradoxalmente, a *tiagabina* foi associada à ocorrência de convulsões nos pacientes sem epilepsia e o uso *off-label* desse fármaco foi interrompido.

Farmacocinética

A *tiagabina* é rapidamente absorvida depois da administração oral, liga-se amplamente às proteínas séricas ou plasmáticas e é metabolizada principalmente pelo fígado, sobretudo pela CYP3A. Sua $t_{1/2}$ de cerca de 8 horas é reduzida em 2 a 3 horas quando coadministrada com fármacos indutores das enzimas hepáticas, como *fenobarbital*, *fenitoína* ou *carbamazepina*.

Usos terapêuticos

Ensaios duplo-cegos e controlados por placebo estabeleceram a eficácia da *tiagabina* como terapia adjuvante das convulsões focais refratárias com ou sem generalização secundária. Sua eficácia como monoterapia para epilepsia focal ou generalizada recém-diagnosticada ou refratária não foi estabelecida.

Toxicidade

Os efeitos adversos principais são tontura, sonolência e tremor, que são leves a moderados e começam pouco depois de iniciar o tratamento. A *tiagabina* e outros fármacos que acentuam os efeitos do GABA liberado nas sinapses podem facilitar as descargas de ponta-onda nos modelos animais de crises de ausência. Relatos de casos sugeriram que o tratamento com *tiagabina* de pacientes com descargas de ponta-onda acentua as anormalidades do seu EEG. Por essa razão, a *tiagabina* pode estar contraindicada aos pacientes com crises de ausência generalizadas.

Topiramato

O *topiramato* é um monossacarídeo substituído com sulfamato que foi aprovado pela FDA para o tratamento inicial (pacientes com idade mínima de 10 anos) e como adjuvante ao tratamento (pacientes com idade mínima de 2 anos) das convulsões de início focal ou tônico-clônicas generalizadas primárias, da síndrome de Lennox-Gastaut (crianças com 2 anos ou mais) e como profilaxia da enxaqueca em adultos.

Efeitos farmacológicos e mecanismos de ação

O *topiramato* reduz as correntes de Na^+ reguladas por voltagem nas células cerebelares da camada granulosa e pode atuar no estado inativado desse canal de maneira semelhante à *fenitoína*. Além disso, o topiramato ativa uma corrente de K^+ hiperpolarizante, aumenta as correntes do receptor $GABA_A$ pós-sináptico e limita a ativação do(s) subtipo(s) AMPA-cainato de receptores de glutamato (receptores GluA e GluK; ver Tab. 16-2). O *topiramato* é um inibidor fraco da anidrase carbônica. Ele inibe as convulsões induzidas por eletrochoques máximos e por *pentilenotetrazol*, bem como as convulsões tônico-clônicas secundariamente generalizadas no modelo de ativação hipocampal; essas observações preveem um espectro amplo de ações anticonvulsivantes na prática clínica.

Farmacocinética

O *topiramato* é rapidamente absorvido depois da administração oral, tem ligação limitada às proteínas plasmáticas (10-20%) e é excretado predominantemente em sua forma inalterada na urina. O restante sofre metabolismo por hidroxilação, hidrólise e glicuronidação, e nenhum metabólito representa mais de 5% de uma dose oral. A $t_{1/2}$ do fármaco é de aproximadamente 1 dia. O uso concomitante de *topiramato* reduz as concentrações plasmáticas de estradiol, sugerindo a necessidade de aumentar as doses dos anticoncepcionais orais administrados simultaneamente com esse fármaco.

Usos terapêuticos

O *topiramato* é equivalente ao *valproato* e à *carbamazepina* nas crianças e nos adultos com epilepsia focal e generalizada primária recém-diagnosticadas (Privitera et al., 2003). É também efetivo como monoterapia para a epilepsia focal refratária (Sachdeo et al., 1997) e as convulsões tônico-clônicas generalizadas refratárias (Biton et al., 1999), enquanto é significativamente mais efetivo do que o placebo no tratamento das crises de desmaio e convulsões tônico-clônicas em pacientes com síndrome de Lennox-Gastaut (Sachdeo et al., 1999).

Toxicidade

O *topiramato* é bem tolerado. Os efeitos adversos mais comuns são sonolência, fadiga, perda ponderal e nervosismo. Ele pode desencadear a formação de cálculos renais (litíase urinária), provavelmente em razão da inibição da anidrase carbônica. O *topiramato* foi associado a comprometimento cognitivo, e os pacientes podem queixar-se de uma alteração do paladar para bebidas gaseificadas.

Vigabatrina

A *vigabatrina* foi aprovada pela FDA como tratamento adjuvante das convulsões focais refratárias com depressão do nível de consciência dos adultos. Além disso, a *vigabatrina* é designada como fármaco-órfão para o tratamento dos espasmos infantis (ver adiante).

Efeitos farmacológicos e mecanismo de ação

A *vigabatrina* é um análogo estrutural do GABA que inibe irreversivelmente a principal enzima degradadora desse neurotransmissor (GABA-transaminase) e, desse modo, aumenta suas concentrações cerebrais. Acredita-se que o mecanismo de ação da *vigabatrina* envolva efeitos do aumento das concentrações extracelulares de GABA no cérebro e aumento da inibição mediada pelo GABA.

Farmacocinética

Embora a *vigabatrina* tenha uma $t_{1/2}$ de apenas 6 a 8 horas, os efeitos farmacodinâmicos são prolongados e não exibem uma boa correlação com a $t_{1/2}$ plasmática. Em geral, o tratamento dos adultos é iniciado com a dose oral de 500 mg 2 vezes ao dia, que, em seguida, é aumentada em 500 mg a cada semana, até alcançar a dose diária de 1,5 g/dia 2 vezes ao dia.

Usos terapêuticos

Um estudo clínico randomizado simples cego de 2 semanas avaliou o uso de *vigabatrina* para tratar espasmos infantis das crianças com menos de 2 anos e demonstrou aumentos tempo-dependentes e dose-dependentes entre as que responderam, que se evidenciaram por ausência de espasmos por 7 dias consecutivos. O subgrupo de crianças nas quais os espasmos infantis foram causados por esclerose tuberosa foi particularmente responsivo à *vigabatrina*.

Toxicidade

Devido à perda progressiva e permanente da visão bilateral, a *vigabatrina* deve ser reservada para pacientes que não responderam a vários tratamentos alternativos, e a sua disponibilidade é limitada. Os efeitos adversos mais comuns (> 10% dos pacientes) incluem aumento do peso, constrição concêntrica dos campos visuais, fadiga, sonolência, tontura, hiperatividade e convulsões.

Zonisamida

A *zonisamida* tem uma pequena estrutura em anel relacionada com os antibióticos sulfonamídicos. Foi aprovada pela FDA como terapia adjuvante das convulsões focais em adultos e crianças a partir de 12 anos de idade.

Efeitos farmacológicos e mecanismo de ação

A *zonisamida* inibe as descargas repetitivas sustentadas dos neurônios da medula espinal, presumivelmente porque prolonga o estado inativado dos canais de Na$^+$ regulados por voltagem por um mecanismo semelhante ao das ações da *fenitoína* e da *carbamazepina* e por impedir a liberação dos neurotransmissores. Além disso, a *zonisamida* também inibe as correntes de Ca^{2+} tipo T e impede o influxo de cálcio. Foi demonstrado que esse fármaco elimina os radicais livres, o que pode contribuir para seus efeitos neuroprotetores.

Farmacocinética

A *zonisamida* é absorvida quase totalmente após a sua administração oral, apresenta uma $t_{1/2}$ longa (~60 horas), liga-se às proteínas plasmáticas em aproximadamente 40% e tem cinética linear em doses que variam de 100 a 400 mg. A *zonisamida* é metabolizada pelos CYP hepáticos e por glicuronidases. Cerca de 85% de uma dose oral são excretados na urina, principalmente em sua forma não metabolizada e em um glicuronídeo de sulfamoilacetilfenol, que é um produto do metabolismo pela CYP3A4. Assim, o *fenobarbital*, a *fenitoína* e a *carbamazepina* diminuem a razão de concentração plasmática/dose da *zonisamida*, enquanto a *lamotrigina* a aumenta. Em contrapartida, a *zonisamida* tem pouco efeito sobre as concentrações plasmáticas de outros FAC.

Usos terapêuticos

Estudos duplo-cegos e controlados por placebo de pacientes com convulsões focais refratárias demonstraram que o acréscimo de *zonisamida* a outros fármacos foi superior ao placebo. Não há evidências suficientes para a sua eficácia como monoterapia na epilepsia recém-diagnosticada ou refratária.

Toxicidade

Em geral, a *zonisamida* é bem tolerada. Os efeitos adversos mais comuns são sonolência, tontura, disfunção cognitiva, ataxia, anorexia, nervosismo e fadiga. Erupções cutâneas potencialmente graves são raras, mas podem ocorrer. Cerca de 1% dos indivíduos desenvolve cálculos renais durante o tratamento com *zonisamida*, o que pode estar relacionado com sua capacidade de inibir a anidrase carbônica. Pacientes com condições predisponentes (p. ex., doença renal, distúrbios respiratórios graves, diarreia, cirurgia, dieta cetogênica) podem correr maior risco de acidose metabólica durante o tratamento com *zonisamida*. O risco de acidose metabólica induzida por *zonisamida* também parece ser mais frequente e mais grave em pacientes mais jovens. É recomendável determinar o bicarbonato sérico antes de iniciar o tratamento e, em seguida, a intervalos regulares, mesmo que não haja sintomas. Por fim, foram relatados abortos espontâneos e anormalidades congênitas em pacientes de idade fértil submetidas a tratamento com múltiplos fármacos, inclusive *zonisamida* em duas vezes a taxa (7%) da população de controle saudável (2-3%).

Princípios gerais e escolha dos fármacos usados no tratamento das epilepsias

O diagnóstico e o tratamento precoces dos distúrbios convulsivos com um único fármaco apropriado oferecem as melhores chances de alcançar períodos longos sem convulsões com o menor risco de toxicidade. Deve-se tentar determinar a causa da epilepsia, na expectativa de descobrir uma lesão estrutural ou metabólica reversível. A Tabela 20-1 descreve os fármacos comumente usados para tratar os diferentes tipos de convulsões. A razão custo/benefício da eficácia e os efeitos adversos de determinado fármaco são considerados para determinar qual deve ser o fármaco ideal para determinado paciente.

A primeira decisão a ser tomada é determinar se o tratamento deve ser iniciado e quando isso deve ser feito (French e Pedley, 2008). Por exemplo, talvez não seja necessário iniciar o tratamento anticonvulsivante depois de uma convulsão tônico-clônica isolada em um adulto jovem saudável que não tenha história familiar de epilepsia e apresente resultados normais no exame neurológico, no EEG e na ressonância magnética do cérebro. A chance de recidiva da convulsão no próximo ano (15%) é comparável ao risco de uma reação farmacológica suficientemente grave para exigir a interrupção do tratamento (Bazil e Pedley, 1998). Contudo, uma convulsão semelhante em um indivíduo com história familiar positiva de epilepsia e resultados anormais no exame neurológico, no EEG e na ressonância magnética impõe um risco de recorrência de cerca de 60%, e isso favorece o início do tratamento.

A menos que existam circunstâncias agravantes, como estado de mal epiléptico, deve-se iniciar o tratamento com apenas um fármaco. A posologia inicial deve ter como alvo concentrações plasmáticas do fármaco no estado de equilíbrio dinâmico, pelo menos dentro da parte inferior da faixa associada à sua eficácia clínica. Ao mesmo tempo, a dose inicial deve ser a mais baixa possível para minimizar os efeitos adversos relacionados com a dose. A dose é aumentada a intervalos apropriados, de acordo com a necessidade para controlar as convulsões ou limitada pelos efeitos tóxicos. Esse ajuste deve ser auxiliado por meio de monitoramento das concentrações plasmáticas do fármaco. A adesão ao tratamento com um único fármaco selecionado adequadamente e utilizado nas doses máximas toleradas assegura o controle completo das convulsões em cerca de 50% dos casos. Quando ocorrem convulsões apesar dos níveis terapêuticos ideais, o médico deve avaliar a coexistência de fatores desencadeantes potenciais, inclusive privação de sono, doença febril coexistente ou ingestão concomitante de outros fármacos ou substâncias (p. ex., grandes quantidades de cafeína ou medicamentos de venda livre que possam reduzir o limiar convulsivo).

Quando a adesão ao tratamento é confirmada, porém as convulsões persistem, é necessário substituir o fármaco usado por outro fármaco. A menos que os efeitos adversos graves do fármaco determinem o contrário, a dose sempre deve ser reduzida de modo gradual para minimizar o risco de recorrência das convulsões. No caso das convulsões focais em adultos, a diversidade de fármacos disponíveis permite a seleção de outro composto que atue por mecanismo diferente (ver Tab. 20-2). Entre os pacientes que não estavam sendo tratados até então, 47% ficam livres das convulsões com o primeiro fármaco e outros 14% conseguem controlar as convulsões com um segundo ou terceiro (Kwan e Brodie, 2000).

Quando o tratamento com um segundo fármaco utilizado isoladamente não for suficiente, o tratamento combinado estará justificado. Essa decisão não deve ser tomada levianamente, porque a maioria dos pacientes consegue obter controle ideal das convulsões com menos efeitos colaterais quando são tratados com um único fármaco. No entanto, alguns pacientes não têm sua doença controlada adequadamente sem o uso simultâneo de dois ou mais FAC. Nenhum estudo adequadamente controlado comparou de forma sistemática uma determinada combinação de fármacos com outra. As chances de controle completo com essa abordagem não são altas; Kwan e Brodie (2000) constataram que a epilepsia foi controlada por meio de tratamento com dois fármacos em apenas 3% dos casos. Além disso, uma abordagem racional pode consistir em escolher dois fármacos que atuem por mecanismos distintos (p. ex., um fármaco que promova a inativação dos canais de Na$^+$ e outro que aumente a inibição sináptica mediada pelo GABA). Os efeitos adversos de cada fármaco e as interações medicamentosas potenciais também devem ser considerados. Conforme mostrado na Tabela 20-3, muitos desses fármacos induzem a expressão dos CYP e, portanto, influenciam o próprio metabolismo e/ou o metabolismo de outros fármacos (ver Tab. 20-3).

Uma medida essencial ao tratamento ideal da epilepsia é o preenchimento de um diário das convulsões pelo paciente ou por um parente. Podem ser necessárias consultas frequentes com o médico no período inicial de tratamento, porque os efeitos hematológicos e outras reações adversas potenciais podem exigir uma alteração da prescrição. O acompanhamento prolongado com exames neurológicos e, possivelmente, EEG e exames neurológicos de imagem é adequado. O elemento crucial ao sucesso do tratamento é a adesão do paciente ao esquema terapêutico; a falha de adesão é a causa mais comum de insucesso do tratamento com FAC. A farmacoterapia também se beneficiou dos recentes avanços nos testes genéticos. Por exemplo, os bloqueadores dos canais de Na$^+$ podem ser prejudiciais para pacientes com mutações em SCN1A (Perucca e Perucca, 2019); por esse motivo, esses fármacos podem ser evitados e substituídos por tratamentos mais benéficos (Cross et al., 2019).

A determinação da concentração plasmática do fármaco a intervalos apropriados facilita acentuadamente o ajuste inicial da dose de forma a atenuar os efeitos adversos dependentes da dose, sem comprometer o controle das convulsões. A monitoração periódica durante o tratamento de manutenção também detecta problemas de adesão. O conhecimento das concentrações plasmáticas do fármaco pode ser particularmente útil durante o tratamento com múltiplos fármacos. Quando ocorrem efeitos tóxicos, o monitoramento ajuda a determinar o fármaco (ou os fármacos) específico responsável e pode orientar os ajustes posológicos.

Por fim, foram realizados vários avanços nos últimos anos que contribuíram para o tratamento de mulheres com epilepsia. Uma maior compreensão das diferenças baseadas no sexo na fisiopatologia da doença e na resposta ao tratamento (Reddy, 2017) contribuiu para um melhor resultado nas pacientes. De forma semelhante, a epilepsia catamenial (ou seja, ligada ao ciclo menstrual) pode contribuir para alterações cíclicas nos sintomas epilépticos e no metabolismo dos fármacos (Navis e Harden, 2016; Reddy, 2016). A gravidez e a amamentação também representam desafios únicos para o tratamento da epilepsia, tendo em vista as preocupações sobre a exposição da criança em desenvolvimento a medicamentos anticonvulsivantes. As pesquisas em andamento têm por objetivo a identificação de uma farmacoterapia segura e efetiva para mulheres durante e após a gravidez.

Duração do tratamento

Depois de serem introduzidos, os FAC geralmente são mantidos por um período mínimo de dois anos. A redução progressiva e a interrupção do tratamento devem ser consideradas quando o paciente fica livre de convulsões depois de 2 anos.

Os fatores associados ao risco alto de convulsões recorrentes depois da interrupção do tratamento incluem anormalidades do EEG, lesões estruturais conhecidas, anormalidades do exame neurológico e história de convulsões frequentes ou refratárias ao tratamento clínico antes de ser conseguido controle. Por outro lado, os fatores associados a um risco reduzido de recidiva das convulsões incluem epilepsia idiopática, EEG normal, início na infância e convulsões facilmente controladas com um único fármaco. O risco de convulsões repetidas varia de 12 a 66% (French e Pedley, 2008). Em geral, 80% das recidivas ocorrem nos primeiros 4 meses depois da interrupção do tratamento. O médico e o paciente precisam pesar o risco de recidiva das convulsões e as consequências potencialmente deletérias associadas (p. ex., perda do direito de dirigir) com as implicações de continuar o tratamento, inclusive custo, efeitos indesejáveis, implicações do diagnóstico de epilepsia, etc. Os medicamentos devem ser reduzidos lentamente ao longo de um período de vários meses.

Convulsões focais e focais a tônico-clônicas bilaterais

A eficácia e a toxicidade da *carbamazepina*, do *fenobarbital* e da *fenitoína* no tratamento das convulsões focais e tônico-clônicas secundariamente generalizadas em adultos foram examinadas em um estudo prospectivo duplo-cego (Mattson et al., 1985). A *carbamazepina* e a *fenitoína* foram os fármacos mais eficazes. A escolha entre *carbamazepina* e *fenitoína* exigiu a avaliação dos efeitos tóxicos de cada fármaco. Todos os três fármacos diminuíram a libido e aumentaram a impotência (*carbamazepina*, 13%; *fenobarbital*, 16% e *fenitoína*, 11%). Na comparação direta com *valproato*, a *carbamazepina* possibilitou controle mais eficaz das convulsões focais complexas (Mattson et al., 1992). Com relação aos efeitos adversos, a *carbamazepina* estava associada mais comumente às erupções cutâneas, mas o *valproato* causou mais frequentemente tremor e aumento do peso. De modo global, os dados demonstraram que a *carbamazepina* e a *fenitoína* são preferíveis no tratamento das convulsões focais, porém o *fenobarbital* e o *ácido valproico* também são eficazes.

O controle das convulsões tônico-clônicas secundariamente generalizadas não diferiu significativamente com a *carbamazepina*, o *fenobarbital* ou a *fenitoína* (Mattson et al., 1985). O *valproato* foi tão eficaz quanto a *carbamazepina* no controle de convulsões tônico-clônicas secundariamente generalizadas (Mattson et al., 1992). Como essas convulsões geralmente coexistem com convulsões focais, esses dados indicam que, entre os fármacos introduzidos antes de 1990, a *carbamazepina* e a *fenitoína* sejam preferíveis para tratar esses distúrbios.

Uma questão fundamental enfrentada pelos médicos é escolher o fármaco ideal para o tratamento inicial da epilepsia de início recente. À primeira vista, essa questão pode não parecer importante, porque cerca de 50% dos pacientes recém-diagnosticados ficam livres das convulsões com o primeiro fármaco, independentemente de usarem anticonvulsivantes antigos ou novos (Kwan e Brodie, 2000). Contudo, os pacientes que respondem ao tratamento geralmente utilizam o primeiro fármaco por vários anos, e isso ressalta a importância da seleção apropriada. Entre os fármacos disponíveis antes de 1990, a *fenitoína*, a *carbamazepina* e o *fenobarbital* induzem os CYP hepáticos, o que complica o uso de vários FAC, além de afetar o metabolismo dos contraceptivos orais, da *varfarina* e de muitos outros fármacos. Esses fármacos também aumentam o metabolismo de compostos endógenos, incluindo esteroides gonadais e vitamina D, afetando potencialmente a função reprodutora e a densidade óssea. Entre os fatores que desfavorecem a utilização dos fármacos recém-introduzidos estão seus custos mais altos e a experiência clínica mais limitada com esses compostos.

Em condições ideais, um estudo prospectivo deveria comparar sistematicamente os FAC recém-introduzidos com os que já estavam disponíveis antes de 1990 por meio de um desenho de pesquisa que ajuste as doses necessárias e avalie as respostas por períodos longos (p. ex., dois anos ou mais), algo bastante semelhante ao desenho usado quando se comparam os FAC mais antigos com algum outro fármaco, conforme mencionado anteriormente (Mattson et al., 1985).

Infelizmente, não há estudos como esse. Muitos dos estudos citados na descrição de novos fármacos compararam um FAC novo com um FAC mais antigo, porém o desenho dos estudos não permitiu declarar a existência de um fármaco claramente superior; além disso, as diferenças no desenho dos estudos e nas populações de pacientes impedem a comparação de um novo fármaco com vários fármacos mais antigos ou com outros fármacos recentes. O uso dos FAC recém-introduzidos no tratamento da epilepsia recém-diagnosticada foi analisado por subcomissões da American Academy of Neurology e da American Epilepsy Society (French et al., 2004a, 2004b). Os autores concluíram que as evidências disponíveis sustentaram o uso da *gabapentina*, *lamotrigina* e *topiramato* para tratamento dos distúrbios de convulsão focal e convulsão mista recém-diagnosticados. Entretanto, nenhum desses fármacos foi aprovado pela FDA para essas indicações. Existem poucas evidências quanto aos demais fármacos recém-introduzidos para permitir a avaliação segura de sua eficácia nessa indicação.

Crises de ausência generalizadas

A *etossuximida* e o *valproato* são considerados igualmente eficazes no tratamento das crises de ausência (Mikati e Browne, 1988). Cerca de 50 a 75% dos pacientes recém-diagnosticados têm suas convulsões eliminadas depois do tratamento com um desses fármacos. Quando há convulsões tônico-clônicas ou elas começam durante o tratamento, o *valproato* é a primeira opção terapêutica. As evidências disponíveis também indicam que a *lamotrigina* é efetiva no tratamento das crises de ausência recém-diagnosticadas, embora esse fármaco não seja aprovado pela FDA para essa indicação (Ben-Menachem, 2011).

Convulsões mioclônicas

O *ácido valproico* constitui o fármaco de escolha para as convulsões mioclônicas na síndrome da epilepsia mioclônica juvenil, na qual as convulsões mioclônicas frequentemente coexistem com convulsões tônico-clônicas e crises de ausência. O *levetiracetam* também foi comprovadamente eficaz como fármaco adjuvante ao tratamento das convulsões mioclônicas generalizadas refratárias.

Convulsões febris

Cerca de 2 a 4% das crianças sofrem uma convulsão associada a alguma doença febril, e 25 a 33% dessas crianças apresentarão outra convulsão febril. Apenas 2 a 3% tornam-se epilépticas nos anos seguintes, ou seja, um risco 6 vezes maior em comparação com a população em geral.

Vários fatores estão associados ao risco mais alto de desenvolver epilepsia: doença neurológica ou atraso do desenvolvimento preexistente, história familiar de epilepsia ou convulsão febril complicada (ou seja, convulsão com duração > 15 minutos, unilateral ou seguida de uma segunda convulsão no mesmo dia). Quando todos esses fatores de risco estão presentes, o risco de epilepsia é de cerca de 10%.

O risco mais alto de desenvolver epilepsia ou outras sequelas neurológicas levou alguns médicos a prescrever profilaticamente FAC depois de uma convulsão febril. As incertezas acerca da eficácia da profilaxia para reduzir a epilepsia, somadas aos efeitos adversos substanciais do *fenobarbital* (Farwell et al., 1990), contraindicaram a administração crônica com finalidades profiláticas (Freeman, 1992). Para as crianças sob risco de convulsões febris recorrentes e epilepsia, a administração retal do *diazepam* durante o episódio de febre pode evitar convulsões recorrentes e os efeitos adversos do tratamento crônico.

Convulsões em lactentes e crianças pequenas

Os espasmos infantis com *hipsarritmia* (ondas lentas interictais anormais de amplitude alta e pontas assincrônicas multifocais no EEG) são refratários aos FAC habituais. A *corticotropina* ou os glicocorticoides são comumente usados, e a *corticotropina repository* foi desenvolvida como fármaco-órfão para esse propósito em 2003. Um estudo randomizado constatou que a *vigabatrina* (γ-vinil-GABA) era eficaz quando comparada com placebo (Appleton et al., 1999). Foi relatada a ocorrência de constrição dos campos visuais em uma alta porcentagem dos pacientes tratados com esse fármaco (Miller et al., 1999). Em consequência do potencial de perda da visão progressiva e permanente, a *vigabatrina* foi rotulada com uma advertência em tarja preta e comercializada por meio de um programa de distribuição restrita. O fármaco recebeu o *status* de fármaco-órfão no tratamento dos espasmos infantis nos Estados Unidos em 2000 (e foi aprovado em 2009 como tratamento adjuvante de adultos com convulsões focais refratárias e depressão do nível de consciência). A *ganaxolona* também foi designada como fármaco-órfão para tratar espasmos infantis e, em 2009, foi concluído um estudo clínico de fase II no tratamento das convulsões descontroladas inicialmente focais. Em 2020, a FDA concedeu a designação de Rare Pediatric Disease à *ganaxolona* para o tratamento de pacientes com distúrbio de deficiência de CDKL5, uma forma refratária rara de epilepsia pediátrica.

A síndrome de Lennox-Gastaut é uma forma grave de epilepsia, que geralmente começa na infância e caracteriza-se por comprometimento cognitivo e vários tipos de convulsões, inclusive tônico-clônica, tônica, atônica, mioclônica, e crises de ausência atípicas. O acréscimo de *lamotrigina* a outros FAC resultou em melhora do controle das convulsões em comparação com placebo em um ensaio duplo-cego (Motte et al., 1997), demonstrando que a *lamotrigina* pode ser um fármaco efetivo e bem tolerado para essa forma refratária de epilepsia. O *felbamato* também é efetivo para as convulsões nessa síndrome, porém a ocorrência ocasional de anemia aplásica e de insuficiência hepática limita o seu uso (French et al., 1999). O *topiramato* é eficaz como tratamento da síndrome de Lennox-Gastaut (Sachdeo et al., 1999), enquanto o *clobazam* foi aprovado como tratamento adjuvante dessa síndrome.

A síndrome de Dravet, anteriormente referida como epilepsia mioclônica grave da lactância, manifesta-se clinicamente na lactância (antes de 15 meses de idade), geralmente como convulsões focais e generalizadas, com uma variedade de comorbidades comportamentais, cognitivas e fisiológicas. A maioria dos indivíduos com esse distúrbio apresenta uma mutação no gene do canal de Na$^+$ *SCN1A* (Bender et al., 2012). Na síndrome de Dravet, as convulsões no início da vida podem persistir e evoluir para uma variedade de tipos de convulsão posteriormente durante a vida. Os pacientes com esse distúrbio também correm risco aumentado de morte súbita inexplicável na epilepsia (Shmuely et al., 2016). Com frequência, são necessários um ou mais medicamentos para obter o controle completo das convulsões, e muitas vezes os pacientes não obtêm tal controle (Cross et al., 2019). As opções iniciais de tratamento podem incluir *clobazam*, *estiripentol*, *ácido valproico*, *topiramato* e outros medicamentos (Cross et al., 2019). Todavia, os bloqueadores dos canais de Na$^+$ são contraindicados, visto que podem agravar as convulsões.

Estado de mal epiléptico e outras emergências convulsivas

O estado de mal epiléptico é uma emergência neurológica. Nos adultos, o coeficiente de mortalidade é de cerca de 20% (Lowenstein e Alldredge, 1998). O objetivo do tratamento é interromper rapidamente as manifestações comportamentais e a atividade convulsiva elétrica; quanto mais longa for a duração do estado de mal epiléptico não tratado, mais difícil é seu controle e maior o risco de lesão cerebral irreversível. Os componentes fundamentais do tratamento incluem um plano terapêutico bem definido, a administração imediata de fármacos eficazes em doses adequadas e a monitoração para detectar hipoventilação e hipotensão. Como a hipoventilação pode ser causada pelas doses altas dos fármacos usadas no tratamento, pode ser necessário fornecer suporte respiratório transitório. Para avaliar o esquema farmacológico inicial ideal, um ensaio clínico multicêntrico e duplo-cego comparou quatro tratamentos intravenosos: *diazepam* seguido de *fenitoína*; *lorazepam*; *fenobarbital* e *fenitoína* apenas (Treiman et al., 1998). Esses esquemas de tratamento alcançaram eficácias semelhantes e os índices de sucesso variaram de 44 a 65%. O uso isolado do *lorazepam* foi significativamente mais eficaz que o da *fenitoína* separadamente. Não houve diferenças significativas quanto às recidivas ou às reações adversas. Um ensaio clínico randomizado e duplo-cego mais recente (RAM-PART) indicou que o *midazolam* administrado por via IM foi tão efetivo quanto o *lorazepam* administrado por via IV e não foi associado a desconforto respiratório ou recorrência das convulsões. Desse modo, o tratamento de emergência com *midazolam* (IM) pode ser a opção terapêutica preferível antes da chegada do paciente ao hospital.

Tratamento anticonvulsivante e gravidez

O uso dos FAC tem diversas implicações muito importantes para a saúde das mulheres. Os problemas incluem interações com anticoncepcionais orais, potenciais efeitos teratogênicos e efeitos no metabolismo da vitamina K das gestantes (Pack, 2006). A American Academy of Neurology publicou diretrizes para orientar a assistência prestada às mulheres epilépticas (Morrell, 1998). A regra Pregnancy and Lactation Labeling da FDA eliminou o uso de categorias com letras (A, B, C, D e X) para prescrição de medicamentos. A FDA exige agora que o rótulo inclua um resumo dos riscos conhecidos do fármaco, uma discussão dos dados que sustentam esse resumo e informações relevantes a respeito de seu uso durante a gravidez e lactação (Epilepsy Foundation, 2013).

A eficácia dos contraceptivos orais parece ser reduzida pelo uso simultâneo dos FAC. O índice de fracasso dos contraceptivos orais é de 3,1/100 por ano entre as mulheres tratadas com FAC, em comparação com o índice de 0,7/100 por ano entre os controles não epilépticos. Uma explicação interessante para o aumento da taxa de fracasso é o aumento da taxa de metabolismo dos contraceptivos orais produzido pelos FAC que induzem as enzimas hepáticas (ver Tab. 20-2), particularmente a CYP3A4.

Teratogenicidade

Evidências epidemiológicas sugerem que os FAC tenham efeitos teratogênicos (Pack, 2006). Esses efeitos somam-se às consequências deletérias da falência do anticoncepcional. Lactentes de mães epilépticas têm risco duas vezes maior de malformações congênitas significativas em comparação com os filhos de mães que não têm epilepsia (4-8% em comparação com 2-4%). Essas malformações incluem cardiopatias congênitas, anomalias do tubo neural, fenda palatina e outras. Pode ser perigoso inferir causalidade com base nas correlações demonstradas por estudos epidemiológicos de grande porte com muitas variáveis não controladas, mas a ação causal dos anticonvulsivantes é sugerida pela associação das anomalias congênitas com as concentrações mais altas de um fármaco ou com o tratamento à base de vários fármacos em comparação com a monoterapia. *Fenitoína*, *carbamazepina*, *valproato*, *lamotrigina* e *fenobarbital* foram associados a efeitos teratogênicos. Os novos FAC possuem efeitos teratogênicos em animais, porém não há certeza de que esses efeitos ocorram em seres humanos (Güveli et al., 2017). Uma consideração importante para as mulheres epilépticas que desejam engravidar é a tentativa de ficar algum período sem usar FAC; outra opção é o tratamento com apenas um fármaco e controle cuidadoso dos níveis plasmáticos. O tratamento com vários fármacos em níveis tóxicos deve ser evitado. O U.S. Public Health Service recomendou a suplementação de folato (0,4 mg/dia) para todas as mulheres em idade reprodutiva de forma a reduzir a probabilidade de ocorrerem anomalias do tubo neural e essa recomendação também é apropriada às mulheres epilépticas.

Os FAC que induzem o CYP foram associados à deficiência de vitamina K do recém-nascido, que pode causar coagulopatia e hemorragia intracerebral. O tratamento com vitamina K_1 (fitoquinona), 10 mg/dia, durante o último mês de gestação, tem sido recomendado para profilaxia. Os vegetais ricos em fitoquinona incluem couve, nabo, espinafre cru, brócolis e soja (National Institutes of Health, 2021).

Desenvolvimento de novos tratamentos para a epilepsia

Quase um terço de todos os pacientes com epilepsia não consegue um controle total das convulsões, e numerosos medicamentos anticonvulsivantes possuem efeitos adversos que limitam a dose. Além disso, não existem tratamentos conhecidos que detenham ou interrompam a progressão da doença na epilepsia. Por conseguinte, há uma necessidade contínua de desenvolvimento de novos tratamentos para a epilepsia. Surgiram muitas terapias que têm como alvo subpopulações específicas de epilepsia (p. ex., canabidiol para a síndrome de Dravet e a síndrome de Lennox-Gastaut). Além do aperfeiçoamento e da otimização dos alvos atuais dos fármacos, foram identificados vários alvos adicionais, incluindo diversas vias de sinalização, inflamatórias, transcricionais e metabólicas (ver Raut e Bhatt, 2020, para revisão). Por exemplo, as células gliais continuam aparecendo como reguladores de importância crítica da fisiopatologia da epilepsia e representam um alvo terapêutico importante. Além disso, o uso generalizado da dieta cetogênica promoveu a compreensão das vias de sinalização e alvos terapêuticos que contribuem para as propriedades anticonvulsivantes dos corpos cetônicos. Os pesquisadores continuam elucidando alvos terapêuticos adicionais e desenvolvendo novas terapias. Podemos ter esperança.

RESUMO: Anticonvulsivantes

Fármacos	Usos terapêuticos (tipos de convulsão)	Farmacologia clínica e dicas
Moduladores dos canais de sódio • Aumento da inativação rápida		
Fenitoína	*Focais* • Consciência preservada • Com depressão do nível de consciência *Generalizadas* • Tônico-clônicas	• Uma dose diária disponível apenas com a formulação de liberação prolongada • Uso intravenoso como fosfenitoína • Farmacocinética não linear • Pode interferir nos fármacos metabolizados pela CYP2C9/19 • Induz as enzimas CYP (p. ex., CYP3A4) • *Efeitos adversos*: hiperplasia gengival, acentuação das características faciais; hipersensibilidade (rara)
Carbamazepina	*Focais* • Consciência preservada • Com depressão do nível de consciência • Focal com progressão para tônico-clônica bilateral *Generalizadas* • Tônico-clônicas	• Induz os CYP (p. ex., 2C, 3A4) e UGT • Metabólito ativo, 10,11-epóxido • *Efeitos adversos*: sonolência, vertigem, visão turva, aumento da frequência das convulsões
Eslicarbazepina	*Focais* • Consciência preservada • Com depressão do nível de consciência	
Lamotrigina	*Focais* • Consciência preservada • Com depressão do nível de consciência *Generalizadas* • Crises de ausência • Tônico-clônicas	• $t_{1/2}$ reduzida na presença de fenitoína, carbamazepina ou fenobarbital • ↑ Concentração na presença de ácido valproico • Também é usada para tratar síndrome de Lennox-Gastaut
Oxcarbazepina	*Focais* • Consciência preservada • Com depressão do nível de consciência	• Profármaco metabolizado a eslicarbazepina • $t_{1/2}$ curta • ↓ Indução enzimática *versus* carbamazepina • *Efeitos adversos:* ↓ incidência de reações de hipersensibilidade (*versus* carbamazepina)
Rufinamida	*Focais* • Consciência preservada • Com depressão do nível de consciência	• Pode ser usada na síndrome de Lennox-Gastaut
Moduladores dos canais de sódio • Aumento da inativação lenta		
Lacosamida	*Focais* • Consciência preservada • Com depressão do nível de consciência	

(continua)

RESUMO: Anticonvulsivantes (*continuação*)

Fármacos	Usos terapêuticos (tipos de convulsão)	Farmacologia clínica e dicas
Bloqueadores dos canais de cálcio • Bloqueio dos canais de cálcio tipo T		
Etossuximida	*Generalizadas* • Crises de ausência	• *Efeitos adversos*: queixas GI, sonolência, letargia, tontura, cefaleia, reações de hipersensibilidade/cutâneas • A titulação da dose pode reduzir a ocorrência de efeitos adversos
Zonisamida	*Focais* • Consciência preservada • Com depressão do nível de consciência	• *Efeitos adversos*: sonolência, ataxia, anorexia, fadiga
Moduladores dos canais de cálcio • Ligantes $\alpha_2\delta$		
Gabapentina	*Focais* • Consciência preservada • Com depressão do nível de consciência	• *Efeitos adversos*: sonolência, tontura, ataxia, fadiga
Pregabalina	*Focais* • Consciência preservada • Com depressão do nível de consciência	• *Efeitos adversos*: tontura, sonolência • Farmacocinética linear • Pouco potencial de interações medicamentosas
Fármacos que aumentam o nível de GABA • Moduladores alostéricos do receptor $GABA_A$ (benzodiazepínicos, barbitúricos)		
Clonazepam	*Generalizadas* • Crises de ausência • Mioclônicas	• *Efeitos adversos*: sonolência, letargia, transtornos comportamentais • A interrupção súbita do tratamento pode facilitar as convulsões • Tolerância aos efeitos anticonvulsivantes
Clobazam	*Síndrome de Lennox-Gastaut* *Generalizadas* • Atônicas • Tônicas • Mioclônicas	• N-desmetil-clobazam, metabólito ativo, ↑ em pacientes com metabolismo fraco pela CYP2C19 • *Efeitos adversos*: sonolência, sedação • Recomenda-se a interrupção progressiva do tratamento
Diazepam	*Estado de mal epiléptico*	• Ação de curta duração • *Efeitos adversos*: sonolência, letargia, transtornos comportamentais • A interrupção súbita do tratamento pode facilitar as convulsões • Tolerância aos efeitos anticonvulsivantes
Fenobarbital	*Focais* • Focal com progressão para tônico-clônica bilateral *Generalizadas* • Tônico-clônicas	• Induz os CYP e UGT • *Efeitos adversos*: sedação, nistagmo, ataxia; irritabilidade e hiperatividade (crianças); agitação e confusão (idosos); alergia, hipersensibilidade (rara)
Primidona	*Focais* • Focal com progressão para tônico-clônica bilateral *Generalizadas* • Tônico-clônicas	• Induz CYP • Não é utilizada comumente
Fármacos que aumentam os níveis de GABA • Inibidores da captação de GABA ou de GABA-transaminase		
Tiagabina	*Focais* • Consciência preservada • Com depressão do nível de consciência	• Metabolizado por CYP3A • *Efeitos adversos*: tontura, sonolência, tremor
Estiripentol	*Generalizadas* • Tônico-clônicas (síndrome de Dravet)	• Usado para tratar a síndrome de Dravet • Inibe as CYP 3A4 e 2C19
Vigabatrina	*Focais* • Com depressão do nível de consciência	• Usada para tratar espasmos infantis, especialmente quando são causados por esclerose tuberosa • *Efeitos adversos*: pode causar cegueira progressiva bilateral
Antagonistas do receptor de glutamato • Antagonistas do receptor AMPA		
Perampanel	*Focais* • Consciência preservada • Com depressão do nível de consciência	• Metabolizado por CYP3A • *Efeitos adversos*: ansiedade, confusão, desequilíbrio, distúrbio visual, comportamento agressivo, ideação suicida

(continua)

RESUMO: Anticonvulsivantes (continuação)

Fármacos	Usos terapêuticos (tipos de convulsão)	Farmacologia clínica e dicas
Moduladores dos canais de potássio • Modulador alostérico positivo do KCNQ2-5		
Ezogabina	Focais • Consciência preservada • Com depressão do nível de consciência	• *Efeitos adversos*: pigmentação azulada da pele dos lábios, tontura, sonolência, fadiga, vertigem, tremor, falta de atenção, comprometimento da memória, anormalidades da retina, prolongamento de QT (raro)
Moduladores da vesícula sináptica (SV2A)		
Levetiracetam	Focais • Consciência preservada • Com depressão do nível de consciência Generalizadas • Mioclônicas • Tônico-clônicas	• *Efeitos adversos*: sonolência, astenia, ataxia, tontura e alterações do humor
Brivaracetam	Focais • Consciência preservada • Com depressão do nível de consciência	
Mecanismos de ação mistos ou desconhecidos		
Topiramato	Focais • Consciência preservada • Com depressão do nível de consciência Generalizadas • Tônico-clônicas	• Usado para tratar síndrome de Lennox-Gastaut • *Efeitos adversos*: sonolência, fadiga, disfunção cognitiva
Ácido valproico	Focais • Consciência preservada • Com depressão do nível de consciência • Focal com progressão para tônico-clônica bilateral Generalizadas • Crises de ausência • Mioclônicas • Tônico-clônicas	• *Efeitos adversos*: sintomas GI transitórios, sedação, ataxia, tremor, hepatite (rara) • Inibe CYP2C9 e UGT
Cenobamato	Focais • Consciência preservada • Com depressão do nível de consciência	• *Efeitos adversos*: sonolência, tontura, fadiga, diplopia, cefaleia • DRESS* mais provavelmente com escalonamento rápido da dose
Canabidiol	Generalizadas • Síndrome de Lennox-Gastaut • Síndrome de Dravet • Complexo da esclerose tuberosa	• *Efeitos adversos:* boca seca, pressão arterial baixa, tontura, sonolência. Foram também relatados sinais de lesão hepática (elevação das enzimas hepáticas) em alguns pacientes em uso de doses mais altas de canabidiol
Fenfluramina	Generalizadas • Síndrome de Dravet	*Alerta em tarja preta:* risco de valvopatia e hipertensão pulmonar

Referências

Alsherbiny MA, Li CG. Medicinal Cannabis-Potential Drug Interactions. *Medicines (Basel)*, **2018**, 6:3.

Andermann E, et al. Seizure control with levetiracetam in juvenile myoclonic epilepsies. *Epilepsia*, **2005**, *46*(suppl 8):205.

Aneja S, Sharma S. Newer anti-epileptic drugs. *Indian Pedatr*, **2013**, *50*:1033–1040.

Appleton RE, et al. Randomised, placebo-controlled study of vigabatrin as first-line treatment of infantile spasms. *Epilepsia*, **1999**, *40*:1627–1633.

Bazil CW, Pedley TA. Advances in the medical treatment of epilepsy. *Annu Rev Med*, **1998**, *49*:135–162.

Bender AC, et al. SCN1A mutations in Dravet syndrome: impact of interneuron dysfunction on neural networks and cognitive outcome. *Epilepsy Behav*, **2012**, *23*:177–186.

Ben-Menachem E. Mechanism of action of vigabatrin: correcting misperceptions. *Acta Neurol Scand Suppl*, **2011**, *192*:5–15.

Bialer M, White HS. Key factors in the discovery and development of new antiepileptic drugs. *Nat Rev Drug Discov*, **2010**, *9*:68–82.

Bisogno T, et al. Molecular targets for cannabidiol and its synthetic analogues: effect on vanilloid VR1 receptors and on the cellular uptake and enzymatic hydrolysis of anandamide. *Br J Pharmacol*, **2001**, *134*:845–852.

Biton V, et al. A randomized, placebo-controlled study of topiramate in primary generalized tonic-clonic seizures: topiramate YTC Study Group. *Neurology*, **1999**, *52*:1330–1337.

Bornheim LM, et al. Characterization of cannabidiol-mediated cytochrome P450 inactivation. *Biochem Pharmacol*, **1993**, *45*:1323–1331.

Brodie MJ, et al. Double-blind comparison of lamotrigine and carbamazepine in newly diagnosed epilepsy. UK Lamotritine/Carbamazepine Monotherapy Trial Group. *Lancet*, **1995**, *345*:476–479.

Buckley CT, et al. Cenobamate: a new adjunctive agent for drug-resistant focal onset epilepsy. *Ann Pharmacother*, **2021**, *55*:318–329.

Cai K, et al. The impact of gabapentin administration of brain GABA and glutamate concentrations: a 7T ^{1}H-MRS study. *Neuropsychopharmacology*, **2012**, *37*:2764–2771.

Cawello W. Clinical pharmacokinetic and pharmacodynamic profile of lacosamide. *Clin Pharmacokinet*, **2015**, *54*:904–914.

Chadwick DW, et al. A double-blind trial of gabapentin monotherapy for newly diagnosed partial seizures: International Gabapentin Monotherapy Study Group 945-77. *Neurology*, **1998**, *51*:1282–1288.

Chiron C, et al. Stiripentol in severe myoclonic epilepsy in infancy: a randomized placebo-controlled syndrome-dedicated trial, STICLO study group. *Lancet*, **2000**, *356*:1638–1642.

Commission on Classification and Terminology of the International League Against Epilepsy. Proposal for revised classification of epilepsies and epileptic syndromes. *Epilepsia*, **1989**, *30*:389–399.

Costa B, et al. The non-psychoactive cannabis constituent cannabidiol is an orally effective therapeutic agent in rat chronic inflammatory and neuropathic pain. *Eur J Pharmacol*, **2007**, *556*:75–83.

Coulter DA, et al. Characterization of ethosuximide reduction of low-threshold calcium current in thalamic neurons. *Ann Neurol*, **1989**, *25*:582–593.

Cross JH, et al. Dravet syndrome: treatment options and management of prolonged seizures. *Epilepsia*, **2019**, *60*(suppl 3):S39–S48.

Devinsky O, et al. Cannabidiol: pharmacology and potential therapeutic role in epilepsy and other neuropsychiatric disorders. *Epilepsia*, **2014**, *55*:791–802.

Dos Santos RG, et al. Neuropharmacological effects of the main phytocannabinoids: a narrative review. *Adv Exp Med Biol*, **2021**, *1264*:29–45.

Dreifuss FE, et al. Valproic acid hepatic fatalities. II. U.S. experience since 1984. *Neurology*, **1989**, *39*:201–207.

Epilepsy Foundation. Seizure medications and pregnancy. 2013. Available at: https://www.epilepsy.com/learn/treating-seizures-and-epilepsy/seizure-and-epilepsy-medicines/seizure-medications-and-pregnancy. Accessed April 2022.

EpiPM Consortium. A roadmap for precision medicine in the epilepsies. *Lancet Neurol*, **2015**, *14*:1219–1228.

Farwell JR, et al. Phenobarbital for febrile seizures: effects on intelligence and on seizure recurrence. *N Engl J Med*, **1990**, *322*:364–369.

FDA. Antiepileptic drugs and suicidality. **2008**. Available at: https://www.fda.gov/files/drugs/published/Statistical-Review-and-Evaluation–Antiepileptic-Drugs-and-Suicidality.pdf. Accessed November 7, 2021.

Felbamate Study Group in Lennox-Gastaut Syndrome. Efficacy of felbamate in childhood epileptic encephalopathy (Lennox-Gastaut Syndrome). *N Engl J Med*, **1993**, *328*:29–33.

Field MJ, et al. Identification of the α_2-δ-1 subunit of voltage-dependent calcium channels as a molecular target for pain mediating the analgesic actions of pregabalin. *Proc Natl Acad Sci USA*, **2006**, *103*:17537–17542.

Fisher JL. The effects of stiripentol on GABA(A) receptors. *Epilepsia*, **2011**, *52*(suppl 2):76–78.

Fisher RJ, et al. Operational classification of seizure types by the International League Against Epilepsy. *Epilepsia*, **2017**, *58*:522–530.

Frank LM, et al. Lamictal (lamotrigine) monotherapy for typical absence seizure in children. *Epilepsia*, **1999**, *40*:973–979.

Freeman JM. The best medicine for febrile seizures. *N Engl J Med*, **1992**, *327*:1161–1163.

French JA, et al. Dose-response trial of pregabalin adjunctive therapy in patients with partial seizures. *Neurology*, **2003**, *60*:1631–1637.

French JA, et al. Efficacy and tolerability of new antiepileptic drugs. I. Treatment of new-onset epilepsy: report of the TTA and QSS subcommittees of the American Academy of Neurology and American Epilepsy Society. *Neurology*, **2004a**, *62*:1252–1260.

French JA, et al. Efficacy and tolerability of the new antiepileptic drugs. II. Treatment of refractory epilepsy: report of the TTA and QSS subcommittees of the American Academy of Neurology and the American Epilepsy Society. *Neurology*, **2004b**, *62*:1261–1273.

French J, et al. Practice advisory: the use of felbamate in the treatment of patients with intractable epilepsy. Report of the Quality Standards Subcommittee of the American Academy of Neurology and the American Epilepsy Society. *Neurology*, **1999**, *52*:1540–1545.

French JA, Pedley TA. Initial management of epilepsy. *N Engl J Med*, **2008**, *359*:166–176.

Friedman D, Devinsky O. Cannabinoids in the treatment of epilepsy. *N Engl J Med*, **2015**, *373*:1048–1058.

Gee NS, et al. The novel anticonvulsant drug, gabapentin (Neurontin) binds to the $\alpha_2\delta$ subunit of a calcium channel. *J Biol Chem*, **1996**, *271*:5768–5776.

Gray RA, Whalley BJ. The proposed mechanisms of action of CBD in epilepsy. *Epileptic Disord*, **2020**, *22*:10–15.

Güveli BT, et al. Teratogenicity of antiepileptic drugs. *Clin Psychopharmacol Neurosci*, **2017**, *15*:19–27.

Hanada T, et al. Perampanel: a novel, orally active, noncompetitive AMPA-receptor antagonist that reduces seizure activity in rodent models of epilepsy. *Epilepsia*, **2011**, *52*:1331–1340.

Hirabayashi K, et al. Copy number variation analysis in 83 children with early-onset developmental and epileptic encephalopathy after targeted resequencing of a 109-epilepsy gene panel. *J Hum Genet*, **2019**, *64*:1097–1106.

Huestis MA, et al. Cannabidiol adverse effects and toxicity. *Curr Neuropharmacol*, **2019**, *17*:974–989.

Huguenard JR, McCormick DA. Thalamic synchrony and dynamic regulation of global forebrain oscillations. *Trends Neurosci*, **2007**, *30*:350–356.

Inoue Y, et al. Stiripentol open study in Japanese patients with Dravet syndrome. *Epilepsia*, **2009**, *50*:2362–2368.

International League Against Epilepsy Consortium on Complex Epilepsies. Genome-wide mega-analysis identifies 16 loci and highlights diverse biological mechanisms in the common epilepsies. *Nat Comm*, **2018**, *9*:5269.

Jiang R, et al. Identification of cytochrome P450 enzymes responsible for metabolism of cannabidiol by human liver microsomes. *Life Sci*, **2011**, *89*:165–170.

Johannessen SI, Landmark CJ. Antiepileptic drug interactions—principles and clinical implications. *Curr Neuropharmacol*, **2010**, *8*:254–267.

Kelly KM, et al. Valproic acid selectively reduces the low-threshold (T) calcium current in rat nodose neurons. *Neurosci Lett*, **1990**, *116*:233–238.

Kenda BM, et al. Discovery of 4-substituted pyrrolidone butanamides as new agents with significant antiepileptic activity. *J Med Chem*, **2004**, *47*:530–549.

Klein P, et al. Suicidality risk of newer antiseizure medications: a meta-analysis. *JAMA Neurol*, **2021**, *78*:1118–1127.

Krauss GL, et al. Safety and efficacy of adjunctive cenobamate (YKP3089) in patients with uncontrolled focal seizures: a multicenter, double-blind, randomized, placebo-controlled, dose-response trial. *Lancet Neurol*, **2020**, *19*:38–48.

Kwan P, Brodie MJ. Early identification of refractory epilepsy. *N Engl J Med*, **2000**, *342*:314–319.

Lagae L, et al. Fenfluramine hydrochloride for the treatment of seizures in Dravet syndrome: a randomised, double-blind, placebo-controlled trial. *Lancet*, **2019**, *394*:2243–2254.

Laprairie RB, et al. Cannabidiol is a negative allosteric modulator of the cannabinoid CB1 receptor. *Br J Pharmacol*, **2015**, *172*:4790–4805.

Larsson OM, et al. Mutual inhibition kinetic analysis of gamma-aminobutyric acid, taurine, and beta-alanine high-affinity transport into neurons and astrocytes: evidence for similarity between the taurine and beta-alanine carriers in both cell types. *J Neurochem*, **1986**, *47*:426–432.

Leweke FM, et al. Cannabidiol enhances anandamide signaling and alleviates psychotic symptoms of schizophrenia. *Transl Psychiatry*, **2012**, *2*:e94.

Lowenstein DH, Alldredge BK. Status epilepticus. *N Engl J Med*, **1998**, *338*:970–976.

Macdonald RL, Greenfield LJ Jr. Mechanisms of action of new antiepileptic drugs. *Curr Opin Neurol*, **1997**, *10*:121–128.

Manville RW, Abbott GW. Gabapentin is a potent activator of KCNQ3 and KCNQ5 potassium channel. *Mol Pharmacol*, **2018**, *94*:1155–1163.

Martin P, et al. Fenfluramine acts as a positive modulator of sigma-1 receptors. *Epilepsy Behav*, **2020**, *105*:1069–1089.

Mattson RH, et al. A comparison of valproate with carbamazepine for the treatment of complex partial seizures and secondarily generalized tonic-clonic seizures in adults. The Department of Veterans Affairs Epilepsy Cooperative Study No. 264 Group. *N Engl J Med*, **1992**, *327*:765–771.

Mattson RH, et al. Comparison of carbamazepine, phenobarbital, phenytoin, and primidone in partial and secondarily generalized tonic-clonic seizures. *N Engl J Med*, **1985**, *313*:145–151.

McLean MJ, Macdonald RL. Carbamazepine and 10,11-epoxycarbamazepine produce use- and voltage-dependent limitation of rapidly firing action potentials of mouse central neurons in cell culture. *J Pharmacol Exp Ther*, **1986a**, *238*:727–738.

McLean MJ, Macdonald RL. Sodium valproate, but not ethosuximide, produces use- and voltage-dependent limitation of high-frequency repetitive firing of action potentials of mouse central neurons in cell culture. *J Pharmacol Exp Ther*, **1986b**, *237*:1001–1011.

McNamara JO. Cellular and molecular basis of epilepsy. *J Neurosci*, **1994**, *14*:3413–3425.

Mikati MA, Browne TR. Comparative efficacy of antiepileptic drugs. *Clin Neuropharmacol*, **1988**, *11*:130–140.

Miller NR, et al. Visual dysfunction in patients receiving vigabatrin: clinical and electrophysiologic findings. *Neurology*, **1999**, *53*:2082–2087.

Monlong J, et al. Global characterization of copy number variants in epilepsy patients from whole genome sequencing. *PLOS Genet*, **2018**, *14*:e1007285.

Morrell MJ. Guidelines for the care of women with epilepsy. *Neurology*, **1998**, *51*:S21–S27.

Motte J, et al. Lamotrigine for generalized seizures associated with the Lennox-Gastaut syndrome. Lamictal Lennox-Gastaut Study Group. *N Engl J Med*, **1997**, *337*:1807–1812.

Myers CT, Mefford HC. Advancing epilepsy genetics in the genomic era. *Genome Med*, **2015**, *15*:91.

Nabbout R, Chiron C. Stiripentol: an example of antiepileptic drug development in childhood epilepsies. *Eur J Ped Neurol*, **2012**, *16*:S13–S17.

Nabbout R, et al. Fenfluramine for treatment-resistant seizures in patients with Dravet syndrome receiving stiripentol-inclusive regimens: a randomized clinical trial. *JAMA Neurol*, **2020**, *77*:300–308.

Namba T, et al. Antiepileptogenic and anticonvulsant effects of NBQX, a selective AMPA receptor antagonist, in the rat kindling model of epilepsy. *Brain Res*, **1994**, *638*:36–44.

National Institutes of Health. Vitamin K: fact sheet for health professionals. **2021**. Available at: https://ods.od.nih.gov/factsheets/VitaminK-HealthProfessional/. Accessed November 6, 2021.

Navis A, Harden C. A treatment approach to catamenial epilepsy. *Curr Treat Options Neurol*, **2016**, *18*:30.

Pack AM. Therapy insight: clinical management of pregnant women with epilepsy. *Nat Clin Prac Neurol*, **2006**, *2*:190–200.

Patsalos PN, et al. Clinical implications of trials investigating drug-drug interactions between cannabidiol and enzyme inducers or inhibitors or common antiseizure drugs. *Epilepsia*, **2020**, *61*:1854–1868.

Pauli CS, et al. Cannabidiol drugs clinical trial outcomes and adverse effects. *Front Pharmacol*, **2020**, *11*:63.

Perez J, et al. Stiripentol: efficacy and tolerability in children with epilepsy. *Epilepsia*, **1999**, *40*:1618–1626.

Perucca E, Bialer M. Critical aspects affecting cannabidiol oral bioavailability and metabolic elimination, and related clinical implications. *CNS Drugs*, **2020**, *34*:795–800.

Perucca P, Perucca E. Identifying mutations in epilepsy genes: impact on treatment selection. *Epilepsy Res*, **2019**, *152*:18–30.

Plskr GL. Stiripentol: in severe myoclonic epilepsy of infancy (Dravet syndrome). *CNS Drugs*, **2012**, *26*:993–1001.

Porter RJ, et al. Mechanisms of action of antiseizure drugs. *Handb Clin Neurol*, **2012**, *108*:663–681.

Privitera MD, et al. Topiramate, carbamazepine and valproate monotherapy: double-blind comparison in newly diagnosed epilepsy. *Acta Neurol Scand*, **2003**, *107*:165–175.

Ptacek LJ, Fu YH. Channelopathies: episodic disorders of the nervous system. *Epilepsia*, **2001**, *42*(suppl 5):35–43.

Quilichini PP, et al. Stiripentol, a putative antiepileptic drug, enhances the duration of opening of GABA-A receptor channels. *Epilepsia*, **2006**, *47*:704–716.

Raut D, Bhatt LK. Evolving targets for anti-epileptic drug discovery. *Eur J Pharmacol*, **2020**, *887*:173582.

Reddy DS. Catamenial epilepsy: discovery of an extrasynaptic molecular mechanism for targeted therapy. *Front Cell Neurosci*, **2016**, *10*:101.

Reddy DS. Sex differences in the anticonvulsant activity of neurosteroids. *Neurosci Res*, **2017**, *95*:661–670.

Reid CA, et al. Mechanisms of human inherited epilepsies. *Prog Neurobiol*, **2009**, *87*:41–57.

Resstel LB, et al. 5-HT$_{1A}$ receptors are involved in the cannabidiol-induced attenuation of behavioural and cardiovascular responses to acute restraint stress in rats. *Br J Pharmacol*, **2009**, *156*:181–188.

Rey E, et al. Stiripentol potentiates clobazam in childhood epilepsy: a pharmacological study. *Epilepsia*, **1999**, *40*:112–113.

Rho JM, et al. Mechanism of action of the anticonvulsant felbamate: opposing effects on N-methyl-D-aspartate and GABA$_A$ receptors. *Ann Neurol*, **1994**, *35*:229–234.

Rodriguez de Fonseca F, et al. Downregulation of rat brain cannabinoid binding sites after chronic delta 9-tetrahydrocannabinol treatment. *Pharmacol Biochem Behav*, **1994**, *47*:33–40.

Rogawski MA, Bazil CW. New molecular targets for antiepileptic drugs: alpha(2) delta, SV2A, and K$_v$7/KCNQ/M potassium channels. *Curr Neurol Neurosci Rep*, **2008**, *8*:345–352.

Rogawski MA, Donevan SD. AMPA receptors in epilepsy and as targets for antiepileptic drugs. *Adv Neurol*, **1999**, *79*:947–963.

Rogawski MA, Löscher W. The neurobiology of antiepileptic drugs. *Nat Rev Neurosci*, **2004**, *5*:553–564.

Rosenberg EC, et al. Cannabinoids and epilepsy. *Neurotherapeutics*, **2015**, *12*:747–768.

Sachdeo RC, et al. A double-blind, randomized trial of topiramate in Lennox-Gastaut syndrome: Topiramate YL Study Group. *Neurology*, **1999**, *52*:1882–1887.

Sachdeo RC, et al. Felbamate monotherapy: controlled trial in patients with partial onset seizures. *Ann Neurol*, **1992**, *32*:386–392.

Sachdeo RC, et al. Tiagabine therapy for complex partial seizures: a dose-frequency study. The Tiagabine Study Group. *Arch Neurol*, **1997**, *54*:595–601.

Schoonjans AS, et al. Cardiovascular safety of low-dose fenfluramine in Dravet syndrome: a review of its benefit-risk profile in a new patient population. *Current Med Res Opin*, **2017**, *33*:1773–1781.

Sharma R, et al. Positive allosteric modulation of GABA$_A$ receptors by a novel antiepileptic drug cenobamate. *Eur J Pharmacol*, **2020**, *879*:173117.

Shmuely S, et al. Mortality in Dravet syndrome: a review. *Epilepsy Behav*, **2016**, *64*:69–74.

Sivenius J, et al. Double-blind study of gabapentin in the treatment of partial seizures. *Epilepsia*, **1991**, *32*:539–542.

Steiner TJ, et al. Lamotrigine mono-therapy in newly diagnosed untreated epilepsy: a double-blind comparison with phenytoin. *Epilepsia*, **1999**, *40*:601–607.

Stephen LJ, Brodie MJ. Pharmacotherapy of epilepsy: newly approved and developmental agents. *CNS Drugs*, **2011**, *25*:89–107.

Stout SM, Cimino NM. Exogenous cannabinoids as substrates, inhibitors, and inducers of human drug metabolizing enzymes: a systematic review. *Drug Metab Rev*, **2014**, *46*:86–95.

Sylantyev S, et al. Cannabinoid- and lysophosphatidylinositol-sensitive receptor GPR55 boosts neurotransmitter release at central synapses. *Proc Natl Acad Sci USA*, **2013**, *110*:5193–5198.

Taylor L, et al. A phase I, randomized, double-blind, placebo-controlled, single ascending dose, multiple dose, and food effect trial of the safety, tolerability and pharmacokinetics of highly purified cannabidiol in healthy subjects. *CNS Drugs*, **2018**, *32*:1053–1067.

Thomas A, et al. Cannabidiol displays unexpectedly high potency as an antagonist of CB1 and CB2 receptor agonists in vitro. *Br J Pharmacol*, **2007**, *150*:613–623.

Tortorella A, et al. A crucial role of the alpha-amino-3-hydroxy-5-methylisoxazole-4-propionic acid subtype of glutamate receptors in piriform and perirhinal cortex for the initiation and propagation of limbic motor seizures. *J Pharmacol Exp Ther*, **1997**, *280*:1401–1405.

Tran A, et al. Influence of stiripentol on cytochrome P450-mediated metabolic pathways in humans: in vitro and in vivo comparison and calculation of in vivo inhibition constants. *Clin Pharmacol Ther*, **1997**, *62*:490–504.

Traynelis SF, Dingledine R. Potassium-induced spontaneous electrographic seizures in the rat hippocampal slice. *J Neurophysiol*, **1988**, *59*:259–276.

Treiman DM, et al. A comparison of four treatments for generalized convulsive status epilepticus. Veterans Affairs Status Epilepticus Cooperative Study Group. *N Engl J Med*, **1998**, *339*:792–798.

Twyman RE, et al. Differential regulation of γ-aminobutyric acid receptor channels by diazepam and phenobarbital. *Ann Neurol*, **1989**, *25*:213–220.

VanLandingham KE, et al. Magnetic resonance imaging evidence of hippocampal injury after prolonged focal febrile convulsions. *Ann Neurol*, **1998**, *43*:413–426.

Wall ME, et al. Analytical methods for the determination of cannabinoids in biological media. *NIDA Res Monogr*, **1976**, *7*:107–117.

Wallace RH, et al. Febrile seizures and generalized epilepsy associated with a mutation in the Na$^+$-channel β1 subunit gene SCN1B. *Nat Genet*, **1998**, *19*:366–370.

Wheles JW, Vasquez B. Rufinamide: a novel broad-spectrum antiepileptic drug. *Epilepsy Curr*, **2010**, *10*:1–6.

Xie X, et al. Interaction of the antiepileptic drug lamotrigine with recombinant rat brain type IIA Na$^+$ channels and with native Na$^+$ channels in rat hippocampal neurones. *Pflugers Arch*, **1995**, *430*:437–446.

Yamaori S, et al. Cannabidiol, a major phytocannabinoid, as a potent atypical inhibitor for CYP2D6. *Drug Metab Dispos*, **2011**, *39*:2049–2056.

Yamaori S, et al. Characterization of major phytocannabinoids, cannabidiol and cannabinol, as isoform-selective and potent inhibitors of human CYP1 enzymes. *Biochem Pharmacol*, **2010**, *79*:1691–1698.

Zona C, et al. Brivaracetam (ucb 34714) inhibits Na(+) current in rat cortical neurons in culture. *Epilepsy Res*, **2010**, *88*:46–54.

Capítulo 21

Tratamento dos distúrbios degenerativos do sistema nervoso central

Erik D. Roberson e Talene A. Yacoubian

INTRODUÇÃO AOS DISTÚRBIOS NEURODEGENERATIVOS

ASPECTOS COMUNS DOS DISTÚRBIOS NEURODEGENERATIVOS
- Proteinopatias
- Vulnerabilidade seletiva
- Genética e ambiente
- Abordagens terapêuticas

DOENÇA DE PARKINSON
- Visão geral
- Fisiopatologia
- Tratamento

DOENÇA DE ALZHEIMER
- Visão geral
- Genética
- Fisiopatologia
- Tratamento

DOENÇA DE HUNTINGTON
- Visão geral
- Genética
- Fisiopatologia
- Tratamento

ESCLEROSE LATERAL AMIOTRÓFICA
- Visão geral
- Genética e fisiopatologia
- Tratamento

Introdução aos distúrbios neurodegenerativos

Os distúrbios neurodegenerativos caracterizam-se pela perda progressiva e irreversível dos neurônios localizados em regiões específicas do cérebro. O protótipo das doenças neurodegenerativas inclui a doença de Parkinson (DP) e a doença de Huntington (DH), nas quais a perda dos neurônios das estruturas do núcleo da base resulta em anormalidades no controle dos movimentos; a doença de Alzheimer (DA), na qual a perda dos neurônios hipocampais e corticais leva ao comprometimento da memória e da capacidade cognitiva; e a esclerose lateral amiotrófica (ELA), na qual a degeneração dos neurônios motores espinais, bulbares e corticais resulta em fraqueza motora. Em sua maior parte, os tratamentos atualmente disponíveis para as doenças neurodegenerativas aliviam os sintomas da doença sem alterar o processo neurodegenerativo subjacente, porém uma nova era de tratamentos modificadores da doença direcionados para as moléculas implicadas na patogênese está surgindo com a aprovação do anticorpo anti-Aβ, o *aducanumabe*, para a DA.

Aspectos comuns dos distúrbios neurodegenerativos

Proteinopatias

Todos os distúrbios neurodegenerativos principais caracterizam-se pelo acúmulo de determinadas proteínas nos agregados celulares: α-sinucleína na DP; *amiloide β (Aβ) e proteína tau associada ao microtúbulo* na DA; TDP-43 na maioria dos casos de ELA; e *huntingtina* na DH (Prusiner, 2013). A razão do acúmulo dessas proteínas é desconhecida e, na maioria dos casos, também não está claro se são os agregados celulares grandes ou as espécies solúveis menores de proteínas que mais ativamente levam à patogenia.

Vulnerabilidade seletiva

Uma característica marcante dos distúrbios neurodegenerativos é a seletividade dos processos patológicos para determinados tipos de neurônios em diferentes regiões do cérebro. Por exemplo, na DP, há destruição extensiva dos neurônios dopaminérgicos da substância negra, enquanto os neurônios do córtex e de muitas outras áreas do cérebro não são afetados. Por outro lado, a lesão neural da DA é mais grave no hipocampo e no neocórtex, e, mesmo dentro do córtex, a destruição dos neurônios não é homogênea, mas varia drasticamente nas diversas redes cerebrais. Nos pacientes com DH, o gene mutante responsável pelo distúrbio é expresso por todo o cérebro e em muitos outros órgãos, mas as alterações patológicas são mais proeminentes no neostriado e no córtex. Nos casos de ELA, há destruição dos neurônios motores espinais e dos neurônios corticais que geram seus estímulos descendentes. A diversidade desses padrões de degeneração neural sugere que o processo de lesão neural resulta da interação entre as propriedades intrínsecas dos diferentes circuitos neurais, da genética e de influências ambientais. Esses fatores intrínsecos podem incluir suscetibilidade à lesão excitotóxica, variações regionais da capacidade de realizar metabolismo oxidativo e produção de radicais livres tóxicos como subprodutos do metabolismo celular.

Genética e ambiente

Cada um dos principais distúrbios neurodegenerativos pode ser herdado devido a mutações genéticas, porém a frequência com que isso ocorre varia amplamente entre as doenças. *A DH é exclusivamente genética*; ela é transmitida com padrão autossômico dominante de uma repetição expandida do gene da *huntingtina*. No entanto, os fatores ambientais influenciam expressivamente a idade de início e a taxa de progressão dos sintomas da DH. A DP, a DA e a ELA geralmente são esporádicas, mas para cada uma delas existem formas genéticas bem reconhecidas. Por exemplo, há mutações genéticas dominantes (α-*sinucleína, LRRK2*) e recessivas (*parkina, DJ-1, PINK1*) que podem causar DP (Kumar et al., 2012; Singleton et al., 2013). Na DA, as mutações do gene que codifica a APP e as *presenilinas* (envolvidas no processamento da APP) causam as formas hereditárias da doença. Cerca de 10% dos casos de ELA são familiares e devem-se mais comumente às mutações do gene *C9ORF72* (Renton et al., 2014).

Também existem fatores de risco genéticos que afetam a probabilidade de a doença começar e modificam o fenótipo. Por exemplo, o genótipo *APOE* é um fator de risco importante para DA. Três alelos comuns desse gene codificam diferentes isoformas da proteína apoE, e os indivíduos que apresentam até mesmo uma cópia do alelo de alto risco, ε4, correm risco várias vezes maior de desenvolver DA do que aqueles que apresentam o alelo mais comum, ε3. Na DP, os genes de fatores de risco incluem α-sinucleína, *LRRK2, tau* e *GBA*, entre outros.

Foi sugerido que fatores ambientais, como agentes infecciosos, toxinas ambientais e lesões encefálicas adquiridas, poderiam explicar a

AADC: L-aminoácido-aromático-descarboxilase
Aβ: amiloide β
ACh: acetilcolina
AChE: acetilcolinesterase
ALDH: aldeído-desidrogenase
AMPc: monofosfato de adenosina cíclico
apoE: apolipoproteína E
APP: proteína precursora amiloide
ARIA: anormalidade de imagem relacionada ao amiloide
ASO: oligonucleotídeo *antisense*
AVC: acidente vascular cerebral
BuChE: butirilcolinesterase
CCL: comprometimento cognitivo leve
COMT: catecol-*O*-metiltransferase
COX: cicloxigenase
CYP: citocromo P450
DA: doença de Alzheimer
DAT: transportador de dopamina
DDP: demência por doença de Parkinson
DβH: dopamina-β-hidroxilase
DH: doença de Huntington
DOPAC: ácido 3,4-di-hidroxifenilacético
DP: doença de Parkinson
ELA: esclerose lateral amiotrófica
ELAF: ELA familiar
GABA: ácido γ-aminobutírico
GBA: β-glicocerebrosidase
GI: gastrintestinal
Glu: glutamatérgico
GPCR: receptor acoplado à proteína G
GPe: segmento externo do globo pálido
GPi: segmento interno do globo pálido
5-HT: 5-hidroxitriptamina (serotonina)
HTT: huntingtina
HVA: ácido homovanílico
ISRS: inibidor seletivo de recaptação da serotonina
LCS: líquido cerebrospinal
LRRK2: cinase de repetição rica em leucina 2
MAO: monoaminoxidase
MPTP: *N*-metil-4-fenil-1,2,3,6-tetra-hidropiridina
3MT: 3-metoxiltiramina
NIA-AA: National Institute on Aging and Alzheimer's Association
NE: norepinefrina
NET: transportador de norepinefrina
NMDA: *N*-metil-D-aspartato
NST: núcleo subtalâmico
3-OMD: 3-*O*-metildopa
PET: tomografia computadorizada por emissão de pósitrons
PH: fenilalanina-hidroxilase
REM: movimento ocular rápido
RM: ressonância magnética
SCPD: sintomas comportamentais e psiquiátricos da demência
SNpc: parte compacta da substância negra
SNpr: parte reticulada da substância negra
SNC: sistema nervoso central
SOD: superóxido-dismutase
TAR: elemento de resposta da transativação
TCI: transtorno do controle de impulsos
TDP-43: proteína 43 de ligação ao DNA TAR
TH: tirosina-hidrolase
VA/VL: ventroanterior e ventrolateral
VMAT2: transportador de monoamina vesicular 2

etiologia dos distúrbios neurodegenerativos. O traumatismo craniencefálico foi implicado como fator desencadeante das doenças neurodegenerativas. Ao menos uma toxina (MPTP) pode causar uma condição muito semelhante à DP. Mais recentemente, surgiram evidências relacionando a exposição aos pesticidas com a DP. A exposição dos soldados aos compostos químicos neurotóxicos foi associada à ELA (como parte da "síndrome da Guerra do Golfo").

Abordagens terapêuticas

Alguns temas são evidentes nas abordagens farmacológicas descritas neste capítulo. Alguns dos tratamentos atuais são *neuroquímicos* e têm como objetivo restabelecer ou compensar a lesão dos sistemas de neurotransmissores específicos que são afetados seletivamente. Por exemplo, o tratamento dopaminérgico é fundamental no controle da DP, e os fármacos principais usados na DA têm como objetivo reforçar a transmissão acetilcolinérgica. O objetivo de grande parte das pesquisas atuais é desenvolver tratamentos que sejam *neuroprotetores* e possam modificar o processo neurodegenerativo subjacente.

Um alvo dos tratamentos neuroprotetores é a *excitotoxicidade*, lesão neural resultante da presença de quantidades excessivas de glutamato no cérebro. O *glutamato* é usado como neurotransmissor para mediar a maior parte da transmissão sináptica excitatória do cérebro dos mamíferos. A presença de quantidades excessivas de glutamato pode levar à morte celular excitotóxica (ver Cap. 16). Os efeitos destrutivos do glutamato são mediados por receptores de glutamato, especialmente do tipo NMDA (ver Tab. 16-2). A lesão excitotóxica contribui para a morte dos neurônios que ocorre em processos agudos como AVC e traumatismo craniano. O papel da excitotoxicidade é menos evidente nos distúrbios neurodegenerativos crônicos; no entanto, pesquisadores desenvolveram *antagonistas do glutamato* como tratamento neuroprotetor para evitar neurodegeneração e, hoje, dois fármacos desse grupo (*memantina* e *riluzol*, descritos adiante neste capítulo) estão em uso clínico.

O *envelhecimento* é o fator de risco mais importante de todas as doenças neurodegenerativas e um contribuinte provável para o efeito da idade na disfunção progressiva da capacidade dos neurônios de realizarem metabolismo oxidativo, com formação subsequente de compostos reativos, inclusive peróxido de hidrogênio e radicais livres. Essas espécies reativas podem causar danos ao DNA, peroxidação dos lipídeos da membrana e morte neuronal. Isso levou à busca por fármacos que possam melhorar o metabolismo celular (inclusive o cofator mitocondrial conhecido como coenzima Q_{10}) e estratégias antioxidantes como tratamentos para evitar ou retardar as doenças degenerativas.

A descoberta das proteínas específicas que se acumulam e formam agregados em cada um dos distúrbios neurodegenerativos abriu as portas para novas abordagens terapêuticas. O *aducanumabe*, um anticorpo monoclonal que tem como alvo a Aβ, é a primeira dessas abordagens a ser aprovada. Tem-se trabalhado intensamente em pesquisas que possibilitem que os tratamentos modificadores da doença sejam usados na assistência médica, incluindo anticorpos e oligonucleotídeos *antisense*, que têm como alvo a α-sinucleína, a proteína tau, TDP-43 e huntingtinina.

O sistema imune está sendo cada vez mais reconhecido como fator que desempenha um papel no processo neurodegenerativo de várias doenças neurodegenerativas, e grande parte da pesquisa concentra-se na identificação das partes do sistema imune que se mostram ativas na DA, na DP, na ELA e na DH. Embora não haja nenhuma terapia direcionada para o sistema imune que seja atualmente aprovada para as doenças neurodegenerativas, as lições aprendidas dos tratamentos direcionados para a esclerose múltipla (ver Cap. 39) ajudarão no desenvolvimento de novas terapias imunomoduladoras, como tratamentos modificadores da doença para distúrbios neurodegenerativos.

Doença de Parkinson

Visão geral

O parkinsonismo é uma síndrome clínica com quatro manifestações principais:

- Bradicinesia (lentidão e pobreza de movimentos)
- Rigidez muscular
- Tremor em repouso (que geralmente desaparece com a realização de movimento voluntário)
- Anormalidade do equilíbrio postural, resultando em distúrbios da marcha e quedas

A forma mais comum do parkinsonismo é a DP idiopática, descrita inicialmente por James Parkinson, em 1817, como *paralisia agitante* ou "paralisia trêmula". *O achado patológico característico da DP é a perda dos neurônios dopaminérgicos pigmentados da parte compacta da substância negra, com aparecimento de inclusões intracelulares conhecidas como corpúsculos de Lewy.* O componente principal dos corpúsculos de Lewy é a α-sinucleína agregada (Goedert et al., 2013). A DP sintomática começa quando há perda de 70 a 80% dos neurônios que contêm dopamina.

Sem tratamento, a DP progride ao longo de 5 a 10 anos para um estado de rigidez acinética, no qual os pacientes não conseguem cuidar de si próprios (Suchowersky et al., 2006). A morte geralmente resulta das complicações da imobilidade, entre elas pneumonia de aspiração ou embolia pulmonar. A disponibilidade de tratamento farmacológico eficaz alterou radicalmente o prognóstico da DP; na maioria dos casos, é possível manter a mobilidade funcional satisfatória por muitos anos. A expectativa de vida dos pacientes tratados adequadamente aumentou de forma expressiva, mas a mortalidade global ainda é mais alta que na população em geral.

Embora a perda dos neurônios dopaminérgicos seja a alteração mais bem conhecida da doença, a DP afeta muitas outras estruturas do cérebro, inclusive tronco encefálico, hipocampo e córtex cerebral (Langston, 2006). Tem crescido o reconhecimento das manifestações "não motoras" da DP, que provavelmente se originam das lesões patológicas situadas fora do sistema dopaminérgico (Zesiewicz et al., 2010). Algumas manifestações não motoras podem começar antes dos sintomas motores característicos: anosmia, ou perda do sentido do olfato; transtorno comportamental do sono REM, um distúrbio do sono com agitação e movimentos acentuados durante o período de sono REM; e distúrbios do sistema nervoso autônomo, principalmente constipação intestinal. Outras manifestações não motoras aparecem mais tarde na evolução da doença e incluem depressão, ansiedade e demência. As características do comprometimento cognitivo na DP incluem falta de atenção, alucinações, delírios e disfunção executiva visuoespacial.

Além da DP idiopática, várias doenças também podem causar parkinsonismo, incluindo alguns distúrbios neurodegenerativos relativamente raros, AVC e intoxicação com antagonistas do receptor de dopamina. Entre os fármacos que podem causar parkinsonismo estão antipsicóticos como o *haloperidol* e a *clorpromazina* (ver Cap. 19) e antieméticos como a *proclorperazina* e a *metoclopramida* (ver Cap. 54). A distinção entre DP idiopática e outras causas de parkinsonismo é importante, visto que o parkinsonismo que se origina de outras causas geralmente é refratário ao tratamento.

Fisiopatologia

O déficit dopaminérgico da DP é atribuído à perda dos neurônios da parte compacta da substância negra, que fornecem inervação dopaminérgica ao estriado (caudado e putame). O entendimento atual da fisiopatologia da DP baseia-se na observação de que o teor de dopamina do núcleo estriado está reduzido em mais de 80%, com perda correspondente dos neurônios da substância negra, sugerindo que a reposição de dopamina possa recuperar a função. O modelo das vias direta e indireta para a função dos núcleos da base (descrito adiante), apesar de incompleto, ainda é útil.

Síntese, metabolismo e receptores de dopamina

A dopamina é uma catecolamina sintetizada nas terminações dos neurônios dopaminérgicos a partir da tirosina e é armazenada, liberada, reacumulada e metabolizada por meio dos processos descritos no Capítulo 15 e resumidos na Figura 21-1. As ações da dopamina no cérebro são mediadas pelos receptores de dopamina, dos quais existem duas classes gerais (D1 e D2), com cinco subtipos diferentes (D_1-D_5). Todos os receptores de dopamina são GPCR. Os receptores do **grupo D1** (subtipos D_1 e D_5) ligam-se à proteína G_s e, assim, ativam a via do AMPc. O **grupo D2** (receptores D_2, D_3 e D_4) liga-se a G_i e reduz a atividade da adenililciclase e as correntes de Ca^{2+} reguladas por voltagem, ao mesmo tempo em que ativam as correntes de K^+. Cada um dos cinco receptores de dopamina apresenta um padrão anatômico específico de distribuição cerebral. As proteínas D_1 e D_2 são abundantes no estriado e representam os receptores mais importantes no que se refere às causas e ao tratamento da DP.

As proteínas D_4 e D_5 são predominantemente extraestriatais, enquanto a expressão do receptor D_3 é baixa no caudado e no putame, embora mais abundante no *nucleus accumbens* e no tubérculo olfativo.

Mecanismo neural do parkinsonismo: um modelo de função dos núcleos da base

Esforços consideráveis foram dedicados a compreender como a perda da atividade dopaminérgica dos neurônios do neostriado causa as manifestações clínicas da DP (Hornykiewicz, 1973). Os gânglios da base podem ser entendidos como um sistema colateral modulador que regula o fluxo de informações do córtex cerebral para os neurônios motores da medula espinal (Albin et al., 1989) (Fig. 21-2).

O neostriado é a principal estrutura de entrada dos núcleos da base e recebe inervação glutamatérgica excitatória de muitas áreas do cérebro. A maioria dos neurônios existentes dentro do estriado é formada por neurônios de projeção que inervam outras estruturas dos núcleos da base. Um subgrupo pequeno, mas importante, dos neurônios estriatais consiste em interneurônios, que conectam os neurônios existentes dentro do estriado, mas não se projetam além dos seus limites. A ACh e os neuropeptídeos são usados como transmissores por esses interneurônios estriatais.

Os estímulos eferentes do estriado seguem por duas vias diferentes, que são conhecidas como *vias direta* e *indireta* (Calabresi et al., 2014). A via direta é formada pelos neurônios estriatais que se projetam diretamente aos estágios eferentes dos núcleos da base, ou seja, SNpr e GPi; por sua vez, esses núcleos retransmitem aos núcleos VA e VL do tálamo, que enviam estímulos excitatórios ao córtex. O neurotransmissor desses dois componentes da via direta é o GABA, que é inibitório, de forma que *o efeito final da estimulação da via direta no nível do estriado é aumentar a atividade excitatória entre o tálamo e o córtex.*

A via indireta é formada pelos neurônios estriatais que se projetam ao GPe. Por sua vez, essa estrutura inerva o NST, que envia estímulos ao estágio eferente da SNpr e do GPi. Os primeiros dois componentes – as projeções do estriado ao GPe e do GPe ao NST – usam o transmissor inibitório GABA; contudo a última parte – a projeção do NST para a SNpr e o GPi – é uma via glutamatérgica excitatória. Desse modo, o *efeito final da estimulação da via indireta no nível do estriado é reduzir a saída dos estímulos excitatórios do tálamo para o córtex cerebral.* Acredita-se que o equilíbrio de atividade nas vias direta e indireta seja fundamental para a modulação do movimento. O efeito diferencial da dopamina nas vias direta e indireta constitui a característica marcante desse modelo de função dos núcleos da base, que responde pelos sintomas observados na DP como resultado da perda dos neurônios dopaminérgicos (Fig. 21-3).

Os neurônios dopaminérgicos da SNpc inervam todas as partes do estriado; contudo, os neurônios estriatais afetados expressam tipos diferentes de receptores de dopamina. Os neurônios estriatais que originam a via direta expressam principalmente a proteína receptora *excitatória* D_1 da dopamina, enquanto os que constituem a via indireta exprimem predominantemente o tipo D_2 *inibitório. Por essa razão, a dopamina liberada no estriado tende a aumentar a atividade da via direta e reduzir a da via indireta, enquanto a depleção que ocorre na DP produz o efeito contrário.* O efeito final da estimulação dopaminérgica reduzida na DP é aumentar acentuadamente os estímulos inibitórios provenientes da SNpr e do GPi para o tálamo e reduzir a excitação do córtex motor. Esse modelo explica algumas das características clínicas essenciais da DP, como a bradicinesia. Entretanto, existem várias limitações nesse modelo de função dos núcleos da base. Por exemplo, esse modelo não explica o tremor em repouso nem a discinesia induzida pela levodopa na DP. As conexões anatômicas nos núcleos da base são consideravelmente mais complexas, e muitas das vias envolvidas utilizam vários neurotransmissores. Apesar dessas limitações, o modelo é útil e tem implicações importantes no desenvolvimento e uso racionais dos fármacos para tratar a DP.

Tratamento

O manejo atual da DP concentra-se principalmente na reposição da sinalização de dopamina que está esgotada nessa doença. Os tratamentos usados são efetivos para reduzir os sintomas motores da DP, porém não retardam a progressão da doença.

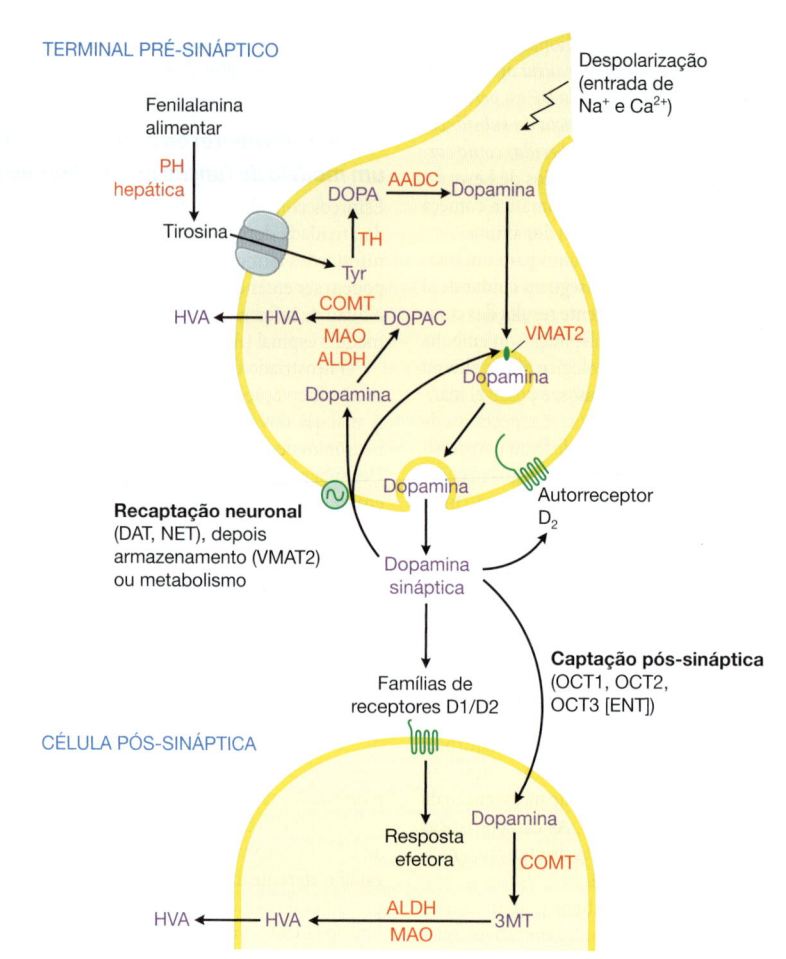

Figura 21-1 *Terminal nervoso dopaminérgico*. A dopamina é sintetizada a partir da tirosina na terminação nervosa por ações sequenciais da TH e da AADC. A DA é sequestrada pelo VMAT2 nos grânulos de armazenamento e liberada por exocitose. A dopamina sináptica ativa os autorreceptores pré-sinápticos e os receptores D1 e D2 pós-sinápticos. A dopamina sináptica pode ser captada de volta ao neurônio por meio de transportadores de dopamina e NE (DAT, NET), ou removida por captação pós-sináptica por meio do transportador de cátions orgânicos OCT3 (ver Cap. 10). A dopamina citosólica é submetida à degradação por ação de MAO e ALDH no neurônio e de COMT e MAO/ALDH nas células extraneuronais; o produto final do metabolismo é o HVA. Ver as estruturas dos neurotransmissores e metabólitos na Figura 21-4.

Levodopa

A *levodopa* (também conhecida como L-dopa ou L-3,4-di-hidrofenilalanina) é o precursor metabólico da dopamina e, isoladamente, é o fármaco mais eficaz no tratamento da DP (Cotzias et al., 1969; Fahn et al., 2004). A própria dopamina não é usada como agente terapêutico na DP, em virtude de sua incapacidade de atravessar a barreira hematencefálica. Entretanto, a *levodopa* atravessa a barreira hematencefálica por um transportador de membrana de aminoácidos aromáticos. Os efeitos da *levodopa* resultam de sua descarboxilação a dopamina no SNC. Quando é administrada por via oral, a *levodopa* é rapidamente absorvida no intestino delgado pelo sistema transportador de aminoácidos aromáticos. As concentrações plasmáticas do fármaco geralmente atingem níveis máximos entre 0,5 a 2 horas depois da administração de uma dose oral. A $t_{1/2}$ plasmática é curta (1-3 h). A taxa e a amplitude da absorção da *levodopa* dependem da velocidade do esvaziamento gástrico, do pH do suco gástrico e do tempo durante o qual o fármaco fica exposto às enzimas degradativas presentes nas mucosas do estômago e do intestino. A administração de *levodopa* com refeições ricas em proteínas retarda a absorção e reduz as concentrações plasmáticas de pico. Após a sua entrada através da barreira hematencefálica por um transportador de membrana para aminoácidos aromáticos, a *levodopa* é convertida em dopamina por descarboxilação, principalmente nas terminações pré-sinápticas dos neurônios dopaminérgicos do estriado. A dopamina produzida é responsável pela eficácia terapêutica desse fármaco na DP; depois de ser liberada, a dopamina é transportada de volta às terminações dopaminérgicas pelo mecanismo de captação pré-sináptica ou é metabolizada pelas ações da MAO e da COMT (Fig. 21-4).

Na prática clínica, a *levodopa* quase sempre é administrada em combinação com um inibidor de AADC com ação periférica, como *carbidopa* (usada nos Estados Unidos) ou *benserazida* (disponível fora dos Estados Unidos), fármacos que não penetram bem no SNC. Se a *levodopa* for administrada isoladamente, o fármaco em grande parte é descarboxilado pelas enzimas presentes na mucosa intestinal e em outros tecidos periféricos, de modo que quantidades relativamente pequenas e inalteradas chegam à circulação cerebral e provavelmente menos de 1% entra no SNC. Além disso, a liberação de dopamina na circulação depois da conversão periférica da *levodopa* produz efeitos indesejáveis, principalmente náuseas. A inibição da descarboxilase periférica aumenta expressivamente a fração de *levodopa* administrada que não é metabolizada e fica disponível para atravessar a barreira hematencefálica (Fig. 21-5); isso reduz a incidência de efeitos adversos GI e hipotensão ortostática induzida pelo fármaco.

Em geral, uma dose diária de 75 mg de *carbidopa* é suficiente para evitar náuseas. Por essa razão, a preparação prescrita mais comumente de *carbidopa/levodopa* é de 25/100, ou seja, contém 25 mg de *carbidopa* e 100 mg de *levodopa*. Com essa preparação, os esquemas posológicos de 3 ou mais comprimidos por dia asseguram a inibição aceitável da descarboxilase na maioria dos casos.

A terapia com *levodopa* possui efeito dramático sobre os sinais e sintomas motores da DP. Nos estágios iniciais da evolução da doença, o grau de melhora do tremor, da rigidez e da bradicinesia produzida pela *carbidopa/levodopa* pode ser de quase 100%. Apesar de sua $t_{1/2}$

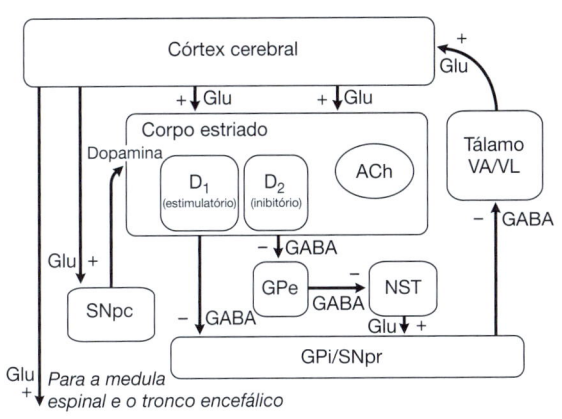

Figura 21-2 *Diagrama esquemático das interconexões dos núcleos da base.* O estriado é a estrutura aferente principal dos núcleos da base e recebe estímulos glutamatérgicos excitatórios provenientes de muitas áreas do córtex cerebral. O estriado contém neurônios de projeção que expressam predominantemente receptores dopaminérgicos D_1 ou D_2, assim como interneurônios que utilizam a ACh como neurotransmissor. Os estímulos eferentes originados do estriado seguem por duas vias. A via direta – do estriado à SNpr e ao GPi – usa o neurotransmissor inibitório GABA. A via indireta – do estriado passando pelo GPe e pelo NST até a SNpr e o GPi – consiste em duas redes GABAérgicas inibitórias e uma projeção Glu excitatória. A SNpc fornece inervação dopaminérgica aos neurônios estriatais, dando origem às vias direta e indireta, além de regular a atividade relativa dessas duas vias. A SNpr e o GPi são as estruturas eferentes dos núcleos da base e fornecem retroalimentação ao córtex cerebral por meio dos núcleos VA/VL do tálamo.

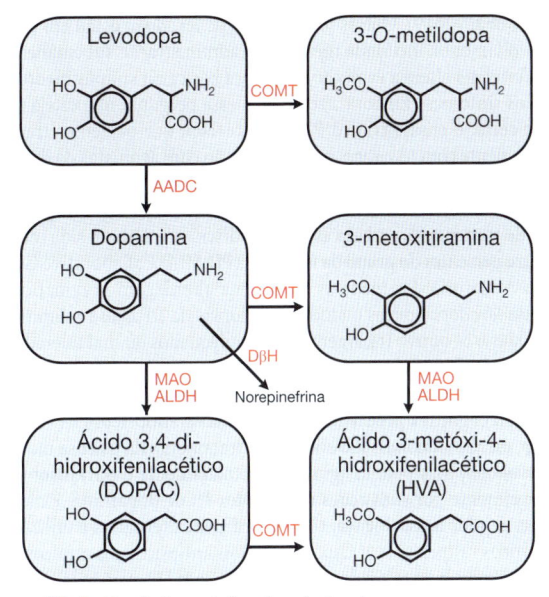

Figura 21-4 *Metabolismo da levodopa (L-dopa).*

plasmática curta, a dose de *levodopa* de três a quatro vezes/dia é suficiente para manter um benefício sintomático estável, devido ao armazenamento da *levodopa* nas terminações sinápticas sobreviventes. Com o tratamento prolongado à base de *levodopa*, a capacidade de tamponamento é perdida, e o estado motor do paciente pode oscilar drasticamente a cada dose de *levodopa*, produzindo as *complicações motoras* do tratamento com esse fármaco (Pahwa et al., 2006).

Um problema comum é a ocorrência do fenômeno de "deterioração ao final da dose" (*wearing off*): cada dose de *levodopa* melhora de maneira eficaz a mobilidade por um período de tempo, talvez 1 a 2 horas, mas a rigidez e a acinesia reaparecem rapidamente no final do intervalo entre as doses. O aumento da dose e da frequência da administração pode atenuar essa situação, mas isso geralmente é limitado pelo desenvolvimento de discinesias, movimentos involuntários anormais e excessivos. Nos estágios mais avançados da DP, os pacientes podem oscilar rapidamente entre o estado "desligado" (nenhum efeito benéfico proporcionado pelos fármacos que utilizam) e o estado "ligado" mas com discinesias incapacitantes (o chamado *fenômeno on/off*). Uma preparação de liberação sustentada contendo *carbidopa/levodopa* em matriz de cera digerível é útil em alguns casos, mas a absorção dessa preparação de liberação sustentada mais antiga não é inteiramente previsível.

Recentemente, foram aprovadas várias novas formulações de *levodopa* destinadas a resolver o problema da deterioração ao final da dose. As cápsulas de liberação prolongada de *carbidopa-levodopa* contêm microesferas de liberação imediata e prolongada que possibilitam aos pacientes com oscilações motoras tempos menores em estado "desligado" (Hauser et al., 2013). O gel intestinal de *carbidopa-levodopa* é administrado por um tubo de gastrostomia no jejuno usando uma bomba e pode ter efeitos notáveis na redução do tempo "desligado" (Olanow et al., 2014). A *levodopa* em pó para inalação é administrada por meio de inalador e também é efetiva no tratamento dos períodos "desligados"

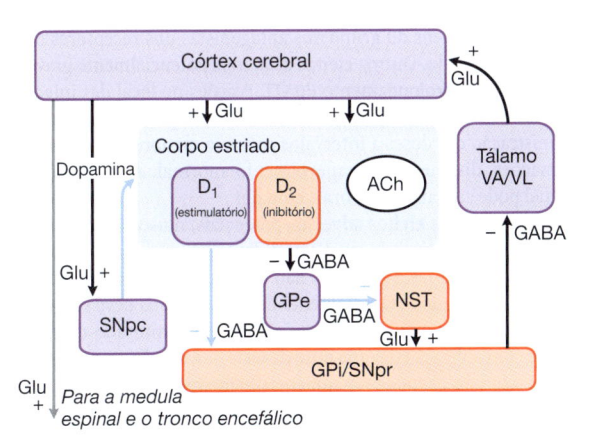

Figura 21-3 *Núcleos da base na DP.* A anormalidade principal é a destruição dos neurônios dopaminérgicos da SNpc. Os neurônios estriatais que formam a via direta entre o estriado e a SNpr e o GPi expressam predominantemente o receptor D_1 *excitatório* da dopamina, enquanto os neurônios estriatais que se projetam ao GPe e formam a via indireta e expressam o receptor D_2 *inibitório*. Desse modo, a perda da estimulação dopaminérgica do estriado produz efeitos diferentes nas duas vias eferentes; a via direta que se dirige à SNpr e ao GPi é menos ativa (estruturas em roxo), enquanto a atividade indireta é aumentada (estruturas em vermelho). O efeito final é que os neurônios da SNpr e do GPi se tornam mais ativos. Isso acentua a inibição do tálamo VA/VL e diminui os estímulos excitatórios do córtex. As linhas em azul-claro indicam as vias primárias com atividade reduzida.

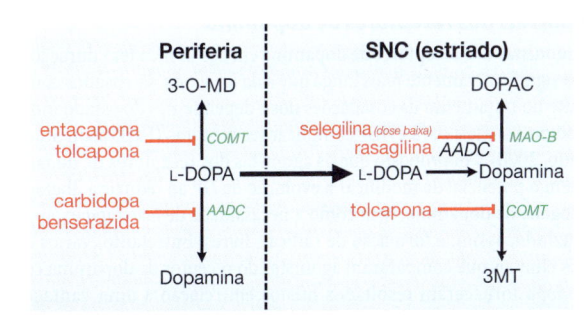

Figura 21-5 *Preservação farmacológica da levodopa (L-dopa) e da dopamina estriatal.* O principal local de ação dos inibidores da COMT (p. ex., *tolcapona*, *entacapona* e *opicapona*) é na circulação periférica, onde bloqueiam a O-metilação da L-dopa e aumentam a fração do fármaco disponível para liberação no cérebro. De forma semelhante, a *carbidopa* e a benserazida inibem a descarboxilação da L-dopa na periferia, preservando-a para liberação no SNC. A *tolcapona* também produz efeitos no SNC. Os inibidores da MAO-B, como *selegilina* e *rasagilina* em doses baixas, atuam no SNC e reduzem a desaminação oxidativa da dopamina e, desse modo, aumentam suas reservas vesiculares.

(LeWitt et al., 2019). Outras formulações de *levodopa* estão em fase de desenvolvimento, incluindo métodos de administração subcutânea.

A *levodopa* altera a evolução da doença básica ou simplesmente modifica os sintomas? Embora a resposta a essa pergunta não esteja totalmente certa, o ensaio clínico PD MED revelou que pacientes tratados precocemente com *levodopa*, em comparação com agonistas da dopamina ou inibidores da MAO-B, tiveram um benefício leve, porém persistente, na mobilidade e atividades da vida diária nos primeiros 7 anos após o início do tratamento, embora as taxas de discinesia tenham sido mais altas entre pacientes do grupo da *levodopa* (PD MED Collaborative Group, 2014). A maioria dos médicos adota uma abordagem pragmática, ou seja, usa *levodopa* apenas quando os sintomas da DP causam limitações funcionais e os outros tratamentos são inadequados ou mal tolerados.

Um dos efeitos adversos mais frequentes e incômodos é a indução de alucinações e confusão, principalmente nos pacientes idosos ou com disfunção cognitiva preexistente. Os fármacos antipsicóticos tradicionais (p. ex., *fenotiazinas*) são eficazes no tratamento da psicose induzida por *levodopa*, mas podem agravar acentuadamente o parkinsonismo, provavelmente por suas ações no receptor D_2 de dopamina, e não devem ser usados nessa doença. Uma abordagem alternativa é utilizar antipsicóticos "atípicos" (ver Cap. 19). Os dois antipsicóticos atípicos mais efetivos e mais bem tolerados em pacientes com DP avançada são a *clozapina* e a *quetiapina*. A *pimavanserina*, um agonista inverso no receptor de serotonina $5-HT_{2A}$, foi aprovada pela FDA para o tratamento das alucinações e psicose observadas na DP. O monitoramento do intervalo QT é importante quando a *pimavanserina* e os antipsicóticos atípicos são usados, devido ao risco de prolongamento do intervalo QT e consequente arritmia cardíaca. Além disso, esses fármacos estão associados a um aumento da taxa de mortalidade quando usados em indivíduos idosos, um risco que precisa ser cuidadosamente pesado contra os riscos gerados pelas alucinações e pela psicose. A *levodopa* (e os agonistas de dopamina descritos na próxima seção) também pode acarretar o desenvolvimento de TCI (Weintraub et al., 2015). Isso inclui comportamentos compulsivos, jogo patológico e hipersexualidade e pode ser socialmente destrutivo. A DP também parece estar associada ao aumento do risco de suicídio, mas ainda não está claro se a causa é a própria doença ou um dos fármacos específicos. Todos os pacientes com DP devem ser mantidos sob vigilância para sinais de depressão e tendência suicida.

A administração de *levodopa* com inibidores inespecíficos de MAO acentua as ações da *levodopa* e pode desencadear crises hipertensivas potencialmente fatais e hiperpirexia; os inibidores inespecíficos de MAO sempre devem ser interrompidos no mínimo 14 dias antes de se administrar *levodopa* (note que essa proibição não inclui os inibidores subtipo-específicos de MAO-B, como *selegilina* e *rasagilina*). A interrupção súbita do tratamento com *levodopa* ou outros fármacos dopaminérgicos pode desencadear a *síndrome neuroléptica maligna*, que se caracteriza por confusão, rigidez e hipertermia e é um efeito adverso potencialmente fatal.

Agonistas dos receptores de dopamina

Os agonistas dos receptores de dopamina em uso clínico têm duração de ação significativamente mais longa que a da *levodopa*, são usados comumente no tratamento das oscilações dose-dependentes do estado motor e podem ser úteis para evitar complicações motoras (Parkinson Study Group, 2000). Foi proposto que os agonistas dos receptores de dopamina têm o potencial de modificar a evolução da DP ao reduzir a liberação endógena de dopamina, bem como a necessidade de *levodopa* exógena, reduzindo, assim, a formação de radicais livres. Entretanto, vários ensaios clínicos que compararam agonistas do receptor de dopamina com *levodopa* forneceram resultados mistos em relação a uma vantagem protetora dos agonistas dos receptores de dopamina, em comparação com a *levodopa* (Parkinson Study Group, 2002; PD MED Collaborative Group, 2014; Whone et al., 2003).

Dois agonistas dos receptores de dopamina administrados por via oral comumente usados para tratar DP são *ropinirol* e *pramipexol*. Esses dois fármacos são bem absorvidos por via oral e produzem ações terapêuticas semelhantes. Existe também uma preparação transdérmica do agonista de dopamina *rotigotina*. O *ropinirol* e o *pramipexol* têm atividade seletiva na classe de receptores D2 (especificamente nos receptores D_2 e D_3). A *rotigotina* atua na classe D2 e também é ativa nos sítios receptores da classe D1. Assim como a *levodopa*, esses agonistas de DA podem melhorar os sintomas clínicos da DP. A duração da ação dos agonistas da dopamina (8-24 h) geralmente é maior que a da *levodopa* (6-8 h) e eles são particularmente eficazes no tratamento dos pacientes que desenvolveram fenômenos de estado "ligado" e "desligado". O *ropinirol* e o *pramipexol* também estão disponíveis em preparações de liberação sustentada para administração 1 vez por dia, que são mais convenientes e podem atenuar os efeitos adversos relacionados com a administração de doses intermitentes. A liberação transdérmica de *rotigotina* produz níveis plasmáticos estáveis do fármaco ao longo de 24 horas.

O *pramipexol*, o *ropinirol* e a *rotigotina* podem causar alucinose ou confusão mental semelhante à que é observada durante o tratamento com *levodopa*, mas também podem causar náuseas e hipotensão ortostática. Esses agentes devem ser iniciados em doses baixas e titulados lentamente para minimizar esses efeitos. Assim como ocorre com a *levodopa*, os agonistas de dopamina também estão associados a fadiga e sonolência. Os pacientes devem ser alertados quanto à possibilidade de sonolência, especialmente enquanto dirigem. Os agonistas de dopamina causam maior taxa de TCI em comparação com a *levodopa*, e o rastreamento para TCI é fundamental em pacientes tratados com esses fármacos. Alguns médicos preferem um agonista de dopamina como tratamento inicial de pacientes mais jovens para reduzir a ocorrência de complicações motoras. Para os pacientes mais idosos ou que apresentam comorbidades significativas, a *levodopa/carbidopa* geralmente é bem tolerada.

Apomorfina A *apomorfina* é um agonista dopaminérgico que pode ser administrado por injeção subcutânea ou como formulação sublingual. O fármaco tem grande afinidade pelos receptores D_4; afinidade moderada pelos receptores D_2, D_3, D_5 e adrenérgicos α_{1D}, α_{2B} e α_{2C}; e pouca afinidade pelos receptores D_1. A *apomorfina* foi aprovada pela FDA como "tratamento de resgate" para o controle intermitente imediato dos episódios "desligados" dos pacientes com respostas oscilantes ao tratamento dopaminérgico.

A *apomorfina* produz os mesmos efeitos adversos dos agonistas de dopamina. Ela é fortemente emetogênica e sua administração deve ser precedida e seguida de um antiemético. A *trimetobenzamida* oral na dose de 300 mg 3 vezes/dia deve ser iniciada três dias antes da primeira dose de *apomorfina* e mantida ao menos durante os primeiros dois meses de tratamento. Foram descritos casos de hipotensão profunda e perda da consciência quando a *apomorfina* foi administrada junto com *ondansetrona*; por essa razão, o uso simultâneo da *apomorfina* com agentes antieméticos do grupo dos antagonistas dos receptores $5-HT_3$ está contraindicado. Outros efeitos colaterais potencialmente graves da *apomorfina* são prolongamento do QT, reações no local das injeções e desenvolvimento de um padrão de uso abusivo, que se caracteriza pela administração das doses a intervalos cada vez menores, resultando em alucinações, discinesia e comportamento anormal. A formulação sublingual pode causar úlceras orais e/ou dor.

Em vista desses efeitos adversos potenciais, o uso da *apomorfina* é apropriado apenas quando outras medidas (p. ex., agonistas orais da dopamina ou inibidores da COMT) não tiverem conseguido controlar os episódios "desligados". O tratamento com *apomorfina* deve ser iniciado em condições nas quais o paciente possa ser monitorado cuidadosamente e com aplicação de uma dose de teste de 2 mg. Se essa dose inicial for bem tolerada, ela pode ser aumentada lentamente até o máximo de 6 mg. Para o controle eficaz dos sintomas, os pacientes podem necessitar de três ou mais injeções diárias. A dose inicial para a formulação sublingual é de 10 mg e pode ser titulada em incrementos de 5 mg até uma dose máxima de 30 mg, no total de cinco doses por dia.

Inibidores de catecol-O-metiltransferase

A *levodopa* administrada por via oral é convertida em grande parte em dopamina por ação da AADC (ver Fig. 21-5), que causa náuseas e hipotensão. O acréscimo de um inibidor de AADC, como a *carbidopa*, reduz a formação de dopamina, mas aumenta a fração de *levodopa* que é metilada pela COMT. Os inibidores da COMT bloqueiam essa conversão periférica da *levodopa* em 3-O-metil-DOPA, aumentando o $t_{1/2}$ da *levodopa* e a fração de cada dose que alcança o SNC. Além disso, os inibidores da COMT de ação central podem bloquear o metabolismo da dopamina.

Os inibidores da COMT, como a *tolcapona* e a *entacapona*, reduzem significativamente os sintomas de "desligamento" dos pacientes tratados com *levodopa/carbidopa* (Parkinson Study Group, 1997). Esses dois fármacos diferem quanto às suas propriedades farmacocinéticas e aos seus efeitos adversos: a *tolcapona* tem duração de ação relativamente longa e parece atuar inibindo as COMT central e periférica. A *entacapona* tem duração de ação curta (2 h) e inibe principalmente a COMT periférica. Os efeitos adversos comuns desses dois fármacos são náuseas, hipotensão ortostática, sonhos vívidos, confusão mental e alucinações. Um efeito adverso importante associado à *tolcapona* é a hepatotoxicidade, o que limitou acentuadamente o seu uso clínico. Foram publicados ao menos três casos fatais de insuficiência hepática fulminante nos pacientes tratados com *tolcapona*; isso resultou no acréscimo à bula de um alerta em tarja preta. Hoje, a *tolcapona* deve ser usada apenas nos pacientes que não melhorarem com outros tratamentos e, ainda assim, sob monitoração cuidadosa da função hepática. A *entacapona* não foi associada a hepatotoxicidade. Ambos os inibidores da COMT são administrados várias vezes ao dia com cada dose de *levodopa*. Esse fármaco também está disponível em combinações com doses fixas de *levodopa/carbidopa*.

A *opicapona* é um novo inibidor da COMT aprovado pela FDA. Apesar de sua $t_{1/2}$ plasmática curta, a taxa de dissociação lenta da *opicapona* possibilita o seu uso em uma dose única diária. A sua administração com *levodopa* reduz o tempo para os períodos "desligados", em comparação com a *entacapona* (Ferreira et al., 2016).

Inibidores seletivos da MAO-B

Duas isoenzimas da MAO oxidam as catecolaminas: a MAO-A e a MAO-B. A MAO-B é a isoforma predominante no estriado e é responsável pela maior parte do metabolismo oxidativo da dopamina no cérebro. Os inibidores seletivos de MAO-B são usados para tratar a DP: *selegilina*, *rasagilina* e *safinamida*. A *selegilina* e a *rasagilina* inativam a MAO-B seletivamente e de modo irreversível. A *safinamida* é um inibidor reversível da MAO-B. Esses agentes exercem efeitos benéficos modestos sobre os sintomas da DP. A base dessa eficácia provavelmente consiste na inibição da degradação da dopamina no estriado.

Os inibidores seletivos da MAO-B não inibem substancialmente o metabolismo periférico das catecolaminas e podem ser usados com segurança com a *levodopa*. Esses agentes também não produzem o "efeito do queijo", ou seja, a potencialização potencialmente fatal da ação das catecolaminas observada quando pacientes tratados com inibidores inespecíficos da MAO ingerem aminas simpaticomiméticas de ação indireta, como a tiramina presente em alguns queijos e no vinho.

Em geral, a *selegilina* é bem tolerada pelos pacientes mais jovens como tratamento sintomático da DP leve ou em estágio inicial. Nos pacientes com DP mais avançada ou com disfunção cognitiva concomitante, a *selegilina* pode acentuar os efeitos motores e cognitivos adversos da *levodopa*. Os metabólitos da *selegilina* são a anfetamina e a metanfetamina, que podem causar ansiedade, insônia e outros efeitos adversos. A *selegilina* está disponível nas formas de comprimidos orais dispersíveis e adesivos transdérmicos. As duas vias de administração destinam-se a reduzir o metabolismo hepático de primeira passagem e a limitar a formação de metabólitos da anfetamina.

Ao contrário da *selegilina*, a *rasagilina* não forma metabólitos indesejáveis de anfetamina. O tratamento isolado com *rasagilina* é eficaz nos estágios iniciais da DP. O tratamento adjuvante com *rasagilina* reduz significativamente os sintomas de deterioração ao final da dose de *levodopa* nos casos de DP avançada (Olanow et al., 2008). Um ensaio clínico que comparou o início precoce *versus* tardio da *rasagilina* sugeriu que esse fármaco pode ter efeitos modificadores da doença (Olanow et al., 2009), embora esse benefício não tenha sido claramente mantido em um estudo de acompanhamento posterior (Rascol et al., 2016). Em geral, os inibidores seletivos da MAO-B são bem tolerados, porém suas interações medicamentosas podem ser problemáticas. Como também ocorre com os inibidores inespecíficos da MAO, a *selegilina* pode causar estupor, rigidez, agitação e hipertermia quando é administrada com o analgésico meperidina. Embora a mecânica dessa interação não esteja bem definida, a orientação é clara: a *selegilina* ou a *rasagilina* não devem ser administradas em combinação com a *meperidina*. O *tramadol*, a *metadona*, o *propoxifeno*, o *dextrometorfano*, a erva-de-são-joão e a *ciclobenzaprina* também estão contraindicados com inibidores da MAO-B. Embora se tenha relatado o desenvolvimento da *síndrome serotoninérgica* com a coadministração de inibidores da MAO-B e antidepressivos (tricíclicos ou inibidores da recaptação de serotonina), isso parece ser raro, e muitos pacientes são tratados com essa combinação sem nenhuma dificuldade. Quando se utiliza tratamento concomitante de inibidores de MAO-B e antidepressivos, o paciente deve ser monitorado atentamente e deve usar doses baixas dos antidepressivos (Panisset et al., 2014).

A *safinamida* é um novo inibidor da MAO-B aprovado pela FDA para terapia adjuvante com *levodopa* para os períodos "desligados" na DP. Diferentemente da *selegilina* ou da *rasagilina*, a *safinamida* não inibe irreversivelmente a MAO-B e também reduz a liberação de glutamato (Muller, 2018). É necessário um ajuste da dose na disfunção hepática moderada, e deve-se evitar o seu uso na doença hepática grave. O perfil de efeitos adversos e as interações medicamentosas da *safinamida* assemelham-se aos de outros inibidores da MAO-B.

Antagonistas dos receptores muscarínicos

Os antimuscarínicos usados atualmente para tratar a DP são *triexifenidil* e *mesilato de benzatropina*, bem como o anti-histamínico *cloridrato de difenidramina*, que também interage com os receptores muscarínicos centrais. A base biológica das ações terapêuticas dos antagonistas muscarínicos não está plenamente esclarecida. Esses fármacos podem atuar no neoestriado por meio de receptores que normalmente mediam a resposta à inervação colinérgica intrínseca dessa estrutura e que se originam principalmente dos interneurônios estriatais colinérgicos.

Esses fármacos têm atividade antiparkinsoniana relativamente modesta e são usados apenas no tratamento da DP em estágio inicial ou como adjuvantes ao tratamento dopaminérgico. Os efeitos adversos são atribuídos às suas propriedades anticolinérgicas. Os efeitos adversos mais desagradáveis são sedação e confusão mental. Todos os anticolinérgicos devem ser utilizados com cautela nos pacientes com glaucoma de ângulo fechado (ver Cap. 74) e, em geral, esses fármacos não são bem tolerados pelos pacientes idosos. A farmacologia e os mecanismos de sinalização dos receptores muscarínicos estão descritos detalhadamente no Capítulo 11.

Amantadina

A *amantadina*, um antiviral usado como profilaxia e tratamento da influenza tipo A (ver Cap. 62), tem atividade antiparkinsoniana. Ela parece alterar a liberação de dopamina no núcleo estriado, tem propriedades anticolinérgicas e bloqueia os receptores de glutamato do tipo NMDA. É usada como terapia inicial para a DP leve. Esse fármaco também pode ser útil como adjuvante para pacientes tratados com *levodopa* que apresentam flutuações dose-dependentes e discinesias. Em geral, a *amantadina* é administrada na dose de 100 mg, 2 vezes/dia, e é bem tolerada. Dispõe-se atualmente de formulações em dose única diária. Os efeitos adversos, como tontura, letargia, efeitos anticolinérgicos e transtornos do sono, bem como náusea e vômitos, são leves e reversíveis.

Istradefilina

A *istradefilina* é um antagonista do receptor de adenosina A_{2A} aprovado pela FDA para tratamento adjuvante dos períodos "desligados" na DP. Os receptores A_{2A} são altamente colocalizados com os receptores D_2 no estriado, e a ativação do receptor A_{2A} inibe a sinalização do receptor D_2, possivelmente por meio de heterodimerização dos receptores A_{2A} e D_2. Por conseguinte, na presença de tônus de adenosina, o antagonismo dos receptores A_{2A} poderia promover a função motora ao aumentar a sinalização da dopamina no estriado. A *istradefilina* é administrada uma vez ao dia e, em geral, é bem tolerada. Os efeitos adversos mais comuns consistem em alucinações, náusea e tontura. Alguns ensaios clínicos abertos de pequeno porte sugeriram que esse agente também pode ajudar nos sintomas não motores, como disfunção urinária, sonolência diurna e comprometimento cognitivo (Torti et al., 2018).

Terapias futuras

A meta final da terapia da DP é o tratamento modificador da doença, que retarda a progressão da doença. Avanços na compreensão dos mecanismos subjacentes à neurodegeneração levaram a novas terapias que estão em fase de investigação pré-clínica e clínica. A α-sinucleína, a proteína-chave que apresenta mal enovelamento e que forma agregados na DP, constitui um alvo fundamental em fase de investigação, e anticorpos monoclonais contra a α-sinucleína estão sendo objeto de estudos clínicos de fase II. A atividade excessiva da cinase da LRRK2 está implicada em pacientes com mutações de LRRK2 e, possivelmente, na DP esporádica. Vários compostos que inibem a atividade de cinase da LRRK2 estão em fase de investigação clínica. Também estão em fase de investigação em ensaios clínicos compostos para promover a atividade da β-glicocerebrosidase, a proteína codificada pelo gene de risco *GBA*, ou para reduzir o seu substrato.

Resumo clínico

O tratamento farmacológico da DP deve ser ajustado às necessidades de cada paciente (Connolly e Lang, 2014). Ele não é obrigatório nos estágios iniciais da doença, e muitos pacientes podem ser controlados por algum tempo com exercícios e modificações do estilo de vida. Para os pacientes com sintomas leves, os inibidores da MAO-B, a *amantadina* ou (para os mais jovens) os anticolinérgicos são opções razoáveis. Na maioria dos casos, por fim se torna necessário um tratamento com um agente dopaminérgico (*levodopa* ou um agonista de dopamina). Alguns médicos preferem iniciar o tratamento com um agonista de dopamina para pacientes mais jovens, na tentativa de reduzir a ocorrência de complicações motoras, embora não existam evidências conclusivas a favor dessa prática. Para os pacientes mais idosos ou que apresentam comorbidades significativas, a *levodopa/carbidopa* geralmente é bem tolerada.

Doença de Alzheimer

Visão geral

Na DA, a região cerebral mais suscetível à disfunção neuronal e à perda celular é o lobo temporal medial, inclusive o córtex entorrinal e o hipocampo. As proteínas que se acumulam na DA são Aβ nas placas amiloides e tau nos emaranhados neurofibrilares. A doença tem três estágios principais:

1. Um estágio "pré-clínico" assintomático, durante o qual começa o acúmulo de Aβ e tau.
2. Um estágio de CCL com episódios de perda da memória (perguntas repetitivas, objetos colocados fora do lugar, etc.) que não são suficientemente graves para limitar as atividades da vida diária.
3. Um estágio de demência com perda progressiva das capacidades funcionais.

A morte geralmente ocorre dentro de 6 a 12 anos depois do início da doença, mais comumente em razão de alguma complicação da imobilidade, inclusive pneumonia ou embolia pulmonar.

A doença de Alzheimer tem sido tradicionalmente um diagnóstico clínico baseado na presença de comprometimento da memória e outros distúrbios cognitivos, que são insidiosos, progressivos e não explicados adequadamente por outro distúrbio. Nos últimos anos, têm ocorrido progressos contínuos no sentido da inclusão de biomarcadores entre os critérios diagnósticos. Isso inclui tanto *biomarcadores líquidos*, como alterações dos níveis de Aβ e tau no líquido cerebrospinal ou no plasma, quanto *biomarcadores de imagem*, como atrofia do hipocampo nas imagens de ressonância magnética estrutural, hipometabolismo cortical na PET com fluordesoxiglicose e depósito de amiloide ou tau na PET. Três compostos – *florbetapir*, *flutemetamol* e *florbetabeno* – foram aprovados pela FDA para determinar se os indivíduos com disfunção cognitiva têm deposição de Aβ, que poderia sugerir DA como etiologia possível. O flortaucipir foi aprovado para imagem de PET tau. Na estrutura de pesquisa NIA-AA de 2018, são utilizados os biomarcadores de amiloide (A), tau (T) e neurodegeneração (N) para classificar os indivíduos dentro do estado "ATN", sendo a presença de biomarcadores amiloides necessários para um diagnóstico de DA (Jack et al., 2018).

Genética

Mutações de três genes foram identificadas como causas de DA autossômica dominante de início precoce: *APP*, que codifica a proteína precursora da Aβ; e *PSEN1* e *PSEN2*, que codificam as preseninilinas 1 e 2, respectivamente. Todos esses três genes estão envolvidos na formação dos peptídeos Aβ. Essas proteínas são produzidas pela clivagem proteolítica sequencial da APP por duas enzimas (β-secretase e γ-secretase); as preseninilinas formam o núcleo catalítico da γ-secretase. As evidências genéticas, somadas ao fato de que a Aβ se acumula no cérebro na forma de oligômeros solúveis e placas amiloides e é tóxica quando aplicada aos neurônios, constituem a base da hipótese amiloide da patogenia da DA. Também foram identificados alguns genes que têm alelos que aumentam o risco de desenvolver DA. Certamente, o mais importante deles é o gene *APOE*, que codifica a proteína transportadora de lipídeos apoE. Os indivíduos portadores do alelo ε4 do gene *APOE* têm um risco pelo menos 3 vezes maior de desenvolver DA. Embora esses pacientes representem menos de 25% da população, eles constituem mais de 50% de todos os pacientes com DA.

Fisiopatologia

As anormalidades patológicas típicas da DA são as placas amiloides que se devem à acumulação extracelular da Aβ e os emaranhados neurofibrilares formados pela proteína tau associada aos microtúbulos. A formação das placas amiloides começa antes, e a quantidade de emaranhados aumenta com o tempo, acompanhando claramente a progressão da disfunção cognitiva. Na DA autossômica dominante, a Aβ acumula-se devido a mutações que resultam em sua produção excessiva; na DA de início tardia esporádica, a razão para o acúmulo de amiloide não está tão bem definida. Embora as placas consistam em fibrilas extremamente ordenadas de Aβ, parece que os oligômeros solúveis de Aβ (talvez tão pequenos quanto dímeros) sejam mais patogênicos. A tau também se agrega de modo a formar os filamentos helicoidais duplos que constituem os emaranhados neurofibrilares. Modificações pós-traducionais da proteína tau, inclusive fosforilação, proteólise e outras alterações, aumentam sua propensão a formar agregados. Os mecanismos pelos quais a Aβ e a tau provocam disfunção e morte dos neurônios podem incluir interferência direta na transmissão sináptica e na plasticidade, excitotoxicidade, estresse oxidativo e neuroinflamação.

Neuroquímica

A anormalidade neuroquímica mais marcante da DA é uma *deficiência de ACh*. A base anatômica do déficit colinérgico é a atrofia e a degeneração dos neurônios colinérgicos subcorticais. A deficiência seletiva de ACh associada à DA e a observação de que os antagonistas colinérgicos centrais (p. ex., atropina) podem provocar um estado confusional semelhante ao da demência associada à DA deram origem à "hipótese colinérgica", que propõe que uma deficiência de ACh é fundamental à patogenia dos sintomas da doença. Entretanto, a DA é complexa e também envolve vários sistemas de neurotransmissores, inclusive glutamato, 5-HT e neuropeptídeos, e ocorre também destruição não apenas dos neurônios colinérgicos, mas também de alvos corticais e hipocampais que recebem impulsos colinérgicos.

Tratamento

Três classes de fármacos foram aprovadas pela FDA para o tratamento da DA: inibidores da colinesterase administrados por via oral, *memantina* e anticorpos anti-Aβ de administração intravenosa para eliminar as placas amiloides. Esses tratamentos são frequentemente usados em combinação (Cummings et al., 2019).

Inibidores da colinesterase

O aumento da transmissão colinérgica tem sido o tratamento de primeira linha da DA há décadas. Três fármacos – *donepezila, rivastigmina* e *galantamina* – são amplamente utilizados com essa finalidade (Tab. 21-1). Todos os três são antagonistas reversíveis das colinesterases (ver Cap. 12) e têm como alvo o déficit colinérgico na DA. Os inibidores da colinesterase estão indicados para o tratamento sintomático da demência leve ou moderada devida a DA. Esses fármacos também são amplamente utilizados para tratar outras doenças neurodegenerativas com déficits colinérgicos, inclusive demência com corpúsculos de Lewy e demência vascular. Em geral, seu efeito é modesto, produzindo habitualmente um retardo de 6 a 12 meses na progressão, sem melhora

TABELA 21-1 ■ INIBIDORES DA COLINESTERASE USADOS NO TRATAMENTO DA DOENÇA DE ALZHEIMER

	DONEPEZILA	RIVASTIGMINA	GALANTAMINA
Enzimas inibidas[a]	AChE	AChE, BuChE	AChE
Mecanismo	Não competitivo	Não competitivo	Competitivo
Dose de manutenção típica[b]	10 mg 1×/dia	9,5 mg/24 h (transdérmica) 3-6 mg 2×/dia (oral)	8-12 mg 2×/dia (liberação imediata) 16-24 mg/dia (liberação prolongada)
Indicações aprovadas pela FDA	DA leve a moderada	DA leve a moderada DDP leve a moderada	DA leve a moderada
Metabolismo[c]	CYP2D6, CYP3A4	Esterases	CYP2D6, CYP3A4

[a]A AChE é a colinesterase predominante no cérebro; a BuChE é uma colinesterase sérica e hepática que se encontra hiperativada no cérebro dos pacientes com DA.
[b]As doses iniciais típicas representam a metade da dose de manutenção e são administradas durante o primeiro mês de tratamento.
[c]Os fármacos metabolizados por CYP2D6 e CYP3A4 podem ter seus níveis séricos aumentados quando são administrados simultaneamente a outros fármacos que reconhecidamente inibem essas enzimas, como o *cetoconazol* e a *paroxetina*.

acentuada dos sintomas, quando então o declínio clínico recomeça. Geralmente, esses fármacos são bem tolerados, e os efeitos adversos mais comuns são desconforto GI, cãibras musculares e sonhos anormais. Os antagonistas reversíveis da colinesterase devem ser utilizados com cautela nos pacientes com bradicardia ou síncope.

Memantina

A *memantina* é um antagonista não competitivo do receptor de glutamato tipo NMDA, usado com o objetivo de bloquear a ativação patológica do receptor NMDA associada à excitotoxicidade, enquanto permite a ativação fisiológica associada à aprendizagem e memória. Está indicada para os estágios moderados a graves da demência, visto que há pouca evidência de sua eficácia nos estágios mais precoces. À semelhança dos inibidores da colinesterase, a *memantina* retarda temporariamente a deterioração clínica. Os efeitos adversos incluem cefaleia leve ou tontura. É excretada pelos rins e as doses devem ser reduzidas nos pacientes com disfunção renal grave.

Imunoterapia antiamiloide

Depois de 18 anos sem nova opção de tratamento, o cenário do tratamento da DA mudou drasticamente em 2021, com a aprovação da FDA para a primeira terapia modificadora da doença, o *aducanumabe*, um anticorpo monoclonal que reduz as placas amiloides (Sevigny et al., 2016). A imunoterapia passiva direcionada para Aβ baseia-se na hipótese amiloide, e a aprovação do *aducanumabe* pela FDA ocorreu por meio do Accelerated Approval Program, que possibilita a aprovação precoce de tratamentos para condições graves baseada em biomarcadores substitutos, neste caso, a carga de placas amiloides. Sua aprovação foi controversa, visto que os dados que sustentam a eficácia clínica do fármaco não atenderam ao nível exigido para a aprovação tradicional da FDA; a aprovação acelerada exige um ensaio clínico subsequente de fase IV para estabelecer o benefício clínico. A indicação específica para o *aducanumabe* é a DA no estágio de comprometimento cognitivo leve ou demência leve. Ensaios clínicos de várias imunoterapias antiamiloides sugerem uma tendência para maior efetividade nos estágios mais iniciais. Isso é consistente com a observação de que as placas amiloides começam a se depositar aproximadamente 15 anos antes do início dos sintomas, e, portanto, no estágio de demência moderada, quando as placas podem estar presentes por até 25 anos, pode ser muito tarde para reverter o dano induzido por Aβ. Os principais ensaios clínicos do *aducanumabe* incluíram pacientes com CCL ou demência leve devido à DA e exigiram um PET amiloide positivo. Na prática, a confirmação de positividade amiloide por biomarcador do LCS também é usada como outra maneira de identificar pacientes potencialmente elegíveis. O *aducanumabe* é administrado mensalmente por infusão intravenosa e exige a realização de RM para segurança antes de iniciar o tratamento e em intervalos de 6 meses. Foram observadas ARIA em quase metade dos pacientes em ensaios clínicos de fase III, que incluem áreas localizadas de edema cerebral (ARIA-E) e micro-hemorragias (ARIA-H). Com frequência, as ARIA são assintomáticas e geralmente reversíveis com a interrupção do tratamento, mas podem causar cefaleia, tontura, náusea e outros sintomas neurológicos.

Tratamento dos sintomas comportamentais

Além do declínio cognitivo, os SCPD são comuns, principalmente nos estágios intermediários da doença. Esses sintomas incluem irritabilidade e agitação, paranoia e pensamentos delirantes, perambulação, ansiedade e depressão. O tratamento desses problemas pode ser difícil e, em geral, as medidas não farmacológicas devem ser adotadas inicialmente.

Também existem várias opções farmacológicas. Os inibidores de colinesterase e a *memantina* atenuam alguns dos SCPD. Contudo, seus efeitos são modestos e eles não tratam alguns dos sintomas mais perturbadores, como a agitação. O *citalopram*, um ISRS (ver Caps. 15 e 18), demonstrou ser eficaz para a agitação em um ensaio clínico randomizado. Os antipsicóticos atípicos, como *risperidona*, *olanzapina* e *quetiapina* (ver Cap. 19), talvez sejam ainda mais eficazes no controle da agitação e da psicose associadas à DA, mas seu uso geralmente é dificultado pelos efeitos adversos como parkinsonismo, sedação e quedas. Além disso, o uso dos antipsicóticos atípicos nos pacientes idosos com psicose causada por demência foi associado a um risco mais alto de AVC e ao aumento da mortalidade geral; isso levou a FDA a incluir um alerta em tarja preta na bula do produto (Schneider et al., 2005). Os benzodiazepínicos (ver Cap. 22) podem ser usados ocasionalmente para controlar a agitação aguda, mas não são recomendados para o tratamento prolongado porque causam efeitos colaterais na cognição e acarretam outros riscos à população idosa. O antipsicótico típico haloperidol (ver Cap. 19) pode ser útil para controlar a agitação, mas a sedação e os sintomas extrapiramidais limitam sua utilização no controle de episódios agudos.

Resumo clínico

O paciente típico com DA que se apresenta nos estágios iniciais da doença provavelmente deveria ser tratado com um inibidor de colinesterase. Os pacientes e seus familiares devem ser avisados de que uma meta realista do tratamento é retardar temporariamente a progressão ou no mínimo reduzir a taxa de declínio, em vez de alcançar a recuperação completa da função cognitiva. Se os biomarcadores indicarem positividade amiloide, pode-se considerar então a imunoterapia antiamiloide. À medida que a doença avança, a *memantina* pode ser acrescentada ao esquema de tratamento. Os sintomas comportamentais geralmente são controlados com um antidepressivo serotoninérgico ou, quando são graves a ponto de aumentar o risco de morte, um antipsicótico atípico. Outro aspecto importante do tratamento farmacológico da DA é interromper o uso dos fármacos que tendem a agravar os déficits cognitivos, principalmente anticolinérgicos, benzodiazepínicos e outros sedativo-hipnóticos.

Doença de Huntington

Visão geral

A DH é um distúrbio autossômico dominante que se caracteriza pelo início gradativo de descoordenação motora e declínio cognitivo na meia-idade (Bates et al., 2015). Os sintomas surgem de modo insidioso, na forma de distúrbio do movimento manifestado por breves movimentos semelhantes a uma dança nos membros, tronco, face e pescoço (coreia) ou sintomas psiquiátricos ou ambos. As primeiras manifestações clínicas são perda da coordenação dos movimentos finos e limitação dos movimentos oculares rápidos. À medida que a doença avança, os movimentos involuntários tornam-se mais graves, o paciente desenvolve disartria e disfagia, e o equilíbrio fica prejudicado. O distúrbio cognitivo começa com a lentidão dos processos mentais e a dificuldade de organizar tarefas complexas. A memória é afetada, mas os pacientes raramente perdem sua memória relacionada com família, amigos e situações imediatas. Em geral, os pacientes não têm muito discernimento de sua própria doença. O transtorno obsessivo-compulsivo e a depressão são comuns, e muitos pacientes apresentam psicose e transtornos comportamentais. Existe um alto risco de suicidalidade na DH. A DH sempre evolui para o óbito; ao longo de um intervalo de 15 a 30 anos, os pacientes ficam totalmente incapacitados, não conseguem se comunicar e requerem cuidados em tempo integral; o óbito é causado pelas complicações da imobilidade.

Genética

A DH é um distúrbio autossômico dominante com penetrância praticamente completa. A média de idade de início da doença varia entre 35 e 45 anos, mas a variação etária estende-se de 2 até cerca de 85 anos. Embora a doença seja transmitida igualmente pela mãe e pelo pai, mais de 80% dos pacientes que desenvolvem sinais e sintomas antes dos 20 anos de idade herdaram a anomalia do pai. Os indivíduos homozigóticos para DH apresentam características clínicas idênticas às dos heterozigóticos típicos, indicando que o cromossomo não afetado não atenua a sintomatologia da doença.

Uma região situada perto do braço curto do cromossomo 4 contém uma repetição trinucleotídica $(CAG)_n$ polimórfica que está significativamente expandida em todos os pacientes com DH. A expansão dessa repetição de trinucleotídeos é a anomalia genética responsável pela doença. Nos indivíduos normais, a variação do comprimento das repetições CAG é de 9 a 34 tripletos, com média de 19 repetições nos cromossomos normais. Na DH, o comprimento das repetições varia de 40 a mais de 100. A extensão das repetições está inversamente correlacionada com a idade de início da DH. Quanto mais precoce é o início da doença, maior a probabilidade de encontrar um número grande de repetições. Não se sabe por qual mecanismo a expansão das repetições dos trinucleotídeos resulta nas manifestações clínicas e patológicas da DH. A mutação da DH está contida dentro de um gene grande (10 kb), conhecido como *HTT* (anteriormente designado *IT15*), que codifica a *huntingtina* (uma proteína com cerca de 348.000 Da). A repetição de trinucleotídeos, que codifica o aminoácido glutamina, ocorre na extremidade 5′ do HTT. A *huntingtina* não tem nenhuma homologia de sequência com outras proteínas conhecidas.

Fisiopatologia

A DH caracteriza-se por perda neuronal proeminente no núcleo estriado (caudado/putame) do cérebro. A atrofia dessas estruturas segue um padrão ordenado, primeiro envolvendo a cauda do núcleo caudado e depois avançando anteriormente da região dorsomedial para a ventrolateral. Os interneurônios e as terminações aferentes são majoritariamente preservados, enquanto os neurônios de projeção estriatal (neurônios espinhosos mediais) são gravemente afetados. Isso diminui expressivamente as concentrações estriatais de GABA, enquanto as concentrações de somatostatina e dopamina são relativamente preservadas. Observa-se também no córtex uma perda significativa de grandes neurônios de projeção piramidal nas camadas mais profundas.

A vulnerabilidade seletiva também parece ser a base da coreia. Na maioria dos casos que começam na idade adulta, os neurônios espinhosos mediais que se projetam para o GPi e a SNpr (via indireta) parecem ser afetados mais precocemente do que os que se projetam para o GPe (via direta; ver Fig. 21-2). *O comprometimento desproporcional da via indireta aumenta a estimulação excitatória do neocórtex e causa movimentos coreiformes involuntários* (Fig. 21-6). Em alguns pacientes, a manifestação clínica predominante é rigidez e não coreia, e isso é particularmente comum quando a doença começa na infância. Nesses casos, os neurônios estriatais que formam as vias direta e indireta são afetados proporcionalmente.

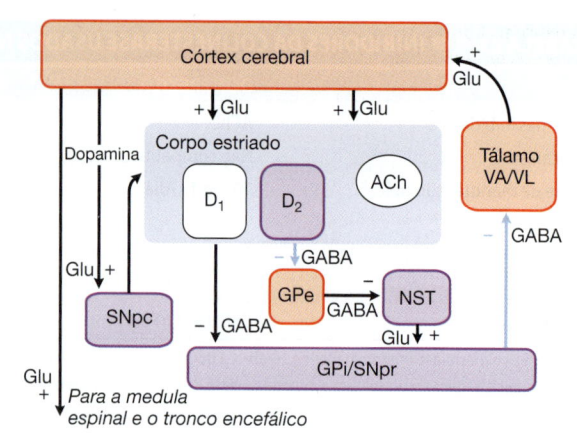

Figura 21-6 *Núcleos da base na doença de Huntington.* A DH caracteriza-se pela perda dos neurônios do núcleo estriado. Os neurônios que se projetam do estriado ao GPe e formam a via indireta são afetados mais precocemente na evolução da doença do que os corpos celulares que se projetam ao GPi. Isso resulta na perda da inibição do GPe. Por sua vez, a hiperatividade dessa estrutura inibe o NST, a SNpr e o GPi, levando à perda da inibição do tálamo VA/VL e à exacerbação da excitação talamocortical. As estruturas em roxo têm atividade reduzida nos pacientes com DH, enquanto as estruturas em vermelho têm hiperatividade. As linhas em azul claro indicam vias primárias de redução da atividade. (Ver lista de siglas no início do capítulo para definições das siglas anatômicas.)

Tratamento

Tratamento sintomático

Nenhum dos fármacos disponíveis atualmente retarda a progressão da doença (Ross et al., 2014). O tratamento é direcionado para o manejo dos sintomas, particularmente dos sintomas motores.

A *tetrabenazina* é usada para tratar a coreia associada à DH. A *tetrabenazina* e o fármaco relacionado *reserpina* são inibidores do VMAT2 e causam depleção pré-sináptica das catecolaminas. A *tetrabenazina* é um inibidor reversível, enquanto a inibição causada pela *reserpina* é irreversível e pode causar efeitos duradouros. Esses dois fármacos podem causar hipotensão e depressão com tendência suicida; a duração mais curta do efeito da tetrabenazina simplifica o tratamento clínico. A dose inicial recomendada é de 12,5 mg/dia. A maioria dos pacientes pode ser tratada com doses de 50 mg/dia ou menos; contudo, a *tetrabenazina* é extensivamente metabolizada pela CYP2D6. A genotipagem dessa enzima pode ser necessária para otimizar o tratamento e é recomendada aos pacientes que precisam usar mais de 50 mg/dia. Como seria esperado com um fármaco que esgota as reservas de dopamina, a *tetrabenazina* também pode causar parkinsonismo. A *tetrabenazina* deuterada recém-aprovada, a *deutetrabenazina*, aproveita-se das ligações mais fortes que o deutério estabelece com o carbono (efeito cinético do isótopo). Os metabólitos di-hidrodeuterados são inibidores de VMAT2 com meias-vidas mais longas que os produtos correspondentes do metabolismo da *tetrabenazina*. A *deutetrabenazina* tem indicações terapêuticas e perfil de efeitos adversos semelhantes aos da *tetrabenazina*, embora a *deutetrabenazina* possa ter menor risco de depressão.

O tratamento sintomático é necessário para pacientes deprimidos, irritáveis, paranoicos, excessivamente ansiosos ou psicóticos. A depressão pode ser tratada eficazmente com antidepressivos convencionais, com o inconveniente de que os fármacos com perfis anticolinérgicos significativos podem agravar a coreia. Os ISRS e os inibidores seletivos da recaptação de serotonina e norepinefrina (ver Cap. 18) são tratamentos efetivos da depressão e da irritabilidade que se manifestam na DH sintomática. A paranoia, os estados delirantes e a psicose geralmente precisam ser tratados com antipsicóticos, mas as doses necessárias em geral são menores que as comumente usadas nos transtornos psiquiátricos primários (ver Cap. 19). Esses fármacos também deprimem a função cognitiva e a mobilidade e, por essa razão, devem ser usados nas menores doses possíveis e interrompidos quando os sintomas psiquiátricos regredirem. Em indivíduos que apresentam DH com predomínio de rigidez, a *clozapina*, a *quetiapina* (ver Cap. 19) ou a *carbamazepina* (ver Cap. 20) podem ser mais efetivas para o tratamento da paranoia e da psicose. Os inibidores da acetilcolinesterase não demonstraram ser efetivos para o comprometimento cognitivo da DH.

Muitos pacientes com DH têm agravamento dos movimentos involuntários em consequência da ansiedade ou do estresse. Nesses casos, o uso criterioso de benzodiazepínicos sedativos ou ansiolíticos pode ser muito benéfico. Nos casos de início juvenil, quando a rigidez predomina, em vez da coreia, os agonistas da dopamina tem tido sucesso variável na melhora da rigidez. Ocasionalmente, esses pacientes também desenvolvem mioclonia e crises epilépticas, que podem melhorar com *clonazepam*, *valproato* e outros anticonvulsivantes (ver Cap. 20).

Incentivados pelo sucesso das abordagens genéticas para outras doenças neurogenéticas, como a atrofia muscular espinal, os cientistas biomédicos passaram a investigar terapias de base genética para a DH. Estão sendo desenvolvidos, em estudos pré-clínicos e clínicos, ASO para promover a degradação do RNA do *HTT* mutante e/ou de tipo selvagem. Um ensaio clínico de fase I/IIA mostrou a segurança de um ASO não específico de alelo e redução dos níveis de huntingtina no LCS (Tabrizi et al., 2019). Outras abordagens genéticas em fase de investigação incluem interferência do RNA e inibidores do *splicing*.

Esclerose lateral amiotrófica

Visão geral

A ELA (ou doença de Lou Gehrig) é um distúrbio dos neurônios motores do corno ventral da medula espinal (neurônios motores inferiores) e dos neurônios corticais que enviam seus estímulos aferentes (neurônios motores superiores). A doença caracteriza-se pela progressão rápida de fraqueza, atrofia e fasciculações musculares, espasticidade, disartria, disfagia e disfunção respiratória. Muitos pacientes com ELA apresentam transtornos comportamentais e disfunção cognitiva, e existe superposição clínica, genética e neuropatológica entre a ELA e distúrbios do espectro da demência frontotemporal. Em geral, a ELA é progressiva e fatal. A maioria dos pacientes morre em consequência das complicações respiratórias e da pneumonia depois de 2 a 3 anos, embora alguns possam sobreviver por muitos anos.

Genética e fisiopatologia

Cerca de 10% dos casos de ELA são familiares (ELAF), geralmente com padrão hereditário autossômico dominante. A causa genética mais comum é uma expansão da repetição de hexanucleotídeo do gene *C9ORF72*, que é responsável por até 40% dos casos de ELAF e cerca de 5% dos casos esporádicos (Rohrer et al., 2015). Outros 10% dos casos de ELAF são causados por mutações do *SOD1* de Cu/Zn. Mutações do gene *TARDBP* que codifica o TDP-43 e do gene *FUS/TLS* foram identificadas como causas de ELAF. O TDP-43 e o FUS/TLS ligam-se ao DNA e ao RNA e regulam a transcrição e o *splicing* alternativo. Cerca de 90% dos casos de ELA são esporádicos. Entre eles, alguns são causados por mutações *de novo* dos genes *C9ORF72* (até 7%), *SOD1*, *TDP-43*, *FUS/TLS* ou outros genes, mas, na maioria dos casos esporádicos, a etiologia ainda é desconhecida. A fisiopatologia subjacente ainda está em fase de investigação, incluindo papéis para o processamento anormal do RNA, excitotoxicidade do glutamato, estresse oxidativo e disfunção mitocondrial (Mejzini et al., 2019).

Tratamento

Riluzol

O *riluzol* (2-amino-6-[trifluorometóxi] benzotiazol) é um fármaco com ações complexas no sistema nervoso. O *riluzol* é absorvido por via oral e liga-se amplamente às proteínas. O fármaco sofre metabolismo extenso no fígado por hidroxilação e glicuronidação mediadas pelo CYP, com $t_{1/2}$ de cerca de 12 horas. Estudos *in vitro* mostram que o *riluzol* possui efeitos tanto pré-sinápticos quanto pós-sinápticos; inibe a liberação de glutamato, bloqueia os receptores de glutamato pós-sinápticos tipo NMDA e cainato e inibe os canais de Na^+ dependentes de voltagem. A dose recomendada é de 50 mg, 2 vezes ao dia, ingerida 1 hora antes ou 2 horas após as refeições. Em geral, o *riluzol* é bem tolerado, embora possam ocorrer náuseas e diarreia. Em casos raros, o *riluzol* pode causar lesão hepática com elevações das transaminases séricas e, por essa razão, recomenda-se a monitoração periódica dessas enzimas. As metanálises dos estudos clínicos disponíveis indicaram que o *riluzol* estende a sobrevida em 2 a 3 meses. Embora a magnitude do efeito desse fármaco na ELA seja pequena, ele é um marco terapêutico significativo no tratamento de uma doença refratária a todos os tratamentos preexistentes (Miller et al., 2012).

Edaravona

Edaravona

A *edaravona* foi aprovada pela FDA em 2017 para tratar a ELA e foi o primeiro fármaco novo aprovado para essa indicação desde 1995. Ela é uma molécula pequena com propriedades de um eliminador de radicais livres que pode reduzir o estresse oxidativo, embora seu mecanismo de ação exato ainda seja desconhecido. A *edaravona* tem sido usada no Japão para o AVC agudo desde 2001 e foi aprovada pela FDA para a ELA com designação de fármaco órfão. Um estudo de fase III não demonstrou nenhum benefício; entretanto, após análises de subgrupos *post hoc* terem sugerido um efeito na ELA em estágio inicial, um ensaio clínico subsequente, que recrutou apenas pacientes em estágio inicial, demonstrou um menor declínio funcional ao longo de 6 meses em pacientes tratados com *edaravona*. O fármaco é administrado por via intravenosa, inicialmente todos os dias, durante 14 dias, seguido de um intervalo de 14 dias sem tratamento, depois em ciclos subsequentes de 10 dias a cada 14 dias seguidos de um intervalo de 14 dias sem tratamento. A *edaravona* é metabolizada a um glicuronídeo e um sulfato e excretada principalmente na urina na forma de glicuronídeo, com $t_{1/2}$ terminal de 4,5 a 6 horas. Com as doses usadas clinicamente, não se espera que a *edaravona* iniba os CYP, as UGT ou os transportadores de fármacos principais, ou induza as CYP 1A2, 2B6 ou 3A4; os inibidores dessas enzimas também não devem ter efeitos significativos na farmacocinética do fármaco. A solução de infusão contém dissulfito de sódio, que pode causar reações de hipersensibilidade. Outros efeitos adversos são equimoses, distúrbio da marcha e cefaleia.

Tratamento sintomático da ELA: espasticidade

A espasticidade é um componente importante do quadro clínico da ELA e é a manifestação clínica mais controlável pelos tratamentos disponíveis hoje. A definição de *espasticidade* é um aumento do tônus muscular que se caracteriza por resistência inicial à mobilização passiva de uma articulação, seguida de relaxamento súbito (o chamado fenômeno do canivete fechado). A espasticidade resulta da perda dos estímulos descendentes aos neurônios motores medulares e suas características dependem das vias do sistema nervoso afetadas especificamente. Ver discussão mais detalhada dos agentes antiespásticos no Cap. 13.

Baclofeno O *baclofeno*, um agonista do receptor $GABA_B$ (ver Fig. 16-8), é o melhor fármaco para o tratamento sintomático da espasticidade associada à ELA. Recomenda-se o uso de doses iniciais de 5 a 10 mg/dia, que podem ser aumentadas a até 200 mg/dia, se necessário. Alternativamente, o *baclofeno* também pode ser administrado diretamente no espaço existente ao redor da medula espinal por uma bomba e um cateter intratecal implantados cirurgicamente. Essa abordagem atenua os efeitos adversos do fármaco, principalmente a sedação, mas acarreta risco de depressão potencialmente fatal do SNC.

Tizanidina A *tizanidina* é um agonista dos receptores α_2-adrenérgicos do SNC. Ela reduz a espasticidade muscular, provavelmente porque aumenta a inibição pré-sináptica dos neurônios motores. A tizanidina é mais usada no tratamento da espasticidade associada à esclerose múltipla ou a um AVC, mas também pode ser eficaz nos pacientes com ELA. O tratamento deve ser iniciado com doses baixas de 2 a 4 mg ao deitar, que devem ser aumentadas gradativamente. Sonolência, astenia e tontura podem limitar a dose administrada.

Outros agentes Os benzodiazepínicos (ver Cap. 22), como o *clonazepam*, são agentes antiespásticos eficazes, mas podem contribuir para a depressão respiratória dos pacientes com ELA avançada.

O *dantroleno*, aprovado nos Estados Unidos para tratar espasmo muscular, *não é usado* na ELA porque pode agravar a fraqueza muscular. O *dantroleno* atua diretamente sobre as fibras musculares esqueléticas, comprometendo a liberação de Ca^{2+} do retículo sarcoplasmático. Esse fármaco é eficaz no tratamento da espasticidade associada a um AVC ou uma lesão da medula espinal e também para tratar hipertermia maligna (ver Cap. 13). O *dantroleno* pode causar hepatotoxicidade e, por essa razão, é importante realizar provas de função hepática antes e durante o tratamento.

Agradecimento: David G. Standaert foi autor deste capítulo em edições anteriores. Parte de seu texto foi mantida aqui.

RESUMO: Fármacos para tratamento das doenças neurodegenerativas

Fármacos	Usos terapêuticos	Farmacologia clínica e dicas
Antiparkinsonianos: L-dopa (precursor da dopamina); carbidopa (inibe a AADC, reduz a conversão periférica de L-dopa em dopamina)		
Carbidopa/levodopa	• Tratamento sintomático mais eficaz para DP	• A janela terapêutica diminui depois de vários anos de tratamento: deterioração ao final da dose (*wearing off*), discinesias, fenômeno on/off • Disponível na forma de comprimidos de liberação imediata e comprimidos de desintegração orais (retirados do mercado nos Estados Unidos)
Carbidopa/levodopa de liberação prolongada	• Pacientes com DP e oscilações motoras com o uso de carbidopa/levodopa comum	• Biodisponibilidade da forma de liberação imediata, 75%
Carbidopa-levodopa, cápsulas de liberação prolongada	• Pacientes com DP e oscilações motoras com o uso de carbidopa/levodopa comum	• Mistura de microesferas de liberação imediata e prolongada
Carbidopa-levodopa, gel intestinal	• Pacientes com DP e oscilações motoras com o uso of carbidopa/levodopa comum	• Requer a colocação de tubo de gastrostomia com extensão jejunal • Útil para problemas de deterioração ao final da dose (*wearing-off*)
Levodopa de formulação para inalação	• Pacientes com DP e oscilações motoras com o uso de carbidopa/levodopa comum	• Pode ser administrada com carbidopa • Útil para problemas de deterioração ao final da dose (*wearing off*)
Antiparkinsonianos: agonistas da dopamina (ação mais longa que a L-dopa; podem produzir psicose, transtorno do controle de impulsos, sonolência)		
Ropinirol	• DP • Síndrome das pernas inquietas	• Agonista seletivo dos receptores da classe D2 • Disponível em liberação imediata (3 vezes/dia) e liberação prolongada (uma dose/dia)
Pramipexol	• DP • Síndrome das pernas inquietas	• Agonista seletivo dos receptores da classe D2 • Disponível em liberação imediata (3 vezes/dia) e liberação prolongada (uma dose/dia)
Rotigotina	• DP • Síndrome das pernas inquietas	• Agonista dos receptores das classes D2 e D1 • Formulação transdérmica
Apomorfina	• Tratamento de resgate para controle intermitente agudo dos episódios de "desligamento"	• Formulações sublingual e subcutânea • Emetogênica, exige o uso concomitante de antiemético • A forma sublingual pode causar dor e úlceras orais • Contraindicada com antagonistas da $5-HT_3$
Antiparkinsonianos: inibidores da COMT (reduzem a conversão periférica da levodopa, aumentando a $t_{1/2}$ e a dose para SNC)		
Entacapona	• Tratamento adjuvante da DP, administrado a cada dose de levodopa, para a deterioração ao final da dose (*wearing off*)	• $t_{1/2}$ curta, inibe a COMT periférica
Tolcapona	• Terapia adjuvante da DP, administrada a cada dose de levodopa, para a deterioração ao final da dose (*wearing off*)	• $t_{1/2}$ longa, inibe a COMT central e periférica • Pode ser hepatotóxica; usar apenas em pacientes que não respondem satisfatoriamente a outros tratamentos; monitorar a função hepática
Carbidopa/levodopa/entacapona	• DP, particularmente para deterioração ao final da dose (*wearing off*) quando se administra levodopa isoladamente	• Formulação de combinação com doses fixas
Opicapona	• Terapia adjuvante da DP para a deterioração ao final da dose (*wearing off*)	• Inibidor da COMT periférica, uma vez/dia
Antiparkinsonianos: inibidores da MAO-B (reduzem o metabolismo oxidativo da dopamina no SNC)		
Rasagilina	• DP, como monoterapia inicial ou adjuvante com levodopa	• Adjuvante para reduzir a deterioração ao final da dose (*wearing off*) • Muitas interações medicamentosas • Não deve ser administrada com meperidina • Quando administrada com inibidores da CYP1A2, a C_p da rasagilina pode duplicar • Risco de síndrome serotoninérgica

(continua)

RESUMO: Fármacos para tratamento das doenças neurodegenerativas (continuação)

Fármacos	Usos terapêuticos	Farmacologia clínica e dicas
Selegilina	• DP, como terapia adjuvante em pacientes com deterioração da resposta à levodopa	• Forma metabólitos da anfetamina, que podem causar ansiedade e insônia • Perda da seletividade para MAO-B com doses > 30-40 mg/dia • Muitas interações medicamentosas • Não deve ser administrada com meperidina • Risco de síndrome serotoninérgica • Disponível em liberação imediata, comprimido de desintegração oral ou adesivo transdérmico
Safinamida	• DP, como terapia adjuvante para a levodopa em pacientes com períodos de "desligamento"	• Inibição reversível da MAO-B • Possui também um efeito sobre a inibição da liberação de glutamato • Muitas interações medicamentosas semelhantes às da rasagilina e selegilina • Risco de síndrome serotoninérgica • Evitar na doença hepática grave
Antiparkinsonianos: outros		
Amantadina	• DP leve em estágio inicial • Discinesias induzidas por levodopa • Influenza	• Mecanismo incerto dos efeitos antiparkinsonianos • Efetiva contra a discinesia • Disponível em formulação de liberação imediata ou de ação longa
Triexifenidil	• DP, como terapia adjuvante	• Antagonista dos receptores muscarínicos • Efeitos adversos anticolinérgicos
Benzatropina	• DP, como terapia adjuvante	• Antagonista dos receptores muscarínicos
Istradefilina	• Tratamento adjuvante para períodos de "desligamento" na DP	• Antagonista do receptor de A_{2A} de adenosina • Os efeitos adversos incluem alucinações, náusea e tontura
Pimavanserina	• Tratamento dos delírios, das alucinações e da psicose na DP	• Agonista inverso do receptor de serotonina 5-$HT2_A$ • Necessidade de monitoramento do intervalo QT • Tarja preta para aumento da taxa de mortalidade em indivíduos idosos
Anti-Alzheimer: inibidores da acetilcolinesterase (reforço da neurotransmissão colinérgica; tratamento de primeira linha)		
Donepezila	• Demência leve, moderada ou grave da DA	• Sintomas GI: principal efeito colateral limitador da dose • Bradicardia/síncope menos comuns
Rivastigmina	• Demência leve a moderada da DA • Demência leve a moderada da DP	• Disponibilidade de formulação transdérmica, com menor risco de efeitos adversos GI • Inibe também a BuChE
Galantamina	• Demência leve a moderada da DA	• Sintomas GI: principal efeito adverso limitador da dose • Bradicardia/síncope menos comuns do que os efeitos adversos GI
Anti-Alzheimer: antagonista de NMDA não competitivo de baixa afinidade		
Memantina	• Demência moderada a grave da DA	• Reduz a excitotoxicidade por meio de bloqueio dos receptores NMDA dependente do uso
Anti-Alzheimer: imunoterapia antiamiloide		
Aducanumabe	• Reduz as placas amiloides; eficácia clínica incerta	• Infusão intravenosa mensal • Exige monitoramento por RM para ARIA
Anti-Huntington		
Tetrabenazina Deutetrabenazina	• Coreia da DH	• Inibidor reversível de VMAT2: provoca depleção das catecolaminas pré-sinápticas • Efeitos adversos: hipotensão, depressão com suicidalidade • Ajustar a dose para o estado de CYP2D6; inibidores de 2D6 (p. ex., paroxetina, fluoxetina, quinidina, bupropiona) – exposição ~3 vezes • Contraindicações: uso concomitante ou recente de inibidor da MAO ou reserpina
Anti-ELA		
Riluzol	• Estende a sobrevida na ELA em até 3 meses	• Mecanismo de ação incerto: inibe a liberação de glutamato, bloqueia os canais de sódio e os receptores de glutamato
Edaravona	• Reduz a progressão nos estágios iniciais da ELA	• Esquema de administração intravenosa intensivo

(continua)

RESUMO: Fármacos para tratamento das doenças neurodegenerativas (*continuação*)

Fármacos	Usos terapêuticos	Farmacologia clínica e dicas
Agentes antiespásticos		
Baclofeno	• Agonista do receptor GABA$_B$	• Sedação e depressão do SNC
Tizanidina	• Agonista do receptor α_2-adrenérgico	• Causa sonolência; o tratamento é iniciado com doses baixas, que são então aumentadas
Benzodiazepínicos (p. ex., clonazepam)	• Ver Capítulo 22	• Podem contribuir para a depressão respiratória
Dantroleno	• *Não é usado na ELA*, mas para o tratamento do espasmo muscular no AVC ou lesão medular e tratamento da hipertermia maligna	• Pode causar hepatotoxicidade

Referências

Albin RL, et al. The functional anatomy of basal ganglia disorders. *Trends Neurosci*, **1989**, *12*:366–375.

Bates GP, et al. Huntington disease. *Nat Rev Dis Primers*, **2015**, *1*:15005.

Calabresi P, et al. Direct and indirect pathways of basal ganglia: a critical reappraisal. *Nat Neurosci*, **2014**, *17*:1022–1030.

Connolly BS, Lang AE. Pharmacological treatment of Parkinson disease: a review. *JAMA*, **2014**, *311*:1670–1683.

Cotzias GC, et al. Modification of Parkinsonism: chronic treatment with L-dopa. *N Engl J Med*, **1969**, *280*:337–345.

Cummings JL, et al. Treatment combinations for Alzheimer's disease: current and future pharmacotherapy options. *J Alzheimers Dis*, **2019**, *67*:779–794.

Fahn S, et al. Levodopa and the progression of Parkinson's disease. *N Engl J Med*, **2004**, *351*:2498–2508.

Ferreira JJ, et al. Opicapone as an adjunct to levodopa in patients with Parkinson's disease and end-of-dose motor fluctuations: a randomised, double-blind, controlled trial. *Lancet Neurol*, **2016**, *15*:154–165.

Goedert M, et al. 100 years of Lewy pathology. *Nat Rev Neurol*, **2013**, *9*:13–24.

Hauser RA, et al. Extended-release carbidopa-levodopa (IPX066) compared with immediate-release carbidopa-levodopa in patients with Parkinson's disease and motor fluctuations: a phase 3 randomised, double-blind trial. *Lancet Neurol*, **2013**, *12*:346–356.

Hornykiewicz O. Dopamine in the basal ganglia: its role and therapeutic indications (including the clinical use of L-dopa). *Br Med Bull*, **1973**, *29*:172–178.

Jack CR Jr, et al. NIA-AA research framework: toward a biological definition of Alzheimer's disease. *Alzheimers Dement*, **2018**, *14*:535–562.

Kumar KR, et al. Genetics of Parkinson disease and other movement disorders. *Curr Opin Neurol*, **2012**, *25*:466–474.

Langston JW. The Parkinson's complex: parkinsonism is just the tip of the iceberg. *Ann Neurol*, **2006**, *59*:591–596.

LeWitt PA, et al. Safety and efficacy of CVT-301 (levodopa inhalation powder) on motor function during off periods in patients with Parkinson's disease: a randomised, double-blind, placebo-controlled phase 3 trial. *Lancet Neurol*, **2019**, *18*:145–154.

Mejzini R, et al. ALS genetics, mechanisms, and therapeutics: where are we now? *Front Neurosci*, **2019**, *13*:1310.

Miller RG, et al. Riluzole for amyotrophic lateral sclerosis (ALS)/motor neuron disease (MND). *Cochrane Database Syst Rev*, **2012**, *2012*:CD001447.

Muller T. Safinamide: an add-on treatment for managing Parkinson's disease. *Clin Pharmacol*, **2018**, *10*:31–41.

Olanow CW, et al. A double-blind, delayed-start trial of rasagiline in Parkinson's disease for the ADAGIO Study Investigators. *N Engl J Med*, **2009**, *361*:1268–1278.

Olanow CW, et al. A randomized, double-blind, placebo-controlled, delayed start study to assess rasagiline as a disease modifying therapy in Parkinson's disease (the ADAGIO study): rationale, design, and baseline characteristics. *Mov Disord*, **2008**, *23*:2194–2201.

Olanow CW, et al. Continuous intrajejunal infusion of levodopa-carbidopa intestinal gel for patients with advanced Parkinson's disease: a randomised, controlled, double-blind, double-dummy study. *Lancet Neurol*, **2014**, *13*:141–149.

Pahwa R, et al. Practice parameter: treatment of Parkinson disease with motor fluctuations and dyskinesia (an evidence-based review): report of the Quality Standards Subcommittee of the American Academy of Neurology. *Neurology*, **2006**, *66*:983–995.

Panisset M, et al. Serotonin toxicity association with concomitant antidepressants and rasagiline treatment: retrospective study (STACCATO). *Pharmacotherapy*, **2014**, *34*:1250–1258.

Parkinson Study Group. Dopamine transporter brain imaging to assess the effects of pramipexole vs levodopa on Parkinson disease progression. *JAMA*, **2002**, *287*:1653–1661.

Parkinson Study Group. Entacapone improves motor fluctuations in levodopa-treated Parkinson's disease patients. *Ann Neurol*, **1997**, *42*:747–755 (published erratum appears in *Ann Neurol*, **1998**, *44*:292).

Parkinson Study Group. Pramipexole vs. levodopa as initial treatment for Parkinson's disease: a randomized, controlled trial. *JAMA*, **2000**, *284*:1931–1938.

PD MED Collaborative Group. Long-term effectiveness of dopamine agonists and monoamine oxidase B inhibitors compared with levodopa as initial treatment for Parkinson's disease (PD MED): a large, open-label, pragmatic randomised trial. *Lancet*, **2014**, *384*:1196–1205.

Prusiner SB. Biology and genetics of prions causing neurodegeneration. *Annu Rev Genet*, **2013**, *47*:601–623.

Rascol O, et al. Long-term effects of rasagiline and the natural history of treated Parkinson's disease. *Mov Disord*, **2016**, *31*:1489–1496.

Renton AE, et al. State of play in amyotrophic lateral sclerosis genetics. *Nat Neurosci*, **2014**, *17*:17–23.

Rohrer JD, et al. C9orf72 expansions in frontotemporal dementia and amyotrophic lateral sclerosis. *Lancet Neurol*, **2015**, *14*:291–301.

Ross CA, et al. Huntington disease: natural history, biomarkers and prospects for therapeutics. *Nat Rev Neurol*, **2014**, *10*:204–216.

Schneider LS, et al. Risk of death with atypical antipsychotic drug treatment for dementia: meta-analysis of randomized placebo-controlled trials. *JAMA*, **2005**, *294*:1934–1943.

Sevigny J, et al. The antibody aducanumab reduces Aβ plaques in Alzheimer's disease. *Nature*, **2016**, *537*:50–56.

Singleton AB, et al. The genetics of Parkinson's disease: progress and therapeutic implications. *Mov Disord*, **2013**, *28*:14–23.

Suchowersky O, et al. Practice parameter: diagnosis and prognosis of new onset Parkinson disease (an evidence-based review): report of the Quality Standards Subcommittee of the American Academy of Neurology. *Neurology*, **2006**, *66*:968–975.

Tabrizi SJ, et al. Targeting huntingtin expression in patients with Huntington's disease. *N Engl J Med*, **2019**, *380*:2307–2316.

Torti M, et al. Istradefylline for the treatment of Parkinson's disease: is it a promising strategy? *Expert Opin Pharmacother*, **2018**, *19*:1821–1828.

Weintraub D, et al. Clinical spectrum of impulse control disorders in Parkinson's disease. *Mov Disord*, **2015**, *30*:121–127.

Whone AL, et al. Slower progression of Parkinson's disease with ropinirole versus levodopa: the REAL-PET study. *Ann Neurol*, **2003**, *54*:93–101.

Zesiewicz TA, et al. Practice parameter: treatment of nonmotor symptoms of Parkinson disease: report of the Quality Standards Subcommittee of the American Academy of Neurology. *Neurology*, **2010**, *74*:924–931.

Capítulo 22

Hipnóticos e sedativos

S. John Mihic e Jody Mayfield

BENZODIAZEPÍNICOS
- Alvo molecular dos benzodiazepínicos
- Propriedades farmacológicas dos benzodiazepínicos

NOVOS AGONISTAS DO SÍTIO RECEPTOR DE BENZODIAZEPÍNICOS
- Zaleplona
- Zolpidem
- Eszopiclona

MANEJO DOS PACIENTES APÓS TERAPIA PROLONGADA COM BENZODIAZEPÍNICOS

FLUMAZENIL: ANTAGONISTA DO RECEPTOR DE BENZODIAZEPÍNICOS

CONGÊNERES DA MELATONINA
- Ramelteona
- Tasimelteona

BARBITÚRICOS
- Propriedades farmacológicas dos barbitúricos
- ADME
- Efeitos no SNC
- Efeitos sistêmicos
- Usos terapêuticos
- Efeitos adversos
- Interações medicamentosas
- Intoxicação por barbitúricos

OUTROS FÁRMACOS SEDATIVO-HIPNÓTICOS
- Hidrato de cloral
- Meprobamato
- Outros agentes

FÁRMACOS HIPNÓTICOS VENDIDOS SEM PRESCRIÇÃO

AGENTES NOVOS E EMERGENTES
- Suvorexanto
- Lemborexanto
- Doxepina
- Pregabalina
- Ritanserina
- Agomelatina

TRATAMENTO DA INSÔNIA
- Categorias de insônia
- Diretrizes de prescrição para o tratamento da insônia

Um fármaco *sedativo* diminui a atividade, modera a excitação e acalma a pessoa que o recebe, ao passo que um fármaco *hipnótico* produz sonolência e facilita o início e a manutenção de um estado de sono que lembra o natural em suas características eletrencefalográficas e do qual o indivíduo pode ser facilmente acordado. A sedação é um efeito adverso de muitos fármacos que geralmente não são depressores do SNC (p. ex., agentes anti-histamínicos e antipsicóticos). Embora esses e outros agentes possam intensificar os efeitos dos depressores do SNC, eles normalmente produzem os efeitos terapêuticos desejados em concentrações mais baixas do que as que provocam depressão substancial do SNC. Por exemplo, os sedativo-hipnóticos benzodiazepínicos não provocam depressão generalizada do SNC. Embora possa ocorrer coma com doses muito altas, os benzodiazepínicos não produzem anestesia nem intoxicação fatal, a não ser que outros fármacos com ações depressoras sobre o SNC sejam administrados concomitantemente; uma exceção importante é o *midazolam*, que tem sido associado a uma redução do volume corrente e da frequência respiratória. Além disso, existem antagonistas específicos dos benzodiazepínicos, como *flumazenil*, que é utilizado para tratar casos de superdosagem de benzodiazepínicos. Essa constelação de propriedades estabelece uma separação entre os agonistas do receptor de benzodiazepínicos e outros agentes sedativo-hipnóticos e confere uma medida de segurança, de modo que os benzodiazepínicos e os agonistas mais novos dos receptores de benzodiazepínicos (os "compostos Z") substituíram, em grande parte, os agentes mais antigos no tratamento da insônia e da ansiedade.

Os depressores do SNC discutidos neste capítulo incluem os benzodiazepínicos, os compostos Z (p. ex., zolpidem e zaleplona), os barbitúricos e vários agentes sedativo-hipnóticos de estrutura química variada. Os fármacos sedativo-hipnóticos que não são direcionados especificamente para o receptor de benzodiazepínicos pertencem a um grupo de

PERSPECTIVA HISTÓRICA

Desde tempos remotos, os humanos buscam obter um sono não perturbado por preocupações e, para essa finalidade, consomem várias substâncias. Em meados do século XIX, o brometo foi introduzido especificamente como um sedativo-hipnótico. O hidrato de cloral, o paraldeído, o uretano e a sulfona foram usados antes da introdução dos barbitúricos (*barbital*, em 1903; *fenobarbital*, em 1912), dos quais cerca de 50 foram distribuídos comercialmente. Os barbitúricos alcançaram uma quota do mercado tão alta que apenas menos de uma dúzia de outros sedativo-hipnóticos eram comercializados com sucesso antes de 1960.

A separação parcial entre as propriedades sedativas, hipnóticas e anestésicas e as propriedades anticonvulsivantes características do *fenobarbital* levou à pesquisa de agentes com efeitos mais seletivos sobre as funções do SNC. Em consequência, foram desenvolvidos anticonvulsivantes relativamente não sedativos, especialmente a *fenitoína* e a *trimetadiona*, no final da década de 1930 e no início da década de 1940 (Cap. 20). O advento da *clorpromazina* e do *meprobamato* no início da década de 1950, com sua capacidade de amansar animais, e o desenvolvimento de métodos cada vez mais sofisticados para avaliar os efeitos comportamentais dos fármacos prepararam o terreno, na década de 1950, para síntese do *clordiazepóxido*. Sua introdução na medicina clínica, em 1961, deu início à era dos benzodiazepínicos. A maior parte dos benzodiazepínicos disponíveis no mercado foi selecionada pela sua alta potência ansiolítica, em relação à sua ação depressora da função do SNC. Todavia, todos os benzodiazepínicos possuem propriedades sedativo-hipnóticas em graus variáveis, que são extensamente exploradas na clínica, em particular para facilitar o sono. Em grande parte devido à sua capacidade notavelmente baixa de produzir depressão fatal do SNC (ou seja, altos índices terapêuticos), os benzodiazepínicos substituíram os barbitúricos como agentes sedativo-hipnóticos de escolha.

ACh: acetilcolina
ADME: absorção, distribuição, metabolismo e eliminação
ALA: ácido δ-aminolevulínico
AMPA: ácido α-amino-3-hidróxi-5-metil-4-isoxazolpropiônico
AOS: apneia obstrutiva do sono
CYP: citocromo P450
DPOC: doença pulmonar obstrutiva crônica
EEG: eletrencefalograma
FDA: Food and Drug Administration
GABA: ácido γ-aminobutírico
GI: gastrintestinal
GPCR: receptor acoplado à proteína G
5-HT: 5-hidroxitriptamina (serotonina)
IM: intramuscular
IV: intravenoso
ISRS: inibidor seletivo da recaptação de serotonina
LCS: líquido cerebrospinal
MT: melatonina
REM: movimento ocular rápido
SNC: sistema nervoso central

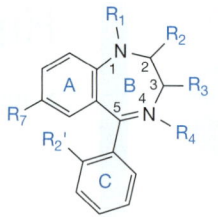

Figura 22-1 *Estrutura básica dos benzodiazepínicos.* O termo *benzodiazepina* refere-se à parte dessa estrutura que compreende o anel benzeno (A) fusionado a um anel diazepínico de sete membros (B). Como todos os benzodiazepínicos importantes contêm um substituinte 5-arila (anel C) e um anel 1,4-diazepina, o termo acabou significando as 5-aril-1,4-benzodiazepinas. Várias modificações na estrutura dos sistemas de anéis e substituintes produziram compostos com atividades semelhantes, incluindo o antagonista do receptor de benzodiazepínicos, o *flumazenil*, em que o anel C é substituído por uma função ceto na posição 5 e um substituinte metila é acrescentado na posição 4. Diversos compostos não benzodiazepínicos (p. ex., β-carbolinas, *zolpidem, eszopiclona*), juntamente com os benzodiazepínicos clássicos e o *flumazenil*, ligam-se ao receptor de benzodiazepínicos, um sítio alostérico no receptor de GABA$_A$ ionotrópico, uma estrutura pentamérica que forma um canal de Cl$^-$ estimulado por GABA.

fármacos sedativo-hipnóticos mais antigos e menos seguros, que causam depressão do SNC de maneira dependente da dose, produzindo progressivamente um espectro de respostas, desde sedação leve até coma e morte. Esses compostos sedativo-hipnóticos mais antigos compartilham essas propriedades com um grande número de substâncias químicas, incluindo anestésicos gerais (ver Cap. 24) e álcoois, mais notavelmente o etanol (ver Cap. 27). Os agentes sedativo-hipnóticos mais recentes, como os benzodiazepínicos e os fármacos Z, são mais seguros nesse aspecto.

Benzodiazepínicos

Todos os benzodiazepínicos de uso clínico promovem a ligação do importante neurotransmissor inibitório, o GABA, ao receptor de GABA$_A$, um canal condutor de ânions pentamérico e regulado por ligante (ver Figs. 16-5A e 16-11). Existe uma considerável heterogeneidade entre os receptores de GABA$_A$ humano; acredita-se que essa heterogeneidade possa contribuir para os inúmeros efeitos desses agentes *in vivo*. Como a composição das subunidades dos receptores governa as interações de vários moduladores alostéricos com esses canais, foram envidados esforços consideráveis para encontrar agentes que exibissem ações sobre um ou mais subtipos de receptores de GABA$_A$. Diversos mecanismos distintos de ação, que refletem a atuação de subunidades específicas do receptor de GABA$_A$, provavelmente contribuem para efeitos distintos dos vários benzodiazepínicos – os efeitos sedativo-hipnóticos, relaxantes musculares, ansiolíticos, amnésicos e anticonvulsivantes.

Embora os benzodiazepínicos exerçam efeitos clínicos qualitativamente similares, há, em seus espectros farmacodinâmicos e em suas propriedades farmacocinéticas, diferenças quantitativas que determinam vários padrões de aplicação terapêutica. Embora apenas os benzodiazepínicos utilizados principalmente para hipnose sejam discutidos de modo detalhado, este capítulo descreve as propriedades gerais do grupo e as diferenças importantes entre cada agente (Fig. 22-1) (ver também Caps. 18 e 20).

Alvo molecular dos benzodiazepínicos

Os benzodiazepínicos atuam nos receptores de GABA$_A$ por meio de sua ligação direta a um sítio específico, que é distinto do sítio de ligação do GABA (ver Fig. 16-11).

Receptor de GABA$_A$

O receptor de GABA$_A$ é o principal receptor inibitório no SNC. Trata-se de uma proteína transmembrana composta de cinco subunidades montadas em torno de um canal central condutor de ânions. Cada unidade é composta de um grande domínio aminoterminal extracelular, um domínio transmembrana que consiste em quatro segmentos transmembrana (M1-M4), um domínio intracelular que consiste em aminoácidos que conectam M3 e M4, e uma curta extremidade carboxiterminal. O segmento M2 de cada subunidade contribui para a formação do poro central condutor de ânions. O GABA liga-se nas interfaces de classes α e β de subunidades, enquanto os benzodiazepínicos ligam-se nas interfaces α/γ. As cinco subunidades derivam de 19 isoformas, de modo que o número de possíveis combinações pentaméricas é grande. O número de pentâmeros efetivamente expressos na natureza é incerto, mas provavelmente é da ordem de dezenas. O receptor de GABA$_A$ é um membro da superfamília de receptores com alça cys, incluindo a glicina, a 5-HT$_3$, os receptores nicotínicos de ACh e a proteína de ligação de ACh.

O pentâmero do receptor GABA$_A$ contém um único sítio de ligação de benzodiazepínicos, bem como outros sítios alostéricos nos quais diversos agentes sedativo-hipnótico-anestésicos exercem efeitos moduladores sobre a função do receptor GABA$_A$ (ver Cap. 16). As propriedades funcionais exatas do receptor pentamérico dependem da composição das subunidades e da disposição de cada uma delas, e essa heterogeneidade provavelmente contribui para a diversidade farmacológica dos efeitos dos benzodiazepínicos observados em estudos comportamentais, bioquímicos e funcionais, bem como para os efeitos seletivos dos compostos Z.

Efeitos dos benzodiazepínicos sobre eventos mediados pelo receptor GABA$_A$

Os benzodiazepínicos são mediadores alostéricos da função do receptor GABA$_A$ (Sieghart, 2015). Esses fármacos aumentam a afinidade do receptor GABA$_A$ pelo GABA e, portanto, intensificam as correntes de Cl$^-$ induzidas pelo GABA. Portanto, em termos de cinética de canais, os benzodiazepínicos aumentam a frequência de abertura do canal Cl$^-$ do receptor GABA$_A$ na presença de GABA (Nestler et al., 2020; Sigel e Steinmann, 2012). Os agonistas inversos no sítio de ligação dos benzodiazepínicos exercem o efeito oposto, reduzindo tanto a ligação do GABA quanto a frequência de abertura dos canais. Os antagonistas benzodiazepínicos (p. ex., *flumazenil*) bloqueiam competitivamente a ligação e o efeito dos agonistas e agonistas inversos benzodiazepínicos, porém não afetam suas próprias respostas induzidas por agentes que se ligam ao sítio de ligação do GABA (Nestler et al., 2020; Sigel e Steinmann, 2012).

Em termos farmacodinâmicos, os agonistas no sítio de ligação dos benzodiazepínicos deslocam a curva de concentração-resposta do GABA para a esquerda, enquanto os agonistas inversos a desviam para a direita. Ambos os efeitos são bloqueados por antagonistas (p. ex., *flumazenil*) que se ligam ao sítio de ligação dos benzodiazepínicos. A aplicação de um antagonista no sítio benzodiazepínico, na ausência de agonista ou de antagonista nesse mesmo sítio, não tem nenhum efeito sobre a curva de concentração de GABA-resposta. Os efeitos comportamentais e eletrofisiológicos dos benzodiazepínicos também podem ser reduzidos ou evitados por meio de tratamento prévio com antagonistas do sítio de ligação do GABA (p. ex., *bicuculina*). O notável perfil de segurança dos benzodiazepínicos provavelmente relaciona-se com o fato de que seus efeitos *in vivo* dependem da liberação pré-sináptica de GABA; quando aplicados na ausência de GABA, os benzodiazepínicos não ativam diretamente os receptores GABA$_A$. Em outras palavras, os benzodiazepínicos atuam exclusivamente como moduladores da função do receptor de GABA$_A$.

Os efeitos comportamentais e sedativos dos benzodiazepínicos podem ser atribuídos, em parte, à potencialização das vias GABAérgicas, que servem para regular a descarga dos neurônios contendo monoaminas; esses neurônios são conhecidos por promover a estimulação comportamental e são mediadores importantes dos efeitos inibitórios do medo e do castigo sobre o comportamento. Os efeitos inibitórios sobre a hipertonia muscular ou a disseminação da atividade convulsiva podem ser atribuídos à potencialização dos circuitos GABAérgicos inibitórios em vários níveis do neuroeixo. A magnitude dos efeitos produzidos pelos benzodiazepínicos varia amplamente, dependendo de fatores como os tipos de circuitos inibitórios em operação, a origem e a intensidade das aferências excitatórias e o modo pelo qual as manipulações experimentais foram realizadas e avaliadas. Assim, os benzodiazepínicos prolongam notavelmente o período que se segue à breve ativação de vias GABAérgicas recorrentes e durante o qual nem os estímulos excitatórios espontâneos nem os aplicados podem provocar descarga neuronal: esse efeito é revertido pelo antagonista do receptor GABA$_A$, a *bicuculina* (ver Fig. 16-8).

Benzodiazepínicos versus barbitúricos no receptor GABA$_A$

As duas classes de agentes, os barbitúricos e os benzodiazepínicos, diferem acentuadamente nas suas potências. Os barbitúricos atuam para aumentar a função do receptor GABA$_A$ em concentrações micromolares baixas, enquanto os benzodiazepínicos são consideravelmente mais potentes e ligam-se com afinidade da ordem de nanomolares. Tanto os benzodiazepínicos quanto os barbitúricos ligam-se a sítios alostéricos no receptor GABA$_A$ pentâmero e, portanto, aumentam as funções dos canais de Cl$^-$ estimulados por GABA. Entretanto, os barbitúricos também exercem um efeito adicional: em concentrações mais altas, esses fármacos ativam diretamente os receptores GABA$_A$. Além disso, quando testados com concentrações equivalentes efetivas de GABA, as concentrações máximas efetivas de barbitúricos produzem um aumento várias vezes maior na função dos receptores GABA$_A$ do que concentrações máximas efetivas de benzodiazepínicos. Esses dois fenômenos quase certamente contribuem para a depressão profunda e algumas vezes letal que os barbitúricos podem provocar no SNC. A ausência de ativação direta dos canais pelos benzodiazepínicos, a sua dependência da liberação pré-sináptica de GABA no receptor de GABA$_A$ e a sua capacidade limitada de aumentar a função dos receptores de GABA$_A$ provavelmente contribuem para a segurança desses agentes, em comparação com os barbitúricos.

Propriedades farmacológicas dos benzodiazepínicos

Os efeitos terapêuticos dos benzodiazepínicos resultam de suas ações sobre o SNC. Os mais proeminentes desses efeitos são sedação, hipnose, redução da ansiedade, relaxamento muscular, amnésia anterógrada e atividade anticonvulsivante. Apenas dois dos efeitos desses fármacos resultam de ações periféricas: a vasodilatação coronária, observada após administração intravenosa de doses terapêuticas de certos benzodiazepínicos, e o bloqueio neuromuscular, que se observa apenas com doses muito altas.

Efeitos no SNC

Embora os benzodiazepínicos modifiquem a atividade em todos os níveis do neuroeixo, algumas estruturas são preferencialmente afetadas. Todos os benzodiazepínicos apresentam perfis farmacológicos semelhantes. Entretanto, os fármacos diferem nas suas propriedades farmacocinéticas e farmacodinâmicas, de modo que a utilidade clínica de cada um deles varia consideravelmente. À medida que a dose de um benzodiazepínico é aumentada, a sedação progride para a hipnose e, daí, para o estupor. Apesar de a literatura clínica referir-se frequentemente aos efeitos e usos "anestésicos" de determinados benzodiazepínicos, esses fármacos não produzem uma verdadeira anestesia geral; a consciência geralmente persiste, e não se pode obter uma ausência de resposta a um estímulo nocivo o suficiente para possibilitar a realização de cirurgia. Todavia, em doses "pré-anestésicas", ocorre amnésia para eventos que acontecem após a administração do fármaco. Embora tenham sido feitas tentativas consideráveis de separar as ações ansiolíticas dos benzodiazepínicos de seus efeitos sedativo-hipnóticos, distinguir entre esses comportamentos ainda é problemático. É difícil efetuar uma medição acurada da ansiedade e da sedação nos seres humanos, e a validade dos modelos animais para medida da ansiedade e da sedação é incerta.

Embora tenham sido observados efeitos analgésicos dos benzodiazepínicos em animais de laboratório, os seres humanos exibem apenas analgesia transitória após a administração intravenosa. Tais efeitos podem, na verdade, estar relacionados com a produção de amnésia. Diferentemente dos barbitúricos, os benzodiazepínicos não causam hiperalgesia.

Tolerância Embora a maioria dos pacientes que ingerem benzodiazepínicos de modo crônico descreva que a sonolência desaparece em poucos dias, não é comum observar uma tolerância ao comprometimento que ocorre em algumas medidas do desempenho psicomotor (p. ex., rastreamento visual). O desenvolvimento de tolerância aos efeitos ansiolíticos dos benzodiazepínicos continua sendo um assunto de debate. Muitos pacientes utilizam uma dose de manutenção bastante constante; aumentos ou reduções nas doses parecem corresponder a mudanças em problemas ou estresses percebidos. Por outro lado, outros pacientes ou não reduzem a dose quando há alívio do estresse ou a aumentam continuamente. Tal comportamento pode estar associado ao desenvolvimento de dependência ao fármaco (ver Cap. 28).

Alguns benzodiazepínicos induzem hipotonia muscular sem interferir na locomoção normal e podem diminuir a rigidez em pacientes com paralisia cerebral. O *clonazepam* em doses não sedativas produz relaxamento muscular, o que não ocorre com o *diazepam* e a maioria dos outros benzodiazepínicos. Ocorre tolerância aos efeitos relaxantes musculares e atáxicos desses fármacos.

Em condições experimentais, os benzodiazepínicos inibem a atividade convulsiva induzida pelo *pentilenotetrazol* ou pela *picrotoxina*, porém suprimem as convulsões induzidas por *estricnina* ou por eletrochoques máximos somente em doses que também comprometem gravemente a atividade locomotora. O *clonazepam, o nitrazepam e o nordazepam* possuem maior atividade anticonvulsivante seletiva do que a maioria dos outros benzodiazepínicos. Os benzodiazepínicos também suprimem as convulsões fóticas em babuínos e as convulsões por abstinência alcoólica em seres humanos. Entretanto, o desenvolvimento de tolerância aos efeitos anticonvulsivantes limitou a sua utilidade no tratamento dos distúrbios convulsivos recorrentes em seres humanos (ver Cap. 20).

Efeitos no eletrencefalograma e nos estágios do sono Os efeitos dos benzodiazepínicos sobre o EEG de vigília lembram os de outros fármacos sedativo-hipnóticos. A atividade alfa é reduzida, mas há um aumento na atividade de baixa voltagem. Ocorre também tolerância a esses efeitos. Em relação ao sono, foram observadas algumas diferenças nos padrões de efeitos exercidos pelos vários benzodiazepínicos, porém os usuários desses fármacos geralmente relatam uma sensação de sono profundo e restaurador. Os benzodiazepínicos, especialmente quando usados pela primeira vez, diminuem a latência do sono, o número de despertares e o tempo gasto no estágio zero (um estágio de vigília). Eles também produzem um aumento do limiar do despertar do sono. O tempo no estágio 1 (sonolência descendente) geralmente diminui e há uma proeminente redução do tempo gasto no sono de ondas lentas (estágios 3 e 4). A maioria dos benzodiazepínicos aumenta a latência desde o início do sono em fusos até o primeiro episódio de sono de REM. Normalmente, o tempo gasto no sono REM é reduzido, porém o número de ciclos de sono REM aumenta, principalmente de modo tardio no decorrer do sono. O *zolpidem* e a *zaleplona* suprimem o sono REM de modo menos extenso do que os benzodiazepínicos, podendo, portanto, ser superiores a estes últimos para uso como hipnóticos (Dujardin et al., 1998).

A despeito do encurtamento do estágio 4 e do sono REM, a administração de benzodiazepínicos tipicamente prolonga o tempo total de sono ao aumentar o tempo gasto no estágio 2, que é a principal fração do sono não REM. O efeito é maior em indivíduos com os tempos basais de sono total mais curtos. Além disso, apesar do maior número de ciclos REM, o número de deslocamentos para estágios de sono mais leve (1 e 0) e a quantidade de movimentos corporais diminuem com o uso de benzodiazepínicos. Os picos noturnos da secreção de hormônio de crescimento, prolactina e hormônio luteinizante não são afetados. Durante o uso noturno crônico de benzodiazepínicos, os efeitos sobre os vários estágios do sono habitualmente declinam em poucas noites. Quando o uso é interrompido, o padrão de alterações induzidas pelo fármaco nos parâmetros do sono tem possibilidade de sofrer um "rebote", podendo ser especialmente proeminente um aumento na quantidade e na densidade de sono REM. Se a dose não tiver sido excessiva, os pacientes de modo geral notarão apenas um encurtamento do tempo de sono, em vez de uma exacerbação da insônia.

Efeitos sistêmicos

Respiração Os benzodiazepínicos administrados em doses hipnóticas não têm qualquer efeito sobre a respiração de indivíduos normais; entretanto, é preciso ter cuidado especial no tratamento de crianças e indivíduos com comprometimento da função hepática ou pulmonar. Em doses mais altas, como as usadas para medicação pré-anestésica ou para endoscopia, os benzodiazepínicos deprimem levemente a ventilação alveolar e causam acidose respiratória, não como consequência da redução do estímulo hipercápnico, mas sim do estímulo hipóxico; esses efeitos são maiores em pacientes com DPOC, o que pode resultar em hipoxia alveolar e narcose por CO_2. Eles podem causar apneia durante a anestesia ou quando administrados com opioides. Os pacientes gravemente intoxicados por benzodiazepínicos necessitam de assistência respiratória apenas quando ingerirem também outra substância depressora do SNC, mais comumente etanol.

Doses hipnóticas de benzodiazepínicos podem piorar os distúrbios respiratórios relacionados ao sono por afetarem de maneira adversa o controle sobre os músculos das vias respiratórias superiores ou diminuírem a resposta ventilatória ao CO_2. Este último efeito pode causar hipoventilação e hipoxemia em alguns pacientes com DPOC grave. Em pacientes com AOS, as doses hipnóticas de benzodiazepínicos podem diminuir o tônus muscular nas vias respiratórias superiores e exagerar o impacto dos episódios de apneia sobre a hipoxia alveolar, a hipertensão pulmonar e a carga ventricular cardíaca. Além disso, os benzodiazepínicos podem promover o surgimento de episódios de apneia durante o sono REM (associados a decréscimos na saturação de O_2) em pacientes que estão se recuperando de um infarto do miocárdio. Entretanto, não há descrição de qualquer impacto desses fármacos sobre a sobrevivência de pacientes com doença cardíaca.

Sistema cardiovascular Os efeitos cardiovasculares dos benzodiazepínicos são mínimos em indivíduos normais, exceto nos casos de intoxicação grave (ver discussão anterior sobre efeitos adversos em pacientes com distúrbios obstrutivos do sono e doença cardíaca). Em doses pré-anestésicas, todos os benzodiazepínicos diminuem a pressão arterial e aumentam a frequência cardíaca. Com o *midazolam*, os efeitos parecem ser secundários a uma redução da resistência periférica; entretanto, com o *diazepam*, os efeitos resultam de uma diminuição no trabalho ventricular esquerdo e no débito cardíaco. O *diazepam* aumenta o fluxo coronário, possivelmente porque provoca um aumento das concentrações intersticiais de adenosina; o acúmulo desse metabólito cardiodepressor também pode explicar os efeitos inotrópicos negativos do fármaco. Em grandes doses, o *midazolam* diminui consideravelmente o fluxo sanguíneo e a assimilação de O_2 do cérebro.

Trato GI Alguns gastrenterologistas julgam que os benzodiazepínicos são capazes de melhorar uma variedade de distúrbios GI "relacionados com a ansiedade". Há poucas evidências de ação direta. Embora o *diazepam* diminua acentuadamente a secreção gástrica noturna nos seres humanos, outras classes de fármacos são consideravelmente mais efetivas nos distúrbios ácido-pépticos (ver Cap. 53).

ADME

Todos os benzodiazepínicos sofrem absorção completa, com exceção do *clorazepato*. Esse fármaco é rapidamente descarboxilado no suco gástrico a *N*-desmetildiazepam (nordazepam), que subsequentemente sofre absorção completa. Os fármacos que agem sobre os receptores de benzodiazepínicos podem ser divididos em quatro categorias, com base em suas $t_{1/2}$ de eliminação:

- Benzodiazepínicos de ação ultracurta
- Agentes de ação curta ($t_{1/2} < 6$ h), incluindo *midazolam*, *triazolam*, *remimazolam*, o não benzodiazepínico *zolpidem* ($t_{1/2}$ ~2 h) e a *eszopiclona* ($t_{1/2}$, 5-6 h)
- Agentes de ação intermediária ($t_{1/2}$ 6-24 h), incluindo *estazolam* e *temazepam*
- Agentes de ação longa ($t_{1/2} > 24$ h), incluindo *flurazepam*, *diazepam* e *quazepam*

O *flurazepam* em si apresenta uma $t_{1/2}$ curta (~2,3 h), porém um importante metabólito ativo, o *N*-des-alquil-flurazepam, tem vida longa ($t_{1/2}$ 47-100 h); essas características complicam a classificação de determinados benzodiazepínicos.

Os benzodiazepínicos e seus metabólitos ativos ligam-se às proteínas plasmáticas. A extensão da ligação correlaciona-se fortemente com o coeficiente de partição óleo:água e varia de cerca de 70% para o *alprazolam* até quase 99% para o *diazepam*. As concentrações desses agentes no LCS aproximam-se das concentrações dos fármacos livres no plasma. A captação dos benzodiazepínicos ocorre rapidamente no cérebro e em outros órgãos de alta perfusão após administração intravenosa (ou após administração oral de um composto rapidamente absorvido); essa rápida captação é seguida de uma fase de redistribuição para dentro dos tecidos menos perfundidos, porém espaçosos, particularmente os músculos e a gordura (ver Tab. 2-2 e Fig. 2-4). A redistribuição é mais rápida para os benzodiazepínicos com coeficientes de partição óleo:água mais altos. As cinéticas de redistribuição do *diazepam* e de outros benzodiazepínicos lipofílicos tornam-se mais complexas pela existência de circulação entero-hepática. Esses fármacos cruzam a barreira placentária e são secretados pelo leite materno.

Os benzodiazepínicos são, em sua maioria, extensamente metabolizados pelas enzimas hepáticas do CYP, particularmente pelas CYP 3A4 e 2C19. Alguns benzodiazepínicos, como o *oxazepam*, não são metabolizados por CYP, porém conjugados diretamente por enzimas de fase 2. A *eritromicina*, a *claritromicina*, o *ritonavir*, o *itraconazol*, o *cetoconazol*, a *nefazodona* e o suco de pomelo (*grapefruit*) são exemplos de inibidores da CYP3A4 (ver Cap. 5) que podem afetar a taxa de metabolismo dos benzodiazepínicos. Os benzodiazepínicos não induzem significativamente os CYP hepáticos, de modo que a sua administração prolongada habitualmente não afeta o metabolismo desses agentes ou de outros fármacos. A cimetidina e os contraceptivos orais inibem a *N*-desalquilação e a 3-hidroxilação dos benzodiazepínicos. O etanol, a *isoniazida* e a *fenitoína* são menos efetivos nesse aspecto. Essas reações de fase 1 são geralmente reduzidas em maior grau em pacientes idosos e naqueles com doença hepática crônica do que as reações que envolvem conjugação.

Os metabólitos ativos de alguns benzodiazepínicos são biotransformados mais lentamente do que os compostos originais; assim, a duração de ação de muitos benzodiazepínicos tem pouca relação com a $t_{1/2}$ de eliminação do fármaco original. Por outro lado, a taxa de biotransformação de fármacos inativados pela reação metabólica inicial constitui um importante determinante de sua duração de ação; exemplos incluem o *oxazepam*, o *lorazepam*, o *temazepam*, o *triazolam* e o *midazolam*.

Compreender o metabolismo dos benzodiazepínicos pode parecer intimidador, mas ele pode ser organizado em torno de alguns princípios básicos. O metabolismo dos benzodiazepínicos ocorre em três estágios principais. Esses estágios e as relações entre os fármacos e seus metabólitos são mostrados na Tabela 22-1.

Para os benzodiazepínicos que apresentam um substituinte na posição 1 (ou 2) do anel diazepínico, a *primeira fase* do metabolismo envolve a modificação ou a remoção do substituinte. Os produtos finais são compostos *N*-desalquilados biologicamente ativos. As exceções são

TABELA 22-1 ■ ESTÁGIOS METABÓLICOS E RELAÇÕES ENTRE ALGUNS DOS BENZODIAZEPÍNICOS[a]

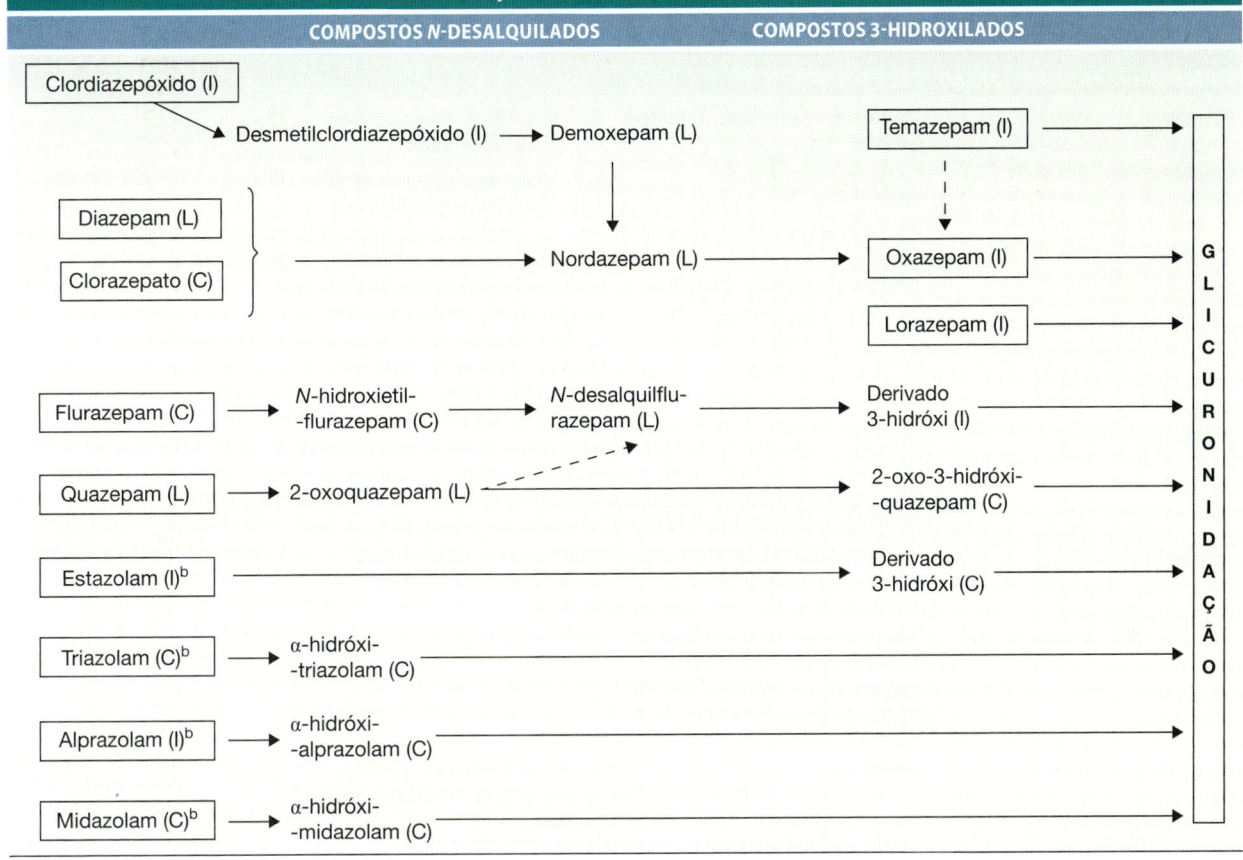

	COMPOSTOS N-DESALQUILADOS		COMPOSTOS 3-HIDROXILADOS	
Clordiazepóxido (I) → Desmetilclordiazepóxido (I) → Demoxepam (L)			Temazepam (I)	
Diazepam (L), Clorazepato (C) → Nordazepam (L)			Oxazepam (I)	G
			Lorazepam (I)	L
Flurazepam (C) → N-hidroxietil-flurazepam (C) → N-desalquilflurazepam (L)			Derivado 3-hidróxi (I)	I C U R O N I D A Ç Ã O
Quazepam (L) → 2-oxoquazepam (L)			2-oxo-3-hidróxi-quazepam (C)	
Estazolam (I)[b]			Derivado 3-hidróxi (C)	
Triazolam (C)[b] → α-hidróxi-triazolam (C)				
Alprazolam (I)[b] → α-hidróxi-alprazolam (C)				
Midazolam (C)[b] → α-hidróxi-midazolam (C)				

[a]Os compostos nos retângulos são comercializados nos Estados Unidos. As meias-vidas aproximadas dos vários compostos estão indicadas entre parênteses; C (ação curta), $t_{1/2} < 6$ h; I (ação intermediária), $t_{1/2} = 6$-24 h; L (ação longa), $t_{1/2} = > 24$ h. Com exceção do clorazepato, todos os compostos são biologicamente ativos; a atividade do 3-hidroxidesalquilflurazepam não foi determinada. O clonazepam (que não é mostrado) é um composto N-desalquil, que é metabolizado principalmente por redução do grupo 7-NO$_2$ à amina correspondente (inativa), seguida de acetilação; sua $t_{1/2}$ é de 20-40 h.
[b]Consulte o texto para uma discussão sobre outras vias de metabolismo.

o *triazolam*, o *alprazolam*, o *estazolam* e o *midazolam*, que contêm um anel triazol ou imidazol fusionado e são α-hidroxilados.

A *segunda fase* do metabolismo envolve a hidroxilação na posição 3 e também habitualmente resulta em um derivado ativo (p. ex., o *oxazepam* a partir do *nordazepam*). Essas reações têm taxas habitualmente muito mais lentas que as do primeiro estágio ($t_{1/2} > 40$-50 h), de tal modo que não ocorre um apreciável acúmulo de produtos hidroxilados com substituintes intactos na posição 1. Há duas importantes exceções a essa regra: em primeiro lugar, pequenas quantidades de *temazepina* acumulam-se durante a administração crônica de *diazepam*; e, em segundo lugar, após a substituição do S pelo O no *quazepam*, a maior parte do 2-oxoquazepam resultante é lentamente hidroxilado na posição 3, sem remoção do grupo N-alquila. Entretanto, apenas pequenas quantidades do derivado 3-hidroxila se acumulam durante a administração crônica de *quazepam*, pois esse composto é conjugado a uma taxa extraordinariamente rápida. Em contraste, o N-desalquilflurazepam formado pela via metabólica "menor" acumula-se durante a administração de *quazepam* e contribui significativamente para o efeito clínico global.

A *terceira fase* principal do metabolismo é a conjugação dos compostos 3-hidroxila, principalmente com ácido glicurônico; os valores de $t_{1/2}$ dessas reações são geralmente de cerca de 6 a 12 horas, e os produtos são sempre inativos. A conjugação é apenas uma das principais vias de metabolismo do *oxazepam* e do *lorazepam* e é a via preferencial para o *temazepam*, por conta da conversão mais lenta desse composto em *oxazepam*. O *triazolam* e o *alprazolam* são metabolizados principalmente por uma hidroxilação inicial do grupo metila sobre o anel triazol fusionado; a ausência de um resíduo de cloro no anel C do *alprazolam* reduz significativamente essa reação. Os produtos, às vezes denominados *compostos α-hidroxilados*, são bastante ativos, mas metabolizados de forma muito rápida, principalmente por conjugação com o ácido glicurônico, de modo que não há acúmulo apreciável dos metabólitos ativos. O anel triazol fusionado do estazolam carece de um grupo metila e é hidroxilado apenas em extensão limitada; a principal via de metabolismo envolve a formação do derivado 3-hidroxila. Os derivados hidroxila correspondentes do *triazolam* e do *alprazolam* também se formam em uma escala significativa. Comparada com a dos compostos sem o anel triazol, a taxa dessa reação para os três fármacos é extraordinariamente rápida, e os compostos 3-hidroxila são rapidamente conjugados ou oxidados de forma adicional a derivados benzofenônicos antes da excreção.

O *midazolam* é metabolizado rapidamente, principalmente por hidroxilação do grupo metila no anel imidazol fusionado; formam-se apenas pequenas quantidades de compostos 3-hidroxila. O composto α-hidroxilado, que tem uma atividade biológica apreciável, é eliminado após a conjugação com ácido glicurônico, com $t_{1/2}$ de 1 hora. Já foi observado um acúmulo variável e por vezes substancial desse metabólito durante a infusão intravenosa (Oldenhof et al., 1988).

Os anéis aromáticos (A e C) dos benzodiazepínicos são hidroxilados apenas em pequena extensão. O único metabolismo importante nesses locais é a redução dos substituintes 7-nitro do *clonazepam*, do *nitrazepam* e do *flunitrazepam*; as $t_{1/2}$ dessas reações são habitualmente de 20 a 40 horas. As aminas resultantes são inativadas e acetiladas em vários graus antes da excreção.

Usos terapêuticos

A Tabela 22-2 fornece um resumo dos usos terapêuticos e das vias de administração dos benzodiazepínicos comercializados nos Estados

TABELA 22-2 ■ USOS TERAPÊUTICOS DOS BENZODIAZEPÍNICOS

COMPOSTO	VIAS DE ADMINISTRAÇÃO	USOS TERAPÊUTICOS[a]	COMENTÁRIOS	$t_{1/2}$ (h)[b]	DOSE SEDATIVO-HIPNÓTICA HABITUAL, mg[c]
Alprazolam	Oral	Transtornos de ansiedade, agorafobia (off-label)	Os sintomas de abstinência podem ser especialmente graves	12 ± 2	–
Clordiazepóxido	Oral, IM, IV	Transtornos de ansiedade, tratamento da abstinência de álcool, pré-medicação anestésica (off-label)	Ação longa e que determina retirada gradual por causa dos metabólitos ativos	$10 \pm 3,4$	50-100, 1-4×/dia[d] (uma vez ao dia para o sono)
Clobazam	Oral	Tratamento adjuvante das convulsões associadas à síndrome de Lennox-Gastaut (uso aprovado nos Estados Unidos), outros tipos de epilepsia, transtornos de ansiedade	Metabólito ativo com $t_{1/2}$ de 71-82 h; desenvolvimento de tolerância aos efeitos anticonvulsivantes; não é recomendado para pacientes com comprometimento hepático grave; reduzir a dose e titular nos metabolizadores fracos da CYP2C19	36-42	–
Clonazepam	Oral	Distúrbios convulsivos, transtorno de pânico, tratamento adjuvante na mania aguda e em determinados distúrbios do movimento (off-label)	Surge tolerância aos efeitos anticonvulsivantes	23 ± 5	0,25-0,5 (hipnótico)
Clorazepato	Oral	Transtornos de ansiedade, distúrbios convulsivos, tratamento da abstinência de álcool	Profármaco; a atividade se deve à formação de nordazepam durante a absorção	$2 \pm 0,9$	3,75-20, 2-4×/dia[d]
Diazepam	Oral, IM, IV, retal	Transtornos de ansiedade, abstinência de álcool, estado de mal epiléptico, relaxamento do músculo esquelético, pré-medicação anestésica, doença de Ménière (off-label)	Protótipo dos benzodiazepínicos	43 ± 13	5-10, a cada 4 h
Estazolam	Oral	Insônia	Contém um anel triazol; os efeitos adversos podem ser semelhantes aos do triazolam	10-24	1-2
Flurazepam	Oral	Insônia	Metabólitos ativos acumulam-se com o uso crônico	74 ± 24	15-30
Lorazepam	Oral, IM, IV	Transtornos de ansiedade, abstinência de álcool, pré-medicação anestésica, distúrbios convulsivos	Metabolizado somente por conjugação	14 ± 5	1-4
Midazolam	Oral, IV, IM	Pré-medicação anestésica e intraoperatória, transtornos de ansiedade, agitação, abstinência de álcool, distúrbios convulsivos (off-label)	Rapidamente inativado	$1,9 \pm 0,6$	1-5[e]
Oxazepam	Oral	Transtornos de ansiedade, abstinência de álcool	Metabolizado somente por conjugação	$8,0 \pm 2,4$	15-30, 3-4×/dia[d]
Quazepam	Oral	Insônia	Metabólitos ativos acumulam-se com o uso crônico	39	7,5-15
Remimazolam	IV	Usado como sedativo durante procedimentos clínicos de 30 min ou menos de duração	Inativado muito rapidamente	0,6-0,9	5
Temazepam	Oral	Insônia	Metabolizado principalmente por conjugação	11 ± 6	7,5-30
Triazolam	Oral	Insônia	Rapidamente inativado; pode causar efeitos adversos inoportunos diurnos	$2,9 \pm 1,0$	0,125-0,5

[a]Os usos terapêuticos são exemplos para ressaltar que os benzodiazepínicos podem ser usados, em sua maioria, de modo intercambiável. Em geral, os usos terapêuticos de um determinado benzodiazepínico relacionam-se com a sua $t_{1/2}$ e podem não condizer com as indicações com as quais é comercializado. Esse assunto é abordado mais extensamente no texto.
[b]A meia-vida do metabólito ativo pode ser diferente. Ver Apêndice II para informações adicionais.
[c]Para informações adicionais acerca das doses, ver Capítulo 24 (anestesia), Capítulo 18 (ansiedade) e Capítulo 20 (distúrbios convulsivos).
[d]Aprovado como sedativo-hipnótico apenas para o tratamento da abstinência de álcool; as doses para indivíduos não tolerantes devem ser menores.
[e]As doses recomendadas variam consideravelmente com o uso específico, com a condição de cada paciente e com a administração concomitante de outros fármacos.

Unidos. A maior parte dos benzodiazepínicos pode ser usada de modo intercambiável. Por exemplo, o *diazepam* pode ser usado no tratamento dos sintomas da abstinência de álcool, e a maioria dos benzodiazepínicos atua como hipnótico. Os benzodiazepínicos úteis como anticonvulsivantes têm $t_{1/2}$ longa, e a entrada rápida no cérebro é necessária para a eficácia no tratamento do estado de mal epiléptico. Os agentes usados contra a ansiedade, por sua vez, devem ter uma $t_{1/2}$ longa a despeito da desvantagem trazida pelo risco de déficits neuropsicológicos causados pelo seu acúmulo. Para uma medicação de sono hipnótico, a condição ideal é ter um rápido início de ação quando o medicamento é tomado ao deitar, uma ação prolongada o suficiente para manter o sono durante a noite e a ausência de qualquer ação residual na manhã seguinte. Na prática, existem algumas desvantagens no uso de agentes que apresentam uma taxa de desaparecimento relativamente rápida, como o *triazolam*, incluindo a insônia nas primeiras horas da manhã, apresentada por alguns pacientes, e a maior probabilidade de insônia de rebote com a suspensão do fármaco. Com uma seleção cuidadosa das doses, o *flurazepam* e outros benzodiazepínicos com taxas de eliminação mais lentas que as do *triazolam* podem ser empregados de modo eficaz.

O *remimazolam* é um benzodiazepínico que recebeu aprovação da FDA em 2020 para a indução e manutenção da sedação durante procedimentos cirúrgicos de 30 min ou menos de duração. Tem vantagens sobre o *midazolam*, outro agente de ação curta, visto que apresenta início mais rápido e menor duração de ação; essa duração de ação mais curta deve-se ao rápido metabolismo, proporcionando uma recuperação mais rápida do paciente. À semelhança de outros benzodiazepínicos, os efeitos do *remimazolam* podem ser revertidos pelo *flumazenil*. As possíveis reações adversas consistem em hipoxia, hipotensão diastólica ou hipertensão diastólica ou sistólica.

Efeitos adversos

Em concentrações plasmáticas máximas, as doses hipnóticas de benzodiazepínicos causam graus variáveis de tontura, lassidão, aumento do tempo de reação, falta de coordenação motora, comprometimento das funções mentais e motoras, confusão e amnésia anterógrada. A cognição parece ser menos afetada do que o desempenho motor. *Todos esses efeitos podem comprometer de forma significativa a capacidade de conduzir veículos e outras habilidades psicomotoras, especialmente quando combinados aos efeitos do etanol.* Quando o fármaco é administrado na hora de dormir, a persistência desses efeitos nas horas que se seguem ao despertar constitui um efeito adverso. Esses efeitos residuais, relacionados com a dose, podem ter caráter insidioso, porque a maior parte dos indivíduos subestima o grau de seu comprometimento. Pode ocorrer também sonolência diurna residual, embora a terapia farmacológica bem-sucedida possa reduzir a sonolência diurna decorrente da insônia crônica. Em geral, a intensidade e a incidência da toxicidade do SNC aumentam com a idade (Monane, 1992). Outros efeitos colaterais comuns dos benzodiazepínicos são fraqueza, cefaleia, visão borrada, vertigem, náuseas e vômitos, desconforto epigástrico e diarreia; a ocorrência de dores articulares e torácicas e incontinência é muito mais rara. Às vezes, os benzodiazepínicos anticonvulsivantes aumentam a frequência de convulsões em pacientes com epilepsia.

Pode ocorrer uma ampla variedade de reações alérgicas, hepatotóxicas e hematológicas graves aos benzodiazepínicos, mas a incidência é baixa; essas reações foram associadas ao uso de *flurazepam, triazolam* e *temazepam*. Grandes doses tomadas antes ou durante o trabalho de parto podem causar hipotermia, hipotonia e leve depressão respiratória no neonato. O uso abusivo por parte da gestante pode resultar em síndrome de abstinência no neonato.

Efeitos psicológicos adversos

Algumas vezes, os benzodiazepínicos podem causar efeitos paradoxais. O *flurazepam* aumenta ocasionalmente a incidência de pesadelos – em particular durante a primeira semana de uso – e às vezes causa tagarelice, ansiedade, irritabilidade, taquicardia e sudorese. A ocorrência de amnésia, euforia, inquietação, alucinações, sonambulismo, soniloquio, outros comportamentos complexos e comportamento hipomaníaco já foi descrita durante o uso de vários benzodiazepínicos. Podem ocorrer comportamento bizarro e desinibido em alguns usuários, hostilidade e raiva em outros; em seu conjunto, essas reações são algumas vezes designadas como *reações de desinibição* ou *descontrole*. O uso desses agentes ocasionalmente também é acompanhado de paranoia, depressão e ideação suicida. Essas reações paradoxais ou de desinibição são raras e parecem estar relacionadas com a dose. Devido a relatos de maior incidência de confusão e comportamentos anormais, o *triazolam* foi proibido no Reino Unido. A FDA declarou o *triazolam* como fármaco seguro e efetivo em doses baixas, de 0,125 a 0,25 mg.

O uso prolongado de benzodiazepínicos está associado a um risco de desenvolvimento de dependência e abuso (Woods et al., 1992). Pode-se observar o desenvolvimento de dependência leve em muitos pacientes que tomaram doses terapêuticas de benzodiazepínicos de forma regular por períodos prolongados, porém não na mesma extensão daquela observada com sedativos mais antigos e outras substâncias reconhecidas de abuso (ver Cap. 28; Uhlenhuth et al., 1999). Os sintomas de abstinência podem incluir a intensificação temporária dos problemas que originalmente levaram ao uso (p. ex., insônia e ansiedade). Podem ocorrer também disforia, irritabilidade, sudorese, sonhos desagradáveis, tremores, anorexia e síncope ou tontura, particularmente quando a retirada do benzodiazepínico é feita de maneira abrupta. Por esse motivo, é prudente reduzir gradualmente as doses, quando o tratamento está para ser interrompido. Apesar de seus efeitos adversos, os benzodiazepínicos são relativamente seguros, e os casos fatais são raros, a não ser que outros fármacos sejam tomados concomitantemente. O etanol é um contribuinte comum para as mortes envolvendo o uso de benzodiazepínicos, e o coma verdadeiro é incomum na ausência de outros depressores do SNC. Embora a superdosagem de um benzodiazepínico raramente provoque depressão cardiovascular ou respiratória grave, as doses terapêuticas podem comprometer ainda mais a respiração em pacientes com DPOC ou AOS. Um tipo diferente de abuso de benzodiazepínicos inclui o uso do *flunitrazepam* (não licenciado para uso nos Estados Unidos) como "boa noite Cinderela".

Interações medicamentosas

Exceto pelos seus efeitos aditivos com o de outros fármacos sedativos ou hipnóticos, os relatos de interações farmacodinâmicas de importância clínica entre os benzodiazepínicos e outros fármacos não são frequentes. Em alguns casos, os benzodiazepínicos são usados na pré-medicação de pacientes cirúrgicos ou odontológicos antes da indução da anestesia, em grande parte para diminuir a ansiedade, mas também para produzir sedação leve. Nesse caso, os efeitos amnésicos dos benzodiazepínicos são desejáveis. O *midazolam*, com seu início de ação muito rápido e seu metabólito inativo, é, no momento atual, o ansiolítico pré-operatório predominantemente usado. Uma interação farmacodinâmica indesejável envolve o uso do *valproato* e de benzodiazepínicos em combinação, o que pode causar episódios psicóticos. Um exemplo de interação farmacocinética é o etanol que aumenta a taxa de absorção dos benzodiazepínicos e, portanto, a depressão do SNC associada.

Novos agonistas do sítio receptor de benzodiazepínicos

Os hipnóticos nessa classe são comumente chamados de "compostos Z". Incluem *zolpidem, zaleplona, zopiclona* (não comercializada nos Estados Unidos) e *eszopiclona*, que é o enantiômero S(+) da *zopiclona* (Huedo-Medina et al., 2012) e está disponível nos Estados Unidos. Embora os compostos Z não sejam estruturalmente relacionados uns com os outros e com os benzodiazepínicos, sua eficácia terapêutica como hipnóticos deve-se aos efeitos agonistas no sítio benzodiazepínico do receptor $GABA_A$ (Hanson et al., 2008). Em comparação com os benzodiazepínicos, os compostos Z são menos eficazes como anticonvulsivantes ou relaxantes musculares, o que pode estar relacionado à sua relativa seletividade para receptores $GABA_A$ que contém a subunidade α_1. Durante a última década, os compostos Z substituíram amplamente os benzodiazepínicos no tratamento da insônia. Os compostos Z foram inicialmente promovidos como tendo menos potencial para dependência e abuso do que os benzodiazepínicos tradicionais. Entretanto, com base na experiência clínica após comercialização com a *zopiclona* e o *zolpidem*, pode-se esperar tolerância e dependência física durante o uso prolongado dos compostos Z, particularmente em doses mais altas. Os fármacos Z são classificados como fármacos de classe IV nos Estados Unidos, o que indica uma preocupação quanto à propensão ao abuso, semelhante àquela dos benzodiazepínicos. A apresentação clínica da superdosagem com compostos Z assemelha-se à da superdosagem de benzodiazepínicos e pode ser tratada com o antagonista do sítio receptor de benzodiazepínicos, o *flumazenil*.

Zaleplona

A *zaleplona* é um membro da classe das pirazolopirimidinas. A zaleplona liga-se de modo preferencial ao sítio de ligação dos benzodiazepínicos nos receptores $GABA_A$ que contêm a subunidade α_1. Sofre rápida absorção e alcança concentrações plasmáticas máximas em cerca de 1 hora. A sua biodisponibilidade é de cerca de 30%, devido ao metabolismo pré-sistêmico. É metabolizada, em grande parte, pela aldeído-oxidase e, em menor extensão, pela CYP3A4. A sua $t_{1/2}$ é curta, de cerca de 1 hora. Os metabólitos oxidativos da *zaleplona* são convertidos em glicuronídeos e eliminados na urina. Menos de 1% da *zaleplona* é excretado de modo inalterado; nenhum de seus metabólitos é farmacologicamente ativo. A *zaleplona* é geralmente administrada em doses de 5, 10 ou 20 mg (Dooley e Plosker, 2000). Os indivíduos tratados com *zaleplona* que apresentam insônia crônica ou transitória têm períodos mais curtos de latência do sono.

Zolpidem

O *zolpidem* é um sedativo-hipnótico imidazopiridínico. Suas ações decorrem dos efeitos agonistas no sítio receptor de benzodiazepínicos nos receptores $GABA_A$ e, em geral, assemelham-se às dos benzodiazepínicos. O fármaco tem pouco efeito sobre os estágios do sono nos indivíduos normais. Mostra-se efetivo na redução da latência do sono e no prolongamento do tempo de sono total em pacientes com insônia. Após a sua interrupção, foi relatado que os efeitos benéficos sobre o sono persistem por até uma semana, porém pode ocorrer insônia de rebote leve na primeira noite após a sua interrupção. O *zolpidem* está aprovado apenas para tratamento de curto prazo da insônia. Todavia, a tolerância e a dependência física são raras (Morselli, 1993). Em doses terapêuticas (5-10 mg), o *zolpidem* raramente produz sedação diurna residual ou amnésia; a incidência de outros efeitos adversos também é baixa. À semelhança dos benzodiazepínicos, as grandes superdosagens de *zolpidem* não provocam depressão respiratória grave, a não ser que outros agentes também sejam ingeridos (p. ex., etanol). As doses hipnóticas aumentam a hipoxia e a hipercapnia de pacientes com AOS.

O *zolpidem* é prontamente absorvido pelo trato GI; o metabolismo hepático de primeira passagem resulta em biodisponibilidade oral de cerca de 70% (mais baixa quando o fármaco é ingerido com alimentos). É eliminado quase inteiramente por conversão a produtos inativos no fígado, em grande parte por oxidação dos grupos metila existentes sobre os anéis fenila e imidazopiridina aos correspondentes ácidos carboxílicos. Sua $t_{1/2}$ plasmática normalmente é de cerca de 2 horas, porém esse valor pode aumentar 2 vezes ou mais em indivíduos com cirrose e também tende a ser maior nos pacientes idosos, exigindo um ajuste da dose. Embora pouco ou nenhum *zolpidem* inalterado seja encontrado na urina, a eliminação é mais lenta em pacientes com insuficiência renal crônica; o maior tempo de eliminação deve-se, em grande parte, a um aumento de seu volume aparente de distribuição.

Comparação da zaleplona com o zolpidem

A *zaleplona* e o *zolpidem* são eficazes no alívio da insônia do início do sono. Ambos os fármacos foram aprovados pela FDA para uso por até 7 a 10 dias. A *zaleplona* e o *zolpidem* apresentam eficácia hipnótica duradoura sem ocorrência de insônia de rebote com a sua interrupção abrupta. O *zolpidem* tem uma $t_{1/2}$ de cerca de 2 horas, que é suficiente para cobrir a maior parte do período típico de 8 horas de sono, e está atualmente aprovado para uso apenas para isso. A *zaleplona* tem $t_{1/2}$ mais curta, de cerca de 1 hora, o que oferece a possibilidade de uma dose segura mais tarde à noite, dentro de 4 horas do despertar antecipado. A *zaleplona* e o *zolpidem* podem diferir nos efeitos adversos residuais; a administração do *zolpidem* muito tarde à noite tem sido associada a sedação matutina, retardo dos tempos de reação e amnésia anterógrada, enquanto a *zaleplona* não difere do placebo nesses aspectos.

Eszopiclona

A *eszopiclona* é o enantiômero S(+) ativo da *zopiclona*. Possui efeitos de promoção do sono, aumentando a função do receptor $GABA_A$ por meio do sítio de ligação de benzodiazepínicos. A *eszopiclona* é usada para o tratamento prolongado (~12 meses) da insônia, para a manutenção do sono e para a diminuição da latência até o início do sono (Melton et al., 2005; Rosenberg et al., 2005). Está disponível em comprimidos de 1, 2 ou 3 mg. Em estudos clínicos, não foi observada nenhuma tolerância, e não houve qualquer sinal de abstinência grave, como convulsões ou insônia de rebote, com a interrupção do fármaco; entretanto, existem relatos desse tipo para a *zopiclona*, o racemato usado fora dos Estados Unidos. Pode ocorrer abstinência leve, que consiste em sonhos anormais, ansiedade, náuseas e desconforto gástrico (≤ 2%). Um efeito adverso menor do fármaco é seu sabor amargo. A *eszopiclona* é absorvida rapidamente após administração oral, com biodisponibilidade de cerca de 80%, e apresenta ampla distribuição em todo o corpo. Com ligação de 50 a 60% às proteínas plasmáticas, é metabolizada pelas CYP 3A4 e 2E1 e tem $t_{1/2}$ de cerca de 6 horas.

Manejo dos pacientes após terapia prolongada com benzodiazepínicos

Quando um benzodiazepínico é usado regularmente por mais de duas semanas, sua dose deve ser reduzida gradualmente, e não interrompida de modo abrupto. Em alguns pacientes em uso de hipnóticos com $t_{1/2}$ curta, é mais fácil substituí-lo primeiro por um hipnótico com $t_{1/2}$ longa e só então ir reduzindo as doses. O início dos sintomas de abstinência de medicamentos com $t_{1/2}$ longa pode tardar. Consequentemente, o paciente deve ser alertado acerca dos sintomas associados à abstinência.

Flumazenil: antagonista do receptor de benzodiazepínicos

O *flumazenil* é um imidazobenzodiazepínico que se liga com alta afinidade ao sítio de ligação de benzodiazepínicos no receptor $GABA_A$, onde antagoniza competitivamente a ligação e os efeitos alostéricos dos benzodiazepínicos e de outros ligantes, incluindo os fármacos Z (Hoffman e Warren, 1993). Além disso, antagoniza os efeitos tanto eletrofisiológicos quanto os comportamentais dos benzodiazepínicos agonistas e agonistas inversos e das β-carbolinas.

O *flumazenil* está disponível apenas para administração intravenosa. A administração de uma série de pequenas injeções é preferível à de uma única injeção em *bolus*. Uma dose total de 1 mg de *flumazenil*, administrada durante 1 a 3 minutos, é geralmente suficiente para abolir os efeitos de doses terapêuticas de benzodiazepínicos. Podem ser necessários ciclos adicionais de tratamento com *flumazenil* dentro de 20 a 30 minutos caso a sedação reapareça. A duração dos efeitos clínicos é geralmente de apenas 30 a 60 minutos. Embora seja absorvido rapidamente após administração oral, menos de 25% do fármaco alcança a circulação sistêmica, devido ao extenso metabolismo hepático de primeira passagem. O *flumazenil* é eliminado quase totalmente por metabolismo hepático a produtos inativos, com $t_{1/2}$ de cerca de 1 hora. As doses orais tendem a causar cefaleia e tontura.

As principais indicações para o uso do *flumazenil* consistem no tratamento da superdosagem suspeita de benzodiazepínicos e na reversão dos efeitos sedativos produzidos por benzodiazepínicos administrados durante a anestesia geral e durante procedimentos diagnósticos ou terapêuticos. A administração de *flumazenil* também deve ser considerada em casos nos quais o paciente consumiu uma combinação de sedativos, contanto que um deles seja um agonista do sítio dos benzodiazepínicos, como nos casos de superdosagem de etanol e benzodiazepínico combinados. Entretanto, o *flumazenil* não é efetivo no tratamento de superdosagem de um único fármaco com barbitúricos, etanol, opioides ou antidepressivos tricíclicos. A administração de *flumazenil* nessas situações pode estar associada ao início de convulsões, particularmente em pacientes intoxicados por antidepressivos tricíclicos. O *flumazenil* pode precipitar convulsões ou outros sinais de abstinência em pacientes que tomam benzodiazepínicos por períodos prolongados e nos quais pode ter ocorrido desenvolvimento de tolerância ou dependência.

Congêneres da melatonina

A *melatonina* é uma molécula de sinalização circadiana. Em alguns peixes e anfíbios, a melatonina modula a coloração da pele por meio de uma ação sobre grânulos pigmentares contendo melanina nos melanóforos. Nos seres humanos, a melatonina, que não deve ser confundida com o pigmento melanina, é a principal indolamina da glândula pineal, onde pode-se considerar que ela constitui um pigmento da imaginação. A síntese de melatonina na glândula pineal (por *N*-acetilação e *O*-metilação da serotonina; ver Fig. 15-2) é influenciada por fatores externos, incluindo luz ambiental. Nos mamíferos, a melatonina induz clareamento pigmentar das células cutâneas e suprime as funções ovarianas; além disso, desempenha um papel na regulação dos ritmos biológicos e tem sido estudada como tratamento da dessincronose e de outros transtornos do sono. Recentemente, foram aprovados análogos da melatonina para o tratamento da insônia.

MELATONINA   RAMELTEONA

Ramelteona

A *ramelteona* é um análogo tricíclico sintético da melatonina aprovada nos Estados Unidos para o tratamento da insônia, especificamente das dificuldades em iniciar o sono (Spadoni et al., 2011).

Mecanismo de ação

Os níveis de melatonina no núcleo supraquiasmático elevam-se e caem de maneira circadiana, sendo que a concentração aumenta à noite quando o indivíduo se prepara para dormir, depois atinge um platô e finalmente cai à medida que a noite prossegue. Dois GPCR para a melatonina, MT_1 e MT_2, encontrados no núcleo supraquiasmático, desempenham, cada um deles, um papel diferente no sono. A ligação de agonistas como a melatonina a receptores MT_1 promove o início do sono; a ligação da melatonina aos receptores MT_2 desvia a sincronização do sistema circadiano. A *ramelteona* liga-se aos receptores MT_1 e MT_2 com alta afinidade; todavia, diferentemente da melatonina, ela não se liga de modo apreciável à quinona-redutase 2, o receptor MT_3 estruturalmente não relacionado. Não se sabe se a *ramelteona* se liga a qualquer outra classe de receptores, como a receptores nicotínicos de ACh, de neuropeptídeos, de dopamina, ou a receptores opiáceos, ou ao sítio de ligação de benzodiazepínicos nos receptores $GABA_A$.

Farmacologia clínica

As orientações de prescrição sugerem a administração de 1 comprimido de 8 mg cerca de 30 minutos antes de dormir. A *ramelteona* é rapidamente absorvida pelo trato GI. Em virtude de seu metabolismo de primeira passagem significativo que ocorre após administração oral, a biodisponibilidade da *ramelteona* é de menos de 2%. O fármaco é metabolizado, em grande parte, pelas CYP 1A2, 2C e 3A4 hepáticas, com $t_{1/2}$ de cerca de 2 horas nos seres humanos. Dos quatro metabólitos, um, o M-II, atua como um agonista nos receptores MT_1 e MT_2 e pode contribuir para os efeitos promotores do sono da *ramelteona*.

A *ramelteona* é eficaz no combate à insônia transitória e crônica, e não ocorre tolerância na redução da latência do início do sono, mesmo após seis meses de administração (Mayer et al., 2009). Em geral, é bem tolerada pelos pacientes e não compromete a função cognitiva no dia seguinte. Foi constatada uma maior redução da latência do sono em pacientes tratados com *ramelteona* em comparação com controles tratados com placebo. Não se observou nenhuma evidência de insônia de rebote ou efeitos de abstinência com a retirada da *ramelteona*. Diferentemente da maioria dos agentes mencionados neste capítulo, a *ramelteona* não é uma substância controlada, visto que não há evidências de propensão ao abuso. Foi relatada a ocorrência de tontura, náuseas, sonolência e cefaleia como efeitos adversos em uma pequena minoria de pacientes.

Tasimelteona

A *tasimelteona* é um agonista seletivo dos receptores MT_1 e MT_2. Embora a aprovação pela FDA tenha sido solicitada nos Estados Unidos apenas para o tratamento da síndrome de sono-vigília diferente de 24 horas em pacientes totalmente cegos que apresentam distúrbio do ritmo circadiano (Johnsa e Neville, 2014), a FDA aprovou a *tasimelteona* para uso em indivíduos tanto cegos quanto não cegos, embora nenhum ensaio clínico tenha sido conduzido nesse último grupo. Em 2020, a FDA ampliou o uso da *tasimelteona* para o tratamento dos transtornos do sono noturno em adultos e crianças com síndrome de Smith-Magenis, um raro distúrbio de neurodesenvolvimento que envolve uma reversão do ritmo circadiano que torna difícil o sono noturno. A interrupção do uso da *tasimelteona* leva a uma reversão para os parâmetros basais do sono em aproximadamente 1 mês.

Barbitúricos

Os barbitúricos já foram extensamente usados como sedativo-hipnótico. Com exceção de alguns usos especializados, foram substituídos, em grande parte, por benzodiazepínicos e compostos Z mais seguros. A Tabela 22-3 fornece uma lista dos barbitúricos comuns e suas propriedades farmacológicas.

Os barbitúricos são derivados dessa estrutura original:

*O exceto no tiopental, onde é substituído por S.

O ácido barbitúrico é a 2,4,6-trioxo-hexa-hidropirimidina. Esse composto carece de atividade depressora central, mas a presença de grupos alquila e arila na posição 5 confere atividade sedativo-hipnótica e às vezes outras atividades. Os barbitúricos nos quais o oxigênio em C2 é substituído por um enxofre são às vezes chamados *tiobarbitúricos*. Esses compostos são mais lipossolúveis que os correspondentes *oxibarbitúricos*. Em geral, as alterações estruturais que aumentam a lipossolubilidade diminuem a duração da ação, reduzem a latência do início da atividade, aceleram a degradação metabólica e aumentam a potência hipnótica.

Propriedades farmacológicas dos barbitúricos

Os barbitúricos deprimem reversivelmente a atividade de todos os tecidos excitáveis em graus variáveis. O SNC é particularmente sensível, mas os efeitos diretos sobre os tecidos excitáveis periféricos são fracos, mesmo quando são administrados em concentrações anestésicas. Entretanto, déficits sérios da função cardiovascular e de outras funções periféricas ocorrem na intoxicação aguda por barbitúricos.

ADME

Para uso sedativo-hipnótico, os barbitúricos são habitualmente administrados por via oral (ver Tab. 22-2). Os sais Na^+ são absorvidos mais rapidamente do que os ácidos livres correspondentes, particularmente nas formulações líquidas. O início de ação varia de 10 a 60 minutos e é retardado pela presença de alimento. As injeções intramusculares de soluções de sais de Na^+ devem ser feitas profundamente em músculos grandes, de modo a evitar a dor e a possível necrose que podem resultar de injeções mais superficiais. A via intravenosa geralmente é reservada para o tratamento do estado de mal epiléptico (*fenobarbital sódico*) ou para a indução ou manutenção de anestesia geral (p. ex., *tiopental* ou *metoexital*).

Os barbitúricos distribuem-se amplamente pelo corpo e atravessam com facilidade a placenta. Os barbitúricos altamente lipossolúveis, como *tiopental* e *metoexital*, que são usados para induzir a anestesia, sofrem rápida redistribuição após injeção intravenosa. A captação pelos tecidos menos vasculares, especialmente os músculos e a gordura, leva a um declínio da concentração de barbitúrico no plasma e no cérebro. Com o *tiopental* e o *metoexital*, isso resulta em despertar dos pacientes dentro de 5 a 15 minutos após a injeção de doses anestésicas habituais (ver Figs. 2-4 e 24-3).

TABELA 22-3 ■ USOS TERAPÊUTICOS DOS BARBITÚRICOS

COMPOSTO	VIAS DE ADMINISTRAÇÃO	USOS TERAPÊUTICOS	COMENTÁRIOS	$t_{1/2}$ (h)
Amobarbital	IM, IV	Insônia, sedação pré-operatória, tratamento de emergência das convulsões	Apenas o sal Na^+ para injeção é vendido nos Estados Unidos	10-40
Butabarbital	Oral	Insônia, sedação pré-operatória, sedação diurna	A redistribuição diminui a duração de ação de uma dose única para 8 h	35-50
Mefobarbital (não licenciado para uso nos Estados Unidos)	Oral	Distúrbios convulsivos, sedação diurna	Anticonvulsivante de segunda linha	10-70
Metoexital	IV	Indução e manutenção da anestesia	Apenas o sal Na^+ está disponível; uma única injeção produz anestesia de 5-7 min	3-5
Pentobarbital	Oral, IM, IV, retal (apenas a forma injetável é comercializada nos Estados Unidos)	Insônia, sedação pré-operatória e para procedimentos, tratamento de emergência das convulsões	Apenas o sal Na^+ é administrado por via parenteral	15-50
Fenobarbital	Oral, IM, IV	Distúrbios convulsivos, estado de mal epiléptico, sedação diurna (hiperbilirrubinemia, uso sem indicação na bula)	Anticonvulsivante de primeira escolha; apenas o sal Na^+ é administrado por via parenteral	80-120
Secobarbital	Oral	Insônia, sedação pré-operatória	Apenas o sal Na^+ está disponível	15-40
Tiopental (atualmente não produzido nem comercializado nos Estados Unidos)	IV	Indução/manutenção da anestesia, sedação pré-operatória, tratamento de emergência das convulsões, pressão intracraniana	Apenas o sal Na^+ está disponível; uma dose única produz um breve período de anestesia	8-10 (a $t_{1/2}$ dos efeitos anestésicos é curta devido à redistribuição)

Exceto pelo *aprobarbital* e pelo *fenobarbital* menos lipossolúveis, o metabolismo quase completo ou a conjugação dos barbitúricos no fígado precedem a sua excreção renal. A oxidação de radicais em C5 é a mais importante biotransformação que termina a atividade biológica. Em alguns casos (p. ex., *fenobarbital*), a *N*-glicosilação constitui uma importante via metabólica. Outras biotransformações incluem a *N*-hidroxilação, a dessulfuração de tiobarbitúricos a oxibarbitúricos, a abertura do anel do ácido barbitúrico e a *N*-desalquilação dos *N*-alquilbarbitúricos a metabólitos ativos (p. ex., *mefobarbital* a *fenobarbital*). Cerca de 25% do *fenobarbital* e quase todo o *aprobarbital* são excretados inalterados na urina. A sua excreção renal pode ser significativamente aumentada por diurese osmótica ou pela alcalinização da urina.

A eliminação metabólica dos barbitúricos é mais rápida em pessoas jovens do que em idosos e lactentes, e as $t_{1/2}$ aumentam durante a gestação, em parte por causa da expansão do volume de distribuição. A doença hepática crônica, especialmente a cirrose, aumenta frequentemente a $t_{1/2}$ dos barbitúricos biotransformáveis. A administração repetida, particularmente de *fenobarbital*, diminui a $t_{1/2}$ dos barbitúricos que são metabolizados em decorrência da indução das enzimas microssômicas no fígado.

Os barbitúricos geralmente utilizados como hipnóticos nos Estados Unidos apresentam valores de $t_{1/2}$ por conta dos quais os fármacos não são eliminados por completo em 24 horas (ver Tab. 22-3). Por conseguinte, esses barbitúricos irão se acumular durante a administração repetida, a não ser que sejam realizados ajustes apropriados na dose. Além disso, a persistência do fármaco no plasma durante o dia favorece o desenvolvimento de tolerância e abuso.

Efeitos no SNC

Ações sobre o receptor $GABA_A$

A intensificação da inibição ocorre primariamente nas sinapses, onde a neurotransmissão é mediada pela ação do GABA sobre os receptores $GABA_A$. Os barbitúricos ligam-se a um sítio alostérico no receptor $GABA_A$ distinto do sítio dos benzodiazepínicos (ver Fig. 16-11); a ligação leva a um aumento do tempo médio de abertura do canal de Cl^- ativado por GABA, sem nenhum efeito sobre a frequência. Em concentrações mais altas, os barbitúricos ativam diretamente a abertura do canal, mesmo na ausência de GABA (Nestler et al., 2020). Foi também relatado que os barbitúricos inibem os receptores excitatórios de AMPA/cainato (Marszalec e Narahashi, 1993) e também inibem a liberação de glutamato por meio de um efeito sobre os canais de Ca^{2+} ativados por voltagem. Os barbitúricos também produzem um aumento significativamente maior da função do receptor $GABA_A$ do que até mesmo concentrações efetivas máximas de benzodiazepínicos.

Efeitos associados ao SNC

Os barbitúricos aumentam a transmissão inibitória mediada pelo GABA em todo o SNC; doses não anestésicas suprimem preferencialmente as respostas polissinápticas. A facilitação é reduzida, e a inibição habitualmente se intensifica. O local de inibição ou é pós-sináptico – como nas *células piramidais cerebelares e corticais*, no *núcleo cuneado*, na *substância negra* e nos *neurônios de retransmissão talâmicos* – ou pré-sináptico – como na *medula espinal*.

Os barbitúricos podem produzir todos os graus de depressão do SNC, que variam desde sedação leve até anestesia geral de maneira dependente da dose (ver Cap. 24). Determinados barbitúricos, particularmente aqueles contendo um substituinte 5-fenila (p. ex., *fenobarbital* e *mefobarbital*), têm atividade anticonvulsivante seletiva (ver Cap. 20). As propriedades ansiolíticas dos barbitúricos são inferiores àquelas dos benzodiazepínicos.

Exceto pela atividade anticonvulsivante do *fenobarbital* e seus congêneres, os barbitúricos possuem baixo grau de seletividade e baixo índice terapêutico. A percepção e a reação à dor são relativamente inalteradas até quase o momento da inconsciência e, em pequenas doses, os barbitúricos aumentam as reações aos estímulos dolorosos. Por essa razão, não se pode confiar neles para produzir sedação ou sono na presença de dor, ainda que moderada.

Efeitos nos estágios do sono

Doses hipnóticas de barbitúricos aumentam o tempo de sono total e alteram os estágios do sono de modo dependente da dose. À semelhança dos benzodiazepínicos, os barbitúricos diminuem a latência do sono, o número de despertares e as durações do sono REM e de ondas lentas. Com a repetição da administração noturna, ocorre em poucos dias alguma tolerância aos efeitos sobre o sono, e o efeito sobre o tempo de sono total pode reduzir-se em até 50% após duas semanas de uso. A interrupção leva a aumentos de rebote em todos os parâmetros do sono inicialmente reduzidos pelos barbitúricos.

Tolerância, abuso e dependência

Com a administração crônica de doses gradualmente crescentes, a tolerância farmacodinâmica continua a se desenvolver durante um período de semanas a meses, dependendo do esquema de doses, ao passo que a farmacocinética alcança seu pico em um período de poucos dias a uma semana. A tolerância aos efeitos eufóricos, sedativos e hipnóticos ocorre mais prontamente e é maior do que a tolerância aos efeitos anticonvulsivantes e letais; por conseguinte, à medida que ela aumenta, o índice terapêutico diminui. A tolerância farmacodinâmica aos barbitúricos confere tolerância cruzada a todos os fármacos depressores do SNC, inclusive o etanol. À semelhança de outros fármacos depressores do SNC, ocorre abuso de barbitúricos, e alguns indivíduos desenvolvem dependência física (ver Cap. 28).

Efeitos nas estruturas nervosas periféricas

Os barbitúricos deprimem seletivamente a transmissão nos gânglios autonômicos e reduzem a excitação nicotínica pelos ésteres de colina. Esse efeito pode responder, pelo menos em parte, pela queda da pressão arterial produzida pelos oxibarbitúricos intravenosos e pela intoxicação grave por barbitúricos. Nas junções neuromusculares esqueléticas, os efeitos bloqueadores da *tubocurarina* e do *decametônio* são igualmente intensificados durante a anestesia com barbitúricos. Essas ações provavelmente resultam da capacidade dos barbitúricos de inibir, em concentrações hipnóticas ou anestésicas, o fluxo através dos receptores nicotínicos de ACh. Vários mecanismos distintos parecem estar envolvidos, e há pouca evidência de estereosseletividade.

Efeitos sistêmicos

Respiração

Os barbitúricos deprimem igualmente o impulso respiratório e os mecanismos responsáveis pelo caráter rítmico da respiração. Entretanto, o impulso neurogênico é essencialmente eliminado por uma dose 3 vezes maior que a usada normalmente para induzir o sono. Tais doses também suprimem o impulso hipóxico e, em menor extensão, o quimiorreceptor. Entretanto, a margem de segurança entre os planos mais superficiais da anestesia cirúrgica e a depressão respiratória perigosa é suficientemente grande para permitir que os barbitúricos de ação ultracurta sejam usados, com as devidas precauções, como agentes anestésicos.

Os barbitúricos deprimem apenas levemente os reflexos protetores, até que o grau de intoxicação seja suficiente para produzir grave depressão respiratória. Podem ocorrer tosse, espirros, soluços e laringospasmo quando se empregam barbitúricos como anestésicos intravenosos.

Sistema cardiovascular

Quando administrados por via oral em doses sedativas ou hipnóticas, os barbitúricos não produzem efeitos cardiovasculares manifestos e significativos. Em geral, os efeitos da anestesia com *tiopental* sobre o sistema cardiovascular são benignos, em comparação com os dos agentes anestésicos voláteis; geralmente não há alteração ou queda na pressão arterial média (ver Cap. 24). Os barbitúricos podem embotar os reflexos cardiovasculares por meio de inibição parcial da transmissão ganglionar, que é mais evidente em pacientes com insuficiência cardíaca congestiva ou choque hipovolêmico. Como os barbitúricos também comprometem os ajustes cardiovasculares reflexos à inflação pulmonar, a respiração por pressão positiva deve ser usada com cautela e apenas quando necessário para manter a ventilação pulmonar adequada em pacientes anestesiados ou intoxicados com um barbitúrico.

Observam-se, com frequência, outras alterações cardiovasculares quando o *tiopental* e outros tiobarbitúricos intravenosos são administrados após medicação pré-anestésica convencional, incluindo redução do fluxo sanguíneo renal e cerebral, com notável queda na pressão do LCS. Embora as arritmias cardíacas sejam observadas apenas infrequentemente, a anestesia intravenosa com barbitúricos pode aumentar a incidência de arritmias ventriculares, especialmente quando a *epinefrina* ou o *halotano* também estão presentes. As concentrações anestésicas de barbitúricos deprimem a função dos canais de Na^+ e de pelo menos dois tipos de canais de K^+. Entretanto, a depressão direta da contratilidade cardíaca só ocorre quando são administradas doses várias vezes maiores do que as necessárias para produzir anestesia.

Trato GI

Os oxibarbitúricos tendem a diminuir o tônus da musculatura GI e a amplitude das contrações rítmicas; o local de ação é, em parte, periférico e, em parte, central. Uma dose hipnótica não retarda significativamente o esvaziamento gástrico em seres humanos. Provavelmente, o alívio de vários sintomas GI por doses sedativas se deve, em grande parte, à ação depressora central.

Fígado

Os efeitos variam com a duração da exposição ao barbitúrico. *Agudamente*, os barbitúricos interagem com várias enzimas do CYP e inibem a biotransformação de vários outros fármacos e substratos endógenos, como os esteroides; outros substratos podem inibir reciprocamente as biotransformações dos barbitúricos (ver Cap. 5).

A *administração crônica* de barbitúricos aumenta notavelmente o conteúdo de proteína e lipídeos no retículo endoplasmático liso hepático, bem como a atividade da glicuroniltransferase e das CYP 1A2, 2C9, 2C19 e 3A4. A indução dessas enzimas aumenta o metabolismo de vários fármacos (incluindo barbitúricos) e substâncias endógenas (incluindo hormônios esteroides, colesterol, sais biliares e vitaminas K e D). O aumento autoinduzido do metabolismo dos barbitúricos explica, em parte, a tolerância a esses fármacos. O efeito de indução não se limita às enzimas microssômicas; por exemplo, ocorrem elevações da ALA-sintase, uma enzima mitocondrial, e da aldeído-desidrogenase, uma enzima citosólica. O efeito dos barbitúricos sobre a ALA-sintetase pode causar exacerbações perigosas mórbidas em pessoas com porfiria intermitente.

Rins

Na intoxicação aguda por barbitúrico, podem ocorrer oligúria grave ou anúria, em grande parte devido à hipotensão acentuada.

Usos terapêuticos

Os principais usos de cada barbitúrico estão listados na Tabela 22-3. Tal como ocorre com os benzodiazepínicos, a seleção de um deles para determinada indicação terapêutica baseia-se principalmente em considerações farmacocinéticas. Os benzodiazepínicos e outros compostos substituíram, em grande parte, os barbitúricos como sedativos.

Efeitos adversos

Efeitos posteriores

A sonolência pode durar apenas umas poucas horas após uma dose hipnótica de barbitúricos, mas a depressão residual do SNC é às vezes evidente no dia seguinte, e pode haver alterações sutis do humor, bem como comprometimento do julgamento e das habilidades motoras finas. Os efeitos residuais também podem ocorrer na forma de vertigens, náuseas, vômitos ou diarreia, ou às vezes se manifestar como excitação franca.

Excitação paradoxal

Em algumas pessoas, os barbitúricos produzem excitação em vez de depressão, e o paciente pode parecer embriagado. Esse tipo de idiossincrasia é relativamente comum entre pacientes geriátricos e debilitados e ocorre mais frequentemente com o *fenobarbital* e com os *N*-metilbarbitúricos. Os barbitúricos podem causar inquietação, excitação e até mesmo *delirium* quando ministrados na presença de dor, e podem piorar a percepção da dor.

Hipersensibilidade

Ocorrem reações alérgicas, especialmente em pessoas com asma, urticária, angioedema ou condições similares. As reações de hipersensibilidade incluem tumefações localizadas, particularmente das pálpebras, bochechas ou lábios, e dermatite eritematosa. Raramente, o *fenobarbital* pode causar dermatite esfoliativa potencialmente fatal; a erupção cutânea pode associar-se a febre, *delirium* e alterações degenerativas acentuadas do fígado e de outros órgãos parenquimatosos.

Outros

Como aumentam a síntese de porfirina, os barbitúricos estão absolutamente contraindicados para pacientes com porfiria intermitente aguda ou porfiria variegada. As doses hipnóticas na presença de insuficiência pulmonar estão contraindicadas. A injeção intravenosa rápida de um barbitúrico pode causar colapso cardiovascular antes da ocorrência da anestesia. A pressão arterial pode cair para níveis de choque; mesmo a injeção intravenosa lenta de barbitúricos com frequência produz apneia e, às vezes, laringospasmo, tosse e outras dificuldades respiratórias.

Interações medicamentosas

Os barbitúricos combinam-se com outros depressores do SNC, causando grave depressão; as interações com etanol e com anti-histamínicos de primeira geração são comuns. A *isoniazida*, o *metilfenidato* e os inibidores da monoaminoxidase também aumentam os efeitos depressores sobre o SNC.

Os barbitúricos inibem competitivamente o metabolismo de determinados fármacos; entretanto, o maior número de interações medicamentosas resulta da indução das enzimas das CYP hepáticas (conforme descrito anteriormente) e do desaparecimento acelerado de muitos fármacos e substâncias endógenas do corpo. A indução por enzimas hepáticas aumenta o metabolismo dos hormônios esteroides endógenos, o que pode causar distúrbios endócrinos, e também aumenta o metabolismo dos contraceptivos orais, podendo levar a um aumento na probabilidade de gravidez indesejada. Os barbitúricos também induzem a produção hepática de metabólitos tóxicos de clorocarbonos (clorofórmio, tricloroetileno, tetracloreto de carbono) e promovem, consequentemente, a peroxidação dos lipídeos, o que facilita a necrose periporta do fígado causada por esses agentes.

Intoxicação por barbitúricos

A incidência de intoxicação por barbitúricos declinou notavelmente, em grande parte devido a seu menor uso como agentes sedativo-hipnóticos. A maior parte dos casos resulta de tentativas de suicídio, mas alguns são intoxicações acidentais de crianças ou intoxicações por abuso de substâncias. A dose letal de barbitúrico varia, mas é provável que haja intoxicação grave quando for ingerida uma dose maior que 10 vezes a dose hipnótica total. A dose letal torna-se menor na presença de álcool ou de outros fármacos depressores. Na intoxicação grave, o paciente está comatoso; a respiração é afetada precocemente. A respiração pode ser lenta ou rápida e superficial. Por fim, a pressão arterial cai, devido ao efeito do fármaco e da hipoxia sobre os centros vasomotores do bulbo; a depressão da contratilidade cardíaca e dos gânglios simpáticos também contribui. As complicações pulmonares (p. ex., atelectasia, edema e broncopneumonia) e a insuficiência renal provavelmente constituem as complicações fatais na intoxicação grave por barbitúricos.

O tratamento da intoxicação aguda por barbitúricos baseia-se em medidas gerais de suporte, aplicáveis a muitos aspectos da intoxicação por qualquer depressor do SNC. O uso de estimulantes do SNC está contraindicado. Se as funções renal e cardíaca forem satisfatórias e o paciente estiver hidratado, a diurese forçada e a alcalinização da urina acelerarão a excreção do *fenobarbital*. Consulte o Capítulo 9, "Toxicidade de fármacos e intoxicação".

Outros fármacos sedativo-hipnóticos

Muitos fármacos com diferentes estruturas têm sido utilizados pelas suas propriedades sedativo-hipnóticas, incluindo *ramelteona*, *hidrato de cloral*, *meprobamato* e *paraldeído* (que não está mais licenciado nos Estados Unidos). Com exceção da *ramelteona* e do *meprobamato*, as ações farmacológicas desses fármacos geralmente assemelham-se às dos barbitúricos:

- Todos eles são depressores gerais do SNC que podem produzir hipnose profunda com pouca ou nenhuma analgesia.
- Seus efeitos sobre os estágios do sono assemelham-se aos dos barbitúricos.
- Seus índices terapêuticos são baixos, e a intoxicação aguda, que provoca depressão respiratória e hipotensão, é tratada de modo semelhante à intoxicação por barbitúricos.
- Seu uso crônico pode resultar em tolerância e dependência física.
- A síndrome que ocorre após uso crônico pode ser grave e potencialmente fatal.

Hidrato de cloral

O *hidrato de cloral* pode ser usado para tratar pacientes com reações paradoxais aos benzodiazepínicos. O *hidrato de cloral* é rapidamente reduzido ao composto ativo, o tricloroetanol (CCl_3CH_2OH), em grande parte pela álcool-desidrogenase hepática. Seus efeitos farmacológicos são provavelmente causados pelo tricloroetanol, que pode exercer efeitos semelhantes aos dos barbitúricos sobre os canais do receptor $GABA_A$ *in vitro*. O *hidrato de cloral* é classificado como substância controlada de classe IV.

Nos Estados Unidos, o *hidrato de cloral* é mais bem conhecido como um hipnótico literário, as "gotas de nocaute" acrescentadas a uma bebida alcoólica forte para produzir um "Mickey Finn" ou "Mickey", um coquetel oferecido a um bebedor inadvertido para torná-lo maleável ou inconsciente, sendo o seu representante mais famoso Sam Spade, personagem do romance *O Falcão Maltês*, de 1930, escrito por Dashiell Hammett.

Meprobamato

O *meprobamato*, um éster *bis*-carbamato, foi introduzido como agente ansiolítico em 1955, e essa ação continua sendo o seu único uso aprovado nos Estados Unidos; apresenta propensão ao abuso e é regulado como fármaco de classe IV. A autorização para comercialização do *meprobamato* foi retirada na União Europeia, em 2012, e no Canadá, em 2013, devido a preocupações relacionadas com seus efeitos adversos. Além disso, tornou-se popular como agente sedativo-hipnótico, porém mais tarde foi substituído, em grande parte, pelos benzodiazepínicos nessa função. As propriedades farmacológicas do *meprobamato* são semelhantes, em certos aspectos, às dos benzodiazepínicos. Ele pode liberar comportamentos suprimidos em animais de laboratório em doses que causam pouco comprometimento da atividade locomotora e, embora possa causar depressão do SNC, ele é incapaz de produzir anestesia. O *meprobamato* em grandes doses provoca depressão respiratória grave, hipotensão, choque e insuficiência respiratória. Parece exercer um efeito analgésico leve em pacientes com dores musculoesqueléticas e aumenta o efeito analgésico de outros fármacos.

O *meprobamato* é bem absorvido quando administrado por via oral. Não obstante, um importante aspecto da intoxicação por esse fármaco é a formação de bezoares gástricos, constituídos de comprimidos de *meprobamato* não dissolvidos; por essa razão, o tratamento pode necessitar de endoscopia, com remoção mecânica do bezoar. A maior parte do fármaco é metabolizada no fígado por hidroxilação da cadeia lateral e glicuronidação; a cinética de eliminação pode depender da dose. A $t_{1/2}$ do *meprobamato* pode ser prolongada durante a sua administração crônica. Os principais efeitos indesejáveis das doses sedativas habituais de *meprobamato* consistem em sonolência e ataxia; doses maiores comprometem o aprendizado e a coordenação motora e prolongam o tempo de reação. O *meprobamato* aumenta a depressão do SNC produzida por outros fármacos. Após medicação prolongada, a interrupção súbita provoca uma síndrome de abstinência em geral caracterizada por ansiedade, insônia, tremores e, com frequência, alucinações; ocorrem convulsões generalizadas em cerca de 10% dos casos.

O *carisoprodol*, um relaxante muscular esquelético cujo metabólito ativo é o *meprobamato*, também tem potencial de abuso e tornou-se popular como "droga de rua". O *carisoprodol* é designado como substância controlada de classe IV nos Estados Unidos.

Outros agentes

O *etomidato* é utilizado nos Estados Unidos e em outros países como anestésico intravenoso, frequentemente em combinação com a *fentanila*. Sua vantagem é carecer de atividade depressiva pulmonar e vascular, embora tenha um efeito inotrópico negativo sobre o coração. Sua farmacologia e usos anestésicos são descritos no Capítulo 24.

O *clometiazol* tem propriedades sedativas, relaxantes musculares e anticonvulsivantes. Administrado isoladamente, seus efeitos sobre a respiração são leves, e o índice terapêutico é alto. Entretanto, com relativa frequência ocorrem mortes por suas interações adversas com etanol.

O *propofol* é um di-isopropilfenol altamente lipofílico e de ação rápida usado na indução e manutenção de anestesia geral (ver Cap. 24), bem como na manutenção de sedação de longo prazo. O *propofol* é usado na sedação durante cuidados intensivos em adultos (McKeage e Perry, 2003), bem como na sedação durante procedimentos de endoscopia GI e durante a recuperação transvaginal de oócitos.

Fármacos hipnóticos vendidos sem prescrição

Os anti-histamínicos *difenidramina* e *doxilamina* foram aprovados pela FDA como ingredientes em soníferos de venda livre. Com uma $t_{1/2}$ de eliminação de cerca de 9 a 10 horas, esses anti-histamínicos podem estar associados a uma sonolência residual proeminente pela manhã após serem tomados como auxiliar do sono na noite anterior.

Agentes novos e emergentes

Suvorexanto

O *suvorexanto*, um inibidor dos receptores de orexina 1 e 2, foi aprovado pela FDA para o tratamento da insônia (Winrow e Renger, 2014). As orexinas, que são produzidas por neurônios no hipotálamo lateral e se projetam amplamente por todo o SNC, desempenham um importante papel na regulação do ciclo do sono. Esses neurônios permanecem quiescentes durante o sono, porém tornam-se ativos durante a vigília; por conseguinte, as orexinas promovem o estado de vigília, enquanto os antagonistas nos receptores de orexina aumentam o sono REM e não REM. O *suvorexanto* diminui a latência do início do sono e é superior ao placebo na manutenção do sono. Deve-se tomar uma dose de 10 mg, 30 minutos antes de deitar, se for projetado um tempo de pelo menos 7 horas até a hora do despertar. A reação adversa mais comum consiste em sonolência diurna, e existe a possibilidade de agravamento da depressão ou da ideação suicida. O *suvorexanto* é uma substância controlada da classe IV.

Lemborexanto

O *lemborexanto*, outro antagonista dos receptores de orexina 1/2, recebeu aprovação da FDA em 2019. As doses de 2,5 a 10 mg são eficazes no tratamento da insônia, com sonolência residual mínima na manhã seguinte na maioria dos pacientes (Murphy et al., 2017). O *lemborexanto* apresenta $t_{1/2}$ de 17 a 19 horas. À semelhança do *suvorexanto*, a reação adversa mais comum consiste em sonolência, particularmente em doses mais altas. Como o *suvorexanto*, trata-se um fármaco controlado de classe IV. É importante assinalar que os antagonistas dos receptores de orexina não produzem a amnésia anterógrada observada com os benzodiazepínicos e os fármacos Z.

Doxepina

A *doxepina*, um antidepressivo tricíclico, aumenta as medidas subjetivas da qualidade do sono e está indicada para o tratamento das dificuldades na manutenção do sono (Yeung et al., 2015). Atua presumivelmente por meio de antagonismo da função dos receptores H_1 quando administrada em doses baixas, embora também possa atuar como antagonista do transportador de norepinefrina e como antagonista dos receptores muscarínicos, α_1-adrenérgicos e 5-HT_{2A}. A *doxepina* deve ser tomada em doses iniciais de 6 mg (3 mg em pacientes idosos), 30 minutos antes de deitar. Foi observada a ocorrência de pensamento e comportamento anormais após o seu uso, e ela pode agravar a ideação suicida e a depressão. A *doxepina* foi aprovada pela FDA para o tratamento da insônia de manutenção do sono.

Pregabalina

A *pregabalina*, um agente ansiolítico que se liga às subunidades $\alpha_2\delta$ do canal de Ca^{2+}, demonstrou ser útil em ensaios clínicos (Holsboer-Trachsler e Prieto, 2013); a *pregabalina* diminuiu ligeiramente a latência do início do sono e aumentou a proporção de tempo gasto no sono de ondas lentas. O fármaco parece constituir um tratamento efetivo da insônia observada em pacientes com transtorno de ansiedade generalizada. A *pregabalina* é designada como substância controlada de classe V.

Ritanserina

A *ritanserina* e outros antagonistas do receptor 5-$HT_{2A/2C}$ têm a capacidade de promover o sono de ondas lentas em pacientes com insônia primária crônica ou com transtorno de ansiedade generalizada (Monti, 2010). A *ritanserina* não é licenciada para uso nos Estados Unidos.

Agomelatina

A *agomelatina*, um antagonista do receptor de melatonina e antagonista do receptor 5-HT_{2C}, é prescrita para o tratamento da depressão e pode ajudar a melhorar distúrbios do sono frequentemente associados à depressão. A *agomelatina* não é licenciada para uso nos Estados Unidos, porém é aprovada para uso clínico na Europa e na Austrália.

Tratamento da insônia

A insônia é uma das queixas mais comuns na prática médica geral. Há vários agentes farmacológicos disponíveis para o tratamento da insônia. O hipnótico "perfeito" deveria possibilitar a ocorrência de um sono com arquitetura normal; não deveria causar efeitos no dia seguinte, seja ansiedade de rebote ou persistência da sedação; tampouco deveria interagir com outros medicamentos; e o seu uso crônico não deveria provocar dependência ou insônia de rebote após a interrupção. A controvérsia no tratamento da insônia gira em torno de duas questões:

- Tratamento farmacológico *versus* não farmacológico
- Uso de hipnóticos de ação curta *versus* de ação longa

Os efeitos adversos dos fármacos hipnóticos devem ser ponderados frente às sequelas da insônia crônica, que incluem um aumento de acidentes graves em até quatro vezes (Balter e Uhlenhuth, 1992). O exercício moderado feito de modo regular ou até mesmo pequenas quantidades de exercício frequentemente são efetivos para promover o sono. Além da terapia farmacológica apropriada, o tratamento da insônia deveria corrigir as causas identificáveis, tratar a higiene inadequada do sono, eliminar o processo da ansiedade de desempenho que impede o início do sono, treinar o relógio biológico de modo que o máximo de sono ocorra na hora em que se pretende dormir e suprimir o uso de álcool e de outros medicamentos soníferos de venda livre.

Categorias de insônia

- A *insônia transitória* dura menos de 3 dias e, em geral, é causada por um estressor ambiental ou situacional breve. Quando são prescritos hipnóticos, eles devem ser usados na menor dose possível e por apenas 2 a 3 noites. Observe que os benzodiazepínicos administrados de forma aguda antes de eventos importantes da vida, como exames, podem resultar em comprometimento do desempenho.
- A *insônia de curto prazo* dura de 3 dias a 3 semanas, sendo habitualmente causada por um estressor pessoal, como doença, sofrimento ou problemas de trabalho. Os hipnóticos podem ser usados como adjuvantes por 7 a 10 noites e são mais bem administrados de modo intermitente durante esse período, com omissão de uma dose depois de 1 a 2 noites de sono satisfatório.
- A *insônia de longo prazo* dura mais de 3 semanas; pode não ser possível identificar um estressor específico.

Insônia que acompanha doenças psiquiátricas importantes

A insônia causada por doenças psiquiátricas importantes com frequência responde ao tratamento farmacológico específico da doença em questão. Por exemplo, nos episódios depressivos maiores com insônia, os ISRS, que podem causar insônia como efeito adverso, habitualmente resultam em melhora do sono, visto que eles tratam a síndrome depressiva. Em pacientes cuja depressão esteja respondendo a um ISRS, mas que apresentam insônia persistente como efeito adverso do fármaco, o uso criterioso de *trazodona* à noite pode melhorar o sono, bem como aumentar o efeito antidepressivo do inibidor da recaptação. Entretanto, o paciente deve ser monitorado quanto à ocorrência de priapismo, hipotensão ortostática e arritmias.

O controle adequado dos transtornos de ansiedade frequentemente proporciona uma resolução adequada da insônia associada. O uso de sedativos em pacientes com transtornos de ansiedade está diminuindo, devido a uma crescente percepção da eficácia de outros agentes, como antagonistas dos receptores β-adrenérgicos (ver Cap. 14) para a ansiedade de desempenho e ISRS para o transtorno obsessivo-compulsivo e, talvez, para o transtorno de ansiedade generalizada. A insônia profunda observada em pacientes com psicose aguda decorrente de esquizofrenia ou mania responde geralmente a antagonistas dos receptores de dopamina (ver Caps. 15 e 19). Com frequência, os benzodiazepínicos são usados como adjuvantes nessa situação, a fim de reduzir a agitação e melhorar o sono.

Insônia que acompanha outras doenças clínicas

Para a insônia de longo prazo decorrente de outras doenças clínicas, o tratamento adequado do distúrbio subjacente, como insuficiência cardíaca congestiva, asma ou DPOC, pode resolver a insônia. O tratamento adequado da dor em condições de dor crônica irá tratar tanto a dor quanto a insônia, podendo tornar desnecessário o uso de hipnóticos. *Frequentemente, dar atenção adequada à higiene do sono, incluindo redução da ingestão de cafeína, não consumo de álcool, exercício adequado e estipulação de horários regulares para dormir e acordar, reduz a insônia.*

Insônia condicionada (aprendida)

Nos indivíduos que não têm nenhuma doença psiquiátrica importante ou qualquer outra doença clínica e nos quais a atenção à higiene do sono é ineficaz, o cuidado deve dirigir-se à insônia condicionada (aprendida). Esses pacientes associaram o quarto de dormir a atividades consistentes com a vigília, e não com o sono. Nesses pacientes, todas as outras atividades associadas ao estado de vigília, até mesmo atividades tranquilas, como ler ou ver televisão, devem ser realizadas fora do quarto de dormir.

Falsa percepção do estado de sono

Alguns pacientes se queixam de sono ruim, mas não demonstraram evidências polissonográficas objetivas de insônia. O seu tratamento é difícil.

Insônia de longo prazo

Os tratamentos não farmacológicos são importantes para todos os pacientes com insônia de longo prazo. Estes incluem educação sobre a higiene do sono, treinamento de relaxamento e abordagens de modificação do comportamento, como restrição do sono e terapias de estímulo-controle.

A utilização de hipnóticos em longo prazo leva a uma diminuição da sua eficácia e pode produzir insônia de rebote com a sua interrupção. Quase todos alteram a arquitetura do sono. Os barbitúricos reduzem o sono REM; os benzodiazepínicos reduzem o sono não REM de ondas lentas e, em menor extensão, o sono REM. Embora o significado dessas descobertas não seja claro, está emergindo um consenso de que o sono de ondas lentas é particularmente importante para os processos de restauração física. O sono REM pode ajudar na consolidação do aprendizado. O bloqueio do sono de ondas lentas por benzodiazepínicos pode responder, em parte, pela diminuição de sua eficácia em longo prazo e também explicar a sua eficácia em bloquear os terrores noturnos, um distúrbio do despertar do sono de ondas lentas.

Os benzodiazepínicos de ação longa podem causar confusão no dia seguinte, enquanto os agentes de ação mais curta podem produzir ansiedade de rebote no dia seguinte. Paradoxalmente, os efeitos amnésicos agudos dos benzodiazepínicos podem ser responsáveis pela descrição subsequente, por parte do paciente, de um sono reparador. A amnésia anterógrada pode ser mais comum com o *triazolam*. Os hipnóticos não devem ser administrados a pacientes com apneia do sono, particularmente do tipo obstrutivo, visto que esses agentes diminuem o tônus muscular das vias respiratórias superiores, enquanto também reduzem a resposta à hipoxia.

Insônia em pacientes idosos

O idoso, tal como o indivíduo muito jovem, tende a dormir em um padrão *polifásico* (múltiplos episódios de sono por dia) em vez do padrão *monofásico* característico dos adultos jovens. Esse padrão dificulta a avaliação do tempo adequado de sono.

Nos idosos, há alterações dos perfis farmacocinéticos dos agentes hipnóticos, devido à redução da água corporal e da função renal e ao aumento da gordura corporal, que fazem os benzodiazepínicos terem uma $t_{1/2}$ mais longa. Uma dose que produz sono prazeroso e vigília adequada durante o dia ao longo da primeira semana produz confusão diurna e amnésia na terceira semana, à medida que o nível continua aumentando, particularmente com hipnóticos de ação longa. Por exemplo, o benzodiazepínico *diazepam* é altamente lipossolúvel e excretado pelo rim. Com o aumento da gordura corporal e a diminuição na excreção renal que tipicamente ocorrem dos 20 aos 80 anos de idade, a $t_{1/2}$ do fármaco pode, durante esse intervalo, aumentar quatro vezes.

O uso não criterioso de hipnóticos no idoso pode provocar comprometimento cognitivo diurno e, assim, prejudicar a qualidade global de vida. Uma vez que um paciente idoso tenha tomado benzodiazepínicos por um longo período, seja por ansiedade diurna ou por sedação noturna, a interrupção do fármaco pode ser um processo longo e complexo. As tentativas de suspensão do fármaco podem não ser bem-sucedidas, e pode ser necessário manter o paciente medicado, com atenção adequada para os efeitos adversos diurnos.

Diretrizes de prescrição para o tratamento da insônia

Os hipnóticos que atuam nos receptores $GABA_A$ – hipnóticos benzodiazepínicos e os novos agentes *zolpidem*, *zopiclona* e *zaleplona* – são preferidos aos barbitúricos; os agentes que atuam nos receptores $GABA_A$ têm maior índice terapêutico, menos efeitos sobre a arquitetura do sono e menos potencial de abuso. Os compostos com $t_{1/2}$ mais curta devem ser preferidos em pacientes com insônia que se manifesta no início do sono sem ansiedade diurna significativa e que necessitam exercer suas funções com plena eficácia durante o dia. Esses compostos também são apropriados para os idosos pelo reduzido risco de quedas e de depressão respiratória. Entretanto, o paciente e o médico devem estar cientes de que também podem ocorrer despertar muito precoce pela manhã, ansiedade diurna de rebote e episódios amnésicos. Esses efeitos indesejáveis são mais comuns com altas doses de benzodiazepínicos.

Os benzodiazepínicos com $t_{1/2}$ mais longa são preferidos por pacientes que apresentam ansiedade diurna significativa. Esses benzodiazepínicos também são apropriados para pacientes que recebem tratamento para episódios depressivos maiores, pois os de curta ação podem piorar o despertar precoce pela manhã. Entretanto, os benzodiazepínicos de longa ação podem estar associados ao comprometimento cognitivo no dia seguinte ou a um comprometimento cognitivo diurno retardado (ou seja, após 2-4 semanas de tratamento), como resultado do acúmulo do fármaco pela administração repetida.

Os agentes mais antigos – barbitúricos, hidrato de cloral *e meprobamato – devem ser evitados para o tratamento da insônia. Eles têm alto potencial de abuso e são perigosos em caso de superdosagem.*

RESUMO: Agentes sedativo-hipnóticos

Fármacos	Usos terapêuticos	Farmacologia clínica e dicas
Benzodiazepínicos – sinérgicos com outros depressores do SNC, particularmente etanol; ver Tabela 22-2		
Alprazolam	Transtornos de ansiedade, agorafobia	• Os sintomas de abstinência podem ser especialmente graves
Clordiazepóxido	Transtornos de ansiedade, abstinência de álcool, pré-medicação anestésica	• Ação longa e que determina retirada gradual por causa dos metabólitos ativos
Clobazam	Tratamento adjuvante das convulsões associadas à síndrome de Lennox-Gastaut, outros distúrbios epilépticos e transtornos de ansiedade	• O metabólito ativo apresenta meia-vida longa • Reduzir a dose e titular em metabolizadores fracos de CYP2C19 • Desenvolve-se tolerância aos efeitos anticonvulsivantes
Clonazepam	Distúrbios convulsivos, tratamento adjuvante na mania aguda e em determinados distúrbios do movimento	• Desenvolve-se tolerância aos efeitos anticonvulsivantes
Clorazepato	Transtornos de ansiedade, distúrbios convulsivos	• Profármaco; a atividade se deve à formação de nordazepam durante a absorção
Diazepam	Transtornos de ansiedade, abstinência de álcool, estado de mal epiléptico, relaxamento do músculo esquelético, pré-medicação anestésica	• Protótipo dos benzodiazepínicos
Estazolam	Insônia	• Contém um anel triazol; os efeitos adversos podem ser semelhantes aos do triazolam
Flurazepam	Insônia	• Metabólitos ativos acumulam-se com o uso crônico
Lorazepam	Transtornos de ansiedade, abstinência de álcool, pré-medicação anestésica	• Metabolizado somente por conjugação
Midazolam	Medicação pré-anestésica e intraoperatória	• Rapidamente inativado
Oxazepam	Transtornos de ansiedade, abstinência de álcool	• Metabolizado somente por conjugação
Quazepam	Insônia	• Metabólitos ativos acumulam-se com o uso crônico
Remimazolam	Medicação pré-anestésica e intraoperatória	• Rapidamente inativado
Temazepam	Insônia	• Metabolizado principalmente por conjugação
Triazolam	Insônia	• Rapidamente inativado; pode causar efeitos adversos inoportunos diurnos
"Compostos Z" – não benzodiazepínicos com efeitos agonistas no sítio dos benzodiazepínicos dos receptores $GABA_A$; esses agentes substituíram, em grande parte, os benzodiazepínicos no tratamento da insônia		
Zaleplona	Insônia	• $t_{1/2}$ de eliminação muito curta
Zolpidem	Insônia	• Tratamento de curto prazo (2-6 semanas) da insônia
Eszopiclona	Insônia	• Enantiômero S(+) da zopiclona
Antagonista benzodiazepínico		
Flumazenil	Superdosagem de benzodiazepínicos (antagonista dos benzodiazepínicos e da β-carbolina)	• Cefaleia, tontura; não deve ser usado na intoxicação por antidepressivos tricíclicos (convulsões!)
Agentes diversos e emergentes		
Ramelteona	Insônia	• Agonista do receptor de melatonina; efeito de primeira passagem significativo
Tasimelteona	Distúrbio do ritmo circadiano em pacientes cegos	• Agonista do receptor de melatonina
Suvorexanto	Insônia	• Antagonista do receptor de orexina; são necessárias pelo menos 7 h para despertar depois de uma dose de 10 mg
Lemborexanto	Insônia	• Antagonista dos receptores de orexina
Doxepina	Depressão, insônia	• Antidepressivo tricíclico; provavelmente os efeitos sedativos ocorrem por meio de antagonismo do receptor H_1; é preciso ter cuidado com comportamentos anormais, ideação suicida, depressão; usar metade da dose no idoso
Propofol	Indução/manutenção da anestesia, sedação para procedimentos	• Recuperação rápida
Pregabalina (β-isobutil-GABA)	Dor neural/muscular, fibromialgia, convulsões	• Substância de Classe V, potencial de abuso; alguma preocupação com ideação suicida e angioedema

(continua)

RESUMO: Agentes sedativo-hipnóticos (continuação)

Fármacos	Usos terapêuticos	Farmacologia clínica e dicas
Barbitúricos – sinérgicos com outros depressores do SNC, particularmente etanol; indução de CYP; depressores respiratórios; ver Tab. 22-3		
Amobarbital	Insônia, sedação pré-operatória, tratamento de emergência das convulsões	• IM e IV • Ação curta (3-8 h)
Butobarbital	Insônia, sedação pré-operatória, sedação diurna	• Oral • Início rápido de ação • Ação curta (3-8 h)
Mefobarbital (não licenciado para uso nos Estados Unidos)	Distúrbios convulsivos, sedação diurna	• Oral • Ação curta (3-8 h)
Metoexital	Indução e manutenção da anestesia	• IV • Ação ultracurta (5-15 min)
Pentobarbital	Insônia, sedação pré-operatória e para procedimentos, tratamento de emergência das convulsões	• Oral, IM, IV ou retal • Administrar o sal Na$^+$ por via parenteral • Ação curta (3-8 h)
Fenobarbital	Distúrbios convulsivos, estado de mal epiléptico, sedação diurna	• Oral, IM, IV • Anticonvulsivante de primeira linha (ver Cap. 20); administrar o sal Na$^+$ por via parenteral • Ação longa (dias)
Secobarbital	Insônia, sedação pré-operatória	• Oral • Ação curta (3-8 h)
Tiopental	Indução e manutenção da anestesia, sedação pré-operatória, tratamento de emergência das convulsões, hipertensão intracraniana	• Uma dose IV única proporciona um breve período de anestesia • Ação ultracurta (5-15 min)

Referências

Balter MB, Uhlenhuth EH. New epidemiologic findings about insomnia and its treatment. *J Clin Psychiatry*, **1992**, *53*(suppl):34–39.

Dooley M, Plosker GL. Zaleplon: a review of its use in the treatment of insomnia. *Drugs*, **2000**, *60*:413–445.

Dujardin K, et al. Comparison of the effects of zolpidem and flunitrazepam on sleep structure and daytime cognitive functions: a study of untreated insomniacs. *Pharmacopsychiatry*, **1998**, *31*:14–18.

Hanson SM, et al. Structural requirements for eszopiclone and zolpidem binding to the gamma-aminobutyric acid type-A (GABA$_A$) receptor are different. *J Med Chem*, **2008**, *51*:7243–7252.

Hoffman EJ, Warren EW. Flumazenil: a benzodiazepine antagonist. *Clin Pharmacol*, **1993**, *12*:641–656.

Holsboer-Trachsler E, Prieto R. Effects of pregabalin on sleep in generalized anxiety disorder. *Int J Neuropsychopharmacol*, **2013**, *16*:925–936.

Huedo-Medina TB, et al. Effectiveness of non-benzodiazepine hypnotics in treatment of adult insomnia: meta-analysis of data submitted to the Food and Drug Administration. *BMJ*, **2012**, *345*:e8343.

Johnsa JD, Neville MW. Tasimelteon: a melatonin receptor agonist for non-24-hour sleep-wake disorder. *Ann Pharmacother*, **2014**, *48*:1636–1641.

Marszalec W, Narahashi T. Use-dependent pentobarbital block of kainate and quisqualate currents. *Brain Res*, **1993**, *608*:7–15.

Mayer G, et al. Efficacy and safety of 6-month nightly ramelteon administration in adults with chronic primary insomnia. *Sleep*, **2009**, *32*:351–360.

McKeage K, Perry CM. Propofol: a review of its use in intensive care sedation of adults. *CNS Drugs*, **2003**, *17*:235–272.

Melton ST, et al. Eszopiclone for insomnia. *Ann Pharmacother*, **2005**, *39*:1659–1666.

Monane M. Insomnia in the elderly. *J Clin Psychiatry*, **1992**, *53*(suppl):23–28.

Monti JM. Serotonin 5-HT(2A) receptor antagonists in the treatment of insomnia: present status and future prospects. *Drugs Today (Barc)*, **2010**, *46*:183–193.

Morselli PL. Zolpidem side effects. *Lancet*, **1993**, *342*:868–869.

Murphy P, et al. Lemborexant, a dual orexin receptor antagonist (DORA) for the treatment of insomnia disorder: results from a Bayesian, adaptive, randomized, double-blind, placebo-controlled study. *J Clin Sleep Med*, **2017**, *13*:1289–1299.

Nestler EJ, et al. *Molecular Neuropharmacology*. 4th ed. McGraw-Hill, New York, **2020**.

Oldenhof H, et al. Clinical pharmacokinetics of midazolam in intensive care patients, a wide interpatient variability? *Clin Pharmacol Ther*, **1988**, *43*:263–269.

Rosenberg R, et al. An assessment of the efficacy and safety of eszopiclone in the treatment of transient insomnia in healthy adults. *Sleep Med*, **2005**, *6*:15–22.

Sieghart W. Allosteric modulation of GABA$_A$ receptors via multiple drug-binding sites. *Adv Pharmacol*, **2015**, *72*:53–96.

Sigel E, Steinmann ME. Structure, function, and modulation of GABA$_A$ receptors. *J Biol Chem*, **2012**, *287*:40224–40231.

Spadoni G, et al. Melatonin receptor agonists: new options for insomnia and depression treatment. *CNS Neurosci Ther*, **2011**, *17*:733–741.

Uhlenhuth EH, et al. International study of expert judgment on therapeutic use of benzodiazepines and other psychotherapeutic medications: IV. Therapeutic dose dependence and abuse liability of benzodiazepines in the long-term treatment of anxiety disorders. *J Clin Psychopharmacol*, **1999**, *19*(suppl 2):23S–29S.

Winrow CJ, Renger JJ. Discovery and development of orexin receptor antagonists as therapeutics for insomnia. *Br J Pharmacol*, **2014**, *171*:283–293.

Woods JH, et al. Benzodiazepines: use, abuse, and consequences. *Pharmacol Rev*, **1992**, *44*:151–347.

Yeung WF, et al. Doxepin for insomnia: a systematic review of randomized placebo-controlled trials. *Sleep Med Rev*, **2015**, *19*:75–83.

Capítulo 23

Analgésicos opioides

Emily M. Jutkiewicz e John R. Traynor

INTRODUÇÃO AOS OPIOIDES E RECEPTORES

RECEPTORES OPIOIDES
- Tipos de receptores opioides
- Distribuição dos receptores opioides
- Sinalização dos receptores opioides
- Ligantes dos receptores opioides
- Estrutura e ativação do receptor opioide

FARMACOLOGIA DE FÁRMACOS OPIOIDES UTILIZADOS NA PRÁTICA CLÍNICA
- Farmacologia da morfina, um agonista mu-opioide prototípica

EFEITOS CRÔNICOS DE FÁRMACOS MU-OPIOIDES: TOLERÂNCIA, DEPENDÊNCIA E TRANSTORNO POR USO DE OPIOIDES
- Tolerância
- Dependência
- Transtorno do uso de opioides
- Mecanismos de tolerância, dependência, abstinência e responsabilidade por abuso
- Efeitos adversos e precauções que afetam as respostas dos pacientes aos mu-opioides

MORFINA E AGONISTAS ESTRUTURALMENTE RELACIONADOS
- Estrutura química e relações estrutura-atividade
- Morfina
- Codeína
- Heroína
- Hidromorfona
- Oximorfona, oxicodona e hidrocodona
- Morfinanas
- Analgésicos piperidínicos e fenilpiperidínicos
- Fentanila e seus análogos
- Metadona
- Agonistas parciais
- Outros agonistas opioides

POSOLOGIA E VIAS DE ADMINISTRAÇÃO DE ANALGÉSICOS OPIOIDES
- Rotatividade dos opioides
- Tratamento combinado

ANTAGONISTAS OPIOIDES
- Usos terapêuticos
- Propriedades farmacológicas
- ADME

TOXICIDADE AGUDA DOS OPIOIDES

USOS TERAPÊUTICOS ADICIONAIS DOS OPIOIDES
- Dispneia
- Adjuvantes anestésicos

AGENTES ANTITUSSÍGENOS RELACIONADOS AOS OPIOIDES

RESUMO GERAL E CONCLUSÕES

Introdução aos opioides e receptores

A dor é um componente comum de muitas patologias clínicas, e o manejo da dor é uma necessidade clínica vital. Fármacos como a morfina e a oxicodona que atuam nos receptores opioides continuam sendo a base do tratamento da dor, apesar das preocupações de segurança associadas ao uso prolongado desses fármacos, que levaram a vício e morte por uso indevido, e à crise mundial de opioides. A morfina e as substâncias relacionadas exercem seus efeitos farmacológicos atuando nos receptores opioides. Os receptores opioides são GPCR com 7 domínios transmembrana (ver Cap. 3) e compreendem a uma família de quatro tipos, os receptores opioides mu (μ), delta (δ), kappa (κ), aos quais nos referiremos como os receptores opioides clássicos ou canônicos, e o NOPr, que tem homologia estrutural próxima aos receptores opioides clássicos, mas com ligantes e farmacologia distintos. Neste capítulo, usaremos mu, delta, kappa e NOPr para descrever os receptores. O receptor mu-opioide é o principal responsável pelas ações de alívio da dor e, mais importante, também pelos efeitos indesejados de todos os analgésicos opioides clinicamente úteis, que geralmente mimetizam a farmacologia da morfina. Consequentemente, este capítulo se concentrará principalmente neste receptor, seus ligantes e sua farmacologia, com alguma menção à farmacologia dos fármacos que atuam nos receptores delta, kappa e NOPr.

As substâncias opioides originais (*morfina* e *codeína*) são componentes do ópio, a resina seca da cabeça da semente da papoula do ópio, *Papaver somniferum*. O ópio também contém tebaína, que não tem atividade opioide, mas serve como precursor para a síntese de fármacos opioides adicionais. Também estão presentes no ópio a *papaverina* (1%), um relaxante muscular liso, e a *noscapina* (6%), que tem sido usada como antitussígeno. *Morfina*, *codeína* e compostos estruturalmente relacionados encontrados no ópio, juntamente com derivados semi-sintéticos, como a *oxicodona*, que se ligam ao receptor mu-opioide, são denominados opiáceos. Em contraste, um opioide é qualquer agente que se liga ao local de ligação do ligante (ortostérico) de membros da família de receptores opioides. Consequentemente, o termo opioide é uma definição mais ampla e abrange os opiáceos, os fármacos totalmente sintéticos, como *metadona* e *fentanila*, e os peptídeos opioides endógenos, incluindo as encefalinas, endorfinas e dinorfinas, que são os neurotransmissores de ocorrência natural que atuam nos receptores opioides. Os fármacos opioides são muitas vezes referidos como narcóticos ou analgésicos narcóticos, derivados da palavra grega *narkotikos* para "entorpecer" ou "estupor", por causa de suas propriedades sedativas e capacidade de causar sono na presença de dor.

Receptores opioides

Tipos de receptores opioides

Os três tipos de receptores opioides clássicos, mu, delta e kappa, compartilham extensa homologia de sequência (55-58%) e pertencem à classe

AC: adenililciclase
ACTH: corticotropina (hormônio adrenocorticotrópico)
ADH: hormônio antidiurético (vasopressina)
AINE: anti-inflamatório não esteroide
AMPc: monofosfato de adenosina cíclico
CAM: concentração alveolar mínima
CDC: Centers for Disease Control and Prevention
CYP: citocromo P450
DA: dopamina
DAMGO: [D-Ala^2,MePhe^4,Gly(ol)^5]encefalina
DPDPE: [D-Pen 2,D-Pen 5]encefalina
DPOC: doença pulmonar obstrutiva crônica
EEG: eletrencefalograma
FSH: hormônio folículo-estimulante
GABA: ácido γ-aminobutírico
GI: gastrintestinal
GIRK: canal de K$^+$ retificador de influxo acoplado à proteína G
GPCR: receptor acoplado à proteína G
GRK: GPCR-cinase
HHSR: hipotálamo-hipófise-suprarrenal
5-HT: 5-hidroxitriptamina (serotonina)
IM: intramuscular
IV: intravenoso
LCS: líquido cerebrospinal
LH: hormônio luteinizante
6-MAM: 6-monoacetilmorfina
MAO: monoaminoxidase
MAPK: proteína-cinase ativada por mitógeno
MOR: receptor μ (mu)-opioide
NAc: *nucleus accumbens*
NE: norepinefrina
NMDA: *N*-metil-D-aspartato
NOP: receptor de nociceptina/orfanina FQ (N/OFQ)
NOPr: receptor de NOP
Pen: penicilamina
PK_: proteína-cinase _ (p. ex., PKA, PKC)
PL_: fosfolipase (p. ex., PLA, PLC)
POMC: pro-opiomelamocortina
SC: subcutâneo
SCP: substância cinzenta periaquedutal
SNC: sistema nervoso central
TM: transmembrana

A ou família rodopsina dos GPCR (ver Figs. 3-14 e 23-1). Como tal, eles transduzem respostas agonistas para dentro da célula por meio de membros das famílias $G_{i/o}$ e G_z de proteínas G heterotriméricas. O NOPr foi adicionado à família de receptores opioides com base em sua homologia de sequência próxima (48-49%). No entanto, nem os fármacos opioides nem as encefalinas, endorfinas ou dinorfina se ligam a esse receptor, e os agonistas do NOPr não exibem a mesma farmacologia que os opioides. Uma definição anterior de receptores opioides exigia que eles fossem sensíveis ao antagonista opioide específico *naloxona*, mas com a adição do NOPr a essa família, esse não é mais o caso. Os receptores opioides surgiram nos estágios iniciais de evolução dos vertebrados (Stevens, 2009). O gene para o receptor mu-opioide humano (*OPRM1*) foi mapeado no cromossomo 6, para o receptor delta-opioide (*OPRD1*) no cromossomo 1, para o receptor kappa-opioide (*OPRK1*) no cromossomo 8 e para o NOPr (*OPRL1*) no cromossomo 20 (Dreborg et al., 2009).

Distribuição dos receptores opioides

Conforme definido pela distribuição do receptor proteico, pela mensagem, pela ligação do ligante e pelos efeitos farmacológicos iniciados pelos opioides, os receptores opioides são amplamente distribuídos no sistema nervoso central e periférico (Mansour et al., 1988) e são encontrados tanto pré- quanto pós-sinapticamente.

Os *receptores mu-opioides* são encontrados em regiões do encéfalo envolvidas no controle dos componentes sensoriais e afetivos da dor, bem como na modulação de muitos outros comportamentos. Isso inclui camadas superficiais e profundas do neocórtex, caudado-putâmen, NAc, área tegmentar ventral, tálamo, hipocampo, amígdala, núcleo da rafe, SCP, bulbo e ponte, e corno dorsal da medula espinal.

A distribuição dos *receptores kappa-opioides* é consistente com o papel do sistema kappa na regulação da diurese, ingestão de alimentos, percepção da dor e funcionamento neuroendócrino, incluindo a resposta ao estresse. As principais regiões que expressam os receptores kappa-opioides são o putâmen caudado, o NAc, a amígdala, o hipotálamo e a hipófise. Os receptores kappa-opioides também são encontrados no SCP, núcleos da rafe, ponte e medula e corno dorsal da medula espinal, mas há pouca expressão no córtex.

Os *receptores delta-opioides* são expressos em regiões relacionadas a áreas olfativas do encéfalo, bem como ao neocórtex, caudado-putâmen, NAc e amígdala. Existem níveis baixos no corno dorsal da medula espinal. O receptor delta-opioide está envolvido na modulação da dor e do humor.

Os *receptores NOPr* são os mais amplamente distribuídos dos receptores opioides. O receptor é encontrado na maioria das regiões do encéfalo e da medula espinal, em áreas relacionadas às ações fisiológicas desse sistema na modulação da dor e recompensa, bem como ansiedade e estresse, memória e comportamentos alimentares (Ozawa et al., 2015).

Os receptores opioides também estão presentes em uma variedade de células não neuronais, incluindo macrófagos (micróglia periférica e central) e astrócitos (Dannals, 2013; Yaksh, 1987) e no sistema nervoso entérico do trato GI (Galligan e Akbarali, 2014). Os receptores opioides delta no coração podem proporcionar cardioproteção.

Sinalização dos receptores opioides

Após a ocupação dos receptores opioides pelos agonistas e a subsequente ativação das proteínas G heterotriméricas, tanto as subunidades α quanto os dímeros βγ ligam-se às proteínas a jusante para fornecer um padrão complexo de sinais intracelulares (Fig. 23-2). A sinalização é semelhante para todos os membros da família de receptores opioides (Al-Hasani e Bruchas, 2011).

As subunidades $α_i$ inibem diretamente a enzima AC, reduzindo os níveis de AMPc e, assim, inibem a fosforilação de muitas proteínas que são controladas pela regulação dependente da proteína cinase A, bem como pelo influxo de cálcio dependente de AMPc. O tratamento crônico com agonistas opioides leva a uma perda da capacidade de resposta da AC e a um "excesso" da produção de AMPc quando o opioide é removido. O dímero βγ inibe os canais de Ca^{2+} controlados por voltagem nos terminais pré-sinápticos, levando à redução do influxo de Ca^{2+} e à inibição da liberação de transmissores (Weiss e Zamponi, 2021). Por exemplo, a inibição da liberação de GABA na substância cinzenta periaquedutal ventrolateral leva à ativação de vias antinociceptivas descendentes e, na área tegmentar ventral, aumenta a liberação de dopamina no NAc, um importante componente da via de recompensa. Os dímeros βγ também agem abrindo canais de K$^+$, incluindo GIRK, o que leva à hiperpolarização e redução do disparo neuronal. Ambos os efeitos são importantes para as ações analgésicas dos opioides. A liberação de subunidades βγ também leva à ativação da cascata da MAPK, uma família diversificada de cinases que modula muitas respostas celulares por fosforilação, incluindo diferenciação celular, função de canais iônicos e compartimentalização de proteínas intracelulares. Outras enzimas como a PKC e a fosfolipase C podem ser ativadas por subunidades βγ. Um papel importante dos dímeros βγ é o recrutamento de GRKs, especificamente GRK2 e 3, para fosforilar o receptor. Este é um passo inicial na dessensibilização do receptor e leva ao recrutamento de β-arrestina, necessária para a internalização do receptor antes da degradação, ou como um pré-requisito para a reciclagem de receptores para a membrana celular para receber outro sinal. O receptor pode ser fosforilado por membros da família GRK que não requerem recrutamento pelo dímero

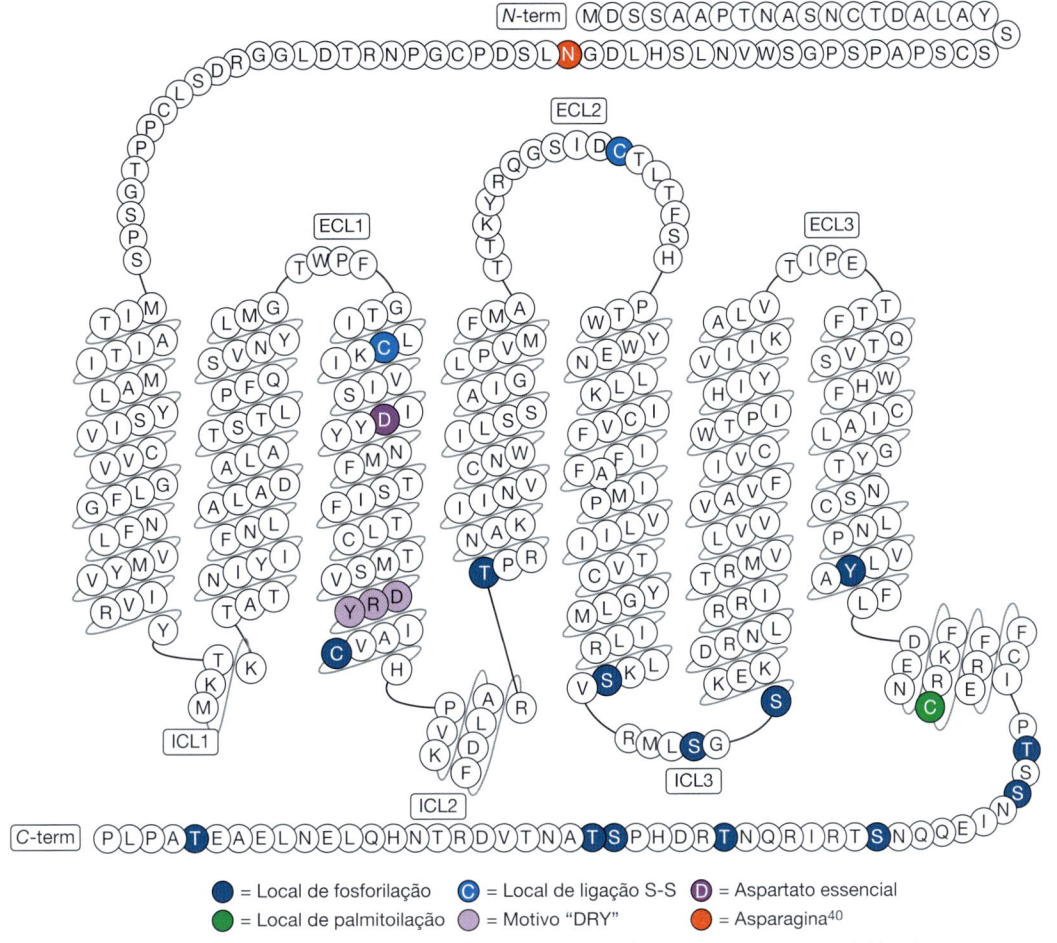

Figura 23-1 *Estrutura geral de um receptor opioide.* Este diagrama é do receptor mu-opioide, mas outros receptores opioides têm a mesma estrutura geral e as características típicas de um GPCR. Ao longo da região amino-terminal externa existem vários resíduos de aspartato (N) que são potenciais locais de glicosilação. Existem sete regiões transmembrana (TM) unidas por alças ICL e ECL, uma longa cauda carboxílica intracelular e sítios de fosforilação de tirosina (Y) e serina (S) nas áreas onde as arrestinas interagem. Existe um resíduo de aspartato conservado (D) para ligação ao átomo de N terciário encontrado em todos os medicamentos opioides e uma ligação dissulfeto entre dois resíduos de cisteína. O sítio de ligação do Na$^+$ está no domínio TM, logo abaixo do sítio ortostérico.

βγ ou pela PKC. No entanto, a β-arrestina também funciona como proteína estrutural e ativa as vias MAPK.

Ligantes dos receptores opioides

Peptídeos opioides endógenos

Existem três famílias de peptídeos opioides endógenos, as encefalinas, endorfinas (principalmente β-endorfinas) e dinorfinas, que atuam nos receptores opioides clássicos. Esses peptídeos compartilham a sequência amino-terminal comum de Tyr-Gly-Gly-Phe-(Met ou Leu), que pode ser seguida por várias extensões *C*-terminais (Tab. 23-1). Assim, Leu- e Met-encefalina são pentapeptídeos simples, enquanto formas estendidas destes, assim como as dinorfinas, contêm até 17 aminoácidos, e as endorfinas têm até 31 resíduos de aminoácidos de comprimento. Existe alguma especificidade dos peptídeos para os diferentes receptores opioides, mas devido a essa semelhança estrutural, há um grau considerável de sobreposição. A β-endorfina é a preferida pelo receptor mu-opioide, e as dinorfinas são consideradas os ligantes endógenos para o receptor kappa-opioide. As encefalinas mais simples são menos seletivas para os receptores delta > mu, mas não se ligam ou ativam o receptor kappa-opioide. Nenhum desses ligantes se liga ao NOPr. A nociceptina (um peptídeo de 17 aminoácidos), também conhecida como orfanina F/Q ou N/OFQ, possui uma sequência de aminoácidos *N*-terminal Phe-Gly-Gly-Phe, é o ligante endógeno para NOPr e não possui atividade nos receptores opioides clássicos (Lambert, 2008). As endomorfinas são dois peptídeos opioides com alta afinidade e seletividade para o receptor mu-opioide. Embora originalmente descobertos em tecidos encefálicos de mamíferos, os peptídeos precursores para estes nunca foram identificados, e a origem das endomorfinas permanece desconhecida. Portanto, está em debate se esses são realmente opioides endógenos. No total, existem mais de 20 peptídeos opioides atuando nos quatro receptores opioides.

Os peptídeos opioides são derivados de suas grandes proteínas precursoras por clivagem complexa com distintas enzimas semelhantes a tripsina (Fig. 23-3). A pré-POMC fornece POMC, que contém a sequência para β-endorfina. Além disso, a sequência POMC também é processada em uma variedade de peptídeos não opioides, incluindo ACTH, hormônio estimulante de α-melanócitos e β-lipotropina. Embora a β-endorfina contenha a sequência da Met-encefalina em sua sequência amino terminal, ela não é convertida nesse peptídeo. A pré-proencefalina contém as sequências de uma cópia de Leu-encefalina e quatro cópias de Met-encefalina. A pré-prodinorfina contém três peptídeos de dinorfina de comprimentos diferentes, todos começando com a sequência Leu-encefalina: dinorfina A, dinorfina B e neoendorfina. A pré-pronociceptina contém a sequência do peptídeo de 17 aminoácidos nociceptina (também conhecida como orfanina FQ ou N/OFQ).

Nem todas as células que expressam um determinado precursor de pró-hormônio opioide armazenam e liberam a mesma mistura de

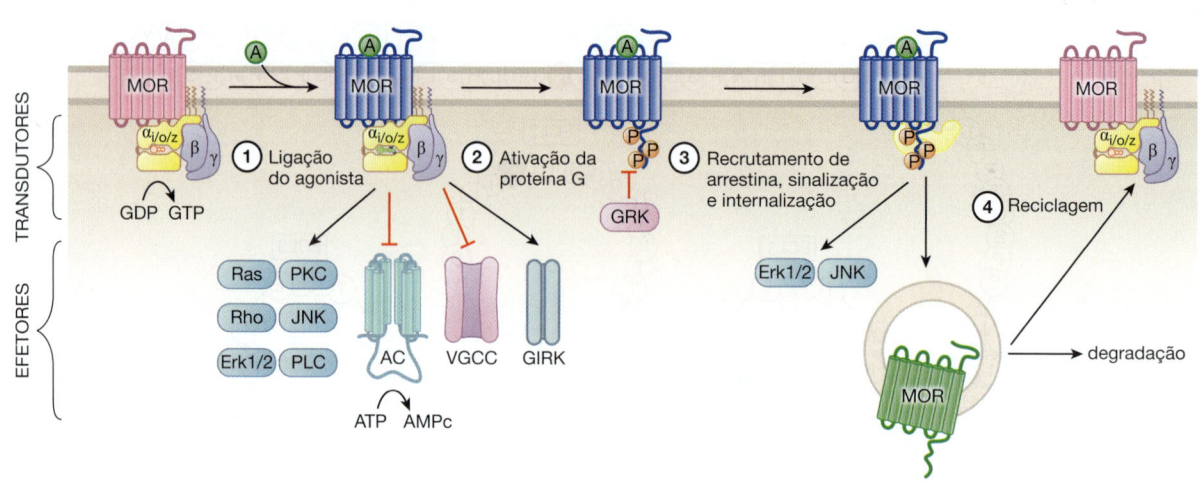

Figura 23-2 *Esquema simplificado da sinalização do receptor opioide.* Na presença de um agonista opioide (círculo verde), o receptor inativo (vermelho, Ri) é convertido em receptor ativo (azul, Ra) (Etapa 1). Isso faz com que a subunidade α do heterotrímero da proteína G troque GDP por GTP, o que leva à dissociação das subunidades α e βγ que passam a modular vários efetores a jusante, incluindo cinases (p. ex., PKC, ERK e JNK [c-Jun *N*-terminal cinase]), pequenas GTPases (Ras e Rho), PLC, canais iônicos (VGCC e GIRK), enzimas e seus mensageiros secundários (etapa 2). A sinalização é finalizada pela fosforilação do receptor pelas GRK, seguida pelo recrutamento da arrestina e internalização do receptor (Etapa 3). Além disso, as arrestinas podem compartimentalizar as vias de sinalização. Finalmente, o receptor internalizado (verde) é direcionado para degradação ou reciclagem para a membrana plasmática (Etapa 4). ERK, cinase regulada por sinal extracelular; GDP, difosfato de guanosina; GTP, trifosfato de guanosina; JNK, cinase c-Jun N-terminal; VGCC, canais de cálcio controlados por voltagem.

peptídeos opioides. Isso resulta do processamento pós-traducional diferencial dos pró-hormônios em peptídeos de diferentes comprimentos ou mesmo da quebra de peptídeos opioides maiores em fragmentos menores; por exemplo, as dinorfinas contêm a sequência Leu-encefalina. Além disso, o processamento pode ser alterado em resposta a demandas fisiológicas, levando à liberação de uma mistura diferente de peptídeos derivados pós-tradução.

Os peptídeos opioides estão presentes nas áreas do SNC relacionadas com o processamento dos estímulos dolorosos (p. ex., corno dorsal da medula espinal, núcleo trigêmeo espinal e SCP), com a modulação do comportamento afetivo (p. ex., amígdalas, hipocampo, *locus ceruleus* e córtex cerebral frontal), com a modulação do controle motor (p. ex., núcleo caudado e globo pálido), com a regulação do sistema nervoso autônomo (p. ex., medula), e com as funções neuroendócrinas (p. ex., eminência mediana). Os peptídeos opioides são encontrados no plasma, e isso reflete a liberação de sistemas secretores como a hipófise, as suprarrenais e as glândulas exócrinas do estômago e do intestino.

Ligantes exógenos dos receptores opioides

Os ligantes dos receptores opioides são definidos por sua seletividade (ou não) para um receptor opioide específico e por suas propriedades funcionais como agonistas, agonistas parciais, antagonistas, agonistas tendenciosos ou moduladores alostéricos, conforme definido abaixo.

Agonistas Os agonistas se ligam ao sítio ortostérico para ativar os receptores, levando à modulação de uma ampla variedade de cascatas de sinalização celular e efeitos resultantes na fisiologia. Como os fármacos usados clinicamente podem ter vários graus de atividade em outros receptores opioides, agonistas altamente seletivos foram desenvolvidos. Para os receptores opioides clássicos, estes são derivados dos peptídeos opioides endógenos, DAMGO e DPDPE, para os receptores opioides mu e delta, respectivamente, e a própria dinorfina para o receptor opioide kappa (ver Tab. 23-1). Agonistas seletivos de pequenas moléculas também são úteis como ferramentas para pesquisas pré-clínicas *in vivo*. Estes incluem *morfina* para mu-, SNC80 para delta- e U69593 e seus derivados para receptores kappa-opioides. A própria nociceptina e a pequena molécula Ro64-6198 são usadas como agonistas seletivos para o NOPr (Fig. 23-4).

Agonistas parciais Os agonistas parciais também se ligam ao sítio ortostérico dos receptores, mas não são capazes de provocar o mesmo nível de resposta observado com os agonistas totais, mesmo com doses crescentes (ou seja, essas substâncias têm nível reduzido de eficácia ou "teto" para a magnitude de sua ação). No entanto, essa definição depende do sistema. Por exemplo, em modelos de dor pré-clínica em roedores, onde o insulto nociceptivo pode ser variado em intensidade, pode-se observar que até a *morfina* é um agonista parcial, em comparação com, por exemplo, a *fentanila*. Da mesma forma, a *buprenorfina* atua como agonista parcial no receptor mu-opioide em modelos pré-clínicos, mas, na clínica da dor, é eficaz no controle da dor pós-operatória. No entanto, a natureza agonista parcial da *buprenorfina* significa que ela tem um efeito teto e, portanto, inibe o sistema respiratório (um efeito adverso perigoso dos agonistas totais opioides) em menor grau do que a *morfina* ou a *oxicodona* e, portanto, pode ser uma alternativa mais segura. Os agonistas parciais usados na clínica não são seletivos para receptores opioides específicos. Por exemplo, a *buprenorfina* atua em todos os receptores opioides, incluindo atividade agonista fraca no NOPr, e a *pentazocina* é um agonista parcial nos receptores opioides mu e kappa. Às vezes, os agonistas parciais são denominados *agonistas-antagonistas* porque têm ações agonistas, mas também antagonizam os efeitos dos agonistas opioides que têm maior eficácia, como a hidromorfona. Como tal, os agonistas parciais podem precipitar a abstinência em pacientes dependentes de opioides.

Antagonistas Esses fármacos são antagonistas competitivos e impedem a ligação dos opioides ao sítio ortostérico dos receptores opioides. Eles próprios não têm atividade, mas sua farmacologia deriva apenas do bloqueio das ações dos agonistas opioides. Os antagonistas opioides comumente usados são a *naloxona* e a *naltrexona*. Esses compostos se ligam a todos os receptores opioides clássicos com afinidade semelhante, embora, como mencionado acima, não se liguem ao NOPr.

Antagonistas específicos para os receptores opioides distintos foram desenvolvidos para fins de pesquisa. Estes incluem peptídeos, como o análogo da somatostatina CTOP (D-Phe-Cys-Tyr-D-Trp-Orn-Thr-Pen-Thr-NH$_2$) como um antagonista do receptor mu-opioide e um derivado da encefalina (ICI-174864) como um antagonista seletivo do receptor opioide delta. Além disso, a manipulação química da *naltrexona* e seus derivados deu origem ao antagonista seletivo do receptor opioide mu *ciprodima*, ao antagonista seletivo do receptor opioide delta *naltrindol* e ao antagonista seletivo do receptor opioide kappa nor-BNI (ver Fig. 23-4). O JD-Tic também é um antagonista comumente usado e altamente seletivo do receptor kappa-opioide.

TABELA 23-1 ■ PRINCIPAIS PEPTÍDEOS OPIOIDES ENDÓGENOS E DERIVADOS

PEPTÍDEO	ESTRUTURA[a]	RECEPTOR DE REFERÊNCIA
Peptídeos opioides clássicos	Tyr-Gly-Gly-Phe-X	
	X =	
Leu-encefalina	Leu	delta > mu
Met-encefalina	Met	delta > mu
Met-Encefalina-Arg-Phe	Met-Arg-Phe	delta = mu
β-endorfina	**Met**-Thr-Ser-Glu-Lys-Ser-Gln-Thr-Pro-Leu-Val-Thr-Leu-Phe-Lys-Asn-Ala-Ile-Ile-Lys-Asn-Ala-Tyr-Lys-Lys-Gly-Glu	mu > delta
α-neoendorfina	**Leu**-Arg-Lys-Tyr-Pro-Lys	mu > delta
Dinorfina 1-17	**Leu**-Arg-Arg-Ile-Arg-Pro-Lys-Leu-Lys-Trp-Asp-Asn-Gln	kappa
Dinorfina B	**Leu**-Arg-Arg-Gln-Phe-Lys-Val-Val-Thr	kappa
Endomorfinas	Tyr-Pro-X-Phe-NH$_2$	
	X =	
Endomorfina 1	Trp	mu
Endomorfina 2	Phe	mu
Nociceptina[b]	**Phe-Phe-Gly-Thr**-Gly-Ala-Arg-Lys-Ser-Ala-Arg-Lys-Leu-Ala-Asn-Gln	NOPr
Peptídeos sintéticos seletivos para receptores[c]		
DAMGO	Tyr-D-Ala-Gly-MePhe-Gly-ol	
DPDPE	Tyr-D-Pen-Gly-Phe-Pen Ś——Ś	

[a]Os primeiros quatro aminoácidos de cada peptídeo estão em negrito. A substituição X é dada para cada peptídeo dentro da família.
[b]Para nociceptina, a estrutura completa é fornecida, com os primeiros quatro aminoácidos mostrados em negrito.
[c]As estruturas completas dos peptídeos sintéticos são mostradas.

Agonistas inversos Os receptores opioides, como outros GPCR ligados à membrana, não são estruturas estáticas, mas se movem continuamente através de uma série de conformações, incluindo conformações que são capazes de ativar vias de sinalização intracelular. Isso dá aos receptores um nível basal de atividade, na ausência de um agonista, e diz-se que os receptores são *constitutivamente ativos*. Os agonistas inversos são compostos que estabilizam os receptores em conformações inativas e, portanto, inibem a atividade constitutiva (ver Cap. 3). Dos receptores opioides, o receptor delta-opioide apresenta alta atividade constitutiva em modelos celulares. O antagonista seletivo do receptor delta-opioide ICI-174864 também inibe a atividade constitutiva do receptor e, portanto, é definido com mais precisão como um agonista inverso.

Agonistas tendenciosos A sinalização intracelular a jusante dos receptores opioides é altamente complexa (ver Fig. 23-2). A maioria dos agonistas ativa igualmente todas essas vias a jusante. No entanto, os agonistas tendenciosos são compostos que ativam preferencialmente uma via ou vias específicas em detrimento de outras vias. A tendência mais observada é entre agonistas que ativam vias a jusante das proteínas G em oposição àquelas a jusante da β-arrestina. Isso se tornou uma área importante de pesquisa na farmacologia de opioides após experimentos pré-clínicos que mostraram que as vias da β-arrestina podem ser responsáveis por certos efeitos indesejados dos agonistas opioides, particularmente constipação e depressão respiratória, enquanto as vias da proteína G são importantes para os efeitos analgésicos. Embora estudos mais recentes não tenham apoiado esse conceito (Gillis et al., 2020), a ideia de que a farmacologia seletiva poderia ser obtida dessa maneira permanece atraente. Um composto designado como um agonista com tendência por proteína G, chamado *oliceridina*, recebeu aprovação para uso intravenoso em ambientes hospitalares em situações em que outros fármacos não funcionam, embora o perfil de segurança da *oliceridina* não seja melhor que o da *morfina*.

Moduladores alostéricos São compostos que atuam nos receptores opioides, mas em um local distinto do ortostérico. Os moduladores alostéricos positivos alteram quantitativamente a ação dos opioides que ocupam o sítio de ligação ortostérico. Como tal, eles podem promover a atividade de peptídeos opioides endógenos para fornecer antinocicepção e, portanto, podem ter o potencial de fornecer analgesia sem os efeitos adversos associados aos agonistas opioides tradicionais. Os moduladores alostéricos negativos inibem as ações dos agonistas opioides, mas ao contrário da *naloxona* e *naltrexona* não são competitivos. Até agora, os moduladores alostéricos positivos e negativos estão apenas nos estágios pré-clínicos iniciais de investigação (Livingston e Traynor, 2018).

Estrutura e ativação do receptor opioide

Os receptores opioides pertencem à família dos GPCR classe A (ver Cap. 3) e compreendem um domínio *N*-terminal extracelular, sete estruturas alfa-helicoidais TM unidas por duas alças extracelulares e três alças intracelulares e um domínio *C*-terminal intracelular (ver Fig. 23-1). Dois resíduos de cisteína conservados na primeira e na segunda alça extracelular formam uma ponte dissulfeto para estabilizar ECL2. As alças extracelulares também são *N*-glicosiladas, o que regula a exportação de receptores recém-sintetizados para a superfície celular, bem como a internalização e degradação. Essas alças também podem obstruir o acesso dos ligantes ao sítio de ligação ortostérico, alterando assim a afinidade do ligante. Uma pequena seção proximal da extremidade *C*-terminal é ligada à membrana por um grupo palmitoil e forma uma pequena alfa-hélice adicional. As alças intracelulares e o *C*-terminal interagem com parceiros de sinalização dentro da membrana celular e dentro da célula, em particular proteínas G e β-arrestinas, e também servem como substratos para fosforilação por GRKs e outras cinases, que é um componente importante da terminação do sinal.

A estrutura de todos os quatro tipos de receptores opioides foi determinada usando métodos de cristalografia de raios X ou microscopia eletrônica criogênica de partícula única, embora menos informações estejam disponíveis sobre as alças e sobre a região *C*-terminal, devido à flexibilidade dessas regiões. Os resíduos de aminoácidos que compõem os domínios TM, que contêm o sítio de ligação ortostérico, são semelhantes em todos os receptores, embora o NOPr esteja mais distante dos receptores opioides clássicos. Os agonistas dos receptores opioides e os peptídeos opioides endógenos ligam-se de forma semelhante no sítio ortostérico dos receptores opioides. Por exemplo, no receptor mu-opioide, o átomo de nitrogênio e o OH fenólico em moléculas semelhantes à morfina ou a porção Tyr dos peptídeos opioides endógenos formam uma ponte salina com um resíduo de aspartato carregado negativamente em TM3, conservado entre os GPCR, e uma interação mediada por água com uma histidina em TM6, respectivamente. Esses mesmos resíduos estão envolvidos com ligantes que se ligam aos receptores opioides delta e kappa. Os opioides sintéticos que não são baseados na estrutura da encefalina ou da morfina, por exemplo, *metadona* e *fentanila*, ligam-se no mesmo sítio ortostérico, mas com diferentes interações entre o ligante e os receptores. Além disso, os peptídeos endógenos maiores se estendem da bolsa ortostérica em direção aos domínios extracelulares; essas interações adicionais determinam a seletividade dos peptídeos. Por exemplo, o peptídeo seletivo do receptor kappa-opioide, dinorfina, tem vários resíduos básicos de arginina que interagem com resíduos carregados negativamente na região *N*-terminal do receptor kappa, mas que estão ausentes na região *N*-terminal dos outros receptores opioides.

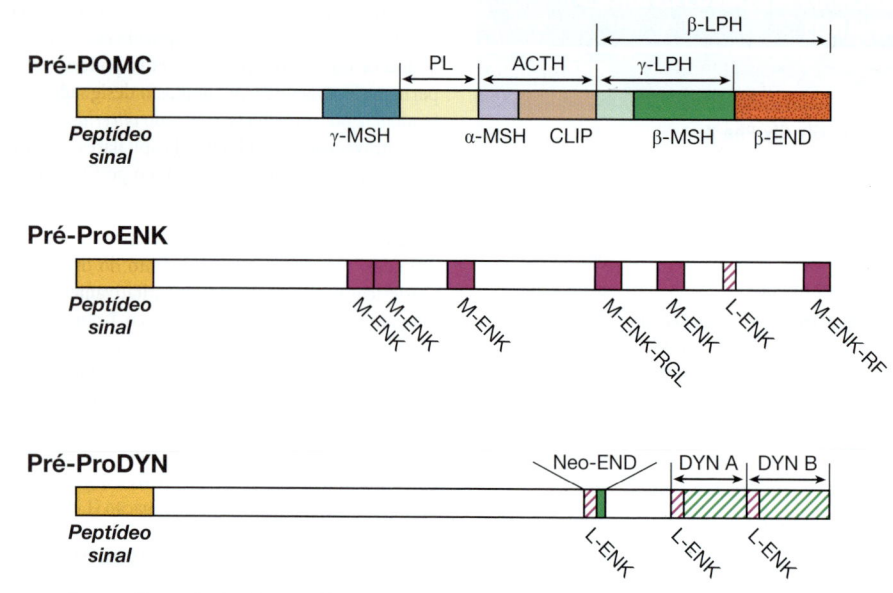

Figura 23-3 *Precursores dos peptídeos opioides.* Os peptídeos opioides derivam-se das proteínas precursoras que também podem conter peptídeos não opioides. A *pré-POMC* é um bom exemplo. O processamento proteolítico de uma molécula pré-pró por uma peptidase sinal remove o peptídeo sinalizador; em seguida, várias convertases de pró-hormônios (endoproteases) atacam as sequências dibásicas, produzindo α-, β- e γ-MSH, ACTH, CLIP, β- e γ-LPH e β-END. De maneira semelhante, a *pré-pro ENK* produz L-ENK e M-ENK e dois derivados estendidos, M-ENK-Arg-Gly-Leu e M-ENK-Arg-Phe. A *pré-pro DYN* produz α-NEO e DYNA e DYN B, cada uma das quais contém a sequência Leu-encefalina (Tyr-Gly-Gly-Phe-Leu) em sua região amino terminal. A *pré-pronociceptina* (não mostrada) contém uma cópia do peptídeo nociceptina. Para obter detalhes sobre o processamento proteolítico do POMC, consulte a Figura 50-1. α-NEO, α-neoendorfina; β-END, β-endorfina; CLIP, peptídeo do lobo intermediário semelhante à corticotropina; DYN, dinorfina; ENK, encefalina; L-ENK, Leu-encefalina; LPH, lipotropina; M-ENK, Met-encefalina; MSH, hormônio estimulante de melanócitos; PL, peptídeo de ligação.

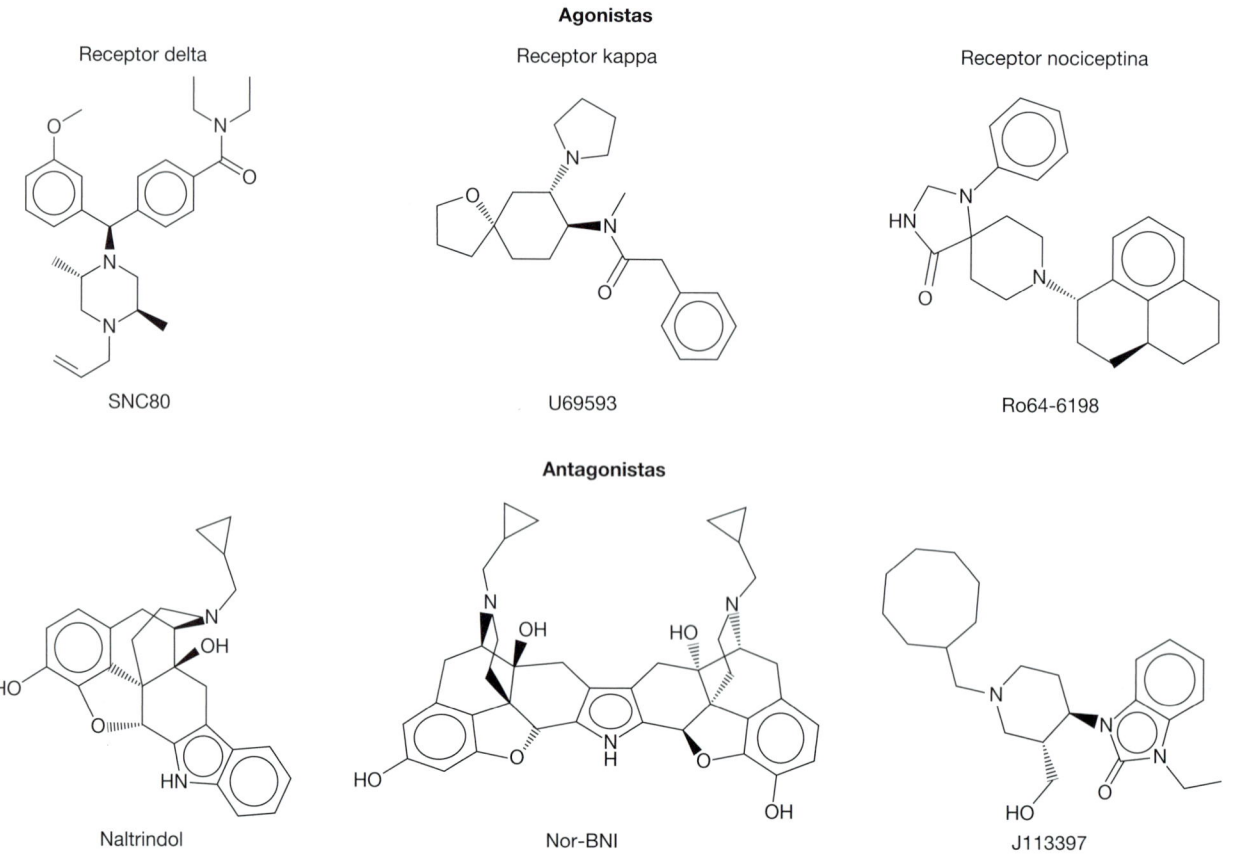

Figura 23-4 *Exemplos de compostos que atuam no receptor kappa, delta e nociceptina.*

Os receptores opioides, como todos os GPCR, são proteínas flexíveis que existem em múltiplos estados conformacionais, mas no modelo mais simples, há um conjunto inativo de conformações (R) e um conjunto de conformações ativas (R*). As conformações inativas, que não ativam parceiros intracelulares, como proteínas G heterotriméricas, são estabilizadas pela presença de um íon Na^+, que forma uma rede com aminoácidos profundos dos domínios TM, abaixo do sítio ortostérico, e um motivo "DRY" (Asp [ou Glu]-Arg-Tyr) na junção de TM3 e ICL2, que forma uma "trava iônica" e mantém o receptor em uma conformação inativa. Os conjuntos de receptores ativos (R*) são formados na presença de agonista e da ligação de moléculas de sinalização intracelular por meio de alterações em várias regiões conservadas do "interruptor molecular", incluindo a abertura do bloqueio iônico mediado por DRY, bem como o colapso do sítio da ligação de Na^+. Essas mudanças levam a um movimento externo de TM6 em relação a outros domínios TM. Isso abre um sítio de ligação na região C-terminal da subunidade G_α da proteína G heterotrimérica, levando à ativação da proteína G. A proteína G e os sítios de ligação ortostéricos estão ligados alostericamente. Assim, a ligação do agonista aumenta a afinidade da proteína G e a ligação da proteína G aumenta a afinidade do agonista. A maior parte desse mecanismo foi determinada por meio de experimentos com o receptor β_2 adrenérgico, mas se aplica igualmente bem aos receptores opioides (Weis e Kobilka, 2018).

Variantes de receptores opioides e complexos de receptores

Há evidências crescentes para o aumento da complexidade da função do receptor opioide. Por exemplo, existem várias variantes não sinônimas do receptor mu-opioide encontradas na população humana (Ravindranathan et al., 2009). Destes, o único que recebeu mais atenção foi o polimorfismo de polinucleotídeo no gene do receptor opioide (*OPRM1*) A118G, dando um receptor no qual a asparagina na posição 40 N-terminal (Fig. 23-1) é substituída por aspartato. Esse polimorfismo de nucleotídeo único é encontrado em aproximadamente 40% das populações asiáticas, 16% dos europeus e 3% dos afro-americanos (Zerbino et al., 2018) e tem sido associado à dependência de opioides e outras drogas de abuso (Halikere et al., 2020).

Muitas variantes de processamento do receptor mu-opioide foram relatadas e podem mostrar uma farmacologia diferencial, embora os papéis e o nível de expressão destes não sejam bem conhecidos (Gretton e Droney, 2014). Além disso, os receptores opioides podem formar complexos receptores consigo mesmos (homômeros) ou com outros receptores opioides ou mesmo com muitos outros GPCR, gerando complexos receptores com potencial para uma farmacologia muito diversa (Fujita et al., 2014). Esses aspectos têm significado clínico potencial, uma vez que fármacos direcionados a variantes de processamento ou heterômeros de receptores complexos podem ter perfis farmacológicos mais seguros. Embora seja o tema de muitas pesquisas, ainda não surgiram candidatos clínicos direcionados a essas entidades.

Farmacologia dos fármacos opioides utilizados na prática clínica

Os agonistas opioides usados clinicamente são geralmente seletivos para os receptores mu-opioides e produzem seus efeitos terapêuticos e adversos por meio da ativação desses receptores. Mesmo assim, os fármacos têm uma farmacologia altamente complexa. A natureza exata das respostas fisiológicas observadas induzidas por agonistas opioides deve-se à ampla distribuição dos receptores mu-opioides no SNC e na periferia, seu grau de eficácia (p. ex., se são agonistas totais ou parciais) e o nível de seletividade de cada fármaco para o mu-opioide sobre os outros receptores opioides ou outros alvos. Os fármacos opioides são relativamente seletivos para cada receptor em doses mais baixas, mas podem interagir com outros tipos de receptores quando são administrados em doses altas, especialmente quando elas são aumentadas para contornar o problema de tolerância. Os agonistas dos receptores mu-opioide produzem analgesia, alteram o humor e o comportamento de busca de recompensa e afetam as funções respiratórias, cardiovasculares, GI e neuroendócrinas. A farmacologia dos sistemas de receptores não-mu-opioides é brevemente destacada no Quadro 23-1.

Farmacologia da morfina, um agonista mu-opioide prototípica

Analgesia

Fármacos opioides que atuam no receptor mu-opioide, como exemplificado pela *morfina*, são usados para tratar diferentes tipos de dor (Quadro 23-2). Quando doses terapêuticas de *morfina* são administradas, os pacientes relatam que sua dor é menos intensa ou totalmente ausente. Os pacientes geralmente relatam que a dor ainda está presente, mas sentem menos desconforto. Além do alívio do sofrimento, alguns pacientes podem apresentar euforia. A analgesia pode ser facilmente obtida sem perda de consciência, embora a sonolência seja comum. Em doses analgésicas, a *morfina* não tem atividade anticonvulsivante e geralmente não causa prejuízo da fala, labilidade emocional ou déficit significativo da coordenação motora. Doses baixas de *morfina* podem causar reduções da resposta eficaz à dor, mas não da intensidade percebida da experiência dolorosa; doses mais altas e clinicamente eficazes reduzem a intensidade percebida e as reações afetivas à dor (Price et al., 1985).

O alívio da dor por agonistas opioides semelhantes à morfina é relativamente seletivo, pois outros sentidos geralmente não são afetados, incluindo toque leve e propriocepção. A dor mal definida e persistente (p. ex., a dor por lesão e inflamação dos tecidos) é aliviada de maneira mais eficaz que a dor intermitente em pontadas que está associada, por exemplo, à mobilização de uma articulação inflamada. Com quantidades suficientes de agonista opioide, é possível aliviar até mesmo a dor penetrante intensa associada, por exemplo, a cólica renal ou biliar aguda, embora os opioides possam induzir espasmo no esfíncter de Oddi e exacerbar a dor (ver seção "Trato GI", abaixo).

Quando uma dose analgésica de *morfina* é administrada a indivíduos normais e sem dor, a experiência pode ser desagradável e náuseas e vômitos são comuns. Os indivíduos podem ter sonolência, dificuldade mental, apatia e redução da atividade física. À medida que se aumenta a dose, os efeitos subjetivos, analgésicos e tóxicos, incluindo depressão respiratória, tornam-se mais pronunciados.

QUADRO 23-1 ■ FARMACOLOGIA DOS AGONISTAS DOS RECEPTORES KAPPA, DELTA E NOP

Os agonistas do receptor opioide kappa têm efeitos analgésicos (p. ex., *butorfanol*, *pentazocina*), mas não são normalmente empregados para terapia analgésica de longo prazo porque podem produzir efeitos disfóricos e psicotomiméticos. Os agonistas que atuam no receptor kappa-opioide inibem a liberação de ocitocina e hormônio antidiurético e causam diurese proeminente. Alguns agonistas dos receptores kappa-opioides, como a salvinorina A da *Salvia divinorum*, são usados recreativamente e têm efeitos alucinógenos em humanos. Há evidências de que os antagonistas dos receptores kappa-opioides podem ter efeitos antidepressivos em pacientes deprimidos (Jacobson et al., 2020).

Os agonistas dos receptores delta-opioides têm efeitos antinociceptivos em modelos animais de dor neuropática e crônica, mas ainda não encontraram utilidade clínica devido à evidência pré-clínica e clínica de atividade pró-convulsivante. Os agonistas do receptor delta-opioide também têm efeitos ansiolíticos, antiparkinsonianos e semelhantes a antidepressivos em modelos pré-clínicos (Dripps e Jutkiewicz, 2018).

Os agonistas do NOPr podem ser pró ou anti-analgésicos, dependendo do local de ação e da espécie animal. Os agonistas NOPr, ao contrário dos agonistas dos receptores mu-opioides, não são recompensadores e não causam depressão respiratória; portanto, compostos com atividade nos receptores mu-opioides e NOPrs estão sendo investigados como analgésicos potencialmente mais seguros. O sistema tem sido implicado na regulação do peso corporal e distúrbios do humor relacionados ao estresse. Moléculas direcionadas ao NOPr podem ser úteis no controle da ansiedade e/ou depressão e abuso de substâncias (Witkin et al., 2014).

Alguns agonistas e antagonistas seletivos para esses receptores são mostrados na Figura 23-4.

QUADRO 23-2 ■ ESTADOS DA DOR E SEUS MECANISMOS

Uma discussão significativa sobre a ação dos agentes analgésicos deve reconhecer que nem toda dor é igual e que várias variáveis contribuem para o relato de dor do paciente e, portanto, para o efeito do analgésico. Heuristicamente, pode-se pensar na dor como vários conjuntos distintos de eventos (Yaksh et al., 2015).

Nocicepção aguda
A ativação aguda das fibras aferentes sensoriais finas de limiar alto (fibras Aδ e C) desencadeia estimulação transitória da medula espinal dependente do estímulo, que, por sua vez, resulta na ativação dos neurônios do corno dorsal que se projetam contralateralmente ao tálamo e daí para o córtex somatossensorial. Uma projeção espinofugal paralela estende-se pelo tálamo medial e, daí, às regiões do córtex límbico, inclusive o cingulado anterior. A resposta produzida pela ativação aguda desse sistema ascendente é suficiente para provocar queixas de dor. Exemplos desses estímulos são uma xícara de café quente, uma picada de agulha ou uma incisão.

Lesão tecidual
Depois da lesão dos tecidos ou da inflamação localizada (p. ex., queimadura local da pele, dor de dente, artrite reumatoide), tem início um estado de dor persistente que se caracteriza por ardência, sensação de pulsação ou dor difusa e contínua com resposta anormal à dor (*hiperalgesia*), que pode ser evocada por estímulos, em outras condições, inócuos ou ligeiramente aversivos (banho com água morna depois de uma queimadura solar; extensão moderada de uma articulação inflamada). Nos casos típicos, esse tipo de dor reflete os efeitos de fatores ativos como prostaglandinas, bradicinina, citocinas, serinas-protease e íons H^+, entre muitos outros mediadores. Esses mediadores são liberados localmente no foco da lesão e, por meio dos receptores epônimos existentes nas terminações das fibras aferentes finas de limiar alto (fibras Aδ e C), podem ativar esses aferentes sensoriais e reduzir a intensidade dos estímulos necessários à sua ativação (p. ex., sensibilização periférica). Além disso, o tráfego aferente contínuo iniciado por essa lesão e inflamação dos tecidos resulta na ativação das vias facilitadoras espinais, que ampliam os estímulos enviados ao encéfalo depois de determinada ativação aferente. Essa facilitação parece ser responsável pelos estados de hiperalgesia, como, por exemplo, sensibilização central. Em geral, essa dor provocada pela lesão dos tecidos é conhecida como dor *nociceptiva* (Fig. 23-5) (Sorkin e Wallace, 1999). Exemplos desses estados dolorosos seriam queimaduras, ferida pós-incisão, abrasão da pele, lesão musculoesquelética ou inflamação articular.

Lesão neural
A lesão de um nervo periférico desencadeia alterações anatômicas e bioquímicas complexas no nervo e na medula espinal, que produzem *disestesias espontâneas* (pontadas, dor ardente) e *alodinia* (dor desencadeada pelo toque mais suave). O estado de dor causado por uma lesão neural pode não depender da ativação das fibras aferentes finas, mas ser desencadeado pelos aferentes sensoriais de limiar baixo (p. ex., fibras Aβ). Essas lesões neurais resultam no desenvolvimento de atividade ectópica originada dos neuromas formados pela lesão do nervo e dos gânglios da raiz dorsal dos axônios lesados, além de alterações do processamento sensorial no corno dorsal. Essas alterações incluem a ativação de células não neuronais (gliais) e supressão dos circuitos inibitórios constitutivos, inclusive os estímulos aferentes de limiar baixo que são transportados pelas fibras Aβ e desencadeiam um estado de dor (West et al., 2015). Exemplos desses eventos que induzem dor neural são mononeuropatias secundárias ao traumatismo ou à compressão de um nervo (síndrome do túnel do carpo) e neuralgia pós-herpética (herpes-zóster). As polineuropatias como as que ocorrem com o diabetes ou depois de quimioterapia (p. ex., tratamento do câncer) também causam disestesias persistentes e hiperpatias evocadas. Esses estados dolorosos são descritos como *neuropáticos* (Fig. 23-6). Muitas síndromes clínicas dolorosas, inclusive o câncer, geralmente representam uma combinação desses mecanismos inflamatórios e neuropáticos.

Tipicamente, considera-se que a dor neuropática não responde tão bem aos analgésicos opioides quanto a dor aguda, e doses mais altas são necessárias. Existem evidências crescentes de que, em face de lesão ou inflamação crônica dos tecidos (p. ex., artrite), pode ocorrer transição de um fenótipo de dor inflamatória para outro fenótipo de dor neuropática.

Componentes sensorial *versus* afetivo da dor
A informação gerada por um estímulo periférico de grande intensidade provoca ativação das vias que ativam sistemas superiores, que refletem a magnitude aversiva do estímulo. Estímulos dolorosos têm a capacidade certeira de gerar componentes emocionais intensos, que refletem uma diferença entre dor como sensação específica desencadeada por várias estruturas neurofisiológicas diferentes (componente *discriminativo sensorial*) e dor como sofrimento (sensação original acrescida das reações por ela desencadeadas: componente *motivacional afetivo* da experiência dolorosa) (Melzack e Casey, 1968). Os fármacos opioides têm efeitos potentes em ambos os componentes da experiência de dor.

As ações analgésicas dos opioides são mediadas por ações no encéfalo, na medula espinal e, em alguns casos, nos tecidos periféricos. Esses mecanismos estão resumidos na Figura 23-7.

Ações supraespinais Microinjeções diretas de *morfina* em regiões específicas do encéfalo podem produzir analgesia potente, que é reversível pelos antagonistas dos receptores mu-opioides, como a *naloxona*. A mais bem caracterizada dessas áreas é a região da SCP mesencefálica. A *morfina* e outros agonistas dos receptores mu-opioides inibem a liberação do transmissor inibitório GABA dos sistemas SCP tonicamente ativos que regulam a atividade nas projeções para a medula. As projeções da SCP ao bulbo ativam a liberação bulboespinal de NE e 5-HT ao nível do corno dorsal da medula, que atenuam a excitabilidade do corno dorsal (Yaksh, 1997).

Ação espinal Vários opioides administrados na medula espinal (por via intratecal ou peridural) podem produzir analgesia potente, revertida por doses baixas de *naloxona* sistêmica (Yaksh, 1997). Os receptores mu-opioides são amplamente limitados à *substância gelatinosa* do corno dorsal superficial, a região na qual terminam pequenos aferentes sensoriais de alto limiar. Uma porcentagem significativa desses receptores mu-opioides está associada às fibras C aferentes primárias peptidérgicas finas, enquanto as demais estão situadas nos neurônios do corno dorsal. Os agonistas dos receptores mu-opioides atuam pré-sinapticamente em pequenos aferentes primários de alto limiar para *inibir a abertura de canais de Ca^{2+} sensíveis à voltagem*, evitando assim a liberação do transmissor. Uma ação pós-sináptica é demonstrada pela capacidade dos analgésicos opioides de bloquear a excitação dos neurônios do corno dorsal evocados pelo glutamato, em parte pela *hiperpolarização dos neurônios por meio da ativação dos canais de K^+*, tornando-os menos propensos a disparar. A morfina deprime seletivamente a descarga de neurônios do corno dorsal da medula, evocados por fibras nervosas aferentes pequenas (limiar alto), mas não pelas grandes (limiar baixo). No geral, a capacidade dos opioides espinais de reduzir a liberação de neurotransmissores excitatórios das fibras C e diminuir a excitabilidade dos neurônios do corno dorsal é responsável pelo efeito poderoso e seletivo dos fármacos no processamento nociceptivo espinal.

Ação periférica A aplicação direta de altas concentrações de analgésicos opioides em um nervo periférico pode produzir uma ação semelhante a um anestésico local, que não é revertida pela *naloxona*. Por outro lado, nas estruturas periféricas em condições de inflamação, quando há hipersensibilidade das terminações que resulta em uma resposta exagerada à dor (p. ex., hiperalgesia), a injeção direta dos opioides causa um efeito local que pode ter ação normalizadora nos limiares exacerbados. Os efeitos podem ser nos terminais aferentes periféricos ou nas células inflamatórias que liberam produtos que sensibilizam o terminal nervoso, ou em ambos (Stein e Machelska, 2011).

Hiperalgesia induzida por opioides

Um aumento paradoxal no estado de dor pode ser observado após exposição aguda (horas a dias) ou crônica aos fármacos opioides. Essa agravação pode ser refletida por aumentos inexplicáveis das queixas de dor, níveis mais altos de dor quando as doses dos fármacos são aumentadas ou

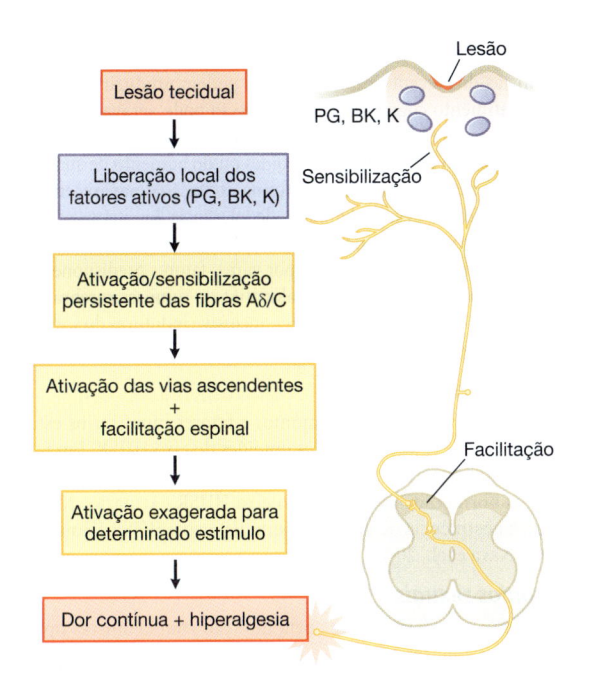

Figura 23-5 *Mecanismos da nocicepção provocada por lesão dos tecidos. BK, bradicinina; K, potássio; PG, prostaglandinas.*

sensibilidade difusa não relacionada com a dor original (Lee et al., 2011). Os mecanismos desse aumento do perfil de dor não são compreendidos, embora evidências sugiram que as respostas inflamatórias possam estar envolvidas com a ativação do receptor semelhante ao Toll-4 na micróglia, a regulação positiva de citocinas pró-inflamatórias, quimiocinas, cicloxigenase e prostaglandina E_2 e de outros neuropeptídeos, como colecistocinina, neuropeptídeo FF e nociceptina (Mercadante et al., 2019). BK, bradicinina; PG, prostaglandina.

Efeitos respiratórios

Embora os efeitos dos agonistas dos receptores mu-opioides na respiração sejam prontamente demonstrados em modelos pré-clínicos, raramente ocorre depressão respiratória significativa na clínica com doses padrão de analgésicos, a menos que haja fatores atenuantes nos quais os opioides devam ser usados com cautela, por exemplo, em pacientes com asma, DPOC, hipertensão pulmonar, diminuição da reserva respiratória, depressão respiratória preexistente, hipoxia ou hipercapnia. Além disso, deve-se enfatizar que *a depressão respiratória é a principal causa de mortes por superdosagem de opioides em indivíduos que que fazem uso indevido e abusam de opioides.*

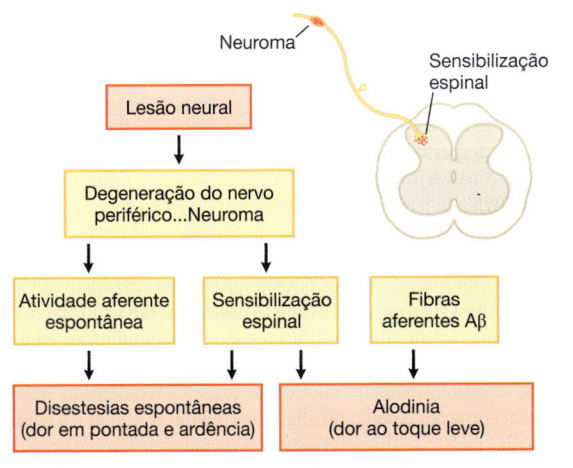

Figura 23-6 *Mecanismos da nocicepção desencadeada por uma lesão neural.*

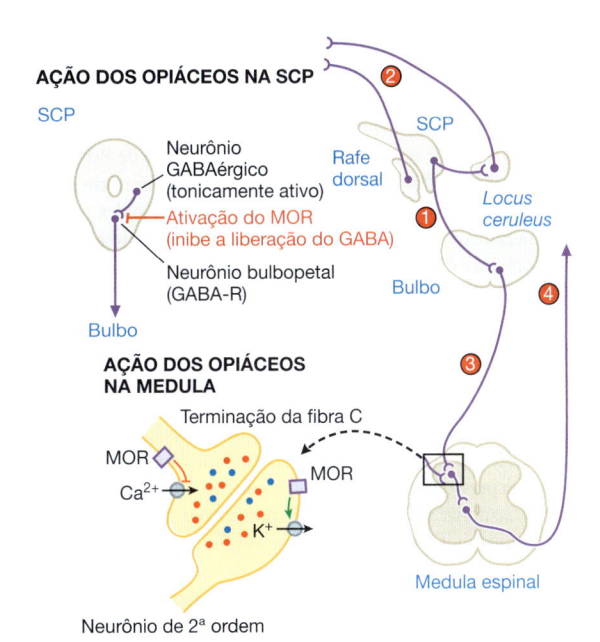

Figura 23-7 *Mecanismos de ação dos opioides na produção de analgesia.*
Superior esquerdo: Esquema da organização da ação opiácea na SCP. **Superior direito:** Vias sensíveis a opioides na SCP. As ações dos opioides por meio dos receptores mu-opioide bloqueiam a liberação de GABA pelos sistemas tonicamente ativos que, de outro modo, regulam as projeções ao bulbo (1), resultando em um aumento da atividade da SCP, que acarreta ativação dos receptores de monoaminas do prosencéfalo (2) e da medula espinal (3) responsáveis por regular as projeções à medula espinal (4), que enviam estímulos sensoriais aos centros superiores e regulam o humor. **Inferior esquerdo:** Ilustração esquemática da sinapse aferente primária com o neurônio espinal de segunda ordem do corno dorsal, demonstrando receptores opioides pré-sinápticos e pós-sinápticos acoplados aos canais de Ca^{2+} e K^+, respectivamente. A ligação dos receptores opioides está abundantemente expressa no corno dorsal da medula espinal superficial (substância gelatinosa). Esses receptores estão localizados antes das sinapses das terminações das fibras aferentes primárias finas (fibras C) e depois das sinapses nos neurônios de segunda ordem. Antes da sinapse, a ativação do receptor mu-opioide bloqueia a abertura do canal de Ca^{2+} sensível à voltagem, que, de outro modo, inicia a liberação dos neurotransmissores. Depois da sinapse, a ativação do receptor mu-opioide amplia a abertura dos canais de K^+ e provoca hiperpolarização. Desse modo, um agonista opioide que atue simultaneamente nessas áreas atenua a excitação evocada por estímulos aferentes do neurônio de segunda ordem.

Os agonistas dos receptores mu-opioides deprimem todas as fases da atividade respiratória, incluindo frequência, volume minuto e troca corrente, e produzem respiração irregular e aperiódica. A diminuição do volume respiratório deve-se principalmente a uma frequência respiratória mais lenta que, após a ingestão de quantidades tóxicas de opioides, pode cair para três a quatro respirações por minuto. Os agonistas opioides semelhantes à morfina deprimem a respiração por meio de vários mecanismos envolvendo os receptores mu-opioides. A frequência respiratória e o volume corrente dependem dos geradores de ritmo intrínsecos localizados no bulbo ventrolateral. Esses sistemas geram um "ritmo respiratório" estimulado pelos impulsos aferentes, que refletem a pressão parcial de O_2 arterial captada por quimiossensores localizados nos corpos carotídeos e aórticos e o nível de CO_2 captado pelos quimiossensores existentes no tronco encefálico. Os agonistas opioides semelhantes à morfina reduzem a respiração em parte por meio de um efeito depressor direto na geração do ritmo, com alterações no padrão respiratório e na frequência observadas em doses mais baixas do que as alterações no volume corrente. Um fator chave é a depressão da resposta ventilatória ao aumento de CO_2. Esse efeito é mediado pela depressão da excitabilidade dos neurônios quimiossensores do tronco encefálico. Além disso, os opioides irão deprimir a ventilação que, do contrário, seria impulsionada pela hipoxia através de um efeito nos quimiossensores do corpo carotídeo e aórtico. É importante ressaltar que a estimulação hipóxica dos quimiorreceptores ainda pode ser eficaz quando esses fármacos deprimam a reatividade ao CO_2, e a inalação de O_2 pode suprimir o estímulo residual do nível alto de P_{O_2} e causar apneia (Pattinson, 2008). Além do efeito no ritmo respiratório e na quimiossensibilidade, os agonistas dos receptores mu-opioides podem ter efeitos mecânicos na função das vias aéreas, aumentando a rigidez da parede torácica e diminuindo a patência das vias aéreas superiores (Lalley, 2008).

Estudos comparando *morfina* e opioides semelhantes à morfina em relação à proporção de atividade analgésica *versus* atividade depressora respiratória descobriram que, quando doses equianalgésicas são usadas, não há diferença significativa. A depressão respiratória máxima ocorre dentro de 5 a 10 minutos depois da administração IV de *morfina*, ou dentro de 30 a 90 minutos depois da administração IM ou subcutânea. Os efeitos depressores respiratórios máximos ocorrem mais rapidamente quando se utilizam fármacos mais lipossolúveis. Depois da administração de doses terapêuticas, o volume respiratório por minuto pode ser reduzido por até 4 a 5 horas. Os fármacos que apresentam cinética persistente (p. ex., *metadona*) devem ser monitorados cuidadosamente, em especial depois do aumento da dose. A depressão respiratória produzida por qualquer agonista do receptor mu-opioide pode ser revertida com um antagonista opioide. É importante lembrar que a maioria dos antagonistas opioides tem uma duração de ação relativamente curta em comparação com agonistas como *morfina* ou *metadona*, e pode ocorrer "renarcotização" fatal se não houver vigilância e se não for adicionado mais antagonista conforme necessário.

Fatores que exacerbam a depressão respiratória induzida pelos opioides Vários fatores podem aumentar o risco de depressão respiratória relacionada a opioides, mesmo em doses terapêuticas. Estes incluem o seguinte:

Outros fármacos A combinação de fármacos opioides com outros agentes depressores, como anestésicos gerais, tranquilizantes, álcool ou sedativos-hipnóticos, causa depressão aditiva da atividade respiratória.

Sono O sono natural diminui a sensibilidade do centro bulbar ao CO_2, e os efeitos depressores da *morfina* e do sono são, no mínimo, aditivos. A apneia obstrutiva do sono é um fator de risco para o aumento da probabilidade de ocorrer depressão respiratória fatal.

Idade Recém-nascidos podem apresentar significativa depressão respiratória e dessaturação; isso pode ser evidente em escores de Apgar mais baixos se os opioides forem administrados por via parenteral a mulheres dentro de 2 a 4 horas antes do parto, devido à passagem transplacentária de opioides. Os pacientes idosos estão mais sujeitos à depressão respiratória porque seus pulmões são menos elásticos, as paredes torácicas são rígidas e a capacidade vital está reduzida.

Doenças Os opioides podem causar efeitos depressores mais graves nos pacientes com doenças cardiopulmonares ou renais crônicas, porque esses indivíduos podem ter dessensibilização da resposta à elevação do CO_2.

DPOC O aumento da depressão respiratória pode ser observado em pacientes com DPOC e apneia do sono secundária à diminuição do impulso hipóxico.

Alívio da dor Como a dor estimula a respiração, a eliminação da condição dolorosa (p. ex., analgesia resultante do uso terapêutico do opioide) deprime o estímulo ventilatório e causa depressão respiratória aparente.

Embora a depressão respiratória não seja considerada um efeito terapêutico favorável dos opioides, sua capacidade de suprimir o impulso respiratório é usada terapeuticamente para tratar a dispneia que ocorre, por exemplo, nos pacientes com DPOC quando sua ânsia por ar provoca agitação extrema, desconforto e respiração ofegante (*gasping*); os opioides suprimem a respiração ofegante e atenuam a sensação de pânico do paciente. Do mesmo modo, os fármacos opioides são úteis nos pacientes que necessitam de respiração artificial (Clemens e Klaschik, 2007).

Sedação

Os agonistas dos receptores mu-opioides podem produzir sonolência e comprometimento cognitivo. Essa depressão pode agravar a disfunção respiratória. Esses efeitos são observados mais comumente depois do início do tratamento com fármacos opioides ou do aumento de suas doses. É importante ressaltar que esses efeitos na excitação desaparecem em alguns dias devido ao desenvolvimento de tolerância aos efeitos sedativos. Assim como ocorre com a depressão respiratória, a gravidade do efeito farmacológico pode ser aumentada por vários fatores predisponentes do paciente, inclusive demência, encefalopatias ou tumores cerebrais, bem como por outros fármacos depressores, inclusive indutores do sono, anti-histamínicos, álcool, antidepressivos e ansiolíticos (Cherny, 1996).

Efeitos neuroendócrinos

A regulação da secreção de hormônios e fatores hipofisários está sob regulação complexa por receptores opioides do eixo HHSR. Em termos gerais, os agonistas opioides semelhantes à morfina reduzem a secreção de muitos hormônios liberados pelo eixo HHSR (Armario, 2010). No entanto, a abstinência de opioides estimula o eixo HHSR (Houshyar et al., 2001; Nava et al., 2006).

Hormônios sexuais

Nos homens, o tratamento de curta duração com agonistas opioides reduz os níveis plasmáticos do cortisol, da testosterona e das gonadotropinas. A inibição da função suprarrenal é refletida pela produção reduzida de cortisol e pelos níveis baixos dos androgênios suprarrenais (de-hidroepiandrosterona). Nas mulheres, a administração de morfina produz menor liberação de LH e FSH. Nos dois sexos, o tratamento crônico pode causar endocrinopatias como hipogonadismo hipogonadotrópico. Nos homens, isso pode diminuir a libido e, com a exposição prolongada, obscurecer as características sexuais secundárias. Nas mulheres, essas exposições estão associadas às irregularidades do ciclo menstrual. Essas alterações são reversíveis com a interrupção do uso do fármaco.

Prolactina A secreção de prolactina pela hipófise anterior está sob controle inibitório da dopamina secretada pelos neurônios do núcleo arqueado. Os agonistas dos receptores mu-opioides atuam pré-sinapticamente nos terminais liberadores de dopamina para inibir a liberação do neurotransmissor e, assim, aumentar os níveis plasmáticos de prolactina.

ADH e ocitocina Os efeitos dos opioides nas secreções do ADH e da ocitocina são complexos. Esses hormônios são sintetizados no pericário dos neurônios magnocelulares dos núcleos paraventriculares e supraópticos do hipotálamo e liberados pela hipófise posterior (ver Cap. 46). A *morfina* e os fármacos semelhantes à morfina provocam a liberação de ADH por meio da ação no sistema hipotálamo-hipofisário. Além disso, os agonistas dos receptores mu-opioides podem produzir uma hipotensão secundária à liberação de histamina, o que promoveria a liberação de ADH. Os agonistas endógenos e exógenos dos receptores mu-opioides modulam a liberação de ocitocina da hipófise posterior, que é usada para proporcionar repouso e sedação durante os estágios prodrômicos estressantes do trabalho de parto (Morris et al., 2010).

Miose

Os agonistas do receptor mu-opioide causam constrição pupilar (miose) no estado desperto e bloqueiam a dilação reflexa durante a anestesia. A ativação parassimpática originada do *núcleo de Edinger-Westphal* ativa a atividade parassimpática por ação do gânglio ciliar da pupila, produzindo constrição. Essa ativação é regulada localmente pelos interneurônios GABAérgicos. Os agonistas opioides bloqueiam essa inibição mediada pelos interneurônios GABAérgicos, aumentando a atividade parassimpática (Larson, 2008). Com as doses altas dos agonistas, a miose é extrema e as pupilas puntiformes são patognomônicas; contudo, quando a asfixia começa, o paciente apresenta midríase. Embora haja alguma tolerância ao efeito miótico, os usuários regulares de opioides com concentrações circulantes altas dos opioides continuam a apresentar pupilas mióticas. Doses terapêuticas de *morfina* aumentam a capacidade de acomodação e reduzem a pressão intraocular dos pacientes normais e com glaucoma (Larson, 2008).

Epilepsias e crises convulsivas

Em crianças mais velhas e adultos, doses moderadamente altas de agonistas dos receptores mu-opioides produzem lentidão no EEG. No recém-nascido, a *morfina* pode causar atividade epileptiforme e, ocasionalmente, atividade convulsiva (Young e da Silva, 2000). Os mecanismos provavelmente envolvidos nessas ações excitatórias incluem a inibição de interneurônios inibitórios. Os fármacos semelhantes à morfina excitam indiretamente certos grupos de neurônios, como as células piramidais do hipocampo, inibindo a inibição (desinibição) exercida pelos interneurônios GABAérgicos (McGinty, 1988). Tem sido sugerido que os receptores opioides podem se acoplar por meio de proteínas G inibitórias e estimuladoras, com o acoplamento inibitório, mas não o acoplamento excitatório, apresentando tolerância depois da exposição prolongada (King et al., 2005).

Os metabólitos de vários opioides (morfina-3-glicuronídeo, normeperidina) foram implicados na atividade convulsiva (Seifert e Kennedy, 2004; Smith, 2000). A síndrome de abstinência de um estado dependente de opioides no adulto e no bebê nascido de uma mãe dependente de opioides pode levar a ativação proeminente de EEG, tremor e rigidez. Os agentes anticonvulsivantes nem sempre são eficazes em suprimir as convulsões induzidas pelos opioides.

Tosse

A tosse é um reflexo protetor desencadeado pela estimulação das vias respiratórias. Ela consiste na expulsão rápida do ar contra a glote transitoriamente fechada. Esse reflexo é complexo e envolve os sistemas nervosos central e periférico, bem como a musculatura lisa da árvore brônquica. A *morfina*, a *codeína* e os opioides relacionados deprimem o reflexo da tosse, ao menos em parte por um efeito direto no centro bulbar da tosse; esse efeito supressor da tosse pode ser obtido sem alterar a função protetora da glote (Chung e Pavord, 2008). Não existe qualquer relação obrigatória entre a depressão da respiração e a da tosse e há agentes antitussígenos eficazes que não deprimem a respiração (os antitussígenos à base de opioides e de opiáceos são discutidos mais adiante no capítulo).

Náuseas e vômitos

Estes são efeitos adversos dos fármacos semelhantes à morfina, causados pela estimulação direta da zona de gatilho quimiorreceptora para êmese na *área postrema* da medula. Todos os agonistas do receptor mu-opioide clinicamente úteis produzem algum grau de náuseas e vômitos. Náuseas e vômitos são relativamente raros nos pacientes acamados tratados com doses terapêuticas de *morfina*, mas as náuseas ocorrem em cerca de 40% e os vômitos em 15% dos pacientes ambulatoriais tratados com doses analgésicas. A *morfina* e os analgésicos relacionados acentuam a sensibilidade do sistema vestibular. Um componente da náusea provavelmente também se deve à estase gástrica que ocorre no período pós-operatório e é agravada pelas doses analgésicas de *morfina* (Greenwood-Van Meerveld, 2007).

Sistema cardiovascular

No paciente deitado, as doses terapêuticas dos opioides semelhantes à morfina não produzem efeitos expressivos na pressão arterial ou na frequência e no ritmo cardíacos. Contudo, essas doses produzem vasodilatação periférica, diminuem a resistência periférica e inibem os reflexos barorreceptores. Portanto, quando os pacientes deitados põem-se de pé, podem ter hipotensão ortostática e síncope. A dilatação arteriolar e venosa periférica produzida pela *morfina* envolve vários mecanismos, incluindo a *liberação de histamina* dos mastócitos induzida pela morfina e a *atenuação da vasoconstrição reflexa* causada pelo aumento da P_{CO_2}. Altas doses de agonistas do receptor mu-opioide usados como agentes de indução anestésica, como *fentanila* e *sufentanila*, têm apenas efeitos modestos na estabilidade hemodinâmica, em parte porque não causam liberação de histamina (Monk et al., 1988).

A *morfina* pode produzir seu efeito benéfico no tratamento da angina de peito e do infarto agudo do miocárdio porque reduz a pré-carga, o inotropismo e o cronotropismo e, assim, altera favoravelmente os determinantes do consumo miocárdico de O_2. A *morfina* também produz efeitos cardioprotetores e pode mimetizar o fenômeno de pré-condicionamento isquêmico, no qual um breve episódio isquêmico paradoxalmente protege o coração contra isquemia adicional. Esse efeito parece ser mediado por um canal mitocondrial de K^+ sensível a ATP em miócitos cardíacos. Os opioides semelhantes à morfina devem ser usados com cautela nos pacientes com redução do volume sanguíneo, pois podem agravar o choque hipovolêmico. A *morfina* deve ser usada com muito cuidado nos pacientes com cor pulmonale, porque já foram descritas mortes depois de doses terapêuticas. O uso simultâneo de alguns depressores do SNC (fenotiazinas, etanol e benzodiazepínicos) pode aumentar o risco de hipotensão induzida pela *morfina*. A circulação encefálica não é diretamente afetada pelas doses terapêuticas de opioides. Contudo, a depressão respiratória e a retenção de CO_2 induzidas pelos opioides podem causar vasodilatação encefálica e elevação da pressão do LCS. Esse aumento da pressão não ocorre quando a P_{CO_2} é mantida em níveis normais com respiração artificial.

Tônus da musculatura esquelética

Com as doses terapêuticas necessárias para obter analgesia, os agonistas opioides produzem poucos efeitos no tônus ou na função muscular. Entretanto, as doses altas de opioides (p. ex., usadas na indução anestésica) causam rigidez muscular. A mioclonia evidenciada por tremores discretos ou espasmos generalizados é um efeito adverso ocasional descrito com todos os opioides utilizados clinicamente e é especialmente comum nos pacientes tratados com doses altas. O tônus muscular aumentado é mediado centralmente. As doses altas dos opioides administrados por via espinal podem aumentar o tônus motor, possivelmente por inibição dos interneurônios inibitórios do corno ventral da medula. A administração intracraniana de opioides pode iniciar rigidez em modelos animais, possivelmente refletindo o aumento da atividade extrapiramidal.

Trato GI

Os opioides produzem efeitos em todos os aspectos da função GI. Cerca de 40 a 95% dos pacientes tratados com agonistas opioides têm constipação e alterações da função intestinal (Benyamin et al., 2008). Os receptores opioides estão profusamente distribuídos nos neurônios entéricos entre os plexos mioentérico e submucoso e em várias células secretoras. A importância desses sistemas periféricos na alteração da motilidade GI é demonstrada pela eficácia terapêutica dos agonistas opioides de ação unicamente periférica (p. ex., *loperamida*) como antidiarreicos e pela utilidade dos antagonistas opioides de ação unicamente periférica (p. ex., *metilnaltrexona*) usados para reverter a constipação induzida por agonistas opioides sistêmicos.

Esôfago O esfincter esofágico está sob o controle dos reflexos do tronco encefálico que ativam os neurônios motores colinérgicos do plexo mioentérico esofágico. Esse sistema regula a passagem do bolo alimentar do esôfago para o estômago e impede a regurgitação; por outro lado, ele permite o relaxamento durante os vômitos. A *morfina* inibe o relaxamento do esfincter esofágico inferior induzido pela deglutição e pela distensão do esôfago; acredita-se que esse efeito seja mediado no nível central, porque os opioides de ação unicamente periférica (p. ex., *loperamida*) não alteram o tônus do esfincter esofágico (Sidhu e Triadafilopoulos, 2008).

Estômago A *morfina* aumenta as contrações tônicas da musculatura do antro e do segmento proximal do duodeno e reduz o tônus em repouso da musculatura do reservatório gástrico e, desse modo, prolonga o tempo de esvaziamento gástrico e aumenta a tendência ao refluxo esofágico. A passagem do conteúdo gástrico através do duodeno pode ser atrasada em até 12 horas. Isso também resulta em atraso de medicamentos administrados por via oral. A *morfina* e outros agonistas opioides geralmente diminuem a secreção de HCl. A ativação dos receptores opioides existentes nas células parietais aumenta a secreção, mas os efeitos indiretos, incluindo o aumento da secreção de somatostatina pelo pâncreas e a redução da liberação de acetilcolina, parecem predominar na maioria das condições (Kromer, 1988).

Intestino A *morfina* diminui a atividade propulsora dos intestinos delgado e grosso e reduz as secreções intestinais. Os agonistas opioides suprimem a inibição rítmica do tônus muscular, resultando em aumentos simultâneos do tônus basal da musculatura circular dos intestinos delgado e grosso. Isso aumenta as contrações fásicas de amplitude alta, que não são propulsoras (Wood e Galligan, 2004). O segmento superior do intestino delgado, particularmente o duodeno, é mais afetado que o íleo. Depois do período de hipertonia basal, pode-se seguir um período de atonia relativa. As secreções intestinais originam-se da ativação dos enterócitos pelos neurônios secretomotores colinérgicos do plexo submucoso. Os opioides atuam nos neurônios secretomotores e inibem sua atividade excitatória nos enterócitos e, desse modo, reduzem a secreção intestinal (Kromer, 1988). A taxa reduzida de trânsito do conteúdo intestinal, somada à redução das secreções intestinais, leva a aumento da absorção de água e da viscosidade do conteúdo intestinal e agrava a constipação. O tônus do esfincter anal aumenta significativamente e o relaxamento reflexo diminui em resposta à distensão retal. Os pacientes tratados cronicamente com agonistas opioides permanecem constipados.

Vias biliares A *morfina* causa contração do esfincter de Oddi, e a pressão do ducto colédoco pode aumentar em mais de 10 vezes nos primeiros 15 minutos. A pressão do líquido biliar também pode aumentar dentro da vesícula biliar e causar sintomas como desconforto epigástrico ou cólica biliar típica. Todos os opioides podem causar espasmo biliar. Alguns pacientes com cólica biliar experimentam exacerbação em vez de alívio da dor quando recebem opioides. O espasmo do esfincter de Oddi provavelmente é responsável pelas elevações dos níveis plasmáticos de amilase e lipase que ocorrem ocasionalmente depois da administração de *morfina*. A *atropina* evita apenas parcialmente o espasmo biliar induzido pela *morfina*, mas os antagonistas opioides diminuem ou evitam esse efeito.

Ureter e bexiga

A *morfina* inibe o reflexo miccional e aumenta o tônus do esfincter externo, com elevação resultante do volume da bexiga. Há tolerância a esses efeitos dos opioides sobre a bexiga. Clinicamente, a inibição da micção mediada pelos opioides pode ser tão intensa que, em alguns casos, é necessário realizar cateterização depois da administração de doses terapêuticas de *morfina*, principalmente quando o opioide é administrado por via espinal. Nos seres humanos, a inibição dos efeitos miccionais dos opioides sistêmicos é revertida pelos antagonistas de ação unicamente periférica (Rosow et al., 2007).

Útero

A *morfina* pode prolongar o trabalho de parto. Quando o útero está hiperativo em razão da ação da ocitocina, a *morfina* tende a normalizar as contrações.

Degranulação de mastócitos e liberação de histamina

Muitos agonistas dos receptores mu-opioides, incluindo *morfina* e *meperidina*, evocam a degranulação dos mastócitos e a liberação de histamina. Essa ação pode causar broncoconstrição, vasodilatação, urticária, outros tipos de erupções cutâneas e prurido. O efeito nos mastócitos não é bloqueado por antagonistas como a *naloxona* e, portanto, não é mediado pelo receptor mu-opioide, mas sim devido à sua interação com o receptor X2 acoplado à proteína G relacionada a Mas (MRGPRX2; ver Cap. 43 e McNeil, 2021a e 2021b) expresso em mastócitos e neurônios de pequeno diâmetro nos gânglios da raiz dorsal e gânglios trigêmeos (Lansu et al., 2017). Os agonistas mu-opioides, como a *fentanila*, não ativam esse receptor e estão associados a uma menor incidência de liberação de histamina.

Pele

As doses terapêuticas de *morfina* causam dilatação dos vasos sanguíneos cutâneos. A pele da face, do pescoço e da parte superior do tórax frequentemente se torna ruborizada. A administração sistêmica de *morfina* frequentemente causa prurido. A coceira é prontamente observada com *morfina*, principalmente devido à liberação de histamina. Esse efeito sistêmico é revertido pelos anti-histamínicos (*difenidramina*) e correlaciona-se com as propriedades de degranulação mastocitária dos opioides. Nem o prurido nem a degranulação são revertidos pelos antagonistas opioides (Barke e Hough, 1993). O prurido também pode ser observado após a administração epidural ou intratecal de opioides por um mecanismo central reversível com *naloxona* (Kumar e Singh, 2013).

Sistema imune

Os opioides modulam a função imune por efeitos diretos nas células imunes e indiretamente por meio de mecanismos neuronais centralmente mediados (Vallejo et al., 2004). Os efeitos imunomoduladores centrais agudos dos opioides podem ser mediados pela ativação do sistema nervoso simpático; os efeitos crônicos dos opioides podem envolver a modulação do eixo HHSR. Os efeitos diretos nas células imunológicas podem envolver variantes dos receptores opioides neuronais clássicos. Os mecanismos propostos para os efeitos imunossupressores da *morfina* nos neutrófilos incluem a inibição dependente de óxido nítrico da ativação do fator nuclear κB e ativação de MAPK. Evidências sugerem que vários fármacos opioides, incluindo a *morfina*, podem interagir com o receptor semelhante ao Toll-4, ativando uma variedade de imunócitos (Hutchinson et al., 2007). Contudo, em geral, os agonistas opioides causam efeitos imunossupressores modestos e existem relatos de aumento da suscetibilidade a infecções e disseminação tumoral. Em algumas situações, os efeitos imunes parecem ser mais proeminentes com a administração de curto prazo do que com a administração crônica e isso poderia ter implicações importantes no tratamento dos pacientes em estado crítico.

Regulação da temperatura

Os opioides alteram o ponto de equilíbrio dos mecanismos termorreguladores hipotalâmicos, de modo que a temperatura corporal em geral diminui ligeiramente. Os agonistas dos receptores mu-opioides que atuam no SNC resultam em limiares levemente aumentados para sudorese e significativamente reduzidos para temperaturas, causando vasoconstrição e tremores.

Efeitos crônicos de fármacos mu-opioides: tolerância, dependência e transtorno por uso de opioides

A ativação aguda ou de curto prazo do receptor opioide produz o padrão farmacológico típico descrito acima. No entanto, a ativação repetida ou prolongada do receptor mu-opioide por agonistas leva ao desenvolvimento de tolerância e dependência física. A tolerância aos opioides refere-se à perda da eficácia do agonista opioide com administração contínua ou repetida (ao longo de dias, semanas ou meses), exigindo a administração de doses maiores para produzir os efeitos terapêuticos esperados. A dependência física é mais perceptível quando um agonista opioide é suspenso ou na presença de um antagonista, e são observados sintomas de abstinência de opioides, como diarreia, hiperalgesia, inquietação e aumento da frequência cardíaca e respiratória. Acredita-se que vários mecanismos contribuam para a tolerância e dependência física dos agonistas opioides.

Tolerância

Os mecanismos subjacentes à tolerância podem incluir a perda de receptores opioides, alterações nas cascatas intracelulares (p. ex., inibição reduzida de AC), bem como alterações no nível do sistema orgânico (p. ex., perda de efeitos sedativos e analgésicos) (Christie, 2008). Respostas fisiológicas diferentes podem desenvolver tolerância a taxas acentuadamente variadas. No nível dos sistemas do organismo, alguns efeitos demonstram pouca ou nenhuma tolerância (miose pupilar), alguns apresentam tolerância moderada (constipação, vômitos, analgesia e sedação) e outros desenvolvem tolerância rápida (euforia). A quantidade de tolerância que se desenvolve é geralmente considerada como devida ao número de receptores "sobressalentes" presentes no nível do órgão ou circuito neural que media uma resposta.

Em geral, ocorre tolerância cruzada a diferentes agonistas dos receptores mu-opioides. No entanto, por razões ainda desconhecidas, essa tolerância cruzada não é absoluta nem completa. Essa falta de tolerância cruzada completa entre os agonistas constitui a base da estratégia clínica de "rotatividade dos opioides" durante o tratamento da dor (Smith e Peppin, 2014).

Dependência

A dependência é uma condição de adaptação evidenciada por uma síndrome de abstinência desencadeada pela cessação da exposição à substância (p. ex., abstinência de uma droga) ou pela administração de um antagonista (p. ex., *naloxona*). A dependência é específica da classe farmacológica e é mediada pelo receptor. No nível dos sistemas do organismo, a abstinência aos opioides evidencia-se por ativação somatomotora e autônoma significativas (refletida em agitação, hiperalgesia, hipertermia, hipertensão, diarreia, dilatação pupilar e secreção de quase todos os hormônios hipofisários e do córtex da suprarrenal) e por sintomas afetivos (disforia, ansiedade e depressão). De acordo com o fenômeno de tolerância cruzada, as substâncias que interagem com o mesmo receptor opioide suprimem a abstinência observada nos organismos dependentes da outra substância que atua no mesmo receptor (p. ex., *morfina* e *metadona*). Um estado de abstinência de opioides é altamente aversivo, e acredita-se que evitar a abstinência contribui para o comportamento persistente de consumo de opioides.

Transtorno por uso de opioides

No final dos anos 1990 e início dos anos 2000, o uso indevido e o abuso de opioides, bem como a prescrição excessiva, levaram a uma epidemia de opioides na qual as mortes por superdosagem aumentaram drasticamente. De 1999 a 2019, quase meio milhão de pessoas morreram de superdosagem de opioides, incluindo opioides prescritos e ilícitos. O transtorno do uso de opioides é um padrão comportamental caracterizado pelo uso compulsivo de uma substância. Os efeitos positivos e gratificantes dos opioides são o componente motivador para iniciar o uso recreativo de opioides e estão sujeitos ao desenvolvimento de tolerância. Em vista da natureza aversiva dos sintomas de abstinência, evitar e atenuar os sintomas da abstinência podem ser as motivações principais para o uso continuado da substância (Kreek e Koob, 1998). Quando o estímulo para adquirir a substância gera comportamentos de busca, que ocorrem apesar dos danos físicos, emocionais ou sociais sofridos pelo usuário da substância, a obsessão ou a compulsão de adquirir e usar a droga parece refletir um estado de transtorno do uso de opioides. Nos animais, isso pode ser evidenciado pela disposição a tolerar condições de muito estresse para conseguir a liberação da substância. É importante ressaltar que dependência não é sinônimo de adição. Tolerância e dependência são respostas fisiológicas observadas em todos os pacientes, mas não são necessariamente preditores de uso indevido e abuso de opioides. Por exemplo, a dor associada ao câncer geralmente requer tratamento prolongado com doses altas de opioides, que causam tolerância e dependência, mas não necessariamente abuso de opioide.

Mecanismos de tolerância, dependência, abstinência e responsabilidade por abuso

Existem controvérsias quanto aos mecanismos responsáveis pela tolerância crônica e pela dependência/abstinência. Existem vários mecanismos moleculares, celulares e em nível de circuito que podem explicar as alterações na homeostase e os efeitos dos agonistas dos receptores mu-opioides. A Figura 23-2 ilustra algumas das vias de sinalização do receptor-efetor que podem contribuir para as mudanças de sinalização adaptativas que ocorrem pela ação imediata e de longo prazo do agonista opioide (dessensibilização, tolerância, dependência, abstinência).

Dessensibilização, internalização e regulação negativa do receptor

Diante de uma ativação transitória (minutos a horas), ocorre a dessensibilização do receptor, que é específica para este receptor e desaparece com evolução temporal paralela à depuração do agonista. A dessensibilização de curto prazo provavelmente envolve a fosforilação dos receptores, resultando no desacoplamento do receptor de sua proteína G e/ou na interiorização do receptor (Williams et al., 2013). Este processo provavelmente contribui para o término da atividade agonista.

A dessensibilização aguda e/ou a internalização imediata do receptor pode desempenhar um papel importante no desenvolvimento da tolerância crônica, mas não é suficiente para explicar as alterações persistentes observadas. Além disso, a dessensibilização do receptor e a regulação negativa podem ser específicas do agonista. Por exemplo, a *morfina*, ao contrário de outros agonistas do receptor opioide mu, não promove fosforilação ou internalização significativa do receptor opioide mu. A endocitose e o sequestro dos receptores nem sempre resultam em sua degradação, mas também podem acarretar desfosforilação e reciclagem do receptor até a superfície celular. Os agonistas que causam internalização rápida dos receptores opioides também podem dessensibilizar rapidamente a via de sinalização, mas a sensibilidade pode ser recuperada ao menos parcialmente pela reciclagem dos receptores opioides "reativados".

Adaptação dos mecanismos de sinalização intracelulares

O estudo do acoplamento entre receptores mu-opioides e efeitos celulares – por exemplo, inibição de AC, ativação dos canais de K^+ retificadores internos, inibição das correntes de Ca^{2+} (ver Fig. 23-2), e a inibição da liberação do neurotransmissor demonstra o desacoplamento funcional da ocupação do receptor e a função efetora. É importante salientar que a administração crônica dos opioides desencadeia uma alteração contrarreguladora adaptativa. Um exemplo comum desses processos celulares é o aumento de "rebote" dos níveis do AMPc celular produzido pela "superativação" da AC e pela hiper-regulação da quantidade de enzima em consequência da exposição crônica a um opioide seguida de sua interrupção repentina (Williams et al., 2013).

Contra-adaptação sistêmica

A perda do efeito analgésico com a exposição crônica aos agonistas opioides pode refletir uma excitabilidade aumentada de sistemas vinculados. Assim, a tolerância aos efeitos analgésicos dos agonistas do receptor mu-opioide administrados cronicamente pode resultar de uma ativação das vias bulboespinais, que aumentam a excitabilidade das ligações de transmissão da dor no corno dorsal da coluna vertebral. Com a exposição crônica aos opioides, a ocupação dos receptores opioides levará à ativação de PKC, que pode fosforilar e aumentar a ativação dos receptores locais de glutamato NMDA. Acredita-se que esses receptores desempenhem um papel importante como componente excitatório do processamento exacerbado da dor. O bloqueio desses receptores pode, ao menos em parte, atenuar a perda da eficácia analgésica durante a exposição continuada aos opioides. Esse mecanismo de contra-adaptação sistêmica pode se aplicar aos circuitos específicos (p. ex., modulação da dor), mas não necessariamente a outros efeitos dos opioides (p. ex., sedação ou miose) (Christie, 2008). Essas alterações podem ser mecanisticamente importantes na hiperalgesia induzida pelos opioides, na qual doses mais altas dos opioides podem causar aumento paradoxal do processamento da dor (Fletcher e Martinez, 2014).

Desenvolvimento de tolerância diferencial e requisitos de ocupação percentual

Uma dificuldade em explicar a tolerância relaciona-se com as taxas diferentes de desenvolvimento da tolerância. Ainda não está claro por que reações como a miose não desenvolvem tolerância com a exposição prolongada (na verdade, a miose é considerada um indício de superdosagem nos pacientes altamente tolerantes à substância), enquanto a analgesia e a sedação provavelmente mostram redução. Uma possibilidade é que a tolerância represente um desacoplamento funcional de parte dos receptores disponíveis e que parâmetros fisiológicos diferentes exijam a ativação de porcentagens diferentes dos seus receptores acoplados para produzir determinado efeito fisiológico. Dados funcionais sugerem que os receptores opioides possam interagir formando homodímeros e heterodímeros e que esses complexos possam alterar a sinalização e o tráfego do receptor e contribuir para a tolerância à *morfina* e, possivelmente, para alguns estados patológicos (Massotte, 2015; Zhang et al., 2015).

Mecanismos dos efeitos de reforço de agonistas dos receptores mu-opioides

Os mecanismos pelos quais os opioides produzem euforia, tranquilidade e outras alterações do humor (incluindo as ações gratificantes) não estão inteiramente claros. Os sistemas neurais responsáveis pelo reforço opioide sobrepõem-se, mas são diferentes dos que estão envolvidos na dependência física e na analgesia (Koob e Le Moal, 2008). Dados farmacológicos e comportamentais sugerem um papel fundamental do sistema dopaminérgico mesocorticolímbico que se projeta ao NAc na recompensa e na motivação induzidas por substâncias (Fig. 23-8). A liberação de quantidades maiores de DA nessa região é considerada responsável por um estado de gratificação. Acredita-se que os efeitos de reforço dos opioides sejam mediados em parte pela inibição da atividade neuronal GABAérgica local na área tegmentar ventral, que, do contrário, age inibindo o fluxo de saída de DA, causando desinibição da liberação de dopamina.

Efeitos adversos e precauções que afetam as respostas dos pacientes aos mu-opioides

Como pode ser visto de sua farmacologia complexa, a *morfina* e os agonistas relacionados dos receptores mu-opioides, além de sua ação como analgésicos, produzem um amplo espectro de efeitos que refletem a ampla distribuição dos receptores opioides nos sistemas fisiológicos que podem afetar as respostas e as suscetibilidades do paciente.

Função respiratória comprometida
Devido às suas ações depressoras do sistema respiratório, a *morfina* e os fármacos opioides relacionados devem ser usados com cautela em pacientes com função respiratória comprometida, como enfisema, cifoescoliose, obesidade grave ou cor pulmonale. Embora muitos pacientes com essas condições pareçam ter suas funções dentro dos limites normais, eles já estão usando mecanismos compensatórios, como aumento da frequência respiratória. Muitos têm níveis cronicamente elevados de dióxido de carbono plasmático e podem ser menos sensíveis às suas ações estimulantes respiratórias.

Estado de dor
O paciente em dor intensa pode tolerar doses mais altas de *morfina*. No entanto, à medida que a dor diminui, esses pacientes podem ficar sedados e até mesmo apresentar depressão respiratória, pois os efeitos estimulatórios da dor sobre esses parâmetros são atenuados.

Asma e respostas alérgicas
Devido às suas propriedades de liberação de histamina, a *morfina* pode precipitar ou exacerbar crises de asma e deve ser evitada em pacientes com história de asma. Outros agonistas mu-opioides, como a *fentanila*, podem ser escolhas melhores para esses pacientes.

Os analgésicos opioides também podem provocar fenômenos alérgicos, mas uma verdadeira resposta alérgica é incomum. Essas reações são evidenciadas por urticária e erupções cutâneas fixas; também ocorre dermatite de contato em enfermeiros e farmacêuticos. As pápulas que se formam no local da injeção de *morfina*, *codeína* e fármacos semelhantes provavelmente são decorrentes da liberação de histamina. Existem relatos de reações anafilactoides depois da administração IV de *codeína* e *morfina*, mas são raras. Nos indivíduos que usam o opioide *heroína* IV, essas reações podem contribuir para morte súbita, episódios de edema pulmonar e outras complicações.

Traumatismo craniano
Embora o traumatismo craniano não seja uma contraindicação absoluta ao uso dos agonistas mu-opioides, deve-se considerar a possibilidade de ocorrer depressão respiratória mais grave e a necessidade de controlar a ventilação do paciente. Como os opioides podem causar obnubilação mental e efeitos colaterais como miose e vômitos, que são sinais importantes para o acompanhamento da evolução clínica dos pacientes com traumatismo craniano, a conveniência do uso desses fármacos deve ser comparada cuidadosamente com seus riscos.

Disfunção hepática ou renal
A maioria dos analgésicos opioides são metabolizados no fígado e devem ser usados com cautela nos pacientes com doença hepática. A doença renal altera significativamente a farmacocinética de vários medicamentos, incluindo *morfina*, *codeína*, *di-hidrocodeína* e *meperidina*. A morfina-6-glicuronídeo pode se acumular com a administração contínua de *morfina* ou *codeína*, e podem ocorrer sintomas de superdosagem de opioides. Quando doses repetidas de *meperidina* ou *propoxifeno* são administradas a esses pacientes, o acúmulo de metabólitos pode causar tremores, convulsões e toxicidade cardíaca, respectivamente. Observe que o *propoxifeno* foi retirado nos EUA e na Europa devido à sua janela terapêutica estreita, em particular a toxicidade cardíaca.

Barreira hematencefálica
A *morfina* é hidrofílica e, em comparação com os opioides mais lipofílicos, quantidades proporcionalmente menores de *morfina* normalmente entram no SNC. Nos recém-nascidos ou quando a BHE está comprometida, os opioides lipofílicos podem produzir resultados clínicos mais previsíveis que a *morfina*.

Idade e gênero
Em adultos, a duração da analgesia produzida pela *morfina* aumenta progressivamente com a idade; no entanto, o grau de analgesia obtido com uma determinada dose é semelhante. Há um conjunto crescente de dados referente às diferenças sexuais nas respostas à dor e aos analgésicos (Mogil, 2012). As mulheres exibem a maioria das síndromes de dor crônica e os estudos que avaliaram as diferenças sexuais em modelos de dor aguda não evidenciaram qualquer diferença ou mostraram sensibilidade maior nas mulheres (Loyd e Murphy, 2014).

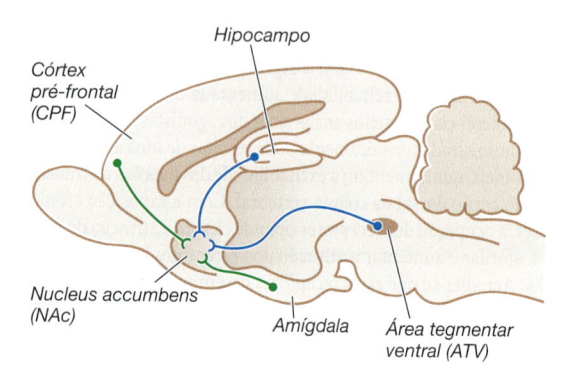

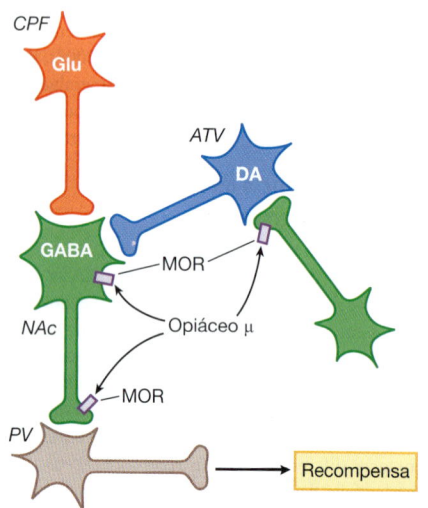

Figura 23-8 *Vias responsáveis pelas propriedades de recompensa dos fármacos opioides.* **Painel superior:** Esta seção sagital do encéfalo de rato mostra entradas de DA e GABA, originárias da ATV e do CPF, respectivamente, no NAc. **Painel inferior:** Os neurônios são rotulados com seus neurotransmissores primários. Em um nível celular, os agonistas do receptor mu-opioide reduzem a excitabilidade e a liberação do transmissor nos locais indicados pela inibição do influxo de Ca^{2+} e pelo aumento da corrente de K^+. Desse modo, a inibição induzida pelos opioides na ATV sobre os interneurônios GABAérgicos ou no NAc reduz a inibição mediada pelo GABA e aumenta os estímulos gerados pelo PV, que parece correlacionar-se com um estado de reforço positivo (gratificação aumentada). PV, palidoventral.

Hipovolemia e hipotensão

A redução do volume sanguíneo faz com que os pacientes sejam consideravelmente mais suscetíveis aos efeitos vasodilatadores da *morfina* e das substâncias relacionadas. Esses agentes devem ser usados com cautela em pacientes com hipotensão de qualquer causa.

Morfina e agonistas estruturalmente relacionados

Estrutura química e relações estrutura-atividade

As estruturas da *morfina*, da *codeína* (morfina 3-*O*-metilada) e de alguns de seus análogos e antagonistas são mostrados na Figura 23-9. A *heroína*, ou 3,6-diacetilmorfina, é um derivado semissintético da *morfina*. A metilação da hidroxila fenólica na posição 3, como na *codeína*, ou a acetilação dessa hidroxila, como na *heroína*, reduz drasticamente a ligação ao receptor mu-opioide; estes compostos são convertidos *in vivo* em morfina e 6-acetilmorfina, respectivamente, a fim de proporcionar analgesia.

A *tebaína*, que é *O*-metilada em ambos os grupos 3 e 6-hidroxila e contém uma dupla ligação C=C adicional, não tem atividade nos receptores opioides, mas é usada para sintetizar derivados 14-hidroxila, como os potentes agonistas *oximorfona* e *oxicodona*, bem como os antagonistas *naltrexona* e *naloxona*. A *tebaína* também é o precursor na síntese do agonista parcial *buprenorfina* e do altamente potente agonista total *etorfina*, que é 1.000 vezes mais potente que a *morfina* e restrito ao uso veterinário. O átomo de N terciário nos agonistas semelhantes à morfina é substituído por um grupo metil (como na *morfina*); a substituição deste por um grupo alil ou ciclopropilmetil reduz a eficácia (como acontece com a *buprenorfina*) e fornece os antagonistas *naloxona* e *naltrexona*.

Além disso, foram desenvolvidos analgésicos opioides totalmente sintéticos e estruturalmente distintos para atingir o santo graal de um analgésico opioide sem depressão respiratória ou risco de dependência (Fig. 23-10). Estes incluem versões simplificadas da estrutura da *morfina*, como os morfinanos (p. ex., *levorfanol*) e benzomorfanos (p. ex., *pentazocina*), bem como a *metadona* e a família de compostos *fentanila*, que não possuem um grupo hidroxila fenólico. Apesar dessas diferenças

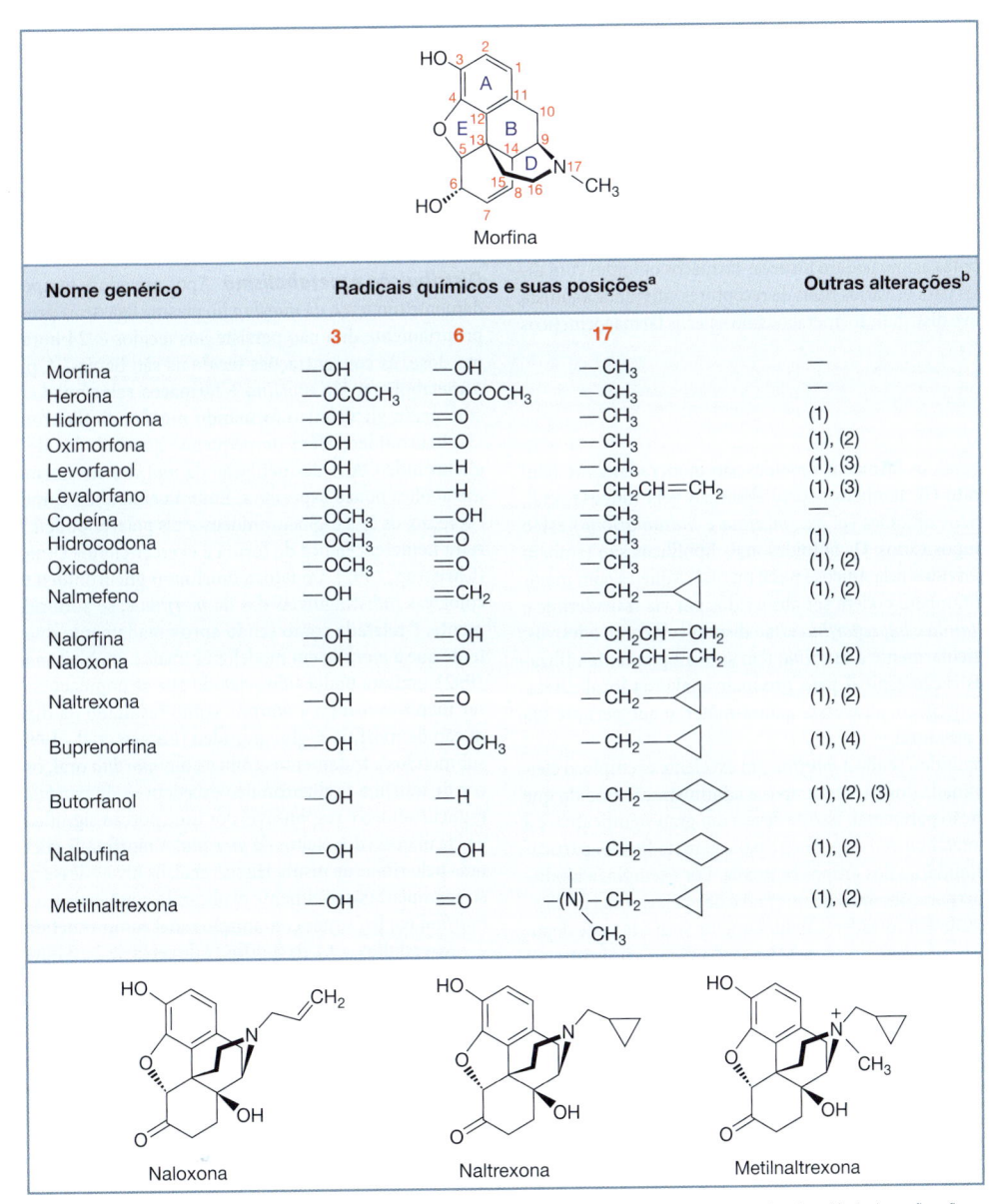

Nome genérico	Radicais químicos e suas posições[a]			Outras alterações[b]
	3	6	17	
Morfina	—OH	—OH	—CH$_3$	—
Heroína	—OCOCH$_3$	—OCOCH$_3$	—CH$_3$	—
Hidromorfona	—OH	=O	—CH$_3$	(1)
Oximorfona	—OH	=O	—CH$_3$	(1), (2)
Levorfanol	—OH	—H	—CH$_3$	(1), (3)
Levalorfano	—OH	—H	—CH$_2$CH=CH$_2$	(1), (3)
Codeína	—OCH$_3$	—OH	—CH$_3$	—
Hidrocodona	—OCH$_3$	=O	—CH$_3$	(1)
Oxicodona	—OCH$_3$	=O	—CH$_3$	(1), (2)
Nalmefeno	—OH	=CH$_2$	—CH$_2$—▷	(1), (2)
Nalorfina	—OH	—OH	—CH$_2$CH=CH$_2$	—
Naloxona	—OH	=O	—CH$_2$CH=CH$_2$	(1), (2)
Naltrexona	—OH	=O	—CH$_2$—▷	(1), (2)
Buprenorfina	—OH	—OCH$_3$	—CH$_2$—▷	(1), (4)
Butorfanol	—OH	—H	—CH$_2$—◇	(1), (2), (3)
Nalbufina	—OH	—OH	—CH$_2$—◇	(1), (2)
Metilnaltrexona	—OH	=O	—(N)(CH$_3$)—CH$_2$—▷	(1), (2)

[a] Os números 3, 6 e 17 referem-se às posições na molécula de morfina, conforme está ilustrado acima. [b] Outras alterações da molécula de morfina são: (1) ligação simples em vez de dupla entre C7 e C8; (2) acréscimo de OH em C14; (3) ausência do oxigênio entre C4 e C5; (4) ligação endoeteno entre C6 e C14; substituição 1-hidróxi-1,2,2-trimetilpropil em C7.

Figura 23-9 *Estruturas dos agonistas e antagonistas opioides semelhantes à morfina.*

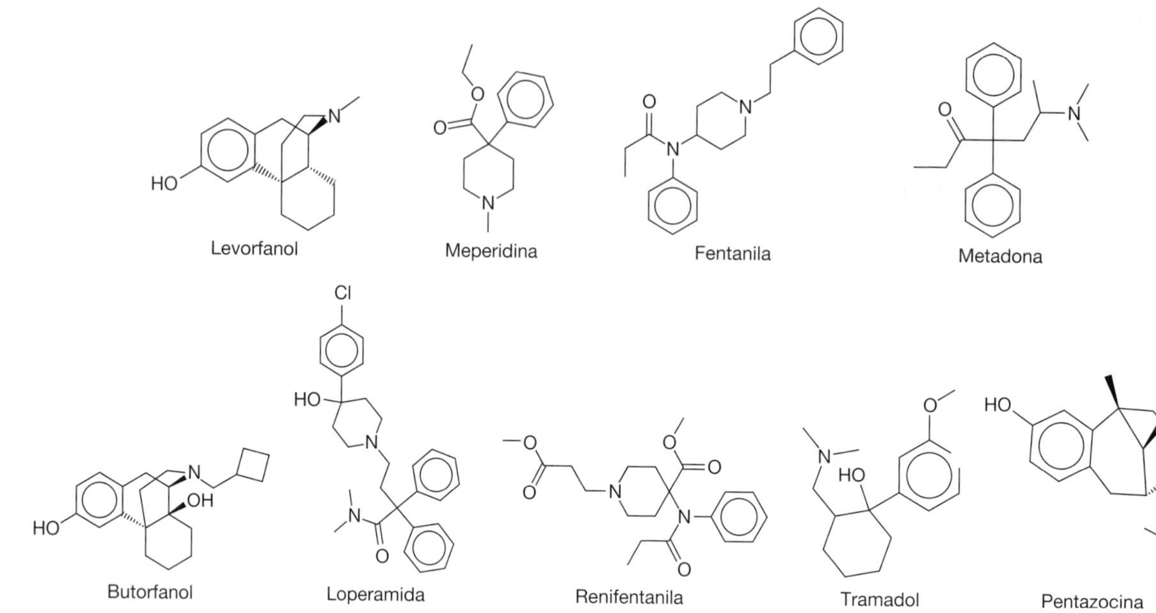

Figura 23-10 Estruturas dos analgésicos opioides estruturalmente diferentes da morfina.

estruturais, todos os analgésicos opioides ligam-se ao mesmo sítio ortostérico no receptor mu-opioide que a *morfina* e, portanto, têm uma farmacologia muito semelhante. Por outro lado, modificações estruturais como as descritas acima podem fornecer fármacos opioides com diferentes afinidades para os vários tipos de receptores, atividade agonista *versus* antagonista e distribuição, metabolismo e perfis farmacocinéticos alterados.

Morfina

ADME

Absorção Em geral, os fármacos opioides são moderadamente bem absorvidos no trato GI; também ocorre absorção pela mucosa retal, e alguns analgésicos opioides (p. ex., *morfina* e *hidromorfona*) estão disponíveis em supositórios. Os opioides mais lipofílicos são também prontamente absorvidos pela mucosa nasal ou oral. Aqueles com maior lipossolubilidade também podem ser absorvidos por via transdérmica; por exemplo, *fentanila* e *buprenorfina* estão disponíveis como adesivos. Os opioides, particularmente a *morfina*, têm sido amplamente utilizados para administração espinal para produzir analgesia local direta. Esses fármacos conseguem atravessar a dura-máter, o que permite sua aplicação por via peridural.

Para muitos opioides, sendo a *morfina* um excelente exemplo, o efeito de uma determinada dose é menor após a administração oral do que após a administração parenteral. Isso se deve a um grau significativo e à variabilidade do metabolismo de primeira passagem no fígado, particularmente a glicuronidação dos grupos hidroxila. Por exemplo, a biodisponibilidade de preparações orais de *morfina* é de apenas cerca de 25%, mas se isso for levado em consideração juntamente com a taxa de depuração, o alívio adequado da dor pode ser alcançado com a administração oral de *morfina*. Nos pacientes com câncer, a analgesia satisfatória está associada a uma faixa ampla de concentrações plasmáticas de *morfina* em estado de equilíbrio (16-364 ng/mL) (Neumann et al., 1982). A *codeína*, na qual o grupo 3-hidroxi é protegido por *O*-metilação, tem uma biodisponibilidade oral muito melhor, embora, como mencionado acima, deva ser convertida em *morfina in vivo* para ser eficaz como analgésico. A duração da ação costuma ser mais longa com medicamentos administrados por via oral.

Quando a *morfina* e a maioria dos outros opioides são administrados por via intravenosa, eles agem prontamente. No entanto, após administração subcutânea, os opioides mais lipossolúveis agem mais rapidamente do que a *morfina* devido a diferenças nas taxas de absorção e entrada no SNC. De modo geral, em comparação com opioides mais lipossolúveis, como *codeína*, *heroína*, *metadona* e *fentanila*, a *morfina* atravessa a barreira hematencefálica em uma taxa consideravelmente menor.

Distribuição e metabolismo Após uma dose terapêutica, aproximadamente um terço da *morfina* no plasma liga-se às proteínas. A *morfina* propriamente dita não persiste nos tecidos e, 24 horas depois da última dose, as concentrações teciduais são baixas. A principal via para o metabolismo da *morfina* e fármacos relacionados é a conjugação com ácido glicurônico formando morfina-6-glicuronídeo e morfina-3-glicuronídeo; além de pequenas quantidades de morfina-3,6-diglicuronídeo. A *N*-desmetilação da *morfina* em normorfina é uma via metabólica pouco expressiva. Embora entendido como um processo de excreção, os 3- e 6-glicuronídeos mais polares podem atravessar a barreira hematencefálica de forma a exercer efeitos clínicos significativos (Christrup, 1997). De fato, a morfina-6-glicuronídeo tem ações farmacológicas indistinguíveis das da *morfina* e, se administrada sistemicamente, é relatada como sendo aproximadamente duas vezes mais potente que a *morfina* em modelos animais e em humanos (Osborne et al., 1992), embora tenha sido relatado que as populações chinesas possam ser menos sensíveis à *morfina* como resultado da diminuição da produção de morfina-6-glicuronídeo (Caraco et al., 1999). Em pacientes submetidos a tratamento crônico com *morfina* oral, os níveis plasmáticos de morfina-6-glicuronídeo excedem os da *morfina*, de modo que o 6-glicuronídeo é responsável por uma porção significativa da analgesia e pela maioria dos efeitos da *morfina*. A morfina-6-glicuronídeo é excretada pelo rim e, na insuficiência renal, os níveis desse metabólito podem se acumular, possivelmente explicando a potência e a longa duração da *morfina* em pacientes com função renal comprometida.

Nos adultos, a $t_{1/2}$ da *morfina* é de cerca de 2 a 3 horas; a $t_{1/2}$ da morfina-6-glicuronídeo é um pouco maior. As crianças alcançam os níveis de função renal dos adultos em torno dos 6 meses. Nos indivíduos idosos, doses menores de *morfina* são recomendáveis com base em seu volume de distribuição menor e no declínio geral da função renal (Owens et al., 1983). Em contraste ao derivado 6-glicuronídeo, a morfina-3-glicuronídeo, outro metabólito importante, possui muito baixa afinidade pelos receptores opioides, mas tem-se sugerido que isso pode contribuir para os efeitos excitatórios da *morfina* (Smith, 2000).

Excreção A *morfina* é eliminada por filtração glomerular, principalmente como morfina-3-glicuronídeo; 90% da excreção total da *morfina* ocorre no primeiro dia após a administração. Quantidades muito pequenas de *morfina* são excretadas sem alterações. A circulação entero-hepática da *morfina* e seus glicuronídeos é responsável pela presença de pequenas quantidades de *morfina* nas fezes e na urina por vários dias após a última dose.

Codeína

A meia-vida da *codeína* no plasma é de 2 a 4 horas. Os metabólitos da *codeína* são excretados principalmente como formas inativas na urina. No entanto, a *codeína* na qual o grupo 3-hidroxi é protegido por *O*-metilação tem uma biodisponibilidade oral muito melhor (60%) devido ao menor metabolismo de primeira passagem, embora, como mencionado anteriormente, tenha que ser convertida em *morfina in vivo* para ser eficaz como analgésico, uma vez que o grupo 3-metoxi reduz drasticamente a afinidade pelo receptor mu-opioide (ver estrutura do receptor acima). Aproximadamente 10% da *codeína* administrada é *O*-desmetilada em *morfina* e, portanto, a *morfina* livre e conjugada pode ser encontrada na urina após doses terapêuticas de *codeína*. A conversão da *codeína* em *morfina* é realizada pela enzima CYP2D6. Existem muitos polimorfismos diferentes conhecidos de CYP2D6, resultando em metabolizadores fracos, intermediários e ultrarrápidos (Ingelman-Sunberg, 2004). Além disso, a frequência de variantes difere entre os grupos étnicos. Isso significa que é necessário ter cautela no uso da *codeína*, pois a incapacidade de converter *codeína* em *morfina* torna a *codeína* ineficaz como analgésico para cerca de 10% da população caucasiana (Eichelbaum e Evert, 1996). Por outro lado, o metabolismo ultrarrápido pode levar a problemas devido a níveis séricos de *morfina* superiores aos previstos. Em mães que amamentam, a conversão ultrarrápida da *codeína* pode resultar em níveis inseguros de *morfina* no leite materno resultando em sérios efeitos adversos em lactentes, o que pode levar à morte.

Portanto, é de vital importância considerar a possibilidade de polimorfismo de enzimas metabólicas em qualquer paciente que apresente toxicidade ou não receba analgesia adequada de *codeína* ou outros pró-fármacos opioides (p. ex., *hidrocodona*, *oxicodona* e *tramadol*) (Johansson e Ingelman-Sundberg, 2011).

Heroína

A *heroína* (diacetilmorfina) é rapidamente hidrolisada em 6-MAM, que por sua vez é hidrolisada em *morfina*. A *heroína* e o 6-MAM são mais lipossolúveis do que a *morfina* e, portanto, entram no encéfalo mais rapidamente. Como a *heroína* se liga muito mal ao receptor mu-opioide devido à falta de um grupo 3-hidroxila livre, a *morfina* e o 6-MAM são responsáveis pelas ações farmacológicas da *heroína*, tornando-a um pró-fármaco. Essa substância é excretada principalmente na urina, em grande parte na forma de *morfina* livre e conjugada (Rook et al., 2006).

Hidromorfona

A *hidromorfona* é um derivado semissintético da *morfina* e exibe as mesmas ações. É mais lipossolúvel do que a *morfina*, resultando em um aumento no início de ação, e é várias vezes mais potente. Esse fármaco é formulado em preparações parenteral, retal, subcutânea, oral e como uma preparação para nebulização, e é administrado sem indicação formal por via peridural ou intratecal. A *hidromorfona* é metabolizada no fígado a hidromorfona-3-glicuronídeo.

Oximorfona, oxicodona e hidrocodona

Esse fármaco é um agonista potente do receptor mu-opioide e seu efeito analgésico começa depois da administração parenteral em cerca de 5 a 10 minutos e estende-se por 3 a 4 horas. A *oximorfona* é amplamente metabolizada no fígado e excretada na forma de 3-glicuronídeo e 6-glicuronídeo. É aproximadamente equipotente à *oxicodona*, com início de ação de 10 a 30 minutos e duração de 4 a 6 horas. Os CYPs hepáticos 2D6 e 3A4 convertem a *hidrocodona* em hidromorfona e nor-hidrocodona, respectivamente. A $t_{1/2}$ sérica da *hidrocodona* é de cerca de 4 horas.

A *oxicodona* está disponível em formulações de liberação imediata com ou sem AINE e em preparações de liberação controlada. As formulações parenterais estão disponíveis no Reino Unido para administração IV ou IM. A *oxicodona* sofre metabolismo hepático para produzir oximorfona, mais potente. A *oxicodona* é um dos opioides mais comumente usados de forma abusiva.

A *hidrocodona* é praticamente equipotente à *oxicodona* e tem início de ação em 10 a 30 minutos e duração de ação de 4 a 6 horas. É aproximadamente equipotente à *oxicodona*, com início de ação de 10 a 30 minutos e duração de 4 a 6 horas. Os CYPs hepáticos 2D6 e 3A4 convertem a *hidrocodona* em hidromorfona e nor-hidrocodona, respectivamente. A $t_{1/2}$ sérica da *hidrocodona* é de cerca de 4 horas.

Morfinanas

Levorfanol

Este fármaco está disponível para administração IV, IM e oral. Os efeitos farmacológicos do *levorfanol* são muito semelhantes aos da *morfina*. Em comparação com a *morfina*, o *levorfanol* é cerca de sete vezes mais potente e pode causar menos náusea e vômitos. O fármaco é metabolizado menos rapidamente em *morfina* e tem $t_{1/2}$ de 12 a 16 horas; por essa razão, a administração repetida a intervalos curtos pode resultar no acúmulo do fármaco no plasma (Prommer, 2014). O isômero D (dextrorfano) é relativamente desprovido de ação analgésica, mas pode ter efeitos inibitórios nos receptores de NMDA.

Analgésicos piperidínicos e fenilpiperidínicos

Meperidina

Ações no SNC A *meperidina* produz um padrão de efeitos semelhantes, mas não idênticos, aos já descritos para a *morfina* (Latta et al., 2002), incluindo analgesia e depressão respiratória, levando ao acúmulo de CO_2, que por sua vez leva à dilatação vascular no encéfalo, aumento do fluxo sanguíneo encefálico, e elevação da pressão do LCS.

Em alguns casos, a *meperidina* pode causar excitação do SNC, que se caracteriza por tremores, abalos musculares e crises convulsivas. Esses efeitos se devem em grande parte ao acúmulo de um metabólito (normeperidina). A *meperidina* tem propriedades anestésicas locais, que são evidenciadas especialmente depois da administração peridural.

Efeitos cardiovasculares Os efeitos da *meperidina* no sistema cardiovascular geralmente se assemelham aos da *morfina*. A administração IM de doses terapêuticas de *meperidina* não afeta significativamente a frequência cardíaca, mas a infusão IV frequentemente causa aceleração acentuada da frequência cardíaca. A *meperidina* é um forte liberador de histamina.

Ações no músculo liso, trato GI e útero A *meperidina* não causa tanta constipação quanto a *morfina*, mesmo quando é administrada por longos períodos; isso pode estar relacionado com sua maior capacidade de penetrar no SNC e, desse modo, produzir analgesia em concentrações sistêmicas mais baixas. Como também ocorre com outros opioides, as doses clínicas de *meperidina* retardam o esvaziamento gástrico a ponto de prolongar significativamente a absorção de outros fármacos. Os músculos uterinos de uma mulher não grávida geralmente são levemente estimulados pela *meperidina*. Quando é administrada antes de um ocitócico, a *meperidina* não produz qualquer efeito antagonista. As doses terapêuticas administradas durante o trabalho de parto ativo não retardam o nascimento; na verdade, a frequência, a duração e a amplitude das contrações uterinas podem aumentar.

ADME A *meperidina* é absorvida por todas as vias de administração. Em geral, a concentração plasmática de pico é alcançada em cerca de 45 minutos, mas a variação é ampla. Após a administração oral, apenas cerca de 50% do fármaco escapa do metabolismo de primeira passagem e entra na circulação; as concentrações plasmáticas de pico ocorrem dentro de 1 a 2 horas. A *meperidina* é metabolizada principalmente no fígado e sua $t_{1/2}$ é de cerca de 3 horas. Os metabólitos são o produto *N*-desmetil, normeperidina, e o produto da hidrólise, meperidinato, ambos podem ser conjugados antes da excreção. Nos pacientes cirróticos, a biodisponibilidade da *meperidina* aumenta em até 80% e a $t_{1/2}$ da *meperidina* e do seu metabólito normeperidina ($t_{1/2}$ de ~15-20 h) é mais longa. Apenas uma pequena quantidade de *meperidina* é excretada sem alterações.

Uso terapêutico A analgesia é a indicação principal da *meperidina*. Os efeitos analgésicos da *meperidina* são detectáveis cerca de 15 minutos depois da administração oral, alcançam um pico dentro de 1 a 2 horas e regridem gradativamente. O início do efeito analgésico é mais rápido (dentro de 10 minutos) depois da administração IM ou subcutânea e o efeito alcança um pico em cerca de 1 hora, correspondendo diretamente às concentrações plasmáticas de pico. Na prática clínica, a duração da analgesia eficaz é de cerca de 1,5 a 3 horas. A depressão respiratória máxima ocorre dentro de 1 hora depois da administração IM e normaliza em cerca de 2 horas. Em geral, 75 a 100 mg de *cloridrato de meperidina* administrados por via parenteral são praticamente equivalentes a 10 mg de *morfina*. Em termos de efeito analgésico total, em comparação com a administração parenteral, a *meperidina* tem eficácia de um terço quando é administrada por via oral.

Doses isoladas de *meperidina* podem ser eficazes para tratar tremores pós-anestésicos. A *meperidina* (25-50 mg) é usada frequentemente com anti-histamínicos, corticoides, *paracetamol* ou AINE para evitar ou atenuar os tremores associados à infusão e aos calafrios que acompanham a administração IV de fármacos como *anfotericina B*, *interleucina-2*, *trastuzumabe* e *alentuzumabe*.

A *meperidina* atravessa a barreira placentária e, mesmo em doses analgésicas razoáveis, causa aumento significativo da porcentagem dos lactentes que mostram retardo da respiração, diminuição do volume respiratório por minuto, redução da saturação de O_2, ou que requerem reanimação. A depressão respiratória materno-fetal induzida pela *meperidina* pode ser tratada com *naloxona*. No entanto, a *meperidina* produz menos depressão respiratória nos recém-nascidos do que uma dose equianalgésica de *morfina* ou *metadona* (Fishburne, 1982).

Efeitos adversos, precauções e contraindicações
A incidência global de efeitos adversos é semelhante à observada depois da administração de doses equianalgésicas de *morfina*, embora constipação intestinal, retenção urinária e náusea possam ser menos frequentes. Os pacientes que têm náuseas e vômitos com *morfina* podem não tê-los com *meperidina*; o inverso também pode ocorrer. Nos pacientes ou indivíduos tolerantes aos efeitos depressores da *meperidina*, grandes doses repetidas a intervalos curtos podem produzir uma síndrome excitatória que inclui alucinações, tremores, abalos musculares, pupilas dilatadas, reflexos hiperativos e convulsões. Esses sintomas excitatórios são atribuídos à acumulação do metabólito normeperidina, que tem $t_{1/2}$ longa (15-20 h), em comparação com a *meperidina* (3 h). A disfunção renal ou hepática aumenta a probabilidade de ocorrerem efeitos tóxicos. Em razão dessas propriedades, a *meperidina* não é recomendada para o tratamento das dores crônicas, em vista da preocupação com os efeitos tóxicos de seus metabólitos. Esse fármaco não deve ser usado por mais de 48 horas ou em doses superiores a 600 mg/dia.

Interações com outros fármacos
As reações graves podem seguir-se à administração de *meperidina* aos pacientes tratados com inibidores da MAO. Existem dois tipos básicos de interação. O mais proeminente é uma reação excitatória ("síndrome serotoninérgica") com *delirium*, hipertermia, cefaleia, hipertensão ou hipotensão, rigidez, convulsões, coma e morte. Essa reação pode ser atribuída à capacidade que a *meperidina* tem de bloquear a recaptação neuronal de serotonina, resultando em hiperatividade serotoninérgica. Com o segundo tipo de interação, vários inibidores de MAO atuam como substratos ou inibidores das CYP hepáticas e reduzem o metabolismo da *meperidina*, acarretando uma condição semelhante a uma superdosagem aguda de narcótico. A *meperidina* e os seus congêneres estão contraindicados a pacientes que utilizam inibidores da MAO ou nos primeiros 14 dias depois da interrupção do tratamento com esses fármacos.

A *clorpromazina* acentua os efeitos depressores respiratórios da *meperidina*, assim como os antidepressivos tricíclicos (mas não o *diazepam*). A administração simultânea de fármacos como a *prometazina* ou a *clorpromazina* também pode intensificar acentuadamente a sedação induzida pela *meperidina*, sem prolongar o seu tempo de depuração. O tratamento com *fenobarbital* ou *fenitoína* aumenta a depuração sistêmica e reduz a biodisponibilidade oral da *meperidina*. Como também ocorre com a *morfina*, estudos demonstraram que a administração concomitante de anfetamina intensifica os efeitos analgésicos da *meperidina* e de seus congêneres, ao mesmo tempo em que neutraliza a sedação.

Difenoxilato
O *difenoxilato* é um congênere da *meperidina* que tem efeito constipante em seres humanos. Seu único uso aprovado é para o tratamento de diarreia, em combinação com *sulfato de atropina*. O *difenoxilato* tem a característica singular de que mesmo os seus sais são praticamente insolúveis em soluções aquosas, evitando-se assim a possibilidade de uso abusivo por via parenteral. A dose diária recomendada de *difenoxilato* para o tratamento da diarreia nos adultos é de 20 mg em doses divididas. A *difenoxina*, principal metabólito do *difenoxilato*, também é comercializada em dose fixa com *atropina* para o tratamento da diarreia.

Loperamida
Como o *difenoxilato*, esse agente retarda a motilidade gastrintestinal por meio de efeitos nos músculos circulares e longitudinais do intestino (Kromer, 1988). Parte de seu efeito antidiarreico pode ser atribuída à redução dos processos secretórios do trato GI (ver Cap. 50). No tratamento da diarreia crônica, a *loperamida* é tão eficaz quanto o *difenoxilato* e os pacientes desenvolvem pouca tolerância ao seu efeito constipante. As concentrações plasmáticas desse fármaco alcançam níveis máximos cerca de 4 horas depois da ingestão. A $t_{1/2}$ de eliminação aparente é de 7 a 14 horas. A *loperamida* não é bem absorvida depois da administração oral e, além disso, não penetra bem no encéfalo em razão da atividade da glicoproteína P exportadora, que está amplamente expressa no endotélio cerebral. A dose habitual varia de 4 a 8 mg/dia, mas a dose diária total não deve passar de 16 mg (Regnard et al., 2011). O efeito adverso mais comum são cólicas abdominais. Em geral, é improvável que haja uso abusivo de *loperamida* por via parenteral, por causa da sua baixa solubilidade; as doses altas administradas aos voluntários humanos não produziram os efeitos prazerosos típicos dos opioides.

Fentanila e seus análogos
Os efeitos benéficos e indesejados da *fentanila* e seus vários análogos, como *alfentanila*, *sufentanila* e *remifentanila*, são semelhantes aos de outros agonistas dos receptores mu-opioides. As diferenças entre esta classe de fármacos e outros mu-opioides são destacadas abaixo. Além disso, a rápida farmacocinética destes compostos os distingue de outros agonistas mu-opioides e os torna importantes na prática anestésica. Conforme descrito abaixo, eles têm um tempo relativamente curto para atingir o pico do efeito analgésico, finalização rápida do efeito após pequenas doses em bolus, segurança cardiovascular e capacidade de reduzir significativamente a necessidade de dosagem dos anestésicos voláteis.

Farmacologia dos compostos semelhantes à fentanila
Tendência ao abuso A *fentanila* e seus derivados têm um alto potencial de uso indevido, e muitos derivados ilícitos da *fentanila* chegaram às ruas e, em grande parte, alimentaram a crise dos opioides e a alta taxa de mortalidade por superdosagem. Além disso, a autoadministração por mastigação de adesivos de *fentanila* pode ser mortal. Os profissionais devem estar cientes desse potencial e, como acontece com todas as substâncias controladas, manter um controle cuidadoso dos estoques de *fentanila*. O transtorno do uso de opioides é discutido mais adiante neste capítulo.

Analgesia A *fentanila* e seus congêneres são analgésicos extremamente potentes e, em geral, têm ação muito curta quando são administrados por via parenteral.

Depressão respiratória A depressão respiratória é semelhante à observada com *morfina*, mas o início é mais rápido e de duração mais curta que a *morfina*, mas se estende após grandes doses ou infusões longas. Também pode ocorrer depressão respiratória tardia depois do uso de *fentanila* ou *sufentanila*, possivelmente em razão da circulação êntero-hepática. A síndrome do peito de madeira com risco de vida causada por rigidez no diafragma, parede torácica e vias aéreas superiores é comum após altas doses de *fentanila* e análogos usados na indução anestésica. A rigidez pode ser controlada com bloqueadores neuromusculares despolarizantes ou não despolarizantes com controle da ventilação do paciente, mas é preciso ter o cuidado de assegurar que ele não esteja simplesmente imóvel e consciente.

Sistema cardiovascular A *fentanila* e seus derivados reduzem a frequência cardíaca por ativação vagal e podem reduzir ligeiramente a pressão arterial. No entanto, como esses fármacos não liberam histamina diretamente, os efeitos depressores no miocárdio são mínimos. Por essa razão, doses altas de *fentanila* ou *sufentanila* são utilizadas geralmente como anestésico principal para pacientes submetidos a operações cardiovasculares ou com função cardíaca comprometida.

ADME

Os fármacos semelhantes à fentanila são altamente lipossolúveis e atravessam rapidamente a barreira hematencefálica. Isso se reflete na $t_{1/2}$ de equilíbrio entre o plasma e o LCS de cerca de 5 minutos para a *fentanila* e *sufentanila*. Como a *fentanila* não é bem absorvida no trato GI, a absorção preferencial ocorre por administração bucal. Os níveis no plasma e no LCS declinam rapidamente em razão da redistribuição da *fentanila* dos tecidos profusamente perfundidos para outros tecidos, inclusive músculos e gordura. À medida que ocorre saturação dos tecidos menos perfundidos, a duração dos efeitos da *fentanila* e da *sufentanila* aproxima-se de sua $t_{1/2}$ de eliminação (3-4 h). Esses dois fármacos são metabolizados no fígado e excretados pelos rins. Com a utilização de doses mais altas ou infusões prolongadas, há acúmulo do fármaco, saturação progressiva dos mecanismos de depuração e prolongamento das ações da *fentanila* e da *sufentanila*. A *remifentanila* é metabolizada muito rapidamente por esterases no plasma e é discutida separadamente abaixo.

Usos terapêuticos

A *fentanila* e a *sufentanila* são adjuvantes anestésicos muito populares (ver Cap. 24) e podem ser administrados por via IV e peridural. Depois da administração sistêmica, a *fentanila* é cerca de 100 vezes mais potente que a *morfina*, enquanto a *sufentanila* é cerca de 1.000 vezes mais potente que a *morfina*. O intervalo até produzir efeito analgésico máximo depois da infusão IV de *fentanila* e *sufentanila* (~5 min) é consideravelmente menor que o da *morfina* e o da *meperidina* (~15 min). A recuperação dos efeitos analgésicos também ocorre mais rapidamente. No entanto, com doses maiores ou infusões prolongadas, a duração da ação é semelhante à dos opioides de ação prolongada.

O uso de *fentanila* no tratamento da dor crônica tornou-se generalizado. Os adesivos transdérmicos asseguram liberação contínua de *fentanila* por 48 a 72 horas. Contudo, fatores que aumentam a absorção (p. ex., febre) podem causar superdosagem relativa e agravar os efeitos adversos. A absorção transbucal por meio da administração de comprimidos bucais e pastilhas semelhantes a pirulitos permite a absorção rápida; essas preparações mostraram-se úteis no tratamento da dor aguda incidente e o alívio da dor persistente associada ao câncer. A *fentanila* deve ser usada apenas nos pacientes tolerantes aos opioides, ou seja, indivíduos que usam o equivalente a mais de 60 mg de *morfina* oral.

O uso peridural da *fentanila* e da *sufentanila* na analgesia pós-operatória ou no trabalho de parto é muito popular. Uma combinação de opioides epidurais com anestésicos locais permite reduzir as doses desses dois componentes.

Remifentanila

A *remifentanila* tem ação analgésica de início mais rápido que a *fentanila* ou a *sufentanila*. Os efeitos analgésicos começam dentro de 1 a 1,5 minuto depois da administração IV. O pico de depressão respiratória após doses em bolus de remifentanila ocorre após 5 min. A *remifentanila* é metabolizada por esterases plasmáticas, com $t_{1/2}$ de 8 a 20 min; assim, a eliminação é independente do metabolismo hepático ou excreção renal. Idade e peso podem afetar a depuração da *remifentanila*. Depois das infusões de *remifentanila* por 3 a 5 horas, a recuperação da função respiratória pode ocorrer dentro de 3 a 5 minutos; a recuperação completa de todos os efeitos desse opioide ocorre dentro de 15 minutos. O metabólito principal (ácido remifentanílico) tem 0,05 a 0,025% da potência do composto original e é excretado pelos rins.

O *cloridrato de remifentanila* é útil para procedimentos dolorosos breves que requerem analgesia profunda e atenuação das reações ao estresse; esse fármaco é administrado rotineiramente por infusão IV contínua em razão de sua duração de ação curta, que permite o fácil gerenciamento dos níveis do fármaco. Quando é necessária analgesia pós-operatória, a *remifentanila* administrada isoladamente não é uma opção satisfatória. Nesses casos, deve-se combinar um opioide de ação mais longa ou outra modalidade analgésica com a *remifentanila* para obter analgesia prolongada, ou outro opioide deve ser administrado. A *remifentanila* não é usada por injeção intraespinal (peridural ou intratecal) em razão de sua formulação com glicina, que é um neurotransmissor inibitório no corno dorsal da medula espinal (Stroumpos et al., 2010).

Metadona

A *metadona* é um agonista do receptor mu-opioide de ação prolongada com propriedades farmacológicas qualitativamente semelhantes às da *morfina*. A *metadona* tem um centro quiral e é usada clinicamente como um racemato, embora a atividade analgésica seja quase inteiramente resultado do isômero l-metadona, que é 8 a 50 vezes mais potente que o isômero D. A D-metadona liga-se muito mal ao receptor mu-opioide e, portanto, também não possui ação depressora respiratória significativa e risco de dependência, embora possua atividade antitussígena (Fredheim et al., 2008).

O *propoxifeno* é um análogo da *metadona* que era usado para tratar dores leves a moderadas. Como mencionado anteriormente, a FDA dos EUA recomendou a retirada do medicamento (nome comercial: Darvon) do mercado dos EUA em 2010 devido a relatos de toxicidade cardíaca.

Efeitos farmacológicos

As propriedades importantes da *metadona* são sua atividade analgésica, sua eficácia por via oral, sua ação prolongada na supressão dos sintomas de abstinência dos pacientes com dependência física e sua tendência a produzir efeitos persistentes com a administração repetida. Os efeitos mióticos e depressores respiratórios podem ser detectados por mais de 24 horas depois de uma dose única; com a administração repetida, alguns pacientes têm sedação acentuada. Os efeitos na tosse, na motilidade intestinal, no tônus biliar e na secreção dos hormônios hipofisários são qualitativamente semelhantes aos da *morfina*.

ADME

A *metadona* é bem absorvida no trato GI e pode ser detectada no plasma dentro de 30 minutos depois da ingestão oral; o fármaco alcança concentrações de pico em cerca de 4 horas. As concentrações de pico ocorrem no encéfalo dentro de 1 a 2 horas depois da administração subcutânea ou IM e isso se correlaciona bem com a intensidade e a duração da analgesia. A *metadona* também pode ser absorvida pela mucosa bucal. A *metadona* sofre biotransformação extensiva no fígado. Os principais metabólitos são derivados da *pirrolidina* e da *pirrolina* que resultam da N-desmetilação e ciclização, e são excretados na urina e na bile junto com pequenas quantidades do fármaco inalterado. A quantidade de *metadona* excretada na urina aumenta quando esta é acidificada. A $t_{1/2}$ da *metadona* é longa (15-40 h). O fármaco parece ligar-se firmemente às proteínas de vários tecidos, inclusive do encéfalo. Depois da administração repetida, há acúmulo gradativo nos tecidos. Quando a administração é descontinuada, baixas concentrações são mantidas no plasma pela liberação lenta do fármaco dos locais de ligação extravasculares. Esse processo pode explicar por que os sintomas de abstinência após a *metadona* são menos graves do que com a *morfina*, mas duram mais, resultando em uma síndrome de abstinência relativamente leve, mas prolongada.

Usos terapêuticos

Embora seja um analgésico eficaz, o principal uso do *cloridrato de metadona* é a desintoxicação e terapia de manutenção no tratamento do transtorno de uso de opioides. Por ser um agonista total com todas as propriedades da *morfina*, isso ocorre dentro de programas de tratamento certificados. Fora desses programas terapêuticos, a *metadona* é usada para tratar dor crônica. O início da analgesia ocorre dentro de 10 a 20 minutos depois da administração parenteral e 30 a 60 minutos depois do uso oral. A dose oral habitual varia de 2,5 a 10 mg a cada 8 a 12 horas, conforme a necessidade, dependendo da gravidade da dor e da resposta do paciente. É importante ter cuidado ao aumentar a dose desse fármaco, porque sua $t_{1/2}$ é longa e existe tendência de acúmulo em um período de vários dias de administração repetida. O pico dos efeitos depressores respiratórios da *metadona* geralmente ocorrem mais tarde e persistem por mais tempo do que seus efeitos analgésicos máximos e, por essa razão, é necessário ter cuidado e instruir claramente os pacientes a evitar a automedicação com depressores do SNC, principalmente no início do tratamento e durante a titulação da dose. A *metadona* não deve ser administrada durante o trabalho de parto. A despeito de sua $t_{1/2}$ plasmática mais longa, a duração da ação analgésica de doses únicas é praticamente a mesma que a da *morfina*. Com o uso repetido, observam-se efeitos cumulativos, de modo que é possível o emprego de doses mais baixas ou de intervalos mais longos entre as doses. Assim como também ocorre com outros opioides, a *metadona* produz tolerância e dependência. O desenvolvimento de dependência física durante a administração prolongada da *metadona* pode ser demonstrado após a interrupção súbita do fármaco ou pela administração de um antagonista opioide. Da mesma forma, a administração subcutânea de *metadona* àqueles com transtorno por uso de opioides produz euforia de duração igual à causada pela *morfina*, e seu potencial de abuso é comparável ao da *morfina*.

Efeitos adversos

Os efeitos adversos são semelhantes aos descritos para a *morfina*. A *rifampicina* e a *fenitoína* aceleram o metabolismo da *metadona* e podem desencadear sintomas de abstinência. Ao contrário dos outros opioides, a *metadona* está associada à síndrome do QT prolongado e tem efeitos aditivos com os fármacos que comprovadamente prolongam o intervalo QT.

Agonistas parciais

Esses compostos exibem analgesia clinicamente útil, mas com depressão respiratória e potencial viciante menores. Os compostos geralmente não são seletivos para o receptor mu-opioide em relação aos receptores opioides delta ou kappa quando comparado com os agonistas do receptor opioide mu de alta eficácia.

Buprenorfina

Farmacologia A *buprenorfina* é um agonista mu-opioide altamente lipofílico que é 25 a 50 vezes mais potente que a *morfina*, mas menos eficaz. A farmacologia da *buprenorfina* é qualitativamente semelhante à da *morfina*. Quando é administrada por via sublingual, a *buprenorfina* (0,4-0,8 mg) causa analgesia satisfatória aos pacientes pós-operatórios. O principal uso terapêutico da *buprenorfina* é para o tratamento do transtorno do uso de opioides. A *buprenorfina* também funciona como um antagonista opioide delta e kappa e um agonista parcial fraco de NOPr.

ADME A concentração de *buprenorfina* no sangue atinge o pico dentro de 5 minutos depois da administração IM e dentro de 1 a 2 horas depois da administração oral ou sublingual. A $t_{1/2}$ plasmática é de cerca de 3 horas. No entanto, a $t_{1/2}$ para a dissociação da *buprenorfina* do receptor mu é de aproximadamente 170 min, em oposição a 7 min para a *fentanila*, e, portanto, os níveis plasmáticos de *buprenorfina* podem não ter efeitos clínicos paralelos.

A *buprenorfina* é metabolizada a norbuprenorfina pela CYP3A4 e não deve ser usada com inibidores conhecidos dessa enzima (p. ex., antifúngicos imidazólicos, antibióticos macrolídeos e inibidores da protease do HIV) ou fármacos que induzam sua atividade (p. ex., alguns anticonvulsivantes e *rifampicina*). Metabólitos N-desalquilados e conjugados são detectados na urina, mas a maior parte é excretada inalterada nas fezes. Quando o uso da *buprenorfina* é interrompido, o paciente desenvolve uma síndrome de abstinência que começa 2 a 14 dias depois e persiste por 1 a 2 semanas.

Usos terapêuticos

Analgesia A *buprenorfina*, formulada como injeção, comprimidos sublinguais ou adesivo cutâneo, é usada como analgésico. Cerca de 0,3 mg de *buprenorfina* IM é equianalgésica à dose de 10 mg de *morfina* IM. Alguns dos efeitos subjetivos e depressores respiratórios são inequivocamente mais lentos no início e duram mais do que os da *morfina*.

A depressão respiratória e outros efeitos da *buprenorfina* podem ser prevenidos pela administração prévia de *naloxona*, mas não são prontamente revertidos pela *naloxona* uma vez que os efeitos tenham sido produzidos, provavelmente devido à alta afinidade da *buprenorfina* e sua lenta dissociação dos receptores mu-opioides. Como agonista parcial, a *buprenorfina* antagoniza a depressão respiratória produzida por doses anestésicas de *fentanila* sem reverter completamente o alívio da dor. A *buprenorfina* também pode precipitar abstinência em pacientes que receberam agonistas mu-opioides de maior eficácia por várias semanas.

Transtorno do uso de opioides Devido a sua longa ação no receptor mu-opioide e sua atividade agonista parcial do receptor mu, a *buprenorfina* é usada para o tratamento de pacientes que sofrem de transtorno por uso de opioides (Greenwald et al., 2014). O fármaco controla o desejo por opioides e também serve para bloquear as ações dos opioides de maior eficácia que o paciente viciado pode tomar. Para este uso, a *buprenorfina* é administrada em uma combinação de dose fixa com *naloxona* para evitar uso indevido e desvio, mas pode ser administrada isoladamente a mulheres grávidas ou pacientes com alergia à *naloxona*. As doses de indução começam em 2 a 4 mg por dia e se estabilizam em aproximadamente 12 a 16 mg/dia. Como a *buprenorfina* pode precipitar a abstinência em indivíduos com transtorno por uso de opioides, a desintoxicação é necessária antes de iniciar o tratamento. A farmacologia complexa da *buprenorfina* com ações nos receptores opioides mu, delta e kappa e nos receptores nociceptina pode contribuir para sua eficácia no tratamento da dependência de opioides. Por ser mais segura que a *metadona*, os médicos americanos podem tratar até 275 pacientes com a combinação *buprenorfina*-*naloxona* em regime ambulatorial após a conclusão de um curto curso de treinamento.

Pentazocina

A *pentazocina* foi sintetizada em um esforço para desenvolver um analgésico eficaz com pouco ou nenhum potencial de abuso.

A *pentazocina* é um agonista parcial dos receptores opioides mu e kappa. O padrão de efeitos no SNC produzidos pela *pentazocina* é semelhante ao dos opioides semelhantes à morfina, incluindo analgesia, sedação e depressão respiratória. A dose oral de cerca de 50 mg de *pentazocina* causa analgesia equivalente à que é obtida com uma dose oral de 60 mg de *codeína*. Devido à sua natureza agonista parcial, o máximo dos efeitos de analgesia e depressão respiratória são observados em doses acima de 50 a 100 mg de *pentazocina*. No entanto, acredita-se que as ações analgésicas do fármaco sejam mediadas por sua ação no receptor kappa-opioide. Consistente com a ativação do receptor kappa-opioide, altas doses de *pentazocina* (60-90 mg) provocam efeitos disfóricos e psicotomiméticos. As respostas cardiovasculares à *pentazocina* diferem das observadas com os agonistas típicos dos receptores mu-opioides, porque doses altas causam aumentos da pressão arterial e da frequência cardíaca. A *pentazocina* não antagoniza a depressão respiratória causada pela *morfina*. Contudo, quando é administrada aos pacientes dependentes de *morfina* ou outros agonistas do receptor mu-opioide, a *pentazocina* pode provocar síndrome de abstinência.

Uso terapêutico A injeção de *lactato de pentazocina* está indicada para aliviar dores leves a moderadas e também é usada como medicação pré-operatória e complemento à anestesia. Os comprimidos de *pentazocina* para uso oral estão disponíveis apenas em combinações de doses fixas de *paracetamol* ou *naloxona*. A combinação de *pentazocina* com *naloxona* reduz o potencial de uso abusivo dos comprimidos como substituto da *pentazocina* injetável.

Nalbufina

Como a *pentazocina*, a *nalbufina* é um agonista parcial nos receptores opioides kappa e mu com efeitos que se assemelham qualitativamente aos da *pentazocina*; no entanto, a *nalbufina* produz menos efeitos colaterais disfóricos do que a *pentazocina* (Schmidt et al., 1985).

A dose IM de 10 mg de *nalbufina* é equianalgésica a 10 mg de *morfina*, com os efeitos analgésicos e subjetivos tendo início e duração semelhantes. A *nalbufina* causa depressão respiratória tanto quanto as doses equianalgésicas de *morfina*; entretanto, como a *pentazocina*, a *nalbufina* exibe um efeito máximo, em que aumentos na dosagem acima de 30 mg não produzem mais depressão respiratória ou analgesia. Em contraste com a *pentazocina* e o *butorfanol* (ver a seguir), a dose de 10 mg de *nalbufina* administrada aos pacientes com doença coronariana estável não aumenta o índice cardíaco, a pressão arterial pulmonar ou o trabalho cardíaco, e a pressão arterial sistêmica também não é alterada significativamente; esses índices também se mantêm relativamente estáveis quando a *nalbufina* é administrada aos pacientes com infarto agudo do miocárdio. A *nalbufina* produz poucos efeitos adversos em doses de 10 mg ou menos; sedação, sudorese e cefaleia são os mais comuns. Em doses muito mais altas (70 mg), podem ocorrer efeitos adversos psicotomiméticos (p. ex., disforia, pensamentos acelerados e distorções da imagem corporal). A *nalbufina* é metabolizada no fígado e tem $t_{1/2}$ plasmática de 2 a 3 horas. Esse fármaco é cerca de 20 a 25% tão potente quando administrado por via oral em comparação com a via IM. A administração prolongada de *nalbufina* pode produzir dependência física. A síndrome de abstinência tem intensidade semelhante à que se observa com a *pentazocina*.

Uso terapêutico A *nalbufina* é usada como analgésico. Como é um agonista parcial, a administração aos pacientes que estavam recebendo opioides similares à *morfina* pode criar dificuldades, a menos que se interponha um curto intervalo livre de fármacos.

Butorfanol

O *butorfanol* tem perfil de ações semelhante aos da *pentazocina* e da *nalbufina*.

Nos pacientes em pós-operatório, a dose parenteral de 2 a 3 mg de *butorfanol* produz analgesia e depressão respiratória praticamente iguais às que são causadas por 10 mg de *morfina*, ou 80 a 100 mg de *meperidina*. O $t_{1/2}$ plasmático do *butorfanol* é de cerca de 3 horas. Assim como a *pentazocina*, as doses analgésicas do *butorfanol* aumentam a pressão arterial pulmonar e o trabalho cardíaco, mas a pressão arterial sistêmica é ligeiramente reduzida. Os principais efeitos adversos do *butorfanol* são sonolência, fraqueza, sudorese, sensações de flutuação e náuseas. Embora a incidência dos efeitos adversos psicotomiméticos seja menor que com as doses equianalgésicas da *pentazocina*, eles são qualitativamente semelhantes. Os pacientes podem desenvolver dependência física.

Uso terapêutico O *butorfanol* é usado para o alívio da dor aguda (p. ex., pós-operatória) e, devido ao seu potencial para antagonizar outros agonistas dos receptores mu-opioides, não deve ser usado em combinação com agentes de maior eficácia. Em consequência dos seus efeitos colaterais no coração, o *butorfanol* é menos útil que a *morfina* ou a *meperidina* nos pacientes com insuficiência cardíaca congestiva ou infarto do miocárdio. Uma formulação nasal está disponível e provou ser eficaz no alívio da dor, incluindo a dor da enxaqueca (Gillis et al., 1995); este método de administração está associado a sonolência e tonturas.

Outros agonistas opioides

Tramadol

Farmacologia e uso terapêutico O efeito analgésico do *tramadol* é devido à fraca atividade no receptor mu-opioide e à inibição da captação de NE e 5-HT. A afinidade do *tramadol* pelo receptor mu-opioide é apenas 1/6.000 da *morfina*, mas o metabólito *O*-desmetilado do *tramadol* é duas a quatro vezes mais potente que o fármaco original e pode ser responsável por parte do efeito analgésico. O *tramadol* é comercializado na forma de um racemato que é mais eficaz que um dos seus enantiômeros usados isoladamente. O (+)-enantiômero liga-se com maior afinidade ao receptor mu-opioide e inibe a captação de 5-HT. O (−)-enantiômero é mais ativo na captação de NE e estimula os receptores α_2-adrenérgicos.

No tratamento das dores leves a moderadas, o *tramadol* é tão eficaz quanto a *morfina*. Contudo, para o tratamento das dores graves ou crônicas, o *tramadol* é menos eficaz. O *tramadol* é tão útil quanto a *meperidina* no tratamento da dor do trabalho de parto e pode causar menos depressão respiratória neonatal (Grond e Sablotzki, 2004). O *tramadol* também está disponível em formulações de ação prolongada e em uma combinação de dose fixa com *paracetamol*.

Os efeitos adversos comuns do *tramadol* incluem náuseas, vômitos, tontura, boca seca, sedação e cefaleia. A depressão respiratória parece ser menor que com as doses equianalgésicas da *morfina* e é revertida pela *naloxona*; a gravidade da constipação é menor que a observada após o uso de doses equianalgésicas de *codeína*. O *tramadol* pode causar convulsões e possivelmente agravar as crises convulsivas dos pacientes com fatores predisponentes. O *tramadol* não deve ser usado em pacientes que tomam inibidores da MAO, inibidores seletivos da recaptação da serotonina ou outros fármacos que diminuem o limiar convulsivo. A precipitação da síndrome de abstinência exige que a dose do *tramadol* seja reduzida progressivamente antes de interromper o tratamento.

ADME A biodisponibilidade do *tramadol* depois de uma dose oral única é de 68%. O *tramadol* é amplamente metabolizado no fígado por algumas enzimas, inclusive as CYPs 2D6 e 3A4, assim como por conjugação seguida de excreção renal. A $t_{1/2}$ de eliminação é de 6 horas para o *tramadol* e 7,5 horas para o seu metabólito ativo. A analgesia começa dentro de uma hora após a administração oral e atinge o pico dentro de 2 a 3 horas. A duração da analgesia é de cerca de 6 horas.

Tapentadol

O *tapentadol* é estrutural e mecanisticamente semelhante ao *tramadol*. Ele atua como inibidor fraco da recaptação das monoaminas, mas tem atividade significativamente mais potente nos receptores mu-opioides. A síndrome serotoninérgica é um risco, especialmente quando o *tapentadol* é usado concomitantemente com inibidores seletivos da recaptação da serotonina, inibidores da recaptação da serotonina-norepinefrina, antidepressivos tricíclicos ou inibidores da MAO que prejudicam o metabolismo da serotonina. O *tapentadol* é metabolizado principalmente por glicuronidação.

Oliceridina

Este é o primeiro agonista tendencioso do receptor mu-opioide a ser aprovado pela FDA. Entretanto, embora apresente viés em estudos pré-clínicos, o composto apresenta o mesmo perfil farmacológico e contraindicações da *morfina*. É aprovado apenas para uso em adultos para o tratamento da dor aguda grave que requer um opioide intravenoso e em casos em que os tratamentos alternativos não fornecem alívio adequado da dor.

Posologia e vias de administração de analgésicos opioides

As informações sobre a dosagem dos fármacos opioides comumente usados são fornecidas nas Tabelas 23-2 e 23-3. Informações sobre doses equivalentes à *morfina* para vários fármacos opioides são fornecidas na Tabela 23-4.

Além das preparações de opioides orais e parenterais tradicionais, muitos outros métodos de administração foram desenvolvidos para aumentar a eficácia terapêutica e, ao mesmo tempo, minimizar os efeitos adversos. Estes incluem o seguinte:

Analgesia controlada pelo paciente: O paciente tem controle limitado da dose do opioide administrada por uma bomba de infusão programada dentro de parâmetros rigorosamente controlados. Isso permite um melhor alinhamento entre o controle da dor e as diferenças individuais na percepção dolorosa e na capacidade de resposta aos opioides, dando ao paciente uma maior sensação de controle sobre a dor.
Administração espinal: A administração de opioides no interior do espaço peridural ou intratecal proporciona acesso mais direto à primeira sinapse processadora da dor no corno dorsal da medula espinal. O tratamento da dor crônica com opioides espinais tem sido realizado com a implantação crônica de cateteres intratecais conectados a bombas recarregáveis implantadas no plano subcutâneo (Yaksh et al., 2017). A administração peridural de opioides é popular no manejo da dor pós-operatória e causa menos depressão respiratória devido aos níveis sistêmicos mais baixos. Da mesma forma, este método de entrega é popular para fornecer analgesia

TABELA 23-2 ■ POSOLOGIA DOS ANALGÉSICOS OPIOIDES UTILIZADOS NA PRÁTICA CLÍNICA

FÁRMACO	DOSE ORAL EQUIANALGÉSICA APROXIMADA	DOSE PARENTERAL EQUIANALGÉSICA APROXIMADA	DOSE INICIAL RECOMENDADA (ADULTOS > 50 KG)		DOSE INICIAL RECOMENDADA (CRIANÇAS E ADULTOS < 50 KG)	
			ORAL	PARENTERAL	ORAL	PARENTERAL
Morfina	30 mg/3-4 h	10 mg/3-4 h	15 mg/3-4 h	5 mg/3-4 h	0,3 mg/kg/3-4 h	0,1 mg/kg/3-4 h
Codeína	130 mg/3-4 h	75 mg/3-4 h	30 mg/3-4 h	30 mg/2 h (IM/SC)	0,5 mg/kg/3-4 h	Não recomendada
Hidromorfona	6 mg/3-4 h	1,5 mg/3-4 h	2 mg/3-4 h	0,5 mg/3-4 h	0,03 mg/kg/3-4 h	0,005 mg/kg/3-4 h
Hidrocodona (geralmente com paracetamol)	30 mg/3-4 h	Indisponível	5 mg/3-4 h	Indisponível	0,1 mg/kg/3-4 h	Indisponível
Levorfanol	4 mg/6-8 h	2 mg/6-8 h	4 mg/6-8 h	2 mg/6-8 h	0,04 mg/kg/6-8 h	0,02 mg/kg/6-8 h
Meperidina	300 mg/2-3 h	100 mg/3 h	Não recomendada	50 mg/3 h	Não recomendada	0,75 mg/kg/2-3 h
Metadona	10 mg/6-8 h	10 mg/6-8 h	5 mg/12 h	Não recomendada	0,1 mg/kg/12 h	Não recomendada
Oxicodona	20 mg/3-4 h	Indisponível	5 mg/3-4 h	Indisponível	0,1 mg/kg/3-4 h	Indisponível
Oximorfona	10 mg/3-4 h	1 mg/3-4 h	5 mg/3-4 h	1 mg/3-4 h	0,1 mg/kg/3-4 h	Não recomendada
Tramadol	100 mg	100 mg	50-100 mg/6 h	50-100 mg/6 h	Não recomendado	Não recomendado
Fentanila transdérmica, adesivo de 72 h (25 μg/h) = morfina na dose de 50 mg/24 h						
Buprenorfina	Indisponível	0,3-0,4 mg/6-8 h	Indisponível	0,4 mg/6-8 h	Indisponível	0,004 mg/kg/6-8 h
Butorfanol	Indisponível	2 mg/3-4 h	Indisponível	2 mg/3-4 h	Indisponível	Não recomendado
Nalbufina	Indisponível	10 mg/3-4 h	Indisponível	10 mg/3-4 h	Indisponível	0,1 mg/kg/3-4 h
Oliceridina	Indisponível	1-3 mg/1-3h	Indisponível	1-2 mg	Indisponível	

Esses dados são diretrizes gerais. A resposta clínica deve ser o parâmetro adotado em cada paciente, levando-se em consideração fatores como funções renal e hepática, doença coexistente, idade, fármacos usados simultaneamente (seus efeitos e limitações posológicas [paracetamol, 3 g/dia para adultos]) e outros fatores que podem modificar a farmacocinética e a resposta farmacológica. As doses iniciais recomendadas são aproximadamente, mas não exatamente, equianalgésicas e são baseadas nas doses recomendadas pelos fabricantes. A fentanila transdérmica está contraindicada para tratar dor aguda e para pacientes que usam o equivalente a < 60 mg de morfina via oral por dia. Ver como converter as doses de morfina em metadona na Tabela 23-4.

No caso da morfina, da hidromorfona e da oximorfona, a administração retal é uma via alternativa para pacientes que não toleram fármacos orais, mas as doses equianalgésicas podem diferir entre as preparações oral e parenteral em razão de diferenças farmacocinéticas.

As doses recomendadas para pacientes com peso corporal menor que 50 kg não podem ser usadas como doses iniciais para lactentes com menos de 6 meses de vida; ver recomendações no Clinical Practice Guideline # 1, Acute Pain Management: Operative or Medical Procedures and Trauma (citado a seguir), na seção sobre recém-nascidos.

Fonte: Modificada e atualizada com base na Agency for Healthcare Policy and Research, 1992. Acute Pain Management Guideline Panel. AHCPR Clinical Practice Guideline, No. 1: Acute Pain Management: Operative or Medical Procedures and Trauma. Agency for Health Care Policy and Research, Rockville, MD, **1992**.

durante o trabalho de parto e o parto devido à transferência placentária reduzida e menor potencial de depressão respiratória do recém-nascido. Além disso, os narcóticos intraespinais geralmente são combinados com outros agentes que incluem anestésicos locais, bloqueadores dos canais de Ca^{2+} tipo N, agonistas α_2-adrenérgicos e agonistas $GABA_B$, permitindo o uso de concentrações mais baixas desses agentes (Yaksh et al., 2017). Entretanto, os opioides epidurais e intratecais causam efeitos adversos dose-dependentes específicos, inclusive prurido, náuseas e vômitos, além de depressão respiratória e retenção urinária.

TABELA 23-3 ■ OPIOIDES PERIDURAIS OU INTRATECAIS PARA O TRATAMENTO DA DOR AGUDA (BOLUS) OU CRÔNICA (INFUSÃO)

FÁRMACO	DOSE ÚNICA (MG)[a]	TAXA DE INFUSÃO (MG/H)[b]	INÍCIO (MIN)	DURAÇÃO DO EFEITO DE UMA DOSE ÚNICA (H)[c]
Peridural				
Morfina	1-6	0,1-1,0	30	6-24
Meperidina	20-150	5-20	5	4-8
Metadona	1-10	0,3-0,5	10	6-10
Hidromorfona	1-2	0,1-0,2	15	10-16
Fentanila	0,025-0,1	0,025-0,10	5	2-4
Sufentanila	0,01-0,06	0,01-0,05	5	2-4
Alfentanila	0,5-1	0,2	15	1-3
Subaracnóideo (intratecal)				
Morfina	0,1-0,3		15	8-24+
Fentanila	0,005-0,025		5	3-6

[a]As doses baixas podem ser eficazes quando são administradas em idosos ou quando são injetadas na região torácica.
[b]Se for necessário combinar com um anestésico local, considerar o uso de bupivacaína a 0,0625%.
[c]A duração da analgesia é muito variável; doses mais altas produzem efeitos mais duradouros. Com exceção da morfina peridural/intratecal ou da sufentanila peridural, todos os outros opioides usados por via espinal não têm indicação terapêutica formal.

Fonte: Adaptada e atualizada de Ready LB, Edwards WT, eds. Management of Acute Pain: A Practical Guide. International Association for Study of Pain, Seattle, **1992**.

TABELA 23-4 ■ DOSE EM MME DOS OPIOIDES MAIS PRESCRITOS	
OPIOIDE	**FATOR DE CONVERSÃO**[a]
Codeína	0,15
Fentanila transdérmica (em μg/h)	2,4
Hidrocodona	1
Hidromorfona	4
Metadona	
1-20 mg/dia	4
21-40 mg/dia	8
41-60 mg/dia	10
≥ 61-80mg/dia	12
Morfina	1
Oxicodona	1,5
Oximorfona	3

MME, equivalente de miligrama da morfina.

[a]Multiplicar a dose de cada opioide pelo fator de conversão para determinar a dose em MME. Por exemplo, os comprimidos contendo 5 mg de hidrocodona e 300 mg de paracetamol, quando são usados 4 vezes ao dia, poderiam conter o total de 20 mg de hidrocodona por dia, o equivalente a 20 MME/dia; os comprimidos de liberação prolongada contendo 10 mg de oxicodona, quando usados 2 vezes ao dia, totalizariam 20 mg de oxicodona por dia, ou o equivalente a 30 MME/dia. É importante atentar às seguintes precauções: (1) todas as doses estão em mg/dia, exceto para a fentanila, que está em μg/h; (2) as conversões das doses equianalgésicas são apenas estimativas e não levam em consideração a variabilidade individual da genética e da farmacocinética; (3) não se deve usar a dose calculada em MME para determinar as doses que devem ser usadas para converter um opioide em outro; para este tipo de conversão, o opioide a ser introduzido geralmente é usado em doses significativamente menores que a dose calculada em MME, de forma a evitar superdosagem acidental causada pela tolerância cruzada parcial e pela variabilidade individual da farmacocinética dos opioides; (4) deve-se ter cuidado especial com as conversões das doses de metadona, porque o fator de conversão aumenta com as doses mais altas; (5) tomar cuidado especial com a fentanila, porque sua dose é calculada em microgramas/hora em vez de miligramas/dia e sua absorção é afetada por calor e outros fatores.

Fonte: Dowell D, et al. CDC guideline for prescribing opioids for chronic pain—United States, 2016. *MMWR Recomm Rep* **2016**, *65*(No. RR-1):1–49. doi:http://dx.doi.org/10.15585/mmwr.rr6501e1. Acessado em 4 de maio de 2017.

Adaptado pelo Centers for Disease Control and Prevention from Von Korff M, et al. *Clin J Pain*, **2008**, *24*:521–527 and Washington State Interagency Guideline on Prescribing Opioids for Pain (http://www.agencymeddirectors.wa.gov/Files/2015AMDGOpioidGuideline.pdf).

Administração retal: Essa é uma alternativa para pacientes com dificuldade de deglutir ou outra morbidade oral e que preferem uma via menos invasiva em vez da administração parenteral. Essa via não é bem tolerada pela maioria das crianças.

Administração pela mucosa oral: Os opioides podem ser absorvidos pela mucosa oral mais rapidamente do que pelo estômago. A biodisponibilidade é maior porque se evita o metabolismo de primeira passagem e os opioides lipofílicos são mais bem absorvidos por essa via que os compostos mais hidrofílicos como a *morfina*. Por exemplo, uma variedade de formulações de *fentanila* está disponível por esta via.

Administração nasal: A FDA aprovou um *spray* nasal de *fentanila* para tratar dor neoplásica resistente ao tratamento. A administração é bem tolerada, e o alívio da dor ocorre rapidamente.

O *butorfanol* tem sido empregado por via intranasal. A *naloxona* é comumente administrada por esta via para resgate de superdosagem, conforme descrito anteriormente.

Administração transdérmica: Os adesivos transdérmicos de *fentanila* foram aprovados para uso nos pacientes com dor contínua. Essa modalidade é muito apropriada ao tratamento da dor associada ao câncer em razão de sua facilidade de uso, duração de ação longa e estabilidade dos níveis sanguíneos. Os efeitos adversos dermatológicos dos adesivos, como exantema e prurido, são geralmente leves. Sabe-se que indivíduos com transtorno de uso de opioides mastigam os adesivos e conseguem uma superdosagem, algumas vezes com desfecho fatal depois da absorção bucal e sublingual rápida e eficiente. Febre e outras fontes de calor externas (compressas e banhos quentes) podem aumentar a absorção da *fentanila* e provocar uma superdosagem.

Rotatividade dos opioides

Uma conduta amplamente adotada é a de trocar por um opioide diferente quando o paciente não consegue obter benefícios ou quando os efeitos adversos se tornam limitantes antes que seja alcançada analgesia suficiente. A falência ou a intolerância a um opioide não pode prever necessariamente a resposta ou a aceitação do paciente a outro fármaco do mesmo grupo (Quang-Cantagrel et al., 2000). Na prática clínica, a troca dos opioides consiste em aumentar a dose de determinado agonista opioide (p. ex., *morfina*) até um nível limitado por efeitos adversos com analgesia insuficiente e, em seguida, substituir por um fármaco opioide alternativo em doses equianalgésicas. É importante ter o cuidado de titular as doses e monitorar cuidadosamente o paciente durante as transições de um fármaco para outro.

Tratamento combinado

Em geral, o uso de combinações de fármacos com o mesmo perfil farmacocinético não se justifica (p. ex., *morfina* com *metadona*). O mesmo se aplica aos fármacos que tiverem alvos sobrepostos e efeitos opostos (p. ex., combinando um agonista com um agente agonista parcial). Por outro lado, algumas combinações de opioides são úteis. Por exemplo, para os estados dolorosos crônicos com dor refratária ou incidente periódica, pode-se administrar uma preparação de liberação lenta de *morfina* para o alívio da dor basal, enquanto a dor aguda incidente poderia ser controlada com uma preparação de início rápido e duração curta, como a *fentanila* bucal. Nos casos de dor inflamatória ou nociceptiva, os opioides podem ser combinados com outros analgésicos, inclusive *paracetamol* ou outros AINEs. Nos pacientes com dor neuropática, outras classes de fármacos podem ser usadas isoladamente ou em combinação com um opioide. Por exemplo, os antidepressivos que bloqueiam a recaptação das aminas (p. ex., *amitriptilina* ou *duloxetina*) e os anticonvulsivantes (p. ex., *gabapentina*) podem aumentar o efeito analgésico e ter ação sinérgica em alguns distúrbios dolorosos.

Antagonistas opioides

Vários fármacos que se ligam competitivamente a um ou mais receptores opioides demonstram pouca ou nenhuma atividade intrínseca e antagonizam fortemente os agonistas desses receptores. Alterações relativamente pequenas na estrutura de um ligante opioide podem converter um agonista em um antagonista de um ou mais tipos de receptores opioides. Substituições simples transformam a *morfina* em *nalorfina*, *levorfanol* em *levalorfano* e convertem a *oximorfona* em *naloxona* ou *naltrexona*. Outros congêneres, especialmente *naloxona* e *naltrexona*, parecem ser desprovidos de atividade agonista e interagem com os tipos de receptores opioides canônicos (receptores mu-, delta- e kappa--opioides), embora com afinidades um pouco diferentes. É importante ressaltar que a *naloxona* e a *naltrexona* não se ligam ao receptor de nociceptina. A maioria desses fármacos é relativamente lipossolúvel e tem penetração excelente no SNC depois da administração sistêmica (Barnett et al., 2014). No entanto, vários antagonistas ligam-se apenas aos receptores opioides principalmente em locais periféricos (fora do SNC) devido à sua baixa biodisponibilidade, como a *metilnaltrexona*. Esses antagonistas dos receptores opioides são usados para controlar a constipação induzida por opioides (Becker et al., 2007).

A *alvimopana* é um antagonista do receptor mu-opioide com distribuição restrita à periferia. Depois da administração oral, um metabólito desaminado da *alvimopana* aparece lenta e variavelmente na corrente sanguínea e é atribuído à atividade do microbioma intestinal. Assim como a *alvimopana*, o metabólito é um antagonista com alta afinidade pelo receptor um-opioide. Tanto o fármaco original quanto o metabólito têm meias-vidas terminais de 10 a 18 horas. A *alvimopana* é aprovada pela FDA para o tratamento do íleo paralítico pós-operatório em pacientes com menos de 7 dias de exposição a opioides imediatamente antes do início da *alvimopana*. Devido ao aumento da incidência de infarto do miocárdio com o uso prolongado, a *alvimopana* é apenas para uso de curto prazo (15 doses).

O *nalmefeno* (não comercializado nos Estados Unidos) é um antagonista relativamente puro do receptor mu-opioide e é mais potente que a *naloxona*.

Usos terapêuticos

Os antagonistas de opioides têm utilidade terapêutica óbvia no tratamento da superdosagem de opioides, mas também são usados para tratar a constipação induzida por opioides e distúrbios relacionados ao uso de álcool. Os antagonistas opioides deslocam os agonistas opioides do receptor mu-opioide e, assim, revertem os efeitos dos agonistas. Em condições habituais, esses antagonistas opioides causam poucos efeitos na ausência de um agonista exógeno. Entretanto, em determinadas situações (p. ex., dor, choque, uso de álcool) nas quais os sistemas opioides endógenos estão ativados, a administração isolada de um antagonista opioide pode surtir efeitos.

Tratamento das superdosagens de opioides

Os antagonistas opioides, principalmente a *naloxona*, têm uso estabelecido no tratamento da toxicidade induzida por opioides, especialmente depressão respiratória. Sua especificidade é tal que a reversão por *naloxona* é virtualmente diagnóstica para o envolvimento de um agonista opioide. A *naloxona* age rapidamente para reverter a depressão respiratória. A duração da ação da *naloxona* é relativamente curta, e o fármaco precisa ser administrado repetidamente, ou por infusão contínua, para evitar a renarcotização. O *spray* nasal de *naloxona* (Narcan®) está amplamente disponível para uso de emergência em ambiente não hospitalar. Deve-se notar que a *naloxona* ou qualquer antagonista opioide pode precipitar abstinência em indivíduos dependentes, causando efeitos indesejáveis como diarreia, hipertensão/taquicardia e dor. Os antagonistas opioides também têm sido empregados eficazmente para diminuir a depressão respiratória neonatal secundária à administração IV ou IM de opioides à mãe. No recém-nascido, a dose inicial é de 10 μg/kg por via IV, IM ou subcutânea.

Tratamento da constipação intestinal

Os antagonistas com atividade exclusivamente periférica, *metilnaltrexona* e *naloxegol*, têm papéis importantes no tratamento da constipação e da redução da motilidade GI presentes no paciente submetido à terapia crônica com opioides para dor crônica, manutenção com *metadona* e após cirurgia abdominal. O tratamento com esses fármacos facilita a recuperação da função intestinal normal e mantém intacta a atividade analgésica do opioide pós-operatório, que é mediada, principalmente, pelo SNC (Vaughan-Shaw et al., 2012).

Tratamento de transtornos por uso de opioides e álcool

Uma formulação de liberação prolongada de *naltrexona* é aprovada para o tratamento do transtorno do uso de opioides e de álcool. A matriz de liberação prolongada é administrada por injeção intramuscular e administrada por um profissional uma vez por mês. Para reduzir o risco de induzir sintomas de abstinência, os pacientes devem esperar de 7 a 14 dias desde a última dose de um agonista opioide antes de iniciar o tratamento com *naltrexona*. No distúrbio do uso de opioides, a *naltrexona* impedirá que os agonistas opioides se liguem e ativem os receptores mu-opioides, evitando a euforia induzida por opioides e, com sorte, a recaída no uso de opioides. Em todos os pacientes que tomam este fármaco, a *naltrexona* bloqueará os efeitos analgésicos mediados centralmente e a lentidão GI mediada perifericamente produzida pelos agonistas dos receptores opioides mu.

Diversos

A *naltrexona* combinada com *bupropiona* também foi aprovada pela FDA como fármaco adjuvante para controle do peso dos pacientes obesos. O *samidorfano*, um análogo da *naltrexona*, foi recentemente aprovado como uma combinação com a *olanzapina* para o tratamento da esquizofrenia. O antagonista demonstrou reduzir o ganho de peso em pacientes em uso de *olanzapina*.

Propriedades farmacológicas

Efeitos na ausência de um agonista opioide

Doses subcutâneas de *naloxona* de até 12 mg não produzem efeitos subjetivos discerníveis nos seres humanos e a dose de 24 mg causa apenas sonolência leve. A *naltrexona* também é um antagonista relativamente puro, mas com duração de ação mais longa e maior biodisponibilidade após administração oral. Os efeitos dos antagonistas dos receptores opioides geralmente são sutis e limitados e, provavelmente, refletem os níveis baixos de atividade tônica e a complexidade organizacional dos sistemas opioides em vários sistemas fisiológicos. O antagonismo dos receptores opioides em humanos está associado a efeitos variáveis, variando de nenhum efeito a hiperalgesia leve. Em alguns estudos, mas não em todos, reporta-se que os antagonistas opioides bloqueiam os efeitos analgésicos produzidos pela acupuntura, exercício, meditação com técnicas de *mindfulness*, bom-humor, estimulação magnética e medicamentos placebo, sugerindo que o sistema opioide endógeno pode desempenhar um papel nesses efeitos analgésicos (Bruehl et al., 2020; Ciampi de Andrade et al., 2011; Flaten, 2014; Frangos et al., 2021; Staud and Price, 2006).

Os peptídeos opioides endógenos participam da regulação da secreção hipofisária por exercer efeitos inibitórios tônicos sobre a liberação de certos hormônios hipotalâmicos (ver Cap. 46). Desse modo, a administração de *naloxona* ou *naltrexona* aumenta a secreção do hormônio liberador de gonadotropina e do hormônio liberador de corticotropina, eleva as concentrações plasmáticas de LH, FSH e ACTH, bem como os hormônios esteroides produzidos por seus órgãos-alvo. A *naloxona* estimula a secreção de prolactina nas mulheres. Os peptídeos opioides endógenos provavelmente desempenham alguma função na regulação da ingestão alimentar ou do metabolismo energético; contudo, a *naltrexona* não acelera a perda de peso dos pacientes muito obesos, ainda que a administração breve de antagonistas opioides reduza a ingestão alimentar de indivíduos magros e obesos. A administração prolongada dos antagonistas pode aumentar a densidade de receptores opioides no encéfalo e provoca uma exacerbação transitória das respostas à administração subsequente de agonistas opioides.

Efeitos na presença de agonistas opioides

Efeitos antagonistas Doses pequenas (0,4-0,8 mg) de *naloxona* administradas por via IM ou IV evitam ou revertem imediatamente os efeitos dos agonistas opioides. Nos pacientes com depressão respiratória, a frequência respiratória aumenta dentro de 1 a 2 minutos. Os efeitos sedativos são revertidos e a pressão arterial (quando está reduzida) volta ao normal. São necessárias doses mais altas de *naloxona* para antagonizar os efeitos depressores respiratórios da *buprenorfina*, *fentanila* e de outros agonistas de receptores opioides de alta afinidade; 1 mg de *naloxona* por via intravenosa bloqueia completamente os efeitos de 25 mg de *heroína*. A *naloxona* reverte os efeitos psicotomiméticos e disfóricos dos agonistas-antagonistas (p. ex., *pentazocina*), mas são necessárias doses muito maiores (10-15 mg). A duração dos efeitos antagonistas depende da dose, mas geralmente varia de 1 a 4 horas. O antagonismo dos efeitos opioides pela *naloxona* geralmente é acompanhado de um fenômeno de "excesso". Por exemplo, as frequências respiratórias reduzidas pelos opioides aumentam transitoriamente antes do período de depressão. A liberação reflexa das catecolaminas pode causar hipertensão, taquicardia e arritmias ventriculares. Também existem casos descritos de edema pulmonar depois da administração da *naloxona*.

Efeitos nos pacientes dependentes de opioides

Nos indivíduos dependentes de opioides semelhantes à morfina, doses subcutâneas pequenas de *naloxona* (0,5 mg) desencadeiam uma síndrome de abstinência moderada a grave semelhante à que ocorre depois da interrupção repentina do uso de opioides, exceto que a síndrome começa dentro de alguns minutos depois da administração e regride em cerca de 2 horas. A gravidade e a duração da síndrome estão relacionadas com a dose do antagonista e com o grau e o tipo de dependência. Doses mais altas de *naloxona* desencadeiam síndrome de abstinência nos pacientes dependentes de *pentazocina*, *butorfanol* ou *nalbufina*. Nos pacientes dependentes, os efeitos adversos periféricos dos opioides – especialmente motilidade GI reduzida e constipação intestinal – podem ser revertidos pela *metilnaltrexona*; doses subcutâneas (0,15 mg/kg) estimulam evacuações normais e não causam sinais de abstinência mediados a nível central (Thomas et al., 2008). A *naloxona* produz um fenômeno de *overshoot* (supersensibilidade) sugestivo de dependência física aguda em estágio inicial dentro de 6 a 24 horas, mesmo depois de uma única dose de um agonista do receptor mu-opioide.

ADME

Embora absorvida prontamente pelo trato GI, a *naloxona* sofre extenso metabolismo de primeira passagem e é quase completamente metabolizada pelo fígado (principalmente por conjugação com ácido glicurônico) antes de chegar à circulação sistêmica e, desse modo, precisa ser administrada por via parenteral. O $t_{1/2}$ da *naloxona* é de cerca de 1 hora, mas a duração de sua ação clinicamente eficaz pode ser ainda menor.

Em comparação com a *naloxona*, a *naltrexona* é mais eficaz por via oral e tem uma duração de ação que se aproxima de 24 horas após doses orais moderadas. As concentrações plasmáticas de pico são alcançadas dentro de 1 a 2 horas e, em seguida, declinam com $t_{1/2}$ aparente de cerca de 3 horas. A *naltrexona* é metabolizada a 6-naltrexol, que é um antagonista mais fraco com $t_{1/2}$ mais longa (~13 h). A *naltrexona* é mais potente que a *naloxona*, e doses orais de 100 mg administradas aos pacientes dependentes de opioides resultam em concentrações tissulares suficientes para bloquear os efeitos euforigênicos das doses IV de 25 mg de *heroína* por 48 horas. A *metilnaltrexona* é semelhante à *naltrexona*; ela é convertida em isômeros do metil-6-naltrexol e é eliminada principalmente por secreção renal ativa. O $t_{1/2}$ da *metilnaltrexona* é de cerca de 8 horas.

Toxicidade aguda dos opioides

A intoxicação aguda por opioides pode ser causada por uma superdosagem clínica, uma superdosagem acidental ou por tentativas de suicídio. Em alguns casos, pode ocorrer intoxicação tardia depois da injeção de um opioide nas áreas cutâneas resfriadas ou nos pacientes com hipotensão arterial e choque. Nesses casos, o fármaco não é inteiramente absorvido e, por esta razão, pode-se administrar uma dose adicional. Quando a circulação normal é recuperada, o organismo pode absorver repentinamente uma quantidade excessiva.

A tríade coma, pupilas puntiformes e depressão respiratória é sugestiva de intoxicação por opioide. O paciente está estuporado ou, se uma grande superdosagem foi tomada, pode estar em coma profundo. A frequência respiratória é muito baixa ou o paciente pode estar apneico e possivelmente cianótico. A temperatura corporal cai e a pele torna-se fria e úmida. Os músculos esqueléticos ficam flácidos, a mandíbula relaxa e a língua pode retroceder e bloquear as vias respiratórias. Em alguns lactentes e crianças, podem ser observadas convulsões. Quando ocorre óbito, quase sempre ele é secundário à insuficiência respiratória.

A primeira medida no tratamento é estabelecer uma via respiratória aberta e ventilar o paciente. A *naloxona* é usada para reverter a depressão respiratória grave. A *naloxona* pode ser administrada IM, SC ou IV ou pelos socorristas e pelo público usando um *spray* nasal (Narcan®) contendo 4 mg de *naloxona*. A administração pode ser repetida a cada 2 a 3 minutos se a pessoa não responder após a primeira dose. Isso pode ser particularmente necessário com opioides muito potentes, como os derivados da *fentanila*. A duração da ação da *naloxona* é menor do que a de muitos agonistas opioides; portanto, os pacientes podem voltar ao coma. As etapas para responder a uma superdosagem de opioides podem ser encontradas no *Opioid Overdose Prevention Toolkit*, da Substance Abuse and Mental Health Administration (https://store.samhsa.gov/product/Opioid--Overdose-Prevention-Toolkit/SMA18-4742; acessado em 29 jun. 2022).

Usos terapêuticos adicionais dos opioides

Dispneia

A *morfina* é usada para aliviar a dispneia da insuficiência ventricular esquerda aguda e do edema pulmonar, nos quais a resposta à *morfina* IV pode ser dramática. O mecanismo subjacente a essa melhora marcante não está definido, mas pode envolver uma alteração da reação do paciente à disfunção respiratória e uma redução indireta do trabalho cardíaco em razão da atenuação do medo e da apreensão. Contudo, é mais provável que o efeito benéfico principal seja atribuído aos efeitos cardiovasculares, que incluem redução da resistência periférica secundária à liberação de histamina e ampliação da capacitância dos compartimentos vasculares esplâncnico e periférico. A *nitroglicerina*, que também causa vasodilatação, pode ser mais eficaz que a *morfina*. No entanto, os opioides geralmente estão contraindicados nos casos de edema pulmonar, a menos que também haja dor intensa.

Adjuvantes anestésicos

Doses altas de opioides, principalmente *fentanila* e análogos, são amplamente utilizadas como agentes anestésicos principais em muitos procedimentos cirúrgicos. Esses fármacos produzem efeitos potentes como poupadores da CAM; por exemplo, eles reduzem as concentrações dos anestésicos voláteis que, em outras situações, seriam necessárias para produzir anestesia com profundidade adequada. Embora a respiração seja deprimida a ponto de necessitar suporte ventilatório, os pacientes conseguem manter a consciência. Portanto, quando um opioide é o anestésico primário, um agente que resulta em inconsciência e produz amnésia, como os benzodiazepínicos ou concentrações mais baixas de anestésicos voláteis, também é empregado. As doses altas de opioides usadas no centro cirúrgico também podem causar rigidez acentuada da parede torácica e dos masseteres, exigindo a administração simultânea de relaxantes musculares para permitir a intubação e a respiração artificial.

Agentes antitussígenos relacionados aos opioides

Como mencionado anteriormente, os agonistas dos receptores mu-opioides, particularmente a *codeína*, são eficazes na supressão do reflexo da tosse, embora para a *codeína* essa ação possa não envolver os receptores opioides. Além disso, o *dextrometorfano* e a *folcodina* são compostos estruturalmente relacionados que não se ligam ou têm atividade nos receptores opioides e produzem atividade antitussígena por meio de outros mecanismos.

O *dextrometorfano* (D-3-metoxi-*N*-metilmorfinano), assim como o isômero D, não tem propriedades analgésicas ou viciantes e não age através dos receptores mu-opioides. Pelo contrário, esse fármaco atua a nível central aumentando o limiar da tosse. Sua eficácia nos pacientes com tosse patológica foi demonstrada em estudos controlados; sua potência é praticamente igual à da *codeína*, mas o *dextrometorfano* causa menos efeitos adversos subjetivos e GI. Em dosagens terapêuticas, o fármaco não inibe a atividade ciliar e seus efeitos antitussígenos persistem por 5 a 6 horas. A dose adulta média de *bromidrato de dextrometorfano* é de 10 a 20 mg a cada 4 horas ou 30 mg a cada 6 a 8 horas, não excedendo 120 mg por dia. Esse fármaco é comercializado para venda livre sem prescrição médica em soluções, xaropes, cápsulas, tiras solúveis, pastilhas (lozanges) e sacolés (*freezer pops*), ou em combinações com anti-histamínicos, expectorantes e descongestionantes. A FDA aprovou uma suspensão de *dextrometorfano* de liberação prolongada que pode ser administrada 2 vezes ao dia. A toxicidade do *dextrometorfano* é baixa, embora o composto iniba a captação neuronal de serotonina e deva ser evitado em pacientes que tomam inibidores da MAO, pois pode causar a "síndrome serotoninérgica".

Doses extremamente altas de *dextrometorfano* são mal utilizadas porque ele atua nos receptores NMDA e pode causar alucinações, euforia, distorções perceptivas importantes e até efeitos dissociativos, além de prejudicar significativamente o funcionamento motor e a coordenação.

A *folcodina* [3-O-(2-morfolinoetil) morfina] é usada clinicamente em muitos países fora dos Estados Unidos. A *folcodina* é pelo menos tão eficaz quanto a *codeína* como antitussígeno; tem uma $t_{1/2}$ longa e pode ser administrada uma ou duas vezes ao dia.

Resumo geral e conclusões

A impossibilidade de controlar adequadamente a dor pode ter consequências negativas importantes na função fisiológica, inclusive hiper-reatividade autônoma (aumentos da pressão arterial e da frequência cardíaca, supressão da motilidade GI, redução das secreções), limitação da mobilidade (com perda do condicionamento físico, atrofia muscular, enrijecimento articular e descalcificação) e pode contribuir para as alterações deletérias do estado psicológico (depressão, síndromes de desesperança, ansiedade). Por exigência de muitas organizações de acreditação hospitalar e por lei em muitos Estados, a avaliação e o controle adequados da dor são padrões de assistência, e a dor é classificada como "quinto sinal vital".

Os agonistas dos receptores mu-opioides são altamente eficazes no tratamento da dor aguda moderada a grave. O uso crônico de agonistas dos receptores mu-opioides leva ao desenvolvimento de tolerância, dependência física e, potencialmente, transtorno do uso de opioides. O extenso uso excessivo de agonistas dos receptores mu-opioides para dor crônica e outras condições médicas contribuiu para a epidemia de opioides que começou no início do século XXI. A superdosagem de substâncias tornou-se a principal causa de morte acidental nos EUA, impulsionada pelo uso indevido e abuso de opioides (National Institute on Drug Abuse, 2021; Rudd et al., 2016). Assim, tem havido uma preocupação crescente com o uso adequado de opioides no manejo da dor. A escada de três degraus promovida pela Organização Mundial da Saúde incentiva o uso de terapias mais conservadoras antes de iniciar a terapia com opioides (Tab. 23-5). Os opioides mais fracos podem ser substituídos pelos fármacos mais potentes quando a dor é moderada a grave. Os CDC também fornecem diretrizes para o tratamento crônico com opioides (Dowell et al., 2016; ver *Guidelines for Prescribing Opiates for Chronic Pain*, disponível em: https://www.cdc.gov/drugoverdose/pdf/prescribing/Guidelines_Factsheet-a.pdf) e para o tratamento de condições agudas de dor (ver *Clinical Guidance for Selected Common Acute Pain Conditions*, disponível em: https://www.cdc.gov/acute-pain/index.html).

Embora todos os analgésicos opioides atualmente disponíveis para uso clínico ativem o local de ligação ortostérico no receptor mu-opioide, o direcionamento do fármaco para outros tipos de receptores opioides, para combinações de tipos de receptores opioides ou para locais de ligação alostéricos no receptor mu-opioide pode produzir analgesia com menor probabilidade de uso indevido e abuso de opioides. Além disso, os opioides endógenos e os receptores opioides podem estar envolvidos na modulação de estados homeostáticos e de doenças além da dor, como humor, recompensa, obesidade e distúrbios do movimento. Isso está se tornando uma área ativa de pesquisa e descoberta.

Agradecimento: *Tony L. Yaksh e Mark S. Wallace contribuíram para este capítulo na edição anterior deste livro. Parte de seus textos foi mantida aqui.*

TABELA 23-5 ■ PROTOCOLO ANALGÉSICO PROGRESSIVO DA ORGANIZAÇÃO MUNDIAL DE SAÚDE

Etapa 1: Dor leve a moderada
Fármaco não opioide ± agente adjuvante
- Recomenda-se utilizar paracetamol ou um AINE, a menos que haja contraindicação. Os fármacos adjuvantes são os que aumentam a eficácia analgésica, tratam sintomas coexistentes que acentuam a dor ou têm atividade analgésica independente para alguns tipos específicos de dor.

Etapa 2: Dor leve a moderada ou dor incontrolável após medidas da etapa 1
Opioide de ação curta conforme a necessidade ± não opioide em doses contínuas ± agente adjuvante
- Morfina, oxicodona ou hidromorfona devem ser combinadas com paracetamol ou um AINE para possibilitar flexibilidade máxima da dose do opioide.

Etapa 3: Dor moderada a grave ou dor incontrolável após medidas da etapa 2
Opioide de liberação sustentada ou ação longa em doses contínuas ou infusão contínua + opioide de ação curta conforme a necessidade ± fármaco não opioide ± agente adjuvante
- Oxicodona, morfina ou oximorfona de liberação retardada ou fentanila transdérmica, conforme a necessidade.

Fonte: Adaptada de http://www.who.int/cancer/palliative/painladder/en/.

RESUMO: Agonistas e antagonistas opioides

Fármaco	Uso terapêutico	Farmacologia clínica e dicas
Agonistas		
Alfentanila Remifentanila Sufentanila	• Semelhante à fentanila • Início de ação rápido, duração de ação curta • Administradas por via IV	• Sufentanila e alfentanila também podem ser administradas por via peridural • Remifentanila: ação ultracurta
Codeína	• Baixa potência; pró-fármaco da morfina • Útil para tratar dores leves a moderadas • Administrado por via oral	• Antitussígeno útil • Ativado *in vivo* a morfina por CYP2D6 • Polimorfismos de CYP2D6 causam grandes diferenças individuais na analgesia, sem efeito analgésico em 10% dos caucasianos
Fentanila	• Analgésico mu-agonista potente • Administrada por via oral (comprimido bucal, comprimido/*spray* sublingual, pastilha oral), IV (injeção rápida ou infusão), IM, tópica, iontoforética tópica ou espinal	• Início de ação rápido, duração de ação curta • $t_{1/2}$ mais eficaz do que sufentanila > alfentanila > remifentanila
Hidrocodona Hidromorfona Morfina Oxicodona	• Agonistas mu potentes • Analgesia forte nos estados dolorosos moderados a graves • A morfina é um fármaco adjuvante útil no edema pulmonar e em anestesia geral	• ↓ Motilidade GI → constipação • Hidrocodona e oxicodona são combinadas com AINE • Hidrocodona, oxicodona e fentanila são mais potentes que morfina • Fármacos populares de abuso, oxicodona e hidrocodona
Levorfanol	• Agonistas opioides • Início de ação rápido, duração da analgesia modesta • Administrado por via oral	• Menos seletivo para receptores mu sobre delta ou kappa do que a morfina • $t_{1/2}$ de eliminação longo (~14 h) → pode acumular-se com a administração repetida muito frequente • Inibidor da recaptação de 5-HT/NE; antagonista do receptor de NMDA • Efeitos adversos: *delirium*, alucinações

(continua)

RESUMO: Agonistas e antagonistas opioides (continuação)

Fármaco	Uso terapêutico	Farmacologia clínica e dicas
Agonistas (continuação)		
Meperidina	• Analgésico mu-agonista • Início de ação rápido, duração de ação intermediária	• Não se presta ao uso prolongado em razão da acumulação de um metabólito que provoca crises convulsivas • Potente liberador de histamina
Metadona	• Analgésico mu-agonista potente como a morfina • Início de ação rápido, duração de ação longa • Terapia de manutenção para transtorno do uso de opioides em clínicas especializadas/programas de reabilitação	• $t_{1/2}$ oral longo (~27 h) → pode acumular-se com a administração repetida muito frequente • Antagonistas do receptor de NMDA
Agonista limitado à ação periférica		
Loperamida	• Agonista opioide mu • Antidiarreico eficaz • Administrado por via oral	• A loperamida não atravessa facilmente a barreira hematencefálica; pode ser combinada com simeticona
Agonista limitado às formulações combinadas		
Difenoxilato	• Agonista opioide mu • Antidiarreico eficaz • Administrado por via oral	• O difenoxilato atravessa a barreira hematencefálica e, por essa razão, é combinado com atropina, cujos efeitos anticolinérgicos (fraqueza, náuseas) desestimulam o uso abusivo
Agonistas parciais; combinações de agonistas/antagonistas		
Buprenorfina	• Dor leve a moderada • Menos depressão respiratória do que agonistas totais • Administrada por via IM, IV, sublingual, transdérmica, película bucal ou adesivo transdérmico • Coformulada com naloxona para terapia de manutenção para transtorno de uso de opioides (para evitar uso recreativo). Prescrita em consultórios médicos com treinamento apropriado	• Agonista parcial do receptor mu, antagonista dos receptores kappa e delta • Dissociação lenta dos receptores mu-opioides • A administração a um paciente que utiliza um agonista opioide pleno pode desencadear síndrome de abstinência (pode ser usada terapeuticamente no controle da adição à heroína)
Butorfanol Nalbufina Pentazocina	• Agonistas parciais kappa/mu • Analgesia para dores leves a moderadas	• A administração a um paciente que utiliza um agonista opioide pleno pode desencadear síndrome de abstinência • A pentazocina também é combinada com naloxona
Outros agonistas		
Oliceridina	• Analgesia • Uso IV apenas em ambiente hospitalar	• Agonista parcial • Proteína G tendenciosa
Tapentadol	• Analgesia para dores moderadas • Agonista mu fraco e inibidor da recaptação de 5-HT/NE	• Pode causar síndrome serotoninérgica
Tramadol	• Analgesia para dores moderadas • Agonista mu fraco e inibidor da recaptação de 5-HT/NE • Disponível em combinações com doses fixas de paracetamol	• Pode causar crises convulsivas • Pode causar síndrome serotoninérgica • Indicado como fármaco adjuvante para o tratamento de dor crônica com outros opioides
Antagonistas		
Naloxona	• Antagonista dos receptores mu, delta e kappa • Início de ação rápido, ação moderadamente curta • Reverte rapidamente os efeitos centrais e periféricos dos opioides • Usada para tratar superdosagem de opioides • Autoinjetor e sprays nasais disponíveis para administração de emergência	• $t_{1/2}$ ~64 min • Pode haver renarcotização com agonistas de ação prolongada, à medida que a naloxona é metabolizada • Pode causar hiperalgesia moderada • Conhecida como Narcan®; usada por socorristas para reanimar pacientes adictos a opioides em coma • A versão administrada por via nasal pode ser usada por não especialistas (ou seja, o público em geral) para reverter superdosagem
Nalmefeno Naltrexona	• Antagonista dos receptores mu, delta e kappa • Início de ação rápido, ação mais prolongada que a da naloxona • Reverte os efeitos centrais e periféricos dos opioides • Usados para tratar dependência do álcool e dos opioides	• Iniciar apenas após 7 a 10 dias de abstinência de opioides para reduzir os riscos de sintomas de abstinência • Uso prolongado de naltrexona → hipersensibilidade aos opioides • Naltrexona: combinada com bupropiona para tratar obesidade e com morfina para tratar dor grave; contraindicada aos pacientes com hepatite e insuficiência hepática (alerta em tarja preta: superdosagens causam lesão hepatocelular)

(continua)

RESUMO: Agonistas e antagonistas opioides (*continuação*)

Fármaco	Uso terapêutico	Farmacologia clínica e dicas
Antagonistas (*continuação*)		
Samidorfano	• Antagonista do receptor mu-opioide • Aprovado apenas para uso com olanzapina no tratamento da esquizofrenia	• Maior afinidade que a naltrexona • Biodisponibilidade oral melhorada • Agonismo parcial dos receptores opioides kappa e delta
Antagonistas limitados à ação periférica		
Alvimopana	• Antagonista dos receptores mu, delta e kappa • Não penetra facilmente no SNC • Aprovada pela FDA para tratar íleo paralítico	• Reverte apenas os efeitos periféricos dos opioides
Metilnaltrexona	• Antagonista dos receptores mu, delta e kappa • Reverte os efeitos periféricos dos opioides (p. ex., constipação induzida pelos opioides), mas não a analgesia	• Não atravessa a barreira hematencefálica e, por essa razão, é útil para tratar adição ou reverter os efeitos dos opioides no SNC
Antitussígenos de ação central		
Codeína	• Ver descrição da codeína anteriormente	• Ver descrição da codeína anteriormente
Dextrometorfano	• ↓ Reflexo da tosse; os mecanismos receptores são desconhecidos • Administrado por via oral • Disponível em uma formulação de liberação prolongada	• Pode causar síndrome serotoninérgica • Não tem propriedades analgésicas ou promotoras de dependência

Referências

Al-Hasani R, Bruchas MR. Molecular mechanisms of opioid receptor-dependent signaling and behavior. *Anesthesiology*, **2011**, *115*:1363–1381.

Armario A. Activation of the hypothalamic-pituitary-adrenal axis by addictive drugs: different pathways, common outcome. *Trends Pharmacol Sci*, **2010**, *31*:318–325.

Barke KE, Hough LB. Opiates, mast cells and histamine release. *Life Sci*, **1993**, *53*:1391–1399.

Barnett V, et al. Opioid antagonists. *J Pain Symptom Manage*, **2014**, *47*:341–352.

Becker G, et al. Peripherally acting opioid antagonists in the treatment of opiate-related constipation: a systematic review. *J Pain Symptom Manage*, **2007**, *34*:547–565.

Benyamin R, et al. Opioid complications and side effects. *Pain Physician*, **2008**, *11*:S105–S120.

Bruehl S, et al. Are endogenous opioid mechanisms involved in the effects of aerobic exercise training on chronic low back pain? A randomized controlled trial. *Pain*, **2020**, *161*:2887–2897.

Caraco Y, et al. Impact of ethnic origin and quinidine coadministration on codeine's disposition and pharmacodynamic effects. *J Pharmacol Exp Ther*, **1999**, *290*:413–422.

Cherny NI. Opioid analgesics: comparative features and prescribing guidelines. *Drugs*, **1996**, *51*:713–737.

Christie MJ. Cellular neuroadaptations to chronic opioids: tolerance, withdrawal and addiction. *Br J Pharmacol*, **2008**, *154*:384–396.

Christrup LL. Morphine metabolites. *Acta Anaesthesiol Scand*, **1997**, *41*:116–122.

Chung KF, Pavord ID. Prevalence, pathogenesis, and causes of chronic cough. *Lancet*, **2008**, *371*:1364–1374.

Ciampi de Andrade D, et al. Neuropharmacological basis of rTMS-induced analgesia: the role of endogenous opioids. *Pain*, **2011**, *152*:320–326.

Clemens KE, Klaschik E. Symptomatic therapy of dyspnea with strong opioids and its effect on ventilation in palliative care patients. *J Pain Symptom Manage*, **2007**, *33*:473–481.

Dannals RF. Positron emission tomography radioligands for the opioid system. *J Labelled Comp Radiopharm*, **2013**, *56*:187–195.

Dowell D, et al. CDC Guideline for prescribing opioids for chronic pain—United States, 2016. *MMWR Recomm Rep*, **2016**, *65*:1–49.

Dreborg S, et al. Evolution of vertebrate opioid receptors. *Proc Natl Acad Sci*, **2009**, *105*:15487–15492.

Dripps IJ, Jutkiewicz EM. Delta opioid receptors and modulation of mood and emotion. *Handb Exp Pharmacol*, **2018**, *247*:179–197.

Eichelbaum M, Evert B. Influence of pharmacogenetics on drug disposition and response. *Clin Exp Pharmacol Physiol*, **1996**, *23*:983–985.

Fishburne JI. Systemic analgesia during labor. *Clin Perinatol*, **1982**, *9*:29–53.

Flaten, MA. Pain-related negative emotions and placebo analgesia. *Handb Exp Pharmacol*, **2014**, *224*:81–96.

Fletcher D, Martinez V. Opioid-induced hyperalgesia in patients after surgery: a systematic review and a meta-analysis. *Br J Anaesth*, **2014**, *112*:991–1004.

Frangos E, et al. Neural effects of placebo analgesia in fibromyalgia patients and healthy individuals. *Pain*, **2021**, *162*:641–652.

Fredheim OM, et al. Clinical pharmacology of methadone for pain. *Acta Anaesthesiol Scand*, **2008**, *52*:879–889.

Fujita W, et al. Revolution in GPCR signaling: opioid receptor heteromers as novel therapeutic targets: IUPHAR review 10. *Br J Pharmacol*, **2014**, *171*:4155–4176.

Galligan JJ, Akbarali HI. Molecular physiology of enteric opioid receptors. *Am J Gastroenterol Suppl*, **2014**, *2*:17–21.

Gillis JC, et al. Transnasal butorphanol. A review of its pharmacodynamic and pharmacokinetic properties, and therapeutic potential in acute pain management. *Drugs*, **1995**, *50*:157–175.

Gillis A, et al. Critical assessment of G protein-biased agonism at the mu-opioid receptor. *Trends Pharmacol Sci*, **2020**, *41*:947–959.

Greenwald MK, et al. Buprenorphine maintenance and mu-opioid receptor availability in the treatment of opioid use disorder: implications for clinical use and policy. *Drug Alcohol Depend*, **2014**, *144*:1–11.

Greenwood-Van Meerveld B. Emerging drugs for postoperative ileus. *Expert Opin Emerg Drugs*, **2007**, *12*:619–626.

Gretton SK, Droney J. Splice variation of the mu-opioid receptor and its effect on the action of opioids. *Br J Pain*, **2014**, *8*:133–138.

Grond S, Sablotzki A. Clinical pharmacology of tramadol. *Clin Pharmacokinet*, **2004**, *43*:879–923.

Halikere A, et al. Addiction associated N40D mu-opioid receptor variant modulates synaptic function in human neurons. *Mol Psychiatry*, **2020**, *25*:1406–1419.

Houshyar H, et al. Differential responsivity of the hypothalamic-pituitary-adrenal axis to glucocorticoid negative-feedback and corticotropin releasing hormone in rats undergoing morphin withdrawal: possible mechanisms involved in facilitated and attenuated stress responses. *J Neuroendocrinol*, **2001**, *13*:875–886.

Hutchinson MR, et al. Opioid-induced glial activation: mechanisms of activation and implications for opioid analgesia, dependence, and reward. *Sci World J*, **2007**, *7*:98–111.

Ingelman-Sundberg M. Pharmacogenetics of cytochrome P450 and its applications in drug therapy: the past, present, and future. *Trends Pharmacol Sci*, **2004**, *25*:193–200.

Jacobson ML, et al. The kappa opioid receptor antagonist aticaprant reverses behavioral effects from unpredictable chronic mild stress in male mice. *Psychopharmacology*, **2020**, *237*:3715–3728.

Johansson I, Ingelman-Sundberg M. Genetic polymorphism and toxicology—with emphasis on cytochrome P450. *Toxicol Sci*, **2011**, *120*:1–13.

King T, et al. Is paradoxical pain induced by sustained opioid exposure an underlying mechanism of opioid antinociceptive tolerance? *Neurosignals*, **2005**, *14*:194–205.

Koob GF, Le Moal M. Neurobiological mechanisms for opponent motivational processes in addiction. *Philos Trans R Soc Lond B Biol Sci*, **2008**, *363*:3113–3123.

Kreek MJ, Koob GF. Drug dependence: stress and dysregulation of brain reward pathways. *Drug Alcohol Depend*, **1998**, *51*:23–47.

Kromer W. Endogenous and exogenous opioids in the control of gastrointestinal motility and secretion. *Pharmacol Rev*, **1988**, *40*:121–162.

Kumar K, Singh SI. Neuraxial opioid-induced pruritus: an update. *J Anaesthesiol Clin Pharmacol*, **2013**, *29*:303–307.

Lalley PM. Opioidergic and dopaminergic modulation of respiration. *Respir Physiol Neurobiol*, **2008**, *164*:160–167.

Lambert DG. The nociception/orphanin FQ receptor: a target with broad therapeutic potential. *Nat Rev Drug Discov*, **2008**, *7*:694–710.

Lansu K, et al. In silico design of novel probes for the atypical opioid receptor MRGPRX2. *Nat Chem Biol*, **2017**, *13*:529–536.

Larson MD. Mechanism of opioid-induced pupillary effects. *Clin Neurophysiol*, **2008**, *119*:1358–1364.

Latta KS, et al. Meperidine: a critical review. *Am J Ther*, **2002**, *9*:53–68.

Lee M, et al. A comprehensive review of opioid-induced hyperalgesia. *Pain Physician*, **2011**, *14*:145–161.

Livingston KE, Traynor JR. Allostery at opioid receptors: modulation with small molecule ligands. *Br J Pharmacol*, **2018**, *175*:2846–2856.

Loyd DR, Murphy AZ. The neuroanatomy of sexual dimorphism in opioid analgesia. *Exp Neurol*, **2014**, *259*:57–63.

Mansour A, et al. Anatomy of CNS opioid receptors. *Trends Neurosci*, **1988**, *11*:308–314.

Massotte D. In vivo opioid receptor heteromerization: where do we stand? *Br J Pharmacol*, **2015**, *172*:420–434.

McGinty JF. What we know and still need to learn about opioids in the hippocampus. *NIDA Res Monogr*, **1988**, *82*:1–11.

McNeil BD. Minireview: Mas-related G protein-coupled receptor X2 activation by therapeutic drugs. *Neurosci Lett*, **2021a**, *751*:135746.

McNeil BD. MRGPRX2 and adverse drug reactions. *Front Immunol*, **2021b**, *12*:676354.

Melzack R, Casey KL. Sensory, motivational, and central control determinants of pain: a new conceptual model. In: Kenshalo D, ed. *The Skin Sense*. Chas C. Thomas, Springfield, IL, **1968**, 423–439.

Mercadante S, et al. Opioid-induced tolerance and hyperalgesia. *CNS Drugs*, **2019**, *33*:943–955.

Mogil JS. Sex differences in pain and pain inhibition: multiple explanations of a controversial phenomenon *Nat Rev Neurosci*, **2012**, *13*:859–866.

Monk JP, et al. Sufentanil. A review of its pharmacological properties and therapeutic use. *Drugs*, **1988**, *36*:286–313.

Morris MS, et al. Opioid modulation of oxytocin release. *J Clin Pharmacol*, **2010**, *50*:1112–1117.

National Institute on Drug Abuse. Overdose death rates. Revised **January 29, 2021**. Available at: https://www.drugabuse.gov/related-topics/trends-statistics/overdose-death-rates. Accessed June 20, 2021.

Nava F, et al. Relationship between plasma cortisol levels, withdrawal symptoms and craving in abstinent and treated heroin addicts. *J Addict Dis*, **2006**, *25*:9–16.

Neumann PB, et al. Plasma morphine concentrations during chronic oral administration in patients with cancer pain. *Pain*, **1982**, *13*:247–252.

Osborne, R, et al. The analgesic activity of morphine-6-glucuronide. *Br J Clin Pharmacol*, **1992**, *34*:130–138.

Owens JA, et al. Age-related morphine kinetics. *Clin Pharmacol Ther*, **1983**, *34*:364–368.

Ozawa A, et al. Knock-in mice with NOP-eGFP receptor identify receptor cellular and regional localization. *J Neurosci*, **2015**, *35*:11682–11693.

Pattinson KT. Opioids and the control of respiration. *Br J Anaesth*, **2008**, *100*:747–758.

Price DD, et al. A psychophysical analysis of morphine analgesia. *Pain*, **1985**, *22*:261–269.

Prommer E. Levorphanol: revisiting an underutilized analgesic. *Palliat Care*, **2014**, *8*:7–10.

Quang-Cantagrel ND, et al. Opioid substitution to improve the effectiveness of chronic non-cancer pain control: a chart review. *Anesth Analg*, **2000**, *90*:933–937.

Ravindranathan A, et al. Functional characterization of human variants of the mu-opioid receptor gene. *Proc Natl Acad Sci*, **2009**, *106*:10811–10816.

Regnard C, et al. Loperamide. *J Pain Symptom Manage*, **2011**, *42*:319–323.

Rook EJ, et al. Pharmacokinetics and pharmacokinetic variability of heroin and its metabolites: review of the literature. *Curr Clin Pharmacol*, **2006**, *1*:109–118.

Rosow CE, et al. Reversal of opioid-induced bladder dysfunction by intravenous naloxone and methylnaltrexone. *Clin Pharmacol Ther*, **2007**, *82*:48–53.

Rudd RA, et al. Increases in drug and opioid-involved overdose deaths —United States, 2010–2015. *MMWR Morb Mortal Wkly Rep*, **2016**, *65*:1445–1452.

Schmidt WK, et al. Nalbuphine. *Drug Alcohol Depend*, **1985**, *14*:339–362.

Seifert CF, Kennedy S. Meperidine is alive and well in the new millennium: evaluation of meperidine usage patterns and frequency of adverse drug reactions. *Pharmacotherapy*, **2004**, *24*:776–783.

Sidhu AS, Triadafilopoulos G. Neuro-regulation of lower esophageal sphincter function as treatment for gastroesophageal reflux disease. *World J Gastroenterol*, **2008**, *14*:985–990.

Smith MT. Neuroexcitatory effects of morphine and hydromorphone: evidence implicating the 3-glucuronide metabolites. *Clin Exp Pharmacol Physiol*, **2000**, *27*:524–528.

Smith HS, Peppin JF. Toward a systematic approach to opioid rotation. *J Pain Res*, **2014**, *7*:589–608.

Sorkin LS, Wallace MS. Acute pain mechanisms. *Surg Clin North Am*, **1999**, *79*:213–229.

Staud R, Price DD. Mechanisms of acupuncture analgesia for clinical and experimental pain. *Expert Rev Neurother*, **2006**, *6*:661–667.

Stein C, Machelska H. Modulation of peripheral sensory neurons by the immune system: implications for pain therapy. *Pharmacol Rev*, **2011**, *63*:860–881.

Stevens CW. The evolution of vertebrate opioid receptors. *Front Biosci*, **2009**, *14*:1247–1269.

Stroumpos C, et al. Remifentanil, a different opioid: potential clinical applications and safety aspects. *Expert Opin Drug Saf*, **2010**, *9*:355–364.

Thomas J, et al. Methylnaltrexone for opioid-induced constipation in advanced illness. *N Engl J Med*, **2008**, *358*:2332–2343.

Vallejo R, et al. Opioid therapy and immunosuppression: a review. *Am J Ther*, **2004**, *11*:354–365.

Vaughan-Shaw PG, et al. A meta-analysis of the effectiveness of the opioid receptor antagonist alvimopan in reducing hospital length of stay and time to GI recovery in patients enrolled in a standardized accelerated recovery program after abdominal surgery. *Dis Colon Rectum*, **2012**, *55*:611–620.

Weis WI, Kobilka BK. The molecular basis of G protein-coupled receptor activation. *Annu Rev Biochem*, **2018**, *20*:897–919.

Weiss N, Zamponi GW. Opioid receptor regulation of neuronal voltage-gated calcium channels. *Cell Mol Neurobiol*, **2021**, *41*:839–847.

West SJ, et al. Circuitry and plasticity of the dorsal horn: toward a better understanding of neuropathic pain. *Neuroscience*, **2015**, *300*:254–275.

Williams JT, et al. Regulation of μ-opioid receptors: desensitization, phosphorylation, internalization, and tolerance. *Pharmacol Rev*, **2013**, *65*:223–254.

Witkin JM, et al. The biology of nociception/orphanin FQ (N/OFQ) related to obesity, stress, anxiety, mood, and drug dependence. *Pharmacol Ther*, **2014**, *141*:283–299.

Wood JD, Galligan JJ. Function of opioids in the enteric nervous system. *Neurogastroenterol Motil*, **2004**, *16*(suppl 2):17–28.

Yaksh TL. Opioid receptor systems and the endorphins: a review of their spinal organization. *J Neurosurg*, **1987**, *67*:157–176.

Yaksh TL. Pharmacology and mechanisms of opioid analgesic activity. *Acta Anaesthesiol Scand*, **1997**, *41*:94–111.

Yaksh TL, et al. The search for novel analgesics: targets and mechanisms. *F1000Prime Rep*, **2015**, *7*:56.

Yaksh TL, et al. Current and future issues in the development of spinal agents for the management of pain. *Curr Neuropharmacol*, **2017**, *15*:232–259.

Young GB, da Silva OP. Effects of morphine on the electroencephalograms of neonates: a prospective, observational study. *Clin Neurophysiol*, **2000**, *111*:1955–1960.

Zerbino DR, et al. Ensembl 2018. *Nucleic Acids Res*, **2018**, *46*:D754–D761.

Zhang X, et al. Opioid receptor trafficking and interaction in nociceptors. *Brit J Pharmacol*, **2015**, *172*:364–374.

Capítulo 24

Anestésicos gerais e gases terapêuticos

Jerry Ingrande, Matthew L. Pearn e Hemal H. Patel

PRINCÍPIOS GERAIS DA ANESTESIA CIRÚRGICA
- Efeitos hemodinâmicos da anestesia geral
- Efeitos respiratórios da anestesia geral
- Hipotermia
- Náuseas e vômitos
- Outros fenômenos da recuperação anestésica e do pós-operatório

AÇÕES E MECANISMOS DOS ANESTÉSICOS GERAIS
- O estado anestésico
- Mecanismos da anestesia
- Locais anatômicos da ação anestésica

ANESTÉSICOS PARENTERAIS
- Princípios farmacocinéticos
- Agentes parenterais específicos
- Novos anestésicos parenterais

ANESTÉSICOS INALATÓRIOS
- Princípios farmacocinéticos
- Agentes inalatórios específicos

ADJUVANTES ANESTÉSICOS
- Benzodiazepínicos
- Agonistas α_2-adrenérgicos
- Analgésicos
- Agentes bloqueadores neuromusculares
- Administração de anestésicos em populações especiais

GASES TERAPÊUTICOS
- Oxigênio
- Dióxido de carbono
- Óxido nítrico
- Hélio
- Sulfeto de hidrogênio

Os anestésicos gerais deprimem o SNC em grau suficiente para possibilitar a realização de cirurgias e procedimentos desagradáveis. Esses anestésicos têm baixos índices terapêuticos e, portanto, exigem muito cuidado na sua administração. A seleção de fármacos e vias de administração específicas para produzir anestesia geral baseia-se nas propriedades farmacocinéticas e nos efeitos secundários dos diversos fármacos. Para escolher os agentes anestésicos apropriados, é necessário considerar o contexto do procedimento diagnóstico ou cirúrgico proposto, bem como as características específicas do paciente e as condições clínicas associadas.

Princípios gerais da anestesia cirúrgica

A administração da anestesia geral é orientada por três objetivos gerais:

1. *Minimizar os efeitos diretos e indiretos potencialmente deletérios* dos agentes e das técnicas anestésicas.
2. *Manter a homeostasia fisiológica* durante procedimentos cirúrgicos que possam acarretar grandes perdas de sangue, isquemia tecidual, reperfusão de tecidos isquêmicos, desvio de líquidos, exposição a ambientes frios e comprometimento da coagulação.
3. *Melhorar os desfechos pós-operatórios* pela escolha de técnicas que bloqueiem ou tratem os componentes da resposta ao estresse cirúrgico, que podem deixar sequelas em curto ou longo prazo.

Efeitos hemodinâmicos da anestesia geral

O efeito fisiológico mais proeminente da indução anestésica consiste na redução da pressão arterial sistêmica. As causas incluem ação vasodilatadora direta, depressão do miocárdio ou ambas; comprometimento do controle barorreceptor; e diminuição generalizada no tônus simpático central. Os agentes variam na magnitude de seus efeitos específicos; todavia, em todos os casos, a resposta hipotensiva é intensificada por depleção subjacente de volume ou disfunção miocárdica preexistente.

Efeitos respiratórios da anestesia geral

Quase todos os anestésicos gerais reduzem ou eliminam tanto o impulso ventilatório quanto os reflexos que mantêm a perviedade das vias respiratórias. Portanto, a ventilação deve geralmente ser assistida ou controlada ao menos por algum período durante a cirurgia. Perde-se o reflexo do vômito, e o estímulo à tosse fica embotado. O tônus do esfíncter esofágico inferior é reduzido e podem ocorrer regurgitação passiva e ativa. A intubação endotraqueal foi a principal razão para o declínio do número de mortes por aspiração durante a anestesia geral. O relaxamento muscular é valioso durante a indução da anestesia geral, pois facilita o controle das vias respiratórias, incluindo a intubação endotraqueal. Os agentes bloqueadores neuromusculares são comumente usados para obter esse relaxamento (ver Cap. 13). As alternativas ao tubo endotraqueal incluem as máscaras facial e laríngea, máscaras infláveis colocadas na orofaringe de modo a formar uma vedação em torno da glote. As técnicas de manejo das vias respiratórias baseiam-se no procedimento anestésico, na necessidade de relaxamento neuromuscular e nas características físicas do paciente.

Hipotermia

Durante a cirurgia, os pacientes geralmente desenvolvem hipotermia (temperatura corporal < 36 °C). As razões incluem baixa TA, exposição de cavidades corporais, líquidos intravenosos frios, alteração do controle termorregulador e redução da taxa metabólica. Com a anestesia geral, a taxa metabólica e o consumo corporal total de O_2 diminuem em cerca de 30%, reduzindo a produção de calor. A hipotermia pode levar a um aumento da morbidade perioperatória. A sua prevenção constitui um importante objetivo do cuidado anestésico.

Náuseas e vômitos

As náuseas e os vômitos após a anestesia geral continuam sendo um problema significativo e são causados por uma ação dos anestésicos sobre a zona de gatilho quimiorreceptora e o centro do vômito do tronco encefálico, que são modulados por 5-HT, histamina, ACh, dopamina e NK1 (ver Fig. 54-6). Os antagonistas dos receptores 5-HT_3, a *ondansetrona*, a *dolasetrona* e a *palonosetrona* (ver Caps. 15 e 54), são efetivos

ACh: acetilcolina
AChE: acetilcolinesterase
ADME: absorção, distribuição, metabolismo e eliminação
AINE: anti-inflamatório não esteroide
CAM: concentração alveolar mínima
CYP: citocromo P450
DC: débito cardíaco
DE$_{50}$: dose eficaz média
DL$_{50}$: dose letal média
EEG: eletrencefalograma
EDTA: ácido etilenodiamino tetracético
FC: frequência cardíaca
FIo$_2$: fração de O$_2$ inspirado
FR: frequência respiratória
FSC: fluxo sanguíneo cerebral
FSR: fluxo sanguíneo renal
GABA: ácido γ-aminobutírico
Hb: hemoglobina
5-HT: 5-hidroxitriptamina (serotonina)
IV: intravenoso
MOC: metoxicarbonila
NK1: neurocinina 1
NMDA: *N*-metil-D-aspartato
NO: oxido nítrico
PA: pressão arterial
Paco$_2$: tensão de CO$_2$ arterial
PAM: pressão arterial média
PIC: pressão intracraniana
Po$_2$: pressão parcial de O$_2$
POVL: pré-óptico ventrolateral
SIPR: síndrome da infusão de propofol
SNC: sistema nervoso central
TA: temperatura ambiente
TFG: taxa de filtração glomerular
TMC: taxa metabólica cerebral
TMCo$_2$: taxa metabólica cerebral de consumo de O$_2$

---

para suprimir as náuseas e os vômitos. As estratégias profiláticas comuns incluem induzir a anestesia com *propofol*, usar uma combinação de *droperidol*, *metoclopramida* e *dexametasona* e evitar o uso de N$_2$O. Uma nova subclasse de fármacos antieméticos consiste em antagonistas da NK1 (p. ex., *aprepitanto*, *rolapitanto*).

Outros fenômenos da recuperação anestésica e do pós-operatório

A hipertensão e a taquicardia são comuns durante a recuperação da anestesia, à medida que o sistema nervoso simpático readquire o tônus e é intensificado pela dor. Em pacientes com doença arterial coronariana, a isquemia do miocárdio pode surgir ou piorar durante a recuperação anestésica. Ocorre excitação durante a recuperação em 5 a 30% dos pacientes, caracterizada por taquicardia, inquietação, choro, gemidos e agitação. Os sinais neurológicos, incluindo *delirium*, espasticidade, hiper-reflexia e sinal de Babinski, manifestam-se com frequência no paciente em recuperação da anestesia. Os calafrios pós-anestésicos frequentemente ocorrem devido à hipotermia central. Uma pequena dose de *meperidina* (12,5 mg) diminui a temperatura a partir da qual os calafrios se desencadeiam e interrompe de maneira eficaz sua atividade. A incidência de todos esses fenômenos de recuperação anestésica é acentuadamente reduzida com opioides e agonistas α$_2$-adrenérgicos (*dexmedetomidina*).

Pode ocorrer obstrução das vias respiratórias durante o período pós-operatório devido aos efeitos anestésicos residuais. Em todos os tipos de anestesia e cirurgia, a função pulmonar encontra-se reduzida, podendo ocorrer hipoxemia. No período pós-operatório imediato, a redução da função respiratória pode ser complicada pela supressão respiratória associada aos opioides administrados para o controle da dor. As técnicas de anestesia regional constituem uma parte importante da abordagem perioperatória que emprega infiltração de feridas com anestésicos locais; bloqueios peridural, espinal e de plexos; e AINE, opioides, agonistas dos receptores α$_2$-adrenérgicos e antagonistas dos receptores NMDA.

Ações e mecanismos dos anestésicos gerais

O estado anestésico

Os componentes do estado anestésico incluem:

- *Amnésia;*
- *Analgesia;*
- *Inconsciência;*
- *Imobilidade* em resposta a estímulos nocivos; e
- *Atenuação das reações autonômicas* aos estímulos nocivos.

A potência dos agentes anestésicos gerais é medida determinando a concentração necessária para *impedir* o movimento em resposta à estimulação cirúrgica. Para os anestésicos inalatórios, a potência é medida em *unidades CAM*, sendo *1 unidade CAM* definida como a *CAM necessária* para impedir o movimento em resposta à estimulação cirúrgica em 50% dos indivíduos. As vantagens da CAM como medida são as seguintes:

- As concentrações alveolares podem ser monitoradas continuamente pela medida da concentração expiratória final do anestésico por meio de espectroscopia infravermelha ou espectrometria de massa.
- A CAM correlaciona-se diretamente com a concentração livre do anestésico no seu local (ou locais) de ação no SNC.
- A CAM corresponde a um critério final de fácil mensuração que reflete um importante objetivo clínico.

Outros critérios finais que não a imobilização também podem ser usados para medir a potência anestésica. Por exemplo, a habilidade de responder a comandos verbais (CAM$_{acordado}$) e a capacidade de formar memórias também já foram correlacionadas com a concentração anestésica alveolar. A resposta verbal e a formação de memória são suprimidas em determinada fração da CAM. A razão entre as concentrações anestésicas necessárias para produzir amnésia e imobilidade varia de modo significativo entre diferentes anestésicos inalatórios.

Geralmente, a potência dos agentes intravenosos é definida como a concentração plasmática livre (no equilíbrio) que elimina a resposta à incisão cirúrgica (ou satisfaz outros critérios finais) em 50% dos indivíduos.

Mecanismos da anestesia

Os mecanismos moleculares e celulares pelos quais os anestésicos gerais produzem os seus efeitos permanecem sendo um dos grandes mistérios da farmacologia. A principal teoria unitária era a de que a anestesia se produz por uma perturbação nas propriedades físicas das membranas celulares. Esse pensamento baseava-se, em grande parte, na observação de que a potência anestésica de um gás se correlaciona com a sua solubilidade em óleo de oliva. Essa correlação é designada como regra de Meyer-Overton. Exceções claras à regra de Meyer-Overton (Franks, 2006) sugerem alvos proteicos que podem explicar o efeito anestésico. Evidências crescentes apoiam a hipótese de que diferentes anestésicos produzem componentes específicos da anestesia por meio de ações em diferentes alvos moleculares. Em decorrência dessas percepções, a teoria unitária da anestesia foi, em grande parte, abandonada.

Mecanismos moleculares dos anestésicos gerais

Os anestésicos gerais intravenosos atuam, em sua maioria, predominantemente por meio dos receptores GABA$_A$ e, talvez, por meio de algumas interações com outros canais iônicos regulados por ligantes, como os receptores NMDA e os canais de K$^+$ de dois poros. Os receptores GABA$_A$ (canais de cloreto controlados por GABA; ver Figs. 16-5 e 16-11) são sensíveis a uma ampla variedade de anestésicos, incluindo agentes inalatórios halogenados, muitos agentes intravenosos (*propofol*, barbitúricos e *etomidato*; ver Fig. 24-1) e neuroesteroides. Em concentrações clínicas, os anestésicos gerais aumentam a sensibilidade do receptor GABA$_A$ ao GABA, intensificando, assim, a neurotransmissão inibitória e deprimindo a atividade do sistema nervoso. A ação dos anestésicos sobre o receptor GABA$_A$ provavelmente é mediada pela ligação do anestésico a sítios alostéricos específicos na proteína do receptor GABA$_A$ (mas que não competem com o GABA pelo seu sítio de ligação). A capacidade do *propofol* e do *etomidato* de inibir a resposta a estímulos dolorosos é mediada por um local específico nas subunidades β_3 de certos receptores GABA$_A$, enquanto os efeitos sedativos desses anestésicos representam efeitos nos canais que contêm as subunidades β_2.

Estruturalmente relacionados aos receptores GABA$_A$ estão outros canais iônicos controlados por ligantes, incluindo *receptores de glicina* e *receptores nicotínicos neuronais de ACh* (ver Figs. 16-5, 16-6 e 16-9). Os canais de Cl$^-$ regulados pela glicina (receptores de glicina) podem desempenhar um papel como mediadores da inibição das respostas a estímulos nocivos causada pelos anestésicos. Os anestésicos inalatórios aumentam a capacidade da glicina de ativar os receptores de glicina, que desempenham um importante papel na neurotransmissão inibitória na medula espinal e no tronco encefálico. O *propofol*, os neuroesteroides e os barbitúricos também potencializam as correntes ativadas por glicina, ao passo que o *etomidato* e a *cetamina* não o fazem. Os anestésicos inalatórios em concentrações subanestésicas inibem algumas classes de receptores nicotínicos de ACh neuronais, que parecem mediar outros componentes da anestesia, como analgesia ou amnésia.

A *cetamina*, o *óxido nitroso*, o *ciclopropano* e o *xenônio* são os únicos anestésicos gerais que não possuem efeitos significativos sobre os receptores GABA$_A$ ou de glicina. Esses agentes inibem um tipo diferente de canal iônico controlado por ligante, o receptor NMDA (ver Fig. 16-9 e Tab. 16-2). Os receptores de NMDA são canais de cátions controlados por glutamato, um tanto seletivos para o Ca^{2+}, e estão envolvidos na modulação de longo prazo das respostas sinápticas (potencialização de longo prazo) e na neurotoxicidade mediada por glutamato.

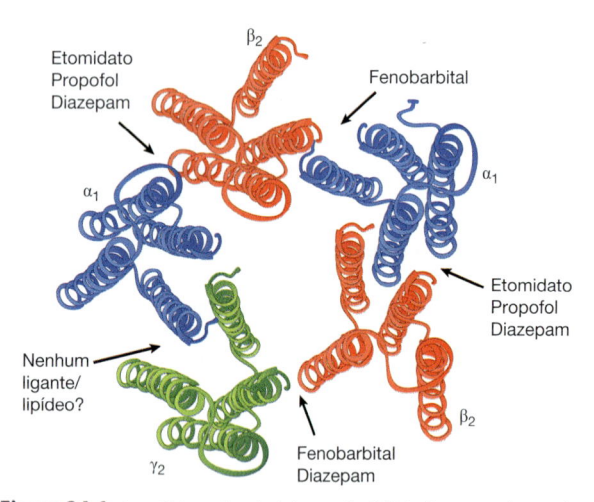

Figura 24-1 *Anestésicos e locais de interação GABA$_A$.* Estrutura de uma isoforma sináptica predominante do receptor GABA$_A$ obtida por microscopia crioeletrônica (Kim et al., 2020). A visão é da perspectiva sináptica olhando para baixo no eixo do canal iônico. Cinco subunidades (duas α_1, duas β_2 e uma γ_2) arranjam-se como barril para formar um poro central condutor de cloreto. O neurotransmissor GABA liga-se às interfaces da subunidade β-α no domínio extracelular. Aqui é mostrado um corte transversal do domínio transmembrana, que abriga locais de interação para anestésicos gerais intravenosos comuns e para o diazepam. A ligação desses anestésicos potencializa a resposta do receptor ao GABA, aumentando assim a sinalização inibitória sináptica rápida. (Figura fornecida pelo Professor Ryan Hibbs, Departamento de Neurociência, Centro Médico Southwestern da Universidade do Texas, Dallas, TX.) Para uma visão lateral dos locais de interação, consulte a Figura 16-11. Para obter detalhes sobre a organização das subunidades dos canais iônicos pentaméricos controlados por ligantes, consulte a Figura 13-1.

Os anestésicos inalatórios halogenados ativam alguns membros de uma classe de canais de K$^+$ conhecida como *canais de domínio de dois poros*; outros membros da família desses canais são ativados pelo xenônio, pelo N$_2$O e pelo *ciclopropano*. Esses canais estão localizados tanto nos sítios pré-sinápticos quanto nos pós-sinápticos. Os canais pós-sinápticos podem constituir o local molecular por meio do qual esses agentes hiperpolarizam os neurônios.

Mecanismos celulares da anestesia

No nível celular, a anestesia geral produz dois importantes efeitos fisiológicos:

1. Os anestésicos inalatórios podem hiperpolarizar os neurônios. A hiperpolarização neuronal pode afetar a atividade marca-passo e os circuitos geradores de padrão.
2. Tanto os anestésicos inalatórios quanto os intravenosos têm efeitos substanciais sobre a transmissão sináptica e efeitos muito menores sobre a geração ou a propagação do potencial de ação.

Os anestésicos inalatórios inibem as sinapses excitatórias e potencializam as sinapses inibitórias em várias preparações. Esses anestésicos inibem a liberação de neurotransmissores e também podem agir pós-sinapse, alterando a resposta ao neurotransmissor liberado. Supõe-se que essas ações se devam a interações específicas dos agentes anestésicos com os receptores do neurotransmissor.

Os anestésicos intravenosos produzem uma menor variedade de efeitos fisiológicos. As suas principais ações dão-se na sinapse, onde eles têm efeitos profundos e relativamente específicos sobre a resposta pós-sináptica ao neurotransmissor liberado. A maior parte dos agentes intravenosos age predominantemente pela intensificação da neurotransmissão inibitória, ao passo que a cetamina inibe de forma preponderante a neurotransmissão excitatória nas sinapses glutamatérgicas.

Locais anatômicos da ação anestésica

Em princípio, os anestésicos gerais poderiam interromper a função do sistema nervoso em vários níveis, incluindo nos neurônios sensoriais periféricos, na medula espinal, no tronco encefálico e no córtex cerebral. A maioria dos anestésicos provoca uma redução global na TMC e no FSC. Uma característica consistente da anestesia geral é a supressão do metabolismo no tálamo (Alkire et al., 2008), que atua como um importante transmissor pelo qual o impulso sensorial da periferia ascende até o córtex. A supressão da atividade talâmica pode atuar como interruptor entre os estados de vigília e de anestesia (Franks, 2008). A anestesia geral também suprime a atividade em regiões específicas do córtex, incluindo o córtex parietal mesial, o córtex posterior cingulado, o precúneo e o córtex parietal inferior.

As semelhanças entre o sono natural e o estado anestésico sugerem que os anestésicos também poderiam modular as vias endógenas de regulação do sono, que incluem os núcleos POVL e tuberomamilares. O POVL projeta fibras GABAérgicas inibitórias para os núcleos ascendentes de vigília, que, por sua vez, se projetam para o córtex, para o prosencéfalo e para as áreas subcorticais e liberam histamina, 5-HT, orexina, norepinefrina e ACh para mediar o estado de vigília. Os agentes intravenosos e inalatórios com atividade nos receptores GABA$_A$ podem aumentar os efeitos inibitórios de POVL, suprimindo, assim, a consciência. A *dexmedetomidina*, um agonista α_2-adrenérgico, também aumenta a inibição mediada por POVL, visto que suprime o efeito inibitório dos neurônios do *locus ceruleus* sobre POVL. Por fim, os anestésicos tanto intravenosos quanto inalatórios deprimem a neurotransmissão hipocampal, um provável local para seus efeitos amnésticos.

Anestésicos parenterais

Os anestésicos parenterais são os fármacos mais usados para a indução anestésica em adultos. Sua lipofilicidade, juntamente com a perfusão relativamente alta do encéfalo e da medula espinal, resulta em ação de início rápido e curta duração após uma dose única em bolus. Esses fármacos acumulam-se finalmente no tecido adiposo. Cada um desses

TABELA 24-1 ■ PROPRIEDADES FARMACOLÓGICAS DOS ANESTÉSICOS PARENTERAIS							
FÁRMACO	DOSE DE INDUÇÃO IV (mg/kg)	NÍVEL HIPNÓTICO MÍNIMO (µg/mL)	DURAÇÃO DA DOSE DE INDUÇÃO (min)	$t_{1/2}\beta$ (h)	CL (mL/min/kg)	LIGAÇÃO ÀS PROTEÍNAS (%)	V_{ss} (L/kg)
Propofol	1,5-2,5	1,1	4-8	1,8	30	98	2,3
Etomidato	0,2-0,4	0,3	4-8	2,9	17,9	76	2,5
Cetamina	1,0-4,5	1	5-10	2,5	19,1	27	3,1
Tiopental	3-5	15,6	5-8	12,1	3,4	85	2,3
Metoexital	1,0-1,5	10	4-7	3,9	10,9	85	2,2

CL, depuração; $t_{1/2}\beta$, meia-vida da fase β (eliminação tecidual); V_{ss}, volume de distribuição no estado estacionário.

anestésicos tem suas próprias propriedades peculiares e efeitos adversos (Tabs. 24-1 e 24-2). O *propofol* é vantajoso para procedimentos onde o rápido retorno ao estado mental pré-operatório é desejável. O *etomidato* é habitualmente reservado para pacientes sob risco de hipotensão ou isquemia miocárdica. A *cetamina* é mais adequada para pacientes com asma ou para crianças submetidas a procedimentos rápidos e dolorosos. O *tiopental* tem um longo registro de segurança estabelecida; entretanto, seu uso clínico está atualmente limitado pela sua disponibilidade.

Princípios farmacocinéticos

Os anestésicos parenterais são pequenas moléculas hidrofóbicas, aromáticas ou heterocíclicas substituídas (Fig. 24-2). A hidrofobicidade é o fator-chave para determinar sua farmacocinética. Após uma dose intravenosa única em bolus, esses fármacos distribuem-se preferencialmente nos tecidos altamente perfundidos e lipofílicos do encéfalo e da medula espinal, onde produzem anestesia após uma única circulação. Os níveis sanguíneos caem rapidamente depois, o que resulta em redistribuição do fármaco, com sua saída do SNC de volta para o sangue. O anestésico difunde-se então para os tecidos menos perfundidos, como os músculos e as vísceras e, em uma taxa mais lenta, para o tecido adiposo, que é pouco perfundido, mas altamente hidrofóbico. O término da anestesia após doses únicas de anestésicos parenterais administradas em bolus reflete essa redistribuição para fora do SNC, e não o metabolismo (ver Fig. 2-4).

Após a redistribuição, os níveis sanguíneos do anestésico caem de acordo com uma interação complexa entre a taxa metabólica e a quantidade e lipofilicidade do fármaco armazenado nos compartimentos periféricos. Assim, as meias-vidas dos anestésicos parenterais são "sensíveis ao contexto", e o grau dessa contextualidade varia grandemente de um fármaco para outro, como pode ser previsto com base nos seus diferentes graus de hidrofobicidade e de depuração metabólica (Fig. 24-3; Tab. 24-1). Por exemplo, após dose única em bolus de *tiopental*, os pacientes geralmente se recuperam da anestesia em 10 minutos; no entanto, um paciente pode necessitar de mais de 1 dia para acordar de uma infusão prolongada de *tiopental*. A maior parte da variação individual na sensibilidade aos anestésicos parenterais pode ser atribuída a fatores farmacocinéticos. Por exemplo, em pacientes com DC mais baixo, a perfusão relativa do encéfalo e a fração da dose do anestésico liberada para esse órgão são mais altas; desse modo, pacientes em choque séptico ou com miocardiopatia geralmente requerem doses mais baixas de anestésico. Os idosos tipicamente também requerem uma dose anestésica menor, principalmente por causa do menor volume inicial de distribuição.

Agentes parenterais específicos
Propofol

O *propofol* é o anestésico parenteral mais usado nos Estados Unidos. As propriedades farmacológicas clínicas do *propofol* estão resumidas na Tabela 24-1.

O ingrediente ativo do *propofol*, o 2,6-di-isopropilfenol, é um óleo em temperatura ambiente, insolúvel em soluções aquosas. O *propofol* é formulado para administração intravenosa como emulsão a 1% (10 mg/mL) em óleo de soja a 10%, glicerol a 2,25% e fosfatídeo de ovo purificado a 1,2%. Nos Estados Unidos, o EDTA dissódico (0,05 mg/mL) ou o metabissulfito de sódio (0,25 mg/mL) são adicionados para inibir o crescimento bacteriano. O *propofol* deve ser administrado dentro de um período de 4 horas após a sua remoção da embalagem estéril; o fármaco não utilizado deve ser descartado. A formulação em emulsão lipídica do *propofol* está associada a dor significativa no momento da injeção e com hiperlipidemia.

Uso clínico e ADME A dose de indução do *propofol* em um adulto saudável é de 2 a 2,5 mg/kg. As doses devem ser reduzidas no indivíduo idoso e na presença de outros sedativos, enquanto é aumentada em crianças pequenas. Por causa da sua $t_{1/2}$ de eliminação razoavelmente curta, o *propofol* é frequentemente usado para manutenção da anestesia, bem como para indução. Para procedimentos de curta duração, pequenas doses em bolus (10-50% da dose de indução) são efetivas a cada 5 minutos ou quando necessário. Uma infusão de *propofol* (50-200 µg/kg/min) produz um nível do fármaco mais estável e é mais adequada para manutenção anestésica de longo prazo. As doses sedativas de *propofol* correspondem a 20 a 50% das necessárias para anestesia geral.

O *propofol* tem uma $t_{1/2}$ sensível ao contexto de cerca de 10 minutos com infusão de 3 horas de duração e de cerca de 30 minutos com infusão de até 8 horas de duração (ver Fig. 24-3). A menor duração da ação do *propofol* após a infusão pode ser explicada por sua depuração muito alta, juntamente com sua lenta difusão do compartimento periférico para o central. É metabolizado no fígado por conjugação com sulfato e glicuronídeo a metabólitos menos ativos, que são excretados pelo rim. O *propofol* liga-se intensamente às proteínas, e sua farmacocinética, tal como a dos barbitúricos, pode ser afetada por condições que alteram os níveis séricos de proteínas. A depuração do *propofol* é reduzida no indivíduo idoso. Nos recém-nascidos, a depuração do fármaco também é reduzida. Por outro lado, em crianças pequenas, uma depuração mais rápida em combinação com um maior volume central pode exigir doses mais altas de *propofol* para indução e manutenção da anestesia.

TABELA 24-2 ■ ALGUNS EFEITOS FARMACOLÓGICOS DOS ANESTÉSICOS PARENTERAIS[a]								
FÁRMACO	FSC	$TMCo_2$	PIC	PAM	FC	DC	FR	$\dot{V}_E$
Propofol	– – –	– – –	– – –	– –	+	–	– –	– – –
Etomidato	– – –	– – –	– – –	0	0	0	–	–
Cetamina	++	0	++	+	++	+	0	0
Tiopental	– – –	– – –	– – –	–	+	–	–	– – –

$\dot{V}_E$, ventilação minuto.
[a]Efeitos típicos de uma dose de indução única em seres humanos; ver texto para as referências. A escala qualitativa de – – – a +++ significa aumento ou redução leve, moderada ou grande, respectivamente; 0 indica ausência de alteração significativa.

Figura 24-2 *Estrutura de alguns anestésicos parenterais.*

Efeitos colaterais

Sistema nervoso A sedação e as ações hipnóticas do *propofol* são mediadas por sua ação nos receptores $GABA_A$; o agonismo nesses receptores resulta em um aumento da condução de Cl^- e hiperpolarização dos neurônios. O *propofol* suprime o EEG e, em doses adequadas, pode produzir surtossupressão no EEG. Além disso, diminui a $TMCo_2$, o FSC e as pressões intracraniana e intraocular aproximadamente na mesma quantidade que o *tiopental*. O *propofol* pode ser usado em pacientes com risco de isquemia cerebral; todavia, não foi realizado nenhum estudo de resultados em seres humanos para estabelecer a sua eficácia como neuroprotetor.

Sistema cardiovascular O *propofol* produz na pressão arterial um decréscimo dependente da dose significativamente maior que o produzido pelo *tiopental*. A queda na pressão arterial pode ser explicada tanto pela vasodilatação quanto possivelmente pela leve depressão da contratilidade miocárdica. O *propofol* parece embotar o reflexo barorreceptor e reduzir a atividade nervosa simpática. Deve ser usado com cautela em pacientes sob risco ou intolerantes a reduções da pressão arterial.

Sistema respiratório O *propofol* produz um grau de depressão respiratória ligeiramente maior do que o *tiopental*. Os pacientes que recebem *propofol* devem ser monitorados para assegurar a oxigenação e a ventilação adequadas. O *propofol* parece ter menos tendência do que os barbitúricos a provocar broncospasmo e pode constituir o agente de indução de escolha em pacientes com asma. Suas propriedades broncodilatadoras podem ser atenuadas pelo conservante metabissulfito encontrado em algumas formulações.

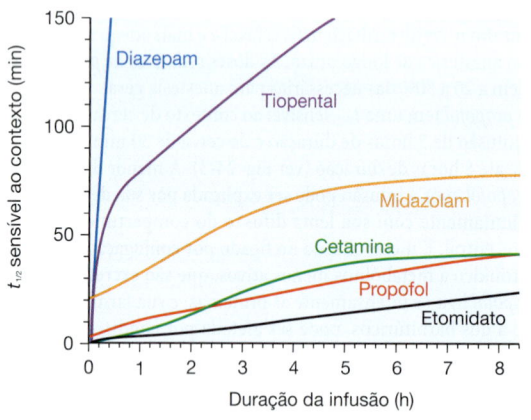

Figura 24-3 *Meia-vida dos anestésicos gerais de acordo com o contexto. A duração de ação das doses intravenosas únicas de anestésicos/hipnóticos é similarmente curta para todos eles e é determinada pela redistribuição dos fármacos, que os retira de seus locais ativos (ver Fig. 2-4). Entretanto, após infusões prolongadas, as meias-vidas e as durações da ação tornam-se dependentes de uma interação complexa entre a taxa de redistribuição, a quantidade acumulada na gordura e a taxa metabólica do fármaco. Esse fenômeno foi denominado meia-vida sensível ao contexto; isto é, a $t_{1/2}$ de um fármaco pode ser estimada apenas quando se conhece o contexto – a dose total e a duração do tempo de administração. Note que as meias-vidas de alguns, como o etomidato, o propofol e a cetamina, aumentam apenas discretamente com as administrações prolongadas; as de outros (p. ex., diazepam e tiopental) aumentam drasticamente. (Fonte: Reproduzida, com permissão, de Reves JG, Glass PSA, Lubarsky DA, et al. Intravenous anesthetics. In: Miller RD, et al., eds. Miller's Anesthesia. 7th ed. Churchill Livingstone, Philadelphia, **2010**, 718. Copyright © Elsevier.)*

Outros efeitos adversos O *propofol* tem uma ação antiemética significativa. Ele desencadeia dor à injeção que pode ser reduzida com lidocaína e uso de veias do braço e antecubitais de maior calibre. Uma complicação rara, porém potencialmente fatal, a *SIPR*, foi descrita principalmente com a administração de infusões prolongadas de doses mais altas de *propofol* em pacientes jovens ou com traumatismo craniencefálico (Kam e Cardone, 2007). A SIPR caracteriza-se por acidose metabólica, hiperlipidemia, rabdomiólise e aumento do fígado.

Etomidato

O *etomidato* é um imidazol substituído que é fornecido como D-isômero ativo. É precariamente solúvel em água e formulado como uma solução de 2 mg/mL em propilenoglicol a 35%. Diferentemente do *tiopental*, o *etomidato* não induz precipitação dos bloqueadores neuromusculares ou de outros fármacos administrados em geral durante a indução anestésica.

Uso clínico e ADME O *etomidato* é utilizado principalmente para indução anestésica de pacientes com risco de hipotensão. As doses de indução (ver Tab. 24-1) são acompanhadas de alta incidência de dor na injeção e movimentos mioclônicos. A *lidocaína* reduz de forma eficaz a dor da injeção, ao passo que os movimentos mioclônicos podem ser reduzidos pela pré-medicação com benzodiazepínicos ou opiáceos. O *etomidato* apresenta uma farmacocinética adequada para infusão sem indicação terapêutica formal para manutenção anestésica (10 μg/kg/min) ou sedação (5 μg/kg/min); entretanto, não se recomendam infusões prolongadas devido aos efeitos adversos.

A dose de indução de *etomidato* apresenta rápido início de ação; a redistribuição limita a duração da ação. Ocorre metabolismo no fígado, primariamente a compostos inativos. A eliminação é renal (78%) e biliar (22%). Em comparação com o *tiopental*, a ação do *etomidato* prolonga-se menos com doses repetidas (ver Fig. 24-3).

Efeitos colaterais

Sistema nervoso O *etomidato* produz hipnose e não tem efeitos analgésicos. Os efeitos do *etomidato* sobre o FSC, o metabolismo e as pressões intracraniana e intraocular assemelham-se aos do *tiopental* (sem queda da PAM). O *etomidato* provoca aumento da atividade no EEG nos focos epileptogênicos e foi associado a convulsões.

Sistema cardiovascular A estabilidade cardiovascular após indução constitui uma importante vantagem do *etomidato* sobre o *propofol* ou os barbitúricos. Normalmente, as doses de indução produzem um pequeno aumento da FC e pouca ou nenhuma redução da pressão arterial ou do DC. O *etomidato* tem pouco efeito sobre a pressão de perfusão das coronárias, enquanto reduz o consumo de O_2 do miocárdio.

Sistema respiratório e outros efeitos adversos O grau da depressão respiratória causada pelo *etomidato* parece ser menor que o da causada pelo *tiopental*. Assim como o *metoexital*, o *etomidato* pode induzir soluços, mas não estimula de modo significativo a liberação de histamina. O *etomidato* está associado a náuseas e vômitos. O fármaco também inibe as enzimas biossintéticas suprarrenais necessárias à produção de cortisol e de alguns outros esteroides. Embora o perfil hemodinâmico do *etomidato* possa constituir uma vantagem, os efeitos negativos potenciais sobre a síntese de esteroides levam a uma preocupação sobre o seu uso em pacientes com traumatismo ou em estado crítico (van den Heuvel et al., 2013), impedindo o seu uso em infusão prolongada. Um análogo rapidamente metabolizado e de ação ultracurta, o *metoxicarbonil-etomidato*, conserva as propriedades farmacológicas favoráveis do *etomidato* e não produz supressão adrenocortical após a administração de dose em bolus (Cotton e Claing, 2009).

Cetamina

A *cetamina* é uma arilciclo-hexilamina e um congênere da *fenciclidina*. É fornecida como mistura dos isômeros R+ e S–, embora o isômero S– seja mais potente e tenha menos efeitos adversos. Embora seja mais lipofílica do que o *tiopental*, a *cetamina* é hidrossolúvel.

Uso clínico e ADME A *cetamina* é útil para anestesiar pacientes com risco de hipotensão e broncospasmo, bem como para determinados procedimentos pediátricos. Entretanto, efeitos adversos significativos limitam o seu uso rotineiro. Ela gera rapidamente um estado hipnótico bem diferente dos produzidos pelos outros anestésicos. Os pacientes têm profunda analgesia, não respondem a ordens e desenvolvem amnésia, mas mantêm os olhos abertos, movem os seus membros involuntariamente e respiram de modo espontâneo. Esse estado cataléptico foi denominado *anestesia dissociativa*. Demonstrou-se que a administração da *cetamina* reduz o desenvolvimento de tolerância ao uso de opioides em longo prazo. A *cetamina* é tipicamente administrada por via intravenosa, mas também é eficaz pelas vias intramuscular, oral e retal. Não provoca dor à injeção ou um comportamento verdadeiramente excitatório como o descrito para o *metoexital*, embora os movimentos involuntários produzidos por ela possam ser tomados por excitação anestésica. A *cetamina* em dose baixa tem uso potencial na depressão (Rasmussen et al., 2013). Doses subanestésicas de *cetamina* podem dessensibilizar as vias centrais da dor e modular os receptores opioides. Pode ser usado no período perioperatório para reduzir a necessidade de opioides como parte de um regime analgésico multimodal (Bell et al., 2006). Atualmente, a *cetamina* também está sendo explorada como antidepressivo (ver Fig. 18-2).

O início e a duração da ação após uma dose de indução com *cetamina* são determinados pelos mesmos mecanismos de distribuição/redistribuição operativos para todos os anestésicos parenterais. A *cetamina* é metabolizada a norcetamina por CYP hepáticas (principalmente 3A4; menos por 2B6 e 2D9). A norcetamina, com cerca de 20% da atividade da *cetamina*, é hidroxilada e excretada na urina e na bile. Em virtude de seu grande volume de distribuição e rápida depuração, a *cetamina* é conveniente para infusão contínua (ver Tab. 24-1 e Fig. 24-3).

Efeitos adversos

Sistema nervoso A *cetamina* possui atividade simpaticomimética indireta e provoca efeitos comportamentais distintos. O estado cataléptico induzido pela *cetamina* é acompanhado de nistagmo com dilatação pupilar, salivação, lacrimejamento e movimentos espontâneos dos membros, com aumento global do tônus muscular. Os pacientes apresentam amnésia e não respondem a estímulos dolorosos. A *cetamina* produz profunda analgesia, uma notável vantagem sobre os outros anestésicos parenterais. Diferentemente de outros anestésicos parenterais, a *cetamina* aumenta o FSC e a PIC, com alteração mínima do metabolismo cerebral. Os efeitos da *cetamina* sobre o FSC podem ser rapidamente atenuados pela administração simultânea de sedativos-hipnóticos.

O *delirium* que surge na recuperação anestésica, caracterizado por alucinações, sonhos vívidos e delírios, é uma complicação frequente da *cetamina*, que pode resultar em séria insatisfação por parte dos pacientes e complicar a conduta pós-operatória. Os benzodiazepínicos reduzem a incidência de *delirium* na recuperação.

Sistema cardiovascular Diferentemente de outros anestésicos, as doses de *cetamina* usadas para indução em geral aumentam a pressão arterial, a frequência e o DC. Os efeitos cardiovasculares são indiretos e, na sua maioria, mediados pela inibição da recaptação de catecolaminas em nível central e periférico. A *cetamina* possui atividade inotrópica negativa e vasodilatadora direta, porém esses efeitos são habitualmente sobrepujados pela ação simpaticomimética indireta. Assim, ela é um fármaco útil, juntamente com o *etomidato*, para pacientes sob risco de hipotensão durante a anestesia. No entanto, é importante notar que em pacientes com doenças crônicas com tônus simpático reduzidos, as ações inotrópicas e vasodilatadoras negativas diretas da *cetamina* podem ser desmascaradas. Embora não seja arritmogênica, a *cetamina* aumenta o consumo de O_2 por parte do miocárdio e não é um fármaco ideal para pacientes sob risco de isquemia miocárdica.

Sistema respiratório Os efeitos respiratórios da *cetamina* são talvez a melhor indicação para o seu uso. A dose usada para indução produz pequenos e transitórios decréscimos no volume minuto, mas a depressão respiratória é menos grave do que a dos outros anestésicos gerais. A *cetamina* é um potente broncodilatador e é particularmente adequada para a anestesia de pacientes com alto risco de broncospasmo.

Barbitúricos

Os barbitúricos são derivados do ácido barbitúrico, com um oxigênio ou um enxofre na posição 2 (ver Fig. 24-2 e Caps. 20 e 22). Os três barbitúricos mais usados em anestesia clínica são o *tiopental sódico* (atualmente não comercializado nos Estados Unidos), o *tiamilal sódico* (atualmente licenciado nos Estados Unidos apenas para uso veterinário) e o *metoexital sódico*. O *tiopental sódico* era usado mais frequentemente para indução da anestesia.

Os barbitúricos são fornecidos como misturas racêmicas, a despeito da enantiosseletividade de sua potência anestésica. São formulados como sais sódicos com carbonato de sódio a 6% e reconstituídos em água ou solução fisiológica isotônica a alcalina ($10 < pH < 11$). *A mistura de barbitúricos com fármacos em soluções ácidas durante a indução anestésica pode resultar na precipitação do barbitúrico como um ácido livre; assim, o padrão é retardar a administração de outros fármacos até que o barbitúrico tenha sido eliminado do equipamento intravenoso.*

As propriedades farmacológicas e outros usos terapêuticos dos barbitúricos são apresentados no Capítulo 22. A Tabela 22-3 fornece uma lista dos barbitúricos comuns com suas propriedades farmacológicas clínicas.

Uso clínico e ADME As doses intravenosas recomendadas para os anestésicos parenterais em um adulto jovem saudável estão listadas na Tabela 24-1. Atualmente, a disponibilidade do *tiopental* é limitada pela falta de um produto licenciado pela FDA e pela proibição de sua importação devido a controvérsias sobre o seu uso na administração de injeção letal na pena de morte.

O principal mecanismo que limita a duração da anestesia após doses únicas é a redistribuição desses fármacos hidrofóbicos do encéfalo para outros tecidos. Entretanto, após doses ou infusões múltiplas, a duração da ação dos barbitúricos varia consideravelmente, dependendo das suas depurações. Ver Tabela 24-1 para os parâmetros farmacocinéticos.

O *metoexital* difere dos outros dois barbitúricos intravenosos pela sua depuração muito mais rápida; assim, ele se acumula menos durante as infusões prolongadas. As infusões prolongadas ou doses muito grandes de *tiopental* e *tiamilal* podem produzir inconsciência que dura vários dias, por causa da sua eliminação lenta e dos seus grandes volumes de distribuição. Os três barbitúricos são eliminados principalmente por metabolismo hepático e excreção renal de metabólitos inativos; uma pequena fração do *tiopental* passa por dessulfuração em *pentobarbital* hipnótico de longa ação. A doença hepática ou outras condições que reduzem as concentrações de proteínas irão aumentar a concentração livre inicial e o efeito hipnótico de uma dose de indução.

Efeitos adversos

Sistema nervoso Os barbitúricos suprimem o EEG e podem produzir surtossupressão no EEG. Reduzem a TMC de modo dependente da dose, conforme medido pelo $TMCO_2$. Em consequência da diminuição do $TMCO_2$, o FSC e a PIC também estão reduzidos de modo semelhante. Presumivelmente, a sua atividade depressora do SNC contribui para os efeitos anticonvulsivantes (ver Cap. 20). O *metoexital* pode aumentar a atividade ictal, e foram descritas convulsões em pacientes que receberam doses suficientes para produzir surtossupressão no EEG; devido a essas propriedades, o *metoexital* constitui uma boa escolha para anestesia em pacientes submetidos a eletroconvulsoterapia.

Sistema cardiovascular Os barbitúricos anestésicos produzem reduções dependentes da dose na pressão arterial. O efeito se deve em primeiro lugar à vasodilatação, particularmente à venodilatação e, em grau menor, à redução direta da contratilidade cardíaca. Tipicamente, a FC aumenta como uma resposta compensatória à redução da pressão arterial, embora os barbitúricos possam também embotar o reflexo barorreceptor. O *tiopental* mantém a proporção entre demanda e suprimento de O_2 miocárdico em pacientes com doença arterial coronariana dentro de uma faixa de pressão arterial normal. A hipotensão pode ser grave em pacientes com comprometimento da capacidade de compensar a venodilatação, como naqueles com hipovolemia, miocardiopatia, doença cardíaca valvar, doença arterial coronariana, tamponamento cardíaco ou bloqueio β-adrenérgico. Nenhum dos barbitúricos já se mostrou arritmogênico.

Sistema respiratório Os barbitúricos são depressores respiratórios. As doses de indução de *tiopental* diminuem o volume minuto e o volume corrente, como redução menor e inconsistente da FR. As respostas reflexas à hipercapnia e à hipoxia são reduzidas pelos barbitúricos anestésicos; com doses mais altas ou na presença de outros depressores respiratórios, como opiáceos, pode ocorrer apneia. Em comparação com o *propofol*, os barbitúricos produzem maior incidência de sibilos em asmáticos, o que é atribuído à liberação de histamina dos mastócitos durante a indução da anestesia.

Outros efeitos adversos A administração de barbitúricos por períodos curtos não tem efeitos clinicamente significativos sobre os sistemas hepático, renal ou endócrino. As alergias verdadeiras aos barbitúricos são raras; entretanto, se observa, algumas vezes, a liberação de histamina induzida diretamente pelo fármaco. Os barbitúricos podem induzir ataques fatais de porfiria em pacientes com porfiria aguda intermitente ou variegada e são contraindicados para esses pacientes. O *metoexital* pode produzir mais dor à injeção que o *tiopental*. A injeção intra-arterial inadvertida de tiobarbitúricos pode induzir uma reação inflamatória grave e potencialmente necrótica que pode ameaçar a sobrevivência do membro. O *metoexital* e, em menor grau, outros barbitúricos, podem produzir sintomas excitatórios na indução, como tosse, soluço, tremores musculares, espasmo e hipertonia.

Novos anestésicos parenterais
Remimazolam

O *remimazolam* é um sedativo-hipnótico intravenoso que foi recentemente aprovado pela FDA. A estrutura química básica é a do *midazolam*, com uma ligação éster carboxílico anexada. A ligação éster resulta em metabolismo rápido por esterases inespecíficas no plasma, muito parecido com o que ocorre com a *remifentanila*. O fármaco, portanto, combina os efeitos farmacológicos do *midazolam* e a cinética metabólica da *remifentanila*. O *remimazolam* é administrado para sedação durante procedimentos cirúrgicos. Como outros benzodiazepínicos, o *remimazolam* é um agonista do receptor $GABA_A$. Em doses baixas, o fármaco age como um ansiolítico; doses mais altas resultam em sedação.

Como outros sedativos-hipnóticos administrados por via intravenosa, a distribuição do *remimazolam* é altamente dependente do débito cardíaco, com maior parte do fármaco sendo distribuído para as regiões ricas em vasos. O *remimazolam* é rapidamente metabolizado por hidrólise do éster, um processo que segue a cinética de primeira ordem e não se torna saturado em concentrações clinicamente usadas do fármaco. Não há acúmulo do fármaco. O fármaco tem uma sensibilidade ao contexto extremamente curta, e infusões prolongadas não resultam em efeitos residuais prolongados. Como a eliminação não é dependente de algum órgão (ocorre por meio da atividade da esterase plasmática), o fármaco pode ser usado com segurança em pacientes com insuficiência hepática e/ou renal.

Quando administrado em injeção única para sedação durante um procedimento, a dose recomendada de *remimazolam* é de 2,5 a 5 mg IV. Os efeitos sedativos máximos devem ocorrer 3 a 5 minutos após uma única dose IV. Taxas de infusão variando de 1 a 5 mg/min podem ser usadas para manutenção da sedação. Alternativamente, podem ser administrados bolus repetidos de 1,25 a 2,5 mg a cada 2 min.

O uso de *remimazolam* como único agente hipnótico como parte da anestesia geral balanceada está sob investigação. Da mesma forma, embora a curta sensibilidade ao contexto do *remimazolam* possa torná-lo um fármaco ideal para sedação prolongada (ou seja, sedação em unidade de terapia intensiva), há poucos estudos descrevendo seu uso para tal indicação. As recomendações atuais do fabricante indicam que o fármaco deve ser usado para procedimentos com duração de 30 minutos ou menos. O perfil de efeitos adversos do *remimazolam* imita o de outros benzodiazepínicos.

Derivados do propofol

As modificações do *propofol* e/ou sua emulsão estão sendo investigadas para mitigar a irritação venosa induzida após um bolus. As emulsões com uma proporção maior entre triglicerídeos de cadeia média e triglicerídeos de cadeia longa demonstraram aliviar a dor na injeção.

O *fospropofol* é um profármaco de éster fosfato de *propofol* solúvel em água que é hidrolisado pela fosfatase alcalina, produzindo *propofol*, *fosfato* e *formaldeído*. Produz menos dor na injeção em comparação com o *propofol*. Além disso, como não contém lipídios, derivados de ovos ou conservantes, não apresenta as preocupações de infecção bacteriana ou hiperlipidemia associadas às emulsões de *propofol*. O *fospropofol* produz sedação dependente da dose e pode ser administrado a indivíduos saudáveis em outros aspectos, em uma dose intravenosa de 2 a 8 mg/kg (administrado como bolus ou infusão curta durante 5-10 min). A dose ideal para sedação é de cerca de 6,5 mg/kg. Essa dose resulta em uma perda de consciência em cerca de 10 min. A duração do efeito sedativo é de aproximadamente 45 min. O *fospropofol* foi recentemente descontinuado para uso clínico nos Estados Unidos devido ao seu início de ação prolongado (tempo até o pico do efeito, 8-13 min), recuperação lenta e prurido perianal significativo associado à sua administração.

Derivados do etomidato

Derivados do *etomidato* foram investigados para reduzir ou eliminar a supressão suprarrenal. O *MOC-etomidato* contém uma porção éster que é rapidamente metabolizada. O MOC-etomidato não produz supressão prolongada da suprarrenal. Seu metabólito é metabolicamente ativo e possui uma potência de inibição da suprarrenal aproximadamente 300 vezes menor que seu composto original (Mahmoud e Mason, 2018).

A substituição do nitrogênio no anel imidazol do *etomidato* por um grupo metileno cria o *carboetomidato*. O *carboetomidato* mantém a mesma eficácia hipnótica associada ao *etomidato*; entretanto, há uma inibição da suprarrenal aproximadamente 2.000 vezes menor associada ao *carboetomidato*. Esse fármaco também inibe os receptores 5-HT e, portanto, também pode ter potencial emetogênico reduzido.

Anestésicos inalatórios

Uma ampla variedade de gases e líquidos voláteis pode produzir anestesia. As estruturas dos anestésicos inalatórios usados com frequência são exibidas na Figura 24-4. Eles têm índices terapêuticos (DL_{50}/DE_{50}) que variam entre 2 e 4, o que os coloca entre os mais perigosos fármacos em uso clínico. A toxicidade deles é, em grande parte, uma função dos seus efeitos adversos, e cada um tem um perfil particular desses efeitos. Dessa forma, a seleção de um anestésico inalatório consiste frequentemente em ajustar a fisiopatologia do paciente ao perfil de efeitos adversos.

A Tabela 24-3 lista as propriedades físicas amplamente variadas dos agentes inalatórios em uso clínico. O ideal é que um agente inalatório produzisse uma rápida indução de anestesia e uma recuperação imediata após a interrupção.

Princípios farmacocinéticos

Os agentes inalatórios comportam-se como gases, e não como líquidos, de modo que é necessário usar diferentes construtos farmacocinéticos para analisar a sua captação e distribuição. Os anestésicos inalatórios distribuem-se entre os tecidos (ou entre o sangue e o gás), de modo que seja alcançado um equilíbrio quando a pressão parcial do gás anestésico for igual nos dois tecidos. Quando uma pessoa respirar um anestésico inalatório por tempo suficientemente longo para que todos os tecidos estejam equilibrados, a pressão parcial do anestésico em todos os tecidos será igual à sua pressão parcial no gás inspirado. Embora a pressão parcial do anestésico possa ser igual em todos os tecidos, a sua concentração em cada tecido será diferente. De fato, os coeficientes de partição são definidos como a razão entre as concentrações de anestésico em dois

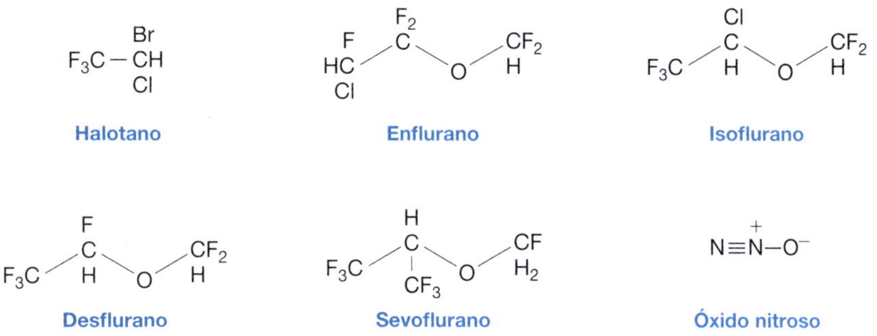

Figura 24-4 *Estrutura dos anestésicos gerais inalatórios.* Observe que todos os anestésicos gerais inalatórios, com exceção do *óxido nitroso* e do *halotano*, são éteres e que o flúor substitui o cloro no desenvolvimento dos agentes halogenados. Todas as diferenças estruturais estão associadas a diferenças importantes nas propriedades farmacológicas.

tecidos quando as pressões parciais nos dois tecidos são iguais. Os coeficientes de partição sangue:gás, cérebro:sangue e gordura:sangue para os vários agentes inalatórios estão listados na Tabela 24-3. Esses coeficientes de partição mostram que os anestésicos inalatórios são mais solúveis em alguns tecidos (p. ex., gordura) do que em outros (p. ex., sangue). Na prática clínica, o equilíbrio é alcançado quando a pressão parcial no gás inspirado for igual à pressão parcial do gás expiratório final (alveolar). Para os inalatórios muito solúveis no sangue ou em qualquer outro tecido, o equilíbrio é rapidamente obtido, como ilustrado para o óxido nitroso na Figura 24-5. Se um agente é mais solúvel em um tecido como a gordura, o equilíbrio pode tardar muitas horas. Isso ocorre porque a gordura representa um enorme reservatório para o anestésico, que deve ser preenchido lentamente devido ao fluxo sanguíneo modesto para esse tecido. A anestesia é produzida quando a pressão parcial do anestésico no cérebro é igual ou maior que a CAM. Como o cérebro é bem perfundido, a pressão parcial no cérebro se iguala àquela no gás alveolar (e no sangue) no decorrer de alguns minutos. Portanto, a anestesia é obtida logo após a pressão parcial alveolar alcançar a CAM.

A eliminação dos anestésicos inalatórios consiste, em grande parte, na reversão da captação. Para os inalatórios com alta solubilidade no sangue e nos tecidos, a recuperação será em função da duração da administração do anestésico. Isso porque as quantidades acumuladas nos reservatórios de gordura impedirão que as pressões parciais no sangue (e, portanto, alveolares) caiam rapidamente. Os pacientes poderão ser despertados quando a pressão parcial alveolar alcançar a $CAM_{acordado}$, uma pressão um pouco mais baixa que a da CAM (ver Tab. 24-3).

Agentes inalatórios específicos
Isoflurano

O *isoflurano* é um líquido volátil em temperatura ambiente que não é inflamável nem explosivo em misturas de ar ou de O_2. O *isoflurano* é um anestésico inalatório de uso comum em todo o mundo.

Uso clínico e ADME O *isoflurano* é normalmente usado para manutenção da anestesia *após a indução* com outros agentes, em virtude de seu odor pungente. A indução da anestesia pode ser obtida em menos de 10 minutos com uma concentração inalada de 1,5 a 3% de *isoflurano* em O_2; essa concentração é reduzida para 1 a 2% (~1-2 CAM) para manutenção da anestesia. O uso de agentes adjuvantes, como opioides ou óxido nitroso, reduz a concentração de *isoflurano* necessária para a anestesia cirúrgica.

O *isoflurano* tem um coeficiente de partição sangue:gás substancialmente menor que o do *enflurano*. Em consequência, a indução e a recuperação anestésica com *isoflurano* são relativamente mais rápidas. Mais de 99% do *isoflurano* inalado são excretados de modo inalterado pelos pulmões. O *isoflurano* não parece ser mutagênico, teratogênico ou carcinogênico.

Efeitos adversos

Sistema cardiovascular O *isoflurano* produz uma redução da pressão arterial dependente da concentração; o DC é bem mantido; e a hipotensão resulta da diminuição da resistência vascular sistêmica. Esse anestésico provoca vasodilatação na maioria dos leitos vasculares, com efeitos pronunciados na pele e nos músculos; além disso, é um potente vasodilatador coronariano, produzindo simultaneamente aumento do fluxo sanguíneo coronariano e diminuição do consumo de O_2 pelo miocárdio. O *isoflurano* atenua de maneira significativa a função do barorreceptor. Pacientes anestesiados com *isoflurano* geralmente apresentam uma FC levemente aumentada, como uma resposta compensatória à redução da pressão arterial; entretanto, rápidas alterações da sua concentração podem produzir taquicardia transitória e hipertensão, devido à estimulação simpática induzida por ele.

Sistema respiratório O *isoflurano* produz depressão da ventilação de forma dependente da concentração. Esse fármaco é particularmente efetivo para deprimir a resposta ventilatória à hipercapnia e à hipoxia.

TABELA 24-3 ■ PROPRIEDADES DOS AGENTES ANESTÉSICOS INALATÓRIOS

				COEFICIENTE DE PARTIÇÃO A 37 °C			
AGENTE	CAM[a] (vol%)	$CAM_{ACORDADO}$[b] (vol%)	PRESSÃO DE VAPOR (mmHg, 20° C)	SANGUE/GÁS	ENCÉFALO/SANGUE (encéfalo/gás)	GORDURA/SANGUE (gordura/gás)	% RECUPERADA COMO METABÓLITOS
Isoflurano[c]	1,05-1,28	0,4	238	1,43	2,6	45 (91)	0,17
Enflurano	1,68	0,4	175	1,91	1,4	36 (98)	2,4
Sevoflurano	1,4-3,3	0,6	157	0,63-0,69	1,7 (1,2)	48 (50)	3,5
Desflurano	5,2-9,2	2,4	669	0,424	1,3 (0,54)	27 (19)	< 0,02
N_2O[c]	105	60,0	Gás	0,47	1,1	2,3	0,004
Xe	55-71	32,6	Gás	0,115	–	(1,9)	0

[a]Os valores de CAM são expressos em percentual de volume, isto é, a porcentagem na atmosfera que é anestésica. Um valor de CAM acima de 100% significa a necessidade de condições hiperbáricas.
[b]$CAM_{acordado}$ é a concentração na qual se perdem as respostas apropriadas às ordens.
[c]EC_{50} para supressão da memória (vol%): isoflurano, 0,24; N_2O, 52,5; valores não disponíveis para os outros agentes.

evitar a hipoxia, O_2 a 100% em vez de ar deve ser administrado quando o N_2O é interrompido. Quase todo o N_2O absorvido (99,9%) é eliminado de modo inalterado pelos pulmões.

Efeitos adversos

Sistema cardiovascular Embora o N_2O produza um efeito inotrópico negativo sobre o músculo cardíaco *in vitro*, geralmente não são observados efeitos depressivos sobre a função cardíaca dos pacientes, por causa dos efeitos estimulatórios do N_2O sobre o sistema nervoso simpático. Os efeitos cardiovasculares do N_2O também são fortemente influenciados pela administração concomitante de outros agentes anestésicos. Quando coadministrado com anestésicos inalatórios halogenados, são observados aumentos da FC, da pressão arterial e do DC. Por outro lado, quando é coadministrado com um opioide, verifica-se geralmente uma redução da pressão arterial e do DC. O N_2O também aumenta o tônus venoso na vasculatura tanto periférica quanto pulmonar. Seus efeitos na resistência vascular pulmonar podem estar exacerbados em pacientes com hipertensão pulmonar preexistente; assim, o fármaco geralmente não é usado nesses casos.

Sistema respiratório O N_2O causa modestos aumentos da FR e moderadas reduções do volume corrente em pacientes que respiram espontaneamente. Mesmo concentrações modestas de N_2O deprimem acentuadamente a resposta ventilatória à hipoxia. Por esse motivo, é prudente monitorar diretamente a saturação arterial de O_2 em pacientes que recebem N_2O ou que estão se recuperando de sua administração.

Sistema nervoso O N_2O pode aumentar significativamente o FSC e a PIC. Essa capacidade vasodilatadora cerebral do N_2O é significativamente atenuada por administração simultânea de agentes intravenosos, como opioides e *propofol*. Em contrapartida, a combinação de N_2O e agentes inalatórios resulta em maior vasodilatação do que a administração do agente inalado isolado em profundidade anestésica equivalente.

Músculos O N_2O não relaxa o músculo esquelético e não intensifica os efeitos dos bloqueadores neuromusculares.

Rins, fígado e trato gastrintestinal Pelo que se sabe, o N_2O não tem nenhum efeito nefrotóxico ou hepatotóxico.

Outros efeitos adversos Um problema significativo com o N_2O é a sua troca por N_2 em qualquer cavidade do corpo contendo ar. Além disso, em virtude de seu coeficiente de partição sangue:gás diferencial, o N_2O entra na cavidade mais rapidamente do que o N_2 escapa, com consequente aumento do volume ou pressão nessa cavidade. Exemplos de coleções de ar que podem expandir-se pelo N_2O incluem pneumotórax, ouvido médio obstruído, embolia gasosa, alças intestinais obstruídas, bolhas intraoculares de ar, bolhas pulmonares e ar intracraniano. O N_2O deve ser evitado nessas situações clínicas.

O *óxido nitroso* interage com o cobalto da vitamina B_{12}, impedindo a vitamina B_{12} de atuar como cofator para a metionina-sintase (Sanders e Maze, 2007). A inativação da metionina-sintase pode produzir sinais de deficiência de vitamina B_{12}, incluindo anemia megaloblástica e neuropatia periférica, constituindo uma preocupação particular em pacientes com desnutrição, deficiência de vitamina B_{12} ou alcoolismo. O uso clínico do N_2O é controverso, em virtude de seus efeitos metabólicos potenciais relacionados com o aumento da homocisteína e alterações na síntese de DNA e de proteínas (Ko et al., 2014). Por essa razão, o N_2O não é usado como analgésico crônico ou como sedativo no contexto de cuidados críticos.

Adjuvantes anestésicos

Um anestésico geral é geralmente administrado com adjuvantes para aumentar componentes específicos da anestesia, possibilitando o uso de doses menores de anestésicos gerais, com menos efeitos adversos.

Benzodiazepínicos

Os benzodiazepínicos (ver Caps. 18 e 22) podem produzir anestesia semelhante à dos barbitúricos; são mais comumente usados para sedação, e não para anestesia geral, visto que as doses anestésicas podem resultar em amnésia prolongada e sedação. Como adjuvantes, eles são usados como ansiolíticos, amnésticos e sedativos antes da indução da anestesia ou simplesmente para sedação durante os procedimentos que não requerem anestesia geral. O *midazolam* é o benzodiazepínico mais frequentemente usado no período perioperatório, seguido, com uma grande distância, do *diazepam* e do *lorazepam*.

O *midazolam* é solúvel em água, sendo tipicamente administrado por via intravenosa, embora possa também ser ministrado por vias oral, intramuscular ou retal; a formulação oral é particularmente útil para a sedação de crianças pequenas. Produz irritação venosa mínima (ao contrário do *diazepam* e do *lorazepam*, que são formulados em propilenoglicol e são dolorosos no momento da injeção, às vezes produzindo tromboflebite). O *midazolam* tem a vantagem farmacocinética, particularmente sobre o *lorazepam*, de ter efeito de início mais rápido e duração mais curta. As doses sedativas de *midazolam* (0,01-0,05 mg/kg, IV) alcançam o seu efeito máximo em cerca de 2 minutos e produzem sedação durante cerca de 30 minutos. Os pacientes idosos tendem a ser mais sensíveis e apresentar uma recuperação mais lenta com os benzodiazepínicos. O *midazolam* é metabolizado principalmente pela CYP3A4 hepática, e as interações medicamentosas com indutores, inibidores e substratos dessa CYP são previsíveis. Seja para sedação prolongada ou para manutenção da anestesia geral, o *midazolam* é mais apropriado do que outros benzodiazepínicos para infusão, embora a duração de sua ação ($t_{1/2}$) aumente de modo significativo com infusões prolongadas (ver Fig. 24-3). Os benzodiazepínicos reduzem o FSC e o metabolismo cerebral; entretanto, em doses anestésicas equivalentes, são menos efetivos do que os barbitúricos nesse aspecto. Os benzodiazepínicos diminuem de forma moderada a pressão arterial e o impulso respiratório, resultando ocasionalmente em apneia.

Agonistas α_2-adrenérgicos

A *dexmedetomidina* é um agonista seletivo dos receptores α_2-adrenérgicos (Kamibayashi e Maze, 2000) usado para sedação em curto prazo (< 24 h) de adultos em estado crítico e para sedação anterior e durante procedimentos cirúrgicos ou outros procedimentos clínicos em pacientes não intubados. A ativação dos receptores α_{2A}-adrenérgicos pela *dexmedetomidina* produz tanto sedação quanto analgesia.

A dose de ataque recomendada é de 1 μg/kg, administrada durante 10 minutos, seguida de infusão numa velocidade de 0,2 a 0,7 μg/kg/h. Deve-se considerar a redução das doses em pacientes com fatores de risco para hipotensão grave. A *dexmedetomidina* liga-se altamente às proteínas e é metabolizada principalmente no fígado; os conjugados de glicuronídeo e metila são excretados na urina. Os efeitos adversos comuns desse fármaco consistem em hipotensão e bradicardia, que são atribuídas à redução da liberação de catecolaminas pela ativação do receptor α_{2A}-adrenérgico na periferia e no SNC. Náuseas e boca seca são também reações adversas comuns. Em altas concentrações do fármaco, o subtipo α_{2B} é ativado, resultando em hipertensão e redução adicional da frequência e do DC. A *dexmedetomidina* produz sedação e analgesia com depressão respiratória mínima. Entretanto, ela não parece produzir amnésia confiável, e podem ser necessários agentes adicionais.

Analgésicos

Os analgésicos são normalmente administrados com os anestésicos gerais para reduzir a necessidade do anestésico e minimizar as alterações hemodinâmicas produzidas pelos estímulos dolorosos. Os AINE, os inibidores da ciclogigenase 2 e o paracetamol (ver Cap. 42) algumas vezes proporcionam analgesia adequada para procedimentos cirúrgicos de menor porte. Entretanto, os opioides são os principais analgésicos usados durante o período perioperatório, devido à analgesia rápida e profunda que produzem. Os principais opioides parenterais usados no período perioperatório são a *fentanila*, a *sufentanila*, a *alfentanila*, a *remifentanila*, a *meperidina*, a *hidromorfona* e a *morfina*. A atividade analgésica primária de cada um desses fármacos é produzida pela sua atividade agonista nos receptores opioides μ (ver Cap. 23).

A escolha de um opioide para o período perioperatório fundamenta-se principalmente na duração da ação, dado que, em doses apropriadas, todos produzem analgesia e efeitos colaterais similares. A *remifentanila* tem duração de ação ultracurta (< 10 min), acumula-se em quantidade mínima após doses repetidas e é particularmente adequada para procedimentos brevemente dolorosos. Doses únicas de *fentanila*, *sufentanila* e *alfentanila* apresentam durações de ação intermediárias semelhantes (40, 60 e 15 min, respectivamente), porém a recuperação após administração prolongada varia de modo considerável.

Todos os opioides aumentam com a mesma intensidade a frequência e a gravidade das náuseas, dos vômitos e dos pruridos que surgem após a recuperação anestésica. Um efeito colateral útil da *meperidina* é a sua capacidade de reduzir os calafrios, um problema comum durante a recuperação da anestesia; outros opioides não são tão eficazes contra os calafrios, talvez devido à menor atividade agonista no receptor κ. Finalmente, os opioides são frequentemente administrados por vias intratecal e peridural para o tratamento da dor aguda e crônica (ver Cap. 23). Os opioides neuroaxiais podem, com ou sem anestésicos locais, proporcionar profunda analgesia para muitos procedimentos cirúrgicos; entretanto, a depressão respiratória e o prurido geralmente restringem o seu uso a grandes cirurgias.

Agentes bloqueadores neuromusculares

Os aspectos práticos do uso de bloqueadores neuromusculares como adjuvantes anestésicos serão brevemente descritos aqui. A farmacologia detalhada dessa classe de fármacos é apresentada no Capítulo 13.

Os relaxantes musculares despolarizantes (p. ex., *suxametônio*) e não despolarizantes (p. ex., *vecurônio*) são frequentemente administrados durante a indução da anestesia, de modo a relaxar os músculos da mandíbula, do pescoço e das vias respiratórias, facilitando assim a laringoscopia e a intubação endotraqueal. Os barbitúricos precipitarão quando misturados aos relaxantes musculares e deve-se esperar que desapareçam do cateter intravenoso antes que o relaxante muscular seja infundido. A ação dos relaxantes musculares não despolarizantes é habitualmente antagonizada, quando a paralisia muscular não é mais desejada, com um inibidor da AChE, como *neostigmina* ou *edrofônio* (ver Cap. 12), em combinação com um antagonista do receptor muscarínico (p. ex., *glicopirrolato* ou *atropina*; ver Cap. 11), de modo a contrabalançar a ativação muscarínica resultante da inibição da esterase. O *sugamadex* é uma molécula modificada de gama ciclodextrina que se liga e encapsula especificamente *rocurônio* e *vecurônio*, resultando em uma rápida reversão do bloqueio neuromuscular induzido por esses fármacos (Ledowski, 2015).

Administração de anestésicos em populações especiais

Obesidade

A obesidade está associada a inúmeras alterações fisiológicas e antropométricas que afetam a farmacocinética dos fármacos anestésicos; especificamente, aumenta débito cardíaco, massa gorda e massa corporal magra. Os aumentos no tecido adiposo servem para elevar o volume aparente de distribuição no estado de equilíbrio, aumentando assim a sensibilidade ao contexto dos anestésicos após administração prolongada. A emergência da anestesia pode ser atrasada após a administração repetida do medicamento ou longos tempos de infusão.

No entanto, a distribuição inicial e a diluição do fármaco nos primeiros minutos de administração (ou seja, a cinética inicial) são afetadas pelo débito cardíaco e pelo fluxo sanguíneo regional. Uma vez que o débito cardíaco é distribuído preferencialmente para o tecido magro metabolicamente ativo, o peso corporal magro, e não o peso corporal total, deve ser usado para calcular as doses iniciais (Ingrande et al., 2011). De fato, elegantes modelos farmacocinéticos e fisiológicos demonstraram que ajustes de dose de *tiopental* com base no peso corporal magro ou com base no débito cardíaco resultam no mesmo pico de concentração plasmática (Wada et al., 1997).

O excesso de adiposidade associado à obesidade altera a farmacodinâmica dos anestésicos. Os pacientes obesos podem ser mais sensíveis à obstrução das vias aéreas superiores após a administração de sedativos e/ou opioides, especialmente devido à alta prevalência de apneia obstrutiva do sono e síndrome de hipoventilação por obesidade nessa população. As doses de sedativos e opioides devem ser proporcionalmente reduzidas quando esses fármacos são usados para sedação consciente. Deve-se ter extremo cuidado se essas classes de fármacos forem administradas concomitantemente devido ao sinergismo medicamentoso.

Idade avançada

Alterações fisiológicas associadas ao envelhecimento alteram a farmacocinética dos anestésicos em pacientes idosos. A idade avançada está associada à redução da massa corporal magra e ao aumento da gordura corporal, que afetam o volume de distribuição. O fluxo sanguíneo hepático e a massa hepática são reduzidos, diminuindo assim a depuração hepática e prejudicando o metabolismo do fármaco anestésico. A função renal pode ser prejudicada, reduzindo a eliminação do fármaco. O metabolismo reduzido do fármaco associado à eliminação atenuada do fármaco significa que a dose deve ser reduzida e a readministração do fármaco deve ser feita com menos frequência nessa população.

Há uma diminuição do débito cardíaco associado ao envelhecimento. Isso reduz a distribuição do fármaco e a depuração dos anestésicos. As alterações relacionadas à idade na função cardiovascular aumentam o risco cardiodepressivo associado aos anestésicos nessa população. A redução do débito cardíaco pode retardar o início da ação da maioria dos agentes anestésicos e também pode reduzir a distribuição periférica do fármaco com menor volume aparente de distribuição.

Além dessas alterações farmacocinéticas, a farmacodinâmica dos anestésicos é alterada em idosos. Os idosos são mais sensíveis aos efeitos sedativo-hipnóticos dos benzodiazepínicos e agentes de indução intravenosa (Vuyk, 2003). Um único estudo mostrou que as doses de indução de *propofol* podem ser até 44% menores em pacientes idosos, em comparação com os mais jovens (Peacock et al., 1992). Portanto, as doses de anestésicos podem precisar ser reduzidas em idosos.

Pacientes pediátricos

Alterações na composição corporal afetam a farmacocinética dos anestésicos em pacientes pediátricos. Em geral, neonatos e lactentes apresentam maior quantidade de tecido adiposo e água extracelular em comparação com crianças de idades mais avançadas. Portanto, os volumes aparentes de distribuição de fármacos lipofílicos e fármacos hidrofílicos em crianças são inversamente proporcionais à idade. Os níveis totais das proteínas albumina e alfa-1 glicoproteína ácida estão diminuídos em recém-nascidos. As frações livres de anestésicos são, portanto, maiores nessa população. A alta quantidade de fármaco livre e a maior proporção de fluxo sanguíneo encefálico em relação ao sistêmico podem aumentar a concentração de um determinado fármaco no SNC de neonatos, em comparação com crianças mais velhas (Ku e Smith, 2015). Após aproximadamente 1 ano de idade, as concentrações de albumina e alfa-1 glicoproteína ácida atingem níveis adultos.

Em comparação com adultos, lactentes e crianças têm um aumento do fluxo sanguíneo hepático, o que pode aumentar o metabolismo hepático. No entanto, o metabolismo e a eliminação dos fármacos são geralmente mais lentos em recém-nascidos devido à expressão imatura de CYP e redução da TFG. A expressão de CYP é menor no nascimento e aumenta com a idade. Da mesma forma, a TFG é mais baixa no nascimento e aumenta para os valores do adulto por volta dos 6 a 12 meses de idade. No entanto, a redução da depuração renal secundária à diminuição da TFG pode ser compensada devido à redução da ligação às proteínas e ao aumento da fração livre do fármaco.

Gases terapêuticos

Oxigênio

O oxigênio é essencial à vida. A hipoxia é uma condição potencialmente fatal, na qual o fornecimento de O_2 não é suficiente para atender às demandas metabólicas dos tecidos. A hipoxia pode resultar de alterações na perfusão tecidual, diminuição da tensão de O_2 no sangue ou redução da capacidade de transporte do O_2. Além disso, ela pode resultar da limitação do transporte de O_2 da microcirculação para as células ou de sua utilização reduzida no interior das células. Um fornecimento inadequado de O_2 leva à cessação do metabolismo aeróbico e da fosforilação oxidativa, à depleção dos compostos ricos em energia, à disfunção celular e à morte.

Oxigenação normal

O oxigênio constitui 21% do ar, que ao nível do mar está em uma pressão parcial de 21 kPa (158 mmHg). Embora a porcentagem de O_2 permaneça constante, independentemente da pressão atmosférica, a pressão parcial de O_2 (P_{O_2}) diminui com a pressão atmosférica mais baixa. A ascensão para grandes altitudes diminui a captação e o fornecimento de O_2 aos tecidos, enquanto os aumentos da pressão atmosférica (p. ex., terapia hiperbárica ou respiração profunda) elevam a P_{O_2} no ar inspirado e aumentam a captação do gás. À medida que o ar é liberado nas vias respiratórias distais e nos alvéolos, a P_{O_2} diminui devido à diluição com o CO_2 e o vapor d'água e com a captação para o sangue.

Em condições ideais, quando a ventilação e a perfusão estão bem equilibradas, a P_{O_2} alveolar oscila em torno de 14,6 kPa (110 mmHg). As pressões parciais alveolares correspondentes da água e do CO_2 são, respectivamente, de 6,2 kPa (47 mmHg) e 5,3 kPa (40 mmHg). Em condições normais, há equilíbrio absoluto entre os gases alveolares e o sangue capilar pulmonar, e a P_{O_2} do sangue capilar distal geralmente reflete uma fração de um kPa da pressão alveolar. Entretanto, a P_{O_2} do sangue arterial é reduzida ainda mais pela mistura venosa (*shunt*), ou seja, pelo acréscimo do sangue venoso misto proveniente das artérias pulmonares, que tem P_{O_2} em torno de 5,3 kPa (40 mmHg). Em conjunto, a barreira de difusão, os desequilíbrios de ventilação-perfusão e a fração de *shunt* constituem as principais causas do gradiente alveoloarterial de O_2, que normalmente é de 1,3 a 1,6 kPa (10-12 mmHg) quando o indivíduo respira ar ambiente e de 4,0 a 6,6 kPa (30-50 mmHg) quando inspira O_2 a 100%. O O_2 é liberado para os leitos capilares teciduais pela circulação e, para deixar o sangue e entrar nas células, também segue um gradiente de pressão. Normalmente, a extração tecidual de O_2 reduz a P_{O_2} do sangue venoso em um valor adicional de 7,3 kPa (55 mmHg). Embora a P_{O_2} no local de utilização celular do O_2 – as mitocôndrias – não seja conhecida, a fosforilação oxidativa pode continuar em uma P_{O_2} de apenas alguns milímetros de mercúrio.

No sangue, o O_2 é transportado principalmente em combinação química com a Hb, embora se encontre dissolvido em solução em uma fração diminuta. A quantidade de O_2 ligada à Hb depende da P_{O_2}, conforme está ilustrado pela curva sigmóidea de dissociação da oxi-hemoglobina (Fig. 24-6). A saturação da Hb com O_2 é de cerca de 98% quando um indivíduo respira ar ambiente em condições normais; quando totalmente saturada, liga-se a 1,3 mL de O_2 por grama. A inclinação abrupta dessa curva com a redução progressiva da P_{O_2} facilita a liberação do O_2 ligado à Hb para os tecidos e a recombinação quando o sangue venoso misto chega aos pulmões. O desvio da curva para a direita com a elevação da temperatura, o aumento da P_{CO_2} e a redução do pH, como se observa nos tecidos metabolicamente ativos, reduz a saturação de O_2 com a mesma P_{O_2} e, desse modo, fornece quantidades adicionais de O_2 onde e quando ele é mais necessário. Entretanto, o achatamento da curva com valores mais altos de P_{O_2} indica que a elevação da P_{O_2} do sangue por meio da inspiração de misturas enriquecidas com O_2 pode aumentar o O_2 transportado pela Hb apenas em quantidades mínimas. Devido à baixa solubilidade do O_2 (0,226 mL/L por kPa ou 0,03 mL/L por mmHg a 37 °C), a inspiração de O_2 a 100% pode aumentar a quantidade dissolvida no sangue em apenas 15 mL/L, isto é, menos de um terço das demandas metabólicas normais. Entretanto, se a P_{O_2} for aumentada para 3 atm (304 kPa) em uma câmara hiperbárica, a quantidade de O_2 dissolvida é suficiente para atender às demandas metabólicas normais, mesmo na ausência da Hb (Tab. 24-4).

Privação de oxigênio

Em geral, o termo *hipoxemia* é utilizado para caracterizar a impossibilidade de o sistema respiratório oxigenar o sangue arterial. Classicamente, existem cinco causas de hipoxemia:

- FI_{O_2} baixa
- Hipoventilação
- Desequilíbrio entre ventilação e perfusão
- *Shunt* ou mistura venosa
- Aumento da barreira de difusão

O termo *hipoxia* refere-se a uma oxigenação insuficiente dos tecidos. Além da incapacidade de o sistema respiratório oxigenar o sangue

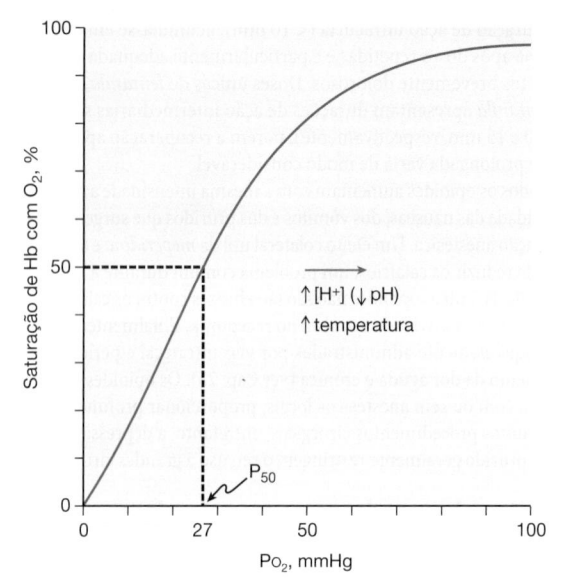

Figura 24-6 *Curva de dissociação da oxi-hemoglobina no sangue total.* A figura mostra a relação entre a P_{O_2} e a saturação de Hb. Está indicada a P_{50} ou P_{O_2} que resulta em 50% de saturação. Um aumento da temperatura ou uma redução do pH (como se observa nos músculos em atividade) desvia essa relação para a direita, reduzindo a saturação da Hb com a mesma P_{O_2} e facilitando assim o fornecimento do O_2 aos tecidos.

adequadamente, alguns fatores adicionais podem contribuir para a hipoxia tecidual. Esses fatores podem ser divididos em fornecimento do O_2 e utilização do O_2. O fornecimento diminui globalmente quando o DC é reduzido, ou localmente quando o fluxo sanguíneo regional está diminuído, como se observa na obstrução vascular (p. ex., estenose, trombose ou obstrução da microcirculação) ou na elevação da pressão distal (p. ex., síndrome compartimentar, estase venosa ou hipertensão venosa). A redução da capacidade de transporte de O_2 do sangue também irá reduzir o fornecimento desse gás, conforme observado na anemia, na intoxicação por monóxido de carbono ou na hemoglobinopatia. Por fim, pode ocorrer hipoxia quando o transporte de O_2 dos capilares para os tecidos está dificultado (edema) ou a sua utilização pelas células está reduzida (intoxicação por CN^-).

Efeitos da hipoxia

Efeitos celulares e metabólicos Em nível molecular, a hipoxia não letal produz uma acentuada alteração na expressão gênica, medida, em parte, pelo fator induzível por hipoxia 1α (Guimarães-Camboa et al., 2015).

Quando a P_{O_2} mitocondrial diminui a menos de cerca de 0,13 kPa (1 mmHg), o metabolismo aeróbico cessa, e as reações glicolíticas anaeróbicas menos eficientes tornam-se responsáveis pela geração de energia para as células. Os produtos finais do metabolismo anaeróbico, como o ácido láctico, são liberados na circulação em quantidades significativas. As bombas iônicas dependentes de energia ficam mais lentas e os gradientes iônicos transmembrana desaparecem. As concentrações intracelulares de Na^+, Ca^{2+} e H^+ aumentam e, por fim, levam à morte celular. O intervalo decorrido até esse instante depende das demandas metabólicas relativas, da capacidade de armazenamento do oxigênio e da capacidade anaeróbica de cada órgão. Paradoxalmente, a recuperação da perfusão e da oxigenação antes que haja morte celular por hipoxia pode resultar em uma forma acelerada de lesão celular (síndrome da isquemia-reperfusão), que parece ser atribuída ao aumento da formação de radicais livres de oxigênio altamente reativos.

Sobrevida das células e dos órgãos Por fim, a hipoxia leva à cessação do metabolismo aeróbico, ao esgotamento das reservas intracelulares de compostos ricos em energia, à disfunção celular e à morte. O intervalo decorrido até a morte celular depende das demandas metabólicas relativas de cada tecido, das reservas de O_2 e energia e da capacidade anaeróbica. Os tempos de sobrevida (intervalo decorrido entre o

TABELA 24-4 ■ TRANSPORTE DE OXIGÊNIO NO SANGUE[a]

Po_2 ARTERIAL kPa (mmHg)	CONCENTRAÇÃO DE O_2 ARTERIAL (mL de O_2/L)			Po_2 NO SANGUE VENOSO MISTO kPa (mmHg)	CONCENTRAÇÃO DE O_2 NO SANGUE VENOSO MISTO (mL de O_2/L)			EXEMPLOS
	DISSOLVIDO	LIGADO À Hb	TOTAL		DISSOLVIDO	LIGADO À Hb	TOTAL	
4,0 (30)	0,9	109	109,9	2,7 (20)	0,6	59	59,6	Altitudes elevadas; insuficiência respiratória ao respirar ar ambiente
12,0 (90)	2,7	192	194,7	5,5 (41)	1,2	144	145,2	Indivíduos normais respirando ar ambiente
39,9 (300)	9,0	195	204	5,9 (44)	1,3	153	154,3	Indivíduos normais respirando O_2 a 50%
79,7 (600)	18	196	214	6,5 (49)	1,5	163	164,5	Indivíduos normais respirando O_2 a 100%
239 (1.800)	54	196	250	20,0 (150)	4,5	196	200,5	Indivíduos normais respirando O_2 hiperbárico

[a]Esta tabela ilustra o transporte do oxigênio no sangue em várias condições. À medida que a pressão do O_2 arterial aumenta, a quantidade de O_2 dissolvido aumenta em proporção direta à Po_2, mas a quantidade de oxigênio ligado à Hb chega ao nível máximo de 196 mL de O_2/L (saturação de 100% da Hb a 15 g/dL). Aumentos adicionais na concentração de O_2 exigem um aumento na quantidade de oxigênio dissolvido. Com a inalação de O_2 a 100%, o O_2 dissolvido ainda representa apenas uma fração pequena das necessidades totais. A oxigenoterapia hiperbárica é necessária para aumentar a quantidade de oxigênio dissolvido e atender a grande parte ou a todas as necessidades metabólicas. Observe que, durante a oxigenoterapia hiperbárica, a Hb do sangue venoso misto permanece totalmente saturada de O_2. Os valores apresentados nesta tabela são aproximados e estão baseados nos pressupostos de que a Hb seja de 15 g/dL, a extração de oxigênio corporal total seja de 50 mL de O_2/L, e o DC seja constante. Em presença de anemia grave, a Po_2 arterial permanece igual, mas a concentração arterial é menor; a extração de oxigênio não se altera, resultando em concentração e pressão de O_2 mais baixas no sangue venoso misto. Do mesmo modo, à medida que o DC diminui significativamente, a mesma extração de oxigênio ocorre com um volume menor de sangue e resulta em níveis mais baixos de concentração e pressão de O_2 no sangue venoso misto.

início da parada circulatória e a ocorrência de disfunção orgânica significativa) variam de 1 a 2 minutos no córtex cerebral até cerca de 5 minutos no coração e 10 minutos nos rins e no fígado, com possibilidade de certo grau de recuperação se for reiniciada a perfusão. Os tempos de recuperação (duração da hipoxia além da qual a recuperação não é mais possível) são cerca de 4 a 5 vezes maiores.

Efeitos sobre os sistemas de órgãos Os graus menos profundos de hipoxia produzem efeitos fisiológicos progressivos nos diversos sistemas de órgãos (Nunn, 2005).

Sistema respiratório A hipoxia estimula os barorreceptores das carótidas e da aorta a aumentarem a frequência e a profundidade das respirações. O volume-minuto quase duplica quando indivíduos normais inspiram gases com Po_2 de 6,6 kPa (50 mmHg). A dispneia nem sempre ocorre com a hipoxia simples, mas se evidencia quando o volume respiratório por minuto se aproxima da metade da capacidade respiratória máxima; isso pode ocorrer depois de esforços mínimos nos pacientes com capacidade respiratória máxima reduzida por doenças pulmonares. Em geral, há poucos sinais premonitórios antes da perda da consciência causada por hipoxia.

Sistema cardiovascular A hipoxia causa ativação reflexa do sistema nervoso simpático por mecanismos autonômicos e humorais e provoca taquicardia e elevação do DC. Entretanto, a resistência vascular periférica diminui principalmente por mecanismos de autorregulação local, cujo resultado final geralmente é a manutenção da pressão arterial, a menos que a hipoxia seja prolongada ou grave. Ao contrário da circulação sistêmica, a hipoxia causa vasoconstrição e hipertensão pulmonares, uma extensão da resposta vascular regional normal que equipara a perfusão à ventilação com o objetivo de otimizar a troca gasosa nos pulmões (vasoconstrição pulmonar hipóxica).

SNC O SNC tem menor capacidade de tolerar a hipoxia. Inicialmente, a hipoxia manifesta-se por diminuição da capacidade intelectual e comprometimento da capacidade de julgamento e psicomotora. Esse estado progride para confusão e agitação e, por fim, leva o paciente ao estupor, ao coma e à morte, à medida que a Po_2 arterial diminui abaixo de 4 a 5,3 kPa (30-40 mmHg). Em geral, as vítimas não tomam consciência dessa progressão.

Adaptação à hipoxia

A hipoxia prolongada causa alterações fisiológicas adaptativas, que foram estudadas mais detalhadamente nos indivíduos expostos às altitudes elevadas. Essas adaptações incluem o aumento da quantidade de alvéolos pulmonares, as elevações das concentrações da Hb no sangue e da mioglobina nos músculos e a redução da resposta ventilatória à hipoxia. A exposição breve às altitudes elevadas produz alterações adaptativas semelhantes. Entretanto, em indivíduos suscetíveis, a exposição súbita às altitudes elevadas pode causar o *mal agudo das montanhas*, uma síndrome que se caracteriza por cefaleia, náuseas, dispneia, distúrbios do sono e déficit de raciocínio com progressão para edemas pulmonar e cerebral. O mal das montanhas é tratado com repouso e analgésicos quando leve ou com administração de O_2 suplementar, descida a uma altitude mais baixa ou elevação da pressão ambiente quando mais grave. A *acetazolamida* (um inibidor da anidrase carbônica) e a *dexametasona* também podem ser eficazes. Em geral, essa síndrome pode ser evitada por ascensão lenta às altitudes elevadas, hidratação adequada, e uso profilático de *acetazolamida* e *dexametasona*.

Os exemplos de hipoxia "normal" são disseminados, e a fisiologia comparativa da tolerância à hipoxia fornece indícios sobre os mecanismos envolvidos. Alguns aspectos da fisiologia fetal e do recém-nascido são fortemente reminiscentes dos mecanismos de adaptação encontrados em animais tolerantes à hipoxia (Guimarães-Camboa et al., 2015; Mortola, 1999), incluindo desvios da curva de dissociação da oxi-hemoglobina (Hb fetal), reduções da taxa metabólica e da temperatura corporal (modo semelhante à hibernação), reduções da FC e redistribuição circulatória (como nos mamíferos mergulhadores) e redirecionamento da utilização da energia do crescimento para o metabolismo de manutenção. Essas adaptações provavelmente explicam a tolerância relativa do feto e do recém-nascido à hipoxia crônica (insuficiência uterina) e de curta duração.

Inalação de oxigênio

Efeitos fisiológicos A inalação de O_2 é usada principalmente para reverter ou evitar o desenvolvimento de hipoxia. Entretanto, quando o O_2 é inspirado em quantidades excessivas ou por períodos prolongados, podem ocorrer alterações fisiológicas secundárias e efeitos tóxicos.

Sistema respiratório A inalação de O_2 a 1 atm ou mais causa depressão respiratória leve nos indivíduos normais, possivelmente como consequência da supressão da atividade tônica dos quimiorreceptores. Entretanto, a ventilação geralmente aumenta depois de alguns minutos da sua inalação em virtude do aumento paradoxal da tensão do CO_2 nos tecidos. Esse aumento é causado pela elevação da concentração da oxi-hemoglobina no sangue venoso, que resulta na remoção menos eficiente do dióxido de carbono presente nos tecidos. A expansão dos alvéolos pouco ventilados é mantida, em parte, pelo conteúdo de nitrogênio do

RESUMO: Anestésicos gerais e gases terapêuticos (continuação)

Fármacos	Usos terapêuticos	Farmacologia clínica e dicas
Adjuvantes anestésicos • Aumento dos efeitos anestésicos da anestesia geral		
Agentes bloqueadores neuromusculares Atracúrio, vecurônio, etc. (não polarizantes, competitivos) Suxametônio (despolarizante)	• Relaxantes do músculo esquelético	• A ação dos relaxantes musculares não desporalizantes é habitualmente antagonizada, quando a paralisia muscular não é mais necessária, com um inibidor da AChE (p. ex., neostigmina ou edrofônio; ver Cap. 12), em combinação com um antagonista dos receptores muscarínicos
Agonistas α_2-adrenérgicos Dexmedetomidina	• Sedação em curto prazo (< 24 h) de adultos em estado crítico • Sedação antes e durante procedimentos cirúrgicos ou clínicos em pacientes não intubados	• Ativação do receptor α_{2A}-adrenérgico pela dexmedetomidina → sedação e analgesia • Efeitos adversos: hipotensão e bradicardia devido à liberação diminuída de catecolaminas no SNC; náusea e boca seca
AINE Paracetamol		• Os AINE e o paracetamol são usados para procedimentos cirúrgicos de menor porte para controle da dor pós-operatória
Analgésicos *Opioides* Fentanila, sufentanila, alfentanila, remifentanila, meperidina, morfina	• Para reduzir a necessidade anestésica e minimizar as alterações hemodinâmicas devido a estímulos dolorosos	• Os opioides são os principais analgésicos durante o período perioperatório; a escolha do opioide baseia-se na duração da ação (ver Cap. 23) • Com frequência, os opioides são administrados por via intratecal e peridural para tratamento da dor aguda e crônica
Benzodiazepínicos Midazolam, diazepam, lorazepam	• Usados como ansiolíticos, para amnésia, sedação pré-anestésica e sedação durante procedimentos que não exigem anestesia geral	• O midazolam é o mais utilizado, seguido, de longe, pelo diazepam e pelo lorazepam (ver Caps. 18 e 22)
Gases terapêuticos		
CO_2	• Insuflação durante procedimentos endoscópicos • Inundação do campo cirúrgico durante a cirurgia cardíaca • Ajustar o pH durante *bypass* cardiopulmonar	• O CO_2 é altamente solúvel, não combustível e mais denso do que o ar • ↑ P_{CO_2} → acidose respiratória • Efeitos sobre o sistema cardiovascular: combinação de efeitos diretos no SNC e simpáticos reflexos; efeito final: ↑ no DC, na FC e na PA
Hélio	• Provas de função pulmonar, tratamento da obstrução respiratória, cirurgia a laser das vias respiratórias • Como marcador em exames de imagem	• Misturas de He e O_2 reduzem o trabalho da respiração • Potencial como agente citoprotetor • Para mergulho em profundidade
Oxigênio	• Usado principalmente para reverter ou prevenir o desenvolvimento de hipoxia	• O_2 excessivo ↓ ventilação • A monitoração e a titulação são necessárias para evitar complicações e efeitos adversos • A FC e o débito cardíaco são ligeiramente ↓ quando se administra O_2 a 100% • Altos fluxos de O_2 seco podem ressecar e irritar as superfícies mucosas das vias respiratórias e dos olhos; deve-se usar O_2 umidificado na terapia prolongada (> 1 h) • A atmosfera enriquecida com O_2 representa um perigo de incêndio; tomar as devidas precauções
Óxido nítrico	• O NO inalado é usado para dilatar a vasculatura pulmonar na hipertensão pulmonar persistente do recém-nascido	• Molécula de sinalização celular; induz vasodilatação • Pode ocorrer toxicidade pulmonar com níveis > 50-100 ppm • Usar a menor concentração necessária de NO para efeito terapêutico • Monitorar os níveis sanguíneos de metemoglobina de modo intermitente durante a terapia inalatória
Sulfeto de hidrogênio	• Uso terapêutico potencial para proteção contra os efeitos da hipoxia	

Referências

Alkire MT, et al. Consciousness and anesthesia. *Science*, **2008**, *322*:876–880.

Bell RF, et al. Perioperative ketamine for acute postoperative pain. *Cochrane Database Syst Rev*, **2006**, *1*:CD004603.

Cooper CE. Nitric oxide and iron proteins. *Biochim Biophys Acta*, **1999**, *1411*:290–309.

Cotton M, Claing A. G protein-coupled receptors stimulation and the control of cell migration. *Cell Signal*, **2009**, *21*:1045–1053.

Drummond JC, et al. Brain surface protrusion during enflurane, halothane, and isoflurane anesthesia in cats. *Anesthesiology*, **1983**, *59*:288–293.

Eger EI II. New inhaled anesthetics. *Anesthesiology*, **1994**, *80*:906–922.

Eger EI II, et al. Nephrotoxicity of sevoflurane versus desflurane anesthesia in volunteers. *Anesth Analg*, **1997**, *84*:160–168.

Franks NP. Molecular targets underlying general anaesthesia. *Br J Pharmacol*, **2006**, *147*(suppl 1):S72–S81.

Franks NP. General anaesthesia: from molecular targets to neuronal pathways of sleep and arousal. *Nat Rev Neurosci*, **2008**, *9*:370–386.

Guarracino F. Cerebral monitoring during cardiovascular surgery. *Curr Opin Anaesthesiol*, **2008**, *21*:50–54.

Guimarães-Camboa N, et al. HIF1α represses cell stress pathways to allow proliferation of hypoxic fetal cardiomyocytes. *Dev Cell*, **2015**, *33*:507–521.

Ingrande J, et al. Lean body weight scalar for the anesthetic induction dose of propofol in morbidly obese subjects. *Anesth Analg*, **2011**, *113*:57–62.

Kam PC, Cardone D. Propofol infusion syndrome. *Anaesthesia*, **2007**, *62*:690–701.

Kamibayashi T, Maze M. Clinical uses of alpha2-adrenergic agonists. *Anesthesiology*, **2000**, *93*:1345–1349.

Kim JJ, et al. Shared structural mechanisms of general anesthetics and benzodiazepines. *Nature*, **2020**, *585*:303–308.

Ko H, et al. Nitrous oxide and perioperative outcomes. *J Anesthesia*, **2014**, *28*:420–428.

Ku LC, Smith PB. Dosing in neonates: special considerations in physiology and trial design. *Pediatr Res*, **2015**, *77*:2–9.

Ledowski T. Sugammadex: what do we know and what do we still need to know? A review of the recent (2013 to 2014) literature. *Anaesthes Intens Care*, **2015**, *43*:14–22.

Lefer DJ. A new gaseous signaling molecule emerges: cardioprotective role of hydrogen sulfide. *Proc Natl Acad Sci USA*, **2007**, *104*:17907–17908.

Mahmoud M, Mason KP. Recent advances in intravenous anesthesia and anesthetics. *F1000Res*, **2018**, F1000 Faculty Rev-470.

Mazze RI, et al. Inorganic fluoride nephrotoxicity: prolonged enflurane and halothane anesthesia in volunteers. *Anesthesiology*, **1977**, *46*:265–271.

Mortola JP. How newborn mammals cope with hypoxia. *Respir Physiol*, **1999**, *116*:95–103.

Nunn JF. Hypoxia. In: *Nunn's Applied Respiratory Physiology*. Butterworth-Heineman, Oxford, UK, **2005**, 327–334.

Peacock JE, et al. Infusion of propofol to identify smallest effective doses for induction of anaesthesia in young and elderly patients. *Br J Anaesth*, **1992**, *69*:363–367.

Rasmussen KG, et al. Serial infusions of low-dose ketamine for major depression. *J Psychopharmacol*, **2013**, *27*:444–450.

Sanders RD, Maze M. Alpha2-adrenoceptor agonists. *Curr Opin Invest Drugs*, **2007**, *8*:25–33.

Smit KF, et al. Noble gases as cardioprotectants—translatability and mechanism. *Br J Pharmacol*, **2015**, *172*:2062–2073.

Summary of the National Halothane Study. Possible association between halothane anesthesia and postoperative hepatic necrosis. *JAMA*, **1966**, *197*:775–788.

Thom SR. Oxidative stress is fundamental to hyperbaric oxygen therapy. *J Appl Physiol*, **2009**, *106*:988–995.

van den Heuvel I, et al. Pros and cons of etomidate—more discussion than evidence? *Curr Opin Anaesthesiol*, **2013**, *26*:404–408.

Vuyk J. Pharmacodynamics in the elderly. *Best Pract Res Clin Anaesthesiol*, **2003**, *17*:207–218.

Wada DR, et al. Computer simulation of the effects of alterations in blood flows and body composition on thiopental pharmacokinetics in humans. *Anesthesiology*, **1997**, *87*:884–899.

Capítulo 25

Anestésicos locais

William A. Catterall e Kenneth Mackie

HISTÓRIA

QUÍMICA E RELAÇÃO ESTRUTURA-ATIVIDADE

MECANISMO DE AÇÃO
- Local de ação celular
- A região do receptor do anestésico local nos canais de Na^+
- Dependência de frequência e voltagem
- Sensibilidade diferencial das fibras nervosas
- Efeito do pH
- Prolongamento da ação por vasoconstritores

EFEITOS INDESEJÁVEIS DOS ANESTÉSICOS LOCAIS
- SNC
- Sistema cardiovascular
- Músculo liso
- Junção neuromuscular e gânglios
- Hipersensibilidade

METABOLISMO

TOXICIDADE

ANESTÉSICOS LOCAIS E AGENTES RELACIONADOS
- Cocaína
- Lidocaína
- Bupivacaína
- Anestésicos locais próprios para injeção
- Agentes usados principalmente para anestesia das mucosas e da pele
- Anestésicos de baixa hidrossolubilidade
- Agentes para uso oftálmico
- Toxinas biológicas: tetrodotoxina e saxitoxina

USOS CLÍNICOS DOS ANESTÉSICOS LOCAIS
- Anestesia tópica
- Anestesia por infiltração
- Anestesia por bloqueio regional
- Anestesia por bloqueio nervoso
- Anestesia regional intravenosa (bloqueio de Bier)
- Anestesia espinal
- Anestesia peridural

Os anestésicos locais ligam-se reversivelmente a um local específico do receptor existente no poro dos canais de Na^+ nos nervos e bloqueiam o transporte dos íons por essa abertura. Quando aplicados localmente no tecido nervoso, em concentrações adequadas, eles podem atuar em qualquer parte do sistema nervoso e em qualquer tipo de fibra nervosa, bloqueando de maneira reversível os potenciais de ação responsáveis pela condução nervosa. Desse modo, em contato com um tronco nervoso, podem causar paralisia sensorial e motora na área inervada. Na maioria das aplicações clínicas, os seus efeitos em concentrações clinicamente significativas são reversíveis, com recuperação da função nervosa e nenhuma evidência de lesão das fibras ou das células nervosas.

HISTÓRIA

As propriedades anestésicas do primeiro AL – a *cocaína* – foram descobertas acidentalmente no final do século XIX. A *cocaína* está presente em grandes quantidades nas folhas do arbusto coca (*Erythroxylon coca*). Há séculos, os nativos dos Andes mastigavam um extrato alcalino dessas folhas por suas ações estimulantes e eufóricas. Quando, em 1860, Albert Niemann isolou a *cocaína*, ele experimentou seu composto recém-isolado, observou que causava dormência na língua e, assim, uma nova era começava. Sigmund Freud estudou as ações fisiológicas da *cocaína*, e Carl Koller introduziu essa substância na prática clínica em 1884 como anestésico tópico para cirurgia oftalmológica. Pouco depois, Halstead popularizou sua aplicação na infiltração e na anestesia por bloqueio da condução. Posteriormente, Einhorn e outros desenvolveram substitutos sintéticos na tentativa de evitar as qualidades tóxicas e viciantes da *cocaína*.

Química e relação estrutura-atividade

A *cocaína* é um éster do ácido benzoico e do álcool complexo 2-carbometóxi, 3-hidroxitropano (Fig. 25-1). Em vista da sua toxicidade e das suas propriedades aditivas (ver Cap. 28), a busca por substitutos sintéticos da *cocaína* começou em 1892 com o trabalho de Einhorn et al., resultando na síntese da *procaína*, que se tornou o protótipo dos AL por quase meio século. Hoje, os agentes mais amplamente usados são a *lidocaína*, a *bupivacaína* e a *tetracaína*.

Os AL típicos contêm componentes hidrofílicos e hidrofóbicos, que são separados por uma ligação éster ou amida intermediária. Diversos compostos que possuem essa estrutura básica podem satisfazer as necessidades de uso como AL. Em geral, o grupo hidrofílico é uma amina terciária, mas também pode ser uma amina secundária; o componente hidrofóbico deve ser aromático. A natureza do grupo de ligação determina algumas das propriedades farmacológicas desses compostos. Por exemplo, as esterases plasmáticas hidrolisam rapidamente os AL com ligação éster.

A relação entre estrutura e atividade e as propriedades físico-químicas dos AL foram bem revisadas (Courtney e Strichartz, 1987). A hidrofobicidade aumenta tanto a potência quanto a duração da ação dos AL; a associação de fármacos nos locais hidrofóbicos aumenta o particionamento do fármaco em seus locais de ação e diminui a taxa de metabolismo pelas esterases do plasma e pelas enzimas hepáticas. Além disso, o local receptor desses fármacos nos canais de Na^+ parece ser hidrofóbico (ver "Mecanismo de ação"), e, por essa razão, a afinidade dos agentes anestésicos por seus receptores é maior com os compostos mais hidrofóbicos. A hidrofobicidade também aumenta os efeitos tóxicos, de modo que o índice terapêutico é menor com os fármacos mais hidrofóbicos.

O tamanho molecular influencia a taxa de dissociação dos AL de seus locais receptores. As moléculas menores de fármacos podem desprender-se mais facilmente dos seus receptores. Essa característica é importante nas células que disparam rapidamente, porque os AL se ligam

ACh: acetilcolina
AL: anestésicos locais
CYP: citocromo P450
DEA: Drug Enforcement Administration
EDTA: ácido etilenodiaminotetracético
IFM: isoleucina-fenilalanina-metionina
IFM: motivo Ile/Phe/Met (IFM) de inativação rápida
LCS: líquido cerebrospinal
NE: norepinefrina
NET: transportador de norepinefrina
TTX: tetrodotoxina

durante os potenciais de ação e se dissociam durante o período de repolarização da membrana. A ligação rápida dos AL durante os potenciais de ação causa a dependência de frequência e voltagem de suas ações.

Mecanismo de ação

Local de ação celular

Os AL atuam na membrana celular e impedem a geração e a condução dos impulsos nervosos. O bloqueio da condução pode ser demonstrado nos axônios gigantes da lula, dos quais o axoplasma foi removido.

Os AL bloqueiam a condução reduzindo ou impedindo o grande aumento transitório da permeabilidade das membranas excitáveis ao Na^+, que normalmente é produzido pela despolarização suave da membrana (ver Caps. 10, 13 e 16; Strichartz e Ritchie, 1987). Essa ação é decorrente de sua interação direta com os canais de Na^+ regulados por voltagem. À medida que a ação anestésica se desenvolve progressivamente no nervo, o limiar da excitabilidade elétrica aumenta gradativamente, a velocidade de elevação do potencial de ação declina, a condução dos impulsos fica mais lenta, e o fator de segurança da condução diminui. Essas alterações reduzem a probabilidade de propagação do potencial de ação, e, por fim, a condução nervosa é impedida.

Os AL podem se ligar a outras proteínas da membrana (Butterworth e Strichartz, 1990). Esses fármacos, em especial, podem bloquear os canais de K^+ (Strichartz e Ritchie, 1987). Entretanto, como a interação desses anestésicos com os canais de K^+ depende das concentrações mais altas do fármaco, o bloqueio da condução não é acompanhado de qualquer alteração significativa ou consistente no potencial da membrana em repouso.

Os análogos quaternários dos AL bloqueiam a condução quando são aplicados internamente nos axônios gigantes perfundidos da lula, mas são relativamente ineficazes quando aplicados externamente. Essas observações sugerem que o local no qual eles atuam, pelo menos em sua forma polar, esteja acessível apenas na superfície interna da membrana (Narahashi e Frazier, 1971; Strichartz e Ritchie, 1987). Desse modo, os AL aplicados externamente precisam primeiro atravessar a membrana, antes que possam exercer sua ação bloqueadora.

A região do receptor do anestésico local nos canais de Na^+

O principal mecanismo de ação desses fármacos envolve a sua interação com um sítio de ligação específico dentro do canal de Na^+ (Butterworth e Strichartz, 1990). Os canais de Na^+ do encéfalo de mamíferos consistem em complexos de proteínas transmembranas glicosiladas, com peso molecular agregado de mais de 300.000 Da; as subunidades específicas são designadas como α (260.000 Da) e $β_1$ a $β_4$ (33.000-38.000 Da). A grande subunidade α do canal de Na^+ contém quatro domínios homólogos (I-IV), e cada domínio consiste em seis segmentos transmembrana em conformação α-helicoidal (S1-S6; Fig. 25-2) e uma alça em poro adicional reentrante na membrana (P). O poro transmembrana seletivo ao Na^+ desse canal está localizado no centro de uma estrutura quase simétrica formada pelos quatro domínios homólogos. A dependência da voltagem para a abertura do canal reflete as alterações de conformação resultantes do movimento das "cargas reguladoras" dentro do módulo do sensor de voltagem do canal de Na^+ em resposta às alterações do potencial transmembrana. As cargas reguladoras estão localizadas nas hélices transmembrana S4, que são hidrofóbicas e apresentam carga positiva, contendo resíduos de arginina ou ocasionalmente de lisina em cada terceira posição. Acredita-se que essas moléculas se movam perpendicularmente ao plano da membrana sob a influência do potencial transmembrana, desencadeando uma série de mudanças de conformação em todos os quatro domínios, o que leva à abertura do canal (Fig. 25-2) (Catterall et al., 2000, 2020).

O poro transmembrana do canal de Na^+ é circundado por hélices transmembrana S5 e S6 e pelos segmentos curtos entre elas, que estão associados à membrana e formam a alça P. As moléculas de aminoácido desses segmentos curtos são os determinantes mais essenciais da condutância iônica e da seletividade do canal.

Após a sua abertura, o canal de Na^+ torna-se inativo em alguns milissegundos por causa do fechamento de uma comporta de inativação. Essa comporta é formada pela alça intracelular curta da proteína que conecta os domínios homólogos III e IV. Essa alça se dobra sobre a superfície intracelular do poro transmembrana durante o processo de inativação e se liga a uma comporta de inativação do "receptor", na superfície intracelular do poro.

As moléculas de aminoácidos importantes para a ligação dos AL estão presentes nos segmentos S6 dos domínios I, III e IV (Ragsdale et al.,

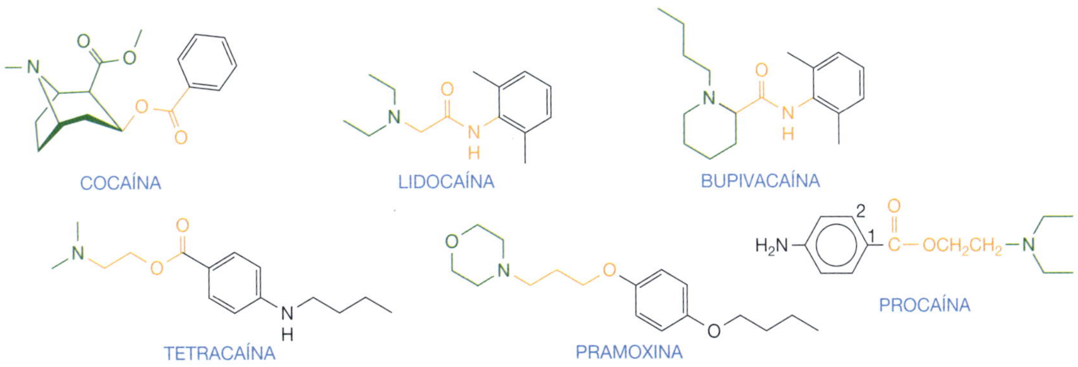

Figura 25-1 *Fórmulas estruturais de alguns anestésicos locais.* A maioria dos AL consiste em um componente hidrofóbico (aromático, em preto), uma região de ligação (em amarelo) e uma amina substituída (região hidrofílica, em verde). As estruturas da parte superior estão agrupadas por natureza da região de ligação. A *procaína* é o protótipo dos AL tipo éster; em geral, os ésteres são rapidamente hidrolisados pelas esterases plasmáticas, e isso contribui para a duração relativamente curta da ação dos fármacos desse grupo. A *lidocaína* é o protótipo dos AL do tipo amida; em geral, essas estruturas são mais resistentes à depuração e têm duração de ação mais longa. Existem algumas exceções, incluindo a *benzocaína* (pouco hidrossolúvel; usada apenas em aplicação tópica) e os compostos com uma ligação cetona, amidina ou éter. A *cloroprocaína* tem um átomo de cloro no C2 do anel aromático da *procaína*.

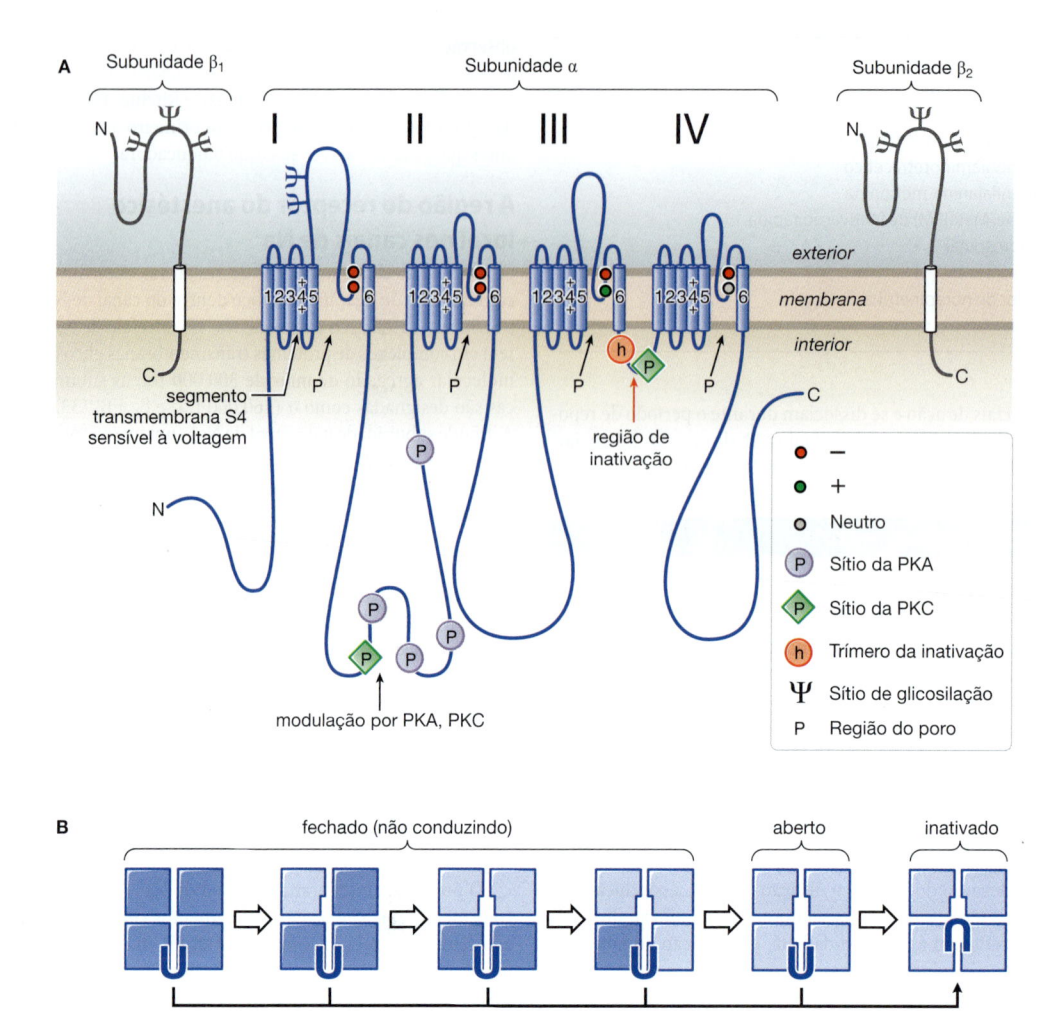

Figura 25-2 *Organização molecular e função dos canais de Na⁺ regulados por voltagem.* **A.** Representação bidimensional das subunidades α (ao centro), β₁ (à esquerda) e β₂ (à direita) do canal de Na⁺ regulado por voltagem do encéfalo de mamíferos. As cadeias polipeptídicas estão representadas por linhas contínuas de comprimentos aproximadamente proporcionais ao tamanho real de cada segmento da proteína do canal. Os cilindros representam as regiões das hélices α transmembrana. O símbolo ψ indica os locais de glicosilação *N*-ligados demonstrados. Observe a estrutura repetida dos quatro domínios homólogos (I-IV) da subunidade α. **Sensores de voltagem.** Os segmentos transmembrana S4 de cada domínio homólogo da subunidade α servem como sensores de voltagem. O símbolo + representa as moléculas dos aminoácidos com cargas positivas localizadas a cada três posições dentro desses segmentos. O campo elétrico (lado interno negativo) exerce uma força sobre essas moléculas de aminoácidos com cargas, puxando-as para o lado intracelular da membrana; a despolarização possibilita o seu movimento para fora, desencadeando uma mudança de conformação que abre o poro. **Poro.** Os segmentos transmembrana S5 e S6 e a alça curta associada à membrana existente entre eles (alça *P*) formam as paredes do poro no centro de um quadrado aproximadamente simétrico de quatro domínios homólogos (ver **B**). As moléculas de aminoácidos assinaladas por círculos na alça *P* são fundamentais à determinação da condutância e da seletividade iônica do canal de Na⁺ e da sua capacidade de se ligar à toxina bloqueadora de poros extracelular, a TTX, e à saxitoxina. **Inativação.** A alça intracelular curta, que conecta os domínios homólogos III e IV, serve como comporta de inativação rápida do canal de Na⁺. Acredita-se que ela se dobre na superfície intracelular do domínio do poro e oclua o poro alguns milissegundos após sua abertura. Três resíduos hidrofóbicos (IFM) na posição marcada por um **h** parecem funcionar como partícula de inativação, ligando-se à superfície intracelular do poro e ali se ligando a um receptor da comporta de inativação. **Modulação.** A regulação do canal de Na⁺ pode ser modulada pela fosforilação proteica. A fosforilação da comporta de inativação entre os domínios homólogos III e IV pela PKC retarda a inativação. A fosforilação dos locais da alça intracelular entre os domínios homólogos I e II pela PKC ou pela PKA reduz a ativação do canal de Na⁺. (Adaptada, com permissão, de Catterall WA. From ionic currents to molecular mechanisms: the structure and function of voltage-gated sodium channels. *Neuron*, **2000**, 26:13–25. Copyright © Elsevier.) **B.** Os quatro domínios homólogos da subunidade α do canal de Na⁺ estão ilustrados por um quadrado, como se estivessem sendo observados por baixo da membrana. A sequência das alterações de conformação que o canal de Na⁺ sofre durante a ativação e a inativação também está ilustrada. Com a despolarização, cada um dos quatro domínios homólogos passa sequencialmente por uma alteração de conformação a seu estado ativado. Depois que todos os quatro domínios tiverem sido ativados, o canal de Na⁺ pode abrir. Em um período de alguns milissegundos após a abertura, a comporta de inativação entre os domínios III e IV fecha-se na superfície intracelular do canal e se liga lá, impedindo a condutância iônica adicional (ver Catterall, 2000). PK_, proteína-cinase (p. ex., PKA, PKC).

1994; Yarov-Yarovoy et al., 2002). Os aminoácidos hidrofóbicos situados próximo ao centro dos segmentos S6 interagem diretamente com os AL ligados, localizando o sítio receptor do AL no centro do poro transmembrana do canal de Na⁺, com parte de sua estrutura formada pelos aminoácidos dos segmentos S6 dos domínios I, III e IV (Fig. 25-3A). Os canais de Na⁺ ancestrais nas bactérias compreendem quatro subunidades idênticas, cada uma semelhante a um dos quatro domínios da subunidade α do canal de Na⁺ de mamíferos e contendo um sensor de voltagem semelhante e um segmento de revestimento do poro. Em termos esquemáticos, um canal de Na⁺ dependente de voltagem é composto de um *vestíbulo* extracelular em forma de funil que alimenta íons sódio em um *filtro de seletividade* estreito, que se abre para uma grande *cavidade central* cheia de água que possui uma porta de saída intracelular (Fig. 25-3B). Do ponto de vista funcional, o canal pode existir em

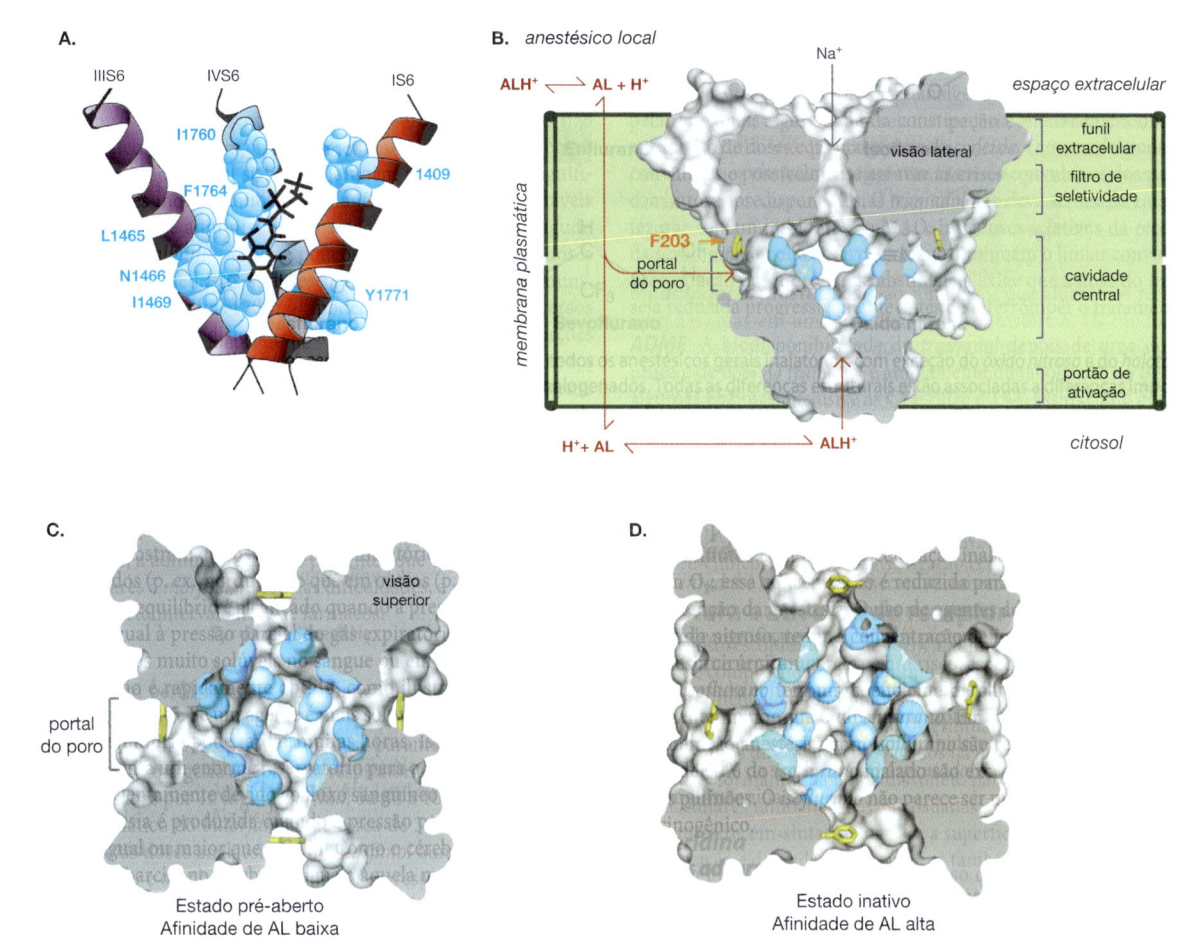

Figura 25-3 *Uma visão estrutural da interação de um AL com um canal de Na$^+$ dependente de voltagem.* **A.** Modelo funcional do local de ligação dos AL no receptor, com *etidocaína* ligada (bastões pretos), e resíduos de aminoácidos nos segmentos S6 que revestem os poros nos domínios I, III e IV (bolas azuis claras), cuja mutação causa perda do bloqueio do AL. **B.** Acesso e ligação dos AL. Os AL ligam-se ao centro da região do poro representada pelas esferas em azul-claro. Os AL existem nas formas polares e apolares em pH fisiológico, de acordo com a equação de Henderson-Hasselbalch (ver Fig. 2-3). As espécies apolares, AL, podem sofrer difusão através da membrana, interagindo possivelmente com a proteína do canal em seu trajeto. No interior da célula, o AL equilibra-se com H$^+$; a forma polar, ALH$^+$, liga-se no canal com maior afinidade do que a espécie apolar. A conformação de repouso/fechada do canal tem afinidade relativamente baixa para AL. A despolarização inicia uma mudança conformacional que abre a comporta de ativação intracelular, permitindo uma rápida internalização de sódio através do poro e um rápido acesso dos AL ao seu local de ligação no receptor, em uma conformação de alta afinidade. Assim, a estimulação de um nervo por um potencial de ação intensifica a ligação dos AL. Quando a estimulação é de baixa frequência, o AL tem tempo de se dissociar, e os canais retornam, então, a seu estado de repouso (baixa afinidade pelos AL). Com estimulação de alta frequência, como nos aferentes sensoriais nociceptivos próximos a uma ferida, não há tempo suficiente para a dissociação completa dos AL; em consequência, a fração de canais ligados por AL aumenta na presença continuada do anestésico, levando a um bloqueio cada vez maior da condução. **C.** Vista superior de um corte transversal do canal de Na$^+$ bacteriano Na$_V$Ab, destacando as posições dos resíduos de aminoácidos que se ligam aos AL em azul claro (Payandeh et al., 2011). Um portal ou fenestra na lateral do poro fornece uma rota lenta de acesso do fármaco a partir da membrana. **D.** Vista superior. O local de ligação do AL no receptor (azul claro) sofre uma alteração conformacional substancial no estado inativado, o que aumenta a ligação dos AL.

um ciclo de diversos estados, controlado pelos efeitos locais do potencial de membrana das cargas positivas nos segmentos transmembrana S4 dos domínios I-IV da proteína do canal, conforme mostrado na Figura 25-2A. Esses estados são os de *repouso/fechado, intermediário/fechado, aberto* e *inativado*. A estrutura tridimensional do canal de Na$^+$ ancestral (Payandeh et al., 2011) revelou a disposição de seus segmentos transmembrana e as posições dos resíduos de aminoácidos no sítio de ligação do anestésico local no poro, conforme representado por bolas azuis claras (Fig. 25-3C, D).

Recentemente, as estruturas completas dos canais de Na$^+$ de mamíferos foram determinadas em alta resolução por microscopia eletrônica criogênica, incluindo o canal de Na$^+$ do nervo periférico Na$_V$1.7 (Fig. 25-4). Essa estrutura revela os componentes funcionais do canal de Na$^+$ do nervo periférico em detalhes atômicos e mostra uma conservação da estrutura da região transmembrana central dos canais de Na$^+$ de bactérias a mamíferos (Payandeh et al., 2011; Shen et al., 2019).

Dependência de frequência e voltagem

O grau de bloqueio produzido por determinada concentração de AL depende da forma como o nervo tiver sido estimulado e do seu potencial de membrana em repouso. Desse modo, o nervo em repouso é muito menos sensível a um AL do que um que está sendo estimulado repetidamente; frequências mais altas de estimulação e potencial de membrana mais positivo produzem maior grau de bloqueio anestésico. Esses efeitos dos AL que dependem de frequência e voltagem ocorrem porque as moléculas desses anestésicos na forma polar têm acesso a seu sítio de ligação dentro do poro, principalmente quando o canal de Na$^+$ está aberto, e porque o AL liga-se mais firmemente ao estado inativado do canal de Na$^+$ e o estabiliza (Butterworth e Strichartz, 1990; Courtney e Strichartz, 1987; Hille, 1977). Notavelmente, a conformação do sítio receptor de AL modifica-se de modo considerável no estado inativado (Payandeh et al., 2012; Fig. 25-3D), revelando como pode ocorrer ligação preferencial aos canais de Na$^+$ inativados. A frequência e a

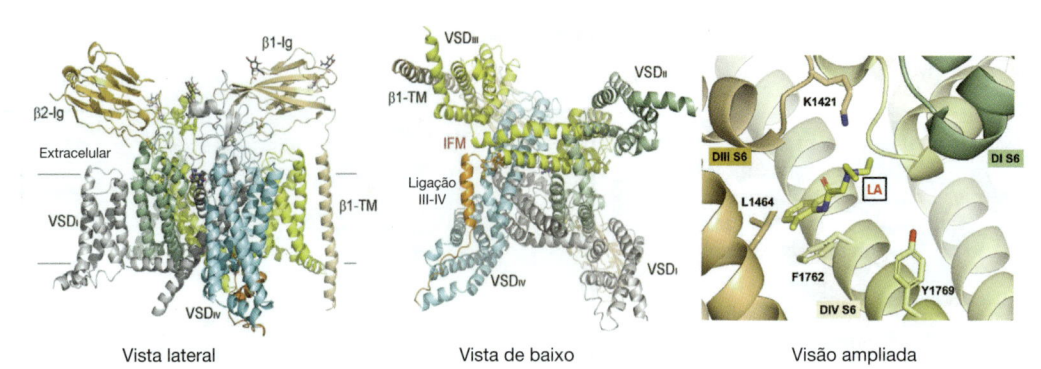

Figura 25-4 *Estrutura tridimensional de um canal de Na^+.* A estrutura tridimensional do canal de Na^+ do nervo sensorial $Na_V1.7$, determinada por microscopia eletrônica criogênica (Shen et al., 2019). **Painel esquerdo:** Esta vista lateral mostra a organização dos 24 segmentos transmembrana dos quatro domínios homólogos das subunidades α do canal de Na^+ (domínio I, cinza; domínio II, verde; domínio III, amarelo; domínio IV, azul) e as posições das ligações das subunidades β1 e β2 (β1, castanho claro; β2, castanho escuro). **Painel central:** Esta vista inferior destaca a ligação entre o domínio III-IV e o motivo IFM de bloqueio de poros da comporta de inativação rápida (castanho escuro). **Painel direito:** Esta visão aproximada é um modelo de *lidocaína* (AL) ligada ao seu local receptor no poro, com base nas estruturas de $Na_V1.7$ e $Na_V1.5$, o canal primário de Na^+ cardíaco (Jiang et al., 2020; Shen et al., 2019). A numeração dos aminoácidos é o do $Na_V1.5$. Em contraste com essa posição de ligação dos AL, as potentes neurotoxinas marinhas tetrodotoxina e saxitoxina se ligam no funil extracelular com alta afinidade ($K_d \sim 10^{-9}$ M) e bloqueiam o poro (Jiang et al., 2020; Shen et al., 2019). Vistas lateral e inferior: de Shen H, et al. Structures of human $Na_V1.7$ channel in complex with auxiliary subunits and animal toxins. *Science*, **2019**, *363*:1303-1308. Reproduzida, com permissão, da American Association for the Advancement of Science (AAAS). β2-Ig, domínio tipo imunoglobulina da subunidade beta-2; D# S6, domínio # (algarismos romanos I a IV) segmento transmembrana 6; IFM, motivo Ile/Phe/Met (IFM) de inativação rápida; VSD, domínio de detecção de tensão.

dependência da voltagem do anestésico local na inibição dos canais de Na^+ contribuem para a seletividade da ação do fármaco, já que os potenciais de ação disparados rapidamente, sinalizando dor intensa, são preferencialmente bloqueados em comparação com os potenciais de ação disparados mais lentamente, que comunicam outras informações sensoriais.

Os AL demonstram uma dependência de frequência e voltagem em diferentes graus, dependendo do seu valor de pK_a, da sua lipossolubilidade, do tamanho da molécula e da ligação ao canal em diferentes estados. Em geral, a dependência da frequência da ação dos AL está relacionada diretamente com a taxa de dissociação do sítio receptor no poro do canal de Na^+. Para que haja dissociação rápida dos fármacos, a frequência de estimulação deve ser alta, de modo que a ligação durante o potencial de ação exceda a taxa de dissociação entre dois potenciais de ação. A dissociação dos fármacos menores e mais hidrofóbicos é mais rápida, e, por essa razão, é necessária uma frequência mais elevada de estimulação para conseguir o bloqueio dependente dela. O bloqueio dependente de frequência dos canais iônicos também é importante para as ações dos agentes antiarrítmicos (ver Cap. 34).

Sensibilidade diferencial das fibras nervosas

Para a maioria dos pacientes, o tratamento com AL causa, em primeiro lugar, a supressão da sensação de dor, seguida de perda da sensação de temperatura, tosse, pressão profunda e, por fim, função motora (Tab. 25-1). Experiências clássicas com nervos intactos mostraram que a onda δ do potencial de ação composto, que representa as fibras mielinizadas de pequeno diâmetro e condução lenta, era reduzida mais rapidamente e com concentrações menores de cocaína do que a onda α, que representa as fibras de maior diâmetro e condução mais rápida (Gasser e Erlanger, 1929). Em geral, as fibras dos nervos autonômicos, as fibras C não mielinizadas pequenas (que transmitem sensações de dor) e as fibras Aδ mielinizadas pequenas (que transmitem sensações de dor e temperatura) são bloqueadas antes das fibras Aγ, Aβ e Aα mielinizadas e de maior calibre (que transmitem as informações de postura, sensibilidade tátil, pressão e estímulos motores) (Raymond e Gissen, 1987). *As velocidades diferenciais dos bloqueios demonstrados pelas fibras que transmitem os diversos tipos de sensação têm importância prática significativa no uso dos AL.*

Os mecanismos exatos responsáveis por essa especificidade aparente da ação dos AL nas fibras que transmitem a dor não são completamente

TABELA 25-1 ■ SUSCETIBILIDADE DOS TIPOS DE NERVOS AOS ANESTÉSICOS LOCAIS

CLASSIFICAÇÃO	LOCALIZAÇÃO ANATÔMICA	MIELINA	DIÂMETRO (μm)	VELOCIDADE DE CONDUÇÃO (m/s)	FUNÇÃO	SENSIBILIDADE CLÍNICA AO BLOQUEIO
Fibras A						
Aα	Aferente e eferente dos músculos e das articulações	Sim	6-22	10-85	Motora e proprioceptiva	+
Aβ						++
Aγ	Eferente aos fusos musculares	Sim	3-6	15-35	Tônus muscular	++
Aδ	Raízes sensoriais e nervos periféricos aferentes	Sim	1-4	5-25	Dor, temperatura e sensibilidade tátil	+++
Fibras B	Simpática pré-ganglionar	Sim	< 3	3-15	Vasomotora, visceromotora, sudomotora e pilomotora	++++
Fibras C						
Simpáticas	Simpática pós-ganglionar	Não	0,3-1,3	0,7-1,3	Vasomotora, visceromotora, sudomotora e pilomotora	++++
Raiz dorsal	Raízes sensoriais e nervos periféricos aferentes	Não	0,4-1,2	0,1-2	Dor, temperatura e sensibilidade tátil	++++

Fonte: Adaptada, com permissão, de Carpenter RL, Mackey DC. Local anesthetics. In: Barash PG, Cullen BF, Stoelting RK, eds. *Clinical Anesthesia*. 2nd ed. Lippincott, Philadelphia, **1992**, 509–541. http://lww.com.

conhecidos, mas há vários fatores que podem contribuir para isso. Embora a sensibilidade ao bloqueio anestésico local aumente com a diminuição do tamanho da fibra, consistente com a alta sensibilidade para sensação de dor mediada por fibras pequenas (Gasser e Erlanger, 1929), nenhuma correlação clara da dependência da concentração do bloqueio anestésico local com o diâmetro da fibra é observada quando a orientação das fibras nervosas permite a medição direta dos potenciais de ação (Fink e Cairns, 1984; Franz e Perry, 1974; Huang et al., 1997). Por essa razão, é improvável que o diâmetro da fibra por si só determine a sensibilidade ao bloqueio pelos AL em condições de equilíbrio estável. Contudo, o espaçamento entre os nós de Ranvier aumenta com o diâmetro das fibras nervosas. Como um número fixo de nós precisa ser bloqueado para impedir a condução, as fibras pequenas com nós de Ranvier pouco espaçados podem ser bloqueadas mais rapidamente durante o tratamento dos nervos intactos, visto que o AL alcança mais rapidamente uma extensão crítica do nervo. As diferenças nas barreiras teciduais e na localização das fibras C e Aδ mais finas nos nervos também podem influenciar a velocidade de ação dos AL. Diferentes combinações de subtipos de canais de Na^+ também são expressas nessas fibras nervosas, porém todos esses canais apresentam afinidade semelhante para bloqueio pelos AL.

Efeito do pH

Como aminas não protonadas, os AL tendem a ser apenas ligeiramente solúveis. Por essa razão, eles em geral são comercializados sob a forma de sais hidrossolúveis, geralmente cloridratos. Como os AL são bases fracas (os valores típicos de pK_a variam de 8-9), seus sais de cloridrato são ligeiramente ácidos. Essa propriedade aumenta a estabilidade dos AL do tipo éster e das catecolaminas acrescentadas como vasoconstritores. Nas condições habituais de administração, o pH da solução do AL entra rapidamente em equilíbrio com o pH dos líquidos extracelulares.

Ainda que as preparações não protonadas dos AL sejam necessárias à difusão pelas membranas celulares, suas formas catiônicas interagem preferencialmente com os canais de Na^+. Os resultados das experiências realizadas com fibras não mielinizadas de mamíferos anestesiados confirmaram essa conclusão (Ritchie e Greengard, 1966). Nessas experiências, foi possível bloquear ou desbloquear a condução simplesmente com ajustes do pH do meio de irrigação para 7,2 ou 9,6, respectivamente, sem alterar a quantidade do anestésico presente. A principal função da forma catiônica também foi demonstrada por Narahashi e Frazier, que perfundiram as superfícies extracelular e axoplasmática do axônio gigante da lula com AL de aminas terciárias e quaternárias e verificaram que as aminas quaternárias eram ativas apenas quando perfundidas dentro das células (Narahashi e Frazier, 1971). Entretanto, as preparações moleculares não protonadas também demonstram atividade anestésica (Butterworth e Strichartz, 1990).

Prolongamento da ação por vasoconstritores

A duração da ação do AL é proporcional ao tempo de contato com o nervo. Por essa razão, as manobras usadas para conservar o fármaco no nervo prolongam a duração da anestesia. Por exemplo, a *cocaína* inibe os transportadores de catecolaminas da membrana neuronal, potencializando, dessa forma, o efeito da NE nos receptores α-adrenérgicos dos vasos sanguíneos; isso causa vasoconstrição e diminui a absorção da cocaína nos leitos vasculares em que predominam os efeitos α-adrenérgicos (ver Caps. 10 e 14). Na prática clínica, um agente vasoconstritor, geralmente *epinefrina*, é normalmente acrescentado aos AL. O vasoconstritor desempenha dupla função. Ao reduzir a taxa de absorção, ele mantém o anestésico no local desejado e permite que a sua eliminação acompanhe o ritmo de sua entrada na circulação sistêmica, com consequente redução dos efeitos sistêmicos. Entretanto, é importante assinalar que a *epinefrina* dilata os leitos vasculares do músculo esquelético por meio de ações nos receptores $β_2$-adrenérgicos e, portanto, tem o potencial de aumentar a toxicidade sistêmica do anestésico depositado no tecido muscular.

Parte do agente vasoconstritor pode ser absorvida para a circulação sistêmica, algumas vezes em quantidades suficientes para causar reações adversas (ver na próxima seção). Outros efeitos potenciais da anestesia local são retardo da cicatrização das feridas, edema dos tecidos e necrose. Em parte, esses efeitos parecem ocorrer porque as aminas simpaticomiméticas aumentam o consumo de O_2 nos tecidos; em combinação com a vasoconstrição, isso causa hipoxia e lesão tecidual local. Por esse motivo, deve-se evitar o uso de vasoconstritores nas preparações de AL para regiões anatômicas com circulação colateral limitada.

Efeitos indesejáveis dos anestésicos locais

Além de bloquear a condução nos axônios do sistema nervoso periférico, os AL interferem nas funções de todos os órgãos nos quais há transmissão ou condução de impulsos. Consequentemente, esses agentes afetam o SNC, os gânglios autonômicos, as funções neuromusculares e todos os tipos de músculos (para uma revisão, ver Covino, 1987; Garfield e Gugino, 1987; Gintant e Hoffman, 1987). O risco acarretado por essas reações adversas é proporcional à sua concentração atingida na circulação. Em geral, para os AL com centros quirais, o enantiômero *S* é menos tóxico do que o enantiômero *R* (McClure, 1996).

SNC

Depois da absorção, os AL podem causar estimulação do SNC evidenciada por inquietude e tremor, que pode progredir para convulsões clônicas. Em geral, quanto mais potente for o anestésico, menor o intervalo necessário à iniciação das convulsões. Desse modo, as alterações da atividade do SNC são previsíveis com base no agente AL usado e na concentração sanguínea atingida. A estimulação central é seguida de depressão, e o óbito geralmente é causado por insuficiência respiratória.

A estimulação aparente e a depressão subsequente produzidas por sua aplicação no SNC provavelmente se devem apenas à depressão da atividade neuronal; a depressão seletiva dos neurônios inibitórios parece explicar a fase de excitação observada *in vivo*. A administração sistêmica rápida dos AL pode levar à morte com sinais apenas transitórios de estimulação do SNC ou sem qualquer indício disso. Nessas condições, a concentração do fármaco provavelmente aumenta tão rapidamente que todos os neurônios são deprimidos ao mesmo tempo. O controle das vias respiratórias, juntamente com o suporte ventilatório e circulatório, são medidas essenciais ao tratamento do estágio avançado de intoxicação. Os benzodiazepínicos intravenosos constituem os fármacos de escolha para a profilaxia e a interrupção das convulsões. Nem o *propofol* nem os barbitúricos de ação rápida são preferidos, visto que ambos têm maior tendência a provocar depressão cardiovascular do que um benzodiazepínico (ver Cap. 20).

Embora a queixa mais comum resultante das ações dos AL no SNC seja a sonolência, a *lidocaína* pode causar disforia ou euforia e abalos musculares. Além disso, a *lidocaína* pode provocar perda da consciência, que é precedida apenas por sintomas de sedação (Covino, 1987). Embora outros AL também produzam este efeito, a *cocaína* atua de forma exuberante no humor e no comportamento. Esses efeitos da *cocaína* e seu uso abusivo são analisados no Capítulo 28.

Sistema cardiovascular

Após absorção sistêmica, os AL atuam no sistema cardiovascular. O local principal de ação é o miocárdio, no qual se observam reduções da excitabilidade elétrica, da velocidade de condução e da força de contração. Além disso, a maioria dos AL causa dilatação arteriolar. Em geral, os efeitos cardiovasculares adversos são observados apenas com concentrações sistêmicas altas e quando os sintomas no SNC ficam evidentes. Entretanto, em raros casos, doses menores de alguns AL causam colapso cardiovascular e morte, provavelmente decorrentes da ação no marca-passo ou do início súbito de fibrilação ventricular. A taquicardia e a fibrilação ventriculares são consequências relativamente raras dos AL, exceto da *bupivacaína*. Os efeitos antiarrítmicos dos AL, como a *lidocaína* e a *procainamida*, são discutidos no Capítulo 34. Por fim, vale ressaltar que os efeitos cardiovasculares adversos dos AL podem ser causados por sua administração intravascular acidental, especialmente se a *epinefrina* também estiver presente.

Músculo liso

Os AL deprimem as contrações do intestino intacto e dos segmentos intestinais isolados (Zipf e Dittmann, 1971). Além disso, esses fármacos relaxam a musculatura lisa dos brônquios e dos vasos sanguíneos, embora as concentrações baixas possam inicialmente causar vasoconstrição (Covino, 1987). As anestesias espinal e peridural, assim como a instilação dos AL na cavidade peritoneal, causam paralisia do sistema nervoso simpático, e isso pode aumentar o tônus da musculatura gastrintestinal (descrita na seção "Usos clínicos"). Os AL podem aumentar o tônus em repouso e reduzir as contrações do músculo uterino humano isolado; contudo, apenas em casos raros as contrações uterinas são deprimidas diretamente durante a anestesia regional do parto.

Junção neuromuscular e gânglios

Os AL também interferem na transmissão na junção neuromuscular. Em concentrações nas quais o músculo normalmente responde à estimulação elétrica direta, a *procaína* pode bloquear a resposta do músculo esquelético a descargas máximas dos nervos motores e à ACh. Ocorrem efeitos semelhantes nos gânglios autonômicos. Esses efeitos são atribuídos ao bloqueio dos receptores nicotínicos de ACh em virtude das altas concentrações dos AL (Charnet et al., 1990; Neher e Steinbach, 1978).

Hipersensibilidade

Alguns poucos indivíduos são hipersensíveis aos AL. Essa reação pode evidenciar-se por dermatite alérgica ou uma crise típica de asma (Covino, 1987). É importante estabelecer a diferença entre as reações alérgicas associadas aos efeitos adversos tóxicos e os efeitos dos vasoconstritores administrados simultaneamente. A hipersensibilidade parece ocorrer com frequência maior com os AL do tipo éster e geralmente também ocorre com os compostos com estruturas químicas semelhantes. Por exemplo, os indivíduos hipersensíveis à *procaína* também podem reagir aos compostos estruturalmente semelhantes (p. ex., *tetracaína*), devido a uma reação ao metabólito comum. Embora as respostas alérgicas aos anestésicos do tipo amida sejam raras, as soluções desses fármacos podem conter conservantes, como o metilparabeno, que é capaz de provocar reações alérgicas (Covino, 1987). As preparações dos AL contendo um vasoconstritor também podem provocar reações alérgicas atribuídas ao sulfito acrescentado como antioxidante à catecolamina ou ao vasoconstritor.

Metabolismo

Os AL do tipo éster (p. ex., *tetracaína*) são hidrolisados e inativados principalmente por uma esterase plasmática, provavelmente a colinesterase plasmática. O fígado também participa da hidrólise dos AL. Como o LCS contém pouca ou nenhuma esterase, a anestesia produzida pela injeção intratecal de um anestésico persistirá até que o fármaco tenha sido absorvido na circulação. Os AL ligados a um grupo amida geralmente são decompostos pelas CYP hepáticas, cujas reações iniciais envolvem a *N*-desalquilação seguida de hidrólise (Arthur, 1987). Contudo, no caso da *prilocaína*, a primeira reação é hidrolítica com formação de metabólitos *o*-toluidínicos, que podem causar metemoglobinemia. O uso indiscriminado dos AL ligados a um grupo amida em pacientes com doença hepática grave impõe cautela.

Toxicidade

O destino metabólico dos AL tem grande importância prática, visto que seus efeitos tóxicos podem resultar de um desequilíbrio entre suas partes de absorção e de eliminação. A taxa de absorção de muitos AL na circulação sistêmica pode ser consideravelmente reduzida pela incorporação de um agente vasoconstritor à solução anestésica. Entretanto, a taxa de degradação dos AL varia significativamente, e esse é um fator importante para determinar a segurança do agente anestésico específico. Como a toxicidade está relacionada com a concentração do fármaco livre, a ligação do anestésico às proteínas no soro e aos tecidos reduz a sua toxicidade. Por exemplo, na anestesia regional intravenosa de um membro, cerca da metade da dose original do anestésico ainda está ligada aos tecidos 30 minutos após a restauração do fluxo sanguíneo normal (Arthur, 1987). A reversão dos efeitos da toxicidade sistêmica dos AL é um desafio clínico. Uma abordagem em desenvolvimento é promissora e incomum: trata-se da terapia com emulsão lipídica intravenosa (Weinberg, 2012). Ainda não ficou bem esclarecido se os lipídeos simplesmente proporcionam um meio favorável de micelas no qual os fármacos lipofílicos podem se distribuir, ou se o efeito envolve vias bioquímicas mais complexas (Ok et al., 2018).

A ligação plasmática serve para moderar os níveis sanguíneos de AL. Os AL com ligação amida ligam-se extensamente (55-95%) às proteínas plasmáticas, particularmente à glicoproteína α_1-ácida. Muitos fatores aumentam (p. ex., câncer, cirurgia, traumatismo, infarto do miocárdio, tabagismo e uremia) ou diminuem (p. ex., anticoncepcionais orais) o nível dessa glicoproteína e, dessa forma, alteram a quantidade de anestésico apresentado ao fígado para metabolismo, afetando, assim, sua toxicidade sistêmica. Também pode haver alterações da ligação proteica dos AL associadas ao envelhecimento. Os recém-nascidos apresentam deficiência relativa de proteínas plasmáticas que se ligam aos AL e, desse modo, são mais suscetíveis aos efeitos tóxicos. As proteínas plasmáticas não são o único determinante da disponibilidade desses anestésicos. A captação pelos pulmões também pode desempenhar um importante papel na distribuição dos AL com grupos amida. A redução do débito cardíaco retarda a liberação dos compostos amídicos ao fígado e, por essa razão, diminui seu metabolismo e prolonga suas meias-vidas plasmáticas.

Anestésicos locais e agentes relacionados

Cocaína

Química

A *cocaína* é um éster de ácido benzoico e metilecgonina e está presente em grandes quantidades nas folhas do arbusto coca. A ecgonina é uma base aminoalcoólica muito semelhante à tropina, o aminoálcool da *atropina*. Essa substância tem a mesma estrutura fundamental dos AL sintéticos (ver Fig. 25-1).

Ações farmacológicas e preparações

As ações clinicamente desejáveis da *cocaína* são o bloqueio dos impulsos nervosos, em virtude de suas propriedades anestésicas locais, e a vasoconstrição local, em consequência da inibição do NET (ver Tab. 10-5). A toxicidade e seu uso potencial de abuso reduziram drasticamente as aplicações clínicas da *cocaína*. A sua alta toxicidade se deve à diminuição da captação de catecolaminas tanto no sistema nervoso central quanto no periférico e ao consequente prolongamento do tempo de permanência do transmissor na fenda sináptica. As propriedades euforizantes da *cocaína* devem-se principalmente à inibição da captação de catecolaminas, particularmente dopamina, no SNC. Os outros AL não bloqueiam a captação da NE e não causam sensibilização das catecolaminas, vasoconstrição ou midríase típicas da *cocaína*. Hoje, a *cocaína* é usada principalmente como anestésico tópico para procedimentos no trato respiratório superior, onde suas propriedades vasoconstritoras e anestésicas locais combinadas conferem anestesia e retração da mucosa. O *cloridrato de cocaína* é administrado em solução a 1, 4 ou 10% para obter anestesia tópica. Na maioria das indicações, a preparação a 1 ou 4% é preferível por diminuir os efeitos tóxicos. Em vista do uso abusivo, a *cocaína* foi incluída como substância controlada de Classe II pela DEA.

Lidocaína

A *lidocaína*, uma aminoetilamida (Fig. 25-1), é o protótipo dos AL do tipo amida.

Ações farmacológicas e preparações

A *lidocaína* produz anestesia mais rápida, intensa, prolongada e ampla do que concentrações equivalentes de *procaína*. A *lidocaína* é uma opção alternativa para indivíduos sensíveis aos AL do tipo éster.

O adesivo transdérmico de *lidocaína* é usado para aliviar a dor associada à neuralgia pós-herpética. A combinação de *lidocaína* (2,5%) e *prilocaína* (2,5%) em um curativo oclusivo é usada como anestésico antes das punções venosas, da remoção de enxertos cutâneos e da infiltração dos anestésicos na região genital. A *lidocaína* em combinação com a *tetracaína* em uma formulação que gera uma "casca" é aprovada para analgesia local tópica antes de procedimentos dermatológicos superficiais, como injeções de preenchimento e tratamentos a base de *laser*. A *lidocaína* em combinação com a *tetracaína* também é fornecida em uma formulação que gera calor com exposição ao ar, usada antes de acesso venoso e procedimentos dermatológicos superficiais, como excisão, eletrodessecação e biópsia por raspagem de lesões cutâneas. O aquecimento leve tem o propósito de aumentar a temperatura da pele em até 5 °C para aumentar a distribuição do AL na pele.

ADME

A *lidocaína* é absorvida rapidamente depois da administração parenteral pelos tratos respiratório e gastrintestinal. Embora seja efetiva quando usada sem qualquer vasoconstritor, a *epinefrina* diminui a taxa de absorção, reduzindo, assim, a probabilidade de efeitos tóxicos e prolongando a duração de ação. Além das preparações injetáveis, a *lidocaína* é formulada para uso tópico, oftálmico, nas mucosas e transdérmico.

A *lidocaína* é desalquilada no fígado pelas CYP em monoetilglicinaxilidida e glicinaxilidida, que podem ser metabolizadas adicionalmente em monoetilglicina e xilidida. A monoetilglicinaxilidida e a glicinaxilidida conservam atividade anestésica local. Nos seres humanos, cerca de 75% da xilidida são excretados na urina na forma do metabólito subsequente, a 4-hidróxi-2,6-dimetilanilina (Arthur, 1987).

Toxicidade

Os efeitos adversos da *lidocaína* observados com o aumento progressivo das doses são sonolência, zumbido, disgeusia, vertigem e tremores. À medida que as doses aumentam, o paciente apresenta convulsões, coma, depressão e parada respiratória. Em geral, a depressão cardiovascular clinicamente significativa ocorre com níveis séricos de *lidocaína* que causam efeitos acentuados no SNC. Os metabólitos monoetilglicinaxilidida e glicinaxilidida podem contribuir para alguns desses efeitos adversos.

Usos clínicos

A *lidocaína* tem muitas aplicações clínicas como AL e pode ser usada em quase todas as situações onde for necessário produzir anestesia local de duração intermediária. Esse fármaco também é usado como agente antiarrítmico (ver Cap. 34).

Bupivacaína

A *bupivacaína* tem muitas aplicações clínicas como AL e pode ser usada em quase todas as situações onde for necessário produzir anestesia local de duração longa.

Ações farmacológicas e preparações

A *bupivacaína* é um AL amídico amplamente utilizado; sua estrutura assemelha-se à da *lidocaína*, exceto que o grupo contendo amina é uma butilpiperidina (Fig. 25-1). A *bupivacaína* é um fármaco potente capaz de produzir anestesia prolongada, e essa ação, combinada com sua tendência a produzir bloqueio mais sensorial do que motor, tornou esse anestésico popular para produzir analgesia prolongada durante o trabalho de parto ou período pós-operatório. Com a utilização dos cateteres de demora e as infusões contínuas, a *bupivacaína* pode ser usada para produzir analgesia eficaz por vários dias. Recentemente, uma preparação de *bupivacaína* lipossômica foi aprovada pela FDA. Embora segura e eficaz, sua superioridade clínica sobre a *bupivacaína* convencional não foi demonstrada (Hussain et al., 2021).

ADME

A *bupivacaína* é absorvida mais lentamente do que a *lidocaína*, de modo que os níveis plasmáticos aumentam mais lentamente após bloqueio nervoso ou administração peridural do anestésico. Por outro lado, os níveis de *bupivacaína* declinam mais lentamente após a interrupção de uma infusão contínua do que o previsto com base em sua farmacocinética com injeção única. Ela é metabolizada principalmente no fígado pela CYP3A4 a pipecolilxilidina, que é, então, glicuronada e excretada.

Toxicidade

A *bupivacaína* é mais cardiotóxica do que a *lidocaína* em doses equivalentes efetivas. Na prática clínica, isso se evidencia por arritmias ventriculares e depressão miocárdica graves depois da administração intravascular acidental. Embora a *lidocaína* e a *bupivacaína* bloqueiem rapidamente os canais de Na^+ do coração durante a sístole, esse segundo anestésico dissocia-se muito mais lentamente do que a *lidocaína* durante a diástole e, desse modo, uma porcentagem significativa dos canais de Na^+ nas frequências cardíacas fisiológicas permanece bloqueada pela *bupivacaína* ao final da diástole (Clarkson e Hondeghem, 1985). Por conseguinte, o bloqueio produzido pela *bupivacaína* é cumulativo e substancialmente maior do que seria previsto pela sua potência como AL. Ao menos uma parte dos efeitos cardíacos tóxicos da *bupivacaína* pode ser mediada por mecanismos centrais, pois a injeção direta de quantidades pequenas no bulbo pode causar arritmias ventriculares malignas (Thomas et al., 1986). A cardiotoxicidade induzida pela *bupivacaína* pode ser difícil de tratar, e a sua gravidade aumenta com acidose concomitante, hipercarbia e hipoxemia, ressaltando a importância do controle imediato das vias respiratórias na reanimação em caso de superdosagem de *bupivacaína*.

Anestésicos locais próprios para injeção

O número de AL sintéticos é tão grande que seria impraticável analisar todos neste capítulo. Alguns AL são muito tóxicos para serem administrados por injeção. Seu uso limita-se à aplicação tópica nos olhos (ver Cap. 74), na mucosa ou na pele (ver Cap. 75). Entretanto, outros são convenientes por infiltração ou injeção para produzir bloqueio nervoso; alguns desses também são úteis para aplicação tópica. A seguir, são descritas as principais categorias de AL; os agentes estão listados em ordem alfabética.

Articaína

A *articaína* foi aprovada nos Estados Unidos para procedimentos dentários e periodontais. Embora seja um AL amida, também contém um éster, cuja hidrólise interrompe sua ação. Por conseguinte, a *articaína* tem rápido início de ação (1-6 min) e duração de cerca de 1 hora.

Cloroprocaína

A *cloroprocaína* é um derivado clorado da *procaína*. Suas principais propriedades consistem em início de ação rápido, curta duração de ação e toxicidade aguda reduzida em virtude de seu rápido metabolismo ($t_{1/2}$ plasmática de ~25 s). O entusiasmo em torno da utilização desse anestésico foi arrefecido pelos relatos de bloqueio sensorial e motor prolongado depois da administração peridural ou subaracnóidea de grandes doses. Essa toxicidade parece ter sido causada pelo pH baixo e pelo uso do metabissulfito de sódio como conservante nas primeiras preparações. Com as preparações mais modernas da *cloroprocaína* contendo EDTA como conservante, não houve relatos de neurotoxicidade, embora essas formulações também não sejam recomendadas para administração intratecal. Outros autores descreveram incidência de dor lombar muscular maior do que a esperada depois da anestesia peridural com *2-cloroprocaína* (Stevens et al., 1993). A dor lombar parece ser decorrente de tetania dos músculos paraespinais, que pode ser causada pela ligação do Ca^{2+} ao EDTA incluído como conservante; a incidência dessa complicação parece estar relacionada com o volume do fármaco injetado e com sua aplicação por infiltração cutânea.

Mepivacaína

A *mepivacaína* é uma aminoamida de ação intermediária, cujas propriedades farmacológicas assemelham-se às da *lidocaína*. Contudo, a *mepivacaína* é mais tóxica em recém-nascidos e, por essa razão, não é utilizada na anestesia obstétrica. A toxicidade mais grave da *mepivacaína* nos recém-nascidos está relacionada com a sua retenção iônica, que é atribuída ao pH mais baixo do sangue dos recém-nascidos e ao pK_a da *mepivacaína*, em vez de ao metabolismo mais limitado no período neonatal. Aparentemente, nos adultos, ela tem índice terapêutico ligeiramente maior do que o da *lidocaína*. O início da ação é semelhante, e a duração ligeiramente mais longa (~20%) do que os da *lidocaína* na ausência de administração concomitante de vasoconstritor. A *mepivacaína* não é eficaz como anestésico tópico.

Prilocaína

A *prilocaína* é uma aminoamida de ação intermediária. Apresenta um perfil farmacológico semelhante ao da *lidocaína*. As principais diferenças são que a *prilocaína* causa pouca vasodilatação e, portanto, pode ser usada sem vasoconstritor; seu volume de distribuição aumentado reduz a sua toxicidade no SNC, tornando-a apropriada para bloqueio regional intravenoso (descrito mais adiante). O uso da *prilocaína* é grandemente limitado para a odontologia porque o fármaco é o único entre os AL com propensão a causar metemoglobinemia. Esse efeito é atribuído ao metabolismo do anel aromático de *o*-toluidina. A ocorrência dessa complicação depende da dose total administrada e, em geral, desenvolve-se depois da administração de doses na faixa de 8 mg/kg. Se for necessário, essa complicação pode ser tratada pela administração intravenosa de *azul de metileno* (1-2 mg/kg).

Ropivacaína

A toxicidade cardíaca da *bupivacaína* despertou interesse pelo desenvolvimento de um AL menos tóxico, embora com ação prolongada. Um dos resultados dessa pesquisa foi o desenvolvimento da aminoetilamida, a *ropivacaína*; o *S*-enantiômero foi escolhido porque apresenta menor toxicidade do que o *R*-isômero (McClure, 1996). A *ropivacaína* é ligeiramente menos potente do que a *bupivacaína* como anestésico. A *ropivacaína* parece ser conveniente para anestesia tanto peridural quanto regional, com duração de ação semelhante à da *bupivacaína*. Curiosamente, ela parece preservar ainda mais a função motora do que a *bupivacaína*.

Procaína

A *procaína* não é mais comercializada nos Estados Unidos como entidade isolada. Trata-se de um ingrediente de algumas formulações intramusculares de *penicilina* de ação longa.

Tetracaína

A *tetracaína* é um aminoéster de ação longa. A potência e a duração da ação são significativamente maiores do que as da *procaína*. A *tetracaína* pode causar toxicidade sistêmica mais grave porque é metabolizada mais lentamente do que os outros ésteres AL normalmente usados. Esse anestésico é amplamente utilizado hoje em anestesia espinal quando há necessidade de usar um fármaco com duração prolongada. Além disso, a *tetracaína* é acrescentada em várias preparações anestésicas tópicas. Com a introdução da *bupivacaína*, a *tetracaína* raramente é utilizada em bloqueios nervosos periféricos porque geralmente são necessárias doses elevadas, o início da sua ação é lento e há possibilidade de efeitos tóxicos.

Agentes usados principalmente para anestesia das mucosas e da pele

Alguns agentes mostram-se úteis como anestésicos tópicos na pele ou nas mucosas, porém são demasiado irritantes ou ineficazes quando aplicados nos olhos. Essas preparações são eficazes para o alívio sintomático do prurido anal e genital, nas erupções causadas pela hera venenosa e em várias outras dermatoses agudas e crônicas. Em alguns casos, são combinados com um glicocorticoide ou um anti-histamínico e estão disponíveis em várias formulações comerciais.

Dibucaína

A *dibucaína* é um derivado da quinolina. Sua toxicidade levou à sua retirada do mercado dos Estados Unidos como preparação injetável. Continua tendo ampla popularidade em outros países como anestésico espinal. Atualmente, está disponível como pomada de venda livre para uso cutâneo.

Diclonina

O *cloridrato de diclonina* é rapidamente absorvido pela pele e pelas mucosas. Tem início de atuação rápido e curta duração de ação. A *diclonina* é um ingrediente ativo de vários medicamentos de venda livre, incluindo pastilhas para faringite, adesivo para herpes simples e solução a 0,75%.

Pramoxina

O *cloridrato de pramoxina* é um anestésico tópico que não pertence ao grupo dos ésteres de benzoato. Sua estrutura química especial pode ajudar a reduzir o risco de reações de hipersensibilidade cruzada nos pacientes alérgicos aos outros AL. A *pramoxina* produz anestesia superficial satisfatória e é relativamente bem tolerada na pele e nas mucosas. É muito irritante para ser usada nos olhos ou no nariz, mas há uma solução ótica que contém cloroxilenol disponível para venda. Dispõe-se de muitas preparações, incluindo cremes, loções, sprays, gel, lenços e espumas, que contêm habitualmente *pramoxina* a 1% para aplicação tópica.

Anestésicos de baixa hidrossolubilidade

Alguns AL têm baixa hidrossolubilidade e, em consequência, sofrem absorção muito lenta, de modo que não causam os efeitos tóxicos clássicos dos AL. Eles podem ser aplicados diretamente em feridas e em superfícies ulceradas, onde permanecem por longos períodos e exercem ação anestésica prolongada. Sob o ponto de vista químico, esses compostos são ésteres do ácido para-aminobenzoico que não possuem o grupo aminoterminal apresentado pelos outros anestésicos descritos anteriormente. O representante mais importante da série é a *benzocaína* (etilaminobenzoato), que é incorporada a um grande número de preparações tópicas. A *benzocaína* pode causar metemoglobinemia (ver discussão sobre metemoglobinemia na seção sobre a *prilocaína*); em consequência, é preciso seguir cuidadosamente as recomendações posológicas.

Agentes para uso oftálmico

A anestesia da córnea e das conjuntivas pode ser conseguida facilmente pela aplicação tópica de AL. Entretanto, a maioria dos AL descrita até aqui é muito irritante para uso oftalmológico. Os dois compostos usados com mais frequência atualmente são a *proparacaína* e a *tetracaína*. Além de causar menos irritação depois da aplicação, a *proparacaína* possui a vantagem adicional de apresentar pouca semelhança antigênica com outros AL do grupo do benzoato. Desse modo, ela pode ser usada em alguns pacientes sensíveis aos AL do grupo dos aminoésteres.

Em uso oftalmológico, esses AL são instilados na dose de 1 gota de cada vez. Se a anestesia for parcial, podem ser aplicadas gotas subsequentes até que se obtenha o efeito satisfatório. A duração da anestesia é determinada principalmente pela vascularização dos tecidos e, por isso, o efeito é mais longo na córnea normal e mais curto na conjuntiva inflamada. Nesse último caso, podem ser necessárias instilações repetidas para se manter uma anestesia adequada. A administração prolongada dos anestésicos tópicos nos olhos foi associada ao retardo da cicatrização, à formação de depressões, à descamação do epitélio da córnea e à predisposição às lesões oculares acidentais. Por essa razão, não devem ser prescritos para autoadministração. Para uma descrição sobre a administração, a farmacocinética e a toxicidade peculiares dos fármacos para uso oftálmico, consulte o Capítulo 74.

Toxinas biológicas: tetrodotoxina e saxitoxina

As duas toxinas biológicas, a TTX e a saxitoxina, bloqueiam o poro do canal de Na^+. A TTX está presente nas gônadas e em outros tecidos viscerais de alguns peixes da ordem dos Tetraodontiformes (à qual pertence o *fugu* japonês ou baiacu); essa toxina também é encontrada na pele de algumas salamandras da família das *Salamandridae* e da rã *Atelopus*, da Costa Rica. A saxitoxina é produzida pelos dinoflagelados *Gonyaulax catenella* e *G. tamarensis* e fica retida nos tecidos de mexilhões, mariscos, outros moluscos bivalves e crustáceos que comem esses organismos. Em presença de condições apropriadas de luz e temperatura, os *Gonyaulax* podem multiplicar-se tão rapidamente que colorem o oceano, causando uma condição conhecida como *maré vermelha*. Os moluscos que se alimentam de *Gonyaulax* nessa ocasião tornam-se extremamente tóxicos para os seres humanos e são responsáveis por surtos periódicos de intoxicação paralisante por moluscos (Sakai e Swanson, 2014; Stommel e Watters, 2004). Apesar de serem quimicamente distintas, essas toxinas possuem mecanismos de ação semelhantes. Em concentrações nanomolares, ambas bloqueiam especificamente o orifício externo dos poros dos canais de Na^+ nas *membranas* das células excitáveis. Por isso, o potencial de ação é bloqueado. O local receptor dessas toxinas é formado pelos aminoácidos que compõem a alça *P* da subunidade α do canal de Na^+ (Fig. 25-2) em todos os quatro domínios (Catterall, 2000; Shen et al., 2019; Terlau et al., 1991). Nem todos os canais de Na^+ são igualmente sensíveis à TTX, pois alguns canais de Na^+ dos miócitos cardíacos e dos neurônios dos gânglios das raízes dorsais são resistentes; quando o músculo esquelético é denervado, os tecidos expressam um canal de Na^+ resistente à TTX. A TTX e a saxitoxina são extremamente potentes; a dose letal mínima de cada uma em camundongos é de cerca de 8 μg/kg. Essas duas toxinas têm causado intoxicações fatais em seres humanos, decorrentes da paralisia dos músculos respiratórios; por essa razão, o tratamento dos casos graves de intoxicação requer suporte respiratório. O bloqueio dos nervos vasomotores, combinado com o relaxamento da musculatura lisa dos vasos sanguíneos, parecem ser responsáveis pela hipotensão típica da intoxicação por TTX. Lavagem gástrica imediata e suporte vasopressor também são medidas recomendadas. Se o paciente sobreviver por 24 horas à intoxicação paralisante por moluscos bivalves, o prognóstico é bom.

Usos clínicos dos anestésicos locais

A anestesia local produz supressão da sensibilidade em uma parte do corpo, sem causar perda da consciência ou depressão do controle central das funções vitais. Ela oferece duas vantagens principais em relação à anestesia geral. Em primeiro lugar, evita-se a ocorrência das alterações fisiológicas associadas à anestesia geral. Em segundo lugar, as respostas neurofisiológicas à dor e ao estresse podem ser modificadas de modo favorável. Entretanto, os AL têm o potencial de produzir efeitos adversos deletérios. A escolha apropriada de um AL e os cuidados no seu uso constituem os principais determinantes para se evitar esses problemas.

Nos adultos, há uma relação pouco precisa entre a quantidade injetada e os níveis plasmáticos máximos. Além disso, as concentrações plasmáticas de pico variam amplamente, dependendo da área injetada. Essas concentrações são mais altas nos bloqueios interpleurais ou intercostais e mais baixas com a infiltração subcutânea. Desse modo, as doses máximas recomendadas servem apenas como orientação geral. Essa discussão resume as consequências farmacológicas e fisiológicas do uso dos AL classificados com base no método de administração. Nos manuais sobre anestesia regional (Cousins et al., 2008), o leitor poderá encontrar uma revisão mais abrangente das aplicações e da administração desses fármacos.

Anestesia tópica

A anestesia das mucosas do nariz, da boca, da garganta, da árvore traqueobrônquica, do esôfago e do trato geniturinário pode ser conseguida com a aplicação tópica das soluções aquosas dos sais de alguns AL ou pela suspensão dos AL pouco hidrossolúveis. Normalmente, as preparações usadas consistem em *tetracaína* (2%), *lidocaína* (2-10%) e *cocaína* (1-4%). Esse último anestésico é usado apenas no nariz, na nasofaringe, na boca, na garganta e no ouvido, onde geralmente produz vasoconstrição e anestesia. A retração das mucosas diminui o sangramento operatório e, ao mesmo tempo, facilita a visão do campo cirúrgico. Com o acréscimo de um agente vasoconstritor em concentração baixa (p. ex., *fenilefrina* a 0,005%) aos outros AL, pode-se conseguir um efeito vasoconstritor comparável. Quando é aplicada topicamente, a *epinefrina* não causa efeito local significativo e não prolonga a duração das ações dos AL aplicados nas mucosas, tendo em vista sua penetração insatisfatória. As *dosagens totais máximas seguras* para anestesia tópica em um adulto saudável de 70 kg são 300 mg para *lidocaína*, 150 mg para *cocaína* e 50 mg para *tetracaína*.

O efeito anestésico máximo após aplicação tópica de *cocaína* ou *lidocaína* ocorre em 2 a 5 minutos (3-8 min com a *tetracaína*), e a anestesia tem uma duração de cerca de 30 a 45 minutos (30-60 min com a *tetracaína*). A anestesia é unicamente superficial e não se estende às estruturas situadas sob a mucosa. Essa técnica não atenua a dor ou o desconforto articular associados a inflamação ou lesão das estruturas localizadas sob a derme.

Os AL são rapidamente absorvidos na circulação depois da aplicação tópica nas mucosas ou na pele exposta. Por essa razão, a anestesia tópica sempre acarreta o risco de reações tóxicas sistêmicas. Foram descritos efeitos tóxicos sistêmicos mesmo depois da aplicação dos anestésicos tópicos para aliviar o desconforto causado nos casos graves de dermatite das fraldas dos lactentes. A absorção é particularmente rápida quando são aplicados na árvore traqueobrônquica. As concentrações sanguíneas obtidas depois da instilação dos AL nas vias respiratórias são praticamente iguais às observadas depois da injeção intravenosa. Aqueles usados para se obter anestesia superficial da pele e da córnea foram descritos nas seções precedentes deste capítulo.

O uso de misturas eutéticas dos AL lidocaína (2,5%)/prilocaína (2,5%) (EMLA) e lidocaína (7%)/tetracaína (7%) preencheu a falha existente entre a anestesia tópica e a infiltrativa. A eficácia de cada uma dessas combinações provém do fato de que a mistura tem um ponto de derretimento menor do que o observado com cada um dos anestésicos isoladamente; à temperatura ambiente, essa preparação apresenta-se sob a forma de óleo, que pode penetrar na pele intacta. Esses cremes produzem anestesia a uma profundidade máxima de 5 mm e são aplicados topicamente na pele intacta sob um curativo oclusivo antes de qualquer procedimento (~30-60 min). Essas misturas são eficazes para procedimentos que envolvam a pele e as estruturas subcutâneas superficiais (p. ex., punção venosa e remoção de enxertos de pele). É preciso tomar cuidado, visto que os AL da preparação são absorvidos na circulação sistêmica, podendo provocar efeitos tóxicos. Existem instruções para calcular a quantidade máxima de creme que pode ser aplicada e a área de pele a ser coberta. Essas misturas não devem ser aplicadas nas mucosas ou na pele lesada, porque a absorção rápida nessas superfícies pode causar toxicidade sistêmica.

Anestesia por infiltração

A anestesia por infiltração requer a injeção do AL diretamente nos tecidos, sem levar em consideração o trajeto dos nervos cutâneos. Esse tipo de anestesia pode ser muito superficial e atuar apenas na pele. Também é possível incluir as estruturas mais profundas, como os órgãos intra-abdominais, desde que também sejam infiltrados.

A duração da anestesia por infiltração pode ser praticamente duplicada pelo acréscimo de *epinefrina* (5 μg/mL) à solução injetável; esse agente vasoconstritor também diminui as concentrações sanguíneas máximas dos AL. *Em geral, as soluções contendo epinefrina não são injetadas nos tecidos irrigados por artérias terminais – por exemplo, dedos das mãos e dos pés, orelhas, nariz e pênis – devido à preocupação de que a vasoconstrição produzida possa causar gangrena.* De modo semelhante, a *epinefrina* deve ser evitada em soluções injetadas por via intracutânea. Como a *epinefrina* também é absorvida na circulação, seu uso deve ser evitado quando a estimulação adrenérgica for indesejável.

Os AL usados com mais frequência na anestesia por infiltração são a *lidocaína* (0,5-1%) e a *bupivacaína* (0,125-0,25%). Quando usadas sem *epinefrina*, podem-se utilizar até 4,5 mg/kg de *lidocaína* ou 2 mg/kg de *bupivacaína* em adultos. Quando a *epinefrina* é acrescentada, essas doses podem ser aumentadas em um terço. A anestesia por tumescência é um caso especial de anestesia por infiltração na qual se administram grandes doses e volumes de *lidocaína* e *epinefrina* (Holt, 2017).

A vantagem da anestesia por infiltração e de outras técnicas de anestesia regional é que elas produzem anestesia satisfatória sem alterar as funções fisiológicas normais. A desvantagem principal é a necessidade de usar doses relativamente grandes dos fármacos para anestesiar áreas comparativamente pequenas. Isso não traz problemas nas pequenas cirurgias. Contudo, quando for necessário fazer uma cirurgia de grande porte, a quantidade de AL que seria necessária aumenta as chances de ocorrerem reações tóxicas sistêmicas. O volume de anestésico necessário para uma área pode ser reduzido significativamente e a duração da anestesia aumentada acentuadamente pelos bloqueios específicos dos nervos que inervam a área de interesse. Isso pode ser feito em vários níveis: tecidos subcutâneos, nervos principais ou raízes espinais.

Anestesia por bloqueio regional

A anestesia por bloqueio regional é produzida pela injeção subcutânea de uma solução do AL para atuar na região distal ao ponto injetado. Por exemplo, a infiltração subcutânea da região proximal da superfície volar do antebraço resulta em uma ampla área de anestesia cutânea que começa 2 a 3 cm depois do local da injeção. O mesmo princípio pode ser aplicado com muita eficácia no couro cabeludo, na parede anterior do abdome e no membro inferior.

Os fármacos, as concentrações e as doses recomendadas são as mesmas indicadas para a anestesia por infiltração. A vantagem da anestesia por bloqueio regional é que se pode usar uma quantidade menor do fármaco para conseguir uma área mais ampla de anestesia do que se fosse aplicada a técnica por infiltração. Evidentemente, o conhecimento da neuroanatomia da região é essencial ao sucesso da anestesia por bloqueio regional.

Anestesia por bloqueio nervoso

A injeção da solução de AL dentro ou ao redor dos nervos periféricos ou dos plexos nervosos específicos produz áreas ainda maiores de anestesia do que com as técnicas descritas anteriormente. O bloqueio dos nervos periféricos e dos plexos nervosos mistos geralmente também alcança os nervos motores somáticos e causa relaxamento dos músculos esqueléticos, que é essencial em alguns procedimentos cirúrgicos. Em geral, as áreas de bloqueios motor e sensorial começam vários centímetros além do local da injeção. O bloqueio do plexo braquial é particularmente útil aos procedimentos realizados no membro superior e no ombro. Os dos nervos intercostais são eficazes para conseguir anestesia e relaxamento da parede abdominal anterior. O do plexo cervical é adequado às cirurgias do pescoço. Os dos nervos isquiático e femoral são úteis às operações distais do joelho. Outros bloqueios nervosos úteis para procedimentos cirúrgicos são os dos nervos específicos do punho e do tornozelo; dos nervos específicos do cotovelo, como os nervos mediano e ulnar; e dos nervos cranianos sensoriais.

Quatro fatores principais determinam o início da anestesia sensorial depois da injeção do anestésico nas proximidades de um nervo:

1. Proximidade da injeção ao nervo
2. Concentração e volume do medicamento
3. Grau de ionização do medicamento
4. Tempo

O AL nunca é injetado intencionalmente dentro do nervo, pois isso poderia ser doloroso e causar lesão nervosa. Em vez disso, o agente anestésico é depositado o mais próximo possível do nervo, um procedimento que pode ser auxiliado pela visualização ultrassonográfica do nervo. Assim, o AL precisa difundir-se do local de injeção para dentro do nervo onde atua. A taxa de difusão é determinada principalmente pela concentração do fármaco, pelo seu grau de ionização (o AL ionizado difunde-se mais lentamente), pela sua hidrofobicidade e pelas características físicas dos tecidos que circundam o nervo. As concentrações mais altas do AL asseguram o início mais rápido do bloqueio nervoso periférico. Entretanto, a utilidade das concentrações mais altas é limitada pelas toxicidades sistêmica e neural direta das soluções concentradas dos AL. Em determinada concentração, os AL com valores menores de pK_a tendem a produzir início de ação mais rápido, porque volumes maiores do fármaco são apolares no pH neutro. Por exemplo, o início de ação da *lidocaína* ocorre em cerca de 3 minutos; 35% do fármaco estão na forma básica em pH de 7,4. Por outro lado, o início de ação da *bupivacaína* exige cerca de 15 minutos; apenas 5 a 10% do fármaco estão na forma apolar nesse pH. Seria compreensível que a hidrofobicidade maior pudesse acelerar o início da ação por aumentar a penetração no tecido nervoso. Contudo, isso também aumentaria a ligação aos lipídeos teciduais. Além disso, os AL mais hidrofóbicos também são mais potentes (e tóxicos) e, por essa razão, devem ser usados em quantidades mais baixas, o que diminui o gradiente de concentração para a difusão. Fatores teciduais também são importantes para determinar a velocidade de início dos efeitos anestésicos. A quantidade de tecido conectivo que precisa ser penetrada pode ser significativa no plexo nervoso em comparação com os nervos isolados, e isso pode retardar ou até mesmo evitar a difusão adequada do AL para as fibras nervosas.

A duração da anestesia por bloqueio nervoso depende das características físicas do AL usado e da presença ou ausência dos vasoconstritores. As características físicas particularmente importantes são lipossolubilidade e ligação às proteínas. Os AL podem ser classificados, de forma geral, em três grupos:

- Fármacos com duração de ação curta (20-45 min) em nervos periféricos mistos, como a *procaína*;
- Anestésicos com duração de ação intermediária (60-120 min), como a *lidocaína* e a *mepivacaína*; e
- Fármacos com duração de ação longa (400-450 min), como a *bupivacaína*, a *ropivacaína* e a *tetracaína*.

A duração do bloqueio produzido pelos AL de ação intermediária, como a *lidocaína*, pode ser prolongada pelo acréscimo de *epinefrina* (5 μg/mL). O grau de prolongamento do bloqueio dos nervos periféricos depois do acréscimo da *epinefrina* parece estar relacionado com as propriedades vasodilatadoras intrínsecas do AL e, desse modo, é mais acentuado com a *lidocaína*.

Os tipos de fibras nervosas que são bloqueadas quando se injeta AL em torno de um nervo periférico misto dependem da concentração do fármaco administrado, do tamanho da fibra nervosa, da distância internodal e da frequência e padrão de transmissão dos impulsos nervosos (ver seções anteriores sobre "Dependência de frequência e voltagem" e "Sensibilidade diferencial das fibras nervosas"). Os fatores anatômicos também são importantes. Um nervo periférico misto ou tronco nervoso misto consiste em nervos independentes circundados por um epineuro de revestimento. Em geral, a irrigação sanguínea está localizada no centro. Quando o AL é depositado em torno de um nervo periférico, ele sofre difusão da superfície externa para o centro, ao longo de um gradiente de concentração. Por essa razão, as fibras nervosas do invólucro externo do nervo misto são bloqueadas primeiro. Em geral, essas fibras são distribuídas para estruturas anatômicas mais proximais do que as fibras localizadas nas proximidades do centro do nervo misto e geralmente são motoras. Se o volume e a concentração da solução de AL depositados ao redor do nervo forem adequados, o fármaco finalmente será difundido para dentro em quantidades suficientes para bloquear até mesmo as fibras localizadas mais ao centro. Quantidades menores produzirão bloqueio apenas das fibras nervosas periféricas e das fibras centrais menores predominantemente sensoriais. Além disso, como a remoção dos AL ocorre principalmente no centro de um nervo ou do tronco nervoso misto, onde se localizam os vasos sanguíneos, a duração do bloqueio das fibras nervosas localizadas no centro é mais curta do que a das situadas na periferia.

A escolha do AL e a quantidade e concentração administradas são determinadas pelos nervos e tipos de fibras a serem bloqueados, pela duração da anestesia necessária e pelo tamanho e condições de saúde do paciente. Para bloqueios de 2 a 4 horas, pode-se usar *lidocaína* (1-1,5%) nas quantidades recomendadas anteriormente (ver "Anestesia por infiltração"). A *mepivacaína* (até 7 mg/kg da solução a 1-2%) produz anestesia que se estende por um período praticamente igual ao da *lidocaína*. Pode-se utilizar *bupivacaína* (2-3 mg/kg de uma solução a 0,25-0,375%) quando houver necessidade de uma duração de ação mais longa. Alternativamente, o acréscimo de 5 μg/mL de *epinefrina* retarda a absorção sistêmica e, por isso, prolonga a duração e reduz a concentração plasmática dos AL de ação intermediária.

As concentrações plasmáticas máximas dos AL dependem da quantidade injetada, das características físicas do anestésico, da presença de *epinefrina*, da taxa de fluxo sanguíneo para a área injetada e da superfície exposta ao AL. Isso é particularmente importante para a aplicação segura da anestesia por bloqueio nervoso, pois a possibilidade de reações sistêmicas está relacionada com as concentrações séricas máximas do fármaco livre. Por exemplo, as concentrações sanguíneas máximas da *lidocaína* depois da injeção de 400 mg sem *epinefrina* para bloquear os nervos intercostais oscilam em torno de 7 μg/mL; a mesma quantidade usada para bloquear o plexo braquial produz concentrações sanguíneas máximas em torno de 3 μg/mL (Covino e Vassallo, 1976). Desse modo, com o objetivo de atenuar os efeitos adversos, a quantidade do AL que pode ser injetada deve ser ajustada de acordo com a localização anatômica dos nervos a serem bloqueados. O acréscimo de *epinefrina* pode diminuir as concentrações plasmáticas máximas em 20 a 30%. Os bloqueios de vários nervos (p. ex., bloqueios intercostais) ou os realizados em regiões vascularizadas impõem a necessidade de reduzir a quantidade do anestésico que pode ser administrada sem riscos, tendo em vista que a superfície disponível para absorção ou a taxa de absorção estão aumentadas.

Anestesia regional intravenosa (bloqueio de Bier)

A técnica do bloqueio de Bier depende do uso da vascularização para transportar a solução anestésica local até os troncos nervosos e terminações nervosas. Com essa técnica, o membro é exsanguinado com uma bandagem (elástica) de Esmarch, e o torniquete aplicado em posição proximal é inflado cerca de 100 a 150 mmHg acima da pressão arterial sistólica. A bandagem de Esmarch é retirada, e o AL é injetado em uma veia que já havia sido cateterizada. Normalmente, a anestesia completa do membro começa em 5 a 10 minutos. A dor causada pelo torniquete e a possibilidade de lesão isquêmica do nervo limitam a insuflação do torniquete a 2 horas ou menos. Contudo, o torniquete deve permanecer inflado por no mínimo 15 a 30 minutos para evitar que quantidades tóxicas do AL entrem na circulação depois do seu esvaziamento. O anestésico preferido para essa técnica é a *lidocaína* em solução a 0,5% sem *epinefrina* no volume de 40 a 50 mL (0,5 mL/kg nas crianças). Para a anestesia regional intravenosa dos adultos com a solução a 0,5% sem *epinefrina*, a dose administrada não deve passar de 4 mg/kg.

A atratividade do bloqueio de Bier reside na sua simplicidade. Suas desvantagens principais são que ele pode ser usado apenas em algumas regiões anatômicas, que a sensibilidade (ou seja, dor) retorna rapidamente depois da liberação do torniquete, e que o esvaziamento prematuro ou a sua falha podem produzir níveis tóxicos do AL (p. ex., 50 mL da solução de *lidocaína* 0,5% contém 250 mg do anestésico). Por esse motivo, e tendo em vista que uma duração de ação mais longa não oferece nenhuma vantagem, não se recomenda a *bupivacaína*, que é mais cardiotóxica, para essa técnica. A anestesia regional intravenosa é usada mais comumente nas cirurgias do antebraço e da mão, mas pode ser adaptada para os pés e a parte distal da perna.

Anestesia espinal

Ocorre anestesia espinal após a injeção de AL no LCS do espaço lombar. Por algumas razões, incluindo-se a possibilidade de produzir anestesia em uma parte significativa do corpo usando uma dose de AL que atinge níveis plasmáticos insignificantes, a anestesia espinal ainda é uma das técnicas mais populares. Na maioria dos adultos, a medula espinal termina acima da segunda vértebra lombar; entre esse ponto e a terminação do saco tecal no sacro, as raízes lombares e sacrais ficam banhadas pelo LCS. Desse modo, nessa região há um volume relativamente grande de LCS no qual o fármaco pode ser injetado, reduzindo, assim, a possibilidade de traumatismo direto desses nervos.

Segue-se uma discussão sucinta dos efeitos fisiológicos da anestesia espinal em relação à farmacologia dos AL. Para detalhes adicionais, consulte textos mais especializados (Cousins et al., 2008).

Efeitos fisiológicos da anestesia espinal

A maioria dos efeitos colaterais fisiológicos da anestesia espinal é decorrente do bloqueio simpático produzido pelo AL, que bloqueia as fibras simpáticas das raízes dos nervos espinais. O conhecimento detalhado desses efeitos fisiológicos é necessário à aplicação segura e eficaz da anestesia espinal. Embora alguns efeitos possam ser deletérios e exigir tratamento, outros podem ser benéficos ao paciente ou melhorar as condições operatórias.

A maioria das fibras simpáticas deixa a medula espinal entre T1 e L2 (ver Fig. 10-1). Embora o AL seja injetado abaixo dessas vértebras na porção lombar do saco dural, a disseminação proximal ocorre com todos esses fármacos, a menos que o volume injetado seja pequeno. Essa disseminação proximal tem importância significativa na prática da anestesia espinal e possivelmente está sob o controle de diversas variáveis, entre as quais as mais importantes são a posição do paciente e a baricidade (densidade do fármaco em relação à densidade do LCS) (Greene, 1983). A intensidade do bloqueio simpático está relacionada com o nível da anestesia sensorial; em geral, o nível do bloqueio simpático fica vários segmentos vertebrais acima, pois as fibras simpáticas pré-ganglionares são mais sensíveis às concentrações baixas do AL. Os efeitos desse bloqueio incluem as ações do sistema nervoso parassimpático (nesse caso, parcialmente livres para atuar) e a resposta dos segmentos não bloqueados do sistema nervoso simpático. Desse modo, à medida que o nível do bloqueio simpático sobe, as ações do sistema nervoso parassimpático ficam cada vez mais dominantes, e os mecanismos compensatórios do sistema nervoso simpático não bloqueado são atenuados. Como a maioria das fibras nervosas simpáticas emerge da medula em T1 ou abaixo, alguns efeitos adicionais do bloqueio simpático são observados com os níveis cervicais da anestesia espinal. As consequências do bloqueio simpático variam nos diversos pacientes em função da idade, do condicionamento físico e da coexistência de doenças. Curiosamente, durante a anestesia espinal, o bloqueio simpático parece ser mínimo em crianças saudáveis.

Na prática clínica, os efeitos mais importantes do bloqueio simpático produzido pela anestesia espinal referem-se ao sistema cardiovascular. Com exceção dos níveis mais baixos de bloqueio espinal, sempre há algum grau de vasodilatação, que é mais pronunciada na circulação venosa do que na arterial, em virtude do armazenamento do sangue nos vasos de capacitância venosos. Essa redução do volume sanguíneo circulante é bem tolerada com os níveis baixos de anestesia espinal nos pacientes saudáveis. Com a elevação do nível do bloqueio, o efeito torna-se mais marcante, e o retorno venoso passa a depender da gravidade. Se esse retorno diminuir demais, o débito cardíaco e a perfusão dos órgãos diminuem subitamente. O retorno venoso pode ser aumentado por meio de inclinação modesta (10-15°) da cabeceira para baixo ou pela elevação das pernas do paciente.

Com os níveis mais altos de bloqueio espinal, as fibras aceleradoras da frequência cardíaca que emergem em T1 a T4 também são bloqueadas. Isso é deletério aos pacientes que dependem do tônus simpático elevado para manter o débito cardíaco (p. ex., na insuficiência cardíaca congestiva ou na hipovolemia) e também suprime um dos mecanismos compensatórios disponíveis para sustentar a perfusão dos órgãos em presença de vasodilatação. Desse modo, à medida que o nível do bloqueio espinal sobe, a gravidade da disfunção cardiovascular pode aumentar, caso não seja cuidadosamente monitorada e tratada. Também pode haver assistolia súbita, possivelmente atribuída à supressão da inervação simpática em presença da atividade parassimpática livre do nó sinoatrial (Caplan et al., 1988). Nas situações clínicas habituais, a pressão arterial serve como marcador indireto do débito cardíaco e da perfusão dos órgãos. O tratamento da hipotensão geralmente é indicado quando a pressão arterial diminuir em cerca de 30% abaixo dos valores *em repouso*.

O tratamento tem como objetivo manter a perfusão e oxigenação do cérebro e do coração. Para conseguir isso, as opções são administrar oxigênio, infundir líquidos, alterar a posição do paciente e administrar vasopressores. Na prática, os pacientes geralmente recebem um bolus (500-1.000 mL) de líquido antes da indução por anestesia espinal, na tentativa de evitar alguns dos efeitos deletérios do bloqueio espinal. Como a causa habitual da hipotensão é a redução do retorno venoso, com possível complicação pela diminuição da frequência cardíaca, os fármacos com propriedades predominantemente venoconstritoras e cronotrópicas são preferidos. Por essa razão, a opção mais usada é a *efedrina* intravenosa na dose de 5 a 10 mg. Além do uso da *efedrina* no tratamento dos efeitos deletérios do bloqueio simpático, os agonistas dos receptores α_1-adrenérgicos de ação direta, como a *fenilefrina* (ver Cap. 14), podem ser administrados por injeção direta ou infusão contínua.

No intestino, a anestesia espinal produz um efeito benéfico parcialmente mediado pelo sistema nervoso simpático. As fibras simpáticas que se originam de T5 a L1 inibem a persistalse e, desse modo, seu bloqueio causa contração e redução do tamanho do intestino. Somado à musculatura abdominal flácida, isso oferece condições operatórias excelentes para alguns tipos de procedimentos intestinais. As consequências da anestesia espinal sobre o sistema respiratório são mediadas, em sua maior parte, por efeitos na musculatura esquelética. A paralisia dos músculos intercostais diminui a capacidade de o paciente tossir e eliminar secreções, e isso pode produzir dispneia nos pacientes com bronquite ou enfisema. A parada respiratória observada durante a anestesia espinal ocorre raramente como consequência da paralisia dos nervos frênicos ou pelos níveis tóxicos do AL no LCS que banha o quarto ventrículo. Na maioria dos casos, essa complicação é causada pela isquemia medular secundária à hipotensão.

Farmacologia

Atualmente, nos Estados Unidos, os fármacos mais usados na anestesia espinal são a *lidocaína*, a *tetracaína* e a *bupivacaína*. A escolha do AL é determinada principalmente pela duração desejada da anestesia. As recomendações gerais são usar *lidocaína* para procedimentos de curta duração, *bupivacaína* para operações intermediárias ou longas e *tetracaína* para os procedimentos demorados. Como já foi mencionado, os elementos que contribuem para a distribuição dos AL no LCS têm sido muito enfatizados, tendo em vista sua importância como determinantes do nível do bloqueio. Os fatores farmacológicos mais importantes são a quantidade e, possivelmente, o volume do fármaco injetado e sua baricidade. A velocidade da injeção da solução do AL também pode afetar o nível do bloqueio, da mesma forma que a posição do paciente pode influenciar a taxa de distribuição do AL e o nível do bloqueio produzido (descrito na próxima seção). Com determinada preparação do AL, a administração de quantidades crescentes leva a aumentos razoavelmente previsíveis no nível do bloqueio produzido. Por exemplo, com 100 mg de *lidocaína*, 20 mg de *bupivacaína* ou 12 mg de *tetracaína*, geralmente se consegue bloqueio sensorial em T4. Tabelas mais detalhadas dessas relações podem ser encontradas nos textos clássicos de anestesiologia.

A *epinefrina* geralmente é acrescentada aos AL para aumentar a duração ou a intensidade do bloqueio. O seu efeito na duração do bloqueio depende da técnica usada para quantificá-la. Uma medida usada comumente para avaliar a duração do bloqueio é o tempo decorrido até que ele retroceda dois dermátomos a partir do nível máximo bloqueado, enquanto outra é a sua duração em algum nível especificado, geralmente L1. Em muitos estudos, a adição de 200 µg de *epinefrina* às soluções de *tetracaína* prolongou a duração do bloqueio avaliado por esses dois parâmetros. Entretanto, o acréscimo da *epinefrina* às soluções de *lidocaína* ou *bupivacaína* não afeta esse primeiro parâmetro da duração, mas prolonga o bloqueio dos níveis mais baixos. Em situações clínicas diferentes, um ou outro parâmetro da duração da anestesia pode ser mais importante, e isso deve ser levado em consideração na decisão de acrescentar ou não a *epinefrina* aos AL.

O mecanismo de ação dos vasoconstritores no prolongamento da anestesia espinal é incerto. Alguns autores sugeriram a hipótese de que esses fármacos reduzem a irrigação sanguínea da medula espinal e, dessa forma, diminuem a depuração do AL presente no LCS, mas isso não foi demonstrado convincentemente. Alguns estudos demonstraram que a *epinefrina* e outros agonistas α-adrenérgicos reduzem a transmissão nociceptiva na medula espinal, enquanto outros com camundongos geneticamente modificados sugeriram que os receptores α_{2A}-adrenérgicos desempenham um papel fundamental nessa resposta (Stone et al., 1997). Essas ações podem contribuir para os efeitos benéficos da *epinefrina*, da *clonidina* e da *dexmedetomidina* quando esses agentes são adicionados aos AL espinais.

Baricidade do fármaco e posição do paciente

A baricidade do AL injetado determina a direção da sua migração dentro do saco dural. As soluções hiperbáricas tendem a acumular-se nas regiões distais do saco dural, enquanto as hipobáricas tendem a migrar na direção contrária. Em geral, as isobáricas permanecem nas proximidades do local onde foram injetadas, difundindo-se lentamente em todas as direções. A consideração da posição do paciente durante e depois da realização do bloqueio e a escolha do AL com baricidade apropriada são cruciais ao sucesso do bloqueio usado em alguns procedimentos cirúrgicos. A *lidocaína* e a *bupivacaína* são comercializadas em preparações isobáricas e hiperbáricas e, se for necessário, podem ser diluídas com água estéril sem conservantes para que se tornem hipobáricas.

Complicações

Os déficits neurológicos persistentes causados pela anestesia espinal são extremamente raros. A avaliação pormenorizada de qualquer déficit suspeito deve ser realizada em colaboração com um neurologista. As sequelas neurológicas podem ser imediatas ou tardias. As possíveis causas consistem na introdução de corpos estranhos (como desinfetantes, gel de ultrassom ou talco) no espaço subaracnóideo, infecção, hematoma ou traumatismo mecânico direto. Exceto pela drenagem de um abscesso ou hematoma, o tratamento geralmente é ineficaz; por isso, são necessárias medidas profiláticas e atenção cuidadosa com os detalhes durante a realização da anestesia espinal.

As altas concentrações de AL podem causar bloqueio irreversível. Depois da sua administração, as soluções são diluídas rapidamente e atingem concentrações atóxicas em muito pouco tempo. Entretanto, existem vários relatos de déficits neurológicos transitórios ou de maior duração após anestesia espinal com *lidocaína*, particularmente com *cloridrato de lidocaína* a 5% (ou seja, ~180 mM) em glicose a 7,5% (Forget et al., 2019).

Algumas vezes, a anestesia espinal é considerada contraindicada para pacientes com doença preexistente da medula espinal. Nenhuma evidência experimental confirma essa hipótese. No entanto, é recomendável evitar esse tipo de anestesia nos pacientes com doenças progressivas da medula espinal. Todavia, a anestesia espinal pode ser útil em pacientes com lesão crônica e fixa da medula espinal.

Uma sequela muito comum de qualquer punção lombar, inclusive da anestesia espinal, é a cefaleia postural com manifestações clássicas. A incidência desse tipo de cefaleia diminui com o aumento da idade do paciente e com a redução do diâmetro da agulha. A cefaleia referida depois da punção lombar deve ser avaliada cuidadosamente para excluir a possibilidade de complicações graves, como meningite, por exemplo. Em geral, o tratamento é conservador e inclui repouso no leito e analgésicos. Se essas medidas forem ineficazes, pode-se colocar um tamponamento sanguíneo peridural por injeção de sangue autólogo; esse procedimento geralmente é eficaz para aliviar as cefaleias após a punção lombar, embora possa ser necessário aplicar um segundo tamponamento sanguíneo. Se dois tamponamentos sanguíneos epidurais não conseguirem aliviá-la, deve-se considerar o diagnóstico de cefaleia pós-punção lombar. Alguns autores também recomendam a administração de cafeína intravenosa (500 mg do sal benzoato administrado ao longo de 4 h) para o tratamento da cefaleia pós-punção lombar. Entretanto, a eficácia da cafeína é menor do que a do tamponamento sanguíneo e o alívio proporcionado geralmente é transitório.

Avaliação da anestesia espinal

A anestesia espinal é uma técnica segura e eficaz, principalmente durante cirurgias que envolvem a parte inferior do abdome, os membros inferiores e o períneo. Em geral, essa técnica é combinada com medicação intravenosa para produzir sedação e amnésia. Os distúrbios fisiológicos associados à anestesia espinal baixa geralmente são menos perigosos do que os efeitos associados à anestesia geral. O mesmo não se aplica à anestesia espinal alta. O bloqueio simpático associado aos níveis de anestesia espinal adequados às operações realizadas nas regiões intermediária ou alta do abdome, somado à dificuldade de conseguir analgesia visceral, fazem ser possível conseguir condições operatórias igualmente satisfatórias e mais seguras pela combinação do anestésico espinal com uma anestesia geral "suave", ou pela administração de um anestésico geral com um agente bloqueador neuromuscular.

Anestesia peridural

A anestesia peridural é administrada injetando-se o AL no espaço peridural – espaço limitado posteriormente pelo ligamento amarelo, lateralmente pelo periósteo das vértebras e anteriormente pela dura-máter. A anestesia peridural pode ser realizada no hiato sacral (anestesia caudal) ou nas regiões lombar, torácica ou cervical da medula. A popularidade atual dessa técnica é atribuída ao desenvolvimento de cateteres que podem ser colocados no espaço peridural, possibilitando infusões contínuas ou injeções repetidas de AL. O local primário de ação dos AL administrados no espaço peridural são as raízes dos nervos espinais. Entretanto, os AL administrados no espaço peridural também podem agir na medula espinal e nos nervos paravertebrais.

A seleção dos fármacos disponíveis para esse tipo de anestesia é semelhante à dos anestésicos usados para bloqueios de nervos de maiores calibres. Assim como ocorre com a anestesia espinal, a escolha dos fármacos que serão usados durante a anestesia peridural é determinada principalmente pela duração desejada da anestesia. Entretanto, quando se utiliza um cateter peridural, os fármacos de ação curta podem ser administrados repetidamente, possibilitando um controle mais rigoroso da duração do bloqueio. A *bupivacaína*, 0,5 a 0,75%, é usada quando se deseja um bloqueio cirúrgico de longa duração. Em virtude da cardiotoxicidade mais grave nas gestantes, a solução a 0,75% não foi aprovada para uso obstétrico. As concentrações mais baixas da *bupivacaína* – 0,25, 0,125 ou 0,0625% –, geralmente com acréscimo de 2 μg/mL de *fentanila*, são usadas comumente para produzir analgesia durante o trabalho de parto. Essas preparações também são úteis para produzir analgesia pós-operatória em algumas situações clínicas. A *lidocaína* a 2% é o AL peridural de ação intermediária mais comumente utilizado. A *cloroprocaína* a 2 ou 3% tem início de ação rápido e duração muito curta do efeito anestésico. Entretanto, sua utilização em anestesia peridural tem sido reduzida pela controvérsia em torno da possibilidade de causar complicações neurológicas caso o anestésico seja injetado acidentalmente no espaço subaracnóideo (ver seções anteriores). O acréscimo de *epinefrina* frequentemente prolonga a duração da ação e reduz a toxicidade dos AL administrados no espaço peridural. O acréscimo da *epinefrina* também facilita a detecção da injeção intravascular acidental e modifica o efeito do bloqueio simpático durante a anestesia peridural.

Para cada AL, existe uma relação entre o volume injetado no espaço peridural e o nível segmentar da anestesia produzida. Por exemplo, nas mulheres não grávidas e saudáveis de 20 a 40 anos, cada 1,0 a 1,5 mL de *lidocaína* a 2% produz um segmento adicional de anestesia. A quantidade necessária diminui com o aumento da idade, bem como durante a gravidez e em crianças. A concentração do AL usado determina o tipo de fibras nervosas bloqueadas. As concentrações mais altas são usadas quando for necessário produzir bloqueios simpático, somatossensorial e motor somático. As intermediárias produzem anestesia somatossensorial sem relaxamento muscular. As baixas bloqueiam apenas as fibras simpáticas pré-ganglionares. Por exemplo, esses efeitos poderiam ser conseguidos com a *bupivacaína* em concentrações de 0,5, 0,25 e 0,0625%, respectivamente. As quantidades totais do fármaco que podem ser injetadas com segurança de cada vez são aproximadamente aquelas mencionadas nas seções "Anestesia por bloqueio nervoso" e "Anestesia por infiltração". A anestesia peridural requer mais habilidade do que a espinal. A técnica da anestesia peridural e os volumes, as concentrações e os tipos de fármacos usados estão descritos detalhadamente nos textos clássicos de anestesia regional (Cousins et al., 2008).

Uma diferença significativa entre as anestesias peridural e espinal é que a dose usada do AL pode produzir concentrações sanguíneas altas depois da absorção do fármaco presente no espaço peridural. As concentrações sanguíneas máximas da *lidocaína* depois da injeção de 400 mg (sem *epinefrina*) no espaço peridural lombar variam em torno de 3 a 4 μg/mL; as da *bupivacaína* oscilam em torno de 1 μg/mL depois da injeção peridural lombar de 150 mg. O acréscimo da *epinefrina* (5 μg/mL) diminui as concentrações plasmáticas máximas em cerca de 25%. As concentrações sanguíneas máximas dependem da dose total do fármaco administrado, e não da concentração ou do volume da solução injetada no espaço peridural (Covino e Vassallo, 1976). O risco de injeção intravascular acidental é maior com a anestesia peridural, pois o espaço peridural contém um plexo venoso profuso.

Outra diferença significativa entre as anestesias peridural e espinal é que não existe uma zona de bloqueio simpático diferencial com a técnica peridural; desse modo, o nível do bloqueio simpático fica próximo ao nível do bloqueio sensorial. Como a anestesia peridural não produz as zonas de bloqueio simpático diferencial observadas com a espinal, é possível esperar que as respostas cardiovasculares a essa primeira técnica anestésica sejam menos marcantes. Na prática, isso não ocorre; a vantagem potencial da anestesia peridural é anulada pelas respostas cardiovasculares à concentração sanguínea alta do anestésico durante a anestesia peridural. Isso fica mais evidente quando se acrescenta a *epinefrina* à injeção peridural. A concentração resultante de *epinefrina* no sangue é suficiente para produzir vasodilatação significativa mediada por receptores β_2-adrenérgicos. Por essa razão, a pressão arterial diminui, ainda que o débito cardíaco aumente em consequência dos efeitos inotrópicos e cronotrópicos positivos da *epinefrina* (ver Cap. 14).

O resultado é hiperperfusão periférica e hipotensão. As diferenças nas respostas cardiovasculares aos mesmos níveis de anestesia peridural e espinal também são observadas quando o AL, como a *lidocaína*, é usado sem *epinefrina*. Isso pode ser atribuído aos efeitos diretos das altas concentrações de *lidocaína* no músculo liso vascular e no coração. Contudo, a amplitude das diferenças nas respostas aos mesmos níveis sensoriais das anestesias peridural e espinal varia com o AL usado para a injeção peridural (supondo que não seja usada *epinefrina*). Por exemplo, AL como a *bupivacaína*, que são altamente lipossolúveis, são distribuídos em menores quantidades para a circulação do que os menos lipossolúveis, como a *lidocaína*.

As altas concentrações dos AL no sangue durante a anestesia peridural são particularmente preocupantes quando se utiliza essa técnica para controlar a dor durante o trabalho de parto e o nascimento. Os AL atravessam a placenta, entram na circulação fetal e, em altas concentrações, podem causar depressão do recém-nascido. A extensão com que esse efeito ocorre é determinada pela dose, pelo estado ácido-básico, pelo nível de ligação proteica nos sangues materno e fetal, pela irrigação sanguínea da placenta e pela solubilidade do anestésico nos tecidos fetais. Esses temores têm sido atenuados pela tendência a serem usadas soluções mais diluídas de *bupivacaína* na analgesia do trabalho de parto.

Analgesia peridural e intratecal com opiáceos

Quantidades pequenas de opioides injetados no espaço peridural ou no intratecal produzem analgesia segmentar (Yaksh e Rudy, 1976). Essa observação resultou na utilização clínica dos opioides espinais e epidurais em procedimentos cirúrgicos e para o alívio das dores crônicas e pós-operatórias (Cousins e Mather, 1984). Assim como ocorre com a anestesia local, a analgesia limita-se aos nervos sensoriais que entram no corno dorsal da medula espinal nas proximidades do local da injeção. Os receptores opioides pré-sinápticos inibem a liberação da substância P e de outros neurotransmissores pelos aferentes primários, enquanto os pós-sinápticos diminuem a atividade de alguns neurônios do corno dorsal dos tratos espinotalâmicos (Willcockson et al., 1986; ver também Caps. 10 e 23). Como a condução nos nervos autonômicos, sensoriais e motores não é afetada pelos opioides, geralmente não há alterações da pressão arterial, da função motora e da percepção sensorial não nociceptiva com os opioides espinais. O reflexo miccional desencadeado pelo volume é inibido, e isso se evidencia por retenção urinária. Outros efeitos adversos são prurido, náuseas e vômitos em pacientes suscetíveis. A depressão respiratória e a sedação tardias, que provavelmente são causadas pela disseminação proximal do opioide no LCS, não são comuns com as doses usadas atualmente.

De forma isolada, os opioides administrados no espaço espinal não produzem anestesia satisfatória para procedimentos cirúrgicos. Por conseguinte, os opioides passaram a ter maior uso no tratamento da dor pós-operatória e crônica, proporcionando uma excelente analgesia após cirurgias torácicas, abdominais, pélvicas ou dos membros inferiores, sem os efeitos adversos associados às doses altas de opioides de administração sistêmica. Para analgesia pós-operatória, a *morfina* administrada no espaço espinal, 0,2 a 0,5 mg, geralmente produz analgesia por 8 a 16 horas. A colocação de um cateter peridural e a administração de injeções repetidas, ou a infusão do opioide, permite a ampliação da duração da analgesia. A *morfina*, 2 a 6 mg a cada 6 horas, é comumente utilizada em injeções em bolus, enquanto a *fentanila*, 20 a 50 μg/h, frequentemente combinada com *bupivacaína*, 5 a 20 mg/h, é usada para infusões. No tratamento da dor associada ao câncer, as doses repetidas de opioides epidurais podem produzir analgesia durante vários meses. A dose de *morfina* peridural é muito menor do que a dose de *morfina* de administração sistêmica que seria necessária para obter analgesia semelhante, reduzindo, assim, as complicações que habitualmente acompanham a administração de altas doses de opioides sistêmicos, particularmente a sedação e a constipação intestinal. Infelizmente, assim como ocorre com os opioides sistêmicos, os pacientes desenvolvem tolerância aos efeitos analgésicos dos epidurais, mas isso geralmente pode ser contornado pelo aumento da dose.

RESUMO: Anestésicos locais

Fármacos	Usos terapêuticos ou duração	Farmacologia clínica e dicas
Anestesia tópica		
Cocaína	• Anestesia superficial das mucosas do nariz, da boca e da orelha	• Solução a 1-4% • Duração de aproximadamente 30 h • Dose máxima para adultos saudáveis, ~1-3 mg/kg (máximo de 400 mg); dose pediátrica, < 1 mg/kg • Vasoconstrição + anestesia
Lidocaína	• Anestesia superficial das mucosas	• Solução a 2-10% • Duração de aproximadamente 30 h • Dose máxima para adultos saudáveis, ~4 mg/kg
Misturas eutéticas, óleo ou creme: Lidocaína (2,5%)/prilocaína (2,5%) (EMLA) ou Lidocaína (7%)/tetracaína (7%)	• Anestesia superficial de estruturas cutâneas	• Efetivas até uma profundidade de ~5 mm • Necessitam de 30-60 min de contato para estabelecer uma anestesia efetiva • Não devem ser usadas em mucosas ou pele escoriada, em virtude da rápida absorção • Consultar a bula para a dose máxima
Anestesia por infiltração		
Bupivacaína	• Anestesia superficial de estruturas cutâneas	• Solução a 0,125-0,25% • Dose máxima para adultos saudáveis, ~2 mg/kg • O acréscimo de epinefrina (5 µg/mL) aumenta a duração de ação e a dose máxima segura de bupivacaína
Lidocaína	• Anestesia superficial de estruturas cutâneas • Acréscimo de bicarbonato de sódio diluído (10:1 – lidocaína: bicarbonato de sódio 8,4%, ~0,75 mg/mL de bicarbonato de sódio) pode reduzir a dor da injeção	• Solução a 0,5-1,0% • Dose máxima para adultos saudáveis, ~4 mg/kg • O acréscimo de epinefrina (5 µg/mL) aumenta a duração de ação e a dose máxima segura de lidocaína
Anestesia por bloqueio nervoso • Usar com dose de teste contendo epinefrina • Risco de injeção intravenosa		
Articaína	• Duração de 1 h	• Para procedimentos dentários e periodontais • Solução a 4%, normalmente com epinefrina • Contém uma amida e um éster, de modo que a degradação ocorre tanto no plasma quanto no fígado
Bupivacaína, ropivacaína	• Duração de 6-8 h • Duração maior do bloqueio sensorial com bupivacaína do que com ropivacaína • O acréscimo de epinefrina prolonga a duração e aumenta o nível máximo seguro do fármaco	As doses seguras dependem da vascularização do tecido, geralmente: • Bupivacaína: 0,25-0,375%, dose máxima para adultos saudáveis, ~2-3 mg/kg (máximo de 400 mg) • Ropivacaína: 0,5-0,75%, dose máxima para adultos saudáveis, ~3-4 mg/kg (máximo de 200 mg) • As infusões através de um cateter colocado adjacente ao nervo podem provocar uma analgesia contínua • A identificação dos nervos com bloqueio (estimulação nervosa ou ultrassom) pode aumentar a segurança e o sucesso do bloqueio
Lidocaína, mepivacaína	• Duração de 1-2 h • O acréscimo de epinefrina prolonga a duração e aumenta o nível máximo seguro do fármaco • A identificação dos nervos com bloqueio (estimulação nervosa ou ultrassom) pode aumentar a segurança e o sucesso do bloqueio	As doses seguras dependem da vascularização do tecido, geralmente: • Lidocaína: 1-1,5%, dose máxima para adultos saudáveis, ~4 mg/kg • Mepivacaína: 1-2%, dose máxima para adultos saudáveis, ~7 mg/kg (máximo de 400 mg)
Anestesia peridural • Usar com dose de teste contendo epinefrina • Risco de injeção intravenosa • Disseminação do bloqueio depende da dose e do volume injetados • O cateter peridural possibilita a administração de doses repetidas • Considerar o estado de coagulação do paciente		
Bupivacaína	• Duração longa	• Solução a 0,5% • Dose máxima para adultos saudáveis, ~2-3 mg/kg
Cloroprocaína	• Curta duração • A epinefrina prolonga a ação	• Solução a 2-3% • Possível incidência aumentada de dor lombar após o procedimento
Lidocaína	• Duração intermediária • A epinefrina prolonga a ação	• Solução a 2% • Dose máxima para adultos saudáveis, ~4 mg/kg
Ropivacaína	• Duração longa	• Solução a 0,5-1,0% • Dose máxima para adultos saudáveis, ~2-3 mg/kg • Pode ter menos toxicidade do que uma dose equivalente eficaz de bupivacaína

(continua)

RESUMO: Anestésicos locais (continuação)

Fármacos	Usos terapêuticos ou duração	Farmacologia clínica e dicas
Anestesia espinal • A dose e a baricidade do anestésico influenciam fortemente a disseminação • O acréscimo de opioides pode prolongar a analgesia • Considerar o estado de coagulação do paciente		
Bupivacaína	• Duração longa (210-240 min)	• ~10 mg para cirurgia perineal e dos membros inferiores • 15-20 mg para cirurgia abdominal
Lidocaína	• Duração curta (60-90 min)	• ~25-50 mg para cirurgia perineal e dos membros inferiores • Associação de lidocaína espinal com sintomas neurológicos transitórios
Tetracaína	• Duração longa (210-240 min)	• Aumento da duração pela epinefrina • ~5 mg para cirurgia perineal • ~10 mg para cirurgia dos membros inferiores

Referências

Arthur GR. Pharmacokinetics. In: Strichartz GR, ed. *Local Anesthetics. Handbook of Experimental Pharmacology*, vol. 81. Springer-Verlag, Berlin, **1987**, 165–186.

Butterworth JF IV, Strichartz GR. Molecular mechanisms of local anesthesia: a review. *Anesthesiology*, **1990**, *72*:711–734.

Caplan RA, et al. Unexpected cardiac arrest during spinal anesthesia: a closed claims analysis of predisposing factors. *Anesthesiology*, **1988**, *68*:5–11.

Catterall WA. From ionic currents to molecular mechanisms: the structure and function of voltage-gated sodium channels. *Neuron*, **2000**, *26*:13–25.

Catterall WA, et al. Structure and pharmacology of voltage-gated sodium and calcium channels. *Annu Rev Pharmacol Toxicol*, **2020**, *60*:133–154.

Charnet P, et al. An open-channel blocker interacts with adjacent turns of α-helices in the nicotinic acetylcholine receptor. *Neuron*, **1990**, *4*:87–95.

Clarkson CW, Hondeghem LM. Mechanism for bupivacaine depression of cardiac conduction: fast block of sodium channels during the action potential with slow recovery from block during diastole. *Anesthesiology*, **1985**, *62*:396–405.

Courtney KR, Strichartz GR. Structural elements which determine local anesthetic activity. In: Strichartz GR, ed. *Local Anesthetics. Handbook of Experimental Pharmacology*, vol. 81. Springer-Verlag, Berlin, **1987**, 53–94.

Cousins MJ, Bridenbaugh PO, Carr DB, Horlocker TT, eds. *Neural Blockade in Clinical Anesthesia and Management of Pain*. 4th ed. Lippincott-Raven, Philadelphia, **2008**.

Cousins MJ, Mather LE. Intrathecal and epidural administration of opioids. *Anesthesiology*, **1984**, *61*:276–310.

Covino BG. Toxicity and systemic effects of local anesthetic agents. In: Strichartz GR, ed. *Local Anesthetics. Handbook of Experimental Pharmacology*, vol. 81. Springer-Verlag, Berlin, **1987**, 187–212.

Covino BG, Vassallo HG. *Local Anesthetics: Mechanisms of Action and Clinical Use*. Grune & Stratton, New York, **1976**.

Fink BR, Cairns AM. Differential slowing and block of conduction by lidocaine in individual afferent myelinated and unmyelinated axons. *Anesthesiology*, **1984**, *60*:111–120.

Forget P, et al. Transient neurological symptoms (TNS) following spinal anaesthesia with lidocaine versus other local anaesthetics in adult surgical patients: a network meta-analysis. *Cochrane Database Syst Rev*, **2019**, *12*:CD003006.

Franz DN, Perry RS. Mechanisms for differential block among single myelinated and nonmyelinated axons by procaine. *J Physiol*, **1974**, *236*:193–210.

Garfield JM, Gugino L. Central effects of local anesthetics. In: Strichartz GR, ed. *Local Anesthetics. Handbook of Experimental Pharmacology*, vol. 81. Springer-Verlag, Berlin, **1987**, 253–284.

Gasser HS, Erlanger J. The role of fiber size in the establishment of a nerve block by pressure or cocaine. *Am J Physiol*, **1929**, *88*:581–591.

Gintant GA, Hoffman BF. The role of local anesthetic effects in the actions of antiarrhythmic drugs. In: Strichartz GR, ed. *Local Anesthetics. Handbook of Experimental Pharmacology*, vol. 81. Springer-Verlag, Berlin, **1987**, 213–251.

Greene NM. Uptake and elimination of local anesthetics during spinal anesthesia. *Anesth Analg*, **1983**, *62*:1013–1024.

Hille B. Local anesthetics: hydrophilic and hydrophobic pathways for the drug-receptor reaction. *J Gen Physiol*, **1977**, *69*:497–515.

Holt NF. Tumescent anesthesia: its applications and well tolerated use in the out-of--operating room setting. *Curr Opin Anaesthesiol*, **2017**, *30*:518–524.

Huang JH, et al. Susceptibility to lidocaine of impulses in different somatosensory fibers of rat sciatic nerve. *J Pharmacol Exp Ther*, **1997**, *292*:802–811.

Hussain N, et al. Perineural liposomal bupivacaine is not superior to nonliposomal bupivacaine for peripheral nerve block analgesia. *Anesthesiology*, **2021**, *134*:147–164.

Jiang D, et al. Structure of the cardiac sodium channel. *Cell*, **2020**, *180*:122–134.

McClure JH. Ropivacaine. *Br J Anaesth*, **1996**, *76*:300–307.

Narahashi T, Frazier DT. Site of action and active form of local anesthetics. *Neurosci Res (NY)*, **1971**, *4*:65–99.

Neher E, Steinbach JH. Local anesthetics transiently block currents through single acetylcholine-receptor channels. *J Physiol*, **1978**, *277*:153–176.

Ok S-H, et al. Lipid emulsion for treating local anesthetic toxicity. *Int J Med Sci*, **2018**, *15*:713–722.

Payandeh J, et al. The crystal structure of a voltage-gated sodium channel. *Nature*, **2011**, *475*:353–358.

Payandeh J, et al. Crystal structure of a voltage-gated sodium channel in two potentially inactivated states. *Nature*, **2012**, *486*:135–139.

Ragsdale DR, et al. Molecular determinants of state-dependent block of Na^+ channels by local anesthetics. *Science*, **1994**, *265*:1724–1728.

Raymond SA, Gissen AJ. Mechanism of differential nerve block. In: Strichartz GR, ed. *Local Anesthetics. Handbook of Experimental Pharmacology*, vol. 81. Springer-Verlag, Berlin, **1987**, 95–164.

Ritchie JM, Greengard P. On the mode of action of local anesthetics. *Annu Rev Pharmacol*, **1966**, *6*:405–430.

Sakai R, Swanson GT. Recent progress in neuroactive marine natural products. *Nat Prod Rep*, **2014**, *31*:273–309.

Shen H, et al. Structures of human $Na_V1.7$ channel in complex with auxiliary subunits and animal toxins. *Science*, **2019**, *363*:1303–1308.

Stevens RA, et al. Back pain after epidural anesthesia with chloroprocaine. *Anesthesiology*, **1993**, *78*:492–497.

Stommel EW, Watters MR. Marine neurotoxins: ingestible toxins. *Curr Treat Options Neurol*, **2004**, *6*:105–114.

Stone LS, et al. The $α_{2a}$ adrenergic receptor subtype mediates spinal analgesia evoked by $α_2$ agonists and is necessary for spinal adrenergic-opioid synergy. *J Neurosci*, **1997**, *17*:7157–7165.

Strichartz GR, Ritchie JM. The action of local anesthetics on ion channels of excitable tissues. In: Strichartz GR, ed. *Local Anesthetics. Handbook of Experimental Pharmacology*, vol. 81. Springer-Verlag, Berlin, **1987**, 21–53.

Terlau H, et al. Mapping the site of block by tetrodotoxin and saxitoxin of sodium channel II. *FEBS Lett*, **1991**, *293*:93–96.

Thomas RD, et al. Cardiovascular toxicity of local anesthetics: an alternative hypothesis. *Anesth Analg*, **1986**, *65*:444–450.

Weinberg GL. Lipid emulsion infusion: resuscitation for local anesthetic and other drug overdose. *Anesthesiology*, **2012**, *117*:180–187.

Willcockson WS, et al. Actions of opioid on primate spinothalamic tract neurons. *J Neurosci*, **1986**, *6*:2509–2520.

Yaksh TL, Rudy TA. Analgesia mediated by a direct spinal action of narcotics. *Science*, **1976**, *192*:1357–1358.

Yarov-Yarovoy V, et al. Role of amino acid residues in transmembrane segments IS6 and IIS6 of the sodium channel α subunit in voltage-dependent gating and drug block. *J Biol Chem*, **2002**, *277*:35393–35401.

Zipf HF, Dittmann EC. General pharmacological effects of local anesthetics. In: Lechat P, ed. *Local Anesthetics*, vol. 1. *International Encyclopedia of Pharmacology and Therapeutics*, Sect. 8. Pergamon Press, Oxford, UK, **1971**, 191–238.

Capítulo 26

Canabinoides

Matthew N. Hill e Kenneth Mackie

INTRODUÇÃO

CANABINOIDES ENDÓGENOS
- Anandamida
- 2-Araquidonoil glicerol
- O endocanabinoide-oma: além de AEA e 2-AG
- Síntese
- Degradação

FUNÇÕES FISIOLÓGICAS DOS ENDOCANABINOIDES
- Mediadores da ação endocanabinoide
- Funções fisiológicas dos endocanabinoides

FITOCANABINOIDES
- Síntese de THC e CBD pela *Cannabis*

CANABINOIDES SINTÉTICOS
- Interações entre eCB, THC e canabinoides sintéticos

APLICAÇÕES FARMACOLÓGICAS APROVADAS E PROMISSORAS
- Canabidiol
- Dronabinol
- Nabilona
- Nabiximol

DESENVOLVIMENTO DE FÁRMACOS CANABINOIDES
- Antagonistas CB1 limitados à ação periférica
- Inibidores de enzimas do catabolismo de endocanabinoides: inibidores FAAH e MAGL

Introdução

As propriedades psicoativas e medicinais das espécies de *Cannabis* são apreciadas há milênios. No entanto, apenas recentemente desenvolvemos uma compreensão dos compostos presentes na *Cannabis* que produzem esses efeitos. Os principais compostos psicoativos da *Cannabis* são os fitocanabinoides, que são meroterpenoides tipicamente sintetizados a partir do ácido olivetólico e do geranil pirofosfato. O THC é o fitocanabinoide responsável pela psicoatividade característica da *Cannabis*. Outro fitocanabinoide importante, o CBD, pode ter benefícios terapêuticos distintos. Os efeitos de outros fitocanabinoides são menos compreendidos. O THC produz seus efeitos por meio do sistema endocanabinoide, um sistema de sinalização endógeno composto por canabinoides endógenos (endocanabinoides), receptores endocanabinoides e as enzimas responsáveis pela síntese e degradação dos endocanabinoides. O sistema endocanabinoide está disseminado por todo o corpo e está envolvido na regulação do estresse, dor, recompensa, metabolismo e inflamação, entre outras ações fisiológicas.

Canabinoides endógenos

Os eCB são definidos como moléculas produzidas endogenamente que se ligam a receptores canabinoides. Os eCBs prototípicos são lipídeos de sinalização derivados do araquidonato que são produzidos por células na maioria dos sistemas de órgãos do corpo, mas foram estudados principalmente no sistema nervoso (Blankman e Cravatt, 2013; Hillard, 2015, 2018). As moléculas de eCBs lipofílicas geralmente se associam a proteínas de ligação, como proteínas de ligação a ácidos graxos ou albumina no sangue, para facilitar o transporte através dos compartimentos aquosos. Os eCBs exercem suas ações por meio de uma família de receptores conforme discutido abaixo.

Anandamida

O primeiro eCB a ser descoberto foi a *N*-araquidonoiletanolamina (AEA; Fig. 26-1) e recebeu o nome de *anandamida* em referência à palavra sânscrita *ānanda* para bem-aventurança (Blankman e Cravatt, 2013). A AEA é uma molécula de ácido araquidônico conjugada a um grupo etanolamina. No encéfalo, acredita-se que a AEA seja sintetizado e mobilizado de maneira variável, mas contínua, e não sofra armazenamento vesicular, um processo frequentemente referido como síntese "sob demanda". A AEA é um agonista de alta afinidade (baixo nM), mas de baixa eficácia nos receptores canabinoides, tornando-o um agonista parcial (Hillard, 2015), e também é conhecido por atuar como um agonista no canal com TRPV1, em altas concentrações (faixa nM alta-μM baixa). Os níveis em massa de AEA existem na concentração baixa de pmol/g de peso encefálico; estudos de microdiálise dentro do encéfalo descobriram que os níveis extracelulares de AEA estão na faixa nanomolar baixa. As concentrações de AEA no sangue são tipicamente encontradas na faixa baixa de pmol/mL; embora a fonte de depósito tecidual da qual a AEA circulante é derivado não esteja bem estabelecida, provavelmente envolve uma combinação de origens nas células sanguíneas e tecidos vascular, hepático e adiposo.

2-araquidonoil glicerol

O segundo eCB a ser descoberto foi o 2-AG (Figs. 26-1 e 26-2). O 2-AG é uma molécula de ácido araquidônico conjugada a um grupo glicerol. No encéfalo, há evidências de armazenamento de 2-AG em balsas lipídicas da membrana. As concentrações brutas de 2-AG quantificadas a partir do extrato de tecido encefálico indicam que ele está presente na faixa de nmol/g, que é cerca de 1.000 vezes maior que a AEA; no entanto, os níveis extracelulares determinados por meio de estudos de microdiálise indicam que as concentrações de 2-AG são apenas 2 a 5 vezes maiores do que as de AEA, e encontradas em uma faixa nanomolar similar. Com base nisso, prevê-se que cerca de 90% do 2-AG no encéfalo exista como 2-AG bruto. Este 2-AG associado à membrana pode funcionar como um reservatório de armazenamento de ácido araquidônico, que é então utilizado como substrato para a formação de prostaglandinas neuroinflamatórias (Nomura et al., 2011). Ao contrário do AEA, o 2-AG é um agonista total nos receptores canabinoides, com afinidade na faixa nanomolar, inferior à encontrada para a AEA (Hillard, 2015, 2018). No sangue, os níveis circulantes de 2-AG e AEA estão na faixa mais baixa de pmol/mL. Tal como acontece com AEA, a fonte tecidual de 2-AG circulante não é bem compreendida.

O endocanabinoide-oma: além de AEA e 2-AG

Embora AEA e 2-AG sejam as moléculas de eCB mais bem estabelecidas e estudadas, outras etanolamidas de ácidos graxos, monoacilgliceróis e

ABHD: proteína contendo o domínio hidrolase α/β
AEA: anandamida
2-AG: 2-araquidonoil glicerol
Aids: síndrome da imunodeficiência adquirida
ALT: alanina-aminotransferase
AMPc: monofosfato de adenosina cíclico
ATV: área tegmentar ventral
CBC: canabicromeno
CBCA: ácido canabicromênico
CBD: canabidiol
CBDA: ácido canabidiólico
CBGA: ácido canabigerólico
CBN: canabinol
CBNA: ácido canabinólico
COX-2: ciclo-oxigenase-2
DAG: diacilglicerol
DAGL: diacilglicerol lipase
DLP: depressão de longo prazo
eCB: endocanabinoide
EMA: European Medicines Agency
FAAH: hidrolase da amida de ácido graxo
GDE1: glicerofosfodiesterase 1
GIRK: canal de K^+ retificador de influxo acoplado à proteína G
GMPc: monofosfato de guanosina cíclico
GP-AEA: glicerolfosfo-N-araquidonoiletanolamina
GPCR: receptor acoplado à proteína G
HCN: nucleotídeos cíclicos ativados por hiperpolarização
JNK1: c-Jun-N-terminal cinase 1
MAGL: monoacilglicerol lipase
MAPK: proteína-cinase ativada por mitógeno
NAPE-PLD: fosfolipase D específica de N-acil fosfatidiletanolamina
NArPE: N-araquidonoil fosfatidiletanolamina
NREM: movimento ocular lento
7-OH-CBD: 7-hidroxi-canabidiol
11-OH-THC: 11-hidroxi-tetra-hidrocanabinol
PIP2: fosfatidilinositol 4,5-bifosfato
PL_: fosfolipase_ (p. ex., PLA, PLC)
PPAR: receptor ativado pelo proliferador de peroxissomos
REM: movimento ocular rápido
SCP: substância cinzenta periaquedutal
THC: Δ^9-tetra-hidrocanabinol
THCA: ácido Δ^9-tetra-hidrocanabinólico
THCV: Δ^9-tetra-hidrocanabivarina
TRPV1: potencial transitório do receptor do subtipo vaniloide 1

até mesmo peptídeos podem representar membros adicionais da família eCB. Destas, a molécula hemopressina, um derivado da cadeia alfa da hemoglobina, tem atraído mais atenção. A hemopressina tem alta afinidade pelos receptores canabinoides, mas, ao contrário do AEA e do 2-AG, parece funcionar como um agonista inverso (Hillard, 2015). A relevância fisiológica da hemopressina e as condições sob as quais ela é sintetizada e liberada não estão bem estabelecidas. Outras moléculas, como virodamina e éter de noladina, foram propostas como eCBs adicionais, mas não está claro se essas moléculas são sintetizadas e liberadas de maneira fisiológica *in vivo*. Assim, a discussão do sistema eCB é focada exclusivamente em AEA e 2-AG. As vias de síntese e degradação de AEA e 2-AG são detalhadas na Figura 26-2 e discutidas abaixo.

Síntese
Anandamida
A biossíntese de AEA parece envolver várias vias redundantes que iniciam a partir de um precursor comum, o NarPE. O NarPE é formado por um processo enzimático dependente de Ca^{2+}, por uma N-acil transferase desconhecida, que remove o ácido araquidônico da posição *sn*-1 de um doador de fosfolipídeo de membrana e catalisa a formação de uma ligação amida com a etanolamina da fosfatidiletanolamina (Blankman e Cravatt, 2013). Existem três vias pelas quais o NarPE pode ser convertido em AEA. A via melhor estabelecida é a da hidrólise pela NAPE-PLD, com a liberação de ácido fosfatídico de NarPE para produzir AEA. Apoiando a importância da via NAPE-PLD, os inibidores de NAPE-PLD reduzem os níveis de AEA encefálico em até 50% (Mock et al., 2020). O NarPE também pode ser convertido em lisoNArPE pela ABHD 4 ou fosfolipase A_2. O LysoNArPE é desacilado em GP-AEA e depois convertido em AEA pela GDE1. Por fim, o NarPE pode ser convertido em um fosfo-AEA por uma enzima semelhante à PLC e então desfosforilado em AEA pela tirosina fosfatase PTPN22. Esta via de biossíntese de AEA pode ocorrer principalmente em macrófagos durante desafios inflamatórios.

2-araquidonoil glicerol
A biossíntese de 2-AG ocorre através da enzima DAGL (Gao et al., 2010). A isoforma DAGLα é responsável pela biossíntese de 2-AG no SNC, enquanto a isoforma DAGLβ gera 2-AG em órgãos periféricos, como o fígado. A síntese de 2-AG começa com a hidrólise de *sn*-2 araquidonoil PIP2 de fosfolipídios de membrana pela PLCβ, formando DAG, que é então convertido em 2-AG através da hidrólise, mediada por DAGL, da ligação éster na posição *sn*-1 de DAG. A Figura 26-2 também mostra um caminho alternativo.

Degradação
Anandamida
A anandamida é degradada principalmente pela FAAH, que é amplamente expressa em todo o corpo. A FAAH é uma proteína de membrana associada às membranas intracelulares do retículo endoplasmático e das mitocôndrias. A hidrólise de AEA mediada por FAAH gera ácido araquidônico livre e etanolamina. A FAAH é constitutivamente ativa; sua expressão é regulada por hormônios reprodutivos e metabólicos; sua atividade enzimática é regulada pela proteína cinase A e pela estimulação de receptores ligados à via G_s-adenilil ciclase-AMPc. Nos neurônios, a FAAH tende a ser localizada dentro dos compartimentos somatodendríticos, e o trânsito intracelular da AEA dos compartimentos da membrana lipofílica para a FAAH pode ser mediado por proteínas de ligação aos ácidos graxos (Kaczocha et al., 2009). A deleção genética ou a inibição farmacológica da FAAH resulta em um grande aumento do conteúdo tecidual de AEA. Em humanos, um único polimorfismo de nucleotídeo, P129T, no gene *FAAH* aumenta a degradação da proteína FAAH, resultando em uma redução na expressão de FAAH e uma consequente elevação na sinalização constitutiva de AEA (Hillard, 2015). Existe um segundo gene de FAAH (*FAAH2*) em humanos que não está presente em roedores. Sua relevância ainda não foi elucidada, embora um indivíduo com sintomas psiquiátricos e neurológicos significativos tenha sido identificado como portador de uma rara mutação *missense* na *FAAH2* (Sirrs et al., 2015). Além da AEA, a FAAH hidrolisa outras amidas de ácidos graxos e N-acil taurina. Como resultado, a inibição da FAAH produz alterações generalizadas nas espécies de sinalização lipídica. O AEA também pode ser oxidado pela COX2, uma reação que gera prostaglandinas etanolamidas bioativas.

2-araquidonoil glicerol
O 2-araquidonoil glicerol é degradado pela MAGL. A deleção genética ou inibição farmacológica da MAGL resulta em um grande aumento do conteúdo tecidual de 2-AG em todo o corpo. A hidrólise mediada por MAGL gera ácido araquidônico livre e glicerol. No encéfalo, aproximadamente 90% do 2-AG existe em compartimentos de membrana, onde atua como um reservatório de ácido araquidônico. Em resposta a processos inflamatórios, a MAGL catabolisa rapidamente 2-AG para liberar ácido araquidônico, que é então oxidado por COX-2 para gerar prostaglandinas neuroinflamatórias (Nomura et al., 2011). Portanto, a inibição da MAGL suprimiu a formação de prostaglandinas após desafios inflamatórios no encéfalo. A MAGL é amplamente expressa em todo o sistema nervoso e em órgãos periféricos. Ao contrário da FAAH, a MAGL está localizada nos compartimentos pré-sinápticos e não na porção somatodendrítica dos neurônios. Embora a atividade de MAGL também possa ser detectada nas frações citosólicas das células, assim como a atividade de FAAH, a associação de MAGL à membrana facilita a hidrólise do 2-AG. A MAGL também

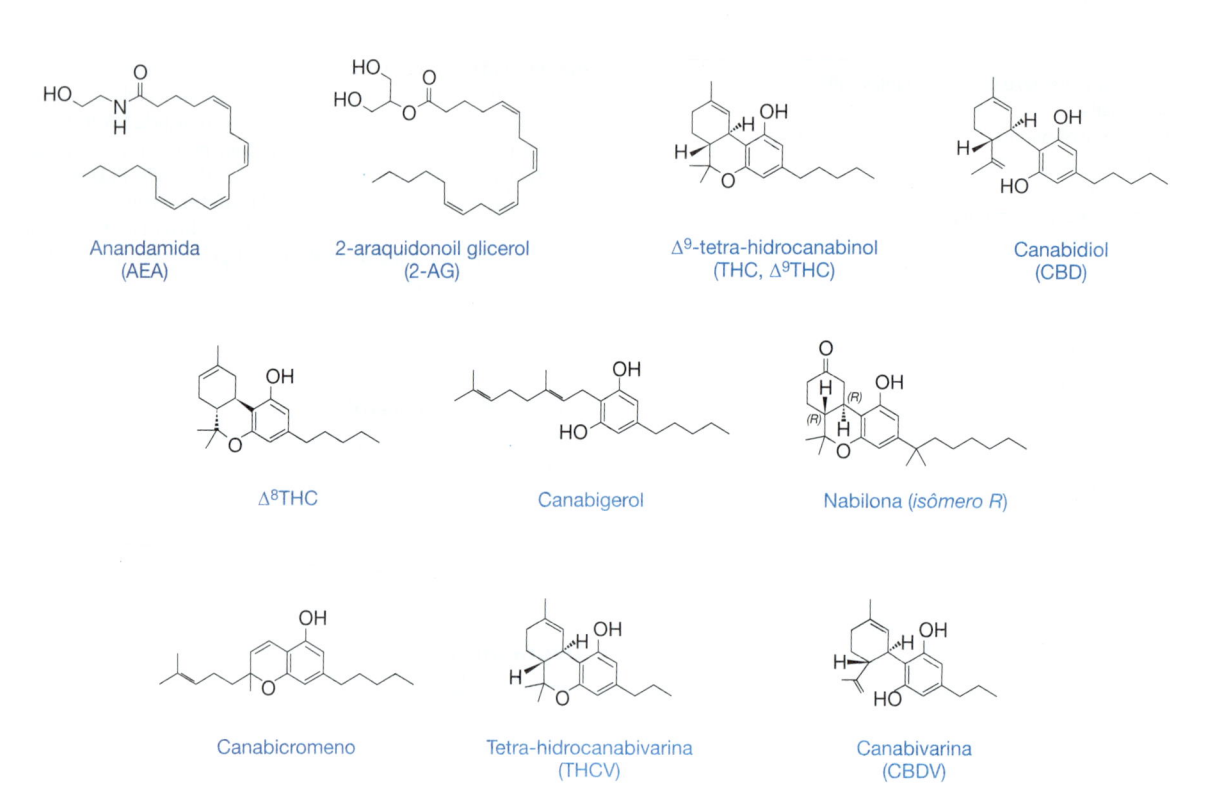

Figura 26-1 *Estruturas de moléculas canabinoides selecionadas.* Os endocanabinoides anandamida e 2-araquidonoil glicerol têm em comum o ácido araquidônico e diferem por serem a amida da etanolamina e o éster do glicerol, respectivamente. As estruturas dos principais fitocanabinoides, THC e canabidiol, diferem na presença do terceiro anel no THC. O metabólito fitocanabinoide intermediário, o canabigerol, é monocíclico. A tetra-hidrocanabivarina e a canabivarina diferem do THC e do canabidiol por terem uma cadeia lateral propil em vez de pentila no anel aromático. O Δ^8THC, o canabigerol e o canabicromeno são canabinoides menores.

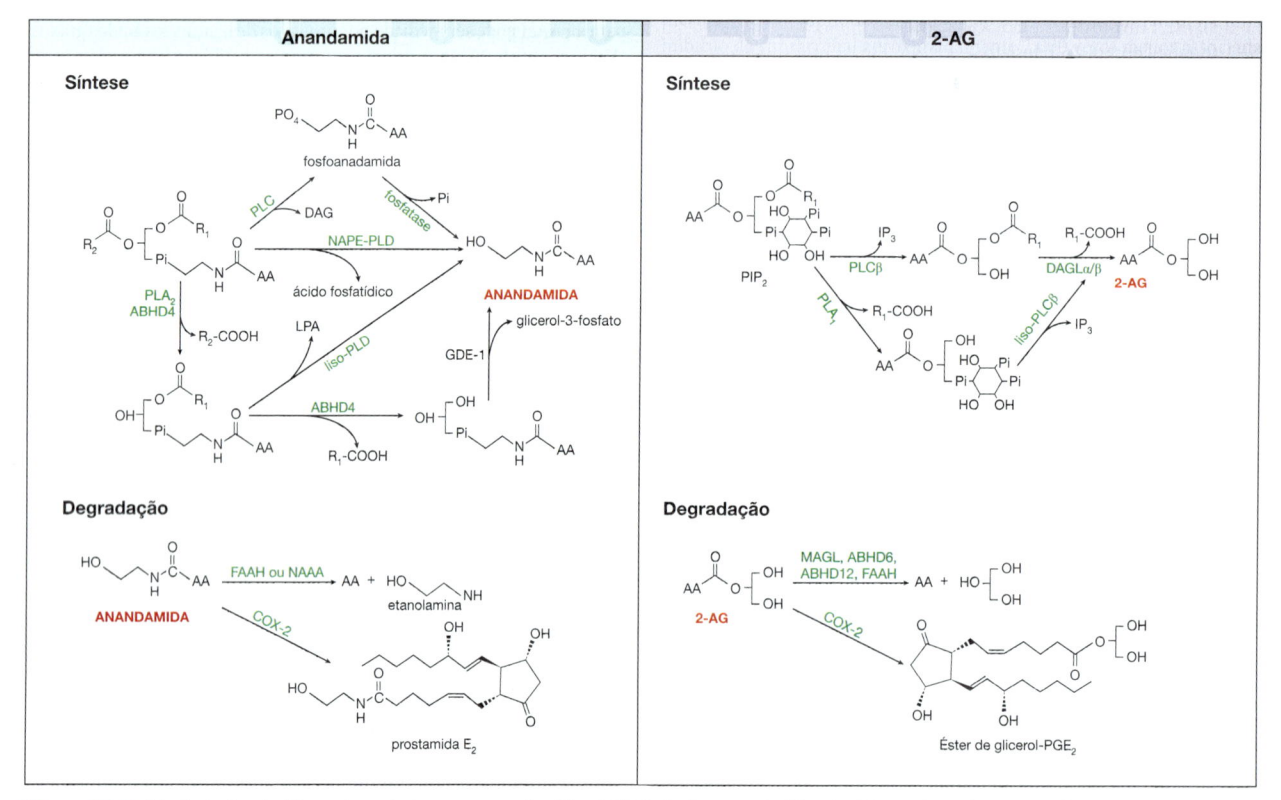

Figura 26-2 *Principais vias sintéticas e degradativas para anandamida e 2-AG.* **Painel esquerdo:** Vias sintéticas e degradativas primárias para a anandamida. **Painel direito:** Vias sintéticas e degradativas primárias para a 2-AG. Apenas as principais vias são mostradas. As enzimas estão marcadas em verde. AA, ácido araquidônico; IP$_3$, trifosfato de inositol; liso-PLC, fosfolipase C preferencial de liso-fosfolípideo; LPA, ácido liso-fosfatídico; NAAA, *N*-aciletanolamina amino-hidrolase; P$_i$, [H$_2$PO$_4$]$^{-1}$.

hidrolisa 1(3)- e 2-monoacilgliceróis; assim, a inibição de MAGL resulta em elevações generalizadas de espécies de sinalização lipídica (Blankman e Cravatt, 2013). Além da MAGL, hidrolases como ABHD6 e ABHD12 também podem degradar 2-AG. A enzima ABHD6 localiza-se no compartimento somatodendrítico dos neurônios, que pode regular a hidrólise do 2-AG antes da liberação da célula, ao contrário da MAGL, que está localizada nos compartimentos pré-sinápticos e cataboliza o 2-AG após ter exercido sua ação nos receptores canabinoides (Cao et al., 2019). Por outro lado, estima-se que a ABHD12 seja responsável por aproximadamente 9% da hidrólise de 2-AG no encéfalo, e seus transcritos gênicos foram identificados nas células microgliais do encéfalo. A inibição de ABHD6 ou ABHD12 pode afetar a sinalização de 2-AG, mas em um grau muito menor do que o observado após a inibição de MAGL. O 2-AG também pode ser oxigenado pela COX2 para formar gliceróis de prostaglandina, para os quais um papel fisiológico ainda não foi estabelecido (Hermanson et al., 2014).

Funções fisiológicas dos endocanabinoides

Mediadores da ação endocanabinoide

A natureza lipofílica do THC atrasou a identificação de seu mecanismo de ação por muitos anos. A primeira evidência convincente de que suas ações são mediadas por um GPCR veio do trabalho pioneiro de Allyn Howlett e colaboradores (Howlett et al., 1990; Howlett e Abood, 2017). Esses estudos mostraram que o THC e os canabinoides sintéticos relacionados inibiam a adenililciclase por meio de um GPCR sensível à toxina pertússis e que esse receptor era altamente expresso em muitas regiões do encéfalo, consistente com os efeitos psicotrópicos do THC. O mapeamento autorradiográfico subsequente usando canabinoides sintéticos de alta afinidade confirmou os níveis altos e generalizados desse receptor canabinoide em todo o encéfalo (Herkenham et al., 1991). Esse receptor (atualmente chamado receptor canabinoide CB1) foi clonado e sua distribuição, ações e regulação caracterizadas (Howlett et al., 2002). Em poucos anos, um segundo receptor canabinoide, o receptor CB2, foi clonado a partir de uma linhagem de células imune. A psicoatividade após o consumo de *Cannabis* é provavelmente mediada por receptores canabinoides CB1, enquanto os efeitos imunomoduladores são provavelmente mediados por receptores canabinoides CB2 (Mackie, 2008).

Receptores canabinoides CB1

Os receptores CB1 são altamente expressos em terminais pré-sinápticos de um subconjunto de interneurônios GABAérgicos corticais (muitas vezes coexpressando o neuromodulador, CCK) e em níveis mais baixos em muitos outros terminais nervosos (Hu e Mackie, 2015). O papel desses receptores CB1 pré-sinápticos e somáticos na mediação da plasticidade sináptica e excitabilidade neuronal é discutido abaixo. A expressão do receptor CB1 muda com a idade, explicando potencialmente os efeitos dos canabinoides no SNC em desenvolvimento (Bara et al., 2021). Os receptores CB1 também são expressos em tipos de células não neuronais, como astrócitos e fora do encéfalo em hepatócitos, adipócitos, músculo esquelético e células endócrinas (Covelo et al., 2021; Fong e Heymsfield, 2009).

Receptores canabinoides CB2

Os receptores CB2 são altamente expressos em células imunes (incluindo micróglia) e expressos em níveis mais baixos em outros tipos celulares, como neurônios, células endoteliais, pericitos e queratinócitos. Os receptores CB2 podem mediar os efeitos imunomoduladores do THC e podem ser importantes para reduzir o desejo por drogas e a dor.

Sinalização do receptor CB1 e CB2

O CB1 e o CB2 são GPCRs e geralmente se acoplam a proteínas G inibitórias e arrestinas, embora o acoplamento a G_s para ativar adenililciclase ou $G_{q/11}$ para ativar PLC tenha sido observado em algumas condições experimentais. Como receptores acoplados a G_i, as vias canônicas de sinalização CB1 e CB2 incluem a inibição de adenililciclase e de canais de Ca^{2+} controlados por voltagem, além de ativação de MAPK e canais de K^+ retificadores de influxo (Howlett et al., 2002; Mackie, 2008). Os receptores CB1 e CB2 mostram seletividade funcional ou agonismo tendencioso, já que certos ligantes favorecem a ativação de subconjuntos específicos de proteínas G e/ou vias de sinalização de arrestina. Essa seletividade funcional precisa ser considerada ao avaliar as consequências comportamentais e fisiológicas de canabinoides estruturalmente diversos que atuam em receptores canabinoides, particularmente nos receptores CB2 (Atwood et al., 2012).

Alvos não CB1/CB2 de endocanabinoides

Os endocanabinoides e alguns ligantes sintéticos podem envolver outros alvos além de CB1 e CB2, incluindo canais iônicos (discutidos abaixo), PPAR e ligantes de receptores canabinoides sintéticos. Entre os PPAR, o PPARα e o PPARγ são ativados por eCBs e podem contribuir para os efeitos farmacológicos dos canabinoides (Pistis e O'Sullivan, 2017). Os genes visados pelos PPARs incluem aqueles envolvidos na regulação do metabolismo, inflamação, neuroproteção e diferenciação celular.

eCB como mensageiros retrógrados Os endocanabinoides são os principais mensageiros retrógrados no sistema nervoso e medeiam várias formas de plasticidade sináptica (Chevaleyre et al., 2006; Ohno-Shosaku e Kano, 2014). Como mensageiros retrógrados, os eCB são sintetizados "sob demanda" pelo neurônio pós-sináptico e viajam retrogradamente através da sinapse para ativar os receptores CB1 pré-sinápticos, suprimindo a neurotransmissão dos terminais nervosos que expressam CB1 (Fig. 26-3). Dependendo da duração da produção de eCB, a plasticidade sináptica mediada por eCB pode ser transitória ou sustentada (Fig. 26-4). Ambas as formas de plasticidade envolvem a estimulação do neurônio pós-sináptico (por despolarização e influxo de Ca^{2+} via canais de Ca^{2+} sensíveis à voltagem e/ou ativação de um GPCR ligado a $G_{q/11}$ e liberação de Ca^{2+} dos estoques intracelulares). Isso ativa a diacilglicerol lipase α, produzindo 2-AG (Figs. 26-2 e 26-3). Duas formas transitórias bem descritas de plasticidade sináptica mediada por eCB são a *supressão estimulada por despolarização* da excitação (se a transmissão excitatória for suprimida) ou a supressão estimulada por despolarização da inibição (se a transmissão inibitória for suprimida) e *supressão estimulada por metabotrópicos* da excitação (se a transmissão excitatória for suprimida) ou supressão estimulada por metabotrópicos da inibição (se a transmissão inibitória for suprimida). Essas formas transitórias de plasticidade começam dentro de um segundo de estimulação dos neurônios pós-sinápticos e podem durar dezenas de segundos (Wilson et al., 2001).

A atividade sustentada de baixa frequência das sinapses excitatórias pode levar a uma DLP mediada por eCB (Chevaleyre et al., 2006). A indução de DLP depende da produção sustentada de eCB. No entanto, a DLP estabelecida é mantida independente dos receptores eCBs ou CB1. As implicações de rede da plasticidade sináptica mediada por eCB dependem da atividade da sinapse que expressa CB1: se a sinapse não estiver ativa, haverá pouco efeito; também depende se a sinapse inibida é de natureza excitatória ou inibitória e a relação entre os estímulos que conduzem à síntese de eCB e os terminais pré-sinápticos que expressam os receptores CB1 (Soltesz et al., 2015).

Efeitos não retrógrados dos eCB na excitabilidade neuronal Além de seu papel como mensageiros retrógrados, os eCB podem modificar a excitabilidade neuronal de diversas maneiras. As melhores caracterizadas são:

- Modulação direta de canais iônicos
- Ativação de GIRK
- Aumento de um canal catiônico ativado por hiperpolarização (I_h)

Os endocanabinoides podem modular diretamente os canais iônicos, incluindo 5-HT_3, TRPV1, $GABA_A$, glicina e outros (Soderstrom et al., 2017). Ao relacionar os relatos *in vitro* com o que ocorre *in vivo*, é importante considerar que alguns desses efeitos relatados ocorrem apenas com altas concentrações de eCB que provavelmente não serão alcançadas *in vivo*. Os níveis de eCB produzidos por intensa atividade neuronal ativam receptores somáticos CB1 para abrir canais GIRK e hiperpolarizar o neurônio (Bacci et al., 2004).

O I_h é um canal catiônico que regula a excitabilidade dendrítica e desempenha um papel central na plasticidade sináptica e no aprendizado. O aumento da atividade de I_h prejudica o aprendizado, e a ativação de I_h pelos receptores CB1 é um possível mecanismo para o

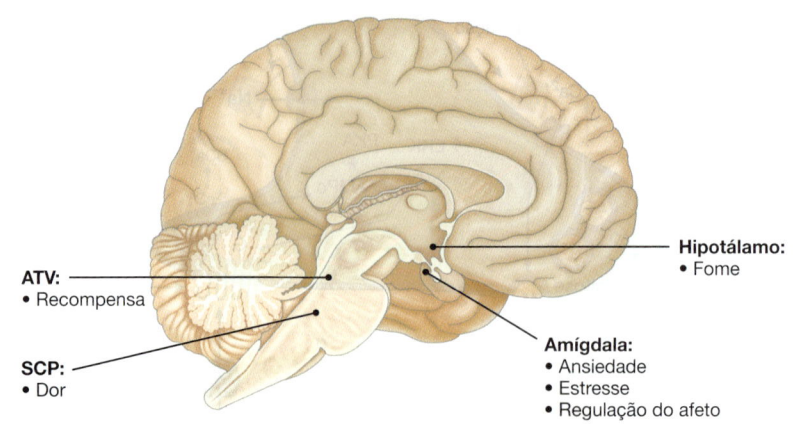

Figura 26-5 *Impacto de endo e fitocanabinoides em processos fisiológicos em regiões específicas do encéfalo.* A sinalização de canabinoides na amígdala (ou amídala) é o principal centro pelo qual os endocanabinoides e o THC influenciam os estados de ansiedade, as respostas ao estresse e os processos afetivos. A capacidade dos canabinoides de aumentar os estímulos de recompensa foi localizada em atividades no ATV. Os canabinoides aumentam o comportamento alimentar por meio de ações localizadas nos núcleos hipotalâmicos. Os efeitos analgésicos dos canabinoides são conduzidos por várias vias, incluindo vias nervosas espinais e periféricas, mas no encéfalo, o principal local de ação é a SCP.

Dor

O controle da dor crônica e da náusea induzida pela quimioterapia são os usos terapêuticos mais comuns e cientificamente estabelecidos da *Cannabis* em humanos (Committee on the Health Effects of Marijuana, 2017; ver também Cap. 54). Os receptores CB1 são distribuídos em vários níveis dos circuitos da dor, incluindo locais de ação corticais, mesencéfalos, espinais e periféricos. Os receptores CB1 são sintetizados em diversas raízes dorsais de neurônios ganglionares e transportados para os terminais nervosos das fibras aferentes periféricas. A sinalização periférica do eCB pode suprimir o início da dor diretamente por meio da ativação desses receptores (Piomelli et al., 2014). Os eCB também podem atuar nos receptores CB1, e em algumas situações nos receptores TRPV1, dentro das redes espinais para influenciar o processamento da dor (Woodhams et al., 2017). Os canabinoides podem produzir analgesia por meio da ativação dos receptores CB1 na SCP (ver Fig. 26-5) e na medula ventromedial rostral do circuito descendente da dor. Os eCB atuam em circuitos encefálicos de ordem superior, principalmente na via córtex-amígdala, de forma a influenciar o processamento da dor, provavelmente por meio de influência no componente afetivo da dor. A exposição a estímulos nocivos pode aumentar a liberação de eCB tanto na periferia quanto dentro deste circuito de dor supraespinal distribuído para atuar como reguladores endógenos de iniciação e sensibilidade da dor (Piomelli et al., 2014; Woodhams et al., 2017). A exposição ao estresse agudo produz analgesia transitória por meio da liberação local de eCB no SCP (Hohmann et al., 2005). Descobriu-se que uma mulher escocesa possuía a mutação P129T em FAAH, bem como uma deleção a montante em um pseudogene FAAH, que coletivamente resultou em elevações robustas em AEA. Essas mutações foram associadas a um fenótipo de insensibilidade à dor e cicatrização acelerada (Habib et al., 2019).

Inflamação

Os receptores CB2 estão localizados principalmente em células e tecidos imunológicos, tanto na periferia quanto no encéfalo. A maioria das células imunes expressa receptores CB2 em níveis variados, incluindo células T, monócitos, células *natural killer* e neutrófilos, bem como microglia no SNC. A ativação dos receptores CB2 nas células imunes reduz a inflamação, principalmente por meio da supressão da liberação de citocinas pró-inflamatórias, bem como pela inibição da proliferação e migração celular. No encéfalo, os receptores CB2 na micróglia são rapidamente ativados por inflamação ou dano, suprimem a liberação de citocinas inflamatórias e promovem a liberação de citocinas anti-inflamatórias. Na periferia, os receptores CB2 nas células T bloqueiam a migração para os tecidos, como o SNC, reduzindo a expressão de fatores de adesão. Os déficits de receptores CB2 nas células T estão associados à sua infiltração aumentada no SNC em condições patológicas, como na esclerose múltipla (Malfitano et al., 2014). A ativação de MAPK mediada por CB2 é essencial para sua capacidade de promover a liberação de citocinas anti-inflamatórias e se envolver em funções reparadoras (Eljaschewitsch et al., 2006). Os receptores CB1 também estão localizados em algumas células imunes, mas os receptores CB2 parecem ser o mecanismo primário para a maioria das ações anti-inflamatórias dos eCBs.

As moléculas eCB também podem regular a inflamação no encéfalo, independentemente dos receptores canabinoides. O 2-AG no encéfalo é predominantemente sequestrado nos domínios da membrana celular, onde atua como um reservatório de ácido araquidônico. Em resposta a estímulos inflamatórios, a atividade de MAGL aumenta rapidamente, metabolizando 2-AG associado à membrana e liberando ácido araquidônico, que é então convertido em prostaglandinas inflamatórias via COX-2 (Nomura et al., 2011). A MAGL localizada nos astrócitos encefálicos (mas não nos neuronais) media a formação de moléculas neuroinflamatórias do catabolismo do 2-AG (Viader et al., 2015).

Sono

Os efeitos autorrelatados causadores de sono da *Cannabis* são frequentemente citados como a principal razão para seu consumo contínuo entre usuários recreativos e medicinais (Kesner e Lovinger, 2020). A *Cannabis* pode reduzir a latência para o início do sono e despertares noturnos, bem como promover o sono NREM, reduzindo a porcentagem de tempo gasto no sono REM. Os níveis de eCB flutuam no encéfalo e na circulação de maneira circadiana, e esse ciclo diurno é interrompido após o sono. A elevação da sinalização de 2-AG via inibição de MAGL aumenta o tempo gasto dormindo assim como melhora o sono NREM enquanto suprime o sono REM (Kesner e Lovinger, 2020). A administração de um antagonista do receptor CB1 promove a vigília e a excitação e reduz o sono NREM. Em humanos, houve vários relatos de interrupção do sono após a administração do antagonista do receptor CB1 *rimonabanto*. A sinalização do eCB pode contribuir para os ciclos normais de sono-vigília.

Fitocanabinoides

Síntese de THC e CBD pela *Cannabis*

Nossa compreensão das vias sintéticas dos fitocanabinoides se expandiu rapidamente na última década. Detalhes podem ser encontrados em revisões recentes (p. ex., Gulck e Moller, 2020; Tahir et al., 2021) (Fig. 26-6). O Δ^9THC e seu isômero, CBD (Fig. 26-1), são sintetizados nos tricomas da planta de *Cannabis*, com os níveis mais altos sintetizados nas flores da planta feminina e os níveis mais baixos produzidos em outros componentes aéreos e na planta masculina. A síntese clássica de fitocanabinoides envolve etapas iniciais que levam à produção de geranil pirofosfato e ácido olivetólico. Estes são então unidos por

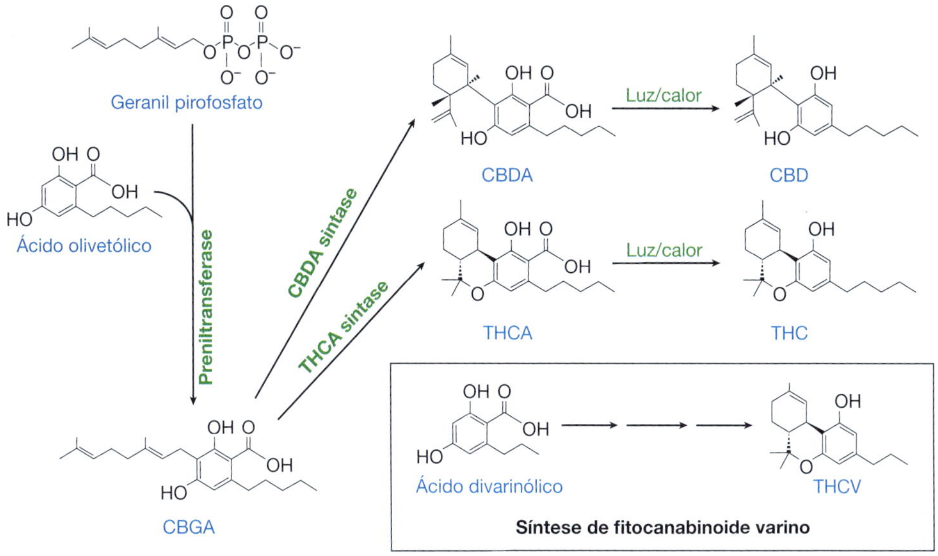

Figura 26-6 *Síntese de fitocanabinoides.* Na primeira etapa comprometida da síntese de fitocanabinoides, a CBGAS prenila o ácido olivetólico com pirofosfato de geranil, formando CBGA. O CBGA é então um substrato para a THC sintase, CBD sintase ou CBC sintase, cujos níveis em modelos experimentais podem ser variados por programas de reprodução direcionados. As sintases produzem as formas ácidas dos fitocanabinoides (THCA, CBDA e CBCA), que sofrem descarboxilação não enzimática por exposição à luz ou aquecimento moderado, produzindo os conhecidos THC, CBD e CBC. *No quadro:* Sob condições de crescimento em que a concentração de butil CoA é maior que a de hexanoil CoA, é formado ácido divarinólico (em vez do ácido olivetólico). O ácido divarinólico é então convertido aos canabinoides varinos, usando as mesmas vias enzimáticas que sintetizam o THC e o CBD. CBGAS, ácido canabigerólico sintase; CoA, coenzima A.

uma preniltransferase aromática para formar o fitocanabinoide inicial, o CBGA. O CBGA então serve principalmente como substrato para as sintases do THCA e do CBDA, que catalisam a formação de THCA e CBDA. O THCA e o CBDA têm pouca psicoatividade por si só, mas são precursores importantes. O THCA e o CBDA sofrem descarboxilação (aumentada por aquecimento suave ou luz) para formar THC e CBD biologicamente ativos, respectivamente. O THCA e o THC também podem sofrer oxidação espontânea formando o CBNA e o CBN, faltando a este último a psicoatividade clássica do THC e a atividade biológica do CBD. Curiosamente, várias outras espécies de plantas também podem sintetizar fitocanabinoides e moléculas intimamente relacionadas com efeitos canabimiméticos (Gulck e Moller, 2020).

Além de THC, CBD e CBN, vários canabinoides "menores" podem ser sintetizados na planta sob várias condições de crescimento. O CBCA é formado a partir do CBGA por uma CBCA sintase incompletamente caracterizada e é subsequentemente descarboxilado a CBC (Gulck e Moller, 2020). O Δ^8THC é um isômero de posição do Δ^9THC e é provavelmente um produto de degradação do Δ^9THC. O Δ^8THC mantém a psicoatividade do Δ^9THC.

Um grupo particularmente interessante de fitocanabinoides menores com uma farmacologia distinta do Δ^9THC e do CBD são os chamados canabinoides varinos, diferenciados por sua cadeia lateral propil (ver Fig. 26-6). O THC e o CBD contêm uma cadeia lateral pentil derivada do ácido olivetólico. Se o resorcinol primário disponível para a preniltransferase for o ácido varinólico em vez do ácido olivetólico, então são formados os fitocanabinoides com cadeias laterais propila (ácido tetra-hidrocanabivarina e ácido canabivarina, descarboxilados em THCV e canabivarina, respectivamente; ver Fig. 26-1). Esses fitocanabinoides varinos têm uma farmacologia que os distingue dos fitocanabinoides pentil, sendo o THCV um antagonista do receptor canabinoide CB1 particularmente potente e um agonista do receptor canabinoide CB2 de baixa eficácia (McPartland et al., 2015).

Geralmente, os níveis e a atividade de THCA e CBDA sintase em cultivares de *Cannabis* variam de forma recíproca. Assim, plantas que foram criadas para ter alta atividade de THCA sintase produzirão altos níveis de THC e baixos níveis de CBD, enquanto plantas com alta atividade de CBDA sintase produzirão pouco THC. A reprodução seletiva pode resultar em um teor total de THC em material vegetal seco superior a 30% (Swift et al., 2013). É importante ressaltar que as especificidades do produto das sintases THCA e CBDA não são absolutas. Portanto, plantas que produzem grandes quantidades de CBD também podem produzir níveis detectáveis de THC. Isso tem implicações legais importantes, pois as plantas de *Cannabis* com mais de 0,3% de THC (p/p) são consideradas produtoras de THC nos EUA e, de acordo com a lei federal atual dos EUA, estão sujeitas ao confisco da Agência Antidrogas. É importante observar que o CBD pode ser convertido em THC em condições levemente ácidas, como no estômago, mas se isso ocorre no corpo humano em condições fisiológicas normais não está verdadeiramente estabelecido (Golombek et al., 2020).

Além dos fitocanabinoides, as plantas de *Cannabis* sintetizam uma variedade de outras moléculas, incluindo terpenos e flavonoides. Os terpenos dão às cultivares de *Cannabis* seus aromas distintos. Terpenos, formados a partir de unidades de isopreno (2-metil-1,3-butadieno), possuem inúmeras estruturas. Permanece desconhecida a extensão em que os terpenos na *Cannabis* contribuem ou modificam sua psicoatividade ou fundamentam seus possíveis benefícios terapêuticos (Booth et al., 2020).

Canabinoides sintéticos

Despendeu-se um esforço considerável para sintetizar novos agonistas de receptores canabinoides CB1 para aplicações terapêuticas, como analgesia. Isso resultou em uma rica química medicinal de agonistas canabinoides de diversas classes estruturais. Paralelamente, a generalização dos testes toxicológicos para THC (e seus metabólitos), juntamente com a meia-vida de eliminação muito longa dos metabólitos do THC, motivaram o uso recreativo de canabinoides sintéticos por indivíduos para os quais um teste toxicológico positivo pode resultar na perda do emprego. Como as estruturas dos canabinoides sintéticos são muitas vezes substancialmente diferentes do THC, esses compostos escapam à detecção dos testes comuns de drogas na urina. Isso levou ao uso recreativo generalizado de uma ampla variedade de canabinoides sintéticos, conhecidos genericamente como "*spice*". Em quase todos os casos, os canabinoides sintéticos são agonistas CB1 de alta eficácia. Além disso, suas atividades "fora do alvo" não foram caracterizadas, então eles podem interagir com um repertório imprevisível de receptores adicionais, resultando em psicoatividade imprevisível. Por fim, os canabinoides sintéticos são normalmente preparados em laboratórios ilícitos, com pouco controle de qualidade; portanto, também podem estar contaminados com espécies moleculares indesejadas.

Interações entre eCB, THC e canabinoides sintéticos

As diferentes eficácias intrínsecas de 2-AG, AEA, THC e canabinoides sintéticos usados recreativamente (os compostos "*spice*") dão origem a várias interações possíveis. Por exemplo, o THC é um agonista potente e de baixa eficácia nos receptores CB1, enquanto o 2-AG é um agonista menos potente, mas altamente eficaz. Assim, sob condições em que a densidade do receptor CB1 ou o acoplamento pós-receptor é limitado, o THC pode antagonizar a sinalização endógena de 2-AG. Por outro lado, sob circunstâncias de alta densidade de receptores CB1 e amplo acoplamento pós-receptor, o THC e o 2-AG podem produzir efeitos celulares semelhantes. As interações THC/2-AG na primeira condição podem explicar os dados comportamentais humanos em que mesmo doses muito altas do antagonista CB1 *rimonabanto* antagonizam fracamente os efeitos subjetivos do THC, enquanto o *rimonabanto* atenua fortemente a taquicardia induzida por THC (Huestis et al., 2001). Se o THC antagoniza, imita ou aumenta a ação do eCB é algo que provavelmente varia entre as sinapses. No entanto, os compostos "*spices*" são tipicamente agonistas altamente eficazes, ativando total e indiscriminadamente os receptores CB1. Com essa propriedade, os compostos "*spice*" provavelmente combatem a sinalização do AEA (o AEA é um agonista de baixa eficácia). A eficácia muito alta dos compostos "*spice*" (juntamente com a possibilidade de envolver alvos além do CB1 e a presença de adulterantes nas várias formulações compradas pelos consumidores) pode explicar sua propensão a produzir efeitos adversos mais frequentes e graves do que o THC (Atwood et al., 2010; Deng et al., 2018; Huestis et al., 2001; Laaris et al., 2010; Straiker e Mackie, 2005).

Aplicações farmacológicas aprovadas e promissoras

Canabidiol

Uma solução oral de CBD derivado da *Cannabis* é aprovada pela FDA para uso em certos distúrbios convulsivos, conforme detalhado abaixo e no Capítulo 20.

Mecanismos de ação

O mecanismo de ação do CBD na redução das convulsões permanece desconhecido. O efeito ansiolítico mediado pelo CBD parece envolver a ativação dos receptores 5-HT$_{1A}$ da serotonina. As ações anti-inflamatórias do CBD parecem ser mediadas pela potencialização da sinalização da adenosina.

ADME

As concentrações plasmáticas máximas ocorrem tipicamente 3-15 horas após a administração oral. A biodisponibilidade do CBD administrado por via oral é tipicamente baixa e variável, mas é aumentada pelo consumo concomitante de alimentos gordurosos (aumento de 3 a 15 vezes na exposição). A meia-vida do CBD é longa e variável (14-30+ h) e aumenta com a administração crônica.

O *canabidiol* é metabolizado principalmente pela hidroxilação do grupo metil C7 pela CYP2C19, seguida pela oxidação ao ácido carboxílico em C7 pela CYP3A4. O metabólito C7 hidroxila canabidiol (7-OH-CBD) é análogo ao 11-OH-THC e parece manter a atividade antiepiléptica (Huestis, 2005). Os metabólitos do CBD estão sujeitos à glicuronidação de fase II, principalmente no oxigênio fenólico. Os metabólitos do CBD são excretados principalmente pelas fezes com pequenas quantidades pela urina.

Usos terapêuticos

O *canabidiol* foi aprovado para tratar convulsões resistentes a medicamentos nas síndromes de Dravet e Lennox-Gastaut e no complexo de esclerose tuberosa. Ensaios clínicos adicionais estão em andamento para determinar sua eficácia em outras epilepsias resistentes a medicamentos. Embora existam evidências de que a administração aguda de altas doses de CBD reduz o transtorno de ansiedade social em certos ambientes, sua eficácia no tratamento amplo de transtornos de ansiedade não está estabelecida (Wright et al., 2020). O CBD atraiu interesse como agente antipsicótico, mas sua eficácia ainda precisa ser definida (Schoevers et al., 2020).

Efeitos adversos e interações medicamentosas

Os efeitos adversos mais comuns do CBD nas doses usadas para tratar epilepsias incluem sonolência, fadiga, diminuição do apetite, diarreia e elevação das transaminases hepáticas. As elevações das transaminases hepáticas estão relacionadas à dose, e uma elevação da ALT superior a 3 vezes o limite superior da faixa normal foi observada em mais de 10% dos pacientes que tomam CBD, em doses de 10 a 25 mg/kg por dia. Aproximadamente um terço das elevações de ALT foram resolvidas apesar da administração contínua de CBD. O risco de elevação de ALT é quase o dobro em pacientes recebendo *valproato* (com ou sem *clobazam*) com CBD. Assim, em pacientes recebendo CBD, as transaminases séricas e a bilirrubina devem ser monitoradas, particularmente no início da terapia ou após uma mudança na dose.

Devido às altas doses de CBD administradas como antiepiléptico, à probabilidade de que os pacientes que recebem CBD também estejam recebendo vários outros fármacos (que podem induzir ou inibir CYPs) e às interações do CBD com várias CYPs, o CBD tem um alto potencial para causar interações fármacos bidirecionais significativas. A interação melhor descrita é com o antiepiléptico *clobazam*, na qual os níveis plasmáticos de *clobazam* e seu metabólito ativo, norclobazam, geralmente aumentam dramaticamente após o início da terapia com CBD. Isso é consistente com a inibição de CYP3A4 e CYP2C19 por CBD, que são responsáveis por metabolizar *clobazam* e nor-clobazam, respectivamente. Por outro lado, a coadministração de CBD com *clobazam* aumenta o 7-OH-CBD. Os níveis de *clobazam* devem ser monitorados quando o CBD é administrado juntamente a ele. A coadministração de *valproato* com CBD não aumenta a exposição ao *valproato*, mas, conforme mencionado acima, aumenta a chance de elevação das transaminases hepáticas.

Indicações pediátricas e geriátricas

Nos EUA, o *canabidiol* é aprovado pela FDA para o tratamento de convulsões associadas à síndrome de Lennox-Gastaut, síndrome de Dravet ou complexo de esclerose tuberosa em pacientes com 1 ano de idade ou mais. Na UE, a EMA concedeu o *status* de fármaco órfão para o CBD para ser usado como terapia adjuvante ao *clobazam* para tratar convulsões associadas à síndrome de Lennox-Gastaut ou de Dravet e como terapia adjuvante para tratar convulsões associadas ao complexo de esclerose tuberosa.

Uso clínico

Para o tratamento de convulsões associadas à síndrome de Lennox-Gastaut ou de Dravet, o CBD geralmente é iniciado com 2,5 mg/kg duas vezes ao dia. A dose é aumentada, conforme necessário, para 5 mg/kg duas vezes ao dia após a semana inicial de tratamento. Se indicado, esta dose pode ser aumentada para 10 mg/kg duas vezes ao dia em incrementos semanais de 2,5 mg/kg por dose.

Para o tratamento de convulsões associadas ao complexo de esclerose tuberosa, o CBD é iniciado com 2,5 mg/kg duas vezes ao dia e aumentado em incrementos semanais de 2,5 mg/kg por dose até 12,5 mg/kg duas vezes ao dia conforme tolerado.

É importante observar que as doses de CBD necessárias para tratar convulsões com eficácia são muito maiores do que as doses de CBD normalmente consumidas em preparações de venda livre disponíveis nos EUA.

O *canabidiol* também foi avaliado quanto à utilidade em outros estados patológicos. Vários ensaios clínicos randomizados examinaram o CBD como tratamento para esquizofrenia; os resultados foram mistos. Em um estudo, 300 mg/dia, mas não 600 mg/dia, de CBD melhoraram o comprometimento cognitivo na esquizofrenia (Hallak et al., 2010). Outro estudo descobriu que 800 mg/dia de CBD foram tão eficazes quanto a *amissulprida*, mas que o CBD produziu menos efeitos colaterais negativos (p. ex., sintomas extrapiramidais) do que a *amissulprida* (Leweke et al., 2012). O terceiro estudo descobriu que 1.000 mg/dia de CBD melhoraram os sintomas positivos, mas não tiveram impacto nos sintomas negativos (McGuire et al., 2018), enquanto o quarto estudo, que avaliou uma dose de 600 mg/dia, não encontrou efeito nos sintomas cognitivos (Boggs et al., 2018). Em pessoas com transtorno de ansiedade social, um estudo relatou que uma dose única de 600 mg de CBD produziu melhorias na ansiedade induzida pelo estresse e no comprometimento cognitivo (Bergamaschi et al., 2011).

Outro estudo descobriu que 3 dias consecutivos de administração de 400 ou 800 mg de CBD reduziram o desejo e a ansiedade por drogas em indivíduos abstinentes com transtorno de uso de heroína (Hurd et al., 2019).

Observe que em todos os ensaios clínicos em que a eficácia do CBD foi relatada, as doses são superiores a 200 mg/dia, com faixas superiores atingindo 1.600 mg/dia. Essa faixa de dose é muito maior do que as doses normalmente usadas *off-label* (fora das indicações da bula) pelo público em geral, que tendem a ser em torno de 5 a 25 mg/dia. Dada a baixa biodisponibilidade da maioria das preparações orais de CBD, a falta de quaisquer alvos farmacológicos identificados para o CBD nas concentrações nanomolares muito baixas que seriam alcançadas por esta dosagem, e a falha em ver benefício clínico em qualquer ensaio usando CBD oral nessa faixa de dosagem baixa, parece altamente improvável que as doses de CBD tomadas nessa faixa estejam produzindo qualquer impacto biológico nos indivíduos que as tomam. Há fortes razões para acreditar que o viés de expectativa está tendo um impacto robusto em indivíduos que alegam benefícios no uso de CBD nesse nível e que esses efeitos são prováveis efeitos placebo.

Dronabinol

O *dronabinol* é um THC sintetizado quimicamente, formulado em óleo de gergelim em cápsulas, e também está disponível como uma solução oral.

Mecanismos de ação

O *dronabinol* é um agonista de baixa eficácia dos receptores canabinoides CB1 e CB2.

ADME

A absorção do *dronabinol* pelo trato gastrintestinal é alta, assim como o metabolismo de primeira passagem, resultando em uma biodisponibilidade de apenas 10 a 20%. As concentrações plasmáticas máximas de THC ocorrem tipicamente 1 a 3 horas após a administração oral. O consumo concomitante de alimentos diminui o tempo do pico dos níveis plasmáticos de THC e aumenta a exposição, mas não afeta os níveis plasmáticos máximos. O THC sofre oxidação sucessiva em C11, levando a 11-OH-THC, seguido por 11-nor-carboxi-THC. Notavelmente, o 11-OH-THC mantém alta atividade nos receptores canabinoides CB1. Assim, após o consumo oral de *dronabinol*, os níveis de 11-OH-THC podem ser maiores que os de THC, e a maioria dos efeitos biológicos pode ser devida a esse metabólito. A excreção é principalmente pela bile, com quantidades menores na urina. O metabolismo do THC é prolongado, com metabólitos sendo detectados nas fezes e na urina mais de 5 semanas após uma única dose. A maioria dos parâmetros farmacocinéticos para formas de cápsula e suspensão oral de *dronabinol* são semelhantes, mas não idênticas.

Embora a inalação não seja uma via de administração aprovada, é importante observar que a farmacocinética do THC varia drasticamente se o consumo ocorrer por via pulmonar em oposição à ingestão oral em forma de cápsula. Por exemplo, a biodisponibilidade do THC inalado (fumado) é de 60 a 70%. Para comparação, o THC ingerido por via oral produz níveis sanguíneos na faixa de 2 a 20 ng/mL, com pico em torno de 60 a 90 minutos após a ingestão, e produz intoxicação por até 8 a 12 horas (Huestis, 2005). O THC inalado produz níveis sanguíneos de THC dramaticamente mais altos, em torno de 60 a 200 ng/mL, mas atingem o pico rapidamente – cerca de 15 minutos após a inalação –, e retornam rapidamente à linha de base. No entanto, a intoxicação franca persiste por 90 a 240 minutos (Huestis, 2005).

Usos terapêuticos

O *dronabinol* é aprovado nos EUA para o tratamento de náuseas e vômitos em pacientes recebendo quimioterapia para câncer que não responderam aos antieméticos convencionais, bem como para anorexia associada à perda de peso em pacientes com Aids. Consulte o Capítulo 54 para obter informações adicionais sobre o uso de *dronabinol* como antinauseante.

Efeitos adversos e interações medicamentosas

Os efeitos adversos mais comuns relatados com o *dronabinol* envolvem o SNC e o sistema cardiovascular. Os efeitos adversos centrais incluem exacerbação da mania, depressão e esquizofrenia, bem como tontura, fadiga e comprometimento cognitivo. Os efeitos adversos cardiovasculares incluem taquicardia e hipo ou hipertensão. Ocasionalmente, são relatados dor abdominal e *aumento* de náuseas e vômitos com o uso de *dronabinol*, que podem ser manifestações da síndrome de hiperêmese canabinoide. Deve-se ter cuidado ao prescrever *dronabinol* a indivíduos que possam estar em maior risco de qualquer um desses efeitos adversos. O tratamento inclui manter ou reduzir a dose ou a administração de *dronabinol* antes de dormir, dependendo da natureza e gravidade do efeito adverso. O metabolismo de fase 1 do *dronabinol* parece ser principalmente por meio das enzimas CYP2C9 e CYP3A4, com a primeira tendo uma contribuição maior. É provável que ocorram interações com outros fármacos que possam induzir ou inibir essas CYPs. Por outro lado, altas doses de THC podem prejudicar o metabolismo de fármacos metabolizados por essas CYPs. A CYP2C9 é altamente polimórfica. Indivíduos homozigotos para CYP2C9*3 (ou seja, *3/*3) são classificados como metabolizadores fracos e podem ser excepcionalmente suscetíveis a reações adversas a medicamentos quando a CYP2C9 está envolvida (ver Cap. 7).

Indicações pediátricas e geriátricas

O *dronabinol* não é aprovado para uso pediátrico. Embora tenha havido algum interesse em usar o *dronabinol* no tratamento da agitação na demência, ele não é aprovado para esse uso.

Uso clínico

Para tratar náuseas e vômitos associados à quimioterapia do câncer, após falha dos esquemas farmacológicos tradicionais, o *dronabinol* é iniciado na dose de 5 mg/m^2 administrado 1 a 3 horas antes da quimioterapia e, depois, a cada 2 a 4 horas após a quimioterapia, até quatro a seis doses por dia. A primeira dose deve ser administrada pelo menos 30 minutos antes das refeições. As doses posteriores podem ser administradas independentemente do estado de alimentação; no entanto, a dosagem relativa às refeições deve ser mantida constante para facilitar a titulação. Se a resposta antiemética for inadequada, a dose pode ser aumentada em incrementos de 2,5 mg/m^2 até uma dose máxima de 15 mg/m^2. Os efeitos adversos relacionados ao SNC aumentam significativamente com doses mais altas; portanto, os pacientes devem ser monitorados cuidadosamente quanto aos efeitos centrais, e a dose deve ser reduzida, se necessário.

Para tratar a anorexia associada à perda de peso na Aids, o *dronabinol* é iniciado na dose de 2,5 mg duas vezes ao dia, antes do almoço e antes de dormir. Se a resposta for inadequada, a dose pode ser aumentada lentamente para 5 mg duas vezes ao dia, antes do almoço e à noite. A dose máxima recomendada é de 10 mg duas vezes ao dia. Se os efeitos adversos centrais forem incômodos, a dose antes do almoço pode ser reduzida ou eliminada, mantendo-se a dose noturna. No Capítulo 54, a seção "Antinauseantes e antieméticos" também apresenta informações sobre o uso clínico de *dronabinol* e *nabilona* (ver abaixo a discussão sobre *nabilona*).

Nabilona

A *nabilona* é uma forma sintética de THC, mas estruturalmente distinta do próprio THC (ver Fig. 26-1). A *nabilona* foi previamente aprovada pela FDA e comercializada em forma de cápsula, mas foi descontinuada nos EUA desde 2019 devido a relatos de reações graves de hipersensibilidade.

Mecanismos de ação

A *nabilona* tem farmacologia semelhante ao THC. É um agonista de baixa eficácia dos receptores canabinoides CB1 e CB2, mas é um pouco mais eficaz do que o THC na ativação de ambos os receptores CB.

ADME

A *nabilona* é tomada por via oral e tem alta absorção no intestino (absorção de ~96% para corrente sanguínea), com níveis plasmáticos máximos ocorrendo em torno de 2 horas. Assim como o THC, a *nabilona* está sujeita a um extenso metabolismo de primeira passagem, mas, em uma faixa de dose de 1 a 4 mg, a farmacocinética permanece relativamente linear. A distribuição e o metabolismo da *nabilona* não foram bem definidos. O metabolismo da *nabilona* é principalmente hepático e provavelmente envolve várias CYP, locais de hidroxilação na cadeia lateral dimetil-heptil e formação de análogos carboxílicos, semelhantes ao THC. Há também evidências de que os metabólitos da *nabilona* são gerados a partir da redução do grupo cetona em C9, produzindo vários álcoois isoméricos, que são excretados principalmente nas fezes.

Usos terapêuticos

A *nabilona* é usada no Canadá, Reino Unido e México para o tratamento de náuseas e vômitos induzidos por quimioterapia em pacientes que não respondem aos antieméticos convencionais. A *nabilona* também tem sido usada *off-label* (fora das indicações da bula) para o controle de pesadelos em indivíduos com transtorno de estresse pós-traumático, para a dor neuropática crônica, abstinência de *Cannabis* em pacientes hospitalizados e no controle da agitação na demência precoce.

Efeitos adversos e interações medicamentosas

Os efeitos adversos mais comuns relatados com o *nabilona* envolvem o SNC e o sistema cardiovascular. Os efeitos colaterais adversos do SNC manifestam-se como aumento da ansiedade, nervosismo e pânico e, em casos extremamente raros, alucinações e delírios. Também foram observados sedação, tontura e comprometimento da função cognitiva normativa, particularmente em doses mais altas (≥ 5 mg). Os efeitos adversos cardiovasculares incluem taquicardia leve e hipotensão postural em doses de 2,5 a 5 mg e acima. Muitos desses efeitos adversos, particularmente hipotensão postural, podem ocorrer com mais frequência em populações idosas.

O metabolismo da *nabilona* não está bem estabelecido, mas provavelmente envolve as mesmas enzimas CYP que metabolizam o THC. Como tal, existe um potencial para interações medicamentosas, embora nenhuma interação significativa tenha sido identificada. Existem possíveis interações funcionais com outras substâncias que produzem sedação ou tontura, como benzodiazepínicos, opiáceos, alguns antidepressivos (como a *quetiapina*) e álcool.

Indicações pediátricas e geriátricas

A *nabilona* não é aprovada para uso pediátrico. Embora tenha havido algum interesse em usar a *nabilona* no tratamento da agitação na demência, ela não é aprovada para esse uso.

Uso clínico

Para tratar náuseas e vômitos associados à quimioterapia do câncer após falha dos regimes farmacológicos tradicionais, inicia-se *nabilona* na dose de 1 a 2 mg administrada 1 a 3 horas antes da quimioterapia. Uma dose inicial também pode ser dada na noite anterior à administração da quimioterapia para compensar a náusea, e a dosagem pode continuar a cada 8 a 12 horas por 24 horas após a quimioterapia (até 48 h após a quimioterapia, se necessário), sem exceder um total de 6 mg dentro de 24 horas. Os efeitos adversos relacionados ao SNC aumentam significativamente em doses mais altas, então a melhor dosagem inicial é 1 mg para limitar os efeitos colaterais adversos, com a dose aumentada até 2 mg se não for eficaz.

O uso *off-label* de *nabilona* para controle de pesadelos no transtorno de estresse pós-traumático consiste em tomar *nabilona* 1 hora antes de dormir, começando com uma dose de 0,5 mg por noite e titulação até uma dose máxima de 4 mg por noite, dependendo da eficácia e dos efeitos adversos. Intervalos de dose semelhantes são usados para o controle *off-label* da dor e para a agitação na demência.

Nabiximol

O *nabiximol* é um extrato padronizado de *Cannabis* que consiste em quantidades aproximadamente iguais de THC e CBD e quantidades menores de canabinoides menores, terpenos e triglicerídeos. É formulado como um *spray* oromucoso dosado, contendo etanol e aromatizante sabor de menta. Não é aprovado pela FDA nos EUA, mas está disponível em outros países.

Mecanismos de ação

O THC nos *nabiximóis* é um agonista de baixa eficácia dos receptores canabinoides CB1 e CB2. O CBD nos *nabiximóis* tem o potencial de interagir com vários alvos (ver seção sobre CBD). O papel dos constituintes minoritários dos *nabiximói*s na sua eficácia terapêutica não é conhecido. Existe o potencial para uma interação farmacocinética entre THC e CBD em *nabiximói*s devido à sobreposição de CYPs envolvidas no metabolismo.

ADME

A farmacocinética dos *nabiximóis* é notavelmente variável entre os pacientes, e a absorção mista (oromucosa e intestinal) contribui para essa variabilidade. As concentrações plasmáticas máximas de THC ocorrem tipicamente 1 a 3 horas após a administração oral. Os níveis plasmáticos máximos de THC e CBD podem variar 10 vezes entre indivíduos que recebem a mesma dose, e a exposição pode variar de 3 a 4 vezes. O consumo concomitante de alimentos e *nabiximói*s aumenta os níveis plasmáticos máximos e a exposição tanto ao THC (~2 vezes) quanto ao CBD (~4 vezes). A variabilidade farmacocinética enfatiza que os pacientes que recebem *nabiximói*s devem ser consistentes na ingestão do medicamento em relação ao consumo de alimentos. É importante ressaltar que, devido à via oral de administração de *nabiximói*s, os níveis máximos de THC e CBD são alcançados mais lentamente e são muito mais baixos do que os observados com *Cannabis* inalada ou preparações vaporizadas de canabinoides. O metabolismo dos *nabiximóis* é dominado pelo metabolismo de seus dois principais componentes ativos, THC e CBD. Detalhes de seu metabolismo podem ser encontrados nas seções sobre *dronabinol* e CBD, respectivamente. Os *nabiximói*s demonstraram inibir a CYP3A4 de forma dependente do tempo, mesmo em doses clinicamente utilizadas. Assim, existe o potencial de os *nabiximói*s aumentarem os níveis de outras substâncias metabolizadas pela CYP3A4. Por outro lado, os inibidores da CYP3A4 (p. ex., *cetoconazol* e congêneres) podem aumentar substancialmente a exposição ao THC e ao CBD, e os indutores da CYP3A4 (p. ex., *rifampicina*, erva-de-são-joão) podem diminuir a exposição ao THC e ao CBD. Se as doses dos fármacos dessas classes forem aumentadas ou diminuídas quando um paciente estiver recebendo *nabiximói*s, sua dosagem deve ser revista.

Usos terapêuticos

Os *nabiximóis* são aprovados em vários países (mas não nos EUA) para o tratamento de espasticidade moderada a grave e a dor associada na esclerose múltipla. Também há interesse no uso de *nabiximói*s para o tratamento da dor crônica, embora os dados clínicos sobre essa indicação sejam inconclusivos.

Indicações pediátricas e geriátricas

O *nabiximol* não é aprovado para uso pediátrico.

Efeitos adversos e interações medicamentosas

Os efeitos adversos mais comuns relatados com *nabiximói*s incluem tontura, sonolência, fadiga e problemas de memória/concentração; esses efeitos provavelmente surgem da atuação do THC nos receptores canabinoides CB1. O tratamento dos efeitos adversos envolve a suspensão ou redução da dose de *nabiximol*, dependendo da gravidade do efeito adverso. Na prática clínica, esses efeitos adversos são geralmente de intensidade leve e diminuem com o uso continuado, sugerindo o desenvolvimento de tolerância.

Uso clínico

Cada dose (*spray* de 100 μL) de *nabiximóis* contém 2,7 mg de THC e 2,5 mg de CBD. Normalmente, para minimizar os efeitos adversos, a terapia é iniciada com uma dose única à noite, em seguida adiciona-se uma dose à noite a cada 2 dias e doses matinais, igualmente tituladas para cima, adicionadas no quinto dia de tratamento, até um máximo de 12 doses por dia. A titulação é interrompida quando o alívio adequado dos sintomas é obtido ou ocorrem efeitos adversos incômodos. Se o alívio adequado não for obtido após 4 semanas de tratamento, o tratamento geralmente é interrompido.

Desenvolvimento de fármacos canabinoides

Antagonistas CB1 limitados à ação periférica

Motivados por dados pré-clínicos que mostram que o antagonismo periférico de CB1 pode ser metabolicamente benéfico (Nogueiras et al., 2008), e com base na suposição de que o inibidor de CB1 *rimonabanto* (ver Quadro 26-1) induziu ansiedade e depressão por um mecanismo central, pesquisadores direcionaram os esforços para o desenvolvimento e testagem de antagonistas/agonistas inversos CB1 *restritos à periferia*. Vários antagonistas CB1 restritos perifericamente estão sendo avaliados em ensaios clínicos para testar se são uma terapia eficaz para a obesidade e para o desequilíbrio metabólico que acompanha a obesidade.

Inibidores de enzimas do catabolismo de endocanabinoides: inibidores FAAH e MAGL

Uma abordagem importante dentro do campo canabinoide é o desenvolvimento de inibidores específicos que visam o catabolismo de moléculas eCB: inibição de FAAH para potencializar a sinalização de AEA e inibição de MAGL para potencializar a sinalização de 2-AG (Blankman e Cravatt, 2013). Os inibidores de MAGL foram testados clinicamente pela Pfizer e pela Abide/Lundbeck. O composto da Pfizer não passou da fase I do teste de penetrância encefálica. O inibidor da enzima MAGL da Abide/Lundbeck, Lu AG06466 (anteriormente ABX1431), está atualmente em ensaios clínicos, mas foi ineficaz na síndrome de Tourette (Muller-Vahl et al., 2021). Dada a capacidade da inibição de MAGL de modular a geração de moléculas inflamatórias centrais (Nomura et al., 2011), os estudos clínicos em andamento estão focados em doenças neurodegenerativas.

Em comparação com os inibidores de MAGL, os inibidores de FAAH foram testados mais extensivamente. O primeiro inibidor de FAAH entrando em desenvolvimento clínico, PF-04457845, foi desenvolvido pela Pfizer. É um inibidor covalente e irreversível da FAAH que produz elevações de até 10 vezes nos AEA circulantes e nas *N*-acil etanolaminas relacionadas por 24 horas (Li et al., 2012). Nenhum efeito colateral adverso grave foi detectado, e o composto teve boa penetração no SNC e saturação de FAAH no encéfalo. O estudo clínico inicial sobre dor osteoartrítica falhou (Huggins et al., 2012). Em 2019, um estudo de fase IIa com o composto PF-04457845 mostrou segurança e eficácia no tratamento da abstinência e dependência de *Cannabis* em homens, com melhorias notáveis no humor, ansiedade e alterações do sono associadas à abstinência (D'Souza et al., 2019). Esta indicação está atualmente sendo testada em um estudo multicêntrico (identificador ClinicalTrials.gov: NCT03386487). Em 2020, um ensaio experimental em humanos saudáveis mostrou que o PF-04457845 reduziu as respostas afetivas, autonômicas e fisiológicas ao estresse e melhorou a extinção do medo (Mayo et al., 2020). Estudos em andamento estão examinando a eficácia da inibição da FAAH no transtorno de estresse pós-traumático.

O inibidor de FAAH da Janssen, JNJ-42165279, é um inibidor reversível da FAAH (Postnov et al., 2018). O JNJ-42165279 foi ineficaz em indivíduos com depressão ansiosa (identificador ClinicalTrials.gov: NCT02498392), mas mostrou algum benefício em pacientes com transtorno de ansiedade social (Schmidt et al., 2021). Outro inibidor da FAAH, SSR-411298, foi testado para depressão geriátrica (identificador ClinicalTrials.gov: NCT00822744) e considerado sem benefício.

Ainda não foi determinado se os medicamentos baseados em eCB podem ter utilidade clínica. Os inibidores de MAGL são promissores para o tratamento de doenças neuroinflamatórias e neurodegenerativas, enquanto os inibidores de FAAH podem ser úteis para o tratamento de transtornos psiquiátricos relacionados ao estresse, como o transtorno de ansiedade social, transtorno de estresse pós-traumático, e para o tratamento do transtorno por uso de *Cannabis*.

QUADRO 26-1 ■ LIÇÕES DE ENSAIOS CLÍNICOS E VIGILÂNCIA PÓS-COMERCIALIZAÇÃO

O consumo de *Cannabis* muitas vezes causa um desejo de consumir alimentos calóricos densos, um fenômeno coloquialmente conhecido como "larica". Logo após a identificação dos receptores canabinoides CB1, várias empresas farmacêuticas iniciaram programas de descoberta de fármacos para identificar antagonistas dos receptores CB1, com base no raciocínio de que o bloqueio dos receptores CB1 pode diminuir o consumo de alimentos altamente saborosos e ser um novo tratamento farmacológico para a obesidade. Entre essas empresas, a Sanofi-Aventis foi a primeira a identificar tal antagonista (especificamente, um agonista inverso), designado *rimonabanto*.

Em ensaios clínicos, o *rimonabanto* produziu uma perda de peso modesta, mas consistente, em diversas populações de indivíduos obesos (Scheen, 2008). Curiosamente, o *rimonabanto* melhorou os parâmetros metabólicos em maior extensão do que o previsto a partir da modesta perda de peso (Van Gaal et al., 2008). Outras investigações pré-clínicas e clínicas apoiaram a noção de que a perda de peso induzida pelo *rimonabanto* não foi resultado da diminuição da ingestão de alimentos, que foi apenas transitória após o início do fármaco. Em vez disso, a perda de peso deveu-se a um aumento sustentado no gasto de energia causado pelo antagonismo do *rimonabanto* nos receptores CB1 dos adipócitos, hepatócitos e músculo esquelético (Addy et al., 2008; Kunos e Tam, 2011). Com base nos dados favoráveis de perda de peso, o *rimonabanto* foi aprovado para uso na União Europeia como tratamento para obesidade. No entanto, surgiram preocupações de que os pacientes que tomavam *rimonabanto* apresentavam maior risco de ansiedade, depressão e suicídio. Devido a essas preocupações, o *rimonabanto* não obteve a aprovação da FDA e foi retirado do mercado na União Europeia alguns meses depois.

Resumo: Canabinoides

Fármacos	Uso terapêutico	Farmacologia clínica e dicas
Agonistas dos receptores canabinoides		
Dronabinol	• Náuseas/vômitos associados à quimioterapia • Perda de apetite e peso na infecção pelo HIV	• Possíveis efeitos adversos do SNC e cardiovasculares • Considerar a dosagem noturna para diminuir os efeitos adversos
Nabilona	• Náuseas/vômitos associados à quimioterapia	• Efeitos adversos do SNC e cardiovasculares e seu tratamento, semelhante ao dronabinol
Nabiximóis (canabidiol e THC)	• Espasticidade associada à esclerose múltipla	• *Spray* oromucoso • Titulação lenta da dose ascendente
Canabidiol		
Canabidiol	• Diminuir as convulsões associadas à síndrome de Lennox-Gastaut, síndrome de Dravet e complexo de esclerose tuberosa	• Pode elevar as enzimas hepáticas • Interações medicamentosas significativas, particularmente com clobazam • Biodisponibilidade afetada pelos alimentos • Faixa de dose usual, 10-20 mg/kg

Referências

Addy C, et al. The acyclic CB1R inverse agonist taranabant mediates weight loss by increasing energy expenditure and decreasing caloric intake. *Cell Metab*, **2008**, 7:68–78.

Atwood BK, et al. JWH018, a common constituent of "Spice" herbal blends, is a potent and efficacious cannabinoid CB receptor agonist. *Br J Pharmacol*, **2010**, 160:585–593.

Atwood BK, et al. Functional selectivity in CB(2) cannabinoid receptor signaling and regulation: implications for the therapeutic potential of CB(2) ligands. *Mol Pharmacol*, **2012**, 81:250–263.

Bacci A, et al. Long-lasting self-inhibition of neocortical interneurons mediated by endocannabinoids. *Nature*, **2004**, 431:312–316.

Balsevich G, et al. Role for fatty acid amide hydrolase (FAAH) in the leptin-mediated effects on feeding and energy balance. *Proc Natl Acad Sci USA*, **2018**, 115:7605–7610.

Bara A, et al. Cannabis and synaptic reprogramming of the developing brain. *Nat Rev Neurosci*, **2021**, 22:423–438.

Bergamaschi MM, et al. Cannabidiol reduces the anxiety induced by simulated public speaking in treatment-I social phobia patients. *Neuropsychopharmacology*, **2011**, 36:1219–1226.

Blankman JL, Cravatt BF. Chemical probes of endocannabinoid metabolism. *Pharmacol Rev*, **2013**, 65:849–871.

Boggs DL, et al. The effects of cannabidiol (CBD) on cognition and symptoms in outpatients with chronic schizophrenia a randomized placebo controlled trial. *Psychopharmacology (Berl)*, **2018**, 235:1923–1932.

Booth JK, et al. Terpene synthases and terpene variation in *Cannabis sativa*. *Plant Physiol*, **2020**, 184:130–147.

Cao JK, et al. ABHD6: its place in endocannabinoid signaling and beyond. *Trends Pharmacol Sci*, **2019**, 40:267–277.

Chevaleyre V, et al. Endocannabinoid-mediated synaptic plasticity in the CNS. *Annu Rev Neurosci*, **2006**, 29:37–76.

Christensen R, et al. Efficacy and safety of the weight-loss drug rimonabant: a meta-analysis of randomised trials. *Lancet*, **2007**, 370:1706–1713.

Committee on the Health Effects of Marijuana. *The Health Effects of Cannabis and Cannabinoids: The Current State of Evidence and Recommendations for Research*. National Academies of Sciences, Engineering, and Medicine, Washington, DC, **2017**.

Covelo A, et al. CB1R-dependent regulation of astrocyte physiology and astrocyte-neuron interactions. *Neuropharmacology*, **2021**, 195:108678.

Deng H, et al. Psychosis and synthetic cannabinoids. *Psychiatry Res*, **2018**, 268:400–412.

D'Souza DC, et al. Efficacy and safety of a fatty acid amide hydrolase inhibitor (PF-04457845) in the treatment of cannabis withdrawal and dependence in men: a double-blind, placebo-controlled, parallel group, phase 2a single-site randomised controlled trial. *Lancet Psychiatry*, **2019**, 6:35–45.

Dubreucq S, et al. Ventral tegmental area cannabinoid type-1 receptors control voluntary exercise performance. *Biol Psychiatry*, **2013**, 73:895–903.

Eljaschewitsch E, et al. The endocannabinoid anandamide protects neurons during CNS inflammation by induction of MKP-1 in microglial cells. *Neuron*, **2006**, 49:67–79.

Ferland JN, Hurd YL. Deconstructing the neurobiology of cannabis use disorder. *Nat Neurosci*, **2020**, 23:600–610.

Fong TM, Heymsfield SB. Cannabinoid-1 receptor inverse agonists: current understanding of mechanism of action and unanswered questions. *Int J Obes (Lond)*, **2009**, 33:947–955.

Freels TG, et al. Vaporized cannabis extracts have reinforcing properties and support conditioned drug-seeking behavior in rats. *J Neurosci*, **2020**, 40:1897–1908.

Gao Y, et al. Loss of retrograde endocannabinoid signaling and reduced adult neurogenesis in diacylglycerol lipase knock-out mice. *J Neurosci*, **2010**, 30:2017–2024.

Golombek P, et al. Conversion of cannabidiol (CBD) into psychotropic cannabinoids including tetrahydrocannabinol (THC): a controversy in the scientific literature. *Toxics*, **2020**, 8:41.

Gray JM, et al. Corticotropin-releasing hormone drives anandamide hydrolysis in the amygdala to promote anxiety. *J Neurosci*, **2015**, 35:3879–3892.

Gulck T, Moller BL. Phytocannabinoids: origins and biosynthesis. *Trends Plant Sci*, **2020**, 25:985–1004.

Habib AM, et al. Microdeletion in a FAAH pseudogene identified in a patient with high anandamide concentrations and pain insensitivity. *Br J Anaesth*, **2019**, 123:e249–e253.

Hallak JE, et al. Performance of schizophrenic patients in the Stroop Color Word Test and electrodermal responsiveness after acute administration of cannabidiol (CBD). *Braz J Psychiatry*, **2010**, 32:56–61.

Hariri AR, et al. Divergent effects of genetic variation in endocannabinoid signaling on human threat- and reward-related brain function. *Biol Psychiatry*, **2009**, 66:9–16.

Herkenham M, et al. Characterization and localization of cannabinoid receptors in rat brain: a quantitative in vitro autoradiographic study. *J Neurosci*, **1991**, 11:563–583.

Hermanson DJ, et al. Substrate-selective COX-2 inhibition as a novel strategy for therapeutic endocannabinoid augmentation. *Trends Pharmacol Sci*, **2014**, 35:358–367.

Hillard CJ. The endocannabinoid signaling system in the CNS: a primer. *Int Rev Neurobiol*, **2015**, 125:1–47.

Hillard CJ. Circulating endocannabinoids: from whence do they come and where are they going? *Neuropsychopharmacology*, **2018**, 43:155–172.

Hohmann AG, et al. An endocannabinoid mechanism for stress-induced analgesia. *Nature*, **2005**, 435:1108–1112.

Howlett AC, et al. The cannabinoid receptor: biochemical, anatomical and behavioral characterization. *Trends Neurosci*, **1990**, 13:420–423.

Howlett AC, et al. International Union of Pharmacology. XXVII. Classification of cannabinoid receptors. *Pharmacol Rev*, **2002**, 54:161–202.

Howlett AC, Abood ME. CB1 and CB2 receptor pharmacology. *Adv Pharmacol*, **2017**, 80:169–206.

Hu SS, Mackie K. Distribution of the endocannabinoid system in the central nervous system. *Handb Exp Pharmacol*, **2015**, 231:59–93.

Huestis MA. Pharmacokinetics and metabolism of the plant cannabinoids, delta9-tetrahydrocannabinol, cannabidiol and cannabinol. *Handb Exp Pharmacol*, **2005**, 168:657–690.

Huestis MA, et al. Blockade of effects of smoked marijuana by the CB1-selective cannabinoid receptor antagonist SR141716. *Arch Gen Psychiatry*, **2001**, 58:322–328.

Huggins JP, et al. An efficient randomised, placebo-controlled clinical trial with the irreversible fatty acid amide hydrolase-1 inhibitor PF-04457845, which modulates endocannabinoids but fails to induce effective analgesia in patients with pain due to osteoarthritis of the knee. *Pain*, **2012**, 153:1837–1846.

Hurd YL, et al. Cannabidiol for the reduction of cue-induced craving and anxiety in drug-abstinent individuals with heroin use disorder: a double-blind randomized placebo-controlled trial. *Am J Psychiatry*, **2019**, 176:911–922.

Kaczocha M, et al. Identification of intracellular carriers for the endocannabinoid anandamide. *Proc Natl Acad Sci USA*, **2009**, 106:6375–6380.

Kesner AJ, Lovinger DM. Cannabinoids, endocannabinoids and sleep. *Front Mol Neurosci*, **2020**, 13:125.

Kreitzer AC, et al. Inhibition of interneuron firing extends the spread of endocannabinoid signaling in the cerebellum. *Neuron*, **2002**, 34:787–796.

Kunos G, Tam J. The case for peripheral CB(1) receptor blockade in the treatment of visceral obesity and its cardiometabolic complications. *Br J Pharmacol*, **2011**, 163:1423–1431.

Laaris N, et al. Delta9-tetrahydrocannabinol is a full agonist at CB1 receptors on GABA neuron axon terminals in the hippocampus. *Neuropharmacology*, **2010**, 59:121–127.

Lau BK, et al. Endocannabinoid modulation of homeostatic and non-homeostatic feeding circuits. *Neuropharmacology*, **2017**, 124:38–51.

Le Foll B, et al. Cannabis and delta9-tetrahydrocannabinol (THC) for weight loss? *Med Hypotheses*, **2013**, 80:564–567.

Leweke FM, et al. Cannabidiol enhances anandamide signaling and alleviates psychotic symptoms of schizophrenia. *Transl Psychiatry*, **2012**, 2:e94.

Li GL, et al. Assessment of the pharmacology and tolerability of PF-04457845, an irreversible inhibitor of fatty acid amide hydrolase-1, in healthy subjects. *Br J Clin Pharmacol*, **2012**, 73:706–716.

Maccarrone M, et al. Endocannabinoid signaling at the periphery: 50 years after THC. *Trends Pharmacol Sci*, **2015**, 36:277–296.

Mackie K. Cannabinoid receptors: where they are and what they do. *J Neuroendocrinol*, **2008**, 20(suppl 1):10–14.

Malfitano AM, et al. What we know and do not know about the cannabinoid receptor 2 (CB2). *Semin Immunol*, **2014**, 26:369–379.

Maroso M, et al. Cannabinoid control of learning and memory through HCN channels. *Neuron*, **2016**, 89:1059–1073.

Mayo LM, et al. Elevated anandamide, enhanced recall of fear extinction, and attenuated stress responses following inhibition of fatty acid amide hydrolase: a randomized, controlled experimental medicine trial. *Biol Psychiatry*, **2020**, 87:538–547.

McGuire P, et al. Cannabidiol (CBD) as an adjunctive therapy in schizophrenia: a multicenter randomized controlled trial. *Am J Psychiatry*, **2018**, 175:225–231.

McPartland JM, et al. Are cannabidiol and Delta(9)-tetrahydrocannabivarin negative modulators of the endocannabinoid system? A systematic review. *Br J Pharmacol*, **2015**, 172:737–753.

Mock ED, et al. Discovery of a NAPE-PLD inhibitor that modulates emotional behavior in mice. *Nat Chem Biol*, **2020**, 16:667–675.

Morena M, et al. Neurobiological interactions between stress and the endocannabinoid system. *Neuropsychopharmacology*, **2016**, 41:80–102.

Muller-Vahl KR, et al. Monoacylglycerol lipase inhibition in Tourette syndrome: a 12-week, randomized, controlled study. *Mov Disord*, **2021**, 36:2413–2418.

Nogueiras R, et al. Peripheral, but not central, CB1 antagonism provides food intake-independent metabolic benefits in diet-induced obese rats. *Diabetes*, **2008**, 57:2977–2991.

Nomura DK, et al. Endocannabinoid hydrolysis generates brain prostaglandins that promote neuroinflammation. *Science*, **2011**, 334:809–813.

Ohno-Shosaku T, Kano M. Endocannabinoid-mediated retrograde modulation of synaptic transmission. *Curr Opin Neurobiol*, **2014**, *29*:1-8.

Petrie GN, et al. Endocannabinoids, cannabinoids and the regulation of anxiety. *Neuropharmacology*, **2021**, *195*:108626.

Piomelli D, et al. A lipid gate for the peripheral control of pain. *J Neurosci*, **2014**, *34*:15184-15191.

Pistis M, O'Sullivan SE. The role of nuclear hormone receptors in cannabinoid function. *Adv Pharmacol*, **2017**, *80*:291-328.

Postnov A, et al. Fatty acid amide hydrolase inhibition by JNJ-42165279: a multiple-ascending dose and a positron emission tomography study in healthy volunteers. *Clin Transl Sci*, **2018**, *11*:397-404.

Ruiz de Azua I, Lutz B. Multiple endocannabinoid-mediated mechanisms in the regulation of energy homeostasis in brain and peripheral tissues. *Cell Mol Life Sci*, **2019**, *76*:1341-1363.

Scheen AJ. CB1 receptor blockade and its impact on cardiometabolic risk factors: overview of the RIO programme with rimonabant. *J Neuroendocrinol*, **2008**, *20*(suppl 1):139-146.

Schmidt ME, et al. The effects of inhibition of fatty acid amide hydrolase (FAAH) by JNJ-42165279 in social anxiety disorder: a double-blind, randomized, placebo-controlled proof-of-concept study. *Neuropsychopharmacology*, **2021**, *46*:1004-1010.

Schoevers J, et al. Cannabidiol as a treatment option for schizophrenia: recent evidence and current studies. *Curr Opin Psychiatry*, **2020**, *33*:185-191.

Sidney S. Marijuana use and type 2 diabetes mellitus: a review. *Curr Diab Rep*, **2016**, *16*:117.

Sirrs S, et al. Defects in fatty acid amide hydrolase 2 in a male with neurologic and psychiatric symptoms. *Orphanet J Rare Dis*, **2015**, *10*:38.

Soderstrom K, et al. Cannabinoids modulate neuronal activity and cancer by CB1 and CB2 receptor-independent mechanisms. *Front Pharmacol*, **2017**, *8*:720.

Soltesz I, et al. Weeding out bad waves: towards selective cannabinoid circuit control in epilepsy. *Nat Rev Neurosci*, **2015**, *16*:264-277.

Straiker A, Mackie K. Depolarization-induced suppression of excitation in murine autaptic hippocampal neurones. *J Physiol*, **2005**, *569*:501-517.

Swift W, et al. Analysis of cannabis seizures in NSW, Australia: cannabis potency and cannabinoid profile. *PLoS One*, **2013**, *8*:e70052.

Tahir MN, et al. The biosynthesis of the cannabinoids. *J Cannabis Res*, **2021**, *3*:7.

Van Gaal L, et al. Efficacy and safety of rimonabant for improvement of multiple cardiometabolic risk factors in overweight/obese patients: pooled 1-year data from the Rimonabant in Obesity (RIO) program. *Diabetes Care*, **2008**, *31*(suppl 2):S229-S240.

Viader A, et al. Metabolic interplay between astrocytes and neurons regulates endocannabinoid action. *Cell Rep*, **2015**, *12*:798-808.

Wenzel JM, Cheer JF. Endocannabinoid regulation of reward and reinforcement through interaction with dopamine and endogenous opioid signaling. *Neuropsychopharmacology*, **2018**, *43*:103-115.

Wilson RI, et al. Presynaptic specificity of endocannabinoid signaling in the hippocampus. *Neuron*, **2001**, *31*:453-462.

Woodhams SG, et al. The cannabinoid system and pain. *Neuropharmacology*, **2017**, *124*:105-120.

Wright M, et al. Use of cannabidiol for the treatment of anxiety: a short synthesis of pre-clinical and clinical evidence. *Cannabis Cannabinoid Res*, **2020**, *5*:191-196.

Capítulo 27

Etanol

Jody Mayfield e S. John Mihic

- **CONSUMO HUMANO DE ETANOL: BREVE HISTÓRICO E PERSPECTIVA ATUAL**
- **CONCENTRAÇÃO DE ETANOL NO SANGUE**
- **METABOLISMO DO ETANOL**
  - Absorção e metabolismo gástrico
  - Metabolismo hepático
- **METANOL**
- **EFEITOS DO ETANOL NOS SISTEMAS FISIOLÓGICOS**
  - A sabedoria de Shakespeare
  - Sistema nervoso central
  - Sistema endócrino
  - Função sexual e reprodutiva
  - Ossos
  - Temperatura corporal
  - Rins
  - Sistema cardiovascular
  - Pulmões
  - Músculos esqueléticos
  - Sistema digestório
- Efeitos hematológicos
- Sistema imune
- Sistema neuroimune
- Cânceres
- **EFEITOS TERATOGÊNICOS: TRANSTORNOS DO ESPECTRO ALCOÓLICO FETAL**
- **USOS CLÍNICOS DO ETANOL**
- **INTERAÇÕES MEDICAMENTOSAS**
- **COMORBIDADE DO TRANSTORNO POR USO DE ÁLCOOL COM OUTROS TRANSTORNOS PSIQUIÁTRICOS**
- **TRANSTORNO POR USO DE ÁLCOOL E GENÉTICA**
- **FARMACOTERAPIAS PARA O TRANSTORNO POR USO DE ÁLCOOL**
  - Dissulfiram
  - Naltrexona
  - Acamprosato
  - Outros fármacos com potencial de nova indicação
  - Perspectivas de tratamento

O etanol (CH_3CH_2OH), ou álcool etílico, é um álcool de dois carbonos que se distribui rapidamente no corpo e no cérebro. O etanol altera muitos sistemas neuroquímicos e possui propriedades de gratificação e adição. É a substância recreativa mais antiga e provavelmente contribui para mais morbidade, mortalidade e gastos com saúde pública que todas as drogas ilícitas juntas. A 5ª edição do *Manual Diagnóstico e Estatístico de Transtornos Mentais* (DSM-5) integra o abuso e a dependência de álcool em um único transtorno, denominado TUA, com subclassificações em leve, moderado e grave (APA, 2013). No DSM-5, todos os tipos de abuso e dependência de substâncias foram reunidos em um único transtorno, o TUS, em um *continuum* de leve a grave. Um diagnóstico de TUA exige que pelo menos 2 dos 11 comportamentos descritos no DSM-5 estejam presentes em um período de 12 meses (*TUA leve*: 2-3 critérios; *TUA moderado*: 4-5 critérios; *TUA grave*: 6-11 critérios). Os quatro principais efeitos comportamentais do TUA consistem em controle prejudicado do consumo de álcool, consequências sociais negativas, uso perigoso e efeitos fisiológicos alterados (tolerância, abstinência). Este capítulo fornece uma visão geral da prevalência e das consequências prejudiciais do TUA nos Estados Unidos, da natureza sistêmica da doença, dos neurocircuitos e estágios do TUA, comorbidades, transtornos do espectro alcoólico fetal, fatores de risco genéticos e farmacoterapias para o TUA.

Consumo humano de etanol: breve histórico e perspectiva atual

Registros sobre o consumo de bebidas alcoólicas datam de 10.000 a.C. Em torno do ano 3.000 a.C., gregos, romanos e babilônicos incluíam o etanol em seus festivais religiosos, embora também o utilizassem com a finalidade de obter prazer, bem como na prática medicinal. Durante os últimos 2 mil anos, as bebidas alcoólicas foram identificadas na maioria das culturas, inclusive na América Pré-Colombiana, em 200 d.C., e no mundo islâmico do século VIII.

Os perigos associados ao consumo maciço de álcool foram reconhecidos há muito tempo por quase todas as culturas. O aumento do consumo de etanol no século XIX, juntamente com a industrialização e a necessidade de uma força de trabalho confiável, contribuiu para os esforços organizados e generalizados para desestimular a embriaguez, incluindo proibição constitucional da venda de bebidas alcoólicas nos Estados Unidos de 1920 a 1933.

Hoje, o TUA é um dos transtornos psiquiátricos mais prevalentes em todo o mundo. Nos Estados Unidos, entre adultos a partir de 18 anos de idade, o TUA é altamente comórbido com transtornos por uso de outras substâncias e transtornos psiquiátricos. Em 2019, cerca de 14,5 milhões de indivíduos nos Estados Unidos tinham TUA (SAMHSA, 2019). Cerca de um terço dos homens (36%) e um quarto das mulheres (23%) preenchem os critérios para TUA leve, moderado ou grave em alguma época de suas vidas (Grant et al., 2015). Entre os grupos étnicos, os nativos americanos apresentam a maior prevalência de TUA. De acordo com os CDC, as mortes relacionadas com o álcool constituem a terceira causa principal evitável de morte nos Estados Unidos (a primeira é o tabaco e a segunda, a alimentação inadequada e a inatividade física). Conduzir sob os efeitos do álcool é responsável por quase um terço das mortes totais por dirigir veículos motorizados. O custo do consumo excessivo de álcool nos Estados Unidos alcançou cerca de 249 bilhões de dólares em 2010 (Sacks et al., 2015).

O *consumo exagerado de álcool* com uma CES de 0,08% ou mais constitui o padrão mais comum, caro e fatal de consumo excessivo. Esse padrão de consumo é definido como quatro ou mais doses na mesma

ACRA: anomalia congênita relacionada ao álcool
ADH: álcool-desidrogenase
ALDH: aldeído-desidrogenase
AMPA: ácido α-amino-3-hidróxi-5-metil-4-isoxazolpropiônico
APA: American Psychiatric Association
AVC: acidente vascular cerebral
CDC: Centers for Disease Control and Prevention
CES: concentração de etanol no sangue
CYP: citocromo P450
DSM-5: *Manual Diagnóstico e Estatístico de Transtornos Mentais* (5ª edição)
GABA: ácido γ-aminobutírico
GHB: ácido γ-hidroxibutírico
GI: gastrintestinal
GIRK: canal de K^+ retificador de influxo acoplado à proteína G
5-HT: 5-hidroxitriptamina (serotonina)
IM: intramuscular
ISRS: inibidor seletivo de recaptação da serotonina
LPS: lipopolissacarídeo
nAChR: receptores nicotínicos de acetilcolina
NMDA: *N*-metil-D-aspartato
SAF: síndrome alcoólica fetal
SARA: síndrome da angústia respiratória aguda
TDRA: transtorno do desenvolvimento relacionado ao álcool
TEPT: transtorno de estresse pós-traumático
TUA: transtorno por uso de álcool
TUS: transtorno por uso de substâncias

ocasião (dentro de ~2 h) para mulheres e cinco ou mais doses para os homens e responde por 77% do custo total do uso excessivo de álcool nos Estados Unidos (Sacks et al., 2015). No passado, o TUA era mais prevalente em homens do que em mulheres; todavia, nessa última década, a diferença entre os sexos diminuiu tanto para o TUA quanto para o consumo exagerado de álcool. No National Survey on Drug Use and Health de 2019, mais adultos a partir de 18 anos de idade relataram um consumo exagerado de álcool (~26%) no mês anterior do que o uso maciço de álcool (~6%). Apesar de sua alta prevalência, morbidade, mortalidade e custos socioeconômicos, o TUA frequentemente não é diagnosticado nem tratado.

Concentração de etanol no sangue

Em comparação com outras substâncias, são necessários volumes surpreendentemente grandes de etanol para produzir efeitos fisiológicos. O etanol é consumido em quantidades medidas em gramas. Por outro lado, a maioria das outras substâncias com afinidades por proteínas específicas é consumida em doses de miligramas ou microgramas. Normalmente, o teor alcoólico das bebidas varia de 4 a 6% (volume/volume) para a cerveja, de 10 a 15% para o vinho e de 40% ou mais para bebidas destiladas. A gradação de uma bebida alcoólica é duas vezes maior que a sua porcentagem de álcool (p. ex., o álcool a 40% equivale a uma gradação 80). Uma garrafa de cerveja de 355 mL, um copo de vinho de 148 mL e uma "dose" de 44 mL de bebida destilada a 40% contém cerca de 14 g de etanol (a densidade do etanol é de 0,79 g/mL à temperatura de 25 °C) e constituem o que se define como "drinque-padrão" nos Estados Unidos.

Como a razão entre as concentrações de etanol no ar alveolar expiratório final e no sangue é relativamente consistente, as CES dos seres humanos são facilmente estimadas pela dosagem dos níveis de álcool no ar expirado; o coeficiente de partição do etanol entre o sangue e o ar alveolar é de cerca de 2.100:1. Em todos os estados dos Estados Unidos, com exceção de Utah (p/v 0,05%), a CES legalmente permitida para operar veículos motorizados é de 80 mg% (80 mg de etanol por 100 mL de sangue, ou p/v 0,08%), o que equivale a uma concentração de 17 mM de etanol no sangue. O consumo de um drinque padrão por um indivíduo de 70 kg produziria uma CES de cerca de 30 mg%. Todavia, é importante assinalar que isso é uma estimativa, visto que a CES é determinada por diversos fatores (p. ex., taxa de consumo de álcool, sexo, peso corporal e porcentagem de água, taxa de metabolismo e esvaziamento gástrico).

Metabolismo do etanol

Absorção e metabolismo gástrico

Depois da administração oral, o etanol é absorvido rapidamente no estômago e no intestino delgado para a corrente sanguínea e distribui-se na água corporal total (~0,65 L/kg de peso corporal). Em razão da superfície ampla, a absorção ocorre mais rapidamente no intestino delgado do que no estômago; retardos do esvaziamento gástrico (p. ex., em razão da presença de alimentos) desaceleram a absorção do etanol. Os níveis sanguíneos de pico ocorrem cerca de 30 minutos após a ingestão do etanol quando o estômago está vazio. Em consequência do metabolismo de primeira passagem pela ADH gástrica e hepática, a ingestão oral de etanol leva a CES mais baixas do que as que seriam obtidas se a mesma dose fosse administrada por via intravenosa. Em comparação com os homens, as mulheres têm muito pouca ADH gástrica e, consequentemente, absorvem mais álcool na corrente sanguínea. Além disso, as atividades das isozimas hepáticas da ADH são mais baixas nas mulheres. Por conseguinte, as mulheres em geral metabolizam o etanol mais lentamente do que os homens. Além disso, as mulheres geralmente são menores e apresentam uma porcentagem de água corporal menor que a dos homens; como resultado, as mulheres alcançam valores de CES mais altos do que os homens após consumir as mesmas quantidades de álcool.

Metabolismo hepático

Apenas quantidades pequenas de etanol são excretadas na urina, no suor e no ar exalado. As principais enzimas envolvidas no metabolismo do etanol são ADH, catalase e CYP2E1. As CYP 1A2 e 3A4 também podem participar. O etanol é metabolizado principalmente por oxidação hepática sequencial, primeiro a acetaldeído pela ADH e, em seguida, a ácido acético pela ALDH (Fig. 27-1). Todas as etapas metabólicas necessitam de NAD^+; desse modo, a oxidação de 1 mol de etanol (46 g) em 1 mol de ácido acético requer 2 mols de NAD^+ (~1,3 kg). Isso excede muito o suprimento de NAD^+ disponível no fígado; assim, a biodisponibilidade de NAD^+ limita o metabolismo do etanol em cerca de 8 g/h (10 mL/h, ou 170 mmol/h) em um adulto de 70 kg. O metabolismo do etanol segue uma cinética de ordem zero nas CES acima de 10 mg% e uma cinética de primeira ordem nas CES abaixo de 10 mg%. As variantes genéticas de ADH e de ALDH influenciam o risco de desenvolver TUA e são discutidas posteriormente na seção sobre genética.

Além de limitar a taxa de metabolismo do etanol, o aumento significativo da razão $NADH:NAD^+$ no fígado resultante da oxidação do álcool tem consequências graves. A função das enzimas que dependem de NAD^+ é prejudicada, resultando em acumulação de lactato, atividade reduzida do ciclo do ácido tricarboxílico e acumulação de acetil-CoA (que é formada a partir do ácido acético derivado do etanol; Fig. 27-1). A combinação dos níveis altos de NADH e acetil-CoA promove a síntese de ácidos graxos e o armazenamento e acumulação de triglicerídeos; em seguida, os corpos cetônicos acumulam-se e agravam a acidose láctica.

Embora a ADH seja responsável pela maior parte do metabolismo do etanol, a CYP2E1 é responsável por cerca de 10%. Esse componente do sistema microssômico de oxidação do etanol pode ser alterado pela ingestão aguda ou crônica de álcool. Com a ingestão aguda de álcool, ocorre competição entre o etanol e fármacos (p. ex., *fenitoína* e *varfarina*) metabolizados pela CYP2E1. A CYP2E1 também é induzida pelo consumo crônico de etanol e constitui o principal mecanismo para o desenvolvimento da tolerância farmacocinética ao álcool. Essa atividade aumentada da CYP2E1 também aumenta a depuração de outros substratos da CYP2E1, levando à necessidade de um aumento da dose. A atividade aumentada também aumenta a suscetibilidade a determinadas toxinas (p. ex., CCl_4, que é metabolizado pela CYP2E1 e, assim, ativa o radical triclorometila altamente reativo). O metabolismo do etanol pela via da CYP2E1 aumenta os níveis de $NADP^+$ e reduz a disponibilidade de NADPH para a regeneração da glutationa reduzida, agravando, desse modo, o estresse oxidativo.

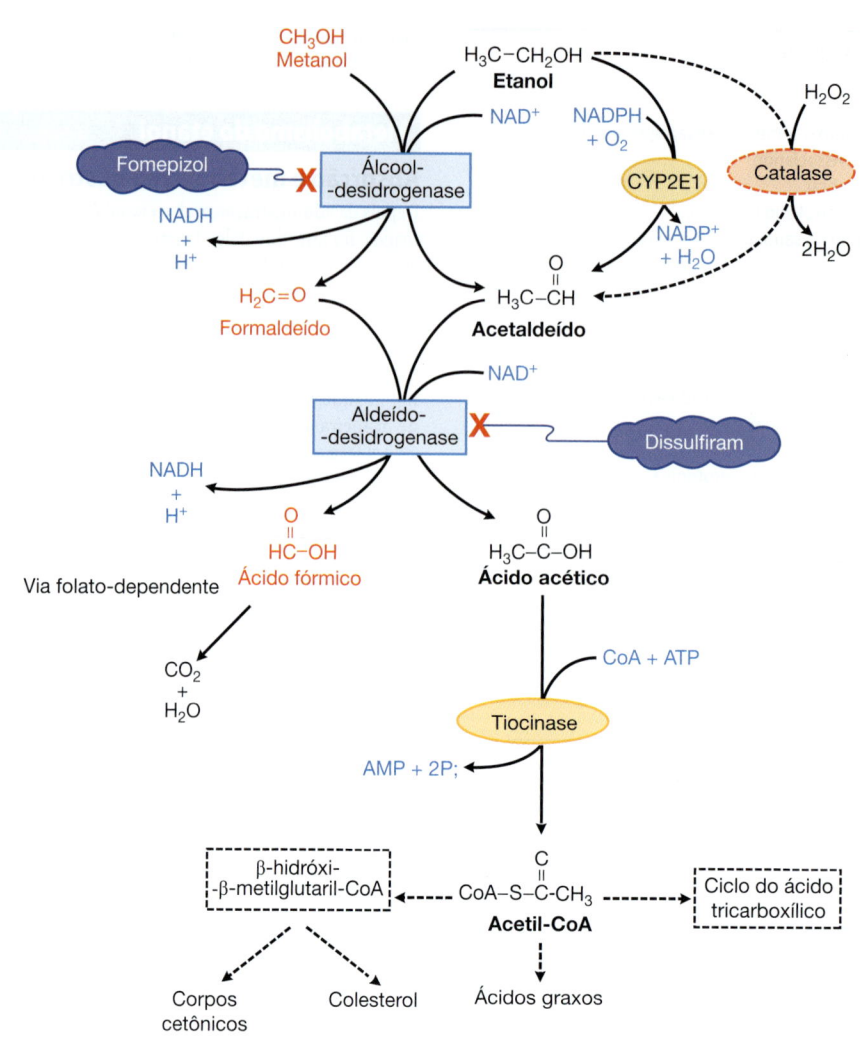

Figura 27-1 *Metabolismo do etanol e do metanol.*

Os mecanismos responsáveis pela doença hepática induzida pelo consumo excessivo de etanol provavelmente refletem uma combinação complexa desses fatores metabólicos, a indução da CYP2E1 (e o aumento da oxidação das toxinas e da formação de H_2O_2 e radicais do oxigênio) e, possivelmente, a liberação de quantidades aumentadas de endotoxina em consequência do efeito do álcool na flora Gram-negativa do trato GI. O estado nutricional frequentemente precário dos alcoolistas (má absorção e carência de vitaminas A e D e tiamina), a supressão da função imune e vários outros efeitos sistêmicos provavelmente agravam os efeitos adversos mais diretos do consumo excessivo de etanol. Uma visão geral do metabolismo do etanol e como ele pode causar lesão dos tecidos foi publicada no trabalho de Molina et al. (2014).

Metanol

O metanol (CH_3OH), também conhecido como álcool metílico ou álcool da madeira, é um importante reagente e solvente industrial presente em produtos como removedores de tinta, goma-laca e anticongelantes. O metanol também é acrescentado ao etanol para uso industrial, de forma a torná-lo inseguro para consumo humano. A ingestão de apenas 8 g de metanol causa efeitos tóxicos, que variam de cegueira a morte. Os efeitos tóxicos levam cerca de 12 horas ou mais para se manifestarem e dependem do metabolismo do metanol a formaldeído e ácido fórmico (ver Fig. 27-1). A intoxicação por metanol caracteriza-se por cefaleia, desconforto e dor GI (em parte devido à necrose pancreática), dispneia, agitação e visão turva. Os distúrbios visuais são atribuídos à lesão das células ganglionares da retina e do nervo óptico pelo ácido fórmico, que causa inflamação, atrofia e possível cegueira bilateral. O paciente pode desenvolver acidose metabólica grave em razão da acumulação de ácido fórmico, e a depressão respiratória pode ser grave, resultando em coma ou morte.

O metanol é rapidamente absorvido pelos olhos, por administração oral, inalação e pela pele, sendo as últimas duas vias mais relevantes em ambientes industriais. Nos casos típicos, a absorção do metanol ingerido por via oral demora cerca de 30 a 60 minutos. O metanol é metabolizado pela ADH em formaldeído, que depois é metabolizado em ácido fórmico pela ALDH. A competição entre metanol e etanol pela ADH é a razão para utilizar etanol para tratar intoxicação por metanol, porque o etanol produz ácido fórmico a uma taxa mais lenta, atenuando os efeitos tóxicos associados à ingestão acidental de metanol.

FOMEPIZOL

O *fomepizol* (4-metilpirazol), um inibidor da ADH (Fig. 27-1), que é administrado isoladamente ou em associação com hemodiálise, também é usado no tratamento da intoxicação por metanol e etilenoglicol. Níveis plasmáticos de 0,8 mg/L são suficientes para inibir a ADH. O *fomepizol* não deve ser usado com etanol, porque prolonga a meia-vida do etanol. O tratamento da intoxicação por metanol também consiste na administração de bicarbonato de sódio para combater a acidose.

Efeitos do etanol nos sistemas fisiológicos

A sabedoria de Shakespeare

William Shakespeare descreveu os efeitos farmacológicos agudos da ingestão de etanol na cena do Porteiro (ato 2, cena 3) de *Macbeth*. O Porteiro, despertado por Macduff do sono induzido por álcool, explica os três efeitos do álcool e depois fala sobre um quarto efeito que combina os aspectos contraditórios do excesso de confiança com a limitação física:

> **Porteiro:** [...] e a bebida, senhor, é um grande provocador de três coisas.
>
> **Macduff:** Quais são as três coisas que a bebida provoca especialmente?
>
> **Porteiro:** Ora, senhor, nariz vermelho [*vasodilatação cutânea*], sono [*depressão do SNC*] e urina [*inibição da secreção de hormônio antidiurético (vasopressina), exacerbada pela carga de volume*]. A luxúria, senhor, ela provoca e não provoca: ela provoca o desejo, mas leva embora o desempenho. Desse modo, pode-se dizer que a bebida em quantidade engana a luxúria: ela o incita e o arruína, ela o estimula e o desanima, ela o persuade e o desencoraja, o faz levantar e a não levantar [*a imaginação deseja o que o corpo cavernoso não pode satisfazer*]; em suma, o engana em um sono e, dando-lhe a mentira, o abandona.

Desde então, os resultados de pesquisas forneceram as correlações fisiológicas da descrição de Shakespeare (ver os acréscimos entre colchetes às palavras do Porteiro no parágrafo anterior). As consequências mais perceptíveis do uso recreativo do etanol ainda estão bem resumidas pelo Porteiro sociável e tagarela, cuja atitude encantada e demoníaca demonstra uma influência, frequentemente observada, de concentrações modestas de etanol no SNC.

Sistema nervoso central

O etanol é, primariamente, um depressor do SNC. A ingestão de quantidades moderadas de etanol, assim como de outros sedativos/hipnóticos, como barbitúricos e benzodiazepínicos, pode ter ações ansiolíticas e provocar desinibição comportamental. Os sinais específicos de intoxicação variam de efeitos expansivos e vivazes a oscilações descontroladas do humor e explosões emocionais que podem ter componentes violentos. Nos casos de intoxicação mais grave, a função do SNC torna-se progressivamente mais deprimida e, por fim, chega ao ponto da anestesia geral. Em consequência da depressão respiratória, há pouca margem de segurança entre as concentrações que produzem os efeitos anestésicos e os fatais do etanol.

Intoxicação aguda e tratamento

Muitos fatores afetam a CES, inclusive peso e composição corporais e taxa de absorção no trato GI. Nas mulheres, com volume de distribuição do etanol geralmente menor, as CES podem ser de cerca de 30 a 50% maiores do que nos homens com a mesma quantidade consumida.

Os sinais de intoxicação típicos da depressão do SNC são observados na maioria dos pacientes depois de dois ou três drinques, e os efeitos mais proeminentes são detectados quando as CES atingem níveis de pico, cerca de 30 a 60 minutos depois da ingestão de álcool com estômago vazio. Esses sinais e sintomas incluem um efeito estimulante inicial (talvez devido à inibição dos sistemas inibitórios do SNC), tontura, relaxamento muscular e raciocínio embotado. Níveis sanguíneos mais altos (~80 mg/dL ou 17 mM) estão associados a fala arrastada, perda da coordenação motora, marcha instável e déficit de atenção; níveis entre 80 e 200 mg/dL causam instabilidade de humor mais intensa e déficits cognitivos mais acentuados, que podem estar acompanhados de agressividade e amnésia anterógrada (um "apagão alcoólico", ou seja, perda da memória dos eventos que ocorreram enquanto o indivíduo estava intoxicado). CES maiores que 200 mg/dL podem causar nistagmo e sedação, enquanto níveis de 300 mg/dL ou mais causam deterioração dos sinais vitais, coma e morte. Os bebedores inveterados, que desenvolveram tolerância farmacodinâmica significativa, apresentarão comprometimento acentuadamente menor nessas CES. Todos esses sinais e sintomas provavelmente são agravados e ocorrem com uma CES mais baixa quando o etanol é ingerido com outros agentes depressores do SNC (p. ex., benzodiazepínicos ou barbitúricos), ou qualquer substância ou fármaco que cause sedação e descoordenação motora (p. ex., anti-histamínicos). Veja também a seção "Interações Medicamentosas" mais adiante neste capítulo.

O tratamento da intoxicação alcoólica aguda é baseado na gravidade da depressão respiratória e do SNC. Quando a depressão respiratória não é grave, a medida terapêutica principal é a observação cuidadosa do paciente. Pacientes com evidência de depressão respiratória devem ser intubados para proteger suas vias respiratórias e proporcionar suporte ventilatório; a lavagem gástrica também pode ser considerada quando a absorção ainda não terminou. Como o etanol mistura-se livremente com a água, ele pode ser retirado do corpo por hemodiálise. O protocolo habitual consiste em observar o paciente no setor de emergência por 4 a 6 horas, enquanto o etanol é metabolizado. Os sintomas associados ao coma diabético, à intoxicação por fármacos/substâncias, aos acidentes cardiovasculares e às fraturas de crânio são semelhantes e podem ser confundidos com intoxicação alcoólica grave. O teste do odor do ar exalado em um caso suspeito de intoxicação pode ser enganoso, visto que podem existir outras causas de odor semelhante no ar exalado (p. ex., cetoacidose diabética ou outra causa de acidose metabólica). A dosagem dos níveis sanguíneos de etanol é necessária para confirmar a existência de intoxicação alcoólica, e diabetes ou outros distúrbios coexistentes também devem ser considerados nos pacientes com CES positivas. Não existe nenhum tratamento farmacológico seguro para aumentar a taxa de metabolismo do etanol.

Efeitos crônicos e tratamento

Os efeitos transitórios do consumo excessivo de etanol que produzem "ressaca" – a síndrome da manhã seguinte com cefaleia, sede, náusea, hiperexcitabilidade e comprometimento cognitivo – podem refletir a abstinência de etanol, a desidratação ou acidose leve. A insônia é um problema comum e persistente no TUA, mesmo depois de várias semanas de abstinência (Brower, 2015), e deve ser tratada, visto que pode contribuir para a recaída. O etanol afeta a respiração e o relaxamento muscular, e o consumo excessivo pode provocar apneia do sono, particularmente em indivíduos dependentes de idade mais avançada. O tratamento da insônia precisa levar em consideração as possíveis interações farmacodinâmicas do etanol com outro depressor do SNC.

O comprometimento cognitivo induzido pelo etanol pode estar relacionado com alterações na plasticidade sináptica (p. ex., potenciação em longo prazo e depressão em longo prazo), como aquelas relatadas em estudos pré-clínicos do hipocampo, córtex pré-frontal, corpo estriado e *nucleus accumbens* (Abrahao et al., 2017). O TUA causa retração do cérebro em consequência da perda de substância branca e cinzenta, e o consumo excessivo e crônico de álcool aumenta o risco de desenvolvimento de *demência alcoólica*. Os déficits cognitivos e a atrofia cerebral observados após um período de consumo excessivo regridem, em parte, ao longo das semanas a meses subsequentes de abstinência. O abuso crônico de álcool também reduz o metabolismo geral do cérebro, que regride durante a desintoxicação.

A *síndrome de Wernicke-Korsakoff* é um distúrbio neurológico degenerativo que abrange a encefalopatia de Wernicke e a síndrome de Korsakoff. Esses dois distúrbios estreitamente relacionados com frequência ocorrem juntos, e a maioria dos indivíduos inicialmente desenvolve encefalopatia. Alguns pesquisadores acreditam que sejam diferentes estágios do mesmo distúrbio. O distúrbio é causado pela deficiência de tiamina e é observado mais comumente em indivíduos com TUA. Além disso, pode resultar independentemente do TUA, de desnutrição ou de condições que provocam deficiências nutricionais. A tríade clássica de sintomas consiste em confusão, ataxia e anormalidades oculares (visão dupla, nistagmo, oftalmoplegia); entretanto, é subdiagnosticada, devido a uma ampla variedade de sintomas que se sobrepõem a outras condições (Chandrakumar et al., 2018). Em seus estágios iniciais, os sintomas da encefalopatia de Wernicke geralmente são reversíveis com altas doses de tiamina, porém as deficiências mentais na síndrome de Korsakoff respondem mais lentamente e de forma incompleta. A encefalopatia de Wernicke sem tratamento leva à morte em até 20% dos casos, e cerca de 75% dos pacientes que sobrevivem à encefalopatia desenvolvem psicose de Korsakoff, caracterizada por comprometimento da memória, apatia, amnésia anterógrada e retrógrada e confabulação (Chandrakumar et al.,

2018; Thomson et al., 2012). A síndrome de Wernicke-Korsakoff é uma emergência médica, e é essencial tratamento imediato com tiamina intravenosa (seguida do tratamento de manutenção oral) para a reversão dos sintomas de Wernicke e prevenção da progressão ou atenuação da gravidade da psicose de Korsakoff.

Alvos moleculares: sistemas neurotransmissores e neuromoduladores

O etanol altera a liberação de neurotransmissores e de neuropeptídeos e modula a atividade pré, pós e extrassináptica por meio de diversos alvos moleculares (revisão em Abrahao et al., 2017). O sistema dopaminérgico e o sistema de opioides endógenos são sensíveis a baixas concentrações de etanol e desempenham papéis fundamentais na mediação de seus efeitos de recompensa, embora não se acredite que o etanol atue diretamente nos receptores de opioides ou dopamina. O etanol altera o equilíbrio entre as transmissões excitatória e inibitória, por exemplo, por meio de aumento da função dos canais iônicos regulados por ligantes de alça cys inibitório (p. ex., $GABA_A$ e glicina) ou inibição da função dos receptores ionotrópicos excitatórios de glutamato (p. ex., NMDA, AMPA, cainato) (Tab. 27-1). Os canais GIRK, regulados por receptor $5-HT_3$ e de Ca^{2+} do tipo L também são sensíveis ao etanol em baixas concentrações. A Tabela 27-1 mostra os efeitos gerais do consumo agudo de etanol em alguns dos sistemas neurotransmissores e neuromoduladores que estão envolvidos no neurocircuito da adição.

Em muitas das proteínas de canais apresentadas na Tabela 27-1, os supostos sítios de ligação de etanol foram identificados por meio de modelagem molecular de estruturas cristalinas de alta resolução (revisão em Cui e Koob, 2017). Diferentemente de outras substâncias, o etanol tem uma afinidade relativamente fraca pelos seus alvos moleculares; entretanto, a facilidade com que o etanol é distribuído e se difunde através das membranas amplia acentuadamente seus alvos e efeitos neurobiológicos em longo prazo. Considerando esses aspectos, não é surpreendente que os mecanismos moleculares responsáveis pela intoxicação, recompensa e dependência do álcool permaneçam pouco compreendidos.

Neurocircuitos e estágios do TUA

O TUA caracteriza-se pelo uso cronicamente recidivante e compulsivo de álcool, que compreende três estágios interativos que se agravam progressivamente ao longo do tempo: intoxicação com uso compulsivo, afeto negativo da abstinência e preocupação-antecipação ("*craving*" ou desejo incontrolável). O circuito neural dos núcleos da base parece constituir a base neurobiológica do estágio de ingestão excessiva-intoxicação, inclusive a facilitação da preponderância do incentivo, que é um tipo de saliência motivacional associada à recompensa. Os núcleos da base estão associados a funções fundamentais, inclusive controle motor voluntário e aprendizagem processual relacionada a comportamentos ou hábitos rotineiros. A liberação de dopamina e peptídeos opioides no estriado ventral (*nucleus accumbens*) está associada às ações reforçadoras do álcool (Volkow et al., 2007). A sinalização por canabinoides endógenos também pode contribuir para as propriedades motivacionais e reforçadoras do etanol, considerando que a ingestão de álcool altera os níveis dos canabinoides endógenos e a expressão do receptor canabinoide 1 nos núcleos cerebrais associados às vias que promovem a adição (Pava e Woodward, 2012). A ingestão de álcool facilita a saliência de incentivo ao conferir propriedades motivacionais a estímulos previamente neutros. A ativação do estriado ventral resulta no recrutamento dos circuitos dos núcleos da base-globo pálido-alças talamocorticais que promovem a formação de hábitos no estriado dorsal, o que se acredita ser o início das respostas compulsivas a substâncias.

A *tolerância*, que se desenvolve rapidamente aos efeitos gratificantes do álcool, é definida como uma resposta fisiológica ou comportamental reduzida à mesma dose da substância ou à necessidade de uma dose maior para obter o mesmo efeito (ver Cap. 28); isso pode ser de natureza farmacocinética e/ou farmacodinâmica. As principais formas de tolerância farmacodinâmica (funcional) são *aguda* e *crônica*. A tolerância funcional aguda, também conhecida como efeito de Mellanby, ocorre dentro de algumas horas após a administração de álcool e é atribuída às adaptações do SNC aos seus efeitos. Isso é demonstrado comparando-se a disfunção comportamental com as mesmas CES no ramo ascendente da fase de absorção da curva de CES-tempo e no ramo descendente dessa curva, à medida que o metabolismo reduz a CES. A depressão comportamental e as sensações subjetivas de intoxicação são muito maiores com determinada CES no componente ascendente do que na fase descendente. A tolerância crônica também se desenvolve nos indivíduos que ingerem grandes quantidades de álcool por períodos longos. Diferentemente da tolerância aguda, a tolerância crônica possui elementos tanto farmacodinâmicos quanto farmacocinéticos, e estes últimos devem-se à indução das enzimas metabolizadoras do álcool, principalmente CYP2E1. Em geral, a tolerância farmacocinética máxima consiste em uma duplicação da taxa metabólica normal.

A *dependência* é definida por uma síndrome de abstinência observada várias horas ou dias depois de interromper a ingestão de álcool. Os sintomas e a sua gravidade são determinados pela quantidade e duração da ingestão e incluem alterações motivacionais significativas, perturbação do sono, ativação do sistema nervoso autônomo (simpático), tremores e, nos casos graves, crises convulsivas. Além disso, com 2 ou mais dias de abstinência, alguns indivíduos apresentam *delirium tremens*, que se caracteriza por alucinações, *delirium*, taquicardia e febre potencialmente fatal ou arritmias cardíacas. Os indivíduos com TUA também apresentam evidências de um estado emocional negativo durante a abstinência aguda, que persiste ao longo da abstinência prolongada; esses estados incluem sintomas relacionados com ansiedade, disforia e depressão. Sintomas persistentes semelhantes à depressão/ansiedade constituem importantes considerações no tratamento. O *delirium tremens* exige tratamento como emergência médica em uma unidade de terapia intensiva ou outro ambiente de internação. Os pacientes devem ser mantidos em um ambiente tranquilo e confortável, e seus sinais vitais devem ser rotineiramente monitorados. É necessário corrigir as deficiências hidreletrolíticas e nutricionais. Os tratamentos de escolha consistem em benzodiazepínicos de ação longa, como *diazepam* ou *clordiazepóxido*, porém o *fenobarbital*, a *dexmedetomidina* ou o *propofol* podem ser usados em pacientes refratários aos benzodiazepínicos. As comorbidades são comuns em pacientes com *delirium tremens*, particularmente disfunção hepática, o que pode afetar os esquemas posológicos dos benzodiazepínicos. Por fim, o manejo clínico do *delirium tremens* seria incompleto se não fosse realizado no contexto do tratamento antecipado do TUA subjacente do paciente. Dois processos parecem constituir a base neurobiológica do estágio de abstinência-afeto negativo: a redução funcional dos sistemas de recompensa do núcleo estriado ventral e o recrutamento dos sistemas de estresse da amígdala ampliada. À medida que a dependência se desenvolve, ocorre recrutamento dos

TABELA 27-1 ■ SÍTIOS MOLECULARES DE AÇÃO DO ETANOL

CANAIS IÔNICOS REGULADOS POR LIGANTE E POR VOLTAGEM	EFEITOS AGUDOS DO ETANOL
Canais operados pelo receptor $GABA_A$	Estimulação
Canais operados pelo receptor de glicina	Estimulação
Canais operados pelo receptor de glutamato (p. ex., NMDA, AMPA, cainato)	Inibição
Canais operados pelo receptor nicotínico de acetilcolina	Específicos da subunidade
Canais operados pelo receptor $5-HT_3$	Estimulação
GIRK	Estimulação
BK	Estimulação
Canais de Ca^{2+} do tipo L	Inibição

A estimulação ou a inibição da função dos canais registradas nessa tabela representa um consenso geral dos efeitos agudos do etanol. A sensibilidade e os efeitos gerais podem depender da concentração de etanol, do tempo de exposição, da composição das subunidades dos canais, da região do cérebro, do tipo de célula, das modificações pós-translacionais e de outros fatores.

BK, canais de K^+ de alta condutância ativados por Ca^{2+}.

sistemas de estresse cerebral, que envolvem o fator de liberação da corticotropina, a norepinefrina e a dinorfina (Koob, 2014), causando uma poderosa motivação de busca da substância.

O estágio de preocupação-antecipação ("desejo incontrolável") envolve a desregulação dos circuitos do córtex pré-frontal, causando perda do controle executivo. A realização de tarefas complexas pelo cérebro dos pacientes com TUA pode envolver dois sistemas oponentes. Um sistema de "vá" (córtex cingulado anterior e córtex pré-frontal dorsolateral) aciona hábitos por meio dos núcleos da base, enquanto o sistema "pare" (córtex pré-frontal ventrolateral e córtex orbitofrontal) inibe a saliência de incentivo dos núcleos da base e o sistema de estresse estendido das amígdalas (Koob, 2015). Os indivíduos com TUA apresentam comprometimento no processo de tomada de decisão, informação espacial e inibição comportamental, o que impulsiona o desejo incontrolável. O desejo incontrolável pode ser dividido em desejo incontrolável de "recompensa" (busca da substância induzida por outras substâncias ou estímulos com elas relacionados) e desejo incontrolável de "alívio" (busca da substância induzida por estressor agudo ou por um estado de estresse) (Heinz et al., 2003). Apor conseguinte, os déficits de controle dos núcleos da base no córtex pré-frontal e da função estendida das amígdalas podem explicar as diferenças individuais na predisposição e perpetuação da adição. A desregulação residual dos circuitos neurais que medeiam a saliência de incentivo e a responsividade ao estresse ajudam a perpetuar o uso compulsivo da substância e as recaídas.

Sistema endócrino

O sistema endócrino compreende glândulas que produzem e secretam hormônios no sangue, afetando quase todas as células e os órgãos e regulando muitos processos, inclusive metabolismo, energia, equilíbrio eletrolítico, resposta ao estresse, crescimento, desenvolvimento e reprodução. O sistema endócrino também controla a comunicação entre os sistemas imunológico e nervoso e é fundamental para manter a homeostasia. O consumo de etanol agudo e crônico altera função endócrina de modo diferencial por meio do eixo hipotálamo-hipófise-suprarrenal, do eixo hipotálamo-hipófise-gonadal, do eixo hipotálamo-hipófise-tireoide, do eixo hipotálamo-hipófise-hormônio do crescimento/fator de crescimento semelhante à insulina-1 e do eixo hipotálamo-neuro-hipófise (Rachdaoui e Sarkar, 2017). O consumo crônico de etanol afeta os hormônios das partes endócrinas do pâncreas e do tecido adiposo e a prolactina da hipófise, causando hiperprolactinemia. Os distúrbios hormonais contribuem para muitas condições, como doença da tireoide, doença cardiovascular, disfunção imune e reprodutiva, câncer, diabetes melito e transtornos psicológicos.

Função sexual e reprodutiva

Muitas substâncias sujeitas ao uso abusivo, inclusive etanol, produzem efeitos desinibidores que, inicialmente, podem aumentar a libido. Apesar da noção de que o etanol melhora a função sexual, geralmente prevalece um efeito contrário, conforme foi ressaltado pelo Porteiro de Shakespeare. A disfunção sexual no TUA inclui diminuição da excitação sexual, aumento da latência ejaculatória e redução do prazer do orgasmo. A hiperprolactinemia pode diminuir a fertilidade em homens e mulheres com TUA, levando ao hipogonadismo, redução da produção de espermatozoides, impotência e irregularidades do ciclo menstrual. Os efeitos adversos do etanol sobre o eixo hipotálamo-hipófise-gonadal também contribuem para a diminuição da libido e fertilidade, atrofia gonadal e irregularidades menstruais.

Ossos

A manutenção de um osso saudável exige um processo equilibrado de remodelação óssea, por meio do qual o osso velho é removido pelos osteoclastos, enquanto há formação de osso novo pelos osteoblastos. O consumo excessivo e crônico de etanol rompe esse equilíbrio ao inibir a formação óssea e ao interferir na reabsorção do osso (Maurel et al., 2012). O consumo compulsivo ou excessivo é um problema particularmente preocupante durante a adolescência e no início da vida adulta, idades em que ele pode comprometer drasticamente a saúde óssea. À medida que a massa óssea e a densidade mineral do osso diminuem, aumenta o risco de osteoporose e de fraturas. Além da perda óssea em decorrência dos efeitos diretos do álcool sobre os osteoblastos e os osteoclastos, existem mecanismos indiretos, como redução do metabolismo da vitamina D e da absorção de Ca^{2+}. As deficiências hormonais em homens e mulheres com TUA também são fatores contribuintes. A testosterona, um importante hormônio anabolizante para a produção dos osteoclastos, está diminuída, e a redução dos níveis de estrogênio aumenta a fragilidade óssea. Os níveis elevados de cortisol e de paratormônio no TUA também diminuem a formação óssea.

Temperatura corporal

A ingestão de etanol provoca uma sensação inicial de calor como resultado da vasodilatação cutânea aumentada. O calor é transferido do centro do corpo para a periferia, e a temperatura central cai devido ao efeito do etanol no mecanismo hipotalâmico de regulação da temperatura central. A ingestão de grandes quantidades de etanol pode levar a reduções pronunciadas da temperatura corporal, particularmente em temperaturas ambientes frias. O álcool é um fator de risco significativo para mortes por hipotermia.

Rins

O álcool inibe a secreção de vasopressina (hormônio antidiurético) pela neuro-hipófise e aumenta a diurese. Esse efeito de desidratação pode levar a cefaleias e náusea. Indivíduos dependentes do álcool em abstinência apresentam secreção aumentada de vasopressina e consequente retenção de água, além de hiponatremia dilucional.

Sistema cardiovascular

Há uma complexa relação entre o consumo de etanol e as doenças cardiovasculares, que constitui uma importante causa de morte e incapacidade. O uso excessivo de álcool aumenta acentuadamente o risco de doença cardiovascular. Embora estudos observacionais tenham sugerido um risco menor em indivíduos com consumo leve a modesto, o benefício percebido pode ser o produto de um estilo de vida mais saudáveis nesse grupo. As recomendações médicas de consumo de etanol devem permanecer reservadas, visto que o risco depende da dose e de muitos outros fatores (p. ex., sexo, idade, padrões de consumo, fatores de estilo de vida e risco genético), tendo em vista o potencial de outros problemas relacionados com o etanol e considerando-se a falta de ensaios clínicos randomizados e controlados dos efeitos do etanol em longo prazo sobre a função cardiovascular.

Lipoproteínas séricas

Um fator de risco comum para a doença cardiovascular é a composição dos lipídeos no sangue. O baixo consumo de álcool pode ter efeitos positivos sobre o perfil lipídico por meio de aumento do colesterol das lipoproteínas de alta densidade (ver Cap. 37), que transportam o colesterol até o fígado para a sua eliminação, e por meio de diminuição do colesterol total, triglicerídeos e colesterol das lipoproteínas de baixa densidade, que causam acúmulo de colesterol nas artérias. A redução geral do acúmulo de colesterol nas paredes arteriais diminui a doença cardiovascular.

Hipertensão e AVC

Em geral, as relações entre o risco do álcool e a hipertensão tendem a apresentar uma forma em J nas mulheres, com diminuição do risco associada a doses baixas (Piano, 2017). Entretanto, com base em uma metanálise, as mulheres que consomem mais de 20 g de etanol/dia e os homens que consomem mais de 30 g/dia apresentaram um risco aumentado de hipertensão. Até mesmo pequenas elevações da pressão arterial podem aumentar a mortalidade por doença arterial coronariana e por AVC. Em ambos os sexos, cerca de uma a duas doses por dia podem não ter efeito ou reduzir ligeiramente os eventos de AVC; todavia, o consumo diário maior de álcool aumenta o risco de AVC (Piano, 2017).

Arritmias cardíacas e miocardiopatia

As arritmias como a fibrilação atrial representam uma grave consequência do consumo de grandes quantidades de álcool, em particular durante o consumo excessivo. A fibrilação atrial é uma das arritmias mais comuns e está fortemente associada a eventos cardiovasculares, como AVC. A miocardiopatia alcoólica é uma forma adquirida de miocardiopatia dilatada associada ao consumo excessivo e prolongado de álcool (Piano, 2017). Caracteriza-se por dilatação do ventrículo esquerdo e aumento da massa, espessura normal ou reduzida da parede ventricular esquerda e redução da fração de ejeção nos estágios avançados. A miocardiopatia pode ser causada por estresse oxidativo, morte celular, comprometimento da função mitocondrial, alteração no metabolismo e no transporte dos ácidos graxos e degradação aumentada de proteínas.

Pulmões

Os pulmões frequentemente são negligenciados como local de ação do etanol. Entretanto, indivíduos com TUA têm mais tendência a desenvolver pneumonia, tuberculose, infecção pelo vírus sincicial respiratório e SARA (Simet e Sisson, 2015). A SARA é bastante fatal no indivíduo saudável, e uma pessoa com TUA corre risco ainda maior. A SARA pode ocorrer em pacientes jovens com TUA, enquanto a cirrose e outras doenças relacionadas ao álcool levam muito mais tempo para se desenvolver. O aumento da suscetibilidade a infecções, lesões e inflamações pulmonares é causado por respostas imunes comprometidas. Por exemplo, o álcool compromete a produção e a liberação de neutrófilos, a função dos linfócitos (p. ex., função das células T), a função ciliar nas vias respiratórias e a função dos macrófagos alveolares. Por conseguinte, o "pulmão alcoólico" é imunocomprometido e encontra-se sob estresse oxidativo. Os pulmões podem, em seguida, sofrer depleção de glutationa, um antioxidante vital.

Músculos esqueléticos

A disfunção muscular esquelética (miopatia) é uma manifestação clínica muito comum no TUA, embora frequentemente não seja reconhecida (Simon et al., 2017). Cerca de 50% dos bebedores crônicos podem desenvolver miopatia alcoólica, que é cinco vezes mais comum do que a incidência de cirrose hepática. A cirrose também pode influenciar o desenvolvimento de miopatia, e esta última agrava o resultado clínico. A diminuição da massa muscular na miopatia induzida por álcool resulta de um desequilíbrio na síntese e na degradação de proteínas. Em particular, há diminuição na síntese proteica de proteínas miofibrilares e sarcoplasmáticas. Alguns dos mecanismos anabólicos e catabólicos específicos implicados na perda da massa muscular em indivíduos com TUA podem envolver diminuição na síntese da proteína mediada pelo alvo da rapamicina nos mamíferos e degradação excessiva de proteínas por meio da via do proteassoma da ubiquitina e sistema autofágico lisossomal (Simon et al., 2017). Há uma melhora funcional da força muscular com o passar do tempo após abstinência ou redução do consumo de álcool. A otimização do estado nutricional também pode melhorar a função muscular.

Sistema digestório

O corpo prioriza o metabolismo do álcool em detrimento de outras funções. À medida que é absorvido e metabolizado, o etanol pode provocar dano aos órgãos do sistema digestório e aumentar o risco de vários tipos de câncer (discutidos em uma seção posterior). O consumo excessivo de álcool danifica a mucosa do esôfago, do estômago e dos intestinos, rompe as barreiras gástrica e intestinal, prejudica a absorção de nutrientes e proteínas, compromete as respostas imunes e provoca gastrite, pancreatite e doenças hepáticas. A disbiose intestinal causada pelo etanol tem consequências inflamatórias generalizadas.

Esôfago e estômago

O etanol provoca dano direto à mucosa do esôfago e do estômago. Reduz a pressão do esfincter esofágico inferior, compromete a motilidade e altera a secreção de ácido gástrico. Pacientes com TUA podem desenvolver doença do refluxo gastroesofágico, úlceras ou gastrite aguda e crônica. O consumo excessivo de álcool também constitui um fator predisponente para a síndrome de Mallory-Weiss, caracterizada por ruptura da mucosa na junção gastroesofágica e hemorragia digestiva alta. São utilizados inibidores da bomba de prótons e antagonistas da histamina H_2 para diminuir a acidez gástrica.

Intestinos

O etanol danifica a mucosa intestinal direta e indiretamente ao alterar a microbiota e comprometer a função imune da mucosa. Muitos pacientes com TUA têm diarreia crônica causada por má absorção no intestino delgado. As fissuras retais e o prurido anal associados à ingestão excessiva de álcool provavelmente estão relacionados com a diarreia crônica. A diarreia é causada por alterações estruturais e funcionais do intestino delgado; por exemplo, a mucosa intestinal tem vilosidades achatadas e os níveis das enzimas digestivas geralmente estão reduzidos. Em geral, essas alterações são reversíveis depois de um período de abstinência.

Pâncreas

Nos Estados Unidos, a ingestão excessiva de álcool é a causa mais comum das pancreatites aguda e crônica. A pancreatite alcoólica aguda, que afeta as células acinares, caracteriza-se por início súbito de dor abdominal, náuseas, vômitos e elevações dos níveis séricos ou urinários das enzimas pancreáticas. Em geral, o tratamento consiste em reposição intravenosa de líquidos (frequentemente com aspiração nasogástrica) e analgésicos opioides. À semelhança da cirrose alcoólica, a pancreatite crônica resulta da destruição celular progressiva e fibrose e desenvolve-se após episódios recorrentes de pancreatite aguda. Os metabólitos do etanol e seus subprodutos, como espécies reativas de oxigênio, provocam lesão direta das células acinares do pâncreas, causando a produção de matriz extracelular pelas células estreladas, o que leva às sequelas de atrofia e fibrose características da pancreatite crônica. Em comparação com o fígado, a capacidade de oxidar o etanol no pâncreas é baixa. Entretanto, durante o abuso crônico de álcool, o pâncreas tem uma capacidade muito maior do que o fígado de metabolismo não oxidativo do etanol a etil ésteres de ácidos graxos (Rasineni et al., 2020). A inibição da ADH hepática durante o consumo crônico de álcool e o consequente aumento na produção de etil ésteres de ácidos graxos no pâncreas podem constituir um importante mecanismo na patogênese da pancreatite crônica. Os sintomas clínicos consistem em dor, desnutrição e diabetes melito. Pode ser necessário o uso de insulina para controlar a hiperglicemia (ver Cap. 51), e a má absorção pode ser tratada com cápsulas de enzimas pancreáticas contendo lipase, amilase e proteases (ver Cap. 54).

Fígado

Como órgão principal envolvido no metabolismo do etanol, o fígado é um alvo bem conhecido dos efeitos patológicos do consumo crônico de etanol. De acordo com o CDC, em 2018, o álcool esteve envolvido em cerca de 43% das mortes por doença hepática entre indivíduos a partir de 12 anos de idade. Com o passar do tempo, os efeitos dependentes da dose progridem desde o acúmulo de gordura (esteatose) até fígado gorduroso acompanhado de inflamação (esteato-hepatite), deposição de colágeno (fibrose), cicatrização fibrosa e perda das células hepáticas (cirrose). Entretanto, muitos indivíduos com consumo excessivo de álcool podem desenvolver cirrose sem antes apresentar hepatite.

O etanol prejudica a maior parte dos aspectos do metabolismo hepático dos lipídeos (You e Arteel, 2019), e, em poucos dias, pode ocorrer acúmulo de gordura no fígado como evento inicial. A formação de quantidades excessivas de NADH por meio do metabolismo do etanol e do acetaldeído pela ADH e ALDH inibe o ciclo do ácido tricarboxílico e a oxidação da gordura, resultando em esteatose (ver Fig. 27-1). A causa básica da cirrose alcoólica é a fibrose resultante de necrose e inflamação crônica dos tecidos. A esteatose hepática é comum em indivíduos com TUA, enquanto uma minoria desenvolve cirrose.

Os pacientes com doença hepática relacionada ao álcool apresentam alterações na composição de seu microbioma intestinal, aumento da permeabilidade intestinal e níveis circulantes aumentados da endotoxina microbiana derivada do intestino, LPS. O LPS é um importante fator desencadeante de esteatose, inflamação e fibrose por estimular a geração de espécies reativas de oxigênio e uma cascata de eventos que culmina na transcrição de citocinas pró-inflamatórias.

A esteatose hepática e a hepatite alcoólica aguda são geralmente reversíveis com a abstinência. Nos casos graves de hepatite alcoólica ou cirrose, a abstinência pode interromper ou retardar a progressão da doença, porém a cirrose geralmente é terminal se o paciente não receber transplante de fígado.

Efeitos hematológicos

Embora as deficiências nutricionais possam desempenhar um papel nas anemias relacionadas ao álcool, o álcool também interfere diretamente na produção dos eritrócitos. O consumo excessivo de álcool está associado a diferentes tipos de anemia (p. ex., anemias macrocíticas e sideroblásticas). A trombocitopenia é comum em bebedores inveterados e pode complicar a síndrome de abstinência de álcool (Silczuk e Habrat, 2020). A leucopenia também é comumente encontrada no TUA e aumenta a suscetibilidade às infecções.

Sistema imune

O etanol interfere na sinalização imune inata e adaptativa, aumentando ainda mais o risco de infecção e causando inflamação sistêmica, o que pode provocar dano aos órgãos e aumentar o risco de câncer. As respostas imunes são fundamentais na patogênese da doença hepática alcoólica. Além de seus efeitos sobre os granulócitos (leucopenia), o etanol altera a composição dos linfócitos, diminui a mitogênese das células T e altera a produção de imunoglobulinas. Indivíduos com TUA apresentam uma resistência enfraquecida às infecções (p. ex., pneumonia por *Klebsiella* e tuberculose). Ocorre comprometimento da função dos macrófagos alveolares e neutrófilos nas vias respiratórias, provocando danos que podem não ser evidentes até que o paciente sofra uma infecção respiratória secundária. Como consequência dos efeitos nocivos do etanol sobre o microbioma intestinal e a integridade do trato GI, os micróbios intestinais escapam para a corrente sanguínea, onde desencadeiam ou exacerbam respostas imunes e pró-inflamatórias em diferentes tecidos e órgãos. A disfunção imune não se limita à lesão ou doença periférica. Ainda não foi esclarecido se as respostas periféricas são necessárias para induzir a neuroinflamação, ou se o etanol também possui efeitos pró-inflamatórios diretos no cérebro.

Sistema neuroimune

O impacto da sinalização imune no cérebro sobre as alterações neurobiológicas e comportamentais no TUA ou em outras doenças do SNC tem sido objeto de interesse nessa última década (Erickson et al., 2019). O consumo crônico de etanol aumenta os níveis de moléculas circulantes de sinalização do sistema imune inato (p. ex., citocinas pró-inflamatórias) que são capazes de alcançar o cérebro, onde desencadeiam respostas neuroimunes duradouras por meio da transcrição de genes relacionados à imunidade e ativação de astrócitos e micróglia. Essas células constituem os principais mediadores imunes no cérebro e respondem e liberam moléculas como as citocinas e quimiocinas. Os neurônios também mediam respostas imunes e expressam genes relacionados ao sistema imune. Embora a micróglia seja constituída pelos macrófagos residentes no cérebro, há um novo conceito sobre a sua comunicação direta com os neurônios. A transição da micróglia para estados reativos é um processo diverso com diferentes estados funcionais, que podem determinar a função saudável do SNC ou desencadear processos neuroinflamatórios na presença de doenças psiquiátricas e neurodegenerativas. A descoberta de fármacos que inibem a sinalização neuroimune/pró-inflamatória abriu novos caminhos para a terapia, e atualmente eles estão sendo estudados pelo seu potencial de reduzir o consumo de álcool.

Cânceres

O etanol é um pró-carcinógeno que aumenta o risco de vários tipos de câncer (National Cancer Institute, 2020). Os indivíduos que consomem 50 g (~3,5 doses) ou mais de álcool por dia correm um risco duas a três vezes maior de câncer da cavidade oral, faringe e laringe; o uso de tabaco aumenta ainda mais esses riscos. Em comparação com indivíduos que não ingerem álcool ou que têm consumo ocasional, esse nível de consumo está associado a um risco 1,5 vez maior de desenvolver câncer colorretal. O TUA constitui um importante fator de risco para o carcinoma de células escamosas do esôfago, assim como a deficiência genética de ALDH2. O TUA é uma causa primária de câncer de fígado. Estudos epidemiológicos mostram um maior risco de câncer de mama em mulheres com consumo excessivo de álcool. Uma complicação notável do tratamento dos pacientes com câncer e TUA é que o etanol pode interferir no metabolismo de alguns fármacos quimioterápicos. Os efeitos do acetaldeído – um carcinógeno confirmado em modelos animais – e do estresse oxidativo são mecanismos amplamente citados para explicar o aumento da carcinogenicidade dos pacientes com TUA. Também existem evidências sugerindo uma contribuição dos padrões de metilação anormal do DNA e outras modificações epigenéticas que controlam a atividade do genoma como mecanismos da carcinogênese e da progressão dos cânceres induzidos pelo álcool. O termo epigenética refere-se aos processos que afetam a expressão dos genes sem causar alterações na sequência do DNA.

Efeitos teratogênicos: transtornos do espectro alcoólico fetal

O etanol é o teratógeno humano mais comum. O etanol presente no sangue da mãe passa livremente para o feto através do cordão umbilical, e pode-se declarar que as CES do embrião ou do feto serão semelhantes aos níveis maternos. Crianças nascidas de mães que ingerem grandes quantidades de álcool apresentam déficits mentais e um padrão comum de dismorfologia distinta, conhecida como SAF. Nos casos típicos, o diagnóstico baseia-se na detecção de uma tríade de anormalidades associadas à história de exposição pré-natal ao etanol (Dorrie et al., 2014):

- Um conjunto de anomalias craniofaciais
- Disfunção (estrutural ou funcional) do SNC
- Déficits de crescimento pré-natal ou pós-natal (peso ou comprimento)

O transtorno do espectro alcoólico fetal não é um termo diagnóstico usado por médicos, mas um termo abrangente que engloba todas as anormalidades causadas pela exposição pré-natal ao álcool. Por exemplo, crianças que não preenchem todos os critérios para diagnóstico de SAF podem apresentar déficits físicos ou mentais compatíveis com fenótipos parciais, inclusive *SAF parcial*, *TDRA* e *ACRA* (Dorrie et al., 2014). O DSM-5 caracteriza o *transtorno neurocomportamental associado à exposição pré-natal ao álcool* como condição associada a problemas cognitivos, comportamentais e com habilidades relacionadas ao dia a dia (Hagan et al., 2016). A incidência de SAF é de cerca de 0,5 a 2 a cada 1.000 nascidos vivos na população americana em geral, enquanto a incidência de SAF, TDRA e ACRA combinadas é de no mínimo 1%. O diagnóstico e a intervenção precoces são importantes para essas crianças. Nos EUA, ocorrem taxas mais altas de SAF em crianças nascidas de mulheres negras e indígenas. Os filhos de mães que ingerem grandes quantidades de álcool apresentam déficits mentais e comportamentais graves, provavelmente devido às CES altas nas fases de pico (Dorrie et al., 2014).

As anomalias craniofaciais da SAF associadas à ingestão alcoólica materna no primeiro trimestre consistem em microcefalia, fissuras palpebrais encurtadas, lábio superior fino, filtro labial liso e pregas epicânticas. Estudos de imagens de ressonância magnética demonstraram volumes reduzidos dos núcleos da base, corpo caloso, cérebro e cerebelo, que se correlacionam com as anomalias faciais. As disfunções do SNC atribuídas à exposição intrauterina ao etanol consistem em hiperatividade; déficits de atenção e transtornos mentais; dificuldades de aprendizagem; distúrbios de linguagem, memória e atividade motora; e transtornos psiquiátricos. A SAF é a principal causa evitável dos déficits de atenção e função cognitiva nos países ocidentais, com as crianças afetadas sempre tendo escores inferiores aos dos seus companheiros em vários testes de QI. Embora as evidências não sejam conclusivas, existem indícios de que mesmo a ingestão moderada de álcool (28 g/dia) no segundo trimestre da gravidez está relacionada com queda do desempenho escolar das crianças de 6 anos. A idade materna também parece ser um fator importante. O consumo de álcool por gestantes com mais de 30 anos acarreta riscos maiores aos filhos que o consumo por mulheres jovens em quantidades semelhantes. Além disso, a ingestão de grandes quantidades de álcool, especialmente no primeiro trimestre, aumenta acentuadamente as chances de abortamento espontâneo. O uso de álcool é perigoso durante toda gravidez, e não há nenhuma quantidade segura conhecida. A recomendação atual é de não ingerir álcool durante a gravidez.

Usos clínicos do etanol

Para o tratamento da intoxicação por metanol ou etilenoglicol, o *fomepizol* é o tratamento de primeira linha, porém utiliza-se também a administração sistêmica de etanol, que atua na ADH para retardar competitivamente o metabolismo do metanol a formaldeído e, portanto, ácido fórmico (ver Fig. 27-1). Utiliza-se álcool desidratado injetado nas proximidades de nervos ou gânglios simpáticos para aliviar a dor crônica associada à neuralgia do trigêmeo, carcinoma inoperável e outras condições. Injeções peridurais, subaracnóideas e paravertebrais lombares de etanol também são aplicadas para tratar a dor em pacientes inoperáveis. Por exemplo, as injeções paravertebrais lombares de etanol destroem os gânglios simpáticos e, desse modo, causam vasodilatação e alívio da dor e promovem a cicatrização das lesões dos pacientes com doença vascular dos membros inferiores.

Interações medicamentosas

Existem centenas de medicamentos prescritos e de venda livre que podem interagir de forma adversa com o etanol. O etanol aumenta o risco de dano hepático ou de sangramento interno associado ao uso de *ácido acetilsalicílico* ou outros anti-inflamatórios não esteroides. Devido aos efeitos sinérgicos no SNC, é necessário ter cautela quando se administram sedativos a pacientes que ingeriram doses excessivas de etanol ou outros depressores do SNC. A intoxicação alcoólica aguda reduz as necessidades de anestésicos gerais, e as cirurgias eletivas devem ser adiadas nos pacientes embriagados. Por outro lado, a exposição crônica ao etanol aumenta as necessidades de anestésicos, em grande parte devido à tolerância cruzada farmacodinâmica. Outra complicação é o uso de bloqueadores neuromusculares e sedativos/anestésicos nos pacientes com TUA e disfunção hepática. Isso é especialmente aplicável aos pacientes tratados com *succinilcolina* e benzodiazepínicos.

Além disso, é preciso considerar as interações farmacocinéticas entre o etanol e outros fármacos. A *administração aguda* de etanol inibe a função das enzimas responsáveis por metabolizar vários fármacos diferentes, inclusive *codeína*, *morfina*, *fenitoína*, alguns benzodiazepínicos, *tolbutamida* e *varfarina*, entre outros. Uma em cada cinco mortes por opioides prescritos envolve o uso de álcool, e a mistura dessas substâncias aumenta o risco de superdosagem e morte. Como o etanol é um substrato da CYP2E1, qualquer fármaco que seja metabolizado por essa isoenzima CYP será metabolizado em uma taxa mais lenta na presença de etanol. Por outro lado, a *administração crônica* de etanol atua como indutor enzimático, principalmente da CYP2E1, aumentando as taxas metabólicas de *fenitoína*, *varfarina*, *propranolol* e benzodiazepínicos. A ativação da CYP2E1 em indivíduos com consumo excessivo de álcool pode transformar o *paracetamol* em um composto químico tóxico e exacerbar a hepatotoxicidade (ver Fig. 9-4).

Comorbidade do transtorno por uso de álcool com outros transtornos psiquiátricos

Os pacientes com diagnóstico de transtorno do humor ou de ansiedade têm probabilidade cerca de duas vezes maior de desenvolver um transtorno por uso de substâncias e vice-versa. O TUA é uma comorbidade com outros TUS, transtorno depressivo maior e bipolar, certas fobias e transtornos da personalidade antissocial e *borderline*. O TUA ou outros TUS também ocorrem concomitantemente com a esquizofrenia. Curiosamente, existe uma ligação neuroimune comum entre o TUA e alguns transtornos psiquiátricos comórbidos, o que sugere uma justificativa para o desenvolvimento de terapias direcionadas para vias neuroimunes essenciais. Embora os ISRS não tenham se mostrado efetivos para o tratamento do TUA em indivíduos sem transtorno de saúde mental, esses fármacos e outros antidepressivos podem diminuir o consumo de álcool na presença concomitante de TUA e depressão. Se o uso de álcool ocorrer como consequência da depressão, o tratamento do problema subjacente pode diminuir o consumo.

A exposição a eventos traumáticos e os frequentes sintomas ansiogênicos debilitantes e de longo prazo constituem a pedra angular do TEPT. Os sintomas clássicos incluem os seguintes:

- Intrusão ou revivenciamento do evento
- Evitação de lembretes internos e externos
- Alterações negativas no humor e na cognição
- Hiperexcitação e reatividade

O TEPT aumenta o risco de desenvolvimento de TUA ou outros TUS. Há uma alta prevalência de comorbidade de TUA e TEPT nos Estados Unidos, e, de maneira não surpreendente, um diagnóstico duplo exacerba os sintomas de cada transtorno e agrava o prognóstico de recuperação. O TUA e o TEPT compartilham uma considerável sobreposição nos substratos neurais e neuropatologias (Gilpinand Weiner, 2017). Os ISRS *sertralina* e *paroxetina* foram aprovados pela FDA para o TEPT, porém poucos estudos examinaram a sua eficácia em pacientes com TEPT e TUA. Em um ensaio clínico, a *sertralina* melhorou modestamente os sintomas de TEPT e as medidas de consumo de álcool, porém apenas em um subgrupo de pacientes com TEPT de início precoce e TUA menos grave (Gilpinand Weiner, 2017). Verplaetse et al. (2018) analisaram diferentes intervenções de tratamento para TEPT comórbido e TUA. Por exemplo, a *naltrexona* (aprovada pela FDA para o TUA e discutida mais adiante) possui efeitos modestos sobre os resultados do consumo de álcool, porém não melhora significativamente os sintomas de TEPT. São necessários ensaios clínicos randomizados para estudar as possíveis combinações de fármacos nessas doenças comórbidas.

Transtorno por uso de álcool e genética

À semelhança de outros transtornos de traços complexos, o desenvolvimento e a progressão do TUA são influenciados por múltiplos fatores genéticos e ambientais, incluindo estressores como abuso emocional, físico ou sexual e padrões de consumo de álcool dentro de uma cultura ou grupo de pessoas. A hereditariedade do TUA foi estimada em 50 a 60% com base nos estudos de famílias e gêmeos.

Entre as variantes genéticas identificadas, as mais significativas estão nas enzimas metabolizadoras do etanol. Análises de ligação genética indicaram que os genes agrupados na região *ADH* afetam o risco de dependência do álcool (Edenberg et al., 2006). Por exemplo, a variante *ADH1B*2* é encontrada em altas frequências em populações asiáticas e pode proteger contra o TUA. Resulta em metabolismo mais rápido do etanol e em níveis sanguíneos mais altos e transitórios de acetaldeído, que estão associados a um menor risco de consumo excessivo, porém a um maior risco de câncer de esôfago, cabeça e pescoço naqueles que consomem álcool. O polimorfismo de nucleotídeo único *ADH1B*3* encontrado em indivíduos de ascendência africana também está associado a uma menor incidência de TUA.

A ALDH2 é a isoenzima mais eficiente da ALDH nos seres humanos e está encarregada do metabolismo do acetaldeído derivado do etanol. Os níveis baixos de acetaldeído produzem efeitos gratificantes e estimulantes, enquanto níveis sanguíneos altos causam reações adversas como vômitos, diarreia e instabilidade da pressão arterial; desse modo, a variação genética da atividade da ALDH2 poderia afetar as propriedades gratificantes ou aversivas do etanol. A variante genética *ALDH2*2* codifica uma enzima que é incapaz de converter por completo o acetaldeído em acetato, e, nos indivíduos que consomem álcool, pode ocorrer acúmulo de acetaldeído (carcinógeno do grupo 1) para níveis tóxicos, aumentando o risco de câncer de esôfago, cabeça e pescoço. Cerca de 10% das pessoas nativas do Leste Asiático são homozigóticas para o gene *ALDH2*2* e apresentam reações adversas graves depois de ingerir um drinque ou menos. Ocorrem efeitos semelhantes se o etanol for consumido com o inibidor da ALDH *dissulfiram* (a primeira farmacoterapia para o TUA, discutida na próxima seção deste capítulo). Quase 40% das pessoas nativas do Leste Asiático são heterozigotas para *ALDH2*2* e apresentam rubor facial e aumento da sensibilidade ao álcool, porém não relatam necessariamente respostas adversas. Como a deficiência de ALDH2 aumenta o risco de carcinogênese, os indivíduos que consomem álcool não devem descartar respostas leves ao álcool como inconsequentes.

À medida que os esforços envidados para a descoberta de genes continuam, os achados de uma amostra grande mostram a poligenicidade dos fenótipos de uso de álcool e enriquecimento de genes candidatos em tecidos das regiões corticais e subcorticais conhecidas por serem envolvidas no TUA ou em TUS (Liu et al., 2019). Muitos genes de risco clássico de neurotransmissores e neuromoduladores para TUA foram identificados em estudos de associação genômica ampla, bem como mudanças robustas em genes envolvidos no estresse cerebral e na sinalização imune. Uma metanálise genômica ampla em indivíduos de ascendência europeia identificou novos *loci* de risco para o uso problemático de álcool e também encontrou correlações genéticas com o uso de outras substâncias e traços psiquiátricos, particularmente o transtorno depressivo maior (Zhou et al., 2020).

Farmacoterapias para o transtorno por uso de álcool

Nos Estados Unidos, a taxa de prevalência cumulativa para o TUA é estimada em 29% (Grant et al., 2015). Entretanto, apesar das opções de tratamento baseadas em evidências, o TUA frequentemente não é diagnosticado nem tratado. Continua havendo poucos fármacos aprovados pela FDA para o TUA: *dissulfiram*, *naltrexona* (oral e injetável de ação longa) e *acamprosato* (Tab. 27-2). O *dissulfiram* inibe a ALDH e, portanto, altera a farmacocinética do etanol; os outros agentes possuem mecanismos neurobiológicos. Esses fármacos têm eficácia razoável, cujo tamanho do efeito assemelha-se ao dos antidepressivos. Entretanto, são prescritos em menos de 9% dos pacientes (Kranzler e Soyka, 2018).

Os benzodiazepínicos constituem o tratamento de escolha para o manejo da abstinência de álcool aguda (ver Tab. 27-2) e para a prevenção da progressão dos sintomas de abstinência menores para sintomas maiores, como convulsões e *delirium tremens* (ver Cap. 28).

Dissulfiram

O *dissulfiram* (dissulfeto de tetraetiltiuram) foi o primeiro fármaco aprovado para o tratamento do abuso de álcool, porém hoje não é mais considerado como tratamento de primeira linha. Ele inibe a ALDH e aumenta rapidamente a concentração sanguínea de acetaldeído em 5 a 10 vezes, em comparação com o nível medido quando o etanol é administrado isoladamente. O *dissulfiram* inativa irreversivelmente as formas citosólica e mitocondrial da ALDH em graus variáveis. É improvável que o próprio fármaco seja responsável pela inativação da ALDH *in vivo*. Vários metabólitos ativos, particularmente o dietiltiometilcarbamato, comportam-se como inibidores suicidas de substratos da ALDH *in vitro*; esses metabólitos alcançam concentrações significativas após a administração do *dissulfiram*.

A ingestão de álcool por indivíduos tratados previamente com *dissulfiram* causa sinais e sintomas acentuados de intoxicação por acetaldeído. Com CES de 5 a 10 mg%, o fármaco produz efeitos leves, cuja gravidade aumenta acentuadamente à medida que as CES se aproximam de 50 mg%. Quando o paciente alcança uma CES entre 125 e 150 mg%, pode ocorrer perda de consciência. Dentro de 5 a 10 minutos, a face fica com uma sensação de calor e, em seguida, adquire uma aparência ruborizada e avermelhada. À medida que a vasodilatação se espalha por todo o corpo, o indivíduo sente pulsações vigorosas na cabeça e no pescoço e alguns podem ter cefaleia pulsátil. Observa-se a ocorrência de dificuldade respiratória, náuseas, vômitos, sudorese, sede, dor torácica, hipotensão, síncope ortostática, fraqueza, vertigem, visão turva e confusão. Em seguida, o rubor facial é substituído por palidez e a pressão arterial pode cair a níveis associados ao choque. Por conseguinte, o uso do *dissulfiram* exige uma cuidadosa supervisão médica e educação do paciente e só deve ser tentado em pacientes motivados e comprometidos em manter a abstinência. Os pacientes precisam aprender a evitar as formas "ocultas" de álcool que podem estar presentes em molhos, vinagre fermentado, xaropes para tosse e até loções pós-barba. O *dissulfiram* não reduz o desejo incontrolável; sua efetividade baseia-se no medo dos efeitos adversos na presença de etanol, resultando em adesão deficiente do paciente.

O *dissulfiram* não deve ser administrado até que o paciente esteja abstêmio por um período mínimo de menos 12 horas. A dosagem aprovada pela FDA é de 250 a 500 mg/dia. A não ser que a sedação (o efeito adverso mais comum) seja proeminente, a dose diária deve ser tomada pela manhã, ou seja, o momento em que a decisão de não beber pode ser mais forte. A sensibilização ao álcool pode persistir por até 14 dias após a última dose, devido à taxa lenta de recuperação da ALDH. Deve ser usado com cautela em pacientes com doença hepática e está contraindicado para aqueles com doença cardiovascular.

O *dissulfiram* ou seus metabólitos podem inibir algumas enzimas com grupos sulfidrílicos e causar um amplo espectro de efeitos biológicos. As enzimas CYP hepáticas são inibidas e, desse modo, interferem no metabolismo de *fenitoína*, *clordiazepóxido*, barbitúricos, *varfarina* e outros fármacos.

Naltrexona

A *naltrexona*, um antagonista do receptor opioide, está aprovada para o TUA em suas formas tanto oral quanto injetável de liberação prolongada. A *naltrexona* é quimicamente relacionada à *naloxona*, porém exibe maior biodisponibilidade e maior duração de ação quando administrada por via oral. Foi também aprovada para o tratamento da dependência de opioides (ver Caps. 23 e 28). A *naltrexona* reduz a atividade opioide endógena nas vias de recompensa mesolímbicas e pode diminuir os efeitos de reforço do álcool ao atenuar a transmissão de dopamina mediada por opioides. Normalmente, a *naltrexona* é prescrita depois de 7 a 10 dias que o paciente esteja sem tomar opioides, em uma dose de 50 mg/dia (ver Tab. 27-2). A formulação intramuscular de liberação prolongada (380 mg) pode aumentar a biodisponibilidade e superar os problemas de adesão do paciente à medicação. É aprovada para injeção mensal em pacientes que podem se abster de álcool em ambiente ambulatorial, antes de iniciar a *naltrexona*. Na prática clínica, a *naltrexona* é subutilizada, embora as diretrizes atuais da APA a recomendem como fármaco de primeira linha.

Uma metanálise mostra que a *naltrexona* oral reduz o risco de recidiva para qualquer tipo de bebida e consumo excessivo de álcool (revisado em Kranzler e Soyka, 2018). Em um estudo piloto de 1 mês com veteranos do sexo masculino, a *naltrexona* tanto oral (50 mg/dia) quanto injetável (380 mg, em injeção única) aumentou a probabilidade de ausência de consumo excessivo de álcool (Busch et al., 2017).

TABELA 27-2 ■ FÁRMACOS APROVADOS PELA FDA PARA O TRATAMENTO DO TRANSTORNO POR USO DE ÁLCOOL

FÁRMACO	DOSE HABITUAL	MECANISMO/EFEITO
Dissulfiram	250 mg/dia (variação de 125-500 mg/dia)	• Inibe a ALDH com ↑ resultante do acetaldeído na presença de etanol. Abstinência reforçada para evitar as reações adversas.
Naltrexona (oral)	50 mg/dia	• Antagonista do receptor opioide: pode ↓ o consumo de álcool por meio de ↓ da recompensa e propriedades de reforço do álcool.
Naltrexona (IM)	380 mg/ 4 semanas	• Mesmo mecanismo e mesmos efeitos da naltrexona oral. A formulação de depósito de ação longa pode melhorar a biodisponibilidade e a adesão do paciente ao tratamento.
Acamprosato	666 mg, 3×/dia	• Pode modular a neurotransmissão de GABA e glutamato; pode atuar melhor em pacientes com abstinência no início do tratamento.

A *naltrexona* é bem tolerada, e o efeito adverso mais comum consiste em náusea. Outros efeitos adversos incluem cefaleia, tontura, ansiedade e insônia. Os pacientes também devem ser monitorados quanto ao desenvolvimento de depressão. A hepatotoxicidade está associada a doses orais superiores a 300 mg; a *naltrexona* está contraindicada em pacientes com insuficiência hepática ou hepatite aguda e deve ser administrada com cautela em pacientes com doença hepática ativa. Uma preocupação potencial com a *naltrexona* intramuscular consiste em reações no local da injeção. A *naltrexona* bloqueia os efeitos analgésicos dos opioides e pode causar abstinência em pacientes dependente de opioides. Pode ser usada após desintoxicação para prevenir a recaída em pacientes com transtorno por uso de opioides. Se houver necessidade de opioides para controle da dor, podem ser necessárias doses mais altas, que devem ser administradas sob supervisão médica.

Acamprosato

O *acamprosato* (N-acetil-homotaurina) foi aprovado pela FDA para o TUA e pode produzir um melhor resultado em pacientes abstinentes no início do tratamento. O mecanismo de ação desse fármaco ainda não foi elucidado. Em geral, é bem tolerado, e o principal efeito adverso consiste em diarreia. Uma metanálise dos ensaios clínicos randomizados mostrou que o *acamprosato* está associado a um risco reduzido de consumo de álcool em pacientes abstinentes, porém não reduz a probabilidade de consumo excessivo de álcool (Jonas et al., 2014). A dose aprovada pela FDA é de 1.998 mg/dia em três doses fracionadas, o que pode limitar a adesão do paciente (ver Tab. 27-2). O *acamprosato* está contraindicado para pacientes com insuficiência renal.

Outros fármacos com potencial de nova indicação

Os seguintes fármacos não são aprovados pela FDA para o TUA, porém foram aprovados em outros países ou estão sendo usados sem indicação formal na bula, ou há evidências emergentes de sua possível utilidade clínica.

O **baclofeno**, um agonista do receptor $GABA_B$, é um relaxante muscular esquelético usado para reduzir a espasticidade. Foi aprovado para tratamento do TUA na França e é indicado para uso em pacientes que não respondem a outros tratamentos. Existe um risco aumentado de sedação quando o *baclofeno* é combinado com álcool. Em uma metanálise de ensaios clínicos randomizados, o *baclofeno* foi associado a um retardo no retorno ao consumo de álcool e a uma maior probabilidade de abstinência, particularmente naqueles com maior uso diário de álcool em condições basais (revisado em Kranzler e Soyka, 2018). Embora alguns resultados tenham sido promissores, as evidências gerais são incertas quanto a seu uso, particularmente como tratamento de primeira linha. Para uma revisão do *baclofeno* no tratamento de TUA, consultar Beaurepaire et al., 2019.

O **nalmefeno** (um análogo da *naltrexona*) é um antagonista dos receptores mu- e delta-opioides com atividade agonista parcial nos receptores kappa. Em comparação com a *naltrexona*, o *nalmefeno* apresenta uma meia-vida mais longa, maior biodisponibilidade e risco diminuído de hepatotoxicidade. A European Medicines Agency recomendou o *nalmefeno* para uso quando necessário (18 mg) para reduzir o consumo excessivo de álcool. Esse uso direcionado pode ser benéfico em situações de alto risco ou em bebedores problemáticos que não aderem à medicação ou que podem não procurar outras formas de tratamento. Em uma metanálise de ensaios clínicos randomizados, o *nalmefeno* foi associado a uma leve redução no número de dias de consumo excessivo de álcool e consumo total de álcool em 6 meses (revisado em Kranzler e Soyka, 2018).

A **gabapentina** é um anticonvulsivante e análogo do GABA que inibe a subunidade α2δ-1 dos canais de Ca^{2+} regulados por voltagem. É usada principalmente no tratamento da dor neuropática, na síndrome das pernas inquietas e como tratamento adjuvante para convulsões de início parcial. É prescrita sem indicação formal na bula para ansiedade e outros transtornos psiquiátricos. As diretrizes da APA sugerem o seu uso no tratamento do TUA após uma primeira tentativa com *naltrexona* ou *acamprosato*. Em um ensaio clínico, a *gabapentina* (particularmente na dose de 1.800 mg/dia) aumentou a taxa de abstinência e evitou o consumo excessivo de álcool (revisado em Kranzler e Soyka, 2018). A *gabapentina* também está associada a uma diminuição no desejo incontrolável de álcool e é utilizada no tratamento da abstinência de álcool leve a moderada (Ahmed et al., 2019). O Capítulo 20 traz informações adicionais sobre a *gabapentina*.

O **topiramato** é um anticonvulsivante que modula os canais de sódio regulados por voltagem e a atividade do GABA e do glutamato no SNC. Foi aprovado pela FDA para distúrbios convulsivos e prevenção da enxaqueca e é usado sem indicação formal na bula como terapia adjuvante para manejo do peso crônico. À semelhança da *gabapentina*, as diretrizes atuais da APA sugerem o uso do *topiramato* como tratamento de segunda linha para o TUA, normalmente após tentativa com *naltrexona* e *acamprosato*. Uma metanálise de ensaios clínicos randomizados mostrou que o *topiramato* está associado a um maior número de dias de abstinência e a uma redução no número de dias de consumo excessivo de álcool (revisado em Kranzler e Soyka, 2018). Os efeitos adversos mais comuns consistem em parestesia e disgeusia.

O **oxibato de sódio**, o sal sódico do GHB, foi aprovado pela FDA para tratamento da cataplexia e sonolência excessiva diurna em indivíduos com narcolepsia. O *oxibato de sódio* é aprovado na Itália e na Áustria para prevenção de recaídas e tratamento da abstinência de álcool (Caputo et al., 2016; van den Brink et al., 2018). Assemelha-se estruturalmente ao GABA, e acredita-se que atue por meio de mimetismo dos efeitos do etanol nos receptores $GABA_A$ e $GABA_B$, aumentando os níveis de dopamina no circuito mesocorticolímbico e reduzindo o desejo incontrolável. Como o GHB é uma substância recreativa, houve preocupação quanto a seu potencial abuso e interações farmacodinâmicas com o álcool; entretanto, isso não tem sido um problema em contextos clínicos em pacientes que não fazem uso de múltiplas substâncias e não apresentam comorbidades psiquiátricas.

Vários outros fármacos estão em fase de estudo pelo seu potencial no tratamento do TUA. A **vareniclina**, aprovada para a cessação do tabagismo, reduziu também o desejo incontrolável e o consumo de álcool em alguns estudos. Trata-se de um agonista parcial nos subtipos α3β4, α4β2 e α6β2 de nAChR, que atua como agonista de alta eficácia nos nAChR α7. Consulte o Capítulo 13 para mais informações sobre *vareniclina*. Outros compostos em fase de investigação para o tratamento do TUA em pelo menos alguns subgrupos de pacientes incluem o agonista parcial do receptor de dopamina, *aripiprazol*, o antagonista do receptor NMDA, *ifenprodil*, e os antagonistas dos receptores $α_1$ adrenérgicos, *prazosina* e *doxazosina*. Fármacos direcionados para vias imunes e inflamatórias também estão sendo estudados pelo seu potencial no tratamento do TUA. Por exemplo, o *apremilaste* (um inibidor da fosfodiesterase tipo 4 e fármaco anti-inflamatório aprovado no tratamento da psoríase) diminuiu o consumo de álcool em um estudo de laboratório em seres humanos. Por fim, o *suvorexanto*, um antagonista dos receptores de orexina OX_1 e OX_2 usado no tratamento da insônia, pode reduzir a recaída do consumo de álcool ao tratar as interrupções do sono comumente encontradas no TUA.

Perspectivas de tratamento

Em comparação com outros transtornos psiquiátricos, existe uma lacuna significativa na farmacoterapia do TUA. Nos Estados Unidos, menos de 1 em cada 10 indivíduos com diagnóstico de TUA de 12 meses recebe algum tratamento. Isso é particularmente preocupante, visto que, conforme descrito ao longo deste capítulo, o TUA é uma doença sistêmica que tem como alvo os sistemas nervoso central e nervoso periférico, o sistema digestório, os sistemas cardíaco e vascular, os pulmões, o osso e o músculo esquelético e os sistemas endócrino e imunológico. O TUA é uma das principais causas de morbidade e mortalidade evitáveis.

Apesar da amplitude global modesta de efeitos dos fármacos disponíveis, eles realmente beneficiam alguns pacientes além do que pode ser obtido por meio de tratamento psicossocial isolado. Os médicos são incentivados a abordar esse problema de saúde pública por meio de aumento das medidas de rastreamento e discussão dos tratamentos baseados em evidências (farmacológicos e psicossociais) para pacientes que preenchem os critérios de TUA. O rastreamento de outras comorbidades psiquiátricas em indivíduos com TUA também é fundamental. Como em qualquer doença poligênica, o objetivo deve ser iniciar o tratamento mais cedo, antes que haja uma história prolongada de abuso com insultos neurobiológicos e inflamatórios. Embora a abstinência tenha sido tradicionalmente o principal objetivo, a redução do comportamento de risco de consumo de álcool pode constituir um resultado válido do tratamento para alguns pacientes. As evidências disso provêm de pacientes em ensaios clínicos que relataram o fato de que os problemas relacionados ao álcool aumentam com o número de dias de consumo excessivo de álcool. Novas ferramentas estão sendo usadas na pesquisa de novos tratamentos, como combinação de abordagens transcritômicas e computacionais para encontrar fármacos já existentes que terão como alvo os genes e as vias biológicas desregulados no TUA (Ferguson et al., 2019). A identificação de farmacoterapias melhores e a ampliação do acesso ao tratamento constituem importantes metas na luta contra essa doença sistêmica.

Agradecimento: R. Adron Harris e George F. Koob foram autores deste capítulo na edição anterior. Parte de seu texto foi mantida na edição atual.

RESUMO: Fármacos usados para tratar o transtorno por uso de álcool e a intoxicação por metanol

Fármacos aprovados pela FDA	Usos terapêuticos	Farmacologia clínica e dicas
Acamprosato 1.998 mg/dia	• TUA	• Pode corrigir os desequilíbrios do glutamato e do GABA no cérebro. • Mais seguro para pacientes com doença hepática; contraindicado para pacientes com doença cardiovascular grave. • As diretrizes da APA de 2018 recomendam o seu uso como tratamento de primeira linha.
Benzodiazepínicos	• Tratamento da abstinência de álcool • Transtornos de ansiedade/pânico ou distúrbios convulsivos • Insônia • Medicação pré-anestésica	• ↑ Ligação do GABA aos receptores GABA$_A$ • Clordiazepóxido, lorazepam, diazepam, oxazepam, midazolam e clorazepato são usados nos Estados Unidos para tratar sintomas da abstinência de álcool
Dissulfiram 250–500 mg/dia	• TUA (para pacientes comprometidos com abstinência duradoura)	• Inibidor de ALDH. • Causa efeitos adversos secundários aos níveis altos de acetaldeído quando é ingerido com álcool. • Exige supervisão médica e educação do paciente. • Baixa adesão dos pacientes.
Fomepizol	• Intoxicação por metanol e etilenoglicol	• Inibidor de ADH
Naltrexona Oral: 50 mg/dia (50-100 mg) IM: 380 mg a cada 4 semanas (150-400 mg)	• TUA • Transtorno por uso de opioides (após desintoxicação opioide)	• Antagonista do receptor de opioides. • Disponível em formulações oral e injetável de ação longa. • Contraindicada em pacientes com doença hepática ou que usam opioides simultaneamente • As diretrizes da APA de 2018 recomendam o seu uso como tratamento de primeira linha.

Fármacos não aprovados pela FDA para tratamento do TUA, porém aprovados em outros países ou considerados clinicamente úteis		
Baclofeno	• Aprovado para TUA na França • Espasticidade	• Agonista do receptor GABA$_B$, relaxante da musculatura esquelética e antiespasmódico.
Gabapentina	• TUA (sem indicação na bula) • Anticonvulsivante • Dor neuropática • Síndrome das pernas inquietas	• Bloqueia os canais de Ca^{2+} regulados por voltagem. • As diretrizes da APA de 2018 sugerem o seu uso no TUA, normalmente após primeira tentativa com naltrexona ou acamprosato.
Nalmefeno	• Aprovado para o TUA na União Europeia (18 mg/dia, quando necessário) • Superdosagem/dependência de opioides	• Antagonista dos receptores opioides. • Menor hepatotoxicidade e ação mais longa do que a naltrexona. • Anteriormente aprovado para superdosagem de opioides, porém hoje retirado do mercado nos Estados Unidos.
Oxibato de sódio	• Aprovado para TUA na Itália e na Áustria • Cataplexia • Narcolepsia	• Análogo do GABA e forma de GHB. • Atua nos receptores GABA$_B$ e extrassinápticos GABA$_A$.
Topiramato	• TUA (sem indicação na bula) • Anticonvulsivante • Prevenção da enxaqueca	• Atua nos canais de sódio regulados por voltagem e nos receptores de GABA$_A$ e glutamato. • As diretrizes da APA de 2018 sugerem o seu uso no TUA, normalmente após primeira tentativa com naltrexona ou acamprosato.

Referências

Abrahao KP, et al. Alcohol and the brain: neuronal molecular targets, synapses, and circuits. *Neuron*, **2017**, *96*:1223–1238.

Ahmed S, et al. Use of gabapentin in the treatment of substance use and psychiatric disorders: a systematic review. *Front Psychiatry*, **2019**, *10*:228.

American Psychiatric Association. *Diagnostic and Statistical Manual of Mental Disorders*. 5th ed. American Psychiatric Association Publishing, Arlington, VA, **2013**.

Brower KJ. Assessment and treatment of insomnia in adult patients with alcohol use disorders. *Alcohol*, **2015**, *49*:417–427.

Busch AC, et al. Pre-discharge injectable vs. oral naltrexone to improve post-discharge treatment engagement among hospitalized veterans with alcohol use disorder: a randomized pilot proof-of-concept study. *Alcohol Clin Exp Res*, **2017**, *41*:1352–1360.

Caputo F, et al. A brief up-date of the use of sodium oxybate for the treatment of alcohol use disorder. *Int J Environ Res Public Health*, **2016**, *13*:290.

Chandrakumar A, et al. Review of thiamine deficiency disorders: Wernicke encephalopathy and Korsakoff psychosis. *J Basic Clin Physiol Pharmacol*, **2018**, *30*:153–162.

Cui C, Koob GF. Titrating tipsy targets: the neurobiology of low-dose alcohol. *Trends Pharmacol Sci*, **2017**, *38*:556–568.

de Beaurepaire R, et al. The use of baclofen as a treatment for alcohol use disorder: a clinical practice perspective. *Front Psychiatry*, **2019**, *9*:708.

Dorrie N, et al. Fetal alcohol spectrum disorders. *Eur Child Adolesc Psychiatry*, **2014**, *23*:863–875.

Edenberg HJ, et al. Association of alcohol dehydrogenase genes with alcohol dependence: a comprehensive analysis. *Hum Mol Genet*, **2006**, *15*:1539–1549.

Erickson EK, et al. Neuroimmune signaling in alcohol use disorder. *Pharmacol Biochem Behav*, **2019**, *177*:34–60.

Ferguson LB, et al. A pathway-based genomic approach to identify medications: application to alcohol use disorder. *Brain Sci*, **2019**, *9*:381.

Gilpin NW, Weiner JL. Neurobiology of comorbid post-traumatic stress disorder and alcohol-use disorder. *Genes Brain Behav*, **2017**, *16*:15–43.

Grant BF, et al. Epidemiology of DSM-5 alcohol use disorder: results from the National Epidemiologic Survey on Alcohol and Related Conditions III. *JAMA Psychiatry*, **2015**, *72*:757–766.

Hagan JF, et al. Neurobehavioral disorder associated with prenatal alcohol exposure. *Pediatrics*, **2016**, *138*:e20151553.

Heinz A, et al. Reward craving and withdrawal relief craving: assessment of different motivational pathways to alcohol intake. *Alcohol Alcohol*, **2003**, *38*:35–39.

Jonas DE, et al. Pharmacotherapy for adults with alcohol use disorders in outpatient settings: a systematic review and meta-analysis. *JAMA*, **2014**, *311*:1889–1900.

Koob GF. Neurocircuitry of alcohol addiction: synthesis from animal models. *Hand Clin Neurol*, **2014**, *125*:33–54.

Koob GF. Alcohol use disorders: tracts, twins, and trajectories. *Am J Psychiatry*, **2015**, *172*:499–501.

Kranzler HR, Soyka M. Diagnosis and pharmacotherapy of alcohol use disorder: a review. *JAMA*, **2018**, *320*:815–824.

Liu M, et al. Associated studies of up to 1.2 million individuals yield new insights into the genetic etiology of tobacco and alcohol use. *Nat Genet*, **2019**, *51*:237–244.

Maurel DB, et al. Alcohol and bone: review of dose effects and mechanisms. *Osteoporos Int*, **2012**, *23*:1–16.

Molina PE, et al. Alcohol abuse: critical pathophysiological processes and contribution to disease burden. *Physiology*, **2014**, *29*:203–215.

National Cancer Institute. Alcohol consumption. March 2020 update. **2020**. Available at: https://www.progressreport.cancer.gov/prevention/alcohol. Accessed October 8, 2020.

Pava MJ, Woodward JJ. A review of the interactions between alcohol and the endocannabinoid system: implications for alcohol dependence and future directions for research. *Alcohol*, **2012**, *46*:185–204.

Piano MR. Alcohol's effects on the cardiovascular system. *Alcohol Res*, **2017**, *38*:219–241.

Rachdaoui N, Sarkar DK. Pathophysiology of the effects of alcohol abuse on the endocrine system. *Alcohol Res*, **2017**, *38*:255–276.

Rasineni K, et al. Recent advances in understanding the complexity of alcohol-induced pancreatic dysfunction and pancreatitis development. *Biomolecules*, **2020**, *10*:669.

Sacks JJ, et al. 2010 national and state costs of excessive alcohol consumption. *Am J Prev Med*, **2015**, *49*:e73–e79.

Silczuk A, Habrat B. Alcohol-induced thrombocytopenia: current review. *Alcohol*, **2020**, *86*:9–16.

Simet SM, Sisson JH. Alcohol's effects on lung health and immunity. *Alcohol Res*, **2015**, *37*:199–208.

Simon L, et al. Alcoholic myopathy: pathophysiologic mechanisms and clinical implications. *Alcohol Res*, **2017**, *38*:207–217.

Substance Abuse and Mental Health Services Administration (SAMHSA). Results from the 2019 National Survey on Drug Use and Health: detailed tables. Table 5.4A—alcohol use disorder in past year among persons aged 12 or older, by age group and demographic characteristics: numbers in thousands, 2018 and 2019. **2019**. Available at: https://www.samhsa.gov/data/sites/default/files/reports/rpt29394/NSDUHDetailedTabs2019/NSDUHDetTabsSect5pe2019.htm#tab-5-4a. Accessed December 13, 2021.

Thomson AD, et al. The evolution and treatment of Korsakoff's syndrome: out of sight, out of mind? *Neuropsychol Rev*, **2012**, *22*:81–92.

You M, Arteel GE. Effect of ethanol on lipid metabolism. *J Hepatol*, **2019**, *70*:237–248.

van den Brink W, et al. Efficacy and safety of sodium oxybate in alcohol-dependent patients with a very high drinking risk level. *Addict Biol*, **2018**, *23*:969–986.

Verplaetse TL, et al. Pharmacotherapy for co-occurring alcohol use disorder and post-traumatic stress disorder: targeting the opioidergic, noradrenergic, serotonergic, and GABAergic/glutamatergic systems. *Alcohol Res*, **2018**, *39*:193–205.

Volkow ND, et al. Profound decreases in dopamine release in striatum in detoxified alcoholics: possible orbitofrontal involvement. *J Neurosci*, **2007**, *27*:12700–12706.

Zhou H, et al. Genome-wide meta-analysis of problematic alcohol use in 435,563 individuals yields insights into biology and relationships with other traits. *Nat Neurosci*, **2020**, *23*:809–818.

Capítulo 28

Transtornos por uso de substâncias e dependência

Christine Konradi e Yasmin L. Hurd

UMA BREVE HISTÓRIA DO USO DE SUBSTÂNCIAS PSICOATIVAS E QUE CAUSAM DEPENDÊNCIA
- Respostas regulatórias nos EUA a questões de pureza, uso e uso indevido de medicamentos

MECANISMOS NEUROBIOLÓGICOS DA DEPENDÊNCIA

DEFINIÇÕES E FENÔMENOS FARMACOLÓGICOS
- Transtorno do uso de substâncias
- Dependência e comportamentos viciantes
- Tolerância
- Alostase e dependência física
- Síndrome de abstinência
- Reforço
- Recaída e reintegração
- Transtornos induzidos por substâncias

FATORES QUE AFETAM A PROPENSÃO A SE TORNAR DEPENDENTE
- Variáveis das substâncias
- Variáveis relacionadas ao hospedeiro (usuário)
- Variáveis relacionadas ao ambiente

AGÊNCIAS GOVERNAMENTAIS ENVOLVIDAS NA COLETA DE DADOS, PESQUISA DE TRANSTORNOS POR USO DE SUBSTÂNCIAS E REGULAMENTOS DE MEDICAMENTOS
- NIDA e NIAAA
- SAMHSA
- DEA, CSA e listas de drogas

TÓPICOS CLÍNICOS E FARMACOLÓGICOS: DEPRESSORES DO SNC
- Álcool (etanol) e transtorno por uso de álcool
- Opioides e transtorno do uso de opioides
- Benzodiazepínicos
- Barbitúricos
- Nicotina

TÓPICOS CLÍNICOS E FARMACOLÓGICOS: PSICOESTIMULANTES
- Cocaína
- Anfetamina e agentes relacionados
- MDMA ("*ecstasy*") e MDA
- Cafeína

TÓPICOS CLÍNICOS E FARMACOLÓGICOS: ALUCINÓGENOS
- Alucinógenos clássicos
- Substâncias dissociativas

TÓPICOS CLÍNICOS E FARMACOLÓGICOS: CANABINOIDES
- Δ^9-THC
- Canabidiol

Uma breve história do uso de substâncias psicoativas e que causam dependência

Substâncias viciantes e alucinógenas têm sido usadas ao longo da história cultural da humanidade. Tradicionalmente, essas substâncias têm sido utilizadas por curandeiros para fins medicinais e por sacerdotes em cerimônias religiosas. Plantas e cogumelos alucinógenos foram usados em culturas mesoamericanas pré-colombianas, o ópio é conhecido pelo homem desde os tempos pré-históricos e as substâncias alcoólicas são amplamente aceitas socialmente há milhares de anos. O advento das empresas químicas e farmacêuticas no século XIX permitiu a análise de substâncias psicoativas em folhas de coca e sementes de papoula, levando à extração e identificação dos ingredientes ativos e à síntese de novos compostos modelados a partir do material botânico. A esperança era encontrar substâncias que pudessem curar condições médicas e aliviar a dor sem algumas das propriedades viciantes ou adversas dos extratos botânicos. A cocaína, a morfina e a heroína foram sintetizadas e, embora pareçam absurdas do ponto de vista atual, foram comercializadas como menos viciantes e mais benéficas para o tratamento da dependência. A morfina foi uma bênção durante a Guerra Civil Americana, assim como foi 100 anos depois durante o envolvimento dos Estados Unidos no Vietnã e, em ambas as guerras, muitos soldados desenvolveram dependência.

Respostas regulatórias nos EUA a questões de pureza, uso e uso indevido de medicamentos

As etapas iniciais para regular os produtos farmacêuticos foram introduzidas com a Pure Food and Drugs Act (Lei de Alimentos e Medicamentos Puros) de 1906. Essa lei estipulava que os ingredientes ativos fossem listados no rótulo da embalagem de um medicamento e que a pureza dos medicamentos não podia estar abaixo dos níveis estabelecidos pela U.S. Pharmacopeia (National Formulary). No entanto, as substâncias viciantes continuaram a estar legalmente disponíveis sem receita médica, desde que fossem devidamente rotuladas. Em 1908, com antros de ópio na maioria das grandes cidades, o primeiro Comissário do Ópio foi nomeado e, em 1914, a Harrison Narcotics Act (Lei Harrison de Narcóticos) foi promulgada. Essa lei regulamentava e tributava a produção, importação e distribuição de heroína e cocaína. Pela primeira vez, médicos e farmacêuticos tiveram que manter registros de prescrições.

O movimento de temperança e a Lei Seca, solidificados pela 18ª Emenda, tiveram as consequências não intencionais de encorajar o crime organizado, contrabando e adulteração de bebidas alcoólicas com metanol. Com o fim da Lei Seca pela aprovação da 21ª Emenda, o crime organizado voltou-se para o tráfico de outras substâncias viciantes, como a heroína, que era legalmente cultivada na Turquia para fins medicinais. A CSA, promulgada em 1970, foi uma resposta à Geração da Contracultura e ao retorno de soldados viciados em heroína do Vietnã.

TABELA 28-2 ■ TRANSTORNO POR USO DE SUBSTÂNCIAS ESPECÍFICAS EM 2019 (COMO PORCENTAGEM DAQUELES COM IDADE ≥ 12 ANOS NA POPULAÇÃO DOS EUA QUE ATENDEU AOS CRITÉRIOS PARA TRANSTORNO POR USO DE SUBSTÂNCIAS)

Substâncias ilícitas	3,0
Maconha	1,8
Cocaína	0,4
Heroína	0,2
Alucinógenos	0,1
Agentes inalatórios	0,0
Metanfetamina	0,4
Uso indevido de psicoterapêuticos	0,8
Analgésicos	0,5
Estimulantes	0,2
Tranquilizantes ou sedativos	0,2
Tranquilizantes	0,2
Sedativos	0,1
Opioides	0,6
Outras substâncias ilícitas que não a maconha	1,5
Álcool	5,3
Drogas ilícitas e álcool	0,9
Drogas ilícitas ou álcool	7,4
Apenas substâncias ilícitas	2,1
Apenas álcool	4,4

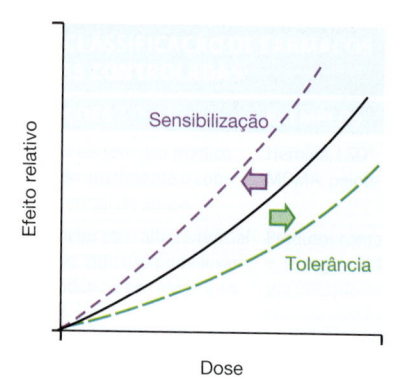

Figura 28-2 *Desvios da curva de dose-resposta com a tolerância e a sensibilização.* A curva representada pela linha preta sólida descreve a relação de dose-resposta às primeiras doses (curva de "controle"). À medida que se desenvolve tolerância, há um desvio da curva para a direita, de forma que doses mais altas são necessárias para se obterem efeitos equivalentes. Com a sensibilização, a curva de dose-resposta é desviada à esquerda e determinada dose produzirá efeito mais acentuado que na situação de controle.

Dependência e comportamentos viciantes

Certos comportamentos excessivos podem se enquadrar nos mesmos critérios patológicos descritos nos TUS. Esses vícios comportamentais incluem jogos de azar, vício em sexo e vício em compras. Embora o TUS seja uma forma de dependência, é mais apropriadamente rotulado como TUS em ambientes de saúde, que é considerado um termo mais neutro. A American Society of Addiction Medicine define o vício como uma doença médica crônica tratável envolvendo interações complexas entre circuitos encefálicos, genética, meio ambiente e experiências de vida de um indivíduo. As pessoas com dependência usam substâncias ou se envolvem em comportamentos que se tornam compulsivos e muitas vezes continuam apesar das consequências prejudiciais.

Os resultados do tratamento para dependência e TUS são geralmente tão bem-sucedidos quanto os de outras doenças crônicas, como diabetes ou doenças cardiovasculares. Embora as recaídas não sejam incomuns, elas se encaixam em padrões semelhantes a outras doenças crônicas que exigem adaptações comportamentais saudáveis.

Tolerância

De acordo com o DSM-5, a tolerância refere-se à necessidade de aumento das doses de uma substância para atingir o efeito desejado ou redução do efeito mesmo que a dose usual seja consumida. Consideremos uma curva de dose-resposta a uma substância estilizada (Fig. 28-2). À medida que a dose aumenta, o mesmo acontece com o efeito observado da substância. Porém, com a tolerância, a curva se desloca para a direita devido ao uso repetido da substância; ou seja, uma determinada dose da droga produz menos efeito.

A tolerância pode ser fatal no caso de opioides, por exemplo, em que a tolerância à depressão respiratória não se desenvolve na mesma proporção que a tolerância aos efeitos sedativos ou eufóricos. A discrepância entre a tolerância aos efeitos euforigênicos (rápida) e a tolerância aos efeitos nas funções vitais, como respiração e pressão arterial (lenta), pode causar superdosagens potencialmente fatais, à medida que o usuário busca a euforia.

Os farmacologistas definem vários aspectos da tolerância:

- A *tolerância inata* refere-se à falta de sensibilidade, determinada geneticamente, a uma substância desde a primeira vez que ela é experimentada.
- A *tolerância adquirida* pode ser subdividida em três tipos principais – tolerância farmacocinética, *farmacodinâmica* e *aprendida* – e inclui as tolerâncias aguda, reversa e cruzada.

Considere os seguintes exemplos:

1. A *tolerância farmacocinética* ou *de disposição* refere-se às alterações da distribuição ou do metabolismo de uma substância depois do seu uso repetido, de tal forma que determinada dose produz concentrações sanguíneas mais baixas que a produzida com a primeira dose da mesma substância. O mecanismo mais comum desse tipo de tolerância é o aumento da taxa metabólica do fármaco ou da droga. Por exemplo, a administração prolongada de *fenobarbital* induz as isoformas hepáticas do CYP 1A2, 2C9, 2C19 e 3A4, aumentando assim o metabolismo de fármacos que são substratos dessas enzimas, incluindo o próprio barbitúrico.
2. A *tolerância farmacodinâmica* refere-se às alterações adaptativas que ocorrem dentro dos sistemas afetados pela substância, de modo que a resposta a determinada concentração do fármaco é alterada (geralmente reduzida). Os exemplos incluem alterações induzidas por fármacos na densidade do receptor ou na eficiência do acoplamento do receptor às vias de transdução de sinal, como a regulação positiva dos receptores β adrenérgicos durante o tratamento de um paciente hipertenso com um antagonista do receptor β.
3. A *tolerância aprendida* diz respeito à atenuação dos efeitos de uma substância em virtude dos mecanismos compensatórios adquiridos por experiências anteriores.

- A *tolerância comportamental* é um tipo de tolerância aprendida. Um exemplo comum é aprender a andar em linha reta, apesar da limitação motora produzida pela intoxicação alcoólica. Com níveis mais intensos de intoxicação, a tolerância comportamental é suplantada e os déficits ficam evidentes.
- A *tolerância condicionada* (tolerância específica em determinada situação) desenvolve-se quando estímulos ambientais ou situações são combinados repetidamente com a administração de uma substância. Quando a substância afeta o equilíbrio homeostático produzindo sedação e alterações da pressão arterial, da frequência de pulso, da atividade intestinal, etc., geralmente há uma contra-ação ou adaptação reflexa no sentido de manter o *status quo*. Quando uma substância sempre é usada em presença de estímulos ambientais específicos (p. ex., o odor exalado durante a preparação da substância e a visão

da seringa), esses estímulos começam a prever os efeitos da substância e as adaptações começam a ocorrer; isso impede a manifestação plena dos efeitos da substância (ou seja, causa tolerância). Esse mecanismo segue os princípios clássicos (pavlovianos) de aprendizagem e resulta em tolerância à substância em circunstâncias nas quais se "espera" a substância.

- A *tolerância aguda* refere-se à rápida tolerância que se desenvolve com o uso repetido em uma única ocasião. Por exemplo, doses repetidas de cocaína ao longo de várias horas produzem atenuação da resposta às doses subsequentes de cocaína durante um episódio de uso compulsivo. Isso é o contrário da *sensibilização*, observada com a administração intermitente da substância.

- A *sensibilização* ou *tolerância reversa* refere-se à acentuação da resposta à substância com a exposição repetida à mesma dose. A sensibilização resulta no desvio da curva de dose-resposta para a esquerda (ver Fig. 28-2). Ao contrário da tolerância aguda durante um episódio de uso repetido, a sensibilização requer intervalos mais longos entre as doses (geralmente, ~1 dia). A sensibilização geralmente ocorre com estimulantes como cocaína ou anfetamina, mas também ocorre com outras substâncias.

- A *tolerância cruzada* ocorre quando o uso repetitivo de um determinado tipo de substância confere tolerância não apenas a essa substância, mas também às outras da mesma classe farmacológica, tal como agonistas de receptores opioides. O entendimento da tolerância cruzada é importante para o tratamento clínico de pacientes dependentes de qualquer substância. Por exemplo, um paciente em terapia de manutenção com metadona pode não sentir analgesia provocada pela morfina.

- A *desintoxicação* é a retirada medicamente supervisionada da substância de abuso. Muitas vezes, é a primeira fase do tratamento da dependência de drogas que envolve a diminuição gradual da dose da substância para reduzir os sintomas de abstinência, afastando assim o paciente da droga (desmame). A desintoxicação pode ser realizada com qualquer fármaco da mesma categoria que a substância que originalmente causou dependência. Por exemplo, os usuários de heroína demonstram tolerância cruzada aos outros opioides. Assim, a desintoxicação de pacientes dependentes de heroína pode ser realizada com qualquer medicamento que seja um agonista nos MOR, como a *buprenorfina*.

Os graus de tolerância dependem do tipo de opioide, de seu tempo de meia-vida e da via de administração. Um indivíduo viciado que deseja o "barato" pode correr o risco de superdosagem por não entender as complexidades do perfil farmacológico de substâncias relacionadas. Isso é especialmente perigoso quando a tolerância contribui para que o indivíduo progrida para vias de administração mais perigosas (p. ex., injeção intravenosa) ou para opioides altamente potentes, como a *fentanila*. As superdosagens acidentais atingiram proporções epidêmicas e tornaram-se tão comuns nos Estados Unidos que hoje as mortes por essa causa superam as taxas de acidentes automobilísticos entre jovens (Rudd et al., 2016).

Alostase e dependência física

A dependência física é um estado que se desenvolve em consequência da adaptação (tolerância) produzida pelo reajuste dos mecanismos homeostáticos em resposta ao uso repetido de uma substância. O organismo mantém a "estabilidade através da mudança" por um processo conhecido como *alostase* (McEwen, 1998). No caso de exposição contínua à droga, a pessoa torna-se fisicamente dependente e requer administração contínua da substância para manter a função normal. Quando a administração da substância é interrompida subitamente, instala-se um novo desequilíbrio e os sistemas afetados precisam readaptar-se ao novo equilíbrio sem a substância. Um exemplo é a rápida adaptação física e emocional à exposição aos opioides, que requer doses crescentes do fármaco para manter o efeito desejado pelo usuário (Fig. 28-3).

Síndrome de abstinência

O DSM-5 descreve a abstinência como uma síndrome que ocorre quando as concentrações sanguíneas ou teciduais de uma substância diminuem em um indivíduo que manteve uso excessivo e prolongado dessa substância. A ocorrência da síndrome de abstinência quando a administração da substância é interrompida é a única evidência objetiva de dependência física. O tipo de sintoma de abstinência depende da classe farmacológica da substância. Por exemplo, a interrupção do uso de uma substância estimulante causa sedação durante a síndrome de abstinência. A abstinência de um opioide causa um desejo incontrolável de usar a substância e também sintomas físicos, como náuseas, vômitos e diarreia. A abstinência associada ao transtorno por uso de *Cannabis* também inclui sintomas somáticos, como sudorese, dor de cabeça e dor abdominal. A dependência e a abstinência têm apresentações físicas e emocionais. A remoção de uma droga do sistema geralmente causa estados emocionais negativos, como disforia, ansiedade e irritabilidade.

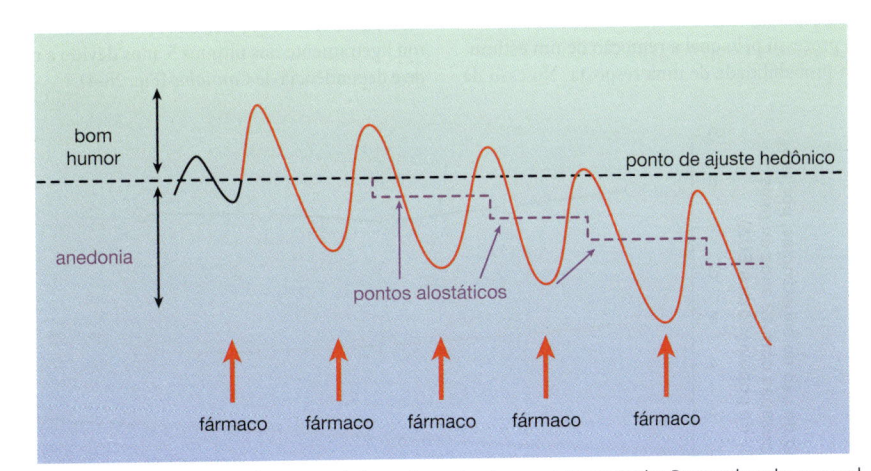

Figura 28-3 *Mudanças no ponto de ajuste hedônico durante períodos prolongados de exposição a opioides.* Dentro da rede neuronal, um equilíbrio é mantido entre a multiplicidade de receptores e seus ligantes. Para proteger a integridade funcional, mecanismos biológicos são empregados para contrabalancear a hiperatividade de qualquer sistema. As experiências emocionais estão enraizadas nessa estrutura biológica. A recalibração de elementos interdependentes para manter um equilíbrio estável explica por que as pessoas com TUO precisam aumentar a ingestão do fármaco ao longo do tempo para atingir um estado emocional semelhante às experiências de exposição anteriores. A cada exposição aos opioides e à mudança induzida para um estado de humor elevado, o sistema neutraliza para baixo em direção ao equilíbrio. Quando os níveis de opioides caem, as medidas de compensação são reveladas como uma queda no ponto de ajuste hedônico e uma capacidade reduzida de sentir prazer (anedonia). Se o fármaco é tomado em rápida sucessão, novos pontos alostáticos são estabelecidos e a rede é calibrada para a presença da substância. Eventualmente, o uso da substância precisa ser mantido para evitar as consequências físicas e emocionais intensamente desagradáveis da abstinência. (*Fonte*: Adaptada de Koob, 2015.)

Não foi documentada abstinência significativa em humanos após o uso repetido de PCP, outros alucinógenos e inalantes, que não são substâncias geralmente usadas diariamente.

As variáveis farmacocinéticas têm importância significativa na amplitude e na duração da síndrome de abstinência. As substâncias de ação curta tendem a ter um potencial maior para o desenvolvimento de sintomas de abstinência, enquanto as substâncias de ação mais longa tendem a ter uma duração de abstinência mais longa. Quanto maior a meia-vida de uma substância, maior é o tempo entre a interrupção do uso da droga e o início dos sintomas de abstinência, e maior a duração da abstinência.

A tolerância, a dependência física e a síndrome de abstinência são fenômenos biológicos. Eles são as consequências naturais do uso repetido e crônico de substâncias e podem ser reproduzidos em animais experimentais. No entanto, esses sintomas propriamente ditos não significam que um indivíduo esteja envolvido com uso ilícito da droga ou adição. *Os pacientes que usam fármacos com indicações médicas apropriadas e nas doses certas ainda podem desenvolver tolerância, dependência física e síndrome de abstinência* quando o uso desses fármacos é interrompido abruptamente, e não de modo gradativo. O médico que prescreve um fármaco que normalmente causa tolerância deve entender a diferença entre dependência e TUS e ficar atento aos sintomas de abstinência, caso a dose seja reduzida.

Reforço

As propriedades de reforço de uma substância podem ser propagadas por reforço positivo, reforço negativo ou ambos.

- O *reforço positivo* no contexto da dependência refere-se à capacidade das substâncias de produzir efeitos positivos que aumentam a probabilidade de o indivíduo voltar a usar a droga. Quanto maior a capacidade de uma substância reforçar seu próprio uso, maiores as chances de que ela seja usada de maneira abusiva. As propriedades de reforço das substâncias são frequentemente associadas à sua capacidade de aumentar a atividade neuronal na via de recompensa mesolímbica no encéfalo. Cocaína, anfetamina, etanol, opiáceos, canabinoides e nicotina aumentam os níveis extracelulares de DA na via de recompensa, que consiste em neurônios que surgem na área tegmentar ventral e terminam no estriado ventral, especificamente na região do *nucleus accumbens*. Já os fármacos que bloqueiam os receptores de DA geralmente produzem sensações desagradáveis (ou seja, *efeitos disfóricos*). Apesar desses dados correlativos convincentes, a relação etiológica direta entre DA e euforia/disforia ainda não foi esclarecida e outros dados enfatizam a participação adicional de 5-HT, glutamato, NE, opioides endógenos e GABA como mediadores dos efeitos reforçadores das substâncias.
- O *reforço negativo* é o processo pelo qual a remoção de um estímulo aversivo aumenta a probabilidade de uma resposta. No caso da dependência, o estímulo aversivo é o estado emocional negativo induzido pela abstinência da substância que reforça o consumo de drogas. Vários sistemas de neurotransmissores têm sido implicados no reforço negativo, como o aumento de dinorfina induzido por drogas, ativação de KOR e hiperativação do CRF durante a retirada da substância (Koob, 2015; Zhou et al., 2019).

Recaída e reintegração

O TUS e a dependência são doenças crônicas. De acordo com o NIDA, mais de 85% das pessoas dependentes que param de usar uma substância restabelecem o uso de drogas dentro de um ano. Isso não se deve a sintomas físicos, mas a uma ânsia emocional. As pessoas em recuperação são vulneráveis à recaída quando são apresentadas a sinais associados ao uso de drogas, em momentos de estresse elevado e quando reexpostas a drogas após a abstinência. Embora o dependente nunca seja considerado "curado", a remissão e a recuperação duradoura por toda a vida são possíveis.

Transtornos induzidos por substâncias

Os transtornos induzidos por substâncias são diferentes dos TUS. Eles são definidos pelo desenvolvimento de uma síndrome específica da substância devido à ingestão recente de uma substância (ou seja, intoxicação). Manifestações clinicamente significativas se desenvolvem durante ou logo após o uso da substância. A intoxicação por substâncias é reversível e comum entre aqueles com TUS, mas também ocorre em indivíduos sem TUS. Em contraste, o desenvolvimento de transtornos mentais induzidos por substâncias é potencialmente grave e pode, em alguns casos, deixar síndromes centrais persistentes.

Um exemplo é o álcool, que pode produzir sintomas depressivos durante a intoxicação e síndromes de ansiedade durante o período agudo de abstinência. Substâncias estimulantes e canabinoides sintéticos (substâncias manufaturadas que ativam os receptores canabinoides) podem causar transtornos psicóticos ou transtornos de ansiedade e episódios depressivos durante a abstinência.

Fatores que afetam a propensão a se tornar dependente

A maioria dos indivíduos que inicia o uso de uma substância com potencial de dependência não desenvolve um TUS, embora cerca de 7% das pessoas com 12 anos ou mais tenham atendido aos critérios para TUS ou TUA em 2019 nos EUA (ver Tab. 28-2). Essa tendência aumentou ligeiramente nos últimos 5 anos devido a uma maior disponibilidade e dependência de *Cannabis* (Fig. 28-4).

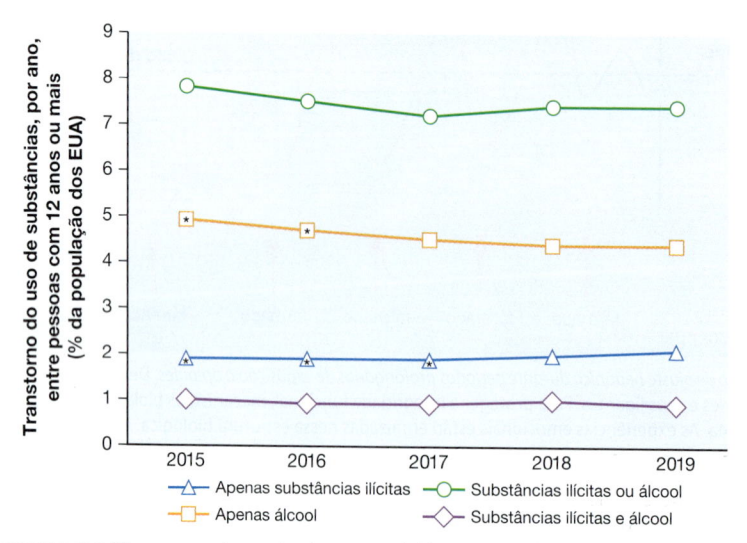

Figura 28-4 *Porcentagem de pessoas com 12 anos ou mais que atenderam aos critérios para TUS de 2015 a 2019 nos EUA. O asterisco indica a diferença para 2019 em $p \leq 0,05$. (Fonte: Dados da SAMHSA, 2020.)*

TABELA 28-3 ■ MÚLTIPLAS VARIÁVEIS SIMULTÂNEAS QUE AFETAM O INÍCIO E A CONTINUAÇÃO DO ABUSO E DEPENDÊNCIA DE SUBSTÂNCIAS

Agente (substância)

Disponibilidade
Pureza/potência
Via de administração
    Mastigação (absorção via membranas mucosas orais)
    Gastrintestinal
    Intranasal
    Subcutânea e intramuscular
    Intravenosa
    Inalatória
    Velocidade de início e término dos efeitos (farmacocinética: combinação do agente e do hospedeiro)

Hospedeiro (usuário)

Idade da primeira exposição
Hereditariedade (vulnerabilidade genética *versus* resiliência genética)
    Tolerância inata
    Rapidez com que se desenvolve a tolerância
    Probabilidade de vivenciar a intoxicação como prazerosa
Absorção, distribuição, metabolismo e eliminação
Sintomas psiquiátricos
Experiências anteriores/expectativas
Propensão a comportamentos de risco

Ambiente

Acesso aos executores
Acessibilidade dos executores
Contexto social
Atitudes da comunidade
    Influência dos companheiros, exemplos
Oportunidades educacionais ou profissionais
Ambiente estressante
Estímulos condicionados: os estímulos ambientais tornam-se associados às substâncias depois do uso repetido no mesmo ambiente

TABELA 28-4 ■ USO, DEPENDÊNCIA E RISCO ENTRE USUÁRIOS DE TABACO, ETANOL E SUBSTÂNCIAS ILÍCITAS NOS EUA, 1992–1994

SUBSTÂNCIA	JÁ USADA[a] (%)	DEPENDÊNCIA (%)	RISCO DE DEPENDÊNCIA (%)
Tabaco	75,6	24,1	31,9
Álcool	91,5	14,1	15,4
Substâncias ilícitas	51,0	7,5	14,7
Cannabis	46,3	4,2	9,1
Cocaína	16,2	2,7	16,7
Estimulantes	15,3	1,7	11,2
Ansiolíticos	12,7	1,2	9,2
Analgésicos	9,7	0,7	7,5
Psicodélicos	10,6	0,5	4,9
Heroína	1,5	0,4	23,1
Agentes inalatórios	6,8	0,3	3,7

[a]Os percentuais dos que usaram a substância alguma vez e dos que desenvolveram adição referem-se à população em geral. O risco de adição é específico da substância citada e refere-se à porcentagem dos indivíduos que atendem aos critérios de adição entre os que relataram ter usado a substância ao menos uma vez (ou seja, todos os valores da coluna da extrema direita foram obtidos extraindo-se o número da coluna Adição como porcentagem do número da coluna Já usada; os valores estão sujeitos a erros de arredondamento).

Fonte: Anthony et al., 1994. Este estudo foi repetido em 2001-2003: ver Degenhardt et al., 2007.

Muitas variáveis operam simultaneamente de forma a influenciar na probabilidade de uma pessoa que inicia o uso de drogas a perder o controle e desenvolver dependência. Essas variáveis podem ser classificadas em três grupos: agente (substância), hospedeiro (usuário) e ambiente (Tab. 28-3).

Variáveis das substâncias

A *farmacocinética*, neste caso, refere-se ao início, à duração e à intensidade dos efeitos da substância. É influenciada por propriedades relacionadas à substância e por fatores relacionados ao usuário. *A probabilidade de abuso de uma substância está correlacionada com a taxa em que os níveis da droga atingem o pico no corpo*. As vias de administração que produzem uma absorção mais rápida e eficiente para a corrente sanguínea e para o encéfalo – injetar, fumar ou "cheirar" – tendem a resultar em uma intoxicação mais intensa e são mais reforçadoras do que a administração oral. Quando as folhas de coca são mastigadas, a cocaína é absorvida lentamente; isso produz níveis sanguíneos baixos de cocaína no sangue e poucos, ou até nenhum, problemas comportamentais. O *crack*, por outro lado, é a cocaína alcaloidal (base livre) que pode ser facilmente vaporizada por aquecimento. A simples inalação dos vapores produz níveis sanguíneos comparáveis aos produzidos pela administração de cocaína por via intravenosa, tendo em vista a grande superfície pulmonar disponível para absorção na circulação depois da inalação. Por esse motivo, a inalação da cocaína na forma de *crack* tem uma tendência muito maior de causar adição do que o consumo por mastigação, ingestão oral líquida ou aspiração nasal. O risco de desenvolver adição entre os indivíduos que experimentam nicotina é cerca de duas vezes maior do que o risco associado ao uso de cocaína (Tab. 28-4). Isso não significa que o potencial de adição farmacológica da nicotina seja duas vezes maior que o da cocaína. Na verdade, é a combinação das variáveis descritas na Tabela 28-3 incluídas nas categorias de Agente (p. ex., via de administração), Hospedeiro e Ambiente que influencia o desenvolvimento na dependência. Por exemplo, não apenas a nicotina é fumada, o que proporciona uma rápida absorção encefálica, mas a nicotina é mais acessível na sociedade e pode ser administrada com mais frequência do que a cocaína, aumentando assim seu potencial de dependência.

A influência da farmacocinética é apropriadamente ilustrada pelo MPH, o fármaco estimulante prescrito no TDAH. A administração intravenosa de MPH aumenta a DA extracelular no encéfalo em uma taxa mais alta do que a cocaína e tem efeitos de reforço semelhantes (ou seja, autorrelato de sentir-se "chapado") como a cocaína. A concentração plasmática máxima intravenosa ocorre quase imediatamente após a administração. Em contraste, a administração oral de medicamentos com MPH atinge níveis plasmáticos máximos em uma velocidade muito menor e raramente é percebida como reforçadora, embora os níveis máximos sejam eventualmente tão altos quanto após a administração intravenosa (Volkow et al., 2003). A recente disponibilidade de formulações de liberação lenta de compostos de anfetamina para o tratamento do TDAH é outra abordagem para evitar o uso indevido desse grupo de substâncias.

Variáveis relacionadas ao hospedeiro (usuário)

Os efeitos das substâncias variam de um indivíduo para outro. Diferenças nos genes que codificam enzimas envolvidas no transporte, metabolismo, eliminação e respostas mediadas por receptores podem contribuir para diferentes efeitos da substância ao longo do ciclo de dependência (p. ex., euforia, reforço). Por exemplo, a tolerância inata ao álcool devido ao aumento do metabolismo pode representar uma característica biológica que contribui para o desenvolvimento do alcoolismo. Embora a tolerância inata torne o indivíduo mais suscetível ao alcoolismo, o metabolismo mais lento ou reduzido pode *protegê-lo*. Do mesmo modo, os indivíduos que herdaram um gene associado ao metabolismo mais lento da nicotina podem ter efeitos desagradáveis quando começam a fumar e, segundo alguns estudos, têm menor tendência a desenvolver dependência de nicotina (Thorgeirsson et al., 2010).

Os transtornos psiquiátricos constituem outro grupo de variáveis relacionadas com o usuário. Indivíduos com ansiedade, depressão, insônia ou até mesmo timidez podem descobrir que determinadas substâncias proporcionam-lhes alívio (ver tabela de Resumo ao final do capítulo). O uso de álcool e maconha são exemplos de automedicação. Entretanto, os efeitos benéficos aparentes podem ser transitórios e o uso indevido da substância pode causar tolerância e, por fim, consumo compulsivo e descontrolado. Embora os sintomas psiquiátricos geralmente sejam detectados nos indivíduos que fazem uso abusivo de substâncias e buscam tratamento, muitos desses sintomas aparecem *após* o uso das substâncias se tornar constante. Por essa razão, as substâncias sujeitas ao uso abusivo podem produzir mais sintomas psiquiátricos do que proporcionar alívio.

A idade na primeira exposição é outro fator crítico. A maioria dos adultos que acabam com TUA ou TUS tiveram sua primeira exposição ao álcool ou drogas durante a adolescência. Embora o início precoce do uso de substâncias possa fazer parte de um padrão comportamental inato do adolescente, como assumir riscos, o efeito da exposição à droga no encéfalo ainda em desenvolvimento pode facilitar transtornos de uso e transtornos psiquiátricos.

O uso de substâncias e a vulnerabilidade podem diferir entre os sexos. Os homens são mais propensos do que as mulheres ao abuso de substâncias ilícitas e à superdosagem de drogas. No entanto, as mulheres são tão propensas quanto os homens a desenvolver TUS e podem ser mais suscetíveis ao desejo e à recaída.

Variáveis relacionadas ao ambiente

A iniciação e a manutenção do uso de drogas ilícitas são influenciadas significativamente pelas normas sociais e pela pressão exercida pelos companheiros. Um ambiente permissivo, um fácil acesso a drogas e atitudes da comunidade influenciam o abuso de substâncias. As políticas de drogas, como a legalização da maconha, têm o potencial de aumentar os TUSs, um ponto de vista expresso na teoria das drogas "porta de entrada". No entanto, embora o uso de *Cannabis* nos estados que legalizaram a maconha recreativa tenha aumentado, não há conexão comprovada com outras tendências de uso de substâncias (Fig. 28-5).

Pessoas com experiências adversas na infância parecem representar metade a dois terços dos indivíduos com problemas graves com o uso de drogas (Dube et al., 2003). Situações contemporâneas estressantes também podem levar ao início do uso de drogas, bem como causar a reintegração de drogas na vida de indivíduos abstinentes que já tiveram TUS. Da mesma forma, estímulos ambientais relacionados ao uso de substâncias ou reexposição a pequenas quantidades de drogas ou álcool podem levar à recaída.

> **Agências governamentais envolvidas na coleta de dados, pesquisa de transtornos por uso de substâncias e regulamentos de medicamentos**
>
> Muito do que sabemos sobre o uso de drogas nos EUA é coletado por agências federais ou por projetos financiados por essas agências. Os dados mais recentes são encontrados em seus *sites*, que fornecem acesso às tendências atuais diariamente, semanalmente e anualmente, incluindo informações sobre tendências em mudança e novas substâncias ilícitas que entram no mercado dos EUA.
>
> Os canabinoides sintéticos e as catinonas sintéticas (p. ex., etilona) são as classes mais comuns de novas substâncias psicoativas, embora opioides, fenetilaminas, triptaminas, benzodiazepínicos e piperazinas também sejam motivo de preocupação. Com o influxo de novas substâncias e mudanças no cenário político, as tendências estão mudando constantemente (DEA Strategic Intelligence Section, 2021). Por exemplo, entre pessoas de 12 anos ou mais, o percentual que usou maconha no ano anterior aumentou de 11% em 2002 para 17,5% em 2019. No mesmo período, a porcentagem de usuários de cocaína diminuiu de 2,5 para 2% (SAMHSA, 2020). De acordo com o CDC, 70.630 mortes por superdosagem de drogas ocorreram nos EUA em 2019, representando 21,6 mortes em 100.000 pessoas. Esse número aumentou para aproximadamente 85.000 mortes por superdosagem de drogas em 2020, durante a pandemia de Covid-19 (Ahmad et al., 2021) (Fig. 28-6). As mortes por superdosagem de drogas são particularmente causadas por opioides e opioides sintéticos. Esses dados não incluem mortes por uso excessivo de álcool, que resulta em cerca de 29 mortes em 100.000 pessoas. Não há dúvida de que os TUS são um problema significativo de saúde pública nos EUA e que os profissionais de saúde e farmacologistas precisam de informações oportunas para tomar decisões conscientes sobre o tratamento e a prevenção dos TUS.

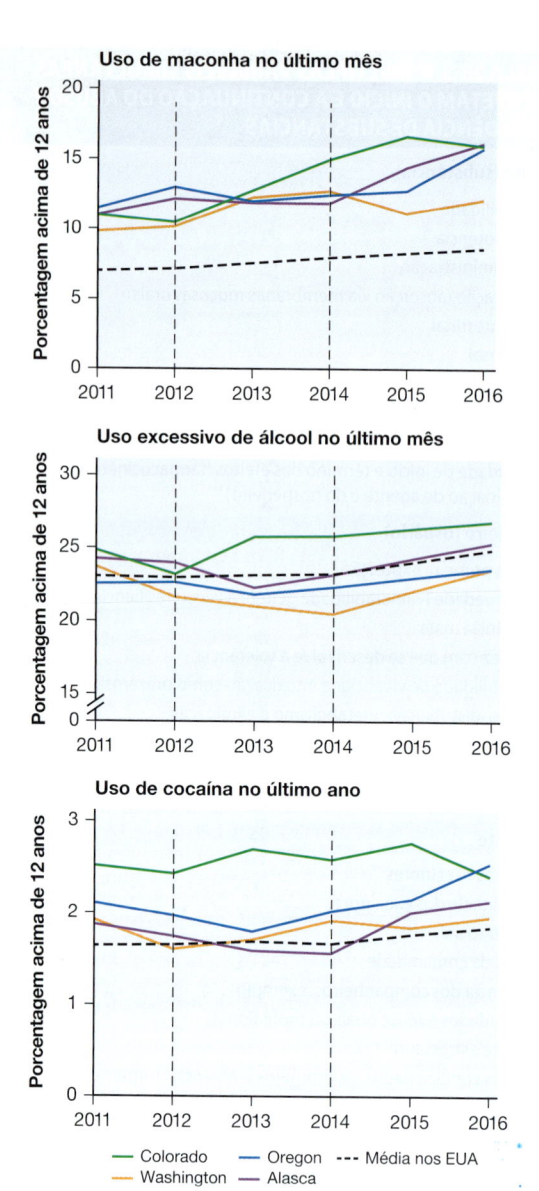

Figura 28-5 *Não há efeitos notáveis da legalização da maconha em quatro estados sobre o uso de cocaína e consumo excessivo de álcool.* O uso de maconha foi legalizado no Colorado e Washington em 2012 e no Oregon e Alasca em 2014. A população de 12 anos ou mais foi pesquisada. O uso de maconha e o uso excessivo de álcool foram pesquisados durante 1 mês do ano indicado, e o uso de cocaína foi pesquisado durante todo o ano. O uso de maconha ficou acima da média dos EUA nos estados que legalizaram o uso recreativo e aumentou ainda mais após a legalização. O uso excessivo de álcool permaneceu dentro da média nacional dos EUA, enquanto o uso de cocaína não mudou significativamente. (*Fonte*: Dados da SAMHSA, 2020.)

NIDA e NIAAA

O NIDA apoia pesquisas sobre o uso de drogas e suas consequências (https://www.drugabuse.gov/). Isso inclui entender como as substâncias

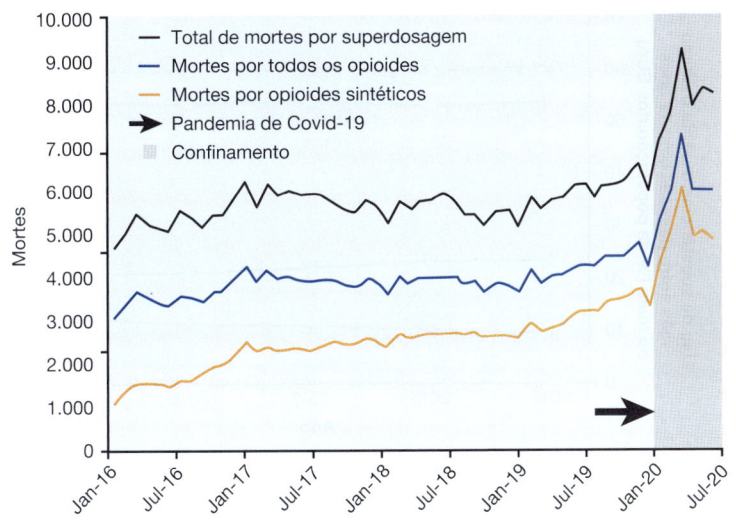

Figura 28-6 *O impacto da pandemia de Covid-19 nas mortes por superdosagem nos EUA. Os números são fatalidades por unidade de tempo.* (*Fonte*: Dados de Ahmad et al., 2021.)

funcionam no encéfalo e em todo o corpo, desenvolvendo e testando novas abordagens de tratamento e prevenção do TUS e rastreando as tendências emergentes no uso de drogas. O NIDA financia o NDEWS, uma fonte com as informações mais atualizadas sobre as tendências emergentes de uso de substâncias (Cottler et al., 2020). No site da NDEWS, os farmacologistas podem encontrar informações sobre novas substâncias psicoativas emergentes em comunidades nos Estados Unidos. Os TUA, embora estejam indiscutivelmente entre os TUS, são tratados por uma entidade diferente, o NIAAA (https://www.niaaa.nih.gov/). Informações relevantes sobre TUA são encontradas no site da NIAAA, incluindo a National Epidemiologic Survey on Alcohol and Related Conditions (Pesquisa Epidemiológica Nacional sobre Álcool e Condições Relacionadas).

SAMHSA

A SAMHSA, uma agência do U.S. Department of Health and Human Services, tem a missão de reduzir o impacto do abuso de substâncias e doenças mentais nas comunidades dos EUA e melhorar os serviços de prevenção, tratamento e recuperação de TUS (https://www.samhsa.gov/). Por meio da National Survey on Drug Use and Health, a SAMHSA fornece informações atualizadas sobre tabaco, álcool e uso de substâncias (SAMHSA, 2020). Dados coletados em 2019 mostraram que 13% das pessoas com 12 anos ou mais (35,8 milhões de pessoas) usaram uma substância ilícita no último mês.

DEA, CSA e listas de drogas

O DEA, uma ramificação do Departamento de Justiça, é responsável pelo cumprimento das leis que regulamentam as substâncias controladas nos EUA (https://www.dea.gov/). Drogas, outras substâncias e certos produtos químicos usados para fabricar drogas são classificados em cinco categorias ou esquemas distintos (ver Tab. 28-1). A classificação leva em consideração o uso médico aprovado de uma substância e seu potencial de abuso; novas substâncias são adicionadas regularmente. O DEA publica o NDTA anualmente, uma avaliação abrangente da ameaça que as substâncias ilícitas representam para os EUA (Seção de Inteligência Estratégica do DEA Strategic Intelligence Section, 2021). O NDTA também combina informações relevantes sobre TUS coletadas pelo CDC, como mortes por superdosagem por drogas específicas. Além disso, sua atualização anual lista novas substâncias psicoativas que entraram nos EUA.

Tópicos clínicos e farmacológicos: depressores do SNC

O álcool é o depressor do SNC mais comumente usado. As pessoas com TUS frequentemente usam vários medicamentos em combinação, na maioria das vezes em combinação com etanol, levando a TUS e TUA combinados (ver Fig. 28-4). Quando confrontados com um paciente que apresenta sinais de superdosagem ou abstinência, essas possíveis combinações exigirão tratamentos diferentes e específicos.

Álcool (etanol) e transtorno por uso de álcool

Mais de 90% dos adultos americanos relatam experiência com etanol ("álcool") e mais de 50% relatam ingestão de álcool no último mês (Fig. 28-7) (SAMHSA, 2020). Enquanto os números anuais de TUA da SAMHSA em pessoas de 12 anos ou mais estão entre 5 e 6%, estudos em pessoas de 18 anos ou mais encontram números ainda mais altos e uma prevalência ao longo da vida de 29,1% (Grant et al., 2015). O álcool continua sendo uma das substâncias mais letais, com doenças hepáticas e acidentes relacionados ao álcool causando aproximadamente 95.000 mortes a cada ano.

O etanol é classificado como depressor porque causa sedação e sonolência. Entretanto, os efeitos iniciais do álcool – especialmente em doses mais baixas – frequentemente são percebidos como estimulantes, em razão da supressão dos sistemas inibitórios. A ingestão de grandes quantidades de etanol resulta no desenvolvimento de tolerância e dependência física suficientes para causar a síndrome de abstinência alcoólica quando o uso é interrompido (Tab. 28-5).

Tolerância, dependência física e abstinência

Os sintomas da intoxicação alcoólica leve variam individualmente. Alguns apresentam descoordenação motora e sonolência. Outros ficam inicialmente estimulados. À medida que os níveis sanguíneos aumentam, os efeitos sedativos são acentuados e, por fim, quando os níveis de álcool estão muito altos, podem ocorrer coma e morte. A tolerância inata ao álcool varia muito entre os indivíduos e muitas vezes é atribuída a uma história familiar de alcoolismo (Hu et al., 2005). A exposição contínua ao álcool pode causar tolerância maior (tolerância adquirida), de tal forma que podem ocorrer níveis sanguíneos extremamente altos (300-400 mg/dL) em alcoolistas que não apresentam sedação profunda. Nesses casos, a dose letal não aumenta proporcionalmente à dose que causa sedação; desse modo, a margem de segurança diminui.

O desenvolvimento de tolerância e dependência por usuários excessivos muitas vezes leva a beber pela manhã para restaurar os níveis de álcool no sangue diminuídos durante a noite. A síndrome de abstinência alcoólica geralmente depende da quantidade da dose diária média e geralmente é "automedicada" pela retomada da ingestão de álcool. Os sintomas de abstinência são experimentados frequentemente, mas em geral não são graves ou potencialmente fatais a não ser que comecem a ocorrer outros problemas concomitantes, como infecção, traumatismo, desnutrição ou distúrbios eletrolíticos. No contexto dessas complicações,

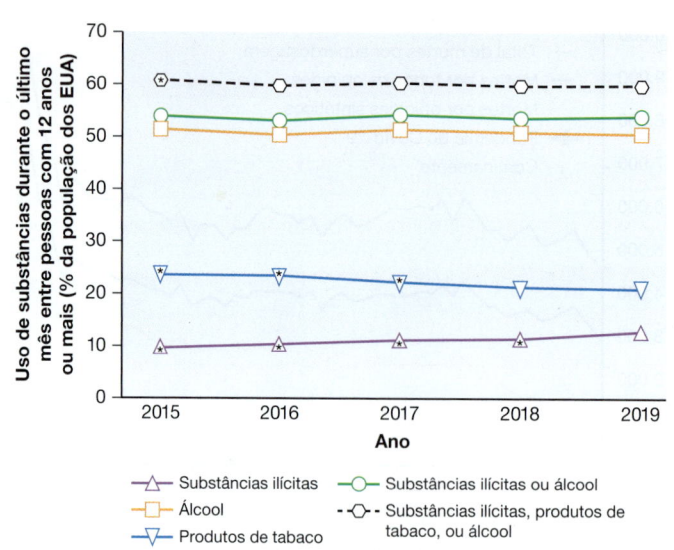

Figura 28-7 *Experiência com uso de substâncias durante 1 mês anualmente entre pessoas com 12 anos ou mais nos EUA de 2015 a 2019. O asterisco denota a diferença para 2019 em p ≤ 0,05. (Fonte: Dados da SAMHSA, 2020; dados recuperados em 4 de junho de 2021.)*

a síndrome do *delirium tremens* torna-se provável, especialmente após um longo período de consumo excessivo de álcool em pessoas com TUA, que, em situação mais grave, pode levar a convulsões e morte.

O TUA causa tolerância cruzada com outros sedativos, como os benzodiazepínicos. Essa tolerância está presente em alcoolistas em abstinência, mas enquanto bebe pode aumentar as propriedades de outros sedativos. Isso é particularmente válido para os benzodiazepínicos, que são relativamente seguros quando isolados, mas podem ser fatais em combinação com o álcool. A ingestão crônica de álcool e outros sedativos está associada ao desenvolvimento de depressão e ao risco de suicídio. Déficits cognitivos foram relatados em indivíduos com TUA, mesmo quando testados enquanto sóbrios. Em geral, esses déficits melhoram com a abstinência. Deficiências de memória mais graves são causadas por distúrbios neurológicos devido a deficiências nutricionais (p. ex., deficiência de tiamina) comuns em pessoas que consomem álcool em excesso. As complicações médicas do abuso e da dependência do álcool incluem doença hepática e cardiovascular, distúrbios endócrinos e gastrintestinais e desnutrição, além dos distúrbios do SNC descritos anteriormente. O etanol atravessa prontamente a barreira placentária, produzindo a síndrome alcoólica fetal que pode levar à deficiência intelectual na prole.

TABELA 28-5 ■ SÍNDROME DE ABSTINÊNCIA ALCOÓLICA

Desejo intenso de ingerir álcool
Tremor, irritabilidade
Náuseas
Distúrbios do sono
Taquicardia
Hipertensão
Sudorese
Distorção da percepção
Convulsões (6-48 h depois do último drinque)
Alucinações visuais (e ocasionalmente auditivas ou táteis) (12-48 h depois da última dose)
Delirium tremens (48-96 h depois da última dose; raro nos casos de abstinência sem complicações)
    Agitação grave, confusão mental
    Febre, sudorese profusa
    Taquicardia, pupilas dilatadas
    Náusea, diarreia

Fonte: Dados da SAMHSA, 2020.

Intervenções farmacológicas

Para tratar o TUA, a American Psychiatric Association recomenda que o tratamento seja iniciado após uma avaliação clínica completa para condições concomitantes e complementado com terapias comportamentais.

Desintoxicação Embora a maioria dos casos leves de abstinência alcoólica nunca seja atendida em serviços médicos, os casos graves exigem uma avaliação geral; cuidados com a hidratação e com a reposição de eletrólitos; vitaminas, especialmente doses altas de tiamina; e um agente sedativo com tolerância cruzada ao álcool. Para suprimir ou atenuar os sinais e sintomas descritos na Tabela 28-5, pode-se utilizar um benzodiazepínico de ação curta, como o *oxazepam* na dose de 15 a 30 mg a cada 6 a 8 horas, de acordo com o estágio e a gravidade da abstinência. No entanto, os benzodiazepínicos devem ser evitados no TUA, além do tratamento na abstinência aguda (Reus et al., 2018). Estudos demonstraram também que os anticonvulsivantes, como a *carbamazepina*, são eficazes no tratamento da abstinência alcoólica.

Farmacoterapia A desintoxicação é o objetivo imediato, e fazê-lo em um ambiente medicamente controlado reduzirá os efeitos negativos da síndrome de abstinência. A abstinência completa é o objetivo do tratamento de longa duração e é alcançada mais facilmente por uma combinação de prevenção de recaídas, uso de fármacos que suprimem o desejo de usar a substância e terapia cognitivo-comportamental. Várias farmacoterapias estão disponíveis para o tratamento de TUA após a desintoxicação. Destes, três são aprovados pela FDA para TUA: *disulfiram*, *naltrexona* e *acamprosato*.

O *dissulfiram* tem sido útil em alguns programas que enfatizam os esforços comportamentais para estimular o uso desse fármaco. O *dissulfiram* bloqueia a aldeído-desidrogenase (ver Cap. 27) e resulta no acúmulo de acetaldeído, que provoca náusea e uma reação de ruborização desagradável quando o indivíduo ingere álcool. Saber que essa reação desagradável ocorrerá pode ajudar o paciente a resistir ao desejo incontrolável de voltar a ingerir álcool. Contudo, o *dissulfiram* não se mostrou eficaz em estudos clínicos controlados, porque muitos pacientes preferem parar de tomar o fármaco em vez de interromper o uso de álcool.

A *naltrexona*, um antagonista dos receptores opioides, bloqueia as propriedades de ativação endorfínica do álcool. A *naltrexona* está disponível em formulações via oral (25, 50 ou 100 mg) e IM de liberação prolongada (380 mg IM injetados a cada 4 semanas). Em estudos clínicos randomizados, o tratamento crônico com *naltrexona* reduziu o índice de recaídas no alcoolismo pesado. O efeito variou de intenso a fraco, mas, em termos gerais, a redução do alcoolismo inveterado foi um resultado consistente (de Laat et al., 2021). A *naltrexona* funciona melhor quando combinada com programas de terapia comportamental

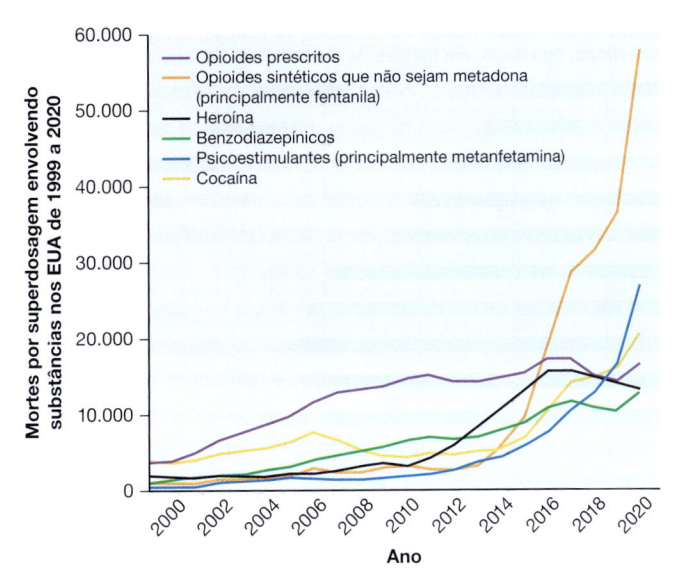

Figura 28-8 *Mortes anuais por superdosagem envolvendo drogas nos EUA entre 1999 e 2020.* (*Fonte*: Dados recuperados dos CDC, National Center for Health Statistics. Multiple Cause of Death 1999-2020 no CDC WONDER Banco de Dados Online, lançado em 2021. Os dados são dos Multiple Cause of Death Files [Arquivos de Causa Múltipla de Morte], 1999-2020, compilados a partir de dados fornecidos pelas 57 jurisdições de estatísticas vitais por meio do Vital Statistics Cooperative Program [Programa Cooperativo de Estatísticas Vitais]. Acessado em http://wonder.cdc.gov/mcd-icd10.html em 23 de dezembro de 2021.)

que estimulam a adesão ao tratamento farmacológico e a abstinência do álcool. A *naltrexona* também é aprovada para o tratamento do transtorno do uso de opioides (TUO; ver abaixo).

O *acamprosato*, um antagonista de ação mista nos receptores NMDA e um modulador alostérico positivo dos receptores $GABA_A$, parece normalizar a neurotransmissão desregulada associada à ingestão crônica de etanol, atenuando assim um dos mecanismos que levam à recaída. O *acamprosato* é administrado via oral em formulação de liberação lenta (dois comprimidos de 333 mg três vezes ao dia). O *acamprosato* também pode ter ações neuroprotetoras.

A *gabapentina* foi estudada *off-label* como auxiliar na transição para o estado de abstinência, possivelmente por melhora no sono e distúrbios do humor (900-1.800 mg/dia via oral). A *gabapentina*, também usada como anticonvulsivante, reduz indiretamente a função do receptor de glutamato NMDA ao interromper os canais de Ca^{2+} dependentes de voltagem (ver Caps. 16 e 20).

O *topiramato*, um anticonvulsivante que inibe a anidrase carbônica, pode inibir o efeito reforçador do álcool. Como outros agentes terapêuticos usados na TUA, o *topiramato* facilita a atividade de $GABA_A$ e suprime a atividade glutamatérgica.

Opioides e transtorno do uso de opioides

Os agonistas opioides ativam o MOR nas vias da dor e são fortes analgésicos (ver Cap. 23). Eles também estimulam a via de recompensa, o que os torna passíveis de uso indevido. Devido à alta plasticidade do sistema opioide e à rápida adaptação à exposição aos opioides, esses fármacos têm uma alta carga alostática (ver Fig. 28-3). É importante ressaltar que os opioides inibem o centro respiratório no encéfalo, o que explica o alto risco de superdosagem letal associado ao seu uso.

Superdosagem de opioides

Quase 70% de todas as mortes por superdosagem de drogas nos EUA em 2018 envolveram um opioide (DEA Strategic Intelligence Section, 2021; Wilson et al., 2020). A pureza da heroína vendida nas ruas dos Estados Unidos aumentou na última década de cerca de 4% (4 mg de heroína por bolsa de 100 mg; intervalo de 0-8 mg/100 mg; o restante era enchimento não opioide, como quinina) para uma pureza de 45 a 75% (45-75 mg de heroína por bolsa de 100 mg), com algumas amostras testando até 90%. Esse aumento da pureza ampliou os níveis de dependência física entre os usuários de heroína. Usuários que antes interrompiam o uso regular agora desenvolvem sintomas de abstinência mais graves.

Os suprimentos de droga mais potentes podem ser fumados ou administrados por via nasal (aspirados), tornando o uso de heroína acessível às pessoas que não introduziriam agulhas em suas veias.

Enquanto as mortes envolvendo heroína diminuíram em 4%, as mortes devidas a outros opioides sintéticos, como *fentanila* e *análogos da fentanila*, estão aumentando (Wilde et al., 2019) (Fig. 28-8). A *fentanila* é extremamente poderosa, 50 a 100 vezes mais potente que a *morfina* e 10 vezes mais potente que a heroína. Às vezes, a *fentanila* é adicionada a drogas ilícitas, como a cocaína, e a pílulas "farmacêuticas" falsificadas. Devido à sua extrema potência, a *fentanila* é um contribuinte significativo para o aumento das taxas de morte por superdosagem de opioides nos EUA.

O problema mais preocupante com a dependência de opioides foi iniciado por mudanças na prática médica. Na virada do século 21, o crescente interesse em minimizar a dor, combinado com a propaganda intensa da indústria farmacêutica, mudou as práticas de prescrição de opioides. Em alguns casos, a clara prescrição excessiva, especialmente de formulações de liberação prolongada de *oxicodona*, levou a uma epidemia de abuso, dependência e mortes por superdosagem (ver Fig. 28-8). As vendas de *oxicodona* e *hidrocodona* atingiram o pico em 2012 (Fig. 28-9), e as superdosagens de opioides tornaram-se uma causa comum de morte em muitas comunidades. Na ausência de ação da FDA, o CDC interveio com diretrizes de prescrição (Dowell et al., 2016). Os estados seguiram com programas de monitoramento de medicamentos prescritos por meio de bancos de dados eletrônicos que rastreiam as prescrições de substâncias controladas em cada estado.

Com o controle rigoroso das prescrições de opioides, a heroína e outros opioides sintéticos ilegais tornaram-se as substâncias de escolha. Embora não haja fornecimento legal de heroína nos EUA, as drogas são trazidas para o país por organizações criminosas transnacionais. O uso de opioides ilegais aumentou significativamente nos últimos 20 anos, e foi observado um aumento concomitante de mortes por superdosagem. Essa crise de saúde pública criada por uma combinação de boas intenções, oportunidades financeiras, avaliação crítica inadequada e supervisão regulatória insuficiente serve como um alerta sobre como abordar e avaliar as oportunidades e desvantagens de terapias e tratamentos farmacológicos.

Tolerância, dependência e abstinência de opioides

A injeção de um opioide potente produz um prazer alto e intenso ("*rush*") frequentemente comparado ao orgasmo sexual. Existem algumas diferenças entre os opioides em seus efeitos agudos; por exemplo, a *morfina* e a *codeína* produzem um efeito de liberação de histamina mais proeminente

Prescrição de medicamentos controlados, vendidos a compradores domésticos, no varejo, em bilhões de unidades de dosagem, 2010-2019

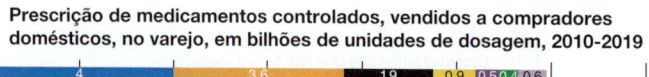

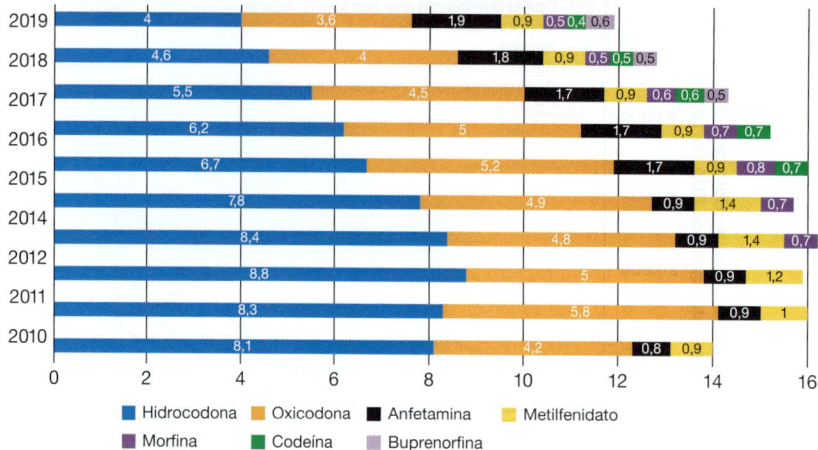

Ano	Hidrocodona	Oxicodona	Anfetamina	Metilfenidato	Morfina	Codeína	Buprenorfina
2019	4	3,6	1,9	0,9	0,5	0,4	0,6
2018	4,6	4	1,8	0,9	0,5	0,5	0,5
2017	5,5	4,5	1,7	0,9	0,6	0,6	0,5
2016	6,2	5	1,7	0,9	0,7	0,7	
2015	6,7	5,2	1,7	0,9	0,8	0,7	
2014	7,8	4,9		0,9	1,4	0,7	
2012	8,4	4,8		0,9	1,4	0,7	
2011	8,8	5		0,9	1,2		
2010 (superior)	8,3	5,8		0,9	1		
2010 (inferior)	8,1	4,2		0,8	0,9		

Figura 28-9 Medicamentos de prescrição controlada vendidos a compradores domésticos de varejo em bilhões de unidades de dosagem. (*Fonte*: Dados da DEA, NDTA de 2020, https://www.dea.gov/documents/2021/03/02/2020-national-drug-threat-assessment)

(causando coceira), enquanto a *meperidina* é notável por produzir excitação ou confusão mental. Entretanto, mesmo os dependentes experientes em opioides não conseguem diferenciar entre a heroína administrada por via endovenosa e o opioide comum *hidromorfona*, que é frequentemente usado para o controle da dor de pacientes hospitalizados.

A heroína é altamente lipossolúvel, atravessa rapidamente a barreira hematencefálica e é desacetilada nos metabólitos ativos 6-monoacetil-morfina e morfina. Depois da euforia intensa, que dura de 45 segundos a vários minutos, há um período de sedação e tranquilidade que se estende por até 1 hora. Os efeitos da heroína regridem em 3 a 5 horas, dependendo da dose. Usuários experientes podem injetar 2 a 4 doses por dia. Desse modo, o usuário dependente de heroína está constantemente oscilando entre estar "chapado" e a sensação de mal-estar que prenuncia a abstinência (como ilustrada na Fig. 28-10). Isso causa muitos problemas nos sistemas homeostáticos regulados pelo menos em parte pelos opioides endógenos.

A tolerância aos efeitos produtores de euforia da heroína e de outros opioides desenvolve-se precocemente (Fig. 28-3). Embora haja tolerância às propriedades depressoras respiratórias, analgésicas, sedativas e eméticas, os níveis de tolerância variam nos diferentes sistemas. Assim, enquanto doses crescentes são necessárias para manter um nível de euforia, adaptações reduzidas do sistema respiratório a doses crescentes podem levar à morte. É provável que ocorra superdosagem quando a potência da droga de rua é inesperadamente alta, ou quando a heroína é misturada com um opioide sintético mais potente, como *fentanila*.

A adição à heroína ou a outros opioides de ação curta causa perturbações comportamentais e geralmente se torna incompatível com a vida produtiva. O uso crônico de heroína está associado a infecções pulmonares (especialmente tuberculose) e, quando injetada, está associada a infecções bacterianas, abscessos cutâneos, endocardite e infecções virais, como hepatite C e Aids.

Os opioides são frequentemente usados em combinação com outras substâncias, como heroína e cocaína ("*speedball*"). Os usuários relatam melhora da euforia com essa combinação, e há evidências de redução dos efeitos colaterais negativos da outra substância. Por exemplo, a cocaína pode reduzir os sinais de abstinência de opiáceos e a heroína pode reduzir a irritabilidade observada em usuários crônicos de cocaína.

Intervenções farmacológicas para transtornos por uso de opioides

Síndrome de abstinência e desintoxicação A primeira fase do tratamento geralmente aborda a dependência física e a desintoxicação. A síndrome de abstinência de opioides (Tab. 28-6), embora desagradável, não é uma ameaça à vida. A síndrome começa nas primeiras 6 a 12 horas depois da última dose de um opioide de ação curta e em até 72 a 84 horas

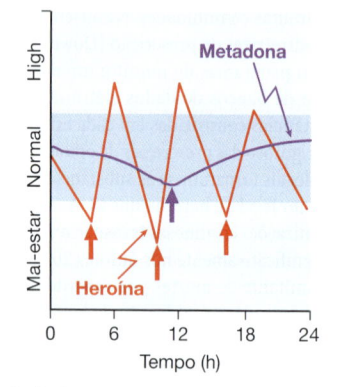

Figura 28-10 Evoluções temporais comparativas das respostas à heroína e à metadona. Um indivíduo que injeta heroína (seta vermelha) várias vezes por dia oscila entre o estado de mal-estar e o estado chapado (linhas vermelhas). Por outro lado, um paciente que usa *metadona* (linha roxa) permanece na faixa "normal" (faixa azul), com poucas oscilações depois de ingerir uma dose diária. As ordenadas representam os estados físico e mental do indivíduo, não os níveis plasmáticos da droga.

TABELA 28-6 ■ CARACTERÍSTICAS DA ABSTINÊNCIA DE OPIOIDES

SINTOMAS	SINAIS
Abstinência comum	Dilatação das pupilas
Desejo incontrolável de usar opioides	Sudorese
	Piloereção ("pele de ganso")
Inquietude, irritabilidade	Taquicardia
Acentuação da sensibilidade à dor	Vômitos, diarreia
Náuseas, cãibras	Hipertensão arterial
Dores musculares	Bocejos
Humor disfórico	Febre
Insônia, ansiedade	
Abstinência prolongada	Alterações cíclicas do peso, do diâmetro pupilar e da sensibilidade do centro respiratório
Ansiedade	
Insônia	
Desejo incontrolável de usar a substância	

Fonte: Dados de Ahmad et al., 2021.

depois do uso de um opioide de ação longa. A duração e a intensidade da síndrome relacionam-se com a $t_{1/2}$ do agente. Assim, a abstinência de heroína é breve (5-10 dias) e intensa, enquanto a abstinência de *metadona* é mais lenta para iniciar e mais duradoura.

Os sinais e sintomas de abstinência de opioides são normalmente tratados farmacologicamente. A abordagem mais comum consiste na transferência para um medicamento opioide sob prescrição médica e, em seguida, na redução gradual da dose. A dependência de opioides de ação curta, como a heroína, é mais frequentemente tratada com um opioide de ação prolongada, como a *metadona*, um agonista MOR completo. A dose inicial de *metadona* para fins de abstinência é tipicamente de 20 a 30 mg. A dose total do primeiro dia pode ser determinada pela resposta e então reduzida em 20% ao dia durante o curso da desintoxicação. Embora a duração do regime de desintoxicação com *metadona* não esteja correlacionada com melhores resultados a longo prazo, a manutenção a longo prazo do tratamento com *metadona* para prevenir recaídas e permitir a restauração de conexões sociais está associada a melhores resultados. A *buprenorfina*, um agonista parcial de ação prolongada com alta afinidade pelo MOR, também é usada para induzir a desintoxicação. A dose sublingual inicial de *buprenorfina* é tipicamente de 2 mg e, se bem tolerada, doses subsequentes de 2 mg são administradas a cada 1 a 2 horas, tituladas até uma dose total de 8 mg com redução gradual durante o curso da desintoxicação.

Uma segunda abordagem durante a desintoxicação envolve o uso de *clonidina* oral, um agonista α₂ adrenérgico que diminui a neurotransmissão adrenérgica do *locus ceruleus*. Esse fármaco foi aprovado para tratar hipertensão, mas é usado comumente sem indicação na bula para atenuar os sintomas da abstinência de opioides (0,1-0,3 mg via oral a cada hora até quatro doses). Alguns dos sintomas autonômicos da abstinência de opioides, como rinorreia e lacrimejamento, resultam do bloqueio da supressão do sistema do *locus ceruleus* pelos opioides durante a síndrome de abstinência. A *clonidina* pode atenuar alguns desses sintomas, embora não altere as dores generalizadas e o desejo incontrolável de usar a droga. A *lofexidina*, um fármaco similar, é aprovada pela FDA para uso como um supressor de abstinência de opioides, administrado por via oral a 3,2 mg/dia dividido em quatro doses. Com a *clonidina* e a *lofexidina*, a dose deve ser titulada de acordo com o estágio e a gravidade da abstinência; a hipotensão postural é um efeito colateral comum.

A terceira estratégia de tratamento da abstinência de opioides envolve a ativação do sistema opioide endógeno sem fármacos. As técnicas propostas incluem acupuntura e vários métodos de ativação do SNC, como estimulação magnética transcraniana, estimulação transcraniana por corrente contínua e estimulação do nervo vago auricular. Essas abordagens podem ter benefícios terapêuticos modulando direta ou indiretamente os neurocircuitos afetados no TUO. Embora atraentes teoricamente, essas estratégias ainda não são validadas ou atualmente implementadas na clínica.

Gerenciamento de longo prazo de pacientes com TUO
Embora a desintoxicação do paciente seja um primeiro passo importante para o tratamento dos TUO, a probabilidade de um retorno rápido ao uso compulsivo de opioides é alta se os pacientes receberem alta do hospital após a retirada dos opioides sem cuidados de acompanhamento. Vários fatores influenciam a recaída. A síndrome de abstinência não termina em 5 a 7 dias; a *síndrome de abstinência prolongada* (ver Tab. 28-6) pode persistir por até 6 meses. As medidas fisiológicas tendem a oscilar e as mudanças alostáticas deixam uma marca extensa de ansiedade, insônia e desejo pela droga (ver Fig. 28-3); durante esta fase, o tratamento ambulatorial livre de fármacos tem uma probabilidade muito baixa de sucesso, mesmo quando o paciente recebeu tratamento intensivo anterior, enquanto protegido de recaída em um programa residencial.

Três medicamentos foram aprovados para o gerenciamento de TUO de longo prazo pela FDA: *metadona*, *buprenorfina* e *naltrexona* de liberação prolongada.

Tratamento com agonistas opioides
A estabilização e manutenção com *metadona* é considerada o tratamento mais bem-sucedido da dependência de heroína. A *metadona* está disponível como solução oral, solução injetável e comprimido. A *metadona* oral tem a evidência mais forte de eficácia e tem uma $t_{1/2}$ de 22 a 24 h. É tipicamente administrada na forma líquida, com uma dose inicial de 20 mg/dia e titulada em incrementos de 60 a 80 mg/dia. Os pacientes que recidivam repetidamente durante o tratamento sem a droga podem ser transferidos diretamente para o programa com *metadona*, sem passar necessariamente por desintoxicação. Embora o tratamento com *metadona* tenha o risco de desvio e uso indevido do medicamento, é uma alternativa mais segura aos opioides potentes de ação curta.

A introdução da *buprenorfina* representou uma grande mudança no tratamento do TUO. Este medicamento produz sintomas mínimos de abstinência quando descontinuado, tem baixo potencial de superdosagem e tem longa duração de ação. Como agonista parcial, a *buprenorfina* tem um máximo de efeito na depressão respiratória e, portanto, é considerada mais segura do que a *metadona* para o tratamento de substituição do agonista. No entanto, pode precipitar a abstinência e os pacientes precisam estar abstinentes de outros opioides antes do início do tratamento. O período de abstinência é determinado pela $t_{1/2}$ do opioide que o paciente está usando. A *buprenorfina* está disponível na forma de comprimidos transmucosos ou adesivos transdérmicos (4-16 mg/dia). Este é o primeiro tratamento para o TUO que pode ser prescrito ou dispensado no consultório de um médico qualificado (mediante a obtenção de uma renúncia federal especial) em vez de em uma clínica especializada, conforme exigido para a *metadona*. Embora a *buprenorfina* tenha um potencial viciante leve, ela ainda pode ser mal utilizada se inalada como um pó ou dissolvida e injetada. Como solução para esse problema, está disponível uma combinação de *buprenorfina* com *naloxona*, um antagonista MOR de ação curta. A biodisponibilidade oral da *naloxona* é baixa (1-3%) e, portanto, quando administrada por via oral (sublingual) ela não é eficaz; no entanto, se o paciente abusar da medicação por via injetável, o componente *naloxona* bloqueará ou atenuará a euforia subjetiva que poderia ser produzida apenas pela *buprenorfina*. Uma alternativa à *buprenorfina* diária é a *buprenorfina* de depósito de liberação prolongada, que demonstrou maior satisfação do paciente (Lintzeris et al., 2021).

Curiosamente, o tratamento supervisionado com opioides injetáveis (p. ex., heroína farmacêutica prescrita) está disponível no Canadá e em alguns países europeus, mas não nos EUA (Bell et al., 2020).

Tratamento com antagonistas opioides
A *naltrexona* é um antagonista com alta afinidade por MOR; bloqueia competitivamente os efeitos da heroína e de outros agonistas MOR e é aprovada tanto para dependência de opioides quanto para dependência de álcool (ver seção sobre TUA). A *naltrexona* não satisfará o desejo ou aliviará os sintomas de abstinência prolongados, mas reduzirá a ingestão de opioides e a superdosagem. Uma apresentação de depósito injetável e de liberação prolongada da *naltrexona* está disponível, uma vez que a *naltrexona* oral teve eficácia limitada (Lott, 2018). Como um antagonista MOR, ela precipitará a abstinência, portanto, os indivíduos que estão sendo tratados com *naltrexona* devem se abster de todos os opioides por aproximadamente 7 dias antes do início do tratamento.

A *naloxona*, um antagonista MOR completo, tem um rápido início de ação que é útil como uma medida de emergência para tratar agudamente superdosagens de opioides. Está disponível como injetável (0,4 e 1 mg/mL) e como *spray* nasal (4 ou 8 mg de *naloxona*) que pode ser administrado mesmo por pessoas sem treinamento médico. A *naloxona* precipita a abstinência de opioides, que é desagradável (Tab. 28-6), mas salva vidas ao reverter a depressão respiratória. As pessoas com dificuldade respiratória induzida por opioides devem receber ajuda médica, pois doses múltiplas de *naloxona* podem ser necessárias em 24 horas até que os níveis de opioides no sistema diminuam. A *naloxona* estará competindo contra uma quantidade desconhecida de um agonista MOR; a $t_{1/2}$ da *naloxona* é de 60 a 90 min, mais curta que as meias-vidas dos efeitos dos opiáceos de abuso (ver Cap. 23). Essa consideração é particularmente crítica com a superdosagem de agonistas opioides altamente potentes, como a *fentanila*. Uma vez que um paciente em superdosagem chega a um centro médico, o esquema posológico recomendado com *naloxona* é de 0,4 ou 1 mg IV; a dosagem pode requerer múltiplas administrações ou infusão contínua (2,5 µg/kg/h) para prevenir a ocorrência de depressão respiratória.

Benzodiazepínicos

Os benzodiazepínicos, comumente usados como sedativos e hipnóticos (ver Caps. 16 e 22), são, em algumas circunstâncias, também usados de forma aguda para a desintoxicação do álcool. Esses agentes são amplamente prescritos e seu abuso não é incomum. A dependência de benzodiazepínicos é considerada um "distúrbio de uso hipnótico, sedativo ou ansiolítico". A porcentagem de pacientes que desenvolvem tolerância e dependência física de benzodiazepínicos aumenta depois de vários meses de tratamento, e a redução súbita da dose ou a interrupção do tratamento causa sintomas de abstinência (Tab. 28-7). As mortes por intoxicação por benzodiazepínicos estão em declínio (ver Fig. 28-7), mas o número de mortes envolvendo a combinação de benzodiazepínicos e opioides aumentou, provavelmente devido ao fato de que ambos os tipos de substâncias suprimem o impulso respiratório.

Pode ser difícil diferenciar entre os sintomas da abstinência de benzodiazepínicos e os causados pelo reaparecimento dos sintomas de ansiedade para os quais esses fármacos foram prescritos originalmente. Alguns pacientes podem aumentar a dose que utilizam à medida que desenvolvem tolerância aos seus efeitos sedativos. Os benefícios ansiolíticos, no entanto, parecem continuar por muito tempo após o desenvolvimento da tolerância aos efeitos sedativos. Outros pacientes tomam o medicamento por anos de acordo com as instruções médicas e funcionam bem porque tomam a medicação. Os pacientes com história de problemas relacionados ao uso abusivo de álcool ou outras substâncias têm risco maior de utilização indiscriminada de benzodiazepínicos e raramente, ou nunca, devem ser tratados com esses fármacos por períodos longos.

Intervenções farmacológicas

Os pacientes em tratamentos de longo prazo com benzodiazepínicos prescritos que desejam interromper a medicação podem fazê-lo em ambiente ambulatorial, mas o processo pode levar meses de redução gradual da dose. Podem ocorrer sintomas de abstinência, mas na maioria dos casos, os sintomas são leves. Os pacientes que usam doses baixas de benzodiazepínicos por muitos anos geralmente não têm efeitos adversos. Se os sintomas de ansiedade retornarem, um não benzodiazepínico, como a *buspirona*, pode ser prescrito. Alguns especialistas recomendam que o paciente utilize um benzodiazepínico com $t_{1/2}$ longa durante a desintoxicação; outros recomendam o uso dos anticonvulsivantes *carbamazepina* e *fenobarbital*. A administração intravenosa do antagonista seletivo do receptor $GABA_A$, *flumazenil*, é útil como antídoto no tratamento da superdosagem de benzodiazepínicos e na reversão dos efeitos pós-cirúrgicos dos benzodiazepínicos de ação prolongada usados como anestésicos.

Os indivíduos que utilizam abusivamente doses altas de benzodiazepínicos geralmente precisam passar por desintoxicação hospitalar. Em geral, o uso abusivo de benzodiazepínicos faz parte de uma dependência mista que envolve álcool, opioides e cocaína. A desintoxicação pode ser um problema clinicofarmacológico complexo que requer o conhecimento da farmacocinética de cada substância. Uma abordagem para a desintoxicação complexa é focar nos componentes não opioides enquanto se mantém temporariamente o componente opioide constante com uma dose baixa de *metadona* ou *buprenorfina*. Um benzodiazepínico de ação longa (p. ex., *diazepam* ou *clorazepato*) ou um barbitúrico de ação longa (p. ex., *fenobarbital*) pode ser usado para bloquear os sintomas de abstinência dos sedativos. Depois da desintoxicação, a prevenção de recaídas depende de reabilitação ambulatorial em longo prazo, semelhante ao tratamento do alcoolismo. Nenhum fármaco específico mostrou-se útil para a reabilitação de pacientes dependentes de sedativos; transtornos psiquiátricos específicos, como depressão ou esquizofrenia, se estiverem presentes, devem ser tratados com os fármacos apropriados.

Barbitúricos

Os barbitúricos têm efeitos sedativo-hipnóticos, anticonvulsivantes, anestésicos e depressores respiratórios. Os barbitúricos facilitam a atividade dos receptores $GABA_A$ em sítios alostéricos distintos do sítio de ligação dos benzodiazepínicos (ver Fig. 16-11). Devido ao seu maior potencial de abuso e superdosagem, os barbitúricos são menos prescritos do que os benzodiazepínicos. Os problemas de abuso de barbitúricos são semelhantes aos que ocorrem com os benzodiazepínicos em vários aspectos, e o tratamento do uso abusivo e da adição a barbitúricos deve ser conduzido da mesma forma que as intervenções realizadas para controlar o abuso de álcool e de benzodiazepínicos. Como os fármacos dessa classe geralmente são prescritos como hipnóticos para pacientes que se queixam de insônia, os médicos devem estar cientes dos problemas que podem ocorrer quando o hipnótico é suspenso e das causas potenciais de insônia que são tratáveis por outras medidas. A insônia frequentemente é um sintoma de algum problema crônico subjacente, inclusive depressão ou disfunção respiratória. A prescrição de fármacos sedativos por períodos longos pode alterar a fisiologia do sono e deve ser evitada. Quando o uso do sedativo é interrompido, há um efeito rebote, com agravação da insônia. Seja causada por um hipnótico prescrito ou pelo álcool usado espontaneamente pelo paciente, a insônia de rebote induzida por fármaco requer desintoxicação por redução progressiva da dose. Os pacientes devem ser dissuadidos de beber álcool antes de dormir para aliviar a insônia, pois o álcool pode resultar em distúrbios do sono.

Nicotina

A nicotina e os fármacos usados para deixar de fumar estão descritos de forma aprofundada no Capítulo 13. Como a nicotina é a fonte de reforço do tabagismo, que é a causa mais comum de morte e doenças evitáveis nos Estados Unidos, pode-se afirmar que ela é a mais perigosa das substâncias causadoras de dependência. Embora mais de 80% dos fumantes expressem o desejo de parar de fumar, apenas 35% tentam isso a cada ano e menos de 5% são bem-sucedidos em suas tentativas de parar sem ajuda.

O transtorno por uso de tabaco (nicotina) é influenciado por múltiplas variáveis. A própria nicotina gera o reforço ao consumo e os usuários a comparam a estimulantes como cocaína ou anfetamina, apesar de seus efeitos eufóricos serem mais leves. Para evitar os efeitos viciantes da nicotina, seria necessário fumar não mais do que 5 cigarros por dia. Muitos indivíduos que fumam cigarros não se restringem a um número tão pequeno. Em 2019, aproximadamente 11 milhões de pessoas fumavam 16 ou mais cigarros por dia. A nicotina é rapidamente absorvida pela pele, pelas mucosas e pelos pulmões. A via pulmonar produz efeitos discerníveis no SNC em apenas 7 segundos. Assim, cada tragada produz um reforço positivo discreto. Com 10 tragadas por cigarro, o fumante de 1 maço por dia reforça o hábito 200 vezes a cada dia.

Nos fumantes dependentes, o desejo irrefreável de fumar correlaciona-se com um nível sanguíneo baixo de nicotina, como se o tabagismo fosse uma forma de alcançar determinado nível fisiológico dessa substância e, portanto, evitar os sintomas da abstinência de nicotina (Tab. 28-8). Tal como acontece com outras drogas de abuso, a abstinência de nicotina envolve sintomas físicos e relacionados ao humor, como desejo, ansiedade, depressão, insônia, constipação ou diarreia. Como acontece com muitos TUS, o humor deprimido (transtorno distímico, transtorno afetivo) está associado ao transtorno do uso do tabaco, mas não se sabe se a depressão pode predispor a pessoa a começar a fumar ou se a depressão se desenvolve secundariamente durante o curso da dependência da nicotina.

TABELA 28-7 ■ SINTOMAS DA ABSTINÊNCIA DE BENZODIAZEPÍNICOS

Após o uso de doses moderadas
- Ansiedade, agitação
- Hipersensibilidade à luz e aos sons
- Parestesias, sensações estranhas
- Cãibras musculares
- Abalos mioclônicos
- Distúrbios do sono
- Tonturas

Após o uso de doses altas
- Convulsões
- Delirium

TABELA 28-8 ■ SINTOMAS DA ABSTINÊNCIA DE NICOTINA
Irritabilidade, impaciência e hostilidade
Ansiedade
Humor disfórico ou deprimido
Dificuldade de concentração
Inquietude
Redução da frequência cardíaca
Aumento do apetite ou do peso corporal

Intervenções farmacológicas

A síndrome de abstinência da nicotina pode ser atenuada pelo tratamento de reposição da substância (p. ex., inalador e *spray* nasal de nicotina, goma ou pastilha (lozange) de nicotina, ou adesivo transdérmico de nicotina). Os diversos métodos de administração da nicotina produzem níveis sanguíneos variados ao longo do tempo (Fig. 28-11). Esses métodos suprimem os sintomas da abstinência de nicotina. Embora esses tratamentos aumentem o número de fumantes que conseguem chegar à abstinência, a maioria volta a fumar nas próximas semanas ou meses. Uma preparação de liberação contínua do antidepressivo *bupropiona* (ver Cap. 18) melhora a taxa de abstinência entre os fumantes e ainda é uma opção útil. O *rimonabanto*, agonista inverso do receptor canabinoide CB_1, mostra melhora modesta nas taxas de abstinência e reduz o ganho de peso observado com frequência em ex-fumantes; infelizmente, o *rimonabanto* foi associado a sintomas depressivos e neurológicos adversos significativos e não é aprovado para uso nos EUA.

A *vareniclina*, um agonista parcial do receptor nicotínico de acetilcolina do subtipo $\alpha_2\beta_4$, reduz o desejo intenso de fumar e aumenta os índices de abstinência em longo prazo. Tem alta afinidade pelo receptor e bloqueia o acesso da nicotina ao receptor. Se o fumante tratado recair, há pouca recompensa e a abstinência é mais provável de ser mantida. Uma revisão sistemática com meta-análise de múltiplos tratamentos de reposição e cessação de nicotina mostraram que a *vareniclina* é a mais eficaz ao longo do tempo (Mills et al., 2012). Consulte o Capítulo 13 para obter mais informações sobre a farmacologia da *vareniclina*.

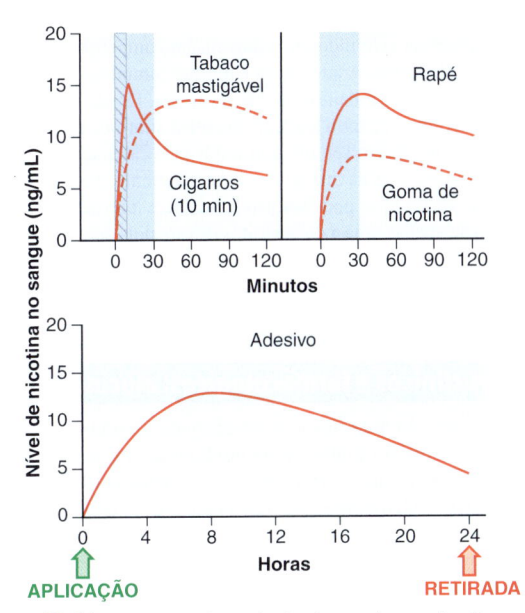

Figura 28-11 *Níveis sanguíneos de nicotina resultantes dos diversos sistemas de administração.* Nos dois gráficos superiores, as áreas sombreadas indicam os períodos de administração da nicotina (30 min; exceto com cigarros, 10 min). No painel inferior, as setas indicam os horários de aplicação e remoção de um adesivo de nicotina. Essas curvas idealizadas são baseadas nas experiências realizadas por Benowitz et al. (1988) e Srivastava et al. (1991).

Tópicos clínicos e farmacológicos: psicoestimulantes

Cocaína

Nos EUA, o número de pessoas com 12 anos ou mais que usaram cocaína em 2019 foi de 5,5 milhões (SAMHSA, 2020). Nem todos os usuários, no entanto, tornam-se dependentes. Vinte por cento das pessoas que usaram cocaína atenderam aos critérios para TUS definidos pelo DSM-5 (American Psychiatric Association, 2013). Um fator fundamental é a ampla disponibilidade de cocaína a preço relativamente baixo, em forma de alcaloide (base livre, ou *crack*), apropriado para uso inalatório, e do pó de cloridrato, adequado para uso nasal ou intravenoso.

Os efeitos de reforço da cocaína e de seus análogos correlacionam-se melhor com sua eficácia na inibição do DAT, que transporta a DA da sinapse de volta para as células (ver Fig. 15-9). Isso leva ao aumento das concentrações de DA em regiões encefálicas que mediam a recompensa. Contudo, a cocaína também bloqueia a recaptação de NE e 5-HT, e o uso crônico dessa droga também causa alterações nos sistemas desses neurotransmissores. A cocaína produz aumentos dose-dependentes na frequência cardíaca e na pressão arterial, acompanhados de excitação exacerbada, melhora do desempenho das tarefas que exigem atenção e cautela, e sensações de autoconfiança e bem-estar. Doses mais altas produzem euforia, que tem curta duração e geralmente é seguida do desejo de usar a substância de novo. Doses repetidas de cocaína podem causar atividade motora involuntária, comportamento estereotipado e paranoia. Irritabilidade e aumento do risco de violência são comuns entre os usuários crônicos de grandes quantidades. A $t_{1/2}$ plasmática da cocaína é de cerca de 50 minutos, mas os usuários da droga por inalação (*crack*) geralmente sentem vontade de usar a substância de novo depois de 10 a 30 minutos.

COCAÍNA

A via metabólica principal da cocaína consiste na hidrólise dos seus dois grupos éster. As esterases teciduais e a hidrólise espontânea removem o metiléster e formam benzoilecgonina (30-40%); a remoção da molécula de benzoíla pela butirilcolinesterase forma metiléster de ecgonina (~50%). A benzoilecgonina produzida pela remoção do grupo metila é o metabólito urinário principal e pode ser detectada na urina por 2 a 5 dias depois de um episódio de uso compulsivo. Por essa razão, o teste da *benzoilecgonina* é um método válido para verificar o consumo de cocaína; o metabólito pode ser detectado na urina dos usuários regulares por até 10 dias.

O etanol é frequentemente misturado com cocaína porque reduz a irritabilidade induzida por ela. A adição dupla ao álcool e à cocaína é comum. Quando cocaína e álcool são consumidos simultaneamente, a primeira pode ser transesterificada em cocaetileno, que é equipotente à cocaína em sua ação de bloquear DAT.

A adição é a complicação mais comum do uso abusivo de cocaína. Em geral, os estimulantes tendem a ser utilizados abusivamente com mais irregularidade que os opioides, a nicotina e o álcool. O uso de grandes quantidades é muito comum e o uso compulsivo pode estender-se por várias horas ou dias, terminando apenas quando os suprimentos da droga acabam.

Toxicidade

Além da possibilidade de causar dependência, os riscos associados ao uso de cocaína são arritmias cardíacas, isquemia miocárdica, miocardite, dissecção aórtica, vasoconstrição encefálica e convulsões. Morte por lesões traumáticas também está associada ao uso de cocaína. A cocaína pode provocar trabalho de parto prematuro e descolamento prematuro da placenta. Alguns estudos demonstraram que a cocaína prolonga e intensifica o orgasmo quando é usada antes da relação sexual e os usuários frequentemente se envolvem em atividade sexual compulsiva e promíscua. Contudo, o uso crônico de cocaína reduz a libido sexual. O uso crônico também está associado a transtornos psiquiátricos, inclusive ansiedade, depressão e psicose.

Tolerância, dependência e abstinência

Em usuários intermitentes, o efeito eufórico da cocaína normalmente não está sujeito a sensibilização. Por outro lado, a maioria dos usuários experientes tem dessensibilização e, com o tempo, necessita de mais cocaína para obter a euforia desejada (ou seja, desenvolvem tolerância). Como a cocaína geralmente é utilizada de maneira intermitente, mesmo os usuários inveterados passam por períodos frequentes de abstinência ou "quebra" (*crash*). Os sinais e sintomas da abstinência detectada nos usuários internados em hospitais estão relacionados na Tabela 28-9. Estudos cuidadosos com usuários de cocaína durante a abstinência demonstraram redução progressiva desses sintomas ao longo de 1 a 3 semanas. A depressão residual é geralmente detectada após a abstinência de cocaína e, caso venha a persistir, deve ser tratada com antidepressivos (ver Cap. 18).

Intervenções farmacológicas

Os aspectos fisiológicos da abstinência de cocaína são geralmente leves. O principal problema do tratamento não é a desintoxicação, mas ajudar o paciente a resistir ao forte desejo de reiniciar o uso compulsivo da droga. Atualmente, não há medicamentos aprovados pela FDA para tratar a dependência em cocaína. A terapia comportamental é o tratamento de escolha, com medicamentos indicados para distúrbios coexistentes específicos, como a depressão. No entanto, os pesquisadores estão explorando uma variedade de alvos neurofarmacológicos. Modelos animais sugerem que a acentuação da inibição GABAérgica possa reduzir a recidiva da autoadministração de cocaína e um ensaio clínico controlado com *topiramato*, um fármaco aprovado para tratar epilepsia e prevenir enxaquecas, mostrou uma redução significativa no uso ou desejo de cocaína. O *topiramato* também reduziu o índice de recaídas em indivíduos com TUA e isso resultou nos estudos atuais com pacientes duplamente dependentes de cocaína e álcool (Johnson et al., 2013). Outro estudo realizado em uma única região demonstrou que o *baclofeno* (um agonista do receptor $GABA_B$) reduziu as recaídas dos dependentes de cocaína, mas não foi eficaz em um estudo envolvendo vários centros de pesquisa. A *modafinila*, um estimulante leve aprovado para o tratamento da narcolepsia e considerado um fraco inibidor do DAT, reduziu a euforia produzida pela cocaína e aliviou os sintomas de abstinência em vários ensaios clínicos para uso na abstinência de cocaína (Morgan et al., 2016). A *modafinila* também está sendo testada em ensaios clínicos como tratamento para TUS, como metanfetamina, álcool e outras.

Uma nova abordagem considerada para a dependência em cocaína emprega uma vacina que produz anticorpos anticocaína capazes de impedir que a droga chegue ao encéfalo. Conjugados de cocaína, metabólitos de cocaína e análogos de cocaína tornam-se antigênicos pela conjugação com proteínas que provocam respostas imunes, e assim removerão a droga da corrente sanguínea. Ensaios pré-clínicos e ensaios de fase I estão atualmente em andamento (Havlicek et al., 2020).

Anfetamina e agentes relacionados

A *anfetamina*, *dextroanfetamina*, *metanfetamina*, *fenmetrazina*, *metilfenidato* e *dietilpropiona* produzem efeitos subjetivos semelhantes aos da cocaína. As anfetaminas aumentam os níveis sinápticos de DA, NE e 5-HT, basicamente porque estimulam a secreção pré-sináptica dos neurotransmissores armazenados (ver Cap. 10). Os agentes relacionados às anfetaminas são mais frequentemente usados para tratar o TDAH, embora não pareçam funcionar como drogas de entrada. A metanfetamina administrada por via intravenosa ou inalatória causa uma síndrome de uso abusivo/dependência semelhante à produzida pela cocaína, embora a deterioração clínica possa progredir mais rapidamente. A dependência em metanfetamina passou a ser um problema de saúde pública significativo nos Estados Unidos. A terapia comportamental e os tratamentos clínicos para adição à metanfetamina são semelhantes aos usados com a cocaína, com terapias comportamentais como o tratamento mais eficaz.

MDMA ("*ecstasy*") e MDA

A MDMA e a MDA são feniletilaminas que têm propriedades estimulantes e psicodélicas. Os efeitos imediatos dependem da dose e incluem sensações de vigor, percepção alterada do tempo e experiências sensoriais agradáveis com ampliação da percepção. Os efeitos negativos são taquicardia, boca seca, contração dos maxilares e dores musculares. Em doses mais altas, os efeitos relatados são alucinações visuais, agitação, hipertermia e ataques de pânico. A dose oral típica consiste em 1 ou 2 comprimidos de 100 mg, que produzem efeitos por 3 a 6 horas, embora a concentração e a potência das amostras recolhidas das ruas sejam variáveis (~100 mg da droga ativa por comprimido). Algumas pessoas relatam sintomas de abstinência que incluem fadiga, perda de apetite, depressão e dificuldade de concentração.

Cafeína

A cafeína é um estimulante leve e a substância psicoativa utilizada mais amplamente em todo o mundo. Ela está presente em refrigerantes, café, chá, cacau, chocolate e vários fármacos vendidos com e sem prescrição.

A cafeína é um antagonista dos receptores de adenosina A_{2A}. Ela inibe também as fosfodiesterases dos nucleotídeos cíclicos, aumenta levemente a liberação de NE e DA e estimula a atividade neural em diversas áreas do encéfalo. A cafeína é absorvida pelo trato digestivo, é rapidamente distribuída para todos os tecidos e atravessa facilmente a barreira placentária. A cafeína é metabolizada em grande parte pela CYP1A2, com uma $t_{1/2}$ biológica média de aproximadamente 5 horas, um intervalo que pode variar amplamente. Por exemplo, o tabagismo reduz a $t_{1/2}$ em cerca de 40%; os anticoncepcionais orais duplicam-na; a *fluvoxamina* aumenta a $t_{1/2}$ da cafeína em 10 vezes. Alguns dos efeitos da cafeína parecem ser atribuídos ao antagonismo competitivo dos receptores A_{2A} de adenosina. A adenosina é um neuromodulador (ver Cap. 16) que se assemelha estruturalmente à cafeína. Os efeitos sedativos suaves que ocorrem quando a adenosina ativa subtipos de receptores desse modulador podem ser antagonizados pela cafeína. A tolerância aos efeitos estimulantes da cafeína ocorre rapidamente. Assim, uma leve síndrome de abstinência pode ser produzida pela interrupção abrupta da ingestão de apenas uma a duas xícaras de café por dia. A abstinência de cafeína consiste em sensações de fadiga e sedação. Com doses mais altas, pesquisadores relataram cefaleia e náusea durante a síndrome de abstinência, mas raramente ocorrem vômitos.

Tópicos clínicos e farmacológicos: alucinógenos

Os alucinógenos são uma classe de drogas que causam uma distorção da realidade no usuário. Embora esses produtos químicos sejam encontrados em certas plantas e cogumelos, com evidências históricas de seu uso datando de milhares de anos, atualmente muitos também são produzidos sinteticamente. Os alucinógenos são divididos em duas categorias: alucinógenos clássicos (psicodélicos como LSD, peiote, psilocibina, ayahuasca, DMT e 251-NBOMe) e substâncias dissociativas (p. ex., cetamina, PCP, *Salvia divinorum*). As drogas dissociativas não produzem a mesma experiência alucinógena ("viagem") que os psicodélicos, mas tendem a evocar sentimentos de distanciamento. Farmacologicamente, muitos alucinógenos clássicos atuam no sistema serotoninérgico, enquanto as drogas dissociativas atuam predominantemente no sistema glutamatérgico e GABA. A salvinorina A, o principal composto da *S. divinorum*, é diferente e tem um efeito profundo nos KOR.

TABELA 28-9 ■ SINAIS E SINTOMAS DE ABSTINÊNCIA DE COCAÍNA

Disforia, depressão
Sonolência, fadiga
Desejo intenso de usar a droga
Bradicardia

Fonte: Dados da DEA, NDTA de 2020, https://www.dea.gov/documents/2021/03/02/2020-national-drug-threat-assessment.

Embora os alucinógenos raramente causem dependência, eles parecem desempenhar um papel no desencadeamento de transtornos mentais como a esquizofrenia, mas também são usados para tratar transtornos como depressão e TEPT (Galvao-Coelho et al., 2021; Gonzalez-Maeso et al., 2009). As alegações sobre o potencial das substâncias psicodélicas para melhorar a psicoterapia e tratar dependências, atualmente, não são apoiadas por estudos controlados.

Alucinógenos clássicos
Dietilamida do ácido d-lisérgico (LSD)
O LSD é uma das drogas alucinógenas mais potentes e é mais de 3.000 vezes mais potente que a mescalina. O LSD é vendido no mercado ilícito em várias formas. Uma preparação popular hoje são os papelotes do tamanho de selos postais impregnados com doses variadas de LSD (50-300 µg ou mais). A droga nestes papéis é absorvida através do epitélio oral.

Os efeitos das drogas alucinógenas são variáveis, até no mesmo indivíduo em diferentes ocasiões. O LSD é absorvido rapidamente depois da administração oral e seus efeitos começam dentro de 40 a 60 minutos, alcançam intensidade máxima em 2 a 4 horas e regridem progressivamente aos níveis basais dentro de 6 a 8 horas. Com a dose de 100 µg, o LSD causa distorções de percepção e, em alguns casos, alucinações; alterações do humor, inclusive exaltação, paranoia ou depressão; hiperatividade intensa; e sensação de pânico em alguns pacientes. Os sinais da ingestão de LSD são dilatação das pupilas, elevações da pressão arterial e da frequência do pulso, ruborização, salivação, lacrimejamento e hiper-reflexia. Os efeitos visuais são marcantes. As cores parecem mais intensas e as formas podem parecer alteradas. O usuário pode focar a atenção em itens incomuns, como o padrão dos pelos no dorso da mão. Em geral, uma "viagem ruim" (*bad trip*) consiste em ansiedade extrema, embora também possa ser marcada por períodos de intensa depressão e pensamentos suicidas. Os distúrbios visuais geralmente são proeminentes. Não existem casos comprovados de morte causada pelo uso de LSD, mas acidentes fatais e suicídios já ocorreram durante ou logo depois da intoxicação.

Peiote (mescalina)
O peiote é um cacto pequeno e sem espinhos com mescalina como ingrediente principal. A mescalina também pode ser produzida sinteticamente. O peiote tem sido usado por nativos na parte sul da América do Norte como parte de cerimônias religiosas, datando de aproximadamente 4.000 AC. O topo do cacto peiote tem botões em forma de disco que são cortados, secados e mastigados ou embebidos em água para produzir um líquido inebriante. O DEA isenta do CSA o uso de peiote relacionado a cerimônias religiosas da Native American Church.

4-Fosforiloxi-N,N-dimetiltriptamina (psilocibina)
A psilocibina é extraída de certos cogumelos encontrados em regiões tropicais e subtropicais da América do Sul, México e Estados Unidos. Semelhante a algumas outras substâncias alucinógenas, a psilocibina era ingerida durante cerimônias religiosas por culturas indígenas do México e da América Central, com evidências históricas possivelmente datadas de 6.000 anos atrás. A psilocibina é consumida crua, misturada com alimentos ou preparada em um chá e produz efeitos semelhantes aos do LSD. O uso terapêutico da psilocibina foi legalizado no Oregon.

N,N-dimetiltriptamina (DMT)
A DMT é um produto químico alucinógeno encontrado naturalmente em várias espécies de plantas amazônicas. Também pode ser sintetizado em laboratório. O DMT sintético é um pó cristalino branco e geralmente é vaporizado ou fumado em um cachimbo. A *ayahuasca* é uma bebida alucinógena feita de plantas amazônicas contendo DMT junto com uma videira contendo um inibidor da monoaminoxidase que impede a degradação normal do DMT no trato digestivo. O chá de *ayahuasca* tem sido tradicionalmente usado para fins curativos e religiosos em culturas indígenas da América do Sul, principalmente na região amazônica, com evidências de seu uso datando de 1.000 anos atrás.

251-NBOMe
O 251-NBOMe é um agonista sintético do receptor 5-HT$_{2A}$ altamente potente, com uma dose comum do sal cloridrato variando entre 600 a 1.200 µg. A substância foi descoberta no início do século XXI e se tornou uma droga recreativa. As vias de administração são semelhantes às do LSD. O 251-NBOMe pode causar taquicardia, hipertensão, agitação, agressividade, alucinações e convulsões e tem sido associado a mortes por superdosagem e mortes relacionadas com lesões.

Tolerância, dependência física e abstinência de alucinógenos clássicos
O uso constante e repetido de drogas psicodélicas não é comum e, por essa razão, a tolerância não ocorre frequentemente. A tolerância aos efeitos comportamentais do LSD desenvolve-se depois de 3 ou 4 doses diárias, mas não se observou qualquer síndrome de abstinência.

Intervenções farmacológicas
Não há medicamentos aprovados pela FDA que tratem o vício em alucinógenos. No entanto, tendo em vista a imprevisibilidade dos efeitos das drogas psicodélicas, o uso de qualquer quantidade acarreta algum risco. Os usuários podem necessitar de cuidados médicos depois de uma "*bad trip*". A agitação grave pode melhorar com *diazepam* (20 mg, via oral). A abordagem de tranquilizar o paciente conversando com ele (*talking-down*) também é eficaz e é o método terapêutico preferido. Os fármacos antipsicóticos (ver Cap. 19) podem intensificar a experiência, estando, desse modo, contraindicados. Um efeito adverso particularmente preocupante do LSD e de drogas semelhantes é a ocorrência ocasional de distúrbios visuais transitórios. Esses episódios foram descritos originalmente como *flashbacks* (lembranças repentinas de fatos do passado) e assemelhavam-se às experiências vividas nas "viagens" anteriores com o LSD. Os *flashbacks* fazem parte de uma categoria diagnóstica oficial conhecida como *transtorno de percepção persistente associada aos alucinógenos*. Os sinais e sintomas incluem percepções fugazes falsas, lampejos de cor, pseudoalucinações geométricas e "miragens" positivas. O distúrbio visual parece estabilizar-se em 50% dos casos e representa uma alteração aparentemente irreversível do sistema visual. Os fatores desencadeantes são estresse, fadiga, entrada em ambiente escuro, uso de maconha, antipsicóticos e estados de ansiedade.

Depois da ingestão de um alucinógeno, podem ocorrer reações psicóticas prolongadas que se estendem por dois dias ou mais. Crises de esquizofrenia podem ser desencadeadas nos indivíduos suscetíveis e existem alguns indícios de que o uso crônico dessas drogas esteja associado ao desenvolvimento de transtornos psicóticos persistentes.

Substâncias dissociativas
Fenciclidina (PCP)
A PCP, um antagonista de receptor NMDA, foi desenvolvida originalmente como anestésico geral na década de 1950 e, mais tarde, seu uso foi abandonado devido à frequência elevada de *delirium* pós-operatório com alucinações. Essa droga foi classificada como anestésico dissociativo porque, durante a anestesia, os pacientes permaneciam conscientes, com olhar fixo, fácies inexpressiva e rigidez muscular. A PCP passou a ser usada de modo abusivo na década de 1970, primeiro em preparação oral e depois na versão fumada, que permite melhor regulação da dose.

Doses de apenas 50 µg/kg causam afastamento emocional, pensamento concreto e respostas bizarras aos testes de projeção. A droga também produz uma postura catatônica semelhante à da esquizofrenia. Uma metanálise mostrou que a psicose induzida por alucinógenos evoluiu para um diagnóstico de esquizofrenia em 26% dos casos (Murrie et al., 2020). Os indivíduos que usam doses mais altas podem aparentar estarem reagindo a alucinações e podem mostrar comportamento hostil ou agressivo. Os efeitos anestésicos aumentam com a dose e pode haver estupor ou coma com rigidez muscular, rabdomiólise e hipertermia. Os pacientes intoxicados atendidos no setor de emergência passam do comportamento agressivo ao coma, com elevação da pressão arterial e pupilas não reativas e dilatadas. O PCP liga-se com alta afinidade a locais em todo o encéfalo, incluindo o córtex e as estruturas límbicas, bloqueando assim os receptores de glutamato do tipo NMDA nas regiões que medeiam a cognição e a emoção (ver Tab. 16-2 e Fig. 16-9). As evidências sugerem que os receptores NMDA estão envolvidos na morte neuronal isquêmica causada por altos níveis de aminoácidos excitatórios; como resultado, os análogos de PCP que bloqueiam os receptores NMDA, mas com menos efeitos psicoativos, são de interesse terapêutico.

Intervenção médica A superdosagem deve ser tratada com medidas de suporte à vida, porque não há antagonistas aos efeitos da PCP e nenhuma abordagem comprovadamente eficaz para acelerar a excreção do organismo, embora alguns autores tenham sugerido a acidificação da urina. O coma provocado pela PCP pode durar 7 a 10 dias. O estado de agitação ou a psicose produzida pela PCP pode ser tratada com *diazepam*. O comportamento psicótico prolongado requer o uso de agentes neurolépticos. Em virtude da atividade anticolinérgica da PCP, devem ser evitados neurolépticos que produzem efeitos anticolinérgicos significativos (p. ex., *clorpromazina*).

Cetamina

A cetamina, outro antagonista do receptor NMDA, parece ter maior potência nas subunidades do receptor NMDA expressas nos interneurônios GABA (ver Fig. 18-2). É uma substância dissociativa que é utilizada em anestesia cirúrgica em crianças e animais e, mais recentemente, como antidepressivo em adultos. Não é usado como anestésico em adultos, devido aos seus efeitos adversos psiquiátricos em doses mais elevadas, o que o levou a ser investigado experimentalmente para entender a neurobiologia da esquizofrenia. Grande parte da cetamina vendida na rua foi desviada dos consultórios veterinários. Embora seja fabricada como um líquido injetável, a cetamina geralmente é evaporada para formar um pó que é inalado ou prensado em comprimidos para uso ilícito. Como a cetamina é inodora e insípida e tem propriedades indutoras de amnésia, às vezes é adicionada a bebidas para facilitar a agressão sexual.

A *escetamina*, o enantiômero *S* da cetamina, é um antidepressivo de ação rápida aprovado pela FDA administrado como *spray* nasal para depressão resistente ao tratamento. O efeito é transitório e pode requerer terapia de manutenção, se outros antidepressivos forem ineficazes. Uma vez que a cetamina é conhecida por causar dependência em algumas pessoas, é necessário ter cautela para evitar uma possível dependência. Por esse motivo, a escetamina deve ser administrada sob a supervisão direta de um profissional de saúde.

Salvia divinorum

A *S. divinorum* é uma espécie de planta relacionada com a sálvia comum. Vários terpenoides foram extraídos da planta, incluindo a *salvinorina* A, um potente alucinógeno natural. A salvinorina A é um agonista de KOR e também tem atividade no receptor de dopamina. As ações desse receptor são um tanto enigmáticas, já que os agonistas do KOR, como a dinorfina, são disfóricos e estão envolvidos no reforço negativo. Não surpreendentemente, a experiência da salvinorina A é frequentemente considerada disfórica pelo usuário, mas compensada pelos efeitos alucinógenos desejados.

Tolerância, dependência física e abstinência de substâncias dissociativas

Dos dissociativos, apenas a PCP é documentada como tendo o potencial de ser viciante. Embora os tratamentos comportamentais possam ser bem-sucedidos para uma variedade de TUS, não está claro se eles são eficazes para tratar a dependência em alucinógenos.

Intervenções farmacológicas As intervenções farmacológicas são usadas para tratar vários sintomas associados ao uso de substâncias dissociativas, mas não há medicamentos aprovados no mercado para tratar o vício nessas drogas.

Tópicos clínicos e farmacológicos: canabinoides

A planta *Cannabis sativa* tem sido cultivada há séculos por suas supostas propriedades psicoativas e medicinais. A *Cannabis* contém mais de 113 canabinoides com vários graus de propriedades psicofarmacológicas. Destes, o Δ^9-THC é o principal canabinoide psicoativo que produz a maioria dos efeitos eufogênicos característicos da maconha. Nos EUA, o uso da maconha continua proibido por lei federal, mas a partir de 2021, mais da metade de todos os estados têm diferentes graus de legalização, desde o uso apenas medicinal até a descriminalização e a legalização total. A maior disponibilidade de produtos canabinoides levou ao aumento do uso de maconha e a um maior número de acidentes automobilísticos associados à maconha. As questões relativas a controlar ou não o uso da maconha e a como fazer esse controle não foram resolvidas, e há uma probabilidade de que a maconha seja descriminalizada a nível federal. As potências das formas botânicas disponíveis geralmente não são padronizadas, e os riscos inerentes à inalação de uma fumaça repleta de moléculas orgânicas ainda não foram definidos no caso da maconha.

Δ^9-THC

Os canabinoides, como o Δ^9-THC, têm como alvo o sistema canabinoide endógeno que consiste em redes de ligantes/receptores/moléculas de sinalização descritos no Capítulo 26. Os efeitos farmacológicos do Δ^9-THC variam segundo a dose, a via de administração, a experiência do usuário, a suscetibilidade aos efeitos psicoativos e as condições de uso. A intoxicação com maconha causa alterações do humor, da percepção e da motivação, mas os efeitos mais buscados são um "*high*" e um "relaxamento". Os efeitos variam com a dose, mas geralmente se estendem por cerca de 2 horas. Durante o estado exaltado (*high*), as funções cognitivas, a percepção, o tempo de reação, a aprendizagem e a memória ficam embotados. A coordenação e o comportamento de monitoração podem ser prejudicados por várias horas para além da sensação do *high*. A maconha também provoca alterações comportamentais complexas, como frivolidade e aumento da fome. Também podem ocorrer reações desagradáveis, como pânico ou alucinações e até mesmo psicose aguda. Essas reações são comumente observadas com doses mais altas e com a ingestão oral, uma vez que o impacto tardio do Δ^9-THC ingerido por via oral (15-60 min) leva as pessoas a continuar consumindo preparações comestíveis na crença de que são ineficazes. Inúmeros relatos clínicos sugeriram que o uso dessa droga pode provocar recidiva de psicose nos pacientes que têm história de esquizofrenia. A *Cannabis* tem uma alta taxa de conversão (34%) de psicose induzida por drogas em esquizofrenia (Murrie et al., 2020). Um dos efeitos supostos mais controversos da maconha é o desenvolvimento de uma "síndrome de perda de motivação". Essa síndrome não é um diagnóstico oficial, mas a expressão tem sido usada para descrever pessoas jovens que se afastam das atividades sociais e mostram pouco interesse na escola, no trabalho ou em outras atividades orientadas a metas. No nível celular, não há evidência de que a maconha cause danos às células cerebrais ou produza quaisquer alterações funcionais irreversíveis. Existem evidências de que os canabinoides e o receptor CB_1, o GPCR mais abundante no encéfalo de mamíferos, têm potencial neuroprotetor (Antonazzo et al., 2019).

A maconha tem efeitos medicinais, inclusive propriedades antieméticas que atenuam os efeitos adversos dos quimioterápicos. A maconha também produz efeitos relaxantes musculares e anticonvulsivantes e pode reduzir a pressão intraocular elevada nos pacientes com glaucoma. Esses efeitos clínicos benéficos podem ser conseguidos com o custo dos efeitos psicoativos, que potencialmente dificultam a realização das atividades normais. O *dronabinol* é uma preparação sintética de Δ^9-THC aprovada para uso clínico (ver Caps. 26 e 54).

Tolerância, dependência e abstinência

A tolerância à maioria dos efeitos da maconha pode desenvolver-se rapidamente depois de apenas algumas doses, mas também desaparece em pouco tempo. Os sintomas de abstinência são observados em pessoas com transtorno por uso de *Cannabis* (Tab. 28-10), que usam maconha diariamente e param repentinamente. Os estados afetivos negativos associados aos sintomas de abstinência de *Cannabis* incluem irritabilidade, ansiedade, diminuição do apetite e distúrbio do sono. Atualmente,

TABELA 28-10 ■ SÍNDROME DE ABSTINÊNCIA DA MACONHA

Inquietude
Irritabilidade
Agitação leve
Insônia
Alterações do eletrencefalograma durante o sono
Náuseas e câimbras

Canabidiol

O CBD é outro canabinoide proeminente nas plantas de *Cannabis*. A partir de 2021, o CBD derivado da *Cannabis* permaneceu sendo uma substância da lista I (ver Tab. 28-1). No entanto, o CBD do extrato de cânhamo (que contém < 0,3% de THC) não é regulamentado e está amplamente disponível nos EUA. Em contraste com o Δ^9-THC, o CBD não é psicoativo e não é um agonista nos receptores canabinoides (Laprairie et al, 2015; Zou e Kumar, 2018). Os mecanismos de ação do CBD não são bem compreendidos, mas são múltiplos e incluem modulação alostérica negativa do receptor canabinoide, antagonismo competitivo no receptor GPR-55 (inicialmente considerado um receptor canabinoide atípico), agonismo parcial nos receptores 5-HT_{1A} e agonismo nos canais de cátions com TRPV1. Atualmente, há estudos em andamento sobre possíveis usos medicinais na dor, epilepsia, ansiedade, distúrbios do humor, distúrbios neurodegenerativos e outras condições, incluindo o CBD como um tratamento potencial para TUO (Hurd et al., 2019). O Capítulo 26 apresenta mais detalhes sobre os canabinoides.

nenhum medicamento aprovado pela FDA está disponível para o transtorno do uso de *Cannabis*. Várias intervenções farmacológicas sob investigação são terapias de substituição com agonistas canabinoides exógenos que visam o receptor CB_1, incluindo *dronabinol* e *nabilona*. Os usuários inveterados podem ter depressão coexistente e, desse modo, podem melhorar com antidepressivo.

RESUMO: Transtornos por uso de substâncias e dependência

Fármacos	Uso terapêutico	Farmacologia clínica e dicas
Substâncias de abuso		
Anfetamina	Usada para tratar: • TDAH • Obesidade • Narcolepsia • Melhorar a cognição e a memória de trabalho	• Altas doses podem causar psicose • Aumenta monoaminas (particularmente DA) na sinapse neuronal
Barbitúricos	• Ansiolíticos • Anticonvulsivantes • Hipnóticos • Medicamentos anti-enxaqueca • Anestésicos em ambientes cirúrgicos	• Moduladores do receptor GABA • Inferior aos benzodiazepínicos • Pode causar dependência física • Perigo de morte por superdosagem • Aumento da letalidade quando combinado com outros depressores do SNC
Benzodiazepínicos	• Ansiolíticos • Anticonvulsivantes • Sedativos • Hipnóticos	• Moduladores do receptor GABA • São relativamente seguros quando tomados isoladamente, mas podem ser fatais quando combinados com outros depressores do SNC • Podem causar dependência física
Canabinoides (Δ^9-THC)	• Antiemético (particularmente durante a quimioterapia)	• É um agonista parcial do receptor canabinoide CB_1 • Tem efeitos psicoativos; pode causar ansiedade em doses mais altas e reduzir a ansiedade em doses mais baixas • Associado à transição para a esquizofrenia • Sem efeitos letais conhecidos
Cocaína	• Uso tópico como anestésico local em otorrinolaringologia e cirurgia do canal lacrimal	• Pode causar derrames e ataques cardíacos • Associado a altas taxas de mortalidade • O teste de tiocianato de cobalto usado para detecção rápida de cocaína tem uma alta taxa de falsa positividade • Aumenta monoaminas (particularmente DA) nas sinapses neuronais
Etanol (álcool)	• Antisséptico externo • Antídoto para etilenoglicol (anticongelante) e metanol	• Gera metabólitos tóxicos • Mutação comum na aldeído-desidrogenase no Leste Asiático causa uma reação tóxica ao álcool • Principal causa de morte evitável
Heroína	• Sem uso médico aprovado	• Metabolizado no encéfalo em 6-monoacetilmorfina e morfina • Extremamente viciante • Juntamente com a fentanila, uma das principais causas de mortes por TUS • Adaptações neurobiológicas rápidas requerem doses aumentadas para evitar sintomas de abstinência • Causa depressão respiratória • Aumento de fatalidades quando combinada com depressores do SNC • Metabólitos ativam MOR

(continua)

RESUMO: Transtornos por uso de substâncias e dependência (*continuação*)

Fármacos	Uso terapêutico	Farmacologia clínica e dicas
Substâncias de abuso (*continuação*)		
MDMA	• Sem uso médico aprovado	• "Droga de festa", usada em *raves* • Altas doses podem causar psicose • Aumenta monoaminas (particularmente 5-HT) na sinapse
Metaqualona	• Hipnótico • Sedativo • Ansiolítico	• Agonista GABA • Semelhante aos barbitúricos • Uso generalizado como droga recreativa entre 1960 e 1980 • Aumento da letalidade quando combinado com outros depressores do SNC
Metilfenidato	Usada para tratar: • TDAH • Narcolepsia • Melhora da cognição e da memória de trabalho	• Semelhante à anfetamina • Aumenta monoaminas (particularmente DA e NE) nas sinapses
Nicotina	• Pode ter benefícios na doença de Parkinson, esquizofrenia, demência, depressão e TDAH • Usada em adesivos de nicotina para ajudar as pessoas a parar de fumar	• Liga-se aos receptores nicotínicos de acetilcolina • Altamente viciante • Principal causa de morte evitável
Fármacos usados no tratamento da dependência		
Acamprosato	• Usada para tratar TUA	• Mecanismo de ação não totalmente compreendido, mas pode atuar como um antagonista do receptor NMDA/modulador do receptor GABA • Não deve ser administrada a pessoas com distúrbios renais • Pode causar depressão, ansiedade e sintomas gastrintestinais
Baclofeno	• Pode ser usado para tratar TUA, mas a evidência não é conclusiva • Usado para tratar espasticidade	• Agonista do receptor de $GABA_B$ • A interrupção pode levar a síndrome de abstinência
Benzodiazepínicos	• Usado para tratar a síndrome de abstinência alcoólica durante a desintoxicação	• Aumento da letalidade quando combinado com álcool ou outros depressores do SNC! • Não usado para tratamento prolongado de TUA • Ver em "Drogas de abuso"
Buprenorfina	• Tratamento de manutenção de TUO • Tratamento de indução de TUO • Analgésico • Administrado VO, IV, IM, por via transmucosa, transdérmica ou por implante	• Agonista parcial do MOR, antagonista do KOR • É combinada com naloxona no tratamento de manutenção para evitar abuso intravenoso • Os efeitos adversos incluem depressão respiratória, sonolência • O uso concomitante com depressores do SNC amplifica os efeitos adversos e pode ser letal
Bupropiona	• Melhora a taxa de abstinência em fumantes • Antidepressivo atípico	• Pode causar insônia
Carbamazepina	• Pode ser usada durante a desintoxicação • Anticonvulsivante	• Bloqueador de canal de cálcio • Não deve ser combinada com álcool
Canabidiol	• Aprovado pela FDA como um anticonvulsivante • Considerado como um tratamento em potencial para TUO	• Modulador alostérico negativo do receptor CB_1 • Atualmente, classificado como Classe I se derivado da planta da *Cannabis*, mas não classificado se obtido da planta de cânhamo (> 0,3% de THC).
Clonidina	• Usado *off-label* para reduzir os sintomas de abstinência de opioides e álcool • Trata hipertensão • Trata TDAH	• Agonista do receptor α_2-adrenérgico • Pode causar insônia
Dissulfiram	• Usada para tratar TUA	• Inibe aldeído-desidrogenases (ver também "Etanol" e reação tóxica) • Muito desagradável quando álcool é consumido • Baixo engajamento
Fenobarbital	• Pode ser usado durante a desintoxicação de substâncias • Anticonvulsivante	• Barbitúrico • Na lista de medicamentos essenciais da OMS

(continua)

RESUMO: Transtornos por uso de substâncias e dependência (*continuação*)

Fármacos	Uso terapêutico	Farmacologia clínica e dicas
Fármacos usados no tratamento da dependência (*continuação*)		
Flumazenil	• Antídoto no tratamento da superdosagem de benzodiazepínicos • Reverte os efeitos pós-cirúrgicos dos benzodiazepínicos de ação prolongada usados como anestésicos	• Antagonistas do receptor de $GABA_A$
Gabapentina	• Desintoxicação de álcool • Trata dores neuropáticas • Anticonvulsivante	
Lofexidina	• Reduz os sintomas de abstinência de opioides • Trata hipertensão	• Agonista do receptor α_2-adrenérgico
Metadona	• Usada na desintoxicação em TUO e na terapia de manutenção com opioides • Pode ser usada como analgésico	• Agonista do receptor opioide • Classificação Classe II • Na lista de medicamentos essenciais da OMS • Efeitos adversos semelhantes a outros opioides
Modafinila	• Uso *off-label* na abstinência de cocaína, álcool, metanfetamina e anfetamina • Pode aumentar a taxa de abstinência • Usada para tratar TDAH • Usada para tratar narcolepsia	• Substância controlada de Classe IV nos EUA • Aumenta o estado de vigília
Naloxona	• Usada para o tratamento agudo da superdosagem de opioides • Disponível como *spray* nasal • Combinada com buprenorfina na terapia de manutenção com buprenorfina	• Antagonista competitivo de receptores opioides de ação rápida • Precipita a abstinência de opioides • Pode ter que ser administrada repetidamente ao longo de 24 horas • Os efeitos adversos podem incluir agitação, náusea, vômito e taquicardia
Naltrexona	• Usado no tratamento de TUO e TUA	• Antagonista do receptor opioide • Pode precipitar a abstinência de opioides e não deve ser usada antes da desintoxicação de opioides • Os efeitos adversos podem incluir náusea, ansiedade e insônia
Oxazepam	• Desintoxicação no TUA • Ansiolítico	• Benzodiazepínico de ação curta
Rimonabanto	• Alguma melhora na taxa de abstinência de nicotina • Não aprovado nos Estados Unidos!	• Agonista inverso do receptor canabinoide CB_1 • Efeitos adversos graves
Topiramato	• Pode reduzir o desejo por cocaína e álcool • Usado para tratar TUA • Anticonvulsivante • Prevenção de enxaquecas	• Inibidores da anidrase carbônica • Aumento do risco de cálculos renais
Vareniclina	• Tratamento do transtorno do uso do tabaco	• Agonista parcial seletivo nos receptores nicotínicos de acetilcolina $\alpha_4\beta_2$ • Pode causar náusea
Medicamentos opioides usados no tratamento da dor		
Buprenorfina	• Tratamento de TUO • Analgésico • Administrado VO, IV, IM, por via transmucosa, transdérmica ou por implante	• Agonista parcial do MOR, antagonista do KOR • Os efeitos adversos incluem depressão respiratória, sonolência • O uso concomitante com depressores do SNC amplifica os efeitos adversos e pode ser letal
Fentanila	• Analgésico • Administrado VO, IV, IM, por via transmucosa, sublingual, transdérmica	• Principal causa de mortes relacionadas a drogas nos EUA • Depressão respiratória • Os efeitos adversos incluem náuseas, vômitos, sedação e constipação • Na lista da OMS de medicamentos essenciais na dor oncológica • 100 vezes mais potente do que a morfina • Análogos como a carfentanila são 10.000 vezes mais potentes que a morfina

(*continua*)

RESUMO: Transtornos por uso de substâncias e dependência (*continuação*)

Fármacos	Uso terapêutico	Farmacologia clínica e dicas
Medicamentos opioides usados no tratamento da dor (*continuação*)		
Hidrocodona	• Analgésico • Antitussígeno • Administração VO	• Efeitos adversos semelhantes à oxicodona • Liberação de histamina e coceira • Agonista completo do MOR • Não deve ser combinado depressores do SNC
Morfina	• Analgésico • Administração VO, IV, IM • Também pode ser fumada	• Os efeitos adversos incluem depressão respiratória, náuseas, vômitos, hipotensão
Oxicodona	• Analgésico • Pode ser administrada VO, IV, IM ou por via intranasal	• Uma formulação de liberação lenta tem sido criticada por contribuir significativamente para a epidemia de opioides • Efeitos adversos incluem euforia, constipação, náusea, tontura, hipotensão e depressão respiratória • Não deve ser combinada com depressores do SNC
Alucinógenos		
251-NBOMe	• Sem uso médico aprovado	
Ayahuasca	• Sem uso médico aprovado	• Os chás mais prevalentes são produzidos a partir de *Banisteriopsis caapi* e *Psychotria viridis* • Os principais ativos são DMT e um IMAO • Pode causar vômito grave
Cetamina	• Anestésico • Antidepressivo	• A escetamina é prescrita para depressão resistente ao tratamento sob supervisão médica • Amplamente utilizada por veterinários para anestesia cirúrgica • Pode causar psicose
DMT	• Sem uso médico aprovado	
LSD	• Sem uso médico aprovado	• Pode comprometer a função mental • 1/10 do prejuízo do álcool • Pode desencadear psicose e ataques de pânico
PCP	• Sem uso médico aprovado	• Pode desencadear psicose induzida por alucinógenos e transição para esquizofrenia
Peiote (mescalina)	• Sem uso médico aprovado	• Regularmente usado e legalizado na Native American Church
Psilocibina	• Sem uso médico aprovado	• A identificação incorreta de cogumelos venenosos semelhantes à psilocibina pode levar ao envenenamento não intencional e potencialmente fatal
Salvia divinorum	• Sem uso médico aprovado	• A partir de 2021, não regulamentada pela CSA, embora possa ser regulamentada em alguns estados

Referências

Ahmad FB, et al. Provisional drug overdose death counts. **2021**. Available at: https://www.cdc.gov/nchs/nvss/vsrr/drug-overdose-data.htm#source. Accessed June 7, 2021.

American Psychiatric Association. *Diagnostic and Statistical Manual of Mental Disorders*. 5th ed. American Psychiatric Association, Washington, DC, **2013**.

Anthony JC, et al. Comparative epidemiology of dependence on tobacco, alcohol, controlled substances, and inhalants: basic findings from the National Comorbidity Survey. *Exp Clin Psychopharmacol*, **1994**, 2:244–268.

Antonazzo M, et al. Therapeutic potential of cannabinoids as neuroprotective agents for damaged cells conducing to movement disorders. *Int Rev Neurobiol*, **2019**, 146:229–257.

Bell J, et al. Medication treatment of opioid use disorder. *Biol Psychiatry*, **2020**, 87:82–88.

Benowitz NL, et al. Nicotine absorption and cardiovascular effects with smokeless tobacco use: comparison with cigarettes and nicotine gum. *Clin Pharmacol Ther*, **1988**, 44:23–28.

Centers for Disease Control and Prevention (CDC). Drug overdose deaths in the U.S. Top 100,000 annually. **2021**. Available at: https://www.cdc.gov/nchs/pressroom/nchs_press_releases/2021/20211117.htm. Accessed December 14, 2021.

Cottler LB, et al. Introducing NIDA's new national drug early warning system. *Drug Alcohol Depend*, **2020**, 217:108286.

Degenhardt L, et al. Epidemiological patterns of extra-medical drug use in the United States: evidence from the National Comorbidity Survey Replication, 2001–2003. *Drug Alcohol Depend*, **2007**, 90:210–223.

de Laat B, et al. Occupancy of the kappa opioid receptor by naltrexone predicts reduction in drinking and craving. *Mol Psychiatry*, **2021**, 26:5053–5060.

Dowell D, et al. CDC guideline for prescribing opioids for chronic pain—United States, 2016. *JAMA*, **2016**, 315:1624–1645.

Drug Enforcement Administration Strategic Intelligence Section. 2020 National Drug Threat Assessment (NDTA). Springfield, VA. **2021**. Available at: https://www.dea.gov/documents/2021/03/02/2020-national-drug-threat-assessment. Accessed February 4, 2022.

Dube SR, et al. Childhood abuse, neglect, and household dysfunction and the risk of illicit drug use: the adverse childhood experiences study. *Pediatrics*, **2003**, 111:564–572.

Galvao-Coelho NL, et al. Classic serotonergic psychedelics for mood and depressive symptoms: a meta-analysis of mood disorder patients and healthy participants. *Psychopharmacology (Berl)*, **2021**, 238:341–354.

Gonzalez-Maeso J, et al. Psychedelics and schizophrenia. *Trends Neurosci*, **2009**, 32:225–232.

Grant BF, et al. Epidemiology of DSM-5 alcohol use disorder: results from the National Epidemiologic Survey on Alcohol and Related Conditions III. *JAMA Psychiatry*, **2015**, 72:757–766.

Grant BF, et al. Epidemiology of DSM-5 drug use disorder: results from the National Epidemiologic Survey on Alcohol and Related Conditions-III. *JAMA Psychiatry*, **2016**, *73*:39–47.

Havlicek DF, et al. Cocaine vaccine dAd5GNE protects against moderate daily and high-dose "binge" cocaine use. *PLoS One*, **2020**, *15*:e0239780.

Hu X, et al. An expanded evaluation of the relationship of four alleles to the level of response to alcohol and the alcoholism risk. *Alcohol Clin Exp Res*, **2005**, *29*:8–16.

Hurd YL, et al. Cannabidiol for the reduction of cue-induced craving and anxiety in drug-abstinent individuals with heroin use disorder: a double-blind randomized placebo-controlled trial. *Am J Psychiatry*, **2019**, *176*:911–922.

Johnson BA, et al. Topiramate for the treatment of cocaine addiction: a randomized clinical trial. *JAMA Psychiatry*, **2013**, *70*:1338–1346.

Koob GF. The dark side of emotion: the addiction perspective. *Eur J Pharmacol*, **2015**, *753*:73–87.

Laprairie RB, et al. Cannabidiol is a negative allosteric modulator of the cannabinoid CB1 receptor. *Br J Pharmacol*, **2015**, *172*:4790–4805.

Lintzeris N, et al. Patient-reported outcomes of treatment of opioid dependence with weekly and monthly subcutaneous depot vs daily sublingual buprenorphine: a randomized clinical trial. *JAMA Netw Open*, **2021**, *4*:e219041.

Lott DC. Extended-release naltrexone: good but not a panacea. *Lancet*, **2018**, *391*:283–284.

McEwen BS. Stress, adaptation, and disease. Allostasis and allostatic load. *Ann N Y Acad Sci*, **1998**, *840*:33–44.

Mills EJ, et al. Comparisons of high-dose and combination nicotine replacement therapy, varenicline, and bupropion for smoking cessation: a systematic review and multiple treatment meta-analysis. *Ann Med*, **2012**, *44*:588–597.

Morgan PT, et al. Modafinil and sleep architecture in an inpatient-outpatient treatment study of cocaine dependence. *Drug Alcohol Depend*, **2016**, *160*:49–56.

Murrie B, et al. Transition of substance-induced, brief, and atypical psychoses to schizophrenia: a systematic review and meta-analysis. *Schizophr Bull*, **2020**, *46*:505–516.

Reus VI, et al. The American Psychiatric Association practice guideline for the pharmacological treatment of patients with alcohol use disorder. *Am J Psychiatry*, **2018**, *175*:86–90.

Rudd RA, et al. Increases in drug and opioid-involved overdose deaths— United States, 2010–2015. *MMWR Morb Mortal Wkly Rep*, **2016**, *65*:1445–1452.

Srivastava ED, et al. Sensitivity and tolerance to nicotine in smokers and nonsmokers. *Psychopharmacology (Berl)*, **1991**, *105*:63–68.

Substance Abuse and Mental Health Services Administration. Key substance use and mental health indicators in the United States: results from the 2019 National Survey on Drug Use and Health. Center for Behavioral Health Statistics and Quality, Substance Abuse and Mental Health Services Administration, Rockville, MD, **2020**, Available at: https://www.samhsa.gov/data/. Accessed February 4, 2022.

Thorgeirsson TE, et al. Sequence variants at CHRNB3-CHRNA6 and CYP2A6 affect smoking behavior. *Nat Genet*, **2010**, *42*:448–453.

Volkow ND, et al. Variables that affect the clinical use and abuse of methylphenidate in the treatment of ADHD. *Am J Psychiatry*, **2003**, *160*:1909–1918.

Wilde M, et al. Metabolic pathways and potencies of new fentanyl analogs. *Front Pharmacol*, **2019**, *10*:238.

Wilson N, et al. Drug and opioid-involved overdose deaths—United States, 2017–2018. *MMWR Morb Mortal Wkly Rep*, **2020**, *69*:290–297.

Zou S, Kumar U. Cannabinoid Receptors and the Endocannabinoid System: Signaling and Function in the Central Nervous System. *Int J Mol Sci*, **2018**, *19*:833.

Zhou Y, et al. Kappa opioid receptors and mu opioid receptors as combined targets for medication development for alcoholism. *Biol Psychiatry*, **2019**, *86*:809–810.

Seção III

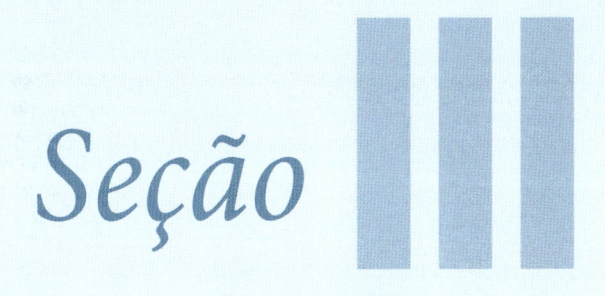

Modulação das funções pulmonar, renal e cardiovascular

Capítulo 29	Fármacos que afetam a função excretora renal / 561
Capítulo 30	Renina e angiotensina / 590
Capítulo 31	Tratamento da cardiopatia isquêmica / 611
Capítulo 32	Tratamento da hipertensão / 630
Capítulo 33	Terapia da insuficiência cardíaca / 651
Capítulo 34	Fármacos antiarrítmicos / 672
Capítulo 35	Tratamento da hipertensão arterial pulmonar / 700
Capítulo 36	Coagulação sanguínea e fármacos anticoagulantes, fibrinolíticos e antiplaquetários / 713
Capítulo 37	Farmacoterapia das dislipidemias / 734

Capítulo 29

Fármacos que afetam a função excretora renal

Edwin K. Jackson

PARTE I: FISIOLOGIA RENAL E AÇÃO DOS FÁRMACOS DIURÉTICOS
- Anatomia e fisiologia renal
- Princípios de ação dos diuréticos
- Inibidores da anidrase carbônica
- Diuréticos osmóticos
- Inibidores do simporte de Na^+-K^+-$2Cl^-$: diuréticos de alça, diuréticos de alta potência
- Inibidores do simporte de Na^+-Cl^-: diuréticos tiazídicos e diuréticos semelhantes às tiazidas
- Inibidores dos canais de Na^+ do epitélio renal: diuréticos poupadores de K^+
- Antagonistas dos receptores de mineralocorticoides: antagonistas da aldosterona, diuréticos poupadores de K^+
- Inibidores do simporte de sódio-glicose: inibidores do SGLT2, gliflozinas
- Inibidores dos canais de cátions inespecíficos: peptídeos natriuréticos
- Antagonistas dos receptores de adenosina
- Diuréticos emergentes
- Uso clínico dos diuréticos

PARTE II: HOMEOSTASE DA ÁGUA E O SISTEMA DA VASOPRESSINA
- Fisiologia da vasopressina
- Agonistas do receptor de vasopressina
- Doenças que afetam o sistema da vasopressina
- Uso clínico de agonistas da vasopressina
- Uso clínico de antagonistas da vasopressina

O rim filtra o volume de líquido extracelular através dos glomérulos renais em média 12 vezes por dia, enquanto os néfrons renais regulam com precisão o volume de líquido do corpo e sua quantidade de eletrólitos por meio dos processos de secreção e reabsorção. Doenças como hipertensão, insuficiência cardíaca, insuficiência renal, síndrome nefrótica e cirrose podem perturbar esse equilíbrio. Os diuréticos aumentam a taxa do fluxo de urina e a excreção de Na^+ e são usados para corrigir o volume ou a composição dos líquidos corporais nessas doenças. Também é essencial a regulação precisa da osmolalidade dos líquidos corporais, que é controlada por meio de um mecanismo homeostático devidamente regulado que opera ao ajustar a taxa de ingestão de água e a taxa de excreção de água sem soluto pelos rins – ou seja, o equilíbrio hídrico. Anormalidades nesse sistema homeostático podem surgir devido a doenças genéticas, doenças adquiridas ou fármacos e causar desvios graves e potencialmente fatais na osmolalidade plasmática.

A *Parte I* deste capítulo descreve inicialmente a fisiologia renal e, em seguida, introduz os diuréticos, descrevendo seu mecanismo e local de ação, efeitos na composição da urina e efeitos na hemodinâmica renal, para finalmente combinar a farmacologia dos diuréticos a uma discussão sobre os mecanismos envolvidos na formação do edema e o papel dos diuréticos na clínica médica. As aplicações terapêuticas específicas dos diuréticos são apresentadas nos Capítulos 32 (hipertensão) e 33 (insuficiência cardíaca). A *Parte II* deste capítulo descreve o sistema de vasopressina que regula a homeostase da água e a osmolalidade plasmática, bem como os fatores que perturbam esses mecanismos, e examina, por fim, as abordagens farmacológicas para o tratamento de distúrbios do equilíbrio hídrico.

Parte I: Fisiologia renal e ação dos fármacos diuréticos

Anatomia e fisiologia renal

A unidade básica do rim para a formação de urina é o néfron. A parte inicial do néfron, o corpúsculo renal (de Malpighi), consiste em uma cápsula (cápsula de Bowman) e em um tufo de capilares (o glomérulo) localizado dentro da cápsula. O glomérulo recebe o sangue de uma arteríola aferente, e o sangue sai do glomérulo por uma arteríola eferente. O ultrafiltrado produzido pelo glomérulo se acumula no espaço entre o glomérulo e a cápsula (espaço de Bowman) e entra em uma porção tubular longa do néfron, onde é reabsorvido e condicionado. Cada rim humano é composto de cerca de 1 milhão de néfrons. A Figura 29-1 ilustra as subdivisões do néfron.

Filtração glomerular

Nos capilares glomerulares, uma parte da água do plasma é forçada através de um filtro que possui três componentes básicos: as células endoteliais fenestradas do capilar, uma membrana basal situada logo abaixo das células endoteliais e os diafragmas de filtração em fenda formados por células epiteliais que revestem a membrana basal virada para o espaço urinário. Os solutos de menor tamanho fluem com a água filtrada (dragagem do solvente) para o espaço de Bowman, enquanto os elementos formados e as macromoléculas são retidos pela barreira de filtração.

Visão geral da função do néfron

O rim filtra grandes quantidades de plasma, reabsorve substâncias que o corpo precisa conservar e deixa passar ou secreta substâncias que precisam ser eliminadas. A arquitetura variável e a diferenciação celular em toda a extensão do néfron são cruciais para o desempenho dessas funções (Fig. 29-1). Nos seres humanos, os dois rins juntos produzem cerca de 120 mL de ultrafiltrado/min, porém apenas 1 mL de urina/min; mais de 99% do ultrafiltrado glomerular é reabsorvido com um elevado custo de energia. Os rins consomem 7% do aporte de O_2 total do corpo, apesar de representarem apenas 0,5% da massa corporal.

O túbulo proximal está próximo à cápsula de Bowman e traça um caminho tortuoso até finalmente formar uma porção reta que termina na medula renal. Normalmente, cerca de 65% do Na^+ filtrado é reabsorvido no túbulo proximal. Essa parte do túbulo é altamente permeável à água, de modo que a reabsorção é essencialmente isotônica. Entre as faixas externa e interna da medula externa, o túbulo modifica abruptamente a sua morfologia e passa a constituir o ramo descendente delgado (RDD), que penetra na medula interna, faz uma volta em forma de grampo de cabelo e, em seguida, forma o ramo ascendente delgado (RAD). Na junção entre as partes interna e externa da medula, o túbulo mais uma vez modifica a sua morfologia e passa a constituir o ramo ascendente

ACTH: corticotropina (anteriormente hormônio adrenocorticotrópico)
ADH: hormônio antidiurético (vasopressina)
AINE: anti-inflamatório não esteroide
AIP: proteína induzida por aldosterona
Ang: angiotensina (p. ex., AngII e AngIII)
ANP: peptídeo natriurético atrial
AVP: arginina-vasopressina
BNP: peptídeo natriurético cerebral
CENa: canal epitelial de Na^+
CNGC: canal catiônico controlado por nucleotídeo cíclico
CNP: peptídeo natriurético tipo C
COX: cicloxigenase
DCMI: ducto coletor medular interno
DDAVP: 1-desamino-8-D-AVP (desmopressina)
DI: diabetes insípido
DRC: doença renal crônica
DvW: doença de von Willebrand
FSR: fluxo sanguíneo renal
GMPc: monofosfato de guanosina cíclico
GPCR: receptor acoplado à proteína G
ICC: insuficiência cardíaca congestiva
MR: receptor de mineralocorticoides
NP: peptídeo natriurético
NPR: receptor de peptídeo natriurético (p. ex., NPRA, B ou C)
NPV: núcleo paraventricular
NSO: núcleo supraóptico
OAT: transportador de ânion orgânico
PG: prostaglandina
PK: proteína-cinase (p. ex., PKA, PKB, PKG)
PL: fosfolipase (p. ex., PLC, PLD)
PTH: paratormônio
RAD: ramo ascendente delgado
RAE: ramo ascendente espesso
RDD: ramo descendente delgado
SGLT2: cotransportador 2 de sódio e glicose
SIADH: síndrome da secreção inapropriada de ADH
SNC: sistema nervoso central
SRA: sistema renina-angiotensina
TC: túbulo conector
TCD: túbulo contorcido distal
TFG: taxa de filtração glomerular
VLEC: volume de líquido extracelular

espesso (RAE). Juntos, o túbulo reto proximal e os segmentos RDD, RAD e RAE são conhecidos como *alça de Henle*.

O RDD é muito permeável à água, mas a sua permeabilidade ao NaCl e à ureia é baixa. Em contraste, o RAD é permeável ao NaCl e à ureia, mas impermeável à água. O RAE reabsorve ativamente o NaCl, porém é impermeável à água e à ureia. Aproximadamente 25% do Na^+ filtrado é reabsorvido na alça de Henle, principalmente no RAE, que possui uma grande capacidade de reabsorção. O RAE passa entre as arteríolas aferente e eferente e estabelece contato com a arteríola aferente por meio de um grupo de células epiteliais colunares especializadas conhecido como *mácula densa*. A mácula densa está localizada estrategicamente para detectar as concentrações de NaCl que deixam a alça de Henle. Se a concentração de NaCl for muito alta, a mácula densa emite um sinal químico (talvez adenosina ou ATP) para a arteríola aferente do mesmo néfron, causando a sua constrição, com consequente redução da taxa de filtração glomerular (TFG). Esse mecanismo homeostático, conhecido como *retroalimentação* (ou *feedback*) *tubuloglomerular*, protege o organismo contra a perda de sal e de volume. A mácula densa também regula a liberação de renina das células justaglomerulares adjacentes na parede da arteríola aferente.

Aproximadamente 0,2 mm após a mácula densa, o túbulo modifica mais uma vez a sua morfologia, transformando-se no túbulo contorcido distal (TCD). Assim como o RAE, o TCD transporta NaCl ativamente e é impermeável à água. Como essas características conferem a capacidade de produzir uma urina diluída, o RAE e o TCD são conjuntamente denominados *segmento diluente do néfron*, e o líquido tubular no TCD é hipotônico independentemente do estado de hidratação. Entretanto, diferentemente do RAE, o TCD não contribui para a hipertonicidade do interstício medular induzida por contracorrente (descrita adiante).

O sistema de ductos coletores (segmentos 10-14 na Fig. 29-1) constitui uma área de controle fino da composição e do volume do ultrafiltrado. É nesse local que são feitos os ajustes finais na composição de eletrólitos por meio da *aldosterona*, um esteroide suprarrenal. A vasopressina (também denominada ADH) também modula a permeabilidade à água dessa parte do néfron. As porções mais distais do ducto coletor passam pela medula renal, onde o líquido intersticial é significativamente hipertônico. Na ausência de ADH, o sistema de ductos coletores é impermeável à água, e a urina diluída é excretada. Na presença de ADH, o sistema de ductos coletores é permeável à água, que é reabsorvida. O movimento da água para fora do túbulo é acionado pelo gradiente de concentração excessivo que existe entre o líquido tubular e o interstício medular.

A hipertonicidade do interstício medular desempenha uma função vital na capacidade dos mamíferos e das aves de concentrar a urina, que é possível por causa de uma combinação entre a topografia singular da alça de Henle e as características de permeabilidade especializadas dos subsegmentos da alça. A "hipótese do multiplicador passivo por contracorrente" propõe que o transporte ativo no RAE concentra o NaCl no interstício da medula externa. Como esse segmento do néfron é impermeável à água, o transporte ativo no ramo ascendente dilui o líquido tubular. À medida que o líquido diluído passa pelo sistema de ductos coletores, a água é extraída se – e somente se – o ADH estiver presente. Como os ductos coletores corticais e a medula externa são pouco permeáveis à ureia, esta fica concentrada no líquido tubular. Entretanto, o DCMI é permeável à ureia, de modo que ela sofre difusão para medula interna, onde é retida pela troca em contracorrente nos vasos retos (capilares medulares que seguem o seu trajeto paralelamente à alça de Henle). Como o RDD é impermeável ao sal e à ureia, a alta concentração de ureia na medula interna extrai água do RDD e concentra NaCl no líquido tubular desse ramo. À medida que o líquido tubular entra no RAD, o NaCl se difunde do RAD, que é permeável ao sal, contribuindo, assim, para a hipertonicidade do interstício medular.

Mecanismo geral do transporte no epitélio renal

Existem diversos mecanismos pelos quais os solutos podem atravessar as membranas celulares (ver também Cap. 4). Os tipos de transporte obtidos por um segmento particular do néfron dependem muito de quais transportadores estão presentes e se eles estão inseridos na membrana luminal ou basolateral. A Figura 29-2 apresenta um modelo geral do transporte tubular renal, que pode ser resumido da seguinte maneira:

1. A Na^+/K^+-ATPase (bomba de sódio) na membrana basolateral transporta o Na^+ para dentro dos espaços intercelular e intersticial e o K^+ para dentro da célula, estabelecendo um gradiente eletroquímico para o Na^+ por meio da membrana celular de direção interna.
2. O Na^+ pode sofrer difusão ao longo desse gradiente de Na^+ através da membrana luminal por meio de canais de Na^+ e simportadores da membrana, que utilizam a energia armazenada no gradiente de Na^+ para transportar solutos para fora do lúmen tubular e para dentro da célula (p. ex., Na^+-glicose, Na^+-$H_2PO_4^-$ e Na^+-aminoácidos) e antiportadores (p. ex., Na^+-H^+), que movem os solutos para dentro do lúmen à medida que o Na^+ segue ao longo de seu gradiente para dentro da célula.
3. O Na^+ deixa a membrana basolateral e entra nos espaços intercelular e intersticial por meio da bomba de Na^+.
4. A ação dos simportadores ligados ao Na^+ na membrana luminal propicia o aumento da concentração dos substratos para esses simportes na célula epitelial. Esses gradientes de substrato/soluto, então, permitem a difusão simples ou o transporte mediado (p. ex., simportes, antiportes, uniportes e canais) de solutos para os espaços intercelular e intersticial.

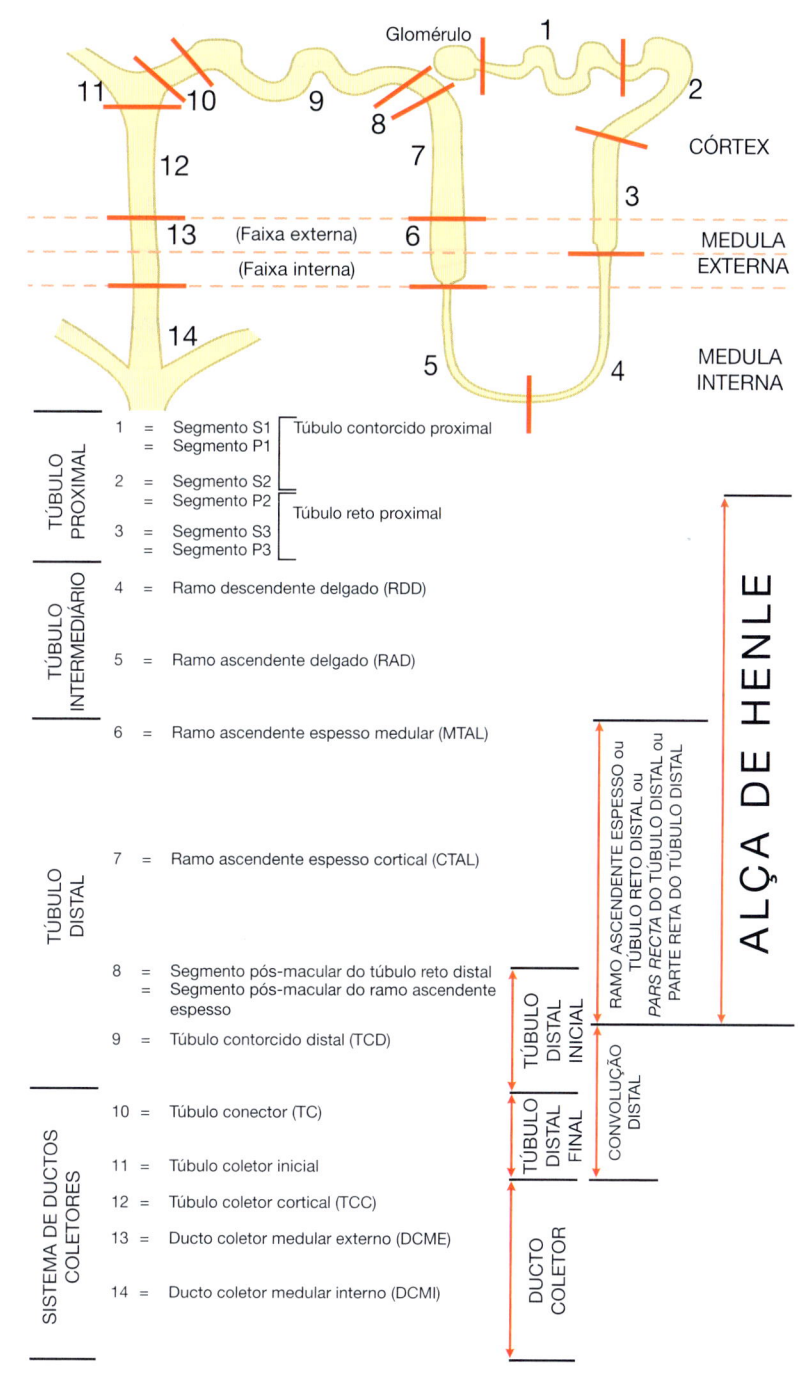

Figura 29-1 *Anatomia e nomenclatura do néfron.*

1 = Segmento S1 — Túbulo contorcido proximal
  = Segmento P1
2 = Segmento S2
  = Segmento P2 — Túbulo reto proximal
3 = Segmento S3
  = Segmento P3

TÚBULO PROXIMAL

4 = Ramo descendente delgado (RDD)
5 = Ramo ascendente delgado (RAD)

TÚBULO INTERMEDIÁRIO

6 = Ramo ascendente espesso medular (MTAL)
7 = Ramo ascendente espesso cortical (CTAL)
8 = Segmento pós-macular do túbulo reto distal
  = Segmento pós-macular do ramo ascendente espesso
9 = Túbulo contorcido distal (TCD)

TÚBULO DISTAL

10 = Túbulo conector (TC)
11 = Túbulo coletor inicial
12 = Túbulo coletor cortical (TCC)
13 = Ducto coletor medular externo (DCME)
14 = Ducto coletor medular interno (DCMI)

SISTEMA DE DUCTOS COLETORES

ALÇA DE HENLE: RAMO ASCENDENTE ESPESSO ou TÚBULO RETO DISTAL ou PARS RECTA DO TÚBULO DISTAL ou PARTE RETA DO TÚBULO DISTAL

TÚBULO DISTAL INICIAL
TÚBULO DISTAL FINAL — CONVOLUÇÃO DISTAL
DUCTO COLETOR

5. O acúmulo de Na⁺ e de outros solutos no espaço intercelular cria um pequeno diferencial de pressão osmótica ao longo da célula epitelial. No epitélio permeável à água, o diferencial de pressão osmótica conduz o deslocamento da água para os espaços intercelulares. A água se move através de poros aquosos nas membranas celulares luminal e basolateral, assim como através de junções compactas (via paracelular). A maior parte do fluxo de água carrega alguns solutos para o espaço intercelular por meio da dragagem de solventes.

6. O movimento da água no espaço intercelular concentra outros solutos no líquido tubular, resultando em um gradiente eletroquímico para essas substâncias ao longo do epitélio. Então, os solutos permeáveis à membrana se deslocam no sentido dos seus gradientes para o espaço intercelular por meio das vias transcelular (p. ex., difusão simples, simportes, antiportes, uniportes e canais) e paracelular. Os solutos impermeáveis à membrana permanecem no lúmen tubular e são excretados na urina com uma quantidade obrigatória de água.

7. À medida que a água e os solutos se acumulam no espaço intercelular, a pressão hidrostática aumenta, fornecendo, assim, uma força direcionada para o fluxo em massa de água, que, por sua vez, carrega o soluto para fora do espaço intercelular e para dentro do espaço intersticial e, finalmente, para os capilares peritubulares.

Secreção de ácidos e bases orgânicos

O rim é o principal órgão envolvido na eliminação de substâncias químicas orgânicas do corpo. As moléculas orgânicas podem entrar nos túbulos

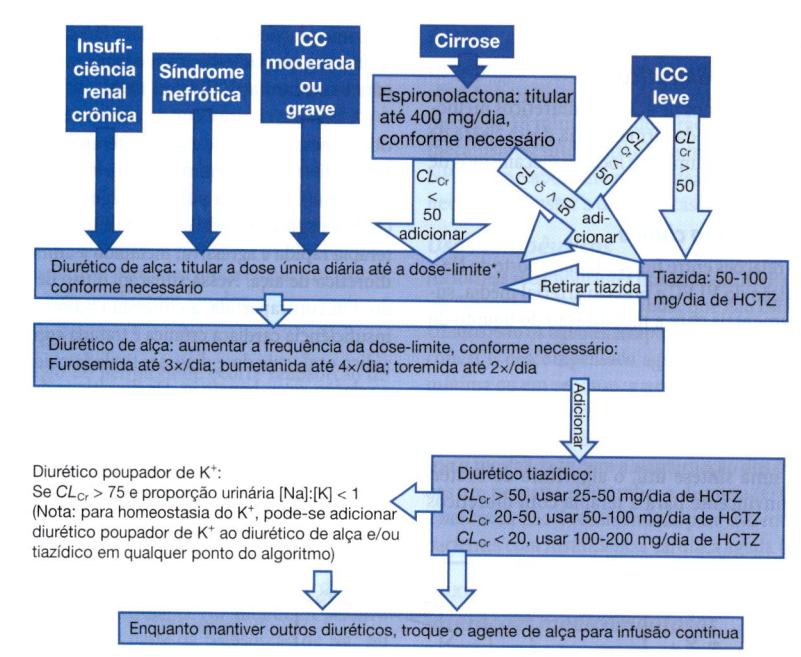

Figura 29-9 *"Algoritmo de Brater" para a terapia diurética de insuficiência renal crônica, síndrome nefrótica, ICC e cirrose.* Siga o algoritmo até obter uma resposta adequada. Se não encontrar uma resposta adequada, avance para a próxima etapa. Para fins ilustrativos, o diurético tiazídico utilizado é a hidroclorotiazida (HCTZ), que pode ser substituída por um diurético tipo tiazida alternativo, com ajuste da dose para que seja farmacologicamente equivalente à dose recomendada de HCTZ. *Não combine dois diuréticos poupadores de K⁺, devido ao risco de hiperpotassemia.* CrCl indica a depuração de creatinina em mililitros por minuto, e a dose-limite se refere à menor dose de diurético capaz de produzir um efeito quase máximo. *As doses-limite dos diuréticos de alça e os esquemas de posologia para infusões intravenosas contínuas desses diuréticos são específicos para o estado da doença. As doses indicadas são apenas para adultos.

A administração periódica de diuréticos em pacientes com cirrose e ascite pode eliminar a necessidade ou reduzir o intervalo entre as paracenteses, proporcionando mais conforto ao paciente e protegendo as reservas de proteína perdidas nas paracenteses. Embora os diuréticos possam reduzir o edema associado à insuficiência renal crônica, em geral são necessárias doses maiores de diuréticos de alça mais potentes. Na síndrome nefrótica, a resposta ao diurético geralmente é decepcionante. Na insuficiência renal crônica e na cirrose, o edema não representa um risco imediato para a saúde, mas pode reduzir muito a qualidade de vida. Nesses casos, deve-se tentar apenas a remoção parcial do líquido do edema, que deve ser lentamente mobilizado usando um regime com diuréticos que obtenha o resultado com mínima perturbação da fisiologia normal.

A resistência aos diuréticos refere-se à condição em que a taxa de diurese/natriurese é inadequada apesar da administração de um esquema diurético que deveria ser adequado (Cox e Testani, 2020). A resistência aos diuréticos continua sendo um importante desafio clínico. Uma considerável atenção tem sido dedicada aos mecanismos de resistência aos diuréticos e às abordagens para superá-la (Cox e Testani, 2020; Mullens et al., 2019; Wilcox et al., 2020). Fatores pré-néfron (p. ex., redução do FSR, hipoalbuminemia, ingestão excessiva de sódio, AINE) ou intranéfron podem contribuir para a resistência aos diuréticos. Os mecanismos intranéfron são classificados como pré-alça de Henle (p. ex., aumento da reabsorção de sódio pelo túbulo proximal, redução da TFG, albuminúria, competição pelo transporte de diuréticos no túbulo proximal), alça de Henle (p. ex., resposta diminuída do RAE aos diuréticos), ou pós-alça de Henle (p. ex., hipertrofia e hiperfunção do túbulo distal) (Cox e Testani, 2020). A coadministração de AINE é uma causa evitável comum de resistência aos diuréticos. A produção de PG, particularmente de PGE_2, constitui um importante mecanismo contrarregulador em estados de redução da perfusão renal (p. ex., contração de volume, ICC, cirrose), caracterizada pela ativação do sistema renina-angiotensina-aldosterona e do sistema nervoso simpático. A administração de AINE pode bloquear os efeitos mediados pela PG que contrabalançam o sistema renina-angiotensina-aldosterona e o sistema nervoso simpático, com consequente retenção de sal e de água. Também ocorre resistência aos diuréticos com os inibidores seletivos da COX-2.

Na insuficiência renal crônica, a redução no FSR diminui a distribuição de diuréticos para os rins e o acúmulo de ácidos orgânicos endógenos compete com os diuréticos de alça pelo transporte no túbulo proximal. Consequentemente, a concentração de diuréticos é reduzida no local de ação no lúmen do túbulo. Na síndrome nefrótica, foi postulado que a ligação dos diuréticos à albumina luminal limita a resposta, porém a validade desse conceito tem sido questionada. Na cirrose hepática, na síndrome nefrótica e na insuficiência cardíaca, os néfrons podem ter uma responsividade diminuída aos diuréticos, em virtude da maior reabsorção tubular proximal de Na^+, o que leva a um aporte diminuído de Na^+ na porção distal dos néfrons.

No caso de resistência aos diuréticos de alça, o médico tem várias opções:

- O repouso no leito pode restaurar a resposta ao diurético ao melhorar a circulação renal.
- Um aumento na dose do diurético de alça pode restaurar a resposta, porém não se ganha nada ao aumentar a dose acima da que provocaria um efeito quase máximo (a dose-limite) do diurético.
- A administração de doses menores com mais frequência ou a infusão intravenosa contínua de um diurético de alça irão aumentar o tempo em que a concentração efetiva do diurético permanece no sítio ativo.
- O uso de terapia combinada para bloquear sequencialmente mais de um local no néfron pode levar a uma interação sinérgica entre dois diuréticos. Por exemplo, a combinação de um diurético de alça com um poupador de K^+ ou com um diurético tiazídico pode melhorar a resposta terapêutica, porém a administração de dois fármacos do mesmo tipo não traz nenhum benefício para o tratamento. Os diuréticos tiazídicos com efeitos significativos na porção proximal do túbulo (p. ex., metolazona) são particularmente adequados para o bloqueio sequencial quando coadministrados com um diurético de alça.
- A redução na captação de sal diminuirá a retenção de Na^+ pós-diurético, o que pode anular os aumentos anteriores na excreção de Na^+.
- A administração do diurético pouco antes das refeições melhora a concentração efetiva do diurético no lúmen tubular quando a carga de sal for maior.

Parte II: Homeostase da água e o sistema da vasopressina

Fisiologia da vasopressina

A arginina-vasopressina (ADH nos seres humanos) é o principal hormônio que regula a osmolalidade do líquido corporal. O hormônio é liberado pela neuro-hipófise sempre que a privação de água provoca aumento na osmolalidade plasmática ou o sistema cardiovascular for desafiado por hipovolemia ou hipotensão. A vasopressina atua principalmente no ducto coletor renal de modo a aumentar a permeabilidade da membrana celular à água, possibilitando, assim, o movimento passivo da água ao longo de um gradiente osmótico por meio do ducto coletor para dentro do compartimento extracelular.

Além de um potente vasopressor/vasoconstritor, a vasopressina também é um neurotransmissor. Entre suas ações no SNC, destacam-se as funções na secreção de corticotropina (ACTH) e na regulação do sistema cardiovascular, da temperatura e de outras funções viscerais. Ela também promove a liberação dos fatores de coagulação pelo endotélio vascular e aumenta a agregação plaquetária.

Anatomia do sistema da vasopressina

O mecanismo antidiurético nos mamíferos envolve dois componentes anatômicos: um componente do SNC para síntese, transporte, armazenamento e liberação da vasopressina e um sistema de ductos coletores renais composto de células epiteliais que respondem à vasopressina ao aumentar sua permeabilidade a água. O componente do SNC do mecanismo antidiurético é denominado *sistema hipotálamo-neuro-hipofisário* e consiste em neurônios neurossecretores com pericários localizados predominantemente em dois núcleos hipotalâmicos específicos, o núcleo supraóptico (NSO) e o núcleo paraventricular (NPV). Os longos axônios dos neurônios magnocelulares no NSO e no NPV terminam no lobo neural da neuro-hipófise, onde liberam vasopressina e ocitocina (ver Fig. 46-1).

Síntese da vasopressina

A vasopressina e a ocitocina são sintetizadas principalmente nos pericários dos neurônios magnocelulares no NSO e no NPV. Todavia, os neurônios parvicelulares no NPV, assim como algumas células fora do SNC, também sintetizam vasopressina (ver discussão adiante). A síntese da vasopressina parece ser regulada unicamente no nível da transcrição.

Nos seres humanos, um pré-pró-hormônio de 168 aminoácidos (Fig. 29-10) é sintetizado e, em seguida, acondicionado em grânulos associados à membrana. O pró-hormônio contém três domínios: a vasopressina (resíduos 1-9), a vasopressina-neurofisina (resíduos 13-105) e a vasopressina-glicopeptídeo (resíduos 107-145). O domínio da vasopressina está ligado ao domínio da vasopressina-neurofisina por meio de um sinal de processamento GLY-LYS-ARG, enquanto a vasopressina-neurofisina está ligada ao domínio vasopressina-glicopeptídeo por meio de um sinal de processamento ARG. Nos grânulos secretores, uma endopeptidase, uma exopeptidase, uma monoxigenase e uma liase atuam em sequência sobre o pró-hormônio para produzir vasopressina, vasopressina-neurofisina (algumas vezes designada neurofisina II) e vasopressina-glicopeptídeo. A síntese e o transporte da vasopressina dependem da conformação do pré-pró-hormônio. Particularmente, a vasopressina-neurofisina liga-se à vasopressina, sendo fundamental para o processamento, transporte e armazenamento corretos da vasopressina. Mutações genéticas no peptídeo sinal ou na vasopressina-neurofisina dão origem ao DI central.

A vasopressina também é sintetizada pelo coração e pela glândula suprarrenal. No coração, o estresse elevado da parede aumenta em várias vezes a síntese da vasopressina e pode contribuir para o comprometimento do relaxamento ventricular e para a vasoconstrição coronariana. A síntese da vasopressina na medula suprarrenal estimula a secreção de catecolaminas das células cromafins e pode promover o crescimento cortical da suprarrenal e estimular a síntese de aldosterona.

Regulação da secreção de vasopressina

Hiperosmolalidade A elevação da osmolalidade plasmática é o principal estímulo fisiológico para a secreção de vasopressina pela neuro-hipófise. O limiar da osmolalidade para a secreção é de cerca de 280 mOsm/kg. Abaixo do limiar, a vasopressina no plasma é quase indetectável, e acima do limiar, os níveis representam uma função acentuada e relativamente linear da osmolalidade plasmática. De fato, uma elevação de 2% na osmolalidade do plasma provoca um aumento de 2 a 3 vezes nos níveis plasmáticos de vasopressina, que, por sua vez, provoca um aumento na reabsorção de água sem soluto, com aumento na osmolalidade. Aumentos acima de 290 mOsm/kg na osmolalidade plasmática levam a um intenso desejo por água (sede). Assim, o sistema da vasopressina permite que o organismo tenha períodos mais longos sem sede e, quando não houver disponibilidade de água, que o organismo

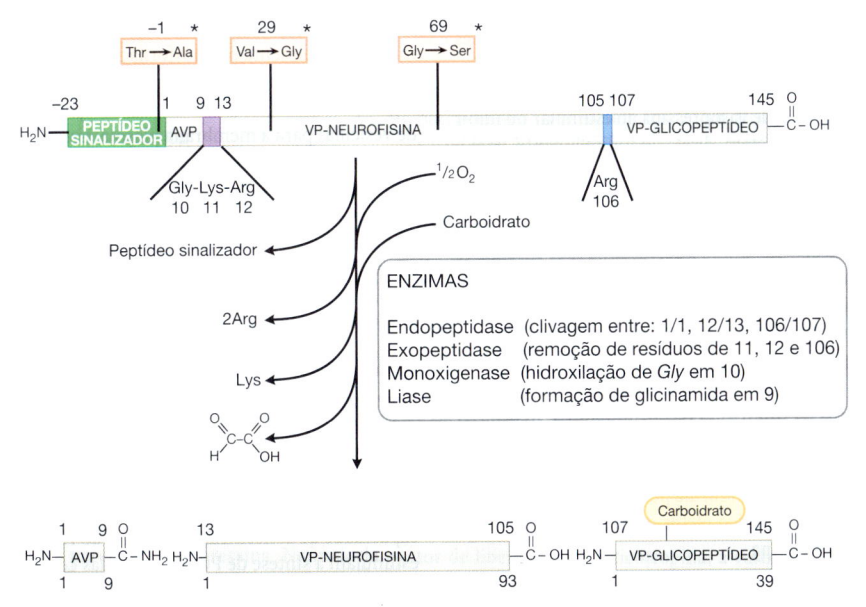

Figura 29-10 *Processamento do pré-pró-hormônio da arginina-vasopressina (AVP) humano. Mais de 40 mutações no único gene do cromossomo 20 que codifica o pré-pró-hormônio da AVP dão origem ao DI central. *Os retângulos indicam mutações que levam ao DI central. DI, diabetes insípido; VP, vasopressina.*

geralmente controlam bem a poliúria e a polidipsia. Alguns pacientes experimentam DI temporário (p. ex., com lesão na cabeça ou cirurgia na área da hipófise); entretanto, para a maioria dos pacientes com DI, a terapia é vitalícia. A *desmopressina* é o fármaco de escolha para a grande maioria dos pacientes. A duração do efeito de uma dose única intranasal é de 6 a 20 horas, e a administração de 2 vezes/dia é eficiente na maioria dos pacientes. A dose intranasal comum em adultos é de 10 a 40 μg/dia, com uma dose única ou dividida em 2 ou 3 doses. Tendo em vista o alto custo do fármaco e a importância de evitar a intoxicação hídrica, o esquema de administração deve ser ajustado para a menor quantidade necessária. Em alguns pacientes, a rinite alérgica crônica ou outra patologia nasal pode impedir a absorção confiável do peptídeo após a administração nasal. A administração oral de *desmopressina* em doses de 0,1 a 1,2 mg/dia produz níveis sanguíneos adequados do fármaco para controlar a poliúria. A administração subcutânea ou intravenosa de 2 a 4 μg/dia de *desmopressina* também é efetiva no DI central.

A *vasopressina* tem pouco espaço – quando tem – na terapia prolongada do DI por causa da sua curta duração de ação e dos efeitos adversos mediados pelo receptor V_1. Ela pode ser usada como alternativa à *desmopressina* na avaliação inicial do diagnóstico de pacientes com suspeita de DI e para controlar a poliúria em pacientes com DI que foram recentemente submetidos a cirurgia ou que tiveram trauma craniano. Nessas circunstâncias, a poliúria pode ser temporária, e os agentes de longa ação podem produzir intoxicação por água.

A *desmopressina* é usada em distúrbios hemorrágicos. Na maioria dos pacientes com doença de von Willebrand (DvW) tipo I e em alguns com DvW tipo IIn, a *desmopressina* eleva o fator de von Willebrand e diminui o tempo de sangramento. Entretanto, a *desmopressina* geralmente não é efetiva em pacientes com DvW dos tipos IIa, IIb e III. Ela pode provocar trombocitopenia transitória acentuada em pessoas com DvW tipo IIb e é contraindicada para esses pacientes. Ela também aumenta os níveis do fator VIII em pacientes com hemofilia A leve a moderada e não é indicada para pacientes com hemofilia A grave, hemofilia B ou com anticorpos antifator VIII. Em pacientes com insuficiência renal, a *desmopressina* encurta o tempo de sangramento e aumenta os níveis circulantes da atividade coagulante do fator VIII do antígeno relacionado ao fator VIII e do cofator ristocetina. Ela também induz o surgimento de multímeros maiores do fator de von Willebrand. A *desmopressina* é efetiva em alguns pacientes com distúrbios hemorrágicos induzidos por cirrose ou medicamentos (p. ex., *heparina*, *hirudina* e agentes antiplaquetários). A *desmopressina* administrada por via intravenosa em uma dose de 0,3 μg/kg aumenta o fator VIII e o fator de von Willebrand por mais de 6 horas. Ela pode ser administrada a intervalos de 12 a 24 horas, dependendo da resposta clínica e da gravidade do sangramento. A taquifilaxia à *desmopressina* geralmente ocorre após vários dias (graças à depleção dos locais de estoque do fator VIII e do fator de von Willebrand) e limita sua utilidade na preparação pré-operatória, no sangramento pós-operatório, no sangramento menstrual excessivo e em situações de emergência.

Outra aplicação terapêutica mediada pelos receptores V_2 é o uso de *desmopressina* para a enurese noturna primária. A administração de comprimidos de *desmopressina* ao deitar fornece uma alta taxa de resposta, que é mantida com uso prolongado e acelera a taxa de cura. A forma intranasal não é mais recomendada para o tratamento da enurese noturna primária, devido ao risco aumentado de hiponatremia. A *desmopressina* também alivia a cefaleia que ocorre após punção lombar, provavelmente ao provocar retenção de água e, assim, facilitar o rápido equilíbrio de líquidos no SNC.

ADME

Quando administradas por via oral, a *vasopressina* e a *desmopressina* são rapidamente ativadas pela tripsina. A inativação por peptidases em vários tecidos (particularmente hepático e renal) resulta em uma $t_{1/2}$ plasmática da *vasopressina* de 17 a 35 minutos. Após injeção intramuscular ou subcutânea, os efeitos antidiuréticos da *vasopressina* persistem por 2 a 8 horas. A $t_{1/2}$ da *desmopressina* é de 75 minutos a 3,5 horas.

Toxicidade, efeitos adversos, contraindicações, interações medicamentosas

A maioria dos efeitos adversos é mediada pela ativação do receptor V_1 no músculo liso GI e vascular, e consequentemente esses efeitos adversos são muito menos comuns e menos graves com a *desmopressina* do que com a *vasopressina*. Após a injeção de grandes doses de *vasopressina*, é comum observar palidez facial acentuada causada pela vasoconstrição cutânea. É provável que o aumento da atividade intestinal provoque náuseas, eructação, cólicas e urgência de defecar. A *vasopressina* deve ser administrada com extrema cautela a indivíduos que sofrem de doença vascular, particularmente doença arterial coronariana. Outras complicações cardíacas incluem arritmia e débito cardíaco reduzido. Foram detectadas vasoconstrição periférica e gangrena em pacientes que receberam altas doses de *vasopressina*.

O principal efeito adverso mediado pelos receptores V_2 é a intoxicação por água. Muitos fármacos, incluindo *carbamazepina*, *clorpropamida*, *morfina*, antidepressivos tricíclicos e AINE, podem potencializar os efeitos antidiuréticos desses peptídeos. Vários fármacos, como o Li^+ e a *demeclociclina*, ou ainda o *etanol*, podem atenuar a resposta antidiurética à *desmopressina*. A *desmopressina* e a *vasopressina* devem ser usadas com cuidado em doenças nas quais um rápido aumento na água extracelular possa apresentar riscos (p. ex., angina, hipertensão e insuficiência cardíaca) e não devem ser usadas em pacientes com insuficiência renal aguda. Pacientes que recebem *desmopressina* para manter a hemostase devem ser orientados a reduzir a ingestão de líquidos. É imperativo que esses peptídeos também não sejam administrados a pacientes com polidipsia primária ou psicogênica, porque eles podem desenvolver hiponatremia grave. Rubor facial leve e cefaleias são os efeitos adversos mais comuns. Podem ocorrer reações alérgicas que variam desde urticária a anafilaxia com *desmopressina* ou *vasopressina*. A administração intranasal pode provocar efeitos adversos locais na passagem nasal, como edema, rinorreia, congestão, irritação, prurido e ulceração.

Uso clínico de antagonistas da vasopressina

A Tabela 29-9 fornece um resumo da seletividade dos antagonistas do receptor de vasopressina. Apenas a *tolvaptana* e a *conivaptana* estão atualmente disponíveis nos Estados Unidos.

Usos terapêuticos

Quando o rim percebe uma redução no volume de sangue arterial (em doenças como ICC, cirrose e nefrose), a AVP perpetua um estado de excesso corporal total de água e sal. Os antagonistas do receptor V_2, ou "aquaréticos", podem ter um papel terapêutico nessas condições, especialmente em pacientes com hiponatremia concomitante. Eles também são eficientes na hiponatremia associada à SIADH. Os aquaréticos aumentam a excreção renal de água livre com pouca ou nenhuma mudança na excreção de eletrólitos. Como não afetam a reabsorção de Na^+, eles não estimulam o mecanismo da retroalimentação tubuloglomerular com sua consequente redução da TFG associada.

A *tolvaptana* é um antagonista seletivo do receptor V_2 oral aprovado pela FDA para hiponatremia hipervolêmica e euvolêmica significativa. A *tolvaptana* também está aprovada para retardar o declínio da função renal em adultos com risco de doença renal policística autossômica dominante rapidamente progressiva. A *conivaptana* é um antagonista não seletivo dos receptores V_{1a}/V_2 aprovado pela FDA para o tratamento de pacientes hospitalizados com hiponatremia hipervolêmica ou euvolêmica. Está disponível apenas para infusão intravenosa. Em pacientes com insuficiência cardíaca, os antagonistas do receptor V_2 melhoram a descongestão e o nível sérico de sódio e, em curto prazo, proporcionam uma melhora sintomática (Vinod et al., 2017); entretanto, isso não se traduz em uma melhora em curto ou em longo prazo dos resultados clínicos importantes, como mortalidade e hospitalização (Gunderson et al., 2019). A interação da *tolvaptana* com diuréticos de alça atualmente está sendo estudada em vários ensaios clínicos (Gunderson et al., 2019).

ADME

A *tolvaptana* tem uma $t_{1/2}$ de 2,8 a 12 horas e menos de 1% é excretado na urina. Ela é um substrato e inibidor da glicoproteína P e é totalmente eliminada pelo metabolismo da CYP3A4. A *conivaptana* se liga altamente às proteínas, possui $t_{1/2}$ de eliminação terminal de 5 a 12 horas, é metabolizada pela CYP3A e é parcialmente excretada pelos rins.

Toxicidade, efeitos adversos, contraindicações, interações medicamentosas

O efeito adverso mais perigoso dos antagonistas dos receptores V_2 se deve à sua ação farmacológica no aumento da excreção de água livre. Essa ação pode corrigir a hiponatremia com rapidez excessiva, com consequências graves e até mesmo fatais (síndrome de desmielinização osmótica). Com efeito, a *tolvaptana* tem uma advertência em tarja preta para a correção excessivamente rápida da hiponatremia e uma recomendação para iniciar o tratamento em um hospital com capacidade de monitoração rigorosa do Na^+ sérico. Os antagonistas dos receptores V_2 não devem ser usados com solução fisiológica hipertônica. O antagonismo dos receptores V_2 também pode causar poliúria, o que provavelmente explica a incidência aumentada de desidratação, hipotensão, tontura, pirexia, aumento da sede e xerostomia com essa classe de fármacos. Tanto a *tolvaptana* quanto a *conivaptana* podem causar efeitos adversos GI. A *tolvaptana* pode provocar lesão hepática e, por esse motivo, sua administração geralmente deve ser limitada a 30 dias, e o fármaco não deve ser usado em pacientes com doença hepática. Tanto a *tolvaptana* quanto a *conivaptana* podem induzir cefaleias, hipopotassemia e hiperglicemia, e ambas são contraindicadas em caso de anúria (sem benefício) e para pacientes em uso de fármacos que inibem a CYP3A4 (p. ex., *claritromicina*, *cetoconazol*). A *tolvaptana* e a *conivaptana* estão contraindicadas na hiponatremia hipovolêmica. A *tolvaptana* pode aumentar a taxa de hiperpotassemia quando administrada com inibidores da enzima conversora de angiotensina, bloqueadores dos receptores de angiotensina e diuréticos poupadores de potássio.

RESUMO: Diuréticos e agentes que regulam a excreção renal

Fármacos	Principais usos terapêuticos	Farmacologia clínica e dicas
Inibidores da anidrase carbônica		
Acetazolamida Diclorfenamida	• Glaucoma • Epilepsia • Doença da altitude • Resistência aos diuréticos • Alcalose metabólica • Paralisia periódica familiar	• Ineficaz como monoterapia diurética, visto que os efeitos na excreção renal são autolimitados • A diclorfenamida é o fármaco de escolha para a paralisia periódica familiar
Diuréticos osmóticos		
Manitol	• Pressão intraocular elevada • Pressão intracraniana elevada • Síndrome de desequilíbrio da diálise • Diagnóstico de hiper-reatividade brônquica • Irrigação urológica • Tratamento de algumas superdosagens • Fibrose cística em adultos	• Frequentemente usado no tratamento ou na prevenção de lesões renais agudas, eficácia não estabelecida • A expansão do volume de líquido extracelular pode causar edema pulmonar
Inibidores do simporte de Na^+-K^+-$2Cl^-$ (diuréticos de alça; diuréticos de alta potência)		
Ácido etacrínico Bumetanida Furosemida Torasemida	• Edema pulmonar agudo • Edema associado a ICC, cirrose hepática, doença renal crônica e síndrome nefrótica • Hiponatremia • Hipercalcemia • Hipertensão	• Necessidade de doses mais altas na presença de comprometimento da função renal • A torasemida é superior à furosemida na insuficiência cardíaca • Risco aumentado de ototoxicidade com o ácido etacrínico em comparação com outros diuréticos de alça • Risco de hipopotassemia e arritmia quando combinados com fármacos que prolongam o QT • Ácido etacrínico como primeira escolha na alergia às sulfonamidas
Inibidores do simporte de Na^+-Cl^- (diuréticos tiazídicos)		
Tipo tiazida Clorotiazida Hidroclorotiazida Meticlotiazida (não disponível nos Estados Unidos) *Semelhantes às tiazidas* Clortalidona Indapamida Metolazona	• Hipertensão • Edema associado a ICC, cirrose hepática, doença renal crônica e síndrome nefrótica • DI nefrogênico	• Entre as primeiras escolhas para tratamento da hipertensão • Os diuréticos semelhantes às tiazidas têm meias-vidas mais longas do que os fármacos tipo tiazida e, portanto, podem ser superiores para a hipertensão • Necessidade de doses mais altas para o tratamento de edema em pacientes com comprometimento da função renal • Frequentemente combinados com um diurético de alça para obter "bloqueio sequencial" do transporte tubular • Risco de hipopotassemia e arritmia quando combinados com fármacos que prolongam o QT • Provocam distúrbios metabólicos (p. ex., níveis plasmáticos elevados de glicose e colesterol) • Podem causar hiponatremia grave em alguns pacientes

(continua)

RESUMO: Diuréticos e agentes que regulam a excreção renal (*continuação*)

Fármacos	Principais usos terapêuticos	Farmacologia clínica e dicas
Inibidores dos canais de Na⁺ do epitélio renal (diuréticos poupadores de K⁺)		
Amilorida Triantereno	• Hipertensão • Edema associado a ICC, cirrose hepática e doença renal crônica • Síndrome de Liddle • DI nefrogênico induzido por lítio	• Baixa eficácia como monoterapia para edema • Frequentemente combinados com diuréticos de alça ou tiazídicos para prevenir a hipopotassemia e aumentar a diurese • Risco de hiperpotassemia na insuficiência renal ou quando combinados com inibidores da enzima conversora de angiotensina ou antagonistas dos receptores de angiotensina
Antagonistas dos receptores de mineralocorticoides (antagonistas da aldosterona; diuréticos poupadores de K⁺)		
Eplerenona Espironolactona Finerenona (antagonista não esteroide dos MR)	• Hipertensão • Edema associado a ICC, cirrose hepática e doença renal crônica • Hiperaldosteronismo primário • Infarto agudo do miocárdio (eplerenona) • Insuficiência cardíaca (em combinação com terapia-padrão) • Síndrome dos ovários policísticos • Doença renal crônica em pacientes diabéticos (finerenona)	• Os níveis de aldosterona endógena determinam a eficácia • Podem ser combinados com diuréticos de alça ou tiazídicos para prevenir a hipopotassemia e aumentar a diurese • Diuréticos de escolha para a hipertensão devido ao hiperaldosteronismo primário e para o edema devido ao aldosteronismo secundário (p. ex., insuficiência cardíaca, cirrose hepática) • A finerenona reduz a mortalidade cardiovascular e o declínio da função renal em pacientes com diabetes • Alto risco de hiperpotassemia na insuficiência renal crônica • A eplerenona e a finerenona estão contraindicadas em combinação com potentes inibidores da CYP3A4 (p. ex., cetoconazol, itraconazol) • O metabólito ativo da espironolactona tem meia-vida longa, exigindo ajuste lento da dose (no decorrer de vários dias)
Antagonistas do simporte de sódio e glicose (inibidores de SGLT2; gliflozinas)		
Canagliflozina Dapagliflozina Empagliflozina, outros	• Diabetes melito tipo 2 • Insuficiência cardíaca com redução da fração de ejeção	• Redução da mortalidade cardiovascular e declínio da função renal em pacientes com diabetes • Aumentam a natriurese induzida por diuréticos de alça • Fascite necrosante do períneo de ocorrência rara • Metabolismo hepático, meia-vida longa
Agonistas do receptor da vasopressina		
Agonista do receptor V₁ Vasopressina	• Distensão abdominal pós-operatória • Radiografia de abdome • Sangramento • Parada cardíaca • Choque hipovolêmico	• Contraindicada para DI nefrogênico • Não deve ser usada para terapia prolongada do DI central • Usar com extrema cautela em pacientes com doença vascular
Agonista do receptor V₂ Desmopressina (DDAVP)	• DI central • Enurese noturna primária • Prevenção da perda de sangue em pacientes com distúrbios hemorrágicos específicos	• Contraindicada para o DI nefrogênico • Fármaco de escolha para o DI central • Pode ser administrada por via oral em altas doses • O principal efeito adverso é a intoxicação por água
Antagonistas do receptor da vasopressina		
Conivaptana Tolvaptana	• Tratamento de hiponatremia hipervolêmica e euvolêmica	• Risco de correção excessivamente rápida, com graves consequências (síndrome de desmielinização osmótica) • Necessidade de monitoração rigorosa do nível sérico de Na⁺

Referências

Ansary TM, et al. Diuretic effects of sodium glucose cotransporter 2 inhibitors and their influence on the renin-angiotensin system. *Int J Mol Sci*, **2019**, *20*:629.

Ansary TM, et al. Responses of renal hemodynamics and tubular functions to acute sodium-glucose cotransporter 2 inhibitor administration in non-diabetic anesthetized rats. *Sci Rep*, **2017**, *7*:9555.

Bakris GL, et al. Effect of finerenone on chronic kidney disease outcomes in type 2 diabetes. *N Engl J Med*, **2020**, *383*:2219–2229.

Bauersachs J, et al. Mineralocorticoid receptor activation and mineralocorticoid receptor antagonist treatment in cardiac and renal diseases. *Hypertension*, **2015**, *65*:257–263.

Benarroch EE. Oxytocin and vasopressin: social neuropeptides with complex neuromodulatory functions. *Neurology*, **2013**, *80*:1521–1528.

Bernstein PL, Ellison DH. Diuretics and salt transport along the nephron. *Semin Nephrol*, **2011**, *31*:475–482.

Brater DC. Diuretic therapy. *N Engl J Med*, **1998**, *339*:387–395.

Brown J, et al. Spironolactone versus placebo or in combination with steroids for hirsutism and/or acne. *Cochrane Database Syst Rev*, **2009**, *2*:CD000194.

Brown MJ, et al. Effect of amiloride, or amiloride plus hydrochlorothiazide, versus hydrochlorothiazide on glucose tolerance and blood pressure (PATHWAY-3): a parallel-group, double-blind randomized phase 4 trial. *Lancet Diabetes Endocrinol*, **2016**, *4*:136–147.

Bruderer S, et al. Use of diuretics and risk of incident gout: a population-based case--control study. *Arthritis Rheumatol*, **2014**, *66*:185–196.

Buggey J, et al. A reappraisal of loop diuretic choice in heart failure patients. *Am Heart J*, **2015**, *169*:323–333.

Cheng CJ, et al. Emerging targets of diuretic therapy. *Clin Pharmacol Ther*, **2017**, *102*:420–435.

Cherney DZ, et al. Renal hemodynamic effect of sodium-glucose cotransporter 2 inhibition in patients with type 1 diabetes mellitus. *Circulation*, **2014**, *129*:587–597.

Cox ZL, Testani JM. Loop diuretic resistance complicating acute heart failure. *Heart Fail Rev*, **2020**, *25*:133–145.

D'Elia E, Krum H. Mineralocorticoid antagonists in heart failure. *Heart Fail Clin*, **2014**, *10*:559–564.

Demiselle J, et al. Vasopressin and its analogues in shock states: a review. *Ann Intensive Care*, **2020**, *10*(1):9.

Edelmann F, et al. Effect of spironolactone on diastolic function and exercise capacity in patients with heart failure with preserved ejection fraction: the Aldo-DHF randomized controlled trial. *JAMA*, **2013**, *309*:781–791.

Ellison DH. Clinical pharmacology in diuretic use. *Clin J Am Soc Neprhol*, **2019**, *14*:1248–1257.

Faris R, et al. Current evidence supporting the role of diuretics in heart failure: a meta analysis of randomised controlled trials. *Int J Cardiol*, **2002**, *82*: 149–158.

Filippatos G, et al. Finerenone and cardiovascular outcomes in patients with chronic kidney disease and type 2 diabetes. *Circulation*, **2021**, *143*:540–552.

Flatt DM, et al. Mineralocorticoid receptor antagonists in the management of heart failure and resistant hypertension. *JAMA Cardiol*, **2016**, *1*:607–612.

Garcia ML, Kaczorowski GJ. Targeting the inward-rectifier potassium channel ROMK in cardiovascular disease. *Curr Opin Pharmacol*, **2014**, *15*:1–6.

Griffin M, et al. Empagliflozin in heart failure: diuretic and cardiorenal effects. *Circulation*, **2020**, *142*:1028–1039.

Grimm RH Jr, et al. Long-term effects on sexual function of five antihypertensive drugs and nutritional hygienic treatment in hypertensive men and women. Treatment of Mild Hypertension Study (TOMHS). *Hypertension*, **1997**, *29*:8–14.

Gunderson EG, et al. Tolvaptan for volume management in heart failure. *Pharmacotherapy*, **2019**, *39*:473–485.

Gupta B, et al. Vasopressors: do they have any role in hemorrhagic shock? *J Anaesthesiol Clin Pharmacol*, **2017**, *33*(1):3–8.

Iovino M, et al. Molecular mechanisms involved in the control of neurohypophyseal hormones secretion. *Curr Pharm Des*, **2014**, *20*:6702–6713.

Jackson EK, et al. 8-Aminoguanine induces diuresis, natriuresis, and glucosuria by inhibiting purine nucleoside phosphorylase and reduces potassium excretion by inhibiting Rac1. *J Am Heart Assoc*, **2018**, *7*:e010085.

Jackson EK, et al. 8-Aminoguanosine and 8-aminoguanine exert diuretic, natriuretic, glucosuric and antihypertensive activity. *J Pharmacol Exp Ther*, **2016**, *359*: 420–435.

Karami M, et al. Vasopressors and inotropes in acute myocardial infarction related cardiogenic shock: a systematic review and meta-analysis. *J Clin Med*, **2020**, *9*(7):2051.

Kellenberger S, Schild L. International Union of Basic and Clinical Pharmacology. XCI. Structure, function, and pharmacology of acid-sensing ion channels and the epithelial Na^+ channel. *Pharmacol Rev*, **2015**, *67*:1–35.

Kishore BK, Ecelbarger CM. Lithium: a versatile tool for understanding renal physiology. *Am J Physiol Renal Physiol*, **2013**, *304*:F1139–F1149.

Kortenoeven MLA, et al. Amiloride blocks lithium entry through the sodium channel thereby attenuating the resultant nephrogenic diabetes insipidus. *Kidney Int*, **2009**, *76*:44–53.

Kortenoeven MLA, et al. Demeclocycline attenuates hyponatremia by reducing aquaporin-2 expression in the renal inner medulla. *Am J Physiol Renal Physiol*, **2013**, *305*:F1705–F1718.

Layek A, et al. Efficacy of vasopressin during cardio-pulmonary resuscitation in adult patients: a meta-analysis. *Resuscitation*, **2014**, *85*:855–863.

Li S, et al. Effects of spironolactone in heart failure with preserved ejection fraction: a meta-analysis of randomized controlled trials. *Medicine*, **2018**, *97*:e11942.

Liang W, et al. Comparison of thiazide-like diuretics versus thiazide-type diuretics: a meta-analysis. *J Cell Mol Med*, **2017**, *21*:2634–2642.

McMurray JJV, et al. Dapagliflozin in patients with heart failure and reduced ejection fraction. *N Engl J Med*, **2019**, *381*:1995–2008.

Mullens W, et al. The use of diuretics in heart failure with congestion: a position statement from the Heart Failure Association of the European Society of Cardiology. *Eur J Heart Fail*, **2019**, *21*:137–155.

Neal B, et al. Canagliflozin and cardiovascular and renal events in type 2 diabetes. *N Engl J Med*, **2017**, *377*:644–657.

Nejsum LN. The renal plumbing system: aquaporin water channels. *Cell Mol Life Sci*, **2005**, *62*:1692–1706.

Neuen BL, et al. SGLT2 inhibitors for the prevention of kidney failure in patients with type 2 diabetes: a systematic review and meta-analysis. *Lancet Diabetes Endocrinol*, **2019**, *7*:845–854.

Ni L, et al. SGLT2i: beyond the glucose-lowering effect. *Cardiovasc Diabetol*, **2020**, *19*:98.

Nigwekar SU, Waikar SS. Diuretics in acute kidney injury. *Semin Nephrol*, **2011**, *31*:523–534.

Nirdé P, et al. Antimineralocorticoid 11β-substituted spironolactones exhibit androgen receptor agonistic activity: a structure function study. *Mol Pharmacol*, **2001**, *59*:1307–1313.

O'Connor CM, et al. Effect of nesiritide in patients with acute decompensated heart failure. *N Engl J Med*, **2011**, *365*:32–43.

Olde Engberink RHG, et al. Effects of thiazide-type and thiazide-like diuretics on cardiovascular events and mortality: systematic review and meta-analysis. *Hypertension*, **2015**, *65*:1033–1040.

Petrie MC, et al. Effect of dapagliflozin on worsening heart failure and cardiovascular death in patients with heart failure with and without diabetes. *JAMA*, **2020**, *323*:1353–1368.

Pitt B, et al. Spironolactone for heart failure with preserved ejection fraction. *N Engl J Med*, **2014**, *370*:1383–1392.

Potter LR. Natriuretic peptide metabolism, clearance and degradation. *FEBS J*, **2011**, *278*:1808–1817.

Ritchie ND, et al. Acetazolamide for the prevention of acute mountain sickness—a systematic review and meta-analysis. *J Travel Med*, **2012**, *19*:298–307.

Rodenburg EM, et al. Thiazide-associated hyponatremia: a population-based study. *Am J Kidney Dis*, **2013**, *62*:67–72.

Ronchetti S, et al. GILZ as a mediator of the anti-inflammatory effects of glucocorticoids. *Front Endocrinol (Lausanne)*, **2015**, *6*:170.

Ronzaud C, Staub O. Ubiquitylation and control of renal Na^+ balance and blood pressure. *Physiology*, **2014**, *29*:16–26.

Roush GC, et al. Head-to-head comparisons of hydrochlorothiazide with indapamide and chlorthalidone: antihypertensive and metabolic effects. *Hypertension*, **2015**, *65*:1041–1046.

Sarzani R, et al. Sodium-glucose co-transporter-2 inhibitors: peculiar "hybrid" diuretics that protect from target organ damage and cardiovascular events. *Nutr Metab Cardiovasc Dis*, **2020**, *30*:1622–1632.

Scheen AJ. Type 2 diabetes and thiazide diuretics. *Curr Diab Rep*, **2018**, *18*:6.

Scozzafava A, Supuran CT. Glaucoma and the applications of carbonic anhydrase inhibitors. *Subcell Biochem*, **2014**, *75*:349–359.

Shi R, et al. Vasopressors in septic shock: which, when, and how much? *Ann Transl Med*, **2020**, *8*(12):794.

Skrtić M, et al. Characterisation of glomerular haemodynamic responses to SGLT2 inhibition in patients with type 1 diabetes and renal hyperfiltration. *Diabetologia*, **2014**, *57*:2599–2602.

Sundar S, Dickinson PD. Spironolactone, a possible selective androgen receptor modulator, should be used with caution in patients with metastatic carcinoma of the prostate. *BMJ Case Rep*, **2012**, *25*:2012.

Tamargo J, et al. Diuretics in the treatment of hypertension. Part 1: thiazide and thiazide-like diuretics. *Expert Opin Pharmacother*, **2014**, *15*:527–547.

Vallentin MF, et al. Drugs during cardiopulmonary resuscitation. *Curr Opin Crit Care*, **2020**, *26*:242–250.

Vinod P, et al. Cardiorenal syndrome: role of arginine vasopressin and vaptans in heart failure. *Card Res*, **2017**, *8*:87–95.

Wakai A, et al. Mannitol for acute traumatic brain injury. *Cochrane Database Syst Rev*, **2013**, *8*:CD001049.

Welling PA. Regulation of renal potassium secretion: molecular mechanisms. *Semin Nephrol*, **2013**, *33*:215–228.

Wilcox CS, et al. Pathophysiology of diuretic resistance and its implications for the management of chronic heart failure. *Hypertension*, **2020**, *76*:1045–1054.

Wile D. Diuretics: a review. *Ann Clin Biochem*, **2012**, *49*:419–431.

Wiviott SD, et al. Dapagliflozin and cardiovascular outcomes in type 2 diabetes. *N Engl J Med*, **2019**, *380*:347–357.

Zinman B, et al. Empagliflozin, cardiovascular outcomes, and mortality in type 2 diabetes. *N Engl J Med*, **2015**, *373*:2117–2128.

Capítulo 30 | Renina e angiotensina

Krishna Sriram e Paul A. Insel

SISTEMA RENINA-ANGIOTENSINA
- SRA clássico
- Novos paradigmas do SRA

COMPONENTES DO SISTEMA RENINA-ANGIOTENSINA
- Renina
- Controle da secreção de renina
- Angiotensinogênio
- Enzima conversora de angiotensina
- Enzima conversora de angiotensina 2
- Vias alternativas para a biossíntese de angiotensina II
- Peptídeos de angiotensina e seus receptores
- Sistema renina-angiotensina local (tecidual)
- Receptor (pró)renina

FUNÇÕES E EFEITOS DA ANGIOTENSINA II
- Mecanismos de aumento da resistência periférica total pela angiotensina II
- Mecanismos de regulação da função renal pela angiotensina II
- Mecanismos de alteração da estrutura cardiovascular pela angiotensina II
- Papel do SRA na manutenção em longo prazo da pressão arterial, apesar de variações extremas na ingestão alimentar de Na$^+$
- SRA nas infecções da SARS e biopatologia pulmonar
- Efeitos do SRA nas células imunes

INIBIDORES DO SISTEMA RENINA-ANGIOTENSINA
- Novos agentes direcionados para a via SRA
- Inibidores da enzima conversora de angiotensina
- Bloqueadores dos receptores de angiotensina II
- Inibidores diretos da renina (IDR)

Sistema renina-angiotensina

O SRA participa da fisiopatologia de inúmeros distúrbios clínicos, como nefropatia diabética, hipertensão, insuficiência cardíaca congestiva e IAM. Essa atuação levou à realização de estudos extensos do SRA e ao desenvolvimento de diversas maneiras para inibir suas ações. Neste capítulo, são discutidas a fisiologia, a bioquímica e a biologia molecular e celular dos componentes clássicos e novos e das vias do SRA. O capítulo também descreve a farmacologia e a utilidade dos fármacos que inibem o SRA. As aplicações terapêuticas dos fármacos descritos neste capítulo também são discutidas nos Capítulos 31 a 33. O SRA algumas vezes é identificado como sistema renina-angiotensina-aldosterona. A *aldosterona*, um mineralocorticoide, é discutida no Capítulo 50.

HISTÓRICO

Em 1898, Tiegerstedt e Bergman descobriram que extratos salinos do rim (ren-) continham uma substância pressora, a qual deram o nome de *renina*. Em 1934, Goldblatt e colaboradores demonstraram que a constrição das artérias renais produzia hipertensão persistente em cães. Em 1940, Braun-Menéndez e colaboradores, na Argentina, e Page e Helmer, nos Estados Unidos, relataram que a renina era uma enzima que atuava sobre um substrato proteico plasmático para catalisar a formação de um peptídeo pressor, ao qual os pesquisadores argentinos deram o nome de *hipertensina*, enquanto Page e Helman deram o nome de *angiotonina*. Por fim, esse peptídeo recebeu o novo nome de *angiotensina*, e seu substrato plasmático foi denominado *angiotensinogênio*.

Na década de 1950, foram identificadas duas formas de Ang: um decapeptídeo (AngI) e um octapeptídeo (AngII) formado pela clivagem da AngI pela ECA, uma metaloproteinase de zinco descoberta por Skeggs, em 1956. A AngII era a forma mais ativa; a sua síntese por Schwyzer e Bumpus, em 1957, a tornou disponível para estudo. Posteriormente, pesquisas demonstraram que os rins constituem um importante local de ação da aldosterona; a angiotensina estimula a sua produção nos seres humanos, e a secreção de renina aumenta com a depleção de Na$^+$. Por conseguinte, o SRA passou a ser reconhecido como um mecanismo que estimula a síntese e a secreção de aldosterona, assim como um importante mecanismo homeostático na regulação da PA e da composição eletrolítica.

No início da década de 1970, foram descobertos polipeptídeos que inibem a formação da AngII ou que bloqueiam seus receptores. Esses inibidores revelaram que o SRA desempenha importantes funções fisiológicas e fisiopatológicas, o que inspirou o desenvolvimento de uma classe eficaz de agentes anti-hipertensivos: os IECA ativos por via oral. Estudos realizados com IECA revelaram os papéis do SRA na fisiopatologia da hipertensão, da insuficiência cardíaca, da doença vascular e da insuficiência renal. Subsequentemente, foram desenvolvidos antagonistas seletivos e competitivos dos receptores de AngII, incluindo a *losartana*, o primeiro antagonista não peptídico do receptor de AngII ativo por via oral, altamente seletivo e potente (Dell'Italia, 2011). Foram desenvolvidos muitos outros antagonistas dos receptores de AngII, seguidos do *alisquireno*, um inibidor direto da renina.

SRA clássico

Por meio das ações da AngII, o SRA participa da regulação da pressão arterial (PA), da liberação de aldosterona, da reabsorção de Na$^+$ dos túbulos renais, da homeostase dos eletrólitos e líquidos e da remodelação cardiovascular. A AngII é derivada do angiotensinogênio por meio de duas etapas proteolíticas. Na primeira, a enzima renina, que é liberada na circulação pelas células JG – células musculares lisas especializadas nas arteríolas glomerulares dos rins – cliva o decapeptídeo AngI da extremidade aminoterminal do angiotensinogênio (substrato da renina). Em seguida, a ECA (também referida como ECA1 para maior clareza), localizada no revestimento de células endoteliais dos vasos sanguíneos (e em outros tipos de células por todo o corpo), remove o dipeptídeo carboxiterminal da AngI para produzir o octapeptídeo AngII. Outras enzimas, em particular a quimase (expressa nos mastócitos e miócitos cardíacos, entre outras células), também participam da conversão da AngI em AngII. A Figura 30-1 fornece um resumo dessas etapas enzimáticas. A AngII atua por meio de sua ligação a dois GPCR distintos que atravessam sete

Ac-SDKP: *N*-acetil-seril-aspartil-lisil-prolina
ACTH: corticotropina (anteriormente hormônio adrenocorticotrópico)
AINE: anti-inflamatório não esteroide
AMPc: AMP cíclico
Ang: angiotensina
APRI: aminopeptidase regulada pela insulina
ARP: atividade da renina plasmática
BRA: bloqueador do receptor de angiotensina
CoV: coronavírus
Covid-19: doença por coronavírus 2019
COX: cicloxigenase
CRP: concentração de renina plasmática
ECA: enzima conversora de angiotensina
FSR: fluxo sanguíneo renal
GI: gastrintestinal
GPCR: receptor acoplado à proteína G
IAM: infarto agudo do miocárdio
ICFER: insuficiência cardíaca com fração de ejeção reduzida
IDR: inibidor direto da renina
IECA: inibidor da enzima conversora de angiotensina
iRAN: inibidores do receptor de angiotensina-neprilisina
JG: justaglomerular
LDL: lipoproteína de baixa densidade
MD: mácula densa
MEC: matriz extracelular
MRGPRD: receptor D acoplado à proteína G relacionado ao Mas
NE: norepinefrina
NO: óxido nítrico
NOS: óxido nítrico-sintase
PA: pressão arterial
PG: prostaglandina
PRR: receptor da (pró)renina
ROS: espécies reativas de oxigênio
RPT: resistência periférica total
SARA: síndrome da angústia respiratória aguda
SARS: síndrome respiratória aguda grave
SRA: sistema renina-angiotensina
TFG: taxa de filtração glomerular
TGF: fator de crescimento transformador

vezes a membrana, o AT_1 (também conhecido como AGTR1) e o AT_2 (também conhecido como AGTR2). Acredita-se que o AGTR1, o mais amplamente expresso e estudado dos GPCR da AngII, medeia a maioria dos efeitos fisiológicos e fisiopatológicos mediados pelo SRA. Por conseguinte, o eixo renina-ECA-AGTR1 representa uma importante oportunidade para intervenção farmacológica. Os efeitos da sinalização de ECA-AngII-AGTR1 são contrabalançados pelas ações da ECA2, que converte a AngI e a AngII em outros peptídeos de angiotensina, cujas ações geralmente se opõem àquelas da AngII. O AGTR2 é amplamente expresso em muitos tipos de células/tecidos por todo o corpo, particularmente na vasculatura, no coração, no tecido adiposo e em vários tecidos endócrinos.

Novos paradigmas do SRA

As descobertas sobre o SRA indicaram que não se tratava apenas de um sistema endócrino, mas também de um sistema hormonal parácrino, autócrino/intrácrino com vários novos componentes e vias. O SRA inclui o SRA local (tecidual); vias alternativas para a síntese de AngII (*independente da ECA e da renina*); uma segunda ECA, a ECA2, que converte a AngI em peptídeos que incluem a Ang(1-7), que atua principalmente por meio do receptor MAS1 (um GPCR), cuja ativação se opõe aos efeitos vasoconstritores do eixo ECA-AngII-receptor AT_1; múltiplos peptídeos de angiotensina biologicamente ativos, como a Ang(1-9), a AngIII, a Ang(3-7), a angiotensina A e a alamandina; múltiplos receptores para a angiotensina (AT_1, AT_2, AT_4; MAS1; e MRGPRD; e o PRR). A ativação diferencial desses múltiplos braços do SRA pode estar na base dos resultados fisiopatológicos observados na doença cardiovascular e renal (Campbell, 2014; Santos, 2014) e foi implicada na biopatologia da Covid-19 (Sriram e Insel, 2020a).

Componentes do sistema renina-angiotensina

Renina

A renina é o principal determinante da taxa de produção de AngII, e a sua secreção é regulada por diversos mecanismos (Figs. 30-2 e 30-3). A renina é sintetizada, armazenada e secretada por exocitose na circulação arterial renal pelas células JG localizadas nas paredes das arteríolas aferentes que entram nos glomérulos. A renina, que é uma aspartilprotease, rompe a ligação entre os resíduos 10 e 11 na extremidade aminoterminal do angiotensinogênio, gerando a AngI. A forma ativa da renina é uma glicoproteína com 340 aminoácidos. O gene precursor da renina (*REN*) também é expresso em certos tipos de tecido reprodutivo, músculo liso, diversos tipos de células epiteliais (incluindo células epiteliais alveolares e células dos ductos pancreáticos) e células endoteliais, indicando a possibilidade da ativação localizada do SRA, visto que muitos desses tecidos/células também expressam outros componentes do SRA.

A pró-renina pode ser ativada de duas maneiras: *proteoliticamente*, pelas enzimas pró-convertase 1 ou catepsina B, que removem 43 aminoácidos (pró-peptídeo) de sua extremidade aminoterminal para revelar o local ativo da renina; e *não proteoliticamente*, quando a pró-renina se liga ao PRR, resultando em mudanças de conformação que desdobram o pró-peptídeo e expõem o sítio catalítico ativo da enzima (Nguyen e Danser, 2008). Tanto a renina quanto a pró-renina são armazenadas nas células JG e, quando liberadas, circulam no sangue. A concentração de pró-renina na circulação é aproximadamente 10 vezes maior que a da enzima ativa. A $t_{1/2}$ da renina circulante é de cerca de 15 minutos.

Controle da secreção de renina

A renina é secretada pelas células granulosas do aparelho JG e é regulada pelas seguintes vias (Fig. 30-2):

1. MD
2. Barorreceptores intrarrenais
3. Receptores β_1-adrenérgicos

Mácula densa

A MD, cuja localização é adjacente às células JG, é importante para a regulação da água e do sal pelo SRA. A MD é composta por células epiteliais colunares especializadas situadas na parede do ramo ascendente espesso cortical, que passa entre as arteríolas aferente e eferente do glomérulo (ver Cap. 29). As células da MD detectam a ocorrência de mudanças na composição do líquido no túbulo e enviam sinais químicos (parácrinos) para as células JG, que regulam a liberação de renina. Aumentos ou reduções no fluxo de NaCl ao longo da MD inibem ou estimulam a liberação de renina, respectivamente.

A adenosina, o ATP e as PG modulam a liberação de renina (Fig. 30-3). O ATP e a adenosina inibem a liberação de renina quando o transporte de NaCl aumenta. O ATP atua por meio dos receptores P2Y2 para aumentar a liberação de Ca^{2+}, enquanto a adenosina atua por meio do receptor de adenosina A_1 para inibir a atividade da adenililciclase e a produção de AMPc. A PGE_2 e a PGI_2 estimulam a liberação de renina quando o transporte de NaCl diminui por meio do aumento na formação de AMPc. A produção de PG é aumentada pela COX-2 induzível e pela nNOS. A restrição alimentar crônica de Na^+ aumenta a expressão de COX-2 e de nNOS nas células da MD; a inibição da COX-2 ou da nNOS inibe a liberação de renina (Peti-Peterdi e Harris, 2010).

A regulação pela MD é mais dependente da concentração luminal de Cl^- do que de Na^+. O transporte de NaCl na MD é mediado pelo simportador de Na^+-K^+-$2Cl^-$ (Fig. 30-3). As metades das concentrações

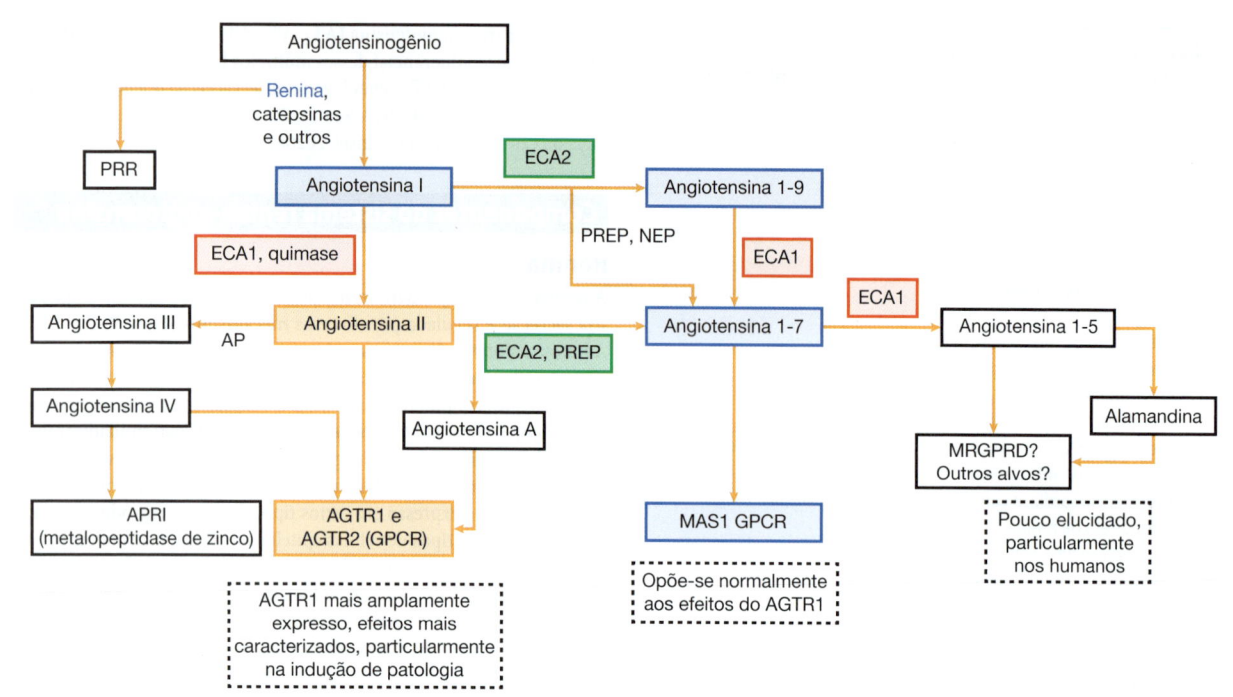

Figura 30-1 *Componentes e via de sinalização do SRA.* AGTR1 e 2, receptores de angiotensina II 1 e 2; AP, aminopeptidase; PREP, prolil-endopeptidase; NEP, neprilisina, que também contribui para a degradação da Ang(1-9) e da AngII (não mostrada), em menor grau do que a ECA1 ou a ECA2.

máximas de Na^+ e de Cl^- necessárias para o transporte por meio desse simportador são, respectivamente, de 2 a 3 e de 40 mEq/L. Como a concentração luminal de Na^+ na MD geralmente é muito maior do que o nível necessário para o transporte de metade da quantidade máxima, as variações fisiológicas nas concentrações luminais de Na^+ na MD exercem pouco efeito sobre a liberação de renina (i.e., o simportador permanece saturado em relação ao Na^+). Em contrapartida, alterações fisiológicas nas concentrações de Cl^- (20-60 mEq/L) afetam profundamente a liberação de renina mediada pela MD.

Barorreceptores intrarrenais

Aumentos e reduções na PA ou na pressão de perfusão renal nos vasos pré-glomerulares inibem ou estimulam a liberação de renina, respectivamente. Acredita-se que o estímulo imediato seja a redução da tensão dentro da parede da arteríola aferente. A liberação de PG renais e o acoplamento biomecânico por meio de canais iônicos ativados por estiramento também podem contribuir para a liberação de renina mediada pelos barorreceptores intrarrenais.

Receptores β_1-adrenérgicos

Os receptores β_1-adrenérgicos são principalmente regulados pela liberação de NE a partir dos nervos simpáticos pós-ganglionares. A ativação dos receptores β_1 nas células JG aumenta o AMPc e a secreção de renina. O tratamento com β-bloqueadores reduz a secreção de renina e a ARP.

Regulação por retroalimentação

A liberação de renina depende de sua regulação por retroalimentação (Figs. 30-2 e 30-3). O aumento da secreção de renina intensifica a formação de AngII, que estimula os receptores AT_1 nas células JG, inibindo a liberação de renina – um efeito denominado *retroalimentação negativa de alça curta*. A inibição da liberação de renina pelo aumento da PA dependente da AngII é denominada *retroalimentação negativa de alça longa*. A AngII aumenta a PA por meio dos receptores AT_1, uma resposta que inibe a liberação de renina pelos seguintes mecanismos:

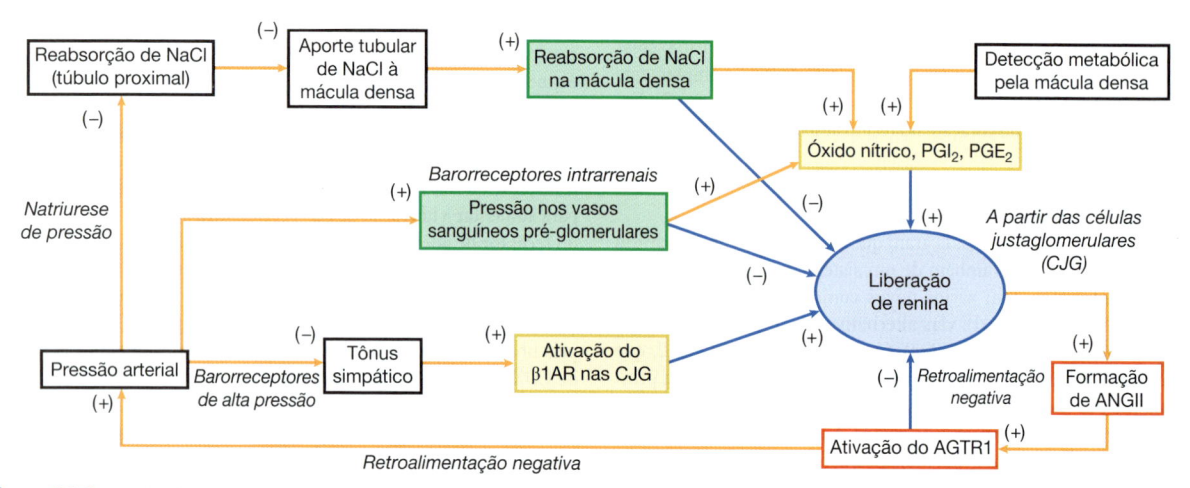

Figura 30-2 *Vias fisiológicas, alças de retroalimentação e regulação farmacológica do SRA.* Representação esquemática das três principais vias fisiológicas que regulam a liberação de renina. β1AR, receptor adrenérgico β_1. Ver mais detalhes no texto.

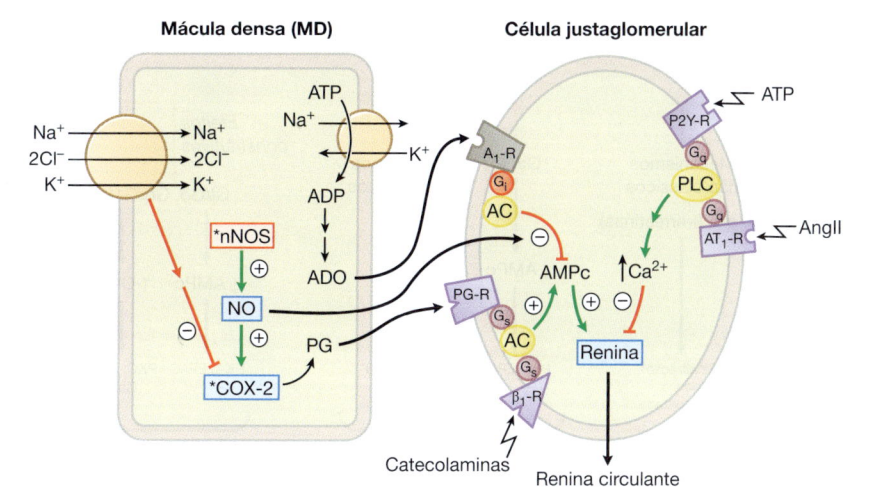

Figura 30-3 *Regulação da liberação de renina das células JG pela MD.* Mecanismos pelos quais a MD regula a liberação de renina. As alterações no aporte tubular de NaCl à MD produzem sinais que são transferidos para as células JG (CJG). A depleção de sódio suprarregula a nNOS e a COX-2 na MD, aumentando a produção de PG. As PG e as catecolaminas estimulam a atividade da adenililciclase e a produção de AMPc e, portanto, a liberação de renina das CJG. O transporte aumentado de NaCl causa depleção do ATP e aumenta os níveis de adenosina (ADO). A ADO difunde-se para as CJG e inibe a produção de AMPc e a liberação de renina por meio dos receptores A_1 acoplados à G_i. O transporte aumentado de NaCl na MD aumenta o efluxo de ATP, o que pode inibir a liberação de renina por meio de sua ligação a receptores P2Y e ativação da via $G_{q/11}$-PLC-IP_3-Ca^{2+} nas CJG. A AngII circulante também inibe a liberação de renina nas CJG por meio dos receptores AT_1 acoplados a G_{q11}. *Expressão suprarregulada pela depleção crônica de Na^+.

1. Ativação dos barorreceptores de alta pressão, o que causa redução do tônus simpático renal
2. Aumento da pressão nos vasos pré-glomerulares
3. Redução da reabsorção de NaCl no túbulo proximal (natriurese de pressão), o que aumenta o aporte tubular de NaCl na MD

Fármacos que afetam a secreção de renina

A liberação de renina é influenciada pela PA, pela ingestão de sal na dieta e por agentes farmacológicos. Os diuréticos de alça estimulam a liberação de renina e aumentam a CRP ao reduzir a PA e bloquear a reabsorção de NaCl na MD. Os AINE inibem a síntese de PG e, portanto, diminuem a liberação de renina. Os IECA, os BRA e os inibidores da renina interrompem os mecanismos de retroalimentação negativa tanto de alça curta quanto de alça longa e, portanto, aumentam a liberação de renina e a CRP. Os agentes simpaticolíticos de ação central, bem como os antagonistas dos receptores β_1-adrenérgicos, diminuem a secreção de renina ao reduzir a ativação dos receptores β_1-adrenérgicos das células JG.

Angiotensinogênio

O angiotensinogênio, o substrato da renina, é uma glicoproteína globular. A AngI é clivada pela renina a partir da extremidade aminoterminal do angiotensinogênio. O angiotensinogênio humano contém 452 aminoácidos e é sintetizado na forma de pré-angiotensinogênio, que possui um peptídeo de sinalização de 24 ou 33 aminoácidos. O *AGT*, o gene precursor do angiotensinogênio, é expresso no fígado e em níveis substanciais no coração, no cérebro e nas células musculares lisas, entre outros. O angiotensinogênio é sintetizado e secretado principalmente pelo fígado, embora ocorram transcrições em muitos tecidos, incluindo coração, rins, pâncreas, adipócitos e algumas regiões do SNC. A biossíntese do angiotensinogênio é estimulada por inflamação, insulina, estrogênios, glicocorticoides, hormônio tireoidiano e AngII. Elevações do estrogênio relacionadas com a gravidez aumentam em várias vezes os níveis plasmáticos de angiotensinogênio.

Os níveis circulantes de angiotensinogênio são aproximadamente iguais à K_m da renina para o seu substrato (~1 μM). Em consequência, a taxa de síntese de AngII e, portanto, a PA, podem ser influenciadas por alterações nos níveis de angiotensinogênio. Os contraceptivos orais que contêm estrogênio aumentam os níveis circulantes de angiotensinogênio e podem induzir hipertensão. Os níveis urinários de angiotensinogênio, que são considerados um índice da ativação intrarrenal local do SRA, estão elevados em pacientes com hipertensão e doença renal progressiva (Nishiyama e Kobori, 2018).

Uma mutação de sentido incorreto (*missense*) (M235T) no gene do angiotensinogênio aumenta os seus níveis plasmáticos e foi implicada como possível fator de risco em várias condições (p. ex., hipertensão, pré-eclâmpsia, miocardiopatia hipertrófica e doença renal crônica).

Enzima conversora de angiotensina

A enzima conversora de angiotensina (ECA, ECA1, cininase II, dipeptidil-carboxipeptidase, CD143 e várias outras) é uma ectoenzima glicoproteína com peso molecular aparente de 170 kDa. A ECA humana contém 1.277 resíduos de aminoácidos e dois domínios homólogos, exibindo cada um deles um local catalítico e uma região de ligação do Zn^{2+}. A ECA possui um grande domínio extracelular aminoterminal, um domínio intracelular carboxiterminal curto e uma região hidrofóbica transmembrana de 22 aminoácidos. A ECA cliva unidades dipeptídicas de substratos com diferentes sequências de aminoácidos. Os substratos preferidos possuem apenas um grupo carboxila livre no aminoácido carboxiterminal, e a prolina não deve ser o penúltimo aminoácido; portanto, a enzima não degrada a AngII. A ECA inativa a bradicinina e outros peptídeos vasodilatadores potentes. Ocorre conversão lenta da AngI em AngII no plasma, porém observa-se um metabolismo rápido *in vivo*, em grande parte devido à atividade da ECA ligada à membrana na superfície luminal das células endoteliais vasculares (Guang et al., 2012).

Um polimorfismo de inserção/deleção no íntron 16 do gene *ACE* produz uma grande variação nos níveis séricos de ECA. O alelo de deleção, associado a níveis séricos mais elevados de ECA e a um aumento do metabolismo da bradicinina, pode conferir um maior risco para diversos distúrbios, como a hipertensão (e doença renal crônica associada) e complicações da gravidez.

Enzima conversora de angiotensina 2

A ECA2, uma carboxipeptidase, cliva um aminoácido da extremidade carboxiterminal para converter a AngII em Ang(1-7) e pode converter a AngI em Ang(1-9), que então é convertida em Ang(1-7) pela ECA, pela neprilisina e por endopeptidases (Santos, 2014). A ECA2 contém um único domínio catalítico, que é 42% idêntico aos dois domínios catalíticos da ECA. A AngII constitui o substrato preferido da ECA2, com afinidade 400 vezes maior do que a AngI (Guang et al., 2012).

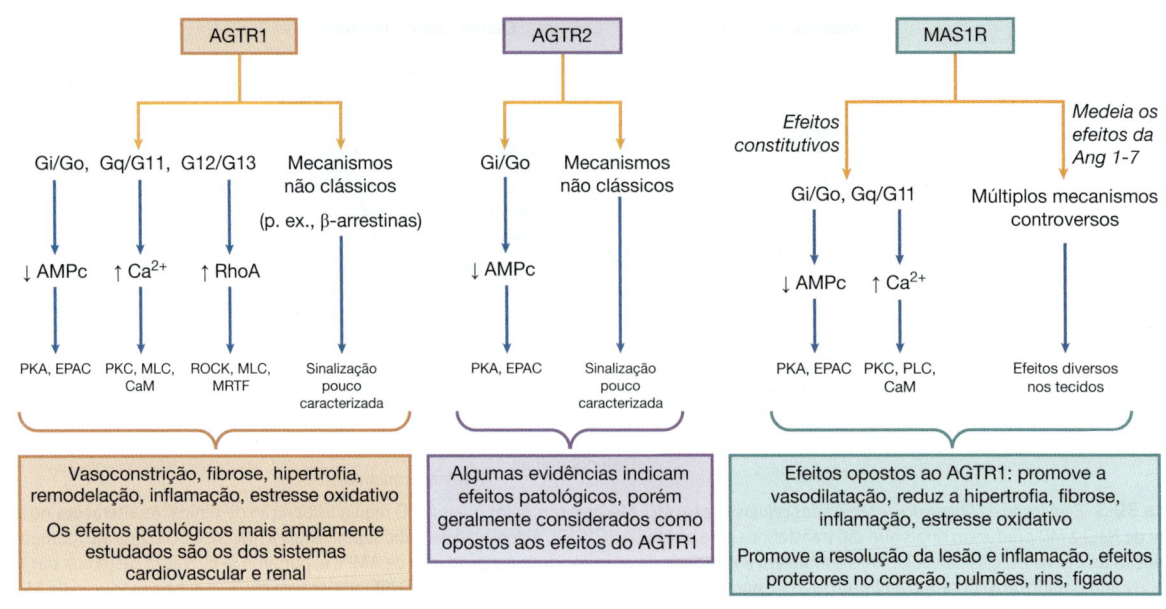

```
            AGTR1                                    AGTR2                              MAS1R
              |                                        |                                  |
    _____|_____                    _____|_____              _____|_____
    |         |          |  |                 |                |              Efeitos            Medeia os
 Gi/Go    Gq/G11    G12/G13 Mecanismos       Gi/Go         Mecanismos      constitutivos        efeitos da
                             não clássicos                  não clássicos        |                Ang 1-7
                             (p. ex., β-arrestinas)                       Gi/Go, Gq/G11    Múltiplos mecanismos
                                                                                 |            controversos
 ↓ AMPc   ↑ Ca²⁺    ↑ RhoA                   ↓ AMPc                       ↓ AMPc   ↑ Ca²⁺            |
                                                                                                      |
 PKA,    PKC, MLC, ROCK, MLC,  Sinalização    PKA,        Sinalização      PKA,    PKC, PLC,    Efeitos diversos
 EPAC    CaM       MRTF        pouco          EPAC        pouco            EPAC    CaM          nos tecidos
                               caracterizada               caracterizada
```

Vasoconstrição, fibrose, hipertrofia, remodelação, inflamação, estresse oxidativo. Os efeitos patológicos mais amplamente estudados são os dos sistemas cardiovascular e renal	Algumas evidências indicam efeitos patológicos, porém geralmente considerados como opostos aos efeitos do AGTR1	Efeitos opostos ao AGTR1: promove a vasodilatação, reduz a hipertrofia, fibrose, inflamação, estresse oxidativo. Promove a resolução da lesão e inflamação, efeitos protetores no coração, pulmões, rins, fígado

Figura 30-4 *Diagrama esquemático dos braços de ação oposta do SRA.* As intervenções terapêuticas têm por objetivo inibir o eixo ECA-AngII-receptor AT_1 (em laranja) e intensificar o eixo ECA2-Ang(1-7)-receptor Mas (em verde). CaM, calmodulina; MLC, cadeia leve de miosina; MRTF, fator de transcrição A relacionado com miocardina; PKA/PKC, proteína-cinase A/C; PLC, fosfolipase C; ROCK, Rho-cinase.

A ECA2 opõe-se às ações da AngII por meio de pelo menos dois mecanismos:

1. Diminuição dos níveis de AngII por meio de seu metabolismo a Ang(1-7), limitando, assim, os efeitos da AngII
2. Aumento da Ang(1-7), que, por meio de MAS1, opõe-se às ações da AngII (Figs. 30-1 e 30-4)

A ECA2 não é inibida pelos IECA padrão e não tem nenhum efeito na bradicinina. A expressão reduzida ou a deleção da ECA2 estão associadas a hipertensão, defeitos na contratilidade cardíaca e níveis elevados de AngII. A hiperexpressão do gene da ECA2 diminui a PA e impede a hipertrofia cardíaca induzida por AngII em ratos hipertensos. A ECA2 protege contra a nefropatia diabética por meio da via Ang(1-7)/receptor Mas (Varagic et al., 2014). A Ang(1-9), que é produzida a partir da AngI pela ECA2, também pode ter efeitos vasodilatadores e protetores por meio da ativação dos receptores AT_2 (Etelvino et al., 2014).

A ECA2 metaboliza diversos peptídeos (incluindo apelina, neurotensina e grelina) e atua como receptor para os coronavírus da SARS, incluindo SARS-CoV-1 e SARS-CoV-2. A interação com as proteínas da espícula do coronavírus levou a esforços para usar a ECA2 solúvel como terapia para bloquear a entrada e reduzir a morbidade das infecções por coronavírus (Monteil et al., 2020).

Vias alternativas para a biossíntese de angiotensina II

A AngII pode ser produzida por vias independentes da ECA. O angiotensinogênio é convertido em AngI ou diretamente em AngII pela catepsina G e pela tonina. As enzimas que convertem a AngI em AngII incluem a catepsina G, a quimase e a enzima geradora de AngII sensível à quimiostatina. A quimase contribui para a conversão tecidual da AngI e da Ang(1-12) em AngII, principalmente no coração e nos rins. Os mastócitos constituem a principal fonte de quimase (Ferrario et al., 2014).

Angiotensinases

As angiotensinases incluem aminopeptidases, endopeptidases, carboxipeptidases e outras peptidases que metabolizam peptídeos de angiotensina; nenhuma delas é específica.

Peptídeos de angiotensina e seus receptores

A Tabela 30-1 mostra a sequência dos peptídeos do SRA, e a Tabela 30-2 fornece uma lista dos peptídeos, seus receptores e efeitos globais das interações receptor-peptídeo.

Eixo AngII-receptor AT_1

A angiotensina II liga-se aos GPCR AT_1 e AT_2. Os efeitos hipertensivos, renais e hipertróficos da AngII são mediados pelos receptores AT_1. Foram identificados inúmeros polimorfismos no gene do receptor AT_1, um dos quais (A1166C) foi associado a hipertensão, miocardiopatia hipertrófica, vasoconstrição das artérias coronárias e suscetibilidade à nefropatia diabética (Zhuang et al., 2018). A pré-eclâmpsia pode estar associada a polimorfismos de AT_1 ou a autoanticorpos agonistas contra AT_1, porém essa é uma área controversa (Gathiram e Moodley, 2020).

Acoplamento AngII-receptor AT_1-efetor Os receptores AT_1 ligam-se a diversos sistemas de transdução de sinais para produzir efeitos que variam de acordo com o tipo de célula e que constituem uma combinação de respostas primárias e secundárias. Os receptores AT_1 acoplam-se a várias proteínas G heterotriméricas (p. ex., $G_{q/11}$, $G_{12/13}$ e G_i) e são substratos para fosforilação e dessensibilização por cinases do receptor acoplado à proteína G, interagindo com a β-arrestina, antes de sua internalização.

TABELA 30-1 ■ PEPTÍDEOS DE ANGIOTENSINA E SUAS SEQUÊNCIAS

PEPTÍDEO/PROTEÍNA	SEQUÊNCIA
Angiotensinogênio	Asp-Arg-Val-Tyr-Ile-His-Pro-Phe-His-Leu-{ - (~450 aminoácidos)
Angiotensina I	Asp-Arg-Val-Tyr-Ile-His-Pro-Phe-His-Leu
Angiotensina 1-9	Asp-Arg-Val-Tyr-Ile-His-Pro-Phe-His
Angiotensina 1-7	Asp-Arg-Val-Tyr-Ile-His-Pro
Angiotensina 1-5	Asp-Arg-Val-Tyr-Ile
Angiotensina II	Asp-Arg-Val-Tyr-Ile-His-Pro-Phe
Angiotensina A	Ala-Arg-Val-Tyr-Ile-His-Pro-Phe
Angiotensina III	Arg-Val-Tyr-Ile-His-Pro-Phe
Angiotensina IV	Val-Tyr-Ile-His-Pro-Phe

Na maioria dos tipos celulares, os receptores AT_1 acoplam-se a $G_{q/11}$ para ativar a via fosfolipase $C\beta$-IP_3-Ca^{2+}. As respostas secundárias à ativação da $G_{q/11}$ consistem em ativação de PKC, PLA_2 e PLD, produção de eicosanoides, cinases dependentes de Ca^{2+} e MAP-cinases e ativação da NOS dependente de Ca^{2+}-calmodulina. Pode ocorrer ativação da G_i, o que reduzirá a atividade da adenililciclase, diminuindo o conteúdo celular de AMPc. Entretanto, há também evidências de comunicação cruzada de $G_{q/11} \rightarrow G_s$, de modo que a ativação da via AT_1-$G_{q/11}$-PLC pode aumentar a produção de AMPc. As subunidades $\beta\gamma$ da G_i e a ativação da $G_{12/13}$ levam à ativação de tirosina-cinases e de proteínas G de baixo peso molecular ("pequenas"), como Rho. Por fim, a via Jak/STAT pode ser ativada, e podem ser induzidos fatores reguladores da transcrição. Por meio desses mecanismos, a AngII influencia a expressão gênica, incluindo genes que regulam o crescimento celular e a produção de componentes da MEC. AngII/AT_1 também estimula a atividade de uma NADH/NADPH-oxidase ligada à membrana, que gera ROS. As ROS podem contribuir para alguns efeitos bioquímicos (p. ex., ativação da MAP-cinase, da tirosina-cinase e de fosfatases; inativação do NO) e efeitos fisiológicos (efeitos agudos na função renal, efeitos crônicos na PA, hipertrofia vascular e inflamação) da AngII (Garrido e Griendling, 2009). O papel dessas muitas vias de sinalização na mediação das respostas biológicas à AngII varia em diferentes tecidos e tipos de células. O receptor AT_1 é estruturalmente flexível e pode ser ativado por estresse mecânico, independente da ligação da AngII (Kim et al., 2012). A função do receptor AT_1 pode ser modificada por homodimerização ou heterodimerização com GPCR, que incluem os receptores de AT_2, de bradicinina B_2, β_2-adrenérgicos e de apelina (Takezako et al., 2017).

Eixo AngII-receptor AT_2

A ativação dos receptores AT_2 reverte muitos dos efeitos dos receptores AT_1 em virtude de seus efeitos antiproliferativos, anti-inflamatórios, vasodilatadores, natriuréticos e anti-hipertensivos (Fig. 30-4). Os receptores AT_2 têm uma distribuição mais ampla nos tecidos fetais do que nos adultos. A expressão dos receptores AT_2 está aumentada, e esses receptores foram implicados em distúrbios cardiovasculares e renais (Jones et al., 2008; Kaschina et al., 2017; Ocaranza et al., 2020; Santos et al., 2019). A sinalização por meio do receptor AT_2 é mediada por vias tanto dependentes da proteína G ($G_{i\alpha2}$ e $G_{i\alpha3}$) quanto independentes de proteína G. Os efeitos da ativação do receptor AT_2 incluem ativação de fosfotirosina-fosfatases, que inibem as MAP-cinases e ERK1/2; inibição das funções dos canais de Ca^{2+}; e aumentos na produção de NO, GMP cíclico e bradicinina. Os receptores AT_2 podem ligar-se a receptores AT_1 para antagonizar e reduzir a sua expressão. Os receptores AT_2 também podem formar heterodímeros com os receptores de bradicinina B_2, uma interação que pode aumentar a produção de NO (Jones et al., 2008; Padia e Carey, 2013), e podem dimerizar com receptores MAS (Patel e Hussain, 2018).

Eixo Ang(1-7)/receptor Mas

O eixo ECA2/Ang(1-7)/receptor Mas é um regulador negativo dos efeitos pressores, pró-fibróticos e antinatriuréticos do eixo ECA/AngII/receptor AT_1 do SRA (Fig. 30-4). A Ang(1-7) é gerada de diversas maneiras (Fig. 30-1), incluindo:

- AngII por ECA2;
- AngII por carboxipeptidases;
- AngI por endopeptidases; e
- AngI em duas etapas: por ECA2 em Ang(1-9) e, a seguir, em Ang(1-7) por ECA ou neprilisina.

Os efeitos anti-hipertensivos da Ang(1-7) ocorrem pela sua ligação aos receptores Mas, porém ela também pode se ligar aos receptores AT_2 e ativá-los (Gironacci et al., 2014). A ativação dos receptores Mas pela Ang(1-7) induz vasodilatação, estimula uma via de fosfoinositídeo-3-cinase/Akt que promove a produção de NO, potencializa os efeitos vasodilatadores da bradicinina e inibe a ativação induzida por AngII da ERK1/2 e do NFκB. A Ang(1-7) tem efeitos antiangiogênicos, antiproliferativos e antitrombóticos, sendo renoprotetora e cardioprotetora na isquemia cardíaca e na insuficiência cardíaca (Fraga-Silva et al., 2013; Santos et al., 2019). A ativação dos receptores Mas no cérebro está associada a uma melhora da memória e da cognição (Gironacci et al., 2014). Camundongos com nocaute do gene *Mas* apresentam aumento da resistência vascular e disfunção cardíaca (Santos et al., 2019).

A capacidade da Ang(1-7) de contrabalançar as ações da AngII pode depender das atividades relativas de ECA-AngII-receptores AT_1 e ECA2-Ang(1-7)-receptores Mas (Fig. 30-4 e Tab. 30-2; Forrester et al., 2018; Ocaranza et al., 2020; Santos et al., 2019). A potencialização da via ECA2-Ang(1-7)-receptor Mas com o uso de ativadores da ECA2 ou de agonistas do receptor Mas pode fornecer novos caminhos para modular o SRA em doenças cardiovasculares e renais e em outros contextos.

Angiotensina III

A angiotensina III, também denominada Ang(2-8), pode ser formada pela ação da aminopeptidase A na AngII ou pela ação da ECA na Ang(2-10). A AngIII liga-se aos receptores AT_1 e AT_2, produzindo efeitos qualitativamente semelhantes aos da AngII. A AngII e a AngIII estimulam a secreção de aldosterona com igual potência, porém a AngIII é menos eficaz para elevar a PA (25%) e estimular a medula suprarrenal (10%). Dados obtidos de sistemas modelos mostraram claramente que a AngIII e os peptídeos mais curtos derivados da angiotensina possuem uma atividade considerável, particularmente no receptor AT_2, e que pode haver casos em que a AngIII seja o ligante endógeno ativo (Bosnyak et al., 2011).

Eixo AngIV/receptor AT_4

A angiotensina IV [Ang(3-8)] é formada a partir da AngIII por meio da ação catalítica da aminopeptidase N. As ações centrais e periféricas da AngIV são mediadas por um receptor AT_4 específico, que foi identificado como APRI (Fig. 30-1 e Tab. 30-2). Esse receptor é uma proteína transmembrana simples que se localiza ao lado do transportador de glicose tipo 4. Os receptores AT_4 podem ser detectados em vários tecidos, como no coração, no sistema vascular, no córtex suprarrenal e em regiões do cérebro que processam funções sensitivas e motoras. A ativação do receptor AT_4 dependente da AngIV regula o fluxo sanguíneo cerebral, é neuroprotetora e facilita a potencialização em longo prazo, a consolidação da memória e a cognição (Wright et al., 2013). A AngIV que se liga aos receptores AT_4 inibe a atividade catalítica da APRI e permite o acúmulo de vários neuropeptídeos relacionados com a potencialização da memória. Outras ações incluem vasodilatação renal, natriurese, diferenciação neuronal, inflamação e remodelação da MEC. Foram desenvolvidos análogos da AngIV como terapia potencial para doença de Alzheimer e o traumatismo craniano (Wright e Harding, 2019).

TABELA 30-2 ■ PEPTÍDEOS DO SRA E SEUS RECEPTORES

RECEPTOR	PEPTÍDEO DO SRA	EFEITO
APRI	AngIV, Ang(3-7)	Neuroproteção, cognição, vasodilatação renal, natriurese
AT_1	AngII, AngIII, AngA, Ang(1-12)	Vasoconstrição, hipertrofia, proliferação, angiogênese, fibrose, inflamação, nefropatia
AT_2	AngII, AngIII, Ang(1-7), Ang(1-9), AngA	Vasodilatação, anti-hipertrofia, redução da fibrose, natriurese; alguns efeitos patológicos contraditórios
MAS1	Ang(1-7)	Vasodilatação, anti-hipertrofia, redução da fibrose, resolução da inflamação e da lesão, natriurese
MRGPRD	Alamandina	Menos compreendido; acredita-se que tenha efeitos semelhantes aos do MAS1: vasodilatação, anti-hipertrofia, redução da fibrose
PRR	Pró-renina, renina	Hipertrofia, fibrose, apoptose

Outros peptídeos da angiotensina fisiologicamente ativos

Foram identificados outros peptídeos da angiotensina biologicamente ativos e seus receptores (Tabs. 30-1 e 30-2). Esses peptídeos incluem a Ang(1-9), a alamandina, a AngA, a Ang(3-7) e a pró-angiotensina/Ang(1-12) (Ferrario et al., 2014; Forrester et al., 2018; Ocaranza et al., 2020; Santos et al., 2019). A Ang(1-9) é gerada a partir da AngI pela ECA2, carboxipeptidase A e catepsina. A Ang(1-9) possui efeitos cardioprotetores e antidepressores, que são mediados pela sua ligação aos receptores AT_2 e liberação de NO (Etelvino et al., 2014), podendo ter um papel na insuficiência cardíaca (Basu et al., 2017). A alamandina é produzida a partir da Ang(1-7) pela descarboxilação do resíduo Asp_1 N-terminal em Ala_1. A alamandina atua por meio do MrgD, um GPCR, para mediar efeitos vasodilatadores e antifibróticos semelhantes aos da Ang(1-7). A alamandina é um substrato da ECA e pode atuar como IECA. A alamandina está elevada em pacientes com doença renal crônica (Etelvino et al., 2014).

A angiotensina A é um octapeptídeo produzido pela descarboxilação do resíduo Asp_1 da AngII em Ala_1. A AngA se liga aos receptores AT_1 e AT_2 e possui efeitos semelhantes aos da AngII, porém menos potentes. Foi relatada uma elevação da AngA em pacientes com doença renal em estágio terminal (Ferrario et al., 2014). A Ang(3-7) é produzida a partir da AngIV e se liga a receptores AT_4 (Wright et al., 2013). A pró-angiotensina ou Ang(1-12) é formada a partir do angiotensinogênio por meio de uma via diferente da renina e pode ser convertida em AngII pela quimase. A Ang(1-12) pode se ligar aos receptores AT_1, constituindo um precursor na produção autócrina/intrácrina de AngII (Ferrario et al., 2014).

Sistema renina-angiotensina local (tecidual)

O SRA local é um sistema produtor de AngII tecidual, que desempenha um papel na hipertrofia, inflamação, remodelação e apoptose. A ECA está presente na face luminal das células endoteliais vasculares em toda circulação. A (pró)renina circulante pode ligar-se ao PRR na parede arterial nos tecidos para produção local de AngII (Campbell, 2014; Paul et al., 2006). O SRA tecidual também constitui um mecanismo autócrino e intrácrino capaz de gerar AngII e outros peptídeos de angiotensina, independentemente do sistema de base renal/hepático (Nehme et al., 2019). Muitos tecidos – incluindo o encéfalo, a hipófise, os vasos sanguíneos, o coração, os pulmões, os rins e as glândulas suprarrenais – expressam renina, angiotensinogênio, ECA e ECA2, quimase, PRR, angiotensina I, II, III, IV, Ang(1-7) e receptores AT_1, AT_2 e Mas (Campbell, 2014; Ferrario et al., 2014). A ativação dos componentes do SRA local é específica do tecido e pode afetar a fisiopatologia. Entretanto, a existência e a função do SRA tecidual no encéfalo permanecem controversas (Saravi et al., 2021). O potencial papel do SRA local e o impacto da inibição do SRA em tumores sólidos são uma área de interesse emergente (Almutlaq et al., 2021).

Os componentes do SRA, em particular a AngII, podem estar suprarregulados durante a inflamação e lesão tecidual. Isso ressalta o papel da AngII na biopatologia, com estimulação da atividade do SRA pela inflamação/lesão, o que promove ainda mais a inflamação em uma alça de retroalimentação positiva (Sriram e Insel, 2020a). As evidências de atividade do SRA local são mais notáveis no coração, no sistema vascular e nos pulmões (Campbell, 2014; Forrester et al., 2018).

Receptor (pró)renina

A ligação (pró)renina/PRR aumenta a atividade do SRA tecidual e exerce ações localizadas órgão-específicas que podem ser independentes da produção de AngII (Ichihara e Yatabe, 2019; Ramkumar e Kohan, 2019). O PRR é amplamente expresso em tecidos por todo o corpo. O gene do PRR está localizado no cromossomo X e é denominado *ATP6ap2* (proteína acessória 2 ATPase-6). O nocaute do gene PRR é letal, o que indica o seu papel importante no desenvolvimento. Nos seres humanos, mutações no gene do PRR estão associadas a deficiência intelectual e epilepsia (Nguyen e Danser, 2008). O PRR humano, uma proteína transmembrana de aproximadamente 37 kDa (350 aminoácidos) possui um domínio extracelular N-terminal, que se liga à (pró)renina, um domínio transmembrana e um domínio citosólico associado à atividade vacuolar-H^+-ATPase (V-ATPase). A deleção do PRR específica do néfron em camundongos não afeta o SRA, porém produz defeitos na concentração renal e acidose tubular renal distal, devido à diminuição da atividade de V-ATPase (Trepiccione et al., 2016). Além disso, os camundongos que hiperexpressam o PRR humano em neurônios apresentam um aumento da PA dependente de ERK e NOX-4 e independente de angiotensina em resposta à infusão intracerebroventricular de (pró)renina (Peng et al., 2018). Em conjunto, esses achados sustentam a ideia de que a (pró)-renina e o PRR podem produzir efeitos independentes do SRA.

O PRR liga-se à (pró)renina com afinidade de ordem nanomolar e com alta especificidade, aumenta a atividade catalítica da renina e induz ativação da (pró)renina ao desenvelar o seu pró-segmento, expondo a fenda enzimática. A (pró)renina ativada e ligada catalisa a conversão do angiotensinogênio em AngI e, por sua vez, a formação de AngII. A ligação da (pró)renina ao PRR também induz eventos de sinalização independentes da AngII, incluindo ativação da ERK1/2, p38, tirosina-cinases, COX-2, expressão do gene do TGF-β e inibidor do ativador do plasminogênio tipo 1 (Ichihara e Yatabe, 2019; Nguyen e Danser, 2008; Peters, 2017). Esses efeitos não são bloqueados por IECA nem por antagonistas do receptor AT_1 e podem contribuir para a fibrose, nefrose e lesão de órgãos-alvo (Kaneshiro et al., 2007).

As concentrações plasmáticas circulantes de (pró)renina estão elevadas em 100 vezes em pacientes diabéticos e estão associadas a um risco aumentado de nefropatia, fibrose renal e retinopatia (Nguyen e Danser, 2008). O bloqueio do PRR por um antagonista peptídico, conhecido como "peptídio da região da alça", supostamente protege animais contra a nefropatia e a retinopatia diabética, porém a eficácia e a especificidade desse peptídeo não foram confirmadas por outros (Danser, 2015).

Conforme assinalado anteriormente, além de suas ações mediadas pelo SRA, o PRR participa de funções independentes do SRA, incluindo como proteína acessória essencial para a atividade da V-ATPase, que é necessária para a acidez intracelular, a endocitose mediada por receptor e ativação de enzimas lisossômicas e autofagossômicas. Camundongos com nocaute de PRR específico de cardiomiócitos e podócitos desenvolvem insuficiência orgânica específica letal, devido à perda de V-ATPase e à desregulação da acidificação intracelular e autofagia (Binger e Muller, 2013). O PRR também participa na ativação das vias de sinalização de Wnt/β-catenina e Wnt/polaridade celular planar e antagoniza as ações de ELABELA/apelina (Chen e Xu, 2020). Pesquisas recentes implicaram o PRR como novo biomarcador e potencial alvo terapêutico para vários tipos de cânceres (Wang J et al., 2020). Acredita-se que o PRR possa regular a captação e o metabolismo das LDL e possa desempenhar um papel em distúrbios do metabolismo da glicose e dos lipídeos (Ramkumar e Kohan, 2019). Nos hepatócitos, o silenciamento da expressão do PRR diminuiu a captação celular de LDL ao reduzir a expressão do receptor de LDL e da proteína sortelina 1, um regulador da captação e do metabolismo das LDL e uma proteína de interação do PRR (Lu et al., 2016).

Funções e efeitos da angiotensina II

A AngII aumenta a RPT e altera a função renal e a estrutura cardiovascular (Fig. 30-5). Aumentos modestos na concentração plasmática de AngII provocam elevação aguda da PA. Em uma base molar, a AngII é cerca de 40 vezes mais potente do que a NE: a CE_{50} da AngII para a elevação aguda da PA é de cerca de 0,3 nM. A injeção intravenosa de uma dose moderada de AngII produz elevação da PA sistêmica em poucos segundos, porém alcança rapidamente um pico e retorna ao valor normal em poucos minutos (Fig. 30-6). Essa rápida resposta pressora à AngII deve-se a um aumento da RPT – uma resposta que ajuda a manter a PA na presença de estímulo hipotensor agudo (p. ex., perda de sangue ou vasodilatação). Embora a AngII aumente diretamente a contratilidade cardíaca (pela abertura dos canais de Ca^{2+} regulados por voltagem nos miócitos cardíacos) e indiretamente a frequência cardíaca (pela facilitação do tônus simpático, aumentando a neurotransmissão adrenérgica e a liberação de catecolaminas pelas glândulas suprarrenais), a rápida elevação da PA ativa um reflexo barorreceptor que diminui o tônus simpático e aumenta o tônus vagal. Assim, dependendo do estado fisiológico, a AngII pode aumentar, diminuir ou não modificar a contratilidade,

Figura 30-5

Angiotensina II

Resistência periférica
1. Vasoconstrição
2. ↑ Neurotransmissão de NE (norepinefrina) periférica
   a. ↑ Liberação de NE
   b. ↓ Recaptação de NE
3. Disfunção endotelial; redução da produção de NO
4. ↑ Descarga simpática
5. ↑ Liberação de catecolaminas das células cromafins (p. ex., medula suprarrenal)

→ **Resposta pressora aguda**

Função renal
1. ↑ Reabsorção de Na^+ no túbulo proximal
2. ↑ Liberação de aldosterona do córtex suprarrenal (↑ reabsorção de Na^+ e e excreção de K^+ dos néfrons distais)
3. Alteração da hemodinâmica renal
   a. Vasoconstrição renal
   b. ↑ Sinalização NE no rim
   c. ↑ Tônus simpático renal
4. ↓ Liberação de renina
5. ↑ Inflamação renal e fibrose

→ **Resposta pressora tardia**

Estrutura cardiovascular
1. Efeitos não mediados hemodinamicamente
   a. ↑ Crescimento e produção de fatores inflamatórios (por cardiomiócitos, CML e CE)
   b. Miosina e outras proteínas estruturais nos cardiomiócitos e CML
   c. Adesão das células inflamatórias às CE
   d. Produção de proteínas da MEC por vários tipos de células, particularmente fibroblastos; transformação dos fibroblastos em miofibroblastos
   e. Angiogênese com ↑ proliferação das CML, fibroblastos e CE
2. Efeitos hemodinamicamente mediados
   a. ↑ Pós-carga cardíaca
   b. ↑ Tensão/tônus da parede vascular

→ **Remodelação cardíaca e vascular**

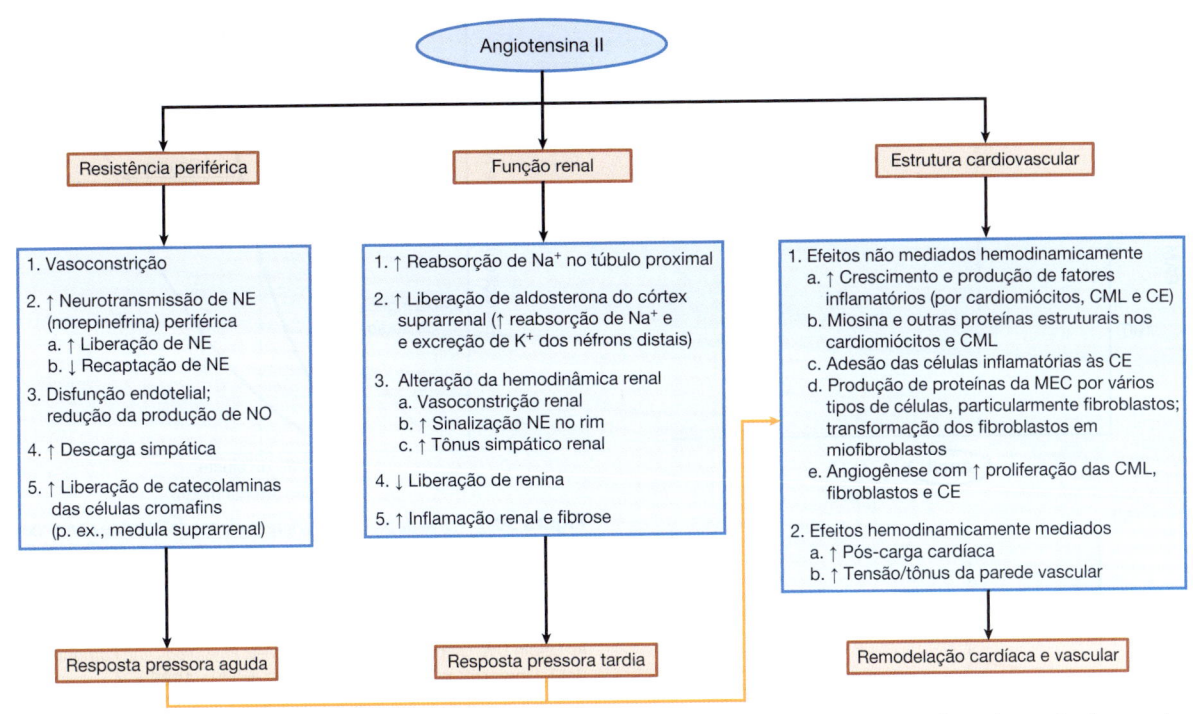

Figura 30-5 *Principais efeitos fisiológicos da AngII.* A AngII exerce efeitos fisiológicos e patológicos nos sistemas renal e cardiovascular, fornecendo uma justificativa para os benefícios terapêuticos da inibição do SRA. CE, célula endotelial; CML, célula muscular lisa.

a frequência e o débito cardíacos. Dessa forma, as alterações no débito cardíaco contribuem pouco – quando contribuem – para a resposta pressora rápida induzida pela AngII.

A AngII também produz uma resposta pressora lenta, que ajuda a estabilizar a PA em longo prazo. A infusão contínua de doses inicialmente subpressoras de AngII aumenta de forma gradual a PA, e o efeito máximo exige dias para ser alcançado. Essa resposta pressora lenta é provavelmente mediada por um declínio da função excretora renal, que desvia a curva de pressão renal-natriurese para a direita (ver seção seguinte). A AngII estimula a síntese de endotelina 1 e de ânion superóxido, podendo contribuir para a resposta pressora lenta.

Além de seus efeitos na PA, a AngII estimula a remodelação do sistema cardiovascular, causando hipertrofia das células vasculares e cardíacas e aumento na síntese e no depósito de colágeno pelos fibroblastos cardíacos, conforme discutido em seções posteriores deste capítulo.

Mecanismos de aumento da resistência periférica total pela angiotensina II

A AngII aumenta a resistência periférica por efeitos diretos e indiretos nos vasos sanguíneos.

Vasoconstrição direta

A AngII provoca constrição das arteríolas pré-capilares e, em menor grau, das vênulas pós-capilares ao ativar os receptores AT_1 nas células musculares lisas vasculares e ao estimular a via $G_{q/11}$-PLC-IP_3-Ca^{2+}. A AngII também exerce efeitos vasoconstritores devido à sinalização nas células endoteliais, provavelmente devido à presença de receptores AGTR1 nas cavéolas. A ativação do AGTR1 está associada a um aumento na produção de ROS e a uma diminuição na atividade da NOS endotelial, contribuindo para a disfunção endotelial (Eguchi et al., 2018; Forrester et al., 2018; Gomolak e Didion, 2014). A vasoconstrição direta é mais intensa nos rins, um pouco menor no leito esplâncnico e muito menor nos vasos do cérebro e ainda mais fraca nos vasos dos pulmões e dos músculos esqueléticos. Contudo, as altas concentrações de AngII circulante podem diminuir os fluxos sanguíneos cerebral e coronariano. Os efeitos da AngII na vasoconstrição também podem ser mediados por receptores AGTR2, embora isso possa ser controverso (Forrester et al., 2018).

Aumento da neurotransmissão noradrenérgica periférica

A AngII, que se liga aos receptores AT_1, aumenta a liberação de NE das terminações nervosas simpáticas ao inibir a recaptação de NE nos terminais nervosos e aumentar a resposta vascular à NE (ver Cap. 14). Altas concentrações do peptídeo estimulam diretamente as células ganglionares.

Efeitos no SNC

A AngII aumenta o tônus simpático. A infusão de pequenas quantidades de AngII nas artérias vertebrais provoca elevação da PA por meio de efeitos da AngII nos núcleos circunventriculares que não são protegidos pela barreira hematencefálica (p. ex., área postrema, órgão subfornical, órgão vascular da lâmina terminal). A AngII circulante também atenua as reduções mediadas por barorreceptores na descarga simpática, aumentando, assim, a PA. O SNC é afetado pela AngII transportada no sangue e pela AngII formada no cérebro, que contém todos os componentes do SRA. A AngII também exerce um efeito dipsogênico (de sede) mediado centralmente e potencializa a liberação de vasopressina da neuro-hipófise.

Liberação de catecolaminas a partir da medula suprarrenal

A AngII estimula a liberação de catecolaminas da medula suprarrenal ao promover a entrada de Ca^{2+} secundária à despolarização das células cromafins.

Mecanismos de regulação da função renal pela angiotensina II

A AngII exerce efeitos substanciais na função renal, diminuindo a excreção urinária de Na^+ e água, enquanto aumenta a do K^+. O efeito global da AngII nos rins consiste em deslocar a curva de pressão renal-natriurese para a direita (Fig. 30-7), conforme discutido mais adiante.

Efeitos diretos da AngII na reabsorção de Na^+ nos túbulos renais

A AngII em concentrações muito baixas estimula a troca de Na^+/H^+ no túbulo proximal – um efeito que aumenta a reabsorção de Na^+, Cl^- e bicarbonato (ver também Cap. 29). Cerca de 20 a 30% do bicarbonato processado pelo néfron pode ser afetado por esse mecanismo. A AngII também aumenta a expressão do simportador de Na^+-glicose no túbulo

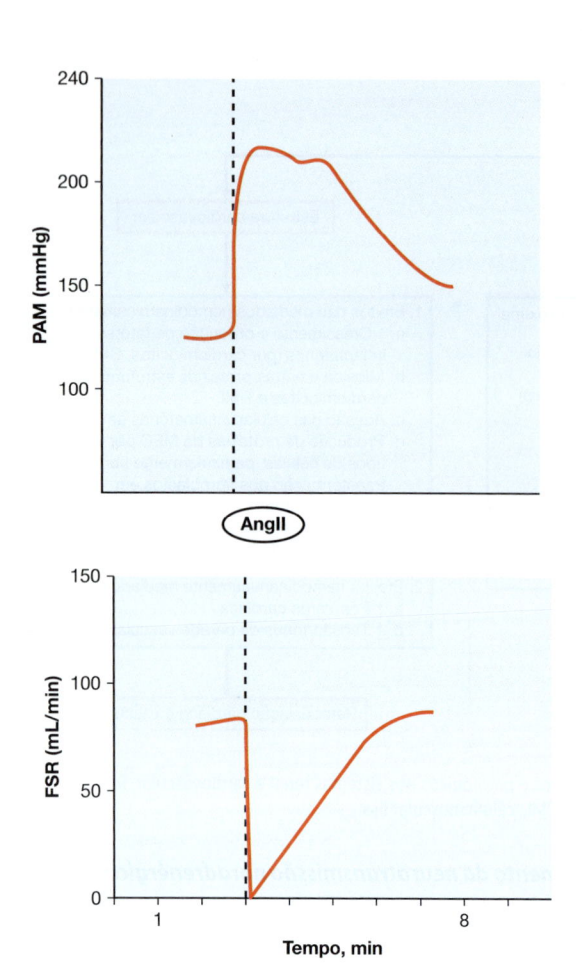

Figura 30-6 *Efeito de uma injeção intravenosa de AngII na PA e no FSR. A Ang foi acrescentada no momento indicado pela linha vertical tracejada.*

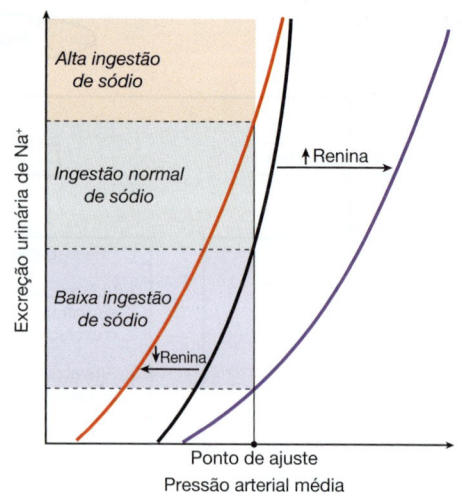

Figura 30-7 *Curva de pressão-natriurese: efeitos da ingestão de Na^+ na liberação de renina (formação de AngII) e na PA.* A inibição do SRA provoca uma queda acentuada da PA em indivíduos com depleção de Na^+. (*Fonte*: Modificada, com permissão, de Jackson EK, Branch RA, Margolius HS, Oates JA. Physiological functions of the renal prostaglandin, renin, and kallikrein systems. In: Seldin DW, Giebisch GH, eds. *The Kidney: Physiology and Pathophysiology*. Vol 1. Lippincott Williams & Wilkins, Philadelphia, **1985**, 624.)

proximal. Paradoxalmente, a AngII em altas concentrações pode inibir o transporte tubular proximal de Na^+. A AngII também estimula diretamente o simportador de Na^+-K^+-$2Cl^-$ no ramo ascendente espesso. O túbulo proximal secreta angiotensinogênio, e o túbulo conector libera renina, de modo que um SRA tubular parácrino pode contribuir para a reabsorção do Na^+.

Liberação de aldosterona pelo córtex suprarrenal

A AngII estimula a zona glomerular do córtex suprarrenal para aumentar a síntese e a secreção de aldosterona, e aumenta as respostas a outros estímulos (p. ex., ACTH, K^+). O aumento no débito de aldosterona é induzido por concentrações de AngII que exercem pouco ou nenhum efeito agudo na PA. A aldosterona atua nos túbulos distais e coletores, provocando retenção de Na^+ e excreção de K^+ e H^+. O efeito estimulante da AngII para a síntese e a liberação de aldosterona aumenta em condições de hiponatremia ou hiperpotassemia e diminui quando as concentrações plasmáticas de Na^+ e K^+ são alteradas na direção oposta.

Alteração da hemodinâmica renal

A AngII diminui o FSR e a função excretora renal pela constrição direta do músculo liso vascular renal, pelo aumento do tônus simpático renal (um efeito do SNC) e pela facilitação da transmissão adrenérgica renal (um efeito intrarrenal). A vasoconstrição dos microvasos pré-glomerulares induzida pela AngII é intensificada pela adenosina endógena, por meio de sistemas de transdução de sinais ativados pelos receptores AT_1 e de adenosina A_1, respectivamente.

A angiotensina II influencia a TFG por meio de vários mecanismos:

- Constrição das arteríolas aferentes, o que reduz a pressão intraglomerular e diminui a TFG
- Contração das células mesangiais, o que diminui a área de superfície capilar disponível dentro do glomérulo para filtração e, portanto, reduz a TFG
- Constrição das arteríolas eferentes, que aumenta a pressão intraglomerular e tende a aumentar a TFG

Em condições normais, a TFG é ligeiramente reduzida pela AngII, porém, com a hipotensão da artéria renal, os efeitos da AngII na arteríola eferente predominam, de modo que a AngII aumenta a TFG. Assim, o bloqueio do SRA pode causar insuficiência renal aguda em pacientes com estenose bilateral da artéria renal ou naqueles com estenose unilateral que possuem apenas um rim.

Mecanismos de alteração da estrutura cardiovascular pela angiotensina II

As alterações patológicas que envolvem hipertrofia e remodelação cardiovasculares aumentam a morbidade e a mortalidade. Estão envolvidas as células musculares lisas vasculares, os cardiomiócitos, as células endoteliais, as células imunes e os fibroblastos. A AngII induz hipertrofia dos cardiomiócitos; estimula a migração, a proliferação e a hipertrofia das células musculares lisas vasculares e das células endoteliais; aumenta a produção de MEC pelas células musculares lisas vasculares; e aumenta a produção de MEC pelos fibroblastos cardíacos. Além disso, a AngII promove a liberação de fatores pró-inflamatórios (p. ex., citocinas e quimiocinas) que induzem efeitos parácrinos nas células vizinhas (p. ex., o TGF-β produzido por cardiomiócitos estimula a transformação dos fibroblastos em miofibroblastos). O recrutamento de células imunes contribui ainda mais para esse fenótipo de pró-remodelação, inflamação e hipertrofia. Os fatores secretados pelas células imunes contribuem para a hipertrofia dos miócitos cardíacos, juntamente com efeitos patológicos em outros tipos de células. A sinalização da AngII também aumenta a coagulopatia por meio de interação com a cascata da coagulação e aumenta a adesão das células imunes às células endoteliais, potencializando, assim, a patologia vascular. Por conseguinte, a remodelação cardíaca pela AngII resulta de uma interação complexa de vários tipos celulares (Fig. 30-8) (Forrester et al., 2018; Sriram e Insel, 2020a). Além disso, a AngII altera a forma e a degradação da MEC indiretamente pelo aumento na produção de aldosterona e ativação dos receptores de mineralocorticoides. Embora não possa ser totalmente evitada, a remodelação cardiovascular adversa induzida pela AngII pode ser reduzida por antagonistas dos receptores de mineralocorticoides.

Efeitos localizados da sinalização da AngII no coração

↑ Disfunção endotelial, vasoconstrição, hipertrofia vascular, adesão de células imunes, formação de placas, fatores secretados

Células endoteliais e células musculares lisas vasculares

Os fatores inflamatórios das CE têm impacto nos miócitos e vice-versa

↑ Citocinas inflamatórias, arritmia, hipertrofia

Miócitos cardíacos

↑ Vasoconstrição, a hipertrofia vascular aumenta a resistência periférica; promovem remodelação cardíaca

Os miofibroblastos produzem AGT e outros componentes do SRA + fatores que induzem remodelação vascular

O TGF-β secretado pelos miofibroblastos induz hipertrofia dos miócitos

Os fatores secretados por miócitos e células imunes induzem a formação de miofibroblastos

Comunicação cruzada dos miócitos e das células imunes por meio de fatores secretados

Efeitos sistêmicos

↑ A inflamação sistêmica tem impacto em diversos tipos de células cardíacas

Fibroblastos

↑ Transformação em miofibroblastos, produção da MEC, liberação de fatores que induzem inflamação e remodelação

Células imunes

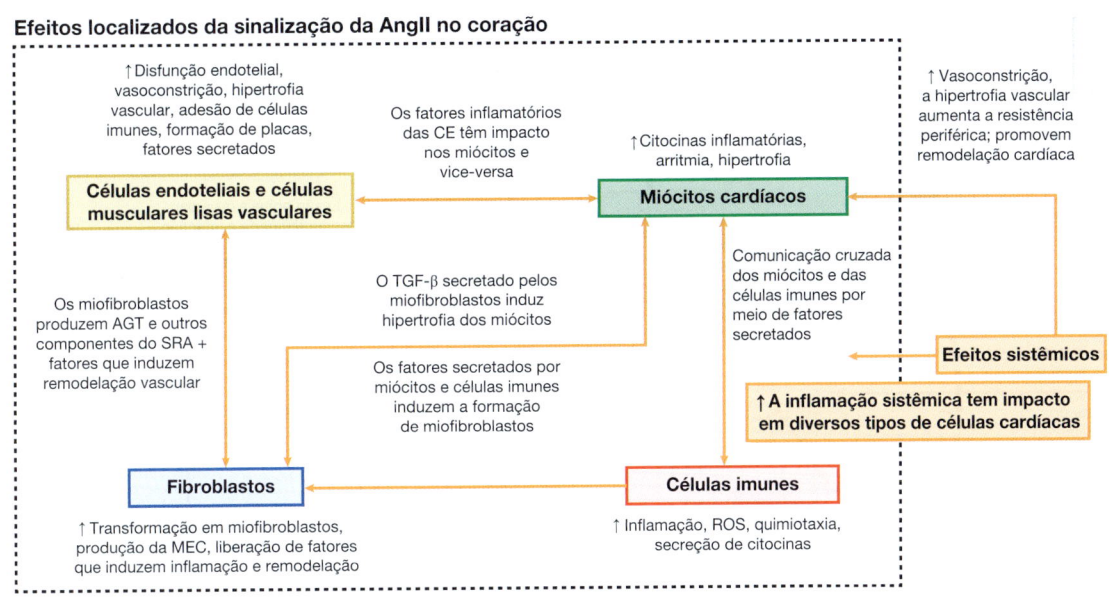

↑ Inflamação, ROS, quimiotaxia, secreção de citocinas

Figura 30-8 *Impacto da sinalização da AngII nos tipos de células que contribuem para a hipertrofia cardíaca. Os efeitos da AngII envolvem a interação de vários tipos de células e processos, que incluem inflamação, remodelação e hipertrofia, com interação dos cardiomiócitos com outras células por meio dos fatores secretados. Além desses efeitos localizados, são observados efeitos sistêmicos da AngII – aumento da resistência periférica e inflamação sistêmica –, que contribuem para a hipertrofia. AGT, angiotensinogênio; CE, células endoteliais; MEC, matriz extracelular; ROS, espécies reativas de oxigênio.*

Efeitos hemodinamicamente mediados na estrutura cardiovascular pela angiotensina II

Além dos efeitos diretos da AngII na estrutura cardiovascular, as alterações na pré-carga cardíaca (expansão do volume devido à retenção de Na^+) e na pós-carga cardíaca (elevação da PA) provavelmente contribuem para a hipertrofia e a remodelação cardíacas. A hipertensão arterial também contribui para a hipertrofia e a remodelação dos vasos sanguíneos.

Papel do SRA na manutenção em longo prazo da pressão arterial, apesar de variações extremas na ingestão alimentar de Na^+

A PA constitui um importante determinante da excreção de Na^+. Esse fato é ilustrado ao plotar a excreção urinária de Na^+ *versus* a PA média (Fig. 30-7), um gráfico conhecido como *curva de pressão renal-natriurese*. Em longo prazo, a excreção de Na^+ deve ser igual à sua ingestão, portanto o ponto de ajuste para os níveis de PA em longo prazo pode ser obtido pela interseção de uma linha horizontal, representando a ingestão de Na^+, com a curva de pressão renal-natriurese. O SRA desempenha um importante papel na manutenção de um ponto de ajuste constante para os níveis de PA em longo prazo, apesar de alterações extremas no aporte alimentar de Na^+. Quando a ingestão de Na^+ é baixa, a liberação de renina é estimulada, e a AngII atua no rim, deslocando a curva de pressão renal-natriurese para a direita. Em contrapartida, quando a ingestão de Na^+ for elevada, ocorre inibição da liberação de renina, e a suspensão da AngII provoca um desvio da curva de pressão renal-natriurese para a esquerda. Quando a modulação do SRA é bloqueada por fármacos, as alterações na ingestão de sal afetam acentuadamente os níveis de PA em longo prazo.

Outros efeitos do SRA

A expressão do SRA é necessária para o desenvolvimento da morfologia normal do rim, principalmente o crescimento maturacional das papilas renais. A AngII produz um acentuado efeito anorexigênico e perda de peso, e a presença de níveis circulantes elevados de AngII pode contribuir para a anorexia, a perda de massa muscular e a caquexia da insuficiência cardíaca (Yoshida et al., 2013).

SRA nas infecções da SARS e biopatologia pulmonar

A pandemia da Covid-19 chamou a atenção para a biologia dos coronavírus. O entendimento de como os coronavírus infectam seres humanos pode levar a abordagens terapêuticas cujo alvo é reduzir a biopatologia do hospedeiro. A ECA2 é o receptor viral do SARS-CoV-1 (que causa a SARS) e do SARS-CoV-2 (que causa a Covid-19). As proteínas das espículas virais ligam-se à ECA2, e o processo é seguido de endocitose do vírus e infecção subsequente (Sriram e Insel, 2020a). Tendo em vista a alta expressão da ECA2 no epitélio respiratório, particularmente nos pneumócitos alveolares (especialmente nos pneumócitos tipo II), ambos os vírus da SARS podem causar grave lesão alveolar, levando à SARA e falência sistêmica de órgãos nos casos mais graves.

A interação das proteínas das espículas do SARS-CoV com a ECA2 pode ser um componente de importância crítica da biopatologia do SARS-CoV. Essa interação leva à internalização da ECA2 e diminui a sua atividade (juntamente com diminuição na expressão do gene da ECA2). Dessa maneira, as atividades funcionais da ECA2 na via do SRA são atenuadas (Figs. 30-1 e 30-4) (revisado em Sriram e Insel, 2020a). O resultado é um desequilíbrio nas ações da ECA1 *versus* ECA2 em relação aos peptídeos que elas geram e aos receptores que são ativados: uma menor quantidade de ECA2 em relação à ECA1 implica uma maior abundância de AngII (com menor degradação de AngII pela ECA2) e, portanto, maior aumento da ativação dos receptores de AngII (em particular o AGTR1, que é altamente expresso em muitos tipos de células pulmonares) e menor ativação de MAS1. Esse desequilíbrio leva a um viés para os efeitos promotores de lesão e inflamação da AngII, incluindo apoptose no epitélio alveolar, fibrose por fibroblastos e efeitos inflamatórios e de remodelação nas células endoteliais que mediam a comunicação alvéolo-capilar. Ocorre uma alça de retroalimentação positiva de inflamação e lesão, que pode provocar grave patologia quando associada a uma resposta imune/inflamatória rápida (Fig. 30-9; Sriram e Insel, 2020a, 2021). Essa sinalização inflamatória pode se associar à sinalização de coagulação, levando à "tromboinflamação", uma característica das infecções da SARS e outras formas de SARA (Sriram e Insel, 2021). Estudos com camundongos com nocaute de ECA2 infectados com SARS (Kuba et al., 2005) e com partículas virais que não se replicam e que expressam proteínas da espícula de ligação à ECA2 (Lei et al., 2021) são exemplos de evidências que sustentam esse mecanismo.

Surgiram preocupações nos estágios iniciais da pandemia de Covid-19 sobre a possibilidade dos inibidores do SRA serem prejudiciais ao aumentarem a expressão da ECA2, promovendo a entrada viral do SARS-CoV-2. Entretanto, uma análise subsequente dos dados sobre a expressão da ECA2 em animais e humanos tratados com inibidores do SRA

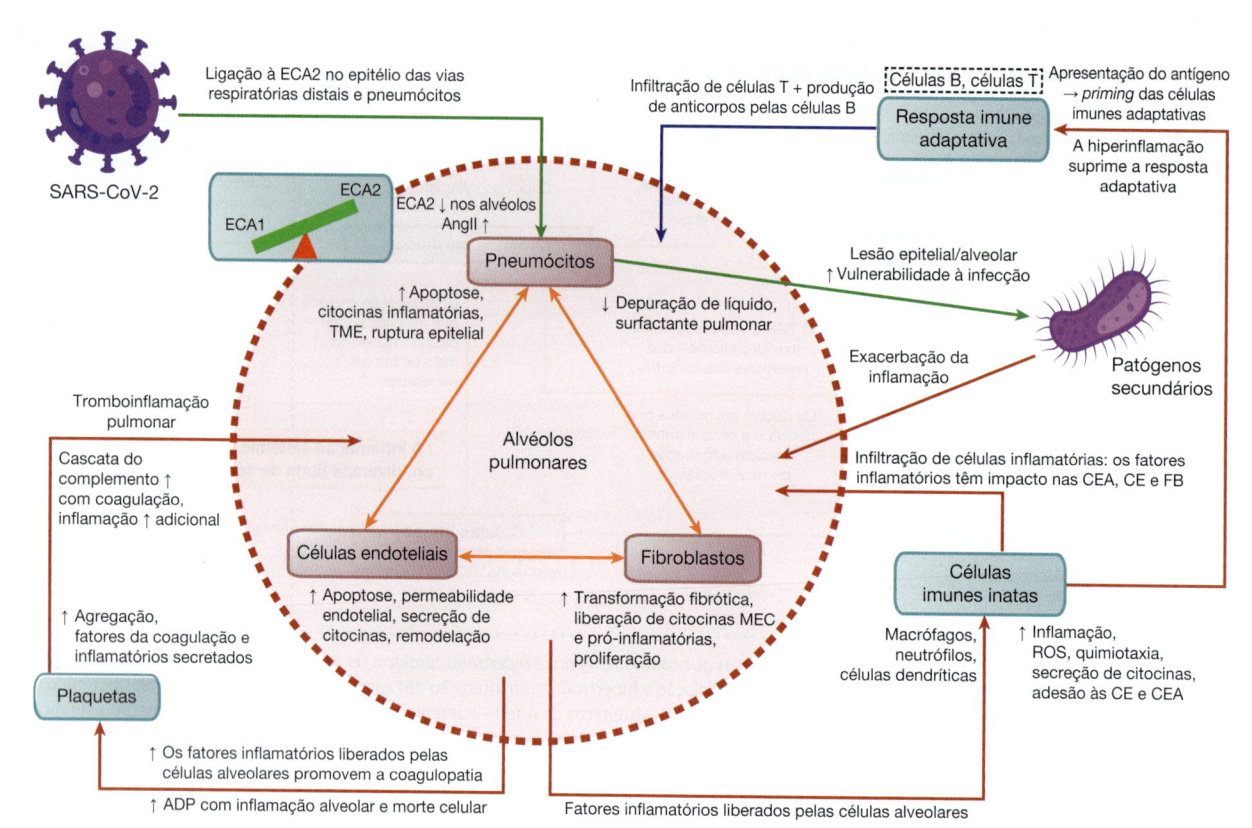

Figura 30-9 *Modelo da mediação da biopatologia pulmonar da Covid-19 pela desregulação da sinalização do SRA.* O SARS-CoV-2 liga-se à ECA2, com consequente inibição funcional da ECA2, resultando em desequilíbrio dos efeitos mediados pela ECA1 vs. ECA2, com efeitos pró-inflamatórios do eixo ECA1-AngII--AGTR1 que promovem biopatologia. ADP, difosfato de adenosina; CEA, células epiteliais alveolares; FB, fibroblastos; MEC, matriz extracelular; ROS, espécies reativas de oxigênio; TME, transição mesenquimal epitelial.

questionou a validade dessa ideia (revisado em Sriram e Insel, 2020b). Estudos epidemiológicos posteriores em pacientes com Covid-19 indicaram nenhum efeito ou um efeito benéfico com o uso de inibidores do SRA (p. ex., Lopes et al., 2021; Zhang et al., 2020). Assim, pacientes aos quais foram prescritos inibidores do SRA devem continuar usando esses fármacos, independentemente da Covid-19. Além disso, inibidores do SRA estão sendo explorados como agentes terapêuticos para a Covid-19 (Sriram et al., 2020; Zhang et al., 2020).

A AngII também foi implicada como um fator que contribui para outras doenças pulmonares, como fibrose pulmonar, hipertensão pulmonar e SARA, devido à variedade de efeitos patológicos nos tipos de células pulmonares mostrados na Figura 30-9 (Sriram e Insel, 2020a; Wang et al., 2019). Consequentemente, os inibidores da sinalização do SRA, incluindo IECA, BRA e novas moléculas como ECA2 solúvel (discutida posteriormente), estão em fase de investigação para uso nessas condições.

Efeitos do SRA nas células imunes

A AngII apresenta efeitos nas células imunes, principalmente pelos receptores AGTR1 que promovem inflamação, aumento da lesão tecidual, remodelação e fibrose, particularmente no coração, no músculo liso vascular e nos rins (Crowley e Rudemiller, 2017; Forrester et al., 2018). O efeito mais notável é a ativação dos macrófagos (promovendo a infiltração de macrófagos, a produção de ROS e a liberação de citocinas pró-inflamatórias). Ocorrem efeitos semelhantes nas células T, em particular nas células CD4+. A AngII também aumenta a proliferação de células T. Foram observados efeitos pró-inflamatórios do SRA no SNC, provavelmente por meio da ativação dos macrófagos pelos AGTR1 (Hammer et al., 2017). A ativação pelo AGTR1 pode induzir a diferenciação de células-tronco hematopoiéticas e monócitos, promovendo um fenótipo migratório, pró-inflamatório e de adesão. Esses efeitos estão além da capacidade das células imunes ativadas de estimular a expressão de angiotensinogênio (particularmente no fígado e no rim), o que aumenta ainda mais a produção de AngII e estabelece uma alça de retroalimentação patológica (Satou et al., 2018). Apesar das evidências da AngII como fator promotor de um fenótipo pró-inflamatório patológico, foram observados alguns efeitos paradoxais. Esses efeitos incluem a capacidade de ativação das células imunes pelo AGTR1 para suprimir a inflamação (Crowley e Rudemiller, 2017), o que sugere uma possível resposta bifásica, dependente do contexto fisiológico. O uso de inibidores do SRA para o tratamento de condições inflamatórias, como artrite, aterosclerose e pancreatite, é uma área de pesquisa ativa (Ranjbar et al., 2019).

Além das ações do AGTR1, a ECA pode exercer efeitos na função das células imunes, independentemente da sinalização AngII, inclusive pela clivagem de certos antígenos peptídicos apresentados às células T CD8+, levando à modulação da vigilância imune – um fenômeno pouco compreendido e que merece estudos mais aprofundados (Crowley e Rudemiller, 2017). Evidências limitadas indicam um potencial papel anti-inflamatório para os receptores AGTR2 e MAS1 nas células imunes, que pode neutralizar os efeitos do AGTR1 (Forrester et al., 2018; Santos et al., 2019).

Inibidores do sistema renina-angiotensina

Os fármacos que interferem no SRA desempenham um papel de destaque no tratamento de doenças cardiovasculares. Além dos β_1-bloqueadores que inibem a liberação de renina, as três classes de inibidores do SRA a seguir são utilizadas terapeuticamente (Fig. 30-10):

1. Inibidores da ECA
2. Bloqueadores do receptor de angiotensina II
3. Inibidores diretos da renina

Todas essas classes de fármacos reduzem as ações da AngII e diminuem a PA, porém cada uma delas exerce efeitos diferentes nos componentes do SRA (Tab. 30-3). Os bloqueadores do receptor de AngII podem ser combinados com um inibidor de neprilisina, conforme mostrado na Figura 30-10, e são discutidos em seções posteriores. As estruturas

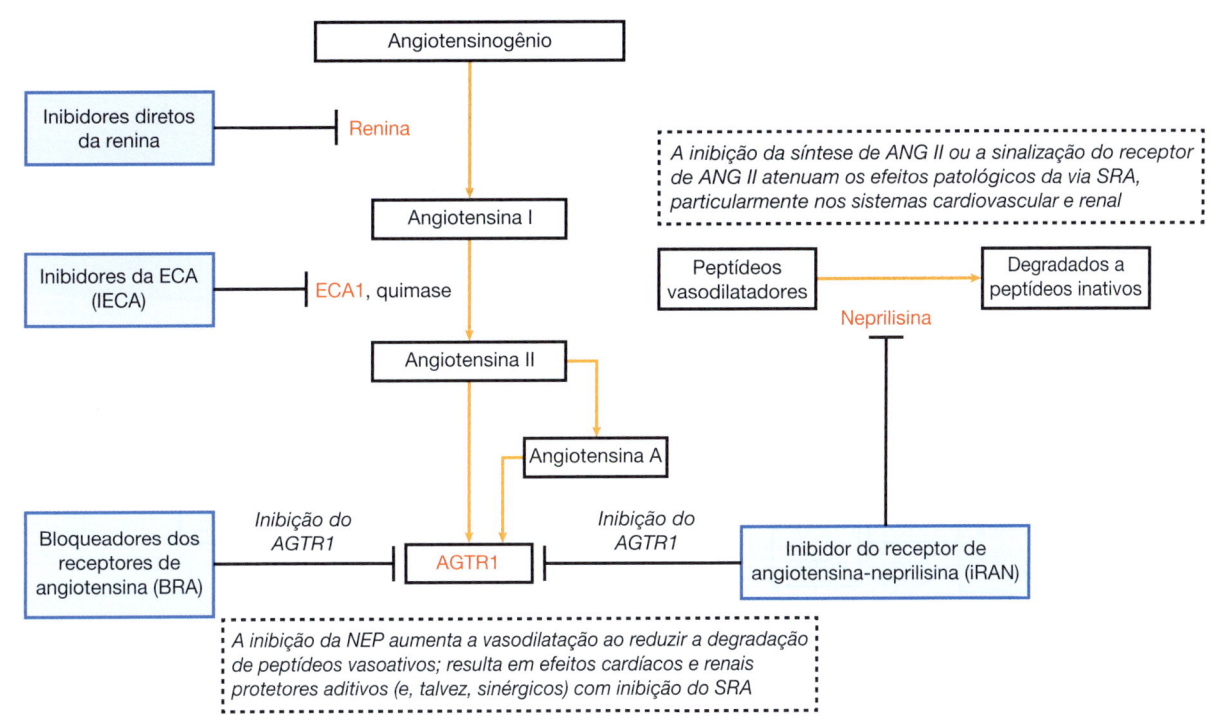

Figura 30-10 *Classes de inibidores do SRA com fármacos atualmente aprovados.* NEP, neprilisina.

representativas dos agentes que inibem o SRA e que reduzem os efeitos da AngII são mostrados na Figura 30-12, perto do final deste capítulo.

Novos agentes direcionados para a via SRA

Além dos inibidores aprovados da via estabelecida do SRA, outros novos agentes foram identificados como antagonistas do SRA ou que reduzem seus efeitos patológicos. Conforme descrito anteriormente, o MAS1 é considerado o receptor primário pelo qual a Ang(1-7) exerce efeitos que se opõem aos da AngII, fornecendo uma justificativa para o uso terapêutico de análogos da Ang(1-7) e/ou agonistas do MAS1. Foram conduzidos diversos estudos pré-clínicos que utilizaram a Ang(1-7) (incluindo uma forma sintética purificada, TXA127), juntamente com ensaios clínicos iniciais em humanos, que indicam uma excelente tolerância ao fármaco (Sriram et al., 2020). O AVE 0991, uma pequena molécula agonista não peptídica do MAS1, também foi testado em estudos pré-clínicos em animais, mas ainda não em seres humanos. Por conseguinte, a avaliação clínica do MAS1 como alvo encontra-se em seus estágios iniciais.

Uma maneira alternativa de atuar especificamente na via SRA e nos efeitos patológicos da AngII consiste em promover a atividade da ECA2 e, por sua vez, aumentar a geração de peptídeos que sinalizam por meio do MAS1 e neutralizar as ações da AngII. A ECA2 humana recombinante (rhACE2) solúvel foi testada em estudos pré-clínicos, nos quais reduziu a inflamação e a lesão em vários tipos de células e tecidos, tanto *ex vivo* quanto *in vivo* (Sriram e Insel, 2020a; Sriram et al., 2020). Uma rhACE2 sintética, GSK2586881, foi testado em ensaios clínicos de estágio inicial para a hipertensão pulmonar (identificador ClinicalTrials.gov: NCT03177603) e lesão pulmonar aguda (NCT01597635), com benefício terapêutico limitado, porém com excelente segurança do fármaco. A rhACE2 também está sendo testada na Covid-19, tanto como chamariz para o vírus quanto para reduzir diretamente a inflamação e a lesão, em particular no pulmão.

Os agonistas tendenciosos (*biased*) do AGTR1 podem representar outra nova maneira de reduzir os efeitos patológicos de AngII/AGTR1. O TRV027 é um exemplo de um agonista tendencioso de AGTR1, que foi testado em modelos pré-clínicos e pacientes. Esse composto e outros agonistas tendenciosos de AGTR1 são discutidos de modo mais detalhado na seção sobre BRA. Agonistas para o AGTR2 também estão em fase de desenvolvimento. Esses agonistas exerceram efeitos anti-inflamatórios e antifibróticos em estudos pré-clínicos e foram bem tolerados em ensaios clínicos de estágio inicial (Colafella et al., 2019). A Figura 30-11 fornece um resumo dos novos compostos direcionados para a via SRA.

TABELA 30-3 ■ EFEITOS DOS AGENTES ANTI-HIPERTENSIVOS NOS COMPONENTES DO SRA					
	IDR	**IECA**	**BRA**	**DIURÉTICOS**	**β₁-BLOQUEADORES**
Aldosterona	↓	↓	↓	↑	↓/↔
AngI	↓	↑	↑	↑	↓
AngII	↓	↓	↑	↑	↓
ARP	↓	↑	↑	↑	↓
AT₁R	↔	↔	Inibição		
AT₂R	↔	↔	Estimulação		
Atividade da ECA	↔	Inibição	↔		
Bradicinina	↔	↑	↔		
CRP	↑	↑	↑	↑	↓

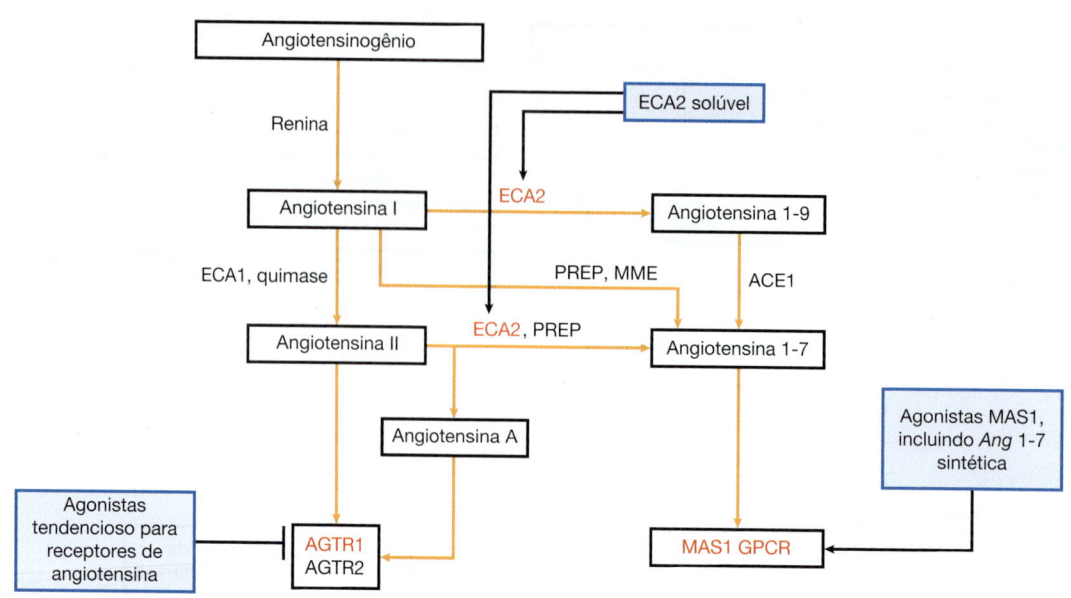

Figura 30-11 *Novos agentes direcionados para o SRA.* MEM, metaloendopeptidase de membrana; PREP, prolil-endopeptidase.

Inibidores da enzima conversora de angiotensina

HISTÓRICO

Na década de 1960, Ferreira e colaboradores constataram que o extrato do veneno da jararaca-da-mata (*Bothrops jararaca*) continha fatores que intensificavam as respostas vasodilatadoras à bradicinina. Esses fatores que potencializam a bradicinina são peptídeos que inibem a cininase II, uma enzima que inativa a bradicinina. Erdös e colaboradores estabeleceram que a ECA e a cininase II são, na realidade, a mesma enzima que catalisa tanto a síntese da AngII quanto a destruição da bradicinina. A teprotida, o peptídeo do veneno de cobra que inibe a cininase II e a ECA, é um nonapeptídeo que foi sintetizado e testado em seres humanos. A teprotida reduziu a PA em muitos pacientes com hipertensão essencial e exerceu efeitos benéficos em pacientes com insuficiência cardíaca. O captopril, um inibidor da ECA efetivo por via oral, foi desenvolvido a partir da análise da ação inibitória da teprotida, da dedução da ação da ECA sobre seus substratos e da analogia com a carboxipeptidase A, que é inibida pelo ácido D-benzilsuccínico. Ondetti, Cushman e colaboradores argumentaram que a inibição da ECA poderia ser produzida por succinil aminoácidos, que correspondem ao dipeptídeo clivado pela ECA. Isso levou à síntese de derivados de carboxialcanoílicos e mercaptoalcanoílicos, que são potentes inibidores competitivos da ECA.

Efeitos farmacológicos

Os IECA bloqueiam a conversão da AngI em AngII. A inibição da produção de AngII reduz a PA e aumenta a natriurese. A ECA possui muitos substratos; portanto, a sua inibição tem múltiplas consequências, como inibição da degradação da bradicinina, que tem efeitos anti-hipertensivos e protetores benéficos. Os IECA aumentam os níveis circulantes do regulador das células-tronco Ac-SDKP, o que pode contribuir para os efeitos cardioprotetores dos IECA. Os IECA aumentam a liberação de renina e a taxa de formação de AngI ao interferir na retroalimentação negativa tanto de alça curta quanto de alça longa na liberação de renina (Fig. 30-2). A AngI acumulada é direcionada para vias metabólicas alternativas, resultando em aumento da produção de peptídeos vasodilatadores, como Ang(1-9) e Ang(1-7) (Fig. 30-1).

Farmacologia clínica

Os IECA podem ser classificados em três grandes grupos com base na sua estrutura química:

1. IECA que contêm sulfidrila, estruturalmente relacionados com o *captopril*
2. IECA que contêm dicarboxila, estruturalmente relacionados com o *enalapril* (p. ex., *lisinopril, benazepril, quinapril, moexipril, ramipril, trandolapril, perindopril*; Fig. 30-12)
3. IECA que contêm fósforo, estruturalmente relacionados com o *fosinopril*

Muitos IECA são profármacos contendo éster que são 100 a 1.000 vezes menos potentes que as moléculas ativas, mas que apresentam melhor biodisponibilidade oral. Atualmente, dispõem-se de 11 IECA para uso clínico nos Estados Unidos. Esses fármacos diferem quanto à sua potência, quanto à sua farmacocinética ou se a inibição da ECA é principalmente um efeito do fármaco ou de um metabólito ativo.

Todos os IECA bloqueiam a conversão da AngI em AngII e possuem indicações terapêuticas, perfis de efeitos adversos e contraindicações semelhantes. Como a hipertensão geralmente exige tratamento prolongado, as questões relativas à qualidade de vida são importantes na comparação dos fármacos anti-hipertensivos. Com exceção do *fosinopril*, do *trandolapril* e do *quinapril* (que apresentam eliminação equilibrada pelo fígado e pelos rins), os IECA são depurados predominantemente pelos rins. Por conseguinte, o comprometimento da função renal diminui de modo substancial a depuração plasmática da maioria dos IECA, e as doses desses fármacos devem ser reduzidas em pacientes com comprometimento renal. *A elevação da ARP torna os pacientes hiper-responsivos à hipotensão induzida por IECA. Assim, as doses iniciais de todos os IECA devem ser reduzidas em pacientes com níveis plasmáticos elevados de renina (p. ex., pacientes com insuficiência cardíaca e durante a depleção de sal, incluindo uso de diuréticos).* Os IECA diferem acentuadamente na distribuição tecidual, e é possível que essa diferença possa ser explorada para a inibição seletiva de determinado SRA local (tecidual).

Captopril O *captopril* é um potente inibidor da ECA ($K_i = 1,7$ nM). Administrado por via oral, ele sofre rápida absorção e possui biodisponibilidade de cerca de 75%, mas que é reduzida em 25 a 30% na presença de alimento. Ocorrem concentrações plasmáticas máximas em 1 hora, e o fármaco é depurado rapidamente ($t_{1/2}$ de ~2 horas). A maior parte do fármaco é eliminada na urina: 40 a 50% na forma de *captopril*, e o restante como dímeros de dissulfeto de captopril e dissulfeto de captopril-cisteína. A dose oral de *captopril* varia de 6,25 a 150 mg, 2 a 3 ×/dia, sendo as doses de 6,25 mg 3 ×/dia ou 25 mg 2 ×/dia apropriadas para iniciar a terapia em pacientes com insuficiência cardíaca ou hipertensão, respectivamente.

Enalapril O *maleato de enalapril* é um profármaco hidrolisado por esterases no fígado, produzindo o enalaprilate, um ácido dicarboxílico ativo. O *enalaprilate* é um potente inibidor da ECA ($K_i = 0,2$ nM). Ele sofre

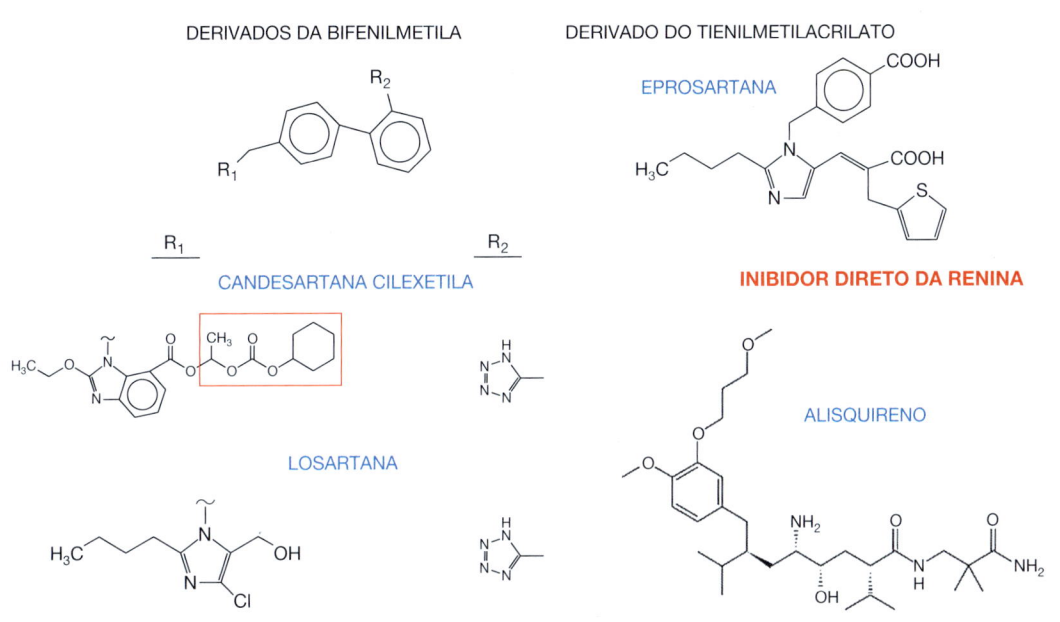

Figura 30-12 *Estruturas dos inibidores representativos do SRA. O enalapril e a candesartana cilexetila são profármacos relativamente inativos até que esterases in vivo removam a região dentro do retângulo vermelho, substituindo-a por um átomo de hidrogênio para formar o fármaco ativo.*

rápida absorção quando administrado por via oral com biodisponibilidade oral de cerca de 60% que não é reduzida pela presença de alimento. As concentrações máximas de *enalapril* no plasma são alcançadas em 1 hora, enquanto o pico das concentrações de *enalaprilate* ocorre depois de 3 a 4 horas. O *enalapril* possui uma $t_{1/2}$ de cerca de 1,3 hora, porém o *enalaprilate*, em virtude de sua forte ligação à ECA, tem uma $t_{1/2}$ plasmática de cerca de 11 horas. O *enalapril* e o *enalaprilate* intactos são excretados pelos rins. A dose oral de *enalapril* varia de 2,5 a 40 mg/dia, e as doses de 2,5 e 5 mg/dia são apropriadas para iniciar o tratamento da insuficiência cardíaca e hipertensão, respectivamente.

Enalaprilate O *enalaprilate* não é absorvido por via oral, porém está disponível para administração intravenosa quando a terapia oral não é apropriada. Para pacientes hipertensos, a dose é de 0,625 a 1,25 mg, administrada por via intravenosa, durante 5 minutos. Essa dose pode ser repetida a cada 6 horas.

Lisinopril O *lisinopril* é o análogo de lisina do *enalaprilate* e, diferentemente do *enalapril*, o próprio *lisinopril* é ativo. *In vitro*, ele é um IECA ligeiramente mais potente do que o *enalaprilate*. O *lisinopril* sofre absorção lenta, variável e incompleta (~30%) após administração oral (que não é reduzida pela presença de alimento). As concentrações máximas no plasma são alcançadas em cerca de 7 horas. O fármaco é excretado de modo inalterado pelo rim, com $t_{1/2}$ plasmática de cerca de 12 horas. A dose oral de *lisinopril* varia de 5 a 40 mg/dia (em dose única ou fracionada), e as doses de 5 e 10 mg/dia são apropriadas para terapia inicial da insuficiência cardíaca e da hipertensão, respectivamente. É recomendada uma dose diária de 2,5 mg e supervisão médica para pacientes com insuficiência cardíaca que apresentem hiponatremia ou comprometimento renal.

Benazepril A clivagem do grupo éster por esterases hepáticas transforma o *benazepril*, um profármaco, em *benazeprilate*. O *benazepril* sofre absorção rápida, porém incompleta (37%) após administração oral (que é reduzida apenas ligeiramente pela presença de alimento). O *benazepril* é quase totalmente metabolizado a *benazeprilate* e aos conjugados glicuronídeos de *benazepril* e *benazeprilate*, que são excretados tanto na urina quanto na bile. As concentrações máximas de *benazepril* e *benazeprilate* no plasma são alcançadas em 0,5 a 1 hora e em 1 a 2 horas, respectivamente. O *benazeprilate* tem uma $t_{1/2}$ plasmática efetiva de 10 a 11 horas. Com exceção dos pulmões, o *benazeprilate* não se acumula nos tecidos. A administração oral de *benazepril* varia de 5 a 80 mg/dia (em dose única ou fracionada).

Fosinopril A clivagem do grupo éster por esterases hepáticas transforma o *fosinopril* em *fosinoprilate*. O *fosinopril* sofre absorção lenta e incompleta (36%) após administração oral (cuja taxa, mas não extensão, é reduzida pela presença de alimento). O *fosinopril* é, em grande parte, metabolizado a *fosinoprilate* (75%) e ao conjugado glicuronídeo, que são excretados tanto na urina quanto na bile. As concentrações máximas de *fosinoprilate* no plasma são alcançadas em cerca de 3 horas. O *fosinoprilate* tem uma $t_{1/2}$ plasmática efetiva de cerca de 11,5 horas, que não é alterada de modo substancial na presença de comprometimento renal. A administração oral de *fosinopril* varia de 10 a 80 mg/dia (em dose única ou fracionada). A dose inicial é reduzida para 5 mg/dia em pacientes com depleção de Na^+ ou água ou com insuficiência renal.

Trandolapril Uma dose oral de *trandolapril* é absorvida sem redução na presença de alimento e produz níveis plasmáticos de *trandolapril* (biodisponibilidade de 10%) e *trandolaprilate* (biodisponibilidade de 70%). O *trandolaprilate* é cerca de oito vezes mais potente do que o *trandolapril* como IECA. Os glicuronídeos do *trandolapril* e produtos de desesterificação são recuperados na urina (33%, principalmente o *trandolaprilate*) e nas fezes (66%). As concentrações plasmáticas máximas de *trandolaprilate* são alcançadas em 4 a 10 horas.

O *trandolaprilate* exibe uma cinética de eliminação bifásica, com $t_{1/2}$ inicial de cerca de 10 horas (o principal componente de eliminação), seguida de uma $t_{1/2}$ mais prolongada (em virtude da dissociação lenta do *trandolaprilate* da ECA tecidual). A depuração plasmática do *trandolaprilate* é reduzida na presença de insuficiência renal e hepática. A administração oral varia de 1 a 8 mg/dia (em dose única ou fracionada). A dose inicial é de 0,5 mg em pacientes em uso de diuréticos ou que apresentam comprometimento renal.

Quinapril A clivagem do grupo éster por esterases hepáticas transforma o *quinapril*, um profármaco, em *quinaprilate*, e essa conversão é reduzida em pacientes com diminuição da função hepática. O *quinapril* é rapidamente absorvido (com concentrações máximas em 1 hora); a taxa de absorção oral (60%), mas não a sua extensão, pode ser reduzida pela presença de alimento. O *quinaprilate* e outros metabólitos de menor importância do *quinapril* são excretados tanto na urina (61%) quanto nas fezes (37%). As concentrações máximas de *quinaprilate* no plasma são alcançadas em cerca de 2 horas. A $t_{1/2}$ inicial do *quinaprilate* é de cerca de 2 horas; a $t_{1/2}$ terminal prolongada (~25 horas) pode ser decorrente de sua ligação de alta afinidade à ECA tecidual. A dose oral de *quinapril* varia de 5 a 80 mg/dia.

Ramipril O *ramipril* administrado por via oral é rapidamente absorvido (com concentrações máximas em 1 hora). A taxa, mas não a extensão, de sua absorção oral (50-60%) é reduzida pela presença de alimento. O *ramipril* é metabolizado a *ramiprilate* por esterases hepáticas e a metabólitos inativos que são excretados predominantemente pelos rins. As concentrações máximas de *ramiprilate* no plasma são alcançadas em cerca de 3 horas. O *ramiprilate* exibe uma cinética de eliminação trifásica (valores de $t_{1/2}$: 2-4, 9-18 e > 50 horas). Essa eliminação trifásica deve-se à extensa distribuição do fármaco nos tecidos ($t_{1/2}$ inicial), à depuração do *ramiprilate* livre do plasma ($t_{1/2}$ intermediária) e à dissociação do *ramiprilate* da ECA tecidual ($t_{1/2}$ terminal longa). A administração oral de *ramipril* varia de 1,25 a 20 mg/dia (em dose única ou fracionada).

Moexipril A atividade anti-hipertensiva do *moexipril* deve-se ao *moexiprilate*, seu metabólito desesterificado. O *moexipril* sofre absorção incompleta, e sua biodisponibilidade como *moexiprilate* é de cerca de 13% e é acentuadamente reduzida pela presença de alimento. O tempo necessário para alcançar a concentração plasmática máxima de *moexiprilate* é de cerca de 1,5 hora; a $t_{1/2}$ de eliminação varia entre 2 e 12 horas. A faixa posológica recomendada é de 7,5 a 30 mg/dia (em dose única ou fracionada), sendo reduzida à metade em pacientes em uso de diuréticos ou que apresentam comprometimento renal.

Perindopril O *perindopril* erbumina é um profármaco que é transformado em *perindoprilate* por esterases hepáticas. A biodisponibilidade oral do *perindopril* (75%) não é afetada pelo alimento, enquanto a do *perindoprilate* é reduzida em cerca de 35%. O *perindopril* também é convertido em metabólitos inativos que são excretados predominantemente pelos rins. As concentrações plasmáticas máximas de *perindoprilate* são alcançadas em 3 a 7 horas. O *perindoprilate* exibe uma cinética de eliminação bifásica, com $t_{1/2}$ de 3 a 10 horas (o principal componente da eliminação) e de 30 a 120 horas (em virtude da dissociação lenta do *perindoprilate* da ECA tecidual). A administração oral varia de 2 a 16 mg/dia (em dose única ou fracionada).

Usos terapêuticos dos IECA

Os IECA são efetivos no tratamento de hipertensão, doença cardiovascular, insuficiência cardíaca e nefropatia diabética.

IECA na hipertensão A inibição da ECA diminui a resistência vascular sistêmica e a PA média, diastólica e sistólica nos estados hipertensivos, exceto no aldosteronismo primário (ver Caps. 32 e 50) (Tab. 30-3). A alteração inicial da PA tende a exibir uma correlação positiva com a ARP e os níveis plasmáticos de AngII antes do tratamento. Entretanto, alguns pacientes podem apresentar uma redução considerável da PA, que se correlaciona pouco com os valores da ARP antes do tratamento. É possível que o aumento na produção local (tecidual) de AngII ou o aumento na responsividade dos tecidos a níveis normais de AngII tornem alguns pacientes hipertensos sensíveis aos IECA, apesar da ARP normal.

A queda prolongada da PA sistêmica em indivíduos hipertensos tratados com IECA é acompanhada de um desvio para a esquerda na curva de pressão renal-natriurese (Fig. 30-7) e de uma redução da RPT (participação variável de diferentes leitos vasculares). O rim é uma notável exceção: como os vasos renais são extremamente sensíveis à vasoconstrição produzida pela AngII, os IECA aumentam o FSR por meio de vasodilatação das arteríolas aferentes e eferentes. Ocorre aumento do FSR sem elevação da TFG; assim, a fração de filtração é reduzida.

Os IECA produzem dilatação arteriolar sistêmica e aumento da complacência das artérias de grande calibre, o que contribui para uma redução da pressão sistólica. Em pacientes com hipertensão não complicada, a função cardíaca geralmente está pouco alterada, embora o volume sistólico e o débito cardíaco possam aumentar ligeiramente com o tratamento contínuo. A função dos barorreceptores e os reflexos cardiovasculares não estão comprometidos e verifica-se pouca alteração nas respostas a mudanças posturais e ao exercício. Mesmo com uma redução substancial da PA, a frequência cardíaca e as concentrações plasmáticas de catecolaminas em geral só aumentam levemente (se o fazem), o que talvez seja reflexo de uma alteração da função dos barorreceptores, com aumento da complacência arterial e diminuição da influência tônica da AngII no sistema nervoso simpático.

A secreção de aldosterona é reduzida pelos IECA, mas não se torna gravemente comprometida. A secreção de aldosterona é mantida em níveis adequados por outros estímulos esteroidogênicos, como o ACTH e o K^+. Sua atividade na zona glomerular do córtex suprarrenal exige quantidades tróficas ou permissivas muito pequenas de AngII, que permanecem presentes, visto que a inibição da ECA nunca é completa. Podem ocorrer retenção excessiva de K^+ e hiperpotassemia em pacientes que fazem uso de K^+ suplementar, naqueles com comprometimento renal ou em indivíduos em uso de outras medicações que reduzem a excreção de K^+.

Os IECA podem normalizar a PA em cerca de 50% dos pacientes com hipertensão leve a moderada. Desses pacientes, 90% são controlados por meio da combinação de um IECA com um bloqueador dos canais de Ca^{2+}, um bloqueador dos receptores β_1-adrenérgicos ou um diurético (ver Cap. 32). Os diuréticos aumentam a resposta anti-hipertensiva aos IECA, tornando a PA do paciente dependente da renina. Vários IECA são comercializados em combinações de doses fixas com um diurético tiazídico ou um bloqueador dos canais de Ca^{2+} para o manejo da hipertensão.

IECA na disfunção sistólica ventricular esquerda *A não ser que sejam contraindicados, os IECA devem ser administrados a todos os pacientes com comprometimento da função sistólica ventricular esquerda, tanto na presença quanto na ausência de sintomas de insuficiência cardíaca franca* (ver Cap. 33). Vários estudos clínicos de grande porte demonstraram que a inibição da ECA em pacientes com disfunção sistólica impede ou retarda a progressão da insuficiência cardíaca, diminui a incidência de morte súbita e de IAM, diminui a hospitalização e melhora a qualidade de vida. Em geral, a inibição da ECA reduz a pós-carga e a tensão da parede sistólica e aumenta o débito cardíaco, o índice cardíaco e o volume sistólico. Na disfunção sistólica, a AngII diminui a complacência arterial, efeito que é revertido pela inibição da ECA. Em geral, ocorre redução da frequência cardíaca. A PA sistêmica diminui, algumas vezes de forma abrupta no início, porém tende a retornar aos níveis iniciais. A resistência vascular renal cai acentuadamente, e o FSR aumenta. Ocorre natriurese em consequência da melhora da hemodinâmica renal, do estímulo reduzido para secreção de aldosterona pela AngII e dos efeitos diretos diminuídos da AngII nos rins. A diminuição no volume excessivo de líquidos corporais, a dilatação venosa e o aumento da capacidade do leito venoso reduzem o retorno venoso ao coração.

A resposta aos IECA também envolve reduções da pressão arterial pulmonar, da pressão capilar pulmonar em cunha e dos volumes de enchimento e pressões do átrio esquerdo e ventrículo esquerdo. Consequentemente, ocorre diminuição da pré-carga e da tensão da parede diastólica. O melhor desempenho hemodinâmico resulta em aumento da tolerância ao exercício e em supressão do sistema nervoso simpático. Em geral, os fluxos sanguíneos cerebral e coronariano são mantidos, mesmo quando a PA sistêmica está reduzida. Na insuficiência cardíaca, os IECA reduzem a dilatação ventricular e tendem a restaurar a forma elíptica normal do coração. Os IECA podem reverter a remodelação ventricular por meio de alterações na pré-carga/pós-carga, evitando os efeitos da AngII no crescimento dos miócitos e atenuando a fibrose cardíaca induzida pela AngII e pela aldosterona.

IECA no IAM Os efeitos benéficos dos IECA no IAM são observados particularmente em pacientes hipertensos e diabéticos. A não ser que estejam contraindicados (p. ex., choque cardiogênico ou hipotensão grave), os IECA devem ser iniciados durante a fase aguda do IAM e podem ser administrados juntamente com agentes trombolíticos, ácido acetilsalicílico e antagonistas dos receptores β-adrenérgicos (ACE Inhibitor Myocardial Infarction Collaborative Group, 1998). Nos pacientes de alto risco (p. ex., infarto grande, disfunção ventricular sistólica), a inibição da ECA deve ser mantida em longo prazo (ver Caps. 31 e 33).

IECA em pacientes com alto risco de eventos cardiovasculares
Os IECA beneficiam pacientes com alto risco de eventos cardiovasculares (Heart Outcomes Prevention Study Investigators, 2000). Os IECA diminuem a taxa de IAM, de AVC e de morte em pacientes que não apresentam disfunção ventricular esquerda, mas têm evidências de doença vascular ou diabetes melito, além de algum outro fator de risco para doença cardiovascular. Em pacientes com doença arterial coronariana, porém sem insuficiência cardíaca, a inibição da ECA reduz a morte por doença cardiovascular e o IAM (European Trial, 2003).

IECA no diabetes melito e na insuficiência renal O diabetes melito é a principal causa de doença renal crônica. Em pacientes com nefropatia diabética, os IECA impedem ou retardam a progressão da doença. Os efeitos renoprotetores dos IECA são, em parte, independentes da redução da PA. Os IECA também podem diminuir a progressão da retinopatia em pacientes com diabetes tipo 1 e atenuar a progressão da insuficiência renal em pacientes com nefropatias não diabéticas (Ruggenenti et al., 2010).

Vários mecanismos participam dos efeitos protetores renais dos IECA. Ao diminuir a PA e dilatar as arteríolas eferentes renais, os IECA reduzem a pressão capilar glomerular aumentada que provoca lesão glomerular. Os IECA também aumentam a seletividade da permeabilidade da membrana de filtração, diminuindo, assim, a exposição do mesângio a fatores proteináceos passíveis de estimular a proliferação das células mesangiais e a produção de matriz, que contribuem para a expansão do mesângio na nefropatia diabética. Como a AngII é um fator de crescimento, a redução de seus níveis intrarrenais pode atenuar o crescimento das células mesangiais e a produção de matriz. Os IECA aumentam os níveis de Ang(1-7) ao impedir o seu metabolismo pela ECA. A Ang(1-7), por meio dos receptores Mas, exerce efeitos protetores e antifibróticos (Santos, 2014; Santos et al., 2019). No diabetes melito, a AngII, por meio dos receptores AT_1 nos podócitos renais, leva à ativação de cascatas de sinalização de proteína-cinase, rearranjos citoesqueléticos, retração dos processos dos podócitos e redução das proteínas do diafragma em fenda, resultando em aumento da permeabilidade do epitélio renal às proteínas (proteinúria). Os IECA reduzem esses efeitos da AngII (Márquez et al., 2015).

Efeitos adversos dos IECA

Os IECA são, em geral, bem tolerados. Esses fármacos não alteram as concentrações plasmáticas de ácido úrico ou Ca^{2+} e podem melhorar a sensibilidade à insulina e a tolerância à glicose em pacientes com resistência à insulina, além de diminuir os níveis de colesterol e de lipoproteína(a) na doença renal com proteinúria.

Hipotensão Pode ocorrer uma queda abrupta da PA após a primeira dose de um IECA em pacientes com ARP elevada. Deve-se ter muita cautela em pacientes com depleção de sal, em uso de diversos medicamentos anti-hipertensivos ou que apresentam insuficiência cardíaca congestiva.

Tosse Em 5 a 20% dos pacientes, os IECA induzem tosse seca e incômoda mediada pelo acúmulo de bradicinina, substância P ou PG nos pulmões. O antagonismo do tromboxano, o *ácido acetilsalicílico* e a suplementação de ferro reduzem a tosse induzida pelos IECA. Algumas vezes, a redução da dose ou a mudança para um BRA são efetivas. A tosse desaparece, geralmente em 4 dias, se os IECA forem interrompidos.

Hiperpotassemia É raro encontrar uma retenção significativa de K^+ em pacientes com função renal normal. Entretanto, os IECA podem causar hiperpotassemia em pacientes com insuficiência renal ou diabetes ou se forem usados com diuréticos poupadores de K^+, suplementos de K^+, β-bloqueadores ou AINE.

Insuficiência renal aguda A inibição da ECA pode induzir insuficiência renal aguda em pacientes com estenose bilateral da artéria renal, estenose da artéria em um único rim remanescente, insuficiência cardíaca ou depleção de volume devido a diarreia ou diuréticos.

Angioedema Em 0,1 a 0,5% dos pacientes, os IECA induzem um rápido edema no nariz, na garganta, na boca, na glote, na laringe, nos lábios e/ou na língua. Uma vez interrompida a administração de IECA, o angioedema desaparece em poucas horas; as vias aéreas do paciente devem ser protegidas e, se necessário, devem-se administrar *epinefrina*, um anti-histamínico ou um glicocorticoide. Os indivíduos negros correm risco 4,5 vezes maior de angioedema induzido por IECA do que os brancos. Apesar de rara, foi também relatada a ocorrência de angioedema do intestino (angioedema visceral), caracterizado por vômitos, diarreia aquosa e dor abdominal. O angioedema associado aos IECA é um efeito de classe: pacientes que apresentam esse evento adverso não devem usar nenhum outro IECA.

Potencial fetopático *Se for diagnosticada uma gravidez, é mandatório interromper os IECA.* Os IECA e os BRA foram associados a defeitos no desenvolvimento renal quando administrados no terceiro trimestre de gravidez e possivelmente mais cedo. Os efeitos fetopáticos podem ser causados, em parte, pela hipotensão fetal. Esse possível efeito adverso deve ser discutido com as mulheres com potencial fértil, assim como a necessidade de medidas contraceptivas.

Exantema cutâneo Em outras ocasiões, os IECA provocam exantema maculopapular, que pode causar prurido, mas que pode desaparecer espontaneamente ou com anti-histamínicos.

Outros efeitos adversos Efeitos adversos extremamente raros, mas reversíveis, incluem disgeusia (alteração ou perda do paladar), neutropenia (cujos sintomas incluem dor de garganta e febre), glicosúria (perda de glicose na urina na ausência de hiperglicemia), anemia e hepatotoxicidade.

Interações medicamentosas Os antiácidos e outros fármacos (p. ex., lantânio, um fixador de fosfato) podem diminuir a biodisponibilidade dos IECA; a capsaicina pode agravar a tosse induzida pelos IECA; os AINE, incluindo ácido acetilsalicílico, podem reduzir a resposta anti-hipertensiva aos IECA; e os diuréticos poupadores de K^+ e suplementos de K^+ podem exacerbar a hiperpotassemia induzida pelos IECA. Os IECA podem aumentar os níveis plasmáticos de digoxina e de lítio e as reações de hipersensibilidade ao alopurinol e a outros fármacos. A administração concomitante de inibidores da dipeptidil-peptidase IV (p. ex., sitagliptina), alteplase, everolimo e pregabalina pode aumentar o risco de angioedema.

Bloqueadores dos receptores de angiotensina II

HISTÓRICO

As tentativas de desenvolver antagonistas dos receptores de AngII terapeuticamente úteis começaram na década de 1970. Os esforços iniciais concentraram-se em análogos peptídicos da angiotensina. A sarlasina, a 1-sarcosina, a 8-isoleucina AngII e outras angiotensinas 8-substituídas são potentes antagonistas dos receptores de AngII, porém sem valor clínico, visto que carecem de biodisponibilidade oral e apresentam atividade agonista parcial (inaceitável). Houve um avanço na década de 1980 com a síntese de uma série de derivados do ácido imidazol-5-acético, que atenuavam as respostas pressoras à AngII em ratos. Foi constatado que dois compostos, S-8307 e S-8308, são antagonistas não peptídicos altamente específicos dos receptores de AngII, porém muito fracos, desprovidos de atividade agonista parcial (Dell'Italia, 2011). Por meio de uma série de modificações sequenciais, a *losartana*, um antagonista não peptídico seletivo dos receptores AT_1 potente e ativo por via oral, foi desenvolvida e aprovada para uso clínico nos Estados Unidos em 1995. Desde então, foram aprovados outros sete antagonistas dos receptores AT_1 (ver tabela de Resumo). Embora esses antagonistas dos receptores AT_1 não apresentem atividade agonista parcial, pequenas modificações estruturais, como um grupo metila, podem transformar um potente antagonista em agonista (Perlman et al., 1997).

Efeitos farmacológicos

Os BRA ligam-se aos receptores AT_1 com alta afinidade, sendo pelo menos 10.000 vezes mais seletivos para o receptor AT_1 do que para o receptor AT_2. Embora a ligação dos BRA ao receptor AT_1 seja competitiva, geralmente a inibição das respostas biológicas à AngII por esses fármacos é funcionalmente insuperável. O antagonismo insuperável tem a vantagem teórica do bloqueio prolongado e duradouro, mesmo com níveis elevados de ligante endógeno ou em caso de omissão das doses do fármaco. Os BRA inibem a maioria dos efeitos biológicos da AngII, que incluem: (1) contração do músculo liso vascular; (2) respostas pressoras rápidas; (3) respostas pressoras lentas; (4) sede; (5) liberação de vasopressina; (6) secreção de aldosterona; (7) liberação de catecolaminas suprarrenais; (8) aumento da neurotransmissão noradrenérgica; (9) aumento do tônus simpático; (10) alterações da função renal; e (11) hipertrofia e hiperplasia celulares. Os BRA reduzem a PA em animais com hipertensão renovascular e genética, bem como em animais transgênicos com hiperexpressão do gene da renina. Todavia, os BRA exercem pouco efeito na PA em animais com hipertensão com baixo nível de renina (p. ex., ratos com hipertensão induzida por NaCl/desoxicorticosterona) (Csajka et al., 1997).

Os BRA possuem eficácia terapêutica equivalente à dos IECA?

Embora tanto os BRA e quanto os IECA causem bloqueio do SRA, eles diferem em vários aspectos importantes:

- *Os BRA reduzem a ativação dos receptores AT_1 com mais eficiência do que os IECA*. Os IECA reduzem a biossíntese da AngII mediada pela ECA, porém não inibem a geração de AngII pela quimase e por outras vias de produção de AngII independente de ECA. Os BRA bloqueiam as ações da AngII por meio dos receptores AT_1, independentemente da via bioquímica que leva à formação de AngII.
- *Diferentemente dos IECA, os BRA permitem a ativação dos receptores AT_2*. Os IECA aumentam a liberação de renina, porém bloqueiam a conversão de AngI em AngII. Os BRA também estimulam a liberação de renina, porém esse efeito provoca um aumento de várias vezes nos níveis circulantes de AngII. Como os BRA bloqueiam os receptores AT_1, os níveis aumentados de AngII podem ativar os receptores AT_2.
- *Os IECA aumentam os níveis de Ang(1-7)*. A ECA está envolvida na depuração da Ang(1-7), de modo que a sua inibição aumenta os níveis de Ang(1-7). No caso dos BRA, ainda não há certeza se ocorre um impacto clinicamente significativo nos níveis de Ang(1-7).
- *Os IECA podem aumentar os níveis de substratos da ECA, incluindo bradicinina e Ac-SDKP*.

Ainda não foi estabelecido se as diferenças farmacológicas entre os BRA e os IECA resultam em diferenças significativas nos resultados terapêuticos. As metanálises indicam a existência de algumas diferenças, de modo que são necessárias mais pesquisas. Essas análises indicam uma eficácia semelhante no tratamento da hipertensão primária, com vantagem dos BRA no que concerne à frequência de eventos adversos (Li et al., 2014; Chen et al., 2021). Uma metanálise de pacientes com ICFER indicou que as duas classes de fármacos melhoram a insuficiência cardíaca quando o fármaco é administrado em altas doses, porém apenas os BRA reduzem a hospitalização relacionada à insuficiência cardíaca (Turgeon et al., 2019). Os BRA são preferíveis aos IECA para reduzir o risco de insuficiência renal em pacientes diabéticos com albuminúria (Wang et al., 2018). Evidências de ensaios clínicos não sustentam a terapia de combinação com BRA e IECA para pacientes com hipertensão, insuficiência cardíaca ou nefropatia (Makani et al., 2013; ONTARGET Investigators, 2008; Saglimbene et al., 2018).

Farmacologia clínica

A biodisponibilidade oral dos BRA geralmente é baixa (< 50%) – exceto para *azilsartana* (~60%) e *irbesartana* (~70%) –, e a sua ligação às proteínas, elevada (> 90%).

Candesartana cilexetila A *candesartana cilexetila*, um profármaco éster inativo, é hidrolisada à sua forma ativa, a *candesartana*, durante a absorção pelo trato GI (Fig. 30-12). Os níveis plasmáticos máximos são obtidos 3 a 4 horas após administração oral, com $t_{1/2}$ plasmática de cerca de 9 horas. A depuração plasmática da *candesartana* ocorre por eliminação renal (33%) e excreção biliar (67%). Essa depuração plasmática é afetada pela insuficiência renal, mas não pela insuficiência hepática leve a moderada. A *candesartana cilexetila* deve ser administrada por via oral 1 ou 2 ×/dia, até uma dose diária total de 4 a 32 mg.

Eprosartana (não mais disponível nos Estados Unidos) Os níveis plasmáticos máximos são obtidos 1 a 2 horas após a administração oral, e a $t_{1/2}$ plasmática é de 5 a 9 horas. A *eprosartana* é metabolizada, em parte, a um conjugado glicuronídeo. A depuração ocorre por eliminação renal e excreção biliar, sendo afetada pela insuficiência ou hepática. A dose recomendada de *eprosartana* é de 400 a 800 mg/dia, em 1 ou 2 doses.

Irbesartana Os níveis plasmáticos máximos são obtidos cerca de 1,5 a 2 horas após administração oral, e a $t_{1/2}$ plasmática é de 11 a 15 horas. A *irbesartana* é metabolizada, em parte, a um conjugado glicuronídeo. O composto original e o seu conjugado glicuronídeo são depurados por eliminação renal (20%) e excreção biliar (80%). A depuração plasmática da *irbesartana* não é afetada pela insuficiência renal ou hepática leve a moderada. A dose oral de *irbesartana* é de 150 a 300 mg, 1 ×/dia.

Losartana Cerca de 14% de uma dose oral de *losartana* é convertida pelas CYP2C9 e CYP3A4 no metabólito ácido 5-carboxílico, EXP 3174, que é mais potente do que a *losartana* como antagonista do receptor AT_1. Os níveis plasmáticos máximos de *losartana* e de EXP 3174 são alcançados aproximadamente 1 a 3 horas após administração oral, e as $t_{1/2}$ plasmáticas são de 2,5 e 6 a 9 horas, respectivamente. A depuração plasmática da *losartana* e do EXP 3174 ocorre pelo rim e pelo fígado (metabolismo e excreção biliar) e é afetada pela presença de insuficiência hepática, mas não renal. A *losartana* deve ser administrada por via oral 1 ou 2 ×/dia até uma dose diária total de 25 a 100 mg; ela é um antagonista competitivo do receptor de tromboxano A_2 e atenua a agregação plaquetária. O EXP 3179, outro metabólito da *losartana* sem efeitos nos receptores de angiotensina, tem diversas ações antioxidantes e antifibróticas potenciais, que podem ser mediadas pela inibição da proteína-cinase C (Wenzel et al., 2009).

Olmesartana medoxomila A *olmesartana medoxomila*, um profármaco éster inativo, é hidrolisada à sua forma ativa, a *olmesartana*, durante a sua absorção pelo trato GI. São obtidos níveis plasmáticos máximos 1,4 a 2,8 horas após administração oral, e a $t_{1/2}$ plasmática é de 10 a 15 horas. A depuração plasmática da *olmesartana* ocorre por eliminação renal e excreção biliar. Embora o comprometimento renal e a doença hepática diminuam a depuração plasmática da *olmesartana*, não há necessidade de ajuste posológico em pacientes com comprometimento renal ou hepático leve a moderado. A dose oral de *olmesartana medoxomila* é de 20 a 40 mg, 1 ×/dia.

Telmisartana São obtidos níveis plasmáticos máximos 0,5 a 1 hora após administração oral, e a $t_{1/2}$ plasmática é de cerca de 24 horas. A *telmisartana* é depurada da circulação principalmente por secreção biliar do fármaco intacto. A depuração plasmática da *telmisartana* é afetada pela insuficiência hepática, mas não pela insuficiência renal. A dose oral recomendada de *telmisartana* é de 40 a 80 mg, 1 ×/dia.

Valsartana Os níveis plasmáticos máximos são alcançados 2 a 4 horas após administração oral, e a presença de alimento diminui a absorção do fármaco. A $t_{1/2}$ plasmática é de cerca de 9 horas. A *valsartana* é depurada da circulação pelo fígado (~70% da depuração total), e a sua depuração é reduzida pela presença de insuficiência hepática. A dose oral é de 80 a 320 mg, 1 ×/dia.

Azilsartana medoxomila Esse profármaco é hidrolisado no trato GI à forma ativa *azilsartana*. O fármaco está disponível em doses de 40 e 80 mg, 1 ×/dia. Na dose recomendada de 80 mg 1 ×/dia, a *azilsartana medoxomila* é superior a *valsartana*, *olmesartana* e *telmisartana* para redução da PA. A biodisponibilidade da *azilsartana* é de cerca de 60% e não é afetada pela presença de alimento. As concentrações plasmáticas máximas $C_{máx}$ são alcançadas em 1,5 a 3 horas e a $t_{1/2}$ de eliminação é de cerca de 11 horas. A *azilsartana* é metabolizada principalmente pela CYP2C9 a metabólitos inativos. A eliminação é de 55% nas fezes e 42% na urina. Cerca de 15% da dose é eliminada de forma inalterada na urina. A depuração plasmática não é afetada pela insuficiência renal ou hepática.

iRAN Uma combinação de *sacubitril* e *valsartana* (nome genérico: LCZ696) combina o componente antagonista do receptor AT_1 da *valsartana* com o componente inibidor neprilisina do *sacubitril*. O complexo (*sacubitril*, *valsartana*, Na^+ e água [1:1:3:2,5]) se dissocia em *sacubitril* e *valsartana* após administração oral. O *sacubitril* tem uma biodisponibilidade de cerca de 60% e liga-se altamente às proteínas (94-97%). O *sacubitril* é ainda metabolizado por esterases ao metabólito ativo LBQ657, que tem uma $t_{1/2}$ de 11 horas. O inibidor neprilisina bloqueia a degradação dos peptídeos natriuréticos (peptídeos natriuréticos atrial, cerebral e tipo C), bem como da AngI e AngII, endotelina 1, adrenomedulina e bradicinina. Essa combinação diminui a resistência vascular e aumenta o fluxo sanguíneo. Em um ensaio clínico randomizado de grande porte, a combinação foi superior ao *enalapril* e diminuiu o risco de morte por causas cardiovasculares e de insuficiência cardíaca em 20% (McMurray et al., 2014).

Metanálises dos ensaios clínicos avaliaram de forma mais detalhada o benefício terapêutico dos iRAN, incluindo em comparação com outros inibidores do SRA. Os iRAN reduziram a hospitalização e a morte por insuficiência cardíaca em comparação com inibidores de SRA isoladamente em pacientes com ICFER (Solomon et al., 2016) e promoveram uma reversão da remodelação cardíaca (Wang et al., 2019). Os benefícios dos iRAN em comparação com a inibição da ECA isoladamente também foram observados em pacientes com ICFER descompensada (ensaio clínico PIONEER-HF; Ambrosy et al., 2020) e ICFER após IAM, incluindo redução da hospitalização para insuficiência cardíaca e mortalidade por eventos cardiovasculares, embora com aumento na incidência de hipotensão (ensaio clínico PARADISE-MI; Jering et al., 2021). Os iRAN também parecem ter vantagens em comparação com os BRA no tratamento da hipertensão (Zhao et al., 2017) e maiores efeitos na redução da PA do que os IECA ou os BRA em pacientes com insuficiência cardíaca e doença renal crônica (Kang et al., 2020). Os iRAN podem ter efeitos benéficos na função renal em comparação com os IECA/BRA, em pacientes com insuficiência cardíaca (Chen et al., 2020; Kang et al., 2020). Uma metanálise recente de ensaios clínicos que incluíram pacientes com insuficiência cardíaca e preservação da fração de ejeção indica uma redução da taxa de hospitalização com tratamento com iRAN, embora sem redução da mortalidade – uma observação potencialmente confundida por desafios na classificação dos pacientes (Kuno et al., 2020).

O LCZ696 foi aprovado para tratamento da ICFER em uma dose recomendada de 100 a 400 mg/dia, em duas doses fracionadas. Essa combinação de *sacubitril* e *valsartana* está contraindicada para pacientes com história de angioedema durante o uso de IECA ou BRA. O fármaco não deve ser usado em associação com BRA (visto que contém um BRA) ou IECA (visto que a inibição da neprilisina combinada mais inibição da ECA provavelmente aumenta o risco de angioedema). Além disso, não deve ser usado juntamente com *alisquireno* em pacientes diabéticos.

Uma nova classe de BRA em desenvolvimento O *bloqueador do receptor AT_1 tendencioso para β-arrestina* TRV027 (entre outros) liga-se ao receptor AT_1 e bloqueia a sinalização acoplada à proteína G enquanto se acopla à β-arrestina. A β-arrestina, uma proteína adaptadora, participa na dessensibilização e internalização do receptor. Em modelos animais, o ligante enviesado para β-arrestina do receptor AT_1 aumenta a contratilidade dos miócitos e protege contra a apoptose (Kim et al., 2012). Em estudos clínicos de fase II, o TRV027 reduziu a PA média e foi bem tolerado. Entretanto, o tratamento com TRV027 não melhorou o estado clínico de pacientes com insuficiência cardíaca aguda (Pang et al., 2017).

Usos terapêuticos dos BRA

Os bloqueadores dos receptores de angiotensina são aprovados para o tratamento da hipertensão. Os BRA são renoprotetores no diabetes melito tipo 2 e podem constituir os fármacos de escolha para proteção renal em pacientes diabéticos.

A *irbesartana* e a *losartana* estão aprovadas para a nefropatia diabética; a *losartana* está aprovada para a profilaxia do AVC; e a *valsartana* e a *candesartana*, para pacientes com insuficiência cardíaca e para a redução da mortalidade cardiovascular em pacientes clinicamente estáveis com insuficiência ventricular esquerda ou disfunção ventricular esquerda após IAM. Os BRA e os IECA possuem eficácia comparável na redução da PA, e os BRA exibem um perfil de efeitos adversos favorável. Os BRA também estão disponíveis em combinações de dose fixa com *hidroclorotiazida* ou *anlodipino* (ver também Caps. 29, 32 e 33).

O estudo Losartan Intervention for Endpoint (LIFE) Reduction in Hypertension Study demonstrou a superioridade de um BRA em comparação com um antagonista dos receptores $β_1$-adrenérgicos na redução do AVC em pacientes hipertensos com hipertrofia ventricular esquerda (Dahlöf et al., 2002). O estudo ELITE (Evaluation of Losartan in the Elderly) e um estudo de acompanhamento (ELITE II) concluíram que, em pacientes idosos com insuficiência cardíaca, a *losartana* é tão efetiva quanto o *captopril* na melhora dos sintomas (Pitt et al., 2000). O ensaio clínico VALIANT (Valsartan in Acute Myocardial Infarction) demonstrou que a *valsartana* foi tão efetiva na redução da mortalidade por todas as causas quanto o *captopril* em pacientes com IAM complicado por disfunção sistólica ventricular esquerda (Pfeffer et al., 2003). Tanto a *valsartana* quanto a *candesartana* reduzem a mortalidade e a morbidade em pacientes com insuficiência cardíaca (Makani et al., 2013). Os IECA são usados como agentes de primeira linha para o tratamento da ICFER. Os BRA são usados para tratar pacientes que não conseguem tolerar os IECA ou que apresentam respostas insatisfatórias a esses fármacos. Entretanto, os resultados positivos mais recentes de ensaios clínicos que avaliaram um iRAN (*sacubitril-valsartana*) sugeriram que os iRAN podem ser um padrão de cuidados nesse contexto (Rossignol et al., 2019).

Efeitos adversos

Em geral, os BRA são bem tolerados. A incidência de angioedema e de tosse com o seu uso é menor do que a observada com os IECA. Os BRA têm potencial teratogênico e devem ser interrompidos durante a gravidez. Os BRA podem provocar hipotensão, oligúria, azotemia progressiva ou insuficiência renal aguda em pacientes cuja PA ou função renal dependem altamente do SRA (p. ex., estenose da artéria renal). Esses fármacos podem causar hiperpotassemia em pacientes com doença renal ou naqueles em uso de suplementos de K^+ ou diuréticos poupadores de K^+. Os BRA aumentam o efeito hipotensor de outros agentes anti-hipertensivos, um efeito desejável, mas que pode exigir um ajuste da dose. Existem raros relatos pós-comercialização de anafilaxia, função hepática anormal, hepatite, neutropenia, leucopenia, agranulocitose, prurido, urticária, hiponatremia, alopecia e vasculite.

Lei Y, et al. SARS-CoV-2 spike protein impairs endothelial function via downregulation of ACE2. *Circ Res,* **2021**, *128*:1323–1326.

Li EC, et al. Angiotensin converting enzyme (ACE) inhibitors versus angiotensin receptor blockers for primary hypertension. *Cochrane Database Syst Rev,* **2014**, *8*:CD009096.

Lopes RD, et al. Effect of discontinuing vs continuing angiotensin-converting enzyme inhibitors and angiotensin II receptor blockers on days alive and out of the hospital in patients admitted with COVID-19: a randomized clinical trial. *JAMA,* **2021**, *325*:254–264.

Louvis N, Coulson J. Renoprotection by direct renin inhibition: a systematic revew and meta-analysis. **2018**, *Curr Vasc Pharmacol, 16*:157–167.

Lu X, et al. Identification of the (pro)renin receptor as a novel regulator of low-density lipoprotein metabolism. *Circ Res,* **2016**, *118*:222–229.

Luo Y, Chen Q. Efficacy of aliskiren supplementation for heart failure: a meta-analysis of randomized controlled trials. **2019**, *Herz, 44*:398–404.

Makani H, et al. Efficacy and safety of dual blockade of the renin-angiotensin system: meta-analysis of randomized trials. *BMJ,* **2013**, *346*:1360.

Márquez E, et al. Renin-angiotensin system within the diabetic podocyte. *Am J Physiol Renal Physiol,* **2015**, *308*:1–10.

McMurray JJ, et al. Angiotensin-neprilysin inhibition versus enalapril in heart failure. *N Engl J Med,* **2014**, *371*:993–1004.

Monteil V, et al. Inhibition of SARS-CoV-2 infections in engineered human tissues using clinical-grade soluble human ACE2. *Cell,* **2020**, *81*:905–913.

Musini VM, et al. Blood pressure lowering efficacy of renin inhibitors for primary hypertension. *Cochrane Database Syst Rev,* **2017**, *4*:CD007066.

Nehme A, et al. An update on the tissue renin angiotensin system and its role in physiology and pathology. *J Cardiovasc Dev Dis,* **2019**, *6*:14.

Nguyen G, Danser AH. Prorenin and (pro)renin receptor: a review of available data from in vitro studies and experimental models in rodents. *Exp Physiol,* **2008**, *93*:557–563.

Nishiyama A, Kobori H. Independent regulation of renin–angiotensin–aldosterone system in the kidney. *Clin Exp Nephrol,* **2018**, *22*:1231–1239.

Nussberger J, et al. Angiotensin II suppression in humans by the orally active renin inhibitor aliskiren (SPP100): comparison with enalapril. *Hypertension,* **2002**, *39*:E1–E8.

Ocaranza MP, et al. Counter-regulatory renin-angiotensin system in cardiovascular disease. *Nat Rev Cardiol,* **2020**, *17*:116–129.

ONTARGET Investigators. Telmisartan, ramipril, or both in patients at high risk for vascular events. *N Engl J Med,* **2008**, *358*:1547–1559.

Padia SH, Carey RM. AT2 receptors: beneficial counter-regulatory role in cardiovascular and renal function. *Pflugers Arch,* **2013**, *465*:99–110.

Patel S, Hussain T. Dimerization of AT 2 and Mas receptors in control of blood pressure. *Curr Hypertens Rep,* **2018**, *20*:1–9.

Paul M, et al. Physiology of local renin-angiotensin systems. *Physiol Rev,* **2006**, *86*:747–80.

Pang PS, et al. Biased ligand of the angiotensin II type 1 receptor in patients with acute heart failure: a randomized, double-blind, placebo-controlled, phase IIB, dose ranging trial (BLAST-AHF). *Eur Heart J,* **2017**, *38*:2364–2373.

Peng H, et al. Overexpression of the neuronal human (pro)renin receptor mediates angiotensin II-independent blood pressure regulation in the central nervous system *Am J Physiol Heart Circ Physiol,* **2018**, *314*:H580–H592.

Perlman S, et al. Dual agonistic and antagonistic property of nonpeptide angiotensin AT_1 ligands: susceptibility to receptor mutations. *Mol Pharmacol,* **1997**, *51*:301–311.

Peters J. The (pro)renin receptor and its interaction partners, *Pflugers Arch,* **2017**, *469*:1245–1256.

Peti-Peterdi J, Harris RC. Macula densa sensing and signaling mechanisms of renin release. *J Am Soc Nephrol,* **2010**, *21*:1093–1096.

Pfeffer MA, et al., for the Valsartan in Acute Myocardial Infarction Trial Investigators. Valsartan, captopril, or both in myocardial infarction complicated by heart failure, left ventricular dysfunction, or both. *N Engl J Med,* **2003**, *349*:1893–1906.

Pitt B, et al., on behalf of the ELITE II investigators. Effect of losartan compared with captopril on mortality in patients with symptomatic heart failure: randomized trial—the Losartan Heart Failure Survival Study ELITE II. *Lancet,* **2000**, *355*:1582–1587.

Ramkumar N, Kohan DE. The (pro)renin receptor: an emerging player in hypertension and metabolic syndrome. *Kidney Int,* **2019**, *95*:1041–1052.

Ranjbar R, et al. The potential therapeutic use of renin-angiotensin system inhibitors in the treatment of inflammatory diseases. *J Cell Physiol,* **2019**, *234*:2277–2295.

Rossignol P, et al. Heart failure drug treatment. *Lancet,* **2019**, *393*:1034–1044.

Ruggenenti P, et al. The RAAS in the pathogenesis and treatment of diabetic nephropathy. *Nat Rev Nephrol,* **2010**, *6*:319–330.

Saglimbene V, et al. The long-term impact of renin-angiotensin system (RAS) inhibition on cardiorenal outcomes (LIRICO): a randomized, controlled trial. *J Am Soc Nephrol,* **2018**, *29*:2890–2899.

Santos RA. Angiotensin-(1–7). *Hypertension,* **2014**, *63*:1138–1134.

Santos RA, et al. The renin-angiotensin system: going beyond the classical paradigms. *Am J Physiol Heart Circ Physiol,* **2019**, *316*:H958–H970.

Saravi B, et al. The tissue renin-angiotensin system and its role in the pathogenesis of major human diseases: quo vadis? *Cells,* **2021**, *10*:650.

Satou R, et al. Inflammation as a regulator of the renin-angiotensin system and blood pressure. *Curr Hypertens Rep,* **2018**, *20*:1–9.

Solomon SD, et al. Combined neprilysin and renin–angiotensin system inhibition in heart failure with reduced ejection fraction: a meta-analysis. *Eur J Heart Fail,* **2016**, *18*:1238–1243.

Sriram K, Insel PA. A hypothesis for pathobiology and treatment of COVID-19: the centrality of ACE1/ACE2 imbalance. *Br J Pharmacol,* **2020a**, *177*:4825–4844.

Sriram K, Insel PA. Risks of ACE inhibitor and ARB usage in COVID-19: evaluating the evidence. *Clin Pharmacol Ther,* **2020b**, *108*:236–241.

Sriram K, Insel PA. Inflammation and thrombosis in COVID-19 pathophysiology: proteinase-activated and purinergic receptors as drivers and candidate therapeutic targets. *Physiol Rev,* **2021**, *101*:545–567.

Sriram K, et al. Targeting the renin–angiotensin signaling pathway in COVID-19: unanswered questions, opportunities, and challenges. *Proc Natl Acad Sci USA,* **2020**, *117*:29274–29282.

Takezako T, et al. Current topics in angiotensin II type 1 receptor research: focus on inverse agonism, receptor dimerization and biased agonism. *Pharmacol Res,* **2017**, *123*:40–50.

Trepiccione F, et al. Renal ATP6ap2/(Pro)renin receptor is required for normal vacuolar H+-ATPase function but not for the renin-angiotensin system. *J Am Soc Nephrol,* **2016**, *27*:3320–3330.

Turgeon RD, et al. Higher versus lower doses of ACE inhibitors, angiotensin-2 receptor blockers and beta-blockers in heart failure with reduced ejection fraction: systematic review and meta-analysis. *PLoS One,* **2019**, *14*:e0212907.

Varagic J, et al. ACE2: angiotensin II/antiotensin-(1-7) balance in cardiac and renal injury. *Curr Hypertens Rep.* **2014**, *16*: 420.

Wang D, et al. Renin-angiotensin-system, a potential pharmacological candidate, in acute respiratory distress syndrome during mechanical ventilation. *Pulm Pharmacol Ther,* **2019**, *58*:101833.

Wang GM, et al. Renin inhibitors versus angiotensin converting enzyme (ACE) inhibitors for primary hypertension. *Cochrane Database Syst Rev,* **2020**, *10*:CD012569.

Wang J, et al. The (pro)renin receptor: a novel biomarker and potential therapeutic target for various cancers. *Cell Commun Signal,* **2020**, *18*:39.

Wang K, et al. Effects of angiotensin-converting enzyme inhibitors and angiotensin II receptor blockers on all-cause mortality and renal outcomes in patients with diabetes and albuminuria: a systematic review and meta-analysis. *Kidney Blood Press Res,* **2018**, *43*:768–779.

Wang Y, et al. Effects of the angiotensin-receptor neprilysin inhibitor on cardiac reverse remodeling: meta-analysis. *J Am Heart Assoc,* **2019**, *8*:e012272.

Wenzel P, et al. Protein kinase-inhibiting properties of the losartan metabolite EXP3179 make the difference. *Hypertension,* **2009**, *54*:707–709.

Wood JM, et al. Structure-based design of aliskiren, a novel orally effective renin inhibitor. *Biochem Biophys Res Commun,* **2003**, *308*:698–705.

Wright JW, Harding JW. Contributions by the brain renin-angiotensin system to memory, cognition, and Alzheimer's disease. *J Alzheimers Dis,* **2019**, *67*:469–480.

Wright JW, et al. A role for the brain RAS in Alzheimer's and Parkinson's diseases. *Front Endocrinol,* **2013**, *4*:158.

Yoshida, et al. Molecular mechanisms and signaling pathways of angiotensin II-induced muscle wasting: potential therapeutic targets for cardiac cachexia. *Int J Biochem Cell Biol,* **2013**, *45*:2322–2232.

Zhang P, et al. Association of inpatient use of angiotensin-converting enzyme inhibitors and angiotensin II receptor blockers with mortality among patients with hypertension hospitalized with COVID-19. *Circ Res,* **2020**, *126*:1671–1681.

Zhao Y, et al. The effects of LCZ696 in patients with hypertension compared with angiotensin receptor blockers: a meta-analysis of randomized controlled trials. *J Cardiovasc Pharmacol Ther,* **2017**, *22*:447–457.

Zheng SL, et al. Effects of aliskiren on mortality, cardiovascular outcomes and adverse events in patients with diabetes and cardiovascular disease or risk: A systematic review and meta-analysis of 13,395 patients. *Diab Vasc Dis Res,* **2017**, *14*:400–406.

Zhuang Y, et al. Association between AGTR1 A1166C polymorphism and the susceptibility to diabetic nephropathy: evidence from a meta-analysis. *Medicine,* **2018**, *97*:e07689.

Capítulo 31

Tratamento da cardiopatia isquêmica

Thomas Eschenhagen

CARDIOPATIA ISQUÊMICA: BREVE INTRODUÇÃO

FISIOPATOLOGIA DA ISQUEMIA MIOCÁRDICA

FARMACOTERAPIA DA CARDIOPATIA ISQUÊMICA
- Nitratos orgânicos
- Bloqueadores dos canais de Ca^{2+}
- β-bloqueadores
- Agentes antiplaquetários, anti-integrina e antitrombóticos
- Outros agentes antianginosos

ESTRATÉGIAS TERAPÊUTICAS
- Doença arterial coronariana estável
- Síndromes coronarianas agudas
- Claudicação e doença vascular periférica

TERAPIA MECANOFARMACOLÓGICA: *STENTS* ENDOVASCULARES ELUIDORES DE FÁRMACOS

Cardiopatia isquêmica: breve introdução

A cardiopatia isquêmica compreende patologias que levam à isquemia do miocárdio, uma redução patológica do suprimento sanguíneo e, por extensão, da oxigenação do tecido miocárdico. A angina de peito é o principal sintoma da isquemia miocárdica. Esse estágio de lesão celular é, em princípio, reversível. O infarto agudo do miocárdio (IAM) refere-se à interrupção completa do suprimento sanguíneo e da oxigenação, resultando no início de lesão celular irreversível, também denominada morte celular ou necrose (Oakes, 2021).

A compreensão fisiopatológica da cardiopatia isquêmica passou por grandes mudanças no decorrer das últimas décadas – desde um conceito de calcificação localizada, responsável por constrição progressiva das artérias coronárias, isquemia e angina de peito induzida por exercício, até doença inflamatória sistêmica das artérias, incluindo as coronárias (daí o nome de doença arterial coronariana [DAC]). Uma descoberta fundamental nessa mudança de paradigma foi que a maioria das oclusões que provocam infarto ocorre por trombose em placas de tamanho pequeno a médio ("placas ativas"), em vez de por estreitamento progressivo em estenoses hemodinamicamente significativas. Por conseguinte, além do simples tamanho da placa causadora de obstrução, a atividade inflamatória do processo aterosclerótico, a estabilidade da placa e a reatividade das plaquetas parecem determinar o prognóstico (conceito da "placa vulnerável"; Libby et al., 2002).

A aterosclerose engloba um depósito de lipídeos aumentado no espaço subendotelial (placa inicial), disfunção endotelial com produção diminuída de óxido nítrico (NO), menor vasodilatação e risco aumentado de adesão plaquetária, influxo de células depuradoras de lipídeos (principalmente macrófagos), necrose, inflamação estéril e proliferação de células musculares lisas, bem como calcificação e estreitamento do vaso sanguíneo em decorrência da formação crescente de placas. Se o endotélio que recobre a placa ou a camada celular que envolve o centro necrótico da placa sofrer ruptura, materiais trombogênicos, como o colágeno, serão expostos à corrente sanguínea, provocando adesão plaquetária, depósito de fibrina, formação de trombos e fechamento do vaso sanguíneo. É cada vez mais reconhecido que as plaquetas não apenas desempenham um papel (mecânico) na formação de trombo, mas também são parte integrante da resposta imune ao estimular a função dos neutrófilos (p. ex., formação de armadilhas extracelulares de neutrófilos [NET]; Döring et al., 2017).

Os fatores desencadeantes podem ser não apenas inflamação aguda (p. ex., influenza), mas também picos de pressão arterial durante o exercício físico ou estresse emocional (p. ex., demonstrado durante uma emergência que comporta risco de vida e em fãs eufóricos durante uma partida de futebol). É importante salientar que o processo é dinâmico, e a formação final de trombos resulta do equilíbrio entre a trombose e a trombólise pelo sistema fibrinolítico (plasminogênio). O grau e a duração da obstrução coronariana e, portanto, da isquemia do miocárdio distal (e de seu tamanho) determinam o grau de necrose do tecido muscular – isto é, o tamanho do infarto.

Em seu conjunto, os importantes fatores que determinam a progressão da DAC são a concentração de lipídeos no sangue, a função endotelial, a pressão arterial (como fator mecânico que predispõe à ruptura de placas), a atividade do sistema inflamatório e a reatividade dos sistemas pró e antitrombóticos. Pacientes com DAC, em geral, são aconselhados a seguir dois conjuntos de diretrizes: (1) estilo de vida (controlar o peso corporal e a pressão arterial por meio de exercícios regulares, alimentação saudável e não fumar) e (2) medicamentos (tomar *ácido acetil-salicílico*, estatinas, antagonistas dos receptores β-adrenérgicos [β-bloqueadores] e vacinações anuais contra influenza). A implementação disseminada desse regime farmacológico de combinação e os avanços consideráveis no tratamento das síndromes coronarianas agudas (SCA) provavelmente são os responsáveis pela redução contínua do IAM e da letalidade cardiovascular corrigida pela idade nos países ocidentais (−42% entre 2000 e 2011; Mozaffarian et al., 2015).

No eletrocardiograma (ECG), o IAM pode ser acompanhado de elevação do segment ST (IAMEST, indicando grande morte celular transmural) ou não (IAMSEST, indicando menor morte celuar transmural). A incidência do grande IAMEST clássico diminuiu ao longo dos anos, à medida que aumentou o IAMSEST menor. Embora parte desta última possa ser explicada por mudanças na definição (do ECG para uma definição de IAM baseada principalmente na troponina), a observação levanta a hipótese de que a patogênese dominante da trombose coronariana aguda pode ter mudado da ruptura de placas inflamatórias ricas em lipídeos (na era anterior às estatinas) para a erosão de placas estáveis (Libby e Pasterkamp, 2015). Os exames de imagem das coronárias em pacientes tratados para SCA têm mostrado que, ao longo de um período de observação de 3,4 anos, metade dos eventos clínicos foi associada à grande lesão responsável, e metade, a lesões não responsáveis. Embora nessas últimas a morfologia de "capa fina" e pequeno lúmen (sinais de "placa vulnerável") fossem preditivos de um evento, apenas 5% deram origem a um evento clínico (Stone et al., 2011). Isso indica que o fenótipo da placa é dinâmico ao longo do tempo e que mecanismos além da ruptura da placa devem desempenhar um papel adicional. Essas considerações ainda não levaram a novos tratamentos aprovados, porém são a base para o desenvolvimento de fármacos ativos. Exemplos de intervenções anti-inflamatórias com efeitos benéficos na progressão da DAC incluem o anticorpo contra interleucina-1β *canaquinumabe* (Ridker et al., 2017) e a *colchicina* em baixa dose (Nidorf et al., 2020).

porém pode ser administrado como teste de estresse para provocar angina de peito (Bodi et al., 2007). O mesmo mecanismo provavelmente explica o potencial das di-hidropiridinas com início rápido de ação, como o nifedipino, para provocar angina de peito.

Os nitrovasodilatadores, por sua vez, não exercem um efeito significativo nas artérias de resistência de menor calibre (e, portanto, não causam o fenômeno do roubo), porém podem dilatar os grandes segmentos epicárdicos das artérias coronárias proximais a uma estenose, bem como dentro de uma estenose (conceito da "estenose dinâmica"; Brown et al., 1981), aumentando, assim, o fluxo sanguíneo distalmente ao estreitamento. O fluxo colateral para as regiões isquêmicas também é aumentado. Conforme determinado anteriormente, o GTN também reduz o estresse da parede que se opõe ao fluxo sanguíneo para o subendocárdio, que é particularmente sensível à isquemia.

Em pacientes com angina causada por espasmo das artérias coronárias, a capacidade dos nitrovasodilatadores de dilatar as artérias coronárias epicárdicas, particularmente as regiões afetadas por espasmo, é o principal mecanismo de seu efeito benéfico.

Outros efeitos Os nitrovasodilatadores também relaxam os músculos lisos do trato brônquico, da vesícula biliar, dos ductos biliares, do esfincter de Oddi e do trato GI. Ocorre diminuição da motilidade espontânea por nitratos tanto *in vivo* quanto *in vitro*. O efeito pode ser transitório e incompleto *in vivo*, mas o "espasmo" anormal é frequentemente reduzido. De fato, muitas incidências de dor torácica e de "angina" atípicas decorrem de espasmo biliar ou esofágico e também podem ser aliviadas por nitratos. Os nitratos também podem relaxar o músculo liso ureteral e uterino, porém a importância clínica dessas respostas é incerta.

Tolerância

A exposição repetida ou contínua a altas doses de nitrovasodilatadores frequentemente leva à tolerância, isto é, a uma atenuação acentuada na magnitude da maioria de seus efeitos farmacológicos. A magnitude da tolerância é uma função da dose e da frequência de administração do fármaco. A tolerância pode surgir de uma redução da capacidade do músculo liso vascular de converter a *nitroglicerina* em NO, constituindo a *verdadeira tolerância vascular*, ou da ativação de mecanismos extrínsecos à parede do vaso, constituindo a *pseudotolerância* (Munzel et al., 1995). Diversos mecanismos foram sugeridos para explicar a tolerância aos nitratos, incluindo expansão de volume, ativação neuro-humoral, depleção celular de grupos sulfidrila e geração de radicais livres (Parker e Parker, 1998). Um intermediário reativo formado durante a geração de NO a partir de nitratos orgânicos pode, por si próprio, danificar e inativar as enzimas da via de ativação (Munzel et al., 1995; Parker, 2004). A inativação da ALDH2 (Sydow et al., 2004) e a S-nitrosilação da guanililciclase solúvel (Sayed et al., 2008) são observadas em modelos de tolerância ao nitrato e podem explicar a tolerância cruzada a diferentes (nitro)vasodilatadores. Outras alterações observadas nos casos de tolerância à *nitroglicerina* incluem resposta intensificada a vasoconstritores, como angiotensina II, serotonina e fenilefrina. A administração prolongada de GTN está associada a uma expansão do volume plasmático, que pode revelar uma diminuição do hematócrito. Infelizmente, as tentativas de evitar a tolerância aos nitratos com base nesses mecanismos (p. ex., antioxidantes, coaplicação de vasodilatadores e diuréticos) não tiveram sucesso em ensaios clínicos.

Uma lição clinicamente importante das pesquisas sobre tolerância aos nitratos é a de que o tratamento prolongado com esses fármacos pode não apenas induzir uma perda de resposta aos nitratos, como também aumentar efetivamente o risco de angina no intervalo (Parker et al., 1995). Uma forma especial de tolerância ao GTN é observada em indivíduos expostos a essa substância na fabricação de explosivos. Se a proteção for inadequada, os trabalhadores podem apresentar cefaleia intensa, tontura e fraqueza postural durante os primeiros dias de trabalho ("doença da segunda-feira"). Em seguida, ocorre o desenvolvimento de tolerância, podendo levar à dependência de nitratos orgânicos. Foi relatado que trabalhadores sem doença vascular orgânica demonstrável apresentam um aumento na incidência de SCA no período de 24 a 72 horas em que estão longe do ambiente de trabalho. Parece prudente não interromper abruptamente o uso de nitratos em um paciente que recebe essa terapia de maneira crônica.

A terapia deve ser planejada para prevenir tolerância. Deve-se evitar o uso de altas doses, e a terapia deve ser interrompida diariamente por 8 a 12 horas, o que possibilita o retorno da eficácia. Em pacientes com angina por esforço, geralmente é mais conveniente omitir a dose à noite com ajuste dos intervalos entre as doses de preparações orais ou bucais ou pela retirada do GTN por via cutânea. Todavia, os pacientes com angina cujo padrão sugere a sua precipitação por aumentos na pressão de enchimento ventricular esquerdo (p. ex., que ocorre em associação com ortopneia ou dispneia paroxística noturna) podem se beneficiar do uso contínuo de nitratos à noite e de sua omissão durante um período mais tranquilo do dia. Em alguns pacientes, observa-se um aumento na frequência de angina noturna quando se utiliza um intervalo sem nitrato, com os adesivos de GTN. Esses pacientes podem necessitar de outra classe de agente antianginoso durante esse período. A administração intravenosa contínua de GTN frequentemente induz tolerância e, portanto, deve ser evitada. Foi também observado o desenvolvimento de tolerância ao ISMN e ao ISDN; um esquema posológico excêntrico de duas doses ao dia parece manter a eficácia (Parker e Parker, 1998). A *molsidomina*, um doador direto de NO, foi aprovada em muitos países da Europa, e alega-se que esse fármaco induz menos tolerância do que os nitratos orgânicos, porém as evidências são fracas. Um estudo recente não conseguiu demonstrar quaisquer efeitos benéficos da *molsidomina* para a disfunção endotelial (Barbato et al., 2015).

Toxicidade e respostas adversas

As respostas adversas ao uso terapêutico de nitratos orgânicos são quase todas secundárias a ações no sistema cardiovascular. A cefaleia é comum e pode ser intensa, mas geralmente diminui no decorrer de poucos dias se o tratamento for mantido e normalmente é controlada pela redução da dose. Podem surgir episódios transitórios de tontura, fraqueza e outras manifestações associadas à hipotensão postural, particularmente se o paciente permanecer imóvel, podendo, em certas ocasiões, progredir para perda de consciência – reação que parece ser acentuada pelo álcool. Pode ser também observada com doses muito baixas de nitratos em pacientes com disfunção autonômica. Mesmo na síncope grave por nitratos, o posicionamento e outras medidas que facilitam o retorno venoso são as únicas medidas terapêuticas necessárias. Todos os nitratos orgânicos podem eventualmente produzir exantema medicamentoso.

Interação de nitratos com inibidores da PDE5 A disfunção erétil é um problema observado com frequência, e seus fatores de risco acompanham os da DAC. Por conseguinte, muitos homens que desejam receber tratamento para a disfunção erétil já podem estar recebendo terapia antianginosa (ou podem necessitar dela, particularmente em caso de aumento da atividade física). A combinação de sildenafila e outros inibidores da PDE5 com vasodilatadores de nitrato orgânico pode causar hipotensão extrema.

As células no corpo cavernoso produzem NO durante a estimulação sexual, em resposta à neurotransmissão não adrenérgica não colinérgica (Burnett et al., 1992). O NO estimula a formação de GMPc, que leva ao relaxamento do músculo liso das artérias do pênis que preenchem o corpo cavernoso, resultando em ingurgitamento do corpo cavernoso e ereção. O acúmulo de GMPc é aumentado pela inibição da família da PDE5 específica do GMPc. A *sildenafila* e congêneres inibem a PDE5, e esses fármacos melhoram a função erétil em pacientes com disfunção erétil. Não surpreendentemente, os inibidores da PDE5 passaram a ser uma classe muito utilizada de substâncias recreativas. A *sildenafila* também foi aprovada pela FDA e pela EMA em pacientes com hipertensão arterial pulmonar, nos quais o fármaco diminuiu a resistência vascular pulmonar e amentou a capacidade de atividade física. Os inibidores da PDE5 também estão sendo estudados em pacientes com insuficiência cardíaca congestiva, porém um ensaio clínico recente em pacientes com fração de ejeção preservada não obteve sucesso (Redfield et al., 2013; Cap. 33). A *tadalafila* e a *vardenafila* compartilham perfis semelhantes de eficácia terapêutica e efeitos adversos com a *sildenafila*. A *tadalafila* tem um tempo de início de ação mais longo e uma $t_{1/2}$ terapêutica também mais longa que outros inibidores da PDE5 (ver Tab. 49-2). Entre esses compostos, a *sildenafila* foi a mais extensamente caracterizada.

Contudo, todos os três inibidores da PDE5 são contraindicados para pacientes que estejam em uso de nitratos orgânicos vasodilatadores, e os inibidores da PDE5 devem ser usados com cautela em pacientes que usam α ou β-bloqueadores (ver Cap. 14).

Os efeitos adversos da *sildenafila* e de outros inibidores da PDE5 são, em grande parte, previsíveis com base em seus efeitos sobre a PDE5. Pode-se observar a ocorrência de cefaleia, rubor e rinite, bem como dispepsia, devido ao relaxamento do esfíncter esofágico inferior. A *sildenafila* e a *vardenafila* também inibem fracamente a PDE6, enzima envolvida na transdução de sinais fotorreceptores (ver Fig. 74-9), e podem produzir distúrbios visuais, principalmente alterações na percepção da tonalidade ou do brilho das cores. Além dos distúrbios visuais, também foi relatada a perda de audição súbita unilateral. A *tadalafila* inibe a PDE11, uma isoforma da PDE de ampla distribuição, porém a importância clínica desse efeito não foi esclarecida. A toxicidade mais importante de todos esses inibidores da PDE5 é hemodinâmica. Quando administrados isoladamente a homens com DAC grave, esses fármacos induzem apenas uma redução pequena (< 10%) da pressão arterial (Herrmann et al., 2000). Entretanto, os inibidores da PDE5 e os nitratos atuam de modo sinérgico, provocando elevações acentuadas do GMPc e reduções drásticas da pressão arterial (> 25 mmHg). *Por conseguinte, os inibidores da PDE5 não devem ser prescritos a pacientes em uso de qualquer forma de nitrato* (Cheitlin et al., 1999) e, ao prescrever nitratos, o médico dever alertar o paciente que os inibidores da PDE5 e os nitratos não devem ser usados concomitantemente e que nenhum inibidor da PDE5 deve ser usado 24 horas antes de iniciar a terapia com nitratos. Pode ser necessário um período de mais de 24 horas após a administração de um inibidor da PDE5 para que o uso de nitratos seja seguro, particularmente no caso da *tadalafila*, em virtude de sua $t_{1/2}$ prolongada. Se o paciente desenvolver hipotensão significativa após a administração combinada de *sildenafila* e um nitrato, podem-se administrar líquidos e agonistas dos receptores α-adrenérgicos como suporte.

A *sildenafila*, a *tadalafila* e a *vardenafila* são metabolizadas pela CYP3A4, e sua toxicidade pode ser potencializada em pacientes que usam inibidores dessa enzima, incluindo antibióticos macrolídeos e imidazóis, bem como agentes antirretrovirais (ver capítulos específicos e Cap. 7). Além disso, os inibidores da PDE5 podem prolongar a repolarização cardíaca ao bloquear I_{Kr}. Embora essas interações e esses efeitos sejam clinicamente importantes, a incidência global e o perfil de eventos adversos observados com os inibidores da PDE5, quando utilizados sem nitratos, são compatíveis com a frequência basal esperada dos mesmos eventos na população tratada. O uso de inibidores da PDE5 pode ser considerado para pacientes com DAC cuja capacidade de praticar exercícios indique que a atividade sexual tem pouca probabilidade de desencadear angina e que não estejam tomando nitratos no momento.

Usos terapêuticos

Angina de peito estável As doenças que predispõem à DAC e à angina devem ser tratadas como parte de um programa terapêutico abrangente cuja meta principal é prolongar a vida do paciente. Determinadas condições, como hipertensão, anemia, tireotoxicose, obesidade, insuficiência cardíaca, arritmias cardíacas e estresse emocional agudo, podem precipitar sintomas anginosos em muitos pacientes. Os pacientes devem ser aconselhados a abandonar o tabagismo, perder peso e manter uma dieta rica em fibras e pobre em gordura. A hipertensão e a hiperlipidemia devem ser corrigidas e devem-se prescrever *ácido acetilsalicílico* (ou *clopidogrel*, quando o *ácido acetilsalicílico* não é tolerado) e estatinas diariamente (ver Cap. 37). Deve-se evitar a exposição a agentes simpaticomiméticos (p. ex., aqueles encontrados em descongestionantes nasais e em outras fontes) e a agonistas dos receptores de serotonina, usados no tratamento da enxaqueca (*sumatriptana* e fármacos semelhantes). O uso de fármacos que modificam a percepção da dor é uma abordagem precária para o tratamento da angina, pois a isquemia miocárdica subjacente não é aliviada.

A Tabela 31-1 fornece uma lista de preparações e doses de nitritos e nitratos orgânicos. O tempo de início, a duração de ação e a probabilidade de desenvolvimento de tolerância estão relacionadas com o método de administração.

Nitratos de ação curta para terapia de apoio O GTN é o fármaco usado com maior frequência para o controle rápido da angina e pode ser administrado na forma de comprimidos, cápsulas, pó sublingual, *spray* e aerossol. O início de ação ocorre em 1 a 2 minutos (mais rapidamente com o *spray*), e os efeitos são indetectáveis 1 hora após a administração. Uma dose inicial de 0,3 mg de GTN normalmente alivia a dor em 3 minutos. O ISDN, mas não o ISMN, é uma alternativa para o GNT. Ele apresenta início de ação mais lento (3-4 minutos), porém maior duração (> 1 hora). A dor anginosa pode ser evitada quando o fármaco é utilizado de modo profilático imediatamente antes da prática de exercício ou da ocorrência de estresse. Deve ser prescrita a menor dose efetiva. Os pacientes devem ser instruídos a procurar imediatamente assistência médica caso três comprimidos de GTN tomados dentro de um período de 15 minutos não aliviarem uma crise sustentada, visto que essa situação pode indicar IAM, angina instável ou outra causa para a dor.

Nitratos de ação mais longa para profilaxia da angina Os nitratos também podem ser usados de modo profilático contra episódios de angina em pacientes que têm angina mais do que ocasionalmente. Entretanto, deve-se oferecer a esses pacientes o tratamento com revascularização. Além disso, o tratamento crônico com nitratos não está associado a um benefício prognóstico e pode induzir tolerância e disfunção endotelial, conforme discutido anteriormente. Portanto, os nitratos devem ser considerados como segunda opção, em comparação com os β-bloqueadores. Dispõe-se de preparações orais de liberação prolongada de ISDN, ISMN e GTN. Normalmente, o ISDN e o ISMN de liberação prolongada são administrados em duas doses, com um intervalo de 6 a 7 horas seguido de um intervalo sem nitrato de pelo menos 8 horas.

Angina variante (de Prinzmetal) Em condições normais, as grandes artérias coronárias contribuem pouco para a resistência coronariana. Entretanto, na angina variante, a constrição coronariana resulta em diminuição do fluxo sanguíneo e dor isquêmica. Foram sugeridos diversos mecanismos para a iniciação do vasospasmo, incluindo a lesão das células endoteliais. Apesar da administração isolada de nitratos de longo prazo ser eficaz para abolir episódios de angina variante em certas ocasiões, geralmente é necessária uma terapia adicional com bloqueadores dos canais de Ca^{2+}. Foi constatado que esses bloqueadores, e não os nitratos, influenciam de modo favorável o controle da mortalidade e a incidência de IAM na angina variante, de modo que, em geral, esses fármacos devem ser incluídos na terapia.

Insuficiência cardíaca congestiva A utilidade dos nitrovasodilatadores no alívio da congestão pulmonar e no aumento do débito cardíaco na insuficiência cardíaca congestiva é discutida no Capítulo 33.

Angina de peito instável (SCA, ver discussão adiante) A resistência aos nitratos classifica os sintomas de angina como "instáveis" e constitui um aspecto característico das SCA, que normalmente são provocadas por oclusão trombótica transitória ou permanente dos vasos coronários. Os nitratos não modificam especificamente esse processo e são fármacos de segunda escolha.

Bloqueadores dos canais de Ca^{2+}

Os canais de Ca^{2+} sensíveis à voltagem (canais do tipo L ou lentos) medeiam a entrada do Ca^{2+} extracelular no músculo liso e nos cardiomiócitos, bem como nas células dos nós sinoatrial (SA) e atrioventricular (AV), em resposta à despolarização elétrica. Tanto no músculo liso quanto nos cardiomiócitos, o Ca^{2+} deflagra o processo de contração, mesmo que por mecanismos diferentes. Os antagonistas dos canais de Ca^{2+}, também denominados *bloqueadores da entrada de Ca^{2+}* ou *bloqueadores dos canais de Ca^{2+}*, inibem o influxo de Ca^{2+}. No músculo liso vascular, isso leva ao relaxamento dos cardiomiócitos, particularmente nos leitos arteriais, aos efeitos inotrópicos negativos. Todos os bloqueadores dos canais de Ca^{2+} exercem essas duas ações principais, porém a relação entre eles difere de acordo com a classe e a presença dos efeitos cronotrópicos e dromotrópicos.

PERSPECTIVA HISTÓRICA

O trabalho realizado na década de 1960 por Fleckenstein e colaboradores levou ao conceito de que determinados fármacos são capazes de alterar a contração cardíaca e do músculo liso ao bloquear a entrada de Ca^{2+} nos miócitos (Fleckenstein et al., 1969). Godfraind e colaboradores mostraram que o efeito dos análogos da difenilpiperazina, ao impedir a contração do músculo liso vascular induzida por agonistas, podia ser superado ao elevar a concentração de Ca^{2+} no meio extracelular (Godfraind et al., 1986). Em 1962, Hass e Hartfelder relataram que o *verapamil*, um vasodilatador coronariano, exercia efeitos inotrópicos e cronotrópicos negativos que não foram observados com outros agentes vasodilatadores, como o GTN. Em 1967, Fleckenstein sugeriu que o efeito inotrópico negativo resultava da inibição do acoplamento excitação-contração e que o mecanismo envolvia a redução do movimento de Ca^{2+} nos cardiomiócitos. O *verapamil* foi o primeiro bloqueador dos canais de Ca^{2+} disponível para uso clínico; trata-se de um congênere da *papaverina*. Atualmente, dispõe-se de muitos outros bloqueadores da entrada de Ca^{2+} com ampla variedade de estruturas.

Química

Os vários bloqueadores dos canais Ca^{2+} aprovados para uso clínico apresentam estruturas químicas distintas. Os bloqueadores dos canais de Ca^{2+} usados na clínica incluem a fenilalquilamina *verapamil*, a benzotiazepina *diltiazem* e diversas di-hidropiridinas, incluindo *anlodipino*, *clevidipino*, *felodipino*, *isradipino*, *lercanidipino*, *nicardipino*, *nifedipino*, *nimodipino* e *nisoldipino*. As estruturas e as especificidades relativas dos fármacos representativos são apresentadas na Tabela 31-2. Embora esses fármacos sejam comumente agrupados como "bloqueadores dos canais de cálcio", existem diferenças fundamentais entre o *verapamil*, o *diltiazem* e as di-hidropiridinas no que diz respeito a farmacodinâmica, interações medicamentosas e toxicidades.

Mecanismo de ação

O aumento da concentração de Ca^{2+} citosólico provoca aumento da contração nas células musculares lisas vasculares e nas cardíacas. Nos cardiomiócitos, a entrada de Ca^{2+} extracelular provoca uma liberação maior de Ca^{2+} das reservas intracelulares (liberação de Ca^{2+} induzida por Ca^{2+}) e, com isso, inicia a contração. Nas células musculares lisas, a entrada de Ca^{2+} desempenha um papel dominante, porém a liberação de Ca^{2+} dos locais de armazenamento intracelular também contribui para a contração do músculo liso vascular, principalmente em alguns leitos vasculares. Diferentemente do músculo cardíaco, o músculo liso normalmente sofre contração tônica. As concentrações citosólicas de Ca^{2+} podem ser aumentadas por vários estímulos contráteis nas células do músculo liso vascular. Muitos hormônios e autacoides aumentam o influxo de Ca^{2+} por meio dos denominados canais operados por receptores, enquanto aumentos nas concentrações externas de K^+ e estímulos elétricos despolarizantes aumentam o influxo de Ca^{2+} por meio de canais sensíveis à voltagem ou "operados por potencial". Os bloqueadores dos canais de Ca^{2+} exercem seus efeitos por meio de sua ligação à subunidade α_1 dos canais de Ca^{2+} do tipo L sensíveis à voltagem e da redução do fluxo de Ca^{2+} por meio do canal. Os efeitos vasculares e cardíacos de alguns bloqueadores dos canais de Ca^{2+} estão resumidos na próxima seção e na Tabela 31-2.

Os canais sensíveis à voltagem contêm domínios de sequência homóloga que se organizam em série dentro de uma única grande subunidade. Além da principal subunidade formadora do canal (denominada α_1), os canais de Ca^{2+} contêm várias outras subunidades associadas (denominadas α_2, β, γ e δ) (Schwartz, 1992). Os canais de Ca^{2+} sensíveis à voltagem foram divididos em pelo menos três subtipos, com base em suas condutâncias e sensibilidades à voltagem (Schwartz, 1992; Tsien et al., 1988). Os canais mais caracterizados até o momento são os subtipos L, N e T. Apenas o canal do tipo L é sensível aos bloqueadores dos canais de Ca^{2+} di-hidropiridínicos. Todos os bloqueadores dos canais de Ca^{2+} aprovados se ligam à subunidade α_1 do canal de Ca^{2+} tipo L, a principal unidade formadora de poro do canal. Essa subunidade de aproximadamente 250.000 Da está associada a uma subunidade $\alpha_2\delta$ ligada por dissulfeto de cerca de 140.000 Da e a uma subunidade β intracelular menor. As subunidades α_1 compartilham uma topologia comum de quatro domínios homólogos, cada um constituído de seis supostos segmentos transmembrana (S1-S6). As subunidades α_2, δ e β modulam a subunidade α_1 (ver Fig. 14-2). O bloqueador dos canais de Ca^{2+} fenilalquilamina verapamil liga-se ao segmento transmembrana 6 do domínio IV (IVS6); o bloqueador dos canais de Ca^{2+} benzotiazepina diltiazem, à ponte citoplasmática entre o domínio III (IIIS) e o domínio IV (IVS); e os bloqueadores dos canais de Ca^{2+} di-hidropiridinas (*nifedipino* e vários outros), ao segmento transmembrana do domínio III e do domínio IV. Esses três sítios receptores diferentes estão ligados alostericamente.

Ações farmacológicas

Tecido vascular A despolarização das células do músculo liso vascular depende principalmente do influxo de Ca^{2+}. Pelo menos três mecanismos distintos podem ser responsáveis pela contração das células musculares lisas vasculares. No primeiro, os canais de Ca^{2+} sensíveis à voltagem se abrem em resposta à despolarização da membrana, e o Ca^{2+} extracelular se desloca ao longo de seu gradiente eletroquímico para dentro da célula. Após o fechamento dos canais de Ca^{2+}, é necessário um

TABELA 31-2 ■ EFEITOS CV COMPARATIVOS DOS BLOQUEADORES DOS CANAIS DE CÁLCIO[a]

CLASSE DE FÁRMACO: EXEMPLO	VASODILATAÇÃO	↓ CONTRATILIDADE CARDÍACA	↓ AUTOMATICIDADE (NÓ SA)	↓ CONDUÇÃO (NÓ AV)
Fenilalquilamina: Verapamil	4	4	5	5
Benzotiazepina: Diltiazem	3	2	5	4
Di-hidropiridina[b]**:** Anlodipino	5	1	1	0

Verapamil   Diltiazem   Anlodipino

[a] Os efeitos relativos são classificados desde *ausência de efeito* (0) a *efeitos prominentes* (5).
[b] Ver o texto para as características individuais das diversas di-hidropiridinas.

determinado período para que os canais possam se abrir novamente em resposta a determinado estímulo. No segundo mecanismo, as contrações induzidas por agonistas que ocorrem sem despolarização da membrana resultam da estimulação da via G_q-fosfolipase C (PLC)-IP_3 (trifosfato de inositol 1,4,5), levando à liberação de Ca^{2+} intracelular do retículo sarcoplasmático (Cap. 3). O esvaziamento das reservas intracelulares de Ca^{2+} pode deflagrar um influxo adicional de Ca^{2+} extracelular (entrada de Ca^{2+} operada por reserva), porém a sua importância no músculo liso não está bem estabelecida. No terceiro mecanismo, os canais de Ca^{2+} operados por receptores permitem a entrada de Ca^{2+} extracelular em resposta à ocupação dos receptores. O aumento do Ca^{2+} citosólico resulta no aumento da ligação do Ca^{2+} à calmodulina. Por sua vez, o complexo Ca^{2+}-calmodulina ativa a cadeia leve de miosina-cinase, fosforilando-a. Essa fosforilação promove a interação entre a actina e a miosina e leva à contração do músculo liso. Os bloqueadores dos canais de Ca^{2+} inibem os canais de Ca^{2+} dependentes de voltagem no músculo liso vascular e reduzem a entrada de Ca^{2+}. Todos os antagonistas dos canais de Ca^{2+} relaxam o músculo liso arterial, diminuindo, assim, a resistência arterial, a pressão arterial e a pós-carga cardíaca. Embora veias de condutância de grande calibre em experimentos realizados em suínos pareçam ser igualmente ou ainda mais sensíveis aos bloqueadores dos canais de Ca^{2+} do que as artérias (Magnon et al., 1995), os bloqueadores dos canais de Ca^{2+} não afetam significativamente a pré-carga cardíaca quando administrados em doses normais a pacientes. Isso sugere que as veias de capacitância que determinam o retorno venoso ao coração são resistentes ao efeito de relaxamento provocado pelos antagonistas dos canais de Ca^{2+}.

Células cardíacas Os mecanismos envolvidos no acoplamento de excitação-contração nos miócitos cardíacos do miocárdio diferem daqueles no músculo liso vascular, visto que os aumentos do Ca^{2+} intracelular são rápidos e transitórios (Cap. 34). Eles são iniciados por um influxo de Na^+ rápido e de curta duração (< 5 ms) por meio dos canais de Na^+ controlados por voltagem, provocando despolarização da membrana e abertura dos canais de Ca^{2+} do tipo L. A repolarização das correntes de K^+ interrompe o potencial de ação cardíaco e o influxo de Ca^{2+}. No interior do cardiomiócito, o Ca^{2+} se liga à troponina C, aliviando o efeito inibitório do complexo de troponina no aparelho contrátil e permitindo a interação produtiva da actina e da miosina, com consequente contração. Ao inibir o influxo de Ca^{2+}, os bloqueadores dos canais de Ca^{2+} reduzem o tamanho do pico do Ca^{2+} sistólico transitório, produzindo, assim, um efeito inotrópico negativo. Embora isso se aplique a todas as classes de bloqueadores dos canais de Ca^{2+}, o maior grau de vasodilatação periférica observado com as di-hidropiridinas é acompanhado de um aumento do tônus simpático mediado por reflexo barorreceptor, suficiente para superar o efeito inotrópico negativo.

Nos nós SA e AV, a despolarização depende, em grande parte, do movimento de Ca^{2+} através do canal lento (e não da abertura dos canais de Na^+, como no miocárdio em atividade). O efeito de um bloqueador dos canais de Ca^{2+} na condução AV e na taxa de marca-passo do nó sinusal depende da capacidade do agente de retardar ou não a recuperação do canal lento (Schwartz, 1992). Embora o *nifedipino* reduza a corrente interna lenta de maneira dependente da dose, ele não afeta a taxa de recuperação do canal de Ca^{2+} lento. O *nifedipino* tem efeitos cronotrópicos negativos bem definidos em preparações isoladas (em concentrações ~5 vezes maiores do que as necessárias para o inotropismo negativo), porém, nas doses usadas clinicamente, ele não afeta diretamente o marca-passo nem a condução por meio do nó AV. Na verdade, ele estimula indiretamente o coração ao induzir a ativação simpática reflexa em resposta a uma redução na pressão arterial (Fig. 31-2).

Em contrapartida, o *verapamil* diminui não apenas a magnitude da corrente de Ca^{2+} por meio do canal lento, como também a taxa de recuperação do canal. Além disso, o bloqueio do canal causado pelo *verapamil* (e, em menor grau, pelo *diltiazem*) aumenta à medida que a frequência do estímulo aumenta, fenômeno conhecido como *dependência de frequência* ou *dependência de uso*. O *verapamil* e o *diltiazem* deprimem a frequência do marca-passo do nó sinusal e diminuem a velocidade da condução AV nas doses usadas clinicamente. Esse último efeito constitui a base para o seu uso no tratamento das taquiarritmias supraventriculares (ver Cap. 34). O *verapamil* também inibe as correntes de Na^+ rápidas e de K^+ repolarizantes (I_{Kr}). A contribuição dessas ações em seu perfil clínico não é bem compreendida, porém convém assinalar que o *verapamil*, apesar dos efeitos na I_{Kr}, não foi associado a arritmias com *torsades des pointes*, como no caso de outros bloqueadores de I_{Kr}.

Efeitos cardiovasculares integrados de diferentes antagonistas dos canais de Ca^{2+} Os perfis hemodinâmicos dos bloqueadores dos canais de Ca^{2+} aprovados para uso clínico diferem e dependem principalmente da relação entre efeitos vasodilatadores e efeitos inotrópicos e cronotrópicos negativos no coração (Fig. 31-2). As di-hidropiridinas dilatam os vasos sanguíneos em concentrações várias vezes mais baixas do que as necessárias para diminuir a força miocárdica; a relação se aproxima de 1 para o *diltiazem* e o *verapamil*. Os valores de seletividade

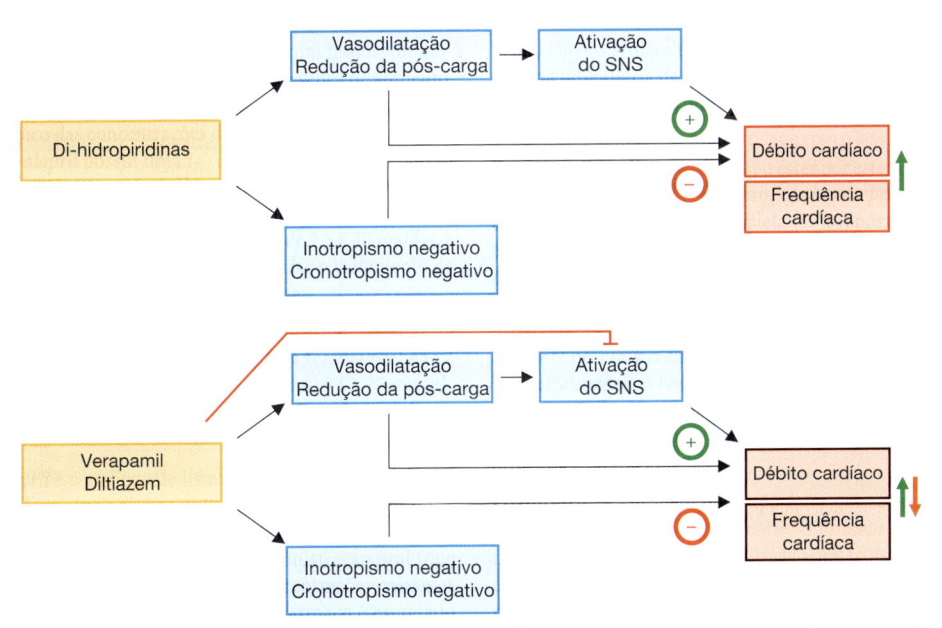

Figura 31-2 *Comparação das ações integradas dos bloqueadores dos canais de Ca^{2+}.* Devido às diferentes potências e eficácias nos vários locais de ação no sistema cardiovascular, as di-hidropiridinas produzem efeitos integrados não idênticos aos do *verapamil* e do *diltiazem*. O *verapamil* pode exercer efeitos inibitórios diretos no sistema nervoso simpático (SNS). A espessura da seta indica a força relativa do efeito.

publicados diferem amplamente, dependendo do tipo de vaso sanguíneo e do modo de pré-contração usado para comparação (Tab. 31-2 e Fig. 31-3). As diferenças entre as di-hidropiridinas, relativamente vasosseletivas, e o *diltiazem* e o *verapamil*, essencialmente não seletivos, têm importantes consequências, visto que a redução da pressão arterial produz ativação simpática reflexa, resultando em estimulação da frequência cardíaca, da velocidade de condução AV e da força miocárdica, exatamente o oposto do efeito direto dos bloqueadores dos canais de Ca^{2+}. Embora no caso do *verapamil* e do *diltiazem* os efeitos diretos e indiretos normalmente se equilibrem um em relação ao outro, a estimulação simpática frequentemente prevalece nas di-hidropiridinas, causando aumento na frequência cardíaca e na contratilidade. Os efeitos depressores cardíacos das di-hidropiridinas podem ser identificados mesmo na presença de β-bloqueadores e em pacientes com insuficiência cardíaca.

As di-hidropiridinas de uso clínico – *anlodipino*, *clevidipino*, *felodipino*, *isradipino*, *lercanidipino*, *nicardipino*, *nifedipino*, *nimodipino* e *nisoldipino* – compartilham a maior parte de suas propriedades farmacodinâmicas. As diferenças relativas à seletividade vascular ou subvascular foram intensamente estudadas no passado, porém as alegações relativas a fatores de alta vasosseletividade foram baseadas em comparações indiretas (Godfraind et al., 1992). De modo geral, a importância clínica das relações de vasosseletividade parece ser questionável, e as diferenças reais provavelmente não são grandes (Fig. 31-3). De qualquer forma, os fármacos exercem seu efeito antianginoso principalmente pela vasodilatação arterial periférica e redução da pós-carga, e não pela dilatação das artérias coronárias (exceto na angina variante).

Assim como as di-hidropiridinas, o *verapamil* exerce pouco efeito no retorno venoso e na pré-carga, porém tem efeitos inotrópicos e cronotrópicos negativos mais diretos do que as di-hidropiridinas em doses que provocam a dilatação arteriolar e a redução da pós-carga (Fig. 31-2). Portanto, as consequências de um aumento reflexo no tônus adrenérgico geralmente são compensadas pelos efeitos cardiodepressores diretos do fármaco. Em pacientes sem insuficiência cardíaca, a administração oral de *verapamil* diminui a resistência vascular periférica e a pressão arterial, com alterações mínimas na frequência cardíaca. O desempenho ventricular não é comprometido, podendo até melhorar, particularmente quando a isquemia limita o desempenho. Em pacientes com insuficiência cardíaca congestiva, por sua vez, o *verapamil* por via intravenosa pode causar uma acentuada diminuição da contratilidade e da função ventricular esquerda. O efeito antianginoso do *verapamil*, assim como o de todos os bloqueadores dos canais de Ca^{2+}, deve-se principalmente a uma redução na demanda de O_2 do miocárdio. O efeito dromotrópico negativo não tem nenhuma relevância para a melhora da atividade física, mas pode causar bloqueio AV de segundo grau, particularmente quando administrado em associação com β-bloqueadores (contraindicados). Os efeitos do *diltiazem* situam-se entre os das di-hidropiridinas e os do *verapamil*.

Os efeitos dos bloqueadores dos canais de Ca^{2+} no relaxamento ventricular diastólico (o estado lusitrópico do ventrículo) são complexos. O *nifedipino*, o *diltiazem* e o *verapamil* comprometeram os parâmetros de relaxamento ventricular em cães, principalmente quando administrados nas artérias coronárias (Walsh e O'Rourke, 1985). Entretanto, a estimulação reflexa do tônus simpático acelera o relaxamento, o que pode compensar um efeito lusitrópico negativo direto. De modo semelhante, a redução da pós-carga melhora o estado lusitrópico. Além disso, se houver melhora da isquemia, ocorrerá redução do efeito lusitrópico negativo. A soma total desses efeitos em qualquer paciente não pode ser determinada *a priori*.

ADME e interações medicamentosas

Os bloqueadores dos canais de Ca^{2+} exibem diferenças clinicamente relevantes em sua farmacocinética (Fig. 31-4). O *nifedipino* de liberação imediata é rapidamente absorvido após ingestão oral e produz apenas uma breve elevação dos níveis sanguíneos do fármaco ($t_{1/2}$ de cerca de 1,8 hora), que está associada a uma redução abrupta da pressão arterial, à ativação reflexa do SNS e à taquicardia. Isso pode causar um rubor típico e aumentar o risco de angina de peito em consequência da redução abrupta da pressão de perfusão coronariana concomitantemente com a taquicardia. As preparações de *nifedipino* de liberação prolongada reduzem as flutuações na concentração plasmática. O *anlodipino*, por sua vez, sofre absorção lenta e apresenta efeito prolongado. Com uma $t_{1/2}$ plasmática de 35 a 50 horas, o efeito e os níveis plasmáticos aumentam no decorrer de 7 a 10 dias de administração diária de uma dose constante, resultando em C_p com valores máximos e mínimos modestos. Esse perfil permite ao corpo adaptar-se e está associado a menor taquicardia reflexa. O *felodipino*, o *nitrendipino*, o *lercanidipino* e o *isradipino* têm perfis semelhantes para o tratamento crônico (Tab. 31-2). O *clevidipino* está disponível nos Estados Unidos e na Suíça para administração intravenosa e apresenta início e término de ação muito rápidos ($t_{1/2}$ de cerca de 2 minutos). Ele é metabolizado por esterases no sangue e pode ser útil no controle da pressão arterial na hipertensão grave ou perioperatória, como alternativa ao GTN, ao *nitroprusseto de sódio* ou ao *nicardipino*.

A biodisponibilidade de todos os bloqueadores dos canais de Ca^{2+} é reduzida, em alguns casos de modo acentuado, pelo metabolismo de primeira passagem por enzimas CYP3A4 no epitélio intestinal e no fígado. Isso tem duas consequências:

- A biodisponibilidade desses fármacos pode ser aumentada por inibidores potentes da CYP3A4, como antibióticos macrolídeos e imidazóis, agentes antirretrovirais e suco de pomelo (também chamado de toranja [*grapefruit*]) (ver Cap. 5). A biodisponibilidade é reduzida por indutores da CYP3A4, como a *rifampicina*, a *carbamazepina* e o hipérico (erva-de-são-joão).

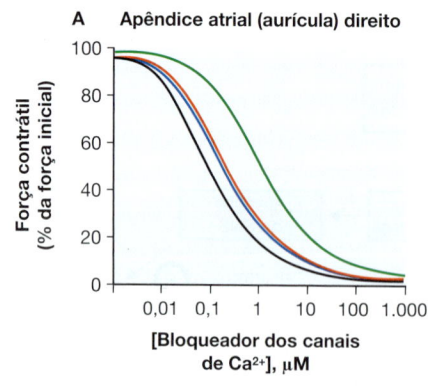

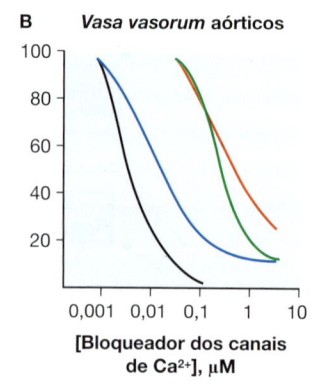

Figura 31-3 *Potência dos bloqueadores dos canais de Ca^{2+} em diferentes locais.* Foram avaliados os efeitos na força contrátil da aurícula direita humana (**A**) e das artérias humanas dos *vasa vasorum* aórticos pré-contraídos com altas concentrações de K^+ (**B**). O *felodipino* (preto), o *nifedipino* (azul) e o *anlodipino* (verde) são mais potentes no músculo vascular, inibindo a contração do músculo atrial em concentrações aproximadamente 10 vezes mais altas do que as necessárias para reduzir a contração no tecido vascular. O *verapamil* (vermelho) inibe o desenvolvimento da força do músculo atrial com 20% da concentração necessária para reduzir a contração no tecido vascular. As seletividades vasculares dos vários bloqueadores dos canais de Ca^{2+} (CE_{50} [meia concentração eficaz máxima] na aurícula atrial/CE_{50} nos *vasa vasorum*) são as seguintes: felodipino, 12; nifedipino, 7; anlodipino, 5; verapamil, 0,2. (*Fonte:* A figura se baseia em dados de Angus et al., 2000.)

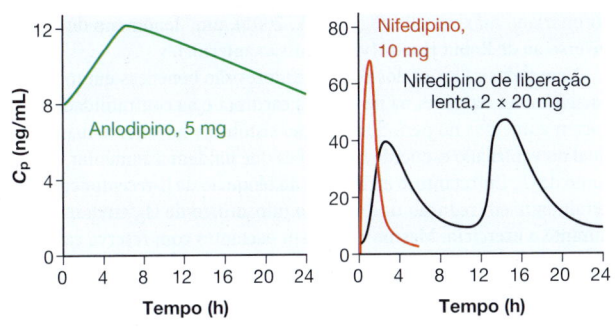

Figura 31-4 *Redução máxima das flutuações diárias nos valores de C_p dos bloqueadores dos canais de Ca^{2+}.* Os gráficos mostram os níveis plasmáticos (valores de C_p) do *anlodipino* (à esquerda) e do *nifedipino* (à direita) em preparações de liberação imediata (vermelho) e liberação lenta (preto); as doses são administradas no tempo zero. Os níveis plasmáticos de formulações de liberação lenta do *anlodipino* e do *nifedipino* foram avaliados após aplicações repetidas, portanto os valores de C_p não começam em zero. Observe as diferenças muito menores entre as concentrações plasmáticas mínima e máxima no caso do *anlodipino* em comparação com o pulso rápido e breve da concentração plasmática do *nifedipino* de liberação imediata e as flutuações relativamente grandes até mesmo com a forma de liberação lenta do *nifedipino*. A $t_{1/2}$ plasmática do *anlodipino* é de cerca de 39 horas, e a do *nifedipino*, de cerca de 1,8 hora. Uma grande flutuação da C_p pode resultar em efeitos adversos no valor máximo e ausência de eficácia no valor mínimo (ver Fig. 2-9A). (Para dados originais, consultar Bainbridge et al., 1993; Debbas et al., 1986; e van Harten et al., 1987.)

- Alguns bloqueadores dos canais de Ca^{2+} (particularmente o *verapamil*) são potentes inibidores da CYP3A4 e provocam interações medicamentosas clinicamente relevantes com outros substratos da CYP3A4, como a *sinvastatina* e a *atorvastatina*.

Além disso, o *verapamil* é um inibidor relativamente eficiente da proteína de transporte ABC intestinal e renal glicoproteína P (Pgp) (também denominada MDR1 e ABCB1; ver Cap. 5) e, portanto, pode aumentar os níveis plasmáticos de *digoxina*, *ciclosporina* e *loperamida*, bem como de outros agentes exportados pela Pgp. O mesmo mecanismo opera na barreira hematencefálica, levando a uma alta exposição do sistema nervoso central (ações centrais da *loperamida*). Esse alto potencial para interações medicamentosas do *verapamil* representa uma clara desvantagem e um dos motivos para o declínio de seu uso. Em pacientes com cirrose hepática, pode haver um aumento da biodisponibilidade e das meias-vidas dos bloqueadores dos canais de Ca^{2+}, devendo-se reduzir a dose de acordo. As meias-vidas desses agentes também podem ser mais prolongadas nos pacientes idosos.

Toxicidade e respostas adversas O perfil de reações adversas dos bloqueadores dos canais de Ca^{2+} varia entre os membros dessa classe. As cápsulas de *nifedipino* de liberação imediata frequentemente provocam cefaleia, rubor e tontura, podendo inclusive agravar a isquemia miocárdica. A tontura e o rubor são menos problemáticos com formulações de liberação prolongada e com di-hidropiridinas que apresentem $t_{1/2}$ longa e proporcionem concentrações plasmáticas mais constantes do fármaco. Pode ocorrer edema periférico em alguns pacientes em uso de bloqueadores dos canais de Ca^{2+}, mas isso não é resultado de retenção de líquidos generalizada; em vez disso, é mais provável resultante de um aumento da pressão hidrostática nos membros inferiores causado por dilatação pré-capilar e constrição reflexa pós-capilar (Epstein e Roberts, 2009). O *lercanidipino* parece causar menos edema periférico do que outras di-hidropiridinas (Makarounas-Kirchmann et al., 2009). Outros efeitos adversos desses fármacos são causados por ações no músculo liso não vascular. Por exemplo, esses bloqueadores podem provocar ou agravar o refluxo gastresofágico. A constipação intestinal é um efeito adverso comum do *verapamil*, porém ocorre com menos frequência no caso de outros bloqueadores dos canais de Ca^{2+}. A retenção urinária é um efeito adverso raro. Os efeitos adversos incomuns incluem exantema e elevações das enzimas hepáticas.

Embora se tenha relatado a ocorrência de bradicardia, assistolia transitória e exacerbação da insuficiência cardíaca com o uso de *verapamil*, essas respostas geralmente foram observadas após a administração intravenosa do fármaco a pacientes portadores de doença do nó SA ou distúrbios de condução do nó AV, ou ainda na presença de β-bloqueio. O uso do *verapamil* com β-bloqueador está contraindicado, devido à maior propensão a bloqueio AV ou depressão grave da função ventricular. Os pacientes com disfunção ventricular, distúrbios de condução dos nós SA ou AV e pressões sistólicas inferiores a 90 mmHg não devem ser tratados nem com *verapamil* nem com *diltiazem*, particularmente por via intravenosa. O *verapamil* também pode exacerbar distúrbios de condução do nó AV observados com a *digoxina*, devido a razões farmacodinâmicas e farmacocinéticas (inibição da Pgp; ver discussão anterior). Quando usado com *quinidina*, o *verapamil* pode causar hipotensão excessiva, mais uma vez por razões farmacodinâmicas e farmacocinéticas (a *quinidina* é um substrato da CYP3A4 e inibidor da Pgp).

Usos terapêuticos

Angina variante A angina variante provém da redução do fluxo sanguíneo (uma consequência da vasoconstrição transitória localizada) e não do aumento da demanda de O_2. É necessário excluir as causas induzidas por substâncias (p. ex., cocaína, anfetaminas, *sumatriptana* e fármacos antienxaqueca relacionados). Os bloqueadores dos canais de Ca^{2+} são efetivos em cerca de 90% dos pacientes (Collet et al., 2020) e são considerados tratamento de primeira escolha, podendo ser combinados com nitrovasodilatadores (Amsterdam et al., 2014).

Angina por esforço Os bloqueadores dos canais de Ca^{2+} também são efetivos no tratamento da angina induzida por esforço ou exercício. Diversos estudos duplo-cegos controlados por placebo mostraram que esses fármacos diminuem o número de crises de angina e atenuam a depressão do segmento ST induzida por exercício, porém faltam evidências quanto à sua eficácia no prolongamento da vida do paciente. Assim, são considerados os fármacos de escolha quando os β-bloqueadores não proporcionarem benefício sintomático suficiente ou não forem tolerados (Knuuti et al., 2020).

Os bloqueadores dos canais de Ca^{2+} reduzem o *produto duplo*, frequência cardíaca × pressão arterial sistólica, que é um índice aproximado da demanda miocárdica de O_2. Como esses agentes reduzem o nível do produto duplo em uma dada carga de trabalho externa, e o valor do produto duplo no exercício máximo não é alterado, é provável que o efeito benéfico dos bloqueadores dos canais de Ca^{2+} ocorra por causa de uma redução na demanda de O_2 e não por um aumento no fluxo coronariano.

A terapia concomitante com uma di-hidropiridina e um β-bloqueador demonstrou ser mais efetiva do que qualquer um dos agentes administrado isoladamente na angina por esforço, presumivelmente porque o β-bloqueador suprime a taquicardia reflexa. Essa terapia farmacológica concomitante é particularmente atraente, visto que as di-hidropiridinas não retardam a condução AV e não potencializam os efeitos dromotrópicos negativos associados ao bloqueio do β-receptor. Em contrapartida, a administração concomitante de *verapamil* ou *diltiazem* com um β-bloqueador está contraindicada devido ao potencial de bloqueio AV, bradicardia grave e redução da função ventricular esquerda.

Angina instável (síndrome coronariana aguda) No passado, era rotineira a administração de bloqueadores dos canais de Ca^{2+} a pacientes com angina instável e SCA sem elevação persistente do segmento ST. Relatos de uma tendência a danos com o *nifedipino* de liberação imediata ou com a infusão de *nifedipino* na ausência de β-bloqueadores levaram à recomendação de não administrar di-hidropiridinas sem terapia concomitante com β-bloqueadores. O *verapamil* e o *diltiazem* são apenas recomendados para pacientes que continuam apresentando sinais de isquemia, não toleram os β-bloqueadores, não apresentam disfunção ventricular esquerda clinicamente significativa e não exibem sinais de comprometimento da condução AV (Amsterdam et al., 2014).

Outros usos O uso do *verapamil* e do *diltiazem* (mas não das di-hidropiridinas) como agentes antiarrítmicos nas taquiarritmias supraventriculares é discutido no Capítulo 34, e seu uso para o tratamento da hipertensão, no Capítulo 32. Os bloqueadores dos canais de Ca^{2+} são contraindicados para pacientes com insuficiência cardíaca que apresentam redução da fração de ejeção. Entretanto, o *anlodipino* e o *felodipino* não agravam o prognóstico e, portanto, podem ser administrados quando indicados para outras razões (Cap. 33). O *verapamil* melhora a obstrução da saída ventricular esquerda e os sintomas em pacientes com MCH. O *diltiazem* demonstrou resultados iniciais promissores em um estudo clínico de portadores de mutação de MCH assintomática (Ho et al., 2015). O *verapamil* também tem sido usado na profilaxia da enxaqueca, porém é considerado um fármaco de segunda escolha. O *nimodipino* foi aprovado para uso em pacientes com déficits neurológicos secundários ao vasospasmo cerebral após ruptura de aneurisma intracraniano congênito (Hanggi et al., 2017). O *nifedipino*, o *diltiazem*, o *anlodipino* e o *felodipino* parecem fornecer alívio sintomático na doença de Raynaud. Os bloqueadores dos canais de Ca^{2+} provocam relaxamento do miométrio *in vitro* e podem ser eficientes para interromper as contrações uterinas no trabalho de parto pré-termo (ver Cap. 48). Em um estudo recente, foi sugerido que o *verapamil* pode retardar a progressão dos estágios iniciais do diabetes melito tipo 1 ao melhorar a sobrevida das células beta do pâncreas (Ovalle et al., 2018).

β-bloqueadores

Os β-bloqueadores são a única classe de fármacos efetiva na redução da gravidade e da frequência das crises de angina por esforço e na melhora da sobrevida de pacientes que sofreram IAM. Por conseguinte, são recomendados como tratamento de primeira escolha em pacientes com DAC estável (Knuuti et al., 2020) e angina instável/SCA (Hamm et al., 2011). Metanálises recentes levantaram suspeitas sobre os efeitos dos β-bloqueadores na redução da mortalidade na era da reperfusão do IAM (Bangalore et al., 2014), porém alguns dos resultados, como o ligeiro aumento na frequência de insuficiência cardíaca em pacientes em uso de β-bloqueadores, contradisseram diversos ensaios clínicos prospectivos bem controlados (ver Cap. 33) e lançaram dúvidas acerca da validade da análise. Desse modo, o problema ainda não foi resolvido definitivamente. Os β-bloqueadores não são úteis para a angina vasospástica, podendo agravá-la quando usados isoladamente. Os β-bloqueadores parecem ser igualmente efetivos no tratamento da angina por esforço (Fihn et al., 2012; Knuuti et al., 2020). No entanto, deve-se evitar o uso de agentes de ação muito curta ou de formulações que dão origem a grandes flutuações das concentrações plasmáticas (p. ex., *metoprolol* não formulado) para o tratamento da DAC crônica.

A efetividade dos β-bloqueadores no tratamento da angina por esforço é atribuída principalmente a uma queda no consumo miocárdico de O_2, tanto em repouso quanto durante o esforço. Essa redução no consumo de O_2 ocorre pelo efeito cronotrópico negativo (particularmente durante o exercício), pelo efeito inotrópico negativo e pela redução na pressão arterial (particularmente a pressão sistólica) durante o exercício. A redução da frequência cardíaca prolonga o tempo de perfusão do miocárdio durante a diástole. Além disso, há evidências de que os β-bloqueadores podem aumentar o fluxo sanguíneo para regiões isquêmicas, aumentando a resistência colateral coronariana e impedindo o desvio de sangue para longe do miocárdio isquêmico durante a vasodilatação coronariana máxima (Billinger et al., 2001), um "fenômeno de roubo inverso ou de Robin Hood" (ver discussão anterior).

Nem todas as ações dos β-bloqueadores são benéficas em todos os pacientes. As reduções na frequência cardíaca e na contratilidade provocam aumentos no período de ejeção sistólica e no volume diastólico final do ventrículo esquerdo, alterações que tendem a aumentar o consumo de O_2. Entretanto, o efeito final do bloqueio do β-receptor consiste geralmente em redução do consumo miocárdico de O_2, em particular durante o exercício. Mesmo assim, em pacientes com reserva cardíaca limitada muito dependentes de estimulação adrenérgica, o bloqueio do β-receptor pode provocar profunda redução na função do ventrículo esquerdo. Apesar disso, foi demonstrado que vários β-bloqueadores reduzem a mortalidade em pacientes com insuficiência cardíaca congestiva, e os β-bloqueadores tornaram-se o tratamento-padrão para muitos desses pacientes (ver Caps. 14 e 33).

Diversos β-bloqueadores foram aprovados para uso clínico. Os β-bloqueadores comumente usados para o tratamento da angina são $β_1$-seletivos e desprovidos de atividade simpaticomimética intrínseca (p. ex., *atenolol*, *bisoprolol* ou *metoprolol*; Tab. 31-3). O Capítulo 14 descreve detalhadamente a sua farmacologia.

Agentes antiplaquetários, anti-integrina e antitrombóticos

Os agentes antiplaquetários constituem a base da terapia para a SCA (Amsterdam et al., 2014; Collet et al., 2020) e são discutidos de modo sistemático no Capítulo 36. Esses fármacos interferem em duas vias de sinalização (tromboxano A2 [TxA_2] e ADP), que promovem cooperativamente a agregação plaquetária de maneira autócrina e parácrina ou em uma importante via comum de agregação plaquetária, o receptor de glicoproteína (Gp) do fibrinogênio IIb/IIIa. O *ácido acetilsalicílico* inibe a agregação plaquetária por meio de inativação irreversível da isoforma 1 da cicloxigenase (COX-1) envolvida na síntese de tromboxano nas plaquetas, com consequente redução da produção de TxA_2. Quando administrado em doses de 160 a 325 mg no início do tratamento da SCA, o *ácido acetilsalicílico* melhora a sobrevida (Yeghiazarians et al., 2000). As tienopiridinas são antagonistas do receptor de ADP (receptor $P2Y_{12}$) que bloqueiam o efeito pró-agregador do ADP, que está armazenado em vesículas dentro das plaquetas e é liberado quando elas aderem a estruturas pró-trombóticas. O sinergismo pró-agregador do TxA_2 e do ADP sobre a agregação plaquetária e a formação de trombos explica o efeito potencializador do acréscimo de uma tienopiridina ao *ácido acetilsalicílico*.

A adição do *clopidogrel*, uma tienopiridina, à terapia com *ácido acetilsalicílico* reduz a mortalidade em pacientes com SCA. Tienopiridinas mais recentes (*prasugrel*, *ticagrelor*, *cangrelor*), com propriedades farmacocinéticas favoráveis, foram aprovadas para o tratamento da SCA, sendo todas as três aparentemente superiores ao *clopidogrel* no tratamento de pacientes com SCA. Os fatores que contribuem provavelmente incluem início de ação mais rápido e farmacocinética menos variável. O *ticagrelor* é um antagonista reversível direto do receptor $P2Y_{12}$, enquanto o *clopidogrel* e o

TABELA 31-3 ■ β-BLOQUEADORES DE USO COMUM NA CARDIOPATIA ISQUÊMICA

AGENTE	$β_1$-SELETIVO	VASODILATAÇÃO	$t_{1/2}$ (h)	DOSE-PADRÃO (mg)[a]	AJUSTE DA DOSE NA INSUFICIÊNCIA RENAL	DEPENDÊNCIA DE CYP
Atenolol	Sim	Não	6-10	1 × 50-100	Sim	Não
Bisoprolol	Sim	Não	10-12	2,5-10	Não	Não
Carvedilol	Não	Sim	6-10	2 × 12,5-50	Não	CYP2D6
Succinato de metoprol[b]	Sim	Não	> 12[b]	1 × 47,5-190	Não	CYP2D6

[a]As doses de β-bloqueadores precisam ser adaptadas individualmente conforme a resposta da frequência cardíaca, que pode variar amplamente entre indivíduos. Faltam evidências para o uso de doses-alvo fixas, como no tratamento da insuficiência cardíaca, para pacientes com cardiopatia isquêmica. Em geral (e particularmente nos indivíduos idosos), o tratamento deve ser iniciado com a menor dose, que deve ser aumentada a intervalos de 2 a 4 semanas até obter-se uma redução da frequência cardíaca e melhora dos sintomas da angina de peito.

[b]O próprio metoprolol tem uma meia-vida de 3 a 5 horas e, portanto, não tem ação longa o suficiente para a eficácia desejada ao longo de 24 horas. Por conseguinte, recomendam-se apenas preparações de liberação lenta. Os números apresentados aqui aplicam-se ao succinato de metoprolol em uma formulação de liberação lenta (cinética de ordem zero). Os β-bloqueadores nunca devem ser interrompidos de forma aguda, e a sua dose deve ser lentamente reduzida, de modo a evitar aumentos excessivos da frequência cardíaca, recidiva da angina do peito e arritmia cardíaca, como fibrilação atrial.

prasugrel são profármacos. A ativação hepática do *prasugrel* é mais estável e mais rápida que a do *clopidogrel*. O *cangrelor* é o primeiro antagonista do receptor P2Y$_{12}$ para uso intravenoso e produz inibição muito rápida da agregação plaquetária. Diretrizes recentes recomendam o *ticagrelor* e o *prasugrel* como primeira escolha em pacientes com SCA e o *clopidogrel* como alternativa para pacientes que não podem receber os dois primeiros ou estão recebendo terapia de anticoagulação oral (p. ex., para prevenção de acidente vascular cerebral na fibrilação atrial). A aplicação do *cangrelor* ainda não foi totalmente definida (Collet et al., 2020). Esse fármaco foi aprovado para tratamento adjuvante para reduzir o risco de IAM periprocedimento, revascularização do miocárdio repetida e trombose do *stent* em pacientes que não foram tratados com inibidor plaquetário P2Y$_{12}$ e que não estão recebendo inibidor da GpIIb/IIIa.

O momento ideal para iniciar o tratamento plaquetário duplo é controverso e depende da provável evolução clínica. Se o tratamento conservador for viável e o paciente não correr risco aumentado de sangramento, devem-se administrar *ácido acetilsalicílico* e um anticoagulante parenteral (ver discussão adiante) o mais cedo possível, com acréscimo de um antagonista do receptor P2Y$_{12}$ assim que seja estabelecido o diagnóstico de IAMSEST. Atualmente, recomenda-se a inibição plaquetária dupla durante 1 ano para todos os pacientes após IAMSEST ou IAMEST e revascularização, independentemente do tipo de revascularização e do *stent* utilizado (Collet et al., 2020). Devido aos modos de ação irreversível (*ácido acetilsalicílico, clopidogrel* e *prasugrel*) ou prolongado (*ticagrelor*), o risco de sangramento permanece elevado por um extenso período após a retirada desses fármacos. Por essa razão, as cirurgias não cardíacas de grande porte não emergenciais devem ser adiadas por 5 (*ticagrelor, clopidogrel*) ou 7 dias (*prasugrel, ácido acetilsalicílico*) após a ingestão da última dose.

Os agentes anti-integrina dirigidos contra a integrina GpIIb/IIIa plaquetária (incluindo *abciximabe, tirofibana* e *eptifibatida*) são altamente efetivos ao bloquear a via efetora final da agregação plaquetária, porém apresentam baixo índice terapêutico e precisam ser administrados por via parenteral. Metanálises de estudos conduzidos em pacientes com SCA mostraram que o uso de inibidores da GpIIb/IIIa, juntamente com a *heparina*, foi associado a uma redução de cerca de 10% na mortalidade, porém com aumento do sangramento. Como esses ensaios clínicos, em sua maioria, foram conduzidos antes do uso disseminado do *prasugrel* e do *ticagrelor*, que são tienopiridinas mais recentes e mais efetivas, o valor atual dos antagonistas da GpIIb/IIIa não está bem definido. As diretrizes recomendam o seu uso em pacientes que tomam *prasugrel* ou *ticagrelor* apenas em situações de salvamento (Amsterdam et al., 2014; Collet et al., 2020).

A *heparina*, em sua forma não fracionada e como *heparina* de baixo peso molecular (p. ex., *enoxaparina, dalteparina*), também reduz os sintomas e evita o infarto na angina instável (Yeghiazarians et al., 2000), sendo atualmente recomendada como primeira escolha (Collet et al., 2020). O *fondaparinux*, um pentassacarídeo heparinoide, inibidor do fator Xa dependente de antitrombina III, é recomendado apenas em casos de retardo esperado de intervenções coronarianas mecânicas. Os inibidores da trombina, como *hirudina* ou *bivalirudina*, inibem de forma direta até a trombina ligada ao coágulo, não são afetados pelos inibidores circulantes e funcionam independentemente da antitrombina III. A *bivalirudina* não oferece nenhum benefício em relação à *heparina* na SCA (Valgimigli et al., 2015). Os agentes trombolíticos, como o ativador do plasminogênio tecidual recombinante (rTPA) (*alteplase*), não têm nenhum benefício na angina instável. Os novos anticoagulantes orais (*dabigatrana*, um inibidor do fator IIa, e *rivaroxabana, apixabana* e *edoxabana*, inibidores do fator Xa) são recomendados em pacientes com SCA e fibrilação atrial concomitante, além da terapia antiplaquetária dupla ("terapia tripla"), porém é necessário considerar taxas mais altas de sangramento (Collet et al., 2020). O acréscimo de *rivaroxabana* em dose muito baixa (2 × 2,5 mg) ao *ácido acetilsalicílico* foi testado com sucesso para prevenção em longo prazo em pacientes com DAC estável (Eikelboom et al., 2017). O *vorapaxar*, o primeiro de sua classe, inibe o receptor ativado por protease 1 (PAR-1), o principal receptor da trombina, que é um potente ativador das plaquetas. O *vorapaxar* demonstrou reduzir significativamente os eventos cardiovasculares trombóticos em pacientes com história de IAM ou com doença arterial periférica.

Outros agentes antianginosos
Ranolazina

A *ranolazina* foi aprovada pela FDA e pela EMA como agente de segunda escolha para o tratamento da angina crônica. O fármaco pode ser usado com uma variedade de outros agentes, incluindo β-bloqueadores, bloqueadores dos canais de Ca^{2+}, IECA, BRA e agentes terapêuticos hipolipemiantes e para redução da agregação plaquetária.

Mecanismo de ação O mecanismo da eficácia terapêutica da *ranolazina* na angina é incerto. Seus efeitos anti-isquêmicos e antianginosos ocorrem independentemente de reduções na frequência cardíaca e na pressão arterial ou de alterações no fluxo sanguíneo coronariano. A *ranolazina* inibe vários fluxos de íons cardíacos, incluindo I_{Kr} e I_{Na}. A inibição preferencial da I_{Na} tardia pode explicar seus efeitos cardíacos (Hasenfuss e Maier, 2008). A I_{Na} tardia contribui para arritmias em pacientes com a rara síndrome do QT 3 longo (ver Cap. 34) e está aumentada na insuficiência cardíaca e na isquemia. A redução da I_{Na} tardia pode explicar, em parte, as concentrações citosólicas elevadas de Na^{+} nos miócitos cardíacos nessas condições, levando a concentrações de Ca^{2+} diastólicas mais altas, sobrecarga de Ca^{2+}, arritmias e problemas no relaxamento diastólico.

Foram propostos outros mecanismos de ação. A *ranolazina* diminui a oxidação de ácidos graxos cardíacos e estimula metabolismo da glicose sem inibir a carnitina-palmitoil-transferase 1 (McCormack et al., 1998). Entretanto, o efeito é pequeno, ocorre em concentrações de *ranolazina* mais de cinco vezes maiores do que os efeitos terapêuticos e pode ser avaliado na ausência de oxidação dos ácidos graxos (Belardinelli et al., 2006). A *ranolazina* possui atividade bloqueadora fraca dos receptores β (Letienne et al., 2001), o que pode contribuir para a sua atividade antianginosa.

A *ranolazina* não melhorou o prognóstico de pacientes com revascularização incompleta após ICP (Weisz et al., 2016), nem afetou os sintomas ou as medidas da função diastólica ou dimensões do ventrículo esquerdo em pacientes com MCH (Olivotto et al., 2018). Esses dados questionam o valor terapêutico do composto.

ADME e efeitos adversos A *ranolazina*, fornecida como comprimidos de liberação prolongada, é administrada independentemente das refeições na dose de 500 a 1.000 mg, 2 vezes/dia; doses mais altas são pouco toleradas. A biodisponibilidade oral do fármaco é de cerca de 75%. Os inibidores da Pgp (p. ex., *digoxina, ciclosporina*; ver Cap. 5) podem aumentar a absorção da *ranolazina* e a exposição tanto à *ranolazina* quanto ao fármaco competitivo. A $t_{1/2}$ terminal da *ranolazina* é de cerca de 7 horas, e, com doses repetidas, a C_p no estado de equilíbrio dinâmico é alcançada em 3 dias. A *ranolazina* é metabolizada principalmente pela CYP3A4 e, em menor grau, pela CYP2D6. O fármaco em sua forma inalterada (5%) e os metabólitos são excretados na urina. A *ranolazina* não deve ser usada juntamente com inibidores potentes da CYP3A4 (p. ex., antibióticos macrolídeos e imidazóis, inibidores da protease do HIV); quando usada em combinação com inibidores moderados da CYP3A4, como *verapamil, diltiazem* e *eritromicina*, as doses precisam ser limitadas. Os indutores da CYP3A4 (p. ex., *rifampicina, carbamazepina* e hipérico) podem diminuir os níveis plasmáticos da *ranolazina*, exigindo ajuste da dose. A *ranolazina* pode afetar os níveis plasmáticos de outros substratos da CYP3A4, duplicando os níveis de *sinvastatina* e de seu metabólito ativo e exigindo ajuste da dose. Pode haver necessidade de redução da dose para outros substratos da CYP3A4 (p. ex., *lovastatina*), particularmente para os que têm uma faixa terapêutica estreita (p. ex., *ciclosporina, tacrolimo, sirolimo*). A coadministração de *ranolazina* pode aumentar a exposição a outros substratos da CYP2D6, como antidepressivos tricíclicos e agentes antipsicóticos.

Os efeitos adversos mais frequentes são tontura, cefaleia, náusea e constipação intestinal. Alguns efeitos no SNC (p. ex., tontura, visão turva e estado confusional) são reminiscentes dos antiarrítmicos de classe I. É preciso considerar o prolongamento do QT, porém não foi relatada a ocorrência de arritmias por *torsades des pointes* ou eventos relacionados.

Ivabradina

A *ivabradina* foi aprovada pela EMA para o tratamento da angina estável e da insuficiência cardíaca em pacientes para os quais os β-bloqueadores não são efetivos o suficiente para reduzir a frequência cardíaca ou não são tolerados, enquanto foi aprovada pela FDA apenas para tratamento da insuficiência cardíaca (Cap. 33). A *ivabradina* é um inibidor seletivo dos canais iônicos controlados por nucleotídeo cíclico ativado por hiperpolarização (HCN) envolvidos na geração da automaticidade do nó SA. Ao reduzir a corrente I_f do marca-passo por meio dos canais HCN, o composto reduz a frequência cardíaca de maneira dependente da dose e, diferentemente dos β-bloqueadores, não afeta a força de contração cardíaca. O efeito antianginoso é explicado apenas pela redução da frequência cardíaca e, portanto, da demanda de O_2 (Fig. 31-1).

Um efeito adverso típico frequentemente transitório é a ocorrência de fosfenos, isto é, luminosidades intensificadas transitórias em áreas restritas do campo visual, que são explicadas pelos efeitos nos canais HCN na retina (3-5% dos casos). Em um estudo recente conduzido em pacientes com angina crônica e função ventricular esquerda normal, a adição de *ivabradina* a β-bloqueadores não proporcionou qualquer benefício, porém foi associada a uma tendência a ter mais parâmetros finais cardiovasculares e a um aumento da bradicardia sintomática, da fibrilação atrial e do prolongamento do QT (Fox et al., 2014). Os dados disponíveis levantam suspeitas acerca da hipótese de que a redução da frequência cardíaca em si esteja associada a um melhor resultado cardiovascular e tenha levado a restrições no uso da *ivabradina* (p. ex., contraindicação para terapia concomitante com *verapamil* ou *diltiazem*).

Nicorandil

O *nicorandil* é um éster nitrato da nicotinamida desenvolvido como agente antianginoso e atualmente aprovado em muitos países da Ásia e da Europa para o tratamento da angina de peito estável. O *nicorandil* não está disponível nos Estados Unidos.

Mecanismo de ação e efeitos farmacológicos O *nicorandil* tem propriedades semelhantes às do nitrato (dependentes do GMPc) e atua como agonista dos canais de potássio sensíveis ao ATP (K_{ATP}). Sua ação vasodilatadora é potencializada por inibidores da PDE5 e apenas parcialmente bloqueada por inibidores dos canais de K_{ATP}, como a *glibenclamida*, sugerindo que ambas as propriedades participam no efeito do *nicorandil*. O *nicorandil* dilata os leitos vasculares arteriais e venosos, resultando em diminuições na pós-carga e na pré-carga do coração. Na ausência de efeitos diretos sobre a força contrátil dos ventrículos, a redução da pós-carga provoca aumento no débito cardíaco. Esse último efeito é mais forte do que o observado após a administração de nitrovasodilatadores e é parcialmente explicado por taquicardia (reflexa). Por conseguinte, o perfil hemodinâmico do *nicorandil* se situa entre o dos nitrovasodilatadores e o dos bloqueadores dos canais de Ca^{2+} di-hidropiridinas. Seu efeito antianginoso é descrito como estável, porém estudos preliminares relataram uma clara redução ou perda do efeito antianginoso depois de 2 semanas de tratamento oral (Meany et al., 1989; Rajaratnam et al., 1999).

Estudos experimentais e clínicos indicaram que o *nicorandil* possui efeitos cardioprotetores (Matsubara et al., 2000), simulando os do pré-condicionamento isquêmico, um fenômeno em que curtos períodos de isquemia, que precedem a interrupção prolongada da perfusão (como no IAM), reduzem a lesão miocárdica. Embora os mecanismos exatos não sejam totalmente compreendidos, acredita-se que os canais de K_{ATP} mitocondriais tenham um papel central (Ardehali e O'Rourke, 2005; Sato et al., 2000). Estudos retrospectivos indicaram um efeito de prolongamento da sobrevida produzido pelo tratamento crônico com *nicorandil* em pacientes com DAC estável, porém faltam estudos prospectivos suficientemente validados.

ADME e efeitos adversos O *nicorandil* sofre rápida absorção após administração sublingual ou oral e apresenta $t_{1/2}$ curta (1 h), o que não proporciona níveis mínimos relevantes no esquema habitual de 1 dose 2 vezes/dia, com 20 mg/dose. Além de cefaleia e hipotensão semelhantes às dos nitratos (observe a contraindicação do uso concomitante com inibidores da PDE5), o *nicorandil* foi associado ao aparecimento de ulcerações, descritas pela primeira vez em 1997 (Boulinguez et al., 1997) como grande aftose bucal dolorosa, que parecem se estender para um risco aumentado de 40 a 60% de ulcerações e perfurações GI (Lee et al., 2015).

Trimetazidina

A *trimetazidina* foi desenvolvida como agente antianginoso. Ela foi aprovada em vários países da Europa, mas não nos Estados Unidos. Acredita-se que seu efeito seja devido à inibição da 3-cetoacil-coenzima A-tiolase de cadeia longa, a enzima final na via de β-oxidação dos ácidos graxos livres (AGL). Isso leva a um desvio parcial dos AGL para a oxidação da glicose no coração, o que fornece menos ATP, mas também exige menos O_2, podendo ser benéfico na isquemia (Ussher et al., 2014). Diversos estudos de pequeno porte forneceram evidências da eficácia do composto na redução da angina e no aumento da tolerância ao exercício, particularmente em pacientes com diabetes e com insuficiência cardíaca (p. ex., Tuunanen et al., 2008). Entretanto, um ensaio clínico recente e com poder adequado com pacientes após ICP não mostrou nenhum benefício da adição de *trimetazidina* ao tratamento padrão (Ferrari et al., 2020).

A *trimetazidina* pode causar desconforto GI, náuseas e vômitos e raramente foi associada a trombocitopenia, agranulocitose e disfunção hepática. Mais importante, a *trimetazidina* pode aumentar o risco de distúrbios do movimento, como doença de Parkinson, sobretudo em pacientes idosos com diminuição da função renal. Esse efeito grave levou à restrição de seu uso pela EMA e à recomendação do uso do fármaco apenas como tratamento de segunda escolha da angina estável em pacientes inadequadamente controlados por agentes antianginosos de primeira escolha ou que são intolerantes a eles.

Estratégias terapêuticas

Doença arterial coronariana estável

Diretrizes

Forças-tarefas do American College of Cardiology e da American Heart Association (Fihn et al., 2012) e da European Society of Cardiology (Knuuti et al., 2020) publicaram diretrizes úteis para a seleção da terapia inicial adequada para pacientes com angina de peito estável crônica. Todos os pacientes com DAC devem receber pelo menos um fármaco para alívio da angina, juntamente com nitrovasodilatadores de ação rápida e curta (GTN, ISDN) e, para prevenção de eventos, *ácido acetilsalicílico* e uma estatina. Deve-se considerar o uso de IECA em pacientes com DAC que também apresentarem disfunção ventricular esquerda ou diabetes (Tab. 31-4).

As evidências das diferenças clinicamente relevantes entre as três principais classes de agentes antianginosos não são convincentes. Uma metanálise de publicações que compararam duas ou mais terapias antianginosas concluiu que os β-bloqueadores, quando comparados ao *nifedipino*, estão associados a menos episódios de angina por semana e a uma menor taxa de retirada devido a eventos adversos. Entretanto, as diferenças não se aplicam a outros bloqueadores dos canais de Ca^{2+} além do *nifedipino*. É interessante assinalar que não foi observada nenhuma diferença significativa de resultados entre os nitratos de *ação longa*, os bloqueadores dos canais de Ca^{2+} e os β-bloqueadores. Apesar disso, as diretrizes recomendam que os β-bloqueadores sejam considerados como tratamento de primeira escolha para alívio da angina crônica, e os bloqueadores dos canais de Ca^{2+} com efeitos de redução da frequência cardíaca (*diltiazem, verapamil*), como alternativas. Deve-se considerar o uso de di-hidropiridinas em pacientes que não toleram os β-bloqueadores. No caso de angina persistente, deve-se considerar a combinação de uma di-hidropiridina com um β-bloqueador.

Tratamento de segunda escolha

A formulação de nitratos orgânicos de ação longa/nitrato (p. ex., GTN por via cutânea) ou a *ranolazina* e, em países que não os Estados Unidos, a *ivabradina*, a *trimetazidina* e o *nicorandil* podem ser considerados como terapia adjuvante em pacientes cuja angina não é adequadamente controlada por fármacos de primeira escolha. Os β-bloqueadores podem bloquear a taquicardia reflexa mediada por barorreceptores e os

TABELA 31-4 ■ TRATAMENTO DE PACIENTES COM DOENÇA ARTERIAL CORONARIANA ESTÁVEL		
NÍVEL DE TRATAMENTO	**ALÍVIO DA ANGINA**	**PREVENÇÃO DE EVENTOS**
Todos os pacientes	Nitratos de ação curta como medicação de apoio	Orientação: manejo do estilo de vida, controle dos fatores de risco
Tratamento de primeira escolha	β-bloqueadores ou diltiazem/verapamil	Ácido acetilsalicílico + estatinas; considerar IECA ou BRA
	Di-hidropiridina de ação longa se a frequência cardíaca estiver baixa ou se houver problemas de intolerância/contraindicações	
	β-bloqueadores + di-hidropiridinas em caso de persistência da angina	
	Para angina vasospástica, considerar o uso de di-hidropiridinas ou nitratos de ação longa; evitar β-bloqueadores	
Tratamento de segunda escolha (em alguns casos, de primeira escolha, de acordo com comorbidades e tolerância)	Acrescentar ou trocar para ivabradina, nitratos de ação longa, nicorandil, ranolazina[a] ou trimetazidina[a]	Considerar o clopidogrel em casos de intolerância ao ácido acetilsalicílico
Terapia invasiva	Considerar angiografia e colocação de *stent* ou cirurgia de revascularização do miocárdio	

[a]Em pacientes com diabetes melito.
Fonte: Adaptada das diretrizes da European Society for Cardiology; para mais detalhes, ver Knuuti et al., 2020.

efeitos inotrópicos positivos que podem ocorrer com o uso de nitratos, enquanto os nitratos, por meio de aumento da capacitância venosa, podem atenuar o aumento do volume diastólico final do ventrículo esquerdo associado ao bloqueio β. A administração simultânea de nitratos também pode aliviar o aumento da resistência vascular coronariana associada ao bloqueio dos receptores β-adrenérgicos. A *ranolazina* e a *trimetazidina* exercem efeito direto no miocárdio e provavelmente atuam de modo independente dos efeitos hemodinâmicos, podendo, portanto, ser combinadas com todos os outros agentes antianginosos, quando for possível. A *ivabradina* é uma alternativa possível aos β-bloqueadores, porém está associada com toxicidade quando acrescentada ao tratamento com β-bloqueadores, *verapamil* ou *diltiazem* (Fox et al., 2014).

Bloqueadores dos canais de Ca^{2+} e nitratos Na angina por esforço ou vasospástica grave, a combinação de um nitrato com um bloqueador dos canais de Ca^{2+} pode fornecer um alívio adicional além do obtido com cada tipo de agente isoladamente. Como os nitratos reduzem principalmente a pré-carga, enquanto os bloqueadores dos canais de Ca^{2+} reduzem a pós-carga, o efeito final de redução da demanda de O_2 deve ser aditivo. Entretanto, podem ocorrer vasodilatação e hipotensão excessivas.

Síndromes coronarianas agudas

O termo SCA se refere à ocorrência de dor torácica, com ou sem IAM (i.e., necrose miocárdica). Este último diagnóstico se baseia essencialmente na presença ou ausência de elevações dos níveis plasmáticos de troponina cardíaca (I ou T). Com o uso de exames cada vez mais sensíveis, o número de diagnósticos de IAM aumentou, enquanto o de angina instável (i.e., dor torácica sem necrose) diminuiu. O termo *angina de peito instável* é usado para sintomas de angina que se apresentam pela primeira vez, mudam seu padrão habitual, ocorrem em repouso ou são resistentes aos nitratos.

A maioria das apresentações clínicas de SCA tem em comum a ocorrência de ruptura de uma placa coronariana, resultando em agregação plaquetária local e trombose na parede arterial, com subsequente oclusão total ou parcial do vaso. Com menos frequência, o vasospasmo em vasos coronários com aterosclerose mínima pode ser responsável pela angina instável. Os princípios fisiopatológicos subjacentes à terapia para angina por esforço, que são direcionados para a diminuição da *demanda* miocárdica de O_2, possuem eficácia limitada no tratamento da SCA caracterizada por uma insuficiência na *oferta* miocárdica de O_2 (no sangue). As intervenções mais importantes são as seguintes:

- Agentes antiplaquetários, incluindo *ácido acetilsalicílico* e tienopiridinas (p. ex., *clopidogrel*, *prasugrel* ou *ticagrelor*)
- Agentes antitrombina, como *heparina* ou *fondaparinux*
- Terapia anti-integrina que inibe diretamente a agregação plaquetária mediada pela glicoproteína GpIIb/IIIa
- Angioplastia primária com colocação percutânea de *stents* intracoronarianos ou, se não for possível por motivos logísticos, fibrinólise com rTPA (*alteplase*), *reteplase* ou *tenecteplase*
- Cirurgia de revascularização do miocárdio para pacientes selecionados

Os β-bloqueadores reduzem as arritmias e o consumo de O_2 e foram associados a uma redução moderada da mortalidade em pacientes com SCA. Todavia, devem ser evitados em pacientes com comprometimento da função ventricular ou pressão arterial reduzida (Collet et al., 2020). Os nitratos são úteis na redução do vasospasmo e do consumo miocárdico de O_2 por meio de diminuição da tensão da parede ventricular. A administração intravenosa de *nitroglicerina* possibilita a rápida obtenção de concentrações elevadas do fármaco. Como a *nitroglicerina* é degradada em pouco tempo, a sua dose pode ser titulada rapidamente e com segurança por via intravenosa. Na presença de vasospasmo coronariano, a *nitroglicerina* intravenosa tende a ser efetiva, embora a adição de um bloqueador dos canais de Ca^{2+} possa ser necessária para se obter um controle completo em alguns pacientes. Se o paciente tiver consumido um inibidor da PDE5 nas 24 horas anteriores, existe o risco de hipotensão profunda e deve-se suspender o uso de nitratos, preferindo-se uma terapia antianginosa alternativa.

Embora esses princípios se apliquem a todo o grupo de pacientes com SCA, os algoritmos para tratamentos específicos e o valor das diferentes classes de fármacos na SCA dependem do diagnóstico exato, e os tratamentos devem ser selecionados de acordo com as diretrizes recentes (Collet et al., 2020).

Em geral, o **IAMEST** é causado por obstrução completa de uma artéria coronária de grande calibre. A base do tratamento nesses pacientes consiste em reperfusão imediata por angioplastia primária e inserção de *stent* ou, na ausência de opções invasivas, terapia fibrinolítica.

O **IAMSEST** pode se manifestar com sintomas e sinais eletrocardiográficos variáveis e, provavelmente, é causado por obstruções transitórias de artérias coronárias de maior calibre ou pela oclusão de pequenos ramos, levando à necrose disseminada do miocárdio. A angioplastia primária também é indicada para esses pacientes.

A **angina instável** é diferenciada do IAMSEST pela ausência de concentrações plasmáticas elevadas de troponina. Esses pacientes têm melhor prognóstico em longo prazo e se beneficiam menos de procedimentos invasivos precoces e terapia antiplaquetária intensificada. A base para o tratamento consiste em β-bloqueadores e nitrovasodilatadores (na ausência de contraindicações como hipotensão). Normalmente, os bloqueadores dos canais de Ca^{2+} de ação curta (p. ex., *nifedipino*; ver Fig. 31-4) devem ser evitados na SCA, em virtude da forte ativação reflexa do sistema nervoso simpático, porém são a primeira escolha se a causa subjacente for o vasospasmo.

Claudicação e doença vascular periférica

A maioria dos pacientes com doença vascular periférica também apresenta DAC, e as abordagens terapêuticas para as doenças arteriais periféricas e coronarianas se sobrepõem (Gerhard-Herman et al., 2017). A mortalidade de pacientes com doença vascular periférica é mais comumente causada por doença cardiovascular (Regensteiner e Hiatt, 2002), e o tratamento da DAC permanece o foco central da terapia. Muitos pacientes com doença arterial periférica avançada são mais limitados pelas consequências da isquemia periférica do que pela isquemia do miocárdio. Na circulação cerebral, a doença arterial pode surgir como acidente vascular cerebral ou ataques isquêmicos transitórios. Os sintomas dolorosos da DAP nos membros inferiores (claudicação) normalmente são provocados por esforço, com aumentos na demanda de O_2 dos músculos esqueléticos que ultrapassam o fluxo sanguíneo comprometido pela estenose proximal. Quando o fluxo para os membros torna-se muito limitado, as úlceras periféricas e a dor no repouso causadas pela isquemia tecidual podem se tornar debilitantes.

A maioria das terapias comprovadamente eficazes para o tratamento da DAC também exerce um efeito salutar na progressão da DAP (Hirsch et al., 2006). Em todos os pacientes com DAP, recomendam-se a terapia antiplaquetária com *ácido acetilsalicílico* (75-325 mg) ou *clopidogrel* (75 mg), estatinas e tratamento anti-hipertensivo (Gerhard-Herman et al., 2017). A anticoagulação oral é ineficaz e aumenta o risco de sangramento. Curiosamente, nem o tratamento intensivo do diabetes melito nem a terapia anti-hipertensiva parecem alterar a progressão dos sintomas da claudicação. Outras modificações dos fatores de risco e do estilo de vida continuam sendo fundamentais na terapia para pacientes com claudicação. Exercício físico, reabilitação e abandono do tabagismo (possivelmente auxiliado por tratamento farmacológico com *vareniclina* ou *bupropiona*) têm eficácia comprovada.

O *cilostazol* é usado especificamente no tratamento da claudicação dos membros inferiores. Ele é um inibidor da PDE3 que promove o acúmulo de AMPc intracelular em muitas células, inclusive nas plaquetas. Os aumentos de AMPc mediados pelo *cilostazol* inibem a agregação plaquetária e promovem a vasodilatação. O fármaco é metabolizado pela CYP3A4 e tem interações medicamentosas importantes com outros fármacos metabolizados por essa via (ver Cap. 7). O *cilostazol* foi estudado principalmente em populações asiáticas e parece melhorar os sintomas da claudicação, porém o efeito na mortalidade cardiovascular ainda não está bem definido (Bedenis et al., 2014). Como inibidor da PDE3, ele está na mesma classe de fármacos da *milrinona*, que é usada por via oral como agente inotrópico para pacientes com insuficiência cardíaca. A terapia com *milrinona* foi associada a um aumento na morte súbita cardíaca, e a formulação oral do fármaco foi retirada do mercado. O receio com vários outros inibidores da PDE3 (*inanrinona, flosequinana*) acompanharam essa reação. Por conseguinte, o *cilostazol* é considerado um fármaco contraindicado para pacientes com insuficiência cardíaca, embora não esteja claro se o próprio *cilostazol* leve a um aumento da mortalidade nesses pacientes. A cefaleia é o seu efeito adverso mais comum, e foi relatado que ele aumenta a taquicardia ventricular não sustentada.

A *pentoxifilina* é um derivado da metilxantina designado como *modificador reológico* devido a seus efeitos no aumento da deformabilidade das hemácias. Entretanto, os efeitos da *pentoxifilina* na claudicação dos membros inferiores parecem ser modestos e não são suficientemente sustentados por evidências prospectivas (Salhiyyah et al., 2015). Seu uso não é mais recomendado, à semelhança da terapia de quelação ou de vitaminas do complexo B (Gerhard-Herman et al., 2017). Por outro lado, todos os pacientes com DAP devem ser vacinados contra a influenza.

Terapia mecanofarmacológica: *stents* endovasculares eluidores de fármacos

Os *stents* intracoronarianos podem melhorar a angina e reduzir os eventos adversos em pacientes com SCA. Entretanto, a eficácia dos *stents* intracoronarianos em longo prazo é limitada por reestenose luminal subaguda dentro do *stent*, que ocorre em 20 a 30% dos pacientes com *stents* de metal durante os primeiros 6 a 9 meses de acompanhamento (Collet et al., 2020). As vias que levam a "reestenose no *stent*" são complexas, mas a proliferação de músculo liso dentro do lúmen da artéria com *stent* é um achado patológico comum. As terapias antiproliferativas locais no momento de implantação do *stent* têm sido exploradas durante muitos anos. Vários *stents* eluidores de fármacos e, mais recentemente, *stents* biodegradáveis, foram introduzidos no mercado. Os fármacos atualmente usados nos *stents* intravasculares são o *paclitaxel*, o *sirolimo* (*rapamicina*) e dois derivados do *sirolimo*, o *everolimo* e o *zataralimo*. O *paclitaxel* é um diterpeno tricíclico que inibe a proliferação celular ao se ligar e estabilizar os microtúbulos polimerizados. O *sirolimo* é um macrolídeo hidrofóbico que se liga à FKBP12, uma imunofilina citosólica. O complexo FKBP12-*sirolimo* inibe a proteína-cinase mTOR, alvo da rapamicina nos mamíferos (ver Fig. 39-2), com consequente inibição da progressão do ciclo celular (ver Fig. 69-2). O *paclitaxel* e o *sirolimo* possuem mecanismos de ação muito diferentes, mas compartilham certas propriedades químicas, como moléculas hidrofóbicas pequenas. A lesão induzida pelo *stent* na camada de células endoteliais vasculares pode levar à trombose. A inibição da proliferação celular pelo *paclitaxel* e pelo *sirolimo* ou derivados afeta a proliferação das células musculares lisas vasculares e, portanto, reduz acentuadamente a taxa de reestenose em comparação com *stents* de metal puro. Por conseguinte, são recomendados *stents* com eluição de fármaco em lugar dos *stents* de metal puro, independentemente do tipo de intervenção (Collet et al., 2020). Recomenda-se a terapia antiplaquetária dupla (p. ex., *ácido acetilsalicílico* e *ticlopidina*) durante 1 ano após a colocação de *stent* intracoronariano com *stents* eluidores de fármacos, à semelhança dos *stents* de metal puro. As evidências de benefício em um período mais prolongado são limitadas.

RESUMO: Doença arterial coronariana

Fármaco	Usos terapêuticos	Principal toxicidade e dicas
Nitratos orgânicos		
Dinitrato de isossorbida (ISDN) Mononitrato de isossorbida (ISMN) Trinitato de glicerol (GTN, nitroglicerina)	• Angina (sublingual) • Edema pulmonar agudo (IV) • Hipertensão aguda (IV)	• Vasodilatação mediada por NO de vasos de grande calibre (venosos, arteriais) > de pequeno calibre (de resistência) → redução da pré-carga preferencial sem efeito de roubo • As formulações de ação curta do GTN ou ISDN são fármacos de apoio para todos os pacientes com DAC • Primeira escolha para angina vasospástica, juntamente com bloqueadores dos canais de Ca^{2+} • Segunda escolha para a prevenção da angina por esforço (formulações de ação mais longa) • Efeitos adversos: cefaleia, tontura, hipotensão postural, síncope • Tolerância após > 16 h (deixar um intervalo sem nitrato de > 8 h) • Não usar concomitantemente com inibidor da PDE5

(continua)

RESUMO: Doença arterial coronariana (*continuação*)

Fármaco	Usos terapêuticos	Principal toxicidade e dicas
Nitratos orgânicos (*continuação*)		
Molsidomina	• Angina	• Doador direto de NO • Segunda escolha para a prevenção da angina • Efeitos adversos iguais aos citados acima • Nenhuma vantagem documentada sobre GTN/ISDN/ISMN
NO inalado	• Hipertensão pulmonar em recém-nascidos	• Efeito relativamente seletivo no leito vascular pulmonar
Bloqueadores dos canais de Ca^{2+}		
Di-hidropiridinas Anlodipino Felodipino Lercanidipino Nifedipino Nitrendipino ***Outros*** Diltiazem Verapamil	• Angina • Hipertensão • Controle da frequência na fibrilação atrial (verapamil, diltiazem)	• Vasodilatação arterial preferencial → redução da pós-carga • Primeira escolha para a angina vasospástica (di-hidropiridinas) • Segunda escolha para a prevenção da angina por esforço • O nifedipino de liberação imediata e as di-hidropiridinas de ação curta podem causar taquicardia e hipotensão e desencadear angina • O diltiazem e o verapamil podem ↓ a frequência cardíaca e condução AV; não devem ser usados com β-bloqueadores • Interações medicamentosas mediadas por CYP3A4 com verapamil e diltiazem • Outros efeitos indesejados: edema periférico (di-hidropiridinas, menos com lercanidipino), constipação intestinal (verapamil)
β-bloqueadores		
Atenolol Bisoprolol Carvedilol Metoprolol Muitos outros Nadolol Nebivolol	• Angina • Insuficiência cardíaca • Hipertensão • Amplamente usados para outras indicações (prevenção de arritmias, controle da frequência na fibrilação atrial, enxaqueca, etc.)	• Primeira escolha para prevenção da angina por esforço • Única classe de fármacos antianginosos com benefícios prognósticos comprovados na DAC • Efeitos adversos: bradicardia, bloqueio AV, broncospasmo, vasoconstrição periférica, agravamento da insuficiência cardíaca aguda, depressão, agravamento da psoríase • Metabolismo CYP2D6 polimórfico (metoprolol) • Vasodilatação adicional (carvedilol, nebivolol)
Ranolazina		
	• Angina	• Inibe as correntes de Na^+ tardias e outras correntes iônicas cardíacas • Possui efeitos β-bloqueadores e metabólicos fracos • Segunda escolha na prevenção da angina por esforço • Metabolismo dependente da CYP3A4
Ivabradina		
	• Angina • Insuficiência cardíaca	• ↓ seletivamente a frequência cardíaca ao inibir as correntes de HCN no nó SA • Segunda escolha na prevenção da angina por esforço; aprovada para pacientes que não toleram β-bloqueadores ou que apresentam frequência cardíaca > 75 com β-bloqueadores • Efeitos indesejados: bradicardia, prolongamento do QT, fibrilação atrial, fosfenos • Contraindicação: combinação com diltiazem ou verapamil
Nicorandil		
	• Angina	• Ação dupla semelhante à dos nitratos e estimuladora de I_{KATP} • Perfil hemodinâmico entre os nitratos e as di-hidropiridinas; ↓ pós-carga mais do que os nitratos • Segunda escolha na prevenção da angina por esforço • Efeitos adversos: hipotensão, cefaleia, úlceras bucais e GI • Não combinar com inibidor da PDE5
Trimetazidina		
	• Angina	• Desvio metabólico do metabolismo de ácidos graxos para glicolítico no coração • Segunda escolha na prevenção da angina por esforço • Pode aumentar a incidência da doença de Parkinson

(*continua*)

RESUMO: Doença arterial coronariana (continuação)

Fármaco	Usos terapêuticos	Principal toxicidade e dicas
Fármacos antiplaquetários, anti-integrina e antitrombóticos		
Ácido acetilsalicílico Antagonistas do receptor P2Y$_{12}$ (clopidogrel, prasugrel, ticagrelor, cangrelor [IV])	• Prevenção de eventos trombóticos (IAM, acidente vascular cerebral) • Síndromes coronarianas agudas • Prevenção de trombose do stent	• ↓ agregação plaquetária por inibição da produção de TxA$_2$ mediada pela COX-1 (ácido acetilsalicílico) ou dos receptores de ADP (antagonistas do receptor P2Y$_{12}$) • Uso oral apenas: clopidogrel, prasugrel, ticagrelor • Ação irreversível: ácido acetilsalicílico, clopidogrel, prasugrel • Profármacos: clopidogrel, prasugrel • Metabolismo variável, dependente de CYP2C9 (clopidogrel) • Suspensão 5 a 7 dias antes de cirurgia • Primeira escolha no IAMSEST e no IAMEST • Inibição plaquetária dupla após implantação do stent
Abciximabe Eptifibatida Tirofibana	• Intervenções coronarianas percutâneas	• Anticorpo (abciximabe) ou antagonistas de pequenas moléculas no receptor de GpIIb/IIIa das plaquetas • Uso parenteral apenas • Inibição altamente eficiente das plaquetas • O valor terapêutico na era da inibição plaquetária dupla altamente efetiva não está bem esclarecido
Heparina Heparinas de baixo peso molecular (p.ex., enoxaparina, dalteparina)	• Síndromes coronarianas agudas • Intervenções coronarianas percutâneas	• Polissacarídeo endógeno, inibe a trombina (fator IIa) e o fator Xa de modo dependente da antitrombina III • Uso parenteral apenas • Heparina: $t_{1/2}$ curta, farmacocinética complexa, baixa biodisponibilidade após injeção subcutânea • Heparina de baixo peso molecular: $t_{1/2}$ mais longa, excreção renal; acúmulo na insuficiência renal • Trombocitopenia induzida por heparina
Fondaparinux	• Síndromes coronarianas agudas • Intervenções coronarianas percutâneas	• Pentassacarídeo sintético, inibidor do fator Xa dependente de antitrombina III • Relação de eficácia-segurança mais favorável
Bivalirudina Lepirudina	• Intervenções coronarianas percutâneas (bivalirudina) • Trombocitopenia induzida por heparina (TIH II) lepirudina recombinante	• Inibidores diretos da trombina (fator IIa) • Uso parenteral apenas • A vantagem da bivalirudina em relação à heparina não está bem estabelecida

Referências

Amsterdam EA, et al. 2014 AHA/ACC guideline for the management of patients with non-ST-elevation acute coronary syndromes: a report of the American College of Cardiology/American Heart Association Task Force on Practice Guidelines. *J Am Coll Cardiol*, **2014**, *64*:e139–e228.

Angus JA, et al. Quantitative analysis of vascular to cardiac selectivity of L- and T-type voltage-operated calcium channel antagonists in human tissues. *Clin Exp Pharmacol Physiol*, **2000**, *27*:1019–1021.

Ardehali H, O'Rourke B. Mitochondrial K(ATP) channels in cell survival and death. *J Mol Cell Cardiol*, **2005**, *39*:7–16.

Bainbridge AD, et al. A comparative assessment of amlodipine and felodipine ER: pharmacokinetic and pharmacodynamic indices. *Eur J Clin Pharmacol*, **1993**, *45*:425–430.

Bangalore S, et al. Clinical outcomes with beta-blockers for myocardial infarction: a meta-analysis of randomized trials. *Am J Med*, **2014**, *127*:939–953.

Barbato E, et al. Long-term effect of molsidomine, a direct nitric oxide donor, as an add-on treatment, on endothelial dysfunction in patients with stable angina pectoris undergoing percutaneous coronary intervention: results of the MEDCOR trial. *Atherosclerosis*, **2015**, *240*:351–354.

Bedenis R, et al. Cilostazol for intermittent claudication. *Cochrane Database Syst Rev*, **2014**, *10*:CD003748.

Belardinelli L, et al. Inhibition of the late sodium current as a potential cardioprotective principle: effects of the late sodium current inhibitor ranolazine. *Heart*, **2006**, *92*:iv6–iv14.

Billinger M, et al. Collateral and collateral-adjacent hyperemic vascular resistance changes and the ipsilateral coronary flow reserve. Documentation of a mechanism causing coronary steal in patients with coronary artery disease. *Cardiovasc Res*, **2001**, *49*:600–608.

Bloch KD, et al. Inhaled NO as a therapeutic agent. *Cardiovasc Res*, **2007**, *75*:339–348.

Bodi V, et al. Prognostic value of dipyridamole stress cardiovascular magnetic resonance imaging in patients with known or suspected coronary artery disease. *J Am Coll Cardiol*, **2007**, *50*:1174–1179.

Boulinguez S, et al. Giant buccal aphthosis caused by nicorandil [in French]. *Presse Med*, **1997**, *26*:558.

Brown BG, et al. The mechanisms of nitroglycerin action: stenosis vasodilatation as a major component of the drug response. *Circulation*, **1981**, *64*:1089–1097.

Burnett AL, et al. Nitric oxide: a physiologic mediator of penile erection. *Science*, **1992**, *257*:401–403.

Cannon CP, et al. Comparison of ticagrelor with clopidogrel in patients with a planned invasive strategy for acute coronary syndromes (PLATO): a randomised double-blind study. *Lancet*, **2010**, *375*:283–293.

Cheitlin MD, et al. ACC/AHA expert consensus document. Use of sildenafil (Viagra) in patients with cardiovascular disease. American College of Cardiology/American Heart Association. *J Am Coll Cardiol*, **1999**, *33*:273–282.

Chen Z, et al. Identification of the enzymatic mechanism of nitroglycerin bioactivation. *Proc Natl Acad Sci USA*, **2002**, *99*:8306–8311.

Collet JP, et al. 2020 ESC Guidelines for the management of acute coronary syndromes in patients presenting without persistent ST-segment elevation. *Eur Heart J*, **2021**, *42*:1289–1367.

Debbas NM, et al. The bioavailability and pharmacokinetics of slow release nifedipine during chronic dosing in volunteers. *Br J Clin Pharmacol*, **1986**, *21*:385–388.

Döring Y, et al. Neutrophil extracellular traps in atherosclerosis and atherothrombosis. *Circ Res*, **2017**, *120*:736–743.

Dudzinski DM, et al. The regulation and pharmacology of endothelial nitric oxide synthase. *Annu Rev Pharmacol Toxicol*, **2006**, *46*:235–276.

Eikelboom JW, et al. Rivaroxaban with or without aspirin in stable cardiovascular disease. *N Engl J Med*, **2017**, *377*:1319–1330.

Epstein BJ, Roberts ME. Managing peripheral edema in patients with arterial hypertension. *Am J Ther*, **2009**, *16*:543–553.

Ferrari R, et al. Efficacy and safety of trimetazidine after percutaneous coronary intervention (ATPCI): a randomised, double-blind, placebo-controlled trial. *Lancet*, **2020**, *396*:830–838.

Fihn SD, et al. 2012 ACCF/AHA/ACP/AATS/PCNA/SCAI/STS guideline for the diagnosis and management of patients with stable ischemic heart disease. *Circulation*, **2012**, *126*:e354–e471.

Fleckenstein A, et al. Selective inhibition of myocardial contractility by competitive divalent Ca^{++} antagonists (iproveratril, D 600, prenylamine) [in German]. *Naunyn Schmiedebergs Arch Pharmakol*, **1969**, *264*:227–228.

Fox K, et al. Ivabradine in stable coronary artery disease. *N Engl J Med*, **2014**, *371*:2435.

Gerhard-Herman MD, et al. 2016 AHA/ACC Guideline on the management of patients with lower extremity peripheral artery disease: executive summary: a report from the American College of Cardiology/American Heart Association Task Force on Clinical Practice Guidelines. *Circulation*, **2017**, *135*:e686–e725.

Godfraind T, et al. Calcium antagonism and calcium entry blockade. *Pharmacol Rev*, **1986**, *38*:321–416.

Godfraind T, et al. Selectivity scale of calcium antagonists in the human cardiovascular system based on in vitro studies. *J Cardiovasc Pharmacol*, **1992**, *20*(suppl 5):S34–S41.

Hamm CW, et al. ESC guidelines for the management of acute coronary syndromes in patients presenting without persistent ST-segment elevation: the Task Force for the Management of Acute Coronary Syndromes (ACS) in Patients Presenting Without Persistent ST-Segment Elevation of the European Society of Cardiology (ESC). *Eur Heart J*, **2011**, *32*:2999–3054.

Hanggi D, et al. Randomized, open-label, phase 1/2a study to determine the maximum tolerated dose of intraventricular sustained release nimodipine for subarachnoid hemorrhage (NEWTON [nimodipine microparticles to enhance recovery while reducing toxicity after subarachnoid hemorrhage]). *Stroke*, **2017**, *48*:145–151.

Hasenfuss G, Maier LS. Mechanism of action of the new anti-ischemia drug ranolazine. *Clin Res Cardiol*, **2008**, *97*:222–226.

Herrmann HC, et al. Hemodynamic effects of sildenafil in men with severe coronary artery disease. *N Engl J Med*, **2000**, *342*:1622–1626.

Hirsch AT, et al. ACC/AHA 2005 practice guidelines for the management of patients with peripheral arterial disease (lower extremity, renal, mesenteric, and abdominal aortic): a collaborative report. *Circulation*, **2006**, *113*:e463–e654.

Ho CY, et al. Diltiazem treatment for pre-clinical hypertrophic cardiomyopathy sarcomere mutation carriers: a pilot randomized trial to modify disease expression. *JACC Heart Fail*, **2015**, *3*:180–188.

Kappetein AP, et al. Comparison of coronary bypass surgery with drug-eluting stenting for the treatment of left main and/or three-vessel disease: 3-year follow-up of the SYNTAX trial. *Eur Heart J*, **2011**, *32*:2125–2134.

Knuuti J, et al. 2019 ESC Guidelines for the diagnosis and management of chronic coronary syndromes. *Eur Heart J*, **2020**, *41*:407–477.

Koh KK, et al. Interaction of intravenous heparin and organic nitrates in acute ischemic syndromes. *Am J Cardiol*, **1995**, *76*:706–709.

Kojda G, et al. Positive inotropic effect of exogenous and endogenous NO in hypertrophic rat hearts. *Br J Pharmacol*, **1997**, *122*:813–820.

Lee CC, et al. Use of nicorandil is associated with increased risk for gastrointestinal ulceration and perforation—a nationally representative population-based study. *Sci Rep*, **2015**, *5*:11495.

Letienne R, et al. Evidence that ranolazine behaves as a weak beta1- and beta2-adrenoceptor antagonist in the rat [correction of cat] cardiovascular system. *Naunyn Schmiedeberg's Arch Pharmacol*, **2001**, *363*:464–471.

Li L, et al. Age-specific risks, severity, time course, and outcome of bleeding on long-term antiplatelet treatment after vascular events: a population-based cohort study. *Lancet*, **2017**, *390*:490–499.

Libby P, Pasterkamp G. Requiem for the "vulnerable plaque." *Eur Heart J*, **2015**, *36*:2984–2987.

Libby P, et al. Inflammation and atherosclerosis. *Circulation*, **2002**, *105*:1135–1143.

Magnon M, et al. Intervessel (arteries and veins) and heart/vessel selectivities of therapeutically used calcium entry blockers: variable, vessel-dependent indexes. *J Pharmacol Exp Ther*, **1995**, *275*:1157–1166.

Makarounas-Kirchmann K, et al. Results of a meta-analysis comparing the tolerability of lercanidipine and other dihydropyridine calcium channel blockers. *Clin Ther*, **2009**, *31*:1652–1663.

Maron DJ, et al. ISCHEMIA Research Group. Initial invasive or conservative strategy for stable coronary disease. *N Engl J Med*, **2020**, *382*:1395-1407.

Matsubara T, et al. Three minute, but not one minute, ischemia and nicorandil have a preconditioning effect in patients with coronary artery disease. *J Am Coll Cardiol*, **2000**, *35*:345–351.

Mayer B, Beretta M. The enigma of nitroglycerin bioactivation and nitrate tolerance: news, views and troubles. *Br J Pharmacol*, **2008**, *155*:170–184.

McCormack JG. Ranolazine: a novel metabolic modulator for the treatment of angina. *Gen Pharmacol*, **1998**, *30*:639–645.

Meany TB, et al. Exercise capacity after single and twice-daily doses of nicorandil in chronic stable angina pectoris. *Am J Cardiol*, **1989**, *63*:66J–70J.

Mozaffarian D, et al. Heart disease and stroke statistics—2015 update: a report from the American Heart Association. *Circulation*, **2015**, *131*:e29–e322.

Munzel T, et al. Evidence for enhanced vascular superoxide anion production in nitrate tolerance. A novel mechanism underlying tolerance and cross-tolerance. *J Clin Invest*, **1995**, *95*:187–194.

Munzel T, et al. Organic nitrates: update on mechanisms underlying vasodilation, tolerance and endothelial dysfunction. *Vascul Pharmacol*, **2014**, *63*:105–113.

Nidorf SM, et al. Colchicine in patients with chronic coronary disease. *N Engl J Med*, **2020**, *383*:1838–1847.

Oakes SC. Cell injury, cell death, and adaptations. In: Kumar V, et al., eds. *Robbins & Cotran Pathologic Basis of Disease*, 10th ed. Elsevier, Philadelphia, **2021**, 33–35.

Olivotto I, et al. Efficacy of ranolazine in patients with symptomatic hypertrophic cardiomyopathy: the RESTYLE-HCM randomized, double-blind, placebo-controlled study. *Circ Heart Fail*, **2018**, *11*:e004124.

Ovalle F, et al. Verapamil and beta cell function in adults with recent-onset type 1 diabetes. *Nat Med*, **2018**, *24*:1108–1112.

Parker JD. Nitrate tolerance, oxidative stress, and mitochondrial function: another worrisome chapter on the effects of organic nitrates. *J Clin Invest*, **2004**, *113*:352–354.

Parker JD, et al. Intermittent transdermal nitroglycerin therapy. Decreased anginal threshold during the nitrate-free interval. *Circulation*, **1995**, *91*:973–978.

Parker JD, Parker JO. Nitrate therapy for stable angina pectoris. *N Engl J Med*, **1998**, *338*:520–531.

Rajaratnam R, et al. Attenuation of anti-ischemic efficacy during chronic therapy with nicorandil in patients with stable angina pectoris. *Am J Cardiol*, **1999**, *83*:1120–1124, A1129.

Redfield MM, et al. Effect of phosphodiesterase-5 inhibition on exercise capacity and clinical status in heart failure with preserved ejection fraction: a randomized clinical trial. *JAMA*, **2013**, *309*:1268–1277.

Regensteiner JG, Hiatt WR. Current medical therapies for patients with peripheral arterial disease: a critical review. *Am J Med*, **2002**, *112*:49–57.

Ridker PM, et al. Antiinflammatory therapy with canakinumab for atherosclerotic disease. *N Engl J Med*, **2017**, *377*:1119–1131.

Salhiyyah K, et al. Pentoxifylline for intermittent claudication. *Cochrane Database Syst Rev*, **2015**, *9*:CD005262.

Sato T, et al. Nicorandil, a potent cardioprotective agent, acts by opening mitochondrial ATP-dependent potassium channels. *J Am Coll Cardiol*, **2000**, *35*:514–518.

Sayed N, et al. Nitroglycerin-induced S-nitrosylation and desensitization of soluble guanylyl cyclase contribute to nitrate tolerance. *Circ Res*, **2008**, *103*:606–614.

Schwartz A. Molecular and cellular aspects of calcium channel antagonism. *Am J Cardiol*, **1992**, *70*:6F–8F.

Soma J, et al. Sublingual nitroglycerin delays arterial wave reflections despite increased aortic "stiffness" in patients with hypertension: a Doppler echocardiography study. *J Am Soc Echocardiogr*, **2000**, *13*:1100–1108.

Stamler JS. Nitroglycerin-mediated S-nitrosylation of proteins: a field comes full cycle. *Circ Res*, **2008**, *103*:557–559.

Steinberg SF, Brunton LL. Compartmentation of G protein-coupled signaling pathways in cardiac myocytes. *Annu Rev Pharmacol Toxicol*, **2001**, *41*:751–773.

Stone GW, et al. A prospective natural-history study of coronary atherosclerosis. *N Engl J Med*, **2011**, *364*:226–235.

Sydow K, et al. Central role of mitochondrial aldehyde dehydrogenase and reactive oxygen species in nitroglycerin tolerance and cross-tolerance. *J Clin Invest*, **2004**, *113*:482–489.

Tsien RW, et al. Multiple types of neuronal calcium channels and their selective modulation. *Trends Neurosci*, **1988**, *11*:431–438.

Tuunanen H, et al. Trimetazidine, a metabolic modulator, has cardiac and extracardiac benefits in idiopathic dilated cardiomyopathy. *Circulation*, **2008**, *118*:1250–1258.

Ussher JR, et al. Treatment with the 3-ketoacyl-CoA thiolase inhibitor trimetazidine does not exacerbate whole-body insulin resistance in obese mice. *J Pharmacol Exp Ther*, **2014**, *349*:487–496.

Valgimigli M, et al. Bivalirudin or unfractionated heparin in acute coronary syndromes. *N Engl J Med*, **2015**, *373*:997–1009.

van Harten J, et al. Negligible sublingual absorption of nifedipine. *Lancet*, **1987**, *2*:1363–1365.

Walsh RA, O'Rourke RA. Direct and indirect effects of calcium entry blocking agents on isovolumic left ventricular relaxation in conscious dogs. *J Clin Invest*, **1985**, *75*:1426–1434.

Weisz G, et al. Ranolazine in patients with incomplete revascularisation after percutaneous coronary intervention (RIVER-PCI): a multicentre, randomised, double-blind, placebo-controlled trial. *Lancet*, **2016**, *387*:136–145.

Wiviott SD, et al. Prasugrel versus clopidogrel in patients with acute coronary syndromes. *N Engl J Med*, **2007**, *357*:2001–2015.

Yeghiazarians Y, et al. Unstable angina pectoris. *N Engl J Med*, **2000**, *342*:101–114.

Capítulo 32

Tratamento da hipertensão

Thomas Eschenhagen

EPIDEMIOLOGIA E ALGORITMOS PARA O TRATAMENTO
- Princípios da terapia anti-hipertensiva

INIBIDORES DO SISTEMA RENINA-ANGIOTENSINA
- Inibidores da enzima conversora de angiotensina
- Bloqueadores dos receptores AT_1
- Inibidores diretos da renina

BLOQUEADORES DOS CANAIS DE Ca^{2+}

DIURÉTICOS
- Benzotiadiazinas e compostos relacionados
- Outros agentes anti-hipertensivos diuréticos
- Diuréticos poupadores de K^+
- Interações medicamentosas associadas aos diuréticos

AGENTES SIMPATICOLÍTICOS
- β-bloqueadores
- $α_1$-bloqueadores

- Bloqueadores $α_1$ e β combinados
- Fármacos simpaticolíticos de ação central

VASODILATADORES
- Hidralazina
- Fármacos que abrem os canais de K_{ATP}: minoxidil
- Nitroprusseto de sódio
- Diazóxido

TERAPIA NÃO FARMACOLÓGICA DA HIPERTENSÃO

ESCOLHA DOS AGENTES ANTI-HIPERTENSIVOS PARA PACIENTES INDIVIDUAIS

TRATAMENTO ANTI-HIPERTENSIVO AGUDO

HIPERTENSÃO RESISTENTE

Epidemiologia e algoritmos para o tratamento

A hipertensão é a doença cardiovascular mais comum. A pressão arterial elevada provoca hipertrofia do ventrículo esquerdo e alterações patológicas na vasculatura. Em consequência, a hipertensão é a principal causa de acidente vascular cerebral (AVC); um importante fator de risco para doença arterial coronariana (DAC) e suas complicações associadas, infarto agudo do miocárdio (IAM) e morte súbita cardíaca; e um importante fator contribuinte para insuficiência cardíaca, insuficiência renal e aneurisma dissecante da aorta. A prevalência da hipertensão aumenta com a idade; por exemplo: cerca de 50% das pessoas entre 60 e 69 anos de idade apresentam hipertensão, e essa prevalência aumenta ainda mais depois dos 70 anos. De acordo com um levantamento recente realizado nos Estados Unidos, 81,5% dos indivíduos com hipertensão estão cientes do problema e 74,9% recebem tratamento, mas apenas 52,5% são considerados controlados (Go et al., 2014). O sucesso dos programas de tratamento da hipertensão, como o organizado em um grande sistema integrado de assistência à saúde nos Estados Unidos (Jaffe et al., 2013), mostra que esses valores podem ser melhorados consideravelmente por registros eletrônicos de hipertensão que acompanhem as taxas de controle da hipertensão, *feedback* regular aos médicos, desenvolvimento e atualização frequente de diretrizes de tratamento baseado em evidências, promoção de tratamentos de combinação com um único comprimido e acompanhamento das medidas de pressão arterial. Entre 2001 e 2009, esse programa aumentou o número de pacientes com diagnóstico de hipertensão em 78%, assim como a proporção de indivíduos que alcançam as metas de pressão arterial de 44% para mais de 84% (Jaffe et al., 2013).

A definição de hipertensão e os objetivos do tratamento evoluíram ao longo dos anos, de acordo com o resultado de estudos de intervenção. O estudo SPRINT em indivíduos não diabéticos com risco cardiovascular aumentado foi interrompido prematuramente, porque grupo de pacientes tratados com anti-hipertensivos para uma pressão arterial sistólica alvo de 120 mmHg apresentou uma taxa de resultados cardiovasculares e mortalidade total 25% menor do que o grupo cujo alvo foi de 140 mmHg (SPRINT Research Group, 2015). A taxa de efeitos adversos, como hipotensão e agravamento da função renal, foi mais alta no grupo de tratamento intensificado, mas essa taxa não se traduziu em sinal de verdadeiro dano. As consequências desses resultados nas diretrizes recentes da AHA/ACC (Whelton et al., 2018) e da ESC (Williams et al., 2018) diferem ligeiramente (Bakris et al., 2019; Tab. 32-1). Nos Estados Unidos, a hipertensão é agora definida como uma pressão arterial de 130/80 mmHg ou mais alta, ao passo que, na Europa, é definida como uma pressão arterial de 140/90 mmHg ou mais alta. Esses critérios caracterizam um grupo de pacientes cujo risco de doença cardiovascular relacionada à hipertensão é alto o suficiente para merecer atenção médica. Com efeito, o risco de doença cardiovascular fatal e não fatal em adultos é mais baixo com pressões arteriais sistólicas de menos de 120 mmHg e pressões diastólicas abaixo de 80 mmHg. Esses riscos aumentam gradualmente à medida que as pressões arteriais sistólica e diastólica aumentam. O reconhecimento desse risco continuamente crescente impede uma definição simples para a hipertensão (Tab. 32-1). Embora muitos dos estudos clínicos classifiquem a gravidade da hipertensão pela pressão diastólica, elevações progressivas da pressão sistólica são da mesma forma indicadores de eventos cardiovasculares adversos; em todos os níveis de pressão diastólica, os riscos são maiores com níveis mais elevados da pressão arterial sistólica. De fato, em pacientes com mais de 50 anos, a pressão arterial sistólica fornece uma melhor previsão de resultados adversos do que a pressão diastólica. A pressão de pulso, definida como a diferença entre a pressão sistólica e a diastólica, pode fornecer um valor preditivo adicional (Franklin et al., 2009; Pastor-Barriuso et al., 2003). Isso pode ser devido, pelo menos em parte, ao fato de que a pressão de pulso mais alta do que o normal indica remodelagem adversa dos vasos sanguíneos, representando uma redução acelerada da complacência dos vasos sanguíneos ("enrijecimento"), normalmente associada ao envelhecimento e à aterosclerose. A hipertensão sistólica isolada (aumento da pressão arterial sistólica e pressão diastólica normal) em indivíduos

ACC: American College of Cardiology
AHA: American Heart Association
AINE: anti-inflamatório não esteroide
Aldo: aldosterona
AngII: angiotensina II
AT$_1$: receptor de angiotensina II tipo 1
AV: atrioventricular
AVC: acidente vascular cerebral
BCC: bloqueador dos canais de cálcio
BRA: bloqueador do receptor de angiotensina
CENa: canal epitelial de Na$^+$
COX-2: ciclo-oxigenase 2
DAC: doença arterial coronariana
DOPA: 3,4-di-hidroxifenilalanina
ECA: enzima conversora de angiotensina
ESC: European Society of Cardiology
GI: gastrintestinal
HDL: lipoproteína de alta densidade
IAM: infarto agudo do miocárdio
IECA: inibidor da ECA
LDL: lipoproteína de baixa densidade
MRA: antagonista do receptor de mineralocorticoides
NE: norepinefrina
NO: óxido nítrico
PA: pressão arterial
SA: sinoatrial
SRA: sistema renina-angiotensina
TFG: taxa de filtração glomerular

TABELA 32-1 ■ COMPARAÇÃO DAS DEFINIÇÕES E METAS DE TRATAMENTO DA HIPERTENSÃO NOS ESTADOS UNIDOS E NA EUROPA

DEFINIÇÕES DE HIPERTENSÃO DE ACORDO COM AS DIRETRIZES	PRESSÃO ARTERIAL (PA; mmHg)	
	ESTADOS UNIDOS	**EUROPA**
PA no consultório/clínica	Sistólica ≥ 130 e/ou diastólica ≥ 80	Sistólica ≥ 140 e/ou diastólica ≥ 90
Média durante o dia	Sistólica ≥ 130 e/ou diastólica ≥ 80	Sistólica ≥ 135 e/ou diastólica ≥ 85
Média durante a noite	Sistólica ≥ 110 e/ou diastólica ≥ 65	Sistólica ≥ 120 e/ou diastólica ≥ 70
Média em 24 horas	Sistólica ≥ 125 e/ou diastólica ≥ 75	Sistólica ≥ 130 e/ou diastólica ≥ 80
Média da PA em ambiente domiciliar	Sistólica ≥ 130 e/ou diastólica ≥ 80	Sistólica ≥ 135 e/ou diastólica ≥ 85
Alvos de PA para tratamento	< 130/80 mmHg	Alvo sistólico < 140 mmHg e próximo a 130 mmHg
Terapia de combinação inicial	Combinação em um único comprimido inicial em pacientes com > 20/10 mmHg acima da meta da PA	Combinação em um único comprimido inicial em pacientes com ≥ 140/90 mmHg
PA exigindo intervenção	> 130/80 mmHg	≥ 140/90 mmHg
Importância do monitoramento domiciliar da PA	• Medir a PA em casa, duas vezes pela manhã e duas vezes à noite, na semana anterior à consulta clínica • Verificar anualmente o aparelho de PA	
Terapia	• Restringir os β-bloqueadores a pacientes com comorbidades ou outras indicações • Combinações de um único comprimido como terapia inicial	
Acompanhamento	• Detectar uma baixa adesão ao tratamento e focar na melhora • Recomendação de telemonitoramento da PA e soluções de saúde digitais	

Fonte: Adaptada, com permissão, de Bakris G, Ali W, Parati G. ACC/AHA versus ESC/ESH on hypertension guidelines: JACC guideline comparison. *J Am Coll Cardiol*, 2019, 73:3018–3026. Copyright © 2019 pelo American College of Cardiology Foundation. Publicado por Elsevier.

---

mais jovens (particularmente homens) está fortemente associada ao tabagismo. No idoso, indica rigidez das artérias de grande calibre.

A pressão arterial alta na presença de alterações patológicas em determinados órgãos-alvo anuncia um prognóstico mais grave do que o mesmo nível de pressão arterial em um paciente sem esses achados. Por exemplo, hemorragias na retina, exsudato e papiledema nos olhos indicam um prognóstico mais desanimador em curto prazo para um dado nível de pressão arterial. A hipertrofia ventricular esquerda, definida por eletrocardiograma ou, de modo mais sensível, por ecocardiografia ou ressonância magnética cardíaca, está associada a um resultado consideravelmente mais grave em longo prazo, que inclui um maior risco de morte súbita cardíaca. O risco de doença cardiovascular, incapacidade e morte em pacientes hipertensos também é aumentado por tabagismo, diabetes e elevação da lipoproteína de baixa densidade (LDL); a coexistência de hipertensão com esses fatores de risco aumenta a morbidade e a mortalidade cardiovasculares para um grau que é composto por cada fator de risco adicional.

O propósito do tratamento da hipertensão é diminuir o risco cardiovascular e aumentar a expectativa de vida. O tratamento farmacológico efetivo de pacientes com hipertensão diminui a morbidade e a mortalidade por doença cardiovascular, particularmente reduzindo o risco de AVC, insuficiência cardíaca e DAC (Rosendorff et al., 2015). A redução no risco de IAM pode ser menos significativa.

Princípios da terapia anti-hipertensiva

A terapia não farmacológica (mudanças relacionadas com o estilo de vida) é um importante componente do tratamento de todos os pacientes com hipertensão (Whelton et al., 2018; Williams et al., 2018). Em alguns hipertensos de grau 1 (Fig. 32-1), a pressão arterial pode ser adequadamente controlada com uma combinação de perda de peso (em indivíduos com sobrepeso), restrição da ingesta de sódio (para < 5 g/dia), aumento de exercícios aeróbicos (> 30 min/dia), moderação no consumo de álcool (etanol/dia ≤ 20-30 g para homens [2 doses], ≤ 10-20 g para mulheres [1 dose]), abandono do tabagismo, aumento do consumo de frutas, vegetais e produtos derivados do leite com baixo teor de gordura.

A maioria dos pacientes necessita de terapia farmacológica para o controle adequado da pressão arterial (Fig. 32-1). As diretrizes atuais das sociedades cardiovasculares diferem ligeiramente nas suas definições e alvos de tratamento, porém os princípios são os mesmos (Bakris et al., 2019; Tab. 32-1). Uma das recomendações comuns e importantes é o uso inicial de terapia de combinação com um único comprimido (Fig. 32-2).

A pressão arterial é o produto do débito cardíaco e da resistência vascular periférica (Fig. 32-3). Os fármacos reduzem a pressão arterial ao agir na resistência periférica, no débito cardíaco ou em ambos. Os fármacos podem reduzir o débito cardíaco ao inibir a contratilidade do miocárdio ou reduzir a pressão de enchimento do ventrículo. A redução na pressão de enchimento do ventrículo pode ser alcançada com ações no tônus venoso ou no volume de sangue por meio de efeitos renais. Os fármacos podem reduzir a resistência periférica ao agir no músculo liso, provocando relaxamento dos vasos de resistência, ou ao interferir na atividade dos sistemas que produzem constrição dos vasos de resistência (p. ex., o sistema nervoso simpático, o sistema renina-angiotensina [SRA]). A redução do conteúdo corporal de sódio (com diuréticos ou dieta pobre em sal) pode diminuir indiretamente a resistência periférica, possivelmente por meio de redução da resposta a vasoconstritores e/ou redução da inflamação mediada por células T (Titze, 2015). Em pacientes com hipertensão sistólica isolada, a hemodinâmica complexa no sistema arterial rígido contribui para aumentar a pressão arterial. Os efeitos dos fármacos podem ser mediados por alterações na resistência periférica ou por efeitos na rigidez das artérias maiores.

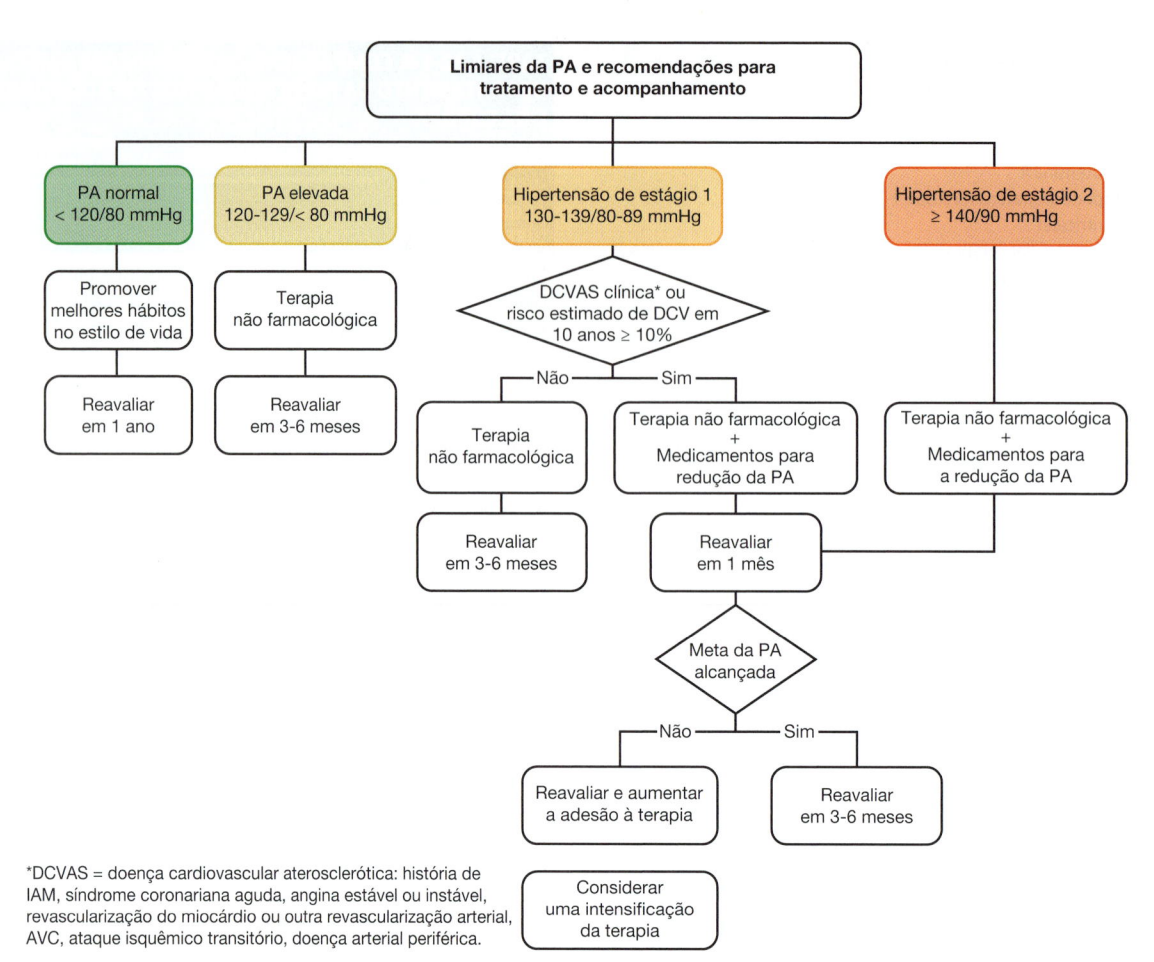

Figura 32-1 *Algoritmo de tratamento para adultos com hipertensão.* O algoritmo se baseia nas recomendações da AHA/ACC (Whelton et al., 2018). *Pacientes com diabetes ou doença renal crônica são automaticamente incluídos na categoria de alto risco. DCV, doença cardiovascular.

Os fármacos anti-hipertensivos podem ser classificados de acordo com os locais ou mecanismos de ação (Tab. 32-2, Fig. 32-2). As consequências hemodinâmicas do tratamento prolongado com agentes anti-hipertensivos (Tab. 32-3) fornecem um motivo para os efeitos potenciais complementares da terapia concomitante com dois ou mais fármacos. Entretanto, o uso simultâneo de fármacos de diferentes classes é uma estratégia para alcançar o controle efetivo da pressão arterial enquanto reduz os efeitos adversos relacionados à dose.

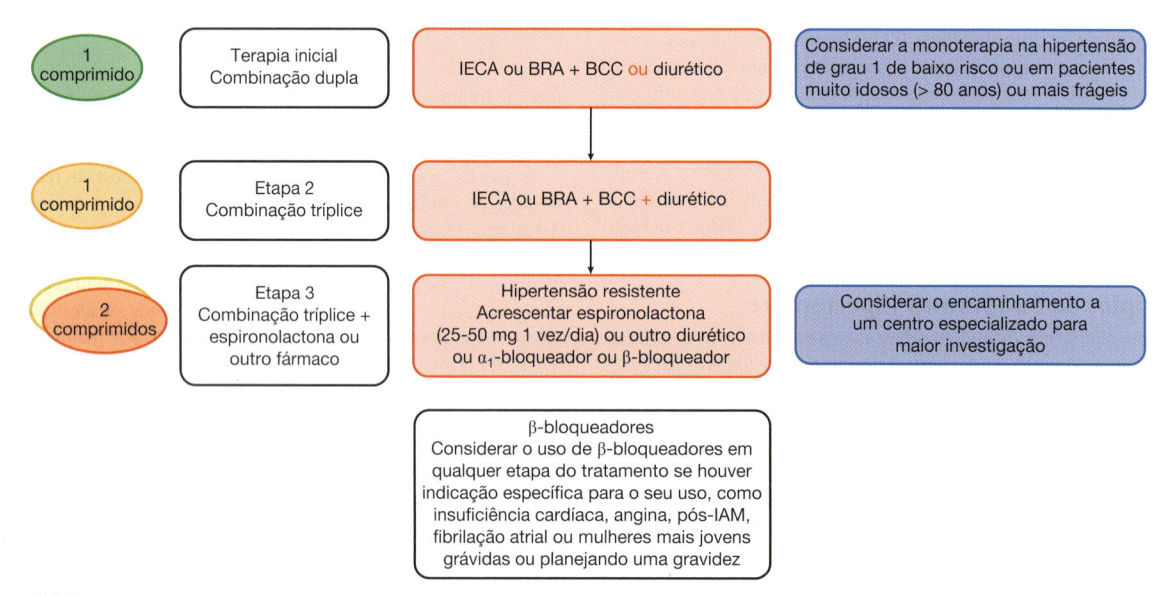

Figura 32-2 *Estratégia central de tratamento farmacológico para pacientes com hipertensão não complicada.* A recomendação baseia-se nas diretrizes da ESC para o tratamento da hipertensão (Williams et al., 2018). O algoritmo também é adequado para a maioria dos pacientes com doença orgânica mediada por hipertensão, doença cerebrovascular, diabetes ou doença arterial periférica. IECA, inibidor da ECA; BCC, bloqueador dos canais de cálcio.

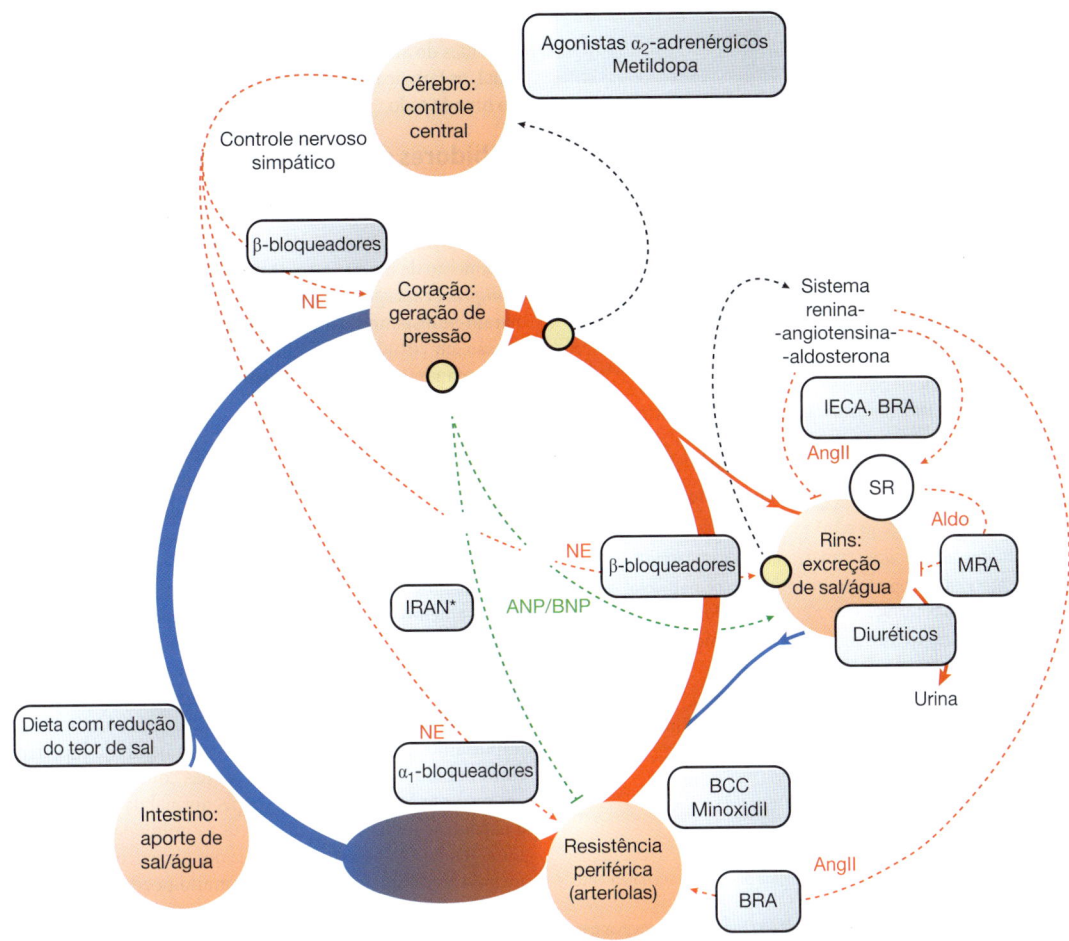

Figura 32-3 *Princípios de regulação da pressão arterial e sua modificação por fármacos.* O débito cardíaco e a resistência arteriolar periférica, que constituem os principais determinantes da pressão arterial, são regulados por diversos mecanismos, incluindo o sistema nervoso simpático (SNS) (cujo principal neurotransmissor periférico é a NE), o equilíbrio entre o aporte de sal pelo intestino (GI) e a sua excreção pelos rins, o sistema renina-angiotensina-aldosterona (SRAA) (cujos principais agonistas são a AngII e a aldosterona [Aldo]) e os peptídeos natriuréticos produzidos no coração (peptídeo natriurético atrial [ANP] e cerebral [BNP]). Os sensores (círculos em amarelo) fornecem influxo aferente sobre a pressão no coração e nos vasos de grande calibre e sobre as concentrações de sal no rim. Observe a retroalimentação positiva entre o SNS e o SRAA por meio da liberação de renina estimulada por β_1 e da liberação de NE estimulada pela AngII (esta última não é mostrada por razões gráficas). As classes de fármacos estão indicadas em retângulos cinzas em seu principal local de ação. As setas indicam os efeitos de aumento (vermelho) e redução (verde) da pressão arterial. Os inibidores da neprilisina (combinação de *sacubitril* com *valsartana*, inibidor do receptor da angiotensina-neprilisina [IRAN]) reduzem a pressão arterial e estão aprovados para a insuficiência cardíaca (Cap. 33), mas não para o tratamento da hipertensão. BCC, bloqueador do canal de cálcio; IECA, inibidor da ECA; SR, glândula suprarrenal. *Os IRAN não estão aprovados para o tratamento da hipertensão.

Em geral, não é possível prever as respostas das pessoas hipertensas a qualquer fármaco específico. Por exemplo, para alguns fármacos anti-hipertensivos, cerca de dois terços dos pacientes terão uma resposta clínica significativa, enquanto um terço não responderá ao mesmo fármaco. A origem racial e a idade podem ter uma pequena influência na probabilidade de uma resposta favorável a determinada classe de fármacos. Foram identificados polimorfismos nos genes envolvidos no metabolismo de fármacos anti-hipertensivos nas enzimas do CYP (metabolismo de fase I) e no metabolismo de fase II, como catecol-*O*-metiltransferase (ver Caps. 5 e 7). Enquanto esses polimorfismos podem alterar visivelmente a farmacocinética de fármacos específicos (p. ex., concentrações plasmáticas cinco vezes mais altas de metoprolol em metabolizadores fracos da CYP2D6), as diferenças na eficácia são menores (Rau et al., 2009) e de importância clínica desconhecida. Foram também identificados polimorfismos que influenciam as respostas farmacodinâmicas a agentes anti-hipertensivos, incluindo IECA e diuréticos, porém as evidências de diferenças clinicamente significativas na resposta aos fármacos são escassas. A varredura genômica ampla identificou diversas variantes genéticas associadas à hipertensão, porém as dimensões do efeito são muito menores que as dos fatores de risco clinicamente estabelecidos, como o sobrepeso.

Embora esteja firmemente estabelecido que o principal objetivo no tratamento de indivíduos com hipertensão é a redução sustentada da pressão arterial média *per se* (Law et al., 2009), as diferenças observadas entre classes de fármacos anti-hipertensivos podem ser relevantes. Isso se aplica a efeitos indesejados e adesão ao tratamento, efeitos benéficos em doenças específicas e, o mais importante, a eficácia na melhora do resultado cardiovascular. Por conseguinte, as diretrizes atuais diferenciam os anti-hipertensivos de primeira linha (IECA, BRA, bloqueadores dos canais de cálcio e diuréticos) que podem ser usados como monoterapia ou em diferentes combinações, os fármacos de segunda linha (*espironolactona*, β-bloqueadores [antagonistas do receptor β-adrenérgico], α_1-bloqueadores; Fig. 32-2), e anti-hipertensivos para indicações especiais (p. ex., gravidez, insuficiência renal terminal).

Inibidores do sistema renina-angiotensina

A AngII é um importante regulador da função cardiovascular (ver Cap. 30). A capacidade de reduzir os efeitos da AngII com agentes farmacológicos representou um avanço importante no tratamento da hipertensão e de suas sequelas. O Capítulo 30 descreve a fisiologia básica do SRA e a farmacologia dos inibidores desse sistema. A Tabela 30-2 fornece

TABELA 32-2 ■ CLASSES DE FÁRMACOS ANTI-HIPERTENSIVOS

Antagonistas da renina-angiotensina (Cap. 30)
- *Inibidores da enzima conversora de angiotensina*: benazepril, captopril,[a] enalapril, fosinopril, lisinopril, moexipril, perindopril, quinapril, ramipril, trandolapril
- *Bloqueadores do receptor de AngII*: candesartana, eprosartana, irbesartana, losartana, olmesartana, telmisartana, valsartana, azilsartana
- *Inibidor direto da renina*: alisquireno

Bloqueadores dos canais de Ca^{2+} (Cap. 31): anlodipino, levanlodipino, clevidipino,[b] diltiazem, felodipino, isradipino, lercanidipino, nicardipino, nifedipino,[c] nisoldipino, verapamil

Diuréticos (Cap. 29)
- *Tiazidas e agentes relacionados*: clorotiazida, clortalidona, hidroclorotiazida, indapamida
- *Diuréticos de alça*: bumetanida, furosemida, torasemida
- *Diuréticos poupadores de K^+*: amilorida, triantereno, espironolactona MRA

Fármacos simpaticolíticos (Caps. 13 e 14)
- *Agentes bloqueadores ganglionares*: trimetafana, mecamilamina
- *β-Bloqueadores*: atenolol, bisoprolol, esmolol,[b] nadolol, nebivolol, propranolol, acebutolol, betaxolol, metoprolol,[d] timolol
- *α-Bloqueadores*: prazosina, terazosina, doxazosina, fentolamina, metirosina,[e] fenoxibenzamina[f]
- *α/β-Bloqueadores mistos*: labetalol, carvedilol
- *Agentes simpaticolíticos de ação central*: clonidina, guanfacina, metildopa, moxonidina, reserpina

Vasodilatadores (Caps. 31 e 32)
- *Arteriais*: diazóxido, fenoldopam, hidralazina, minoxidil
- *Arterial e venoso*: nitroprusseto

[a] Pela curta duração de ação, o captopril não é uma escolha preferida para tratamento crônico.

[b] O clevidipino e o esmolol possuem meia-vida ultracurta e são aprovados apenas para tratamento agudo.

[c] Apenas o nifedipino de ação prolongada é aprovado para a hipertensão.

[d] Apenas o metoprolol de liberação prolongada (de preferência como sal succinato com cinética de ordem zero) deve ser usado para o tratamento da hipertensão crônica.

[e] A metirosina é um inibidor da tirosina-hidroxilase indicada apenas para feocromocitoma, e não para a hipertensão essencial.

[f] A fenoxibenzamina é um inibidor irreversível dos receptores α-adrenérgicos e está aprovada apenas no tratamento do feocromocitoma.

---

um resumo dos efeitos de diversos agentes anti-hipertensivos nos componentes do SRA, devendo ser estudada cuidadosamente. No momento atual, os fármacos dessa classe são os anti-hipertensivos mais prescritos no mundo todo.

Inibidores da enzima conversora de angiotensina

A capacidade de reduzir os níveis de AngII com IECA efetivos por via oral representa um importante avanço no tratamento da hipertensão. O *captopril* foi o primeiro fármaco desse tipo a ser desenvolvido para o tratamento da hipertensão. Desde então, *enalapril, lisinopril, quinapril, ramipril, benazepril, moexipril, fosinopril, trandolapril* e *perindopril* tornaram-se disponíveis. Esses fármacos são úteis no tratamento da hipertensão em virtude de sua eficácia e perfil favorável de efeitos adversos, aumentando a adesão do paciente. O Capítulo 30 descreve em detalhes a farmacologia dos IECA.

Os IECA parecem proporcionar uma vantagem especial no tratamento de pacientes com diabetes melito, reduzindo o desenvolvimento e a progressão da glomerulopatia diabética. São também efetivos na redução da progressão de outras formas de doença renal crônica, como glomerulosclerose, que coexiste com a hipertensão em muitos pacientes. Um IECA é o agente inicial preferido no tratamento desses indivíduos. Os pacientes com hipertensão e cardiopatia isquêmica são candidatos ao tratamento com IECA. Foi constatado que a administração desses fármacos no período imediatamente após IAM melhora a função ventricular e diminui a morbidade e a mortalidade, particularmente em pacientes com redução da função ventricular esquerda (ver Cap. 31).

As consequências endócrinas da inibição da biossíntese de AngII são importantes em vários aspectos do tratamento da hipertensão. Como esses inibidores atenuam a elevação das concentrações de aldosterona em resposta à perda de Na^+, o papel normal da aldosterona de se opor à natriurese induzida por diuréticos é diminuído. Em consequência, os IECA tendem a aumentar a eficácia dos diuréticos. Isso significa que até mesmo a administração de doses muito pequenas de diuréticos pode melhorar consideravelmente a eficácia anti-hipertensiva desses inibidores. Em contrapartida, o uso de doses altas de diuréticos juntamente com IECA pode levar a uma redução excessiva da pressão arterial e à perda de Na^+ em alguns pacientes.

A redução na produção de aldosterona pelos IECA também influencia a homeostasia do K^+. Observa-se uma elevação pequena e clinicamente insignificante dos níveis séricos de K^+ quando esses agentes são usados isoladamente em pacientes com função renal normal. Entretanto, pode ocorrer uma considerável retenção de K^+ em pacientes com insuficiência renal. Além disso, deve-se considerar o potencial de

---

TABELA 32-3 ■ EFEITOS HEMODINÂMICOS DA ADMINISTRAÇÃO EM LONGO PRAZO DE AGENTES ANTI-HIPERTENSIVOS

	FREQUÊNCIA CARDÍACA	DÉBITO CARDÍACO	RESISTÊNCIA PERIFÉRICA TOTAL	VOLUME PLASMÁTICO	ATIVIDADE DA RENINA PLASMÁTICA
Inibidores da ECA	↔	↔	↓	↔	↑
Bloqueadores dos receptores AT_1	↔	↔	↓	↔	↑
Inibidor da renina	↔	↔	↓	↔	↓ (mas renina ↑)
Bloqueadores dos canais de Ca^{2+}	↓ ou ↑	↓ ou ↑	↓	–↑	–↑
Diuréticos	↔	↔	↓	–↓	↑
Agentes simpaticolíticos					
Com ação central	–↓	–↓	↓	–↑	–↓
$α_1$-Bloqueadores	–↑	–↑	↓	–↑	↔
β-Bloqueadores					
Sem ASI	↓	↓	–↓	–↑	↓
Com ASI[a]	↓↑	↔	↓	–↑	–↓
Vasodilatadores arteriais	↑	↑	↓	↑	↑

↑, aumento; ↓, redução; –↑, aumento ou sem alteração; –↓, redução ou sem alteração; ↔, sem alteração; ASI, atividade simpaticomimética intrínseca.

[a] Em repouso, a ASI pode aumentar a frequência cardíaca e, durante o exercício, predomina o antagonismo β-adrenérgico, atenuando a aceleração da frequência cardíaca pela NE. O perfil exibe efeitos adversos em longo prazo no sistema cardiovascular, tornando esses β-bloqueadores com ASI obsoletos.

desenvolvimento de hiperpotassemia quando os IECA são usados com outros fármacos capazes de provocar retenção de K⁺, incluindo diuréticos poupadores de K⁺ (*amilorida*, *triantereno* e os MRA *espironolactona* e *eplerenona*), anti-inflamatórios não esteroides (AINE), suplementos de K⁺ e β-bloqueadores. Alguns pacientes com nefropatia diabética correm maior risco de apresentarem hiperpotassemia.

Existem várias precauções a se tomar com o uso dos IECA em pacientes com hipertensão. A tosse é um efeito adverso comum (cerca de 5%) e uma razão para mudar para um BRA. O angioedema de cabeça/pescoço e intestinos é um efeito adverso raro, porém grave e potencialmente fatal, dos IECA. Os indivíduos que estão iniciando o tratamento com esses fármacos devem ser alertados explicitamente quanto à necessidade de interromper o seu uso ao primeiro sinal de angioedema. Em virtude do risco de efeitos adversos graves em fetos, os IECA estão contraindicados durante a gravidez, fato que deve ser comunicado às mulheres em idade fértil.

Na maioria dos pacientes, não ocorre nenhuma alteração significativa na TFG após a administração de IECA. Contudo, na hipertensão renovascular, a TFG geralmente é mantida em consequência do aumento da resistência na arteríola pós-glomerular produzido pela AngII. Assim, naqueles com estenose bilateral da artéria renal ou com estenose de um único rim, a administração de um IECA reduz a fração de filtração e provoca uma redução significativa na TFG. O mesmo mecanismo de redução da pressão nos vasos de filtração do glomérulo provavelmente participa da redução induzida por IECA da progressão da doença renal crônica. Os níveis séricos de creatinina e de K⁺ devem ser monitorados nas primeiras semanas após instituir a terapia com IECA. Aumentos nos níveis de creatinina sérica acima de 20% indicam a presença de estenose da artéria renal (van de Ven et al., 1998) e são uma razão para suspender o tratamento com IECA.

Na maioria dos pacientes com hipertensão, os IECA reduzem, em certo grau, a pressão arterial. Após a dose inicial de um IECA, pode ocorrer uma queda considerável da pressão arterial em alguns pacientes. Essa resposta à dose inicial é uma função da atividade da renina plasmática antes do tratamento. A possibilidade de uma acentuada queda inicial da pressão arterial é o motivo pelo qual se utiliza uma baixa dose para iniciar a terapia, particularmente em pacientes que podem apresentar um SRA muito ativo que sustente a pressão arterial, como os que apresentam contração de volume induzida por diuréticos ou insuficiência cardíaca congestiva, que estão associadas a um SRA ativado. Além disso, é preciso perceber que geralmente não há motivo para normalizar a pressão arterial dentro de poucos dias em pacientes com doença permanente. Essas tentativas aumentam a frequência de efeitos adversos e diminuem a complacência. Com a continuação do tratamento, é observada uma queda progressiva da pressão arterial que, na maioria dos pacientes, não alcança o valor máximo durante várias semanas. A pressão arterial observada durante o tratamento crônico não está correlacionada fortemente com a atividade da renina plasmática antes do tratamento. Os pacientes brancos jovens e de meia-idade têm uma probabilidade maior de responder aos IECA, já os pacientes idosos negros, como grupo, são mais resistentes ao efeito hipotensor desses fármacos. Embora a maioria dos IECA esteja aprovada para administração em uma única dose ao dia para a hipertensão, uma parcela significativa de pacientes apresenta uma resposta que dura menos de 24 horas e pode necessitar de 2 doses ao dia para obter um controle adequado da pressão arterial (p. ex., *enalapril*, *ramipril*). O *captopril*, com sua duração de ação muito curta, não é uma boa escolha para o tratamento da hipertensão.

Bloqueadores dos receptores AT₁

A importância da AngII na regulação da função cardiovascular levou ao desenvolvimento de antagonistas não peptídicos do subtipo do receptor de AT₁ (receptor de angiotensina II tipo 1). A *losartana*, a *candesartana*, a *irbesartana*, a *valsartana*, a *telmisartana*, a *olmesartana*, a *azilsartana* e a *eprosartana* (que não é mais comercializada nos Estados Unidos) foram aprovadas para o tratamento da hipertensão. A farmacologia dos BRA é apresentada de forma detalhada no Capítulo 30. Ao antagonizar os efeitos da AngII como antagonistas competitivos do receptor, esses agentes relaxam o músculo liso e, portanto, promovem a vasodilatação, aumentam a excreção renal de sal e de água, reduzem o volume plasmático e diminuem a hipertrofia celular. Tendo em vista o papel central dos receptores AT₁ na ação da AngII, não é surpreendente que os BRA tenham o mesmo perfil farmacológico dos IECA, com uma exceção notável. Os BRA não inibem a degradação mediada pela ECA da bradicinina e da substância P e, portanto, não provocam tosse.

As esperanças iniciais quanto à superioridade dos BRA em relação aos IECA não se concretizaram, pois eram baseadas na ideia de que o subtipo AT₂ induzia efeitos benéficos da AngII (p. ex., respostas anticrescimento e antiproliferativas). Como o receptor AT₁ medeia a inibição da liberação de renina por retroalimentação, as concentrações de renina e de AngII ficam elevadas durante o antagonismo do receptor AT₁, levando a uma maior estimulação dos receptores AT₂ não inibidos. Apesar do considerável interesse, não há muitas evidências que sustentem qualquer benefício adicional do bloqueio AT₁ *versus* inibição da ECA, e as tentativas de demonstrar uma maior redução de eventos cardiovasculares com os BRA ou com a combinação de um BRA mais IECA, em comparação com um IECA isoladamente, fracassaram. O ON-TARGET, um dos maiores estudos conduzidos até hoje em pacientes com alto risco vascular (70% de hipertensão), mostrou que a *telmisartana* provocou menos tosse e angioedema do que o *ramipril* (1,1 vs. 4,2% e 0,1 vs. 0,3%, respectivamente), porém apresentou eficácia idêntica. A combinação, apesar de não ser mais eficaz, foi associada a um maior agravamento da função renal (13,5 vs. 10,2%), hipotensão e síncope (Yusuf et al., 2008).

Usos terapêuticos

Os BRA apresentam um efeito em 24 horas suficiente com uma única dose ao dia (com exceção da *losartana*). O efeito completo dos BRA na pressão arterial normalmente só é observado cerca de 4 semanas após o início da terapia. Se a pressão arterial não for controlada por um BRA apenas, pode ser adicionado um segundo fármaco que atue por meio de um mecanismo diferente (p. ex., um diurético ou bloqueador do canal de Ca²⁺). A combinação de um IECA e um BRA não é recomendada para o tratamento da hipertensão.

Efeitos adversos e precauções

Os efeitos adversos dos IECA que resultam da inibição das funções relacionadas com a AngII (ver discussão anterior e Capítulo 30) também são observados com os BRA. Esses efeitos consistem em hipotensão, hiperpotassemia e redução da filtração glomerular, incluindo aquela associada à estenose bilateral da artéria renal e à estenose da artéria de um rim solitário. A hipotensão tem mais probabilidade de ocorrer em pacientes cuja pressão arterial depende altamente da AngII, incluindo aqueles com depleção de volume (p. ex., com diuréticos), hipertensão vascular renal, insuficiência cardíaca e cirrose; nesses pacientes, é essencial iniciar o tratamento com doses baixas e dedicar atenção ao volume sanguíneo. Pode ocorrer hiperpotassemia em associação a outros fatores que alteram a homeostasia do K⁺, como insuficiência renal, ingestão excessiva de K⁺ e uso de fármacos que promovem a sua retenção. Tosse e angioedema ocorrem raramente. Os IECA e os BRA não devem ser administrados durante a gravidez e devem ser interrompidos assim que a gestação seja detectada.

Inibidores diretos da renina

O *alisquireno*, um inibidor direto da renina efetivo por via oral, foi aprovado pela FDA para o tratamento da hipertensão. A farmacologia detalhada do *alisquireno* está descrita no Capítulo 30. O *alisquireno* é um agente anti-hipertensivo efetivo, mas que não foi estudado o suficiente como monoterapia para a hipertensão. Um estudo de grande porte que comparou um placebo com o *alisquireno* acrescentado a um tratamento de base com BRA ou IECA foi interrompido prematuramente, devido à tendência ao aumento de eventos cardiovasculares no grupo de tratamento com *alisquireno* (McMurray et al., 2012). A combinação também provocou maior agravamento renal, hipotensão e hiperpotassemia. Isso reflete estudos anteriores com combinações de BRA/IECA e indica que o bloqueio completo do SRA produz mais prejuízo do que benefício.

Farmacologia

Os inibidores iniciais da renina eram análogos peptídicos com sequências da própria renina ou incluíam o sítio de clivagem da renina no angiotensinogênio. Embora fossem eficientes na inibição da renina e na redução da pressão arterial, esses análogos de peptídeos eram eficientes apenas por via parenteral. Entretanto, o *alisquireno* é efetivo após administração oral. Ele inibe a atividade catalítica da renina de forma direta e competitiva, levando a uma produção diminuída de AngI, AngII e aldosterona, com consequente queda da pressão arterial. O *alisquireno*, juntamente com IECA e BRA, leva a um aumento adaptativo nas concentrações plasmáticas de renina. Entretanto, como o *alisquireno* inibe a atividade da renina, a atividade da renina plasmática não aumenta como ocorre com essas outras classes de fármacos (Tab. 30-2). Entretanto, o escape da aldosterona, que ocorre com IECA e BRA, também foi observado no tratamento contínuo com *alisquireno* (Bomback et al., 2012).

ADME

O *alisquireno* é pouco absorvido e tem biodisponibilidade oral de menos de 3%. A administração do fármaco com uma refeição rica em gordura pode reduzir consideravelmente as concentrações plasmáticas. O *alisquireno* tem uma $t_{1/2}$ de eliminação de pelo menos 24 horas. A eliminação do fármaco pode ocorrer principalmente por excreção hepatobiliar, com metabolismo limitado pela CYP3A4.

Usos terapêuticos

Tendo em vista a eficácia e segurança ainda não definidas da monoterapia com *alisquireno*, a importância desse fármaco no tratamento da hipertensão é incerta. A combinação do *alisquireno* com outros inibidores do SRA está contraindicada.

Toxicidade e precauções

Em geral, o *alisquireno* é bem tolerado. Pode ocorrer diarreia, principalmente em doses maiores que as recomendadas. A incidência de tosse pode ser maior do que com o placebo, mas é consideravelmente menor do que com os IECA. Ele está associado a vários casos de angioedema nos estudos clínicos (Frampton e Curran, 2007). Os fármacos que atuam no SRA podem prejudicar o feto e não devem ser usados em mulheres grávidas.

Bloqueadores dos canais de Ca²⁺

Os agentes bloqueadores dos canais de Ca^{2+} são um importante grupo de fármacos para o tratamento da hipertensão. Sua farmacologia geral é apresentada no Capítulo 31. A base para seu uso no tratamento da hipertensão vem da compreensão de que a hipertensão é o resultado do aumento da resistência vascular periférica. Como a contração do músculo liso vascular depende da concentração de Ca^{2+} intracelular livre, a inibição do movimento transmembrana do Ca^{2+} através de canais de Ca^{2+} sensíveis à voltagem pode reduzir a quantidade total de Ca^{2+} que alcança os locais intracelulares. De fato, todos os bloqueadores dos canais de Ca^{2+} reduzem a pressão arterial ao relaxar o músculo liso arteriolar e diminuir a resistência vascular periférica. Como consequência de uma redução na resistência vascular periférica, os bloqueadores dos canais de Ca^{2+} incitam uma descarga simpática mediada por barorreceptores. No caso das di-hidropiridinas, pode ocorrer taquicardia por causa da estimulação adrenérgica do nó sinoatrial (SA) – resposta que geralmente é muito modesta, exceto quando o fármaco é administrado rapidamente. A taquicardia geralmente é mínima ou ausente com *verapamil* e *diltiazem*, por causa do efeito cronotrópico negativo direto desses dois fármacos. Com efeito, o uso concomitante de um β-bloqueador pode amplificar os efeitos cronotrópicos negativos desses fármacos ou causar bloqueio cardíaco em pacientes suscetíveis. Consequentemente, o uso concomitante de β-bloqueadores e *verapamil* ou *diltiazem* deve ser evitado.

Os bloqueadores dos canais de Ca^{2+} estão entre os fármacos preferidos para o tratamento da hipertensão, tanto na forma de monoterapia quanto em combinação com outros agentes anti-hipertensivos, visto que exercem um efeito bem documentado nos parâmetros finais cardiovasculares e na taxa de mortalidade total. A combinação de *anlodipino* com *perindopril*, um IECA, demonstrou ser superior à combinação do β-bloqueador *atenolol* com *hidroclorotiazida* (Dahlof et al., 2005). O *anlodipino* foi superior à *hidroclorotiazida* como componente da combinação com *benazepril*, um IECA (Jamerson et al., 2008).

Os bloqueadores dos canais de Ca^{2+} mais estudados e usados no tratamento da hipertensão são di-hidropiridinas de ação longa com eficácia em 24 horas suficiente para o uso de uma dose única ao dia (p. ex., *anlodipino*, *felodipino*, *lercanidipino* [não mais disponível nos Estados Unidos] e formulações de liberação prolongada de outros fármacos). O edema periférico (edema maleolar) é o principal efeito adverso. Um número menor de pacientes parece apresentar esse efeito colateral inócuo, porém possivelmente perturbador, com compostos mais novos, como *lercanidipino* (Makarounas-Kirchmann et al., 2009), porém a combinação com inibidores do SRA, frequentemente usada, tem o mesmo efeito (Messerli et al., 2000). O *nifedipino* de liberação imediata e outras di-hidropiridinas de ação curta não têm nenhum efeito no tratamento da hipertensão. O *verapamil* e o *diltiazem* também apresentam $t_{1/2}$ curtas, mais efeitos colaterais cardíacos e um elevado potencial de interações medicamentosas (*verapamil* > *diltiazem*) e, por essa razão, não são anti-hipertensivos de primeira escolha.

Comparados com outras classes de agentes anti-hipertensivos, pode existir uma maior frequência na obtenção do controle da pressão arterial com bloqueadores dos canais de Ca^{2+} como monoterapia em pacientes idosos ou afro-americanos, grupos populacionais nos quais o baixo nível de renina é mais prevalente. Entretanto, a variabilidade entre as pessoas é mais importante que as diferenças relativamente pequenas entre os grupos populacionais. Os bloqueadores dos canais de Ca^{2+} são efetivos na redução da pressão arterial e na diminuição dos eventos cardiovasculares em indivíduos idosos com hipertensão sistólica isolada (Staessen et al., 1997) e podem ser um tratamento preferido para esses pacientes.

Diuréticos

Uma estratégia inicial para o manejo da hipertensão era alterar o equilíbrio do Na^+ com a restrição de sal na dieta. A alteração farmacológica do equilíbrio de Na^+ foi possível com o desenvolvimento de diuréticos tiazídicos ativos por via oral (ver Cap. 29). Esses fármacos e agentes diuréticos relacionados possuem efeitos anti-hipertensivos quando usados sozinhos e potencializam a eficácia de praticamente todos os outros fármacos anti-hipertensivos. Portanto, essa classe de fármacos continua sendo importante no tratamento da hipertensão.

O mecanismo exato da redução da pressão arterial pelos diuréticos não está claro. A ação inicial dos diuréticos tiazídicos diminui o volume extracelular por meio de sua interação com um cotransportador de NaCl (*SLC12A3*) sensível a tiazidas e expresso no túbulo contorcido distal do rim, aumentando a excreção urinária de Na^+ e de água, o que leva a uma redução do débito cardíaco. Todavia, o débito cardíaco retorna a seus valores de antes do tratamento, e o volume extracelular retorna para valores quase normais devido a respostas compensatórias como ativação do SRA, enquanto o efeito hipotensor é mantido durante a terapia em longo prazo em virtude da redução da resistência vascular. A vasodilatação em longo prazo induzida pelos diuréticos tiazídicos deve ser secundária a seus efeitos nos rins, visto que não foi observado nenhum efeito de redução da pressão arterial da *clorotiazida* em cães nefrectomizados (Orbison, 1962). O SLC12A3, o principal alvo das tiazidas, é expresso predominantemente nos túbulos contorcidos distais, e não no músculo liso vascular nem no coração, o que sugere que esses fármacos diminuem a resistência periférica como efeito indireto do equilíbrio negativo do Na^+. Assim, o efeito hipotensor de um tratamento crônico com tiazidas é revertido por meio de dieta com alto teor de sal (Winer, 1961). As tiazidas perdem a eficácia no controle da hipertensão em pacientes com insuficiência renal coexistente, o que também é compatível com essa hipótese. Além disso, portadores de raras mutações funcionais no SLC12A3 que reduzem a reabsorção de Na^+ pelo rim apresentam pressão arterial inferior aos controles adequados (Ji et al., 2008), o que, de certa forma, é um experimento da natureza capaz de mimetizar o efeito terapêutico das tiazidas. Dados mais recentes sugerem que grandes quantidades de Na⁺ podem ser armazenadas no corpo, independentemente de mudanças no conteúdo de água (o que desafia o dogma do acoplamento estrito entre Na⁺ e água). Foram visualizadas altas concentrações de Na⁺ no músculo esquelético humano e na pele de pacientes com síndrome de Conn, as quais foram sensíveis à suprarrenalectomia ou à administração de *espironolactona* (Titze, 2015). Nem todos os detalhes estão claros, porém o acúmulo de Na⁺ nas células T nos macrófagos acompanha um estado pró-inflamatório provavelmente importante na hipertensão. Está bem estabelecido que até mesmo pequenos aumentos nas concentrações intracelulares de Na⁺ nos cardiomiócitos possuem efeitos importantes na contratilidade (ver Cap. 33; mecanismo inotrópico positivo da digoxina). Mecanismos semelhantes nas células musculares lisas poderiam explicar por que o tratamento crônico com uma tiazida reduziu acentuadamente a sensibilidade a vasoconstritores como *fenilefrina* e AngII (Noveck, 1983).

Benzotiadiazinas e compostos relacionados

As benzotiadiazinas ("tiazidas") e diuréticos relacionados são a classe de agentes anti-hipertensivos mais usada nos Estados Unidos. Após a descoberta da *clorotiazida*, foram desenvolvidos vários diuréticos orais que possuem estrutura arilsulfonamida e bloqueiam o cotransportador de NaCl. Alguns deles não são benzotiadiazinas, mas têm características estruturais e funções moleculares semelhantes às das benzotiadiazinas originais e, consequentemente, são projetados como membros da classe de diuréticos tiazídicos. Por exemplo, a *clortalidona*, um dos fármacos não benzotiadiazina, é amplamente usada no tratamento da hipertensão, assim como a *indapamida*.

Esquema para administração de diuréticos tiazídicos na hipertensão

Como os membros da classe das tiazidas possuem efeitos farmacológicos semelhantes, em geral eles são intercambiáveis com um ajuste adequado da dose (ver Cap. 29). Entretanto, a farmacocinética e a farmacodinâmica desses fármacos diferem, de modo que eles podem não necessariamente ter a mesma eficácia clínica no tratamento da hipertensão. Em uma comparação direta, a eficácia anti-hipertensiva da *clortalidona* foi maior que a da *hidroclorotiazida*, principalmente durante a noite (Ernst et al., 2006), sugerindo que a $t_{1/2}$ muito mais longa da *clortalidona* (> 24 horas) em comparação com a da *hidroclorotiazida* (algumas horas) proporcionou reduções mais estáveis da pressão arterial. Metanálises confirmaram a superioridade da *clortalidona* em relação à *hidroclorotiazida* em estudos de longo prazo (Roush e Messerli, 2021). A *clortalidona* parece ser um fármaco subutilizado em pacientes hipertensos que necessitam de diurético.

Os efeitos anti-hipertensivos podem ser alcançados em muitos pacientes com uma dose de apenas 12,5 mg/dia de *clortalidona* ou *hidroclorotiazida*. Além disso, quando usados como monoterapia, a dose diária máxima dos diuréticos tiazídicos não deve exceder 25 mg de *hidroclorotiazida* ou *clortalidona* (ou equivalente). Embora uma maior diurese possa ser obtida com doses maiores desses fármacos, evidências sugerem que doses maiores não são mais eficazes na redução da pressão arterial em pacientes com função renal normal. Doses baixas de qualquer uma das tiazidas reduzem o risco de efeitos adversos, como perda de K⁺ e inibição da excreção de ácido úrico, indicando que doses baixas de uma tiazida possuem uma melhor relação risco-benefício. Entretanto, outros estudos sugeriram que a *hidroclorotiazida* em doses baixas tem efeitos inadequados na pressão arterial quando monitorada de forma detalhada (Lacourciere et al., 1995).

Ensaios clínicos de terapia anti-hipertensiva em indivíduos idosos demonstraram melhores resultados para morbidade e mortalidade cardiovasculares quando a dose máxima administrada de *hidroclorotiazida* ou *clortalidona* foi de 25 mg. Se essa dose não alcançasse a redução-alvo da pressão arterial, iniciava-se um segundo fármaco (Dahlof et al., 1991). Em um estudo de caso-controle, foi constatado um aumento dependente da dose na ocorrência de morte súbita com doses de *hidroclorotiazida* de mais de 25 mg/dia (Siscovick et al., 1994), sustentando a hipótese de que doses mais altas de diuréticos estão associadas a um aumento da mortalidade cardiovascular, desde que a hipopotassemia não seja corrigida. Portanto, se não for obtida redução adequada da pressão arterial com uma dose diária de 25 mg de *hidroclorotiazida* ou *clortalidona*, indica-se o acréscimo de um segundo fármaco em vez de um aumento na dose do diurético.

A perda urinária de K⁺ pode ser um problema com as tiazidas. Os IECA e os BRA atenuam em certo grau a perda de K⁺ induzida pelos diuréticos, e isso pode ser um problema caso um segundo fármaco seja necessário para produzir uma redução da pressão arterial além da obtida somente com o diurético. Como os efeitos diuréticos e hipotensores desses fármacos são intensificados quando administrados em combinação, é preciso ter cuidado ao iniciar uma terapia de combinação com doses baixas de cada um desses fármacos (Vlasses et al., 1983). A administração de IECA ou de BRA em conjunto com outros agentes poupadores de K⁺ ou com suplementos de K⁺ requer muito cuidado, uma vez que combinar agentes poupadores de K⁺ um com o outro ou com suplementação de K⁺ pode provocar hiperpotassemia potencialmente perigosa em alguns pacientes.

Em contrapartida à limitação da dose de diuréticos tiazídicos usados como monoterapia, o tratamento da hipertensão grave que não responde a três ou mais fármacos pode exigir doses maiores dessa classe de diuréticos. De fato, pacientes hipertensos podem se tornar refratários a fármacos que bloqueiam o sistema nervoso simpático ou a fármacos vasodilatadores, já que esses fármacos produzem um estado no qual a pressão arterial depende muito do volume. Portanto, é adequado considerar o uso de diuréticos tiazídicos em doses diárias de 50 mg de *hidroclorotiazida* ou equivalente quando o tratamento com as combinações adequadas e doses de três ou mais fármacos não obtêm o controle adequado da pressão arterial. Como alternativa, pode haver a necessidade de diuréticos de maior capacidade, como a *furosemida*, principalmente se a função renal não estiver normal.

A efetividade das tiazidas como diuréticos ou agentes anti-hipertensivos é reduzida progressivamente quando a TFG cai para menos de 30 mL/min. As exceções incluem os diuréticos semelhantes às tiazidas, a *metolazona* e a *xipamida*, que retêm a sua eficácia em pacientes com esse grau de insuficiência renal. No caso da *xipamida*, isso é explicado pelo seu acesso ao cotransportador de NaCl do lado do sangue, o que contrasta com as tiazidas clássicas que o alcançam pelo lado tubular.

A maioria dos pacientes responderá aos diuréticos tiazídicos com uma redução da pressão arterial em cerca de 4 a 6 semanas. Portanto, as doses não devem ser aumentadas com uma frequência maior do que a cada 4 a 6 semanas. Não existe uma forma de prever a resposta anti-hipertensiva a partir da duração ou gravidade da hipertensão em um paciente, embora seja improvável que diuréticos sejam eficientes como monoterapia em pacientes com hipertensão de estágio 2 (Tab. 32-1). Como o efeito dos diuréticos tiazídicos é aditivo ao de outros fármacos anti-hipertensivos, os esquemas combinados que incluem esses diuréticos são comuns e lógicos. Uma grande variedade de produtos de combinação com dose fixa contendo uma tiazida é comercializada para esse fim. Os diuréticos também têm a vantagem de reduzir a retenção de sal e água comumente provocada por vasodilatadores e alguns fármacos simpaticolíticos. Omitir ou subutilizar um diurético é uma causa frequente de "hipertensão resistente".

Efeitos adversos e precauções

Os efeitos adversos dos diuréticos são discutidos no Capítulo 29. Alguns desses efeitos determinam se os pacientes podem tolerar e aderir ao tratamento com diuréticos.

A depleção de K⁺ produzida pelos diuréticos tiazídicos é dependente da dose e varia de pessoa para pessoa, de modo que um subconjunto de pacientes pode sofrer uma depleção considerável de K⁺ ao usar os diuréticos. Quando esses fármacos são administrados de modo crônico, até mesmo pequenas doses levam a alguma depleção de K⁺, o que representa um fator de risco bem conhecido para arritmias ventriculares ao reduzir a reserva de repolarização cardíaca. Recentemente, foi utilizada essa redução da reserva de repolarização cardíaca para explicar os insultos em determinada corrente de repolarização que não resultam necessariamente em prolongamento do intervalo QT, a principal medida clínica de repolarização (ver Cap. 34). A hipopotassemia diminui diretamente a reserva de repolarização ao reduzir várias condutâncias de K^+ (a I_{K1} retificadora interna, a I_{Kr} retificadora tardia e a corrente externa transitória I_{to}) e aumenta a atividade de ligação dos fármacos inibidores de I_{Kr}, como a *dofetilida* (Yang e Roden, 1996). A hipopotassemia também reduz a atividade da Na^+,K^+-ATPase (adenosina-trifosfatase, a bomba de Na^+), provocando acúmulo intracelular de Na^+ e Ca^{2+}, o que aumenta ainda mais o risco de pós-despolarizações (Pezhouman et al., 2015). Consequentemente, a hipopotassemia aumenta o risco de taquicardia ventricular polimórfica (*torsades des pointes*; ver Cap. 34) induzida por fármacos, bem como o risco de fibrilação ventricular isquêmica, a principal causa de morte súbita cardíaca e um importante evento que contribui para a mortalidade cardiovascular em pacientes hipertensos tratados. Existe uma correlação positiva entre a dose de diurético e a morte súbita cardíaca, e uma correlação inversa entre o uso de agentes poupadores de K^+ adjuvantes e a morte súbita cardíaca (Siscovick et al., 1994). Portanto, a hipopotassemia precisa ser evitada, por exemplo, por meio da combinação de um diurético tiazídico com inibidores do SRA ou com um diurético poupador de K^+.

As tiazidas apresentam atividade inibidora da anidrase carbônica residual, diminuindo a reabsorção de Na^+ no túbulo proximal. A apresentação de Na^+ em quantidade aumentada na mácula densa leva a uma redução na TFG por meio de retroalimentação tubuloglomerular. Embora esse efeito não seja clinicamente significativo em pacientes com função renal normal, ele diminui a efetividade do diurético e pode adquirir importância em pacientes com redução da função renal. Os inibidores do SRA e os bloqueadores dos canais de Ca^{2+} interferem na retroalimentação tubuloglomerular, fornecendo uma explicação para o efeito sinérgico na pressão arterial.

A disfunção erétil é um efeito adverso problemático dos diuréticos tiazídicos, e os médicos devem perguntar especificamente sobre a sua ocorrência junto com o tratamento com esses fármacos. A gota pode ser uma consequência da hiperuricemia induzida por esses diuréticos. A ocorrência de qualquer um desses efeitos adversos é motivo para considerar abordagens terapêuticas alternativas. Entretanto, a precipitação de gota aguda é relativamente rara com baixas doses de diuréticos. A *hidroclorotiazida* pode provocar o desenvolvimento rápido de hiponatremia grave em alguns pacientes. As tiazidas inibem a excreção renal de Ca^{2+} (diferentemente dos diuréticos de alça que a aumentam), levando, em certas ocasiões, à hipercalcemia. Embora geralmente seja leve, ela pode ser mais grave em pacientes sujeitos à hipercalcemia, como aqueles com hiperparatireoidismo primário. A redução da excreção de Ca^{2+} induzida pelas tiazidas pode ser usada na terapia de pacientes com osteoporose ou hipercalciúria.

Os diuréticos tiazídicos também estão associados a alterações nos lipídeos plasmáticos e à tolerância à glicose, fato que leva a alguma preocupação. A importância clínica dessas alterações tem sido questionada, visto que os estudos clínicos realizados demonstraram uma eficácia similar do diurético tiazídico *clortalidona* na redução do risco cardiovascular (ALLHAT Officers, 2002).

Todos os fármacos semelhantes às tiazidas atravessam a placenta. Embora não haja nenhum efeito adverso direto ao feto, a administração de um tiazídico durante a gravidez aumenta o risco de depleção transitória de volume, que pode resultar em hipoperfusão placentária. Como as tiazidas são secretadas no leite materno, devem ser evitadas pelas mães durante a amamentação.

Dados de registros recentes da Dinamarca revelaram um risco aumentado (10-70%) de certos tipos de câncer de pele (carcinoma de células escamosas cutâneo, carcinoma basocelular não melanoma) associado ao uso de *hidroclorotiazida* (Pedersen et al., 2018). Esse aumento pode ser decorrente de um efeito fotossensibilizante e levou a FDA a exigir a inclusão dessa informação na bula de todas as formulações de medicamentos contendo *hidroclorotiazida*. Ainda não foi estabelecido se esse risco se estende a outras tiazidas.

Outros agentes anti-hipertensivos diuréticos

Os diuréticos tiazídicos são agentes anti-hipertensivos mais eficientes do que os diuréticos de alça, como a *furosemida* e a *bumetanida*, em pacientes com função renal normal. É provável que esse efeito diferencial esteja mais relacionado com a curta duração de ação dos diuréticos de alça. De fato, uma única dose diária de diuréticos de alça não provoca perda efetiva significativa de Na^+ em um período completo de 24 horas, visto que o acentuado efeito diurético inicial é seguido de rebote mediado pela ativação do SRA. Infelizmente, os diuréticos de alça são frequente e inadequadamente prescritos como medicação de dose única diária no tratamento não apenas da hipertensão, mas também da insuficiência cardíaca congestiva e da ascite. A alta eficácia dos diuréticos de alça na produção de natriurese rápida e profunda pode ser prejudicial no tratamento da hipertensão. Quando um diurético de alça é administrado 2 vezes/dia, a diurese aguda pode ser excessiva e provocar mais efeitos adversos do que os que ocorrem com o diurético tiazídico, que é mais suave e de ação mais lenta. Os diuréticos de alça podem ser particularmente úteis em pacientes com azotemia ou edema grave associados a um vasodilatador, como *minoxidil*.

Diuréticos poupadores de K^+

A *amilorida* e o *trianterano* são diuréticos poupadores de K^+ que possuem pouco valor como monoterapia anti-hipertensiva, mas que são importantes em associação com as tiazidas para antagonizar a perda urinária de K^+ e o risco concomitante de arritmias ventriculares. Atuam por meio da inibição reversível do canal epitelial de Na^+ (CENa) na membrana do túbulo distal, o transportador responsável pela reabsorção de Na^+ em troca de K^+. A importância do CENa para a hipertensão é ilustrada pelo fato de que a síndrome de Liddle, uma forma hereditária de hipertensão, é causada pela hiperatividade do CENa. A expressão gênica do CENa é sensível aos mineralocorticoides, explicando o efeito anti-hipertensivo e poupador de K^+ de outra classe de diuréticos poupadores de K^+: os MRA, como a *espironolactona* e a *eplerenona*. Diferentemente da inibição imediata e de curto prazo do CENa pela *amilorida* e pelo *trianterano*, a ação dos MRA é tardia – ocorrendo em cerca de 3 dias – e de longa duração, visto que os MRA regulam a densidade da proteína do canal na membrana dos túbulos.

Os MRA desempenham uma função específica na hipertensão e na insuficiência cardíaca (ver Cap. 23), visto que geralmente a *espironolactona* em pequenas doses é altamente efetiva em pacientes com "hipertensão resistente". Descrito pela primeira vez há várias décadas (Ramsay et al., 1980), o conceito foi recentemente validado em um ensaio clínico prospectivo controlado por placebo, que comparou a *espironolactona* (25-50 mg) com o *bisoprolol* ou a *doxazosina* como fármacos aditivos em pacientes com hipertensão não controlada, apesar da terapia-padrão tríplice com anti-hipertensivos (Williams et al., 2015). A *espironolactona* possui um efeito de redução da pressão arterial aproximadamente duas vezes maior (8,7 vs. 4,8 e 4 mmHg, respectivamente). A eficácia da *espironolactona*, um MRA, na hipertensão resistente sustenta um importante papel da retenção de Na^+ nessa condição. Parte do efeito pode estar relacionado com o fenômeno chamado escape da aldosterona, ou um retorno dos níveis plasmáticos de aldosterona antes da administração do inibidor do SRA com tempo prolongado de tratamento, observado durante o tratamento com inibidores do SRA. Ocorre hiperaldosteronismo primário em uma proporção significativa de pacientes com hipertensão resistente (Calhoun et al., 2002). O acréscimo de *espironolactona* em baixa dose é atualmente recomendado como terceira etapa nos algoritmos de tratamento da ESC (Fig. 32-2).

A *espironolactona* apresenta alguns efeitos adversos significativos, principalmente nos homens (p. ex., disfunção erétil, ginecomastia, hiperplasia prostática benigna). A *eplerenona* é um MRA mais específico, porém menos potente, com efeitos adversos reduzidos.

Todos os diuréticos poupadores de K^+ devem ser usados com cautela, com determinações frequentes das concentrações plasmáticas de K^+ em pacientes com predisposição à hiperpotassemia (p. ex., diabetes tipo 2). Os pacientes devem ser avisados sobre a possibilidade de que o uso concomitante de substitutos do sal contendo K^+ possa provocar hiperpotassemia. A insuficiência renal é uma contraindicação relativa para o uso de diuréticos poupadores de K^+. O uso concomitante de um BRA ou de um IECA aumenta o risco de hiperpotassemia com esses agentes.

Interações medicamentosas associadas aos diuréticos

Como os efeitos anti-hipertensivos dos diuréticos são frequentemente aditivos aos de outros agentes anti-hipertensivos, é comum que um diurético seja usado com outros fármacos. Os efeitos depletores de K^+ e Mg^{2+} das tiazidas e dos diuréticos de alça também podem potencializar arritmias oriundas da toxicidade dos digitálicos. Os corticosteroides podem amplificar a hipopotassemia produzida pelos diuréticos. Os AINE (ver Cap. 43) que inibem a síntese de prostaglandinas reduzem os efeitos anti-hipertensivos dos diuréticos e de todos os outros anti-hipertensivos. Os efeitos renais dos inibidores seletivos da cicloxigenase 2 (COX-2) assemelham-se aos dos AINE tradicionais. Os AINE e os inibidores do SRA reduzem as concentrações plasmáticas de aldosterona e podem potencializar os efeitos hiperpotassêmicos de um diurético poupador de K^+. Todos os diuréticos podem reduzir a depuração do Li^+, aumentando as concentrações plasmáticas desse íon e a sua potencial toxicidade.

Agentes simpaticolíticos

Com a demonstração em 1940 de que a excisão bilateral da cadeia simpática torácica poderia reduzir a pressão arterial, iniciou-se uma busca por agentes simpaticolíticos químicos eficientes. Muitos dos primeiros fármacos simpaticolíticos tinham baixa tolerância e efeitos adversos que limitavam o seu uso, principalmente no humor. Vários agentes simpaticolíticos são usados atualmente (Tab. 32-2). Os antagonistas dos receptores α e β-adrenérgicos eram a base da terapia anti-hipertensiva, porém recentemente perderam o seu lugar como terapia de primeira linha.

β-bloqueadores

Não era esperado que os antagonistas dos receptores β-adrenérgicos (β-bloqueadores) tivessem efeitos anti-hipertensivos quando foram investigados pela primeira vez em pacientes com angina, sua indicação primária. Entretanto, foi descoberto que o *pronetalol*, um fármaco que nunca foi comercializado, reduzia a pressão arterial em pacientes hipertensos com angina de peito. Subsequentemente, esse efeito anti-hipertensivo foi demonstrado com o *propranolol* e todos os outros β-bloqueadores. A farmacologia básica desses fármacos é discutida no Capítulo 14, e as características relevantes de seu uso na hipertensão são descritas aqui.

Local e mecanismo de ação

O antagonismo dos receptores β-adrenérgicos afeta a regulação da circulação por diversos mecanismos, incluindo a redução da contratilidade do miocárdio e da frequência cardíaca (i.e., débito cardíaco; ver Fig. 32-3). O antagonismo dos receptores $β_1$ do complexo justaglomerular diminui a secreção de renina e a atividade do SRA. Essa ação provavelmente contribui para a ação anti-hipertensiva. Alguns membros dessa grande classe heterogênea de fármacos possuem efeitos adicionais não relacionados com a sua capacidade de ligação aos receptores β-adrenérgicos. Por exemplo, o *labetalol* e o *carvedilol* também são $α_1$-bloqueadores, e o *nebivolol* promove vasodilatação dependente das células endoteliais pela ativação da produção de NO (Pedersen e Cockcroft, 2006) (ver Fig. 14-4).

Diferenças farmacodinâmicas

Os β-bloqueadores variam em sua seletividade pelo subtipo de receptor $β_1$, presença de atividade agonista parcial ou simpaticomimética intrínseca e capacidade vasodilatadora. Embora todos os β-bloqueadores sejam efetivos como agentes anti-hipertensivos, essas diferenças influenciam a farmacologia clínica e o espectro de efeitos adversos dos vários fármacos. O efeito anti-hipertensivo reside no antagonismo do receptor $β_1$, enquanto os principais efeitos adversos resultam do antagonismo dos receptores $β_2$ (p. ex., vasoconstrição periférica, broncoconstrição, hipoglicemia). As terapias-padrão consistem em $β_1$-bloqueadores sem atividade simpaticomimética intrínseca (p. ex., *atenolol*, *bisoprolol*, *metoprolol*). Estes produzem uma redução inicial do débito cardíaco (principalmente $β_1$) e uma elevação da resistência periférica induzida por reflexo, com pouca ou nenhuma alteração aguda na pressão arterial. Em pacientes que respondem com uma redução na pressão arterial, a resistência periférica retorna gradualmente aos valores pré-tratamento ou menos. Em geral, o débito cardíaco reduzido persistente e a possível redução da resistência periférica são responsáveis pela redução na pressão arterial. Os β-bloqueadores não seletivos (p. ex., *propranolol*) apresentam efeitos adversos mais potentes na resistência vascular periférica ao bloquear também os receptores $β_2$ que normalmente medeiam a vasodilatação. Para pacientes com doença arterial periférica, pode haver preferência dos β-bloqueadores vasodilatadores (p. ex., *carvedilol*, *nebivolol*). Os fármacos com atividade simpaticomimética intrínseca (p. ex., *pindolol*, *xamoterol*) não são recomendados para o tratamento da hipertensão ou de qualquer outra doença cardiovascular, visto que eles na verdade aumentam a frequência cardíaca média noturna, em virtude de sua atividade agonista parcial direta.

Diferenças farmacocinéticas

Os β-bloqueadores lipofílicos (*metoprolol*, *bisoprolol*, *carvedilol* e *propranolol*) parecem ter uma eficácia antiarrítmica maior do que os compostos hidrofílicos (*atenolol*, *nadolol*, *labetalol*), possivelmente em virtude de um modo de ação central. Muitos β-bloqueadores apresentam $t_{1/2}$ plasmáticas relativamente curtas e exigem mais de 1 dose ao dia (*metoprolol*, *propranolol*, *carvedilol*), uma desvantagem significativa no tratamento da hipertensão. Em geral, devem ser prescritos em formas de liberação prolongada. O *bisoprolol* e o *nebivolol* apresentam valores de $t_{1/2}$ de 10 a 12 horas e, portanto, alcançam níveis mínimos suficientes quando administrados em uma única dose ao dia. O metabolismo hepático do *metoprolol*, do *carvedilol* e do *nebivolol* depende da CYP2D6. A relevância é provavelmente maior no caso do *metoprolol*, no qual os metabolizadores fracos da CYP2D6 (cerca de 7% da população branca) apresentam uma exposição ao fármaco cinco vezes maior e uma redução da frequência cardíaca duas vezes maior do que a maioria dos metabolizadores extensos (Rau et al., 2009).

Efetividade na hipertensão

Metanálises sugeriram que os β-bloqueadores reduzem a incidência de IAM de modo semelhante a outros anti-hipertensivos, porém sua eficácia na prevenção de AVC é de apenas cerca de metade (Lindholm et al., 2005). Isso levou ao rebaixamento dessa classe de fármacos em diretrizes importantes (Whelton et al., 2018; Williams et al., 2018; Tab. 32-1, Fig. 32-2). Foi argumentado que muitos dos estudos que sustentam essa conclusão foram conduzidos com o *atenolol*, que pode não ser o β-bloqueador ideal. Diferentemente do *bisoprolol*, do *carvedilol*, do *metoprolol* ou do *nebivolol*, o *atenolol* não foi testado positivamente em ensaios clínicos de insuficiência cardíaca. O *atenolol* pode não reduzir a pressão arterial central (aórtica) de modo tão efetivo quanto parece quando medido convencionalmente na artéria braquial utilizando um manguito padrão (Williams et al., 2006), porém não se sabe ao certo se outros β-bloqueadores têm efeitos mais favoráveis na pressão arterial central, na rigidez arterial e na disfunção endotelial. Estudos prospectivos de agentes hipertensivos não compararam diretamente diferentes β-bloqueadores, portanto a relevância clínica das diferenças farmacológicas nessa classe heterogênea de fármacos continua incerta. De qualquer modo, os β-bloqueadores como classe estão associados a mais efeitos adversos do que os IECA/BRA ou os bloqueadores dos canais de cálcio, incluindo incidência aumentada de diabetes e ganho de peso. Por conseguinte, os β-bloqueadores são recomendados apenas em pacientes com indicação específica para o seu uso (p. ex., insuficiência cardíaca; Tab. 32-1) ou na terceira etapa do algoritmo de tratamento (Fig. 32-2).

Efeitos adversos e precauções

Os efeitos adversos dos β-bloqueadores são discutidos no Capítulo 14. Esses fármacos devem ser evitados em pacientes com doença reativa das vias aéreas (asma) ou com disfunção do nó SA ou AV e não devem ser combinados com outros fármacos que inibem a condução AV, como o *verapamil*. O risco de reações hipoglicêmicas pode ser aumentado em pacientes diabéticos que tomam *insulina*; todavia, o diabetes tipo 2 não é uma contraindicação. Os β-bloqueadores aumentam as concentrações de triglicerídeos no plasma e reduzem as de colesterol HDL sem alterar as concentrações de colesterol total. As consequências em longo prazo desses efeitos são desconhecidas. Os β-bloqueadores podem agravar a depressão e a psoríase.

A interrupção súbita do uso de β-bloqueadores pode produzir síndrome de abstinência, que provavelmente decorre da suprarregulação dos receptores β durante o bloqueio, causando aumento da sensibilidade do tecido às catecolaminas endógenas, o que potencialmente exacerba os sintomas da DAC. O resultado pode ser a hipertensão de rebote, principalmente em pacientes ativos. Assim, os β-bloqueadores não devem ser interrompidos abruptamente, exceto sob rigorosa observação. A dose deve ser reduzida de forma gradual em 10 a 14 dias antes da interrupção.

A *epinefrina* pode provocar bradicardia e hipertensão graves na presença de um β-bloqueador não seletivo. A hipertensão se deve à estimulação sem oposição dos receptores α-adrenérgicos quando os receptores β_2 vasculares estão bloqueados. A bradicardia, por sua vez, resulta da estimulação vagal reflexa. Essas respostas hipertensivas paradoxais aos β-bloqueadores foram observadas em pacientes com hipoglicemia ou feocromocitoma, durante a retirada da *clonidina*, após a administração de *epinefrina* como agente terapêutico ou em associação ao uso ilícito de cocaína.

Usos terapêuticos

Os β-bloqueadores são uma terapia efetiva para todos os graus de hipertensão. Deve-se considerar a existência de diferenças acentuadas em suas propriedades farmacocinéticas e preferir uma dose única ao dia para melhor adesão ao tratamento. As populações que tendem a apresentar uma resposta anti-hipertensiva menor aos β-bloqueadores incluem indivíduos idosos e afro-americanos. Entretanto, as diferenças intraindividuais na eficácia anti-hipertensiva geralmente são muito maiores que as diferenças evidenciadas estatisticamente entre grupos raciais ou relacionados à idade. Consequentemente, essas observações não devem desestimular o uso desses fármacos em pacientes oriundos dos grupos menos responsivos.

Os β-bloqueadores geralmente não provocam retenção de sal e de água e não é necessária a administração de diuréticos para evitar edema ou desenvolvimento de tolerância. Entretanto, os diuréticos possuem efeitos anti-hipertensivos aditivos quando combinados com os β-bloqueadores. A adição de um β-bloqueador ao tratamento de primeira linha com IECA/BRA ou com bloqueador dos canais de cálcio e diurético é efetiva para pacientes que necessitam de um terceiro fármaco anti-hipertensivo (Fig. 32-2). Os β-bloqueadores (i.e., *bisoprolol*, *carvedilol*, *metoprolol* ou *nebivolol*) continuam sendo os fármacos preferidos para pacientes hipertensos com condições como IAM, cardiopatia isquêmica, fibrilação atrial ou insuficiência cardíaca congênita e podem ser preferidos para pacientes mais jovens com sinais de aumento do impulso simpático.

α_1-bloqueadores

Os fármacos que bloqueiam seletivamente os receptores α_1-adrenérgicos sem afetar os receptores α_2-adrenérgicos constituem outro grupo de agentes anti-hipertensivos. A farmacologia desses fármacos é discutida em detalhes no Capítulo 14. A *prazosina*, a *terazosina* e a *doxazosina* são os agentes disponíveis para o tratamento da hipertensão; a *fenoxibenzamina*, um α-bloqueador ($\alpha_1 > \alpha_2$) irreversível, é usada apenas no tratamento de ponte de tumores produtores de catecolaminas (feocromocitoma).

Efeitos farmacológicos

Inicialmente, os α_1-bloqueadores reduzem a resistência arteriolar e aumentam a capacitância venosa, o que provoca um aumento reflexo simpaticamente mediado da frequência cardíaca e da atividade da renina plasmática. Durante a terapia prolongada, a vasodilatação persiste, mas o débito cardíaco, a frequência cardíaca e a atividade da renina plasmática retornam ao normal. O fluxo sanguíneo renal permanece inalterado durante a terapia com α_1-bloqueador. Dependendo do volume plasmático, os α_1-bloqueadores provocam um grau variável de hipotensão postural. Em vários pacientes, ocorre retenção de sal e água durante a administração contínua, atenuando essa hipotensão postural. Os α_1-bloqueadores reduzem as concentrações plasmáticas de triglicerídeos e colesterol LDL total e aumentam as do colesterol HDL. Esses efeitos favoráveis nos lipídeos persistem quando um diurético tiazídico é administrado simultaneamente. As consequências em longo prazo dessas pequenas alterações lipídicas induzidas pelos fármacos são desconhecidas.

Usos terapêuticos

Os α_1-bloqueadores não são recomendados como monoterapia para pacientes hipertensos, em decorrência principalmente do estudo ALLHAT (ver discussão adiante). Eles são usados principalmente em associação a diuréticos, β-bloqueadores e outros agentes anti-hipertensivos. Os β-bloqueadores intensificam a eficácia dos α_1-bloqueadores. Os α_1-bloqueadores não são os fármacos de escolha para pacientes com feocromocitoma, visto que uma resposta vasoconstritora à epinefrina ainda pode resultar da ativação de receptores α_2-adrenérgicos vasculares não bloqueados. Os α_1-bloqueadores são fármacos interessantes para pacientes hipertensos com hiperplasia prostática benigna, visto que também melhoram os sintomas urinários.

Efeitos adversos

O uso de *doxazosina* como monoterapia para hipertensão aumenta o risco de desenvolver insuficiência cardíaca congestiva (ALLHAT Officers, 2002). Esse pode ser um efeito da classe que representa um efeito adverso de todos os α_1-bloqueadores, o qual levou à recomendação de não administrar esses fármacos a pacientes com insuficiência cardíaca. A interpretação dos resultados do estudo ALLHAT é controversa, porém não há comprovação da ideia geralmente sustentada de que a taxa mais elevada de desenvolvimento aparente de insuficiência cardíaca nos grupos de pacientes tratados com um fármaco não diurético tenha sido causada pela retirada dos diuréticos usados antes do estudo (Davis et al., 2006).

Uma importante preocupação quanto ao uso dos α_1-bloqueadores para a hipertensão é o chamado fenômeno de primeira dose, no qual ocorre hipotensão ortostática sintomática dentro de 30 a 90 minutos (ou mais) após a dose inicial do fármaco ou após o aumento da dose. Esse efeito pode ser observado em até 50% dos pacientes, principalmente naqueles que já estão recebendo um diurético. Após as primeiras doses, os pacientes desenvolvem tolerância a essa resposta hipotensora acentuada.

Bloqueadores α_1 e β combinados

O *carvedilol* (ver Cap. 14) é um β-bloqueador não seletivo com atividade antagonista do receptor α_1. Esse fármaco está aprovado para o tratamento da hipertensão e da insuficiência cardíaca sintomática. A relação de potência antagonista entre receptor α_1 e receptor β para o *carvedilol* é de aproximadamente 1:10. O fármaco se dissocia lentamente de seu receptor, o que explica por que a duração da ação é mais longa do que a $t_{1/2}$ curta (2,2 horas) e por que seu efeito dificilmente pode ser superado pelas catecolaminas. Ele sofre metabolismo oxidativo e glicuronidação no fígado, sendo que o metabolismo oxidativo ocorre por meio da CYP2D6. Assim como com o *labetalol*, a eficácia em longo prazo e os efeitos adversos do *carvedilol* na hipertensão são previsíveis, com base em suas propriedades de bloqueio dos receptores β e α_1. O *carvedilol* reduz a mortalidade em pacientes com insuficiência cardíaca congestiva (ver Cap. 33). Devido ao seu efeito vasodilatador, trata-se de um β-bloqueador de escolha para pacientes com doença arterial periférica.

O *labetalol* (ver Cap. 14) é uma mistura equimolar de quatro estereoisômeros. Um dos isômeros é um α_1-bloqueador, o outro é um β-bloqueador não seletivo com atividade agonista parcial e os outros dois são inativos. O *labetalol* tem eficácia e efeitos adversos esperados para qualquer combinação de α_1 e β-bloqueador e possui as desvantagens inerentes aos produtos de combinação de dose fixa: a extensão do bloqueio α_1 em comparação com o bloqueio β é um tanto imprevisível e varia de um paciente para outro. O *labetalol* foi aprovado pela FDA para o tratamento de eclâmpsia, pré-eclâmpsia, hipertensão e emergências hipertensivas. A principal indicação do *labetalol* é a hipertensão durante a gravidez, para a qual é um dos poucos fármacos reconhecidamente seguros (Magee et al., 2016).

Fármacos simpaticolíticos de ação central
Metildopa

A *metildopa*, um agente anti-hipertensivo de ação central, é um profármaco que exerce sua ação anti-hipertensiva por um metabólito ativo. Embora tenha sido frequentemente usada como agente anti-hipertensivo no passado, seu perfil de efeitos adversos limita o seu uso atual principalmente ao tratamento da hipertensão na gravidez, para o qual possui um registro de segurança.

A *metildopa* (α-metil-3,4-di-hidróxi-L-fenilalanina), um análogo da 3,4-di-hidroxifenilalanina (DOPA), é metabolizada pela L-aminoácido-aromático-descarboxilase nos neurônios adrenérgicos a α-metildopamina, que em seguida é convertida em α-metilnorepinefrina, o metabólito farmacologicamente ativo. A α-metilnorepinefrina é armazenada nas vesículas secretoras dos neurônios adrenérgicos, substituindo a norepinefrina (NE), de modo que o neurônio adrenérgico estimulado agora libera α-metilnorepinefrina em vez de NE. A α-metilnorepinefrina atua no SNC para inibir o efluxo neuronal adrenérgico do tronco encefálico, provavelmente ao atuar como agonista nos receptores α$_2$-adrenérgicos pré-sinápticos no tronco encefálico, atenuando a liberação de NE e, desse modo, reduzindo a produção de sinais adrenérgicos vasoconstritores para o sistema nervoso simpático periférico.

ADME Como a *metildopa* é um profármaco metabolizado no encéfalo à sua forma ativa, a sua C_p tem menos relevância para seus efeitos do que a de muitos outros fármacos. A $C_{pmáx}$ ocorre 2 a 3 horas após uma dose oral. O fármaco é eliminado com $t_{1/2}$ de cerca de 2 horas. A *metildopa* é excretada na urina principalmente como conjugado sulfato (50-70%) e como fármaco original (25%). Outros metabólitos menores incluem metildopamina, metilnorepinefrina e seus produtos O-metilados. A $t_{1/2}$ da *metildopa* é prolongada para 4 a 6 horas em pacientes com insuficiência renal.

Apesar de sua rápida absorção e $t_{1/2}$ curta, o efeito máximo da *metildopa* é retardado em 6 a 8 horas, mesmo após administração intravenosa, e a duração de ação de uma dose única é geralmente de cerca de 24 horas, o que permite a sua administração 1 ou 2 vezes/dia. A discrepância entre os efeitos da *metildopa* e as concentrações medidas do fármaco no plasma está provavelmente relacionada com o tempo necessário para o transporte no SNC, com a conversão no metabólito ativo da α-metil-NE e com sua subsequente liberação na vizinhança de α$_2$-receptores importantes no SNC. A *metildopa* é um bom exemplo de uma relação complexa entre farmacocinética e farmacodinâmica de um fármaco. Pacientes com insuficiência renal são mais sensíveis ao efeito anti-hipertensivo da *metildopa*, mas não se sabe se isso ocorre por causa da alteração na excreção do fármaco ou por um aumento no transporte ao SNC.

Usos terapêuticos A *metildopa* é um fármaco preferido para o tratamento da hipertensão durante a gravidez por causa de sua efetividade e segurança para mãe e feto (Magee et al., 2016). A dose inicial habitual de *metildopa* é de 250 mg, 2 vezes/dia. Observa-se pouco efeito adicional com doses acima de 2 g/dia. A administração de uma dose única diária de metildopa na hora de dormir reduz os efeitos sedativos, mas alguns pacientes precisam da administração de duas doses ao dia.

Efeitos adversos e precauções A *metildopa* produz sedação temporária na maioria dos casos. Uma diminuição na energia psíquica pode persistir em alguns pacientes, e eventualmente ocorre depressão. A *metildopa* também pode provocar ressecamento da boca. Outros efeitos adversos incluem redução da libido, sinais de parkinsonismo e hiperprolactinemia, que pode ser evidente o suficiente para provocar ginecomastia e galactorreia. A *metildopa* pode precipitar bradicardia grave e parada sinusal.

A *metildopa* também produz alguns efeitos adversos que não estão relacionados à sua ação terapêutica no SNC. A hepatotoxicidade, em alguns casos associada à febre, é um efeito tóxico raro, mas potencialmente grave da *metildopa*. Pelo menos 20% dos pacientes que recebem *metildopa* por 1 ano desenvolvem um teste de Coombs (teste de antiglobulina) positivo, que ocorre por causa dos autoanticorpos direcionados contra o antígeno Rh nas hemácias. O desenvolvimento de um teste de Coombs positivo não é necessariamente uma indicação para interromper o tratamento com *metildopa*, porém 1 a 5% desses pacientes desenvolverão anemia hemolítica que requer a imediata interrupção do fármaco. O teste de Coombs pode permanecer positivo por até 1 ano após a interrupção da *metildopa*, mas a anemia hemolítica em geral desaparece dentro de algumas semanas. A hemólise grave pode ser atenuada com o tratamento com glicocorticoides. Efeitos adversos ainda mais raros incluem leucopenia, trombocitopenia, aplasia eritroide, síndrome semelhante ao lúpus eritematoso, erupções cutâneas liquenoides e granulomatosas, miocardite, fibrose retroperitoneal, pancreatite, diarreia e má-absorção.

Clonidina e moxonidina

A farmacologia detalhada da *clonidina* e da *moxonidina* (que não está mais disponível nos Estados Unidos), agonistas α$_2$-adrenérgicos, é discutida no Capítulo 14. Esses fármacos estimulam os receptores α$_{2A}$-adrenérgicos no tronco encefálico, resultando em redução do efluxo simpático proveniente do SNC (MacMillan et al., 1996). O efeito hipotensor se correlaciona diretamente com a diminuição das concentrações plasmáticas de NE. Pacientes que tiveram transecção da medula espinal acima do nível dos tratos de efluxo simpático não apresentam resposta hipotensora à *clonidina*. Em doses maiores do que as necessárias para estimular os receptores α$_{2A}$ centrais, esses fármacos podem ativar os receptores α$_{2B}$ nas células do músculo liso vascular (MacMillan et al., 1996). Esse efeito é responsável pela vasoconstrição inicial observada com a administração intravenosa ou com a superdosagem desses fármacos; ele pode ser responsável pela perda do efeito terapêutico observada com o uso de altas doses. A principal limitação no uso desses fármacos é a escassez de informações sobre sua eficácia na redução do risco de consequências cardiovasculares da hipertensão.

Efeitos farmacológicos Os agonistas α$_2$-adrenérgicos reduzem a pressão arterial por meio de seus efeitos no débito cardíaco e na resistência periférica. Em decúbito dorsal, quando o tônus simpático para a vasculatura está baixo, o principal efeito é a redução da frequência cardíaca e do volume sistólico. Entretanto, em posição ereta, quando o fluxo simpático para a vasculatura normalmente aumenta, esses fármacos reduzem a resistência vascular, o que pode levar à hipotensão postural. A redução no tônus simpático cardíaco leva a uma redução da contratilidade do miocárdio e da frequência cardíaca, o que poderia promover a insuficiência cardíaca congestiva em pacientes suscetíveis.

Usos terapêuticos Devido aos efeitos no SNC, essa classe de fármacos não é a primeira opção para a monoterapia da hipertensão. De fato, não existe lugar fixo para esses fármacos no tratamento da hipertensão. Eles reduzem a pressão arterial de forma eficaz em alguns pacientes que não respondem adequadamente a combinações de outros agentes. Existe uma maior experiência clínica com a *clonidina*. Em um estudo recente com a *moxonidina* em pacientes com hipertensão e fibrilação atrial paroxística, foi constatado que o fármaco reduziu a incidência de fibrilação atrial (Giannopoulos et al., 2014). A *clonidina* pode ser efetiva para reduzir a hipertensão matinal que ocorre em pacientes tratados com anti-hipertensivos padrão. Em geral, o entusiasmo com os antagonistas dos receptores α$_2$ é diminuído pela relativa ausência de evidências que demonstrem uma redução no risco de eventos cardiovasculares adversos.

A *clonidina* tem sido usada em pacientes hipertensos para o diagnóstico de feocromocitoma. Quando não há supressão da concentração plasmática de NE para menos de 500 pg/mL 3 horas após uma dose oral de 0,3 mg de *clonidina*, isso sugere a presença desse tumor. Uma modificação no teste, onde a excreção urinária noturna de NE e epinefrina é medida após a administração de uma dose de 0,3 mg de *clonidina* na hora de dormir, pode ser útil quando os resultados baseados nas concentrações plasmáticas de NE forem duvidosos.

Efeitos adversos e precauções Muitos pacientes experimentam efeitos adversos persistentes e, em alguns casos, intoleráveis com esses fármacos. Sedação e xerostomia são efeitos adversos evidentes. A xerostomia pode ser acompanhada de ressecamento da mucosa nasal e dos olhos e edema e dor da glândula parótida. A hipotensão postural e a disfunção erétil podem ser evidentes em alguns pacientes. A *clonidina* pode produzir menor incidência de boca seca e sedação quando administrada pela via transdérmica, talvez por evitar as concentrações altas máximas. A *moxonidina* tem atividade adicional nos receptores centrais de imidazolina e pode produzir menos sedação do que a *clonidina*, porém faltam comparações diretas. Os efeitos adversos menos comuns no SNC incluem transtornos do sono com sonhos vívidos ou pesadelos, inquietação e depressão (observe o uso de antagonistas α$_2$-adrenérgicos, como a *mirtazapina*, para tratar a depressão). Os efeitos adversos relacionados com a ação simpaticolítica desses fármacos incluem bradicardia simpática e parada sinusal em pacientes com disfunção do nó SA e bloqueio AV em pacientes com doença do nó AV ou que estejam usando outros fármacos que deprimem a condução AV. Cerca de 15 a 20% dos pacientes que recebem *clonidina* transdérmica podem desenvolver dermatite de contato.

A interrupção súbita do uso de *clonidina* e de agonistas α_2-adrenérgicos relacionados pode provocar síndrome de abstinência, com cefaleia, apreensão, tremores, dor abdominal, transpiração e taquicardia. A pressão arterial pode aumentar e alcançar níveis acima daqueles anteriores ao tratamento, porém pode ocorrer síndrome de abstinência na ausência de elevação abrupta na pressão. Normalmente, os sintomas aparecem 18 a 36 horas após a interrupção do fármaco e estão associados a um aumento na descarga simpática, conforme indicado pela elevação nas concentrações plasmáticas e urinárias de catecolaminas e metabólitos. A frequência de ocorrência da síndrome de abstinência não é conhecida, porém os sintomas de abstinência provavelmente estão relacionados com a dose e são mais perigosos em pacientes com hipertensão não controlada adequadamente. Também foi observada hipertensão de rebote após a interrupção da administração transdérmica de *clonidina* (Metz et al., 1987).

O tratamento da síndrome de abstinência depende da urgência da redução da pressão arterial. Na ausência de lesão a órgão-alvo com risco de morte, os pacientes podem ser tratados restaurando o uso da *clonidina*. Se houver necessidade de um efeito mais rápido, o *nitroprusseto de sódio* ou uma combinação de α e β-bloqueadores são apropriados. Os β-bloqueadores não devem ser usados isoladamente nessa situação, visto que eles podem acentuar a hipertensão, possibilitando a ocorrência de vasoconstrição α-adrenérgica sem oposição causada pela ativação do sistema nervoso simpático e elevação das catecolaminas circulantes.

Como a hipertensão perioperatória foi descrita em pacientes nos quais a *clonidina* foi retirada na noite anterior à cirurgia, pacientes cirúrgicos tratados com algum agonista α_2-adrenérgico devem trocar o fármaco por outro antes da cirurgia eletiva ou receber sua dose matinal ou *clonidina* transdérmica antes do procedimento. Todos os pacientes que recebem um desses fármacos devem ser advertidos sobre o potencial perigo da interrupção abrupta do fármaco e, no caso de suspeita de não adesão do paciente aos medicamentos, não se devem administrar agonistas α_2-adrenérgicos para tratar a hipertensão.

As interações medicamentosas adversas com agonistas α_2-adrenérgicos são raras. Como esperado, os diuréticos potencializam o efeito hipotensor desses fármacos. Os antidepressivos tricíclicos podem inibir o efeito anti-hipertensivo da *clonidina*, mas o mecanismo dessa interação é desconhecido.

Reserpina

A *reserpina* é um alcaloide extraído da raiz da *Rauwolfia serpentina*, um arbusto trepador nativo da Índia. Escritos antigos da medicina ayurvédica hindu descrevem os usos medicinais da planta. Sen e Bose descreveram seu uso na literatura biomédica indiana. Entretanto, os alcaloides da rauwólfia não foram usados na medicina ocidental até meados da década de 1950. A *reserpina* foi o primeiro fármaco descoberto que interferia na função do sistema nervoso simpático dos seres humanos, e o seu uso iniciou a era moderna da farmacoterapia efetiva para a hipertensão. A *reserpina* não é mais comercializada nos Estados Unidos.

Mecanismo de ação A *reserpina* liga-se firmemente às vesículas de armazenamento adrenérgicas nos neurônios adrenérgicos centrais e periféricos, permanecendo ligada por longos períodos. A interação inibe o transportador de catecolamina vesicular VMAT2, de modo que as terminações nervosas perdem sua capacidade de concentrar e armazenar NE e dopamina. As catecolaminas vazam para o citoplasma, onde são metabolizadas. Consequentemente, nenhum ou pouco transmissor ativo é liberado pelas terminações nervosas, resultando em simpatectomia farmacológica. A recuperação da função simpática requer a síntese de novas vesículas de armazenamento, o que leva dias a semanas após a interrupção do fármaco. Como a *reserpina* depleta as aminas no SNC, assim como no neurônio adrenérgico periférico, é provável que seus efeitos anti-hipertensivos estejam relacionados com as ações periféricas e centrais.

Efeitos farmacológicos O débito cardíaco e a resistência vascular periférica são reduzidos durante a terapia prolongada com *reserpina*.

ADME Poucos dados sobre as propriedades farmacocinéticas da *reserpina* estão disponíveis, devido à falta de um teste capaz de detectar baixas concentrações do fármaco ou de seus metabólitos. A *reserpina* que se liga a vesículas de armazenamento isoladas não pode ser removida por diálise, indicando que a ligação não está em equilíbrio com o meio circundante. Por causa da natureza irreversível da ligação da *reserpina*, é improvável que a quantidade de fármaco no plasma tenha qualquer relação consistente com a concentração do fármaco no local de ação. A *reserpina* livre é totalmente metabolizada, de forma que nenhuma quantidade do fármaco original é excretada sem alteração.

Toxicidade e precauções A maioria dos efeitos adversos da *reserpina* ocorre por causa do seu efeito no SNC. Sedação e incapacidade de se concentrar ou executar tarefas complexas são os efeitos adversos mais comuns. O efeito mais grave é a depressão psicótica ocasional que pode levar ao suicídio. A depressão aparece de forma insidiosa ao longo de várias semanas ou meses e pode não ser atribuída ao fármaco por causa do início tardio e gradual dos sintomas. A *reserpina* precisa ser interrompida ao primeiro sinal de depressão. A depressão induzida por *reserpina* pode durar vários meses após a interrupção do fármaco. É provável que o risco de depressão esteja relacionado com a dose. Esse risco é incomum com doses de 0,25 mg/dia ou menos, mas não deve ser desprezado. O fármaco nunca deve ser administrado a pacientes com história de depressão. Outros efeitos adversos incluem obstrução nasal e exacerbação de úlcera péptica, que é rara com pequenas doses orais.

Usos terapêuticos A *reserpina* em doses baixas, em associação com diuréticos, é efetiva no tratamento da hipertensão, principalmente em idosos. São necessárias várias semanas para alcançar o efeito máximo. Em pacientes idosos com hipertensão sistólica isolada, a *reserpina* (0,05 mg/dia) foi usada como alternativa ao *atenolol*, juntamente com um diurético (Perry et al., 2000; SHEP Cooperative Research Group, 1991). Entretanto, com a disponibilidade de novos fármacos com efeitos comprovados no prolongamento da vida do paciente e bem tolerados, o uso da *reserpina* diminuiu acentuadamente, e ela não é mais recomendada para o tratamento da hipertensão.

Vasodilatadores

Hidralazina

A *hidralazina* (1-hidrazinoftalazina) foi um dos primeiros anti-hipertensivos ativos por via oral comercializados nos Estados Unidos; porém, o fármaco era raramente utilizado no início devido à ocorrência de taquicardia e taquifilaxia. Com uma compreensão melhor das respostas cardiovasculares compensatórias que acompanham o uso dos vasodilatadores arteriolares, a *hidralazina* foi associada a agentes simpaticolíticos e diuréticos, com maior sucesso terapêutico. Entretanto, seu papel no tratamento da hipertensão diminuiu significativamente com a introdução de novas classes de anti-hipertensivos.

Mecanismo de ação

A *hidralazina* relaxa diretamente o músculo liso arteriolar, com pouco efeito no músculo liso venoso. Os mecanismos moleculares que medeiam essa ação ainda não foram bem esclarecidos, mas podem envolver, em última análise, uma queda das concentrações intracelulares de Ca^{2+}. Diversas alterações nas vias de sinalização celular são influenciadas pela *hidralazina*, mas os alvos moleculares exatos que explicam a sua capacidade de dilatar as artérias permanecem incertos. Os mecanismos potenciais incluem inibição da liberação de Ca^{2+} dos locais de armazenamento intracelular induzida por trifosfato de inositol, abertura dos canais de K^+ ativados por Ca^{2+} de alta condutância nas células musculares lisas e ativação de uma via de ácido araquidônico, COX e prostaciclina que explicaria a sensibilidade aos AINE (Maille et al., 2016).

A vasodilatação induzida pela *hidralazina* está associada a uma poderosa estimulação do sistema nervoso simpático, provavelmente devido a reflexos mediados por barorreceptores, resultando em aumento da frequência e contratilidade cardíacas, aumento da atividade da renina plasmática e retenção hídrica. Esses efeitos tendem a neutralizar o efeito anti-hipertensivo da *hidralazina*.

Efeitos farmacológicos

A maior parte dos efeitos da *hidralazina* está limitada ao sistema cardiovascular. A redução da pressão arterial observada após sua administração está associada a uma diminuição seletiva da resistência vascular nas circulações coronariana, cerebral e renal, com efeito menor na pele e no músculo. Devido à dilatação preferencial das arteríolas em relação às veias, a hipotensão postural não é um problema comum. A *hidralazina* reduz a pressão arterial de forma similar tanto em decúbito dorsal quanto na posição ortostática.

ADME

Após administração oral, a *hidralazina* é absorvida pelo trato GI. A *hidralazina* é N-acetilada no intestino e no fígado, o que contribui para a sua baixa biodisponibilidade (16% nos acetiladores rápidos e 35% nos lentos). A taxa de acetilação é determinada pelo perfil genético. Cerca de metade da população dos Estados Unidos efetua uma acetilação rápida, enquanto a outra metade a faz lentamente. O composto acetilado é inativo, portanto a dose necessária para produzir um efeito sistêmico é maior nos acetiladores rápidos. Como a depuração sistêmica excede o fluxo sanguíneo hepático, é necessário que ocorra o metabolismo extra-hepático do fármaco. Com efeito, a *hidralazina* se combina rapidamente com α-cetoácidos circulantes para formar hidrazonas, e o principal metabólito recuperado do plasma é a hidrazona do ácido pirúvico da hidralazina. Esse metabólito tem $t_{1/2}$ mais longa do que a *hidralazina*, porém parece ser relativamente inativo. Embora a taxa de acetilação seja um determinante importante na biodisponibilidade da *hidralazina*, ela não desempenha um papel na eliminação sistêmica do fármaco, provavelmente porque a depuração hepática é tão elevada que a eliminação sistêmica acaba sendo principalmente uma função do fluxo sanguíneo hepático. A concentração máxima de *hidralazina* no plasma e o efeito hipotensor máximo ocorrem em 30 a 120 minutos após a sua ingestão. Embora a $t_{1/2}$ no plasma seja de cerca de 1 hora, o efeito hipotensor da *hidralazina* pode se estender por até 12 horas. Não existe nenhuma explicação clara para essa discrepância.

Usos terapêuticos

A *hidralazina* não é mais um fármaco de primeira escolha na terapia da hipertensão, em virtude de seu perfil de efeitos adversos relativamente desfavorável. O fármaco desempenha um papel como comprimido de combinação contendo *dinitrato de isossorbida* no tratamento da insuficiência cardíaca (ver Cap. 33). A *hidralazina* pode ter alguma utilidade no tratamento de alguns pacientes com hipertensão grave, pode constituir parte da terapia baseada em evidências em pacientes com insuficiência cardíaca congestiva (em associação com nitratos para pacientes que não toleram os IECA ou os BRA) e pode ser útil no tratamento de emergências hipertensivas em mulheres grávidas, particularmente da pré-eclâmpsia. A *hidralazina* deve ser usada com muita cautela em pacientes idosos e em pacientes hipertensos com DAC, por causa da possibilidade de precipitar isquemia miocárdica devido à taquicardia reflexa. A dose oral habitual de *hidralazina* é de 25 a 100 mg, 2 vezes/dia. A administração 2 vezes/dia sem indicação na bula é tão eficaz quanto a administração 4 vezes/dia para o controle da pressão arterial, independentemente do fenótipo acetilador. A dose máxima recomendada de *hidralazina* é de 200 mg/dia para minimizar o risco de síndrome lúpica induzida por fármaco.

Toxicidade e precauções

Ocorrem dois tipos de efeitos adversos após o uso da *hidralazina*. O primeiro tipo consiste em extensões dos seus efeitos farmacológicos, incluindo cefaleia, náuseas, rubor, hipotensão, palpitações, taquicardia, tontura e angina de peito. Pode ocorrer isquemia miocárdica devido à demanda aumentada de O_2 provocada pela estimulação do sistema nervoso simpático induzida pelo reflexo barorreceptor. Após administração parenteral a pacientes com DAC, a isquemia miocárdica pode ser grave e prolongada o suficiente para causar IAM franco. Por esse motivo, não se aconselha a administração parenteral da *hidralazina* a pacientes hipertensos com DAC, pacientes hipertensos com múltiplos fatores de risco cardiovascular ou pacientes idosos. Além disso, se o fármaco for utilizado isoladamente, pode ocorrer retenção de sal, com desenvolvimento de insuficiência cardíaca congestiva de alto débito. Quando combinada com um β-bloqueador e um diurético, a *hidralazina* é mais tolerada, embora efeitos adversos como a cefaleia ainda sejam descritos com frequência, podendo exigir a sua interrupção.

O segundo tipo de efeitos adversos é causado por reações imunológicas, sendo a síndrome lúpica induzida por fármaco a mais comum. A administração de *hidralazina* também pode resultar em um distúrbio semelhante a doença do soro, anemia hemolítica, vasculite e glomerulonefrite rapidamente progressiva. O mecanismo dessas reações autoimunes não é conhecido, embora possa envolver a capacidade do fármaco de inibir a metilação do DNA (Arce et al., 2006). A síndrome lúpica induzida por fármaco geralmente ocorre depois de pelo menos 6 meses de tratamento contínuo com *hidralazina*, e a sua incidência está relacionada com a dose, o sexo, o fenótipo acetilador e a raça. Em um estudo, depois de 3 anos de tratamento com a *hidralazina*, ocorreu lúpus induzido por fármaco em 10% dos pacientes tratados com 200 mg/dia, em 5% dos que receberam 100 mg/dia e em nenhum daqueles que receberam 50 mg/dia (Cameron e Ramsay, 1984). A incidência é quatro vezes maior nas mulheres do que nos homens, e a síndrome é observada com mais frequência nos pacientes brancos do que nos negros. A taxa de conversão para o teste do anticorpo antinuclear positivo é mais rápida nos acetiladores lentos do que nos rápidos, sugerindo que o agente original ou um metabólito não acetilado são os responsáveis por esse efeito. Entretanto, a maioria dos pacientes com teste do anticorpo antinuclear positivo não desenvolve a síndrome lúpica induzida por fármaco e não há necessidade de interromper a *hidralazina*, a não ser que apareçam manifestações clínicas da síndrome (artralgia, artrite e febre). A interrupção do fármaco é a única medida necessária na maioria dos pacientes com síndrome lúpica induzida por *hidralazina*, porém os sintomas podem persistir em alguns pacientes, e a administração de corticosteroides pode ser necessária.

A *hidralazina* também pode produzir polineuropatia responsiva à piridoxina. O mecanismo envolvido parece estar relacionado com a capacidade da *hidralazina* de se combinar com a *piridoxina*, formando uma hidrazona. Esse efeito adverso é incomum com doses de 200 mg/dia ou menos.

Fármacos que abrem os canais de K_{ATP}: minoxidil

A descoberta da ação hipotensora do *minoxidil* em 1965 representou um avanço significativo no tratamento da hipertensão, visto que ele se mostrou eficaz para pacientes com formas mais graves e resistentes de hipertensão.

Mecanismo de ação

O *minoxidil* não é ativo *in vitro*, mas deve ser metabolizado pela sulfotransferase hepática à molécula ativa, o *N-O sulfato de minoxidil*. A formação desse metabólito ativo representa uma via de menor importância na disposição metabólica do *minoxidil*. O sulfato de minoxidil relaxa o músculo liso vascular em sistemas isolados onde o agente original é inativo. Ele também ativa o canal de K^+ modulado por ATP, possibilitando o efluxo de K^+, e provoca hiperpolarização e relaxamento do músculo liso.

Efeitos farmacológicos

O *minoxidil* provoca vasodilatação arteriolar praticamente sem nenhum efeito nos vasos de capacitância, assemelhando-se, nesse aspecto, à *hidralazina* e ao *diazóxido*. O *minoxidil* aumenta mais o fluxo sanguíneo para a pele, o músculo esquelético, o trato GI e o coração do que para o SNC. O aumento desproporcional do fluxo sanguíneo para o coração pode ter uma base metabólica, visto que a administração do *minoxidil* está associada a um aumento reflexo na contratilidade do miocárdio e no débito cardíaco. O débito cardíaco pode aumentar significativamente, até 3 a 4 vezes. O principal determinante da elevação do débito consiste na ação do *minoxidil* na resistência vascular periférica, intensificando o retorno venoso ao coração. Com base em estudos realizados com outros fármacos, o aumento do retorno venoso provavelmente resulta do aumento do fluxo nos leitos vasculares regionais, com constante de tempo

Referências

ALLHAT Officers. Major outcomes in high-risk hypertensive patients randomized to angiotensin-converting enzyme inhibitor or calcium channel blocker vs. diuretic: the Antihypertensive and Lipid-Lowering Treatment to Prevent Heart Attack Trial (ALLHAT). *JAMA*, **2002**, *288*:2981-2997.

Arce C, et al. Hydralazine target: from blood vessels to the epigenome. *J Transl Med*, **2006**, *4*:10.

Bakris G, et al. ACC/AHA versus ESC/ESH on hypertension guidelines: JACC guideline comparison. *J Am Coll Cardiol*, **2019**, *73*:3018-3026.

Bomback AS, et al. Aldosterone breakthrough during aliskiren, valsartan, and combination (aliskiren + valsartan) therapy. *J Am Soc Hypertens*, **2012**, *6*:338-345.

Calhoun DA, et al. Hyperaldosteronism among black and white subjects with resistant hypertension. *Hypertension*, **2002**, *40*:892-896.

Cameron HA, Ramsay LE. The lupus syndrome induced by hydralazine: a common complication with low dose treatment. *Br Med J (Clin Res Ed)*, **1984**, *289*:410-412.

Dahlof B, et al. Morbidity and mortality in the Swedish Trial in Old Patients with Hypertension (STOP-Hypertension). *Lancet*, **1991**, *338*:1281-1285.

Dahlof B, et al. Prevention of cardiovascular events with an antihypertensive regimen of amlodipine adding perindopril as required versus atenolol adding bendroflumethiazide as required, in the Anglo-Scandinavian Cardiac Outcomes Trial-Blood Pressure Lowering Arm (ASCOT-BPLA): a multicentre randomised controlled trial. *Lancet*, **2005**, *366*:895-906.

Davis BR, et al. Role of diuretics in the prevention of heart failure: the Antihypertensive and Lipid-Lowering Treatment to Prevent Heart Attack Trial. *Circulation*, **2006**, *113*:2201-2210.

Ernst ME, et al. Comparative antihypertensive effects of hydrochlorothiazide and chlorthalidone on ambulatory and office blood pressure. *Hypertension*, **2006**, *47*:352-358.

Frampton JE, Curran MP. Aliskiren: a review of its use in the management of hypertension. *Drugs*, **2007**, *67*:1767-1792.

Franklin SS. Single versus combined blood pressure components and risk for cardiovascular disease: the Framingham Heart Study. *Circulation*, **2009**, *119*:243-250.

Giannopoulos G, et al. Central sympathetic inhibition to reduce postablation atrial fibrillation recurrences in hypertensive patients: a randomized, controlled study. *Circulation*, **2014**, *130*:1346-1352.

Go AS, et al. An effective approach to high blood pressure control: a science advisory from the American Heart Association, the American College of Cardiology, and the Centers for Disease Control and Prevention. *Hypertension*, **2014**, *63*:878-885.

Jaffe MG, et al. Improved blood pressure control associated with a large-scale hypertension program. *JAMA*, **2013**, *310*:699-705.

Jamerson K, et al. Benazepril plus amlodipine or hydrochlorothiazide for hypertension in high-risk patients. *N Engl J Med*, **2008**, *359*:2417-2428.

Ji W, et al. Rare independent mutations in renal salt handling genes contribute to blood pressure variation. *Nat Genet*, **2008**, *40*:592-599.

Kjeldsen S, et al. Updated national and international hypertension guidelines: a review of current recommendations. *Drugs*, **2014**, *74*:2033-2051.

Lacourciere Y, et al. Antihypertensive effects of amlodipine and hydrochlorothiazide in elderly patients with ambulatory hypertension. *Am J Hypertens*, **1995**, *8*:1154-1159.

Law MR, et al. Use of blood pressure lowering drugs in the prevention of cardiovascular disease: meta-analysis of 147 randomised trials in the context of expectations from prospective epidemiological studies. *Br Med J*, **2009**, *338*:b1665.

Lindholm LH, et al. Should beta blockers remain first choice in the treatment of primary hypertension? A meta-analysis. *Lancet*, **2005**, *366*:1545-1553.

MacMillan LB, et al. Central hypotensive effects of the alpha2a-adrenergic receptor subtype. *Science*, **1996**, *273*:801-803.

Magee LA, et al. Do labetalol and methyldopa have different effects on pregnancy outcome? Analysis of data from the Control of Hypertension In Pregnancy Study (CHIPS) trial. *BJOG*, **2016**, *123*:1143-1151.

Maille N, et al. Mechanism of hydralazine-induced relaxation in resistance arteries during pregnancy: hydralazine induces vasodilation via a prostacyclin pathway. *Vascul Pharmacol*, **2016**, *78*:36-42.

Makarounas-Kirchmann K, et al. Results of a meta-analysis comparing the tolerability of lercanidipine and other dihydropyridine calcium channel blockers. *Clin Ther*, **2009**, *31*:1652-1663.

McMurray JJ, et al. Aliskiren, ALTITUDE, and the implications for ATMOSPHERE. *Eur J Heart Fail*, **2012**, *14*:341-343.

Messerli FH, et al. Comparison of efficacy and side effects of combination therapy of angiotensin-converting enzyme inhibitor (benazepril) with calcium antagonist (either nifedipine or amlodipine) versus high-dose calcium antagonist monotherapy for systemic hypertension. *Am J Cardiol*, **2000**, *86*:1182-1187.

Metz S, et al. Rebound hypertension after discontinuation of transdermal clonidine therapy. *Am J Med*, **1987**, *82*:17-19.

Noveck RJ, et al. Extrarenal contributions to indapamide's antihypertensive mechanism of action *Am Heart J*, **1983**, *106*:221-229.

Ogilvie RI. Comparative effects of vasodilator drugs on flow distribution and venous return. *Can J Physiol Pharmacol*, **1985**, *63*:1345-1355.

Orbison JL. Failure of chlorothiazide to influence tissue electrolytes in hypertensive and non-hypertensive nephrectomized dogs. *Proc Soc Exp Biol Med*, **1962**, *110*:161-164.

Pastor-Barriuso R, et al. Systolic blood pressure, diastolic blood pressure, and pulse pressure: an evaluation of their joint effect on mortality. *Ann Intern Med*, **2003**, *139*:731-739.

Pedersen ME, Cockcroft JR. The latest generation of beta-blockers: new pharmacologic properties. *Curr Hypertens Rep*, **2006**, *8*:279-286.

Pedersen SA, et al. Hydrochlorothiazide use and risk of nonmelanoma skin cancer: a nationwide case-control study from Denmark. *J Am Acad Dermatol*, **2018**, *78*:673-681.

Perez MI, et al. Effect of early treatment with anti-hypertensive drugs on short and long-term mortality in patients with an acute cardiovascular event. *Cochrane Database Syst Rev*, **2009**, *4*:CD006743.

Perry HM Jr, et al. Effect of treating isolated systolic hypertension on the risk of developing various types and subtypes of stroke: the Systolic Hypertension in the Elderly Program (SHEP). *JAMA*, **2000**, *284*:465-471.

Pezhouman A, et al. Molecular basis of hypokalemia-induced ventricular fibrillation. *Circulation*, **2015**, *132*:1528-1537.

Pollesello P, Mebazza A. ATP-dependent potassium channels as key targets for the treatment of myocardial and vascular dysfunction. *Curr Opin Crit Care*, **2004**, *10*:436-441.

Ramsay LE, et al. Diuretic treatment of resistant hypertension. *Br Med J*, **1980**, *281*:1101-1103.

Rau T, et al. Impact of the CYP2D6 genotype on the clinical effects of metoprolol: a prospective longitudinal study. *Clin Pharmacol Ther*, **2009**, *85*:269-272.

Rosendorff C, et al. Treatment of hypertension with coronary artery disease: a scientific statement from the American Heart Association, American College of Cardiology, and American Society of Hypertension. *Circulation*, **2015**, *131*:e435-e470.

Roush GC, Messerli FH. Chlorthalidone versus hydrochlorothiazide: major cardiovascular events, blood pressure, left ventricular mass, and adverse effects. *J Hypertens*, **2021**, *39*:1254-1260.

Sardar P, et al. Sham-controlled randomized trials of catheter-based renal denervation in patients with hypertension. *J Am Coll Cardiol*, **2019**, *73*:1633-1642.

Sato T, et al. Minoxidil opens mitochondrial K(ATP) channels and confers cardioprotection. *Br J Pharmacol*, **2004**, *141*:360-366.

Schiavon CA, et al. Three-year outcomes of bariatric surgery in patients with obesity and hypertension: a randomized clinical trial. *Ann Intern Med*, **2020**, *173*:685-693.

SHEP Cooperative Research Group. Prevention of stroke by antihypertensive drug treatment in older persons with isolated systolic hypertension. Final results of the Systolic Hypertension in the Elderly Program (SHEP). *JAMA*, **1991**, *265*:3255-3264.

Siscovick DS, et al. Diuretic therapy for hypertension and the risk of primary cardiac arrest. *N Engl J Med*, **1994**, *330*:1852-1857.

Slove S, et al. Potassium channel openers increase aortic elastic fiber formation and reverse the genetically determined elastin deficit in the BN rat. *Hypertension*, **2013**, *62*:794-801.

SPRINT Research Group. A randomized trial of intensive versus standard blood-pressure control. *N Engl J Med*, **2015**, *373*:2103-2116.

Staessen JA, et al. Randomised double-blind comparison of placebo and active treatment for older patients with isolated systolic hypertension. The Systolic Hypertension in Europe (Syst-Eur) Trial Investigators. *Lancet*, **1997**, *350*:757-764.

Titze J. A different view on sodium balance. *Curr Opin Nephrol Hypertens*, **2015**, *24*:14-20.

van de Ven PJ, et al. Angiotensin converting enzyme inhibitor-induced renal dysfunction in atherosclerotic renovascular disease. *Kidney Int*, **1998**, *53*:986-993.

Vlasses PH, et al. Comparative antihypertensive effects of enalapril maleate and hydrochlorothiazide, alone and in combination. *J Clin Pharmacol*, **1983**, *23*:227-233.

Whelton PK. 2017 ACC/AHA/AAPA/ABC/ACPM/AGS/APhA/ASH/ASPC/NMA/PCNA guideline for the prevention, detection, evaluation, and management of high blood pressure in adults: executive summary: a report of the American College of Cardiology/American Heart Association Task Force on Clinical Practice Guidelines. *Circulation*, **2018**, *138*:e426-e483.

Williams B, et al. Differential impact of blood pressure-lowering drugs on central aortic pressure and clinical outcomes: principal results of the Conduit Artery Function Evaluation (CAFE) study. *Circulation*, **2006**, *113*:1213-1225.

Williams B, et al. Spironolactone versus placebo, bisoprolol, and doxazosin to determine the optimal treatment for drug-resistant hypertension (PATHWAY-2): a randomised, double-blind, crossover trial. *Lancet*, **2015**, *386*:2059-2068.

Williams B, et al. 2018 ESC/ESH guidelines for the management of arterial hypertension. *Eur Heart J*, **2018**, *39*:3021-3104.

Winer BM. The antihypertensive mechanisms of salt depletion induced by hydrochlorothiazide. *Circulation*, **1961**, *24*:788-796.

Yang T, Roden DM. Extracellular potassium modulation of drug block of IKr. Implications for torsade de pointes and reverse use-dependence. *Circulation*, **1996**, *93*:407-411.

Yusuf S, et al. Telmisartan, ramipril, or both in patients at high risk for vascular events. *N Engl J Med*, **2008**, *358*:1547-1559.

Capítulo 33 | Terapia da insuficiência cardíaca

Thomas Eschenhagen

FISIOPATOLOGIA DA INSUFICIÊNCIA CARDÍACA
- Definições
- Via final comum de várias doenças cardíacas
- Mecanismos fisiopatológicos
- Insuficiência cardíaca com fração de ejeção preservada
- Estadiamento da insuficiência cardíaca
- Prevenção e tratamento

TRATAMENTO FARMACOLÓGICO DA INSUFICIÊNCIA CARDÍACA SISTÓLICA CRÔNICA
- Princípio de tratamento I: modulação neuro-humoral
- Princípio de tratamento II: redução da pré-carga
- Princípio de tratamento III: redução da pós-carga
- Princípio de tratamento IV: aumento da contratilidade cardíaca
- Princípio de tratamento V: redução da frequência cardíaca
- Princípio de tratamento VI: inibição do SGLT2

TRATAMENTO FARMACOLÓGICO DA INSUFICIÊNCIA CARDÍACA AGUDAMENTE DESCOMPENSADA
- Diuréticos
- Vasodilatadores
- Agentes inotrópicos positivos
- Sensibilizadores de cálcio dos miofilamentos (levosimendana, pimobendana)
- Outros fármacos usados na insuficiência cardíaca
- Papel da terapia de combinação padrão

LIÇÕES APRENDIDAS COM O DESENVOLVIMENTO DE FÁRMACOS PARA INSUFICIÊNCIA CARDÍACA
- Lições aprendidas com fármacos fracassados
- Lições aprendidas com o tratamento da insuficiência cardíaca aguda
- Desenvolvimentos recentes e novas abordagens
- Moduladores da miosina

A insuficiência cardíaca e responsável por mais de meio milhão de mortes por ano nos Estados Unidos. A sua prevalência é estável nos países desenvolvidos, porém está aumentando em todo o mundo, principalmente como resultado da adoção de um estilo de vida ocidental e do envelhecimento da população. As taxas de sobrevida medianas após a primeira internação associada à insuficiência cardíaca são piores do que as da maioria dos tipos de câncer, porém melhoraram no decorrer dos últimos 30 anos (1,3 para 2,3 anos nos homens e 1,3 para 1,7 ano nas mulheres) (Jhund et al., 2009). Essa tendência de melhora da sobrevida foi associada a um aumento de 2 a 3 vezes na frequência de prescrição de inibidores da enzima conversora de angiotensina (IECA) e bloqueadores dos receptores de angiotensina (BRA), β-antagonistas (β-bloqueadores) e antagonistas do receptor de mineralocorticoides (MRA), sugerindo que os avanços na terapia farmacológica contribuíram para o aumento da sobrevida dos pacientes com insuficiência cardíaca. Entretanto, surgiu um quadro mais complexo ao longo da última década, com incidência crescente em indivíduos com menos de 55 anos de idade, diminuição da insuficiência cardíaca com fração de ejeção reduzida (ICFER) e aumento da insuficiência cardíaca com fração de ejeção preservada (ICFEP; Chan et al., 2021 e Tsao et al., 2018).

Fisiopatologia da insuficiência cardíaca

Definições

A insuficiência cardíaca (IC) é um estado em que o coração é incapaz de bombear sangue em uma taxa proporcional às necessidades dos tecidos corporais ou só consegue fazê-lo em uma pressão de enchimento elevada, o que leva aos sintomas que definem clinicamente a síndrome de IC. O baixo débito cardíaco (insuficiência anterógrada) provoca fadiga, tontura, fraqueza muscular e dispneia, que é agravada pelo exercício físico. O aumento da pressão de enchimento leva à congestão dos órgãos próximos ao coração (insuficiência retrógrada), que se manifesta clinicamente como edema periférico ou pulmonar, má digestão e ascite.

A maioria dos pacientes com IC é diagnosticada apenas com base nos sintomas, isto é, a sua função cardíaca não é medida diretamente (p. ex., por ecocardiografia). Nessas circunstâncias, não é possível diferenciar a ICFER (ou insuficiência cardíaca sistólica) da ICFEP (ou insuficiência cardíaca diastólica) (ver discussão adiante). Portanto, outras doenças associadas a sintomas semelhantes podem ser erroneamente categorizadas como IC (p. ex., doença pulmonar obstrutiva crônica).

Via final comum de várias doenças cardíacas

A IC não é uma entidade patológica isolada, mas uma síndrome clínica que representa a via final comum de várias doenças cardíacas. Atualmente, a causa mais comum de insuficiência cardíaca sistólica é a cardiopatia isquêmica, que provoca perda aguda (IAM) ou crônica de massa viável do músculo cardíaco. Outras razões incluem HTN crônica e doenças valvares (a incidência de ambas está diminuindo em consequência de tratamentos melhores), defeitos primários dos músculos cardíacos geneticamente determinados (miocardiopatias), infecções virais (citomegalovírus e, possivelmente, parvovírus) e agentes cardiotóxicos. Os últimos incluem consumo excessivo de álcool, cocaína, anfetaminas e fármacos antineoplásicos como *doxorrubicina*, *trastuzumabe* (anticorpo monoclonal dirigido contra o receptor do fator de crescimento Her-2/Erb-B2) e inibidores de *checkpoints* (pontos de checagem) imunes (ver Seção VII).

Mecanismos fisiopatológicos

A insuficiência cardíaca sistólica (i.e., ICFER) é relativamente bem compreendida, mas os mecanismos subjacentes da ICFEP foram muito menos elucidados. A fisiopatologia da insuficiência cardíaca envolve quatro sistemas inter-relacionados importantes (Fig. 33-1):

- O próprio coração
- A vasculatura
- Os rins
- Os circuitos reguladores neuro-humorais

Coração: miocardiopatia da sobrecarga

Qualquer sobrecarga do miocárdio – perda de massa muscular relevante, causando sobrecarga do miocárdio sadio remanescente, hipertensão crônica ou defeitos valvares – em algum momento levará a uma incapacidade do órgão de produzir o débito cardíaco suficiente. Esse conceito pode ser ampliado para as miocardiopatias geneticamente determinadas,

ACC: American College of Cardiology
AHA: American Heart Association
AINE: anti-inflamatório não esteroide
AngII: angiotensina II
ANP: peptídeo natriurético atrial
AV: atrioventricular
AVP: arginina-vasopressina
BNP: peptídeo natriurético cerebral
BRA: antagonista do receptor de angiotensina AT_1 (bloqueador)
CNP: peptídeo natriurético tipo C
CYP: citocromo P450
DA: dopamina
ECA: enzima conversora de angiotensina
ECG: eletrocardiograma
eNOS: óxido nítrico-sintase endotelial
EPI: epinefrina
ESC: European Society of Cardiology
ET: endotelina
FE: fração de ejeção
GC: glicosídeo cardíaco
GI: gastrintestinal
GPCR: receptor acoplado à proteína G
HCN: canal controlado por nucleotídeo cíclico ativado por hiperpolarização
HTN: hipertensão
IAM: infarto agudo do miocárdio
ICC: insuficiência cardíaca congestiva
ICFEP: insuficiência cardíaca com fração de ejeção preservada (insuficiência cardíaca diastólica)
ICFER: insuficiência cardíaca com fração de ejeção reduzida (insuficiência cardíaca sistólica)
IECA: inibidor da enzima conversora de angiotensina
iNOS: óxido nítrico-sintase induzível
IRAN: inibidor do receptor da angiotensina-neprilisina
ISDN: 2,5′-dinitrato de isossorbida
ISMN: 5′-mononitrato de isossorbida
MRA: antagonista do receptor de mineralocorticoides
NCX: permutador de Na^+/Ca^{2+}
NE: norepinefrina
NO: óxido nítrico
NOS: óxido nítrico-sintase
NYHA: New York Heart Association
PKA: proteína-cinase A
RAF: reação adversa ao fármaco
ROS: espécies reativas de oxigênio
RS: retículo sarcoplasmático
SERCA: Ca^{2+}-ATPase do retículo sarco/endoplasmático
sGC: guanililciclase solúvel
SGLT2: cotransportador de sódio e glicose 2
SNS: sistema nervoso simpático
SRA: sistema renina-angiotensina
SRAA: sistema renina-angiotensina-aldosterona
TFG: taxa de filtração glomerular
TnC: troponina C
TNF: fator de necrose tumoral

em que essencialmente qualquer defeito nas organelas dos cardiomiócitos pode levar à disfunção contrátil primária dos miócitos e, em seguida, secundariamente, ao quadro normalmente observado na miocardiopatia da sobrecarga. Não é surpreendente que as miocardiopatias mais comuns (miocardiopatias dilatada e hipertrófica) sejam causadas por mutações em genes que codificam proteínas do mecanismo contrátil, o sarcômero, proteínas que ancoram o sarcoma à membrana plasmática ou proteínas que medeiam e mantêm o contato entre as células.

A sobrecarga (ou defeito contrátil primário) leva a alterações no coração que podem ser parcialmente compensadas, mas que ocorrem a um certo preço. Como os cardiomiócitos essencialmente interrompem a sua replicação no início do período pós-natal, a resposta habitual à sobrecarga não é a divisão dos miócitos, mas a sua hipertrofia, aumentando de tamanho e montando mais sarcômeros que podem contribuir para o desenvolvimento da força contrátil. A hipertrofia é principalmente uma resposta normal às necessidades fisiológicas, como crescimento corporal, gravidez e exercício físico ("hipertrofia fisiológica"), mas a hipertrofia em resposta à sobrecarga crônica ocorre com características que a tornam um importante fator de risco para o desenvolvimento de IC ("hipertrofia patológica"). Uma consequência direta da hipertrofia dos cardiomiócitos é a redução da relação capilar/miócitos (i.e., oferta menor de O_2 e nutrientes por miócito), causando déficit de energia e reprogramação metabólica. Alterações na expressão gênica dos canais iônicos, das proteínas reguladoras de Ca^{2+} e das proteínas contráteis podem ser interpretadas como adaptações de economia de energia parcialmente benéficas. Em contrapartida, as adaptações também agravam a falência contrátil e favorecem as arritmias. Ao mesmo tempo, os fibroblastos proliferam e depositam quantidades aumentadas de matriz extracelular (p. ex., colágeno). Essa fibrose na IC também favorece as arritmias, aumenta a rigidez do coração e interrompe a comunicação entre os miócitos (condução coordenada e transmissão de força). Por fim, a sobrecarga leva à morte dos cardiomiócitos por apoptose ou necrose. Em conjunto, essas adaptações adversas são denominadas *remodelagem patológica*.

Algumas dessas alterações são consequências diretas e cardíacas intrínsecas da sobrecarga (p. ex., hipertrofia, alteração da expressão gênica). Outras são secundárias à ativação neuro-humoral e, portanto, são suscetíveis aos agentes bloqueadores neuro-humorais (ver discussão adiante e Fig. 33-1).

Vasculatura

Um parâmetro crítico da função cardíaca é a rigidez da vasculatura, que determina a resistência contra a qual o coração precisa expelir o sangue. A rigidez vascular aumenta com o envelhecimento. A IC pode ser consequência do envelhecimento prematuro da vasculatura (Strait e Lakatta, 2012). A perda da elasticidade do vaso sanguíneo de grande calibre induzida pelo envelhecimento reduz a sua complacência, isto é, a elasticidade que possibilita a extensão dos vasos na sístole e a sua contração na diástole. Uma boa complacência reduz a pressão sistólica máxima e aumenta a pressão diastólica, o que favorece a perfusão na diástole. Ela se correlaciona negativamente com a pressão do pulso, isto é, a diferença entre as pressões arteriais sistólica e diastólica, que é baixa nas crianças e alta nos idosos. A hipertensão arterial e o diabetes melito são as principais causas de endurecimento prematuro dos vasos sanguíneos, que impõe uma sobrecarga aumentada ao coração e contribui para a IC. Teoricamente, o endurecimento e a perda de complacência podem ser diretamente corrigidos por fármacos (ver seção "Desenvolvimentos recentes e novas abordagens").

Outro aspecto crítico da função vascular é a capacidade de adaptação do diâmetro do vaso a estímulos hemodinâmicos e neuro-humorais, uma função que é governada pela comunicação cruzada entre as células endoteliais luminais e as células musculares lisas subjacentes (ver Cap. 32). A principal via de sinalização envolve receptores que aumentam os níveis intracelulares de Ca^{2+} nas células endoteliais, o que ativa a eNOS para produzir NO. Esse transmissor gasoso difunde-se nas células musculares lisas e ativa a guanililciclase solúvel (sGC) para produzir GMPc, o que provoca relaxamento do músculo liso vascular. A insuficiência cardíaca é sempre acompanhada de disfunção endotelial, que consiste em comprometimento do equilíbrio entre o NO vasodilatador e as espécies reativas de oxigênio (ROS) pró-constritoras. Ao inativar as duas enzimas essenciais eNOS e sGC e converter o NO em peroxinitrito, uma ROS potente, as ROS favorecem a vasoconstrição. Vários fármacos cardiovasculares comuns (IECA/BRA, MRA, estatinas) melhoram a função endotelial ao reduzir a produção de ROS. Os inibidores da fosfodiesterase dos nucleotídeos cíclicos (PDE)5 possuem consequências semelhantes, visto que inibem a degradação do GMPc nas células musculares lisas e, portanto, promovem o relaxamento. Estimuladores da sGC, como o *vericiguate*, um novo fármaco recém-aprovado para insuficiência cardíaca, dilatam os vasos sanguíneos por meio de estimulação direta da enzima e sensibilização ao NO endógeno.

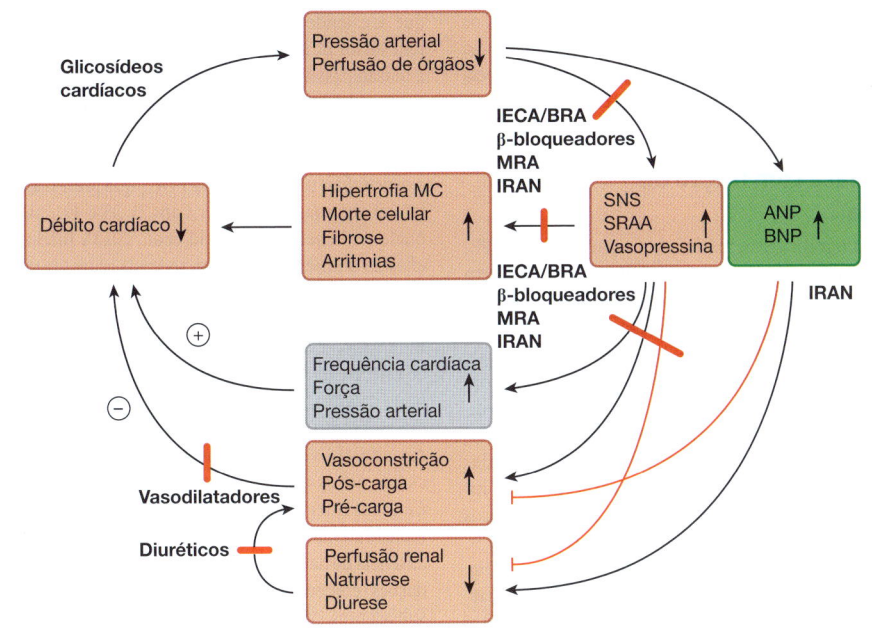

Figura 33-1 *Mecanismos fisiopatológicos da insuficiência cardíaca sistólica (ICFER) e intervenções terapêuticas.* Qualquer redução importante na função contrátil cardíaca leva à ativação dos sistemas neuro-humorais, incluindo o SNS, o SRAA e a secreção de vasopressina (hormônio antidiurético), que estabilizam de forma aguda a pressão arterial e a perfusão dos órgãos por meio de estímulo do débito cardíaco, constrição dos vasos de resistência, diminuição da perfusão renal e aumento da retenção de Na$^+$ e H$_2$O. Infelizmente, essas respostas são mal-adaptativas, causando sobrecarga crônica e estimulação excessiva do coração em falência. Os efeitos hipertróficos, pró-apoptóticos, fibróticos e arritmogênicos diretos da NE e da AngII aceleram ainda mais o processo deletério. Observe que a ativação concomitante do sistema ANP/BNP é consequência do estiramento e do aumento do estresse da parede no coração e possui efeitos opostos e benéficos. Ver a lista de siglas no início do capítulo.

Rins

O rim regula a excreção de Na$^+$ e H$_2$O e, portanto, o volume intravascular. Em condições normais, existem mecanismos autorreguladores e neuro-humorais que asseguram uma TFG e diurese adequadas ao longo de uma ampla faixa de pressões de perfusão renal. Os mecanismos reguladores proeminentes relevantes na IC são (1) a regulação da taxa de filtração mediada pela AngII pelo controle do diâmetro da arteríola glomerular eferente; (2) a regulação da perfusão renal pelo equilíbrio entre os efeitos promotores de vasoconstrição da AngII (por meio dos receptores AT$_1$) e vasopressina (arginina vasopressina [AVP], por meio dos receptores V$_1$) e a influência vasodilatadora das prostaglandinas (o que explica os efeitos deletérios dos AINE); (3) a regulação da reabsorção de Na$^+$ mediada pela aldosterona no túbulo distal; e (4) o transporte de água regulado pela AVP nos ductos coletores (pelos receptores V$_2$). Na IC, todos os mecanismos estão desregulados e constituem os alvos terapêuticos dos IECA/BRA, dos MRA e dos diuréticos. Agentes mais novos, como os antagonistas do receptor A$_1$ de adenosina e os antagonistas do receptor AVP, não conseguiram produzir benefício terapêutico nos estudos clínicos.

Regulação neuro-humoral e ICFER

A diminuição do débito cardíaco na IC leva à ativação do sistema nervoso simpático (SNS) e do SRAA e aumenta os níveis plasmáticos de AVP e endotelina (ET) (Fig. 33-1). Essa resposta combinada assegura a perfusão de órgãos centrais importantes, como o cérebro e o coração (à custa da perfusão dos rins, do fígado e do músculo esquelético), em situações de perda sanguínea aguda. Essas repostas são componentes da "resposta de luta ou fuga" e representam respostas fisiológicas ao alerta e ao perigo que são úteis em curto prazo. Entretanto, a ativação neuro-humoral crônica exerce efeitos deletérios, estabelecendo um ciclo vicioso na IC. Inicialmente, a vasoconstrição não apenas estabiliza a pressão arterial, como também aumenta a pós-carga, que é a resistência contra a qual o coração trabalha para expelir o sangue (ver Figs. 33-4 e 31-1). Em virtude da reserva contrátil diminuída, o coração em falência é particularmente sensível aos aumentos da pós-carga (ver Fig. 33-4), que reduzem ainda mais o débito cardíaco. A perfusão renal diminuída e o aumento da produção de aldosterona reduzem a diurese e promovem a sobrecarga de volume, o que aumenta a pré-carga cardíaca, a dilatação e o estresse da parede ventricular, um importante determinante do consumo cardíaco de O$_2$. As ações taquicárdicas e inotrópicas positivas das catecolaminas não apenas aumentam agudamente o débito cardíaco, como também promovem arritmias e aumento do consumo de O$_2$ no coração em falência com depleção de energia. A AngII, a NE e a ET aceleram a remodelagem cardíaca patológica (hipertrofia, fibrose e morte celular). A aldosterona possui ações pró-fibróticas proeminentes. Esse espectro de consequências adversas da ativação neuro-humoral crônica explica por que os inibidores desses sistemas (IECA/BRA, β-bloqueadores e MRA) exercem efeitos de prolongamento da vida em longo prazo na IC e são a base da terapia atual.

Curiosamente, os antagonistas dos receptores de ET e AVP não proporcionam nenhum efeito benéfico em pacientes com IC, apesar dos resultados promissores em estudos pré-clínicos. Os ensaios clínicos sugerem que a ativação neuro-humoral em resposta à alteração da função cardíaca pode ser suficientemente inibida pela terapia de combinação padrão, não deixando espaço para nenhuma melhora com a adição de antagonistas de ET e AVP. Entretanto, dados recentes indicam a possibilidade de um benefício adicional por meio de outra via terapêutica: uma combinação de fármacos denominados inibidores do receptor da angiotensina-neprilisina (IRAN). A FDA aprovou uma combinação de dose fixa da *valsartana*, um BRA, com o *sacubitril*, um inibidor da neprilisina. A *valsartana* bloqueia os receptores AT$_1$, reduzindo os efeitos deletérios da AngII. O *sacubitril* inibe a degradação dos peptídeos natriuréticos, o peptídeo natriurético atrial (ANP) e o peptídeo natriurético cerebral (BNP). A combinação *valsartana/sacubitril* parece ser superior ao *enalapril*, um IECA, reduzindo as taxas de internação e de morte por todas as causas cardiovasculares em paciente com ICFER (Hubers e Brown, 2016).

Esse achado reflete o fato de que a ativação neuro-humoral na IC inclui um sistema que exerce efeitos benéficos: os peptídeos natriuréticos. Normalmente, o ANP e o BNP são expressos nos átrios e liberados com o aumento da pré-carga (estiramento). Na IC, o ANP e o BNP são produzidos também pelos ventrículos, com consequente elevação dos níveis plasmáticos. Por isso, o BNP é usado como biomarcador de IC. O ANP e o BNP estimulam a guanililciclase da membrana plasmática. No rim, os níveis elevados de GMPc exercem efeitos diuréticos. O GMPc celular elevado medeia a vasodilatação na vasculatura e, no coração, os efeitos anti-hipertróficos, antifibróticos e de aumento da complacência relacionados com a fosforilação da titina. O aumento desses efeitos pela inibição da degradação do ANP/BNP provavelmente explica os benefícios clínicos do *sacubitril/valsartana*.

Insuficiência cardíaca com fração de ejeção preservada

A determinação ecocardiográfica sistemática da fração de ejeção (FE) ventricular esquerda em milhares de pacientes com IC revelou que cerca de 50% não apresentam redução, isto é, exibem valores de FE acima de 50%. Mesmo assim, esses pacientes tinham sintomas típicos de IC, incluindo descompensação aguda com edema pulmonar e prognóstico de sobrevida não muito melhor ou até mesmo idêntico ao de pacientes com FE reduzida (ICFER). Esses dados apontam para uma fisiopatologia diferente, em que prevalecem anormalidades do componente diastólico da função cardíaca, mas não do componente sistólico. Em virtude das dificuldades em definir a função diastólica por técnicas padrão, foi introduzido o termo *ICFEP*, que se aplica a pacientes com sintomas típicos de IC e FE "normal" (> 50%) ou apenas levemente reduzida.

Ainda mais do que a ICFER, a ICFEP é uma doença multifatorial (Fig. 33-2). Normalmente, a ICFEP está associada a hipertensão arterial, cardiopatia isquêmica, diabetes melito e obesidade (síndrome metabólica), é mais frequente em mulheres do que em homens e exibe um forte aumento da prevalência com a idade (Shah et al., 2020). O coração de pacientes com ICFEP geralmente não está dilatado, a espessura da parede está aumentada (hipertrofia) e o átrio esquerdo frequentemente está aumentado como sinal de elevação crônica da pressão diastólica final. Um elemento central na fisiopatologia da ICFEP é, presumivelmente, o comprometimento do relaxamento diastólico do ventrículo esquerdo, o que causa congestão pulmonar, dispneia ou edema pulmonar. Com frequência, a descompensação clínica está associada a uma acentuada elevação da pressão arterial.

As alterações moleculares incluem o aumento da fibrose miocárdica (causando déficit de relaxamento permanente), bem como alterações mais dinâmicas, como a fosforilação reduzida da titina, a proteína do sarcômero que se estende pela grande região da banda Z até a banda M. A titina contém vários domínios de mola molecular, cujo módulo elástico determina a tensão passiva dos cardiomiócitos, particularmente com níveis baixos a médios de estiramento. A rigidez da titina é determinada pelas suas isoformas e pela fosforilação dependente de GMPc, sugerindo que os agentes que aumentam o GMPc celular podem ser benéficos na ICFEP. Entretanto, a *sildenafila*, um inibidor da PDE5 que preserva e aumenta o GMPc celular em algumas células (ver Caps. 3, 35 e 49), não conseguiu demonstrar qualquer benefício (Redfield et al., 2013). Infelizmente, essa ausência de eficácia também ocorre com todas as outras intervenções farmacológicas na ICFEP, incluindo IECA, BRA e *espironolactona*. Uma nova faceta da ICFP pode ser a suprarregulação da iNOS, a isoforma induzível da NOS, no miocárdio, levando a um aumento da nitrosilação e alteração da resposta ao estresse do retículo endoplasmático (Schiattarella et al., 2019). A hipótese é atrativa, visto que está baseada em um modelo murino que integra o estresse tanto hipertensivo quanto metabólico, que constituem fatores de risco clássicos da ICFEP nos seres humanos. Essa hipótese oferece o potencial de novos alvos terapêuticos. Atualmente, o treinamento de exercício é a única intervenção que aumenta significativamente a capacidade física (consumo máximo de oxigênio, pico de VO_2) em pacientes com ICFEP. Na ausência de dados de ensaios clínicos baseados em evidências, as recomendações terapêuticas atuais se concentram no tratamento ideal das doenças subjacentes, como HTN, diabetes e obesidade.

Estadiamento da insuficiência cardíaca

A IC foi uma das primeiras doenças para as quais as diretrizes descreveram terapias específicas para cada estágio da doença. Uma classificação inicial dos estágios da IC foi a da New York Heart Association (NYHA), a qual é usada até hoje: classe I (disfunção ventricular esquerda, ausência de sintomas); classe II (presença de sintomas com níveis médios a altos de exercício físico); classe III (presença de sintomas com baixos níveis de exercício físico); e classe IV (presença de sintomas em repouso ou com atividades físicas da vida diária, como escovar os dentes). As diretrizes mais recentes da AHA/ACC ampliaram essa classificação, levando em consideração os seguintes aspectos:

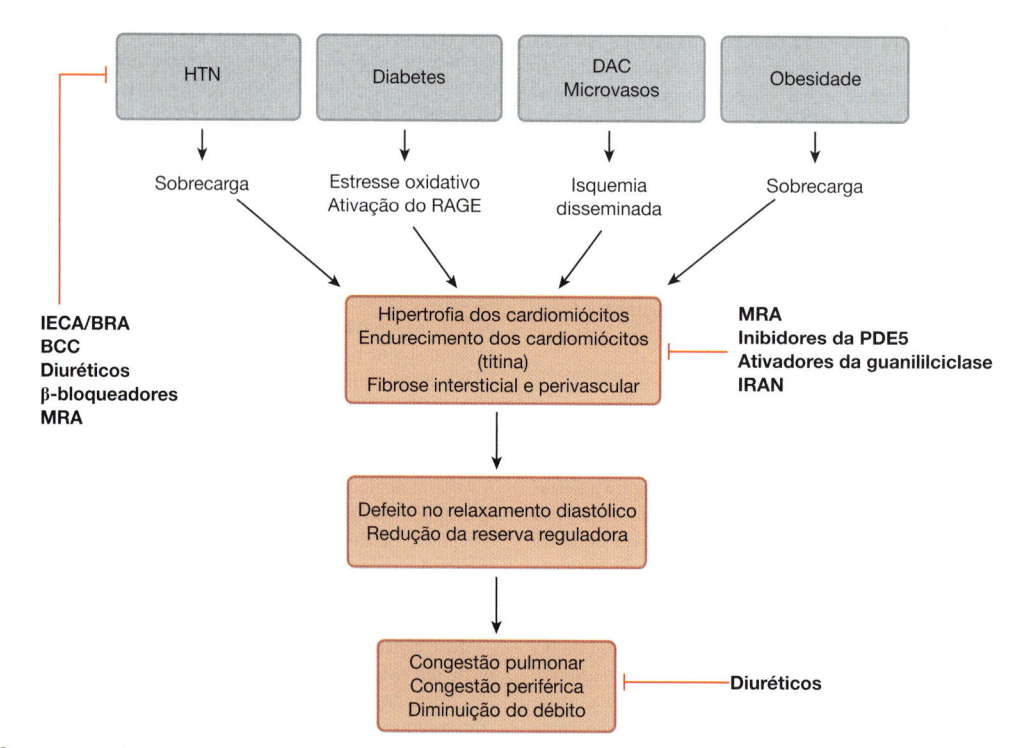

Figura 33-2 *Mecanismos fisiopatológicos da insuficiência cardíaca diastólica (ICFEP) e possíveis intervenções terapêuticas.* Diferentemente da ICFER, os agentes farmacológicos não demonstraram eficácia clínica na ICFEP, embora possam ajudar a controlar doenças subjacentes, como hipertensão, diabetes e obesidade. Apenas o treinamento de exercícios demonstrou ser efetivo para aumentar a capacidade máxima de efetuar exercícios. RAGE, receptor para produtos finais de glicosilação avançada; DAC, doença arterial coronariana; BCC, bloqueador dos canais de cálcio.

- A IC faz parte do *continuum* cardiovascular, com fatores de risco evitáveis (estágio A).
- Existe um estágio assintomático que necessita de tratamento para retardar a transição para a IC sintomática (estágio B).
- Os pacientes oscilam entre diferentes graus de sintomas e, portanto, entre as classes II e III (classe C, que geralmente inclui pacientes de classe II/III da NYHA).
- O estágio final da doença exige tratamento diferente e considerações especiais, como transplante cardíaco e implante de dispositivo de assistência ventricular esquerda (estágio D).

Este capítulo utiliza a classificação da AHA/ACC e também considera as diretrizes recentes da European Society of Cardiology (ESC) (Ponikowski et al., 2016), que fornecem algoritmos mais específicos para o tratamento, e a atualização da AHA/ACC de 2017 (Yancy et al., 2017). As diretrizes de tratamento estão resumidas na Figura 33-3.

Prevenção e tratamento

A cardiopatia isquêmica, a HTN e as doenças valvares são as causas mais prevalentes de IC. Os indivíduos com alto risco de insuficiência cardíaca (estágio A) devem ser tratados com fármacos que reduzem os efeitos prejudiciais dessas doenças, juntamente com mudanças apropriadas no estilo de vida. Estudos realizados em milhares de pacientes demonstraram de modo reproduzível que a redução da pressão arterial em pacientes hipertensos e a diminuição dos lipídeos com estatinas em pacientes dislipidêmicos reduzem a incidência não apenas de infarto do miocárdio e morte, mas também de IC. Os dados são mais fracos para os fármacos antidiabetes, porém há um consenso quanto à necessidade de controlar o nível de glicemia com uma meta de hemoglobina A_{1c} de 7 a 7,5%.

O tratamento da IC sofreu uma notável mudança nas últimas décadas. Até o final da década de 1980, a escolha dos fármacos e da sua posologia era orientada pelos sintomas e baseada em considerações fisiopatológicas da insuficiência cardíaca sistólica *aguda*. O tratamento era direcionado principalmente para o alívio dos sintomas e a melhora em curto prazo da função hemodinâmica. Ensaios clínicos randomizados subsequentes, que testaram principalmente os efeitos dos fármacos na morbidade em longo prazo (internações) e na mortalidade, refutaram muitos conceitos anteriores. Por exemplo, os fármacos inotrópicos positivos (simpaticomiméticos e inibidores da PDE), que proporcionam benefício sintomático agudo, reduzem a expectativa de vida quando administrado cronicamente. Os β-bloqueadores, em contrapartida, diminuem agudamente o débito cardíaco e podem provocar uma sensação de fraqueza no paciente no início da terapia, mas prolongam a expectativa de vida quando administrados em doses crescentes por períodos prolongados. Os vasodilatadores pareciam representar uma escolha lógica para a IC, porém os vasodilatadores puros, como o antagonista do receptor α_1 *prazosina* e o 2,5´-dinitrato de isossorbida (ISDN), em associação com o vasodilatador *hidralazina*, não afetam de forma positiva o prognóstico em indivíduos brancos (ver discussão adiante). Por fim, tentativas bem-sucedidas podem ocorrer de modo inesperado e antes que o mecanismo de ação seja totalmente compreendido. Um exemplo recente é o efeito benéfico dos inibidores do SGLT2 no resultado de pacientes com insuficiência cardíaca e sem diabetes melito. Portanto, os ensaios clínicos estabeleceram princípios importantes na avaliação da eficácia das terapias para a IC:

1. Os fármacos para tratamento da IC crônica devem reduzir a morbidade e a mortalidade dos pacientes.
2. Os efeitos em curto prazo dos fármacos não fornecem uma previsão adequada dos resultados dos ensaios clínicos randomizados e das melhores terapias para a IC.
3. As considerações relativas ao estágio da doença são fundamentais.
4. Os novos fármacos para a IC devem ser comparados com a terapia de combinação atual mais efetiva, um princípio frequentemente ignorado em estudos pré-clínicos em animais.

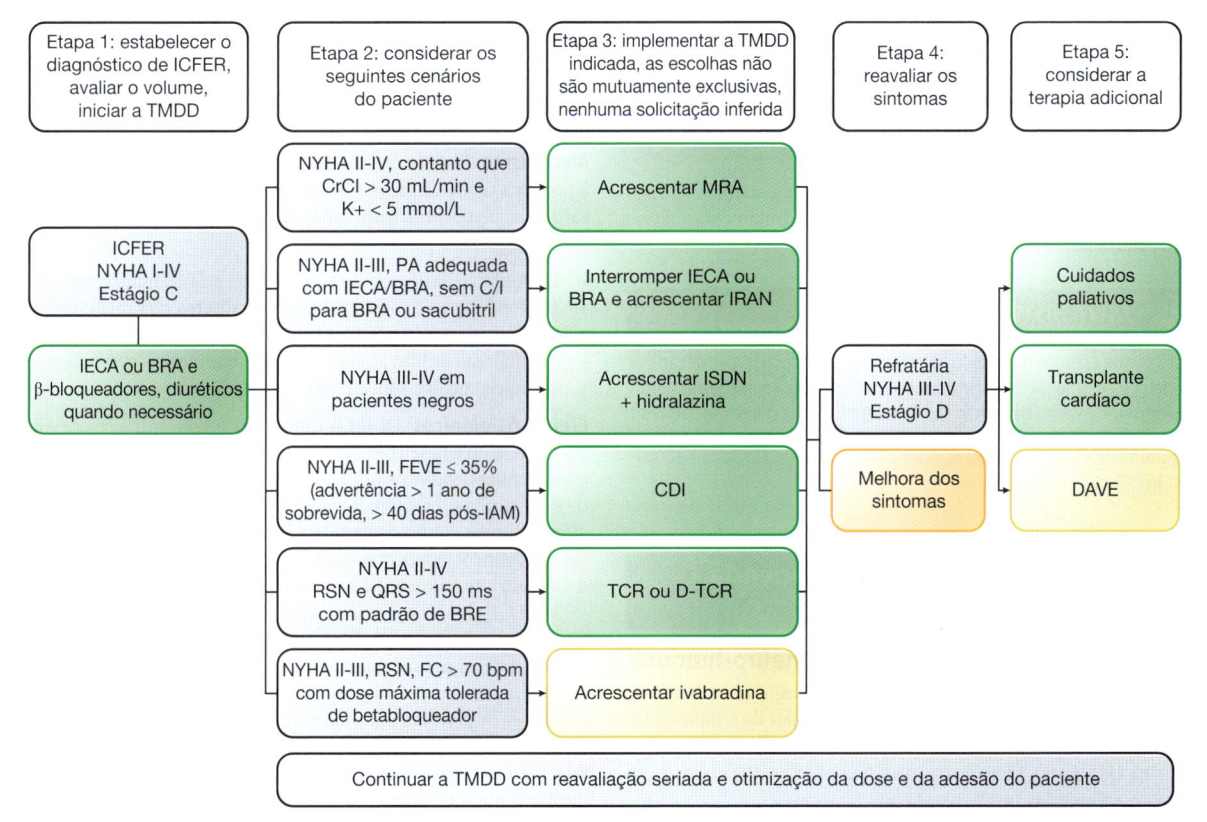

Figura 33-3 *Diretrizes para o tratamento da insuficiência cardíaca da AHA/ACC de 2017 (adaptadas de Yancy et al., 2017)*. As cores indicam a classe de recomendação das diretrizes (verde, Ia – eficácia clínica estabelecida; amarelo, IIa – provável eficácia clínica). C/I, contraindicação; CrCl, depuração de creatinina estimada; D-TRC, dispositivo para terapia de ressincronização cardíaca; TMDD, terapia médica dirigida por diretrizes; CDI, cardioversor desfibrilador implantável; BRE, bloqueio do ramo esquerdo; DAVE, dispositivo de assistência ao ventrículo esquerdo; FEVE, fração de ejeção ventricular esquerda; IAM, infarto agudo do miocárdio; RSN, ritmo sinusal normal.

TABELA 33-1 ■ ESTUDOS DE REFERÊNCIA NO TRATAMENTO DE PACIENTES COM ICFER CRÔNICA					
ACRÔNIMO DO ESTUDO E/OU AUTOR	ANO	POPULAÇÃO DO ESTUDO	NÚMERO DE PACIENTES	FÁRMACOS DE BASE (% de pacientes em uso de cada fármaco)	EFEITO SOBRE A MORTALIDADE POR TODAS AS CAUSAS (vs. placebo ou outro fármaco)
Cohn et al.	1986	Homens com comprometimento da função cardíaca e da capacidade de exercício	642	CG, diuréticos	ISDN/hidralazina, −34% Prazosina +/− vs. placebo (mortalidade absoluta 19%/ano)
CONSENSUS Trial Study Group	1987	IC grave, classe IV da NYHA	253	Diuréticos 100%, espironolactona 52%, GC 93%, vasodilatadores ~50%, BB 2%	Enalapril, −40% vs. placebo (mortalidade absoluta 54%/ano)
SOLVD Treatment	1991	NYHA II-III, FE < 35%	2.569	Diuréticos 86%, GC 67%, vasodilatadores 51%, BB 7,5%	Enalapril, −16% vs. placebo (mortalidade absoluta 13%/ano)
SOLVD Prevention	1992	NYHA I, FE < 35%	4.228	Vasodilatadores 46%, diuréticos 17%, GC 13%	Enalapril, −8% (n.s.) vs. placebo (mortalidade absoluta 5%/ano); desenvolvimento de IC, −20%
DIG	1997	NYHA II-III	6.800	Diuréticos 81%, IECA 95%, nitratos 43%	Digoxina +/− vs. placebo (mortalidade absoluta 11%/ano); internações por IC, −27%
RALES, Pitt et al.	1999	IC grave, FE < 35%	1.663	Diuréticos 100%, IECA 94%, GC 72%, BB 10%	Espironolactona, −30% vs. placebo (mortalidade absoluta 18%)
MERIT-HF	1999	NYHA II-IV	3.991	Diuréticos 90%, IECA/BRA 95%, GC 63%	Metoprolol CR/XL, −34% vs. placebo (mortalidade absoluta 11%/ano)
PARADIGM, McMurray et al.	2014	NYHA II-IV	8.442	Diuréticos 80%, BB 93%, MRA 56%, GC 30%, CDI 15%, TRC 7%	Sacubitril/valsartana, −16% vs. enalapril (mortalidade absoluta ~8%/ano)
DAPA-HF	2019	NYHA II-IV	4.744	Diuréticos 93%, IECA/BRA 85%, BB 96%, MRA 71%, GC 19%, CDI 26%, TRC 7%	Dapagliflozina, −17% vs. placebo (mortalidade absoluta 9%/ano)

BB, β-bloqueador; TRC, terapia de ressincronização cardíaca; IC, insuficiência cardíaca; CDI, cardioversor desfibrilador implantável; n.s., não significativo.

5. Com frequência, os ensaios clínicos fornecem resultados inesperados, que levam a pesquisas para uma compreensão avançada dos mecanismos.
6. As opções de tratamento não farmacológico, como os dispositivos de ressincronização cardíaca e os cardioversores/desfibriladores intracardíacos, são importantes por seu efeito documentado de salvar vidas em populações selecionadas de pacientes.

A atenção a essas considerações na avaliação da eficácia em longo prazo das terapias para a IC forneceu princípios de tratamentos baseados em evidências.

PERSPECTIVA HISTÓRICA

Uma série de estudos de referência realizados ao longo de três décadas estabeleceu o atual pensamento sobre o tratamento de pacientes com ICFER crônica. Esses estudos não são comentados aqui, porém os leitores interessados podem consultar as evidências que sustentam as terapias atuais. Esses estudos, geralmente indicados por um acrônimo, estão resumidos na Tabela 33-1.

Tratamento farmacológico da insuficiência cardíaca sistólica crônica

Princípio de tratamento I: modulação neuro-humoral

A atenuação da ativação neuro-humoral e suas consequências deletérias no coração, nos vasos sanguíneos e nos rins são o pilar da terapia da IC. A terapia consiste em IECA/BRA, β-bloqueadores, MRA e inibidores da neprilisina (Fig. 33-1). Uma discussão sistemática dos fármacos é encontrada nos Capítulos 14, 29, 30, 31 e 32.

Inibidores da enzima conversora de angiotensina

A angiotensina II, o mais ativo dos inúmeros peptídeos de angiotensina, deriva largamente do angiotensinogênio em duas etapas proteolíticas. Na primeira, a *renina*, uma enzima liberada pela mácula densa dos rins, cliva o decapeptídeo AngI da extremidade aminoterminal do angiotensinogênio (substrato da renina) produzido pelo fígado. Em seguida, a ECA remove um dipeptídeo carboxiterminal (His^9-Leu^{10}) da AngI, produzindo o octapeptídeo ativo, a AngII (ver Cap. 30). Portanto, os IECA reduzem os níveis circulantes de AngII. Todos os pacientes com IC (estágios B e C; NYHA I-IV) devem receber um IECA.

Mecanismo de ação A AngII interage com dois receptores acoplados à proteína G (GPCR) hepta-helicoidais, AT_1 e AT_2, e tem quatro ações cardiovasculares principais, todas mediadas pelo receptor AT_1:

- Vasoconstrição
- Estimulação da liberação de aldosterona pelas glândulas suprarrenais
- Efeitos hipertróficos e proliferativos diretos nos cardiomiócitos e nos fibroblastos, respectivamente
- Estimulação da liberação de NE pelas terminações nervosas simpáticas e pela medula suprarrenal

Efeitos fisiológicos Os IECA diminuem as concentrações de AngII e, portanto, reduzem seus efeitos deletérios. Por conseguinte, os IECA não apenas atuam como vasodilatadores, mas também reduzem os níveis de aldosterona e, portanto, atuam como um diurético indireto, exercem efeitos diretos contra a remodelagem do coração e produzem efeitos simpaticolíticos (moderando a redução da pressão arterial e a taquicardia reflexa que acompanha a vasodilatação).

Os IECA têm efeitos renais importantes. Quando a pressão de perfusão renal é reduzida, a AngII provoca constrição das arteríolas eferentes renais, o que serve para manter a pressão de filtração glomerular e a TFG. Portanto, quando a pressão de perfusão renal está comprometida, a inibição do SRAA pode induzir uma redução súbita e acentuada da TFG. Por esse motivo, os IECA estão contraindicados em casos de estenose bilateral da artéria renal. De modo semelhante, como os pacientes com IC frequentemente apresentam baixas pressões de perfusão renal, o tratamento agressivo com IECA pode induzir insuficiência renal aguda. Para evitar isso, em pacientes com IC, os IECA devem ser iniciados em doses muito baixas; a pressão arterial e os níveis sanguíneos de creatinina e K^+ devem ser monitorados; e a dose de IECA deve ser lentamente aumentada ao longo de várias semanas até alcançar o nível pretendido (para agentes que

TABELA 33-2 ■ IECA E BRA APROVADOS E CLINICAMENTE AVALIADOS PARA A TERAPIA DA ICFER[a]				
FÁRMACO	$t_{1/2}$ (h)	DOSE INICIAL (mg)	DOSE-ALVO (mg)	EFEITOS ADVERSOS, INTERAÇÕES E CONTRAINDICAÇÕES IMPORTANTES
IECA				
Captopril	1,7	3 × 6,25	3 × 50	**Efeitos adversos:** tosse (~5%), aumento da creatinina sérica (< 25% do normal, se > 50%, considerar a possibilidade de estenose da artéria renal), hiperpotassemia, hipotensão, angioedema; raros: icterícia colestática, insuficiência hepática, agranulocitose
Enalapril	11	2 × 2,5	2 × 20	
Lisinopril	13	1 × 2,5-5	1 × 20-35	**Interações:** taxa aumentada de hiperpotassemia em combinação com diuréticos poupadores de potássio, suplementos de potássio, ciclosporina, AINE (FD), eficácia reduzida em combinação com AINE (FD), aumento das concentrações séricas de lítio (FC) e risco hipoglicêmico em associação com insulina ou antidiabéticos orais; efeito aumentado na insuficiência renal (FC)
Ramipril	13-17	1 × 2,5	1 × 10	
Trandolapril	15-23	1 × 0,5	1 × 4	
				Contraindicações: estenose da artéria renal bilateral, terapia com inibidor da neprilisina (sacubitril)
BRA				
Candesartana	9	1 × 4-8	1 × 32	**Efeitos adversos:** semelhantes aos dos IECA, porém com menos tosse
Losartana	6-9	1 × 50	1 × 150	**Interações e contraindicações:** iguais às dos IECA
Valsartana	6	2 × 40	2 × 160	

FD, farmacodinâmica; FC, interação farmacocinética.
[a] As $t_{1/2}$ plasmáticas se aplicam parcialmente aos metabólitos ativos (p. ex., losartana).

foram avaliados cuidadosamente em ensaios clínicos; Tab. 33-2). Os efeitos agudos potencialmente perigosos tornam-se benéficos com o uso prolongado dos IECA, visto que a redução crônica (pequena) das pressões glomerulares protege o glomérulo da degeneração fibrótica.

A diminuição dos níveis de aldosterona induzida por IECA provoca redução na expressão do canal epitelial de Na⁺ (CENa) dependente de aldosterona no túbulo distal (ver Fig. 29-6). Esse alvo dos diuréticos poupadores de K⁺ (ver discussão adiante) normalmente medeia a reabsorção de Na⁺ e a excreção de K⁺. Os níveis mais baixos de CENa levam a uma menor absorção de Na⁺ e menor excreção de K⁺. Portanto, os IECA favorecem a hiperpotassemia, o que pode ser prejudicial para pacientes com insuficiência renal, mas normalmente é benéfica para pacientes com IC que apresentam mais frequentemente hipopotassemia, uma condição que promove arritmias cardíacas. Os IECA deslocam o equilíbrio do tônus do músculo liso vascular para a vasodilatação, aumentando, assim, o fluxo sanguíneo renal – outro motivo para seus efeitos protetores crônicos nos rins. Esse efeito também explica por que os AINE, que reduzem a produção de prostaglandinas vasodilatadoras, antagonizam os efeitos dos IECA e devem ser evitados em pacientes com IC.

Outras ações: boas e adversas A ECA tem outras ações, como inativação da bradicinina e da substância P. Os IECA aumentam os níveis de bradicinina e de substância P, com duas consequências proeminentes: tosse, a reação adversa ao fármaco (RAF) (cerca de 5%), e angioedema, uma condição rara (cerca de 0,7%), porém potencialmente fatal, que se manifesta com edema da pele e das mucosas da garganta e asfixia (três vezes mais comum em indivíduos de origem africana; McDowell et al., 2006). Evidências experimentais sugerem que o aumento da bradicinina contribui para a eficácia terapêutica dos IECA e pode explicar por que os BRA, que não aumentam a bradicinina (e, portanto, não causam tosse), são consistentemente associados a uma melhor sobrevida em pacientes com ICFER (Ponikowski et al., 2016).

Em geral, os IECA são bem tolerados na maioria dos pacientes. As RAF importantes são as seguintes:

- Tosse seca, exigindo uma mudança para BRA
- Aumento da concentração plasmática de creatinina (< 20%: normal; 20-50%: observação cuidadosa e redução da dose do IECA; > 50%: interromper o IECA e consultar um especialista para avaliação de estenose da artéria renal)
- Hiperpotassemia (um pequeno aumento é normal, porém exige observação cuidadosa em pacientes com diabetes, insuficiência renal ou comedicação com MRA, diuréticos poupadores de K⁺ ou AINE)
- Angioedema (interromper imediatamente o fármaco e tratar com anti-histamínicos, corticosteroides ou, nos casos graves, epinefrina [EPI])
- Reações cutâneas alérgicas

Antagonistas dos receptores de angiotensina

Os BRA são discutidos sistematicamente no Capítulo 30. São antagonistas competitivos e altamente seletivos do receptor AT_1, que medeia os principais efeitos da AngII. São alternativas terapêuticas para os IECA e uma segunda escolha em todos os estágios da IC para pacientes que não toleram IECA. Tendo em vista o papel central do receptor AT_1 para as ações da AngII, não é surpreendente que os BRA demonstrem o mesmo perfil farmacológico dos IECA, com a exceção de que eles não induzem tosse. A atividade das vias dos receptores AT_2 sem oposição, na presença de bloqueio AT_1 por um BRA, não parece conferir nenhuma vantagem terapêutica para os BRA em comparação com os IECA. Além disso, o acréscimo de um BRA à terapia com IECA não afeta o prognóstico de pacientes com IC, porém aumenta a hipotensão, a hiperpotassemia e a disfunção renal. Uma interação negativa entre IECA e BRA parece se estender para pacientes com maior risco renal. Portanto, não há indicação de rotina para essa combinação.

Antagonistas dos receptores β-adrenérgicos

Principais efeitos dos antagonistas β-adrenérgicos Os neurotransmissores simpáticos NE (liberada nas varicosidades dos nervos adrenérgicos) e EPI (secretada pela medula suprarrenal) são poderosos estímulos para a função cardíaca. Esses neurotransmissores aumentam a frequência cardíaca (efeito cronotrópico positivo) e a força de contração (efeito inotrópico positivo), aumentando o débito cardíaco. Eles aceleram a taxa de desenvolvimento da força (aumento de +dP/dt, ação clinotrópica positiva) e o relaxamento do músculo cardíaco (maior −dP/dt, efeito lusitrópico positivo), que ajuda o enchimento ventricular durante a diástole. A aceleração da velocidade de condução AV (efeito dromotrópico positivo) encurta o ciclo cardíaco e possibilita maiores frequências de batimento. As catecolaminas aumentam a automaticidade dos cardiomiócitos e diminuem o limiar para arritmias (efeito batmotrópico positivo). Todos esses efeitos agudos são mediados pelos receptores β_1 e, em menor grau, pelos receptores β_2. Os efeitos extracardíacos incluem broncodilatação (β_2), vasodilatação (β_2) e vasoconstrição (receptores α_1, que dominam em concentrações mais altas de catecolaminas), estimulação do metabolismo hepático do glicogênio e gliconeogênese (β_2), assim como, principalmente, estimulação da liberação de renina pela mácula densa (β_1). Portanto, a ativação do SNS coativa o SRAA e, conforme delineado anteriormente, a ativação do SRAA ativa o SNS por meio da estimulação da liberação de NE (ver Caps. 14 e 30).

Os β-bloqueadores reduzem competitivamente as ações das catecolaminas mediadas pelo receptor β e, portanto, dependendo do nível de ativação do SNS, reduzem a frequência e a força cardíacas, retardam o relaxamento, reduzem a velocidade de condução AV, suprimem as arritmias, diminuem os níveis de renina e, dependendo de sua seletividade para o receptor β_1, possibilitam mais ou menos broncoconstrição, vasoconstrição e redução da produção hepática de glicose.

Por que usar β-bloqueadores na insuficiência cardíaca?
Tendo em vista as ações anteriormente descritas, a eficácia dos β-bloqueadores na IC foi uma surpresa e teve que superar a resistência da comunidade médica. Como um fármaco com ações cardiodepressoras sobre a função cardíaca pode ser benéfico em uma situação clínica em que o coração já está disfuncional e dependendo de catecolaminas para manter o débito cardíaco? A primeira aplicação terapêutica dos β-bloqueadores em baixas doses ocorreu em uma coorte de pacientes suecos com IC, descompensação cardíaca e frequência cardíaca acima de 120 bpm. A meta era reduzir a frequência cardíaca e o consumo de energia do coração (Waagstein et al., 1975). O sucesso do experimento levou à realização de ensaios clínicos de grande porte, que constataram um impressionante prolongamento de 35% na expectativa de vida dos pacientes tratados com β-bloqueadores (Tab. 33-1), acima dos efeitos dos IECA, dos diuréticos e da *digoxina*.

A chave para compreender o sucesso dos β-bloqueadores na IC surgiu em duas lições. *Em primeiro lugar*, a terapia precisa ser iniciada em uma condição clinicamente estável e em doses muito baixas (um oitavo da dose-alvo), e o escalonamento das doses requer tempo (p. ex., duplicação a cada 4 semanas em ambiente ambulatorial; "comece com pouco, prossiga aos poucos"). Nessas condições, o coração tem tempo para se adaptar à diminuição da estimulação por catecolaminas e encontrar um novo equilíbrio com o estímulo adrenérgico mais baixo. Um aspecto importante é o fato de que os β-bloqueadores não bloqueiam os receptores por completo. Eles são, na verdade, antagonistas competitivos que desviam a curva de concentração-resposta das catecolaminas para a direita (ver Cap. 3).

Em segundo lugar, embora os efeitos agudos das catecolaminas possam salvar a vida do indivíduo, esse nível de estimulação β-adrenérgica aplicada cronicamente – como o SNS o faz em resposta à IC – é deletério. Os efeitos cronotrópicos, inotrópicos e lusitrópicos positivos culminam em aumento desproporcional no consumo de energia. Isso é irrelevante em situações de perda aguda de sangue ou outro estresse, porém é de crítica importância se for persistente. O coração reage à estimulação simpática crônica por um programa gênico específico da IC (p. ex., infrarregulação da densidade dos receptores β-adrenérgicos; suprarregulação das proteínas G inibitórias; e diminuição da Ca^{2+}-ATPase do retículo sarcoplasmático [RS], a isoforma rápida da miosina de cadeia pesada, e correntes de repolarização de K$^+$), alterações que ocorrem ao custo de uma diminuição da faixa dinâmica e de um aumento na propensão a arritmias. A reversão do programa gênico de IC pelos β-bloqueadores (Lowes et al., 2002) provavelmente contribui para o aumento paradoxal da FE ventricular esquerda após 3 a 6 meses de terapia e para a taxa reduzida de morte súbita cardíaca arritmogênica observada nos estudos de grande porte. Em uma visão simples, os β-bloqueadores protegem o coração das consequências adversas em longo prazo da hiperestimulação adrenérgica, como aumento do consumo de energia, fibrose, arritmias e morte celular. As frequências cardíacas mais baixas não apenas poupam energia, mas também melhoram a função contrátil, visto que o coração em falência, diferentemente do coração humano sadio, tem uma relação força-frequência negativa (Pieske et al., 1995). Além disso, os β-bloqueadores melhoram a perfusão do miocárdio ao prolongar a diástole, reduzindo, assim, a isquemia.

Fármacos disponíveis
Quatro β-bloqueadores foram testados com sucesso em ensaios clínicos randomizados (Tab. 33-1): o *metoprolol* (MERIT-HF Investigators, 1999) e o *bisoprolol* (CIBIS-II Investigators, 1999), agentes β_1-seletivos, e o *carvedilol* e o *nebivolol*, agentes de terceira geração com ações adicionais. O *carvedilol* é um β-bloqueador não seletivo e um antagonista dos receptores α_1. O *nebivolol* (Flather et al., 2005) é β_1-seletivo e possui ações vasodilatadoras adicionais, que podem ser mediadas pelo NO (Cap. 14). O ensaio clínico COMET (Poole-Wilson et al., 2003), o único ensaio clínico comparativo prospectivo e randomizado de dois β-bloqueadores, sugeriu um efeito mais favorável do *carvedilol* em relação ao *metoprolol*, porém usou este último fármaco em uma formulação inadequada (tartarato de *metoprolol* em vez de succinato em formulação de cinética de ordem zero) e em uma dose insuficiente. Estudos observacionais e metanálises subsequentes não confirmaram, em seu conjunto, uma diferença clinicamente significativa.

Considerações farmacocinéticas
Existem importantes diferenças farmacocinéticas entre esses β-bloqueadores (Tab. 33-3), que são relevantes dado que a terapia bem-sucedida da IC (e da maioria das doenças cardiovasculares crônicas) requer concentrações plasmáticas estáveis ao longo do dia (níveis mínimos > 50% do valor máximo antes da próxima aplicação da dose).

O *metoprolol* tem uma $t_{1/2}$ curta (3-5 horas), sendo aprovado para o tratamento da insuficiência cardíaca apenas como formulação de liberação prolongada de ordem zero, que tem sido usada em ensaios clínicos com resultados bem-sucedidos (*succinato de metoprolol CR/XL*; Ponikowski et al., 2016; Yancy et al., 2017). As formulações de liberação prolongada padrão (*tartarato de metoprolol*) exibem flutuações diárias muito maiores das concentrações plasmáticas e relação de mínimo-máximo de 24 horas insuficiente quando o fármaco é administrado 2 vezes/dia. Uma das principais desvantagens do *metoprolol* é a sua dependência do citocromo P450 (CYP) polimórfico 2D6, para o seu metabolismo. Os "metabolizadores fracos" da CYP2D6, que representam cerca de 8% da população branca, exibem níveis $C_{Pmáx}$ de *metoprolol* cinco vezes mais altos do que os metabolizadores normais. Em um estudo longitudinal prospectivo, essa diferença teve uma correlação com diferenças de duas vezes nas respostas da frequência cardíaca (Rau et al., 2009). O *bisoprolol* tem uma $t_{1/2}$ plasmática longa o suficiente (10-12 horas) para administração de uma única dose ao dia e não é metabolizado pela CYP2D6. O *carvedilol* tem $t_{1/2}$ mais curta (6-10 horas) e necessita de administração 2 vezes/dia. Uma peculiaridade vantajosa do *carvedilol* é que ele se dissocia apenas lentamente dos receptores β e, portanto, atua por mais tempo do que o sugerido pela sua $t_{1/2}$ plasmática. O metabolismo do *carvedilol* depende da CYP2D6, porém menos em comparação com o *metoprolol*. As concentrações plasmáticas do *nebivolol* são 10 a 15 vezes mais altas nos metabolizadores fracos da CYP2D6, porém isso não tem consequência clínica, provavelmente pelo fato de que o primeiro metabólito possui uma atividade semelhante à do composto original. O *nebivolol* não foi aprovado nos Estados Unidos para o tratamento da IC (apenas para a hipertensão), porém está aprovado em 71 países no mundo inteiro, incluindo na Europa (pacientes > 70 anos de idade).

Uso clínico
Todos os pacientes com IC sintomática (estágio C, NYHA II-IV) e todos os pacientes com disfunção ventricular esquerda (estágio B, NYHA I) após IAM devem ser tratados com um β-bloqueador. A terapia com β-bloqueadores só deve ser iniciada em pacientes clinicamente estáveis em doses muito baixas, geralmente um oitavo da dose-alvo

TABELA 33-3 ■ β-BLOQUEADORES APROVADOS E CLINICAMENTE AVALIADOS PARA TERAPIA DA ICFER

β-BLOQUEADOR	β_1-SELETIVO	VASODILATAÇÃO	$t_{1/2}$ (h)	DOSE INICIAL (mg)	DOSE-ALVO (mg)	DEPENDÊNCIA DE CYP2D6[a]
Bisoprolol	Sim	Não	10-12	1 × 1,25	1 × 10	Não
Carvedilol	Não	Sim	6-10	2 × 3,125	2 × 25	Sim
Succinato de metoprolol[b]	Sim	Não	> 12[b]	1 × 12,5[b]	1 × 200	Sim
Nebivolol	Sim	Sim	10	1 × 1,25	1 × 10	Sim

[a]CYP2D6 indica dependência do metabolismo pelo citocromo P450 polimórfico; provavelmente menos relevante para o nebivolol, visto que o primeiro metabólito é ativo.
[b]Os estudos clínicos na insuficiência cardíaca utilizaram principalmente succinato de metoprolol em formulação de liberação lenta (cinética de ordem zero); o próprio metoprolol tem uma meia-vida de 3-5 horas.

final, e tituladas a cada 4 semanas. Mesmo quando instituída de maneira adequada, existe uma tendência à retenção de líquidos, que pode exigir ajuste da dose do diurético. Em geral, a melhora da função ventricular esquerda leva de 3 a 6 meses e, nesse período, os pacientes devem ser monitorados cuidadosamente.

Os β-bloqueadores não devem ser administrados na IC de início recente ou agudamente descompensada. Se o paciente for internado com descompensação aguda sob terapia atual com β-bloqueadores, pode ser necessário reduzir a dose, ou o fármaco deve ser interrompido até estabilização clínica, quando então a terapia deve ser reiniciada.

Precauções Formalmente, os β-bloqueadores têm uma longa lista de respostas adversas e contraindicações, mas na prática são geralmente bem tolerados quando iniciados de modo adequado. Se as doses forem aumentadas com rapidez excessiva, é comum a ocorrência de queda da pressão arterial, retenção de líquidos e tontura, o que exige uma redução da dose.

As principais respostas cardiovasculares associadas ao uso dos β-bloqueadores são as seguintes:

- *Redução da frequência cardíaca*, um efeito desejável que indica uma posologia adequada (a ausência de redução indica uma dose insuficiente). Uma frequência cardíaca alvo razoável em repouso é de 60 a 70 bpm.
- *Bloqueio AV* (é preciso tomar cuidado com distúrbio de condução preexistente; deve-se considerar a implantação de marca-passo).
- *Broncoconstrição*. A asma alérgica é uma contraindicação para o uso de todos os β-bloqueadores, porém a doença pulmonar obstrutiva crônica não, visto que a faixa dinâmica dependente dos receptores $β_2$ é baixa nesses pacientes e os estudos realizados documentaram a segurança dos fármacos. Entretanto, apenas os compostos $β_1$-seletivos devem ser usados em pacientes com doença pulmonar obstrutiva crônica.
- *Vasoconstrição periférica (extremidades frias)*. A vasoconstrição inicial se transforma em vasodilatação com a terapia crônica com β-bloqueadores. Em geral, as extremidades frias não representam um problema para os pacientes com IC. Todavia, pacientes com doença arterial periférica ou sintomas de claudicação ou de doença de Raynaud devem ser monitorados cuidadosamente e tratados com *carvedilol* se um β-bloqueador for utilizado.

Antagonistas do receptor de mineralocorticoides

O terceiro grupo de fármacos com efeito documentado no prolongamento da vida de pacientes com IC é constituído pelos MRA. Esses fármacos devem ser administrados em doses baixas a todos os pacientes em estágio C (classe II-IV da NYHA), isto é, com ICFER sintomática, embora a combinação de IECA/BRA e MRA esteja formalmente contraindicada, devido ao risco de hiperpotassemia. A segurança de um MRA em dose baixa (25 mg vs. dose-padrão de 100 mg de *espironolactona*) foi demonstrada em um ensaio clínico randomizado de grande porte em uma coorte de pacientes com IC grave (NYHA III-VI), em que o MRA foi acrescentado a diuréticos, IECA e *digoxina* (Pitt, 2004). Estudos posteriores com *eplerenona* na IC menos grave essencialmente confirmaram a eficácia dessa classe de fármacos.

Mecanismos de ação Os MRA atuam como antagonistas dos receptores nucleares de aldosterona (Fig. 29-6). São diuréticos poupadores de K^+ (ver discussão adiante), porém adquiriram mais importância no tratamento da IC em virtude de sua eficácia adicional de suprimir as consequências da ativação neuro-humoral. A aldosterona, como segundo componente principal do SRAA, promove a retenção de Na^+ e líquidos, a perda de K^+ e Mg^{2+}, a ativação simpática, a inibição parassimpática, a fibrose miocárdica e vascular, a disfunção dos barorreceptores e a lesão vascular, todos efeitos adversos na presença de IC. Os níveis plasmáticos de aldosterona diminuem com a terapia com IECA ou BRA, porém voltam a aumentar rapidamente, um fenômeno denominado *escape da aldosterona*, provavelmente explicado pelo bloqueio incompleto do SRAA (p. ex., a AngI pode ser convertida em AngII pela quimase, além da ECA; ver Cap. 30) e pelo fato de que a secreção de aldosterona é regulada não apenas pela AngII, mas também pelos níveis plasmáticos de Na^+ e K^+. Os MRA inibem todos os efeitos da aldosterona, dentre os quais a redução da fibrose pode ser de importância particular.

Uso clínico e respostas adversas Atualmente, dispõe-se de dois MRA esteroides, a *espironolactona* e a *eplerenona*. A *espironolactona* é um antagonista inespecífico dos receptores de hormônios esteroides, com afinidade semelhante aos receptores de progesterona e androgênio. Ela provoca ginecomastia (aumento doloroso das mamas, 10% dos pacientes) nos homens e dismenorreia nas mulheres. A *eplerenona* é seletiva para o receptor de mineralocorticoides e, portanto, não provoca ginecomastia. Um MRA não esteroide (*finerenona*) recebeu aprovação da FDA em 2021. Possui maior seletividade para os receptores de mineralocorticoides em comparação com outros receptores de esteroides e pode causar relativamente menos hiperpotassemia.

A RAF mais importante dos MRA e a hiperpotassemia. Nas condições controladas dos ensaios clínicos, ocorreu hiperpotassemia grave (> 5,5 mmol/L) em 12% dos pacientes do grupo da *eplerenona* vs. em 7% do grupo placebo (Zannad et al., 2011). As taxas podem ser mais altas na prática clínica, quando as condições de risco, a comedicação e as restrições de doses não são bem controladas (Juurlink et al., 2004). As diretrizes para o uso de MRA em pacientes com IC são as seguintes:

- Não administrar mais do que 50 mg/dia.
- Não usar se a TFG for inferior a 30 mL/min (creatinina de cerca de 2 mg/dL ou mais).
- Ter cuidado com pacientes idosos, nos quais a melhora do prognóstico pode ser menos relevante do que a prevenção de efeitos adversos graves.
- Ter cuidado com diabéticos, que correm maior risco de hiperpotassemia
- Não associar com AINE, que são contraindicados na IC, mas frequentemente prescritos para doenças degenerativas crônicas do sistema musculoesquelético.
- Não associar a outros diuréticos poupadores de K^+.

Inibidores do receptor de angiotensina e da neprilisina

O *sacubitril/valsartana* é uma contribuição para a terapia de combinação padrão da IC. Essa combinação é obtida por meio da cocristalização da *valsartana*, um BRA bem conhecido, com o *sacubitril*, um profármaco que, após desesterização, inibe a neprilisina – uma peptidase mediadora da degradação e da inativação enzimáticas dos peptídeos natriuréticos (ANP, BNP, CNP), da substância P e da bradicinina. Portanto, o fármaco combina a inativação do SRAA com a ativação de um eixo benéfico de ativação neuro-humoral: os peptídeos natriuréticos. Em consequência, espera-se que o IRAN promova os efeitos benéficos da natriurese, diurese e vasodilatação dos vasos arteriais e venosos e iniba a hipertrofia dos cardiomiócitos, a trombose, a fibrose e a liberação de renina. O aumento dos níveis de ANP/BNP pela inibição da degradação provavelmente é um princípio farmacológico melhor do que a administração direta do BNP agonista (*neseritida*; ver na seção sobre insuficiência cardíaca aguda), visto que ela aumenta a regulação *endógena* dos níveis plasmáticos e teciduais. O *sacubitril/valsartana* produz elevações menores da bradicinina e da substância P do que o *omapatrilate*, um fármaco mais antigo que combina um inibidor da neprilisina e um IECA (que também inibe a degradação desses peptídeos). Essa diferença pode explicar por que o *sacubitril/valsartana* não está associado a uma taxa aumentada de angioedema, o efeito adverso que levou à interrupção do desenvolvimento do *omapatrilate*. Um estudo comparativo direto de grande porte realizado em pacientes com IC estável demonstrou uma superioridade do *sacubitril/valsartana* em comparação com o *enalapril* (McMurray et al., 2014). Atualmente, é recomendado como substituição do IECA ou BRA em todos os pacientes com classe II-III da NYHA (EUA; Yancy et al., 2017) ou, de acordo com as diretrizes da ESC, para todos os pacientes ainda sintomáticos com terapia tripla, incluindo MRA (Ponikowski et al., 2016).

Princípio de tratamento II: redução da pré-carga

Na IC, a sobrecarga de líquido com aumento das pressões de enchimento (pré-carga aumentada) e dilatação dos ventrículos é consequência da redução da perfusão renal e da ativação do SRAA. Normalmente, o aumento da pré-carga e o estiramento dos miofilamentos aumentam a força contrátil em um mecanismo autorregulador: a relação de força-comprimento positiva ou mecanismo de Frank-Starling. Entretanto, na congestão, o coração em falência opera na porção plana dessa relação (Fig. 33-4) e não é capaz de gerar força suficiente com o aumento da pré-carga, resultando em edema nos pulmões e na periferia.

Os diuréticos aumentam a excreção de Na^+ e de água ao inibir os transportadores no rim e, assim, melhoram os sintomas da ICC ao deslocar as pressões de enchimento cardíaco dos pacientes para valores mais baixos ao longo da mesma curva de função ventricular. Os diuréticos são parte integrante da terapia de combinação das formas sintomáticas de IC. A eficácia prognóstica dos diuréticos na IC continuará sendo uma questão acadêmica, simplesmente porque a randomização de pacientes para um ensaio clínico de diuréticos seria eticamente inadmissível. Os diuréticos *não* devem ser administrados a pacientes sem congestão, visto que ativam o SRAA e podem acelerar uma perigosa espiral descendente. Em contrapartida, pode ocorrer resistência aos diuréticos por vários motivos na IC grave, causando deterioração clínica (Tab. 33-4).

Diuréticos de alça

Os *diuréticos de alça* (*furosemida, torasemida, bumetanida*; Tab. 33-5) inibem o simportador de Na^+-K^+-2Cl no ramo ascendente da alça de Henle, onde até 15% do filtrado primário (cerca de 150 L/dia) é reabsorvido, explicando a sua forte ação diurética. O aumento do fornecimento de Na^+ e líquido aos segmentos distais do néfron tem duas consequências:

- É percebido na mácula densa e normalmente ativa a retroalimentação tubuloglomerular para diminuir a TFG. Essa autorregulação explica a rápida perda de eficácia dos diuréticos mais antigos pertencentes à classe dos inibidores de anidrase carbônica (p. ex., *acetazolamida*), que atuam no túbulo proximal. Os tiazídicos (ver discussão adiante) são derivados dessa classe e produzem um pequeno aumento na TFG. Os diuréticos de alça inibem o mecanismo de retroalimentação, visto que ele é mediado pelo simportador de Na^+-K^+-2Cl. Esses fármacos possuem ação estável e não afetam a TFG.
- Leva a uma maior absorção de Na^+ mediada por CENa e, em troca, a uma maior excreção de K^+ no túbulo distal, o que explica a ocorrência de hipopotassemia, o principal efeito colateral.

A biodisponibilidade da *furosemida* administrada por via oral varia de 40 a 70%. Com frequência, são necessárias altas doses do fármaco para iniciar a diurese em pacientes com agravamento dos sintomas ou naqueles com comprometimento da absorção GI, como pode ocorrer em pacientes com hipervolemia grave que apresentam edema GI induzido pela ICC. As biodisponibilidades orais da *bumetanida* e da *torasemida* são superiores a 80%, proporcionando-lhes, consequentemente, uma absorção mais consistente do que a *furosemida*. A *furosemida* e a *bumetanida* são fármacos de ação curta. A $t_{1/2}$ da *furosemida* na função renal normal é de cerca de 1 hora (aumenta para > 24 horas na insuficiência renal terminal). A retenção de Na^+ de rebote normalmente exige administração da dose 2 vezes/dia ou mais. A *bumetanida* alcança concentrações plasmáticas máximas em 0,5 a 2 horas e apresenta uma $t_{1/2}$ de 1 a 1,5 hora. A *torasemida* tem início de ação mais lento (com efeito máximo 1 a 2 horas após a ingestão) e $t_{1/2}$ plasmática de 3 a 4 horas. A insuficiência renal não afeta gravemente a eliminação da *bumetanida* nem da *torasemida*. Diferentemente de outros diuréticos de alça, dos tiazídicos e diuréticos semelhantes aos tiazídicos, o *ácido etacrínico* não é uma sulfonamida e, em geral, é reservado para pacientes com alergia às sulfonamidas. Ele atua como a *furosemida* e provoca ototoxicidade em altas doses.

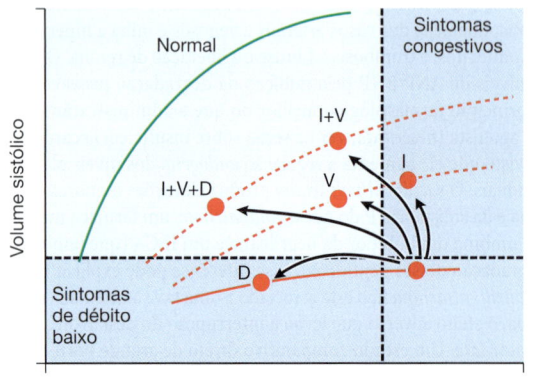

Diuréticos tiazídicos

Os *diuréticos tiazídicos* (*hidroclorotiazida, clortalidona*; Tab. 33-5) desempenham um papel limitado na IC em virtude de seu baixo efeito diurético máximo e perda de eficácia na presença de TFG inferior a 30 mL/min. Os diuréticos semelhantes às tiazidas, como *metolazona* e *xipamida* (não disponível nos Estados Unidos), retêm seu efeito diurético na presença de TFG baixa e, portanto, estão entre os diuréticos de alça e os tiazídicos clássicos. A terapia de combinação com tiazídicos e diuréticos de alça frequentemente é efetiva em pacientes refratários aos diuréticos de alça isoladamente ("bloqueio tubular sequencial"), visto que a refratariedade é geralmente causada por suprarregulação do cotransportador de Na^+-Cl no túbulo contorcido distal, o principal alvo dos diuréticos tiazídicos (ver Capítulo 29). Esses fármacos estão associados a um maior grau de perda de K^+ por redução do volume de líquido em comparação com os diuréticos de alça, fato que exige uma monitoração cuidadosa da perda de K^+ na terapia de combinação.

Diuréticos poupadores de K^+

Os *diuréticos poupadores de K^+* (ver Cap. 29) inibem diretamente os canais de Na^+ apicais nos segmentos distais do túbulo (CENa; p. ex., *amilorida, triantereno*) ou reduzem sua expressão gênica (os MRA *espironolactona* e *eplerenona*). Esses agentes são diuréticos fracos, porém são usados com frequência no tratamento da HTN em associação com diuréticos de alça ou tiazídicos para reduzir a perda de K^+ e Mg^{2+}. A eficácia prognóstica dos MRA, que é pelo menos parcialmente independente de sua atividade poupadora de K^+, torna a *amilorida* e o *triantereno*, em grande parte, dispensáveis na terapia da IC. Os diuréticos poupadores de K^+ não devem ser combinados com IECA e MRA.

Princípio de tratamento III: redução da pós-carga

O coração em falência é notavelmente sensível ao aumento da resistência arterial (i.e., pós-carga) (Fig. 33-5). Portanto, os vasodilatadores

---

TABELA 33-4 ■ CAUSAS DE RESISTÊNCIA AOS DIURÉTICOS NA IC

Falta de adesão ao tratamento clínico; excesso de consumo de Na^+

Diminuição da perfusão renal e da TFG devido a:
  Depleção excessiva do volume intravascular e hipotensão em virtude de terapia agressiva com diuréticos e vasodilatadores
  Declínio do débito cardíaco decorrente da piora da IC, de arritmias ou de outras causas cardíacas primárias
  Redução seletiva da pressão de perfusão glomerular após o início da terapia com IECA (ou aumento da dose)

Anti-inflamatórios não esteroides

Patologia renal primária (p. ex., êmbolos de colesterol, estenose da artéria renal, nefrite intersticial induzida por fármaco, uropatia obstrutiva)

Redução ou deficiência da absorção do diurético devido a edema da parede intestinal e redução do fluxo sanguíneo esplâncnico

---

Figura 33-4 *Respostas hemodinâmicas a intervenções farmacológicas na IC. As relações entre a pressão de enchimento diastólica (pré-carga) e o volume sistólico (desempenho ventricular) estão ilustradas para um coração normal (linha verde; a relação de Frank-Starling) e para um paciente com IC decorrente de disfunção sistólica (linha vermelha). Observe que os agentes inotrópicos positivos (I), como os GC ou a dobutamina, deslocam os pacientes para uma curva de função ventricular superior (linha tracejada inferior), resultando em maior trabalho cardíaco para um determinado nível de pressão de enchimento ventricular. Os vasodilatadores (V), como o IECA ou nitroprusseto, também deslocam os pacientes para curvas de melhor função ventricular, ao mesmo tempo que reduzem as pressões de enchimento cardíacas. Os diuréticos (D) melhoram os sintomas da ICC ao deslocar os pacientes para pressões de enchimento cardíacas ao longo da mesma curva de função ventricular.*

TABELA 33-5 ■ PROPRIEDADES E DOSES TERAPÊUTICAS DOS DIURÉTICOS PARA TERAPIA DA ICFER[a]					
DIURÉTICO	DOSE INICIAL (mg)	DOSE DIÁRIA COMUM (mg)	TEMPO PARA O INÍCIO DO EFEITO (h)	$t_{1/2}$ (h)	EFEITOS ADVERSOS E INTERAÇÕES
Diuréticos de alça					
Bumetanida	0,5-1	1-5	0,5	1-1,5	**Efeitos adversos:** hipopotassemia, hiponatremia, hipomagnesemia, hiperuricemia, hipocalcemia, nefrotoxicidade, ototoxicidade (diuréticos de alça), hipercalcemia (tiazídicos), intolerância à glicose, hipersensibilidade às sulfonamidas **Interações:** pode aumentar os níveis de lítio (FC) e a toxicidade dos glicosídeos cardíacos (FD, hipopotassemia), resinas permutadoras de ânions (FC), AINE e glicocorticoides (FD) podem diminuir o efeito dos diuréticos
Furosemida	20-40	40-240	0,5	1	
Torasemida	5-10	10-20	1	3-4	
Tiazídicos					
Clortalidona	50	50-100	2	50	
Hidroclorotiazida	25	12,5-100	1-2	6-8	
Diuréticos poupadores de potássio					
	+ bloqueador do SRA	−bloqueador do SRA	+ bloqueador do SRA	−bloqueador do SRA	
Eplerenona, espironolactona	12,5-25	50	50	100-200	2-6	24-36	**Efeitos adversos:** hiperpotassemia (todos), ginecomastia, disfunção erétil e distúrbios de sangramento menstrual (espironolactona) **Interações:** risco aumentado de hiperpotassemia quando administrados com ECA ou BRA (observar a dosagem diferente!), bem como ciclosporina, AINE **Contraindicação:** insuficiência renal com depuração da creatinina < 30 mL/min
Amilorida	2,5	5	5-10	10-20	2	10-24	
Triantereno	25	50	100	200	2	8-16	

FD, farmacodinâmica; FC, interação farmacocinética.
[a]As recomendações posológicas foram adaptadas das diretrizes da ESC (Ponikowski et al., 2016).

devem ter efeitos benéficos nos pacientes com IC, visto que reduzem a pós-carga e permitem ao coração expelir o sangue contra uma resistência menor. Entretanto, os ensaios clínicos com vasodilatadores puros foram, em grande parte, decepcionantes, enquanto os com inibidores do SRAA – vasodilatadores com um modo de ação mais amplo – foram bem-sucedidos. Os prováveis motivos incluem taquicardia reflexa e taquifilaxia (*prazosina*, ISDN) e efeitos inotrópicos negativos (antagonistas dos canais de cálcio de di-hidropiridínicos).

Hidralazina-dinitrato de isossorbida

Uma exceção notável é o efeito terapêutico de uma combinação fixa de *hidralazina* e ISDN. Em um ensaio clínico pioneiro, Cohn e colaboradores mostraram uma eficácia moderada dessa combinação em pacientes com IC (Cohn et al., 1986). O benefício ficou limitado à melhora na coorte dos pacientes negros. Em um segundo ensaio clínico realizado apenas em indivíduos negros, a combinação proporcionou um benefício de sobrevida de 43% (Taylor et al., 2004). A combinação foi aprovada pela FDA em 2006, a primeira aprovação com restrição étnica.

Por ser um nitrato orgânico disponível por via oral, o ISDN, à semelhança da *nitroglicerina* e do 5′-monotrato de isossorbida (ISMN), dilata preferencialmente os vasos sanguíneos de grande calibre, como os vasos de capacitância venosos e de condutância arteriais (ver Cap. 31). Os principais efeitos são o "represamento venoso" e a redução da pressão de enchimento diastólica (pré-carga), com pouco efeito na resistência vascular sistêmica (que é regulada por arteríolas de pequeno a médio calibre). A monoterapia prolongada é comprometida pela tolerância aos nitratos (i.e., perda do efeito e indução de um estado pró-constritor, com altos níveis de ROS). A *hidralazina* é um vasodilatador direto, cujo mecanismo de ação ainda não está resolvido (ver Cap. 32). Foi sugerido que ela impede a tolerância aos nitratos ao reduzir a inativação do NO mediada por ROS (Munzel et al., 2005), uma ação que poderia explicar a eficácia dessa combinação na IC entre indivíduos negros. Um teste dessa hipótese em pacientes com IC de classe II a III da NYHA (Chirkov et al., 2010) não conseguiu confirmar a hipótese. As diferenças relevantes na responsividade entre pacientes negros e brancos com IC não foram explicadas.

A formulação de combinação fixa contém 37,5 mg de *hidralazina* e 20 mg de ISDN e é supratitulada para uma dose-alvo de dois comprimidos, 3 vezes/dia. Em geral, os pacientes também usarão um β-bloqueador. Por conseguinte, a hipotensão pode limitar a dose. Os efeitos adversos frequentes incluem tontura e cefaleia. A adesão ao esquema de 3 doses/dia pode impor problemas práticos (Cohn et al., 1986), e doses de *hidralazina* acima de 200 mg foram associadas ao lúpus eritematoso.

Vericiguate

O *vericiguate*, que foi aprovado pela FDA no início de 2021, é uma nova contribuição para a terapia da insuficiência cardíaca. O fármaco estimula diretamente a sGC e sensibiliza a enzima ao NO endógeno, à semelhança do *riociguate* (aprovado para o tratamento da hipertensão arterial pulmonar; ver Cap. 35), porém com meia-vida mais longa. As guanililciclases são alvos estabelecidos para peptídeos natriuréticos (a forma de membrana, mGC) e NO e nitratos orgânicos (a forma solúvel, sGC). Um ensaio clínico recente em pacientes com insuficiência cardíaca avançada e internação recente mostrou que o acréscimo de *vericiguate* (10 mg 1 vez/dia) a uma terapia dirigida por diretrizes (incluindo 60% recebendo terapia tripla [inibidor do SRA, β-bloqueador e MRA] e 15% de IRAN) reduziu um resultado final composto de morte por causas cardiovasculares ou primeira internação por insuficiência cardíaca em 10% (Armstrong et al., 2020). Conforme esperado de um estimulador da sGC, a taxa de hipotensão sintomática foi ligeiramente maior no grupo tratado com *vericiguate*.

Princípio de tratamento IV: aumento da contratilidade cardíaca

O coração em falência é incapaz de gerar força suficiente para atender às necessidades corporais de perfusão de sangue oxigenado (Fig. 33-1).

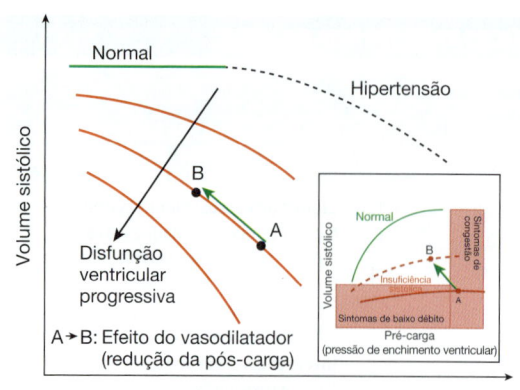

Figura 33-5 *Volume sistólico vs. pós-carga (resistência ao fluxo): efeitos da IC.* O aumento da resistência ao efluxo ventricular, um determinante básico da pós-carga, tem pouco efeito no volume sistólico do coração normal até altos níveis de resistência ao efluxo (curva superior). Todavia, em pacientes com disfunção ventricular sistólica (curvas inferiores), o aumento da resistência ao efluxo produz uma redução perceptível do desempenho cardíaco (= volume sistólico), que é progressiva com o aumento da insuficiência. Esse aumento na resistência ao efluxo pode ocorrer como resposta compensatória do SNS e do SRAA à função cardíaca diminuída e à pressão arterial reduzida em consequência da IC. Uma maior resistência ao efluxo ventricular aumenta o desenvolvimento da pressão máxima no ventrículo esquerdo na abertura da valva da aorta, aumentando, assim, o estresse da parede ventricular e o volume sistólico final. Isso pode causar um aumento no volume diastólico final. No coração normal, o estiramento crescente do ventrículo aumenta o desempenho contrátil cardíaco (volume sistólico), constituindo o efeito de Frank-Starling (detalhe). Todavia, no coração em falência, a resposta contrátil positiva incluída no efeito de Frank-Starling é fraca e só proporciona um pequeno aumento do volume sistólico. A redução da resistência ao fluxo com agentes que reduzem a resistência vascular sistêmica, como vasodilatadores arteriais, pode deslocar o desempenho cardíaco para um volume sistólico maior em pacientes com disfunção miocárdica (de A para B). Esse aumento do volume sistólico pode proporcionar um débito suficiente, compensar a diminuição da resistência vascular sistêmica e moderar a queda da pressão arterial sistêmica devido ao vasodilatador. Para mais detalhes, ver Figura 33-4 e o trabalho de Klabunde (2015).

Historicamente, os médicos tentaram estimular a geração de força com agentes inotrópicos positivos. Infelizmente, quando usados de modo crônico, esses fármacos não melhoram a expectativa de vida nem o desempenho cardíaco. Pelo contrário, o uso crônico de agentes inotrópicos positivos está associado a uma mortalidade excessiva. Entre os agentes inotrópicos disponíveis, apenas os glicosídeos cardíacos são usados no tratamento da IC crônica. Isso se deve a duas razões: um longo histórico de uso (ver Perspectiva histórica) e um ensaio clínico de grande porte conduzido em pacientes com IC de classe II-III da NYHA, mostrando que a *digoxina* reduziu a taxa de internações associadas à IC sem aumentar a mortalidade (Tab. 33-1).

Agentes inotrópicos e regulação da contratilidade cardíaca

Os cardiomiócitos sofrem contração e desenvolvem força em resposta à despolarização da membrana e às subsequentes elevações das concentrações intracelulares de Ca^{2+} (Fig. 33-6). Os mecanismos desse *acoplamento excitação-contração* são a base para compreender o modo de ação dos agentes inotrópicos positivos e a função dos cardiomiócitos em geral. Os agentes inotrópicos positivos e novos compostos em desenvolvimento atuam pelo aumento da concentração de Ca^{2+} intracelular livre ($[Ca^{2+}]_i$). Os "sensibilizadores" de Ca^{2+} (p. ex., *levosimendana*) sensibilizam os miofilamentos ao Ca^{2+}, isto é, desviam para a esquerda a relação entre a concentração de Ca^{2+} livre e a força.

Inibidores da Na^+/K^+-ATPase

Os GC inibem a Na^+/K^+ da membrana plasmática, uma enzima fundamental que bombeia ativamente o Na^+ para fora da célula e o K^+ para dentro, mantendo os gradientes de concentração acentuados de Na^+ e K^+ ao longo da membrana plasmática. A inibição dessa enzima reduz ligeiramente o gradiente de Na^+ através da membrana do miócito, reduzindo a força motriz para a extrusão do Ca^{2+} pelo permutador de Na^+/Ca^{2+} (NCX), fornecendo uma maior quantidade de Ca^{2+} para armazenamento do RS de modo a ativar a contração. Os detalhes são explicados na Figura 33-6.

Agentes inotrópicos dependentes de AMPc

A estimulação mais forte do coração é proporcionada pela estimulação da adenililciclase mediada por receptor. Isso explica o uso de *dobutamina*, EPI e NE no choque cardiogênico (ver discussão adiante). A inibição da degradação do AMPc por inibidores da PDE, como *milrinona* ou *enoximona*, eleva as concentrações celulares de AMPc e ativa a via AMPc-PKA e outros sistemas responsivos ao AMP (ver Cap. 3). Essa ação combinada resulta em concentrações máximas mais altas de Ca^{2+} na sístole e, portanto, em força máxima (Fig. 33-6). Todos os agentes inotrópicos dependentes de AMPc aceleram a contração (efeito clinotrópico positivo) e o relaxamento (efeito lusitrópico positivo), possibilitando a perfusão suficiente dos ventrículos na diástole, sob estimulação das catecolaminas e com taquicardia concomitante. Em contrapartida, a aceleração da contração durante a estimulação das catecolaminas, ao promover a entrada efetiva de Ca^{2+} por unidade de tempo, aumenta a utilização de ATP (i.e., aumenta o consumo de energia) para a recaptação de Ca^{2+} no RS pela Ca^{2+}-ATPase do retículo sarco/endoplasmático (SERCA) e para restaurar o potencial de membrana pela atividade da Na^+/K^+-ATPase.

Sensibilizadores de Ca^{2+} dos miofilamentos

Os sensibilizadores de cálcio aumentam a afinidade dos miofilamentos pelo Ca^{2+}, induzindo, por exemplo, uma mudança de conformação da troponina C (TnC). Eles aumentam a força para uma determinada $[Ca^{2+}]_i$ e não elevam a $[Ca^{2+}]_i$ com suas consequências pró-arrítmicas e de aumento de energia potencialmente deletérias. Por outro lado, o aumento da sensibilidade dos miofilamentos ao Ca^{2+} provoca redução da dissociação do Ca^{2+} dos miofilamentos na diástole e prolongamento do relaxamento ("efeito lusitrópico negativo"). Esse efeito pode agravar a função diastólica já comprometida na IC. Pode também levar à liberação tardia de Ca^{2+} dos miofilamentos na diástole e em arritmias (Schober et al., 2012). Em ensaios clínicos de pacientes com IC crônica, os sensibilizadores de cálcio não conseguiram melhorar o prognóstico. Entretanto, a *levosimendana* foi aprovada em alguns países para o tratamento da IC aguda. Esse fármaco exerce efeitos seletivos adicionais e inibitórios potentes na PDE3, cuja consequência lusitrópica positiva parece antagonizar o efeito lusitrópico negativo da sensibilização ao Ca^{2+}. Os agonistas dos receptores acoplados a G_q (α_1, AT_1, ET_A) também aumentam a sensibilidade dos miofilamentos ao Ca^{2+}, provavelmente devido à fosforilação aumentada da cadeia leve de miosina. O efeito inotrópico positivo é menor que o da estimulação dos receptores β, se desenvolve mais lentamente e é independente do AMPc.

Glicosídeos cardíacos

Ações e uso terapêutico da digoxina.   Efeito inotrópico positivo

Os glicosídeos cardíacos (GC) em concentrações terapêuticas inibem levemente a Na^+/K^+-ATPase cardíaca, causando aumento da $[Na^+]$ intracelular. O aumento de $[Na^+]_i$ inibe a extrusão do Ca^{2+} por meio do NCX, resultando em $[Ca^{2+}]$ intracelular mais alta e contratilidade aumentada (Fig. 33-6). O aumento da contratilidade e, portanto, do débito cardíaco, proporciona alívio sintomático em pacientes com IC (Fig. 33-1). Com a retirada do principal deflagrador para a ativação neuro-humoral, o tônus nervoso simpático e, consequentemente, a frequência cardíaca e a resistência vascular periférica caem. Essas reduções na pré-carga e pós-carga diminuem a dilatação das câmaras e, portanto, o estresse da parede, um forte determinante do consumo miocárdico de O_2. O aumento da perfusão renal diminui a produção de renina e aumenta a diurese, diminuindo ainda mais a pré-carga. Não se sabe ao certo se esses efeitos potencialmente benéficos ocorrem com a terapia médica orientada por diretrizes atuais (p. ex., β-bloqueadores). As diretrizes atuais listam os GC como escolha de terceira linha (Ponikowski et al., 2016) ou não os incluem (Yancy et al., 2017; Fig. 33-3).

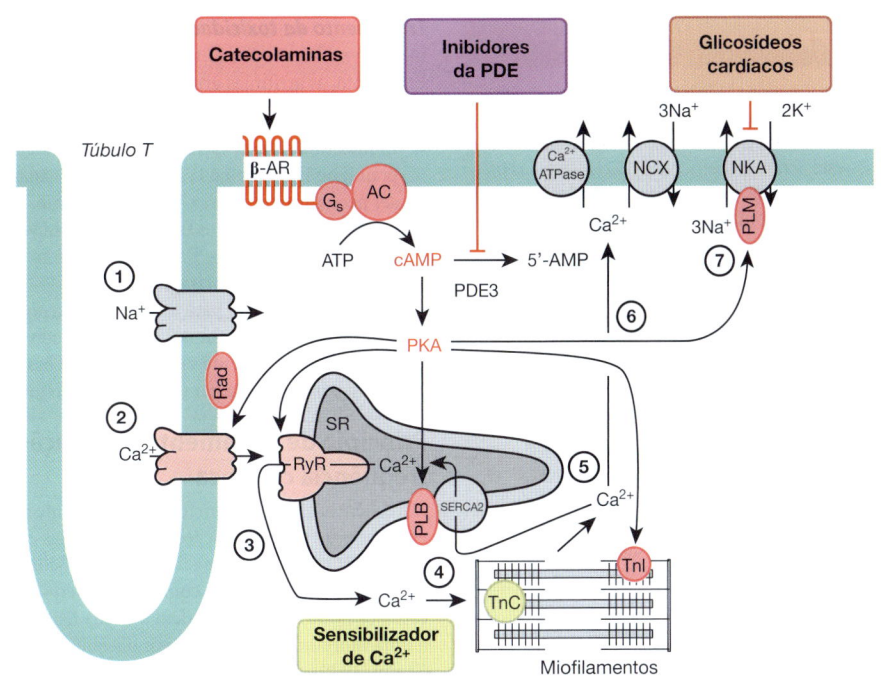

Figura 33-6 *Acoplamento contração-excitação cardíaca e sua regulação por fármacos inotrópicos positivos.* O ciclo cardíaco é iniciado pela despolarização da membrana, que provoca a abertura dos canais de Na⁺ dependentes de voltagem (**1**) e dos canais de Ca²⁺ do tipo L (**2**), possibilitando o fluxo de Na⁺ e Ca²⁺ ao longo de seus gradientes eletroquímicos dentro do miócito. Portanto, o Na⁺ e o Ca²⁺ entram no cardiomiócito em cada ciclo de despolarização da membrana, desencadeando a liberação, por meio do receptor de rianodina (RyR), de quantidades maiores de Ca²⁺ a partir das reservas internas no RS (**3**). O aumento resultante do Ca²⁺ intravascular interage com a troponina C (**4**) e ativa interações entre a actina e a miosina que resultam no encurtamento do sarcômero. A maior parte do Ca²⁺ citosólico (70%) é bombeada de volta para dentro do RS pela SERCA2, uma Ca²⁺-ATPase (**5**). O restante é removido da célula por um NCX de alta capacidade e, em menor grau uma Ca²⁺-ATPase do sarcolema (**6**). O NCX troca três Na⁺ por um Ca²⁺, utilizando o potencial eletroquímico do Na⁺ para impulsionar a extrusão do Ca²⁺. O gradiente eletroquímico para o Na⁺ ao longo do sarcolema é mantido pelo transporte ativo de Na⁺ para fora da célula por meio da Na⁺/K⁺-ATPase (NKA) do sarcolema. Os β-agonistas (que atuam em β-AR, o receptor β-adrenérgicos) e os inibidores da PDE, ao aumentar os níveis intracelulares de AMPc, ativam a PKA, que fosforila a pequena GTPase Rad, ligando-se ao canal de Ca²⁺ do tipo L e inibindo-o (Liu et al., 2020), e componentes reguladores do RyR, bem como a fosfolambana (PLB) no RS e TnI (subunidade inibitória da troponina) no sarcômero. Em consequência, a inibição dos canais de Ca²⁺ do tipo L mediada por Rad é liberada, e aumenta a probabilidade de abertura do canal de Ca²⁺ RyR2. A inibição da SERCA2 pela PLB é liberada, com consequente acúmulo mais rápido de Ca²⁺ no RS pela SERCA2, maior avidez e em maiores concentrações; e ocorre relaxamento em níveis de [Ca²⁺]ᵢ ligeiramente maiores, devido a uma discreta redução da sensibilidade do complexo de troponina ao Ca²⁺. O efeito final dessas fosforilações é um efeito inotrópico positivo: uma taxa mais rápida de desenvolvimento de tensão até um nível maior de tensão, seguido de taxa mais rápida de relaxamento (efeito lusitrópico positivo). Os GC, ao inibirem a NKA, reduzem a extrusão de Na⁺ da célula, possibilitando a elevação de [Na⁺]ᵢₙ, com redução do gradiente interno para o Na⁺ que impulsiona a extrusão do Ca²⁺ pelo NCX. Em consequência, o Ca²⁺ acumula-se no RS, e ocorre um efeito inotrópico positivo, porém sem relaxamento mais rápido. Ver o texto para detalhes dos efeitos adicionais dos GC. Em condições de equilíbrio dinâmico, observe que a quantidade de Ca²⁺ que deixa a célula corresponde exatamente à quantidade que entra nela. À medida que o NCX troca três Na⁺ para cada Ca²⁺, ele cria uma corrente despolarizante. Isso torna a direção do transporte não apenas dependente dos gradientes químicos de Na⁺ e Ca²⁺ ao longo da membrana, mas também o potencial de membrana. Assim, a direção da troca de Na⁺-Ca²⁺ pode ser brevemente invertida durante a despolarização, quando o gradiente elétrico através do sarcolema é transitoriamente revertido. A fosfolemana (PLM) é um inibidor tônico da NKA, que supre a força motriz ([Na⁺]ᵢₙ apropriadamente baixa) para a manutenção de um baixo nível de Ca²⁺ diastólico. A fosforilação da PLM pela PKA remove essa influência inibitória, estimulando, assim, a atividade da NKA e limitando [Na⁺]ᵢₙ e [Ca²⁺]ᵢₙ. Isso pode reduzir a tendência às arritmias durante a estimulação adrenérgica (ver Pavlovic et al., 2013). Observe que os canais de Ca²⁺ tipo L, a SERCA2, e a NKA são todos regulados indiretamente pela fosforilação de proteínas reguladoras inibitórias.

Ações eletrofisiológicas Os GC em concentrações terapêuticas diminuem os potenciais de ação ao acelerar a inativação dos canais de Ca²⁺ do tipo L, devido à [Ca²⁺]ᵢ mais alta. Os potenciais de ação mais curtos (= período refratário) favorecem as arritmias por reentrada, uma razão pela qual os GC promovem a fibrilação atrial. Com a perda de K⁺ intracelular e o aumento de Na⁺ intracelular, o potencial de membrana em repouso (determinado, em grande parte, pela corrente de K⁺, que agora está diminuída) passa para valores menos negativos, com duas consequências: a despolarização diastólica e a automaticidade são aumentadas; e, devido à inativação parcial dos canais de Na⁺, a propagação de impulsos é fortemente reduzida. Ambos os fenômenos promovem arritmias por reentrada. Em concentrações ainda mais altas de GC, a sobrecarga de Ca²⁺ no RS atinge um ponto em que o Ca²⁺ é liberado espontaneamente em quantidades grandes o suficiente para iniciar ondas de Ca²⁺ e, por meio do NCX, a despolarização da célula (Fig. 33-6). Nesse estágio de intoxicação por GC, os sinais típicos no ECG são extrassístoles e bigeminismo com alto risco de fibrilação ventricular.

Efeitos extracardíacos Os GC também inibem a Na⁺/K⁺-ATPase em outros tecidos excitáveis. (1) Em concentrações plasmáticas baixas, os GC estimulam os eferentes vagais e sensibilizam os mecanismos reflexos barorreceptores, produzindo aumento do tônus parassimpático e diminuição do tônus simpático. O efeito benéfico da *digoxina* em baixas concentrações plasmáticas (Rathore et al., 2003), em que os efeitos inotrópicos positivos são menores, sugere que as ações neuro-humorais dos GC podem ser terapeuticamente mais relevantes do que os efeitos inotrópicos positivos diretos. (2) Os GC em concentrações plasmáticas mais altas aumentam as concentrações de Ca²⁺ nas células musculares lisas vasculares e provocam vasoconstrição. Em pacientes com IC, a vasodilatação geralmente prevalece devido à diminuição do tônus nervoso simpático, porém o efeito vascular direto explica a isquemia ou oclusão da artéria mesentérica, um efeito adverso raro (porém grave) dos GC.

Ações indiretas Os efeitos vagotônicos e simpaticolíticos dos GC causam bradicardia e prolongamento AV (efeito dromotrópico negativo) e podem promover *flutter* e fibrilação atriais. A fibrilação é explicada pelo

PERSPECTIVA HISTÓRICA

O botânico britânico William Withering (1741-1799) descreveu sistematicamente as ações da *Digitalis pupurea* em pacientes com IC e forneceu recomendações posológicas exatas (Skou, 1986). Trabalhando em Estrasburgo, na França, Oswald Schmiedeberg (1833-1921) isolou as primeiras entidades químicas das folhas da dedaleira, sendo uma delas a digitoxina. Até que os diuréticos se tornassem disponíveis, os GC eram os únicos fármacos para IC. Eles abrangem muitas entidades químicas, porém apenas a *digoxina* e seus derivados β-*acetildigoxina, metildigoxina* e *digitoxina* são de uso clínico na maioria dos países. Até a década de 1980, os GC eram dosados de acordo com seus efeitos terapêuticos (p. ex., melhora da diurese [Withering considerava os GC como diuréticos], redução do tamanho cardíaco [verificável por radiografia] ou alterações do ECG de superfície) e sintomas de superdosagem, como náuseas e alteração na percepção das cores (amarelo-verde). Atualmente, as concentrações séricas de *digoxina* podem ser medidas por radioimunoensaio. A *digoxina* possui eficácia terapêutica (inclusive um pequeno benefício de sobrevida) apenas em concentrações séricas situadas entre 0,5 e 0,8 ng/mL (Rathore et al., 2003). Concentrações acima de 1,2 ng/mL estão associadas a um aumento da mortalidade. Deve-se evitar qualquer concentração sérica de *digoxina* acima de 0,8 ng/mL.

encurtamento induzido por acetilcolina dos potenciais de ação atrial, que é potencializado ainda mais pelo efeito direto dos GC, descrito anteriormente. Em contrapartida, os GC são usados terapeuticamente para o controle da frequência da FA permanente, em virtude de seus efeitos dromotrópicos negativos.

Interações com K^+, Ca^{2+} e Mg^{2+} A hiperpotassemia reduz a afinidade de ligação dos GC à Na^+/K^+-ATPase, enquanto a hipopotassemia a aumenta. Além disso, a hipopotassemia diminui as correntes de K^+ de repolarização, com consequente aumento espontâneo da despolarização diastólica e automaticidade. A hipopotassemia é, portanto, um importante fator de risco para os efeitos arritmogênicos dos GC. A hipercalcemia e a hipomagnesemia favorecem a sobrecarga de Ca^{2+} no RS e eventos de liberação espontânea de Ca^{2+}. Portanto, o controle dos eletrólitos séricos é obrigatório.

Efeitos adversos O índice terapêutico dos GC é extremamente estreito, conforme documentado no ensaio clínico DIG: concentrações plasmáticas entre 0,5 e 0,8 ng/mL estão associadas a efeitos benéficos, enquanto concentrações de 1,2 ng/mL ou mais estão associadas a uma tendência de aumento da mortalidade (Rathore et al., 2003). Os efeitos adversos mais frequentes e mais graves são as arritmias. Na superdosagem de GC, os pacientes exibem arritmias (90%), sintomas GI (cerca de 55%) e sintomas neurotóxicos (cerca de 12%). As causas mais frequentes de toxicidade são insuficiência renal e superdosagem.

A cardiotoxicidade em indivíduos saudáveis se manifesta na forma de bradicardia extrema, fibrilação atrial e bloqueio AV, enquanto arritmias ventriculares são raras. Em pacientes com cardiopatia estrutural, os sinais frequentes de toxicidade por GC são extrassístoles ventriculares, bigeminismo, taquicardia ventricular e fibrilação. Todavia, em princípio, todo tipo de arritmia pode ser induzido por GC. Os efeitos adversos GI consistem em anorexia, náuseas e vômitos, principalmente devido aos efeitos dos GC nos quimiossensores na área postrema. A contração espástica da artéria mesentérica pode resultar raramente em diarreia intensa e necrose potencialmente fatal do intestino. Cefaleias, fadiga e insônia podem ser sintomas precoces de toxicidade dos GC.

Os efeitos visuais são típicos, porém não muito comuns (10%), e incluem alteração na percepção das cores e coroas (halos). Especula-se que os efeitos visuais da intoxicação digitálica tenham contribuído para a qualidade das últimas pinturas de Vincent van Gogh, que pode ter sido tratado com dedaleira para as queixas neurológicas pelo Dr. Paul Gachet, cujos retratos pintados por van Gogh (em junho de 1890) mostram o médico sentado próximo a um ramo da planta, uma fonte natural de GC e amplamente usada no século XIX (Lee, 1981).

Tratamento da toxicidade por GC A interrupção dos GC normalmente é suficiente como terapia para a toxicidade desses fármacos. Entretanto, as arritmias graves, como bradicardia extrema ou arritmias ventriculares complexas, exigem terapia ativa.

- Bradicardia sinusal extrema, bloqueio sinoatrial ou bloqueio AV de grau II ou III: atropina IV (0,5-1 mg). Se não for bem-sucedida, pode ser necessário um marca-passo temporário.
- Arritmias ventriculares taquicárdicas e hipopotassemia: infusão de K^+ (40-60 mmol/dia). Deve-se considerar que o K^+ elevado pode agravar os defeitos de condução AV.
- Um antídoto efetivo para a toxicidade da *digoxina* é a imunoterapia antidigoxina. Fragmentos de Fab purificados de antissoros antidigoxina ovinos geralmente são dosados com base na dose total estimada de *digoxina* ingerida para obter um efeito totalmente neutralizante.

Princípio de tratamento V: redução da frequência cardíaca

A frequência cardíaca é um forte determinante do consumo cardíaco de energia, e as frequências cardíacas mais altas em pacientes com IC estão associadas a um prognóstico sombrio (Bohm et al., 2010). Agonistas parciais dos receptores β, como o *xamoterol*, aumentam a frequência cardíaca noturna (i.e., impedem a queda fisiológica) e estão associados a uma mortalidade excessiva em pacientes com IC (Xamoterol Study Group, 1990). Em contrapartida, os β-bloqueadores diminuem a frequência cardíaca e melhoram o prognóstico de sobrevida.

Ivabradina

As evidências circunstanciais dos efeitos benéficos de redução da frequência cardíaca levaram ao desenvolvimento da *ivabradina*, um inibidor seletivo dos canais de marca-passo cardíacos (canais catiônicos controlados por nucleotídeos cíclicos ativados por hiperpolarização [HCN]). A *ivabradina* é usada no tratamento da IC e da angina de peito estável em pacientes que não toleram β-bloqueadores ou naqueles em que os β-bloqueadores não reduzem a frequência cardíaca o suficiente (< 70 bpm; recomendação de diretrizes de classe IIa, Fig. 33-3). A aprovação foi baseada em um estudo que demonstrou uma redução na internação e na mortalidade por IC, porém não na mortalidade total ou cardiovascular (Swedberg et al., 2010). É interessante assinalar que o efeito da *ivabradina* não foi superior ao da *digoxina* em um estudo anterior (Digitalis Investigation Group, 1997). Em um estudo recente de grande porte em pacientes com angina estável (85% em uso de β-bloqueadores), a *ivabradina* não proporcionou nenhum benefício, porém levou à ocorrência de fosfenos (luminosidade intensa transitória típica em uma área restrita do campo visual) e ao aumento da taxa de bradicardia, fibrilação atrial e prolongamento do QT (Fox et al., 2014), lançando dúvidas sobre o papel do composto na cardiopatia isquêmica.

Princípio de tratamento VI: inibição do SGLT2

A mais recente contribuição para o tratamento farmacológico combinado de pacientes com IC veio de forma inesperada. Estudos realizados em pacientes com diabetes melito mostraram que os inibidores do SGLT2 (*empagliflozina, canagliflozina*), desenvolvidos para aumentar a excreção renal de glicose, melhoraram os resultados globais e aqueles relacionados particularmente à IC (Zinman et al., 2015). Um ensaio clínico em pacientes com IC e FE reduzida confirmou o efeito benéfico dessa classe de fármacos e mostrou que ela ocorreu independentemente da presença de diabetes (McMurray et al., 2019). A *dapagliflozina* foi o primeiro inibidor do SGLT2 aprovado para o tratamento da IC nos Estados Unidos, em 2020. O mecanismo do efeito salutar no prognóstico do paciente com IC não está bem compreendido. O SGLT2 não está presente no coração, e, portanto, é provável que o efeito primário da inibição da recaptação de glicose no túbulo renal produza uma melhor diurese e redução da pré-carga ("melhor efeito diurético"). Como alternativa, as evidências sugerem que a classe de inibidores do SGLT2 exerce efeitos benéficos fora do alvo, como inibição do permutador de sódio-hidrogênio (Packer, 2017) ou o influxo de sódio posterior (Philippaert et al.,

2021). Esse novo achado associado aos inibidores do SGLT2 pode fornecer novos ângulos para o desenvolvimento de fármacos destinados ao tratamento da IC. O lugar exato ocupado pelos inibidores do SGLT2 na terapia médica orientada por diretrizes (Fig. 33-3) ainda não foi definido.

Tratamento farmacológico da insuficiência cardíaca agudamente descompensada

A insuficiência cardíaca agudamente descompensada é uma importante causa de internação em pacientes com mais de 65 anos e representa um evento prognóstico sentinela na evolução natural da doença, com elevada taxa de recidiva e taxa de mortalidade em 1 ano de cerca de 30%. Mesmo na IC descompensada, cerca de 50% dos pacientes apresentam função ventricular esquerda preservada (ICFEP). A coorte com ICFEP é de idade mais avançada, constituída mais provavelmente de mulheres hipertensas, e tem menos DAC do que a coorte com ICFER. Terapeuticamente, é importante identificar e tratar rapidamente as razões específicas da descompensação. Além da isquemia miocárdica aguda, essas causas incluem pressão arterial elevada não corrigida, fibrilação atrial e outras arritmias, embolia pulmonar e insuficiência renal. As razões farmacológicas para a descompensação aguda incluem não adesão do paciente à medicação para IC e restrição de Na^+/líquidos, fármacos inotrópicos negativos (p. ex., *verapamil, diltiazem, nifedipino*) e AINE, particularmente inibidores específicos da cicloxigenase 2.

A terapia da IC agudamente descompensada tem por objetivo o rápido alívio dos sintomas, a sobrevida do paciente em curto prazo, a rápida recompensação e a redução das taxas de readmissão. O tratamento é menos baseado em evidências do que a terapia da IC crônica, e nenhum fármaco administrado isoladamente a pacientes com descompensação aguda demonstrou produzir uma melhora no prognóstico em longo prazo. Os principais princípios (além das modalidades de tratamento não farmacológico, como O_2 e suporte ventilatório não invasivo ou [raramente] invasivo) são diuréticos e vasodilatadores, com agentes inotrópicos positivos em casos selecionados e, como último recurso, sistemas de suporte mecânicos.

Diuréticos

Os pacientes com dispneia e sinais de sobrecarga hídrica/congestão devem ser imediatamente tratados com um diurético de alça intravenoso, como a *furosemida*, que exerce um efeito vasodilatador agudo e um efeito diurético ligeiramente tardio, porém ainda rápido. As doses e esquemas ideais precisam ser adaptados ao quadro clínico. Uma dose inicial comum consiste em *bolus* intravenoso de 40 a 80 mg de *furosemida*, frequentemente continuado por uma infusão em dose diária igual à dose diária (oral) prescrita antes da hospitalização. Pode ser necessário escalonar as doses de acordo com os sintomas e a diurese. O uso adicional de um diurético tiazídico em pequenas doses pode romper uma resistência relativa aos diuréticos de alça, porém exige monitoração cuidadosa das perdas de K^+. É preciso evitar a administração de doses excessivas de *furosemida*, visto que elas podem causar hipotensão, redução da TFG, distúrbio eletrolítico e maior ativação neuro-humoral.

Vasodilatadores

Vasodilatadores como a *nitroglicerina* e o *nitroprusseto* reduzem a pré-carga e a pós-carga. A redução da pré-carga (= pressão de enchimento diastólica) desloca o paciente para a esquerda na relação volume sistólico/pré-carga, de modo semelhante ao efeito de redução do volume induzido por diuréticos (Fig. 33-4). A redução associada na dimensão das câmaras diminui o estresse da parede e, portanto, o consumo de O_2. A redução adicional da pós-carga permite ao coração expelir o sangue contra uma menor resistência de débito (Fig. 33-4). Esses mecanismos explicam por que os vasodilatadores (que reduzem a pressão arterial e não possuem eficácia inotrópica) aumentam o volume sistólico. Todavia, faltam evidências consistentes de benefício sintomático ou melhora dos resultados clínicos. Esses fármacos provavelmente são mais adequados para pacientes com HTN e devem ser evitados em pacientes com pressão arterial sistólica inferior a 110 mmHg (Ponikowski et al., 2016). O principal risco é a hipotensão, que está associada negativamente a resultados favoráveis em pacientes com IC agudamente descompensada (Patel et al., 2014).

A *nesiritida*, um BNP humano recombinante, dilata os vasos sanguíneos arteriais e venosos por meio da estimulação da guanililciclase ligada à membrana para produzir mais GMPc. Por meio desse mecanismo, a *neseritida* diminui a pré-carga e reduz a pressão de oclusão da artéria pulmonar. Foi inicialmente aprovada para o tratamento da IC agudamente descompensada nos Estados Unidos, mas não em vários países da Europa. Estudos clínicos iniciais e uma metanálise demonstraram preocupações de que a *nesiritida* estivesse associada a um risco aumentado de insuficiência renal e morte, em comparação com uma terapia de controle não inotrópica (Sackner-Bernstein et al., 2005). Esse risco não foi confirmado em um estudo mais recente (O'Connor et al., 2011), porém os efeitos benéficos (alívio da dispneia) também foram modestos. Com base nesse estudo, a *nesiritida* não é recomendada para uso rotineiro em pacientes com IC aguda. Em 2018, a produção de *nesiritida* foi interrompida.

Agentes inotrópicos positivos

A estimulação da força de contração cardíaca em uma situação de redução crítica do débito cardíaco pode parecer a intervenção mais intuitiva. Todavia, os agentes inotrópicos na IC agudamente descompensada estão associados a um pior resultado e, portanto, devem ser limitados a pacientes com débito cardíaco e perfusão de órgãos vitais criticamente baixos. A hipotensão com pressão sistólica inferior a 85 mmHg foi sugerida como um limite prático (Ponikowski et al., 2016). As razões para as consequências adversas dos agentes inotrópicos positivos provavelmente são complexas. Todos os agentes inotrópicos aumentam o gasto cardíaco de energia (desenvolvimento de força maior e mais rápida → maior consumo de ATP → maior demanda de O_2), que está associado ao risco de morte difusa dos cardiomiócitos. Na IC agudamente descompensada, o risco é exagerado pela baixa pressão de perfusão, por qualquer DAC preexistente e pela provável presença de hipertrofia dos cardiomiócitos e desequilíbrio miócito-célula endotelial. A taquicardia, que é agravada por muitos agentes inotrópicos, contribui para o problema, visto que aumenta acentuadamente o gasto energético e reduz o tempo de perfusão coronariana na diástole. Todos os agentes inotrópicos positivos aumentam o risco de arritmias.

Dobutamina

A *dobutamina* é o agonista β-adrenérgico de escolha no tratamento de pacientes com ICC aguda com disfunção sistólica. A *dobutamina* tem ações cardíacas e vasculares relativamente bem equilibradas: estimulação do débito cardíaco com menos taquicardia do que a EPI e com redução concomitante da pressão de oclusão da artéria pulmonar. A *dobutamina* é uma mistura racêmica de enantiômeros (−) e (+). O enantiômero (−) é um potente agonista dos receptores α_1-adrenérgicos e um agonista fraco dos receptores β_1 e β_2. O enantiômero (+) é um potente agonista β_1 e β_2, sem muita atividade nos receptores α_1-adrenérgicos. A *dobutamina* não tem nenhuma atividade nos receptores de dopamina. Nas taxas de infusão que resultam em efeito inotrópico positivo em seres humanos, o efeito β_1-adrenérgico no miocárdio predomina. Na vasculatura, o efeito agonista α_1-adrenérgico do enantiômero (−) parece ser anulado pelos efeitos vasodilatadores do enantiômero (+) nos receptores β_2. Portanto, o principal efeito hemodinâmico da *dobutamina* é o aumento do volume sistólico, devido à sua ação inotrópica positiva, aumentada por uma pequena redução da resistência vascular sistêmica e, portanto, da pós-carga. A redução da pressão capilar da artéria pulmonar é considerada uma vantagem em comparação com outras catecolaminas, bem como o menor efeito cronotrópico (cujas razões não estão bem esclarecidas).

As infusões contínuas de *dobutamina* normalmente são iniciadas com 2 a 3 μg/kg/min e aumentadas até obter-se a resposta hemodinâmica desejada. A tolerância farmacológica pode limitar a eficácia da infusão depois de 4 dias, portanto a adição ou substituição por um inibidor da PDE3 pode ser necessária para manter um suporte circulatório adequado. Os principais efeitos adversos da *dobutamina* são taquicardia e arritmias supraventriculares ou ventriculares, que podem exigir diminuição da dose. O uso concomitante de β-bloqueadores é uma causa comum de responsividade clínica diminuída à *dobutamina*. Ela pode ser superada por doses mais altas do *bisoprolol* e do *metoprolol*, porém não tão facilmente pelo *carvedilol*, que possui uma taxa de dissociação muito lenta.

Epinefrina

O agonista simpático natural é produzido principalmente pela glândula suprarrenal e liberado de modo sistêmico. Trata-se de um agonista $β_1$, $β_2$ e $α_1$-adrenérgico equilibrado que possui um efeito hemodinâmico efetivo semelhante ao da *dobutamina*, porém com um efeito de taquicardia mais pronunciado, razão pela qual constitui um agente inotrópico de segunda escolha na IC agudamente descompensada.

Norepinefrina

O principal neurotransmissor simpático liberado pelas terminações nervosas simpáticas é um potente agonista $β_1$ e $α_1$ e um agonista fraco dos receptores $β_2$. Esse perfil produz o inotropismo positivo acompanhado de vasoconstrição proeminente e aumento da pós-carga. A vasoconstrição dos vasos coronarianos promove isquemia, e o aumento da pós-carga pode impedir o débito cardíaco (Fig. 33-4). Todavia, na hipotensão persistente pode ser necessário o efeito mais forte da NE para a elevação da pressão arterial, apesar da pressão de enchimento cardíaca adequada. Além disso, a elevação da pressão arterial média leva a um aumento reflexo do tônus nervoso parassimpático, que pode antagonizar o efeito de taquicardia direto da NE e, em vez disso, causar bradicardia.

Dopamina

Os efeitos farmacológicos e hemodinâmicos da dopamina (DA) variam de acordo com a concentração. As doses baixas (≤ 2 μg/kg de massa corporal magra/min) induzem a vasodilatação do músculo liso vascular dependente de AMPc por meio de estimulação direta dos receptores D2. A ativação dos receptores D2 nos nervos simpáticos da circulação periférica também inibe a liberação de NE e diminui a estimulação α-adrenérgica do músculo liso vascular, particularmente nos leitos esplâncnicos e nos leitos das arteriais renais. Isso constitui a base farmacológica da "infusão de DA em dose baixa", usada historicamente para aumentar o fluxo sanguíneo renal e manter a TFG e a diurese adequadas em pacientes internados com ICC que apresentam comprometimento da função renal refratário aos diuréticos. Entretanto, estudos clínicos em grande parte negativos argumentam contra a validade desse conceito (Chen et al., 2013; Vargo et al., 1996). Com taxas de infusão intermediárias (2-5 μg/kg/min), a DA estimula diretamente os receptores β cardíacos para aumentar a contratilidade miocárdica. Em taxas de infusão mais altas (5-15 μg/kg/min), ocorre constrição arterial e venosa periférica mediada por estimulação dos receptores α-adrenérgicos. O perfil complexo e os dados clínicos negativos com a infusão de baixas doses tornam a DA uma segunda ou terceira escolha no tratamento da IC.

Inibidores da fosfodiesterase

Os inibidores da AMPc-PDE diminuem a degradação celular do AMPc, resultando em níveis elevados de AMPc. Isso ocasiona efeitos inotrópicos e cronotrópicos positivos no coração e dilatação dos vasos de resistência e de capacitância, diminuindo efetivamente a pré-carga e a pós-carga (daí o termo *inodilatador*). Os inibidores da PDE podem ser mais vantajosos do que as catecolaminas em pacientes em uso de β-bloqueadores ou com alta resistência arterial sistêmica ou pulmonar. Com frequência, a hipotensão limita a dose; os efeitos de taquicardia e arritmogênicos assemelham-se aos das catecolaminas.

Milrinona e enoximona As formulações parenterais de *milrinona* e *enoximona* são usadas para suporte da circulação em curto prazo na ICC avançada. A *enoximona* (não disponível nos Estados Unidos) é um inibidor seletivo relativo da PDE3, a PDE do AMPc inibida pelo GMPc e principal isoforma envolvida no controle inotrópico do coração humano. A *milrinona* inibe a PDE3 e a PDE4 do coração humano com potência semelhante (Bethke et al., 1992). Ao aumentar as concentrações intracelulares de AMPc, elas possuem ações semelhantes às dos agonistas dos receptores β, da *dobutamina* e da EPI, porém tendem a reduzir mais a resistência vascular sistêmica e pulmonar do que as catecolaminas. É preciso ter em mente que os inibidores da PDE potencializam as ações dos agonistas dos receptores β, tanto de modo benéfico quanto prejudicial. A dose de ataque da *milrinona* geralmente é de 25 a 75 μg/kg, e a taxa de infusão contínua varia de 0,375 a 0,75 μg/kg/min. Doses de *enoximona* em *bolus* de 0,5 a 1,0 mg/kg durante 5 a 10 minutos são seguidas de infusão de 5 a 20 μg/kg/min. As $t_{1/2}$ de eliminação da *milrinona* e da *enoximona* em indivíduos normais são de 0,5 a 1 hora e de 2 a 3 horas, respectivamente, porém podem estar aumentadas em pacientes com ICC grave.

Sensibilizadores de cálcio dos miofilamentos (levosimendana, pimobendana)

Em alguns países, mas não nos Estados Unidos, os sensibilizadores de cálcio foram aprovados para tratamento em curto prazo da IC agudamente descompensada (p. ex., *levosimendana* na Suécia e *pimobendana* no Japão). Os sensibilizadores de cálcio aumentam a sensibilidade dos miofilamentos contráteis ao Ca^{2+} por meio de sua ligação e indução de uma alteração na conformação da TnC, uma proteína reguladora dos filamentos finos. Isso provoca um aumento da força para determinada concentração citosólica de Ca^{2+}, teoricamente sem elevação da $[Ca^{2+}]_{citosólica}$. Entretanto, vários outros efeitos foram atribuídos à *pimobendana* e à *levosimendana*, incluindo inibição das PDE, inibição da produção de citocinas pró-inflamatórias e abertura dos canais de potássio dependentes de ATP (Maack et al., 2019). Dados clínicos fornecem evidências de benefício sintomático e redução no tempo de internação, porém não sustentam um melhor perfil de segurança da *levosimendana*, em comparação com as catecolaminas ou com os inibidores clássicos da PDE (Mebazaa et al., 2007). Taxas aumentadas de arritmias e morte provavelmente estão relacionadas com a atividade inibidora da PDE3 desses compostos.

Outros fármacos usados na insuficiência cardíaca

A *tolvaptana*, um antagonista do receptor de vasopressina, foi aprovada pela FDA para o tratamento da hiponatremia resistente à terapia, uma complicação comum e difícil de tratar na IC descompensada. Foi também aprovada para retardar o declínio da função renal em adultos com risco de doença renal policística autossômica dominante rapidamente progressiva. Infelizmente, estudos em uma coorte não selecionada de pacientes com IC não conseguiram demonstrar efeitos benéficos convincentes da *tolvaptana*. Sede intensa e desidratação são efeitos adversos comuns. A *heparina* ou outros anticoagulantes são usados rotineiramente em pacientes hospitalizados com IC para prevenção do tromboembolismo.

Papel da terapia de combinação padrão

A maioria dos pacientes hospitalizados com IC agudamente descompensada apresenta IC preexistente e terapia de manutenção respectiva. As diretrizes sugerem rever a terapia existente na ocasião da admissão do paciente, de modo a determinar se alterações recentes na medicação podem estar relacionadas de modo causal a uma exacerbação da doença cardíaca. Caso contrário, a medicação padrão para IC (IECA/BRA, β-bloqueador, MRA, diurético) deve ser continuada na ausência de instabilidade hemodinâmica ou contraindicações (Yancey et al., 2017; Fig. 33-3).

Lições aprendidas com o desenvolvimento de fármacos para insuficiência cardíaca

A IC é uma indicação interessante, porém difícil, para o desenvolvimento de fármacos. O número de fracassos relacionados ao desenvolvimento de fármacos nas últimas duas décadas ultrapassou muito o número de sucessos, indicando uma compreensão incompleta da fisiopatologia da IC, mas algumas vezes também sinalizando um delineamento problemático dos ensaios clínicos. Até mesmo os ensaios clínicos negativos ajudaram a compreender melhor a doença. A Tabela 33-6 fornece uma lista de exemplos de fármacos que foram testados em ensaios clínicos prospectivos de grande porte e que falharam.

TABELA 33-6 ■ AGENTES PARA IC QUE FRACASSARAM EM ENSAIOS CLÍNICOS

FÁRMACO (TIPO)	ANO DE PUBLICAÇÃO	RAZÃO DO FRACASSO
Milrinona (inibidor da PDE)	1991	Aumento da mortalidade
Pimobendana (inibidor da PDE)	1996	Tendência a um aumento da mortalidade
Flosequinana (incerto)	1993	Aumento da mortalidade
Vesnarinona (incerto)	1998	Aumento da mortalidade, arritmias
Moxonidina (antissimpático central)	1998	Aumento da mortalidade
Infliximabe (bloqueador do TNF-α)	2003	Aumento da mortalidade
Etanercepte (bloqueador do TNF-α)	2004	Tendência a um aumento da mortalidade
Bosentana (bloqueador do receptor de ET)	2005	Hepatotoxicidade, tendência a um benefício com o decorrer do tempo (?)
Etomoxir (bloqueador da CPT1)	2007	Hepatotoxicidade
Omapatrilate (duplo inibidor de IECA e neprilisina)	2002	Angioedema, sem benefício claro
BRA + IECA	2003 e 2008	Nenhum benefício, mais angioedema e efeitos adversos renais
Rosuvastatina (inibidor da HMG-CoA-redutase)	2007	Nenhum benefício
Tolvaptana (bloqueador do receptor de vasopressina V2)	2009	Nenhum benefício
Rolofilina (bloqueador do receptor de adenosina A_1)	2009	Nenhum benefício, convulsões

CPT1, carnitina-palmitoiltransferase 1; HMG-CoA, 3-hidróxi-3-metilglutaril-coenzima A.

Lições aprendidas com fármacos fracassados

O fracasso dos *agentes inotrópicos positivos* (inibidores da PDE, catecolaminas, sensibilizadores de cálcio e compostos de ação mista, como a *flosequinana* ou a *vesnarinona*; Cohn et al., 1998) na melhora dos resultados em longo prazo de pacientes com IC levou a uma mudança de paradigma para fármacos que descarregam o coração e reduzem a ativação neuro-humoral, constituindo o padrão atual. Foi demonstrado que a estimulação adicional do coração em falência pode melhorar transitoriamente os sintomas, mas aumenta a mortalidade. Infelizmente, a redução da carga hemodinâmica, sem proteger o coração das consequências adversas do SNS e do SRAA ativados, também não parece ser eficiente, conforme exemplificado pelo efeito neutro do antagonista dos receptores α_1 *prazosina* no ensaio clínico VeHeFT-I (Cohn et al., 1986). A *moxonidina*, um agonista α_2/imidazolólico de ação central com ações simpaticolíticas semelhantes às da *clonidina*, teoricamente deveria ter eficácia semelhante à dos β-bloqueadores, porém um ensaio clínico prospectivo de maior porte demonstrou um aumento da mortalidade associado à *moxonidina* (Cohn et al., 2003). Não se sabe ao certo se as doses e a titulação da dose foram muito agressivas ou se o princípio de simpatólise central não é seguro na IC. Múltiplas linhas de evidências laboratoriais e clínicas sugeriram que a IC possui um importante componente inflamatório, porém dois bloqueadores do TNF, o *infliximabe* e o *etanercepte*, induziram mais prejuízo do que benefício em pacientes com IC crônica (Chung et al., 2003; Mann et al., 2004).

A ET1, um potente vasoconstritor, está suprarregulada na IC e poderia desempenhar um papel adverso semelhante ao da AngII. Os antagonistas não seletivos do receptor de ET, como a *bosentana*, tiveram eficácia notável em modelos de roedores pós-infarto e são usados com sucesso na HTN pulmonar (Cap. 35). Entretanto, a *bosentana* não demonstrou nenhuma eficácia em pacientes com IC crônica (Packer et al., 2005). O *omapatrilate*, um duplo inibidor da ECA e da neprilisina, pode diminuir a AngII e aumentar o ANP/BNP, condições que promovem vasodilatação, diurese e efeitos anti-hipertróficos. Entretanto, as expectativas de que o *omapatrilate* fosse mais eficaz do que um IECA na IC não foram confirmadas em um estudo prospectivo (Packer et al., 2002).

Diversos ensaios clínicos testaram a ideia de que a adição de um BRA ou do *alisquireno*, um inibidor da renina, à terapia-padrão que inclui um IECA deve ser benéfica ao inibir o SRAA de forma mais completa. Com exceção de um ensaio clínico (McMurray et al., 2003), estudos dessas combinações mostraram consistentemente a ausência de benefício e um aumento dos efeitos adversos, particularmente diminuição da função renal e hiperpotassemia. A premissa foi a de que, se alguma inibição do SRAA era adequada, uma inibição maior seria ainda melhor; talvez essa premissa fosse incorreta.

Foi sugerido que as estatinas possuem efeitos anti-inflamatórios, anti-hipertróficos e pró-angiogênicos, independentemente de seu efeito na redução do colesterol (Liao e Laufs, 2005). Ensaios clínicos conduzidos para testar essa hipótese por meio da adição de estatinas ao tratamento-padrão da IC crônica demonstraram que a combinação era segura, porém não apresentava nenhum efeito benéfico adicional na mortalidade (Kjekshus et al., 2007). Um antagonista do receptor de vasopressina V_2, a *tolvaptana*, foi ineficaz em pacientes com IC crônica estável (Udelson et al., 2007). A discrepância em vários estudos pré-clínicos e clínicos iniciais positivos sugeriram que o eixo vasopressina do programa de ativação neuro-humoral na IC pode ser abordado suficientemente pela terapia de combinação padrão, não deixando espaço para uma melhora adicional.

Lições aprendidas com o tratamento da insuficiência cardíaca aguda

Os fármacos recomendados atualmente (*furosemida*, *nitroglicerina*, *dobutamina*) para o tratamento da IC agudamente descompensada nunca foram testados em ensaios clínicos prospectivos adequadamente validados. Nenhum novo fármaco testado, ou em comparação com agentes não inotrópicos ou inotrópicos padrão ou como adjuvantes, conseguiu demonstrar qualquer superioridade convincente ou benefício em termos de alívio dos sintomas, duração da internação e mortalidade em 30 dias. Um antagonista do receptor de adenosina A_1, a *rolofilina*, deveria produzir vários efeitos benéficos nos rins, incluindo inibição da reabsorção tubular de Na^+ e água, dilatação da arteríola aferente e inibição da retroalimentação tubuloglomerular, porém o seu acréscimo à terapia-padrão em pacientes com IC aguda e comprometimento da função renal não produziu qualquer efeito renal ou cardíaco positivo e provocou efeitos adversos inaceitáveis, como convulsões – um efeito adverso típico do antagonismo da adenosina A_1 central, também conhecido com a teofilina (Massie et al., 2010).

Desenvolvimentos recentes e novas abordagens

Diversas opções de tratamento farmacológico e não farmacológico estão sendo testadas em estudos pré-clínicos e clínicos (https://www.clinicaltrials.gov). Elas variam desde terapias celulares e gênicas, suplementos alimentares (vitaminas, ácidos graxos poli-insaturados) e ferro intravenoso até pequenas moléculas clássicas. No ensaio clínico CUPID2, a terapia gênica, na forma de infusão intracoronariana de vírus associado ao adenovírus 1/SERCA2 para melhorar a captação diastólica deficiente de Ca^{2+} no retículo sarcoplasmático, não proporcionou nenhum benefício na ICFER (Greenberg et al., 2016). A *serelaxina* – relaxina 2 humana recombinante – é um peptídeo de ocorrência natural de 53 aminoácidos descoberto em 1926 como um hormônio ovariano capaz de induzir o relaxamento do útero durante a gravidez. Suas ações no sistema cardiovascular incluem aumento da complacência arterial, do débito cardíaco e do fluxo sanguíneo renal, características de um fármaco promissor para o tratamento da IC agudamente descompensada. Entretanto, resultados promissores em um estudo anterior (Teerlink et al., 2013) não foram confirmados em um ensaio clínico de fase III de maior porte (Metra et al., 2019).

Com frequência, a IC está associada à anemia, o preditor de um prognóstico sombrio. Todavia, a correção da anemia pela *alfadarbepoetina*, um derivado da eritropoietina, não afetou qualquer parâmetro clínico final, porém aumentou a taxa de eventos tromboembólicos e AVC isquêmicos em pacientes com IC e anemia leve a moderada (Swedberg et al., 2013). Entretanto, o ferro intravenoso, acrescentado à terapia-padrão em pacientes com IC de classe II a III da NYHA, deficiência de ferro e níveis de hemoglobina de 9,5 a 13,5 g/dL, melhorou a qualidade de vida, a classe da NYHA e a capacidade de realizar exercícios físicos (Anker et al., 2009). Os efeitos benéficos parecem ser independentes da presença de anemia e podem estar relacionados com outras funções do ferro no organismo. Em pacientes internados para IC aguda e com sinais de deficiência de ferro, a administração intravenosa de ferro reduziu a taxa de internações por IC, porém não teve efeito na morte cardiovascular (Ponikowski et al., 2020).

Moduladores da miosina

Há dois novos fármacos de pequenas moléculas que entraram em uso clínico para alterar a taxa ou a extensão da interação da miosina com a actina para produzir força: *mavacanteno* e *omecantive mecarbil*.

O *mavacanteno* foi aprovado pela FDA em 2022 para o tratamento de pacientes com miocardiopatia hipertrófica (MCH) obstrutiva. A MCH é frequentemente causada por mutações em genes que codificam proteínas sarcoméricas (p. ex., miosina cardíaca), e as mutações geralmente resultam em hipercontratilidade sarcomérica. O *mavacanteno* é um inibidor alostérico e reversível seletivo para a miosina cardíaca e, portanto, diretamente dirigido para a fisiopatologia subjacente da MCH. Especificamente, o *mavacanteno* reduz o número de cabeças de miosina que podem entrar em estados de "actina ativada" (geradores de energia), reduzindo, assim, a probabilidade de produção de força (sistólica) e formação de ponte cruzada residual (diastólica). O excesso de formação de ponte cruzada de miosina e actina e a diminuição da fração de miosina no estado super-relaxado são características mecanicistas da MCH. O *mavacanteno* desloca a população geral de miosina para um estado super-relaxado recrutável e poupador de energia. Em virtude de seus efeitos inotrópicos negativos inerentes e, portanto, risco de causar insuficiência cardíaca, o *mavacanteno* está disponível apenas por meio do programa Risk Evaluation and Mitigation Strategy (REMS) do fabricante, e os pacientes precisam ser rigorosamente monitorados por ecocardiografia. O uso do *mavacanteno* é restrito a pacientes com MCH que apresentam fração de ejeção ventricular esquerda acima de 55%, e o fármaco deve ser interrompido se essa fração cair abaixo de 50% ou se o paciente apresentar sintomas de IC. O *mavacanteno* é extensamente metabolizado, principalmente pela CYP2C19, que é inibida por fármacos como fluconazol e vários antidepressivos. O uso concomitante desses fármacos aumenta as concentrações séricas de *mavacanteno*. Em metabolizadores fracos da CYP2C19 (cerca de 5% dos indivíduos brancos e 15-20% dos asiáticos), sua meia-vida aumenta de 6 a 9 dias para 23 dias. Tendo em vista a sua estreita indicação terapêutica e probabilidade de interações medicamentosas, os pacientes que recebem *mavacanteno* precisam ser rigorosamente monitorados.

O *omecantive mecarbil* também é um modulador alostérico da miosina, que exerce efeitos opostos aos do *mavacanteno*, visto que promove a geração de força. Esse fármaco está sendo avaliado como agente inotrópico positivo para uso em pacientes com insuficiência cardíaca sistólica (ICFER). Sua utilidade clínica ainda não foi determinada.

RESUMO: Fármacos utilizados na insuficiência cardíaca

Fármacos	Usos terapêuticos	Principal toxicidade e dicas
Inibidores do sistema renina-angiotensina		
IECA Benazepril Captopril Enalapril Lisinopril Quinapril Ramipril	• Insuficiência cardíaca • Hipertensão • Nefropatia diabética	• Primeira escolha no tratamento da IC • Captopril de ação curta apenas para iniciar a terapia; o enalapril exige 2 doses/dia • Tosse em 5-10% dos pacientes, angioedema • Hipotensão, hiperpotassemia, exantema cutâneo, neutropenia, anemia, síndrome fetopática, insuficiência hepática rara, agranulocitose rara • Contraindicados em combinação com inibidores da neprilisina e em pacientes com estenose da artéria renal; cautela em pacientes com comprometimento da função renal ou hipovolemia
Fosinopril Perindopril Trandolapril		• Eliminação tanto hepática quanto renal, é preciso ter cautela em pacientes com comprometimento renal ou hepático
Bloqueadores do receptor de angiotensina Candesartana, eprosartana Irbesartana, losartana Olmesartana, telmisartana Valsartana	• Hipertensão • Insuficiência cardíaca • Nefropatia diabética	• Apenas nos casos de intolerância aos IECA • Efeitos adversos iguais aos dos IECA, porém com menos tosse ou angioedema • Nenhuma evidência de superioridade em relação aos IECA • Em combinação com IECA, causam mais prejuízo do que benefício
β-bloqueadores		
Bisoprolol Carvedilol Metoprolol Nebivolol	• Insuficiência cardíaca • Hipertensão • Amplamente usados para angina, prevenção de arritmias, controle da frequência na fibrilação atrial, enxaqueca	• Primeira escolha no tratamento da IC • Comece com pouco (1/10 da dose-alvo), prossiga aos poucos (duplicação 2-4 vezes semanalmente) • Efeitos adversos: bradicardia, bloqueio AV, broncospasmo, vasoconstrição periférica, agravamento da insuficiência cardíaca aguda, depressão, agravamento da psoríase • Metabolismo CYP2D6 polimórfico (metoprolol, carvedilol, nebivolol)

(continua)

RESUMO: Fármacos utilizados na insuficiência cardíaca (continuação)

Fármacos	Usos terapêuticos	Principal toxicidade e dicas
Antagonistas do receptor de mineralocorticoides		
Eplerenona Espironolactona Finerenona	• Insuficiência cardíaca • Hipertensão • Hiperaldosteronismo, hipopotassemia, ascite • Doença renal crônica em pacientes diabéticos (finerenona)	• Primeira escolha no tratamento da IC sintomática • Doses baixas (25-50 mg) • O efeito adverso mais grave é a hiperpotassemia • A espironolactona provoca edema doloroso das mamas e impotência nos homens e dismenorreia nas mulheres, devido à sua ligação não seletiva aos receptores de hormônios sexuais • A finerenona reduz os eventos de IC e declínio da função renal em pacientes diabéticos com doença renal crônica
Inibidor da neprilisina/bloqueador do receptor de angiotensina		
Sacubitril/valsartana	• Insuficiência cardíaca	• Superior ao IECA enalapril • Pode se tornar a primeira escolha no tratamento da IC • ↓ degradação dos peptídeos natriuréticos, ↑ suas ações benéficas • Hipotensão, angioedema, hiperpotassemia, contraindicado com IECA
Diuréticos		
Tipo tiazida Clorotiazida Hidroclorotiazida *Semelhantes às tiazidas* Clortalidona Indapamida Metolazona	• Edema associado a ICC, cirrose hepática, doença renal crônica e síndrome nefrótica • Hipertensão • Diabetes insípido nefrogênico • Cálculos renais causados por cristais de Ca^{2+}	• Tratamento sintomático de formas mais leves de IC • Eficácia indefinida com TFG < 30-40 mL/min (exceção: indapamida e metolazona) • Potencializam o efeito dos diuréticos de alça na IC grave (bloqueio tubular sequencial) • Risco de hipopotassemia e arritmia quando combinados com fármacos que prolongam o QT • Hipersensibilidade às sulfonamidas, fotossensibilidade
Diuréticos de alça Ácido etacrínico Bumetanida Furosemida Torasemida	• Edema pulmonar agudo (por via intravenosa) • Edema associado a ICC, cirrose hepática, doença renal crônica e síndrome nefrótica • Hiponatremia • Hipercalcemia • Hipertensão com insuficiência renal	• Tratamento sintomático da IC grave e descompensação aguda • Frequentemente necessários no tratamento da IC crônica grave, com doses 2 vezes/dia ou mais • A torasemida pode ser superior à furosemida na insuficiência cardíaca • Risco de hipopotassemia e arritmia quando combinados com fármacos que prolongam o QT • Nefrotoxicidade, ototoxicidade, hipersensibilidade às sulfonamidas (exceto ácido etacrínico) • Ácido etacrínico como reserva para pacientes com alergia às sulfonamidas
Vasodilatadores		
ISDN/hidralazina	• Insuficiência cardíaca em pacientes negros	• Aprovado apenas para pacientes negros • Cefaleia, náusea, rubor, hipotensão, palpitações, taquicardia, tontura, angina de peito; → uso em associação com β-bloqueador • Contraindicação com inibidores da PDE5 • Síndrome semelhante ao lúpus induzido por fármaco, outras reações imunológicas
Agentes inotrópicos positivos		
Digitoxina Digoxina	• Insuficiência cardíaca • Fibrilação atrial	• Não é a primeira escolha no tratamento da IC • Baixo índice terapêutico: pró-arrítmico, náuseas, diarreia, distúrbios visuais • Digoxina depende dos rins, mas a digitoxina, não • $t_{1/2}$ de 1,5 (digoxina) ou 7 dias (digitoxina) • Concentração plasmática: 0,5-0,8 ng/mL (digoxina) ou 10-25 ng/mL (digitoxina)
Redução da frequência cardíaca		
Ivabradina	• Insuficiência cardíaca	• Não é a primeira escolha no tratamento da IC • Pode ter benefícios em pacientes que não toleram β-bloqueadores ou que apresentam frequência cardíaca > 75 com uso de β-bloqueadores • Efeitos indesejados: bradicardia, prolongamento do QT, fibrilação atrial, fosfenos
Vasodilatadores intravenosos: insuficiência cardíaca descompensada aguda		
Nitroglicerina Nitroprusseto de sódio	• Insuficiência cardíaca descompensada aguda	• Podem ↑ o débito cardíaco na congestão aguda (↑ pressão de enchimento e dilatação) por meio de ↓ pré-carga e pós-carga • Liberação de NO, estimulação da sGC • Evitar se a pressão arterial sistólica < 110 mmHg • Nitroglicerina: cefaleia, hipertensão de rebote • Nitroprusseto: toxicidade do cianeto, metemoglobinemia

(continua)

RESUMO: Fármacos utilizados na insuficiência cardíaca (continuação)

Fármacos	Usos terapêuticos	Principal toxicidade e dicas
Agentes inotrópicos positivos intravenosos: insuficiência cardíaca agudamente descompensada		
Dobutamina Dopamina Epinefrina Norepinefrina	• Insuficiência cardíaca descompensada aguda	• Estimulação do débito cardíaco mediado por receptor β_1 e, dependendo do fármaco, ações vasculares complexas • Último recurso em pacientes com pressão arterial sistólica < 85 mmHg • ↑ consumo cardíaco de energia e risco de arritmia • O uso de catecolaminas está correlacionado com um prognóstico sombrio; usar as menores doses possíveis pelo menor tempo possível • A dobutamina provoca menos taquicardia do que a EPI e menos aumento da pós-carga do que a NE • Papel incerto da dopamina em baixa dose
Enoximona Milrinona	• Insuficiência cardíaca descompensada aguda	• Inibidores da PDE3/4, ↑ AMPc celular • ↑ débito cardíaco e dilatação dos vasos sanguíneos ("inodilatador") • Podem ser usadas em pacientes tratados com β-bloqueadores e com alta resistência periférica e arterial pulmonar • A redução da pressão arterial limita a dose • Riscos e efeitos prognósticos iguais aos das catecolaminas (acima)
Levosimendana (não disponível nos Estados Unidos)	• Insuficiência cardíaca descompensada aguda	• Sensibilizador de Ca^{2+} combinado (ligação da TnC) e inibidor da PDE3 • ↑ débito cardíaco e ↓ resistência vascular ("inodilatador") • As vantagens sobre as catecolaminas ou inibidores simples da PDE não estão bem definidas

Referências

Anker SD, et al. Ferric carboxymaltose in patients with heart failure and iron deficiency. *N Engl J Med*, **2009**, *361*:2436–2448.

Armstrong PW, et al. Vericiguat in patients with heart failure and reduced ejection fraction. *N Engl J Med*, **2020**, *382*:1883–1893.

Bethke T, et al. Phosphodiesterase inhibition by enoximone in preparations from nonfailing and failing human hearts. *Arzneimittelforschung*, **1992**, *42*:437–445.

Bohm M, et al. Heart rate as a risk factor in chronic heart failure (SHIFT): the association between heart rate and outcomes in a randomised placebo-controlled trial. *Lancet*, **2010**, *376*:886–894.

Chan DZ, et al. Temporal trends in the burden of heart failure: a literature review. *Intern Med J*, **2021**, *51*:1212–1218.

Chen HH, et al. Low-dose dopamine or low-dose nesiritide in acute heart failure with renal dysfunction: the ROSE acute heart failure randomized trial. *JAMA*, **2013**, *310*:2533–2543.

Chirkov YY, et al. Hydralazine does not ameliorate nitric oxide resistance in chronic heart failure. *Cardiovasc Drugs Ther*, **2010**, *24*:131–137.

Chung ES, et al. Randomized, double-blind, placebo-controlled, pilot trial of infliximab, a chimeric monoclonal antibody to tumor necrosis factor-alpha, in patients with moderate-to-severe heart failure: results of the anti-TNF Therapy Against Congestive Heart Failure (ATTACH) trial. *Circulation*, **2003**, *107*:3133–3140.

CIBIS-II Investigators. The Cardiac Insufficiency Bisoprolol Study II (CIBIS-II): a randomised trial. *Lancet*, **1999**, *353*:9–13.

Cohn JN, et al. Effect of vasodilator therapy on mortality in chronic congestive heart failure. Results of a Veterans Administration Cooperative Study. *N Engl J Med*, **1986**, *314*:1547–1552.

Cohn JN, et al. A dose-dependent increase in mortality with vesnarinone among patients with severe heart failure. Vesnarinone Trial Investigators. *N Engl J Med*, **1998**, *339*:1810–1816.

Cohn JN, et al. Adverse mortality effect of central sympathetic inhibition with sustained-release moxonidine in patients with heart failure (MOXCON). *Eur J Heart Fail*, **2003**, *5*:659–667.

CONSENSUS Trial Study Group. Effects of enalapril on mortality in severe congestive heart failure. Results of the Cooperative North Scandinavian Enalapril Survival Study (CONSENSUS). *N Engl J Med*, **1987**, *316*:1429–1435.

Digitalis Investigation Group. The effect of digoxin on mortality and morbidity in patients with heart failure. *N Engl J Med*, **1997**, *336*:525–533.

Flather MD, et al. Randomized trial to determine the effect of nebivolol on mortality and cardiovascular hospital admission in elderly patients with heart failure (SENIORS). *Eur Heart J*, **2005**, *26*:215–225.

Fox K, et al. Ivabradine in stable coronary artery disease. *N Engl J Med*, **2014**, *371*:2435.f

Greenberg B, et al. Calcium upregulation by percutaneous administration of gene therapy in patients with cardiac disease (CUPID 2): a randomised, multinational, double-blind, placebo-controlled, phase 2b trial. *Lancet*, **2016**, *387*:1178–1186.

Hubers SA, Brown NJ. Combined angiotensin receptor antagonism and neprilysin inhibition. *Circulation*, **2016**, *133*:1115–1124.

Jhund PS, et al. Long-term trends in first hospitalization for heart failure and subsequent survival between 1986 and 2003: a population study of 5.1 million people. *Circulation*, **2009**, *119*:515–523.

Juurlink D, et al. Rates of hyperkalemia after publication of the Randomized Aldactone Evaluation Study. *N Engl J Med*, **2004**, *351*:543–551.

Kjekshus J, et al. Rosuvastatin in older patients with systolic heart failure. *N Engl J Med*, **2007**, *357*:2248–2261.

Klabunde RE. Cardiovascular physiology concepts: ventricular systolic dysfunctions. **2015**. Available at: http://www.cvphysiology.com/Heart%20Failure/HF005. Accessed February 26, 2017.

Lee TC. Van Gogh's vision: digitalis intoxication? *JAMA*, **1981**, *245*:727–729.

Liao JK, Laufs U. Pleiotropic effects of statins. *Annu Rev Pharmacol Toxicol*, **2005**, *45*:89–118.

Liu G, et al. Mechanism of adrenergic Ca V 1.2 stimulation revealed by proximity proteomics *Nature*, **2020**, *577*:695–700.

Lowes BD, et al. Myocardial gene expression in dilated cardiomyopathy treated with beta-blocking agents. *N Engl J Med*, **2002**, *346*:1357–1365.

Maack C, et al. Treatments targeting inotropy. *Eur Heart J*, **2019**, *40*:3626–3644.

Mann DL, et al. Targeted anticytokine therapy in patients with chronic heart failure: results of the Randomized Etanercept Worldwide Evaluation (RENEWAL). *Circulation*, **2004**, *109*:1594–1602.

Massie BM, et al. Rolofylline, an adenosine A_1-receptor antagonist, in acute heart failure. *N Engl J Med*, **2010**, *363*:1419–1428.

McDowell SE, et al. Systematic review and meta-analysis of ethnic differences in risks of adverse reactions to drugs used in cardiovascular medicine. *BMJ*, **2006**, *332*:1177–1181.

McMurray JJ, et al. Effects of candesartan in patients with chronic heart failure and reduced left-ventricular systolic function taking angiotensin-converting-enzyme inhibitors: the CHARM-Added trial. *Lancet*, **2003**, *362*:767–771.

McMurray JJ, et al. Angiotensin-neprilysin inhibition versus enalapril in heart failure. *N Engl J Med*, **2014**, *371*:993–1004.

McMurray JJ, et al. Dapagliflozin in patients with heart failure and reduced ejection fraction. DAPA-HF Trial Committees and Investigators. *N Engl J Med*, **2019**, *381*:1995–2008.

Mebazaa A, et al. Levosimendan vs dobutamine for patients with acute decompensated heart failure: the SURVIVE Randomized Trial. *JAMA*, **2007**, *297*:1883–1891.

MERIT-HF Investigators. Effect of metoprolol CR/XL in chronic heart failure: Metoprolol CR/XL Randomised Intervention Trial in Congestive Heart Failure (MERIT-HF). *Lancet*, **1999**, *353*:2001–2007.

Metra M, et al. Effects of serelaxin in patients with acute heart failure. *N Engl J Med*, **2019**, *381*:716–726.

Munzel T, et al. Explaining the phenomenon of nitrate tolerance. *Circ Res*, **2005**, *97*:618–628.

O'Connor CM, et al. Effect of nesiritide in patients with acute decompensated heart failure. *N Engl J Med*, **2011**, *365*:32–43.

Packer M. Activation and inhibition of sodium-hydrogen exchanger is a mechanism that links the pathophysiology and treatment of diabetes mellitus with that of heart failure. *Circulation*, **2017**, *136*:1548–1559.

Packer M, et al. Comparison of omapatrilat and enalapril in patients with chronic heart failure: the Omapatrilat Versus Enalapril Randomized Trial of Utility in Reducing Events (OVERTURE). *Circulation*, **2002**, *106*:920–926.

Packer M, et al. Clinical effects of endothelin receptor antagonism with bosentan in patients with severe chronic heart failure: results of a pilot study. *J Card Fail*, **2005**, *11*:12–20.

Patel PA, et al. Hypotension during hospitalization for acute heart failure is independently associated with 30-day mortality: findings from ASCEND-HF. *Circ Heart Fail*, **2014**, *7*:918–925.

Pavlovic D, et al. Novel regulation of cardiac Na pump via phospholemman. *J Mol Cell Cardiol*, **2013**, *61*:83–93.

Philippaert K, et al. The cardiac late sodium current is a molecular target for the sodium glucose co-transporter inhibitor empagliflozin. *Circulation*, **2021**, *143*:2188–2204.

Pieske B, et al. Alterations in intracellular calcium handling associated with the inverse force-frequency relation in human dilated cardiomyopathy. *Circulation*, **1995**, *92*:1169–1178.

Pitt B. Effect of aldosterone blockade in patients with systolic left ventricular dysfunction: implications of the RALES and EPHESUS studies. *Mol Cell Endocrinol*, **2004**, *217*:53–58.

Pitt B, et al. The effect of spironolactone on morbidity and mortality in patients with severe heart failure. *N Engl J Med*, **1999**, *341*:709–717.

Ponikowski P, et al. 2016 European Society of Cardiology Guidelines for the diagnosis and treatment of acute and chronic heart failure. *Eur Heart J*, **2016**, *37*:2129–2200.

Ponikowski P, et al. Ferric carboxymaltose for iron deficiency at discharge after acute heart failure: a multicentre, double-blind, randomised, controlled trial. *Lancet*, **2020**, *396*:1895–1904.

Poole-Wilson PA, et al. Comparison of carvedilol and metoprolol on clinical outcomes in patients with chronic heart failure in the Carvedilol or Metoprolol European Trial (COMET): randomised controlled trial. *Lancet*, **2003**, *362*:7–13.

Rathore SS, et al. Association of serum digoxin concentration and outcomes in patients with heart failure. *JAMA*, **2003**, *289*:871–878.

Rau T, et al. Impact of the CYP2D6 genotype on the clinical effects of metoprolol: a prospective longitudinal study. *Clin Pharmacol Ther*, **2009**, *85*:269–272.

Redfield MM, et al. Effect of phosphodiesterase-5 inhibition on exercise capacity and clinical status in heart failure with preserved ejection fraction: a randomized clinical trial. *JAMA*, **2013**, *309*:1268–1277.

Sackner-Bernstein JD, et al. Short-term risk of death after treatment with nesiritide for decompensated heart failure: a pooled analysis of randomized controlled trials. *JAMA*, **2005**, *293*:1900–1905.

Schiattarella GG, et al. Nitrosative stress drives heart failure with preserved ejection fraction. *Nature*, **2019**, *568*:351–356.

Schober T, et al. Myofilament Ca sensitization increases cytosolic Ca binding affinity, alters intracellular Ca homeostasis, and causes pause-dependent Ca-triggered arrhythmia. *Circ Res*, **2012**, *111*:170–179.

Shah SJ, et al. Research priorities for heart failure with preserved ejection fraction: National Heart, Lung, and Blood Institute working group summary. *Circulation*, **2020**, *141*:1001–1026.

Skou JC. William Withering—the man and his work. In: Erdmann E, Greeff K, Skou JC, eds. *Cardiac Glycosides 1785–1985*. Springer-Verlag, Berlin, **1986**, 1–10.

SOLVD Investigators. Effect of enalapril on survival in patients with reduced left ventricular ejection fractions and congestive heart failure. *N Engl J Med*, **1991**, *325*:293–302.

SOLVD Investigators. Effect of enalapril on mortality and the development of heart failure in asymptomatic patients with reduced left ventricular ejection fractions. *N Engl J Med*, **1992**, *327*:685–691.

Strait JB, Lakatta EG. Aging-associated cardiovascular changes and their relationship to heart failure. *Heart Fail Clin*, **2012**, 8:143–164.

Swedberg K, et al. Ivabradine and outcomes in chronic heart failure (SHIFT): a randomised placebo-controlled study. *Lancet*, **2010**, *376*:875–885.

Swedberg K, et al. Treatment of anemia with darbepoetin alfa in systolic heart failure. *N Engl J Med*, **2013**, *368*:1210–1219.

Taylor AL, et al. Combination of isosorbide dinitrate and hydralazine in blacks with heart failure. *N Engl J Med*, **2004**, *351*:2049–2057.

Teerlink JR, et al. Serelaxin, recombinant human relaxin-2, for treatment of acute heart failure (RELAX-AHF): a randomised, placebo-controlled trial. *Lancet*, **2013**, *381*:29–39.

Tsao CW, et al. Temporal trends in the incidence of and mortality associated with heart failure with preserved and reduced ejection fraction. *JACC Heart Fail*, **2018**, *6*:678–685.

Udelson JE, et al. Multicenter, randomized, double-blind, placebo-controlled study on the effect of oral tolvaptan on left ventricular dilation and function in patients with heart failure and systolic dysfunction. *J Am Coll Cardiol*, **2007**, *49*:2151–2159.

Vargo DL, et al. Dopamine does not enhance furosemide-induced natriuresis in patients with congestive heart failure. *J Am Soc Nephrol*, **1996**, *7*:1032–1037.

Waagstein F, et al. Effect of chronic beta-adrenergic receptor blockade in congestive cardiomyopathy. *Br Heart J*, **1975**, *37*:1022–1036.

Xamoterol Study Group. Xamoterol in severe heart failure. *Lancet*, **1990**, *336*:1–6.

Yancy CW, et al. 2017 ACC/AHA/HFSA Focused update of the 2013 ACCF/AHA guideline for the management of heart failure: a report of the American College of Cardiology/American Heart Association Task Force on Clinical Practice Guidelines and the Heart Failure Society of America. *Circulation*, **2017**, *136*:e137–e161.

Zannad F, et al. Eplerenone in patients with systolic heart failure and mild symptoms. *N Engl J Med*, **2011**, *364*:11–21.

Zinman B, et al. Empagliflozin, cardiovascular outcomes, and mortality in type 2 diabetes. *N Engl J Med*, **2015**, *373*:2117–2128.

Capítulo 34

Fármacos antiarrítmicos

Björn C. Knollmann, Dan M. Roden e Katherine T. Murray

PRINCÍPIOS DA ELETROFISIOLOGIA CARDÍACA
- A célula cardíaca em repouso: membrana permeável ao K^+
- Potencial de ação cardíaco
- Manutenção da homeostasia iônica intracelular
- Doenças de arritmias genéticas
- Heterogeneidade do potencial de ação no coração
- Propagação do impulso e o eletrocardiograma
- Refratariedade e falha na condução

MECANISMOS DAS ARRITMIAS CARDÍACAS
- Intensificação da automaticidade
- Pós-despolarizações e automaticidade desencadeada
- Reentrada
- Arritmias comuns e seus mecanismos

MECANISMOS DE AÇÃO DOS FÁRMACOS ANTIARRÍTMICOS
- Bloqueio dos canais iônicos dependentes do estado
- Classificação dos fármacos antiarrítmicos

PRINCÍPIOS DO USO CLÍNICO DOS FÁRMACOS ANTIARRÍTMICOS
- 1. Identificar e remover os fatores precipitantes
- 2. Estabelecer as metas do tratamento
- 3. Minimizar os riscos
- 4. Considerar a eletrofisiologia do coração como um "alvo móvel"

FÁRMACOS ANTIARRÍTMICOS
- Adenosina
- Amiodarona
- Bretílio
- Digoxina
- Disopiramida
- Dofetilida
- Dronedarona
- Esmolol
- Flecainida
- Ibutilida
- Lidocaína
- Magnésio
- Mexiletina
- Procainamida
- Propafenona
- Quinidina
- Sotalol

As células cardíacas sofrem despolarização e repolarização aproximadamente 60 vezes por minuto para formar e propagar os potenciais de ação cardíacos. A forma e a duração de cada potencial de ação são determinadas pela atividade dos complexos proteicos que constituem os canais iônicos existentes nas membranas de cada célula. Os genes que codificam a maior parte dessas proteínas e de seus reguladores foram identificados. Os potenciais de ação, por sua vez, fornecem os principais sinais para liberar o Ca^{2+} das reservas intracelulares (retículo sarcoplasmático) e, assim, iniciar a contração. Portanto, cada batimento cardíaco normal é resultado do comportamento eletrofisiológico altamente integrado de múltiplas proteínas presentes na superfície e no interior de várias células cardíacas. Anormalidades no ritmo cardíaco podem surgir em consequência de diversas influências, como variação herdada dos genes dos canais iônicos ou de outros genes, isquemia, estimulação simpática ou cicatrizes no miocárdio. Os fármacos antiarrítmicos disponíveis suprimem as arritmias ao bloquear o fluxo através de canais iônicos específicos ou ao alterar a função autonômica. Uma compreensão cada vez mais sofisticada da base molecular do ritmo cardíaco normal e anormal pode levar à identificação de novos alvos para fármacos antiarrítmicos e, talvez, a melhores tratamentos (Al-Khatib et al., 2018).

As arritmias podem variar desde manifestações clínicas assintomáticas e incidentais até anormalidades potencialmente fatais. Os mecanismos subjacentes às arritmias cardíacas foram identificados em experimentos celulares e em animais. Em algumas arritmias humanas, os mecanismos precisos são conhecidos, e o tratamento pode ser direcionado especificamente a esses mecanismos. Em outros casos, os mecanismos podem ser apenas inferidos, e a escolha dos fármacos baseia-se, em grande parte, nos resultados de experiências anteriores. A terapia com fármacos antiarrítmicos tem dois objetivos: o término da arritmia em curso ou a prevenção da arritmia. Infelizmente, os fármacos antiarrítmicos não apenas podem ajudar a controlar as arritmias, como também podem causá-las, mesmo durante o tratamento em longo prazo. Assim, a prescrição de fármacos antiarrítmicos requer que os fatores precipitantes sejam excluídos ou minimizados, que se tenha um diagnóstico preciso do tipo de arritmia (e dos seus possíveis mecanismos) e que haja razões para acreditar, por parte de quem prescreve, que o tratamento farmacológico será benéfico e seus riscos poderão ser minimizados.

Princípios da eletrofisiologia cardíaca

O fluxo de íons através das membranas celulares gera correntes que formam os potenciais de ação cardíacos. Os fatores que determinam a magnitude das correntes individuais e sua modulação por fármacos incluem o potencial transmembrana, o tempo decorrido desde a despolarização e a presença de ligantes específicos (Priori et al., 1999). Além disso, como a função de muitos canais é dependente do tempo e da voltagem, até mesmo um fármaco direcionado para um canal iônico específico pode, ao modificar a trajetória do potencial de ação, alterar a função de outros canais. A maioria dos fármacos antiarrítmicos afeta mais de uma corrente iônica e muitos exercem efeitos suplementares, como a modificação da contratilidade cardíaca ou da função do sistema nervoso autônomo. Portanto, os fármacos antiarrítmicos geralmente exercem múltiplas ações e podem ser benéficos ou prejudiciais em diferentes pacientes (Priori et al., 1999; Roden, 1994).

A célula cardíaca em repouso: membrana permeável ao K^+

Os íons movem-se através das membranas celulares em resposta a gradientes elétricos e de concentração, não pela bicamada lipídica, mas sim por canais iônicos ou transportadores específicos. A célula cardíaca normal em repouso mantém um potencial transmembrana de aproximadamente 80 a 90 mV negativo em relação ao exterior. Esse gradiente é estabelecido por bombas, especialmente a Na^+/K^+-ATPase, e por cargas

AV: atrioventricular
β-bloqueador: antagonista do receptor β-adrenérgico
CD: corrente direta
CDI: cardioversor-desfibrilador implantável
ECG: eletrocardiograma
FA: fibrilação atrial
FV: fibrilação ventricular
GX: glicina xilidida
NCX: permutador de Na^+/Ca^{2+}
PDP: pós-despolarização precoce
PDT: pós-despolarização tardia
PRE: período refratário efetivo
RS: retículo sarcoplasmático
RyR2: receptor de rianodina tipo 2
SA: sinoatrial
SQTL: síndrome do QT longo
TPSV: taquicardia paroxística supraventricular
TV: taquicardia ventricular
TVPC: taquicardia ventricular polimórfica catecolaminérgica
VD: ventrículo direito
WPW: Wolff-Parkinson-White

aniônicas fixas no interior das células. Há tanto um gradiente elétrico como um gradiente de concentração que poderiam deslocar os íons Na^+ para o interior das células em repouso (Fig. 34-1). Entretanto, os canais de Na^+, que possibilitam o movimento de Na^+ ao longo desse gradiente, estão fechados na célula cardíaca em repouso, de modo que o Na^+ não entra nas células cardíacas normais em repouso. Em contrapartida, um tipo específico de proteína do canal de K^+ (o canal retificador de entrada) permanece aberto em potenciais de repouso negativos. Por esse motivo, em potenciais negativos, o K^+ pode se mover ao longo desses canais, cruzando a membrana celular em resposta a gradientes elétricos ou de concentração (Fig. 34-1). Para cada íon individual, há um potencial de equilíbrio E_x no qual não há qualquer força motriz que desloque o íon através da membrana. O E_x pode ser calculado usando a equação de Nernst:

$$E_x = -(RT/FZx) \ln([x]_i/[x]_o) \quad \text{(Equação 34-1)}$$

em que Zx é a valência do íon, T é a temperatura absoluta, R é a constante gasosa, F é a constante de Faraday, $[x]_o$ é a concentração extracelular do íon e $[x]_i$ é a concentração intracelular. Para os valores típicos relativos ao K^+, $[K]_o = 4$ mM e $[K]_i = 150$ mM, o potencial de equilíbrio E_K, calculado para o K^+, é de −96 mV. Não há, assim, nenhuma força efetiva que mova os íons de K^+ para o interior ou para fora das células quando o potencial transmembrana é de −96 mV, um potencial próximo ao de repouso. Se a $[K]_o$ for elevada para 10 mM, como pode ocorrer em doenças como insuficiência renal ou isquemia miocárdica, o E_K calculado se eleva para −70 mV. Nessa situação, há uma concordância entre as alterações do E_K teórico, decorrentes de mudanças da $[K]_o$, e o potencial transmembrana efetivamente medido, indicando que a célula cardíaca normal em repouso é permeável ao K^+ (já que os canais retificadores de influxo estão abertos) e que a $[K]_o$ é o principal determinante do potencial de repouso.

Potencial de ação cardíaco

A corrente transmembrana através dos canais iônicos dependentes de voltagem é o principal determinante da morfologia e da duração do potencial de ação cardíaco. Os canais são complexos macromoleculares compostos de uma estrutura transmembrana formadora de poros (que pode ser uma única proteína, frequentemente denominada subunidade α, ou um multímero), bem como de subunidades β modificadoras de função e de outras proteínas acessórias. As características comuns da estrutura formadora de poros incluem um domínio sensor de voltagem (para os canais regulados por voltagem), um filtro de seletividade, um poro de condução e uma partícula de inativação (Fig. 34-2). Em resposta a mudanças no potencial transmembrana local, os canais iônicos sofrem mudanças em sua conformação, que possibilitam ou evitam o fluxo de íons através do poro condutor ao longo de seu gradiente eletrofílico, geralmente de modo dependente do tempo, da voltagem ou do ligante.

Para iniciar um potencial de ação, um cardiomiócito em repouso é despolarizado acima de um potencial limiar, em geral pelas junções comunicantes de um miócito vizinho. Com a despolarização da membrana, as proteínas do canal de Na^+ alteram sua conformação, passando do estado "fechado" (em repouso) para o "aberto" (condutor) (Fig. 34-2), o que permite a entrada de até 10^7 íons/s de Na^+ em cada célula e desloca o potencial transmembrana em direção ao E_{Na} (+65 mV). Esse surto de íons Na^+ dura cerca de 1 milissegundo, depois do qual a proteína do canal de Na^+ altera rapidamente a sua conformação, passando do estado aberto para um estado "inativado" não condutor (Fig. 34-2). A inclinação ascendente máxima da fase 0 ($dV/dt_{máx}$ ou $V_{máx}$) do potencial de ação (Fig. 34-3) é, em grande parte, governada pela corrente de Na^+ e constitui um importante determinante da velocidade de condução do potencial de ação em propagação. Em condições normais, uma vez inativados, os canais de Na^+ não podem reabrir até que reassumam a conformação fechada. Entretanto, uma pequena população de canais de Na^+ pode continuar se abrindo durante o platô do potencial de ação em algumas células

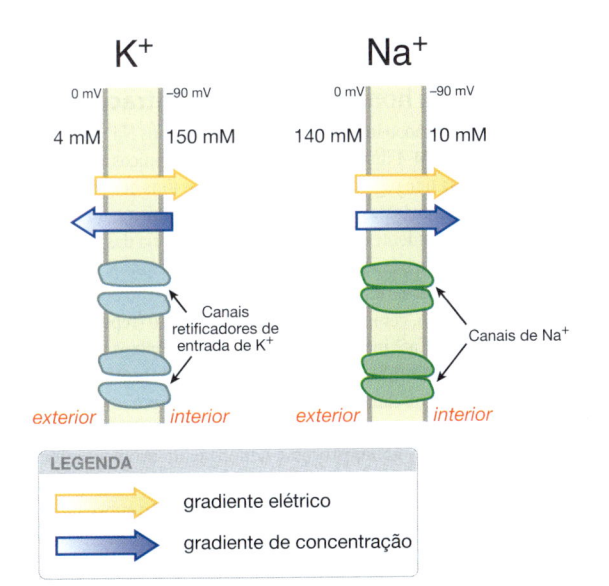

Figura 34-1 *Gradientes elétricos e químicos para o K^+ e o Na^+ em uma célula cardíaca em repouso. Os canais de K^+ retificadores de influxo estão abertos (à esquerda), possibilitando que os íons K^+ cruzem a membrana e que o potencial transmembrana se aproxime do E_K. Em contrapartida, o Na^+ não penetra na célula, apesar da grande força motriz resultante, porque nas células em repouso as proteínas do canal de Na^+ estão na conformação fechada (à direita).*

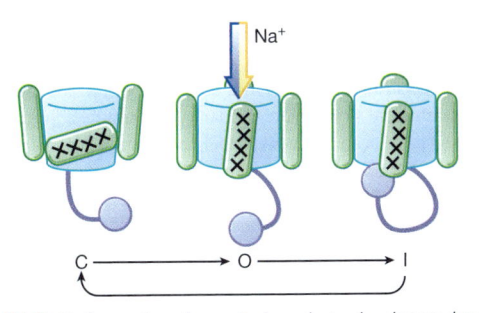

Figura 34-2 *Mudanças de conformação dependentes de voltagem determinam o fluxo da corrente ao longo dos canais de Na^+. Nos potenciais hiperpolarizados, o canal está em uma conformação fechada e não pode haver nenhum fluxo de corrente (à esquerda, C). Quando a despolarização começa, o sensor de voltagem (indicado aqui por ++++) se move, alterando, assim, a conformação do canal e abrindo o poro, o que possibilita a condução (parte do meio, O). Com a manutenção da despolarização, uma partícula intracelular bloqueia o fluxo de corrente, tornando o canal não condutor nesse estado inativado (à direita, I).*

Figura 34-3

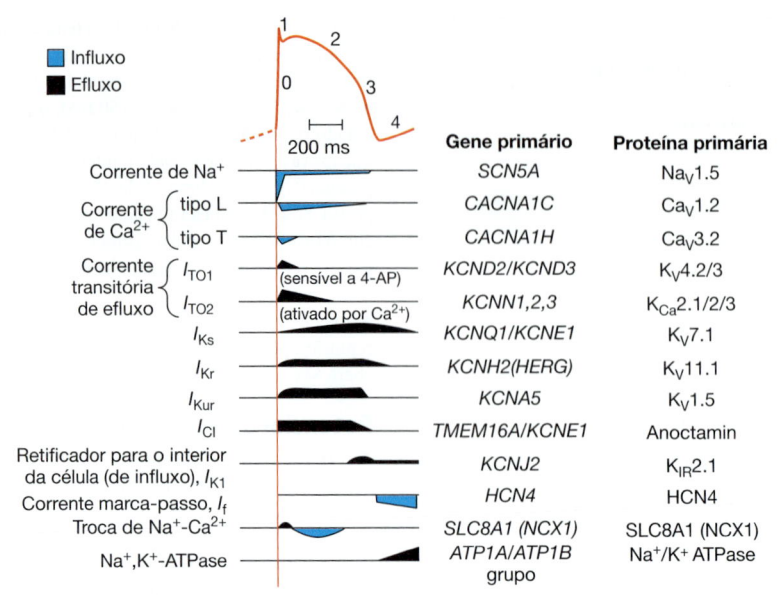

Corrente		Gene primário	Proteína primária
Corrente de Na⁺		SCN5A	$Na_V1.5$
Corrente de Ca²⁺	tipo L	CACNA1C	$Ca_V1.2$
	tipo T	CACNA1H	$Ca_V3.2$
Corrente transitória de efluxo	I_{TO1} (sensível a 4-AP)	KCND2/KCND3	$K_V4.2/3$
	I_{TO2} (ativado por Ca²⁺)	KCNN1,2,3	$K_{Ca}2.1/2/3$
I_{Ks}		KCNQ1/KCNE1	$K_V7.1$
I_{Kr}		KCNH2(HERG)	$K_V11.1$
I_{Kur}		KCNA5	$K_V1.5$
I_{Cl}		TMEM16A/KCNE1	Anoctamin
Retificador para o interior da célula (de influxo), I_{K1}		KCNJ2	$K_{IR}2.1$
Corrente marca-passo, I_f		HCN4	HCN4
Troca de Na⁺-Ca²⁺		SLC8A1 (NCX1)	SLC8A1 (NCX1)
Na⁺,K⁺-ATPase		ATP1A/ATP1B grupo	Na⁺/K⁺ ATPase

Figura 34-3 *Relação entre o potencial de ação do sistema de condução e o curso temporal das correntes que o geram.* As magnitudes das correntes não estão em escala; a corrente de Na⁺ normalmente é 50 vezes maior do que qualquer outra corrente, embora a parte que ainda persiste no platô (fase 2) seja pequena. Diversos tipos de corrente de Ca²⁺, correntes transitórias de efluxo (I_{TO}) e correntes retificadoras tardias (I_K) foram identificados. Cada uma representa uma proteína de canal diferente, geralmente associada a subunidades auxiliares (modificadoras da função). A 4-aminopiridina (4-AP) é um bloqueador amplamente usado *in vitro* dos canais de K⁺. A I_{TO2} pode ser uma corrente de Cl⁻ em algumas espécies ou uma corrente de K ativada por Ca gerada por "pequenos" canais de K sensíveis à apamina ($K_{Ca}2.1/2/3$). Os componentes de I_K foram separados com base na sua velocidade de ativação: lentamente (I_{Ks}), rapidamente (I_{Kr}) ou ultrarrapidamente (I_{Kur}); a I_{Kur} é encontrada predominantemente nos átrios. A corrente independente de tempo e ativada por voltagem pode ser produzida por Cl⁻ (I_{Cl}) ou K⁺ (I_{Kp}, onde *p* representa platô). Os genes que codificam as principais proteínas formadoras de poros estão listados na coluna da direita, seguidos do nome da proteína. *KCNE1*, uma subunidade β do canal *KCNQ1* necessário para I_{Ks} também serve como subunidade auxiliar do canal *TMEM16A*, um canal de Cl ativado por Ca, e induz uma corrente de Cl dependente de voltagem na ausência de elevação do cálcio intracelular (Ávalos Prado et al., 2021).

(Fig. 34-3), proporcionando uma corrente de influxo adicional, frequentemente denominada corrente de Na⁺ "tardia". Com a repolarização da membrana celular, o potencial de membrana negativo move as proteínas do canal de Na⁺ da conformação inativada para a conformação fechada, a partir da qual estarão novamente disponíveis para se abrir e despolarizar a célula. A relação entre a disponibilidade dos canais de Na⁺ e o potencial transmembrana é um importante determinante da condução e da refratariedade em muitas células, conforme discutido a seguir.

As alterações no potencial transmembrana geradas pela corrente de influxo de Na⁺ produzem, em parte, uma série de aberturas (em alguns casos, seguidas de inativação) de outros canais (Fig. 34-3). Por exemplo, quando uma célula é despolarizada pela corrente de Na⁺, os canais de K⁺ "de efluxo transitório" modificam rapidamente a sua conformação para adquirir um estado aberto ou condutor. Como o potencial transmembrana no final da fase 0 é positivo em relação a E_K, a abertura dos canais de efluxo transitório resulta em uma corrente de K⁺ de efluxo ou repolarizante (denominada I_{TO}), que contribui para o "entalhe" da fase 1 observado em alguns potenciais de ação (p. ex., mais proeminente no epicárdio do que no endocárdio). À semelhança dos canais de Na⁺, os canais de K⁺ de efluxo transitório se inativam rapidamente. Durante a fase 2 de platô de um potencial de ação cardíaco normal, as correntes despolarizantes de influxo, principalmente através de canais de Ca²⁺ do tipo L regulados por voltagem, $Ca_V1.2$, são equilibradas por correntes repolarizantes de efluxo, principalmente através de canais de K⁺ ("retificadores tardios"). As correntes retificadoras tardias (conjuntamente denominadas I_K) aumentam com o tempo, enquanto as correntes de Ca²⁺ se inativam (e, assim, diminuem com o tempo). Em consequência, ocorre repolarização das células cardíacas (fase 3) várias centenas de milissegundos após a abertura inicial dos canais de Na⁺. A Figura 34-3 resume as principais correntes de influxo e de efluxo geradas durante o potencial de ação por canais iônicos e transportadores de íons eletrogênicos no coração.

Um mecanismo comum pelo qual determinados fármacos prolongam os potenciais de ação cadíacos e provocam arritmias é a inibição de uma corrente retificadora tardia específica, I_{Kr}, gerada pela expressão de *KCNH2* (anteriormente denominado *HERG* [gene relacionado a *ether-a-go-go* humano]). A proteína do canal iônico, $K_V7.1$, gerada pela expressão do *KCNH2* difere de outros canais iônicos em características estruturais importantes (i.e., resíduos aromáticos de revestimento do poro), que a tornam muito mais suscetível ao bloqueio por fármacos. A compreensão dessas restrições estruturais é um primeiro passo importante para o desenvolvimento de fármacos desprovidos de propriedades bloqueadoras de I_{Kr}. Evitar o bloqueio do canal $I_{Kr}/K_V7.1$ tornou-se uma importante questão no desenvolvimento de fármacos (Roden, 2004).

Manutenção da homeostasia iônica intracelular

A cada potencial de ação, o interior da célula adquire íons Na⁺ e Ca²⁺ e perde íons K⁺. A Figura 34-4 ilustra os principais canais iônicos e transportadores de membrana que regulam a homeostasia dos íons dos cardiomiócitos. Para manter a homeostasia intracelular, um mecanismo ou bomba de troca de Na⁺-K⁺ dependente de ATP é ativado na maioria das células. Essa Na⁺/K⁺-ATPase expele três íons de Na⁺ para cada dois íons K⁺ transferido do exterior para o interior da célula. Consequentemente, o bombeamento por si só é eletrogênico, gerando uma corrente de efluxo (repolarizante).

Normalmente, o Ca²⁺ intracelular é mantido em baixos niveis (cerca de 100 nM). Nos cardiomiócitos, a entrada de Ca²⁺ durante cada potencial de ação através dos canais de Ca²⁺ do tipo L fornece um sinal ao RS para a liberação de suas reservas de Ca²⁺, iniciando, assim, uma contração dependente de Ca²⁺ – um processo denominado acoplamento excitação-contração. O efluxo de Ca²⁺ do RS ocorre pelos canais de liberação de Ca²⁺ do receptor de rianodina (RyR2), com remoção subsequente do Ca²⁺ intracelular pela bomba de captação de Ca²⁺ do RS, que possibilita o retorno dos íons Ca²⁺ para dentro do RS, e por um permutador de Na⁺-Ca²⁺ (NCX) eletrogênico na superfície celular, que troca três íons Na⁺ do exterior para cada íon Ca²⁺ expelido (Fig. 34-4).

Doenças de arritmias genéticas

As doenças de arritmias congênitas raras, como a síndrome do QT longo (SQTL) e a taquicardia ventricular polimórfica catecolaminérgica

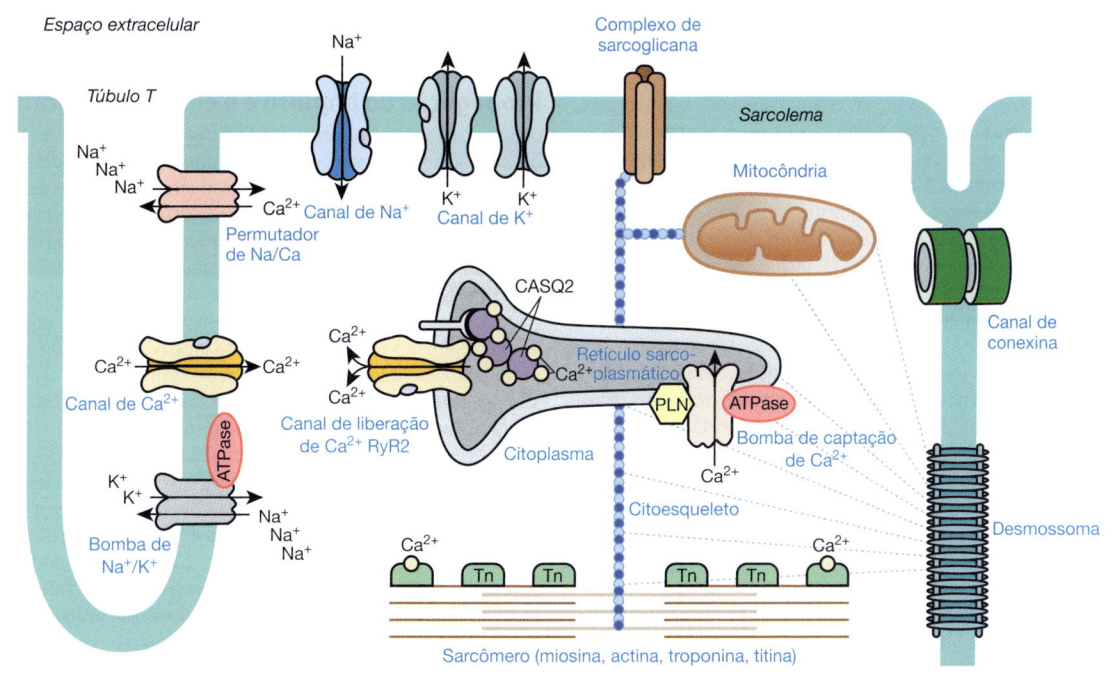

Figura 34-4 *Acoplamento da excitação-contração e homeostasia dos íons em um cardiomócito ventricular.* São mostrados os complexos proteicos, a arquitetura do miócito e as organelas intracelulares envolvidas no acoplamento excitação-contração cardíaco. O evento inicial no ciclo cardíaco é a despolarização da membrana, que ocorre com a entrada de íons pelos canais de conexina de um cardiomiócito vizinho (à direita), seguido de abertura dos canais de Na^+ regulados por voltagem e entrada de Na^+ (parte superior). A rápida despolarização resultante da membrana inativa os canais de Na^+ e abre tanto os canais de K^+ quanto os de Ca^{2+}. A entrada de Ca^{2+} na célula desencadeia a liberação de Ca^{2+} do retículo sarcoplasmático por meio do canal de liberação de Ca^{2+} RyR2 Ca^{2+}. Em seguida, o Ca^{2+} liga-se ao complexo de troponina e ativa o aparelho contrátil (o sarcômero, parte inferior). Ocorre relaxamento celular com a remoção do Ca^{2+} pelo citosol pelas bombas de captação de Ca^{2+} do retículo sarcoplasmático e pela troca de Na/Ca com o líquido extracelular. A homeostasia do Na^+ intracelular é obtida pela bomba de Na/K. Os componentes moleculares necessários para a atividade eletrofisiológica normal, a função contrátil e a adesão intercelular (mediada por desmossomas) precisam estar corretamente posicionados no interior da célula e ancorados uns aos outros e ao citoesqueleto.

(TVPC), podem causar morte súbita devido a arritmias fatais, frequentemente em indivíduos jovens. A identificação dos genes causadores da doença não apenas resultou na melhora do cuidado dos pacientes acometidos e de suas famílias, como também contribuiu, de maneira importante, para a nossa compreensão do potencial de ação normal, dos mecanismos das arritmias e dos altos potenciais dos fármacos antiarrítmicos (Knollmann e Roden, 2008). A Figura 34-4 ilustra os os canais iônicos ligados às arritmias congênitas. Por exemplo, mutações no gene do canal de Na^+ cardíaco *SCN5A* podem causar uma forma de SQTL por meio da desestabilização da inativação rápida, do aumento da corrente de Na^+ tardia e, assim, do prolongamento dos potenciais de ação e, consequentemente, do intervalo QT (conforme discutido adiante). Os fármacos que inibem essa corrente anormal podem ser antiarrítmicos nessa forma de SQTL (Remme e Wilde, 2013), enquanto os fármacos que aumentam a corrente de Na^+ tardia podem causar arritmias (Lu et al., 2012; Yang et al., 2014). Os inibidores podem incluir não apenas agentes antiarrítmicos, como *mexiletina* ou *flecainida*, que são discutidos neste capítulo, como também o agente antianginoso *ranolazina* (ver Cap. 31), que é um bloqueador da corrente de Na^+ tardia.

De modo semelhante, mutações no gene *RyR2* que codifica um canal de liberação de Ca^{2+} intracelular (ou, menos comumente, em outros genes que regulam a função do RyR2) causam TVPC pela geração de canais de RyR2 "permeáveis", perturbando a homeostasia do Ca^{2+} intracelular e causando arritmias dependentes da PDT, descritas mais adiante neste capítulo. Curiosamente, algumas arritmias em doenças cardíacas adquiridas foram atribuídas a um aumento da corrente de Na^+ tardia ou a canais de RyR2 permeáveis. Portanto, estudos sobre síndromes de arritmias congênitas poderão indicar novos caminhos para o desenvolvimento de fármacos em arritmias mais comuns observadas em doenças cardíacas adquiridas (Knollmann e Roden, 2008; Priori et al., 1999). Fármacos como a *flecainida* e a *propafenona*, que inibem esses canais de RyR2 anormais (Kryshtal et al., 2021) parecem evitar a TVPC em modelos murinos e em seres humanos (Kannankeril et al., 2017; Watanabe et al., 2009). Entretanto, conforme discutido adiante, esses fármacos também são bloqueadores dos canais de sódio e, portanto, não são usados em pacientes com muitas formas de cardiopatia adquirida. Na hipertermia maligna, uma doença causada por canais de liberação de cálcio de RyR1 permeáveis no músculo esquelético, o bloqueador de RyR1 *dantroleno* pode ser efetivo e também foi investigado em arritmias causadas por canais de RyR2 permeáveis (Roden e Knollmann, 2014). Esses precedentes estimularam esforços para desenvolver bloqueadores de RyR2 mais seletivos (Batiste et al., 2019; Zhou et al., 2011).

Heterogeneidade do potencial de ação no coração

A descrição geral do potencial de ação e das correntes que o originam deve ser modificada em certos tipos celulares (Fig. 34-5), devido à variabilidade na expressão dos canais iônicos e das bombas de transporte iônico eletrogênicas. A consequente diversidade de potenciais de ação em diferentes regiões do coração desempenha um papel na compreensão dos perfis farmacológicos de fármacos antiarrítmicos. No ventrículo, a duração do potencial de ação varia ao longo das paredes de cada câmara, bem como no sentido apicobasal, em grande parte como consequência das densidades variáveis das correntes repolarizantes. No sistema de condução de His-Purkinje vizinho, os potenciais de ação são mais longos, provavelmente devido à diminuição das correntes de K^+, ao aumento das correntes de Na^+ "tardias" e às diferenças no processamento intercelular de Ca^{2+} (Dun e Boyden, 2008).

As células atriais têm potenciais de ação mais curtos do que as células ventriculares, devido a correntes de repolarização precoces maiores, como I_{TO}. Elas também expressam um canal adicional de K^+ repolarizante (I_{K-ACh}), que é ativado pelo neurotransmissor acetilcolina e responde pelo encurtamento dos potenciais de ação com estimulação vagal. Embora algumas células do nó sinusal e do nó AV provavelmente tenham uma pequena corrente de Na^+, a despolarização é alcançada principalmente por corrente de influxo gerada pela abertura dos canais de Ca^{2+}. Além disso, essas células, bem como as do sistema de condução, normalmente exibem o fenômeno de despolarização diastólica espontânea, ou da fase 4, e, assim, alcançam espontaneamente o limiar para gerar um novo potencial de ação. A taxa de disparo espontâneo é mais rápida nas células do nó sinusal, que, por esse motivo, atuam como marca-passo natural do coração. A despolarização diastólica lenta subjacente à atividade marca-passo é gerada por um canal não seletivo () que conduz tanto o Na^+ quanto o K^+ ("*funny current*", I_f) e é ativado em potenciais de membrana hiperpolarizados (Cohen e Robinson, 2006). Em células patológicas, uma atividade semelhante à do marca-passo pode surgir da liberação espontânea de Ca^{2+} pelo RS, seguida de despolarização da membrana devido à ativação do NCX.

Determinados canais iônicos são expressos apenas em alguns tecidos ou tornam-se ativos apenas em condições fisiopatológicas específicas. Por exemplo, o canal de Ca^{2+} do tipo T pode ser importante em certas doenças, como a hipertensão, e pode desempenhar um papel na atividade de marca-passo (Ono e Iijima, 2010). Um antagonista dos canais de Ca^{2+} seletivo para o tipo T, o *mibefradil*, tornou-se comercialmente disponível por um breve período no final da década de 1990, porém foi retirado do mercado devido a preocupações sobre interações farmacocinéticas potencialmente fatais com muitos outros fármacos. Um segundo exemplo é um canal de K^+ de pequena condutância ativado pelo Ca^{2+} intracelular (canal SK) e bloqueado pela apamina (Zhang et al., 2021). Os canais de SK são proeminentemente expressos em miócitos atriais e células marca-passo saudáveis, em comparação com células ventriculares. Entretanto, esses canais estão suprarregulados nos miócitos ventriculares de pacientes com insuficiência cardíaca e veias pulmonares em fibrilação atrial (FA). Por esse motivo, o canal de SK foi implicado mecanisticamente em arritmias atriais e ventriculares e, assim, pode representar um novo alvo terapêutico. Um terceiro exemplo é um canal que transporta íons Cl^- e resulta em correntes repolarizantes (I_{Cl}) (Duan, 2013), porém alguns deles são observados apenas em associação a condições fisiopatológicas. Um exemplo final é o canal de K^+ que é quiescente quando as reservas intracelulares de ATP estão normais, mas se torna ativo quando ocorre depleção dessas reservas. Esse canal de K^+ inibido por ATP pode se tornar particularmente importante em células repolarizantes durante estados de estresse metabólico, como a isquemia do miocárdio (Tamargo et al., 2004).

Propagação do impulso e o eletrocardiograma

Os impulsos cardíacos normais se originam no nó sinusal. A propagação do impulso no coração depende da magnitude da corrente despolarizante (geralmente a corrente de Na^+) e da geometria e densidade das conexões elétricas entre as células (Kleber e Saffitz, 2014). As células cardíacas são relativamente longas e finas e estão bem acopladas por meio de proteínas especializadas que formam junções comunicantes em suas extremidades (conexinas; Fig. 34-4), enquanto as junções comunicantes laterais ("transversas") são mais esparsas. Consequentemente, os impulsos disseminam-se 2 a 3 vezes mais rápido ao longo das células do que através delas. Essa condução "anisotrópica" (dependente da direção) pode ser um fator na gênese de certas arritmias descritas adiante (Priori et al., 1999).

Após deixar o nó sinusal, os impulsos se propagam rapidamente pelos átrios, produzindo a sístole atrial e a onda P do ECG de superfície (Fig. 34-5). A propagação torna-se notavelmente mais lenta quando passa pelo nó AV, onde a corrente de influxo que medeia a inclinação ascendente de fase 0 (através dos canais de Ca^{2+}) é muito menor do que a corrente de Na^+ nos átrios, ventrículos e sistema de condução subendocárdico. Esse atraso na condução, representado pelo intervalo PR no ECG, permite a propulsão do sangue para dentro do ventrículo pela contração atrial, otimizando, assim, o débito cardíaco.

Após a sua saída do nó AV, os impulsos entram no sistema de condução, onde as correntes de Na^+ são maiores do que em qualquer outro tecido e a propagação é semelhantemente mais rápida, alcançando 0,75 m/s longitudinalmente. A ativação se propaga a partir do sistema His-Purkinje no endocárdio dos ventrículos para o restante dos ventrículos, estimulando a contração ventricular coordenada. Essa ativação elétrica se manifesta como o complexo QRS no ECG. A repolarização ventricular é apresentada no ECG de superfície como a onda T. O tempo decorrido entre a despolarização inicial no ventrículo e o término da repolarização é denominado intervalo QT. O alongamento dos potenciais de ação ventriculares prolonga o intervalo QT e pode estar associado a arritmias na SQTL e em outras situações. O intervalo QT é dependente da frequência, e várias fórmulas costumam ser usadas para gerar um valor corrigido para a frequência

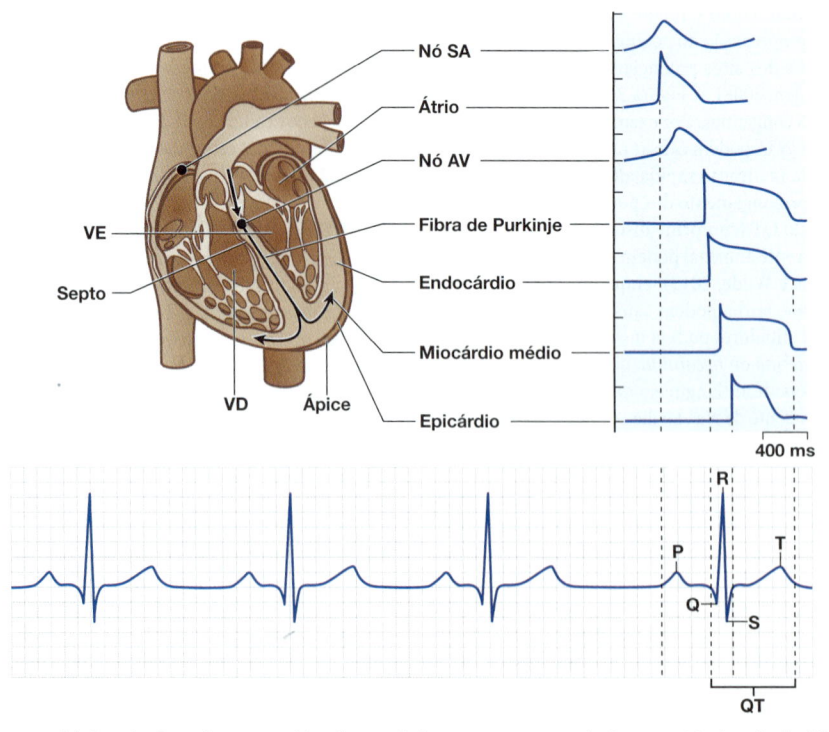

Figura 34-5 *Propagação normal do impulso.* Desenho esquemático do coração humano, com exemplo de potenciais de ação de diferentes regiões do coração (parte superior) para um batimento normal e suas contribuições correspondentes no ECG macroscópico (parte inferior). VE, ventrículo esquerdo; VD, ventrículo direito.

(QTc). A mais comum é a fórmula de Bazett: QTc = QT/(RR^0,5), em que RR é o comprimento do ciclo cardíaco expresso em segundos.

Refratariedade e falha na condução

Nas células atriais, ventriculares e de His-Purkinje, se ocorrer reestimulação muito precoce durante o platô do potencial de ação, nenhum canal de Na$^+$ ficará disponível para se abrir, de modo que não haverá corrente de influxo e não será gerado novo potencial de ação: nesse ponto, a célula é denominada *refratária* (Fig. 34-6). Em contrapartida, se o estímulo ocorrer após a célula ter se repolarizado completamente, os canais de Na$^+$ já estarão recuperados da inativação e haverá uma fase ascendente normal dependente do canal de Na$^+$ com a mesma amplitude da fase ascendente anterior (Fig. 34-6A). Se o estímulo ocorrer durante a fase 3 do potencial de ação, o traço ascendente do potencial de ação prematuro é mais lento e de menor magnitude. A magnitude depende do número de canais de Na$^+$ que se recuperaram da inativação (Fig. 34-6A), o que, por sua vez, depende do potencial de membrana. Assim, o que determina a refratariedade é a recuperação dos canais de Na$^+$ dependentes da voltagem do estado de inativação.

A refratariedade frequentemente é medida verificando se os estímulos prematuros aplicados a preparações de tecidos (ou ao coração inteiro) resultam na propagação de impulsos. Embora a magnitude da corrente de Na$^+$ seja um determinante da propagação de batimentos prematuros, a geometria celular também tem importância em preparações multicelulares. A propagação entre as células requer um fluxo de corrente do primeiro local de ativação, podendo falhar se a corrente de influxo for insuficiente para estimular a ativação em muitas células vizinhas. O *período refratário efetivo* (PRE) é o intervalo mais longo em que um estímulo prematuro é incapaz de gerar uma resposta propagada e, com frequência, é usado para descrever os efeitos de um fármaco no tecido intacto.

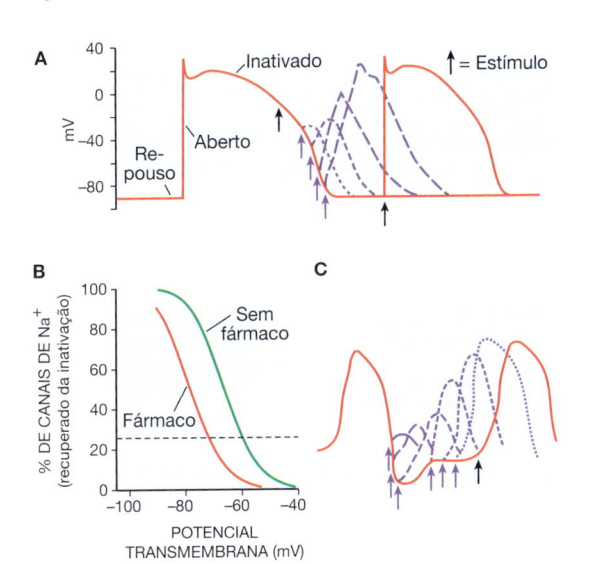

Figura 34-6 *Diferenças qualitativas nas respostas dos tecidos de resposta lenta e de resposta rápida a estímulos prematuros.* **A.** Com estímulo muito prematuro (seta preta) no miocárdio ventricular, todos os canais de Na$^+$ ainda estão no estado inativado e não há traço ascendente. À medida que o potencial de ação repolariza, os canais de Na$^+$ recuperam-se do estado inativado para o estado de repouso (ver Fig. 34-2), a partir do qual a abertura pode ocorrer. A inclinação da ascensão da fase 0 dos potenciais de ação prematuros (em violeta) é maior com os estímulos mais tardios, porque a recuperação da inativação é dependente da voltagem. **B.** Relação entre o potencial transmembrana e o grau em que os canais de Na$^+$ se recuperam da inativação. A linha tracejada indica 25% de recuperação. A maior parte dos fármacos bloqueadores do canal de Na$^+$ desloca essa relação para a esquerda, de modo que, na presença do fármaco, um menor número de canais recupera-se da inativação em qualquer potencial. **C.** Em resposta lenta dependentes de Ca^{2+}, como o nó AV, os estímulos prematuros estão deprimidos mesmo após a repolarização completa do potencial de ação. A recuperação do estado de inativação é dependente do tempo.

A situação é diferente em tecidos cuja despolarização é amplamente controlada pela corrente dos canais de Ca^{2+}, como o nó AV. Como os canais de Ca^{2+} apresentam uma recuperação mais lenta a partir do estado de inativação, esses tecidos são frequentemente designados como de *resposta lenta* (Fig. 34-6C), em contraste aos de *resposta rápida* observados nos tecidos cardíacos remanescentes. Mesmo após a repolarização de um potencial de ação dependente de canal de Ca^{2+} para seu potencial de repouso inicial, nem todos os canais de Ca^{2+} estão disponíveis para reexcitação, visto que a recuperação da inativação desses canais depende não apenas da voltagem, mas também do tempo decorrido desde a repolarização. Portanto, um estímulo extra aplicado assim que a repolarização estiver completa gera uma corrente de Ca^{2+} reduzida, que pode se propagar lentamente para as células adjacentes antes de se extinguir. Um estímulo aplicado mais tarde resultará em uma maior corrente de Ca^{2+} e propagação mais rápida. Assim, em tecidos dependentes de canais de Ca^{2+} – que não incluem apenas o nó AV, mas também tecidos cujas características intrínsecas foram alteradas por fatores como a isquemia miocárdica –, a refratariedade é prolongada e a propagação ocorre lentamente. A condução que exibe essa dependência do momento em que os estímulos prematuros são aplicados é denominada *decremental*. A condução lenta no coração, um fator crítico na gênese das arritmias reentrantes (ver próxima seção), também pode ocorrer quando as correntes de Na$^+$ estão reduzidas por doença ou pela despolarização da membrana (p. ex., [K]$_o$ elevada), resultando em menor disponibilidade de canais de Na$^+$ no estado de equilíbrio (Fig. 34-6B).

Mecanismos das arritmias cardíacas

Uma arritmia é, por definição, uma perturbação na sequência normal de iniciação e propagação do impulso. Defeitos na iniciação do impulso no nó sinusal podem resultar em frequências cardíacas baixas (bradiarritmias), enquanto falhas na propagação normal dos potenciais de ação do átrio para o ventrículo resultam na omissão de batimentos (geralmente denominado "bloqueio cardíaco") e geralmente refletem anormalidades no nó AV ou no sistema de His-Purkinje. Essas anormalidades podem ser causadas por fármacos (Tab. 34-1) ou por doenças cardíacas estruturais. No último caso, pode ser necessário um marca-passo cardíaco permanente.

Os ritmos cardíacos anormalmente rápidos (taquiarritmias) são problemas clínicos comuns que podem ser tratados com fármacos antiarrítmicos. Foram identificados três mecanismos subjacentes principais: aumento da automaticidade, automaticidade desencadeada e reentrada. Com frequência, esses mecanismos estão inter-relacionados, visto que batimentos anormais que surgem em consequência de um mecanismo podem desencadear um segundo. Por exemplo, um batimento automático desencadeado pode iniciar a reentrada.

Intensificação da automaticidade

A intensificação da automaticidade pode ocorrer em células que normalmente exibem despolarização diastólica espontânea: os nós sinusal e AV e o sistema de His-Purkinje. A estimulação β-adrenérgica, a hipopotassemia e o estiramento mecânico das células do músculo cardíaco aumentam a inclinação da fase 4 e, desse modo, aceleram a frequência do marca-passo, enquanto a *acetilcolina* reduz a frequência do marca-passo ao diminuir a inclinação da fase 4 e promover a hiperpolarização (tornando o potencial diastólico máximo mais negativo). Além disso, pode haver comportamento automático em locais que normalmente carecem de atividade marca-passo espontânea. Por exemplo, a despolarização das células ventriculares (p. ex., por isquemia) pode produzir automaticidade "anormal". Quando os impulsos se propagam de uma região em que houve a intensificação da automaticidade normal ou em que a automaticidade é anormal, excitando o restante do coração, podem ocorrer arritmias mais complexas a partir da indução da reentrada.

Pós-despolarizações e automaticidade desencadeada

Em algumas condições fisiopatológicas, o potencial de ação cardíaco normal pode ser interrompido ou seguido por despolarização anormal (Fig. 34-7). Se essa despolarização anormal alcançar o limiar, ela pode,

TABELA 34-1 ■ ARRITMIAS CARDÍACAS INDUZIDAS POR FÁRMACOS

ARRITMIA	FÁRMACO	MECANISMO PROVÁVEL	TRATAMENTO[a]	MANIFESTAÇÕES CLÍNICAS
Bradicardia sinusal, bloqueio AV	Digoxina	↑ Tônus vagal	Anticorpos antidigoxina, marca-passo temporário	Também pode ocorrer taquicardia atrial
Bradicardia sinusal, bloqueio AV	Verapamil, diltiazem	Bloqueio do canal de Ca^{2+}	Ca^{2+}, marca-passo temporário	
Bradicardia sinusal	β-bloqueadores	Simpaticolítico	Isoproterenol	
Bloqueio AV	Clonidina Metildopa		Marca-passo temporário	
Taquicardia sinusal Qualquer outra taquicardia	Retirada do β-bloqueador	Suprarregulação dos receptores β com tratamento de longo prazo; retirada do β-bloqueador → ↑ efeitos β	Bloqueio β	Hipertensão; angina também é possível
↑ Frequência ventricular no *flutter* atrial	Quinidina Flecainida Propafenona	Alentecimento da condução no átrio, com condução AV intensificada (quinidina) ou não alterada	Bloqueio do nó AV	Complexos QRS frequentemente alargados nas frequências rápidas
↑ Frequência ventricular na fibrilação atrial em pacientes com síndrome de WPW	Digoxina Verapamil	↓ Refratariedade da via acessória	Procainamida IV Cardioversão com CD	A frequência ventricular pode ultrapassar 300 bpm e resultar em TV
Taquicardia atrial multifocal	Teofilina	↑ Ca^{2+} intracelular e PDT	Retirada da teofilina Verapamil?	Frequentes na doença pulmonar avançada
TV polimórfica com ↑ do intervalo QT (*torsades des pointes*)	Quinidina Sotalol Procainamida Disopiramida Dofetilida Ibutilida Fármacos "não cardioativos" (ver texto) Amiodarona (raramente)	Atividade desencadeada relacionada com PDP	Magnésio Isoproterenol Marca-passo cardíaco	Hipopotassemia, frequentemente bradicardia Relacionado com ↑ das concentrações plasmáticas, exceto para a quinidina
TV frequente ou de difícil controle (TV "incessantes")	Flecainida Propafenona Quinidina (mais raramente)	Alentecimento da condução em circuitos reentrantes	Infusão em *bolus* de Na^+ descrita como eficaz em alguns casos	Mais frequentes em pacientes com cicatrização extensa do miocárdio
Taquicardia atrial com bloqueio AV; bigeminismo ventricular, outras	Digoxina	Atividade desencadeada relacionada com PDT (± ↑ tônus vagal)	Anticorpos antidigoxina	Coexistência de impulsos anormais com função anormal do nó sinusal ou AV
Fibrilação ventricular	Uso inadequado de verapamil IV	Hipotensão grave e/ou isquemia miocárdica	Reanimação cardíaca (cardioversão com CD)	Diagnóstico equivocado da TV como TPSV e uso inadequado de verapamil

[a]Em todos esses casos, é mandatório reconhecer e interromper o uso dos fármacos agressores. ↑, aumento; ↓, diminuição; ?, incerto.

por sua vez, dar origem a fases ascendentes secundárias que podem se propagar, criando ritmos anormais. Essas fases ascendentes secundárias anormais ocorrem após uma fase ascendente inicial normal, ou "desencadeante", sendo, assim, denominadas *ritmos desencadeados*.

São reconhecidas duas formas principais de ritmos desencadeados. No primeiro caso, em condições de sobrecarga de Ca^{2+} intracelular ou no RS (p. ex., isquemia do miocárdio, estresse adrenérgico, intoxicação por *digitálicos* ou TVPC), um potencial de ação normal pode ser seguido de *PDT* (Fig. 34-7A). Conforme discutido anteriormente, a ativação da corrente NCX pela liberação espontânea de Ca^{2+} do RS é um mecanismo comum subjacente à PDT (Wit, 2018). Se essa pós-despolarização alcançar o limiar, um ou mais batimentos desencadeados secundários podem ocorrer. A amplitude da PDT aumenta *in vitro* por meio de marca-passo rápido, e as arritmias clínicas que correspondem a batimentos desencadeados mediados por PDT são mais frequentes quando a frequência cardíaca subjacente for rápida ou na presença de estimulação β-adrenérgica (Priori et al., 1999).

No segundo tipo de atividade desencadeada, a anormalidade fundamental é um notável prolongamento do potencial de ação cardíaca. Quando isso ocorre, a repolarização da fase 3 pode ser interrompida por uma pós-despolarização precoce (PDP) (Fig. 34-7B). O desencadeamento mediado por PDP *in vitro* e as arritmias clínicas são mais comuns quando a frequência cardíaca subjacente for lenta, o K^+ extracelular estiver baixo e determinados fármacos que prolongam a duração do potencial de ação (antiarrítmicos e outros) estiverem presentes. As fases ascendentes desencadeadas relacionadas com PDP provavelmente refletem a corrente de influxo através dos canais de Ca^{2+} ou, possivelmente, dos canais NCX e/ou de Na^+ (Wit, 2018). Em virtude de seu potencial de ação intrinsecamente mais longo, as PDP são induzidas mais prontamente nas células de Purkinje e nas células endocárdicas do que nas epicárdicas.

Quando a repolarização cardíaca está acentuadamente prolongada, pode ocorrer taquicardia ventricular polimórfica com intervalo QT longo, denominada *torsades des pointes*. Acredita-se que essa arritmia seja causada por PDP, que desencadeia uma reentrada funcional (discutida adiante) devido à heterogeneidade das durações dos potenciais de ação na parede ventricular (Priori et al., 1999). A SQTL congênita, uma doença em que as *torsades des pointes* provocam síncope ou morte, é mais frequentemente causada por mutações nos genes que codificam os canais de Na^+ (10%) ou os canais subjacentes às correntes de repolarização, I_{Kr} e I_{Ks} (80-90%) (Fig. 34-4; Roden e Knollmann, 2014).

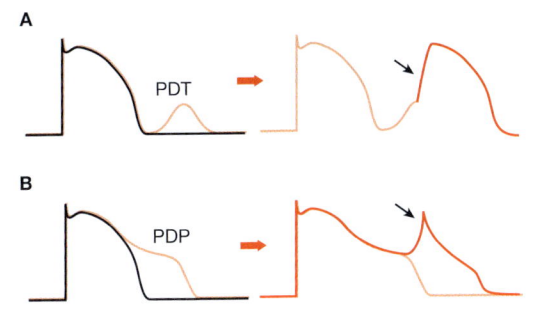

Figura 34-7 *Pós-despolarizações e atividade desencadeada.* **A.** Ocorrência de PDT após repolarização completa. Normalmente, as PDT são causadas pela liberação espontânea de Ca²⁺ a partir do RS em condições de sobrecarga de Ca²⁺. Esse Ca²⁺ citosólico aumentado é removido do citosol pelo permutador de Na-Ca eletrogênico (ver Fig. 34-4), que produz influxo de Na⁺ e causa despolarização da membrana celular na forma de PDT. Uma PDT que alcança o limiar resulta em um traço ascendente desencadeado (seta preta, à direita). **B.** PDP interrompendo a repolarização de fase 3. Diversos canais iônicos e transportadores podem contribuir para as PDP (p. ex., canal de Na⁺, canal de Ca²⁺ do tipo L, permutador de Na-Ca). Em determinadas condições, os batimentos desencadeados podem resultar de uma PDP (seta preta, à direita).

Reentrada

Ocorre reentrada quando um impulso cardíaco segue uma via de tal modo que ele retorna ao seu local de origem e o reativa, perpetuando, assim, uma reativação rápida independentemente da função normal do nó sinusal. As características-chave que permitem a excitação reentrante são uma via, a heterogeneidade das propriedades eletrofisiológicas – notavelmente a refratariedade – ao longo da via e a condução lenta.

Reentrada anatomicamente definida

O protótipo da reentrada é a síndrome de Wolff-Parkinson-White (WPW), na qual os pacientes acometidos apresentam uma conexão acessória entre o átrio e o ventrículo (Fig. 34-8). A cada despolarização do nó sinusal, os impulsos podem excitar o ventrículo por meio de estruturas normais (nó AV) ou da via acessória, o que frequentemente resulta em um complexo QRS incomum e característico no ritmo sinusal normal. Sobretudo, as propriedades eletrofisiológicas do nó AV e das vias acessórias são diferentes: as vias acessórias geralmente consistem em tecido não nodal, com períodos refratários mais longos e sem condução decremental. Portanto, com um batimento atrial prematuro (p. ex., em consequência de automaticidade anormal), a condução pode falhar na via acessória, porém, mesmo que lentamente, continuar no nó AV e, em seguida, pelo sistema de His-Purkinje, local em que o impulso em propagação pode encontrar a extremidade ventricular da via acessória quando não está mais no estado refratário. A probabilidade de que a via acessória não seja mais refratária aumenta à medida que a condução pelo nó AV torna-se mais lenta, demonstrando como a condução lenta possibilita a reentrada. Quando o impulso reentra no átrio, ele pode então reentrar no ventrículo pelo nó AV, no átrio pela via acessória, e assim por diante (Fig. 34-8).

Esse tipo de reentrada, denominado *taquicardia reentrante AV*, é determinado pelas seguintes características:

1. Presença de um circuito anatomicamente definido
2. Heterogeneidade da refratariedade entre as regiões do circuito
3. Condução lenta em uma parte do circuito

É comum a ocorrência de reentrada "anatomicamente definida" semelhante na região do nó AV (*taquicardia reentrante do nó AV*), no átrio (*flutter atrial*) e no ventrículo cicatrizado (*taquicardia ventricular*). O termo *taquicardia paroxística supraventricular* (TPSV) inclui tanto a reentrada AV como a reentrada do nó AV, que compartilham muitas características clínicas.

Embora os fármacos antiarrítmicos ou a cardioversão elétrica sejam usados para o término agudo da reentrada (discutidos mais adiante neste capítulo e na Tab. 34-2), a reentrada anatomicamente definida é, com frequência, tratada com ablação por radiofrequência, visto que a sua via consistente possibilita frequentemente a identicação e ablação efetivas de segmentos críticos dessa via, curando o paciente e evitando a necessidade de tratamento farmacológico em longo prazo. A ablação por radiofrequência é realizada por meio de um cateter introduzido até o coração e exige convalescença mínima.

Reentrada funcionalmente definida

Pode ocorrer também reentrada na ausência de uma via distinta e anatomicamente definida (Fig. 34-9). Por exemplo, um batimento prematuro a partir da parede ventricular pode encontrar um tecido refratário em apenas uma direção, possibilitando a condução em todo o restante da parede até a recuperação, reexcitação e, em seguida, propagação da área originalmente refratária de volta ao local original do batimento prematuro. Outro exemplo é a isquemia localizada ou outras perturbações eletrofisiológicas que resultam em uma área de condução suficientemente lenta no ventrículo, de modo que os impulsos que deixam essa área encontram o restante do miocárdio reexcitável, caso em que pode ocorrer reentrada. A FA e a fibrilação ventricular (FV) são exemplos extremos de reentrada "funcionalmente definida": as células são reexcitadas assim que estiverem repolarizadas o suficiente para permitir que um número suficiente de canais de Na⁺ se recupere do estado de inativação. Posteriormente, a via de ativação anormal fornece uma heterogeneidade espacial de repolarização anormal, que pode levar à formação de outros circuitos de reentrada. Na FA, podem persistir por anos e, algumas vezes, pode-se registrar uma atividade semelhante a um rotor, refletindo, presumivelmente, circuitos reentrantes únicos ou múltiplos que podem ser transitoriamente estáveis ou tortuosos ao redor do átrio.

Arritmias comuns e seus mecanismos

O principal instrumento para o diagnóstico das arritmias é o ECG. Algumas vezes, são utilizadas abordagens mais sofisticadas, como o registro de regiões específicas do coração durante a indução artificial de arritmias por técnicas de marca-passo especializadas. A Tabela 34-2 fornece uma lista de arritmias comuns, seus prováveis mecanismos e abordagens que devem ser considerados para a sua interrupção aguda e para a terapia em longo prazo, de modo a prevenir sua recidiva. Alguns exemplos de arritmias discutidas neste capítulo são mostrados na Figura 34-10. Em algumas arritmias, em particular a FV, o tratamento não é farmacológico, mas por meio de cardioversão de corrente direta (CD) – a aplicação de uma grande corrente elétrica através do tórax.

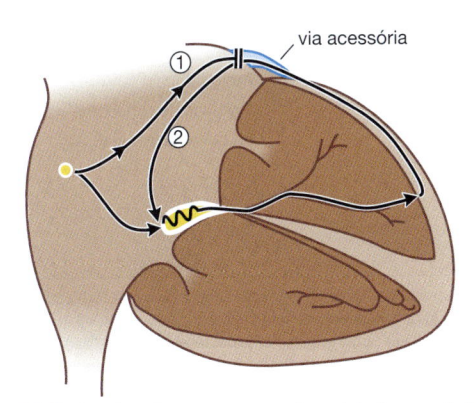

Figura 34-8 *Taquicardia reentrante atrioventricular na síndrome de WPW.* Nesses pacientes, existe uma conexão AV acessória (em azul-claro). Um impulso atrial prematuro bloqueia a via acessória (1) e se propaga lentamente por meio do nó AV e do sistema de condução. Ao alcançar a via acessória (agora não mais refratária) pelo ventrículo, o impulso torna a entrar no átrio (2), onde pode então reentrar no ventrículo por meio do nó AV e tornar-se autossustentável (ver Fig. 34-10C). Os fármacos que bloqueiam o nó AV prontamente interrompem essa taquicardia. As recidivas podem ser evitadas por fármacos que impedem os batimentos atriais prematuros, por fármacos que alteram as características eletrofisiológicas do tecido no circuito (p. ex., que prolongam a refratariedade do nó AV) e por técnicas de ablação não farmacológicas que destroem de modo seletivo a via acessória.

TABELA 34-2 ■ ABORDAGEM MECANICISTA AO TRATAMENTO ANTIARRÍTMICO

ARRITMIA	MECANISMO COMUM	TRATAMENTO AGUDO[a]	TRATAMENTO EM LONGO PRAZO[a]
Despolarizações prematuras atriais, nodais ou ventriculares	Desconhecido	Nenhum indicado	Nenhum indicado
Fibrilação atrial	Reentrada "funcional" desorganizada Estimulação contínua do nó AV, frequência ventricular irregular e muitas vezes rápida	1. Controle da resposta ventricular: bloqueio do nó AV[b] 2. Restaurar o ritmo sinusal: cardioversão com CD	1. Controle da resposta ventricular: bloqueio do nó AV[b] 2. Manter o ritmo normal: bloqueio do canal de K^+, boqueio do canal de Na^+ com $\tau_{recuperação} > 1$ s
Flutter atrial	Circuito reentrante estável no átrio direito Frequência ventricular muitas vezes rápida e irregular	O mesmo que para a fibrilação atrial	O mesmo que para a fibrilação atrial Fármacos que bloqueiam o nó AV são especialmente desejáveis para evitar o ↑ da frequência ventricular Em casos selecionados, ablação[c]
Taquicardia atrial	Aumento da automaticidade, automaticidade relacionada com PDT ou reentrada no átrio	O mesmo que para a fibrilação atrial Adenosina algumas vezes efetiva	O mesmo que para a fibrilação atrial Ablação do "foco" de taquicardia[c]
Taquicardia reentrante do nó AV (TPSV)	Circuito reentrante dentro do nó AV ou próximo a ele	*Adenosina Bloqueio do nó AV[b] Menos comum: ↑ do tônus vagal (digitálico, edrofônio, fenilefrina)	*Bloqueio do nó AV Flecainida Propafenona *Ablação[c]
Arritmias associadas à síndrome de WPW: 1. Reentrada AV (TPSV) 2. Fibrilação atrial com condução atrioventricular através de uma via acessória	Reentrada (Fig. 34-8) Frequência muito rápida decorrente de propriedades não decrementais da via acessória	O mesmo que para a reentrada do nó AV *Cardioversão com CD *Procainamida	Bloqueio do canal de K^+ Bloqueio do canal de Na^+ com $\tau_{recuperação} > 1$ s *Ablação[c] *Ablação[c] Bloqueio do canal de K^+ Bloqueio do canal de Na^+ com $\tau_{recuperação} > 1$ s (bloqueadores do nó AV podem ser prejudiciais)
TV em pacientes com infarto do miocárdio antigo	Reentrada próximo à borda do infarto do miocárdio cicatrizado	Amiodarona Procainamida Lidocaína Bretílio Cardioversão com CD	*CDI[d] Amiodarona Bloqueio do canal de K^+ Bloqueio do canal de Na^+
TV em pacientes sem doença estrutural do coração	PDT desencadeadas por ↑ do tônus simpático	Adenosina[e] Verapamil[e] β-bloqueadores[e] *Cardioversão com CD	Verapamil[e] β-bloqueadores[e]
FV	Reentrada desorganizada	*Desfibrilação Amiodarona Procainamida Lidocaína Bretílio	*CDI[d] Amiodarona Bloqueio do canal de K^+ Bloqueio do canal de Na^+
Torsades des pointes, congênitas ou adquiridas (frequentemente relacionadas com fármacos)	Atividade desencadeada relacionada com PDP	Magnésio Isoproterenol Marca-passo	Bloqueio β Marca-passo

*Indica o tratamento de escolha. [a]O tratamento medicamentoso agudo é administrado por via intravenosa; o tratamento em longo prazo implica uso oral. [b]O bloqueio do nó AV pode ser obtido clinicamente por adenosina, bloqueio do canal de Ca^{2+}, bloqueio do receptor β-adrenérgico ou aumento do tônus vagal (um importante efeito antiarrítmico dos glicosídeos digitálicos). [c]A ablação é um procedimento em que o tecido responsável pela manutenção da taquicardia é identificado por técnicas especializadas de registro e, então, seletivamente destruído por ondas de rádio de alta frequência por meio de um cateter posicionado no coração. [d]CDI, cardioversor-desfibrilador implantável: um dispositivo que pode perceber a TV e a FV e liberar sinais marca-passo e/ou choques de cardioversão, de modo a restaurar o ritmo normal. [e]Podem ser prejudiciais na TV reentrante e devem ser usados para tratamento agudo apenas se o diagnóstico for seguro.

Essa técnica também pode ser usada para a restauração imediata do ritmo normal em casos menos graves, quando a arritmia está em curso (i.e., não inicia e termina espontaneamente). Se o paciente estiver consciente, é necessário um breve período de anestesia geral. Os cardioversores-desfibriladores implantáveis (CDI), que são dispositivos capazes de detectar TV ou FV e aplicar automaticamente um choque desfibrilador, são usados cada vez mais em pacientes considerados de alto risco para FV. Se os choques desfibriladores, que são dolorosos, ocorrerem com muita frequência, associam-se fármacos a esses dispositivos.

Mecanismos de ação dos fármacos antiarrítmicos

Os fármacos antiarrítmicos quase sempre exercem efeitos variados nos pacientes, e seus efeitos nas arritmias podem ser complexos. Um fármaco pode modular outros alvos, além de seu principal local de ação. Ao mesmo tempo, uma única arritmia pode ser resultado de vários mecanismos subjacentes (p. ex., as *torsades des pointes* [Fig. 34-10H] podem resultar do aumento da corrente tardia de sódio ou da redução das correntes de potássio repolarizantes). Portanto, a terapia antiarrítmica deve

2. interferência nas correntes de influxo (geralmente por meio dos canais de Na⁺ e Ca²⁺), que são responsáveis pela fase ascendente.

Por conseguinte, as arritmias em decorrência de PDT na TVPC podem ser inibidas por β-bloqueadores (que bloqueiam o desenvolvimento de PDT ao reduzir a captação de Ca^{2+} do RS e, portanto, ao diminuir a carga de Ca^{2+} do RS e a probabilidade de liberação espontânea de Ca^{2+} RS), *verapamil* (que bloqueia o desenvolvimento de PDT ao reduzir o influxo de Ca^{2+} na célula e, portanto, a carga de Ca^{2+} do RS) ou por fármacos bloqueadores dos canais de Na^+, que elevam o limiar necessário para produzir a fase ascendente anormal. Na TVPC, o bloqueio combinado do RyR2 e dos canais de Na^+ por agentes como a *flecainida* ou a *propafenona* é mais efetivo do que o *verapamil*. Algumas manifestações da intoxicação por digitálicos (ver adiante) são mediadas por PDT, porém outros mecanismos das arritmias podem estar presentes, em que os bloqueadores dos canais de cálcio, como o *verapamil*, não são úteis e podem até mesmo ser prejudiciais. De maneira semelhante, duas abordagens são empregadas nas arritmias relacionadas com batimentos desencadeados por PDP (Tabs. 34-1 e 34-2). As PDP podem ser inibidas pelo encurtamento da duração do potencial de ação. Na prática, a frequência cardíaca é acelerada pela infusão de *isoproterenol* ou por marca-passo. Os batimentos desencadeados que surgem de PDP podem ser inibidos pelo Mg^{2+} sem normalização da repolarização *in vitro* ou do intervalo QT clínico, em grande parte por bloqueio dos canais de Ca^{2+}. Na maioria das formas de SQTL congênita, ocorrem *torsades des pointes* com estresse adrenérgico. A terapia consiste em bloqueio β-adrenérgico (que não encurta o intervalo QT, mas pode evitar as PDP), bem como colocação de marca-passo para encurtar os potenciais de ação.

Na reentrada anatomicamente determinada, os fármacos podem interromper a arritmia por meio de bloqueio da propagação do potencial de ação. A condução geralmente falha em um "elo fraco" do circuito. No exemplo da arritmia relacionada com a síndrome de WPW, descrita anteriormente, o elo fraco é o nó AV, e os fármacos que prolongam a refratariedade do nó AV e lentificam a condução do nó AV, como os bloqueadores dos canais de Ca^{2+}, os β-bloqueadores ou a *adenosina*, tendem a ser efetivos. Em contrapartida, a lentificação da condução em circuitos reentrantes funcionalmente determinados pode modificar a via sem extinguir o circuito. De fato, o efeito da condução lenta nesse contexto é variável. Em alguns pacientes, os fármacos que lentificam a condução promovem o desenvolvimento de arritmias reentrantes, ao passo que, em outros, a lentificação da condução é suficiente para extinguir a propagação. O prolongamento da refratariedade é outra abordagem provável para interromper a reentrada funcionalmente determinada (Knollmann e Roden, 2008; Priori et al., 1999; Task Force, 1991). Nos miócitos atriais e ventriculares, a refratariedade pode ser prolongada pelo atraso da recuperação dos canais de Na^+ do estado de inativação. Os fármacos que bloqueiam os canais de Na^+ geralmente deslocam a dependência de voltagem da recuperação a partir do bloqueio (Fig. 34-6B), prolongando, assim, a refratariedade (Fig. 34-12).

Os fármacos que aumentam a duração do potencial de ação sem qualquer ação direta nos canais de Na^+ (p. ex., pelo bloqueio das correntes retificadoras tardias) também irão prolongar a refratariedade (Fig. 34-12). Nos tecidos do nó sinoatrial (SA) ou AV, em particular, o bloqueio dos canais de Ca^{2+} prolonga a refratariedade. Os fármacos que interferem no acoplamento entre células também devem, teoricamente, aumentar a refratariedade em preparações multicelulares. O coração com propensão a arritmias frequentemente exibe uma anatomia e histologias anormais, notavelmente aumento da fibrose, e algumas evidências sugerem que intervenções anti-inflamatórias ou antifibróticas poderiam, assim, ser antiarrítmicas ao prevenir essas alterações.

Bloqueio dos canais iônicos dependentes do estado

A identificação dos determinantes estruturais e moleculares da permeabilidade dos canais iônicos e do bloqueio farmacológico forneceu informações fundamentais para analisar as ações de novos compostos antiarrítmicos e daqueles já disponíveis (MacKinnon, 2003). Um conceito fundamental é que os fármacos bloqueadores dos canais iônicos se ligam a sítios específicos nas proteínas do canal iônico, de modo a modificar a sua função

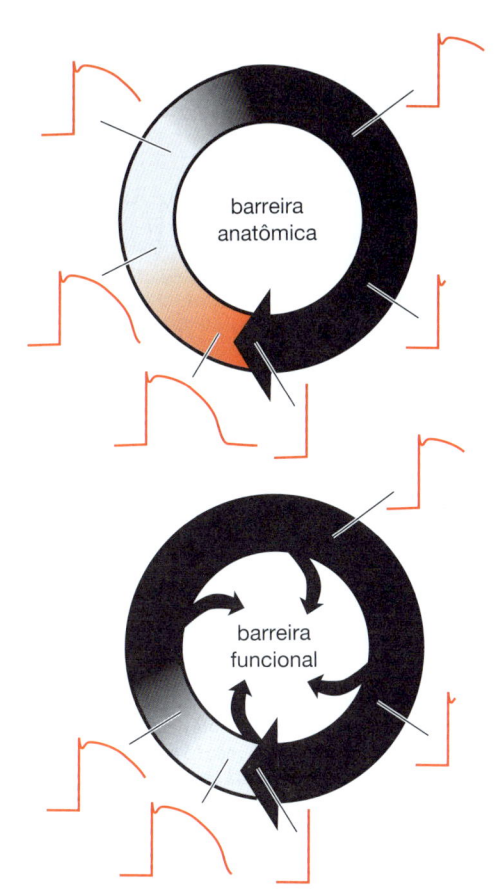

Figura 34-9 *Dois tipos de reentrada.* A borda de uma frente de onda em propagação é exibida como uma grande seta preta. Na reentrada anatomicamente definida (parte superior), existe uma via fixa (p. ex., Fig. 34-8). A área em preto denota o tecido no circuito reentrante que está completamente refratário em decorrência da passagem recente da frente de onda em propagação; a área em cinza denota o tecido em que traços ascendentes deprimidos podem ser obtidos (ver Fig. 34-6A); e a área em vermelho-escuro representa o tecido em que a reestimulação resultaria em potenciais de ação com traços ascendentes normais. A área em vermelho-escuro é denominada *intervalo excitável*. Na reentrada funcionalmente definida, ou "círculo condutor" (parte inferior), não há nenhuma via anatômica nem intervalo excitável. Em vez disso, a onda que circula cria uma área de tecido inexcitável em seu centro. Nesse tipo de reentrada, o circuito não permanece necessariamente na mesma posição anatômica durante batimentos consecutivos. Durante o mapeamento das sequências de excitação no coração, esse tipo de atividade pode se manifestar como um ou mais "rotores".

ser especificamente ajustada para o mecanismo subjacente mais relevante da arritmia, quando for conhecido. Os fármacos podem ser antiarrítmicos pela supressão do mecanismo de iniciação ou pela alteração dos circuitos reentrantes. Em alguns casos, os fármacos podem suprimir um fator iniciador, mas mesmo assim promover a reentrada (ver discussão a seguir).

Os fármacos podem tornar mais lentos os ritmos automáticos, alterando qualquer um dos quatro determinantes da descarga marca-passo espontânea (Fig. 34-11): (1) aumento do potencial diastólico máximo, (2) diminuição da inclinação da fase 4, (3) aumento do potencial limiar ou (4) aumento da duração do potencial de ação. A *adenosina* e a acetilcolina podem aumentar o potencial diastólico máximo, enquanto os β-bloqueadores (ver Cap. 14) podem diminuir a inclinação da fase 4. O bloqueio dos canais de Na^+ ou Ca^{2+} geralmente resulta em alteração do limiar, enquanto o bloqueio dos canais de K^+ cardíacos prolonga o potencial de ação.

Os fármacos antiarrítmicos podem suprimir as arritmias devido a PDT ou PDP por dois mecanismos principais:

1. inibição do desenvolvimento de pós-despolarizações (geralmente devido à liberação de Ca^{2+} do RS mediada por RyR2) e

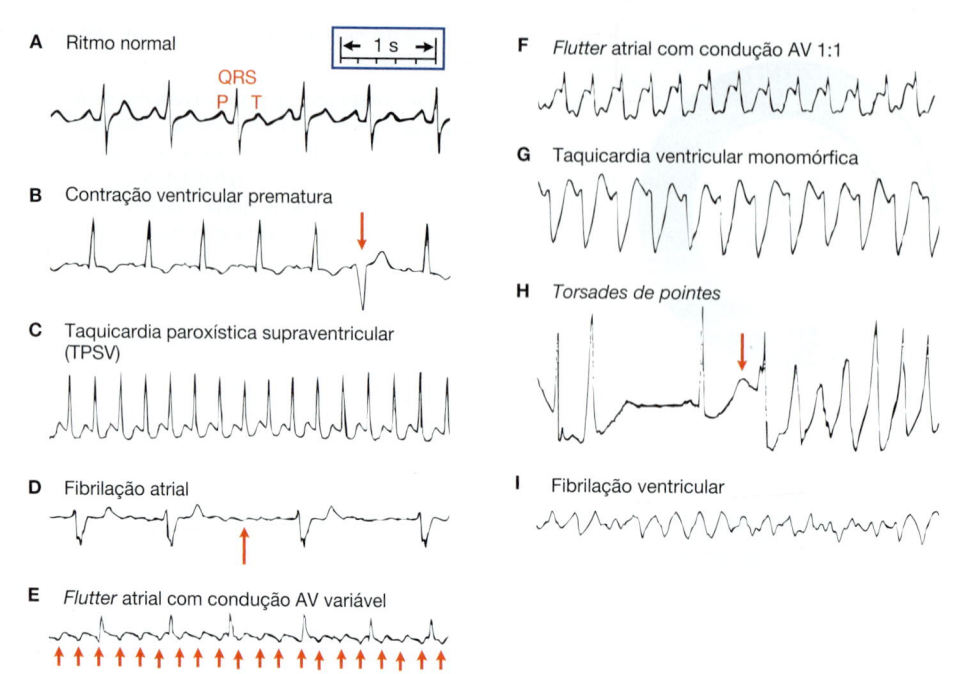

Figura 34-10 *ECG mostrando ritmos cardíacos normais e anormais.* As ondas P, QRS e T no ritmo sinusal normal são mostradas no painel **A**. O painel **B** mostra um batimento prematuro que se origina no ventrículo (seta). A TPSV é apresentada no painel **C**; trata-se mais provavelmente de uma reentrada que utiliza uma via acessória (ver Fig. 34-8) ou de uma reentrada no interior do nó AV ou próximo a ele. Na fibrilação atrial (painel **D**), não há ondas P e os complexos QRS ocorrem irregularmente (e, nesse exemplo, a uma frequência baixa); a atividade elétrica entre os complexos QRS mostra pequenas ondulações (seta), que correspondem à atividade fibrilatória nos átrios. No *flutter* atrial (painel **E**), os átrios apresentam batimentos rápidos, de aproximadamente 250 bpm (setas) neste exemplo, e a frequência ventricular é variável. Se for administrado um fármaco que diminui a frequência do *flutter* atrial, pode ocorrer condução atrio-ventricular 1:1 (painel **F**). Na TV monomórfica (painel **G**), ocorrem complexos QRS largos e idênticos, em uma frequência regular de 180 bpm. As características eletrocardiográficas da síndrome de *torsades des pointes* (painel **H**) incluem um intervalo QT muito longo (> 600 ms neste exemplo, seta) e TV, na qual cada batimento sucessivo exibe uma morfologia diferente (TV polimórfica). O painel **I** mostra a atividade elétrica desorganizada característica da FV.

(p. ex., diminuição da corrente). A afinidade da proteína do canal iônico pelo fármaco em seu sítio-alvo geralmente varia à medida que a proteína do canal iônico passa de uma conformação funcional para outra (ou "estados" do canal iônico; ver Fig. 34-2). As características físicoquímicas, como o peso molecular e a lipossolubilidade, são determinantes importantes dessa ligação dependente do estado. A ligação dependente do estado foi estudada de modo mais detalhado no caso dos fármacos bloqueadores dos canais de Na^+. A maioria dos agentes úteis desse tipo bloqueia os canais de Na^+ abertos ou inativados e exibe pouca afinidade pelos canais no estado de repouso. A maioria dos bloqueadores dos canais de Na^+ liga-se a um sítio de ligação de anestésico local no poro da proteína do canal de sódio cardíaca $Na_V1.5$ (Fozzard et al., 2005). Portanto, durante cada potencial de ação, os fármacos se ligam aos canais de Na^+ e os bloqueiam e, a cada intervalo diastólico, os fármacos se dissociam, com liberação do bloqueio. Foram também descritos mecanismos alostéricos pelos quais a ligação do fármaco a um sítio mesmo que distante do poro altera a conformação do canal e, portanto, a permeabilidade através do poro.

Conforme ilustrado na Figura 34-13, a taxa de dissociação é um determinante fundamental do bloqueio dos canais de Na^+ no estado de equilíbrio. Quando a frequência cardíaca aumenta, o tempo disponível para a dissociação diminui e ocorre aumento do bloqueio dos canais de Na^+ no estado de equilíbrio. A velocidade de recuperação do bloqueio também diminui à medida que as células são despolarizadas, como na isquemia. Isso explica o achado de que os bloqueadores dos canais de Na^+ deprimem a corrente de Na^+ e, portanto, a condução em maior grau nos tecidos isquêmicos do que nos tecidos normais. O bloqueio do estado aberto *versus* o inativado também pode ser importante na determinação dos efeitos de alguns fármacos. O aumento da duração do potencial de ação, que resulta em aumento relativo do tempo levado no estado inativado, pode aumentar o bloqueio por fármacos que se ligam a canais inativados, como a lidocaína. Isso provavelmente explica por que os bloqueadores dos canais de Na^+ no estado de inativação são relativamente ineficazes no tecido atrial, onde os potenciais de ação são mais curtos.

A velocidade de recuperação do bloqueio geralmente é expressa como uma constante de tempo ($\tau_{recuperação}$, o tempo necessário para completar aproximadamente 63% de um processo determinado exponencialmente). No caso de fármacos como a *lidocaína*, a $\tau_{recuperação}$ é tão curta (<< 1 s) que a recuperação do bloqueio é muito rápida, e ocorre um bloqueio significativo dos canais de Na^+ apenas nos tecidos estimulados rapidamente, em particular na isquemia. Em contrapartida, fármacos como a *flecainida* apresentam valores de $\tau_{recuperação}$ tão longos (> 10 s), que aproximadamente o mesmo número de canais de Na^+ são bloqueados durante a sístole e a diástole. Em consequência, ocorre lentificação da condução em concentrações terapêuticas, mesmo nos tecidos normais com frequências normais. Isso se manifesta no ECG com prolongamento das durações de PR e QRS.

Classificação dos fármacos antiarrítmicos

A classificação dos fármacos com base nas propriedades eletrofisiológicas comuns ressalta a conexão existente entre as ações eletrofisiológicas básicas e os efeitos antiarrítmicos (Vaughan Williams, 1970). Esses esquemas de classificação possuem mérito, na medida em que as ações clínicas dos fármacos podem ser previstas com base em suas propriedades eletrofisiológicas. Entretanto, à medida que cada composto é mais caracterizado em uma variedade de sistemas de testes *in vitro* e *in vivo*, torna-se evidente que ocorrem diferenças nos efeitos farmacológicos mesmo entre fármacos que possuem a mesma classificação, e algumas dessas diferenças podem ser responsáveis pelas diferenças clínicas observadas nas respostas a fármacos da mesma "classe" ampla (Tab. 34-3)

Uma abordagem alternativa ao tratamento antiarrítmico consiste em tentar classificar os mecanismos das arritmias e, em seguida, direcionar a terapia farmacológica para o mecanismo eletrofisiológico que mais provavelmente irá interromper ou evitar a arritmia (Priori et al., 1999; Task Force, 1991) (Tab. 34-2). Essa abordagem foi aperfeiçoada ainda mais com um maior entendimento dos mecanismos das arritmias em doenças genéticas, como a STQL e a TVPC, de modo que a base

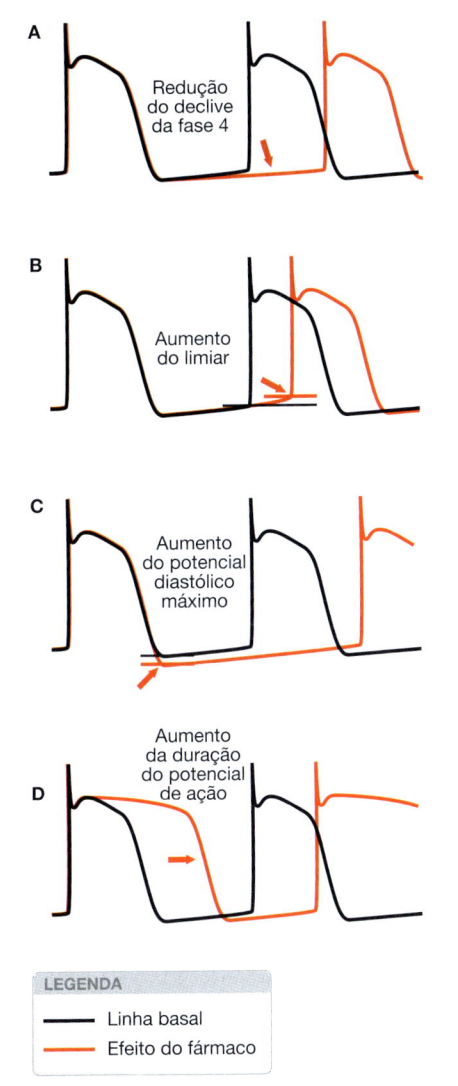

Figura 34-11 Quatro modos de reduzir a frequência de descargas espontâneas. As linhas horizontais nos painéis **B** e **C** indicam os potenciais limiares para deflagrar um potencial de ação antes e depois da aplicação do fármaco.

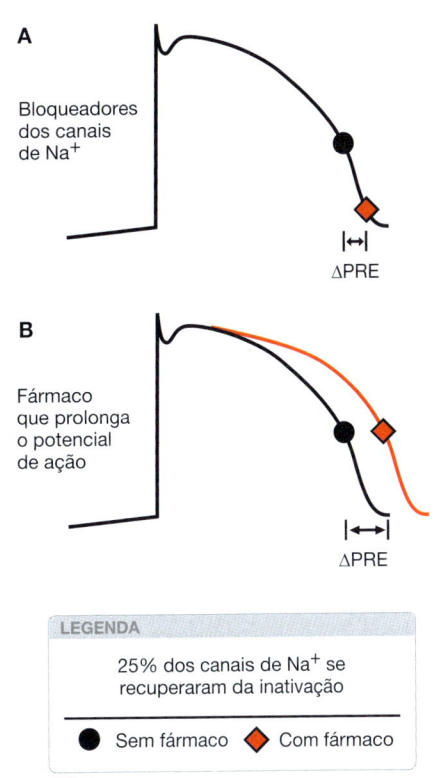

Figura 34-12 Dois modos de aumentar a refratariedade. Nesta figura, o ponto preto indica o momento em que um número suficiente de canais de Na$^+$ (valor arbitrário de 25%; ver Fig. 34-6B) se recuperou da inativação, permitindo que um estímulo prematuro produzisse uma resposta propagada na ausência de fármaco. O bloqueio dos canais de Na$^+$ (**A**) desloca a recuperação dependente de voltagem (ver Fig. 34-6B) e, desse modo, retarda o ponto em que 25% dos canais se recuperam (losango vermelho), prolongando o PRE. Observe que, quando um fármaco também se dissocia lentamente do canal (ver Fig. 34-13), a refratariedade nos tecidos de resposta rápida pode, na verdade, estender-se além da repolarização completa ("refratariedade pós-repolarização"). Os fármacos que prolongam o potencial de ação (**B**) também irão estender o ponto em que a porcentagem arbitrária dos canais de Na$^+$ se recupera da inativação, mesmo sem interação direta com os canais de Na$^+$.

genética representa uma abordagem complementar para melhorar o desenvolvimento de fármacos antiarrítmicos e o tratamento com esses agentes (Knollmann e Roden, 2008).

Bloqueio dos canais de Na$^+$

O grau de bloqueio dos canais de Na$^+$ depende principalmente da frequência cardíaca e do potencial de membrana, bem como das características fisicoquímicas específicas do fármaco que determinam a $\tau_{recuperação}$ (Fig. 34-13). Os canais de Na$^+$ são bloqueados em frequências cardíacas rápidas no tecido doente com um fármaco de recuperação rápida, como a *lidocaína*, ou até mesmo em frequências normais nos tecidos normais com um fármaco de recuperação lenta, como a *flecainida*. Quando os canais de Na$^+$ estão bloqueados, o limiar para a excitabilidade é diminuído, ou seja, é necessária uma maior despolarização da membrana para abrir um número suficiente de canais de Na$^+$ para superar as correntes de K$^+$ no potencial de repouso da membrana e desencadear o potencial de ação. Essa alteração no limiar provavelmente contribui para o achado clínico de que os bloqueadores dos canais de Na$^+$ tendem a aumentar o limiar do marca-passo e a energia necessária para desfibrilar o coração em fibrilação. Esses efeitos deletérios podem ser importantes quando se utilizam fármacos antiarrítmicos em pacientes com marca-passos ou desfibriladores implantados. O bloqueio dos canais de Na$^+$ diminui a velocidade de condução no tecido de resposta rápida e aumenta a duração do QRS.

As doses habituais de flecainida prolongam os intervalos QRS em 25% ou mais durante o ritmo normal, enquanto a lidocaína aumenta os intervalos QRS apenas em frequências cardíacas muito rápidas. Os fármacos com valores de $\tau_{recuperação}$ superiores a 10 segundos (p. ex., *flecainida*) também tendem a prolongar o intervalo PR; isso se deve provavelmente ao bloqueio do tecido de resposta rápida na região do nó AV, embora seja também possível um bloqueio adicional dos canais de Ca^{2+}. Os efeitos dos fármacos no intervalo PR também são altamente modificados por efeitos autonômicos. Por exemplo, a *quinidina* tende a encurtar o intervalo PR principalmente como resultado de suas propriedades vagolíticas. A duração do potencial de ação não é afetada ou é encurtada pelo bloqueio dos canais de Na$^+$. Alguns fármacos bloqueadores dos canais de Na$^+$ prolongam efetivamente os potenciais de ação cardíacos, porém por outros mecanismos, normalmente pelo bloqueio dos canais de K$^+$ (Tab. 34-3).

Ao aumentar o limiar, o bloqueio dos canais de Na$^+$ diminui a automaticidade (Fig. 34-11B) e pode inibir potencialmente a atividade desencadeada que surge das PDT ou das PDP. Muitos bloqueadores dos canais de Na$^+$ também diminuem a inclinação da fase 4 (Fig. 34-11A). Na reentrada anatomicamente definida, os bloqueadores dos canais de Na$^+$ podem diminuir a condução o suficiente para extinguir a frente de onda reentrante em propagação. Todavia, conforme já descrito, a lentificação da condução em consequência do bloqueio dos canais de Na$^+$ pode exacerbar a reentrada. O bloqueio dos canais de Na$^+$ também desloca a dependência da recuperação do estado em relação à voltagem da inativação (Fig. 34-6B) para potenciais mais negativos, com consequente

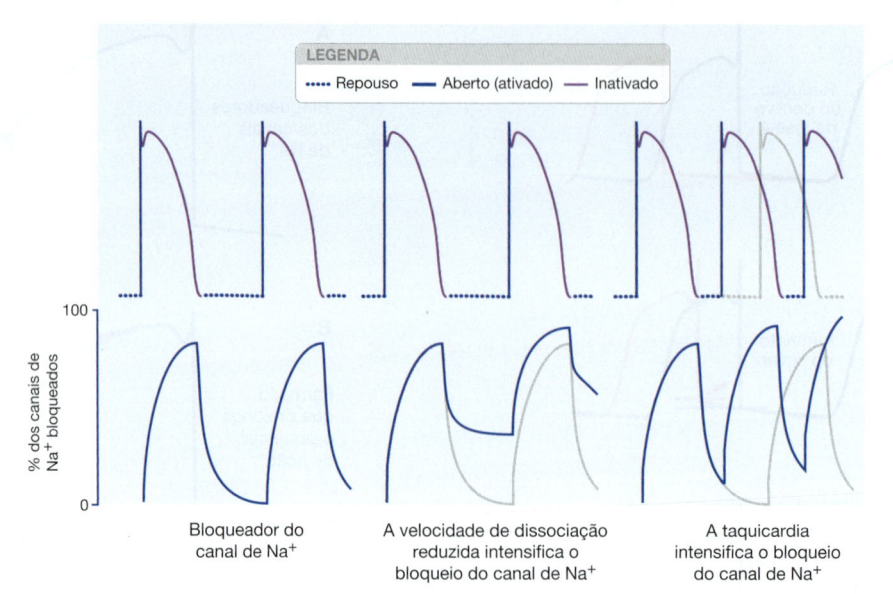

Figura 34-13 *Recuperação do bloqueio dos canais de Na$^+$ durante a diástole.* Essa recuperação é um fator crítico na determinação do grau de bloqueio dos canais de Na$^+$ em estado de equilíbrio dinâmico. Os bloqueadores dos canais de Na$^+$ se ligam aos canais de Na$^+$ (e os bloqueiam) nos estados aberto ou inativado, resultando em alterações das fases na extensão do bloqueio durante o potencial de ação. Como mostra o painel central, uma redução da velocidade de recuperação do bloqueio aumenta a extensão do bloqueio. Diferentes fármacos apresentam diferentes taxas de recuperação, e a despolarização reduz a taxa de recuperação. O painel à direita mostra que o aumento da frequência cardíaca, que resulta em relativamente menos tempo gasto no estado de repouso, também aumenta a extensão do bloqueio. (Reproduzida, com permissão, de Roden DM, et al. Clinical pharmacology of antiarrhythmic agents. In: Josephson ME, ed. *Sudden Cardiac Death*. Blackwell Scientific, London, **1993**, 182–185. Permissão obtida pelo Copyright Clearance Center, Inc.)

tendência a aumentar a refratariedade. Portanto, o fato de determinado fármaco exacerbar ou suprimir as arritmias reentrantes irá depender do equilíbrio entre os seus efeitos na refratariedade e na condução em determinado circuito reentrante. A *lidocaína* e a *mexiletina* não são úteis na FA ou no *flutter* atrial, provavelmente porque apresentam valores curtos de $\tau_{recuperação}$ e bloqueiam predominantemente os canais inativados. Em contrapartida, a *quinidina*, a *flecainida*, a *propafenona* e agentes semelhantes são efetivos em alguns pacientes. Muitos desses agentes devem parte de sua atividade antiarrítmica ao bloqueio dos canais de K$^+$ e, possivelmente, também ao bloqueio de RyR2 (*flecainida, propafenona*).

Toxicidade dos bloqueadores dos canais de Na$^+$

A lentificação da condução em circuitos reentrantes potenciais pode ser responsável pela toxicidade dos fármacos que bloqueiam os canais de Na$^+$ (Tab. 34-1). Por exemplo, o bloqueio dos canais de Na$^+$ diminui a velocidade de condução e, portanto, lentifica a frequência do *flutter* atrial. Entretanto, a função normal do nó AV possibilita a penetração de um maior número de impulsos no ventrículo, e a frequência cardíaca pode, de fato, aumentar (Fig. 34-10). Portanto, com o uso da terapia com bloqueadores dos canais de Na$^+$, a velocidade do *flutter* atrial pode cair de 300/min, com condução AV de 2:1 ou 4:1 (i.e., frequência cardíaca de 150 ou 75 bpm, respectivamente), para 220/min, porém com transmissão de 1:1 para o ventrículo (i.e., frequência cardíaca de 220 bpm), com consequências potencialmente desastrosas. Essa forma de arritmia induzida por fármaco é particularmente comum durante o tratamento com *flecainida, propafenona* e, em certas ocasiões, *amiodarona*; além disso, pode ocorrer com *quinidina*, que também aumenta a condução do nó AV por meio de suas propriedades vagolíticas. A terapia com bloqueadores dos canais de Na$^+$ em pacientes com taquicardia ventricular reentrante após infarto do miocárdio pode aumentar a frequência e a gravidade dos episódios arrítmicos. Embora o mecanismo não esteja bem esclarecido, uma provável explicação é a de que a condução lenta possibilita a persistência da frente de onda reentrante dentro do circuito da taquicardia. Essa arritmia exacerbada por fármaco pode ser difícil de tratar, e foram relatadas mortes em decorrência de TV intratável induzida por fármaco. A infusão de Na$^+$ pode ser benéfica nessa situação. A FV ou TV exacerbada por fármaco também são provavelmente responsáveis pelo aumento da mortalidade associada aos bloqueadores dos canais de Na$^+$ em comparação com placebo em pacientes convalescentes de infarto agudo do miocárdio no ensaio clínico CAST (Echt et al., 1991). Foi relatado que vários bloqueadores dos canais de Na$^+$ (p. ex., *procainamida* e *quinidina*) exacerbam a paralisia neuromuscular pela D-tubocurarina (ver Cap. 13).

Prolongamento do potencial de ação

A maior parte dos fármacos que prolongam o potencial de ação o faz por meio de bloqueio de I_{Kr} (Roden et al., 1993), embora o aumento da corrente de Na$^+$ tardia também produza esse efeito (Lu et al., 2012; Yang et al., 2014). Ambos os efeitos desses fármacos aumentam a duração do potencial de ação e reduzem a automaticidade normal (Fig. 34-11D). A maior duração do potencial de ação, que ocorre na forma de aumento do intervalo QT, aumenta a refratariedade (Fig. 34-12) e, portanto, deve ser uma maneira efetiva de tratar a reentrada (Task Force, 1991). Experimentalmente, o bloqueio dos canais de K$^+$ produz uma série de efeitos desejáveis: necessidade reduzida de energia para desfibrilação, inibição da FV em consequência de isquemia aguda e aumento da contratilidade (Roden, 1993; Singh, 1993). Como mostra a Tabela 34-3, muitos fármacos bloqueadores dos canais de K$^+$ também interagem com receptores β-adrenérgicos (*sotalol*) ou outros canais (p. ex., *amiodarona* e *quinidina*). A *amiodarona* e o *sotalol* parecem ser pelo menos tão efetivos quanto os fármacos com propriedades de bloqueio predominante dos canais de Na$^+$ nas arritmias tanto atriais quanto ventriculares. Dispõem-se também de fármacos "puros" que prolongam o potencial de ação (p. ex., *dofetilida* e *ibutilida*) (Murray, 1998; Torp-Pedersen et al., 1999).

Toxicidade dos fármacos que prolongam o potencial de ação

A maioria desses agentes prolonga desproporcionalmente os potenciais de ação cardíacos e o intervalo QT quando a frequência cardíaca subjacente é lenta, podendo causar *torsades des pointes* (Tab. 34-1; Fig. 34-10). Embora esse efeito em geral seja observado com fármacos antiarrítmicos que prolongam o intervalo QT, ele pode ocorrer mais raramente com fármacos usados para indicações não cardíacas. Com esses agentes, o risco de *torsades des pointes* pode se tornar aparente somente com o uso disseminado após a comercialização, e o reconhecimento desse risco tem sido uma causa comum de sua retirada do mercado (Roden, 2004). Os hormônios sexuais modificam os canais iônicos

TABELA 34-3 ■ PRINCIPAIS AÇÕES ELETROFISIOLÓGICAS DOS FÁRMACOS ANTIARRÍTMICOS

FÁRMACO	BLOQUEIO DO CANAL DE Na$^+$		BLOQUEIO DO CANAL DE K$^+$, ↑DPA	BLOQUEIO DO CANAL DE Ca^{2+}	BLOQUEIO DO CANAL DO RyR2	EFEITOS AUTONÔMICOS	OUTROS EFEITOS
	$\tau_{recuperação}$[1], s	DEPENDÊNCIA DO ESTADO[1]					
Lidocaína	0,1	I > A					
Fenitoína	0,2	I					
Mexiletina[a]	0,3	I					
Procainamida	1,8	A	✓			Bloqueio ganglionar (particularmente IV)	✓: metabólito prolonga a DPA
Quinidina	3	A	✓			Bloqueio α, vagolítico	
Disopiramida[b]	9	A	✓			Anticolinérgico	
Propafenona[b]	11	A ≈ I	(x)		✓	Bloqueio β (efeito clínico variável)	
Flecainida[a]	11	A	(x)		✓		
β-bloqueadores: Propranolol[b]						Bloqueio β	Bloqueio de canal de Na$^+$ in vitro
Sotalol[b]			✓			Bloqueio β	
Bretílio			✓			Estimulação adrenérgica seguida de bloqueio ganglionar	↓ Dispersão da repolarização na isquemia
Amiodarona	1,6	I	✓	(x)		Bloqueio β não competitivo	Ação antitireóidea
Dronedarona	Desconhecida	I	✓	(x)		Bloqueio β não competitivo	
Dofetilida			✓				
Ibutilida			✓				
Verapamil[a]				✓			
Diltiazem[a]				✓			
Digoxina						✓: estimulação vagal	✓: inibição da Na$^+$/K$^+$-ATPase
Adenosina						✓: ativação do receptor de adenosina	✓: ativação da corrente de K$^+$
Magnésio			✓	(x)			

✓ Indica um efeito importante na mediação da ação clínica do fármaco. (x) Indica um efeito demonstrável, cuja relação com a ação do fármaco nos pacientes está bem menos estabelecida. [a]Indica fármacos prescritos como racematos e acredita-se que os enantiômeros exerçam efeitos eletrofisiológicos semelhantes. [b]Indica racematos para os quais foram relatadas diferenças clinicamente relevantes nas propriedades eletrofisiológicas de cada enantiômero (ver texto). Uma abordagem para classificação dos fármacos antiarrítmicos é fornecida em Vaughan Williams (1970):

Classe   Ação principal
I   Bloqueio dos canais de Na$^+$
II   Bloqueio dos receptores β-adrenérgicos
III   Prolongamento do potencial de ação (geralmente por bloqueio dos canais de K$^+$)
IV   Bloqueio dos canais de Ca^{2+}

Os fármacos listados aqui seguem esse esquema. Entretanto, é importante ter em mente que muitos fármacos exercem diversos efeitos que contribuem para suas ações clínicas. Em certas ocasiões, é clinicamente útil subclassificar os bloqueadores dos canais de Na$^+$ conforme suas velocidades de recuperação do bloqueio induzido pelo fármaco ($\tau_{recuperação}$) em condições fisiológicas. Como se trata de uma variável contínua que pode ser modulada por diversos fatores, como a despolarização do potencial de repouso, essas distinções podem ficar confusas: classe Ib, $\tau_{recuperação}$ < 1 s; classe Ia, $\tau_{recuperação}$ 1-10 s; classe Ic, $\tau_{recuperação}$ > 10 s. Esses efeitos de classe e subclasse estão associados a alterações distintas no ECG, a toxicidades características de "classe" e à eficácia nas síndromes de arritmias específicas (ver texto). [1]Esses dados dependem de condições experimentais, incluindo espécie e temperatura. Os valores da $\tau_{recuperação}$ citados aqui são de Courtney (1987). DPA, duração do potencial de ação; A, bloqueador no estado aberto; I, bloqueador no estado inativado.

cardíacos e ajudam a explicar a incidência aumentada clinicamente observada de *torsades des pointes* induzidas por fármacos em mulheres (Tadros et al., 2014). A deficiência de testosterona, frequentemente em homens tratados para câncer de próstata, também foi reconhecida como causa de *torsades des pointes* (Salem et al., 2018).

Bloqueio dos canais de Ca^{2+}

Os principais efeitos eletrofisiológicos resultantes do bloqueio dos canais de Ca^{2+} cardíacos são observados nos tecidos nodais. As di-hidropiridinas, como o *nifedipino*, comumente usadas na angina e na hipertensão (ver Caps. 31 e 32), bloqueiam preferencialmente os canais de Ca^{2+} no músculo liso vascular. Seus efeitos eletrofisiológicos cardíacos, como a aceleração da frequência cardíaca, resultam principalmente da ativação simpática reflexa secundária à vasodilatação periférica. Em doses clinicamente usadas, apenas o *verapamil* e o *diltiazem* bloqueiam os canais de Ca^{2+} nas células cardíacas. Em geral, esses fármacos reduzem a frequência cardíaca (Fig. 34-11A), embora a hipotensão, quando acentuada, possa causar ativação simpática reflexa e taquicardia. A velocidade de condução nodal AV diminui, de modo que o intervalo PR aumenta. O bloqueio do nó AV ocorre devido à condução decremental, bem como à maior refratariedade do nó AV. Esses efeitos formam a base das ações antiarrítmicas dos bloqueadores dos canais de Ca^{2+} nas arritmias reentrantes cujo circuito envolve o nó AV, como a taquicardia reentrante AV (Fig. 34-8).

Outra indicação importante para a terapia com antiarrítmicos consiste em reduzir a frequência ventricular no *flutter* atrial ou na FA. O *verapamil* e o *diltiazem* por via parenteral foram aprovados para o controle temporário da frequência ventricular rápida no *flutter* atrial e na FA e na conversão rápida da TPSV em ritmo sinusal (para a qual o seu uso foi suplantado, em grande parte, pela *adenosina*). O *verapamil* ou o *diltiazem* por via oral podem ser usados no controle da frequência ventricular no *flutter* atrial ou na FA crônica, bem como na profilaxia da TPSV recorrente. Diferentemente dos β-bloqueadores, não foi demonstrado que os bloqueadores dos canais de Ca^{2+} reduzam a mortalidade após infarto agudo do miocárdio (Singh, 1990).

Verapamil e diltiazem

O principal efeito adverso do *verapamil* intravenoso ou, menos comumente, do *diltiazem* é a hipotensão, em particular com administração em *bolus*. Isso era um problema específico quando os fármacos eram usados erroneamente em pacientes com TV (na qual os bloqueadores dos canais de Ca^{2+} geralmente não são efetivos) diagnosticada de modo incorreto como TPSV. Hoje, os fármacos são raramente usados para essa indicação. A hipotensão também é frequente em pacientes que recebem outros vasodilatadores, bem como naqueles com disfunção ventricular esquerda subjacente, que pode ser exacerbada por esses fármacos. Ocorrem também bradicardia sinusal grave ou bloqueio AV, principalmente em pacientes suscetíveis, como o que também recebem β-bloqueadores. Com o tratamento oral, esses efeitos adversos tendem a ser menos graves. A constipação intestinal é um efeito colateral frequente do *verapamil* por via oral.

O *verapamil* é prescrito como racemato. O L-verapamil é o bloqueador mais potente dos canais de Ca^{2+}. Entretanto, com terapia oral, o L-enantiômero sofre metabolismo hepático de primeira passagem mais extenso. Por esse motivo, uma concentração específica de *verapamil* prolonga o intervalo PR em maior grau quando o fármaco é administrado por via intravenosa (quando as concentrações dos enantiômeros L e D são equivalentes) do que quando administrado por via oral. O *diltiazem* também sofre extenso metabolismo hepático de primeira passagem, e ambos os fármacos possuem metabólitos que exercem ações bloqueadoras dos canais de Ca^{2+}. Na prática clínica, os efeitos adversos durante a terapia com *verapamil* ou *diltiazem* são determinados, em grande parte, pela doença cardíaca *subjacente* e por tratamentos concomitantes. As concentrações plasmáticas desses agentes não são medidas de modo rotineiro. Ambos os fármacos podem aumentar a concentração sérica de digoxina, embora a magnitude desse efeito seja variável. Em pacientes com FA, pode ocorrer uma lentificação excessiva da resposta ventricular.

Bloqueio dos receptores β-adrenérgicos

A estimulação β-adrenérgica aumenta a magnitude da corrente de Ca^{2+} e retarda a sua inativação; aumenta a magnitude da corrente repolarizante I_{Ks}; aumenta a corrente marca-passo (aumentando, assim, a frequência sinusal; DiFrancesco, 1993); aumenta o Ca^{2+} armazenado no RS pela ativação da bomba de captação de Ca^{2+} do RS (aumentando, assim, a probabilidade de liberação espontânea de Ca^{2+} e as PDT); e, em condições fisiopatológicas, pode aumentar as arritmias mediadas por PDT e PDP. As elevações da epinefrina plasmática associadas ao estresse intenso (p. ex., infarto agudo do miocárdio ou reanimação após parada cardíaca) diminuem o nível sérico de K$^+$, principalmente em pacientes que recebem terapia crônica com diuréticos. Os β-bloqueadores inibem esses efeitos e podem ser antiarrítmicos ao reduzir a frequência cardíaca, diminuir a sobrecarga intracelular de Ca^{2+} e inibir a automaticidade mediada pela pós-despolarização. A hipopotassemia induzida por epinefrina parece ser mediada por receptores β$_2$-adrenérgicos e é bloqueada por antagonistas "não cardiosseletivos", como o *propranolol* (ver Cap. 14). No tecido agudamente isquêmico, os β-bloqueadores aumentam a energia necessária para fibrilar o coração, o que constitui uma ação antiarrítmica. Esses efeitos podem contribuir para a redução da mortalidade em curto e longo prazo observada em ensaios clínicos de terapia crônica com β-bloqueadores – após infarto do miocárdio (Singh, 1990).

À semelhança dos bloqueadores dos canais de Ca^{2+} e dos *digitálicos*, os β-bloqueadores aumentam o tempo de condução do nó AV (aumento do interval PR) e prolongam a refratariedade do nó AV; por esse motivo, são úteis para o término de arritmias reetrantes que envolvem o nó AV e no controle da resposta ventricular na FA ou no *flutter* atrial. Os β-bloqueadores podem ser úteis nas arritmias desencadeadas por estresse físico ou emocional, como em muitos pacientes com SQTL e em todos os pacientes com TVPC (Roden e Spooner, 1999). Foi também relatado que os β-bloqueadores são efetivos no controle das arritmias em decorrência de bloqueadores dos canais de Na$^+$; esse efeito pode ser parcialmente devido à redução da frequência cardíaca, que, em seguida, diminui o grau de lentificação da condução dependente de frequência pelo bloqueio dos canais de Na$^+$.

Os efeitos adversos do bloqueio β incluem fadiga, broncospasmo, hipotensão, impotência, depressão, agravamento da insuficiência cardíaca, agravamento dos sintomas devido a doença vascular periférica e mascaramento dos sintomas de hipoglicemia em pacientes diabéticos (ver Cap. 14). Em pacientes com arritmias causadas por estimulação simpática excessiva (p. ex., feocromocitoma, retirada de *clonidina* ou toxicidade da cocaína), os β-bloqueadores podem resultar em estimulação α-adrenérgica sem oposição, resultando em hipertensão grave ou arritmias α-adrenérgicas. Nesses pacientes, as arritmias devem ser tratadas com bloqueadores tanto α quanto β ou com um fármaco, como o *labetalol*, que combine propriedades α e β-bloqueadoras. A interrupção abrupta da terapia crônica com β-bloqueadores pode levar a sintomas de "rebote", incluindo hipertensão, aumento da angina e arritmias. Portanto, os β-bloqueadores são gradualmente reduzidos no decorrer de 2 semanas antes da interrupção da terapia crônica (ver Caps. 14 e 31 a 33).

β-bloqueadores selecionados

É provável que a maioria dos β-bloqueadores compartilhe propriedades antiarrítmicas. Alguns, como o *propranolol*, também exercem efeitos bloqueadores dos canais de Na$^+$ em altas concentrações. De modo semelhante, os fármacos com atividade simpaticomimética intrínseca podem ser menos úteis como antiarrítmicos (Singh, 1990). O *acebutolol* é tão efetivo quanto a *quinidina* na supressão dos batimentos ectópicos ventriculares, uma arritmia que muitos médicos não tratam mais. O *sotalol* (ver discussão em uma seção separada) é mais efetivo do que outros β-bloqueadores para muitas arritmias, provavelmente em virtude de suas ações de bloqueio dos canais de K$^+$. O *esmolol* (ver discussão a seguir) é um agente β$_1$-seletivo que apresenta $t_{1/2}$ de eliminação muito curta. O *esmolol* intravenoso é útil em situações clínicas em que se deseja um bloqueio β-adrenérgico imediato. Alguns β-bloqueadores (p. ex., *propranolol*, *metoprolol*) são substratos da CYP2D6; por conseguinte, a sua eficácia pode variar entre indivíduos (ver Cap. 7). O *nadolol* e o *propranolol* parecem mais efetivos do que outros β-bloqueadores quando há necessidade de bloqueio β em síndromes de arritmias congênitas, como TVPC ou SQTL (Ahn et al., 2017; Chockalingam et al., 2012).

Princípios do uso clínico dos fármacos antiarrítmicos

Os fármacos que modificam a eletrofisiologia cardíaca frequentemente apresentam uma margem muito estreita entre as doses necessárias para produzir o efeito desejado e as associadas a efeitos adversos. Além disso, os fármacos antiarrítmicos podem induzir novas arritmias, com consequências possivelmente fatais. Tratamentos não farmacológicos, como colocação de marca-passo cardíaco, desfibrilação elétrica ou ablação de regiões específicas, são indicados para algumas arritmias. Em outros casos, não há necessidade de tratamento, embora seja detectada a presença de arritmias. Portanto, os princípios fundamentais da terapêutica descritos aqui devem ser aplicados de modo a otimizar o tratamento antiarrítmico.

1. Identificar e remover os fatores precipitantes

Os fatores que geralmente precipitam arritmias cardíacas incluem hipoxia, distúrbios eletrolíticos (particularmente hipopotassemia), isquemia miocárdica e alguns fármacos. Os antiarrítmicos, incluindo os glicosídeos cardíacos, não são os únicos fármacos passíveis de precipitar arritmias (Tab. 34-1). Por exemplo, a *teofilina* pode causar taquicardia atrial multifocal, que algumas vezes pode ser controlada pela simples redução da dose de *teofilina*. As *torsades des pointes* podem surgir durante a terapia não apenas com antiarrítmicos que prolongam o potencial de ação, mas também com outros fármacos "não cardiovasculares" que não afetam os canais iônicos (Roden, 2004). A incidência pode variar de 1 a 3% em pacientes tratados com *sotalol* ou *dofetilida* e pode ser muito rara (< 1/50.000) com alguns fármacos não cardiovasculares. Fármacos com uma faixa muito ampla de indicações clínicas foram implicados, incluindo alguns antibióticos (como antibacterianos, antiprotozoários, antivirais e antifúngicos), antipsicóticos, anti-histamínicos, antidepressivos e metadona. O *site* Crediblemeds.org mantém uma lista de fármacos (e níveis de evidência) implicados nesse efeito adverso.

2. Estabelecer as metas do tratamento

Algumas arritmias não devem ser tratadas: o exemplo do CAST

As anormalidades do ritmo cardíaco são prontamente detectáveis por uma variedade de métodos de registro. Entretanto, a simples detecção de uma anormalidade não significa a necessidade de tratamento, o que foi ilustrado no ensaio clínico CAST. A presença de batimentos ventriculares ectópicos assintomáticos é um marcador conhecido do risco aumentado de morte súbita devido a FV em pacientes convalescentes de infarto agudo do miocárdio. No CAST, pacientes com infarto do miocárdio recente, cujos batimentos ectópicos ventriculares foram suprimidos pela *encainida* (que não é mais comercializada), um potente bloqueador dos canais de Na^+, ou pela *flecainida* foram selecionados aleatoriamente para receber esses fármacos ou um placebo. Surpreendentemente, a taxa de mortalidade foi 2 a 3 vezes maior entre os pacientes tratados com os fármacos do que naqueles que receberam placebo (Echt et al., 1991). Embora não se conheça uma explicação para esse efeito, várias linhas de evidências sugerem que, na presença desses fármacos, episódios transitórios de isquemia do miocárdio ou taquicardia sinusal podem causar uma acentuada redução da condução (visto que esses fármacos apresentam uma $\tau_{recuperação}$ muito longa), resultando em taquiarritmias ventriculares reentrantes fatais.

Uma consequência desse importante ensaio clínico foi ressaltar mais uma vez o conceito de que o tratamento deve ser iniciado apenas quando for identificado um benefício claro para o paciente. Quando os sintomas são obviamente atribuíveis a uma arritmia em curso, há geralmente pouca dúvida de que o término da arritmia será benéfico. Os riscos podem ser ainda maiores quando se utiliza um tratamento em longo prazo para prevenir a recorrência de uma arritmia (Roden, 1994). *Entre os fármacos antiarrítmicos discutidos aqui, apenas os bloqueadores β-adrenérgicos* (Connolly, 1999) *demonstraram reduzir a mortalidade durante a terapia em longo prazo.*

Sintomas causados por arritmias

Alguns pacientes com arritmia podem ser assintomáticos. Nesse caso, pode ser difícil estabelecer qualquer benefício para o tratamento. Alguns pacientes podem apresentar pré-síncope, síncope ou até mesmo parada cardíaca, que pode ser resultante de bradiarritmias ou taquiarritmias. Outros pacientes podem apresentar uma sensação de batimentos cardíacos irregulares (i.e., palpitações), que podem produzir sintomas mínimos em alguns pacientes, mas ser incapacitantes em outros. Os batimentos cardíacos irregulares podem ser decorrentes de contrações prematuras intermitentes ou de arritmias sustentadas, como a FA (que resulta em frequência ventricular irregular) (Fig. 34-10). Por fim, os pacientes podem apresentar sintomas em consequência da redução do débito cardíaco atribuível à arritmia. O sintoma mais comum é a falta de ar, seja em repouso ou aos esforços. Em certas ocasiões, as taquicardias sustentadas ou frequentes podem não provocar qualquer sintoma de "arritmia" (como palpitações), porém irão deprimir a função contrátil. Esses pacientes podem apresentar insuficiência cardíaca devido a "miocardiopatia induzida por taquicardia", uma condição que pode ser controlada pelo tratamento da arritmia.

Escolha das abordagens terapêuticas

Ao escolher entre as opções terapêuticas disponíveis, é importante estabelecer metas terapêuticas bem definidas. Por exemplo, dispõem-se de três opções para pacientes com FA: (1) reduzir a reposta ventricular utilizando agentes bloqueadores do nó AV, como *digitálicos*, *verapamil*, *diltiazem* ou β-bloqueadores (Tab. 34-1); (2) restaurar e manter o ritmo normal utilizando fármacos como *flecainida* ou *amiodarona*; ou (3) decidir não instituir qualquer terapia antiarrítmica, principalmente se o paciente realmente estiver assintomático. A maioria dos pacientes com FA também se beneficia da anticoagulação para reduzir a incidência de acidente vascular cerebral, independentemente dos sintomas (Dzeshka e Lip, 2015) (ver Cap. 36).

Os fatores que contribuem para a escolha da terapia incluem não apenas os sintomas, mas também o tipo e a extensão da doença cardíaca estrutural, o intervalo QT antes do tratamento farmacológico, a coexistência de doença do sistema de condução e a presença de doenças não cardíacas (Tab. 34-4). No raro paciente com síndrome de WPW e FA, a resposta ventricular pode ser extremamente rápida e pode ser acelerada paradoxalmente com *digitálicos* ou bloqueadores dos canais de Ca^{2+}. Nessas circunstâncias, foram relatados casos de morte em consequência do tratamento farmacológico.

Devem-se estabelecer a frequência e a reprodutibilidade da arritmia antes de iniciar o tratamento, visto que a variabilidade inerente na ocorrência de arritmias pode ser confundida com um efeito benéfico ou adverso do fármaco. As técnicas para essa avaliação incluem o registro do ritmo cardíaco por períodos prolongados ou a avaliação da resposta do coração a batimentos prematuros induzidos artificialmente. É importante reconhecer que o tratamento farmacológico pode ser apenas parcialmente efetivo. Uma redução acentuada na duração dos paroxismos da fibrilação atrial pode ser suficiente para tornar o paciente assintomático, mesmo que ainda se possam detectar episódios ocasionais.

3. Minimizar os riscos

Fármacos antiarrítmicos podem causar arritmias

Um risco bem conhecido da terapia antiarrítmica é que ela pode provocar novas arritmias com consequências potencialmente fatais. Os fármacos antiarrítmicos podem provocar arritmias por diferentes mecanismos (Tab. 34-1). Essas arritmias provocadas por fármacos precisam ser reconhecidas, visto que o tratamento adicional com outros antiarrítmicos frequentemente exacerba o problema, enquanto a suspensão do agente causal é curativa. Portanto, o estabelecimento de um diagnóstico preciso é de suma importância e pode ser necessário direcionar os tratamentos para os mecanismos subjacentes das arritmias. Por exemplo, o tratamento da TV com *verapamil* não apenas pode ser ineficaz, como também pode causar colapso cardiovascular catastrófico.

TABELA 34-4 ■ CONTRAINDICAÇÕES DOS FÁRMACOS ANTIARRÍTMICOS PARA PACIENTES ESPECÍFICOS

CONDIÇÕES	EXCLUIR/USAR COM CAUTELA
Cardíacas	
Insuficiência cardíaca	Disopiramida, flecainida
Disfunção do nó sinusal ou AV	Digoxina, verapamil, diltiazem, β-bloqueadores, amiodarona
Síndrome de WPW (risco de frequência extremamente rápida se surgir uma fibrilação atrial)	Digoxina, verapamil, diltiazem
Doença da condução infranodal	Bloqueadores dos canais de Na^+, amiodarona
Estenose aórtica/subaórtica	Bretílio
História de infarto do miocárdio	Flecainida
Prolongamento do intervalo QT	Quinidina, procainamida, disopiramida, sotalol, dofetilida, ibutilida, amiodarona, dronedarona
Transplante cardíaco	Adenosina
Não cardíacas	
Diarreia	Quinidina
Prostatismo, glaucoma	Disopiramida
Artrite	Procainamida crônica
Doença pulmonar	Amiodarona
Tremor	Mexiletina
Constipação intestinal	Verapamil
Asma, doença vascular periférica, hipoglicemia	β-Bloqueadores, propafenona

Monitoramento da concentração plasmática

Alguns efeitos adversos dos antiarrítmicos resultam de concentrações plasmáticas excessivas. Medir a concentração plasmática e ajustar a dose para manter a concentração dentro da faixa terapêutica prescrita podem minimizar alguns efeitos adversos. Em muitos pacientes, as reações adversas graves estão relacionadas com interações envolvendo fármacos antiarrítmicos (frequentemente nas concentrações plasmáticas habituais), fatores transitórios, como distúrbios eletrolíticos ou isquemia miocárdica, bem como tipo e extensão da doença cardíaca subjacente (Roden, 1994). A interpretação das concentrações plasmáticas dos fármacos pode ser complicada por fatores como a produção de metabólitos ativos não medidos, a variabilidade na eliminação de enantiômeros (que podem exercer diferentes efeitos farmacológicos) e as anormalidades da ligação do fármaco às proteínas plasmáticas específicas da doença ou do enantiômero.

Contraindicações específicas para o paciente

Outra maneira de reduzir ao máximo os efeitos adversos dos fármacos antiarrítmicos é evitar determinados fármacos em certos subgrupos de pacientes. Por exemplo, pacientes com história de insuficiência cardíaca congestiva são particularmente propensos a desenvolver insuficiência cardíaca durante o tratamento com *flecainida* ou *disopiramida*. Em outros casos, pode ser difícil distinguir os efeitos adversos dos fármacos das exacerbações da doença subjacente. A *amiodarona* pode causar doença pulmonar intersticial, portanto seu uso é indesejável em pacientes com doença pulmonar avançada, nos quais seria difícil detectar o desenvolvimento desse efeito adverso potencialmente fatal. As doenças específicas que constituem contraindicações relativas ou absolutas para fármacos específicos estão listadas na Tabela 34-4.

4. Considerar a eletrofisiologia do coração como um "alvo móvel"

A eletrofisiologia cardíaca varia de modo dinâmico em resposta a influências externas, como alteração nos níveis de eletrólitos, no tônus autonômico, isquemia miocárdica e estiramento do miocárdio (Priori et al., 1999). Por exemplo, a isquemia miocárdica resulta em alterações do K^+ extracelular que tornam o potencial de repouso menos negativo, inativam os canais de Na^+, diminuem a corrente de Na^+ e lentificam a condução. Além disso, a isquemia miocárdica pode ativar canais que, de outro modo, estariam quiescentes, como os canais de K^+ inibidos por ATP. Assim, em resposta à isquemia miocárdica, o coração normal pode exibir alterações no potencial de repouso, na velocidade de condução, nas concentrações intracelulares de Ca^{2+} e na repolarização, e qualquer uma delas pode então criar arritmias ou alterar a resposta ao tratamento antiarrítmico.

Fármacos antiarrítmicos

Os aspectos eletrofisiológicos e farmacocinéticos importantes dos fármacos considerados aqui estão resumidos nas Tabelas 34-3 e 34-5. Bloqueadores dos canais de Ca^{2+} e β-bloqueadores são discutidos nos Capítulos 14 e 31 a 33. Os fármacos são apresentados por ordem alfabética. Os padrões de prescrição mudaram nas últimas décadas, em parte porque menos fornecedores comercializam fármacos mais antigos, como a *quinidina* ou a *procainamida*, que se tornam, portanto, cada vez mais difíceis de obter, o que é um problema para o pequeno grupo de pacientes que ainda poderia se beneficiar do tratamento (Inama et al., 2010; Viskin et al., 2013).

Adenosina

A *adenosina* é um nucleosídeo de ocorrência natural, administrado em *bolus* intravenoso rápido para o término agudo de arritmias supraventriculares reentrantes (Link, 2012). Acredita-se que casos raros de TV em pacientes com coração normal nos demais aspectos sejam mediados por PDT e possam ser interrompidos pela *adenosina*. A *adenosina* também tem sido usada para produzir hipotensão controlada durante alguns procedimentos cirúrgicos e no diagnóstico de doença arterial coronariana. O ATP intravenoso parece exercer efeitos similares aos da *adenosina*.

Efeitos farmacológicos

Os efeitos da *adenosina* são mediados pela sua interação com receptores específicos de adenosina acoplados à proteína G. A *adenosina* ativa a corrente de K^+ sensível à acetilcolina no átrio e nos nós sinusal e AV, resultando em encurtamento da duração do potencial de ação, hiperpolarização e lentificação da automaticidade normal (Fig. 34-11C). A *adenosina* também inibe os efeitos eletrofisiológicos do aumento do AMP cíclico intracelular que ocorre com a estimulação simpática. Como a *adenosina* reduz desse modo as correntes de Ca^{2+}, ela pode ser antiarrítmica, aumentando a refratariedade do nó AV e inibindo as PDT induzidas por estimulação simpática.

A administração de um *bolus* intravenoso de *adenosina* a seres humanos reduz transitoriamente a frequência sinusal e a velocidade de condução no nó AV, além de aumentar a refratariedade do nó AV. A administração de um *bolus* de *adenosina* pode produzir ativação simpática transitória ao interagir com os barorreceptores carotídeos, e a infusão contínua pode causar hipotensão.

Efeitos adversos

Uma importante vantagem do tratamento com *adenosina* é que os efeitos adversos são de curta duração, visto que o fármaco é transportado para o interior das células e desaminado muito rapidamente. A assistolia transitória (ausência de qualquer ritmo cardíaco) é comum, embora geralmente dure menos de 5 segundos e seja o verdadeiro objetivo terapêutico. A maioria dos pacientes tem sensação de plenitude torácica e dispneia quando recebe doses terapêuticas de *adenosina* (6-12 mg). Raramente, um *bolus* de *adenosina* pode precipitar FA, presumivelmente pelo encurtamento heterogêneo dos potenciais de ação atriais ou por broncospasmo.

Farmacocinética clínica

A *adenosina* é eliminada com uma $t_{1/2}$ de segundos por meio de captação mediada por carreador, que ocorre na maioria dos tipos celulares, incluindo o endotélio, seguido de metabolismo pela adenosina-desaminase. A *adenosina* é um exemplo de fármaco cuja eficácia exige a administração rápida de dose em *bolus*, de preferência por um grande acesso intravenoso central. A administração lenta resulta em sua eliminação antes que possa alcançar o coração.

Os efeitos da *adenosina* são potencializados em pacientes que recebem *dipiridamol*, um inibidor da captação de adenosina, e naqueles com transplante cardíaco devido à hipersensibilidade decorrente da desenervação. As metilxantinas (ver Caps. 16 e 44), como a *teofilina* e a cafeína, bloqueiam os receptores de adenosina; por esse motivo, são necessárias doses maiores do que as habituais para produzir um efeito antiarrítmico em pacientes que consumiram essas substâncias em bebidas ou como terapia.

Amiodarona

A *amiodarona* exerce uma multiplicidade de efeitos farmacológicos, porém nenhum deles está claramente associado às suas propriedades de supressão de arritmias. A *amiodarona* é um análogo estrutural do hormônio tireoidiano e parte de suas ações antiarrítmicas e de sua toxicidade pode ser atribuível à interação com os receptores nucleares desse hormônio. Ela é altamente lipofílica, concentra-se em muitos tecidos e é eliminada de modo extremamente lento. Consequentemente, os efeitos adversos podem desaparecer muito lentamente. Nos Estados Unidos, o fármaco é indicado para tratamento oral de pacientes com TV recorrente ou FV resistente a outros fármacos. Além disso, a forma intravenosa

CAPÍTULO 34 FÁRMACOS ANTIARRÍTMICOS

TABELA 34-5 ■ CARACTERÍSTICAS FARMACOCINÉTICAS E DOSES DOS FÁRMACOS ANTIARRÍTMICOS

FÁRMACO	BIODISPONIBILIDADE METABOLISMO DE PRIMEIRA PASSAGEM REDUZIDO	BIODISPONIBILIDADE LIGAÇÃO ÀS PROTEÍNAS > 80%	ELIMINAÇÃO RENAL	ELIMINAÇÃO HEPÁTICA	ELIMINAÇÃO OUTROS	$t_{1/2}$ DE ELIMINAÇÃO[a]	METABÓLITOS ATIVOS	CONCENTRAÇÕES TERAPÊUTICAS NO PLASMA[b]	DOSES HABITUAIS[c] DOSES DE ATAQUE	DOSES HABITUAIS[c] DOSES DE MANUTENÇÃO
Adenosina					✓	<10 s			6-12 mg (IV)	
Amiodarona	↓ absorção	✓		✓		semanas–meses	✓	0,5–2 µg/mL	400-1.200 mg/dia × 1-3 semanas (IV: 1.050 mg em 24 h)	100-300 mg/dia; IV: 0,25 mg/min
Bretílio	↓ absorção		✓			7-15 h			150-300 mg (IV)	1-4 mg/min (IV)
Digoxina	~80%		✓			36 h		0,5-2 ng/mL	0,5-1 mg em 12-24 h	0,0625-0,25 mg a cada 24 h
Diltiazem	↓ devido ao metabolismo de primeira passagem			✓		4 h	(x)		0,25-0,35 mg/kg em 10 min (IV)	5-15 mg/h (IV); 120-360 mg/dia em 3-4 doses fracionadas; 120-360 mg a cada 24 h[d]
Disopiramida	> 80%		✓	✓		4-10 h	(x)	2-5 µg/mL		100-200 mg a cada 6 h; 200-400 mg a cada 12 h[d] (liberação controlada[e])
Dofetilida	> 80%		✓			7-10 h				0,25-0,5 mg a cada 12 h
Dronedarona	↓ devido ao metabolismo de primeira passagem	> 98%		✓		13-19 h	✓			400 mg a cada 12 h
Esmolol					✓	5-10 min			500 µg/kg durante 1 min (IV)	50-200 µg/kg/min
Flecainida	> 80%		✓	✓		10-18 h		0,2-1 µg/mL		50-150 mg a cada 12 h
Ibutilida	↓ devido ao metabolismo de primeira passagem			✓		6 h			1 mg (IV) durante 10 min; pode-se repetir 1 vez após 10 min	
Lidocaína	↓ devido ao metabolismo de primeira passagem	✓		✓		120 min	(x)	1,5-5 µg/mL	3 mg/kg em doses fracionadas durante 20-30 min (IV)	0,5-3 mg/min
Mexiletina	> 80%			✓		9-15 h		0,5-2 µg/mL	400 mg	100-300 mg a cada 8 h[e]
Procainamida	> 80%		✓	✓		3-4 h	✓	4-8 µg/mL	10-17 mg/kg (IV) em uma velocidade de 20 mg/min	1-4 mg/min (IV); 250-750 mg a cada 3 h; 500-1.000 mg a cada 6 h[d]
(N-Acetilprocainamida)	(> 80%)		(✓)			(6–10 h)		(10–20 µg/mL)		
Propafenona	↓ devido ao metabolismo de primeira passagem			✓		2-32 h	✓	< 1 µg/mL		150-300 mg a cada 8 h; 225-425 mg a cada 12 h[d]
Propranolol	↓ devido ao metabolismo de primeira passagem	✓		✓		4 h			1 mg durante 1 min, pode a cada 2 min por 2 vezes (IV)	10-80 mg a cada 6-8 h; 80-240 mg a cada 24 h[d]
Quinidina	> 80%	~80%	(x)	✓		4-10 h	✓	2-5 µg/mL		324-648 mg (gliconato) a cada 8 h; 200-400 mg a cada 6 h (sulfato)
Sotalol	> 80%		✓			8 h				80-160 mg a cada 12 h
Verapamil	↓ devido ao metabolismo de primeira passagem	✓		✓		3-7 h	✓		5-10 mg durante ≥ 2 min (IV)	80-160 mg a cada 8 h; 180-480 mg a cada 24 h[d]

√ Indica um efeito que afeta a ação clínica do fármaco. (x) Indica metabólito ou via de eliminação provavelmente de importância clínica menor. [a] A $t_{1/2}$ de eliminação é um dos determinantes da frequência com que um fármaco deve ser administrado para manter o efeito terapêutico e evitar a toxicidade (ver Cap. 2). Para alguns fármacos com $t_{1/2}$ de eliminação curta, a dosagem infrequente ainda assim é possível, p. ex., com o verapamil. As formulações que possibilitam a liberação lenta no trato GI de um composto eliminado rapidamente (disponíveis para muitos fármacos, incluindo procainamida, disopiramida, verapamil, diltiazem e propranolol) também possibilitam uma administração infrequente. [b] A faixa terapêutica é delimitada por uma concentração plasmática abaixo da qual nenhum efeito terapêutico é provável e uma concentração acima da qual o risco de efeitos adversos aumenta. Em indivíduos suscetíveis, podem ocorrer muitas reações adversas graves aos fármacos antiarrítmicos em concentrações "terapêuticas". Quando apenas o limite superior é citado, isso significa que o limite inferior não foi bem definido. A produção variável de metabólitos ativos pode complicar ainda mais a interpretação dos dados sobre a concentração plasmática (ver Cap. 2). [c] São apresentadas as doses orais, a não ser que indicado de outro modo. As doses são apresentadas como faixas sugeridas para indivíduos de compleição média; as doses menores têm menos probabilidade de produzir toxicidade. Em pacientes com doença renal ou hepática, podem ser necessárias doses de manutenção mais baixas. As doses de ataque estão apenas indicadas quando se deseja obter um efeito terapêutico antes que o tratamento de manutenção produza concentrações do fármaco dentro da faixa terapêutica – isto é, para tratamento agudo (p. ex., lidocaína, verapamil, adenosina) ou quando a $t_{1/2}$ de eliminação é extremamente longa (amiodarona). [d] Indica a dose sugerida quando se utiliza a formulação de liberação lenta. IV, intravenosa. [e] Pode ser administrado em esquema com dose a cada 12 h para maior conveniência e adesão ao tratamento.

é de primeira escolha para o tratamento de TV e FV que causam parada cardíaca (Dorian et al., 2002). A *amiodarona* oral teve efeito benéfico modesto na mortalidade em pacientes com insuficiência cardíaca em uma metanálise (Amiodarone Trials Meta-Analysis Investigators, 1997), mas não em um ensaio clínico randomizado posterior (Sudden Cardiac Death in Heart Failure Trial [SCD-HeFT] Investigators, 2005). Apesar das incertezas sobre seus mecanismos de ação e sobre o potencial de toxicidade grave, a *amiodarona* é amplamente usada no tratamento de arritmias comuns, como a FA (Roy et al., 2000).

AMIODARONA

Efeitos farmacológicos

Os estudos dos efeitos agudos da *amiodarona* em sistemas *in vitro* são complicados pela sua insolubilidade em água, exigindo o uso de solventes, como o dimetil sulfóxido, que pode ter efeitos eletrofisiológicos. Os efeitos da *amiodarona* podem ser mediados pela perturbação do ambiente lipídico dos canais iônicos. A *amiodarona* bloqueia os canais de Na^+ inativados e a velocidade de recuperação do bloqueio é relativamente rápida (constante de tempo ≈ 1,6 segundo). Ela também diminui a corrente de Ca^{2+} e as correntes de K^+ retificadoras tardias de efluxo e retificadoras de influxo, além de exercer um efeito bloqueador adrenérgico não competitivo. A *amiodarona* inibe fortemente a automaticidade anormal e, na maioria dos tecidos, prolonga a duração do potencial de ação. Ela diminui a velocidade de condução pelo bloqueio dos canais de Na^+ e por um efeito pouco compreendido no acoplamento entre células, que pode ser particularmente importante no tecido doente. Durante o tratamento em longo prazo, frequentemente ocorrem prolongamentos dos intervalos PR, QRS e QT e bradicardia sinusal. A *amiodarona* prolonga a refratariedade em todos os tecidos cardíacos; o bloqueio dos canais de Na^+, a repolarização tardia devido ao bloqueio dos canais de K^+ e a inibição do acoplamento entre células podem contribuir para esse efeito.

Efeitos adversos

A hipotensão decorrente da vasodilatação e a depressão do desempenho miocárdico são frequentes com a forma intravenosa da *amiodarona*, o que pode ser, em parte, devido ao solvente. Embora possa ocorrer depressão da contratilidade durante o tratamento oral em longo prazo, isso não é comum. Apesar da administração de doses altas que poderiam causar toxicidade grave se mantidas em longo prazo, não é comum a ocorrência de efeitos adversos com doses de ataque do fármaco por via oral, que normalmente exigem várias semanas. Alguns pacientes desenvolvem náusea durante a fase de ataque, que responde à redução da dose diária.

Os efeitos adversos durante o tratamento em longo prazo refletem tanto o tamanho das doses diárias de manutenção quanto a dose cumulativa, sugerindo que o acúmulo tecidual pode ser o fator responsável. O efeito adverso mais grave durante o tratamento em longo prazo com *amiodarona* é a fibrose pulmonar, que pode ser rapidamente progressiva e fatal. A presença de doença pulmonar subjacente, a administração de doses de 400 mg/dia ou mais e afecções pulmonares recentes, como a pneumonia, podem ser fatores de risco. Radiografias de tórax seriadas ou provas de função pulmonar podem detectar precocemente a toxicidade da *amiodarona*, porém a monitoração das concentrações plasmáticas não se provou útil. Com o uso de doses baixas, como as de 200 mg/dia ou menos usadas na FA, a toxicidade pulmonar é menos comum (Zimetbaum, 2007). Outros efeitos adversos durante o tratamento em longo prazo incluem microdepósitos na córnea (frequentemente assintomáticos), disfunção hepática, sintomas neuromusculares (na maioria das vezes neuropatia periférica ou fraqueza muscular proximal), fotossensibilidade e hipo ou hipertireoidismo. Os múltiplos efeitos da *amiodarona* na função da tireoide são discutidos de modo mais detalhado no Capítulo 47. O tratamento consiste na retirada do fármaco e em medidas de suporte, incluindo corticosteroides para a toxicidade pulmonar potencialmente fatal. A redução da dose pode ser suficiente se o fármaco for considerado necessário e o efeito adverso não for potencialmente fatal. Embora possam ocorrer *torsades des pointes* e outras taquiarritmias induzidas por fármacos, elas são incomuns, mesmo com o acentuado prolongamento de QT e a bradicardia típica do tratamento crônico.

Farmacocinética clínica

A biodisponibilidade oral da *amiodarona* é de cerca de 30%, presumivelmente devido à sua absorção precária. Essa biodisponibilidade incompleta é importante no cálculo de esquemas de doses equivalentes quando a terapia intravenosa é convertida em oral. O fármaco se distribui nos lipídeos; foram relatadas razões de concentração entre tecido cardíaco e plasma acima de 20:1 e razões entre lipídeos e plasma acima de 300:1. Após o início da terapia com *amiodarona*, o aumento da refratariedade – um marcador do efeito farmacológico – necessita de várias semanas para se desenvolver. A *amiodarona* sofre metabolismo hepático pela CYP3A4 a desetilamiodarona, um metabólito com efeitos farmacológicos similares aos do fármaco original. Quando se interrompe a terapia com *amiodarona* em um paciente que está recebendo tratamento por vários anos, as concentrações plasmáticas declinam, com $t_{1/2}$ de semanas a meses. Os mecanismos de eliminação da *amiodarona* e da desetilamiodarona não estão bem estabelecidos.

Foi sugerida uma faixa de concentração plasmática terapêutica da amiodarona de 0,5 a 2 μg/mL. Entretanto, a eficácia depende, aparentemente, tanto da duração da terapia quanto da concentração plasmática, e a presença de concentrações plasmáticas elevadas não indica a possibilidade de toxicidade. Em virtude do acúmulo lento da *amiodarona* nos tecidos, geralmente se administra um esquema de ataque oral com doses altas (p. ex., 800-1.600 mg/dia) durante várias semanas antes de iniciar o tratamento de manutenção. Se a arritmia de apresentação for potencialmente fatal, podem ser usadas doses de manutenção de mais de 300 mg/dia. Por outro lado, são administradas doses de manutenção de 200 mg/dia ou menos se for possível tolerar a recorrência de uma arritmia, como em pacientes com FA, visto que a *amiodarona* reduz a frequência ventricular durante a FA.

Não há necessidade de ajuste da dose nas disfunções hepática, renal ou cardíaca. A *amiodarona* inibe fortemente o metabolismo hepático ou a eliminação renal de muitos compostos. Os mecanismos identificados até agora incluem inibição da CYP3A4, da CYP2C9 e da glicoproteína P (ver Caps. 5 e 7). As doses de *varfarina*, de outros antiarrítmicos (p. ex., *flecainida*, *procainamida* e *quinidina*) e de *digoxina* normalmente exigem redução durante a terapia com *amiodarona*.

Bretílio

O *bretílio* é um composto de amônio quaternário que prolonga os potenciais de ação cardíacos e que interfere na recaptação da norepinefrina pelos neurônios simpáticos, e ambas as ações podem ser antiarrítmicas (Heissenbuttel e Bigger, 1979). O *bretílio* intravenoso para tratamento da FV e prevenção de sua recorrência tornou-se indisponível em 2011 e foi reintroduzido no mercado dos Estados Unidos em 2019 (ver Tab. 34-5 para doses de ataque e de manutenção).

Efeitos farmacológicos

O *bretílio* prolonga os potenciais de ação cardíacos provavelmente pelo bloqueio dos canais de K^+. Não tem nenhum efeito sobre os canais de Na^+, exceto em altas concentrações, e nenhum efeito direto na automaticidade. Em animais e seres humanos, a sua administração resulta inicialmente em aumento da liberação de norepinefrina dos neurônios simpáticos e inibição da recaptação subsequente.

Efeitos adversos

Como resultado da liberação de norepinefrina, o *bretílio* pode produzir hipertensão transitória e aumento das arritmias; esse efeito raramente é observado, visto que o *bretílio* é usado em pacientes em estado crítico que frequentemente apresentam instabilidade hemodinâmica. Em teoria, o *bretílio* deve ser evitado em pacientes com propensão particular a arritmias aumentadas com a liberação de norepinefrina, como aqueles com intoxicação digitálica. Em contrapartida, a hipotensão decorrente da inibição da recaptação de norepinefrina representa um problema comum durante a terapia com *bretílio*. A hipotensão induzida por *bretílio* deve ser tratada com reposição criteriosa de líquidos, se possível. Como o *bretílio* resulta efetivamente em desnervação simpática, a administração de doses normais de catecolaminas, como dopamina, pode causar hipertensão acentuada. O *bretílio* só deve ser usado com muita cautela quando os efeitos vasodilatadores do fármaco podem ser particularmente perigosos, como em pacientes com estenose aórtica, doença oclusiva da carótida ou miocardiopatia hipertrófica. A ocorrência de *torsades des pointes* é incomum durante a terapia com *bretílio*.

Farmacocinética clínica

O *bretílio* é excretado de modo inalterado pelos rins sem sofrer metabolismo hepático significativo. Foi recomendada uma redução da velocidade de infusão de manutenção em pacientes com insuficiência renal, embora não se tenha observado a ocorrência de efeitos adversos devido ao acúmulo de *bretílio* no plasma. Foi relatado um intervalo de aproximadamente 2 horas entre as concentrações plasmáticas máximas de *bretílio* e o prolongamento máximo da refratariedade ventricular após uma dose intravenosa em cães. Esse intervalo de tempo sugere que o *bretílio* é distribuído para sítios nos tecidos periféricos antes de exercer seu efeito farmacológico.

Os efeitos hipotensores do *bretílio* são inibidos pela coadministração de antidepressivos tricíclicos, que bloqueiam os efeitos do *bretílio* na liberação e recaptação simpática de norepinefrina; dados limitados sugerem que seus efeitos antiarrítmicos podem ser preservados.

Digoxina

Efeitos farmacológicos

Os glicosídeos *digitálicos* exercem efeitos inotrópicos positivos e têm sido usados na insuficiência cardíaca; na atualidade, são prescritos com menos frequência (ver Cap. 33). Sua ação inotrópica resulta do aumento de Ca^{2+} intracelular, que também é a base das arritmias relacionadas com a intoxicação por glicosídeos cardíacos. Os glicosídeos cardíacos aumentam a inclinação da fase 4 (i.e., aumentam a taxa de automaticidade), particularmente se a $[K]_o$ for baixa. Esses fármacos (p. ex., *digoxina*) também exercem ações vagotônicas proeminentes, resultando na inibição das correntes de Ca^{2+} no nó AV e na ativação das correntes de K^+ mediadas por acetilcolina no átrio. Com isso, os principais efeitos eletrofisiológicos "indiretos" dos glicosídeos são a hiperpolarização, o encurtamento dos potenciais de ação e o aumento da refratariedade do nó AV. A última ação responde pela utilidade da *digoxina* em cessar as arritmias reentrantes envolvendo o nó AV e controlar a resposta ventricular em pacientes com fibrilação atrial. Os glicosídeos cardíacos podem ser particularmente úteis nessa última situação, visto que muitos dos pacientes apresentam insuficiência cardíaca, que pode ser exacerbada por outros fármacos bloqueadores do nó AV, como os bloqueadores dos canais de Ca^{2+} ou os β-bloqueadores. Entretanto, o impulso simpático está notavelmente aumentando em muitos pacientes com insuficiência cardíaca avançada, de modo que o *digitálico* não é muito eficaz em diminuir a frequência; no entanto, mesmo um modesto decréscimo na frequência pode melhorar a insuficiência cardíaca.

De modo semelhante, em outras condições em que o alto tônus simpático acelera a condução AV (p. ex., doença pulmonar crônica e tireotoxicose), o tratamento com *digitálicos* pode ser apenas marginalmente eficaz em reduzir a frequência. Em pacientes com transplante cardíaco, nos quais houve ablação da inervação, os glicosídeos cardíacos são ineficazes para o controle da frequência. O aumento da atividade simpática e a hipoxia podem potencializar as alterações induzidas pelos *digitálicos* na automaticidade e nas PDT, aumentando o risco de toxicidade digitálica. Uma complicação adicional na tireotoxicose é a maior depuração de *digoxina*.

Os principais efeitos ao ECG dos glicosídeos cardíacos são o prolongamento do intervalo PR e a alteração inespecífica da repolarização ventricular (manifestada por depressão do segmento ST), cujo mecanismo subjacente não é bem compreendido.

Efeitos adversos

Devido ao baixo índice terapêutico, a toxicidade dos glicosídeos cardíacos é um problema clínico comum (ver Cap. 33). Arritmias, náuseas, distúrbios da função cognitiva e visão borrada ou amarelada são as manifestações habituais. Concentrações séricas elevadas de *digitálicos*, hipoxia (p. ex., decorrente de doença pulmonar crônica) e anormalidades eletrolíticas (p. ex., hipopotassemia, hipomagnesemia e hipercalcemia) predispõem a arritmias induzidas por *digitálicos*. Embora a intoxicação por *digitálicos* possa causar qualquer arritmia, determinados tipos são característicos. As arritmias que devem levantar maior suspeita de intoxicação *digitálica* são aquelas nas quais ocorre taquicardia relacionada com PDT, juntamente com comprometimento da função do nó sinusal ou do nó AV. A taquicardia atrial com bloqueio AV é clássica, mas também pode ocorrer bigeminismo ventricular (batimentos sinusais que se alternam com batimentos de origem ventricular), taquicardia ventricular "bidirecional" (uma entidade rara), taquicardias juncionais AV e vários graus de bloqueio AV. Na intoxicação grave (p. ex., após tentativas de suicídio), observam-se hiperpotassemia grave, decorrente da intoxicação da Na^+/K^+-ATPase, e bradiarritmia profunda, que pode não responder ao tratamento com marca-passo. Em pacientes com níveis séricos elevados de *digitálicos*, o risco de precipitar FV por cardioversão com CD é provavelmente maior. Em pacientes com níveis sanguíneos terapêuticos, a cardioversão com CD pode ser usada com segurança.

Formas menos graves de intoxicação por glicosídeos cardíacos podem não requerer tratamento específico além da monitoração do ritmo cardíaco até que se resolvam os sinais e sintomas de toxicidade. A bradicardia sinusal e o bloqueio AV geralmente respondem à *atropina* intravenosa, mas o efeito é transitório. O Mg^{2+} já foi usado com sucesso em alguns casos de taquicardia induzida por *digitálicos*. Qualquer arritmia grave deve ser tratada com *fragmentos Fab antidigoxina*, que são eficazes em ligar-se à *digoxina* e à *digitoxina*, aumentando sua excreção renal (ver Cap. 33). As concentrações séricas dos glicosídeos aumentam notavelmente com o emprego de anticorpos antidigitálicos, mas isso corresponde à fração ligada (farmacologicamente inativa) do fármaco. Um marca-passo cardíaco temporário pode ser necessário para a disfunção avançada do nó sinusal ou AV. Os *digitálicos* exercem efeitos vasoconstritores arteriais diretos, que podem ser especialmente deletérios em pacientes com aterosclerose avançada que fazem uso intravenoso do fármaco. Já foram descritas isquemias mesentéricas e coronarianas.

Farmacocinética clínica

O único glicosídeo digitálico usado nos Estados Unidos é a *digoxina*. A *digitoxina* (várias preparações genéricas) também é usada para tratamento oral em longo prazo fora dos Estados Unidos. A biodisponibilidade dos comprimidos de *digoxina* é incompleta (75%). Em alguns pacientes, a microbiota intestinal pode metabolizar a *digoxina*, reduzindo acentuadamente a sua biodisponibilidade. Nesses pacientes, são necessárias doses mais altas do que as habituais para obter eficácia clínica; a toxicidade representa um sério risco quando são administrados antibióticos que destroem a microbiota intestinal. A inibição da glicoproteína P (ver discussão adiante) também pode desempenhar um papel nos casos de toxicidade. Cerca de 20 a 30% da *digoxina* está ligada às proteínas.

Os efeitos antiarrítmicos da *digoxina* podem ser obtidos com terapia intravenosa ou oral. Entretanto, a distribuição do fármaco para seus locais efetores é relativamente lenta, portanto, mesmo com terapia intravenosa, há um intervalo de várias horas entre a administração do fármaco e o desenvolvimento de efeitos antiarrítmicos mensuráveis, como prolongamento do intervalo PR ou redução da frequência ventricular na fibrilação atrial. Para evitar a intoxicação, administra-se uma dose de ataque de cerca de 0,6 a 1 mg de *digoxina* durante 24 horas. A determinação da concentração sérica de *digoxina* após sua distribuição e o ajuste da dose diária (0,0625-0,5 mg) para manter concentrações de 0,5 a 2 ng/mL são úteis durante a terapia em longo prazo com *digoxina* (Tab. 34-5). Alguns pacientes podem exigir e tolerar concentrações mais altas, porém com maior risco de efeitos adversos.

A $t_{1/2}$ de eliminação da *digoxina* é geralmente de cerca de 36 horas, de modo que as doses de manutenção são administradas 1 vez/dia. A eliminação renal do fármaco inalterado responde por cerca de 80% da eliminação da *digoxina*. As doses devem ser reduzidas (ou o intervalo entre elas, aumentado) e as concentrações séricas monitoradas rigorosamente em pacientes com comprometimento da excreção devido à insuficiência renal e em pacientes com hipotireoidismo. O metabolismo da *digitoxina* é primariamente hepático, e o fármaco pode ser útil em pacientes com disfunção renal avançada ou flutuante. O metabolismo da *digitoxina* é acelerado por determinados fármacos, como a *fenitoína* e a *rifampicina*, que induzem o metabolismo hepático. A $t_{1/2}$ de eliminação da *digitoxina* é ainda mais longa que a da *digoxina* (cerca de 7 dias); ela se liga altamente às proteínas, e sua faixa terapêutica é de 10 a 30 ng/mL.

A *amiodarona*, a *dronedarona*, a *quinidina*, o *verapamil*, o *diltiazem*, a *ciclosporina*, o *itraconazol*, a *propafenona* e a *flecainida* diminuem a depuração da *digoxina* por meio da inibição da glicoproteína P, a principal via de eliminação da *digoxina* (Fromm et al., 1999). Novas concentrações de digoxina no estado de equilíbrio dinâmico são alcançadas após 4 a 5 $t_{1/2}$ (i.e., em cerca de 1 semana). A toxicidade por *digitálicos* é tão frequente com a *quinidina* ou com a *amiodarona* que o procedimento de rotina é diminuir a dose de *digoxina* quando esses fármacos são iniciados. Em todos os casos, as concentrações de *digoxina* devem ser medidas regularmente e, se necessário, a dose deve ser ajustada. A hipopotassemia, que pode ser causada por muitos fármacos (p. ex., diuréticos, *anfotericina B* e corticosteroides), potencializa as arritmias induzidas por *digitálicos*.

Disopiramida

A *disopiramida* exerce efeitos eletrofisiológicos muito semelhantes aos da quinidina, porém os fármacos apresentam diferentes perfis de efeitos adversos. A *disopiramida* pode ser usada para manter o ritmo sinusal em pacientes com *flutter* atrial ou FA ou para prevenir a recorrência da TV ou da FV. Em virtude de seus efeitos inotrópicos negativos, é algumas vezes usada na miocardiopatia hipertrófica. A *disopiramida* é prescrita como racemato.

Ações farmacológicas e efeitos adversos

As ações eletrofisiológicas *in vitro* da S-(+)-disopiramida são similares às da *quinidina*. O R-(–)-enantiômero produz um bloqueio similar dos canais de Na⁺, mas não prolonga os potenciais de ação cardíacos. Diferentemente da *quinidina*, a *disopiramida* racêmica não antagoniza os receptores α-adrenérgicos, porém exerce proeminentes ações anticolinérgicas que explicam muitos de seus efeitos adversos. Esses efeitos adversos consistem em precipitação de glaucoma, constipação intestinal, boca seca, bem como retenção urinária, que é mais comum em homens com prostatismo, mas também pode ocorrer em mulheres. A *disopiramida* pode causar *torsades des pointes* e também deprime frequentemente a contratilidade, podendo precipitar insuficiência cardíaca. Em pacientes com miocardiopatia hipertrófica, essa depressão da contratilidade pode ser explorada como vantagem terapêutica para diminuir a obstrução dinâmica do trato de saída (Sherrid e Arabadjian, 2012).

Farmacocinética clínica

A *disopiramida* é bem absorvida. A ligação às proteínas plasmáticas depende da concentração, de modo que um pequeno aumento na concentração total pode representar um aumento desproporcionalmente maior na concentração do fármaco. A *disopiramida* é eliminada por metabolismo hepático (em um metabólito ativo fraco) e excreção renal do fármaco inalterado. A dose deve ser reduzida em pacientes com disfunção renal. Doses mais altas que as habituais podem ser necessárias em pacientes que recebem fármacos indutores do metabolismo hepático, como a *fenitoína*.

Dofetilida

A *dofetilida* prolonga os potenciais de ação e o intervalo QT ao bloquear fortemente o canal I_{Kr}. O aumento da corrente de Na⁺ tardia, provavelmente devido à inibição da fosfoinositídeo-3-cinase (Yang et al., 2014), também pode contribuir. O fármaco praticamente não tem efeitos farmacológicos extracardíacos. A *dofetilida* é efetiva para manter o ritmo sinusal em pacientes com FA. Nos estudos DIAMOND (Torp-Pedersen et al., 1999), a *dofetilida* não afetou a mortalidade de pacientes com insuficiência cardíaca avançada ou convalescendo de infarto agudo do miocárdio.

Efeitos adversos

Ocorreram *torsades des pointes* em 1 a 3% dos pacientes em ensaios clínicos com critérios de exclusão estritos (p. ex., hipopotassemia), em que as doses foram ajustadas com base na função renal e o monitoramento ECG contínuo foi usado para detectar um prolongamento acentuado de QT no hospital. Outros efeitos adversos não foram mais comuns que com o placebo durante ensaios clínicos pré-comercialização.

Farmacocinética clínica

A maior parte da dose de *dofetilida* é excretada inalterada pelos rins. Em pacientes com insuficiência renal leve a moderada, é necessário reduzir as doses com base na depuração de creatinina para minimizar o risco de *torsades des pointes*. O fármaco não deve ser empregado em pacientes com insuficiência renal avançada ou em uso de inibidores do transporte renal de cátions. A *dofetilida* também sofre um pequeno metabolismo hepático.

Dronedarona

A *dronedarona* é um derivado benzofurano não iodado da *amiodarona* e foi aprovada pela FDA para o tratamento da FA e do *flutter* atrial. Em ensaios clínicos randomizados e controlados por placebo, a *dronedarona* foi efetiva na manutenção do ritmo sinusal e na redução da frequência da resposta ventricular durante episódios de FA (Patel et al., 2009). Em comparação com a *amiodarona*, o tratamento com *dronedarona* está associado a menos efeitos adversos, mas também é significativamente menos eficaz na manutenção do ritmo sinusal. A *dronedarona* diminuiu as internações hospitalares em comparação com placebo em pacientes com história de FA (Hohnloser et al., 2009). Todavia, em outros estudos, o fármaco aumentou a mortalidade em pacientes com FA permanente (Connolly et al., 2011) ou com insuficiência cardíaca grave (Kober et al., 2008).

Efeitos farmacológicos

Assim como a *amiodarona*, a *dronedarona* é um bloqueador de múltiplas correntes iônicas, incluindo a corrente de K⁺ retificadora tardia de ativação rápida (I_{Kr}), a corrente de K⁺ retificadora tardia de ativação lenta (I_{Ks}), a corrente de K⁺ retificadora de influxo (I_{K1}), a corrente de K⁺ ativada por acetilcolina, a corrente de Na⁺ de pico e a corrente de Ca²⁺ do tipo L. A *dronedarona* possui efeitos antiadrenérgicos mais fortes do que a *amiodarona*.

Efeitos adversos e interações medicamentosas

As reações adversas mais comuns são diarreia, náuseas, dor abdominal, vômitos e astenia. A *dronedarona* causa prolongamento do intervalo QTc dependente da dose, mas a ocorrência de *torsades des pointes* é rara. A *dronedarona* é metabolizada pela CYP3A e atua como inibidor moderado da CYP3A, da CYP2D6 e da glicoproteína P. Os inibidores potentes da CYP3A4, como o *cetoconazol*, podem aumentar a exposição à *dronedarona* em até 25 vezes. Consequentemente, a *dronedarona* não deve ser coadministrada com inibidores potentes da CYP3A4 (p. ex., antifúngicos, antibióticos macrolídeos). A coadministração com outros fármacos metabolizados pela CYP2D6 (p. ex., *metoprolol*) ou pela glicoproteína P (p. ex., *digoxina*) pode resultar no aumento das concentrações do fármaco. A *dronedarona* pode causar lesão hepática grave; de modo que a FDA sugeriu o monitoramento das enzimas hepáticas nos primeiros 6 meses de terapia.

Esmolol

O *esmolol* é um agente β_1-seletivo metabolizado por esterases eritrocitárias e, portanto, tem uma $t_{1/2}$ de eliminação muito curta (9 minutos). O *esmolol* intravenoso é útil em situações clínicas nas quais se deseja o bloqueio β-adrenérgico imediato (p. ex., para controlar a taxa de FA conduzida rapidamente). Por causa da eliminação muito rápida do *esmolol*, efeitos adversos devido ao bloqueio β-adrenérgico – caso ocorram – se dissipam rapidamente quando o fármaco é interrompido. Embora o metanol seja um metabólito do *esmolol*, a intoxicação por metanol não tem sido um problema clínico. A farmacologia do *esmolol* é descrita de modo mais detalhado no Capítulo 13.

Flecainida

Acredita-se que os efeitos da terapia com *flecainida* sejam atribuíveis à $\tau_{recuperação}$ muita longa do bloqueio dos canais de Na$^+$ com esse fármaco. A supressão das PDT desencadeadas pela liberação de Ca^{2+} do RyR2 também contribui para o efeito antiarrítmico da *flecainida* (Kryshtal et al., 2021). No CAST, a *flecainida* aumentou a mortalidade em pacientes convalescentes de infarto agudo do miocárdio (Echt et al., 1991). Todavia, o fármaco continua sendo usado para arritmias em pacientes com ausência de doença cardíaca estrutural (Henthorn et al., 1991); isso inclui a manutenção do ritmo sinusal em pacientes com arritmias supraventriculares (i.e., FA) e ectopia ventricular incessante. Uma série de casos clínicos sugeriu uma eficácia em longo prazo da *flecainida* em duas síndromes congênitas de arritmia ventricular: a SQTL tipo 3 devido a mutações que causam correntes de Na$^+$ tardias e a TVPC devido a mutações que causam canais de liberação de Ca^{2+} "permeável" de RyR2 do RS. Conforme discutido anteriormente e sustentado por dados obtidos em um ensaio clínico randomizado recente (Kannankeril et al., 2017), a *flecainida* tornou-se o fármaco de escolha na prevenção de arritmias com TVPC não controlados por β-bloqueadores.

Efeitos farmacológicos

A *flecainida* bloqueia as correntes de Na$^+$, a liberação espontânea de Ca^{2+} do RS e a corrente de K$^+$ retificadora tardia (I_{Kr}) *in vitro* em concentrações semelhantes. O fármaco também bloqueia as correntes de Ca^{2+} *in vitro*. A duração do potencial de ação é encurtada nas células de Purkinje – provavelmente devido ao bloqueio dos canais de Na$^+$ de abertura tardia –, porém é prolongada nas células ventriculares – provavelmente devido ao bloqueio da corrente retificadora da via. A *flecainida* não causa PDP *in vitro*, porém foi associada a casos raros de *torsades des pointes*. No tecido atrial, a *flecainida* prolonga de modo desproporcional os potenciais de ação em frequências rápidas, um efeito antiarrítmico particularmente desejável do fármaco, contrastando com o da *quinidina*, que prolonga os potenciais de ação atriais em maior grau em frequências mais lentas. A *flecainida* prolonga a duração dos intervalos PR, QRS e QT, mesmo em frequências cardíacas normais. Ela também é um bloqueador de canais abertos dos canais de liberação de Ca^{2+} RyR2 e impede a liberação arritmogênica de Ca^{2+} do RS e, portanto, as PDT em miócitos isolados (Hilliard et al., 2010). O bloqueio do canal de RyR2 pela *flecainida* tem como alvo direto o defeito molecular subjacente em pacientes com mutações no gene RyR2 e no gene da calsequestrina cardíaca, o que pode explicar por que a *flecainida* suprime as arritmias ventriculares em pacientes com TVPC refratária à terapia com β-bloqueadores (Kannankeril et al., 2017; Watanabe et al., 2009). Um trabalho experimental recente sugeriu que o bloqueio de RyR2 é o principal mecanismo de ação da *flecainida* na TVPC (Kryshtal et al., 2021).

Efeitos adversos

A *flecainida* produz poucas queixas subjetivas na maioria dos pacientes, sendo a visão borrada, relacionada com a dose, o efeito adverso não cardíaco mais comum. Ela pode exacerbar a insuficiência cardíaca congestiva em pacientes com depressão do desempenho ventricular esquerdo. Os efeitos adversos mais graves são a provocação ou exacerbação de arritmias potencialmente letais. Incluem aceleração da frequência ventricular em pacientes com *flutter* atrial, aumento da frequência de episódios de taquicardia ventricular reentrante e aumento da mortalidade em pacientes convalescentes de infarto do miocárdio. A *flecainida* também pode causar bloqueio cardíaco em pacientes com doença do sistema de condução. A superdosagem provoca complexos de QRS muito largos e colapso hemodinâmico; o bicarbonato de sódio por via intravenosa tem sido usado nesse contexto. Como discutido anteriormente, é provável que todos esses efeitos possam ser atribuídos ao bloqueio dos canais de Na$^+$.

Farmacocinética clínica

A *flecainida* é bem absorvida. A $t_{1/2}$ de eliminação é mais curta com acidificação urinária (10 h) do que com alcalinização urinária (17 h), porém ainda assim é longa o suficiente para permitir a administração de duas doses diárias (Tab. 34-5). A eliminação ocorre por excreção renal do fármaco inalterado e por metabolismo hepático a metabólitos inativos. Este ultimo é mediado pela enzima de distribuição polimórfica CYP2D6 (ver "Farmacogenética" no Cap. 7). Entretanto, até mesmo em pacientes nos quais essa via está ausente, devido a polimorfismo genético ou inibição por outros fármacos (p. ex., *quinidina* ou *fluoxetina*), a excreção renal geralmente é suficiente para evitar o acúmulo do fármaco. No raro paciente com disfunção renal e ausência de CYP2D6 ativa, a *flecainida* pode se acumular, alcançando concentrações plasmáticas tóxicas. A *flecainida* é um racemato, porém não há diferenças nos efeitos eletrofisiológicos ou na cinética de processamento de seus enantiômeros. Alguns relatos sugeriram que se devem evitar concentrações plasmáticas de *flecainida* acima de 1 μg/mL para minimizar o risco de toxicidade. Entretanto, em pacientes suscetíveis, os efeitos eletrofisiológicos adversos do tratamento com *flecainida* podem ocorrer em concentrações plasmáticas terapêuticas.

Ibutilida

A *ibutilida* é um bloqueador da I_{Kr}, que também pode ativar a corrente de Na$^+$ de influxo (Murray, 1998). O efeito do fármaco em prolongar o potencial de ação pode se originar de qualquer um dos dois mecanismos. A *ibutilida* é administrada como infusão rápida (1 mg durante 10 minutos) para conversão imediata da FA ou do *flutter* atrial em ritmo sinusal. A taxa de eficácia do fármaco é mais alta em pacientes com *flutter* atrial (50-70%) do que naqueles com FA (30-50%). Na FA, a taxa de conversão é mais baixa em pacientes cuja arritmia está presente há semanas ou meses, em comparação com aqueles em que ela está presente há apenas alguns dias. A principal toxicidade da *ibutilida* é *torsades des pointes*, que ocorrem em até 6% dos pacientes, um terço dos quais requerem cardioversão imediata. O fármaco sofre extenso metabolismo de primeira passagem, de modo que não é administrado por via oral. A *ibutilida* é eliminada por metabolismo hepático e apresenta $t_{1/2}$ de 2 a 12 horas (média de 6 horas).

Lidocaína

A *lidocaína* é um anestésico local que também é útil na terapia intravenosa aguda das arritmias ventriculares. Quando a *lidocaína* foi administrada a todos os pacientes com suspeita de infarto agudo do miocárdio, houve redução na incidência de FV. Todavia, a sobrevida após a alta hospitalar tendeu a diminuir, talvez devido ao bloqueio cardíaco exacerbado pela *lidocaína* ou à insuficiência cardíaca congestiva. Por essa razão, nas unidades coronarianas, a *lidocaína* não é mais administrada rotineiramente a todos os pacientes.

Efeitos farmacológicos

A *lidocaína* bloqueia os canais de Na$^+$ abertos e inativados. Estudos *in vitro* sugerem que o bloqueio induzido pela *lidocaína* reflete a probabilidade de que a proteína do canal de Na$^+$ assume uma conformação não condutora na presença do fármaco (Balser et al., 1996). A recuperação do bloqueio é rápida, de modo que a *lidocaína* exerce efeitos maiores nos tecidos despolarizados (p. ex., isquêmicos) ou nos que recebem impulsos rápidos. A *lidocaína* não é útil nas arritmias atriais, possivelmente porque os potenciais de ação atriais são tão curtos que o canal de Na$^+$ permanece apenas brevemente em seu estado inativado em comparação com os tempos diastólicos (de recuperação), que são relativamente longos. Em alguns estudos, a *lidocaína* aumentou a corrente por meio de canais retificadores de influxo, porém a importância clínica desse efeito não é conhecida. A *lidocaína* pode hiperpolarizar as fibras de Purkinje despolarizadas por baixa [K]$_o$ ou estiramento. O consequente aumento na velocidade de condução pode ser antiarrítmico na reentrada.

A *lidocaína* diminui a automaticidade, reduzindo a inclinação da fase 4 e alterando o limiar para a excitabilidade. Em geral, a duração do potencial de ação é encurtada ou não afetada. Esse encurtamento pode ser devido ao bloqueio dos poucos canais de Na$^+$ que sofrem inativação tardia durante o potencial de ação cardíaco. A *lidocaína* não exerce nenhum efeito significativo na duração do intervalo PR ou do complexo QRS. O intervalo QT fica inalterado ou é levemente encurtado. O fármaco exerce pouco efeito na função hemodinâmica, embora tenham sido descritos raros casos de exacerbação da insuficiência cardíaca associados à *lidocaína*, em especial em pacientes com a função ventricular esquerda muito precária. Para informações adicionais sobre a *lidocaína*, ver Capítulo 25 sobre anestésicos locais.

Efeitos adversos

Quando uma dose alta de *lidocaína* é administrada rapidamente por via intravenosa, podem ocorrer convulsões. Tremores, disartria e alteração dos níveis de consciência são mais comuns quando, durante o tratamento de manutenção, a concentração plasmática do fármaco aumenta lentamente acima da faixa terapêutica. O nistagmo é um sinal precoce de toxicidade por *lidocaína*.

Farmacocinética clínica

A *lidocaína* é bem absorvida, mas sofre metabolismo de primeira passagem extenso, porém variável, de modo que a administração oral do fármaco não é apropriada. Teoricamente, as concentrações plasmáticas terapêuticas de *lidocaína* podem ser mantidas por administração intramuscular intermitente, sendo preferida a via intravenosa (Tab. 34-5). Os metabólitos da *lidocaína*, glicina xilidida (GX) e monoetil GX, são menos potentes como bloqueadores dos canais de Na$^+$ do que o fármaco original. A GX e a *lidocaína* parecem competir pelo acesso aos canais de Na$^+$, sugerindo que, nas infusões em que a GX se acumula, a eficácia da *lidocaína* pode diminuir. Com infusões de mais de 24 horas de duração, a depuração de *lidocaína* cai – um efeito que pode resultar da competição entre o fármaco original e seus metabólitos pelo acesso às enzimas hepáticas que metabolizam o fármaco.

As concentrações plasmáticas de *lidocaína* declinam de modo biexponencial após uma dose intravenosa única, indicando a necessidade de um modelo multicompartimental para analisar o processamento desse fármaco. A queda inicial da *lidocaína* plasmática após administração intravenosa ocorre rapidamente, com $t_{1/2}$ de cerca de 8 minutos, e representa a distribuição a partir do compartimento central para os tecidos periféricos. A $t_{1/2}$ de eliminação terminal de cerca de 2 horas representa a eliminação do fármaco por metabolismo hepático. A eficácia da *lidocaína* depende da manutenção de concentrações plasmáticas terapêuticas no compartimento central. Em consequência, a administração de um único *bolus* de *lidocaína* pode resultar na supressão transitória da arritmia, que desaparecerá rapidamente à medida que o fármaco se distribuir e as concentrações no compartimento central caírem. Para evitar essa perda de eficácia relacionada com a distribuição, utiliza-se um esquema de ataque de 3 a 4 mg/kg, durante 20 a 30 minutos (p. ex., uma dose inicial de 100 mg, seguida de 50 mg a cada 8 minutos, para 3 doses). Concentrações plasmáticas estáveis podem ser subsequentemente mantidas com uma infusão de 1 a 4 mg/min, que substitui o fármaco removido pelo metabolismo hepático. O tempo levado para alcançar uma concentração de *lidocaína* em equilíbrio dinâmico é de aproximadamente 8 a 10 horas. Se a velocidade da infusão de manutenção for muito baixa, as arritmias podem sofrer recidiva várias horas após iniciar a terapia aparentemente bem-sucedida. Em contrapartida, se a velocidade for muito alta, pode ocorrer toxicidade. Em ambos os casos, a mensuração rotineira das concentrações plasmáticas de *lidocaína*, realizada no momento previsto do estabelecimento do estado de equilíbrio dinâmico, é útil para ajustar a velocidade da infusão de manutenção.

Na insuficiência cardíaca, o volume central de distribuição está diminuído, de modo que a dose total de ataque deve ser reduzida. Como a depuração da *lidocaína* também está diminuída, deve-se reduzir também a velocidade da infusão de manutenção. A depuração da *lidocaína* também está reduzida na doença hepática durante o tratamento com *cimetidina* ou β-bloqueadores e durante infusões prolongadas. Nessas situações, é necessário medir a concentração plasmática com frequência e ajustar as doses de *lidocaína* para assegurar que a concentração plasmática se mantenha na faixa terapêutica (1,5-5 μg/mL), minimizando a toxicidade. A *lidocaína* se liga à glicoproteína α$_1$-ácida, um reagente de fase aguda. Doenças como o infarto agudo do miocárdio estão associadas a aumentos da glicoproteína α$_1$-ácida e da ligação às proteínas e, consequentemente, a uma menor proporção do fármaco livre. Esses achados podem explicar por que alguns pacientes exigem e toleram concentrações plasmáticas totais de *lidocaína* mais altas do que as habituais para manter a eficácia antiarrítmica.

Magnésio

A administração intravenosa de 1 a 2 g de MgSO$_4$ é supostamente efetiva na prevenção de episódios recorrentes de *torsades des pointes*, mesmo quando a concentração sérica de Mg^{2+} estiver normal (Brugada, 2000). No entanto, não foram realizados estudos controlados sobre esse efeito. O mecanismo de ação provavelmente está relacionado com o bloqueio das correntes de Ca^{2+} do tipo L responsáveis pela fase ascendente desencadeada que se origina de PDP (seta preta, Fig. 34-7B). Após a sua administração, o intervalo QT não é encurtado. O Mg^{2+} também é um inibidor dos canais de liberação de Ca^{2+} de RyR2 *in vitro*, o que pode explicar por que o Mg^{2+} intravenoso tem sido usado com sucesso em arritmias relacionadas com intoxicação *digitálica*.

Ensaios clínicos de grande porte controlados por placebo sobre o uso do Mg^{2+} por via intravenosa para melhorar o resultado no infarto agudo do miocárdio produziram resultados conflitantes (ISIS-4 Collaborative Group, 1995; Woods e Fletcher, 1994). Embora suplementos orais de Mg^{2+} possam ser úteis na prevenção da hipomagnesemia, não há evidências de que a ingestão crônica de Mg^{2+} exerça uma ação antiarrítmica direta.

Mexiletina

A *mexiletina* é um análogo da *lidocaína* que foi modificado para reduzir o metabolismo hepático de primeira passagem e possibilitar uma terapia oral em longo prazo. As ações eletrofisiológicas são semelhantes às da *lidocaína*. Os principais efeitos adversos relacionados com a dose – tremores e náuseas – podem ser minimizados pela administração do fármaco com alimentos.

A *mexiletina* sofre metabolismo hepático, que é induzível por fármacos como a *fenitoína*. A *mexiletina* foi aprovada para o tratamento das arritmias ventriculares. As combinações de *mexiletina* com *quinidina* ou *sotalol* podem aumentar a eficácia, enquanto reduzem os efeitos adversos. Estudos *in vitro* e relatos de casos clínicos sugerem que a *mexiletina* (ou a *flecainida*; ver discussão anterior) desempenha um papel na correção da corrente de Na$^+$ de influxo tardio aberrante na SQTL congênita tipo 3 (Roden e Knollmann, 2008).

Procainamida

A *procainamida* é um análogo da *procaína*, um anestésico local (ver Fig. 25-1). Ela possui efeitos eletrofisiológicos semelhantes aos da *quinidina*, porém carece da atividade vagolítica e bloqueadora α-adrenérgica da *quinidina*. A *procainamida* é mais tolerada que a *quinidina* quando administrada por via intravenosa. Infusões de ataque e manutenção são usadas no tratamento imediato de muitas arritmias supraventriculares e ventriculares. Entretanto, o tratamento oral em longo prazo é mal tolerado, sendo com frequência interrompido em decorrência de efeitos adversos.

Efeitos farmacológicos

A *procainamida* é um bloqueador dos canais de Na$^+$ abertos com τ$_{recuperação}$ do bloqueio intermediária. A *procainamida* também prolonga os potenciais de ação cardíacos na maioria dos tecidos, provavelmente pelo bloqueio das correntes de efluxo de K$^+$. A *procainamida* diminui a automaticidade, aumenta os períodos refratários e lentifica a condução. O principal metabólito, a *N*-acetilprocainamida, carece da atividade bloqueadora dos canais de Na$^+$ do fármaco original, porém é equipotente no prolongamento dos potenciais de ação. Como as concentrações plasmáticas de N-acetilprocainamida com frequência excedem as de *procainamida*, a maior refratariedade e o prolongamento do intervalo QT durante o tratamento em longo prazo com *procainamida* podem ser em parte atribuídos ao metabólito. Entretanto, é o fármaco original que alentece a condução e produz o prolongamento do complexo QRS. Embora possa ocorrer hipotensão em altas concentrações plasmáticas, esse efeito costuma ser atribuído ao bloqueio ganglionar e não a qualquer efeito inotrópico negativo, que é mínimo.

Efeitos adversos

A hipotensão e o acentuado alentecimento da condução são os principais efeitos adversos da *procainamida* em altas concentrações (> 10 μg/mL), particularmente durante a dose de ataque intravenosa aguda. Náuseas relacionadas à dose são frequentes durante o tratamento oral, podendo ser atribuídas, em parte, às altas concentrações plasmáticas de N-acetilprocainamida. Podem ocorrer *torsades des pointes*, em particular quando as concentrações plasmáticas de N-acetilprocainamida ultrapassam 30 μg/mL. A *procainamida* produz aplasia da medula óssea potencialmente fatal em 0,2% dos pacientes; não se conhece o mecanismo, porém não há suspeita de que se deva às altas concentrações plasmáticas do fármaco.

Durante a terapia em longo prazo, a maioria dos pacientes desenvolve evidências bioquímicas de síndrome lúpica induzida por fármacos, como anticorpos antinucleares circulantes. A simples presença desses anticorpos não exige a interrupção do tratamento. Entretanto, 25 a 50% dos pacientes desenvolvem posteriormente sintomas de síndrome lúpica. Os sintomas precoces mais comuns são exantema e artralgias das pequenas articulações. Podem ocorrer outros sintomas de lúpus, incluindo pericardite com tamponamento; todavia o acometimento renal não é comum. Os sintomas semelhantes ao lúpus têm resolução com a interrupção da terapia ou durante o tratamento com N-acetilprocainamida (ver discussão adiante).

Farmacocinética clínica

A *procainamida* é eliminada rapidamente ($t_{1/2}$ de cerca de 3-4 h) por excreção renal do fármaco inalterado e metabolismo hepático. A principal via do metabolismo hepático é a conjugação pela N-acetiltransferase – cuja atividade é determinada geneticamente – com formação da N-acetilprocainamida. A N-acetilprocainamida é eliminada por excreção renal ($t_{1/2}$ de cerca de 6-10 h) e não é significativamente reconvertida em *procainamida*. Em decorrência das taxas de eliminação relativamente rápidas do fármaco original e de seu principal metabólito, a *procainamida* oral normalmente é administrada em formulação de liberação lenta. Em pacientes com insuficiência renal, a *procainamida* ou a N-acetilprocainamida podem se acumular, alcançando concentrações plasmáticas potencialmente tóxicas. Nessa situação, é necessário proceder a uma redução da dose e da frequência das doses de *procainamida*, com monitoração das concentrações plasmáticas de ambos os compostos. Como o composto original e seu metabólito exercem efeitos farmacológicos diferentes, a prática pregressa de usar a soma de suas concentrações para orientar o tratamento não é apropriada.

Nos indivíduos que são "acetiladores lentos", a síndrome lúpica induzida por *procainamida* se desenvolve com mais frequência e mais cedo durante o tratamento do que entre indivíduos que são acetiladores rápidos. Além disso, os sintomas de lúpus induzidos pela *procainamida* são resolvidos durante o tratamento com N-acetilprocainamida. Ambos os achados corroboram os resultados dos estudos *in vitro* que sugerem que a síndrome lúpica resulta da exposição crônica ao composto original (ou a um metabólito oxidativo). Eles também fornecem uma base racional para o aperfeiçoamento da N-acetilprocainamida e de seus análogos como agentes antiarrítmicos (Roden, 1993).

Propafenona

A *propafenona* é um bloqueador dos canais de Na^+ com constante de tempo de recuperação do bloqueio relativamente lenta (Funck-Brentano et al., 1990). Alguns dados sugerem que, à semelhança da *flecainida*, a *propafenona* também bloqueia os canais de K^+. Seu principal efeito eletrofisiológico é a redução da velocidade de condução nos tecidos de resposta rápida. O fármaco é prescrito na forma de racemato; embora os enantiômeros não difiram nas suas propriedades bloqueadoras dos canais de Na^+, a S-(+)-propafenona é um antagonista dos receptores β-adrenérgicos. A *propafenona* prolonga o intervalo PR e o complexo QRS. O tratamento crônico com *propafenona* oral é usado para manter o ritmo sinusal em pacientes com taquicardias supraventriculares, incluindo FA. A R-(–)-propafenona bloqueia os canais de RyR2 e pode ser usada como alternativa à *flecainida* na TVPC (Hwang et al., 2011).

Efeitos adversos

Os efeitos adversos durante a terapia com *propafenona* incluem aceleração da resposta ventricular em pacientes com *flutter* atrial, aumento da frequência ou gravidade dos episódios de taquicardia ventricular reentrante, exacerbação da insuficiência cardíaca e efeitos adversos do bloqueio β-adrenérgico, como bradicardia sinusal e broncospasmo (ver discussão anterior e Cap. 14).

Farmacocinética clínica

A propafenona é bem absorvida e eliminada principalmente por metabolismo hepático mediado pela CYP2D6 (ver Cap. 5). Na maioria dos indivíduos ("metabolizadores extensos"), a *propafenona* sofre extenso metabolismo hepático de primeira passagem, sendo convertida em 5-hidroxipropafenona, um metabólito equipotente à *propafenona* como bloqueador dos canais de Na^+, mas muito menos potente como antagonista do receptor β-adrenérgico. Um segundo metabólito, a N-desalquilpropafenona, é formado por metabolismo não mediado pela CYP2D6 e é um bloqueador menos potente dos canais de Na^+ e dos receptores β-adrenérgicos. O metabolismo da *propafenona* mediado pela CYP2D6 é saturável, de modo que pequenos aumentos na dose podem elevar de forma desproporcional a concentração plasmática. Nos indivíduos que são "metabolizadores fracos", em que a atividade da CYP2D6 é baixa ou ausente, o metabolismo hepático de primeira passagem é muito menor do que nos metabolizadores extensos, de forma que as concentrações plasmáticas de *propafenona* serão muito mais altas após a administração de uma dose igual. A incidência de efeitos adversos durante a terapia com *propafenona* é significativamente maior nos metabolizadores fracos.

A atividade da CYP2D6 pode ser notavelmente inibida por alguns fármacos, incluindo a *quinidina* e a *fluoxetina*. Nos indivíduos metabolizadores extensos que recebem esses fármacos ou nos metabolizadores fracos, as concentrações plasmáticas de *propafenona* acima de 1 μg/mL estão associadas a efeitos clínicos de bloqueio dos receptores β-adrenérgicos, como redução da frequência cardíaca durante o exercício. Recomenda-se que nos pacientes com doença hepática moderada a grave as doses sejam reduzidas em aproximadamente 20 a 30% da dose habitual, com monitoração cuidadosa. Não se sabe se as doses de *propafenona* devem ser reduzidas em pacientes com doença renal. Uma formulação de liberação lenta permite a administração em duas doses diárias.

Quinidina

A casca da cinchona era usada para tratar "palpitações rebeldes" já no século XVIII (Levy e Azoulay, 1994). Estudos do início do século XX identificaram a *quinidina*, um diastereoisômero do antimalárico *quinina*, como a mais potente das substâncias antiarrítmicas extraídas da cinchona e, por volta de 1920, a *quinidina* já era empregada como agente antiarrítmico. Ela é usada para manter o ritmo sinusal em pacientes com *flutter* atrial ou FA e para prevenir a recorrência de TV ou FV (Grace e Camm, 1998). A *quinidina* pode ser particularmente útil na prevenção da FV recorrente em síndromes de arritmias congênitas incomuns, como a síndrome de Brugada ou a síndrome do QT curto (Inama et al., 2010; Viskin et al., 2013).

Efeitos farmacológicos

A *quinidina* bloqueia a corrente de Na^+ e múltiplas correntes cardíacas de K^+. Trata-se de um bloqueador dos canais de Na^+ no estado aberto, com $\tau_{recuperação}$ na faixa intermediária (cerca de 3 s). Por conseguinte, após a administração de doses terapêuticas, a duração do QRS aumenta modestamente, em geral de 10 a 20%. Em concentrações terapêuticas, a *quinidina* normalmente prolonga o intervalo QT em até 25%, mas o efeito é muito variável. Em concentrações baixas de até 1 µM, a *quinidina* bloqueia a corrente de Na^+ e o componente rápido de retificação tardia (I_{Kr}), enquanto as concentrações altas bloqueiam o componente lento da corrente retificadora tardia, da corrente retificadora de influxo, da corrente transitória de efluxo e da corrente de Ca^{2+} do tipo L.

As propriedades bloqueadoras do canal de Na^+ da *quinidina* resultam no aumento do limiar para excitabilidade e na diminuição da automaticidade. Em consequência de suas ações bloqueadoras do canal de K^+, a *quinidina* prolonga os potenciais de ação na maioria das células cardíacas, de forma mais proeminente em frequências cardíacas mais lentas. Em algumas células, como as mesomiocárdicas e as de Purkinje, a *quinidina* evoca consistentemente a PDP em frequências cardíacas lentas, particularmente quando a $[K]_o$ é baixa (Priori et al., 1999). A *quinidina* prolonga a refratariedade na maioria dos tecidos, provavelmente em consequência do prolongamento da duração do potencial de ação e do bloqueio dos canais de Na^+.

Em humanos e animais intactos, a *quinidina* também produz bloqueio dos receptores α-adrenérgicos e inibição vagal. Assim, o uso intravenoso de *quinidina* está associado a notável hipotensão e bradicardia sinusal. Os efeitos vagolíticos da *quinidina* tendem a inibir seus efeitos depressores diretos na condução do nó AV, de modo que o efeito do fármaco no intervalo PR é variável. Além disso, o efeito vagolítico da *quinidina* pode resultar no aumento da transmissão pelo nó AV de taquicardias atriais como o *flutter* atrial (Tab. 34-1).

Efeitos adversos

Não cardíacos A diarreia é o efeito adverso mais comum durante o tratamento com a *quinidina*, ocorrendo em 30 a 50% dos pacientes, porém o mecanismo não é conhecido. A diarreia costuma surgir nos primeiros dias de tratamento, podendo também ocorrer mais tarde. A hipopotassemia induzida pela diarreia pode potencializar as *torsades des pointes* devido à *quinidina*.

Podem ocorrer várias reações imunológicas durante a terapia com *quinidina*. A mais comum é a trombocitopenia, que pode ser grave, mas se resolve rapidamente com a interrupção do tratamento. Ocorrem raramente hepatite, depressão da medula óssea e síndrome lúpica. Nenhum desses efeitos está relacionado com as concentrações plasmáticas elevadas de *quinidina*.

A *quinidina* também pode induzir cinchonismo, uma síndrome que inclui cefaleia e zumbido. Diferentemente de outras respostas adversas ao tratamento com *quinidina*, o cinchonismo geralmente está relacionado com concentrações plasmáticas elevadas da *quinidina*, podendo ser controlado pela redução da dose.

Cardíacos Entre os pacientes que recebem terapia com *quinidina*, 2 a 8% desenvolvem um acentuado prolongamento do intervalo QT e *torsades des pointes*. Em contraste com os efeitos do *sotalol*, da *N*-acetilprocainamida e de muitos outros fármacos, as *torsades des pointes* associadas à *quinidina* geralmente ocorrem em concentrações plasmáticas terapêuticas ou, até mesmo, subterapêuticas. As razões para a suscetibilidade individual a esse efeito adverso não são conhecidas.

Em altas concentrações plasmáticas de *quinidina*, pode ocorrer acentuado bloqueio dos canais de Na^+, com TV resultante. Esse efeito adverso ocorre quando são usadas doses muito altas de *quinidina* para tentar reverter a FA ao ritmo normal. Essa abordagem agressiva na dosagem de *quinidina* foi abandonada, e a TV induzida por *quinidina* é atualmente incomum.

A *quinidina* pode exacerbar a insuficiência cardíaca e a doença do sistema de condução. Entretanto, na maioria dos pacientes com insuficiência cardíaca congestiva, a *quinidina* é bem tolerada, talvez por causa de suas ações vasodilatadoras.

Farmacocinética clínica

A *quinidina* é bem absorvida e 80% dela liga-se às proteínas plasmáticas, incluindo a albumina e, como ocorre com a *lidocaína*, o reagente de fase aguda glicoproteína $α_1$-ácida. À semelhança da *lidocaína*, podem ser necessárias doses (e concentrações plasmáticas totais) maiores que as habituais para manter as concentrações terapêuticas de *quinidina* livre em estados de estresse elevado, como o infarto agudo do miocárdio. A *quinidina* sofre extenso metabolismo oxidativo hepático, e cerca de 20% do fármaco é excretado inalterado pelos rins. Um metabólito, a 3-hidroxiquinidina, é quase tão potente quanto a *quinidina* em bloquear os canais de Na^+ cardíacos e prolongar os potenciais de ação cardíacos. Alguns pacientes toleram concentrações de 3-hidroxiquinidina não ligada iguais ou maiores que as de *quinidina*. Outros metabólitos são menos potentes que a *quinidina*, e suas concentrações plasmáticas são mais baixas; assim, é provável que não contribuam significativamente para os efeitos clínicos da *quinidina*.

Há uma alta variabilidade individual na faixa das doses necessárias para alcançar concentrações plasmáticas terapêuticas de 2 a 5 µg/mL. Parte dessa variabilidade pode depender do ensaio utilizado, já que nem todos os ensaios excluem os metabólitos da *quinidina*. Em pacientes com doença renal avançada ou insuficiência cardíaca congestiva, a depuração de *quinidina* diminui apenas modestamente. Assim, as doses necessárias para esses pacientes são similares às empregadas em pacientes normais.

Interações medicamentosas

A *quinidina* é um potente inibidor da CYP2D6. Consequentemente, a sua administração a pacientes que recebem fármacos extensamente metabolizados pela CYP2D6 pode resultar em alteração dos efeitos do fármaco, devido ao acúmulo do composto original e à incapacidade de formar metabólitos. Por exemplo, a inibição do metabolismo da *codeína* mediado por CYP2D6 em seu metabólito ativo, a *morfina*, resulta em diminuição da analgesia. De forma oposta, a inibição do metabolismo da *propafenona* mediado por CYP2D6 resulta em concentrações plasmáticas elevadas de *propafenona* e aumento do bloqueio do receptor β-adrenérgico. A *quinidina* reduz a depuração da *digoxina* devido à inibição do transporte de *digoxina* mediado pela glicoproteína P (Fromm et al., 1999). O *dextrometorfano*, um substrato da CYP2D6 que sofre extensa bioinativação de primeira passagem, demonstrou ser promissor no tratamento de vários distúrbios neurológicos, notavelmente do afeto pseudobulbar. Uma combinação de *dextrometorfano* e *quinidina* em dose muito baixa (30 mg) inibe o metabolismo de primeira passagem, alcança concentrações sistêmicas mais altas do que a monoterapia e está atualmente aprovada para uso no afeto pseudobulbar ou na dor neuropática (Olney e Rosen, 2010).

O metabolismo da *quinidina* é induzido por fármacos como *fenobarbital* e a *fenitoína*. Em pacientes que recebem esses agentes, podem ser necessárias doses muito altas de *quinidina* para se obter concentrações terapêuticas. Se o tratamento com o agente indutor for interrompido, as concentrações de *quinidina* podem aumentar para níveis muito altos, e suas doses devem ser ajustadas para menos. A *cimetidina* e o *verapamil* também elevam as concentrações plasmáticas de *quinidina*, mas esses efeitos costumam ser modestos.

Sotalol

O *sotalol* é um antagonista não seletivo dos receptores β-adrenérgicos que também prolonga os potenciais de ação cardíacos ao inibir a corrente de K^+ retificadora tardia e, possivelmente, outras correntes de K^+ (Hohnloser e Woosley, 1994). O *sotalol* é prescrito como um racemato. O enantiômero L é um antagonista do receptor β-adrenérgico muito mais potente que o enantiômero D, mas ambos são equipotentes como bloqueadores dos canais de K^+. Nos Estados Unidos, o *sotalol* foi aprovado para uso em pacientes com taquiarritmias ventriculares e FA ou *flutter* atrial. Os ensaios clínicos conduzidos sugerem que ele é tão efetivo quanto a maioria dos bloqueadores dos canais de Na^+ nas arritmias ventriculares.

O *sotalol* prolonga a duração do potencial de ação em todo o coração e o intervalo QT no ECG. Ele diminui a automaticidade, alentece a condução no nó AV e prolonga a refratariedade AV, bloqueando os canais de K⁺ e os receptores β-adrenérgicos, embora não exerça efeito algum na velocidade de condução no tecido de resposta rápida. O *sotalol* causa PDP e atividade desencadeada *in vitro*, assim como pode causar *torsades des pointes*, especialmente quando a concentração sérica de K⁺ for baixa. Diferentemente do que ocorre com a *quinidina*, a incidência de *torsades des pointes* (incidência de 1,5-2%) parece depender da dose de *sotalol*.

De fato, as *torsades des pointes* são a principal toxicidade nas superdosagens de *sotalol*. Alguns casos ocorrem em baixas doses, geralmente em pacientes com disfunção renal, já que o *sotalol* é eliminado pela excreção renal do fármaco inalterado. Os outros efeitos adversos da terapia com *sotalol* estão associados ao bloqueio dos receptores β-adrenérgicos (ver discussão anterior e Cap. 14).

RESUMO: Agentes antiarrítmicos

Fármaco antiarrítmico	Usos terapêuticos	Principal toxicidade e dicas
Classe IA: bloqueadores dos canais de Na⁺ • Taxa de dissociação lenta a intermediária • Ação concomitante de classe III (prolongamento do QT)		
Procainamida	• Tratamento agudo de FA, TV e FV • Tratamento crônico para prevenção de FA, TV e FV	• 40% dos pacientes interrompem o tratamento dentro de 6 meses devido aos efeitos adversos: hipotensão (particularmente com uso intravenoso), náuseas • Prolongamento do QT e *torsades des pointes*, devido ao acúmulo do metabólito ativo *N*-acetil • Síndrome semelhante ao lúpus (25-50% com uso crônico), particularmente nos aceliladores lentos genéticos • O fármaco oral não está mais disponível nos Estados Unidos.
Quinidina	• Tratamento crônico para prevenção de FA, TV e FV	• Diarreia (30-50% dos pacientes); a hipopotassemia induzida pela diarreia pode potencializar as *torsades des pointes* • Acentuado prolongamento do QT e alto risco (~ 1-5%) de *torsades des pointes* em concentrações terapêuticas ou subterapêuticas • Trombocitopenia imune (~ 1%) • Cinchonismo: zumbido, rubor, visão embaçada, tontura, diarreia • Inibidor potente da *CYP2D6* e *ABCB1* (que codifica a glicoproteína P): efeitos alterados dos digitálicos, de muitos antidepressivos e outros fármacos
Disopiramida	• Tratamento crônico para prevenção de FA, TV e FV	• Efeitos anticolinérgicos (olhos secos, retenção urinária, constipação intestinal) • QT longo (*torsades des pointes*) • A depressão da contratilidade pode precipitar insuficiência cardíaca ou agravá-la; paradoxalmente, pode ser útil na miocardiopatia hipertrófica para reduzir a obstrução do trato de saída
Classe IB: bloqueadores dos canais de Na⁺ • Taxa de dissociação rápida • Pouco efeito no ECG		
Lidocaína	• Tratamento agudo de TV e FV	• SNC: convulsões e zumbido • SNC: tremor, alucinações, sonolência, coma
Mexiletina	• Tratamento crônico para prevenção de TV e FV	• Tremor e náuseas
Classe IC: bloqueadores dos canais de Na⁺ • Taxa de dissociação lenta • Prolongamento do intervalo PR e alargamento do intervalo QRS		
Flecainida	• Tratamento crônico para prevenção de TPSV, FA, TV e FV na ausência de doença cardíaca estrutural • Disponível em alguns países para uso intravenoso na TPSV, FA • Útil na TVPC não controlada por β-bloqueadores	• Efeitos bloqueador de RyR2 importante para a eficácia antiarrítmica • Muito mais tolerada do que os agentes das classes IA ou IB • Risco de pró-arritmia grave em pacientes com doença cardíaca estrutural; aumento da mortalidade em pacientes com infarto agudo do miocárdio (CAST) • Visão embaçada • Pode agravar a insuficiência cardíaca
Propafenona	• Tratamento crônico para prevenção de TPSV, FA, TV e FV na ausência de doença cardíaca estrutural • Disponível em alguns países para uso intravenoso na TPSV, FA • Alternativa para a flecainida na TVPC	• Efeito bloqueador de RyR2 importante para a eficácia antiarrítmica • Também apresenta efeitos bloqueadores β-adrenérgicos (agravamento da insuficiência cardíaca e broncospasmo), proeminentes principalmente nos "metabolizadores fracos" da *CYP2D6* • Risco de pró-arritmia grave em pacientes com doença cardíaca estrutural
Classe II: β-bloqueadores		
Nadolol Propranolol Metoprolol Muitos outros	• Tratamento crônico para prevenção de arritmias na SQTL e na TVPC congênitas • Controle da frequência na FA • Amplamente usados para outras indicações (angina, hipertensão, enxaqueca, etc.)	• Efeitos bloqueadores β-adrenérgicos (agravamento da insuficiência cardíaca, bradicardia, broncospasmo) • Nadolol preferido por muitos para SQTL e TVPC

(continua)

RESUMO: Agentes antiarrítmicos (continuação)

Fármaco antiarrítmico	Usos terapêuticos	Principal toxicidade e dicas
Esmolol	• Tratamento agudo para controlar a frequência na FA	• $t_{1/2}$ ultracurta, apenas uso intravenoso

Classe III: bloqueadores dos canais de K⁺ • Aumento do período refratário (prolongamento de QT)

Fármaco antiarrítmico	Usos terapêuticos	Principal toxicidade e dicas
Amiodarona	• Fármaco de escolha para tratamento agudo de TV e FV e para lentificar a frequência ventricular e converter a FA • Tratamento crônico para prevenção de FA, TV e FV	• Hipotensão, depressão da função ventricular e *torsades des pointes* (raramente) com administração intravenosa • Fibrose pulmonar com terapia crônica, que pode ser fatal (requer monitoramento periódico da função pulmonar) • Muitos outros efeitos adversos: microdepósitos na córnea, hepatotoxicidade, neuropatias, fotossensibilidade, disfunção da tireoide • Nota: $t_{1/2}$ tecidual de vários meses • Inibidor de muitos sistemas de transporte e de metabolismo de fármacos, com alto potencial de interações medicamentosas
Dronedarona	• Tratamento crônico para prevenção da FA	• Análogo da amiodarona com eficácia menor que a da amiodarona • Distúrbios GI, risco de hepatotoxicidade fatal • Aumenta a mortalidade em pacientes com insuficiência cardíaca grave
Sotalol	• Tratamento crônico para prevenção de FA, TV e FV	• Também possui efeitos bloqueadores β-adrenérgicos • Alto risco (~ 1-5%) de *torsades des pointes*
Dofetilida	• Tratamento crônico para prevenção da FA	• Poucos efeitos adversos, exceto alto risco (~ 1-5%) de *torsades de pointes*
Ibutilida	• Tratamento agudo para conversão da FA	• Alto risco (~ 1-8%) de *torsades de pointes*

Classe IV: bloqueadores dos canais de Ca²⁺ • Não di-hidropiridínicos • Inibição dos nós SA e AV • Prolongamento do PR

Fármaco antiarrítmico	Usos terapêuticos	Principal toxicidade e dicas
Diltiazem Verapamil	• Uso intravenoso agudo para conversão da TPSV e controle da frequência na FA • Tratamento crônico para prevenção da TPSV e controle da frequência na FA	• Hipotensão (uso intravenoso) • Bradicardia sinusal ou bloqueio AV, particularmente em combinação com β-bloqueadores • Constipação intestinal • Agravamento da insuficiência cardíaca

Fármacos antiarrítmicos com mecanismos diversos

Fármaco antiarrítmico	Usos terapêuticos	Principal toxicidade e dicas
Adenosina (ativa os receptores A)	• Fármaco de escolha para tratamento agudo da TPSV	• $t_{1/2}$ curta (< 5 s) • Assistolia transitória • Dispneia transitória • Fibrilação atrial transitória (raramente)
MgSO₄	• Tratamento agudo das *torsades des pointes*	• Atua provavelmente por meio do bloqueio dos canais de Ca²⁺ do tipo L
Digoxina (inibidor da Na⁺/K⁺-ATPase)	• Controle da frequência ventricular na FA • Efeito inotrópico positivo modesto	• Efeitos adversos comuns: sintomas GI, disfunção visual/cognitiva e arritmias, normalmente arritmias supraventriculares com bloqueio cardíaco ou extrassístoles atriais ou ventriculares • Toxicidades graves (p. ex., com superdosagem) podem ser tratadas com anticorpos • Provavelmente com mortalidade neutra

Referências

Ahn J, et al. Effectiveness of beta-blockers depending on the genotype of congenital long-QT syndrome: a meta-analysis. *PloS One*, **2017**, *12*:e0185680.

Al-Khatib SM, et al. 2017 AHA/ACC/HRS guideline for management of patients with ventricular arrhythmias and the prevention of sudden cardiac death: executive summary: a report of the American College of Cardiology/American Heart Association Task Force on Clinical Practice Guidelines and the Heart Rhythm Society. *J Am Coll Cardiol*, **2018**, *72*:1677–1749.

Amiodarone Trials Meta-Analysis Investigators. Effect of prophylactic amiodarone on mortality after acute myocardial infarction and in congestive heart failure—meta-analysis of individual data from 6500 patients in randomised trials. *Lancet*, **1997**, *350*:1417–1424.

Ávalos Prado P, et al. KCNE1 is an auxiliary subunit of two distinct ion channel superfamilies. *Cell*, **2021**, *184*:534–544.

Balser JR, et al. Local anesthetics as effectors of allosteric gating: lidocaine effects on inactivation-deficient rat skeletal muscle Na channels. *J Clin Invest*, **1996**, *98*:2874–2886.

Batiste SM, et al. Unnatural verticilide enantiomer inhibits type 2 ryanodine receptor-mediated calcium leak and is antiarrhythmic. *Proc Natl Acad Sci USA*, **2019**, *116*:4810–4815.

Brugada P. Magnesium: an antiarrhythmic drug, but only against very specific arrhythmias. *Eur Heart J*, **2000**, *21*:1116.

Chockalingam P, et al. Not all beta-blockers are equal in the management of long QT syndrome types 1 and 2: higher recurrence of events under metoprolol. *J Am Coll Cardiol*, **2012**, *60*:2092–2099.

Cohen IS, Robinson RB. Pacemaker currents and automatic rhythms: toward a molecular understanding. *Handb Exp Pharmacol*, **2006**, *171*:41–71.

Connolly SJ. Evidence-based analysis of amiodarone efficacy and safety. *Circulation*, **1999**, *100*:2025–2034.

Connolly SJ, et al. Dronedarone in high-risk permanent atrial fibrillation. *N Engl J Med*, **2011**, *365*:2268–2276.

Courtney KR. Progress and prospects for optimum antiarrhythmic drug design. *Cardiovasc Drug Ther*, **1987**, *1*:117–123.

DiFrancesco D. Pacemaker mechanisms in cardiac tissue. *Annu Rev Physiol*, **1993**, *55*:455–472.

Dorian P, et al. Amiodarone as compared with lidocaine for shock-resistant ventricular fibrillation. *N Engl J Med,* **2002**, *346*:884–890.

Duan DD. Phenomics of cardiac chloride channels. *Compr Physiol,* **2013**, *3*:667–692.

Dun W, Boyden PA. The Purkinje cell; 2008 style. *J Mol Cell Cardiol,* **2008**, *45*:617–624.

Dzeshka MS, Lip GY. Non-vitamin K oral anticoagulants in atrial fibrillation: where are we now? *Trends Cardiovasc Med,* **2015**, *25*:315–336.

Echt DS, et al. Mortality and morbidity in patients receiving encainide, flecainide, or placebo. *N Engl J Med,* **1991**, *324*:781–788.

Fozzard HA, et al. Mechanism of local anesthetic drug action on voltage-gated sodium channels. *Curr Pharm Des,* **2005**, *11*:2671–2686.

Fromm MF, et al. Inhibition of P-glycoprotein-mediated drug transport: a unifying mechanism to explain the interaction between digoxin and quinidine. *Circulation,* **1999**, *99*:552–557.

Funck-Brentano C, et al. Propafenone. *N Engl J Med,* **1990**, *322*:518–525.

Grace AA, Camm J. Quinidine. *N Engl J Med,* **1998**, *338*:35–45.

Heissenbuttel RH, Bigger JT Jr. Bretylium tosylate: a newly available antiarrhythmic drug for ventricular arrhythmias. *Ann Intern Med,* **1979**, *90*:229–238.

Henthorn RW, et al. Flecainide acetate prevents recurrence of symptomatic paroxysmal supraventricular tachycardia. The Flecainide Supraventricular Tachycardia Study Group. *Circulation,* **1991**, *83*:119–125.

Hilliard FA, et al. Flecainide inhibits arrhythmogenic Ca(2+) waves by open state block of ryanodine receptor Ca(2+) release channels and reduction of Ca(2+) spark mass. *J Mol Cell Cardiol,* **2010**, *48*:293–301.

Hohnloser SH, et al. Effect of dronedarone on cardiovascular events in atrial fibrillation. *N Engl J Med,* **2009**, *360*:668–678.

Hohnloser SH, Woosley RL. Sotalol. *N Engl J Med,* **1994**, *331*:31–38.

Hwang HS, et al. Inhibition of cardiac Ca^{2+} release channels (RyR2) determines efficacy of class I antiarrhythmic drugs in catecholaminergic polymorphic ventricular tachycardia. *Circ Arrhythm Electrophysiol,* **2011**, *4*:128–135.

Inama G, et al. "Orphan drugs" in cardiology: nadolol and quinidine. *J Cardiovasc Med,* **2010**, *11*:143–144.

ISIS-4 Collaborative Group. ISIS-4: a randomised factorial trial assessing early oral captopril, oral mononitrate, and intravenous magnesium sulphate in 58,050 patients with suspected acute myocardial infarction. ISIS-4 (Fourth International Study of Infarct Survival) Collaborative Group. *Lancet,* **1995**, *345*:669–685.

Kannankeril PJ, et al. Efficacy of flecainide in the treatment of catecholaminergic polymorphic ventricular tachycardia: a randomized clinical trial. *JAMA Cardiol,* **2017**, *2*:759–766.

Kleber AG, Saffitz JE. Role of the intercalated disc in cardiac propagation and arrhythmogenesis. *Front Physiol,* **2014**, *5*:404.

Knollmann BC, Roden DM. A genetic framework for improving arrhythmia therapy. *Nature,* **2008**, *451*:929–936.

Kober L, et al. Increased mortality after dronedarone therapy for severe heart failure. *N Engl J Med,* **2008**, *358*:2678–2687.

Kryshtal DO, et al. RYR2 channel inhibition is the principal mechanism of flecainide action in CPVT. *Circ Res,* **2021**, *128*:321–331.

Levy S, Azoulay S. Stories about the origin of quinquina and quinidine. *J Cardiovasc Electrophysiol,* **1994**, *5*:635–636.

Link MS. Clinical practice. Evaluation and initial treatment of supraventricular tachycardia. *N Engl J Med,* **2012**, *367*:1438–1448.

Lu Z, et al. Suppression of phosphoinositide 3-kinase signaling and alteration of multiple ion currents in drug-induced long QT syndrome. *Sci Transl Med,* **2012**, *4*:131.

MacKinnon R. Potassium channels. *FEBS Lett,* **2003**, *555*:62–65.

Murray KT. Ibutilide. *Circulation,* **1998**, *97*:493–497.

Olney N, Rosen H. AVP-923, a combination of dextromethorphan hydrobromide and quinidine sulfate for the treatment of pseudobulbar affect and neuropathic pain. *IDrugs,* **2010**, *13*:254–265.

Ono K, Iijima T. Cardiac T-type Ca(2+) channels in the heart. *J Mol Cell Cardiol,* **2010**, *48*:65–70.

Patel C, et al. Dronedarone. *Circulation,* **2009**, *120*:636–644.

Priori SG, et al. Genetic and molecular basis of cardiac arrhythmias: impact on clinical management. Study group on molecular basis of arrhythmias of the Working Group on Arrhythmias of the European Society of Cardiology. *Eur Heart J,* **1999**, *20*:174–195.

Remme CA, Wilde AA. Late sodium current inhibition in acquired and inherited ventricular (dys)function and arrhythmias. *Cardiovasc Drugs Ther,* **2013**, *27*:91–101.

Roden DM. Current status of class III antiarrhythmic drug therapy. *Am J Cardiol,* **1993**, *72*:44B–49B.

Roden DM. Drug-induced prolongation of the QT interval. *N Engl J Med,* **2004**, *350*:1013–1022.

Roden DM. Risks and benefits of antiarrhythmic therapy. *N Engl J Med,* **1994**, *331*:785–791.

Roden DM, et al. Clinical pharmacology of antiarrhythmic agents. In: Josephson ME, ed. *Sudden Cardiac Death.* Blackwell Scientific, London, **1993**, 182–185.

Roden DM, Knollmann BC. Dantrolene: from better bacon to a treatment for ventricular fibrillation. *Circulation,* **2014**, *129*:834–836.

Roden DM, Spooner PM. Inherited long QT syndromes: a paradigm for understanding arrhythmogenesis. *J Cardiovasc Electrophysiol,* **1999**, *10*:1664–1683.

Roy D, et al. Amiodarone to prevent recurrence of atrial fibrillation. Canadian Trial of Atrial Fibrillation Investigators. *N Engl J Med,* **2000**, *342*:913–920.

Roy D, et al. Vernakalant hydrochloride for rapid conversion of atrial fibrillation: a phase 3, randomized, placebo-controlled trial. *Circulation,* **2008**, *117*:1518–1525.

Salem JE, et al. Hypogonadism as a reversible cause of torsades de pointes in men. *Circulation,* **2018**, *138*:110–113.

Sherrid MV, Arabadjian M. A primer of disopyramide treatment of obstructive hypertrophic cardiomyopathy. *Prog Cardiovas Dis,* **2012**, *54*:483–492.

Singh BN. Advantages of beta blockers versus antiarrhythmic agents and calcium antagonists in secondary prevention after myocardial infarction. *Am J Cardiol,* **1990**, *66*:9C–20C.

Singh BN. Arrhythmia control by prolonging repolarization: the concept and its potential therapeutic impact. *Eur Heart J,* **1993**, *14*(suppl H):14–23.

Sudden Cardiac Death in Heart Failure Trial (SCD-HeFT) Investigators. Amiodarone or an implantable cardioverter-defibrillator for congestive heart failure. *N Engl J Med,* **2005**, *352*:225–237.

Tadros R, et al. Sex differences in cardiac electrophysiology and clinical arrhythmias: epidemiology, therapeutics, and mechanisms. *Can J Cardiol,* **2014**, *30*:783–792. Erratum in: *Can J Cardiol,* 2014, 30:1244.

Tamargo J, et al. Pharmacology of cardiac potassium channels. *Cardiovasc Res,* **2004**, *62*:9–33.

Task Force of the Working Group on Arrhythmias of the European Society of Cardiology. The Sicilian gambit: a new approach to the classification of antiarrhythmic drugs based on their actions on arrhythmogenic mechanisms. *Circulation,* **1991**, *84*:1831–1851.

Torp-Pedersen C, et al. Dofetilide in patients with congestive heart failure and left ventricular dysfunction. Danish Investigations of Arrhythmia and Mortality on Dofetilide Study Group. *N Engl J Med,* **1999**, *341*:857–865.

Vaughan Williams EM. Classification of antiarrhythmic drugs. In: Sandoe E, Flensted-Jensen E, Olesen K, eds. *Cardiac Arrhythmias.* Ad Astra, Sodertalje, Sweden, **1970**, 449.

Viskin S, et al. Quinidine, a life-saving medication for Brugada syndrome, is inaccessible in many countries. *J Am Coll Cardiol,* **2013**, *61*:2383–2387.

Watanabe H, et al. Flecainide prevents catecholaminergic polymorphic ventricular tachycardia in mice and humans. *Nat Med,* **2009**, *15*:380–383.

Wit AL. Afterdepolarizations and triggered activity as a mechanism for clinical arrhythmias. *Pacing Clin Electrophysiol.* Published online June 19, **2018**. doi:10.1111/pace.13419

Woods KL, Fletcher S. Long-term outcome after intravenous magnesium sulphate in suspected acute myocardial infarction: the second Leicester Intravenous Magnesium Intervention Trial (LIMIT-2). *Lancet,* **1994**, *343*:816–819.

Yang T, et al. Screening for acute IKr block is insufficient to detect torsades de pointes liability: role of late sodium current. *Circulation,* **2014**, *130*:224–234.

Zhang XD, et al. Cardiac small-conductance calcium-activated potassium channels in health and disease. *Pflugers Arch,* **2021**, *473*:477–489.

Zhou Q, et al. Carvedilol and its new analogs suppress arrhythmogenic store overload-induced Ca2+ release. *Nat Med,* **2011**, *17*:1003–1009.

Zimetbaum P. Amiodarone for atrial fibrillation. *N Engl J Med,* **2007**, *356*:935–941.

Capítulo 35

Tratamento da hipertensão arterial pulmonar

Dustin R. Fraidenburg, Ankit A. Desai, Ayako Makino e Jason X.-J. Yuan

INTRODUÇÃO À HIPERTENSÃO PULMONAR
- Hipertensão arterial pulmonar
- Hipertensão pulmonar associada a outras doenças
- Vias de fornecimento de fármacos à circulação pulmonar

MECANISMOS DA HIPERTENSÃO ARTERIAL PULMONAR

USO CLÍNICO DE FÁRMACOS NA HIPERTENSÃO PULMONAR

FARMACOTERAPIA DA HIPERTENSÃO ARTERIAL PULMONAR
- Estimuladores do GMPc e da sinalização da PKG
- Agonistas de receptores da prostaciclina
- Endotelina e antagonistas do receptor de endotelina
- Inibidores do receptor da tirosina-cinase
- Canais de cálcio e seus bloqueadores

VISÃO FARMACOLÓGICA DA INTEGRAÇÃO DE SINAIS NA HAP

Introdução à hipertensão pulmonar

A circulação pulmonar desempenha um papel singular e fundamental nas trocas gasosas e na oxigenação do sangue venoso nos pulmões. Trata-se de um sistema circulatório de baixa resistência e de baixa pressão; em indivíduos de controle saudáveis, a pressão pulmonar arterial (PAP) é de 14,0 ± 3,3 mmHg. A PAP é uma função do débito cardíaco e da resistência vascular pulmonar (RVP). A hipertensão pulmonar (HP) é definida como uma PAP média superior a 20 mmHg em repouso, medida por cateterismo cardíaco direito (Simonneau et al., 2019). A HP pode ser um distúrbio primário da vasculatura pulmonar, comumente referida como hipertensão arterial pulmonar (HAP), ou pode ocorrer como complicação de outras doenças cardiopulmonares, vasculares e sistêmicas. Com base nas características fisiopatológicas e patológicas compartilhadas, bem como na resposta ao tratamento, a HP é classificada em cinco grandes grupos (Simonneau et al., 2019), como mostrado no Quadro 35-1.

Hipertensão arterial pulmonar

A HAP idiopática é uma doença rara, progressiva e fatal, em que as alterações vasculares nas artérias de pequeno calibre e nas arteríolas resultam em aumentos progressivos da RVP, com consequente aumento da PAP (Kuhr et al., 2012; McLaughlin et al., 2009; Morrell et al., 2009). Uma forma hereditária de HAP é causada por mutações de linhagem germinativa heterozigotas em *BMPR2*, o gene que codifica o receptor da proteína morfogenética óssea tipo 2, um membro da superfamília do TGF-β (Morrell et al., 2019). Cerca de 70 a 80% dos casos de HAP hereditária e 10 a 20% dos casos de HAP idiopática são causados por mutações em *BMPR2*. Os genes da HAP menos comuns incluem *TBX4*, *ACVRL1*, *ENG*, *SMAD9* e *KCNK3* (0,4%). Em pacientes com HAP, a pós-carga elevada aumenta o estresse sobre o VD, levando, com frequência, à disfunção e insuficiência cardíacas direitas, a principal causa de morbidade e mortalidade nessa população (Voelkel et al., 2012). Se a doença não for tratada, a sobrevida mediana é de 2,8 anos; entretanto, com as terapias modernas, a sobrevida mediana foi estimada em cerca de 9 anos (Benza et al., 2012). Esse grupo de pacientes é o subgrupo mais bem estudado de HP e o principal alvo da terapia disponível.

Hipertensão pulmonar associada a outras doenças

Outros grupos de HP representam a maioria dos casos de HP (ver o Quadro 35-1). A presença de HP nessas doenças mais comuns prenuncia um prognóstico muito mais sombrio, identificando, com frequência, indivíduos com várias comorbidades, apresentações de estágio tardio ou doença mais grave. Embora o reconhecimento de HP nas doenças cardíacas tenha importantes implicações prognósticas, até o momento não existe nenhuma terapia específica aprovada para a HP nessa condição patológica. De forma semelhante, nas doenças pulmonares, a presença de HP é um importante fator de risco e prenuncia um prognóstico mais sombrio; entretanto, até 2021, não existia nenhuma terapia aprovada direcionada para a HP nessas populações. A *treprostinila* inalada está agora aprovada pela FDA para o tratamento da HP associada à doença pulmonar intersticial, em que o uso e a dosagem refletem os da HAP (Waxman et al., 2021). Todavia, em outras formas de doença respiratória, não há atualmente nenhuma terapia aprovada para a HAP.

QUADRO 35-1 ■ CLASSIFICAÇÃO DA HIPERTENSÃO PULMONAR

Hipertensão arterial pulmonar (HAP)
- HAP idiopática
- HAP hereditária devido a variantes genéticas
  - *BMPR2* (mais comum)
  - *TBX4*, *ACVRL1*, *ENG*, *SMAD9*, *KCNK3*
- HAP induzida por fármacos e toxinas
- HAP associada a:
  - Doença do tecido conectivo
  - Infecção por HIV
  - Hipertensão portal
  - Cardiopatia congênita
  - Esquistossomose
- HAP que responde em longo prazo a bloqueadores dos canais de cálcio
- HAP com manifestações francas de envolvimento venoso/capilar
- HAP da síndrome do recém-nascido

HP por doença cardíaca esquerda
- Insuficiência cardíaca
- Cardiopatia valvar
- Condições cardiovasculares congênitas/adquiridas que levam à hipertensão pós-capilar

HP associada a doenças pulmonares e/ou hipoxia
- Doença pulmonar obstrutiva
- Doença pulmonar restritiva
- Hipoxia sem doença pulmonar
- Distúrbios pulmonares do desenvolvimento

HP por obstrução da artéria pulmonar
- Hipertensão pulmonar tromboembólica crônica (HPTEC)
- Outros tipos de obstrução da artéria pulmonar

HP com mecanismos incertos e/ou multifatoriais
- Doenças hematológicas
- Doenças sistêmicas e metabólicas
- Cardiopatia congênita complexa

AP: artéria pulmonar
BCC: bloqueador do canal de cálcio
BCRP: proteína de resistência do câncer de mama
BNP: peptídeo natriurético tipo B
$[Ca^{2+}]_{cit}$: concentração citosólica de Ca^{2+} livre
CE: célula endotelial
CMLAP: célula muscular lisa da artéria pulmonar
CYP: citocromo P450
DAG: diacilglicerol
ECE: enzima conversora de endotelina
EGF: fator de crescimento epidérmico
ERA: antagonista do receptor de endotelina
ET-1: endotelina 1
FDA: Food and Drug Administration
GPCR: receptor acoplado à proteína G
HAP: hipertensão arterial pulmonar
HP: hipertensão pulmonar
HPTEC: hipertensão pulmonar tromboembólica crônica
IP_3: trifosfato de inositol
IPR: receptor de prostaciclina
mGC: guanilato-ciclase de membrana (ou particulada)
MLV: músculo liso vascular
NO_2: dióxido nítrico
NO: óxido nítrico
PAP: pressão arterial pulmonar
PDE: fosfodiesterase
PDGF: fator de crescimento derivado de plaquetas
PGI_2: prostaciclina, prostaglandina I_2
Pgp: glicoproteína P
PKA: proteína-cinase A
PKC: proteína-cinase C
PKG: proteína-cinase G
PLC: fosfolipase C
RE: retículo endoplasmático
REMS: Risk Evaluation and Mitigation Strategy
ROC: canal de Ca^{2+} operado pelo receptor
RS: retículo sarcoplasmático
RVP: resistência vascular pulmonar
RVS: resistência vascular sistêmica
sGC: guanilato-ciclase solúvel
TGF-β: fator transformador do crescimento β
TKR: receptor de tirosina-cinase
V/Q: ventilação/perfusão
VD: ventrículo direito
VDCC: canal de Ca^{2+} dependente de voltagem
VEGF: fator de crescimento do endotélio vascular
VIP: peptídeo intestinal vasoativo

Em pacientes identificados com hipertensão pulmonar tromboembólica crônica (HPTEC), um subtipo de HP devido à obstruções da artéria pulmonar, a tromboendarterectomia pulmonar cirúrgica constitui o tratamento de escolha. Os pacientes definidos como candidatos fracos à cirurgia ou aqueles com HP persistente após a cirurgia respondem à terapia vasodilatadora pulmonar (Fedullo et al., 2011; Ghofrani et al., 2013a).

Vias de fornecimento de fármacos à circulação pulmonar

A circulação pulmonar possibilita a administração de fármacos por diversas vias. Ela acompanha a circulação sistêmica, recebendo todo o débito cardíaco a cada ciclo cardíaco. Portanto, a exposição do tecido pulmonar aos fármacos é excelente e confiável. Utiliza-se a infusão intravenosa contínua para a administração de altas concentrações de fármacos com $t_{1/2}$ curtas na circulação pulmonar, bem como para evitar o metabolismo de primeira passagem. Como alternativa, a administração de fármacos por bomba subcutânea pode ser utilizada para diminuir o risco de efeitos adversos. A administração oral continua sendo uma via de administração segura, efetiva e confiável para muitas classes de fármacos utilizados no tratamento da HAP. As artérias pulmonares de pequeno calibre e as arteríolas pré-capilares também são singulares, em virtude de sua estreita proximidade aos alvéolos e às vias respiratórias inferiores. Por conseguinte, a administração de compostos terapêuticos por via inalatória pode ser dirigida diretamente para a vasculatura e a circulação pulmonares, assim como pode limitar os efeitos adversos sistêmicos e afetar preferencialmente as partes bem ventiladas dos pulmões para melhorar o equilíbrio de ventilação-perfusão (ver Cap. 44).

Mecanismos da hipertensão arterial pulmonar

Acredita-se que a hipertensão arterial pulmonar se origine de alterações fisiopatológicas ou biopatológicas nas arteríolas e artérias pulmonares de pequeno calibre. Independentemente do fator etiológico desencadeante inicial, os supostos mecanismos que contribuem para a elevação da RVP e da PAP incluem:

- Vasoconstrição pulmonar sustentada
- Remodelagem vascular pulmonar concêntrica
- Trombose *in situ*
- Enrijecimento da parede vascular pulmonar

Todos esses mecanismos (Fig. 35-1) podem contribuir para o desenvolvimento e a progressão da HAP e formam a base para a farmacoterapia dessa doença. Por conseguinte, a terapia efetiva para a HAP deve (1) produzir vasodilatação pulmonar; (2) exercer efeitos antiproliferativos ou pró-apoptóticos nas células altamente proliferativas da parede vascular pulmonar (p. ex., fibroblastos, miofibroblastos e células musculares lisas); (3) prevenir ou resolver a ocorrência de trombose *in situ* nas artérias de pequeno calibre e arteríolas pré-capilares; (4) exercer efeitos antifibróticos para atenuar o endurecimento da matriz extracelular; e (5) reduzir a rigidez da parede vascular pulmonar causada pelo tônus miogênico e pelo enrijecimento da membrana associada ao colesterol (Humbert et al., 2019; Mandegar et al., 2004; Morrell et al., 2009).

Embora os mecanismos celulares e moleculares que levam a essas alterações na vasculatura pulmonar sejam complexos, a ocorrência de um desequilíbrio dos mediadores vasoativos, dos fatores mitogênicos e angiogênicos e das proteínas pró e antiapoptóticas desempenha um importante papel no desenvolvimento da HAP. As deficiências relativas de vasodilatadores, como NO e prostaciclina, acompanham de modo deletério um excesso de vasoconstritores, como ET-1 e tromboxano A_2. A liberação de NO pela célula endotelial (CE) vascular normalmente promove a produção de GMP cíclico nas células musculares lisas da artéria pulmonar (CMLAP), resultando em relaxamento dessas CMLAP e vasodilatação pulmonar. A prostaciclina, também conhecida como prostaglandina I_2 (PGI_2), é também liberada da CE e promove a síntese de AMPc, causando relaxamento das CMLAP e vasodilatação pulmonar. Além disso, tanto o NO quanto a PGI_2 exercem efeitos antiproliferativos e anticoagulantes, que inibem o espessamento concêntrico da parede vascular pulmonar e a trombose *in situ*. A ET-1 é um potente vasoconstritor secretado pelas CE, que exerce efeitos vasoconstritores e proliferativos nas CMLAP. Outros mediadores vasoativos, como tromboxano A_2, serotonina e peptídeo intestinal vasoativo (VIP), parecem desempenhar algum papel no desenvolvimento da HAP, porém o potencial terapêutico no uso dessas substâncias como alvo ainda não está bem estabelecido. A Tabela 35-1 fornece um resumo das alterações desses mediadores vasoativos e das prováveis contribuições dessas alterações para o desenvolvimento da HAP.

A vasoconstrição sustentada e a remodelagem vascular pulmonar também resultam das alterações funcionais e de transcrição nos receptores de membrana e canais iônicos na superfície das CMLAP. Vários receptores acoplados à proteína G (GPCR) e receptores da tirosina-cinase (TKR) estão implicados no desenvolvimento e progressão da HAP (Morrell et al., 2009; Schermuly et al., 2011). O aumento da $[Ca^{2+}]$ citosólica é uma importante via comum pela qual a ativação dos receptores e as cascatas de sinalização celular distal exercem seus efeitos na vasculatura pulmonar. A elevação na $[Ca^{2+}]_{cit}$ nas CMLAP é um importante

Fatores neurais, adaptativos, patológicos, genéticos e ambientais podem alterar o raio e a complacência da artéria pulmonar

Artéria pulmonar normal | Vasoconstrição | Remodelagem vascular | Trombose *in situ* | Rigidez da parede vascular

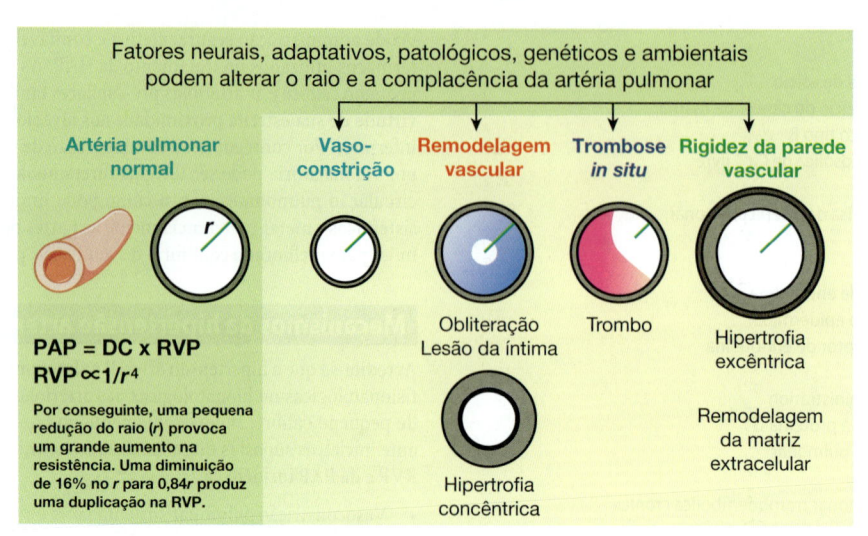

Obliteração / Lesão da íntima — Trombo — Hipertrofia excêntrica

Hipertrofia concêntrica — Remodelagem da matriz extracelular

$PAP = DC \times RVP$

$RVP \propto 1/r^4$

Por conseguinte, uma pequena redução do raio (r) provoca um grande aumento na resistência. Uma diminuição de 16% no r para $0,84r$ produz uma duplicação na RVP.

Figura 35-1 *Principais componentes patogênicos no desenvolvimento da HAP.* A remodelagem vascular ocorre na forma de alterações do raio intraluminal, com ou sem alterações na espessura da parede vascular. As alterações no raio intraluminal das artérias de pequeno calibre e nas arteríolas pulmonares têm efeitos acentuados na RVP. Os fatores patogênicos que contribuem para o desenvolvimento e a progressão da HAP incluem vasoconstrição persistente, remodelagem vascular pulmonar, trombose *in situ* e rigidez da parede vascular.

fator desencadeante para a contração das CMLAP e um importante mediador de sua proliferação, migração e remodelagem vascular. Além disso, os canais iônicos, principalmente os canais catiônicos permeáveis ao Ca^{2+} e os canais permeáveis ao K^+ (p. ex., KCNA5 e KCNK3) na membrana plasmática das CMLAP, podem influenciar diretamente a $[Ca^{2+}]_{cit}$ (Mandegar et al., 2004). Alterações na atividade e na expressão dos canais e transportadores iônicos, como o canal de Ca^{2+} dependente de voltagem (VDCC), o canal de Ca^{2+} operado por receptor (ROC), os canais de Ca^{2+} operados por armazenamento e o permutador de Na^+-Ca^{2+}, estão implicadas no desenvolvimento da HAP, e todos constituem potenciais alvos terapêuticos. A infrarregulação dos canais permeáveis ao K^+ nas CMLAP leva à despolarização da membrana e à abertura dos VDCC, aumentando o influxo de Ca^{2+}, com consequente elevação da $[Ca^{2+}]_{cit}$ e vasoconstrição persistente e remodelagem vascular (Kuhr et al., 2012).

Uso clínico de fármacos na hipertensão pulmonar

O tratamento da HAP deve incluir uma avaliação adequada dos sintomas, da classificação funcional e do desempenho do VD para uma seleção mais satisfatória dos fármacos apropriados. O critério mais utilizado para iniciar o tratamento consiste na presença de sintomas e no comprometimento da capacidade funcional, conforme medidos pela classificação funcional. Essa classificação mede as limitações físicas impostas ao paciente pela doença, progredindo da classe I à classe IV (da ausência de comprometimento, passando por uma limitação funcional crescente até a incapacidade de realizar atividade física). Ensaios clínicos sugerem que pacientes da classe II podem se beneficiar da terapia, com observação de maior benefício na classe III. Embora o número total de pacientes da classe IV seja baixo, esses pacientes com comprometimento funcional mais grave apresentam uma evolução muito mais grave. A disfunção do VD resulta, em parte, do aumento da RVP e constitui o fator que mais contribui para a morbidade e a mortalidade nessa população de pacientes. Por esse motivo, a avaliação do VD é frequentemente realizada com a avaliação funcional para orientar a terapia (Fig. 35-2).

O tratamento tem por objetivo aliviar sintomas, como dispneia, fadiga, dor torácica e síncope; melhorar a capacidade funcional, incluindo uma caminhada de 6 minutos; e melhorar a hemodinâmica pulmonar e a função do VD. Em geral, são usadas formulações orais, como antagonistas do receptor de endotelina (ERA), inibidores da fosfodiesterase (PDE) ou estimuladores da guanilato-ciclase solúvel (sGC), como agentes de primeira linha, em virtude da facilidade de sua administração. O tratamento dos casos mais graves geralmente envolve terapia parenteral com *prostaciclina* e seus análogos (i.e., *epoprostenol* ou *treprostinila*), que são considerados os vasodilatadores pulmonares mais potentes que também exercem efeitos antiproliferativos e antifibróticos; contudo, há controvérsias quanto ao tratamento inicial de pacientes com limitações funcionais moderadas a graves. A terapia de combinação sequencial, com acréscimo de diferentes classes de fármacos até alcançar os objetos do tratamento, é utilizada com frequência para a doença grave ou progressiva (Ghofrani e Humbert, 2014). Essa abordagem costuma ser usada em ensaios clínicos e tem benefícios clínicos incrementais quando agentes com diferentes mecanismos de ação são combinados de modo sequencial. Efeitos moderados com agentes isolados podem ser aumentados com o uso de combinações iniciais e podem proporcionar uma melhora mais acentuada tanto dos sintomas quanto da hemodinâmica (Galie et al., 2016; Sitbon et al., 2014). Atualmente, a terapia de combinação é recomendada para o tratamento inicial de todos os pacientes com HAP nunca antes tratados, que apresentam sintomas funcionais de classe II ou III (Klinger et al., 2019).

Embora a HP frequentemente complique outras doenças cardíacas e pulmonares (ver Quadro 35-1), a eficácia da terapia farmacológica só foi documentada para a HAP primária e a HPTEC. Em 2021, a *treprostinila* inalada demonstrou melhorar a capacidade funcional em pacientes com HP associada à doença pulmonar intersticial e também foi associada a um menor risco de agravamento clínico, melhora dos níveis de biomarcadores e menos exacerbações da doença pulmonar subjacente (Waxman et al., 2021). As terapias de suporte descritas em outros

TABELA 35-1 ■ FUNÇÕES DOS MEDIADORES VASOATIVOS NA HAP

EFETOR	Δ NA PAP EM PACIENTES COM HAP	CONSEQUÊNCIA DA ALTERAÇÃO DE [EFETOR] NA		
		CONTRAÇÃO VASCULAR	FORMAÇÃO DE TROMBO	PROLIFERAÇÃO CELULAR
NO	↓	↑	↑	–/↑[a]
PGI$_2$	↓	↑	↑	↑
TxA$_2$	↑	↑	↑	↑
VIP	↓	↑	↑	↑
5-HT	↑	↑	↑	↑
ET	↑	↑	↑[b]	↑

↑, aumento; ↓, diminuição; –, nenhuma alteração; 5-HT, serotonina; TxA$_2$, tromboxano A$_2$.
[a] O NO também causa apoptose das células musculares lisas vasculares.
[b] ↓ em lesões plexiformes.

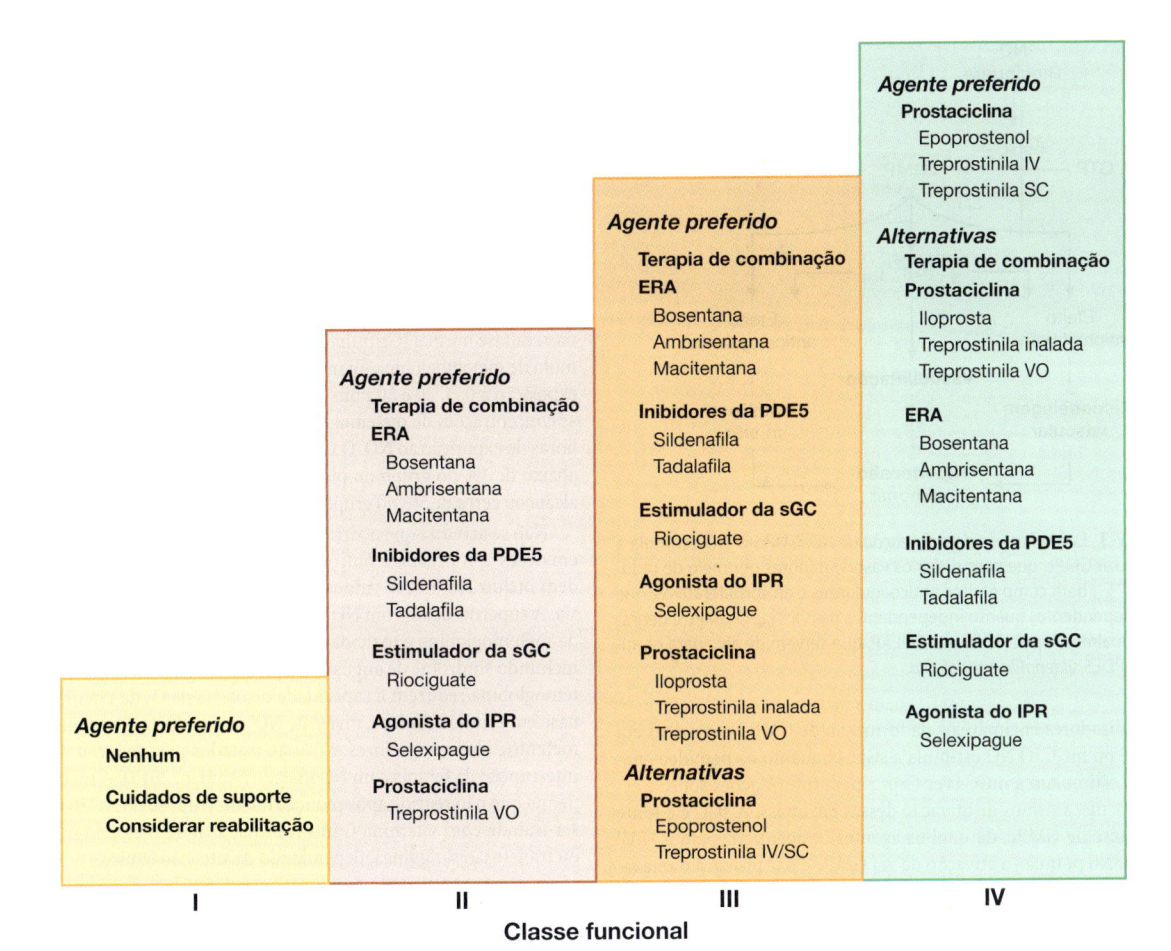

Figura 35-2 *Uso clínico dos fármacos para tratamento da HAP com base na classe funcional.* De forma geral, o tratamento da HAP baseia-se na classificação funcional do paciente por ocasião de sua apresentação. Foram definidas quatro classes funcionais para a HAP: (I) ausência de sintomas ou de limitação funcional; (II) pouca limitação da atividade física; (III) limitação acentuada da atividade física; e (IV) sintomas com qualquer atividade física ou em repouso. Para pacientes sem limitação funcional, não existe uma terapia específica que tenha demonstrado benefícios em ensaios clínicos. As diretrizes de especialistas recomendam apenas cuidados de suporte e reabilitação física para esse grupo. Os pacientes com sintomas compatíveis com os das classes funcionais II e III têm as melhores evidências de benefícios terapêuticos. As diretrizes atuais sugerem que a terapia de combinação como primeiro tratamento, usando em particular *ambrisentana* e *tadalafila*, deve ser considerada em todos os pacientes previamente não tratados nessas categorias, a não ser que sejam relutantes ou incapazes de tolerar essa terapia (Klinger et al., 2019). Os fármacos de primeira linha consistem em agentes orais, como antagonistas do receptor de endotelina (ERA), inibidores da PDE5, estimuladores da sGC, análogos da PGI$_2$ orais ou inalados e o agonista do IPR *selexipague*. Para pacientes com limitações mais graves, aqueles na classe funcional IV ou com sinais de disfunção cardíaca direita, o tratamento deve ser iniciado com os vasodilatadores mais potentes, que incluem as formulações intravenosa e subcutânea de análogos da PGI$_2$. Deve-se considerar a terapia de combinação sequencial com agentes de várias classes mecanicistas se o paciente não alcançar as metas do tratamento.

capítulos incluem controle da volemia com diuréticos (p. ex., *furosemida*), anticoagulantes (p. ex., *varfarina*) para pacientes com alto risco de doença trombótica, terapia com oxigênio suplementar para pacientes com hipoxia e terapia inotrópica (p. ex., *milrinona*) para melhorar a contratilidade cardíaca em pacientes com disfunção do VD.

Farmacoterapia da hipertensão arterial pulmonar

A farmacoterapia da HAP é direcionada contra os principais mecanismos patogênicos da doença – remodelagem vascular pulmonar (p. ex., espessamento vascular pulmonar concêntrico e obliteração intraluminal), vasoconstrição pulmonar sustentada, trombose *in situ* e enriquecimento da parede vascular pulmonar – com o objetivo de atenuar o desenvolvimento e a progressão da HAP e reverter essas alterações patológicas em pacientes com HAP estabelecida. Na atualidade, os fármacos disponíveis para a HAP são classificados com base nos seus mecanismos celulares e moleculares (Humbert e Ghofrani, 2016):

- NO e estimuladores do GMPc e da sinalização da PKG
- Agonistas dos receptores de membrana
- Antagonistas dos receptores de membrana
- Bloqueadores e ativadores dos canais iônicos

Estimuladores do GMPc e da sinalização da PKG

O NO é sintetizado principalmente nas CE vasculares e difunde-se nas CMLAP para ativar a sGC. A sGC ativada gera GMPc, que, por sua vez, é inativado pelo nucleotídeo cíclico PDE5 a 5′-GMP (Fig. 35-3). O GMPc é um importante segundo mensageiro intracelular, que emite sinais por meio (1) da PKG dependente de GMPc, o principal mediador distal do GMPc, e (2) dos canais controlados por nucleotídeos cíclicos e canais controlados por nucleotídeos cíclicos ativados por hiperpolarização (Craven e Zagotta, 2006). O aumento do GMPc celular exerce efeitos relaxantes e antiproliferativos nas CMLAP e nos miofibroblastos pela ativação dos canais de K$^+$ regulados por GMPc, inibição dos canais permeáveis ao Ca^{2+} (p. ex., VDCC tipo L, canais catiônicos potenciais de receptores transitórios) e atenuação de várias cascatas de sinalização intracelular específicas, que estão relacionadas com a proliferação, o crescimento e a migração celulares (a via AMPc-PKA exerce efeitos semelhantes). Os fármacos atualmente disponíveis para o tratamento da HAP nessa categoria incluem NO inalado, ativadores da sGC e inibidores da PDE5.

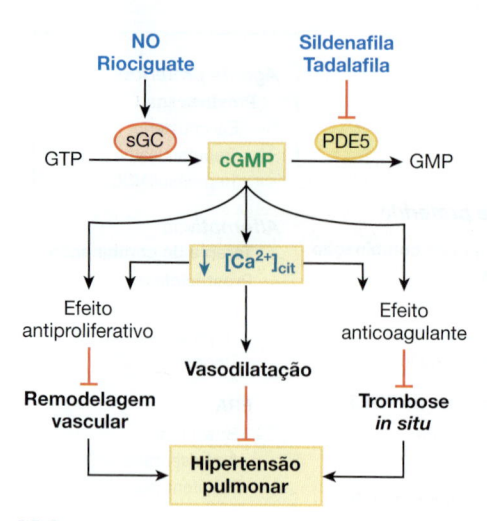

Figura 35-3 *Estimuladores da sinalização de NO/GMPc.* O NO estimula a sGC a produzir GMPc, que possui efeitos vasodilatadores por meio de redução da $[Ca^{2+}]_{cit}$, bem como efeitos anticoagulantes e antiproliferativos, que são tanto dependentes quanto independentes da $[Ca^{2+}]_{cit}$. O GMPc é degradado principalmente pela PDE5 nas CMLAP, que servem de alvo para os inibidores da PDE5 *sildenafila* e *tadalafila*.

Os catalisadores enzimáticos da formação de GMPc consistem em sGC e pGC ou mGC. O NO estimula a sGC, enquanto os peptídeos natriuréticos estimulam a mGC (ver Cap. 3 para informações sobre a estrutura e os mecanismos de ativação dessas enzimas). A sGC é a fonte para a síntese de GMPc, da qual os agentes terapêuticos para a HAP dependem. No pulmão, a ativação da via GMPc-PKG provoca o relaxamento do músculo liso, inibe a proliferação do músculo liso brônquico e das células musculares lisas vasculares e exerce um efeito antiproliferativo (podendo induzir apoptose) nas células musculares lisas vasculares pulmonares e nas CE (Fig. 35-3).

Óxido nítrico

O NO é biossintetizado a partir do nitrogênio terminal da L-arginina pela óxido nítrico-sintase (ver Cap. 3). Os níveis endógenos de NO estão reduzidos em pacientes com HAP, HP associada à doença do tecido conectivo, doença pulmonar obstrutiva crônica e doença pulmonar intersticial (Girgis et al., 2005; Kawaguchi et al., 2006).

ADME O NO é um gás solúvel. O *NO inalado* é uma mistura gasosa de NO e N_2. O NO precisa ser comprimido e conservado com um gás inerte, como N_2, para reduzir ao máximo a exposição ao O_2, diminuindo o risco de acúmulo de NO_2. O NO inalado aumenta a PaO_2 por meio de vasodilatação preferencial das regiões mais ventiladas do pulmão em vez das áreas pulmonares com pouca insuflação (i.e., baixa relação de V/Q). Em geral, o NO inalado é administrado continuamente ou por meio de um dispositivo em pulsos rapidamente acionado com o início da inspiração. É necessária uma cuidadosa monitoração da resposta (Griffiths e Evans, 2005). O NO inalado é um vasodilatador pulmonar seletivo. Seus efeitos agudos e relativamente específicos na PAP e na RVP são resultado de sua via de administração e $t_{1/2}$ curta (2-6 s), que resulta principalmente da rápida inativação do NO pela ligação e oxidação da hemoglobina ao nitrito; o nitrito interage com a oxiemoglobina, levando à formação de nitrato e metemoglobina (Bueno et al., 2013). O nitrato foi identificado como um metabólito predominante do NO excretado na urina, respondendo por mais de 70% da dose inalada de NO (Ichinose et al., 2004).

Uso clínico O NO reduz de forma aguda a PAP e a RVP sem alterar a pressão arterial sistêmica. O NO inalado é usado no tratamento de recém-nascidos a termo e quase-termo com HP persistente do recém-nascido e insuficiência respiratória hipoxêmica aguda (Abman, 2013). O teste de vasodilatação aguda é outra aplicação bem estabelecida, porém sem indicação formal, do NO inalado em pacientes adultos com HAP. O teste de vasodilatação é realizado para decidir se um paciente pode obter algum benefício clínico da terapia com bloqueadores dos canais de Ca^{2+} (p. ex., *nifedipino*) (Abman, 2013). No tratamento da HAP, foi usada uma redução de 30% na RVP durante a inalação de NO (10 ppm durante 10 minutos) para identificar uma associação com a responsividade vascular e uma resposta favorável aos BCC em uma pequena coorte de pacientes com HAP (McLaughlin et al., 2009).

Efeitos adversos e precauções O NO inalado em altas doses (500-1.000 ppm) pode ser letal. Entretanto, doses inferiores a 40 ppm são bem toleradas quando administradas cronicamente por até 6 meses e não causam metemoglobinemia em adultos com atividade da metemoglobina-redutase normal (Griffiths e Evans, 2005). Nos recém-nascidos, o acúmulo de metemoglobina foi investigado durante as primeiras 12 horas de exposição a 0, 5, 20 e 80 ppm de NO inalado (Abman, 2013). No estudo, as concentrações de metemoglobina aumentaram durante as primeiras 8 horas de exposição ao NO. O nível médio de metemoglobina permaneceu abaixo de 1% no grupo do placebo e nos grupos de 5 e 20 ppm, porém alcançou cerca de 5% no grupo que recebeu 80 ppm de NO inalado.

Não se acredita que ocorram interações medicamentosas entre o NO em doses apropriadas e outros fármacos, porém os efeitos adversos podem incluir respiração ruidosa, hematúria ou, possivelmente, atelectasia. A superdosagem com NO inalado se manifesta na forma de elevação da metemoglobina e toxicidade pulmonar associada ao NO_2 inspirado, incluindo síndrome de angústia respiratória aguda. As elevações na metemoglobina reduzem a capacidade de oferta de O_2 da circulação. Com base em estudos clínicos, níveis de NO_2 superiores a 3 ppm ou níveis de metemoglobina superiores a 7% são tratados pela redução da dose ou interrupção da terapia com NO inalado (Abman, 2013). A metemoglobinemia que não regride após redução ou interrupção do NO inalado pode ser tratada com vitamina C intravenosa, azul de metileno intravenoso ou transfusão sanguínea, dependendo da situação clínica.

O gás de NO inalado tem limitações: as doses precisam ser individualizadas e ajustadas com frequência; a administração é complicada e de alto custo; é possível a ocorrência de efeitos não relacionados de espécies reativas de nitrogênio; e pode ocorrer o aparecimento de HP de rebote quando a administração de NO é interrompida. O produto oxidativo do metabolismo do NO, o ânion inorgânico nitrito NO_2^-, é relativamente estável em comparação com o NO ($t_{1/2}$ = 51 min). O NO_2^- pode ser reduzido de volta ao NO na hipoxia fisiológica e patológica por processos enzimáticos e não enzimáticos e, portanto, pode servir de reservatório endócrino intravascular de bioatividade de NO potencial (Bueno et al., 2013). Outros fármacos doadores de NO, como *nitroprusseto de sódio* e *nitroglicerina*, oferecem benefícios protetores na RVP ou na remodelagem; entretanto, quando administrados por via intravenosa, esses fármacos possuem uso limitado, tendo em vista seus efeitos vasodilatadores sistêmicos significativos.

Riociguate

Em pacientes com deficiência de NO devido a disfunção da óxido nítrico-sintase endotelial ou insuficiência de arginina, a ativação da sGC aumenta a sinalização pela via GMPc-PKG e exerce um efeito terapêutico (Hoeper et al., 2020; Stasch e Evgenov, 2013). O *riociguate*, um estimulador direto da sGC, foi aprovado para o tratamento de pacientes com HAP e HPTEC (Bishop, 2014; Ghofrani et al., 2013a, 2013b).

Mecanismo de ação O *riociguate* é o primeiro estimulador de sGC como uma nova classe de fármacos. Esse agente apresenta um duplo modo de ação: sensibiliza a sGC ao NO endógeno e também estimula diretamente a sGC, independentemente do NO.

ADME O fármaco apresenta excelente absorção oral e alcança a concentração plasmática máxima cerca de 1,5 hora após a ingestão oral (Stasch e Evgenov, 2013). O alimento não afeta a biodisponibilidade do *riociguate*, cujo volume de distribuição é de cerca de 30 L. O *riociguate* é metabolizado pela CYP1A1, CYP3A, CYP2C8 e CYP2J2. A ação da CYP1A1 produz o principal metabólito ativo, o M1, que é convertido em *N*-glicuronídeo inativo. A $t_{1/2}$ de eliminação terminal é de cerca de 12 horas em pacientes com HAP (7 h em indivíduos saudáveis) (Stasch e Evgenov, 2013).

Uso clínico O *riociguate* em doses de até 2,5 mg administradas 3 vezes/dia durante 12 semanas aumentou a distância de caminhada e retardou significativamente o tempo de agravamento clínico em pacientes com HAP (Ghofrani et al., 2013b). O *riociguate* também foi efetivo em pacientes com HPTEC, nos quais ficou evidente uma melhora na distância de caminhada a partir da segunda semana (Ghofrani et al., 2013a).

Efeitos adversos e precauções O uso concomitante do *riociguate* com *nitroglicerina* ou com inibidores da PDE5 pode causar hipotensão grave e síncope. Os efeitos adversos graves consistem em toxicidade embriofetal, hipotensão e sangramento. Outras reações adversas comuns incluem cefaleia, dispepsia, tontura, náusea, diarreia, vômitos, anemia, refluxo, constipação intestinal, palpitações, congestão nasal, epistaxe, disfagia, distensão abdominal e edema periférico (Ghofrani et al., 2013a, 2013b; Stasch e Evgenov, 2013). O *riociguate* está contraindicado na HP associada à pneumonia intersticial idiopática e pode causar edema pulmonar em pacientes com doença veno-oclusiva. As interações medicamentosas incluem antiácidos, tabagismo, indutores fortes da CYP3A e inibidores fortes do CYP e Pgp/BCRP. O *riociguate* não é recomendado em pacientes com depuração de creatinina inferior a 15 mL/min, submetidos à diálise ou com comprometimento hepático grave. Em virtude do potencial de teratogenicidade, existe um programa de Risk Evaluation and Mitigation Strategy (REMS) exigido pela FDA para mulheres.

Inibidores da PDE5

As PDE dos nucleotídeos cíclicos compreendem uma superfamília de enzimas que hidrolisam nucleotídeos 3'-5' cíclicos em seus 5'-monofosfatos cognatos (Omori e Kotera, 2007). A PDE5, uma isoforma que é relativamente específica para o GMPc, é encontrada em abundância nas CMLAP (Kass et al., 2007). A importância fisiológica da PDE5 na regulação do tônus do músculo liso foi mais efetivamente demonstrada pelo uso clínico bem-sucedido de seus inibidores específicos no tratamento da disfunção erétil e da HAP (Galie et al., 2005; Ravipati et al., 2007).

Mecanismo de ação da sildenafila A *sildenafila*, que simula estruturalmente o anel purínico do GMPc, é um inibidor competitivo e seletivo da PDE5. A *sildenafila* possui uma seletividade relativamente alta (> 1.000 vezes) para a PDE5 humana em comparação com outras PDE. Ao inibir a hidrólise do GMPc, a *sildenafila* eleva os níveis celulares de GMPc e aumenta a sinalização pela via do GMPc-PKG, *desde que a guanililciclase seja ativa*.

ADME da sildenafila A *sildenafila* sofre rápida absorção e alcança a concentração plasmática máxima 1 hora após a sua administração oral. O fármaco é depurado pela CYP3A hepática (principal via) e pela CYP2C9 (via menor). A *sildenafila* e seu principal metabólito ativo, a *N*-desmetilsildenafila, apresentam meias-vidas terminais de cerca de 4 horas. Tanto o composto original quanto o metabólito principal estão fortemente ligados às proteínas plasmáticas (96%) (Cockrill e Waxman, 2013). Os metabólitos são predominantemente excretados nas fezes (73-88%) e, em menor grau, na urina. O fármaco não metabolizado não é detectado na urina ou nas fezes (Muirhead et al., 2002). A depuração é reduzida no indivíduo idoso (> 65 anos de idade), levando a um aumento nos valores da área sob a curva para o fármaco original e o metabólito *N*-desmetil.

Uso clínico, efeitos adversos e precauções da sildenafila A *sildenafila* na dose de 20 mg, 3 vezes/dia, melhora a capacidade de exercício, a classe funcional e a hemodinâmica. Além disso, a sildenafila (iniciada em uma dose de 20 mg, 3 vezes/dia, e aumentada para 40-80 mg, 3 vezes/dia) juntamente com terapia com epoprostenol em longo prazo também resultou em maior tempo para a ocorrência de agravamento clínico da HAP em estudos clínicos.

Em geral, não há necessidade de ajuste da dose na presença de redução da função renal e hepática, exceto para casos de comprometimento hepático e renal grave (Cockrill e Waxman, 2013). A administração concomitante de indutores potentes da CYP3A (p. ex., *bosentana*) geralmente provoca reduções substanciais dos níveis plasmáticos de *sildenafila* (Schwartz e Kloner, 2010). A redução média na biodisponibilidade da *sildenafila* (80 mg 3 vezes/dia) quando coadministrada com *epoprostenol* é de 28%, porém não é considerada clinicamente relevante. Os inibidores da CYP3A (p. ex., inibidores da protease usados na terapia do HIV, *eritromicina* e *cimetidina*) inibem o metabolismo da *sildenafila*, com consequente prolongamento da $t_{1/2}$ e elevação dos níveis sanguíneos do fármaco. De modo congruente com seu mecanismo de ação na sinalização do GMPc, a *sildenafila* e outros inibidores da PDE5 potencializam os efeitos hipotensores dos vasodilatadores à base de nitrato, resultando em pressão arterial perigosamente baixa. Por conseguinte, a administração de inibidores da PDE5 está contraindicada para pacientes que recebem qualquer tipo de nitrato. De qualquer modo, é preciso considerar o estado cardiovascular subjacente do paciente e o uso concomitante de agentes hipotensores (p. ex., vasodilatadores à base de nitrato, antagonistas α-adrenérgicos) antes de prescrever essa classe de fármacos. Os efeitos adversos importantes são raros e incluem perda permanente da visão, comprometimento auditivo e priapismo. O uso de *sildenafila* não é recomendado em crianças, visto que a sua administração crônica foi associada a mortalidade (Barst et al., 2014). Não se recomenda a administração de inibidores da PDE5 na HP secundária à doença falciforme, visto que o seu uso foi associado a crises vaso-oclusivas graves (Machado et al., 2011).

Os efeitos adversos relatados com mais frequência consistem em cefaleia (16%) e rubor (10%). Pacientes em uso de *sildenafila* ou de *vardenafila* podem perceber uma tonalidade azul esverdeada transitória da visão, em virtude da inibição da PDE6 da retina, que está envolvida na fototransdução (ver Cap. 74).

Outros inibidores da PDE5 A *vardenafila*, que se assemelha estruturalmente à *sildenafila*, é um importante inibidor da PDE5. Embora não tenha sido aprovada pela FDA para a HAP nos Estados Unidos, sua eficácia clínica na HAP parece ser semelhante àquela da *sildenafila* (Cockrill e Waxman, 2013). A *tadalafila*, outro inibidor da PDE5 usado no tratamento da HAP, difere estruturalmente da *sildenafila* e apresenta meia-vida mais longa. Recomenda-se reduzir a dose inicial de *tadalafila* ou evitar o seu uso em pacientes com comprometimento renal/hepático. A *tadalafila* é contraindicada com uso concomitante de estimuladores da guanilato-ciclase e foi associada a reações cutâneas tóxicas (síndrome de Stevens-Johnson e dermatite esfoliativa). Os dados farmacocinéticos comparativos dos inibidores da PDE5 são apresentados na Tabela 49-2.

Agonistas de receptores da prostaciclina

A prostaciclina (PGI_2) é sintetizada nas CE vasculares (e em outras células vasculares) e liberada por essas células e exerce efeitos relaxantes e antiproliferativos nas células musculares lisas vasculares. À semelhança do NO, a PGI_2 endógena é considerada um fator relaxante derivado do endotélio. Ocorre síntese diminuída de PGI_2 em pacientes com HAP idiopática, um achado que forneceu o fundamento lógico para o uso da PGI_2 e seus análogos no tratamento da HAP (Christman et al., 1992).

Mecanismo de ação A prostaciclina liga-se ao receptor de prostaciclina (IPR) na membrana plasmática das CMLAP e ativa a via G_S-AC-AMPc-PKA (Fig. 35-4). A PKA continua a cascata de sinalização por meio de (1) diminuição do $[Ca^{2+}]_{cit}$ pela ativação dos canais de K^+ (que provoca hiperpolarização e repolarização da membrana, levando ao fechamento dos VDCC) e de (2) inibição da cinase da cadeia leve da miosina, causando, assim, relaxamento do músculo liso e vasodilatação (Olschewski et al., 2004; Yan et al., 1996). A PKA ativada também pode exercer um efeito antiproliferativo nas CMLAP, inibindo as cascatas de sinalização de hedgehog, ERK/p21 e Akt/mTOR. A inibição das PDE de nucleotídeos cíclicos, principalmente PDE3 e PDE4, amplifica os efeitos relaxantes e antiproliferativos mediados por AMPc-PKA nas células musculares lisas vasculares.

Epoprostenol (prostaciclina)

Uso clínico, efeitos adversos e precauções O *epoprostenol*, a primeira PGI_2 sintética, exerce efeitos vasodilatadores dependentes da dose na vasculatura tanto sistêmica quanto pulmonar e aumenta o débito cardíaco em pacientes com HAP (Rubin et al., 1982). Em virtude da $t_{1/2}$ curta do *epoprostenol* (3-5 min), é necessário o uso de um sistema de administração por bomba para infusão intravenosa contínua, de modo a obter uma eficácia prolongada no tratamento da HAP. Em um ensaio clínico, o tratamento com *epoprostenol* produziu uma melhora significativa na hemodinâmica pulmonar, nos sintomas do paciente e na sobrevida no decorrer de um período de 12 semanas (Barst et al., 1996).

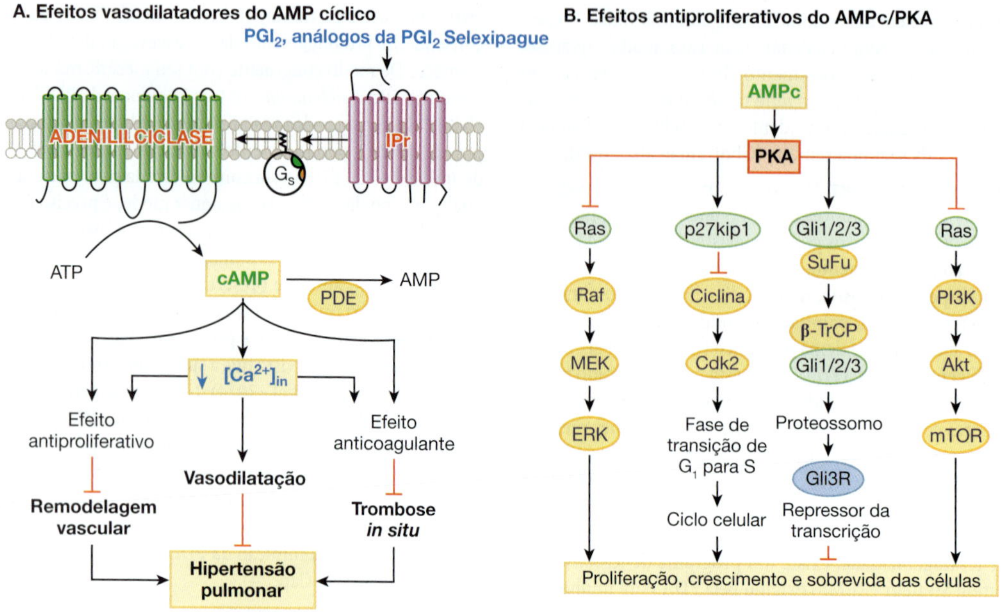

Figura 35-4 *Agonistas dos receptores de membrana que aumentam o AMPc.* As terapias direcionadas para o IPR, incluindo PGI$_2$, análogos da PGI$_2$ e *selexipague*, aumentam o AMPc pela estimulação de sua produção pela adenililciclase. **A.** As propriedades vasodilatadoras do AMPc são produzidas por meio da redução da [Ca^{2+}]$_{cit}$, bem como dos efeitos anticoagulantes e antiproliferativos, que são tanto dependentes quanto independentes da [Ca^{2+}]$_{cit}$. **B.** Os efeitos antiproliferativos do AMPc manifestam-se por diversas vias distintas, muitas das quais estão atualmente em fase de investigação como alvos terapêuticos.

O *epoprostenol* é sensível a luz e temperatura, embora hoje se disponha de uma formulação termoestável mais recente que possibilita o seu uso em temperatura ambiente (20-25°C). Esse fármaco continua sendo a base do tratamento da HAP, particularmente nos estágios avançados da doença. Os efeitos adversos do *epoprostenol* assemelham-se aos da classe de análogos da PGI$_2$ e consistem em mialgias e dor nos membros, dor na mandíbula, náuseas, cefaleia, desconforto abdominal, diarreia, rubor, tontura e hipotensão sistêmica. Em geral, os efeitos adversos são dependentes da dose, sendo necessária uma titulação lenta para que o fármaco seja suficientemente tolerado. O *epoprostenol* está contraindicado na insuficiência cardíaca com fração de ejeção reduzida. Há um risco aumentado de sangramento e edema pulmonar.

Treprostinila

Uso clínico A *treprostinila*, um análogo da PGI$_2$ com $t_{1/2}$ mais longa que a do *epoprostenol*, está disponível para infusão intravenosa contínua, infusão subcutânea, inalação e administração oral. O risco de bacteriemia ou outras complicações relacionadas com o cateter podem ser reduzidos pela administração subcutânea. A *treprostinila* por via subcutânea possui eficácia semelhante às das formulações intravenosas de *epoprostenol* e *treprostinila* (Simonneau et al., 2002). É comum a ocorrência de efeitos adversos relacionados à administração no tecido subcutâneo da parte inferior do abdome, incluindo dor e eritema na maioria dos pacientes. Recomenda-se uma redução da dose inicial na presença de comprometimento hepático leve a moderado e com uso concomitante de inibidores fortes da CYP2C8. O uso da *treprostinila* em pacientes com comprometimento hepático grave não foi bem estudado.

Quando comparada com a *treprostinila* intravenosa, a formulação inalada possui efeitos vasodilatadores pulmonares mais potentes, porém os pacientes consideram o esquema posológico complexo: são necessárias várias respirações por meio de um nebulizador ou inalador 4 vezes/dia, com titulação lenta até um número máximo de 12 respirações, 4 vezes/dia. A *treprostinila* inalada exerce efeitos hemodinâmicos comparáveis aos da *iloprosta* inalada em pacientes com HAP, porém com maior duração do efeito. O efeito adverso mais comum relacionado com a inalação consiste em tosse transitória.

A monoterapia com formulações orais de liberação prolongada de *treprostinila* é efetiva para pacientes com HAP que apresentam comprometimentos funcionais moderados (Jing et al., 2013). A dose é administrada 3 vezes/dia, começando com 0,125 ou 0,25 mg e aumentando-se a dose a cada 3 dias até alcançar a dose máxima tolerada ou o efeito adequado do tratamento. Acredita-se que as concentrações séricas com uma dose constante de 3 mg 3 vezes/dia aproximem-se dos níveis terapêuticos da *treprostinila* intravenosa. A terapia de combinação sequencial com acréscimo de *treprostinila* oral à monoterapia com antagonista do receptor de endotelina ou inibidor da PDE5 reduziu o risco de agravamento clínico e foi associada a uma melhora dos sintomas de HAP, melhora da classe funcional e níveis de pró-BNP N-terminal comparados com placebo (White et al., 2020). Observe que o revestimento do comprimido oral não se dissolve e pode alojar-se em bolsas e divertículos intestinais de fundo cego, com possibilidade de causar apendicite e diverticulite.

Iloprosta

Uso clínico, efeitos adversos e precauções A *ilosprosta*, o primeiro análogo da PGI$_2$ disponível em formulação inalada, foi desenvolvida para atuar especificamente na vasculatura pulmonar e reduzir os efeitos adversos sistêmicos. A inalação possui efeitos vasodilatadores potentes na circulação pulmonar, com menos vasodilatação sistêmica do que a PGI$_2$ intravenosa (Olschewski et al., 1996). Os efeitos de uma única inalação declinam para valores basais no decorrer de 60 a 120 minutos, e as estratégias posológicas atuais sugerem 6 a 9 inalações/dia. Em geral, a dose é titulada de 2,5 para 5 mg/inalação depois das primeiras 2 a 4 semanas. A *iloprosta* possui metabolismo dependente de CYP mínimo. Os efeitos adversos menores comuns à classe da PGI$_2$ consistem em cefaleia e dor na mandíbula. A tosse é um efeito colateral específico da formulação inalada que, embora pareça desaparecer com o decorrer do tempo, pode causar broncospasmo. Os pacientes devem evitar a ingestão, bem como o contato com a pele e os olhos. As interações medicamentosas limitam-se a fármacos com sobreposição das ações (p. ex., vasodilatação) e toxicidades (p. ex., risco de sangramento).

Selexipague

O *selexipague* é um agonista do IPR seletivo, ativo por via oral, que é quimicamente distinto e que apresenta propriedades cinéticas diferentes de outros análogos da PGI$_2$.

ADME O *selexipague* sofre rápida absorção e hidrólise no fígado ($t_{1/2}$ = 1-2 h) a um metabólito ativo, ACT-333679 (Kaufmann et al., 2015).

O metabólito ativo possui $t_{1/2}$ mais longa, de 10 a 14 horas, permitindo a sua administração 2 vezes/dia. O *selexipague* é um substrato da CYP2C8, CYP3A4 e glicoproteína P.

Uso clínico, efeitos adversos e precauções. O fármaco é administrado em uma dose inicial de 200 μg e titulado semanalmente até uma dose máxima de 1.600 μg 2 vezes/dia. Em ensaios clínicos de fase III, o *selexipague* reduziu o risco de morbidade e de mortalidade em pacientes com HAP (Simonneau et al., 2012; Sitbon et al., 2015). O *selexipague* foi acrescentado à terapia vasodilatadora pulmonar em uma maioria de pacientes nos ensaios clínicos desse fármaco. Os efeitos adversos do *selexipague* assemelham-se aos dos análogos da PGI$_2$ e consistem em cefaleia, dor na mandíbula, náuseas, tontura, rubor, nasofaringite e vômitos. Os efeitos adversos parecem ser mais comuns quando o fármaco é tomado em jejum e desaparecem com o passar do tempo. O *selexipague* é contraindicado com o uso de fortes inibidores da CYP2C8, e ocorrem interações medicamentosas com indutores e inibidores da CYP2C8. Deve-se ter precaução na presença de comprometimento hepático moderado ou grave, reduzindo-se a dose ou evitando-se o uso do fármaco.

Beraprosta

A *beraprosta*, o primeiro análogo oral disponível da PGI$_2$, mostrou ser promissora nos ensaios clínicos preliminares; entretanto, ensaios clínicos de longo prazo não demonstraram qualquer benefício durante 12 meses de tratamento (Barst et al., 2003). Em consequência, a *beraprosta* não foi aprovada para uso nos Estados Unidos e na União Europeia.

Endotelina e antagonistas do receptor de endotelina

Endotelina 1

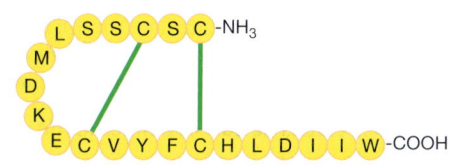

Sequência de aminoácidos da endotelina 1 humana

Biossíntese As endotelinas são um conjunto de três peptídeos de 21 aminoácidos, cada um deles produto de um gene diferente, formados por uma sequência de pré-pró e pró-peptídeos pela enzima conversora de endotelina (ECE) tipos 1 and 2. A ECE-1 constitui a etapa limitante de velocidade na síntese de ET-1. Cada peptídeo maduro de ET contém duas pontes dissulfeto. A ET-1, a forma predominante, é codificada pelo gene *EDN1* e produzida por CE vasculares, embora outros tipos de células também possam sintetizar endotelina. Várias citocinas, a angiotensina II e o estresse mecânico aumentam a produção de ET-1. O NO e a PGI$_2$ reduzem a expressão do gene *EDN1*. As ET interagem com dois GPCR, os receptores de ET$_A$ e ET$_B$, conforme descrito adiante. A ET-1 é depurada por sua interação com o receptor da ET$_B$ e por meio de degradação proteolítica pela endopeptidase neutra NEP24.11. Davenport et al. (2016) procederam a uma revisão dos conceitos-chave da biossíntese, sinalização e farmacologia das ET.

Sinalização da endotelina A endotelina 1 foi descoberta como potente fator vasconstritor derivado do endotélio (Yanagisawa et al., 1988). A resposta vasoconstritora é mediada pelo receptor ET$_A$, que está localizado nas CMLAP. O receptor de ET$_B$ está presente tanto nas CMLAP quanto nas células endoteliais arteriais pulmonares. A ligação da ET-1 ao receptor ET$_A$ nas CMLAP ativa as vias de G$_q$-PLC-IP$_3$-Ca^{2+} e de DAG-Ca^{2+}-PKC (Fig. 35-5 e Cap. 3). O IP$_3$ ativa o canal de liberação de Ca^{2+} nas organelas de armazenamento de Ca^{2+} intracelular, mobilizando o Ca^{2+} e aumentando o [Ca^{2+}]$_{cit}$. O nível elevado de Ca^{2+} citosólico produz vasoconstrição (Fig. 35-5). A ET-1 também é um fator mitogênico, que exerce efeitos proliferativos em muitos tipos de células, incluindo as células musculares lisas vasculares e os miofibroblastos por meio de cascatas de sinalização intracelulares (p. ex., vias PI3K/Akt/mTOR e Ras/ERK/p21) (Davenport et al., 2016). A ativação dos receptores de ET$_B$ nas CE medeia a vasodilatação pelo aumento da produção de NO e de PGI$_2$ e pode inibir a produção de ET-1.

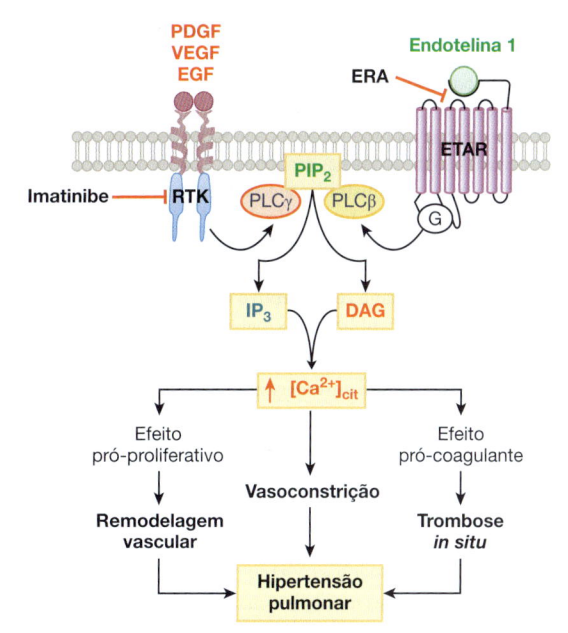

Figura 35-5 *A inibição da ativação de isoformas da PLC mediada por receptores nas células musculares lisas da artéria pulmonar pode reduzir a vasoconstrição. A ET, qua atua por meio da via ET$_A$-G$_q$-PLC$_\beta$-IP$_3$, pode causar vasoconstrição, uma resposta que pode ser inibida por antagonistas do receptor de endotelina. Os fatores de crescimento, como PDGF, VEGF e EGF, que atuam por meio de tirosina-cinases receptoras (RTK), podem ativar a PLCγ e iniciar a contração de maneira semelhante; o imatinibe, um inibidor da tirosina-cinase (ver Cap. 71), pode inibir a ativação da PLC$_\gamma$ por meio de RTK, reduzindo, assim, a contração da artéria pulmonar.*

Justificativa para o efeito de antagonismo da ET na HAP A ET-1 está implicada como fator contribuinte na HAP idiopática (Giaid et al., 1993): os níveis plasmáticos de ET-1 estão aumentados em até 10 vezes nos pacientes com HAP e exibem uma boa correlação com a gravidade da doença e a elevação da pressão atrial direita. Não existem inibidores específicos da ECE-1 clinicamente disponíveis, a etapa limitadora de velocidade na síntese de ET-1, porém foram desenvolvidos vários antagonistas de pequenas moléculas dos receptores de ET efetivos por via oral. Apesar dos efeitos contrários da ativação dos receptores ET$_A$ e ET$_B$, substâncias farmacológicas direcionadas para os receptores ET$_A$ específicos não levaram a uma alteração significativa das respostas clínicas em comparação com o antagonismo duplo no tratamento da HAP (p. ex., antagonismo da ligação da ET-1 a ambos os receptores ET$_A$ e ET$_B$).

Antagonistas dos receptores de endotelina

Os antagonistas dos receptores de ET disponíveis incluem *bosentana*, *macitentana* e *ambrisentana*.

Aspectos em comum Em geral, os antagonistas da endotelina compartilham efeitos adversos. Os efeitos adversos comuns da classe consistem em cefaleia, edema pulmonar, edema periférico, anemia e congestão nasal/faringite, com risco de atrofia testicular e infertilidade. A *bosentana* pode aumentar as transaminases hepáticas, que devem ser rigorosamente monitoradas, e está contraindicada para pacientes com doença hepática moderada a grave. Em geral, a elevação das enzimas hepáticas regride após a interrupção do tratamento. Tendo em vista a preocupação de hepatotoxicidade nessa classe de fármacos, a *ambrisentana* e a *macitentana* não são recomendadas no comprometimento hepático moderado ou grave.

Os três antagonistas da ET disponíveis são metabolizados pela CYP3A4 e, em certo grau, pelas CYP2C9 e CYP2C19. Doses repetidas de *bosentana* levam à indução das CYP3A4 e CYP2C9, reduzindo a exposição a fármacos que também são metabolizados por essas CYP (contraceptivos, *varfarina*, algumas estatinas; a coadministração com *ciclosporina* e *glibenclamida* é contraindicada); de modo semelhante, deve-se evitar a coadministração de *bosentana* ou *macitentana* com um indutor da CYP, como a *rifampicina*. Os inibidores dessas CYP (p. ex., cetoconazol e *ritonavir*) podem aumentar a exposição à *bosentana* e à *macitentana* (O'Callaghan et al., 2011).

Os antagonistas do receptor de ET são potentes teratogênicos e devem ser usados com cautela nas mulheres em idade fértil. Esses fármacos não devem ser administrados a gestantes, e a FDA exige um programa de REMS devido às toxicidades hepática (*bosentana*) e/ou fetal (*bosentana*, *ambrisentana* e *macitentana*). Recomenda-se uma documentação de teste de gravidez negativo antes de iniciar o tratamento, juntamente com um plano contraceptivo bem definido, e as mulheres em idade fértil precisam utilizar dois métodos aceitáveis de controle de natalidade enquanto tomam antagonistas da ET.

Bosentana A *bosentana* é um antagonista não peptídico e competitivo dos receptores ET_A e ET_B, ativo por via oral. Em pacientes com HAP que apresentam comprometimento funcional leve a grave (classes funcionais II-IV), a *bosentana* melhora os sintomas, a capacidade funcional e os parâmetros de hemodinâmica pulmonar (Rubin et al., 2002). Em geral, a *bosentana* é iniciada em uma dose de 62,5 mg, 2 vezes/dia, aumentando para 125 mg, 2 vezes/dia depois de 4 semanas. A *bosentana* é metabolizada pelas CYP2C9 e CYP3A4 hepáticas, com $t_{1/2}$ de cerca de 5 horas, com excreção dos metabólitos na bile. Há uma interação medicamentosa com os contraceptives hormonais, que pode reduzir a efetividade dos contraceptivos.

Macitentana A *macitentana* é um antagonista competitivo dos receptores ET_A e ET_B, ativo por via oral. Em uma dose de 10 mg/dia, a *macitentana* aumenta o tempo de progressão da doença ou de ocorrência de morte na HAP e melhora os sintomas, a capacidade funcional e as medidas de hemodinâmica pulmonar (Pulido et al., 2013). O fármaco é relativamente bem tolerado e, até o momento, nao foi associado a uma elevação das enzimas hepáticas, porém recomenda-se ter cautela. A *macitentana* é metabolizada pelas CYP a um metabólito ativo. A $t_{1/2}$ do composto original é de cerca de 16 horas, e a do metabólito ativo, de cerca de 48 horas, de modo que o metabólito contribui com cerca de 40% da atividade farmacológica total com o passar do tempo.

Ambrisentana Diferentemente da *bosentana* e da *macitentana*, a *ambrisentana* é um antagonista dos receptores ET_A relativamente seletivo (com afinidade aproximadamente 4.000 vezes maior pelo ET_A do que pelo ET_B). A *ambrisentana* é iniciada em uma dose de 5 mg/dia e aumentada até uma dose máxima de 10 mg/dia. A $t_{1/2}$ é de 9 horas no estado de equilíbrio dinâmico. As anormalidades das enzimas hepáticas são muito menos comuns do que com a *bosentana*, e, se forem identificadas, as recomendações atuais sugerem excluir todas as outras causas de hepatotoxicidade antes de se interromper a *ambrisentana*. A eliminação da *ambrisentana* ocorre, em grande parte, por vias não renais, que ainda não foram extensamente caracterizadas. Ocorre algum metabolismo pelas CYP3A4 e CYP2C19, seguido de glicuronidação. Por conseguinte, é possível que ocorram interações medicamentosas, embora nenhuma interação clinicamente relevante tenha sido relatada. A *ambrisentana* é contraindicada para pacientes com fibrose pulmonar idiopática. Devido a preocupações de hepatotoxicidade com essa classe de fármacos, a *ambrisentana* não é recomendada em pacientes com comprometimento hepático moderado a grave.

Inibidores do receptor da tirosina-cinase

Com base em relatos, muitos fatores de crescimento e fatores mitogênicos estão suprarregulados nos tecidos de pacientes com HAP. Na HAP, foram constatadas elevações de ET-1, ATP, VIP, fator de crescimento derivado de plaquetas (PDGF), fator de crescimento do endotélio vascular (VEGF), fator de crescimento epidérmico (EGF), fator de crescimento do fibroblasto e fator de crescimento semelhante à insulina no tecido pulmonar, nas células musculares lisas vasculares e no sangue periférico (Weiss et al., 2021). Esses diversos fatores mitogênicos, como os receptores de PDGF e EGF, podem ativar os TKR. A ativação desses receptores pode induzir proliferação, crescimento, migração e contração das CMLAP, das células endoteliais da artéria pulmonar e dos fibroblastos vasculares pulmonares. Com essas ações como fundamento lógico, foram testados antagonistas dos TKR como terapia para a HAP.

Imatinibe

O *imatinibe* foi inicialmente desenvolvido para o tratamento da leucemia mielógena crônica, tendo como alvo ABL TKR. Atualmente, sabe-se que esse fármaco possui muitos outros alvos, um dos quais é o receptor do PDGF, que foi associado à hipertrofia do músculo liso vascular no desenvolvimento da HAP (Humbert et al., 1998). O *imatinibe* como terapia aditiva para a HAP refratária demonstrou ter eficácia tanto em relatos de casos quanto em um ensaio clínico, embora reações adversas graves, em particular hematoma subdural, sejam problemáticas. (Hoeper et al., 2013). Um estudo proposto de posologia do *imatinibe*, dos fatores que afetam a resposta ao *imatinibe* (incluindo genótipo do paciente) e dos potenciais biomarcadores da efetividade do fármaco em pacientes com HAP poderá fornecer informações definitivas sobre a sua tolerabilidade e eficácia no tratamento da HAP (Wilkins et al., 2021).

Canais de cálcio e seus bloqueadores

Um aumento da $[Ca^{2+}]_{cit}$ nas CMLAP provoca vasoconstrição pulmonar e constitui um importante estimulante da proliferação, migração e remodelagem vascular. A $[Ca^{2+}]_{cit}$ nas CMLAP pode ser aumentada pelo influxo de Ca^{2+} através dos canais de Ca^{2+} da membrana e mobilização do Ca^{2+} através dos canais de liberação de Ca^{2+} nas membranas do RS ou do RE. A $[Ca^{2+}]_{cit}$ pode ser reduzida de três maneiras: pela extrusão do Ca^{2+} por meio da bomba de Ca^{2+} dependente de ATP na membrana plasmática, pela exportação de Ca^{2+} pelo permutador de Na^+/Ca^{2+} e pelo sequestro do Ca^{2+} citosólico no RS ou RE pela Ca^{2+}-ATPase do RS/RE. Existem três classes de canais permeáveis ao Ca^{2+} expressos funcionalmente na membrana plasmática das CMLAP: (1) os VDCC, (2) os ROC e (3) os canais de Ca^{2+} operados por reserva. Esses canais constituem alvos da terapia atual da HAP e possíveis alvos para terapia no futuro.

Bloqueadores dos canais de Ca^{2+} dependentes de voltagem

Um raro subgrupo de pacientes (normalmente menos de 5-15% de todos os casos de HAP confirmados por cateterismo cardíaco direito) é considerado vasorreativo, definido como uma redução significativa

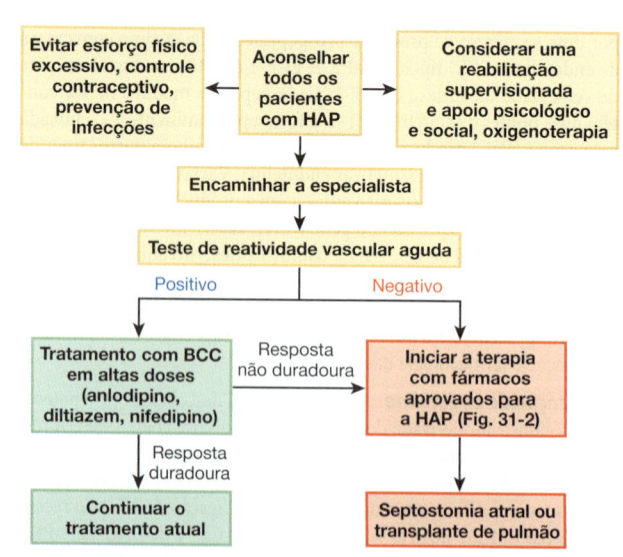

Figura 35-6 *Algoritmo de tratamento para uso de BCC na HAP.* Utiliza-se o teste de reatividade vascular para identificar a minoria de pacientes que pode obter um benefício substancial da terapia com BCC em altas doses. Esses indivíduos precisam ser monitorados com atenção para garantir uma resposta duradoura. Na ausência de resposta positiva aos vasodilatadores, o melhor é iniciar os pacientes em terapias aprovadas para a HAP, com base em seus sintomas na apresentação. Pacientes com doença mais grave que não estejam respondendo ao tratamento podem necessitar de encaminhamento para intervenção cirúrgica como tratamento da doença.

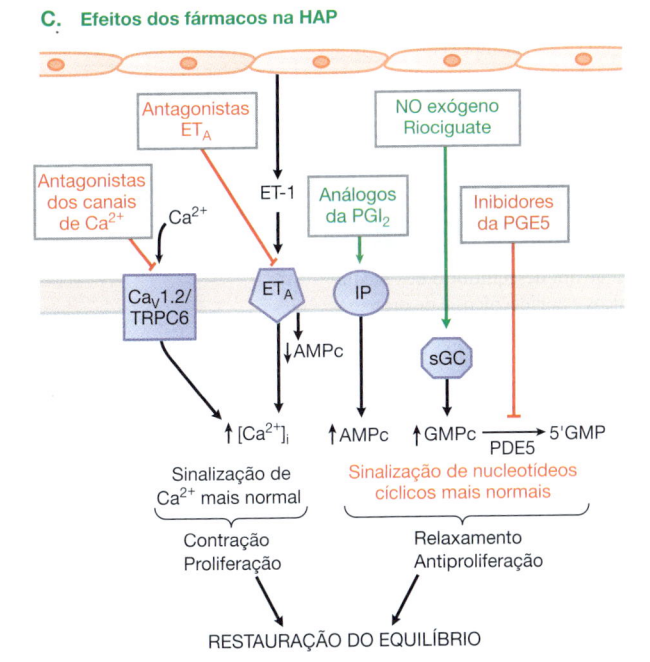

Figura 35-7 *Interações entre o endotélio e o músculo liso vascular na HAP.* **A. Equilíbrio.** Na artéria pulmonar normal, existe um equilíbrio entre influências vasconstritoras e relaxantes, que podem ser interpretadas como competição entre as vias de sinalização do Ca^{2+} e as vias de sinalização de nucleotídeos cíclicos nas células do músculo liso vascular (MLV). A ET-1 se liga ao receptor ET_A nas células do MLV e ativa a via G_q-PLC-IP_3 para aumentar o Ca^{2+} citosólico; a ET-1 também pode se acoplar à G_i para inibir a produção de AMPc. À medida que ocorre despolarização das células do MLV, o Ca^{2+} pode entrar pelo canal de Ca^{2+} tipo L ($Ca_v1.2$) ou pelo canal catiônico potencial de receptor transitório (TRPC6). As CE também produzem fatores relaxantes, PGI_2 e NO. O NO estimula a sGC, causando acúmulo de GMPc nas células do MLV. Já a PGI_2 se liga ao IPR e estimula a produção de AMPc. A elevação desses nucleotídeos cíclicos promove relaxamento do MLV (ver Fig. 35-3 e Caps. 44 e 49). **B. Desequilíbrio.** Na HAP, a produção de ET-1 está aumentada, e a de PGI_2 e de NO, reduzida. O equilíbrio fica, então, voltado para a vasoconstrição e proliferação do MLV. **C. Restauração do equilíbrio.** No tratamento da HAP, os antagonistas do receptor ET_A podem reduzir os efeitos vasoconstritores da ET-1, enquanto os antagonistas dos canais de Ca^{2+} podem reduzir ainda mais a contração dependente de Ca^{2+}. Podem-se administrar PGI_2 e NO exógenos para promover a vasodilatação (relaxamento do MLV). A sGC pode ser ativada farmacologicamente (*riociguate*). A inibição da PDE5 pode aumentar o efeito relaxante do GMPc elevado, inibindo a degradação do GMPc. Por conseguinte, esses fármacos podem reduzir a sinalização do Ca^{2+} e aumentar a sinalização dos nucleotídeos cíclicos, restaurando o equilíbrio entre as forças de contração/proliferação e de relaxamento/antiproliferação. A remodelagem e a deposição de matriz extracelular por fibroblastos adjacentes são influenciadas de modo positivo e negativo pelas mesmas vias de sinalização de contração e de relaxamento, respectivamente. Os efeitos dos agonistas farmacológicos estão indicados por setas verdes, e os efeitos dos antagonistas, por barras T vermelhas.

da PAP média (queda de > 10 mmHg para uma PAP média absoluta < 40 mmHg), com preservação do débito cardíaco durante a administração de NO inalado ou injeção intravenosa de PGI_2 ou *adenosina* (Rich e Brundage, 1987). Os pacientes vasorreativos podem obter um prolongamento da sobrevida, melhora funcional duradoura e melhora da hemodinâmica pela terapia com BCC (Hemnes et al., 2015; Rich e Brundage, 1987). A utilidade do tratamento com BCC em pacientes com HAP vasorreativa foi confirmada por uma série de estudos observacionais bem delineados (Hemnes et al., 2015; Rich e Brundage, 1987; Sitbon et al., 2005).

Uso clínico A terapia com BCC pode ser iniciada com uma dose baixa de *nifedipino* de ação longa, *anlodipino*, *diltiazem* ou *verapamil*. A dose é, então, aumentada até a dose máxima tolerada. A pressão arterial sistêmica, a frequência cardíaca e a saturação de oxigênio devem ser cuidadosamente monitoradas durante a titulação. Preparações de liberação prolongada de *nifedipino*, *verapamil* e *diltiazem* estão disponíveis, de forma que os efeitos adversos da terapia, particularmente a hipotensão sistêmica, sejam minimizados. Os pacientes que respondem (a resposta é definida pela ausência de sintomas ou sintomas mínimos) à terapia com BCC com di-hidropiridina ou *diltiazem* são normalmente reavaliados para verificar a persistência da resposta (Fig. 35-6).

Efeitos adversos e precauções Os efeitos adversos são comuns na terapia com BCC. A vasodilatação sistêmica pode causar hipotensão, enquanto a vasodilatação pulmonar pode reduzir a vasoconstrição pulmonar hipóxica. A perda ou a inibição da vasoconstrição pulmonar hipóxica pode agravar o desequilíbrio V/Q e causar hipoxemia. Os BCC também podem estar associados a uma deterioração da função do VD, em virtude de seus efeitos inibidores nos VDCC dos cardiomiócitos. A farmacologia dos BCC é discutida de modo detalhado no Capítulo 31.

Visão farmacológica da integração de sinais na HAP

Conforme já assinalado, a existência de um desequilíbrio dos mediadores vasoativos, de fatores mitogênicos e angiogênicos e de proteínas pró e antiapoptóticas pode desempenhar um importante papel no desenvolvimento da HAP. Os agentes farmacológicos utilizados na HAP têm por objetivo restaurar o equilíbrio entre contração e proliferação, assim como entre relaxamento e antiproliferação, conforme resumido na Figura 35-7.

FÁRMACOS PARA A HAP EM DESENVOLVIMENTO

Além dos fármacos para HAP em uso clínico, existem muitos medicamentos utilizados para outras indicações que foram reaproveitados e fármacos recém-desenvolvidos que possuem benefícios terapêuticos em modelos experimentais da HP. Esses agentes têm potencial como futuras terapias para a HAP:

- Profármaco da treprostinila de ação longa, a trepostinila palmitil, para inalação
- Armadilha do ligante de TGF-β/activina (p. ex., sotatercepte)
- Antagonistas da produção de serotonina, receptores de serotonina e transportadores (p. ex., LY393558, rodatristate etila)
- Antagonistas alostéricos de receptores sensores de Ca^{2+} (p. ex., NPS2143 e calhex 231);
- Moduladores dos canais de K^+ ativados por Ca^{2+} e regulados por voltagem e canais de K^+ sensíveis ao ATP (p. ex., cromacalim)
- Inibidores das cascatas de sinalização PI3K/Akt1/mTOR (p. ex., perifosina, ipatasertibe e derivados da rapamicina, como sirolimo, tensirolimo, everolimo, deforolimo)
- Moduladores da proteína-cinase ativada por 5'-AMP (AMPK) (p. ex., metformina)
- Inibidores da piruvato-desidrogenase-cinase (p. ex., JTT 251)
- Inibidores da via de sinalização Notch (p. ex., DAPT e MK-0752)
- VIP (p. ex., penzivaptadila)
- Bloqueadores dos canais catiônicos potenciais de receptores transitórios (p. ex., 2-APβ, ML204, anilina-tiazóis, BI-749327)
- Inibidores da elastase extracelular (p. ex., elafina e sivelestate)
- Inibidores da Rho-cinase (p. ex., fasudil)
- Inibidores da angiopoietina 1 (p. ex., trebananibe)
- Inibidores de proteínas de bromodomínio e domínio extraterminal (p. ex., apabetalone)

Alguns desses fármacos já estão em ensaios clínicos de fase III. Outros ainda se encontram em desenvolvimento pré-clínico.

RESUMO: Terapia da hipertensão pulmonar

Fármacos	Usos clínicos	Farmacologia clínica e dicas
Moduladores da sinalização do GMPc: inibidores da PDE5		
Sildenafila Tadalafila Vardenafila	• Terapia de primeira escolha para a HAP moderada (classe funcional II-III)	• Administração oral • Evitar nitratos e antagonistas α-adrenérgicos devido à hipotensão • Principais efeitos adversos: epistaxe, cefaleia, dispepsia, perda da visão ou da audição, rubor, insônia, dispneia, priapismo • Atualmente, a vardenafila não é recomendada, em virtude de evidências limitadas quanto à sua eficácia na HAP
Moduladores da sinalização do GMPc: estimulador de sGC, teratogênico (programa REMS exigido pela FDA para mulheres)		
Riociguate	• Terapia de primeira escolha para a HAP moderada (classe funcional II-III)	• Administração oral • Eficácia confirmada em pacientes com HAP ou HPTEC • Efeitos adversos: cefaleia, dispepsia, edema, náuseas, tontura, síncope • Interações medicamentosas com antiácidos, tabagismo, fortes indutores da CYP3A e fortes inibidores de CYP e Pgp/BCRP • Não recomendado na presença de comprometimento renal grave (depuração da creatinina < 15 mL/min ou com diálise) • Não recomendado na presença de comprometimento hepático grave

(continua)

RESUMO: Terapia da hipertensão pulmonar (continuação)

Fármacos	Usos clínicos	Farmacologia clínica e dicas
Agonistas do IPR: prostaciclina e análogos da prostaciclina		
Epoprostenol	• Terapia de primeira escolha para a HAP grave (classe funcional IV)	• Administração por infusão IV contínua • Principais efeitos adversos: dor na mandíbula, hipotensão, mialgia, rubor, náuseas, vômitos, tontura • A $t_{1/2}$ curta exige atenção médica imediata para falha da bomba, contraindicado na insuficiência cardíaca • Risco aumentado de sangramento
Treprostinila	• O mesmo que para o epoprostenol • Terapia de primeira linha para HP devido à doença pulmonar intersticial	• Disponível na forma de preparações IV, SC, inalada e oral • $t_{1/2}$ mais longa que a do epoprostenol e efeitos adversos semelhantes • Os efeitos adversos locais da dose SC podem diminuir com o passar do tempo • Substrato para CYP2C8 e CYP2C9, interação medicamentosa com genfibrozila e rifampicina • O revestimento do comprimido oral de treprostinila não se dissolve (pode ser visto nas fezes e pode se alojar em bolsa ou divertículo intestinal de fundo cego) • Redução da dose inicial na presença de comprometimento hepático leve a moderado; dados limitados no comprometimento hepático grave • Redução da dose inicial com uso concomitante de inibidores fortes da CYP2C8 • Inibe a agregação plaquetária e aumenta o risco de sangramento
Iloprosta	• Alternativa ao epoprostenol na terapia de combinação para HAP grave (classe funcional IV)	• Administração inalada, com intervalo de pelo menos 2 h • Efeitos adversos: rubor, hipotensão, cefaleia, náuseas, irritação da garganta, tosse, insônia • Pode causar broncospasmo, edema pulmonar • Evitar a exposição sistêmica (ingestão), bem como contato com a pele e os olhos • Metabolismo dependente de CYP mínimo
Selexipague	• Alternativa ao epoprostenol na terapia de combinação para HAP grave (classe funcional IV)	• Administração oral • Agonista seletivo do receptor de PGI_2 • Efeitos adversos: cefaleia, dor na mandíbula, náuseas, diarreia • Substrato da CYP2C8, CYP3A4 e Pgp • Interações medicamentosas com indutores/inibidores da CYP2C8 • Contraindicado com inibidores fortes da CYP2C8 • Remendação de redução da dose ou evitar o seu uso na presença de comprometimento hepático moderado ou grave
Antagonistas do receptor de endotelina: administração oral, teratogênicos (programa REMS exigido pela FDA)		
Bosentana	• Terapia de primeira escolha para a HAP moderada (classe funcional II-III) • Indicação específica da FDA para população pediátrica a partir de 3 anos de idade com HAP idiopática ou congênita	• Monitorar a função hepática e os níveis de hemoglobina • Metabolizada pelas CYP2C9, CYP3A4 e CYP2C19 • Interação medicamentosa com contraceptivos hormonais (redução da efetividade dos contraceptivos) • Efeitos adversos: comprometimento hepático, palpitações, prurido, edema, anemia, infecções respiratórias
Ambrisentana	• Terapia de primeira escolha para a HAP moderada (classe funcional II-III)	• Efeitos adversos: edema, congestão nasal, constipação intestinal, rubor, palpitações, dor abdominal • A coadministração de ciclosporina aumenta os níveis do fármaco • Menor risco de hepatoxicidade
Macitentana	• Terapia de primeira escolha para a HAP moderada (classe funcional II-III)	• Metabolizada pela CYP3A4 • Efeitos adversos: nasofaringite, cefaleia, anemia • Medição de provas de função hepática e nível de hemoglobina recomendada antes da terapia
Bloqueadores dos canais de Ca^{2+} tipo L		
Nifedipino (ação longa) Anlodipino Diltiazem	• Utilizados apenas em pacientes com HAP com teste de vasodilatação positivo	• Administração oral • Efeitos adversos: edema, fadiga, hipotensão • Diltiazem: efeitos cronotrópicos e inotrópicos negativos significativos; evitar na bradicardia

Referências

Abman SH. Inhaled nitric oxide for the treatment of pulmonary arterial hypertension. *Handb Exp Pharmacol*, **2013**, *218*:257–276.

Barst RJ, et al. A comparison of continuous intravenous epoprostenol (prostacyclin) with conventional therapy for primary pulmonary hypertension. *N Engl J Med*, **1996**, *334*:296–301.

Barst RJ, et al. Beraprost therapy for pulmonary arterial hypertension. *J Am Coll Cardiol*, **2003**, *41*:2119–2125.

Barst RJ, et al. STARTS-2: long-term survival with oral sildenafil monotherapy in treatment-naive pediatric pulmonary arterial hypertension. *Circulation*, **2014**, *129*:1914–1923.

Benza RL, et al. An evaluation of long-term survival from time of diagnosis in pulmonary arterial hypertension from the REVEAL Registry. *Chest*, **2012**, *142*:448–456.

Bishop BM. Riociguat for pulmonary arterial hypertension and chronic thromboembolic pulmonary hypertension. *Am J Health-Syst Pharm*, **2014**, *71*:1839–1844.

Bueno M, et al. Nitrite signaling in pulmonary hypertension: mechanisms of bioactivation, signaling, and therapeutics. *Antiox Redox Signal*, **2013**, *18*:1797–1809.

Christman BW, et al. An imbalance between the excretion of thromboxane and prostacyclin metabolites in pulmonary hypertension. *N Engl J Med*, **1992**, *327*:70–75.

Cockrill BA, Waxman AB. Phosphodiesterase-5 inhibitors. *Handb Exp Pharmacol*, **2013**, *218*:229–255.

Craven KB, Zagotta WN. CNG and HCN channels: two peas, one pod. *Ann Rev Physiol*, **2006**, *68*:375–401.

Davenport AP, et al. Endothelin. *Pharmacol Rev*, **2016**, *68*:357–418.

Fedullo P, et al. Chronic thromboembolic pulmonary hypertension. *Am J Respir Crit Care Med*, **2011**, *183*:1605–1613.

Galie N, et al. 2015 ESC/ERS guidelines for the diagnosis and treatment of pulmonary hypertension: the Joint Task Force for the Diagnosis and Treatment of Pulmonary Hypertension of the European Society of Cardiology (ESC) and the European Respiratory Society (ERS): endorsed by: Association for European Paediatric and Congenital Cardiology (AEPC), International Society for Heart and Lung Transplantation (ISHLT). *Eur Heart J*, **2016**, *37*:67–119.

Galie N, et al. Initial use of ambrisentan plus tadalafil in pulmonary arterial hypertension. *N Engl J Med*, **2015**, *373*:834–844.

Galie N, et al. Sildenafil citrate therapy for pulmonary arterial hypertension. *N Engl J Med*, **2005**, *353*:2148–2157.

Ghofrani HA, et al. Riociguat for the treatment of chronic thromboembolic pulmonary hypertension. *N Engl J Med*, **2013a**, *369*:319–329.

Ghofrani HA, et al. Riociguat for the treatment of pulmonary arterial hypertension. *N Engl J Med*, **2013b**, *369*:330–340.

Ghofrani HA, Humbert M. The role of combination therapy in managing pulmonary arterial hypertension. *Eur Respir Rev*, **2014**, *23*:469–475.

Giaid A, et al. Expression of endothelin-1 in the lungs of patients with pulmonary hypertension. *N Engl J Med*, **1993**, *328*:1732–1739.

Girgis RE, et al. Decreased exhaled nitric oxide in pulmonary arterial hypertension: response to bosentan therapy. *Am J Respir Crit Care Med*, **2005**, *172*:352–357.

Griffiths MJ, Evans TW. Inhaled nitric oxide therapy in adults. *N Engl J Med*, **2005**, *353*:2683–2695.

Hemnes AR, et al. Peripheral blood signature of vasodilator-responsive pulmonary arterial hypertension. *Circulation*, **2015**, *131*:401–409; discussion 409.

Hoeper MM, et al. Imatinib mesylate as add-on therapy for pulmonary arterial hypertension: results of the randomized IMPRES study. *Circulation*, **2013**, *127*:1128–1138.

Hoeper MM, et al. Riociguat treatment in patients with pulmonary arterial hypertension: final safety data from the EXPERT registry. *Respir Med*, **2020**, *177*:106241.

Humbert M, Ghofrani HA. The molecular targets of approved treatments for pulmonary arterial hypertension. *Thorax*, **2016**, *71*:73–83.

Humbert M, et al. Pathology and pathobiology of pulmonary hypertension: state of the art and research perspectives. *Eur Respir J*, **2019**, *53*:1801887.

Humbert M, et al. Platelet-derived growth factor expression in primary pulmonary hypertension: comparison of HIV seropositive and HIV seronegative patients. *Eur Respir J*, **1998**, *11*:554–559.

Ichinose F, et al. Inhaled nitric oxide: a selective pulmonary vasodilator: current uses and therapeutic potential. *Circulation*, **2004**, *109*:3106–3111.

Jing ZC, et al. Efficacy and safety of oral treprostinil monotherapy for the treatment of pulmonary arterial hypertension: a randomized, controlled trial. *Circulation*, **2013**, *127*:624–633.

Kass DA, et al. Phosphodiesterase type 5: expanding roles in cardiovascular regulation. *Circ Res*, **2007**, *101*:1084–1095.

Kaufmann P, et al. Pharmacokinetics and tolerability of the novel oral prostacyclin IP receptor agonist selexipag. *Am J Cardiovasc Drugs*, **2015**, *15*:195–203.

Kawaguchi Y, et al. NOS2 polymorphisms associated with the susceptibility to pulmonary arterial hypertension with systemic sclerosis: contribution to the transcriptional activity. *Arthritis Res Ther*, **2006**, *8*:R104.

Klinger JR, et al. Therapy for pulmonary arterial hypertension in adults: update of the CHEST guideline and expert panel report. *Chest*, **2019**, *155*:565–586.

Kuhr FK, et al. New mechanisms of pulmonary arterial hypertension: role of Ca^{2+} signaling. *Am J Physiol Heart Circ Physiol*, **2012**, *302*:H1546–H1562.

Machado RF, et al. Hospitalization for pain in patients with sickle cell disease treated with sildenafil for elevated TRV and low exercise capacity. *Blood*, **2011**, *118*:855–864.

Mandegar M, et al. Cellular and molecular mechanisms of pulmonary vascular remodeling: role in the development of pulmonary hypertension. *Microvasc Res*, **2004**, *68*:75–103.

McLaughlin VV, et al. ACCF/AHA 2009 expert consensus document on pulmonary hypertension a report of the American College of Cardiology Foundation Task Force on Expert Consensus Documents and the American Heart Association developed in collaboration with the American College of Chest Physicians; American Thoracic Society, Inc.; and the Pulmonary Hypertension Association. *J Am Coll Cardiol*, **2009**, *53*:1573–1619.

Morrell NW, et al. Cellular and molecular basis of pulmonary arterial hypertension. *J Am Coll Cardiol*, **2009**, *54*:S20–S31.

Morrell NW, et al. Genetics and genomics of pulmonary arterial hypertension. *Eur Respir J*, **2019**, *53*:1801899.

Muirhead GJ, et al. Comparative human pharmacokinetics and metabolism of single-dose oral and intravenous sildenafil. *Br J Clin Pharmacol*, **2002**, *53*(suppl 1):13S–20S.

O'Callaghan DS, et al. Endothelin receptor antagonists for the treatment of pulmonary arterial hypertension. *Expert Opin Pharmacother*, **2011**, *12*:1585–1596.

Olschewski H, et al. Aerosolized prostacyclin and iloprost in severe pulmonary hypertension. *Ann Intern Med*, **1996**, *124*:820–824.

Olschewski H, et al. Prostacyclin and its analogues in the treatment of pulmonary hypertension. *Pharmacol Ther*, **2004**, *102*:139–153.

Omori K, Kotera J. Overview of PDEs and their regulation. *Circ Res*, **2007**, *100*:309–327.

Pulido T, et al. Macitentan and morbidity and mortality in pulmonary arterial hypertension. *N Engl J Med*, **2013**, *369*:809–818.

Ravipati G, et al. Type 5 phosphodiesterase inhibitors in the treatment of erectile dysfunction and cardiovascular disease. *Cardiol Rev*, **2007**, *15*:76–86.

Rich S, Brundage BH. High-dose calcium channel-blocking therapy for primary pulmonary hypertension: evidence for long-term reduction in pulmonary arterial pressure and regression of right ventricular hypertrophy. *Circulation*, **1987**, *76*:135–141.

Rubin LJ, et al. Bosentan therapy for pulmonary arterial hypertension. *N Engl J Med*, **2002**, *346*:896–903.

Rubin LJ. Prostacyclin-induced acute pulmonary vasodilation in primary pulmonary hypertension. *Circulation*, **1982**, *66*:334–338.

Schermuly RT, et al. Mechanisms of disease: pulmonary arterial hypertension. *Nat Rev Cardiol*, **2011**, *8*:443–455.

Schwartz BG, Kloner RA. Drug interactions with phosphodiesterase-5 inhibitors used for the treatment of erectile dysfunction or pulmonary hypertension. *Circulation*, **2010**, *122*:88–95.

Simonneau G, et al. Continuous subcutaneous infusion of treprostinil, a prostacyclin analogue, in patients with pulmonary arterial hypertension: a double-blind, randomized, placebo-controlled trial. *Am J Respir Crit Care Med*, **2002**, *165*:800–804.

Simonneau G, et al. Haemodynamic definitions and updated clinical classification of pulmonary hypertension. *Eur Respir J*, **2019**, *53*:1801913.

Simonneau G, et al. Selexipag: an oral, selective prostacyclin receptor agonist for the treatment of pulmonary arterial hypertension. *Eur Respir J*, **2012**, *40*:874–880.

Sitbon O, et al. Long-term response to calcium channel blockers in idiopathic pulmonary arterial hypertension. *Circulation*, **2005**, *111*:3105–3111.

Sitbon O, et al. Selexipag for the treatment of pulmonary arterial hypertension. *N Engl J Med*, **2015**, *373*:2522–2533.

Sitbon O, et al. Upfront triple combination therapy in pulmonary arterial hypertension: a pilot study. *Eur Respir J*, **2014**, *43*:1691–1697.

Stasch JP, Evgenov OV. Soluble guanylate cyclase stimulators in pulmonary hypertension. *Handb Exp Pharmacol*, **2013**, *218*:279–313.

Voelkel NF, et al. Pathobiology of pulmonary arterial hypertension and right ventricular failure. *Eur Respir J*, **2012**, *40*:1555–1565.

Waxman A, et al. Inhaled treprostinil in pulmonary hypertension due to interstitial lung disease. *N Engl J Med*, **2021**, *384*:325–334.

Weiss A, et al. Kinases as potential targets for treatment of pulmonary hypertension and right ventricular dysfunction. *Br J Pharmacol*, **2021**, *178*:31–53.

White RJ, et al. Combination therapy with oral treprostinil for pulmonary arterial hypertension. a double-blind placebo-controlled clinical trial. *Am J Respir Crit Care Med*, **2020**, *201*:707–717.

Wilkins MR, et al. Positioning imatinib for pulmonary arterial hypertension: A phase I/II design comprising dose finding and single-arm efficacy. *Pulm Circ*, **2021**, *11*:20458940211052823.

Yanagisawa M, et al. A novel potent vasoconstrictor peptide produced by vascular endothelial cells. *Nature*, **1988**, *332*:411–415.

Yuan XJ, et al. NO hyperpolarizes pulmonary artery smooth muscle cells and decreases the intracellular Ca^{2+} concentration by activating voltage-gated K^+ channels. *Proc Natl Acad Sci U S A*, **1996**, *93*:10489–10494.

Capítulo 36

Coagulação sanguínea e fármacos anticoagulantes, fibrinolíticos e antiplaquetários

Jeffrey I. Weitz

VISÃO GERAL DA HEMOSTASIA: FUNÇÃO DAS PLAQUETAS, COAGULAÇÃO SANGUÍNEA E FIBRINÓLISE
- Conversão do fibrinogênio em fibrina

ESTRUTURA DOS FATORES DA COAGULAÇÃO

COFATORES PROTEICOS NÃO ENZIMÁTICOS
- O fator VIII e o fator V são pró-cofatores

ATIVAÇÃO DA PROTROMBINA
- Iniciação da coagulação
- Fibrinólise
- Coagulação *in vitro*
- Mecanismos anticoagulantes naturais

ANTICOAGULANTES PARENTERAIS
- Heparina, heparina de baixo peso molecular, fondaparinux
- Outros anticoagulantes parenterais

ANTAGONISTA DA VITAMINA K
- Varfarina

ANTICOAGULANTES ORAIS DIRETOS
- Inibidor direto da trombina oral
- Inibidores diretos orais do fator Xa
- Agentes de reversão para anticoagulantes orais diretos

AGENTES FIBRINOLÍTICOS
- Ativador do plasminogênio tecidual

INIBIDORES DA FIBRINÓLISE
- Ácido ε-aminocaproico e ácido tranexâmico

FÁRMACOS ANTIPLAQUETÁRIOS
- Ácido acetilsalicílico
- Dipiridamol
- Antagonistas do receptor $P2Y_{12}$
- Inibidor do receptor de trombina
- Inibidores da glicoproteína IIb/IIIa

PAPEL DA VITAMINA K
- Funções fisiológicas e ações farmacológicas
- Ingestão inadequada
- Absorção inadequada
- Utilização inadequada

O sangue deve permanecer líquido no interior da vasculatura, mas, quando exposto a superfícies subendoteliais em locais de lesão vascular, deve coagular rapidamente. Em circunstâncias normais, há um delicado equilíbrio entre a coagulação e a fibrinólise para impedir tanto a trombose quanto a hemorragia. A alteração desse equilíbrio a favor da coagulação leva à trombose. Os trombos, compostos por agregados de plaquetas, fibrina e hemácias presas, podem se formar em artérias ou veias. Os fármacos antitrombóticos usados no tratamento da trombose incluem agentes antiplaquetários, que inibem a ativação e a agregação plaquetárias; anticoagulantes, que atenuam a formação de fibrina; e agentes fibrinolíticos, que degradam a fibrina. Todos os fármacos antitrombóticos aumentam o risco de sangramento.

Este capítulo revisa os agentes geralmente usados no controle da fluidez do sangue, incluindo:

- O anticoagulante parenteral *heparina* e seus derivados, que ativam a antitrombina, um inibidor natural das proteases coagulantes
- Os anticoagulantes cumarínicos, que bloqueiam os níveis funcionais de diversos fatores da coagulação
- Os anticoagulantes orais diretos, que inibem o fator Xa ou a trombina
- Os agentes fibrinolíticos, que degradam a fibrina
- Os agentes antiplaquetários, que atenuam a ativação das plaquetas (*ácido acetilsalicílico, clopidogrel, prasugrel, ticagrelor* e *vorapaxar*) ou a agregação plaquetária (inibidores da glicoproteína IIb/IIIa)
- A vitamina K, que é necessária para a biossíntese de fatores essenciais da coagulação

Visão geral da hemostasia: função das plaquetas, coagulação sanguínea e fibrinólise

A hemostasia é a cessação da perda de sangue a partir de um vaso lesionado. No primeiro momento, as plaquetas aderem às macromoléculas nas regiões subendoteliais do vaso sanguíneo lesionado, onde são ativadas. As plaquetas aderentes liberam substâncias que ativam plaquetas próximas, recrutando-as para o local da lesão. As plaquetas ativadas agregam-se para formar o tampão hemostático primário.

A lesão da parede do vaso também expõe o fator tecidual (FT), que inicia o sistema de coagulação. As plaquetas ativadas aumentam a ativação do sistema de coagulação ao fornecer uma superfície sobre a qual os fatores de coagulação se agrupam e ao liberar fatores de coagulação armazenados. Esse processo leva a um surto na geração de trombina (fator IIa). A trombina converte o fibrinogênio solúvel em fibrina, ativa as plaquetas e exerce um efeito de retroalimentação para promover a geração adicional de trombina. Os filamentos de fibrina reúnem os agregados plaquetários, formando um coágulo estável.

Os processos de ativação e agregação plaquetárias e de coagulação sanguínea estão resumidos nas Figuras 36-1 e 36-2. A coagulação envolve uma série de reações de ativação de zimogênios, conforme ilustrado na Figura 36-2. Em cada etapa, uma proteína precursora, ou zimogênio, é convertida em uma protease ativa por meio da clivagem de uma ou mais ligações peptídicas na molécula precursora. A protease final produzida é a trombina. Posteriormente, com a cicatrização da ferida, ocorre a degradação do coágulo de fibrina. A via de remoção do coágulo – a fibrinólise – é mostrada na Figura 36-3, junto com os locais de ação dos agentes fibrinolíticos.

Conversão do fibrinogênio em fibrina

O fibrinogênio, uma proteína de 340.000 Da, é um dímero, no qual cada metade consiste em três pares de cadeias polipeptídicas (designadas como Aα, Bβ e γ). As ligações dissulfeto ligam de forma covalente as cadeias às duas metades da molécula. A trombina converte o fibrinogênio em monômeros de fibrina pela liberação do fibrinopeptídeo A (um fragmento de 16 aminoácidos) e do fibrinopeptídeo B (um fragmento de

α₂-AP: α₂-antiplasmina
AVC: acidente vascular cerebral
CLCr: depuração (*clearance*) da creatinina
COX: cicloxigenase
CYP: citocromo P450
EPCR: receptor de proteína C endotelial
FT: fator tecidual
Gla: ácido γ-carboxiglutâmico
Glu: ácido glutâmico
GP: glicoproteína
HBPM: heparina de baixo peso molecular
IAM: infarto agudo do miocárdio
INR: razão normalizada internacional
PAI: inibidor do ativador do plasminogênio
PAR: receptor ativado por protease
t-PA: ativador do plasminogênio tecidual
TCA: tempo de coagulação ativada
TFPI: inibidor da via do fator tecidual
TP: tempo de protrombina
TTPa: tempo de tromboplastina parcial ativada
TxA₂: tromboxano A₂
u-PA: ativador do plasminogênio da uroquinase
VKOR: epóxido-redutase da vitamina K

14 aminoácidos) das extremidades aminoterminais das cadeias Aα e Bβ, respectivamente. A remoção dos fibrinopeptídeos cria novas extremidades aminoterminais, que formam protuberâncias que se ajustam em orifícios pré-formados em outros monômeros de fibrina, produzindo um gel de fibrina, que constitui o ponto de avaliação final das provas de coagulação *in vitro* (ver "Coagulação *in vitro*", adiante). No início, os monômeros de fibrina estão ligados entre si de modo não covalente. Subsequentemente, o fator XIII, uma transglutaminase ativada pela trombina, catalisa as ligações cruzadas covalentes entre as cadeias de monômeros de fibrina adjacentes, reforçando o coágulo.

Estrutura dos fatores da coagulação

Além do fator XIII, os fatores da coagulação incluem os fatores II (protrombina), VII, IX, X, XI, XII, o cininogênio de alto peso molecular e a pré-calicreína. Uma fita de cerca de 200 resíduos de aminoácidos na extremidade carboxiterminal de cada um desses zimogênios exibe homologia à tripsina e contém o local ativo das proteases. Além disso, os resíduos de Glu 9 a 12 próximos às extremidades aminoterminais dos fatores II, VII, IX, e X são convertidos em resíduos de Gla (ácido γ-carboxiglutâmico) em uma etapa pós-traducional dependente de vitamina K. Os resíduos de Gla se ligam ao Ca^{2+} e são essenciais para as atividades coagulantes dessas proteínas, possibilitando sua interação com a membrana de fosfolipídeos aniônicos das plaquetas ativadas.

Cofatores proteicos não enzimáticos

O FT, o fator V e o fator VIII são cofatores fundamentais na coagulação. O FT, que é um cofator lipoproteico não enzimático, normalmente não está presente em células que entram em contato com o sangue. Ele é constitutivamente expresso na superfície das células musculares lisas subendoteliais e dos fibroblastos, que ficam expostos quando a parede do vaso é lesionada. Os monócitos ativados e as microvesículas derivadas de leucócitos também expressam o FT em sua superfície. O FT se liga ao fator VIIa e potencializa a sua eficácia catalítica. O complexo FT-fator VIIa inicia a coagulação por meio da ativação dos fatores IX e X.

O fator VIII e o fator V são pró-cofatores

O fator VIII circula no plasma ligado ao fator de von Willebrand, que serve para estabilizá-lo. O fator V circula no plasma, é armazenado nas plaquetas em uma forma parcialmente ativada e é liberado quando as plaquetas são ativadas. A trombina libera o fator de von Willebrand do fator VIII e ativa os fatores V e VIII, produzindo os fatores Va e VIIIa, respectivamente. Uma vez ativados, os cofatores se ligam à superfície das plaquetas ativadas e atuam como receptores; o fator VIIIa atua como receptor para o fator IXa, enquanto o fator Va serve como receptor do fator Xa. Além da ligação aos fatores IXa e Xa, os fatores VIIIa e Va se ligam a seus substratos, o fator X e a protrombina (fator II), respectivamente.

Ativação da protrombina

Ao clivar duas ligações peptídicas na protrombina, o fator Xa a converte em trombina. Na presença do fator Va, de uma superfície de fosfolipídeos com carga negativa e do Ca^{2+} (o denominado complexo de protrombinase), o fator Xa ativa a trombina com uma eficiência 10^9 vezes maior que a do fator Xa isoladamente. Essa taxa máxima de ativação só ocorre quando a protrombina e o fator Xa contêm resíduos de Gla

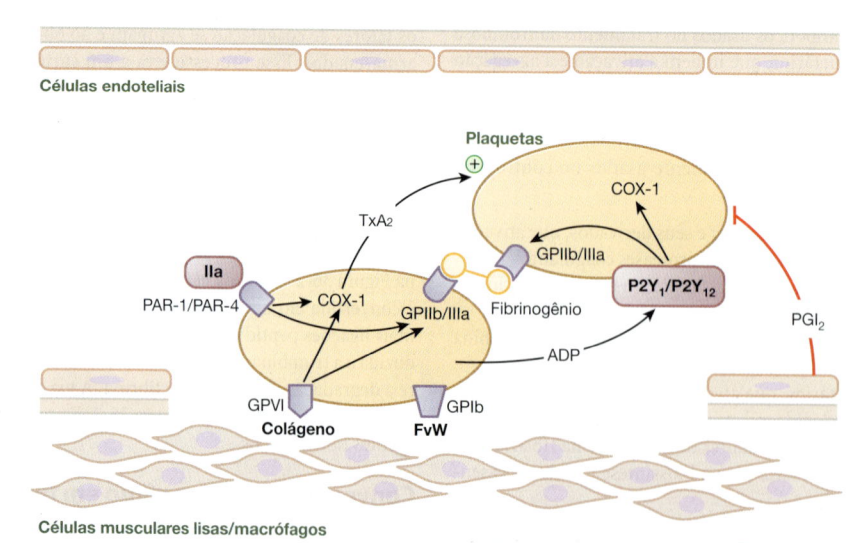

Figura 36-1 *Adesão e agregação plaquetárias*. A GPVI e GPIb são receptores de plaquetas, que se ligam ao colágeno e ao fator de von Willebrand (FvW), causando a adesão das plaquetas ao subendotélio de um vaso sanguíneo lesionado. Os PAR-1 e PAR-4 são PAR que respondem à trombina (IIa); os $P2Y_1$ e $P2Y_{12}$ são receptores de ADP; quando estimulados por agonistas, esses receptores ativam a proteína de ligação do fibrinogênio GPIIb/IIIa e a COX-1, promovendo a agregação e a secreção das plaquetas. O TxA_2 é o principal produto da COX-1 envolvido na ativação das plaquetas. A prostaciclina (PGI_2), que é sintetizada pelas células endoteliais, inibe a ativação das plaquetas.

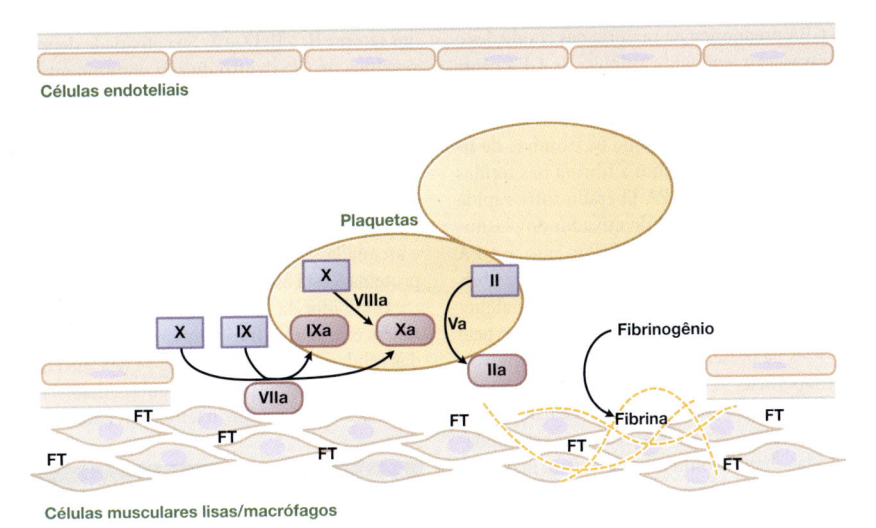

Figura 36-2 *Principais reações da coagulação sanguínea.* A figura mostra interações entre as proteínas das vias de coagulação "extrínseca" (FT e fator VII), "intrínseca" (fatores IX e VIII) e "comum" (fatores X, V e II) que são importantes *in vivo*. Os retângulos azuis contêm os zimogênios dos fatores da coagulação (indicados por algarismos romanos), enquanto as formas ovais representam as proteases ativas. Os fatores de coagulação ativados são seguidos pela letra "a": II, protrombina; IIa, trombina.

em suas extremidades aminoterminais, o que lhes confere a capacidade de ligação ao cálcio e a interação com a superfície de fosfolipídeos aniônicos.

Iniciação da coagulação

O FT exposto em locais de lesão da parede do vaso dá início à coagulação pela *via extrínseca*. A pequena quantidade de fator VIIa circulante no plasma se liga ao FT subendotelial e ao complexo FT-fator VIIa, ativando os fatores X e IX (ver Fig. 36-2). Quando se liga ao FT na presença de fosfolipídeos aniônicos e Ca^{2+} (tenase extrínseca), a atividade do fator VIIa aumenta 30 mil vezes em relação àquela do fator VIIa isoladamente.

A *via intrínseca* é desencadeada *in vitro* quando o fator XII, a pré-calicreína e o cininogênio de alto peso molecular interagem com caulim, vidro ou outra superfície de carga negativa, produzindo pequenas quantidade de fator XIIa. O fator XII pode ser ativado *in vivo* pelo contato do sangue com dispositivos médicos, como valvas cardíacas mecânicas ou circuitos extracorpóreos, ou por DNA livre de célula, armadilhas extracelulares de neutrófilos (estruturas semelhantes a uma rede, compostas de DNA e histonas expelidos dos neutrófilos ativados) ou polifosfatos inorgânicos liberados das plaquetas ativadas. O fator XIIa ativa o fator XI e, então, o fator XIa resultante ativa o fator IX. O fator IXa ativa o fator X em uma reação acelerada pelo fator VIIIa, por fosfolipídeos aniônicos e pelo Ca^{2+}. A produção ideal de trombina depende da formação desse complexo de fator IXa (tenase intrínseca), visto que ele ativa o fator X de maneira mais eficiente do que o complexo FT-fator VIIa.

A ativação do fator XII não é essencial para a hemostasia, como evidenciado pelo fato de que pacientes com deficiência de fator XII, de pré-calicreína e de cininogênio de alto peso molecular não apresentam sangramento excessivo. A deficiência do fator XI está associada a um distúrbio hemorrágico variável e geralmente leve. Em contrapartida, a deficiência congênita do fator VIII ou IX resulta em hemofilia A ou B, respectivamente, e está associada à ocorrência de sangramento espontâneo, que pode ser fatal.

Fibrinólise

A via da fibrinólise está resumida na Figura 36-3. O sistema fibrinolítico dissolve a fibrina intravascular pela ação da plasmina. Para iniciar a fibrinólise, os ativadores do plasminogênio convertem o plasminogênio de cadeia simples, um precursor inativo, em plasmina de duas cadeias por meio da clivagem de uma única ligação peptídica. Existem dois ativadores do plasminogênio distintos: o t-PA e o u-PA, também conhecido como uroquinase. Embora ambos os ativadores sejam sintetizados

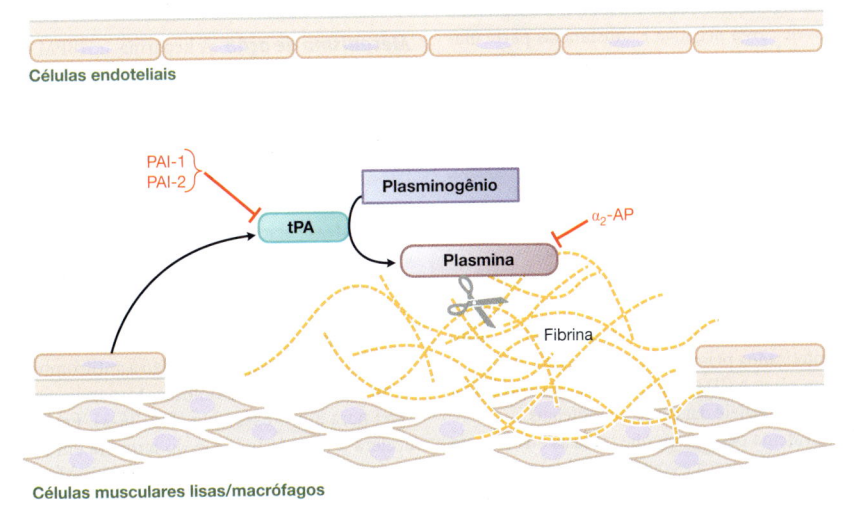

Figura 36-3 *Fibrinólise.* As células endoteliais secretam tPA nos locais de lesão. O tPA se liga à fibrina e converte o plasminogênio em plasmina, que digere a fibrina. O PAI-1 e o PAI-2 inativam o tPA e a α_2-AP inativa a plasmina.

pelas células endoteliais, o t-PA predomina na maioria das condições e impulsiona a fibrinólise intravascular, enquanto a síntese de u-PA ocorre principalmente em resposta a estímulos inflamatórios, promovendo a fibrinólise extravascular.

O sistema fibrinolítico é regulado de modo que os trombos de fibrina desnecessários sejam removidos, enquanto a fibrina nas feridas é preservada para manter a hemostasia. O t-PA liberado sofre rápida depuração do sangue ou é inibido pelo inibidor do ativador do plasminogênio (PAI) tipo 1 e, em menor grau, pelo PAI-2. Portanto, o t-PA exerce pouco efeito no plasminogênio circulante na ausência da fibrina, enquanto a α_2-antiplasmina circulante inibe rapidamente qualquer plasmina gerada. A eficácia catalítica da ativação do plasminogênio pelo tPA aumenta mais de 300 vezes na presença de fibrina, que promove a geração de plasmina na sua superfície.

O plasminogênio e a plasmina ligam-se aos resíduos de lisina na fibrina por meio de cinco regiões do tipo alça próximas de suas extremidades aminoterminais, conhecidas como domínios kringle. Para inativar a plasmina, a α_2-antiplasmina se liga ao primeiro desses domínios kringle e, então, bloqueia o local ativo da plasmina. Como os domínios kringle estão ocupados quando a plasmina se liga à fibrina, a plasmina na superfície da fibrina é protegida da inibição pela α_2-antiplasmina e pode digerir a fibrina. Uma vez que o coágulo de fibrina é degradado, a α_2-antiplasmina inibe rapidamente qualquer plasmina que escape desse local. Para evitar a lise prematura do coágulo, o fator XIIIa medeia a ligação cruzada covalente de pequenas quantidades de α_2-antiplasmina à fibrina.

Quando os trombos provocam obstrução de artérias ou veias de grande calibre, doses terapêuticas de ativadores do plasminogênio são às vezes administradas para degradar rapidamente a fibrina e restaurar o fluxo sanguíneo. Em altas doses, esses ativadores de plasminogênio promovem a geração de tanta plasmina que há sobrecarga dos controles inibitórios. A plasmina é uma protease relativamente inespecífica. Além de degradar a fibrina, ela também degrada vários fatores de coagulação. A redução nos níveis dessas proteínas plasmáticas prejudica a capacidade de geração da trombina, o que pode contribuir para o sangramento. Além disso, a plasmina sem oposição tende a dissolver a fibrina nos tampões hemostáticos e nos trombos patológicos, um fenômeno que também aumenta o risco de sangramento. Portanto, a hemorragia é o principal efeito colateral dos fármacos fibrinolíticos.

Coagulação *in vitro*

O sangue total normalmente coagula em 4 a 8 minutos quando colocado em tubo de ensaio. Nessas condições, o contato do sangue com o vidro ativa o fator XII, iniciando, assim, a coagulação por meio da *via intrínseca*. A coagulação é evitada se for acrescentado um agente quelante, como o ácido etilenodiaminotetracético ou citrato, para ligar-se ao Ca^{2+}. Normalmente, o plasma recalcificado coagula em 2 a 4 minutos. Após recalcificação, o tempo de coagulação é reduzido a 26 a 33 segundos pela adição de fosfolipídeos de carga negativa e substâncias particuladas, como sílica (dióxido de silício), caulim (silicato de alumínio) ou celite (terra diatomácea), que ativam o fator XII; essa medida de tempo é denominada *tempo de tromboplastina parcial ativada* (TTPa). Como alternativa, o plasma recalcificado coagula em 12 a 14 segundos após a adição de "tromboplastina" (uma mistura de FT e fosfolipídeo) e cálcio; essa medida de tempo é denominada *tempo de protrombina* (TP).

Mecanismos anticoagulantes naturais

A ativação das plaquetas e a coagulação normalmente não ocorrem dentro dos vasos sanguíneos intactos. A trombose é evitada por vários mecanismos reguladores que exigem um endotélio vascular saudável. O óxido nítrico e a prostaciclina sintetizados pelas células endoteliais inibem a ativação das plaquetas, assim como o CD39, uma enzima de degradação do ADP e do ATP expressa na superfície das células endoteliais.

A antitrombina é uma proteína plasmática que inibe as enzimas de coagulação das vias extrínseca, intrínseca e comum. As proteoglicanas de sulfato de heparana sintetizadas pelas células endoteliais potencializam a atividade da antitrombina em cerca de 1.000 vezes. Outro sistema regulatório envolve a proteína C, um zimogênio plasmático homólogo aos fatores II, VII, IX e X. Sua atividade depende da ligação do Ca^{2+} aos resíduos de Gla dentro do seu domínio aminoterminal. A proteína C liga-se ao receptor de proteína C endotelial (EPCR), que a apresenta ao complexo trombina-trombomodulina para ativação. A proteína C ativada se dissocia do EPCR e, quando combinada com a proteína S (seu cofator não enzimático contendo Gla), degrada os fatores Va e VIIIa. Na ausência desses cofatores ativados, as taxas de ativação da protrombina e do fator X são acentuadamente reduzidas, e a geração de trombina é atenuada. A deficiência congênita ou adquirida de proteína C ou de proteína S está associada a um risco aumentado de trombose venosa.

O inibidor da via do fator tecidual (TFPI) é um anticoagulante natural encontrado na fração lipoproteica do plasma ou ligado à superfície das células endoteliais. O TFPI se liga inicialmente ao fator Xa, inibindo-o, e esse complexo binário inibe, então, o fator VIIa ligado ao FT. Por meio desse mecanismo, o fator Xa regula a sua própria geração.

Anticoagulantes parenterais

Heparina, heparina de baixo peso molecular, fondaparinux

Heparina e sua padronização

A *heparina*, um glicosaminoglicano encontrado nos grânulos secretores dos mastócitos, é sintetizada a partir de precursores do UDP-açúcar na forma de um polímero de resíduos alternados de ácido D-glicurônico e N-acetil-D-glicosamina. A *heparina* normalmente é extraída da mucosa intestinal suína, que é rica em mastócitos, e essas preparações podem conter pequenas quantidades de outros glicosaminoglicanos. Diversas preparações comerciais de *heparina* possuem atividade biológica semelhante (cerca de 150 unidades USP/mg). Uma unidade USP reflete a quantidade de *heparina* que impede a coagulação de 1 mL de plasma ovino citratado durante 1 hora após a adição de cálcio. Os fabricantes europeus medem a potência com um ensaio de antifator Xa. Para determinar a potência da *heparina*, a atividade do fator Xa residual na amostra é comparada com a detectada em controles com concentrações conhecidas de um padrão internacional de *heparina*. Quando avaliada dessa maneira, a potência da *heparina* é expressa em unidades internacionais por miligrama. A nova dose em unidade USP, que entrou em vigor em 1º de outubro de 2009, foi harmonizada com a dose em unidades internacionais. Em consequência, a nova dose em unidade USP é cerca de 10% menos potente do que a antiga, o que resulta em uma necessidade de doses de *heparina* um pouco mais altas para se obter o mesmo nível de anticoagulação.

Derivados da heparina

Os derivados da *heparina* em uso atualmente são a *heparina de baixo peso molecular* (HBPM) e o *fondaparinux* (ver a comparação entre eles na Tab. 36-1).

Mecanismo de ação A heparina, a HBPM e o fondaparinux não possuem atividade anticoagulante intrínseca. Na verdade, esses agentes se ligam à antitrombina e aceleram a taxa de inibição de várias proteases da coagulação. A antitrombina é sintetizada no fígado e circula no plasma em uma concentração de aproximadamente 2,5 µM. Ela inibe os fatores ativados da coagulação, principalmente a trombina e o fator Xa, atuando como "substrato suicida". Dessa forma, ocorre inibição quando a protease ataca uma ligação peptídica Arg-Ser específica na alça do centro reativo da antitrombina e fica retida na forma de um complexo 1:1 estável. A *heparina* se liga à antitrombina por meio de uma sequência pentassacarídica específica que contém um resíduo de glicosamina 3-O-sulfatado (Fig. 36-4).

A ligação do pentassacarídeo à antitrombina induz uma mudança de conformação na antitrombina, tornando o seu sítio reativo mais acessível para a protease-alvo (Fig. 36-5). Essa mudança de conformação acelera a taxa de inibição do fator Xa em pelo menos duas ordens de magnitude, mas não tem efeito na taxa da inibição da trombina. Para potencializar a taxa de inibição da trombina pela antitrombina, a *heparina* serve como um modelo catalítico, ao qual o inibidor e a protease se ligam. Apenas as moléculas de *heparina* compostas de 18 ou mais

TABELA 36-1 ■ CARACTERÍSTICAS DA HEPARINA, DA HEPARINA DE BAIXO PESO MOLECULAR E DO FONDAPARINUX SUBCUTÂNEOS			
CARACTERÍSTICAS	HEPARINA	HBPM	FONDAPARINUX
Fonte	Biológica	Biológica	Sintética
Peso molecular médio (Da)	15.000	5.000	1.500
Alvo	Xa e IIa	Xa e IIa	Xa
Subcutânea			
Biodisponibilidade (%)	30 (em doses baixas)	90	100
$t_{1/2}$ (h)	1-8[a]	4	17
Excreção renal	Não	Sim	Sim
Efeito antídoto	Completo	Parcial	Nenhum
Trombocitopenia	< 5%	< 1%	< 0,1%

[a] A $t_{1/2}$ depende da dose, sendo de 1 hora com administração subcutânea de 5.000 unidades, podendo se estender para 8 horas com doses mais altas.

unidades sacarídicas (peso molecular > 5.400) apresentam comprimento suficiente para unir a antitrombina à trombina. Consequentemente, por definição, a *heparina* catalisa as taxas de inibição do fator Xa e da trombina em um grau semelhante, conforme expresso pela razão entre o antifator Xa e o antifator IIa (trombina) de 1:1 (Fig. 36-5A). Em contrapartida, pelo menos metade das moléculas de HBPM (peso molecular médio de 5.000, que corresponde a cerca de 17 unidades sacarídicas) é demasiado curta para desempenhar essa função de ponte, e elas não exercem nenhum efeito na taxa de inibição da trombina pela antitrombina (Fig. 36-5B). Como essas moléculas mais curtas ainda induzem a mudança de conformação na antitrombina que acelera a inibição do fator Xa, a HBPM tem maior atividade antifator Xa do que atividade antifator IIa e, dependendo da preparação, a razão varia de 3:1 a 2:1. O *fondaparinux*, um análogo sintético da sequência de pentassacarídeos na *heparina* ou na HBPM que medeia a sua interação com a antitrombina, possui apenas atividade de antifator Xa, visto que ele é demasiado curto para unir a antitrombina à trombina (Fig. 36-5C).

A *heparina*, a HBPM e o *fondaparinux* agem como catalisadores. Após se unirem à antitrombina e promoverem a formação de complexos covalentes entre a antitrombina e as proteases-alvo, eles se dissociam do complexo e então catalisam outras moléculas antitrombinas.

O fator plaquetário 4 (uma proteína catiônica liberada dos grânulos α durante a ativação plaquetária) se liga à *heparina* e impede que ela interaja com antitrombina. Esse fenômeno pode limitar a atividade da *heparina* próximo aos trombos ricos em plaquetas. Como a HBPM e o *fondaparinux* possuem menor afinidade pelo fator plaquetário 4, eles podem reter sua atividade nos arredores desses trombos em um grau maior que o da *heparina*.

Efeitos farmacológicos diversos A *heparina* em altas doses pode interferir na agregação plaquetária e, portanto, prolongar o tempo de sangramento. Em contrapartida, a HBPM e o *fondaparinux* têm pouco efeito nas plaquetas. A *heparina* "depura" o plasma lipêmico *in vivo* ao induzir a liberação da lipoproteína-lipase na circulação, que, por sua vez, hidrolisa os triglicerídeos a glicerol e ácidos graxos livres. Em concentrações de *heparina* abaixo das necessárias para produzir um efeito anticoagulante, pode ocorrer depuração do plasma lipêmico.

Uso clínico A *heparina*, a HBPM ou o *fondaparinux* podem ser usados para iniciar o tratamento da trombose venosa profunda e da embolia pulmonar (Ortel et al., 2020). Além disso, podem ser usados para o tratamento inicial de pacientes com angina instável ou IAM (Larson et al., 2019). Para a maioria dessas indicações, a HBPM e o *fondaparinux* vêm substituindo as infusões contínuas de *heparina* devido às suas vantagens farmacocinéticas, que permitem a administração subcutânea 1 ou 2 vezes/dia em doses fixas ou ajustadas pelo peso, sem monitoramento da coagulação. Portanto, a HBPM ou o *fondaparinux* podem ser usados no tratamento ambulatorial de pacientes com trombose venosa profunda ou embolia pulmonar.

A *heparina* ou a HBPM são utilizadas durante a angioplastia coronariana por balão com ou sem colocação de *stent* para evitar a ocorrência de trombose. O *fondaparinux* não é usado nesse caso por causa do risco de trombose no cateter, uma complicação causada pela ativação do fator XII induzida pelo cateter. As moléculas mais longas de heparina são melhores que as mais curtas para bloquear esse processo. Os circuitos de revascularização cardiopulmonar também ativam o fator XII, podendo provocar coágulo no oxigenador. A *heparina* continua sendo o agente de escolha para cirurgias que exigem revascularização cardiopulmonar. A *heparina* ou a HBPM também são utilizadas no tratamento de pacientes selecionados com coagulação intravascular disseminada. A administração subcutânea de *heparina* ou de HBPM em baixa dose é frequentemente usada para tromboprofilaxia em pacientes imobilizados e clinicamente doentes (Schünemann et al., 2018) ou que foram submetidos a cirurgia de grande porte (Anderson et al., 2019).

Diferentemente dos anticoagulantes orais, a *heparina*, a HBPM e o *fondaparinux* não atravessam a placenta e não foram associados a malformações fetais, razão pela qual são os fármacos de escolha para anticoagulação durante a gravidez. Eles também não parecem aumentar a mortalidade fetal ou a prematuridade. Se possível, o fármaco deve ser interrompido 24 horas antes do parto, a fim de minimizar o risco de sangramento pós-parto.

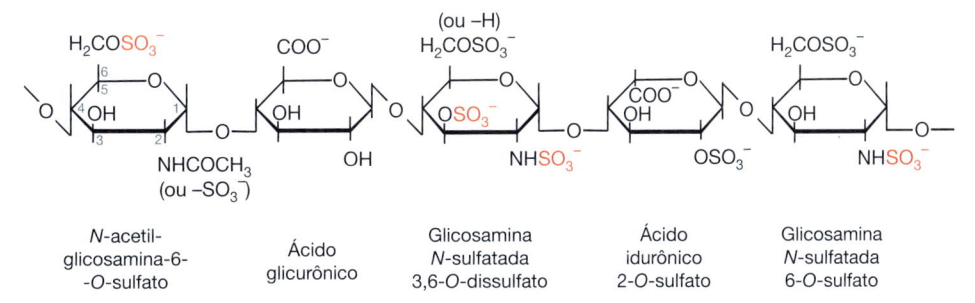

Figura 36-4 *Estrutura pentassacarídica de ligação da heparina à antitrombina.* Os grupos de sulfato necessários para a ligação à antitrombina estão indicados em vermelho.

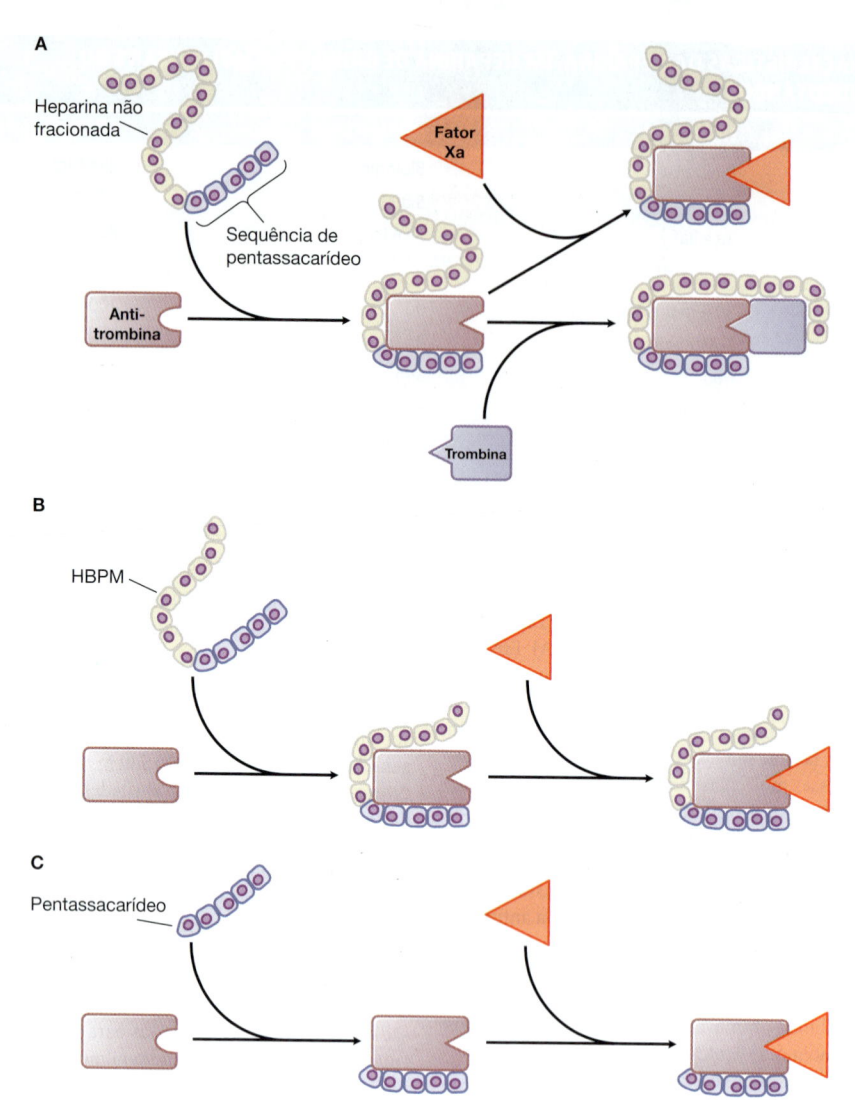

Figura 36-5 *Mecanismo de ação da heparina, da HBPM e do fondaparinux, um pentassacarídeo sintético.* **A.** A *heparina* se liga à antitrombina por meio da sua sequência de pentassacarídeo. Isso leva à mudança de conformação na alça do centro reativo da antitrombina que acelera sua interação com o fator Xa. Para potencializar a inibição da trombina, a *heparina* deve se ligar simultaneamente à antitrombina e à trombina. Apenas as cadeias de *heparina* compostas de pelo menos 18 unidades de sacarídeos (peso molecular [PM] de cerca de 5.400 Da) têm um comprimento suficiente para executar essa função de ponte. Com um PM médio de cerca de 15.000 Da, praticamente todas as cadeias de heparina são longas o suficiente para essa função. **B.** A HBPM tem uma capacidade maior para potencializar a inibição do fator Xa pela antitrombina do que a trombina, porque pelo menos metade das cadeias de HBPM (PM médio de 4.500-5.000 Da) são curtas demais para unir a antitrombina à trombina. **C.** O pentassacarídeo acelera apenas a inibição do fator Xa pela antitrombina. Ele é curto demais para ligar a antitrombina à trombina.

ADME A *heparina*, a HBPM e o *fondaparinux* não são absorvidos pela mucosa GI e precisam ser administrados por via parenteral. A *heparina* é administrada como infusão intravenosa contínua, infusão intermitente a cada 4 a 6 horas ou injeção subcutânea a cada 8 a 12 horas. Ela tem um início de ação imediato quando administrada por via intravenosa. Em contrapartida, observa-se uma considerável variação na sua biodisponibilidade quando administrada por via subcutânea, e o início de ação é retardado em 1 a 2 horas. A HBPM e o *fondaparinux* são absorvidos mais uniformemente após injeção subcutânea. A $t_{1/2}$ da *heparina* no plasma depende da dose administrada. Quando são injetadas doses de 100, 400 ou 800 unidades/kg de *heparina* por via intravenosa, as $t_{1/2}$ são de cerca de 1, 2,5 e 5 horas, respectivamente. A *heparina* parece ser depurada e degradada principalmente pelo sistema reticuloendotelial; uma pequena quantidade de *heparina* intacta aparece na urina.

Tanto a HBPM quanto o *fondaparinux* possuem $t_{1/2}$ biológicas mais longas do que a *heparina*, de 4 a 6 horas e de 17 horas, respectivamente. Como esses fragmentos menores de *heparina* são depurados quase exclusivamente pelos rins, os fármacos podem se acumular em pacientes com comprometimento renal, levando à ocorrência de sangramento.

A HBPM e o *fondaparinux* estão contraindicados para pacientes com depuração de creatinina inferior a 30 mL/min. Além disso, o *fondaparinux* precisa ser usado com cautela para tromboprofilaxia em pacientes submetidos a cirurgia de fratura de quadril, substituição de quadril e de joelho ou cirurgia abdominal com peso corporal abaixo de 50 kg, devido a um risco aumentado de sangramento.

Administração e monitoramento A *heparina* em doses integrais geralmente é administrada por infusão intravenosa contínua. O tratamento do tromboembolismo venoso é iniciado com uma injeção em *bolus* de dose fixa de 5.000 unidades ou em *bolus* ajustado pelo peso, seguido de 800 a 1.600 unidades/h administrada por bomba de infusão. A terapia é monitorada pela determinação do TTPa. A faixa terapêutica para a *heparina* é considerada equivalente a um nível plasmático de *heparina* a 0,3 a 0,7 unidade/mL, conforme determinado por um ensaio de antifator Xa. Em geral, um TTPa de 2 a 3 vezes o valor médio normal do TTPa é considerado terapêutico. O TTPa deve ser medido inicialmente, e a velocidade de infusão, ajustada a cada 6 horas. Uma vez estabelecido um esquema posológico uniforme, o monitoramento diário do TTPa é geralmente suficiente. São necessárias doses muito altas de *heparina* para prevenir a coagulação em pacientes submetidos a intervenção coronariana percutânea ou a cirurgia de revascularização do miocárdio. O TTPa está infinitamente prolongado com essas altas doses de *heparina*, de modo que, nessa situação, utiliza-se um teste de coagulação menos sensível, o *tempo de coagulação ativada* (TCA), para monitorar a terapia.

Por razões terapêuticas, a *heparina* também pode ser administrada por via subcutânea, 2 vezes/dia. Uma dose diária total de cerca de 35.000 unidades administrada em doses fracionadas a cada 8 a 12 horas geralmente é suficiente para se obter um TTPa de duas vezes o valor de controle (medido no intervalo entre as doses). Para a terapia com *heparina* em baixas doses (para a prevenção de tromboembolismo venoso em pacientes clínicos ou cirúrgicos hospitalizados), administra-se uma dose subcutânea de 5.000 unidades, 2 ou 3 vezes/dia.

Resistência à heparina Os pacientes que não alcançam um TTPa terapêutico com doses diárias de 35.000 unidades ou mais de *heparina* são considerados indivíduos que apresentam resistência à *heparina*, que pode refletir uma resistência verdadeira ou uma pseudorresistência. A determinação concomitante do TTPa e do nível de antifator Xa diferencia essas duas possibilidades. Na pseudorresistência à *heparina*, o nível de antifator Xa é terapêutico, apesar do TTPa subterapêutico, e na resistência verdadeira à *heparina*, tanto o nível de antifator Xa quanto o TTPa são subterapêuticos. Ocorre pseudorresistência à *heparina* quando o TTPa é mais curto do que o valor de controle antes de iniciar o tratamento com *heparina*, devido às altas concentrações de fator VIII e fibrinogênio. Ocorre resistência verdadeira à *heparina* devido aos níveis plasmáticos elevados de proteínas que competem com a antitrombina pela ligação à *heparina* ou devido à deficiência de antitrombina. A dose de *heparina* não precisa ser ajustada em pacientes com pseudorresistência, visto que o nível de antifator Xa é terapêutico. Em contrapartida, na resistência verdadeira, é necessário aumentar as doses de *heparina* até que o nível terapêutico de TTPa ou antifator Xa seja alcançado. Os pacientes com deficiência grave de antitrombina podem necessitar de concentrados de antitrombina para obter anticoagulação terapêutica com *heparina*. Como alternativa, podem ser tratados com um anticoagulante oral direto, visto que esses agentes não necessitam de antitrombina como cofator.

Preparações de HBPM

A *enoxaparina* e a *dalteparina* são as preparações de HBPM comercializadas nos Estados Unidos; a *tinzaparina* está disponível em outros países. A composição desses agentes difere uma da outra, assim como seus esquemas posológicos. Como as HBPM produzem uma resposta anticoagulante relativamente previsível, o monitoramento não é realizado rotineiramente. Pacientes com comprometimento renal podem exigir monitoramento com um ensaio do antifator Xa, visto que essa condição pode prolongar o $t_{1/2}$ e reduzir a eliminação da HBPM. Pacientes obesos, mulheres grávidas e crianças que recebem HBPM também podem necessitar de monitoramento. Para pacientes obesos, prefere-se uma dose profilática de *enoxaparina* com base no peso ao uso de dose fixa.

Fondaparinux

O *fondaparinux*, um pentassacarídeo sintético, é administrado por injeção subcutânea, alcança níveis plasmáticos máximos em 2 horas, possui $t_{1/2}$ de 17 horas e é excretado na urina. Devido ao risco de acúmulo e sangramento subsequente, o *fondaparinux* não deve ser administrado a pacientes com depuração de creatinina inferior a 30 mL/min. O *fondaparinux* pode ser administrado por via subcutânea 1 vez/dia, em dose fixa ou ajustada pelo peso corporal do paciente, sem monitoração da coagulação. O *fondaparinux* tem uma tendência muito menor que a *heparina* ou a HBPM de desencadear trombocitopenia induzida por *heparina*, e o fármaco tem sido utilizado com sucesso no tratamento de pacientes com essa condição. O *fondaparinux* está aprovado para tromboprofilaxia em pacientes submetidos a cirurgia de quadril, de joelho ou a cirurgia para fratura de quadril, bem como para terapia inicial de pacientes com trombose venosa profunda ou embolia pulmonar. Em alguns países, mas não nos Estados Unidos, o *fondaparinux* também é licenciado como alternativa à *heparina* ou à HBPM para pacientes com síndrome coronariana aguda. Para essa indicação e para a tromboprofilaxia, o *fondaparinux* é administrado por via subcutânea, 1 vez/dia, em doses de 2,5 mg.

Sangramento O sangramento é o principal efeito adverso da heparina, da HBPM e do fondaparinux. Ocorre sangramento significativo em 1 a 5% dos pacientes tratados com heparina intravenosa para tromboembolismo venoso. A incidência de sangramento é ligeiramente menor em pacientes tratados com HBPM para essa indicação. Com frequência, existe uma causa subjacente para o sangramento, como cirurgia recente, traumatismo, doença ulcerosa péptica ou disfunção plaquetária, em consequência da administração concomitante de ácido acetilsalicílico ou de outros fármacos antiplaquetários.

O efeito anticoagulante da *heparina* desaparece em poucas horas após a suspensão do fármaco. Em geral, o sangramento leve causado pela *heparina* pode ser controlado sem a administração de um antagonista. Se ocorrer hemorragia potencialmente fatal, o efeito da *heparina* pode ser rapidamente revertido pela infusão intravenosa de *sulfato de protamina* (uma mistura de polipeptídeos básicos isolados do esperma de salmão), que se liga fortemente à *heparina*, neutralizando seu efeito anticoagulante. A *protamina* também interage com as plaquetas, com o fibrinogênio e com outras proteínas plasmáticas e pode causar um efeito anticoagulante próprio. Dessa maneira, deve-se administrar a quantidade mínima de *protamina* necessária para neutralizar a *heparina* presente no plasma. Essa quantidade é de 1 mg de *protamina* para cada 100 unidades de heparina existentes no paciente. A *protamina* é administrada por via intravenosa em velocidade lenta (até uma dose máxima de 50 mg, durante 10 minutos). A *protamina* se liga apenas a moléculas longas de *heparina*. Portanto, ela reverte apenas parte da atividade anticoagulante da HBPM e não tem efeito na atividade do *fondaparinux*. A *protamina* pode causar hipotensão grave, edema pulmonar não cardiogênico e vasoconstrição pulmonar catastrófica quando administrada rapidamente e em altas doses. Os fatores de risco incluem administração anterior de fármacos que contêm *protamina* (p. ex., insulina NPH, insulina protamina zinco e certos β-bloqueadores), alergia a peixes, disfunção ventricular esquerda grave e hemodinâmica pulmonar anormal.

Trombocitopenia induzida por heparina A trombocitopenia induzida por *heparina* (contagem plaquetária < 150.000/μL ou redução de 50% em relação ao valor obtido antes do tratamento) ocorre em cerca de 0,5% dos pacientes dentro de 5 a 10 dias após o início da heparinoterapia. Embora a incidência seja menor, ocorre também trombocitopenia com a HBPM e, raramente, com o *fondaparinux*. As complicações trombóticas potencialmente fatais que podem levar à amputação de um membro ocorrem em até metade dos pacientes afetados tratados com *heparina* e podem preceder o início da trombocitopenia. As mulheres têm uma probabilidade duas vezes maior de desenvolver essa condição do que os homens, e a trombocitopenia induzida por *heparina* é mais comum em pacientes cirúrgicos do que em pacientes ambulatoriais.

O tromboembolismo venoso ocorre com mais frequência, porém também se observa a ocorrência de trombose arterial que causa isquemia dos membros, IAM ou AVC. A trombocitopenia induzida por *heparina* pode ser acompanhada de hemorragia suprarrenal bilateral, lesões cutâneas no local de injeção subcutânea da *heparina* e diversas reações sistêmicas. O desenvolvimento de anticorpos imunoglobulina G dirigidos contra complexos de *heparina* com o fator plaquetário 4 (ou, raramente, outras quimiocinas) provoca a maior parte dessas reações.

A *heparina* ou a HBPM devem ser imediatamente interrompidas se for constatada a ocorrência de trombocitopenia inexplicável ou de qualquer uma das manifestações clínicas mencionadas dentro de 5 ou mais dias após o início da terapia, independentemente da dose ou da via de administração (Cuker et al., 2019). O diagnóstico de trombocitopenia induzida por *heparina* pode ser confirmado por um ensaio de ativação plaquetária dependente de *heparina* ou por um imunoensaio para anticorpos que reagem com complexos de *heparina*-fator plaquetário 4. Devido à possível ocorrência de complicações trombóticas após a interrupção da terapia, deve-se administrar um anticoagulante alternativo, como *bivalirudina*, *argatrobana* ou *rivaroxabana* (ver adiante) a pacientes com trombocitopenia induzida por *heparina*. O *fondaparinux* é outra alternativa, embora se tenha relatado a ocorrência de trombocitopenia induzida por *fondaparinux* em estudos pós-comercialização. A HBPM deve ser evitada, visto que ela exibe reação cruzada com anticorpos contra a heparina. A *varfarina* pode precipitar gangrena venosa dos membros ou necrose cutânea em pacientes com trombocitopenia induzida por heparina e não deve ser utilizada até a normalização da contagem de plaquetas.

Outras toxicidades É frequente a ocorrência de anormalidades das provas de função hepática em pacientes que recebem *heparina* ou HBPM. Em certas ocasiões, ocorre osteoporose em pacientes que receberam doses terapêuticas de *heparina* (> 20.000 unidades/dia) por períodos extensos (p. ex., 3-6 meses). O risco de osteoporose é menor com a HBPM ou o *fondaparinux* do que com a *heparina*. A *heparina* pode inibir a síntese de aldosterona pelas glândulas suprarrenais e, em certas ocasiões, provoca hiperpotassemia.

Outros anticoagulantes parenterais
Desirudina e lepirudina

A *desirudina* e *lepirudina* (que não estão mais disponíveis nos Estados Unidos) são formas recombinantes da hirudina. A *desirudina* é indicada para tromboprofilaxia em pacientes submetidos a cirurgia eletiva de substituição de quadril. Tanto a *desirudina* quanto a *lepirudina* também são usadas para o tratamento da trombose em situações de trombocitopenia induzida por *heparina* (Morgan et al., 2020). A *desirudina* e a *lepirudina* são eliminadas pelos rins, e a $t_{1/2}$ é de cerca de 2 horas após administração subcutânea e de cerca de 10 minutos após infusão intravenosa. Ambos os fármacos devem ser usados com cautela em pacientes com diminuição da função renal, e o nível sérico de creatinina e o TTPa devem ser monitorados diariamente.

Bivalirudina

A *bivalirudina* é um polipeptídeo sintético de 20 aminoácidos que inibe diretamente a trombina. Ela é administrada por via intravenosa e usada como via alternativa da *heparina* em pacientes submetidos a angioplastia coronariana ou cirurgia de revascularização do miocárdio (Barria Perez et al., 2016; Koster et al., 2018). Pacientes com trombocitopenia induzida pela *heparina* ou com história desse distúrbio também podem receber *bivalirudina* em vez de *heparina* durante a angioplastia coronariana. A $t_{1/2}$ da *bivalirudina* é de 25 minutos, e recomenda-se uma redução da dose para pacientes com comprometimento renal.

Argatrobana

A *argatrobana*, um composto sintético com base na estrutura da L-arginina, liga-se reversivelmente ao sítio ativo da trombina. A *argatrobana* é administrada por via intravenosa e apresenta $t_{1/2}$ de 40 a 50 minutos. É metabolizada no fígado e excretada na bile. Por esse motivo, a *argatrobana* pode ser usada em pacientes com comprometimento renal. Todavia, há necessidade de redução da dose para pacientes com insuficiência hepática. A *argatrobana* é licenciada para profilaxia ou tratamento de pacientes com trombocitopenia induzida por *heparina* ou com risco de desenvolvê-la (Morgan et al., 2020). Além de prolongar o TTPa, ela também prolonga o TP, o que pode complicar a transição de pacientes de *argatrobana* para a *varfarina*. Um ensaio para o fator X pode ser usado, em vez do TP, para monitorar a *varfarina* nesses pacientes.

Antagonista da vitamina K

Varfarina

A *varfarina* ou outros antagonistas da vitamina K são anticoagulantes orais bastante utilizados.

Mecanismo de ação

Os fatores da coagulação II, VII, IX e X e as proteínas C e S são sintetizados no fígado e são biologicamente inativos, a não ser que 9 a 13 dos resíduos de Glu aminoterminais sejam γ-carboxilados, formando o domínio Gla de ligação do Ca^{2+}. Essa reação de carboxilação exige a presença de CO_2, O_2 e vitamina K reduzida e é catalisada pela γ-glutamilcarboxilase (Fig. 36-6). A carboxilação está acoplada à oxidação da vitamina K em sua forma epóxido correspondente. A vitamina K reduzida precisa ser

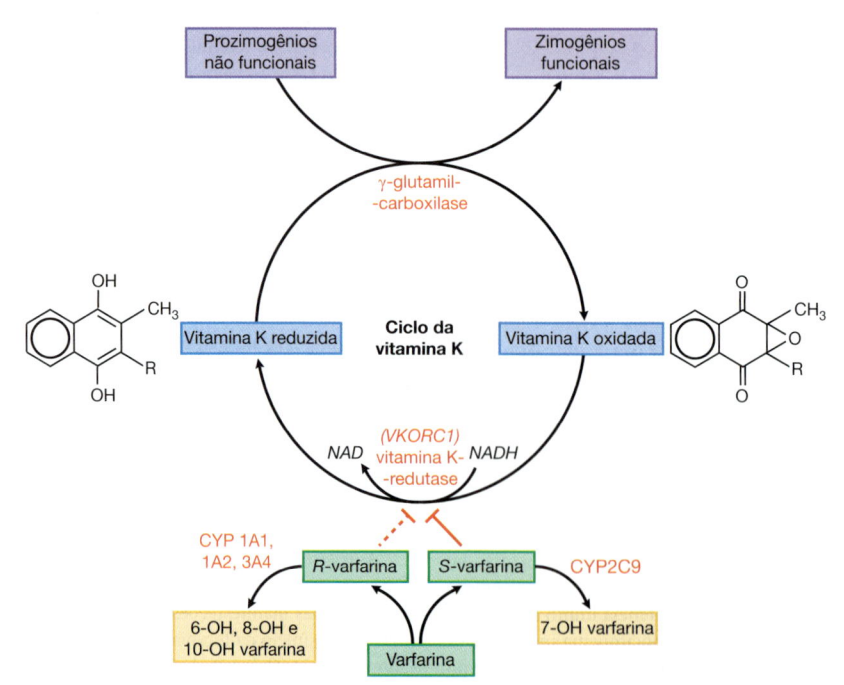

Figura 36-6 *Ciclo da vitamina K e mecanismo de ação da varfarina.* Na mistura racêmica dos enantiômeros S e R, a S-varfarina é mais ativa. Ao bloquear a VKOR codificada pelo gene *VKORC1*, a *varfarina* inibe a conversão do epóxido da vitamina K oxidada em sua forma reduzida, a hidroquinona da vitamina K. Isso inibe a γ-carboxilação dependente de vitamina K dos fatores II, VII, IX e X, visto que a vitamina K reduzida atua como cofator para uma γ-glutamilcarboxilase que catalisa o processo de γ-carboxilação, por meio do qual os prozimogênios são convertidos em zimogênios capazes de se ligar ao Ca^{2+} e interagir com fosfolipídeos aniônicos. A S-varfarina é metabolizada pela *CYP2C9*. Os polimorfismos genéticos comuns nessa enzima aumentam o metabolismo da *varfarina*. Os polimorfismos no *VKORC1* aumentam a suscetibilidade da enzima à inibição induzida pela *varfarina*. Portanto, pacientes que expressam polimorfismos nessas duas enzimas necessitam de uma redução da dose de varfarina (ver Tab. 36-2).

regenerada a partir do epóxido para carboxilação e síntese de proteínas funcionais. A enzima que catalisa essa reação, a *epóxido-redutase da vitamina K* (VKOR), é inibida por doses terapêuticas de *varfarina*.

Em doses terapêuticas, a *varfarina* diminui em 30 a 70% a quantidade funcional de cada fator de coagulação dependente de vitamina K sintetizado pelo fígado. A *varfarina* não tem nenhum efeito na atividade dos fatores totalmente γ-carboxilados que já se encontram na circulação, os quais precisam ser depurados para que ela possa produzir um efeito anticoagulante. Os valores de $t_{1/2}$ aproximados dos fatores VII, IX, X e II são de 6, 24, 36 e 50 horas, respectivamente, enquanto os valores de $t_{1/2}$ da proteína C e da proteína S são de 8 e 24 horas, respectivamente. Devido à $t_{1/2}$ longa de alguns dos fatores da coagulação, em particular do fator II, o efeito antitrombótico integral da varfarina só é alcançado após 4 a 5 dias. Por essa razão, a *varfarina* precisa ser sobreposta a um anticoagulante parenteral de ação rápida, como a *heparina*, a HBPM ou o *fondaparinux*, em pacientes com trombose ou com alto risco de trombose.

ADME

A biodisponibilidade da *varfarina* é quase completa quando o fármaco é administrado por via oral, intravenosa ou retal. Os comprimidos genéricos de *varfarina* podem variar na sua velocidade de dissolução, o que pode causar alguma variação na taxa e na extensão de sua absorção. A presença de alimento no trato GI também pode diminuir a taxa de absorção. As concentrações plasmáticas de *varfarina* alcançam o seu valor máximo em 2 a 8 horas. A *varfarina* é administrada como mistura racêmica de S e R-varfarina. A S-varfarina é 3 a 5 vezes mais potente do que a R-varfarina e é metabolizada principalmente pelo citocromo P450 (CYP) tipo 2C9. Os metabólitos inativos da *varfarina* são excretados na urina e nas fezes. A $t_{1/2}$ varia (25-60 h), porém a duração de ação da *varfarina* é de 2 a 5 dias.

A Tabela 36-2 fornece um resumo dos efeitos de fatores genéticos implicados nas exigências posológicas da *varfarina*. Os polimorfismos em dois genes, *CYP2C9* e *VKORC1*, são responsáveis pela maior parte da contribuição genética para a variabilidade da resposta à *varfarina* (Johnson et al., 2017). As variantes de *CYP2C9* afetam a farmacocinética da *varfarina*, enquanto as variantes de *VKORC1* afetam a sua farmacodinâmica. As variantes comuns no gene *CYP2C9* (definidas como *CYP2C9**2 e *3), codificam uma enzima com atividade reduzida e, por isso, estão associadas a concentrações maiores do fármaco e redução das exigências de dose da varfarina. As variantes *VKORC1* são mais prevalentes do que as da *CYP2C9*, particularmente em asiáticos, seguidos de norte-americanos europeus e afro-americanos. A dose necessária de *varfarina* é diminuída em pacientes com essas variantes. Foram desenvolvidos métodos *point-of-care* (à beira do leito) para a genotipagem de *CYP2C9* e *VKORC1* e elaborados algoritmos que incorporam a informação dos genótipos para facilitar a precisão da dose de *varfarina*. Entretanto, ainda não há certeza se a precisão da dosagem melhora os resultados clínicos em comparação com o tratamento habitual com *varfarina* (Li et al., 2019; Tse et al., 2018).

Uso clínico

Os antagonistas da vitamina K são usados para impedir a progressão ou a recorrência da trombose venosa profunda aguda ou da embolia pulmonar após um ciclo inicial de *heparina*, HBPM ou *fondaparinux*. Também são efetivos na prevenção de AVC ou embolização sistêmica em pacientes com fibrilação atrial, valvas cardíacas mecânicas ou dispositivos de assistência ventricular.

Antes do início da terapia, são realizados exames laboratoriais, cujos resultados são usados com a história e o exame físico para detectar defeitos hemostáticos capazes de aumentar o risco associado ao uso de *varfarina* (p. ex., deficiência congênita de fatores de coagulação, trombocitopenia, insuficiência hepática ou renal, anormalidades vasculares). Em seguida, a *razão normalizada internacional* (INR) calculada a partir do TP do paciente é usada para monitorar a extensão da anticoagulação e adesão ao tratamento. Foram definidas faixas terapêuticas da INR para várias indicações clínicas que refletem a extensão da anticoagulação que diminui a morbidade da doença tromboembólica, enquanto aumenta minimamente o risco de hemorragia grave. Para a maioria das indicações, utiliza-se uma INR na faixa de 2 a 3. Recomenda-se um valor mais alto de INR (2,5-3,5) para pacientes com valvas cardíacas mecânicas na posição mitral ou para pacientes com valvas mecânicas em outra posição que apresentam fibrilação atrial concomitante ou história pregressa de AVC.

Para o tratamento do tromboembolismo venoso agudo, a *heparina*, a HBPM ou o *fondaparinux* são geralmente mantidos durante pelo menos 5 dias após o início da terapia com *varfarina*. O agente parenteral é interrompido quando a INR alcança a faixa terapêutica em 2 dias consecutivos. Essa superposição possibilita uma depleção adequada dos fatores da coagulação dependentes de vitamina K com $t_{1/2}$ longas, particularmente o fator II. Indica-se a realização de medições frequentes da INR no início da terapia, de modo a assegurar a obtenção de um efeito terapêutico. Uma vez identificada uma dose estável de *varfarina*, a INR pode ser monitorada a cada 3 a 4 semanas.

TABELA 36-2 ■ EFEITO DOS GENÓTIPOS DE *CYP2C9* E HAPLÓTIPOS DE *VKORC1* NAS DOSES DE VARFARINA

GENÓTIPO OU HAPLÓTIPO	FREQUÊNCIA (%)			REDUÇÃO DA DOSE COMPARADA COM O TIPO SELVAGEM (%)
	BRANCOS	NEGROS	ASIÁTICOS	
CYP2C9				
*1/*1	70	90	95	–
*1/*2	17	2	0	22
*1/*3	9	3	4	34
*2/*2	2	0	0	43
*2/*3	1	0	0	53
*3/*3	0	0	1	76
VKORC1				
Não A/não A	37	82	7	–
Não A/A	45	12	30	26
A/A	18	6	63	50

Os polimorfismos em dois genes, *CYP2C9* e *VKORC1*, são, em grande parte, responsáveis pela contribuição genética na variabilidade da resposta à *varfarina*. As variantes de *CYP2C9* afetam a farmacocinética da *varfarina*. *CYP2C9* metaboliza a *varfarina*, e as variantes não *1/*1 são menos ativas do que *CYP2C9**1/*1, exigindo uma redução da dose. As variantes de *VKORC1* afetam a farmacodinâmica da *varfarina*. *VKORC1* é o alvo dos anticoagulantes cumarínicos, como a *varfarina*. As formas não A/A e A/A apresentam uma necessidade diminuída de *varfarina*.

Fonte: Ghimire LV, Stein CM. Warfarin pharmacogenetics. Goodman and Gilman Online.

Posologia

A dose habitual de *varfarina* no adulto é de 2 a 5 mg/dia durante 2 a 4 dias, seguida de 1 a 10 mg/dia, conforme indicado pelas medidas da INR (ver a definição funcional de INR na seção sobre uso clínico). Deve-se administrar uma dose inicial mais baixa a pacientes com maior risco de sangramento, incluindo indivíduos idosos.

Interações

As interações da varfarina podem ser causadas por substâncias, alimentos ou fatores genéticos que alteram (1) a captação ou o metabolismo da *varfarina* ou da vitamina K; (2) a síntese, a função ou a depuração dos fatores da coagulação; ou (3) a integridade de qualquer superfície epitelial. Pode ocorrer redução na eficácia da *varfarina* devido à sua absorção diminuída (p. ex., ligação à colestiramina no trato GI) ou aumento da depuração hepática em consequência da indução de enzimas hepáticas (p. ex., indução da *CYP2C9* por barbitúricos, *carbamazepina* ou *rifampicina*). A *varfarina* tem um volume de distribuição diminuído e uma $t_{1/2}$ curta na presença de hipoproteinemia, como a que ocorre na síndrome nefrótica. Uma resistência relativa à *varfarina* também pode ser causada pela ingestão de suplementos ou grandes quantidades de alimentos ricos em vitamina K ou ainda pelos níveis elevados de fatores de coagulação durante a gravidez.

As interações medicamentosas que aumentam o risco de hemorragia em pacientes em uso de *varfarina* incluem metabolismo diminuído devido à inibição da *CYP2C9* por *amiodarona*, antifúngicos azólicos, *cimetidina*, *clopidogrel*, *cotrimoxazol*, *dissulfiram*, *fluoxetina*, *isoniazida*, *metronidazol*, *sulfimpirazona*, *tolcapona* ou *zafirlucaste*. Pode surgir uma relativa deficiência de vitamina K como consequência de dieta inadequada (p. ex., pacientes no pós-operatório que recebem líquidos parenterais), particularmente quando estiver associada à eliminação da flora intestinal por agentes antimicrobianos. As bactérias intestinais sintetizam vitamina K e representam uma importante fonte dessa vitamina. Consequentemente, os antibióticos podem causar aumento da INR em pacientes tratados com varfarina. Baixas concentrações de fatores da coagulação podem resultar de comprometimento da função hepática, insuficiência cardíaca congestiva ou estados hipermetabólicos, como o hipertireoidismo. Em geral, essas condições aumentam o efeito da varfarina na INR. As interações graves que não alteram a INR incluem inibição da função plaquetária por determinados agentes, como o *ácido acetilsalicílico*, e gastrite ou ulceração franca induzidas por anti-inflamatórios. Os agentes podem apresentar mais de um efeito (p. ex., o *clofibrato* aumenta a taxa de renovação dos fatores de coagulação e inibe a função plaquetária).

Hipersensibilidade à varfarina

Cerca de 10% dos pacientes necessitam de menos de 1,5 mg/dia de *varfarina* para alcançar uma INR de 2 a 3. Com frequência, esses pacientes apresentam variantes de *CYP2C9* ou *VKORC1*, as quais afetam, respectivamente, a farmacocinética ou a farmacodinâmica da *varfarina*. A suplementação com baixas doses diárias de vitamina K torna esses pacientes menos sensíveis à *varfarina* e pode resultar em uma dose mais estável.

Efeitos adversos

Sangramento O sangramento é o efeito adverso mais comum da varfarina. O risco de sangramento aumenta com a intensidade e a duração da terapia anticoagulante, o uso de outras medicações que interferem na hemostasia e a presença de uma potencial fonte anatômica de sangramento. A incidência de episódios de sangramento significativo geralmente é de menos de 3% por ano em pacientes tratados com INR-alvo de 2 a 3. O risco de hemorragia intracraniana aumenta acentuadamente com uma INR superior a 4, embora até dois terços dos casos de sangramento intracraniano com varfarina ocorram quando a INR está dentro da faixa terapêutica.

Se a INR estiver acima da faixa terapêutica e o paciente não apresentar sangramento ou não houver necessidade de procedimento cirúrgico, a *varfarina* pode ser interrompida temporariamente e reiniciada em uma dose mais baixa quando a INR estiver dentro da faixa terapêutica. Se a INR alcançar um valor de 10 ou mais, pode-se administrar vitamina K_1 por via oral em uma dose de 2,5 a 5 mg. Em geral, essas doses de vitamina K_1 por via oral produzem uma redução substancial da INR dentro de 24 a 48 horas, sem tornar o paciente resistente à terapia subsequente com varfarina. Podem ser necessárias doses mais altas de vitamina K_1 ou a sua administração parenteral se houver necessidade de uma correção mais rápida da INR. O efeito da vitamina K_1 é retardado em pelo menos algumas horas, visto que a reversão da anticoagulação exige a síntese de fatores de coagulação totalmente carboxilados. Se houver necessidade de competência hemostática imediata, devido à ocorrência de hemorragia grave ou à superdosagem pronunciada de *varfarina*, é possível restaurar as concentrações adequadas dos fatores da coagulação dependentes de vitamina K por meio de transfusão de concentrado de complexo protrombínico de quatro fatores, suplementado com 10 mg de vitamina K_1 administrada por infusão intravenosa lenta. A vitamina K_1 administrada por via intravenosa está associada a um risco de reações anafilactoides. Os pacientes que recebem altas doses de vitamina K_1 podem se tornar insensíveis à *varfarina* por vários dias, mas pode-se administrar *heparina* ou HBPM se houver necessidade de anticoagulação contínua.

Defeitos congênitos A administração de *varfarina* durante a gravidez provoca defeitos congênitos e aborto. Foram relatadas anormalidades do SNC após exposição durante o segundo e o terceiro trimestres. Podem ocorrer hemorragia fetal ou neonatal e morte intrauterina, mesmo se os valores maternos da INR estiverem dentro da faixa terapêutica. Os antagonistas da vitamina K não devem ser usados durante a gravidez, porém a *heparina* ou a HBPM podem ser administradas com segurança.

Necrose cutânea A necrose cutânea induzida pela *varfarina* é uma complicação rara, caracterizada pelo aparecimento de lesões cutâneas de 3 a 10 dias após o início do tratamento. Geralmente, as lesões são observadas nos membros, porém o tecido adiposo, o pênis e a mama feminina também podem ser afetados. Ocorre necrose cutânea em pacientes com deficiência de proteína C ou S ou com trombocitopenia induzida por *heparina*.

Outras toxicidades Cerca de 3 a 8 semanas após o início da terapia com *varfarina*, pode aparecer uma coloração azulada reversível e, algumas vezes, dolorosa nas superfícies plantares e faces laterais dos dedos dos pés, que desaparece com a pressão e diminui de intensidade com a elevação das pernas (síndrome do dedo azul). Os êmbolos de colesterol liberados de placas ateromatosas são possíveis causas dessa síndrome. A *varfarina* pode causar calcifilaxia fatal (acúmulo de cálcio nos vasos sanguíneos de pequeno calibre) ou arteriolopatia urêmica por cálcio. Outras reações raras incluem alopecia, urticária, dermatite, febre, náuseas, diarreia, cólicas abdominais e anorexia.

Anticoagulantes orais diretos

Inibidor direto da trombina oral

Dabigatrana

O *etexilato de dabigatrana* é um profármaco sintético com peso molecular de 628 Da.

Mecanismo de ação O *etexilato de dabigatrana* é rapidamente convertido em *dabigatrana* por esterases plasmáticas. A *dabigatrana* bloqueia de modo competitivo e reversível o sítio ativo da trombina livre ou ligada ao coágulo, com consequente inibição da conversão de fibrinogênio em fibrina mediada pela trombina, ativação da coagulação por retroalimentação e ativação plaquetária.

ADME A *dabigatrana* tem biodisponibilidade oral de cerca de 6%, início máximo de ação em 2 horas e $t_{1/2}$ plasmática de 12 a 14 horas. A *dabigatrana* é administrada 2 vezes/dia na forma de cápsulas. A biodisponibilidade do fármaco é alterada se as cápsulas forem mastigadas ou quebradas antes de sua ingestão. Por esse motivo, as cápsulas devem ser deglutidas por inteiro. Cerca de 35% da *dabigatrana* circulante está ligada às proteínas plasmáticas. Aproximadamente 80% do fármaco absorvido é excretado de modo inalterado pelos rins. É necessária uma redução da dose quando a *dabigatrana* for administrada a pacientes com comprometimento renal grave (CLCr de 15-30 mL/min). Não se dispõe de recomendações posológicas para pacientes com CLCr inferior a 15 mL/min.

Quando administrado em doses fixas, o *etexilato de dabigatrana* produz uma resposta anticoagulante tão previsível que o monitoramento rotineiro da coagulação é desnecessário. Embora a *dabigatrana* prolongue o TTPa, os valores se estabilizam com níveis mais elevados do fármaco. A *dabigatrana* tem um efeito impreciso na INR. O tempo de trombina é demasiado sensível para monitorar a terapia com *dabigatrana*, visto que o teste é acentuadamente prolongado mesmo com baixos níveis do fármaco. Para solucionar esse problema, foi desenvolvido um ensaio de tempo de trombina diluído. Ao comparar os resultados com aqueles obtidos com calibradores de *dabigatrana*, esse teste pode ser utilizado para quantificar as concentrações plasmáticas do fármaco.

Usos terapêuticos A *dabigatrana* está licenciada para o tratamento do tromboembolismo venoso agudo após pelo menos 5 dias de anticoagulação parenteral com *heparina*, HBPM ou *fondaparinux* (Schulman et al., 2014), para a prevenção secundária do tromboembolismo venoso e para a prevenção do AVC em pacientes com fibrilação atrial não valvar (Connolly et al., 2009). Está contraindicada para pacientes com valvas cardíacas mecânicas (Eikelboom et al., 2013). Em alguns países, esquemas com *dabigatrana* em doses mais baixas e uma administração diária são licenciados para tromboprofilaxia após artroplastia de joelho ou quadril.

Efeitos adversos O sangramento é o principal efeito adverso da *dabigatrana*. Em pacientes idosos com fibrilação atrial, o risco anual de sangramento significativo com a administração de 150 mg de *dabigatrana* 2 vezes/dia assemelha-se ao da *varfarina*, alcançando cerca de 3%. Entretanto, o risco de sangramento intracraniano é reduzido em 70% com a *dabigatrana* em comparação com a *varfarina*. Em contrapartida, o risco de sangramento GI é maior com a *dabigatrana*, particularmente em pacientes com mais de 75 anos de idade. Outros riscos de sangramento com o uso da *dabigatrana* incluem comprometimento renal e uso concomitante de agentes antiplaquetários ou anti-inflamatórios não esteroides. A *dabigatrana* não deve ser usada em pacientes com próteses mecânicas de valvas cardíacas e naqueles com síndrome antifosfolipídeo triplo-positiva (positiva para anticoagulante lúpico, anticorpo anticardiolipina e anticorpo contra a β_2-glicoproteína I).

Interações medicamentosas A *dabigatrana* é um substrato da glicoproteína P, de modo que os fármacos que inibem ou induzem a glicoproteína P têm o potencial de aumentar ou diminuir as concentrações plasmáticas de *dabigatrana*, respectivamente. O *verapamil*, a *dronedarona*, a *quinidina*, o *cetoconazol* e a *claritromicina* podem aumentar as concentrações de *dabigatrana*, enquanto a *rifampicina* pode diminuir suas concentrações.

Inibidores diretos orais do fator Xa
Rivaroxabana, apixabana, edoxabana e betrixabana

Mecanismo de ação A *rivaroxabana*, a *apixabana*, a *edoxabana* e a *betrixabana* inibem o fator Xa livre e associado ao coágulo, resultando em diminuição da geração de trombina. Por sua vez, ocorre supressão da agregação plaquetária e da formação de fibrina. A fabricação da *betrixabana* foi interrompida em 2020, de modo que esse fármaco não está mais disponível.

ADME A *rivaroxabana* tem uma biodisponibilidade oral de 80%, início máximo de ação em 3 horas e $t_{1/2}$ plasmática de 7 a 11 horas. Ocorre absorção máxima do fármaco no estômago e, quando administrada em doses terapêuticas, a *rivaroxabana* deve ser ingerida com a refeição para aumentar sua absorção. A *rivaroxabana* está disponível em forma de comprimido, que pode ser triturado e administrado por sonda nasogástrica. Cerca de 95% da *rivaroxabana* está ligada às proteínas plasmáticas. Cerca de um terço do fármaco é excretado de modo inalterado na urina; o restante é metabolizado pelo sistema hepático CYP3A4, e os metabólitos inativos são igualmente excretados na urina e nas fezes. A exposição à *rivaroxabana* é aumentada em pacientes com comprometimento renal ou disfunção hepática grave. A dose terapêutica de *rivaroxabana* é reduzida de 20 mg, 1 vez/dia, para 15 mg, 1 vez/dia, se a depuração de creatinina for de 15 a 50 mL/min. O fármaco não deve ser administrado a pacientes com depuração de creatinina menor que esse valor. Em pacientes com trombose venosa profunda aguda ou embolia pulmonar, a *rivaroxabana* é iniciada em uma dose de 15 mg 2 vezes/dia durante 21 dias e, em seguida, a dose é reduzida para 20 mg 1 vez/dia. Para a prevenção secundária do tromboembolismo venoso depois de 6 meses de tratamento, pode-se reduzir a dose *rivaroxabana* de 20 mg 1 vez/dia para 10 mg 2 vezes/dia (Weitz et al., 2017).

A biodisponibilidade da *apixabana* é de cerca de 50%, e as concentrações máximas são alcançadas 1 a 3 horas após sua ingestão. O alimento não afeta a absorção, e o fármaco pode ser administrado como comprimido integral, que também pode ser triturado em água e administrado por sonda nasogástrica. Cerca de 87% da *apixabana* está ligada às proteínas plasmáticas, e cerca de 27% do fármaco é depurado de modo inalterado pelos rins. A *apixabana* é metabolizada pela CYP3A4 hepática, e os metabólitos são excretados na bile, no intestino e na urina. A dose habitual de *apixabana* é de 5 mg 2 vezes/dia. A dose é reduzida para 2,5 mg 2 vezes/dia em pacientes que apresentam duas das três características a seguir: idade acima de 80 anos, peso corporal de 60 kg ou menos ou concentração sérica de creatinina de 1,5 mg/dL ou mais. Em pacientes com tromboembolismo venoso agudo, a *apixabana* é iniciada em uma dose de 10 mg 2 vezes/dia durante 7 dias. Em seguida, a dose é diminuída para 5 mg 2 vezes/dia. Para aqueles que necessitam de tratamento além de 6 a 12 meses, a dose de *apixabana* pode ser reduzida para 2,5 mg 2 vezes/dia.

A biodisponibilidade da *edoxabana* é de 62%, e as concentrações máximas são alcançadas 1 a 2 horas após a ingestão. O alimento não afeta a absorção. A ligação da *edoxabana* às proteínas é de 55%. Uma vez absorvida, cerca de 50% da *edoxabana* é eliminada de modo inalterado na urina. Ocorre metabolismo hepático mínimo, e a doença hepática não afeta a farmacodinâmica. A exposição ao fármaco é aumentada pela presença de comprometimento renal, baixo peso corporal ou uso concomitante de potentes inibidores da glicoproteína P. Portanto, a dose de *edoxabana* deve ser reduzida de 60 para 30 mg, 1 vez/dia, em pacientes com CLCr entre 15 e 50 mL/min, com peso corporal de 60 kg ou menos e em pacientes em uso de *quinidina*, *dronedarona*, *rifampicina*, *eritromicina*, *cetoconazol* ou *ciclosporina*. A *edoxabana* é contraindicada para pacientes cuja depuração de creatinina for inferior a 15 mL/min. Nos Estados Unidos, mas não em outros países, a *edoxabana* também não é recomendada para pacientes com depuração da creatinina acima de 95 mL/min, visto que uma análise de subgrupo dos resultados do ensaio clínico que comparou a *edoxabana* com a *varfarina* na prevenção do AVC na fibrilação atrial revelou um maior risco de AVC isquêmico com a *edoxabana* do que com a *varfarina* nesses pacientes.

A *rivaroxabana*, a *apixabana* e a *edoxabana* são administradas em doses fixas e não exigem monitoramento rotineiro da coagulação. Os fármacos afetam mais o TP do que o TTPa, porém prolongam o TP em grau variável, de modo que esse teste não proporciona uma medida confiável de sua atividade anticoagulante. Podem ser realizados ensaios de antifator Xa utilizando calibradores dos fármacos específicos para medir os níveis do fármaco. A função renal deve ser avaliada pelo menos 1 vez por ano em pacientes que tomam inibidores orais do fator Xa ou com mais frequência em pacientes com disfunção renal.

Usos terapêuticos A rivaroxabana, a apixabana e a edoxabana são licenciadas para a prevenção do AVC em pacientes com fibrilação atrial (Giugliano et al., 2013; Granger et al., 2011; Patel et al., 2011), bem como para o tratamento da trombose venosa profunda aguda ou da embolia pulmonar (Beyer-Westendorf e Ageno, 2015; Gómez-Outes et al., 2015). Para essa última indicação, a edoxabana só é iniciada depois de um ciclo mínimo de tratamento de 5 dias com heparina, HBPM ou fondaparinux (Buller et al., 2013). Em contrapartida, a rivaroxabana e a apixabana podem ser administradas imediatamente (EINSTEIN Investigators, 2010, 2012; Granziera et al., 2016). Estudos que compararam a apixabana, a rivaroxabana ou a edoxabana com dalteparina no tratamento do tromboembolismo venoso associado ao câncer revelaram que os inibidores diretos orais do fator Xa são pelo menos tão efetivos quanto a dalteparina, porém estão associados a mais sangramento em pacientes com câncer GI intacto, particularmente os cânceres do trato GI superior (Mulder et al., 2020).

A *rivaroxabana* e a *apixabana* também são licenciadas para tromboprofilaxia pós-operatória em pacientes submetidos a artroplastia de quadril ou de joelho (Anderson et al., 2019). Para essa indicação, os fármacos são administrados em doses de 10 mg 1 vez/dia e 2,5 mg 2 vezes/dia, respectivamente. Todos os três fármacos são contraindicados para prevenção de AVC em pacientes com valvas cardíacas mecânicas. Além disso, devem ser evitados em pacientes com síndrome antifosfolipídeo, visto que a *varfarina* parece superior aos inibidores orais diretos do fator Xa para a prevenção da trombose recorrente (Ghembaza e Saadoun, 2020).

A *rivaroxabana* em baixa dose (2,5 mg 2 vezes/dia) em combinação com *ácido acetilsalicílico* (81 ou 100 mg/dia) está licenciada para prevenção de eventos adversos cardíacos e dos membros em pacientes com doença arterial coronariana ou periférica (Capodanno et al., 2020). Essa combinação produz uma inibição de dupla via, visto que a *rivaroxabana* atenua a geração de trombina e a formação de fibrina, enquanto o *ácido acetilsalicílico* atenua a ativação das plaquetas. A inibição de ambas as vias com *rivaroxabana* e *ácido acetilsalicílico* demonstrou ser mais efetiva do que a inibição de uma única via com *rivaroxabana* ou *ácido acetilsalicílico* isoladamente em pacientes com doença arterial coronariana ou periférica (Eikelboom et al., 2017) e foi mais efetiva do que o *ácido acetilsalicílico* isoladamente após procedimentos de revascularização para doença arterial periférica (Bonaca et al., 2020).

Efeitos adversos À semelhança de todos os anticoagulantes, o sangramento é o principal efeito adverso. As taxas de sangramento intracraniano com *rivaroxabana*, *apixabana* e *edoxabana* são pelo menos 50% menores do que as com *varfarina*. As taxas de sangramento em outros locais são semelhantes ou inferiores às da *varfarina*. A única exceção é o trato GI; as taxas de sangramento GI com a *rivaroxabana* e a *edoxabana*, mas não com a *apixabana*, são mais altas do que as da *varfarina*. A explicação para essa diferença não está bem estabelecida, mas pode refletir a capacidade do anticoagulante não absorvido no intestino de promover sangramento a partir de lesões preexistentes. Apesar do risco aumentado de sangramento GI, as taxas de sangramento potencialmente fatais ou fatais são menores com todos os inibidores orais do fator Xa em comparação com a *varfarina*. À semelhança de outros anticoagulantes, observa-se um aumento no risco de sangramento com o uso de *rivaroxabana*, *apixabana* ou *edoxabana* em pacientes em uso concomitante de agentes antiplaquetários ou anti-inflamatórios não esteroides.

Interações medicamentosas Todos os inibidores do fator Xa orais são substratos da glicoproteína P. Em consequência, os inibidores ou os indutores potentes da glicoproteína P, respectivamente, aumentarão ou diminuirão as concentrações do fármaco. A *rivaroxabana* e a *apixabana* são metabolizadas pela CYP3A4, enquanto a *edoxabana* sofre metabolismo apenas mínimo mediado pela CYP3A4. Os níveis plasmáticos de *rivaroxabana* e *apixabana* são reduzidos por potentes indutores da glicoproteína P e da CYP3A4, como *carbamazepina*, *fenitoína*, *rifampicina* e *erva-de-são-joão*, mas são aumentados por inibidores potentes, como *dronedarona*, *cetoconazol*, *itraconazol*, *ritonavir*, *claritromicina*, *eritromicina* e *ciclosporina*.

Agentes de reversão para anticoagulantes orais diretos

Pode ocorrer sangramento potencialmente fatal com os anticoagulantes orais diretos, e os pacientes que tomam esses fármacos podem necessitar de cirurgia ou intervenções urgentes. Por esse motivo, a disponibilidade de agentes específicos de reversão otimiza o manejo desses pacientes. O *idarucizumabe* é licenciado para reversão da *dabigatrana* em pacientes com sangramento grave, como hemorragia intracraniana, ou naqueles que necessitam de cirurgia ou intervenção de urgência.

O fator da coagulação Xa recombinante, inativado-zhzo, também denominado *alfa-andexanete*, foi aprovado pela FDA para reversão de pacientes tratados com *rivaroxabana* e *apixabana* com sangramento grave. O *alfa-andexanete* não foi avaliado para reversão da *apixabana*, *rivaroxabana* ou *edoxabana* antes de cirurgia urgente. Como esse fármaco também reverte o efeito anticoagulante da *heparina* e da HBPM, não deve ser usado em pacientes submetidos a procedimentos nos quais a *heparina* é usada de forma rotineira, como cirurgia vascular ou cardíaca.

O *alfa-andexanete* é de custo consideravelmente maior do que o *idarucizumabe* e não está amplamente disponível. Em virtude de seu custo, o *andexanete* frequentemente é reservado para pacientes com sangramento mais grave, particularmente hemorragia intracraniana. Se não houver disponibilidade de *andexanete*, os resultados de estudos de coorte sugerem que o concentrado de complexo protrombínico de quatro fatores melhora a hemostasia em pacientes com sangramento grave. Se esse complexo for ineficaz, pode-se considerar o uso de concentrado de complexo protrombínico ativado ou fator VIIa recombinante (Cuker et al., 2018).

Em pacientes em uso de *dabigatrana* que apresentam sangramento grave com insuficiência renal aguda, pode-se utilizar a hemodiálise para remover a *dabigatrana* da circulação. A diálise não tem nenhum valor para a remoção de *rivaroxabana*, *apixabana* ou *edoxabana*, em virtude de sua maior ligação às proteínas.

Idarucizumabe

O *idarucizumabe*, um agente de reversão específico para a *dabigatrana*, é um fragmento de anticorpo monoclonal murino humanizado dirigido contra a *dabigatrana*. O anticorpo se liga à *dabigatrana* com afinidade 350 vezes maior do que a da *dabigatrana* pela trombina, e o complexo idarucizumabe-dabigatrana essencialmente irreversível é depurado pelos rins. O *idarucizumabe* é infundido em dois *bolus* intravenosos de 2,5 g cada. O fármaco reverte rapidamente os efeitos anticoagulantes da *dabigatrana*, e os pacientes podem, então, ser submetidos a cirurgia de grande porte com segurança (Pollack et al., 2017).

Alfa-andexanete

O *alfa-andexanete* teve o seu nome substituído pela FDA e agora é referido genericamente como *fator da coagulação Xa (recombinante) inativado-zhzo*. Para simplificar, é designado como *andexanete* neste capítulo. Desenvolvido como chamariz para os inibidores orais do fator Xa, o *andexanete* é um análogo recombinante do fator Xa cujo sítio ativo de serina é substituído por um resíduo de alanina, de modo a eliminar a atividade catalítica, enquanto o domínio Gla é removido para impedir a sua incorporação ao complexo de protrombinase. O *andexanete* é administrado em *bolus* intravenoso, seguido de infusão de 2 horas. Ao sequestrar os inibidores circulantes do fator Xa, o *andexanete* reverte rapidamente a atividade de antifator Xa produzida por esses agentes e restaura a geração de trombina (Siegal et al., 2019). São necessárias doses mais altas de *andexanete* para reverter a *rivaroxabana* ou a *edoxabana* em comparação com a *apixabana* (Connolly et al., 2019).

Ciraparantague

O *ciraparantague* é uma pequena molécula catiônica sintética que se liga à *dabigatrana*, à *rivaroxabana*, à *apixabana* e à *edoxabana*, bem como à *heparina* e à HBPM. Em voluntários saudáveis aos quais foi administrada *edoxabana*, um *bolus* intravenoso de *ciraparantague* restaurou a normalidade do tempo de coagulação do sangue total. O *ciraparantague* está atualmente em ensaios clínicos de fase III.

Agentes fibrinolíticos

Os agentes fibrinolíticos iniciam a via fibrinolítica, que está resumida na Figura 36-3. Esses agentes incluem o t-PA recombinante (*alteplase*) e suas variantes, a *uroquinase* e a *estreptoquinase*. A *uroquinase* e a *estreptoquinase* são raramente usadas e não estão mais disponíveis nos Estados Unidos.

Ativador do plasminogênio tecidual

O t-PA é uma serina-protease e um ativador fraco do plasminogênio na ausência de fibrina. Quando ligado à fibrina, o t-PA ativa o plasminogênio ligado à fibrina várias centenas de vezes mais rapidamente do que ativa o plasminogênio na circulação. Como tem pouca atividade, exceto na presença de fibrina, as concentrações de t-PA de 5 a 10 ng/mL não induzem a geração de plasmina sistêmica. Com uma infusão terapêutica de t-PA (*alteplase*), as concentrações aumentam para 300 a 3.000 ng/mL, o que pode induzir a degradação sistêmica do fibrinogênio. A depuração da *alteplase* ocorre principalmente por metabolismo hepático, e a $t_{1/2}$ é de cerca de 5 minutos. A *alteplase* é efetiva no tratamento de IAM (O'Gara et al., 2013), AVC isquêmico agudo e embolia pulmonar potencialmente fatal (Meyer et al., 2014).

Para a trombólise coronariana, a alteplase é administrada em *bolus* intravenoso de 15 mg, seguido de 0,75 mg/kg durante 30 minutos (sem ultrapassar 50 mg) e 0,5 mg/kg (até uma dose acumulada de 35 mg) na hora seguinte. Outras variantes recombinantes do t-PA incluem a *reteplase* e a *tenecteplase*. Ambas diferem da *alteplase* por uma meia-vida plasmática mais longa, que possibilita uma dose em *bolus* conveniente. Além disso, diferentemente da *alteplase*, a *tenecteplase* é relativamente resistente à inibição pelo PAI-1. Apesar dessas vantagens aparentes, esses agentes assemelham-se à *alteplase* quanto à sua eficácia e toxicidade.

Toxicidade hemorrágica da terapia trombolítica

A principal toxicidade de todos os agentes trombolíticos é a hemorragia. Ela resulta (1) da degradação da fibrina nos tampões hemostáticos em locais de lesão vascular ou (2) do estado lítico sistêmico em consequência da produção sistêmica de plasmina, que degrada o fibrinogênio e outros fatores da coagulação, particularmente os fatores V e VIII. As contraindicações para a terapia fibrinolítica estão listadas na Tabela 36-3.

Se a *heparina* for usada concomitantemente com a *alteplase*, ocorre hemorragia grave em 2 a 4% dos pacientes. A hemorragia intracraniana é, sem dúvida alguma, o problema mais grave e pode ocorrer em até 1% dos pacientes. Por esse motivo, prefere-se a reperfusão mecânica em relação à trombólise sistêmica em pacientes com IAM com elevação do segmento ST. Em pacientes com AVC isquêmico agudo, o padrão atual de cuidados consiste em extração mecânica do trombo, o que pode ser feito com ou sem uso adjuvante de *alteplase* ou *tenecteplase*.

Inibidores da fibrinólise

Ácido ε-aminocaproico e ácido tranexâmico

O *ácido ε-aminocaproico* e o *ácido tranexâmico* são análogos da lisina que competem pelos sítios de ligação da lisina no plasminogênio e na plasmina, bloqueando, assim, a sua interação com a fibrina. Portanto, ambos os agentes inibem a fibrinólise e têm a capacidade de reverter estados associados à fibrinólise excessiva.

O principal problema relacionado com o seu uso consiste no fato de que os trombos formados durante o tratamento não são degradados.

TABELA 36-3 ■ CONTRAINDICAÇÕES ABSOLUTAS E RELATIVAS À TERAPIA FIBRINOLÍTICA

Contraindicações absolutas
- Hemorragia intracraniana anterior
- Lesão vascular cerebral estrutural conhecida
- Neoplasia intracraniana maligna conhecida
- AVC isquêmico nos últimos 3 meses
- Suspeita de dissecção aórtica
- Sangramento ativo ou diátese hemorrágica (excluindo menstruação)
- Trauma craniano fechado significativo ou trauma na face nos últimos 3 meses

Contraindicações relativas
- Hipertensão não controlada (pressão arterial sistólica > 180 mmHg ou pressão arterial diastólica > 110 mmHg)
- Reanimação cardiopulmonar traumática/prolongada ou cirurgia de grande porte nas últimas 3 semanas
- Sangramento interno recente (nas últimas 2-4 semanas)
- Punção vascular não compressível
- Para estreptoquinase: exposição prévia (há mais de 5 dias) ou reação alérgica anterior à estreptoquinase
- Gravidez
- Úlcera péptica ativa
- Uso atual de varfarina e INR > 1,7

Por exemplo, em pacientes com hematúria, a obstrução ureteral por coágulos pode levar à insuficiência renal após tratamento com *ácido ε-aminocaproico* ou *ácido tranexâmico*. O *ácido ε-aminocaproico* tem sido usado por via intravenosa para reduzir o sangramento após cirurgia de próstata e por via oral para reduzir o sangramento após extrações dentárias em pacientes com hemofilia. O *ácido ε-aminocaproico* sofre rápida absorção após administração oral, e 50% dele é excretado de modo inalterado na urina nas primeiras 12 horas. Para uso intravenoso, administra-se uma dose de ataque de 4 a 5 g durante 1 hora, seguida de infusão de 1 a 1,25 g/hora até obter o controle do sangramento. Não devem ser administrados mais de 30 g em um período de 24 horas. Em raros casos, o fármaco provoca miopatia e necrose muscular.

O *ácido tranexâmico* é administrado por via intravenosa na reanimação de traumatismo, em pacientes com hemorragia massiva e em mulheres com hemorragia pós-parto (Franchini e Mannucci, 2020). É também utilizado para reduzir o sangramento operatório em pacientes submetidos a artroplastia de quadril ou joelho ou a cirurgia cardíaca. Parece haver pouco ou nenhum aumento no risco de trombose. Esse ácido é excretado na urina e, por esse motivo, é necessária uma redução da dose em pacientes com comprometimento renal. O *ácido tranexâmico* por via oral foi aprovado para o tratamento de sangramento menstrual intenso, geralmente em uma dose de 1 g 4 vezes/dia durante 4 dias.

Fármacos antiplaquetários

Os agregados plaquetários formam um tampão hemostático inicial nos locais de lesão vascular. Eles também contribuem na formação dos trombos patológicos que levam ao IAM, ao AVC e à trombose arterial periférica. Nos últimos anos, foram desenvolvidos potentes inibidores da função plaquetária. Esses fármacos atuam por mecanismos distintos (Fig. 36-7), de modo que, quando usados em combinação, seus efeitos são aditivos ou até mesmo sinérgicos.

Ácido acetilsalicílico

Nas plaquetas, o principal produto do metabolismo da *cicloxigenase* (COX) tipo 1 é o *tromboxano A2* (TxA_2), um indutor lábil da agregação plaquetária e potente vasoconstritor. O *ácido acetilsalicílico* bloqueia a produção de TxA_2 pela acetilação de um resíduo de serina próximo ao sítio ativo da COX-1 plaquetária. Como as plaquetas não sintetizam novas proteínas, a ação do *ácido acetilsalicílico* na COX-1 plaquetária é permanente e persiste durante toda a vida da plaqueta (7-10 dias). Assim, o uso de doses repetidas de *ácido acetilsalicílico* tem um efeito cumulativo na função plaquetária.

Obtém-se uma inativação completa da COX-1 plaquetária com uma dose diária de 75 mg de *ácido acetilsalicílico*. Portanto, o *ácido acetilsalicílico* possui eficácia máxima como agente antitrombótico em doses muito mais baixas do que as necessárias para as outras ações do fármaco. Diversos ensaios clínicos indicaram que, quando usado como agente antitrombótico, o *ácido acetilsalicílico* apresenta eficácia máxima em doses de 50 a 325 mg/dia. Doses mais altas não aumentam a eficácia do fármaco e são potencialmente menos eficazes, devido à inibição da produção de prostaciclina, que pode ser preservada, em grande parte, pelo uso de doses menores do fármaco. A administração de doses mais altas também aumenta a toxicidade, particularmente o sangramento. Portanto, são administradas doses diárias de *ácido acetilsalicílico* de 100 mg ou menos para a maioria das indicações (Arnett et al., 2019). Os anti-inflamatórios não esteroides que são inibidores reversíveis da COX-1 não demonstraram ter eficácia antitrombótica e, na verdade, podem até interferir nos esquemas de *ácido acetilsalicílico* em baixa dose (ver Caps. 41 e 42).

Dipiridamol

O *dipiridamol* interfere na função plaquetária ao aumentar a concentração intracelular de AMP cíclico. Esse efeito é mediado pela inibição da fosfodiesterase ou pelo bloqueio da captação de adenosina, com consequente aumento do tempo de permanência da adenosina nos receptores de adenosina A_2 na superfície celular, que estão ligados à estimulação da adenililciclase plaquetária. O *dipiridamol* é um vasodilatador que, em

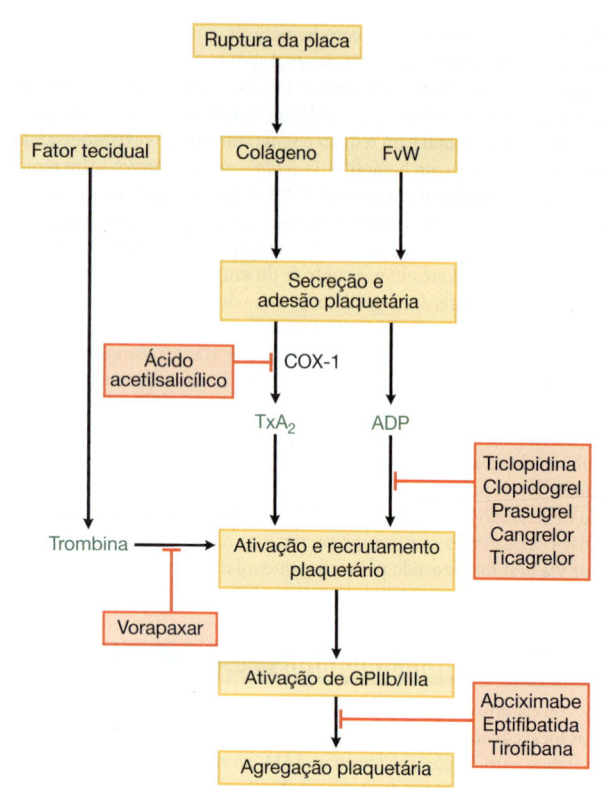

Figura 36-7 *Locais de ação dos fármacos antiplaquetários.* O *ácido acetilsalicílico* inibe a síntese de TxA$_2$ pela acetilação irreversível da COX-1. A liberação reduzida de TxA$_2$ atenua a ativação e o recrutamento de plaquetas para o local da lesão vascular. A *ticlopidina*, o *clopidogrel* e o *prasugrel* bloqueiam de forma irreversível o P2Y$_{12}$, um receptor importante do ADP na superfície das plaquetas. O *cangrelor* e o *ticagrelor* são inibidores reversíveis do P2Y$_{12}$. O *abciximabe*, a *eptifibatida* e a *tirofibana* inibem a via final comum da agregação plaquetária ao bloquear a ligação do fibrinogênio do fator de von Willebrand (FvW) à GPIIb/IIIa ativada. O *vorapaxar* inibe a ativação plaquetária mediada pela trombina por ser direcionado para o PAR-1, o principal receptor de trombina das plaquetas.

combinação com a *varfarina*, inibe a embolização em próteses de valvas cardíacas. O *dipiridamol* foi aprovado para a prevenção secundária do AVC quando associado a baixas doses de *ácido acetilsalicílico*.

Antagonistas do receptor P2Y$_{12}$

Clopidogrel

O *clopidogrel* é um profármaco tienopiridina que inibe o receptor P2Y$_{12}$. As plaquetas contêm dois receptores purinérgicos, P2Y$_1$ e P2Y$_{12}$, sendo ambos receptores acoplados à proteína G para o ADP. O receptor P2Y$_1$ plaquetário ativado pelo ADP é acoplado à via G$_q$-PLC-IP$_3$-Ca^{2+} e induz uma alteração na morfologia das plaquetas e na agregação plaquetária. O receptor P2Y$_{12}$ está acoplado à G$_i$ e, quando ativado pelo ADP, inibe a adenililciclase, resultando em níveis mais baixos de AMP cíclico e, portanto, em menor inibição da ativação plaquetária dependente do AMP cíclico. Ambos os receptores precisam ser estimulados para resultar em ativação máxima das plaquetas.

O *clopidogrel* é um inibidor irreversível do P2Y$_{12}$. Ele substituiu em grande parte a *ticlopidina*, visto que é mais potente e menos tóxico, e só raramente ocorrem trombocitopenia e leucopenia. O *clopidogrel* é um profármaco que exige ativação metabólica no fígado e, assim, tem início lento de ação. Além disso, o desaparecimento de sua ação é lento, em virtude de seu efeito reversível no P2Y$_{12}$. A ativação metabólica do *clopidogrel* pode ser afetada por polimorfismos em *CYP2C19*, que resultam em redução ou ausência da atividade da CYP2C19. Esses polimorfismos contribuem para o efeito variável do *clopidogrel* na agregação plaquetária induzida por ADP. A inibição da ativação plaquetária é observada 2 horas após a ingestão de uma dose de ataque de *clopidogrel*, e as plaquetas são afetadas durante o restante de seu tempo de sobrevida.

Usos terapêuticos O *clopidogrel* é ligeiramente melhor do que o *ácido acetilsalicílico* na prevenção secundária do AVC, e a combinação dos dois fármacos é superior ao *ácido acetilsalicílico* isoladamente para a prevenção de isquemia recorrente em pacientes com angina instável. As indicações aprovadas pela FDA para uso do *clopidogrel* consistem em redução da taxa de AVC, IAM e morte em pacientes com IAM recente, AVC isquêmico, doença arterial periférica estabelecida ou síndrome coronariana aguda (Rahmann et al., 2019). O *clopidogrel* é frequentemente usado em associação com o *ácido acetilsalicílico* após implantação de *stent* coronariano.

Efeitos adversos O *clopidogrel* aumenta o risco de sangramento, particularmente quando associado ao *ácido acetilsalicílico* ou a um anticoagulante. A púrpura trombocitopênica trombótica pode ocorrer, porém é rara.

Interações medicamentosas A inibição da CYP2C19 por inibidores da bomba de prótons (p. ex., *omeprazol*, *lansoprazol*, *dexlansoprazol* e *pantoprazol*) pode reduzir a conversão no metabólito ativo do *clopidogrel*, o que pode contribuir para a menor eficácia desse fármaco quando coadministrado com inibidores da bomba de prótons. Outras interações medicamentosas do *clopidogrel* incluem indutores da CYP2C19 e opioides (diminuição da exposição ao *clopidogrel*). O risco de sangramento aumenta com anticoagulantes, anti-inflamatórios não esteroides e fármacos antidepressivos, como inibidores seletivos da recaptação de serotonina. Recomenda-se cautela adicional em pacientes com coadministração de *varfarina* (um substrato da CYP2C9), visto que o *clopidogrel* em altas doses inibe a CYP2C9, e o metabólito acil-β-glicuronídeo do *clopidogrel* é um forte inibidor da CYP2C8, causando interações medicamentosas com substratos da CYP2C8 (p. ex., *repaglinida*).

Prasugrel

O mais novo membro da classe das tienopiridinas, o *prasugrel*, é um profármaco que exige ativação metabólica no fígado. Entretanto, como a ativação do *prasugrel* é mais eficiente que a do *clopidogrel*, ele apresenta um início de ação mais rápido e produz inibição maior e mais previsível da agregação plaquetária induzida pelo ADP.

O *prasugrel* sofre absorção rápida e completa no intestino. Ele é hidrolisado no intestino a uma tiolactona, que, em seguida, é convertida no metabólito ativo no fígado. A maior parte do *prasugrel* absorvido sofre ativação; em comparação, apenas 15% do *clopidogrel* absorvido sofre ativação metabólica. Como os metabólitos ativos do *prasugrel* se ligam de modo irreversível ao receptor P2Y$_{12}$, seu efeito persiste durante todo o tempo de sobrevida das plaquetas. Esse término lento da ação pode ser problemático se o paciente necessitar de cirurgia urgente. O *prasugrel* é inativado por metilação ou conjugação com cisteína. A presença de comprometimento renal ou hepático moderado não parece modificar a farmacodinâmica do *prasugrel*.

Usos terapêuticos O *prasugrel* é indicado para reduzir a taxa de eventos cardiovasculares trombóticos (incluindo trombose do *stent*) em pacientes com síndrome coronariana aguda que são tratados com intervenção coronariana percutânea. A incidência de morte cardiovascular, IAM e AVC foi muito menor com *prasugrel* do que com *clopidogrel*, refletindo principalmente uma redução na incidência de IAM não fatal. A incidência de trombose do *stent* também é menor com o *prasugrel* do que com o *clopidogrel*.

Efeitos adversos O *prasugrel* está associado a taxas mais elevadas de sangramento fatal e potencialmente fatal em comparação com o *clopidogrel*. Como os pacientes com história pregressa de AVC ou ataque isquêmico transitório correm risco particularmente alto de hemorragia intracraniana, o fármaco está contraindicado para esses pacientes. O *prasugrel* não deve ser prescrito para pacientes com mais de 75 anos de idade, em virtude do risco aumentado de sangramento. Após uma dose de ataque de 60 mg, administra-se uma dose única diária de 10 mg. A dose diária deve ser reduzida para 5 mg em pacientes com peso corporal abaixo de 60 kg. Não há necessidade de ajuste da dose em pacientes com comprometimento hepático ou renal. Se o paciente apresentar sangramento grave, a transfusão de plaquetas pode ser benéfica. Foi relatado que o *prasugrel* provoca púrpura trombocitopênica trombótica.

Interações medicamentosas A administração concomitante de *prasugrel* com anticoagulantes, com antidepressivos, como os inibidores seletivos da recaptação de serotonina, ou com anti-inflamatórios não esteroides aumenta o risco de sangramento.

Ticagrelor

O *ticagrelor* é um inibidor reversível do $P2Y_{12}$ ativo por via oral. O fármaco é administrado 2 vezes/dia e não apenas tem início e término de ação mais rápidos que o *clopidogrel*, mas também produz inibição maior e mais previsível da agregação plaquetária induzida pelo ADP. A biodisponibilidade do *ticagrelor* é de cerca de 36%; ele pode ser administrado como comprimido integral ou triturado em água e administrado por sonda nasogástrica. O *ticagrelor* é metabolizado pela CYP3A4 hepática.

Usos terapêuticos O *ticagrelor* foi aprovado pela FDA para redução do risco de morte cardiovascular, IAM e AVC em pacientes com síndrome coronariana aguda ou com história de IAM. Diferentemente do *prasugrel*, que está indicado apenas para pacientes com síndrome coronariana aguda submetidos a intervenção percutânea, o *ticagrelor* está indicado tanto para pacientes submetidos a uma intervenção quanto para os que recebem tratamento medicamentoso.

Efeitos adversos Foi relatada a ocorrência de dispneia em 17% dos pacientes. Com frequência, é transitória e não está associada à doença pulmonar. O *ticagrelor* está associado a um maior risco de hemorragia intracraniana do que o *clopidogrel* e é contraindicado para pacientes com história pregressa de hemorragia intracraniana. A transfusão de plaquetas é ineficaz em pacientes em uso de *ticagrelor* que apresentam sangramento grave, visto que o fármaco liga-se ao $P2Y_{12}$ nas plaquetas transfundidas. O *bentracimabe* (PB2452) foi desenvolvido para superar esse problema. O *bentracimabe*, um fragmento de anticorpo que se liga ao *ticagrelor* e seu metabólito ativo com alta afinidade, é administrado como *bolus* intravenoso, seguido de infusão durante até 24 horas. Em voluntários aos quais foi administrado *ticagrelor*, o *bentracimabe* produziu reversão rápida e completa dos efeitos antiplaquetários (Bhatt et al., 2019). O *bentracimabe* está atualmente em fase de investigação para reversão do *ticagrelor* em pacientes com sangramento potencialmente fatal ou que necessitam de cirurgia ou intervenção de urgência.

Interações medicamentosas A administração concomitante de *ácido acetilsalicílico* em uma dose acima de 100 mg/dia pode reduzir a eficácia do *ticagrelor*. Deve-se evitar o uso de inibidores potentes da CYP3A (p. ex., *cetoconazol, itraconazol, voriconazol, claritromicina, nefazodona, ritonavir, saquinavir, nelfinavir, indinavir, atazanavir* e *telitromicina*) e indutores potentes da CYP3A (p. ex., *rifampicina, fenitoína, carbamazepina* e *fenobarbital*). Os opioides diminuem a exposição sistêmica ao *ticagrelor*. O *ticagrelor* aumenta as concentrações séricas de *sinvastatina* e *lovastatina* e pode afetar o metabolismo da *digoxina*.

Cangrelor

O *cangrelor* é um inibidor reversível da $P2Y_{12}$ de uso parenteral. Quando administrado por via intravenosa em *bolus* seguido de infusão, o *cangrelor* inibe a agregação plaquetária induzida pelo ADP em questão de minutos, e seu efeito na agregação plaquetária desaparece dentro de 1 hora após a interrupção do fármaco. O *cangrelor* tem uma $t_{1/2}$ curta em virtude de sua rápida desfosforilação na circulação a um metabólito inativo.

Uso terapêutico O *cangrelor* é indicado para redução do risco de IAM periprocedimento, revascularização coronariana repetida e trombose do *stent* em pacientes submetidos à intervenção coronariana percutânea que não foram tratados com inibidor do $P2Y_{12}$ por via oral e não receberam um antagonista da GP IIb/IIIa.

Efeitos adversos O risco de sangramento com *cangrelor* é maior do que com *clopidogrel* durante a intervenção coronariana.

Interações medicamentosas Quando se efetua a transição para terapia com inibidor de $P2Y_{12}$ oral, o *ticagrelor* pode ser administrado em uma dose de ataque de 180 mg a qualquer momento durante a infusão de *cangrelor* ou imediatamente após a sua interrupção. Em contrapartida, doses de ataque de *prasugrel* ou de *clopidogrel* (60 e 600 mg, respectivamente) só devem ser administradas após a interrupção do *cangrelor*, visto que este último bloqueia a interação de seus metabólitos ativos com $P2Y_{12}$.

Inibidor do receptor de trombina

Existem dois receptores principais da trombina na superfície das plaquetas: *receptor ativado por protease* (PAR) tipos 1 e 4. A trombina liga-se a esses receptores acoplados à proteína G e os cliva em suas extremidades aminoterminais. Em seguida, as extremidades aminoterminais recém-criadas atuam como ligantes fixados para ativar os receptores. O PAR-1 é ativado por concentrações de trombina mais baixas do que as necessárias para ativar o PAR-4.

Vorapaxar

O *vorapaxar* é um antagonista competitivo do PAR-1 e inibe a agregação plaquetária induzida pela trombina. Possui biodisponibilidade de 90% e rápido início de ação, com $t_{1/2}$ circulante de 3 ou 4 dias. Todavia, como o *vorapaxar* permanece fortemente ligado ao PAR-1 nas plaquetas, seu efeito na agregação plaquetária induzida por trombina pode persistir por até 4 semanas após a interrupção do fármaco. O *vorapaxar* é metabolizado no fígado pela CYP3A4.

Usos terapêuticos O *vorapaxar* é administrado por via oral em combinação com *ácido acetilsalicílico* ou *clopidogrel*. Seu uso está indicado para reduzir os eventos cardiovasculares trombóticos em pacientes com história de IAM ou doença arterial periférica.

Efeitos adversos O *vorapaxar* aumenta o risco de sangramento e é contraindicado para pacientes com história de hemorragia intracraniana, AVC ou ataque isquêmico transitório.

Interações medicamentosas Os indutores potentes da CYP3A4, como a *rifampicina*, reduzem a exposição ao fármaco, enquanto os inibidores potentes, como o *cetoconazol*, aumentam a sua exposição. Os antiácidos e o *pantoprazol* reduzem a exposição ao fármaco.

Inibidores da glicoproteína IIb/IIIa

A glicoproteína IIb/IIIa é uma integrina de superfície plaquetária, designada como $\alpha_{IIb}\beta_3$ pela nomenclatura das integrinas. Essa glicoproteína dimérica sofre transformação de sua conformação quando as plaquetas são ativadas, passando a atuar como receptor para o fibrinogênio e o fator de von Willebrand, que fixa as plaquetas entre si, mediando, assim, a agregação (Fig. 36-1). Portanto, os inibidores desse receptor são potentes agentes antiplaquetários que atuam por um mecanismo distinto daquele do *ácido acetilsalicílico* ou dos inibidores de $P2Y_{12}$ ou PAR-1. Atualmente, três agentes foram aprovados para uso e suas características estão destacadas na Tabela 36-4. O uso desses agentes diminuiu com a disponibilidade de inibidores do $P2Y_{12}$ potentes, como o *prasugrel* e o *ticagrelor*.

Abciximabe

O *abciximabe* é o fragmento Fab de um anticorpo monoclonal humanizado dirigido contra o receptor $\alpha_{IIb}\beta_3$. Ele também se liga ao receptor de vitronectina nas plaquetas, nas células endoteliais vasculares e nas células musculares lisas.

O anticorpo é administrado a pacientes submetidos à intervenção coronariana percutânea e, quando usado em associação com *ácido acetilsalicílico* e *heparina*, demonstrou prevenir o IAM recorrente e a morte. A $t_{1/2}$ do anticorpo circulante é de cerca de 30 minutos, porém o anticorpo permanece ligado ao receptor $\alpha_{IIb}\beta_3$ e inibe a agregação plaquetária, conforme medido *in vitro* durante 18 a 24 horas após a infusão. O *abciximabe* é administrado em *bolus* de 0,25 mg/kg, seguido de infusão de 0,125 μg/kg/min (dose máxima de 10 μg/kg/min) durante 12 a 24 horas.

Efeitos adversos O principal efeito colateral do *abciximabe* é o sangramento, e as contraindicações para o seu uso se assemelham àquelas dos agentes fibrinolíticos relacionados na Tabela 36-4. A frequência de hemorragia significativa em ensaios clínicos varia de 1 a 10%, dependendo da intensidade de anticoagulação concomitante com *heparina*. Em cerca

TABELA 36-4 ■ CARACTERÍSTICAS DOS ANTAGONISTAS DA GPIIB/IIIA			
CARACTERÍSTICA	ABCIXIMABE	EPTIFIBATIDA	TIROFIBANA
Descrição	Fragmento Fab de mAb murino humanizado	Heptapeptídeo contendo KGD cíclico	Molécula não peptídica mimética de RGD
Específico para GP IIb/IIIa	Não	Sim	Sim
$t_{1/2}$ plasmática	Curta (minutos)	Longa (2,5 h)	Longa (2 h)
$t_{1/2}$ de ligação às plaquetas	Longa (dias)	Curta (segundos)	Curta (segundos)
Depuração renal	Não	Sim	Sim

de 2% dos pacientes, ocorre trombocitopenia com contagem plaquetária inferior a 50.000/μL, que pode ser decorrente da produção de anticorpos dirigidos contra neoepítopos induzidos pelo anticorpo ligado. Em virtude de sua longa duração de ação, em caso de sangramento significativo, a transfusão de plaquetas pode reverter o defeito de agregação, visto que as concentrações de anticorpo livre declinam rapidamente após a interrupção da infusão. A readministração de *abciximabe* pode estar associada a anticorpos antiquiméricos humanos, aumento da incidência e gravidade da trombocitopenia e maior risco de reações de hipersensibilidade. O *abciximabe* está associado a pseudotrombocitopenia (artefato laboratorial que exige a coleta da amostra de sangue em três tubos separados [ácido etilenodiaminotetracético, citrato e heparina]).

Eptifibatida

A *eptifibatida* é um peptídeo cíclico inibidor do sítio de ligação do fibrinogênio no $α_{IIb}β_3$. Ela é administrada pela via intravenosa e bloqueia a agregação plaquetária. Em pacientes submetidos a intervenção coronariana percutânea, a *eptifibatida* normalmente é administrada em *bolus* intravenoso duplo de 180 μg/kg (com intervalo de 10 minutos), seguido de infusão de 2 μg/kg/min durante 18 a 24 horas. O fármaco é depurado pelos rins e tem uma $t_{1/2}$ plasmática curta (10-15 min). À semelhança do *abciximabe*, a *eptifibatida* é utilizada principalmente em pacientes submetidos à intervenção coronariana percutânea primária para IAM com elevação do segmento ST, embora também possa ser administrada a pacientes com angina instável.

Efeitos adversos O sangramento é o principal efeito colateral. A trombocitopenia, que é menos frequente do que com o *abciximabe*, ocorre em 0,5 a 1% dos pacientes.

Tirofibana

A *tirofibana* é uma pequena molécula não peptídica inibidora de $α_{IIb}β_3$ administrada por via intravenosa. Apresenta curta duração de ação e é usada no tratamento de pacientes com síndrome coronariana aguda sem elevação do segmento ST. A *tirofibana* é administrada como *bolus* intravenoso de 25 μg/kg, seguido de infusão de 0,15 μg/kg/min por até 18 horas. A dose de infusão é reduzida pela metade em pacientes cuja depuração de creatinina é inferior a 60 mL/min. À semelhança dos outros agentes dessa classe, o principal efeito adverso da *tirofibana* é o sangramento, podendo também induzir trombocitopenia.

Papel da vitamina K

As plantas verdes são uma fonte nutricional de vitamina K para os seres humanos, nos quais atua como cofator essencial para a γ-carboxilação de múltiplos resíduos de glutamato de vários fatores de coagulação e proteínas anticoagulantes. A formação de resíduos de Gla dependente de vitamina K possibilita a ocorrência das interações apropriadas entre fatores da coagulação, Ca^{2+} e fosfolipídeos de membrana e as proteínas moduladoras (ver Figs. 36-1, 36-2 e 36-3). Os antagonistas da vitamina K (derivados cumarínicos) bloqueiam a formação de Gla e, portanto, inibem a coagulação. A vitamina K_1 em excesso pode reverter os efeitos.

A atividade da vitamina K está associada a pelo menos duas substâncias naturais distintas, denominadas vitamina K_1 e vitamina K_2. A vitamina K_1 ou *fitonadiona* (também denominada filoquinona) é a 2-metil-3-fitil-1,4-naftoquinona. Ela é encontrada em plantas e constitui a única vitamina K natural disponível para uso terapêutico. A vitamina K_2 consiste em uma série de compostos (as menaquinonas) cuja cadeia lateral fitil da fitonadiona foi substituída por uma cadeia lateral de 2 a 13 unidades prenil. Ocorre síntese de menaquinonas nas bactérias Gram-positivas, e a flora intestinal sintetiza grandes quantidades de vitamina K contidas nas fezes humanas e de animais. A *menadiona* (que não está mais disponível nos Estados Unidos) é pelo menos tão ativa quanto a *fitonadiona* em uma base molar.

FITONADIONA (vitamina K_1, filoquinona)

Funções fisiológicas e ações farmacológicas

A *fitonadiona* e as menaquinonas promovem a biossíntese dos fatores II (protrombina), VII, IX e X, bem como das proteínas anticoagulantes C, S e Z.

A Figura 36-6 fornece um resumo do acoplamento do ciclo da vitamina K com a carboxilação do glutamato. A γ-glutamilcarboxilase e a epóxido-redutase são proteínas de membrana integrais do retículo endoplasmático que atuam como um complexo de múltiplos componentes. Quanto às proteínas que afetam a coagulação sanguínea, essas reações ocorrem no fígado, porém a γ-carboxilação do glutamato também ocorre nos pulmões, nos ossos e em outros tipos de células. Mutações na γ-glutamilcarboxilase podem causar distúrbios hemorrágicos.

Necessidades nos humanos

Em pacientes com deficiência de vitamina K em consequência de dieta causadora de inanição ou antibioticoterapia durante 3 a 4 semanas, a necessidade diária mínima é estimada em 0,03 μg/kg de peso corporal e pode atingir 1 μg/kg, que é aproximadamente a quantidade diária recomendada para adultos (70 μg).

Sintomas de deficiência

O sangramento é a principal manifestação clínica da deficiência de vitamina K. É comum a ocorrência de equimoses, epistaxe, hematúria, sangramento GI e hemorragia pós-operatória. Pode ocorrer hemorragia intracraniana. A hemoptise é incomum. A presença de proteínas dependentes de vitamina K no osso, como a osteocalcina e a proteína Gla da matriz, pode explicar a possível ocorrência de anormalidades ósseas fetais com a administração de *varfarina* à mãe durante o primeiro trimestre de gravidez. A vitamina K desempenha um papel na manutenção do esqueleto do adulto e na prevenção da osteoporose. Baixas concentrações da vitamina estão associadas a uma diminuição da densidade mineral óssea e a fraturas subsequentes. A suplementação com vitamina K aumenta o estado de carboxilação da osteocalcina e melhora a densidade mineral óssea, porém a relação entre esses efeitos não está bem esclarecida. Nos adultos, a densidade mineral óssea não parece ser alterada pela terapia com *varfarina* de longo prazo, porém a nova formação óssea pode ser afetada.

Toxicidade

A *fitonadiona* e as menaquinonas não são tóxicas. A *menadiona* e seus derivados (formas sintéticas da vitamina K) podem produzir anemia hemolítica e *kernicterus* em recém-nascidos e não devem ser usados como formas terapêuticas de vitamina K.

ADME

O mecanismo de absorção intestinal dos compostos com atividade de vitamina K varia dependendo de sua solubilidade. Na presença de sais biliares, a *fitonadiona* e as menaquinonas são adequadamente absorvidas pelo intestino – a *fitonadiona* por um processo saturável e dependente de energia nas porções proximais do intestino delgado e as menaquinonas por difusão nas partes distais do intestino delgado e no cólon. Após absorção, a *fitonadiona* é incorporada aos quilomícrons em estreita associação com os triglicerídeos e as lipoproteínas. Os baixos níveis de *fitonadiona* nos recém-nascidos podem, em parte, refletir as baixas concentrações plasmáticas de lipoproteína ao nascimento e levar a uma subestimativa das reservas teciduais de vitamina K. Após absorção, a *fitonadiona* e as menaquinonas se concentram no fígado, porém a concentração de *fitonadiona* declina rapidamente. As menaquinonas, que são produzidas na parte distal do intestino, possuem menor atividade biológica, em virtude de sua cadeia lateral longa. Ocorre acúmulo de uma quantidade muito pequena de vitamina K em outros tecidos. O armazenamento da vitamina K no corpo é apenas modesto. Em consequência, quando a ausência de bile interfere na absorção da vitamina K, observa-se uma redução progressiva nos níveis dos fatores da coagulação dependentes de vitamina K no decorrer de várias semanas.

Usos terapêuticos

A vitamina K é utilizada terapeuticamente para corrigir a tendência ao sangramento ou a hemorragia associada à sua deficiência. A deficiência de vitamina K pode resultar de ingestão, absorção ou utilização inadequadas da vitamina, ou da ação da *varfarina*.

A *fitonadiona* está disponível em comprimidos e em uma dispersão com polissorbato tamponado e propilenoglicol ou com derivados de ácidos graxos polioxietilados e glicose. A *fitonadiona* pode ser administrada por qualquer via, porém deve-se evitar a via subcutânea em pacientes com coagulopatia, devido ao risco de sangramento. Prefere-se a via oral, mas se houver necessidade de reversão mais rápida, a *fitonadiona* pode ser administrada por infusão intravenosa lenta. Ela não deve ser administrada rapidamente, devido à possível ocorrência de reações graves semelhantes à anafilaxia.

Ingestão inadequada

Depois da lactância, a hipoprotrombinemia causada por deficiência alimentar de vitamina K é extremamente rara. A vitamina é encontrada em muitos alimentos e também sintetizada pelas bactérias intestinais. Em certas ocasiões, o uso de antibiótico de amplo espectro pode, por si só, produzir hipoprotrombinemia, que responde prontamente a pequenas doses de vitamina K e ao restabelecimento da flora intestinal normal. Pode ocorrer hipoprotrombinemia em pacientes submetidos a alimentação intravenosa prolongada. Para evitá-la, recomenda-se que esses pacientes recebam 1 mg de *fitonadiona* por semana (o equivalente a cerca de 150 μg/dia).

Hipoprotrombinemia do recém-nascido

Os recém-nascidos saudáveis apresentam concentrações plasmáticas diminuídas dos fatores da coagulação dependentes de vitamina K durante alguns dias após o nascimento, o que corresponde ao tempo necessário para obter-se um aporte alimentar adequado da vitamina e estabelecer uma flora intestinal normal. As determinações da protrombina não γ-carboxilada sugerem que ocorre deficiência de vitamina K em cerca de 3% dos nascidos vivos.

A doença hemorrágica do recém-nascido foi associada à amamentação, pois o leite humano tem baixas concentrações de vitamina K. Além disso, o microbioma de lactentes alimentados com leite materno pode carecer dos microrganismos que sintetizam a vitamina. As fórmulas comerciais para lactentes são suplementadas com vitamina K. No neonato com doença hemorrágica do recém-nascido, a administração de vitamina K eleva a concentração desses fatores da coagulação para os níveis normais do recém-nascido e controla a tendência ao sangramento em cerca de 6 horas. A administração rotineira de 1 mg de *fitonadiona* por via intramuscular ao nascimento é exigida por lei nos Estados Unidos. Pode ser necessário aumentar ou repetir a dose se a mãe tiver recebido terapia com *varfarina* ou anticonvulsivantes, ou caso o lactente desenvolva diátese hemorrágica. Como alternativa, alguns médicos tratam as mães em uso de anticonvulsivantes com vitamina K por via oral antes do parto (20 mg/dia durante 2 semanas).

Absorção inadequada

A vitamina K é pouco absorvida na ausência de bile. Portanto, a hipoprotrombinemia pode estar associada a obstrução biliar intra-hepática ou extra-hepática ou a um defeito na absorção intestinal de gordura devido a outras causas.

Obstrução ou fístula biliar

O sangramento que acompanha a icterícia obstrutiva ou a fístula biliar responde prontamente à administração de vitamina K. A *fitonadiona* oral administrada com sais biliares é segura e eficaz e deve ser utilizada no tratamento do paciente ictérico, tanto no pré quanto no pós-operatório. Na ausência de doença hepatocelular significativa, o nível de protrombina se normaliza rapidamente. Se a administração oral não for possível, deve-se utilizar uma preparação parenteral. A dose habitual diária de vitamina K é de 10 mg.

Síndromes de má-absorção

Entre os distúrbios que resultam em absorção insuficiente de vitamina K pelo trato intestinal, destacam-se fibrose cística, doença celíaca, doença de Crohn, colite ulcerativa, disenteria e ressecção extensa do intestino. Devido ao uso frequente de fármacos que reduzem acentuadamente a população bacteriana do intestino em muitos desses distúrbios, a disponibilidade da vitamina pode ficar ainda mais reduzida. Para a correção imediata da deficiência, deve-se administrar vitamina K parenteral.

Utilização inadequada

A doença hepatocelular ou a obstrução biliar prolongada podem ser acompanhadas ou seguidas de hipoprotrombinemia. Todavia, se a secreção inadequada de sais biliares estiver contribuindo para a síndrome, pode-se obter algum benefício com a administração parenteral de 10 mg/dia de *fitonadiona*. Paradoxalmente, a administração de grandes doses de vitamina K ou seus análogos na tentativa de corrigir a hipoprotrombinemia pode estar associada a hepatite grave ou cirrose, podendo contribuir para uma redução adicional do nível de protrombina.

Hipoprotrombinemia induzida por fármacos e veneno

A *varfarina* e seus congêneres atuam como antagonistas competitivos da vitamina K e interferem na biossíntese hepática de fatores de coagulação contendo Gla. O tratamento do sangramento causado por anticoagulantes orais foi descrito anteriormente. A vitamina K pode ser útil para combater o sangramento e a hipoprotrombinemia que ocorrem após uma picada de cascavel ou de outras espécies cujo veneno degrada ou inativa a protrombina.

RESUMO: Agentes que modificam a coagulação sanguínea

Fármacos	Usos terapêuticos	Farmacologia clínica e dicas
Heparina não fracionada		
Heparina	• Profilaxia/tratamento do tromboembolismo venoso • Síndrome coronariana aguda • Intervenção coronariana percutânea • Cirurgia de revascularização do miocárdio • Coagulação intravascular disseminada	• Administrada SC 2-3×/dia para tromboprofilaxia • Administrada IV para início de ação imediato com monitoramento do TTPa • Pode ser usada na presença de comprometimento renal • Pode ser usada durante a gravidez
Heparina de baixo peso molecular		
Enoxaparina Dalteparina Tinzaparina (não disponível nos Estados Unidos)	• Profilaxia do tromboembolismo venoso • Tratamento inicial do tromboembolismo venoso • Tratamento de manutenção em pacientes com tromboembolismo venoso associado ao câncer • Síndrome coronariana aguda	• Administrada SC 1 ou 2×/dia • Não há necessidade de monitoramento de rotina do antifator Xa • Necessidade de ajuste da dose quando CLCr < 30 mL/min • Pode ser usada durante a gravidez
Fondaparinux		
Fondaparinux	• Profilaxia do tromboembolismo venoso • Tratamento inicial do tromboembolismo venoso • Trombocitopenia induzida por heparina, mas não para outras trombocitopenias • Síndrome coronariana aguda (em alguns países)	• Injeção SC 1×/dia • Administração de dose menor para tromboprofilaxia e na síndrome coronariana aguda • Contraindicado quando CLCr < 30 mL/min • O uso durante a gravidez está menos estabelecido do que para a HBPM • Não há necessidade de monitoramento de rotina do antifator Xa
Outros anticoagulantes		
Desirudina	• Tromboprofilaxia após artroplastia de quadril	• Injeção SC 2×/dia • Necessidade de ajuste da dose na presença de comprometimento renal
Bivalirudina	• Intervenção coronariana percutânea • Trombocitopenia induzida por heparina	• Administração IV • Monitoramento do TCA ou do TTPa • Necessidade de redução da dose na presença de comprometimento renal
Argatrobana	• Trombocitopenia induzida por heparina, mas não para outras trombocitopenias	• Metabolismo hepático • Pode ser usada na presença de comprometimento renal • Aumenta a INR, o que pode complicar a transição para a varfarina
Antagonista da vitamina K		
Varfarina	• Tratamento do tromboembolismo venoso em *tandem* com anticoagulação parenteral • Prevenção secundária do tromboembolismo venoso • Prevenção do AVC na fibrilação atrial • Prevenção do AVC em pacientes com valvas cardíacas mecânicas ou dispositivos de assistência ventricular	• Antagonista da vitamina K oral • Índice terapêutico estreito • Necessidade de monitoramento regular da INR • Múltiplas interações medicamentosas • Interações da vitamina K com alimentos • Pode ser usado na presença de insuficiência renal • Contraindicados na gravidez (risco fetal)
Inibidor direto da trombina oral		
Etexilato de dabigatrana	• Tratamento do tromboembolismo venoso agudo depois de pelo menos 5 dias de anticoagulação parenteral • Prevenção secundária do tromboembolismo venoso • Prevenção do AVC na fibrilação atrial • Tromboprofilaxia após artroplastia de quadril ou joelho	• Dose oral fixa 2×/dia (1×/dia quando usado para tromboprofilaxia) • Reduzir a dose com CLCr de 15-30 mL/min • Contraindicado quando CLCr < 15 mL/min • Usar com cautela em pacientes com sangramento recente, particularmente sangramento GI • Pode ser revertido com idarucizumabe
Inibidores diretos do fator Xa orais		
Rivaroxabana	• Tratamento do tromboembolismo venoso agudo • Prevenção secundária do tromboembolismo venoso • Prevenção do AVC na fibrilação atrial • Tromboprofilaxia após artroplastia de quadril ou joelho • Prevenção de isquemia recorrente em pacientes com síndrome coronariana aguda estabilizada (não na América do Norte) • Prevenção secundária de eventos adversos cardiovasculares e dos membros em pacientes com doença arterial coronariana ou periférica	• Dose oral fixa (1×/dia, exceto para tratamento inicial do tromboembolismo venoso, em que o fármaco é iniciado com 2 doses/dia por 21 dias e, em seguida, 1×/dia, ou para a prevenção secundária após síndrome coronariana aguda ou em pacientes com doença arterial coronariana ou periférica, em que o fármaco é administrado 2×/dia em doses baixas) • Evitar em pacientes com disfunção renal/hepática • Usar com cautela em pacientes com sangramento recente, particularmente sangramento GI

(continua)

RESUMO: Agentes que modificam a coagulação sanguínea (*continuação*)

Fármacos	Usos terapêuticos	Farmacologia clínica e dicas
Inibidores diretos do fator Xa orais (*continuação*)		
Apixabana	• Tratamento do tromboembolismo venoso agudo • Prevenção secundária do tromboembolismo venoso • Prevenção do AVC na fibrilação atrial • Tromboprofilaxia após artroplastia de quadril ou joelho	• Dose oral fixa (2×/dia, com dose mais alta nos primeiros 7 dias para tromboembolismo venoso agudo) • Reduzir a dose para profilaxia do AVC na presença de dois dos seguintes critérios: idade > 80 anos, peso corporal < 60 kg ou creatinina sérica ≥ 1,5 mg/dL • Usar com cautela em pacientes com sangramento recente, particularmente sangramento GI
Edoxabana	• Tratamento do tromboembolismo venoso agudo depois de pelo menos 5 dias de anticoagulação parenteral • Prevenção secundária do tromboembolismo venoso • Prevenção do AVC na fibrilação atrial	• Dose fixa 1×/dia • Reduzir a dose na presença de qualquer um dos seguintes critérios: CLCr de 15-50 mL/min, peso corporal < 60 kg ou uso concomitante de potente inibidor da glicoproteína P • Não recomendada para pacientes com CLCr < 15 mL/min • Contraindicada quando CLCr > 95 mL/min • Usar com cautela em pacientes com sangramento recente, particularmente sangramento GI
Agentes de reversão para anticoagulantes orais diretos		
Idarucizumabe	• Reversão da dabigatrana	• Fragmento Fab humanizado contra a dabigatrana • Administração em *bolus* IV • Reversão rápida e completa
Alfa-andexanete	• Reversão da rivaroxabana ou apixabana • Reversão da edoxabana (uso sem indicação na bula)	• Análogo recombinante do fator Xa, inativado-zhzo • Atua como chamariz para inibidores orais do fator Xa • Administrada em *bolus* IV, seguida de infusão IV de 2 h
Ciraparantague (não disponível nos Estados Unidos)	• Reversão da dabigatrana, rivaroxabana, apixabana ou edoxabana	• Pequena molécula sintética • Liga-se aos fármacos-alvo • Em avaliação de fase III
Agentes fibrinolíticos		
Alteplase	• Trombólise no AVC isquêmico agudo, embolia pulmonar maciça ou IAM	• *Bolus* IV seguido de infusão • Risco de sangramento significativo, incluindo sangramento intracraniano
Reteplase	• Trombólise no IAM	• Dois *bolus* IV • Risco de sangramento significativo, incluindo hemorragia intracraniana
Tenecteplase	• Trombólise na embolia pulmonar e no IAM	• *Bolus* IV único • Risco de sangramento significativo, incluindo hemorragia intracraniana
Inibidores da fibrinólise		
Ácido ε-aminocaproico	• Redução do sangramento intraoperatório	• Inibe a degradação da fibrina mediada por plasmina • Infusão IV
Ácido tranexâmico	• Traumatismo craniencefálico significativo • Reanimação de traumatismo significativo • Redução do sangramento intraoperatório • Aplicação tópica para sangramento dentário e epistaxe • Menorragia	• Inibe a degradação da fibrina mediada por plasmina • Disponível por via oral ou IV • Administrado por via oral em pacientes submetidos a procedimentos dentários ou em mulheres com menorragia e por via IV em pacientes com traumatismo significativo ou submetidos a cirurgia ortopédica de grande porte
Fármacos antiplaquetários		
Ácido acetilsalicílico	• IAM ou AVC isquêmico agudo • Prevenção secundária em pacientes com AVC, doença arterial coronariana ou doença arterial periférica	• Inibidor da COX-1 (seletividade > 100× em comparação com a COX-2) • Efeito antitrombótico obtido com doses baixas (< 100 mg/dia) • Toxicidade reduzida com doses menores
Dipiridamol	• Prevenção secundária do AVC quando combinado com ácido acetilsalicílico	• Disponível como comprimido de dose fixa associado com ácido acetilsalicílico em dose baixa
Clopidogrel	• Síndrome coronariana aguda • Prevenção secundária em pacientes com IAM, AVC ou doença arterial periférica	• Inibidor irreversível de $P2Y_{12}$ • Administrado 1×/dia • Resposta variável devido a polimorfismos genéticos comuns que atenuam a ativação metabólica • Os inibidores da bomba de prótons reduzem a conversão em metabólito ativo

(*continua*)

RESUMO: Agentes que modificam a coagulação sanguínea (continuação)

Fármacos	Usos terapêuticos	Farmacologia clínica e dicas
Fármacos antiplaquetários (continuação)		
Prasugrel	• Após intervenção coronariana para síndrome coronariana aguda	• Inibidor irreversível de $P2Y_{12}$ • Administrado 1×/dia • Inibição mais previsível da ativação plaquetária induzida por ADP do que o clopidogrel, devido à ativação metabólica mais eficiente • Contraindicado para pacientes com doença cerebrovascular, com hemorragia intracraniana prévia ou > 75 anos de idade • Reduzir a dose em pacientes com peso corporal < 60 kg • Maior risco de sangramento do que o clopidogrel
Ticagrelor	• Síndrome coronariana aguda com ou sem intervenção coronariana	• Inibidor reversível de $P2Y_{12}$ • Administrado 2×/dia • Não há necessidade de ativação metabólica • Maior risco de sangramento do que o clopidogrel • Contraindicado para pacientes com história de hemorragia intracraniana
Cangrelor	• Intervenção coronariana percutânea	• Inibidor do $P2Y_{12}$ • Agente IV com rápido início e término de ação • Maior risco de sangramento do que o clopidogrel • Quando administrado com cangrelor, o clopidogrel e o prasugrel não terão nenhum efeito antiplaquetário
Vorapaxar	• Prevenção secundária em pacientes com história de IAM ou doença arterial periférica	• Antagonista do PAR-1 • Contraindicado para pacientes com doença cerebrovascular ou hemorragia intracraniana prévia
Abciximabe Eptifibatida Tirofibana	• Intervenção coronariana para síndrome coronariana aguda	• Antagonista da glicoproteína IIb/IIIa • Risco de sangramento de até 10% • Pode causar trombocitopenia • A eptifibatida está contraindicada na insuficiência renal • Reduzir a dose de tirofibana se a CLCr ≤ 60 mL/min
Suplementação de vitamina		
Vitamina K	• Reversão da varfarina • Hipoproteinemia do recém-nascido • Obstrução biliar • Desnutrição	• Administração oral preferida • Pode ser administrada por infusão IV lenta, porém com alto risco de eventos adversos

SC, subcutânea; IV intravenosa; CLCr, depuração da creatinina.

Referências

Anderson DR, et al. American Society of Hematology 2019 guidelines for management of venous thromboembolism: prevention of venous thromboembolism in surgical hospitalized patients. *Blood Adv*, **2019**, *3*:3898–3944.

Arnett DK, et al. 2019 ACC/AHA guideline on the primary prevention of cardiovascular disease: a report of the American College of Cardiology/American Heart Association Task Force on Clinical Practice Guidelines. *J Am Coll Cardiol*, **2019**, *74*:e177–e232.

Beyer-Westendorf J, Ageno W. Benefit-risk profile of non-vitamin K antagonist oral anticoagulants in the management of venous thromboembolism. *Thromb Haemost*, **2015**, *113*:231–246.

Barria Perez et al. *Am J Cardiol*. **2016**, *117*(8):1256-1266.

Bhatt DL, et al. Antibody-based ticagrelor reversal agent in healthy volunteers. *N Engl J Med*, **2019**, *380*:1825–1833.

Bonaca MP, et al. Rivaroxaban in peripheral artery disease after revascularization. *N Engl J Med*, **2020**, *382*:1994–2004.

Buller HR, et al. Edoxaban versus warfarin for the treatment of symptomatic venous thromboembolism. *N Engl J Med*, **2013**, *369*:1406–1415.

Capodanno D, et al. Dual-pathway inhibition for secondary and tertiary antithrombotic prevention in cardiovascular disease. *Nat Rev Cardiol*, **2020**, *17*:242–257.

Connolly SJ. Full study report of andexanet alfa for bleeding associated with factor Xa inhibitors, *N Engl J Med*, **2019**, *380*:1326–1335.

Connolly SJ, et al. Dabigatran versus warfarin in patients with atrial fibrillation. *N Engl J Med*, **2009**, *361*:1139–1151.

Cuker A, et al. American Society of Hematology 2018 guidelines for management of venous thromboembolism: heparin-induced thrombocytopenia. *Blood Adv*, **2018**, *2*:3360–3392.

Cuker A, et al. Reversal of direct oral anticoagulants: guidance from the Anticoagulation Forum. *Am J Hematol*, **2019**, *94*:697–709.

Eikelboom JW, et al. Dabigatran versus warfarin in patients with mechanical heart valves. *N Engl J Med*, **2013**, *369*:1206–1214.

Eikelboom JW, et al. Rivaroxaban with or without aspirin in stable cardiovascular disease. *N Engl J Med*, **2017**, *377*:1319–1330.

EINSTEIN Investigators, et al. Oral rivaroxaban for symptomatic venous thromboembolism. *N Engl J Med*, **2010**, *363*:2499–2510.

EINSTEIN Investigators, et al. Oral rivaroxaban for the treatment of symptomatic pulmonary embolism. *N Engl J Med*, **2012**, *366*:1287–1297.

Franchini M, Mannucci PM. The never ending success story of tranexamic acid in acquired bleeding. *Haematologica*, **2020**, *105*:1201–1205.

Ghembaza A, Saadoun D. Management of antiphospholipid syndrome. *Biomedicines*, **2020**, *8*:508.

Giugliano RP, et al. Edoxaban versus warfarin in patients with atrial fibrillation. *N Engl J Med*, **2013**, *369*:2093–2104.

Gómez-Outes A, et al. Direct-acting oral anticoagulants: pharmacology, indications, management, and future perspectives. *Eur J Haematol*, **2015**, *95*:389–404.

Granger CB, et al. Apixaban versus warfarin in patients with atrial fibrillation. *N Engl J Med*, **2011**, *365*:981–992.

Granziera S, et al. Direct oral anticoagulants and their use in treatment and secondary prevention of acute symptomatic venous thromboembolism. *Clin Appl Thromb Hemost*, **2016**, *22*:209–221.

Johnson JA, et al. Clinical Pharmacogenetics Implementation Consortium (CPIC) guideline for pharmacogenetics-guided warfarin dosing: 2017 update. *Clin Pharmacol Ther*, **2017**, *102*:397–404.

Koster A, et al. Argatroban and bivalirudin for perioperative anticoagulation in cardiac surgery. *Anesthesiology*, **2018**, *128*:390–400.

Larson EA, et al. Anticoagulation in the cardiac patient: a concise review. *Eur J Haematol*, **2019**, *102*:3–19.

Li X, et al. Precision dosing of warfarin: open questions and strategies. *Pharmacogenomics J*, **2019**, *19*:219–229.

Meyer G, et al. Fibrinolysis for patients with intermediate-risk pulmonary embolism. *N Engl J Med*, **2014**, *370*:1402–1411.

Morgan RL, et al. Management of heparin-induced thrombocytopenia: systematic reviews and meta-analyses. *Blood Adv*, **2020**, *4*:5184–5193.

Mulder FI, et al. Direct oral anticoagulants for cancer-associated venous thromboembolism: a systematic review and meta-analysis. *Blood*, **2020**, *136*:1433–1441.

O'Gara PT, et al. 2013 ACCF/AHA guideline for the management of ST-elevation myocardial infarction: a report of the American College of Cardiology Foundation/American Heart Association Task Force on Practice Guidelines. *Circulation*, **2013**, *127*:e362–e425.

Ortel TL, et al. American Society of Hematology 2020 guidelines for management of venous thromboembolism: treatment of deep vein thrombosis and pulmonary embolism. *Blood Adv*, **2020**, *4*:4693–4738.

Patel MR, et al. Rivaroxaban versus warfarin in nonvalvular atrial fibrillation. *N Engl J Med*, **2011**, *365*:883–891.

Pollack CV Jr, et al. Idarucizumab for dabigatran reversal: full cohort analysis. *N Engl J Med*, **2017**, *377*:431–441.

Rahmann H, et al. Optimal duration of aspirin plus clopidogrel after ischemic stroke or transient ischemic attack. A systematic review and meta-analysis. *Stroke*, **2019**, *50*:947–953.

Schulman S, et al. Treatment of acute venous thromboembolism with dabigatran or warfarin and pooled analysis. *Circulation*, **2014**, *129*:764–772.

Schünemann HJ, et al. American Society of Hematology 2018 guidelines for management of venous thromboembolism: prophylaxis for hospitalized and nonhospitalized medical patients. *Blood Adv*, **2018**, *2*:3198–3225.

Tse G, et al. Genotype-guided warfarin dosing *vs.* conventional dosing strategies: a systematic review and meta-analysis of randomized controlled trials. *Br J Clin Pharmacol*, **2018**, *84*:1868–1882.

Weitz JI, et al. Rivaroxaban or aspirin for extended treatment of venous thromboembolism. *N Engl J Med*, **2017**, *376*:1211–1222.

Capítulo 37

Farmacoterapia das dislipidemias

Natalia Ruiz-Negrón e Donald K. Blumenthal

METABOLISMO DAS LIPOPROTEÍNAS PLASMÁTICAS
- Quilomícrons
- Remanescentes de quilomícrons
- Lipoproteínas de densidade muito baixa
- Lipoproteínas de baixa densidade
- Lipoproteínas de alta densidade
- Lipoproteína(a)

AVALIAÇÃO DO RISCO DE DOENÇA CARDIOVASCULAR ATEROSCLERÓTICA

FARMACOTERAPIA COM ESTATINAS
- Mecanismo de ação
- ADME
- Efeitos terapêuticos
- Efeitos adversos e interações medicamentosas

FARMACOTERAPIAS SEM ESTATINAS
- Inibidor da absorção de colesterol
- Sequestradores de ácidos biliares
- Niacina (ácido nicotínico)
- Derivados do ácido fíbrico
- Etilésteres de ácidos graxos ômega-3
- Inibidores da PCSK9
- Inibidor da transferência microssomal de triglicerídeos
- Inibidor da ATP-citrato-liase
- Inibidor da proteína semelhante à angiopoietina 3

AVANÇOS FUTUROS NO MANEJO DAS DISLIPIDEMIAS

A dislipidemia é um distúrbio do metabolismo das lipoproteínas, incluindo superprodução ou deficiência de lipoproteínas. É uma importante causa de doença cardiovascular aterosclerótica (DCVAS), de doença cerebrovascular isquêmica e de doença vascular periférica. A doença cardiovascular é a principal causa de morte no mundo (World Health Organization, 2020). Os distúrbios genéticos, as doenças metabólicas como o diabetes melito e fatores de estilo de vida são causas comuns das dislipidemias, como a hipercolesterolemia e baixos níveis de colesterol das lipoproteínas de alta densidade (HDL).

Em 2018, várias organizações profissionais, como a American Heart Association (AHA) e o American College of Cardiology (ACC), publicaram diretrizes atualizadas para o manejo do colesterol no sangue (Grundy et al., 2019). Diferentemente das diretrizes do colesterol do ACC/AHA de 2014 (Stone et al., 2014), essas diretrizes atualizadas recomendam metas de redução percentual do colesterol em determinados grupos de alto risco para a prevenção primária da doença cardiovascular. Essa modificação sinalizou uma mudança para as abordagens anteriores usadas para o controle do colesterol, como aquelas destacadas nas diretrizes do Adult Treatment Panel III de 2004 (Grundy et al., 2004; NCEP, 2002). Todavia, as recomendações quanto ao uso de estatinas em dose fixa, como aquelas destacadas na diretriz do ACC/AHA de 2014, permaneceram em vigor nas diretrizes para o colesterol da AHA/ACC de 2018, particularmente no manejo da prevenção secundária da doença cardiovascular e em pacientes com diabetes melito. Com essas mudanças, as diretrizes mais recentes parecem unir as recomendações e várias escolas de pensamento sobre o manejo do colesterol a partir das diretrizes anteriormente publicadas (Tab. 37-1). Desde a sua divulgação, parte das diretrizes para o colesterol da AHA/ACC de 2018 foram atualizadas e publicadas separadamente como a *2019 ACC/AHA Guideline on the Primary Prevention of Cardiovascular Disease* (Arnett et al., 2019). Todavia, foram acrescentadas apenas atualizações quanto ao uso do ácido acetilsalicílico e recomendações mais específicas dos aspectos não farmacológicos da prevenção da DCVAS.

Metabolismo das lipoproteínas plasmáticas

As lipoproteínas são conjuntos macromoleculares que contêm lipídeos e proteínas. Os componentes lipídicos incluem o colesterol livre e esterificado, triglicerídeos e fosfolipídeos. As lipoproteínas geralmente são partículas esféricas, com uma camada composta de colesterol livre e fosfolipídeo e com ácidos graxos orientados para o centro da partícula. Os componentes proteicos, conhecidos como *apolipoproteínas* ou *apoproteínas*, proporcionam estabilidade estrutural às lipoproteínas e também podem atuar como ligantes nas interações lipoproteína-receptor ou como cofatores nos processos enzimáticos que regulam o metabolismo das lipoproteínas. A Tabela 37-2 fornece um resumo das principais classes de lipoproteínas. As apoproteínas desempenham funções bem definidas no metabolismo das lipoproteínas plasmáticas (Tab. 37-3). A ocorrência de mutações nas lipoproteínas ou em seus receptores pode levar a dislipidemias familiares e à morte prematura em consequência de aterosclerose acelerada.

Em todas as lipoproteínas esféricas, os lipídeos menos hidrossolúveis (ésteres de colesteril e triglicerídeos) são os componentes centrais, enquanto os componentes hidrossolúveis mais polares (apoproteínas, fosfolipídeos e colesterol não esterificado) se localizam na superfície. Com exceção da apo(a), as regiões de ligação de lipídeos de todas as apoproteínas contêm hélices anfipáticas que interagem com os lipídeos hidrofílicos polares (como os fosfolipídeos de superfície) e com o ambiente plasmático aquoso no qual as lipoproteínas circulam. As diferenças nas regiões de não ligação a lipídeos determinam as especificidades funcionais das apolipoproteínas.

A Figura 37-1 fornece um resumo das vias envolvidas na captação e no transporte da gordura e do colesterol da dieta dos intestinos para o tecido adiposo, os tecidos periféricos e o fígado. A Figura 37-2 mostra a via reversa do colesterol, que o transporta dos tecidos periféricos de volta ao fígado para a sua excreção na bile. Essas vias envolvem as estruturas de lipoproteínas descritas nas próximas seções.

Quilomícrons

A absorção intestinal do colesterol é mediada pela proteína 1 semelhante a Niemann-Pick C1, que parece ser o alvo da *ezetimiba*, um inibidor da absorção do colesterol. Após a sua captação pelas células epiteliais do intestino delgado, os lipídeos alimentares e os lipídeos endógenos são transferidos para o retículo endoplasmático, onde a apo B-48 recém-sintetizada está disponível para formar quilomícrons. A apo B-48, sintetizada apenas por células epiteliais intestinais, é exclusiva dos quilomícrons e atua principalmente como seu componente estrutural.

Os *quilomícrons* são sintetizados a partir dos ácidos graxos dos triglicerídeos e colesterol da dieta absorvidos no intestino delgado pelas

ABC: cassete de ligação ao ATP
ACAT-2: isozima tipo 2 da acilcoenzima A:colesterol-aciltransferase
ACC: American College of Cardiology
ACL: ATP-citrato-liase
ACTH: corticotropina (anteriormente hormônio adrenocorticotrópico)
ADA: American Diabetes Association
AHA: American Heart Association
ALT: alanina-aminotransferase
ANGPTL3: proteína 3 semelhante à angiopoietina
apo(a): apolipoproteína(a)
AVC: acidente vascular cerebral
CETP: proteína de transferência de ésteres de colesteril
CYP: citocromo P450
DAC: doença arterial coronariana
DCVAS: doença cardiovascular aterosclerótica
DHA: ácido docosa-hexaenoico
EL: lipase endotelial
EPA: ácido eicosapentanoico
ER: liberação prolongada
GI: gastrintestinal
GWAS: estudo de associação genômica ampla
HDL: lipoproteína de alta densidade
HDL-C: colesterol da lipoproteína de alta densidade
HF: hipercolesterolemia familiar
HFHe: hipercolesterolemia familiar heterozigota
HFHo: hipercolesterolemia familiar homozigota
HIV: vírus da imunodeficiência humana
HL: lipase hepática
HMG-CoA: β-hidróxi-β-metilglutaril-coenzima A
IAM: infarto agudo do miocárdio
IDL: lipoproteína de densidade intermediária
IgG: imunoglobulina G
IR: liberação imediata
LCAT: lecitina:colesterol-aciltransferase
LDL: lipoproteína de baixa densidade
LDL-C: colesterol da lipoproteína de baixa densidade
LDLR: gene do receptor de LDL
LP(a): lipoproteína(a)
LPL: lipoproteína-lipase
LRP: proteína relacionada com o receptor de LDL
MTP: proteína de transferência microssomal de triglicerídeos
NAD: nicotinamida-adenina-dinucleotídeo
NADP: nicotinamida-adenina-dinucleotídeo-fosfato
NCEP: National Cholesterol Education Program
PCE: equação de coorte combinada (*pooled cohort equation*)
PCSK9: pró-proteína convertase subtilisina/quexina tipo 9
PPAR: receptor ativado pelo proliferador de peroxissomo
SR: receptor de depuração (*scavenger*)
VLDL: lipoproteína de densidade muito baixa

células epiteliais. Os quilomícrons são as maiores lipoproteínas plasmáticas e as de menor densidade. Em indivíduos normolipidêmicos, os quilomícrons ficam presentes no plasma durante 3 a 6 horas após uma refeição contendo gordura. O colesterol alimentar é esterificado pela acil-coenzima A:colesterol aciltransferase tipo 2 (ACAT-2). A ACAT-2 é encontrada no intestino e no fígado, onde o colesterol livre celular é esterificado antes da montagem das lipoproteínas ricas em triglicerídeos (quilomícrons e lipoproteínas de densidade muito baixa [VLDL]).

Os quilomícrons entram na circulação sistêmica pelo ducto torácico. Em seguida, os triglicerídeos dos quilomícrons são metabolizados a ácidos graxos livres por uma lipoproteína-lipase (LPL) extracelular na superfície luminal capilar dos tecidos que sintetizam LPL (ver Fig. 37-1), incluindo tecido adiposo, músculo esquelético e cardíaco e tecido mamário de mulheres durante a lactação. Os ácidos graxos livres resultantes são captados e usados pelos tecidos adjacentes. A interação dos quilomícrons com a LPL requer a apo C-II como cofator.

Remanescentes de quilomícrons

A remoção de grande parte dos triglicerídeos da dieta, que é mediada pela LPL, gera os *remanescentes de quilomícrons,* que contêm todo o colesterol da dieta. Os remanescentes de quilomícrons desprendem-se da superfície capilar e são removidos da circulação pelo fígado em poucos minutos (ver Fig. 37-1). Primeiro, os remanescentes são sequestrados pela interação da apo E com proteoglicanos de sulfato de heparana na superfície dos hepatócitos e são processados pela lipase hepática (HL), reduzindo ainda mais o conteúdo de triglicerídeos remanescentes. Em seguida, a apo E medeia a captação dos remanescentes pela interação com o receptor hepático da lipoproteína de baixa densidade (LDL) ou proteína relacionada com o receptor de LDL (LRP).

Durante a hidrólise inicial dos triglicerídeos de quilomícrons pela LPL, a apo A-I e os fosfolipídeos se desprendem da superfície dos quilomícrons e permanecem no plasma. Trata-se de um mecanismo pelo qual a HDL nascente (precursora) é gerada (ver Fig. 37-2). Os remanescentes de quilomícrons não são precursores da LDL, porém o colesterol alimentar fornecido ao fígado pelos remanescentes aumenta os níveis plasmáticos de colesterol da lipoproteína de baixa densidade (LDL-C). O aumento do colesterol hepático suprime a expressão regulada pela proteína de ligação ao elemento do receptor de esteroides da pró-proteína convertase subtilisina/quexina tipo 9 (PCSK9), com consequente redução do catabolismo da LDL no fígado mediado pelo receptor de LDL (ver inibidores da PCSK9 adiante para mais detalhes).

Lipoproteínas de densidade muito baixa

As VLDL são produzidas no fígado quando a síntese de triglicerídeos é estimulada pelo aumento no fluxo de ácidos graxos livres e pelo aumento na síntese *de novo* de ácidos graxos pelo fígado. A apo B-100, a apo E e as apo C-I, C-II e C-III são sintetizadas constitutivamente pelo fígado e incorporadas às VLDL (ver Tab. 37-3). Os triglicerídeos são sintetizados no retículo endoplasmático e, juntamente com outros constituintes lipídicos, são transferidos pela proteína de transferência microssômica de triglicerídeos (MTP) até o local do retículo endoplasmático onde a apo B-100 recém-sintetizada está disponível para a formação de VLDL nascente (precursora). As apoproteínas C e pequenas quantidades de apo E são incorporadas a partículas nascentes no fígado antes da secreção, porém a maior parte dessas apoproteínas é adquirida a partir da HDL plasmática após a secreção de VLDL pelo fígado. A ocorrência de mutações da MTP que resultam na incapacidade de transferência dos triglicerídeos para a apo B-100 no fígado ou para a apo B-48 no intestino impede a produção de VLDL e de quilomícrons e causa um distúrbio genético conhecido como *abetalipoproteinemia*.

As VLDL plasmáticas são catabolizadas pela LPL nos leitos capilares por um processo semelhante ao processamento lipolítico dos quilomícrons (ver Fig. 37-1). Quando a hidrólise dos triglicerídeos está quase completa, os remanescentes de VLDL, geralmente denominados *IDL*, são liberados do endotélio capilar e voltam a entrar na circulação. VLDL e IDL pequenas que contêm apo B-100, cuja $t_{1/2}$ é de menos de 30 minutos, possuem dois destinos possíveis. Cerca de 40 a 60% delas são depuradas do plasma pelo fígado por meio de uma interação mediada por apo B-100 e apo E com os receptores de LDL e com as LRP. A LPL e a HL convertem o restante das IDL em LDL pela remoção de triglicerídeos adicionais. As apoproteínas C, a apo E e a apo A-V se redistribuem nas HDL.

A apo E desempenha um importante papel no metabolismo das lipoproteínas ricas em triglicerídeos (quilomícrons, remanescentes de quilomícrons, VLDL e IDL). Cerca da metade da apo E no plasma de indivíduos em jejum está associada a lipoproteínas ricas em triglicerídeos, enquanto a outra metade é um componente das HDL.

Lipoproteínas de baixa densidade

Praticamente todas as partículas de LDL na circulação são derivadas das VLDL. As partículas de LDL têm uma $t_{1/2}$ de 1,5 a 2 dias. Em indivíduos sem hipertrigliceridemia, dois terços do colesterol plasmático é encontrado nas LDL. A depuração plasmática das LDL é mediada principalmente por receptores de LDL (a apo B-100 liga a LDL a seu receptor), mas um pequeno componente é mediado por mecanismos de depuração que não utilizam receptores.

TABELA 37-1 ■ COMPARAÇÃO DAS PRINCIPAIS DIRETRIZES CLÍNICAS PARA O MANEJO DO COLESTEROL EM ADULTOS

	ATPIII 2004	ACC/AHA 2014	AHA/ACC 2018	ACC/AHA 2019
Estratégia de avaliação de risco	ERF 10 anos; fatores de risco para DAC	PCE 10 anos	PCE 10 anos ou ao longo da vida	PCE 10 anos ou ao longo da vida
Candidatos ao tratamento	Pacientes acima da meta de LDL-C	Pacientes dos quatro grupos de benefício das estatinas	Pacientes acima da meta de LDL-C	Prevenção primária em todos os pacientes
Intensidade recomendada das estatinas	Titulação para alcançar a meta de LDL-C	Intensidade moderada a alta	Intensidade moderada a alta (pode-se efetuar a titulação para alcançar uma meta de redução percentual específica de LDL-C)	Intensidade moderada a alta (pode-se efetuar a titulação para alcançar uma meta de redução percentual específica de LDL-C)

Recomendações	*Grupos de risco e metas de LDL-C:*
	• Alto risco na presença de DAC, equivalente de risco ou ERF ≥ 20% (meta de LDL-C < 100 mg/dL; < 70 mg/dL opcional)
	• Risco moderado-alto na presença de ≥ 2 fatores de risco ou ERF 10% a < 20% (meta de LDL-C < 130 mg/dL; < 100 mg/dL opcional)
	• Risco moderado na presença de ≥ 2 fatores de risco ou ERF < 10% (meta de LDL-C < 130 mg/dL; iniciar a terapia se LDL-C > 160 mg/dL)
	• Risco mais baixo na ausência de fatores de risco ou com 1 fator de risco (meta de LDL-C < 160 mg/dL; iniciar a terapia se LDL-C > 190 mg/dL)
		Quatro grupos de benefício de estatinas:
		• Se ≥ 21 anos de idade, DCVAS clínica, estatina de alta intensidade (ou moderada se > 75 anos de idade)
		• Se ≥ 21 anos de idade e LDL-C ≥ 190 mg/dL, estatina de alta intensidade
		• Se 40-75 anos de idade com DM e LDL-C de 70-189 mg/dL, estatina de intensidade moderada (ou de alta intensidade se DCVAS ≥ 7,5%)
		• Se 40-75 anos de idade com LDL-C de 70-189 mg/dL, estatina de intensidade moderada a alta se DCVAS ≥ 7,5%
			Grupos de risco e metas de LDL-C:
			• Prevenção primária (40-75 anos de idade):
			  • Se LDL-C ≥ 190 mg/dL, recomenda-se uma estatina de alta intensidade, independentemente do risco de DCVAS
			  • Se o paciente tiver DM, recomenda-se uma estatina de intensidade moderada, independentemente do risco de DCVAS
			  • Alto risco se DCVAS ≥ 20% (meta de redução de LDL-C de ≥ 50%)
			  • Risco intermediário se DCVAS ≥ 7,5% a < 20% + presença de fatores de risco (meta de redução de LDL-C de 30-49%)
			  • Risco limítrofe se DCVAS ≥ 5% a < 7,5% + presença de fatores de risco (pode-se recomendar uma estatina de intensidade moderada; nenhuma redução percentual específica indicada para LDL-C)
			  • Baixo risco se DCVAS < 5% (apenas intervenção no estilo de vida; não se recomenda a terapia com estatina)
			• Prevenção secundária:
			  • Risco muito alto de DCVAS na presença de eventos importantes e/ou condições de alto risco: recomenda-se uma estatina de alta intensidade
			  • Risco não muito alto de DCVAS: recomenda-se uma estatina de alta intensidade se ≤ 75 anos de idade (meta de redução de LDL-C de ≥ 50%); se ≥ 75 anos de idade, é razoável administrar uma estatina de intensidade moderada, dependendo da avaliação clínica
				Mesmas recomendações que as citadas pela AHA/ACC de 2018 em "Prevenção primária"

Consultar a Tabela 37-4 para uma discussão dos fatores de risco da DCVAS.
ATPIII, Adult Treatment Panel III; DAC, doença arterial coronariana; DM, diabetes melito; ERF, escore de risco de Framingham.
Fonte: Dados de ATPIII (Grundy et al., 2004; NCEP, 2002), ACC/AHA 2014 (Stone et al., 2014), AHA/ACC 2018 (Grundy et al., 2019) e ACC/AHA 2019 (Arnett et al., 2019).

A causa mais comum de hipercolesterolemia autossômica dominante envolve mutações de perda de função do gene do receptor de LDL (*LDLR*). A deficiência ou ausência de receptores de LDL resultam em níveis plasmáticos elevados de LDL-C e são a forma mais comum de hipercolesterolemia familiar (HF). O tratamento da hipercolesterolemia familiar homozigota (HFHo), que está associada a DCVAS acelerada e morte prematura aos 30 anos de idade ou antes, é tratada por inibição da síntese de colesterol com estatinas ou inibição da proteína 3 semelhante à angiopoietina com anticorpos monoclonais. A LDL torna-se aterogênica quando modificada por oxidação, uma etapa necessária para a captação de LDL pelos *receptores de depuração* (SR) dos macrófagos. Esse processo leva à formação de células espumosas nas lesões arteriais. Pelo menos dois SR estão envolvidos (SR-AI/II e CD36). A expressão do SR-AI/II parece ser maior no início da aterogênese, enquanto a do CD36 é maior à medida que ocorre formação de células espumosas durante a progressão da lesão. O fígado expressa um grande complemento de receptores de LDL e remove cerca de 75% de toda a LDL do plasma. Portanto, a manipulação da expressão do gene dos receptores de LDL hepáticos é uma maneira extremamente efetiva de modular os níveis plasmáticos de LDL-C. *A modificação alimentar (redução no consumo de gordura saturada e colesterol) e o tratamento farmacológico (com estatinas) mais efetivos para a hipercolesterolemia atuam pelo aumento da expressão dos receptores de LDL hepáticos.*

TABELA 37-2 ■ CARACTERÍSTICAS DAS LIPOPROTEÍNAS PLASMÁTICAS						
CLASSE DE LIPOPROTEÍNA	DENSIDADE (g/mL)	PRINCIPAL CONSTITUINTE LIPÍDICO	TG:COL	APOPROTEÍNAS SIGNIFICATIVAS	LOCAL DE SÍNTESE	VIA CATABÓLICA
Quilomícrons e remanescentes	< 1,006	Triglicerídeos e colesterol alimentares	10:1	B-48, E, A-I, A-IV, C-I, C-II, C-III	Intestino	Hidrólise de TG pela LPL; captação de remanescentes pelo fígado, mediada por apo E
VLDL	< 1,006	Triglicerídeos "endógenos" ou hepáticos	5:1	B-100, E, C-I, C-II, C-III	Fígado	Hidrólise do TG pela LPL
IDL	1,006-1,019	Ésteres de colesteril e triglicerídeos "endógenos"	1:1	B-100, E, C-II, C-III	Produto do catabolismo das VLDL	Conversão de 50% em LDL mediada pela HL; 50% de captação pelo fígado mediada pela apo E
LDL	1,019-1,063	Ésteres de colesteril	NS	B-100	Produto do catabolismo das VLDL	Captação pelo LDLR mediada pela Apo B-100 (~ 75% no fígado)
HDL	1,063-1,21	Fosfolipídeos, ésteres de colesteril	NS	A-I, A-II, E, C-I, C-II, C-III	Intestino, fígado, plasma	Complexa: transferência de ésteres de colesteril para as VLDL e as LDL; captação de colesterol HDL pelos hepatócitos
Lp(a)	1,05-1,09	Ésteres de colesteril	NS	B-100, apo(a)	Fígado	Desconhecida

COL, colesterol; NS, não significativo (TG < 5% das LDL e das HDL); TG, triglicerídeo.

Lipoproteínas de alta densidade

As HDL são lipoproteínas protetoras que diminuem o risco de DAC; por conseguinte, é geralmente desejável a presença de altos níveis de HDL. Esse efeito protetor pode resultar da participação das HDL no transporte reverso de colesterol, o processo pelo qual o colesterol em excesso é captado nas células e transferido para o fígado para sua excreção (ver Fig. 37-2). Os efeitos das HDL também incluem supostas atividades anti-inflamatórias, antioxidativas, antiagregantes plaquetárias, anticoagulantes e pró-fibrinolíticas. A apo A-I é a principal apoproteína da HDL, e a sua concentração plasmática é um preditor inverso mais poderoso do risco de DAC do que o nível total de colesterol da lipoproteína de alta densidade (HDL-C). A síntese de apo A-I é necessária para a produção normal das HDL.

As mutações no gene da apo A-I que causam deficiência de HDL frequentemente estão associadas à aterogênese acelerada. Além disso, duas subclasses principais de partículas maduras de HDL no plasma podem ser diferenciadas pelo seu conteúdo das principais apoproteínas de HDL – a apo A-I e a apo A-II. Evidências epidemiológicas em seres humanos sugerem que a apo A-II pode ser ateroprotetora.

O transportador de membrana ABCA1 facilita a transferência de colesterol livre das células para as HDL. Após o colesterol livre ser adquirido pela HDL pré-β1 nascente, ele é esterificado pela lecitina:colesterol-aciltransferase (LCAT). O colesterol recém-esterificado e apolar se move para o centro da partícula, que se torna progressivamente mais esférica, maior e menos densa com a contínua aquisição e esterificação do colesterol. À medida que o conteúdo de éster de colesteril da partícula (agora denominada HDL$_2$) aumenta, os ésteres de colesteril dessas partículas começam a ser trocados por triglicerídeos derivados de qualquer uma das lipoproteínas contendo triglicerídeos (quilomícrons, VLDL, lipoproteínas remanescentes e LDL). Essa troca, que é mediada pela proteína de transferência de ésteres de colesterol (CETP), é responsável pela remoção de cerca de dois terços do colesterol associado às HDL nos seres humanos. Subsequentemente, o colesterol transferido é metabolizado como parte da lipoproteína para a qual foi transferido. Os tratamentos direcionados para a CETP e os transportadores de cassete de ligação ao ATP (ABC) produziram resultados equívocos em seres humanos. Embora os inibidores da CETP reduzam efetivamente os níveis de LDL-C, eles também aumentam a frequência de eventos cardiovasculares adversos (angina, revascularização, IAM, insuficiência cardíaca e morte).

TABELA 37-3 ■ APOLIPOPROTEÍNAS			
APOLIPOPROTEÍNA (PM em kDa)	CONCENTRAÇÃO MÉDIA (mg/dL)	LOCAIS DE SÍNTESE	FUNÇÕES
apo A-I (~ 29)	130	Fígado, intestino	Estrutural nas HDL; cofator de LCAT; ligante do receptor de ABCA1; transporte reverso do colesterol
apo A-II (~ 17)	40	Fígado	Forma o complexo -S-S- com apo E-2 e E-3, que inibe a ligação de E-2 e E-3 aos receptores de lipoproteína
apo A-V (~ 40)	< 1	Fígado	Modula a incorporação dos triglicerídeos nas VLDL hepáticas; ativa a LPL
apo B-100 (~ 513)	85	Fígado	Proteína estrutural de VLDL, IDL, LDL; ligante do LDLR
apo B-48 (~ 241)	Flutua de acordo com a ingestão de gordura na dieta	Intestino	Proteína estrutural dos quilomícrons
apo C-I (~ 6,6)	6	Fígado	Ativador da LCAT; modula a ligação dos remanescentes ao receptor
apo C-II (8,9)	3	Fígado	Cofator da LPL
apo C-III (8,8)	12	Fígado	Modula a ligação dos remanescentes ao receptor
apo E (34)	5	Fígado, encéfalo, pele, gônadas, baço	Ligante do LDLR e dos receptores ligados aos remanescentes; transporte reverso do colesterol (HDL com apo E)
apo(a) (Variável)	Variável (sob controle genético)	Fígado	Modulador da fibrinólise

PM, peso molecular.

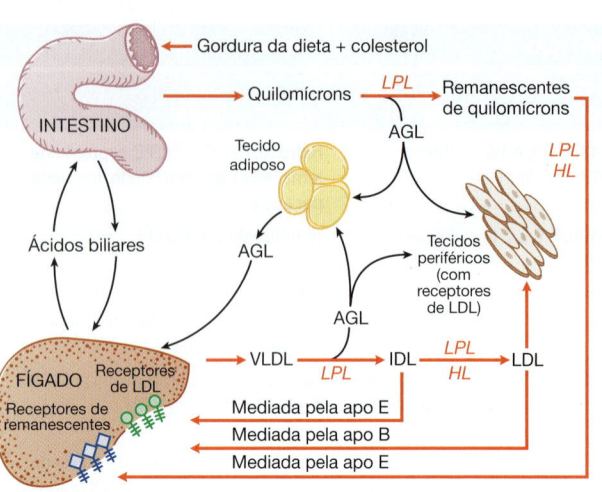

Figura 37-1 *Principais vias envolvidas no metabolismo dos quilomícrons sintetizados pelo intestino e das VLDL sintetizadas pelo fígado.* Os quilomícrons são convertidos em remanescentes de quilomícrons pela hidrólise de seus triglicerídeos pela LPL. Os remanescentes de quilomícrons são rapidamente depurados do plasma pelo fígado. Os "receptores de remanescentes" incluem a LRP, os receptores de LDL e talvez outros receptores. O ácido graxo livre (AGL) liberado pela LPL é usado pelo tecido muscular como fonte de energia ou é captado e armazenado pelo tecido adiposo.

O triglicerídeo que é transferido para a HDL_2 é hidrolisado no fígado pela HL, um processo que regenera partículas esféricas menores de HDL_3 que recirculam e adquirem colesterol livre adicional dos tecidos que contêm colesterol livre em excesso. A HL é sensível à regulação hormonal, e sua atividade modula os níveis de HDL-C. Os androgênios aumentam a expressão/atividade do gene da HL, o que explica os valores mais baixos de HDL-C observados em homens em comparação com as mulheres. Os estrogênios reduzem a atividade da HL, porém seu impacto sobre os níveis de HDL-C nas mulheres é consideravelmente menor do que o dos androgênios nos níveis de HDL-C nos homens. A HL parece desempenhar um papel essencial na regulação dos níveis de HDL-C, visto que a atividade da HL se encontra aumentada em muitos pacientes com baixos níveis de HDL-C.

Lipoproteína(a)

A LP(a) é constituída por uma partícula de LDL que possui uma segunda apoproteína, apo(a), além da apo B-100. A apo(a) da LP(a) está estruturalmente relacionada com o plasminogênio e parece ser aterogênica.

Avaliação do risco de doença cardiovascular aterosclerótica

A terapia das dislipidemias baseia-se na redução do risco de eventos cardiovasculares ateroscleróticos (DCVAS) fatais e não fatais, incluindo IAM e AVC. A Figura 37-3 fornece um fluxograma que ilustra a avaliação e o manejo do risco da DCVAS.

Os principais fatores de risco convencionais para DCVAS são níveis elevados de LDL-C, níveis reduzidos de HDL-C, tabagismo, hipertensão, diabetes melito tipo 2, idade avançada e história familiar de eventos prematuros de DAC (homens < 55 anos de idade; mulheres < 65 anos de idade) em um parente de primeiro grau (Tab. 37-4). À medida que mais dados se tornaram disponíveis, as calculadoras de risco de DCVAS também começaram a incluir a raça.

Mais recentemente, o diagnóstico e a avaliação de risco com base em testes genéticos para mutações monogenéticas que levam à HF (p. ex., nos genes *LDLR*, *APOB*, *PCSK9* e *LDLRAP1*) são recomendados para pacientes com suspeita de HF, bem como para seus parentes em risco (Sturm et al., 2018). A identificação precoce de indivíduos e seus familiares em risco de HF antes que o fenótipo de LDL-C elevado se manifeste clinicamente poderia oferecer a oportunidade de intervenções para reduzir o LDL-C antes do risco de doença arterial coronariana. Pacientes pediátricos identificados com HF que iniciaram intervenções clínicas para reduzir o LDL-C apresentam menor carga cumulativa de LDL-C e redução do risco de DCVAS em comparação com seus pais afetados. O rastreamento de familiares com risco (denominado *teste em cascata*) é considerado uma maneira econômica de identificar pacientes com HF e prevenir a morbidade e a mortalidade associadas, porém não é realizado rotineiramente no momento atual nos Estados Unidos. Além do teste para HF monogenética, há muito interesse no desenvolvimento de escores de risco poligenético com base em estudos de associação genômica ampla (GWAS) para avaliar as contribuições agregadas de muitos alelos de pequeno efeito sobre o aumento dos níveis de LDL-C e consequente risco cardiovascular aterosclerótico.

A prevenção primária envolve o manejo dos fatores de risco de modo a evitar um primeiro evento de DCVAS. A prevenção secundária se destina a pacientes que tiveram um evento anterior de DCVAS (IAM, AVC ou revascularização) e cujos fatores de risco precisam ser tratados de modo agressivo. Além do controle do colesterol, uma abordagem abrangente para a redução do risco de DCVAS inclui o abandono do tabagismo, o manejo do peso, a prática de atividade física, hábitos alimentares saudáveis, uso apropriado de ácido acetilsalicílico e controle da glicemia e da pressão arterial. Todos os planos de tratamento para reduzir o risco de DCVAS precisam incluir um aconselhamento ao paciente para a realização das mudanças no estilo de vida. As causas

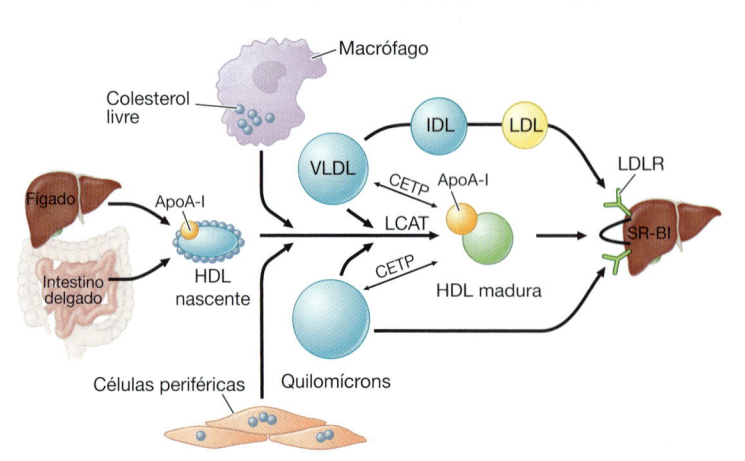

Figura 37-2 *Vias da HDL e transporte reverso do colesterol.* Os intestinos e o fígado geram HDL nascente, que coleta o colesterol livre dos macrófagos e dos tecidos periféricos. O colesterol é esterificado pela LCAT a ésteres de colesterol, resultando em partículas de HDL maduras (HDL_3 e HDL_2). O colesterol também e adquirido de lipoproteínas que contêm colesterol, incluindo quilomícrons e remanescentes de quilomícrons, VLDL e remanescentes de VLDL (IDL) e LDL. As partículas maduras de HDL fornecem ao fígado os ésteres de colesterol, que em seguida são excretados no intestino delgado como bile. Ver o texto para detalhes adicionais. (Reproduzida, com permissão, de Jameson JL, et al., eds. *Harrison's Principles of Internal Medicine*, 20th ed. McGraw Hill, New York, 2018.)

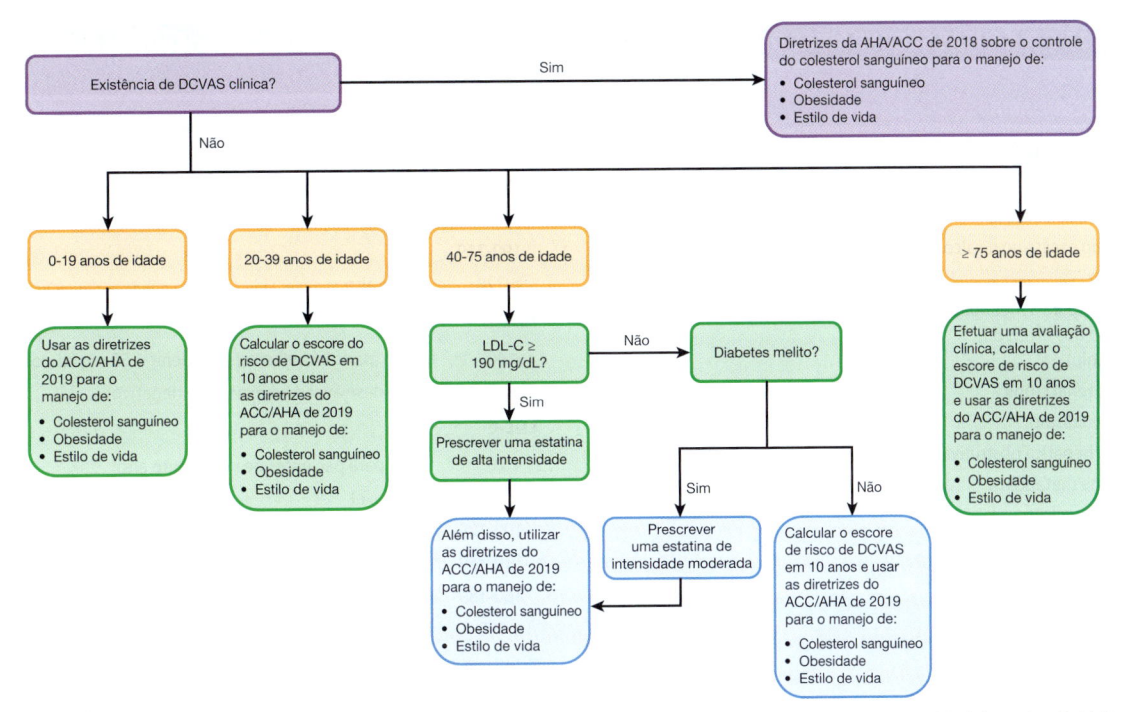

Figura 37-3 *Fluxograma para avaliação e manejo do risco de DCVAS. Esse fluxograma se baseia nas diretrizes: 2018 AHA/ACC Multi-society Guideline on the Management of Blood Cholesterol e 2019 ACC/AHA Guideline on the Primary Prevention of Cardiovascular Disease.* Ver a Tabela 37-1 e as diretrizes mencionadas para detalhes adicionais.

secundárias de dislipidemias (Tab. 37-5), incluindo medicamentos que afetam o colesterol, também devem ser consideradas antes de se iniciar o tratamento. Os pacientes também devem ser avaliados quanto à síndrome metabólica, que afeta mais de 1 a cada 3 adultos e consiste em resistência à insulina, obesidade, hipertensão, baixos níveis de HDL-C, estado pró-coagulante, inflamação vascular e aumento substancial no risco de doença cardiovascular.

A equação de coorte combinada (PCE, *pooled cohort equation*), publicada como parte da diretriz do ACC/AHA de 2014 sobre a avaliação do risco cardiovascular e ainda referenciada nas diretrizes sobre colesterol da AHA/ACC de 2018, foi desenvolvida com base em dados de nove estudos de coorte patrocinados pelo National Heart, Lung, and Blood Institute e incluiu dados de populações de pacientes geográfica e racialmente diversas. A PCE estima o risco em 10 anos ou cumulativo de DCVAS de um paciente (definido como IAM não fatal, morte por DAC ou AVC fatal ou não fatal) com base em idade, sexo, colesterol total, HDL-C, raça, pressão arterial sistólica, tabagismo e história de diabetes e hipertensão. A calculadora para avaliação do risco destina-se à prevenção primária em pacientes entre 20 e 79 anos de idade. A calculadora para risco de DCVAS está disponível *online* (https://tools.acc.org/ldl/ascvd_risk_estimator/index.html#!/calulate/estimator/) e em aplicativo para celular. Foram também desenvolvidas calculadoras para avaliação do risco cardiovascular para risco cumulativo de doença cardiovascular ao longo da vida e risco projetado de DCVAS em 10 anos quando um paciente recebe terapia específica de redução de risco.

TABELA 37-4 ■ FATORES DE RISCO PARA DOENÇA CARDIOVASCULAR ATEROSCLERÓTICA

Idade
Homens > 45 anos de idade ou mulheres > 55 anos de idade

História familiar de DAC prematura[a]
Parente de primeiro grau (homem < 55 anos de idade ou mulher < 65 anos de idade na ocasião do primeiro evento clínico de DAC)

Tabagismo atual
Definido como o hábito de fumar nos 30 dias precedentes

Hipertensão
Pressão arterial sistólica ≥ 130 mmHg, pressão diastólica ≥ 90 mmHg ou uso de medicação anti-hipertensiva, independentemente da pressão arterial

Baixos níveis de HDL-C
< 40 mg/dL (para as mulheres, considerar < 50 mg/dL como "baixo")

Obesidade
Índice de massa corporal > 25 kg/m² e circunferência da cintura > 102 cm (homens) ou > 88 cm (mulheres)

Diabetes melito tipo 2[b]

[a]A DAC é definida como IAM, morte coronariana ou procedimento de revascularização da coronária.
[b]O diabetes melito é considerado uma condição de risco alto ou muito alto para DCVAS.
Fonte: Dados de 2015 National Lipid Association recommendations, part 1 (Jacobson et al., 2015).

Farmacoterapia com estatinas

Embora seja útil ter uma compreensão dos níveis ideais de lipoproteínas (ver faixas fornecidas na Tab. 37-6), a diretriz da AHA/ACC de 2018 para o colesterol recomenda a titulação da terapia com estatinas para metas específicas de redução percentual do LDL-C em determinados grupos de pacientes, dependendo de sua idade e do escore de risco de DCVAS. Como a maior parte das evidências sobre a redução do risco de DCVAS com terapias hipolipemiantes provém de ensaios clínicos com estatinas, a terapia com estatinas de intensidade apropriada baseada em evidências é a base da terapia farmacológica das dislipidemias. Deve-se oferecer uma terapia com estatinas a pacientes de 40 a 75 anos de idade com história conhecida de DCVAS clínica ou diabetes melito e para aqueles com níveis elevados de LDL-C iguais ou superiores a 190 mg/dL, independentemente do escore de risco de DCVAS. Para a prevenção primária em pacientes de 40 a 79 anos de idade com níveis de LDL-C entre 70 e 189 mg/dL, recomenda-se o uso da PCE para identificar os pacientes com mais probabilidade de se beneficiar do tratamento. A Tabela 37-1 fornece um resumo das recomendações das diretrizes da AHA/ACC de 2018 para o uso de estatinas em adultos.

TABELA 37-5 ■ CAUSAS SECUNDÁRIAS DE DISLIPIDEMIA		
CAUSA SECUNDÁRIA	NÍVEL ELEVADO DE LDL-C	NÍVEL ELEVADO DE TRIGLICERÍDEOS
Distúrbios e condições		
Diabetes melito		+
Síndrome nefrótica	+	+
Consumo excessivo de álcool		+
Gravidez	+	+
Transição para a menopausa (declínio dos níveis de estrogênio)	+	+
Doença renal crônica	+	+
Hipotireoidismo	+	+
Doença hepática obstrutiva	+	
Síndrome metabólica		+
Infecção por HIV	+	+
Distúrbios autoimunes	+	+
Síndrome do ovário policístico	+	+
Terapias farmacológicas		
Estrogênios orais		+
Algumas progestinas	+	
Glicocorticoides	+	+
Fármacos imunossupressores	+	+
Diuréticos tiazídicos	+	+
Esteroides anabolizantes	+	
Tiazolidinedionas	+	
Rosiglitazona		+
β-Bloqueadores (particularmente não β₁ seletivos)		+
Ácidos fíbricos (na hipertrigliceridemia grave)	+	
Sequestradores de ácidos biliares		+
Amiodarona	+	
Danazol	+	
Isotretinoína	+	
Ácidos graxos ω-3 de cadeia longa (na hipertrigliceridemia grave) com docosa-hexanoato	+	
Tamoxifeno		+
Raloxifeno		+
Interferona		+
Fármacos antipsicóticos atípicos (clozapina, olanzapina)		+
Inibidores da protease		+
L-Asparaginase		+
Ciclofosfamida		+

Fonte: Dados de 2015 National Lipid Association recommendations, part 1 (Jacobson et al., 2015).

TABELA 37-6 ■ CLASSIFICAÇÃO DOS NÍVEIS PLASMÁTICOS DE LIPÍDEOS (mg/dL)	
NÃO HDL-C	
< 130	Desejável
130-159	Acima do desejável
160-189	Limítrofe alto
190-219	Alto
≥ 220	Muito alto
HDL-C	
< 40	Baixo (para as mulheres, considerar < 50 mg/dL como baixo)
> 60	Alto (desejável devido ao risco negativo)
LDL-C	
< 70	Ideal para pacientes de risco muito alto[a]
< 100	Desejável
100-129	Acima do desejável
130-159	Limítrofe alto
160-189	Alto
≥ 190	Muito alto
Triglicerídeos	
< 150	Normal
150-199	Limítrofe alto
200-499	Alto
≥ 500	Muito alto

[a]Alguns consideram um LDL-C < 70 mg/dL como a meta ideal para pacientes com doença arterial coronariana ou equivalentes de risco.

Fonte: Reproduzida, com permissão, de Jacobson TA, et al. National lipid association recommendations for patient-centered management of dyslipidemia: part 1–full report. *J Clin Lipidol*, **2015**, *9*:129-169. Copyright © 2015 National Lipid Association. Publicado por Elsevier Inc. Todos os direitos reservados.

Mecanismo de ação

As estatinas exercem seu principal efeito – redução dos níveis de LDL-C – por meio de um componente semelhante ao ácido mevalônico que inibe competitivamente a β-hidróxi-β-metilglutaril-coenzima A (HMG-CoA)-redutase. Ao reduzir a conversão da HMG-CoA em mevalonato, as estatinas inibem uma etapa inicial e limitante da velocidade na biossíntese do colesterol. As estatinas afetam os níveis sanguíneos de colesterol ao inibir a síntese hepática de colesterol, resultando no aumento da expressão do gene do receptor de LDL. Alguns estudos sugeriram que as estatinas também podem reduzir os níveis de LDL ao aumentar a remoção dos precursores das LDL (VLDL e IDL) e diminuir a produção hepática de VLDL. Acredita-se que a redução na produção hepática de VLDL induzida pelas estatinas seja mediada pela síntese diminuída de colesterol, um componente necessário das VLDL. As estatinas mais potentes (p. ex., *atorvastatina*, *sinvastatina* e *rosuvastatina*) em doses mais altas também podem reduzir os níveis de triglicerídeos causados pela elevação dos níveis de VLDL. A Figura 37-4 mostra uma estrutura representativa das estatinas e a reação catalisada pela HMG-CoA-redutase.

ADME

Após administração oral, a absorção intestinal das estatinas é variável (30-85%). Todas as estatinas, com exceção da *sinvastatina* e da *lovastatina*, são administradas na forma de β-hidroxiácido, que é a forma que inibe a HMG-CoA-redutase. A *sinvastatina* e a *lovastatina* são administradas na forma de lactonas inativas, que devem ser transformadas no fígado em seus respectivos β-hidroxiácidos, a sinvastatina ácida e a lovastatina ácida. Há extensa captação hepática de primeira passagem de todas as estatinas, que é mediada principalmente pelo OATP1B1, um transportador de ânions orgânicos (ver Cap. 5). *A síntese hepática de colesterol é máxima entre meia-noite e 2 horas da manhã. Portanto, as estatinas com $t_{1/2}$ de 4 horas ou menos (todas, com exceção da atorvastatina e da rosuvastatina) devem ser tomadas à noite.* Tanto a *atorvastatina* quanto a *rosuvastatina* apresentam $t_{1/2}$ mais longas e podem ser tomadas em outros horários do dia para melhorar a adesão do paciente ao tratamento.

Em virtude da extensa captação hepática de primeira passagem, a biodisponibilidade sistêmica das estatinas e de seus metabólitos hepáticos varia entre 5 e 30% da dose administrada. A *atorvastatina*, a *lovastatina*

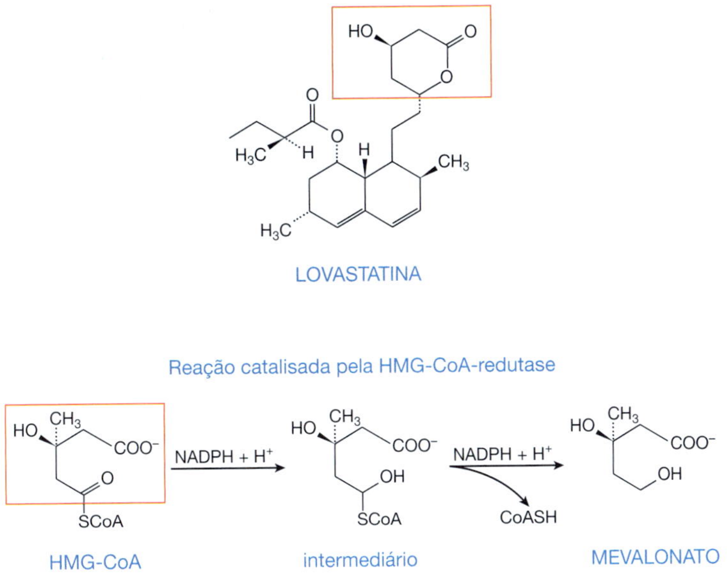

Figura 37-4 *Lovastatina e a reação da HMG-CoA-redutase.*

e a *sinvastatina* são metabolizadas principalmente pelas CYP3A4 e 3A5. A maior parte da *fluvastatina* (50-80%) é metabolizada pela CYP2C9 a metabólitos inativos, porém a CYP3A4 e a CYP2C8 também contribuem para seu metabolismo. A *rosuvastatina* é excretada principalmente de modo inalterado nas fezes, embora cerca de 10% sejam metabolizados pela CYP2C9. Entretanto, a *pravastatina* não é metabolizada em grau apreciável pelo sistema do CYP e é excretada de modo inalterado na urina. Os metabólitos de todas as estatinas, com exceção da *fluvastatina* e da *pravastatina*, exibem alguma atividade inibitória da HMG-CoA-redutase.

Em condições de equilíbrio dinâmico, pequenas quantidades do fármaco original e de seus metabólitos produzidos no fígado podem ser encontradas na circulação sistêmica. No plasma, mais de 95% das estatinas e de seus metabólitos estão ligados às proteínas, com exceção da *pravastatina* e seus metabólitos, cuja ligação é de apenas 50%. As concentrações plasmáticas máximas das estatinas são alcançadas em 1 a 4 horas. A $t_{1/2}$ dos compostos originais são de 1 a 4 horas, exceto no caso da *atorvastatina* e da *rosuvastatina*, que apresentam $t_{1/2}$ de cerca de 20 horas, e da *sinvastatina* com $t_{1/2}$ de cerca de 12 horas. A $t_{1/2}$ mais longa da *atorvastatina* e da *rosuvastatina* pode contribuir para seu maior efeito de redução. O fígado biotransforma todas as estatinas, e mais de 70% dos metabólitos das estatinas são excretados pelo fígado, com subsequente eliminação nas fezes.

Efeitos terapêuticos

Efeitos das estatinas nos níveis de LDL-C

As relações entre dose e resposta para todas as estatinas mostram que a eficácia na redução dos níveis de LDL-C é log-linear; os níveis de LDL-C são reduzidos em cerca de 6% (a partir dos valores basais) a cada duplicação da dose. Os efeitos máximos nos níveis plasmáticos de colesterol são alcançados em 7 a 10 dias. As estatinas são efetivas em quase todos os pacientes com níveis elevados de LDL-C. A exceção são pacientes com HFHo, que têm uma resposta muito atenuada às doses usuais de estatinas, porque ambos os alelos do gene do *LDLR* codificam receptores de LDL disfuncionais.

Redução dos triglicerídeos pelas estatinas

Os níveis de triglicerídeos acima de 250 mg/dL são reduzidos de maneira substancial pelas estatinas, e a redução percentual obtida assemelha-se à redução percentual do LDL-C.

Efeito das estatinas nos níveis de HDL-C

A maioria dos estudos de pacientes tratados com estatinas excluíram sistematicamente os pacientes com baixos níveis de HDL-C. Em estudos de pacientes com níveis elevados de LDL-C e níveis apropriados de HDL-C de acordo com o sexo (40-50 mg/dL para homens; 50-60 mg/dL para mulheres), foi observado um aumento de 5 a 10% dos níveis de HDL-C, independentemente da dose ou da estatina administrada. Todavia, em pacientes com níveis reduzidos de HDL-C (< 35 mg/dL), as estatinas podem diferir quanto a seus efeitos nos níveis de HDL-C. São necessários mais estudos para verificar se os efeitos das estatinas nos níveis de HDL-C em pacientes com baixos níveis de HDL-C são clinicamente significativos.

Efeitos adversos e interações medicamentosas

Miopatia

O principal efeito adverso associado ao uso de estatinas é a miopatia, que se refere a um amplo espectro de queixas musculares, incluindo desde dor muscular leve ou fraqueza (mialgia) até rabdomiólise potencialmente fatal. O risco de efeitos adversos musculares aumenta proporcionalmente com a dose de estatina e as concentrações plasmáticas. Em consequência, os fatores que inibem o catabolismo das estatinas estão associados a um aumento do risco de miopatia, incluindo idade avançada (particularmente > 80 anos), disfunção hepática ou renal, períodos perioperatórios, tamanho corporal pequeno e hipotireoidismo sem tratamento. As determinações rotineiras de creatinina-cinase não são necessárias, a não ser que o paciente também esteja tomando um fármaco que aumente o risco de miopatia. O uso concomitante de fármacos que diminuem o catabolismo das estatinas ou interferem na captação hepática está associado a um risco aumentado de miopatia e rabdomiólise. As interações mais comuns das estatinas ocorrem com os fibratos, particularmente a *genfibrozila* (38%), e com a *ciclosporina* (4%), a *digoxina* (5%), a *varfarina* (4%), os antibióticos macrolídeos (3%) e os antifúngicos azólicos (1%). Outros fármacos que aumentam o risco de miopatia induzida por estatinas incluem a niacina (raramente), inibidores da protease do HIV, a *amiodarona* e a *nefazodona*.

Hepatotoxicidade

A hepatotoxicidade grave é rara e imprevisível, com taxas de cerca de 1 caso por milhão de indivíduos-ano de uso. Todavia, desde 2012 a FDA não recomenda mais a monitoração de rotina da ALT ou de outras enzimas hepáticas após iniciar a terapia com estatinas, visto que a monitoração periódica de rotina não parece ser efetiva na detecção ou prevenção de lesão hepática grave. As enzimas hepáticas devem ser avaliadas em pacientes com sintomas clínicos sugestivos de lesão hepática após a instituição ou mudanças no tratamento com estatinas (FDA, 2012). O uso de estatinas está contraindicado em pacientes com doença hepática ativa.

Precauções ou contraindicações adicionais

As estatinas devem ser usadas com cautela em pacientes com comprometimento renal. Com frequência, a *atorvastatina* é a estatina de escolha para pacientes com disfunção renal grave, visto que não requer ajuste da dose. *As estatinas estão contraindicadas durante a gravidez e, se possível, devem ser suspensas antes da ocorrência de gravidez.* Os dados sobre o uso de estatinas durante a amamentação são limitados, e o seu uso é desaconselhado.

Interações medicamentosas

A *genfibrozila*, o fármaco mais comumente associado à miopatia induzida por estatinas, inibe a captação das formas ativas de hidroxiácido das estatinas nos hepatócitos pela OATP1B1 e interfere na transformação da maioria das estatinas pelas glicuronidases. A coadministração de *genfibrozila* quase duplica a concentração plasmática de hidroxiácidos das estatinas. Quando as estatinas são administradas com *niacina*, a miopatia provavelmente é causada por um aumento na inibição da síntese de colesterol do músculo esquelético (uma interação farmacodinâmica). Em 2016, a FDA retirou a aprovação de combinações de estatinas contendo fibratos ou *niacina* (FDA, 2016).

Os fármacos que interferem na oxidação das estatinas são aqueles metabolizados principalmente pela CYP3A4, incluindo certos antibióticos macrolídeos (p. ex., *eritromicina*); antifúngicos azólicos (p. ex., *itraconazol*); *ciclosporina*; *nefazodona*, um antidepressivo fenilpiperazina; inibidores da protease do HIV; e *amiodarona*. Essas interações farmacocinéticas estão associadas a concentrações plasmáticas aumentadas de estatinas e seus metabólitos ativos. Como a *pravastatina*, a *fluvastatina* e a *rosuvastatina* não são extensamente metabolizadas pela CYP3A4, essas estatinas têm menos tendência a causar miopatia quando utilizadas com um dos fármacos predisponentes. Todavia, os benefícios da terapia combinada com qualquer estatina devem ser cuidadosamente avaliados em relação ao risco de miopatia.

De acordo com uma advertência de 2012 da FDA, a *sinvastatina* não deve ser usada em combinação com *ciclosporina*, inibidores da protease do HIV, *eritromicina* ou *genfibrozila*. Em pacientes em uso de *anlodipino* ou *amiodarona*, a dose diária de *sinvastatina* não deve ultrapassar 20 mg. Não se deve utilizar mais de 10 mg de *sinvastatina* em combinação com *diltiazem* ou *verapamil*.

Outras considerações

A escolha das estatinas deve ser específica para cada paciente e baseada em fatores como custo, interações medicamentosas, possíveis efeitos adversos e intensidade desejada. As doses das estatinas são caracterizadas como de intensidade baixa, moderada ou alta (Tab. 37-7), com base no grau esperado de redução dos níveis de LDL-C (faixa entre 30 e 60%).

A *rosuvastatina* e a *pravastatina* podem ser mais toleradas do que outras estatinas, e o seu uso deve ser considerado em pacientes com história de mialgias com outras estatinas. A absorção de *lovastatina* é aumentada quando o fármaco é ingerido com alimento, e os pacientes devem ser incentivados a tomá-la à noite com a refeição. Surgiram preocupações sobre um possível comprometimento cognitivo com o uso de estatinas, porém revisões dos dados publicados não sugerem que esses fármacos possam prejudicar a cognição. Em contrapartida, outros estudos sugeriram que as estatinas pudessem desempenhar um papel na prevenção de demências. As estatinas, particularmente em doses mais altas, provavelmente conferem um pequeno aumento no risco de desenvolver diabetes. Entretanto, os efeitos benéficos das estatinas nos eventos de DCVAS e mortalidade superam qualquer risco aumentado conferido pela promoção do desenvolvimento de diabetes. Algumas estatinas foram aprovadas para uso em crianças com HF heterozigota (HFHe). A *atorvastatina*, a *lovastatina* e a *sinvastatina* são indicadas para crianças a partir de 11 anos de idade. A *pravastatina* foi aprovada para crianças a partir de 8 anos.

Farmacoterapias sem estatinas

As diretrizes da AHA/ACC de 2018 para o manejo do colesterol concentram-se principalmente no uso de estatinas para reduzir o risco de DCVAS. Entretanto, as diretrizes recomendam o uso de *ezetimiba* e/ou inibidores da PCSK9 como terapia complementar ou para controle do colesterol em pacientes com DCVAS clínica. Vários ensaios clínicos importantes avaliaram se os fibratos, a *niacina*, a *ezetimiba*, os inibidores da PCSK9, o óleo de peixe e o etil icosapente resultam em reduções adicionais no risco de DCVAS quando usados além das estatinas (ACCORD Study Group, 2010; AIM-HIGH Investigators, 2011; Bhatt et al., 2019; Cannon et al., 2015; HPS2-THRIVE Collaborative Group, 2014; ORIGIN Trial Investigators, 2012; Sabatine et al., 2017; Schwartz et al., 2018). Em abril de 2016, a FDA retirou a aprovação para a *niacina* de liberação prolongada (ER) ou o *fenofibrato* usado juntamente com as estatinas, citando estudos que não demonstraram nenhuma redução adicional dos eventos de DCVAS em comparação à monoterapia com estatina (FDA, 2016). Em outubro de 2017, o ACC divulgou uma atualização de suas decisões consensuais por especialistas, que pode ajudar os médicos no uso de fármacos não estatinas (i.e., sequestradores de ácidos biliares, inibidores da PCSK9 ou *ezetimiba*), além das estatinas para o manejo do risco de DCVAS (Lloyd-Jones et al., 2017). Em última análise, o uso de fármacos que não as estatinas em populações de pacientes de alto risco exige uma cuidadosa tomada de decisão compartilhada entre o paciente e seu médico.

Os níveis elevados de triglicerídeos são um importante fator de risco para pancreatite. Recomenda-se o tratamento com agentes mais efetivos na redução dos níveis de triglicerídeos (fibrato ou óleo de peixe) em pacientes com níveis muito elevados de triglicerídeos (> 1.000 mg/dL) para reduzir o risco de pancreatite. Essas terapias podem ser usadas junto com o tratamento com estatina se o paciente tiver fatores de risco para DCVAS que o tornem um candidato apropriado à terapia com estatinas.

Inibidor da absorção de colesterol

A *ezetimiba* é o primeiro composto aprovado para reduzir os níveis de colesterol total e de LDL-C, que atua por meio da inibição da absorção de colesterol pelos enterócitos no intestino delgado. Ela diminui os níveis de LDL-C em cerca de 20% e pode ser usada como terapia adjuvante com as estatinas.

Mecanismo de ação

A *ezetimiba* inibe a captação luminal de colesterol pelos enterócitos jejunais ao inibir a proteína 1 semelhante a Niemann-Pick C1. Nos seres humanos, a *ezetimiba* reduz a absorção de colesterol em 54%, precipitando um aumento compensatório na síntese de colesterol que pode ser

---

TABELA 37-7 ■ INTENSIDADE DAS ESTATINAS COM BASE NAS REDUÇÕES APROXIMADAS DO LDL-C COM DOSES DIÁRIAS

ESTATINAS DE ALTA INTENSIDADE	ESTATINAS DE INTENSIDADE MODERADA	ESTATINAS DE BAIXA INTENSIDADE
Redução do LDL-C em ≥ 50%	Redução do LDL-C em 30 a < 50%	Redução do LDL-C em < 30%, em média
Atorvastatina, 40-80 mg	**Atorvastatina 10 mg** (até 20 mg)	Fluvastatina, 20-40 mg
Rosuvastatina, 20-40 mg	**Fluvastatina 40 mg, 2×/dia**	**Lovastatina, 20 mg**
	Fluvastatina XL, 80 mg	**Pravastatina, 10-20 mg**
	Lovastatina 40 mg (até 80 mg)	Sinvastatina, 10 mg
	Pitavastatina 1-4 mg	
	Pravastatina 40 mg (até 80 mg)	
	Rosuvastatina (5 mg) até **10 mg**	
	Sinvastatina, 20-40 mg	

O **texto em negrito** indica as doses de estatinas usadas em ensaios clínicos controlados e randomizados, demonstrando uma redução nos principais eventos cardiovasculares.
Fonte: Dados da *Tabela 3* nas diretrizes de 2018 da AHA/ACC (Grundy et al., 2019).

inibido com um inibidor da síntese de colesterol (p. ex., uma estatina ou inibidor da ATP-citrato-liase [ACL]). A consequência da inibição da absorção intestinal do colesterol é uma redução da incorporação do colesterol aos quilomícrons, o que diminui a liberação de colesterol no fígado pelos remanescentes de quilomícrons. O teor diminuído de colesterol dos remanescentes pode diminuir diretamente a aterogênese, visto que os remanescentes de quilomícrons são lipoproteínas muito aterogênicas. A redução do aporte de colesterol intestinal para o fígado pelos remanescentes de quilomícrons estimula a expressão de genes hepáticos que regulam a expressão do LDLR e a biossíntese de colesterol. A expressão aumentada dos receptores hepáticos de LDL aumenta a depuração do LDL-C do plasma. A *ezetimiba* reduz os níveis de LDL-C em 15 a 20%.

ADME
A *ezetimiba* é altamente insolúvel em água, impedindo o estudo de sua biodisponibilidade. Após ingestão, sofre absorção e glicuronidação no epitélio intestinal e, em seguida, entra na recirculação êntero-hepática. Estudos de farmacocinética indicaram que cerca de 70% do fármaco é excretado nas fezes e cerca de 10%, na urina (como conjugado glicuronídeo). Os sequestrados de ácidos biliares inibem a absorção da *ezetimiba*, de modo que as duas classes de agentes não devem ser administradas concomitantemente.

Efeitos terapêuticos
O papel da *ezetimiba* como monoterapia em pacientes com níveis elevados de LDL-C geralmente se limita ao pequeno grupo de pacientes com intolerância às estatinas. As ações da *ezetimiba* são complementares às das estatinas e do inibidor da ACL, o *ácido bempedoico*. A terapia dupla com *ezetimiba* e uma dessas duas classes de fármacos impede o aumento da sintase de colesterol induzido pela *ezetimiba* e o aumento da absorção de colesterol induzido pelas estatinas, proporcionando reduções aditivas nos níveis de LDL-C. A redução das LDL com a dose mais alta de *sinvastatina* mais *ezetimiba* se assemelha à obtida com estatinas de alta intensidade. A redução do LDL-C é maior com uma estatina mais *ezetimiba/ácido bempedoico* do que com uma estatina isoladamente.

Preparações e uso
A *ezetimiba* está disponível em comprimidos de 10 mg, que podem ser ingeridos a qualquer hora do dia, com ou sem alimento. A *ezetimiba* pode ser usada em combinação com outros fármacos para dislipidemia, exceto com os sequestradores de ácidos biliares, que inibem a sua absorção. Foi aprovado um comprimido de combinação contendo 10 mg de *ezetimiba* e doses variadas de sinvastatina (10, 20, 40 e 80 mg). Uma combinação de 10 mg de *ezetimiba* com 180 mg de *ácido bempedoico* na forma de comprimido também foi aprovada e pode ser usada isoladamente ou em associação com uma estatina.

Efeitos adversos e interações medicamentosas
Além de reações alérgicas raras, não foram observados efeitos adversos específicos em pacientes tratados com *ezetimiba*. *Como todas as estatinas são contraindicadas para gestantes e lactantes, os produtos de combinação contendo ezetimiba e uma estatina não devem ser administrados a mulheres em idade fértil na ausência de contracepção.*

Sequestradores de ácidos biliares
Colestiramina, colestipol, colesevelam
Os sequestradores de ácidos biliares *colestiramina* e *colestipol* estão entre os fármacos hipolipemiantes mais antigos e são provavelmente os mais seguros, visto que não são absorvidos pelo intestino. Essas resinas também são recomendadas para pacientes de 11 a 20 anos de idade. Embora as estatinas sejam notavelmente efetivas como monoterapia, as resinas podem ser utilizadas como segundo agente caso a terapia com estatinas não reduzir suficientemente os níveis de LDL-C ou em caso de intolerância às estatinas.

Mecanismo de ação
Os sequestradores de ácidos biliares apresentam cargas altamente positivas e ligam-se aos ácidos biliares de carga negativa. Em virtude de seu grande tamanho, as resinas não são absorvidas, e os ácidos biliares ligados são excretados nas fezes. Como mais de 95% dos ácidos biliares são normalmente reabsorvidos, a interrupção desse processo causa depleção do reservatório de ácidos biliares e aumento na síntese hepática de ácidos biliares. Em consequência, o conteúdo hepático de colesterol declina, estimulando a produção de receptores de LDL, um efeito semelhante ao das estatinas. O aumento dos receptores hepáticos de LDL aumenta a depuração da LDL e reduz os níveis de LDL-C, porém esse efeito é parcialmente compensado pela síntese aumentada de colesterol provocada pela suprarregulação da HMG-CoA-redutase (ver Fig. 37-4). A inibição da atividade da redutase por uma estatina aumenta consideravelmente a eficácia das resinas. O aumento na produção de ácidos biliares induzido pelas resinas é acompanhado pelo aumento na síntese hepática de triglicerídeos, que tem consequência em pacientes com hipertrigliceridemia significativa (nível basal de triglicerídeos > 250 mg/dL). O uso do *colesevelam* para reduzir os níveis de LDL-C em pacientes com hipertrigliceridemia deve ser acompanhado de monitoração frequente (a cada 1-2 semanas) dos níveis de triglicerídeos em jejum.

Efeitos terapêuticos
A redução nos níveis de LDL-C pelas resinas depende da dose. Doses de 8 a 12 g de *colestiramina* ou de 10 a 15 g de *colestipol* estão associadas a uma redução de 12 a 18% nos níveis de LDL-C. O *colesevelam* reduz o nível de LDL-C em 18% quando usado na sua dose máxima. As doses máximas (24 g de *colestiramina*, 30 g de *colestipol*) podem reduzir os níveis de LDL-C em até 25%, porém causam efeitos adversos GI, que geralmente são intoleráveis. Um período de 1 a 2 semanas é suficiente para obter uma redução máxima do nível de LDL-C por determinada dose de resina. Em pacientes com níveis normais de triglicerídeos, pode haver um aumento transitório dos triglicerídeos, que, em seguida, retornarão a seus valores basais. Quando utilizadas com uma estatina, as resinas normalmente são prescritas em doses submáximas, devido à sua baixa tolerabilidade.

Preparações e uso
As formas em pó de *colestiramina* (4 g/dose) e de *colestipol* (5 g/dose) são misturadas com um líquido (água ou suco) e ingeridas como uma pasta ou misturadas com gelo picado no liquidificador. O ideal é que o paciente consuma as resinas antes do desjejum e antes do jantar, começando com 1 colher ou 1 envelope, 2 vezes/dia, e aumentando a dose depois de pelo menos algumas semanas, de acordo com a necessidade e a tolerância. Em geral, os pacientes não ingerem mais do que 2 doses (colheres ou envelopes) 2 vezes/dia. O *cloridrato de colesevelam* está disponível na forma de comprimido sólido, contendo 0,625 g de *colesevelam*, ou como pó, em envelopes de 3,75 g ou 1,875 g. A dose inicial é de 3 comprimidos, tomados 2 vezes/dia nas refeições, ou todos os 6 comprimidos tomados em uma refeição. Os comprimidos devem ser tomados com líquido. A dose diária máxima é de 7 comprimidos (4,375 g).

Efeitos adversos e interações medicamentosas
Em geral, as resinas são seguras, visto que não sofrem absorção sistêmica. Como são administradas na forma de sais de cloreto, já foram relatados casos raros de acidose hiperclorêmica. A hipertrigliceridemia grave é uma contraindicação para o uso da *colestiramina* e do *colestipol*, visto que essas resinas aumentam os níveis de triglicerídeos. No momento atual, não se dispõe de dados suficientes sobre os efeitos do *colesevelam* nos níveis de triglicerídeos.

A ingestão de uma pasta de *colestiramina* ou de *colestipol* em pó produz uma sensação arenosa que é desagradável, porém geralmente tolerada. O *colestipol* está disponível em forma de comprimidos. O *colesevelam* está disponível em uma cápsula dura que absorve água e cria um material gelatinoso mole, que supostamente minimiza o potencial de irritação GI. Os pacientes que tomam *colestiramina* e *colestipol* se queixam de distensão e dispepsia, sintomas que podem ser consideravelmente reduzidos se o fármaco for totalmente suspenso em líquido várias horas antes de sua ingestão. Pode ocorrer constipação intestinal, que às vezes pode ser evitada com a ingestão diária adequada de água e *Psyllium*. O *colesevelam* pode ter menos tendência do que o *colestipol* a causar dispepsia, distensão e constipação intestinal.

O efeito da *colestiramina* e do *colestipol* na absorção da maioria dos fármacos ainda não foi estudado. A *colestiramina* e o *colestipol* se ligam a muitos fármacos, incluindo algumas tiazidas, *furosemida*, *propranolol*, L-*tiroxina*, *digoxina*, *varfarina* e algumas estatinas, interferindo na sua absorção. O *colesevelam* não parece interferir na absorção das vitaminas lipossolúveis ou de fármacos como a *digoxina*, a *lovastatina*, a *varfarina*, o *metoprolol*, a *quinidina* e o *ácido valproico*. O *colesevelam* reduz a concentração máxima e a área sob a curva do *verapamil* de liberação prolongada em 31 e 11%, respectivamente. Na ausência de informações que provem o contrário, uma medida de prudência sugere que os pacientes tomem outros medicamentos 1 hora antes ou 3 a 4 horas depois de uma dose de *colesevelam* ou *colestipol*. A segurança e a eficácia do *colesevelam* ainda não foram estudadas em pacientes pediátricos e em mulheres grávidas.

Niacina (ácido nicotínico)

A *niacina* é uma vitamina do complexo B hidrossolúvel, que atua como vitamina apenas após conversão em nicotinamida-adenina-dinucleotídeo (NAD) ou nicotinamida-adenina-dinucleotídeo-fosfato (NADP). A *niacina* e a sua amida podem ser administradas por via oral como fonte de *niacina* por causa de suas funções como vitamina, porém apenas a *niacina* afeta os níveis de lipídeos. Os efeitos hipolipidemiantes da *niacina* exigem doses mais altas do que as necessárias para seus efeitos como vitamina.

Mecanismo de ação

No tecido adiposo, a *niacina* inibe a lipólise dos triglicerídeos pela lipase sensível a hormônios, reduzindo, assim, o transporte de ácidos graxos livres para o fígado e a síntese hepática de triglicerídeos. A lipase sensível a hormônios é ativada pelas catecolaminas e pelo ACTH e é inibida pela insulina. A *niacina* pode exercer seus efeitos na lipólise ao estimular um receptor acoplado à proteína G (GPR109A) que se acopla a G_i e inibe a produção de AMP cíclico nos adipócitos. No fígado, a *niacina* diminui a síntese de triglicerídeos ao inibir tanto a síntese quanto a esterificação dos ácidos graxos, o que aumenta a degradação da apo B. A redução da síntese de triglicerídeos diminui a produção hepática de VLDL, responsável pelos níveis reduzidos de LDL. A *niacina* também aumenta a atividade da LPL, uma ação que promove a depuração dos quilomícrons e dos triglicerídeos VLDL. A *niacina* eleva os níveis de HDL-C ao diminuir a fração de depuração da apo A-I nas HDL em vez de aumentar a síntese de HDL.

ADME

Existem várias formas de *niacina* disponíveis. A *niacina* cristalina (imediata ou regular, IR) refere-se a comprimidos de *niacina* que se dissolvem rapidamente após a ingestão, sofrem absorção quase completa e levam a concentrações séricas máximas em 30 a 60 minutos. Como a $t_{1/2}$ do ácido nicotínico é de cerca de 20 a 48 minutos, a *niacina* cristalina requer uma dosagem 2 a 3 vezes/dia. A *niacina* de liberação prolongada (ER) refere-se a preparações que liberam continuamente o fármaco por um período de tempo variável após a sua ingestão. Por exemplo, o tempo para alcançar níveis séricos máximos de *niacina* ER é de 4 a 5 h. Existem dados limitados sobre a farmacocinética da *niacina* de liberação retardada sem prescrição, embora esses suplementos alimentares afirmem ser formulados para liberação ao longo do tempo. Em doses mais baixas, a maior parte da *niacina* é captada pelo fígado, e apenas o ácido nicotinúrico, o metabólito principal, é encontrado na urina. Em doses mais altas, uma maior proporção do fármaco é excretada na urina como ácido nicotínico inalterado.

Efeitos terapêuticos

A *niacina* é indicada para o tratamento da hipertrigliceridemia e elevação do LDL-C. Existem apenas duas formulações de *niacina* aprovadas pela FDA: ER e IR. Outras formulações são vendidas como suplementos alimentares, incluindo dois derivados "livres do efeito de rubor": o inositol hexanicotinato e o ribosídeo de nicotinamida. Entretanto, como não foram aprovados pela FDA, esses suplementos não podem afirmar a sua capacidade de tratar qualquer doença específica; em vez disso, eles só podem alegar ajudar na saúde geral (p. ex., os rótulos podem incluir "para auxiliar na saúde do coração"). O potencial de dano hepático grave deve impedir o uso de formulações de *niacina* sem prescrição médica em pacientes sem supervisão médica.

A *niacina* regular ou cristalina em doses de 2 a 6 g/dia reduz os triglicerídeos em 35 a 50% (de forma tão efetiva quanto os fibratos e as estatinas); o efeito máximo ocorre nos primeiros 4 a 7 dias. É possível obter reduções de 25% nos níveis de LDL-C com doses de 4,5 a 6 g/dia; são necessárias 3 a 6 semanas para um efeito máximo. A *niacina* é o agente mais eficaz disponível para aumentar os níveis de HDL-C (30-40%), porém o efeito é menor em pacientes com níveis de HDL-C inferiores a 35 mg/dL. A *niacina* também é o único fármaco hipolipemiante que diminui significativamente os níveis de Lp(a). Apesar do efeito salutar nos lipídeos, os efeitos colaterais da *niacina* limitam o seu uso (ver a seção "Efeitos adversos", adiante).

Preparações e uso

Dispõe-se de comprimidos de *niacina* cristalina sem prescrição em uma variedade de concentrações (comprimidos de 50 a 500 mg), e com prescrição, em comprimidos de 500 mg. A *niacina* ER está disponível com prescrição na forma de comprimidos ER de 500, 750 e 1.000 mg. A dose de *niacina* com prescrição médica para tratamento da dislipidemia varia dependendo da formulação. A *niacina* ER deve ser iniciada com 500 mg ao deitar e aumentada em 500 mg a cada 4 semanas até alcançar uma dose máxima de 2.000 mg/dia. A *niacina* IR deve ser iniciada com 250 mg todas as noites e aumentada a cada 4 a 7 dias até uma dose máxima de 1.500 a 2.000 mg/dia. Em seguida, a *niacina* IR pode ser ainda titulada a cada 2 a 4 semanas até um máximo de 6.000 mg/dia em pacientes com anormalidades lipídicas acentuadas. Entretanto, o risco de ocorrência de efeitos adversos aumenta com doses acima de 2.000 mg/dia. Devem-se medir os níveis de transaminases, albumina sérica, glicemia em jejum e ácido úrico antes do tratamento, a cada 6 a 12 semanas no primeiro ano e, posteriormente, a cada 6 meses.

Efeitos adversos e interações medicamentosas

Dois dos efeitos adversos da *niacina*, o rubor e a dispepsia, limitam a adesão do paciente ao tratamento. Os efeitos cutâneos são rubor e prurido na face e na parte superior do tronco, exantemas cutâneos e acantose *nigricans*. O rubor e o prurido associados são mediados por prostaglandinas, de modo que o uso de *ácido acetilsalicílico* pelo menos 30 minutos antes de cada dose de *niacina* pode minimizar o rubor em muitos pacientes. O rubor também pode ser aliviado se a terapia for iniciada com doses baixas (250-500 mg 1 vez/dia) e se o fármaco for tomado após as refeições. O rubor é mais intenso quando a terapia é iniciada ou quando a dose é aumentada, porém desaparece na maioria dos pacientes depois de 1 a 2 semanas com dose estável. O rubor tem mais tendência a ocorrer quando a *niacina* é consumida com bebidas quentes ou com álcool. O ressecamento da pele, que constitui uma queixa frequente, pode ser tratado com hidratantes para a pele, enquanto a acantose *nigricans* pode ser tratada com o uso de loções contendo ácido salicílico. A dispepsia e episódios mais raros de náuseas, vômitos e diarreia têm menos tendência a ocorrer se o fármaco for tomado depois de uma refeição. Pacientes com história de doença ulcerosa péptica ou de doença hepática não devem tomar *niacina*. Pacientes que consomem quantidades substanciais de álcool tampouco devem tomar *niacina*.

Os efeitos adversos mais comuns e clinicamente graves são a hepatotoxicidade, que se manifesta na forma de níveis séricos elevados de transaminases, e a hiperglicemia. Foi relatado que tanto a *niacina* IR (cristalina) quanto a *niacina* ER causam hepatotoxicidade grave, particularmente em doses acima de 2 g/dia. A hepatotoxicidade tem mais tendência a ocorrer com as formulações de liberação prolongada. Os pacientes acometidos apresentam fadiga e fraqueza semelhantes às da gripe. Em geral, os níveis de aspartato-transaminase e ALT estão elevados, os níveis séricos de albumina diminuem, e os níveis de colesterol total e LDL-C declinam consideravelmente.

Em pacientes com diabetes melito, a *niacina* deve ser utilizada com cautela, visto que a resistência à insulina induzida por esse fármaco pode causar hiperglicemia grave. Se a *niacina* for prescrita para pacientes com suspeita de diabetes ou diabetes confirmado, é preciso monitorar a glicemia pelo menos semanalmente até que se comprove sua estabilidade. A *niacina* também eleva os níveis de ácido úrico e pode reativar a gota. A história clínica de gota é uma contraindicação relativa para o uso de *niacina*. Os efeitos adversos reversíveis mais raros incluem ambliopia e maculopatia tóxica. Foram relatadas taquiarritmias atriais e fibrilação atrial, mais comumente em pacientes idosos. *A niacina, nas doses utilizadas em seres humanos, foi associada a defeitos congênitos em animais de laboratório e não deve ser usada em mulheres grávidas.*

O uso concomitante de *niacina* e uma estatina pode causar miopatia. Em dois ensaios clínicos randomizados que avaliaram a *niacina* como terapia aditiva com uma estatina *versus* a monoterapia com estatina, não foi demonstrada qualquer redução adicional no risco de DCVAS, apesar de uma melhora nos parâmetros das lipoproteínas. Tendo em vista essas evidências, a FDA retirou a indicação para o uso de *niacina* junto com a terapia com estatina e também retirou a aprovação para formulações de combinação com estatinas contendo *niacina* (FDA, 2016). A *niacina* pode ainda ser considerada como monoterapia em pacientes com intolerância às estatinas.

Derivados do ácido fíbrico

O *clofibrato* é um derivado halogenado do ácido fíbrico. A *genfibrozila* é um ácido não halogenado que é distinto dos fibratos halogenados. Na Europa e em outros países, são usados vários outros análogos do ácido fíbrico (p. ex., *fenofibrato, bezafibrato, ciprofibrato*).

Mecanismo de ação

Os mecanismos pelos quais os fibratos reduzem os níveis de lipoproteínas ou elevam os de HDL ainda são obscuros. Muitos dos efeitos desses compostos nos lipídeos sanguíneos são mediados pela sua interação com o receptor ativado pelo proliferador de peroxissomos (PPAR), que regula a transcrição gênica. Os fibratos se ligam ao PPAR-α e reduzem os triglicerídeos por meio de: estimulação mediada pelo PPAR-α da oxidação dos ácidos graxos; aumento na síntese de LPL; e expressão reduzida da apo C-III. O aumento na síntese de LPL aumenta a depuração das lipoproteínas ricas em triglicerídeos. A redução na produção hepática de apo C-III, que atua como inibidor da lipólise e da depuração mediada por receptor, aumenta a depuração das VLDL. Os aumentos dos níveis de HDL-C mediados por fibratos ocorrem devido à estimulação da expressão da apo A-I e da apo A-II pelo PPAR-α, com aumento dos níveis de HDL. O *fenofibrato* é mais efetivo do que a *genfibrozila* no aumento dos níveis de HDL. A maioria dos fibratos tem efeitos antitrombóticos potenciais, incluindo inibição da coagulação e aumento da fibrinólise.

ADME

Os fibratos sofrem absorção rápida e eficiente (> 90%) quando tomados com uma refeição, porém a sua absorção é menos eficiente quando tomados com estômago vazio. As concentrações plasmáticas máximas são alcançadas em 1 a 4 horas. Mais de 95% desses fármacos no plasma estão ligados à proteína, quase exclusivamente à albumina. As $t_{1/2}$ dos fibratos variam de 1,1 hora (*genfibrozila*) a 20 horas (*fenofibrato*). Os fármacos se distribuem amplamente por todo o corpo, e as concentrações no fígado, nos rins e no intestino ultrapassam os níveis plasmáticos. A *genfibrozila* é transferida através da placenta. Os fibratos são excretados predominantemente como conjugados glicuronídeos (60-90%) na urina, com aparecimento de quantidades menores nas fezes. A excreção desses fármacos é comprometida na presença de insuficiência renal.

Efeitos terapêuticos

Os efeitos dos agentes do ácido fíbrico nos níveis de lipoproteínas diferem amplamente, dependendo do perfil inicial das lipoproteínas, da presença ou ausência de hiperlipoproteinemia genética, das influências ambientais associadas e do fibrato específico utilizado. Os pacientes com hiperlipoproteinemia tipo III (*disbetalipoproteinemia*) estão entre os que têm resposta mais sensível aos fibratos. Observa-se uma redução drástica dos níveis elevados de triglicerídeos e colesterol, e os xantomas tuberoeruptivos e palmares podem regredir por completo. A angina e a claudicação intermitente também melhoram.

Em pacientes com hipertrigliceridemia leve (p. ex., triglicerídeos < 400 mg/dL), o tratamento com fibrato diminui os níveis de triglicerídeos em até 50% e aumenta as concentrações de HDL-C em cerca de 15%. Os níveis de LDL-C podem permanecer inalterados ou aumentar. Os pacientes com HFHe que apresentam normotrigliceridemia geralmente exibem pouca alteração nos níveis de LDL com o uso de *genfibrozila*. No caso dos outros agentes do ácido fíbrico, podem-se observar reduções de até 20% em alguns pacientes. Em geral, os fibratos são os fármacos de escolha para o tratamento da hipertrigliceridemia grave e da síndrome de quilomicronemia. A terapia primária tem por objetivo remover o álcool e o máximo de gordura alimentar possível, já os fibratos ajudam aumentando a depuração de triglicerídeos e diminuindo a síntese hepática de triglicerídeos. Em pacientes com síndrome de quilomicronemia, a terapia de manutenção com fibratos e uma dieta com baixo teor de gordura mantém os níveis de triglicerídeos bem abaixo de 1.000 mg/dL e, portanto, evitam episódios de pancreatite.

Preparações e uso

A *genfibrozila* geralmente é administrada em uma dose de 600 mg, tomada 2 vezes/dia, 30 minutos antes das refeições pela manhã e à noite. O *fenofibrato* está disponível em comprimidos de 48 e 145 mg ou em cápsulas que contêm 67, 134 ou 200 mg. O sal de colina do ácido fenofíbrico está disponível em cápsulas de 45 e 135 mg. As doses equivalentes das formulações de *fenofibrato* são de 135 mg de sal de colina, 145 mg de *fenofibrato* e 200 mg de *fenofibrato* micronizado (disponíveis na forma de cápsulas). Os fibratos são os fármacos de escolha para o tratamento de indivíduos com hiperlipoproteinemia tipo III que apresentam hiperlipidemia, bem como de indivíduos com hipertrigliceridemia grave (triglicerídeos > 1.000 mg/dL) que correm risco de pancreatite. Um ensaio clínico randomizado de *fenofibrato* adicionado à terapia com estatinas não resultou em qualquer redução no risco de DCVAS (ACCORD Study Group, 2010). Em 2016, a FDA retirou a aprovação para o uso de *fenofibrato* junto com a terapia com estatinas para a redução do risco de DCVAS.

Efeitos adversos e interações medicamentosas

Em geral, os compostos do ácido fíbrico são bem tolerados. Ocorrem efeitos adversos GI em até 5% dos pacientes. Efeitos adversos pouco frequentes incluem exantema, urticária, queda de cabelo, mialgias, fadiga, cefaleia, impotência e anemia. Foram relatados pequenos aumentos nas transaminases e fosfatase alcalina hepáticas. Há relatos de que o *clofibrato*, o *bezafibrato* e o *fenofibrato* potencializam a ação da *varfarina*. A monitoração cuidadosa do tempo de protrombina pode ser adequada, bem como a redução da dose de *varfarina*.

Em certas ocasiões, ocorre uma síndrome de miopatia em indivíduos que tomam *clofibrato, genfibrozila* ou *fenofibrato*, podendo ser observada em até 5% dos pacientes tratados com uma combinação de *genfibrozila* e doses mais altas de estatinas. A *genfibrozila* inibe a captação hepática das estatinas pela OATP1B1 e compete pelas mesmas glicuronosiltransferases que metabolizam a maioria das estatinas. Portanto, os níveis de ambos os fármacos podem ser elevados quando forem coadministrados. Os pacientes que usam essa combinação devem ser acompanhados com intervalos de 3 meses, com anamnese cuidadosa e determinação dos níveis de creatina-cinase até o estabelecimento de um padrão estável. Os pacientes que tomam fibratos com *rosuvastatina* devem ser rigorosamente acompanhados, mesmo se a *rosuvastatina* for administrada em doses baixas (5-10 mg). O *fenofibrato* sofre glicuronidação por enzimas que não estão envolvidas na glicuronidação das estatinas, portanto as combinações de *fenofibrato*-estatina têm menos tendência a causar miopatia do que a terapia de combinação de *genfibrozila* com estatinas.

Todos os fibratos aumentam a litogenicidade da bile. O uso do *clofibrato* foi associado a um risco elevado de formação de cálculos biliares. A insuficiência renal é uma contraindicação relativa para o uso de agentes de ácido fíbrico, assim como a disfunção hepática. *Os fibratos não devem ser utilizados por crianças e por gestantes.*

Etilésteres de ácidos graxos ômega-3

Mecanismo de ação

Os ácidos graxos ômega-3, geralmente etilésteres do ácido eicosapentaenoico (EPA) e do ácido docosa-hexaenoico (DHA), reduzem os triglicerídeos VLDL e são usados como adjuvantes da dieta no tratamento de pacientes adultos com hipertrigliceridemia grave. A dose oral diária recomendada para pacientes com hipertrigliceridemia é de 3 a 4 g/dia administrada com alimentos. O *etil icosapente*, um etiléster altamente purificado do EPA, está disponível em cápsulas de 1 e 0,5 g e foi aprovado pela FDA como terapia adjuvante para pacientes com hipertrigliceridemia. A dose oral diária para adultos é de 4 g/dia, divididos em duas doses ingeridas com a refeição.

ADME

O intestino delgado absorve o EPA e o DHA, que são oxidados principalmente no fígado, de modo semelhante aos ácidos graxos derivados de fontes alimentares. A $t_{1/2}$ de eliminação é de cerca de 50 a 80 horas.

Efeitos terapêuticos

O óleo de peixe ou outros produtos que contêm ácidos graxos ômega-3 estão entre os fitoterápicos, vitaminas ou suplementos nutricionais de venda livre mais comuns adquiridos pelos consumidores todos os anos. As doses e formulações dos produtos de venda livre variam de modo considerável. A AHA recomenda o consumo de algum tipo de peixe pelo menos 2 vezes/semana, devendo o uso de suplementos de óleo de peixe ser apenas considerado para indivíduos com doença cardíaca ou níveis elevados de triglicerídeos após consulta com um médico. Além dos produtos de óleo de peixe de venda livre, dispõe-se de vários produtos adquiridos com prescrição médica, geralmente em doses mais altas do que as usadas em produtos de venda livre (1-1,2 g) e contendo uma combinação de EPA e DHA. O *etil icosapente* não contém DHA. Misturas contendo EPA e DHA aumentaram os níveis de LDL-C em pacientes com hipertrigliceridemia grave, enquanto estudos de produtos contendo apenas EPA sugerem que eles podem não aumentar significativamente os níveis de LDL-C e ainda reduzirem os triglicerídeos. Há controvérsias sobre quando é apropriado tratar a hipertrigliceridemia. As causas secundárias modificáveis dos níveis elevados de triglicerídeos, como diabetes melito não controlado e consumo excessivo de álcool, sempre devem ser tratadas antes de iniciar a terapia. Embora os produtos de ômega-3 adquiridos com prescrição médica geralmente tenham indicações da FDA para níveis de triglicerídeos de 500 mg/dL ou mais, muitas organizações profissionais recomendam que esses produtos sejam limitados a pacientes com níveis de 1.000 mg/dL ou mais que correm maior risco de pancreatite. No ensaio clínico ORIGIN, não foi constatada nenhuma redução adicional do risco de DCVAS associada ao uso de ácido graxo ômega-3 *versus* monoterapia com estatinas, levando ao questionamento do uso comum de suplementos de óleo de peixe para "cardioproteção" pelos consumidores.

Entretanto, em 2019, o ensaio clínico REDUCE-IT mostrou que pacientes com hipertrigliceridemia que tomaram 4 g/dia de *etil icosapente* apresentaram uma redução dos eventos cardiovasculares, incluindo morte cardiovascular, em comparação com pacientes que receberam placebo, apesar do uso de estatinas (Bhatt et al., 2019). Isso levantou questões específicas sobre o papel do *etil icosapente* na terapia. Apenas a ADA forneceu recomendações atualizadas sobre o seu uso. Mais especificamente, recomenda-se o uso em pacientes com diabetes e DCVAS ou outros fatores de risco para doença cardiovascular que estão em uso de estatina e apresentam LDL-C bem controlado, porém ainda têm níveis elevados de triglicerídeos entre 135 e 499 mg/dL (ADA, 2021).

Efeitos adversos e interações medicamentosas

Os efeitos adversos podem incluir artralgia, náusea, eructações com odor de peixe, dispepsia e aumento dos níveis de LDL-C. Como os ácidos graxos ômega-3 podem prolongar o tempo de sangramento, os pacientes que tomam anticoagulantes devem ser monitorados. O *etil icosapente* também pode aumentar o risco de fibrilação e *flutter* atriais.

Inibidores da PCSK9

Mecanismo de ação

A PCSK9 é uma protease que se liga ao LDLR na superfície dos hepatócitos e aumenta a degradação lisossômica do receptor de LDL, resultando em concentrações plasmáticas mais elevadas de LDL-C. As mutações de perda de função da PCSK9 estão associadas a uma redução das LDL-C e menor risco de DCVAS. Em contrapartida, as mutações que levam a um aumento na expressão da PCSK9 resultam em elevação dos níveis de LDL-C e maior risco de eventos de DCVAS.

Dois inibidores da PCSK9, o *alirocumabe* e *evolocumabe*, são anticorpos contra a PCSK9 aprovados pela FDA (1) para diminuir o risco de IAM, AVC e angina instável que exige hospitalização em pacientes com doença cardiovascular estabelecida, (2) para diminuir o LDL-C como terapia adjuvante, isoladamente ou em combinação com outro medicamento para redução do LDL-C em pacientes adultos com HFHe e (3) para reduzir o LDL-C como terapia adjuvante em combinação com outros medicamentos de redução do LDL-C em pacientes adultos com HFHo. O *evolocumabe* e o *alirocumabe* são anticorpos monoclonais totalmente humanizados que se ligam à PCSK9 livre, interferindo, assim, na sua ligação ao receptor de LDL, com consequente redução da degradação do receptor de LDL e aumento da depuração hepática de LDL da circulação, diminuindo os níveis séricos de LDL-C (Fig. 37-5).

Em 2021, a FDA aprovou um novo pequeno RNA de interferência terapêutico, a *inclisirana*, que tem como alvo o mRNA da PCSK9 e, portanto, bloqueia a síntese da proteína PCSK9 (Wright et al., 2021). Dados reunidos do ensaio clínico ORION de três ensaios clínicos de fase II ORION indicam que a *inclisirana* pode ser mais efetiva na redução dos níveis de LDL-C do que a terapia com estatina de tolerância máxima em pacientes de alto risco. Injeções subcutâneas de baixo volume de *inclisirana* resultaram em reduções persistentes da LDL-C e outros lipídeos aterogênicos por mais de 180 dias, indicando que o uso de um esquema posológico subcutâneo semestral pode ser um esquema posológico viável e que a dosagem anual também pode ser efetiva na redução dos níveis de LDL-C. Os efeitos adversos comuns da *inclisirana* incluem reações no local de injeção (8,2 vs. 1,8% com placebo) e bronquite (4,3 vs. 2,7% com placebo).

ADME

Os inibidores da PCSK9 são administrados na forma de injeção subcutânea, a cada 2 semanas ou mensalmente, dependendo da dose e da indicação. O *evolocumabe* é administrado em injeção de 140 mg a cada 2 semanas ou em injeção de 420 mg 1 vez/mês. De modo semelhante, o *alirocumabe* é administrado como injeção de 75 mg a cada 2 semanas ou como injeção de 300 mg 1 vez/mês. Para o tratamento da HFHo, o *evolocumabe* é administrado em uma dose de 420 mg 1 vez/mês ou a cada 2 semanas, enquanto o *alirocumabe* é administrado na dose de 150 mg a cada 2 semanas. As exigências de administração e o armazenamento desses medicamentos constituem barreiras quando comparados com a facilidade da posologia oral de outros medicamentos. A *inclisirana* está indicada como adjuvante da dieta e da terapia com estatinas de tolerância máxima em adultos com HFHe ou com DCVAS clínica que necessitam de redução adicional nos níveis de LDL-C. A dose recomendada é de 284 mg em 1,5 mL administrados em injeção subcutânea única no início, em seguida depois de 3 meses e, posteriormente, a cada 6 meses. A *inclisirana* pode ser conservada em temperatura ambiente.

Os níveis plasmáticos de LDL-C podem ser determinados 4 a 8 semanas após o início da terapia com anticorpos ou alteração das doses. Esses anticorpos inibem a disponibilidade da PCSK9 por 2 a 3 semanas após a sua administração ($t_{1/2}$ de 11-20 dias), quando então os níveis de LDL-C começam a aumentar. Após a administração de uma dose inicial e dose de 3 meses, a *inclisirana* reduziu os níveis séricos de PCSK9 em cerca de 75 e 69% com 4 e 6 meses, respectivamente. Após uma dose única de *inclisirana*, a redução do nível de LDL-C foi aparente em 14 dias e foi mantida em aproximadamente 53% em 6 meses. Dispõe-se de dados limitados em indivíduos com comprometimento renal ou hepático grave, embora o ajuste nas doses dos anticorpos não seja necessário em pacientes com comprometimento leve. Não há necessidade de ajuste das doses

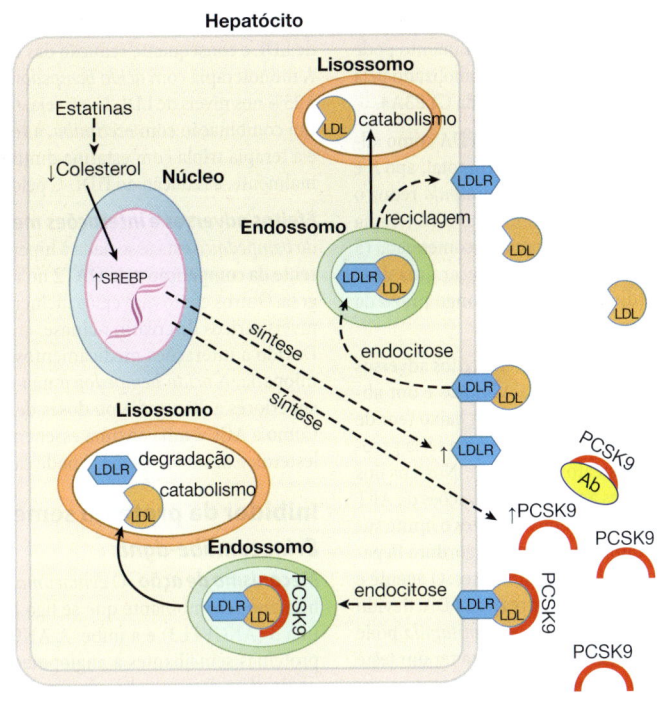

Figura 37-5 *Regulação da síntese, reciclagem e degradação do receptor de LDL nos hepatócitos.* As estatinas inibem a síntese de colesterol no hepatócito. Concentrações diminuídas de colesterol dos hepatócitos levam à ativação da proteína de ligação do elemento regulador de esteróis, que suprarregula a transcrição de genes dos hepatócitos, incluindo *LDLR* e *PCSK9*. Isso aumenta a síntese do receptor de LDL (LDLR) e da PCSK9. O aumento da densidade de LDLR na membrana dos hepatócitos aumenta a ligação das partículas de LDL circulantes, e, em seguida, o complexo LDLR-LDL entra no hepatócito por endocitose. O complexo LDLR-LDL dissocia-se no endossomo, onde o LDLR é reciclado para a membrana plasmática, enquanto a LDL entra na via lisossômica, levando ao catabolismo da partícula de LDL. Na presença de PCSK9 circulante, o complexo LDLR-LDL-PCSK9 é removido da membrana plasmática por endocitose e entra na via lisossômica para degradação. Pouco ou nenhum LDLR é reciclado para a membrana do hepatócito, reduzindo, assim, a capacidade de ligação do hepatócito à LDL. Mutações de ganho de função no gene *PCSK9* intensificam a sua atividade e levam à HF (ver o texto). Os anticorpos (Ab) contra a PCSK9 bloqueiam a sua capacidade de ligação ao complexo LDLR-LDL, impedindo, assim, a degradação do LDLR. A *inclisirana*, um pequeno RNA de interferência, atua ao bloquear a síntese de PCSK9.

de *inclisirana* em pacientes com comprometimento renal leve a grave ou com comprometimento hepático leve a moderado. *Os inibidores da PCSK9 não devem ser usados durante a gravidez, visto que está prevista a sua transferência através da placenta. Não se sabe a quantidade do fármaco que estará presente no leite materno, portanto o seu uso durante a lactação tampouco é recomendado.*

Efeitos terapêuticos

Os efeitos dos inibidores da PCSK9 são complementares aos das estatinas. Enquanto as estatinas interferem na produção de colesterol e estimulam a produção de receptores de LDL, os inibidores da PCSK9 possibilitam uma maior disponibilidade de receptores de LDL na superfície dos hepatócitos. Os inibidores da PCSK9 reduzem os níveis de LDL-C de maneira dependente da dose em até 70% quando usados como monoterapia, ou em até 60% em pacientes que já estejam recebendo terapia com estatinas. As indicações e a aprovação desses fármacos variam de acordo com o país. Atualmente, os inibidores da PCSK9 não estão aprovados pela FDA para o tratamento das dislipidemias em pacientes com intolerância às estatinas sem DCVAS conhecida, embora estejam sendo utilizados nessa população em outros países. Entre pacientes com DCVAS diagnosticada e nível de LDL-C de 70 mg/dL ou mais apesar do tratamento com estatinas de intensidade moderada a alta, a adição do *evolocumabe* reduziu ainda mais o risco de eventos de DCVAS, mas não o de morte, no ensaio clínico FOURIER (Sabatine et al., 2017). Resultados semelhantes foram observados com o *alirocumabe* no ensaio clínico ODYSSEY OUTCOMES (Schwartz et al., 2018). Tendo em vista o alto custo do tratamento com inibidores da PCSK9 *versus* o tratamento relativamente barato com as estatinas, os estudos de custo-efetividade publicados concluíram que esses medicamentos são apenas custo-efetivos em populações de pacientes de risco muito alto (Fonarow et al., 2019; Grundy et al., 2019). Atualmente, com base nessas análises, recomenda-se o tratamento com doses máximas toleradas de estatinas e/ou *ezetimiba* antes de se iniciar o uso de inibidores da PCSK9.

Efeitos adversos e interações medicamentosas

Vários ensaios clínicos identificaram um pequeno risco (< 1%) de efeitos neurocognitivos em pacientes tratados com inibidores da PCSK9 em comparação com o placebo. Estudos adicionais estão sendo conduzidos para compreender melhor os efeitos neurocognitivos em longo prazo desses fármacos, se houver algum. Diferentemente de outros fármacos usados no tratamento das dislipidemias, os inibidores da PCSK9 não parecem aumentar significativamente o risco de miopatias quando usados como monoterapia ou em associação com estatinas. À semelhança de outros anticorpos monoclonais, observa-se um ligeiro aumento no risco de infecções, incluindo nasofaringite, infecções do trato urinário ou da via aérea superior. As reações no local de injeção são o efeito adverso mais frequente dos anticorpos e da *inclisirana*, embora ocorram em menos de 10% dos pacientes. Não há nenhuma interação medicamentosa conhecida com os inibidores da PCSK9.

Inibidor da transferência microssomal de triglicerídeos

Lomitapida

Mecanismos de ação O *mesilato de lomitapida* é o primeiro fármaco que atua pela inibição da MTP, que é essencial na transferência intracelular de triglicerídeos em lipoproteínas ricas em triglicerídeos, inibindo, assim, a formação de VLDL nos hepatócitos e de quilomícrons nas células epiteliais intestinais.

ADME A *lomitapida* é administrada com água e sem alimento (ou pelo menos 2 h após o jantar), visto que a administração com alimento pode aumentar o risco de efeitos adversos GI. O fármaco é metabolizado pela CYP3A4, e o seu uso está contraindicado com inibidores da CYP3A4.

Efeitos terapêuticos A *lomitapida* está aprovada pela FDA como adjuvante da dieta para reduzir o nível de LDL-C, colesterol total, apo B e lipoproteínas não HDL em pacientes com HFHo. A *lomitapida* reduz o nível de LDL em até 50% e deve ser usada em combinação com terapia com estatinas de tolerância máxima. A dose oral inicial recomendada (5 mg/dia) é aumentada a intervalos de 4 semanas até alcançar uma dose máxima de 60 mg/dia. Os efeitos cardiovasculares em longo prazo da *lomitapida* não são conhecidos até o momento.

Efeitos adversos e interações medicamentosas Os efeitos adversos relatados geralmente incluem diarreia significativa, vômitos e dor abdominal na maioria dos pacientes. Uma dieta estrita com baixo teor de gordura pode melhorar a tolerabilidade. Existe também uma séria preocupação quanto à hepatotoxicidade e esteatose hepática. Nos ensaios clínicos realizados, um terço dos pacientes apresentou elevações da ALT ou da aspartato-aminotransferase maiores do que três vezes o limite superior da normalidade. A *lomitapida* também aumenta a gordura hepática, com ou sem elevação concomitante das transaminases. O agente é utilizado sob a Risk Evaluation and Mitigation Stratregy da FDA, devido à preocupação quanto ao perfil de efeitos adversos. A *lomitapida* pode ser embriotóxica, e as mulheres com potencial fértil devem ter um teste de gravidez negativo antes de iniciar o tratamento e precisam usar um método efetivo de contracepção durante o tratamento.

Inibidor da ATP-citrato-liase
Ácido bempedoico

O *ácido bempedoico*, um ácido dicarboxílico, é uma nova classe de fármacos hipolipemiantes aprovada pela FDA em 2020. Ele atua pela inibição da biossíntese *de novo* do colesterol nos hepatócitos. Seu mecanismo de ação complementa as estatinas e outros agentes que reduzem o LDL-C. O fármaco é aprovado como adjuvante da dieta e da terapia com estatina de tolerância máxima para diminuir ainda mais o LDL-C em pacientes com HFHe ou com DCVAS estabelecida. Uma combinação em dose fixa de *ácido bempedoico* e *ezetimiba* foi aprovada para a mesma indicação. O *ácido bempedoico* também é usado em pacientes com intolerância às estatinas.

Mecanismo de ação O *ácido bempedoico* atua pelo bloqueio da ACL, a enzima citoplasmática que converte o citrato em oxalacetato e acetil-CoA. Na biossíntese *de novo* do colesterol, a acetil-CoA é convertida em HMG-CoA, que é o substrato da HMG-CoA-redutase, o alvo das estatinas (ver Fig. 37-4). O *ácido bempedoico* é um profármaco que é metabolizado ao fármaco ativo, ácido bempedoico-CoA, por uma enzima citosólica do hepatócito, a acil-CoA-sintase 1 de cadeia muito longa. O ácido bempedoico-CoA é um inibidor competitivo da ACL e, portanto, diminui a síntese hepática *de novo* do colesterol ao reduzir o fluxo de acetil-CoA para a HMG-CoA-redutase. Por conseguinte, os efeitos de redução do colesterol do ácido bempedoico são aditivos aos das estatinas.

ADME O *ácido bempedoico* é administrado por via oral 1 vez/dia (180 mg), assim como a combinação de *ácido bempedoico* e *ezetimiba* (180 mg e 10 mg, respectivamente). Tanto o profármaco quanto o metabólito ativo do *ácido bempedoico* são inativados pela UGT2B7 a conjugados glicuronídeos, que são subsequentemente excretados na urina (70%) pelo transportador renal OAT2. OATB1B1, OAT1B3, OAT2 e OAT3 são fracamente inibidos pelo *ácido bempedoico*. O metabólito glicuronídeo é um substrato do OAT3 e inibe fracamente OATB1B1 e OAT1B3. A $t_{1/2}$ de eliminação é de 21 ± 11 horas, e as concentrações no estado de equilíbrio dinâmico são alcançados depois de 7 dias de terapia.

Efeitos terapêuticos O *ácido bempedoico* foi aprovado pela FDA para o tratamento de adultos com HFHe ou com DCVAS estabelecida que necessitam de redução adicional do LDL-C. À semelhança das estatinas, a redução da síntese intra-hepática de colesterol resulta em suprarregulação dos receptores de LDL expressos nas membranas dos hepatócitos, o que leva a um aumento da captação e do catabolismo das partículas de LDL e consequente redução das concentrações sanguíneas de LDL-C. A monoterapia com *ácido bempedoico* resulta em uma diminuição de 15 a 25% nos níveis de LDL-C, ou seja, menos do que a obtida com estatinas. Em combinação com *ezetimiba*, a redução do LDL-C é de cerca de 30%, e a terapia tripla com estatina diminui o nível de LDL-C em 65%. Normalmente, a redução do HDL-C pelo *ácido bempedoico* é de cerca de 5%.

Efeitos adversos e interações medicamentosas A terapia com *ácido bempedoico* está associada à hiperuricemia (que se acredita ser decorrente da competição pelo OAT2 no rim), o que pode aumentar o risco de gota. Outros efeitos adversos incluem ruptura de tendões e aumento dos níveis séricos de creatina-cinase, creatinina e transaminases hepáticas. Devido a interações medicamentosas que podem aumentar o risco de miopatia, o *ácido bempedoico* não é usado com doses de *sinvastatina* superiores a 20 mg/dia ou doses de *rosuvastatina* acima de 40 mg/dia. Como a ACL é uma enzima essencial para a síntese de lipídeos e de colesterol, o *ácido bempedoico* pode causar dano ao feto.

Inibidor da proteína semelhante à angiopoietina 3
Evinacumabe-dgnb

Mecanismo de ação O *evinacumabe-dgnb* é um anticorpo monoclonal humano recombinante que se liga à proteína semelhante à angiopoietina 3 (ANGPTL3) e a inibe. A ANGPTL3 é um membro da família de proteínas semelhantes à angiopoietina, que é expressa principalmente no fígado e desempenha um papel na regulação do metabolismo dos lipídeos ao inibir a LPL e a lipase endotelial (EL). A inibição da ANGPTL3 pelo *evinacumabe-dgnb* leva a uma redução do LDL-C, do HDL-C e dos triglicerídeos. O *evinacumabe-dgnb* reduz o LDL-C independentemente da presença do receptor de LDL ao promover o processamento da VLDL e depuração a montante da formação de LDL. O bloqueio da ANGPTL3 pelo *evinacumabe-dgnb* diminui os níveis de triglicerídeos e de HDL-C ao resgatar as atividades da LPL e da EL, respectivamente.

ADME A dose recomendada é de 15 mg/kg administrada por infusão intravenosa durante 60 minutos, a cada 4 semanas. A via exata de metabolismo do *evinacumabe-dgnb* não foi caracterizada. Por ser um anticorpo IgG4 monoclonal humano, espera-se que o *evinacumabe-dgnb* seja degradado em pequenos peptídeos e aminoácidos por vias catabólicas, da mesma maneira que a IgG endógena. A $t_{1/2}$ de eliminação é uma função das concentrações séricas de *evinacumabe-dgnb* e não é uma constante. Com base em uma análise de farmacocinética da população, o tempo mediano para que a concentração sérica de *evinacumabe-dgnb* diminua abaixo do limite inferior de quantificação é de 19 semanas após a última dose no estado de equilíbrio dinâmico.

Efeitos terapêuticos Em 2021, o *evinacumabe* foi aprovado pela FDA como fármaco adjuvante a medicamentos hipolipemiantes e dieta para pacientes com HFHo. Sua segurança e efetividade não foram estabelecidas em pacientes com outras formas de hipercolesterolemia, incluindo HFHe. Em um ensaio randomizado de 65 pacientes com HFHo que estavam recebendo outras terapias hipolipemiantes, incluindo estatinas de tolerância máxima, *ezetimiba*, anticorpos inibidores de PCSK9, *lomitapida* e aférese de lipoproteínas, o *evinacumabe* reduziu o nível de LDL-C em 50% em média depois de 24 semanas.

Efeitos adversos e interações medicamentosas Os principais efeitos adversos incluem reações de hipersensibilidade graves e toxicidade embriofetal. Assim, o *evinacumabe* é contraindicado durante a gravidez e em pacientes com história de alergia ao *evinacumabe*. As reações adversas comuns (≥ 5%) consistiram em nasofaringite, doença semelhante à influenza, tontura, rinorreia e náusea. Não foram documentadas interações medicamentosas.

Avanços futuros no manejo das dislipidemias

A HF é a doença cardiovascular hereditária mais comum e está associada a uma morbidade significativa e redução na expectativa de vida. Há muitos anos que se sabe que mutações hereditárias em genes específicos importantes para a função normal do receptor de LDL e do catabolismo dão origem à HF, incluindo mutações de perda de função no gene *LDLR* e mutações de ganho de função no gene *PCSK9*. A compreensão das sequelas fisiopatológicas dessas mutações forneceu informações valiosas que resultaram no desenvolvimento de fármacos direcionados para etapas patogênicas essenciais, que, assim, restauram pelo menos parcialmente os níveis normais de LDL-C e reduzem significativamente o risco cardiovascular dos indivíduos portadores desses genes mutados. Além dessas causas monogênicas de HF, evidências de estudos em larga escala de sequenciamento do exoma completo demonstraram que a HF e os riscos cardiovasculares associados também podem ser causados pelos efeitos agregados de muitos alelos de pequeno efeito, e que pode ser possível desenvolver escores de risco poligênico capazes de prever o risco cardiovascular bem antes que os fenótipos clínicos, como níveis aberrantes de LDL-C, sejam mensuráveis. Ao iniciar a terapia de prevenção primária apropriada com base na análise genética realizada em uma idade precoce em pacientes com HF, há a esperança de seja possível reduzir substancialmente o risco de doença aterosclerótica prematura nesses pacientes. Além disso, o uso de rastreamento em cascata para identificar membros da família com risco de doença aterosclerótica pode aumentar substancialmente os benefícios potenciais dos testes genéticos. A análise do risco de doença aterosclerótica com contribuição de genes específicos ou combinações de genes em populações específicas de pacientes pode identificar novos alvos de fármacos que, de outra forma, não seriam descobertos. Os atuais desafios para o desenvolvimento de escores de risco poligênico com base no sequenciamento do exoma completo incluem a sua adoção em larga escala por médicos e pagadores, custo do sequenciamento do exoma completo, privacidade dos resultados, desenvolvimento de algoritmos de risco acurados para populações geneticamente diversas e aplicação apropriada de escores de risco pelos médicos para manejo terapêutico ideal. Os benefícios em curto prazo das análises de risco poligênico podem incluir a compensação dos custos do sequenciamento ao reduzir o uso inadequado de terapias dispendiosas com anticorpos monoclonais e pela rápida otimização da terapia em pacientes com risco extremamente alto.

RESUMO: Terapia para dislipidemias

Fármacos	Usos terapêuticos	Farmacologia clínica e dicas
Inibidores da HMG-CoA-redutase (estatinas)		
Atorvastatina Fluvastatina Lovastatina Pitavastatina Rosuvastatina Pravastatina Sinvastatina	• Os agentes mais efetivos e mais tolerados para o tratamento das dislipidemias, particularmente níveis elevados de LDL-C	• Contraindicadas na gravidez • Hepatotoxicidade (1 caso por milhão de indivíduos-anos de uso); determinar as enzimas hepáticas (ALT) em condições basais e depois disso, apenas quando clinicamente indicado • Miopatia e rabdomiólise (1 morte por milhão de prescrições) (suprimento de 30 dias); risco ↑ com dose e administração concomitante de fármacos que interferem no catabolismo das estatinas ou na captação hepática
Inibidor da absorção de colesterol		
Ezetimiba	• Monoterapia em pacientes com – LDL-C que apresentam intolerância às estatinas • Combinação com estatina ou com ácido bempedoico – redução aditiva no nível de LDL-C	• Os sequestradores de ácidos biliares inibem a absorção da ezetimiba; evitar o uso concomitante • Em geral, trata-se de um agente bem tolerado, porém foi relatada a ocorrência de rabdomiólise com monoterapia e com adição de agentes associados a um risco aumentado (p. ex., fibratos) • Terapia de combinação contraindicada durante a gravidez
Resinas de ligação de ácidos biliares (sequestradores de ácidos biliares)		
Colestiramina Colestipol Colesevelam	• Provavelmente os fármacos mais seguros que reduzem os lipídeos (não sofrem absorção sistêmica) • Recomendados para pacientes de 11-20 anos de idade	• Efeitos adversos GI comuns: distensão, dispepsia, constipação intestinal • A colestiramina e o colestipol se ligam a muitos fármacos e interferem em sua absorção; administrar todos os outros fármacos 1 hora antes ou 3-4 horas após uma dose de resina de ligação de ácidos biliares • A hipertrigliceridemia grave é uma contraindicação para o uso de colestiramina e colestipol; eles ↑ os níveis de triglicerídeos
Ácido nicotínico		
Niacina	• Afeta de modo favorável todos os parâmetros lipídicos; agente mais efetivo para aumentar os níveis de HDL-C; reduz também os níveis de triglicerídeos e de LDL-C	• Contraindicada durante a gravidez, na doença ulcerosa péptica, uso concomitante de estatinas, gota • O rubor, o prurido e a dispepsia limitam a adesão do paciente ao tratamento • Episódios mais raros de náuseas, vômitos e diarreia • Hepatotoxicidade manifestada como ↑ das transaminases séricas • Hiperglicemia e resistência à insulina induzida por niacina; em pacientes com diabetes melito diagnosticado ou suspeito, os níveis de glicemia devem ser monitorados pelo menos uma vez por semana até a sua estabilidade • A hepatotoxicidade tem mais tendência a ocorrer com o uso das formas de ácido nicotínico ER (vs. forma IR)

(continua)

RESUMO: Terapia para dislipidemias (*continuação*)

Fármacos	Usos terapêuticos	Farmacologia clínica e dicas
Derivados do ácido fíbrico (fibratos)		
Genfibrozila Fenofibrato *Não disponíveis nos Estados Unidos:* Ciprofibrato Bezafibrato	• Fármacos de escolha para o tratamento da quilomicronemia, hiperlipidemia com hiperlipoproteinemia tipo III, hipertrigliceridemia grave (triglicerídeos > 1.000 mg/dL)	• Ocorrem efeitos adversos GI em até 5% dos pacientes • Contraindicados em crianças e durante a gravidez • Pode ocorrer síndrome de miopatia em indivíduos que tomam clofibrato, genfibrozila ou fenofibrato • A FDA retirou a aprovação para coadministração de fibratos com estatinas • A insuficiência renal, a doença da vesicular biliar e a disfunção hepática são contraindicações relativas
Etilésteres de ácidos graxos ômega-3		
Ácidos graxos ômega-3 (EPA, DHA e etil icosapente)	• Adjuvante para o tratamento da hipertrigliceridemia grave (triglicerídeos > 1.000 mg/dL) • *Etil icosapente* • Adjuvante para a terapia com estatinas de tolerância máxima para o risco de eventos cardiovasculares em adultos com níveis de triglicerídeos ≥ 150 mg/dL • Adjuvante da dieta em adultos com hipertrigliceridemia grave (triglicerídeos ≥ 500 mg/dL)	• Efeitos adversos: artralgia, náusea, eructação com odor de peixe, dispepsia, aumento das LDL • Como os ácidos graxos ômega-3 podem prolongar o tempo de sangramento, os pacientes em uso de anticoagulantes devem ser monitorados
Inibidores da PCSK9 (mAb)		
Alirocumabe Evolocumabe	• Para ↓ o risco de IAM, AVC e angina instável exigindo hospitalização em pacientes com doença cardiovascular estabelecida • Para ↓ o LDL-C como terapia adjuvante isoladamente ou em combinação com outro medicamento de redução do LDL-C em adultos com HFHe • Para ↓ o LDL-C como terapia adjuvante em combinação com outros medicamentos de redução do LDL-C em adultos com HFHo	• Possibilidade de hipersensibilidade ou reações no local de injeção • Agentes mais efetivos para redução dos níveis de LDL-C • À semelhança de outros mAb, podem ocorrer sintomas semelhantes à influenza, nasofaringite e infecções das vias aéreas superiores • Usados junto com doses de estatinas com tolerância máxima (mecanismo complementar; ver Fig. 37-5) • O diabetes melito está associado ao evolocumabe (9%); o alirocumabe está associado a reduções acentuadas do LDL-C (para < 25 mg/dL)
Inibidor da PCSK9 (siRNA)		
Inclisirana	• Para ↓ o LDL-C como terapia adjuvante com dieta e terapia com estatinas de tolerância máxima para tratamento de adultos com HFHe que necessitam de redução adicional dos níveis de LDL-C • Para ↓ o LDL-C como terapia adjuvante com dieta e terapia com estatinas de tolerância máxima para tratamento de adultos com DCVAS clínica que necessitam de redução adicional do LDL-C	• É possível a ocorrência de reações no local de injeção • Usada além das doses de estatinas de tolerância máxima (mecanismo complementar) • Efeitos prolongados de redução nos níveis séricos de PCSK9 e LDL-C (dosagem a cada 6 meses em estado de equilíbrio dinâmico) • Contraindicada na gravidez
Inibidor da proteína de transferência microssomal de triglicerídeos hepática		
Lomitapida	• Usada como adjuvante da dieta para redução dos níveis de LDL-C, colesterol total, apo B e não HDL-C em pacientes com HFHo	• Em pacientes com HFHo, redução do LDL-C em 40-50% • Os efeitos adversos incluem sintomas GI, elevação dos níveis séricos de enzimas hepáticas e aumento da gordura hepática • O fármaco é usado sob a Risk Evaluation and Mitigation Strategy da FDA devido à hepatotoxicidade (i.e., níveis elevados de transaminases e esteatose hepática) • Os pacientes devem tomar suplementos diários contendo 400 UI de vitamina E, 200 mg de ácido linoleico, 210 mg de ácido α-linoleico, 110 mg de EPA e 80 mg de DHA

(continua)

RESUMO: Terapia para dislipidemias (*continuação*)

Fármacos	Usos terapêuticos	Farmacologia clínica e dicas
Inibidor da ATP-citrato-liase		
Ácido bempedoico	• Usado em pacientes intolerantes às estatinas ou naqueles que não alcançam os níveis desejados de LDL-C com estatinas • Monoterapia em pacientes intolerantes às estatinas • Terapia de combinação com estatinas e combinação em dose fixa com ezetimiba	• Baixas taxas de efeitos adversos em ensaios clínicos • Pode aumentar os níveis sanguíneos de ácido úrico, levando ao risco de gota
Inibidor da proteína semelhante à angiopoietina 3 (anticorpo monoclonal)		
Evinacumabe-dgnb	• Usado como adjuvante dos agentes hipolipemiantes e da dieta em pacientes com HFHo	• Em pacientes com HFHo tratados com agentes hipolipemiantes, redução do LDL-C em 50% • Possibilidade de reações de hipersensibilidade graves; contraindicado durante a gravidez

Referências

ACCORD Study Group. Effects of combination lipid therapy in type 2 diabetes mellitus. *N Engl J Med*, **2010**, *362*:1563–1574.

AIM-HIGH Investigators. Niacin in patients with low HDL cholesterol levels receiving intensive statin therapy. *N Engl J Med*, **2011**, *365*:2255–2267.

American Diabetes Association. Standards of Medical Care in Diabetes— 2021. *Diabetes Care*, **2021**, *44*(suppl 1):S1–S232.

Arnett DK, et al. 2019 ACC/AHA guideline on the primary prevention of cardiovascular disease: executive summary: a report of the American College of Cardiology/American Heart Association Task Force on Clinical Practice Guidelines. *Circulation*, **2019**, *140*(11):e563–e595.

Bhatt DL, et al. Cardiovascular risk reduction with icosapent ethyl for hypertriglyceridemia. *N Engl J Med*, **2019**, *380*:11–22.

Cannon CP, et al. IMPROVE-IT Investigators. Ezetimibe added to statin therapy after acute coronary syndromes. *N Engl J Med*, **2015**, *372*:2387–2397.

FDA. FDA drug safety communication: important safety label changes to cholesterol-lowering statin drugs. **January 2012**. Available at: https://www.fda.gov/drugs/drugsafety/ucm293101.htm. Accessed February 27, 2017.

FDA. Withdrawal of approval of indications related to the coadministration with statins in applications for niacin extended-release tablets and fenofibric acid delayed-release capsules. **April 2016**. Available at: https://www.federalregister.gov/documents/2016/04/18/2016-08887/abbvie-inc-et-al-withdrawal-of-approval-of-indications-related-to-the-coadministration-with-statins. Accessed February 27, 2017.

Fonarow GC, et al. Updated cost-effectiveness analysis of evolocumab in patients with very high-risk atherosclerotic cardiovascular disease. *JAMA Cardiol*, **2019**, *4*(7):691–695.

Grundy SM, et al. Implications of recent clinical trials for the National Cholesterol Education Program Adult Treatment Panel III Guidelines. *J Am Coll Cardiol*, **2004**, *44*:720–732.

Grundy SM, et al. 2018 AHA/ACC/AACVPR/AAPA/ABC/ACPM/ADA/AGS/APhA/ASPC/NLA/PCNA guideline on the management of blood cholesterol: a report of the American College of Cardiology/American Heart Association Task Force on Clinical Practice Guidelines. *Circulation*, **2019**, *139*(25):e1082–e1143.

HPS2-THRIVE Collaborative Group. Effects of extended-release niacin with laropiprant in high-risk patients. *N Engl J Med*, **2014**, *371*:203–212.

Jacobson TA, et al. National lipid association recommendations for patient-centered management of dyslipidemia—full report. *J Clin Lipidol*, **2015**, *9*:129–169.

Lloyd-Jones DM, et al. 2017 focused update of the 2016 ACC expert consensus decision pathway on the role of non-statin therapies for LDL-cholesterol lowering in the management of atherosclerotic cardiovascular disease risk: a report of the American College of Cardiology Task Force on Expert Consensus Decision Pathways. *J Am Coll Cardiol*, **2017**, *70*(14):1785–1822.

National Cholesterol Education Program (NCEP). Third report of the National Cholesterol Education Program (NCEP) Expert Panel on Detection, Evaluation, and Treatment of High Blood Cholesterol in Adults (Adult Treatment Panel III) final report. *Circulation*, **2002**, *106*:3143–3421.

ORIGIN Trial Investigators. n–3 Fatty acids and cardiovascular outcomes in patients with dysglycemia. *N Engl J Med*, **2012**, *367*:309–318.

Sabatine MS, et al. Evolocumab and clinical outcomes in patients with cardiovascular disease. *N Engl J Med*, **2017**, *376*:1713–1722.

Schwartz GC, et al. Alirocumab and cardiovascular outcomes after acute coronary syndrome. *N Engl J Med*, **2018**, *379*:2097–2107.

Stone NJ, et al. 2013 ACC/AHA guideline on the treatment of blood cholesterol to reduce atherosclerotic cardiovascular risk in adults: a report of the American College of Cardiology/American Heart Association Task Force on Practice Guidelines. *Circulation*, **2014**, *129*(25)(suppl 2):S1–S45.

Sturm AC, et al. Clinical genetic testing for familial hypercholesterolemia: JACC Scientific Expert Panel. *J Am Coll Cardiol*, **2018**, *72*:662–680.

World Health Organization. The top 10 causes of death. Published **December 9, 2020**. Available at: https://www.who.int/news-room/fact-sheets/detail/the-top-10-causes-of-death. Accessed 7 April 2021.

Wright RS, et al. Pooled patient-level analysis of inclisiran trials in patients with familial hypercholesterolemia or atherosclerosis. *J Am Coll Cardiol*, **2021**, *77*:1182–1193.

Seção IV

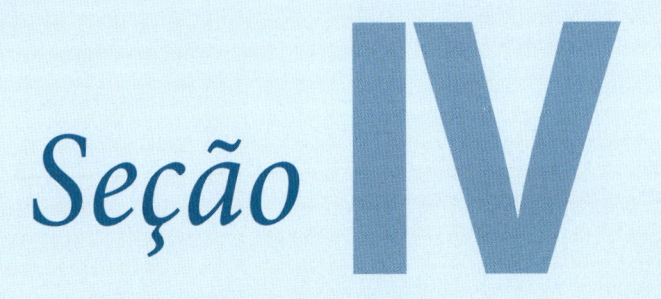

Inflamação, imunomodulação e hematopoiese

Capítulo 38	Introdução à imunidade e à inflamação / 755
Capítulo 39	Imunossupressores, imunomodulação e tolerância / 774
Capítulo 40	Imunoglobulinas e vacinas / 798
Capítulo 41	Autacoides derivados dos lipídeos: eicosanoides e fator ativador plaquetário / 820
Capítulo 42	Farmacoterapia da inflamação, febre, dor e gota / 834
Capítulo 43	Histamina, bradicinina e seus antagonistas / 863
Capítulo 44	Farmacologia pulmonar / 881
Capítulo 45	Agentes hematopoiéticos: fatores de crescimento, minerais e vitaminas / 905

Capítulo 38

Introdução à imunidade e à inflamação

Michael David

CÉLULAS E ÓRGÃOS DO SISTEMA IMUNE
- Hematopoiese
- Células do sistema imune inato
- Células do sistema imune adaptativo
- Órgãos do sistema imune
- Citocinas e tempestade de citocinas

IMUNIDADE INATA
- Barreiras anatômicas
- Reconhecimento de patógenos
- Eliminação de patógenos

IMUNIDADE ADAPTATIVA
- Iniciação da resposta imune adaptativa
- Reconhecimento de patógenos
- Receptores de patógenos: BCR e TCR
- Processamento e apresentação de antígenos
- Desenvolvimento de linfócitos e tolerância
- Respostas primárias

- Extravasamento de leucócitos: diapedese
- Memória imunológica
- Resumo: imunidade inata e adaptativa nas doenças infecciosas

INFLAMAÇÃO
- O que é inflamação e qual é a sua finalidade?
- Resposta inflamatória aguda
- Inflamação crônica

CONDIÇÕES RELACIONADAS AO SISTEMA IMUNE E MODULADORES DOS *CHECKPOINTS* IMUNES
- Reações de hipersensibilidade
- Autoimunidade, imunodeficiência e rejeição de transplantes
- Imunoterapia do câncer: *checkpoints* imunes e seus inibidores

NOTA SOBRE A NOMENCLATURA

ANTICORPOS DESENVOLVIDOS POR ENGENHARIA (RECOMBINANTES)

A introdução de patógenos e de proteínas estranhas no corpo humano pode estimular o reconhecimento imune, desencadeando respostas inflamatórias e alérgicas. Determinados aspectos dessas respostas são passíveis de modulação farmacológica. Antes de descrever as ações dos agentes farmacológicos que afetam a alergia e a imunidade, este capítulo discute a base celular e molecular das respostas imunes e alérgicas e os momentos de intervenção farmacológica. Já os capítulos subsequentes desta seção descrevem de modo detalhado as classes de agentes capazes de alterar as respostas alérgicas e imunes, bem como a biologia e a farmacologia da inflamação.

Células e órgãos do sistema imune

Hematopoiese

Todas as células do sangue, inclusive as células imunes, originam-se de HSC pluripotentes da medula óssea. As HSC formam uma população de células progenitoras indiferenciadas que têm a capacidade de autorrenovação. Após exposição a citocinas e contato com as células do estroma circundante, as HSC podem se diferenciar em megacariócitos (a fonte de plaquetas), hemácias (eritrócitos) e leucócitos. Esse processo é conhecido como hematopoiese (Fig. 38-1).

O reservatório de HSC pode ser dividido em duas populações: HSC de longo prazo e de curto prazo. As HSC-LP (de longo prazo) são capazes de autorrenovação ao longo da vida, o que possibilita a hematopoiese contínua durante toda vida. As HSC-CP (de curto prazo) têm uma capacidade limitada de autorrenovação e sofrem diferenciação em progenitores multipotentes – o progenitor *mieloide* comum e o progenitor *linfoide* comum. O progenitor mieloide comum dá origem à linhagem mieloide de células que inclui os megacariócitos, os eritrócitos, os granulócitos (neutrófilos, eosinófilos, basófilos, mastócitos), os monócitos, os macrófagos e as células dendríticas. Em contrapartida, o progenitor linfoide comum dá origem à linhagem linfoide de células que inclui as células NK, os linfócitos B (células B) e os linfócitos T (células T) (Doulatov et al., 2012; Eaves, 2015).

Células do sistema imune inato

A *imunidade inata* se refere aos mecanismos de defesa do hospedeiro, que se tornam imediatamente disponíveis com a exposição a patógenos.

Granulócitos

Os granulócitos possuem grânulos citoplasmáticos característicos que contêm substâncias capazes de potencializar a inflamação no local de infecção ou lesão, além de destruir os patógenos invasores. Os neutrófilos são os granulócitos mais abundantes e, em geral, são as primeiras células que chegam ao local da lesão. São especializados na "ingestão" e destruição de patógenos – um processo conhecido como fagocitose. À semelhança dos neutrófilos, os eosinófilos também são células fagocitárias móveis, que defendem o hospedeiro contra organismos parasitas, como os helmintos, liberando o conteúdo de seus grânulos, considerados capazes de danificar a membrana do parasita. Os basófilos e os mastócitos possuem grânulos que contêm histamina e outras substâncias farmacologicamente ativas. Além de sua função protetora, essas células podem ficar desreguladas durante a geração de respostas alérgicas, nas quais desempenham um papel importante (ver "Reações de hipersensibilidade").

Fagócitos mononucleares

Os fagócitos mononucleares são constituídos pelos monócitos e macrófagos. Os monócitos circulam no sangue e, em seguida, migram para os tecidos, onde se diferenciam em macrófagos, aumentam de 5 a 10 vezes em tamanho e adquirem maior atividade fagocitária e microbicida. Os macrófagos englobam e eliminam patógenos, células mortas e restos celulares, podendo manter a sua motilidade e mover-se pelos tecidos por meio de movimentos ameboides ou estabelecer residência em tecidos específicos, transformando-se em macrófagos teciduais residentes. Além de sua função como fagócitos, os macrófagos liberam moléculas pró-inflamatórias, como citocinas e eicosanoides, que recrutam outras células imunes até o local de infecção (ver "Inflamação").

ADC: conjugado anticorpo-fármaco
APC: célula apresentadora de antígeno
BCR: receptor de células B
C#: componente do complemento # (p. ex., C3, C5)
CAM: molécula de adesão celular
CAR: receptor de antígeno quimérico
CPNPC: câncer de pulmão não pequenas células
CRISPR/Cas9: repetições palindrômicas curtas agrupadas de forma intercalada e regular/proteína 9 associada ao CRISPR
CTLA-4: proteína 4 associada ao linfócito T citotóxico
EGFR: receptor do fator de crescimento epidérmico
ESAM: CAM endotelial
FasL: ligante Fas
Fc: fragmento cristalizável
FDA: Food and Drug Administration
HIV: vírus da imunodeficiência humana
HLA: antígeno leucocitário humano
HSC: célula-tronco hematopoiética
ICAM: molécula de adesão intercelular
ICI: inibidor do *checkpoint* imune
IFN: interferona
Ig: imunoglobulina
IL: interleucina
IRF: fator regulador da interferona
ISG: gene estimulado por interferona
LLC: leucemia linfocítica crônica

mAb: anticorpo monoclonal
MADCAM-1: molécula de adesão celular adressina 1 da mucosa vascular
MCP-1: morte celular programada-proteína 1
MHC: complexo de histocompatibilidade principal
MyD88: proteína 88 de diferenciação mieloide
NF-κB: fator nuclear κB
NK: (célula) *natural killer*
NO: óxido nítrico
PAMP: padrão molecular associado ao patógeno
PRR: receptor de reconhecimento de padrões
RAG: gene de ativação da recombinação
RE: retículo endoplasmático
Rh: rhesus
ROS: espécies reativas de oxigênio
SARS-CoV-2: síndrome respiratória aguda grave associada ao coronavírus 2
scFv: fragmento variável de cadeia única
TAP: transportador associado ao processamento de antígenos
TBK1: cinase 1 que se liga à TANK
T_C: célula T citotóxica
TCR: receptor de células T
T_{FH}: célula T auxiliar folicular
T_H: célula T auxiliar
TLR: receptor semelhante ao Toll
TNF-α: fator de necrose tumoral α
T_{Reg}: células T reguladoras
VCAM-1: CAM vascular 1

Células natural killer

As células NK (*natural killer*) são linfócitos granulares citotóxicos, que têm como alvo células tumorais e células infectadas por vírus. Os receptores de células NK são seletivamente direcionados para células lesionadas ou infectadas do hospedeiro, reconhecendo a expressão anormal de moléculas de superfície existentes nas células lesionadas, mas não nas saudáveis.

Células dendríticas

As células dendríticas são células especializadas que residem nos tecidos e estimulam as respostas imunes adaptativas. As células dendríticas imaturas patrulham os tecidos periféricos e coletam amostras de seu ambiente à procura de infecção, capturando patógenos por meio de fagocitose, endocitose mediada por receptores e pinocitose. Após amadurecer, elas passam de um fenótipo que promove a captação de antígenos para um fenótipo que sustenta a apresentação de antígenos. As células dendríticas maduras migram dos tecidos periféricos para os órgãos linfoides e apresentam antígenos que ativam as células T auxiliares e citotóxicas (ver "Processamento e apresentação de antígenos").

Células do sistema imune adaptativo

A imunidade adaptativa (também conhecida como sistema imune adquirido) constitui um ramo do sistema imune que se caracteriza pela especificidade antigênica e memória imunológica. A imunidade adaptativa é mediada pelos linfócitos B e T após exposição a antígenos específicos e é mais complexa do que a imunidade inata, visto que exige o processamento e reconhecimento prévios do antígeno para desencadear uma resposta dos linfócitos. Além disso, diferentemente das respostas imunes inatas, que ocorrem algumas horas após a infecção, são necessários vários dias para que sejam iniciadas as respostas dos linfócitos B e T.

Células B

Os linfócitos B, também conhecidos como células B, expressam receptores de superfície celular para patógenos, denominados imunoglobulinas. Quando uma célula B virgem (uma célula que ainda não teve contato com o antígeno) detecta um patógeno por meio da ligação de sua imunoglobulina, ela começa a proliferar. A sua progênie pode se diferenciar em plasmócitos ou células B de memória. Os plasmócitos são células efetoras de vida curta, especializadas na secreção de anticorpos – a forma solúvel das imunoglobulinas. As células B de memória são células de vida longa que persistem por vários anos após a ocorrência de uma infecção. Como as células B de memória expressam a mesma imunoglobulina da célula B parental, elas produzem uma resposta secundária intensificada ao patógeno em caso de reinfecção e constituem a base da imunidade mediada por células B.

Células T

Os linfócitos T, também conhecidos como células T, expressam receptores de superfície celular para patógenos, denominados TCR (receptores de células T). Diferentemente das imunoglobulinas, que reconhecem antígenos de forma independente, os TCR só reconhecem antígenos apresentados em moléculas do complexo de histocompatibilidade principal (MHC) na superfície das células dendríticas ou de outras células apresentadoras de antígenos (APC). As células T são divididas em duas subpopulações – as células T_C (células T citotóxicas) e as células T_H (células T auxiliares). As células T_C ou células T *killer* destroem células do hospedeiro infectadas por patógenos intracelulares, enquanto as células T_H secretam citocinas que ajudam a potencializar a função de outras células imunes para mediar a eliminação dos patógenos. As células T ativadas podem se diferenciar em células efetoras (células que desempenham funções imediatas para auxiliar a eliminação da infecção) ou em células de memória. À semelhança das células B de memória, as células T de memória persistem por vários anos após uma infecção e produzem uma resposta intensificada com reexposição ao mesmo antígeno (ver "Memória imunológica").

Órgãos do sistema imune

Os órgãos do sistema imune são divididos em duas categorias, com base nas suas funções: os *órgãos linfoides primários* e os *órgãos linfoides secundários*. A maturação e o desenvolvimento dos linfócitos ocorrem nos órgãos linfoides primários, enquanto os órgãos linfoides secundários fornecem os locais para interação dos linfócitos maduros com as APC. Esses órgãos linfoides estão interconectados por vasos sanguíneos e vasos linfáticos.

Órgãos linfoides primários

Os órgãos linfoides primários são constituídos pela medula óssea e pelo timo. Os precursores tanto das células B quanto das células T

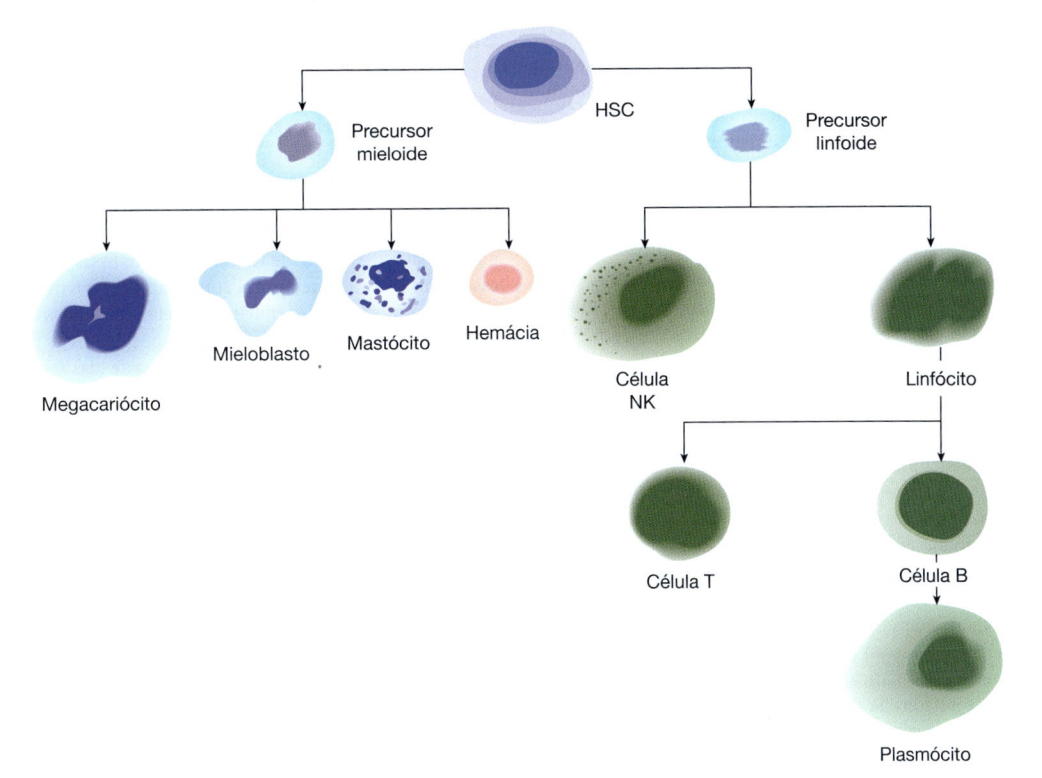

Figura 38-1 *Desenvolvimento de células das linhagens mieloide e linfoide a partir das HSC na medula óssea. As HSC dão origem a precursores específicos da linhagem, que se diferenciam em todas as células mieloides e linfoides.*

originam-se na medula óssea, a partir das células-tronco hematopoiéticas (HSC). As células B completam a sua maturação na medula óssea, enquanto os precursores das células T migram para o timo para completar o seu desenvolvimento.

O tecido da medula óssea é composto por uma rede de células do estroma (p. ex., células endoteliais, adipócitos, fibroblastos, osteoclastos, osteoblastos e macrófagos). As células B imaturas proliferam e se diferenciam dentro da medula óssea com o auxílio direto (contato entre células) e indireto (liberação de citocinas) das células estromais. A IL-1, a IL-6 e a IL-7 são as citocinas mais importantes que orientam o processo de diferenciação das células B (Hoggatt et al., 2016).

O timo é um órgão bilobado, localizado no mediastino anterior superior, atrás do esterno e em frente ao coração. Cada lobo é dividido em lóbulos menores, que consistem em um compartimento externo (córtex) e um compartimento interno (medula). Tanto o córtex quanto a medula contêm uma rede de células do estroma, que compreendem células epiteliais, células dendríticas e macrófagos que apresentam autoantígenos às células T em maturação. Essa rede de células estromais é responsável pelo processo de maturação e as citocinas IL-1, IL-2, IL-6 e IL-7 também desempenham um importante papel nesse processo. O timo começa a sofrer atrofia depois da puberdade (à medida que o estroma do timo é substituído por tecido adiposo), causando um declínio na produção de células T. Em torno dos 35 anos de idade, a produção de células T cai a 20% em comparação com os níveis observados em recém-nascidos e, por volta dos 65 anos, esse número diminui ainda mais para 2% (Palmer, 2013). O aspecto importante é que, após a distribuição das células T maduras na periferia, o hospedeiro fica equipado com uma diversidade de células T virgens, que irão responder ao encontro de qualquer patógeno, independentemente da produção diminuída do timo.

Órgãos linfoides secundários

Os órgãos linfoides secundários, que consistem em baço, linfonodos e tecido linfoide associado à mucosa (MALT), constituem os locais onde são iniciadas as respostas imunes adaptativas. O baço é o maior órgão linfoide, composto de polpa vermelha e polpa branca. A polpa vermelha é um tecido esponjoso onde as hemácias velhas ou danificadas são recicladas, enquanto a região da polpa branca é constituída por linfócitos. O baço é o único órgão linfoide que não está conectado aos vasos linfáticos. Com efeito, as células imunes entram e saem do baço por meio dos vasos sanguíneos.

Os linfonodos são estruturas arredondadas e especializadas que estão posicionadas ao longo dos vasos linfáticos como esferas em uma cadeia. Coletam a linfa (que contém células imunes e antígenos) que drena da pele e dos órgãos internos e proporcionam uma localização física onde ocorre a apresentação dos antígenos e a ativação dos linfócitos. Os MALT são tecidos linfoides frouxamente organizados que se localizam na superfície submucosa do trato gastrintestinal, sistema respiratório e trato urinário (Neely e Flajnik, 2016).

Sistema linfático

O "sistema linfático", ou "linfáticos", consiste em uma rede de vasos linfáticos (semelhantes às veias e capilares do sistema circulatório), que estão conectados aos linfonodos. À semelhança de seus equivalentes circulatórios, os pequenos capilares linfáticos são constituídos por uma única camada de células endoteliais, ao passo que, nos vasos linfáticos de maior calibre, as células endoteliais são circundadas por camadas de células musculares lisas. Outras partes do sistema linfático incluem as tonsilas, as adenoides (tonsilas faríngeas), o baço e o timo. Os linfáticos coletam o plasma que extravasa continuamente dos vasos sanguíneos para os espaços intersticiais e, após filtração nos linfonodos, devolvem esse líquido (agora denominado linfa) ao sangue, nas veias subclávias, localizadas em ambos os lados do pescoço, próximo às clavículas. Diferentemente do fluxo sanguíneo, que é impulsionado por uma bomba e percorre todo o corpo em um ciclo contínuo, o fluxo de linfa ocorre em uma única direção – para cima, em direção ao pescoço. O movimento é provocado por contrações rítmicas das células musculares lisas e sua direcionalidade é obtida por meio de válvulas semilunares no interior dos vasos. Por conseguinte, os vasos linfáticos desempenham uma importante função tanto na regulação da homeostasia imune quanto na de líquidos.

As células B e as células T, diferentemente de outras células sanguíneas, transitam pelo corpo por meio do sangue e da linfa (daí o termo *linfócito*). Após completar o seu desenvolvimento nos órgãos linfoides primários, as células B e as células T entram na corrente sanguínea. Quando os linfócitos alcançam capilares sanguíneos que desembocam em tecidos linfoides secundários, eles entram nesses tecidos. Se um linfócito virgem encontrar um antígeno, ele permanecerá no tecido linfoide secundário, tornando-se ativado. Por outro lado, se nenhum antígeno for detectado, o linfócito sai pela linfa eferente e retorna à corrente sanguínea. Esse padrão de movimento entre o sangue e a linfa é designado como recirculação linfocitária, que permite à população de linfócitos monitorar continuamente os órgãos linfoides secundários à procura de sinais de infecção (Masopust e Schenkel, 2013; Thomas et al., 2016).

Citocinas e tempestade de citocinas

As citocinas são mediadores solúveis que iniciam, terminam e modulam a intensidade de praticamente todos os aspectos da resposta imune ou inflamatória de um organismo. As citocinas, cuja composição básica é peptídica, não são capazes de se difundir através das bicamadas lipídicas; em vez disso, atuam por meio de receptores de superfície celular de maneira autócrina ou parácrina. Embora não exista nenhuma definição clássica para as citocinas, o termo historicamente abrange as interferonas (IFN), as interleucinas (IL) e as quimiocinas, porém não inclui os fatores de crescimento (que frequentemente se caracterizam pelos seus receptores enzimaticamente ativos) e os hormônios (que normalmente são secretados na corrente sanguínea por células organizadas em glândulas), em contraste com as citocinas, que são liberadas por células individuais e não agrupadas do sistema imune, como linfócitos ou macrófagos. Uma característica que se acreditava que pudesse distinguir as citocinas dos hormônios era as suas diferentes distâncias de ação: enquanto os hormônios podem atuar em longas distâncias (p. ex., insulina ou hormônio do crescimento), pensava-se que as citocinas exerciam suas funções principalmente em microambientes. Entretanto, as descobertas realizadas nessas últimas décadas indicaram que as citocinas também podem desencadear respostas sistêmicas, aumentado a dificuldade de definir de maneira clara as citocinas e distingui-las dos hormônios. Hoje, as citocinas são frequentemente definidas e classificadas com base nas características estruturais de seus receptores de superfície celular, que, diferentemente dos receptores dos fatores de crescimento, não possuem atividades enzimáticas intrínsecas, porém dependem das enzimas citoplasmáticas para realizar a transdução de sinais pós-receptor.

A falta de citocinas específicas ou seus receptores pode resultar em imunodeficiências proeminentes; por exemplo, defeitos na cadeia γ do receptor de IL-2 causam imunodeficiência combinada grave. Por outro lado, a produção excessiva de citocinas (pró-inflamatórias) pode desencadear a *síndrome da tempestade de citocinas*, que está associada a respostas inflamatórias sistêmicas e falência de múltiplos órgãos. A tempestade de citocinas pode ocorrer em consequência de uma reação alérgica grave (choque anafilático), mas também está associada, com frequência, a dano tecidual excessivo como resultado de respostas a vários patógenos. Por exemplo, muitas mortes causadas pela pandemia de influenza de 1918 pelo vírus influenza A H1N1 e pela pandemia do SARS-CoV-2 (a causa viral da doença conhecida como Covid-19, de 2019 até o momento presente) têm sido atribuídas às tempestades de citocinas desencadeadas pelos respectivos patógenos.

Imunidade inata

A imunidade inata refere-se aos mecanismos de defesa que estão imediatamente disponíveis quando há exposição a patógenos. Esses mecanismos consistem em barreiras anatômicas, mediadores solúveis e respostas celulares. Para estabelecer uma infecção, o patógeno precisa inicialmente atravessar as barreiras anatômicas do hospedeiro, incluindo a pele e as túnicas mucosas. Se um patógeno conseguir violar essas barreiras anatômicas, em questão de minutos a resposta imune inata celular é desencadeada para ativar outros mecanismos de resposta imune.

Barreiras anatômicas

A pele e a superfície mucosa formam a primeira linha de defesa contra patógenos. A pele é constituída por uma camada externa delgada de células epiteliais densamente agrupadas (epiderme) e por uma camada interna de tecido conectivo (derme), que contém vasos sanguíneos, glândulas sebáceas e glândulas sudoríparas. Os sistemas respiratório, gastrintestinal e urogenital são revestidos por uma túnica mucosa. À semelhança da pele, a túnica mucosa consiste em uma camada externa de células epiteliais e uma camada subjacente de tecido conectivo. Essas superfícies anatômicas atuam mais do que apenas como barreiras passivas contra patógenos. Todas as superfícies epiteliais secretam peptídeos antimicrobianos, denominados peptídeos de defesa do hospedeiro. Esses peptídeos matam bactérias, fungos e vírus por meio da ruptura de suas membranas (Hancock et al., 2016). O sebo secretado pelas glândulas sebáceas contém ácidos graxos e ácidos lácticos, que inibem o crescimento bacteriano sobre a pele. As superfícies das túnicas mucosas são recobertas por um muco (um líquido viscoso secretado pelas células epiteliais da túnica mucosa) que contém substâncias antimicrobianas que detêm microrganismos estranhos e ajudam a limitar a disseminação da infecção. Nas vias respiratórias, esse muco é continuamente removido pela ação dos cílios das células epiteliais. Além disso, todas essas superfícies anatômicas abrigam microrganismos comensais que ajudam na proteção contra doenças, impedindo a colonização por microrganismos prejudiciais. Essas barreiras físicas, mecânicas, químicas e microbiológicas impedem que a maioria dos patógenos tenha acesso às células e aos tecidos do corpo (Belkaid e Tamoutounour, 2016).

Todavia, alguns patógenos conseguem romper essas barreiras. Os micróbios podem entrar na pele por meio de arranhaduras, feridas ou picadas de insetos, como as de mosquitos (p. ex., *Plasmodium falciparum*, a espécie de protozoário predominantemente responsável pela malária), de carrapatos (p. ex., *Borrelia burgdorferi*, a bactéria responsável pela doença de Lyme) e de pulgas (p. ex., *Yersinia pestis*, a bactéria responsável pela peste bubônica). Muitos patógenos entram no corpo por meio das túnicas mucosas. Um exemplo é o vírus influenza, que expressa uma molécula de superfície que permite que o vírus se fixe e invada células da túnica mucosa das vias respiratórias.

Após a ruptura dessas barreiras anatômicas por patógenos, o sistema imune inato responde inicialmente pela identificação do patógeno. Isso inicia uma resposta inflamatória – mediada por efetores solúveis, como complemento, eicosanoides e citocinas –, que resulta em recrutamento de células imunes para o local de infecção, lise direta ou fagocitose dos patógenos e ativação final da resposta imune adaptativa.

Reconhecimento de patógenos

A primeira fase da resposta imune inata envolve a detecção do patógeno, que é mediada pelos receptores secretados e pelos receptores de superfície celular para o patógeno. As células imunes inatas reconhecem uma ampla variedade de padrões estruturais, que estão presentes nas espécies microbianas, mas não nos tecidos do hospedeiro. Esses padrões estruturais amplos são designados como *PAMP* (padrões moleculares associados ao patógeno), enquanto os receptores que os reconhecem são denominados *PRR* (receptores de reconhecimento de padrões). Os PRR podem ser divididos em três grandes classes: PRR secretados, endocíticos e de sinalização.

PRR secretados e sistema complemento

Os PRR secretados são opsoninas (moléculas que aumentam a fagocitose) que se ligam às paredes celulares dos micróbios e os marcam para destruição pelo sistema complemento ou por fagócitos. A proteína C-reativa e a lectina de ligação da manose são dois exemplos de PRR secretados. Ambos são componentes da resposta de fase aguda (ver "Inflamação").

As proteínas plasmáticas, conhecidas como sistema complemento, estão entre as primeiras que atuam após a entrada do patógeno nos tecidos do hospedeiro. Mais de 30 proteínas e glicoproteínas formam o sistema complemento. Essas proteínas circulam no sangue e no líquido intersticial em suas formas inativas e são ativadas em cascatas sequenciais em resposta à interação com componentes moleculares de patógenos, resultando na ativação do componente do complemento 3 (C3), que desempenha o papel mais importante na detecção e na eliminação dos patógenos. A ativação do complemento leva à clivagem do C3, originando os fragmentos C3b e C3a. O grande fragmento C3b (uma opsonina) fixa-se à superfície do patógeno, em um processo denominado fixação do complemento, e pode ativar o C5 e uma via lítica passível de causar dano à membrana plasmática das células adjacentes e dos microrganismos. O fragmento C5a atrai os macrófagos e os neutrófilos e também pode ativar os mastócitos. O pequeno fragmento C3a (anafilatoxina) também promove a inflamação. Por conseguinte, a fixação do complemento desempenha duas funções: a formação de complexos proteicos que causam dano à membrana do patógeno e a marcação desse patógeno para destruição pelos fagócitos (Morgan e Harris, 2015).

PRR endocíticos

Os PRR endocíticos são expressos na superfície das células fagocitárias. Esses receptores medeiam a captação e o transporte dos micróbios para dentro dos lisossomos, onde são degradados. Os peptídeos microbianos degradados são processados e apresentados às células T por membros da família do MHC de proteínas de superfície celular. (Nos seres humanos, o MHC é também denominado antígeno leucocitário humano, ou HLA.) Os receptores de manose, de glucano e os receptores de depuração (*scavengers*) fazem parte dessa classe de receptores.

PRR de sinalização

Após a detecção dos PAMP, os PRR de sinalização desencadeiam cascatas de sinalização intracelulares que resultarão na produção de citocinas que coordenam a resposta imune inicial. O grupo mais estudado de PRR de sinalização é constituído pelos receptores semelhantes ao Toll (TLR). Os TLR formam uma família de receptores de reconhecimento de padrão (PRR) que reconhece uma variedade de produtos microbianos. Essas proteínas transmembrana são compostas por um domínio extracelular que detecta os patógenos e por um domínio de sinalização citoplasmático que transmite a informação ao núcleo. Os TLR são expressos nas membranas plasmáticas e nos endossomos das células imunes.

A sinalização por meio dos TLR leva à ativação de duas vias distintas de transdução de sinais (ver Quadro 38-1: PAMP, PRR e a indução de interferonas). A maior parte dos TLR sinaliza por meio de uma via que promove a ativação do fator de transcrição, o NF-κB (fator nuclear κB), e a produção de citocinas pró-inflamatórias, como IL-1, IL-6, IL-12 e TNF-α. A exceção é o TLR3, que sinaliza por meio de uma via que leva à ativação do fator de transcrição IRF3 e à produção de IFN tipos I e III. O TLR4 é singular, visto que a sinalização é feita por ambas as vias (Cao, 2016).

As IFN tipo I (IFN-α e IFN-β) e tipo III (IFN-λ) promovem a produção de gene estimulado por interferona (ISG) nas células infectadas e adjacentes, cujos produtos induzem um programa antimicrobiano intracelular que limita a disseminação dos patógenos infecciosos, particularmente dos vírus. As IFN tipo I também aumentam a apresentação de antígenos e a produção de citocinas pelas células imunes inatas, resultando no aumento de respostas imunes adaptativas (Gonzalez-Navajas et al., 2012).

Eliminação de patógenos

Os patógenos variam no modo pelo qual vivem e se multiplicam no interior de seus hospedeiros. Os patógenos extracelulares se multiplicam nas superfícies epiteliais ou dentro dos espaços intersticiais, no sangue e na linfa de seu hospedeiro. Já os patógenos intracelulares estabelecem infecções dentro das células do hospedeiro, tanto no citoplasma como em vesículas celulares. Dependendo da natureza da infecção, diferentes células imunes e mecanismos efetores são envolvidos no controle e na eliminação dos patógenos.

Patógenos extracelulares

Diferentemente dos patógenos que se multiplicam dentro das células do hospedeiro, os patógenos extracelulares são acessíveis às proteínas efetoras solúveis. Patógenos que se multiplicam dentro dos espaços intersticiais, no sangue e na linfa são detectados por PRR secretados e por proteínas do complemento. A fixação do complemento deflagra a lise direta do patógeno e aumenta a captação de patógenos pelas células

---

QUADRO 38-1 ■ PAMP, PRR E A INDUÇÃO DE INTERFERONAS (IFN)

As células do sistema imune inato – predominantemente células dendríticas e macrófagos – reconhecem padrões estruturais amplos que são conservados entre as espécies microbianas, mas estão ausentes nos tecidos do hospedeiro. Esses padrões são denominados PAMP. Os PRR reconhecem os PAMP. Existem três grandes classes de PRR: PRR secretados, endocíticos e de sinalização.

A ativação dos PRR de sinalização resulta na produção de citocinas que coordenam a resposta imune inicial. O grupo mais bem estudado de PRR de sinalização é composto de 11 TLR, e cada um deles exibe especificidade para um PAMP distinto (p. ex., o TLR4 reconhece o lipopolissacarídeo, o TLR3 se liga ao RNA de fita dupla, o TLR9 interage com DNA estranho, etc.). Outro grupo de receptores, os receptores semelhantes à lectina tipo C, reconhece estruturas específicas de carboidratos nos microrganismos invasores. Outros PRR de sinalização são citosólicos, como os receptores semelhantes ao gene 1 induzíveis por ácido retinoico (RLR), que são ativados por espécies de RNA de fita dupla e 5′-trifosforilados, e o NLR (receptor semelhante ao domínio de ligação e oligomerização de nucleotídeos), que detectam endotoxinas citosólicas. A sinalização por meio da maioria dos PRR leva a respostas amplas das citocinas, mediadas pelo NF-κB, resultando na produção de citocinas pró-inflamatórias, como IL-1, IL-6, IL-12 e TNF-α.

Em resposta ao ataque de vírus, bactérias, parasitas e células tumorais, os PRR de sinalização ligados à membrana e citosólicos (endossômicos), incluindo os TLR, atuam por diversas vias convergentes para estimular a produção de mais outra classe de citocinas, as IFN. Existem três tipos de IFN: a IFN tipo I (principalmente IFN-α e IFN-β, juntamente com formas menores, como IFN-ε e IFN-ω), a IFN tipo II (IFN-γ) e a IFN tipo III (IFN-λ). As IFN são glicoproteínas com cerca de 145 aminoácidos, cuja massa molecular é de aproximadamente 19 a 24 kDa, dependendo da extensão da glicosilação. As infecções virais são os principais indutores da transcrição de genes que codificam as IFN tipo I. As vias que levam à produção de IFN são complexas. O modelo atual abrange o conceito de que os PRR desencadeiam cascatas de sinalização intracelulares, que envolvem adaptadores associados a receptores (p. ex., TRIM, TIRAP, MyD88) e a montagem de um sinalossomo contendo várias proteínas-cinases (p. ex., TBK1, IKKε, TAK, ASK1). A ativação dessas cinases em resposta ao reconhecimento do patógeno leva à fosforilação e à ativação dos fatores de transcrição citoplasmáticos latentes, denominados IRF (fatores reguladores da interferona). A ativação do IRF3 e do IRF7, às vezes em associação a outros fatores de transcrição, ativa a transcrição dos genes que codificam as IFN tipo I.

Ação das IFN

As IFN são distintas entre a superfamília de citocinas, visto que produzem uma variedade de efeitos pleiotrópicos quando se ligam a seus receptores específicos. As IFN veiculam funções antivirais, antiproliferativas e imunomoduladoras em suas células-alvo.

As IFN são as citocinas mais cruciais na defesa contra microrganismos invasores, principalmente vírus. A IFN-α, a IFN-β e a IFN-λ, descoberta recentemente, são elementos essenciais nesses mecanismos de defesa. As IFN tipo I promovem a produção de ISG em células infectadas e adjacentes, cujos produtos induzem um programa antimicrobiano intracelular que limita a disseminação de patógenos infecciosos. As IFN tipo I também aumentam a apresentação do antígeno, a coestimulação e a produção de citocinas pelas células imunes inatas, resultando no aumento de respostas imunes adaptativas.

A IFN-γ, produzida por T_H ativadas e por células NK, aumenta a atividade microbicida dos macrófagos por meio da indução da óxido-nítrico-sintase induzível, ou iNOS (também denominada NOS2) de mamíferos, aumentando, assim, a produção de ácido nítrico (NO) e a sua capacidade de destruir patógenos intracelulares. Além disso, as células T CD8$^+$ utilizam a IFN-γ para destruir diretamente células infectadas e tumores. Com efeito, a IFN-γ contribui de modo significativo para o sistema imune adaptativo, onde também influencia processos de desenvolvimento, como a mudança de isotipos de imunoglobulina (Ig) nas células B e a diferenciação das células T_H1.

> **Sinalização celular nas respostas às IFN**
>
> A sinalização pelas IFN é um mecanismo complexo que induz o programa antimicrobiano apropriado nas células-alvo. As IFN se ligam a receptores de membrana heteroméricos distintos. A ligação das IFN tipo I a seus receptores de superfície celular específicos leva à fosforilação cruzada da tirosina, ao recrutamento e à ativação da via Janus-cinase/STAT. Vários membros da família STAT de fatores da transcrição e IRF9 formam cooperativamente o complexo proteico de ligação do DNA ISGF3, que é necessário para a expressão dos ISG por meio da ativação do elemento de resposta estimulado por interferona (ISRE) em seus promotores. A indução transcricional desses genes de resposta precoce imediata facilita o estabelecimento de um estado antiviral, produz antiproliferação nas células normais e tumorais e influencia as respostas imunes adaptativas (p. ex., pela modulação da produção de IL-2 e expressão da cadeia α [CD25] do complexo IL-2R; ver Fig. 39-2).
>
> Muitos genes contêm um ISRE. Seus produtos gênicos são componentes da defesa antiviral: 2'-5' poli-A-sintase, proteína-cinase ativada por RNA de fita dupla (PKR), proteínas de superfície celular, como a molécula de adesão intercelular (ICAM) e o MHC das classes I e II, quimiocinas (p. ex., ISG15 e IP10) e inúmeros genes de função desconhecida. Mais recentemente, diversos micro-RNA foram acrescentados ao repertório de genes de resposta induzidos por IFN que contribuem para o controle de patógenos.

fagocitárias. Os macrófagos e os neutrófilos são as células fagocitárias envolvidas na eliminação dos patógenos extracelulares. Os macrófagos que residem nos tecidos são células de vida longa presentes desde o início de uma infecção. Eles englobam patógenos e liberam mediadores inflamatórios para alertar as células hospedeiras sobre a ocorrência de um ataque. Por outro lado, os neutrófilos são fagócitos circulantes de vida curta. Os sinais inflamatórios, como aqueles liberados por macrófagos, recrutam os neutrófilos para o local de infecção, onde eles rapidamente se tornam os fagócitos dominantes.

Após a sua entrada no tecido do hospedeiro, as primeiras células imunes com as quais os patógenos se deparam são os macrófagos teciduais residentes. Os macrófagos fagocitam os microrganismos de modo inespecífico por meio de seus receptores fagocitários. As proteínas do sistema complemento intensificam esse processo por meio de sua ligação a receptores expressos pelos macrófagos. Um desses receptores é o receptor 1 do complemento, cujas moléculas interagem com os fragmentos C3b que foram depositados sobre a superfície do patógeno, facilitando a fagocitose e a destruição do patógeno.

Além de ingerir patógenos invasores, os macrófagos alertam as células hospedeiras sobre a presença de infecção. A ocupação do TLR4 nos macrófagos leva à produção de citocinas pró-inflamatórias, como IL-1, IL-6, IL-12, TNF-α e CXCL8 (ver "Inflamação"). Essas citocinas recrutam células imunes, das quais as mais proeminentes são os neutrófilos, para o tecido infectado (Lavin et al., 2015).

Os neutrófilos circulantes possuem um tempo de sobrevida médio de menos de 2 dias. Os neutrófilos maduros são mantidos na medula óssea por um período de até 5 dias antes de sua liberação na circulação, assegurando uma grande reserva, que pode ser convocada durante uma infecção. Quando os neutrófilos identificam sinais inflamatórios, como citocinas, quimiocinas, eicosanoides, espécies reativas ao oxigênio (ROS) ou óxido nítrico, eles migram até o local de infecção, onde englobam e destroem o patógeno invasor. Além disso, os neutrófilos podem liberar redes extracelulares de DNA, que aprisionam patógenos bacterianos (von Köckritz-Blickwede e Nizet, 2009). Os neutrófilos morrem dentro de 2 horas após sua entrada nos tecidos infectados, formando o pus característico que aparece nos locais de infecção (Kruger et al., 2015).

Patógenos intracelulares

As células *natural killer* proporcionam uma defesa inicial contra patógenos intracelulares. À semelhança dos neutrófilos, esses leucócitos circulantes migram do sangue para o local de infecção, em resposta a sinais inflamatórios. Uma vez no local de infecção, as células NK se dirigem para as células infectadas do hospedeiro e as destroem.

As células NK expressam receptores que liberam sinais ativadores ou inibidores. Os ligantes para os receptores ativadores das células NK normalmente são proteínas de superfície celular, cuja expressão é alterada durante a infecção ou a ocorrência de traumatismo. As células NK protegem as células saudáveis do ataque, pois os sinais gerados pelos receptores inibidores das células NK dominam aqueles gerados pelos receptores ativadores. Por outro lado, a interação entre células NK e células infectadas ou danificadas desvia o equilíbrio dos sinais inibidores e ativadores de modo a favorecer um ataque. Esse sistema permite que as células NK possam distinguir as células saudáveis, que devem ser protegidas, das infectadas, que devem ser destruídas.

As células NK são estimuladas por citocinas, incluindo as interferonas (IFN) tipo I, a IL-12 e o TNF-α. A IFN-α e a IFN-β aumentam a citotoxicidade das células NK e induzem a sua proliferação, enquanto a IL-12 intensifica a produção de citocinas. A citocina essencial produzida pelas células NK é a IFN-γ, também denominada IFN tipo II. Uma das funções da IFN-γ é ativar os macrófagos, que, quando ativados, apresentam maior atividade microbicida. Um dos mecanismos responsáveis por sua atividade microbicida é a indução da óxido nítrico-sintase induzível (iNOS) e a produção de uma vasta quantidade de NO (Bjorkstrom et al., 2016).

Imunidade adaptativa

A imunidade adaptativa refere-se ao ramo da resposta imune que se modifica (se adapta) a cada nova infecção. As células B e T são as células responsáveis pela imunidade adaptativa. Seus mecanismos efetores assemelham-se àqueles empregados pelas células imunes inatas. Entretanto, a principal distinção entre imunidade inata e adaptativa reside em seu modo de reconhecimento de patógenos. Enquanto os PRR da resposta imune inata reconhecem padrões microbianos gerais, as células B e T expressam receptores que reconhecem estruturas moleculares altamente específicas. Após exposição ao patógeno, as células B e T com receptores que reconhecem o patógeno invasor proliferam vigorosamente e diferenciam-se em linfócitos efetores. Pouco depois da eliminação dos patógenos, ocorre morte de um grande número de células B e T efetoras, porém uma pequena população de células de memória sobrevive. Essas células têm a capacidade de produzir uma resposta rápida específica em caso de reexposição ao mesmo patógeno. Essa resposta de memória, que é peculiar da imunidade adaptativa, constitui a base da vacinação (ver Cap. 40).

Iniciação da resposta imune adaptativa

A pele e as mucosas impedem que a maioria dos patógenos entre nos tecidos do hospedeiro e cause infecções. Em geral, as respostas imunes inatas eliminam os microrganismos que rompem essas barreiras, normalmente dentro de poucos dias. Entretanto, alguns patógenos estabelecem uma infecção que a resposta imune inata não consegue controlar por completo. Nessas situações, a eliminação dos patógenos exige a resposta imune adaptativa.

As células dendríticas proporcionam um elo essencial entre a imunidade inata e a imunidade adaptativa. Elas englobam patógenos no local de infecção e seguem o seu percurso até os órgãos linfoides. Uma vez que os alcançam, as células dendríticas ativam as células T por meio da apresentação de fragmentos do patógeno fagocitado carregado de moléculas do MHC (ver seção "Processamento e apresentação de antígenos").

Reconhecimento de patógenos

O sistema imune inato detecta patógenos por meio de um repertório fixo de receptores solúveis e de superfície celular que reconhecem estruturas gerais compartilhadas por diferentes patógenos. Os genes que codificam esses receptores de patógenos são herdados de modo estável, de geração em geração.

O sistema imune adaptativo utiliza uma estratégia de reconhecimento de patógenos mais focada. As células B e T reconhecem patógenos ao utilizar seus receptores de superfície celular: os receptores de células

B (BCR) e os receptores de células T (TCR). Diferentemente dos genes herdados estáveis que codificam os receptores de patógenos do sistema imune inato, os genes que codificam os BCR e os TCR sofrem rearranjo durante o desenvolvimento dos linfócitos. Esse rearranjo gênico possibilita o desenvolvimento de milhões de receptores de patógenos com sítios de ligação característicos, cada um expresso por um pequeno subgrupo de linfócitos. Após a exposição a patógenos, apenas os linfócitos com receptores capazes de reconhecer componentes específicos do patógeno invasor (designado como *antígeno cognato* do receptor) são selecionados para proliferação e diferenciação em células efetoras.

Receptores de patógenos: BCR e TCR

Os BCR e os TCR são moléculas estruturalmente relacionadas. O BRC, também denominado imunoglobulina, é composto de duas cadeias pesadas idênticas e duas cadeias leves idênticas. Cada cadeia polipeptídica expressa uma região variável aminoterminal, que contém o sítio de ligação do antígeno, e uma região constante carboxiterminal. As imunoglobulinas são ancoradas na membrana das células B por duas regiões transmembrana na extremidade de cada cadeia pesada. As imunoglobulinas são inicialmente ligadas à superfície, porém tornam-se solúveis quando uma célula B se diferencia em plasmócito. As formas solúveis das imunoglobulinas são denominadas anticorpos.

O TCR é composto de uma cadeia α (TCRα) e de uma cadeia β (TCRβ), ambas ancoradas na membrana das células T por uma região transmembrana. As cadeias α e β são formadas por uma região variável, que contém o sítio de ligação do antígeno, e por uma região constante. Diferentemente das imunoglobulinas, os TCR permanecem ligados à membrana e não são secretados.

Tanto os BCR quanto os TCR se desenvolvem por meio de rearranjo gênico. Esse processo de recombinação genética (que é finalizado pelas células B na medula óssea e pelas células T no timo) é uma característica que define o sistema imune adaptativo. O BCR humano e o anticorpo, seu derivado solúvel, são compostos por genes de três *loci*: a *cadeia pesada da Ig*, a *cadeia leve κ da Ig* e a *cadeia leve λ da Ig*, produzindo um repertório de mais de 10^{11} combinações possíveis. Com estreita semelhança, o TCR compreende uma cadeia α e uma β (mais comum) ou uma cadeia γ e uma δ. Três das enzimas fundamentais envolvidas são a RAG1 e a RAG2 (a deficiência dessas enzimas resulta na ausência completa de linfócitos maduros) e a desoxinucleotidil-transferase terminal, embora toda a complexidade do sistema de reparo do DNA seja necessária para a realização de um rearranjo produtivo. A incapacidade de fazê-lo leva à eliminação de células B ou T malsucedidas por morte celular programada (Nemazee, 2016). Esses eventos de recombinação e hipermutação somática subsequentes são vitais para o desempenho ideal do sistema imune adaptativo. Eles ainda não foram utilizados como alvos farmacológicos.

Processamento e apresentação de antígenos

As imunoglobulinas têm a capacidade de reconhecer antígenos em sua forma nativa. Os TCR, por sua vez, só reconhecem fragmentos antigênicos processados que sejam apresentados por moléculas especializadas codificadas pelo MHC (Fig. 38-2). O complexo de histocompatibilidade principal (MHC) foi inicialmente identificado como um complexo genético que determina a capacidade do organismo de aceitar ou rejeitar um tecido transplantado. Estudos subsequentes ressaltaram a importância das moléculas do MHC na geração de respostas das células T_H e T_C.

Existem dois tipos de moléculas do MHC envolvidas na apresentação do antígeno: o MHC da classe I e o MHC da classe II. Essas moléculas estruturalmente relacionadas são expressas em tipos diferentes de células, porém desempenham funções paralelas na preparação das respostas das células T.

MHC da classe I

As moléculas do MHC da classe I são formadas por uma cadeia α de glicoproteína transmembrana associada, de modo não covalente, a uma molécula de B2M ($β_2$-microglobulina). As moléculas do MHC da classe I são expressas na superfície de quase todas as células nucleadas e apresentam peptídeos de antígenos endógenos às células T_C CD8.

MHC da classe II

As moléculas do MHC da classe II são formadas por duas glicoproteínas transmembrana associadas de modo não covalente: uma cadeia α e uma β. As moléculas do MHC da classe II são expressas principalmente na superfície de APC profissionais (células dendríticas, macrófagos, células B) e apresentam peptídeos de antígenos exógenos às células T_H CD4.

Processamento do antígeno para apresentação pelo MHC

Diferentemente das imunoglobulinas, que reconhecem uma ampla variedade de estruturas moleculares em sua forma nativa, os TCR só podem reconhecer antígenos na forma de um peptídeo ligado a uma molécula do MHC. Para que um patógeno seja reconhecido por uma célula T, as proteínas derivadas do patógeno precisam ser degradadas em peptídeos – um evento designado como processamento do antígeno (Fig. 38-2). Os antígenos endógenos (aqueles derivados de patógenos intracelulares) são processados pela via citosólica para apresentação por moléculas do MHC da classe I. As proteínas no citosol são degradas em peptídeos pelo proteassomo. Em seguida, os peptídeos resultantes são transportados do citosol para dentro do retículo endoplasmático (RE) por uma proteína denominada TAP (transportador associado ao processamento de antígenos), que é inserida na membrana do RE. Quando as recém-sintetizadas cadeias α do MHC da classe I e as moléculas B2M são translocadas para dentro da membrana do RE, as cadeias α e as moléculas de B2M associam-se e ligam-se ao peptídeo, formando um complexo peptídeo-MHC. Esses complexos peptídeo-MHC são transportados até a membrana plasmática em vesículas delimitadas por membrana do aparelho de Golgi.

Os antígenos exógenos (aqueles derivados de patógenos extracelulares) são processados pela via endocítica para apresentação por moléculas do MHC da classe II. Nessa via, os patógenos extracelulares são internalizados pelas células hospedeiras por meio de endocitose ou fagocitose e são degradados por enzimas proteolíticas dentro das vesículas endocíticas. As cadeias α e β recém-sintetizadas do MHC da classe II são translocadas para dentro da membrana do RE, onde se associam a uma terceira cadeia, denominada cadeia invariante. A cadeia invariante impede que moléculas do MHC da classe II se liguem a peptídeos no RE e entrega moléculas MHC da classe II a vesículas endocíticas. Uma vez no interior dessas vesículas, as moléculas do MHC da classe II se ligam ao peptídeo e são transportadas até a superfície celular pelas vesículas.

Todas as células T exigem a apresentação do peptídeo-MHC por APC profissionais para a sua ativação (ver "Respostas primárias"). Se um patógeno intracelular não infectar uma APC profissional, as respostas das células T_C CD8 podem ser geradas por meio de uma terceira via de apresentação do antígeno, denominada *apresentação cruzada*. A apresentação cruzada envolve a captação de material extracelular por células apresentadoras de antígenos (APC) profissionais e seu fornecimento à via de apresentação do MHC da classe I em vez da via de apresentação do MHC da classe II por um mecanismo que ainda não está totalmente elucidado (Blum et al., 2013).

Convém observar que a degradação de proteínas ocorre de forma contínua, mesmo na ausência de infecção. Em células não infectadas, as moléculas do MHC transportam peptídeos próprios – derivados da renovação normal das proteínas celulares – até a superfície celular. Embora esses complexos de peptídeo-MHC normalmente não provoquem uma resposta imune, o reconhecimento desses peptídeos próprios por células T autorreativas pode resultar no desenvolvimento da *autoimunidade* (ver "Autoimunidade: uma quebra da tolerância").

Desenvolvimento de linfócitos e tolerância

Os PRR do sistema imune inato são receptores fixos que reconhecem estruturas microbianas gerais ou estruturas associadas a células danificadas do hospedeiro. Esses receptores raramente ou nunca reconhecem autoantígenos expressos por células saudáveis. Por outro lado, como os BCR e os TCR se desenvolvem a partir de rearranjo gênico, podem surgir receptores capazes de reconhecer autoantígenos expressos por células saudáveis do hospedeiro. A meta do desenvolvimento de linfócitos é produzir células com receptores funcionais para patógenos e eliminar as células cujos receptores reconhecem autoantígenos. A seguir, são

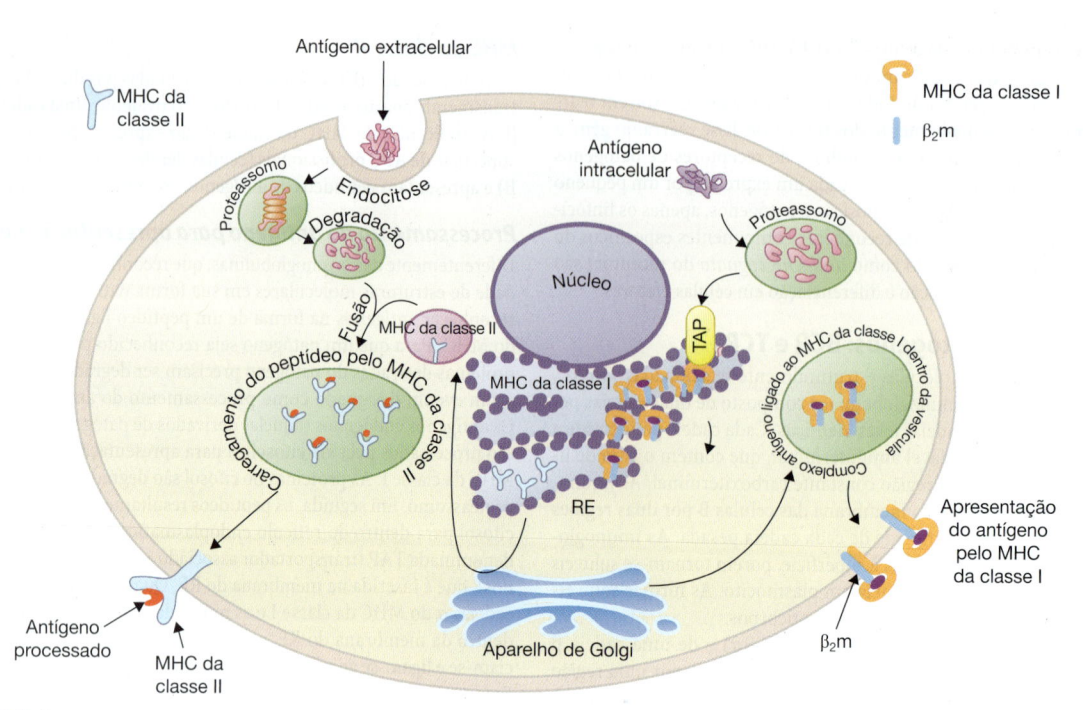

Figura 38-2 *Processamento e apresentação de antígenos pelas vias do MHC das classes I e II.* Peptídeos endógenos de uma variedade de fontes são processados por proteassomos. Os peptídeos resultantes são transportados pelo complexo TAP para dentro do RE, onde encontram heterodímeros de MHC da classe I-B2M (β_2-microglobulina). Após carregamento do peptídeo pelo complexo MHC da classe I, os complexos finais peptídeo-MHC da classe I migram por meio do aparelho de Golgi e alcançam a superfície celular para entrar em contato com as células T $CD8^+$. Os antígenos exógenos sofrem endocitose e são processados por um lisossomo/proteassomo. O complexo MHC da classe II é montado no RE, migra por meio do aparelho de Golgi e, subsequentemente, funde-se com a vesícula contendo fragmentos antigênicos processados. Esses produtos de clivagem peptídica são carregados no sulco de ligação peptídica do MHC da classe II e os complexos peptídeo-MHC da classe II são transportados até a superfície celular e apresentados a células T $CD4^+$.

descritos os processos de desenvolvimento das células B e das células T e ressaltados os mecanismos que mantêm a autotolerância.

Desenvolvimento das células B

O desenvolvimento das células B ocorre na medula óssea e é impulsionado pela interação com as células estromais da medula óssea e o ambiente local de citocinas. O desenvolvimento das células B pode ser amplamente dividido nos estágios de pró-célula B, pré-célula B, célula B imatura e célula B madura. O rearranjo gênico do BCR começa no estágio pró-B inicial e continua durante todo o estágio pré-B. No estágio de célula B imatura, as células expressam em sua superfície celular imunoglobulinas IgM que sofreram rearranjo completo. Nesse estágio, as células B imaturas deixam a medula óssea e completam o processo de maturação na periferia. As células B maduras expressam tanto IgM quanto IgD em suas superfícies celulares (LeBien e Tedder, 2008).

Como a ativação das células B depende do auxílio das células T_H CD4, a seleção negativa de células T com receptores que reconhecem autoantígenos também assegura que as células B com receptores que se ligam ao mesmo autoantígeno não serão ativadas. Em consequência, as células B não sofrem um processo de seleção tão rigoroso quanto o das células T. Entretanto, células B com receptores que reconhecem componentes da medula óssea são negativamente selecionadas e morrem por apoptose.

Desenvolvimento das células T

Diferentemente das células B, que se desenvolvem na medula óssea, os precursores das células T completam o seu desenvolvimento no timo. Os precursores das células T entram no timo na forma de células $CD4^-$ e $CD8^-$ DN (duplo negativas) – ainda não vinculadas à linhagem de células T.

As células T DN podem ser divididas em quatro subtipos – DN1 a DN4 –, com base na expressão de determinadas moléculas de superfície celular. O rearranjo gênico da cadeia do receptor de células T beta (TCRB) começa no estágio DN2 e prossegue durante todo o estágio DN3. Quando o rearranjo da cadeia β estiver completo, a cadeia β recém-sintetizada se combinará com uma proteína conhecida como cadeia pré-Tα, formando o pré-TCR. Em seguida, as células DN3 avançam para o estágio DN4 e expressam os correceptores CD4 e CD8. Nesse estágio, essas células são então denominadas células $CD4^+CD8^+$ DP (duplo positivas). As células T DP proliferam rapidamente, gerando clones de células que expressam a mesma cadeia β. Depois desse período de rápida proliferação, as células T começam a efetuar o rearranjo de seus genes de cadeia α. Como as células dentro de cada clone podem rearranjar cadeias α distintas, elas geram uma população mais diversa do que se a célula original tivesse rearranjado ambas as cadeias, β e α, antes da proliferação. Quando uma célula T DP expressa um TCR com rearranjo completo, ela sofre o processo de seleção positiva e negativa.

As células T migram para o córtex do timo, onde sofrem seleção positiva. O propósito da seleção positiva é selecionar células T cujos TCR possam interagir com moléculas do MHC do próprio indivíduo. No córtex, as células T interagem com células epiteliais do córtex do timo, que expressam moléculas do MHC das classes I e II. As células T com TCR que não reconhecem moléculas próprias do MHC morrem por apoptose. Já as células T com TCR que conseguem se ligar a moléculas próprias do MHC são sinalizadas para sobreviver e dirigem-se para a medula do timo. Em consequência da seleção positiva, os timócitos DP amadurecem em células T positivas simples que expressam apenas um correceptor (CD4 ou CD8). As células T que conseguem interagir com moléculas do MHC da classe I desenvolvem-se em células T CD8, enquanto as células T que interagem com moléculas do MHC da classe II transformam-se em células CD4.

Após a seleção positiva, as células T migram para a medula do timo, de modo a sofrer seleção negativa. O propósito da seleção negativa é eliminar as células T cujos TCR reconhecem autoantígenos. Isso é realizado pelas células epiteliais medulares do timo, que expressam autopeptídeos indiscriminadamente em suas moléculas do MHC. Caso as células T venham a interagir com autopeptídeos com alta afinidade, elas sofrem supressão por apoptose (Shah e Zuniga-Pflucker, 2014).

Os processos de seleção positiva e negativa, responsáveis pela geração de células T restritas ao MHC próprio e autotolerantes, são rigorosos. Estima-se que mais de 98% dos timócitos morrem por apoptose dentro do timo e que a maioria fracasse no estágio de seleção positiva. As células T que conseguem completar com sucesso tanto a seleção positiva quanto a negativa deixam o timo e estabelecem residência em estruturas linfoides secundárias.

Respostas primárias

Os processos de desenvolvimento dos linfócitos e de rearranjo gênico geram milhões de linfócitos distintos, cada um deles expressando receptores de patógenos de especificidade única. Durante uma infecção, apenas uma pequena parcela dessas células B e T expressam receptores capazes de reconhecer o patógeno invasor. Para aumentar seus números, cada linfócito que reconhece o patógeno invasor sofre ativação e prolifera, dando origem a clones que expressam imunoglobulinas ou TCR idênticos. Esses processos, designados como *seleção clonal* e *expansão clonal*, constituem características essenciais da ativação e da diferenciação dos linfócitos e facilitam os mecanismos efetores que as células B e T utilizam para combater a infecção.

Ativação das células B e produção de anticorpos

Na maioria das respostas imunes primárias, a ativação das células B e a produção subsequente de anticorpos dependem do auxílio das células T_H CD4. Quando as células B circulantes estabelecem residência nos tecidos linfoides secundários, elas inicialmente entram na zona das células T. Se uma célula B encontrar seu antígeno específico, a ligação cruzada do BCR e do correceptor induz uma cascata de transdução de sinais que media alterações na expressão da superfície celular de moléculas de adesão e de receptores de quimiocinas, impedindo que as células B deixem a zona de células T.

Após a ligação das imunoglobulinas a seu antígeno cognato, elas internalizam o antígeno por meio de endocitose mediada pelo receptor e o processam para que seja exibido por moléculas do MHC da classe II. Se uma célula T_H CD4 reconhecer o seu antígeno, as células B e T formarão um par conjugado. Essa interação cognata facilita a entrega de citocinas derivadas das células T para as células B. A mais importante dessas citocinas é a IL-4, que é essencial para a proliferação e a diferenciação das células B em plasmócitos secretores de anticorpos.

Os anticorpos iniciais produzidos pelos plasmócitos são, em geral, de baixa afinidade. Eles ajudam a manter a infecção sob controle até que uma resposta mais vigorosa de anticorpos seja produzida. A qualidade dos anticorpos melhora no curso da infecção devido a dois processos: a hipermutação somática e a mudança de isótipo. A hipermutação somática introduz substituições aleatórias de um único nucleotídeo nas regiões variáveis das imunoglobulinas. Essas mudanças podem resultar em moléculas de imunoglobulina com maior afinidade pelo patógeno. As células B que produzem essas moléculas de imunoglobulina aprimoradas superam outras células na ligação ao patógeno invasor e têm preferência em ser selecionadas para se transformarem em plasmócitos. À medida que a infecção prossegue, são produzidos anticorpos de maior afinidade – um processo designado como *maturação de afinidade* (Di Noia e Neuberger, 2007).

Mudança de isótipo A mudança de classe de imunoglobulina (i.e., mudança de isótipo ou recombinação por mudança de classe) é um processo que altera o tipo de imunoglobulina produzida pelas células B em proliferação por meio do rearranjo do DNA na região das imunoglobulinas. Apenas a região constante da cadeia pesada do anticorpo é modificada; assim, a mudança de isótipo afeta apenas a maneira pela qual o anticorpo interage com diferentes moléculas efetoras. A região variável do anticorpo produzido por meio de recombinação de V(D)J (*V*ariável, *D*iversidade e *J*unção) no estado imaturo da célula B permanece inalterada durante o processo de mudança de classe e, consequentemente, a mudança de isótipo não afeta a especificidade antigênica (nesse contexto, *variável e constante* referem-se a alterações ou a falta delas entre anticorpos que têm como alvo diferentes epítopos).

As moléculas de imunoglobulina que emergem do processo de mudança de isótipo podem ser divididas em cinco classes (isótipos): IgA, IgD, IgE, IgG e IgM. Esses isótipos diferem nas regiões constantes da cadeia pesada e desempenham funções efetoras especializadas. À medida que a infecção prossegue, são produzidos anticorpos com funções efetoras adicionais por meio da mudança de isótipos. Esse processo é fortemente influenciado por citocinas secretadas no microambiente pela célula T cognata da célula B (Xu et al., 2012). A IgM e a IgD são os primeiros anticorpos produzidos após a ativação das células B maduras virgens, e os anticorpos marcam os patógenos para a sua destruição pelo sistema complemento. À medida que a infecção prossegue, são gerados anticorpos com funções efetoras adicionais por meio da mudança de isótipo, produzindo, em ordem de sequência, IgG, IgA ou IgE. A IgA domina os níveis de imunoglobulina em associação às membranas mucosas, como o tecido linfoide associado ao intestino. A IgE está implicada nas respostas imunes a vários helmintos ou protozoários parasitas, porém é mais proeminentemente reconhecida pelo seu papel nas reações de hipersensibilidade, onde media reações alérgicas e as reações anafiláticas mais graves.

Papel dos anticorpos na eliminação dos patógenos Os anticorpos podem auxiliar a eliminação dos patógenos de várias maneiras. Podem se ligar a um patógeno (ou a uma toxina) e impedir sua interação com células hospedeiras. Esses anticorpos são denominados anticorpos neutralizantes. Os anticorpos também podem funcionar como opsoninas – a cobertura dos patógenos por anticorpos pode facilitar a sua ingestão por células fagocitárias, que frequentemente expressam receptores para as regiões constantes dos anticorpos. Além disso, a deposição de anticorpos pode ativar o sistema complemento, resultando na lise direta dos patógenos.

Produção de anticorpos em resposta à vacinação O desenvolvimento desses "anticorpos naturais" representa o cerne da imunidade adaptativa, e não apenas representa a base da adaptação de um organismo a encontros repetidos com potenciais patógenos em seu ambiente natural, mas também forma a base do conceito de imunização/vacinação. Nesse último cenário, o sistema imune é preparado pela apresentação de antígenos que representam ou se assemelham ao patógeno real integral ou à parte dele. Historicamente, microrganismos inócuos, semelhantes ou relacionados ao patógeno de interesse, eram introduzidos no corpo para desencadear uma imunidade protetora contra o patógeno perigoso. Por exemplo, o vírus da varíola bovina e o vírus vacínia foram usados em inoculações para criar uma proteção contra a varíola (ver Cap. 40 e Kaynarcalidan et al., 2021). Com o passar do tempo, foram desenvolvidas outras estratégias que seguem o mesmo princípio básico: em vez de microrganismos não patogênicos relacionados, o verdadeiro patógeno foi administrado em uma versão atenuada ou morta (p. ex., vacina contra a influenza). O advento da biologia molecular facilitou o desenvolvimento de vacinas baseadas em proteínas virais recombinantes individuais, em vez do patógeno inteiro. As tecnologias mais recentes envolvem o fornecimento (algumas vezes com a ajuda de sistemas de administração de vetores incompetentes para replicação) de parte do material genético do patógeno (RNA ou DNA) para possibilitar que o organismo hospedeiro produza *temporariamente* esses antígenos microbianos. As vantagens desses sistemas são a fácil adaptabilidade da vacina a mutações no patógeno e o potencial de produção rápida, de baixo custo e escalável devido a processos de fabricação totalmente *in vitro*. Por exemplo, as vacinas baseadas em mRNA demonstraram ser bem-sucedidas na indução de imunidade contra o SARS-CoV-2.

Em todas as vacinas, há inclusão dos denominados adjuvantes, que fornecem a estimulação inespecífica das etapas iniciais da resposta imune inata, que se caracterizam pela produção das citocinas que promovem o desenvolvimento dos linfócitos e a recombinação por mudança de classe, conforme descrito anteriormente.

Outro avanço importante que aproveitou as propriedades tanto protetoras quanto terapêuticas dos anticorpos veio com a produção em larga escala dos anticorpos monoclonais, que se caracterizam por sua especificidade reprodutível limitada, porém completa, visto que eles se originam em um ambiente de laboratório, e não em um organismo (mamífero) (ver Fig. 39-4). Esse controle sobre cada propriedade desses anticorpos recombinantes foi recentemente ampliado com o auxílio de tecnologias de edição de genes, como CRISPR/Cas9, que possibilita a produção de anticorpos monoclonais quiméricos, os quais são refratários a rejeição pelo sistema imune do paciente e cuja especificidade antigênica pode ser alterada *in vitro* para melhorar a sua eficácia (ver Cap. 40).

Ativação das células T

As células T virgens encontram o antígeno apresentado pelas células dendríticas pela primeira vez nos tecidos linfoides secundários. Para que sejam totalmente ativadas, as células T precisam receber dois sinais (Fig. 38-3):

- Um sinal primário gerado pela ligação do TCR
- Um sinal coestimulador gerado pela ligação de uma proteína de superfície da célula T, denominada CD28

Ambos os sinais precisam ser emitidos por ligantes na mesma célula apresentadora de antígeno (APC).

O sinal primário é gerado quando o receptor de célula T (TCR) se liga a um complexo peptídeo-MHC. O TCR se associa a uma molécula acessória denominada CD3, formando o complexo TCR-CD3. O CD3 não influencia a interação do TCR com o seu antígeno, porém participa na transdução do sinal que ocorre após a ligação do antígeno. Os correceptores da célula T, CD4 e CD8, ligam-se às regiões conservadas das moléculas do MHC, fortalecendo e estabilizando a interação entre o TCR e o complexo peptídeo-MHC. As moléculas CD4 e CD8 também participam na transdução de sinais.

O sinal coestimulador é gerado quando CD28 se liga a seus ligantes, denominados B7-1 (CD80) e B7-2 (CD86). Essas moléculas B7 coestimuladoras são apenas expressas nas APC profissionais ativadas, ressaltando sua importância na ativação das células T. Outros correceptores estimuladores e inibitórios podem modular a ativação das células T pela sua ligação a seus ligantes nas APC ou em células tumorais. Os anticorpos monoclonais ativadores e bloqueadores podem interferir nessa modulação da sinalização dos TCR, possibilitando, assim, a modulação farmacológica da resposta imune (Fig. 38-4).

A ligação do complexo do TCR ativa cascatas de transdução de sinais, que induzem a expressão de múltiplos genes, incluindo fator nuclear de linfócitos T ativados (NFAT), proteína ativadora 1 (AP-1) e NF-κB. Um dos mais importantes alvos a jusante desses genes é a IL-2, uma citocina essencial para a proliferação e sobrevida das células T. O receptor de IL-2, CD25, é expresso nas células T ativadas. Quando as células T tornam-se ativadas, elas começam a expressar uma proteína de superfície celular, denominada CTLA-4 (proteína 4 associada ao linfócito T citotóxico). Essa proteína se assemelha ao CD28 e se liga às moléculas B7 coestimuladoras com mais afinidade do que o CD28. Enquanto a ligação de CD28 promove a ativação das células T, a ligação de CTLA-4 a atenua. Essa molécula inibidora serve para manter as respostas das células T sob controle (Brownlie e Zamoyska, 2013). Além das CTLA-4, as células T suprarregulam a expressão de outros correceptores inibitórios, como MCP-1 e PSGL-1 (morte celular programada-proteína 1 e ligante de glicoproteína da P-selectina 1, respectivamente), que ajudam a modular a resposta resultante das células T (Attanasio e Wherry, 2016; Tinoco et al., 2016).

Anergia das células T Para que uma célula T virgem fique totalmente ativada, ela precisa receber um sinal por meio do TCR e do CD28. Se uma célula T entrar em contato com um complexo peptídeo-MHC na ausência de um sinal coestimulador suficiente, ela entra em um estado de ausência de reatividade, designado como anergia clonal. A anergia é definida pela incapacidade das células T de proliferar após entrar em contato com um complexo peptídeo-MHC, devido à falta de produção e sinalização de IL-2 (Fig. 38-3; ver também Fig. 39-2).

Diferenciação e funções efetoras das células T_H CD4 Após ativação, as células T_H CD4 virgens podem se diferenciar em subgrupos de células T_H especializadas. Esses subgrupos de células T_H exibem padrões específicos de produção de citocinas e desempenham funções efetoras distintas. Estudos iniciais sobre a diferenciação de células T_H levaram à elaboração de um modelo bifásico em que as células T_H ativadas se diferenciam em células T_H1, que defendem o hospedeiro principalmente contra patógenos intracelulares, ou em células T_H2, que auxiliam na eliminação de patógenos extracelulares. Modelos mais recentes de diferenciação das células T_H foram ampliados para incluir as células T_H9, T_H17, T_H22, T_{FH} e T_{Reg} (DuPage e Bluestone, 2016).

Como o próprio nome indica, as células T_H CD4 ajudam a ativar outras células imunes. As células T_H1 secretam IFN-γ e TNF-α, que ativam os macrófagos para destruir patógenos localizados dentro dos fagossomos. Essas citocinas também ativam as células T_C CD8 para destruir células hospedeiras infectadas. As células T_H2, que produzem IL-4 e IL-5, fornecem uma defesa contra patógenos extracelulares, aumentando a imunidade humoral. A IL-4 ativa as células B para se diferenciar em plasmócitos secretores de anticorpos. As citocinas derivadas das células T_H2 também induzem uma mudança de classe para IgA e IgE. Outro subgrupo da célula T_H CD4, a célula T_{Reg}, é responsável pela manutenção da tolerância periférica. Por meio de vários mecanismos, essas células suprimem a proliferação de células T efetoras, mantendo sob controle a resposta das células T.

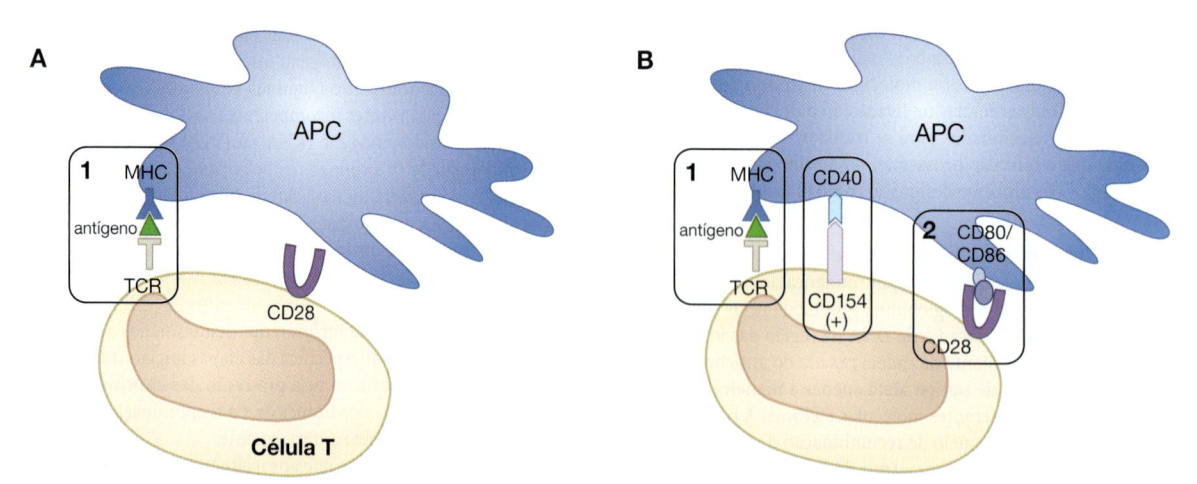

Figura 38-3 *Ativação das células T: coestimulação.* São necessários dois sinais para a ativação das células T: a apresentação de um ligante antígeno ao TCR e a sinalização por um par "coestimulador" adicional. **A.** O sinal primário, o *sinal 1*, consiste na interação do TCR com o complexo MHC-antígeno na APC. A ativação necessita de uma segunda interação coestimuladora. **B.** *Sinal 2*, a interação coestimuladora entre CD28 na célula T (o receptor coestimulador) e o ligante coestimulador na APC, CD80/CD86, leva à ativação das células T. Sinais coestimuladores adicionais, como a interação de CD154 com CD40 na APC, podem intensificar ainda mais a ativação das células T (+). Na ausência de coestimulação, a célula T pode se tornar anérgica ou não responsiva. Podem ocorrer interações adicionais entre APC e células T após a ativação das células T, e algumas podem ser inibitórias, fornecendo *checkpoints* imunes que são importantes para reduzir a autoimunidade e para regular o tamanho e a extensão das respostas imunes. Ver as Figuras 39-2 e 39-5 para mais detalhes.

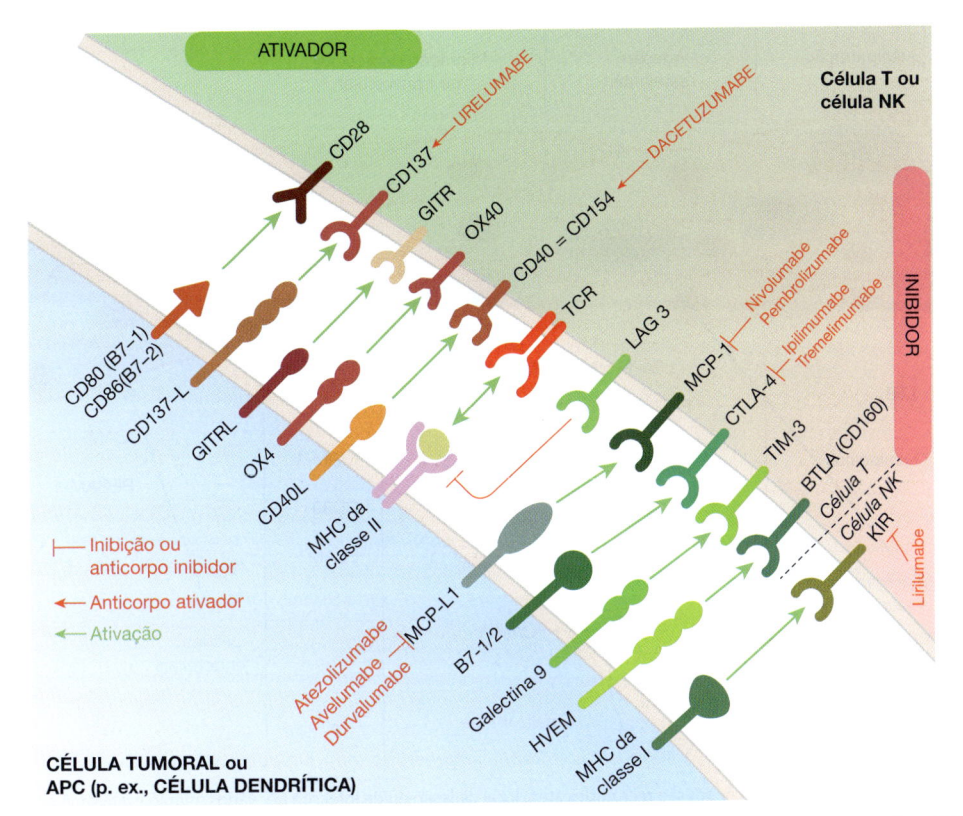

Figura 38-4 *Ativação das células T e sua modulação*. A sinalização do TCR nas células CD4⁺ após entrar em contato com um complexo MHC da classe II-peptídeo é reforçada por correceptores ativadores (área em verde) ou atenuada por correceptores inibidores (área em vermelho) após ligação a seus respectivos ligantes nas APC ou células tumorais. Numerosos anticorpos monoclonais ativadores (→) ou bloqueadores (⊣) interferem nessa modulação da sinalização dos TCR, possibilitando, assim, a modulação farmacológica da resposta imune resultante.

Funções efetoras das células T_C CD8 O principal papel das células T_C CD8 é induzir a citólise de células infectadas do hospedeiro que expressam complexos de peptídeo-MHC da classe I. As células T_C CD8 ativadas destroem suas células-alvo por duas vias distintas: a via de exocitose dos grânulos e a via Fas-FasL. A primeira via envolve a liberação de perforina e enzimas dos grânulos (granzimas) A e B. As moléculas de perforina formam poros na membrana da célula-alvo, possibilitando a entrada de moléculas de granzima na célula. A suprarregulação de FasL (CD95L) nas células T_C ativadas induz a agregação de Fas (CD95) nas células-alvo. Ambas as vias ativam a cascata de caspases na célula-alvo, resultando em morte celular programada.

Além de sua atividade citolítica, as células T_C CD8 ativadas liberam citocinas pró-inflamatórias, incluindo IFN-γ e TNF-α. Essas citocinas contribuem ainda mais para a eliminação dos patógenos, aumentando a atividade dos macrófagos e dos neutrófilos (Harty et al., 2000).

Extravasamento de leucócitos: diapedese

Os leucócitos desempenham a maior parte de suas funções imunológicas fora da corrente sanguínea, nos tecidos adjacentes. Em consequência, uma etapa crucial nesse processo consiste em atravessar a barreira formada pelas células endoteliais dos capilares. O extravasamento (diapedese) se refere ao movimento de leucócitos para fora da circulação até o local de infecção ou dano tecidual físico (Fig. 38-5). No caso dos monócitos sanguíneos, o extravasamento também ocorre na ausência de eventos fisiopatológicos e facilita a sua conversão em macrófagos teciduais. Em nível molecular, a diapedese pode ser dividida em quatro etapas mecânicas: *quimioatração, adesão com rolamento, adesão firme* e *transmigração* (Vestweber, 2015).

Embora se tenha acreditado inicialmente que a diapedese pudesse desempenhar o seu papel mais importante na imunidade inata, ela atraiu mais atenção nos últimos anos como alvo farmacológico no tratamento de doenças autoimunes (inflamatórias) crônicas, como a *esclerose múltipla* ou a *doença de Crohn* (ver "Autoimunidade"). A molécula de adesão de superfície celular dos leucócitos, a integrina $α_4β_1$ (VLA-4), que facilita o extravasamento das células T CD4⁺, interage com a VCAM-1 nas células endoteliais vasculares. O *natalizumabe* é um anticorpo monoclonal humanizado dirigido contra a integrina $α_4$, cuja interferência na interação integrina $α_4β_1$-VCAM-1 leva a um bloqueio da diapedese das células T autorreativas no encéfalo, impedindo, assim, o ataque à mielina que protege os nervos. De modo semelhante, a prevenção mediada pelo *natalizumabe* da ligação da integrina $α_4β_7$ à molécula de adesão MADCAM-1 encontrada nas células endoteliais das vênulas é responsável pela eficácia do fármaco contra a doença de Crohn. Outro anticorpo monoclonal recentemente aprovado para o tratamento da doença de Crohn e da colite ulcerativa é o *vedolizumabe*, que produz menos efeitos adversos, em virtude de sua especificidade de ligação restrita a $α_4β_7$. A prevenção da entrada de células efetoras nos locais de inflamação pelo uso de anticorpos neutralizantes demonstrou ter grande potencial terapêutico em múltiplos contextos de doença.

Memória imunológica

O número de células B e T declina após a eliminação dos patógenos, deixando uma pequena população de células de memória. Com uma reexposição ao mesmo patógeno, essas células de memória têm a capacidade de produzir uma resposta imune secundária intensificada.

Em virtude da expressão de certas moléculas de superfície celular, as células T de memória são mais sensíveis à ativação mediada pelo TCR por complexos peptídeo-MHC do que as células T virgens. Além disso, as células T de memória têm exigências menos rigorosas para os sinais coestimuladores, permitindo que respondam a complexos peptídeo-MHC exibidos em células que carecem das moléculas B7 coestimuladoras (Farber et al., 2014). As células B de memória produzem anticorpos melhores do que as células B virgens, visto que expressam imunoglobulinas que sofreram hipermutação somática e mudança de

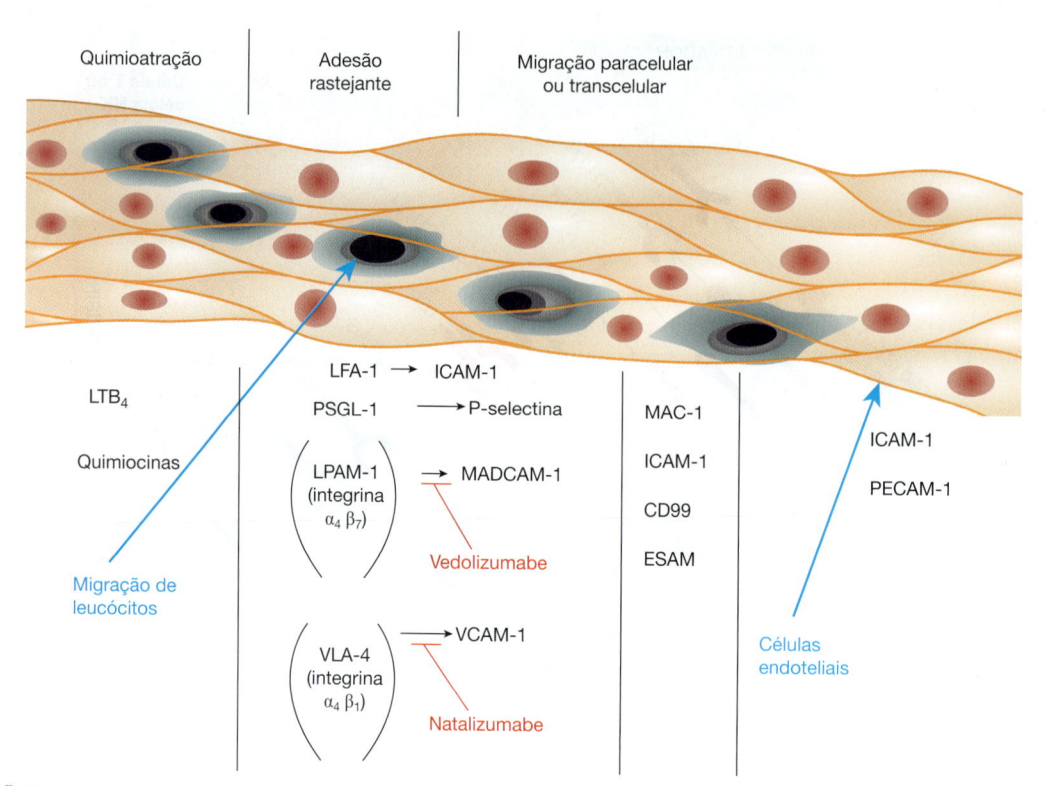

Figura 38-5 *Diapedese de leucócitos.* Os leucócitos são recrutados até o local de lesão ou de infecção por vários quimioatrativos. A expressão de moléculas de adesão complementares e específicas na superfície das células endoteliais e dos leucócitos facilita a captação inicial e o "rolamento" subsequente dos leucócitos. Após ligação a moléculas de adesão adicionais, o leucócito entra no espaço subendotelial, espremendo-se entre as células endoteliais (migração paracelular) ou através das células endoteliais individuais (migração transcelular). CD99, antígeno do grupo de diferenciação 99; LFA-1, antígeno 1 associado à função linfocitária; LTB$_4$, leucotrieno B$_4$; MAC-1, antígeno de macrófago 1; PECAM-1, molécula de adesão de plaquetas/células endoteliais; PSGL-1, ligante de glicoproteína da P-selectina 1.

isótipo durante o primeiro encontro com o antígeno (Kurosaki et al., 2015). Quando combinadas, essas propriedades possibilitam uma resposta imune secundária mais rápida e mais vigorosa – características que formam a base da vacinação e das subsequentes inoculações de "reforço" ou "atualização" (ver Cap. 40).

Resumo: imunidade inata e adaptativa nas doenças infecciosas

Os sistemas imunes inato e adaptativo atuam em conjunto para manter o hospedeiro saudável. A resposta imune inata constitui a primeira linha de defesa do corpo e elimina a maioria dos patógenos. Caso o sistema imune inato seja insuficiente para eliminar os patógenos, ele mantém a infecção sob controle até que o sistema imune adaptativo seja capaz de produzir uma resposta. Os patógenos serão eliminados (infecções agudas) ou poderão escapar da resposta imune e persistir (infecções crônicas). As infecções crônicas, como HIV/Aids e as hepatites B e C, levam à supressão do sistema imune, resultando em suscetibilidade a infecções secundárias ou a cânceres associados à infecção.

Inflamação

O que é inflamação e qual é a sua finalidade?

A resposta inflamatória ou inflamação é uma resposta fisiológica à lesão tecidual e à infecção, porém deve ficar claro que *inflamação* não é sinônimo de *infecção*. Há quase 2 mil anos, os romanos descreveram as características dessa resposta: dor (*dolor*), calor (*calor*), vermelhidão (*rubor*) e intumescimento (*tumor*). Alguns minutos após a lesão tecidual e a infecção, as proteínas plasmáticas medeiam um aumento no diâmetro dos vasos (vasodilatação) e na permeabilidade vascular. A vasodilatação aumenta o fluxo sanguíneo para a área da lesão, resultando em calor e vermelhidão do tecido. O aumento da permeabilidade vascular possibilita o extravasamento de líquido dos vasos sanguíneos para o tecido lesionado, resultando em intumescimento (edema). Algumas horas após a ocorrência dessas alterações vasculares, os leucócitos chegam ao local da lesão, aderem às células endoteliais ativadas na região inflamada e atravessam as paredes capilares para alcançar o tecido (extravasamento). Esses leucócitos fagocitam os patógenos invasores e liberam mediadores solúveis – citocinas, prostaglandinas e leucotrienos – que contribuem ainda mais para a resposta inflamatória e o recrutamento e ativação das células efetoras.

A inflamação pode ser *aguda*, como na resposta à lesão tecidual, ou *crônica*, resultando em destruição tecidual progressiva, conforme observado em infecções crônicas, na autoimunidade e em determinados tipos de câncer. A seguir, são fornecidos detalhes de ambas as formas de inflamação, incluindo seus fatores desencadeantes, os mediadores solúveis e os tipos celulares envolvidos, bem como a patologia residual resultante.

A resposta inflamatória dos leucócitos é um processo em várias etapas, cujos estágios individuais podem ser definidos com base na velocidade de sua ocorrência, que, por sua vez, depende da disponibilidade dos fatores que dominam suas fases (Fig. 38-6). A resposta inicial (fase 1) é a mobilização de Ca^{2+} que ocorre nos primeiros milissegundos após a ativação (interação ligante-receptor). Essa elevação do Ca^{2+} celular constitui o elemento desencadeante para a liberação de fatores preexistentes e mediadores armazenados nos compartimentos intracelulares (fase 2), como histamina e proteases. As fases 3 e 4 são ligeiramente tardias e consistem na liberação de mediadores cuja produção requer síntese *de novo*, mas que geralmente é limitada a etapas enzimáticas simples que podem ocorrer nos primeiros minutos após os eventos iniciais. A síntese e a liberação de eicosanoides e a geração de ROS ilustram as fases 3 e 4 da resposta inflamatória. A fase 5, que é a fase mais lenta (> 10 minutos), porém a mais diversa e complexa das respostas imunes e inflamatórias, caracteriza-se por processos que envolvem eventos de transcrição e/ou tradução, tanto estimuladores (p. ex., produção de citocinas) quanto

FASE 0 – Interação ligante-receptor de membrana; outros estímulos

FASE 1 – Mobilização do Ca^{2+} celular, $\uparrow[Ca^{2+}]_{in}$

FASE 2 – Desgranulação
Liberação dos mediadores armazenados:
- histamina *(ver Cap. 43)*
- várias proteases
- quimioatrativos

FASE 4 – Explosão oxidativa
Produção de ROS

FASE 3 – Ativação das fosfolipases
→↑Disponibilidade de ácido araquidônico

Síntese de eicosanoides:
PGD_2, leucotrienos B_4, C_4, D_4
(ver Figs. 41-1, 41-3 e Tab. 41-3)

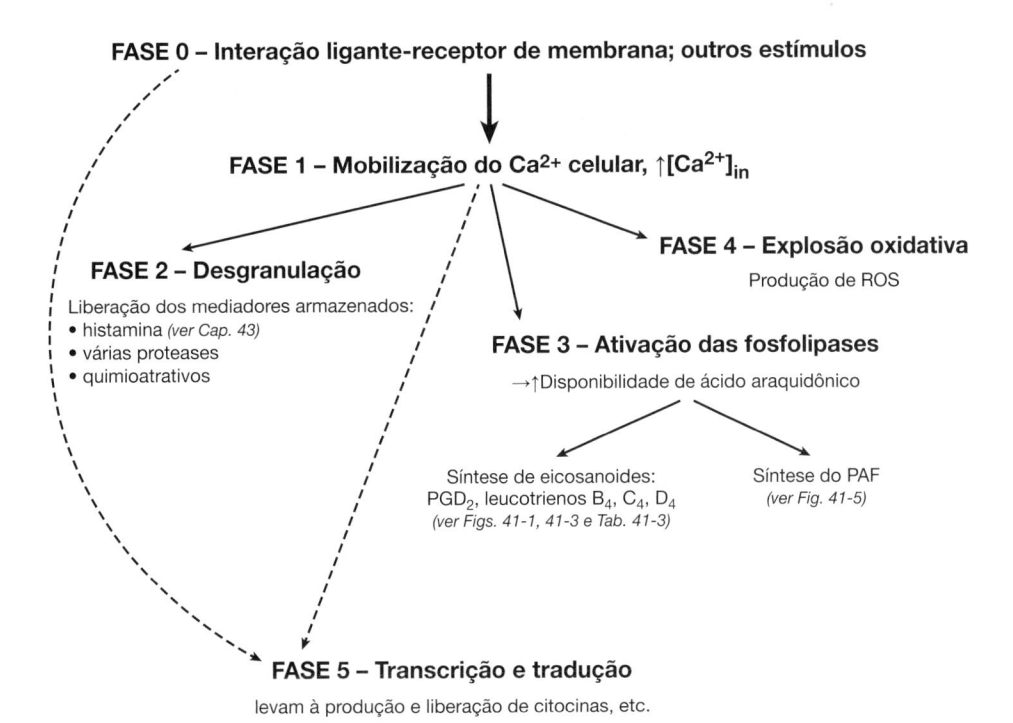

Síntese do PAF
(ver Fig. 41-5)

FASE 5 – Transcrição e tradução
levam à produção e liberação de citocinas, etc.

Figura 38-6 *Resposta inflamatória dos leucócitos.* As fases 1 a 4 ocorrem imediatamente após a ativação do ligante-receptor e em rápida sucessão. A fase 5, que envolve transcrição e tradução, resulta em uma resposta mais lenta (> 10 minutos), porém mais persistente, com efeitos que continuam aparentes por vários dias. Ver mais detalhes no texto. PAF, fator ativador plaquetário; PGD_2, prostaglandina D_2.

inibitórios (p. ex., supressão da transcrição por glicocorticoides). A fase 5 não apenas leva mais tempo para começar, mas também persiste por um período significativamente mais longo, cujas consequências muitas vezes continuam aparentes vários dias após os eventos iniciais.

Resposta inflamatória aguda

A resposta inflamatória aguda fornece proteção após a lesão tecidual e a infecção, visto que restringe o dano ao sítio localizado, recruta células imunes para eliminar o patógeno invasor e inicia o processo de reparo de ferida.

Após a lesão tecidual, várias proteínas plasmáticas são ativadas, incluindo as dos sistemas de coagulação e cininas. A cascata enzimática do sistema de coagulação produz filamentos de fibrina que se acumulam para formar coágulos, limitando a disseminação da infecção no sangue (ver Cap. 36). A cascata enzimática do sistema de cininas resulta na produção de bradicinina – um peptídeo que induz vasodilatação e aumento da permeabilidade vascular (ver Cap. 43). Além disso, os produtos do complemento C3a e C5a se ligam a receptores nos mastócitos locais, facilitando a sua desgranulação. A consequente liberação de histamina, prostaglandinas e leucotrienos contribui para as alterações vasculares, induzindo a vasodilatação e aumentando a permeabilidade vascular. As prostaglandinas e os leucotrienos também atuam como quimioatrativos para os neutrófilos (ver Cap. 41).

Algumas horas após a ocorrência dessas alterações vasculares, os neutrófilos ligam-se às células endoteliais da região inflamada e extravasam no tecido (ver seção sobre Diapedese anteriormente), onde fagocitam os patógenos invasores e liberam mediadores inflamatórios solúveis, incluindo a proteína inflamatória dos macrófagos (MIP) 1α e 1β, que são quimiocinas que atraem os macrófagos até o local de inflamação. Os macrófagos chegam ao tecido lesionado dentro de 5 a 6 horas após o início da resposta inflamatória. Os macrófagos ativados secretam três citocinas pró-inflamatórias importantes: IL-1, IL-6 e TNF-α. Essas citocinas induzem a coagulação, aumentam a permeabilidade vascular e promovem a resposta da fase aguda. A IL-1 e o TNF-α também induzem a expressão aumentada de moléculas de adesão nas células endoteliais, possibilitando a interação dos leucócitos circulantes (neutrófilos, macrófagos, granulócitos e linfócitos) com o endotélio e o seu extravasamento nos tecidos inflamados. A inflamação aguda se caracteriza por início rápido após a lesão tecidual e resolução relativamente rápida. Normalmente, a patologia tecidual resultante é leve e localizada.

Inflamação crônica

A inflamação crônica resulta da exposição contínua ao elemento agressor. Isso pode ser devido à persistência dos patógenos, a doenças autoimunes em que os autoantígenos ativam as células T continuamente e a cânceres. A característica fundamental da inflamação crônica consiste em acúmulo e ativação de macrófagos e linfócitos, bem como de fibroblastos que substituem o tecido original lesionado ou necrótico. Os fatores solúveis liberados por macrófagos e linfócitos desempenham uma importante função no desenvolvimento da inflamação crônica. Enquanto fatores solúveis não proteicos (p. ex., eicosanoides, bioaminas) dominam o cenário durante a inflamação aguda, os principais fatores na inflamação crônica consistem em citocinas, quimiocinas, fatores de crescimento, enzimas secretadas/liberadas e ROS. Por exemplo, as células T citotóxicas e as células T_H1 liberam IFN-γ, que ativa os macrófagos e as células dendríticas. Essas células, por sua vez, liberam uma variedade de fatores solúveis, como IL-6 e TNF-α, que, por fim, resultam em lesão tecidual e morte celular. A substituição do tecido perdido dessa maneira por fibroblastos leva à formação de fibrose, devido a quantidades excessivas de fatores de crescimento (fator de crescimento derivado das plaquetas, fator transformador do crescimento β), citocinas fibrogênicas (IL-1 e TNF-α) e fatores angiogênicos de crescimento de fibroblastos e do crescimento do endotélio vascular. A inflamação crônica também pode levar à formação de granulomas, isto é, massas celulares que consistem em macrófagos ativados circundados por linfócitos ativados.

Dispõe-se de numerosos fármacos anti-inflamatórios (ver Cap. 42). O grupo mais recente de agentes anti-inflamatórios, cujo uso é limitado às condições inflamatórias crônicas, tem por objetivo eliminar as citocinas pró-inflamatórias pelo uso de anticorpos monoclonais ou receptores solúveis (normalmente um receptor truncado, abrangendo apenas o domínio extracelular de ligação do ligante). O *infliximabe*, o *adalimumabe*, o *certolizumabe* e o *golimumabe* são anticorpos monoclonais que se ligam ao TNF-α e o neutralizam; o *etanercepte* é uma proteína de fusão do receptor de TNF-α com a mesma finalidade.

Condições relacionadas ao sistema imune e moduladores dos *checkpoints* (pontos de controle) imunes

Existem condições patológicas para as quais o sistema imune contribui, como hiper-reatividade (alergia, autoimunidade, rejeição de transplantes) e respostas insuficientes (imunodeficiências, câncer). Os elementos básicos que levam à ativação das células B e T foram identificados há várias décadas; a compreensão da modulação dessas etapas de desencadeamento levou mais tempo. Nos últimos anos, a área dos *checkpoints* imunes e da modulação do sistema imune avançou rapidamente, fornecendo tratamentos clinicamente importantes. Esses elementos básicos podem existir como fatores solúveis ou como receptores de superfície celular (correceptores).

Os componentes da modulação imune são divididos em duas categorias: *os que aumentam* as respostas que são desencadeados pelo envolvimento do receptor de antígeno, e *aqueles que atenuam* as respostas imunes. Esses últimos desempenham um papel no término das respostas imunes que não são mais necessárias e na prevenção de respostas imunes excessivas que têm consequências potencialmente fatais (p. ex., choque anafilático, choque séptico). Ambos os tipos de modulação alteram principalmente as respostas das células T, enquanto afetam a função das células B apenas indiretamente na maior parte. O envolvimento desses correceptores moduladores *em si* produz pouca ou nenhuma resposta; o coenvolvimento com o receptor de antígeno é necessário para produzir a sua função imunomoduladora. A resposta final das células T depende dos efeitos da ocupação simultânea do TCR ou de correceptores inibitórios ou ativadores e de vários receptores de citocinas. As seções a seguir fornecem exemplos de condições relacionadas ao sistema imune e a utilidade de agentes biológicos imunoduladores.

Reações de hipersensibilidade

O sistema imune mobiliza vários mecanismos efetores para eliminar patógenos do corpo. Normalmente, esses mecanismos geram uma resposta inflamatória localizada que elimina efetivamente o patógeno, com dano colateral mínimo ao tecido adjacente. Além dos patógenos, os seres humanos entram em contato com vários antígenos estranhos, como pólen de plantas e alimentos. Na maioria dos indivíduos, o contato com esses antígenos ambientais não desencadeia uma resposta imune. Todavia, em determinados indivíduos predispostos, o sistema imune pode produzir uma resposta a esses antígenos geralmente inócuos, resultando em lesão tecidual, que inclui desde irritação leve até choque anafilático potencialmente fatal. Essas respostas imunes são designadas como reações alérgicas ou reações de hipersensibilidade. As reações de hipersensibilidade podem ser divididas em quatro categorias, do tipo I ao tipo IV, que se distinguem pelos tipos de células e moléculas efetoras envolvidas (Burmester et al., 2003).

Hipersensibilidade tipo I: reações imediatas de hipersensibilidade

As reações de hipersensibilidade tipo I exigem que o indivíduo produza inicialmente anticorpos IgE por ocasião do encontro inicial com um antígeno, também denominado alérgeno. Após a eliminação do antígeno, as moléculas IgE antígeno-específicas remanescentes se ligam aos mastócitos, basófilos e eosinófilos que expressam receptores para a região constante da IgE (FcεR1). Esse processo é conhecido como sensibilização. Por ocasião de uma exposição subsequente ao antígeno, a ligação cruzada das moléculas de IgE nas células sensibilizadas induz a sua desgranulação imediata. A liberação de mediadores inflamatórios, como histamina, leucotrienos e prostaglandinas, provoca vasodilatação, contração do músculo liso brônquico e produção de muco, semelhante ao observado durante respostas inflamatórias à lesão tecidual e à infecção. As reações de hipersensibilidade tipo I podem ser locais ou sistêmicas. As reações sistêmicas contra antígenos de amendoim ou veneno de abelha podem resultar em anafilaxia, uma condição potencialmente fatal.

A asma alérgica é um exemplo de hipersensibilidade tipo I. Com exposição a determinados alérgenos (normalmente inalados), os indivíduos com asma alérgica apresentam inflamação das vias respiratórias, que se caracteriza por edema tecidual e produção excessiva de muco. Esse estreitamento das vias respiratórias leva à dificuldade de respiração (ver Cap. 44).

Hipersensibilidade tipo II: reações citotóxicas mediadas por anticorpos

A hipersensibilidade tipo II consiste em reações citotóxicas mediadas por anticorpos. Um exemplo é a imunização a antígenos eritrocitários durante a gestação. Na mãe Rh-negativo com feto Rh-positivo (Rh herdado do pai), a mãe produz anticorpos contra o antígeno Rh quando as células sanguíneas do feto entram em contato com o sistema imune materno, normalmente durante o parto. Se houver uma gravidez subsequente com feto Rh-positivo, os anticorpos IgG maternos podem atravessar a placenta e provocar hemólise das hemácias Rh-positivo fetais. São prescritos monitoramento rigoroso e tratamento sintomático adequado (p. ex., plasmaférese, infusão intrauterina, imunoglobulina anti-Rh), visto que os sintomas fetais podem variar desde sintomas leves até a possível morte fetal por insuficiência cardíaca.

Hipersensibilidade tipo III: reações mediadas por imunocomplexos

As reações de hipersensibilidade tipo III são mediadas por complexos antígeno-anticorpo que se formam durante a resposta imune. Quando não são devidamente eliminados, esses imunocomplexos podem se depositar em vários tecidos, onde induzem a ativação do complemento. Eles são particularmente problemáticos no rim, onde podem resultar em glomerulonefrite e insuficiência renal. Enquanto, no passado, as reações de hipersensibilidade tipo III eram, em grande parte, incluídas na categoria das doenças autoimunes (p. ex., lúpus eritematoso sistêmico), sua taxa de incidência aumentou de modo significativo com a introdução de anticorpos monoclonais não humanos ou não humanizados como agentes farmacológicos (anticorpos antimurinos humanos). Os anticorpos monoclonais terapêuticos murino ou murino-humanos (mu-hu) quiméricos (quim) são "confundidos" pelo sistema imune do paciente como antígenos estranhos potencialmente perigosos. A resposta imune resultante não apenas "desativa" o anticorpo terapêutico, como também promove a formação de complexos anticorpo(mu)-anticorpo(hu) ou anticorpo(quim)-anticorpo(hu), que desencadeiam reações de hipersensibilidade tipo III.

Hipersensibilidade tipo IV: reações de hipersensibilidade tardia

Diferentemente das reações de hipersensibilidade dos tipos I a III, que são mediadas por anticorpos, as reações tipo IV são mediadas por células T. Apesar disso, todas essas reações de hipersensibilidade são respostas de memória. Os haptenos são moléculas demasiado pequenas para funcionar como antígenos. Elas penetram na epiderme e se ligam a proteínas carreadoras na pele. Os complexos hapteno-carreador são detectados pelas APC na pele (células de Langerhans), que migram então para os linfonodos e induzem respostas das células T. Em caso de reexposição ao hapteno, as células T antígeno-específicas migram para a pele, causando inflamação e edema locais. O níquel presente em roupas e bijuterias é um desencadeador comum de reações de hipersensibilidade tipo IV.

Autoimunidade, imunodeficiência e rejeição de transplantes

Exatamente como no caso de uma resposta imune regular e apropriada, a autoimunidade se baseia em respostas humorais (autoanticorpos) ou celulares (células T). Conforme descrito na seção sobre o desenvolvimento dos linfócitos, o processo de tolerância central limita o desenvolvimento de células B e T autorreativas. Esse processo é imperfeito e existem mecanismos de tolerância periférica para limitar a atividade dos linfócitos autorreativos que acabam escapando da deleção tímica.

A tolerância periférica é mediada principalmente por dois mecanismos: a ação das células T$_{Reg}$ (ver seção sobre funções efetoras das células T$_H$ CD4) e a indução de anergia das células T. As células T virgens necessitam de sinais coestimuladores para serem ativadas. Em consequência, as células T autorreativas geralmente não se tornarão ativadas se interagirem com moléculas do MHC que expressem autoantígenos, visto que a maioria dos tecidos não expressa moléculas coestimuladoras. A indução de anergia torna as células T não reativas, mesmo com exposição subsequente ao antígeno, com coestimulação suficiente.

Autoimunidade: uma quebra da tolerância

Existem várias teorias a respeito das origens dos distúrbios autoimunes:

- *Mimetismo molecular.* A hipótese do "mimetismo molecular" sustenta que existem antígenos específicos derivados de patógenos que se assemelham a antígenos endógenos do hospedeiro. Caso ocorra uma infecção, o arsenal de defesa do sistema imune (anticorpos, linfócitos T citotóxicos, ou CTL, e células NK) não apenas ataca o antígeno derivado do patógeno, mas também arremete contra o antígeno estruturalmente semelhante do hospedeiro, causando, assim, autoimunidade na forma de dano colateral.
- *Relação entre autoimunidade e o sistema HLA.* Indivíduos com tipos de antígeno leucocitário humano (HLA) específicos têm maior probabilidade de desenvolver determinadas doenças autoimunes (p. ex., diabetes tipo I, espondilite anquilosante, doença celíaca, lúpus eritematoso sistêmico). Uma explicação razoável para essa observação pode ser encontrada no fato de que determinadas proteínas HLA são mais "eficientes" do que outras na apresentação de antígenos e, portanto, podem ativar erroneamente as células T.
- *Alteração da função tímica.* A seleção de células T no timo é crucial para a tolerância central e as IFN tipo I, que são altamente induzidas durante eventos infecciosos, também comandam várias etapas no processo de seleção das células T. Por conseguinte, distúrbios induzidos por patógenos nos eventos tímicos poderiam afetar negativamente a eliminação de células T autorreativas. Independentemente do mecanismo envolvido, a tolerância central até o momento não foi explorada para intervenção farmacológica.

Imunodeficiências

A *imunodeficiência primária* abrange defeitos genéticos ou de desenvolvimento no sistema imune que deixam o indivíduo, em vários graus, suscetível a infecções. Normalmente, as formas graves (imunodeficiência combinada grave) são diagnosticadas no início da infância e estão associadas a uma redução significativa na expectativa de vida. No momento, são reconhecidas nove classes de imunodeficiências primárias, totalizando mais de 120 condições distintas. Infelizmente, as opções atuais de tratamento limitam-se à terapia de suporte na forma de fármacos antivirais, antifúngicos e antibacterianos.

A *imunodeficiência adquirida* se refere à perda de função imune em consequência da exposição ambiental. Essas condições abrangem pacientes submetidos a terapia imunossupressora para distúrbios autoimunes ou para prevenir a rejeição de transplantes. A imunodeficiência adquirida também é comumente observada em pacientes com neoplasias malignas hematopoiéticas, visto que as células tumorais superam os leucócitos funcionais, ocupando espaço na medula óssea ou no sangue. Entretanto, o uso mais comum do termo provavelmente seja aplicado à infecção pelo HIV, a causa subjacente da Aids (ver Cap. 64).

Rejeição de transplante

A "doença do hospedeiro *versus* enxerto" ou "doença do enxerto *versus* hospedeiro" resulta da rejeição imunológica de um tecido transplantado pelo sistema imune do receptor ou, em casos de transplante de medula óssea, do possível ataque do "novo" sistema imune aos tecidos do hospedeiro. A intensidade da rejeição é minimizada quanto maior for a compatibilidade entre doador e receptor, porém é inevitável a necessidade de um esquema permanente de fármacos imunossupressores (ver Cap. 39).

A terapia imunossupressora clássica emprega glicocorticoides (p. ex., *prednisona*), inibidores da ativação das células T (p. ex., *ciclosporina*), inibidores da proliferação de células T (p. ex., ácido micofenólico) ou inibidores do alvo da rapamicina nos mamíferos (mTOR) (p. ex., *sirolimo*), que inibem a produção de IL-2, uma citocina essencial para ativação e proliferação de células T. O tratamento da rejeição de transplantes também foi beneficiado pelos avanços na terapia com anticorpos monoclonais. Atualmente, dispõe-se de anticorpos dirigidos contra o receptor de IL-2 (p. ex., *daclizumabe*) ou CD20 (p. ex., *rituximabe*) para prevenir a rejeição de transplantes (ver Fig. 39-2).

Imunoterapia do câncer: *checkpoints* (pontos de controle) imunes e seus inibidores

Conforme descrito anteriormente, as respostas das células T são moduladas pelo equilíbrio entre sinais coestimuladores, exemplificados pela ligação CD28, e sinais coinibidores, como aqueles fornecidos pela ligação de CTLA-4 ou MCP-1 (Fig. 38-7). Os *checkpoints* imunes referem-se aos reguladores inibitórios (frequentemente de retroalimentação negativa) que limitam a amplitude e a duração de uma resposta imune. Em condições fisiológicas normais, os *checkpoints* imunes protegem os tecidos de dano durante uma resposta imune e contribuem para a manutenção da autotolerância. Por conseguinte, os *checkpoints* imunes atuam como freios fisiológicos sobre o sistema imune e são essenciais para a manutenção da homeostase imune e prevenção da autoimunidade.

As células cancerosas expressam uma variedade de alterações genéticas e epigenéticas que as distinguem das células saudáveis. Esses antígenos associados a tumores podem ser reconhecidos pelas células T antitumorais do hospedeiro, que são capazes de matar as células tumorais transformadas. Infelizmente, um tumor frequentemente pode progredir, apesar de uma alta infiltração de células T como resultado de disfunção das células T e desenvolvimento de mecanismos de evasão imunes pelas células tumorais. Em particular, *moléculas de checkpoints imunes* tornam-se altamente expressas na superfície das células T presentes no microambiente do tumor, uma expressão suprarregulada pela exaustão das células T. A CTLA-4 e a MCP-1 são as duas moléculas de *checkpoints* imunes mais amplamente estudadas.

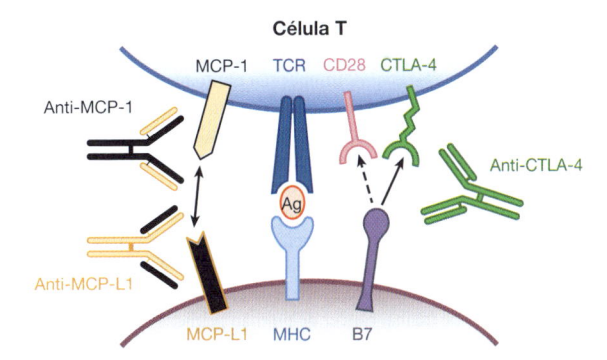

Figura 38-7 *Evasão do checkpoint imune.* Por meio do TCR, uma célula T pode detectar um Ag apresentado pelo MHC de uma célula tumoral e ligar-se a ele. Na presença de receptor coestimulador satisfatório, a célula T é ativada para proliferar e desencadear uma resposta imune contra a célula tumoral. Entretanto, no microambiente do tumor, moléculas de *checkpoints* imunes, como CTLA-4 e MCP-1, podem ser altamente expressas na superfície da célula T, uma expressão suprarregulada pela exaustão das células T. Se a célula tumoral expressar ligantes de *checkpoints* imunes (B7 e MCP-L1 estão ilustrados), pode ocorrer, então, a ligação dos ligantes coinibitórios cognatos na célula T. A afinidade de B7 pela CTLA-4 excede a sua afinidade pelo CD28, substituindo, assim, um pareamento coestimulador por um coinibitório. Nesse exemplo, portanto, podem ocorrer dois pareamentos coinibitórios. O resultado consiste na inibição da função da célula T. Anticorpos monoclonais dirigidos contra MCP-1 ou MCP-L1 podem remover esse *checkpoint,* e o anti-CTLA-4 pode remover esse *checkpoint* inibitório, restaurando a função da célula T. James Allison e Tasuku Honjo dividiram o Prêmio Nobel de Medicina/Fisiologia de 2018 "pela sua descoberta da terapia contra o câncer por meio de inibição da regulação imune negativa".

A proteína 4 associada ao linfócito T citotóxico (CTLA-4) e a morte celular programada-proteína 1 (MCP-1) atuam por meio de diferentes mecanismos para inibir a sinalização do TCR e reduzir a ativação e a função das células T. O B7 (CD80/CD86) na célula tumoral tem maior afinidade pela CTLA-4 expressa nas células T do que pelo CD28 na célula T; dessa maneira, forma-se uma interação coinibitória em vez de uma interação coestimuladora (ver Fig. 38-7). A CTLA-4, ao deslocar efetivamente as interações CD28/B7 estimuladoras, pode impedir a coestimulação, amortecendo, assim, a sinalização do TCR. A MCP-1 nas células T pode ligar-se ao MCP-L1 expresso pelas APC e por tumores, e essa interação amortece a sinalização do TCR e do CD28, com consequente redução da proliferação e função imune das células T. Por conseguinte, esses sinais inibitórios induzem um estado de "exaustão" disfuncional nas células T, que limita a sua capacidade de matar e destruir as células tumorais, permitindo, assim, o crescimento dos tumores e a produção de metástases.

Os inibidores do *checkpoint* imune (ICI) são anticorpos que bloqueiam a CTLA-4, a MCP-1 ou o MCP-L1, e seu mecanismo de ação é ligar-se a essas proteínas para impedir sua função inibitória do TCR (ver Fig. 38-7) (Cruz et al., 2020; Pardoll, 2012; Tang et al., 2016). Os ICI tiveram eficácia impressionante em pacientes com vários tipos de câncer (p. ex., melanoma) e constituem agora a terapia-padrão. Enquanto subgrupos de pacientes com câncer respondem aos ICI, as terapias combinadas direcionadas para múltiplos *checkpoints* imunes podem aumentar as respostas clínicas. Os ICI induziram respostas clínicas e sobrevida livre de progressão em longo prazo em pacientes com melanoma metastático, bem como respostas parciais em pacientes com câncer de pulmão, rim e cólon. Os ICI atuam por meio de vários mecanismos que revigoram as células T antitumorais dentro do tumor e linfonodos que drenam o tumor.

Além desses *checkpoints* imunes, foram identificados ICI adicionais que estão sendo testados em ensaios clínicos. A Figura 38-4 fornece uma visão geral dos correceptores ativadores e inibitórios nas células T e os fármacos (anticorpos monoclonais) direcionados para essas vias inibitórias. Em geral, esses anticorpos atuam por meio de liberação do "freio" nas células T antitumorais, o que as revigora para matar os tumores. É importante ter em mente que alguns anticorpos monoclonais bloqueiam o próprio *checkpoint* imune (MCP-1), enquanto outros bloqueiam seu respectivo ligante (MCP-L1). A utilidade clínica de modular essas vias na terapia do câncer é discutida no Capítulo 72.

Os inibidores de *checkpoints* imunes são muito promissores no tratamento de pacientes com câncer que apresentam doença avançada, conforme evidenciado pelo recente sucesso dos ensaios clínicos conduzidos e aprovações da FDA. Produtos biológicos para estimular as células T antitumorais foram aprovados pela FDA e constituem a primeira linha de tratamento de cânceres como o melanoma metastático, o câncer de pulmão não pequenas células e o carcinoma de células renais. Além disso, as terapias com anti-MCP-1, anti-MCP-L1 e anti-CTLA-4 estão atualmente em fase de ensaios clínicos para avaliar sua eficácia no câncer de cabeça e pescoço, câncer de mama, câncer de pulmão pequenas células, linfoma de Hodgkin, câncer gástrico, carcinoma hepatocelular, câncer de bexiga, câncer de ovário, câncer colorretal e carcinoma de células de Merkel. É importante assinalar que apenas uma pequena fração dos pacientes responde aos ICI; essa frequência pode aumentar quando os pacientes recebem terapia combinada, como a administração de anticorpos anti-MCP-1 e anti-CTLA-4 ou a combinação de ICI com radioterapia ou quimioterapia. Uma consequência da terapia com ICI é o desenvolvimento de eventos adversos relacionados ao sistema imune, nos quais o paciente pode desenvolver toxicidades, como hepatite, pneumonite, colite, exantema, vitiligo e patologia endócrina. É provável que se obtenha uma maior eficácia dos ICI quando forem desenvolvidos fármacos adicionais tendo como alvo outras vias inibitórias em combinação; entretanto, é preciso ter cautela para garantir a segurança dos pacientes (Callahan et al., 2016).

Além dos tumores sólidos, os tumores líquidos, como da leucemia linfocítica crônica (LLC), também estão sendo considerados como alvos para abordagens imunoterapêuticas. As células T do paciente podem ser projetadas por técnicas de engenharia genética para expressar receptores de antígeno quimérico (CAR), que compreendem domínios de ligação a anticorpos conectados a domínios que ativam as células T. No caso da LLC, as células T-CAR reconhecem o CD19 nas células B e o seu receptor quimérico sustenta a ativação das células T. As células T-CAR são geradas a partir do sangue do paciente, expandidas *in vitro* e, em seguida, milhões dessas células são infundidas no mesmo paciente. Essas células circulam no paciente e reconhecem e destroem todas as células B que expressam CD19. Essa terapia celular demonstrou ser promissora em pacientes com LLC, resultando em respostas objetivas altamente duráveis (Kalos et al., 2011). Para complementar os ICI e as células T-CAR, muitas imunoterapias adicionais estão sendo atualmente investigadas em ensaios clínicos. Os exemplos incluem vacinas contra o câncer, terapias celulares adaptativas que usam células dendríticas e linfócitos infiltrantes de tumor, vírus oncolíticos, conjugados anticorpo-fármaco e citocinas.

Nota sobre a nomenclatura

A nomenclatura dos anticorpos monoclonais mudou ao longo dos anos. O sistema atual, apresentado na Tabela 38-1, é um sistema de quatro componentes, no qual cada anticorpo tem uma sílaba significativa única, seguida de sílabas para o tecido-alvo, organismo de origem e o sufixo conservado, *mabe*; por exemplo, ri-tu-xi-mabe. Uma nova revisão da nomenclatura está em andamento.

Um sistema anterior, apresentado na Figura 38-8, também continua em uso.

Anticorpos projetados por engenharia genética (recombinantes)

Os anticorpos projetados por engenharia genética baseiam-se, em sua maioria, no uso das cadeias pesada e leve – ou de seus fragmentos – da região variável das imunoglobulinas. Originam-se de hibridomas criados por meio de fusão de células B primárias mortais produtoras de anticorpos com células imortais de mieloma. A célula produtora de anticorpos imortal resultante pode ser expandida em uma grande cultura para produzir quantidades ilimitadas de anticorpos de especificidade idêntica (portanto, "monoclonais"), em que cada célula de fusão dá origem a um hibridoma único com produto de anticorpo distinto. A especificidade antigênica de cada molécula de imunoglobulina depende da constituição do parátopo (sítio de ligação do antígeno), que compreende seis regiões determinantes de complementaridade. Na atualidade, utiliza-se um grande número de anticorpos monoclonais (mAb) terapeuticamente (ver Tab. 40-4).

Os fragmentos F(ab) representam produtos de clivagem enzimática derivados de anticorpos monoclonais (a papaína pode clivar um monômero de imunoglobulina em dois fragmentos F(ab) monovalentes e um fragmento Fc). De forma semelhante, a pepsina cliva abaixo da região da dobradiça, produzindo um fragmento bivalente F(ab')$_2$ (Fig. 38-9). Esses derivados de anticorpos podem ser produzidos por métodos baseados em células, em vez de técnicas de biologia molecular. A valência da molécula de imunoglobulina (Ig) ou do F(ab) determinará as propriedades funcionais do produto: as Ig bivalentes e seus derivados podem ligar-se a seu alvo e neutralizá-lo (p. ex., por meio de bloqueio ou competição de Ig) ou atuar como ativadores de receptores de superfície celular, forçando dois deles por meio de seus dois sítios de ligação de antígeno em proximidade suficiente para desencadear a transativação. Nesses casos, as especificidades antigênicas de ambos os domínios F(ab) são idênticas; as Ig intactas ou os fragmentos F(ab')$_2$ podem promover apenas a formação de homodímeros de seus antígenos. Os fragmentos F(ab) de valência única podem interagir apenas com uma única molécula de antígeno e, portanto, podem atuar apenas como agentes neutralizantes ou bloqueadores.

Os fragmentos de Ig ou F(ab')$_2$ *biespecíficos* bivalentes projetados por engenharia genética criam a oportunidade de uma única molécula de Ig ou F(ab')$_2$ ligar-se a *dois* antígenos cognatos, porém distintos. Essa característica permite a formação forçada de várias heterodímeros (p. ex., ativação de receptores de superfície celular que são constituídos por duas cadeias distintas).

O anticorpo bivalente *amivantamabe* emprega essa dualidade projetada por engenharia genética para expandir o tratamento do CPNPC com receptor do fator de crescimento epidérmico (EGFR) mutado.

TABELA 38-1 ■ NOMENCLATURA ATUAL DOS ANTICORPOS MONOCLONAIS TERAPÊUTICOS

PREFIXO ÚNICO	TECIDO-ALVO		ORGANISMO DE ORIGEM		SUFIXO CONSERVADO
variável	-o(s)-	osso	-u-	humano	-mabe
	-vi(r)-	viral	-o-	murino	
	-ba(c)-	bacteriano	-a-	rato	
	-li(m)-	imune	-e-	hamster	
	-le(s)-	lesões infecciosas	-i-	primata	
	-ci(r)-	cardiovascular	-xi-	quimérico	
	-mu(l)-	musculoesquelético	-zu-	humanizado	
	-ki(n)-	interleucina	-axo-	híbrido rato/murino	
	-co(l)-	tumor colônico			
	-me(l)-	melanoma			
	-ma(r)-	tumor mamário			
	-go(t)-	tumor testicular			
	-go(v)-	tumor de ovário			
	-pr(o)-	tumor de próstata			
	-tu(m)-	outros tumores			
	-neu(r)-	sistema nervoso			
	-tox(a)-	toxina como alvo			
Exemplos: Beva	ci		zu		mabe
Ri	tu		xi		mabe
Ala	ci		zu		mabe
Glemba	tum		u		mabe

A nomenclatura atual incorpora informações sobre a origem do anticorpo, bem como o tecido-alvo pretendido. Uma nomenclatura mais antiga, ainda utilizada por alguns pesquisadores, concentra-se na origem do anticorpo (Fig. 38-8).

O *amivantamabe* tem como alvo o EGFR e o receptor de transição mesenquimal-epitelial (c-MET) na superfície das células do CPNPC. Esse complexo bivalente fornece três modos de ataque:

1. A interação do mAb bivalente com o EGFR e o c-MET infrarregula a sinalização oncogênica por meio desses receptores e causa a sua heterodimerização e internalização.
2. A interação dependente de Fc do mAb com células NK e com o EGFR promove a toxicidade celular mediada por células NK das células cancerosas.
3. A interação dependente de Fc do mAb com macrófagos promove a trogocitose mediada por macrófagos (Guo et al., 2021).

Os anticorpos também podem ser projetados para transportar, direcionar e distribuir pequenas moléculas para locais distintos, como a superfície de célula tumoral. Os conjugados anticorpo-fármaco (ADC) estão sendo cada vez mais aprovados para uso na quimioterapia do câncer para liberar uma carga citotóxica a células específicas que expressam o antígeno-alvo. A Figura 38-10 mostra o projeto básico de um ADC. As moléculas do fármaco (a carga ou carga útil) são conectadas ao mAb por ligante personalizado, que se liga às cadeias laterais de aminoácidos no anticorpo (em geral, resíduos cys ou lys) e à molécula do fármaco. O ligante é projetado para impedir a liberação do fármaco no plasma após injeção, mas para possibilitar a liberação do fármaco nas condições existentes no local do tumor (p. ex., pH baixo, enzimas proteolíticas) ou após endocitose do ADC na célula tumoral. A Tabela 38-2 apresenta os ADC atualmente aprovados pela FDA como terapia para o câncer, assinalando o alvo molecular do mAb, a carga e a ação desse fármaco.

A biologia molecular facilita o rearranjo avançado, a fusão e a edição dos genes codificadores de anticorpos. Normalmente, esses genes consistem em domínios de cadeias pesada e leve da região variável da Ig. A forma mais simples de ligação de um antígeno a uma proteína é o denominado scFv, em que os fragmentos de cadeia pesada e leve que formam o sítio de ligação ao antígeno são montados como uma proteína de fusão linear, com uma região ligante de conexão, em vez de ser mantida unida por pontes de dissulfeto, como na Ig natural. Do ponto de vista funcional, os scFv imitam os fragmentos F(ab). Uma abordagem bastante singular é a fusão do domínio Fc da Ig ao domínio de ligação do ligante de um receptor de citocina (como no *etanercepte*). O produto resultante liga-se à citocina respectiva por meio de seu domínio de ligação ao ligante e a neutraliza, e a porção Fc estende a meia-vida da proteína de fusão recombinante na corrente sanguínea.

Técnicas de edição de genes, como CRISPR/Cas9, trazem oportunidades antes inimagináveis na criação de anticorpos com especificidades desejadas. As técnicas de clonagem anteriores permitiram a remontagem de domínios de Ig em novas ordens e facilitaram a geração de anticorpos monoclonais quiméricos ou humanizados, porém essas técnicas não alteraram a especificidade antigênica da nova molécula resultante. Mutações de sítios específicos dentro da região de determinação da complementaridade criadas com o uso da técnica CRISPR/Cas9 abriram a possibilidade de introduzir mutações no sítio de ligação do antígeno de todos os anticorpos já mencionados e seus derivados, eliminando, teoricamente, a necessidade de novas imunizações.

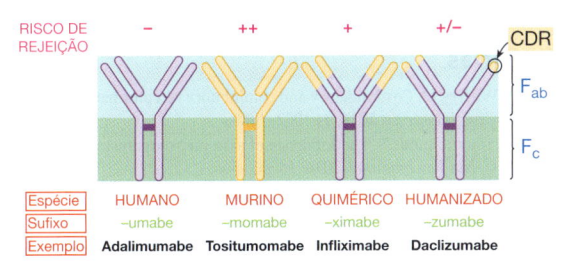

Figura 38-8 Nomenclatura antiga dos anticorpos monoclonais terapêuticos. Essa nomenclatura antiga, ainda utilizada por alguns pesquisadores, baseia-se principalmente na origem do anticorpo (murino, humano, quimérico ou humanizado). A nomenclatura atual (Tab. 38-1) também incorpora informações sobre o tecido-alvo. CDR, regiões de determinação da complementaridade dos domínios variáveis (também denominadas regiões hipervariáveis).

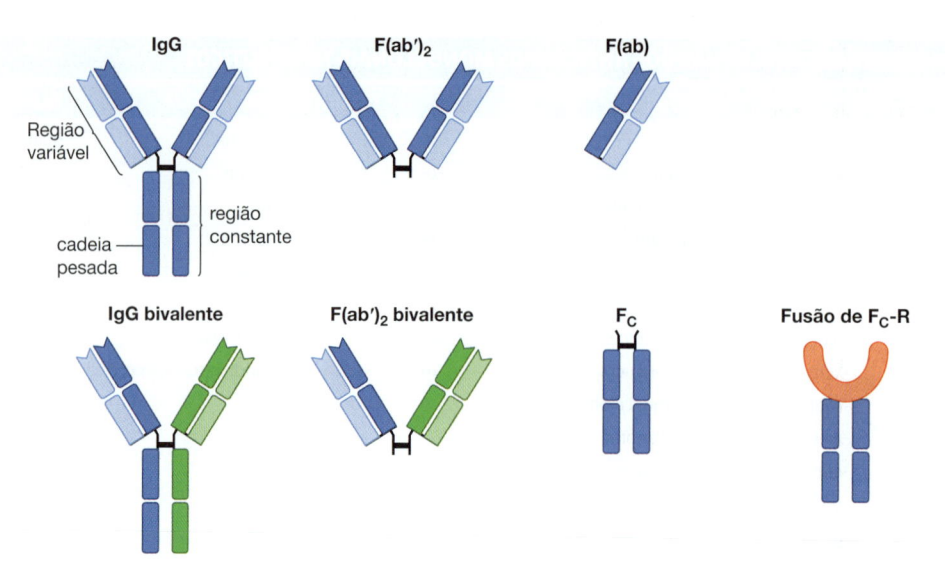

Figura 38-9 *Anticorpos obtidos por engenharia e fragmentos.* Ver mais detalhes no texto.

TABELA 38-2 ■ CONJUGADOS ANTICORPO-FÁRMACO APROVADOS PELA FDA PARA A TERAPIA DO CÂNCER*

mAb	ALVO DO mAb	CARGA DO FÁRMACO CITOTÓXICO	AÇÃO FARMACOLÓGICA
Belantamabe[h]	BCMA	metil auristatina F	inibição dos microtúbulos
Brentuximabe[h]	CD30	metil auristatina E	inibição dos microtúbulos
Enfortumabe[s]	Nectin 4	metil auristatina E	inibição dos microtúbulos
Fantrastumabe[s]	HER2	Dxd-camptotecina	inibição da topoisomerase 1
Gentusumabe[h]	CD33	Ozogamicina-caliqueamicina	clivagem do DNA
Inotuzumabe[h]	CD22	Ozogamicina-caliqueamicina	clivagem do DNA
Loncastuximabe[h]	CD19	dímero de pirrolobenzodiazepina	clivagem do DNA
Polatuzumabe[h]	CD79b	metil auristatina E	inibição dos microtúbulos
Sacituzumabe[s]	Trop2	SN-38/campotecina	inibição da topoisomerase 1
Tisotumabe[s]	Fator tecidual	metil auristatina E	inibição dos microtúbulos
Trastuzumabe[s]	HER2	mertansina (DM1)	inibição dos microtúbulos

BCMA, antígeno de maturação de células B; HER2, receptor do fator de crescimento epidérmico humano 2; Trop2, transdutor de sinal de Ca_{2+} associado ao tumor 2.

*Esses ADC são projetados para uso no tratamento de neoplasias malignas hematológicas[h] e certos tumores sólidos[s]. Consultar a bula atual aprovada pela FDA para as indicações aprovadas e informações de prescrição. Ver também o Capítulo 72. Conjugados semelhantes, conhecidos como imunotoxinas, usam uma proteína de direcionamento acoplada a uma toxina. Por exemplo, o *moxetumomabe pasudotox-tdfk* é a porção Fv de um anticorpo contra CD22, ligado a um fragmento de 38kDa da endotoxina A de *Pseudomonas* e usado no tratamento da leucemia de células pilosas refratária em adultos. Outros exemplos de imunotoxinas aprovadas pela FDA incluem *denileucina diftitox* e *tagraxofusp-erzs*.
Para obter informações mais detalhadas, ver Tong et al. (2021), Ceci et al. (2022) e Fu e et al. (2022).

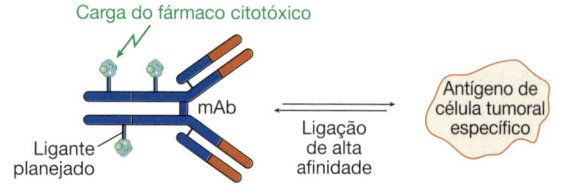

Figura 38-10 *Conjugados anticorpo-fármaco.* O anticorpo de um ADC deve ter baixa imunogenicidade, meia-vida longa e alta afinidade pelo antígeno tumoral. O antígeno-alvo deve ser o mais específico possível para a célula tumoral, com alta expressão na célula tumoral e pouca ou nenhuma expressão em outros locais. A carga do fármaco citotóxico, que habitualmente é uma molécula pequena, deve ser efetiva na faixa sub-nM. O ligante deve manter o fármaco e o mAb ligados no plasma e até que ocorra ligação do mAb ao antígeno tumoral, quando as ligações fármaco-ligante podem ser rompidas para liberar o fármaco ativo no local do tumor em resposta às condições locais (pH, enzimas proteolíticas: um ligante "clivável") ou por meio de degradação lisossômica do ADC dentro da célula tumoral após endocitose (ligante "não clivável"). O número médio de moléculas do fármaco ligadas por molécula de mAb varia de 2 a 8 entre os ADC atualmente aprovados. Apenas uma fração do fármaco administrado alcança as células-alvo; por essa razão, o fármaco citotóxico deve ser potente, e deve-se antecipar efeitos do fármaco fora do alvo.

Como demonstram os capítulos com orientação clínica deste livro, as combinações dessas diversas técnicas estão gerando uma expansão sem precedentes na disponibilidade de novos anticorpos contra condições patológicas, que variam desde o câncer até a autoimunidade e desde hiper-reações imunes e inflamação crônica até imunodeficiências.

Referências

Attanasio J, Wherry EJ. Costimulatory and coinhibitory receptor pathways in infectious disease. *Immunity*, **2016**, *44*:1052–1068.

Belkaid Y, Tamoutounour S. The influence of skin microorganisms on cutaneous immunity. *Nat Rev Immunol*, **2016**, *16*:353–366.

Bjorkstrom NK, et al. Emerging insights into natural killer cells in human peripheral tissues. *Nat Rev Immunol*, **2016**, *16*:310–320.

Blum JS, et al. Pathways of antigen processing. *Annu Rev Immunol*, **2013**, *31*:443–473.

Brownlie RJ, Zamoyska R. T cell receptor signalling networks: branched, diversified and bounded. *Nat Rev Immunol*, **2013**, *13*:257–269.

Burmester G-RD, et al. *Color Atlas of Immunology*. Thieme Flexibook. Thieme, New York, **2003**, xiv, 322.

Callahan MK, et al. Targeting T cell co-receptors for cancer therapy. *Immunity*, **2016**, *44*:1069–1078.

Cao X. Self-regulation and cross-regulation of pattern-recognition receptor signalling in health and disease. *Nat Rev Immunol*, **2016**, *16*:35–50.

Ceci C, et al. Antibody-drug conjugates: Resurgent anticancer agents with multi-targeted therapeutic potential. *Pharm Therap*, **2022**, *236*:108106.

Cruz IA, et al. The double-edged sword of cancer mutations: exploiting neoepitopes for the fight against cancer. *Mutagenesis*, **2020**, *35*:69–77.

Di Noia JM, Neuberger MS. Molecular mechanisms of antibody somatic hypermutation. *Annu Rev Biochem*, **2007**, *76*:1–22.

Doulatov S, et al. Hematopoiesis: a human perspective. *Cell Stem Cell*, **2012**, *10*:120–136.

DuPage M, Bluestone JA. Harnessing the plasticity of CD4(+) T cells to treat immune-mediated disease. *Nat Rev Immunol*, **2016**, *16*:149–163.

Eaves CJ. Hematopoietic stem cells: concepts, definitions, and the new reality. *Blood*, **2015**, *125*:2605–2613.

Farber DL, et al. Human memory T cells: generation, compartmentalization and homeostasis. *Nat Rev Immunol*, **2014**, *14*:24–35.

Fu Z, et al. Antibody drug conjugate: the "biological missile" for targeted cancer therapy. *Sig Transduct Target Ther*, **2022**, *7*:93.

Gonzalez-Navajas JM, et al. Immunomodulatory functions of type I interferons. *Nat Rev Immunol*, **2012**, *12*:125–135.

Guo MZ, et al. Amivantamab: A Potent Novel EGFR/c-MET Bispecific Antibody Therapy for EGFR-mutated Non-small Cell Lung Cancer. *Oncol Haematol*, **2021**, *17*:10.17925/OHR.2021.17.1.42.

Hancock RE, et al. The immunology of host defence peptides: beyond antimicrobial activity. *Nat Rev Immunol*, **2016**, *16*:321–334.

Harty JT, et al. CD8+ T cell effector mechanisms in resistance to infection. *Annu Rev Immunol*, **2000**, *18*:275–308.

Hoggatt J, et al. Hematopoietic stem cell niche in health and disease. *Annu Rev Pathol*, **2016**, *11*:555–581.

Kalos M, et al. T cells with chimeric antigen receptors have potent antitumor effects and can establish memory in patients with advanced leukemia. *Sci Transl Med*, **2011**, *3*:95ra73.

Kaynarcalidan O, et al. Vaccinia virus: from crude smallpox vaccines to elaborate viral vector vaccine design. *Biomedicines*, **2021**, *9*:1780.

Kruger P, et al. Neutrophils: between host defence, immune modulation, and tissue injury. *PLoS Pathog*, **2015**, *11*:e1004651.

Kurosaki T, et al. Memory B cells. *Nat Rev Immunol*, **2015**, *15*:149–159.

Lavin Y, et al. Regulation of macrophage development and function in peripheral tissues. *Nat Rev Immunol*, **2015**, *15*:731–744.

LeBien TW, Tedder TF. B lymphocytes: how they develop and function. *Blood*, **2008**, *112*:1570–1580.

Masopust D, Schenkel JM. The integration of T cell migration, differentiation and function. *Nat Rev Immunol*, **2013**, *13*:309–320.

Morgan BP, Harris CL. Complement, a target for therapy in inflammatory and degenerative diseases. *Nat Rev Drug Discov*, **2015**, *14*:857–877.

Neely HR, Flajnik MF. Emergence and evolution of secondary lymphoid organs. *Annu Rev Cell Dev Biol*, **2016**, *32*:693–711.

Nemazee D. Receptor editing in lymphocyte development and central tolerance. *Nat Rev Immunol*, **2006**, *6*:728–740.

Palmer DB. The effect of age on thymic function. *Front Immunol*, **2013**, *4*:316.

Pardoll DM. The blockade of immune checkpoints in cancer immunotherapy. *Nat Rev Cancer*, **2012**, *12*:252–264.

Shah DK, Zuniga-Pflucker JC. An overview of the intrathymic intricacies of T cell development. *J Immunol*, **2014**, *192*:4017–4023.

Tang H, et al. Immunotherapy and tumor microenvironment. *Cancer Lett*, **2016**, *370*:85–90.

Thomas SN, et al. Implications of lymphatic transport to lymph nodes in immunity and immunotherapy. *Annu Rev Biomed Eng*, **2016**, *18*:207–233.

Tinoco R, et al. PSGL-1 is an immune checkpoint regulator that promotes T cell exhaustion. *Immunity*, **2016**, *44*:1190–1203.

Tong JTW, et al. An Insight into FDA Approved Antibody-Drug Conjugates for Cancer Therapy. *Molecules*, **2021**, *26*:5847.

Vestweber D. How leukocytes cross the vascular endothelium. *Nat Rev Immunol*, **2015**, *15*:692–704.

von Köckritz-Blickwede M, Nizet V. Innate immunity turned inside-out: antimicrobial defense by phagocyte extracellular traps. *J Mol Med (Berl)*, **2009**, *87*:775–783.

Xu Z, et al. Immunoglobulin class-switch DNA recombination: induction, targeting and beyond. *Nat Rev Immunol*, **2012**, *12*:517–531.

Capítulo 39

Imunossupressores, imunomodulação e tolerância

Carla V. Rothlin e J. Silvio Gutkind

RESPOSTA IMUNE

IMUNOSSUPRESSÃO
- Abordagem geral ao tratamento de transplante de órgãos
- Glicocorticoides
- Inibidores da calcineurina
- Fármacos antiproliferativos e antimetabólicos
- Moduladores dos receptores de esfingosina-1-fosfato
- Outros agentes antiproliferativos e citotóxicos
- Anticorpos imunossupressores e proteína de fusão do receptor

IMUNOMODULAÇÃO
- Imunoterapia e natureza da coestimulação e inibição
- Antagonistas das interleucinas
- Inibição da sinalização de citocinas: inibidores de JAK
- Inibição do antígeno associado à função linfocitária
- Agentes biológicos direcionados para integrinas
- Terapia com citocinas
- Células B como alvo

TOLERÂNCIA
- Bloqueio coestimulador
- Quimerismo com células de doadores
- Antígenos
- HLA solúvel

IMUNOTERAPIA PARA A ESCLEROSE MÚLTIPLA
- Manifestações clínicas e patologia
- Farmacoterapia

Neste capítulo, são analisados os componentes da resposta imune e os fármacos que modulam a imunidade por meio da imunossupressão, tolerância ou neutralização da sinalização das citocinas. São discutidas quatro classes principais de fármacos imunossupressores: os glicocorticoides, os inibidores da calcineurina, os agentes antiproliferativos e antimetabólicos e os anticorpos ou pequenas moléculas direcionadas para a sinalização das citocinas. Embora haja semelhanças, a abordagem ao uso dos fármacos imunossupressores na rejeição de transplantes evoluiu separadamente das abordagens usadas no tratamento da doença autoimune, de modo que será descrita separadamente.

Resposta imune

O sistema evoluiu para discriminar o próprio do não próprio. A *imunidade inata* (imunidade natural) é primitiva, baseada no reconhecimento de padrões moleculares conservados de microrganismo e, dessa maneira, é amplamente reativa. A *imunidade adaptativa* (imunidade adquirida) é específica quanto ao antígeno, depende da exposição ao antígeno ou de sua estimulação e pode ter afinidade muito alta. Os dois componentes da imunidade atuam em conjunto, sendo o sistema imune inato mais ativo na fase inicial da resposta imunológica, enquanto a imunidade adaptativa torna-se progressivamente predominante com o passar do tempo.

Os principais efetores da *imunidade inata* consistem no complemento, nos granulócitos, nos monócitos/macrófagos, nas células NK, nas células linfoides inatas, nos mastócitos e nos basófilos. Os principais efetores da *imunidade adaptativa* são os linfócitos B e T. Os linfócitos B produzem anticorpos, enquanto os linfócitos T atuam como células auxiliares, citolíticas e reguladoras (supressoras). Essas células não apenas são importantes na resposta imune normal à infecção e aos tumores, mas também mediam a rejeição dos transplantes e a autoimunidade.

As imunoglobulinas (anticorpos) produzidas pelos linfócitos B são capazes de reconhecer uma grande variedade de conformações estruturais específicas. Por outro lado, os linfócitos T reconhecem antígenos como fragmentos peptídicos na presença de proteínas do MHC II (denominadas antígenos leucocitários humanos, ou HLA nos seres humanos) que estão presentes na superfície das células apresentadoras de antígenos (APC), como as células dendríticas e os macrófagos, ou no MHC I, que é expresso por todas as células nucleadas. Uma vez ativados pelo reconhecimento de antígenos específicos, tanto os linfócitos B quanto os linfócitos T são estimulados a sofrer divisão e diferenciação, levando à liberação de mediadores solúveis (citocinas, quimiocinas) e anticorpos no caso das células B, que atuam como efetores e reguladores da resposta imune. O Capítulo 38 fornece uma visão mais detalhada do sistema imune em nível de moléculas, células e órgãos envolvidos na imunidade.

Imunossupressão

Os fármacos imunossupressores são usados para atenuar a resposta imune no transplante de órgãos e na doença autoimune. No transplante, as principais classes de agentes imunossupressores de uso atual são as seguintes:

- Glicocorticoides
- Inibidores da calcineurina
- Agentes antiproliferativos/antimetabólicos
- Agentes biológicos (anticorpos)

A Tabela 39-1 fornece um resumo dos locais de ação de agentes imunossupressores representativos sobre a ativação das células T. Esses fármacos têm sucesso clínico no tratamento de determinadas condições, como rejeição imune aguda de transplantes de órgãos e doenças autoimunes. Entretanto, essas terapias frequentemente exigem o seu uso durante toda a vida e suprimem de modo inespecífico todo o sistema imune, expondo os pacientes, em alguns casos, a riscos maiores de infecção e de câncer. Os inibidores da calcineurina e os glicocorticoides administrados diariamente, em particular, são nefrotóxicos e diabetogênicos, respectivamente, restringindo, assim, a sua utilidade em uma variedade de situações clínicas.

As preparações de anticorpos monoclonais e policlonais dirigidos tanto contra as células T quanto para as B ou contra citocinas, como o TNF-α, constituem uma terapia importante, que oferece a oportunidade de atuar mais especificamente em vias imunes. Os agentes biológicos projetados para provocar depleção das células B (anti-CD20) são aprovados para o tratamento da EM recidivante-remitente e progressiva primária. Novas moléculas pequenas e anticorpos expandiram o arsenal de agentes imunossupressores. Em particular, os inibidores do alvo da rapamicina nos mamíferos (mTOR; *sirolimo, everolimo, tensirolimo*) (Budde et al., 2011; Euvrard et al., 2012) e anti-CD25 (receptor de interleucina 2 [IL-2R]) e vários anticorpos (p. ex., *basiliximabe, daclizumabe*) (Nashan, 2005) têm como alvos vias de fatores de crescimento.

6-MP: 6-mercaptopurina
AG: acetato de glatirâmer
ALG: globulina antilinfocitária
APC: célula apresentadora de antígeno
ATG: globulina antimocitária
AUC: área sob a curva de tempo-concentração plasmática
CTLA-4: antígeno 4 associado ao linfócito T citotóxico
CYP: citocromo P450
DEVH: doença do enxerto *versus* hospedeiro
EM: esclerose múltipla
GI: gastrintestinal
GM-CSF: fator estimulador das colônias de granulócitos-macrófagos
HLA: antígeno leucocitário humano
IFN: interferona
Ig: imunoglobulina
IL: interleucina
IL-1RA: antagonista do receptor de IL-1
IL-2R: receptor de interleucina 2
JAK: Janus-cinase
JAKinib: inibidor da Janus-cinase
JCV: vírus de John Cunningham
LDL: lipoproteína de baixa densidade
LFA: antígeno associado à função linfocitária
LLC: leucemia linfocítica crônica
LMP: leucoencefalopatia multifocal progressiva
mAb: anticorpo monoclonal
MAO: monoaminoxidase
MCP-1: morte celular programada-proteína 1
MCP-L1: ligante 1 de morte celular programada 1
MHC: complexo de histocompatibilidade principal
MMF: micofenolato de mofetila
MPA: ácido micofenólico
MPAG: MPA glicuronídeo
mTOR: alvo da rapamicina nos mamíferos
NFAT: fator nuclear de linfócitos T ativados
NK: *natural killer*
S1P: esfingosina-1-fosfato
S1PR: receptor de esfingosina-1-fosfato
STAT: transdutor de sinal e ativador da transcrição
TCR: receptor de células T
TNF: fator de necrose tumoral
TYK2: tirosina-cinase 2
VZV: vírus varicela-zóster

O *belatacepte* e outros inibem a coestimulação das células T (ver Figs. 39-2 e 39-4). Por conseguinte, dispõe-se de instrumentos farmacológicos úteis, que podem limitar de modo considerável a expansão clonal e promover potencialmente a tolerância (Goldfarb-Rumyantzev et al.; Halloran, 2004; 2006; Krensky et al., 1990).

Abordagem geral ao tratamento de transplante de órgãos

O tratamento de transplante de órgãos é organizado com base em cinco princípios gerais:

1. Preparar cuidadosamente o paciente e selecionar o melhor doador disponível com compatibilidade com o antígeno leucocitário humano (HLA) e de tipo sanguíneo ABO para a doação do órgão.
2. Utilizar uma terapia imunossupressora em multicamadas; administrar simultaneamente vários fármacos, cada um deles direcionado para um alvo molecular diferente da resposta ao aloenxerto. Os efeitos sinérgicos possibilitam o uso dos diversos fármacos em doses relativamente pequenas, limitando, assim, os efeitos tóxicos específicos, enquanto se aumenta ao máximo o efeito imunossupressor.
3. Utilizar protocolos com fármacos de indução intensiva e de manutenção em doses mais baixas. É necessária uma maior imunossupressão para obter a pega inicial do enxerto ou para tratar a rejeição estabelecida do que para manter uma imunossupressão em longo prazo. O elevado risco inicial de rejeição aguda é substituído, com o passar o tempo, pelo risco aumentado de efeitos adversos dos fármacos, exigindo uma redução lenta dos fármacos imunossupressores usados para manutenção.
4. Investigar cada episódio de disfunção do transplante, avaliando a possibilidade de recorrência da doença, rejeição, toxicidade dos fármacos e infecção (tendo em mente que esses vários problemas podem coexistir e, com frequência, coexistem).
5. Reduzir a dose ou interromper um fármaco se a sua toxicidade ultrapassar seu benefício (Danovitch et al., 2007).

Terapia de indução biológica

Em muitos centros de transplante, a terapia de indução com agentes biológicos é usada para adiar o uso dos inibidores da calcineurina nefrotóxicos ou para intensificar a terapia imunossupressora inicial em pacientes com alto risco de rejeição (i.e., transplantes repetidos, pacientes amplamente pré-sensibilizados, negros ou crianças). Essa estratégia tem sido um componente importante da imunossupressão desde a década de 1960, quando Starzl e colaboradores demonstraram o efeito benéfico da globulina antilinfocitária (ALG) na profilaxia da rejeição. Duas preparações foram aprovadas pela FDA para uso em transplantes: a ALG e a ATG, ou globulina antimocitária (Brennan et al., 2006; Nashan, 2005). A ATG é mais frequentemente usada como agente de depleção. O *alentuzumabe*, um anticorpo monoclonal (mAb) anti-CD52 humanizado que produz depleção linfocitária prolongada, está aprovado para uso na leucemia linfocítica crônica (LLC) e na esclerose múltipla (EM), porém está sendo cada vez mais usado sem indicação na bula como terapia de indução no transplante (Jones e Coles, 2014).

A maioria das limitações dos mAb de origem murina, em geral, foi superada pela introdução dos mAb quiméricos ou humanizados, que não possuem antigenicidade e têm $t_{1/2}$ séricas prolongadas. Os anticorpos derivados de camundongos transgênicos portadores de genes de anticorpo humano são rotulados como "humanizados" (90 a 95% humanos) ou "completamente humanos" (100% humanos); os anticorpos derivados de células humanas são chamados de "humanos". No entanto, todos os

TABELA 39-1 ■ LOCAIS DE AÇÃO DE AGENTES IMUNOSSUPRESSORES SELECIONADOS NA ATIVAÇÃO DAS CÉLULAS T

FÁRMACO	LOCAL (E MECANISMO) DE AÇÃO
Glicocorticoides	Elementos de resposta aos glicocorticoides no DNA (regulam a transcrição dos genes)
Ciclosporina	Calcineurina (inibe a atividade da fosfatase)
Tacrolimo	Calcineurina (inibe a atividade da fosfatase)
Azatioprina	DNA (incorporação de nucleotídeo falso)
Micofenolato de mofetila	Monofosfato de inosina-desidrogenase (inibe a atividade)
Sirolimo	mTOR, proteína-cinase envolvida na progressão do ciclo celular (inibe a atividade)
Everolimo	mTOR, proteína-cinase envolvida na progressão do ciclo celular (inibe a atividade)
Belatacepte	Ligantes coestimuladores (CD80 e CD86) presentes nas células apresentadoras de antígenos (inibe a atividade)
Alentuzumabe	Proteína CD52, amplamente expressa em células B, células T, macrófagos, células NK (induz a lise)
Muromonabe-CD3	Complexo do TCR (bloqueia o reconhecimento do antígeno)
Daclizumabe, basiliximabe	IL-2R (bloqueia a ativação das células T mediada por IL-2)

mTOR, alvo da rapamicina nos mamíferos; NK, *natural killer*; TCR, receptor de células T.

três tipos de anticorpos provavelmente apresentam eficácia e segurança iguais. Os anticorpos quiméricos geralmente contêm cerca de 33% de proteína murina e 67% de proteína humana e podem ainda produzir uma resposta de anticorpos, resultando em eficácia reduzida e $t_{1/2}$ mais curta, em comparação com os anticorpos humanizados.

Os agentes biológicos para terapia de indução na profilaxia da rejeição são atualmente usados em cerca de 70% dos pacientes com transplantados *de novo*. Os agentes biológicos para indução podem ser divididos em dois grupos: os *agentes causadores de depleção* e os *imunomoduladores*. Os agentes causadores de depleção consistem em imunoglobulina antilinfocitária, ATG, o mAb *muromonabe*-CD3 (retirado do mercado nos Estados Unidos) e o mAb *teplizumabe*-CD3 (aprovado pela FDA como terapia de ponta em 2019). Sua eficácia provém de sua capacidade de causar depleção das células CD3-positivas do receptor por ocasião do transplante e da apresentação do antígeno. O segundo grupo de agentes biológicos, os mAb anti-IL-2R, não esgotam os linfócitos T; na verdade, eles bloqueiam a ativação das células T mediada pela IL-2 por meio de sua ligação à cadeia α do IL-2R (CD25). Para pacientes com altos níveis de anticorpos anti-HLA e rejeição humoral, as terapias mais agressivas incluem plasmaférese, imunoglobulina intravenosa e *rituximabe*, um mAb quimérico anti-CD20 (Brennan et al., 2006; Chan et al., 2011; Guerra et al., 2011; Nashan, 2005; Sureshkumar et al., 2012).

Imunoterapia de manutenção

A terapia imunossupressora básica utiliza simultaneamente vários fármacos, normalmente um inibidor da calcineurina, glicocorticoides e *micofenolato* (um inibidor do metabolismo das purinas), cada um deles dirigido para uma etapa distinta na ativação das células T (Vincenti et al., 2008). Os glicocorticoides, a *azatioprina*, a *ciclosporina*, o *tacrolimo*, o *micofenolato*, o *sirolimo*, o *belatacepte* e vários mAb e anticorpos policlonais foram aprovados para uso em transplantes.

Tratamento da rejeição estabelecida

Doses baixas de *prednisona*, inibidores da calcineurina, inibidores do metabolismo das purinas, *sirolimo* ou *belatacepte* são efetivas na prevenção da rejeição celular aguda; por outro lado, são menos efetivas no bloqueio dos linfócitos T ativados e, portanto, não são muito eficientes contra a rejeição aguda estabelecida ou para prevenção total da rejeição crônica. Por conseguinte, o tratamento da rejeição estabelecida exige o uso de fármacos dirigidos contra as células T ativadas. Esses fármacos incluem glicocorticoides em altas doses (pulsoterapia) ou anticorpos antilinfocitários policlonais.

Glicocorticoides

A introdução dos glicocorticoides como agentes imunossupressores na década de 1960 desempenhou um papel fundamental ao tornar possível o transplante de órgãos. A *prednisona*, a *prednisolona* e outros glicocorticoides são utilizados isoladamente ou em combinação com outros agentes imunossupressores no tratamento da rejeição do transplante e dos distúrbios autoimunes. As propriedades farmacológicas dos glicocorticoides são descritas no Capítulo 50.

Mecanismo de ação

Os glicocorticoides possuem efeitos anti-inflamatórios amplos sobre diversos componentes da imunidade celular, porém exercem relativamente pouco efeito na imunidade humoral. Os glicocorticoides ligam-se a receptores presentes no interior das células e regulam a transcrição de numerosos outros genes. Os glicocorticoides também impedem a ativação do fator nuclear κB, suprimem a formação de citocinas pró-inflamatórias, como IL-1 e IL-6, inibem a produção de IL-2 pelas células T e a sua proliferação e também inibem a ativação dos linfócitos T citotóxicos. Além disso, os neutrófilos e monócitos tratados com glicocorticoides exibem quimiotaxia deficiente e diminuição na liberação de enzimas lisossômicas.

Usos terapêuticos

Existem numerosas indicações terapêuticas para os glicocorticoides. Em geral, esses fármacos são combinados com outros agentes imunossupressores para impedir e tratar a rejeição de transplantes. Os glicocorticoides também são eficazes no tratamento da doença do enxerto *versus* hospedeiro (DEVH) no transplante de medula óssea. Esses fármacos são usados rotineiramente no tratamento de doenças autoimunes, como artrite reumatoide e outras artrites, lúpus eritematoso sistêmico, dermatomiosite sistêmica, psoríase e outras doenças dermatológicas, asma e outros distúrbios alérgicos, doença inflamatória intestinal, doenças oftálmicas inflamatórias, distúrbios hematológicos autoimunes e exacerbações agudas da esclerose múltipla (ver seção sobre EM). Além disso, os glicocorticoides limitam as reações alérgicas que ocorrem com outros agentes imunossupressores e são usados em receptores de transplante para bloquear a tempestade de citocinas da primeira dose causada pelo tratamento com ATG (ver Globulina antitimocitária). Em virtude dos efeitos adversos em longo prazo do tratamento continuo com esteroides, os protocolos de imunossupressão para transplante incluem a opção de retirada precoce dos esteroides, particularmente em pacientes pediátricos (Gajardo et al., 2021). Os riscos dessa prática continuam sendo avaliados, particularmente em receptores de órgãos de doadores falecidos (Bae et al., 2020).

Toxicidade

Com frequência, o uso extenso de glicocorticoides resulta em efeitos adversos incapacitantes e potencialmente fatais. Esses efeitos incluem atraso do crescimento em crianças, necrose avascular do osso, osteopenia, risco aumentado de infecção, cicatrização deficiente de feridas, cataratas, hiperglicemia e hipertensão (ver Cap. 50). O desenvolvimento de esquemas combinados de glicocorticoides e inibidor da calcineurina possibilitou a redução das doses ou a rápida retirada dos esteroides, resultando em menor morbidade induzida por esteroides (Vincenti et al., 2008).

Inibidores da calcineurina

Entre os fármacos imunossupressores mais efetivos de uso rotineiro estão os inibidores da calcineurina, a *ciclosporina* e o *tacrolimo* (Fig. 39-1), cujo alvo consiste em vias de sinalização intracelulares induzidas em consequência da ativação do TCR (Fig. 39-2). A *ciclosporina* e o *tacrolimo* ligam-se a uma imunofilina (ciclofilina para a *ciclosporina* ou FKBP-12 para o *tacrolimo*), resultando em interação subsequente com a calcineurina para bloquear a sua atividade de fosfatase. Um análogo da *ciclosporina*, a *voclosporina*, com ligação distinta para a ciclofilina e atividade imunossupressora superior à da *ciclosporina*, foi aprovada pela FDA em 2021 para tratamento da nefrite lúpica (Kuglstatter et al., 2011). É necessária a desfosforilação catalisada pela calcineurina para o movimento de um componente do fator nuclear de linfócitos T ativados (NFAT) para dentro do núcleo. Por sua vez, o NFAT é necessário para induzir vários genes de citocina, incluindo o gene da IL-2, um protótipo do fator de crescimento e diferenciação das células T (Verghese et al., 2014).

Tacrolimo

O *tacrolimo* é um antibiótico macrolídeo produzido por *Streptomyces tsukubaensis*. Devido à sua eficácia ligeiramente maior percebida e à facilidade de monitoramento dos níveis sanguíneos, o *tacrolimo* tornou-se o inibidor da calcineurina preferido na maioria dos centros de transplantes (Ekberg et al., 2007).

Mecanismo de ação À semelhança da *ciclosporina*, o *tacrolimo* inibe a ativação das células T por meio de inibição da calcineurina. O *tacrolimo* liga-se a uma proteína intracelular, a FKBP-12, uma imunofilina estruturalmente relacionada com a ciclofilina. Em seguida, há formação de um complexo de *tacrolimo*-FKBP-12, Ca^{2+}, calmodulina e calcineurina, e ocorre inibição da atividade da calcineurina-fosfatase (ver Fig. 39-2). A inibição da atividade de fosfatase impede a desfosforilação e a translocação nuclear do NFAT e inibe a ativação das células T. Por conseguinte, embora os receptores intracelulares sejam diferentes, a *ciclosporina* e o *tacrolimo* têm como alvo a mesma via para imunossupressão.

ADME O *tacrolimo* está disponível para administração oral na forma de cápsulas e cápsulas de liberação prolongada (0,5, 1 e 5 mg); como comprimidos de liberação prolongada (0,75, 1 e 4 mg); e como solução injetável (5 mg/mL). O *tacrolimo* sublingual tem sido usado sem indicação na bula para tratamento em curto prazo em pacientes que são incapazes de receber medicações por via oral. Devido à variabilidade interpessoal na farmacocinética, é necessário individualizar as doses para uma terapia eficiente. O sangue total constitui o compartimento preferido para a obtenção de amostras na determinação dos níveis de *tacrolimo*; o nível mínimo do

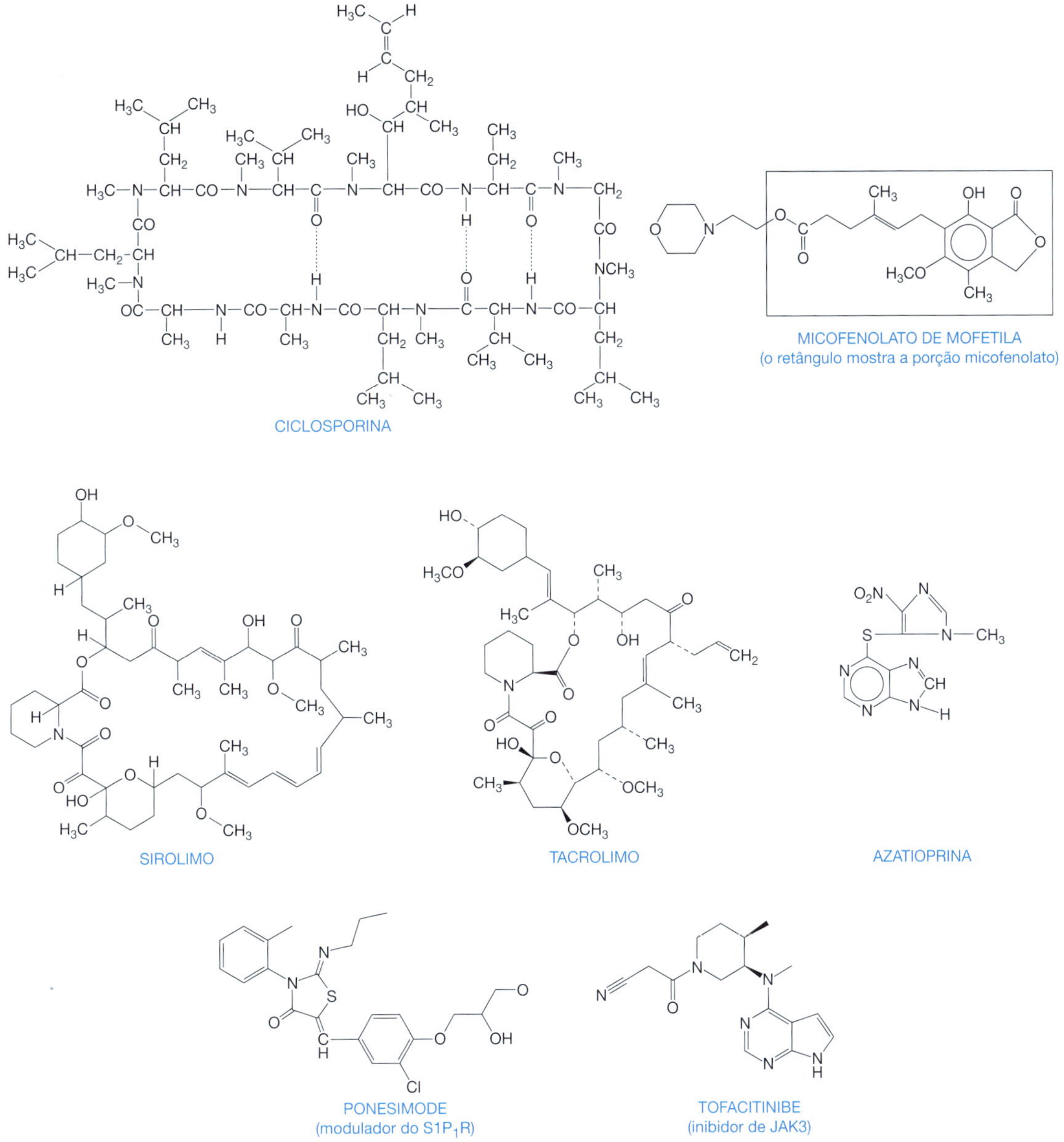

Figura 39-1 *Estruturas de agentes imunossupressores selecionados.*

fármaco no sangue total parece correlacionar-se melhor com eventos clínicos do que a *ciclosporina*. As concentrações-alvo são de 10 a 15 ng/mL no período pré-operatório inicial e de 6 a 8 ng/mL 3 meses após o transplante. As concentrações-alvo dependem da técnica de amostragem, das características de liberação de produto e das formas de liberação imediata *versus* prolongada. A absorção gastrintestinal (GI) é incompleta e variável. Os alimentos diminuem a taxa e a extensão da absorção. A ligação do *tacrolimo* às proteínas plasmáticas é de 75 a 99%, envolvendo principalmente a albumina e a glicoproteína ácida α_1. A $t_{1/2}$ do *tacrolimo* é de cerca de 12 horas. O *tacrolimo* sofre extenso metabolismo no fígado pelas citocromos P450 (CYP) 3A4 a 3A5 hepáticas. Alguns dos metabólitos são ativos. A maior parte da eliminação do fármaco original e dos metabólitos ocorre nas fezes.

Usos terapêuticos O *tacrolimo* está indicado para a profilaxia da rejeição do aloenxertos de órgãos sólidos, de modo semelhante à *ciclosporina* (ver "Ciclosporina") e é utilizado sem indicação na bula como terapia de resgate em pacientes com episódios de rejeição, apesar dos níveis "terapêuticos" de *ciclosporina*. As doses orais iniciais recomendadas são de 0,2 mg/kg/dia para pacientes adultos com transplante de rim, de 0,1 a 0,15 mg/kg/dia para pacientes adultos com transplante de fígado, de 0,075 mg/kg/dia para pacientes adultos submetidos a transplante cardíaco e de 0,15 a 0,2 mg/kg/dia para pacientes pediátricos com transplante de fígado, em duas doses fracionadas com intervalo de 12 horas. Essas dosagens destinam-se a obter níveis sanguíneos mínimos típicos na faixa de 5 a 20 ng/mL (Goring et al., 2014). Convém assinalar que a dose oral de *tacrolimo* depende das características de liberação do produto (formulação de liberação imediata vs. liberação prolongada) e do coquetel específico de medicamentos selecionados para profilaxia.

Toxicidade O uso de tacrolimo está associado a nefrotoxicidade, neurotoxicidade (p. ex., tremor, cefaleia, distúrbios motores, convulsões), queixas gastrintestinais, hipertensão, hiperpotassemia, hiperglicemia e diabetes. O *tacrolimo* tem um efeito negativo sobre as células β das ilhotas pancreáticas, e a intolerância à glicose e o diabetes melito constituem complicações bem reconhecidas da imunossupressão baseada no *tacrolimo*. Embora o uso combinado de inibidores da calcineurina e glicocorticoides seja particularmente diabetogênico, a incidência de diabetes de início recente após transplante foi significativamente maior com o *tacrolimo* em comparação com a *ciclosporina*, o outro inibidor da calcineurina. Pacientes obesos, receptores de transplante negros ou hispânicos ou indivíduos com história familiar de diabetes melito tipo 2 ou obesidade correm particularmente risco. À semelhança de outros agentes

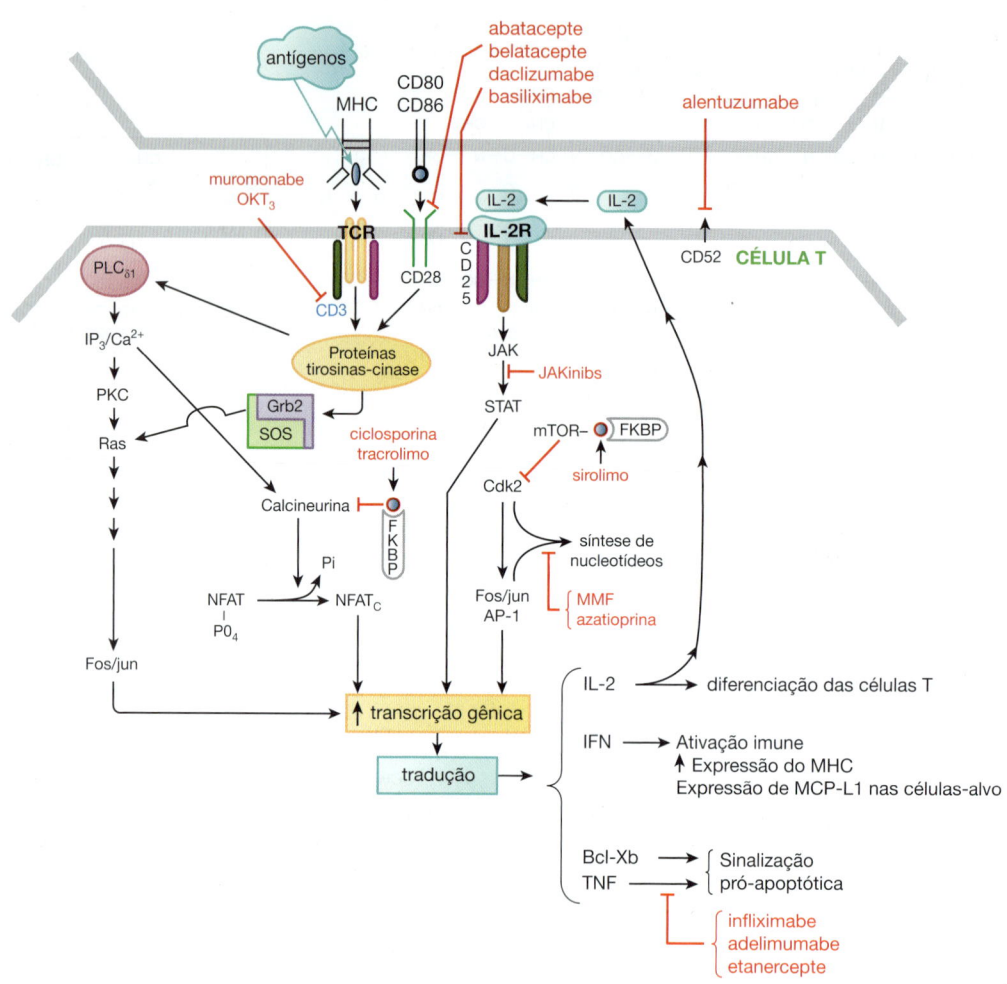

Figura 39-2 *Ativação das células T e locais de ação dos agentes imunossupressores.* O TCR reconhece antígenos ligados ao MHC. É necessário um sinal coestimulador para a ativação das células T: A interação CD80/CD86-CD28 da APC para a célula T. A ativação leva à produção de IL-2 (em uma alça de retroalimentação positiva) e a diversos outros eventos, alguns dos quais estão indicados nos colchetes no canto inferior do lado direito. Dispõe-se de inúmeros agentes para suprimir a ativação das células T. A *ciclosporina* e o *tacrolimo* ligam-se a imunofilinas (à ciclofilina e à FKBP, respectivamente), formando um complexo que inibe a calcineurina-fosfatase e a desfosforilação catalisada pela calcineurina, que possibilita a translocação do NFAT para o núcleo. O NFAT é necessário para a transcrição da IL-2 e de outras citocinas associadas ao crescimento e à diferenciação (linfocinas). O *sirolimo* (rapamicina) atua distalmente ao IL-2R, ligando-se à FKBP; o complexo FKBP-*sirolimo* liga-se ao mTOR (alvo da rapamicina nos mamíferos), uma cinase envolvida na progressão do ciclo celular (proliferação), e o inibe. O *MMF* (micofenolato de mofetila) e a *azatioprina* inibem a síntese de ácidos nucleicos, com consequente inibição da proliferação de células T. O anticorpo *muromunabe* inibe a função dos TCR por meio de interação com o seu componente CD3. O *daclizumabe* e o *basiliximabe* bloqueiam a sinalização da IL-2 por meio de sua interação com a subunidade alfa do complexo IL-2R (CD25). Diversos anticorpos podem bloquear os efeitos sistêmicos do fator de necrose tumoral (TNF) liberado. O *alentuzumabe*, por meio de sua ligação à CD52, marca a célula para destruição, com consequente depleção das células CD52$^+$. Inibidores constituídos por pequenas moléculas ("JAKinib") direcionados para membros da família da JAK (Janus-cinase), bloqueiam a fosforilação da tirosina dos fatores de transcrição STAT (transdutor de sinal e ativador da transcrição) em resposta à IL-2 e a múltiplas citocinas, inibindo, assim, muitas de suas funções biológicas. IFN, interferona.

imunossupressores, existe um risco aumentado de tumores secundários e infecções oportunistas. De maneira notável, o *tacrolimo* não afeta adversamente o ácido úrico nem o colesterol LDL (lipoproteína de baixa densidade). A diarreia e a alopecia são comuns em pacientes em terapia concomitante com *micofenolato*.

Interações medicamentosas Em virtude de seu potencial de nefrotoxicidade, os níveis sanguíneos de *tacrolimo* e a função renal devem ser cuidadosamente monitorados. A coadministração com *ciclosporina* resulta em nefrotoxicidade aditiva ou sinérgica; por conseguinte, é necessário um prazo de pelo menos 24 horas quando se muda um paciente da *ciclosporina* para *tacrolimo*. Como o *tacrolimo* é metabolizado principalmente pela CYP3A4/5, as interações potenciais descritas na seção seguinte para a *ciclosporina* também se aplicam ao *tacrolimo*. De acordo com a bula, o uso concomitante de *tacrolimo* com *ciclosporina* ou *sirolimo* não é recomendado para profilaxia contra a rejeição de transplante renal.

Ciclosporina

A *ciclosporina* (ciclosporina A), que é um polipeptídeo cíclico de 11 aminoácidos produzido pelo fungo *Beauveria nivea*, inibe a atividade da calcineurina (Azzi et al., 2013).

Mecanismo de ação A *ciclosporina* forma um complexo com a ciclofilina, uma proteína receptora citoplasmática presente nas células-alvo (ver Fig. 39-2). Esse complexo liga-se à calcineurina e inibe a desfosforilação do componente citosólico do NFAT estimulada pelo Ca^{2+}. Quando o NFAT citoplasmático é desfosforilado, ele é transferido para o núcleo e forma um complexo com os componentes nucleares necessários para a ativação completa das células T, incluindo a transativação dos genes da IL-2 e de outras linfocinas. A atividade de calcineurina-fosfatase é inibida após a sua interação física com o complexo *ciclosporina*/ciclofilina.

No nível da função do sistema imune, a *ciclosporina* suprime parte da imunidade humoral, porém é mais efetiva contra os mecanismos imunes dependentes das células T, como aqueles subjacentes à rejeição de transplante e outras formas de autoimunidade. O fármaco inibe preferencialmente a transdução de sinais desencadeada por antígeno nos linfócitos T, atenuando a expressão de muitas linfocinas, incluindo a IL-2, e a expressão de proteínas antiapoptóticas. A *ciclosporina* também aumenta a expressão do fator β transformador de crescimento, um potente inibidor da proliferação de células T estimuladas pela IL-2 e da produção de linfócitos T citotóxicos (Colombo e Ammirati, 2011; Molnar et al., 2015).

ADME Como a *ciclosporina* é lipofílica e altamente hidrofóbica, ela é formulada para administração clínica utilizando óleo de rícino (mamona) ou outras estratégias para assegurar a sua solubilização. A *ciclosporina* pode ser administrada por via intravenosa ou oral. A preparação intravenosa é fornecida em solução em veículo de óleo de mamona com etanol-polioxietilado, que ainda precisa ser diluída em solução de cloreto de sódio a 0,9% ou solução de glicose a 5% antes de sua injeção. As formulações orais incluem cápsulas gelatinosas moles e soluções orais. A *ciclosporina* fornecida na forma da cápsula gelatinosa mole original sofre absorção lenta, com biodisponibilidade de 20 a 50%. Uma formulação em microemulsão modificada tornou-se a preparação mais amplamente usada. Essa preparação tem uma biodisponibilidade mais uniforme e ligeiramente aumentada em comparação com a formulação original. É fornecida em cápsulas gelatinosas moles de 25 e 100 mg e em solução oral de 100 mg/mL. As formulações original e em microemulsão *não são bioequivalentes* e não podem ser usadas de modo intercambiável sem monitoração rigorosa das concentrações do fármaco e avaliação da função do enxerto. Uma segunda formulação modificada também é comercializada e, à semelhança da anterior, *não é intercambiável* com formulações não modificadas de *ciclosporina*. As unidades de transplante precisam orientar os pacientes sobre o fato de que a preparação de *ciclosporina* conhecida como SANDIMMUN e preparações genéricas não são iguais ao referido anteriormente (no Brasil, SANDIMMUN NEORAL) e seus genéricos, de modo que uma preparação não pode ser substituída por outra sem risco de imunossupressão inadequada ou aumento da toxicidade. O risco de substituição não autorizada, inadvertida, não monitorada ou inapropriada de formulações não equivalentes pode resultar em perda do enxerto e outros resultados adversos para o paciente.

Os níveis sanguíneos obtidos de amostras coletadas 2 horas após a administração de uma dose (os denominados níveis C_2) podem exibir uma melhor correlação com a área sob a curva de tempo-concentração plasmática (AUC) do que outros pontos isolados, porém nenhum ponto isolado pode simular a exposição melhor do que a coleta mais frequente de sangue para determinação do fármaco. Na prática, se o paciente apresentar sinais ou sintomas clínicos de toxicidade, ou se houver rejeição inexplicada ou disfunção renal, pode-se utilizar um perfil farmacocinético para estimar a exposição sistêmica do indivíduo ao fármaco.

A absorção da *ciclosporina* é incompleta após administração oral e varia de acordo com cada paciente e com a formulação utilizada. A *ciclosporina* distribui-se extensamente fora do compartimento vascular. Após administração de uma dose por via intravenosa, o volume de distribuição no estado de equilíbrio dinâmico é supostamente alto, de até 3 a 5 L/kg em receptores de transplante de órgãos sólidos. A eliminação da *ciclosporina* do sangue geralmente é bifásica, com $t_{1/2}$ terminal de 5 a 18 horas. Após infusão intravenosa, a depuração é de cerca de 5 a 7 mL/min/kg em adultos que receberam transplantes de rim, porém os resultados diferem com base na idade e entre diferentes populações de pacientes. Por exemplo, a depuração é mais lenta em pacientes que receberam transplante de coração e mais rápida em crianças. Por conseguinte, a variabilidade interpessoal é tão grande que há necessidade de monitoração individual.

Após administração oral de *ciclosporina* (SANDIMMUN NEORAL), o intervalo decorrido até alcançar as concentrações sanguíneas máximas é de 1,5 a 2 horas. A administração com alimentos retarda e diminui a absorção. As refeições ricas e pobres em gordura consumidas 30 minutos após a administração diminuem a AUC em cerca de 13% e a concentração máxima em 33%. Isso faz ser fundamental individualizar os regimes posológicos dos pacientes ambulatoriais. A *ciclosporina* sofre metabolismo extenso pela CYP3A4 hepática e, em menor grau, no trato gastrintestinal e nos rins. Foram identificados pelo menos 25 metabólitos na bile, nas fezes, no sangue e na urina dos seres humanos. Todos os metabólitos apresentam atividade biológica e toxicidade reduzidas, em comparação com o fármaco original. A *ciclosporina* e seus metabólitos são excretados principalmente pela bile nas fezes, e cerca de 6% são excretados na urina. A *ciclosporina* também é excretada no leite materno. Na presença de disfunção hepática, é necessário um ajuste das doses. Em geral, não há necessidade de qualquer ajuste em pacientes submetidos a diálise ou com insuficiência renal.

Usos terapêuticos As indicações clínicas da *ciclosporina* consistem em transplante de rim, fígado, coração e outros órgãos, artrite reumatoide, psoríase e xeroftalmia. O seu uso em dermatologia é discutido no Capítulo 75. Em geral, a *ciclosporina* é combinada com outros fármacos, particularmente glicocorticoides e *azatioprina* ou *micofenolato* e, mais recentemente, *sirolimo* A dose de *ciclosporina* varia dependendo do órgão transplantado e dos outros fármacos utilizados no(s) protocolo(s) terapêutico(s) específico(s). Em geral, a dose inicial não é administrada antes do transplante em vista da preocupação de que possa causar nefrotoxicidade. Para os receptores de transplantes renais, foram desenvolvidos algoritmos terapêuticos para postergar a introdução da *ciclosporina* ou do *tacrolimo* até que seja atingida uma função renal limítrofe. A dose é determinada pelos sinais de rejeição (doses muito baixas), nefrotoxicidade ou outros efeitos tóxicos (doses muito altas) e pela monitoração cuidadosa dos níveis sanguíneos. Nos pacientes que receberam transplantes renais, é preciso ter muito cuidado para diferenciar entre nefrotoxicidade e rejeição. A biópsia do enxerto guiada por ultrassonografia é a melhor forma de investigar a causa da disfunção renal. Como as reações adversas têm sido atribuídas mais comumente à preparação intravenosa, essa via de administração é interrompida logo que o paciente seja capaz de ingerir o fármaco por via oral.

Na artrite reumatoide, a *ciclosporina* é utilizada nos casos graves que não melhoraram com *metotrexato*. A *ciclosporina* pode ser combinada com o *metotrexato*, mas os níveis dos dois fármacos devem ser monitorados cuidadosamente. Na psoríase, a *ciclosporina* está indicada para o tratamento dos pacientes imunocompetentes adultos com doença grave e incapacitante, para os quais outras terapias sistêmicas estão contraindicadas ou foram ineficazes. Em virtude do seu mecanismo de ação, há razões teóricas para a utilização da *ciclosporina* em várias outras doenças mediadas por células T. De acordo com alguns relatos, a *ciclosporina* é eficaz na doença de Behçet, na síndrome ocular aguda, na uveíte endógena, na dermatite atópica, na doença inflamatória intestinal e na síndrome nefrótica, mesmo quando outros tratamentos padronizados falharam.

Toxicidade As principais reações adversas à terapia com *ciclosporina* consistem em disfunção renal e hipertensão. Com frequência, observa-se também a ocorrência de tremor, hirsutismo, hiperlipidemia e hiperplasia gengival. Ocorre hipertensão em aproximadamente 50% dos transplantes renais e em quase todos os pacientes submetidos a transplante cardíaco. A hiperuricemia pode levar a um agravamento da gota, aumento na atividade da glicoproteína P e hipercolesterolemia (ver Caps. 4, 37 e 42). A nefrotoxicidade, que é observada na maioria dos pacientes, constitui a principal razão para a interrupção ou a modificação da terapia. O uso combinado de inibidores da calcineurina e glicocorticoides é particularmente diabetogênico, embora isso pareça ser mais problemático nos pacientes tratados com *tacrolimo* (ver seção anterior sobre Tacrolimo). Diferentemente do *tacrolimo*, a *ciclosporina* tem mais tendência a produzir elevações do colesterol LDL.

Interações medicamentosas A *ciclosporina* interage com uma ampla variedade de fármacos comumente utilizados, e é preciso ter uma rigorosa atenção para as interações medicamentosas. Qualquer fármaco que afete as CYP, particularmente a CYP3A4, pode alterar as concentrações sanguíneas de *ciclosporina*. As substâncias que inibem essa enzima podem diminuir o metabolismo da *ciclosporina* e aumentar suas concentrações sanguíneas. Incluem bloqueadores dos canais de cálcio (p. ex., *verapamil, nicardipino*), agentes antifúngicos (p. ex., *fluconazol, cetoconazol*), antibióticos (p. ex., *eritromicina*), glicocorticoides (p. ex., *metilprednisolona*), inibidores da protease do HIV (p. ex., *indinavir*) e outros fármacos (p. ex., *alopurinol, metoclopramida*). O suco de toranja (*grapefruit*) inibe a CYP3A4 e a bomba de efluxo de múltiplos fármacos de glicoproteína P e, portanto, pode aumentar as concentrações sanguíneas de *ciclosporina*. Por outro lado, os fármacos que induzem a atividade da CYP3A4 podem aumentar o metabolismo da *ciclosporina* e reduzir suas concentrações sanguíneas. Esses fármacos incluem antibióticos (p. ex., *nafcilina*, *rifampicina*), anticonvulsivantes (p. ex., *fenobarbital*, *fenitoína*) e outros (p. ex., *octreotida*, *ticlopidina*).

As interações entre a *ciclosporina* e o *sirolimo* exigem que a administração dos dois fármacos seja separada por um intervalo de tempo. O *sirolimo* agrava a disfunção renal induzida pela *ciclosporina*, enquanto essa última aumenta a hiperlipidemia e a mielossupressão induzidas pelo *sirolimo*. Pode ocorrer nefrotoxicidade aditiva quando a *ciclosporina* é coadministrada com anti-inflamatórios não esteroides (AINE) e outros fármacos que causam disfunção renal; pode ocorrer elevação dos níveis de *metotrexato* quando os dois fármacos são coadministrados, assim como redução da depuração de outros fármacos, como *prednisolona*, *digoxina* e estatinas (Azzi et al., 2013; Ekberg et al., 2007).

Fármacos antiproliferativos e antimetabólicos
Sirolimo

O *sirolimo* é uma lactona macrocíclica produzida por *Streptomyces hygroscopicus*.

Mecanismo de ação O *sirolimo* inibe a ativação e a proliferação dos linfócitos T distalmente aos receptores de IL-2 e outros receptores de fatores de crescimento das células T (ver Fig. 39-2). À semelhança da *ciclosporina* e do *tacrolimo*, a ação terapêutica do *sirolimo* exige a formação de um complexo com uma imunofilina, neste caso a *FKBP-12*. O *complexo sirolimo-FKBP-12* não afeta a atividade da calcineurina; na verdade, liga-se à proteína-cinase mTOR, que é uma enzima fundamental na progressão do ciclo celular, e a inibe. A inibição do mTOR bloqueia a progressão do ciclo celular na transição das fases $G_1 \rightarrow S$.

Em modelos animais, o *sirolimo* não apenas inibe a rejeição de transplantes, a DEVH e uma variedade de doenças autoimunes, mas também possui efeitos por vários meses após a sua interrupção, sugerindo um efeito tolerizante (ver "Tolerância"). Uma indicação mais recente do *sirolimo* consiste em evitar o uso de inibidores da calcineurina, mesmo quando os pacientes estão estáveis, de modo a proteger a função renal (Schena et al., 2009).

ADME Após administração oral, o *sirolimo* sofre absorção rápida e alcança uma concentração sanguínea máxima dentro de cerca de 1 hora após uma única dose em indivíduos saudáveis e dentro de cerca de 2 horas após várias doses orais em pacientes com transplante renal. A disponibilidade sistêmica é cerca de 15%, e as concentrações sanguíneas são proporcionais à dose entre 3 e 12 mg/m². Uma refeição rica em gordura diminui a concentração sanguínea máxima em 34%; por esse motivo, o *sirolimo* deve ser ingerido consistentemente com ou sem alimento, e os níveis sanguíneos devem ser monitorados rigorosamente. Cerca de 40% do *sirolimo* no plasma estão ligados às proteínas, particularmente à albumina. O fármaco distribui-se nos elementos figurados do sangue (razão entre sangue e plasma = 38 em pacientes com transplante renal). O *sirolimo* é extensamente metabolizado pela CYP3A4 e é transportado pela glicoproteína P. A maior parte da eliminação total ocorre pelas fezes. Embora alguns de seus metabólitos sejam ativos, o próprio *sirolimo* constitui o principal componente ativo no sangue total e contribui com mais de 90% do efeito imunossupressor. A $t_{1/2}$ sanguínea após múltiplas doses é de 62 horas em pacientes estáveis com transplante renal. Na maioria dos pacientes, uma dose de ataque de 3 vezes a dose de manutenção produz concentrações quase no estado de equilíbrio dinâmico em 1 dia.

Usos terapêuticos O *sirolimo* está indicado para profilaxia da rejeição do transplante de órgãos, geralmente em combinação com uma dose reduzida de inibidor da calcineurina e glicocorticoides. O *sirolimo* tem sido usado com glicocorticoides e *micofenolato* para evitar a lesão renal permanente. Os regimes posológicos de *sirolimo* são relativamente complexos, e os níveis sanguíneos geralmente têm como meta entre 5 e 15 ng/mL. Recomenda-se que a dose de manutenção diária seja reduzida em cerca de um terço em pacientes com comprometimento hepático. O *sirolimo* também foi incorporado a *stents* para inibir a proliferação celular local e a oclusão dos vasos sanguíneos (Moes et al., 2015).

Toxicidade O uso do *sirolimo* em pacientes com transplante renal está associado a um aumento dependente da dose nos níveis séricos de colesterol e triglicerídeos, o que pode exigir tratamento. Embora a imunoterapia com *sirolimo* por si só não seja considerada nefrotóxica, pacientes tratados com *ciclosporina* mais *sirolimo* apresentam comprometimento da função renal, em comparação com pacientes tratados apenas com *ciclosporina*. O *sirolimo* pode agravar a proteinúria e deve ser usado com cautela em pacientes com taxa de filtração glomerular inferior a 30% ou com proteinúria; essas condições podem agravar a insuficiência renal. Por conseguinte, a função renal e a proteinúria precisam ser rigorosamente monitoradas nesses pacientes. A incidência de linfocele, uma complicação cirúrgica conhecida associada ao transplante renal, aumenta de modo dependente da dose com o uso do *sirolimo*, exigindo um acompanhamento pós-operatório rigoroso.

Outros efeitos adversos consistem em anemia, leucopenia, trombocitopenia, úlceras orais, hipopotassemia e efeitos gastrintestinais. Pode ocorrer cicatrização tardia de feridas com o uso do *sirolimo*. Foi constatado que esse inibidor do mTOR possui efeito antineoplásico, particularmente no câncer de pele; é considerado o imunossupressor de escolha em pacientes com história de neoplasias malignas. O *tensirolimo* está especificamente aprovado para o câncer renal (mas não de pele), enquanto o *everolimo* está aprovado para uma variedade de cânceres (mas não câncer de pele). À semelhança de outros agentes imunossupressores, existe um risco aumentado de infecções.

Interações medicamentosas Como o *sirolimo* é um substrato da CYP3A4 e é transportado pela glicoproteína P, é necessária uma atenção rigorosa para interações com outros fármacos que são metabolizados ou transportados por essas proteínas (ver Caps. 4 e 5). Pode haver necessidade de ajuste das doses quando o *sirolimo* é coadministrado com inibidores da CYP3A4 e da glicoproteína P (p. ex., *diltiazem*) ou inibidores potentes (p. ex., *rifampicina*) (Alberú et al., 2011; Euvrard et al., 2012).

Everolimo

O *everolimo* [40-*O*-(2-hidroxietil)-rapamicina] foi aprovado pela FDA para o tratamento do astrocitoma, câncer de mama, profilaxia da rejeição de transplante de rim e de fígado, tumor neuroendócrino pancreático, angiomiolipoma renal e câncer de células renais. Do ponto de vista químico, o *everolimo* está estreitamente relacionado com o *sirolimo*, porém apresenta farmacocinética distinta. A principal diferença é a $t_{1/2}$ mais curta e, portanto, um menor tempo para alcançar as concentrações do fármaco no estado de equilíbrio dinâmico. As doses em miligrama por quilograma assemelham-se às do *sirolimo* (porém não são as mesmas). Na profilaxia da rejeição do transplante de rim, a dose inicial de *everolimo* é de 0,75 mg, 2 vezes ao dia, e o ajuste posterior da dose baseia-se nas concentrações séricas. À semelhança do *sirolimo*, a combinação de um inibidor da calcineurina e de um inibidor do mTOR provoca maior agravamento da função renal em 1 ano do que a terapia com inibidor da calcineurina isoladamente, sugerindo uma interação entre os inibidores do mTOR e os inibidores da calcineurina, que reduz a rejeição, porém aumenta a toxicidade. A toxicidade do *everolimo* e o potencial de interações medicamentosas parecem ser as mesmas do *sirolimo* (Budde et al., 2011; Moes et al., 2015). À semelhança do *sirolimo*, é necessária uma individualização da dose do fármaco por meio de monitoração terapêutica.

Azatioprina

A *azatioprina* é um antimetabólito das purinas. Trata-se de um derivado imidazolil da 6-mercaptopurina (6-MP), cujos metabólitos podem inibir a síntese de purinas.

Mecanismo de ação Após exposição a nucleófilos, como a glutationa, a *azatioprina* é clivada a 6-MP, que, por sua vez, é convertida em metabólitos adicionais, que inibem a síntese *de novo* de purinas (ver Cap. 70). Um nucleotídeo fraudulento, o 6-tioIMP, é convertido em 6-tioGMP e, por fim, em 6-tioGTP, que é incorporado ao DNA. Em consequência, a proliferação celular é inibida, comprometendo uma variedade de funções dos linfócitos. A *azatioprina* parece ser um agente imunossupressor mais potente do que a 6-MP (Hardinger et al., 2013).

ADME A *azatioprina* é bem absorvida por via oral e alcança níveis sanguíneos máximos dentro de 1 a 2 horas após a sua administração. A $t_{1/2}$ da *azatioprina* é de 10 minutos, enquanto a $t_{1/2}$ da 6-MP é de cerca de 1 hora. Outros metabólitos apresentam $t_{1/2}$ de até 5 horas. Os níveis sanguíneos têm valor preditivo limitado, em virtude do extenso metabolismo, da atividade significativa de muitos metabólitos diferentes e dos níveis teciduais elevados obtidos. A *azatioprina* e a *mercaptopurina* ligam-se moderadamente às proteínas plasmáticas e são parcialmente dialisáveis. Ambas são rapidamente removidas do sangue por oxidação ou metilação no fígado ou nas hemácias. A depuração renal tem pouco impacto sobre a eficácia biológica ou a toxicidade.

Usos terapêuticos A *azatioprina* está indicada como coadjuvante na prevenção da rejeição de transplantes de órgãos e na artrite reumatoide grave. A dose inicial habitual de *azatioprina* é de 3 a 5 mg/kg/dia. São utilizadas doses iniciais menores (1 mg/kg/dia) no tratamento da artrite reumatoide. É preciso monitorar o hemograma completo e as provas de função hepática.

Toxicidade O principal efeito adverso da *azatioprina* consiste em supressão da medula óssea, incluindo leucopenia (comum), trombocitopenia (menos comum) ou anemia (rara). Outros efeitos adversos importantes consistem em aumento da suscetibilidade a infecções (particularmente vírus da varicela e herpes-vírus simples), hepatotoxicidade, alopecia, toxicidade GI, pancreatite e risco aumentado de neoplasia.

Interações medicamentosas A xantinoxidase, uma enzima de grande importância no catabolismo dos metabólitos da *azatioprina*, é bloqueada pelo *alopurinol*. Por conseguinte, deve-se evitar a combinação de *azatioprina* com *alopurinol*. Os efeitos adversos resultantes da coadministração de *azatioprina* com outros agentes mielossupressores ou com inibidores da enzima conversora de angiotensina incluem leucopenia, trombocitopenia e anemia em consequência da mielossupressão.

Micofenolato de mofetila

O *micofenolato de mofetila* (*MMF*) é o éster 2-morfolinoetil do ácido micofenólico (MPA).

Mecanismo de ação O MMF é um profármaco que é rapidamente hidrolisado no fármaco ativo, MPA, um inibidor seletivo, não competitivo e reversível da monofosfato de inosina-desidrogenase, uma enzima na via *de novo* de síntese de nucleotídeos de guanina. Os linfócitos B e T são altamente dependentes dessa via para a sua proliferação; por conseguinte, o MPA inibe seletivamente a proliferação e as funções dos linfócitos, incluindo produção de anticorpos, aderência celular e migração.

ADME O MMF sofre metabolismo rápido e completo a MPA após administração oral ou intravenosa. Em seguida, o MPA é metabolizado ao MPAG (MPA glicuronídeo) inativo. O fármaco original é depurado do sangue em poucos minutos. A $t_{1/2}$ do MPA é de cerca de 16 horas. A maior parte (87%) é excretada na urina como MPAG. As concentrações plasmáticas do MPA e do MPAG estão aumentadas em pacientes com insuficiência renal.

Usos terapêuticos O MMF está indicado para profilaxia da rejeição de transplantes e normalmente é usado em associação com glicocorticoides e com um inibidor da calcineurina, mas não com *azatioprina*. O tratamento combinado com *sirolimo* é possível, embora a possibilidade de interações medicamentosas exija uma cuidadosa monitoração dos níveis dos fármacos. A dose aprovada para profilaxia da rejeição do transplante de fígado é de 1 g, 2 vezes ao dia. Para transplantes de rim, administra-se uma dose de 1 g, por via oral ou intravenosa (por mais de 2 horas), 2 vezes ao dia (2 g/dia). Pode-se recomendar uma dose mais alta, de 1,5 g, 2 vezes/dia (3 g/dia) para pacientes negros com transplante renal e para todos os pacientes com transplantes cardíacos e de fígado. O MMF está sendo cada vez mais utilizado sem indicação na bula para o lúpus sistêmico. O MMF tem sido utilizado no tratamento de vários distúrbios inflamatórios diferentes, incluindo EM e sarcoidose. Dispõe-se de uma formulação de liberação tardia de MPA, que não libera MPA em condições ácidas (pH < 5), como no estômago, porém é solúvel em pH neutro, como o pH do intestino. O revestimento entérico resulta em uma demora no tempo para alcançar as concentrações máximas de MPA (Darji et al., 2008).

Toxicidade As principais toxicidades do MMF são GI e hematológicas: leucopenia, aplasia eritroide pura, diarreia e vômitos. Foi introduzida a formulação de MPA para reduzir o desconforto GI frequente, com resultados variáveis. Há também uma maior incidência de algumas infecções, particularmente sepse associada ao citomegalovírus. O *tacrolimo* em combinação com MMF foi associado à ativação de poliomavírus, como o vírus BK, que pode causar nefrite intersticial. O uso do micofenolato na gravidez está associado a anomalias congênitas e a um risco aumentado de perda da gravidez.

Interações medicamentosas O *tacrolimo* retarda a eliminação do MMF, visto que bloqueia a conversão do MPA em MPAG. Isso pode acentuar a toxicidade GI. A coadministração com antiácidos contendo hidróxido de alumínio ou magnésio diminui a absorção do MMF; por essa razão, esses fármacos não devem ser administrados simultaneamente. O MMF não deve ser administrado com *colestiramina* ou outros fármacos que afetem a circulação êntero-hepática. Esses fármacos reduzem as concentrações plasmáticas do MPA, provavelmente por se ligarem ao MPA livre nos intestinos. O *aciclovir* e o *ganciclovir* podem competir com o MPAG pela secreção tubular e isso pode aumentar as concentrações sanguíneas deste último composto e também dos agentes antivirais; esse efeito pode ser agravado em pacientes com insuficiência renal. Não se efetua rotineiramente a monitoração dos níveis séricos de MMF (Darji et al., 2008; Goldfarb-Rumyantzev et al., 2006).

Moduladores dos receptores de esfingosina-1-fosfato

A esfingosina-1-fosfato (S1P) é um metabólito do esfingolipídeo, que afeta a inflamação e a imunidade, entre inúmeras outras funções biológicas (McGinley e Cohen, 2021; Spiegel e Milstien, 2011). A relevância da S1P para a imunidade provém de seu papel na promoção da saída dos linfócitos dos tecidos linfoides.

A S1P é produzida enzimaticamente por fosforilação da esfingosina derivada da ceramida (Fig. 39-3A). A S1P atua intracelularmente e, uma vez exportada da célula, também extracelularmente, onde interage com receptores transmembrana na superfície da célula. Os cinco receptores de superfície celular para a S1P (S1PR) são receptores acoplados à proteína G, $S1P_1R$ a $S1P_5R$, que se acoplam a efetores por meio da família G_i/G_o (ver Cap. 3). Esses receptores possuem expressão diferencial em diferentes tecidos: os $S1P_5R$ são encontrados no SNC; os $S1P_4R$ parecem estar em grande parte confinados ao sistema imune; $S1P_2R$ e $S1P_3R$ são amplamente expressos; as células endoteliais e os linfócitos B e T expressam predominantemente o $S1P_1R$.

Os moduladores do receptor de S1P estão sendo explorados como farmacoterapia para uma ampla variedade de condições, como doenças degenerativas do SNC, neuropatia induzida por quimioterapia, acidente vascular cerebral, lúpus eritematoso, psoríase e doença inflamatória intestinal (McGinley e Cohen, 2021). Os perfis farmacológicos desses fármacos são apresentados a seguir.

Moduladores da S1P disponíveis

Atualmente, existem quatro moduladores dos receptores de esfingosina-1-fosfato (S1PR) aprovados: *fingolimode, siponimode, ozanimode* e *ponesimode*.

Mecanismo de ação e especificidades

Embora os inibidores do S1PR aprovados sejam ligeiramente diferentes na sua especificidade para os S1PR, esses compostos provocam infrarregulação irreversível, internalização e degradação do $S1P_1R$; por conseguinte, todos esses compostos atuam como agonistas irreversíveis no $S1P_1R$. As células B e as células T CCR7-positivas normalmente respondem a um gradiente de S1P e saem do tecido linfoide. Entretanto, a inibição ou o bloqueio do $S1P_1R$ reduz a saída dos linfócitos, causando o sequestro dos linfócitos do hospedeiro nos linfonodos e nas placas de Peyer e, dessa maneira, longe da circulação, protegendo, desse modo, as lesões e enxertos do ataque mediado por células T e reduzindo a inflamação alérgica.

Todos, com exceção do *fingolimode*, atuam diretamente. O *fingolimode* é um profármaco. É fosforilado pela esfingosina-cinase 2 (SK2), e o *fosfato de fingolimode* é a forma ativa (Figura 39-3B). O *fingolimode*

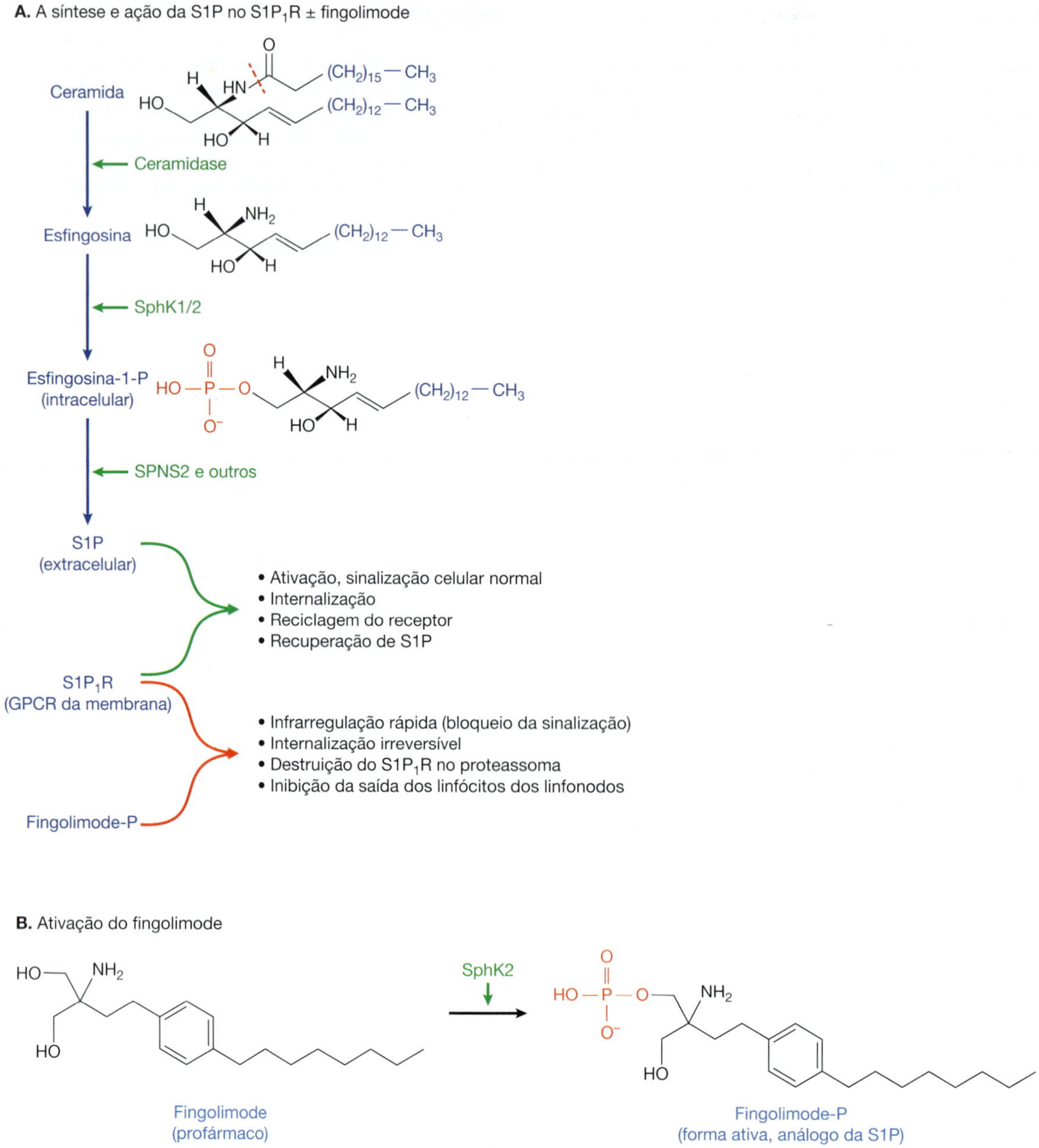

Figura 39-3 **A.** *Formação e ação da S1P no S1P₁R.* **B.** *O profármaco fingolimode e seu metabólito ativo.* GPCR, receptor acoplado à proteína G; SphK, esfingosina-cinase; SPNS2, transportador de S1P.

possui ampla afinidade pelos receptores e interage com todos os subtipos de S1PR exceto S1P$_2$R. O *siponimode* e o *ozanimode* têm alta afinidade pelo S1P$_1$R e S1P$_5$R. O *ponesimode* apresenta a maior especificidade, interagindo com alta afinidade apenas no S1P$_1$R.

ADME

Administração Esses agentes são efetivos por via oral, com boa biodisponibilidade; convém consultar as bulas de cada fármaco individualmente para teste de predose necessário e esquemas específicos para iniciar a dosagem, de modo a reduzir o risco de bradicardia e atraso na condução atrioventricular. Quando se efetua uma mudança de um agente imunossupressor com meia-vida de efeito prolongado, como *natalizumabe*, *teriflunomida* ou *mitoxantrona*, deve-se considerar a duração e o modo de ação desses fármacos para evitar efeitos imunossupressores aditivos ao iniciar um inibidor da ação da S1P. Em virtude do perfil de efeitos adversos desses agentes, é preciso tomar várias precauções antes do início da terapia. Não se deve administrar moduladores de S1PR a pacientes com infecções ativas. Antes de iniciar o tratamento, siga as recomendações da bula aprovada pela FDA em relação ao hemograma completo, infecções, imunizações (particularmente contra o VZV, ou vírus varicela-zóster) e época das vacinações, com monitoramento do eletrocardiograma e da pressão arterial, além de determinar se o paciente apresenta anormalidades de condução ou está em uso de qualquer medicamento que reduza a frequência cardíaca. Além disso, é necessário avaliar os níveis séricos de transaminase e bilirrubina, bem como a condição do fundo de olho.

Metabolismo e excreção, interações medicamentosas e contraindicações O *fingolimode* é depurado por fosforilação em sua forma ativa ($t_{1/2}$ de 6 a 9 horas) e pela ação da CYP4F2, que pode ser inibida pelo *cetoconazol*. A doença hepática grave aumenta a exposição.

O metabolismo do *ozanimode* produz uma série de metabólitos ativos com especificidade semelhante para o S1P$_1$R e o S1P$_5$R. Por conseguinte, embora a $t_{1/2}$ plasmática do fármaco original seja de cerca de 21 horas, a $t_{1/2}$ do efeito é de aproximadamente 11 dias. Um metabólito ativo do *ozanimode* inibe a MAO-B, resultando no potencial de interações hipertensivas graves entre o *ozanimode* e agentes que aumentam o tônus simpático, a norepinefrina ou a serotonina (opioides, inibidores seletivos da recaptação de serotonina, inibidores da recaptação de serotonina-norepinefrina, antidepressivos tricíclicos, inibidores da MAO (monoaminoxidase), tiramina e alimentos que contêm tiramina). O *siponimode* é metabolizado pela CYP2C9, que é altamente polimórfica, e, subsequentemente, pela CYP3A4. O uso concomitante de indutores moderados a fortes (p. ex., *rifampicina, carbamazepina*) ou inibidores (p. ex., *fluconazol*) dessas CYP não é recomendado. Os polimorfos CYP2C9*3/*3 e CYP2C9*2/*2 apresentam depuração diminuída e exposição aumentada; o uso de *siponimode* é contraindicado para pacientes com o genótipo CYP2C9*3/*3 homozigoto. A excreção é principalmente por via biliar/fecal. O *ponesimode* é metabolizado pela CYP3A4 e UGT1A1, com $t_{1/2}$ de cerca de 26 horas. Não se recomenda a coadministração com indutores potentes dessas enzimas (p. ex., *rifampicina, fenitoína, carbamazepina*). Por outro lado, o *ponesimode* não é recomendado para pacientes com comprometimento hepático moderado ou grave (classe B ou C de Child-Pugh). A excreção ocorre predominantemente pelas fezes.

Efeitos adversos

Os efeitos adversos comuns consistem em aumento do risco de infecções (infecção das vias respiratórias superiores e do trato urinário), bradiarritmias e comprometimento da condução atrioventricular, hipertensão (monitoramento da pressão arterial), elevação das transaminases hepáticas (monitoramento), visão alterada (edema macular) e dispneia. Foi relatado um risco aumentado de neoplasias malignas cutâneas e câncer de mama, bem como de síndrome de encefalopatia reversível posterior. Ocorre reversão da linfopenia e da redução da frequência cardíaca com a interrupção do fármaco. Para evitar qualquer dano fetal, as mulheres em idade fértil devem usar uma contracepção efetiva durante o tratamento e 2 semanas a 3 meses depois (dependendo da meia-vida do fármaco ativo; ver as exigências de cada agente).

Usos terapêuticos

O ozanimode é aprovado para a colite ulcerativa (ver Cap. 55). Todos os quatro agentes são aprovados para o tratamento da EM recidivante-remitente. Esse uso é discutido mais adiante na seção final deste capítulo, "Imunoterapia para a esclerose múltipla".

Outros agentes antiproliferativos e citotóxicos

Muitos dos agentes citotóxicos e antimetabólicos usados na quimioterapia do câncer (ver Cap. 70) são imunossupressores, em virtude de sua ação sobre os linfócitos e outras células do sistema imune. Outros fármacos citotóxicos, que foram usados com indicação e sem indicação na bula como agentes imunossupressores, incluem o *metotrexato, a ciclofosfamida, a talidomida* e a *clorambucila*. O *metotrexato* é utilizado para profilaxia contra a DEVH e tratamento da artrite reumatoide, psoríase, penfigoide bolhoso e alguns tipos de câncer. A *ciclofosfamida* e a *clorambucila* são usadas no tratamento da leucemia e de linfomas, bem como de uma variedade de outras neoplasias malignas. A *ciclofosfamida* também está aprovada pela FDA para a síndrome nefrótica infantil e é amplamente usada sem indicação na bula para o tratamento do lúpus eritematoso sistêmico grave, esclerose múltipla (EM) e vasculites, como a granulomatose com poliangiíte (anteriormente conhecida como granulomatose de Wegener). A *leflunomida* é um inibidor da síntese de pirimidinas, indicada para o tratamento de adultos com artrite reumatoide. Esse fármaco passou a ser utilizado cada vez mais de modo empírico no tratamento da nefropatia do poliomavírus observada em receptores de transplantes renais imunossuprimidos. Não foi realizado nenhum estudo controlado demonstrando a sua eficácia em comparação com pacientes de controle tratados apenas com interrupção ou redução da imunossupressão isolada na nefropatia pelo vírus BK. A leflunomida inibe a di-hidro-orotato-desidrogenase na via *de novo* de síntese de pirimidinas. O fármaco é hepatotóxico e pode provocar lesão fetal quando administrado a mulheres grávidas.

Anticorpos imunossupressores e proteína de fusão do receptor

Os anticorpos policlonais e monoclonais dirigidos contra antígenos de superfície dos linfócitos são amplamente usados para prevenção e tratamento da rejeição de transplante de órgãos. Os antissoros policlonais são produzidos por injeções repetidas de timócitos humanos (para a ATG) ou linfócitos (para a ALG) em animais e, em seguida, pela purificação da fração de imunoglobulina sérica. Essas preparações variam quanto à sua eficácia e toxicidade de um lote para outro.

A capacidade de produzir mAb (Fig. 39-4) superou os problemas de variabilidade na eficácia e toxicidade observados com os produtos policlonais; entretanto, os mAb são mais limitados na sua especificidade de alvos. Os mAb murinos de primeira geração foram substituídos por mAb mais recentes humanizados ou totalmente humanos, que carecem de antigenicidade, apresentam $t_{1/2}$ prolongada e podem ser mutagenizados para alterar a sua afinidade por receptores Fc.

Outra classe de agentes biológicos desenvolvidos tanto para autoimunidade quanto para transplante consiste em proteínas de fusão do receptor. Esses agentes consistem em domínios de ligação do ligante de receptores ligados à região Fc de uma imunoglobulina (geralmente IgG1) para obter uma $t_{1/2}$ mais longa (Baldo, 2015). Exemplos incluem *abatacepte* (um CTLA-4-Ig) de primeira geração e *belatacepte* (um CTLA-4-Ig de segunda geração); esses agentes compreendem a região Fc da IgG1 fundida com o domínio extracelular do CTLA-4 (antígeno 4 associado ao linfócito T citotóxico). Para mais informações, ver seção "Bloqueio coestimulador".

Globulina antitimocitária

A globulina antitimocitária (ATG) é uma gama-globulina purificada a partir do soro de coelhos imunizados com timócitos humanos (Thiyagarajan et al., 2013). A ATG é fornecida como produto estéril desidratado por congelação para administração intravenosa após reconstituição com água estéril. A ATG é uma de muitas preparações de imunoglobulinas (Ig) usadas terapeuticamente, em geral para imunização passiva (ver Tab. 39-2 e Cap. 40).

Mecanismo de ação A globulina antitimocitária contém anticorpos citotóxicos que se ligam a moléculas de CD2, CD3, CD4, CD8, CD11a, CD18, CD25, CD44, CD45 e HLA das classes I e II na superfície dos linfócitos T humanos. Os anticorpos causam depleção dos linfócitos circulantes por citotoxicidade direta (mediada tanto por células quanto pelo complemento) e bloqueiam as funções dos linfócitos por meio de sua ligação a moléculas de superfície celular envolvidas na regulação da função celular.

Usos terapêuticos A ATG é usada para indução de imunossupressão, embora as indicações aprovadas sejam o tratamento e a profilaxia da rejeição aguda de transplantes renais, em combinação com outros agentes imunossupressores, e para o tratamento da anemia aplásica. Os agentes de depleção antilinfocitários (no Brasil Fhymoglobuline, Atgam) não são registrados para uso na indução da imunossupressão. Com frequência, administra-se um ciclo de ATG a pacientes de transplante renal com função tardia do enxerto, de modo a evitar o tratamento precoce com inibidores da calcineurina nefrotóxicos, contribuindo, assim, para a recuperação da lesão por reperfusão isquêmica. A dose recomendada de Thymoglobuline para rejeição aguda de enxertos renais é de 1,5 mg/kg/dia (durante 4 a 6 horas) por 7 a 14 dias. As contagens médias de linfócitos T declinam no segundo dia de terapia. A dose recomendada de Atgam para a rejeição aguda de enxertos renais é de 10 a 15 mg/kg/dia, durante 14 dias. A ATG também é usada para a rejeição aguda de outros tipos de transplantes de órgãos e para profilaxia da rejeição.

Toxicidade Os anticorpos policlonais são proteínas xenogênicas, que podem produzir efeitos adversos significativos, incluindo febre e calafrios, com possibilidade de hipotensão. A medicação prévia com corticosteroides, *paracetamol* ou um anti-histamínico e a administração de antissoro por infusão lenta (durante 4 a 6 horas) em um vaso de grande calibre reduzem ao máximo essas reações. Podem ocorrer doença do soro e glomerulonefrite; a anafilaxia é rara. As complicações

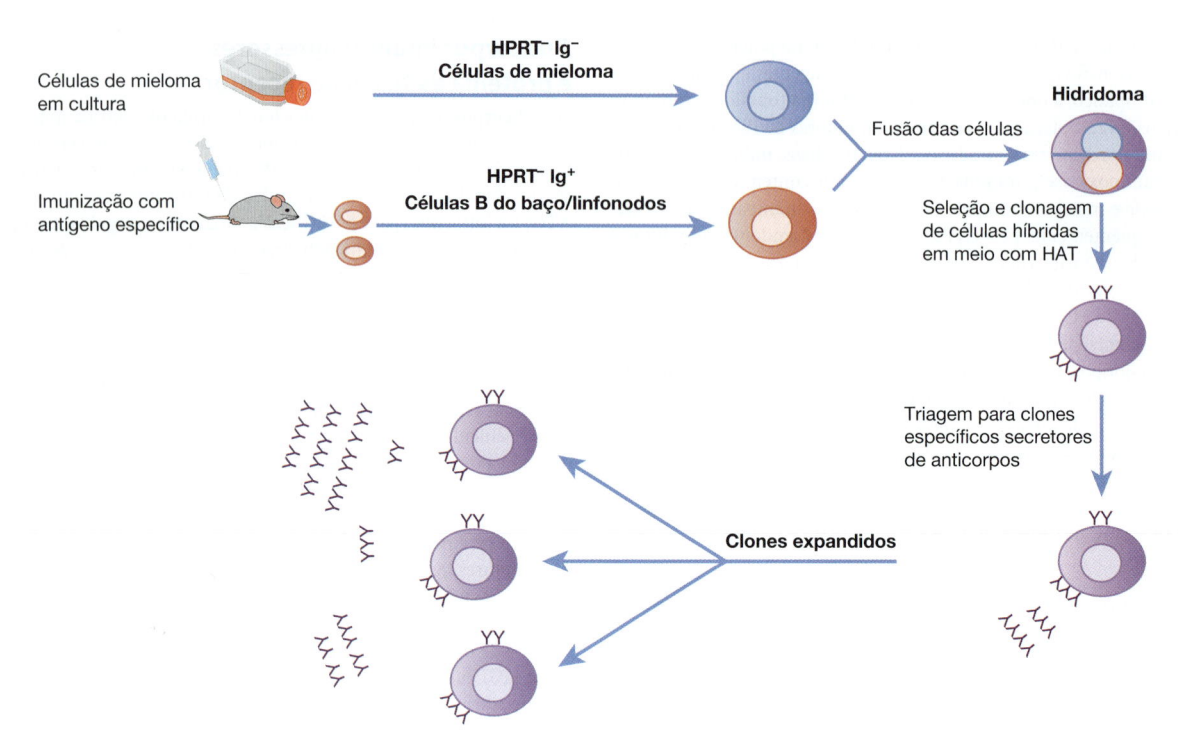

Figura 39-4 *Produção de mAb.* Os camundongos são imunizados com o antígeno selecionado, e o baço ou linfonodo é retirado, e as células B são separadas. Essas células B são fundidas com um mieloma de células B selecionado pela sua capacidade de proliferar em meio suplementado com HAT (hipoxantina, aminopterina e timidina). Apenas as células do mieloma que se fundem com as células B conseguem sobreviver no meio suplementado com HAT. Os hibridomas sofrem expansão em cultura. Os hibridomas de interesse são selecionados com base em uma técnica de triagem específica e, em seguida, clonados por diluição limitante. Os mAb podem ser usados diretamente na forma de sobrenadantes ou líquido ascítico para uso experimental, porém são purificados para uso clínico.

hematológicas consistem em leucopenia e trombocitopenia. À semelhança de outros agentes imunossupressores, observa-se um risco aumentado de infecções e neoplasias malignas, particularmente quando são combinados vários agentes imunossupressores. Não foi descrita nenhuma interação medicamentosa; verifica-se o desenvolvimento de anticorpos anti-ATG, mas que não limitam o uso repetido.

TABELA 39-2 ■ PREPARAÇÕES DE IMUNOGLOBULINAS SELECIONADAS

NOME GENÉRICO	SINÔNIMOS COMUNS	ORIGEM
Globulina antitimocitária	ATG	Coelho
Imunoglobulina antibotulínica, intravenosa	IgB-IV	Humana
Imunoglobulina contra o citomegalovírus, intravenosa	IgIV-CMV	Humana
Imunoglobulina anti-hepatite B	IgHB	Humana
Imunoglobulina intramuscular	Gamaglobulina, IgG, IgIM	Humana
Imunoglobulina intravenosa	IgIV	Humana
Imunoglobulina subcutânea	IgSC	Humana
Imunoglobulina antilinfocitária	ALG, globulina antitimocitária (equina), ATG (equina)	Equinos
Imunoglobulina antirrábica	IgR	Humana
Imunoglobulina anti-Rho(D) intramuscular	Rho[D] IgIM	Humana
Imunoglobulina anti-Rho(D), intravenosa	Rho[D] IgIV	Humana
Imunoglobulina anti-Rho(D) microdose	Rho[D] Ig microdose	Humana
Imunoglobulina antitetânica	IgT	Humana
Imunoglobulina anti-vacínia, intravenosa	IgVIV	Humana

Imunomodulação

A imunossupressão refere-se à redução global da magnitude da resposta imune. Aqui, os imunomoduladores são definidos como as abordagens terapêuticas direcionadas para um condutor molecular específico da resposta imune (p. ex., citocinas).

Imunoterapia e natureza da coestimulação e inibição

As respostas das células T são reguladas pela interação de diversas moléculas coestimuladoras e inibitórias. A ativação imune necessita de dois sinais que surgem da interação de proteínas de membrana nas células apresentadoras de antígenos (APC) e células T (Figs. 39-5A e 39-5B). Um número crescente de anticorpos dirigidos contra essas proteínas de interação possibilita a interrupção da ativação imune, produzindo um estado de imunossupressão. As Figuras 39-2 e 39-5 mostram alguns desses anticorpos, que são particularmente úteis na prevenção da rejeição após o transplante de órgãos, conforme resumido adiante.

Naquilo que poderia ser considerado um sistema antiparalelo à ativação, a regulação inibitória da atividade das células T também pode resultar da interação de pares de ligantes de membrana das APC e células T (Fig. 39-5C). Esses pontos de regulação negativa são denominados *checkpoints* imunes. Os anticorpos que são direcionados para esses *checkpoints* imunes e que os bloqueiam podem permitir que a ativação das células T prossiga, sem qualquer restrição por infrarregulação (Figs. 39-5C e 39-5D). A ativação dos ataques imunes das células tumorais por meio de bloqueio dos *checkpoints* imunes está produzindo novas opções terapêuticas para o tratamento do câncer (Callahan et al., 2016; Topalian et al., 2015). O Capítulo 72 descreve o uso da imunoterapia no tratamento do câncer.

Anticorpos monoclonais anti-CD3

A molécula CD3 é um componente do complexo do receptor de células T (TCR) na superfície dos linfócitos T humanos (ver Fig. 39-2). Os anticorpos dirigidos contra a cadeia ε da CD3 têm sido usados com considerável eficácia no transplante humano. O anticorpo anti-CD3 é monoclonal e é dirigido contra a cadeia CD3 do TCR, induzindo a sua endocitose e inativação e remoção da célula T por fagocitose. O mAb anti-CD3 humano

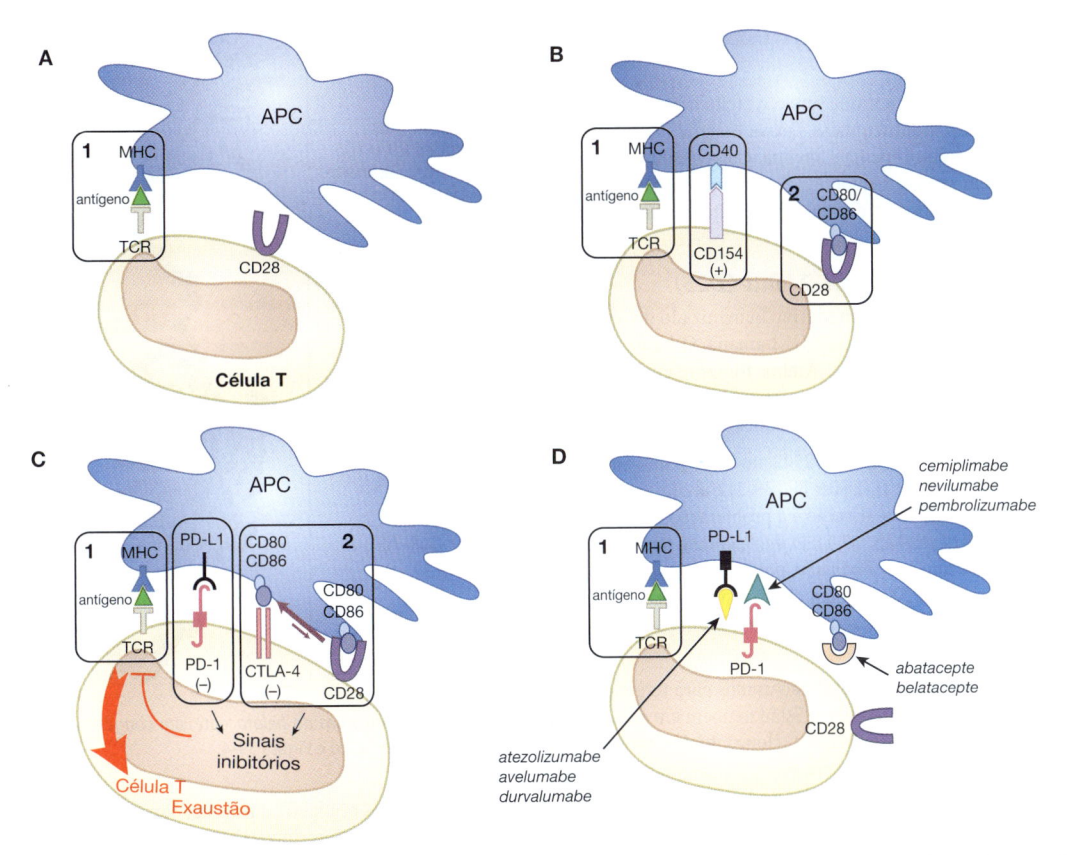

Figura 39-5 *Ativação das células T: coestimulação e checkpoints (pontos de controle) coinibitórios.* Numerosas proteínas CD de membrana podem ser expressas nas APC e nas células T, levando a interações de sinalização entre ligantes e receptores. Essas interações podem potencializar ou reduzir o estado de ativação das células T. São necessários dois sinais para a ativação das células T: a apresentação de um ligante antígeno ao TCR e a sinalização por um par "coestimulador" adicional. **A.** O sinal primário, o *sinal 1*, consiste na interação do TCR com o complexo MHC-antígeno na APC. A ativação necessita de uma segunda interação coestimuladora. **B.** O *sinal 2*, a interação coestimuladora entre CD28 na célula T (o receptor coestimulador) e o ligante coestimulador na APC, CD80/CD86, leva à ativação das células T. Sinais coestimuladores adicionais, como a interação de CD154 com CD40 na APC, podem intensificar ainda mais a ativação das células T (+). Na ausência de coestimulação, a célula T pode se tornar anérgica ou não responsiva. **C.** Interações adicionais entre APC e célula T podem ocorrer após a ativação da célula T, e algumas podem ser inibitórias, proporcionando *checkpoints imunes*, que são importantes para reduzir a autoimunidade e para regular a magnitude e a extensão das respostas imunes. Por exemplo, a interação de CTLA-4 (CD152) com CD80/86 produz sinais inibitórios que atenuam a ativação e a proliferação das células T (–). O CD28 e o CTLA-4 competem pela sua ligação a CD80/CD86. Como a figura sugere, a afinidade de CTLA-4 por CD80/CD86 é maior que a do CD28, e o equilíbrio é deslocado para a formação do complexo de sinalização inibitório, CTLA-4-CD80/CD86. As células T podem expressar quantidades variáveis de outro modificador importante, MCP-1 (também denominada CD279). Quando ocupada pelo MCP-L1, a MCP-1 produz sinais inibitórios (↑ atividade de proteína-fosfatase, ↓ sinalização pelo TCR, ↓ atividade de MAPK; ver Fig. 39-2) e reduz a proliferação das células T, levando à exaustão dessas células, um estado de hiporresponsividade. Quando a MCP-1 está altamente expressa, conforme observado em condições de infecção viral crônica e câncer, a supressão da atividade das células T por essa via pode ser muito efetiva; essa via pode facilitar a replicação viral e a progressão tumoral contínuas. **D.** Esses *checkpoints* imunes constituem locais úteis para a regulação farmacológica da ativação das células T. Por exemplo, os agentes *abatacepte* e *belatacepte* são proteínas de fusão que contêm o domínio CTLA-4 extracelular e que atuam como chamariz. Esses agentes bloqueiam a coestimulação das células T por meio da ligação de CD80/CD86 (ver exemplos adicionais na Fig. 39-2). O *nivolumabe*, o *pembrolizumabe* e o *cemiplimabe* (anticorpos anti-MCP-1) e o *atezolizumabe*, o *avelumabe* e o *durvalumabe* (anticorpos anti-MCP-L1) bloqueiam a interação de MCP-1 com MCP-L1, bloqueando, assim, a supressão imune que normalmente deveria ocorrer e produzindo um estado de hiperatividade imune. Os inibidores dos *checkpoints* que aumentam as respostas imunes estão sendo utilizados na terapia do câncer (ver Cap. 72). É também possível desenvolver anticorpos para ajudar a gerar um estado de imunossupressão que seria útil no tratamento das doenças autoimunes. CD, grupo de diferenciação.

IgG2a murino original, o *muromonabe-CD3* (OKT3), não é mais comercializado em virtude de seus efeitos adversos: com frequência, provoca síndrome de liberação de citocinas e edema pulmonar grave.

Foram desenvolvidos mAb anti-CD3 geneticamente alterados, que são "humanizados" para minimizar a ocorrência de respostas contra o anticorpo e com mutação para impedir a ligação aos receptores Fc. Em ensaios clínicos iniciais, um mAb anti-CD3 humanizado, que não se liga aos receptores Fc, reverteu a rejeição aguda de aloenxerto renal sem causar a síndrome de liberação de citocinas com a primeira dose. mAb anti-CD3 humanizados também estão em fase de ensaios clínicos para pacientes com diabetes autoimune (Mignogna et al., 2021). É interessante assinalar que um ensaio clínico de prevenção em pacientes não diabéticos com alto risco de diabetes tipo 1 resultou em extensão significativa do diagnóstico mediano em pacientes tratados com *teplizumabe* (mAb anti-CD3 que não se liga ao receptor Fc), em comparação com placebo (Sims et al., 2021).

Anticorpo monoclonal anti-CD52 (alentuzumabe)

O *alentuzumabe* é um mAb anti-CD52 humanizado causador de depleção.

Mecanismo de ação O *alentuzumabe* liga-se à proteína CD52, que é amplamente expressa nas células B e T, bem como em macrófagos, células *natural killer* (NK) e em alguns granulócitos. O *alentuzumabe*, por meio de sua ligação à CD52, induz lise dependente de anticorpo das células e leucopenia profunda, que pode permanecer por mais de 1 ano (Jones e Coles, 2014).

Usos terapêuticos O *alentuzumabe* é utilizado principalmente para indução de terapia imunossupressora e permite evitar a dose inicial elevada de esteroides. Para transplantes, o regime mais comum consiste em dose intraoperatória única de 30 mg. O *alentuzumabe* também é usado no tratamento das rejeições agudas refratárias mediadas por células e anticorpos, com administração da mesma dose usada durante a indução. O fármaco foi licenciado para o tratamento da LLC e EM (CAMMS223 Investigators et al., 2008).

Toxicidade A neutropenia continua sendo o efeito adverso mais comum observado com o alentuzumabe. Quase metade dos pacientes também apresenta trombocitopenia e anemia. Outros efeitos adversos significativos incluem anemia hemolítica autoimune e outras doenças autoimunes que se acredita sejam devidas à reconstituição imune após a depleção profunda dos linfócitos.

Anticorpos antirreceptores de IL-2 (anti-CD25)

O *daclizumabe* é um mAb quimérico murino humanizado de região de determinação da complementaridade/IgG1 humana. O *basiliximabe* é um mAb quimérico murino-humano. Ambos foram licenciados para uso em associação com *ciclosporina* e corticosteroides para profilaxia da rejeição aguda de órgãos em pacientes submetidos a transplantes renais.

Mecanismo de ação Os mAb anti-CD25 ligam-se com alta afinidade à subunidade α do receptor de IL-2 (ver Fig. 39-2) e atuam como antagonistas do receptor, inibindo a ativação e a proliferação das células T sem induzir lise celular (ver Tab. 39-1). O *daclizumabe* tem afinidade ligeiramente menor do que o *basiliximabe*, porém a sua $t_{1/2}$ é mais longa (20 dias) (Brennan et al., 2006). Além disso, a indução das células T CD56$^+$ CD4$^+$ está associada a uma resposta à terapia em pacientes com EM (D'Amico et al., 2015).

Usos terapêuticos Os mAb anti-CD25 são usados para terapia de indução em transplantes de órgãos sólidos. Estão também em ensaios clínicos de fase III em pacientes com EM. A $t_{1/2}$ longa do *daclizumabe* (20 dias) resulta em saturação do IL-2Rα nos linfócitos circulantes por até 120 dias após o transplante. O *daclizumabe* é administrado em 5 doses (1 mg/kg, administrada por via intravenosa, durante 15 minutos, em 50 a 100 mL de soro fisiológico) iniciadas imediatamente no pré-operatório e, em seguida, a intervalos quinzenais.

A $t_{1/2}$ do *basiliximabe* é de 7 dias. Nos ensaios clínicos realizados, o *basiliximabe* foi administrado em dose fixa de 20 mg no pré-operatório e nos dias 0 e 4 após o transplante. Esse regime de *basiliximabe* com saturação de IL-2R atua sobre os linfócitos circulantes por 25 a 35 dias após o transplante. O *basiliximabe* foi usado com um regime de manutenção, consistindo em *ciclosporina* e *prednisona*, e demonstrou ser seguro e efetivo quando utilizado em um esquema de manutenção com *ciclosporina*, MMF e *prednisona*.

Embora o *daclizumabe* e o *basiliximabe* sejam comparáveis na sua eficácia, o *daclizumabe* tem um regime posológico de custo mais elevado. O seu maior custo reduziu as demandas, e o *daclizumabe* é atualmente produzido apenas para uso no tratamento da EM.

Toxicidade O *basiliximabe* e o *daclizumabe* parecem ser relativamente seguros como agentes de indução, e os ensaios clínicos conduzidos relataram, em sua maioria, taxas de reações adversas comparáveis àquelas do placebo. Não foi observada nenhuma síndrome de liberação de citocinas, mas podem ocorrer reações anafiláticas, distúrbios linfoproliferativos raros e infecções oportunistas. Não foi descrita nenhuma interação medicamentosa.

Belatacepte, uma proteína de fusão

O *belatacepte* é uma proteína de fusão composta de um fragmento Fc modificado de uma Ig humana ligada ao domínio extracelular do CTLA-4 (CD152) presente nas células T (Fig. 39-6). Essa CTLA-4-Ig de segunda geração apresenta duas substituições de aminoácidos, o que aumenta a sua afinidade pelo CD80 (2 vezes) e pelo CD86 (4 vezes), produzindo um aumento de 10 vezes na potência *in vitro,* em comparação com CTLA-4-Ig (Chinen et al., 2015).

Mecanismo de ação A indução de respostas imunes específicas pelos linfócitos T exige dois sinais: um sinal específico do antígeno por meio do TCR e um sinal coestimulador fornecido pela interação de moléculas como CD28 nos linfócitos CD4, com CD80 e CD86 nas APC e ligação do LFA-3 (também conhecido como CD58) nas células CD8 ao CD2 (ver Fig. 39-5) (Riella e Sayegh, 2013). O *belatacepte* é um bloqueador seletivo da

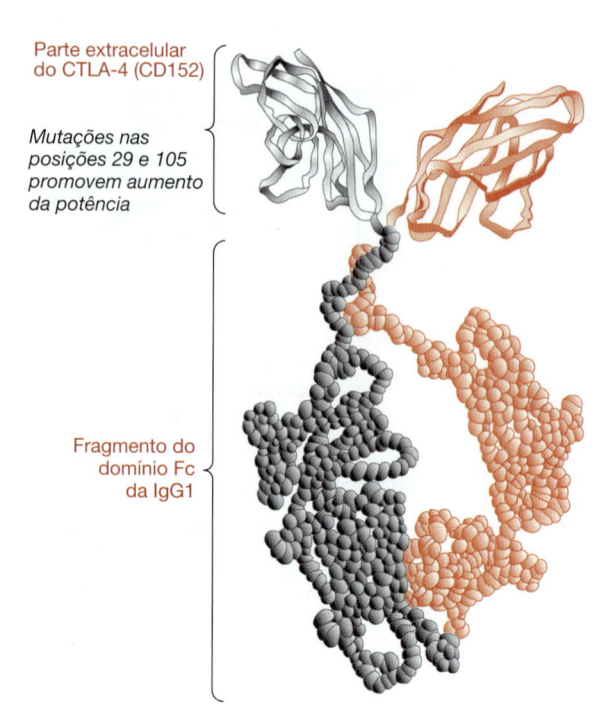

Figura 39-6 *Estrutura do belatacepte, um congênere do CLTA-4-Ig.* Para mais detalhes, ver texto e Figura 39-4.

coestimulação das células T, que se liga fortemente aos ligantes coestimuladores da superfície celular (CD80 e CD86) presentes nas APC, interrompendo a sua interação com CD28 nas células T (sinal 2). A inibição do sinal 2 inibe a ativação das células T, promovendo anergia e apoptose.

Processamento e farmacocinética O *belatacepte* é a primeira terapia de manutenção por via intravenosa no transplante de órgãos sólidos. A farmacocinética do *belatacepte* é linear, com infusão intravenosa de ordem zero e eliminação de primeira ordem dentro da faixa posológica padrão de 5 a 10 mg/kg. A $t_{1/2}$ do *belatacepte* é de cerca de 11 dias.

Usos terapêuticos Estudos pré-clínicos de transplante renal mostraram que o *belatacepte* não induz tolerância, porém prolonga a sobrevida do enxerto. O *belatacepte* está aprovado pela FDA como alternativa aos inibidores da calcineurina em uma estratégia de impedir a toxicidade em longo prazo dos inibidores da calcineurina (Satyananda e Shapiro, 2014; Talawila e Pengel, 2015). O *belatacepte* foi aprovado especificamente para a profilaxia da rejeição de órgãos em pacientes adultos submetidos a transplante renal, em combinação com indução com *basiliximabe*, MMF e corticosteroides.

O ensaio clínico BENEFIT comparou dois regimes à base de *belatacepte* com *ciclosporina* e demonstrou uma melhor função renal e perfil metabólico nos pacientes tratados com *belatacepte*, em comparação com a *ciclosporina*. Os pacientes foram induzidos com *basiliximabe* e mantidos com MMF e diminuição gradual da *prednisona*. Embora as infusões de *belatacepte* sejam necessárias com relativa frequência logo no início, após o transplante, são administradas 1 vez ao mês no final do primeiro ou terceiro mês, dependendo do regime posológico escolhido (Masson et al., 2014).

Toxicidade Com o tratamento com *belatacepte*, foi observado um risco aumentado de distúrbio linfoproliferativo pós-transplante em pacientes soronegativos para o vírus Epstein-Barr. Por conseguinte, seu uso é restrito a pacientes soropositivos para o vírus Epstein-Barr. Ocorrem com pouca frequência reações relacionadas com a infusão, e o fármaco é, em geral, bem tolerado (Masson et al., 2014).

Interações medicamentosas Não foi relatada nenhuma interação medicamentosa farmacocinética específica com o *belatacepte* (Pestana et al., 2012).

Antagonistas das interleucinas

Anticorpos antirreceptores de IL-2 (anti-CD25)

Os mAb anti-IL-2R discutidos anteriormente foram aprovados pela FDA como fármacos de segunda escolha no tratamento de pacientes com EM.

Anti-CD52

Os linfócitos maduros expressam o CD52 (antígeno CAMPATH-1), um dodecapeptídeo de membrana de carga negativa. O *alentuzumabe*, discutido anteriormente, é um mAb humanizado, que se liga ao CD52 e tem como alvo o linfócito para destruição. Além dos usos já mencionados, o *alentuzumabe* foi aprovado no tratamento da LLC e EM.

Reagentes anti-TNF

O fator de necrose tumoral α é uma citocina pró-inflamatória que foi implicado na patogenia de várias doenças imunomediadas intestinais, da pele e articulares. Diversas doenças (artrite reumatoide, doença de Crohn) estão associadas a níveis elevados de TNF-α. Em consequência, foram desenvolvidos vários agentes anti-TNF como forma de tratamento.

O *infliximabe* é um mAb IgG1 quimérico, que contém uma região constante (Fc) humana e uma região variável murina. Liga-se com alta afinidade ao TNF-α e impede a ligação da citocina a seus receptores. O *infliximabe* foi aprovado nos Estados Unidos para o tratamento dos sintomas da artrite reumatoide e normalmente é usado em combinação com o *metotrexato* para pacientes que não respondem ao *metotrexato* isoladamente. O *infliximabe* também está aprovado para o tratamento dos sintomas da doença de Crohn moderada a grave em pacientes que não respondem à terapia convencional (ver Cap. 55). Outras indicações aprovadas pela FDA incluem espondilite anquilosante, psoríase em placas, artrite psoriásica e colite ulcerativa. Cerca de um em cada seis pacientes tratados com *infliximabe* apresenta reação à infusão, que se caracteriza por febre urticária, hipotensão e dispneia dentro de 1 a 2 horas após a administração do anticorpo. Foi relatado o desenvolvimento de anticorpos antinucleares e, raramente, de uma síndrome semelhante ao lúpus após tratamento com *infliximabe* (Meroni et al., 2015).

O *etanercepte* é uma proteína de fusão direcionada para o TNF-α. O *etanercepte*, com a parte de ligação do ligante de um receptor de TNF-α humano fundida com a porção Fc da IgG1 humana, liga-se ao TNF-α e impede a sua interação com seus receptores. O *etanercepte* foi aprovado para o tratamento dos sintomas de artrite reumatoide, espondilite anquilosante, psoríase em placas, artrite idiopática juvenil poliarticular e artrite psoriásica. O *etanercepte* pode ser usado em combinação com *metotrexato* em pacientes que não responderam adequadamente à monoterapia com *metotrexato*. Ocorreram reações no local da injeção (i.e., eritema, prurido, dor ou tumefação) em mais de um terço dos pacientes tratados com *etanercepte*.

O *adalimumabe* é outro produto anti-TNF para uso subcutâneo. Esse mAb IgG1 humano recombinante está aprovado para uso no tratamento da artrite reumatoide, espondilite anquilosante, doença de Crohn, artrite idiopática juvenil, psoríase em placas, artrite psoriásica e colite ulcerativa.

O *golimumabe* é um anticorpo monoclonal IgG1 humano (anti-TNF-α). O *golimumabe*, isoladamente ou em combinação com *metotrexato*, está aprovado para o tratamento da artrite reumatoide moderada a gravemente ativa e artrite psoriásica ativa. Esse anticorpo monoclonal também foi aprovado para o tratamento de pacientes com espondilite anquilosante e colite ulcerativa moderada a gravemente ativa. O *golimumabe* é administrado por injeção subcutânea e está disponível em doses de 50 e 100 mg.

O *certolizumabe pegol* é um anticorpo peguilado humanizado específico contra o TNF-α. A peguilação do fragmento Fab' proporciona atividade sustentada. Esse agente foi aprovado para o tratamento de adultos com doença de Crohn e artrite reumatoide, artrite psoriásica ativa e espondilite anquilosante ativa. Está disponível na forma de 200 mg de pó liofilizado ou em injeções estéreis de 200 mg/mL pré-carregadas para administração subcutânea.

Toxicidade Todos os agentes anti-TNF (i.e., *infliximabe*, *etanercepte*, *adalimumabe*, *golimumabe*, *certolizumabe*) apresentam uma advertência em tarja preta da FDA sobre o aumento do risco de infecções graves, linfomas e outras neoplasias malignas. Por exemplo, foram relatados linfomas de células T hepatoesplênicos fatais em pacientes adolescentes e adultos jovens com doença de Crohn tratados com *infliximabe* em associação com *azatioprina* ou *6-MP*.

Inibição da IL-1

Os níveis plasmáticos de IL-1 estão aumentados em pacientes com inflamação ativa (ver Cap. 38). Além do antagonista do receptor de IL-1 (IL-1RA) de ocorrência natural, vários IL-1RA estão em desenvolvimento, e alguns foram aprovados para uso clínico.

A *anacinra* é uma forma não glicosilada recombinante do IL-1RA humano, aprovada pela FDA para o tratamento da doença articular na artrite reumatoide. A *anacinra* também foi aprovada para síndromes periódicas associadas à criopirina (CAPS), um grupo de doenças inflamatórias hereditárias raras, associadas à produção excessiva de IL-1, que inclui as síndromes autoinflamatória ao frio familiar e de Muckle-Wells, bem como para o tratamento da doença inflamatória multissistêmica de início neonatal. A anacinra pode ser usada como monoterapia ou em associação a agentes anti-TNF, como *etanercepte*, *infliximabe* ou *adalimumabe*.

O *canaquinumabe* é um mAb dirigido contra IL-1β, que foi aprovado pela FDA para tratamento da SPAC e artrite idiopática juvenil sistêmica ativa. O *canaquinumabe* está sendo avaliado para uso na doença pulmonar obstrutiva crônica.

O *rilonacepte*, uma proteína de fusão que se liga à IL-1, está sendo avaliado para a gota. A IL-1 é um mediador inflamatório da dor articular associada a níveis elevados de cristais de ácido úrico.

Outros antagonistas das interleucinas

O *tocilizumabe*, um antagonista do receptor de IL-6, foi aprovado pela FDA para o tratamento da artrite reumatoide e artrite idiopática juvenil sistêmica, arterite de células gigantes, artrite idiopática juvenil poliarticular e síndrome de liberação de citocinas. Foram desenvolvidos dois outros agentes biológicos direcionados para o receptor de IL-6: o *sarilumabe* e o *satralizumabe*. O *satralizumabe* é aprovado para o tratamento do distúrbio do espectro da neuromielite óptica em pacientes adultos positivos para o anticorpo anti-aquaporina-4. O *siltuximabe* é um antagonista da IL-6 aprovado para o tratamento da doença de Castleman multicêntrica se o paciente for negativo para HIV e herpes-vírus humano 8. Vários agentes biológicos têm como alvo as vias da IL-12 e IL-23. O *ustequinumabe* é direcionado contra a subunidade β da IL-12, que é uma subunidade comum da IL-12 e IL-23, e está indicado para o tratamento da psoríase em placas e artrite psoriásica. O direcionamento seletivo para a via da IL-23 foi obtido com o desenvolvimento de mAb que têm como alvo a subunidade p19 da IL-23 (*guselcumabe*, *risanquizumabe*, *tildraquizumabe*). O *tildraquizumabe* e o *risanquizumabe* apresentam meias-vidas significativamente mais longas do que o *guselcumabe* e são administrados em um regime de manutenção a cada 12 semanas *versus* 8 semanas, respectivamente. O *secuquinumabe* é um antagonista anti-IL-17A humano, enquanto o *ixequizumabe* é um antagonista anti-IL-17A humanizado, ambos indicados para o tratamento da psoríase em placas, artrite psoriásica e espondilite anquilosante. O *brodalumabe* também inibe a via da IL-17, porém tendo como alvo o receptor A de IL-17. O receptor A de IL-17 é um correceptor para múltiplas citocinas IL-17, incluindo IL-17A, IL-17A/F, IL-17F, IL-17E e IL-17C. O *brodalumabe* também está indicado para o tratamento da psoríase em placas, porém foi relatado que, em alguns pacientes, pode levar a uma ideação e comportamento suicidas.

Uma variante resistente a chamarizes de IL-18 (ST-067) está em um ensaio clínico de fase I para uma ampla variedade de tumores sólidos. Essa variante foi projetada para ser resistente à proteína de ligação de IL-18, que frequentemente está suprarregulada em tumores.

Abordagens terapêuticas direcionadas para vias de citocinas associadas a respostas imunes do tipo II, como aquelas desencadeadas por IL-4 e IL-5, foram aprovadas para a asma e a dermatite atópica moderada a grave. São discutidas com mais detalhes nos Capítulos 44 e 75 juntamente com os agentes biológicos direcionados para IL-13, IL-33 e linfopoietina estromal do timo, que estão em desenvolvimento clínico.

Inibição da sinalização de citocinas: inibidores de JAK

O uso de "agentes biológicos", como anticorpos e proteínas tendo como alvo uma diversidade de funções das células imune e citocinas imunomoduladoras e seus receptores, revolucionou o tratamento da maioria das doenças autoimunes. Entretanto, nem todos os pacientes respondem totalmente a esses agentes biológicos, e há uma interação cruzada potencial entre as múltiplas citocinas que se acumulam no microambiente inflamatório. Esse último pode tornar alguns dos agentes de direcionamento ineficazes, incluindo alguns dos mAb amplamente usados. Em vez disso, uma estratégia recém-desenvolvida tem como alvo um repertório compartilhado de moléculas intracelulares que transduzem os sinais gerados por múltiplos receptores de citocinas, inibindo, assim, a sua função concomitantemente. Entre eles, uma família crescente de inibidores de sinalização das citocinas representa uma área ativa de desenvolvimento de fármacos, com vários inibidores de pequenas moléculas recém-aprovados (ver Tab. 39-2), principalmente inibidores da família JAK (Janus-cinase).

Inibidores da JAK

Mecanismo de ação As JAK são proteínas tirosina-cinases que são estimuladas por receptores de citocinas ocupados por agonistas; por sua vez, as JAK iniciam cascatas de sinalização intracelular para mediar a maioria das funções biológicas reguladas por essas citocinas (Aaronson e Horvath, 2002; Stark e Darnel, 2012). Incluem a fosforilação direta da tirosina de fatores de transcrição de STAT (transdutor de sinal e ativador da transcrição), como STAT2, STAT3 e STAT5, que iniciam a expressão de programas gênicos promotores do crescimento e inflamatórios (Aaronson e Horvath, 2002; Stark e Darnel, 2012) (ver Fig. 39-2). Os inibidores de JAK disponíveis, conhecidos como JAKi ou JAKinib, possuem especificidades variadas para as isoformas de JAK, que incluem JAK1, JAK2, JAK3 e TYK2 (tirosina-cinase 2). A maioria dos JAKinib tem como alvo o sítio de ligação de ATP do domínio tirosina-cinase de JAK, enquanto alguns dos JAKinib mais recentemente desenvolvidos atuam como inibidores alostéricos direcionados para JAK específicas (Alexander et al., 2021; Gadina et al., 2020).

Usos terapêuticos Nos últimos anos, 10 JAKinib foram aprovados para uso em seres humanos (dois inibidores de JAK1 e JAK2: *ruxolitinibe* e *baricitinibe*; três inibidores de JAK1: *upadacitinibe*, *filgotinibe* e *abrocitinibe*; dois inibidores de JAK2: *fedratinibe* e *pacritinibe*; um inibidor de JAK1, JAK2 e JAK3: *tofacitinibe*; e dois inibidores pan-JAK [JAK1/JAK2/JAK3/TYK2], *peficitinibe* e *delgocitinibe*) para múltiplas indicações, incluindo artrite reumatoide, artrite psoriásica, colite ulcerativa, policitemia vera, DEVH, mielofibrose, espondiloartrite anquilosante e dermatite alérgica e dermatite atópica. Entre eles, o *abrocitinibe*, o *baricitinibe*, o *fedratinibe*, o *ruxolitinibe*, o *tofacitinibe* e o *upadacitinibe* são aprovados pela FDA; o *filgotinibe* é aprovado pela European Medicines Agency; o *peficitinibe* está aprovado apenas na Coreia do Sul e no Japão; e o *delgocitinibe* está aprovado pela Japanese Pharmaceutical and Medical Devices Agency.

Muitos ensaios clínicos estão sendo conduzidos com esses JAKinib para diversas condições autoimunes e inflamatórias, como alopecia areata, lúpus, síndrome de Sjögren e doença ocular inflamatória (Alexander et al., 2021). Numerosos JAKinib novos estão em fase de desenvolvimento atual, incluindo inibidores específicos de TYK2, inibidores específicos de JAK3 e agentes de múltiplos alvos que inibem as JAK e outras cinases. O desenvolvimento inclui JAKinib não absorvíveis com o objetivo de obter respostas locais, enquanto se limitam as exposições sistêmicas. Os JAKinib representam uma área atraente para o futuro desenvolvimento de fármacos, com base na atividade terapêutica bem estabelecida dos agentes aprovados e nas oportunidades para identificar novas indicações e desenvolver JAKinib de próxima geração com seletividade de cinase distinta. Ver Capítulo 75 para obter informações adicionais sobre os JAKinib e seu uso clínico.

ADME

Administração Os JAKinib são administrados por via oral e são facilmente absorvidos, alcançando concentrações plasmáticas máximas pouco depois de sua administração.

O *ruxolitinibe* é metabolizado principalmente pela CYP3A4 hepática. Assim, os inibidores da CYP3A4, como *cetoconazol*, podem reduzir a taxa de depuração e aumentar a meia-vida do *ruxolitinibe*. Por outro lado, a *rifampicina*, que induz a CYP3A4, diminui a exposição e a meia-vida do *ruxolitinibe*.

O *tofacitinibe* também é metabolizado principalmente por CYP hepáticas e é afetado, conforme esperado, por inibidores e indutores de CYP. O *tofacitinibe* não metabolizado é eliminado pelos rins, e é necessário um ajuste da dose em pacientes com comprometimento hepático e renal.

O *baricitinibe* é um substrato para o transportador de ânion orgânico OAT3, a proteína de extrusão de múltiplos fármacos e toxinas (MATE) 2-K, glicoproteína P e proteína de resistência ao câncer de mama (BCRP). O *baricitinibe* é secretado ativamente no rim, e a *probenecida*, um inibidor do OAT3, diminui a depuração renal e aumenta a AUC do *baricitinibe* (Posada et al., 2017).

Interações medicamentosas A maioria dos JAKinib exibe interações medicamentosas com potentes inibidores da CYP3A4, como *cetoconazol*, ou inibidores moderados da CYP3A4 e potentes inibidores da CYP2C19, como *fluconazol*. Em geral, não se recomenda a combinação de JAKinib com outros imunossupressores sistêmicos potentes. Todas as vacinações apropriadas para a idade (ver Cap. 40) devem ser concluídas antes da terapia, incluindo vacinas profiláticas contra herpes-zóster. Deve-se evitar o uso de imunizações com vacinas de vírus vivos.

Toxicidades À semelhança da maioria dos agentes imunossupressores, os JAKinib estão associados a um risco de infecção. Os efeitos adversos mais frequentes consistem em anemia, trombocitopenia, leucopenia, linfopenia e neutropenia, bem como hiperlipidemia, diarreia e, em alguns casos, cefaleia e pressão arterial elevada. O *baricitinibe*, o *tofacitinibe* e o *upadacitinibe* aumentam o risco de tromboembolismo venoso, trombose venosa profunda e embolia pulmonar. Recentemente, a FDA divulgou uma advertência para os JAKinib orais usados cronicamente. A advertência em tarja preta para esses agentes inclui os seguintes avisos:

- Risco aumentado de infecções bacterianas, fúngicas, virais e oportunistas graves, levando à hospitalização ou morte
- Maior taxa de mortalidade por todas as causas, incluindo morte cardiovascular súbita
- Maior taxa de determinados tipos de câncer
- Maior taxa de morte cardiovascular, infarto do miocárdio e acidente vascular cerebral
- Trombose

Os inibidores de JAK devem ser usados com o conhecimento das informações mais recentes fornecidas pela FDA sobre o início da terapia e monitoramento do paciente e também com o conhecimento dos usos recomendados e potenciais reações adversas.

Inibição do antígeno associado à função linfocitária

O *alefacepte* é uma proteína de fusão LFA-3-IgG1 humana. A porção LFA-3 do *alefacepte* liga-se ao CD2 nos linfócitos T, bloqueando a interação entre o LFA-3 e o CD2 e interferindo na ativação de células T. O *alefacepte* está aprovado para uso na psoríase. Foi constatado que o tratamento com *alefacepte* produz uma redução dependente da dose das células T efetoras de memória (CD45, RO$^+$), mas não das células virgens (CD45, RA$^+$) (Vincenti e Kirk, 2008). Esse efeito foi relacionado com a sua eficácia na doença psoriásica e tem interesse significativo no transplante, visto que as células T de memória efetoras estão associadas à rejeição resistente ao bloqueio da coestimulação e resistente à indução de depleção. O *alefacepte* retarda a rejeição do transplante cardíaco em primatas não humanos e tem potencial sinérgico quando usado com bloqueio de coestimulação ou regimes à base de *sirolimo* em primatas não humanos (Vincenti e Kirk, 2008). Um estudo multicêntrico de fase II para avaliar a segurança e a eficácia da terapia de manutenção com *alefacepte* em receptores de transplante de rim não mostrou qualquer diferença em relação aos controles com placebo (Rostaing et al., 2013).

Agentes biológicos direcionados para integrinas
Mecanismo de ação
A migração dos leucócitos através do endotélio é uma etapa fundamental na resposta inflamatória, que depende, em parte, da interação entre integrinas e seus ligantes. A ligação das integrinas expressas em leucócitos e seus ligantes correspondentes — moléculas de adesão celular expressas nas células endoteliais — permite a parada dos leucócitos e subsequente transmigração (Dustin, 2019; Luo et al., 2007). As integrinas são receptores heterodiméricos, compostos por subunidades α e β, e foram desenvolvidos agentes biológicos direcionados para integrinas, como o *natalizumabe* e o *vedolizumabe*, para inibir a migração dos leucócitos até os tecidos inflamados. Enquanto o *natalizumabe* tem como alvo α4, uma subunidade compartilhada entre as integrinas α4β1 e α4β7, o *vedolizumabe* bloqueia seletivamente a integrina α4β7. Curiosamente, a expressão de moléculas de adesão celular pode ser específica do tecido. Esse é o caso da MAdCAM-1 (molécula de adesão celular adressina 1 da mucosa), o ligante da integrina α4β7, que é expresso nas células endoteliais em locais de mucosa. Assim, a neutralização da interação α4β7-MAdCAM-1 reduz o direcionamento (*homing*) dos leucócitos para o tecido inflamado. Em contrapartida, a interação da integrina α4β1 com VCAM-1 (molécula de adesão celular vascular 1) é fundamental para o tráfego das células T através da barreira hematencefálica; o bloqueio dessa interação tem sido altamente efetivo na inibição da infiltração de células T no sistema nervoso central (SNC).

Usos terapêuticos
O *natalizumabe* é indicado no tratamento de pacientes adultos com EM recidivante-remitente, bem como doença progressiva secundária ativa. O *natalizumabe* também é indicado para o tratamento da doença de Crohn moderada a grave que não responde adequadamente às terapias convencionais ou aos inibidores do TNF-α. O *vedolizumabe*, um antagonista seletivo da integrina α4β7, é indicado para a doença de Crohn moderada a gravemente ativa e para a colite ulcerativa.

Toxicidades
Um aumento significativo no risco de leucoencefalopatia multifocal progressiva (LMP) tem sido observado após a administração de *natalizumabe*. A LMP é uma infecção viral oportunista rara do cérebro causada pelo poliomavírus humano 2, também conhecido como JCV (vírus de John Cunningham). A LMP pode levar à morte ou incapacidade grave. Sabe-se que diversos fatores aumentam o risco de LMP em pacientes tratados com *natalizumabe*. Esses fatores incluem a presença de anticorpos anti-JCV, tratamento prolongado com *natalizumabe* ou tratamento prévio com imunossupressores, como *mitoxantrona*, *azatioprina*, *metotrexato*, *ciclofosfamida* ou MMF. Embora apenas um caso de LMP tenha sido relatado com o uso do *vedolizumabe*, o monitoramento de pacientes à procura de sinais ou sintomas neurológicos recentes ou de seu agravamento é recomendado naqueles que recebem esse agente biológico. Tanto o *natalizumabe* quanto o *vedolizumabe* aumentam o risco de infecções. Tendo em vista a capacidade seletiva do *natalizumabe* de inibir o tráfego das células T para o SNC, esse fármaco está associado a um risco aumentado de encefalite herpética e meningite.

Terapia com citocinas
Interferona
Para uma descrição da indução e sinalização das interferonas (IFN) e suas principais ações, ver Capítulo 38. A IFN-β foi uma das primeiras citocinas usadas para o tratamento de doenças autoimunes, particularmente a EM. As IFN são citocinas reguladoras endógenas, que aumentam ou diminuem a iniciação da transcrição de centenas de genes, de maneira dependente da célula, com diversos mecanismos de ação, incluindo indução da IL-10. As duas formulações diferentes de IFN-β apresentam eficácia terapêutica modesta, diminuindo em cerca de 30% a taxa de exacerbações na EM. São relativamente seguras, e a fadiga constitui o principal efeito adverso. Existem múltiplas preparações de IFN-β no mercado, que são administradas por via intramuscular ou subcutânea. Em geral, as preparações de IFN-β são utilizadas no tratamento da EM, enquanto as preparações de IFN-α/γ são usadas para infecções. Não há diferenças significativas entre essas preparações de IFN e, com a disponibilidade atual de fármacos mais eficazes, elas não devem ser mais consideradas como fármacos de primeira escolha para o tratamento da EM (ver adiante).

Fator estimulador das colônias de granulócitos-macrófagos
O fator estimulador das colônias de granulócitos-macrófagos (GM-CSF) é uma citocina que atua como fator de crescimento para estimular a diferenciação das células-tronco hematopoiéticas (HSC) em granulócitos, como neutrófilos, eosinófilos e basófilos. Além disso, promove a diferenciação das HSC em monócitos. Uma forma recombinante do GM-CSF, o *sargramostim*, foi aprovada para a aceleração da reconstituição mieloide após transplante autólogo de medula óssea ou de células progenitoras do sangue periférico. O *sargramostim* também é indicado para a indução da produção de neutrófilos após quimioterapia e em pacientes que tiveram exposição aguda a doses mielossupressores de radiação.

Células B como alvo
A maioria dos avanços no transplante pode ser atribuída a fármacos desenvolvidos para inibir as respostas das células T. Em consequência, a rejeição aguda mediada por células T não representa um problema tão grande, enquanto as respostas mediadas por células B, como rejeição mediada por anticorpos e outros anticorpos específicos de doador, tornaram-se mais evidentes. Atualmente, tanto agentes biológicos quanto pequenas moléculas com efeitos específicos nas células B estão em desenvolvimento para os transplantes, incluindo mAb humanizado contra CD20 e inibidores dos dois fatores de ativação das células B, BLYS e APRIL, e seus respectivos receptores. O *belimumabe*, um mAb direcionado para BLYS, foi aprovado para uso em pacientes com lúpus eritematoso sistêmico.

Os anticorpos anti-CD20, o *rituximabe* e o *ocrelizumabe*, causam depleção dos linfócitos B maduros circulantes (embora possam permanecer, em certo grau, nos linfonodos), e os resultados positivos de ensaios clínicos conduzidos em pacientes com artrite reumatoide e com EM sugerem fortemente que as células B desempenham um papel fundamental na patogenia da doença. Estudos de mapeamento genéticos demonstraram que as células B desempenham um papel potencialmente patogênico na EM e na artrite reumatoide, que não se limita à produção de anticorpos. Em particular, um estudo de modelagem genética definitivo assinalou o papel crucial das células B como células apresentadoras de antígenos, ou APC (Farh et al., 2015).

Tolerância
A imunossupressão está associada aos riscos concomitantes de infecções oportunistas e tumores secundários. Por conseguinte, o objetivo final das pesquisas com transplante de órgãos e doenças autoimunes é induzir e manter a tolerância imunológica, isto é, o estado ativo de não reatividade a antígenos específicos (Krensky e Clayberger, 1994). A tolerância, se fosse possível, representaria a cura definitiva para as condições discutidas anteriormente nesta seção, sem os efeitos adversos das várias terapias imunossupressoras. Os inibidores da calcineurina impedem a indução de tolerância em alguns modelos pré-clínicos, mas não em todos. Nesses mesmos sistemas de modelos, o *sirolimo* não impede a tolerância e pode até mesmo promovê-la (Kawai et al., 2014; Krensky e Clayberger, 1994). Em animais de laboratório, o *sirolimo* promove as células T reguladoras, um subtipo de células T que demonstrou suprimir toda a imunidade, e também promove a tolerância. Estudos realizados em receptores de transplante renal mostraram que o *sirolimo* poupava as células T reguladoras na periferia, diferentemente dos inibidores da calcineurina, que reduzem a sua porcentagem (Segundo et al., 2006).

Bloqueio coestimulador
Foi demonstrado que a inibição do sinal coestimulador induz tolerância (Fig. 39-5).

O *abatacepte* é uma proteína de fusão (ver discussão anterior), que contém a região de ligação do CTLA-4 (CD152), que é um homólogo de CD28, e a região Fc da IgG1 humana. O CTLA-4-Ig inibe competitivamente a ligação do CD28 ao CD80 e ao CD86 e, portanto, inibe a ativação das células T. O CTLA-4-Ig é efetivo no tratamento da artrite reumatoide em pacientes resistentes a outros fármacos.

Uma segunda via coestimuladora envolve a interação de CD40 nas células T ativadas com o ligante de CD40 (CD154) nas células B, no endotélio ou nas APC (ver Fig. 39-5). Entre as supostas atividades do tratamento com anticorpos anti-CD154, destaca-se o bloqueio da expressão de B7 induzida por ativação imune. Dois mAb anti-CD154 humanizados têm sido usados em ensaios clínicos de transplante renal e doenças autoimunes. Entretanto, o desenvolvimento desses anticorpos foi interrompido, devido a eventos tromboembólicos associados. Abordagens alternativas para o bloqueio de CD154 com melhor perfil de segurança, incluindo anticorpos modificados, proteínas recombinantes e agentes biológicos direcionados para CD40, estão em fase de ensaio clínico.

Quimerismo com células de doadores

Uma abordagem promissora consiste na indução de quimerismo (coexistência de células de duas linhagens genéticas em um mesmo indivíduo) por meio de atenuação ou eliminação inicialmente da função imune no receptor com radiação ionizante, fármacos como a *ciclofosfamida* ou anticorpos e, em seguida, fornecimento de uma nova fonte de função imune por meio de transferência adotiva (transfusão) de medula óssea ou células-tronco hematopoiéticas. Com a reconstituição da função imune, o receptor não reconhece mais novos antígenos apresentados durante um período crítico como "não próprios". Essa tolerância é duradoura e tem menos tendência a ser complicada pelo uso de inibidores da calcineurina.

Antígenos

Antígenos específicos induzem tolerância imunológica em modelos pré-clínicos de diabetes melito, artrite e EM. Estudos *in vitro* e pré-clínicos *in vivo* demonstraram que é possível inibir seletivamente as respostas imunes a antígenos específicos sem a toxicidade associada das terapias imunossupressoras. Com essas descobertas, surgiu a promessa de terapias imunes específicas para tratar uma variedade de distúrbios imunes, desde autoimunidade até rejeição de transplantes (Riedhammer e Weissert, 2015). Até o momento, essa abordagem só funcionou em modelos animais de doença autoimune.

HLA solúvel

No período que precedeu o uso da ciclosporina, as transfusões sanguíneas estavam associadas a uma melhora dos resultados em pacientes submetidos a transplante renal. Esses achados deram origem a protocolos de transfusões específicas do doador, que melhoraram os resultados. Entretanto, depois da introdução da *ciclosporina*, esses efeitos das transfusões sanguíneas desapareceram, presumivelmente devido à eficácia desse fármaco no bloqueio da ativação das células T. Entretanto, a existência de efeitos promotores da tolerância com as transfusões é irrefutável. É possível que esse efeito seja devido às moléculas HLA existentes na superfície das células ou em formas solúveis. O HLA e peptídeos solúveis, que correspondem a sequências lineares das moléculas HLA, podem induzir tolerância imunológica em modelos animais, por meio de diversos mecanismos (Murphy e Krensky, 1999).

Imunoterapia para a esclerose múltipla

Manifestações clínicas e patologia

A esclerose múltipla é uma doença inflamatória desmielinizante geneticamente mediada da substância branca do SNC, que se caracteriza pela perda da imunotolerância e desenvolvimento de autoimunidade aparente contra componentes do SNC. A etiologia detalhada da EM continua desconhecida. A doença ocorre com prevalência crescente a partir do final da adolescência até os 35 anos de idade e, em seguida, declina. A EM é 2 a 3 vezes mais comum nas mulheres do que nos homens e ocorre principalmente nas latitudes mais altas dos climas temperados. Estudos epidemiológicos sugerem que os fatores ambientais desempenham um papel na patogenia da EM, incluindo baixo nível de vitamina D, tabagismo, aumento do índice de massa corporal e alta ingestão de sal (Ransohoff et al., 2015).

Estudos de associação genômica ampla identificaram 200 variantes genéticas associadas à suscetibilidade à EM (International Multiple Sclerosis Genetics Consortium et al., 2007). Muitas dessas variantes estão em cascatas de sinalização específicas, o que sugere que alterações em vias – e não em genes individuais – podem ser úteis para prever a resposta ao tratamento. Mais de 50% das variantes genéticas associadas ao risco de EM também são encontrados em outras doenças autoimunes supostas, e os alelos de risco estão principalmente associados a genes que regulam a função imune. Variantes de nucleotídeo único foram fortemente enriquecidas dentro de sítios de ligação para fatores de transcrição imunologicamente relacionados (Farh et al., 2015). Em pacientes com EM, existem células T ativadas que são reativas a diferentes antígenos de mielina, incluindo a proteína básica da mielina, e essas células secretam citocinas pró-inflamatórias, ao passo que, em controles saudáveis, as células T secretam a citocina anti-inflamatória IL-10 (Cao et al., 2015). A sinalização de IL-2-IL-2R está incluída proeminentemente nas considerações atuais para compreender a progressão da EM (Peerlings et al., 2021).

Os episódios são classificados de acordo com o tipo e a gravidade e, provavelmente, correspondem a graus específicos de lesão do SNC e aos processos patológicos envolvidos. Por conseguinte, os médicos referem-se à EM recidivante-remitente (a forma encontrada em 85% dos pacientes mais jovens), à EM progressiva secundária (deterioração neurológica progressiva após um longo período de doença recidivante-remitente) e à EM progressiva primária (cerca de 15% dos pacientes, nos quais a deterioração com relativamente pouca inflamação é aparente no início).

Farmacoterapia

Não existe nenhuma cura farmacológica para a EM. As terapias específicas têm por objetivo resolver os episódios agudos, reduzir as recidivas e exacerbações e retardar a progressão da incapacidade. Atualmente, dispõe-se de agentes imunomoduladores tanto parenterais quanto orais para o tratamento da EM, que são classificados como agentes "modificadores da doença". A seguir, são resumidos os agentes modificadores da doença para os vários estágios da EM. Consultar a Tabela 39-3 para a classificação das terapias aprovadas quanto à sua eficácia; os perfis farmacológicos da maior parte delas foram apresentados anteriormente neste capítulo. O elevado custo anual desses agentes modificadores da doença mais recente representa um problema (Medical Letter, 2021a, 2021b).

As exacerbações agudas da EM podem ser tratadas com um ciclo curto de *metilprednisolona* (3 a 5 dias de 500 a 1.000 mg/dia, administrados por via oral ou intravenosa) (Comi e Radaelli, 2015). Em graus variáveis, os agentes listados reduzem as taxas de recidiva na EM recidivante-remitente e na EM progressiva secundária. Com frequência, a EM recidivante-remitente é inicialmente tratada com um anticorpo anti-CD20 (i.e., *ocrelizumabe* ou *ofatumumabe*) ou com *natalizumabe*. As diretrizes da American Academy of Neurology para uso de terapias modificadoras da doença para adultos com EM (Rae-Grant et al., 2018) sugerem o uso de *alentuzumabe*, *natalizumabe* ou de um modulador do S1PR para pacientes com EM que apresentam doença altamente ativa. Em geral, os agentes imunomoduladores modificadores da doença para a EM não devem ser coadministrados com outros fármacos imunossupressores. Quando se administra qualquer um desses agentes imunomoduladores, é essencial seguir as instruções aprovadas pela FDA para início e manutenção do tratamento e para monitoramento durante o processo, tendo em mente os potenciais efeitos adversos, as interações medicamentosas e os riscos de dano fetal. O uso precoce e não tardio desses fármacos na evolução da EM é mais efetivo na prevenção das recidivas da doença. As reduções nas taxas anuais de recidiva obtidas com esses agentes modificadores da doença em ensaios clínicos variaram de 34 a 68% (Goldschmidt e McGinley, 2021; Medical Letter, 2021a).

TABELA 39-3 ■ CLASSIFICAÇÃO DAS TERAPIAS APROVADAS PARA A ESCLEROSE MÚLTIPLA QUANTO À SUA EFICÁCIA[a]

FÁRMACO	ERA DE DESENVOLVIMENTO	MECANISMO DE AÇÃO	CONSIDERAÇÕES FUNDAMENTAIS
Mais eficazes			
Natalizumabe	Segunda	Anticorpo monoclonal contra integrina α4	O risco de LMP precisa ser avaliado com base na presença de anticorpos anti-JCV.
Ocrelizumabe	Terceira	mAb contra CD20 (células B)	Baixo risco de LMP, discreto aumento nas infecções.
Alentuzumabe	Terceira	mAb contra CD52	Alto risco de tireoidite de segundo grau e outra doença autoimune.
Altamente eficazes			
Fingolimode	Segunda	Modulador do S1PR da esfingosina	As complicações cardíacas impedem o seu uso em indivíduos com mais de 50 anos de idade e naqueles com história de doença cardíaca. Deve-se efetuar um teste para anticorpos anti-VZV para reduzir o risco de herpes-zóster disseminado.
Fumarato de dimetila	Terceira	Imunomodulador	A contagem de linfócitos como redução do risco de LMP. As complicações gastrintestinais podem limitar o seu uso.
Moderadamente eficazes			
IFN-β	Primeira	Imunomodulador	Perfis de segurança e eficácia em longo prazo bem caracterizados. Os pacientes não precisam "falhar" para receber tratamentos alternativos.
Acetato de glatirâmer	Primeira	Imunomodulador	Melhor perfil de segurança para mulheres grávidas com doença leve. Os pacientes não precisam "falhar" para receber tratamentos alternativos.
Teriflunomida	Terceira	Inibidor da síntese de pirimidinas	O risco de teratogenicidade impede o seu uso em mulheres que estão grávidas ou que pretendem engravidar.

[a] A classificação é estimada com base em ensaios clínicos, estudos após aprovação e algumas comparações diretas. Os fatores que determinam a eficácia dos fármacos em qualquer paciente não estão, em sua maioria, definidos, e é essencial um bom julgamento clínico para a seleção do tratamento. Para mais detalhes, ver Ransohoff et al., 2015. Reproduzida, com permissão, de Ransohoff RM, et al. Multiple sclerosis—a quiet revolution. *Nat Rev Neurol*, **2015**, *11*:134–142. Copyright © 2015 Nature Publishing Group.

Agentes parenterais

Agentes de primeira geração Os denominados fármacos de primeira geração (mas não necessariamente de "primeira linha") incluem a IFN-β (discutida anteriormente em "Terapia com citocinas") e polímeros aleatórios que contêm aminoácidos comumente usados como âncoras do MHC. O *acetato de glatirâmer* (*AG*), um polipeptídeo de sequência randômica formado de quatro aminoácidos (alanina [A], lisina [K], glutamato [E] e tirosina [Y]), com comprimento médio de 40 a 100 aminoácidos, liga-se de maneira eficiente a moléculas DR do complexo de histocompatibilidade principal (MHC) da classe II *in vitro*. Nos ensaios clínicos realizados, o AG administrado por via subcutânea a pacientes com EM recidivante-remitente diminuiu a taxa de exacerbações em cerca de 30%, semelhante à eficácia da IFN-β. A administração de AG *in vivo* induz as células T CD4$^+$ com alta reatividade cruzada, que são desviadas imunologicamente para secretar citocinas T_H2 anti-inflamatórias, como IL-4 e IL-13. A administração de AG também evita o aparecimento de novas lesões detectáveis por ressonância magnética (Duda et al., 2000). O AG forneceu uma ilustração inicial do potencial de um agente que melhora a doença autoimune ao alterar os sinais por meio do complexo do receptor de células T (TCR). Entretanto, o tratamento em longo prazo de pacientes com EM mudou do uso de IFN-β e de AG para tratamentos mais efetivos e direcionados, e não há nenhuma justificativa para o uso de terapia sequencial com IFN-β e AG antes de usar os fármacos mais efetivos, como *ocrelizumabe* e *natalizumabe*.

Anticorpos anti-integrina α4 O *natalizumabe* é um anticorpo humanizado recombinante dirigido contra molécula de adesão integrina α4. A interação da integrinas α4β1 com a VCAM-1 é fundamental para o tráfego das células T da periferia para o SNC; o bloqueio dessa interação tem sido altamente efetivo na inibição das exacerbações da EM. O *natalizumabe* é administrado por infusão IV durante 60 minutos, a cada 4 semanas. Seu uso está associado ao desenvolvimento de LMP; em consequência, a disponibilidade do *natalizumabe* é restrita por um programa de Risk Evaluation and Mitigation Strategy que determina a medição dos anticorpos anti-JCV. Em pacientes negativos para JCV, recomenda-se com frequência iniciar o *natalizumabe*, enquanto indivíduos JCV-positivos são testados para o vírus varicela-zóster (VZV) para avaliar o tratamento com um modulador do receptor de esfingosina-1-fosfato (S1PR).

Anticorpos anti-CD20 A terapia de depleção de células B com *ocrelizumabe*, um anticorpo humanizado anti-CD20, e com *ofatumumabe*, um anticorpo humano recombinante anti-CD20, constitui um tratamento efetivo (Hauser et al., 2017). O *ocrelizumabe* precisa ser administrado por infusão intravenosa a intervalos de 6 meses; o *ofatumumabe* é administrado por via subcutânea mensalmente. Ambos os anticorpos são aprovados para a EM recidivante-remitente e a EM progressiva secundária. O *ocrelizumabe* também é aprovado para a EM progressiva primária. O *rituximabe*, um anticorpo quimérico anti-CD20 (ver Cap. 72), tem sido usado sem indicação na bula para o tratamento da EM.

Anticorpos anti-CD52 O *alentuzumabe* é um mAb humanizado dirigido contra CD52, que provoca depleção das células T e B CD52$^+$. Foi aprovado para a EM recidivante-remitente. O *alentuzumabe* tem efeito duradouro; entretanto, devido a respostas adversas à infusão, reações autoimunes graves e associação a neoplasias malignas, é recomendado para pacientes que tiveram resposta subótima a dois outros agentes modificadores da doença. O anticorpo é administrado por infusão intravenosa diária, durante 5 dias consecutivos e, em seguida, novamente 12 meses depois por 3 dias consecutivos. O *alentuzumabe* é mais efetivo do que o IFN-β1a na prevenção de recidivas. Em virtude do risco de dano fetal, as mulheres com possibilidade de engravidar devem usar uma contracepção efetiva enquanto tomam *alentuzumabe* e por 4 meses depois.

Antracenedionas A *mitoxantrona*, um inibidor da replicação do DNA, demonstrou ter efeito na redução das taxas de recidiva e retardo da progressão da EM. O fármaco é administrado por infusão intravenosa curta, a cada 3 meses. Os riscos cumulativos em longo prazo (cardiotoxicidade, leucemia mieloide crônica) são significativos, o que reduz o seu perfil de segurança.

Agentes orais

Moduladores do S1PR A farmacologia dos moduladores do S1PR foi descrita anteriormente neste capítulo. A importância da S1P para a imunidade provém de seu papel na promoção da saída de linfócitos dos tecidos linfoides e sua infiltração no SNC. A eficácia dos moduladores do S1PR na EM reside na sua capacidade de atuar como ativadores irreversíveis do S1PR e de causar infrarregulação irreversível da sinalização da S1P (ver Fig. 39-3), reduzindo, assim, a saída de linfócitos do tecido linfoide e interrompendo o direcionamento dos linfócitos circulantes para o SNC. Existem quatro moduladores do S1PR aprovados pela FDA: *ponesimode, siponimode, ozanimode* e *fingolimode*. Todos, com exceção do *fingolimode*, atuam diretamente; o *fingolimode* é fosforilado em sua forma ativa (ver Fig. 39-3). Os agentes individuais diferem na sua especificidade para os cinco S1PR e, portanto, na amplitude de seus efeitos e efeitos adversos. O *fingolimode* interage com todos os subtipos de S1PR, exceto o $S1P_2R$. O *siponimode* e o *ozanimode* têm alta afinidade pelo $S1P_1R$ e $S1P_5R$. O *ponesimode* exibe a maior especificidade e interage com alta afinidade apenas no $S1P_1R$, o S1PR encontrado nos linfócitos e nas células endoteliais. Todos os quatro moduladores do S1PR são aprovados para uso no tratamento da EM recidivante-remitente. O *ponesimode* também é aprovado para a EM progressiva secundária. Os moduladores de S1PR são aprovados pela FDA como terapia de primeira linha na EM, diminuindo a taxa de exacerbação em cerca de 50%. Pode ocorrer agravamento da EM quando os moduladores do S1PR são retirados.

Fumaratos O *fumarato de monometila*, o *fumarato de dimetila* e o *fumarato diroximel* parecem ter múltiplos efeitos imunomoduladores e são usados para a EM recidivante-remitente e progressiva secundária em adultos. O mecanismo detalhado de sua ação não é conhecido. O *fumarato de dimetila* e o *fumarato de diroximel* são metabolizados a *fumarato monometila*, a forma ativa, que é um ativador de *nrf2* que media uma resposta antioxidante ao estresse. O *fumarato de monometila* também é um agonista do receptor do ácido nicotínico, uma ação que pode contribuir para o rubor cutâneo associado ao início dos fumaratos. Os fumaratos reduzem as taxas de recidiva anuais em cerca de 50%, em comparação com placebo. Esses agentes parecem ser seguros, embora em certas ocasiões os efeitos adversos GI possam causar dificuldades. Os fumaratos têm sido associados a linfopenia, LMP e infecções oportunistas (virais [p. ex., vírus herpes-zóster], fúngicas, bacterianas). As diferentes preparações apresentam dosagens diferentes, porém todas começam com uma dose inicial de 2 vezes ao dia, durante 7 dias, seguida de regime de manutenção de dose dupla, 2 vezes ao dia. Antes do início, o hemograma e os níveis séricos de aminotransferase, fosfatase alcalina e bilirrubina do paciente devem ser avaliados e, em seguida, monitorados durante o uso do fármaco à procura de sinais de linfopenia e lesão hepática.

Teriflunomida A *teriflunomida* reduz a síntese de pirimidinas por meio da inibição reversível da di-hidro-orotato-desidrogenase, causando, assim, redução na proliferação das células B e T e ativadas (Bar-Or et al., 2014). O fármaco tem um alerta da FDA sobre os riscos de hepatotoxicidade e teratogenicidade, e é necessário obter um hemograma completo antes do tratamento, bem como avaliação e monitoramento dos níveis séricos de enzimas e bilirrubina antes e no decorrer do tratamento. Os médicos devem estar cientes das interações medicamentosas, devido aos efeitos da *teriflunomida* nas CYP 2C8 e 1A2; a administração de *teriflunomida* com *varfarina* pode reduzir o efeito da *varfarina*. A *teriflunomida* foi aprovada para o tratamento da EM recidivante-remitente; nos ensaios clínicos conduzidos, o fármaco reduziu as taxas anuais de recidiva em aproximadamente 34%.

Cladribina A *cladribina* (cloro-2'-desoxi-β-D-adenosina), um antimetabólito purínico, foi aprovada pela FDA para o tratamento da EM recidivante-remitente e EM progressiva secundária em adultos. O fármaco provoca depleção seletiva das células B. A *cladribina* contém uma advertência da FDA sobre os riscos de neoplasias malignas e teratogenicidade e exige rastreamento de câncer e outras avaliações antes de iniciar a sua administração. Pacientes em uso de *cladribina* correm risco aumentado de infecções oportunistas e dano hepático. O fármaco é administrado em quatro doses em horários prescritos ao longo de 1 ano, seguido de um intervalo de 2 anos. Nos ensaios clínicos conduzidos, a *cladribina* reduziu as taxas anuais de recidiva em aproximadamente 50%.

RESUMO: Imunossupressores, imunomoduladores e tolerógenos

	Usos terapêuticos	Farmacologia clínica e dicas
Glicocorticoides		
Prednisona (prednisona → prednisolona no fígado)	• Prevenção e tratamento da rejeição de transplantes; tratamento da DEVH no transplante de medula óssea, doença autoimune, artrite reumatoide, colite ulcerativa, EM, lúpus eritematoso sistêmico	• Amplos efeitos sobre a imunidade celular • Afeta a transcrição de muitos genes; ↓ ativação do fator nuclear-κB, ↓ citocinas pró-inflamatórias IL-1 e IL-6 • ↓ Proliferação das células T, ativação dos linfócitos T citotóxicos e função dos neutrófilos e monócitos • Pode causar ↑ do nível de glicemia, hipertensão, hábito cushingoide, ↑ peso, ↑ risco de infecção, osteoporose, glaucoma, cataratas, depressão, ansiedade, psicose • Tratamento em longo prazo → supressão suprarrenal; retirada lenta em dias alternados
Prednisolona	• Artrite reumatoide, uveíte, colite ulcerativa, vasculite, sarcoidose, lúpus eritematoso sistêmico	• Conforme o anterior
Metilprednisolona	• Lúpus eritematoso sistêmico, EM	• Conforme o anterior
Dexametasona	• AR, púrpura trombocitopênica idiopática	• Conforme o anterior
Inibidores da calcineurina		
Ciclosporina	• Profilaxia da rejeição de transplantes, terapia de resgate na rejeição de transplantes, artrite reumatoide, psoríase e outras doenças dermatológicas, xeroftalmia	• Uso de algoritmos para retardar a dose até a função renal estar adequada em pacientes com transplante renal • Monitorar a C_p para evitar efeitos adversos • Efeitos adversos: tremor, alucinações, sonolência, coma, nefrotoxicidade, hipertensão, hirsutismo, hiperlipidemia, hiperplasia gengival • Metabolizada pela CYP3A → interações medicamentosas • Interações graves com agentes antiarrítmicos

(continua)

RESUMO: Imunossupressores, imunomoduladores e tolerógenos (*continuação*)

	Usos terapêuticos	Farmacologia clínica e dicas
Inibidores da calcineurina (*continuação*)		
Tacrolimo	• Profilaxia da rejeição de transplantes, terapia de resgate para rejeição de transplantes	• A absorção GI é incompleta e variável • Efeitos adversos: nefrotoxicidade, neurotoxicidade, queixas GI e hipertensão • Intolerância à glicose e diabetes melito • Metabolizada pela CYP3A → interações medicamentosas • Monitoramento dos níveis sanguíneos para evitar a nefrotoxicidade
Voclosporina	• Nefrite lúpica	• Os efeitos adversos incluem nefrotoxicidade, pressão arterial elevada, neurotoxicidade • Metabolizada pela CYP3A4 → interações medicamentosas • ↑ risco de câncer de pele e linfomas • ↑ risco de infecções
Agentes antiproliferativos e antimetabólicos		
Azatioprina (inibe a sintase de purinas e a replicação do DNA)	• Adjuvante para a prevenção da rejeição de transplante de órgãos, artrite reumatoide	• A depuração renal tem pouco efeito sobre a eficácia ou toxicidade • Efeitos adversos: supressão da medula óssea (leucopenia > trombocitopenia > anemia) • Suscetibilidade às infecções, hepatotoxicidade, alopecia, toxicidade GI • Evitar o alopurinol
Micofenolato de mofetila (inibe a síntese de GMP → inibição seletiva da síntese de DNA nas células B e T)	• Profilaxia da rejeição de transplantes, usado sem indicação na bula para lúpus eritematoso sistêmico, EM, sarcoidose	• Efeitos adversos: GI (diarreia e vômitos) e problemas hematológicos (leucopenia, aplasia eritroide pura) • Contraindicado durante a gravidez
Sirolimo (inibidor do mTOR)	• Profilaxia da rejeição de transplante de órgãos, incorporado a *stents* para inibir a oclusão	• Monitorar os níveis sanguíneos • Hiperlipidemia • Anemia, leucopenia, trombocitopenia • Efeitos GI, úlceras de boca, hiperpotassemia • Efeitos antineoplásicos • Metabolizado pela CYP3A → possíveis interações medicamentosas
Everolimo (inibidor do mTOR)	• Astrocitoma, câncer de mama, profilaxia da rejeição de transplantes de rim e de fígado, tumor neuroendócrino pancreático, angiomiolipoma renal, câncer de células renais	• Farmacocinética distinta do sirolimo • Toxicidade semelhante à do sirolimo
Tensirolimo (inibidor do mTOR)	• Carcinoma de células renais avançado	• Administração intravenosa semanal • Farmacocinética distinta daquela do sirolimo e everolimo • Toxicidade semelhante à do sirolimo
Bloqueador coestimulador de células T		
Belatacepte (liga-se ao CD80/CD86, bloqueando o coestimulador CD28)	• Profilaxia da rejeição do transplante renal	• ↑ Risco de distúrbio linfoproliferativo após transplante, envolvendo o SNC, LMP e infecções graves do SNC → não se recomenda a administração de doses mais altas ou mais frequentes do que as doses recomendadas
Anticorpos contra moléculas de superfície celular		
Globulina antilinfocitária/globulina antitimocitária Atgam Thymoglobulin	• Prevenção e tratamento da rejeição de transplante de órgãos, anemia aplásica	• Contém anticorpos contra numerosas moléculas de superfície das células T • Pode provocar febre, calafrios, hipotensão; usar pré-medicação (esteroide/paracetamol/anti-histamínico) • Monitorar para leucopenia, trombocitopenia
Abatacepte Belatacepte	• Profilaxia da rejeição de transplante de órgãos, ensaios clínicos de autoimunidade	• Proteína de fusão CTLA-4-Ig • Risco de distúrbio linfoproliferativo pós-transplante
Anti-CD52 Alentuzumabe	• Leucemia linfocítica crônica, EM, prevenção e tratamento da rejeição de transplantes	• Depleção prolongada dos linfócitos (neutropenia, trombocitopenia como efeitos colaterais) • Autoimunidade secundária

(*continua*)

RESUMO: Imunossupressores, imunomoduladores e tolerógenos (continuação)

	Usos terapêuticos	Farmacologia clínica e dicas
Anticorpos contra moléculas de superfície celular (continuação)		
Anti-CD20 Rituximabe Ocrelizumabe	• Artrite reumatoide, EM	• Depleção dos linfócitos B maduros
Anti-CD2 Alefacepte	• Psoríase	
Anti-BLyS Belimumabe	• Lúpus eritematoso sistêmico, nefrite lúpica	• ↑ risco de infecções • Foram relatados casos de LMP • Depressão
Agentes biológicos direcionados para citocinas e seus receptores		
Anti-IL-1 Anacinra (antagonista do receptor de IL-1 recombinante) Canaquinumabe (anticorpo anti-IL-1β) Rilonacepte (proteína de fusão: domínios de ligação de IL do IL-1R₁ e IL-RAcP ligados à região Fc da IgG1)	• Artrite reumatoide, síndromes associadas à criopirina	• A IL-1 pode ser neutralizada pelo antagonista endógeno de IL-1R (IL-1RA); os níveis de IL-1Ra são insuficientes para neutralizar as quantidades aumentadas de IL-1 produzidas na doença • O bloqueio de IL-1 pode ↑ o risco de infecções oportunistas graves; suspender a terapia anti-IL-1 em pacientes com infecções • ↑ nas infecções graves em pacientes com artrite reumatoide tratados com anacinra e etanercepte → não se recomenda essa combinação • Não se devem administrar vacinas vivas em pacientes tratados com anti-IL-1
Anti-IL-2 Basiliximabe (anticorpo contra a cadeia α do IL-2R/CD25) Daclizumabe (anticorpo contra a cadeia α do IL-2R)	• Profilaxia da rejeição aguda de transplante de órgãos	• Efeitos bloqueadores β-adrenérgicos (agravamento da insuficiência cardíaca e broncospasmo) • Bloqueio da ativação das células T • Não causa depleção • Perfil de segurança satisfatório
Anti-IL-4 Dupilumabe (mAb anti-IL-4Rα)	• Dermatite atópica moderada a grave, tratamento de manutenção da asma moderada a grave com fenótipo eosinofílico ou asma dependente de glicocorticoides, tratamento de manutenção da rinossinusite crônica com polipose nasal	• Associado a uma redução do uso de glicocorticoides orais para a asma grave; entretanto, a redução da dose de glicocorticoides, se for considerada apropriada, deve ser gradual
Anti-IL-5 Benralizumabe (anticorpo bloqueador anti-IL-5Rα) Mepolizumabe (anticorpo anti-IL-5) Reslizumabe (anticorpo anti-IL-5)	• Tratamento de manutenção da asma grave (fenótipo eosinofílico) • O mepolizumabe também é indicado para a granulomatose eosinofílica com poliangiite e síndrome hipereosinofílica	• O reslizumabe é administrado apenas por infusão intravenosa • O benralizumabe é um mAb citolítico que induz depleção eficiente dos eosinófilos na circulação
Anti-IL-6 Sarilumabe (anticorpo anti-IL-6R) Satralizumabe (anticorpo anti-IL-6R) Tocilizumabe (anticorpo anti-IL-6R) Siltuximabe (mAb quimérico anti-IL-6)	• Tocilizumabe e sarilumabe: aprovados para o tratamento da artrite reumatoide em pacientes que não respondem adequadamente a um ou mais agentes modificadores da doença • Tocilizumabe: também aprovado para o tratamento da arterite de células gigantes, artrite idiopática juvenil poliarticular, artrite idiopática juvenil sistêmica e síndrome da liberação de citocinas • Satralizumabe: aprovado para o tratamento do distúrbio do espectro da neuromielite óptica em pacientes adultos positivos para o anticorpo antiaquaporina-4 • Siltuximabe: aprovado para o tratamento da doença de Castleman multicêntrica se o paciente for negativo para HIV e herpes-vírus humano-8	• O bloqueio da IL-6 pode ↑ o risco de infecções graves • Foram relatados casos graves de hepatoxicidade • Evitar o uso de vacinas vivas em pacientes tratados com tocilizumabe

(continua)

RESUMO: Imunossupressores, imunomoduladores e tolerógenos (*continuação*)

	Usos terapêuticos	Farmacologia clínica e dicas
Agentes biológicos direcionados para citocinas e seus receptores (*continuação*)		
Anti-IL-12/IL-23 Ustequinumabe (anticorpo contra a subunidade IL-12β, também conhecida como p40; a IL-12β é uma subunidade comum da IL-12 e IL-23)	• Psoríase em placas moderada a grave, artrite psoriásica ativa, doença de Crohn moderada a gravemente ativa e colite moderada a gravemente ativa	• O bloqueio de IL-12 e de IL-23 pode ↑ o risco de infecções graves • Considerar a suspensão se o paciente desenvolver infecções graves
Anti-IL-17 Brodalumabe (anticorpo anti-IL-17RA) Ixequizumabe (anticorpo anti-IL-17A) Secuquinumabe (anticorpo anti-IL-17A)	• Pacientes a partir de 6 anos de idade com psoríase em placas moderada a grave que são candidatos à terapia sistêmica ou fototerapia • Adultos com artrite psoriásica ativa, espondilite anquilosante ativa ou espondiloartrite axial não radiográfica ativa com sinais objetivos de inflamação	• O bloqueio de IL-17 pode ↑ o risco de infecções graves; interromper a terapia em pacientes que desenvolvem infecções graves • ↑ risco de doença inflamatória intestinal (DII), incluindo doença de Crohn e colite ulcerativa; monitorar para início ou exacerbação de DII; se for estabelecido o diagnóstico de DII, suspender o tratamento anti-IL-17 • Ocorreram ideação e comportamento suicidas em pacientes tratados com brodalumabe
Anti-IL-23 Guselcumabe Risanquizumabe Tildraquizumabe (anticorpo contra a subunidade p19 de IL-23 p19)	• Psoríase em placas moderada a graves • O guselcumabe também foi aprovado para a artrite psoriásica ativa	• Pode ↑ o risco de infecções • O guselcumabe é administrado por injeção subcutânea nas semanas 0 e 4 e, em seguida, a cada 8 semanas • Tildraquizumabe e risanquizumabe: administrados por via subcutânea nas semanas 0 e 4 e, em seguida, a cada 12 semanas
Anti-TNF-α Adalimumabe (mAb human anti-TNF-α) Certolizumabe (fragmento Fab humanizado anti-TNF-α) Golimumabe (mAb humano anti-TNF-α) Infliximabe (anticorpo quimérico anti-TNFα) Etanercepte (receptor chamariz)	• AR, doença de Crohn, espondilite anquilosante, psoríase em placas, artrite psoriásica, colite ulcerativa	• O bloqueio do TNF-α pode ↑ o risco de infecções graves; a administração de terapia anti-TNF-α deve ser interrompida em pacientes que desenvolvem infecções graves • ↑ risco de linfoma e outras neoplasias malignas
GM-CSF Sargramostim (GM-CSF recombinante)	• Aceleração da reconstituição mieloide após transplante autólogo de medula óssea ou de células progenitoras do sangue periférico • Promoção da recuperação dos neutrófilos após quimioterapia • Mobilização das células progenitoras hematopoiéticas para o sangue periférico para coleta por leucaférese e transplante autólogo em pacientes adultos • Exposição aguda a doses mielossupressoras de radiação	• Pode causar reações relacionadas com a infusão, caracterizada por desconforto respiratório, hipoxia, rubor, hipotensão, síncope e/ou taquicardia
Pequenas moléculas inibidoras da sinalização do receptor de citocinas		
Inibidores da JAK		• *Dicas clínicas para todos os inibidores de JAK:* Observar as advertências e instruções da FDA para testes basais, início da terapia e monitoramento subsequente. Efeitos adversos: trombocitopenia, anemia e neutropenia; ↑ risco de infecções (respiratória superior, sinusite, resfriado comum; também vírus da hepatite C, etc.). Risco de dano fetal; não utilizar durante a amamentação. Evitar o uso concomitante de vacinas vivas. Estar atento às interações medicamentosas com cada um dos agentes. Os JAKinib têm uma advertência da FDA para: • Aumento do risco de infecções bacterianas, fúngicas, virais e oportunistas graves, levando à hospitalização ou morte • Maior taxa de mortalidade por todas as causas, incluindo morte cardiovascular súbita • Maior taxa de certos tipos de câncer • Maior taxa de trombose, morte cardiovascular, infarto do miocárdio e acidente vascular cerebral

(*continua*)

RESUMO: Imunossupressores, imunomoduladores e tolerógenos (continuação)

Usos terapêuticos	Farmacologia clínica e dicas
Pequenas moléculas inibidoras da sinalização do receptor de citocinas (continuação)	

	Usos terapêuticos	Farmacologia clínica e dicas
Inibidores de JAK1/JAK2 Ruxolitinibe Baricitinibe	• Artrite reumatoide, DEVH, mielofibrose, policitemia vera	
Inibidores da JAK1 Upadacitinibe Abrocitinibe	• Artrite reumatoide, artrite psoriásica, dermatite atópica	
Inibidores da JAK2 Fedratinibe Pacritinibe	• Mielofibrose	• Evitar em pacientes com alto risco de embolia pulmonar • Interações medicamentosas por meio da CYP 3A4 e 2C19
Inibidor de JAK1/JAK3 Tofacitinibe	• Artrite reumatoide, psoríase, colite ulcerativa, artrite idiopática juvenil poliarticular	
Inibidor de pan-JAK Peficitinibe (inibe JAK1, JAK2, JAK3 e TYK2; seletividade modesta para JAK3)	• Peficitinibe (aprovado no Japão e na Coreia): artrite reumatoide	• Em ensaios clínicos, bem tolerado por um período de 6 anos • ↑ risco de infecções (vírus herpes-zóster, outros) • Terapia antirreumática com agentes modificadores da doença: o metotrexato concomitante não afeta a farmacocinética de nenhum dos fármacos • Interações medicamentosas por meio da glicoproteína P, OATP1B1 e CYP3A4

Agentes biológicos direcionados para o LFA		
Alefacepte (anti-CD2)	Psoríase	

Agentes biológicos direcionados para integrinas		
Natalizumabe (direcionado para α4, bloqueando a integrinas tanto α4β1 quanto α4β7)	• EM (formas recidivantes e doença progressiva secundária ativa), doença de Crohn (ativa moderada a grave que não responde adequadamente às terapias convencionais ou anti-TNF-α)	• Direcionado para integrina α4, bloqueando o tráfego das células T • ↑ risco de infecção • Contraindicado em pacientes que têm ou tiveram LMP • ↑ risco de desenvolver encefalite herpética e meningite • ↑ risco de infecções • Hepatotoxicidade
Vedolizumabe (bloqueia a integrinas α4β7, mas não α4β1)	• Colite ulcerativa e doença de Crohn (doença ativa moderada a grave)	• ↑ risco de LMP: monitorar os pacientes à procura de novos sinais e sintomas neurológicos ou seu agravamento • ↑ risco de infecções • Hepatotoxicidade

Moduladores do S1PR		
Ponesimode (S1P₁R) Siponimode (S1P₁,₅R) Ozanimode (S1P₁,₅R) Fingolimode (S1P₁,₃,₄,₅R)	• EM recidivante-remitente (todos os fármacos), EM progressiva secundária (siponimode, ponesimode), colite ulcerativa (ozanimode)	• Esses agentes ↓ a saída dos linfócitos e seu direcionamento (*homing*) • ↑ risco de infecção • Seguir as diretrizes da FDA para administração e monitoramento • Efeitos da primeira dose: bradicardia, ↓ condução atrioventricular, ↑ intervalo QTc; monitor antes e durante o início da terapia • Risco de edema macular; avaliar e monitorar • Risco fetal • Monitorar à procura de neoplasias malignas cutâneas • Siponimode: contraindicado em pacientes com o genótipo CYP2C9*3/*3 homozigoto • Ozanimode: o metabólito ativo inibe a MAO-B → potencial de crise hipertensiva com agentes que ↑ o tônus simpático

Outros fármacos para a EM (ver Tab. 39-3 e texto pra informações mais detalhadas)	
Agentes orais: Fumaratos, teriflunomida, cladribina *Agentes por via parental:* AG, IFN-β	

Referências

Aaronson DS, Horvath CM. A road map for those who don't know JAK-STAT. *Science*, 2002, *296*:1653–1655.

Alberú J, et al. Lower malignancy rates in renal allograft recipients converted to sirolimus-based, calcineurin inhibitor-free immunotherapy: 24-month results from the CONVERT trial. *Transplantation*, 2011, *92*: 303–310.

Alexander M, et al. Jakinibs of all trades: inhibiting cytokine signaling in immune-mediated pathologies. *Pharmaceuticals (Basel)*, 2021, *15*:48.

Azzi JR, et al. Calcineurin inhibitors: 40 years later, can't live without. *J Immunol*, 2013, *191*:5785–5791.

Bae S, et al. Early steroid withdrawal in deceased-donor kidney transplant recipients with delayed graft function. *J Am Soc Nephrol*, 2020, *31*:175–185.

Baldo BA. Chimeric fusion proteins used for therapy: indications, mechanisms, and safety. *Drug Saf*, 2015, *38*:455–479.

Bar-Or A, et al. Teriflunomide and its mechanism of action in multiple sclerosis. *Drugs*, 2014, *74*:659–674.

Brennan DC, et al, and The Thymoglobulin Induction Study Group. Rabbit antithymocyte globulin versus basiliximab in renal transplantation. *N Engl J Med*, 2006, *355*:1967–1977.

Budde K, et al. Everolimus-based, calcineurin-inhibitor-free regimen in recipients of de-novo kidney transplants: an open-label, randomised, controlled trial. *Lancet*, 2011, *377*:837–847.

Callahan MK, et al. Targeting T cell co-receptors for cancer therapy. *Immunity*, 2016, *44*:1079–1078.

CAMMS223 Investigators, et al. Alemtuzumab vs. interferon beta-1a in early multiple sclerosis. *N Engl J Med*, 2008, *359*:1786–1801.

Cao Y, et al. Functional inflammatory profiles distinguish myelin-reactive T cells from patients with multiple sclerosis. *Sci Transl Med*, 2015, *7*:287ra74.

Chan K, et al. Kidney transplantation with minimized maintenance: alemtuzumab induction with tacrolimus monotherapy—an open label, randomized trial. *Transplantation*, 2011, *92*:774–780.

Chinen J, et al. Advances in basic and clinical immunology in 2014. *J Allergy Clin Immunol*, 2015, *135*:1132–1141.

Colombo D, Ammirati E. Cyclosporine in transplantation—a history of converging timelines. *J Biol Regul Homeost Agents*, 2011, *25*:493–504.

Comi G, Radaelli M. Oral corticosteroids for multiple sclerosis relapse. *Lancet*, 2015, *386*:937–939.

D'Amico E, et al. A critical appraisal of daclizumab use as emerging therapy in multiple sclerosis. *Expert Opin Drug Saf*, 2015, *14*:1157–1168.

Danovitch GM, et al. Immunosuppression of the elderly kidney transplant recipient. *Transplantation*, 2007, *84*:285–291.

Darji P, et al. Conversion from mycophenolate mofetil to enteric-coated mycophenolate sodium in renal transplant recipients with gastrointestinal tract disorders. *Transplant Proc*, 2008, *40*:2262–2267.

Duda PW, et al. Glatiramer acetate (Copaxone) induces degenerate, Th2-polarized immune responses in patients with multiple sclerosis, 2000, *105*:967–976.

Dustin ML. Integrins and their role in immune cell adhesion. *Cell*, 2019, *177*:499–501.

Ekberg H, et al. Reduced exposure to calcineurin inhibitors in renal transplantation. *N Engl J Med*, 2007, *357*:2562–2575.

Euvrard S, et al. Sirolimus and secondary skin-cancer prevention in kidney transplantation. *N Engl J Med*, 2012, *367*:329–339.

Farh KK, et al. Genetic and epigenetic fine mapping of causal autoimmune disease variants. *Nature*, 2015, *518*:337–343.

Gadina M, et al. Translating JAKs to jakinibs. *J Immunol*, 2020, *204*:2011–2020.

Gajardo M, et al. Long-term outcome of early steroid withdrawal in pediatric renal transplantation. *Pediatr Transplant*, 2021, *25*:e14096.

Goldfarb-Rumyantzev AS, et al. Role of maintenance immunosuppressive regimen in kidney transplant outcome. *Clin J Am Soc Nephrol*, 2006, *1*:563–574.

Goldschmidt C, McGinley MP. Advances in the treatment of multiple sclerosis. *Neurol Clin*, 2021, *39*:21–33.

Goring SM, et al. A network meta-analysis of the efficacy of belatacept, cyclosporine and tacrolimus for immunosuppression therapy in adult renal transplant recipients. *Curr Med Res Opin*, 2014, *30*:1473–1487.

Guerra G, et al. Randomized trial of immunosuppressive regimens in renal transplantation. *J Am Soc Nephrol*, 2011, *22*:1758–1768.

Halloran PF. Immunosuppressive drugs for kidney transplantation. *N Engl J Med*, 2004, *351*:2715–2729. [correction appears in *N Engl J Med*, 2005, *352*:1056].

Hardinger KL, et al. Selection of induction therapy in kidney transplantation. *Transpl Int*, 2013, *26*:662–672.

Hauser SL, et al. Ocrelizumab versus interferon beta-1a in relapsing multiple sclerosis. *N Engl J Med*, 2017, *376*:221–234.

International Multiple Sclerosis Genetics Consortium, et al. Risk alleles for multiple sclerosis identified by a genomewide study. *N Engl J Med*, 2007, *357*:851–862.

Jones JL, Coles AJ. Mode of action and clinical studies with alemtuzumab. *Exp Neurol*, 2014, *262*(pt A):37–43.

Kawai T, et al. Tolerance: one transplant for life. *Transplantation*, 2014, *98*:117–121.

Krensky AM, Clayberger C. Prospects for induction of tolerance in renal transplantation. *Pediatr Nephrol*, 1994, *8*:772–779.

Krensky AM, et al. T-lymphocyte-antigen interactions in transplant rejection. *N Engl J Med*, 1990, *322*:510–517.

Kuglstatter A, et al. Structural basis for the cyclophilin A binding affinity and immunosuppressive potency of E-ISA247 (voclosporin). *Acta Crystallogr D Biol Crystallogr*, 2011, *67*:119–123.

Luo BH, et al. Structural basis of integrin regulation and signaling. *Ann Rev Immunol*, 2007, *25*:619–647.

Masson P, et al. Belatacept for kidney transplant recipients. *Cochrane Database Syst Rev*, 2014, *11*:CD010699.

McGinley, MP, Cohen JA. Sphingosine 1-phosphate receptor modulators in multiple sclerosis and other conditions, 2021, *398*:1184–1194.

Medical Letter. Drugs for multiple sclerosis. *Med Lett Drugs Ther*, 2021a, *63*:42–48.

Medical Letter. 2021b. Ponesimod (Ponvory) for multiple sclerosis. *Med Lett Drugs Ther*, 2021b, *63*:123–125.

Meroni PL, et al. New strategies to address the pharmacodynamics and pharmacokinetics of tumor necrosis factor (TNF) inhibitors: a systematic analysis. *Autoimmunol Rev*, 2015, *14*:812–829.

Mignogna C, et al. Investigational therapies targeting CD3 for prevention and treatment of type 1 diabetes. *Expert Opin Investig Drugs*, 2021, *30*:1209–1219.

Moes DJ, et al. Sirolimus and everolimus in kidney transplantation. *Drug Discov Today*, 2015, *20*:1243–1249.

Molnar AO, et al. Generic immunosuppression in solid organ transplantation: systematic review and meta-analysis. *BMJ*, 2015, *350*:h3163.

Murphy B, Krensky AM. HLA-derived peptides as novel immunomodulatory therapeutics. *J Am Soc Nephrol*, 1999, *10*: 1346–1355.

Nashan B. Antibody induction therapy in renal transplant patients receiving calcineurin-inhibitor immunosuppressive regimens: a comparative review. *BioDrugs*, 2005, *19*:39–46.

Peerlings D, et al. The IL-2 - IL-2 receptor pathway: key to understanding multiple sclerosis. *J Transl Autoimmun*, 2021, *4*:100123.

Pestana JO, et al. Three-year outcomes from BENEFIT-EXT: a phase III study of belatacept versus cyclosporine in recipients of extended criteria donor kidneys. *Am J Transplant*, 2012, *12*:630–639.

Posada MM, et al. Prediction of transporter-mediated drug-drug interactions for baricitinib. *Clin Transl Sci*, 2017, *10*:509–519.

Rae-Grant A, et al. Practice guideline recommendations summary: Disease-modifying therapies for adults with multiple sclerosis: REPORT of the Guideline Development, Dissemination, and Implementation Subcommittee of the American Academy of Neurology. *Neurology*, 2018, *90*:777–788 [correction *Neurology*, 2019, *92*:112].

Ransohoff RM, et al. Multiple sclerosis-a quiet revolution. *Nat Rev Neurol*, 2015, *11*:134–142 [correction in *Nat Rev Neurol*, 2015, *11*:246].

Riedhammer C, Weissert R. Antigen presentation, autoantigens, and immune regulation in multiple sclerosis and other autoimmune diseases. *Front Immunol*, 2015, *6*:322.

Riella LV, Sayegh MH. T-cell co-stimulatory blockade in transplantation: two steps forward one step back! *Expert Opin Biol Ther*, 2013, *13*: 1557–1568.

Rostaing L, et al. Alefacept combined with tacrolimus, mycophenolate mofetil and steroids in de novo kidney transplantation: a randomized controlled trial. *Am J Transplant*, 2013, *13*:1724–1733.

Satyananda V, Shapiro R. Belatacept in kidney transplantation. *Curr Opin Organ Transplant*, 2014, *19*:573–577.

Schena FP, et al, and The Sirolimus CONVERT Trial Study Group. Conversion from calcineurin inhibitors to sirolimus maintenance therapy in renal allograft recipients: 24-month efficacy and safety results from the CONVERT trial. *Transplantation*, 2009, *87*: 233–242.

Segundo DS, et al. Calcineurin inhibitors, but not rapamycin, reduce percentages of CD4$^+$CD25$^+$FOXP3$^+$ regulatory T cells in renal transplant recipients. *Transplantation*, 2006, *82*:550–557.

Sims EK, et al. Teplizumab improves and stabilizes beta cell function in antibody-positive high-risk individuals. *Sci Transl Med*, 2021, *13*:eabc8980.

Spiegel S, Milstien S. The outs and the ins of sphingosine-1-phosphate in immunity, 2011, *11*:403–415.

Stark GR, Darnell JE Jr. The JAK-STAT pathway at twenty. *Immunity*, 2012, *36*:503–514.

Sureshkumar KK, et al. Influence of induction modality on the outcome of deceased donor kidney transplant recipients discharged on steroid-free maintenance immunosuppression. *Transplantation*, 2012, *93*:799–805.

Talawila N, Pengel LH. Does belatacept improve outcomes for kidney transplant recipients? A systematic review. *Transpl Int*, 2015, *28*: 1251–1264.

Thiyagarajan UM, et al. Thymoglobulin and its use in renal transplantation: a review. *Am J Nephrol*, 2013, *37*:586–601.

Topalian SL, et al. Immune checkpoint blockade: a common denominator approach to cancer therapy. *Cancer Cell*, 2015, *4*:450–461.

Verghese PS, et al. Calcineurin inhibitors in HLA-identical living related donor kidney transplantation. *Nephrol Dial Transplant*, 2014, *29*:209–218.

Vincenti F, Kirk AD. What's next in the pipeline. *Am J Transplant*, 2008, *8*:1972–1981.

Vincenti F, et al. A randomized, multicenter study of steroid avoidance, early steroid withdrawal or standard steroid therapy in kidney transplant recipients. *Am J Transplant*, 2008, *8*:307–316.

Capítulo 40 | Imunoglobulinas e vacinas

Roberto Tinoco e James E. Crowe Jr.

PERSPECTIVA HISTÓRICA

A VACINAÇÃO INDUZ O DESENVOLVIMENTO DA MEMÓRIA IMUNOLÓGICA

ESTRATÉGIAS DE IMUNIZAÇÃO
- Imunidade passiva
- Imunidade ativa

TIPOS DE VACINAS
- Vacinas de vírus vivos atenuados
- Inativada
- Vacinas de subunidades
- Vacinas de DNA
- Vacinas de mRNA
- Vetores recombinantes

IMUNOGLOBULINAS
- Estrutura
- Classes e funções dos anticorpos
- Anticorpos monoclonais contra o VSR
- Anticorpos monoclonais contra o EBOV
- Anticorpos monoclonais contra o SARS-CoV-2

VACINAS CONVENCIONAIS ESPECÍFICAS RECOMENDADAS NOS ESTADOS UNIDOS
- Vacinas para infecções bacterianas
- Vacinas contra vírus

IMUNIZAÇÃO MATERNA

VACINAS PARA VIAGEM
- Vacina contra o vírus da encefalite japonesa
- Vacina contra febre amarela
- Vacina contra febre tifoide
- Vacina contra raiva

VACINAS ESPECIAIS
- Vacina contra antraz
- Vacinas contra cólera
- Vírus vacínia (vacina contra varíola)
- Outras vacinas para biodefesa e patógenos especiais

VACINAS INTERNACIONAIS
- Vacina contra dengue
- Vacina contra malária
- Vacina BCG

SARS-COV-2 E COVID-19
- Vacinas contra SARS-CoV-2

FUTURO DA TECNOLOGIA DAS VACINAS

SEGURANÇA DAS VACINAS: MITOS, VERDADES E CONSEQUÊNCIAS
- Adjuvantes das vacinas e segurança
- As vacinas não causam autismo
- Conservantes, incluindo timerosal
- Eventos adversos associados às vacinas
- Mitos sobre as vacinas e suas consequências para a saúde pública

APROVAÇÃO E MONITORAMENTO DAS VACINAS
- Mecanismos imunológicos correlatos
- Órgãos reguladores e consultivos

Perspectiva histórica

O impacto histórico das doenças infecciosas é evidente na elevada taxa de mortalidade em crianças pequenas e adultos e no transtorno que essas doenças causaram nas sociedades emergentes. A ascensão da civilização, juntamente com a domesticação das plantas e animais, permitiu que as pessoas vivessem em comunidades mais densas, em proximidade com outras pessoas e seus animais. Essa proximidade forneceu as condições ideais para a procriação de patógenos infecciosos, e a sua disseminação resultou em epidemias por todo o mundo. À medida que as pessoas começaram a questionar as causas subjacentes dessas doenças e a aparente proteção que a reinfecção proporcionava a alguns sobreviventes de uma doença, nasciam as ideias de imunidade e prevenção de doenças, aparentemente já no início do século V.

O conceito de imunidade remonta pelo menos ao século XVII, quando o imperador K'ang da China documentou a sua prática de variolação ou inoculação de suas tropas e seus próprios filhos com varíola para conferir proteção contra a doença (Hopkins, 2002). A variolação envolvia a obtenção do líquido de uma pústula de varíola de um paciente infectado, a realização de um corte na pele de uma pessoa não infectada e a introdução do inóculo. Relatos do século XVIII descrevem que africanos escravizados, trazidos aos Estados Unidos, tinham cicatrizes de variolação e acreditavam que estavam imunes à doença. A variolação contra a varíola também foi relatada por Lady Mary Montagu durante a sua estadia em Constantinopla (1716-1718). Lady Montagu, ela própria sobrevivente da varíola, descreveu que algumas mulheres turcas abriam uma ferida em indivíduos saudáveis e introduziam o conteúdo de uma vesícula de varíola com uma grande agulha, proporcionando, assim, um nível de proteção contra a varíola. Cerca de 2 a 3% morriam após a variolação, enquanto 20 a 30% morriam de infecção natural. A própria Lady Montagu e um de seus filhos foram submetidos à variolação e, mais tarde, uma filha também realizou uma variolação bem-sucedida em Londres, sob os auspícios de médicos da Royal Society. Apesar dos resultados positivos, o medo do procedimento persistiu.

Aproximadamente na mesma época, em Boston, Cotton Mather e o Dr. Zabdiel Boylston iniciaram um programa de variolação contra a varíola. O programa teve sucesso geral, porém teve a desaprovação de muitos médicos, que temiam que a inoculação pudesse disseminar a doença e ficaram preocupados com os casos de morte após a inoculação (cerca de 2% dos indivíduos inoculados). Um líder religioso do puritanismo, Edmund Massey, pregava contra a inoculação, citando o livro de Jó (Jó 2:7: "Saiu, pois, Satanás da presença do Senhor e afligiu Jó com úlceras malignas.") e argumentou que Satanás era o principal praticante da inoculação, e que essas doenças, como a varíola, eram

ACIP: Advisory Committee on Immunization Practices
APC: célula apresentadora de antígeno
BCG: bacilo de Calmette-Guérin
BCR: receptor de células B
CDC: Centers for Disease Control and Prevention
CoP: correlato de proteção
DTaP: toxoides tetânico e diftérico e pertússis acelular
EBOV: *Zaire ebolavirus*, vírus ebola
EJ: encefalite japonesa
EMA: European Medicines Agency
Fab: fragmento de ligação ao antígeno
Fc: fragmento cristalizável
H1N1: hemaglutinina tipo 1 e neuraminidase tipo 1
H3N2: hemaglutinina tipo 3 e neuraminidase tipo 2
HA: hemaglutinina
Hib: *Haemophilus influenzae* tipo b
HIV: vírus da imunodeficiência humana
HPV: papilomavírus humano
Ig: imunoglobulina (IgA, IgG, IgM, etc.)
IOM: Institute of Medicine (atualmente, National Academy of Medicine)
IPV: vacina de poliovírus inativado
mAb: anticorpo monoclonal
MeV: vírus do sarampo
MMR: sarampo, caxumba e rubéola
MMRV: sarampo, caxumba, rubéola e varicela
mRNA: RNA mensageiro
OMS: Organização Mundial da Saúde
SARS-CoV-2: coronavírus 2 associado à síndrome respiratória aguda grave
SGB: síndrome de Guillain-Barré
SMSL: síndrome da morte súbita do lactente
Td: toxoide tetânico e toxoide diftérico reduzido
Tdap: toxoide tetânico, toxoide diftérico reduzido e pertússis acelular
TEA: transtorno do espectro autista
VII: vacina influenza inativada
VSR: vírus sincicial respiratório

uma prova de fé necessária ou o castigo para pecados cometidos, cujo medo "é uma feliz contenção para muitas pessoas" (Gross e Sepkowitz, 1998). A prática médica em Boston percorreu um longo caminho desde essa época.

Em 1796, Edward Jenner, que criou o termo *vacinação*, do latim *vacca*, que significa "vaca", ajudou a melhorar a segurança das vacinas. Testou a hipótese de que a proteção contra a varíola poderia ser obtida utilizando a varíola bovina (vacínia), uma doença autolimitada não fatal em seres humanos, causada por um vírus da família Poxviridae, que inclui a varíola do macaco e a varíola, e que pode ser transmitida de vacas para seres humanos. Jenner infectou um menino com pus da varíola de uma mulher ordenhadora infectada; o menino adquiriu varíola de grau leve, recuperou-se e, quando exposto à varíola coletada de crostas de feridas de um paciente com varíola, não foi afetado, não teve nenhum sintoma e ficou totalmente protegido contra a doença. Por conseguinte, foi possível efetuar uma inoculação contra uma doença utilizando material de uma doença relacionada, porém menos prejudicial.

Entre o início e meados do século XIX, a vacinação foi amplamente aceita, e os governos dos Estados Unidos e países da Europa começaram a exigir a vacinação de crianças. Quanto à nossa era atual, tem havido uma resistência organizada por grupos antivacinação. Existe também uma percepção de que a imunidade diminui com o passar do tempo, e foram introduzidas revacinações, produzindo uma diminuição sustentada da varíola.

O trabalho de Pasteur e Koch estabeleceu uma ligação entre os microrganismos e a doença e forneceu uma compreensão científica para o desenvolvimento de vacinas específicas. Os conservantes (o glicerol foi um aditivo inicial) e a refrigeração aumentaram o prazo de validade das vacinas e permitiram a sua distribuição mais ampla. As células do sistema imune começaram a ser identificados por volta de 1890, seguidas das descobertas dos anticorpos e do soro hiperimune e da demonstração da eficácia dos adjuvantes (dos quais o alumínio foi o primeiro) para aumentar a imunogenicidade (Marrack et al., 2009). Na década de 1950, o método de liofilização (congelamento-desidratação) tornou-se padrão, permitindo a distribuição mundial de vacinas purificadas. Por meio dos esforços coordenados da OMS, a varíola foi declarada "eliminada" em 1979.

Outros flagelos foram atacados pela vacinação em meados do século XX. Um deles foi a poliomielite, uma doença neurológica incurável, que provoca emaciação muscular, paralisia e morte se o diafragma for afetado. Em 1955, Jonas Salk lançou uma vacina contra o poliovírus. A vacina Salk, uma preparação de vírus inativado administrada por injeção, foi seguida, em 1961, pela vacina oral de Sabin, que emprega um poliovírus atenuado que fornece imunidade contra todos os três tipos de poliovírus. Como resultado da vacina contra a poliomielite, o número anual de casos nos Estados Unidos, que era de 35 mil em 1955, caiu para 161 em 1961 (Hinman, 1984). A erradicação da poliomielite depende da interrupção da transmissão interpessoal, que exige a inoculação de uma alta porcentagem da população suscetível. Os adultos nos países desenvolvidos são, em sua maioria, imunes; entretanto, quando uma fração significativa de crianças não é vacinada, existe o potencial de um surto, devido à circulação de poliovírus selvagem.

Essas observações fundamentais e experimentos pavimentaram o caminho para as vacinas modernas, que reduziram as taxas de morbidade e de mortalidade dos patógenos infecciosos em todo o mundo. As modernas tecnologias laboratoriais tornaram as vacinas seguras e altamente efetivas contra patógenos infecciosos e vírus que provocam cânceres, bem como contra neoantígenos em células cancerosas. As estratégias de vacinação representam um sucesso de saúde pública, como mostra a completa erradicação mundial da varíola e a eliminação da poliomielite nas Américas, em 1994, na Europa, em 2002, e no Sudeste da Ásia, em 2014, com casos endêmicos remanescentes apenas no Paquistão, Afeganistão e Nigéria, em 2016, de acordo com a OMS. Em 2016, a OMS e a Organização Pan-Americana da Saúde declararam as Américas livres do sarampo endêmico, o que foi atribuído às campanhas de imunização.

A Tabela 40-1 resume as recomendações atuais para a vacinação infantil. Uma seção posterior do capítulo aborda a questão dos não vacinadores.

A vacinação induz o desenvolvimento da memória imunológica

As características fundamentais de uma resposta imune a patógenos consistem em reconhecimento e ativação da resposta imune inata, que limita a disseminação dos patógenos quando eles violam as barreiras protetoras naturais do hospedeiro, como a pele, o epitélio respiratório e o epitélio gastrintestinal. Se o patógeno não for controlado, o sistema imune inato recruta, então, os componentes humorais (células B secretoras de anticorpos) e celulares (células T) da resposta imune adaptativa para atingir e destruir especificamente o patógeno invasor. Uma vez eliminado o micróbio durante essa resposta primária, um pequeno número de células B e T específicas contra o patógeno sobrevive em longo prazo, algumas vezes durante toda a vida do hospedeiro, na forma de *células B e T de memória*. Essas células de memória conferem proteção ao hospedeiro contra a reinfecção pelo mesmo patógeno. Durante uma segunda resposta, as células de memória utilizam seus receptores de antígenos específicos para reconhecer o patógeno invasor. Isso resulta em sua ativação e expansão para destruir diretamente as células infectadas (por meio das células T) ou produzir anticorpos (por meio das células B), que irão neutralizar o patógeno.

A tecnologia da vacinação tira proveito desse paradigma. Como maneira de gerar memória imunológica, os indivíduos não infectados recebem uma infecção controlada ou são expostos a um antígeno que desencadeia uma resposta imune. Quando esses indivíduos vacinados são infectados subsequentemente por esses patógenos em seu ambiente, as respostas das células T e B de memória superam os micróbios invasores, neutralizando e impedindo a sua disseminação com uma resposta secundária muito mais rápida e de maior magnitude.

TABELA 40-1 ■ CRONOGRAMA DE VACINAÇÃO RECOMENDADO PARA CRIANÇAS E ADOLESCENTES DE 18 ANOS OU MENOS, ESTADOS UNIDOS, 2022*

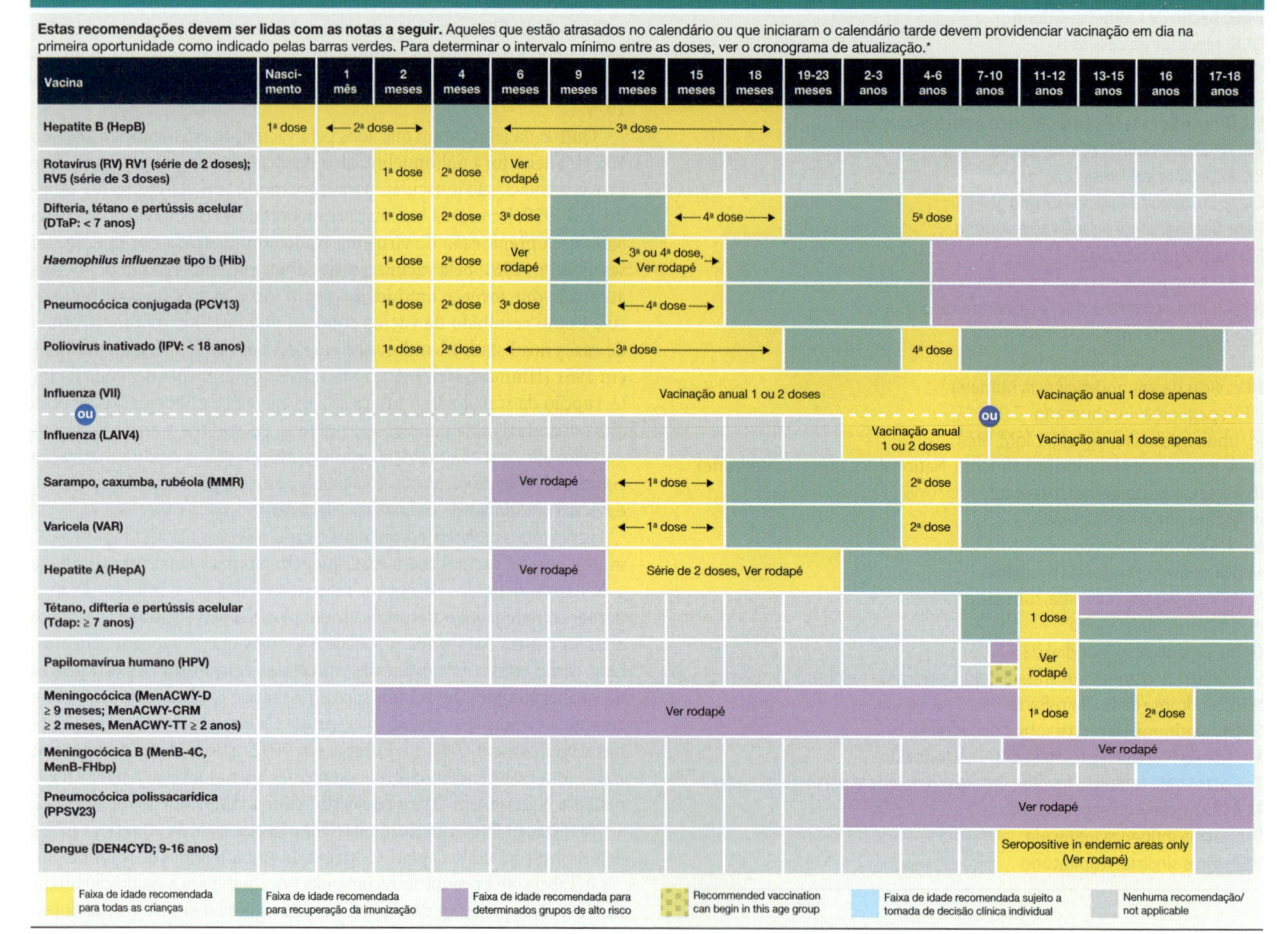

Estas recomendações devem ser lidas com as notas a seguir. Aqueles que estão atrasados no calendário ou que iniciaram o calendário tarde devem providenciar vacinação em dia na primeira oportunidade como indicado pelas barras verdes. Para determinar o intervalo mínimo entre as doses, ver o cronograma de atualização.*

Vacina	Nascimento	1 mês	2 meses	4 meses	6 meses	9 meses	12 meses	15 meses	18 meses	19-23 meses	2-3 anos	4-6 anos	7-10 anos	11-12 anos	13-15 anos	16 anos	17-18 anos
Hepatite B (HepB)	1ª dose	←2ª dose→			←———————3ª dose———————→												
Rotavírus (RV) RV1 (série de 2 doses); RV5 (série de 3 doses)			1ª dose	2ª dose	Ver rodapé												
Difteria, tétano e pertússis acelular (DTaP: < 7 anos)			1ª dose	2ª dose	3ª dose		←————4ª dose————→					5ª dose					
Haemophilus influenzae tipo b (Hib)			1ª dose	2ª dose	Ver rodapé		←3ª ou 4ª dose, Ver rodapé→										
Pneumocócica conjugada (PCV13)			1ª dose	2ª dose	3ª dose		←———4ª dose———→										
Poliovírus inativado (IPV: < 18 anos)			1ª dose	2ª dose	←———————3ª dose———————→							4ª dose					
Influenza (VII) ou Influenza (LAIV4)							Vacinação anual 1 ou 2 doses							Vacinação anual 1 dose apenas			
Sarampo, caxumba, rubéola (MMR)					Ver rodapé		←—1ª dose—→					2ª dose					
Varicela (VAR)							←—1ª dose—→					2ª dose					
Hepatite A (HepA)					Ver rodapé		Série de 2 doses, Ver rodapé										
Tétano, difteria e pertússis acelular (Tdap: ≥ 7 anos)														1 dose			
Papilomavírus humano (HPV)														Ver rodapé			
Meningocócica (MenACWY-D ≥ 9 meses; MenACWY-CRM ≥ 2 meses, MenACWY-TT ≥ 2 anos)							Ver rodapé							1ª dose		2ª dose	
Meningocócica B (MenB-4C, MenB-FHbp)																Ver rodapé	
Pneumocócica polissacarídica (PPSV23)														Ver rodapé			
Dengue (DEN4CYD; 9-16 anos)														Seropositive in endemic areas only (Ver rodapé)			

Legenda: Faixa de idade recomendada para todas as crianças | Faixa de idade recomendada para recuperação da imunização | Faixa de idade recomendada para determinados grupos de alto risco | Recommended vaccination can begin in this age group | Faixa de idade recomendada sujeito a tomada de decisão clínica individual | Nenhuma recomendação/not applicable

CRM, material de reação cruzada; DTaP, toxoides tetânico e diftérico e pertússis acelular.

*Essas recomendações foram reimpressas do *site* do CDC e devem ser lidas com as Tabelas 2 e 3 e as notas fornecidas no *site* do CDC: https://www.cdc.gov/vaccines/schedules/downloads/child/0-18yrs-child-combined-schedule.pdf. Aqueles que estão atrasados no calendário ou que começam tarde devem proceder à recuperação da vacinação assim que possível durante os períodos de tempo indicados pelas barras verdes. Para determinar os intervalos mínimos entre as doses, ver o cronograma de atualização (Tab. 2) no *site* do CDC.

A expansão clonal das células B resulta em diferenciação das células B de memória de vida longa e emergência de plasmócitos de vida mais curta, que produzem anticorpos. Durante a resposta primária, após a vacinação, as células B sofrem esse processo de diferenciação e secretam inicialmente anticorpos IgM. Os anticorpos IgM são grandes e proporcionam alguma proteção. Alguns dias após ter sido iniciada a resposta, as células B sofrem seleção clonal e produzem IgG, que é um anticorpo de maior afinidade com capacidade aumentada de neutralização dos patógenos.

Os plasmócitos diferenciados também podem produzir outras classes de anticorpos, como IgA, IgD e IgE, que desempenham funções específicas. A IgD pode ser expressa na superfície das células B, e a sua função continua sendo investigada. Os anticorpos IgA concentram-se nas secreções mucosas, no leite materno e nas lágrimas. Os anticorpos IgE são importantes na eliminação das infecções parasitárias. *Como os anticorpos IgG sofrem um processo de seleção que aumenta a sua afinidade, esses tipos de anticorpos constituem os objetivos na elaboração de vacinas.* Por conseguinte, as respostas secundárias após vacinação desencadeiam uma resposta mais rápida e maior das células B, que produzem principalmente anticorpos IgG (Clem, 2011).

A imunidade celular, que envolve as células T, tanto CD4$^+$ quanto CD8$^+$, também é um objetivo no planejamento de vacinas. Diferentemente das células B, as células T são dirigidas contra patógenos intracelulares que infectaram a célula hospedeira. As células T CD4$^+$ (células T auxiliares) estimulam as células B a produzir anticorpos. As células T CD8$^+$ matam as células infectadas. À semelhança das células B, as células T de memória de antígenos sobrevivem em longo prazo e proporcionam uma proteção para futuros encontros com seus antígenos específicos.

Estratégias de imunização

A imunidade pode ser obtida por métodos passivos ou ativos, envolvendo a exposição à infecção natural ou o uso de antígenos artificiais de produção humana. Os indivíduos podem desenvolver anticorpos contra a infecção natural ou após a vacinação.

Imunidade passiva

A *imunidade passiva* envolve a transferência de anticorpos pré-formados de um indivíduo imune para um indivíduo não imune, de modo a conferir imunidade temporária. Um exemplo de imunidade natural passiva é a transferência de anticorpos da mãe para o feto durante a gestação e pelo leite materno e colostro consumidos pelo lactente. Esses anticorpos entram no corpo e proporcionam a primeira linha de defesa do feto ou do lactente, que, de outro modo, não tem nenhuma imunidade contra quaisquer patógenos.

Um exemplo de *imunização passiva artificial* é a injeção de anticorpos antiveneno. Animais são imunizados com o antígeno do veneno, e o seu soro hiperimunizado é transfundido no paciente. O antiveneno pode ser monovalente, isto é, efetivo contra um tipo de veneno, ou polivalente e efetivo contra o veneno de múltiplas espécies. Um antiveneno liga-se a uma toxina e a neutraliza. A administração precoce após uma lesão é fundamental, visto que o antiveneno pode deter o dano causado pelo veneno, mas não pode revertê-lo. Embora o antiveneno seja purificado, ainda permanecem traços de proteínas, as quais podem desencadear anafilaxia ou doença do soro nos pacientes. A maioria dos antivenenos é administrada por via intravenosa, mas também pode ser por via intramuscular, contra os venenos de peixes-pedra e aranhas vermelhas. Foram desenvolvidos antivenenos contra aranhas, ácaros, insetos, escorpiões, animais marinhos e serpentes venenosos. A imunização passiva é usada para uma variedade de toxinas e infecções; a Tabela 40-2 fornece uma lista de imunoglobulinas disponíveis.

Imunidade ativa

Uma infecção natural que estimula a resposta imune em indivíduos não infectados pode levar ao desenvolvimento de memória imunológica e proteção contra a reinfecção, como no caso da infecção pelo vírus do sarampo (MeV). Essa indução de imunidade ocorre apenas quando o indivíduo sobrevive à infecção primária, o que nem sempre é o caso para vírus como o MeV, o influenza ou *Zaire ebolavirus* (vírus ebola, EBOV). A imunização ativa por meio da injeção de antígenos artificiais desencadeia uma resposta imune controlada, levando à geração de memória imunológica. Esse tipo de imunização, em comparação com a infecção natural, não provoca doença infecciosa nem compromete a vida do indivíduo. Por conseguinte, as tecnologias de vacinação por meio de estimulação ativa do sistema imune garantem a sobrevida do indivíduo e a sua proteção contra o patógeno presente no ambiente natural.

Tipos de vacinas

As tecnologias avançadas são atualmente usadas para produzir vacinas com o objetivo de prevenir muitas doenças infecciosas e deter os patógenos infecciosos que provocam câncer, como os vírus da hepatite, que podem levar ao carcinoma hepatocelular, e papilomavírus humano (HPV), que podem causar câncer cervical, anal, vaginal e peniano.

TABELA 40-2 ■ IMUNOGLOBULINAS DISPONÍVEIS

Imunoglobulina humana intravenosa
Imunoglobulina humana subcutânea
Imunoglobulina humana intramuscular
Hiperimunoglobulinas humanas
Imunoglobulina contra o antraz, intravenosa
Imunoglobulina antibotulínica, intravenosa
Imunoglobulina contra o citomegalovírus, intravenosa
Imunoglobulina anti-hepatite B, intravenosa
Imunoglobulina antirrábica
Imunoglobulina anti-Rho(D), intravenosa
Imunoglobulina anti-vacínia, intravenosa
Imunoglobulina contra varicela-zóster
Imunoglobulinas derivadas de animais
Imunoglobulina de linfócitos, globulina antitimócito (equina)
Injeção de imunoglobulina anti-Centruroides (escorpião) F(ab')2 (equino)
Soro anticrotálico F(ab')2 (equino)
Antiveneno (*Latrodectus mactans*) (equino) [i.e., antiveneno de aranha viúva-negra]
Antitoxina antibotulínica bivalente, tipos A e B (equina)
Antitoxina antibotulínica heptavalente (A, B, C, D, E, F, G) (equina)
Antiveneno (*Micrurus fulvius*) (origem equina) [i.e., antiveneno de cobra coral norte-americana]
Fab imune polivalente anticrotálico (ovino)
Fab imune antidigoxina (ovino)
Globulina antitimócito (coelho)

As vacinas efetivas ativam os sistemas imunes tanto inato quanto adaptativo. Existem muitos tipos diferentes de vacinas, e cada um tem suas vantagens e desvantagens. O desenvolvimento de uma vacina envolve uma compreensão da natureza do micróbio, tropismo do patógeno e necessidades práticas em determinadas regiões do mundo. A sessão seguinte fornece um resumo dos métodos atuais usados na elaboração de vacinas. Para uma lista de vacinas aprovadas pela FDA, ver Tabela 40-3.

Vacinas de vírus vivos atenuados

As vacinas vivas atenuadas utilizam uma forma enfraquecida de um vírus que contém antígenos que estimulam adequadamente uma resposta imune. Esses vírus foram passados para reduzir a sua virulência, porém retêm antígenos imunogênicos que desencadeiam respostas humorais e celulares vigorosas, bem como o desenvolvimento de células de memória depois de uma ou duas doses. Por exemplo, um vírus pode ser isolado de seres humanos e, em seguida, usado para infectar células de macaco. Depois de várias passagens, o vírus não é mais capaz de infectar as células humanas, porém conserva a sua capacidade imunogênica. Esses vírus atenuados podem provocar uma resposta imune robusta porque são semelhantes em muitos aspectos ao patógeno natural.

Existem vários inconvenientes com essas vacinas. Como se trata de vírus vivos, elas geralmente precisam ser refrigeradas para conservar a sua atividade. Em áreas remotas do mundo, onde não se dispõe de refrigeração, a obtenção e o armazenamento desse tipo de vacina podem constituir um fator limitante. Como os vírus podem sofrer mutação e modificar-se no hospedeiro, é possível que os vírus possam se tornar mais uma vez virulentos e causar doença, embora a frequência de reações adversas com o uso dessas vacinas seja muito baixa. Além disso, as vacinas atenuadas não podem ser usadas em indivíduos imunocomprometidos (p. ex., pacientes com HIV ou câncer). Em geral, essas vacinas não são administradas durante a gravidez. Os vírus MeV, da poliomielite, rotavírus, da febre amarela e da varicela são exemplos de patógenos contra os quais foram desenvolvidas vacinas vivas atenuadas. As vacinas atenuadas para bactérias representam um maior desafio do que os vírus para a sua produção, visto que as bactérias têm genomas mais complexos; entretanto, a tecnologia do DNA recombinante pode ser utilizada para remover a virulência, porém conservar a imunogenicidade. Uma vacina contra o *Vibrio cholerae* foi gerada dessa maneira. Foi também desenvolvida uma vacina viva atenuada para a tuberculose.

Inativada

Foram utilizados vírus da poliomielite, influenza e raiva, além de bactérias causadoras da febre tifoide e peste para produzir vacinas inativadas. A destruição dos patógenos por meio de calor, radiação ou substâncias químicas de modo a inativá-los produz os materiais iniciais antigênicos. Os patógenos mortos não podem mais se multiplicar ou sofrer mutação em seu estado causador de doença e, portanto, são seguros. Esses tipos de vacinas são úteis, visto que podem ser liofilizadas e transportadas sem refrigeração, uma característica importante para chegar aos países em desenvolvimento. Uma desvantagem das vacinas inativadas é que elas induzem uma resposta imune que pode ser mais fraca do que aquela induzida pela infecção natural; assim, os indivíduos frequentemente necessitam de múltiplas doses de vacinas inativadas ou vacinações de reforço periódicas para manter a imunidade ao patógeno. Em áreas onde as pessoas têm acesso limitado à assistência médica, garantir a disponibilidade dessas múltiplas doses no momento adequado pode ser problemático, podendo levar a uma redução da imunidade contra o patógeno, como no caso da doença endêmica por poliovírus.

Vacinas de subunidades

À semelhança das vacinas inativadas, as vacinas de subunidades não contêm patógenos vivos; com efeito, as vacinas de subunidades usam um componente do microrganismo como antígeno da vacina para simular a exposição ao próprio microrganismo. Normalmente, as vacinas de subunidades contêm *polissacarídeos* ou proteínas (*proteínas de superfície* ou *toxoides*). Em comparação com as vacinas vivas atenuadas, as vacinas de subunidades induzem uma resposta imune menos vigorosa. A seleção da

TABELA 40-3 ■ VACINAS APROVADAS NOS ESTADOS UNIDOS

Toxoides
Toxoides tetânicos e diftéricos adsorvidos
Toxoides tetânico e diftérico adsorvidos para uso em adultos
Toxoide tetânico adsorvido
Toxoide tetânico, toxoide diftérico reduzido e vacina pertússis acelular, adsorvida

Polissacarídeos bacterianos
Vacina de polissacarídeo meningocócico, grupos A, C, Y e W-135 combinadas
Vacina pneumocócica, polivalente
Vacina febre tifoide Vi (polissacarídica)

Vacinas bacterianas conjugadas
Vacina *Haemophilus* b conjugada (conjugado de proteína meningocócica)
Vacina *Haemophilus* b conjugada (conjugada ao toxoide tetânico)
Vacina pneumocócica 7-valente conjugada (com proteína diftérica CRM_{197})
Vacina pneumocócica 13-valente conjugada (com proteína diftérica CRM_{197})
Vacina pneumocócica 20-valente conjugada
Vacina meningocócica (grupos A, C, Y e W-135) oligossacarídica com conjugado diftérico CRM_{197}
Vacina meningocócica dos grupos C e Y e *Haemophilus* b conjugada com toxoide tetânico
Vacina meningocócica (grupos A, C, Y e W-135) polissacarídica conjugada com toxoide diftérico
Vacina meningocócica do grupo B

Bacterianas vivas
BCG de cepa viva
Vacina viva oral Ty21a contra febre tifoide
Vacina viva oral contra cólera

Bactérias inativadas ou subunidades
Vacina contra peste
Vacina contra antraz, adsorvida

Vírus vivos
Vacina contra sarampo e caxumba de vírus vivos
Vacina contra sarampo, caxumba e rubéola de vírus vivos
Vacina contra sarampo, caxumba, rubéola e varicela de vírus vivos
Vacina contra varicela de vírus vivos
Vacina contra zóster, de vírus vivo (Oka/Merck)
Vacina contra rotavírus, viva oral
Vacina contra rotavírus viva, oral, pentavalente
Vacina contra influenza, viva, intranasal (tetravalente, tipos A e B)
Vacina contra adenovírus tipo 4 e tipo 7, viva, oral
Vacina contra febre amarela
Vacina contra varíola (vacínia), de vírus vivos
Vacina contra varíola e varíola dos macacos, viva, não replicante
Vacina tetravalente contra a dengue, viva

Vírus inativados ou subunidades
Vacina contra poliovírus inativada (célula diploide humana)
Vacina contra poliovírus inativada (célula renal de macaco)
Vacina contra hepatite A, inativada
Vacina contra hepatite B (recombinante)
Vacina contra hepatite A, inativada e vacina hepatite B (recombinante)
Vacina contra influenza A (H1N1) 2009 monovalente
Vacina contra o vírus influenza, H5N1 (para estoque nacional)
Vacina contra influenza A (H5N1) monovalente, adjuvada
Vacina contra vírus influenza (trivalente, tipos A e B)
Vacina contra vírus influenza (tetravalente, tipos A e B)
Vacina contra papilomavírus humano divalente (tipos 16, 18), recombinante
Vacina contra papilomavírus humano tetravalente (tipos 6, 11, 16, 18), recombinante
Vacina contra papilomavírus humano 9-valente, recombinante
Vacina contra vírus da encefalite japonesa, inativada
Vacina contra vírus encefalite japonesa, inativada, adsorvida
Vacina contra raiva
Vacina contra raiva, adsorvida
Vacina contra zóster recombinante, com adjuvante

Vacina de vetor viral
Vacina contra ebola Zaire, de vírus vivo

---

subunidade antigênica e a elaboração e desenvolvimento da vacina podem ser mais demorados e de custo mais elevado, visto que os antígenos de subunidades do patógeno e suas combinações precisam ser rigorosamente testados para assegurar que irão desencadear uma resposta imune efetiva. Os cientistas podem identificar os antígenos mais imunogênicos no laboratório e fabricar essas moléculas antigênicas por meio da tecnologia do DNA recombinante, produzindo *vacinas de subunidades recombinantes*. Por exemplo, a vacina da hepatite B é produzida pela inserção dos genes da hepatite B em leveduras, que codificam antígenos selecionados. As células da levedura expressam esses antígenos, que são, então, purificados e usados na produção de uma vacina. Uma desvantagem dessas vacinas é que, embora produzam uma resposta imune, a imunidade não é garantida. As vacinas de subunidades são geralmente consideradas seguras, visto que não possuem nenhum patógeno vivo em multiplicação.

Polissacarídeos

As vacinas subunitárias de polissacarídeos utilizam antígenos polissacarídicos (açúcar) para induzir uma resposta imune. As paredes celulares das bactérias são compostas de polissacarídeos de peptideoglicanos, que ajudam os patógenos a escapar do sistema imune. Esse mecanismo de evasão é altamente efetivo em lactentes e crianças jovens, tornando-os mais suscetíveis à infecção. Infelizmente, esses polissacarídeos não são muito imunogênicos. Além disso, as vacinas produzidas contra antígenos de polissacarídeos geralmente induzem respostas imunes abaixo do ideal que resultam em imunidade apenas de curto prazo. A infecção meningocócica causada por *Neisseria meningitidis* (grupos A, C, W-135 e Y) e a doença *pneumocócica* são vacinas de subunidades de polissacarídeos contra patógenos bacterianos. As vacinas de subunidades conjugadas utilizam uma tecnologia para a ligação do polissacarídeo da cápsula bacteriana a uma proteína carreadora, frequentemente toxoide diftérico ou tetânico. Esse tipo de combinação antigênica pode induzir proteção de longo prazo em lactentes e adultos. Essas vacinas fornecem proteção contra patógenos para os quais as vacinas de polissacarídeos simples não conseguem atuar em lactentes e fornecem uma proteção mais prolongada para crianças pequenas e adultos. As vacinas *Haemophilus influenzae* tipo b (Hib) e *pneumocócica* (PCV7 valente, PCV10 valente, PCV13 valente) são vacinas de subunidades conjugadas recomendadas para crianças (ver Tab. 40-1). A vacina *meningocócica A*, usada na África, também é um exemplo de vacina de subunidade conjugada.

Vacinas subunitárias de proteína de superfície

As vacinas de subunidades baseadas em proteínas usam proteínas purificadas do patógeno ou proteínas recombinantes baseadas em sequências do patógeno para induzir uma resposta imune. Como essas proteínas podem não ser apresentadas em conformações totalmente nativas (i.e., como no patógeno vivo), alguns dos anticorpos gerados contra esses antígenos podem não se ligar de forma eficiente ao patógeno vivo. As vacinas pertússis acelular e hepatite B são exemplos de vacinas subunitárias à base de proteína. A vacina para hepatite B contém a proteína do envelope do vírus da hepatite B como antígeno produzido em cultura de células leveduriformes.

Toxoides

Bactérias patogênicas, como *Clostridium tetani* e *Corynecbacterium diphtheriae*, induzem doenças (tétano ou difteria, respectivamente) por meio da produção de toxinas. As vacinas contra essas toxinas, conhecidas como vacinas toxoides, são eficazes porque provocam uma resposta imune que resulta na produção de anticorpos neutralizantes específicos da toxina, evitando danos celulares ao indivíduo. Toxinas inativadas (*toxoides*) são usadas como imunógeno; no entanto, como essas proteínas muitas vezes não são altamente imunogênicas, elas devem ser adsorvidas a adjuvantes (sais de alumínio ou cálcio) para aumentar sua capacidade de estimular a resposta imune. As vacinas de toxoides geralmente são seguras, visto que elas não contêm patógenos vivos. Além disso, essas proteínas geralmente são estáveis em uma ampla faixa de temperatura e umidade (Baxter, 2007).

Vacinas de DNA

O sequenciamento do genoma de um patógeno fornece informações que possibilitam a produção de uma vacina de DNA contra o material genético selecionado. Os genes antigênicos de um micróbio são selecionados e incorporados ao DNA sintético. Uma injeção intramuscular ou intradérmica fornece esse DNA obtido por engenharia às células apresentadoras de antígenos (APC), que captam o DNA e o transcrevem e traduzem para produzir proteínas antigênicas. Essas APC apresentam esses antígenos aos componentes humoral e celular do sistema imune para gerar imunidade. Esse tipo de vacina não está associado a nenhum risco de infecção, pode ser facilmente desenvolvido e produzido, é custo-efetivo, estável e pode fornecer proteção em longo prazo (Robinson et al., 2000). As desvantagens incluem seu limite a antígenos proteicos e a possibilita de gerar tolerância ao antígeno específico, em virtude da baixa imunogenicidade, tornando a imunidade ineficaz.

Muitas das vacinas de DNA estão atualmente em fase experimental, porém nenhuma foi licenciada nos Estados Unidos. Vacinas de DNA para vírus influenza, herpes-vírus, flavivírus, vírus Zika e outros estão em estágio inicial de desenvolvimento. Uma vacina de DNA contra o vírus do Nilo Ocidental foi aprovada para uso veterinário. Plataformas de administração para melhor eficácia das vacinas de DNA (p. ex., eletroporação) estão sendo desenvolvidas.

Vacinas de mRNA

Uma das barreiras para a eficácia das vacinas de DNA é que os ácidos nucleicos não devem apenas ser entregues no citoplasma das células, mas também alcançar o núcleo da célula e estar disponível para as DNA-polimerases da célula hospedeira produzir mRNA, ou RNA mensageiro. Em vez disso, a entrega de mRNA supera esse problema, mas, historicamente, o RNA era difícil de usar por vários motivos. O RNA é inerentemente instável, pois é suscetível à degradação por enzimas que são onipresentes em ambientes biológicos, é difícil de ser entregue nas células e pode desencadear programas celulares que inibem a tradução após o reconhecimento por receptores semelhantes ao Toll e outros mecanismos de detecção das células hospedeiras. Décadas de pesquisa superaram esses obstáculos, com sucessos recentes. Os problemas de entrega e estabilidade citoplasmática foram superados pelo desenvolvimento de novas formulações de nanopartículas lipídicas que protegem o RNA e facilitam a entrega às células. O uso de RNA modificados, como a incorporação de nucleosídeos modificados, permitiu a evasão da detecção rápida da célula hospedeira. Como resultado, vários grandes sucessos ocorreram com as vacinas contra o SARS-CoV-2 em 2020 (discutido adiante), e essas tecnologias estão sendo investigadas para novas vacinas contra influenza, HIV-1 e outros patógenos importantes.

Vetores recombinantes

O vetor é um vírus ou bactéria usado para fornecer genes microbianos heterólogos às células para expressão no indivíduo vacinado, de modo a produzir uma resposta imune. Quando o vetor infecta ou transduz células hospedeiras, os antígenos selecionados são apresentados durante a resposta imune para gerar imunidade. Tanto os vírus quanto as bactérias estão sendo investigados como vetores recombinantes para vacinas candidatas. Os vírus vetores que têm sido usados em vacinas candidatas incluem muitos poxvírus (vírus da vacínia, vacínia Ankara modificada, poxvírus aviários e outros), muitos adenovírus (de origem humana e primata) e outras famílias de vírus.

Imunoglobulinas

Estrutura

A vacinação resulta em expansão e diferenciação das células B em células de memória de vida longa, que fornecem proteção em longo prazo a uma exposição secundária, e dos plasmócitos, que são células produtoras de imunoglobulinas (anticorpos), que produzem grandes quantidades dessas proteínas. Os anticorpos no corpo são encontrados em duas formas: ligados à membrana nas células B, como receptores de células B (BCR) que podem liberar sinais, de modo a ativar e induzir a diferenciação das células B após a ligação do antígeno, ou como moléculas efetoras solúveis, que neutralizam os antígenos em todo o corpo. Os anticorpos são proteínas heterodiméricas compostas de duas cadeias – as cadeias leves e pesadas. Ambas as cadeias contêm regiões variáveis na região N-terminal da proteína, que se ligam a antígenos. As células B virgens expressam BCR com baixa afinidade por antígenos. Esses BCR podem ser selecionados por meio de recombinação VDJ (variável, diversidade, junção), através da atividade de enzimas RAG (gene de ativação da recombinase). A diversidade de anticorpos é obtida por meio de variação da região do local de ligação do antígeno, diversidade combinatória de segmentos gênicos e combinação de regiões leves e pesadas, um programa de diversidade global que pode resultar em um repertório de anticorpos de potencialmente 10^{16} a 10^{18} diferentes, assegurando a existência de uma célula B exclusiva no corpo para reconhecer qualquer antígeno estranho. Além dessa diversidade, os anticorpos também podem sofrer recombinação por mudança de classe, em que pode ocorrer mudança da região constante da cadeia pesada, com base em sinais de citocinas pelas células T, para corresponder à especificidade e função dos anticorpos. É essa porção do anticorpo que determina os cinco isótipos principais: IgM, IgD, IgG, IgA e IgE. Esses isótipos diferem em tamanho, ligação ao receptor fragmento cristalizável (Fc), capacidade de fixação do complemento e em isótipos apropriados para patógenos específicos (Schroeder e Cavacini, 2010).

A diversidade de anticorpos pode ser aumentada após o reconhecimento do antígeno pelas células B de memória e auxílio das células T CD4$^+$. As células B podem fortalecer ainda mais sua afinidade de anticorpos por meio da mutação de suas regiões variáveis e, com a estimulação repetitiva de antígenos, a afinidade dos clones de células B selecionados para expansão por ligação ao antígeno pode aumentar ainda mais. Esse mecanismo explica por que algumas vacinas, como a vacina hepatite B, são mais imunogênicas quando administradas em três doses. Essa estimulação antigênica repetida induz hipermutação somática dos genes variáveis do anticorpo, aumentando a sua potência. A citidina-desaminase induzida por ativação (AID) é uma enzima essencial para mediar a recombinação de mudança de classe e a hipermutação somática. Os indivíduos com deficiência de AID sofrem de síndrome de hiper-IgM e são incapazes de efetuar a mudança de classe dos anticorpos, tornando-os mais suscetíveis a determinadas infecções.

Anticorpos produzidos podem ser usados para imunização passiva; para uma lista de anticorpos disponíveis, ver Tabela 40-4. Esses mAb são agentes biológicos que passaram a ser uma das classes de fármacos mais importantes de nossa época. Até o momento, os mAb têm sido aplicados mais efetivamente para uso na quimioterapia do câncer e tratamento de doenças autoimunes. Vários mAb foram desenvolvidos para doenças infecciosas, incluindo VSR (vírus sincicial respiratório), EBOV, SARS-CoV-2 e toxina do *Clostridium difficile*. À medida que o custo envolvido na produção de mAb continua caindo, um maior número desses agentes biológicos provavelmente será usado para profilaxia ou tratamento das doenças infecciosas.

Classes e funções dos anticorpos

Imunoglobulina M

A primeira classe de anticorpos expressa pelas células B é a IgM. As moléculas de IgM são monômeros ligados à membrana, que são encontrados nas células B maduras circulantes. Quando células B maduras são estimuladas por antígenos, elas geram pentâmeros de IgM que são secretados. Os anticorpos IgM, também denominados anticorpos naturais, possuem baixa afinidade como monômeros, porém a sua atividade pode aumentar na sua estrutura pentamérica, que melhora a ligação dos epítopos a antígenos repetidos nos patógenos. Esses anticorpos estão associados a uma resposta imune primária; eles são encontrados em superfícies mucosas e constituem 10% do conteúdo de anticorpos do soro. As moléculas de IgM atuam ao recobrir seu antígeno específico de modo a tornar o patógeno um alvo para destruição por fagocitose e induzir a fixação do complemento para matar os patógenos (Schroeder e Cavalcanti, 2010).

TABELA 40-4 ■ ANTICORPOS MONOCLONAIS TERAPÊUTICOS APROVADOS NA UNIÃO EUROPEIA E NOS ESTADOS UNIDOS, JULHO DE 2021

ANTICORPO	ALVO; TIPO DE ANTICORPO	USO TERAPÊUTICO
Abciximabe	GPIIb/IIIa; *Fab IgG1 quimérica*	Prevenção de coágulos sanguíneos na angioplastia
Adalimumabe	TNF; *IgG1 humana*	Artrite reumatoide
Ado-trastuzumabe entansina	HER2; *IgG1 humanizada; imunoconjugado*	Câncer de mama
Aducanumabe	Beta amiloide; *IgG1 humana*	Doença de Alzheimer
Alentuzumabe	CD52; *IgG1 humanizada*	Esclerose múltipla
Alirocumabe	PCSK9; *IgG1 humana*	Redução do colesterol
Amivantamabe, amivantamabe-vmjw	EGFR, cMET; *IgG1 humana biespecífica*	Câncer de pulmão de células não pequenas com mutações de inserção no éxon 20 do EGFR
Ansuvimabe-zykl	Glicoproteína do vírus ebola; *IgG1 humana*	Infecção pelo vírus ebola
Atezolizumabe[a]	MCP-L1; *IgG1 humanizada*	Câncer de bexiga
Atoltivimabe, maftivimabe e odesivimabe-ebgn	Vírus ebola; *coquetel de três IgG1 humana*	Infecção pelo vírus ebola
Avelumabe	MCP-L1; *IgG1 humana*	Carcinoma de células de Merkel
Basiliximabe	IL-2R; *IgG1 quimérica*	Prevenção da rejeição do transplante renal
Belantamabe mafodotina, belantamabe mafodotina-blmf	Antígeno de maturação de células B; *ADC IgG1 humanizada*	Mieloma múltiplo
Belimumabe	BLyS; *IgG1 humana*	Lúpus eritematoso sistêmico
Benralizumabe	IL-5Rα; *IgG1 humanizada*	Asma
Bevacizumabe	VEGF; *IgG1 humanizada*	Câncer colorretal
Bezlotoxumabe	Toxina B do *Clostridium difficile*; *IgG1 humana*	Infecções por *C. difficile*
Blinatumomabe	CD19, CD3; *scFv em tandem biespecífico murino*	Leucemia linfoblástica aguda
Brentuximabe vedotina	CD30; *IgG1 quimérica; imunoconjugado*	Linfoma de Hodgkin, linfoma de células grandes anaplásico sistêmico
Brodalumabe	IL-17RA; *IgG2 humana*	Psoríase em placas
Brolucizumabe, brolucizumabe-dbll	VEGF-A; *scFv humanizado*	Degeneração neovascular da mácula relacionada à idade
Burosumabe, burosumabe-twza	FGF23; *IgG1 humana*	Hipofosfatemia ligada ao cromossomo X
Canaquinumabe	IL-1β; *IgG1 humana*	Síndrome de Muckle-Wells
Caplacizumabe, caplacizumabe-yhdp	Fator de von Willebrand; *nanocorpo humanizado*	Púrpura trombocitopênica trombótica adquirida
Catumaxomabe[b]	EPCAM/CD3; *mAb de rato/camundongo biespecífico*	Ascite maligna
Cemiplimabe, cemiplimabe-rwlc	MCP-1; *mAb IgG4 humana*	Carcinoma cutâneo de células escamosas
Certolizumabe pegol	TNF; *Fab humanizado, peguilhado*	Doença de Crohn
Cetuximabe	EGFR; *IgG1 quimérica*	Câncer colorretal
Crizanlizumabe; crizanlizumabe-tmca	CD62 (também conhecido como P-selectina); *IgG2 humanizada*	Anemia falciforme
Daclizumabe	IL-2R; *IgG1 humanizada*	Esclerose múltipla
Daratumumabe	CD38; *IgG1 humana*	Mieloma múltiplo
Denosumabe	RANK-L; *IgG2 humana*	Perda óssea
Dinutuximabe	GD2; *IgG1 quimérica*	Neuroblastoma
Dostarlimabe, dostarlimabe-gxly	MCP-1; *IgG4 humanizada*	Câncer endometrial
Dupilumabe	IL-4Rα; *IgG4 humana*	Eczema
Durvalumabe	MCP-L1; *IgG1 humana*	Carcinoma urotelial
Eculizumabe	C5; *IgG2; 4 humanizada*	Hemoglobinúria paroxística noturna
Efalizumabe	CD11a; *IgG1 humanizada*	Psoríase
Elotuzumabe	SLAMF7; *IgG1 humanizada*	Mieloma múltiplo
Emapalumabe, emapalumabe-lzsg	IFN-γ; *IgG1 humana*	Linfo-histiocitose hemofagocítica primária
Emicizumabe	Fator IXa, X; *IgG4 humanizada, biespecífica*	Hemofilia A
Enfortumabe vedotina, enfortumabe vedotina-ejfv	Nectina-4; *ADC IgG1 humana*	Câncer urotelial
Eptinezumabe, eptinezumabe-jjmr	CGRP; *IgG1 humanizada*	Prevenção da enxaqueca
Erenumabe, erenumabe-aooe	Receptor CGRP; *IgG2 humana*	Prevenção da enxaqueca
Evinacumabe	Semelhante à angiopoietina 3; *IgG4 humana*	Hipercolesterolemia familiar homozigótica

(continua)

TABELA 40-4 ■ ANTICORPOS MONOCLONAIS TERAPÊUTICOS APROVADOS NA UNIÃO EUROPEIA E NOS ESTADOS UNIDOS, JULHO DE 2021 (continuação)

ANTICORPO	ALVO; TIPO DE ANTICORPO	USO TERAPÊUTICO
Evolocumabe	PCSK9; IgG2 humana	Redução do colesterol
Fremanezumabe, fremanezumabe-vfrm	CGRP; IgG2 humanizada	Prevenção da enxaqueca
Galcanezumabe, galcanezumabe-gnlm	CGRP; IgG4 humanizada	Prevenção da enxaqueca
Gentuzumabe ozogamicina[a]	CD33; IgG4 humanizada	Leucemia mieloide aguda
Golimumabe	TNF; IgG1 humana	Artrite reumatoide e psoriásica, espondilite anquilosante
Ibalizumabe, ibalizumabe-uiyk	CD4; IgG4 humanizada	Infecção por HIV
Ibritumomabe tiuxetana	CD20; IgG1 murina	Linfoma não Hodgkin
Idarucizumabe	Dabigatrana; Fab humanizado	Excesso de dabigatrana (reversão da anticoagulação)
Inebilizumabe, inebilizumabe-cdon	CD19; IgG1 humanizada	Distúrbios do espectro da neuromielite óptica
Infliximabe	TNF; IgG1 quimérica	Doença de Crohn
Inotuzumabe ozogamicina	CD22; IgG4 humanizada; ADC	Leucemia linfoblástica aguda
Isatuximabe isatuximabe-irfc	CD38; IgG1 quimérica	Mieloma múltiplo
Guselcumabe	IL-23 p19; IgG1 humana	Psoríases em placas
Ipilimumabe	CTLA-4; IgG1 humana	Melanoma metastático
Ixequizumabe	IL-17A; IgG4 humanizada	Psoríase
Lanadelumabe, lanadelumabe-flyo	Calicreína plasmática; IgG1 humana	Crises de angioedema hereditário
Loncastuximabe tesirina, loncastuximabe tesirina-lpyl	CD19; IgG1 humanizada; ADC	Linfoma difuso de células B grandes
Margetuximabe-cmkb	HER2; IgG1 quimérica	Câncer de mama metastático HER2-positivo
Mepolizumabe	IL-5; hIgG1	Asma eosinofílica grave
Mogamulizumabe, mogamulizumabe-kpkc	CCR4; IgG1 humanizada	Micose fungoide ou síndrome de Sézary
Moxetumomabe pasudotox, moxetumomabe pasudotox-tdfk	CD22; imunotoxina murina IgG1 dsFv	Leucemia de células pilosas
Muromonabe CD3	CD3; IgG2a murina	Reversão da rejeição do transplante renal
Natalizumabe	Integrina α4; IgG4 humanizada	Esclerose múltipla
Naxitamabe-gqgk	GD2; IgG1 humanizada	Neuroblastoma de alto risco e doença osteomedular refratária
Necitumumabe	EGFR; IgG1 humana	Câncer de pulmão de células não pequenas
Nivolumabe	MCP-1; IgG4 humana	Melanoma; câncer de pulmão de células não pequenas, carcinoma de células renais
Obiltoxaximabe[a]	Antígeno protetor da exotoxina de Bacillus anthracis;[c] IgG1 quimérica	Prevenção do antraz por inalação
Obinutuzumabe	CD20; IgG1 humanizada; glicoprojetado	Leucemia linfocítica crônica
Ocrelizumabe	CD20; IgG1 humana	Esclerose múltipla
Ofatumumabe	CD20; IgG1 humana	Leucemia linfocítica crônica
Olaratumabe	PDGFR; IgG1 humana	Sarcoma de tecidos moles
Omalizumabe	IgE; IgG1 humanizada	Asma
Palivizumabe	VSR; IgG1 humanizada	Prevenção da infecção pelo vírus sincicial respiratório
Panitumumabe	EGFR; IgG2 humana	Câncer colorretal
Pembrolizumabe	MCP-1; IgG4 humanizada	Melanoma, carcinoma de células não pequenas
Pertuzumabe	HER2; IgG1 humanizada	Câncer de mama
Polatuzumabe vedotina, polatuzumabe vedotina-piiq	CD79b; IgG1 humanizada; ADC	Linfoma difuso de células B grandes
Ramucirumabe	VEGFR2; IgG1 humana	Câncer gástrico
Ranibizumabe	VEGF; Fab IgG1 humanizada	Degeneração macular
Ravulizumabe, ravulizumabe-cwvz	C5; IgG2/4 humanizada	Hemoglobinúria paroxística noturna
Raxibacumabe[a]	Antígeno protetor do B. anthracis;[c] IgG1 humana	Prevenção do antraz por inalação
Reslizumabe	IL-5; IgG4 humanizada	Asma
Risanquizumabe, risanquizumabe-rzaa	IL-23 p19; IgG1 humanizada	Psoríase em placas
Rituximabe	CD20; IgG1 quimérica	Linfoma não Hodgkin
Romosozumabe, romosozumabe-aqqg	Esclerostina; IgG2 humanizada	Osteoporose em mulheres na pós-menopausa com risco aumentado de fratura

(continua)

TABELA 40-4 ■ ANTICORPOS MONOCLONAIS TERAPÊUTICOS APROVADOS NA UNIÃO EUROPEIA E NOS ESTADOS UNIDOS, JULHO DE 2021 (continuação)

ANTICORPO	ALVO; TIPO DE ANTICORPO	USO TERAPÊUTICO
Sacituzumabe govitecana; sacituzumabe govitecana-hziy	TROP-2; IgG1 humanizada; ADC	Câncer de mama triplo negativo
Sarilumabe	IL-6R; IgG1 humana	Artrite reumatoide
Satralizumabe, satralizumabe-mwge	IL-6R; IgG2 humanizada	Distúrbio do espectro da neuromielite óptica
Secuquinumabe	IL-17A; IgG1 humana	Psoríase
Siltuximabe	IL-6; IgG1 quimérica	Doença de Castleman
Tafasitamabe, tafasitamabe-cxix	CD19; IgG1 humanizada	Linfoma difuso de células B grandes
Teprotumumabe, teprotumumabe-trbw	IGF-1R; IgG1 humana	Doença ocular da tireoide (orbitopatia ou oftalmopatia de Graves)
Tildraquizumabe; tildraquizumabe-asmn	IL-23 p19; IgG1 humanizada	Psoríases em placas
Tocilizumabe	IL-6R; IgG1 humanizada	Artrite reumatoide
Tositumomabe-I[131a]	CD20; IgG2a murina	Linfoma não Hodgkin
Trastuzumabe	HER2; hIgG1	Câncer de mama
[fam-]trastuzumabe deruxtecana, fam-trastuzumabe deruxtecana-nxki	HER2; IgG1 humanizada; ADC	Câncer de mama metastático HER2-positivo
Ustequinumabe	IL-12/23; IgG1 humana	Psoríase
Vedolizumabe	Integrina α4β7; IgG1 humanizada	Colite ulcerativa, doença de Crohn

[a]Não aprovado na União Europeia.
[b]Não aprovado nos Estados Unidos.
[c]Inibe a ligação do antígeno protetor a seu receptor de membrana, impedindo a entrada intracelular do fator letal do antraz e fator do edema, que são os componentes de toxina enzimáticos responsáveis pelos efeitos patogênicos da toxina do antraz.

Imunoglobulina D

À semelhança das moléculas de IgM, as moléculas de IgD também são expressas em células B virgens, que não foram ativadas pelo seu antígeno específico e, portanto, não sofreram hipermutação somática. São expressas como monômeros na superfície das células B e também podem ser secretadas; representam menos de 0,5% dos anticorpos no soro (Schroeder e Cavacini, 2010). A função exata desse anticorpo IgD não está totalmente elucidada, porém ele pode ligar-se a proteínas bacterianas por meio da sua região constante (Riesbeck e Nordstrom, 2006).

Imunoglobulina G

Os anticorpos IgG ocorrem na forma de monômeros, representam cerca de 70% dos anticorpos na circulação e são os mais estudados. Dentre as imunoglobulinas, as IgGs apresentam o $t_{1/2}$ mais longo e são produzidos com alta afinidade após maturação por afinidade. A região constante da cadeia pesada pode resultar em maior diversidade na estrutura desses anticorpos, gerando quatro subclasses: IgG1, IgG2, IgG3 e IgG4. Essas subclasses são designadas com base nas suas concentrações no soro, sendo a IgG1 a mais abundante, e a IgG4 a menos numerosa. As subclasses de IgG1, IgG2 e IgG3 podem ativar o complemento para opsonizar os patógenos, mas não a IgG4. Esses anticorpos também podem diferir na sua capacidade e afinidade de ligar-se aos receptores Fc, aumentando ainda mais suas funções efetoras. Todas as subclasses de IgG atravessam a placenta, fornecendo imunidade passiva ao feto. Existem alótipos para IgG, conferindo diferenças entre os indivíduos, especialmente para IgG3 em que o comprimento exato da região de dobradiça do anticorpo varia entre os alótipos.

As vacinas induzem predominantemente esses tipos de anticorpos, que se tornam importantes durante a resposta imune secundária para inativar os patógenos. Diferentes subclasses são selecionadas durante a resposta humoral secundária. No planejamento de vacinas, os cientistas precisam determinar qual classe de anticorpos irá induzir uma resposta ótima. Além do complemento e da opsonização, os anticorpos IgG podem neutralizar diretamente toxinas e vírus (Schroeder e Cavacini, 2010).

Imunoglobulina A

Os anticorpos da classe IgA são expressos como monômeros ou dímeros e representam cerca de 15% dos anticorpos no soro, isto é, ligeiramente maior que os anticorpos IgM. Os anticorpos IgA são encontrados em concentrações mais altas nas superfícies mucosas, na saliva e no leite materno (Woof e Mestecky, 2005). No final da gestação e no período pós-natal inicial, as glândulas mamárias da mulher produzem colostro; mais da metade do conteúdo proteico do colostro ingerido pelos recém-nascidos consiste em anticorpos IgA. A IgA ocorre principalmente como monômero no soro, porém como dímero nas mucosas.

Os anticorpos IgA são divididos em duas subclasses, IgA1 e IgA2, que diferem apenas ligeiramente nas suas estruturas. Os anticorpos IgA1 são mais longos do que os anticorpos IgA2 e, portanto, são mais sensíveis à degradação. A IgA2 é mais estável e encontrada principalmente nas secreções das mucosas, diferentemente da IgA1, que predomina no soro. Os anticorpos IgA funcionam por meio da neutralização direta de vírus, bactérias e toxinas, protegendo os tecidos da mucosa e impedindo a ligação do antígeno às células hospedeiras que danificam ou infectam os tecidos da mucosa. Os anticorpos IgA dentro das células também podem impedir o tropismo dos patógenos. Embora os anticorpos IgA não levem à fixação do complemento, os neutrófilos podem capturá-los para mediar a citotoxicidade celular dependente de anticorpos (Schroeder e Cavacini, 2010).

Imunoglobulina E

Os anticorpos da classe IgE estão presentes nas menores concentrações séricas, representando menos de 0,01% dos anticorpos circulantes, e têm a $t_{1/2}$ mais curta. A IgE se liga com afinidade muito alta aos receptores Fcγ, receptores expressos por células de Langerhans, mastócitos, basófilos e eosinófilos. A ocupação do receptor Fc também resulta em suprarregulação do FcγR nas células ligadas. Esses anticorpos reconhecem antígenos em helmintos parasitas quando ocorre ligação cruzada nos granulócitos; as células sofrem desgranulação, liberando mediadores infamatórios para destruir o parasita. Os anticorpos IgE também são relevantes para mediar reações alérgicas pelo reconhecimento de antígenos inócuos (insensíveis para a maioria das pessoas), como veneno de abelha e antígeno de amendoim.

Os pacientes que desenvolvem reações alérgicas geram células B de memória que produzem anticorpos IgE contra antígenos específicos. Os granulócitos ficam recobertos por anticorpos IgE, e, com uma reexposição ao antígeno (como picada de abelha ou ingestão de amendoim), o antígeno efetua uma ligação cruzada das IgE, resultando em desgranulação dos granulócitos, que pode levar ao choque anafilático. Existem terapias em desenvolvimento para produzir e usar anticorpos contra moléculas de IgE solúveis, de modo a impedir a sua captação pelos granulócitos. Para uma lista dos mAb aprovados, ver Tabela 40-4.

Anticorpos monoclonais contra o VSR

O *palivizumabe* é um mAb murino humanizado, licenciado para uso em lactentes de alto risco para evitar a internação devido ao vírus sincicial respiratório (VSR). O fármaco foi aprovado pela primeira vez em 1998, mas as recomendações de uso evoluíram ao longo do tempo. As recomendações a seguir são fornecidas pela American Academy of Pediatrics como uma determinação da política publicada no *Red Book* da organização, reafirmada, pela última vez, em fevereiro de 2019.

No primeiro ano de vida, a profilaxia com *palivizumabe* é recomendada para lactentes nascidos antes de 29 semanas e 0 dias de gestação. A profilaxia não é recomendada para bebês saudáveis nascidos a partir de 29 semanas e 0 dias de gestação. A profilaxia no primeiro ano de vida é recomendada para bebês prematuros com doença pulmonar crônica da prematuridade, definida como nascimento com menos de 32 semanas e 0 dias de gestação, e necessidade de mais de 21% de oxigênio por pelo menos 28 dias após o nascimento. Os médicos podem recomendar a profilaxia no primeiro ano de vida a bebês com doença cardíaca hemodinamicamente significativa. Os médicos podem prescrever até um máximo de 5 doses mensais de *palivizumabe* (15 mg/kg por dose) durante a estação do VSR a lactentes qualificados para profilaxia no primeiro ano de vida. Bebês qualificados nascidos durante a temporada de VSR podem necessitar de menos doses. Por exemplo, bebês nascidos em janeiro receberiam sua última dose em março. A profilaxia *não* é recomendada no segundo ano de vida, exceto para crianças que necessitaram de pelo menos 28 dias de oxigênio suplementar após o nascimento e que continuam a necessitar de intervenção médica (oxigênio suplementar, corticosteroide crônico ou terapia diurética). A profilaxia mensal deve ser descontinuada em qualquer criança que sofra uma hospitalização por VSR. Crianças com anormalidade pulmonar ou doença neuromuscular, que prejudique a capacidade de eliminar secreções das vias aéreas superiores, podem ser consideradas para profilaxia no primeiro ano de vida. Crianças com menos de 24 meses que ficarão profundamente imunocomprometidas durante a temporada de VSR podem ser consideradas para profilaxia. Dados insuficientes estão disponíveis para recomendar a profilaxia com *palivizumabe* para crianças com fibrose cística ou síndrome de Down. A dificuldade da doença causada pelo VSR e os custos associados ao transporte de locais remotos podem resultar em um uso mais amplo de *palivizumabe* para prevenção da infecção por VSR em populações nativas do Alasca e possivelmente em outras populações indígenas americanas selecionadas. A profilaxia com *palivizumabe* não é recomendada para a prevenção das infecções por VSR relacionadas à assistência à saúde.

Anticorpos monoclonais contra o EBOV

O *atoltivimabe/maftivimabe/odesivimabe* (desenvolvido como REGN-EB3; nome comercial Inmazeb) é um coquetel de três mAb para o tratamento de EBOV. No ensaio clínico PALM e como parte de um programa de acesso expandido realizado na República Democrática do Congo durante um surto de EBOV entre 2018 e 2019, dos participantes que receberam o coquetel, 33,8% morreram após 28 dias, em comparação com 51% dos participantes que receberam o controle. Essa combinação foi o primeiro tratamento para EBOV aprovado pela FDA para uso nos Estados Unidos, em outubro de 2020, com designações de fármaco-órfão e terapia inovadora. O coquetel também recebeu a designação de fármaco-órfão da European Medicines Agency (EMA).

Ebanga (*ansuvimabe*; originalmente mAb114) é um único mAb humano para tratar a infecção por EBOV em adultos e crianças. Ebanga reduziu pela metade a taxa de mortalidade da infecção por EBOV (de aproximadamente 70% para cerca de 34%). A FDA emitiu autorização para o Ebanga no final de 2020.

Anticorpos monoclonais contra o SARS-CoV-2

Os anticorpos monoclonais (mAb) humanos contra SARS-CoV-2 são um grupo de agentes em rápida evolução. Muitos foram desenvolvidos rapidamente durante o surto de SARS-CoV-2 e testados na clínica. Vários mAb anti-SARS-CoV-2 receberam autorização para uso emergencial (AUE) da FDA.

O *banlanivimabe* (também conhecido como LY-CoV555 e LY3819253) é um mAb neutralizante que tem como alvo o domínio de ligação ao ligante (RBD) da proteína S do SARS-CoV-2. *Etesevimabe* (também conhecido como LY-CoV016 e LY3832479) é um segundo mAb que se liga a um epítopo diferente, mas sobreposto no RBD da proteína da espícula do SARS-CoV-2. *Casirivimabe* (também designado REGN10933) e *indevimabe* (REGN10987) são mAb humanos recombinantes que se ligam a epítopos não sobrepostos do domínio RBD da proteína da espícula. Duas combinações (*banlanivimabe* mais *etesevimabe* e *casirivimabe* mais *indevimabe*) obtiveram a AUE para o tratamento da Covid-19 leve a moderada em pacientes não hospitalizados com infecção por SARS-CoV-2 confirmada laboratorialmente e com alto risco de evoluir para doença grave e/ou hospitalização. Como surgiram em circulação variantes antigênicas preocupantes do SARS-CoV-2 insensíveis à ação do *banlanivimabe*, da combinação de *banlanivimabe* mais *etesevimabe* e da combinação de *casirivimabe* mais *indevimabe*, a FDA posteriormente revogou a AUE para esses medicamentos. Em maio de 2021, a FDA concedeu uma AUE para o *sotrovimabe* (VIR-7831), um mAb experimental de dose única, para o tratamento de Covid-19 leve a moderada em adultos e pacientes pediátricos (≥ 12 anos de idade com peso ≥ 40 kg), com resultados positivos no teste viral de SARS-CoV-2 direto e que apresentam alto risco de progressão para Covid-19 grave, incluindo hospitalização ou morte. Uma combinação de dois mAb humanos de ação prolongada (AZD7442), que foram modificados em um formato Fc para meia-vida longa (anticorpo de ação prolongada), obteve AUE da FDA em dezembro de 2021 para prevenção da doença em indivíduos de alto risco, e obteve uma autorização de comercialização da European Marketing Agency em março de 2022 para qualquer pessoa com 12 anos ou mais. Muitos outros mAb para SARS-CoV-2 estão em estágios iniciais de desenvolvimento clínico.

Vacinas convencionais específicas recomendadas nos Estados Unidos

O Centers for Disease Control and Prevention (CDC) mantém uma lista de vacinas atualmente recomendadas para vários tipos de suscetibilidade ao longo da vida. Em seguida, são discutidos as propriedades e o esquema de administração das vacinações recomendadas do nascimento até o final da vida. As vacinas são agrupadas pelo alvo (bactérias, vírus, etc.) e, em seguida, pelo tipo de vacina, conforme discutido na sessão anterior. Ver Tabela 40-1 para o calendário de vacinação do lactentes e crianças. Para obter uma lista completa das imunizações recomendadas para adultos e esquema de imunização, consulte as Tabelas 40-5 e 40-6.

Vacinas para infecções bacterianas

Vacinas de toxoides bacterianos: difteria e tétano

Vacina de toxoide tetânico O tétano é uma doença caracterizada por espasmos prolongados e tetania, causados pela toxina secretada pela bactéria *C. tetani*, que penetra por meio de feridas a partir de fontes ambientais. A toxina tetânica alcança o sistema nervoso e, por transporte retrógrado, atinge os interneurônios inibitórios na medula espinal, onde o fragmento ativo cliva a sinaptobrevina (ver Figs. 10-3, 10-4, 10-5 e 10-6), inibindo a exocitose do neurotransmissor dessas células nervosas e resultando em ausência de inibição da contração dos músculos esqueléticos. O toxoide é produzido por desativação da toxina isolada da bactéria, usando formaldeído. A imunização geralmente começa por volta dos 2 meses de idade, como um componente da vacina combinada toxoides tetânico e diftérico e pertússis acelular (DTaP), que é administrada a bebês. O toxoide tetânico é incluído em várias formulações de vacinas de combinação. DTaP é a vacina usada em crianças menores de 7 anos; Tdap (toxoide tetânico, toxoide diftérico reduzido e pertússis acelular) e Td (toxoide tetânico e toxoide diftérico reduzido), administradas em idades posteriores, são vacinas de reforço que oferecem proteção contínua contra essas doenças para adolescentes e adultos. Nessas designações, as letras em maiúscula e em minúscula representam a quantidade comparativa do antígeno presente. Por exemplo, a letra em maiúscula *T* indica que existe aproximadamente a mesma quantidade de toxoide tetânico na DTaP, Tdap e Td. As letras maiúsculas *D* e *P* na

TABELA 40-5 ■ CRONOGRAMA DE IMUNIZAÇÃO RECOMENDADO PARA ADULTOS DE 19 ANOS OU MAIS POR GRUPO DE IDADE, ESTADOS UNIDOS, 2022

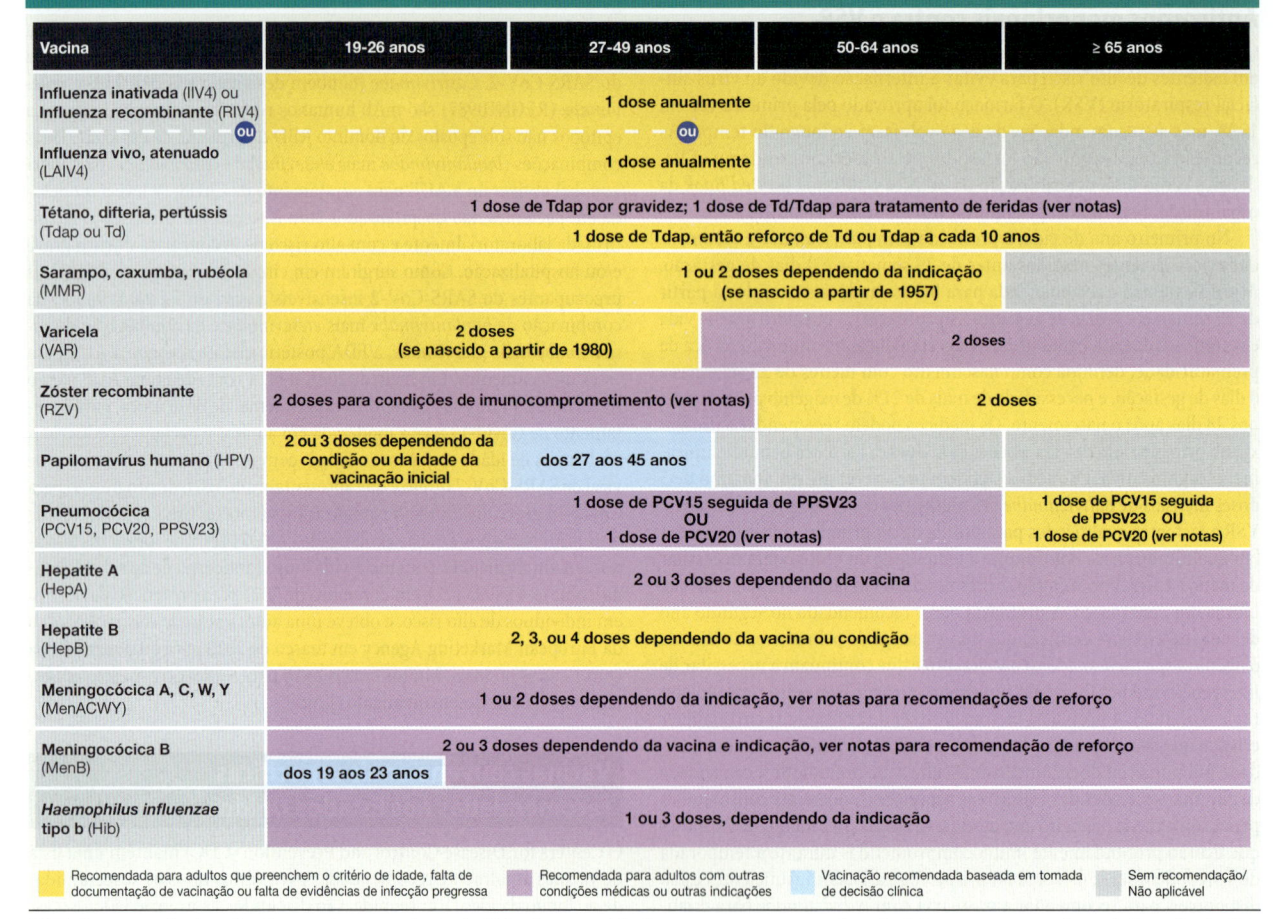

Vacina	19-26 anos	27-49 anos	50-64 anos	≥ 65 anos
Influenza inativada (IIV4) ou Influenza recombinante (RIV4)	1 dose anualmente			
Influenza vivo, atenuado (LAIV4)	1 dose anualmente			
Tétano, difteria, pertússis (Tdap ou Td)	1 dose de Tdap por gravidez; 1 dose de Td/Tdap para tratamento de feridas (ver notas)			
	1 dose de Tdap, então reforço de Td ou Tdap a cada 10 anos			
Sarampo, caxumba, rubéola (MMR)	1 ou 2 doses dependendo da indicação (se nascido a partir de 1957)			
Varicela (VAR)	2 doses (se nascido a partir de 1980)		2 doses	
Zóster recombinante (RZV)	2 doses para condições de imunocomprometimento (ver notas)		2 doses	
Papilomavírus humano (HPV)	2 ou 3 doses dependendo da condição ou da idade da vacinação inicial	dos 27 aos 45 anos		
Pneumocócica (PCV15, PCV20, PPSV23)		1 dose de PCV15 seguida de PPSV23 OU 1 dose de PCV20 (ver notas)		1 dose de PCV15 seguida de PPSV23 OU 1 dose de PCV20 (ver notas)
Hepatite A (HepA)	2 ou 3 doses dependendo da vacina			
Hepatite B (HepB)	2, 3, ou 4 doses dependendo da vacina ou condição			
Meningocócica A, C, W, Y (MenACWY)	1 ou 2 doses dependendo da indicação, ver notas para recomendações de reforço			
Meningocócica B (MenB)	2 ou 3 doses dependendo da vacina e indicação, ver notas para recomendação de reforço			
	dos 19 aos 23 anos			
Haemophilus influenzae tipo b (Hib)	1 ou 3 doses, dependendo da indicação			

Legenda:
- Recomendada para adultos que preenchem o critério de idade, falta de documentação de vacinação ou falta de evidências de infecção pregressa
- Recomendada para adultos com outras condições médicas ou outras indicações
- Vacinação recomendada baseada em tomada de decisão clínica
- Sem recomendação/ Não aplicável

NOTA: As recomendações acima foram reimpressas do *site* do CDC e devem ser lidas juntamente com as notas de rodapé deste cronograma, disponíveis no site do CDC: https://cdc.gov/vaccines/schedules/.

formulação infantil indicam que há uma maior quantidade de antígeno de difteria e pertússis na DTaP do que na Tdap ou Td.

Vacinas de toxoides diftéricos A difteria é uma doença causada por uma toxina secretada pela bactéria Gram-positiva aeróbica *C. diphtheriae*. A produção da toxina está sob controle dos sistemas bacterianos, porém o gene estrutural para a produção de toxina provém de um fago β que infecta todas as cepas patogênicas de *C. diphtheriae*. A subunidade A da toxina é uma ADP-ribosilase; após a sua entrada na célula, a toxina efetua a ADP-ribosilação do fator de alongamento eucariótico 2 (eEF-2) e, assim, inibe a tradução da proteína nas células humanas (Gill et al., 1973). Ocorrem edema da garganta da vítima e faringite durante a infecção, e a toxina provoca lesão da bainha de mielina no sistema nervoso, com consequente perda da sensação e do controle motor. A vacina, que é usada há quase 80 anos, é um toxoide produzido por meio de tratamento da toxina com formol. O toxoide é usado para imunizar lactentes a partir de 2 meses de idade, normalmente como parte da vacina DTaP. A toxina diftérica também tem sido geneticamente destoxificada pela introdução de mutações pontuais que anula a atividade enzimática, mas que possibilita a retenção da atividade de ligação; por exemplo, a toxina diftérica proteica mutante CRM_{197} é o carreador proteico para uma vacina contra Hib licenciada.

Vacinas contra pertússis A pertússis, ou coqueluche, é uma doença do trato respiratório, que se caracteriza por tosse paroxística prolongada e, algumas vezes, insuficiência respiratória. É causada pelo cocobacilo Gram-negativo *Bordetella pertussis*. A toxina pertússis secretada tem uma subunidade A que, uma vez dentro do citosol da célula, efetua a ADP-ribosilação da subunidade α da proteína G_i, que acopla a sinalização inibitória do receptor acoplado à proteína G (GPCR) à adenililciclase para reduzir a produção de AMP cíclico. Após ADP-ribosilação, a $G_{i\alpha}$ torna-se inativa, e a redução da produção de AMP cíclico mediada pelo GPCR é anulada. Acredita-se que as sequelas fisiológicas dessa ação da toxina pertússis contribua para a constelação de sintomas da tosse da pertússis. Normalmente, a vacinação de rotina começa como parte da série de vacinas DTaP infantis. É também apropriado vacinar adultos, adolescentes e mulheres grávidas saudáveis, visto que a pertússis ocorre durante toda a vida, devido ao declínio da imunidade. Existem duas vacinas contra pertússis licenciadas, a vacina de "células integrais" do microrganismo inativado clássica, usada antigamente nos Estados Unidos e ainda administrada em muitos outros países, e uma segunda formulação "acelular", que incorpora fragmentos antigênicos derivados do microrganismo. Ambas as vacinas são imunogênicas e protetoras. A vacina de células inteiras parece induzir imunidade mais duradoura, mas a vacina acelular causa cerca de um décimo da taxa de efeitos colaterais (p. ex., febre, dor no local da injeção, eritema). Atualmente, a maioria dos países desenvolvidos utiliza a vacina pertússis acelular para reduzir o perfil de reatividade; entretanto, muitos outros países continuam usando com sucesso a vacina de células integrais, visto que a resposta é igualmente eficaz e mais durável, e a vacina é econômica.

Vacinas conjugadas com polissacarídeos bacterianos
Vacina contra Haemophilus influenzae tipo B *Haemophilus influenzae* constitui uma importante causa de doenças bacterianas infantis potencialmente fatais, incluindo celulite da boca, pré-septal e orbital, epiglotite, bacteriemia com sepse e meningite. Nos Estados Unidos, a vacinação universal com a vacina de Hib praticamente eliminou essas

TABELA 40-6 ■ CRONOGRAMA DE IMUNIZAÇÃO RECOMENDADO PARA ADULTOS COM 19 ANOS OU MAIS POR CONDIÇÕES MÉDICAS E OUTRAS INDICAÇÕES, ESTADOS UNIDOS, 2022

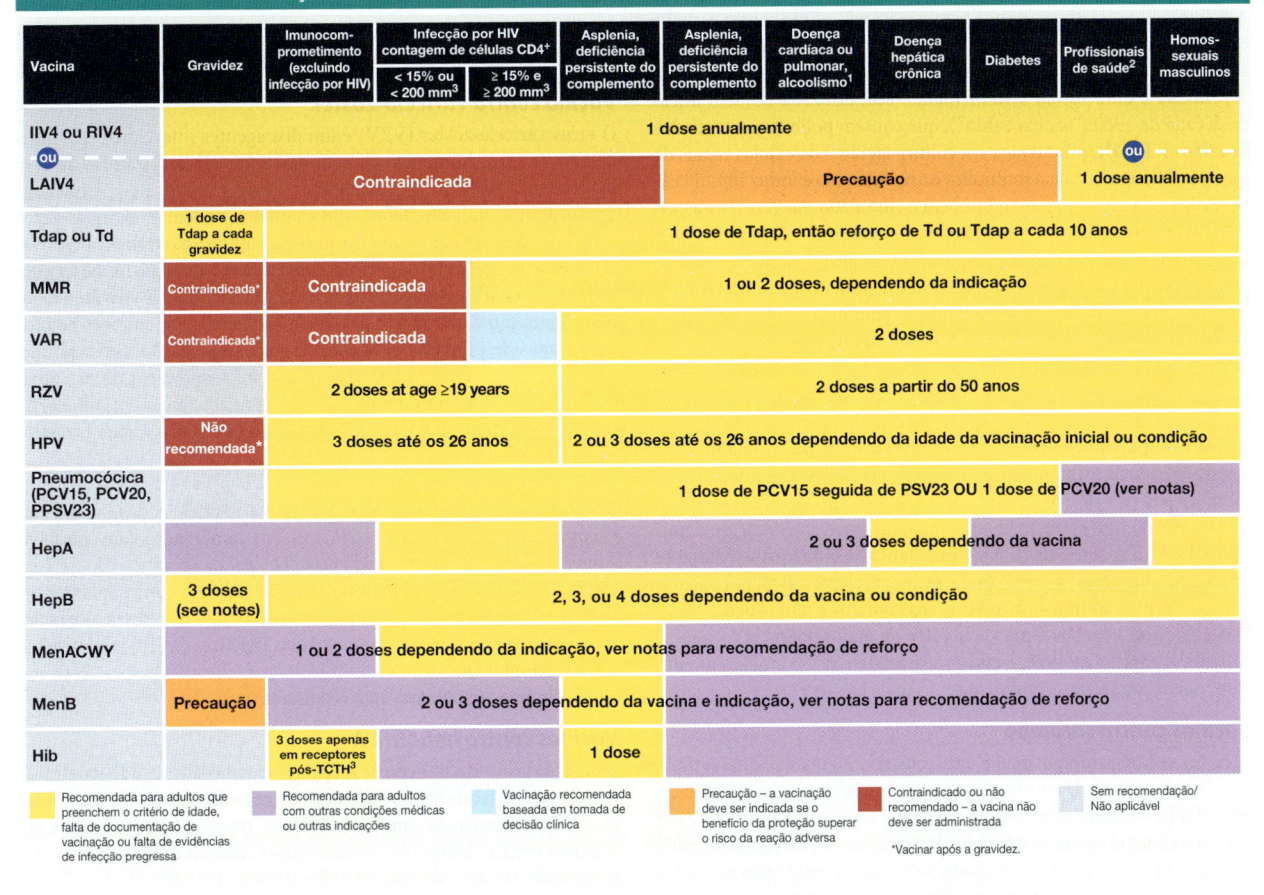

Vacina	Gravidez	Imunocomprometimento (excluindo infecção por HIV)	Infecção por HIV contagem de células CD4+ < 15% ou < 200 mm³	Infecção por HIV contagem de células CD4+ ≥ 15% e ≥ 200 mm³	Asplenia, deficiência persistente do complemento	Asplenia, deficiência persistente do complemento	Doença cardíaca ou pulmonar, alcoolismo[1]	Doença hepática crônica	Diabetes	Profissionais de saúde[2]	Homossexuais masculinos
IIV4 ou RIV4 *ou* LAIV4	1 dose anualmente										1 dose anualmente
LAIV4	Contraindicada				Precaução						1 dose anualmente
Tdap ou Td	1 dose de Tdap a cada gravidez	1 dose de Tdap, então reforço de Td ou Tdap a cada 10 anos										
MMR	Contraindicada*	Contraindicada	1 ou 2 doses, dependendo da indicação								
VAR	Contraindicada*	Contraindicada		2 doses								
RZV		2 doses at age ≥19 years		2 doses a partir do 50 anos								
HPV	Não recomendada*	3 doses até os 26 anos		2 ou 3 doses até os 26 anos dependendo da idade da vacinação inicial ou condição								
Pneumocócica (PCV15, PCV20, PPSV23)						1 dose de PCV15 seguida de PSV23 OU 1 dose de PCV20 (ver notas)					
HepA						2 ou 3 doses dependendo da vacina						
HepB	3 doses (see notes)	2, 3, ou 4 doses dependendo da vacina ou condição										
MenACWY		1 ou 2 doses dependendo da indicação, ver notas para recomendação de reforço										
MenB	Precaução	2 ou 3 doses dependendo da vacina e indicação, ver notas para recomendação de reforço										
Hib		3 doses apenas em receptores pós-TCTH[3]			1 dose							

Legenda:
- Recomendada para adultos que preenchem o critério de idade, falta de documentação de vacinação ou falta de evidências de infecção pregressa
- Recomendada para adultos com outras condições médicas ou outras indicações
- Vacinação recomendada baseada em tomada de decisão clínica
- Precaução – a vacinação deve ser indicada se o benefício da proteção superar o risco da reação adversa
- Contraindicado ou não recomendado – a vacina não deve ser administrada
- Sem recomendação/Não aplicável

*Vacinar após a gravidez.

1. A precaução para LAIV4 não se aplica ao alcoolismo. 2. Ver notas para vacinações para influenza; hepatite B; sarampo, caxumba e rubéola e varicela. 3. Transplante de medula óssea.

NOTA: As recomendações acima foram reimpressas do *site* do CDC e devem ser lidas juntamente com as notas de rodapé deste cronograma disponíveis no *site* do CDC: https://cdc.gov/vaccines/schedules/.

---

doenças. A vacina de Hib é um conjugado de polissacarídeo-proteína, que confere imunidade à doença por meio da indução de anticorpos contra o polissacarídeo capsular fosfato de polirribosilinositol (PRP). O polissacarídeo do Hib foi conjugado com diversas proteínas, incluindo a proteína diftérica mutante CRM_{197} (uma vacina denominada conjugado de oligossacarídeos do *Haemophilus influenzae* tipo b [HbOC]); a proteína C da membrana externa do meningococo do grupo B (vacina denominada PRP-OMPC); e tetanoespasmina, que é um toxoide da neurotoxina de *C. tetani* (uma vacina denominada PRP-T). Todas as vacinas exibem um alto nível de segurança e imunogenicidade. É interessante assinalar que a imunização disseminada não apenas reduz a doença nos indivíduos vacinados, como também diminui o estado de portador nasal da bactéria, resultando em diminuição da transmissão até mesmo para indivíduos não vacinados e fornecendo evidências de imunidade de grupo.

Vacinas contra Streptococcus pneumoniae *S. pneumoniae*, uma bactéria encapsulada Gram-positiva, provoca doença invasiva em lactentes e crianças pequenas, incluindo meningite, bacteriemia, sepse e pneumonia. Existem inúmeros tipos de *S. pneumoniae*, dependendo do polissacarídeo capsular; por conseguinte, são necessárias vacinas polivalentes. As vacinas conferem imunidade pela indução de anticorpos antipolissacarídeos específicos do tipo. Dispõe-se de dois tipos de vacinas: vacinas *de polissacarídeos* e *conjugadas*. A vacina de polissacarídeos 23-valente contém cadeias longas de polissacarídeos capsulares, que são obtidas de bactérias inativadas. A vacina de polissacarídeos é usada em crianças com mais de 2 anos de idade e em adultos de alto risco. Foram desenvolvidas vacinas pneumocócicas conjugadas (PCV), e números crescentes de sorotipos foram incorporados com o passar do tempo. Os 13 sorotipos combinados na PCV13 protegem contra a maior parte das doenças invasivas nos Estados Unidos. Os lactentes recebem uma série primária de PCV13 aos 2, 4 e 6 meses de idade, com reforço aos 12 a 15 meses.

Vacinas contra Neisseria meningitidis *Neisseria meningitidis* constitui uma causa significativa de doença bacteriana invasiva na infância, provocando sepse e meningite. À semelhança do *S. pneumoniae*, existem diversos tipos de polissacarídeos; por conseguinte, os anticorpos antipolissacarídeos capsulares tipo-específicos fornecem proteção contra a doença invasiva. Portanto, vacinas multivalentes são necessárias para a cobertura contra cepas diversas. Uma vacina de polissacarídeos tetravalente licenciada protege contra quatro subtipos de meningococos – designados por A, C, Y e W-135. A vacina de polissacarídeos atua apenas em crianças com mais de 2 anos de idade. Uma vacina meningocócica tetravalente conjugada, também contendo os subtipos A, C, Y e W-135, está disponível. Vacinas meningocócicas B baseadas em proteínas de quatro componentes (incorporando proteínas fHbp, NadA, NHBA e PorA P1.4) foram desenvolvidas para prevenir septicemia e meningite causadas por cepas meningocócicas do sorogrupo B. Nos Estados Unidos, indivíduos de 11 a 12 anos devem tomar a vacina meningocócica conjugada, com dose de reforço aos 16 anos. Adolescentes e adultos jovens (16-23 anos) também podem receber uma vacina meningocócica do sorogrupo B. O CDC também recomenda a vacinação meningocócica para outras crianças e adultos com risco aumentado de doença meningocócica.

Vacinas contra vírus

Vacinas contra poliovírus

A poliomielite caracteriza-se por paralisia flácida aguda contra a qual a OMS e outras entidades estão conduzindo uma campanha mundial de erradicação. Existem dois tipos de vacinas contra poliomielite em uso. A primeira é uma *vacina viva atenuada oral*, utilizada desde o início da década de 1960 ("vacina Sabin"), que contém poliovírus atenuados dos tipos I, II e III, produzidos em cultura tecidual de células renais de macaco. O vírus da vacina multiplica-se no intestino e induz imunidade sistêmica e da mucosa, porém também é eliminado nas fezes, transmitindo-o, algumas vezes, a contatos próximos. A infecção dos contatos mais próximos contribui para a imunidade de grupo na população humana. Raramente (~ 1 caso por milhão de doses), ocorrem vírus revertentes parciais, que provocam poliomielite paralítica associada à vacina em contatos de indivíduos vacinados. Em muitas partes do mundo, a vacina para poliomielite de vírus vivos é ainda utilizada. O último caso notificado de poliomielite adquirida naturalmente nos Estados Unidos ocorreu em 1979; esse país suspendeu o uso da vacina viva em 2000. A vacina para poliomielite viva está contraindicada para indivíduos com imunodeficiência primária. As gestantes e as crianças com infecção sintomática por HIV devem receber vacina de poliovírus inativado (IPV).

O segundo tipo de vacina é uma preparação de *vírus mortos*, denominada *IPV* ("vacina Salk"). A vacina inativada induz principalmente imunidade humoral, porém ainda exibe excelente eficácia contra a doença. A IPV não transmite o vírus aos contatos e não provoca paralisia associada à vacina. Uma vacina IPV de maior potência tornou-se disponível a partir de 1998, e essa preparação de IPV é atualmente um componente de vacinas combinadas.

Vacinas contra sarampo

A vacina contra sarampo atual é uma cepa viva atenuada administrada por via subcutânea. Uma preparação viva "mais atenuada" da cepa do vírus Enders-Edmonston (designada como cepa Moraten) é a vacina MeV atualmente usada nos Estados Unidos. Nesse país, a vacinação é iniciada entre 12 e 15 meses de idade, visto que os anticorpos maternos adquiridos por via transplacentária inibem a imunogenicidade da vacina no primeiro ano de vida.

Vacina contra caxumba

O vírus da caxumba provoca uma doença febril mais comumente associada à inflamação das parótidas e, algumas vezes, a condições mais graves, incluindo meningite asséptica. Uma vacina de vírus vivo atenuado tem sido usada exclusivamente desde a década de 1970. A vacina Jeryl-Lynn (misturas de duas cepas) foi isolada da garganta da filha de Maurice Hilleman, um conhecido especialista no desenvolvimento de vacinas. A vacina é normalmente administrada como um componente da vacina combinada MMR (sarampo, caxumba e rubéola) ou MMRV entre 12 e 15 meses de idade e uma segunda dose de MMR (sarampo, caxumba, rubéola e varicela) entre 4 e 6 anos de idade. Embora os surtos de caxumba ainda ocorram mesmo em pessoas vacinadas em ambientes de contato próximo nos Estados Unidos, como dormitórios universitários ou comunidades religiosas unidas, a alta cobertura vacinal reduz o tamanho e a duração desses surtos.

Vacina contra rubéola

O vírus da rubéola, o único membro do gênero *Rubivirus* na família Togaviridae, é transmitido por gotículas respiratórias e causa uma infecção leve com viremia. A rubéola é prejudicial apenas para o feto, no qual os efeitos podem ser devastadores. A rubéola durante a gravidez pode causar aborto, nascimento prematuro, natimorto ou vários defeitos congênitos. Os riscos diminuem à medida que a gestação avança. A principal meta da imunização contra a rubéola é prevenir a síndrome de rubéola congênita. A vacina contra rubéola de vírus atenuado é administrada por via subcutânea, geralmente como componente da vacina MMR ou MMRV, iniciando entre 12 e 15 meses de idade, e uma segunda dose de MMR é administrada entre 4 e 6 anos de idade. A cepa RA 27/3 da vacina do vírus da rubéola vivo cresce em cultura de células diploides humanas. Nos Estados Unidos, a imunização universal (em ambos os sexos) é usada para reduzir a infecção em mulheres grávidas. Em consequência, a rubéola e a síndrome de rubéola congênita foram eliminadas nos Estados Unidos. A vacina para rubéola faz parte das vacinas combinadas MMR ou MMRV para imunização universal, iniciando entre 12 e 15 meses, seguida de dose de reforço por ocasião do ingresso da criança na escola.

Vacina contra varicela-zóster

O vírus varicela-zóster (VZV) é um dos agentes infecciosos que mais afetam os seres humanos. Dissemina-se por via respiratória através de pequenas partículas aerossolizadas (tosse, espirro, etc.). A infecção provoca uma síndrome febril com exantema vesicular, algumas vezes complicada por pneumonia ou doença cutânea bacteriana invasiva. Pode ocorrer síndrome de varicela congênita se a infecção for observada durante a gravidez. A vacina usada é a cepa Oka do VZV vivo atenuado, cuja atenuação é obtida por passagem sequencial em culturas de monocamadas de células. Foi licenciada para imunização universal nos Estados Unidos, em 1995. O vírus na vacina Oka/Merck de uso atual nos Estados Unidos foi submetido a passagens adicionais em culturas de células diploides humanas MRC-5. Com frequência, a vacina faz parte da vacinação combinada MMRV.

Em 2017, a vacina recombinante contra o vírus zóster com adjuvante (RZV ou Shingrix), uma vacina subunitária de duas doses contendo glicoproteína E do VZV recombinante em combinação com um novo adjuvante (AS01B), foi aprovada pela FDA para a prevenção do herpes-zóster em adultos com 50 anos ou mais de idade. A vacina é aplicada em duas doses intramusculares, administradas com 2 a 6 meses de intervalo. O Advisory Committee on Immunization Practices (ACIP) recomenda a vacina recombinante contra o vírus zóster para prevenir herpes-zóster em adultos imunocompetentes com 50 anos ou mais.

Vacinas contra hepatite A

A infecção pelo vírus da hepatite A causa doença hepática aguda após transmissão por via fecal-oral. Recomenda-se uma vacina inativada para todas as crianças, começando com 1 ano de idade. Duas vacinas contra hepatite A e uma vacina combinada contra hepatite A/hepatite B são licenciadas nos Estados Unidos. A vacina é administrada em uma série de duas doses.

Vacinas contra hepatite B

O vírus da hepatite B é transmitido entre pessoas por contato com sangue ou outros líquidos corporais, incluindo contato sexual e transferência materna para o feto ou o lactente. O vírus da hepatite B pode causar doença hepática potencialmente fatal e, algumas vezes, crônica. Todos os lactentes recebem vacina para hepatite B. Quando a mãe tem infecção ativa, o recém-nascido é tratado com vacina e imunoglobulina anti-hepatite B. A vacina é uma proteína recombinante produzida em levedura, que é o antígeno protetor, o antígeno de superfície da hepatite B. O Capítulo 63 cobre o tratamento do vírus da hepatite B com análogos de nucleosídeos e outros agentes.

Vacinas contra rotavírus

Em todo o mundo, o rotavírus constitui a causa mais comum de diarreia desidratante em lactentes. Quatro ou cinco tipos (com base nas proteínas de superfície) causam doença grave. Uma vacina viva atenuada desenvolvida inicialmente (Rotashield) foi suspensa após a sua associação à intussuscepção (colapso telescopado segmentar do intestino). Atualmente, são usadas duas vacinas semelhantes, que são seguras e imunogênicas. Uma delas é uma vacina para rotavírus recombinante humano-bovino pentavalente oral (contendo cinco rotavírus recombinantes desenvolvidos a partir de cepas de rotavírus parentais humana e bovina Wistar Calf 3), licenciada pela primeira vez nos Estados Unidos, em 2006 (RotaTeq). Essa vacina é administrada em um esquema de três doses, aos 2, 4 e 6 meses de idade. Outra vacina de rotavírus vivo atenuado oral, licenciada nos Estados Unidos, baseia-se numa única cepa humana atenuada (Rotarix), em um esquema de duas doses, iniciando aos 2 meses de idade. As vacinas contra rotavírus são usadas para imunização universal durante a lactância, com o cuidado de manter a iniciação da série de 2 ou 3 doses em uma idade jovem, visto que o raro risco de intussuscepção associado ao rotavírus com a infecção parece ser ligeiramente maior em uma idade mais avançada.

Vacinas contra influenza

O vírus influenza, um ortomixovírus, é um vírus respiratório de transmissão interpessoal por aerossóis de grandes partículas e fômites. O vírus circula nos seres humanos em dois sorotipos principais (tipos A e B); dois subtipos distintos do sorotipo A, designados H1N1 e H3N2, causam atualmente doença (gripe) nos seres humanos. As vacinas contra influenza sazonais atuais são trivalentes, incluindo antígenos A/H1N1, A/H3N2 e B, ou tetravalentes, com um segundo antígeno tipo B. Vacinas experimentais estão sendo testadas para alguns vírus influenza aviários (como A/H5N1 e A/H7N9) que infectaram humanos e têm potencial pandêmico. Durante cada epidemia sazonal anual, ocorrem mutações pontuais em genes que codificam as proteínas hemaglutinina (HA) e NA, que são os principais alvos dos anticorpos protetores. Essa variação antigênica nas cepas influenza circulantes levou a um processo em que agentes de saúde regulamentares e fabricantes ajustam a cada ano os antígenos virais nas vacinas para influenza. Em certas ocasiões, o genoma do vírus segmentado recombina-se durante a coinfecção de um animal com um vírus humano e aviário, com surgimento de um novo vírus (variação antigênica) e ocorrência de pandemia. As principais pandemias mundiais ocorreram em 1918 (H1N1), 1957 (hemaglutinina tipo 2 e neuraminidase tipo 2 [H2N2]), 1968 (H3N2) e 2009 (novo H1N1). Nesses casos, é preciso fazer importantes ajustes nas vacinas.

Três tipos principais de vacinas para influenza são licenciados atualmente: a vacina inativada, vacina de proteína recombinante e a vacina de vírus vivo atenuado. A vacina inativada é preparada pelo tratamento de vírus de tipo selvagem preparados em ovos ou cultura celular com um agente inativador. A vacina inativada frequentemente previne mais da metade dos casos de doença grave relacionada com a influenza quando os vírus selecionados para a vacina sazonal correspondem antigenicamente ao futuro vírus epidêmico. A vacina é mais efetiva na prevenção da doença respiratória grave e internações em consequência da influenza.

Todas as pessoas com 6 meses ou mais devem ser vacinadas. Os indivíduos com maior risco de doença grave e maior necessidade de vacina são lactentes, crianças pequenas, indivíduos com mais de 65 anos, gestantes e aqueles com condições crônicas ou imunodeficiência. A vacina está contraindicada para pacientes que tiveram reação alérgica potencialmente fatal após uma dose de vacina contra influenza ou que apresentam alergia grave a qualquer componente das vacinas, algumas das quais contêm uma pequena quantidade de proteína de ovo. Algumas pessoas com história de síndrome de Guillain-Barré (SGB) não devem receber essa vacina. Em geral, a vacina é administrada em dose única a cada ano, embora crianças de 6 meses a 8 anos de idade possam necessitar de duas doses durante uma única estação de influenza. Algumas vacinas influenza inativadas (VII) contêm certa quantidade do conservante timerosal (ver "Conservantes, incluindo timerosal"). Embora qualquer associação com distúrbios do desenvolvimento tenha sido refutada, a preocupação pública sobre esse tema levou ao desenvolvimento de VII sem timerosal.

O segundo tipo de vacina contra influenza não replicante é uma vacina de proteína hemaglutinina (HA) recombinante purificada. Um DNA complementar que codifica o antígeno HA escolhido é usado para fazer um baculovírus recombinante (um vírus que infecta invertebrados). O baculovírus recombinante é usado para entregar o gene HA a uma linhagem de células de inseto qualificada pela FDA, para produzir grandes quantidades do antígeno HA.

O terceiro tipo principal de vacina contra influenza é uma vacina de vírus vivo atenuado trivalente ou tetravalente, administrada topicamente por *spray* nasal. Novas vacinas são preparadas a cada ano para enfrentar a variação antigênica, por meio de recombinação de genes que codificam os antígenos HA e neuraminidase atuais com uma base genética viral contendo genes virais internos com mutações atenuadoras bem definidas. A vacina é licenciada nos Estados Unidos para indivíduos de 2 a 49 anos de idade. Em alguns estudos pediátricos, a vacina viva atenuada aparentemente proporcionou um maior nível de proteção do que a vacina inativada; entretanto, dados do CDC de efetividade da vacina nas estações de influenza de 2013 a 2016 nos Estados Unidos indicaram que a vacina viva atenuada tetravalente não demonstrou uma efetividade estatisticamente significativa em crianças de 2 a 17 anos. Portanto, o CDC forneceu uma recomendação provisória de que a vacina não deve ser usada em nenhum contexto, nos Estados Unidos, para a temporada de influenza de 2016 a 2017. A vacina viva atenuada contra influenza foi recomendada novamente pelo CDC na temporada de influenza de 2018 a 2019; devido ao uso limitado dessa vacina nos Estados Unidos desde aquela época, não houve estimativas recentes de eficácia. Profissionais de saúde devem verificar regularmente as diretrizes atualizadas do CDC nesse aspecto.

Vacinas contra papilomavírus humano

Os papilomavírus humano (HPV) causam quase todos os casos de câncer cervical e anal e a maioria dos cânceres orofaríngeos. A maior parte desses cânceres é causada por apenas dois dos diversos sorotipos de HPV, os tipos 16 e 18. De maneira notável, embora o vírus não possa crescer de maneira eficiente em cultura, foram desenvolvidas vacinas para HPV efetivas utilizando partícula semelhante a vírus, que são formadas por componentes de superfície do HPV. Todas as vacinas para HPV licenciadas protegem contra, pelo menos, esses dois tipos e algumas protegem contra quatro ou nove tipos de HPV, com eficácia contra os cânceres vaginal e vulvar em mulheres, bem como contra a maioria dos casos de câncer anal e verrugas genitais em ambos os sexos. As vacinas para HPV são recomendadas para todas as pessoas de 11 e 12 anos de idade para proteger contra a infecção pelo HPV e para todos até 26 anos de idade, se ainda não vacinados. O CDC recomenda que alguns adultos de 27 a 45 anos, que ainda não estejam vacinados, recebam a vacina contra o HPV, dependendo do risco de novas infecções. A vacinação contra HPV também é recomendada para qualquer homem homossexual. As vacinas são administradas em um esquema de três doses: 0, 1 a 2, e 6 meses.

Imunização materna

A imunização materna durante a gravidez pode aumentar a proteção do lactente após o nascimento, fornecendo imunidade passiva. A imunização da gestante é segura e protege a criança de patógenos infecciosos potencialmente fatais no início da vida, quando o sistema imune não está totalmente desenvolvido. Um dos protocolos de imunização materna mais bem-sucedidos envolve a injeção de toxoide tetânico para estimular a produção de anticorpos IgG que têm alta capacidade neutralizante e que podem atravessar a placenta. Vacinas para *Streptococcus* do grupo B, Hib, VSR, *Streptococcus pneumoniae*, *Bordetella pertussis* e VII trivalente foram testadas em mulheres grávidas. Para obter uma lista completa de vacinas que podem ser usadas e aquelas que são contraindicadas, visite o *site* do CDC sobre esse tópico: https://www.cdc.gov/vaccines/.

Vacinas para viagem

As pessoas que fazem viagens internacionais devem certificar-se de que o seu estado de vacinação está atualizado para vacinas convencionais, incluindo difteria, tétano, pertússis, hepatites A e B e poliovírus; as exposições a esses agentes podem ser mais comuns em alguns ambientes internacionais. A seguir, estão listadas vacinas adicionais que podem ser benéficas como vacinas preventivas.

Vacina contra o vírus da encefalite japonesa

A encefalite japonesa (EJ) é uma infecção grave por flavovírus, transmitida por mosquito (sem transmissão interpessoal), que pode causar infecções leves com febre e cefaleia, sequelas neurológicas graves e até mesmo morte. Os viajantes que permanecem por 1 mês ou mais em algumas partes rurais da Coreia, Japão, China e áreas do leste da Rússia devem considerar a vacinação. Duas vacinas para EJ são licenciadas nos Estados Unidos: uma vacina para EJ inativada derivada de cérebro de camundongo (EJ-MB), para uso em viajantes a partir de 1 ano de idade, e uma vacina para EJ inativada derivada de cultura de células Vero (EJ-VC), para pessoas a partir de 17 anos de idade.

Vacina contra febre amarela

A febre amarela é uma doença causada por flavivírus transmitido por mosquito, com uma ampla variedade de sintomas sistêmicos. Nos casos graves, a doença causa hepatite, febre hemorrágica e morte. O CDC recomenda a vacina para crianças a partir de 9 meses de idade e adultos que desejam viajar para áreas de alto risco. Em geral, há uma exigência de documentação de vacinação para viagens em áreas infectadas. É uma vacina de vírus vivo atenuado que tem sido usada com sucesso durante muitas décadas. Para viagens internacionais, a vacina da febre amarela precisa ser aprovada pela OMS e deve ser administrada por um centro aprovado para essa vacina, que pode administrar a vacinação e fornecer um Certificado Internacional de Vacinação validado. A vacina deve ser administrada pelo menos 10 dias antes da viagem para uma área endêmica. Em geral, é suficiente uma única dose. Grande escassez de vacina contra a febre amarela ocorreu nos últimos anos devido a problemas de fabricação. Para atender às necessidades de vacinação contra a febre amarela, a FDA autorizou a distribuição da vacina Stamaril (Sanofi Pasteur) por meio de um programa de acesso expandido, previsto para ser eficaz até meados de 2021, durante a escassez da vacina. Essa vacina é registrada e distribuída em mais de 70 países, mas permanece sem licença nos Estados Unidos.

Vacina contra febre tifoide

A febre tifoide é uma doença aguda causada pela bactéria *Salmonella typhi*, que é transmitida pela ingestão de água ou alimentos contaminados. A vacina para febre tifoide é recomendada para viajantes internacionais que irão visitar áreas rurais ou aldeias com condições sanitárias inadequadas. Os sintomas incluem febre, cefaleia, anorexia e desconforto abdominal; a doença pode ser fatal. O tratamento é um desafio, e houve um aumento no número de cepas de *S. typhi* resistentes a fármacos nessas últimas décadas. Dispõe-se de duas vacinas para prevenir a infecção: uma vacina de febre tifoide inativada em dose única e injetável, e uma vacina de febre tifoide viva oral, que é administrada em um ciclo de quatro doses.

Vacina contra raiva

A raiva é causada por um lissavírus transmitido a seres humanos pela mordida de mamíferos infectados; a infecção não tratada é quase sempre fatal nos seres humanos. A vacinação contra raiva é usada de duas maneiras: como vacina preventiva antes da exposição e como intervenção pós-exposição, de modo a prevenir a progressão para a doença fatal. Os candidatos à vacinação pré-exposição incluem pessoas com alto risco de exposição à raiva natural (veterinários, manipuladores de animais, espeleólogos, etc.) ou a cepas de laboratório ou tecidos (como aqueles envolvidos na produção de agentes biológicos contra raiva). A vacinação preventiva deve ser oferecida a viajantes internacionais que provavelmente terão contato com animais em partes do mundo onde a raiva é comum (ver *site* do CDC). A vacina é administrada em uma série de três doses, nos dias 0, 7 e 28. Para indivíduos que podem ser repetidamente expostos ao vírus da raiva, recomenda-se um teste periódico para imunidade, e podem ser administradas doses de reforço, quando necessário, para manter a imunidade. A vacinação pós-exposição é usada em casos de emergência, após mordida ou exposição próxima a um animal que pode estar raivoso. Nesse contexto, a vacina é administrada em uma série de quatro doses nos dias 0, 3, 7 e 14, concomitantemente com duas injeções de imunoglobulina antirrábica no dia 0, uma aplicada no local da mordida e uma segunda aplicada por via intramuscular para a administração sistêmica de anticorpos. Uma vítima de mordida que foi previamente vacinada deve receber duas doses de vacina para raiva nos dias 0 e 3, porém não precisam de imunoglobulina antirrábica.

Vacinas especiais

Existem vacinas de uso limitado, que são oferecidas em circunstâncias especiais a indivíduos de alto risco.

Vacina contra antraz

A vacina contra antraz é oferecida a alguns indivíduos de alto risco, de 18 a 65 anos de idade, incluindo alguns membros militares dos Estados Unidos, funcionários de laboratório que trabalham com antraz e alguns veterinários ou outros indivíduos que manipulam animais ou produtos animais. O antraz é uma doença grave em animais e humanos, causada pelo *Bacillus anthracis*. As pessoas podem adquirir o antraz por contato com animais ou seus produtos infectados. Em geral, a infecção cutânea provoca úlceras da pele e sintomas sistêmicos, incluindo febre e mal-estar; até 20% dos casos não tratados são fatais. Os esporos inalados do *B. anthracis* geralmente causam infecção fatal. A vacina adsorvida para antraz (VAA), administrada em múltiplas injeções de reforço, protege contra o antraz cutâneo e inalatório adquirido por exposição na pele ou por inalação. O CDC recomenda reforços intramusculares de antraz em 1, 6, 12 e 18 meses e depois anualmente.

Vacinas contra cólera

Em 2016, a FDA aprovou uma vacina viva atenuada (Vaxchora) para a prevenção da cólera causada pelo sorogrupo O1 para adultos de 18 a 64 anos de idade que viajam para áreas afetadas pela cólera. A vacina é tomada como uma dose líquida oral única de aproximadamente 3 fl oz (88,72 mL) pelo menos 10 dias antes da viagem para a região afetada pela cólera. A eficácia foi demonstrada em um estudo de desafio humano randomizado, controlado por placebo, com voluntários americanos; a eficácia foi de 90% entre os desafiados 10 dias após a vacinação e de 80% entre os desafiados 3 meses após a vacinação. No final de 2020, no entanto, o fabricante parou temporariamente de fabricar e vender a vacina, que pode, portanto, estar em oferta limitada ou indisponível. Três outras vacinas orais inativadas ou não vivas contra a cólera estão disponíveis: Dukoral, ShanChol e Euvichol-Plus/Euvichol. Essas vacinas contra a cólera são pré-qualificadas pela OMS, mas não estão disponíveis nos Estados Unidos.

Vírus vacínia (vacina contra varíola)

A vacina com vírus da vacínia é uma vacina viva atenuada de *Orthopoxvirus*, desenvolvida por múltiplas passagens em cultura celular para isolamento de variantes do vírus que causam apenas infecção limitada em seres humanos. O vírus é produzido como linfa de bezerro purificada e administrado por via percutânea com agulha bifurcada. Essa vacina foi usada nos primeiros esforços mundiais bem-sucedidos para erradicar um vírus humano, a varíola. A imunização universal de rotina com vírus da vacínia foi suspensa em torno de 1980, após a declaração feita pela OMS de que a varíola estava erradicada; todavia, a vacina continua disponível. O uso não emergencial da vacina com vírus da vacínia inclui a vacinação dos funcionários de laboratório e profissionais de saúde expostos ao vírus da vacínia, a vírus da vacínia recombinantes e outros ortopoxvírus em ambiente ocupacional, os quais podem infectar seres humanos, como vírus da varíola de macaco e vírus da varíola bovina. Como ainda existem estoques de varíola laboratoriais para uso em pesquisa em vários países, incluindo os Estados Unidos, o ACIP dos Estados Unidos elaborou recomendações para o uso da vacina com vírus da vacínia caso o vírus da varíola fosse usado como agente de bioterrorismo ou caso ocorresse um surto acidental da doença. O uso em larga escala nos militares e a consideração de seu uso nos médicos socorristas nos Estados Unidos foram implementados nessas últimas décadas. Um derivado da vacina convencional com vírus da vacínia foi desenvolvido e possui propriedades desejáveis. A cepa Ankara modificada (MVA) do vírus da vacínia é altamente atenuada, isolada depois de mais de 500 passagens em fibroblastos de embrião de galinha, durante as quais o vírus perde cerca de 10% do genoma da vacínia e a capacidade de replicação em células humanas e em células de outros primatas.

Outras vacinas para biodefesa e patógenos especiais

Existem várias vacinas de uso limitado, como para pessoas que trabalham em instituições de alto nível de confinamento conduzindo pesquisas com agentes altamente patogênicos, que produzem doenças infecciosas emergentes, ou agentes potenciais para uso em bioterrorismo ou guerra biológica. Normalmente, essas vacinas são usadas apenas em casos de novo fármaco em investigação. Os exemplos incluem vacinas para a encefalite equina do leste, vírus da encefalite equina da Venezuela, vírus da febre do Vale Rift, toxina botulínica e outros.

Vacinas internacionais

Existem outras vacinas próprias para casos de exposição em outros países, que são licenciadas em algumas áreas, mas não ainda nos Estados Unidos.

Vacina contra dengue

A febre da dengue é outra doença por flavivírus transmitida por mosquito, causada por quatro sorotipos virais diferentes, que afeta anualmente cerca de 400 milhões de pessoas no mundo inteiro. A doença pode ser uma doença febril sistêmica leve durante a infecção primária, porém pode causar dengue grave e morte durante uma segunda infecção por vírus de sorotipo diferente. Acredita-se que os anticorpos não neutralizantes de reatividade cruzada induzidos por uma infecção potencializem a doença causada por infecção subsequente por um vírus de sorotipo heterólogo. Esse problema de potencialização dependente de anticorpo tem sido uma barreira significativa aos esforços de desenvolvimento de uma vacina. Entretanto, foram realizados muitos progressos recentemente no desenvolvimento de uma vacina para a dengue.

A CYD-TDV, desenvolvida pela Sanofi Pasteur, é uma vacina de vírus vivo atenuado tetravalente (quatro sorotipos) recombinante, que foi licenciada pela primeira vez no México, em dezembro de 2015, para uso em indivíduos de 9 a 45 anos de idade com residência em áreas endêmicas. A vacina é administrada em uma série de três doses, com esquema de 0, 6 e 12 meses. A OMS recomenda que a vacina seja administrada apenas em pessoas com infecção prévia confirmada pelo vírus da dengue; o fabricante da vacina advertiu em 2017 que as pessoas que receberam a vacina e não foram previamente infectadas com o vírus da dengue podem estar em risco de desenvolver dengue grave se contraírem dengue após serem vacinadas. Em maio de 2019, a vacina foi aprovada pela FDA para uso em crianças de 9 a 16 anos com infecção prévia pelo vírus da dengue confirmada em laboratório e que vivem em uma área onde a dengue é endêmica; em junho de 2021, o ACIP também recomendou esse uso. Nos Estados Unidos, essas áreas incluem os territórios da Samoa Americana, Porto Rico, Ilhas Virgens dos Estados Unidos e estados livremente associados, incluindo os Estados Federados da Micronésia, a República das Ilhas Marshall e a República de Palau. Deve-se notar que a vacina *não* é aprovada para uso em turistas americanos que visitam, mas não moram em uma área onde a dengue é endêmica. Outras candidatas à vacina contra dengue estão em fase de desenvolvimento clínico.

Vacina contra malária

A vacina RTS, S é uma vacina para malária à base de proteína recombinante, com adjuvante AS01, contra *Plasmodium falciparum*, que foi desenvolvida por um grande consórcio público-privado internacional. Trata-se da primeira vacina para malária a completar os ensaios clínicos de eficácia, com uma análise positiva dos resultados. É relevante para *P. falciparum*, que é comum na África Subsaariana, porém não protege contra a malária por *Plasmodium vivax*, que é mais comum em muitos países fora da África. Em julho de 2015, a EMA emitiu uma "Opinião Científica Europeia" sobre a vacina, e a OMS e seu Grupo Consultivo Estratégico de Especialistas defenderam seu uso em testes piloto de implementação em larga escala na África. Outra vacina candidata contra a malária é designada PfSPZ (*P. falciparum* e esporozoítos). Os esporozoítos, a forma sexual do parasita extraído das glândulas salivares do mosquito, tornam-se não infecciosos por meio de irradiação e, então, são injetados ou infundidos para imunizar. Os ensaios clínicos têm sido promissores, e os ensaios de fase III estão em andamento na África. O Capítulo 66 descreve o ciclo de vida dos parasitas da malária e a farmacoterapia da doença.

Vacina BCG

A vacina contra o bacilo de Calmette-Guérin (BCG) é usada para prevenir a doença grave por *Mycobacterium tuberculosis* (TB). A vacina BCG é produzida com uma cepa viva atenuada do bacilo bovino, *Mycobacterium bovis*, que perdeu a sua capacidade de causar doença grave em humanos. Normalmente, a vacina é administrada em dose intradérmica única, frequentemente a lactentes logo após o nascimento. A eficácia da vacina contra TB é incerta em muitas situações, porém o consenso é que ela protege contra as formas mais graves de TB disseminada, como doença miliar e meningite por TB. A vacina é um medicamento essencial da OMS para áreas endêmicas, porém não é usada para vacinação universal nos Estados Unidos. O Capítulo 65 abrange os agentes usados na quimioterapia da tuberculose.

SARS-CoV-2 e Covid-19

A Covid-19 é causada pelo SARS-CoV-2, uma nova cepa viral que causou uma pandemia global de 2019 até o momento. Esse novo coronavírus levou a morbidade e mortalidade generalizadas em todo o mundo. O vírus SARS-CoV-2 infecta a célula através da ligação a vários fatores do hospedeiro, especialmente a enzima conversora da angiotensina 2 (ECA-2) que é expressa na superfície das células epiteliais das vias aéreas. A infecção pode ocorrer no trato respiratório superior e inferior, mas vários outros órgãos também podem ser afetados, incluindo pulmão, faringe, coração, fígado, encéfalo, trato gastrintestinal e rins. Uma resposta imune inata e adaptativa coordenada é necessária para a eliminação efetiva do vírus e o desenvolvimento de células B e T de memória, que protegem o hospedeiro contra a reinfecção. O SARS-CoV-2 subverte a resposta imune, e defeitos na resposta imune inata podem permitir que a replicação viral prossiga ininterruptamente enquanto atrasa a resposta imune adaptativa.

A resposta imune adaptativa é crucial na resolução da infecção por SARS-CoV-2. A presença de células T $CD4^+$ específicas para SARS-CoV-2 está associada à Covid-19 leve, enquanto um atraso ou ausência dessas células se correlaciona com a Covid-19 grave ou fatal. A presença de células T $CD8^+$ específicas do vírus também está associada a melhores desfechos dos pacientes com Covid-19. Os anticorpos são gerados para a maioria das proteínas do vírus, com anticorpos neutralizantes protetores focados na proteína da espícula que media a ligação e a fusão com as células hospedeiras. Os anticorpos sozinhos não podem resolver a infecção por SARS-CoV-2; as células T são necessárias para alcançar a depuração viral.

Vários fatores de risco para doença grave ou fatal por Covid-19 foram identificados, sendo a idade um fator de risco importante. Nos Estados Unidos, quando comparado a um jovem de 18 a 29 anos, um indivíduo de 65 anos tem um risco cerca de 97 vezes maior de morte por Covid-19 (CDC, 2020). Fatores de risco adicionais para doença grave ou fatal por Covid-19 incluem obesidade, diabetes, doença renal e neoplasias torácicas, entre outros. Os homens têm um risco aumentado de doença grave em comparação com as mulheres. Embora a infecção pediátrica por SARS-CoV-2 ainda não seja totalmente compreendida, crianças pequenas geralmente apresentam doença leve, embora, em casos raros, ocorra doença grave associada à síndrome inflamatória multissistêmica em crianças. Fatores de risco socioeconômicos aumentam o risco de Covid-19, principalmente devido a ambientes de contato próximo no trabalho ou em casa. A desigualdade no acesso aos cuidados de saúde e a redução da qualidade dos cuidados de saúde contribuíram para o aumento da prevalência de Covid-19 nas comunidades mais pobres, impactando desproporcionalmente as comunidades negras e hispânicas nos Estados Unidos. Alguns pacientes que se recuperaram de Covid-19 apresentam sequelas persistentes. Essas sequelas pós-infecção, denominadas "Covid longa", incluem fadiga, diminuição da capacidade pulmonar e incapacidade de trabalhar ou se exercitar completamente. Outros sintomas podem incluir problemas de visão e cognitivos.

Vacinas contra SARS-CoV-2

Dados de estudos de um surto anterior de coronavírus causado por SARS-CoV indicaram que as células B e T persistem por anos contra esse vírus. A infecção por SARS-CoV-2 provoca a memória de células B e T; estudos de durabilidade da imunidade natural para aqueles previamente infectados com SARS-CoV-2 estão em andamento. Esses estudos sugerem que a infecção por SARS-CoV-2 pode provocar a memória de células B e T com meias-vidas estimadas de 3 a 5 meses.

O desenvolvimento de múltiplas vacinas com alta eficácia contra Covid-19 grave ou fatal em tempo recorde foi uma conquista impressionante. A imunidade dessas vacinas tende a desaparecer com o tempo, necessitando de uma dose adicional de "reforço" cerca de 5 a 8 meses após a(s) dose(s) inicial(is). As vacinas atuais são administradas por injeção; formulações de *spray* nasal estão disponíveis.

Os painéis da Figura 40-1 mostram algumas características marcantes do SARS-CoV-2, sua interação com células hospedeiras e os pontos de ataque por anticorpos produzidos em resposta a várias vacinas disponíveis.

Vários tipos de vacinas contra SARS-CoV-2 já estão disponíveis.

Vacinas de mRNA

Três principais vacinas contra SARS-CoV-2 baseadas em mRNA foram testadas em escala, e duas, as vacinas Pfizer/BioNTech e Moderna, foram notavelmente eficazes e amplamente aprovadas para uso.

A vacina Pfizer/BioNTech (BNT162b2) contém um mRNA que codifica a proteína da espícula do SARS-CoV-2 de tamanho completo, entregue em uma nanopartícula lipídica. Uma vez injetadas, as nanopartículas são absorvidas pelas APC, que subsequentemente expressam a proteína da espícula, resultando em uma resposta imune. A vacina é segura e tem eficácia de 95% na prevenção da Covid-19 grave ou fatal. É administrada em duas doses, com 21 dias de intervalo. A vacina pode ser armazenada por 6 meses a -70°C e por 5 dias de +2 a +8°C. A vacina Moderna contra SARS-CoV-2 (mRNA-1273) também é um mRNA encapsulado em nanopartículas que codifica uma proteína da espícula do SARS-CoV-2 de comprimento total e provoca 94% de imunidade protetora contra Covid-19 grave ou fatal. A vacina é administrada em duas doses, com 28 dias de intervalo. A vacina pode ser armazenada por 6 meses a -20°C e 30 dias de +2 a +8°C. Uma terceira vacina de mRNA contra SARS-CoV-2 (CVnCoV) de duas doses foi produzida pela CureVac, mas os resultados de um teste de eficácia com 40 mil pessoas anunciado em junho de 2021 mostraram que essa vacina foi apenas 47% eficaz na prevenção da doença. A razão para a eficácia reduzida está sob investigação. Uma diferença plausível é que as vacinas BioNTech e Moderna usam nucleosídeos modificados quimicamente para evitar o reconhecimento por receptores semelhantes ao Toll, enquanto a CVnCoV usa nucleosídeos não modificados para produzir o mRNA.

Vacinas de adenovírus

A vacina Oxford/AstraZeneca (ChAdOx1/AZD1222) contém um vetor de adenovírus seguro contendo dsDNA que codifica a proteína da espícula do SARS-CoV-2. Uma vez administrado, o adenovírus entrega dsDNA para APC que, então, expressam proteínas da espícula, resultando em uma resposta imune. A vacina, administrada em duas doses com 12 semanas de intervalo, é segura e tem eficácia de 82% na prevenção da Covid-19 grave ou fatal. A vacina pode ser armazenada por 6 meses entre +2 e +8°C. Foi autorizada para uso na Europa e em outros países.

A vacina Johnson & Johnson (JNJ-78436735/Ad26.COV2.S) contém um vetor de adenovírus seguro contendo dsDNA que codifica a proteína da espícula do SARS-CoV-2. A vacina, administrada em dose única, é segura e tem eficácia de 72% na prevenção da Covid-19 grave ou fatal. A vacina pode ser armazenada por 3 meses entre +2 e +8°C, e por 2 anos a -20°C. Foi autorizada para uso nos Estados Unidos, Europa e em outros países.

A vacina Gamaleya (Sputnik V/Gam-Covid-Vac) contém um vetor de adenovírus seguro contendo dsDNA que codifica a proteína da espícula do SARS-CoV-2. A vacina, administrada em duas doses com 21 dias de intervalo, é segura e tem eficácia de 91% na prevenção da Covid-19 grave ou fatal. A vacina pode ser armazenada por 6 meses entre +2 e +8°C e por 2 anos a -20°C. Foi autorizada para uso na Rússia e em outros países.

Vacinas de nanopartículas

A vacina Novavax (NVX-CoV2373) contém nanopartículas revestidas com proteínas da espícula sintéticas. Uma vez administrada com o adjuvante, as partículas são captadas pelas células APC que apresentam as proteínas da espícula, resultando em uma resposta imune. A vacina, administrada em duas doses com 21 dias de intervalo, é segura e tem eficácia de 95% na prevenção da Covid-19 grave ou fatal. Essa vacina pode ser armazenada por 6 meses entre +2 e +8°C e por 2 anos a -20°C. A vacina Novavax foi aprovada pela EMA e pelo Controlador Geral de Medicamentos da Índia e recebeu o *status* de uso emergencial da OMS.

Vacina de vírus inativado

A vacina Sinopharm (BBIBP-CorV) contém coronavírus inativado. O coronavírus é inativado com β-propiolactona, que impede a replicação do vírus, mas permite que todas as proteínas permaneçam intactas. Uma vez administrada, as partículas virais inativadas são captadas pelas APC que apresentam proteínas do coronavírus, resultando em uma resposta imune. A vacina, administrada em duas doses com 21 dias de intervalo, tem eficácia de 79% na prevenção da Covid-19 grave ou fatal. Pode ser armazenado entre +2 e +8°C. Essa vacina foi usada na China.

A vacina SinoVac (CoronaVac) também contém coronavírus inativado com β-propiolactona. A vacina, administrada em duas doses com 14 dias de intervalo, tem eficácia de 50% na prevenção da Covid-19 grave ou fatal. A vacina pode ser armazenada entre +2 e +8°C. Tem sido usada na China.

A vacina Bharat Biotech (BBV152/Covaxin) também contém coronavírus inativado com β-propiolactona. Essa vacina, administrada em duas doses com 2 dias de intervalo, tem eficácia de 81% na prevenção de Covid-19 grave ou fatal; pode ser armazenada de +2 a +8°C; tem sido usada na Índia e em outros países.

O futuro da tecnologia das vacinas

A tecnologia da vacinação e os métodos aprimorados de produção de vacinas levaram à prevenção de muitas doenças infecciosas. As pessoas já não morrem nas altas taxas que prevaleciam antes do desenvolvimento das vacinas. Entretanto, nos países em desenvolvimento, de acordo com relatos da OMS, mais de 40% das mortes são causadas por doenças infecciosas, ressaltando a necessidade contínua de melhorar as vacinas disponíveis, desenvolver novas vacinas e melhorar os métodos de fornecimento para aumentar a eficácia. Os vírus, as bactérias, os parasitas e os antígenos nas células cancerosas constituem alvos futuros de vacinas. Novas vacinas para gestantes estarão disponíveis para prevenir doenças que podem se tornar crônicas se o feto for infectado *in utero*, como o caso da malária. Além disso, a população crescente de idosos terá necessidade de ter acesso a vacinas melhores, capazes de estimular o seu sistema imune em declínio, que são suscetíveis a infecções como as causadas pelos vírus influenza e varicela. Os métodos de fornecimento estão sendo explorados para utilizar nanopartículas e adjuvantes alternativos, de modo a melhorar a imunogenicidade das vacinas; assim, as pessoas só irão necessitar de uma dose de vacina, em lugar de várias. A administração da vacina sem agulha já se tornou possível, como nos casos da vacina oral contra a poliomielite e *sprays* nasais para influenza. A investigação prossegue para o desenvolvimento de novas vacinas comestíveis utilizando plantas, microagulhas e adesivos dérmicos sem agulha.

A maioria das vacinas atua por meio de prevenção de doença causada por infecções agudas; existe ainda o desafio de desenvolver vacinas contra infecções virais crônicas, em que o hospedeiro está imunossuprimido. Esses patógenos escapam do sistema imune e persistem nas próprias células do hospedeiro. Para combater esses patógenos crônicos, as vacinas precisam desencadear respostas tanto humorais quanto das células T, em que as células B podem neutralizar o patógeno, enquanto as células T podem matar e destruir ativamente as células infectadas. As vacinas contra o HPV e o vírus da hepatite B não apenas protegem da infecção viral, mas também do desenvolvimento de câncer associado a infecções.

Há necessidade de novas vacinas para outros patógenos virais que podem causar complicações adicionais. Por exemplo, a infecção por *Streptococcus* do grupo A pode levar à febre reumática, *Helicobacter pylori* pode resultar em câncer de estômago, e a infecção por clamídias pode causar cegueira e infertilidade. As vacinas fornecem profilaxia efetiva; entretanto, a fronteira na tecnologia da vacinação irá envolver vacinas como terapias para doenças já estabelecidas. Vacinas podem ser usadas contra patógenos que se tornam crônicos, como herpes-zóster, bem como em condições de autoimunidade e câncer, em que a resposta imune está desregulada. No caso do câncer, as vacinas podem ser usadas para aumentar a imunidade a tumores, de modo a impedir o seu crescimento e metástases. No caso da autoimunidade, a meta dessa "vacinação negativa" é usar vacina para diminuir a função imune de modo a impedir a autodestruição dos tecidos (Nossal, 2011).

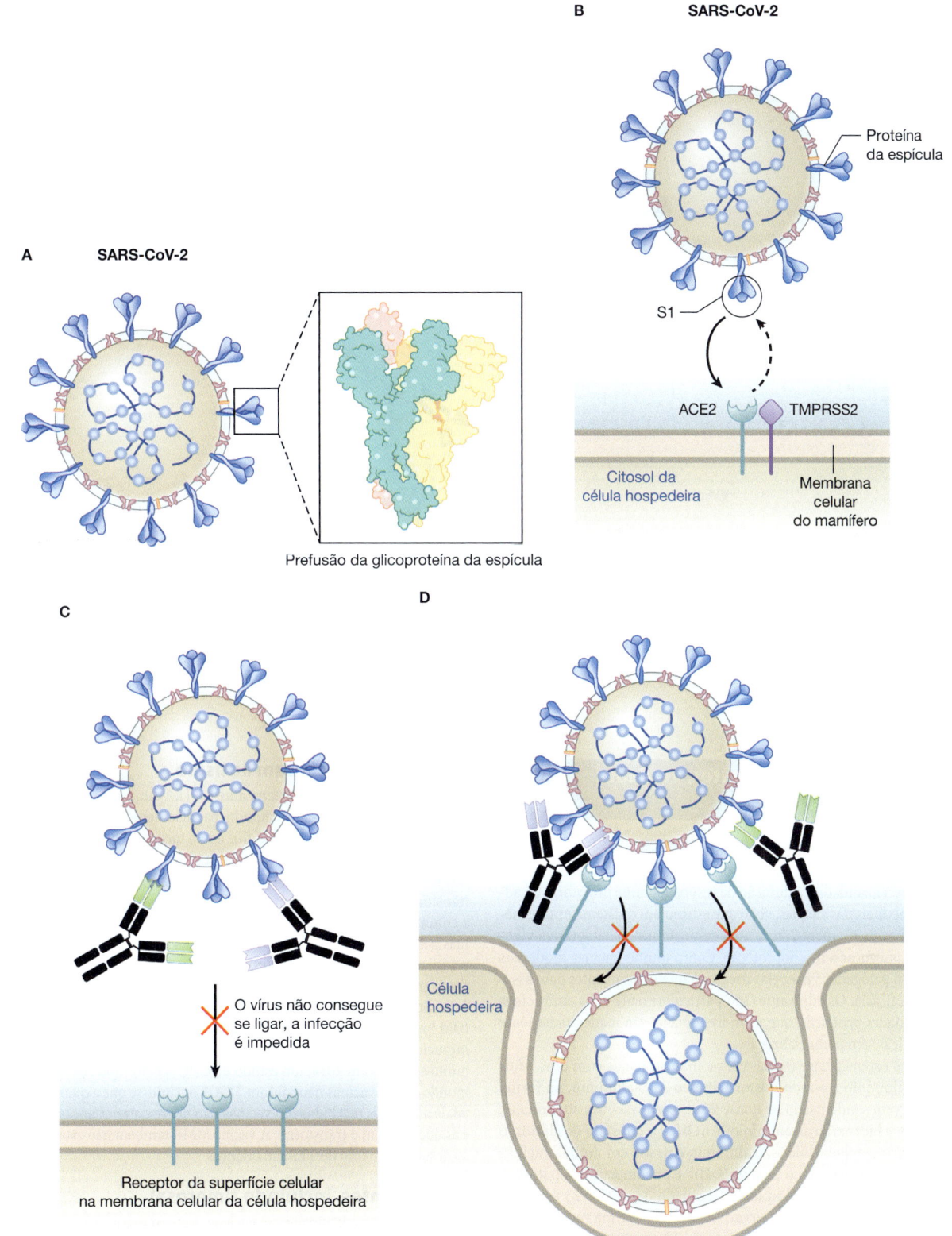

Figura 40-1 **A.** *As partículas do vírus SARS-CoV-2 são representadas na superfície como glicoproteínas da espícula triméricas (ou "S") em uma conformação de pré-fusão.* **B.** O segmento S1 da proteína da espícula do SARS-CoV-2 interage com fatores de superfície de células hospedeiras dos mamíferos, para facilitar a ligação do vírus às células. Esses pontos de ligação do hospedeiro incluem ECA-2, uma protease transmembrana de passagem única e TMPRSS2, uma serina-protease transmembrana do tipo II. **C.** Alguns anticorpos específicos contra a proteína da espícula podem bloquear a ligação de partículas virais aos receptores da superfície da célula hospedeira, prevenindo a infecção. **D.** Outros anticorpos específicos contra proteínas podem bloquear a fusão do vírus com as membranas da célula hospedeira, mesmo depois da ligação do vírus aos fatores da superfície da célula hospedeira. **E.** Alguns anticorpos específicos contra a proteína da espícula que estão ligados às partículas do vírus ou à proteína S na superfície das células infectadas ativam as células portadoras do receptor Fc para promover a eliminação do vírus. Figura feita com BioRender.com.

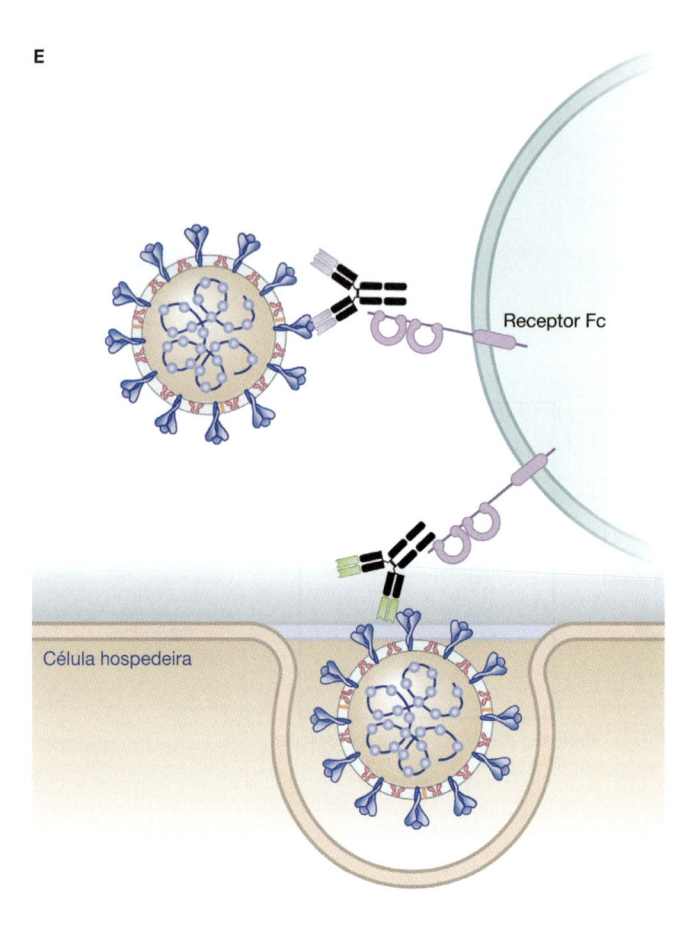

Figura 40-1 *(Continuação)*

Segurança das vacinas: mitos, verdades e consequências

Adjuvantes das vacinas e segurança

Os adjuvantes são substâncias adicionadas às vacinas para melhorar a magnitude, a qualidade e a duração da resposta imune protetora. Os adjuvantes são úteis nas vacinas, visto que estimulam o sistema imune inato, que subsequentemente ativa uma resposta imune adaptativa vigorosa para assegurar a imunoproteção. Como muitas vacinas modernas não contêm patógenos vivos, elas precisam incluir adjuvantes para assegurar sua eficácia. Os adjuvantes são particularmente úteis em vacinas de subunidades proteicas, que, com frequência, são inadequadamente imunogênicas sem potencialização.

Há uma extensa experiência nas vacinas humanas com dois adjuvantes, o alumínio e o monofosforil lipídeo A. O alumínio, na forma de alume, vem sendo usado há quase 90 anos em vacinas; atualmente, são usados o hidróxido de alumínio [Al(OH)$_3$] e o fosfato de alumínio (AlPO$_4$). Nos Estados Unidos, o alumínio é usado em muitas vacinas infantis para difteria-tétano-pertússis, Hib e pneumococo, hepatites A e B e HPV. O monofosforil lipídeo A (isolado de bactérias) tem sido usado na vacina contra HPV, Cervarix, desde 2009. Uma vacina contra influenza, licenciada para a temporada de 2016 a 2017, inclui o adjuvante MF59, uma emulsão de óleo em água do óleo esqualeno. Uma vacina dirigida contra influenza H5N1 contém um novo adjuvante denominado AS03 (um "sistema adjuvante" contendo α-tocoferol e esqualeno em emulsão de óleo em água) e foi licenciada para inclusão no estoque de vacina contra influenza pandêmica nos Estados Unidos. As vacinas de vírus vivos atenuados não contêm adjuvantes; por conseguinte, as *vacinas sem adjuvantes* incluem aquelas contra sarampo, caxumba, rubéola, varicela, rotavírus, poliomielite e vírus influenza sazonal vivo atenuado.

As vacinas não causam autismo

As taxas de transtorno do espectro autista (TEA) aumentaram nos Estados Unidos e em outras partes do mundo, paralelamente com a expansão dos critérios diagnósticos de autismo, que agora incluem TEA, com uma variedade mais ampla de sintomas (Hansen et al., 2015). O CDC constatou que, nos Estados Unidos, 1 em cada 68 crianças tem TEA. Pacientes com esse transtorno apresentam comprometimento do desenvolvimento, que afeta a comunicação, o comportamento e as interações sociais. Embora algumas pessoas tenham se preocupado com uma ligação causal entre vacinas e autismo, muitos estudos científicos de grande porte não conseguiram detectar qualquer ligação desse tipo (Hviid et al., 2003; Madsen et al., 2002; Schechter e Grether, 2008; Taylor et al., 2014). O Institute of Medicine, IOM (agora chamado National Academy of Medicine), conduziu revisões minuciosas e concluiu que as vacinas atuais infantis e para adultos são muito seguras. Em 2014, um estudo do CDC acrescentou aos relatos pelo mundo que as vacinas não causam TEA. Concluiu-se que a quantidade total de antígenos recebidos das vacinas não difere entre crianças com TEA e as que não têm o transtorno. A vacina MMR também não está associada ao desenvolvimento do TEA em crianças.

Conservantes, incluindo timerosal

Os conservantes adicionados às vacinas destinam-se a matar ou inibir o crescimento de bactérias e fungos passíveis de contaminar o frasco de uma vacina. Há relatos históricos de eventos adversos graves ou morte devido à contaminação bacteriana de frascos de vacinas multidoses que não tinham conservante. O maior risco de contaminação deve-se, provavelmente, à punção repetida de um frasco de vacinas multidoses, que é armazenado com o passar do tempo. Por conseguinte, o *Code of Federal Regulations* dos Estados Unidos exige a adição de um conservante aos frascos de vacinas multidoses. Os conservantes eliminam ou reduzem a contaminação. Vários conservantes foram incorporados às vacinas licenciadas, incluindo 2-fenoxietanol, cloreto de benzetônio, fenol e timerosal.

timerosal-Na⁺

O timerosal tem sido um dos conservantes mais usados; trata-se de um organomercurial, um composto orgânico contendo mercúrio. O timerosal tem sido usado com segurança desde o início do século XX como conservante em produtos biológicos, incluindo muitas vacinas, e tem uma longa história de uso. Com o passar do tempo, surgiu uma preocupação acerca de sua segurança, visto que alguns organomercuriais estão sendo cada vez mais associados a neurotoxicidade, e as crianças começavam a receber números crescentes de vacinas licenciadas. A FDA decidiu trabalhar com os fabricantes para a redução ou eliminação do timerosal das vacinas infantis, devido a essas *preocupações teóricas*. Em consequência, *o timerosal foi eliminado ou reduzido a quantidades mínimas em quase todas as vacinas infantis, exceto algumas VII*.

Quanto à toxicidade do mercúrio, a maior parte dos dados estão relacionados com o metilmercúrio, enquanto o timerosal é um derivado do etilmercúrio, com depuração mais rápida. O timerosal não tem efeitos tóxicos significativos nas concentrações usadas nas vacinas. Entretanto, surgiram questões acerca da associação potencial das vacinas contendo timerosal em crianças com a ocorrência de transtornos do neurodesenvolvimento, particularmente autismo. Uma história bastante sórdida de fraude, conflito de interesses e outras irregularidades foi revelada sobre os estudos agora denunciados, de associação do timerosal com o autismo; décadas de estudos foram dedicadas a avaliações de segurança sobre esse tema.

O National Vaccine Advisory Committee, o ACIP do CDC e o Immunization Safety Review Committee do IOM conduziram avaliações extensas dos estudos de associação, e a conclusão é a de que o autismo não está associado à quantidade de timerosal nas vacinas infantis. De qualquer modo, reconhecendo a preocupação do público, o timerosal, entre 2001 e 2003, foi eliminado ou reduzido nas vacinas infantis (exceto para influenza) para crianças com menos de 6 anos, na esperança de incentivar a vacinação infantil. O CDC compilou uma revisão minuciosa e uma lista de artigos sobre essa questão (CDC, 2015).

Eventos adversos associados às vacinas

Para vacinas injetáveis, os efeitos adversos comuns incluem *reações locais* menores às vacinas no local de injeção (dor, edema e eritema). Os efeitos mais disseminados, denominados *reações sistêmicas*, podem incluir febre, exantema, irritabilidade, dormência e outros sintomas, dependendo da vacina. O perfil de reações observadas em ensaios clínicos de grande escala está cuidadosamente documentado nas bulas. Durante os testes de vacinas potenciais, quaisquer eventos adversos graves (EAG) são examinados cuidadosamente. Os EAG são eventos que ocorrem após a vacinação, envolvendo internação, eventos que comportam risco de vida, morte, incapacidade, lesão permanente, anomalia/defeito congênito ou outras condições exigindo intervenção médica. As vacinas com clara associação com EAG normalmente não são licenciadas. Em alguns casos, para aumentar a probabilidade de detectar EAG raros, a FDA exige estudos de fase IV (vigilância pós-comercialização) para acompanhar o desempenho das vacinas à medida que seu uso se expande além do tamanho dos ensaios clínicos que levaram à sua aprovação. O governo também coleta dados após a aprovação por meio do sistema de relato de eventos adversos das vacinas. As vacinas podem ser retiradas do mercado se a preocupação aumentar. Por exemplo, a aprovação para a vacina rotavírus viva oral de Rotashield, que foi recomendada para imunização de rotina em lactentes nos Estados Unidos, em 1998, foi retirada do mercado em 1999, quando notificações no sistema de eventos adversos de vacinas sugeriram uma associação entre a vacina e a intussuscepção, uma forma de obstrução intestinal.

Reações alérgicas

A alergia a componentes das formulações das vacinas também pode causar reações. Quantidades traços de antibióticos, como *neomicina*, usadas para assegurar a esterilidade de algumas vacinas (p. ex., MMR, IPV trivalente e vacina varicela), podem causar reações adversas. Uma história de reação anafilática (mas não reação local) à *neomicina* é uma contraindicação para imunização futura com essas vacinas. As pessoas com história de alergia ao ovo não devem receber vacina contra influenza preparada em ovos. A gelatina, que é usada como estabilizador em algumas vacinas de vírus, como as vacinas varicela e MMR, pode causar reação alérgica em alguns indivíduos.

Desmaio

O desmaio ou síncope também foi relatado em pessoas após vacinação. O desmaio é mais comum nos adolescentes do que nas crianças ou adultos e, portanto, é mais comum após vacinação com HPV, vacina meningocócica 4 (V4) e Tdap. Os episódios de desmaio imediato após vacinação são desencadeados por dor ou ansiedade, mais do que pelo conteúdo das vacinas. Embora o desmaio não seja grave, as quedas em consequência do desmaio podem causar lesões, sendo as mais graves aquelas que atingem a cabeça. Os médicos podem oferecer aos pacientes bebidas e lanches para prevenir o desmaio e podem evitar quedas colocando os pacientes em decúbito ou sentados durante o procedimento. Os pacientes que desmaiam após a vacinação recuperam-se depois de alguns minutos, e o médico deve observar o paciente durante pelo menos 15 minutos após a vacinação (recomendação do CDC).

Convulsão febril

Uma febre de 38,9°C ou mais pode causar convulsão febril em crianças, que se caracteriza por espasmos do corpo e movimentos em contraturas, que podem durar até 2 minutos. Cerca de 5% das crianças sofrem uma convulsão febril durante a sua vida, e a maioria ocorre aos 14 a 18 meses de idade. As crianças que sofrem convulsões febris simples recuperam-se rapidamente sem prejuízo em longo prazo. Essas convulsões comuns também são causadas por doenças febris associadas a infecções virais, particularmente roséola, infecções do ouvido e outras doenças infantis comuns. Algumas vezes, as vacinas atuais produzem febre, geralmente de baixo grau, porém raramente resultam em convulsão febril. Embora a febre após vacinação com a maioria das vacinas raramente cause convulsão febril, há um pequeno aumento do risco após as vacinas MMR e MMRV. O CDC também relatou um pequeno aumento das convulsões febris após a administração de VII a uma criança, juntamente com a vacina PCV13 ou em combinação com vacinas para difteria, tétano ou DTaP. O aumento das convulsões febris quando essas vacinas são combinadas é pequeno, e o CDC não recomenda que sejam administradas em dias separados. É importante dizer que o uso das vacinas pode ajudar a prevenir as convulsões febris, fornecendo proteção à criança vacinada contra sarampo, caxumba, rubéola, varicela, influenza e patógenos pneumocócicos infecciosos que podem resultar em convulsões febris.

Síndrome de Guillain-Barré

A Síndrome de Guillan-Barré (SGB) é uma doença rara, que afeta o sistema nervoso. Pacientes com SGB apresentam fraqueza muscular e, algumas vezes, paralisia, que ocorre quando seu próprio sistema imune provoca lesão dos neurônios. Com frequência, a SGB ocorre após uma infecção bacteriana ou viral; a maioria dos pacientes com SGB recupera-se por completo. Entretanto, alguns indivíduos podem ter lesão nervosa permanente. Nos Estados Unidos, atualmente, a incidência de SGB é de cerca de 3 mil a 6 mil casos por ano; por conseguinte, é rara em uma população de cerca de 350 milhões. A SGB é mais comum em adultos de idade mais avançada, com maior risco para pessoas com mais de 50 anos. A SGB pode ter várias causas subjacentes, porém os cientistas relatam que dois terços dos casos de SGB ocorreram após pacientes serem acometidos de gastrenterite ou infecções das vias respiratórias. A infecção por *Campylobacter jejuni* é o fator de risco mais comum para a doença, porém a SGB também foi comumente relatada após infecção pelo vírus influenza, citomegalovírus ou vírus Epstein-Barr. A SGB após vacinação é relatada, porém é rara.

Um estudo do IOM relatou que o uso disseminado da vacina contra o vírus influenza suíno, em 1976, foi associado a um pequeno aumento no risco de SGB, com 1 caso adicional por 100 mil pessoas vacinadas, embora uma revisão estatística subsequente tenha questionado essa associação. As investigações atuais indicam que não há risco significativo de SGB após uma vacina contra influenza sazonal, ou, se houver uma associação, o risco é de aproximadamente 1 caso por milhão de indivíduos vacinados, uma taxa baixa que é difícil de detectar com certeza. Os estudos mostraram que uma pessoa tem mais tendência a desenvolver SGB após infecção por influenza do que após a vacinação. É importante ressaltar que morbidade e mortalidade graves são riscos significativos após a infecção por influenza, e a vacinação evita complicações e morte.

Síndrome de morte súbita do lactente

A síndrome da morte súbita do lactente (SMSL) alcança uma incidência máxima em lactentes entre 2 e 4 meses de idade, quando eles também recebem muitas vacinas durante esse período. A sobreposição temporal da incidência máxima da SMSL com o período de iniciação da série de vacinação infantil levou à suspeita sobre alguma relação causal entre as vacinas e a SMSL. Diversos estudos foram realizados e não conseguiram detectar qualquer associação causal entre vacinas e SMSL (Silvers et al., 2001). O relatório do IOM, de 2003, avaliou a relação entre a SMSL e as vacinas e concluiu que elas não provocam SMSL. A morte dos lactentes por SMSL diminuiu drasticamente em consequência das recomendações da American Academy of Pediatrics, em 1992, de colocar os lactentes em decúbito dorsal para dormir e os esforços da campanha do National Institute of Child Health and Human Development, em 1994.

Segurança de vacinações múltiplas

As crianças são expostas a muitas bactérias e vírus em seu ambiente por meio do alimento, mordidas de objetos na época da dentição e exposição a animais de estimação de outros seres humanos. A infecção viral típica resulta em exposição do sistema imune a uma dúzia ou mais de antígenos; algumas bactérias expressam centenas de antígenos durante a infecção. Cada vacina infantil recomendada protege contra 1 a 69 antígenos. Quando uma criança recebe todas as vacinas recomendadas do calendário de 2014, ela fica exposta a até 315 antígenos aos 2 anos de idade, o que fornece uma proteção essencial contra patógenos do ambiente (CDC, 2016). A vacinação de pacientes contra múltiplos antígenos demonstrou ser segura, quando as vacinas são administradas simultaneamente em combinação. Essa estratégia é vantajosa para pacientes, particularmente as crianças, visto que carecem de imunidade à maioria das doenças passíveis de prevenção com vacina, de modo que é importante que a criança receba essa proteção durante o período relativamente vulnerável de seu desenvolvimento inicial. O paciente também precisa fazer menos visitas ao médico com as vacinas múltiplas ou de combinação, reduzindo os custos em termos de dinheiro e tempo para os pais e incômodo para as crianças. Vários estudos mostraram que a administração de várias combinações de vacinas não causa doença crônica. Além disso, toda vez que uma vacina de combinação ou um esquema de múltiplas vacinas é licenciado, essa intervenção já foi testada quanto à sua segurança e eficácia em combinação com as vacinas previamente recomendadas para a faixa etária em questão. O ACIP e a Academy of Pediatrics recomendam a administração simultânea de múltiplas vacinas (CDC, 2016).

Mitos sobre as vacinas e suas consequências para a saúde pública

A diminuição das taxas de mortalidade e morbidade por doenças infecciosas contraídas na infância e na idade adulta comprovam o sucesso das vacinas. Um exemplo notável de sucesso é a erradicação mundial da varíola, um patógeno responsável por epidemias que mataram 300 a 500 milhões de pessoas no século XX e que desfiguraram muitos sobreviventes. No século XX, o poliovírus e o MeV também incapacitaram e levaram à morte indivíduos infectados, particularmente crianças pequenas. Esses flagelos foram amplamente eliminados graças a décadas de estratégias bem-sucedidas de vacinação em saúde pública. Até a pandemia de SARS-CoV-2 de 2020, as gerações mais jovens nunca haviam visto os efeitos debilitantes e a mortalidade causados por essas doenças. Entretanto, as doenças infecciosas continuam afetando a vida de muitas pessoas nos países em desenvolvimento que têm menos acesso aos cuidados de saúde e são afetados por guerras ou fome. Recentemente, doenças passíveis de prevenção estão surgindo mais uma vez nos países desenvolvidos, devido a mitos sobre as vacinas que reduziram as taxas de vacinação nesses países.

Um desses mitos diz respeito ao autismo. Um estudo que foi anulado e desacreditado sustentou que existia uma ligação entre a vacinação das crianças e o autismo (Wakefield et al., 1998). Apesar das falhas importantes e interpretações incorretas, esse estudo modificou a percepção do público sobre a segurança das vacinas; a influência desse artigo problemático persiste. Estudos experimentais em diferentes partes do mundo com grandes coortes, validade estatística e rigor não encontraram nenhuma evidência de que as vacinas possam causar autismo (American Academy of Pediatrics, 2017; Madsen et al., 2002). Os pesquisadores constataram que o autismo ocorre em famílias, pode ter um componente genético e pode ser afetado por fatores ambientais desencadeantes, como inseticidas, determinadas substâncias e o vírus da rubéola. As causas exatas do TEA não são conhecidas e continuam sendo investigadas (Landrigan, 2010).

Entretanto, o movimento antivacinação cresceu, e celebridades, políticos e a mídia social continuam propagando informações errôneas sobre as vacinas e teorias conspiratórias. De acordo com o CDC, as taxas de vacinação caíram em muitas partes dos Estados Unidos. Em nove estados desse país, menos de dois terços das crianças de 19 a 35 meses de idade foram vacinados com o esquema recomendado de sete vacinas. Essa dispensa das evidências científicas sobre as vacinas pode ter consequências fatais. Epidemias infecciosas causadas por agentes evitáveis, como o poliovírus e o MeV, podem reemergir. As crianças não vacinadas serão mais suscetíveis à infecção, e muitas delas não irão sobreviver. Além disso, os indivíduos não vacinados contribuem para reduzir os benefícios da imunidade de grupo que protege pessoas que não podem ser vacinadas por razões médicas, como câncer, infecção pelo HIV e outros tipos de imunodeficiência.

As doenças causadas pelos vírus da pertússis, poliomielite, sarampo, *H. influenzae* e rubéola afetavam, antigamente, centenas de milhares de pessoas e mataram milhares. Após a introdução da vacinação universal, as taxas dessas doenças diminuíram para níveis praticamente zero nos Estados Unidos. Alguns acreditam que, como essas doenças foram praticamente eliminadas nos Estados Unidos, a vacinação não é mais necessária. Essa ideia é incorreta. As doenças evitáveis com vacinas são doenças transmissíveis, com transmissão interpessoal, e os vírus e as bactérias que as causam sobrevivem na natureza. As pessoas, particularmente as não vacinadas, podem ser infectadas, e os indivíduos infectados disseminam a doença para as pessoas não vacinadas. Uma maior fração de indivíduos vacinados em uma população leva a uma menor oportunidade de disseminação da doença (imunidade de grupo).

A preocupação dos pais acerca das vacinas deve ser levada a sério, e os conceitos errôneos devem ser discutidos pelos profissionais de saúde, de modo a assegurar que os pacientes tenham informações científicas e sejam informados sobre os riscos associados à falta de vacinação. Ao fornecer uma educação aos pais, os pediatras e outros profissionais de assistência primária podem ajudar a reduzir a hesitação sobre a vacinação.

Da mesma forma, a desinformação sobre a segurança das vacinas para o SARS-CoV-2 retardou os esforços de vacinação nos Estados Unidos durante a pandemia de Covid-19.

Aprovação e monitoramento das vacinas

Mecanismos imunológicos correlatos

Durante o processo de desenvolvimento e de teste das vacinas, os fabricantes procuram definir exames laboratoriais e parâmetros associados à eficácia, que foram designados como correlato de proteção (CoP) imune. Em primeiro lugar, é importante compreender, teoricamente, alguns aspectos do mecanismo biológico de proteção para otimizar o desenvolvimento e o uso das vacinas. Em nível prático, a identificação de um correlato permite monitorar a reprodutibilidade das vacinas durante a sua fabricação repetida, monitorando o impacto esperado de novas combinações de antígenos vacinais sobre a imunogenicidade das vacinas existentes, bem como outras questões críticas.

Plotkin e colaboradores desenvolveram uma terminologia para os principais tipos de correlatos (Plotkin e Gilbert, 2012). Um *CoP* é um marcador de função imune, que se correlaciona estatisticamente com a proteção. Esses marcadores podem estar simplesmente associados à proteção (denominados correlatos não mecânicos de proteção [nCoP]) ou, de modo alternativo, podem medir diretamente os efetores imunes que medeiam a proteção (correlatos mecânicos de proteção [mCoP]). Do ponto de vista prático, tanto um nCoP quanto um mCoP podem possibilitar o monitoramento e a antecipação de uma vacinação efetiva.

O CoP ideal deve ser quantitativo e resulta de um teste laboratorial reprodutível, que foi validado em condições de boas práticas laboratoriais. O tipo de proteção sugerido por determinado correlato pode variar, visto que as vacinas podem ter por objetivo a prevenção de diferentes classes de infecção, como infecção local *versus* sistêmica ou doença grave *versus* ausência de doença. Exemplos de CoP quantitativos utilizados incluem um limiar de 10 mUI/mL de anticorpos anti-hepatite B no soro, detectados por ensaio imunoabsorvente ligado à enzima padronizado, concentração sérica de neutralização da toxina diftérica de 0,01 a 0,1 UI/mL, título de diluição de neutralização viral do soro de 1/5 para o vírus da febre amarela ou uma diluição de 1/40 do soro no título de inibição de hemaglutinação da influenza.

Órgãos reguladores e consultivos

O Center for Biologics Evaluation and Research da FDA regula os produtos de vacinas nos Estados Unidos, com recomendações de seu Vaccines and Related Biological Products Advisory Committee. A EMA desempenha esse papel na Europa. Os fabricantes conduzem estudos de fase I (de segurança e imunogenicidade) em um pequeno número de indivíduos rigorosamente monitorados; os estudos de fase II (estudos de posologia) normalmente envolvem várias centenas de indivíduos; e, por fim, os ensaios clínicos de fase III (estudos de eficácia) exigem normalmente milhares de indivíduos. Se os estudos forem bem-sucedidos, o patrocinador apresenta uma Biologics License Application à FDA, que pode levar à sua aprovação. A aprovação possibilita o uso, porém as decisões sobre a recomendação das vacinas para populações específicas ou uso universal são feitas por órgãos consultivos adicionais. O CDC serve de sede para o ACIP, uma comissão de especialistas médicos e de saúde pública, que fazem recomendações para uso das vacinas nos Estados Unidos. Várias sociedades médicas profissionais também publicam recomendações, como, por exemplo, a American Academy of Pediatrics, que publica o *AAP Red Book*, ou o "Report of the Committee on Infectious Diseases of the American Academy of Pediatrics", que contém recomendações sobre vacinas. Por fim, outros pagadores, como companhias de seguro, afetam o uso por meio de políticas de reembolso; assim, as questões de custo, benefício e rentabilidade tornam-se considerações, conforme examinado no Capítulo 1.

Referências

American Academy of Pediatrics. Vaccine safety: examine the evidence. January 26, **2017**. Available at: https://www.healthychildren.org/English/safety-prevention/immunizations/Pages/Vaccine-Studies-Examine-the-Evidence.aspx. Accessed July 1, 2022.

Baxter D. Active and passive immunity, vaccine types, excipients and licensing. *Occup Med (Lond)*, **2007**, *57*:552–556.

CDC. People with certain medical conditions. **2022**. Available at: https://www.cdc.gov/coronavirus/2019-ncov/need-extra-precautions/people-with-medical-conditions.html. Accessed July 1, 2022.

CDC. Vaccines do not cause autism. Update of November 23, **2015**. Available at: https://www.cdc.gov/vaccinesafety/concerns/autism.html. Accessed July 1, 2022.

CDC. Safety information about specific vaccines. Update of January 21, **2016**. Available at: https://www.cdc.gov/vaccinesafety/vaccines/index.html. Accessed July 1, 2022.

Clem AS. Fundamentals of vaccine immunology. *J Glob Infect Dis*, **2011**, *3*:73–78.

Gill DM, et al. Diphtheria toxin, protein synthesis, and the cell. *Fed Proc*, **1973**, *32*:1508–1515.

Gross CP, Sepkowitz KA. The myth of the medical breakthrough: smallpox, vaccination, and Jenner reconsidered. *Int J Infect Dis*, **1998**, *3*:54–60.

Hansen SN, et al. Explaining the increase in the prevalence of autism spectrum disorders: the proportion attributable to changes in reporting practices. *JAMA Pediatr*, **2015**, *169*:56–62.

Hinman A. Landmark perspective: mass vaccination against polio. *JAMA*, **1984**, *251*:2994–2996.

Hopkins DR. *The Greatest Killer: Smallpox in History*. University of Chicago Press, Chicago, **2002**.

Hviid A, et al. Association between thimerosal-containing vaccine and autism. *JAMA*, **2003**, *290*:1763–1766.

Landrigan PJ. What causes autism? Exploring the environmental contribution. *Curr Opin Pediatr*, **2010**, *22*:219–225.

Madsen KM, et al. A population-based study of measles, mumps, and rubella vaccination and autism. *N Engl J Med*, **2002**, *347*:1477–1482.

Marrack P, et al. Towards an understanding of the adjuvant action of aluminium. *Nat Rev Immunol*, **2009**, *9*:287–293.

Nossal GJ. Vaccines of the future. *Vaccine*, **2011**, *29*(suppl 4):D111–D115.

Plotkin SA, Gilbert PB. Nomenclature for immune correlates of protection after vaccination. *Clin Infect Dis*, **2012**, *54*:1615–1617.

Riesbeck K, Nordstrom T. Structure and immunological action of the human pathogen *Moraxella catarrhalis* IgD-binding protein. *Crit Rev Immunol*, **2006**, *26*:353–376.

Robinson HL, et al. DNA vaccines for viral infections: basic studies and applications. *Adv Virus Res*, **2000**, *55*:1–74.

Schechter R, Grether JK. Continuing increases in autism reported to California's developmental services system: mercury in retrograde. *Arch Gen Psychiatry*, **2008**, *65*:19–24.

Schroeder HW Jr, Cavacini L. Structure and function of immunoglobulins. *J Allergy Clin Immunol*, **2010**, *125*:S41–S52.

Silvers LE, et al. The epidemiology of fatalities reported to the vaccine adverse event reporting system 1990–1997. *Pharmacoepidemiol Drug Saf*, **2001**, *10*:279–285.

Taylor LE, et al. Vaccines are not associated with autism: an evidence-based meta-analysis of case-control and cohort studies. *Vaccine*, **2014**, *32*:3623–3629.

Wakefield AJ, et al. Ileal-lymphoid-nodular hyperplasia, non-specific colitis, and pervasive developmental disorder in children. *Lancet*, **1998**, *351*:637–641. Article retracted: *Lancet*, **2010**, *375*:445.

Woof JM, Mestecky J. Mucosal immunoglobulins. *Immunol Rev*, **2005**, *206*:64–82.

Capítulo 42

Farmacoterapia da inflamação, febre, dor e gota

Tilo Grosser, Emanuela Ricciotti e Garret A. FitzGerald

INFLAMAÇÃO, DOR E FEBRE
- Inflamação
- Dor
- Febre

FÁRMACOS ANTI-INFLAMATÓRIOS NÃO ESTEROIDES
- Mecanismo de ação
- Usos terapêuticos
- Efeitos adversos do tratamento com AINE
- Interações medicamentosas
- Uso pediátrico e geriátrico

PROPRIEDADES ESPECÍFICAS DOS AINE
- Ácido acetilsalicílico e outros salicilatos
- Paracetamol
- Derivados do ácido acético
- Derivados do ácido propiônico
- Fenamatos
- Ácidos enólicos (oxicanos)
- AINE seletivos para COX-2 desenvolvidos de modo intencional

FÁRMACOS ANTIRREUMÁTICOS MODIFICADORES DA DOENÇA

FARMACOTERAPIA DA GOTA
- Colchicina
- Alopurinol
- Febuxostate
- Uricase
- Agentes uricosúricos

Neste capítulo, são descritos os anti-inflamatórios não esteroides (AINE) empregados no tratamento da inflamação, da dor e da febre, bem como os fármacos usados para a hiperuricemia e a gota. Os AINE são inicialmente considerados de acordo com a sua classe e, em seguida, com base nos grupos de agentes quimicamente semelhantes, que são descritos de modo mais detalhado. Muitas das propriedades básicas desses fármacos estão resumidas nas Tabelas 42-1, 42-2 e 42-3.

Os AINE atuam por meio da inibição das PG G/H-sintases, enzimas coloquialmente conhecidas como COX, ou cicloxigenases (ver Cap. 41). Existem duas formas: a COX-1 e a COX-2. Acredita-se que a inibição da COX-2 seja capaz de mediar, em grande parte, as ações antipiréticas, analgésicas e anti-inflamatórias dos AINE. As reações adversas são causadas, em grande parte, pela inibição da COX-1 e da COX-2 nos tecidos, onde desempenham funções fisiológicas, como o trato GI, os rins e o sistema cardiovascular. O *ácido acetilsalicílico* é o único inibidor irreversível das enzimas COX de uso clínico. Todos os outros AINE ligam-se de modo reversível às COX e atuam por meio de competição direta com o ácido araquidônico (AA), no local ativo da COX-1 e da COX-2, ou pela mudança de sua conformação estérica, de modo a alterar a sua capacidade de ligação ao ácido araquidônico. O *paracetamol* é efetivo como agente antipirético e analgésico nas doses habituais que inibem parcialmente as COX e possui apenas atividade anti-inflamatória fraca. Os inibidores seletivos intencionalmente desenvolvidos da COX-2 (*celecoxibe*, *etoricoxibe*) são uma subclasse de AINE; vários dos AINE tradicionais mais antigos, como o *diclofenaco* e o *meloxicam* (ver Fig. 42-1), também inibem seletivamente a COX-2 em doses terapêuticas.

Inflamação, dor e febre

Inflamação

O processo inflamatório refere-se à resposta protetora do sistema imune a um estímulo prejudicial. Pode ser estimulado por agentes nocivos, infecções e lesões físicas, com liberação de moléculas associadas a lesão e patógenos, que são reconhecidos por células encarregadas da vigilância imunológica (Tang et al., 2012). A capacidade de armar uma resposta inflamatória é essencial para a sobrevida na presença de patógenos ambientais e lesões. Algumas vezes, a inflamação pode

---

PERSPECTIVA HISTÓRICA

A história do *ácido acetilsalicílico* é um exemplo interessante de tradução de um composto do reino do folclore herbáceo para a terapêutica contemporânea. O uso da casca e das folhas do salgueiro para aliviar a febre foi atribuído a Hipócrates, embora tenha sido mais claramente documentado por Edmundo Stone, em uma carta de 1763 ao presidente da Royal Society. Propriedades semelhantes foram atribuídas a poções elaboradas a partir da ulmaria ou rainha-dos-prados (*Spiraea ulmaria*), da qual deriva o nome "*aspirina*" (*ácido acetilsalicílico*). A salicina foi cristalizada em 1829 por Leroux, e, em 1836, Pina isolou o ácido salicílico. Em 1859, Kolbe sintetizou o ácido salicílico, que foi produzido industrialmente por volta de 1874. Em pouco tempo, o fármaco estava sendo usado para o tratamento da febre reumática e da gota e como antipirético geral. Entretanto, seu sabor desagradável e seus efeitos GI adversos tornaram difícil a sua tolerância por períodos mais longos. Em 1899, Hoffmann, um químico dos Laboratórios Bayer, procurou melhorar o perfil de efeitos adversos do ácido salicílico (que seu pai estava tomando com dificuldade para tratar uma artrite). Hoffmann acabou descobrindo os trabalhos anteriores do químico francês Gerhardt, que tinha acetilado o ácido salicílico, em 1853, melhorando, aparentemente, o seu perfil de efeitos adversos, porém sem melhorar a sua eficácia, razão pela qual abandonou o projeto. Hoffmann retomou a pesquisa, e a Bayer começou a testar o ácido acetilsalicílico em animais por volta de 1899 e logo passou a realizar estudos em seres humanos e a comercializar o *ácido acetilsalicílico*.

O *paracetamol* foi usado pela primeira vez na medicina por von Mering, em 1893. Entretanto, só ganhou popularidade depois de 1949, quando foi reconhecido como o principal metabólito ativo tanto da *acetanilida* quanto da *fenacetina*. A *acetanilida* é o membro original desse grupo de fármacos. Foi introduzida na medicina em 1886, com o nome de *antifebrina* por Cahn e Hepp, que descobriram acidentalmente a sua ação antipirética. Entretanto, a *acetanilida* demonstrou ser excessivamente tóxica. Uma série de derivados químicos foi desenvolvida e testada. Um dos mais satisfatórios foi a *fenacetina*. Foi introduzida na terapia em 1887 e amplamente empregada em misturas analgésicas, até ser implicada na nefropatia por abuso de analgésicos, anemia hemolítica e câncer de bexiga; foi retirada do mercado na década de 1980.

AA: ácido araquidônico
AAS: ácido acetilsalicílico
AINE: anti-inflamatório não esteroide
AUC: área sob a curva
COX: cicloxigenase
CRM: cirurgia de revascularização do miocárdio
DMARD: fármaco antirreumático modificador da doença
ECA: enzima conversora de angiotensina
FDA: Food and Drug Administration
G6PD: glicose-6-fosfato-desidrogenase
GI: gastrintestinal
GLUT: transportador de glicose
GSH: glutationa
IL: interleucina
IM: intramuscular
IV: intravenoso
LCS: líquido cerebrospinal
LOX: lipoxigenase
MRP: proteína associada à resistência a múltiplos fármacos
NAPQI: N-acetil-p-benzoquinona imina
OAT: transportador de ânion orgânico
PAF: polipose adenomatosa familiar
PG: prostaglandina
PGI$_2$: prostaciclina
SLC5A8: carreador de solutos, família 5, membro 8
SNC: sistema nervoso central
TNF: fator de necrose tumoral
Tx: tromboxano
UGT: uridina-difosfato-glicuronosiltransferase
URAT: transportador de urato
XO: xantina-oxidase

ser exacerbada e sustentada sem benefício aparente e até mesmo com graves consequências adversas (p. ex., hipersensitibilidade, doenças autoimunes, inflamação crônica). A resposta inflamatória caracteriza-se, mecanicamente, por:

- Vasodilatação local transitória e aumento da permeabilidade capilar
- Infiltração de leucócitos e células fagocitárias
- Resolução, com ou sem degeneração tecidual e fibrose

Muitas moléculas estão envolvidas na promoção e na resolução do processo inflamatório. A histamina, a bradicinina, a 5-hidroxitriptamina/serotonina (5-HT), os prostanoides, os leucotrienos (LT), o fator de ativação plaquetária (FAP) e um conjunto de citocinas são importantes mediadores (ver Caps. 38, 41 e 43). A biossíntese de prostanoides está significativamente aumentada nos tecidos inflamados. A PGE$_2$ e a prostaciclina (PGI$_2$) são os principais prostanoides que medeiam a inflamação. Aumentam o fluxo sanguíneo local, a permeabilidade vascular e a infiltração dos leucócitos por meio de ativação de seus respectivos receptores, EPr e IPr. A PGD$_2$, um dos principais produtos dos mastócitos, contribui para a inflamação nas respostas alérgicas, particularmente no pulmão.

A ativação das células endoteliais desempenha um papel fundamental no recrutamento das células circulantes para os locais de inflamação (Muller, 2011). A ativação endotelial resulta em rolamento e adesão dos leucócitos, visto que essas células reconhecem selectinas recentemente expressas, integrinas e moléculas de adesão. A PGE$_2$ e o TxA$_2$ aumentam a quimioatração dos leucócitos e a adesão endotelial.

O recrutamento de células inflamatórias para os locais de lesão também envolve as interações combinadas dos fatores do complemento, FAP e eicosanoides, como LTB$_4$ (ver Cap. 41). Todos podem atuar como agonistas quimiotáticos. As citocinas desempenham funções essenciais na coordenação do processo inflamatório, particularmente o fator de necrose tumoral (TNF) e a IL-1. Vários agentes anti-inflamatórios biológicos têm como alvo essas citocinas ou suas vias de sinalização (ver Cap. 39). Outras citocinas e fatores de crescimento (p. ex., IL-2, IL-6, IL-8, fator estimulador de colônias de granulócitos-macrófagos) contribuem para as manifestações da resposta inflamatória. As concentrações de muitos desses fatores são aumentadas na sinóvia de pacientes com artrite inflamatória. Os glicocorticoides interferem na síntese e nas ações das citocinas, como IL-1 ou TNF-α (ver Cap. 39). Embora algumas das ações dessas citocinas sejam acompanhadas da liberação de prostaglandina (PG) e TxA$_2$, os inibidores da cicloxigenase parecem bloquear principalmente seus efeitos pirogênicos.

Dor

Os nociceptores, que consistem em terminais periféricos de fibras aferentes primárias que percebem a dor, podem ser ativados por vários estímulos, como calor, ácidos ou pressão. Os mediadores inflamatórios liberados por células não neuronais durante a lesão tecidual aumentam a sensibilidade dos nociceptores e potencializam a percepção da dor. Entre esses mediadores estão a bradicinina, H$^+$, 5-HT, ATP, neurotrofinas (fator de crescimento neural), leucotrienos e PG. A PGE$_2$ e a PGI$_2$ reduzem o limiar para a estimulação dos nociceptores, causando *sensibilização periférica*. Acredita-se que a reversão da sensibilização periférica representa a base mecânica para o componente periférico da atividade analgésica dos AINE. Os AINE também exercem ações centrais importantes na medula espinal e no encéfalo. Tanto a COX-1 quanto a COX-2 são expressas na medula espinal em condições basais e liberam PG em resposta a estímulos dolorosos periféricos.

A PGE$_2$ centralmente ativa e, talvez também, a PGD$_2$, PGI$_2$ e PGF$_{2\alpha}$ contribuem para a *sensibilização central*, um aumento na excitabilidade dos neurônios do corno dorsal espinal, que provoca hiperalgesia e alodinia, em parte por desinibição das vias glicinérgicas (Grosser et al., 2017a). A sensibilização central reflete a plasticidade do sistema nociceptivo que é invocado pela lesão. Isso é geralmente reversível em horas ou dias após respostas adequadas do sistema nociceptivo (p. ex., na dor pós-operatória). No entanto, as doenças inflamatórias crônicas podem causar alteração persistente da arquitetura do sistema nociceptivo, o que pode levar a mudanças duradouras na sua responsividade. Esses mecanismos contribuem para a dor crônica.

Febre

O hipotálamo regula o ponto definido em que a temperatura é mantida. Esse ponto definido apresenta-se elevado na febre, refletindo a presença de infecção ou o resultado de lesão tecidual, inflamação, rejeição de enxerto ou neoplasia maligna. Todas essas condições intensificam a formação de citocinas, como IL-1β, IL-6, TNF-α, e interferonas, que funcionam como pirógenos endógenos. A fase inicial da resposta de termorregulação a esses pirógenos pode ser mediada pela liberação de ceramida nos neurônios da área pré-óptica na região anterior do hipotálamo (Sanchez-Alavez et al., 2006). A segunda fase é mediada pela indução coordenada da COX-2 e formação de PGE$_2$ (Engblom et al., 2003). A PGE$_2$ pode atravessar a barreira hematencefálica e atua sobre receptores EPr$_3$ e, talvez, receptores EPr$_1$ em neurônios termossensíveis. Isso estimula o hipotálamo a elevar a temperatura corporal promovendo um aumento na geração de calor e uma diminuição na perda de calor. Os AINE suprimem essa resposta por meio de inibição da síntese de PGE$_2$ dependente de COX-2.

Fármacos anti-inflamatórios não esteroides

Os anti-inflamatórios não esteroides são classificados, quanto a seu mecanismo, em *AINE não seletivos quanto à isoforma*, que inibem tanto a COX-1 quanto a COX-2, e em *AINE seletivos da COX-2* (FitzGerald e Patrono, 2001). Os AINE são, em sua maioria, inibidores competitivos, não competitivos ou reversíveis mistos das enzimas COX. O *ácido acetilsalicílico* é um inibidor irreversível não competitivo, por acetilar as isoenzimas no canal de ligação de ácido araquidônico (AA) hidrofóbico por meio do qual o substrato lipídico tem acesso ao sítio catalítico da COX de localização profunda dentro da enzima. O *paracetamol*, que é antipirético e analgésico,

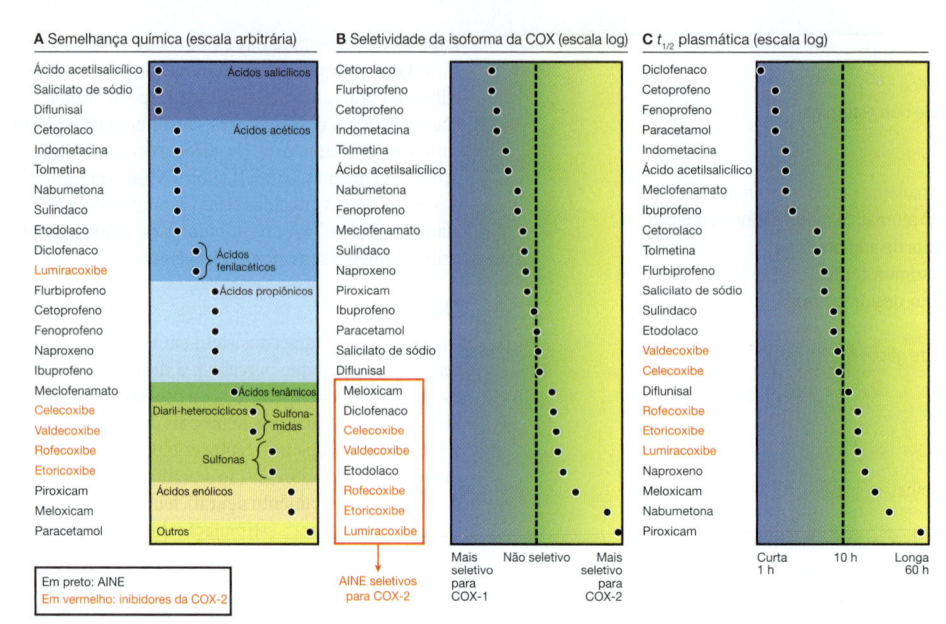

Figura 42-1 Classificação dos AINE com base na sua semelhança química (**A**), seletividade da isoforma da COX (**B**) e $t_{1/2}$ plasmática (**C**). O quadro de seletividade da COX foi elaborado a partir de dados publicados em Warner T. et al. Nonsteroid drug selectivities for cyclooxygenase-1 rather than cyclooxygenase-2 are associated with human gastrintestinal toxicity: a full in vitro analysis. *Proc Natl Acad Sci USA*, **1999**, *96*:7563–7568; and FitzGerald GA, Patrono C. The coxibs, selective inhibitors of cyclooxygenase-2. *N Engl J Med*, **2001**;345:433–442.

porém desprovido, em grande parte, de atividade anti-inflamatória, nas doses comumente usadas, atua como inibidor reversível não competitivo por meio de redução do sítio peróxido das enzimas.

Os AINE são, em sua maioria, ácidos orgânicos com valores relativamente baixos de pK_a. Por serem ácidos orgânicos, os compostos, em geral, são bem absorvidos por via oral, ligam-se altamente às proteínas plasmáticas e são excretados por filtração glomerular ou por secreção tubular. Eles também se acumulam em locais de inflamação onde o pH é mais baixo, cofundindo potencialmente a relação entre concentrações plasmáticas e duração do efeito do fármaco. A maioria dos AINE seletivos da COX-2 apresenta um grupo lateral relativamente volumoso, que se alinha com uma bolsa lateral grande no canal de ligação do ácido araquidônico da COX-2, mas que dificulta a sua orientação ideal no canal de ligação menor da COX-1 (Smith et al., 2011). Tanto os AINE não seletivos de isoforma quanto os AINE seletivos da COX-2 geralmente são fármacos hidrofóbicos, uma característica que possibilita o seu acesso ao canal de ligação do AA, resultando em características farmacocinéticas compartilhadas. Nesse caso também, o *ácido acetilsalicílico* e o *paracetamol* são exceções a essa regra.

Mecanismo de ação

Inibição da ciclogenase

Os principais efeitos terapêuticos dos AINE derivam de sua capacidade de inibir a produção de prostaglandinas. A primeira enzima na via sintética das PG é a COX, também conhecida como PG G/H-sintase. Essa enzima converte o AA nos intermediários instáveis PGG_2 e PGH_2, além de promover a produção de prostanoides, TxA_2 e uma variedade de PG (ver Cap. 41). A COX-1, que é expressa constitutivamente na maioria das células, constitui a fonte dominante de prostanoides para funções de manutenção, como a hemostasia. Em contrapartida, a COX-2, induzida por citocinas, estresse de cisalhamento e promotores de tumor é a fonte mais importante de formação de prostanoides na inflamação e, talvez, no câncer (ver Cap. 41). Todavia, ambas as enzimas contribuem para a geração de prostanoides autorreguladores e homeostáticos, com importantes funções na fisiologia normal (ver Cap. 41). A inibição indiscriminada dos prostanoides inflamatórios e homeostáticos por AINE explica, com base no seu mecanismo, a maioria das reações adversas a essa classe de fármacos. Por exemplo, a inibição da COX-1 é responsável, em grande parte, pelos efeitos adversos gástricos e sangramento que complicam a terapia, visto que a COX-1 é a isoforma citoprotetora dominante nas células epiteliais gástricas e forma TxA_2 nas plaquetas, o que amplifica a ativação das plaquetas e causa contração dos vasos sanguíneos no local de lesão. De modo semelhante, os produtos derivados da COX-2 desempenham um importante papel na regulação da pressão arterial e atuam como inibidores endógenos da hemostasia. A inibição da COX-2 pode causar hipertensão ou exacerbá-la e aumenta a probabilidade de eventos trombóticos.

Embora as enzimas COX funcionais sejam homodímeros em sequência, elas são configuradas como heterodímeros na sua conformação, em que um dos monômeros atua como subunidade catalítica, com o heme ligado, enquanto o outro, sem heme, atua como subunidade alostérica. A maioria dos AINE inibe as subunidades catalíticas da COX-1 e da COX-2. Entretanto, a inibição da COX-2 pelo *naproxeno* e *flurbiprofeno* ocorre principalmente na subunidade alostérica (Dong et al., 2011; Zou et al., 2012).

Inibição irreversível das ciclo-oxigenases pelo ácido acetilsalicílico

O ácido acetilsalicílico acetila de modo covalente as subunidades catalíticas dos dímeros da COX-1 e COX-2, inibindo irreversivelmente a atividade das COX. Isso é uma importante distinção em relação a todos os outros AINE, visto que a duração dos efeitos do *ácido acetilsalicílico* relaciona-se com a taxa de renovação das COX em diferentes tecidos-alvo.

A importância da renovação das enzimas na recuperação da ação do *ácido acetilsalicílico* é mais significativa nas plaquetas que, não sendo nucleadas, têm uma capacidade notavelmente limitada de síntese proteica. Dessa forma, as consequências da inibição da COX-1 plaquetária persiste durante toda a vida da plaqueta. A inibição da formação de TxA_2 dependente da COX-1 plaquetária é, portanto, cumulativa com doses repetidas de *ácido acetilsalicílico* (de apenas 30 mg/dia) e leva 8 a 12 dias (o tempo de renovação das plaquetas) para se recuperar por completo após a interrupção do tratamento. De maneira importante, mesmo um reservatório de plaquetas parcialmente recuperado – apenas alguns dias após a última dose de *ácido acetilsalicílico* – pode possibilitar a recuperação de uma integridade hemostática suficiente para alguns tipos de cirurgia eletiva que deva ser realizada. Todavia, essa função plaquetária parcial também pode predispor pacientes que não aderem à terapia antiplaquetária com baixa dose de ácido acetilsalicílico a eventos trombóticos. A sensibilidade especial das plaquetas à inibição por essas doses baixas de *ácido acetilsalicílico* relaciona-se com a inibição pré-sistêmica das plaquetas na circulação portal, antes que o *ácido acetilsalicílico* seja desacetilado a salicilato na primeira passagem pelo fígado (Pedersen e FitzGerald, 1984). Diferentemente do *ácido acetilsalicílico*, a ácido salicílico não tem nenhuma capacidade de acetilação. Trata-se de um inibidor reversível e relativamente fraco da cicloxigenase. Os derivados do ácido salicílico, mas não o próprio ácido, estão disponíveis para uso clínico.

As COX são configuradas de modo que o substrato AA tem acesso ao sítio ativo por meio de um canal hidrofóbico. O *ácido acetilsalicílico* acetila a serina 529 da COX-1, localizada em situação alta no canal hidrofóbico. A interposição do resíduo acetil volumoso impede a ligação do AA ao sítio ativo da enzima, impedindo, assim, que ela elabore as PG. O *ácido acetilsalicílico* acetila uma serina homóloga na posição 516 da COX-2. Embora a modificação covalente da COX-2 pelo *ácido acetilsalicílico* também bloqueie a atividade COX dessa isoforma, uma propriedade interessante não compartilhada pela COX-1 é a de que a COX-2 acetilada sintetiza ácido Ácido 15(*R*)-hidroxieicosatetraenoico, ou 15(*R*)-HETE. Este pode ser metabolizado, pelo menos *in vitro* pela 5-LOX, produzindo 15-epilipoxina A_4, que possui propriedades anti-inflamatórias em sistemas de modelos (ver Cap. 41).

Inibição seletiva da cicloxigenase 2

O uso crônico de anti-inflamatórios não esteroides é limitado pela sua tolerabilidade gastrintestinal precária. Foram desenvolvidos inibidores seletivos da COX-2 para obter uma eficácia semelhante àquela dos AINE tradicionais, com melhor tolerabilidade GI (FitzGerald e Patrono, 2001). Seis desses inibidores da COX-2, os coxibes, foram aprovados para uso clínico: *celecoxibe, rofecoxibe, valdecoxibe* (inicialmente aprovados nos Estados Unidos) e seus profármacos *parecoxibe, etoricoxibe* e *lumiracoxibe*. A maioria dos coxibes (incluindo *valdecoxibe*) teve o seu uso restrito ou foram retirados do mercado, em virtude de seu perfil adverso de risco cardiovascular (Grosser et al., 2010). Atualmente, o *celecoxibe* é o único inibidor da COX-2 licenciado para uso nos Estados Unidos. Alguns AINE mais antigos – *diclofenaco, etodolaco, meloxicam* e *nimesulida* (não disponíveis nos Estados Unidos) – exibem seletividade pela COX-2 semelhante à do celecoxibe (ver Fig. 42-1).

ADME

Absorção Os AINE são rapidamente absorvidos após ingestão oral, e as concentrações plasmáticas máximas são alcançadas em 2 a 3 horas. A baixa solubilidade aquosa da maioria dos AINE reflete-se, com frequência, por um aumento menos proporcional na AUC (área sob a curva) das curvas de concentração plasmática-tempo, devido à dissolução incompleta, quando a dose é aumentada. A ingestão de alimentos pode retardar a absorção e a disponibilidade sistêmica (i.e., *fenoprofeno, sulindaco*). Os antiácidos, que são comumente prescritos a pacientes que recebem terapia com AINE, retardam de modo variável a absorção. Alguns compostos (p. ex., *diclofenaco, nabumetona*) sofrem primeira passagem ou eliminação pré-sistêmica. O *ácido acetilsalicílico* começa a acetilar as plaquetas dentro de poucos minutos após alcançar a circulação pré-sistêmica (Pedersen e FitzGerald, 1984).

Distribuição A maioria dos AINE liga-se extensamente (95 a 99%) às proteínas plasmáticas, geralmente à albumina. As condições que alteram a concentração das proteínas plasmáticas podem resultar em aumento da fração livre do fármaco, com efeitos tóxicos potenciais. Os AINE altamente ligados às proteínas têm o potencial de deslocar outros fármacos, se eles competirem pelos mesmos sítios de ligação. A maioria dos AINE distribui-se amplamente por todo o corpo e penetra rapidamente nas articulações artríticas, produzindo concentrações no líquido sinovial dentro da faixa de metade da concentração plasmática (i.e., *ibuprofeno, naproxeno, piroxicam*) (Day et al., 1999). A maioria dos AINE atinge concentrações suficientes no sistema nervoso central para ter um efeito analgésico central. O *celecoxibe* é particularmente lipofílico e entra facilmente no SNC. Vários AINE são comercializados em formulações para aplicação tópica nas articulações inflamadas ou lesionadas. No entanto, o transporte direto de AINE de aplicação tópica nos tecidos e articulações inflamados parece ser mínimo, e as concentrações detectáveis no líquido sinovial de alguns agentes (i.e., o *diclofenaco*) após uso tópico são principalmente alcançadas por meio de absorção dérmica e circulação sistêmica. Métodos desenvolvidos para aumentar o fornecimento transdérmico de fármacos nas articulações inflamadas, como iontoforese, eletroporação ou amplificadores de penetração química e formulações de nanopartículas, estão em fase de investigação. Outras aplicações direcionadas (p. ex., para macrófagos) também estão sendo exploradas como via de administração de AINE (Mazaleuskaya et al., 2021).

Metabolismo e excreção A biotransformação hepática, frequentemente por meio de isoformas do citocromo P450 (CYP) 2C9, 1A2 e 3A4 e a excreção renal constituem as principais vias de metabolismo e eliminação da maioria dos AINE. A $t_{1/2}$ plasmática varia consideravelmente entre os AINE. O *ibuprofeno*, o *diclofenaco* e o *paracetamol* possuem $t_{1/2}$ de 1 a 4 horas, enquanto a $t_{1/2}$ do *piroxicam* é de cerca de 50 horas no estado de equilíbrio dinâmico. O *naproxeno* tem uma $t_{1/2}$ comparativamente longa, porém altamente variável, de 9 a 25 horas. As vias de eliminação frequentemente envolvem oxidação ou hidroxilação. O *paracetamol*, em doses terapêuticas, é oxidado apenas em pequeno grau, formando traços do metabólito altamente reativo, NAPQI (*N*-acetil-*p*-benzoquinona imina). Entretanto, após superdosagem, as principais vias metabólicas estão saturadas, e pode haver formação de concentrações hepatotóxicas de NAPQI (ver Fig. 9-4).

Vários AINE ou seus metabólitos são glicuronidados ou conjugados de outro modo. Em alguns casos, como os derivados do ácido propiônico *naproxeno* e *cetoprofeno*, os metabólitos glicuronídeos podem voltar a sofrer hidrólise, formando o fármaco original ativo; isso pode prolongar significativamente a eliminação dos AINE. Em geral, os AINE não são recomendados em caso de doença renal ou hepática avançada, devido a seus efeitos farmacodinâmicos adversos. Os AINE geralmente não são removidos por hemodiálise, devido à sua extensa ligação às proteínas plasmáticas; o ácido salicílico é uma exceção a essa regra. A atividade das principais enzimas metabolizadoras é influenciada pela variação genética, idade, sexo, variação circadiana, doença, comportamento social, como fumar ou beber, e interação de fármacos que são substratos, inibidores ou indutores de CYP. A variação na composição da microbiota intestinal também pode contribuir para a variabilidade no metabolismo e na eliminação (Liang et al., 2015). As evidências clínicas que ligam a variação genética nas enzimas metabolizadoras a uma taxa aumentada de eventos adversos associados ao uso dos AINE são limitadas. Entretanto, foi estabelecida uma associação entre os alelos *CYP2C9*, que diminuem a função enzimática e as concentrações plasmáticas elevadas de AINE. Os portadores dessas variantes devem considerar uma redução na dose inicial de AINE ou a seleção de AINE com meias-vidas mais curtas, de modo a reduzir a probabilidade de efeitos adversos (Theken et al., 2020).

Usos terapêuticos

Os AINE são antipiréticos, analgésicos e anti-inflamatórios, com exceção do *paracetamol*, que é antipirético e analgésico, porém em grande parte desprovido de atividade anti-inflamatória em doses terapêuticas.

Inflamação

Os AINE proporcionam alívio principalmente sintomático da dor e inflamação associadas a distúrbios musculoesqueléticos, como artrite reumatoide e osteoartrite. Alguns AINE estão aprovados para o tratamento da espondilite anquilosante e gota. Os pacientes com doença mais incapacitante podem não responder de maneira adequada às doses terapêuticas completas de AINE e podem exigir tratamento agressivo com agentes de segunda escolha.

Dor

Os AINE são efetivos contra a dor da inflamação de intensidade baixa a moderada. Embora sua eficácia máxima seja geralmente muito menor que a dos opioides, os AINE não têm os efeitos adversos indesejáveis dos opiáceos sobre o SNC, incluindo depressão respiratória e potencial desenvolvimento de dependência física. A coadministração de AINE pode reduzir a dose de opioide necessária para o controle suficiente da dor com o objetivo de reduzir os efeitos adversos dos opioides. Diferentemente dos opioides, os AINE são desprovidos de potencial aditivo. Os AINE não alteram a percepção de outras modalidades sensoriais diferentes da dor. Os AINE são particularmente efetivos quando a inflamação causa sensibilização da percepção da dor (ver outra discussão, nesta seção, sobre inflamação, dor e febre). Assim, a dor pós-operatória ou a que surge da inflamação, como a dor artrítica, são bem controladas pelos AINE, ao passo que a que surge de uma víscera oca em geral não é aliviada. Uma exceção a isso é a dor menstrual. O tratamento da dor menstrual com AINE obteve sucesso considerável, visto que as cólicas e outros sintomas de dismenorreia primária são causados pela liberação de prostaglandina pelo endométrio durante a menstruação. Os AINE são muito usados no tratamento das crises de enxaqueca e podem ser combinados com determinados fármacos, como as triptanas, ou com antieméticos para ajudar a aliviar a náusea associada. Em geral, os AINE carecem de eficácia na dor neuropática.

Febre

O tratamento antipirético é reservado aos pacientes nos quais a febre em si pode ser prejudicial e para aqueles que apresentam alívio considerável quando a febre é reduzida. Os AINE reduzem a febre na maioria das situações, mas não a variação circadiana da temperatura nem o aumento da resposta ao exercício ou elevação da temperatura ambiente.

Sistema circulatório fetal

As PG estão implicadas na manutenção da desobstrução do canal arterial, e a *indometacina*, o *ibuprofeno* e outros AINE têm sido usados em recém-nascidos para fechamento do canal inapropriadamente patente. Por outro lado, a infusão de análogos prostanoides mantém a perviedade do canal após o nascimento na presença de cardiopatia congênita dependente do canal arterial como ponte para o reparo definitivo (ver Cap. 41).

Cardioproteção

A ingestão de *ácido acetilsalicílico* prolonga o tempo de sangramento. Esse efeito deve-se à acetilação irreversível da COX plaquetária e consequente inibição da função das plaquetas. Acredita-se que seja a supressão permanente da formação plaquetária de TxA_2 que esteja na base do efeito cardioprotetor do *ácido acetilsalicílico*.

O *ácido acetilsalicílico* reduz o risco de eventos vasculares graves em 20 a 25% em pacientes de alto risco (p. ex., aqueles com infarto do miocárdio anterior). A redução dos acidentes vasculares encefálicos trombóticos subsequentes é ligeiramente menor, de cerca de 10 a 15% (Antithrombotic Trialists' Collaboration et al., 2009). O *ácido acetilsalicílico* em baixa dose (≤ 100 mg/dia) está associado a um menor risco de efeitos adversos GI do que doses mais altas (p. ex., 325 mg/dia) e é frequentemente usado após intervenção coronariana percutânea (Xian et al., 2015). Doses baixas de *ácido acetilsalicílico* estão associadas a um aumento pequeno (de aproximadamente 2 vezes), porém detectável, na incidência de sangramento GI grave e sangramento intracraniano em ensaios clínicos controlados com placebo. Entretanto, o benefício do *ácido acetilsalicílico* supera esses riscos no caso da prevenção secundária da doença cardiovascular. A questão é muito mais sutil em pacientes que nunca tiveram um evento aterotrombótico grave (prevenção primária); nessa situação, a prevenção do infarto do miocárdio pelo *ácido acetilsalicílico* é numericamente equilibrada pelo sangramento GI grave que o fármaco provoca (Patrono, 2015). Ensaios clínicos randomizados recentes sobre o ácido acetilsalicílico na cardioprevenção primária não conseguiram detectar qualquer efeito benéfico, talvez obscurecido por outros tratamentos cardioprotetores, enquanto o risco de sangramento gastrintestinal permaneceu aparente (Ricciotti e FitzGerald, 2021). Tendo em vista a sua $t_{1/2}$ relativamente curta e inibição reversível da COX, não se acredita que a maioria dos outros AINE forneça cardioproteção. A cardioproteção é perdida quando se associa o *ácido acetilsalicílico* em baixa dose com outros AINE de ação curta, como *ibuprofeno*, devido a uma interação medicamentosa no sítio-alvo do *ácido acetilsalicílico* na COX-1 plaquetária (Catella-Lawson et al., 2001; Farkouh et al., 2004; Li et al., 2014). Os AINE seletivos para a COX-2 são desprovidos de atividade antiplaquetária, visto que as plaquetas maduras não expressam COX-2.

Outros usos clínicos

Mastocitose sistêmica A mastocitose sistêmica é uma condição em que há mastócitos em excesso na medula óssea, no sistema reticuloendotelial, no sistema GI, nos ossos e na pele (Theoharides et al., 2015). Em pacientes com mastocitose sistêmica, a PGD_2 liberada dos mastócitos constitui o principal mediador dos episódios graves de rubor, vasodilatação e hipotensão; esse efeito da PGD_2 é resistente aos anti-histamínicos. A adição de *ácido acetilsalicílico* ou de *cetoprofeno* (sem indicação terapêutica formal na bula) pode ser benéfica em pacientes com altos níveis de metabólitos urinários de PGD, que apresentam rubor e angioedema. Entretanto, os AINE podem causar desgranulação dos mastócitos, de modo que é preciso estabelecer o bloqueio com antagonistas dos receptores de histamina antes de iniciar a administração de AINE.

Tolerabilidade à niacina Grandes doses de niacina (ácido nicotínico) reduzem de maneira eficaz os níveis séricos de colesterol, diminuem a lipoproteína de baixa densidade e elevam a lipoproteína de alta densidade (ver Cap. 37). Entretanto, a niacina induz rubor facial intenso, que é mediado, em grande parte, pela liberação de PGD_2 da pele, que pode ser inibida pelo tratamento com *ácido acetilsalicílico* (Song et al., 2012).

Síndrome de Bartter A síndrome de Bartter inclui uma série de distúrbios raros (frequência ≤ 1/100.000 pessoas) que se caracterizam por alcalose metabólica hipopotassêmica e hipoclorêmica com pressão arterial normal e hiperplasia do aparelho justaglomerular. Fadiga, fraqueza muscular, diarreia e desidratação são os principais sintomas. Variantes distintas são causadas por mutações em um cotransportador de Na^+-K^+- -$2Cl^-$, um canal de K^+ apical regulado por ATP, um canal de Cl^- basolateral, uma proteína (barttina) envolvida no trânsito de cotransportadores e o receptor extracelular sensor de Ca^{2+}. Há indução da COX-2 renal, e a biossíntese de PGE_2 está aumentada. O tratamento com *indometacina*, combinado com a reposição de potássio e *espironolactona*, está associado a uma melhora dos distúrbios bioquímicos e dos sintomas. Foram também usados inibidores seletivos da COX-2 (Nusing et al., 2001).

Pré-eclampsia A pré-eclampsia, uma síndrome caracterizada por hipertensão e proteinúria durante a gravidez, constitui uma importante causa de morbidade e mortalidade maternas e perinatais. O *ácido acetilsalicílico* em baixa dose (81 ou 100 mg) diminui efetivamente a incidência de pré-eclampsia antes do nascimento quando administrado precocemente a mulheres com risco aumentado (Rolnik et al., 2020). A ativação das plaquetas por meio de inflamação endotelial e desregulação renal da pressão arterial constituem alvos propostos do *ácido acetilsalicílico* em baixa dose na pré-eclampsia (Burton et al., 2019). Os efeitos anti-hipertensivos e antiplaquetários do *ácido acetilsalicílico* podem ser mais pronunciados quando se administra a dose à noite (Bonten et al., 2015; Chen et al., 2018; Hermida et al., 2003).

Quimioprevenção do câncer Os estudos epidemiológicos conduzidos sugerem que o uso diário de *ácido acetilsalicílico* está associado a uma redução de 24% na incidência e a uma redução de 35% na mortalidade do câncer de cólon esporádico (Rothwell et al., 2010). Ensaios clínicos controlados e randomizados fornecem evidências diretas de um efeito benéfico do *ácido acetilsalicílico* na prevenção primária do câncer do colo retal em pacientes com alto risco devido à síndrome de Lynch, porém fornecem evidências apenas fracas em pacientes com PAF (polipose adenomatosa familiar; Ricciotti e FitzGerald, 2021). Os AINE seletivos para a COX-2 demonstraram ser eficazes em pacientes com PAF, porém não são aprovados para essa indicação, devido a preocupações de segurança cardiovascular.

Efeitos adversos do tratamento com AINE

Os eventos adversos comuns ao *ácido acetilsalicílico* e aos AINE estão delineados na Tabela 42-1. Para minimizar os eventos adversos potenciais dos AINE, deve-se usar a menor dose efetiva pelo menor período de tempo possível. A idade em geral se correlaciona com uma maior probabilidade de desenvolver reações adversas sérias aos AINE e, em

TABELA 42-1 ■ ALGUNS EFEITOS ADVERSOS COMPARTILHADOS DOS AINE[a]	
SISTEMA	**MANIFESTAÇÕES**
Gastrintestinal	Dor abdominal, sangramento, constipação, diarreia, dispepsia, disfagia, eructação,[b] estenose/ulceração esofágicas, esofagite, flatulência, gastrite, hematêmese,[b] melena,[b] náuseas, odinofagia, perfuração, pirose, estomatite, úlceras, vômitos, xerostomia[b]
Plaquetas	Inibição da ativação plaquetária,[b] propensão a equimoses,[b] risco aumentado de hemorragia,[b] disfunção plaquetária,[b] trombocitopenia[b]
Renal	Azotemia,[b] cistite,[b] disúria,[b] hematúria, hiponatremia, nefrite intersticial, síndrome nefrótica,[b] oligúria,[b] poliúria,[b] insuficiência renal, necrose papilar renal, proteinúria, retenção de sal e de água, hipertensão, agravamento da função renal em pacientes renais/cardíacos/cirróticos, ↓ eficácia dos anti-hipertensivos e diuréticos, hiperpotassemia,[b] ↓ eliminação de urato (particularmente com AAS)
Cardiovascular	Edema,[b] insuficiência cardíaca,[c] hipertensão, infarto agudo do miocárdio,[c] palpitações,[b] fechamento prematuro do canal arterial, taquicardia sinusal,[b] AVC,[c] trombose,[c] vasculite[b]
Neurológico	Anorexia,[b] ansiedade,[b] meningite asséptica, confusão,[b] depressão, tontura, sonolência,[b] cefaleia, insônia,[b] mal-estar,[b] parestesias, zumbido, crises convulsivas,[b] síncope,[b] vertigem[b]
Reprodutor	Prolongamento da gestação, inibição do trabalho de parto, ovulação tardia
Hipersensibilidade	Reações anafilactoides, angioedema, broncospasmo grave, urticária, rubor, hipotensão, choque
Hematológico	Anemia, agranulocitose, anemia aplásica,[b] anemia hemolítica,[b] leucopenia[b]
Hepático	Elevação das enzimas, hepatite, insuficiência hepática,[b] icterícia
Dermatológico	Diaforese,[b] dermatite esfoliativa, fotossensibilidade,[b] prurido, púrpura,[b] exantema, síndrome de Stevens-Johnson, necrólise epidérmica tóxica, urticária
Respiratório	Dispneia,[b] hiperventilação (salicilatos)
Outros	Alopecia,[b] visão embaçada,[b] conjuntivite,[b] epistaxe,[b] febre,[b] pancreatite,[b] perda auditiva, parestesias, distúrbio visual,[b] ganho de peso[b]

AAS, ácido acetilsalicílico.
[a]Consultar a bula do produto para informações específicas.
[b]Manifestações relatadas para a maioria dos AINE, mas nem todos.
[c]Com exceção do AAS em baixa dose.

pacientes idosos, é necessário ter o cuidado de instituir uma menor dose inicial. Os AINE são rotulados com uma tarja preta de advertência relacionada aos riscos cardiovasculares e estão especificamente contraindicados após CRM (cirurgia de revascularização do miocárdio).

Gastrintestinais

Os sintomas mais comuns associados a esses fármacos são gastrintestinais (cerca de 40% dos pacientes), incluindo dispepsia, dor abdominal, anorexia, náuseas e diarreia. Todavia, esses sintomas não são preditivos de lesões gástricas ou intestinais, como hemorragias, erosões e úlceras subepiteliais, que podem ser detectadas na endoscopia em cerca de 30 a 50% dos usuários de AINE, mas que são frequentemente assintomáticas e tendem a cicatrizar de modo espontâneo. As complicações graves – sangramento, perfuração ou obstrução – ocorrem em uma taxa anual de 1 a 2% nos usuários regulares de AINE. Muitos pacientes que desenvolvem um efeito adverso GI superior grave durante a terapia com AINE são assintomáticos antes do estabelecimento do diagnóstico. O risco é particularmente elevado em pacientes com infecção por *Helicobacter pylori*, consumo excessivo de álcool ou outros fatores de risco para lesão de mucosa, incluindo o uso concomitante de glicocorticoides. Todos os inibidores da COX-2 têm menos tendência a induzir úlceras gástricas do que doses igualmente eficazes de AINE não seletivos de isoforma (Sostres et al., 2013).

Vários mecanismos contribuem para as complicações GI induzidas por AINE (ver Cap. 41). A inibição da COX-1 nas células epiteliais gástricas e intestinais diminui as PG citoprotetoras da mucosa, particularmente a PGI$_2$ e a PGE$_2$. Esses eicosanoides inibem a secreção de ácido pelo estômago, intensificam o fluxo sanguíneo da mucosa e promovem a secreção de muco citoprotetor no intestino. A COX-2 também contribui para a formação constitutiva dessas PG pelo epitélio gástrico humano, e o uso de produtos da COX-2 pode contribuir para a cicatrização de úlceras. Outro fator que pode desempenhar um papel na formação de úlceras consiste na irritação local causada pelo contato dos AINE administrados por via oral – cuja maior parte consiste em ácidos orgânicos – com a bicamada de fosfolipídio da superfície celular da mucosa gástrica e intestinal. Essa irritação pode comprometer o revestimento hidrofóbico da mucosa gastroduodenal, tornando-a vulnerável ao dano subsequente do ácido gástrico. Os AINE também podem causar dano mitocondrial e ao retículo endoplasmático nas células epiteliais (Bjarnason et al., 2018).

Entretanto, a incidência de eventos adversos GI graves não é significativamente reduzida por formulações desenvolvidas para limitar o contato do fármaco com a mucosa gástrica, como revestimento entérico ou soluções eferentes, sugerindo que a contribuição da irritação direta é menor para o risco global. A inibição das plaquetas por AINE aumenta a probabilidade de sangramento quando ocorre dano à mucosa. No intestino delgado, os AINE podem modificar a composição e a atividade da microbiota intestinal. Essas mudanças podem alterar a disposição e as propriedades farmacocinéticas dos AINE e seus perfis de eficácia e toxicidade (Liang et al., 2015). As interações entre AINE e microbiota intestinal podem contribuir para o desenvolvimento da enteropatia induzida por AINE e, em menor grau, para a exacerbação da infecção por *Clostridium difficile* em decorrência da presença de AINE. Há menos evidências de que a microbiota intestinal possa modular os efeitos antiplaquetários e antineoplásicos do *ácido acetilsalicílico* (Bjarnason et al., 2018).

A coadministração de inibidores da bomba de prótons ou antagonistas H$_2$ em associação com AINE reduz a taxa de ulceração duodenal e gástrica (ver Cap. 53, Fig. 53-1). Entretanto, os inibidores da bomba de prótons, que também são metabolizados pela CYP2C9 e sujeitos a interagir com AINE, podem aumentar o risco de dano ao intestino delgado ao induzir disbiose (Washio et al., 2016). Abordagens para prevenir ou reduzir o dano ao intestino delgado induzida por AINE estão em fase de investigação, como administração de antibióticos pouco absorvíveis, agentes protetores da mucosa ou suplementação com probióticos.

Cardiovasculares

Foram desenvolvidos AINE seletivos da COX-2 para melhorar a segurança GI. Entretanto, os inibidores da COX-2 diminuem a formação de PGI$_2$, porém não inibem a formação de TxA$_2$ plaquetário catalisada pela COX-1. A PGI$_2$ inibe a agregação plaquetária e reprime o efeito dos estímulos pró-trombóticos e aterogênicos pelo TxA$_2$ (Grosser et al., 2006, 2010, 2017), e as PGI$_2$ e PGE$_2$ renais formadas pela COX-2 contribuem para a homeostasia da pressão arterial (ver Cap. 41). A deleção genética do receptor de PGI$_2$ (IPr), em camundongos aumenta a resposta trombótica à lesão endotelial, acelera a aterogênese experimental, aumenta a proliferação vascular e contribui para o efeito dos estímulos hipertensivos (Cheng et al., 2002, 2006; Egan et al., 2004; Kobayashi et al., 2004). A deleção genética específica de tecido da COX-2 na vasculatura acelera a resposta aos estímulos trombóticos e eleva a pressão arterial (Yu et al., 2012). Em conjunto, deve-se esperar que esses mecanismos aumentem o risco cardiovascular nos seres humanos ao efetuar uma mudança para um ambiente protrombótico nas superfícies endoteliais, visto que a inibição da COX-2 em seres humanos deprime a síntese de PGI_2 (Catella-Lawson et al., 1999; McAdam et al., 1999). Com efeito, uma mutação humana do IPr que provoca rupture de sua sinalização pode estar associada a um aumento do risco cardiovascular (Arehart et al., 2008).

Ensaios clínicos – com *celecoxibe, valdecoxibe* (retirado do mercado) e *rofecoxibe* (retirado do mercado) – revelaram um aumento de aproximadamente 1,4 vez na incidência de infarto do miocárdio, AVC e morte vascular (Coxib and Traditional AINE Trialists' Collaboration et al., 2013). O risco estende-se ao *diclofenaco*, que é quase tão seletivo para a COX-2 quanto o *celecoxibe*, e a alguns dos outros AINE mais antigos. Uma exceção em alguns indivíduos pode ser o *naproxeno*. Há uma considerável variação interpessoal na $t_{1/2}$ do *naproxeno*, e pode-se antecipar uma inibição plaquetária durante todo o intervalo entre as doses em alguns indivíduos em uso de *naproxeno*, mas não em todos eles (Capone et al., 2005; Grosser et al., 2017b). Embora isso tenha sido confirmado por ensaios clínicos controlados randomizados (Coxib and Traditional AINE Trialists' Collaboration et al., 2013), a identificação de indivíduos que estão dentro do grupo de ação longa atualmente não é prática de rotina na clínica. A FDA determinou que os dados que diferenciam o risco entre diferentes AINE não são suficientes para distinguir entre fármacos em nível regulamentar; por esse motivo, foi incluída uma advertência sobre o risco cardiovascular no rótulo de todos os AINE (FDA, 2015). O ensaio clínico Standard Care *versus* Celecoxib Outcome Trial (SCOT) (MacDonald et al., 2017) e o ensaio clínico Prospective Randomized Evaluation of Celecoxib Integrated Safety *versus* Ibuprofen or Naproxen (PRECISION; Nissen et al., 2016), autorizados pela European Medicines Agency e pela FDA, respectivamente, para comparar o perfil cardiovascular do *celecoxibe* com AINE tradicionais, não conseguiram resolver esse problema, devido às limitações no desenho dos estudos (FitzGerald, 2017; Grosser et al., 2017b). De forma semelhante, todos os AINE com prescrição apresentam uma advertência em tarja preta que contraindica o seu uso para o tratamento da dor perioperatória na CRM.

Os AINE com seletividade para a COX-2 devem ser reservados para pacientes com alto risco de complicações GI. O risco cardiovascular parece ser condicionado por fatores que influenciam a exposição ao fármaco, como dose, $t_{1/2}$, grau de seletividade, potência e duração do tratamento. Assim, a menor dose possível deve ser prescrita pelo menor período possível.

Os AINE aumentam o risco de insuficiência cardíaca e podem exacerbar a insuficiência cardíaca preexistente, particularmente quando administrados em altas doses (Arfé et al., 2016). Os mecanismos podem envolver retenção hídrica e elevação da pressão arterial causadas pelos efeitos renais dos AINE e efeitos potencialmente diretos sobre o miocárdio e a vasculatura.

Pressão arterial e eventos renais adversos

Todos os AINE têm sido associados a eventos adversos renais e renovasculares, incluindo insuficiência renal. Em até 5% dos usuários regulares de AINE, pode-se esperar o desenvolvimento de hipertensão. Podem ocorrer complicações hipertensivas mais comumente em pacientes tratados com AINE seletivos da COX-2 do que não seletivos. Observa-se um aumento de aproximadamente 2 vezes no risco de insuficiência cardíaca.

Os AINE têm pouco efeito sobre a função renal ou sobre a pressão arterial em seres humanos sadios, devido à redundância dos sistemas que regulam a função renal. Em situações que afetam os sistemas reguladores, como desidração, hipovolemia, depleção de volume em consequência de diuréticos, insuficiência cardíaca congestiva, cirrose hepática, doença renal crônica e outros estados de ativação dos sistemas simpaticossuprarrenal ou de renina-angiotensina, a regulação da função renal pela formação de prostaglandinas torna-se crucial (ver Cap. 41). Os AINE comprometem a inibição induzida por PG da reabsorção de Cl^- e da ação do hormônio antidiurético, o que pode resultar em retenção de sal e de água, com consequente edema. A inibição das PG derivadas da COX-2 que contribuem para regulação do fluxo sanguíneo na medula renal pode levar a uma elevação da pressão arterial, aumentando o risco de eventos trombóticos cardiovasculares e insuficiência cardíaca. Os AINE promovem a reabsorção de K^+ devido à disponibilidade reduzida de Na^+ nas partes distais dos túbulos e à supressão da secreção de renina induzida por PG. Embora este último efeito possa explicar, em parte, a utilidade dos AINE no tratamento da síndrome de Bartter (ver seção Síndrome de Bartter, anteriormente), a hiperpotassemia é uma complicação potencial dos AINE, particularmente com o uso concomitante de outros fármacos que causam elevação dos níveis de potássio.

Insuficiência renal A diminuição do fluxo sanguíneo renal aferente e medular pela inibição das PG vasodilatadoras pode levar a episódios isquêmicos e lesão renal aguda, incluindo necrose tubular aguda. Pode ocorrer lesão renal aguda induzida por AINE durante o uso crônico, porém ela se caracteriza normalmente por elevação da creatinina plasmática na ausência de proteinúria significativa após o início da terapia (Zhang et al., 2017). Isso demonstrou ser um risco particular em indivíduos de idade mais avançada e atletas profissionais. Se o problema for reconhecido precocemente, a interrupção dos AINE possibilita a recuperação da função renal. A nephrite interstitial aguda constitui uma forma de nefrotoxicidade mais subaguda induzida por mecanismos imunes desencadeados pelos AINE. A nefropatia por analgésicos é uma condição de insuficiência renal lentamente progressiva, caracterizada por necrose papilar e nefrite interstitial crônica. Tornou-se rara desde a retirada da *fenacetina* do mercado.

Gravidez

A expressão da COX-2 no miométrio e os níveis de PGE_2 e $PGF_{2\alpha}$ aumentam acentuadamente no miométrio durante o trabalho de parto. Nos seres humanos, foi demonstrado um prolongamento da gestação pelos AINE. Alguns AINE, em particular a *indometacina*, têm sido usados sem indicação terapêutica formal na bula para interromper o trabalho de parto prematuro. Entretanto, esse uso associa-se ao fechamento do canal arterial e ao comprometimento da circulação fetal *in utero*, particularmente em fetos com mais de 32 semanas de gestação. Os inibidores seletivos da COX-2 já foram usados sem indicação na bula como agentes tocolíticos, e esse uso foi associado à estenose do canal arterial e oligoidrâmnio.

Hipersensibilidade

As reações pseudoalérgicas e alérgicas aos AINE estão entre as reações de hipersensibilidade a fármacos mais frequentes observadas na prática clínica. Acredita-se que as reações pseudo-alérgicas em envolvam a inibição da formação de PGE_2 e o desvio de precursores dos eicosanoides para vias alternativas de biossíntese – particularmente a via da 5-lipoxigenase, com consequente de formação de cisteinil leucotrienos – quando a COX-1 é inibida (Cahill e Boyce, 2017). A ativação subsequente dos mastócitos e eosinófilos está na base de vários fenótipos em indivíduos suscetíveis (Blanca-Lopez et al., 2019). A doença respiratória exacerbada por AINE (DREA) caracteriza-se por sintomas que variam de rinite vasomotora e constrição brônquica a angioedema e urticária generalizada. Pacientes com asma e rinossinusite crônica, incluindo frequentemente pólipos nasais, são predispostos ao desenvolvimento de DREA logo após o início do tratamento com esses fármacos. A urticária e o angioedema são os principais sintomas na doença cutânea exacerbada por AINE em pacientes com urticária crônica subjacente e urticária/angioedema induzidos por AINE em pacientes sem urticária crônica. A hipersensibilidade pseudo-alérgica é uma contraindicação para a terapia com qualquer outro AINE, devido a uma alta probabilidade de sensibilidade cruzada. As reações de hipersensibilidade alérgicas aos AINE são induzidas por mecanismos imunológicos específicos dependentes de IgE e de células T e são mais restritas a AINE individuais ou quimicamente semelhantes. Podem-se manifestar com sintomas cutâneos e respiratórios, hipotensão e anafilaxia. Embora sejam menos comuns em crianças, podem ocorrer reações de hipersensibilidade aos AINE em 10 a 25% dos pacientes com asma, pólipos nasais ou urticária crônica e em 1% dos indivíduos aparentemente saudáveis. A hipersensibilidade pode ser provocada até mesmo por doses baixas (< 80 mg) de *ácido acetilsalicílico*. O tratamento é semelhante ao de outras reações de hipersensibilidade, incluindo suporte da função dos órgãos vitais e administração de *epinefrina* nos casos graves.

Resistência ao ácido acetilsalicílico

Todas as formas de fracasso terapêutico com *ácido acetilsalicílico* têm sido coletivamente denominadas *resistência ao ácido acetilsalicílico*, porém a resistência farmacológica é rara. A pseudorresistência, que reflete uma absorção tardia e reduzida do fármaco, complica a administração de *ácido acetilsalicílico* com revestimento entérico, mas não de liberação imediata (Grosser et al., 2013).

Hepatotoxicidade

Ocorre lesão hepática em 17% dos adultos com superdosagem acidental de *paracetamol* (Blieden et al., 2014). A hepatotoxicidade em consequência do uso de doses terapêuticas de *paracetamol* é extremamente rara (ver seção "Paracetamol"). Em contrapartida, o uso de doses terapêuticas de *diclofenaco* (ou *lumiracoxibe*, um análogo do *diclofenaco*) pode ser complicado por hepatotoxicidade. Embora a classe dos AINE como um todo tenha uma taxa de lesão hepática de menos de 1 por 100 mil pacientes, em média, o consumo crônico de *diclofenaco* está associado a um risco de 6 a 11 casos de lesão hepática por 100 mil usuários (Bjornsson et al., 2013; de Abajo et al., 2004) (ver seção "Diclofenaco"). Os mecanismos de hepatotoxicidade incluem reações de hipersensibilidade e aberrações metabólicas, que provavelmente são influenciadas por uma suscetibilidade genética. Os AINE não são recomendados na presença de doença hepática ou renal avançada.

Síndrome de Reye

Devido à possível associação com a síndrome de Reye, o *ácido acetilsalicílico* e outros salicilatos estão contraindicados para crianças e para adultos jovens com menos de 20 anos de idade que apresentam febre associada a doença viral (Schrör, 2007). A síndrome de Reye, uma doença grave e frequentemente fatal, caracteriza-se pelo início agudo de encefalopatia, disfunção hepática e infiltração gordurosa do fígado e de outras vísceras. Embora não se tenha uma compreensão do mecanismo envolvido, a associação epidemiológica entre o uso de *ácido acetilsalicílico* e a síndrome de Reye é forte o suficiente para que as bulas do *ácido acetilsalicílico* e do *subsalicilato de bismuto* indiquem a existência de risco. Como o uso de *ácido acetilsalicílico* em crianças diminuiu drasticamente, o mesmo ocorreu com a incidência da síndrome de Reye. O *paracetamol* e o *ibuprofeno* não foram implicados na síndrome de Reye e constituem os agentes de escolha para antipirexia em crianças e adultos jovens.

Vacinação

Os AINE podem ser administrados para prevenir ou tratar reações locais ou sistêmicas às vacinas, incluindo dor ou febre, cefaleia, mialgia ou mal-estar, associadas à imunização. Entretanto, foram relatados dados divergentes sobre uma possível interferência na resposta imune desejada induzida pela vacinação (Saleh et al., 2016). Atualmente, a Organização Mundial da Saúde desaconselha o uso profilático de AINE no momento da vacinação, devido à falta de evidências sobre o seu impacto na resposta às vacinas (World Health Organization, 2016).

Interações medicamentosas

Consultar as bulas de cada produto para uma lista abrangente das interações medicamentosas com AINE.

Uso concomitante de AINE e ácido acetilsalicílico em doses baixas

Muitos pacientes usam tanto um AINE para dor crônica quanto doses baixas de *ácido acetilsalicílico* para cardioproteção. Estudos epidemiológicos sugerem que esse tratamento combinado aumenta significativamente a probabilidade de eventos adversos GI em comparação com o uso isolado de qualquer classe de AINE. Além disso, a ocupação prévia da COX-1 plaquetária pelo AINE pode impedir o acesso do *ácido acetilsalicílico* a seu alvo de acetilação Ser^{529} e impede a inibição irreversível da função plaquetária (Catella-Lawson et al., 2001). Isso ocorre com o *ibuprofeno* e o *naproxeno* e também pode afetar outros AINE não seletivos de isoformas (Li et al., 2014). Essa interação medicamentosa pode enfraquecer o efeito cardioprotetor do *ácido acetilsalicílico*. O *celecoxibe* tem pouca probabilidade de apresentar essa interação medicamentosa

in vivo, porém está associado a um risco cardiovascular direto (Grosser et al., 2017a). Por conseguinte, o controle da dor em pacientes com doença cardiovascular preexistente continua sendo um desafio específico, devido aos efeitos adversos cardiovasculares dos AINE e ao risco de interações medicamentosas que podem enfraquecer os efeitos antiplaquetários do *ácido acetilsalicílico*.

Outras interações medicamentosas

Inibidores da ECA Os inibidores da ECA (enzima conversora de angiotensina) atuam, pelo menos em parte, impedindo a degradação das cininas que estimulam a produção de PG (ver Fig. 43-4). Por conseguinte, os AINE podem atenuar a eficácia dos inibidores da ECA ao bloquear a produção de PG vasodilatadoras e natriuréticas. A combinação de AINE e inibidores da ECA também pode provocar hiperpotassemia acentuada, resultando em arritmias cardíacas, particularmente no idoso e em pacientes com hipertensão, diabetes melito ou cardiopatia isquêmica. Os corticosteroides e os inibidores seletivos da recaptação de serotonina podem aumentar a frequência ou a gravidade das complicações GI quando combinados com AINE.

Varfarina Os AINE podem aumentar o risco de sangramento em pacientes em uso de *varfarina*, visto que quase todos os AINE suprimem a função normal das plaquetas temporariamente durante o intervalo entre as doses, e visto que alguns AINE também aumentam os níveis de *varfarina* ao interferir no seu metabolismo. Por conseguinte, deve-se evitar a sua administração concomitante.

Outras Muitos AINE ligam-se altamente às proteínas plasmáticas, de modo que podem deslocar outros fármacos de seus sítios de ligação. Essas interações podem ocorrer em pacientes que recebem salicilatos e outros AINE juntamente com *varfarina*, hipoglicemiantes do grupo das sulfonilureias ou *metotrexato*; as doses desses agentes podem exigir um ajuste para prevenir a toxicidade. Os pacientes que tomam *lítio* devem ser monitorados, visto que os AINE, incluindo *ácido acetilsalicílico*, reduzem a excreção renal desse fármaco e podem levar à toxicidade.

Uso pediátrico e geriátrico

Usos terapêuticos em crianças

Os usos terapêuticos dos AINE em crianças incluem febre (*paracetamol*, *ibuprofeno*); dor (*paracetamol*, *ibuprofeno*); dor pós-operatória (injeção de cetorolaco [apenas dose única]); distúrbios inflamatórios, como a artrite juvenil (*celecoxibe, etodolaco, meloxicam, naproxeno, oxaprozina, tolmetina*) e doença de Kawasaki (*ácido acetilsalicílico* em alta dose, sem indicação na bula); e alívio do prurido ocular devido à rinite alérgica sazonal e inflamação pós-operatória após cirurgia de catarata (solução oftálmica de *cetorolaco*).

Doença de Kawasaki Em geral, evita-se o uso de *ácido acetilsalicílico* em populações pediátricas, em virtude de sua potencial associação com a síndrome de Reye. Entretanto, na doença de Kawasaki, as crianças são tratadas com altas doses de *ácido acetilsalicílico* (30 a 100 mg/kg/dia) durante a fase aguda, seguidas de terapia antiplaquetária em dose baixa na fase subaguda até a normalização dos marcadores inflamatórios.

Farmacocinética em crianças

Com frequência, as recomendações posológicas dos AINE baseiam-se na extrapolação dos dados farmacocinéticos de adultos ou crianças com mais de 2 anos de idade, e, com frequência, dispõe-se de dados insuficientes para a seleção das doses em lactentes de menos idade. Por exemplo, a farmacocinética do AINE mais comumente usado em crianças, o *paracetamol*, difere consideravelmente entre o período neonatal e de crianças de mais idade ou adultos. A biodisponibilidade sistêmica das formulações retais de *paracetamol* em lactentes recém-nascidos e prematuros é maior que em pacientes de mais idade. A depuração do paracetamol é reduzida em recém-nascidos prematuros, provavelmente devido a seu sistema imaturo de conjugação de glicuronídeos (a sulfatação é a principal via de biotransformação nessa idade). Portanto, os intervalos de dosagem do *paracetamol* precisam ser estendidos (8 a 12 horas) ou as doses diárias reduzidas para evitar acúmulo e toxicidade hepática.

A eliminação do *ácido acetilsalicílico* também é retardada em recém-nascidos e lactentes de pouca idade, em comparação com adulto, o que aumenta o risco de acúmulo. A doença também pode afetar a disposição dos AINE em crianças. Por exemplo, as concentrações plasmáticas de *ibuprofeno* são reduzidas e a depuração aumentada (cerca de 80%) em crianças com fibrose cística. Isso provavelmente está relacionado com patologias GI e hepáticas associadas a essa doença. A cinética do *ácido acetilsalicílico* é acentuadamente alterada durante a fase febril da febre reumática ou vasculite de Kawasaki. A redução na albumina sérica associada a essas condições provoca uma elevação da concentração de salicilato livre, que pode saturar a excreção renal e resultar em acúmulo de salicilato até níveis tóxicos. Além da redução da dose, o monitoramento do fármaco livre pode ser justificado nessas situações.

Farmacocinética no indivíduo idoso

A depuração de muitos AINE está reduzida no idoso, devido a alterações no metabolismo hepático e na depuração da creatinina. Os AINE com $t_{1/2}$ longa e metabolismo principalmente oxidativo (i.e., *piroxicam, tenoxicam, celecoxibe*) apresentam concentrações plasmáticas elevadas em pacientes idosos. Por exemplo, as concentrações plasmáticas após a mesma dose de *celecoxibe* podem aumentar 2 vezes em pacientes com mais de 65 anos de idade, em comparação com pacientes com menos de 50 anos, justificando um ajuste da dose. A capacidade da albumina plasmática de ligar-se a fármacos está diminuída em pacientes idosos e pode resultar em concentrações mais elevadas de AINE não ligados. Por exemplo, as concentrações de *naproxeno* livre estão acentuadamente aumentadas em pacientes idosos, e a maior suscetibilidade de pacientes idosos a complicações GI pode resultar, em parte, das concentrações elevadas de AINE totais ou livres. Em geral, é aconselhável iniciar a maioria dos AINE com uma dose baixa nos idosos e aumentá-la apenas se a eficácia terapêutica for insuficiente.

Propriedades específicas dos AINE

Nesta seção, são discutidas as características importantes de cada substância. Os AINE estão agrupados com base na sua semelhança química, como na Figura 42-1.

Ácido acetilsalicílico e outros salicilatos

Os salicilatos incluem *ácido acetilsalicílico, ácido salicílico, salicilato de metila, diflunisal, salsalato* (um fármaco comercializado, porém não aprovado nos Estados Unidos), *olsalazina, sulfassalazina, balsalazida, trissalicilato de colina e magnésio* (fármaco comercializado não aprovado nos Estados Unidos), *salicilato de magnésio, mesalazina e salicilamida* (um derivado carboxamida do *ácido salicílico* encontrado como ingrediente em alguns analgésicos de combinação de venda livre). O *ácido salicílico* é tão irritante para o trato GI que ele só pode ser usado externamente; por conseguinte, foram sintetizados vários derivados desse ácido para uso sistêmico. Por exemplo, o *ácido acetilsalicílico* é o éster acetato do ácido salicílico. O *ácido acetilsalicílico* é amplamente consumido, com mais frequência em doses baixas para cardioproteção e em doses mais altas como agente analgésico, antipirético e anti-inflamatório. A possibilidade de uso inadequado e de grave toxicidade é subestimada e continua sendo uma causa de intoxicação fatal em crianças.

ÁCIDO SALICÍLICO   ÁCIDO ACETILSALICÍLICO

A Tabela 42-2 fornece um resumo das propriedades farmacocinéticas clínicas de dois salicilatos, o *ácido acetilsalicílico* e o *diflunisal*.

Mecanismo de ação

Os efeitos do *ácido acetilsalicílico* são produzidos, em grande parte, pela sua capacidade de acetilar proteínas e inibir de modo irreversível a cicloxigenase. Outros salicilatos geralmente atuam em virtude de seu conteúdo de ácido salicílico, que é um inibidor relativamente fraco das enzimas COX purificados. O ácido salicílico também pode suprimir a suprarregulação inflamatória da COX-2 ao interferir na ligação do fator de transcrição ao promotor de COX-2.

ADME

Absorção Os salicilatos ingeridos por via oral são rapidamente absorvidos, em parte pelo estômago, porém principalmente pela parte alta do intestino delgado. O nível plasmático máximo é alcançado em cerca de 1 hora. A taxa de absorção é determinada pelas taxas de desintegração e dissolução dos comprimidos administrados, pelo pH na superfície da mucosa e pelo tempo de esvaziamento gástrico. Mesmo que o salicilato seja mais ionizado quando o pH aumenta, a elevação do pH também aumenta a sua solubilidade e, assim, a dissolução dos comprimidos. O efeito global é de aumento da absorção. A presença de alimentos retarda a absorção dos salicilatos. A absorção retal de salicilato costuma ser mais lenta que a oral, sendo incompleta e inconsistente.

O ácido salicílico sofre absorção rápida pela pele intacta, especialmente quando aplicado em linimentos ou pomadas oleosas, e já ocorreu intoxicação sistêmica com a sua aplicação a grandes áreas da pele. O salicilato de metila é, do mesmo modo, prontamente absorvido quando aplicado por via cutânea; entretanto, sua absorção GI pode demorar muitas horas, tornando a lavagem gástrica eficaz para sua remoção, mesmo em intoxicações que se apresentam tardiamente após ingestão oral.

O revestimento entérico retarda e reduz a biodisponibilidade do *ácido acetilsalicílico* em cerca da metade e torna a absorção mais variável na presença de alimento (Bogentoft et al., 1978), o que provavelmente constitui a causa da "pseudorresistência" ao *ácido acetilsalicílico* (ver "Resistência ao ácido acetilsalicílico").

Distribuição Após absorção, os salicilatos distribuem-se pela maioria dos tecidos corporais e líquidos transcelulares, principalmente por processos passivos dependentes do pH. Os salicilatos são ativamente transportados para fora do líquido cerebrospinal (LCS) através do plexo corióideo. Esses fármacos cruzam prontamente a barreira placentária. Cerca de 80 a 90% do salicilato no plasma liga-se às proteínas, particularmente à albumina; a proporção do total que se liga declina à medida que as concentrações plasmáticas aumentam. A hipoalbuminemia está associada a um nível proporcionalmente mais alto de salicilato livre no plasma. O salicilato compete com uma variedade de compostos pelos sítios de ligação às proteínas plasmáticas, incluindo a tiroxina, a tri-iodotironina, a *penicilina*, a *fenitoína*, a *sulfimpirazona*, a bilirrubina, o ácido úrico e outros AINE, como o *naproxeno*. O *ácido acetilsalicílico* liga-se às proteínas plasmáticas em grau mais limitado; entretanto, acetila a albumina *in vivo* por meio de sua reação com o grupo ε-amino da lisina e pode alterar a ligação de outros fármacos à albumina. O *ácido acetilsalicílico* também acetila outras proteínas plasmáticas e teciduais, porém não há evidências de que isso possa contribuir para a eficácia clínica ou os eventos adversos.

Metabolismo e excreção O *ácido acetilsalicílico* é rapidamente desacetilado, formando ácido salicílico por hidrólise espontânea ou por meio de esterases localizadas na parede intestinal, nas hemácias e no fígado. Os três principais produtos metabólicos são o ácido salicilúrico (conjugado com glicina), o glicuronídeo éter ou fenólico e o glicuronídeo éster ou acila. Os salicilatos e seus metabólitos são excretados na urina. A excreção de salicilatos livres é variável e depende da dose e do pH urinário. Por exemplo, a depuração do salicilato é cerca de 4 vezes maior em pH 8 do que em pH 6 e está bem acima da taxa de filtração glomerular em pH 8. Altas taxas de fluxo urinário diminuem a reabsorção tubular, ao passo que o oposto é verdadeiro na oligúria. A $t_{1/2}$ plasmática do *ácido acetilsalicílico* é de cerca de 20 minutos e, para o salicilato, é de 2 a 3 horas com doses antiplaquetárias, aumentando para 12 horas nas doses anti-inflamatórias habituais. A $t_{1/2}$ do salicilato pode alcançar 15 a 30 horas com doses terapêuticas altas ou quando ocorre intoxicação. Essa eliminação dependente da dose decorre da capacidade limitada do fígado de formar ácido salicilúrico e glicuronídeo fenólico, resultando na excreção urinária de maior proporção do fármaco inalterado com o uso de doses mais altas. O metabolismo do salicilato apresenta alta variabilidade

TABELA 42-2 ■ AINE: SALICILATOS, PARACETAMOL E DERIVADOS DO ÁCIDO ACÉTICO

CLASSE/ FÁRMACO	FARMACOCINÉTICA	DOSES	COMENTÁRIOS	COMPARAÇÃO COM O ÁCIDO ACETILSALICÍLICO
Salicilatos				
Ácido acetilsalicílico	C_p máxima, 1 h Ligação às proteínas, 80-90% Metabólito, ácido salicilúrico $t_{1/2}$, terapêutica, 2-3 h $t_{1/2}$, dose tóxica, 15-30 h	Antiplaquetário, 40-80 mg/dia Dor/febre, 325-650 mg a cada 4-6 h Febre reumática, crianças 1 g a cada 4-6 h ou 10 mg/kg a cada 4-6 h	Inibição permanente da COX-1 plaquetária Efeitos adversos: GI, ↑ tempo de coagulação, hipersensibilidade Evitar em crianças com doença febril aguda (síndrome de Reye)	
Diflunisal	C_p máxima, 2-3 h Ligação às proteínas, 99% Metabólito, glicuronídeo $t_{1/2}$, 8-12 h	250-500 mg, a cada 8-12 h (máx. = 1 g/dose e 4 g/dia); crianças < 12 anos: 10-15 mg/kg, a cada 4 h (máx. de 5 doses/24 h) IV (> 50 kg): 1.000 mg, a cada 6 h, ou 650 mg, a cada 4 h; (< 50 kg): 15 mg/kg a cada 6 h ou 12,5 mg/kg a cada 4 h	Não metabolizado a ácido salicílico, inibidor competitivo das COX, excretado no leite materno. Não comercializado para administração IV nos Estados Unidos	Analgésico e anti-inflamatório, 4-5× mais potente Antipirético, mais fraco Menos efeitos adversos sobre as plaquetas e o trato GI
Derivado do paraminofenol				
Paracetamol	C_p máxima, 30-60 min Ligação às proteínas, 20-50% Metabólitos, glicuronídeos (60%); sulfatos (35%) $t_{1/2}$, 2 h	650 mg ou menos, a cada 4 h (máx. de 4.000 mg/24 h)	Inibidor inespecífico e fraco da COX em doses comuns A potência pode ser modulada por peróxidos Superdosagem → metabólito tóxico, (NAPQI) necrose hepática	Analgésico/antipirético, equivalentes Anti-inflamatório, efeitos GI e plaquetários < AAS na dose de 1.000 mg/dia
Derivados do ácido acético				
Indometacina	C_p máxima, 1-2 h Ligação às proteínas, 99% Metabólitos, O-desmetil (50%); forma inalterada (20%) $t_{1/2}$, 2 h	25 mg, 2-3×/dia; 75-100 mg à noite	Efeitos adversos (3-50%); cefaleia frontal, neutropenia, trombocitopenia; 20% interrompem o fármaco	10-40× mais potente; a intolerância normalmente limita a dose
Sulindaco (profármaco sulfóxido)	C_p máxima, 1-2 h; metabólito ativo 8 h, circulação êntero-hepática extensa Metabólitos, sulfona/conjugados (30%); sulindaco/conjugado (25%) $t_{1/2}$, 7 h; 18 h para o metabólito sulfona ativo	150-200 mg, 2×/dia, por via oral	20% com efeitos adversos GI; 10% com efeitos adversos no SNC (cefaleia, tontura, exantema)	Eficácia comparável
Etodolaco	C_p máxima, 1 h Ligação às proteínas, 99% Metabolismo, hepático $t_{1/2}$, 7 h	200-400 mg, 3-4×/dia; máx. 1.200 mg/dia ou 1.000 mg/dia (liberação prolongada) > 6 anos (liberação prolongada): 400 mg/dia (20-30 kg); acrescentar 200 mg/15 kg com mais peso	Alguma seletividade para a COX-2 in vitro Efeitos adversos semelhantes aos do sulindaco, porém com frequência de cerca da metade	Eficácia de 100 mg de etodolaco, ≈ 650 mg de AAS, porém pode ser mais bem tolerado
Tolmetina	C_p máxima, 20-60 min Ligação às proteínas, 99% Metabólitos, conjugados de carboxilato $t_{1/2}$, 5 h	Adultos: 400-600 mg, 3×/dia Crianças > 2 anos: 20 mg/kg/dia em 3-4 doses fracionadas	O alimento retarda e diminui a absorção máxima Pode persistir no líquido sinovial → eficácia biológica > $t_{1/2}$ plasmática	Eficácia semelhante; 25-40% desenvolvem efeitos adversos; 5-10% interrompem o fármaco
Cetorolaco	C_p máxima, 30-60 min Ligação às proteínas, 99% Metabólito, glicuronídeo (90%) $t_{1/2}$, 4-6 h	Ver a bula da FDA	Via parenteral (60 mg, IM; em seguida 30 mg a cada 6 h ou 30 mg IV a cada 6 h) Disponível em preparação oftálmica	Analgésico potente, anti-inflamatório fraco
Diclofenaco	C_p máxima, 1 h; liberação prolongada, 5 h Ligação às proteínas, 99% Metabólitos, glicuronídeo e sulfeto (renal 65%, bile 35%) $t_{1/2}$ 1,2-2 h (comp. de liberação imediata); 12 h (adesivo de epolamina tópico)	50 mg, 3×/dia ou 75 mg 2×/dia	Disponível como gel tópico, solução oftálmica, comprimidos orais combinados com misoprostol Efeito de primeira passagem; biodisponibilidade oral, 50%	Mais potente; 20%, com efeitos adversos; 2% interrompem o fármaco; 15% com níveis elevados das enzimas hepáticas Substrato para CYP 2C9 e 3A4

(continua)

TABELA 42-2 ■ AINE: SALICILATOS, PARACETAMOL E DERIVADOS DO ÁCIDO ACÉTICO (CONTINUAÇÃO)				
CLASSE/ FÁRMACO	**FARMACOCINÉTICA**	**DOSES**	**COMENTÁRIOS**	**COMPARAÇÃO COM O ÁCIDO ACETILSALICÍLICO**
Nabumetona (profármaco ácido 6-metóxi--2-naftilacético)	C_p máxima, ~ 3 h Ligação às proteínas, 99% Metabólitos, conjugados $t_{1/2}$, 19-26 h; 22-38 h (idoso)	500-1.000 mg 1-2×/dia (máximo de 2.000 mg/dia) Pacientes com < 50 kg têm menos probabilidade de necessidade de > 1.000 mg/dia	Efeito de primeira passagem, 35% sofrem conversão do profármaco em metabólito ativo; inibição preferencial da COX-2 em doses baixas Efeitos adversos (13%): desconforto GI, dor abdominal	Menos perda de sangue fecal durante a terapia em curto prazo

Tempo para a concentração plasmática máxima do fármaco (C_p) após uma dose única. Em geral, os alimentos retardam a absorção, mas não reduzem a concentração de pico. A maioria dos AINE sofre metabolismo hepático, e os metabólitos são excretados na urina. Os principais metabólitos e as vias de eliminação estão listados. A $t_{1/2}$ típica é listada para as doses terapêuticas; se a $t_{1/2}$ for muito diferente com a dose tóxica, ela também é fornecida. As doses orais típicas para adultos estão listadas, a não ser que assinalado de outro modo. Consultar a bula do produto para uma informação completa sobre prescrição, incluindo as indicações pediátricas atuais.

interpessoal, devido a uma contribuição variável de diferentes vias metabólicas. As mulheres frequentemente exibem concentrações plasmáticas mais altas, talvez devido a uma atividade intrínseca mais baixa da esterase e a diferenças, quanto ao gênero, no metabolismo hepático. No indivíduo idoso, a depuração de salicilato está reduzida e a exposição ao salicilato está significativamente aumentada. A concentração plasmática de salicilato é aumentada por condições que diminuem a taxa de filtração glomerular ou que reduzem a secreção tubular proximal, como doença renal, ou pela presença de inibidores que competem pelo sistema de transporte (p. ex., *probenecida*). Em caso de superdosagem, as técnicas de hemodiálise e de hemofiltração removem efetivamente o ácido salicílico da circulação.

Monitoramento das concentrações plasmáticas de salicilato

O *ácido acetilsalicílico* é um dos AINE para o qual o salicilato plasmático pode fornecer um meio de monitorar a terapia e a toxicidade. Normalmente, doses analgésicas-antipiréticas intermitentes de *ácido acetilsalicílico* produzem níveis plasmáticos inferiores a 20 μg/mL e níveis plasmáticos de salicilato de menos de 60 μg/mL. A ingestão *diária* de doses anti-inflamatórias de 4 a 5 g de *ácido acetilsalicílico* produz níveis plasmáticos de salicilato na faixa de 120 a 350 μg/mL. Os efeitos anti-inflamatórios ideais para pacientes com doenças reumáticas exigem concentrações plasmáticas de salicilato de 150 a 300 μg/mL. Podem ser observados efeitos adversos significativos na presença de níveis superiores a 300 μg/mL. Em concentrações mais baixas, a depuração do fármaco é quase constante (apesar do fato de alcançar a saturação da capacidade metabólica), visto que a fração do fármaco que está livre e, portanto, disponível para metabolismo ou excreção, aumenta quando os sítios de ligação nas proteínas plasmáticas estão saturados. A concentração total de salicilato no plasma é, portanto, uma função relativamente linear da dose em concentrações mais baixas. Com concentrações mais altas, contudo, à medida que as vias metabólicas de disposição ficam saturadas, pequenos aumentos da dose podem aumentar de maneira desproporcional a concentração plasmática de salicilato. A falha em prever esse fenômeno pode levar à toxicidade.

Usos terapêuticos

Usos sistêmicos A dose *analgésica-antipirética* de *ácido acetilsalicílico* para adultos é de 325 a 1.000 mg por via oral, a cada 4 a 6 horas. É apenas usado raramente para doenças inflamatórias, como *artrite, espondiloartropatias* e *lúpus eritematoso sistêmico*; prefere-se a administração de AINE com melhor perfil de segurança GI (embora isso seja fracamente sustentado por evidências de comparações em ensaios clínicos). As doses anti-inflamatórias de *ácido acetilsalicílico*, como as que podem ser usadas na febre reumática, variam de 4 a 8 g/dia, em doses fracionadas. A dose diária máxima recomendada de *ácido acetilsalicílico* para adultos e crianças maiores de 12 anos é de 4 g. A administração retal de supositórios de *ácido acetilsalicílico* pode ser preferível em lactentes ou quando a via oral não está disponível. O *ácido acetilsalicílico* suprime os sinais clínicos e melhora a inflamação tecidual na febre reumática aguda. Outros salicilatos disponíveis para uso clínico incluem salsalato (ácido salicilsalicílico), *salicilato de magnésio*, *diflunisal* e uma combinação de salicilato de colina e salicilato de magnésio (*trissalicilato de colina e magnésio*).

O *diflunisal* é um derivado difluorofenil do ácido salicílico, que não é convertido em ácido salicílico *in vivo*. Trata-se de um inibidor competitivo da COX e um anti-inflamatório potente; todavia, é desprovido, em grande parte, de efeitos antipiréticos, talvez devido à sua pouca penetração no SNC. O fármaco tem sido utilizado principalmente como analgésico no tratamento da osteoartrite e de entorses ou distensões musculoesqueléticas; nessas circunstâncias, é cerca de 3 a 4 vezes mais potente do que o *ácido acetilsalicílico*. O *diflunisal* produz menos efeitos adversos auditivos (ver "Efeitos ototóxicos") e parece causar menos efeitos antiplaquetários e GI e com menor intensidade do que o *ácido acetilsalicílico*.

Usos locais A *mesalazina* (ácido 5-aminossalicílico) é um salicilato usado pelos seus efeitos locais no tratamento da *doença inflamatória intestinal* (ver Fig. 55-4). As formulações orais que liberam o fármaco na parte inferior do intestino são eficazes no tratamento da doença inflamatória intestinal (em particular, na colite ulcerativa). Essas preparações dependem de revestimentos sensíveis ao pH e de outros mecanismos de liberação tardia, como ligação a outro componente para criar um composto original pouco absorvido, que precisa ser clivado pelas bactérias no cólon para formar o fármaco ativo. A *mesalazina* está disponível como enema retal para o tratamento da colite ulcerativa leve a moderada, proctite e proctossigmoidite, bem como supositório retal para o tratamento da proctite ulcerativa ativa. Os derivados da *mesalazina* de uso clínico incluem a *balsalazida*, a *sulfassalazina* e a *olsalazina*. A *sulfassalazina* (salicilazossulfapiridina) contém *mesalazina* ligada de modo covalente à *sulfapiridina*, enquanto a *balsalazida* contém *mesalazina* ligada à molécula carreadora, 4-aminobenzoil-β-alanina (ver Fig. 55-3). A *sulfassalazina* e *olsalazina* já foram usadas no tratamento da artrite reumatoide e da espondilite anquilosante. Alguns medicamentos de venda livre para alívio de indigestão e os agentes antidiarreicos contêm subsalicilato de bismuto e têm o potencial de causar intoxicação por salicilatos, particularmente em crianças.

A ação ceratolítica do ácido salicílico livre é utilizada para o tratamento local das verrugas, calos, infecções fúngicas e alguns tipos de dermatite eczematosa. Após tratamento com ácido salicílico, as células incham, amolecem e descamam. O *salicilato de metila* (óleo de gaultéria) é um ingrediente comum de pomadas e unguentos para aquecimento profundo, que são utilizados no tratamento da dor musculoesquelética; também está disponível em medicamentos fitoterápicos e como agente aromatizante. A aplicação cutânea de *salicilato de metila* pode resultar em concentrações sistêmicas de salicilato farmacologicamente ativas e até mesmo tóxicas, e foi relatado que o fármaco aumenta o tempo de protrombina em pacientes que recebem *varfarina*.

Efeitos adversos e toxicidade

Respiração Os salicilatos aumentam o consumo de O_2 e a produção de CO_2 (particularmente no músculo esquelético) em doses anti-inflamatórias, devido ao desacoplamento da fosforilação oxidativa. A produção aumentada de CO_2 estimula a respiração. Os salicilatos também estimulam o centro respiratório diretamente no bulbo. A frequência e a profundidade respiratórias aumentam, a Pco_2 cai, e ocorre alcalose respiratória.

Equilíbrio ácido-básico e eletrolítico e efeitos renais O salicilato em doses terapêuticas produz alterações definidas no equilíbrio acidobásico e no padrão dos eletrólitos. Uma compensação para o evento inicial, a alcalose respiratória, é obtida pelo aumento da excreção renal de bicarbonato, que é acompanhado de aumento na eliminação de Na$^+$ e K$^+$; em consequência, ocorre redução do bicarbonato plasmático, e o pH do sangue retorna a valores normais. Esse estágio de acidose renal compensatória era frequentemente observado em adultos que estavam recebendo terapia intensiva com salicilato antes do desenvolvimento de alternativas mais seguras. Na atualidade, trata-se de um indicador de desenvolvimento de intoxicação (ver "Intoxicação por salicilato"). Os salicilatos podem causar retenção de sal e água, bem como redução aguda da função renal em pacientes com insuficiência cardíaca congestiva, doença renal ou hipovolemia. Embora o uso em longo prazo de salicilatos por si só raramente esteja associado a nefrotoxicidade, a ingestão excessiva e prolongada de misturas de analgésicos contendo salicilatos em associação com outros AINE pode produzir necrose papilar e nefrite intersticial (ver "Nefropatia por analgésicos").

Efeitos cardiovasculares O *ácido acetilsalicílico* em doses baixas (≤ 100 mg/dia) diminui o risco cardiovascular e é recomendado para prevenção do infarto do miocárdio e do AVC em pacientes de alto risco (ver seção "Cardioproteção") (Patrono, 2015). Em doses terapêuticas altas (≥ 3 g/dia), a retenção de sal e de água pode levar a um aumento (≤ 20%) do volume plasmático circulante e a uma redução do hematócrito (devido a um efeito de diluição). Há uma tendência à dilatação dos vasos periféricos decorrente de um efeito direto sobre o músculo liso vascular. O débito e trabalho cardíacos são maiores. Pacientes com cardite ou comprometimento da função cardíaca podem não ter uma reserva cardíaca suficiente para atender a demandas crescentes, e podem ocorrer insuficiência cardíaca congestiva e edema pulmonar. Altas doses de salicilatos podem produzir edema pulmonar não cardiogênico, principalmente em pacientes idosos que ingerem salicilatos regularmente durante um período prolongado.

Efeitos GI A ingestão de salicilatos pode resultar em desconforto epigástrico, pirose, dispepsia, náuseas e vômitos. Os salicilatos também podem causar gastropatias erosivas e reativas, ulceração GI e hemorragia.

O sangramento GI induzido pelo *ácido acetilsalicílico* por vezes é indolor e, se não identificado, pode levar à anemia ferropriva. A ingestão diária de doses anti-inflamatórias de *ácido acetilsalicílico* (3 a 4 g) resulta em uma perda de sangue fecal média de 3 a 8 mL/dia, em comparação com cerca de 0,6 mL/dia em indivíduos não tratados. O exame gastroscópico de indivíduos tratados com *ácido acetilsalicílico* frequentemente revela lesões ulcerativas e hemorrágicas distintas da mucosa gástrica.

Efeitos hepáticos Os salicilatos podem causar lesão hepática, geralmente após altas doses que resultam em concentrações plasmáticas de salicilato superiores a 150 μg/mL. A lesão não representa um efeito agudo; na verdade, o início ocorre caracteristicamente depois de vários meses de tratamento em altas doses. A maioria dos casos ocorre em pacientes com distúrbios do tecido conjuntivo. Em geral não há sintomas, simplesmente ocorre aumento dos níveis séricos de transaminases hepáticas, porém alguns pacientes observam desconforto e sensibilidade no quadrante superior direito. Icterícia evidente é incomum. A lesão é geralmente reversível com a interrupção dos salicilatos. Entretanto, o uso de salicilatos está contraindicado para pacientes com doença hepática crônica. Os salicilatos em grandes doses podem causar hiperglicemia, glicosúria e depleção do glicogênio do fígado e do músculo.

Efeitos uricosúricos Os efeitos dos salicilatos na excreção de ácido úrico são acentuadamente dependentes da dose. Doses baixas (1 ou 2 g/dia) podem diminuir a excreção de urato e elevar as concentrações de urato no plasma; doses intermediárias (2 ou 3 g/dia) geralmente não alteram a excreção de urato. Doses maiores do que as recomendadas (> 5 g/dia) induzem uricosúria e reduzem os níveis plasmáticos de urato; todavia, essas grandes doses são pouco toleradas. Mesmo doses pequenas de salicilato podem bloquear os efeitos da *probenecida* e de outros agentes uricosúricos que diminuem a reabsorção tubular de ácido úrico.

Efeitos hematológicos A inibição irreversível da função plaquetária constitui o mecanismo subjacente ao efeito cardioprotetor do *ácido acetilsalicílico*. Se possível, deve-se interromper o tratamento do *ácido acetilsalicílico* pelo menos 1 semana antes da cirurgia; entretanto, recomenda-se com frequência o uso pré-operatório de *ácido acetilsalicílico* antes de cirurgia cardiovascular e intervenções percutâneas. Os pacientes com lesão hepática grave, hipoprotrombinemia, deficiência de vitamina K ou hemofilia devem evitar o *ácido acetilsalicílico* porque a inibição da hemostasia de plaquetas pode resultar em hemorragia. Os salicilatos normalmente não alteram a contagem de leucócitos ou plaquetas, o hematócrito, ou o conteúdo de hemoglobina. Entretanto, doses de 3 a 4 g/dia diminuem acentuadamente a concentração plasmática de ferro e reduzem o tempo de sobrevida dos eritrócitos. O *ácido acetilsalicílico* pode causar um leve grau de hemólise em indivíduos com deficiência de glicose-6-fosfato-desidrogenase (G6PD).

Efeitos endócrinos A administração de salicilatos em longo prazo diminui a captação de iodo pela tireoide e sua depuração, mas aumenta o consumo de O_2 e a taxa de desaparecimento da tiroxina e tri-iodotironina da circulação. Esses efeitos provavelmente são causados pelo deslocamento competitivo, pelo salicilato, da tiroxina e tri-iodotironina da transtirretina e da globulina de ligação à tiroxina no plasma (ver Cap. 47).

Efeitos ototóxicos O comprometimento auditivo, as alterações dos sons percebidos e o zumbido ocorrem comumente durante a terapia com salicilato em altas doses e são algumas vezes observados com doses baixas. Os sintomas ototóxicos são causados pelo aumento da pressão labiríntica ou por um efeito sobre as células ciliadas da cóclea, possivelmente em consequência da vasoconstrição na microvasculatura auditiva. Os sintomas geralmente desaparecem dentro de 2 ou 3 dias após a suspensão do fármaco. Como a maioria dos inibidores competitivos da COX não está associada a uma perda de audição ou zumbido, um efeito direto do ácido salicílico é provável, e não a supressão da síntese de prostaglandina.

Salicilatos e gravidez Os lactentes nascidos de mulheres que ingerem salicilatos por longos períodos podem ter um peso ao nascimento significativamente reduzido. Quando administrados durante o terceiro trimestre, pode-se observar também um aumento na mortalidade perinatal, desenvolvimento de anemia, hemorragia pré-parto e pós-parto, gestação prolongada e parto complicado; por conseguinte, o seu uso durante esse período deve ser evitado. Os AINE durante o terceiro trimestre de gestação também podem causar fechamento prematuro do canal arterial e devem ser evitados.

Efeitos locais irritantes O ácido salicílico é irritante para pele e mucosas e destrói as células epiteliais.

Intoxicação por salicilato A intoxicações mais graves ocorrem com mais frequência em crianças e, algumas vezes, são fatais. Efeitos no SNC, hiperpneia intensa e hiperpirexia são sintomas proeminentes. Já houve mortes após o uso de 10 a 30 g de *salicilato de sódio* ou *ácido acetilsalicílico* em adultos, mas quantidades muito maiores (de até 130 g de *ácido acetilsalicílico* em 1 caso) já foram ingeridas sem que houvesse evolução fatal. A dose letal de *salicilato de metila* (também conhecido como óleo de gaultéria, de bétula-doce ou de bétula) é consideravelmente menor do que a do salicilato de sódio. Apenas uma pequena quantidade de *salicilato de metila*, como 4 mL (4,7 g), pode causar grave toxicidade sistêmica em crianças. A intoxicação crônica leve por salicilato é denominada *salicilismo*. Quando totalmente desenvolvida, a síndrome consiste em cefaleia, tontura, zumbido, dificuldade auditiva, obscurecimento da visão, confusão mental, cansaço, sonolência, sudorese, sede, hiperventilação, náuseas, vômitos e, em certas ocasiões, diarreia.

Efeitos neurológicos Em altas doses, os salicilatos exercem efeitos tóxicos sobre o SNC que consistem em estimulação (incluindo convulsões), seguida de depressão. Podem ocorrer confusão mental, tonturas, zumbido, surdez para as altas frequências, *delirium*, psicose, estupor e coma. Os salicilatos induzem náuseas e vômitos, que resultam da estimulação de locais acessíveis a partir do LCS, situados provavelmente na zona de gatilho quimiorreceptora do bulbo.

Respiração Os efeitos respiratórios dos salicilatos contribuem para os graves distúrbios do equilíbrio acidobásico que caracterizam a intoxicação por essa classe de compostos. Os salicilatos estimulam indiretamente a respiração por meio do desacoplamento da fosforilação oxidativa e diretamente por meio da estimulação do centro respiratório no bulbo. O desacoplamento da fosforilação oxidativa também resulta em produção excessiva de calor, e a toxicidade por salicilato associa-se à hipertermia, particularmente em crianças. A exposição prolongada a altas doses de salicilatos acarreta depressão bulbar, com depressão respiratória central e colapso circulatório secundário à depressão vasomotora. Como a produção de CO_2 continua elevada, segue-se acidose respiratória. A insuficiência respiratória é a causa habitual de morte nos casos fatais de intoxicação por salicilato. Pacientes idosos com intoxicação crônica por salicilato frequentemente desenvolvem edema pulmonar não cardiogênico, que é considerado uma indicação para hemodiálise.

Equilíbrio acidobásico e eletrólitos O salicilato em altas doses terapêuticas está associado a alcalose respiratória primária e acidose metabólica compensatória. A fase de alcalose respiratória primária raramente é reconhecida em crianças com toxicidade por salicilatos. Em geral, elas apresentam um estado de acidose respiratória e metabólica mista, caracterizada por uma redução do pH sanguíneo, baixas concentrações plasmáticas de bicarbonato e Pco_2 normal ou quase normal no plasma. A depressão direta da respiração induzida pelo salicilato impede a hiperventilação respiratória necessária à neutralização da maior produção periférica de CO_2. Consequentemente, a Pco_2 plasmática aumenta e o pH do sangue diminui. Como a concentração de bicarbonato no plasma já é baixa em decorrência do aumento da excreção renal de bicarbonato, o estado acidobásico nesse estágio é essencialmente uma acidose respiratória descompensada.

Entretanto, há superposição de uma verdadeira acidose metabólica causada pelo acúmulo de ácidos devido a três processos. Primeiro, as concentrações tóxicas de salicilato deslocam o bicarbonato do plasma. Segundo, a depressão vasomotora causada por doses tóxicas de salicilato compromete a função renal, com acúmulo resultante de ácidos sulfúrico e fosfórico; pode ocorrer insuficiência renal. Terceiro, os salicilatos em doses tóxicas podem diminuir o metabolismo aeróbico, devido à inibição de várias enzimas. Esse desarranjo do metabolismo dos carboidratos leva ao acúmulo de ácidos orgânicos, especialmente dos ácidos pirúvico, láctico e acetoacético.

A mesma série de eventos também provoca alterações do equilíbrio hidreletrolítico. A PCO_2 plasmática baixa leva a uma diminuição da reabsorção tubular renal de bicarbonato e a um aumento na excreção renal de Na^+, K^+ e água. Ocorre também perda de água em consequência da sudorese induzida pelo salicilato (particularmente na presença de hipertermia) e hiperventilação. Ocorre rapidamente desidratação, que pode ser profunda, particularmente em crianças. Como uma maior quantidade de água do que de eletrólitos é perdida pelos pulmões e pela sudorese, a desidratação está associada a hipernatremia.

Efeitos cardiovasculares As doses tóxicas de salicilatos exacerbam as respostas cardiovasculares desfavoráveis observadas com doses terapêuticas altas, e ocorre paralisia vasomotora central. Podem-se observar petéquias devido ao comprometimento da função plaquetária.

Efeitos metabólicos Os salicilatos em grandes doses podem causar hiperglicemia e glicosúria, bem como depleção do glicogênio hepático e muscular; esses efeitos são explicados, em parte, pela liberação de epinefrina. Essas doses também reduzem o metabolismo aeróbico da glicose, aumentam a atividade da glicose-6-fosfatase e promovem a secreção de glicocorticoides. Em crianças, existe um maior risco de hipoglicemia e lesão cerebral permanente subsequente. Os salicilatos em doses tóxicas causam balanço nitrogenado negativo significativo, que se caracteriza por aminoacidúria. A ativação adrenocortical pode contribuir para o balanço nitrogenado negativo, aumentando a catabolismo das proteínas. Os salicilatos reduzem a lipogênese ao bloquear parcialmente a incorporação do acetato em ácidos graxos; inibem também a lipólise estimulada pela epinefrina nas células adiposas e deslocam os ácidos graxos de cadeia longa de seus sítios de ligação nas proteínas plasmáticas humanas. A combinação desses efeitos leva a um aumento na entrada e oxidação de ácidos graxos no músculo, no fígado e em outros tecidos, além de reduzir as concentrações plasmáticas de ácidos graxos livres, fosfolipídeos e colesterol; ocorre também aumento da oxidação de corpos cetônicos.

Tratamento da superdosagem de salicilato A intoxicação por salicilato representa uma emergência médica aguda, podendo levar à morte apesar do tratamento máximo. A monitoração dos níveis de salicilato constitui um guia útil para orientar a terapia, porém deve ser realizada juntamente com uma avaliação do estado clínico global do paciente, equilíbrio acidobásico, formulação do salicilato ingerido, horário e dose. Não há antídoto específico para a intoxicação por salicilato. O tratamento é de suporte e pode incluir alcalinização com bicarbonato de sódio por via intravenosa ou hemodiálise.

Interações medicamentosas

A concentração plasmática de salicilatos geralmente é pouco afetada por outros fármacos, mas a administração concomitante de ácido acetilsalicílico reduz as concentrações de *indometacina, naproxeno, cetoprofeno* e *fenoprofeno*, pelo menos em parte, pelo deslocamento das proteínas plasmáticas. As interações adversas importantes do *ácido acetilsalicílico* com *varfarina*, sulfonilureias e *metotrexato* já foram mencionadas (em "Interações medicamentosas"). Outras interações do *ácido acetilsalicílico* incluem o antagonismo da natriurese induzida por *espironolactona* e o bloqueio do transporte ativo da *penicilina* do LCS para o sangue. Antiácidos de hidróxido de alumínio e magnésio podem alcalinizar a urina o suficiente para aumentar a depuração do ácido salicílico e reduzir significativamente as concentrações em estado de equilíbrio dinâmico. Por outro lado, a interrupção da terapia com antiácido pode aumentar as concentrações plasmáticas para níveis tóxicos.

Paracetamol

O *paracetamol* (*N*-acetil-*p*-aminofenol) é o metabólito ativo da fenacetina.

PARACETAMOL

O *paracetamol* eleva o limiar ao estímulo doloroso, exercendo assim um efeito analgésico contra a dor devido a uma variedade de etiologias. O *paracetamol* está disponível sem prescrição e é utilizado como analgésico doméstico comum por crianças e adultos. O fármaco também está disponível em combinações de doses fixas contendo analgésicos narcóticos e não narcóticos (incluindo *ácido acetilsalicílico* e outros salicilatos), barbitúricos, cafeína, medicamentos para cefaleia vascular, soníferos, medicamentos para dor de dente, anti-histamínicos, antitussígenos, descongestionantes, expectorantes, preparações para resfriados e gripes e tratamentos para dor de garganta. O *paracetamol* é bem tolerado; entretanto, a superdosagem – da qual dois terços dos casos são intencionalmente induzidos – pode causar lesão hepática grave (ver Fig. 9-4); resulta em quase 80 mil atendimentos na emergência e 30 mil internações anualmente nos Estados Unidos (Blieden et al., 2014). A dose máxima de *paracetamol* recomendada pela FDA é 4 g/dia.

Mecanismo de ação

O *paracetamol* tem efeitos analgésicos e antipiréticos semelhantes aos do *ácido acetilsalicílico*, porém apenas efeitos anti-inflamatórios fracos nas doses geralmente usadas (1.000 mg/dia). Trata-se de um inibidor não seletivo da COX (Catella-Lawson et al., 2001), que atua no sítio peróxido da enzima, sendo, portanto, distinto entre os AINE. A presença de altas concentrações de peróxidos, conforme observado em locais de inflamação, diminui a sua atividade inibitória da COX.

ADME

O *paracetamol* oral tem excelente biodisponibilidade. Ocorrem concentrações plasmáticas máximas em 30 a 60 minutos, e a $t_{1/2}$ no plasma é de cerca de 2 horas. O *paracetamol* distribui-se de modo relativamente uniforme por todos os líquidos corporais. A ligação do fármaco às proteínas plasmáticas é variável, porém menor que a dos outros AINE. Cerca de 90 a 100% do fármaco podem ser recuperados na urina no primeiro dia de uso terapêutico, primariamente após conjugação hepática com o ácido glicurônico (cerca de 60%), o ácido sulfúrico (cerca de 35%) ou cisteína (cerca de 3%); metabólitos hidroxilados e desacetilados já foram detectados em pequenas quantidades (ver Tab. 42-2). As crianças têm menor capacidade de glicuronidação do fármaco quando comparadas com adultos. Uma pequena proporção do *paracetamol* sofre *N*-hidroxilação mediada por CYP para formar *N*-acetil-*p*-benzoquinona imina (NAPQI), um intermediário altamente reativo. Esse metabólito normalmente reage com grupos sulfidrila da glutationa (GSH), tornando-se, assim, inócuo. Entretanto, após a ingestão de altas doses de *paracetamol*, o metabólito é formado em quantidades suficientes para provocar a depleção da GSH hepática, contribuindo significativamente para os efeitos tóxicos da superdosagem (ver "Tratamento da intoxicação por paracetamol").

Usos terapêuticos

O *paracetamol* é adequado para uso como analgésico ou antipirético; é particularmente valioso em pacientes para os quais o *ácido acetilsalicílico* está contraindicado (p. ex., aqueles com hipersensibilidade ao *ácido acetilsalicílico*, crianças com doença febril, pacientes com distúrbios hemorrágicos). A dose oral convencional de *paracetamol* é de 325 a 650 mg a cada 4 a 6 horas; as doses diárias totais não devem ultrapassar 4 g (2 g/dia para indivíduos com história de consumo pesado de álcool). As doses únicas para crianças de 2 a 11 anos dependem da idade e do peso (cerca de 10 a 15 mg/kg); não se deve administrar mais do que cinco doses em 24 horas. Normalmente, utiliza-se uma preparação injetável em combinação com analgésicos narcóticos pelo seu efeito poupador de opioides. É preciso atenção especial devido à disponibilidade de uma ampla variedade de medicamentos com múltiplos ingredientes isentos ou não de prescrição que representam fontes sobrepostas potencialmente tóxicas de *paracetamol*.

Efeitos adversos e toxicidade

O *paracetamol* geralmente é bem tolerado. As doses terapêuticas de *paracetamol* não têm nenhum efeito clinicamente relevante sobre os sistemas cardiovascular e respiratório, as plaquetas ou a coagulação. Os efeitos adversos GI são menos comuns do que com doses terapêuticas de AINE de 1.000 mg, que é a dose diária mais comumente usada. Isso corresponde a cerca de 50% de inibição das COX no momento do pico de ação do fármaco. As doses terapêuticas comuns de outros AINE (p. ex., *ibuprofeno*) produzem inibição de 100%. Doses de 3.000 a 4.000 mg/dia de *paracetamol* têm sido associadas a efeitos adversos GI e hipertensivos observados com doses terapêuticas de outros AINE (García-Rodríguez e Hernández-Díaz, 2001; Sudano et al., 2010). Em certas ocasiões, ocorrem exantema e outras reações alérgicas; todavia, algumas vezes, são mais graves e podem ser acompanhadas de febre medicamentosa e lesões da mucosa. Os pacientes que apresentam reações de hipersensibilidade aos salicilatos apenas raramente exibem sensibilidade ao *paracetamol*. O efeito adverso agudo mais grave da superdosagem de *paracetamol* consiste em necrose hepática potencialmente fatal. A lesão hepática por *paracetamol* envolve a sua conversão no metabólito tóxico NAPQI (ver Fig. 9-4). As vias de conjugação com glicuroníeo e sulfato tornam-se saturadas, e quantidades crescentes sofrem *N*-hidroxilação mediada por CYP para formar NAPQI. A NAPQI é eliminada rapidamente por conjugação com GSH e, em seguida, é subsequentemente metabolizada a um ácido mecaptúrico e excretada na urina. No contexto de uma superdosagem de *paracetamol*, há depleção dos níveis hepatocelulares de glutationa. O metabólito altamente reativo NAPQI liga-se de forma covalente a macromoléculas celulares, acarretando disfunção dos sistemas enzimáticos e desarranjo estrutural e metabólico. Além disso, a depleção do GSH intracelular torna o hepatócito altamente suscetível ao estresse oxidativo e à apoptose. Podem ocorrer também necrose tubular renal e coma hipoglicêmico.

Em adultos, pode ocorrer hepatotoxicidade após a ingestão de uma dose única de 10 a 15 g (150 a 250 mg/kg) de *paracetamol* e doses acima de 150 mg/kg em crianças; doses de 20 a 25 g ou mais são potencialmente fatais. Condições em que há indução da CYP (p. ex., consumo exagerado de álcool) ou depleção de GSH (p. ex., jejum ou desnutrição) aumentam a suscetibilidade à lesão hepática, que já foi documentada, embora incomumente, com doses situadas na faixa terapêutica. As transaminases plasmáticas tornam-se elevadas, algumas vezes de modo acentuado, começando cerca de 12 a 36 horas após a ingestão. Os sintomas que surgem durante os primeiros 2 dias de intoxicação aguda por *paracetamol* refletem a agressão gástrica (náuseas, dor abdominal e anorexia) e denunciam a potencial gravidade da intoxicação. Os sinais clínicos de lesão hepática manifestam-se em 2 a 4 dias após a ingestão de doses tóxicas, como dor subcostal direita, hepatomegalia dolorosa, icterícia e coagulopatia. Podem ocorrer lesão renal ou insuficiência renal franca. Normalmente, as anormalidades das enzimas hepáticas tornam-se máximas 72 a 96 horas após a ingestão e podem ser acompanhadas de encefalopatia hepática. A biópsia hepática revela necrose centrolobular que poupa a área periportal. Em casos não fatais, as lesões hepáticas são reversíveis após semanas ou meses. A hepatotoxicidade do *paracetamol* levou à promoção de doses muito menores para uso clínico, resultando em menor inibição máxima das COX em comparação com outros AINE.

Tratamento da intoxicação por paracetamol Ocorre lesão hepática grave em 90% dos pacientes com concentrações plasmáticas de *paracetamol* acima de 300 μg/mL dentro de 4 horas ou 45 μg/mL dentro de 15 horas após a ingestão do fármaco. O carvão ativado, quando administrado dentro de 4 horas após a ingestão, diminui a absorção do *paracetamol* em 50 a 90% e deve ser administrado se houver suspeita de ingestão de uma dose superior a 7,5 g. A *N*-acetilcisteína (NAC) é o antídoto aceito para superdosagem de *paracetamol* e está indicada para indivíduos com risco de lesão hepática. A NAC funciona destoxificando a NAPQI. A NAC repõe as reservas de GSH e pode conjugar-se diretamente à NAPQI agindo como um substituto da GSH. Se for administrada dentro de 8 a 16 horas após a superdosagem de *paracetamol*, a mortalidade elevada cai para menos de 1%. Além do tratamento com NAC, há necessidade de cuidados de suporte agressivos. Incluem tratamento da insuficiência hepática e renal, quando presentes, e entubação se o paciente apresentar obnubilação. A insuficiência hepática pode resultar em hipoglicemia, e a glicose plasmática deve ser monitorada rigorosamente. A insuficiência hepática fulminante constitui uma indicação para transplante de fígado.

Derivados do ácido acético

Diclofenaco

O *diclofenaco*, um derivado do ácido fenilacético, está entre os AINE mais frequentemente usados na Europa. O *diclofenaco* possui atividade analgésica, antipirética e anti-inflamatória. Sua potência é substancialmente maior que a de outros AINE. Embora não tenha sido desenvolvido como fármaco seletivo da COX-2, a seletividade do *diclofenaco* para a COX-2 assemelha-se à do *celecoxibe* (ver Fig. 42-1).

ADME O *diclofenaco* sofre rápida absorção, apresenta extensa ligação às proteínas e tem uma $t_{1/2}$ de 1 a 2 horas (ver Tab. 42-2). Devido à $t_{1/2}$ curta, é necessário administrar doses de *diclofenaco* consideravelmente mais altas do que as necessárias para inibir por completo a COX-2 em concentrações plasmáticas máximas, de modo a obter uma inibição duradoura da COX durante todo o intervalo entre as doses. Por conseguinte, ambas as isoformas da COX são inibidas na primeira fase do intervalo entre as doses. Todavia, à medida que os níveis plasmáticos diminuem, o *diclofenaco* comporta-se como inibidor da COX-2 na fase tardia do intervalo entre as doses. Há um substancial efeito de primeira passagem, de modo que a disponibilidade sistêmica do *diclofenaco* é de apenas cerca de 50%. O fármaco acumula-se no líquido sinovial após administração oral, o que pode explicar por que o efeito terapêutico é consideravelmente mais longo que a sua $t_{1/2}$ plasmática. O *diclofenaco* é metabolizado no fígado por um membro da subfamília CYP2C em 4-hidroxidiclofenaco, o principal metabólito, e em outras formas hidroxiladas; após glicuronidação e sulfuração, os metabólitos são excretados na urina (65%) e na bile (35%).

Usos terapêuticos O *diclofenaco* está aprovado nos Estados Unidos para tratamento sintomático em longo prazo da artrite reumatoide, da osteoartrite e da espondilite anquilosante, dor, dismenorreia primária e enxaqueca aguda. Dispõe-se de múltiplas formulações orais, proporcionando uma variedade de tempos de liberação; a dose diária habitual é de 50 a 150 mg, administrada em várias doses fracionadas. Para a dor aguda, como a enxaqueca, dispõe-se de uma forma em pó para dissolução em água e de uma solução para injeção IV. O *diclofenaco* também está disponível em combinação com *misoprostol*, um análogo da PGE$_1$. Essa combinação conserva a eficácia do *diclofenaco*, enquanto reduz a frequência de úlceras e erosões GI. Dispõe-se de um gel tópico a 1%, uma solução tópica e um adesivo transdérmico para tratamento em curto prazo da dor causada por entorses, distensões e equimoses. Uma formulação em gel a 3% está indicada para tratamento tópico da ceratose actínica. Além disso, dispõe-se de uma solução oftálmica de *diclofenaco* para o tratamento da inflamação pós-operatória após extração de catarata, bem como para alívio temporário da dor e fotofobia em pacientes submetidos a cirurgia refrativa de córnea.

Efeitos adversos O *diclofenaco* provoca efeitos colaterais (particularmente gastrintestinais) em cerca de 20% dos pacientes. A incidência de efeitos adversos GI graves, hipertensão e infarto do miocárdio assemelham-se àquela dos inibidores seletivos de COX-2 (Cannon et al., 2006). Foi observada a ocorrência de reações de hipersensibilidade após aplicação tópica e administração sistêmica. Ocorre lesão hepática grave em 6 a 11 por 100 mil usuários regulares anualmente (Bjornsson et al., 2013; de Abajo et al., 2004). Em cerca de 4% dos pacientes, ocorre elevação das transaminases hepáticas no plasma em mais de 3 vezes o limite normal superior, indicando a presença de lesão hepática significativa (Rostom et al., 2005). As transaminases devem ser monitoradas durante as primeiras 8 semanas de terapia com *diclofenaco*. Outras respostas indesejáveis ao *diclofenaco* incluem efeitos sobre o SNC, exantemas, retenção hídrica, edema e comprometimento da função renal. O fármaco não é recomendado para crianças, mães que amamentam ou gestantes.

O *diclofenaco* é extensamente metabolizado. Um metabólito, o 4'-hidroxidiclofenaco, pode formar benzoquinona iminas reativas (de modo semelhante ao metabólito do *paracetamol*, NAPQI, que causam depleção da GSH hepática. A UGT2B7 é o principal catalisador na formação de outro metabólito altamente reativo, o acil glicuronídeo do diclofenaco (King et al., 2001). A variação genética que provoca maior atividade catalítica da UGT2B7 está associada a um risco aumentado de hepatotoxicidade entre pacientes em uso de diclofenaco (Daly et al., 2007).

Indometacina

A *indometacina* é um derivado indol metilado, que está indicada para o tratamento da artrite reumatoide, osteoartrite e espondilite anquilosante moderadas a graves; artrite gotosa aguda; e ombro doloroso agudo. Embora a *indometacina* seja ainda usada clinicamente, principalmente como agente poupador de esteroides, a toxicidade e a disponibilidade de alternativas mais seguras limitaram seu uso.

A *indometacina* é um potente inibidor não seletivo das cicloxigenases. Inibe também a motilidade dos leucócitos polimorfonucleares, deprime a biossíntese de mucopolissacarídeos e pode ter um efeito vasoconstritor direto independente da COX. A *indometacina* tem propriedades anti-inflamatórias e analgésicas-antipiréticas proeminentes, semelhantes às dos salicilatos.

ADME A *indometacina* oral tem excelente biodisponibilidade. As concentrações máximas ocorrem 1 a 2 horas após a administração da dose (ver Tab. 42-2). As concentrações do fármaco no LCS são baixas, mas no líquido sinovial tornam-se iguais às do plasma até 5 horas após a administração. Há um ciclo enteropático dos metabólitos da *indometacina* e provavelmente da própria *indometacina*. A $t_{1/2}$ no plasma mostra-se variável, talvez devido ao ciclo êntero-hepático, porém é em média de cerca de 2,5 horas.

Usos terapêuticos Estima-se que a *indometacina* seja cerca de 20 vezes mais potente do que o ácido acetilsalicílico, porém a sua alta taxa de intolerância limita o seu uso. Uma formulação IV de *indometacina* foi aprovada para fechamento do canal arterial persistente em lactentes prematuros. O esquema envolve a administração IV de 0,1 a 0,25 mg/kg, a cada 12 horas, por 3 doses, sendo o ciclo repetido 1 vez, se necessário. Pode-se esperar um fechamento bem-sucedido em mais de 70% dos recém-nascidos tratados. A principal limitação no tratamento dos neonatos é a toxicidade renal, devendo-se interromper a sua administração se o débito urinário cair significativamente (< 0,6 mL/kg/h). Uma formulação injetável de *ibuprofeno* fornece uma alternativa para o tratamento da persistência do canal arterial.

Efeitos adversos Uma porcentagem muito alta (35 a 50%) de pacientes que recebem *indometacina* apresentam reações adversas ao fármaco. Os efeitos GI adversos são comuns e podem ser fatais; os pacientes idosos correm um risco significativamente maior. Pode ocorrer diarreia, que algumas vezes está associada a lesões ulcerativas do intestino. Já foram descritos casos de pancreatite aguda, bem como casos raros, mas potencialmente fatais, de hepatite. O efeito mais frequente no SNC consiste em cefaleia frontal intensa. Podem ocorrer tonturas, vertigem e confusão mental. Já se descreveram convulsões, bem como depressão grave, psicose, alucinações e suicídio. Recomenda-se cautela quando se administra *indometacina* a pacientes idosos ou com epilepsia subjacente, transtornos psiquiátricos ou doença de Parkinson, porque eles correm maior risco de desenvolver efeitos adversos graves do SNC. Reações hematopoiéticas incluem neutropenia, trombocitopenia e raramente anemia aplásica.

A administração concomitante de *probenecida* aumenta a concentração plasmática total de *indometacina* e seus metabólitos inativos. A *indometacina* antagoniza os efeitos natriuréticos e anti-hipertensivos dos diuréticos *furesemida* e tiazídicos e embota o efeito anti-hipertensivo dos antagonistas dos β-receptores, antagonistas do receptor AT$_1$ e inibidores da ECA.

Sulindaco

O *sulindaco* é um congênere da *indometacina*. O *sulindaco* é um profármaco, cuja atividade anti-inflamatória reside no seu metabólito sulfeto, que é mais de 500 vezes mais potente do que o *sulindaco* como inibidor da COX, porém menos da metade da potência da *indometacina* (ver Fig. 42-1). Os dados de ADME estão resumidos na Tabela 42-2. O *sulindaco* é usado no tratamento da artrite reumatoide, osteoartrite, espondilite anquilosante, ombro doloroso e artrite gotosa. Seus efeitos analgésicos e anti-inflamatórios são comparáveis aos obtidos com o *ácido acetilsalicílico*. A dose mais comum para adultos é 150 a 200 mg, 2 vezes ao dia. Embora a incidência de toxicidade seja mais baixa que a da *indometacina*, reações adversas ao *sulindaco* são comuns. Os efeitos adversos GI típicos dos AINE são observados em quase 20% dos pacientes. Os efeitos adversos no SNC descritos para a *indometacina* são observados em 10% ou menos dos pacientes. Ocorre exantema em 3 a 9% dos pacientes, e observa-se a presença de prurido em 1 a 3%. As elevações transitórias das transaminases hepáticas no plasma são menos comuns. Em resumo, as mesmas precauções que se aplicam aos outros AINE a respeito dos pacientes sob risco de toxicidade GI, risco cardiovascular e comprometimento renal também se aplicam ao *sulindaco*.

Etodolaco

O *etodolaco* é um derivado do ácido acético, com certo grau de seletividade para a COX-2 (ver Tab. 42-2, Fig. 42-1). Uma dose oral única (200 a 400 mg) de *etodolaco* fornece analgesia pós-operatória de 6 a 8 horas de duração. O *etodolaco* também é efetivo no tratamento da osteoartrite, artrite reumatoide e dor leve a moderada, e o fármaco parece ser uricosúrico. Dispõe-se de preparações de liberação prolongada. O *etodolaco* é relativamente bem tolerado. Cerca de 5% dos pacientes que tomaram o fármaco durante 1 ano ou menos interrompem o tratamento devido a efeitos adversos GI, exantemas e efeitos sobre o sistema nervoso central.

Tolmetina

A *tolmetina* está aprovada para o tratamento da osteoartrite, artrite reumatoide e artrite reumatoide juvenil e tem sido usada no tratamento da espondilite anquilosante. Os dados de ADME e sua comparação com o *ácido acetilsalicílico* são apresentados na Tabela 42-2. As doses recomendadas de *tolmetina* para adultos (200 a 600 mg, 3 vezes ao dia) são normalmente tomadas com as refeições, leite ou antiácidos, de modo a diminuir o desconforto abdominal. Entretanto, as concentrações de pico e a biodisponibilidade são reduzidas quando o fármaco é ingerido com alimentos. Ocorrem efeitos adversos em 25 a 40% dos pacientes que tomam tolmetina. Os efeitos adversos gastrintestinais são os mais comuns (cerca de 15%) e já se observou ulceração gástrica. Ocorrem efeitos adversos sobre o SNC similares aos observados com a *indometacina* e com o *ácido acetilsalicílico*, mas são menos comuns e menos graves.

Cetorolaco

O *cetorolaco* é um analgésico potente, porém um anti-inflamatório apenas moderadamente eficaz. O uso do *cetorolaco* limita-se a 5 dias ou menos para a dor aguda, e o fármaco pode ser administrado por via oral, intravenosa, intramuscular ou intranasal. As doses típicas são de 30 a 60 mg (por via intramuscular), de 15 a 30 mg (por via intravenosa), de 10 a 20 mg (por via oral) e de 31,5 mg (por via intranasal). Os pacientes pediátricos entre 2 e 16 anos de idade podem receber uma dose única IM (1 mg/kg até 30 mg) ou IV (0,5 mg/kg até 15 mg) de *cetorolaco* para a dor aguda intensa. O *cetorolaco* tem início de ação rápida e duração de ação curta (ver Tab. 42-2).

O *cetorolaco* tópico (oftálmico) está aprovado para o tratamento da conjuntivite alérgica sazonal e inflamação ocular pós-operatória. O *cetorolaco* em combinação de dose fixa com *fenilefrina* está indicado para irrigação durante a cirurgia de catarata ou cirurgia de reposição de lente intraocular, de modo a manter o tamanho da pupila, evitar a miose e reduzir a dor pós-operatória. Os efeitos adversos do *cetorolaco* sistêmico consistem em sonolência (6%), tontura (7%), cefaleia (17%), dor GI (13%), dispepsia (12%), náuseas (12%) e dor no local de injeção (2%). Podem ocorrer efeitos adversos GI e renais graves, sangramento e reações de hipersensibilidade ao *cetorolaco*. Os pacientes que recebem doses mais altas do que as recomendadas ou terapia concomitante com AINE e pacientes idosos parecem estar particularmente em risco. Embora o cetorolaco seja amplamente usado em pacientes no pós-operatório, não deve ser administrado para analgesia obstétrica de rotina, a pacientes com doença renal grave, para a dor perioperatória após CRM ou em associação com *probenecida* (a *probenecida* triplica a AUC e duplica a $t_{1/2}$ do *cetorolaco*, promovendo, assim, efeitos adversos).

Nabumetona

A *nabumetona* é o profármaco do ácido 6-metóxi-2-naftilacético. A *nabumetona* está aprovada para o tratamento da artrite reumatoide e osteoartrite. Suas propriedades farmacocinéticas comparativas estão resumidas na Tabela 42-2. A *nabumetona* está associada a dor em cólica na parte inferior do abdome (12%) e diarreia (14%). Outros efeitos adversos incluem exantema (3 a 9%), cefaleia (3 a 9%), tontura (3 a 9%), pirose, zumbido e prurido (3 a 9%).

Derivados do ácido propiônico

Os derivados do ácido propiônico *ibuprofeno, naproxeno, flurbiprofeno, fenoprofeno, cetoprofeno* e *oxaprozina*, estão disponíveis nos Estados Unidos (ver Tab. 42-3). O *ibuprofeno* é o AINE mais comumente utilizado nos Estados Unidos, disponível com ou sem prescrição. O *naproxeno*, também disponível com ou sem prescrição, apresenta $t_{1/2}$ mais longa, porém variável. A *oxaprozina* também possui $t_{1/2}$ longa e pode ser administrada 1 vez ao dia.

Mecanismo de ação

Os derivados do ácido propiônico são inibidores não seletivos da COX que apresentam os efeitos terapêuticos e adversos comuns aos outros AINE. Alguns dos derivados do ácido propiônico, em particular o *naproxeno*, têm efeitos inibitórios proeminentes sobre a função leucocitária, e alguns dados sugerem que o *naproxeno* pode ter eficácia levemente melhor com respeito à analgesia e ao alívio da rigidez matinal. Essa hipótese de benefício está de acordo com a $t_{1/2}$ mais longa do *naproxeno*, em comparação com outros derivados do ácido propiônico.

Usos terapêuticos

Os derivados do ácido propiônico estão aprovados para uso no tratamento sintomático da artrite reumatoide, artrite juvenil e osteoartrite. Alguns também foram aprovados para dor, espondilite anquilosante, artrite gotosa aguda, tendinite, bursite, cefaleia, dor de dente e edema pós-operatórios e dismenorreia primária. Esses agentes podem ser comparáveis, na sua eficácia, ao *ácido acetilsalicílico* para o controle dos sinais e sintomas de artrite reumatoide e osteoartrite.

Interações medicamentosas

O *ibuprofeno* e o *naproxeno* demonstraram interferir nos efeitos antiplaquetários do *ácido acetilsalicílico* (Catella-Lawson et al., 2001; Li et al., 2014). Não se demonstrou que os derivados do ácido propiônico alteram a farmacocinética dos hipoglicemiantes orais ou da *varfarina*. Consultar a bula completa do produto para uma lista abrangente de outras interações medicamentosas.

Ibuprofeno

ADME A Tabela 42-3 fornece um resumo da farmacocinética comparativa do *ibuprofeno*. O *ibuprofeno* é absorvido rapidamente, liga-se com avidez às proteínas e sofre metabolismo hepático (90% são metabolizados em derivados hidroxilados ou carboxilados), havendo excreção renal dos metabólitos. A $t_{1/2}$ é de cerca de 2 horas. O equilíbrio lento com o espaço sinovial indica que seus efeitos antiartríticos podem persistir após o declínio dos níveis plasmáticos. Em animais de laboratório, o *ibuprofeno* e seus metabólitos atravessam prontamente a placenta.

Usos terapêuticos O *ibuprofeno* é fornecido em comprimidos, comprimidos mastigáveis, cápsulas, caplets* e cápsulas gelatinosas contendo 50 a 600 mg; em gotas orais; e em suspensão oral. Foi aprovada uma formulação injetável de *ibuprofeno* para fechamento do canal arterial pérvio em lactentes prematuros. Dispõe-se de formas orais sólidas contendo 200 mg ou menos sem necessidade de prescrição. O *ibuprofeno* está aprovado para comercialização isoladamente e em combinações de dose fixa com anti-histamínicos, descongestionantes, *famotidina, oxicodona* e *hidrocodona*. Tem ação curta, com $t_{1/2}$ de cerca de 2 horas. A dose habitual para a dor leve a moderada é de 400 mg, a cada 4 a 6 horas, quando necessário.

Efeitos adversos O *ibuprofeno* é mais bem tolerado do que o *ácido acetilsalicílico* e do que a indometacina e tem sido usado em pacientes com história de intolerância gastrintestinal a outros anti-inflamatórios não esteroides. Entretanto, 5 a 15% dos pacientes apresentam efeitos adversos GI. Os efeitos adversos menos frequentes do *ibuprofeno* consistem em exantema (3 a 9%), trombocitopenia (< 1%), cefaleia (1 a 3%), tontura (3 a 9%), visão embaçada (< 1%) e, em alguns casos, ambliopia tóxica (< 1%), retenção hídrica (1 a 3%) e edema (1 a 3%). Os pacientes que desenvolvem distúrbios oculares devem interromper o uso do *ibuprofeno* e devem efetuar uma avaliação oftálmica. O *ibuprofeno* pode ser usado em certas ocasiões por gestantes; entretanto, a preocupação concentra-se nos efeitos durante o terceiro trimestre, incluindo atraso do parto. A excreção no leite materno é tida como mínima, de modo que o *ibuprofeno* também pode ser usado com cautela em mulheres que estejam amamentando.

Naproxeno

O *naproxeno* é fornecido em comprimidos, comprimidos de liberação tardia, comprimidos de liberação prolongada, cápsulas gelatinosas e *caplets* contendo 200 a 500 mg de *naproxeno* ou *naproxeno sódico* e em suspensão oral e supositórios. Dispõe-se de formas orais sólidas contendo 200 mg ou menos sem necessidade de prescrição. O *naproxeno* está licenciado para comercialização isoladamente ou em combinações de doses fixas com *pseudoefedrina, difenidramina, esomeprazol* e *sumatriptana*; está também disponível em embalagem com lansoprazol. Seu uso está indicado para artrite juvenil e reumatoide, osteoartrite, espondilite anquilosante, dor, dismenorreia primária, tendinite, bursite e gota aguda.

---

*N. de R.T. Existe uma diferença entre cápsula (*capsules*) e *caplets* (que também pode ser traduzido como cápsula). As cápsulas foram inventadas na Europa em meados do século XIX. São duas partes externas fundidas, geralmente feitas de gelatina, que encapsulam substâncias. Os *caplets*, no entanto, só apareceram em meados da década de 1980. São comprimidos revestidos suavemente com a forma de uma cápsula. A diferença é sutil, mas existe.

TABELA 42-3 ■ COMPARAÇÃO DOS AINE REPRESENTATIVOS: FENAMATOS E DERIVADOS DO ÁCIDO PROPIÔNICO

CLASSE/FÁRMACO	FARMACOCINÉTICA	DOSES	COMENTÁRIOS	COMPARAÇÃO COM O ÁCIDO ACETILSALICÍLICO
Fenamatos				
Ácido mefenâmico	C_p máxima, 2-4 h Ligação às proteínas, > 90% Metabolismo, oxidação pela CYP2C9; glicuronidação do fármaco original e metabólitos $t_{1/2}$, 2-4 h	Dose de ataque de 500 mg; em seguida, 250 mg a cada 6 h	A terapia geralmente não deve exceder 7 dias ou 2-3 dias (dismenorreia); 15% apresentam elevação das enzimas hepáticas; excretado no leite materno	Eficácia semelhante
Meclofenamato	C_p máxima, 0,5-2 h; 3-4 h (na presença de alimento) Ligação às proteínas, 99% Metabolismo, oxidação a 3-OH (~ 20% da atividade do fármaco original) $t_{1/2}$, 0,8-2,1 h (fármaco original); 0,5-4 h (metabólito ativo)	50-100 mg, 4-6×/dia (máx. 400 mg/dia)	Efeitos adversos: SNC, GI e exantema (todos > 10%); administração com alimento ↓ taxa/grau de absorção	Eficácia semelhante
Derivados do ácido propiônico				
Ibuprofeno	C_p máxima, 2 h (comprimidos), 1 h (comprimidos mastigáveis), 0,75 h (líquido) Ligação às proteínas, 99% Metabólitos, oxidação pela CYP2C9 a 2 e 3-hidroxilatos; conjugação a acilglicuronídeos $t_{1/2}$, 2-4 h (adultos); 23-75 h (lactentes prematuros); 0,9-2,3 h (crianças)	200-800 mg 3-6×/dia com alimento (máximo de 3,2 g/dia); dose pediátrica máxima de 2,4 g/dia no Canadá e nos Estados Unidos Crianças: 4-10 mg/kg/dose, 3-4×/dia	10-15% interrompem o uso; pode aumentar o risco de meningite asséptica; excretado no leite materno Racemato: Racemato: 60% do enantiômero R são convertidos em S-ibuprofeno	Equipotente
Naproxeno	C_p máxima, 2-4 h (comprimidos base); 1-4 h (líquido); 1-2 h (sal sódico); 4-12 h (comprimidos de liberação prolongada) Ligação às proteínas, 99% (↑ fração livre no indivíduo idoso) Metabolismo, oxidação pelas CYP 2C9, 1A2, 2C8 a 6-O-desmetil e outros metabólitos $t_{1/2}$, 9-25 h	250 mg, 3-4×/dia; 250-550 mg, 2×/dia; 750-1.000 mg/dia (liberação prolongada) Crianças: 5 mg/kg, 2×/dia (máx. 15 mg/kg/dia)	Efeitos anti-inflamatórios máximos depois de 2-4 semanas; ↑ fração livre e ↓ excreção → ↑ risco de toxicidade no indivíduo idoso; pode aumentar o risco de meningite asséptica; excretado no leite materno; o prolongamento variável da $t_{1/2}$ pode proporcionar cardioproteção em alguns indivíduos	Em geral mais bem tolerado
Fenoprofeno	C_p máxima, 2 h Ligação às proteínas, 99% Metabólitos, metabólito 4-OH; conjugados glicuronídeos $t_{1/2}$, 2,5-3 h	200 mg, 4-6×/dia ou 300-600 mg, 3-4×/dia (máx. 3,2 g/dia)	Efeitos anti-inflamatórios máximos depois de 2-3 semanas; 15% apresentam efeitos adversos; alguns interrompem o uso; excretado no leite materno	Em geral, mais bem tolerada
Cetoprofeno	C_p máxima, 1,2 h; 6,8 h (liberação prolongada) Ligação às proteínas, 99% Metabólitos, conjugados glicuronídeos; recirculação êntero-hepática? $t_{1/2}$, 0,9-3,3 h	25-50 mg, 3-4×/dia; 75 mg, 3×/dia; 200 mg/dia (liberação prolongada); máx. 300 mg/dia Anti-inflamatório, 50-75 mg, 3-4×/dia	30% desenvolvem efeitos adversos (geralmente GI, em geral leves); ~ 13% apresentam anormalidades da função hepática; fração não ligada, exposição sistêmica e $t_{1/2}$ ↑ com a idade no indivíduo idoso; excretado no leite materno	Em geral, mais bem tolerado; eficácia biológica > $t_{1/2}$ plasmática
Flurbiprofeno	C_p máxima, ~ 2 h Ligação às proteínas, 99% Metabolismo, oxidação pela CYP2C9, glicuronidação UGTB7 do fármaco original e metabólito 4'-OH $t_{1/2}$, 7,5 h	200-300 mg/dia em 2-4 doses fracionadas (máx. 100 mg/dose)	Racemato; excretado no leite materno; disponível para uso oftálmico	Em geral, mais bem tolerada
Oxaprozina	C_p máxima, 2,4-3 h Ligação às proteínas, 99% Metabolismo, 65% de oxidatos, 35% de glicuronídeos $t_{1/2}$, 41-55 h	600-1.200 mg/dia (máx. 1.800 mg); crianças com > 21 kg: 600-1.200 mg/dia, com base no peso (máx. 1.200 mg)	Início de ação lenta, não indicada para febre ou dor aguda; a dose no indivíduo idoso é ajustada com base no peso; possivelmente excretada no leite materno	Em geral, mais bem tolerada

Tempo para a concentração plasmática máxima do fármaco (C_p) após uma dose única. Em geral, os alimentos retardam a absorção, mas não reduzem a concentração de pico. A maioria dos AINE sofre metabolismo hepático, e os metabólitos são excretados na urina. Os principais metabólitos e as vias de eliminação estão listados. A $t_{1/2}$ típica é listada para as doses terapêuticas; se a $t_{1/2}$ for muito diferente com a dose tóxica, ela também é fornecida. As doses orais típicas para adultos estão listadas, a não ser que assinalado de outro modo. Consultar a bula do produto para uma informação completa sobre prescrição, incluindo as indicações pediátricas atuais.

ADME O *naproxeno* é totalmente absorvido após administração oral. O *naproxeno* é absorvido por via retal, embora mais lentamente que após administração oral. O *naproxeno* liga-se quase completamente (99%) às proteínas plasmáticas após doses terapêuticas normais. A $t_{1/2}$ do naproxeno no plasma é variável, de 9 a 25 horas. A idade desempenha um papel na variabilidade da $t_{1/2}$, devido ao declínio da função renal relacionado com a idade (e, consequentemente, com $t_{1/2}$ mais longa) (ver Tab. 42-3). É necessário prescrever doses baixas no indivíduo idoso. O *naproxeno* é extensamente metabolizado no fígado. Cerca de 30% do fármaco sofrem 6-desmetilação, e a maior parte desse metabólito, assim como o próprio *naproxeno*, são excretados na urina como glicuronídeo ou outros conjugados. Ele cruza a placenta e aparece no leite de mulheres lactantes em aproximadamente 1% da concentração plasmática materna.

Efeitos adversos Embora os dados disponíveis estejam de acordo com a sugestão de que o *naproxeno* é um AINE não associado a um aumento na taxa de infarto do miocárdio (Coxib and Traditional AINE Trialists' Collaboration et al., 2013), a FDA, em 2015, com base nas recomendações da comissão consultiva, publicou uma advertência, declarando que os AINE podem causar ataques cardíacos e AVC e que há evidências inconclusivas sobre o fato de o risco particular de qualquer AINE ser definitivamente maior ou menor do que outro AINE (https://www.fda.gov/Drugs/DrugSafety/ucm451800.htm).

Cerca de 1 a 10% dos pacientes que tomam *naproxeno* apresentam efeitos adversos GI, que consistem em pirose, dor abdominal, constipação intestinal, diarreia, náuseas, dispepsia e estomatite. Os efeitos adversos provocados pelo *naproxeno* ocorrem aproximadamente na mesma frequência do que os da *indometacina* e de outros AINE (ver Tab. 42-1). Os efeitos adversos no SNC consistem em sonolência (3 a 9%), cefaleia (3 a 9%), tontura (≤ 9%), vertigem (< 3%) e depressão (< 1%).

Outras reações comuns incluem prurido (3 a 9%) e diaforese (< 3%). Foram relatados raros casos de icterícia, comprometimento da função renal, angioedema, trombocitopenia e agranulocitose.

Fenamatos

Os fenamatos (ácidos antranílicos) incluem o *ácido mefenâmico*, o *meclofenamato* e o *ácido flufenâmico*. As propriedades farmacológicas dos fenamatos são aquelas dos AINE típicos, e, do ponto de vista terapêutico, esses fármacos não apresentam nenhuma vantagem sobre outros da classe (ver Tab. 42-3). O *ácido mefenâmico* e o *meclofenamato sódico* são usados no tratamento de curta duração da dor em lesões dos tecidos moles, na dismenorreia e na artrite reumatoide e osteoartrite. Esses fármacos não são recomendados para uso em crianças ou mulheres grávidas. Cerca de 5% dos pacientes desenvolvem uma elevação reversível das transaminases hepáticas. A diarreia, que pode ser grave e associada a esteatorreia e inflamação do intestino, também é relativamente comum. A anemia hemolítica autoimune é um efeito adverso potencialmente grave, porém raro.

Ácidos enólicos (oxicanos)

O derivado do oxicam, o *piroxicam*, é o inibidor não seletivo da COX com $t_{1/2}$ mais longa. O *meloxicam* apresenta seletividade modesta para a COX-2, comparável àquela do celecoxibe (ver Fig. 42-1) e foi aprovado em alguns países como AINE seletivo da COX-2. Esses agentes assemelham-se, na sua eficácia, ao *ácido acetilsalicílico*, à *indometacina* ou ao *naproxeno* para o tratamento em longo prazo da artrite reumatoide ou osteoartrite. A principal vantagem sugerida para esses compostos reside em sua $t_{1/2}$ longa, que possibilita a administração de uma dose única ao dia (ver dados de farmacocinética comparativa e doses na Tab. 42-4).

TABELA 42-4 ■ AINE REPRESENTATIVOS: DERIVADOS DO ÁCIDO ENÓLICO E COXIBES

CLASSE/FÁRMACO	FARMACOCINÉTICA	DOSES	COMENTÁRIOS	COMPARAÇÃO COM O ÁCIDO ACETILSALICÍLICO
Derivados do ácido enólico				
Piroxicam	C_p máxima, 3-5 h; Ligação às proteínas, 99%; Metabolismo, hidroxilação pela CYP2C9, conjugação, N-desmetilação; $t_{1/2}$, ~ 50 h	20 mg/dia	20% apresentam efeitos adversos; 5% interrompem o fármaco; início lento, uso não indicado para a febre ou dor aguda; excretado no leite materno	Equipotente com incidência mais baixa de efeitos GI menores
Meloxicam	C_p máxima, 4-5 h (e 12-14 h devido à reciclagem biliar); Ligação às proteínas, 99%; Metabolismo, hidroxilação; $t_{1/2}$, 15-20 h	7,5 mg/dia (máx. 15 mg/dia); crianças ≥ 2 anos: menor dose efetiva, 0,125 mg/kg/dia (máx. 7,5 mg/dia)	Alguma seletividade para a COX-2, particularmente em doses mais baixas; as mulheres idosas têm uma exposição sistêmica e concentrações plasmáticas máximas mais altas do que os homens e as mulheres jovens; não se sabe se é excretado no leite materno	–
AINE diaril heterocíclicos (seletivos para a COX-2)				
			Evidências de eventos cardiovasculares adversos	Diminuição dos efeitos adversos GI e efeitos plaquetários
Celecoxibe	C_p máxima, ~ 3 h; Ligação às proteínas, 97%; Metabolismo, CYP 2C9 (principal) e 3A4 (menor), glicuronídeo; $t_{1/2}$, 11,2 h	100-200 mg, 1-2×/dia; 400 mg, seguidos de 200 mg, se necessário, no primeiro dia (dor aguda); máx. 800 mg/dia. Crianças > 2 anos: 50 mg (10-25 kg) ou 100 mg (> 25 kg), 2×/dia	Inibidor da CYP2D6 e CYP2D8; efeitos adversos: queixas GI (5%); foi relatada a ocorrência de meningite asséptica e metemoglobinemia; risco de coagulação intravascular disseminada em pacientes pediátricos; exposição sistêmica 40% maior em negros e mulheres idosas; excretado no leite materno	Em geral, mais bem tolerado; normalmente não prolonga o tempo de sangramento

Tempo para a concentração plasmática máxima do fármaco, C_p, após uma dose única. Em geral, os alimentos retardam a absorção, mas não reduzem a concentração de pico. A maioria dos AINE sofre metabolismo hepático, e os metabólitos são excretados na urina. Os principais metabólitos e as vias de eliminação estão listados. A $t_{1/2}$ típica é listada para as doses terapêuticas; se a $t_{1/2}$ é muito diferente com a dose tóxica, ela também é fornecida. As doses orais típicas para adultos estão listadas, a não ser que assinalado de outro modo. Consultar a bula do produto para uma informação completa sobre prescrição, incluindo as indicações pediátricas atuais.

Piroxicam

O *piroxicam* pode inibir a ativação e agregação dos neutrófilos, aparentemente de forma independente de sua capacidade de inibir a COX. Por conseguinte, foram propostos modos adicionais de ação anti-inflamatória, incluindo inibição da proteoglicanase e da colagenase na cartilagem e diminuição dos níveis de citocinas pró-inflamatórias.

O *piroxicam* está aprovado para o tratamento da artrite reumatoide e osteoartrite. Devido a seu início de ação lento e à demora com que alcança o estado de equilíbrio, é menos adequado para analgesia aguda, embora tenha sido usado para tratar gota aguda.

ADME A farmacocinética do *piroxicam* está descrita na Tabela 42-4. A dose diária habitual é de 20 mg. O *piroxicam* é totalmente absorvido após administração oral e sofre recirculação êntero-hepática. As estimativas da $t_{1/2}$ no plasma têm sido variáveis, e a média é de cerca de 50 horas em adultos. Níveis sanguíneos em estado de equilíbrio dinâmico são alcançados em 7 a 12 dias. Menos de 5% do fármaco são excretados na urina de forma inalterada. A principal transformação metabólica em seres humanos é a hidroxilação do anel piridil (predominantemente por uma isozima da subfamília da CYP2C). Esse metabólito inativo e seu conjugado glicuronídeo respondem por cerca de 60% do fármaco excretado na urina e nas fezes.

Efeitos adversos Aproximadamente 20% dos pacientes apresentam efeitos adversos com *piroxicam* e cerca de 5% dos pacientes interrompem o uso por causa desses efeitos. O *piroxicam* pode estar associado a mais reações cutâneas graves e GI do que outros AINE não seletivos. Em 2007, a European Medicines Agency revisou a segurança do *piroxicam* administrado por via oral e concluiu que seus benefícios superam os riscos, porém alertou para o fato de que ele não deve ser mais considerado como agente de primeira escolha nem usado para o tratamento da dor aguda (curto prazo) e inflamação.

Meloxicam

O *meloxicam* está aprovado para uso na osteoartrite, artrite reumatoide e artrite reumatoide juvenil. A dose recomendada de meloxicam para adultos é de 7,5 a 15 mg, 1 vez ao dia. O *meloxicam* exibe alguma seletividade para a COX-2 (ver Fig. 42-1). A lesão gástrica produzida é significativamente menor em comparação com a do *piroxicam* (20 mg/dia) em indivíduos tratados com 7,5 mg/dia de *meloxicam*, porém a vantagem é perdida com a administração de uma dose de 15 mg/dia (Patoia et al., 1996).

AINE seletivos para COX-2 desenvolvidos de modo intencional

Os inibidores seletivos da COX-2 são moléculas com cadeias laterais que se encaixam dentro de sua bolsa hidrofóbica, mas que são demasiado grandes para bloquear a COX-1 com afinidade igualmente alta. O *celecoxibe* é o único inibidor da COX-2 intencionalmente desenvolvido e aprovado nos Estados Unidos (ver as suas propriedades farmacocinéticas clínicas e precauções na Tab. 42-4). Conforme já assinalado, foi constatado retrospectivamente que outros compostos mais antigos (*diclofenaco, etodolaco, meloxicam, nimesulida*) apresentam seletividade semelhante para a COX-2 (ver Fig. 42-1). O *etoricoxibe* foi aprovado em vários países, porém é restrito nas suas indicações; o *rofecoxibe*, o *valdecoxibe* e *lumiracoxibe* foram retirados do mercado mundialmente, em virtude das complicações cardiovasculares causadas pela supressão das PG cardioprotetoras derivadas da COX-2, particularmente a PGI_2, e efeitos não restritos de estímulos endógenos, como TxA_2 derivados da COX-1 plaquetária, na ativação das plaquetas, proliferação e remodelagem vascular, hipertensão e aterogênese. Deve-se evitar o uso de AINE seletivos da COX-2 em pacientes com propensão a doenças cardiovasculares ou vasculares encefálicas. Embora os inibidores da COX-2 intencionalmente desenvolvidos tenham demonstrado, em geral, a capacidade de reduzir as complicações GI graves, em comparação com compostos não seletivos das isoformas, nenhum dos AINE seletivos da COX-2 possui eficácia superior estabelecida.

Celecoxibe

ADME A biodisponibilidade do *celecoxibe* oral não é conhecida; são alcançados níveis plasmáticos máximos 2 a 4 horas após a sua administração. Os idosos (≥ 65 anos) podem ter concentrações de pico e valores de AUC até 2 vezes maiores que pacientes mais jovens (≤ 55 anos). O *celecoxibe* liga-se amplamente às proteínas plasmáticas. A maior parte do fármaco é excretada como metabólitos de ácido carboxílico e glicuronídeo na urina e nas fezes. A $t_{1/2}$ de eliminação é de cerca de 11 horas. O celecoxibe é comumente administrado 1 ou 2 vezes ao dia durante o tratamento crônico. As concentrações plasmáticas aumentam em pacientes com comprometimento hepático leve e moderado, exigindo uma redução da dose. O *celecoxibe* é metabolizado predominantemente pela CYP2C9 e inibe a CYP2D6. É necessária uma vigilância clínica durante a coadministração de fármacos que inibem a CYP2C9 e fármacos que são metabolizados pela CYP2D6.

Usos terapêuticos O *celecoxibe* é usado no controle da dor aguda para o tratamento da osteoartrite, artrite reumatoide, artrite reumatoide juvenil, espondilite anquilosante e dismenorreia primária. A dose recomendada para o tratamento da osteoartrite é de 200 mg/dia, em dose única ou em duas doses fracionadas. No tratamento da artrite reumatoide, a dose recomendada é de 100 a 200 mg, 2 vezes ao dia. Devido ao risco cardiovascular, os medicos devem usar a menor dose possível pelo menor tempo possível.

Efeitos adversos O *celecoxibe* confere um risco de infarto do miocárdico e AVC, e isso parece estar relacionado com a dose e com o risco subjacente de doença cardiovascular. Os efeitos atribuídos à inibição da produção de PG no rim – hipertensão e edema – ocorrem com os inibidores de COX não seletivos e também com o *celecoxibe*. Os inibidores seletivos da COX-2 perdem a sua vantagem GI em relação a outros AINE isolados quando usados em associação com ácido acetilsalicílico. O uso crônico de *celecoxibe* pode diminuir a densidade mineral óssea, particularmente em homens idosos. Foi sugerido que o celecoxibe pode retardar a consolidação de fraturas e a cicatrização do tendão ao osso.

Etoricoxibe

O *etoricoxibe* é um inibidor seletivo da COX-2, cuja seletividade só é ultrapassada pelo *lumiracoxibe* (ver Fig. 42-1). O *etoricoxibe* sofre absorção incompleta (cerca de 80%) e apresenta $t_{1/2}$ de 20 a 26 horas. É extensamente metabolizado antes de sua excreção. Pacientes com comprometimento hepático têm tendência a acumular o fármaco. A insuficiência renal não afeta a depuração do fármaco. O *etoricoxibe* é usado para alívio sintomático no tratamento da osteoartrite, artrite reumatoide e artrite gotosa aguda, bem como para o tratamento em curto prazo da dor musculesquelética, dor pós-operatória e dismenorreia primária. O fármaco está associado a um risco aumentado de ataque cardíaco e AVC. O *etoricoxibe* não está disponível nos Estados Unidos.

Fármacos antirreumáticos modificadores da doença

A artrite reumatoide é uma doença autoimune, que afeta cerca de 1% da população. O tratamento farmacológico da artrite reumatoide inclui o alívio sintomático pelo uso de AINE. Entretanto, embora tenham efeitos anti-inflamatórios, os AINE têm efeito mínimo ou ausente na progressão da deformidade articular. Por outro lado, os fármacos antirreumáticos modificadores da doença (DMARD) reduzem a atividade da artrite reumatoide e retardam a progressão da destruição do tecido artrítico. Os DMARD incluem um grupo diverso de pequenas moléculas não biológicas e agentes biológicos (principalmente anticorpos ou proteínas de ligação), conforme resumido na Tabela 42-5.

Os DMARD biológicos continuam sendo reservados para pacientes com atividade da doença moderada ou alta, persistente e com indicadores de prognóstico sombrio. O tratamento é ajustado para o paciente individualmente e o uso desses agentes deve ser ponderado considerando-se seus efeitos adversos potencialmente graves. A combinação de AINE com esses agentes é comum.

TABELA 42-5 ■ FÁRMACOS ANTIRREUMÁTICOS MODIFICADORES DA DOENÇA

FÁRMACO	CLASSE OU AÇÃO	NÚMERO DO CAPÍTULO
Pequenas moléculas		
Metotrexato	Antifolato	70
Leflunomida	Inibidor de pirimidina-sintase	70
Hidroxicloroquina	Antimalárico	66
Minociclina	Inibidor de 5-LOX; antibiótico do grupo das tetraciclinas	41, 60
Sulfassalazina	Salicilato	42, 55
Azatioprina	Inibidor de purina-sintase	70
Ciclosporina	Inibidor da calcineurina	39
Ciclofosfamida	Agente alquilante	70
Penicilamina	Agente quelante	76
Auranofina	Composto de ouro	76
Agentes biológicos		
Adalimumabe	Ab, antagonista do TNF-α	38, 39
Golimumabe	Ab, antagonista do TNF-α	
Etanercepte	Ab, antagonista do TNF-α	
Infliximabe	Proteína de fusão de IgG-receptor de TNF (anti-TNF)	
Certolizumabe	Fragmento Fab para TNF-α	
Abatacepte	Inibidor de coestimulação de célula T (liga-se à proteína B7 na célula de apresentação do antígeno)	38, 39
Rituximabe	Ab anti-CD20 (citotóxico para células B)	72
Anacinra	Antagonista do receptor de IL-1	39, 72
Tocilizumabe	Antagonista do receptor de IL-6	39, 72
Tofacitinibe	Inibidor da Janus-cinase	39, 71

Ab, anticorpo.

Farmacoterapia da gota

A gota resulta da precipitação de cristais de urato nos tecidos e da resposta inflamatória subsequente. Em geral, a gota aguda provoca monoartrite distal dolorosa e pode causar destruição das articulações, depósitos subcutâneos (tofos) e cálculos e lesão renais. A gota afeta 3% da população adulta nos países ocidentais. Os fatores de risco incluem sexo masculino, uso de diuréticos, consumo de álcool, obesidade, hipertensão e consumo de bebidas açucaradas, carne vermelha e certos tipos de frutos do mar (Hainer et al., 2014).

A fisiopatologia da gota não está totalmente elucidada. A hiperuricemia, embora seja um pré-requisito, não acarreta inevitavelmente gota. O ácido úrico, o produto final do metabolismo das purinas, é relativamente insolúvel em comparação com seus precursores hipoxantina e xantina, e os níveis séricos normais de urato (cerca de 5 mg/dL ou 0,3 mM) aproximam-se do limite da solubilidade. Na maioria dos pacientes com gota, a hiperuricemia surge de uma eliminação insuficiente, e não da produção excessiva de urato. As mutações em um dos transportadores de urato (URAT) renais, o URAT-1, estão associadas a hipouricemia. O urato tende a se cristalizar como urato monossódico em condições mais frias ou mais ácidas. Os cristais de urato monossódico ativam os monócitos/macrófagos por meio da via do receptor semelhante ao Toll, instalando uma resposta imune inata. Isso resulta na ativação do inflamassoma NLRP3, na secreção de citocinas, incluindo IL-1β e TNF-α, em ativação endotelial e na atração de neutrófilos para o local da inflamação. Os neutrófilos secretam mediadores inflamatórios que diminuem o pH local e determinam uma precipitação adicional de urato. Os objetivos do tratamento são:

- Aliviar os sintomas do ataque agudo
- Diminuir o risco de ataques recorrentes
- Reduzir os níveis séricos de urato

As seguintes estratégias terapêuticas estão disponíveis para essas finalidades:

- Fármacos que aliviam inflamação e dor (AINE, *colchicina*, glicocorticoides)
- Fármacos que evitam respostas inflamatórias a cristais (*colchicina* e AINE)
- Fármacos que atuam por meio de inibição da formação de urato (p. ex., *alopurinol, febuxostate*) ou aumento da excreção de urato (*probenecida*)

Os AINE foram discutidos anteriormente. Os glicocorticoides são discutidos no Capítulo 50. Esta seção enfoca a *colchicina*, o *alopurinol*, o *febuxostate*, a *pegloticase*, a *rasburicase* e os agentes uricosúricos, *probenecida* e *benzbromarona*. Alguns outros fármacos usados sem indicação na bula para reduzir os níveis de ácido úrico ou para tratar a gota incluem *losartana, fenofibrato* e *canaquinumabe*. O *canaquinumabe*, um anticorpo monoclonal humano recombinante dirigido contra a citocina IL-1β pró-inflamatória, é aprovado pela European Medicines Agency para o tratamento da gota quando o manejo com *colchicina*, corticosteroides ou AINE é ineficaz ou quando o paciente apresenta ataques frequentes. Nos Estados Unidos, o agente não é aprovado pela FDA para a gota, porém foi aprovado para uso no tratamento de várias síndromes autoinflamatórias e artrite juvenil idiopática sistêmica.

Colchicina

A *colchicina* é um dos mais antigos tratamentos disponíveis para a gota aguda. A fonte vegetal da *colchicina* é o açafrão-do-prado. O *Colchicum autumnale* era conhecido pelos gregos e egípcios como agente purgative e antiartrítico em 1500 a.C. e foi descrito como tratamento para a gota no século 1 d.C. (Škubnik et al., 2020). Extratos e cormos contendo *colchicina* eram usados para a gota e a dor articular em torno de 550 d.C. A *colchicina* é agora um tratamento de segunda escolha, em virtude de seu estreito índice terapêutico e da alta taxa de efeitos adversos, particularmente em doses mais altas.

Mecanismo de ação

A *colchicina* exerce uma variedade de efeitos farmacológicos, porém o modo pelo qual esses efeitos se relacionam com a sua atividade na gota não está totalmente elucidado (Leung et al., 2015). A *colchicina* tem efeitos antimitóticos, interrompendo a divisão celular em G_1 pela interferência na formação dos microtúbulos e fusos (efeito compartilhado com os alcaloides da vinca). Esse efeito é maior em células com alta taxa de renovação (p. ex., neutrófilos e células do epitélio gastrintestinal). A despolimerização dos microtúbulos pela *colchicina* diminui o recrutamento dos neutrófilos para o tecido inflamado e a adesão dessas células. A *colchicina* pode alterar a motilidade dos neutrófilos e diminuir a secreção de fatores quimiotáticos e ânions superóxido pelos neutrófilos ativados. A *colchicina* limita a ativação do inflamassoma NLRP3 induzida por cristais de urato monossódico e a formação subsequente de IL-1β e IL-18. Esse mecanismo pode explicar a sua atividade terapêutica na febre familiar do Mediterrâneo e em outras doenças inflamatórias. A *colchicina* inibe a liberação dos grânulos contendo histamina pelos mastócitos, a secreção de insulina pelas células β do pâncreas e o movimento dos grânulos de melanina nos melanóforos.

A *colchicina* também exibe uma variedade de outros efeitos farmacológicos. Ela diminui a temperatura corporal, aumenta a sensibilidade a depressores centrais, deprime o centro respiratório, intensifica a resposta aos simpaticomiméticos, contrai os vasos sanguíneos e induz hipertensão por estimulação vasomotora central. Ela intensifica a atividade GI por estimulação neurogênica, embora a deprima por efeito direto, e altera a função neuromuscular.

ADME

A absorção da *colchicina* oral é rápida, porém variável. Ocorrem concentrações plasmáticas máximas dentro de 0,5 a 2 horas após administração da dose. A presença de alimento não afeta a velocidade ou a extensão da absorção da *colchicina*. No plasma, 39% do fármaco estão ligados às proteínas, principalmente à albumina. A formação de complexos de *colchicina*-tubulina em muitos tecidos contribui para seu grande volume de distribuição. Há significativa circulação entero-hepática. O metabolismo exato da colchicina nos seres humanos não é conhecido; estudos *in vitro* indicam que o fármaco pode sofrer desmetilação oxidativa pela CYP3A4 e, possivelmente, glicuronidação. Em voluntários sadios, 40 a 65% da dose oral absorvida total de *colchicina* são recuperados de modo inalterado na urina. O rim, o fígado e o baço também contêm altas concentrações de *colchicina*, mas aparentemente ela é, em grande parte, excluída do coração, do músculo esquelético e do encéfalo. A *colchicina* é um substrato do expotador glicoproteína P (ver Cap. 4). A $t_{1/2}$ plasmática do fármaco é de 31 horas. A *colchicina* está contraindicada para pacientes com comprometimento hepático ou renal exigindo terapia concomitante com inibidores da CYP3A4 ou da glicoproteína P. A *colchicina* não é removida por hemodiálise.

Usos terapêuticos

O esquema posológico da *colchicina* precisa ser individualizado, com base na idade, na função renal e hepática, no uso concomitante de outros fármacos e na gravidade da doença. Deve transcorrer um período mínimo de 3 dias, mas preferivelmente de 7 a 14 dias, entre os cursos do tratamento da gota com *colchicina* para evitar uma toxicidade cumulativa. Os pacientes com doença hepática ou renal e os pacientes em diálise devem receber doses reduzidas e/ou terapia menos frequente. Para pacientes idosos, é necessária ajustar a dose para a função renal. Para aqueles com doença cardíaca, renal, hepática ou GI, deve-se preferir o uso de AINE ou glicocorticoides.

Gota aguda A *colchicina* alivia significativamente os ataques agudos de gota. É eficaz em mais ou menos dois terços dos pacientes quando administrada até 24 horas após o início do ataque. A dor, a tumefação e a vermelhidão diminuem em 12 horas e desaparecem por completo em 48 a 72 horas. O esquema aprovado para adultos recomenda um total de 2 doses tomadas com intervalo de 1 hora: 1,2 mg (2 comprimidos) ao primeiro sinal de exacerbação da gota, seguido de 0,6 mg (1 comprimido) 1 hora depois. Pacientes com disfunção renal ou hepática grave e os que são submetidos à diálise não devem receber ciclos repetidos de terapia mais frequentemente do que a cada 2 semanas.

Prevenção da gota aguda A *colchicina* é usada na prevenção da gota recorrente, particularmente nos estágios iniciais do tratamento da hiperuricemia. A dose típica para profilaxia em pacientes com função renal e hepática normal é de 0,6 mg por via oral, 3 ou 4 dias por semana para pacientes que sofrem menos de 1 ataque por ano, 0,6 mg/dia para pacientes que têm mais de 1 ataque por ano e 0,6 mg, até 2 vezes ao dia, para pacientes que apresentam ataques graves.

Efeitos adversos

A exposição do trato GI a grandes quantidades de *colchicina* e seus metabólitos por meio da circulação êntero-hepática e a taxa rápida de renovação da mucosa GI podem explicar por que o trato GI é particularmente suscetível à toxicidade da *colchicina*. Náuseas, vômitos, diarreia e dor abdominal são os efeitos adversos mais comuns e os sinais mais precoces de toxicidade mais iminente da *colchicina*. A administração do fármaco deve ser interrompida assim que esses sintomas ocorrerem. Existe um período latente, que não é alterado pela dose, de várias horas ou mais entre a administração do fármaco e o início dos sintomas. Um estudo de posologia demonstrou que a administração de uma dose inicial e de uma única dose adicional depois de 1 hora era muito menos tóxica do que o esquema posológico tradicional de hora em hora para exacerbações da gota aguda. A intoxicação aguda causa gastropatia hemorrágica.

Outros efeitos adversos graves da terapia com *colchicina* incluem mielossupressão, leucopenia, granulocitopenia, trombopenia, anemia aplásica e rabdomiólise. Raramente, pode causar neuromiopatia axonal reversível.

As toxicidades potencialmente fatais estão associadas à administração de terapia concomitante com glicoproteína P ou inibidores da CYP3A4. A FDA suspendeu a venda nos Estados Unidos de todas as formas injetáveis de *colchicina* em 2008. A *colchicina* é comercializada em combinação de dose fixa com *probenecida* para o tratamento dos ataques recorrentes frequentes de gota.

Alopurinol
Histórico

O *alopurinol* foi inicialmente sintetizado como candidato a agente antineoplásico, mas foi constatado que carecia de atividade antineoplásica. Testes subsequentes mostraram que se trata de um inibidor da xantina-oxidase (XO) clinicamente útil no tratamento da gota.

O *alopurinol* inibe a XO e impede a síntese de urato a partir da hipoxantina e xantina. O *alopurinol* é usado para tratar a hiperuricemia em pacientes com gota e para preveni-la naqueles com neoplasias malignas hematológicas que irão se submeter à quimioterapia (síndrome da lise tumoral aguda). Embora a excreção insuficiente e não a produção excessiva seja o defeito subjacente na maioria dos pacientes com gota, o *alopurinol* ainda assim é um tratamento eficaz.

O *alopurinol* é um análogo da hipoxantina. Seu metabólito ativo, o oxipurinol, é um análogo da xantina.

Mecanismo de ação

Tanto o *alopurinol* quanto o seu metabólito primário, o oxipurinol (aloxantina), reduzem a produção de urato por meio da inibição da xantina-oxidase, a enzima que converte a xantina em ácido úrico. O *alopurinol* inibe de modo competitivo a XO em baixas concentrações e atua como inibidor não competitivo em altas concentrações. O *alopurinol* também é um substrato da XO; o produto dessa reação, o oxipurinol, também é um inibidor não competitivo da enzima. A formação do oxipurinol, juntamente com sua longa persistência nos tecidos, é responsável por grande parte da atividade farmacológica do *alopurinol*.

Na ausência de *alopurinol*, a purina urinária predominante é o ácido úrico. Durante o tratamento com *alopurinol*, as purinas urinárias incluem a hipoxantina, a xantina e o ácido úrico. Como cada uma delas tem sua solubilidade independente, a concentração de ácido úrico no plasma diminui, e a excreção de purina eleva-se sem, no entanto, expor o trato urinário a uma excessiva carga de ácido úrico. Apesar do aumento de suas concentrações durante o tratamento com *alopurinol*, a hipoxantina e a xantina são excretadas de maneira eficiente, e não ocorre deposição tecidual. Existe um pequeno risco de cálculos de xantina em pacientes com carga muito alta de urato antes da terapia com *alopurinol*, porém esse risco pode ser minimizado pela ingestão liberal de líquidos e alcalinização da urina.

O *alopurinol* facilita a dissolução dos tofos e previne o desenvolvimento ou a progressão da artrite gotosa crônica pela redução da concentração plasmática de ácido úrico para valores abaixo do seu limite de solubilidade. A formação de cálculos de ácido úrico quase desaparece com o tratamento, o que previne o desenvolvimento de nefropatia. Uma vez que tenha ocorrido lesão renal significativa, o *alopurinol* não pode mais restaurar a função renal, embora possa retardar a progressão da doença. A incidência de ataques agudos de artrite gotosa pode aumentar durante os primeiros meses de tratamento com *alopurinol*, em consequência da mobilização das reservas teciduais de ácido úrico. A coadministração de colchicina ajuda a suprimir esses ataques agudos. Em alguns pacientes, o aumento na excreção de oxipurinas induzido pelo *alopurinol* é menor do que a redução da eliminação de ácido úrico; tal disparidade resulta primariamente da reutilização das oxipurinas e da inibição por retroalimentação da biossíntese de novas moléculas de purina.

ADME

O *alopurinol* sofre absorção relativamente rápida após ingestão oral, e as concentrações plasmáticas máximas são alcançadas em 60 a 90 minutos. Cerca de 20% são excretados nas fezes em 48 a 72 horas, presumivelmente como fármaco não absorvido, enquanto 10 a 30% são excretados de modo inalterado na urina. O restante sofre metabolismo, a maior parte a oxipurinol, um metabólito ativo. O oxipurinol é excretado lentamente na urina por filtração glomerular, contrabalançada por alguma reabsorção tubular. A $t_{1/2}$ plasmática do *alopurinol* é de cerca de 1 a 2 horas, enquanto a do oxipurinol é de aproximadamente 18 a 30 horas (mais longa em indivíduos com comprometimento renal). Isso permite uma dose única diária e torna o *alopurinol* o anti-hiperuricêmico mais comumente empregado. O *alopurinol* e seu metabólito oxipurinol distribuem-se na água tecidual total, com exceção do encéfalo, onde suas concentrações são cerca de um terço daquelas dos outros tecidos. Nenhum dos dois compostos se liga às proteínas plasmáticas. As concentrações plasmáticas de ambos os compostos não se correlacionam bem com os efeitos terapêuticos ou tóxicos.

Usos terapêuticos

O *alopurinol* está disponível para uso oral e intravenoso. A terapia oral constitui um tratamento efetivo para a gota primária e secundária, a hiperuricemia secundária a neoplasias malignas e cálculos de oxalato de cálcio. O objetivo da terapia consiste em reduzir as concentrações plasmáticas de ácido úrico para menos de 6 mg/dL (< 360 μmol/L) e, normalmente, para menos de 5 mg/dL (< 297 μmol/L) em pacientes com tofos, de modo a acelerar a depuração de urato monossódico. Historicamente, costumava-se preceder a terapia com *alopurinol* com *colchicina*, visto que se acreditava que o *alopurinol* pudesse evitar ataques agudos. Atualmente, considera-se seguro iniciar de modo rotineiro o *alopurinol* durante ataques agudos, contanto que sejam administrados AINE e *colchicina* concomitantemente. A ingestão de líquido deve ser suficiente para manter um volume urinário diário de mais de 2 L; prefere-se uma urina ligeiramente alcalina. A dose diária inicial de 100 mg em pacientes com taxas de filtração glomerular estimadas em mais de 40 mg/min é aumentada em incrementos de 100 mg, a intervalos semanais. A maioria dos pacientes pode ser mantida com 300 mg/dia. Pacientes com redução da filtração glomerular necessitam de uma dose mais baixa para alcançar a concentração-alvo de ácido úrico. Com monitoramento frequente à procura de efeitos adversos, as doses diárias podem ultrapassar 300 mg, mesmo na presença de comprometimento renal. Pacientes com neoplasias malignas hematológicas podem necessitar de até 800 mg/dia, começando 2 a 3 dias antes do início da quimioterapia.

A dose habitual em crianças com hiperuricemia secundária associada a neoplasias malignas é de 150 a 300 mg/dia, dependendo da idade. O *alopurinol* é útil para diminuir as concentrações plasmáticas elevadas de ácido úrico em pacientes com síndrome de Lesch-Nyhan, evitando, assim, as complicações que resultam da hiperuricemia; entretanto, não há evidências de que altere as anormalidades neurológicas e comportamentais progressivas que são características dessa doença. Outros usos do *alopurinol* como fármaco órfão incluem doença de Chagas e preservação *ex vivo* de rins cadavéricos antes do transplante.

Efeitos adversos

Em geral, o *alopurinol* é bem tolerado. Os efeitos adversos mais comuns são reações de hipersensibilidade, que podem se manifestar após meses ou anos de tratamento. Quando indicada, a dessensibilização do *alopurinol* pode ser realizada começando com uma dose de 10 a 25 μg/dia, sendo o fármaco diluído em suspensão oral, e a dose duplicada a cada 3 a 14 dias, até alcançar a dose desejada; a taxa de sucesso é de aproximadamente 50%.

A ocorrência de reações de hipersensibilidade graves impede o uso posterior do fármaco. A reação cutânea causada pelo *alopurinol* é predominantemente uma erupção pruriginosa, eritematosa ou maculopapular; todavia, em certas ocasiões, a lesão é urticariforme ou purpúrica. Raramente, ocorrem necrólise epidérmica tóxica ou síndrome de Stevens-Johnson, que podem ser fatais. O risco de síndrome de Stevens-Johnson limita-se principalmente aos primeiros dois meses de tratamento. Como o exantema pode preceder as reações de hipersensibilidade graves, os pacientes que o desenvolvem devem interromper o *alopurinol*. Entre os fatores genéticos polimórficos que parecem contribuir para essas reações de hipersensibilidade tardia está o alelo do antígeno leucocitário humano B*5801 (HLA-B*5801) (Li et al., 2021). Sua presença pode ajudar a identificar os indivíduos com risco entre as populações suscetíveis (p. ex., coreana, tailandesa, italiana da Sardenha e chinesa Han) (Yu et al., 2017).

O *oxipurinol* está na categoria de fármaco órfão e está disponível nos Estados Unidos para uso compassivo em pacientes com intolerância ao *alopurinol*. Podem ocorrer febre, mal-estar e mialgias em cerca de 3% dos pacientes e, com mais frequência, naqueles com comprometimento renal. A leucopenia ou leucocitose e eosinofilia transitórias constituem reações raras, que podem exigir a interrupção do tratamento. Podem ocorrer também hepatomegalia e níveis plasmáticos elevados de transaminases, bem como insuficiência renal progressiva.

O *alopurinol* está contraindicado para pacientes que exibiram efeitos adversos graves ou reações de hipersensibilidade ao fármaco, bem como para mães que estejam amamentando e crianças, exceto naquelas com doenças malignas ou determinados erros inatos do metabolismo das purinas (p. ex., síndrome de Lesch-Nyhan). Em geral, o *alopurinol* é administrado a pacientes com hiperuricemia pós-transplante. Pode ser usado em associação com um agente uricosúrico.

Interações medicamentosas

O *alopurinol* aumenta a $t_{1/2}$ da *probenecida* e intensifica seu efeito uricosúrico, ao passo que a *probenecida* aumenta a depuração do oxipurinol, aumentando, assim, as doses necessárias de *alopurinol*. O *alopurinol* inibe a inativação enzimática da *mercaptopurina* e seu derivado, a *azatioprina*, pela XO. Por conseguinte, quando o *alopurinol* é usado concomitantemente com *mercaptopurina* oral ou *azatioprina*, a dose do agente antineoplásico precisa ser reduzida em 25 a 33% da dose habitual (ver Caps. 39 e 70). Isso é importante quando a gota está sendo tratada em um receptor de transplante. O risco de supressão da medula óssea também está aumentado quando se administra *alopurinol* com agentes citotóxicos que não são metabolizados pela XO, particularmente a *ciclofosfamida*. O alopurinol também pode interferir na inativação hepática de outros fármacos, incluindo a *varfarina*. Embora o efeito seja variável, recomenda-se um maior monitoramento da atividade da protrombina em pacientes que recebem ambos os fármacos concomitantemente.

Não se sabe se o aumento na incidência de exantema em pacientes que recebem *alopurinol* e *ampicilina* concomitantemente possa ser atribuído ao *alopurinol* ou à hiperuricemia. Foram relatadas reações de hipersensibilidade em pacientes com comprometimento da função renal, especialmente nos que recebem uma combinação de *alopurinol* com um diurético tiazídico. A administração concomitante de *alopurinol* e *teofilina* leva a um aumento no acúmulo de um metabólito ativo da *teofilina*, a 1-metilxantina; a concentração plasmática de *teofilina* também pode aumentar (ver Cap. 44).

Febuxostate

O *febuxostate* é um inibidor da XO aprovado para o tratamento da hiperuricemia em pacientes com gota.

Mecanismo de ação

O *febuxostate* é um inibidor não purínico da XO. Diferentemente do oxipurinol, o metabólito ativo da *alopurinol* que inibe a forma reduzida da XO, o *febuxostate* forma um complexo estável com a enzima tanto reduzida quanto oxidada e inibe a função catalítica em ambos os estados.

ADME

O *febuxostate* sofre rápida absorção e alcança uma $C_{Pmáx}$ em 1 a 1,5 hora após a administração da dose. A biodisponibilidade absoluta não é conhecida. O hidróxido de magnésio e o hidróxido de alumínio retardam a absorção em cerca de 1 hora. A presença de alimento reduz ligeiramente a absorção. O *febuxostate* ($t_{1/2}$ de 5 a 8 horas) é extensamente metabolizado por conjugação pelas enzimas uridina-difosfato-glicuronosiltransferase (UGT), incluindo UGT 1A1, 1A3, 1A9 e 2B7, e por oxidação pelas CYP 1A2, 2C8 e 2C9 e por enzimas não CYP. A eliminação ocorre pelas vias tanto hepática quanto renal. O comprometimento renal ou hepático leve a moderado não produz efeitos relevantes sobre a sua cinética de eliminação.

Uso terapêutico

O *febuxostate* está aprovado para pacientes hiperúricos com ataques de gota, porém não é recomendado para o tratamento da hiperuricemia assintomática. Está disponível em comprimidos de 40 e 80 mg. Uma dose de 40 mg/dia de *febuxostate* reduz o nível sérico de ácido úrico para valores semelhantes aos obtidos com 300 mg/dia de *alopurinol*. Mais pacientes alcançam a concentração-alvo de urato de 6 mg/dL (360 µmol/L) com uma dose de 80 mg/dia de *febuxostate* do que com 300 mg/dia de *alopurinol*. Por conseguinte, a terapia deve ser iniciada com 40 mg/dia, e a dose deve ser aumentada se a concentração-alvo de ácido úrico sérico não for alcançada dentro de 2 semanas.

Reações adversas

Nos estudos clínicos realizados, as reações adversas mais comuns observadas consistiram em anormalidades da função hepática, náusea, dor articular e exantema. A função hepática deve ser monitorada periodicamente. Com frequência, foi observado um aumento nas exacerbações da gota após o início da terapia, devido a uma redução dos níveis séricos de ácido úrico em consequência da mobilização de urato dos depósitos teciduais. O tratamento profilático concomitante com um AINE ou *colchicina* geralmente é necessário. Houve uma taxa mais alta de infarto do miocárdio e acidente vascular cerebral em pacientes tratados com *febuxostate*, em comparação com *alopurinol*. Embora a existência de uma relação causal entre os eventos cardiovasculares e a terapia com febuxostate não seja clara, o *febuxostate* tem uma alerta sobre o possível risco aumentado de morte cardiovascular. Os pacientes devem ser monitorados para a detecção de complicações cardiovasculares.

Interações medicamentosas

Os níveis plasmáticos dos fármacos metabolizados pela XO (p. ex., *mercaptopurina*, *azatioprina*) estarão aumentados quando administrados concomitantemente com *febuxostate*. Por conseguinte, o *febuxostate* está contraindicado para pacientes tratados com *azatioprina* ou *mercaptopurina*. O *febuxostate* inibe a hidroxilação catalisada pela XO da 1-metilxantina, o metabólito da *teofilina*, a 1-metilurato. Enquanto isso eleva em 400 vezes a excreção urinária de 1-metilxantina, o *febuxostate* (80 mg/dia) não altera de modo substancial a $C_{Pmáx}$ e a AUC da *teofilina* (Tsai et al., 2012).

Uricase

A *pegloticase* é uma uricase peguilada (urato-oxidase), que catalisa a oxidação enzimática do ácido úrico em alantoína, um metabólito mais solúvel e inativo. A enzima recombinante, baseada na uricase suína, é administrada por infusão a cada 2 semanas. A *pegloticase* é usada no tratamento da gota crônica grave refratária ao tratamento ou quando o uso de outras terapias para reduzir o urato está contraindicado.

A eficácia da pegloticase pode ser afetada pela produção de anticorpos contra o fármaco. Observa-se o desenvolvimento de anticorpos contra a *pegloticase* em quase 90% dos indivíduos, e a presença de títulos elevados está associada a uma perda do efeito de redução do urato e a um risco elevado de reações à infusão. O uso de *pegloticase* tem sido associado a reações anafiláticas e a hemólise em pacientes com deficiência de G6PD. Outras reações adversas observadas com frequência incluem vômitos, náuseas, dor torácica, constipação intestinal, diarreia, eritema, prurido e urticária.

A *rasburicase* é uma uricase recombinante, que demonstrou reduzir os níveis de urato mais efetivamente do que o *alopurinol*. A rasburicase está indicada para o tratamento inicial dos níveis plasmáticos elevados de ácido úrico em pacientes pediátricos e adultos com leucemia, linfoma e tumores sólidos, que recebem tratamento antineoplásico que presumivelmente irá resultar em lise tumoral e hiperuricemia significativa. A experiência com a *rasburicase* no tratamento da gota é limitada, devido à formação de anticorpos contra o fármaco que limitam a sua atividade. O uso de *rasburicase* tem sido associado a hemólise em pacientes com deficiência de G6PD, metemoglobinemia, insuficiência renal aguda e anafilaxia. Outras reações adversas observadas com frequência incluem vômitos, febre, náuseas, cefaleia, dor abdominal, constipação intestinal, diarreia e mucosite. A *rasburicase* provoca degradação enzimática do ácido úrico em amostras de sangue, e é necessário um processamento especial para evitar a obtenção de valores erroneamente baixos nas medidas do ácido úrico plasmático em pacientes que recebem o fármaco.

Agentes uricosúricos

Os agentes uricosúricos aumentam a excreção de ácido úrico. Normalmente, esses agentes são reservados para pacientes com excreção insuficiente de ácido úrico em relação aos níveis plasmáticos. Nos seres humanos, o urato é filtrado, secretado e reabsorvido pelos rins. A reabsorção é intensa, de modo que a quantidade final excretada corresponde geralmente a cerca de 10% da quantidade filtrada. A reabsorção é mediada por um membro da família do OAT (transportador de ânion orgânico), o URAT-1, codificado pelo gene *SLC22A12* expresso na borda em escova apical da parte proximal do néfron.

O URAT-1 troca o urato por um ânion orgânico, como lactato ou nicotinato ou, menos potentemente, por um ânion inorgânico, como cloreto. Os agentes uricosúricos, como a *probenecida, benzbromarona* (não disponível nos Estados Unidos) e a *losartana*, competem com urato pelo transportador do lado apical das células epiteliais tubulares, inibindo, assim, a sua reabsorção pelo sistema permutador de urato-ânion. Os níveis elevados de metabólitos antiuricosúricos, como nicotinato (um metabólito da niacina), pirazinoato (um metabólito da *pirazinamida*), hidroxibutirato e acetoacetato (p. ex., na cetoacidose diabética) e lactato (p. ex., na intoxicação alcoólica) aumentam a reabsorção de urato por meio da estimulação da troca de ânions dependente de URAT-1. Dependendo da dosagem, os substratos do URAT-1 podem, por competição, diminuir o transporte de urato para dentro da célula tubular ou, por meio de promoção da troca de ânions, aumentar a excreção de urato para fora das células. O transporte de urato através das células tubulares é bidirecional, resultando na secreção de urato, embora a relevância quantitativa do mecanismo de efluxo ainda não esteja bem definida. Existem dois mecanismos pelos quais um fármaco pode anular a ação uricosúrica do outro. Em primeiro lugar, o fármaco pode inibir a secreção do agente uricosúrico, impedindo, assim, o seu acesso ao local de ação, que consiste na face luminal da borda em escova. Em segundo lugar, a inibição da secreção de urato por um fármaco pode contrabalançar a inibição da reabsorção de urato por outro.

A homeostase do urato e as características dos vários transportadores renais que participam da secreção e reabsorção de urato (ver Fig. 42-2) e sua modulação por agentes farmacológicos foram recentemente revisadas (Tátrai et al., 2021).

Probenecida

A *probenecida* é um derivado altamente lipossolúvel do ácido benzoico ($pK_a = 3,4$).

Mecanismo de ação **Inibição do transporte de ácidos inorgânicos**
As ações da *probenecida* restringem-se, em grande parte, à inibição do transporte de ácidos orgânicos através das barreiras epiteliais. A *probenecida* inibe a reabsorção de ácido úrico por OAT, principalmente o URAT-1. O ácido úrico é o único composto endógeno importante, cuja eliminação é sabidamente aumentada pela *probenecida*. A ação uricosúrica da *probenecida* é atenuada pela coadministração de salicilatos.

Inibição do transporte de várias substâncias A *probenecida* diminui a secreção tubular de vários fármacos por meio de inibição do OAT-1 e 3, que são expressos na superfície basolateral das células tubulares proximais. A inibição dos OAT-1/3 diminui a secreção renal e aumenta os níveis plasmáticos de fármacos como o *metotrexato* e metabólito ativo do *clofibrato*. Inibe a secreção renal de metabólitos glicuronídeos inativos de AINE, como o *naproxeno*, o *cetoprofeno* e a *indometacina*, podendo, portanto, aumentar suas concentrações plasmáticas. A *probenecida* inibe o transporte do ácido ácido 5-hidroxindolacético (5-HIAA) e de outros metabólitos ácidos das monoaminas cerebrais do LCS para o plasma. O transporte de determinados fármacos, como a *penicilina G*, também pode ser afetado, e a *probenecida* é usada terapeuticamente

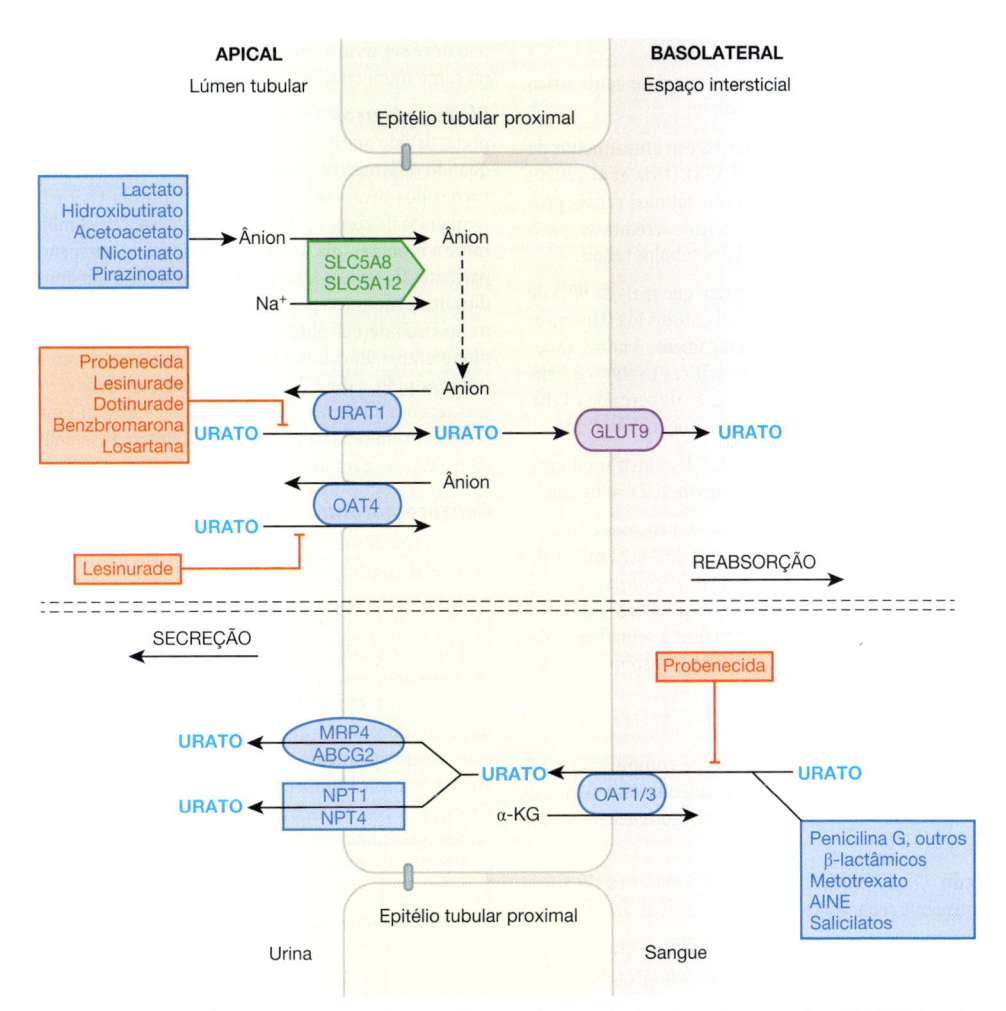

Figura 42-2 *Transporte do urato no túbulo proximal e sua inibição por fármacos do ponto de vista de um farmacologista.* O URAT1 é o principal transportador de troca aniônica para o urato do lúmen tubular para dentro da célula epitelial tubular proximal. O OAT4 realiza a mesma função, porém em grau muito menor. O transporte de ânions acoplado ao Na$^+$ por SLC5A8 (carreador de solutos, família 5, membro 8) e SLC5A12 (carreador de solutos, família 5, membro 12) fornecem ânions intracelulares ao URAT. Concentrações luminais elevadas desses ânions orgânicos sustentam a atividade do URAT1. O GLUT9 é um dos principais contribuintes para o transporte basolateral do urato (reabsorção). Vários polimorfismos do GLUT9 estão associados a um risco alterado de gota. Os transportadores basolaterais de urato, OAT1 e OAT3, desempenham um papel na secreção de urato no lúmen tubular, que envolve MRP4, ABCG2 (cassete de ligação ao ATP, subfamília G, membro 2), NTP1 e NTP4 na membrana celular apical. Na gota, a *probenecida* geralmente leva a um aumento efetivo na excreção de urato. Ocorrem interações medicamentosas quando os fármacos competem pelo transporte por meio do OAT3 e OAT4, levando a um aumento dos níveis plasmáticos. A inibição da secreção de *penicilina* e de outros antibióticos β-lactâmicos pela *probenecida* é explorada terapeuticamente para prolongar o tempo de permanência desses fármacos no corpo. α-KG, α-cetoglutarato; NPT, transportador de fosfato dependente de sódio.

para elevar e prolongar os níveis plasmáticos dos β-lactâmicos. A *probenecida* deprime a secreção biliar de certos compostos, incluindo os agentes diagnósticos verde de indocianina e bromossulfoftaleína. Diminui também a secreção biliar da *rifampicina*, resultando em concentrações plasmáticas mais elevadas.

ADME A *probenecida* é absorvida completamente após administração oral. As concentrações plasmáticas máximas são alcançadas em 2 a 4 horas. A $t_{1/2}$ do fármaco no plasma depende da dose e varia de menos de 5 a mais de 8 horas. Entre 85 e 95% do fármaco estão ligados à albumina plasmática; os 5 a 15% do fármaco não ligado são depurados por filtração glomerular e secreção ativa pelo túbulo proximal. Uma pequena quantidade de glicuronídeo de probenecida aparece na urina. Sofre também hidroxilação a metabólitos, que retêm sua função carboxila e apresentam atividade uricosúrica.

Usos terapêuticos A *probenecida* é comercializada para administração oral, como monoterapia ou em combinação com *colchicina*. A dose inicial é de 250 mg, 2 vezes ao dia, com aumento ao longo de 1 a 2 semanas para 500 a 1.000 mg, 2 vezes ao dia. A *probenecida* aumenta os níveis urinários de urato. Por conseguinte, deve-se manter uma ingestão hídrica liberal durante todo o tratamento, de modo a minimizar o risco de cálculos renais. A *probenecida* não deve ser usada em pacientes gotosos com nefrolitíase ou produção excessiva de ácido úrico. O uso concomitante de *colchicina* ou de AINE está indicado precocemente durante o tratamento, de modo a evitar precipitar um ataque de gota, que pode ocorrer em 20% ou menos dos pacientes gotosos tratados apenas com *probenecida*. Depois de 6 meses, se os níveis séricos de ácido úrico estiverem dentro dos limites normais, e se não houver ataques de gota, a dose de *probenecida* pode ser reduzida gradativamente em 500 mg a cada 6 meses.

Combinação com a penicilina São utilizadas doses mais altas de *probenecida* (1 a 2 g/dia) como adjuvante para prolongar o tempo de permanência da *penicilina* e de outros antibióticos β-lactâmicos no corpo (ver Cap. 58).

Efeitos adversos A *probenecida* é bem tolerada. Aproximadamente 2% dos pacientes desenvolvem irritação GI leve. O risco aumenta com doses mais altas. A probenecida não é efetiva em pacientes com insuficiência renal e deve ser evitada naqueles com depuração de creatinina inferior a 50 mL/min. Em geral, as reações de hipersensibilidade são leves e ocorrem em 2 a 4% dos pacientes. A superdosagem substancial com *probenecida* resulta em estimulação do SNC, convulsões e morte por insuficiência respiratória.

Dotinurade

O *dotinurade* é um novo inibidor da reabsorção renal de ácido úrico atualmente aprovado no Japão (Kuriyama, 2020).

Mecanismo de ação O *dotinurade*, que deriva estruturalmente da benzbromarona, é um potente inibidor do URAT-1 (Uda et al., 2020) localizado na membrana da borda em escova dos túbulos renais proximais. À semelhança de outros agentes uricosúricos, acredita-se que o fármaco iniba o transportador do lado luminal dos túbulos renais.

ADME Os cálculos de equilíbrio de massa sugerem que mais de 90% de uma dose de *dotinurade* administrada por via oral é absorvida (Omura et al., 2020). A $C_{Pmáx}$ é alcançada depois de aproximadamente 3 horas. O *dotinurade* está altamente ligada às proteínas plasmáticas (> 99%) e é eliminada com uma $t_{1/2}$ de cerca de 10 horas (depuração de cerca de 1 L/h). A glicuronidação e a sulfatação são as principais vias de metabolismo.

Usos terapêuticos Os ensaios clínicos realizados demonstraram uma redução efetiva dos níveis de ácido úrico com doses de 1, 2 e 4 mg/dia.

Efeitos adversos O *dotinurade* foi bem tolerada em ensaios clínicos. As reações adversas relatadas em um estudo aberto de 8 a 12 meses de tratamento com administração diária de 2 a 4 mg de *dotinurade* incluíram nasofaringite (17,9%) e artrite gotosa (13,0%). Foram relatados cálculos renais em 1,5% dos pacientes, sugerindo que, à semelhança do *lesinurade*, é necessário considerar um potencial impacto sobre a função renal durante o tratamento crônico.

Lesinurade

O *lesinurade* está aprovada pela FDA para terapia de combinação com um inibidor da XO no tratamento da hiperuricemia. Todavia, o fármaco recentemente teve o uso interrompido nos Estados Unidos e foi retirado na União Europeia.

Mecanismo de ação O *lesinurade* inibe os transportadores URAT-1 e OAT-4, com consequente redução da reabsorção renal de ácido úrico.

ADME O *lesinurade* é rapidamente absorvido após administração oral e apresenta biodisponibilidade de cerca de 100%. O *lesinurade* está ligado, em grande parte, à albumina plasmática e a outras proteínas plasmáticas (< 98%). A $t_{1/2}$ de eliminação é de cerca de 5 horas (depuração de cerca de 6 L/h). A CYP2C9 é a principal enzima envolvida no seu metabolismo. O *lesinurade* (30% em sua forma inalterada) e seus metabólitos são excretados na urina (> 60% da dose) e fezes. O comprometimento renal aumenta a exposição, e o *lesinurade* não deve ser usado quando houver grave redução da função renal (depuração da creatinina estimada < 45 mL/min).

Usos terapêuticos O *lesinurade* (200 mg/dia) é comercializado para o tratamento da gota em pacientes que não alcançaram os níveis séricos esperados de ácido úrico com um inibidor da XO apenas. O fármaco não deve ser usado para o tratamento da hiperuricemia assintomática ou como monoterapia.

Efeitos adversos O *lesinurade* apresenta uma advertência em tarja preta, devido ao risco de insuficiência renal aguda, que é mais comum quando o fármaco é usado sem inibidor da XO. Foram observadas elevações dos níveis sanguíneos de creatinina (1,5 a 2 vezes) com uma frequência de cerca de 4% durante a terapia de combinação e de 8% durante a monoterapia. Ocorreu insuficiência renal em menos de 1% dos pacientes durante a terapia de combinação e em aproximadamente 9% durante a monoterapia. De modo semelhante, verifica-se um aumento no risco de nefrolitíase quando o *lesinurade* é administrado como monoterapia. Por conseguinte, se o tratamento com inibidor da XO for interrompido, a dose de *lesinurade* também deve ser interrompida. Outras reações adversas relatadas por pacientes durante ensaios clínicos consistem em cefaleia (cerca de 5%), sintomas semelhantes aos da gripe (cerca de 5%) e refluxo gastresofágico (cerca de 3%).

Benzbromarona

A *benzbromarona* é um agente uricosúrico potente, um inibidor reversível do permutador de urato-ânion, URAT-1, no túbulo proximal. A hepatotoxicidade relatada em associação a seu uso limitou a sua disponibilidade, e o fármaco não é mais aprovado para uso nos Estados Unidos e na União Europeia. O fármaco é prontamente absorvido após ingestão oral, e os níveis plasmáticos máximos são alcançados em cerca de 4 horas. O fármaco é metabolizado a derivados monobrominados e desalogenados, ambos com atividade uricosúrica, e a eliminação ocorre principalmente na bile. O metabolismo da *benzbromarona* envolve predominantemente a CYP2C9, com contribuições da CYP3A4 e CYP1A1. A potente inibição da CYP2C9 pelo fármaco predispõe a interações medicamentosas, e pacientes homozigotos para o polimorfismo CYP2C9*3/*3 metabolizam mais lentamente o fármaco a 6-OH-benzbromarona (Uchida et al., 2010); a importância clínica desse achado não está bem definida. Além da formação de metabólitos hepatotóxicos, a inibição da função mitocondrial pode desempenhar um papel no desenvolvimento de hepatite fulminante em alguns pacientes.

Na forma de pó micronizado, a benzbromarona é efetiva em dose única diária de 25 a 100 mg. É efetiva em pacientes com insuficiência renal e pode ser prescrita a pacientes alérgicos ou refratários a outros fármacos empregados no tratamento da gota. As preparações que combinam *alopurinol* e *benzbromarona* são mais efetivas do que qualquer um dos fármacos usados isoladamente para diminuir os níveis séricos de ácido úrico, embora a *benzbromarona* reduza os níveis plasmáticos de oxipurinol, o metabólito ativo do *alopurinol*. A ação uricosúrica é atenuada pelo ácido acetilsalicílico ou pela *sulfimpirazona*.

Agradecimento: Emer Smyth foi autora deste capítulo em edições anteriores. Parte de seu texto foi mantido nesta edição.

RESUMO: AINE (ver também Tabs. 42-1, 42-2 e 42-3)

Fármacos e substâncias	Usos terapêuticos	Farmacologia clínica e dicas
Salicilatos • Usados no tratamento da dor, febre, inflamação • Efeitos adversos: Principalmente gastrintestinais e cardiovasculares, intoxicação por salicilato		
Ácido acetilsalicílico	• Indicações vasculares • Dor/febre • Doença reumatoide/febre reumática	• Inibidor irreversível da COX → inibição de ação longa da função plaquetária em doses baixas • Em concentrações mais altas, pequenos incrementos na dose ↑ desproporcionalmente a C_p e toxicidade • Uso em crianças: limitado devido à associação com a síndrome de Reye • Reduz o risco de adenomas recorrentes em indivíduos com história de câncer colorretal ou adenomas • Prolonga o tempo de sangramento por ~ 36 h após 1 dose
Salsalato	• Artrite • Distúrbios reumatoides	• Profármaco do ácido salicílico • Comercializado, porém não aprovado nos Estados Unidos

(continua)

RESUMO: AINE (ver também Tabs. 42-1, 42-2 e 42-3) (continuação)

Fármacos e substâncias	Usos terapêuticos	Farmacologia clínica e dicas
Salicilatos • Usados no tratamento da dor, febre, inflamação • Efeitos adversos: Principalmente gastrintestinais e cardiovasculares, intoxicação por salicilato (continuação)		
Diflunisal	• Dor leve a moderada • Osteoartrite, artrite reumatoide	• Derivado do ácido salicílico • Em grande parte desprovido de efeitos antipiréticos • $t_{1/2}$ prolongada na presença de comprometimento renal
Mesalazina (ácido-5 aminossalicílico)	• Doença inflamatória intestinal (ver Cap. 55)	• A formulação oral libera ácido 5-aminossalicílico no trato GI inferior; a especificidade intestinal relativa reduz os efeitos adversos • Pode causar síndrome de intolerância aguda (difícil de diferenciar de uma exacerbação)
Sulfassalazina	• Artrite reumatoide • Doença inflamatória intestinal (ver Cap. 55)	• O metabólito ativo ácido 5-aminossalicílico (ver mesalazina) é liberado por bactérias colônicas • Deficiência de G6PD: suscetibilidade à anemia hemolítica • Alteração na cor da urina e da pele • Aumento da incidência de efeitos adversos em acetiladores lentos
Olsalazina	• Doença inflamatória intestinal (ver Cap. 55)	• O metabólito ativo ácido 5-aminossalicílico (ver mesalazina) é liberado por bactérias colônicas • Fotossensibilidade
Balsalazida	• Doença inflamatória intestinal (ver Cap. 55)	• O metabólito ativo ácido 5-aminossalicílico (ver mesalazina) é liberado por bactérias colônicas
Derivado do para-aminofenol • Somente o paracetamol continua no mercado		
Paracetamol	• Dor • Febre	• Inibidor inespecífico e fraco da COX em doses comuns • Baixa atividade anti-inflamatória • Poucos efeitos sobre as plaquetas • A superdosagem resulta na formação de metabólito hepatotóxico (NAPQI) • Risco de toxicidade ↑ com comprometimento hepático, consumo de etanol ≥ 3 drinques/dia ou desnutrição
Derivados do ácido acético		
Indometacina	• Dor aguda • Artrite, condições inflamatórias • Persistência do canal arterial	• Anti-inflamatório potente, com eventos adversos frequentes (20% dos indivíduos descontinuam o fármaco) • Medicamento de alto risco em pacientes com ≥ 65 anos
Sulindaco	• Doenças inflamatórias, incluindo osteoartrite, artrite reumatoide, artrite gotosa aguda, espondilite anquilosante, ombro doloroso agudo	• Profármaco de sulfóxido
Etodolaco	• Dor, osteoartrite, artrite reumatoide, artrite juvenil	• Alguma seletividade da COX-2
Tolmetina	• Osteoartrite, artrite reumatoide, artrite juvenil	• ~ 33% dos pacientes apresentam efeitos adversos
Cetorolaco	• Dor aguda moderada a grave • Sem indicação formal na bula: pericardite, enxaqueca • Dor ocular, conjuntivite alérgica sazonal	• Analgésico potente, anti-inflamatório fraco • Limitar a terapia sistêmica 5 dias (risco de sangramento GI) • Não usar no pós-operatório para dor de CRM ou na doença renal avançada • Evitar a sua administração com outros AINE ou probenecida (a probenecida aumenta a AUC do cetorolaco [3×] e a $t_{1/2}$ [2×])
Diclofenaco	• Dor • Dismenorreia • Enxaqueca (solução oral) • Osteoartrite, artrite reumatoide • Espondilite anquilosante	• Alguma seletividade da COX-2 • A $t_{1/2}$ curta exige doses relativamente altas para aumentar o intervalo entre as doses • Taxa de toxicidade cardiovascular semelhante à dos inibidores da COX-2 • Hepatotoxicidade (4%); lesão hepática grave em ~ 8 por 100.000 usuários regulares por ano
Nabumetona	• Osteoartrite, artrite reumatoide	• Alguma seletividade da COX-2 • Profármaco ácido 6-metóxi-2-naftilacético
Fenamatos • Ácidos antranílicos; Inibidores não seletivos da COX com efeitos semelhantes aos de outros AINE		
Ácido mefenâmico	• Dor • Dismenorreia	• Para pacientes com ≥ 14 anos de idade e ≤ 7 dias de tratamento • ↑ enzimas hepáticas em 5%

(continua)

RESUMO: AINE (ver também Tabs. 42-1, 42-2 e 42-3) (continuação)

Fármacos e substâncias	Usos terapêuticos	Farmacologia clínica e dicas
Fenamatos • Ácidos antranílicos; Inibidores não seletivos da COX com efeitos semelhantes aos de outros AINE (continuação)		
Meclofenamato	• Dor/febre, dismenorreia • Osteoartrite, artrite reumatoide, artrite juvenil • Espondilite anquilosante, artrite gotosa aguda, ombro doloroso agudo	• Para pacientes ≥ 14 anos de idade • ↑ Enzimas hepáticas em 5%
Derivados do ácido propiônico • Inibidores não seletivos da COX com efeitos e efeitos colaterais comuns a outros AINE		
Ibuprofeno	• Dor/febre, dismenorreia • Osteoartrite, artrite reumatoide • Doenças inflamatórias • Persistência do canal arterial	• AINE de venda livre e com prescrição • Solução injetável disponível • $t_{1/2}$ de 2-4 h (adultos); 23-75 h (lactentes prematuros); 0,9-2,3 h (crianças) • Interage com o efeito antiplaquetário do AAS
Naproxeno	• Dor, dismenorreia • Osteoartrite, artrite reumatoide, espondilite anquilosante; gota; artrite juvenil, doenças inflamatórias • Persistência do canal arterial	• AINE de venda livre e com prescrição • $t_{1/2}$ variável (9-25 h), relacionada com a idade • Advertência da FDA: o naproxeno pode não ter um menor risco de efeitos adversos cardiovasculares em comparação com outros AINE • Interage com o efeito antiplaquetário do AAS
Fenoprofeno	• Dor • Osteoartrite, artrite reumatoide	
Cetoprofeno	• Dor, dismenorreia • Osteoartrite, artrite reumatoide	• Efeitos adversos (geralmente GI e leves) em 30% dos pacientes • ↑ enzimas hepáticas em ~ 1%
Flurbiprofeno	• Osteoartrite, artrite reumatoide	• ↑ enzimas hepáticas em > 1%
Oxaprozina	• Osteoartrite, artrite reumatoide, artrite juvenil	• $t_{1/2}$ de 41-55 h • Início lento, uso não indicado para febre ou dor aguda
Derivados do ácido enólico		
Piroxicam	• Osteoartrite, artrite reumatoide	• Inibidor não seletivo da COX com a $t_{1/2}$ mais longa, ~ 50 h • Início lento, uso não indicado para febre ou dor aguda • Efeitos adversos, 20%; 5% dos pacientes interrompem o fármaco; mais reações GI e reações cutâneas graves do que outros AINE
Meloxicam	• Osteoartrite, artrite reumatoide, artrite juvenil	• Alguma seletividade da COX-2 • $t_{1/2}$ de 15-20 h
AINE diaril heterocíclico		
Celecoxibe	• Dor • Dismenorreia • Osteoartrite, artrite reumatoide, artrite juvenil • Espondilite anquilosante • Sem indicação formal na bula: gota	• Seletivo da COX-2 • Sulfonamida • Risco de infarto do miocárdio observado em ensaios randomizados controlados por placebo
Fármacos que aliviam a inflamação e a dor		
AINE	• Ver AINE, anteriormente	• Ver AINE, anteriormente
Glicocorticoides	• Ver Cap. 50	• Ver Cap. 50
Colchicina	• Profilaxia e tratamento das exacerbações da gota aguda	• Despolimeriza os microtúbulos → ↓migração dos neutrófilos para a área inflamada • Índice terapêutico estreito; efeitos tóxicos relacionado com a atividade antimitótica • $t_{1/2}$ de 31 h (21-50 h) • Individualizar a dose com base na idade e na função hepática e renal • Contraindicada para pacientes com distúrbios GI, renais, hepáticos ou cardíacos • Efeitos adversos: principalmente GI • Interações medicamentosas com inibidores da P-glicoproteína e CYP3A4

(continua)

RESUMO: AINE (ver também Tabs. 42-1, 42-2 e 42-3) (continuação)

Fármacos e substâncias	Usos terapêuticos	Farmacologia clínica e dicas
Inibidores da xantina-oxidase (XO) • Inibição da síntese de urato		
Alopurinol	• Hiperuricemia em pacientes com gota • Cálculos de oxalato de cálcio • Hiperuricemia associada ao tratamento do câncer	• Reduzir a dose na presença de comprometimento renal • Ocorrência frequente de exantema, diarreia e náusea; suspender se houver desenvolvimento de exantema • Ter cuidado com a síndrome de Stevens-Johnson/necrose epidermica tóxica (alto risco de mortalidade); teste para fatores genéticos (p. ex., HLA-B*5801) em populações suscetíveis (ver o texto) • N.B.: Risco de ataques de gota nos primeiros meses de tratamento (mobilização do urato tecidual)
Febuxostate	• Hiperuricemia	• Não purínico • Mais seletivo para a XO do que o alopurinol • Anormalidades da função hepática (5-7%)
Uricase • Oxida o ácido úrico a alantoína (metabólito mais solúvel e inativo)		
Pegloticase	• Gota crônica refratária à terapia convencional	• ↓ urato sanguíneo dentro de poucas horas após administração inicial • O desenvolvimento de anticorpos contra o fármaco pode limitar a sua eficácia e causar reações de hipersensibilidade • Efeitos adversos: equimoses (11%), urticária (11%), náuseas (11%), exacerbação da gota durante a fase inicial da terapia (74%), dor torácica (6%)
Rasburicase	• Hiperuricemia associada a neoplasia maligna (pacientes pediátricos e adultos)	• ↓ Níveis de ácido úrico dentro de algumas horas após administração inicial • Não é adequado para a gota crônica; formação de anticorpos contra o fármaco que limitam a sua atividade
Fármacos uricosúricos • Inibição da reabsorção de ácido úrico por transportadores de ânions orgânicos, com consequente aumento da excreção de ácido úrico		
Probenecida	• Hiperuricemia associada à gota (mas não para ataques agudos) • Prolongamento e elevação dos níveis plasmáticos de β-lactâmicos	• Promove a secreção tubular efetiva de urato; altera o processamento tubular de ácidos orgânicos (Fig. 42-2) • Risco de ataques de gota durante os primeiros meses de terapia (mobilização do urato tecidual) • Ineficaz em pacientes com insuficiência renal
Lesinurade	• Gota em pacientes que não obtiveram o nível sérico esperado de ácido úrico com inibidor da XO isoladamente	• Uso interrompido nos Estados Unidos e retirada na União Europeia • Substrato da CYP2C9 altamente polimórfica; necessidade de cautela em metabolizadores fracos da CYP2C9 • Deve ser usada juntamente com inibidor da XO, devido ao risco de insuficiência renal

Referências

Antithrombotic Trialists' Collaboration, et al. Aspirin in the primary and secondary prevention of vascular disease: collaborative meta-analysis of individual participant data from randomised trials. *Lancet*, **2009**, *373*:1849–1860.

Arehart E, et al. Acceleration of cardiovascular disease by a dysfunctional prostacyclin receptor mutation: potential implications for cyclooxygenase-2 inhibition. *Circ Res*, **2008**, *102*:986–993.

Arfè A, et al. Non-steroidal anti-inflammatory drugs and risk of heart failure in four European countries: nested case-control study. *BMJ*, **2016**, *354*:i4857.

Bjarnason I, et al. Mechanisms of damage to the gastrointestinal tract from nonsteroidal anti-inflammatory drugs. *Gastroenterology*, **2018**, *154*:500–514.

Bjornsson ES, et al. Incidence, presentation, and outcomes in patients with drug-induced liver injury in the general population of Iceland. *Gastroenterology*, **2013**, *144*:1419–1425, e1411–e1413.

Blanca-Lopez N, et al. NSAID-induced reactions: classification, prevalence, impact, and management strategies. *J Asthma Allergy*, **2019**, *8*:217–233.

Blieden M, et al. A perspective on the epidemiology of acetaminophen exposure and toxicity in the United States. *Expert Rev Clin Pharmacol*, **2014**, *7*:341–348.

Bogentoft C, et al. Influence of food on the absorption of acetylsalicylic acid from enteric-coated dosage forms. *Eur J Clin Pharmacol*, **1978**, *14*:351–355.

Bonten TN, et al. Time-dependent effects of aspirin on blood pressure and morning platelet reactivity: a randomized cross-over trial. *Hypertension*, **2015**, *65*:743–750.

Burton GJ, et al. Pre-eclampsia: pathophysiology and clinical implications. *BMJ*, **2019**, *366*:l2381.

Cahill KN, Boyce JA. Aspirin-exacerbated respiratory disease: mediators and mechanisms of a clinical disease. *J Allergy Clin Immunol*, **2017**, *139*:764–766.

Cannon CP, et al. Cardiovascular outcomes with etoricoxib and diclofenac in patients with osteoarthritis and rheumatoid arthritis in the Multinational Etoricoxib and Diclofenac Arthritis Long-term (MEDAL) programme: a randomised comparison. *Lancet*, **2006**, *368*:1771–1781.

Capone ML, et al. Pharmacodynamic interaction of naproxen with low-dose aspirin in healthy subjects. *J Am Coll Cardiol*, **2005**, *45*:1295–1301.

Catella-Lawson F, et al. Cyclooxygenase inhibitors and the antiplatelet effects of aspirin. *N Engl J Med*, **2001**, *345*:1809–1817.

Catella-Lawson F, et al. Effects of specific inhibition of cyclooxygenase-2 on sodium balance, hemodynamics, and vasoactive eicosanoids. *J Pharmacol Exp Ther*, **1999**, *289*:735–741.

Chen L, et al. Time-dependent hypotensive effect of aspirin in mice. *Arterioscler Thromb Vasc Biol*, **2018**, *38*:2819–2826.

Cheng Y, et al. Cyclooxygenases, microsomal prostaglandin E synthase-1, and cardiovascular function. *J Clin Invest*, **2006**, *116*:1391–1399.

Cheng Y, et al. Role of prostacyclin in the cardiovascular response to thromboxane A_2. *Science*, **2002**, *296*:539–541.

Coxib and Traditional NSAID Trialists' Collaboration, et al. Vascular and upper gastrointestinal effects of non-steroidal anti-inflammatory drugs: meta-analyses of individual participant data from randomised trials. *Lancet*, **2013**, *382*:769–779.

Daly AK, et al. Genetic susceptibility to diclofenac-induced hepatotoxicity: contribution of UGT2B7, CYP2C8, and ABCC2 genotypes. *Gastroenterology*, **2007**, *132*:272–281.

Day RO, et al. Pharmacokinetics of nonsteroidal anti-inflammatory drugs in synovial fluid. *Clin Pharmacokinet*, **1999**, *36*:191–210.

de Abajo FJ, et al. Acute and clinically relevant drug-induced liver injury: a population-based case-control study. *Br J Clin Pharmacol*, **2004**, *58*:71–80.

Dong L, et al. Human cyclooxygenase-2 is a sequence homodimer that functions as a conformational heterodimer. *J Biol Chem*, **2011**, *286*:19035–19046.

Egan KM, et al. COX-2-derived prostacyclin confers atheroprotection on female mice. *Science*, **2004**, *306*:1954–1957.

Engblom D, et al. Microsomal prostaglandin E synthase-1 is the central switch during immune-induced pyresis. *Nat Neurosci*, **2003**, *6*:1137–1138.

Farkouh ME, et al. Comparison of lumiracoxib with naproxen and ibuprofen in the Therapeutic Arthritis Research and Gastrointestinal Event Trial (TARGET), cardiovascular outcomes: randomised controlled trial. *Lancet*, **2004**, *364*:675–684.

FitzGerald GA. Imprecision: Limitations to Interpretation of a Large Randomized Clinical Trial. *Circulation*, **2017**, *135*:113–115.

FitzGerald GA, Patrono C. The coxibs, selective inhibitors of cyclooxygenase-2. *N Engl J Med*, **2001**, *345*:433–442.

García-Rodríguez LA, Hernández-Díaz S. Relative risk of upper gastrointestinal complications among users of acetaminophen and nonsteroidal anti-inflammatory drugs. *Epidemiology*, **2001**, *12*:570–576.

Grosser T, et al. Biological basis for the cardiovascular consequences of COX-2 inhibition: therapeutic challenges and opportunities. *J Clin Invest*, **2006**, *116*:4–15.

Grosser T, et al. Cyclooxygenase inhibition: pain, inflammation, and the cardiovascular system. *Clin Pharmacol Ther*, **2017a**, *102*:611–622.

Grosser T, et al. Drug resistance and pseudoresistance: an unintended consequence of enteric coating aspirin. *Circulation*, **2013**, *127*:377–385.

Grosser T, et al. Emotion recollected in tranquility: lessons learned from the COX-2 saga. *Annu Rev Med*, **2010**, *61*:17–33.

Grosser T, et al. The cardiovascular pharmacology of nonsteroidal anti-inflammatory drugs. *Trends Pharmacol Sci*, **2017b**, *38*:733–748.

Hainer BL, et al. Diagnosis, treatment, and prevention of gout. *Am Fam Physician*, **2014**, *90*:831–836.

Hermida RC, et al. Administration time-dependent influence of aspirin on blood pressure in pregnant women. *Hypertension*, **2003**, *41*:651–656.

King C, et al. Characterization of rat and human UDP-glucuronosyltransferases responsible for the in vitro glucuronidation of diclofenac. *Toxicol Sci*, **2001**, *61*:49–53.

Kobayashi T, et al. Roles of thromboxane A_2 and prostacyclin in the development of atherosclerosis in apoE-deficient mice. *J Clin Invest*, **2004**, *114*:784–794.

Kuriyama S. Dotinurad: a novel selective urate reabsorption inhibitor as a future therapeutic option for hyperuricemia. *Clin Exp Nephrol*, **2020**, *24*(suppl 1):1–5.

LeFevre ML, Force U. Low-dose aspirin use for the prevention of morbidity and mortality from preeclampsia: U.S. Preventive Services Task Force recommendation statement. *Ann Intern Med*, **2014**, *161*:819–826.

Leung YY, et al. Colchicine—update on mechanisms of action and therapeutic uses. *Semin Arthritis Rheum*, **2015**, *45*:341–350.

Liang X et al. Bidirectional interactions between indomethacin and the murine intestinal microbiota. *Elife*, **2015**, *4*:e08973.

Li X, et al. Differential impairment of aspirin-dependent platelet cyclooxygenase acetylation by nonsteroidal antiinflammatory drugs. *Proc Natl Acad Sci USA*, **2014**, *111*:16830–16835.

Li Y, et al. Genomic risk factors driving immune-mediated delayed drug hypersensitivity reactions. *Front Genet*, **2021**, *12*:641905.

Mazaleuskaya LL, et al. Target-directed nanotherapeutics: a refined approach to analgesia? *Trends Pharm Sci*, **2021**, *42*:527–550.

MacDonald TM, et al. Randomized trial of switching from prescribed non-selective non-steroidal anti-inflammatory drugs to prescribed celecoxib: the Standard care vs. Celecoxib Outcome Trial (SCOT). *Eur Heart J*, **2017**, *38*:1843–1850.

McAdam BF, et al. Systemic biosynthesis of prostacyclin by cyclooxygenase (COX)-2: the human pharmacology of a selective inhibitor of COX-2. *Proc Natl Acad Sci USA*, **1999**, *96*:272–277.

Muller WA. Mechanisms of leukocyte transendothelial migration. *Annu Rev Pathol*, **2011**, *6*:323–344.

Omura K, at al. Identification of Human UDP-Glucuronosyltransferase and Sulfotransferase as Responsible for the Metabolism of Dotinurad, a Novel Selective Urate Reabsorption Inhibitor. *Drug Metab Dispos*, **2021**, *49*:1016–1024.

Nissen SE, et al. Cardiovascular safety of celecoxib, naproxen, or ibuprofen for arthritis. *N Engl J Med*, **2016**, *375*:2519–2529.

Nusing RM, et al. Pathogenetic role of cyclooxygenase-2 in hyperprostaglandin E syndrome/antenatal Bartter syndrome: therapeutic use of the cyclooxygenase-2 inhibitor nimesulide. *Clin Pharmacol Ther*, **2001**, *70*:384–390.

Patoia L, et al. A 4-week, double-blind, parallel-group study to compare the gastrointestinal effects of meloxicam 7.5 mg, meloxicam 15 mg, piroxicam 20 mg and placebo by means of faecal blood loss, endoscopy and symptom evaluation in healthy volunteers. *Br J Rheumatol*, **1996**, *35*(suppl 1):61–67.

Patrono C. The multifaceted clinical readouts of platelet inhibition by low-dose aspirin. *J Am Coll Cardiol*, **2015**, *66*:74–85.

Pedersen AK, FitzGerald GA. Dose-related kinetics of aspirin. Presystemic acetylation of platelet cyclooxygenase. *N Engl J Med*, **1984**, *311*:1206–1211.

Ricciotti E, FitzGerald GA. Aspirin in the prevention of cardiovascular disease and cancer. *Annu Rev Med*, **2021**, *72*:473–495.

Rolnik DL, et al. Prevention of preeclampsia with aspirin. *Am J Obstet Gynecol*, **2020**, *21*:S0002-9378(20)30873-5.

Rostom A, et al. Nonsteroidal anti-inflammatory drugs and hepatic toxicity: a systematic review of randomized controlled trials in arthritis patients. *Clin Gastroenterol Hepatol*, **2005**, *3*:489–498.

Rothwell PM, et al. Long-term effect of aspirin on colorectal cancer incidence and mortality: 20-year follow-up of five randomised trials. *Lancet*, **2010**, *376*:1741–1750.

Saleh E, et al. Effect of antipyretic analgesics on immune responses to vaccination. *Hum Vaccin Immunother*, **2016**, *12*:2391–2402.

Sanchez-Alavez M, et al. Ceramide mediates the rapid phase of febrile response to IL-1beta. *Proc Natl Acad Sci USA*, **2006**, *103*:2904–2908.

Schrör K. Aspirin and Reye syndrome: a review of the evidence. *Paediatr Drugs*, **2007**, *9*:195–204.

Škubník J, et al. Mitotic poisons in research and medicine. *Molecules*, **2020**, *25*:4632–4672.

Sudano I, et al. Acetaminophen increases blood pressure in patients with coronary artery disease. *Circulation*, **2010**, *122*(18):1789–1796.

Smith WL, et al. Enzymes of the cyclooxygenase pathways of prostanoid biosynthesis. *Chem Rev*, **2011**, *111*:5821–5865.

Song WL, et al. Niacin and biosynthesis of PGD(2)by platelet COX-1 in mice and humans. *J Clin Invest*, **2012**, *122*:1459–1468.

Sostres C, et al. Nonsteroidal anti-inflammatory drugs and upper and lower gastrointestinal mucosal damage. *Arthritis Res Ther*, **2013**, *15*:S3.

Tang D, et al. PAMPs and DAMPs: signal 0s that spur autophagy and immunity. *Immunol Rev*, **2012**, *249*:158–175.

Tátrai P, et al. Modulation of urate transport by drugs. *Pharmaceutics*, **2021**, *13*:899–920.

Theken KN, et al. Clinical Pharmacogenetics Implementation Consortium Guideline (CPIC) for CYP2C9 and nonsteroidal anti-inflammatory drugs. *Clin Pharmacol Ther*, **2020**, *108*:191–200.

Theoharides T, et al. Mast cells, mastocytosis, and related disorders. *N Engl J Med*, **2015**, *373*:163–172.

Tsai M, et al. The effects of xanthine oxidase inhibition by febuxostat on the pharmacokinetics of theophylline. *Int J Clin Pharmacol Ther*, **2012**, *50*:331–337.

Uchida S, et al. Benzbromarone pharmacokinetics and pharmacodynamics in different cytochrome P450 2C9 genotypes. *Drug Metab Pharmacokinet*, **2010**, *25*:605–610.

Uda J, et al. Discovery of dotinurad (FYU-981), a new phenol derivative with highly potent uric acid lowering activity. *ACS Med Chem Lett*, **2020**, *11*:2017–2023.

U.S. Food and Drug Administration. FDA drug safety communication: FDA strengthens warning that non-aspirin nonsteroidal anti-inflammatory drugs (NSAIDs) can cause heart attacks or strokes. **2015**. Available at: http://www.fda.gov/Drugs/DrugSafety/ucm451800.htm. Accessed June 1, 2016.

Warner T, et al. Nonsteroid drug selectivities for cyclo-oxygenase-1 rather than cyclo-oxygenase-2 are associated with human gastrointestinal toxicity: a full in vitro analysis. *Proc Natl Acad Sci USA*, **1999**, *96*:7563–7568.

Washio E, et al. Proton pump inhibitors increase incidence of nonsteroidal anti-inflammatory drug-induced small bowel injury: a randomized, placebo-controlled trial. *Clin Gastroenterol Hepatol*, **2016**, *14*:809–815.e1.

World Health Organization. Reducing pain at the time of vaccination: WHO position paper, September 2015–recommendations. *Vaccine*, **2016**, *34*:3629–3630.

Xian Y, et al. Association of discharge aspirin dose with outcomes after acute myocardial infarction: insights from the Treatment with ADP Receptor Inhibitors: Longitudinal Assessment of Treatment Patterns and Events After Acute Coronary Syndrome (TRANSLATE-ACS) study. *Circulation*, **2015**, *132*:174–181.

Yu KH, et al. Diagnostic utility of HLA-B*5801 screening in severe allopurinol hypersensitivity syndrome: an updated systematic review and meta-analysis. *Int J Rheum Dis*, **2017**, *20*:1057–1071.

Yu Y, et al. Vascular COX-2 modulates blood pressure and thrombosis in mice. *Sci Transl Med*, **2012**, *4*:132–154.

Zhang X, et al. Non-steroidal anti-inflammatory drug induced acute kidney injury in the community dwelling general population and people with chronic kidney disease: systematic review and meta-analysis. *BMC Nephrol*, **2017**, *18*:256.

Zou H, et al. Human cyclooxygenase-1 activity and its responses to COX inhibitors are allosterically regulated by nonsubstrate fatty acids. *J Lipid Res*, **2012**, *53*:1336–1347.

Capítulo 43

Histamina, bradicinina e seus antagonistas

Bruce L. Zuraw e Sandra C. Christiansen

HISTAMINA
- Distribuição e biossíntese
- Liberação e funções da histamina endógena
- Efeitos fisiológicos e farmacológicos

ANTAGONISTAS DOS RECEPTORES DE HISTAMINA
- Antagonistas do receptor H_1
- Antagonistas do receptor H_2
- Antagonistas do receptor H_3
- Antagonistas do receptor H_4

BRADICININA, CALIDINA E SEUS ANTAGONISTAS
- Sistemas endógenos calicreína-cininogênios-cinina
- Efeitos fisiológicos e farmacológicos das vias calicreína-cinina
- Efeitos fisiológicos das cininas
- Efeitos patológicos das cininas

FÁRMACOS QUE ATUAM NO SISTEMA CALICREÍNA-CININA
- Inibidores da calicreína
- Antagonistas dos receptores das cininas
- Inibidores da FXII
- Inibidores da ECA

A histamina é uma amina biogênica endógena que desempenha um papel na resposta alérgica imediata e é um importante regulador da secreção de ácido gástrico. Mais recentemente, estudos demonstraram que a histamina desempenha a função de modulador da liberação dos neurotransmissores nos sistemas nervosos central e periférico. A clonagem de quatro receptores de histamina e o desenvolvimento de antagonistas específicos para cada receptor ampliaram nossos conhecimentos sobre as funções fisiológicas e fisiopatológicas desse mediador. Os antagonistas competitivos dos receptores H_1 são usados terapeuticamente para tratar alergias, urticária, reações anafiláticas, náuseas, cinetose e insônia. Os antagonistas do receptor H_2 são eficazes para reduzir a secreção ácida do estômago.

Os peptídeos bradicinina e calidina são liberados depois da ativação do sistema calicreína-cinina e produzem efeitos cardiovasculares semelhantes aos da histamina, além de desempenhar funções semelhantes na inflamação e nocicepção. O *icatibanto* (um antagonista competitivo do receptor B_2 de bradicinina) e a *ecalantida* (um inibidor específico da calicreína plasmática) foram aprovados para tratar episódios agudos de edema nos pacientes com angioedema hereditário.

Histamina

Histamina é uma molécula hidrofílica formada de um anel imidazol e um grupo amino ligado por um grupo etileno; a histamina é biossintetizada a partir da histidina por descarboxilação (Fig. 43-1). A histamina atua por meio de quatro classes de receptores designados de H_1 a H_4. Os quatro receptores da histamina, todos receptores acoplados à proteína G (GPCR), podem ser ativados diferencialmente por análogos da histamina (Fig. 43-2) e inibidos por antagonistas específicos (Tab. 43-1).

Distribuição e biossíntese
Distribuição
Quase todos os tecidos dos mamíferos contêm histamina em quantidades que variam de menos de 1 a mais de 100 μg/g. As concentrações no plasma e outros líquidos corporais geralmente são muito baixas, mas são significativas no LCS (líquido cerebrospinal). A concentração da histamina é alta nos tecidos que contêm grandes quantidades de mastócitos, inclusive pele, mucosa brônquica e mucosa intestinal.

> **HISTÓRIA INICIAL DA HISTAMINA**
>
> A histamina foi produzida sinteticamente, pela primeira vez, em 1907 e isolada dos extratos do esporão de centeio em 1910. Ela foi identificada como um componente natural dos tecidos dos mamíferos em 1927 por Best e colaboradores e denominada *histamina* com base no termo grego *histos* (tecido). Dale e Laidlaw efetuaram a observação crucial de que a injeção de histamina nos mamíferos causava uma reação semelhante ao choque e sugeriram sua participação como mediador dos sintomas da anafilaxia (Emanuel, 1999).

Síntese, armazenamento e metabolismo
A histamina é sintetizada por descarboxilação da histidina por ação da enzima *L-histidina-descarboxilase* (Fig. 43-1). Os mastócitos e basófilos sintetizam histamina e a armazenam nos grânulos secretórios. No pH do grânulo secretório de cerca de 5,5, a histamina é carregada positivamente e liga-se ionicamente aos grupos ácidos negativamente carregados existentes em outros constituintes do grânulo, sobretudo as proteases e a heparina, ou as proteoglicanas como o sulfato de condroitina. A taxa de reciclagem da histamina nos grânulos secretórios é baixa (dias a semanas). Outras estruturas nas quais a histamina é sintetizada são epiderme, células do tipo enterocromafim da mucosa gástrica, neurônios do SNC e células dos tecidos em regeneração ou crescimento rápido. A renovação é rápida nesses locais não relacionados com os mastócitos, porque a histamina é liberada continuamente, em vez de ser armazenada. Os locais de produção de histamina não relacionados com os mastócitos contribuem de forma significativa para a excreção urinária diária dos seus metabólitos. Como a L-histidina-descarboxilase é uma enzima induzível, a capacidade de sintetizar histamina nesses tecidos está sujeita à regulação. A histamina liberada ou ingerida é metabolizada de forma rápida por metilação do seu anel, catalisado pela *histamina-N-metiltransferase*, ou por desaminação oxidativa, catalisada pela *diaminoxidase* (Fig. 43-1), e seus metabólitos são eliminados na urina.

Liberação e funções da histamina endógena
A histamina é liberada dos grânulos de armazenamento em consequência da interação do antígeno com anticorpos imunoglobulina E (IgE) na superfície dos mastócitos. A histamina desempenha um papel fundamental nas reações alérgicas e de hipersensibilidade imediata. As ações

Ang: angiotensina (AngI, AngII)
AT: receptor de angiotensina (p. ex., receptores AT_1 e AT_2)
C1: a esterase C1 do sistema complemento
CRISPR: repetições palindrômicas curtas agrupadas interespaçadas regularmente
CYP: citocromo P450
ECA: enzima conversora de angiotensina I
eNOS: óxido nítrico-sintase endotelial
FDA: Food and Drug Administration
GPCR: receptor acoplado à proteína G
IgE: imunoglobulina E
IP_3: inositol trifosfato
LCS: líquido cerebrospinal
MEK: proteína-cinase-cinase ativada por mitógeno
NO: óxido nítrico
PK: proteína-cinase (PKA, PKC)
PL: fosfolipase (PLA_2, PLC, etc.)
ROCK: proteína-cinase associada à Rho

da histamina no músculo liso dos brônquios e dos vasos sanguíneos são responsáveis por muitos dos sintomas da reação alérgica. A histamina é um fator quimiotáxico para leucócitos, desempenha um papel importante na regulação da secreção ácida do estômago e modula a liberação de neurotransmissores. Além disso, certos fármacos agem diretamente nos mastócitos, liberam histamina e causam efeitos indesejáveis (ver adiante).

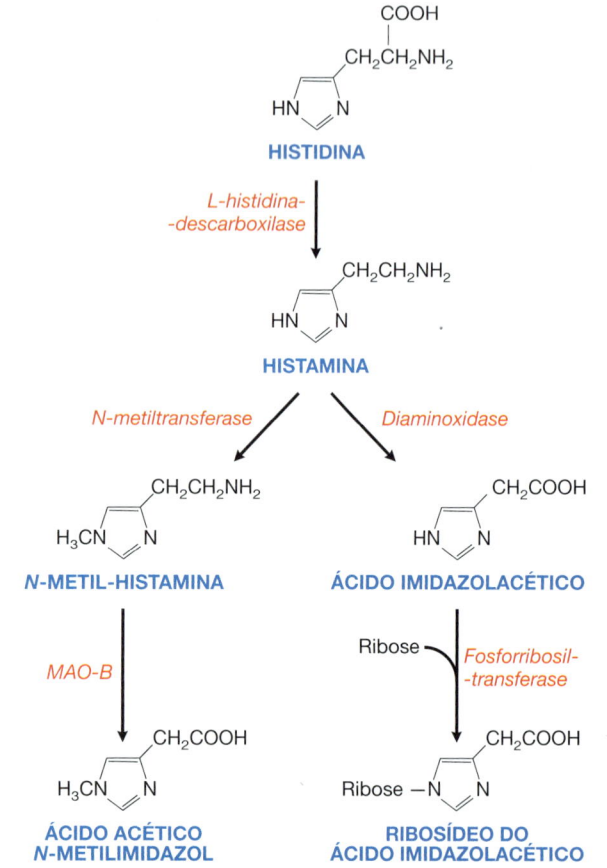

Figura 43-1 Vias de síntese e metabolismo da histamina nos seres humanos. A histamina é sintetizada a partir da histidina por descarboxilação. Existem duas vias metabólicas para a histamina, mas a principal é por metilação do anel seguida da desaminação oxidativa (lado esquerdo da figura), embora também por desaminação oxidativa e depois por conjugação com ribose.

Função nas respostas alérgicas

As principais células-alvo das reações de hipersensibilidade imediata são os mastócitos e os basófilos. Anticorpos da classe IgE são gerados como parte da resposta alérgica a um antígeno e ligam-se às superfícies dos mastócitos e dos basófilos por meio de receptores Fc específicos de alta afinidade. Esse receptor – FcεRI – consiste em uma cadeia α e β e duas cadeias γ (ver Cap. 38). Os antígenos ligam-se às moléculas de IgE e, por meio do FcεRI, ativam as vias de sinalização dos mastócitos ou dos basófilos, que envolvem tirosinas-cinases e fosforilação subsequente de vários substratos proteicos dentro de 5 a 15 segundos depois do contato com o antígeno. Esses eventos provocam exocitose do conteúdo dos grânulos secretórios, que, além de histamina, contêm serotonina, proteases, enzimas lisossômicas, citocinas e proteoglicanas.

Liberação de outros autacoides

A estimulação dos receptores de imunoglobulina E (IgE) também ativa a PLA_2, resultando na produção de inúmeros mediadores, incluindo FAP (fator de ativação plaquetária) e metabólitos do ácido araquidônico, como os leucotrienos C_4 e D_4, que provocam contração da musculatura lisa dos brônquios (ver Caps. 41 e 44). Durante algumas respostas alérgicas, também há síntese de cininas. Assim, o mastócito secreta vários mediadores inflamatórios, além da histamina, cada um contribuindo com alguns aspectos da reação alérgica (ver discussão a seguir).

Liberação de histamina por fármacos, peptídeos, venenos e outros agentes

Lesões mecânicas e muitos compostos, inclusive vários agentes terapêuticos, estimulam diretamente a secreção de histamina pelos mastócitos, mesmo sem sensibilização prévia (McNeil, 2021a). As reações desse tipo são mais prováveis depois de injeções intravenosas de alguns grupos de substâncias, especialmente bases orgânicas. *Tubocurarina, suxametônio, morfina*, alguns antibióticos, contrastes radiográficos e certos expansores plasmáticos à base de carboidratos também podem deflagrar a resposta. O fenômeno tem importância clínica e pode ser responsável por reações anafilactoides inesperadas. Os polipeptídeos básicos em geral ativam de maneira eficaz a liberação de histamina e, dentro de uma faixa limitada, sua potência aumenta com o número de grupos básicos. Por exemplo, a bradicinina é um composto liberador fraco de histamina, enquanto a calidina (Lys-bradicinina) e a substância P com seus aminoácidos carregados mais positivamente são mais ativos (Johnson e Erdos, 1973). Alguns venenos, como o das vespas, contêm peptídeos potentes liberados de histamina. Os polipeptídeos básicos liberados quando há destruição dos tecidos são estímulos fisiopatológicos para a secreção de histamina pelos mastócitos e basófilos.

O mecanismo pelo qual os secretagogos básicos liberam histamina provavelmente envolve sua interação direta com MRGPRX2, um membro específico da superfamília de oito receptores proteicos acoplados à proteína G relacionados a Mas (MRGPR) de mastócitos. Duas dessas proteínas da família X, MRGPRX1 e MRGPRX2, interagem com uma variedade de compostos carregados positivamente, transduzindo sinais que resultam em coceira e dor. A ativação de MRGPRX2 em mastócitos parece fornecer uma rota para liberação de histamina que é independente da via tradicional de IgE e provavelmente contribui para algumas reações adversas a fármacos (McNeil, 2021b). Inibidores de MRGPRX2 podem ter potencial terapêutico para o tratamento de doenças pseudo-alérgicas e inflamatórias.

Alguns segundos depois da injeção de um estimulador da liberação de histamina, os humanos experimentam uma sensação de queimação e prurido. Esse efeito, mais acentuado nas palmas das mãos e na face, couro cabeludo e orelhas, é logo seguido por uma sensação de calor intenso. A pele torna-se avermelhada e essa cor rapidamente se espalha pelo tronco. A pressão arterial diminui, a frequência cardíaca aumenta e o indivíduo habitualmente se queixa de dor de cabeça. Depois de alguns minutos, a pressão arterial retorna ao normal e placas de urticária geralmente aparecem na pele. Cólicas, náuseas, hipersecreção ácida e broncospasmo moderado também ocorrem com frequência. O efeito torna-se menos intenso com a administração repetida do secretagogo,

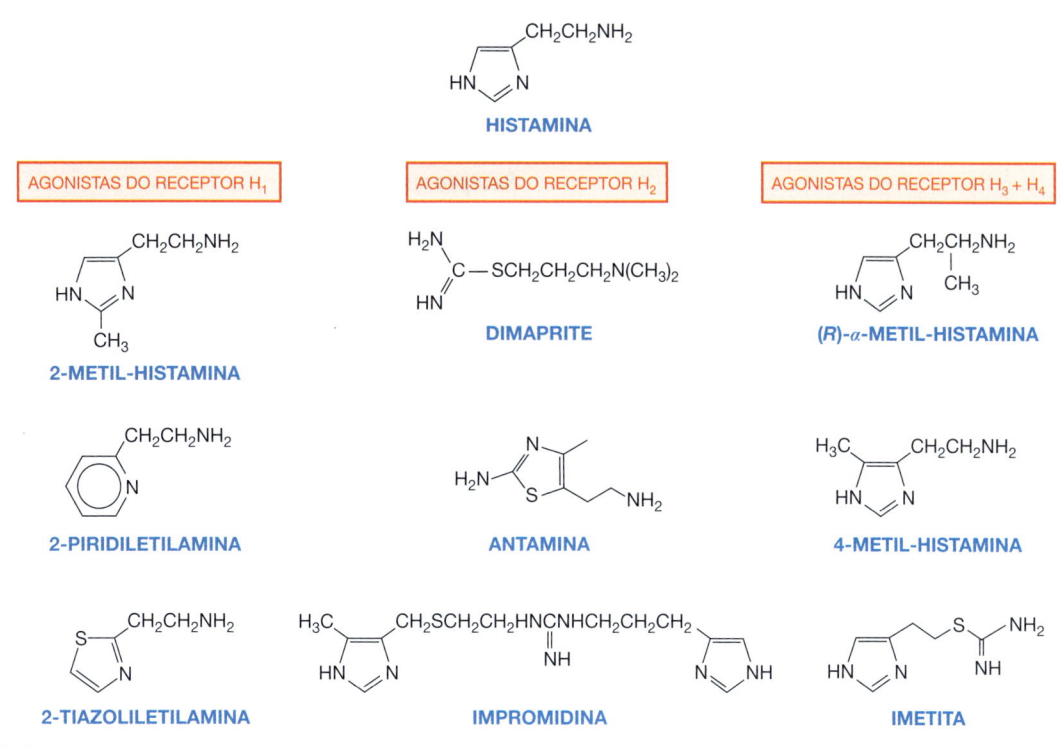

Figura 43-2 Estruturas da histamina e de alguns agonistas H_1, H_2, H_3 e H_4. O dimaprite e a 4-metil-histamina, identificados originalmente como agonistas H_2 específicos, têm afinidade muito maior pelo receptor H_4; a 4-metil-histamina é o agonista H_4 mais amplamente disponível e tem afinidade cerca de dez vezes maior que o dimaprite, que é um agonista H_4 parcial. A impromidina está entre os agonistas H_2 mais potentes, mas também funciona como antagonista dos receptores H_1 e H_3 e como antagonista parcial dos receptores H_4. A (R)-α-metil-histamina e a imetita são agonistas altamente específicos dos receptores H_3 e agonistas puros com menos afinidade pelos receptores H_4.

à medida que as reservas de histamina dos mastócitos diminuem e são esgotadas. Os liberadores de histamina não depletam outras estruturas que contêm histamina, além dos mastócitos.

Proliferação aumentada de mastócitos e basófilos; tumores carcinoides gástricos

Na urticária pigmentosa (mastocitose cutânea), os mastócitos acumulam-se na camada superior da derme e formam lesões cutâneas pigmentadas que "ferroam" quando são tocadas. Com a mastocitose sistêmica, a proliferação excessiva dos mastócitos também afeta outros órgãos. Os pacientes com essas síndromes apresentam vários sinais e sintomas atribuíveis à liberação excessiva de histamina, incluindo urticária, dermatografismo, prurido, cefaleia, fraqueza, hipotensão, rubor facial e várias manifestações GI, como diarreia e úlceras pépticas. Vários estímulos como esforço físico, picadas de insetos, exposição ao calor e alérgenos (inclusive fármacos aos quais o paciente é alérgico) podem ativar os mastócitos e causar liberação de histamina, assim como as bases orgânicas (alguns fármacos) que causam secreção de histamina por ação direta. Com a leucemia mielógena, as contagens altas de basófilos sanguíneos pode tornar a concentração de histamina suficientemente alta para causar ruborização, prurido e hipotensão. Pacientes com história de anafilaxia a venenos geralmente apresentam níveis basais elevados de triptase, sugerindo um aumento na carga de mastócitos ou alfa-triptasemia hereditária. O tratamento desses pacientes pode ser complicado pela liberação de grandes quantidades de histamina depois da citólise, resultando em choque. Os tumores carcinoides gástricos secretam histamina, que é responsável pelos episódios de vasodilatação que fazem parte do rubor "geográfico" variegado.

Secreção de ácido gástrico

Quando atua nos receptores H_2, a histamina é um poderoso secretagogo gástrico e provoca secreção copiosa de ácido pelas células parietais (ver Fig. 53-1); além disso, a histamina também aumenta as secreções de pepsina e de fator intrínseco. A secreção de ácido gástrico pelas células parietais

TABELA 43-1 ■ CARACTERÍSTICAS DOS RECEPTORES DA HISTAMINA				
	H_1	H_2	H_3[a]	H_4
Tamanho (aminoácidos)	487	359	329-445	390
Acoplamento às proteínas G (segundos mensageiros)	$G_{q/11}$ (↑ Ca^{2+}; ↑ NO e ↑ GMPc)	G_s (↑ AMPc)	$G_{i/o}$ (↓ AMPc; ↑ MAP-cinase)	$G_{i/o}$ (↓ AMPc; ↑ Ca^{2+})
Distribuição	Músculo liso, células endoteliais, SNC	Células gástricas parietais, músculo cardíaco, mastócitos, SNC	SNC; pré e pós-sináptico	Células de origem hematopoiética
Agonista representativo	2-CH_3-histamina	Antamina	(R)-α-CH_3-histamina	4-CH_3-histamina
Antagonista representativo	Clorfeniramina	Ranitidina	Pitolisanto	JNJ7777120

AMPc, monofosfato de adenosina cíclico; GMPc, monofosfato de guanosina cíclico; MAP, proteína ativada por mitógeno; NO, óxido nítrico.
[a]No nível do mRNA, foram descobertas no mínimo 20 isoformas do receptor H_3 com pontos de corte alternativos. Oito dessas isoformas com 329 a 445 aminoácidos foram consideradas funcionalmente competentes com base em ensaios de ligação ou sinalização (ver Esbenshade et al., 2008).

também é causada pela estimulação do nervo vago e pelo hormônio entérico conhecido como gastrina. Contudo, a histamina é o mediador fisiológico predominante da secreção ácida; o bloqueio dos receptores H_2 não apenas antagoniza a secreção ácida em resposta à histamina, como também inibe as respostas à gastrina e à estimulação vagal (ver Cap. 53).

SNC

Os neurônios que contêm histamina afetam as funções homeostáticas e as funções encefálicas superiores, inclusive a regulação do ciclo de sono-vigília, os ritmos circadiano e alimentar, imunidade, aprendizagem, memória, ingestão hídrica e temperatura corporal. Entretanto, até hoje nenhuma doença humana foi relacionada com a disfunção do sistema histaminérgico do cérebro. A histamina, a histidina-descarboxilase, enzimas que metabolizam a histamina e os receptores H_1, H_2 e H_3 estão amplamente distribuídos no sistema nervoso central (SNC), embora não de forma homogênea. Os receptores H_1 estão associados aos neurônios e às células não neuronais e estão concentrados nas regiões que controlam a função neuroendócrina, o comportamento e o estado nutricional. A distribuição dos receptores H_2 está mais relacionada com as projeções histaminérgicas que a dos receptores H_1 e isso sugere que esses primeiros receptores desempenhem muitas das ações pós-sinápticas da histamina. Os receptores H_3 estão concentrados nas regiões que reconhecidamente recebem projeções histaminérgicas e isso é compatível com sua função como autorreceptores pré-sinápticos. A histamina inibe o apetite e acentua a vigília por suas ações nos receptores H_1.

Efeitos fisiológicos e farmacológicos

Acoplamento receptor-efetor e mecanismos de ação

Os receptores de histamina são GPCR, que se acoplam aos sistemas de segundos mensageiros e produzem os efeitos assinalados na Tabela 43-1 (Simons, 2004). Os receptores H_1 acoplam-se a $G_{q/11}$ e ativam a via PLC-IP$_3$-Ca^{2+} e suas várias possíveis ramificações, incluindo a ativação da PKC (proteína-cinase C), PLA$_2$, eNOS (óxido-nítrico-sintase endotelial) e outras enzimas dependentes de Ca^{2+}-calmodulina. Os receptores H_2 ligam-se a G_s e ativam a via da adenililciclase-AMPc-PKA; os receptores H_3 e H_4 acoplam-se a $G_{i/o}$ para inibir a adenililciclase e reduzem o AMPc celular. A ativação dos receptores H_3 também pode ativar a MAP-cinase e inibir o permutador de Na$^+$/H$^+$; a ativação dos receptores H_4 pode mobilizar o Ca^{2+} armazenado (Simons e Simons, 2011). Os receptores H_3 e H_4 têm afinidade cerca de 1.000 vezes maior pela histamina (faixa nanomolar inferior) que os receptores H_1 e H_2 (faixa micromolar baixa). A ativação dos receptores H_1 do endotélio vascular estimula a eNOS a produzir NO, que se difunde para as células musculares lisas adjacentes e aumenta o GMPc, causando relaxamento. A estimulação de receptores H_1 do músculo liso também mobiliza o Ca^{2+}, mas causa contração, ao passo que a ativação dos receptores H_2 da mesma célula muscular lisa atua por meio da G_s e aumenta a acumulação do AMPc, ativa a PKA e, consequentemente, causa relaxamento.

A definição farmacológica dos receptores H_1, H_2 e H_3 foi possível por meio do uso de agonistas e antagonistas relativamente específicos. Como o receptor H_4 tem homologia de 35 a 40% com as isoformas do receptor H_3, inicialmente era difícil diferenciar farmacologicamente esses dois receptores, mas isso foi resolvido com o desenvolvimento de vários antagonistas H_3 e H_4 seletivos (Sander et al., 2008; Thurmond, 2015). A *4-metil-histamina* e o *dimaprite*, antes identificados como agonistas H_2 específicos, na verdade são agonistas H_4 mais potentes.

Receptores H_1 e H_2

Os receptores H_1 e H_2 estão amplamente distribuídos na periferia e no SNC e sua ativação pela histamina pode produzir efeitos locais ou generalizados (Simons e Simons, 2011). Por exemplo, a histamina causa prurido e estimula a secreção da mucosa nasal. Além disso, a histamina contrai alguns músculos lisos (p. ex., brônquios e intestino) enquanto relaxa de forma acentuada outros (p. ex., vasos sanguíneos). A sinalização do AMP cíclico mediada pelo receptor H_2 é uma etapa crucial na secreção ácida pelas células parietais gástricas. Outros efeitos menos proeminentes incluem a formação de edema e a estimulação das terminações nervosas sensoriais. A broncoconstrição e a contração do intestino são mediadas, em parte, pelos receptores H_1. No SNC, a ativação dos receptores H_1 inibe o apetite e acentua o estado de vigília. A secreção gástrica resulta da ativação dos receptores H_2. Algumas respostas como a dilatação vascular são mediadas pela estimulação dos receptores H_1 e H_2.

Receptores H_3 e H_4

Os receptores H_3 estão expressos principalmente no SNC, em especial nos gânglios basais, hipocampo e córtex (Haas et al., 2008). Os receptores H_3 pré-sinápticos funcionam como autorreceptores em neurônios histaminérgicos, inibindo a liberação de histamina, e como heterorreceptores em neurônios não histaminérgicos (i.e., em neurônios serotoninérgicos, noradrenérgicos, dopaminérgicos, ácidos γ-aminobutírico [GABA]-érgicos, glutamatérgicos e colinérgicos), modulando a liberação de outros neurotransmissores. Os receptores H_3 também são encontrados na região pós-sináptica, em particular nos gânglios basais, mas sua função ainda não foi definida (Ellenbroek e Ghiabi, 2014). Os agonistas H_3 provocam sono, enquanto os antagonistas H_3 estimulam o estado de vigília. Os receptores H_4 estão distribuídos em especial nos eosinófilos, células dendríticas, mastócitos, monócitos, basófilos e linfócitos T, mas também foram detectados no trato GI, fibroblastos da derme, SNC e neurônios aferentes sensoriais primários (Thurmond, 2015). A expressão do gene e/ou proteína H_4 é reduzida em alguns tipos de células tumorais humanas, incluindo mama, colorretal, células escamosas orais, bexiga e câncer gástrico e melanoma (Massari et al., 2020).

Regulação da liberação por retroalimentação

A estimulação do receptor H_2 aumenta o AMPc e resulta na inibição por retroalimentação (*feedback*) da secreção de histamina pelos mastócitos e basófilos, enquanto a ativação dos receptores H_3 e H_4 tem efeitos contrários porque reduz os níveis celulares de AMPc. A ativação dos receptores H_3 pré-sinápticos também inibe a liberação de histamina pelos neurônios histaminérgicos. Como os receptores H_3 têm atividade constitutiva alta, a liberação de histamina é inibida tonicamente. Por essa razão, os agonistas H_3 inversos reduzem a ativação desse receptor e aumentam a liberação de histamina pelos neurônios histaminérgicos.

Sistema cardiovascular

A histamina dilata os vasos de resistência, aumenta a permeabilidade capilar e reduz a pressão arterial sistêmica. Em alguns sistemas vasculares, a histamina provoca venoconstrição e isso contribui para o extravasamento de líquidos e a formação de edema proximal aos capilares e vênulas pós-capilares.

Vasodilatação A vasodilatação é o efeito vascular mais importante da histamina nos seres humanos e pode ser causada pela ativação do receptor H_1 ou H_2. Os receptores H_1 têm mais afinidade pela histamina e causam ativação Ca^{2+}-dependente da eNOS nas células endoteliais; o NO difunde-se para o músculo liso vascular, aumentando o nível de GMPc (ver Tab. 43-1) e causando vasodilatação rápida de curta duração. Por outro lado, a ativação dos receptores H_2 da musculatura lisa dos vasos sanguíneos estimula a via de AMPc-PKA e causa dilatação mais lenta e mais persistente. Por essa razão, os antagonistas H_1 revertem eficazmente as respostas vasodilatadoras leves às concentrações baixas de histamina, mas apenas atenuam a fase inicial das respostas mais intensas às concentrações mais altas dessa amina.

Aumento da permeabilidade capilar O efeito da histamina nos pequenos vasos resulta na exteriorização das proteínas e dos líquidos plasmáticos para os espaços extracelulares e no aumento do fluxo de linfa, causando edema. A ativação do receptor H_1 das células endoteliais é o mediador principal dessa resposta, resultando na ativação de RhoA e proteína-cinase associada à Rho (ROCK) mediada pela proteína G_q, que estimula o aparelho contrátil das células e rompe as junções intercelulares do endotélio (Mikelis et al., 2015). Os espaços abertos entre as células endoteliais também podem permitir a passagem de células recrutadas aos tecidos durante a resposta dos mastócitos. O recrutamento dos leucócitos circulantes é facilitado pela expressão das moléculas de adesão (p. ex., selectina P) mediada pelo receptor H_1 nas células endoteliais.

Reação tríplice de Lewis Quando a histamina é injetada por via intradérmica, ela desencadeia um fenômeno típico conhecido como *reação tríplice*. Essa resposta consiste no seguinte:

- Uma área de "vermelhidão" localizada ao redor do local da injeção, que se forma dentro de alguns segundos e no máximo em 1 minuto
- Uma área de "erupção" ou eritema que se estende até cerca de 1 cm além da mancha vermelha inicial e desenvolve-se mais lentamente
- Uma "pápula" ou área edemaciada detectável dentro de 1 a 2 minutos no local da injeção

A mancha vermelha inicial (alguns milímetros) resulta do efeito vasodilatador direto da histamina (produção de NO mediada pelo receptor H_1). A erupção é causada pela estimulação dos reflexos axonais induzida pela histamina, que causa vasodilatação por mecanismos indiretos, enquanto a pápula reflete a capacidade da histamina de aumentar a permeabilidade vascular (formação de edema).

Coração A histamina afeta diretamente a contratilidade e a condução elétrica do coração. Ela aumenta a força contrátil dos músculos atrial e ventricular promovendo a entrada de Ca^{2+}, e isso acelera a frequência cardíaca abreviando a despolarização diastólica no nó sinoatrial. Além disso, a histamina também retarda a condução atrioventricular (AV), aumenta a automaticidade e, em doses altas, pode causar arritmias. A condução AV mais lenta é atribuída principalmente aos receptores H_1, ao passo que os demais efeitos são atribuíveis em grande parte aos receptores H_2 e à acumulação do AMPc. Os efeitos cardíacos diretos da histamina administrada por via intravenosa são suplantados pelos reflexos barorreceptores ativados pela queda da pressão arterial.

Choque histamínico Quando é administrada em doses altas ou liberada durante as reações de anafilaxia sistêmica, a histamina causa redução grave e progressiva da pressão arterial. Como todos os vasos sanguíneos pequenos dilatam, eles retêm grandes quantidades de sangue, sua permeabilidade aumenta e o plasma escapa da circulação. Esses efeitos semelhantes ao choque cirúrgico ou traumático diminuem o volume sanguíneo efetivo, reduzem o retorno venoso e diminuem acentuadamente o débito cardíaco.

Músculo liso extravascular

A histamina contrai diretamente ou, mais raramente, relaxa vários músculos lisos extravasculares. A contração é atribuída à ativação dos receptores H_1 da musculatura lisa, que aumenta o Ca^{2+} intracelular, enquanto o relaxamento é atribuído principalmente à ativação dos receptores H_2. Embora a influência espasmogênica dos receptores H_1 predomine no músculo brônquico humano, também há receptores H_2 com função dilatadora. Por essa razão, o broncospasmo induzido por histamina *in vitro* é ligeiramente potencializado pelo bloqueio H_2. Pacientes com asma brônquica e algumas outras doenças pulmonares são mais suscetíveis aos efeitos broncoconstritores da histamina.

Terminações nervosas periféricas

A histamina estimula várias terminações nervosas e causa efeitos sensoriais. Na epiderme, ela causa prurido; na derme, provoca dor, às vezes acompanhada de prurido. As ações estimulantes nas terminações nervosas, inclusive aferentes e eferentes autonômicos, contribuem para o componente de "vermelhidão" da reação tríplice e aos efeitos indiretos da histamina nos brônquios e em outros órgãos.

Sistema nervoso central

Os neurônios histaminérgicos se originam no núcleo tuberomamilar do hipotálamo posterior, projetando-se para praticamente todas as regiões do encéfalo. A histamina neuronal tem funções estimuladoras e inibitórias no SNC. As funções estimuladoras promovem vigília, cognição, locomoção, metabolismo energético e nocicepção. As funções inibitórias suprimem o apetite, convulsões, excitação induzida por estresse e supersensibilidade induzida por denervação.

Sistema imune

A ativação dos receptores H_4 foi associada à indução de alterações do formato celular, quimiotaxia, secreção de citocinas e hiper-regulação das moléculas de adesão (Thurmond, 2015). Em vista da localização e da função do receptor H_4, os antagonistas H_4 são candidatos promissores ao tratamento dos distúrbios inflamatórios como rinite alérgica, asma, artrite reumatoide, dermatite atópica e, possivelmente, prurido e dor neuropática. Nenhum foi ainda aprovado pela FDA.

Choque histamínico

Quando é administrada em doses altas ou liberada durante as reações de anafilaxia sistêmica, a histamina causa redução grave e progressiva da pressão arterial. Como todos os vasos sanguíneos pequenos dilatam, eles retêm grandes quantidades de sangue, sua permeabilidade aumenta e o plasma escapa da circulação. Esses efeitos semelhantes ao choque cirúrgico ou traumático diminuem o volume sanguíneo efetivo, reduzem o retorno venoso e diminuem acentuadamente o débito cardíaco.

Toxicidade da histamina ingerida

Histamina é a toxina da intoxicação alimentar causada pelos peixes escombrídeos – como o atum – deteriorados. Os sinais e sintomas são náuseas e vômitos graves, cefaleia, ruborização e transpiração. A toxicidade da histamina também pode ocorrer depois da ingestão de vinho tinto por indivíduos que têm menos capacidade de decompor histamina. Os sinais e sintomas da intoxicação por histamina podem ser suprimidos pelos antagonistas H_1.

> **HISTÓRIA**
>
> A atividade anti-histamínica foi demonstrada pela primeira vez por Bovet e Staub, em 1937, com uma série de aminas contendo uma molécula de éter fenólico. A substância 2-isopropil-5-metilfenoxietil-dietilamina protegia cobaias contra várias doses letais de histamina, mas era muito tóxica para uso clínico. Por volta de 1944, Bovet e colaboradores descreveram o *maleato de pirilamina*, um antagonista eficaz da histamina dessa mesma categoria. Logo depois, foram descobertos compostos altamente eficazes como a *difenidramina* e a *tripelenamina*. Nos anos 1980, foram desenvolvidos antagonistas do receptor H_1 não sedativos para o tratamento das doenças alérgicas. A despeito do sucesso em bloquear as respostas alérgicas à histamina, os anti-histamínicos disponíveis não conseguiam inibir algumas das outras respostas à histamina, principalmente a secreção ácida gástrica. A descoberta dos receptores H_2 e seus antagonistas por James Black e colaboradores resultou em uma classe nova de fármacos, que antagonizavam a secreção ácida induzida pela histamina (Black et al., 1972); a farmacologia desses fármacos (p. ex., *cimetidina, famotidina*) é descrita no Capítulo 53. Black dividiu o Prêmio Nobel de Medicina/Fisiologia de 1988 com Gertrude Elion e George Hitchings, concedido ao trio "por suas descobertas de princípios importantes para o tratamento medicamentoso".

Antagonistas dos receptores de histamina

Antagonistas do receptor H_1

Propriedades farmacológicas

Na verdade, todos os "antagonistas" do receptor H_1 são agonistas inversos (ver Cap. 3), que reduzem a atividade constitutiva do receptor e competem com a histamina pela ligação ao receptor (Simons, 2004). As ações farmacológicas e as aplicações terapêuticas desses antagonistas podem ser previstas em grande parte com base no conhecimento da localização e do mecanismo de sinalização dos receptores de histamina.

Química Assim como a histamina, alguns antagonistas H_1 contêm uma molécula substituinte etilamina (a parte em preto da fórmula a seguir). Ao contrário da histamina, que tem um grupo amina primário e um único anel aromático, a maior parte dos antagonistas H_1 tem um grupo amina terciário ligado por uma cadeia de 2 ou 3 átomos a 2 substituintes aromáticos (em vermelho) conforme a seguinte fórmula geral:

$$Ar_1 \atop Ar_2 \!\!>\!\! X - \overset{|}{\underset{|}{C}} - \overset{|}{\underset{|}{C}} - N \!\!<$$

onde Ar é arila e X é um átomo de nitrogênio ou carbono, ou uma ligação –C–O–éter à cadeia lateral β-aminoetila. Em alguns casos, os dois anéis aromáticos estão interligados, como ocorre com os derivados tricíclicos, ou a etilamina pode fazer parte de uma estrutura anular. A Figura 43-3 ilustra as estruturas diversificadas dos principais antagonistas H_1 construídos ao redor dessa estrutura básica e que constituem as diversas gerações de fármacos.

Efeitos nos sistemas fisiológicos

Músculo liso Os antagonistas H_1 inibem a maioria dos efeitos da histamina nos músculos lisos, principalmente a contração da musculatura lisa das vias respiratórias. Os antagonistas H_1 inibem os efeitos vasodilatadores mais rápidos mediados pela ativação dos receptores H_1 das células endoteliais (síntese/liberação de NO e outros mediadores) com doses baixas de histamina. Eles também inibem a constrição venosa detectada em alguns sistemas vasculares.

Permeabilidade capilar Os antagonistas H_1 bloqueiam fortemente o aumento da permeabilidade capilar e a formação de edema e das lesões urticariformes produzidos pela histamina.

Erupção e prurido Os antagonistas H_1 suprimem a ação da histamina nas terminações nervosas, inclusive o componente de "erupção" da reação tríplice e o prurido causado pela injeção intradérmica.

Glândulas exócrinas Os antagonistas H_1 não suprimem a secreção gástrica. Contudo, as propriedades antimuscarínicas de muitos antagonistas H_1 podem contribuir para a redução da secreção das glândulas inervadas pelas terminações colinérgicas e reduzir a secreção persistente (p. ex., nas vias respiratórias).

Reações de hipersensibilidade imediata: anafilaxia e alergia Durante as reações de hipersensibilidade, a histamina é um dos diversos autacoides potentes liberados e sua contribuição relativa para os sintomas subsequentes varia amplamente entre as espécies e os tecidos diversos. A proteção conferida pelos antagonistas H_1 varia de acordo com isso. Nos seres humanos, a formação de edema e o prurido são eficazmente suprimidos. Outros efeitos como a hipotensão não são tão bem antagonizados. Os antagonistas H_1 são ineficazes no bloqueio da broncoconstrição associada à asma.

Propriedades estabilizadoras dos mastócitos e ações anti-inflamatórias Alguns antagonistas H_1 de segunda geração (p. ex., *cetirizina, desloratadina, fexofenadina, olopatadina, cetotifeno, alcaftadina* e outros) produzem efeitos estabilizadores dos mastócitos, resultando na redução da liberação dos mediadores dessas células durante uma reação alérgica (Levi-Schaffer e Eliashar, 2009). Esses fármacos também têm propriedades anti-inflamatórias, que podem incluir redução da secreção de citocinas, diminuição da expressão das moléculas de adesão e inibição da infiltração de eosinófilos. Esses efeitos podem ser dependentes e independentes do receptor H_1, mas os mecanismos exatos ainda são desconhecidos e não está claro que função eles desempenham quando são administradas doses terapêuticas habituais desses fármacos. Existe alguma evidência de que os antagonistas H_1 com essas propriedades adicionais possam ser mais eficazes no tratamento tópico da conjuntivite alérgica (Abelson et al., 2015).

SNC Os antagonistas H_1 de primeira geração podem estimular e deprimir o SNC (Simons e Simons, 2011). Ocasionalmente, a estimulação é detectada nos pacientes tratados com doses convencionais; esses pacientes tornam-se inquietos, nervosos e não conseguem dormir. A excitação central também é uma manifestação marcante da superdosagem e geralmente causa convulsões, principalmente nos lactentes. Por outro lado, a depressão central geralmente está associada a doses terapêuticas dos antagonistas H_1 mais antigos. Redução da atenção, tempos de reação mais lentos e sonolência são manifestações comuns. Os pacientes variam quanto à suscetibilidade e às respostas a cada fármaco. As etanolaminas (p. ex., *difenidramina*) são especialmente propensas a causar sedação. Em razão da sedação que ocorre com os anti-histamínicos de primeira geração, esses fármacos não podem ser tolerados ou utilizados sem riscos por muitos pacientes, exceto na hora de dormir. Mesmo nesses casos, os pacientes podem ter uma "ressaca" de anti-histamínico na manhã seguinte, resultando em sedação com ou sem disfunção psicomotora. Os antagonistas H_1 de segunda geração são descritos como *não sedativos* porque não atravessam a barreira hematencefálica em níveis significativos. Isso se deve à sua lipofilicidade reduzida e ao fato de que eles são substratos da glicoproteína P, que os bombeia para fora das células endoteliais capilares da barreira hematencefálica e são devolvidos ao lúmen dos capilares (ver Cap. 4 e Simons e Simons, 2011).

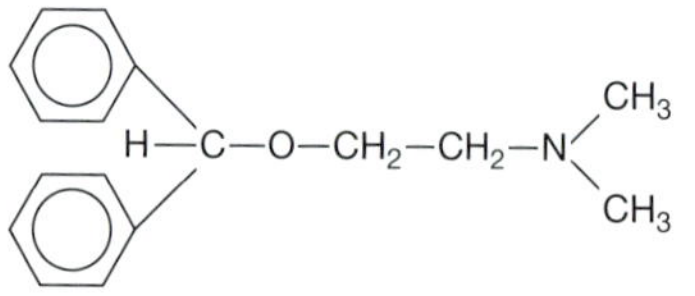

DIFENIDRAMINA (uma etanolamina)

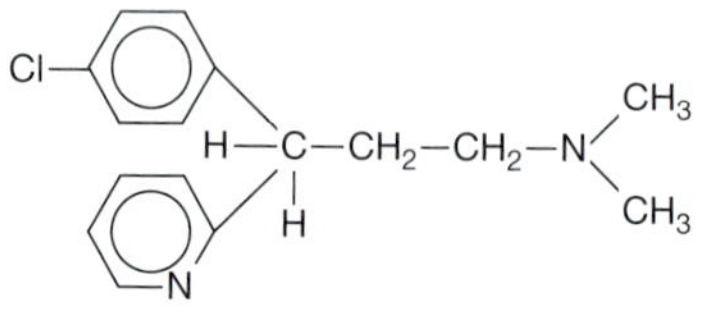

CLORFENIRAMINA (uma alquilamina)

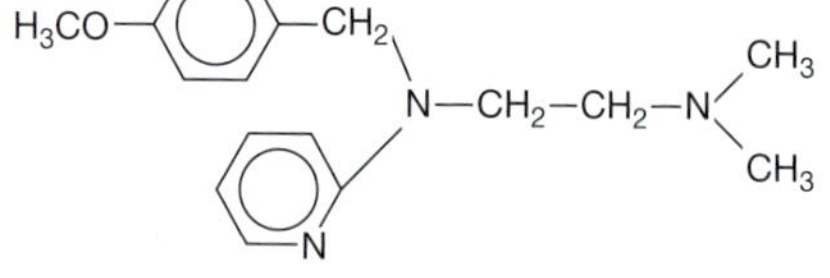

PIRILAMINA (uma etilenodiamina)

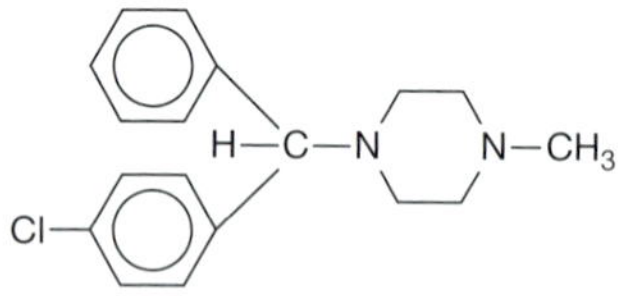

CLORCICLIZINA (uma piperazina)

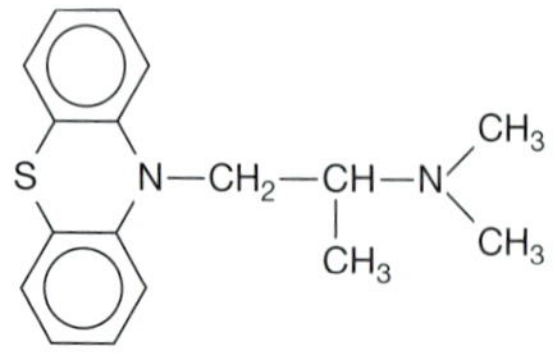

PROMETAZINA (uma fenotiazina)

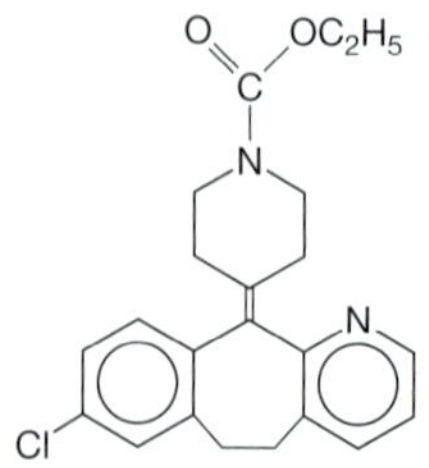

LORATADINA (uma piperidina cíclica)

Figura 43-3 *Principais antagonistas H_1.*

Alguns agentes antipsicóticos são antagonistas dos receptores H_1 e H_2, mas não está claro se essa propriedade desempenha algum papel importante nos efeitos antipsicóticos desses fármacos. Nos sistemas experimentais, o antipsicótico atípico *clozapina* é um antagonista H_1 eficaz, um antagonista H_3 fraco e um agonista do receptor H_4. A atividade antagonista no receptor H_1 dos antipsicóticos típicos e atípicos é responsável pela tendência que esses fármacos têm de aumentar o peso.

Efeitos anticolinérgicos Muitos dos antagonistas H_1 de primeira geração tendem a inibir reações colinérgicas muscarínicas e podem se manifestar durante o uso clínico (Simons e Simons, 2011). Alguns desses fármacos também podem ser usados para tratar cinetose (ver Caps. 11 e 54), provavelmente em razão de suas propriedades anticolinérgicas. A *prometazina* talvez tenha atividade bloqueadora muscarínica mais potente entre os fármacos desse grupo e é o mais eficaz antagonista H_1 para tratar cinetose. Os antagonistas H_1 de segunda geração não têm qualquer efeito nos receptores muscarínicos (Simons e Simons, 2011).

Efeito anestésico local Alguns antagonistas H_1 têm atividade anestésica local e alguns são mais potentes que a *procaína*. A *prometazina* é especialmente ativa nesse sentido. Entretanto, as concentrações necessárias para que ocorra esse efeito são muito maiores que as que antagonizam as interações da histamina com seus receptores.

ADME Os antagonistas H_1 são bem absorvidos a partir do trato gastrintestinal. Depois da administração oral, as concentrações plasmáticas de pico são alcançadas em 1 a 3 horas e os efeitos geralmente persistem por 4 a 6 horas com os fármacos de primeira geração; contudo, alguns desses fármacos têm ações muito mais longas, como acontece com a maioria dos antagonistas H_1 de segunda geração (del Cuvillo et al., 2006; Simons, 2004) (Tab. 43-2). Esses fármacos são amplamente distribuídos por todo o corpo, inclusive ao sistema nervoso central quando se utilizam anti-histamínicos de primeira geração. As concentrações de pico desses fármacos na pele podem persistir depois do declínio dos níveis plasmáticos. Desse modo, a inibição das reações de "pápula e eritema" à injeção intradérmica da histamina ou de um alérgeno pode persistir por 36 horas ou mais depois de iniciar o tratamento e por até 7 dias depois da interrupção do uso em pacientes que utilizam regularmente um antagonista H_1 por 1 semana ou mais (del Cuvillo et al., 2006).

Todos os antagonistas H_1 de primeira geração e a maioria dos antagonistas H_1 de segunda geração são metabolizados pelas CYP (citocromo P450) e pouca ou nenhuma quantidade do fármaco é excretada sem alterações na urina; a maioria é excretada na urina na forma de metabólitos (Bartra et al., 2006; Simons, 2004). As exceções são a *cetirizina* e a *acrivastina* (< 40% metabolizado) e a *fexofenadina, levocetirizina* e *epinastina* (< 10% metabolizado). *Cetirizina, levocetirizina* e *acrivastina* são excretadas principalmente na urina; a *fexofenadina* é excretada predominantemente nas fezes, enquanto a *epinastina* é excretada na urina (55%) e nas fezes (30%).

Os antagonistas H_1 que são metabolizados são eliminados mais rapidamente pelas crianças que pelos adultos e mais lentamente nos pacientes com doença hepática grave. Esses antagonistas também estão mais sujeitos a causar interações medicamentosas. Por exemplo, os níveis plasmáticos dos antagonistas H_1 podem ser reduzidos quando eles são usados simultaneamente com fármacos que induzem a síntese de CYP (p. ex., benzodiazepínicos) ou aumentados quando são administrados junto com fármacos que competem ou inibem a mesma isoforma de CYP (p. ex., *eritromicina, cetoconazol*, antidepressivos) (Bartra et al., 2006; Simons, 2004). Interações clinicamente significativas são mais prováveis com os fármacos de primeira geração que com os de segunda geração, que têm índices terapêuticos mais altos. Contudo, estudos demonstraram que os antagonistas H_1 de segunda geração comercializados no passado (*terfenadina* e *astemizol*) prolongavam em casos raros o intervalo QTc e induziam *torsades de pointes*, uma arritmia potencialmente fatal em razão de sua capacidade de inibir um canal de K^+ retificador de influxo (I_{Kr}) quando seu metabolismo era reduzido e suas concentrações plasmáticas aumentavam muito, por exemplo, em consequência de doença hepática ou do uso simultâneo de fármacos que inibiam a família CYP3A (Barta et al., 2006; Simons, 2004) (ver Cap. 30). Isso levou à retirada do mercado da *terfenadina* e do *astemizol*.

O *astemizol* e um metabólito hidroxilado ativo natural têm $t_{1/2}$ muito longas. A *terfenadina* é um profármaco metabolizado pela CYP3A4 hepática em fexofenadina, que é seu substituto e não causa cardiotoxicidade detectável. Hoje, existem testes *in vitro* para avaliar a capacidade de um fármaco de inibir o I_{Kr}.

Usos terapêuticos

Os antagonistas H_1 são usados para tratar várias reações de hipersensibilidade imediata. As propriedades fundamentais de alguns desses fármacos também têm utilidade terapêutica como supressores da cinetose ou sedativos.

Doenças alérgicas Os antagonistas H_1 são úteis nas reações alérgicas agudas, que causam sintomas de rinite, urticária e conjuntivite (Simons e Simons, 2011). Os efeitos desses fármacos limitam-se à supressão dos sintomas atribuíveis à liberação de histamina depois da reação do antígeno com o anticorpo. Nos pacientes com asma brônquica, os antagonistas de histamina têm pouca eficácia e não são usados isoladamente (ver Caps. 42 e 44). No tratamento da anafilaxia sistêmica, na qual outros autacoides além da histamina desempenham papel importante, a *epinefrina* é o fármaco fundamental e os antagonistas da histamina desempenham apenas um papel adjuvante secundário. O mesmo se aplica ao angioedema grave, no qual o edema da laringe coloca a vida do paciente em risco (ver Cap. 14).

Algumas dermatoses alérgicas respondem favoravelmente aos antagonistas H_1. O efeito benéfico é mais marcante na urticária aguda. Os antagonistas H_1 também são a primeira opção de tratamento para urticária crônica, mas as doses necessárias podem ser até quatro vezes maiores que as aprovadas para tratar rinite; os pacientes refratários aos antagonistas H_1 em doses altas devem ter seu tratamento alterado para fármacos que atuam na reação imune (Viegas et al., 2014). Os antagonistas H_1 estão indicados para o tratamento do prurido. Muitos pacientes com dermatites atópica e de contato podem obter algum alívio (embora os corticoides tópicos sejam mais eficazes), assim como outras condições como picadas de inseto e exposição à hera venenosa. As lesões urticariformes e edematosas da doença do soro melhoram com os antagonistas H_1, mas a febre e a artralgia geralmente não respondem ao tratamento.

Resfriado comum Os antagonistas H_1 são inúteis no tratamento do resfriado comum. Os efeitos anticolinérgicos fracos dos fármacos mais antigos tendem a atenuar a rinorreia, mas esse efeito de ressecamento pode ser mais deletério que benéfico, em razão de sua tendência de causar sonolência.

Cinetose, vertigem e sedação O antagonista muscarínico *escopolamina*, administrado por via oral, parenteral ou transdérmica, é o fármaco mais eficaz como profilaxia e tratamento da cinetose. Alguns antagonistas H_1 são úteis nos casos mais leves e causam menos efeitos adversos. Isso inclui o *dimenidrinato* e as piperazinas (p. ex., *ciclizina* e *meclizina*). A *prometazina* (uma fenotiazina) é mais potente e eficaz e suas propriedades antieméticas adicionais podem ser úteis para reduzir os vômitos, mas sua ação sedativa pronunciada geralmente é desfavorável. Sempre que for possível, os fármacos devem ser administrados cerca de 1 hora antes da exposição esperada a uma situação de movimento. O tratamento iniciado depois do início das náuseas e dos vômitos raramente é eficaz. Alguns antagonistas H_1, principalmente o *dimenidrinato* e a *meclizina*, em geral são eficazes nos distúrbios vestibulares como a doença de Ménière e outros tipos de vertigem verdadeira. Apenas a *prometazina* é útil ao tratamento das náuseas e dos vômitos causados por quimioterapia ou radioterapia de câncer; contudo, estão disponíveis outros fármacos antieméticos mais eficazes (p. ex., antagonistas do receptor de serotonina 5-HT_3) (ver Cap. 54). A *difenidramina* pode reverter os efeitos adversos extrapiramidais causados pelos antipsicóticos (ver Cap. 19). A tendência de alguns antagonistas dos receptores H_1 de causar sonolência resultou na sua utilização como hipnóticos. Os antagonistas H_1, principalmente a *difenidramina*, estão presentes em várias preparações comerciais indicadas para insônia. As ações sedativa e ansiolítica leve da *hidroxizina* contribuem para sua utilização como ansiolítico.

TABELA 43-2 ■ PREPARAÇÕES E DOSES DOS PRINCIPAIS ANTAGONISTAS DO RECEPTOR H_1[a]

CLASSE E NOME GENÉRICO	DURAÇÃO DA AÇÃO (h)[b]	PREPARAÇÕES[c]	DOSE ÚNICA (ADULTO)
Fármacos de primeira geração			
Dibenzoxepinas tricíclicas			
Doxepina, cloridrato	6-24	O, L, T	10-150 mg; insônia: 6 mg (O) Prurido: película fina, 4×/dia (T)
Etanolaminas			
Carbinoxamina, maleato	3-6	O, L	4-8 mg; 6-16 mg (SR)
Clemastina, fumarato	12	O, L	1,34-2,68 mg
Difenidramina, cloridrato	12	O, L, I, T	25-50 mg (O/L/I)
Dimenidrinato[d]	4-6	O, I	50-100 mg
Etilenodiaminas			
Pirilamina, maleato (apenas em preparações combinadas)	4-6	O, L	7,5-30 mg
Alquilaminas			
Clorfeniramina, maleato	24	O, L, I, SR	4 mg, 12 mg (SR)
Bronfeniramina, maleato	4-6	O, L, I, SR	2 mg
Piperazinas			
Hidroxizina, cloridrato	6-24	O, L, I	25-100 mg
Hidroxizina, pamoato	6-24	O, L (indisponível nos Estados Unidos)	25-100 mg
Ciclizina, cloridrato	4-6	O	50 mg
Ciclizina, lactato (indisponível nos Estados Unidos)	4-6	I	50 mg
Meclizina, cloridrato	12-24	O	25-50 mg
Fenotiazinas			
Prometazina, cloridrato	4-6	O, L, I, S	12,5-50 mg
Piperidinas			
Ciproeptadina, cloridrato[e]	4-6	O, L	1-6,5 mg
Fármacos de segunda geração			
Dibenzoxepinas tricíclicas			
Olopatadina, cloridrato	6-12	T	2 borrifadas em cada narina; 1 gota/olho
Alquilaminas			
Acrivastina[f]	6-8	O	8 mg
Piperazinas			
Cetirizina, cloridrato[f]	12-24	O, L	5-10 mg
Levocetirizina, cloridrato	12-24	O, L	2,5-5 mg
Piperidinas			
Alcaftadina	16-24	T	1 gota/olho
Bepotastina, besilato	8	T	1 gota/olho
Desloratadina	24	O, L	5 mg
Fexofenadina, cloridrato	12-24	O, L	60-180 mg
Cetotifeno, fumarato	8-12	T	1 gota/olho
Loratadina	24	O, L	10 mg
Outros fármacos de segunda geração			
Azelastina, cloridrato[f]	12-24	T	2 borrifadas em cada narina; 1 gota/olho
Emedastina	8-12	T	1 gota/olho
Epinastina	8-12	T	1 gota/olho

[a]Ver a descrição das fenotiazinas no Capítulo 19.
[b]A duração da ação dos anti-histamínicos H_1 por avaliação objetiva da supressão dos sintomas induzidos pela histamina ou por alérgenos é maior do que se poderia esperar com base nas concentrações plasmáticas ou nos valores de $t_{1/2}$ de eliminação terminal.
[c]As preparações são designadas da seguinte forma: O, comprimidos orais; L, líquidos orais; I, injeção; S, supositório; SR, liberação retardada; T, tópica. Alguns antagonistas do receptor H_1 também estão disponíveis em preparações que contêm vários fármacos. As preparações SR dificultam a extração da pseudoefedrina para produzir metanfetamina.
[d]Dimenidrinato é uma combinação de difenidramina e 8-cloroteofilina em proporções moleculares iguais.
[e]Também tem propriedades antisserotoninérgicas.
[f]Causa efeitos sedativos leves.

Efeitos adversos

O efeito adverso mais comum dos antagonistas H_1 de primeira geração é sedação. A ingestão simultânea de álcool e outros depressores do SNC produz um efeito aditivo, que compromete as habilidades motoras. Outras ações adversas centrais incluem tontura zumbido, lassidão, perda da coordenação motora, fadiga, visão embaçada, diplopia, euforia, nervosismo, insônia e tremores. Possíveis efeitos adversos adicionais, inclusive perda do apetite, náuseas, vômitos, desconforto epigástrico e constipação ou diarreia, podem ser atenuados quando os fármacos são administrados junto com as refeições. Os antagonistas H_1 (p. ex., *ciproeptadina*) podem aumentar o apetite e o peso. Outros efeitos adversos devido às ações antimuscarínicas de alguns dos antagonistas dos receptores H_1 de primeira geração incluem ressecamento da boca e das vias respiratórias (às vezes causando tosse), retenção ou aumento da frequência urinária e disúria. Esses efeitos não são observados com os antagonistas H_1 de segunda geração. Dermatite alérgica não é comum; outras reações de hipersensibilidade incluem febre farmacogênica e fotossensibilização. Complicações hematológicas como leucopenia, agranulocitose e anemia hemolítica são muito raras.

Como os anti-histamínicos H_1 atravessam a placenta, recomenda-se cautela com as mulheres que estão ou possam estar grávidas (Simons e Simons, 2011). Vários anti-histamínicos (p. ex., *azelastina*, *hidroxizina*, *fexofenadina*) produziram efeitos teratogênicos nos estudos com animais, enquanto outros (p. ex., *clorfeniramina*, *difenidramina*, *cetirizina*, *loratadina*) não foram teratogênicos. Uma revisão sistemática recente concluiu que os anti-histamínicos provavelmente não são fatores de risco potentes para anomalias congênitas significativas (Gilboa et al., 2014). Uma preparação combinada contendo o antagonista H_1 *doxilamina* e vitamina B_6 (*piridoxina*) foi aprovada, em 1956, para tratar náuseas e vômitos da gravidez e, em seguida, foi retirado voluntariamente do mercado em 1983 em razão da preocupação de que causasse anomalias congênitas. Estudos subsequentes demonstraram que essa preparação não aumentava o risco de anomalias congênitas e, em 2013, ela foi reaprovada para a mesma indicação com uma combinação de doses fixas e liberação retardada. Os anti-histamínicos podem ser excretados no leite materno em pequenas quantidades e os fármacos de primeira geração utilizados pelas mães que estão amamentando podem causar sintomas como irritabilidade, sonolência ou depressão respiratória nos lactentes.

Com a intoxicação aguda por antagonistas H_1 de primeira geração, o risco maior é atribuído aos efeitos excitatórios centrais. A síndrome inclui alucinações, excitação, ataxia, perda da coordenação motora, atetose e crises convulsivas, pupilas fixas e dilatadas com rubor facial, taquicardia sinusal, retenção urinária, boca seca e febre. Essa síndrome é muito semelhante a que é causada pela intoxicação *atropínica*. Nos estágios terminais, há aprofundamento do coma com colapso cardiorrespiratório e morte geralmente nas primeiras 2 a 18 horas. O tratamento consiste em medidas sintomáticas e de sustentação em geral. As superdosagens de antagonistas H_1 de segunda geração não foram associadas a efeitos tóxicos significativos (Simons e Simons, 2011).

Indicações e problemas pediátricos e geriátricos

Embora tenham sido realizados poucos testes clínicos, os anti-histamínicos de segunda geração são preferíveis para pacientes idosos (> 65 anos), especialmente aqueles com função cognitiva prejudicada, já que não possuem os efeitos sedativos e anticolinérgicos dos fármacos de primeira geração (Simons, 2004). Além disso, um estudo prospectivo recente com participantes de 65 anos ou mais, sem demência demonstrou uma relação significativa de dose-resposta cumulativa em 10 anos entre o uso de anticolinérgicos (antagonistas H_1 de primeira geração estavam entre os mais comuns) e risco de demência, principalmente doença de Alzheimer (Gray et al., 2015).

Os anti-histamínicos de primeira geração não são recomendados para crianças, porque seus efeitos sedativos podem dificultar a aprendizagem e comprometer o desempenho escolar. Os fármacos de segunda geração foram aprovados pela FDA para uso pediátrico e estão disponíveis em preparações com doses menores apropriadas (p. ex., comprimidos mastigáveis ou rapidamente dispersíveis, xarope). O uso das preparações para tosse e resfriado vendidas sem prescrição (contendo misturas de anti-histamínicos, descongestionantes, antitussígenos e expectorantes) nas crianças pequenas foi associado a efeitos adversos graves e mortes. Em 2008, a FDA recomendou que essas preparações não deveriam ser utilizadas pelas crianças com menos de 2 anos e os fabricantes desses fármacos afiliados à Consumer Healthcare Products Association tornaram a rotular voluntariamente os produtos com a tarja "não usar" em crianças com menos de 4 anos.

Antagonistas H_1 disponíveis

A seguir, estão descritas as propriedades mais importantes de alguns antagonistas H_1 agrupados por suas estruturas químicas. As preparações representativas estão listadas na Tabela 43-2. Os antagonistas H_1 de segunda geração causam menos efeitos adversos e são superiores em segurança, em comparação com os antagonistas H_1 de primeira geração mais antigos (Fein et al., 2019).

Dibenzoxepina tricíclica de primeira geração (doxepina)

A *doxepina* é comercializada como antidepressivo tricíclico (ver Cap. 18). Esse fármaco também é um dos antagonistas H_1 mais potentes e exerce atividade antagonista significativa nos receptores H_2, embora isto não signifique maior eficácia clínica. A *doxepina* pode causar sonolência e está associada a efeitos anticolinérgicos. Ela é melhor tolerada pelos pacientes com depressão que por aqueles que não estão deprimidos, nos quais mesmo doses baixas podem causar desorientação e confusão.

Dibenzoxepina tricíclica de segunda geração (olopatadina)

A olopatadina é um antagonista H_1 tópico com propriedades adicionais de estabilização dos mastócitos e ações anti-inflamatórias. Na forma de colírio, esse fármaco é eficaz para o tratamento da conjuntivite alérgica e na forma de *spray* ajuda a atenuar os sintomas nasais da rinite alérgica.

Etanolaminas (protótipo: difenidramina)

As etanolaminas têm atividade antimuscarínicas significativa e tendência marcante a induzir sedação. Cerca de metade dos indivíduos tratados por intervalos curtos com doses convencionais experimenta sonolência. Contudo, a incidência dos efeitos adversos GI é baixa com esse grupo de fármacos.

Etilenodiamina (protótipo: pirilamina)

A *pirilamina* está entre os antagonistas H_1 mais específicos. Embora seus efeitos centrais sejam relativamente fracos, ocorre sonolência em uma porcentagem significativa dos pacientes. Efeitos adversos gastrintestinais são frequentes.

Alquilaminas de primeira geração (protótipo: clorfeniramina)

As alquilaminas de primeira geração estão entre os antagonistas H_1 mais potentes. Esses fármacos têm menos tendência a causar sonolência e são mais apropriados para uso diário, mas uma porcentagem significativa dos pacientes ainda assim refere sedação. Os efeitos adversos referidos à estimulação do SNC são mais comuns que com os outros grupos.

Alquilaminas de segunda geração (acrivastina)

A alquilaminas de segunda geração é um derivado da alquilamina de primeira geração *triprolidina* e pode estar associada a uma incidência ligeiramente maior de sedação leve que os outros antagonistas H_1 de segunda geração.

Piperazinas de primeira geração

A *hidroxizina* é um fármaco de ação longa amplamente utilizado para tratar reações alérgicas cutâneas; sua atividade depressora central considerável pode contribuir para sua ação antipruriginosa marcante e ela também é usada como sedativo e ansiolítico. A *ciclizina* e a *meclizina* são usadas principalmente para controlar cinetose, embora a *prometazina* e a *difenidramina* sejam mais eficazes (assim como o antimuscarínico *escopolamina*).

Piperazinas de segunda geração (cetirizina)

A *cetirizina* tem efeitos anticolinérgicos mínimos. Ela também consegue chegar ao cérebro em concentrações mínimas, mas está associada a uma incidência um pouco maior de sonolência que os outros antagonistas H_1 de segunda geração. O enantiômero ativo conhecido como *levocetirizina* tem potência ligeiramente maior e pode ser utilizado com doses 50% menores, que causam menos sedação subsequente. A *cetirizina* e a *levocetirizina* também têm propriedades anti-inflamatórias e estabilizadoras dos mastócitos.

Fenotiazinas (protótipo: prometazina) A *prometazina* produz efeitos sedativos acentuados e anticolinérgicos significativos e seus diversos congêneres são usados principalmente por seus efeitos antieméticos (ver Cap. 54).

Piperidinas de primeira geração (ciproeptadina) A *ciproeptadina* é singular porque tem ações anti-histamínica e antisserotonérgica por seu antagonismo do receptor 5-HT$_{2A}$. Esse fármaco causa sonolência e também produz efeitos anticolinérgicos significativos e pode aumentar o apetite.

Piperidinas de segunda geração (protótipo: loratadina) A *terfenadina* e o *astemizol* (primeiros fármacos de segunda geração) não são mais comercializados porque podiam causar uma arritmia grave e potencialmente fatal (*torsades de pointes*; ver parágrafos anteriores). A *terfenadina* foi substituída pela *fexofenadina*, um metabólito ativo sem os efeitos tóxicos da primeira, sem efeitos sedativos e com as propriedades antialérgicas do composto original. Outro anti-histamínico dessa classe desenvolvido com base nessa estratégia é a *desloratadina*, que é um metabólito ativo da *loratadina*. Esses fármacos não produzem efeitos anticolinérgicos significativos e não entram facilmente no SNC. Em conjunto, essas propriedades parecem explicar a incidência baixa de efeitos adversos dos anti-histamínicos piperidínicos. Todos os membros desse grupo têm propriedades anti-inflamatórias e estabilizadoras dos mastócitos. Embora o significado terapêutico desses efeitos adicionais não esteja claro com os fármacos administrados por via oral, eles parecem produzir efeitos benéficos adicionais quando são utilizados em preparações tópicas para tratar conjuntivite alérgica. A *alcaftadina* também tem atividade antagonista nos receptores H$_4$, e isso provavelmente explica sua superioridade sobre os outros antagonistas H$_1$ tópicos na atenuação do prurido ocular associado à conjuntivite alérgica (Thurmond, 2015).

Outros antagonistas H$_1$ de segunda geração Os fármacos desse grupo (*azelastina*, *emedastina* e *epinastina*) têm estruturas diversificadas e eficácia terapêutica e efeitos adversos semelhantes aos dos outros antagonistas H$_1$ de segunda geração. Todos são comercializados na forma de colírios tópicos para tratar conjuntivite alérgica; a *azelastina* também está disponível em *spray* nasal para tratar os sintomas da rinite alérgica ou vasomotora. A *epinastina* tem atividade antagonista nos receptores H$_1$ e H$_2$, e isso pode ajudar a reduzir o edema palpebral. A *epinastina* e a *azelastina* também têm propriedades anti-inflamatórias e estabilizadoras dos mastócitos. A *emedastina* é um antagonista H$_1$ altamente seletivo sem essas propriedades adicionais.

Antagonistas do receptor H$_2$

A farmacologia e a utilidade clínica dos antagonistas H$_2$ (p. ex., *cimetidina*, *ranitidina*) como inibidores da secreção ácida do estômago para tratar doenças gastrintestinais são descritas no Capítulo 53.

Antagonistas do receptor H$_3$

Os receptores H$_3$ são autorreceptores pré-sinápticos localizados nos neurônios histaminérgicos que se originam do núcleo tuberomamilar do hipotálamo e projetam-se por todo o SNC, embora principalmente ao hipocampo, amígdalas, núcleo acumbente, globo pálido, estriado, hipotálamo e córtex (Haas et al., 2008; Sander et al., 2008). O receptor H$_3$ ativado deprime a deflagração dos neurônios no nível dos corpos celulares/dendritos e reduz a liberação da histamina pelas terminações despolarizadas. Desse modo, os agonistas H$_3$ reduzem a transmissão histaminérgica e os antagonistas facilitam esse processo.

Os receptores H$_3$ também são heterorreceptores pré-sinápticos existentes em vários neurônios do encéfalo e dos tecidos periféricos, e sua ativação inibe a liberação de neurotransmissores dos neurônios noradrenérgicos, serotonérgicos, GABAérgicos, colinérgicos e glutamatérgicos, assim como as fibras C sensíveis à dor. Os receptores H$_3$ do cérebro têm atividade constitutiva significativa na ausência de um agonista; por essa razão, os agonistas inversos reduzem essa atividade constitutiva, anulam a inibição da liberação dos neurotransmissores e, desse modo, facilitam sua liberação (ativação desses neurônios).

Os antagonistas/agonistas inversos H$_3$ produzem diversos efeitos centrais; por exemplo, eles ativam o estado de vigília, melhoram a função cognitiva (p. ex., melhoram a memória, a aprendizagem e a atenção) e reduzem a ingestão alimentar. Por essa razão, há interesse considerável por desenvolver antagonistas H$_3$ que possam ser usados para tratar distúrbios do sono, TDAH (transtorno de déficit de atenção/hiperatividade), epilepsia, disfunção cognitiva, esquizofrenia, obesidade, dor neuropática e doença de Alzheimer (Haas et al., 2008; Sander et al., 2008).

A *tioperamida* foi o primeiro antagonista/agonista inverso H$_3$ "específico" disponível experimentalmente, mas era igualmente eficaz no receptor H$_4$. Alguns outros derivados imidazólicos foram desenvolvidos como antagonistas H$_3$, inclusive *clobempropita*, *ciproxifano* e *proxifano*, mas o anel imidazólicos facilita a ligação ao receptor H$_4$ e às CYP. Por causa disso, foram desenvolvidos antagonistas/agonistas inversos H$_3$ não imidazólicos mais seletivos (*tioperamida*, *ciproxifano*, *pitolisanto*) (Haas et al., 2008; Sander et al., 2008).

Com base nas funções dos receptores H$_3$ no SNC, os antagonistas H$_3$ têm utilidade potencial no tratamento dos distúrbios do sono, TDAH, epilepsia, disfunção cognitiva, esquizofrenia, dor neuropática e doença de Alzheimer. O *pitolisanto*, antagonista/agonista inverso seletivo do receptor H$_3$, demonstrou eficácia no tratamento da sonolência diurna excessiva ou cataplexia em adultos com narcolepsia (Wang, 2021) e atualmente é aprovado pela FDA. O *pitolisanto* também se mostrou eficaz no tratamento da sonolência diurna em pacientes com apneia obstrutiva do sono. O *pitolisanto* se liga com alta afinidade aos receptores H$_3$ ($K_i = 1$ nM), sem afinidade significativa pelos receptores H$_1$, H$_2$ ou H$_4$ ($K_i > 10$ μM).

Antagonistas do receptor H$_4$

Os receptores H$_4$ estão expressos nas células com funções inflamatórias ou imunes e podem mediar a quimiotaxia induzida pela histamina, a indução de alterações do formato celular, a secreção de citocinas e a hiper-regulação das moléculas de adesão (Thurmond et al., 2008). Além disso, os receptores H$_4$ desempenham um papel importante na patogenia do prurido e da dor neuropática. Em razão da localização e função singulares dos receptores H$_4$, os antagonistas H$_4$ são candidatos promissores para o tratamento de distúrbios inflamatórios e, possivelmente, do prurido e da dor neuropática (Thurmond, 2015).

O receptor H$_4$ apresenta homologia mais ampla com o receptor H$_3$ e liga-se a alguns ligantes desse último receptor, especialmente aos que têm anéis imidazólicos, embora algumas vezes com efeitos diferentes (Thurmond et al., 2008). Por exemplo, a *tioperamida* é um agonista inverso eficaz nos receptores H$_3$ e H$_4$, enquanto a *clobempropita* (um agonista inverso H$_3$) é um agonista parcial do receptor H$_4$ (e agonista H$_3$); a *impentamina* (agonista H$_3$) e a *iodofempropita* (agonista inverso H$_3$) são antagonistas H$_4$ neutros.

Antagonistas específicos de H$_4$ foram testados em ensaios clínicos de fase I e II para tratamento de asma persistente, prurido, dermatite e artrite reumatoide. JNJ39758979 mostrou benefício para o tratamento da asma eosinofílica, mas não atingiu o objetivo principal do estudo. Outro antagonista do receptor H$_4$, ZPL-3893787, produziu melhora significativa nos escores de dermatite atópica em pacientes com doença moderada a grave. Nenhum antagonista do receptor H$_4$ foi aprovado pela FDA.

Bradicinina, calidina e seus antagonistas

Nas décadas de 1920 e 1930, Frey, Kraut e Werle caracterizam uma substância hipotensora isolada da urina, que também estava presente em outros líquidos e tecidos; essa substância foi denominada *calicreína*, um termo grego sinônimo de pâncreas, que é uma fonte especialmente rica (Werle, 1970). Estudos demonstraram que a calicreína produz uma substância farmacologicamente ativa a partir de um precursor inativo presente no plasma; em seguida, ficou demonstrado que a substância ativa (*calidina*) era um polipeptídeo clivado de uma globulina plasmática (Werle, 1970). Mais tarde, Rocha e Silva, Beraldo e colaboradores relataram que a tripsina e alguns venenos de víboras atuam na globulina plasmática e produziam uma substância que reduzia a pressão arterial e causava contração lenta do intestino (Rocha e Silva et al., 1949); essa substância foi denominada *bradicinina*, derivada dos termos gregos *bradis* (que significa "lento") e *kinein* (que significa "mover"). Em 1960, a bradicinina (um peptídeo com nove aminoácidos) foi isolada e sintetizada; pouco depois, a calidina foi reconhecida como bradicinina com uma molécula de lisina N-terminal adicional. As cininas têm $t_{1/2}$ curtas porque são destruídas por peptidases plasmáticas e teciduais (Erdös e Skidgel, 1997). Estudos descobriram dois tipos de receptores de cinina (B_1 e B_2) com base na ordem de classificação das potências dos análogos da cinina, que depois foram validados por clonagem (Leeb-Lundberg et al., 2005). O desenvolvimento de antagonistas específicos desses receptores e de camundongos com receptores suprimidos (nocaute) também ampliou nossos conhecimentos sobre a função das cininas na regulação da homeostase cardiovascular e dos processos inflamatórios (Leeb-Lundberg et al., 2005).

Lesão dos tecidos, reações alérgicas, infecções virais e outros processos inflamatórios ativam uma série de reações proteolíticas, que formam bradicinina e calidina nos tecidos. Esses peptídeos contribuem para as reações inflamatórias como autacoides, que atuam localmente e causam dor, vasodilatação e aumento da permeabilidade vascular, embora também tenham efeitos benéficos (p. ex., no coração, rins e circulação) (Bhoola et al., 1992). Grande parte de sua atividade é atribuída à estimulação da liberação de mediadores potentes, inclusive prostaglandinas, NO ou EDHF (fator hiperpolarizante derivado do endotélio).

Sistemas endógenos calicreína-cininogênios-cinina

O nonapeptídeo bradicinina e o decapeptídeo calidina (*lisil bradicinina*) (Tab. 43-3) são clivados das α_2-globulinas conhecidas como *cininogênios* (Fig. 43-4). Existem dois cininogênios: o cininogênio de alto peso molecular (APM) e o cininogênio de baixo peso molecular (BPM). Algumas serinas-proteases produzem cininas, mas as duas proteases altamente específicas que liberam bradicinina e calidina a partir dos cininogênios são conhecidas como *calicreínas*. Bradicinina e calidina são os ligantes naturais do receptor de bradicinina B_2 (BDKRB2), enquanto os produtos des-Arg desses peptídeos, clivados pela carboxipeptidase, são os ligantes naturais do receptor de bradicinina B_1 (BDKB1R).

Calicreínas

A bradicinina e a calidina são clivadas a partir do cininogênio de APM ou BPM pela calicreína plasmática ou tecidual, respectivamente (Fig. 43-4). A calicreína plasmática e a calicreína tecidual são enzimas diferentes ativadas por mecanismos diversos (Bhoola et al., 1992). A pré-calicreína plasmática é uma proteína inativa com cerca de 88 kDa, que forma complexos com seu substrato (cininogênio de APM). Em condições normais, a cascata proteolítica subsequente é contida por inibidores da protease presentes no plasma, das quais os mais importantes são o C1-INH (inibidor do componente C1 ativado do complemento) e α_2-macroglobulina. Em condições experimentais, o sistema calicreína-cinina do plasma (também chamado de sistema de contato do plasma) é ativado pela ligação do fator XII (*fator de Hageman*) a superfícies carregadas negativamente. O fator XII ligado – uma protease comum às cascatas da cinina e da coagulação intrínseca (ver Cap. 36) – sofre autoativação lenta e, por sua vez, ativa a pré-calicreína. É importante frisar que a calicreína ativa ainda mais rapidamente o fator XII e, desse modo, gera retroalimentação (*feedback*) positiva ao sistema. *In vivo*, a ordem desse processo pode ser invertida. A ligação do heterodímero cininogênio APM/pré-calicreína a um complexo receptor multiproteico presente nas células endoteliais resulta na ativação desse complexo por ação da proteína de choque térmico 90 (Hsp90) ou pela prolilcarboxipeptidase para produzir calicreína, que, por sua vez, ativa o fator XII para iniciar a retroalimentação (*feedback*) positiva e clivar o cininogênio de APM para produzir bradicinina (Kaplan e Joseph, 2014). Esse processo pode contribuir para os sintomas do angioedema hereditário dos pacientes que carecem de C1-INH.

As calicreínas teciduais humanas compõem uma família de genes de 15 membros com grande homologia de sequência, que se concentram no cromossomo 19q13.4 (Prassas et al., 2015). Entretanto, a "calicreína tecidual" clássica (hK1) é o único membro da família que produz rapidamente calidina a partir do cininogênio de BPM. A calicreína tecidual é sintetizada na forma de uma pré-proteína de 29 kDa nas células epiteliais ou secretoras de vários tecidos, inclusive glândulas salivares, pâncreas, próstata e néfron distal do rim (Bhoola et al., 1992). A calicreína tecidual também está expressa nos neutrófilos humanos e atua localmente, próximo aos seus locais de origem. A síntese de pré-procalicreína tecidual é controlada por alguns fatores, incluindo a aldosterona nos rins e nas glândulas salivares e androgênios em algumas outras glândulas. A pré-procalicreína é clivada ao zimogênio procalicreína quando secretada. A ativação da procalicreína em calicreína tecidual ativa requer uma clivagem proteolítica para remover um pró-peptídeo de sete aminoácidos, que pode ser realizada *in vitro* pela calicreína plasmática e por algumas serinas-protease e metaloproteases. Contudo, a(s) enzima(s) ativadora(s) *in vivo* ainda é(são) desconhecida(s).

Cininogênios

Os dois substratos das calicreínas – cininogênio APM (120 kDa) e cininogênio de BPM (66 kDa) – são derivados de um único gene por *splicing* alternativo. Os primeiros 401 aminoácidos são idênticos (toda a sequência da bradicinina e 12 moléculas adicionais) e, em seguida, as sequências divergem porque o cininogênio de APM contém uma cadeia leve C-terminal de 56 kDa e o cininogênio de BPM tem uma cadeia leve de 4 kDa (Bhoola et al., 1992). O cininogênio de APM é clivado pelas calicreínas plasmática e tecidual para produzir bradicinina e calidina, respectivamente, enquanto o cininogênio de BPM é clivado apenas pela calicreína tecidual e forma calidina. Além de serem substratos para calicreínas, os cininogênios também são inibidores de cisteína proteases.

Metabolismo das cininas

O decapeptídeo calidina é praticamente tão ativo quanto o nonapeptídeo bradicinina, mesmo que não seja convertida a esse último composto, o que ocorre quando a molécula de lisina N-terminal é removida por uma aminopeptidase (ver Fig. 43-4). A $t_{1/2}$ das cininas no plasma é de apenas 15 segundos em média; 80 a 90% das cininas podem ser destruídas ao longo de uma única passagem pelo sistema vascular pulmonar em razão da ação das enzimas presentes na ampla área de endotélio pulmonar (Erdös e Skidgel, 1997). É difícil medir as concentrações plasmáticas de bradicinina, porque a inibição inadequada das cininogenases ou cininases sanguíneas pode levar à formação de artefatos ou à degradação da bradicinina durante a coleta do sangue. Quando se tem o cuidado de inibir esses processos, as concentrações fisiológicas referidas de bradicinina no sangue ficam na faixa picomolar.

TABELA 43-3 ■ ESTRUTURA DE AGONISTAS E ANTAGONISTAS DE CININA

NOME	ESTRUTURA	FUNÇÃO
Bradicinina	Arg-Pro-Pro-Gly-Phe-Ser-Pro-Phe-Arg	Agonista B_2
Calidina	Lys-Arg-Pro-Pro-Gly-Phe-Ser-Pro-Phe-Arg	Agonista B_2
[des-Arg[9]]-Bradicina	Arg-Pro-Pro-Gly-Phe-Ser-Pro-Phe	Agonista B_1
[des-Arg[10]]-Calidina	Lys-Arg-Pro-Pro-Gly-Phe-Ser-Pro-Phe	Agonista B_1
des-Arg[10]-[Leu[9]]-Calidina	Lys-Arg-Pro-Pro-Gly-Phe-Ser-Pro-Leu	Antagonista B_1
NPC-349	[D-Arg]-Arg-Pro-Hyp-Gly-Thi-Ser-D-Phe-Thi-Arg	Antagonista B_2
HOE-140	[D-Arg]-Arg-Pro-Hyp-Gly-Thi-Ser-Tic-Oic-Arg	Antagonista B_2
[des-Arg[10]]-HOE-140	[D-Arg]-Arg-Pro-Hyp-Gly-Thi-Ser-Tic-Oic	Antagonista B_1
FR173657	Ver a Tab. 32-3 da 12ª edição	Antagonista B_2
FR1900997		Agonista B_2
SSR240612		Antagonista B_1

Hyp, trans-4-hidroxi-Pro; Thi, β-(2-tienil)-Ala; Tic, [D]-1,2,3,4-tetra-hidroisoquinolina-3-il-carbonil; Oic, (3aS, 7aS)-octa-hidroindol-2-il-carbonil.

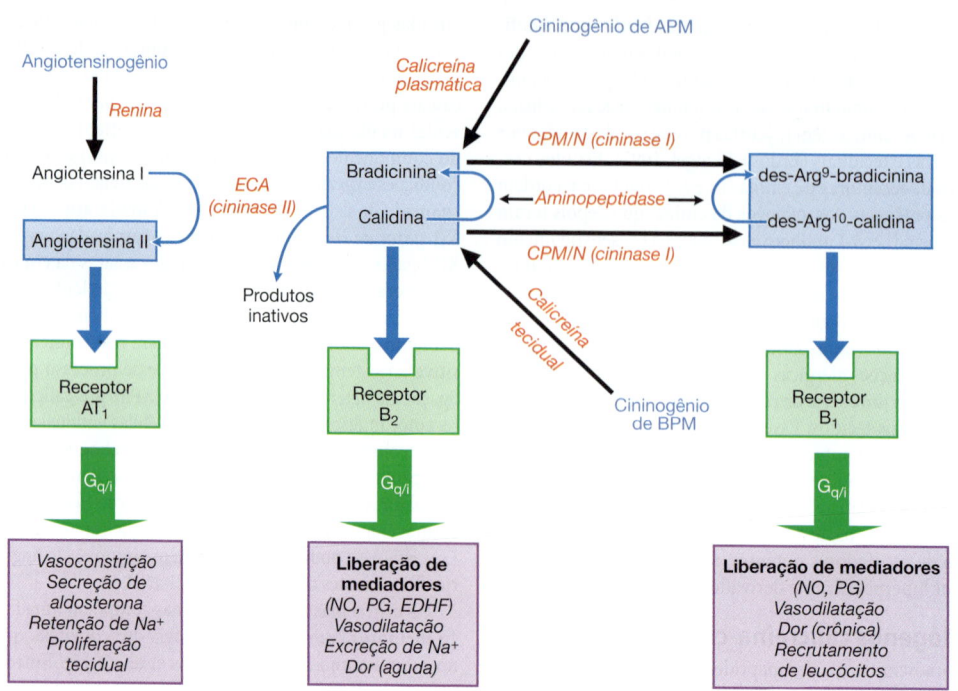

Figura 43-4 *Síntese e interações dos receptores dos peptídeos ativos gerados pelos sistemas calicreína-cinina e renina-angiotensina.* A bradicinina é produzida por ação da calicreína plasmática no cininogênio de APM, enquanto a calidina (Lys1-bradicinina) é liberada pela hidrólise do cininogênio de BPM pela calicreína tecidual. A calidina e a bradicinina são os ligantes naturais do receptor B_2, mas podem ser convertidas em agonistas correspondentes do receptor B_1 pela remoção da Arg C-terminal pelas enzimas semelhantes à cininase I: a CPM ligada à membrana plasmática ou a CPN plasmática solúvel. A calidina ou [des-Arg^{10}]-calidina pode ser convertida nos peptídeos ativos bradicinina ou [des-Arg^9]-bradicinina pela clivagem da molécula Lys N-terminal pela aminopeptidase. Paralelamente, o decapeptídeo inativo AngI é produzido por ação da renina no substrato plasmático angiotensinogênio. Com a remoção do dipeptídeo His-Leu C-terminal, a ECA produz o peptídeo ativo AngII. Esses dois sistemas produzem efeitos contrários. A AngII é um vasoconstritor potente que também estimula a secreção de aldosterona e a retenção de Na$^+$ por ativação do receptor AT_1; a bradicinina é um vasodilatador que estimula a excreção de Na$^+$ por ativação do receptor B_2. A ECA produz AngII ativa e, ao mesmo tempo, inativa a bradicinina e a calidina; desse modo, seus efeitos são pró-hipertensivos e os inibidores da ECA são agentes anti-hipertensivos eficazes. O receptor B_2 medeia a maioria dos efeitos da bradicinina em condições normais, ao passo que a síntese do receptor B_1 é induzida pelos mediadores inflamatórios dos pacientes com doenças inflamatórias. Os receptores B_1 e B_2 ligam-se por meio da G_q, ativam a PLC e aumentam o Ca^{2+} intracelular; a resposta fisiológica depende da distribuição dos receptores nos tipos celulares específicos e de sua ocupação pelos peptídeos agonistas. Por exemplo, nas células endoteliais, a ativação dos receptores B_2 resulta na ativação da eNOS dependente do Ca^{2+}-calmodulina e na síntese de NO, que resulta na acumulação de GMPc e relaxamento das células musculares lisas adjacentes. Entretanto, nas células endoteliais em condições inflamatórias, a estimulação do receptor B_1 resulta na produção prolongada de NO por meio da G_i e na ativação aguda da iNOS dependente de MAP-cinase. Nas células musculares lisas, a ativação dos receptores das cininas por acoplamento à G_q aumenta a $[Ca^{2+}]_i$ e causa contração. Os receptores B_1 e B_2 também se acoplam à G_i para ativar a PLA_2, resultando na liberação de ácido araquidônico e na produção local de prostanoides e outros metabólitos, inclusive EDHF. A calicreína também desempenha um papel importante na via intrínseca da coagulação sanguínea (ver Cap. 36). CPM, carboxipeptidase M; CPN, carboxipeptidase N; EDHF, fator hiperpolarizante derivado do endotélio.

A enzima catabólica principal dos pulmões e de outros sistemas vasculares é a cininase II ou ECA (enzima conversora de angiotensina I), uma peptidase ancorada à membrana da superfície das células endoteliais (ver Cap. 30). A remoção do dipeptídeo C-terminal por ação da ECA ou da endopeptidases neutra 24.11 (neprilisina) inativa as cininas (Fig. 43-5) (Erdös e Skidgel, 1997). Uma enzima plasmática com ação mais lenta – carboxipeptidase N (lisina-carboxipeptidase, ou cininase I) – remove os resíduos da molécula de arginina C-terminal e forma [desArg^9]-bradicinina ou [des-Arg^{10}]-calidina (ver Tab. 43-3 e Figs. 43-4 e 43-5) (Skidgel e Erdös, 2007); essas duas substâncias não conseguem mais ativar os receptores B_2, mas são agonistas dos receptores B_1. A carboxipeptidase N está expressa no fígado e é secretada constitutivamente no sangue. Uma deficiência familiar rara de carboxipeptidase N foi associada ao angioedema ou à urticária, possivelmente em razão dos níveis altos de bradicinina (Skidgel e Erdös, 2007). A carboxipeptidase M, que cliva a molécula de arginina C-terminal da bradicinina a uma taxa cerca de três vezes maior que a carboxipeptidase N, é uma enzima amplamente distribuída e ligada à membrana plasmática, que também é encontrada nas células endoteliais da microcirculação pulmonar (Zhang et al., 2013a). Por fim, a aminopeptidase P é uma enzima da membrana das células epiteliais e endoteliais que pode clivar a molécula de arginina N-terminal da bradicinina, tornando-a inativa e suscetível à clivagem adicional pela dipeptidilpeptidase IV (Erdös e Skidgel, 1997) (ver Fig. 43-5).

Receptores de cinina e suas vias de sinalização

Os receptores de cinina B_1 e B_2 são GPCR cuja sinalização medeia a maioria dos efeitos biológicos do sistema calicreína-cinina (Leeb-Lundberg et al., 2005). O receptor B_2 é expresso na maioria dos tecidos normais, nos quais se liga seletivamente à bradicinina e à calidina intactas (ver Tab. 43-3 e Fig. 43-4). O receptor B_2 medeia os efeitos da bradicinina e calidina em condições normais, enquanto a síntese do receptor B_1 é induzida por distúrbios inflamatórios. O receptor B_1 é ativado pelos metabólitos des-Arg C-terminal da bradicinina e da calidina, produzidos pela ação das carboxipeptidases N e M. Enquanto a [des-Arg^{10}]-calidina é um potente agonista do receptor B_1, a [desArg^9]-bradicinina é um agonista relativamente fraco do receptor B_1 em humanos, ao contrário de roedores, nos quais é um agonista potente. Curiosamente, a carboxipeptidase M e o receptor B1 interagem na superfície celular e formam um complexo de sinalização eficiente, que aumenta a afinidade dos agonistas pelo receptor B_1 e pode causar ativação alostérica da via de sinalização do receptor B_1 por ligação do substrato à carboxipeptidase M (Zhang et al., 2013a, 2013b). Em condições normais, os receptores B_1 estão ausentes ou expressos em níveis baixos na maioria dos tecidos. A expressão desses receptores está hiper-regulada quando há lesão e inflamação dos tecidos e pelas citocinas, endotoxinas e fatores de crescimento. A expressão da carboxipeptidase M também aumenta com a exposição às citocinas, a tal ponto que os efeitos dos receptores B_1 predominam sobre os efeitos dos receptores B_2 (Zhang et al., 2013a).

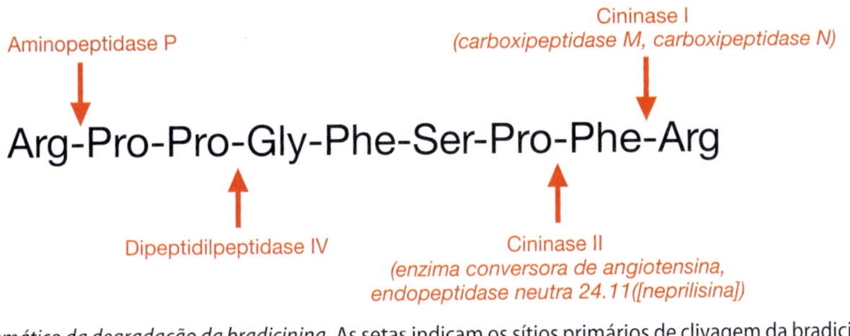

```
                Aminopeptidase P              Cininase I
                                   (carboxipeptidase M, carboxipeptidase N)
                         ↓                          ↓
              Arg-Pro-Pro-Gly-Phe-Ser-Pro-Phe-Arg
                             ↑                  ↑
                    Dipeptidilpeptidase IV   Cininase II
                                        (enzima conversora de angiotensina,
                                        endopeptidase neutra 24.11[(neprilisina)])
```

Figura 43-5 *Diagrama esquemático da degradação da bradicinina.* As setas indicam os sítios primários de clivagem da bradicinina. A bradicinina e a calidina são inativadas *in vivo* principalmente pela cininase II (ECA). A endopeptidase neutra 24.11 (neprilisina) cliva a bradicinina e a calidina na mesma ligação Pro--Fen que a ECA e também é classificada como uma enzima tipo cininase II. Além disso, a aminopeptidase P pode inativar a bradicinina por hidrólise da ligação Arg1-Pro2 N-terminal, tornando a bradicinina suscetível à decomposição subsequente por ação da dipeptidilpeptidase IV. A bradicinina e a calidina são convertidas aos seus respectivos metabólitos des-Arg^9 ou des-Arg^{10} por ação das carboxipeptidases M e N tipo cininase I. Ao contrário dos peptídeos originais, esses metabólitos das cininas são ligantes potentes para os receptores B_1, mas não para os receptores B_2 das cininas.

Os receptores B_1 e B_2 são acoplados pela proteína G_q para ativar a PLC e aumentar o Ca^{2+} intracelular; a resposta fisiológica depende da distribuição do receptor em determinados tipos celulares, do ambiente circundante da célula e dos mediadores produzidos (Leeb-Lundberg et al., 2005). Por exemplo, nas células endoteliais normais, a ativação dos receptores B_2 resulta na ativação da eNOS dependente da G_q e do Ca^{2+}-calmodulina e na produção imediata de NO, que causa acumulação de GMPc e relaxamento das células musculares lisas adjacentes. Por outro lado, a ativação direta dos receptores B_1 ou B_2 das células musculares lisas resulta no acoplamento à proteína G_q e no aumento da $[Ca^{2+}]$, resultando em contração.

Os distúrbios inflamatórios alteram a sinalização dos receptores das células endoteliais, de forma que a estimulação dos receptores B_2 resulta na produção prolongada de óxido nítrico derivado da eNOS, que depende da ativação mediada por G_i da MEK1/2 e JNK1/2 (cinase 1/2 c-Jun N-terminal), enquanto a ativação do receptor B_1 leva ao acoplamento à proteína G_i e à ativação da MAP-cinase, que provoca fosforilação mediada pela ERK1/2 e ativação da iNOS (óxido-nítrico-sintase induzível) com síntese prolongada de grandes quantidades de NO (Kuhr et al., 2010; Lowry et al., 2013). A estimulação dos receptores B_1 e B_2 ativa o fator de transcrição pró-inflamatório NF-κB (fator κB nuclear) acoplado à $G\alpha_q$ e às subunidades βγ e também ativa a via da MAP-cinase (Leeb-Lundberg et al., 2005). Os receptores B_1 e B_2 também podem ser acoplados à proteína G_i para ativar a PLA_2, resultando na liberação do ácido araquidônico e na produção local de metabólitos como prostaglandinas e ácidos epoxieicosatrienoicos (EET) vasodilatadores (Campbell e Falck, 2007).

Os receptores B_1 e B_2 diferem quanto à progressão da hiporregulação depois da estimulação agonista; a reação do receptor B_2 é dessensibilizada rapidamente, enquanto a resposta do receptor B_1 não é (Leeb-Lundberg et al., 2005). Isso provavelmente se deve à modificação de um segmento rico em Ser/Thr existente na extremidade C-terminal do receptor B_2, que não é conservada na sequência do receptor B_1. Contudo, o receptor B_1 pode formar heterodímeros com o receptor B_2 e, dessa forma, pode sofrer dessensibilização cruzada por ativação do receptor B_2 por um agonista (Zhang et al., 2015). Outra diferença entre os receptores B_1 e B_2 é que o receptor B_1 apresenta alta atividade constitutiva quando expresso.

Efeitos fisiológicos e farmacológicos das vias calicreína-cinina

As cininas desempenham papéis fisiológicos e fisiopatológicos importantes. Nossa compreensão dos papéis precisos das cininas foi dificultada pela complexidade em medir a ativação das vias devido às meias-vidas curtas das cininas, bem como pelas dificuldades em prevenir a ativação *ex vivo* das vias.

Efeitos fisiológicos das cininas

Cardiovascular

A infusão de bradicinina causa vasodilatação e reduz a pressão arterial. A bradicinina causa vasodilatação por ativação do seu receptor B_2 das células endoteliais, resultando na produção de NO, prostaciclina e um EET hiperpolarizante, que é um metabólito do araquidonato derivado por ação de uma CYP (Campbell e Falck, 2007). Animais deficientes em calicreína tecidual exibem anormalidades da função arterial, com vasodilatação dependente do fluxo prejudicada e disfunção endotelial. O sistema calicreína-cinina endógeno desempenha um papel secundário na regulação da pressão arterial normal, mas pode ser importante nos estados hipertensivos. As concentrações urinárias de calicreína diminuem nos pacientes com hipertensão arterial.

O sistema calicreína-cinina é cardioprotetor. Alguns dos efeitos benéficos dos inibidores da ECA na função cardíaca são atribuíveis à intensificação dos efeitos da bradicinina, inclusive sua atividade antiproliferativa ou sua capacidade de aumentar a captação de glicogênio nos tecidos (Heitsch, 2003; Madeddu et al., 2007). A bradicinina contribui para o efeito benéfico do pré-condicionamento para proteger o coração contra a isquemia e a lesão por reperfusão. A bradicinina também estimula a liberação do ativador do plasminogênio tecidual pelo endotélio vascular e pode contribuir para a defesa natural contra alguns eventos cardiovasculares, inclusive infarto do miocárdio e AVC (Heitsch, 2003; Madeddu et al., 2007).

Como substrato da endopeptidase neprilisina, acredita-se que a bradicinina esteja envolvida no mecanismo cardioprotetor do *sacubitril/valsartana*, um novo fármaco, combinação de inibidor do receptor da angiotensina/neprisilina (IRAN) que é usado para diminuir a mortalidade na insuficiência cardíaca. Os efeitos cardioprotetores, natriuréticos e redutores da pressão arterial desse fármaco estão sob investigação.

Rins

As cininas renais atuam de forma parácrina regulando o volume e a composição da urina. A calicreína é sintetizada e secretada pelas células de conexão do néfron distal. O cininogênio tecidual e os receptores de cinina estão presentes nas células do ducto coletor. Como ocorre também com outros vasodilatadores, as cininas aumentam o fluxo sanguíneo renal. A bradicinina também causa natriurese, inibindo a reabsorção de sódio no ducto coletor cortical. O tratamento com mineralocorticoides, inibidores da enzima conversora de angiotensina I (ECA) e inibidores da endopeptidase neutra (neprilisina) aumenta o nível renal de calicreína. Foi demonstrado que as cininas protegem contra a nefropatia diabética, protegendo assim contra a insuficiência renal.

Efeitos patológicos das cininas

Angioedema

As cininas plasmáticas aumentam a permeabilidade da microcirculação e atuam nas pequenas vênulas causando rupturas das junções entre as células endoteliais. Isso, somado ao aumento do gradiente de pressão hidrostática, causa edema. O principal mecanismo da formação do angioedema em pacientes com deficiência de inibidor de C1 (angioedema hereditário devido à deficiência de inibidor de C1 e deficiência de inibidor de C1 adquirida) é o aumento da geração de bradicinina devido à desregulação do sistema calicreína-cinina plasmático (Busse e Christiansen, 2020). Há também evidências de que algumas formas de angioedema hereditário com inibidor de C1 normal são devidas à bradicinina. Finalmente, o angioedema associado ao uso de inibidores da ECA pode ser causado pela meia-vida prolongada da bradicinina quando a ECA é inibida.

Doença respiratória

As cininas foram implicadas nas doenças alérgicas das vias respiratórias, como asma e rinite (Abraham et al., 2006). A inalação de cininas causa broncospasmo semelhante a uma crise de asma nos pacientes asmáticos, mas não nos indivíduos normais. Esse broncospasmo induzido por bradicinina é bloqueado por agentes anticolinérgicos, mas não por anti-histamínicos ou por inibidores da cicloxigenase. Do mesmo modo, a estimulação nasal com bradicinina é seguida de espirros e secreções glandulares nos pacientes com rinite alérgica, mas não nos indivíduos normais ou que têm rinite perene não alérgica ou não infecciosa.

Anafilaxia

A liberação de proteoglicanas supersulfatadas a partir de mastócitos pode ativar o sistema calicreína-cinina plasmático em pacientes passando por uma reação anafilática. Em modelos murinos de anafilaxia, a inibição da geração de bradicinina previne complicações como hipotermia e morte.

Dor

As cininas são algesiógenos potentes e causam dor ardente intensa quando são aplicadas na base exposta de uma bolha. A bradicinina excita os neurônios sensoriais primários e provoca a liberação de neuropeptídeos como a substância P, neurocinina A e peptídeos relacionados com o gene da calcitonina. Embora haja superposição, os receptores B_2 geralmente mediam a dor aguda causada pela bradicinina, ao passo que a dor da inflamação crônica parece envolver o aumento quantitativo e a ativação dos receptores B_1.

Inflamação

As cininas participam de vários distúrbios inflamatórios (Bhoola et al., 1992; Leeb-Lundberg et al., 2005). Os receptores B_1 das células inflamatórias (p. ex., macrófagos) podem estimular a produção dos mediadores inflamatórios IL-1 (interleucina 1) e TNF-α (fator α de necrose tumoral). Os níveis de cinina estão aumentados em algumas doenças inflamatórias e podem ser significativos na gota, coagulação intravascular disseminada, doença inflamatória intestinal, artrite reumatoide e asma. Além disso, as cininas e seus receptores estão associados a vários distúrbios neuroinflamatórios, inclusive dor neuropática do diabetes, encefalomielite autoimune e doença de Alzheimer. As cininas podem contribuir para as alterações ósseas associadas aos estados inflamatórios crônicos; esses mediadores estimulam a reabsorção óssea por ativação dos receptores B_1 e possivelmente B_2, talvez por ativação dos osteoclastos mediada pelos osteoblastos (ver Cap. 52).

Edema macular diabético

O edema macular diabético é caracterizado em parte pelo aumento da permeabilidade microvascular, com edema. O aumento da atividade da calicreína foi encontrado nos olhos de ratos diabéticos, mostrando evidências de aumento da angiogênese. Pacientes com retinopatia diabética e degeneração macular diabética também demonstraram ter atividade de calicreína plasmática significativamente aumentada no fluido vítreo. Os primeiros estudos clínicos estão analisando o efeito benéfico dos inibidores da calicreína para o tratamento do edema macular diabético.

Outros efeitos

As cininas provocam dilatação da artéria pulmonar fetal, fechamento do canal arterial e constrição dos vasos umbilicais. Tais efeitos colaboram para a transição da circulação fetal à neonatal. As cininas também afetam o SNC, porque rompem a barreira hematencefálica e facilitam a penetração no SNC. As cininas e a sinalização por meio de seus receptores foram associadas aos distúrbios neuroinflamatórios, inclusive dor neuropática diabética, encefalomielite autoimune e doença de Alzheimer.

Fármacos que atuam no sistema calicreína-cinina

Um desequilíbrio entre a atividade plasmática da calicreína e seus inibidores naturais pode contribuir para doenças, como o angioedema hereditário. Várias classes de fármacos podem modular de maneira útil a atividade do sistema calicreína-cinina, incluindo inibidores da calicreína plasmática, inibidores da C1 esterase e antagonistas dos receptores da bradicinina. A Tabela 43-4 e o texto que se segue descrevem os agentes atualmente disponíveis.

Inibidores da calicreína
Ecalantida

A *ecalantida* é um inibidor sintético da calicreína plasmática, que foi aprovado para tratar crises agudas de angioedema hereditário dos pacientes de 12 anos ou mais. Esse fármaco é administrado por um profissional de saúde (com suporte médico apropriado para tratar possíveis reações anafiláticas) por via SC, na dose total de 30 mg, divididos em três injeções de 10 mg, com 1 mL cada. Uma dose adicional de 30 mg pode ser administrada nas primeiras 24 horas se a crise persistir. Os efeitos adversos mais comuns (cerca de 3-8% dos pacientes) são cefaleia, náuseas, diarreia, febre, reações no local da injeção e nasofaringite. A segurança não foi testada nas gestantes ou nutrizes. Existem relatos de anafilaxia em cerca de 4% dos pacientes tratados, que ocorre 1 hora depois da administração da dose. Cerca de 20% dos pacientes tratados com *ecalantida* desenvolvem anticorpos contra o fármaco e podem ter risco mais alto de reações de hipersensibilidade com a exposição subsequente. A *ecalantida* foi investigada como um potencial tratamento do angioedema causado por inibidores da ECA (Zuraw et al., 2013); no entanto, os estudos conflitam na demonstração do benefício (Bernstein et al., 2015; Lewis et al., 2015).

Inibidor da C1

Concentrados de *inibidor de C1* foram aprovados para o tratamento sob demanda e profilático de angioedema hereditário. O inibidor de C1 atua em ambas as proteases do sistema calicreína-cinina plasmática (calicreína plasmática e fator XII ativado), diminuindo a produção de bradicinina.

TABELA 43-4 ■ PREPARAÇÕES E DOSAGEM DE FÁRMACOS QUE ATUAM NO SISTEMA CALICREÍNA-CININA

FÁRMACO	INDICAÇÕES	ADMINISTRAÇÃO	DOSE (ADULTO)
Inibidores de calicreína plasmática			
Inibidor recombinante de calicreína plasmática			
Ecalantida	Sob demanda	SC	30 mg
Anticorpo monoclonal contra calicreína plasmática			
Lanadelumabe	Profilático	SC	300 mg, a cada 2-4 semanas
Inibidor oral de calicreína plasmática			
Berotralstate	Profilático	O	150 mg por dia
Inibidores da C1			
Concentrados derivados de plasma			
Berinerte	Sob demanda	IV	20 UI/kg
Cinryze	Profilático	IV	1.000 UI, a cada 3-4 dias
Haegarda	Profilático	SC	60 UI/kg, a cada 3-4 dias
Inibidor de C1 recombinante			
Ruconesto	Sob demanda	IV	50 UI/kg
Antagonista do receptor de bradicinina B_2			
Icatibanto	Sob demanda	SC	30 mg

O, oral; SC, subcutâneo; IV, intravenoso.

Cinryze e *Berinerte* são concentrados de inibidores de C1 derivados do plasma que são administrados por infusão intravenosa. *Berinerte* é aprovado nos Estados Unidos para o tratamento sob demanda de crises de angioedema hereditário em adultos e crianças. É administrado na dose de 20 UI/kg por injeção lenta. *Cinryze* é aprovado para uso profilático com uma dose inicial de 1.000 UI, 2 vezes por semana. *Ruconesto* é um inibidor humano recombinante de C1 aprovado para uso sob demanda na dose de 50 UI/kg por injeção IV lenta, em adultos e adolescentes. *Haegarda* é uma forma mais concentrada de *Berinerte*, que é administrada para profilaxia de longo prazo por injeção SC na dose de 60 UI/kg, 2 vezes por semana, em adultos e crianças. Todas as preparações de inibidores de C1 são seguras e geralmente bem toleradas. Em doses muito altas, o inibidor de C1 pode ser trombogênico, mas não tem sido um problema em doses normais. Casos extremamente raros de reações alérgicas ao inibidor de C1 foram relatados.

Lanadelumabe

Lanadelumabe é um anticorpo monoclonal IgG1/cadeia leve kappa totalmente humano, produzido em células de ovário de *hamster* chinês. O *lanadelumabe* inibe rapidamente a calicreína plasmática ativa, impedindo a clivagem do cininogênio de APM e a geração de bradicinina. É aprovado para a profilaxia de longo prazo do angioedema hereditário em pacientes com 12 anos ou mais. A dose inicial de *lanadelumabe* é de 300 mg, 2 vezes por mês, que pode ser reduzida para 300 mg por mês se o paciente apresentar melhora após 6 meses. O *lanadelumabe* é bem tolerado, com raras reações de hipersensibilidade descritas.

Berotralstate

Berotralstate é um inibidor (pequena molécula) de calicreína plasmática disponível por via oral. O *berotralstate* inibe a calicreína plasmática, impedindo a clivagem do cininogênio de APM e a geração de bradicinina. É aprovado para a profilaxia de longo prazo do angioedema hereditário em pacientes com 12 anos ou mais. A dose inicial de *berotralstate* é de 150 mg por dia com alimentos. As reações adversas mais comuns ao *berotralstate* foram dor abdominal, vômito, diarreia, dor nas costas e doença do refluxo gastroesofágico, que são tipicamente transitórias. Em pacientes com administração crônica de agentes que inibem a glicoproteína P ou BCRP (proteína de resistência do câncer de mama) (ou seja, *ciclosporina*), a dose recomendada de *berotralstate* é uma cápsula de 110 mg por dia, VO, com alimentos. O *berotralstate* pode prolongar o intervalo QT em doses acima dos 150 mg diários recomendados.

Outros inibidores de calicreína

Com o sucesso dos inibidores de calicreína no tratamento do angioedema hereditário devido à deficiência do inibidor de C1, várias outras estratégias de inibição da calicreína estão sendo buscadas em ensaios clínicos em andamento para angioedema hereditário. Isso inclui outras moléculas pequenas inibidoras disponíveis por via oral, um oligonucleotídeo antisenso direcionado à calicreína plasmática e o silenciamento, mediado por CRISPR-Cas9, da calicreína plasmática. A eficácia dos inibidores de calicreína para o edema macular diabético também está sendo estudada em ensaios clínicos.

A *aprotinina* é um inibidor natural de proteinase, que inibe os mediadores da reação inflamatória, da fibrinólise e da produção de trombina, inclusive calicreína e plasmina. A *aprotinina* foi utilizada clinicamente para reduzir o sangramento dos pacientes submetidos à cirurgia de *bypass* (derivação) arterial coronariano, mas as estatísticas de sobrevivência desfavoráveis evidenciadas por estudos prospectivos e retrospectivos resultaram na interrupção do seu uso.

Antagonistas dos receptores das cininas

Atualmente, pesquisadores avaliam a utilidade dos antagonistas específicos dos receptores de cinina em diversas áreas como dor, inflamação, doenças inflamatórias crônicas e cardiovasculares (Campos et al., 2006). Os efeitos benéficos do tratamento com inibidor da ECA dependem em parte da acentuação da atividade da bradicinina (p. ex., no coração, rins, pressão arterial; ver Cap. 30); isso levou à sugestão de que os agonistas da cinina poderiam ser terapeuticamente benéficos (Heitsch, 2003; Rhaleb et al., 2011).

Icatibanto

O antagonista seletivo do receptor B_2 *icatibanto* foi aprovado na União Europeia e nos Estados Unidos para tratar episódios agudos de angioedema hereditário nos pacientes com mais de 18 anos. Esse fármaco é administrado por um profissional de saúde, ou autoadministrado pelo paciente depois de receber treinamento, na dose de 30 mg em solução de 3 mL por injeção SC no abdome. Doses adicionais podem ser administradas a intervalos mínimos de 6 horas, se a resposta não for satisfatória ou se os sintomas recidivarem, sem ultrapassar três doses no período de 24 horas. Um efeito adverso experimentado comumente pela maioria dos pacientes é reação tópica no local da injeção (p. ex., eritema, equimose, edema, ardência, prurido). Uma porcentagem pequena dos pacientes tem febre, níveis elevados de transaminases, tontura, náuseas, cefaleia ou erupção cutânea. A segurança não foi testada em mulheres grávidas ou lactantes. O *icatibanto* foi investigado em estudos randomizados controlados por placebo para tratamento de angioedema associado a inibidores da ECA, mas demonstrou falta de utilidade clínica (Sinert et al., 2017; Straka et al., 2017).

Outros antagonistas dos receptores das cininas

Foram desenvolvidos antagonistas dos receptores de bradicinina B_2 e B_1, disponíveis por via oral. Um potente antagonista oral de receptor B_2 está atualmente em fase inicial de ensaios clínicos para angioedema hereditário devido à deficiência do inibidor de C1. Apesar de vários estudos de fase I terem sido iniciados, nenhum antagonista do receptor B_1 está atualmente em teste clínico.

Inibidores da FXII

Garadacimabe é um anticorpo IgG4 monoclonal totalmente humano direcionado contra o sítio ativo de FXIIa, a forma de protease ativada do fator de coagulação XII. Um ensaio clínico de fase II usando três doses SC de *garadacimab*e administradas a cada 4 semanas demonstrou eficácia significativa em pacientes com angioedema hereditário devido à deficiência do inibidor de C1. Um estudo fundamental de fase III está atualmente em andamento.

Os inibidores de FXIIa também estão sendo considerados para indicações adicionais, incluindo prevenção de coagulação/trombose, sepse, esclerose múltipla e doença de Alzheimer. Inibidores de FXIIa disponíveis por via oral estão em desenvolvimento.

Inibidores da ECA

Os inibidores da enzima conversora de angiotensina I (ECA) são amplamente usados para tratar hipertensão, insuficiência cardíaca congestiva e nefropatia diabética e bloqueiam a conversão de AngI em AngII, além de bloquear a degradação da bradicinina por ação dessa enzima (ver Fig. 43-4 e Cap. 30). Vários estudos demonstraram que a bradicinina contribui para alguns dos efeitos protetores dos inibidores da ECA (Heitsch, 2003; Madeddu et al., 2007). Atualmente, existem estudos em andamento para encontrar um agonista B_2 estável para avaliação clínica, que produza efeitos benéficos cardiovasculares sem efeitos pró-inflamatórios.

Um efeito adverso raro dos inibidores da ECA é angioedema, que provavelmente se deve à inibição do metabolismo das cininas pela ECA (Zuraw et al., 2013). Um efeito adverso comum dos inibidores da ECA, que pode estar relacionado com os níveis altos de cinina, é tosse seca crônica, que desaparece quando o tratamento é interrompido. A bradicinina também pode contribuir para os efeitos terapêuticos dos antagonistas do receptor AT_1. Durante o bloqueio desse receptor, a sinalização desimpedida da AngII por meio do receptor do subtipo AT_2 aumenta, e isso eleva as concentrações de bradicinina, que tem efeitos benéficos nas funções cardiovascular e renal (Padia e Carey, 2013). Contudo, o aumento dos níveis de bradicinina provavelmente é mais modesto que o conseguido pelos inibidores da ECA, como se evidencia pela incidência menor de angioedema nos pacientes tratados com antagonistas do receptor AT_1 (Zuraw et al., 2013).

Agradecimento: Randal A. Skidgel contribuiu para a elaboração do presente capítulo na edição anterior deste livro. Parte de seu texto foi mantida aqui.

RESUMO: Antagonistas H_1

Fármacos	Usos terapêuticos	Farmacologia clínica e dicas
Anti-histamínicos de primeira geração: Agonistas inversos do receptor H_1 • A maioria tem efeitos centrais e anticolinérgicos • Use com cautela em crianças e adultos > 65 anos de idade		
Doxepina	• Antidepressivo tricíclico • Insônia • Prurido (creme tópico) • Prurido (dermatite atópica, eczema, líquen simples) (creme)	• Causa sedação/sonolência significativa • Efeitos anticolinérgicos • Risco aumentado de ideação suicida (crianças, adolescentes e adultos jovens)
Carbinoxamina Clemastina Difenidramina Dimenidrinato	• Sintomas de reação alérgica • Urticária leve • Insônia (difenidramina) • Cinetose (dimenidrinato, difenidramina)	• Tendência acentuada a causar sedação • Efeitos anticolinérgicos significativos • Poucos efeitos adversos GI • Carbinoxamina e difenidramina: complementares ao tratamento da anafilaxia com epinefrina
Pirilamina (disponível apenas como componente de preparações combinadas vendidas sem prescrição)	• Sintomas de reação alérgica	• Efeitos anticolinérgicos • Efeitos centrais < outros fármacos de primeira geração • Os efeitos adversos GI são muito comuns
Clorfeniramina Dexclorfeniramina Bronfeniramina Dexbronfeniramina (componente de fármacos para resfriado)	• Conjuntivite alérgica • Rinite alérgica • Anafilaxia (complementar), angioedema mediado por histamina, dermatografismo, prurido, espirros, urticária (bronfeniramina) • Sintomas de reação alérgica	• Menos sonolência que outros fármacos de primeira geração; os efeitos adversos de estimulação do SNC são mais comuns
Hidroxizina	• Prurido • Sedação • Ansiolítico • Dermatite atópica • Antiemético • Urticária	• A ação depressora do SNC pode contribuir para os efeitos antipruriginosos
Ciclizina (retirada do mercado nos Estados Unidos) Meclizina (não pode ser usada em crianças)	• Cinetose • Náuseas/vômitos • Vertigem	• As propriedades antinauseantes são atribuídas aos efeitos anticolinérgicos acentuados • Menos tendência de causar sonolência que os outros fármacos de primeira geração • A meclizina (muito usada) tem efeito prolongado (≥ 8 h)
Prometazina	• Antiemético • Cinetose • Prurido • Sedação • Sintomas de reação alérgica (uso sem indicação na bula)	• Risco de depressão respiratória fatal em crianças, especialmente < 2 anos • Pode diminuir o limiar convulsivo • Tem atividade anestésica local • O mais potente como anti-histamínico antiemético
Ciproeptadina	• Conjuntivite alérgica • Rinite alérgica • Anafilaxia • Angioedema mediado pela histamina • Prurido, alergia • Rinite vasomotora • Urticária • Dermatografismo	• Pode aumentar o apetite e o peso • Tem atividade anticolinérgica significativa • Também bloqueia os efeitos da serotonina porque atua como antagonista no receptor $5-HT_{2A}$
Anti-histamínicos de segunda geração: Agonistas inversos do receptor H_1 • Não produzem efeitos centrais e anticolinérgicos significativos		
Olopatadina (apenas para uso nasal e oftálmico)	• Conjuntivite alérgica • Rinite alérgica • Prurido ocular • Rinorreia • Espirros	• Aprovada para uso de 1 dose diária • Os colírios podem causar cefaleia em alguns pacientes • O *spray* nasal pode causar epistaxe e úlcera nasal ou perfuração do septo nasal • Algum aumento do risco de sonolência com uso de *spray* nasal • Os efeitos adversos leves do *spray* nasal incluem gosto amargo e cefaleia

(continua)

RESUMO: Antagonistas H$_1$ (continuação)

Fármacos	Usos terapêuticos	Farmacologia clínica e dicas
Anti-histamínicos de segunda geração: Agonistas inversos do receptor H$_1$ • Não produzem efeitos centrais e anticolinérgicos significativos (continuação)		
Acrivastina (comercializada apenas em combinação com pseudoefedrina)	• Rinite alérgica • Congestão nasal • Sintomas alérgicos	• ~ 40% são metabolizados pelas CYP, reduzindo a possibilidade de interações medicamentosas • O risco de sedação leve é um pouco maior que com outros fármacos de segunda geração
Cetirizina Levocetirizina	• Rinite alérgica • Dermatite atópica (cetirizina) • Urticária (idiopática crônica)	• O risco de sedação leve é um pouco maior que com outros fármacos de segunda geração; a levocetirizina é mais potente e pode ser utilizada em dose mais baixa com risco de sedação menor • Apenas ~ 30% (cetirizina) ou ~ 1% (levocetirizina) são metabolizados pelas CYP, reduzindo a possibilidade de interações medicamentosas
Loratadina Desloratadina	• Rinite alérgica • Urticária idiopática crônica • Profilaxia do broncospasmo desencadeado por esforço (loratadina) • Prurido (desloratadina)	• Desloratadina é o metabólito ativo da loratadina • A ação estende-se por 24 h, de forma que é necessária apenas 1 dose/dia
Fexofenadina	• Rinite alérgica • Urticária idiopática crônica	• É o metabólito ativo da terfenadina (retirada do mercado em razão do risco de causar *torsades de pointes*) • Apenas ~ 8% são metabolizados pelas CYP, reduzindo a possibilidade de interações medicamentosas
Alcaftadina (apenas para uso oftálmico)	• Conjuntivite alérgica • Prurido ocular	• Além das propriedades anti-inflamatórias e estabilizadoras dos mastócitos, sua atividade antagonista H$_4$ pode proporcionar mais alívio do prurido ocular • Aprovada para uso de 1 dose diária • Reações adversas mais comuns (< 4%) são irritação, eritema e prurido oculares
Bepotastina (apenas para uso oftálmico)	• Conjuntivite alérgica • Prurido ocular	• Tem propriedades anti-inflamatórias e estabilizadoras dos mastócitos • A reação adversa mais comum (~ 25%) é gosto amargo • Outras reações leves (2-5%) são irritação ocular, cefaleia e nasofaringite
Cetotifeno (apenas para uso oftálmico)	• Conjuntivite alérgica • Prurido ocular	• Tem propriedades anti-inflamatórias e estabilizadoras dos mastócitos • As reações adversas mais comuns (~ 10-25%) são eritema ocular e cefaleia ou rinite leve
Azelastina (apenas para uso nasal e oftálmico)	• Conjuntivite alérgica • Rinite alérgica (isoladamente e combinada com fluticasona) • Prurido ocular • Rinite vasomotora	• Tem propriedades anti-inflamatórias e estabilizadoras dos mastócitos • Os colírios podem causar ardência/ferroadas transitórias no olho • Existe algum aumento do risco de sonolência com uso de *spray* nasal • Efeitos adversos leves com colírio e *spray* nasal incluem gosto amargo e cefaleia
Emedastina (apenas para uso oftálmico)	• Conjuntivite alérgica • Prurido ocular	• Não tem propriedades anti-inflamatórias e estabilizadoras dos mastócitos • Efeito adverso comum: cefaleia (~ 11%) • Reações leves (< 5%): sonhos anormais, gosto ruim, irritação ocular
Epinastina (apenas para uso oftálmico)	• Conjuntivite alérgica • Prurido ocular	• Além das propriedades anti-inflamatórias e estabilizadoras dos mastócitos, sua atividade antagonista H$_2$ pode reduzir o edema palpebral • Efeito adverso comum (~ 10%): sintomas de infecção respiratória alta • Reações oculares leves: sensação de ardência, foliculose, hiperemia e prurido
Medicamentos que atuam no sistema calicreína-cinina		
Inibidor de calicreína recombinante Ecalantida	• Crises agudas de angioedema hereditário	• Aprovado para pacientes ≥ 12 anos de idade • Os pacientes podem desenvolver anticorpos contra o fármaco • Risco de hipersensibilidade na exposição subsequente • Deve ser administrado por profissional de saúde
Inibidores da C1 Diversos concentrados derivados de plasma	• Tratamento sob demanda e profilático de angioedema hereditário	• Aprovado para pacientes adultos e pediátricos • Inibe a calicreína plasmática e FXII ativado

(continua)

RESUMO: Antagonistas H₁ (continuação)

Fármacos	Usos terapêuticos	Farmacologia clínica e dicas
Medicamentos que atuam no sistema calicreína-cinina (continuação)		
Anticorpo contra calicreína plasmática Lanadelumabe	• Tratamento profilático do angioedema hereditário	• Aprovado para pacientes ≥ 12 anos de idade • Anticorpo monoclonal totalmente humano contra calicreína plasmática
Antagonistas dos receptores das cininas Icatibanto	• Crises agudas de angioedema hereditário	• Aprovado para pacientes ≥ 18 anos de idade • Antagonistas dos receptores B$_2$ de cinina • Comumente produz reação local na região da injeção
Inibidor plasmático (moléculas pequenas) Berotralstate	• Tratamento profilático do angioedema hereditário	• Aprovado para pacientes ≥ 12 anos de idade • Pode interagir com inibidores de P-gp ou BCRP

Referências

Abelson MB, et al. Advances in pharmacotherapy for allergic conjunctivitis. *Expert Opin Pharmacother*, **2015**, *16*:1219–1231.

Abraham WM, et al. Peptide and non-peptide bradykinin receptor antagonists: role in allergic airway disease. *Eur J Pharmacol*, **2006**, *533*:215–221.

Bartra J, et al. Interactions of the H$_1$ antihistamines. *J Investig Allergol Clin Immunol*, **2006**, *16*(suppl 1):29–36.

Bernstein JA, et al. Effectiveness of ecallantide in treating angiotensin-converting enzyme inhibitor-induced angioedema in the emergency department. *Ann Allergy Asthma Immunol*, **2015**, *14*:245–249.

Bhoola KD, et al. Bioregulation of kinins: kallikreins, kininogens, and kininases. *Pharmacol Rev*, **1992**, *44*:1–80.

Black JW, et al. Definition and antagonism of histamine H$_2$-receptors. *Nature*, **1972**, *236*:385–390.

Busse PJ, Christiansen SC. Herditary angioedema. *N Engl J Med*, **2020**, *382*:1136–1148.

Campbell WB, Falck JR. Arachidonic acid metabolites as endothelium-derived hyperpolarizing factors. *Hypertension*, **2007**, *49*:590–596.

Campos MM, et al. Non-peptide antagonists for kinin B$_1$ receptors: new insights into their therapeutic potential for the management of inflammation and pain. *Trends Pharmacol Sci*, **2006**, *27*:646–651.

del Cuvillo A, et al. Comparative pharmacology of the H$_1$ antihistamines. *J Investig Allergol Clin Immunol*, **2006**, *16*(suppl 1):3–12.

Ellenbroek BA, Ghiabi B. The other side of the histamine H$_3$ receptor. *Trends Neurosci*, **2014**, *37*:191–199.

Emanuel MB. Histamine and the antiallergic antihistamines: a history of their discoveries. *Clin Exp Allergy*, **1999**, *29*(suppl 3):1–11.

Erdös EG, Skidgel RA. Metabolism of bradykinin by peptidases in health and disease. In: Farmer SG, ed. *The Kinin System*. Academic Press, London, **1997**, 111–141.

Esbenshade TA, et al. The histamine H$_3$ receptor: an attractive target for the treatment of cognitive disorders. *Br J Pharmacol*, **2008**, *154*:1166–1181.

Fein MN, et al. CSACI position statement: newer generation H$_1$-antihistamines are safer than first-generation H$_1$-antihistamines and should be the first-line antihistamines for the treatment of allergic rhinitis and urticaria. *Allergy Asthma Clin Immunol*, **2019**, *15*:61.

Gilboa SM, et al. Antihistamines and birth defects: a systematic review of the literature. *Expert Opin Drug Saf*, **2014**, *13*:1667–1698.

Gray SL, et al. Cumulative use of strong anticholinergics and incident dementia: a prospective cohort study. *JAMA Intern Med*, **2015**, *175*:401–407.

Haas HL, et al. Histamine in the nervous system. *Physiol Rev*, **2008**, *88*:1183–1241.

Heitsch H. The therapeutic potential of bradykinin B$_2$ receptor agonists in the treatment of cardiovascular disease. *Expert Opin Investig Drugs*, **2003**, *12*:759–770.

Johnson AR, Erdos EG. Release of histamine from mast cells by vasoactive peptides. *Proc Soc Exp Biol Med*, **1973**, *142*:1252–1256.

Kaplan AP, Joseph K. Pathogenic mechanisms of bradykinin mediated diseases: dysregulation of an innate inflammatory pathway. *Adv Immunol*, **2014**, *121*:41–89.

Kuhr F, et al. Differential regulation of inducible and endothelial nitric oxide synthase by kinin B$_1$ and B$_2$ receptors. *Neuropeptides*, **2010**, *44*:145–154.

Leeb-Lundberg LM, et al. International union of pharmacology. XLV. Classification of the kinin receptor family: from molecular mechanisms to pathophysiological consequences. *Pharmacol Rev*, **2005**, *57*:27–77.

Levi-Schaffer F, Eliashar R. Mast cell stabilizing properties of antihistamines. *J Invest Dermatol*, **2009**, *129*:2549–2551.

Lewis LM, et al. Ecallantide for the acute treatment of angiotensin-converting enzyme inhibitor-induced angioedema: a multicenter, randomized, controlled trial. *Ann Emerg Med*, **2015**, *65*:204–213.

Lowry JL, et al. Endothelial nitric-oxide synthase activation generates an inducible nitric-oxide synthase-like output of nitric oxide in inflamed endothelium. *J Biol Chem*, **2013**, *288*:4174–4193.

Madeddu P, et al. Mechanisms of disease: the tissue kallikrein-kinin system in hypertension and vascular remodeling. *Nat Clin Pract Nephrol*, **2007**, *3*:208–221.

Massari NA, et al. Histamine receptors and cancer pharmacology: an update. *Br J Pharmacol*, **2020**, *177*:516–538.

McNeil BD. Minireview: Mas-related G protein-coupled receptor X2 activation by therapeutic drugs. *Neurosci Lett*, **2021a**, *751*:135746.

McNeil BD. MRGPRX2 and adverse drug reactions. *Front Immunol*, **2021b**, *12*:676354.

Mikelis CM, et al. RhoA and ROCK mediate histamine-induced vascular leakage and anaphylactic shock. *Nat Commun*, **2015**, *6*:6725.

Padia SH, Carey RM. AT$_2$ receptors: beneficial counter-regulatory role in cardiovascular and renal function. *Pflugers Arch*, **2013**, *465*:99–110.

Prassas I, et al. Unleashing the therapeutic potential of human kallikrein-related serine proteases. *Nat Rev Drug Discov*, **2015**, *14*:183–202.

Rhaleb N-E, et al. The kallikrein-kinin system as a regulator of cardiovascular and renal function. *Compr Physiol*, **2011**, *1*:971–993.

Rocha e Silva M, et al. Bradykinin, a hypotensive and smooth muscle stimulating factor released from plasma globulin by snake venoms and by trypsin. *Am J Physiol*, **1949**, *156*:261–273.

Sander K, et al. Histamine H$_3$ receptor antagonists go to clinics. *Biol Pharm Bull*, **2008**, *31*:2163–2181.

Simons FE. Advances in H$_1$-antihistamines. *N Engl J Med*, **2004**, *351*:2203–2217.

Simons FE, Simons KJ. Histamine and H1-antihistamines: celebrating a century of progress. *J Allergy Clin Immunol*, **2011**, *128*:1139–1150.

Sinert R, et al. Randomized trial of icatibant for angiotensin-converting enzyme inhibitor-induced upper airway angioedema. *J Allergy Clin Immunol Pract*, **2017**, *5*:1402–1409.e3.

Skidgel RA, Erdös EG. Structure and function of human plasma carboxypeptidase N, the anaphylatoxin inactivator. *Int Immunopharmacol*, **2007**, *7*:1888–1899.

Straka BT, et al. Effect of bradykinin receptor antagonism on ACE inhibitor-associated angioedema. *J Allergy Clin Immunol*, **2017**, *140*:242–248.e2.

Thurmond RL. The histamine H$_4$ receptor: from orphan to the clinic. *Front Pharmacol*, **2015**, *6*:65.

Thurmond RL, et al. The role of histamine H$_1$ and H$_4$ receptors in allergic inflammation: the search for new antihistamines. *Nat Rev Drug Discov*, **2008**, *7*:41–53.

Viegas LP, et al. The maddening itch: an approach to chronic urticaria. *J Investig Allergol Clin Immunol*, **2014**, *24*:1–5.

Wang J, et al. Pitolisant versus placebo for excessive daytime sleepiness in narcolepsy and obstructive sleep apnea: a meta-analysis from randomized controlled trials. *Pharmacol Res.* **2021**, *167*:105522.

Werle E. Discovery of the most important kallikreins and kallikrein inhibitors. In: Erdös EG, ed. *Handbook of Experimental Pharmacology*. Vol. 25. Springer-Verlag, Heidelberg, **1970**, 1–6.

Zhang X, et al. Carboxypeptidase M augments kinin B$_1$ receptor signaling by conformational crosstalk and enhances endothelial nitric oxide output. *Biol Chem*, **2013a**, *394*:335–345.

Zhang X, et al. Carboxypeptidase M is a positive allosteric modulator of the kinin B1 receptor. *J Biol Chem*, **2013b**, *288*:33226–33240.

Zhang X, et al. Downregulation of kinin B$_1$ receptor function by B$_2$ receptor heterodimerization and signaling. *Cell Signal*, **2015**, *27*:90–103.

Zuraw BL, et al. A focused parameter update: hereditary angioedema, acquired C1 inhibitor deficiency, and angiotensin-converting enzyme inhibitor-associated angioedema. *J Allergy Clin Immunol*, **2013**, *131*:1491–1493.

Capítulo 44

Farmacologia pulmonar

Peter J. Barnes

MECANISMOS DA ASMA

MECANISMOS DA DPOC

VIAS DE FORNECIMENTO DE FÁRMACOS AOS PULMÕES
- Via inalatória
- Via oral
- Via parenteral

BRONCODILATADORES
- Agonistas β_2-adrenérgicos
- Antagonistas colinérgicos muscarínicos
- Inibidores da fosfodiesterase
- Metilxantinas
- Novas classes de broncodilatadores

CORTICOSTEROIDES
- Mecanismo de ação
- Efeitos anti-inflamatórios na asma
- Interação com receptores β_2-adrenérgicos
- Farmacocinética
- Vias de administração e dosagem
- Efeitos adversos
- Escolhas terapêuticas
- Futuros avanços

ANTAGONISTAS MEDIADORES
- Anti-histamínicos
- Antileucotrienos

TERAPIAS IMUNOMODULADORAS
- Terapia imunossupressora
- Terapias biológicas
- Imunoterapia específica: dessensibilização a alérgenos
- Cromonas

NOVOS FÁRMACOS EM DESENVOLVIMENTO PARA DOENÇAS DAS VIAS RESPIRATÓRIAS
- Novos antagonistas mediadores
- Inibidores da protease
- Novos fármacos anti-inflamatórios
- Mucorreguladores
- Mucolíticos
- Expectorantes

ANTITUSSÍGENOS
- Opiáceos
- Dextrometorfano
- Anestésicos locais
- Neuromoduladores

OUTROS FÁRMACOS
- Novos antitussígenos

FÁRMACOS PARA DISPNEIA E CONTROLE VENTILATÓRIO
- Fármacos para dispneia
- Estimulantes ventilatórios

A farmacologia pulmonar compreende o entendimento de como os fármacos atuam no pulmão e a terapia farmacológica das doenças pulmonares. Grande parte da farmacologia pulmonar está relacionada com os efeitos dos fármacos sobre as vias respiratórias e a terapia da obstrução das vias respiratórias, particularmente a asma e a doença pulmonar obstrutiva crônica (DPOC), que estão entre as doenças mais comuns das vias respiratórias, embora haja diferenças acentuadas nos mecanismos inflamatórios e na resposta à terapia entre essas doenças. Este capítulo trata da farmacoterapia das doenças obstrutivas das vias respiratórias, particularmente a terapia com broncodilatadores, que atuam principalmente pela reversão da contração do músculo liso das vias respiratórias, e com fármacos anti-inflamatórios, que suprimem a resposta inflamatória nas vias respiratórias. Este capítulo também se concentra na farmacologia pulmonar dos agonistas β_2-adrenérgicos e corticosteroides; a farmacologia básica dessas classes de agentes é apresentada em outra parte (Caps. 14 e 50).

Este capítulo também discute outros fármacos usados no tratamento das doenças obstrutivas das vias respiratórias, como os mucolíticos e os estimulantes respiratórios, e inclui a terapia farmacológica da tosse, o sintoma respiratório mais comum. Os fármacos usados no tratamento da hipertensão pulmonar (ver Cap. 35) ou das infecções pulmonares, incluindo a tuberculose (ver Cap. 65), são discutidos em outros capítulos.

Mecanismos da asma

A asma é uma doença inflamatória crônica das vias respiratórias, que se caracteriza pela ativação dos *mastócitos,* infiltração de *eosinófilos, T_H2 e ILC2* (Fig. 44-1) (Papi et al., 2018). A ativação dos mastócitos por alérgenos e estímulos físicos libera *mediadores broncoconstritores,* como *histamina, $LT\,D_4$ e $PG\,D_2$,* que provocam contração do músculo liso das vias respiratórias, vasodilatação, extravasamento microvascular e exsudação do plasma.

Muitos dos sintomas da asma são causados pela contração do músculo liso das vias respiratórias, e, portanto, os broncodilatadores são importantes como aliviadores dos sintomas. Não se sabe se o músculo liso das vias respiratórias é intrinsecamente anormal na asma, mas um aumento da contratilidade do músculo liso das vias respiratórias pode contribuir para a hiper-responsividade das vias respiratórias, a característica fisiológica da asma.

A inflamação crônica na asma alérgica pode inicialmente ser induzida por exposição a alérgenos, porém parece se tornar autônoma, de modo que a asma é essencialmente incurável. A inflamação pode ser coordenada por células dendríticas que regulam as células Th2, que impulsionam a inflamação eosinofílica, bem como a formação de IgE por linfócitos B. A asma não alérgica também é eosinofílica e coordenada por células T_H2 eILC2.

O epitélio das vias respiratórias desempenha um importante papel por meio da liberação de diversos mediadores inflamatórios e liberação de fatores de crescimento, na tentativa de reparar o dano causado pela inflamação. O processo inflamatório na asma é mediado por meio da liberação de mais de 100 mediadores da inflamação, incluindo mediadores lipídicos, citocinas, quimiocinas e fatores de crescimento.

A inflamação crônica pode levar a mudanças estruturais (remodelagem) nas vias aéreas, como aumento do número (hiperplasia) e do tamanho (hipertrofia) das células do músculo liso das vias respiratórias, vasos sanguíneos (angiogênese) e células secretoras de muco (hiperplasia

5-LO: 5′-lipoxigenase
ACh: acetilcolina
AMAC: antagonista muscarínico de ação curta
AMAL: antagonista muscarínico de ação longa
AMPc: 3′-5′- monofosfato de adenosina cíclico, AMP cíclico
ARLT: antagonista do Cys-LT_1-receptor de leucotrienos
BAAC: β_2-agonistas de ação curta
BAAL: β_2-agonista de ação longa
CCR: receptor de quimiocina C-C
CSI: corticosteroide inalado
Cys-LT: cisteinil-leucotrieno
DAMM: diâmetro aerodinâmico médio de massa
DPB: dipropionato de beclometasona
DPOC: doença pulmonar obstrutiva crônica
F_{eNO}: óxido nítrico fracional exalado
GR: receptor dos glicocorticoides
HFA: hidrofluoroalcano
IDM: inalador dosimetrado
IDMp: inalador dosimetrado pressurizado
Ig: imunoglobulina
IL: interleucina
ILC2: linfócito inato tipo 2
IP_3: inositol 1,4,5-trifosfato
IPS: inalador de pó seco
LT: leucotrieno
MAP: proteína ativada por mitógeno
MMP: metaloproteinase de matriz
NF-κB: fator nuclear kappa B
PDE: fosfodiesterase dos nucleotídeos cíclicos
PG: prostaglandina
PKA: proteína-cinase A
Tc1 (célula): linfócito T citotóxico
T_H17: célula T auxiliar 17
T_H2: linfócito T auxiliar 2
TNF: fator de necrose tumoral
TRP: receptor de potencial transitório
TSLP: proteína linfopoietina do estroma tímico
VEF_1: volume expiratório forçado em 1 segundo

de células caliciformes). Uma característica histológica típica da asma é a deposição de colágeno (fibrose) abaixo da membrana basal do epitélio das vias respiratórias (denominada fibrose celular subepitelial) (ver Fig. 44-1). Isso parece ser o resultado de inflamação eosinofílica e é encontrado até mesmo no início dos sintomas de asma. A inflamação complexa da asma é suprimida por corticosteroides na maioria dos pacientes, mas, mesmo se a asma for bem controlada, a inflamação e os sintomas retornam caso os corticosteroides sejam interrompidos. A asma geralmente começa no início da infância, podendo desaparecer durante a adolescência e reaparecer na idade adulta. É caracterizada por obstrução variável do fluxo aéreo e, normalmente, apresenta uma boa resposta terapêutica aos broncodilatadores e corticosteroides. A gravidade da asma em geral não muda, de maneira que os pacientes com asma leve raramente evoluem para asma grave e pacientes com asma grave geralmente a têm desde o início, embora alguns pacientes, particularmente com asma de início tardio, apresentem uma perda progressiva da função pulmonar, como os pacientes com doença pulmonar obstrutiva crônica. Os pacientes com asma grave podem exibir um padrão de inflamação mais semelhante à DPOC e caracterizam-se por uma capacidade reduzida de resposta aos corticosteroides (Ray et al., 2016).

Mecanismos da DPOC

A doença pulmonar obstrutiva crônica (DPOC) envolve inflamação do sistema respiratório com um padrão que difere daquele da asma. Na DPOC, há um *predomínio de neutrófilos, macrófagos, células Tc1 e T_H17*. A inflamação *afeta predominantemente as pequenas vias respiratórias*, resultando em estreitamento progressivo das vias respiratórias pequenas e fibrose (bronquiolite obstrutiva crônica) e inflamação do parênquima pulmonar, com consequente destruição das paredes alveolares (enfisema) (Fig. 44-2) (Agustí e Hogg, 2019; Barnes et al., 2015). Essas alterações patológicas resultam em fechamento das vias respiratórias na expiração, levando ao aprisionamento do ar e hiperinsuflação, particularmente ao esforço (hiperinsuflação dinâmica). Isso explica a falta de ar ao esforço e a limitação de exercícios, que são sintomas típicos da DPOC.

Os broncodilatadores reduzem o aprisionamento de ar dilatando as vias respiratórias periféricas e são a base do tratamento na DPOC. Ao contrário da asma, a obstrução do fluxo aéreo na DPOC tende a ser progressiva. A inflamação na parte periférica do pulmão de pacientes com DPOC também é mediada por múltiplos mediadores inflamatórios e citocinas, porém o padrão de mediadores difere daquele da asma. Diferentemente da asma, a inflamação que ocorre em pacientes com DPOC é, em grande parte, resistente aos corticosteroides, e, atualmente, não existe nenhum tratamento anti-inflamatório seguro e efetivo. Muitos pacientes com DPOC apresentam comorbidades, incluindo cardiopatia isquêmica, hipertensão, insuficiência cardíaca congestiva, diabetes melito, osteoporose, perda de massa do músculo esquelético, depressão, doença renal crônica e anemia (Divo e Celli, 2020). Essas doenças podem ocorrer em conjunto como parte de uma multimorbidade, como doenças de envelhecimento acelerado, com mecanismos patogênicos comuns (Barnes et al., 2019).

Vias de fornecimento de fármacos aos pulmões

Os fármacos podem ser fornecidos aos pulmões por via oral ou parenteral e também por inalação. A escolha depende do fármaco e da doença respiratória.

Via inalatória

A inalação (Fig. 44-3) constitui o modo preferido de administração de muitos fármacos com efeito direto sobre as vias respiratórias, particularmente para a asma e a doença pulmonar obstrutiva crônica (Lavorini et al., 2019). É a única maneira de fornecer alguns fármacos, como cromoglicato dissódico e fármacos anticolinérgicos, e é a via preferida de distribuição para β_2-agonistas e corticosteroides, para reduzir os efeitos adversos sistêmicos. Os antibióticos podem ser administrados por inalação em pacientes com sepse respiratória crônica (p. ex., na fibrose cística). A grande vantagem da inalação é a distribuição do fármaco para as vias respiratórias, em doses que sejam eficazes com um risco muito menor de efeitos adversos sistêmicos. Isso é particularmente importante com o uso de corticosteroide inalado (CSI), o que evita, em grande parte, a ocorrência de efeitos adversos sistêmicos. Além disso, os broncodilatadores inalatórios apresentam início de ação mais rápido do que quando tomados por via oral.

Tamanho das partículas

O tamanho das partículas para inalação é de fundamental importância na determinação do local de deposição no trato respiratório. O tamanho ideal das partículas para a sua deposição nas vias respiratórias é de 2 a 5 μm de diâmetro aerodinâmico médio de massa (DAMM). As partículas maiores fixam-se fora das vias respiratórias superiores, enquanto as partículas menores permanecem suspensas e são, portanto, expiradas. Existe um interesse crescente pelo fornecimento de fármacos nas pequenas vias respiratórias, particularmente na DPOC e na asma grave (Usmani e Barnes, 2012). Isso envolve a administração de partículas do fármaco de cerca de 1 μm de diâmetro aerodinâmico médio de massa, o que hoje é possível utilizando fármacos formulados em propulsor de hidrofluoroalcano (HFA).

Farmacocinética

Do total do fármaco administrado, apenas 10 a 20% entra nas vias respiratórias inferiores com um inalador dosimetrado pressurizado (IDMp) convencional. Os fármacos são absorvidos a partir da luz da via respiratória e têm efeitos diretos sobre as células-alvo das vias respiratórias. Os fármacos também podem ser absorvidos pela circulação brônquica e, em seguida, distribuídos para mais vias respiratórias periféricas. Fármacos com maior peso molecular tendem a ser retidos em maior grau nas vias respiratórias. No entanto, vários fármacos têm maior eficácia terapêutica

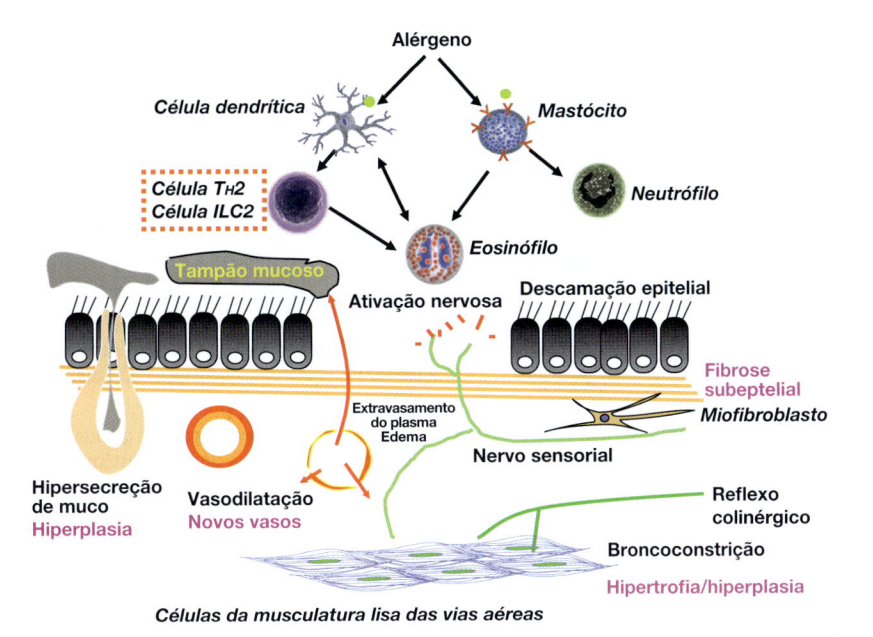

Figura 44-1 *Mecanismos celulares da asma.* Uma miríade de células inflamatórias é recrutada e ativada nas vias respiratórias, onde liberam múltiplos mediadores inflamatórios, que também podem surgir de células estruturais. Esses mediadores levam à broncoconstrição, exsudação plasmática e edema, vasodilatação, hipersecreção de muco e ativação de nervos sensoriais. A inflamação crônica leva a alterações estruturais, incluindo fibrose subepitelial (espessamento da membrana basal), hipertrofia do músculo liso das vias respiratórias e hiperplasia, angiogênese e hiperplasia de células secretoras de muco. ILC2, linfócito inato tipo 2; T$_H$2, linfócito T auxiliar 2.

quando administrados por via inalatória. A *ciclesonida*, um CSI (corticosteroide inalado), é um profármaco ativado por esterases nas vias respiratórias ao princípio ativo *des-ciclesonida*. Uma distribuição pulmonar mais extensa de um fármaco com um DAMM menor aumenta a deposição alveolar e, portanto, é provável que aumente a absorção dos pulmões para a circulação geral, resultando em mais efeitos adversos sistêmicos. Assim, embora os IDMp HFA distribuam mais corticosteroide inalado para as vias respiratórias menores, há também aumento da absorção sistêmica, de modo que a relação terapêutica pode não ser alterada.

Dispositivos de administração

Inaladores dosimetrados pressurizados Os fármacos são propelidos de um recipiente no inalador dosimetrado pressurizado (IDMp) com a ajuda de um propulsor, anteriormente com clorofluorocarbono (Freon), mas que hoje foi substituído por um hidrofluoroalcano (HFA), que é mais ecológico para a camada de ozônio, isto é, não contribui para a depleção de ozônio na atmosfera superior da Terra. Esses dispositivos são convenientes, portáteis e normalmente liberam 50 a 200 doses de fármaco.

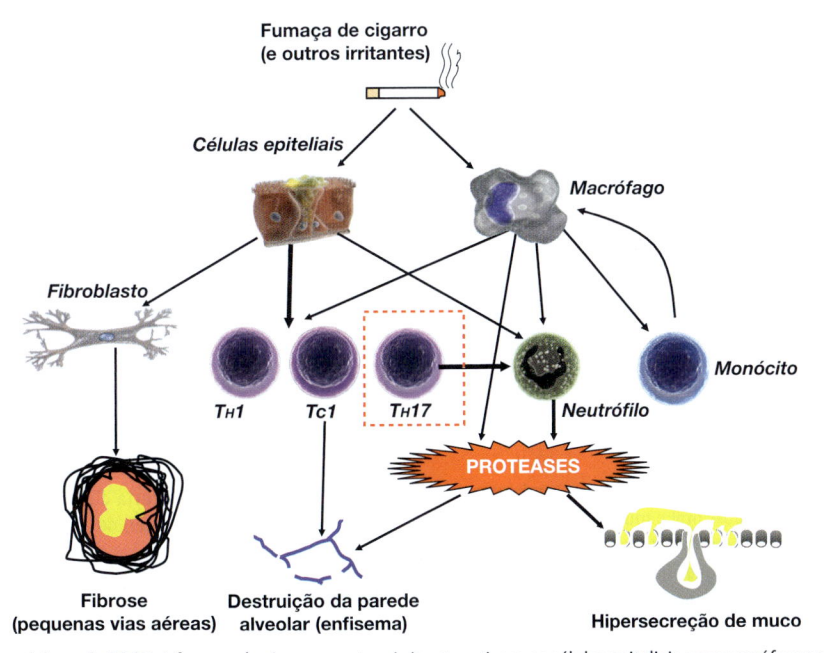

Figura 44-2 *Mecanismos celulares da DPOC.* A fumaça de cigarro e outros irritantes ativam as células epiteliais e os macrófagos nos pulmões, que liberam mediadores que atraem células inflamatórias circulantes, como monócitos (que se diferenciam em macrófagos dentro do pulmão), neutrófilos e linfócitos T (células T$_H$1, Tc1 [linfócito T citotóxico] e T$_H$17 [célula T auxiliar 17]). Fatores fibrogênicos liberados das células epiteliais e macrófagos levam à fibrose das pequenas vias respiratórias. A liberação de proteases resulta na destruição da parede alveolar (enfisema) e hipersecreção de muco (bronquite crônica).

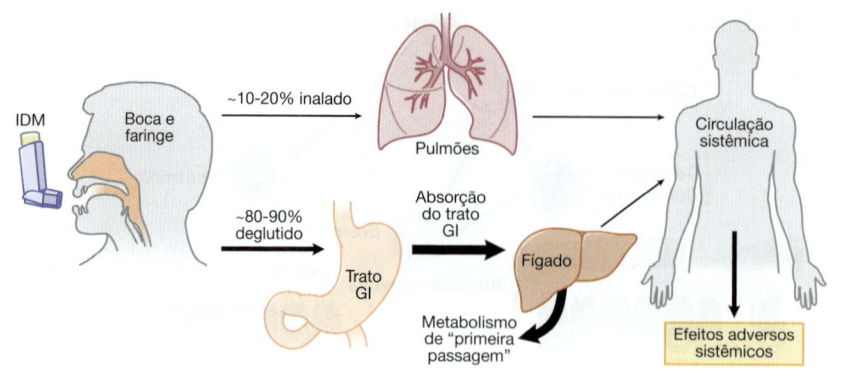

Figura 44-3 *Representação esquemática da deposição de fármacos inalatórios (p. ex., corticosteroides, β_2-agonistas).* A terapia inalatória deposita fármacos diretamente nos pulmões, mas não de modo exclusivo. A distribuição entre os pulmões e a orofaringe depende, em grande parte, do tamanho da partícula e da eficácia do método de fornecimento. A maior parte do material é deglutida e absorvida, entrando na circulação sistêmica após sofrer o efeito de primeira passagem no fígado. Uma certa quantidade do fármaco também é absorvida na circulação sistêmica a partir dos pulmões. O uso de um espaçador de grande volume reduz a quantidade de fármaco depositada na orofaringe, diminuindo, assim, a quantidade deglutida e absorvida pelo trato gastrintestinal e limitando, consequentemente, os efeitos sistêmicos. IDM, inalador dosimetrado.

Câmaras expansoras Dispositivos expansores de grande volume entre o IDMp e o paciente reduzem a velocidade das partículas que entram nas vias respiratórias superiores e o tamanho das partículas, possibilitando a evaporação do líquido propulsor. Isso reduz a quantidade de fármaco que atinge a orofaringe e aumenta a proporção de fármaco inalado para as vias respiratórias inferiores. A aplicação de câmaras expansoras é útil na redução da deposição orofaríngea de corticosteroide inalado (CSI) e consequente redução dos efeitos adversos locais desses fármacos. Dispositivos expansores também são úteis no fornecimento de fármacos por via inalatória para crianças pequenas que não são capazes de usar um IDMp. Crianças com apenas 3 anos de idade são capazes de usar um espaçador equipado com uma máscara facial.

Inaladores de pó seco Os fármacos também podem ser fornecidos na forma de pó seco micronizado, usando dispositivos que liberam um pó fino disperso por turbulência do ar na inalação, o que exige um fluxo inspiratório mínimo. Crianças com menos de 7 anos de idade têm dificuldade em usar um inalador de pó seco (IPS). Foram desenvolvidos IPS para fornecimento sistêmico de peptídeos e proteínas, como insulina; entretanto, demonstraram ser problemáticos, devido à consistência das doses.

Nebulizadores Dois tipos de nebulizadores estão disponíveis. *Os nebulizadores de jato* são movidos por um fluxo de gás (ar ou oxigênio), enquanto os *nebulizadores ultrassônicos* usam um cristal piezoelétrico de vibração rápida e, portanto, não necessitam de uma fonte de gás comprimido. O fármaco nebulizado pode ser inspirado durante a respiração cíclica, e é possível liberar doses muito mais elevadas de fármaco em comparação com o IDMp. Os nebulizadores são, portanto, úteis no tratamento de exacerbações agudas de asma e doença pulmonar obstrutiva crônica para a liberação dos fármacos quando a obstrução das vias respiratórias é extrema, para a liberação de fármacos por via inalatória para lactentes e crianças pequenas que não podem usar os outros dispositivos de inalação e para administrar fármacos, como antibióticos, quando doses relativamente altas devem ser administradas.

Via oral

Os fármacos para o tratamento de doenças pulmonares também podem ser administrados por via oral. A dose oral é muito maior do que a dose inalada necessária para se obter o mesmo efeito (geralmente em uma proporção de cerca de 20:1), de maneira que efeitos adversos sistêmicos são mais comuns. *Quando há uma escolha entre via inalatória ou oral de um fármaco (p. ex., β_2-agonista ou corticosteroide), a via inalatória é sempre preferível*, e a via oral deve ser reservada para os poucos pacientes incapazes de usar inaladores (p. ex., crianças em terna idade, pacientes com problemas físicos, como artrite grave das mãos). A *teofilina* é ineficaz por via inalatória e, portanto, deve ser administrada de maneira sistêmica.

Os corticosteroides podem ser administrados por via oral para doenças do parênquima pulmonar (p. ex., doenças pulmonares intersticiais).

Via parenteral

A via intravenosa deve ser reservada para o fornecimento de fármacos ao paciente em estado crítico, que é incapaz de absorver fármacos pelo trato gastrintestinal. Os efeitos adversos geralmente são frequentes devido às altas concentrações plasmáticas. Os agentes biológicos são habitualmente administrados por injeção subcutânea.

Broncodilatadores

Os broncodilatadores relaxam o músculo liso das vias respiratórias contraído *in vitro* e causam reversão imediata da obstrução das vias respiratórias na asma *in vivo* (Cazzola et al., 2012). Eles também previnem a broncoconstrição (e assim fornecem broncoproteção). Três classes principais de broncodilatadores estão em uso clínico atualmente:

- Agonistas β_2-adrenérgicos (simpaticomiméticos)
- *Teofilina* (uma metilxantina)
- Agentes anticolinérgicos (antagonistas dos receptores muscarínicos)

Os broncodilatadores podem relaxar diretamente o músculo liso das vias respiratórias ou podem causar broncodilatação indiretamente por meio de bloqueio dos efeitos dos mediadores broncoconstritores ou neurotransmissores. Por exemplo, os *anti-LT* (antagonistas dos receptores de LT [leucotrienos] e inibidores da 5′-lipoxigenase) exercem um pequeno efeito broncodilatador em alguns pacientes asmáticos e parecem evitar a broncoconstrição. Os *corticosteroides*, embora melhorem gradualmente a obstrução das vias respiratórias, não têm nenhum efeito direto sobre a contração do músculo liso das vias respiratórias e, portanto, não são considerados broncodilatadores.

Agonistas β_2-adrenérgicos

Os β_2-agonistas inalados constituem o tratamento broncodilatador de escolha na asma, visto que são os broncodilatadores mais eficazes e têm efeitos adversos mínimos quando utilizados corretamente. Os β-agonistas sistêmicos, de ação curta e não seletivos, como o *isoproterenol* (*isoprenalina*) ou o metaproterenol, devem ser utilizados apenas como último recurso.

Química

O desenvolvimento de β_2-agonistas baseia-se em substituições na estrutura catecolamina da norepinefrina e epinefrina (ver Caps. 10 e 14). O anel catecol consiste em grupos hidroxila nas posições 3 e 4 do anel benzeno. A norepinefrina difere da epinefrina apenas no grupo amina terminal; em geral, uma maior modificação nesse local confere seletividade para o receptor β. Muitos agonistas β₂-seletivos inalados estão aprovados, e, embora possa haver diferenças de potência, não há diferenças clinicamente significativas na seletividade. Os fármacos β₂-seletivos inalados em uso clínico atual apresentam uma duração de ação semelhante (3 a 6 horas).

A administração de β₂-agonista de ação longa (BAAL) por inalação proporciona um efeito de duração muito maior (Cazzola et al., 2019b). O *salmeterol* e o *formoterol* promovem broncodilatação e broncoproteção por mais de 12 horas e, em geral, são administrados 2 vezes ao dia. O *formoterol* tem uma substituição volumosa na cadeia alifática e possui lipofilicidade moderada, que parece manter o fármaco na membrana próximo ao receptor, de modo que ele se comporta como fármaco de liberação lenta. Entretanto, quando diluído no plasma, o *formoterol* perde essa propriedade, evitando, assim, os efeitos adversos em longo prazo, e pode ser usado como medicamento para alívio. O *salmeterol* possui uma longa cadeia alifática, que pode ajudar na ancoragem do fármaco dentro da fenda de ligação do receptor ("exossítio") e que, assim, pode contribuir para a longa duração do fármaco. Os β₂-agonistas administrados 1 vez ao dia (algumas vezes denominados ultra-BAAL), como o *indacaterol*, o *vilanterol* e o *olodaterol*, possuem duração de ação de mais de 24 horas; esses agentes são apropriados para administração de dose única ao dia.

Modo de ação

A ocupação dos receptores β₂ por agonistas resulta em ativação da via G_s–adenililciclase–3′-5′- AMPc–PKA, levando a eventos fosforilativos, com consequente relaxamento do músculo liso brônquico (Fig. 44-4). Os β₂-agonistas atuam como antagonistas funcionais da constrição, relaxando o músculo liso das vias respiratórias independentemente dos estímulos constritores. Os receptores β₂ estão localizados em várias células diferentes das vias respiratórias, além do músculo liso, onde podem exercer efeitos adicionais. Os β₂-agonistas também podem causar broncodilatação *indiretamente* ao inibir a liberação de mediadores broncoconstritores das células inflamatórias e de neurotransmissores broncoconstritores dos nervos das vias respiratórias. Esses mecanismos incluem os seguintes:

- Prevenção da liberação do mediador a partir de mastócitos humanos pulmonares isolados (via receptores β₂)
- Prevenção do extravasamento microvascular e, portanto, do desenvolvimento de edema da mucosa brônquica após exposição a mediadores (p. ex., histamina, LTD_4 e PGD_2)
- Aumento da *secreção de muco* pelas glândulas submucosas e *transporte de íons* através do epitélio das vias respiratórias (o que pode aumentar a depuração mucociliar, revertendo a depuração deficiente observada na asma e na DPOC)
- *Redução na neurotransmissão das vias respiratórias* em *nervos colinérgicos* humanos por uma ação nos receptores β₂ pré-sinápticos para inibir a acetilcolina (ACh)

Embora esses efeitos adicionais dos β₂-agonistas possam ser relevantes para o uso profilático desses fármacos contra diversos estímulos, sua ação broncodilatadora rápida é provavelmente atribuível a um efeito direto sobre o músculo liso de todas as vias respiratórias.

Efeitos anti-inflamatórios

Ainda há controvérsias sobre se os β₂-agonistas têm efeitos anti-inflamatórios na asma. Os efeitos inibitórios de β₂-agonistas na liberação de mediadores de mastócitos e extravasamento microvascular são claramente anti-inflamatórios, sugerindo que os β₂-agonistas podem modificar a inflamação *aguda*. No entanto, os β₂-agonistas não parecem ter um efeito inibitório significativo na inflamação *crônica* de vias respiratórias asmáticas, que é suprimida pelos corticosteroides. Isso foi confirmado por vários estudos de biópsia e lavado broncoalveolar em pacientes com asma em uso de β₂-agonistas regulares (incluindo BAAL), que não demonstraram uma redução significativa no número ou na ativação das células inflamatórias nas vias respiratórias, em contraste com a resolução da inflamação que ocorre com corticosteroides inalados. Isso pode estar relacionado ao fato de que os efeitos dos β₂-agonistas nos macrófagos, eosinófilos e linfócitos são rapidamente dessensibilizados.

Uso clínico

β₂-agonistas de ação curta Os β₂-agonistas de ação curta (BAAC) inalados são os broncodilatadores mais amplamente usados e efetivos no tratamento da asma. Quando inalados por meio de IDMp ou IPS, eles são convenientes, fáceis de utilizar, de início rápido e sem efeitos adversos sistêmicos significativos. Esses agentes mostram-se efetivos na proteção contra vários deflagradores da asma, como exercício, ar frio e alérgenos. Os BAAC constituem os broncodilatadores de escolha no tratamento da asma grave aguda. A via nebulizada de administração é mais fácil e mais segura que a administração intravenosa e com a mesma eficácia. A inalação é preferível à administração oral, visto que os efeitos adversos sistêmicos são menores. *Os BAAC, como o salbutamol (albuterol), devem ser usados "quando necessário" com base nos sintomas, e não de modo regular no tratamento da asma leve; o seu uso aumentado indica a necessidade de mais terapia anti-inflamatória.*

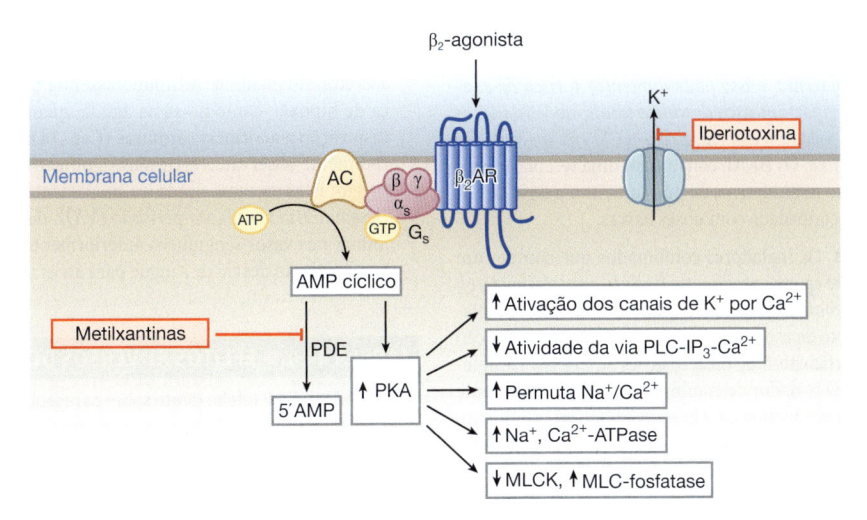

Figura 44-4 *Ações moleculares de β₂-agonistas para induzir relaxamento das células musculares lisas das vias respiratórias.* A ativação dos receptores β₂ (β₂AR) resulta em ativação da adenililciclase (AC) por meio da G_s, levando a um aumento do AMPc (3′-5′- monofosfato de adenosina cíclico, AMP cíclico) intracelular e à ativação da PKA (proteína-cinase A). A PKA fosforila uma variedade de substratos-alvo, resultando em abertura dos canais de K^+ ativados por Ca^{2+} (K_{Ca}), facilitando, assim, a hiperpolarização, diminuição da hidrólise de fosfoinositídeos (PI), aumento da troca de Na^+/Ca^{2+}, aumento da atividade da Na^+, Ca^{2+}-ATPase e diminuição da atividade da cinase da cadeia leve de miosina (MLCK) e aumento da fosfatase da cadeia leve de miosina (MLC). Os receptores β₂ também podem acoplar-se ao K_{Ca} por meio da G_s. PDE, fosfodiesterase dos nucleotídeos cíclicos; PLC, fosfolipase C.

Os β$_2$-agonistas orais são ocasionalmente indicados como broncodilatadores adicionais. Preparações de liberação lenta (p. ex., *salbutamol* e *bambuterol* [não disponível nos Estados Unidos] de liberação lenta) podem estar indicadas para a asma noturna; todavia, esses agentes estão associados a um risco aumentado de efeitos adversos. Dispõe-se de vários BAAC, que são resistentes à captação e à degradação enzimática pela catecol-O-metiltransferase (COMT) e pela monoaminoxidase (MAO); todos podem ser usados por inalação e por via oral, apresentam duração de ação semelhante (cerca de 3 a 4 horas; menos na asma grave) e efeitos adversos semelhantes. Foram relatadas diferenças na seletividade β$_2$, embora não sejam clinicamente importantes. Os fármacos em uso clínico incluem *salbutamol, levossalbutamol, metaproterenol, terbutalina* e *pirbuterol*, bem como vários fármacos não disponíveis nos Estados Unidos (*fenoterol, tulobuterol* e *rimiterol*).

β$_2$-agonistas inalatórios de ação longa
Os BAAL *salmeterol* e *formoterol* (bem como *arformoterol*, o enantiômero ativo do *formoterol*) demonstraram ser um avanço significativo na terapia da asma e da DPOC. Esses fármacos possuem ação broncodilatadora de mais de 12 horas e também protegem contra a broncoconstrição por um período de tempo semelhante (Cazzola et al., 2019b). Melhoram o controle da asma (quando administrados 2 vezes ao dia), em comparação com o tratamento regular com BAAC (4 a 6 vezes ao dia). Os BAAL administrados 1 vez ao dia, como *indacaterol, vilanterol* e *olodaterol*, com duração de mais de 24 horas, são mais efetivos em pacientes com DPOC do que os BAAL administrados 2 vezes ao dia e os BAAC de administração mais frequente (Cazzola et al., 2019b).

A tolerância ao efeito broncodilatador do *formoterol* e os efeitos broncoprotetores do *formoterol* e *salmeterol* foram demonstrados, porém isso é de importância clínica duvidosa. Embora tanto o *formoterol* quanto o *salmeterol* tenham uma duração de efeito semelhante nos estudos clínicos realizados, existem diferenças. O *formoterol* tem um início de ação mais rápido e é um agonista quase completo, ao passo que o *salmeterol* é um agonista parcial com início de ação mais lento. Essas diferenças podem conferir uma vantagem teórica ao *formoterol* na asma mais grave, embora possa tornar mais provável a indução de tolerância. Entretanto, não foi encontrada nenhuma diferença clínica significativa entre o *salmeterol* e o *formoterol* no tratamento de pacientes com asma grave. O aspecto mais importante é que o *formoterol* não apresenta efeitos adversos de longa duração, diferentemente do *salmeterol* e de outros ultra-BAAL, e constitui o único BAAL que pode ser usado como terapia de resgate.

Na DPOC, os BAAL são broncodilatadores eficazes que podem ser usados isoladamente ou em combinação com anticolinérgicos ou CSI. Os BAAL melhoram os sintomas e exercem a tolerância reduzindo tanto o aprisionamento de ar como as exacerbações. *Em pacientes com asma, os BAAL nunca devem ser usados isoladamente, visto que eles não tratam a inflamação crônica subjacente, e isso pode aumentar o risco de exacerbações da asma que comportam risco de vida e fatais; na verdade, os BAAL devem ser sempre usados em associação a um CSI em um inalador com combinação em dose fixa.* Os BAAL constituem uma terapia adicional efetiva para os CSI e são mais efetivos do que aumentar a dose de um CSI quando a asma não é controlada com doses baixas.

Inaladores combinados
Os inaladores combinados que contêm um BAAL e um corticosteroide (p. ex., *propionato de fluticasona/salmeterol, budesonida/formoterol, furoato de fluticasona/vilanterol*) são hoje amplamente usados no tratamento da asma e da DPOC. Na asma, a combinação de um BAAL com um corticosteroide oferece ações sinérgicas complementares (Barnes, 2002). O inalador de combinação é mais conveniente para os pacientes, simplifica a terapia e melhora a adesão ao tratamento com CSI. Além disso, o uso dos dois fármacos no mesmo inalador garante que eles sejam fornecidos simultaneamente às mesmas células das vias respiratórias, possibilitando a ocorrência de interações moleculares benéficas entre BAAL e corticosteroides. Atualmente, os inaladores de combinação constituem a terapia preferida para pacientes com asma persistente. Esses inaladores combinados também são mais efetivos em pacientes com DPOC do que um BAAL e um CSI isoladamente; entretanto, os mecanismos responsáveis por essa interação benéfica não estão tão bem elucidados em comparação com pacientes com asma.

β$_2$-agonistas estereosseletivos
O *salbutamol* é uma mistura racêmica de isômeros *R* ativos e *S* inativos. Embora o *R-salbutamol* (*levossalbutamol*) seja mais potente do que o *R/S-salbutamol* racêmico em alguns estudos, as respostas cuidadosas às doses não demonstraram nenhuma vantagem em termos de eficácia e nenhuma evidência de que o *S-salbutamol* seja prejudicial em pacientes asmáticos. Como o *levossalbutamol* é geralmente de custo mais alto do que o *salbutamol* racêmico normalmente usado, essa terapia não tem nenhuma vantagem clínica evidente. O *formoterol* estereosseletivo (*R,R-formoterol, arformoterol*) foi atualmente desenvolvido como solução nebulizada, mas também parece não oferecer nenhuma vantagem clínica sobre o *formoterol* racêmico para pacientes com DPOC (Loh et al., 2015).

Polimorfismos do receptor β$_2$
Foram descritos vários polimorfismos de nucleotídeo único e haplótipos do gene *ADRβ2* humano, que afetam a estrutura dos receptores β$_2$. As variantes comuns são Gly^{16}Arg e Gln^{27}Glu, que possuem efeitos *in vitro* sobre a dessensibilização do receptor; entretanto, os estudos clínicos realizados demonstraram efeitos inconsistentes sobre as respostas broncodilatadoras a BAAC e BAAL (Hikino et al., 2019). Alguns estudos mostraram que os pacientes com a variante homozigota comum Arg^{16}Arg apresentam efeitos adversos mais frequentes e uma resposta mais precária aos BAAC do que os heterozigotos ou os homozigotos Gly^{16}Gly; entretanto, de modo global, essas diferenças são pequenas, e não parece haver valor clínico na medição do genótipo *ADRβ2*. Bleecker et al. (2007) não encontraram nenhuma diferença nas respostas aos BAAL entre esses genótipos. Um estudo recente sugeriu que a substituição de Arg por Gly^{16} pode ser clinicamente relevante no tratamento da asma infantil (Turner et al., 2016).

Efeitos adversos
Efeitos indesejáveis estão relacionados à dose e são causados pela estimulação de receptores β extrapulmonares (Tab. 44-1 e Cap. 14). Os efeitos adversos não são comuns com a terapia inalada, mas bastante comuns com administração oral ou intravenosa.

- O *tremor muscular* devido à estimulação de receptores β$_2$ no músculo esquelético é o efeito adverso mais comum. Pode ser mais problemático com pacientes idosos e, portanto, é frequentemente observado em pacientes com DPOC.
- *Taquicardia* e *palpitações* são causadas por estimulação cardíaca reflexa secundária à vasodilatação periférica, decorrente de estimulação direta dos receptores β$_2$ atriais (o coração humano tem uma proporção relativamente elevada de receptores β$_2$; ver Cap. 14) e, possivelmente também, da estimulação de receptores β$_1$ miocárdicos à medida que as doses de β$_2$-agonistas são aumentadas.
- A *hipopotassemia* é um efeito adverso potencialmente grave. Ocorre devido à estimulação dos receptores β$_2$ de entrada de potássio no músculo esquelético, que pode ser secundária a um aumento da secreção de insulina. A hipopotassemia pode ser grave na presença de hipoxia, como na asma aguda, quando pode haver uma predisposição a arritmias cardíacas (Cap. 34). Todavia, na prática, são raramente observadas arritmias significativas após nebulização com β$_2$-agonistas na asma aguda ou em pacientes com DPOC.
- *Desequilíbrio ventilação-perfusão (V/Q)*, devido à vasodilatação pulmonar nos vasos sanguíneos anteriormente contraídos pela hipoxia, resultando no desvio de sangue para áreas mal ventiladas e em queda

TABELA 44-1 ■ EFEITOS ADVERSOS DOS β$_2$-AGONISTAS

- Tremor muscular (efeito direto sobre os receptores β$_2$ do músculo esquelético)
- Taquicardia (efeito direto sobre receptores β$_2$ atriais, efeito reflexo do aumento da vasodilatação periférica por meio dos receptores β$_2$)
- Hipopotassemia (efeito β$_2$ direto sobre a captação de K$^+$ do músculo esquelético)
- Inquietude
- Hipoxemia (↑ desequilíbrio de ventilação/perfusão devido à reversão da vasoconstrição pulmonar hipóxica)
- Efeitos metabólicos (↑ AGL, glicose, lactato, piruvato, insulina)

na tensão de oxigênio arterial. Embora, na prática, o efeito de β_2-agonistas sobre a PaO_2 seja geralmente muito pequeno (queda < 5 mmHg), ocasionalmente em pacientes com DPOC grave, pode ser grande, embora possa ser evitado administrando-se oxigênio inspirado adicional.
- *Efeitos metabólicos* (aumento de AGL, insulina, glicose, piruvato e lactato) são geralmente observados após grandes doses sistêmicas.

Tolerância O tratamento contínuo com um agonista frequentemente leva à tolerância, que pode ser devida à infrarregulação do receptor (ver Cap. 14). A tolerância de respostas não respiratórias mediadas pelo receptor β_2, como o tremor e respostas cardiovasculares e metabólicas, é imediatamente induzida em indivíduos normais e asmáticos. Em pacientes asmáticos, em geral não foi encontrada tolerância aos efeitos broncodilatadores de β_2-agonistas. No entanto, ocorre desenvolvimento de tolerância aos efeitos broncoprotetores dos β_2-agonistas, e ela é mais acentuada com broncoconstritores indiretos que ativam os mastócitos (p. ex., adenosina, alérgeno e exercício) do que com broncoconstritores diretos, como a histamina e metacolina. A razão para a resistência relativa das respostas β_2 do músculo liso das vias respiratórias à dessensibilização permanece incerta, mas pode refletir a grande reserva do receptor. Pode haver perda de mais de 90% dos receptores β_2 sem qualquer redução na resposta de relaxamento. O elevado nível de *expressão de ADRβ2* no músculo liso das vias respiratórias em comparação com o pulmão periférico também pode contribuir para a resistência à tolerância e refletir uma alta taxa de síntese do receptor β. Além disso, a expressão da GRK2, que fosforila e inativa os receptores β_2 ocupados, é muito baixa no músculo liso das vias respiratórias. Por outro lado, não há reserva de receptores nas células inflamatórias, a expressão de GRK2 é elevada e a tolerância a β_2-agonistas desenvolve-se rapidamente nesses locais.

Estudos experimentais demonstraram que os corticosteroides evitam o desenvolvimento de tolerância no músculo liso das vias respiratórias e impedem ou revertem a queda na densidade pulmonar dos receptores β. No entanto, os CSI não conseguem evitar a tolerância ao efeito broncoprotetor de β_2-agonistas inalatórios, possivelmente porque não atingem o músculo liso das vias respiratórias em uma concentração alta o suficiente.

Segurança em longo prazo Devido a uma possível relação entre terapia medicamentosa adrenérgica e aumento das mortes por asma em vários países durante a década de 1960, foram lançadas dúvidas sobre a segurança em longo prazo dos β-agonistas. Um estudo epidemiológico, que examinou as ligações entre os fármacos prescritos para a asma e a morte ou quase morte em consequência de ataques de asma, constatou um acentuado aumento no risco de morte com doses altas de todos os β_2-agonistas inalatórios. O risco foi maior com *fenoterol*, mas quando a dose é ajustada para a dose equivalente de *salbutamol*, não há diferença significativa no risco para esses dois fármacos.

A ligação entre o alto uso de β_2-agonista e o aumento da mortalidade por asma não comprova uma relação causal, pois os pacientes com asma mais grave e mal controlada, que são mais propensos a ter um risco aumentado de ataques fatais, apresentam maior probabilidade de estar usando doses mais elevadas de β_2-agonistas inalatórios e menor probabilidade de estarem usando tratamento anti-inflamatório eficaz. Com efeito, nos pacientes que usaram esteroides inalatórios regulares, houve uma redução significativa no risco de morte. Estudos na literatura sustentam o seguinte:

Os BAAC só devem ser usados mediante pedido para controlar os sintomas e, se forem necessários com frequência (mais de três por semana), há necessidade de um CSI.

A segurança dos β_2-agonistas de ação longa na asma permanece controversa. O tratamento com BAAL tem sido associado a um aumento de exacerbações quase fatais e morte, porém o tratamento concomitante com CSI parece afastar esse risco, de modo que se *recomenda que os BAAL sejam usados apenas quando foram também prescritos CSI* (de preferência na forma de inalador de combinação, de modo que os BAAL nunca possam ser tomados sem o CSI (Busse et al., 2018). Todos os BAAL aprovados nos Estados Unidos apresentam uma tarja preta com advertência sobre o uso excessivo. Há menos preocupações de segurança com o uso de BAAL em pacientes com doença pulmonar obstrutiva crônica.

Em vários estudos de grande porte e prolongados, não foram relatados efeitos adversos significativos nem evidências de problemas cardiovasculares (Kew et al., 2013).

Futuros avanços

Os β-agonistas continuarão sendo os broncodilatadores de escolha para a asma, visto que são efetivos em todos os pacientes e apresentam poucos efeitos adversos ou nenhum quando usados em doses baixas. Quando utilizados para o controle dos sintomas, quando necessário, os β_2-agonistas inalatórios parecem ser seguros. O uso de grandes doses de β_2-agonistas inalatórios indica controle precário da asma; esses pacientes devem ser avaliados e uma medicação profilática adequada utilizada. Os BAAL constituem uma opção útil para o controle em longo prazo da asma e da DPOC. Em pacientes com asma, os BAAL provavelmente só devem ser utilizados em combinação fixa com um corticosteroide inalado para evitar o risco potencial associado ao uso de BAAL isoladamente. Há pouca vantagem em melhorar a seletividade do receptor β_2, visto que a maioria dos efeitos adversos desses agentes é causada por estimulação de receptores β_2 (tremor muscular, taquicardia, hipopotassemia). Os β_2-agonistas inalados administrados uma vez ao dia são úteis em pacientes com DOPC e podem ter efeitos aditivos com antagonistas muscarínicos de ação longa (AMAL). O *formoterol* combinado com um CSI é atualmente recomendado como broncodilatador de resgate de escolha; essa combinação é mais efetiva e evita os potenciais perigos do uso excessivo de β_2-agonistas de ação curta (Bateman et al., 2018; O'Byrne et al., 2018).

Antagonistas colinérgicos muscarínicos

A farmacologia básica dos agentes antimuscarínicos é apresentada no Capítulo 11.

> **HISTÓRICO**
>
> A *Datura stramonium* (estramônio) e espécies relacionadas da família Solanaceae contêm uma mistura de antagonistas muscarínicos (*atropina, hiosciamina, escopolamina*) e eram fumados para alívio de asma há dois séculos. Posteriormente, a *atropina*, o alcaloide purificado da planta, foi introduzida para tratamento da asma. Devido aos efeitos colaterais significativos da *atropina*, particularmente ressecamento das secreções, foram desenvolvidos compostos quaternários menos solúveis, como o *metilnitrato de atropina* e *brometo de ipratrópio*. Esses compostos são ativos topicamente e não são significativamente absorvidos pelo sistema respiratório ou gastrintestinal.

Modo de ação

Esses agentes, por serem antagonistas competitivos da acetilcolina endógena nos receptores muscarínicos, inibem o efeito constritor direto sobre o músculo liso brônquico mediado pela via M_3-G_q-PLC-IP_3-Ca^{2+} (ver Caps. 3 e 11). A eficácia baseia-se no papel desempenhado pelo sistema nervoso parassimpático na regulação do tônus broncomotor. Os efeitos da ACh sobre o sistema respiratório consistem em broncoconstrição e secreção traqueobrônquica de muco. Por conseguinte, esses efeitos da ACh são antagonizados por fármacos antimuscarínicos, resultando em broncodilatação e redução da secreção de muco. A ACh também pode resultar em alterações estruturais, como fibrose das vias respiratórias e aumento da inflamação neutrofílica (Kistemaker e Gosens, 2015).

A acetilcolina pode ser liberada de outras células das vias respiratórias diferentes dos neurônios, incluindo células epiteliais (Kummer e Krasteva-Christ, 2014). A síntese de ACh nas células epiteliais é aumentada por estímulos inflamatórios (como TNF-α), que aumentam a expressão da colina-acetiltransferase, o que poderia contribuir para efeitos colinérgicos em doenças das vias respiratórias. Os receptores muscarínicos são expressos no músculo liso das pequenas vias respiratórias que não parecem ser inervadas por nervos colinérgicos; esses receptores podem ser um mecanismo de estreitamento colinérgico nas vias respiratórias periféricas que poderiam ser relevantes na DPOC, respondendo à ACh não neuronal localmente sintetizada.

Inúmeros estímulos mecânicos, químicos e imunológicos provocam broncoconstrição reflexa através de vias vagais, e vias colinérgicas podem desempenhar um papel importante na regulação de respostas broncomotoras agudas em animais. Os fármacos anticolinérgicos inibem apenas a broncoconstrição mediada pela ACh e não têm nenhum efeito bloqueador sobre os efeitos *diretos* dos mediadores inflamatórios, como histamina e leucotrienos. Além disso, antagonistas colinérgicos provavelmente têm pouco ou nenhum efeito sobre os mastócitos, o extravasamento microvascular ou a resposta inflamatória crônica.

Uso clínico

Em pacientes asmáticos, os fármacos anticolinérgicos são menos eficazes como broncodilatadores que os β_2-agonistas e oferecem proteção menos eficiente contra estímulos provocatórios brônquicos. Os antagonistas muscarínicos de ação longa (AMAL) são atualmente usados como broncodilatador adicional em pacientes asmáticos que não são controlados com doses máximas de BAAL. Fármacos anticolinérgicos nebulizados são eficazes na asma aguda grave, mas menos eficazes do que os β_2-agonistas. No tratamento agudo e crônico de asma, os fármacos anticolinérgicos podem ter um efeito aditivo com os β_2-agonistas e devem, portanto, ser considerados quando o controle da asma não é adequado com β_2-agonistas nebulizados. Um antagonista muscarínico deve ser considerado quando há problemas com teofilina ou quando β_2-agonistas inalados causam um tremor incômodo em pacientes idosos.

Na DPOC, os fármacos anticolinérgicos podem ser tão eficazes quanto, ou até mesmo superiores, aos β_2-agonistas. Seu efeito relativamente maior na DPOC do que na asma pode ser explicado por um efeito inibitório sobre o tônus vagal, que, embora não necessariamente aumentado na DPOC, pode ser o único elemento reversível da obstrução das vias respiratórias e aquele que é exagerado por fatores geométricos nas vias respiratórias estreitadas de pacientes com DPOC (Fig. 44-5). Os fármacos anticolinérgicos reduzem o sequestro de ar e melhoram a tolerância ao exercício em pacientes com DPOC.

Escolhas terapêuticas

O antagonista muscarínico de ação curta (AMAC), brometo de ipratrópio, está disponível como IDMp e como preparação nebulizada. O início da broncodilatação é relativamente lento e é geralmente máximo dentro de 30 a 60 minutos após a inalação, porém pode persistir por 6 a 8 horas. Em geral, é administrado por inalador dosimetrado (IDM), 3 ou 4 vezes ao dia, de modo regular, e não intermitente, para alívio dos sintomas, tendo em vista o seu início de ação lento; todavia, hoje, foi substituído por AMAL, como o *brometo de tiotrópio*.

Antagonistas muscarínicos de ação longa

Foram desenvolvidos vários AMAL para o tratamento da DPOC e, mais recentemente, da asma grave. O *brometo de tiotrópio* é um fámaco anticolinérgico de ação longa, que é adequado para administração de uma dose 1 vez ao dia como inalador de pó seco (IPS) ou por meio de dispositivo de inalador de névoa leve; é mais efetivo do que o *ipratrópio* quando administrado 4 vezes ao dia, de acordo com vários estudos; além disso, reduz significativamente as exacerbações. O *tiotrópio* liga-se a todos os subtipos de receptores muscarínicos, mas dissocia-se muito lentamente dos receptores M_3 e M_1, conferindo-lhe um grau de seletividade cinética para esses receptores em comparação aos receptores M_2, a partir do qual se dissocia mais rapidamente. Assim, em comparação com o *ipratrópio*, o *tiotrópio* apresenta menor probabilidade de antagonizar a inibição mediada por M_2 da liberação de ACh (o aumento resultante na ACh poderia neutralizar o bloqueio da broncoconstrição mediada pelo receptor M_3) (ver Cap. 11). Ao longo de um período de 4 anos, o *tiotrópio* melhorou a função pulmonar e o estado de saúde e também reduziu as exacerbações e a mortalidade por todas as causas (Tashkin et al., 2008). Embora não se tenha observado nenhum efeito sobre a progressão da doença, houve um pequeno efeito nos pacientes com DPOC moderada (Global Initiative for Chronic Obstructive Lung Disease [GOLD] stage 2; GOLD, 2021) (Decramer et al., 2009).

O *brometo de glicopirrolato* e o *brometo de umeclidínio* também são AMAL administrados 1 vez ao dia, com efeitos clínicos muito semelhantes aos do *tiotrópio*, enquanto o *brometo de aclidínio* é administrado 2 vezes ao dia (Cazzola et al., 2013). Atualmente, os AMAL são os broncodilatadores de escolha para pacientes com DPOC em comparação com BAAL isoladamente (Cho et al., 2018). Os AMAL também são efetivos como broncodilatadores adicionais em pacientes com asma não controlada adequadamente com terapia máxima com CSI/BAAL, embora nem todos os pacientes respondam, com poucos efeitos sobre os sintomas e apenas uma pequena proteção adicional contra as exacerbações (Kerstjens et al., 2015).

Inaladores combinados

Existem efeitos broncodiatadores aditivos entre anticolinérgicos e β_2-agonistas em pacientes com DPOC, o que levou ao desenvolvimento de combinações em dose fixa. As combinações de BAAC/AMAC, como *salbutamol/ipratrópio*, são populares para alívio. Vários estudos demonstraram efeitos aditivos desses dois fármacos, proporcionando, assim, uma vantagem sobre o aumento da dose de β_2-agonista em pacientes que têm efeitos colaterais.

Foram também desenvolvidos inaladores de combinação dupla de BAAL/AMAL, incluindo *indacaterol/glicopirrolato, vilanterol/umeclidínio* e *olodaterol/tiotrópio* (todos 1 vez ao dia) e *formoterol/glicopirrolato* e *formoterol/aclidínio* (2 vezes ao dia), todos os quais demostram ter efeitos benéficos sobre a função pulmonar, em comparação com BAAL ou AMAL isoladamente, embora possam não ser claramente benéficos em termos de redução das exacerbações (Mammen et al., 2020).

Efeitos adversos

Fármacos anticolinérgicos inalados geralmente são bem tolerados. Com a interrupção dos anticolinérgicos inalatórios, foi descrito um pequeno aumento de rebote na responsividade das vias respiratórias. Os efeitos adversos sistêmicos após a administração de antagonistas muscarínicos de ação curta ou de antagonistas muscarínicos de ação longa são incomuns durante o uso clínico normal, visto que ocorre pouca absorção sistêmica. Como os agonistas colinérgicos podem estimular a *secreção de muco*, tem havido uma preocupação de que os anticolinérgicos possam reduzir a secreção e levar a muco mais viscoso. Entretanto, o *brometo de ipratrópio* e o *brometo de tiotrópio*, mesmo em altas doses, não têm nenhum efeito detectável sobre a depuração mucociliar em indivíduos normais ou em pacientes com doença das vias respiratórias. Um efeito indesejado significativo é o *sabor amargo* desagradável do *ipratrópio* inalado, que pode contribuir para a baixa adesão. O *brometo de ipratrópio* nebulizado pode precipitar *glaucoma* em pacientes idosos, devido a

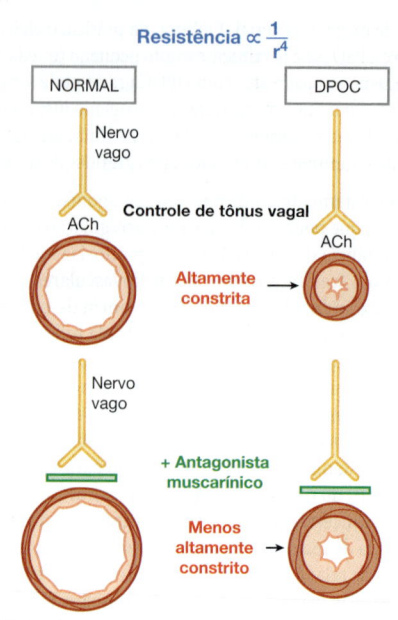

Figura 44-5 *Os fármacos anticolinérgicos inibem o tônus das vias respiratórias vagalmente mediado, produzindo, assim, broncodilatação.* Esse efeito é pequeno nas vias respiratórias normais, porém é maior nas vias respiratórias de pacientes com DPOC, que são estruturalmente estreitas e apresentam maior resistência ao fluxo de ar, visto que a resistência das vias respiratórias está inversamente relacionada com a quarta potência do raio r.

um efeito direto do fármaco nebulizado no olho. Isso pode ser evitado por meio de nebulização com um bocal, em vez de uma máscara facial.

Relatos de *broncoconstrição paradoxal* com *brometo de ipratrópio*, particularmente quando administrado por nebulizador, foram em grande parte explicados como efeitos da solução nebulizadora hipotônica e por aditivos antibacterianos, como cloreto de benzalcônio e EDTA. Esse problema não foi descrito com o *brometo de tiotrópio* nem com outros AMAL. Em certas ocasiões, pode ocorrer broncoconstrição com *brometo de ipratrópio* administrado por IDM. É possível que isso se deva ao bloqueio dos receptores M_2 pré-juncionais nos nervos colinérgicos das vias respiratórias que normalmente inibem a liberação de ACh.

Os AMAL causam secura da boca em 10 a 15% dos pacientes, porém esse ressecamento desaparece geralmente durante o tratamento continuado. Ocasionalmente, observa-se retenção urinária em pacientes idosos.

Futuros avanços

Os inaladores de combinação fixa de BAAL/AMAL provavelmente se tornarão os broncodilatadores de escolha em pacientes com DPOC, e os AMAL são acrescentados a combinações de CSI/BAAL na asma grave.

Atualmente, dispõe-se de inaladores triplos que apresentam a combinação CSI/BAAL/AMAL, como *furoato de fluticasona/vilanterol/umeclidínio*, 1 vez ao dia, e *budesonida/formoterol/glicopirrolato* e *propionato de beclometasona/formoterol/glicopirrolato*, 2 vezes ao dia (Ritondo et al., 2021). Os inaladores triplos são mais efetivos do que as combinações de BAAL/AMAL ou de CSI/BAAL na redução das exacerbações em pacientes com DPOC e podem reduzir a mortalidade cardiovascular (Lipson et al., 2018; Rabe et al., 2020). Os inaladores triplos também podem constituir o tratamento de escolha para pacientes com sobreposição de asma e DPOC (Park et al., 2021).

Fármacos de ação dupla, que são tanto agonistas muscarínicos quanto β_2-agonistas (conhecidos como BAAM), também estão em desenvolvimento clínico, porém tem sido difícil equilibrar as atividades β-agonistas e anticolinérgicas (Hughes et al., 2012).

Inibidores da fosfodiesterase

Os inibidores da fosfodiesterase dos nucleotídeos cíclicos (PDE) relaxam o músculo liso e inibem as células inflamatórias por meio de aumento do AMPc celular e suas sequelas. A PDE4 é a isoforma da PDE predominante nas células inflamatórias, incluindo mastócitos, eosinófilos, neutrófilos, linfócitos T, macrófagos e células estruturais, como nervos sensitivos e células epiteliais, sugerindo que inibidores da PDE4 poderiam ser úteis como tratamento anti-inflamatório tanto na asma quanto na DPOC (Spina e Page, 2017). Em modelos animais de asma, os inibidores da PDE4 reduzem a infiltração de eosinófilos e respostas ao alérgeno, ao passo que, na DPOC, são eficazes contra a inflamação induzida por fumaça e enfisema.

Das quatro subfamílias de PDE, a PDE4D é a principal forma cuja inibição está associada a vômitos, um efeito adverso que limita o seu uso. A inibição da PDE4B é importante para os efeitos anti-inflamatórios.

Para superar os problemas dos efeitos adversos que limita a dose, foram desenvolvidos compostos seletivos para PDE4B, que não demonstraram ter qualquer vantagem clínica (Goto et al., 2014). Foram desenvolvidos vários inibidores da PDE4 que evitam os efeitos adversos observados com a administração oral, porém a maioria carece de eficácia (Phillips, 2020). Um potente inibidor de PDE4 inalado, CHF6001, diminui a resposta tardia a alérgenos em pacientes com asma leve, porém não proporciona nenhuma melhora significativa em pacientes com DPOC (Singh et al., 2020). Um inibidor duplo da PDE3/4 produz broncodilatação em pacientes com DPOC quando administrado por nebulização, porém seus efeitos anti-inflamatórios são incertos (Franciosi et al., 2013).

Roflumilaste

O *roflumilaste* é um inibidor não seletivo oral da PDE4 que é convertido em seu metabólito mais ativo e de ação longa, o *N*-óxido de roflumilaste.

ADME O fármaco é bem absorvido após administração oral (biodisponibilidade de cerca de 80%). É extensamente metabolizado a seu metabólito ativo *N*-óxido pelas CYP 3A4 e 1A2. Por conseguinte, os agentes que inibem essas CYP (p. ex., *eritromicina, cetoconazol, fluvoxamina, enoxacino, cimetidina*) aumentam a área sob a curva (AUC) do *roflumilaste*. Por outro lado, a *rifampicina*, um indutor da CY3A4, diminui a $C_{máx}$ e a AUC do *roflumilaste*; assim, um forte indutor de CYP poderia reduzir a eficácia do fármaco. O *roflumilaste* e seu metabólito ativo são excretados, em grande parte, como conjugados na urina.

Uso terapêutico Atualmente, o *roflumilaste* é usado como terapia adicional em pacientes com DPOC grave com bronquite crônica que continuam apresentando exacerbações, apesar do tratamento com terapia inalatória tripla (CSI + BAAL + AMAL). O *roflumilaste* é aprovado para pacientes com DPOC que apresentam doença grave ($VEF_1 < 50\%$ do previsto, exacerbações frequentes e bronquite crônica). Quando administrado 1 vez ao dia, por via oral (comprimidos de 500 mg), o *roflumilaste* reduz as exacerbações em cerca de 20% dos pacientes, porém tem pouco efeito nos sintomas e na função pulmonar (Calverley et al., 2009); é efetivo juntamente com broncodilatadores de ação longa e CSI (Martinez et al., 2016).

Em pacientes com asma leve, o *roflumilaste* produz melhora do VEF_1 (volume expiratório forçado em 1 segundo) semelhante a um CSI; tem efeitos positivos semelhantes quando acrescentado ao *montelucaste* na asma moderada a grave (Bateman et al., 2016). Assim, pode ser adequado para o tratamento de pacientes com inflamação predominantemente neutrofílica. Não deve ser usado para broncospasmo agudo.

Efeitos adversos; interações medicamentosas A eficácia relativamente fraca do *roflumilaste* deve-se às limitações da dose em decorrência dos efeitos adversos, particularmente diarreia, cefaleias e náuseas, que também são causados por inibição da PDE4. O fármaco é contraindicado na presença de comprometimento hepático grave (Child-Pugh B ou C). Não há dados suficientes sobre a segurança do *roflumilaste* durante a gravidez; o fármaco deve ser usado com cautela e apenas se os benefícios superarem o risco para o feto.

Ensifentrina

A *ensifentrina* (RPL554) é um inibidor de PDE3/4 inalado com seletividade de 3,5 ordens de magnitude para a PDE3 em relação à PDE4 (Cazzola et al., 2019a). A *ensifentrina* inalada induz broncodilatação em pacientes asmático e com DPOC, provavelmente devido à inibição da PDE3. Os efeitos anti-inflamatórios não foram demonstrados de forma convincente, provavelmente explicados por sua baixa atividade inibitória da PDE4. Embora a *ensifentrina* produza uma resposta broncodilatadora adicional na DPOC quando acrescentado a um AMAL inalado, não foi demonstrado que produza mais broncodilatação em pacientes com DPOC tratados com inalador de combinação BAAL-AMAL, razão pela qual o seu valor clínico é questionável. A *ensifentrina* pode reduzir os sintomas em pacientes com DPOC (Watz et al., 2020). Embora a maioria dos estudos clínicos tenha sido realizada utilizando uma formulação nebulizada, foram agora desenvolvidas formulações de pó seco e IDMp. O fármaco encontra-se em estudos de fase III em pacientes com DPOC.

Metilxantinas

As metilxantinas, como a *teofilina*, que são relacionadas com a cafeína, têm sido utilizadas no tratamento da asma desde 1930, e, devido a seu preço, a *teofilina* ainda é amplamente utilizada nos países em desenvolvimento. A *teofilina* tornou-se mais útil com a introdução de preparações confiáveis de liberação lenta. Todavia, os β_2-agonistas inalatórios são muito mais efetivos como broncodilatadores, e os CSI têm maior efeito anti-inflamatório. Em pacientes com asma grave e DPOC, a *teofilina* continua sendo um fármaco útil como terapia aditiva (Barnes, 2013b).

Química

Quanto à sua estrutura, a *teofilina* é uma metilxantina semelhante às xantinas dietéticas comuns cafeína e teobromina. Vários derivados substituídos foram sintetizados, porém apenas dois parecem ter alguma vantagem sobre a *teofilina*: a *emprofilina* é um broncodilatador mais potente, que pode ter menos efeitos tóxicos, visto que não antagoniza os receptores de adenosina; a *doxofilina*, uma metilxantina disponível em alguns países, inibe as PDE de maneira semelhante à *teofilina*, porém é menos ativa como antagonista da adenosina e apresenta um perfil mais favorável de efeitos adversos (Cazzola e Matera, 2020). Muitos sais de *teofilina* também foram comercializados, dos quais o mais comum é a *aminofilina*. Outros sais não têm nenhuma vantagem. A *teofilina* continua sendo a principal metilxantina de uso clínico.

Mecanismos de ação

Além de sua ação broncodilatadora, a *teofilina* tem muitos efeitos não broncodilatores que podem ser relevantes para seus efeitos na asma e na DPOC (Fig. 44-6). Vários mecanismos moleculares de ação têm sido propostos:

- *Inibição das PDE*. A *teofilina* é um inibidor não seletivo da PDE (fosfodiesterase dos nucleotídeos cíclicos), cujo grau de inibição é relativamente mínimo em concentrações do fármaco que estão dentro da denominada faixa terapêutica. A inibição da PDE e a elevação concomitante do AMPc celular e do GMP cíclico provavelmente explicam a ação broncodilatadora da *teofilina*. Várias famílias de isoenzimas da PDE já foram reconhecidas, e as que são importantes no relaxamento do músculo liso incluem PDE3, PDE4 e PDE5, porém a inibição da PDE3 provavelmente constitui o principal mecanismo de broncodilatação.
- *Antagonismo do receptor de adenosina*. A *teofilina* antagoniza os receptores de adenosina em concentrações terapêuticas. A adenosina causa broncoconstrição nas vias respiratórias de pacientes asmáticos por meio da liberação de histamina e LT. O antagonismo dos receptores A_1 pode ser responsável por efeitos adversos graves, como arritmias cardíacas e convulsões.
- *Liberação de IL-10*. A IL-10 tem amplo espectro de efeitos anti-inflamatórios e a sua secreção está reduzida na asma e na DPOC. A liberação de IL-10 é aumentada pela *teofilina*, e esse efeito pode ser mediado pela inibição das atividades da PDE, embora isso não tenha sido observado com as doses baixas que são efetivas na asma.
- *Efeitos sobre a transcrição de genes*. A *teofilina* impede a translocação do fator de transcrição pró-inflamatório, o NF-κB (fator nuclear kappa B) no núcleo, reduzindo potencialmente a expressão de genes inflamatórios na asma e na DPOC (Ichiyama et al., 2001). No entanto, esses efeitos são observados em altas concentrações e podem ser mediados pela inibição da PDE.
- *Efeitos sobre a apoptose*. A sobrevida prolongada de granulócitos devido a uma redução da apoptose pode ser importante na perpetuação da inflamação crônica na asma (eosinófilos) e DPOC (neutrófilos).

A *teofilina* promove a apoptose nos eosinófilos e neutrófilos *in vitro*, um efeito mediado pelo antagonismo dos receptores de adenosina A_{2A} (Yasui et al., 2000). A *teofilina* também induz apoptose nos linfócitos T por meio de inibição da PDE.
- *Ativação da HDAC* [*histona-desacetilase*]. O recrutamento da HDAC2 por receptores dos glicocorticoides (GR) desliga os genes inflamatórios ativados. A *teofilina* em concentrações terapêuticas ativa a HDAC, aumentando, assim, os efeitos anti-inflamatórios dos corticosteroides (Cosio et al., 2004). Esse mecanismo é independente da inibição do PDE ou do antagonismo da adenosina e é mediado pela inibição da fosfoinositídeo-3-cinase-δ, que é ativada por estresse oxidativo (To et al., 2010). Baixas concentrações de íons *teofilina* (1 a 5 mg/L) aumentam a atividade da HDAC avaliada em biopsias brônquicas de pacientes asmáticos e correlacionam-se com a redução do número de eosinófilos na biopsia.

Efeitos não broncodilatores

A *teofilina* tem benefício clínico na asma e na DPOC em concentrações plasmáticas inferiores a 10 mg/L, baixas o suficiente para que esses efeitos tenham pouca probabilidade de serem totalmente explicados pela sua inibição da PDE3. A *teofilina* possui efeitos anti-inflamatórios na asma; o tratamento oral crônico com esse fármaco inibe a resposta tardia ao alérgeno inalado, reduz a infiltração dos eosinófilos e linfócitos CD4⁺ nas vias respiratórias após estímulo com alérgeno e diminui o número de eosinófilos na parede brônquica e no escarro (Lim et al., 2001). Em pacientes com DPOC, a *teofilina* reduz o número total e a proporção de neutrófilos no escarro induzido, a concentração de CXCL8 e respostas quimiotáticas de neutrófilos (Culpitt et al., 2002). A retirada da *teofilina* em pacientes com DPOC resulta em agravamento da doença. *In vitro*, a *teofilina* aumenta a capacidade de resposta aos corticosteroides e reverte a resistência a esteroides em células de pacientes com DPOC (Ito et al., 2002) por meio da ativação da HDAC2 (Ito et al., 2002).

Farmacocinética e metabolismo

A *teofilina* exerce efeitos antiasmáticos além da broncodilatação abaixo de 10 mg/L, de modo que a faixa terapêutica atual é considerada como 5 a 15 mg/L (28 a 83 µM). A dose de *teofilina* necessária para conferir essas concentrações terapêuticas varia entre os indivíduos, em grande parte devido a diferenças na depuração do fármaco. A *teofilina* sofre absorção rápida e completa, porém existem grandes variações interpessoais na depuração, devido a diferenças no metabolismo hepático. A *teofilina* é metabolizada no fígado, principalmente pela CYP1A2; muitos fatores influenciam o metabolismo hepático e a depuração da *teofilina* (Tab. 44-2).

Devido a essas variações na depuração, a individualização da dosagem de *teofilina* é necessária e as concentrações plasmáticas devem ser medidas 4 horas após a última dose com preparações de liberação lenta, quando o estado de equilíbrio dinâmico foi atingido. Não há variação circadiana significativa no metabolismo da *teofilina*, embora possa haver atraso na absorção à noite relacionada com a postura de decúbito dorsal.

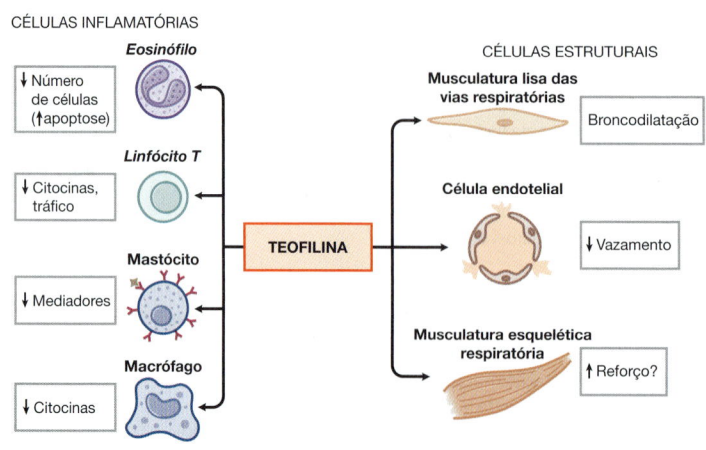

Figura 44-6 *A teofilina afeta vários tipos de células nas vias respiratórias.*

TABELA 44-2 ■ FATORES QUE AFETAM A DEPURAÇÃO DA TEOFILINA
Aumento da depuração
• Indução enzimática (principalmente CYP1A2) por coadministração de fármacos (p. ex., rifampicina, barbitúricos, etanol)
• Tabagismo (tabaco, maconha) por meio da indução de CYP1A2
• Dieta com alto teor de proteínas, baixo teor de carboidratos
• Carne de churrasco
• Infância
Diminuição da depuração
• Inibição da CYP (cimetidina, eritromicina, ciprofloxacino, alopurinol, fluvoxamina, zileutona, zafirlucaste)
• Insuficiência cardíaca congestiva
• Hepatopatia
• Pneumonia
• Infecção viral e vacinação
• Dieta rica em carboidratos
• Idade avançada

Preparações e vias de administração

A *aminofilina intravenosa*, um éster etileno diamina da *teofilina* que é hidrossolúvel, tem sido utilizada durante muitos anos no tratamento da asma aguda grave. A dose recomendada é de 6 mg/kg, administrada por via intravenosa durante 20 a 30 minutos, seguida de uma dose de manutenção de 0,5 mg/kg/h. Se o paciente já estiver tomando *teofilina* ou existirem quaisquer fatores que reduzam a depuração, essas doses devem ser reduzidas à metade e o nível plasmático, verificado com mais frequência. Os β_2-agonistas nebulizados são agora preferidos à *aminofilina* intravenosa para exacerbações agudas de asma e DPOC.

Comprimidos ou elixir de liberação imediata de *teofilina* oral, que são rapidamente absorvidos, produzem amplas oscilações nos níveis plasmáticos e não são recomendados. Várias preparações de liberação retardada estão agora disponíveis e são absorvidas a uma taxa constante e fornecem concentrações plasmáticas constantes durante um período de 12 a 24 horas. Tanto a *aminofilina* como *teofilina* de liberação lenta estão disponíveis e são igualmente eficazes (embora o componente etilenodiamina da *aminofilina* tenha sido implicado em reações alérgicas). Para o tratamento contínuo, é necessária terapia 2 vezes ao dia (cerca de 8 mg/kg, 2 vezes ao dia). Para a asma noturna, uma única dose de *teofilina* de liberação lenta à noite muitas vezes é eficaz. Após as doses ideais serem determinadas, o monitoramento de rotina das concentrações plasmáticas geralmente não é necessário, a menos que haja suspeita de uma mudança na depuração ou surjam evidências de toxicidade.

Uso clínico

Em pacientes com asma aguda, a *aminofilina* intravenosa é menos eficaz do que nebulização com β_2-agonistas e deve, portanto, ser reservada para aqueles pacientes que não respondem ou são intolerantes a β-agonistas. A *teofilina* não deve ser adicionada rotineiramente a β_2-agonistas nebulizados, visto que ela não aumenta a resposta ao broncodilatador e pode aumentar seus efeitos adversos. A *teofilina* tem sido usada para controle no manejo da asma leve persistente, embora geralmente seja menos efetiva do que doses baixas de CSI. A adição de baixas doses de *teofilina* a um CSI em pacientes que não estão adequadamente controlados proporciona um melhor controle dos sintomas e da função pulmonar do que dobrar a dose do esteroide inalatório (Lim et al., 2000). Os BAAL são mais efetivos como terapia aditiva, porém a *teofilina* é consideravelmente mais barata e pode constituir o único tratamento aditivo acessível quando os custos da medicação constituem um fator limitante.

A *teofilina* continua sendo usada como broncodilatador na DPOC, porém prefere-se o uso de anticolinérgicos inalatórios e β_2-agonistas. A *teofilina* tende a ser acrescentada a esses broncodilatadores inalados em pacientes com doença mais grave e pode proporcionar uma melhora clínica adicional quando acrescentada a um BAAL (Ram et al., 2005). Entretanto, a *teofilina* em dose baixa não reduz as exacerbações quando acrescentada a CSI em pacientes com DPOC grave (Devereux et al., 2018) nem as exacerbações com ou sem uma dose baixa de corticosteroides orais (Jenkins et al., 2020b).

Efeitos adversos

Os efeitos indesejáveis da *teofilina* estão geralmente relacionados com a concentração plasmática e tendem a ocorrer em uma C_p superior a 15 mg/L. Os efeitos adversos mais comuns são cefaleia, náuseas e vômitos (devido à inibição de PDE4), desconforto abdominal e inquietação (Tab. 44-3). Além disso, pode haver aumento da secreção de ácido (inibição da PDE) e diurese (antagonismo dos receptores de adenosina A_1). A *teofilina* pode resultar em transtorno comportamental e dificuldades de aprendizagem em crianças em idade escolar. Em altas concentrações, podem ocorrer arritmias cardíacas devido à inibição da PDE3 cardíaca e antagonismo dos receptores cardíacos A_1. Em concentrações muito elevadas, podem ocorrer convulsões devido ao antagonismo do receptor A_1 central. O uso de baixas doses de *teofilina*, tendo como alvo uma concentração plasmática de 5 a 10 mg/L, evita, em grande parte, os efeitos adversos e as interações medicamentosas.

Resumo e futuros avanços

O uso da *teofilina* tem diminuído, em parte devido aos problemas relacionados com seus efeitos adversos, porém principalmente devido à introdução de uma terapia mais efetiva com β_2-agonistas e CSI. A *teofilina* oral continua sendo um tratamento útil em alguns pacientes com asma difícil e parece ter efeitos além dos proporcionados por esteroides. As preparações de *teofilina* de liberação rápida constituem a única medicação antiasmática acessível em alguns países em desenvolvimento. Há cada vez mais evidências de que a *teofilina* tem algum efeito antiasmático em doses que são inferiores às necessárias para a broncodilatação, e são recomendados níveis plasmáticos de 5 a 15 mg/L.

Novas classes de broncodilatadores

Na atualidade, os broncodilatadores mais efetivos são BAAL para a asma e AMAL para a DPOC. Inventar novas classes de broncodilatadores tem sido difícil; vários agentes tiveram problemas com efeitos adversos vasodilatadores, visto que relaxaram o músculo liso vascular em maior grau do que o músculo liso das vias respiratórias.

Sulfato de magnésio

O *sulfato de magnésio* ($MgSO_4$) mostra-se útil como broncodilatador adicional em crianças e adultos com asma aguda grave. O $MgSO_4$ intravenoso ou nebulizado é benéfico para adultos e crianças com exacerbações graves ($VEF_1 < 30\%$ do valor previsto), proporcionando uma melhora da função pulmonar quando adicionado a um β_2-agonista nebulizado, com redução nas internações hospitalares (Knightly et al., 2017). O tratamento é barato e bem tolerado, embora o benefício clínico pareça pequeno. Os efeitos adversos incluem rubor e náuseas, mas geralmente não são muito graves. O $MgSO_4$ parece atuar como broncodilatador e pode reduzir as concentrações citosólicas de Ca^{2+} nas células musculares lisas das vias respiratórias. A concentração de *magnésio* é menor no soro e hemácias de pacientes asmáticos do que em controles normais e correlaciona-se com hiper-responsividade das vias respiratórias, embora a

TABELA 44-3 ■ EFEITOS ADVERSOS DA TEOFILINA E MECANISMOS	
EFEITO ADVERSO	MECANISMO PROPOSTO
Náuseas e vômitos	Inibição da PDE4
Cefaleias	Inibição da PDE4
Desconforto gástrico	Inibição da PDE4
Diurese	Antagonismo do receptor A_1
Transtorno comportamental (?)	?
Arritmias cardíacas	Inibição da PDE3, antagonismo do receptor A_1
Crises epilépticas	Antagonismo do receptor A_1

melhora na asma aguda grave após o *magnésio* não se correlacione com as concentrações plasmáticas. Os efeitos do MgSO$_4$ por via intravenosa na DPOC são mínimos, e foram conduzidos poucos estudos para que se possa fazer qualquer recomendação firme (Vafadar Moradi et al., 2021).

Ativadores dos canais de potássio

Os ativadores dos canais de K$^+$, como *cromacalim* ou *levocromacalim* (o isômero *levo* do *cromacalim*) abrem os canais de K$^+$ dependentes de ATP no músculo liso, levando à hiperpolarização da membrana e relaxamento do músculo liso das vias respiratórias (Pelaia et al., 2002). Entretanto, os estudos clínicos na asma foram decepcionantes, sem broncodilatação ou proteção contra estímulos broncoconstritores. Esses agentes têm a sua dose limitada em virtude dos efeitos adversos cardiovasculares, de modo que o seu desenvolvimento foi interrompido. Os canais de K$^+$ de grande condutância ativados por Ca^{2+} (canais maxi-K) também são abertos por β$_2$-agonistas; assim, os ativadores maxi-K estão sendo considerados como broncodilatadores.

Análogos do polipeptídeo intestinal vasoativo

O polipeptídeo intestinal vasoativo (VIP) é um peptídeo de 28 aminoácidos. Liga-se a dois receptores acoplados à proteína G (GPCR), VPAC$_1$ e VPAC$_2$, ambos os quais se acoplam principalmente à G$_s$ para estimular a via de adenililciclase-AMPa-PKA, levando ao relaxamento do músculo liso. O VIP é um dilatador potente do músculo liso das vias respiratórias humanas *in vitro*, mas não é eficaz em pacientes visto que é rapidamente metabolizado (meia-vida plasmática de cerca de 2 minutos); além disso, o VIP causa efeitos colaterais vasodilatadores. Foram sintetizados análogos mais estáveis do VIP, como Ro 25-1533, que estimula seletivamente os receptores de VIP no músculo liso das vias respiratórias (por meio do VPAC$_2$). Ro 25-1533 inalado tem um efeito broncodilatador rápido em pacientes asmáticos, mas não é tão prolongado quanto o *formoterol* (Lindene et al., 2003).

Agonistas do receptor de sabor amargo

Os receptores de sabor (TAS2, ou receptor do paladar 2) amargo são receptores acoplados à proteína G expressos no músculo liso das vias respiratórias, que medeiam a broncodilatação em resposta a agonistas, como *quinina* e *cloroquina*, até mesmo após dessensibilização do receptor β$_2$ (Nayak et al., 2019). Entretanto, os agonistas atuais são fracos, de modo que são necessários fármacos mais potentes.

Outros inibidores da contração do músculo liso

Agentes que inibem a maquinaria contrátil do músculo liso das vias respiratórias, como inibidores da rho-cinase, inibidores da cinase da cadeia leve de miosina e moduladores alostéricos da miosina do músculo liso (Sirigu et al., 2016), também estão em desenvolvimento. Como esses agentes também causariam vasodilatação, seria necessário administrá-los por inalação.

Corticosteroides

A introdução dos corticosteroides inalados (CSI) como maneira de reduzir a necessidade e os efeitos adversos dos glicocorticosteroides orais revolucionou o tratamento da asma crônica (Barnes, 2017). Como a asma é uma doença inflamatória crônica, os CSI são considerados como terapia de primeira escolha para todos os pacientes, exceto aqueles com doença mais leve. Em contraste marcante, os CSI são muito menos efetivos na doença pulmonar obstrutiva crônica e só devem ser usados em pacientes com doença grave que sofrem exacerbações frequentes e apresentam aumento no número de eosinófilos do sangue. Os corticosteroides orais continuam a base do tratamento de várias outras doenças pulmonares, como sarcoidose e síndromes pulmonares eosinofílicas. A farmacologia geral dos corticosteroides é apresentada no Capítulo 50.

Mecanismo de ação

Os corticosteroides entram nas células-alvo e ligam-se aos receptores dos glicocorticoides no citoplasma (ver Fig. 50-7). Existe apenas um tipo de GR que se liga aos corticosteroides e não há evidências da existência de subtipos que possam mediar os diferentes aspectos da ação corticosteroide (Barnes, 2011). O complexo esteroide-GR se move para o núcleo, onde se liga a sequências específicas nos elementos reguladores proximais de determinados genes-alvo, resultando em aumento (ou raramente, diminuição) da transcrição do gene, com subsequente aumento (ou diminuição) da síntese dos produtos do gene.

Os GR também podem interagir com fatores de transcrição da proteína e moléculas coativadoras no núcleo e, assim, influenciar a síntese de determinadas proteínas, independentemente de qualquer interação direta com o DNA. A repressão dos fatores de transcrição, como a AP-1 e o NF-κB provavelmente é responsável por muitos dos efeitos anti-inflamatórios dos esteroides na asma. Os corticosteroides revertem o efeito de ativação desses fatores de transcrição pró-inflamatórios na acetilação das histonas, recrutando a HDAC2 para genes inflamatórios que foram ativados por meio de acetilação de histonas associadas (Fig. 44-7). Os GR são acetilados quando corticosteroides estão ligados e ligam-se ao DNA nesse estado acetilado como dímeros, enquanto o GR acetilado tem de ser desacetilado pela HDAC2, a fim de interagir com os genes inflamatórios e NF-κB (Ito et al., 2006).

Pode haver mecanismos adicionais que também são importantes nas ações anti-inflamatórias dos corticosteroides. Os corticosteroides têm efeitos inibitórios potentes sobre as vias de sinalização de MAP-cinase por meio da indução da MAP-cinase-fosfatase 1, que pode inibir a expressão de múltiplos genes inflamatórios.

Efeitos anti-inflamatórios na asma

Os corticosteroides têm efeitos disseminados sobre a transcrição de genes, aumentando a transcrição de vários genes anti-inflamatórios e suprimindo a transcrição de muitos genes inflamatórios. Os esteroides têm efeitos inibitórios sobre muitas células inflamatórias e estruturais que são ativadas na asma e evitam o recrutamento de células inflamatórias nas vias respiratórias (Fig. 44-8). Em pacientes com asma leve, pode ocorrer resolução completa da inflamação após o uso de esteroides inalados.

Os esteroides inibem fortemente a formação de diversas citocinas inflamatórias, particularmente citocinas liberadas das células T$_H$2 (linfócito T auxiliar 2). Os corticosteroides também diminuem a sobrevida dos eosinófilos por meio da indução de apoptose. Os corticosteroides inibem a expressão de múltiplos genes inflamatórios nas células epiteliais das vias respiratórias, provavelmente a ação mais importante dos CSI na supressão da inflamação asmática. Os corticosteroides também impedem e revertem o aumento da permeabilidade vascular, devido a mediadores inflamatórios, e, assim, podem levar à resolução do edema das vias respiratórias. Os esteroides têm um efeito inibitório direto sobre a secreção da glicoproteína do muco das glândulas da submucosa das vias respiratórias, bem como efeitos inibitórios indiretos por infrarregulação de estímulos inflamatórios que estimulam a secreção de muco.

Os corticosteroides não têm efeito direto sobre as respostas contráteis do músculo liso das vias respiratórias; a melhora na função pulmonar após CSI é presumivelmente causada por um efeito sobre a inflamação crônica das vias respiratórias, o edema e a hiper-responsividade das vias respiratórias. Uma única dose de CSI não tem efeito sobre a resposta inicial ao alérgeno (refletindo a ausência de efeito sobre a liberação mediadora de mastócitos), mas inibe a resposta tardia (que pode ser causada por um efeito sobre os macrófagos, eosinófilos e edema da parede das vias respiratórias) e também inibe o aumento da hiper-responsividade das vias respiratórias.

Os CSI têm efeitos anti-inflamatórios rápidos, que reduzem a hiper-responsividade das vias respiratórias e as concentrações de mediadores inflamatórios no escarro dentro de algumas horas (Erin et al., 2008). No entanto, podem ser necessárias várias semanas ou meses para atingir os efeitos máximos na hiper-responsividade das vias respiratórias, provavelmente refletindo a cicatrização lenta das vias respiratórias inflamadas lesionadas. É importante reconhecer que os corticosteroides *suprimem* a inflamação nas vias respiratórias, mas não curam a doença subjacente. Quando os esteroides são retirados, há uma recorrência do mesmo grau de hiper-responsividade das vias respiratórias, embora, em pacientes com asma leve, isso possa levar vários meses para voltar.

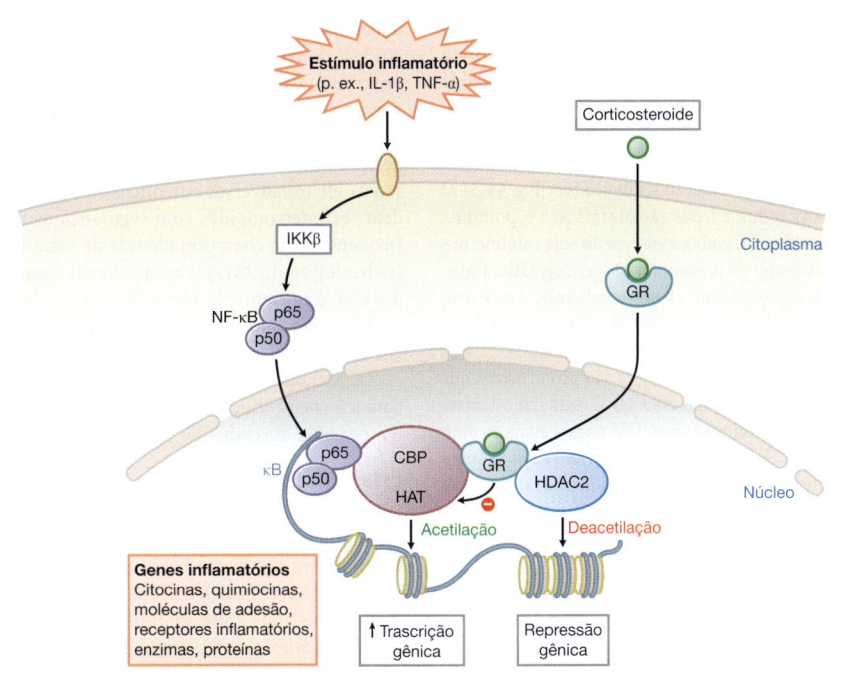

Figura 44-7 *Mecanismo de ação anti-inflamatória dos corticosteroides na asma.* Os estímulos inflamatórios (IL-1β, TNF-α, etc.) ativam IKKβ, levando à ativação do fator de transcrição NF-κB. Um dímero das proteínas do NF-κB, p50 e p65, é translocado para o núcleo e liga-se a sítios específicos de reconhecimento de κB e a coativadores, como a proteína de ligação ao CREB (CBP), que possuem atividade intrínseca de histona-acetiltransferase (HAT). Isso resulta em acetilação das histonas do núcleo e em consequente aumento da expressão dos genes que codificam múltiplas proteínas inflamatórias. Os GR citosólicos ligam-se a corticosteroides; os complexos de receptor-ligante são translocados para o núcleo e ligam-se a coativadores para inibir a atividade da HAT de duas maneiras: diretamente e, mais importante, pelo recrutamento da HDAC2, que reverte a acetilação da histona, levando à supressão dos genes inflamatórios ativados.

Interação com receptores β₂-adrenérgicos

Os esteroides potencializam os efeitos dos β-agonistas no músculo liso dos brônquios e impedem ou revertem a dessensibilização dos receptores β nas vias respiratórias *in vitro* e *in vivo* (Newton e Giembycz, 2016). Em um nível molecular, os corticosteroides aumentam a transcrição do gene do receptor β₂ no pulmão humano *in vitro* e na mucosa respiratória *in vivo* e também aumentam a estabilidade de seu RNA mensageiro. Eles também evitam ou revertem o desacoplamento dos receptores β₂ para G$_s$. Em sistemas experimentais, os corticosteroides impedem a infrarregulação dos receptores β₂.

Os β₂-agonistas também intensificam a ação de receptores dos glicocorticoides, resultando em aumento da translocação nuclear dos receptores de GR ligados e aumentando a ligação do GR ao DNA. Esse efeito foi demonstrado em macrófagos do escarro de pacientes asmáticos após o uso de CSI e BAAL inalados (Barnes, 2017). Isso sugere que os β₂-agonistas e os corticosteroides aumentam os efeitos benéficos uns dos outros no tratamento da asma.

Farmacocinética

A farmacocinética dos corticosteroides orais é descrita no Capítulo 50. A farmacocinética dos CSI é importante em relação aos efeitos sistêmicos

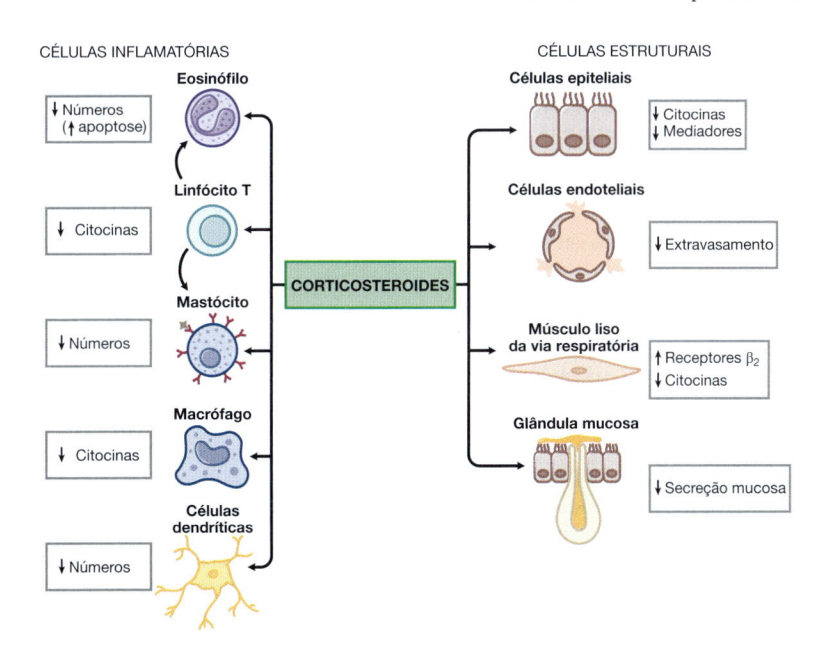

Figura 44-8 *Efeito dos corticosteroides sobre células inflamatórias e estruturais nas vias respiratórias.*

(Barnes, 2017). A fração de esteroide que é inalada nos pulmões atua localmente na mucosa das vias respiratórias, mas pode ser absorvida a partir das vias respiratórias e da superfície alveolar. Assim, uma parte da dose inalada atinge a circulação sistêmica. Além disso, a fração de esteroide inalado que é depositada na orofaringe é deglutida e absorvida pelo intestino. A fração absorvida pode ser metabolizada no fígado (metabolismo de primeira passagem), antes de atingir a circulação sistêmica (ver Fig. 44-3). O uso de uma câmara expansora reduz a deposição orofaríngea e, portanto, diminui a absorção sistêmica do CSI, embora esse efeito seja mínimo nos corticosteroides com metabolismo de primeira passagem elevado. Enxaguar a boca e descartar o enxágue têm um efeito semelhante, e esse procedimento deve ser usado com altas doses de inaladores esteroides de pó seco com os quais as câmaras expansoras não podem ser usadas.

O *dipropionato de beclometasona* e a *ciclesonida* são profármacos que liberam o corticosteroide ativo após o grupo éster ser clivado por esterases no pulmão. A *ciclesonida* está disponível como IDM para a asma e como *spray* nasal para a rinite alérgica. A *budesonida*, o *propionato de fluticasona* e o *furoato de mometasona* têm maior metabolismo de primeira passagem do que o dipropionato de beclometasona (DPB) e, portanto, menos probabilidade de produzir efeitos sistêmicos em altas doses inaladas.

Vias de administração e dosagem
Corticosteroides inalados na asma

Os corticosteroides inalados são recomendados como terapia de primeira escolha para todos os pacientes com asma persistente. Devem ser iniciados em qualquer paciente que precisa usar um inalatório β_2-agonista para controle dos sintomas mais de 2 vezes por semana. São efetivos na asma leve, moderada e grave e em crianças, bem como em adultos (Barnes, 2017).

A maior parte do benefício pode ser obtida de doses de menos de 400 μg de DPB ou equivalente. Entretanto, alguns pacientes (com resistência relativa aos corticosteroides) podem beneficiar-se de doses mais elevadas (até 2.000 μg/dia). Para a maioria dos pacientes, os CSI devem ser usados 2 vezes ao dia, um esquema que melhora a adesão ao tratamento após o controle da asma ser atingido (o que pode exigir uma dosagem 4 vezes ao dia inicialmente ou um curso de esteroides por via oral, caso os sintomas sejam graves). A administração de alguns esteroides 1 vez ao dia (p. ex., *budesonida, mometasona* e *ciclesonida* na asma leve e *furoato de fluticasona* em todos os pacientes) é efetiva quando são necessárias doses de 400 μg ou menos. Se uma dose de mais de 800 μg/dia for usada com IDMp, um dispositivo expansor deve ser empregado para reduzir o risco de efeitos colaterais da orofaringe. Os CSI podem ser usados em crianças da mesma maneira que nos adultos; em doses de 400 μg/dia ou menos, não há evidências de supressão significativa do crescimento (Agertoft e Pedersen, 2000; Pedersen, 2001). A dose de CSI deve ser a dose mínima capaz de controlar a asma; uma vez obtido o controle, a dose deve ser reduzida lentamente. Os corticosteroides nebulizados (p. ex., *budesonida*) são úteis no tratamento de crianças pequenas que não são capazes de usar outros dispositivos inalatórios.

Os CSI também podem ser usados em combinação com um β_2-agonista de ação rápida, como *formoterol* ou *salbutamol* (fármaco produtor de alívio anti-inflamatório) como agente de alívio em pacientes com asma leve. A combinação proporciona um melhor controle da asma e das exacerbações com doses totais menores de CSI do que com CSI em baixa dose regulares (Bateman et al., 2018; O'Byrne et al., 2018). O inalador de CSI-*formoterol* como manutenção 2 vezes ao dia (terapia de manutenção e alívio com inalador único [SMART]) ainda não está aprovado nos Estados Unidos (Global Initiative for Asthma, 2021; Jenkins et al., 2020a).

Corticosteroides inalados na DPOC

Os CSI são muito menos efetivos no tratamento da DPOC do que da asma (Ernst et al., 2015), e seu principal efeito consiste em reduzir as exacerbações em pacientes selecionados que apresentam exacerbações frequentes (≥ 2 exacerbações graves/ano) e aumento dos eosinófilos do sangue (> 300 células/μL). Os corticosteroides não parecem ter qualquer efeito anti-inflamatório importante na DPOC; parece haver um mecanismo de resistência ativo, que pode ser explicado pela atividade deficiente da HDAC2 como resultado do estresse oxidativo (Barnes, 2013a). Os corticosteroides inalados não têm nenhum efeito sobre a progressão da DPOC, mesmo quando administrados a pacientes com doença pré-sintomática; além disso, os CSI não possuem nenhum efeito sobre a mortalidade (Vestbo et al., 2016). Muitos pacientes são tratados desnecessariamente com altas doses de CSI, e, como essas doses podem causar efeitos adversos sistêmicos em longo prazo, esses fármacos podem ser interrompidos com segurança na ausência de exacerbações frequentes com contagem elevada de eosinófilos no sangue periférico (Calverley et al., 2017). Para pacientes com DPOC que se beneficiam dos CSI, é conveniente administrar o agente por meio de um inalador de dose fixa triplo em combinação com BAAL e AMAL (Ritondo et al., 2021).

Os pacientes com fibrose cística e bronquiectasia, que envolvem inflamação neutrofílica crônica das vias respiratórias, também são resistentes a altas doses de CSI.

Esteroides sistêmicos

Os esteroides intravenosos são indicados na asma aguda se a função pulmonar for prevista em menos de 30% e em pacientes que não apresentam melhora significativa com nebulização com β_2-agonista. A *hidrocortisona* é o esteroide de escolha, visto que apresenta início mais rápido (5 a 6 horas após a sua administração), em comparação com 8 horas para a *prednisolona*. É comum administrar inicialmente uma dose de *hidrocortisona* de 4 mg/kg, seguida de dose de manutenção de 3 mg/kg, a cada 6 horas. A *metilprednisolona* também está disponível para uso intravenoso. A terapia intravenosa é geralmente administrada até que uma resposta satisfatória seja obtida, e, em seguida, a *prednisolona* oral pode ser substituída. A *prednisona* ou *prednisolona* (40 a 60 mg) por via oral possuem efeito semelhante à *hidrocortisona* intravenosa e são de administração mais fácil. A alta dose de *propionato de fluticasona* inalada (2.000 μg/dia) é tão eficaz quanto um curso de *prednisolona* oral para controlar as exacerbações agudas da asma em cenário de prática em família e em crianças no serviço de emergência, embora essa via de distribuição tenha mais custos (Manjra et al., 2000).

A *prednisona* e a *prednisolona* são os esteroides orais mais comumente utilizados. O efeito benéfico máximo é geralmente alcançado com 30 a 40 mg de *prednisona* ao dia, embora alguns pacientes possam necessitar de 60 a 80 mg/dia para obter o controle dos sintomas. A dose de manutenção habitual é de cerca de 10 a 15 mg/dia. Cursos de curta duração de esteroides por via oral (30 a 40 mg de *prednisolona*, diariamente, por 1 a 2 semanas) são indicados para as exacerbações da asma; a dose pode ser reduzida gradualmente ao longo de uma semana após a exacerbação desaparecer (a redução gradual não é estritamente necessária após um curso curto da terapia, mas os pacientes consideram-na tranquilizadora). Os esteroides orais geralmente são administrados em uma única dose pela manhã, porque esta coincide com o aumento diurno normal do cortisol no plasma e produz uma menor supressão suprarrenal do que se for administrada em doses divididas ou à noite. Os corticosteroides orais são usados no tratamento de exacerbações agudas da DPOC, porém o efeito é pequeno (Walters et al., 2018).

Efeitos adversos

Os corticosteroides inibem a secreção de corticotropina e de cortisol por um efeito de retroalimentação negativa sobre a hipófise (ver Cap. 46). A supressão do eixo hipotálamo-hipófise-suprarrenal (HHSR) depende da dose e, em geral, só ocorre com doses de *prednisona* superiores a 7,5 a 10 mg/dia. Supressão significativa, após cursos de curta duração de corticoterapia, geralmente não é um problema, mas a supressão prolongada pode ocorrer após vários meses ou anos. *Doses de esteroides após terapia oral prolongada devem ser reduzidas lentamente.* Os sintomas de "síndrome de abstinência de esteroides" incluem cansaço, dores musculoesqueléticas e, ocasionalmente, febre. A supressão do eixo HHSR com esteroides inalados geralmente só é observado quando a dose diária inalada excede 2.000 μg de DPB ou seu equivalente por dia.

Os efeitos adversos da terapia em longo prazo com corticosteroide oral incluem a retenção de líquidos, aumento do apetite, ganho de peso, osteoporose, fragilidade capilar, hipertensão, úlcera péptica, diabetes, catarata e psicose. Sua frequência tende a aumentar com a idade. Reações adversas muito ocasionais (como anafilaxia) à *hidrocortisona* intravenosa foram descritas, particularmente em pacientes asmáticos sensíveis ao *ácido acetilsalicílico*.

A incidência de efeitos adversos sistêmicos após a administração de CSI é uma consideração importante, particularmente em crianças (Tab. 44-4). Estudos iniciais sugeriram que ocorreu supressão suprarrenal apenas com doses inaladas acima de 1.500 a 2.000 µg/dia (Patel et al., 2020). Medidas mais sensíveis dos efeitos sistêmicos incluem índices de metabolismo ósseo, como ligações cruzadas de osteocalcina sérica e piridínio urinário e, em crianças, "knemometria", que pode ser aumentada com doses inaladas de apenas 400 µg/dia de DPB em alguns pacientes (Agertoft e Pedersen, 2000). A relevância clínica dessas mensurações ainda não está clara. No entanto, é importante para reduzir a probabilidade de efeitos sistêmicos utilizando a menor dose de esteroide inalado necessária para controlar a asma, e pelo uso de um expansor de grande volume para reduzir a deposição orofaríngea.

Vários efeitos sistêmicos dos esteroides inalatórios têm sido descritos e incluem afinamento da derme e fragilidade capilar da pele (relativamente comum em pacientes idosos após a alta dose de esteroides inalados). São relatados outros efeitos adversos, como formação de catarata e osteoporose, porém frequentemente em pacientes que também estão recebendo ciclos de esteroides orais (Patel et al., 2020). Há alguma evidência de que o uso de altas doses de CSI esteja associado a catarata e glaucoma, mas é difícil dissociar os efeitos dos CSI dos efeitos dos cursos de esteroides orais que esses pacientes geralmente exigem. Houve uma preocupação particular sobre o uso de esteroides inalados em crianças, devido à supressão do crescimento (Agertoft e Pedersen, 2000).

Os CSI podem exercer *efeitos adversos locais* devido à deposição do esteroide inalado na orofaringe. O problema mais comum é a rouquidão e fraqueza da voz (disfonia) devido à atrofia das pregas vocais após deposição laríngea de esteroide, que pode ocorrer em até 40% dos pacientes e é observada particularmente por pacientes que precisam usar suas vozes durante o seu trabalho (palestrantes, professores e cantores). A irritação da garganta e tosse após inalação são comuns com IDM e parecem ser causadas por aditivos, porque esses problemas geralmente não são observados se o paciente mudar para um IPS. Não há nenhuma evidência de atrofia do revestimento das vias respiratórias. Ocorre candidíase orofaríngea em cerca de 5% dos pacientes. Não há nenhuma evidência de aumento das infecções pulmonares, como tuberculose, em pacientes com asma. Os CSI em altas doses aumentam o risco de pneumonia em pacientes com DPOC, e o risco parece ser maior com o *propionato de fluticasona* do que com a *budesonida* (Lodise et al., 2020). Em pacientes com DPOC, os CSI também podem causar osteoporose, fraturas e aumento no diabetes melito – condições para as quais esses pacientes já apresentam maior risco (Suissa et al., 2010).

TABELA 44-4 ■ EFEITOS ADVERSOS DOS CORTICOSTEROIDES INALADOS

Efeitos adversos locais
- Disfonia
- Candidíase orofaríngea
- Tosse

Efeitos adversos sistêmicos
- Supressão e insuficiência suprarrenais
- Supressão do crescimento
- Hematomas
- Osteoporose
- Catarata
- Glaucoma
- Anormalidades metabólicas (glicose, insulina, triglicerídeos)
- Transtornos psiquiátricos (euforia, depressão)
- Pneumonia

Os IDM de corticosteroides com propulsores HFA produzem partículas menores de aerossol e podem ter uma deposição mais periférica, tornando-os úteis no tratamento de pacientes com asma mais grave.

Escolhas terapêuticas

Atualmente, dispõe-se de inúmeros CSI, incluindo dipropionato de beclometasona (DPB), *triancinolona*, *flunisolida*, *budesonida*, *propionato de fluticasona hemi-hidratado*, *furoato de mometasona*, *ciclesonida* e *furoato de fluticasona*. Todos são igualmente efetivos como fármacos antiasmáticos, porém existem diferenças na sua farmacocinética: *budesonida*, *fluticasona*, *mometasona* e *ciclesonida* têm menor biodisponibilidade oral do que o DPB porque estão sujeitas a um maior metabolismo hepático de primeira passagem; isso resulta em absorção sistêmica reduzida a partir da fração do fármaco inalado que é deglutido (Derendorf et al., 2006) e, portanto, em redução dos efeitos adversos. Em altas doses (> 1.000 µg), a *budesonida* e o *propionato de fluticasona* possuem menos efeitos sistêmicos do que o dipropionato de beclometasona e a *triancinolona* (não comercializado nos Estados Unidos), e esses fármacos são preferidos em pacientes que necessitam de altas doses de CSI, bem como em crianças. A *ciclesonida* é um profármaco convertido no metabólito ativo por esterases no pulmão, conferindo-lhe uma baixa biodisponibilidade oral e alto índice terapêutico (Mukker et al., 2016). O *furoato de fluticasona* apresenta a maior duração de ação, é adequado para administração 1 vez ao dia e, em geral, é combinado com o ultra-BAL, *vilanterol* (Syed, 2015).

Quando as doses de esteroides inalados ultrapassam 800 µg de DPB ou equivalente por dia, recomenda-se o uso de um expansor de grande volume para reduzir a deposição orofaríngea e a absorção sistêmica no caso do DPB. Todos os CSI atualmente disponíveis são absorvidos a partir do pulmão para a circulação sistêmica, de modo que é inevitável ocorrer alguma absorção sistêmica. Entretanto, a quantidade de fármaco absorvido não parece ter efeitos clínicos em doses inferiores ao equivalente de 800 µg de DPB. Embora existam diferenças de potência entre os corticosteroides, existem relativamente poucos estudos comparativos, em parte porque a comparação de dose de corticosteroides é difícil devido a seu longo curso de ação e ao relativo nivelamento de suas curvas de dose-resposta.

Futuros avanços

O tratamento precoce com CSI tanto em adultos quanto em crianças pode proporcionar uma maior melhora da função pulmonar do que se o tratamento for retardado, refletindo, provavelmente, o fato de que os corticosteroides são capazes de modificar o processo inflamatório subjacente e evitar alterações estruturais (fibrose, hiperplasia do músculo liso, etc.). Os CSI são atualmente recomendados para pacientes com sintomas persistentes de asma (p. ex., necessidade de β_2-agonista inalado mais de 2 vezes por semana). Uma importante mudança no uso de CSI é a sua combinação com um β_2-agonista de ação rápida como terapia de resgate mais segura e mais efetiva. A combinação é atualmente o tratamento preferido para todos os pacientes asmáticos.

É desejável o desenvolvimento de novos corticosteroides com menos efeitos sistêmicos. Tem sido possível desenvolver corticosteroides que dissociam o efeito de ligação ao DNA dos corticosteroides (que medeia a maioria dos efeitos adversos) do efeito inibidor sobre os fatores de transcrição, como o NF-κB (que medeia grande parte do efeito anti-inflamatório). Esses "esteroides dissociados" ou agonistas seletivos do GR devem, teoricamente, conservar a sua atividade anti-inflamatória, porém apresentar um risco reduzido de efeitos adversos; é difícil obter essa separação dos efeitos desejados e adversos *in vivo* (Zhang et al., 2020). Atualmente, estão sendo desenvolvidos vários agonistas seletivos não esteroides de GR para a asma (Rogliani et al., 2020).

A resistência aos corticosteroides representa uma importante barreira à terapia efetiva em pacientes com asma grave, em pacientes asmáticos que fumam e naqueles com DPOC e fibrose cística (Barnes, 2013a). Acredita-se que a asma "resistente a esteroides" seja causada pela redução das ações anti-inflamatórias dos corticosteroides. Em pacientes com DPOC e em alguns pacientes com asma grave, há uma redução na expressão da HDAC2, que diminui a responsividade aos corticosteroides; isso é potencialmente reversível com a teofilina.

Antagonistas mediadores

Mais de 100 mediadores inflamatórios diferentes foram implicados tanto na asma quanto na DPOC, sugerindo que a inibição da síntese ou antagonistas dos receptores para esses mediadores podem ser benéficos (Barnes, 2004). Entretanto, os inibidores específicos têm sido, em grande parte, decepcionantes nessas duas doenças, indicando a redundância dos mediadores inflamatórios. A variabilidade na resposta do paciente aos agentes antileucotrienos na asma sugere que pode haver biomarcadores que selecionam indivíduos que respondem adequadamente, por exemplo, pacientes com aumento na produção de leucotrienos, como aumento do LTE_4 urinário.

Anti-histamínicos

A histamina reproduz muitas das características da asma e é liberada de mastócitos nas respostas asmáticas agudas, sugerindo que os anti-histamínicos podem ser úteis no tratamento da asma. Entretanto, há poucas evidências de que os antagonistas dos receptores de histamina H_1 proporcionem qualquer benefício clínico útil. Os anti-histamínicos mais recentes, como a *cetirizina* e a *azelastina*, têm alguns efeitos benéficos, porém isso pode não estar relacionado com o antagonismo dos receptores H_1. Anti-histamínicos não são recomendados para o tratamento rotineiro da asma.

Antileucotrienos

Há evidências consideráveis de que os CysLT (cisteinil-leucotrienos) são produzidos na asma e que eles possuem efeitos potentes sobre a função das vias respiratórias, induzindo broncoconstrição, hiper-responsividade das vias respiratórias, exsudação do plasma, secreção de muco e inflamação eosinofílica (Fig. 44-9; ver também Cap. 41). Esses achados levaram ao desenvolvimento de inibidores da enzima 5'-lipoxigenase (5-LO) (dos quais a *zileutona* é o único fármaco comercializado) e de antagonistas do receptor de leucotrieno $Cys-LT_1$ (ARLT), incluindo *montelucaste*, *zafirlucaste* e *pranlucaste* (não disponível nos Estados Unidos) (Yokomizo et al., 2018).

Estudos clínicos

Os antagonistas dos receptores de leucotrieno $Cys-LT_1$ são amplamente usados no tratamento da asma; podem ser administrados por via oral e são relativamente bem tolerados. Inibem efetivamente os efeitos dos cisteinil-leucotrienos (Cys-LT) inalados, porém são menos eficazes do que os CSI no controle da asma e na prevenção das exacerbações, refletindo o fato de que muitos outros mediadores provavelmente contribuem para a asma clínica. Mesmo na asma sensível ao *ácido acetilsalicílico*, na qual se acredita que o aumento na produção de Cys-LT possa desempenhar um importante papel, os ARLT (antagonistas do $Cys-LT_1$-receptor de leucotrienos) são menos efetivos do que os CSI. Quando acrescentados aos CSI, proporcionam pouco controle adicional da asma e são menos efetivos do que os BAAL como tratamentos adicionais para a asma (Chauhan et al., 2017). Em pacientes com asma grave que não são controlados com altas doses de CSI e BAAL, os ARLT não fornecem nenhum benefício adicional (Robinson et al., 2001).

O inibidor da 5-LO, a *zileutona*, parece ser mais efetiva do que os ARLT no controle da asma e no tratamento da asma sensível ao *ácido acetilsalicílico*, o que pode ser explicado pela inibição de outros mediadores, como LTB_4, que é quimioatraente para os neutrófilos, e o ácido 5-oxo-eicosatetraenoico (5-Oxo-ETE), que é quimiotático para os eosinófilos. Todavia, a *zileutona* não está disponível na maioria dos países, e há preocupações sobre efeitos adversos frequentes, particularmente disfunção hepática, e necessidade de administração frequente (4 vezes ao dia).

Na DPOC, os Cys-LT não estão elevados no condensado do ar exalado, e os ARLT não desempenham nenhum papel na terapia da DPOC. Em contrapartida, o LTB_4 está elevado na DPOC, sugerindo que os inibidores da 5-LO que reduzem a síntese de LTB_4 podem ter algum benefício potencial ao reduzir a inflamação dos neutrófilos. Entretanto, um estudo piloto não conseguiu indicar qualquer benefício bem definido de um inibidor da 5-LO em pacientes com DPOC (Gompertz e Stockley, 2002).

Efeitos adversos

Os antagonistas do receptor de leucotrienos $Cys-LT_1$ são habitualmente bem tolerados, porém estão associados a cefaleias e granulose eosinofílica com poliangiite. O *montelucaste* tem sido associado a um aumento de eventos neuropsiquiátricos graves em crianças e adultos, incluindo pensamentos suicidas, e agora tem uma advertência em tarja preta exigida pela FDA (Glockler-Lauf et al., 2019).

Terapias imunomoduladoras

Terapia imunossupressora

A terapia imunossupressora (p. ex., *metotrexato, ciclosporina A, ouro, imunoglobulina intravenosa*) tem sido considerada na asma quando outros tratamentos não surtiram efeito ou para diminuir a dose oral necessária de esteroides. No entanto, tratamentos imunossupressores são menos eficazes e têm maior propensão a efeitos adversos do que os corticosteroides orais e, portanto, não podem ser rotineiramente recomendados.

Terapias biológicas

Atualmente, dispõe-se de vários anticorpos que bloqueiam citocinas ou anticorpos para o tratamento da asma grave, embora o seu uso ainda não seja recomendado para a DPOC (Barnes, 2018).

Anti-IgE

O aumento da imunoglobulina E (IgE) é uma característica fundamental da asma alérgica. O *omalizumabe* é um anticorpo monoclonal humanizado, que bloqueia a ligação da IgE aos receptores de IgE de alta afinidade (FcεR1) nos mastócitos, impedindo, assim, a sua ativação por alérgenos (Fig. 44-10). Também bloqueia a ligação de IgE aos receptores da IgE de baixa afinidade (FcεRII, CD23) em outras células inflamatórias, incluindo linfócitos T e B, macrófagos e, possivelmente, eosinófilos, para inibir a inflamação crônica. O *omalizumabe* também reduz os níveis de IgE circulante. Além disso, o *omalizumabe* aumenta a secreção de interferonas tipo 1 após exposição ao rinovírus e reduz a expressão de FcεRI nas células dendríticas, resultando em maior proteção contra a infecção viral (Gill et al., 2018). Isso pode explicar o efeito do *omalizumabe* na redução das exacerbações induzidas por vírus (ver adiante).

Uso clínico O *omalizumabe* é usado para o tratamento de pacientes com asma alérgica grave. O anticorpo é administrado por via subcutânea, a cada 2 a 4 semanas, e a dose é determinada pelo título de IgE total

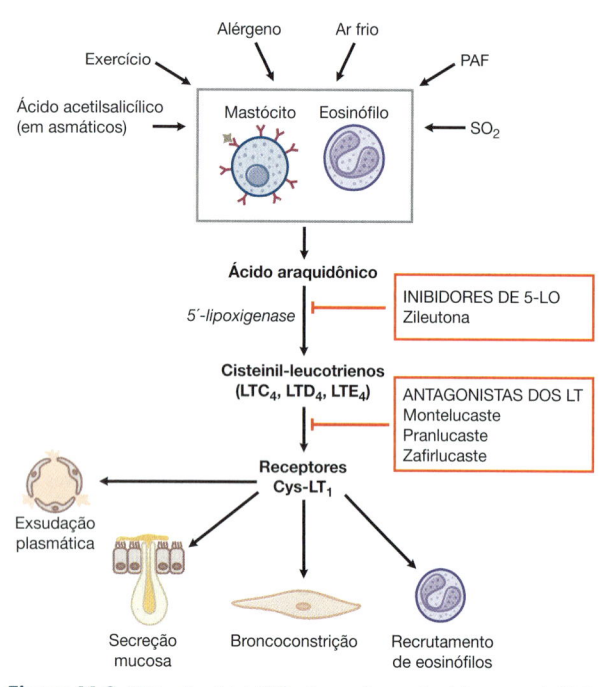

Figura 44-9 *Efeitos dos cisteinil-LT sobre as vias respiratórias e a sua inibição por anti-LT.* PAF, fator ativador plaquetário.

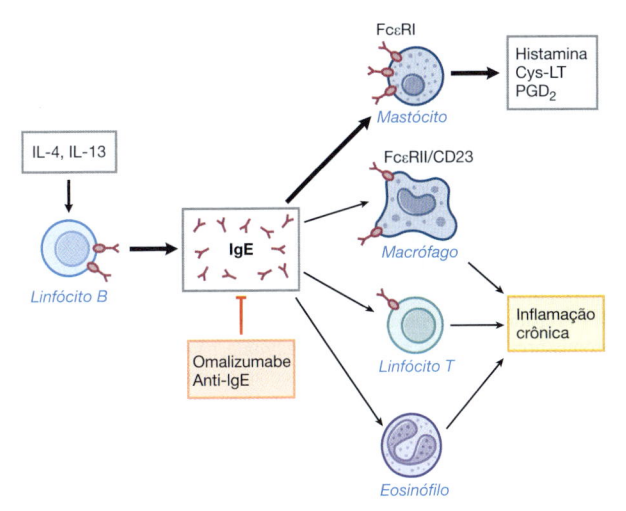

Figura 44-10 *A imunoglobulina (Ig) E desempenha um papel central nas doenças alérgicas.* O bloqueio de IgE usando um anticorpo, como o omalizumabe, é uma abordagem terapêutica racional. A IgE pode ativar receptores de alta afinidade (FcεRI) nos mastócitos, bem como receptores de baixa afinidade (FcεRII, CD23) em outras células inflamatórias. O *omalizumabe* impede essas interações e a consequente inflamação.

Anti-IL-5

A IL-5 desempenha um papel fundamental na inflamação eosinofílica e também está envolvida na sobrevida dos eosinófilos e preparação por meio da ativação do receptor específico, o IL-5Rα, que é expresso principalmente nos eosinófilos.

Os anticorpos bloqueadores anti-IL-5 e antirreceptor de IL-5 (IL-5Rα) inibem a inflamação eosinofílica em pacientes asmáticos (Fig. 44-11). Três anticorpos foram aprovados para uso na asma eosinofílica grave (imunidade tipo 2). Os anticorpos anti-IL-5 *mepolizumabe* (administrado por via subcutânea a cada 4 semanas) e *reslizumabe* (administrado por via IV a cada 4 semanas), bloqueiam a IL-5 circulante. O *benralizumabe* (administrado por via subcutânea a cada 8 semanas) bloqueia o IL-5Rα (Menzella et al., 2020). O *benralizumabe*, por meio de ligação ao IL-5Rα dos eosinófilos, causa apoptose e resolução mais rápida da inflamação eosinofílica nas vias respiratórias. Todas essas terapias reduzem as exacerbações em cerca de 50%, com pequeno alívio dos sintomas e melhora da qualidade de vida e da função pulmonar em pacientes com asma grave (contagem de eosinófilos no sangue periférico > 300 células/μL). Além disso, reduzem a dose de manutenção dos corticosteroides orais em pelo menos 50%, permitindo que muitos asmáticos dependentes de esteroides fiquem totalmente livres do tratamento com esteroides. Os tratamentos com anti-IL-5 não têm sido efetivos na redução das exacerbações em pacientes com DPOC, mesmo quando há aumento dos eosinófilos do sangue (Criner et al., 2019; Pavord et al., 2017).

A terapia com anti-IL-5 é bem tolerada, com ocorrência de anafilaxia apenas ocasionalmente. Não há evidências de qualquer aumento nas infecções por helmintos ou parasitas, embora esses tratamentos ainda não sejam usados em países onde prevalecem essas doenças infecciosas.

Anti-IL-4/13

A interleucina-4 ajuda a direcionar a sintase de IgE e a inflamação eosinofílica; o bloqueio de IL-4 tem sido ineficaz nos estudos clínicos realizados. De forma semelhante, o bloqueio de IL-13 também demonstrou ser ineficaz em estudos clínicos de asma eosinofílica grave. Entretanto, o bloqueio do IL-4Rα, o receptor comum para essas citocinas, com *dupilumabe* parece ser muito efetivo nesses pacientes. O *dupilumabe* (administrado por via subcutânea, a cada 2 semanas) reduz as exacerbações, melhora os sintomas e a função pulmonar em pacientes com asma moderada a grave (Castro et al., 2018), e reduz a necessidade de corticosteroides orais em pacientes dependentes de esteroides (Rabe et al., 2018). O *dupilumabe* reduz o F_{eNO}, que é regulado pela estimulação da óxido-nítrico-sintase induzível pela IL-4α, porém não tem nenhum efeito sobre os eosinófilos do sangue periférico. O fármaco é bem tolerado. Uma vantagem clínica importante é que o *dupilumabe* é efetivo no tratamento da dermatite atópica e da rinossinusite, que são comorbidades comuns na asma grave (Muñoz-Bellido et al., 2022).

circulante. O *omalizumabe* reduz a necessidade de corticosteroides orais e CSI e diminui acentuadamente as exacerbações da asma. Nem todos os pacientes respondem, e não existem preditores clínicos bem definidos de resposta clínica, tornando necessária uma prova terapêutica (em geral, durante 4 meses); a contagem elevada de eosinófilos no sangue periférico e o F_{eNO} (óxido nítrico fracional exalado) podem estar associados a uma melhor resposta (Casale et al., 2019). O *omalizumabe* tem uma eficácia clínica excelente de mais de 50% em adultos e crianças com asma grave (Humbert et al., 2018). O *omalizumabe* também tem alguma eficácia na asma não atópica com níveis circulantes normais de IgE, um resultado que se acredita possa refletir uma redução das respostas locais da IgE (Pillai et al., 2016). Em virtude de seu elevado custo, esse tratamento geralmente é usado apenas em pacientes com asma alérgica muito grave, que não são adequadamente controlados até mesmo com corticosteroides orais, e em pacientes com rinite alérgica concomitante muito grave. Também pode ser útil na proteção contra choque anafilático durante a imunoterapia específica. O *omalizumabe* é efetivo na prevenção das exacerbações da asma quando administrado antes da estação das exacerbações (Teach et al., 2015). O principal efeito adverso do *omalizumabe* consiste em uma resposta anafilática, que é incomum (< 0,1%).

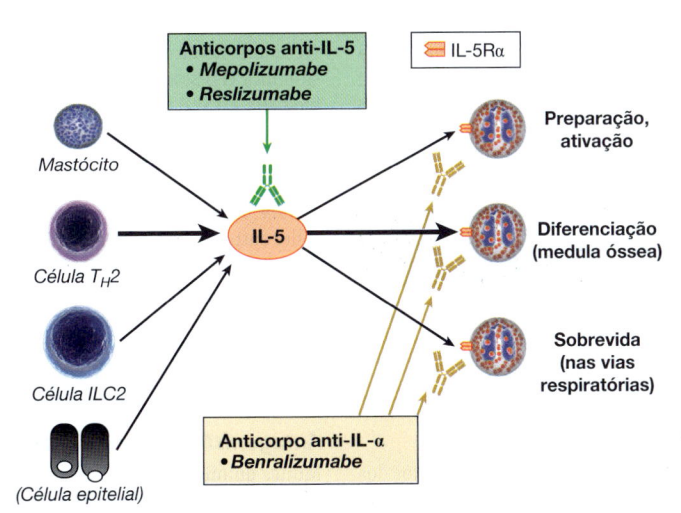

Figura 44-11 *Terapias com anti-IL-5.* A IL-5, liberada predominantemente dos linfócitos T_H2 e ILC2 (linfócito inato tipo 2), estimula a inflamação eosinofílica. A ação da IL-5 pode ser inibida pelos anticorpos *mepolizumabe* e *reslizumabe*. O receptor de IL-5 (IL-5Rα) pode ser bloqueado pelo anticorpo *benralizumabe*, tornando-se não responsivo à IL-5.

Anti-TNF

O TNF-α desempenha um papel amplificador na inflamação. O TNF-α está aumentado no escarro, no lavado broncoalveolar e no plasma de pacientes com asma grave e DPOC. Esses achados sugerem que as terapias anti-TNF, que são clinicamente efetivas em outras doenças inflamatórias crônicas (p. ex., artrite reumatoide e doença inflamatória intestinal), seriam terapias úteis na asma grave e na DPOC. Um ensaio clínico controlado de grande porte de um anticorpo bloqueador anti-TNF (*golimumabe*) não demonstrou nenhum efeito nas exacerbações ou no controle da asma em pacientes portadores de asma grave. Os efeitos adversos incluíram aumento na incidência de pneumonia (Wenzel et al., 2009). De forma semelhante, o anticorpo bloqueador anti-TNF, *infliximabe*, não proporcionou nenhum benefício clínico em pacientes com DPOC, porém os efeitos adversos foram comuns, incluindo pneumonia e aumento na incidência de câncer de pulmão (Rennard et al., 2007).

Imunoterapia específica: dessensibilização a alérgenos

Teoricamente, a imunoterapia específica contra alérgenos comuns deveria ser efetiva na prevenção da asma. Embora esse tratamento seja eficaz na rinite alérgica devido a alérgenos isolados, como pólen de gramíneas, há poucas evidências de que injeções dessensibilizantes a alérgenos comuns sejam efetivas no controle da asma crônica (Rolland et al., 2009).

A imunoterapia sublingual é mais segura, e vários estudos demonstraram seu benefício clínico na asma, embora seja incerto se esse tratamento reduz as exacerbações e melhora a qualidade de vida (Calderón e Bacharier, 2021; Fortescue et al., 2020).

A imunoterapia específica induz a secreção da citocina anti-inflamatória IL-10 dos linfócitos T auxiliares reguladores, e isso bloqueia a transdução de sinal coestimulador nas células T (por meio de CD28), de modo que sejam incapazes de reagir a alérgenos apresentados pelas células apresentadoras de antígenos (ver Figs. 38-3 e 38-4). A aplicação de uma compreensão dos processos celulares envolvidos pode levar a abordagens mais seguras e eficazes no futuro. Imunoterapias mais específicas podem ser desenvolvidas com alérgenos recombinantes, epítopos de alérgenos clonados, fragmentos peptídicos de alérgenos de células T, oligonucleotídeos CpG e vacinas de conjugados de alérgeno e TLR-9 (receptor semelhante ao Toll 9) para estimular a imunidade T_H1 e suprimir a imunidade T_H2 (Shamji e Durham, 2017).

Cromonas

O *cromoglicato dissódico (cromolina sódica)* é um derivado do *khellin*, um fitoterápico egípcio, e descobriu-se que ele protege contra o estímulo do alérgeno, sem qualquer efeito broncodilatador. Um fármaco estruturalmente relacionado, a *nedocromila dissódica*, que tem um perfil farmacológico semelhante ao cromoglicato, foi posteriormente desenvolvido. Embora o *cromoglicato* fosse popular no passado por causa de seu bom perfil de segurança, seu uso caiu acentuadamente com a utilização mais generalizada dos CSI mais eficazes, particularmente em crianças. As cromonas não são mais recomendadas para tratamento da asma. O interesse por esses compostos continua como infrarreguladores da atividade dos mastócitos (Paivandy e Pejler, 2021).

Novos fármacos em desenvolvimento para doenças das vias respiratórias

Várias novas classes de fármacos estão em fase de desenvolvimento para a asma e a DPOC, porém os avanços clínicos têm sido lentos, e muitos tratamentos mostraram-se ineficazes ou limitados pela toxicidade e perfil de efeitos adversos (Gross e Barnes, 2017).

Novos antagonistas mediadores

Muitos mediadores foram implicados na asma e na DPOC, muitos dos quais possuem funções redundantes, razão pela qual não é surpreendente que a inibição de mediadores individuais como bradicinina e fator ativador plaquetário, tenha sido ineficaz na asma. Todavia, o bloqueio de um mediador que está a montante em uma cascata inflamatória pode ser mais efetivo, particularmente com citocinas que desempenham um papel fundamental em uma rede de citocinas (Barnes, 2018).

Antagonistas de DP_2

A prostaglandina D_2 é predominantemente liberada dos mastócitos em pacientes asmáticos e media a broncoconstrição por meio de receptores de tromboxano e vasodilatação por meio de receptores DP_1 (DPr_1). A PGD_2 é um quimioatraente para linfócitos T_H2, ILC2 e eosinófilos por meio do receptor de DP_2 (DPr_2, anteriormente conhecido como CRTh2 [molécula homóloga do receptor de quimiocina expressa em linfócitos T_H2]). Foram desenvolvidos vários antagonistas de pequenas moléculas de DPr_2 para o tratamento da asma. Após a obtenção de resultados iniciais promissores, um desses agentes, o *fevipipranto*, não conseguiu cumprir o objetivo primário de redução das exacerbações em pacientes com asma eosinofílica moderada a grave, e o desenvolvimento foi interrompido (Brightling et al., 2021). Outros antagonistas de DP_2 também estão em desenvolvimento clínico, porém essa classe de fármacos parece ser muito menos efetiva do que os anticorpos anti-IL-5 na asma eosinofílica.

Antioxidantes

O estresse oxidativo é importante na asma grave e na DPOC e pode contribuir para a resistência aos corticosteroides. Os antioxidantes existentes incluem as vitaminas C e E e a *N*-acetilcisteína. Esses fármacos têm efeitos fracos, porém antioxidantes mais potentes estão em fase de desenvolvimento, incluindo ativadores do fator de transcrição Nrf2. Embora vários novos antioxidantes estejam em desenvolvimento para o tratamento de doenças das vias respiratórias, nenhum deles está atualmente aprovado (Barnes, 2020).

Modificadores de citocinas

Além de bloquear os anticorpos contra citocinas T2 mencionados anteriormente, anticorpos dirigidos contra outras citocinas importantes foram testados na asma e na doença pulmonar obstrutiva crônica.

Acredita-se que a interleucina-1, liberada do inflamassoma NLRP3, desempenhe um importante papel na asma associada à obesidade (Wood et al., 2019). Na DPOC, os anticorpos anti-IL-1, como o *canaquinumabe*, demonstraram ser decepcionantes. Inibidores do inflamassoma NLRP3 estão em fase de desenvolvimento.

A interleucina-17 é importante na coordenação da inflamação neutrofílica crônica e é secretada principalmente pelas células T_H17 e ILC3. Pode desempenhar um papel na asma neutrofílica grave. O *brodalumabe*, um anticorpo antirreceptor de IL-17, foi ineficaz na asma grave (Busse et al., 2013). Foi também relatada a falta de eficácia de um anticorpo anti-IL-17 em pacientes com DPOC (Eich et al., 2017).

A proteína linfopoietina do estroma tímico (TSLP) é uma citocina ou alarmina a montante, cuja expressão está aumentada nas células epiteliais das vias respiratórias de pacientes asmáticos, particularmente na doença grave. A TSLP ativa a imunidade T2 nas vias respiratórias, com recrutamento de células T_H2 e ILC2 para impulsionar a inflamação eosinofílica (Porsbjerg et al., 2020). O *tezepelumabe* é um anticorpo que bloqueia a TSLP e inibe tanto a IL-5 (com redução dos eosinófilos do sangue) quanto a IL-4/13 (com redução de F_{eNO}). Na asma eosinofílica grave, o *tezepelumabe* induz uma redução de 70% nas exacerbações, bem como alívio dos sintomas e melhora da função pulmonar. O *tezepelumabe* também tem efeitos na asma não tipo 2, refletindo seus efeitos sobre outros tipos de imunidade. O tezepelumabe-ekko é aprovado pela FDA como tratamento de manutenção adicional da asma grave em pacientes com 12 anos de idade ou mais.

A IL-33 é outra alarmina que regula a imunidade T2 com perfil semelhante ao da TSLP. Atualmente, anticorpos que bloqueiam a IL-33 e seu receptor ST2 estão em fase de ensaios clínicos para a asma e a DPOC (Porsbjerg et al., 2020).

Antagonistas do receptor de quimiocinas

Muitas quimiocinas estão envolvidas na asma e na DPOC e desempenham um papel fundamental no recrutamento de células inflamatórias, como eosinófilos, neutrófilos, macrófagos e linfócitos, nos pulmões. Os receptores de quimiocinas constituem alvos atraentes, visto que são receptores acoplados à proteína G (GPCR) com bolsas de ligação definidas (Taylor et al., 2019); atualmente, existem pequenas moléculas inibidoras em desenvolvimento. Antagonistas dos vários receptores de quimiocina C-C (CCR) podem bloquear o recrutamento de eosinófilos, neutrófilos e monócitos nas vias respiratórias de pacientes com asma; até o momento, os compostos testados não demonstraram ter utilidade clínica. Um antagonista de CCR4 promissor atenuou a inflamação pulmonar alérgica em um modelo animal de asma (Zhang et al., 2017).

Inibidores da protease

Várias enzimas proteolíticas estão envolvidas na inflamação crônica das doenças das vias respiratórias. A triptase de mastócitos tem vários efeitos nas vias respiratórias, incluindo aumento da capacidade de resposta do músculo liso das vias respiratórias a constritores, aumento da exsudação de plasma, potencialização do recrutamento de eosinófilos e estímulo da proliferação de fibroblastos. Os inibidores de triptase até agora provaram ser decepcionantes em estudos clínicos.

Na DPOC, as proteases estão envolvidas na degradação do tecido conectivo, particularmente a degradação de fibras de elastina no desenvolvimento do enfisema. A MMP9 parece ser a enzima elastolítica predominante no enfisema, e vários inibidores seletivos da MMP9 estão agora em desenvolvimento.

Novos fármacos anti-inflamatórios

Inibidores da proteína-cinase ativada por mitógeno

As vias da MAP-cinase estão envolvidas na inflamação crônica na asma e na DPOC (Barnes, 2016). O *losmapimode* e compostos relacionados bloqueiam a via da MAP-cinase p38. Esses fármacos inibem a síntese de muitas citocinas inflamatórias, quimiocinas e enzimas inflamatórias. Até o momento, o uso clínico de inibidores da MAP-cinase p38 para a DPOC e a asma foi decepcionante ou teve a sua dose limitada pelos efeitos adversos.

Mucorreguladores

Ocorre hipersecreção de muco na bronquite crônica, na DPOC, na fibrose cística e na asma (Fahy e Dickey, 2010). Na bronquite crônica, a hipersecreção de muco está relacionada à irritação crônica por fumaça de cigarro e pode envolver mecanismos neurais e a ativação de neutrófilos para liberar enzimas, como a elastase de neutrófilos e a proteinase 3, que têm poderosos efeitos estimulantes na secreção de muco. A quimase derivada de mastócitos também é um potente secretagogo de muco. Isso sugere que várias classes de fármacos podem ser desenvolvidas para controlar a hipersecreção de muco. A secreção de muco é regulada por receptores do fator de crescimento epidérmico (EGFR), porém um inibidor do EGFR nebulizado foi ineficaz na DPOC (Woodruff et al., 2010).

Os fármacos anticolinérgicos sistêmicos parecem reduzir a depuração mucociliar, mas ela não é observada com *brometo de ipratrópio* ou *brometo de tiotrópio*, presumivelmente refletindo sua absorção precária do trato respiratório. Os β_2-agonistas aumentam a produção de muco e a depuração mucociliar e demonstraram aumentar a frequência de batimento ciliar *in vitro*. Como a inflamação leva à hipersecreção de muco, os tratamentos anti-inflamatórios devem reduzir a hipersecreção de muco; os CSI são muito eficazes na redução da produção aumentada de muco na asma.

Mucolíticos

Vários agentes reduzem a viscosidade do escarro *in vitro*. Um grupo consiste em derivados da cisteína, que reduzem as fontes de dissulfeto que ligam as glicoproteínas a outras proteínas, como albumina e IgA secretora. Esses fármacos também agem como antioxidantes e podem, portanto, reduzir a inflamação das vias respiratórias. Apenas a *N-acetilcisteína* está disponível nos Estados Unidos; a *carbocisteína*, a *metilcisteína*, a *erdosteína* e a *bromexina* estão disponíveis em outros países. Administrados por via oral, esses agentes são relativamente bem tolerados, mas estudos clínicos na bronquite crônica, asma e bronquiectasia têm sido decepcionantes. A *N-acetilcisteína* atualmente não é recomendada para o tratamento da DPOC.

A *DNAse* (*alfadornase*) reduz a viscosidade do muco do escarro de pacientes com fibrose cística e está indicada se houver significativa melhora sintomática e da função pulmonar após uma tentativa de tratamento (Yang e Montgomery, 2018). No entanto, não há evidências de que a *alfadornase* seja eficaz em pacientes com DPOC ou asma.

Agentes osmóticos, como soro fisiológico hipertônico nebulizado e manitol administrado por inalador de pó seco, proporcionam benefício clínico marginal na fibrose cística, porém demonstraram ter eficácia na bronquite crônica e na DPOC (Nevitt et al., 2020).

Expectorantes

Os expectorantes são fármacos orais que supostamente melhoram a depuração do muco. Embora no passado os expectorantes tenham sido comumente prescritos, há pouca ou nenhuma evidência objetiva de sua eficácia (Albrecht et al., 2017). Devido à falta de evidências para sua eficácia, a FDA removeu a maioria dos expectorantes do mercado em uma revisão de fármacos de venda livre. Com exceção da *guaifenesina*, nenhum agente está aprovado como expectorante nos Estados Unidos. Em pacientes que têm dificuldade para eliminar o muco, a hidratação adequada e a inalação de vapor podem ser relativamente benéficas.

Antitussígenos

Embora a tosse seja um sintoma comum de doença das vias respiratórias, seus mecanismos são pouco compreendidos, e o tratamento atual é insatisfatório (Song e Chung, 2020). As infecções virais do trato respiratório superior são a causa mais comum de tosse; a tosse pós-viral geralmente é autolimitada e comumente medicada pelo próprio paciente. Apesar de seu amplo uso, os medicamentos para tosse de venda livre são, em grande parte ineficazes. Pelo fato de a tosse ser um reflexo defensivo, a sua supressão pode ser inadequada em infecções bacterianas pulmonares. Antes do tratamento com antitussígenos, é importante identificar os mecanismos causais subjacentes que podem necessitar de terapia.

Sempre que possível, deve-se tratar a causa subjacente, não a tosse. A asma comumente apresenta-se como tosse, e a tosse em geral irá responder a corticoesteroides inalados. Uma síndrome caracterizada por tosse, em associação com eosinofilia no escarro, mas sem hiper-responsividade das vias respiratórias, denominada *bronquite eosinofílica*, também responde a CSI (Diver et al., 2019). A tosse não asmática não responde a CSI, mas, às vezes, responde à terapia anticolinérgica. A tosse associada a gotejamento pós-nasal de sinusite responde aos antibióticos (se tal se justificar), descongestionantes nasais e esteroides intranasais. A tosse associada a inibidores da enzima conversora de angiotensina (em cerca de 15% dos pacientes tratados) responde a uma redução da dose ou à interrupção do fármaco e substituição por um antagonista do receptor AT_1 (ver Cap. 30).

O refluxo gastresofágico é uma causa comum de tosse por um mecanismo reflexo e, ocasionalmente, como resultado da aspiração de ácido para os pulmões. Essa tosse pode responder à supressão de ácido gástrico com um antagonista dos receptores H_2 ou um inibidor da bomba de prótons (ver Cap. 53). Vários tratamentos foram avaliados na terapia da tosse refratária (Song e Chung, 2020).

Opiáceos

Os opiáceos possuem um mecanismo de ação central sobre os receptores de opioides μ no centro bulbar da tosse. Há algumas evidências de que eles podem ter ação periférica adicional sobre receptores da tosse nas vias respiratórias proximais. A *codeína* e a *folcodina* (não disponível nos Estados Unidos) são comumente utilizadas, porém há poucas evidências de que sejam clinicamente efetivas, em particular na presença de tosse pós-viral; além disso, esses fármacos estão associados a sedação e constipação intestinal. A *morfina* e a *metadona* são efetivas, porém estão indicadas apenas para a tosse intratável associada ao carcinoma brônquico.

Dextrometorfano

O *dextrometorfano* é um antagonista do receptor *N*-metil-D-aspartato de ação central. Também pode antagonizar os receptores opioides. Apesar do fato de estar em muitos antitussígenos de venda livre e ser comumente usado para tratar a tosse, é pouco eficaz. Em crianças com tosse noturna aguda, esse fármaco não difere significativamente do placebo na redução da tosse (Dicpinigaitis et al., 2014). Pode causar alucinações em doses mais elevadas e tem potencial de abuso significativo.

Anestésicos locais

O *benzonatato*, um anestésico local, atua perifericamente por meio de anestesia dos receptores de estiramento localizados nas passagens respiratórias, nos pulmões e na pleura. Ao atenuar a atividade desses receptores, o *benzonatato* pode reduzir o reflexo da tosse. A dose recomendada é de 100 mg, 3 vezes ao dia, podendo a dose alcançar 600 mg/dia, se necessário. Reações alérgicas graves foram relatadas em pacientes alérgicos ao *ácido para-aminobenzoico*, um metabólito do *benzonatato*.

Neuromoduladores

A *gabapentina* e a *pregabalina* são análogos do ácido γ-aminobutírico, que inibem a neurotransmissão e que têm sido usados em síndromes de dor neuropática. Esses fármacos demonstraram ter benefício na tosse idiopática crônica (Gibson e Vertigan, 2015). Os efeitos adversos de sonolência e tontura são comuns com doses mais altas, de modo que é comum iniciar a terapia em doses mais baixas.

Outros fármacos

Vários outros fármacos supostamente apresentam pequenos benefícios na proteção do indivíduo contra estímulos da tosse ou na redução da tosse em doenças pulmonares. Esses fármacos incluem a *moguisteína* (não disponível nos Estados Unidos), de ação periférica, que parece abrir os canais de K$^+$ sensíveis ao ATP. A *teobromina*, uma metilxantina de ocorrência natural, reduz a tosse induzida por agentes tussígenos. Embora o expectorante *guaifenesina* não seja normalmente conhecido como supressor da tosse, é significativamente melhor do que o placebo na redução da tosse aguda viral e inibe a sensibilidade ao reflexo da tosse em pacientes com infecções do trato respiratório (Dicpinigaitis et al., 2014).

Novos antitussígenos

Há claramente uma necessidade de desenvolver novas terapias mais eficazes para a tosse, particularmente fármacos que atuam perifericamente, para evitar sedação. Existem analogias estreitas entre a tosse crônica e a hiperestesia sensitiva, de modo que é provável que surjam novas terapias com novos antitussígenos como resultado das pesquisas sobre a dor.

Antagonistas do receptor de potencial transitório

Foram descritos vários tipos de canais iônicos do receptor de potencial transitório (TRP) em nervos sensitivos das vias respiratórias, que podem ser ativados por diversos mediadores e fatores físicos, resultando em tosse. O TRPV1 (anteriormente denominado *receptor vaniloide*) é ativado pela capsaicina, H$^+$ e bradicinina, que são potentes agentes tussígenos. Os *inibidores do TRPV1* bloqueiam a tosse induzida por capsaicina e bradicinina e são efetivos em alguns modelos de tosse. Em um estudo clínico de um inibidor oral do TRPV1, foi observada uma proteção contra a tosse induzida pela capsaicina, porém sem melhora clínica da tosse idiopática crônica após tratamento em longo prazo (Belvisi et al., 2017). Os efeitos adversos desses fármacos consistem em perda da regulação da temperatura e hipertermia, o que impediu o seu desenvolvimento clínico.

O receptor de potencial transitório A1 está emergindo como um novo alvo mais promissor para antitussígenos. Esse canal é ativado por estresse oxidativo e por muitos irritantes e pode ser sensibilizado por citocinas inflamatórias. Vários antagonistas seletivos do TRPA1 estão agora em de desenvolvimento. O TRPV4 também pode ativar a tosse e pode ser ativado pelo ATP (Bonvini et al., 2015).

Antagonistas do receptor de ATP

O trifosfato de adenosina é um potente agente tussígeno que estimula a tosse em pacientes com asma e com DPOC por meio de ativação dos receptores P2X$_3$ nos nervos aferentes (ver Tab. 16-7). Um *antagonista de P2X$_3$* (*gefapixanto*) é efetivo na redução da tosse idiopática crônica, embora a ocorrência de paladar anormal (disgeusia) seja um efeito adverso frequente (Dicpinigaitis et al., 2020). O *gefapixanto* recebeu o seu nome em homenagem ao falecido Geof Burnstock, um pioneiro da sinalização purinérgica.

Fármacos para dispneia e controle ventilatório

Fármacos para dispneia

Os broncodilatadores devem reduzir a falta de ar em pacientes com obstrução das vias respiratórias. Oxigênio crônico pode ter um efeito benéfico, mas em alguns pacientes a dispneia pode ser extrema. Fármacos que reduzem a falta de ar também podem deprimir a ventilação em paralelo e podem, portanto, ser perigosos na asma grave e na DPOC. Alguns pacientes apresentam uma resposta benéfica à di-hidrocodeína e ao diazepam; todavia, esses fármacos precisam ser usados com muita cautela, devido ao risco de depressão ventilatória (Currow et al., 2014). Os *comprimidos de morfina de liberação lenta* também podem ser úteis em pacientes com DPOC que apresentam dispneia extrema. A *morfina* nebulizada pode reduzir a falta de ar na DPOC e pode atuar nos receptores opioides dos pulmões. A *furosemida* nebulizada tem alguma eficácia no tratamento da dispneia por uma variedade de causas, mas as provas ainda não são suficientemente convincentes para recomendar essa terapia como rotina (Barbetta et al., 2017).

Estimulantes ventilatórios

Indica-se o uso de estimulantes ventilatórios seletivos se a ventilação estiver comprometida, em consequência de superdosagem de sedativos, na depressão respiratória pós-anestésica e na hipoventilação idiopática. Os estimulantes respiratórios raramente estão indicados na DPOC, visto que o impulso respiratório já é máximo, e uma maior estimulação da ventilação pode ser contraproducente, devido ao aumento do gasto energético causado pelos fármacos.

Doxapram

Em baixas doses (0,5 mg/kg, IV), o *doxapram* estimula os quimiorreceptores carotídeos; em doses mais elevadas, estimula centros respiratórios bulbares. Seu efeito é transitório; assim, a infusão intravenosa (0,3 a 3 mg/kg/min) é necessária para um efeito contínuo. Os efeitos indesejáveis incluem náusea, sudorese, ansiedade e alucinações e, em doses mais altas, aumento da pressão pulmonar e sistêmica. Tanto o rim quanto o fígado participam na depuração do *doxapram*, de modo que esse fármaco deve ser usado com cautela se houver comprometimento da função hepática ou renal. Na DPOC, a infusão de *doxapram* é restrita a 2 horas. O uso de *doxapram* no tratamento da insuficiência ventilatória na DPOC foi, hoje, substituído, em grande parte, por ventilação não invasiva.

Almitrina

O *bismesilato de almitrina* é um derivado da piperazina, que parece estimular seletivamente os quimiorreceptores periféricos, mas que não tem ações centrais. A *almitrina* estimula a ventilação apenas quando há hipoxia. O uso de *almitrina* em longo prazo está associado à neuropatia periférica, limitando a sua disponibilidade na maioria dos países, incluindo os Estados Unidos.

Acetazolamida

O inibidor da anidrase carbônica *acetazolamida* (ver Cap. 29) induz acidose metabólica e, assim, estimula a ventilação, mas não é amplamente utilizado porque o desequilíbrio metabólico que produz pode ser prejudicial na presença de acidose respiratória. Possui um pequeno efeito benéfico na insuficiência respiratória em pacientes com DPOC. O fármaco demonstrou ser útil na prevenção da doença da altitude (mal da montanha) (Faisy et al., 2016).

Naloxona

A *naloxona* é um antagonista opioide competitivo indicado apenas se a depressão ventilatória for causada por superdosagem de opioides.

Flumazenil

O *flumazenil*, um antagonista dos benzodiazepínicos, pode reverter a depressão respiratória causada por superdosagem de benzodiazepínicos (Cap. 22).

RESUMO: Terapia da asma e da DPOC

Fármacos	Usos terapêuticos	Dicas clínicas
β_2-agonistas de ação curta: broncodilatadores inalatórios para alívio dos sintomas e broncodilatação aguda		
Salbutamol (albuterol)	• Asma, DPOC e broncospasmo induzido por exercício • Inalatório: 180 μg (2 aplicações), a cada 4-6 h, quando necessário • Nebulizado: 2,5 mg por inalação oral a cada 6-8 h, quando necessário, durante 5-15 min • Oral: 2-4 mg por via oral, a cada 6-8 h	• Também disponível na forma nebulizada e inalada como levossalbutamol (isômero ativo, metade da dose) • Pode ser necessária a nebulização com oxigênio na exacerbação grave • Efeitos adversos: taquicardia, palpitações, tremores musculares e hiperpotassemia
Levossalbutamol (L-salbutamol)	• Broncodilatador • Inalado (nebulizador IDM)	• Metade das doses do salbutamol racêmico • Nenhuma vantagem sobre o salbutamol racêmico • Efeitos adversos: taquicardia, palpitações, tremores musculares e hiperpotassemia
Pirbuterol	• 400 μg (2 aplicações), a cada 4-6 h, quando necessário • Inalado (nebulizador IDM)	• Semelhante ao salbutamol • Efeitos adversos: taquicardia, palpitações, tremores musculares e hiperpotassemia
β_2-agonistas de Ação Longa: terapia aditiva dos CSI na asma; podem ser usados isoladamente na DPOC		
Formoterol	• Asma como auxiliar dos CSI • Manutenção e tratamento da DPOC grave • Inalatório: 12 μg (conteúdo de 1 cápsula) a cada 12 h • Nebulizado: 20 μg em 2 mL, 2×/dia	• Usado como manutenção, geralmente em combinação com um CSI • Pode ser também usado para alívio do broncospasmo • Efeitos adversos: taquicardia, palpitações, tremores musculares e hiperpotassemia
Arformoterol Salmeterol Indacaterol Olodaterol	• Arformoterol para a DPOC grave • Tratamento de manutenção da DPOC • Arformoterol, inalado (nebulizado), 15 μg em 2 mL, 2×/dia • Salmeterol, inalado, 50 μg, 2×/dia • Indacaterol, inalado (IPS) 75 μg, 1×/dia • Olodaterol, inalado 2,5 μg, 1×/dia	• Não podem ser usados para alívio, apenas para o tratamento de manutenção da DPOC • Efeitos adversos: taquicardia, palpitações, tremores musculares e hiperpotassemia
Anticolinérgicos: antagonistas do receptor muscarínico inalados como broncodilatadores		
Brometo de ipratrópio Combinação de salbutamol/ipratrópio	• Inalado, 2 aplicações (17 μg/aplicação), 3-4×/dia • Combinação: 103 μg de salbutamol/18 μg de ipratrópio/aplicação; 2 aplicações 4×/dia	• Substituídos, em grande parte, por AMAL • Evitar borrifos nos olhos • Efeitos adversos: secura da boca, taquicardia, retenção urinária, glaucoma • A combinação com salbutamol pode ser usada como fármaco para alívio
Brometo de tiotrópio	• 2,5 μg via oral, inalação (2 aplicações de 1,25 μg/acionamento) 1×/dia	• É preciso ter cautela em pacientes com retenção urinária ou história de glaucoma
Brometo de umeclidínio	• Inalado (IPS) 62,5 μg (1 aplicação), 1×/dia	
Brometo de aclidínio	• Inalado (IPS) 400 μg (1 aplicação), 2×/dia	
Glicopirrolato	• Inalado (IPS) 1 cápsula (15,6 μg) inalado 2×/dia	
Inaladores com combinação de AMAL-BAAL: tratamento de manutenção da DPOC		
Glicopirrolato/indacaterol	• Inalado (IPS) 1 inalação (15,6 μg de glicopirrolato/27,5 μg de indacaterol), 2×/dia	• Efeitos adversos dos anticolinérgicos e β_2-agonistas iguais aos anteriormente citados • Tratamento de manutenção da DPOC
Umeclidínio/vilanterol	• Inalado (IPS) 1 inalação (62,5 μg de umeclidínio/25 μg de vilanterol), 1×/dia	
Tiotrópio/olodaterol	• Inalado (inalador de névoa): 2 inalações (contendo 2,5 μg de tiotrópio/2,5 μg de olodaterol por inalação), 1×/dia	
Corticosteroides inalatórios: tratamento de manutenção da asma		
Dipropionato de beclometasona (DPB)	• Inalado (IDM, IPS); 88 μg (1 spray = 44 μg), 2×/dia • Não ultrapassar 440 μg, 2×/dia	• Efeitos mais sistêmicos do que outros CSI: o dipropionato de beclometasona biodisponível por via oral é convertido em um metabólito ativo, o monopropionato de beclometasona, após absorção • Efeitos locais: rouquidão da voz, candidíase • Efeitos sistêmicos: supressão do crescimento, equimoses, supressão suprarrenal

(continua)

RESUMO: Terapia da asma e da DPOC (continuação)

Fármacos	Usos terapêuticos	Dicas clínicas
Corticosteroides inalatórios: tratamento de manutenção da asma (continuação)		
Propionato de fluticasona	• Inalado (IDM, IPS); 50, 100, 250 µg, 2 aplicações, 2×/dia • Não ultrapassar 1.000 µg/dia	• Menos efeitos sistêmicos do que o DPB • Efeitos locais: rouquidão da voz, candidíase
Budesonida	• Inalada por nebulizador de jato, 1×/dia ou em 2 doses fracionadas (dose diária máxima de 0,5 mg/dia)	• Menos efeitos sistêmicos do que o DPB • Usada em crianças com menos de 8 anos, que não podem usar IPS • Efeitos locais: rouquidão da voz, candidíase
Ciclesonida	• Inalado (IDM) 80 µg 2×/dia	• Menos efeitos sistêmicos entre todos os CSI; pode ser efetiva 1×/dia • Efeitos locais: rouquidão da voz, candidíase
Inaladores com combinação de CSI/BAAL: tratamento de manutenção na asma e na DPOC		
Propionato de fluticasona/salmeterol	• Inalado (IPS [inalador de pó seco]) • Iniciar a dose com base na gravidade da asma	• Usar a menor dose para manter o controle da asma • Usar apenas na DPOC grave ou na sobreposição de asma-DPOC • Efeitos adversos iguais aos dos corticosteroides inalados e BAAL
Budesonida/formoterol	• Inalado (IDM [inalador dosimetrado]) (80 µg de budesonida e 4,5 µg de formoterol por inalação) 2×/dia	
Furoato de fluticasona/vilanterol	• Inalado (IPS): 1 inalação (100 µg de furoato de fluticasona/25 µg de vilanterol), 1×/dia	
Corticosteroides sistêmicos: ciclo curto ou manutenção oral para a asma (e a DPOC)		
Prednisona Prednisolona	• Oral: 40-80 mg 1×/dia ou dose fracionada durante 3-10 dias para a exacerbação aguda • Dose mínima para manutenção	• A prednisona é convertida em prednisolona no fígado • Equimoses, ganho de peso, edema, osteoporose, diabetes, cataratas, supressão suprarrenal (ver Cap. 46)
Succinato de hidrocortisona	• IM/IV: 100-500 mg, a cada 12 h, para a asma aguda grave	• Apenas se o paciente não for capaz de tomar esteroides orais
Metilprednisolona	• IV: 100-1.000 mg para a asma aguda grave	• Raramente indicada devido aos efeitos adversos dos esteroides
Antileucotrienos (modificadores dos leucotrienos) para manutenção da asma		
Montelucaste Zafirlucaste Zileutona	• Oral: montelucaste (10 mg, 1×/dia); zafirlucaste (20 mg, 2×/dia); zileutona (600 mg, 4×/dia, ou 1.200 mg, 2×/dia)	• Menos efetivos do que os CSI para a asma • Cefaleia, síndrome de Churg-Strauss • A zileutona pode causar disfunção hepática (não deve ser usada se o nível de alanina-aminotransferase estiver elevado)
Metilxantina: tratamento de manutenção adicional da asma grave e DPOC		
Teofilina (oral) Aminofilina (IV)	• A aminofilina (IV) está indicada para a exacerbação grave que não responde a β-agonistas nebulizados; ação mais curta do que a teofilina	• Interação com fármacos que afetam a CYP1A2; ver Tab. 44-2 • Náuseas, cefaleias, diurese, arritmias, convulsões
Inibidores da fosfodiesterase		
Roflumilaste	• DPOC • Asma leve com inflamação principalmente neutrofílica	• Inibidores do PDE4 • Não deve ser usado para broncospasmo • Contraindicado na doença hepática grave • Sujeito à interação com inibidores e indutores da CYP4A3
Imunomoduladores (consultar as instruções da FDA antes do uso)		
Omalizumabe	• Asma alérgica grave • Asma não atópica	• Anti-IgE • Impede a ativação dos mastócitos pela IgE
Reslizumabe, Mepolizumabe	• ↓ inflamação eosinofílica grave na asma	• mAb; ligam-se à IL-5 circulante • Podem ↓ a necessidade de corticosteroides orais
Benralizumabe (anticorpo antirreceptor de IL-5)	• ↓ inflamação eosinofílica grave na asma	• O anticorpo bloqueia o receptor de IL-5 • Causa apoptose dos eosinófilos
Dupilumabe (anticorpo antirreceptor de IL-4/13)	• Asma moderada a grave para melhorar a função pulmonar e reduzir as exacerbações	• Bloqueador de IL-4Rα • Melhora as comorbidades da asma (dermatite atópica, rinossinusite)
Tezepelumabe-ekko (mAb humano contra TSLP [proteína linfopoietina do estroma tímico])	• Terapia adicional para pacientes com 12 anos de idade ou mais, portadores de asma grave; 210 mg por via subcutânea, a cada 4 semanas	• Tratar qualquer infecção por helmintos antes do uso • Com a progressão do tratamento, diminuir *gradualmente* os esteroides, quando apropriado • Evitar o uso concomitante de vacinas atenuadas vivas

Referências

Agertoft L, Pedersen S. Effect of long-term treatment with inhaled budesonide on adult height in children with asthma. *N Engl J Med*, **2000**, *343*:1064–1069.

Agustí A, Hogg JC. Update on the pathogenesis of COPD. Reply. *N Engl J Med*, **2019**, *381*:2484.

Albrecht HH, et al. Role of guaifenesin in the management of chronic bronchitis and upper respiratory tract infections. *Multidiscip Respir Med*, **2017**, *12*:31.

Ameredes BT, Calhoun WJ. Levalbuterol versus albuterol. *Curr Allergy Asthma Rep*, **2009**, *9*:401–409.

Barbetta C, et al. Non-opioid medications for the relief of chronic breathlessness: current evidence. *Expert Rev Respir Med*, **2017**, *11*:333–341.

Barnes PJ. Scientific rationale for combination inhalers with a long-acting b2-agonists and corticosteroids. *Eur Respir J*, **2002**, *19*:182–191.

Barnes PJ. Mediators of chronic obstructive pulmonary disease. *Pharm Rev*, **2004**, *56*:515–548.

Barnes PJ. Glucocorticosteroids: current and future directions. *Br J Pharmacol*, **2011**, *163*:29–43.

Barnes PJ. Corticosteroid resistance in patients with asthma and chronic obstructive pulmonary disease. *J Allergy Clin Immunol*, **2013a**, *131*: 636–645.

Barnes PJ. Theophylline. *Am J Respir Crit Care Med*, **2013b**, *188*:901–906.

Barnes PJ. Kinases as novel therapeutic targets in asthma and COPD. *Pharmacol Rev*, **2016**, *68*:788–815.

Barnes PJ. Glucocorticosteroids. *Handb Exp Pharmacol*, **2017**, *237*: 93–115.

Barnes PJ. Targeting cytokines to treat asthma and chronic obstructive pulmonary disease. *Nat Rev Immunol*, **2018**, *18*:454–466.

Barnes PJ. Oxidative stress-based therapeutics in COPD. *Redox Biol*, **2020**, *33*:101544.

Barnes PJ, et al. Cellular senescence as a mechanism and target in chronic lung diseases. *Am J Respir Crit Care Med*, **2019**, *200*:556–564.

Barnes PJ, et al. Chronic obstructive pulmonary disease. *Nat Rev Dis Primers*, **2015**, *1*:1–21.

Bateman ED, et al. Roflumilast combined with montelukast versus montelukast alone as add-on treatment in patients with moderate-to-severe asthma. *J Allergy Clin Immunol*, **2016**, *138*:142–149.e148.

Bateman ED, et al. As-needed budesonide-formoterol versus maintenance mudesonide in mild asthma. *N Engl J Med*, **2018**, *378*:1877–1887.

Belvisi MG, et al. XEN-D0501, a novel transient receptor potential vanilloid 1 antagonist, does not reduce cough in patients with refractory cough. *Am J Respir Crit Care Med*, **2017**, *196*:1255–1263.

Bleecker ER, et al. Effect of ADRB2 polymorphisms on response to longacting beta-2-agonist therapy: a pharmacogenetic analysis of two randomised studies. *Lancet*, **2007**, *370*:2118–2125.

Bonvini SJ, et al. Targeting TRP channels for chronic cough: from bench to bedside. *Naunyn Schmiedebergs Arch Pharmacol*, **2015**, *388*: 401–420.

Brightling CE, et al. Effectiveness of fevipiprant in reducing exacerbations in patients with severe asthma (LUSTER-1 and LUSTER-2): two phase 3 randomised controlled trials. *Lancet Respir Med*, **2021**, *9*:43–56.

Busse WW, et al. Combined analysis of asthma safety trials of long-acting β2-agonists. *N Engl J Med*, **2018**, *378*:2497–2505.

Busse WW, et al. Randomized, double-blind, placebo-controlled study of brodalumab, a human anti-IL-17 receptor monoclonal antibody, in moderate to severe asthma. *Am J Respir Crit Care Med*, **2013**, *188*:1294–1302.

Calderón MA, Bacharier LB. Sublingual allergen immunotherapy and allergic asthma: a pro and con review. *J Allergy Clin Immunol Pract*, **2021**, *9*:1818–1825.

Calverley PM, et al. Roflumilast in symptomatic chronic obstructive pulmonary disease: two randomised clinical trials. *Lancet*, **2009**, *374*:685–694.

Calverley PMA, et al. Eosinophilia, frequent exacerbations, and steroid response in chronic obstructive pulmonary disease. *Am J Respir Crit Care Med*, **2017**, *196*:1219–1221.

Casale TB, et al. Omalizumab effectiveness by biomarker status in patients with asthma: evidence from PROSPERO, a prospective real-world study. *J Allerg Clin Immunol Pract*, **2019**, *7*:156–164.e151.

Castro M, et al. Dupilumab efficacy and safety in moderate-to-severe uncontrolled asthma. *N Engl J Med*, **2018**, *378*:2486–2496.

Cazzola M, Matera MG. The effect of doxofylline in asthma and COPD. *Respir Med*, **2020**, *164*:105904.

Cazzola M, et al. Pharmacology and therapeutics of bronchodilators. *Pharmacol Rev*, **2012**, *64*:450–504.

Cazzola M, et al. Long-acting muscarinic receptor antagonists for the treatment of respiratory disease. *Pulm Pharmacol Ther*, **2013**, *26*:307–317.

Cazzola M, et al. Ensifentrine (RPL554): an investigational PDE3/4 inhibitor for the treatment of COPD. *Expert Opin Investig Drugs*, **2019a**, *28*:827–833.

Cazzola M, et al. Ultra-LABAs for the treatment of asthma. *Respir Med*, **2019b**, *156*:47–52.

Chauhan BF, et al. Addition of anti-leukotriene agents to inhaled corticosteroids for adults and adolescents with persistent asthma. *Cochrane Database Syst Rev*, **2017**, *3*:CD010347.

Cho EY, et al. Comparison of clinical efficacy between ultra-LABAs and ultra-LAMAs in COPD: a systemic review with meta-analysis of randomized controlled trials. *J Thorac Dis*, **2018**, *10*:6522–6530.

Cosio BG, et al. Theophylline restores histone deacetylase activity and steroid responses in COPD macrophages. *J Exp Med*, **2004**, *200*:689–695.

Criner GJ, et al. Benralizumab for the prevention of COPD exacerbations. *N Engl J Med*, **2019**, *381*:1023–1034.

Culpitt SV, et al. Effect of theophylline on induced sputum inflammatory indices and neutrophil chemotaxis in COPD. *Am J Respir Crit Care Med*, **2002**, *165*:1371–1376.

Currow DC, et al. Opioids for chronic refractory breathlessness: right patient, right route? *Drugs*, **2014**, *74*:1–6.

Decramer M, et al. Effect of tiotropium on outcomes in patients with moderate chronic obstructive pulmonary disease (UPLIFT): a prespecified subgroup analysis of a randomised controlled trial. *Lancet*, **2009**, *374*:1171–1178.

Derendorf H, et al. Relevance of pharmacokinetics and pharmacodynamics of inhaled corticosteroids to asthma. *Eur Respir J*, **2006**, *28*:1042–1050.

Devereux G, et al. Effect of theophylline as adjunct to inhaled corticosteroids on exacerbations in patients with COPD: a randomized clinical trial. *JAMA*, **2018**, *320*:1548–1559.

Dicpinigaitis PV, et al. Antitussive drugs—past, present, and future. *Pharmacol Rev*, **2014**, *66*:468–512.

Dicpinigaitis PV, et al. P2X3-receptor antagonists as potential antitussives: summary of current clinical trials in chronic cough. *Lung*, **2020**, *198*:609–616.

Diver S, et al. Cough and Eosinophilia. *J Allergy Clin Immunol Pract*, **2019**, *7*:1740–1747.

Divo M, Celli BR. Multimorbidity in patients with chronic obstructive pulmonary disease. *Clin Chest Med*, **2020**, *41*:405–419.

Donnelly LE, Barnes PJ. Chemokine receptors as therapeutic targets in chronic obstructive pulmonary disease. *Trends Pharmacol Sci*, **2006**, *27*:546–553.

Eich A, et al. A randomized, placebo-controlled phase 2 trial of CNTO 6785 in chronic obstructive pulmonary disease. *COPD*, **2017**, *14*:476–483.

Erin EM, et al. Rapid anti-inflammatory effect of inhaled ciclesonide in asthma: a randomised, placebo-controlled study. *Chest*, **2008**, *134*:740–745.

Ernst P, et al. Inhaled corticosteroids in COPD: the clinical evidence. *Eur Respir J*, **2015**, *45*:525–537.

Fahy JV, Dickey BF. Airway mucus function and dysfunction. *N Engl J Med*, **2010**: *363*: 2233–2247.

Faisy C, et al. Effect of acetazolamide vs placebo on duration of invasive mechanical ventilation among patients with chronic obstructive pulmonary disease: a randomized clinical trial. *JAMA*, **2016**, *315*:480–488.

Fortescue R, et al. Sublingual immunotherapy for asthma. *Cochrane Database Syst Rev*, **2020**, *9*:CD011293.

Gibson PG, Vertigan AE. Gabapentin in chronic cough. *Pulm Pharmacol Ther*, **2015**, *35*:145–148.

Gill MA, et al. Enhanced plasmacytoid dendritic cell antiviral responses after omalizumab. *J Allergy Clin Immunol*, **2018**, *141*:1735–1743.e1739.

Global Initiative for Asthma. Global strategy for asthma management and prevention. **2021**. Available at: https://ginasthma.org/wp-content/uploads/2020/04/GINA-2020-full-report_-final-_wms.pdf. Accessed July 6, 2022.

Glockler-Lauf SD, et al. Montelukast and neuropsychiatric events in children with asthma: a nested case-control study. *J Pediatr*, **2019**, *209*:176–182.e174.

Global Initiative for Chronic Obstructive Lung Disease (GOLD). Global strategy for the diagnosis, management and prevention of COPD. **2021**. Available at: www.goldcopd.com. Accessed July 6, 2022.

Gompertz S, Stockley RA. A randomized, placebo-controlled trial of a leukotriene synthesis inhibitor in patients with COPD. *Chest*, **2002**, *122*:289–294.

Goto T, et al. Identification of the 5,5-dioxo-7,8-dihydro-6H-thiopyrano[3,2-d]pyrimidine derivatives as highly selective PDE4B inhibitors. *Bioorg Med Chem Lett*, **2014**, *24*:893–899.

Gross NJ, Barnes PJ. New therapies for asthma and chronic obstructive pulmonary disease. *Am J Respir Crit Care Med*, **2017**, *195*:159–166.

Hikino K, et al. The influence of beta-2 adrenergic receptor gene polymorphisms on albuterol therapy for patients with asthma: protocol for a systematic review and meta-analysis. *JMIR Res Protoc*, **2019**, *8*:e14759.

Hughes AD, et al. Multivalent dual pharmacology muscarinic antagonist and $β_2$ agonist (MABA) molecules for the treatment of COPD. *Prog Med Chem*, **2012**, *51*:71–95.

Humbert M, et al. Omalizumab effectiveness in patients with severe allergic asthma according to blood eosinophil count: the STELLAIR study. *Eur Respir J*, **2018**, *51*:1702523.

Ichiyama T, et al. Theophylline inhibits NF-kB activation and IkBa degradation in human pulmonary epithelial cells. *Naunyn Schmiedebergs Arch Pharmacol*, **2001**, *364*:558–561.

Ito K, et al. Theophylline enhances histone deacetylase activity and restores glucocorticoid function during oxidative stress. *Am J Respir Crit Care Med*, **2002**, *165*:A625.

Ito K, et al. Histone deacetylase 2-mediated deacetylation of the glucocorticoid receptor enables NF-kB suppression. *J Exp Med*, **2006**, *203*:7–13.

Jenkins CR, et al. What have we learnt about asthma control from trials of budesonide/formoterol as maintenance and reliever? *Respirology (Carlton, Vic)*, **2020a**, *25*:804–815.

Jenkins CR, et al. The effect of low dose corticosteroids and theophylline on the risk of acute exacerbations of COPD. The TASCs randomised controlled trial. *Eur Respir J*, **2020b**, *57*:2003338.

Kerstjens HA, et al. Tiotropium or salmeterol as add-on therapy to inhaled corticosteroids for patients with moderate symptomatic asthma: two replicate, double-blind, placebo-controlled, parallel-group, active-comparator, randomised trials. *Lancet Respir Med*, **2015**, *3*:367–376.

Kew KM, et al. Long-acting beta2-agonists for chronic obstructive pulmonary disease. *Cochrane Database Syst Rev*, **2013**, *10*:CD010177.

Kistemaker LE, Gosens R. Acetylcholine beyond bronchoconstriction: roles in inflammation and remodeling. *Trends Pharmacol Sci*, **2015**, *36*:164–171.

Knightly R, et al. Inhaled magnesium sulfate in the treatment of acute asthma. *Cochrane Database Syst Rev*, **2017**, *11*:CD003898.

Kummer W, Krasteva-Christ G. Non-neuronal cholinergic airway epithelium biology. *Curr Opin Pharmacol*, **2014**, *16*:43–49.

Lavorini F, et al. 100 years of drug delivery to the lungs. *Handb Exp Pharmacol*, **2019**, *260*:143–159.

Lim S, et al. Comparison of high dose inhaled steroids, low dose inhaled steroids plus low dose theophylline, and low dose inhaled steroids alone in chronic asthma in general practice. *Thorax*, **2000**, *55*:837–841.

Lim S, et al. Low-dose theophylline reduces eosinophilic inflammation but not exhaled nitric oxide in mild asthma. *Am J Respir Crit Care Med*, **2001**, *164*:273–276.

Linden A, et al. Bronchodilation by an inhaled VPAC(2) receptor agonist in patients with stable asthma. *Thorax*, **2003**, *58*:217–221.

Lipson DA, et al. Once-daily single-inhaler triple versus dual therapy in patients with COPD. *N Engl J Med*, **2018**, *378*:1671–1680.

Lodise TP, et al. Intraclass difference in pneumonia risk with fluticasone and budesonide in COPD: a systematic review of evidence from direct-comparison studies. *Int J Chron Obstruct Pulmon Dis*, **2020**, *15*:2889–2900.

Loh CH. Review of drug safety and efficacy of arformoterol in chronic obstructive pulmonary disease. *Expert Opin Drug Safety*, **2015**, *14*:463–472.

Mammen MJ, et al. Dual LABA/LAMA therapy versus LABA or LAMA monotherapy for chronic obstructive pulmonary disease. *Ann Am Thorac Soc*, **2020**, *17*:1133–1143.

Manjra AI, et al. Efficacy of nebulized fluticasone propionate compared with oral prednisolone in children with an acute exacerbation of asthma. *Respir Med*, **2000**, *94*:1206–1214.

Martinez FJ, et al. Effect of roflumilast and inhaled corticosteroid/long-acting beta2-agonist on chronic obstructive pulmonary disease exacerbations (RE(2)SPOND). A randomized clinical trial. *Am J Respir Crit Care Med*, **2016**, *194*:559–567.

Menzella F, et al. Anti-IL5 therapies for severe eosinophilic asthma: literature review and practical insights. *J Asthma Allergy*, **2020**, *13*:301–313.

Mukker JK, et al. Ciclesonide: a pro-soft drug approach for mitigation of side effects of inhaled corticosteroids. *J Pharm Sci*, **2016**, *105*:2509–2514.

Muñoz-Bellido FJ, et al. Dupilumab: A Review of Present Indications and Off-Label Uses. *J Investig Allergol Clin Immunol*, **2022**, *32*:97–115.

Nayak AP, et al. Bitter taste receptors for asthma therapeutics. *Front Physiol*, **2019**, *10*:884.

Nevitt SJ, et al. Inhaled mannitol for cystic fibrosis. *Cochrane Database Syst Rev*, **2020**, *5*:CD008649.

Newton R, Giembycz MA. Understanding how long-acting beta2-adrenoceptor agonists enhance the clinical efficacy of inhaled corticosteroids in asthma: an update. *Br J Pharmacol*, **2016**, *173*:3405–3430.

O'Byrne PM, et al. Inhaled combined budesonide-formoterol as needed in mild asthma. *N Engl J Med*, **2018**, *378*:1865–1876.

Paivandy A, Pejler G. Novel strategies to target mast cells in disease. *J Innate Immun*, **2021**, *13*:131–147.

Papi A, et al. Asthma. *Lancet*, **2018**, *391*:783–800.

Park SY, et al. A randomized, noninferiority trial comparing ICS + LABA with ICS + LABA + LAMA in asthma-copd overlap (ACO) treatment. *J Allergy Clin Immunol Pract*, **2021**, *9*:1304–1311.e1302.

Patel R, et al. Systemic adverse effects from inhaled corticosteroid use in asthma: a systematic review. *BMJ Open Respir Res*, **2020**, *7*:e000756.

Pavord ID, et al. Mepolizumab for eosinophilic chronic obstructive pulmonary disease. *N Engl J Med*, **2017**, *377*:1613–1629.

Pedersen S. Do inhaled corticosteroids inhibit growth in children? *Am J Respir Crit Care Med*, **2001**, *164*:521–535.

Pelaia G, et al. Potential role of potassium channel openers in the treatment of asthma and chronic obstructive pulmonary disease. *Life Sci*, **2002**, *70*:977–990.

Phillips JE. Inhaled phosphodiesterase 4 (PDE4) inhibitors for inflammatory respiratory diseases. *Front Pharmacol*, **2020**, *11*:259.

Pillai P, et al. Omalizumab reduces bronchial mucosal IgE and improves lung function in non-atopic asthma. *Eur Respir J*, **2016**, *48*:1593–1601.

Porsbjerg CM, et al. Anti-alarmins in asthma: targeting the airway epithelium with next-generation biologics. *Eur Respir J*, **2020**, *56*:2000260.

Rabe KF, et al. Efficacy and safety of dupilumab in glucocorticoid-dependent severe asthma. *N Engl J Med*, **2018**, *378*:2475–2485.

Rabe KF, et al. Triple inhaled therapy at two glucocorticoid doses in moderate-to--very-severe copd. *N Engl J Med*, **2020**, *383*:35–48.

Ram FS, et al. Efficacy of theophylline in people with stable chronic obstructive pulmonary disease: a systematic review and meta-analysis. *Respir Med*, **2005**, *99*:135–144.

Ray A, et al. Current concepts of severe asthma. *J Clin Invest*, **2016**, *126*:2394–2403.

Rennard SI, et al. The safety and efficacy of infliximab in moderate-to-severe chronic obstructive pulmonary disease. *Am J Respir Crit Care Med*, **2007**, *175*:926–934.

Ritondo BL, et al. Efficacy and safety of triple combination therapy for treating chronic obstructive pulmonary disease: an expert review. *Expert Opin Pharmacother*, **2021**, *22*:611–620.

Robinson DS, et al. Addition of an anti-leukotriene to therapy in chronic severe asthma in a clinic setting: a double-blind, randomised, placebo-controlled study. *Lancet*, **2001**, *357*:2007–2011.

Rogliani P, et al. Canakinumab for the treatment of chronic obstructive pulmonary disease. *Pulm Pharmacol Ther*, **2015**, *31*:15–27.

Rogliani P, et al. Emerging biological therapies for treating chronic obstructive pulmonary disease: a pairwise and network meta-analysis. *Pulm Pharmacol Ther*, **2018**, *50*:28–37.

Rogliani P, et al. Experimental glucocorticoid receptor agonists for the treatment of asthma: a systematic review. *J Exp Pharmacol*, **2020**, *12*:233–254.

Rolland JM, et al. Allergen-related approaches to immunotherapy. *Pharmacol Ther*, **2009**, *121*:273–284.

Shamji MH, Durham SR. Mechanisms of allergen immunotherapy for inhaled allergens and predictive biomarkers. *J Allergy Clin Immunol*, **2017**, *140*:1485–1498.

Singh D, et al. Efficacy and safety of CHF6001, a novel inhaled PDE4 inhibitor in COPD: the PIONEER study. *Respir Res*, **2020**, *21*:246.

Sirigu S, et al. Highly selective inhibition of myosin motors provides the basis of potential therapeutic application. *Proc Natl Acad Sci USA*, **2016**, *113*:E7448–E7455.

Song WJ, Chung KF. Pharmacotherapeutic options for chronic refractory cough. *Expert Opin Pharmacother*, **2020**, *21*:1345–1358.

Spina D, Page CP. Xanthines and phosphodiesterase inhibitors. *Handb Exp Pharmacol*, **2017**, *237*:63–91.

Suissa S, et al. Inhaled corticosteroids and the risks of diabetes onset and progression. *Am J Med*, **2010**, *123*:1001–1006.

Syed YY. Fluticasone furoate/vilanterol: a review of its use in patients with asthma. *Drugs*, **2015**, *75*:407–418.

Tashkin DP, et al. A 4-year trial of tiotropium in chronic obstructive pulmonary disease. *N Engl J Med*, **2008**, *359*:1543–1554.

Taylor BC, et al. Structural basis for ligand modulation of the CCR2 conformational landscape. *Proc Natl Acad Sci USA*, **2019**, *116*: 8131–8136.

Teach SJ, et al. Preseasonal treatment with either omalizumab or an inhaled corticosteroid boost to prevent fall asthma exacerbations. *J Allergy Clin Immunol*, **2015**, *136*:1476–1485.

To Y, et al. Targeting phosphoinositide-3-kinase-δ with theophylline reverses corticosteroid insensitivity in COPD. *Am J Resp Crit Care Med*, **2010**, *182*:897–904.

Turner S, et al. Childhood asthma exacerbations and the Arg16 β2-receptor polymorphism: A meta-analysis stratified by treatment. *J Allergy Clin Immunol*, **2016**, *138*,107–113.

Usmani OS, Barnes PJ. Assessing and treating small airways disease in asthma and chronic obstructive pulmonary disease. *Ann Med*, **2012**, *44*:146–156.

Vafadar Moradi E, et al. The adjunctive effect of intravenous magnesium sulfate in acute exacerbation of chronic obstructive pulmonary disease: a randomized controlled clinical trial. *Acad Emerg Med*, **2021**, *28*:359–362.

Vestbo J, et al. Fluticasone furoate and vilanterol and survival in chronic obstructive pulmonary disease with heightened cardiovascular risk (SUMMIT): a double--blind randomised controlled trial. *Lancet*, **2016**, *387*:1817–1826.

Walters JA, et al. Different durations of corticosteroid therapy for exacerbations of chronic obstructive pulmonary disease. *Cochrane Database Syst Rev*, **2018**, *3*:CD006897.

Watz H, et al. Symptom improvement following treatment with the inhaled dual phosphodiesterase 3 and 4 inhibitor ensifentrine in patients with moderate to severe COPD: a detailed analysis. *Int J Chronic Obstruct Pulmon Dis*, **2020**, *15*:2199–2206.

Wenzel SE, et al. A randomized, double-blind, placebo-controlled study of TNF-a blockade in severe persistent asthma. *Am J Respir Crit Care Med*, **2009**, *179*:549–558.

Wood LG, et al. Saturated fatty acids, obesity, and the nucleotide oligomerization domain-like receptor protein 3 (NLRP3) inflammasome in asthmatic patients. *J Allergy Clin Immunol*, **2019**, *143*:305–315.

Woodruff PG, et al. Safety and efficacy of an inhaled epidermal growth factor receptor inhibitor (BIBW 2948 BS) in chronic obstructive pulmonary disease. *Am J Respir Crit Care Med*, **2010**, *181*:438–445.

Yang C, Montgomery M. Dornase alfa for cystic fibrosis. *Cochrane Database Syst Rev*, **2018**, 9:CD001127.

Yasui K, et al. Theophylline induces neutrophil apoptosis through adenosine A_{2A} receptor antagonism. *J Leukoc Biol*, **2000**, *67*:529–535.

Yokomizo T, et al. Leukotriene receptors as potential therapeutic targets. *J Clin Invest*, **2018**, *128*:2691–2701.

Zhang T, et al. Natural and synthetic compounds as dissociated agonists of glucocorticoid receptor. *Pharmacol Res*, **2020**, *156*:104802.

Zhang Y, et al. A new antagonist for CCR4 attenuates allergic lung inflammation in a mouse model of asthma. *Nature Sci Rep*, **2017**, *7*:15038; Publisher Correction: *Sci Rep*, **2018**, *8*:6859.

Capítulo 45

Agentes hematopoiéticos: fatores de crescimento, minerais e vitaminas

Michael Choi e Thomas J. Kipps

HEMATOPOIESE

FISIOLOGIA DOS FATORES DE CRESCIMENTO

AGENTES ESTIMULANTES DA ERITROPOIESE
- Eritropoietina
- Sequestro de ligantes da superfamília do fator β transformador de crescimento

FATORES DE CRESCIMENTO MIELOIDES
- Fator estimulador das colônias de granulócitos-macrófagos
- Fator estimulador das colônias de granulócitos

FATORES DE CRESCIMENTO TROMBOPOIÉTICOS
- Interleucina-11
- Trombopoietina

DEFICIÊNCIA DE FERRO E OUTRAS ANEMIAS HIPOCRÔMICAS
- Biodisponibilidade do ferro
- Metabolismo do ferro
- Necessidades de ferro; disponibilidade do ferro na dieta
- Tratamento da deficiência de ferro
- Cobre, piridoxina e riboflavina

VITAMINA B_{12}, ÁCIDO FÓLICO E TRATAMENTO DAS ANEMIAS MEGALOBLÁSTICAS
- Funções celulares da vitamina B_{12} e do ácido fólico
- Vitamina B_{12} e saúde humana

ÁCIDO FÓLICO E SAÚDE HUMANA

Hematopoiese

O tempo limitado de sobrevida da maioria das células sanguíneas maduras exige a sua contínua reposição em um processo denominado *hematopoiese*. A produção de células novas deve atender às necessidades basais e aos estados de aumento da demanda. A produção de eritrócitos pode aumentar mais de 20 vezes em resposta à anemia ou à hipoxia, enquanto a produção de leucócitos aumenta acentuadamente em resposta a infecções sistêmicas, e a produção de plaquetas pode aumentar 10 a 20 vezes quando o seu consumo resulta em trombocitopenia.

A regulação da produção de células do sangue é complexa. As células-tronco hematopoiéticas são células da medula óssea raras, que manifestam as características de autorrenovação e compromisso de linhagem, resultando em células destinadas a sofrer diferenciação em 10 ou mais linhagens de células sanguíneas distintas. Esse processo é observado, em sua maior parte, nas cavidades medulares do crânio, dos corpos vertebrais, da pelve e parte proximal dos ossos longos; envolve interações entre células-tronco e progenitoras hematopoiéticas e as células e macromoléculas complexas do estroma da medula óssea, sendo influenciado por diversos fatores de crescimento hematopoiéticos solúveis e ligados à membrana. Vários hormônios e citocinas que afetam a hematopoiese foram identificados e clonados, possibilitando a sua produção em quantidades suficientes para pesquisa e, em alguns casos, para uso terapêutico. As aplicações clínicas variam desde o tratamento de doenças hematológicas primárias (p. ex., anemia aplásica, neutropenia congênita) até o seu uso como adjuvantes no tratamento de infecções graves e no manejo de pacientes com insuficiência renal ou submetidos a quimioterapia para câncer ou transplante de medula óssea.

A hematopoiese também necessita de um suprimento adequado de minerais (p. ex., ferro, cobalto e cobre) e vitaminas (p. ex., ácido fólico, vitamina B_{12}, piridoxina, ácido ascórbico e riboflavina); a ocorrência de deficiências geralmente resulta em anemias características ou, com menos frequência, em falência geral da hematopoiese (Rojas-Hernandez e Oo, 2018). A correção terapêutica de um estado de deficiência específica depende do diagnóstico acurado da origem da anemia e do conhecimento da dose, formulação e via de administração corretas dos minerais ou das vitaminas deficientes.

Fisiologia dos fatores de crescimento

A hematopoiese no estado de equilíbrio envolve a produção rigorosamente regulada de mais de 400 bilhões de células sanguíneas por dia. O órgão hematopoiético também é peculiar na fisiologia do adulto, visto que vários tipos de células maduras derivam de um número muito menor de progenitores multipotentes, que se desenvolvem a partir de um número mais limitado de células-tronco hematopoiéticas pluripotentes. Essas células são capazes de manter o seu próprio número e de diferenciar-se sob a influência de fatores celulares e humorais, produzindo um grande e diverso número de células sanguíneas maduras.

Nossa compreensão da diferenciação das células-tronco deve-se, em grande parte, à cultura *in vitro* de células medulares. Utilizando os resultados de culturas clonais em meio semissólido, a diferenciação das células-tronco pode ser descrita em uma série de etapas de desenvolvimento que levam à produção de colônias de linhagens de células sanguíneas mistas, que dão origem a UFE (unidades formadoras de explosão [células de sincronização]) e a UFC (unidades formadoras de colônias) de linhagens específicas grandes e imaturas e pequenas e maduras, respectivamente, para cada um dos principais tipos de células sanguíneas. Esses progenitores iniciais (UFE e UFC) são capazes de sofrer ainda mais proliferação e diferenciação, aumentando em cerca de 30 vezes o seu número. É nesse estágio mais maduro de desenvolvimento que os fatores de crescimento condicionados da linhagem (CSF [fator estimulador das colônias] para monócitos [M-CSF] e granulócitos [G-CSF], eritropoietina e trombopoietina) exercem seus principais efeitos de proliferação e diferenciação. De modo global, a proliferação e a maturação das UFC de cada linhagem celular podem amplificar o produto resultante de células maduras em ainda 30 vezes ou mais, com consequente formação de mais de 1.000 células maduras a partir de cada célula-tronco condicionada.

Os fatores de crescimento hematopoiéticos e linfopoiéticos são glicoproteínas produzidas por diversas células medulares e por tecidos periféricos. Esses fatores são ativos em concentrações muito baixas e geralmente afetam mais de uma linhagem celular condicionada. A maioria interage de modo sinérgico com outros fatores e estimula a produção de fatores de crescimento adicionais, em um processo denominado *trabalho em rede*. Em geral, os fatores de crescimento exercem ações em vários pontos nos processos de proliferação e diferenciação

CH₃H₄PteGlu₁: metiltetra-hidrofolato
CoA: coenzima A
CSF: fator estimulador das colônias
DRC: doença renal crônica
dTMP: desoxitimidina-monofosfato
dUMP: desoxiuridina-monofosfato
ESA: agente estimulante da eritropoiese
FIGLU: ácido formiminoglutâmico
G-CSF: fator estimulador das colônias de granulócitos
GI: gastrintestinal
GM-CSF: fator estimulador das colônias de granulócitos-macrófagos
HIV: vírus da imunodeficiência humana
IL: interleucina
M-CSF: fator estimulador de macrófagos/monócitos
PBSC: célula-tronco do sangue periférico
PteGlu: ácido pteroilglutâmico, ácido fólico
SAM: S-adenosilmetionina
SMD: síndrome mielodisplásica
TGF-β: fator β transformador de crescimento
TPI: trombocitopenia imune
TPO: trombopoietina
TRA: agonista do receptor da trombopoietina
UFC: unidades formadoras de colônias
UFC-E: UFC eritrócitos
UFC-GM: UFC granulócitos e macrófagos
UFC-Meg: UFC megacariócitos
UFE: unidades formadoras de explosão (célula de sincronização)

celulares, bem como na função das células maduras. Entretanto, a rede de fatores de crescimento que contribui para qualquer linhagem celular específica depende absolutamente de um fator específico de linhagem, não redundante, de modo que a ausência de fatores que estimulam o desenvolvimento de progenitores precoces é compensada por citocinas redundantes, enquanto a perda do fator específico de linhagem leva ao desenvolvimento de citopenia específica.

Alguns dos efeitos superpostos e não redundantes dos fatores de crescimento hematopoiéticos mais importantes estão ilustrados na Figura 45-1 e na Tabela 45-1.

Agentes estimulantes da eritropoiese

Agente estimulante da eritropoiese (ESA) é a denominação dada a uma substância farmacológica que estimula a produção dos eritrócitos.

Eritropoietina

A eritropoietina é o regulador mais importante da proliferação dos progenitores eritroides condicionados (UFC-E) e sua progênie imediata. Na sua ausência, ocorre sempre anemia grave, comumente observada em pacientes com insuficiência renal. A eritropoiese é controlada por um sistema de retroalimentação, no qual um sensor nos rins tem a capacidade de detectar alterações no suprimento de oxigênio para modular a excreção de eritropoietina. O mecanismo sensor está atualmente elucidado em nível molecular (Haase, 2010).

O *HIF (fator induzível por hipoxia)*, um fator de transcrição heterodimérico (HIF-1α e HIF-1β), intensifica a expressão de múltiplos genes induzíveis por hipoxia, como fator de crescimento do endotélio vascular e a eritropoietina. O HIF-1α é lábil em virtude de sua prolil-hidroxilação, bem como subsequente poliubiquitinação e degradação, cujos processos são auxiliados pela proteína de von Hippel-Lindau (VHL). Durante os estados de hipoxia, a prolil-hidroxilase é inativa, permitindo o acúmulo de HIF-1α e ativando a expressão da eritropoietina que, por sua vez, estimula a rápida expansão dos progenitores eritroides. A ocorrência de alteração específica na proteína de VHL leva a um defeito do sensor de oxigênio, caracterizado por elevação constitutiva dos níveis de HIF-1α e eritropoietina, com a consequente policitemia (Gordeuk et al., 2004).

PERSPECTIVA HISTÓRICA

Os conceitos modernos sobre o crescimento e a diferenciação das células hematopoiéticas provêm de experimentos realizados na década de 1950. Till e McCulloch demonstraram que determinadas células hematopoiéticas eram capazes de formar colônias hematopoiéticas macroscópicas no baço de camundongos irradiados, estabelecendo, assim, o conceito de células-tronco hematopoiéticas distintas (i.e., a presença de uma colônia esplênica clonal de múltipla linhagem, que aparece dentro de 11 dias após a realização de transplante, implicou a existência de uma única célula que sofre expansão em várias linhagens celulares). Atualmente, tal conceito foi ampliado para incluir as células normais da medula óssea. Além disso, as referidas células já podem ser identificadas prospectivamente.

A base para a identificação dos fatores de crescimento solúveis foi fornecida por Sachs e, independentemente, por Metcalf, que desenvolveram ensaios *in vitro* clonais para as células progenitoras hematopoiéticas. A princípio, essas colônias hematopoiéticas só se desenvolviam na presença de meio de cultura condicionado a partir de leucócitos ou linhagens de células tumorais. Em seguida, foram isolados fatores de crescimento específicos, com base em suas atividades em ensaios *in vitro* clonais; esses ensaios foram fundamentais na purificação de uma hierarquia de células progenitoras condicionadas para células sanguíneas maduras específicas e combinações dessas células (Kondo et al., 2003).

Em 1906, Paul Carnot postulou a existência de um fator de crescimento circulante, que controla o desenvolvimento dos eritrócitos. Esse pesquisador observou a ocorrência de um aumento na contagem dos eritrócitos em coelhos que receberam injeção de soro obtido de animais anêmicos e postulou a existência de um fator, ao qual deu o nome de hemopoietina. Somente na década de 1950 é que Reissmann, Erslev e Jacobsen e colaboradores definiram a origem e as ações do hormônio atualmente denominado eritropoietina. Subsequentemente, foram realizados estudos extensos da eritropoietina em pacientes com anemia e policitemia, culminando com a purificação da eritropoietina a partir da urina e clonagem subsequente do gene da eritropoietina. O alto nível de expressão da eritropoietina nas linhagens celulares permitiu a sua purificação e uso em seres humanos com anemia.

De forma semelhante, a existência de fatores de crescimento dos leucócitos específicos foi sugerida pela capacidade de diferentes meios de cultura condicionados de induzir o crescimento *in vitro* de colônias contendo diferentes combinações de granulócitos e monócitos. Foi purificada uma atividade que estimulava a produção tanto de granulócitos quanto de monócitos a partir de um meio condicionado de pulmão murino, levando à clonagem do GM-CSF (fator estimulador das colônias de granulócitos-macrófagos), inicialmente de camundongos (Gough et al., 1984) e, posteriormente, de humanos (Wong et al., 1985). A descoberta de uma atividade que estimulava a produção exclusiva de neutrófilos possibilitou a clonagem do G-CSF (ator estimulador das colônias de granulócitos; Welte et al., 1985). Posteriormente, um fator estimulador das colônias de megacariócitos, denominado trombopoietina, foi purificado e clonado (Kaushansky, 1998).

Os fatores de crescimento que sustentam o crescimento dos linfócitos foram identificados com o uso de ensaios que mediam a capacidade da citocina de promover a proliferação dos linfócitos *in vitro*. Isso permitiu a identificação das propriedades promotoras de crescimento da IL-7, da IL-4 ou da IL-15 para todos os linfócitos, as células B ou as células NK, respectivamente (Goodwin et al., 1989; Grabstein et al., 1994). A expressão recombinante desses DNA complementares possibilitou a produção de quantidades suficientes de fatores de crescimento biologicamente ativos para investigação clínica, levando à demonstração da utilidade clínica potencial desses fatores.

Uma segunda isoforma do HIF, o HIF-2α, é um importante regulador da expressão dos genes que contribuem para a absorção do ferro (Mastrogiannaki et al., 2013); uma mutação de ganho de função genética do HIF-2α também induz eritrocitose em pacientes (Percy et al., 2008).

A eritropoietina é expressa principalmente nas células intersticiais peritubulares do rim. A eritropoietina contém 193 aminoácidos, dos quais os 27 primeiros são clivados durante a secreção. O hormônio final é intensamente glicosilado e tem uma massa molecular de cerca de 30 kDa.

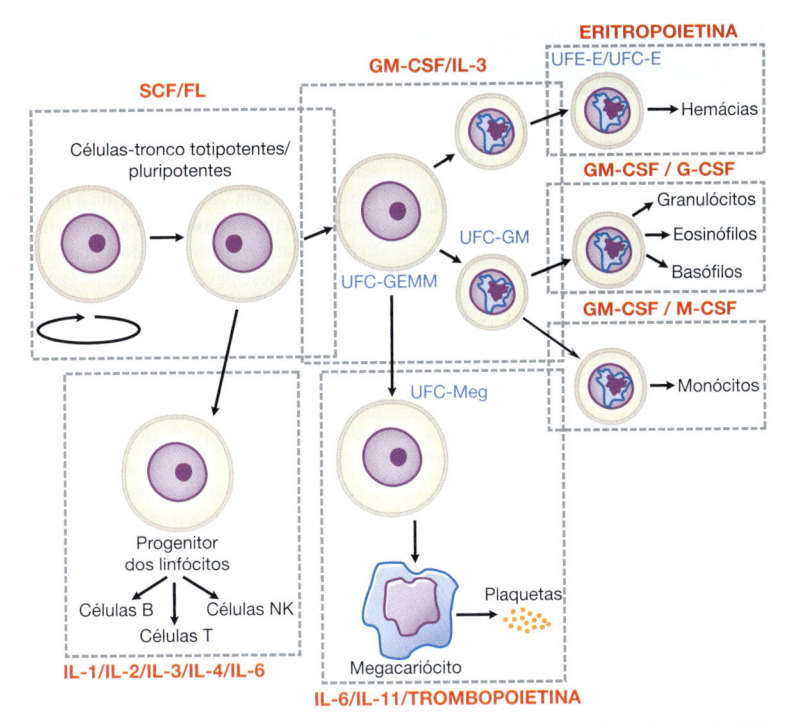

Figura 45-1 *Locais de ação dos fatores de crescimento hematopoiéticos na diferenciação e na maturação das linhagens de células medulares.* Sob a influência de fatores de crescimento hematopoiéticos específicos, um reservatório autossuficiente de células-tronco da medula óssea diferencia-se, formando uma variedade de células hematopoiéticas e linfopoiéticas. O SCF, o FL, a IL-3 e o GM-CSF (fator estimulador das colônias de granulócitos-macrófagos), juntamente com interações entre células na medula óssea, estimulam as células-tronco a formar uma série de UFE (unidades formadoras de explosão) e UFC (unidades formadoras de colônias): UFC-GEMM, UFC-GM (UFC granulócitos e macrófagos), UFC-Meg (UFC megacariócitos), UFE-E e UFC-E (UFC eritrócitos). Após a ocorrência de proliferação considerável, a diferenciação subsequente é estimulada por interações sinérgicas com fatores de crescimento para cada uma das principais linhagens celulares: G-CSF (ator estimulador das colônias de granulócitos), M-CSF (fator estimulador de macrófagos/monócitos), trombopoietina e eritropoietina. Cada um desses fatores também influencia a proliferação, a maturação e, em alguns casos, a função da linhagem celular produzida (Tab. 45-1). FL, ligante FLT3 (FMS tirosina-cinase 3); SCF, fator de célula-tronco; UFC-GEMM, unidade formadora de colônias, granulócitos, eritrócitos, monócitos e megacariócitos.

Após a sua secreção, a eritropoietina liga-se a um receptor existente na superfície dos progenitores eritroides condicionados na medula óssea e é internalizada. Na presença de anemia ou de hipoxemia, a síntese aumenta rapidamente em 100 vezes ou mais, ocorre elevação dos níveis séricos de eritropoietina, e a sobrevida, proliferação e maturação das células progenitoras medulares são extremamente estimuladas. Essa alça de retroalimentação primorosamente controlada pode ser interrompida em situações de doença renal, lesão da medula óssea ou deficiência de ferro ou de uma vitamina essencial. Na presença de infecção ou de estado inflamatório, a secreção de eritropoietina, o aporte de ferro e a proliferação dos progenitores são suprimidos pelas citocinas inflamatórias, porém esse processo é apenas responsável por parte da anemia resultante; a interferência no metabolismo do ferro também resulta dos efeitos de mediadores inflamatórios sobre a proteína hepática, hepcidina (Drakesmith e Prentice, 2012). A perda da massa hepática produtora de hepcidina ou condições genéticas ou adquiridas que reprimem a sua produção pelo fígado podem levar à sobrecarga de ferro (Pietrangelo, 2016).

Preparações

As preparações de eritropoietina humana recombinante incluem *alfaepoetina, betaepoetina, omegaepoetina* e *zetaepoetina*, que diferem quase exclusivamente em modificações de carboidratos, devido a diferenças de produção; são fornecidas em frascos de uso único ou seringas contendo 500 a 40.000 unidades para administração intravenosa ou subcutânea. Quando injetada por via intravenosa, a alfaepoetina é depurada do plasma com $t_{1/2}$ de 4 a 8 horas. Entretanto, o efeito sobre os progenitores dura muito mais, e a administração de uma dose semanal pode ser suficiente para obter uma resposta adequada. Uma alfaepoetina projetada (produzida por engenharia genética), a *darbepoetina*, que exibe uma $t_{1/2}$ mais longa na circulação, também está disponível para uso em pacientes com indicações semelhantes àquelas de outras epoetinas. Com base em uma tecnologia de fagos, pequenos agonistas peptídicos do receptor de eritropoietina foram identificados e desenvolvidos em agentes clínicos por meio de acoplamento ao polietilenoglicol. Um desses peptídeos estimuladores da eritropoiese, a *peginesatida*, foi aprovada para o tratamento da anemia causada por doença renal crônica (DRC); os relatos de graves reações de hipersensibilidade e anafilaxia após a sua comercialização exigiram a sua retirada do mercado.

A eritropoietina humana recombinante (*alfaepoetina*) é quase idêntica ao hormônio endógeno. Em primeiro lugar, o padrão de modificação do carboidrato da *alfaepoetina* difere ligeiramente da proteína nativa, porém essa diferença não altera aparentemente a cinética, a potência ou a imunorreatividade do fármaco. Os ensaios modernos são capazes de detectar essas diferenças e, portanto, de identificar atletas que fazem uso do produto recombinante para "*doping* sanguíneo".

Usos terapêuticos, monitoramento e efeitos adversos

A terapia com eritropoietina recombinante, em associação com um aporte adequado de ferro, pode ser altamente eficaz em diversas anemias, particularmente naquelas associadas a uma resposta eritropoiética precária. A *alfaepoetina* também é eficaz no tratamento de anemias associadas a cirurgia, Aids, quimioterapia do câncer, prematuridade e certos distúrbios inflamatórios crônicos. A *alfadarbepoetina* também foi aprovada para uso em pacientes com anemia associada à doença renal crônica. Uma análise de Cochrane não conseguiu demonstrar a superioridade de uma forma de agente estimulante da eritropoiese (ESA) sobre outra.

Durante a terapia com eritropoietina, pode-se verificar o desenvolvimento de deficiência absoluta ou funcional de ferro. A deficiência funcional de ferro (ou seja, níveis normais de ferritina, porém com baixa saturação da transferrina) resulta presumivelmente da incapacidade de mobilizar com rapidez as reservas de ferro o suficiente para acompanhar o aumento da eritropoiese. Recomenda-se a terapia com suplementos de

TABELA 45-1 ■ FATORES DE CRESCIMENTO HEMATOPOIÉTICOS

Eritropoietina (EPO)
- Estimula a proliferação e a maturação dos progenitores eritroides condicionados para aumentar a produção de eritrócitos

Fator de célula-tronco (SCF, ligante c-kit e fator Steel) e ligante FLT3 (FL)
- Atuam de modo sinérgico com uma ampla variedade de outros fatores estimuladores das colônias e IL para estimular as células-tronco pluripotentes e condicionadas
- O FL também estimula tanto as células dendríticas quanto as células *natural killer* (NK) (resposta antitumoral)
- O SCF também estimula os mastócitos e melanócitos

Interleucinas
IL-1, IL-3, IL-5, IL-6, IL-9 e IL-11
- Atuam de modo sinérgico entre si e com o SCF, GM-CSF, G-CSF e a EPO para estimular o crescimento de UFE-E, UFC-GEMM, UFC-GM, UFC-E e UFC-Meg
- Inúmeras funções imunológicas, incluindo a estimulação do crescimento das células B e células T

IL-5
- Controla a sobrevida e diferenciação dos eosinófilos

IL-6; IL-6 e IL-11
- A IL-6 estimula a proliferação das células do mieloma humano
- A IL-6 e a IL-11 estimulam a UFE megacariócitos para aumentar a produção de plaquetas

IL-1, IL-2, IL-4, IL-7 e IL-12
- Estimulam o crescimento e a função das células T, células B, células NK e monócitos
- Coestimulam as células B, T e células *killer* ativadas por linfocina (LAK)

IL-8 e IL-10
- Inúmeras atividades imunológicas, envolvendo as funções das células B e T
- A IL-8 atua como fator quimiotático para os basófilos e neutrófilos

Fator estimulador das colônias de granulócitos-macrófagos (GM-CSF)
- Atua de modo sinérgico com SCF, IL-1, IL-3 e IL-6 para estimular a UFC-GM e UFC-Meg a aumentar a produção de neutrófilos e monócitos
- Com a EPO, pode promover a formação de UFE-E
- Aumenta a migração, a fagocitose, a produção de superóxido e a toxicidade mediada por células dependente de anticorpos dos neutrófilos, monócitos e eosinófilos
- Impede a proteinose alveolar

Fator estimulador das colônias de granulócitos (G-CSF)
- Estimula a UFC granulócitos a aumentar a produção de neutrófilos
- Aumenta as atividades fagocíticas e citotóxicas dos neutrófilos

Fator estimulador das colônias de monócitos/macrófagos (M-CSF, CSF-1)
- Estimula a UFC macrófagos (UFC-M) a aumentar os precursores dos monócitos
- Ativa e aumenta a função dos monócitos/macrófagos

Fator estimulador das colônias de macrófagos (M-CSF)
- Estimula a UFC-M a aumentar os precursores dos monócitos/macrófagos
- Atua juntamente com fatores teciduais e outros fatores de crescimento para determinar a proliferação, diferenciação e sobrevida de uma variedade de células do sistema fagocítico mononuclear

Trombopoietina (TPO e ligante *Mpl*)
- Estimula a autorrenovação e expansão das células-tronco hematopoiéticas
- Estimula a diferenciação das células-tronco em progenitores dos megacariócitos
- Estimula seletivamente a megacariocitopoiese, aumentando a produção de plaquetas
- Atua de modo sinérgico com outros fatores de crescimento, particularmente IL-6 e IL-11

---

ferro para todos os pacientes com níveis séricos de ferritina inferiores a 100 μg/L ou com saturação da transferrina sérica de menos de 20%. Durante a terapia inicial e após qualquer ajuste da dose, o hematócrito é determinado 1 vez por semana (em pacientes infectados pelo HIV (vírus da imunodeficiência humana) e naqueles com câncer) ou 2 vezes por semana (pacientes com insuficiência renal) até a sua estabilização na faixa-alvo e uma vez estabelecida a dose de manutenção. Em seguida, o hematócrito é monitorado a intervalos regulares. Se houver aumento do hematócrito em mais de 4 pontos durante qualquer período de 2 semanas, a dose deve ser reduzida. Devido ao tempo necessário para a eritropoiese e à $t_{1/2}$ dos eritrócitos, as alterações do hematócrito ocorrem tardiamente, com defasagem de 2 a 6 semanas em relação ao ajuste da dose. Deve-se reduzir a dose de *darbepoetina* se o aumento da hemoglobina ultrapassar 1 g/dL em qualquer período de 2 semanas, devido à associação de uma taxa excessiva de elevação da hemoglobina com eventos cardiovasculares adversos.

O uso de ESA está associado a um aumento no risco de trombose. Durante a hemodiálise, os pacientes que recebem *alfaepoetina* ou *darbepoetina* podem necessitar de anticoagulação aumentada. O risco de eventos trombóticos é maior em adultos com cardiopatia isquêmica ou insuficiência cardíaca congestiva submetidos à terapia com *alfaepoetina* com a meta de alcançar um hematócrito normal (42%), em comparação com um hematócrito-alvo inferior a 30% (Bennett et al., 2008). O uso de ESA está associado a um aumento nas taxas de recorrência de câncer e redução da sobrevida durante o estudo em pacientes aos quais os fármacos foram administrados para tratamento da anemia induzida por câncer ou por quimioterapia (Bohlius et al., 2009). Devido a essas preocupações, a FDA divulgou advertências em "tarja preta" sobre o aumento do risco de morte, reações cardiovasculares adversas graves e acidente vascular cerebral quando são administrados ESA para uma meta de concentração final de hemoglobina próxima aos níveis fisiológicos normais. Em junho de 2011, a FDA especificou que os ESA não devem ser usados para aumentar a concentração de hemoglobina acima de 11 g/dL.

O efeito adverso mais comum da terapia com *alfaepoetina* consiste em agravamento da hipertensão, que ocorre em 20 a 30% dos pacientes e está mais frequentemente associado a uma rápida elevação do hematócrito. Ocorreram encefalopatia hipertensiva e convulsões em pacientes com insuficiência renal crônica tratados com *alfaepoetina*. Por esse motivo, os ESA não devem ser usados em pacientes com hipertensão não controlada preexistente. Os pacientes podem exigir a instituição ou um aumento da terapia anti-hipertensiva. Foi também relatada a ocorrência de cefaleia, taquicardia, edema, dispneia, náuseas, vômitos, diarreia, ardência no local da injeção e sintomas semelhante à gripe (p. ex., artralgias e mialgias) em associação à terapia com *alfaepoetina*.

Anemia da insuficiência renal crônica

Pacientes com anemia secundária à DRC são candidatos ideais à terapia com *alfaepoetina*, visto que a doença representa um verdadeiro estado de deficiência hormonal. O uso de agentes estimulantes da eritropoiese em pacientes com DRC pode reduzir a necessidade de transfusões de hemácias. A dosagem é individualizada para a menor dose necessária para diminuir a necessidade de transfusões. A resposta em pacientes antes da diálise e submetidos a diálise peritoneal e hemodiálise depende da gravidade da insuficiência renal, da dose e da via de administração da eritropoietina, bem como da disponibilidade de ferro (Besarab et al., 1999; Kaufman et al., 1998). A via de administração subcutânea é preferida em relação à intravenosa, visto que a absorção é mais lenta, e a quantidade do fármaco necessária é reduzida em 20 a 40%, embora a via intravenosa seja normalmente usada para pacientes que já estão em hemodiálise.

Em pacientes com hemoglobina inferior a 10 g/dL, a terapia é iniciada com doses de 50 a 100 unidades/kg de *alfaepoetina*, administradas por via subcutânea, 3 vezes por semana. Os pacientes que não estão sob diálise podem receber 10.000 a 20.000 unidades a cada 2 semanas. A dose de *alfaepoetina* deve ser ajustada para obter um aumento gradual do hematócrito ao longo de um período de 2 a 4 meses para uma hemoglobina final inferior a 11 g/dL. Não se recomenda o tratamento para alcançar níveis de hemoglobina superiores a 11 g/dL. A dose de manutenção final de *alfaepoetina* pode variar de 10 unidades/kg até mais de 300 unidades/

kg, com dose média de 75 unidades/kg, 3 vezes por semana. Em geral, as crianças com menos de 5 anos de idade necessitam de uma dose maior. É comum haver resistência à terapia em pacientes que desenvolvem doença inflamatória ou que apresentam deficiência de ferro, tornando essencial o monitoramento rigoroso da saúde geral, do estado do ferro ou de outras causas de anemia. As causas menos comuns de resistência consistem em perda de sangue oculto, deficiência de ácido fólico, deficiência de carnitina, diálise inadequada, toxicidade do alumínio e osteíte fibrosa cística secundária ao hiperparatireoidismo. Normalmente, a terapia com ESA é interrompida se o paciente responder ao longo de um período de escalonamento de 12 semanas, visto que aumentos adicionais na dose podem aumentar os riscos, sem melhorar o benefício da terapia.

A *alfadarbepoetina* foi aprovada para uso em pacientes que apresentam anemia secundária à DRC. A dose inicial recomendada é de 0,45 µg/kg, administrada por via intravenosa ou subcutânea, 1 vez por semana, ou de 0,75 µg/kg, administrada a cada 2 semanas com ajuste da dose, dependendo da resposta. À semelhança da *alfaepoetina*, os efeitos adversos tendem a ocorrer quando o paciente apresenta uma rápida elevação da concentração de hemoglobina; uma elevação de menos de 1 g/dL a cada 2 semanas geralmente é considerada segura.

Anemia em pacientes com Aids

A terapia com *alfaepoetina* foi aprovada para o tratamento de pacientes infectados pelo HIV com anemia devido à terapia com *zidovudina* (Fischl et al., 1990). Em geral, são observadas respostas excelentes a doses de 100 a 300 unidades/kg administradas por via subcutânea, 3 vezes por semana em pacientes com anemia induzida por *zidovudina*. Entretanto, uma análise mais recente da terapia com eritropoietina em pacientes com infecção pelo HIV não conseguiu sustentar o seu uso rotineiro (Martí-Carvajal et al., 2011). A razão pela diferença observada entre 1990 e 2011 pode refletir a terapia mais efetiva para o HIV na era da terapia antirretroviral altamente ativa, de modo que a origem da anemia em indivíduos infectados pelo HIV atualmente é diferente daquela no início da epidemia da Aids. Assim, os ESA não são comumente usados em indivíduos infectados pelo HIV, exceto naqueles que têm indicações terapêuticas semelhantes às dos não infectados pelo HIV, como anemia associada à insuficiência renal.

Anemia associada a neoplasia maligna hematológica

As diretrizes sustentam o uso de eritropoetina recombinante em pacientes com síndrome mielodisplásica de baixo grau. Nessa situação, a neutropenia frequentemente determina o uso de G-CSF, o que geralmente aumenta a resposta eritroide à eritropoietina. Em pacientes responsivos, a duração da resposta é geralmente de 2 a 3 anos. A obtenção dos níveis séricos basais de eritropoietina pode ajudar a prever a resposta; a maioria dos pacientes com níveis sanguíneos superiores a 500 UI/L tem pouca probabilidade de responder a qualquer dose do fármaco. Os pacientes tratados com *alfaepoetina* apresentam, em sua maioria, uma melhora da anemia e sensação de bem-estar (Littlewood et al., 2001).

Anemia em pacientes com câncer submetidos a quimioterapia

A terapia com *alfaepoetina*, 150 unidades/kg, 3 vezes por semana, ou 450 a 600 unidades/kg, 1 vez por semana, pode reduzir a necessidade de transfusão em pacientes com câncer submetidos a quimioterapia e também pode levar a uma redução dos sintomas relacionados com a anemia. As diretrizes terapêuticas anteriores (Rizzo et al., 2002) recomendavam o uso de *alfaepoetina* em pacientes com anemia associada a quimioterapia, quando os níveis de hemoglobina declinam para valores abaixo de 10 g/dL, baseando a decisão de tratar uma anemia menos grave (hemoglobina de 10 a 12 g/dL) em circunstâncias clínicas. Seguindo essas recomendações, relatos de casos sugeriram um efeito direto da *alfaepoetina* e da *alfadarbepoetina* na estimulação das células tumorais. Uma metanálise de um grande número de pacientes e ensaios clínicos estimou o risco de morte em cerca de 10% maior do que para pacientes com câncer que não foram tratados com esses agentes (Bohlius et al., 2009). Com base nesses resultados, foram publicadas novas diretrizes (Rizzo et al., 2010) que posteriormente foram atualizadas (Bohlius et al., 2019). Os ESA podem ser oferecidos a pacientes com anemia sintomática associada a quimioterapia com níveis de hemoglobina inferiores a 10 g/dL, que não podem tolerar uma transfusão de hemácias ou que se recusam a fazê-la e cujo tratamento do câncer é paliativo. Mais uma vez, o objetivo do tratamento com ESA não deve ser a normalização dos níveis de hemoglobina, mas a redução dos sintomas da anemia que normalmente estão associados a valores de hemoglobina inferiores ou iguais a 10 g/dL. Pode haver necessidade de tratamento com ferro para melhorar a resposta aos ESA em pacientes com baixos níveis de ferritina sérica.

Uso em paciente no perioperatório

A alfaepoetina tem sido usada no perioperatório para tratamento da anemia (hematócrito de 30 a 36%), bem como para reduzir a necessidade de transfusão de hemácias alogênicas em pacientes não anêmicos durante e após cirurgia com perda antecipada de sangue moderada ou grande. Os pacientes submetidos a procedimentos ortopédicos e cardíacos eletivos têm sido tratados com 150 a 300 unidades/kg de *alfaepoetina*, 1 vez ao dia, durante os 10 dias que precedem a cirurgia, no dia da operação e durante 4 dias depois. Como alternativa, podem-se administrar 600 unidades/kg, nos dias 21, 14 e 7 anteriores à cirurgia, com uma dose adicional no dia do procedimento. Os ESA são usados dessa maneira para corrigir a anemia em pacientes que não podem receber transfusões. A maioria das Testemunhas de Jeová que recusam transfusões de hemácias consideram aceitável receber *alfaepoetina* recombinante.

Outros usos

A *alfaepoetina* foi avaliada para o tratamento da anemia da prematuridade, na qual a produção comprometida de eritropoietina é central na patogenia. Entretanto, a *alfaepoetina* parece ter eficácia limitada na redução do número de doadores de sangue aos quais o lactente é exposto; uma abordagem mais efetiva é limitar a quantidade de sangue coletada do lactente e usar bolsas-satélites que dividem uma unidade de sangue em alíquotas menores que podem ser administradas em intervalos sucessivos. Essa abordagem diminui o risco da terapia. Nesse aspecto, convém assinalar que a administração de *alfaepoetina* a lactentes prematuros foi associada a um aumento na incidência de retinopatia da prematuridade em um estudo retrospectivo (Ohlsson e Aher, 2020).

Os atletas competitivos têm usado a *alfaepoetina* para aumentar seus níveis de hemoglobina ("*doping* sanguíneo") em uma tentativa de melhorar o seu desempenho atlético. Lamentavelmente, esse uso incorreto do fármaco foi envolvido na morte de diversos atletas e, portanto, é fortemente desestimulado.

Sequestro de ligantes da superfamília do fator β transformador de crescimento

Os ligantes da superfamília do TGF-β (fator β transformador de crescimento) são fatores de crescimento solúveis que regulam a hematopoiese. A sinalização canônica por complexos de ligante-receptor da família do TGF-β é transduzida por proteínas SMAD, que inibem a proliferação de células-tronco hematopoiéticas. Em condições fisiológicas, as células progenitoras eritroides produzem ligantes, como ativinas e fatores de diferenciação do crescimento (GDF), que inibem a diferenciação eritroide terminal por indução de apoptose e parada do ciclo celular nos eritroblastos, em uma alça de retroalimentação rigorosamente regulada. Entretanto, em distúrbios de eritropoiese ineficaz, como talassemia e síndrome mielodisplásica, há um aumento constitutivo da sinalização de SMAD2 e SMAD3, que inibe a maturação das hemácias (Fig. 45-2).

O *luspatercepte* é uma proteína de fusão recombinante que consiste em um domínio da Fc IgG1 humana ligado a um domínio extracelular modificado do receptor de ativina 2B (ActRIIB), que se liga a ligantes selecionados da família do TGF-β e os captura. O *luspatercepte* liga-se ao GDF8, ao GDF11 e à ativina B; tem menor afinidade pela ativina A e não se liga ao TGF-β1, TGF-β2 ou TGF-β3. Esse padrão de captura de ligante diminui a sinalização de SMAD2 e SMAD3, possibilitando a diferenciação dos eritroblastos e a maturação eritroide, com menos efeitos não hematológicos (Kubasch et al., 2021).

Usos terapêuticos, monitoramento e efeitos adversos

Beta-talassemia O *luspatercepte* é indicado para pacientes adultos com beta-talassemia que necessitam de transfusões regulares de hemácias (Capellini et al., 2020; Piga et al., 2019). Cerca de 20% dos pacientes

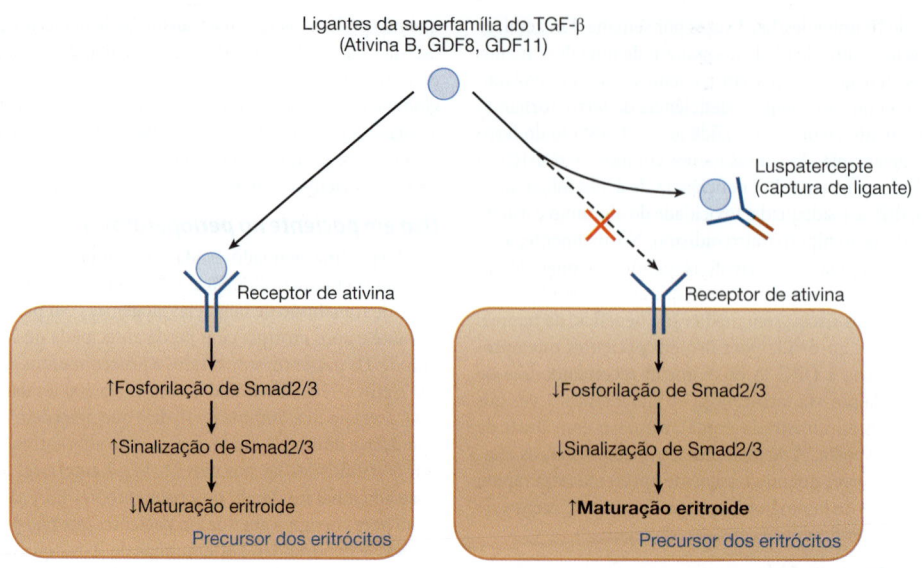

Figura 45-2 *Mecanismo de ação do luspatercepte.* O desenvolvimento eritroide é regulado por influências inibitórias e estimuladoras opostas de fatores de crescimento, transduzidas por vários membros da família SMAD. Vários ligantes da superfamília do TGF-β (fator β transformador de crescimento) podem ligar-se a receptores de ativina e ativá-los, resultando em fosforilação de SMAD2/3. As fosfo-SMAD2/3 constituem um sinal inibitório para a maturação eritroide. Nas síndromes mielodisplásicas, há um desequilíbrio da regulação habitual: a via de sinalização de SMAD2/3 nas células eritroides é hiperativa, o que compromete a maturação eritroide e resulta em anemia (**painel à esquerda**). O *luspatercepte* é uma proteína de fusão que consiste em um receptor de ativina modificada e no domínio Fc da IgG1 humana. O *luspatercepte* sequestra a ativina B, o GDF8 e o GDF11 (membros da superfamília do TGF-β), impedindo a sua interação com o receptor de ativina, com consequente redução da sinalização de SMAD2/3 e desinibição e promoção da maturação eritroide (**painel à direita**). GDF, fator de diferenciação do crescimento.

tiveram uma redução de pelo menos 33% na carga de transfusão durante as semanas 13 a 24 de tratamento (a principal meta final do ensaio clínico de fase III), em comparação com 4,5% dos pacientes randomizados para placebo. Onze por cento dos pacientes obtiveram uma independência da transfusão ou pelo menos durante um intervalo de 8 semanas. Entre os pacientes inicialmente randomizados para tratamento com *luspatercepte*, cerca de 70% ainda estavam recebendo tratamento e apresentando uma redução na carga de transfusões no final de um período de 2 anos (antes da identificação e cruzamento [*crossover*] planejados).

Ocorreram eventos tromboembólicos em 3,6% dos pacientes tratados com *luspatercepte* (em comparação com 0,9% dos pacientes do grupo placebo). Todos os eventos ocorreram em pacientes submetidos a esplenectomia e com outros fatores de risco para doença tromboembólica (p. ex., trombose venosa prévia). Recomenda-se considerar a tromboprofilaxia em pacientes com risco aumentado e monitorar todos os pacientes quanto a sinais e sintomas de doença tromboembólica. Outros eventos adversos incluem dor óssea transitória, artralgias, tontura, hipertensão e hiperuricemia.

A dose inicial de *luspatercepte* é de 1 mg/kg, 1 vez a cada 3 semanas, por injeção subcutânea aplicada por um profissional de saúde. Recomenda-se adiar a dosagem para níveis de hemoglobina de 11,5 g/dL ou mais (se não forem influenciados por transfusão recente). Os pacientes que não obtêm uma redução na carga de transfusão de hemácias depois de pelo menos 6 semanas podem aumentar a dose para 1,25 mg/kg, que é a dose máxima. Os pacientes devem interromper o uso do *luspatercepte* se não tiverem uma redução da carga transfusional depois de 9 semanas de tratamento com essa dose máxima ou se houver toxicidade inaceitável.

Síndromes mielodisplásicas A FDA aprovou o uso de *luspatercepte* para o tratamento de pacientes adultos com síndrome mielodisplásica (SMD), especificamente daqueles com SMD de risco muito baixo a intermediário com sideroblastos em anel ou neoplasias mielodisplásicas/mieloproliferativas com sideroblastos em anel e trombocitose, com anemia apesar da administração de ESA e exigindo 2 ou mais unidades de hemácias durante um período de 8 semanas. Em um ensaio clínico de fase III, a taxa de resposta primária (definida como independência de transfusão por 8 semanas ou mais) foi de 38%. Cerca de 70% dos pacientes apresentaram elevação da hemoglobina de pelo menos 1,5 g/dL (Fenaux et al., 2020).

Os efeitos adversos mais comuns do *luspatercepte* relatados por pacientes com SMD consistem em fadiga leve, diarreia, astenia, náusea, tontura e dor lombar. Não houve associação de tromboembolismo com o uso de *luspatercepte* em pacientes com SMD. Até o momento, o uso de *luspatercepte* não foi associado a um risco aumentado de progressão para leucemia mieloide aguda. Entretanto, o acompanhamento em longo prazo está em andamento, visto que os pacientes incluídos nesse subgrupo de SMD normalmente apresentam apenas baixo risco de progressão para a leucemia mieloide aguda.

A dose inicial recomendada para pacientes com SMD é de 1 mg/kg, 1 vez a cada 3 semanas, por injeção subcutânea. Pode-se aumentar a dose até 1,75 mg/kg se o paciente não estiver livre de transfusão de hemácias. Uma modificação de dose específica para resposta é fornecida nas informações de prescrição.

Fatores de crescimento mieloides

Os fatores de crescimento mieloides são glicoproteínas que estimulam a proliferação e a diferenciação de uma ou mais linhagens celulares mieloides. Formas produzidas formas recombinantes de vários fatores de crescimento, incluindo fator estimulador das colônias de granulócitos-macrófagos (GM-CSF), fator estimulador das colônias de granulócitos (G-CSF), IL-3, M-CSF ou CSF-1 e fator de célula-tronco (ver Tab. 45-1), embora apenas o G-CSF e o GM-CSF tenham tido aplicações clínicas significativas.

Os fatores de crescimento mieloides são produzidos naturalmente por várias células diferentes, incluindo fibroblastos, células endoteliais, macrófagos e células T (Fig. 45-3). São ativos em concentrações extremamente baixas e atuam por meio de receptores de membrana da superfamília do receptor de citocinas, ativando a via de transdução de sinais Jak/STAT. O GM-CSF pode estimular a proliferação, a diferenciação e a função de várias das linhagens de células mieloides (ver Fig. 45-1). Atua de modo sinérgico com outros fatores de crescimento, incluindo a eritropoietina, em nível da UFE. O GM-CSF estimula as UFE-GM (UFC granulócitos e macrófagos), UFC-M (UFC macrófagos), UFC-E e UFC-Meg (UFC megacariócitos) para aumentar a produção de células. Além disso, intensifica a migração, a fagocitose, a produção de superóxido e a toxicidade mediada por células dependente de anticorpos dos neutrófilos, monócitos e eosinófilos (Weisbart et al., 1987).

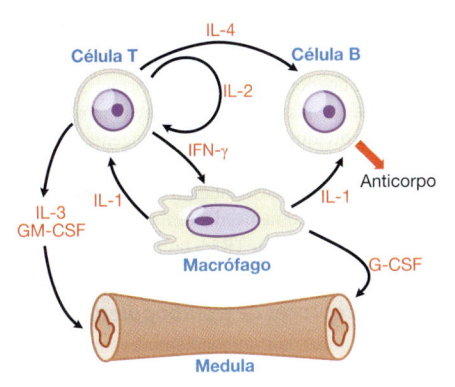

Figura 45-3 *Interações entre citocinas e células.* Os macrófagos, as células T, as células B e as células-tronco da medula óssea interagem por meio de diversas citocinas (IL-1, IL-2, IL-3, IL-4, IFN-γ, GM-CSF e G-CSF) em resposta a um estímulo bacteriano ou a um antígeno estranho. Ver Tabela 45-1 para as atividades funcionais dessas várias citocinas.

A atividade do G-CSF restringe-se aos neutrófilos e seus progenitores, estimulando sua proliferação, diferenciação e função. Atua principalmente sobre a UFC-G (UFC granulócitos), embora também possa desempenhar um papel sinérgico com a IL-3 e o GM-CSF na estimulação de outras linhagens celulares. O G-CSF intensifica as atividades fagocíticas e citotóxicas dos neutrófilos. Além disso, reduz a inflamação ao inibir a IL-1, o fator de necrose tumoral e a IFN-γ. O G-CSF também mobiliza as células hematopoiéticas primitivas, incluindo células-tronco hematopoiéticas, da medula óssea para o sangue periférico (Sheridan et al., 1992). Essa observação praticamente transformou a prática do transplante de células-tronco, de modo que, hoje, mais de 90% de todos esses procedimentos utilizam células do sangue periférico mobilizadas pelo G-CSF como produto doador de células-tronco.

Fator estimulador das colônias de granulócitos-macrófagos

O fator estimulador das colônias de granulócitos-macrófagos (GM-CSF) recombinante humano (*sargramostim*) é uma glicoproteína de 127 aminoácidos. O principal efeito terapêutico do *sargramostim* consiste na estimulação da mielopoiese.

A aplicação clínica inicial do *sargramostim* foi em pacientes submetidos a transplante de medula óssea autóloga. Ao encurtar a duração da neutropenia, a morbidade associada ao transplante foi significativamente diminuída, sem alteração da sobrevida em longo prazo ou do risco de induzir recidiva precoce do processo maligno (Brandt et al., 1988).

O papel desempenhado pela terapia com GM-CSF no transplante alogênico não está perfeitamente esclarecido. Seu efeito sobre a recuperação de neutrófilos é menos pronunciado em pacientes que recebem tratamento profilático para a doença do enxerto *versus* hospedeiro (DEVH). Entretanto, o GM-CSF pode melhorar a sobrevida dos pacientes transplantados que apresentam falha precoce do enxerto (Nemunaitis et al., 1990).

O GM-CSF foi também utilizado para mobilizar células progenitoras CD34-positivas para a coleta de células-tronco do sangue periférico (PBSC) para transplante após quimioterapia mieloablativa (Haas et al., 1990). O *sargramostim* tem sido utilizado para encurtar o período de neutropenia e reduzir a morbidade em pacientes submetidos à quimioterapia intensiva para câncer (Gerhartz et al., 1993). Além disso, estimula a mielopoiese em alguns pacientes com neutropenia cíclica, mielodisplasia, anemia aplásica ou neutropenia associada à Aids.

O *sargramostim* é administrado por injeção subcutânea ou por infusão intravenosa lenta, em doses de 125 a 500 μg/m² por dia. Os níveis plasmáticos de GM-CSF aumentam rapidamente após injeção subcutânea e, em seguida, declinam com $t_{1/2}$ de 2 a 3 horas. Quando administradas por via intravenosa, as infusões devem ser mantidas por 3 a 6 horas. Com o início da terapia, observa-se uma redução transitória na contagem absoluta de leucócitos, secundária à marginação celular e sequestro vascular pulmonar. Essa redução é seguida de aumento bifásico dependente da dose nas contagens de leucócitos no decorrer dos próximos 7 a 10 dias. Com a suspensão do fármaco, a contagem de leucócitos retorna a seus valores basais dentro de 2 a 10 dias. Quando o GM-CSF é administrado em doses mais baixas, a resposta é primariamente neutrofílica, enquanto se observa a ocorrência de monocitose e de eosinofilia com doses mais altas. Após transplante de células-tronco hematopoiéticas ou quimioterapia intensiva, o *sargramostim* deve ser administrado diariamente, durante o período de neutropenia máxima, até observar uma elevação duradoura na contagem dos granulócitos. É essencial efetuar contagens hematológicas frequentes para evitar uma elevação excessiva na contagem dos granulócitos. Entretanto, as doses mais altas estão associadas a efeitos adversos mais pronunciados, incluindo dor óssea, mal-estar, sintomas semelhantes a gripe, febre, diarreia, dispneia e exantema. Em pacientes sensíveis, ocorre uma reação aguda à primeira dose, caracterizada por rubor, hipotensão, náuseas, vômitos e dispneia, com queda da saturação de oxigênio arterial causada pelo sequestro dos granulócitos na circulação pulmonar. Com a administração prolongada, alguns pacientes podem desenvolver uma síndrome de extravasamento capilar, com edema periférico, bem como derrames pleural e pericárdico. Outros efeitos adversos graves incluem arritmias supraventriculares transitórias, dispneia e elevação dos níveis séricos de creatinina, bilirrubina e enzimas hepáticas.

Fator estimulador das colônias de granulócitos

O fator estimulador das colônias de granulócitos (G-CSF) recombinante humano, o *filgrastim*, é uma glicoproteína de 175 aminoácidos. A principal ação do *filgrastim* consiste em estimular a UFC-G a aumentar a produção de neutrófilos (ver Fig. 45-1). Atualmente, dispõe-se de várias formas de G-CSF, incluindo duas formas peguiladas de ação mais longa (*pegfilgrastim* e *lipegfilgrastim*), *tbo-filgrastim* e *filgrastim-sndz* biossimilar. A via de aprovação do biossimilar ainda não tinha sido estabelecida na época da Biologics Licence Application, do *tbo-filgrastim*, porém seus parâmetros farmacocinéticos, segurança e eficácia não diferem substancialmente daqueles do *filgrastim*.

O *filgrastim* é eficaz no tratamento da neutropenia grave após transplante de células-tronco hematopoiéticas autólogas e quimioterapia em altas doses (Lieschke e Burgess, 1992). À semelhança do GM-CSF, o *filgrastim* encurta o período de neutropenia grave e diminui a morbidade secundária a infecções bacterianas e fúngicas (Hammond et al., 1989). O G-CSF também é eficaz no tratamento das neutropenias congênitas graves. A terapia com *filgrastim* pode melhorar as contagens de neutrófilos em alguns pacientes com mielodisplasia ou lesão medular (anemia aplásica moderadamente grave ou infiltração tumoral da medula óssea). A neutropenia que ocorre em pacientes com Aids tratados com *zidovudina* também pode ser revertida de modo parcial ou totalmente.

O *filgrastim* é utilizado rotineiramente em pacientes submetidos à coleta de PBSC para transplante de células-tronco. Promove a liberação de células progenitoras CD34⁺ da medula óssea, reduzindo o número de coletas necessárias para transplante. A mobilização de células-tronco na circulação induzida pelo G-CSF também tem o potencial de aumentar o reparo de outros órgãos lesionados nos quais as PBSC podem desempenhar um papel. Os enxertos de PBSC apresentam uma maior dose de células e um número ligeiramente maior de células progenitoras condicionadas do que os enxertos de medula em estado de equilíbrio, possibilitando um enxerto mais rápido e uma reconstituição imunológica também mais rápida.

O *filgrastim* é administrado por injeção subcutânea ou infusão intravenosa (durante pelo menos 30 minutos), em doses de 1 a 20 μg/kg/dia. A dose inicial habitual no paciente submetido à quimioterapia mielossupressora é de 5 μg/kg/dia, arredondada para o tamanho de frasco mais próximo, por exemplo, 300 ou 480 μg por dia. A distribuição e a taxa de depuração do plasma ($t_{1/2}$ de 3,5 horas) são semelhantes em ambas as vias de administração. À semelhança da terapia com GM-CSF, o G-CSF administrado após transplante de células-tronco hematopoiéticas ou quimioterapia intensiva para o câncer aumenta a produção de granulócitos e encurta o período de neutropenia grave. Devem ser realizadas contagens hematológicas frequentes para determinar a eficácia do tratamento e orientar o ajuste da dose. Em pacientes submetidos à quimioterapia mielossupressora intensiva, pode ser necessária a administração diária de G-CSF por 14 a 21 dias ou mais para corrigir a neutropenia.

Uma meia-vida prolongada possibilita a administração de dose única de *pegfilgrastim*, em vez de administração diária. A dose recomendada de *pegfilgrastim* é fixada em 6 mg para pacientes com peso corporal de 20 kg; é administrado por via subcutânea, 1 vez para cada ciclo de quimioterapia. Devido à sensibilidade potencial das células mieloides em divisão à quimioterapia citotóxica, o *pegfilgrastim* normalmente é administrado 24 horas após a quimioterapia e pelo menos 14 dias antes da próxima dose planejada de quimioterapia (Lyman et al., 2017).

Reações adversas

As reações adversas ao *filgrastim* incluem dor óssea leve a moderada em pacientes em uso de altas doses durante um período prolongado, reações cutâneas locais após injeção subcutânea e, raramente, vasculite necrosante cutânea. Os pacientes com história de hipersensibilidade a proteínas produzidas por *Escherichia coli* não devem receber o fármaco; o mesmo se aplica a pacientes com anemia falciforme, visto que foi constatado que ele precipita crises graves e até mesmo morte. Foi observado o desenvolvimento de esplenomegalia leve a moderada em pacientes submetidos à terapia prolongada.

Em 2004 e 2006, foram publicados dois artigos sugerindo que doadores de células-tronco previamente sadios, aos quais foi administrado G-CSF humano para mobilização, apresentaram alterações das células medulares relacionadas ao desenvolvimento de neoplasia maligna futura. Estudos anteriores mostraram um aumento na incidência de leucemia mieloide em pacientes com câncer de mama que receberam G-CSF para tratamento da neutropenia. Todavia, um cuidadoso acompanhamento não conseguiu demonstrar qualquer aumento significativo da leucemia mieloide em doadores de células-tronco normais aos quais foi administrado G-CSF.

Seleção das preparações disponíveis

Existem dados comparativos limitados de ensaio clínico controlado randomizado e dados insuficientes para recomendar um CSF em relação a outros para prevenção primária da neutropenia febril. Na prática, a maioria das instituições usa G-CSF, em vez de GM-CSF. As diretrizes da American Society of Clinical Oncology sustentam o uso de todas as preparações de G-CSF, incluindo biossimilares (Smith et al., 2015).

Fatores de crescimento trombopoiéticos

Interleucina-11

A IL-11 é uma citocina que estimula a hematopoiese, o crescimento das células epiteliais intestinais e a osteoclastogênese, enquanto inibe a adipogênese. A IL-11 também intensifica a maturação dos megacariócitos *in vitro*. A IL-11 recombinante humana, a oprelvecina ($t_{1/2}$ de cerca de 7 horas), leva a uma resposta trombopoiética em 5 a 9 dias quando administrada diariamente a indivíduos normais.

O fármaco é administrado na dose de 25 a 50 μg/kg/dia por via subcutânea. A *oprelvecina* foi aprovada para uso em pacientes submetidos a quimioterapia para neoplasias malignas não mieloides que apresentam trombocitopenia grave (contagem de plaquetas < 20×10^9/L), sendo administrada até um retorno das contagens de plaquetas para mais de 100×10^9/L. As principais complicações da terapia são retenção hídrica e sintomas cardíacos associados, como taquicardia, palpitação, edema e dispneia; essas complicações representam um problema importante em pacientes idosos e, com frequência, exigem terapia concomitante com diuréticos. Foi também relatada a ocorrência de visão embaçada, exantema ou eritema no local de injeção e parestesias.

Trombopoietina

A trombopoietina (TPO), uma glicoproteína produzida pelo fígado, pelas células do estroma medular e por outros órgãos, é o principal regulador da produção de plaquetas. Duas formas de TPO recombinante foram testadas para uso clínico. Uma delas é uma versão truncada da proteína nativa, denominada fator de crescimento e desenvolvimento dos megacariócitos humanos recombinante (rHuMGDF), que é modificado de modo covalente com polietilenoglicol para aumentar a $t_{1/2}$ na circulação. A segunda forma é o polipeptídeo de comprimento total, denominado trombopoietina humana recombinante (rHuTPO). Embora se tenha constatado que a sua administração a indivíduos com trombocitopenia em ensaios clínicos fosse segura, o uso do rHuMGDF em um ensaio clínico de doadores de plaquetas normais, com a intenção de reforçar a quantidade de plaquetas doadas, levou à trombocitopenia do doador em vários indivíduos, devido à imunogenicidade desse agente (Li et al., 2001). Essa experiência levou ao abandono de ambos os agentes para uso clínico e ao desenvolvimento de pequenos mimetizadores moleculares da TPO recombinante, denominados agonistas do receptor da trombopoietina (TPO-RA ou TRA), também chamados de mimetizadores da TPO.

Agonistas dos receptores de trombopoietina

Os agonistas do receptores da trombopoietina estimulam a produção de megacariócitos e plaquetas na medula por meio de ativação do receptor de TPO. Os TRA são aprovados pela FDA para uso em pacientes com trombocitopenia imune (TPI), e vários estão aprovados para pacientes com doença hepática agendados para cirurgia. O *romiplostim* contém quatro cópias de um pequeno peptídeo que se liga com alta afinidade ao receptor de TPO, enxertado em um arcabouço de imunoglobulina. O *romiplostim* é seguro e eficaz em pacientes com TPI (Kuter et al., 2008). O fármaco é administrado semanalmente por injeção subcutânea, iniciando com uma dose de 1 μg/kg, titulada para um máximo de 10 μg/kg, até que a contagem de plaquetas aumente acima de 50×10^9/L.

Os outros agentes aprovados são considerados TRA não peptídicos, derivados de triagens de pequenas moléculas à procura de substâncias químicas que se ligam ao receptor de TPO e o ativam. O *eltrombopague* é um pequeno TRA orgânico que é administrado por via oral; a dose inicial recomendada é de 50 mg/dia, titulada para 75 mg, dependendo da resposta das plaquetas. Utiliza-se uma dose menor (25 mg/dia) em pacientes de ascendência asiática ou com comprometimento da função hepática. O *avatrombopague* é outro agente não peptídico oral que é mais potente do que o *eltrombopague* e tem restrições dietéticas ou necessidade menos rigorosas de monitoramento das provas de função hepática do que o *eltrombopague*. O *avatrombopague* é aprovado para o tratamento de pacientes com TPI crônica que apresentam resposta insuficiente ao tratamento anterior (Bussel et al., 2014), bem como para adultos com doença hepática crônica e trombocitopenia agendados para cirurgia. Para esses últimos pacientes, o *avatrombopague* é iniciado 10 a 13 dias antes do procedimento agendado e administrado por 5 dias consecutivos, de modo que a cirurgia seja 5 a 8 dias após a última dose (Terrault et al., 2014). O *lusutrombopague*, outro TRA não peptídico oral, também é aprovado para aumentar as contagens de plaquetas em pacientes com trombocitopenia no contexto de doença hepática, que estão agendados para cirurgia eletiva (Peck-Radosavljevic et al., 2019).

Os usos clínicos dos TRA incluem o tratamento de pacientes com trombocitopenia imune crônica, trombocitopenia associada à hepatite C crônica, anemia aplásica grave e trombocitopenia associada à doença hepática crônica (pré-procedimento, conforme delineado anteriormente). Os TRA estão em fase de investigação para uso no aumento das contagens de plaquetas em pacientes com SMD, trombocitopenia congênita devido à mutação da miosina-9 de cadeia pesada muscular (MYH9), trombocitopenia associada ao HIV, lesão por radiação e trombocitopenia induzida por quimioterapia.

Os riscos dos TRA incluem trombose. O *eltrombopague* foi associado a um risco de trombose da veia porta em pacientes com doença hepática avançada, embora muitos casos tivessem contagens de plaquetas superiores a 200.000/μL, e podem ter ocorrido outras causas de trombose. O risco de trombose não foi observado em ensaios clínicos de *avatrombopague* ou *lusutrombopague* pré-procedimento, talvez devido à duração limitada dos ensaios clínicos. O risco de trombose não aumentou em pacientes com TPI crônica tratados com TRA em comparação com placebo. Foi constatado que pacientes tratados com TRA desenvolvem fibrose da medula óssea que geralmente é reversível e não está associada ao desenvolvimento de outras citopenias (Janssens et al., 2016). Tendo em vista o tempo de sobrevida curto das plaquetas, particularmente em pacientes com TPI, as contagens de plaquetas podem cair de maneira precipitada após a interrupção abrupta do TRA, mesmo abaixo do valor basal anterior. Essa trombocitopenia de rebote foi observada em ensaios clínicos, que exigiram a suspensão completa do tratamento para contagens de plaquetas acima de 400.000/μL. Embora esse esquema de dosagem tenha sido adotado no rótulo do produto, os pacientes devem ser rigorosamente monitorados à procura de grandes flutuações na contagem de plaquetas.

Deficiência de ferro e outras anemias hipocrômicas

Biodisponibilidade do ferro

O ferro é encontrado no meio ambiente em grande parte na forma de óxido e hidróxido férrico e polímeros. Nesse estado, sua disponibilidade biológica é limitada, a não ser que seja solubilizado por agentes ácidos ou quelantes. Por exemplo, as bactérias e algumas plantas produzem agentes quelantes de alta afinidade que extraem o ferro do meio ambiente. A maioria dos mamíferos tem pouca dificuldade para adquirir ferro, sendo essa propriedade explicada pela ampla ingestão de ferro e, talvez também, pela maior eficiência na sua absorção. Entretanto, os seres humanos parecem representar uma exceção. Embora o aporte dietético total de ferro elementar nos seres humanos ultrapasse geralmente as necessidades, a biodisponibilidade do ferro na dieta é limitada.

PERSPECTIVA HISTÓRICA

A compreensão moderna sobre o metabolismo do ferro começou em 1937, com o trabalho de McCance e Widdowson sobre a absorção e a excreção de ferro, bem como com as determinações do ferro no plasma por Heilmeyer e Plotner (Beutler, 2002). Em 1947, Laurell descreveu uma proteína transportadora de ferro no plasma que denominou *transferrina* (Laurell, 1951). Aproximadamente ao mesmo tempo, Hahn e colaboradores usaram radioisótopos para medir a absorção do ferro e definir o papel da mucosa intestinal na regulação dessa função (Hahn, 1948). Na década seguinte, Huff e colaboradores iniciaram estudos isotópicos do metabolismo interno do ferro. O desenvolvimento subsequente de determinações clínicas práticas dos níveis séricos de ferro, da saturação da transferrina, ferritina plasmática e protoporfirina eritrocitária permitiu a definição e a detecção do estado dos reservas corporais de ferro e da eritropoiese com deficiência de ferro. Em 1994, Feder e colaboradores identificaram o gene *HFE* (*High Fe*, Proteína da Hemocromatose Hereditária ou Regulador do Ferro Homeostático), que é mutado na hemocromatose tipo 1 (Feder et al., 1996). Subsequentemente, Ganz e colaboradores descobriram um peptídeo produzido pelo fígado, que foi denominado *hepcidina* (Park et al., 2001). Atualmente, sabe-se que a hepcidina é o principal regulador da homeostasia do ferro, desempenhando um papel na anemia de doenças crônicas (Ganz e Nemeth, 2011).

A deficiência de ferro constitui a causa nutricional mais comum de anemia nos seres humanos. Pode ser causada pelo aporte inadequado de ferro, má absorção, perda de sangue ou aumento das necessidades, conforme observado durante a gravidez. Quando grave, a deficiência resulta em anemia microcítica hipocrômica característica. Além de seu papel na hemoglobina, o ferro é um componente essencial da mioglobina, das enzimas contendo heme (p. ex., citocromos, catalase e peroxidase) e enzimas de metaloflavoproteína (p. ex., xantinoxidase e α-glicerofosfato-oxidase). A deficiência de ferro pode afetar o metabolismo no músculo, independentemente do efeito da anemia sobre o aporte de O_2. Isso pode refletir uma redução na atividade das enzimas mitocondriais que dependem do ferro. A deficiência de ferro também foi associada a problemas de comportamento e aprendizagem em crianças, a anormalidades no metabolismo das catecolaminas e, possivelmente, a um comprometimento na produção de calor.

Metabolismo do ferro

A reserva corporal de ferro é dividida entre compostos essenciais que contêm ferro e ferro em excesso, que é mantido armazenado (Tab. 45-2). A *hemoglobina* domina a fração essencial. Cada molécula de hemoglobina contém 4 átomos de ferro, totalizando 1,1 mg (20 μmol) de ferro/mL de eritrócitos. Outras formas de ferro essencial incluem a *mioglobina* e uma variedade de enzimas dependentes de ferro hêmico e não hêmico. A *ferritina* é um complexo de armazenamento de proteína-ferro que ocorre na forma de moléculas individuais ou em agregados. A *apoferritina* (peso

TABELA 45-2 ■ CONTEÚDO CORPORAL DE FERRO

	mg de Fe/kg de peso corporal	
	HOMEM	MULHER
Ferro essencial		
Hemoglobina	31	28
Mioglobina e enzimas	6	5
Ferro de armazenamento	13	4
Total	50	37

molecular de cerca de 450 kDa) é composta de 24 subunidades polipeptídicas, que formam uma camada externa em torno de uma cavidade de armazenamento para o fosfato de óxido férrico hidratado polinuclear. Mais de 30% do peso da ferritina podem consistir em ferro (4.000 átomos de ferro por molécula de ferritina). A ferritina em agregados, designada como *hemossiderina* e visível à microscopia óptica, constitui cerca de um terço das reservas normais. Os dois locais predominantes de armazenamento do ferro são o sistema reticuloendotelial e os hepatócitos.

A troca interna de ferro é efetuada pela proteína plasmática *transferrina*, uma glicoproteína de 76 kDa, que possui dois sítios de ligação para o ferro férrico. O ferro é liberado da transferrina em locais intracelulares através de receptores específicos de transferrina na membrana plasmática. O complexo ferro-transferrina liga-se ao receptor, e o complexo ternário é internalizado através de depressões revestidas com clatrina por endocitose mediada pelo receptor. Uma ATPase bombeadora de prótons reduz o pH do compartimento vesicular intracelular (os endossomos) para cerca de 5,5. Subsequentemente, o ferro dissocia-se e o receptor retorna com a apotransferrina até a superfície celular, onde ela é liberada no meio extracelular. As células regulam a expressão dos receptores de transferrina e da ferritina intracelular em resposta ao suprimento de ferro (De Domenico et al., 2008). A síntese de receptores de apoferritina e transferrina é regulada na pós-transcrição por duas proteínas reguladoras do ferro, IRP1 e IRP2. Essas proteínas reguladoras do ferro (IRP) são proteínas ligantes do RNA citosólicas que se ligam a elementos reguladores do ferro (IRE) presentes nas regiões 5' ou 3' não traduzidas do mRNA que codificam os receptores da apoferritina e transferrina, respectivamente. A ligação dessas IRP ao 5' IRE do mRNA da apoferritina freia a tradução, enquanto a ligação ao 3' IRE do mRNA que codifica os receptores da transferrina potencializa a estabilidade da transcrição, aumentando, assim, a produção da proteína.

O fluxo de ferro pelo plasma um total de 30 a 40 mg/dia no adulto (cerca de 0,46 mg/kg de peso corporal). A principal circulação interna do ferro envolve o éritron e as células reticuloendoteliais (Fig. 45-4). Cerca de 80% do ferro no plasma dirigem-se à medula eritroide, onde são acondicionados em eritrócitos novos, que normalmente circulam durante cerca de 120 dias antes de serem catabolizados pelo sistema reticuloendotelial. Nesse momento, uma fração do ferro retorna imediatamente ao plasma, ligada à transferrina, enquanto outra porção é incorporada nas reservas de ferritina das células reticuloendoteliais e retorna à circulação de modo mais gradual. Na presença de anormalidades na maturação dos eritrócitos, a fração predominante do ferro assimilada pela medula eritroide pode localizar-se rapidamente nas células reticuloendoteliais à medida que os precursores eritroides defeituosos são degradados, processo denominado *eritropoiese ineficaz*. A taxa de renovação do ferro no plasma pode ser reduzida à metade ou mais na aplasia eritroide, sendo todo o ferro dirigido aos hepatócitos para armazenamento.

O corpo humano conserva em grau notável suas reservas de ferro. Apenas 10% do total são perdidos por ano por um homem normal (i.e., cerca de 1 mg/dia). Dois terços desse ferro são excretados pelo trato gastrintestinal na forma de eritrócitos extravasados, ferro na bile e ferro nas células da mucosa esfoliadas. O restante responde por pequenas quantidades de ferro na pele descamada e na urina. Ocorrem perdas adicionais de ferro nas mulheres devido à menstruação. Embora a perda média em mulheres que menstruam seja de cerca de 0,5 mg/dia, 10% das mulheres perdem mais de 2 mg/dia. A gravidez e a lactação impõem uma necessidade ainda maior de ferro (Tab. 45-3). Outras causas de perda de ferro incluem a doação de

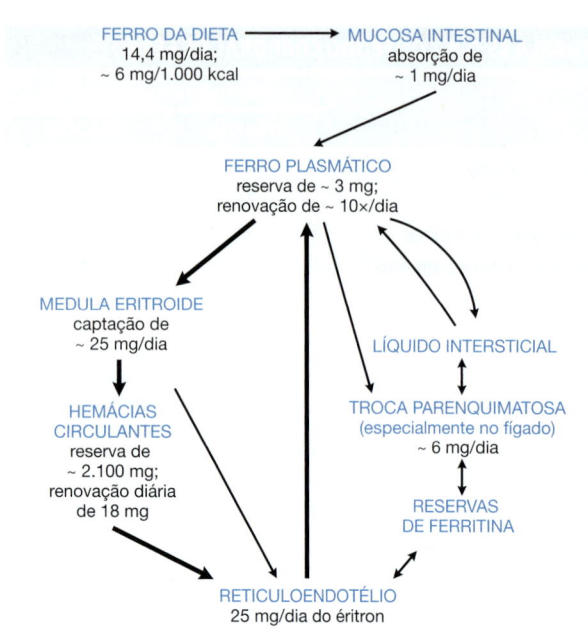

```
FERRO DA DIETA ────────► MUCOSA INTESTINAL
14,4 mg/dia;                absorção de
~ 6 mg/1.000 kcal           ~ 1 mg/dia
                    │
                    ▼
            FERRO PLASMÁTICO
            reserva de ~ 3 mg;
            renovação de ~ 10×/dia

    MEDULA ERITROIDE
    captação de
    ~ 25 mg/dia              LÍQUIDO INTERSTICIAL

    HEMÁCIAS               TROCA PARENQUIMATOSA
    CIRCULANTES            (especialmente no fígado)
    reserva de                  ~ 6 mg/dia
    ~ 2.100 mg;
    renovação diária          RESERVAS
    de 18 mg                  DE FERRITINA

            RETICULOENDOTÉLIO
            25 mg/dia do éritron
```

Figura 45-4 *Metabolismo do ferro nos seres humanos (com omissão de sua eliminação).*

sangue, o uso de agentes anti-inflamatórios que causam sangramento da mucosa gástrica e doença GI com sangramento associado.

As perdas fisiológicas limitadas de ferro reforçam a importância primária da absorção como determinante do conteúdo de ferro corporal (Garrick e Garrick, 2009). Após a acidificação e a digestão parcial do alimento no estômago, o ferro é apresentado à mucosa intestinal na forma de ferro inorgânico ou ferro hêmico. Uma ferrirredutase, um citocromo B duodenal, que está localizada na superfície luminal das células absortivas do duodeno e da parte proximal do intestino delgado, reduz o ferro ao estado ferroso, que é o substrato para o transportador de metais divalentes (íons) 1 (DMT1, SLC11A2). O DMT1 transporta o ferro pela membrana basolateral, quando ele é captado por outro transportador, a *ferroportina* (Fpn; SLC40A1), e então reoxidado para Fe^{3+}, principalmente pela *hefaestina* (Hp, *HEPH*), uma ferroxidase transmembrana dependente do cobre. A apotransferrina liga-se ao Fe^{3+} oxidado resultante. A proteína hepática, a hepcidina, liga-se à ferroportina, induzindo a sua internalização e degradação, com consequente limitação da quantidade de ferro liberada no sangue (Camaschella, 2013). As condições que aumentam os níveis de hepcidina, como inflamação, podem resultar em diminuição da absorção intestinal de ferro, redução dos níveis séricos de ferro e ferro disponível inadequado para o desenvolvimento dos eritrócitos. Por outro lado, quando os níveis de hepcidina estão baixos, como na hemocromatose, ocorre sobrecarga de ferro em consequência do influxo excessivo de ferro mediado pela ferroportina.

O polimorfismo genético e a consequente disfunção da hepcidina ou de proteínas que regulam a expressão podem resultar em níveis inadequados de hepcidina, causando hemocromatose hereditária (Pietrangelo, 2016). Isso pode ser devido ao polimorfismo do *HFE* (*proteína da hemocromatose hereditária rica em Fe, regulador homeostático do ferro*), resultando em uma troca Cys → Tyr na posição 282 (C282Y) na proteína HFE, ou a mutações patogênicas na hepcidina (*HAMP*), ferroportina (*FPN*), hemojuvelina (*HJV*) ou receptor de transferrina 2 (*TfR2*). O fenótipo pode variar, desde grave, como na hemocromatose de início juvenil-*HJV* ou -*HAMP*, até formas relativamente mais leves de hemocromatose de início na vida adulta, em consequência de defeitos no *FPN* ou *TfR2*. A hemocromatose adquirida pode resultar de quantidades excessivas de ferro parenteral, como as que podem ocorrer em múltiplas transfusões para anemia hereditária ou anemia aplásica adquirida, da perda da massa hepática produzida pela hepcidina ou de fatores associados a doenças, como hepatite C ou alcoolismo crônico, que compromete a produção de hepcidina.

Necessidades de ferro; disponibilidade do ferro na dieta

Os homens adultos só precisam absorver 13 μg de ferro/kg de peso corporal/dia (cerca de 1 mg/dia), enquanto as mulheres que menstruam necessitam de cerca de 21 μg/kg (cerca de 1,4 mg) por dia. Nos últimos dois trimestres de gestação, as necessidades aumentam para cerca de 80 μg/kg (5 a 6 mg) por dia; os lactentes têm necessidades semelhantes, devido a seu rápido crescimento (Tab. 45-4).

A diferença entre o suprimento dietético e as necessidades é refletida no tamanho das reservas de ferro, baixas ou ausentes quando o equilíbrio de ferro se encontra precário, enquanto se mostram altas quando esse equilíbrio é favorável. Dessa forma, as reservas de ferro são desprezíveis nos lactentes depois do terceiro mês de vida e nas mulheres grávidas depois do primeiro trimestre. As mulheres que menstruam têm aproximadamente um terço do ferro armazenado encontrado em homens adultos (ver Tab. 45-2).

Embora o conteúdo de ferro da dieta seja importante, a biodisponibilidade do ferro no alimento tem maior importância nutricional. O ferro heme, que representa apenas 6% do ferro dietético, está muito mais disponível, e sua absorção não depende da composição da dieta, constituindo, portanto, 30% do ferro absorvido (Conrad e Umbreit, 2000). A fração não heme representa a maior quantidade de ferro dietético ingerida por indivíduos economicamente desfavorecidos. Em uma dieta vegetariana, o ferro não heme é muito pouco absorvido devido à ação inibitória de uma variedade de componentes dietéticos, particularmente fosfatos. O ácido ascórbico e a carne facilitam a absorção do ferro não heme. Nos países desenvolvidos, a dieta normal do adulto contém aproximadamente 6 mg de ferro por 1.000 calorias, proporcionando um aporte diário médio de ferro de 12 a 20 mg no homem adulto e de 8 a 15 mg na mulher adulta. Os alimentos ricos em ferro (> 5 mg/100 g) incluem vísceras, como fígado e coração, levedo de cerveja, gérmen de trigo, gema de ovo, ostras e certos feijões secos e frutas; os alimentos pobres em ferro (< 1 mg/100 g) incluem o leite e seus derivados e a maioria dos vegetais não verdes. O ferro também pode ser acrescentado a partir do cozimento dos alimentos em panelas de ferro. Na avaliação do aporte dietético de ferro, é importante considerar não apenas a quantidade ingerida, mas também a biodisponibilidade do ferro.

Deficiência de ferro

A prevalência da anemia ferropriva nos Estados Unidos é da ordem de 1 a 4% e depende do estado econômico da população (McLean et al., 2009). Nos países em desenvolvimento, até 20 a 40% dos lactentes e das gestantes podem ser afetados. Foi obtido um melhor equilíbrio do ferro com a prática de enriquecimento da farinha, o uso de fórmulas lácteas enriquecidas com ferro para lactentes e a prescrição de suplementos de ferro medicinal durante a gravidez.

A anemia ferropriva é causada pela ingestão dietética inadequada de ferro para suprir as necessidades normais (deficiência nutricional de ferro), pela perda de sangue ou por alguma interferência na absorção do

TABELA 45-3 ■ NECESSIDADES DE FERRO DURANTE A GRAVIDEZ

	QUANTIDADE MÉDIA DE FERRO (mg)
Expansão da massa eritrocitária materna	450
Necessidades e carga de ferro fetal	270
Necessidade e armazenamento de ferro placentário	90
Perda de sangue	
Perda de sangue materno basal	230
Perda de sangue durante o parto	150
NECESSIDADE TOTAL DE FERRO DURANTE A GRAVIDEZ	**1.190**

Quantidades de ferro estimadas durante a gravidez, com base em uma mulher de 54,5 kg.

Fonte: As necessidades de ferro e o equilíbrio do ferro durante a gravidez foram recentemente revisados (Fisher AL, Nemeth E. Iron homeostasis during pregnancy. *Am J Clin Nutr*, **2017**, *106*(suppl 6):1567S–1574S; Georgieff MK. Iron deficiency in pregnancy. *Am J Obstet Gynecol*, **2020**, 223:516–524).

TABELA 45-4 ■ NECESSIDADE DE ABSORÇÃO DIÁRIA DE FERRO

INDIVÍDUO	NECESSIDADE DE FERRO (µg/kg)	FERRO DISPONÍVEL EM DIETA DEFICIENTE-DIETA ADEQUADA (µg/kg)	FATOR DE SEGURANÇA: DISPONÍVEL/NECESSIDADE
Lactente	67	33-66	0,5-1
Criança	22	48-96	2-4
Adolescente (sexo masculino)	21	30-60	1,5-3
Adolescente (sexo feminino)	20	30-60	1,5-3
Adulto (homem)	13	26-52	2-4
Adulto (mulher)	21	18-36	1-2
Da metade da gravidez até o final	80	18-36	0,22-0,45

Os números nas colunas 2 e 3 referem-se à absorção de ferro pelo trato GI em microgramas por quilograma de peso corporal. Conforme assinalado na Figura 45-4, dos 14,4 mg do ferro da dieta apresentados diariamente ao trato GI, apenas cerca de 1 mg é absorvido. Ver texto para os fatores específicos que influenciam a absorção do ferro e a absorção diferencial do ferro heme *versus* ferro não heme.

ferro (Camaschella, 2015). A deficiência de ferro mais grave resulta geralmente da perda de sangue, seja pelo trato gastrintestinal ou, nas mulheres, pelo útero. Por fim, o tratamento dos pacientes com *eritropoietina* pode resultar em deficiência funcional de ferro. A deficiência de ferro em lactentes e crianças de pouca idade pode levar a distúrbios do comportamento e comprometer o desenvolvimento, o que pode não ser totalmente reversível. Nas crianças, a deficiência de ferro também pode levar a risco aumentado de toxicidade do chumbo secundária à pica e a um aumento na absorção de metais pesados. Os prematuros e os lactentes com baixo peso ao nascer correm maior risco de desenvolver deficiência de ferro, particularmente se não forem amamentados ou se não receberem fórmulas lácteas enriquecidas com ferro (Finch, 2015). Depois dos 2 a 3 anos de idade, a necessidade de ferro declina até a adolescência, quando o rápido crescimento combinado a hábitos dietéticos irregulares novamente aumenta o risco de deficiência de ferro. As adolescentes correm maior risco; a ingestão dietética de ferro pela maioria das meninas entre 11 e 18 anos de idade é insuficiente para suprir as necessidades.

Tratamento da deficiência de ferro

Princípios terapêuticos gerais

A resposta da anemia ferropriva à ferroterapia é influenciada por diversos fatores, incluindo a gravidade da anemia, a capacidade do paciente de tolerar e absorver o ferro oral e a presença de outras doenças complicadas, como as que resultam em perda crônica de sangue ou defeitos anatômicos ou fisiológicos que interferem na absorção oral de ferro. A eficácia terapêutica é mais bem avaliada pelo consequente aumento observado na taxa de produção de eritrócitos. A magnitude da resposta medular à ferroterapia é proporcional à gravidade da anemia (nível de estimulação da eritropoietina) e à quantidade de ferro apresentada aos precursores da medula óssea.

Do ponto de vista clínico, a eficácia da ferroterapia é mais bem avaliada pela resposta dos reticulócitos e pela elevação dos níveis de hemoglobina ou do hematócrito. Não se observa aumento da contagem dos reticulócitos durante pelo menos 4 a 7 dias após o início da terapia. A detecção de um aumento nos níveis de hemoglobina leva ainda mais tempo. A decisão quanto à eficácia do tratamento só deve ser feita depois 4 semanas após a instituição do tratamento. Um aumento de 2 g/dL ou mais na concentração de hemoglobina nessa ocasião deve ser considerado como resposta positiva, desde que nenhuma outra modificação no estado clínico do paciente seja responsável pela melhora observada e pressupondo que o paciente não tenha recebido nenhuma transfusão.

Se a resposta ao tratamento com ferro for inadequada, é preciso reconsiderar o diagnóstico. Deve-se efetuar uma avaliação laboratorial completa e deve-se investigar a adesão inadequada do paciente ao tratamento ou a presença de doença inflamatória concomitante. Naturalmente, deve-se pesquisar também uma fonte de sangramento contínuo. Se não for possível encontrar nenhuma outra explicação, deve-se considerar uma avaliação da capacidade do paciente de absorver o ferro oral. Não existe justificativa para manter simplesmente a ferroterapia oral além de 3 a 4 semanas se não for obtida uma resposta favorável.

Para pacientes tratados com ferro oral, uma vez demonstrada uma resposta, a terapia pode ser estendida além da normalização da hemoglobina se for desejável repor as reservas de ferro. Essa reposição pode exigir um período de tempo considerável, visto que a taxa de absorção do ferro pelo intestino diminui acentuadamente à medida que as reservas de ferro estão sendo reconstituídas. O uso profilático de ferro oral deve ser reservado para pacientes de alto risco, incluindo gestantes, mulheres com perda excessiva de sangue menstrual e lactentes. Os suplementos de ferro também podem ser valiosos para lactentes em rápido crescimento que estejam consumindo dietas abaixo do padrão e para adultos com causa identificada de sangramento crônico. À exceção dos lactentes, nos quais o uso de fórmulas lácteas suplementadas é rotineiro, não se deve incentivar o uso de misturas de vitaminas e minerais de venda livre para evitar o desenvolvimento de deficiência de ferro.

O tratamento parenteral com ferro pode ser necessário para pacientes com perda excessiva e crônica de sangue que ultrapasse a capacidade de absorção oral do ferro ou para pacientes com condições anatômicas ou fisiológicas que impedem uma absorção suficiente. Várias formulações permitem a rápida reposição das reservas de ferro com risco muito menor de anafilaxia do que os produtos anteriores de ferrodextrana de alto peso molecular.

Terapia com ferro oral

O sulfato ferroso administrado por via oral constitui, com frequência, o tratamento de escolha da deficiência de ferro, devido à custo-efetividade, particularmente em locais com poucos recursos. A capacidade do paciente de tolerar e absorver o ferro medicinal é um fator essencial na determinação da taxa de resposta à terapia com ferro oral. O intestino delgado regula a absorção e, com doses crescentes de ferro oral, limita sua entrada na corrente sanguínea, proporcionando um limiar natural da quantidade de ferro que pode ser suprida com terapia oral. No paciente com anemia ferropriva moderadamente grave, as doses toleráveis de ferro oral fornecem, no máximo, 40 a 60 mg de ferro por dia à medula eritroide. É a quantidade suficiente para taxas de produção de 2 a 3 vezes o normal.

A absorção dos sais ferrosos é cerca de 3 vezes a dos sais férricos. As variações no sal ferroso específico têm relativamente pouco efeito sobre a biodisponibilidade; sulfato, fumarato, succinato, gliconato, aspartato e outros sais ferrosos e o complexo polissacarídeo-ferri-hidrito são absorvidos aproximadamente na mesma quantidade. A dose eficaz de todos esses preparados depende do conteúdo de ferro.

Outros compostos de ferro são usados no enriquecimento de alimentos. O ferro reduzido (ferro metálico, ferro elementar) é tão eficaz quanto o sulfato ferroso, contanto que o material empregado tenha partículas de pequeno tamanho. O ferro reduzido em grandes partículas e os sais de fosfato de ferro têm biodisponibilidade muito menor. Foi constatado que o edetato férrico possui boa biodisponibilidade e tem vantagens na manutenção do aspecto e do sabor normais do alimento.

A quantidade de ferro nos comprimidos é importante. É também essencial que o revestimento do comprimido se dissolva rapidamente no estômago. Dispõe-se de preparações de liberação tardia, porém a absorção a partir dessas preparações varia. O ácido ascórbico (≥ 200 mg) aumenta a absorção do ferro medicinal em pelo menos 30%. Entretanto, o aumento de sua captação está associado a um aumento significativo na incidência de efeitos adversos. As preparações que contêm outros compostos com ação terapêutica, como vitamina B_{12}, folato ou cobalto, não são recomendadas, visto que a resposta do paciente à combinação não pode ser facilmente interpretada.

Efeitos indesejáveis das preparações orais de ferro Os efeitos adversos das preparações orais de ferro consistem em pirose, náusea, desconforto gástrico superior e diarreia ou constipação intestinal. Uma boa conduta é iniciar a terapia com uma dose pequena e, em seguida, aumentá-la de modo gradual até o nível desejado. Apenas os indivíduos com distúrbios subjacentes que aumentam a absorção do ferro correm risco de desenvolver sobrecarga de ferro (hemocromatose).

Dosagem Tradicionalmente, o tratamento de adultos com deficiência de ferro tem sido de 150 a 200 mg de ferro elementar em até três doses fracionadas (p. ex., sulfato ferroso, 325 mg, 3 vezes ao dia, equivalendo a 195 mg de ferro elementar por dia), dos quais 25 mg são absorvidos e utilizados. Todavia, essa convenção foi contestada por dados que demonstram que o uso de doses de mais de 1 vez ao dia pode ser contraproducente, diminuindo a absorção de ferro (devido a aumentos nos níveis de hepcidina) e aumentando o risco de efeitos adversos (Moretti et al., 2015). Por conseguinte, a administração de sulfato ferroso, 325 mg, 1 vez ao dia, com estômago vazio, é uma dosagem típica que maximiza a absorção, enquanto mantém uma alta tolerância (Düzen Oflas et al., 2020).

Crianças com peso de 15 a 30 kg podem tomar metade da dose média do adulto; crianças pequenas e lactentes podem tolerar doses relativamente grandes de ferro (p. ex., 5 mg/kg). Quando o objetivo é a prevenção da deficiência de ferro em mulheres grávidas, por exemplo, doses de 15 a 30 mg de ferro por dia são adequadas. A biodisponibilidade do ferro é reduzida na presença de alimento e com antiácidos concomitantes. Para obter uma resposta rápida ou para combater o sangramento contínuo, podem ser administrados até 120 mg de ferro, 4 vezes ao dia.

A duração do tratamento é determinada pela velocidade de recuperação da hemoglobina (Tab. 45-5) e pelo desejo de criar reservas de ferro. A primeira depende da gravidade da anemia. Com uma taxa diária de recuperação de 2 g de hemoglobina por litro de sangue total, a massa eritrocitária é geralmente reconstituída em 1 a 2 meses. Assim, o indivíduo com nível de hemoglobina de 50 g/L pode obter um complemento normal de 150 g/L em aproximadamente 50 dias, enquanto o indivíduo com nível de hemoglobina de 100 g/L pode levar apenas metade desse tempo. A criação de reservas de ferro necessita de muitos meses de administração de ferro oral. A taxa de absorção diminui rapidamente após a recuperação da anemia, e, após 3 a 4 meses, as reservas podem aumentar em uma taxa que não ultrapassa muito mais do que 100 mg por mês. Grande parte da estratégia de terapia contínua depende do futuro equilíbrio estimado do ferro. Os pacientes com dieta inadequada podem necessitar de terapia contínua com pequenas doses de ferro. Caso o sangramento tenha sido interrompido, não há necessidade de terapia adicional após a normalização da hemoglobina. Em caso de sangramento contínuo, é indicada a terapia em longo prazo com altas doses.

Intoxicação por ferro Os sais ferrosos em grandes quantidades são tóxicos; entretanto, os casos fatais são raros em adultos. A maioria das mortes ocorre em crianças, particularmente entre 12 e 24 meses de idade. Uma quantidade pequena de apenas 1 a 2 g de ferro pode causar morte, porém são geralmente ingeridos 2 a 10 g nos casos fatais. Todas as preparações de ferro devem ser guardadas em frascos à prova de crianças. Os sinais e sintomas de intoxicação grave podem surgir em 30 minutos após a ingestão do preparado, ou podem ocorrer mais tardiamente, depois de várias horas. Consistem em dor abdominal, diarreia ou vômitos do conteúdo gástrico marrom ou sanguinolento contendo pílulas. Os sintomas que causam maior preocupação incluem palidez ou cianose, cansaço, sonolência, hiperventilação devido à acidose e colapso cardiovascular. Caso não ocorra morte em 6 horas, pode-se observar um período transitório de recuperação aparente, seguido de morte em 12 a 24 horas. A lesão corrosiva do estômago pode resultar em estenose pilórica ou cicatrizes gástricas.

Na avaliação de uma criança que possa ter ingerido ferro, pode-se efetuar um teste de coloração para ferro do conteúdo gástrico com determinação da concentração plasmática de ferro. Se essa última for inferior a 63 μmol (3,5 mg/L), a criança não se encontra em perigo imediato. Entretanto, deve-se provocar o vômito se houver ferro no estômago e obter-se uma radiografia para avaliar o número de comprimidos que ainda estão no intestino delgado (os comprimidos de ferro são radiopacos). Quando a concentração plasmática de ferro for superior à capacidade total de ligação do ferro (63 μmol; 3,5 mg/L), deve-se administrar *desferroxamina* (ver Cap. 76). A velocidade do diagnóstico e da instituição da terapia é importante. Com tratamento precoce, a taxa de mortalidade em consequência de intoxicação por ferro pode ser reduzida de 45% para cerca de 1%. A *deferiprona* e o *deferasirox* são quelantes do ferro orais aprovados pela FDA para o tratamento de pacientes com talassemia que apresentam sobrecarga de ferro.

Terapia com ferro parenteral

A administração parenteral de ferro (ferro IV) pode ser uma alternativa efetiva ao ferro oral. Anteriormente, as formulações de ferro parenteral apresentavam maior risco de reações anafiláticas e anafilactoides. Entretanto, essa preocupação foi resolvida pelas evidências de segurança e eficácia das novas formulações de ferro IV. Assim, o ferro IV pode ser considerado mais cedo no paradigma de tratamento de pacientes com deficiência de ferro. As indicações comuns consistem em má absorção de ferro (p. ex., espru, síndrome do intestino curto), intolerância grave ao ferro oral, como suplemento de rotina na nutrição parenteral total e em pacientes tratados com eritropoietina. O ferro parenteral pode ser administrado a pacientes com deficiência de ferro para criar reservas de ferro em uma ou duas sessões, o que levaria meses para ser alcançado por via oral.

Dispõe-se de várias formulações de ferro nos Estados Unidos (Larson e Coyne, 2014). Elas incluem *ferromoxitol, ferrodextrana, gliconato férrico de sódio, ferro-sacarose, carboximaltose férrica* e *isomaltosídeo férrico* (Tab. 45-6).

Ferromoxitol O *ferromoxitol* é uma nanopartícula de óxido de ferro superparamagnética revestida com carboidrato semissintético,

TABELA 45-5 ■ RESPOSTA MÉDIA AO FERRO ORAL

DOSE TOTAL DE FERRO (mg/dia)	ABSORÇÃO ESTIMADA		AUMENTO DA HEMOGLOBINA NO SANGUE (g/L/dia)
	%	mg	
35	40	14	0,7
105	24	25	1,4
195	18	35	1,9
390	12	45	2,2

TABELA 45-6 ■ FORMULAÇÕES DE FERRO INTRAVENOSAS

FÁRMACO	DOSES
Ferromoxitol	Dose única de 1.020 mg; ou 2 doses de 510 mg, administradas com intervalo de 3-8 dias
Ferrodextrana, baixo peso molecular	Dose única de 1.000 mg ou múltiplas doses de 100 mg
Gliconato férrico	Múltiplas doses de 125-250 mg
Ferro-sacarose	Múltiplas doses de 100-300 mg
Carboximaltose férrica	Se peso ≥ 50 mg: 2 doses de 750 mg administradas com intervalo de 7 dias ou mais
	Se peso < 50 kg: 2 doses de 15 mg/kg administradas com intervalo de 7 dias ou mais
Derisomaltose férrica (isomaltosídeo férrico)	Se peso ≥ 50 mg: dose única de 1.000 mg
	Se peso < 50 kg: dose única de 20 mg/kg
	Ou até 3 doses de 500 mg administradas ao longo de 7 dias

O rótulo do produto está disponível no *site* da FDA: https://www.accessdata.fda.gov/scripts/cder/daf/.

aprovada para o tratamento da anemia ferropriva em pacientes com doença renal crônica. O *ferromoxitol* deve ser administrado na forma de infusão de 1,02 g durante um tempo de infusão relativamente curto de 15 minutos (Auerbach et al., 2013). As indicações para *gliconato férrico* e *ferro-sacarose* são limitadas a pacientes com DRC e deficiência de ferro documentada, embora aplicações mais amplas estejam sendo defendidas (Larson e Coyne, 2014).

Ferrodextrana A injeção de *ferrodextrana* é uma solução coloidal de *oxi-hidróxido férrico* complexado com dextrana polimerizada (peso molecular de cerca de 180 kDa) que contém 50 mg/mL de ferro elementar. O uso de *ferrodextrana* de baixo peso molecular reduziu a incidência de toxicidade em relação àquela observada com preparações de alto peso molecular. A *ferrodextrana* pode ser administrada por injeção intravenosa (preferida) ou intramuscular. A injeção de uma dose terapêutica só deve ser iniciada após uma dose-teste de 0,5 mL (25 mg de ferro). Administrado por via intravenosa em uma dose de menos de 500 mg, o complexo de *ferrodextrana* é depurado com $t_{1/2}$ plasmática de 6 horas. Quando se administra 1 g ou mais por via intravenosa como terapia de dose total, a depuração pelas células reticuloendoteliais é constante, de 10 a 20 mg/h.

A injeção intramuscular de *ferrodextrana* só deve ser iniciada após uma dose-teste de 0,5 mL (25 mg de ferro). Se não for observada nenhuma reação adversa, as injeções poderão ser continuadas. A dose diária normalmente não deve ultrapassar 0,5 mL (25 mg de ferro) para lactentes com peso abaixo de 4,5 kg, 1 mL (50 mg de ferro) para crianças com peso abaixo de 9 kg e 2 mL (100 mg de ferro) para outros pacientes. Entretanto, as reações locais e a preocupação quanto à possível ocorrência de alteração maligna no local de injeção tornam a administração intramuscular inapropriada, exceto quando a via intravenosa é inacessível. O paciente deve ser observado à procura de quaisquer sinais de anafilaxia imediata, bem como durante 1 hora após a injeção para detectar sinais de instabilidade vascular ou de hipersensibilidade, incluindo angústia respiratória, hipotensão, taquicardia ou dor nas costas ou no tórax. São também observadas reações de hipersensibilidade tardia, particularmente em pacientes com artrite reumatoide ou história de alergia. Podem surgir febre, mal-estar, linfadenopatia, artralgias e urticária dentro de vários dias ou semanas após a injeção, com persistência dessas reações durante um período prolongado de tempo. Deve-se usar *ferrodextrana* com extrema cautela em pacientes com artrite reumatoide ou outras doenças do tecido conectivo, bem como durante a fase aguda de uma doença inflamatória. Uma vez documentada a ocorrência de hipersensibilidade, deve-se abandonar a terapia com *ferrodextrana*.

Com múltiplas infusões de dose total, como aquelas usadas algumas vezes no tratamento da perda crônica de sangue GI, o acúmulo de reservas de *ferrodextrana* lentamente metabolizadas nas células reticuloendoteliais pode ser impressionante. O nível plasmático de ferritina também pode aumentar e atingir valores associados aos da sobrecarga de ferro. Entretanto, parece ser prudente suspender o fármaco sempre que houver elevação dos níveis plasmáticos de ferritina acima de 800 µg/L.

Gliconato férrico de sódio O *gliconato férrico de sódio* é uma preparação de ferro intravenosa com tamanho molecular de cerca de 295 kDa e osmolalidade de 990 mOsm/L. A administração de *gliconato férrico* em doses que variam de 62,5 a 125 mg durante a hemodiálise está associada a uma saturação de transferrina de mais de 100%. Diferentemente da *ferrodextrana*, que requer processamento por macrófagos, o que pode levar várias semanas, cerca de 80% do *gliconato férrico de sódio* são liberados para a transferrina em 24 horas. O *gliconato férrico de sódio* também tem menor risco de induzir reações anafiláticas graves em comparação com a *ferrodextrana* (Sengolge et al., 2005).

Ferro-sacarose O *ferro-sacarose* é um complexo de hidróxido de ferro (III) polinuclear em sacarose (Beguin e Jaspers, 2014). Após administração intravenosa, o complexo é capturado pelo sistema reticuloendotelial, onde ele se dissocia em ferro e sacarose. Em geral, o *ferro-sacarose* é administrado em doses diárias de 100 a 200 mg no decorrer de um período de 14 dias, até uma dose cumulativa total de 1.000 mg. À semelhança do *gliconato férrico de sódio*, o *ferro-sacarose* parece ser mais bem tolerado e causar menos eventos adversos do que a *ferrodextrana* (Hayat, 2008). Esse agente é aprovado pela FDA para o tratamento da deficiência de ferro em pacientes com DRC. O uso crônico tem o potencial de causar lesão tubulointersticial renal (Agarwal, 2006).

Carboximaltose férrica A *carboximaltose férrica* é um complexo de ferro, que consiste em um núcleo de hidróxido férrico com uma camada de carboidrato (Keating, 2015). Com essa preparação, pode-se administrar uma dose de reposição de até 1.000 mg de ferro em 15 minutos. A administração intravenosa resulta em elevações transitórias dos níveis séricos de ferro e ferritina e da saturação de transferrina, com correção subsequente dos níveis de hemoglobina e restauração das reservas de ferro esgotadas. A *carboximaltose férrica* é rapidamente depurada da circulação e distribui-se (cerca de 80%) pela medula óssea, bem como para o fígado e o baço. Os efeitos adversos comumente relatados consistem em cefaleia, tontura, náuseas, dor abdominal, constipação intestinal, diarreia, exantema e reações no local da injeção. Entretanto, a incidência de eventos adversos relacionados com o fármaco parece ser semelhante àquela de pacientes tratados com *sulfato ferroso* oral. A *carboximaltose férrica* está aprovada pela FDA para tratamento da anemia ferropriva.

Derisomaltose férrica A *derisomaltose férrica* (também denominada isomaltosídeo férrico) consiste em ferro fortemente ligado a isomalto-oligossacarídeos quimicamente modificados (Auerbach et al., 2019). Ao contrário dos polissacarídeos de dextrana ramificados na *ferrodextrana*, a porção carboidrato de isomaltosídeo é linear e não ramificada, o que teoricamente diminui a sua imunogenicidade potencial. A força de ligação do ferro permite uma liberação lenta e controlada do ferro biodisponível, reduzindo o risco de toxicidade do ferro livre lábil. A *derisomaltose férrica* foi introduzida na Europa em 2010. A FDA aprovou seu uso nos Estados Unidos em 2020 na forma de infusão de até 1 g (ou 20 mg/kg se o peso for inferior a 50 kg) para pacientes adultos com intolerância ao ferro oral ou com resposta insatisfatória à terapia com ferro oral, ou para pacientes com DRC que não necessitam de hemodiálise. De forma conveniente, a *derisomaltose férrica* pode produzir correção completa de um déficit de ferro com uma única infusão.

Cobre, piridoxina e riboflavina
Cobre

O cobre tem propriedades redox semelhantes às do ferro, que são simultaneamente essenciais e potencialmente tóxicas para as células. As células praticamente não têm cobre livre. Na verdade, o cobre é armazenado por metalotioneínas e é distribuído por chaperonas até os locais que usam suas propriedades redox. A transferência de cobre para enzimas cúpricas nascentes é realizada por atividades individuais ou coletivas de ATPases do tipo P, ATP7A e ATP7B, que são expressas em todos os tecidos (Nevitt et al., 2012). Nos mamíferos, o fígado é o órgão mais responsável pelo armazenamento, distribuição e excreção do cobre. As mutações nas ATP7A e ATP7B que interferem nessa função são responsáveis pela doença de Wilson ou síndrome de Menkes (síndrome dos cabelos torcidos) (de Bie et al., 2007), respectivamente, que podem levar à insuficiência hepática com risco de morte.

A deficiência de cobre é extremamente rara; a quantidade presente nos alimentos é mais do que adequada para suprir o complemento corporal necessário, que é ligeiramente de mais de 100 mg. Até mesmo em estados clínicos associados à hipocupremia (espru, doença celíaca e síndrome nefrótica), os efeitos da deficiência de cobre geralmente não são demonstráveis. Foi descrita a ocorrência de anemia por deficiência de cobre em indivíduos submetidos à cirurgia de derivação (*bypass*) intestinal, em pacientes que recebem nutrição parenteral, em lactentes desnutridos e em pacientes que ingerem quantidades excessivas de zinco (Willis et al., 2005). A deficiência de cobre interfere na absorção do ferro e sua liberação das células reticuloendoteliais. Nos seres humanos, os achados mais evidentes têm consistido em leucopenia, particularmente granulocitopenia, e anemia. As concentrações plasmáticas de ferro são variáveis, e a anemia nem sempre é microcítica. Quando se constata uma baixa concentração plasmática de cobre na presença de leucopenia e anemia, é conveniente realizar uma prova terapêutica com cobre. Foram administradas doses diárias de até 0,1 mg/kg de *sulfato cúprico* por via oral, podendo-se adicionar 1 a 2 mg/dia à solução de nutrientes para administração parenteral.

Piridoxina

Os pacientes com anemia sideroblástica hereditária ou adquirida caracterizam-se por comprometimento na síntese de hemoglobina e acúmulo de ferro nas mitocôndrias perinucleares das células precursoras eritroides, denominadas sideroblastos em anel. A anemia sideroblástica hereditária é herdada como caráter recessivo ligado ao X com penetrância e expressão variáveis por causa de mutações na forma eritrocitária da δ-aminolevulinato-sintase.

A terapia oral com *piridoxina* tem benefício comprovado na correção das anemias sideroblásticas associadas aos agentes tuberculostáticos *isoniazida* e *pirazinamida*, que atuam como antagonistas da vitamina B_6. A administração de uma dose diária de 50 mg de *piridoxina* corrige por completo o defeito, sem interferir no tratamento, e, com frequência, recomenda-se uma suplementação rotineira de *piridoxina* (ver Cap. 65). Se a *piridoxina* for administrada para corrigir a anormalidade sideroblástica associada à administração de *levodopa*, a eficácia dessa última no controle da doença de Parkinson diminuirá. A terapia com *piridoxina* não corrige as anormalidades sideroblásticas provocadas pelo *cloranfenicol* ou pelo chumbo. Em geral, os pacientes com anemia sideroblástica adquirida idiopática não conseguem responder à *piridoxina* oral, e os indivíduos que parecem ter anemia responsiva à *piridoxina* necessitam de terapia prolongada com grandes doses da vitamina, de 50 a 500 mg/dia. O paciente ocasional refratário à piridoxina oral pode responder à administração parenteral de *fosfato de piridoxal*. Entretanto, a *piridoxina* oral, em doses de 200 a 300 mg/dia, produz concentrações intracelulares de *fosfato de piridoxal* iguais ou superiores às obtidas por meio de terapia com a vitamina fosforilada.

Riboflavina

Nos seres humanos, o aparecimento espontâneo de aplasia eritroide devido à deficiência de riboflavina é, sem dúvida alguma, raro, se é que realmente ocorre. A deficiência de riboflavina foi descrita em associação à infecção e deficiência de proteína, ambas as quais são capazes de provocar anemia hipoproliferativa. Entretanto, parece razoável incluir a riboflavina no controle nutricional dos pacientes com desnutrição generalizada franca.

Vitamina B_{12}, ácido fólico e tratamento das anemias megaloblásticas

A vitamina B_{12} e o ácido fólico são componentes essenciais da dieta. A deficiência de uma dessas vitaminas compromete a síntese do DNA em qualquer célula na qual ocorram replicação e divisão dos cromossomos. Como os tecidos com maior taxa de renovação celular são os que exibem as alterações mais radicais, o sistema hematopoiético é particularmente sensível à deficiência dessas vitaminas.

Funções celulares da vitamina B_{12} e do ácido fólico

Os principais papéis da vitamina B_{12} e do ácido fólico no metabolismo intracelular estão resumidos na Figura 45-5. A vitamina B_{12} intracelular é mantida na forma de duas coenzimas ativas: a metilcobalamina e a desoxiadenosilcobalamina.

A metilcobalamina (CH_3B_{12}) sustenta a reação da *metionina-sintetase*, que é essencial para o metabolismo normal do folato (Weissbach, 2008). São utilizados grupos metila fornecidos pelo metiltetra-hidrofolato ($CH_3H_4PteGlu_1$) para formar a metilcobalamina que atua como doadora de grupos metila para a conversão da homocisteína em metionina. Essa interação folato-cobalamina é fundamental para a síntese normal das purinas e pirimidinas e, portanto, do DNA. A reação da metionina-sintetase é responsável, em grande parte, pelo controle da reciclagem dos cofatores de folato; pela manutenção de concentrações intracelulares de folilpoliglutamatos; e, por meio da síntese da metionina e de seu produto *S*-adenosilmetionina (SAM), pela manutenção de uma variedade de reações de metilação.

A desoxiadenosilcobalamina (desoxiadenosil B_{12}) é um cofator da enzima *mitocondrial mutase* que catalisa a isomerização da l-metilmalonil-CoA a succinil-CoA, uma reação importante no metabolismo dos carboidratos e dos lipídeos. Essa reação não tem qualquer relação direta com as vias metabólicas que envolvem o folato.

Como o metiltetra-hidrofolato é o principal congênere do folato fornecido às células, a transferência do grupo metila para a cobalamina é essencial para o suprimento adequado de tetra-hidrofolato ($H_4PteGlu_1$). O tetra-hidrofolato é um precursor na formação de folilpoliglutamatos intracelulares; além disso, atua como aceptor de uma unidade de um carbono na conversão da serina em glicina, com consequente formação de 5,10-metilenotetra-hidrofolato (5,10-$CH_2H_4PteGlu$). Esse último derivado doa o grupo metileno ao desoxiuridina-monofosfato (dUMP) para a síntese de desoxitimidina-monofosfato (dTMP) – uma reação de extrema importância na síntese do DNA. No processo, o 5,10-$CH_2H_4PteGlu$ é convertido em di-hidrofolato ($H_2PteGlu$). O ciclo completa-se, então, com a redução do $H_2PteGlu$ a $H_4PteGlu$ pela di-hidrofolato-redutase, a etapa bloqueada por antagonistas do folato, como o metotrexato (ver Cap. 70). Como mostra a Figura 45-5, outras vias também levam à síntese de 5,10-metilenotetra-hidrofolato. Essas vias são importantes no metabolismo do ácido formiminoglutâmico (FIGLU) e das purinas e pirimidinas.

A deficiência de vitamina B_{12} ou de folato diminui a síntese de metionina e SAM e, consequentemente, interfere na biossíntese das proteínas, em diversas reações de metilação e na síntese de poliaminas. Além disso, a célula responde à deficiência ao redirecionar as vias metabólicas do folato para suprir quantidades crescentes de metiltetra-hidrofolato, o que tende a preservar as reações de metilação essenciais à custa da síntese do ácido nucleico. Na deficiência de vitamina B_{12}, a atividade da metilenotetra-hidrofolato-redutase aumenta, orientando os folatos intracelulares disponíveis para o reservatório de metiltetra-hidrofolato (não indicado na Fig. 45-5). A seguir, o metiltetra-hidrofolato é retido

HISTÓRICO

A descoberta da vitamina B_{12} e do ácido fólico é uma história notável, que começa há mais de 200 anos e que inclui duas descobertas que ganharam o Prêmio Nobel. Começando em 1824, Combe e Addison escreveram uma série de relatos de casos, descrevendo aquilo que deve ter sido anemia megaloblástica (ainda conhecida como anemia perniciosa de Addison). Em 1860, Austin Flint foi o primeiro a descrever uma atrofia gástrica grave, chamando a atenção para a sua possível relação com a anemia. Após a observação feita por Whipple, em 1925, de que o fígado constitui a fonte de uma substância hematopoiética potente para cães com deficiência de ferro, Minot e Murphy realizaram seus experimentos que lhes outorgaram o Prêmio Nobel, demonstrando a eficácia da ingestão de fígado para reverter a anemia perniciosa. Pouco depois, Castle definiu a necessidade do fator intrínseco, uma substância secretada pelas células parietais da mucosa gástrica, e do fator extrínseco, um material semelhante à vitamina obtida de extratos de fígado não purificados. Quase 20 anos se passaram antes que Rickes e colaboradores e Smith e Parker isolassem e cristalizassem a vitamina B_{12}; Dorothy Crowfoot Hodgkin recebeu o Prêmio Nobel de Química de 1964 "por suas determinações por meio de técnicas de raios X das estruturas de importantes substâncias bioquímicas", incluindo a estrutura cristalina da vitamina B_{12}.

Enquanto se tentava purificar o fator extrínseco, Wills e colaboradores descreveram uma anemia macrocítica em mulheres indianas que respondia a um fator presente em extratos de fígado não purificados, mas não nas frações purificadas que eram comprovadamente efetivas na anemia perniciosa. Esse fator, inicialmente denominado fator de Wills e, mais tarde, vitamina M, é atualmente conhecido como ácido fólico. O termo *ácido fólico* foi criado por Mitchell e colaboradores, em 1941, após o seu isolamento de vegetais folhosos. Com base em trabalhos mais recentes, sabemos que nem a vitamina B_{12} nem o ácido fólico purificados obtidos da dieta são a coenzima ativa nos seres humanos. Durante a extração, as formas lábeis ativas são convertidas em congêneres estáveis de vitamina B_{12} e ácido fólico, a cianocobalamina e o PteGlu (ácido pteroilglutâmico), respectivamente. Esses congêneres precisam ser modificados *in vivo* para serem efetivos. Apesar do conhecimento das vias metabólicas intracelulares nas quais essas vitaminas atuam como cofatores necessários, ainda persistem muitas questões, como: Qual é a relação da deficiência de vitamina B_{12} com as anormalidades neurológicas que ocorrem na anemia megaloblástica?

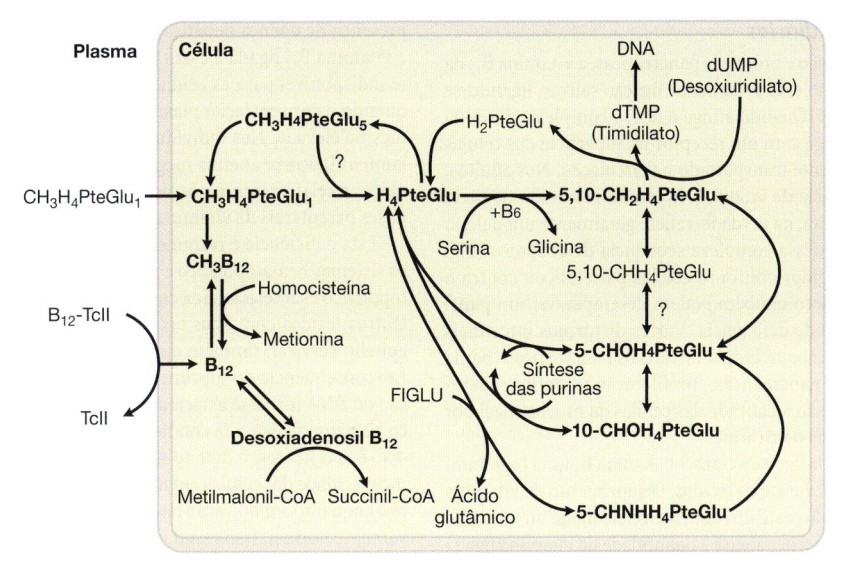

Figura 45-5 *Inter-relações e papéis metabólicos da vitamina B_{12} e do ácido fólico.* Ver texto para explicação. Ver Figura 45-6 para as estruturas dos congêneres da vitamina B_{12} e a Figura 45-8 para as estruturas dos vários congêneres do folato. $CH_3H_4PteGlu$, metiltetra-hidrofolato; FIGLU, ácido formiminoglutâmico, que se origina do catabolismo da histidina; TcII, transcobalamina II.

pela ausência de vitamina B_{12} em quantidade suficiente para aceitar e transferir grupos metila, e a etapas subsequentes no metabolismo do folato, que exigem tetra-hidrofolato, ficam privadas do substrato. Esse processo constitui a base comum para o desenvolvimento de anemia megaloblástica com deficiência de vitamina B_{12} ou de ácido fólico.

Os mecanismos responsáveis pelas lesões neurológicas da deficiência de vitamina B_{12} não estão totalmente compreendidos (Solomon, 2007). O dano à bainha de mielina constitui a lesão mais evidente nessa neuropatia. Essa observação levou à sugestão inicial de que a reação da metilmalonil-CoA mutase, dependente de desoxiadenosil B_{12}, uma etapa no metabolismo do propionato, está relacionada com a anormalidade. Entretanto, outras evidências sugerem que é provável que a deficiência de metionina-sintase e o bloqueio da conversão da metionina em SAM sejam os responsáveis.

Vitamina B_{12} e saúde humana

Os seres humanos dependem de fontes exógenas de vitamina B_{12} (ver estrutura na Fig. 45-6). Na natureza, as principais fontes consistem em certos microrganismos que crescem no solo ou no lúmen intestinal de animais que sintetizam a vitamina. A necessidade nutricional diária, de 3 a 5 μg, deve ser obtida de produtos de origem animal na dieta. Entretanto, dispõe-se de alguma vitamina B_{12} a partir das leguminosas, que são contaminadas por bactérias capazes de sintetizar vitamina B_{12}, e, com frequência, os vegetarianos enriquecem suas dietas com uma ampla variedade de vitaminas e minerais; por conseguinte, os vegetarianos estritos raramente desenvolvem deficiência de vitamina B_{12}. Os termos *vitamina B_{12}* e *cianocobalamina* são utilizados de modo intercambiável como termos genéricos para todas as cobamidas ativas nos seres humanos. As preparações de vitamina B_{12} para uso terapêutico contêm cianocobalamina ou hidroxocobalamina, porque apenas esses derivados mantêm a sua atividade após o armazenamento.

Funções metabólicas

As coenzimas ativas metilcobalamina e 5-desoxiadenosilcobalamina são essenciais para o crescimento e para a replicação das células. A metilcobalamina é necessária para a conversão de homocisteína em metionina e seu derivado *S*-adenosilmetionina. Além disso, quando as concentrações de vitamina B_{12} estão inadequadas, o folato fica "aprisionado" na forma de metiltetra-hidrofolato, causando deficiência funcional de outras formas intracelulares necessárias de ácido fólico. As anormalidades hematológicas observadas em pacientes com deficiência de vitamina B_{12} são causadas por esse processo. A desoxiadenosilcobalamina (desoxiadenosil B_{12}) é necessária para o rearranjo da metilmalonil-CoA a succinil-CoA.

Congêneres da vitamina B_{12}	
Nome opcional	Grupo R
Cianocobalamina (vitamina B_{12})	–CN
Hidroxocobalamina	–OH
Metilcobalamina	$–CH_3$
5'-desoxiadenosilcobalamina	–5'-desoxiadenosil

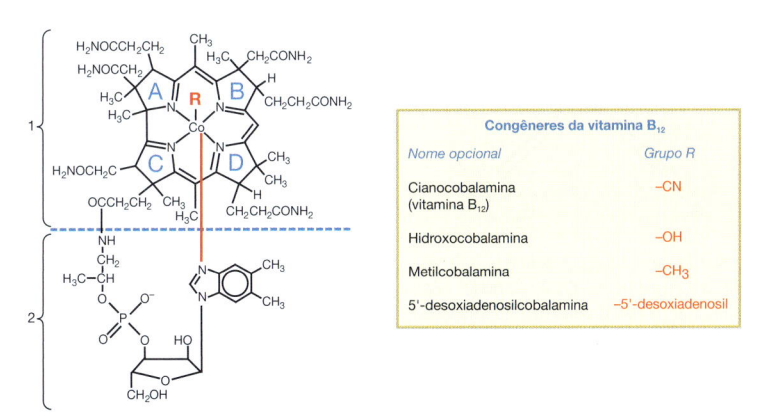

Figura 45-6 *Estruturas e nomenclatura dos congêneres da vitamina B_{12}.* A molécula de vitamina B_{12} apresenta três partes principais: (1) um grupo planar, uma estrutura em anel semelhante à porfirina com quatro anéis pirrólicos reduzidos (A-D) ligados a um átomo de cobalto central e extensamente substituídos com resíduos de metila, acetamida e propionamida; (2) um nucleotídeo 5,6-dimetilbenzimidazolil, ligado quase em ângulo reto ao núcleo planar, que está ligado ao átomo de cobalto e à cadeia lateral de propionato do anel pirrólico C; e (3) um grupo R variável – do qual os mais importantes são encontrados nos compostos estáveis de cianocobalamina e hidroxocobalamina, bem como nas coenzimas ativas, metilcobalamina e 5-desoxiadenosilcobalamina.

ADME e necessidades diárias

Na presença de ácido gástrico e proteases pancreáticas, a vitamina B_{12} da dieta é liberada do alimento e da proteína de ligação salivar, ligando-se ao fator intrínseco gástrico. Quando atinge o íleo, o complexo vitamina B_{12}-fator intrínseco interage com um receptor na superfície das células da mucosa, sendo ativamente transportado na circulação. Nos adultos, é raro observar a deficiência de vitamina B_{12} como resultado da dieta deficiente propriamente dita; na verdade, reflete geralmente um defeito em um ou outro aspecto dessa complexa sequência de absorção (Fig. 45-7). Os anticorpos dirigidos contra as células parietais ou contra o complexo do fator intrínseco também podem desempenhar um papel proeminente na produção de deficiência. Vários distúrbios intestinais podem interferir na absorção, incluindo distúrbios pancreáticos (perda da secreção das proteases pancreáticas), proliferação bacteriana, parasitas intestinais, espru e lesão localizada das células da mucosa ileal por doença ou em consequência de cirurgia.

A vitamina B_{12} absorvida liga-se à transcobalamina II, uma β-globulina plasmática, para transporte até os tecidos. O suprimento de vitamina B_{12} disponível para os tecidos está diretamente relacionado ao tamanho do compartimento de reserva hepático e à quantidade da vitamina ligada à transcobalamina II (ver Fig. 45-7). A vitamina B_{12} ligada à transcobalamina II sofre rápida depuração do plasma e distribui-se preferencialmente para as células parenquimatosas hepáticas. Até 90% das reservas corporais de vitamina B_{12}, de 1 a 10 mg, encontram-se no fígado. A vitamina B_{12} é armazenada na forma da coenzima ativa, com taxa de renovação de 0,5 a 8 µg por dia. O aporte diário recomendado da vitamina em adultos é de 2,4 µg. Aproximadamente 3 µg de cobalaminas são secretados diariamente na bile, dos quais 50 a 60% não sofrem reabsorção. A interferência na absorção em consequência de doença intestinal pode causar depleção progressiva das reservas hepáticas da vitamina.

Deficiência de vitamina B_{12}

A concentração plasmática de vitamina B_{12} constitui a melhor medida de rotina da deficiência da vitamina e normalmente varia de 150 a 660 pM (cerca de 200 a 900 pg/mL). Deve-se suspeitar de deficiência sempre que houver uma queda da concentração abaixo de 150 pM. A correlação é excelente, exceto quando as concentrações plasmáticas de transcobalamina I e III estão aumentadas, como observado na presença de doença hepática ou de distúrbio mieloproliferativo. Como a vitamina B_{12} ligada a essas proteínas de transporte está relativamente indisponível para as células, os tecidos podem tornar-se deficientes quando a concentração plasmática de vitamina B_{12} estiver normal ou mesmo elevada. Nos indivíduos com ausência congênita de transcobalamina II, ocorre anemia megaloblástica, apesar de concentrações plasmáticas relativamente normais de vitamina B_{12}; a anemia responde a doses parenterais de vitamina B_{12} que ultrapassam a depuração renal.

Esta deficiência é reconhecida clinicamente pelo seu impacto sobre os sistemas hematopoiético e nervoso. A sensibilidade do sistema hematopoiético está relacionada com a sua elevada taxa de renovação celular. Outros tecidos com altas taxas de renovação celular (p. ex., mucosa e epitélio cervical) também apresentam necessidades altas da vitamina. Em consequência do suprimento inadequado de vitamina B_{12}, a replicação do DNA torna-se extremamente anormal. Quando uma célula-tronco hematopoiética está condicionada a sofrer uma série programada de divisões celulares, o defeito na replicação dos cromossomos resulta na incapacidade das células em maturação de completar as divisões nucleares, enquanto a maturação citoplasmática prossegue em uma taxa relativamente normal. Isso resulta na produção de células morfologicamente anormais e em morte das células durante a maturação, um fenômeno designado como *hematopoiese ineficaz*. A deficiência grave afeta todas as linhagens celulares, resultando em pancitopenia pronunciada.

Em geral, o diagnóstico de deficiência de vitamina B_{12} pode ser estabelecido com base em determinações dos níveis séricos de vitamina B_{12} ou de metilmalonato (que é ligeiramente mais sensível e útil na identificação da deficiência metabólica em pacientes com níveis séricos normais de vitamina B_{12}). No tratamento de um paciente com anemia megaloblástica grave, pode-se utilizar um teste terapêutico com doses muito pequenas da vitamina para confirmar o diagnóstico. São efetuadas determinações seriadas da contagem dos reticulócitos, nível sérico de ferro e hematócrito para definir a recuperação característica da produção normal de eritrócitos. O teste de Schilling pode ser utilizado para medir a absorção da vitamina e delinear o mecanismo da doença. Ao efetuar o referido teste, com ou sem adição de fator intrínseco, é possível discriminar entre a deficiência de fator intrínseco em si e a presença de doença ileal primária. *A deficiência de vitamina B_{12} pode causar lesão irreversível do sistema nervoso*. Como a lesão neurológica pode ser dissociada das alterações no sistema hematopoiético, deve-se considerar a possibilidade de deficiência de vitamina B_{12} em pacientes idosos com demência ou transtornos psiquiátricos, mesmo se não forem anêmicos (Spence, 2016).

Terapia com vitamina B_{12}

A vitamina B_{12} possui a reputação imerecida de tônico para a saúde e tem sido utilizada em diversos estados mórbidos. Numerosas preparações multivitamínicas são comercializadas como suplementos nutricionais ou para o tratamento da anemia; muitas são suplementadas com fator intrínseco. Embora a combinação de vitamina B_{12} e fator intrínseco por via oral pareça ser ideal para pacientes com deficiência de fator intrínseco, essas preparações não são confiáveis.

A vitamina B_{12} está disponível para injeção ou administração oral; as combinações com outras vitaminas e minerais também podem ser administradas pelas vias oral ou parenteral. A escolha de uma preparação depende sempre da causa da deficiência. Não se pode depender da administração oral para uma terapia efetiva no paciente com deficiência acentuada de vitamina B_{12} e hematopoiese anormal ou déficits neurológicos. O tratamento de escolha para deficiência de vitamina B_{12} consiste na administração de cianocobalamina por injeção intramuscular ou subcutânea, mas nunca intravenosa. A cianocobalamina é administrada em doses de 1 a 1.000 µg. A captação tecidual, o armazenamento e a utilização dependem da disponibilidade de transcobalamina II. As doses > 100 µg sofrem rápida depuração do plasma para a urina, e a administração de quantidades maiores de vitamina B_{12} não resulta em maior retenção da vitamina. A administração de 1.000 µg é conveniente para a realização do teste de Schilling. Após a administração oral de vitamina B_{12} marcada com isótopo, o composto absorvido poderá ser quantitativamente recuperado na urina se forem administrados 1.000 µg de *cianocobalamina* por via intramuscular. Esse material não marcado satura o sistema de

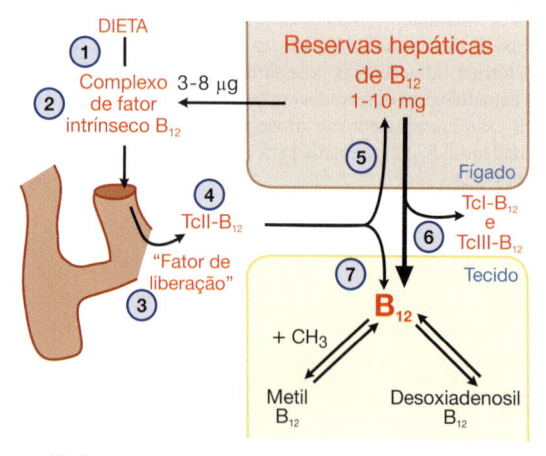

Figura 45-7 *Absorção e distribuição da vitamina B_{12}.* A deficiência de vitamina B_{12} pode resultar de um defeito congênito ou adquirido no (1) suprimento dietético inadequado; (2) na secreção inadequada de fator intrínseco (anemia perniciosa clássica); (3) doença ileal; (4) ausência congênita de TcII; ou (5) rápida depleção das reservas hepáticas como resultado de interferência na reabsorção da vitamina B_{12} excretada na bile. A utilidade das determinações da concentração plasmática de vitamina B_{12} para estimar o suprimento disponível aos tecidos pode ser comprometida por doença hepática e (6) aparecimento de quantidades anormais de TcI e TcIII no plasma. A formação de CH_3B_{12} exige (7) um transporte normal para dentro das células e um suprimento adequado de ácido fólico na forma de $CH_3H_4PteGlu1$. TcI, TcII, transcobalaminas I e II.

transporte e os locais de ligação tecidual, de modo que mais de 90% da vitamina marcada e não marcada são excretados nas próximas 24 horas.

O uso efetivo da vitamina depende do diagnóstico preciso e da compreensão dos seguintes princípios gerais de terapia:

- A vitamina B_{12} só deve ser administrada de modo profilático quando houver uma probabilidade razoável de deficiência atual ou futura (i.e., deficiência dietética em vegetarianos estritos, má absorção previsível de vitamina B_{12} em pacientes submetidos a gastrectomia e certas doenças do intestino delgado) (Del Villar Madrigal et al., 2015). Quando a função GI está normal, pode-se indicar um suplemento profilático oral de vitaminas e minerais, incluindo a vitamina B_{12}. Caso contrário, o paciente deve receber injeções mensais de cianocobalamina.
- A relativa facilidade do tratamento com vitamina B_{12} não deve impedir uma investigação completa da etiologia da deficiência. Em geral, o diagnóstico inicial é sugerido pela presença de anemia macrocítica ou de distúrbio neuropsiquiátrico inexplicado.
- A terapia deve ser sempre a mais específica possível. Apesar da disponibilidade de um grande número de preparações multivitamínicas, o uso da terapia vitamínica "de chumbo grosso" pode ser perigoso no tratamento da deficiência de vitamina B_{12}. Pode-se administrar uma quantidade suficiente de ácido fólico para obter uma recuperação hematológica, que pode mascarar a deficiência contínua de vitamina B_{12} e possibilitar o desenvolvimento ou a progressão de lesão neurológica.
- Embora uma prova terapêutica clássica com pequenas quantidades de vitamina B_{12} possa ajudar a confirmar o diagnóstico, os pacientes idosos com doença aguda podem não tolerar a demora na correção da anemia grave. Esses pacientes necessitam de transfusões sanguíneas suplementares e de terapia imediata com ácido fólico e vitamina B_{12} para assegurar uma rápida recuperação.
- A terapia prolongada com vitamina B_{12} deve ser avaliada em intervalos de 6 a 12 meses em pacientes que estão bem nos demais aspectos. A reavaliação deverá ser efetuada com maior frequência se houver alguma outra doença ou condição passível de aumentar as necessidades da vitamina (p. ex., gravidez).

Tratamento do paciente em estado crítico A abordagem terapêutica depende da gravidade da doença. Na anemia perniciosa não complicada, cuja anormalidade se limita a uma anemia leve a moderada, sem leucopenia, trombocitopenia ou sinais ou sintomas neurológicos, a administração isolada de vitamina B_{12} é suficiente. Além disso, a terapia pode ser adiada até que outras causas de anemia megaloblástica tenham sido excluídas e tenham sido efetuados estudos suficientes da função gastrintestinal para revelar a causa subjacente da doença. Nessa situação, uma prova terapêutica com pequenas quantidades de vitamina B_{12} por via parenteral (1 a 10 µg/dia) pode confirmar a presença de deficiência de vitamina B_{12} não complicada.

Em contrapartida, pacientes com alterações neurológicas, ou leucopenia, ou trombocitopenias graves associadas à infecção ou sangramento necessitam de tratamento de emergência. A terapia efetiva não deve aguardar os resultados de exames complementares detalhados. Uma vez confirmada a eritropoiese megaloblástica e após coleta de uma quantidade suficiente de sangue para determinações posteriores da vitamina B_{12} e do ácido fólico, o paciente deve receber injeções intramusculares de 100 µg de cianocobalamina e 1 a 5 mg de ácido fólico. Nas próximas 1 a 2 semanas, o paciente deve receber injeções intramusculares diárias de 100 µg de cianocobalamina juntamente com um suplemento oral diário de 1 a 2 mg de ácido fólico. Como não ocorrerá um aumento efetivo da massa eritrocitária durante 10 a 20 dias, o paciente com redução acentuada do hematócrito e hipoxia tecidual também deverá receber uma transfusão de 2 a 3 unidades de concentrado de hemácias. Na presença de insuficiência cardíaca congestiva, podem-se administrar diuréticos para impedir a sobrecarga de volume.

A primeira alteração hematológica objetiva consiste no desaparecimento da morfologia megaloblástica da medula óssea. Com a correção da eritropoiese ineficaz, a concentração plasmática de ferro cai acentuadamente, visto que o metal é utilizado na formação da hemoglobina, geralmente nas primeiras 48 horas. A correção completa da maturação dos precursores na medula óssea, com produção de número aumentado de reticulócitos, começa aproximadamente no segundo ou no terceiro dia e alcança um pico dentro de 3 a 5 dias. Pode não ser possível corrigir a anemia em pacientes com deficiência de ferro complicante, infecção ou outro estado inflamatório ou doença renal. Por conseguinte, é importante monitorar o índice de reticulócitos nas primeiras semanas. Se o índice não permanecer em níveis elevados enquanto o hematócrito estiver abaixo de 35%, será preciso determinar novamente as concentrações plasmáticas de ferro e ácido fólico, e o paciente precisará ser reavaliado à procura de alguma doença passível de inibir a resposta da medula óssea. O grau e a taxa de melhora dos sinais e sintomas neurológicos dependem da gravidade e da duração das anormalidades. As anormalidades que estiveram presentes durante apenas alguns meses costumam desaparecer de modo relativamente rápido. É possível que nunca ocorra normalização total da função quando o defeito esteve presente durante muitos meses ou anos.

Terapia prolongada com vitamina B_{12} Uma vez iniciada, a terapia com vitamina B_{12} deve ser mantida durante toda a vida. Esse fato deve ser enfatizado ao paciente e à sua família, e deve ser estabelecido um sistema para garantir a continuidade das injeções mensais de cianocobalamina.

A injeção intramuscular de 100 µg de cianocobalamina a cada 4 semanas é geralmente suficiente. Os pacientes com sinais e sintomas neurológicos graves podem ser tratados com doses maiores de vitamina B_{12} no período imediatamente após o estabelecimento do diagnóstico. Podem ser administradas doses de 100 µg/dia ou várias vezes por semana durante vários meses, na esperança de estimular uma recuperação mais rápida e mais completa. É importante monitorar as concentrações plasmáticas de vitamina B_{12} e efetuar contagens do sangue periférico em intervalos de 3 a 6 meses para confirmar a eficácia da terapia. Por causa do possível desenvolvimento de refratariedade à terapia a qualquer momento, a avaliação deve continuar por toda a vida do paciente. Dispõe-se de preparações intranasais para manutenção após normalização de pacientes com deficiência de vitamina B_{12}, sem comprometimento do sistema nervoso.

Ácido fólico e saúde humana

Funções bioquímicas do folato

O *ácido pteroilglutâmico* (Fig. 45-8) é a forma farmacêutica comum do ácido fólico. Não é o principal congênere do folato nos alimentos nem a coenzima ativa para o metabolismo intracelular. Após absorção, o PteGlu é rapidamente reduzido nas posições 5, 6, 7 e 8 a *ácido tetra-hidrofólico ($H_4PteGlu$)* que passa a atuar como aceptor de várias unidades de um carbono. Essas unidades ligam-se às posições 5 ou 10 do anel de pteridina, ou podem fazer uma ponte entre esses átomos, formando um novo anel de cinco membros. As formas mais importantes da coenzima são sintetizadas pelas reações apresentadas na Figura 45-5, e cada uma delas desempenha uma função específica no metabolismo intracelular:

- *Conversão da homocisteína em metionina*. Essa reação necessita de $CH_3H_4PteGlu$ como doador de metila e usa a vitamina B_{12} como cofator.
- *Conversão da serina em glicina*. Essa reação requer tetra-hidrofolato como aceptor de um grupo metileno da serina e usa o fosfato de piridoxal como cofator. Resulta na formação de $5,10-CH_2H_4PteGlu$, uma coenzima essencial para a síntese do dTMP.
- *Síntese de timidilato*. O $5,10-CH_2H_4PteGlu$ doa um grupo metileno e equivalentes redutores ao dUMP para a síntese do dTMP – uma etapa que limita a velocidade na síntese do DNA.
- *Metabolismo da histidina*. O $H_4PteGlu$ também atua como aceptor de um grupo formimino na conversão do FIGLU no ácido glutâmico.
- *Síntese das purinas*. Duas etapas na síntese dos nucleotídeos de purina exigem a participação de $10-CHOH_4PteGlu$ como o doador de grupo formila nas reações catalisadas pelas transformilases de ribotida: a formilação do ribonucleotídeo glicinamida e do ribonucleotídeo 5-aminoimidazol-4-carboxamida. Por meio dessas reações, os átomos de carbono nas posições 8 e 2, respectivamente, são incorporados ao anel de purina em formação.
- *Utilização ou geração de formato*. Essa reação reversível usa $H_4PteGlu$ e $10-CHOH_4PteGlu$.

Posição	Radical	Congênere	
N^5	—CH_3	$CH_3H_4PteGlu$	Metiltetra-hidrofolato
N^5	—CHO	5-$CHOH_4PteGlu$	Ácido folínico (fator citrovorum)
N^{10}	—CHO	10-$CHOH_4PteGlu$	10-formiltetra-hidrofolato
$N^{5,10}$	=CH—	5,10-$CHH_4PteGlu$	5,10-meteniltetra-hidrofolato
$N^{5,10}$	—CH_2—	5,10-$CH_2H_4PteGlu$	5,10-metilenotetra-hidrofolato
N^5	—CHNH	$CHNHH_4PteGlu$	Formiminotetra-hidrofolato
N^{10}	—CH_2OH	$CH_2OHH_4PteGlu$	Hidroximetiltetra-hidrofolato

Figura 45-8 *Estruturas e nomenclatura do PteGlu (ácido fólico) e dos congêneres.* O X representa resíduos adicionais de glutamato; os poliglutamatos constituem as formas ativas e de armazenamento da vitamina. O número de resíduos de glutamato é variável.

Necessidades diárias Muitos alimentos são ricos em folatos, especialmente os vegetais verdes frescos, o fígado, a levedura e algumas frutas. Entretanto, o cozimento prolongado pode destruir até 90% do conteúdo de folato desses alimentos. Em geral, a dieta padrão nos Estados Unidos fornece 50 a 500 μg de folato absorvível por dia, embora os indivíduos com alto consumo de vegetais frescos e carnes possam ingerir até 2 mg/dia. No adulto normal, a ingestão diária recomendada é de 400 μg; mulheres grávidas ou durante a lactação, bem como pacientes com altas taxas de renovação celular (como os pacientes com anemia hemolítica), podem necessitar de 500 a 600 μg ou mais por dia. Para a prevenção de defeitos do tubo neural, recomenda-se uma ingestão diária de pelo menos 400 μg de folato nos alimentos ou na forma de suplementos, começando um mês antes da gravidez e prosseguindo durante pelo menos o primeiro trimestre. A suplementação de folato também está sendo considerada para os pacientes com níveis plasmáticos elevados de homocisteína.

ADME A exemplo da deficiência de vitamina B_{12}, o diagnóstico e tratamento das deficiências de ácido fólico dependem do conhecimento das vias de transporte e do metabolismo intracelular da vitamina (Fig. 45-9). Os folatos presentes nos alimentos estão, em grande parte, na forma de poliglutamatos reduzidos, e a absorção requer o transporte e a ação de uma *pteroilglutamil-carboxipeptidase* associada às membranas das células da mucosa. A mucosa do duodeno e a parte proximal do jejuno são ricas em di-hidrofolato-redutase e têm a capacidade de metilar a maior parte do folato reduzido que é absorvido ou todo ele. Como a maior parte da absorção ocorre na porção proximal do intestino delgado, não é rara a ocorrência de deficiência de folato quando o jejuno está doente. Tanto o espru não tropical quanto o espru tropical constituem causas comuns de deficiência de folato e anemia megaloblástica.

Uma vez absorvido, o folato é rapidamente transportado até os tecidos na forma de $CH_3H_4PteGlu$. Embora certas proteínas plasmáticas se liguem efetivamente aos derivados do folato, elas possuem maior afinidade por análogos não metilados. O papel dessas proteínas de ligação na homeostasia do folato não está esclarecido por completo. É possível detectar um aumento da capacidade de ligação na deficiência de folato e em certos estados mórbidos, como uremia, câncer e alcoolismo. Os alimentos e o ciclo êntero-hepático da vitamina mantêm um suprimento constante de $CH_3H_4PteGlu$. O fígado reduz e metila ativamente o PteGlu (e H_2 ou $H_4PteGlu$) e, a seguir, transporta o $CH_3H_4PteGlu$ na bile para reabsorção pelo intestino e suprimento subsequente aos tecidos. Essa via pode fornecer 200 μg ou mais de folato a cada dia para recirculação nos tecidos. A importância do ciclo êntero-hepático é sugerida por estudos em animais que mostram rápida redução da concentração plasmática de folato após a drenagem da bile ou consumo de álcool, que aparentemente bloqueia a liberação de $CH_3H_4PteGlu$ das células parenquimatosas hepáticas.

Deficiência de folato Essa deficiência é uma complicação comum de doenças do intestino delgado que interfere na absorção do folato dos alimentos e na sua recirculação por meio do ciclo êntero-hepático. A prevalência da deficiência de folato em indivíduos com mais de 65 anos de idade é relativamente alta, devido ao aporte dietético reduzido ou à má absorção intestinal (Araujo et al., 2015). No alcoolismo agudo ou crônico, a ingestão diária de folato nos alimentos pode estar gravemente restrita, e o ciclo êntero-hepático da vitamina pode ficar comprometido devido aos efeitos tóxicos do álcool sobre as células parenquimatosas do fígado; isso constitui a causa mais comum de eritropoiese megaloblástica por deficiência de folato, que é mais acessível à terapia, por meio de reinstituição de uma dieta normal. Os estados mórbidos que se caracterizam por elevada taxa de renovação celular, como as anemias hemolíticas, também podem ser complicados pela deficiência de folato. Além disso, os fármacos que inibem a di-hidrofolato-redutase (p. ex., *metotrexato* e *trimetoprima*) ou que interferem na absorção e no armazenamento do folato nos tecidos (p. ex., certos anticonvulsivantes e anticoncepcionais

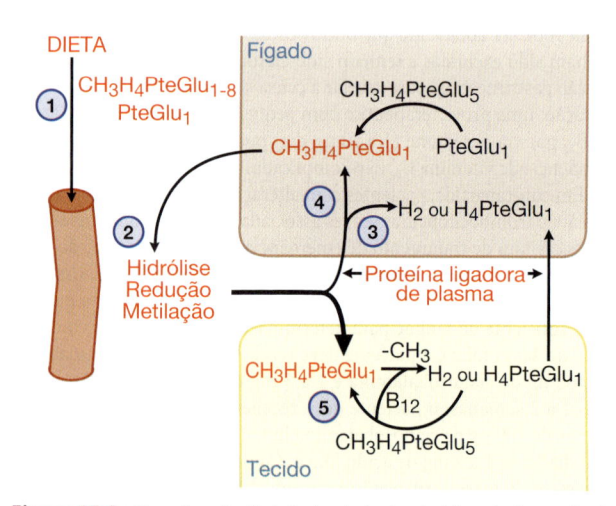

Figura 45-9 *Absorção e distribuição dos derivados do folato.* As fontes dietéticas de poliglutamatos de folato são hidrolisadas a monoglutamato, reduzidas e metiladas a $CH_3H_4PteGlu_1$ (metiltetra-hidrofolato) durante o transporte GI. A deficiência de folato surge comumente de (1) suprimento dietético inadequado e (2) doença do intestino delgado. Em pacientes com uremia, alcoolismo ou hepatopatia, podem-se observar defeitos (3) na concentração das proteínas de ligação do folato no plasma e (4) no fluxo de $CH_3H_4PteGlu_1$ na bile para reabsorção e transporte até os tecidos (ciclo êntero-hepático do folato). Por fim, a deficiência de vitamina B_{12} (5) "retém" o folato na forma de $CH_3H_4PteGlu$, diminuindo, assim, a disponibilidade de $H_4PteGlu_1$ para o seu papel essencial na síntese das purinas e pirimidinas.

orais) são capazes de reduzir a concentração plasmática de folato, podendo causar anemia megaloblástica (Hesdorffer e Longo, 2015).

A deficiência de folato é reconhecida pelo seu impacto sobre o sistema hematopoiético. Como ocorre com a vitamina B_{12}, esse fato reflete maior necessidade associada às taxas elevadas de renovação celular. A anemia megaloblástica que resulta da deficiência de folato não pode ser diferenciada da causada pela deficiência de vitamina B_{12}. Diferentemente da deficiência de vitamina B_{12}, a deficiência de folato raramente ou nunca está associada a anormalidades neurológicas. Após privação de folato, verifica-se o desenvolvimento de anemia megaloblástica muito mais rapidamente do que a que ocorre após interrupção da absorção de vitamina B_{12} (p. ex., cirurgia gástrica). Essa observação reflete o fato de que as reservas corporais de folato são limitadas. Embora a taxa de indução da eritropoiese megaloblástica possa variar, o estado de deficiência de folato pode aparecer dentro de 1 a 4 semanas conforme os hábitos dietéticos do indivíduo e as reservas da vitamina.

A deficiência de folato está implicada na incidência de defeitos do tubo neural (Wallingford et al., 2013). Uma ingestão inadequada de folato também pode resultar em elevações dos níveis plasmáticos de homocisteína. Como até mesmo a hiper-homocisteinemia moderada é considerada um fator de risco independente para doença arterial coronariana e doença vascular periférica, bem como para trombose venosa, o papel do folato como doador de metila na conversão da homocisteína em metionina está recebendo maior atenção (Stanger e Wonisch, 2012).

Princípios gerais de terapia O uso terapêutico do ácido fólico limita-se à prevenção e ao tratamento das deficiências da vitamina. Como no caso da terapia com vitamina B_{12}, o uso efetivo da vitamina depende do diagnóstico acurado e do conhecimento dos mecanismos que atuam em um estado mórbido específico. Devem-se respeitar os seguintes princípios gerais de terapia:

- Será necessária suplementação dietética quando houver uma necessidade que não possa ser suprida por uma dieta "normal". A ingestão diária de uma preparação multivitamínica contendo 400 a 500 μg de ácido fólico tornou-se prática-padrão antes e no decorrer da gravidez, a fim de reduzir a incidência de defeitos do tubo neural, bem como durante a lactação. Em mulheres com história de gravidez complicada por defeito do tubo neural, recomenda-se uma dose ainda maior de 4 mg/dia. Os pacientes submetidos à nutrição parenteral total devem receber suplementos de ácido fólico como parte do esquema de líquidos, pois as reservas hepáticas de folato são limitadas. Os pacientes adultos com doença caracterizada por alta renovação celular (p. ex., anemia hemolítica) geralmente necessitam de 1 mg de ácido fólico administrado 1 ou 2 vezes ao dia. A dose de 1 mg também tem sido utilizada no tratamento dos pacientes com níveis elevados de homocisteína.
- Qualquer paciente com deficiência de folato e anemia megaloblástica deve ser cuidadosamente avaliado para determinar a causa subjacente do estado de deficiência. Essa avaliação deve incluir os efeitos de medicações, a quantidade de álcool consumido, o histórico de viagem do paciente e a função do trato GI.
- A terapia deve ser sempre a mais específica possível. Devem-se evitar as preparações multivitamínicas, a não ser que haja uma boa razão para se suspeitar de deficiência de várias vitaminas.
- Deve-se ter em mente o perigo potencial de tratar incorretamente um paciente portador de deficiência de vitamina B_{12} com ácido fólico. A administração de grandes doses de ácido fólico pode resultar em melhora aparente da anemia megaloblástica, visto que o PteGlu é convertido pela di-hidrofolato-redutase em H_4PteGlu, transpondo o "aprisionamento" do metilfolato. Entretanto, a terapia com folato não impede nem alivia os defeitos neurológicos resultantes da deficiência de vitamina B_{12}, que podem progredir e tornar-se irreversíveis.

Uso terapêutico do folato O ácido fólico é comercializado na forma de comprimidos orais contendo ácido PteGlu ou l-metilfolato, na forma de solução aquosa para injeção (5 mg/mL) e combinado com outras vitaminas e minerais. O ácido folínico (leucovorina cálcica, fator citrovorum) é o derivado 5-formil do ácido tetra-hidrofólico. Os principais usos terapêuticos do ácido folínico consistem em evitar a inibição da di-hidrofolato-redutase como parte da terapia com *metotrexato* em altas doses e potencializar a *fluoruracila* no tratamento do câncer colorretal (ver Cap. 70). Além disso, tem sido utilizado como antídoto para abolir a toxicidade de antagonistas do folato, como a *pirimetamina* ou *trimetoprima*. O ácido folínico não tem nenhuma vantagem em relação ao ácido fólico, é de custo mais alto, não sendo, portanto, recomendado. Uma única exceção é a anemia megaloblástica associada à deficiência congênita de di-hidrofolato-redutase.

A avaliação dos níveis séricos de folato pode ajudar a excluir a possibilidade de deficiência de folato, porém apenas em pacientes cujos níveis séricos de folato ultrapassam 5 ng/mL; 2 a 5% dos adultos sadios podem ter níveis séricos de folato abaixo desse nível. Os níveis eritrocitários de folato (faixa de referência > 140 ng/mL) refletem os níveis crônicos de folato, são menos afetados pela ingestão aguda de folato do que os níveis séricos e a sua determinação leva mais tempo e é de maior custo. Com mais frequência, as concentrações séricas de folato exibem uma maior correlação com o nível sérico de homocisteína, que é um marcador sensível de deficiência (Farrell et al., 2013). De qualquer modo, no paciente com baixos níveis séricos ou eritrocitários de folato, deve-se efetuar um teste de acompanhamento, incluindo a homocisteína sérica (faixa de referência: 5 a 16 mM), que está elevada na deficiência de vitamina B_{12} e de folato, e o ácido metilmalônico sérico (faixa de referência: 70 a 270 mM), que só está elevado na deficiência de vitamina in B_{12}.

Efeitos adversos Houve relatos de casos raros de reações às injeções parenterais de ácido fólico e *leucovorina*. O ácido fólico oral geralmente não é tóxico. O ácido fólico em grandes quantidades pode anular o efeito antiepiléptico do *fenobarbital*, da *fenitoína* e da *primidona* e aumentar a frequência de convulsões em crianças suscetíveis. A FDA recomenda que os comprimidos orais de ácido fólico sejam limitados a uma concentração de 1 mg ou menos.

Agradecimento: *Kenneth Kaushansky foi autor deste capítulo na edição anterior deste livro. Parte de seu texto foi mantida aqui.*

RESUMO: Agentes hematopoiéticos: fatores de crescimento, minerais e vitaminas

Fármacos	Usos terapêuticos (indicações essenciais no rótulo)	Farmacologia clínica e dicas
Agentes estimulantes da eritropoiese (ESA): Estimulam a produção de eritrócitos; ligam-se ao receptor de eritropoietina (EPO) nas células progenitoras eritroides		
Alfaepoetina	• Anemia devido à DRC • Anemia devido à quimioterapia em pacientes com câncer	• Usar a menor dose suficiente para reduzir a necessidade de transfusões • ↑ risco de morte, evento cardiovascular ou acidente vascular cerebral se for administrada para um nível de hemoglobina-alvo > 11 g/dL • Não indicada para pacientes submetidos a quimioterapia quando o resultado esperado é curativo ou quando a anemia pode ser controlada por transfusão
Alfadarbepoetina	• Anemia devido à DRC • Anemia devido à quimioterapia em pacientes com câncer	• A alfadarbepoetina pode ser administrada com menos frequência, porém os dois ESA têm eficácia semelhante

(continua)

RESUMO: Agentes hematopoiéticos: fatores de crescimento, minerais e vitaminas (*continuação*)

Fármacos	Usos terapêuticos (indicações essenciais no rótulo)	Farmacologia clínica e dicas
Fatores estimuladores das colônias de granulócitos (G-CSF): Estimulam a produção, a maturação e a ativação dos neutrófilos		
Filgrastim	• Mielossupressão induzida por quimioterapia em neoplasias malignas não mieloides • Leucemia mieloide aguda após quimioterapia de indução ou consolidação • Após transplante de medula óssea • Neutropenia crônica grave	• Indicado para uso profilático com o objetivo de ↓ risco de febre neutropênica quando o risco é estimado em ~ 20% ou mais • Não se destina ao tratamento de rotina da febre neutropênica estabelecida
Pegfilgrastim	• Prevenção da neutropenia induzida por quimioterapia	• Em comparação com o filgrastim: duração prolongada do efeito e redução da depuração renal • Normalmente administrado 24 h após quimioterapia e pelo menos 14 dias antes da próxima dose de quimioterapia
Agonistas do receptor da trombopoietina (TRA): Estimulam a produção de megacariócitos e plaquetas na medula óssea		
Romiplostim	• Trombocitopenia imune (TPI) com resposta insuficiente aos corticosteroides, imunoglobulina ou esplenectomia	• Usar apenas quando o grau de trombocitopenia e condição clínica ↑ risco de sangramento; não se destina a normalizar por completo a contagem de plaquetas
Eltrombopague	• Anemia aplásica grave (primeira linha em combinação com imunossupressão) • Trombocitopenia associada ao vírus da hepatite C (HCV) crônico • TPI com resposta insuficiente aos corticosteroides, imunoglobulina ou esplenomegalia	• Conforme o anterior, porém não se destina a normalizar por completo a contagem de plaquetas • Em pacientes com HCV crônico, com interferona e ribavirina pode ↑ risco de descompensação hepática
Avatrombopague	• TPI crônica com resposta insuficiente a um tratamento anterior • Trombocitopenia associada a doença hepática crônica, com paciente programado para se submeter a um procedimento	• Na TPI crônica, usar a menor dose necessária para alcançar contagens de plaquetas > 50.000/µL • Para uso pré-procedimento: ciclo de 5 dias, iniciando com avatrombopague 10 dias antes do procedimento agendado; realizar o procedimento 5-8 dias após a última dose
Lusutrombopague	• Trombocitopenia associada a doença hepática crônica com procedimento agendado	• 3 mg, 1×/dia, por 7 dias, começando 8-14 dias antes do procedimento agendado; realizar o procedimento 2-8 dias após a última dose de lusutrombopague
Inibidor do TGF-β: Estimula a produção de eritrócitos ao promover a maturação eritroide em condições com eritropoiese ineficaz		
Luspatercepte	• Anemia devido à beta-talassemia • Anemia devido à síndrome mielodisplásica (SMD) com sideroblastos em anel (SE) ou SMD/neoplasia mieloproliferativa com SE e trombocitose	• Monitorar a pressão arterial • Monitorar à procura de sinais/sintomas de tromboembolismo
Ferro oral: Corrige a deficiência de ferro e forma as reservas de ferro necessárias para a síntese de hemoglobina		
Sulfato ferroso e outros sais de ferro	• Anemia ferropriva	• 65 mg de ferro elementar (p. ex., sulfato ferroso, comprimido de 325 mg) em dias alternados, maximizando a absorção relativa • Dosagem diária → ↓ absorção, porém pode ser razoável para melhorar a adesão ao tratamento • Os sais ferrosos têm eficácia equivalente • As formas de revestimento entérico e liberação lenta/prolongada não são preferidas (absorção precária)
Ferro parenteral: Corrige a deficiência de ferro em situações clínicas quando há necessidade de rápida reposição ou na presença de absorção deficiente ou ausência de resposta ao ferro oral		
Ferrodextrana	• Deficiência de ferro em pacientes com intolerância ao ferro oral ou resposta insatisfatória ao ferro oral	• Administrar inicialmente uma dose-teste de 25 mg • Pode-se administrar 1 g em dose única • Administrada como infusão lenta
Gliconato férrico de sódio	• Deficiência de ferro em pacientes com DRC submetidos a hemodiálise, juntamente com terapia suplementar com EPO	• Múltiplas doses de 125-250 mg • A dose de 125 mg é administrada ao longo de 1 h • Evitar durante a gravidez, devido ao conservante de álcool benzílico (risco fetal potencial)
Ferro-sacarose	• Deficiência de ferro em pacientes com DRC	• Múltiplas doses de 100-300 mg • Administrado como injeção IV ou infusão lenta • Menos preferido na gravidez, devido à necessidade de múltiplas transfusões, em vez de dose única de reposição

(continua)

RESUMO: Agentes hematopoiéticos: fatores de crescimento, minerais e vitaminas (*continuação*)

Fármacos	Usos terapêuticos (indicações essenciais no rótulo)	Farmacologia clínica e dicas
Ferromoxitol	• Anemia ferropriva em adultos com intolerância ou resposta insatisfatória ao ferro oral ou que apresentam DRC	• Dose única de 1.020 mg ou 2 doses de 510 mg, administradas com intervalo de 3-8 dias • Administrado durante pelo menos 15 min (30 min para a dose de 1.020 mg) • Monitorar à procura de sinais de hipersensibilidade durante ≥ 30 min após a infusão
Carboximaltose férrica	• Anemia ferropriva em pacientes com intolerância ao ferro oral ou resposta insatisfatória ao ferro oral ou que apresentam DRC não dependente de diálise	• 2 doses de 750 mg (ou 15 mg/kg se o peso < 50 kg), administradas com intervalo de 7 dias ou mais • Administrar na forma de injeção IV lenta durante 15 min
Derisomaltose férrica	• Anemia ferropriva em pacientes com intolerância ao ferro oral ou resposta insatisfatória ao ferro oral ou que apresentam DRC não dependente de diálise	• Dose única de 100 mg (20 mg/kg se o peso < 50 kg) • Administrar doses de até 1 g durante pelo menos 20 min • Administrar doses > 1 g durante pelo menos 30 min • Pode-se administrar uma dose de 500 mg como injeção em *bolus* IV lenta (250 mg/min) • O uso durante a gravidez não foi estudado prospectivamente, porém a revisão retrospectiva assinala um perfil de segurança/eficácia semelhante ao normalmente observado com outras formulações
Agentes para anemias megaloblásticas: O ácido fólico e a vitamina B_{12} são necessários para a síntese de purinas e pirimidinas		
Cianocobalamina (vitamina B_{12})	• Tratamento da anemia perniciosa ou da deficiência de vitamina B_{12} devido a deficiências dietéticas ou má-absorção • Prevenção da deficiência de vitamina B_{12} em pacientes com necessidades aumentadas	• Oral: 1.000-2.000 µg diariamente • Intramuscular (IM) ou subcutânea (SC) profunda: 1.000 µg • A terapia inicial para a doença grave/sintomática consiste em 1.000 µg, IM ou SC profunda, diariamente, 3×/semana, durante 1 semana; em seguida, 1×/semana, durante 4-8 semanas; doses de manutenção: 1.000 µg, IM/SC, mensalmente, ou 1.000-2.000 µg, por via oral, diariamente, após resolução dos sintomas • Para a deficiência leve/assintomática: 1.000 µg/semana, durante 4-8 semanas, em seguida, manutenção mensal; ou 1.000-2.000 µg, por via oral, diariamente, em pacientes sem comprometimento da absorção GI • Continuar indefinidamente, a não ser que uma causa reversível de deficiência tenha sido tratada
Ácido fólico	• Tratamento das anemias megaloblásticas e macrocíticas devidas à deficiência de folato	• 1-5 mg, por via oral, 1×/dia
Leucovorina cálcica (ácido folínico)	• Agente de resgate após altas doses de metotrexato (MTX) • Tratamento do câncer colorretal avançado • Tratamento das anemias megaloblástica devido à deficiência de ácido fólico quando a terapia oral não é viável	• Derivado 5-formil do ácido tetra-hidrofólico • Câncer de cólon: potencializa o efeito da 5-flurouracila por meio de ligação e estabilização do 5-dUMP e timidilato-sintase • Iniciar 24 h após tratamento com MTX para repor as reservas de folato ativo

Referências

Agarwal R. Proinflammatory effects of iron sucrose in chronic kidney disease. *Kidney Int*, **2006**, *69*:1259–1263.

Araujo JR, et al. Folates and aging: role in mild cognitive impairment, dementia and depression. *Ageing Res Rev*, **2015**, *22*:9–19.

Auerbach M, et al. Safety and efficacy of total dose infusion of 1020 mg of ferumoxytol administered over 15 min. *Am J Hematol*, **2013**, *88*:944–947.

Auerbach M, et al. A prospective, multi-center, randomized comparison of iron isomaltoside 1000 versus iron sucrose in patients with iron deficiency anemia; the FERWON-IDA trial. *Am J Hematol*, **2019**, *94*:1007–1014.

Beguin Y, Jaspers A. Iron sucrose—characteristics, efficacy and regulatory aspects of an established treatment of iron deficiency and iron-deficiency anemia in a broad range of therapeutic areas. *Expert Opin Pharmacother*, **2014**, *15*:2087–2103.

Bennett CL, et al. Venous thromboembolism and mortality associated with recombinant erythropoietin and darbepoetin administration for the treatment of cancer-associated anemia. *JAMA*, **2008**, *299*:914–924.

Besarab A, et al. A study of parental iron regimens in hemodialysis patients. *Am J Kidney Dis*, **1999**, *34*:21–28.

Beutler E. History of iron in medicine. *Blood Cells Mol Dis*, **2002**, *29*:297–308.

Bohlius J, et al. Erythropoietin or darbepoetin for patients with cancer: meta-analysis based on individual patient data. *Cochrane Database Syst Rev*, **2009**, *3*:CD007303.

Bohlius J, et al. Management of cancer-associated anemia with erythropoiesis-stimulating agents: ASCO/ASH clinical practice guideline update. *J Clin Oncol*, **2019**, *37*:1336–1351.

Brandt SJ, et al. Effect of recombinant human granulocyte-macrophage colony-stimulating factor on hematopoietic reconstitution after high-dose chemotherapy and autologous bone marrow transplantation. *N Engl J Med*, **1988**, *318*:869–876.

Bussel JB, et al. A randomized trial of avatrombopag, an investigational thrombopoietin-receptor agonist, in persistent and chronic immune thrombocytopenia. *Blood*, **2014**, *123*:3887–3894.

Camaschella C. Iron and hepcidin: a story of recycling and balance. *Hematology Am Soc Hematol Educ Program*, **2013**, *2013*:1–8.

Camaschella C. Iron-deficiency anemia. *N Engl J Med*, **2015**, *372*:1832–1843.

Cappellini MD, et al. A phase 3 trial of luspatercept in patients with transfusion-dependent β-thalassemia. *N Engl J Med*, **2020**, *382*:1219–1231.

Conrad ME, Umbreit JM. Iron absorption and transport: an update. *Am J Hematol*, **2000**, *64*:287–298.

de Bie P, et al. Molecular pathogenesis of Wilson and Menkes disease: correlation of mutations with molecular defects and disease phenotypes. *J Med Genet*, **2007**, *44*:673–688.

De Domenico I, et al. The hepcidin-binding site on ferroportin is evolutionarily conserved. *Cell Metab*, **2008**, *8*:146–156.

Del Villar Madrigal E, et al. Anemia after Roux-en-Y gastric bypass. How feasible to eliminate the risk by proper supplementation? *Obes Surg*, **2015**, *25*:80–84.

Drakesmith H, Prentice AM. Hepcidin and the iron-infection axis. *Science*, **2012**, *338*:768–772.

Düzen Oflas N, et al. Comparison of the effects of oral iron treatment every day and every other day in female patients with iron deficiency anaemia. *Intern Med J*, **2020**, *50*:854–858.

Farrell CJ, et al. Red cell or serum folate: what to do in clinical practice? *Clin Chem Lab Med*, **2013**, *51*:555–569.

Feder JN, et al. A novel MHC class I-like gene is mutated in patients with hereditary haemochromatosis. *Nat Genet*, **1996**, *13*:399–408.

Fenaux P, et al. Luspatercept in Patients with lower-risk myelodysplastic syndromes. *N Engl J Med*, **2020**, *382*:140–151.

Finch CW. Review of trace mineral requirements for preterm infants: what are the current recommendations for clinical practice? *Nutr Clin Pract*, **2015**, *30*:44–58.

Fischl M, et al. Recombinant human erythropoietin for patients with AIDS treated with zidovudine. *N Engl J Med*, **1990**, *322*:1488–1493.

Ganz T, Nemeth E. Hepcidin and disorders of iron metabolism. *Annu Rev Med*, **2011**, *62*:347–360.

Garrick MD, Garrick LM. Cellular iron transport. *Biochim Biophys Acta*, **2009**, *1790*:309–325.

Gerhartz HH, et al. Randomized, double-blind, placebo-controlled, phase III study of recombinant human granulocyte-macrophage colony-stimulating factor as adjunct to induction treatment of high-grade malignant non-Hodgkin's lymphomas. *Blood*, **1993**, *82*:2329–2339.

Goodwin RG, et al. Human interleukin 7: molecular cloning and growth factor activity on human and murine B-lineage cells. *Proc Natl Acad Sci USA*, **1989**, *86*:302–306.

Gordeuk VR, et al. Congenital disorder of oxygen sensing: association of the homozygous Chuvash polycythemia VHL mutation with thrombosis and vascular abnormalities but not tumors. *Blood*, **2004**, *103*:3924–3932.

Gough NM, et al. Molecular cloning of cDNA encoding a murine hematopoietic growth regulator, granulocyte-macrophage colony stimulating factor. *Nature*, **1984**, *309*:763–767.

Grabstein KH, et al. Cloning of a T cell growth factor that interacts with the β chain of the interleukin-2 receptor. *Science*, **1994**, *264*:965–968.

Haas R, et al. Successful autologous transplantation of blood stem cells mobilized with recombinant human granulocyte-macrophage colony-stimulating factor. *Exp Hematol*, **1990**, *18*:94–98.

Haase VH. Hypoxic regulation of erythropoiesis and iron metabolism. *Am J Physiol*, **2010**, *299*:F1–F13.

Hahn PF. The use of radioactive isotopes in the study of iron and hemoglobin metabolism and the physiology of the erythrocyte. *Adv Biol Med Phys*, **1948**, *1*:287–319.

Hammond WPT, et al. Treatment of cyclic neutropenia with granulocyte colony-stimulating factor. *N Engl J Med*, **1989**, *320*:1306–1311.

Hayat A. Safety issues with intravenous iron products in the management of anemia in chronic kidney disease. *Clin Med Res*, **2008**, *6*:93–102.

Hesdorffer CS, Longo DL. Drug-induced megaloblastic anemia. *N Engl J Med*, **2015**, *373*:1649–1658.

Janssens A, et al. Changes in bone marrow morphology in adults receiving romiplostim for the treatment of thrombocytopenia associated with primary immune thrombocytopenia. *Ann Hematol*, **2016**, *95*:1077–1087.

Kaufman JS, et al. Subcutaneous compared with intravenous epoetin in patients receiving hemodialysis. Department of Veterans Affairs Cooperative Study Group on Erythropoietin in Hemodialysis Patients. *N Engl J Med*, **1998**, *339*:578–583.

Kaushansky K. Thrombopoietin. *N Engl J Med*, **1998**, *339*:746–754.

Keating GM. Ferric carboxymaltose: a review of its use in iron deficiency. *Drugs*, **2015**, *75*:101–127.

Kondo M, et al. Biology of hematopoietic stem cells and progenitors: implications for clinical application. *Annu Rev Immunol*, **2003**, *21*:759–806.

Kubasch AS, et al. Development of luspatercept to treat ineffective erythropoiesis. *Blood Adv*, **2021**, *5*:1565–1575.

Kuter DJ, et al. Efficacy of romiplostim in patients with chronic immune thrombocytopenic purpura: a double-blind randomised controlled trial. *Lancet*, **2008**, *371*:395–403.

Larson DS, Coyne DW. Update on intravenous iron choices. *Curr Opin Nephrol Hypertens*, **2014**, *23*:186–191.

Laurell CB. What is the function of transferrin in plasma? *Blood*, **1951**, *6*:183–187.

Li J, et al. Thrombocytopenia caused by the development of antibodies to thrombopoietin. *Blood*, **2001**, *98*:3241–3248.

Lieschke GJ, Burgess AW. Granulocyte colony-stimulating factor and granulocyte-macrophage colony-stimulating factor (2). *N Engl J Med*, **1992**, *327*:99–106.

Littlewood TJ, et al. Effects of epoetin alfa on hematologic parameters and quality of life in cancer patients receiving nonplatinum chemotherapy: results of a randomized, double-blind, placebo-controlled trial. *J Clin Oncol*, **2001**, *19*:2865–2874.

Lyman GH, et al. The effectiveness and safety of same-day versus next-day administration of long-acting granulocyte colony-stimulating factors for the prophylaxis of chemotherapy-induced neutropenia: a systematic review. *Support Care Cancer*, **2017**, *25*:2619–2629.

Martí-Carvajal AJ, et al. Treatment for anemia in people with AIDS. *Cochrane Database Syst Rev*, **2011**, *10*:CD004776.

Mastrogiannaki M, et al. The gut in iron homeostasis: role of HIF-2 under normal and pathological conditions. *Blood*, **2013**, *122*:885–892.

McLean E, et al. Worldwide prevalence of anaemia, WHO Vitamin and Mineral Nutrition Information System, 1993–2005. *Public Health Nutr*, **2009**, *12*:444–454.

Moretti D, et al. Oral iron supplements increase hepcidin and decrease iron absorption from daily or twice-daily doses in iron-depleted young women. *Blood*, **2015**, *126*:1981–1989.

Nemunaitis J, et al. Use of recombinant human granulocyte-macrophage colony-stimulating factor in graft failure after bone marrow transplantation. *Blood*, **1990**, *76*:245–253.

Nevitt T, et al. Charting the travels of copper in eukaryotes from yeast to mammals. *Biochim Biophys Acta Mol Cell Res*, **2012**, *1823*:1580–1593.

Ohlsson A, Aher SM. Early erythropoiesis-stimulating agents in preterm or low birth weight infants. *Cochrane Database Syst Rev*, **2020**, *2*:CD004863.

Park CH, et al. Hepcidin, a urinary antimicrobial peptide synthesized in the liver. *J Biol Chem*, **2001**, *276*:7806–7810.

Peck-Radosavljevic M, et al. Lusutrombopag for the treatment of thrombocytopenia in patients with chronic liver disease undergoing invasive procedures (L-PLUS 2). *Hepatology*, **2019**, *70*:1336–1348.

Percy MJ, et al. Novel exon 12 mutations in the HIF2A gene associated with erythrocytosis. *Blood*, **2008**, *111*:5400–5402.

Pietrangelo A. Iron and the liver. *Liver Int*, **2016**, *36*(suppl 1):116–123.

Piga A, et al. Luspatercept improves hemoglobin levels and blood transfusion requirements in a study of patients with β-thalassemia. *Blood*, **2019**, *133*:1279–1289.

Rizzo JD, et al. Use of epoetin in patients with cancer: evidence-based clinical practice guidelines of the American Society of Clinical Oncology and the American Society of Hematology. *Blood*, **2002**, *100*:2303–2320.

Rizzo JD, et al. American Society of Hematology and the American Society of Clinical Oncology clinical practice guideline update on the use of epoetin and darbepoetin in adult patients with cancer. *Blood*, **2010**, *116*:4045–4059.

Rojas-Hernandez CM, Oo TH. The unusual nutritional and toxin-related underproduction anemias: approaching the riddle beyond iron, cobalamin, and folate. *Discov Med*, **2018**, *136*:67–74.

Sengolge G, et al. Intravenous iron therapy: well-tolerated, yet not harmless. *Eur J Clin Invest*, **2005**, *35*(suppl 3):46–51.

Sheridan WP, et al. Effect of peripheral-blood progenitor cells mobilised by filgrastim (G-CSF) on platelet recovery after high-dose chemotherapy. *Lancet*, **1992**, *339*:640–644.

Smith TJ, et al. Recommendations for the use of WBC growth factors: American Society of Clinical Oncology clinical practice guideline update. *J Clin Oncol*, **2015**, *33*:3199–3212.

Solomon LR. Disorders of cobalamin (vitamin B_{12}) metabolism: emerging concepts in pathophysiology, diagnosis and treatment. *Blood Rev*, **2007**, *21*:113–130.

Spence JD. Metabolic B_{12} deficiency: a missed opportunity to prevent dementia and stroke. *Nutr Res*, **2016**, *36*:109–116.

Stanger O, Wonisch W. Enzymatic and non-enzymatic antioxidative effects of folic acid and its reduced derivates. *Subcell Biochem*, **2012**, *56*:131–161.

Terrault NA, et al. Phase II study of avatrombopag in thrombocytopenic patients with cirrhosis undergoing an elective procedure. *J Hepatol*, **2014**, *61*:1253–1259.

Wallingford JB, et al. The continuing challenge of understanding, preventing, and treating neural tube defects. *Science*, **2013**, *339*:1222002.

Weisbart RH, et al. Human GM-CSF primes neutrophils for enhanced oxidative metabolism in response to the major physiological chemoattractants. *Blood*, **1987**, *69*:18–21.

Weissbach H. The isolation of the vitamin B_{12} coenzyme and the role of the vitamin in methionine synthesis. *J Biol Chem*, **2008**, *283*:23497–23504.

Welte K, et al. Purification and biochemical characterization of human pluripotent hematopoietic colony-stimulating factor. *Proc Natl Acad Sci USA*, **1985**, *82*:1526–1530.

Willis MS, et al. Zinc-induced copper deficiency: a report of three cases initially recognized on bone marrow examination. *Am J Clin Pathol*, **2005**, *123*:125–131.

Wong GG, et al. Human GM-CSF: molecular cloning of the complementary DNA and purification of the natural and recombinant proteins. *Science*, **1985**, *228*:810–815.

Seção V

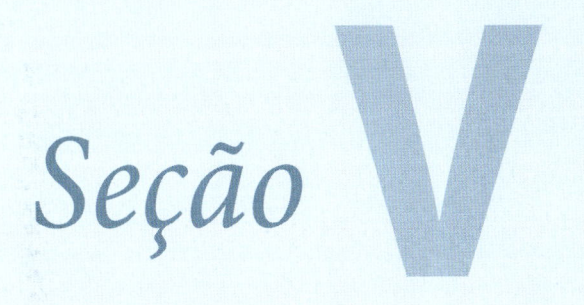

Farmacologia endócrina

Capítulo 46	Introdução à endocrinologia: o eixo hipotálamo-hipófise / 929
Capítulo 47	Hormônios tireoidianos e fármacos antitireoidianos / 947
Capítulo 48	Estrogênios, progestinas e sistema genital feminino / 965
Capítulo 49	Androgênios e sistema genital masculino / 997
Capítulo 50	Hormônio adrenocorticotrópico, esteroides suprarrenais e córtex suprarrenal / 1008
Capítulo 51	Pâncreas endócrino e farmacoterapia do diabetes melito e da hipoglicemia / 1028
Capítulo 52	Fármacos que afetam a homeostasia dos íons minerais e a renovação óssea / 1054

Capítulo 46
Introdução à endocrinologia: o eixo hipotálamo-hipófise

Dequina A. Nicholas e Mark A. Lawson

- ENDOCRINOLOGIA E HORMÔNIOS: CONCEITOS GERAIS
- O EIXO ENDÓCRINO HIPOTÁLAMO-HIPÓFISE
- HORMÔNIOS HIPOFISÁRIOS E SEUS FATORES DE LIBERAÇÃO HIPOTALÂMICOS
- HORMÔNIO DO CRESCIMENTO E PROLACTINA
  - Estruturas do hormônio do crescimento e prolactina
  - Regulação da secreção do hormônio do crescimento
  - Regulação da secreção de prolactina
  - Bases moleculares e celulares da ação do hormônio do crescimento e da prolactina
  - Fisiologia do hormônio do crescimento e da prolactina
  - Fisiopatologia do hormônio do crescimento e da prolactina
- FARMACOTERAPIA DOS DISTÚRBIOS DO HORMÔNIO DO CRESCIMENTO E DA PROLACTINA
  - Tratamento do excesso de hormônio do crescimento
  - Tratamento do excesso de prolactina
  - Tratamento da deficiência de hormônio do crescimento
- HORMÔNIOS GLICOPROTEICOS DA HIPÓFISE: TSH E GONADOTROPINAS
  - Estrutura e função das gonadotropinas
  - Fisiologia das gonadotropinas
  - Bases moleculares e celulares da ação das gonadotropinas
- DISTÚRBIOS CLÍNICOS DO EIXO HIPOTÁLAMO-HIPÓFISE-GÔNADAS
  - Tratamento e diagnóstico dos distúrbios gonadais
- GONADOTROPINAS NATURAIS E RECOMBINANTES
  - Preparações
  - Usos diagnósticos
  - Usos terapêuticos
- HORMÔNIOS DA NEURO-HIPÓFISE: OCITOCINA E VASOPRESSINA
  - Fisiologia da ocitocina
  - Regulação da secreção de ocitocina
  - Locais de ação da ocitocina
  - Uso clínico da ocitocina

Endocrinologia e hormônios: conceitos gerais

A endocrinologia analisa a biossíntese dos hormônios e seus locais de produção, bem como os locais e os mecanismos de sua ação e interação. O termo *hormônio* origina-se do grego e refere-se, classicamente, a um mensageiro químico que circula nos líquidos corporais e produz efeitos específicos sobre células distantes de seu ponto de origem. As principais funções dos hormônios incluem a regulação do armazenamento, da produção e da utilização da energia, a adaptação a novos ambientes e condições de estresse, a facilitação do crescimento e desenvolvimento e a maturação e função do sistema reprodutor. Embora os hormônios tenham sido originalmente definidos como produtos de glândulas sem ductos, percebemos hoje que muitos tecidos e tipos celulares que não são classicamente considerados como "endócrinos" (p. ex., coração, rins, trato GI, adipócitos, células-tronco e neurônios) sintetizam e secretam hormônios que desempenham funções fisiológicas essenciais. A atual compreensão dos hormônios destaca sua origem celular e ações. De modo abrangente, o campo da endocrinologia também inclui substâncias que atuam por meio de mecanismos autócrinos e parácrinos, a influência de neurônios – particularmente os do hipotálamo – que regulam a função endócrina por meio da ação sináptica ou de hormônios peptídicos, e as interações recíprocas das citocinas e de outros componentes do sistema imune com o sistema endócrino.

Do ponto de vista conceitual, os hormônios podem ser divididos em duas classes, com base no mecanismo de ação:

- Hormônios que atuam predominantemente por meio de *receptores nucleares* para modular a transcrição nas células-alvo (p. ex., hormônios esteroides, hormônio tireoidiano e vitamina D)
- Hormônios que normalmente atuam por meio de *receptores de membrana* para exercer efeitos rápidos sobre vias de transdução de sinais (p. ex., hormônios peptídicos e hormônios constituídos de aminoácidos)

Notavelmente, os hormônios esteroides operam por meio de ambos os mecanismos, e seu efeito nas células é determinado pelo complemento de receptores em determinada célula. Os receptores para ambas as classes de hormônios proporcionam alvos para um grupo diversificado de compostos que estão entre os fármacos mais amplamente usados em medicina clínica.

O eixo endócrino hipotálamo-hipófise

Muitos dos hormônios endócrinos clássicos (p. ex., cortisol, hormônio tireoidiano, esteroides sexuais, GH) são regulados por interações recíprocas complexas entre o hipotálamo, a adeno-hipófise e os órgãos ou tecidos-alvo (Tab. 46-1). A organização básica do eixo endócrino hipotálamo-hipófise está resumida na Figura 46-1.

Grupos distintos de neurônios hipotalâmicos produzem diferentes hormônios de liberação e inibição, que são transportados por meio de axônios até a eminência mediana. Quando estimulados, de maneira sináptica ou por outros hormônios intra-hipotalâmicos, esses neurônios secretam seus respectivos hormônios hipotalâmicos nas veias porta-hipotálamo-adeno-hipofisárias, que se conectam com a *adeno-hipófise*. Os *hormônios hipotalâmicos* ligam-se a receptores de membrana em subgrupos específicos de células hipofisárias e regulam a secreção dos *hormônios hipofisários* correspondentes. Os hormônios hipofisários circulam até os tecidos-alvo, onde ativam os respectivos receptores para exercer efeitos celulares específicos ou para estimular a síntese e a secreção dos hormônios endócrinos-alvo. Essas interações seguem o princípio de *regulação por anteroalimentação,* em que o sinal hipotalâmico original é amplificado pela adeno-hipófise, desencadeia em seguida uma resposta regulada dos tecidos-alvo e estimula a produção de hormônios pelos órgãos endócrinos-alvo. Em contrapartida, a *neuro-hipófise* contém as terminações dos axônios nervosos que se originam do hipotálamo, formando a neuro-hipófise que tem acesso direto à circulação e não depende da ação intermediária da hipófise (ver Fig. 46-1).

5-HT: 5-hidroxitriptamina (serotonina)
AC: adenililciclase
ACTH: corticotropina (anteriormente hormônio adrenocorticotrópico)
CG: gonadotropina coriônica
COX: cicloxigenase
CRH: hormônio liberador de corticotropina
DA: dopamina
FSH: hormônio folículo-estimulante (folitropina)
GH: hormônio do crescimento
GHR: receptor do GH
GHRH: hormônio liberador do hormônio do crescimento
GI: gastrintestinal
GnRH: hormônio liberador das gonadotropinas
GPCR: receptor acoplado à proteína G
hCG: gonadotropina coriônica humana
IGF-1: fator do crescimento semelhante à insulina 1
IGFBP: proteína de ligação ao IGF
IRS: substrato do receptor da insulina
LH: hormônio luteinizante (lutropina)
NO: óxido nítrico
OXTR: receptor de ocitocina
POMC: pro-opiomelanocortina
PRL: prolactina
RM: ressonância magnética
SC: subcutânea
SHC: proteína contendo homologia a Src 2
SST: somatostatina
SSTR: receptor de SST
TRH: hormônio liberador da tirotrofina
TSH: hormônio estimulante da tireoide (tirotrofina)
VIP: peptídeo intestinal vasoativo

TABELA 46-1 ■ HORMÔNIOS QUE INTEGRAM O EIXO ENDÓCRINO HIPOTÁLAMO-HIPÓFISE

HORMÔNIO HIPOTALÂMICO	EFEITO SOBRE O HORMÔNIO (SINAL) TRÓFICO HIPOFISÁRIO	HORMÔNIO(S)-ALVO
Hormônio liberador do hormônio do crescimento	↑↑ Hormônio do crescimento	IGF-1
Somatostatina	↓ Hormônio do crescimento ↓ Hormônio estimulante da tireoide	
Dopamina	↓ Prolactina	–
Hormônio liberador de corticotropina	↑ Corticotropina	Cortisol
Hormônio liberador da tirotrofina	↑ Hormônio estimulante da tireoide ↑ Prolactina	Hormônio tireoidiano
Hormônio liberador das gonadotropinas	↑ Hormônio folículo-estimulante ↑ Hormônio luteinizante	Estrogênio (m) Progesterona/estrogênio (m) Testosterona (h)

m, mulher; h, homem; ↑, produção aumentada; ↓, produção diminuída.

A síntese e a liberação dos *hormônios da adeno-hipófise* são influenciadas pelo sistema nervoso central (SNC). A sua secreção é regulada positivamente por um grupo de peptídeos, designados como *hormônios de liberação hipotalâmicos* (ver Fig. 46-1). Esses hormônios incluem o *hormônio liberador de corticotropina* (CRH), o *hormônio liberador do*

Normalmente, os sinais de anteroalimentação são controlados por *retroalimentação negativa*, o que possibilita a regulação precisa dos níveis hormonais e o restabelecimento da homeostasia após ativação de um evento secretor (Fig. 46-2). Normalmente, o hormônio-alvo endócrino circula tanto para o hipotálamo quanto para a hipófise, onde atua, por meio de receptores específicos, para inibir a produção e a secreção do hormônio de liberação hipotalâmico e do hormônio regulador hipofisário. Além disso, outras regiões do encéfalo possuem aferentes para os neurônios produtores de hormônios hipotalâmicos e hormônios produzidos independentemente por outros tecidos tendo como alvo tanto o hipotálamo quanto a adeno-hipófise, o que integra ainda mais a regulação dos níveis hormonais em resposta a diversos estímulos.

Hormônios hipofisários e seus fatores de liberação hipotalâmicos

Os hormônios da adeno-hipófise podem ser classificados em três grupos diferentes com base nas suas características estruturais (Tab. 46-2).

- Os hormônios derivados da POMC incluem a *corticotropina* (ACTH) e o *hormônio α-estimulador dos melanócitos* (α-MSH). Ambos derivam da POMC por processamento proteolítico (ver Figs. 23-3 e 50-1).
- Os hormônios somatotrópicos incluem o *hormônio do crescimento* (GH) e a prolactina (PRL). Nos seres humanos, essa família também inclui o lactogênio placentário.
- Os hormônios glicoproteicos incluem o *hormônio estimulante da tireoide* (TSH, também denominado tirotrofina), o *hormônio luteinizante* (LH, também denominado lutropina) e o *hormônio folículo-estimulante* (FSH, também denominado folitropina). Nos seres humanos, a família dos hormônios glicoproteicos também inclui a *gonadotropina coriônica humana* (hCG) placentária.

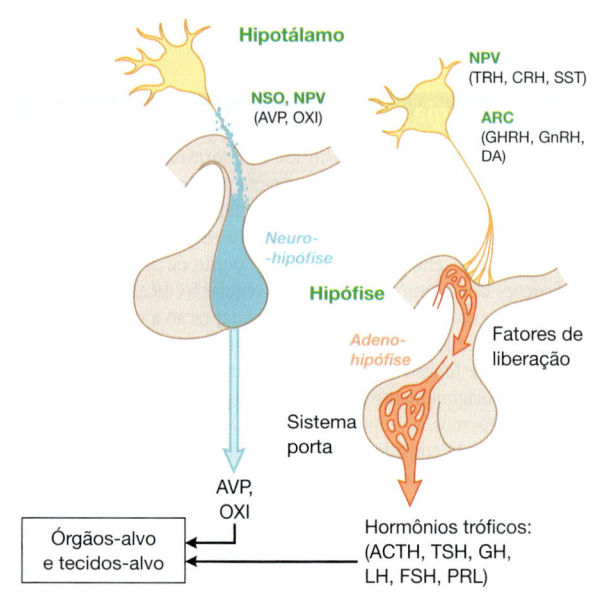

Figura 46-1 *Organização da adeno-hipófise e da neuro-hipófise.* Os neurônios hipotalâmicos nos núcleos supraópticos (NSO) e paraventriculares (NPV) sintetizam arginina-vasopressina (AVP) e ocitocina (OXI). A maior parte de seus axônios projeta-se diretamente na neuro-hipófise, a partir da qual a AVP e a OXI são secretadas na circulação sistêmica para regular seus tecidos-alvo. Os neurônios que regulam a adeno-hipófise estão agrupados na parte mediobasal do hipotálamo, incluindo os núcleos NPV e arqueado (ARC). Eles secretam hormônios de liberação hipotalâmicos, que alcançam a adeno-hipófise por meio do sistema porta hipotalâmico-adeno-hipofisário, estimulando populações distintas de células hipofisárias. Por sua vez, essas células secretam os hormônios (sinais) tróficos, que regulam os órgãos endócrinos e outros tecidos. Ver a lista no início do capítulo para outras siglas.

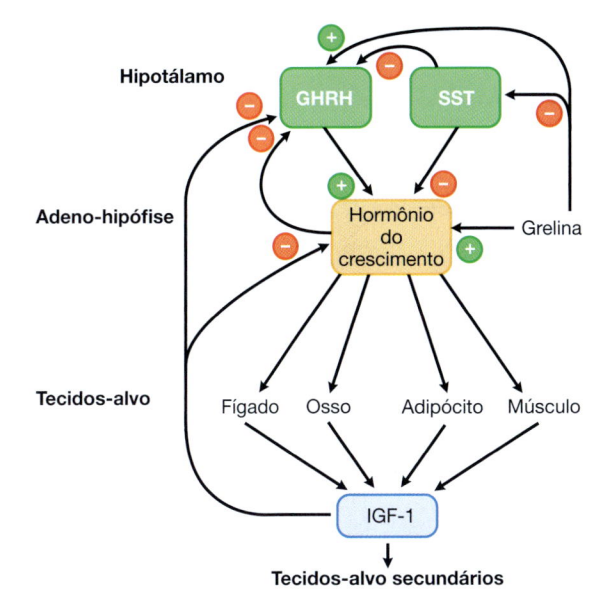

Figura 46-2 *Secreção e ações do hormônio do crescimento.* Dois fatores hipotalâmicos, o GHRH e a SST, estimulam ou inibem a liberação do GH pela hipófise, respectivamente. O IGF-1, um produto da ação do GH sobre os tecidos periféricos, provoca inibição por retroalimentação negativa da liberação de GH, atuando no hipotálamo e na hipófise. As ações do GH podem ser diretas ou indiretas (mediadas pelo IGF-1). Ver o texto para uma discussão dos outros agentes que modulam a secreção de GH e dos efeitos do IGF-1 produzido localmente. Inibição, –; estimulação, +. GHRH, hormônio liberador do GH; IGF-1, fator do crescimento semelhante à insulina 1; SST, somatostatina.

hormônio do crescimento (GHRH), o *hormônio liberador das gonadotropinas* (GnRH) e o *hormônio liberador de tirotrofina* (TRH). A *somatostatina* (SST), outro peptídeo hipotalâmico, regula negativamente a secreção hipofisária de GH e de TSH. O neurotransmissor *dopamina* (DA) inibe a secreção de PRL pelos lactotropos.

Os *hormônios da neuro-hipófise,* que são sintetizados por neurônios do hipotálamo e secretados pela neuro-hipófise, incluem a *ocitocina* e a *arginina-vasopressina* (também denominada hormônio antidiurético [ADH]). A arginina-vasopressina desempenha um importante papel na homeostasia da água (ver Cap. 29); a ocitocina desempenha funções importantes no trabalho de parto e no parto, bem como na ejeção do leite, conforme discutido nas seções seguintes. Diferentemente de outros modelos reguladores de hormônios da adeno-hipófise, a ocitocina não é regulada por meio de controle por retroalimentação. Na verdade, existe apenas o componente de anteroalimentação do eixo, e a secreção é reduzida pela cessação do impulso estimulatório.

Hormônio do crescimento e prolactina

O GH e a PRL são membros estruturalmente relacionados da família de hormônios somatotrópicos e compartilham muitas características biológicas. Os somatotropos e os lactotropos, as células hipofisárias que produzem e secretam GH e PRL, respectivamente, estão sujeitos a forte impulso aferente inibitório dos neurônios hipotalâmicos. Para a PRL, o impulso dopaminérgico constitui o regulador negativo dominante da secreção. O GH e a PRL atuam por meio de receptores de membrana que pertencem à família dos receptores de citocinas e modulam a função das células-alvo por vias de transdução de sinal muito semelhantes (ver Cap. 3).

Estruturas do hormônio do crescimento e prolactina

A Tabela 46-2 apresenta algumas características da família de hormônios somatotrópicos. O GH é secretado pelos somatotropos como uma mistura heterogênea de peptídeos. A principal forma é uma cadeia polipeptídica não glicosilada simples de 22 kDa que possui duas pontes dissulfeto. Um mecanismo de *splicing* (junção) alternativo produz uma forma menor (~ 20 kDa) com bioatividade igual, que representa 5 a 10% do GH circulante. O GH humano recombinante consiste inteiramente na forma de 22 kDa, o que possibilita a detecção de abuso de GH. Na circulação, uma proteína de 55 kDa, que deriva do domínio extracelular do receptor de GHRH proteoliticamente clivado, liga-se a cerca de 45% da forma de 22 kDa e a 25% da forma de 20 kDa. Uma segunda proteína não relacionada com o GHR também se liga a aproximadamente 5 a 10% do GH circulante com menor afinidade. O GH ligado é depurado mais lentamente e apresenta $t_{1/2}$ biológica que corresponde a cerca de 10 vezes a do GH não ligado, o que sugere que o hormônio ligado pode atuar como reservatório de GH, atenuando as flutuações agudas dos níveis de GH associadas à sua secreção pulsátil.

A PRL humana é sintetizada pelos lactotropos. Parte do hormônio secretado é glicosilado em um único resíduo Asn. Na circulação, são também encontradas formas poliméricas da PRL, bem como produtos de degradação de 16 kDa e 18 kDa. À semelhança do GH, o significado biológico dessas formas poliméricas e degradadas não é conhecido.

O lactogênio placentário humano, que se assemelha estruturalmente ao GH e à PRL, ocorre em gestantes, com níveis máximos próximo a termo. O lactogênio placentário humano altera o metabolismo materno principalmente por meio de redução da sensibilidade materna à insulina para favorecer a nutrição do feto (Cattini et al., 2020).

TABELA 46-2 ■ PROPRIEDADES DOS HORMÔNIOS PROTEICOS DA ADENO-HIPÓFISE E DA PLACENTA NOS SERES HUMANOS

CLASSE DE HORMÔNIOS	MASSA (DÁLTONS)	CADEIAS PEPTÍDICAS	RESÍDUOS DE AMINOÁCIDOS E COMENTÁRIOS
Hormônios derivados da POMC[a]			
Corticotropina	4.500	1d	39 — Esses peptídeos derivam do precursor comum, a POMC, por processamento proteolítico.
Hormônio α-estimulador dos melanócitos	1.650		13
Família de hormônios somatotrópicos			
Hormônio do crescimento	22.000	1d	191 — Os receptores desses hormônios pertencem à superfamília das citocinas.
Prolactina	23.000		199
Lactogênio placentário	22.125		190
Hormônios glicoproteicos			
Hormônio luteinizante	29.400	2d	β-121 — Glicoproteínas heterodiméricas com uma subunidade α comum de 92 aminoácidos e subunidades β singulares que determinam a especificidade biológica e a $t_{1/2}$.
Hormônio folículo-estimulante	32.600		β-111
Gonadotropina coriônica humana	38.600		β-145
Hormônio estimulante da tireoide	28.000		β-118

[a]Ver as Figuras 23-3 e 50-1 e o texto associado para uma discussão mais detalhada dos peptídeos derivados da POMC, incluindo o ACTH e o hormônio α-estimulador dos melanócitos.

Regulação da secreção do hormônio do crescimento

A secreção diária de GH varia durante a vida. A secreção de GH apresenta-se elevada em crianças, alcança um pico durante a puberdade, em seguida, diminui com a idade na vida adulta. O GH é secretado em pulsos distintos, porém irregulares, e a amplitude dos pulsos secretores é maior à noite. A secreção de GH é estimulada pelo GHRH e pela grelina e está sujeita à inibição por retroalimentação pelo próprio GH, pela SST e pelo *fator de crescimento semelhante à insulina 1* (IGF-1; ver Fig. 46-2).

Hormônio liberador do hormônio do crescimento

O GHRH, um peptídeo de 44 aminoácidos produzido por neurônios hipotalâmicos, estimula a secreção de GH (ver Fig. 46-2) por meio de sua ligação a um GPCR específico nos somatotropos da adeno-hipófise. O receptor de GHRH estimulado acopla-se à G_s para elevar os níveis de monofosfato de adenosina cíclico (AMPc) e de Ca^{2+}, estimulando, assim, a síntese e a secreção de GH. As mutações de perda de função do receptor de GHRH provocam uma forma rara de baixa estatura nos seres humanos.

Grelina

A grelina, um peptídeo de 28 aminoácidos, estimula a secreção de GH por meio de suas ações sobre um GPCR denominado receptor secretagogo de GH. A grelina é sintetizada predominantemente por células endócrinas no fundo gástrico, mas também é produzida em níveis mais baixos em vários outros locais, incluindo a hipófise e o hipotálamo. Acredita-se que a grelina do hipotálamo seja um estímulo para a liberação de GH por meio de suas ações sobre os somatotropos hipofisários e os neurônios hipotalâmicos secretores de GHRH.

Tanto o jejum quanto a hipoglicemia aumentam os níveis circulantes de grelina derivada do estômago, o que, por sua vez, estimula o apetite e um aumento na ingestão de alimentos, aparentemente por ações centrais sobre o neuropeptídeo Y e peptídeos relacionados a *agouti* no hipotálamo. O papel fisiológico da grelina derivada do estômago na secreção de GH não está bem esclarecido, devido à falta de fenótipo em modelos de nocaute de receptores secretagogos de grelina e GH e tendo em vista os resultados conflitantes de estudos clínicos que procuraram correlacionar os níveis circulantes de grelina com a secreção de GH (Nass et al., 2011).

Outros estímulos

Vários neurotransmissores, fármacos, metabólitos e outros estímulos modulam a liberação de GHRH e de SST e, portanto, afetam a secreção de GH. A DA, a 5-HT e os agonistas dos receptores α_2-adrenérgicos estimulam a liberação de GH, assim como a hipoglicemia, o exercício, o estresse, a excitação emocional, os esteroides sexuais e a ingestão de refeições ricas em proteínas. Por outro lado, os agonistas dos receptores β-adrenérgicos, os ácidos graxos livres, a glicose, o IGF-1 e o próprio GH inibem a sua liberação.

Controle da secreção de GH por retroalimentação

A secreção de hormônio do crescimento é regulada por alças de retroalimentação negativa. A ação do GH por retroalimentação negativa é mediada pelo próprio GH, em parte pela SST, que é sintetizada em neurônios amplamente distribuídos (Ergun-Longmire e Wajnrajch, 2013), e pelo seu principal efetor periférico, o *IGF-1* (ver Fig. 46-2).

Fator de crescimento semelhante à insulina 1 O efeito inibitório do IGF-1 sobre a secreção de GH ocorre predominantemente por meio de efeitos diretos sobre a adeno-hipófise, mas também no hipotálamo por meio da estimulação da secreção de SST. Após a sua síntese e liberação, o IGF-1 interage com receptores existentes na superfície celular que medeiam suas atividades biológicas. Esse receptor está presente em praticamente todos os tecidos e liga-se com alta afinidade ao IGF-1 e ao fator de crescimento relacionado, o IGF-2. O receptor de IGF tipo 1 está estreitamente relacionado com o receptor de insulina e consiste em um heterotetrâmero com atividade intrínseca de tirosina-cinase. A via de transdução de sinais do receptor de insulina é descrita detalhadamente no Capítulo 51.

Somatostatina A SST é sintetizada como precursor de 92 aminoácidos e processada por clivagem proteolítica, produzindo dois peptídeos: a SST-28 e a SST-14 (Fig. 46-3). A SST exerce seus efeitos por meio de

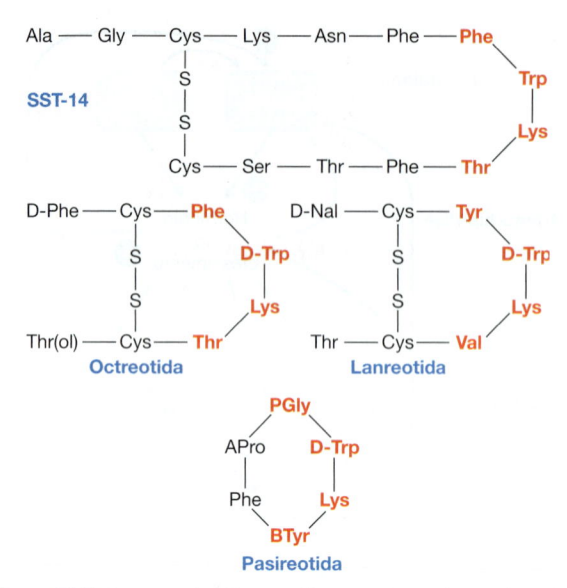

Figura 46-3 *Estruturas da SST-14 e análogos sintéticos selecionados.* A figura mostra em vermelho os resíduos que desempenham papéis fundamentais na ligação aos receptores de SST. A *octreotida*, a *lanreotida* e a *pasireotida* são análogos sintéticos da SST clinicamente disponíveis. APro, [(2-aminoetil) aminocarboxil oxil]-L-prolina; BTyr, benziltirosina; D-Nal, 3-(2-naftil)-D-alanil; PGly, fenilglicina.

ligação e ativação de uma família de cinco GPCR relacionados, que emitem sinais por meio da G_i para inibir a formação de AMPc e ativar os canais de K^+ e as proteínas-fosfotirosinas-fosfatases.

Existem cinco subtipos de SSTR. Os $SSTR_{1-4}$ ligam-se às duas formas de SST com afinidade aproximadamente igual. O $SSTR_5$ tem uma afinidade 10 a 15 vezes maior para o SST-28. O $SSTR_2$ e o $SSTR_5$ são os mais importantes para a regulação da secreção de GH, e estudos recentes sugerem que esses dois SSTR formam heterodímeros funcionais com comportamentos de sinalização distintos (Grant et al., 2008). A SST exerce efeitos diretos sobre os somatotropos da hipófise e efeitos indiretos mediados por neurônios secretores de GHRH no núcleo arqueado.

Regulação da secreção de prolactina

A PRL é singular entre os hormônios da adeno-hipófise, visto que a regulação hipotalâmica de sua secreção é predominantemente inibitória. O principal regulador da secreção de PRL é a DA, que interage com o receptor D_2, um GPCR, nos lactotropos, de forma a inibir a secreção de PRL (Fig. 46-4). O TRH e o VIP hipotalâmico possuem propriedades de

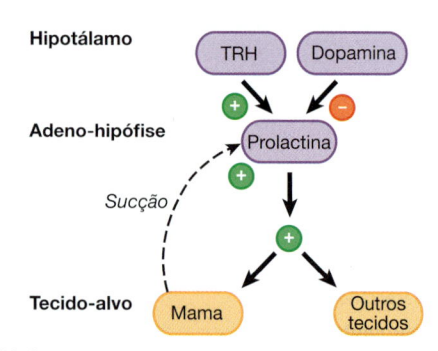

Figura 46-4 *Secreção e ações da prolactina.* A PRL é o único hormônio da adeno-hipófise para o qual não foi identificado um fator de liberação estimulador específico. Entretanto, o TRH e o VIP podem estimular a liberação de PRL, enquanto a DA a inibe. A sucção induz a secreção de PRL, e a PRL afeta não apenas a lactação e as funções reprodutivas, como também possui efeitos sobre muitos outros tecidos. A PRL não está sob controle de retroalimentação por hormônios periféricos.

liberação da PRL, porém a sua importância fisiológica ainda não está bem esclarecida. Muitos dos fatores fisiológicos que influenciam a secreção de GH também afetam a secreção de PRL. Assim, o sono, o estresse, a hipoglicemia, o exercício e os esteroides sexuais aumentam a secreção de ambos os hormônios.

A PRL atua predominantemente em mulheres, tanto durante a gravidez quanto no período pós-parto durante a amamentação. Durante a gravidez, o nível sérico materno de PRL começa a aumentar com oito semanas de gestação, alcança níveis máximos de 150 a 250 ng/mL a termo e, posteriormente, declina para valores de pré-gravidez, a não ser que a mãe amamente. A sucção ou a manipulação das mamas em mães que amamentam transmitem sinais da mama para o hipotálamo por meio da medula espinal e do feixe mediano do prosencéfalo, causando elevação dos níveis circulantes de PRL, que podem aumentar em 10 vezes com 30 minutos de estimulação. Essa resposta é distinta da ejeção do leite, que é mediada pela liberação de ocitocina da neuro-hipófise. A resposta à sucção torna-se menos pronunciada depois de vários meses de amamentação, e as concentrações de PRL acabam declinando para níveis observados antes da gravidez. A PRL também é sintetizada por células deciduais no início da gravidez (responsável pelos níveis elevados de PRL no líquido amniótico durante o primeiro trimestre da gravidez humana).

Bases moleculares e celulares da ação do hormônio do crescimento e da prolactina

Todos os efeitos do GH e da PRL resultam de suas interações com receptores específicos de membrana nos tecidos-alvo (Fig. 46-5). Os receptores de GH e de PRL pertencem à família de receptores de citocinas da classe 1 e, portanto, exibem uma homologia de sequência com os receptores para leptina, eritropoietina, fator de estimulação de colônias de granulócitos--macrófagos e várias das interleucinas. Dentro dessa família de receptores (exceto para o GHR), há conservação de um motivo Trp-Ser-X-Trp-Ser no domínio de ligação do ligante extracelular. Além desse domínio, esses receptores também possuem uma única região que atravessa a membrana, bem como um domínio intracelular que medeia a transdução de sinais em resposta a mudanças de conformação induzidas por ligantes.

O receptor de hormônio do crescimento é ativado pela ligação de um único GH a dois monômeros do receptor para formar um complexo ternário GH-[GHR]$_2$. O GH liga-se inicialmente a um monômero do dímero de GHR no sítio 1 de alta afinidade do GH, seguido de uma segunda interação de menor afinidade do GH com o outro GHR no sítio 2 do GH. O dímero do GHR ocupado pelo ligante carece de atividade inerente de tirosina-cinase, porém fornece locais de atracagem para duas moléculas de JAK2, uma tirosina-cinase citoplasmática da família da Janus-cinase. Com efeito, a ligação do GH induz uma mudança de conformação que leva à justaposição das moléculas de JAK2 e leva à *trans*-fosforilação e autoativação da JAK2, com consequente fosforilação da tirosina dos sítios de atracagem nos segmentos citoplasmáticos do GHR e de proteínas que medeiam eventos de sinalização a jusante (ver Fig. 46-5; Chia, 2014). Incluem proteínas STAT, SHC (uma proteína adaptadora que regula a via de sinalização de Ras/MAPK) e IRS-1 e IRS-2 (substratos do receptor de insulina 1 e 2, proteínas que ativam a via de PI3K). Um alvo crítico da STAT5 é o gene que codifica o IGF-1, um mediador de muitos dos efeitos do GH (ver Fig. 46-2). O controle fino da ação do GH também envolve eventos reguladores por retroalimentação, que subsequentemente interrompem o sinal do GH. Como parte de sua ação, o GH induz a expressão de uma família de proteínas supressoras da sinalização de citocinas (SOC) e de um grupo de proteínas-tirosinas-fosfatases (incluindo as contendo dois domínios de homologia a Src, ou SHC2) que, por meio de mecanismos diferentes, interrompem a comunicação do GHR ativado com JAK2 (Flores-Morales et al., 2006).

Os efeitos da PRL sobre as células-alvo também resultam de interações com um receptor da família de citocinas, que está amplamente distribuído e sinaliza por intermédio de muitas das mesmas vias do GHR (Bernard et al., 2015). O *splicing* alternativo do gene do receptor de PRL no cromossomo 5 dá origem a múltiplas formas do receptor, que são idênticas no domínio extracelular, mas diferem em seus domínios citoplasmáticos. Além disso, são encontradas na circulação formas solúveis que correspondem ao domínio extracelular do receptor. Diferentemente do GH humano e do lactogênio placentário, que também se ligam ao receptor de PRL e, portanto, são lactogênicos, a PRL liga-se especificamente ao receptor de PRL e não tem qualquer atividade somatotrópica (semelhante ao GH).

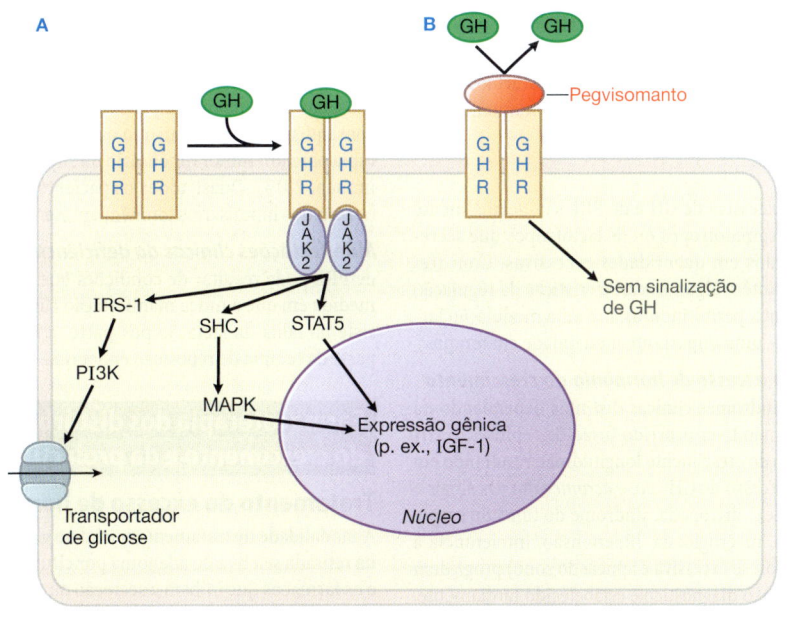

Figura 46-5 *Mecanismos de ação do GH e da PRL e do antagonismo do GHR.* **A.** O GH e dois GHR formam um complexo ternário que induz a associação e autofosforilação de tirosinas de JAK2 e de sítios de atracagem na cauda citoplasmática dos GHR. Em seguida, a JAK2 fosforila proteínas citoplasmáticas que ativam vias de sinalização distais, incluindo STAT5 e mediadores proximais da MAPK, que, em última instância, modulam a expressão de genes. O receptor de PRL estruturalmente relacionado também é um homodímero ativado por ligante que recruta a via de sinalização JAK-STAT. O GHR também ativa o IRS-1, que pode mediar a expressão aumentada de transportadores da glicose na membrana plasmática. **B.** O *pegvisomanto*, uma variante peguilada recombinante do GH humano, é um antagonista do GH de alta afinidade que interfere na ligação do GH. GH, hormônio do crescimento; GHR, receptor do GH; IGF-1, fator do crescimento semelhante à insulina 1; IRS-1, substrato do receptor da insulina 1; JAK, Janus-cinase; MAPK, proteína-cinase ativada por mitógeno; PI3K, fosfatidilinositol-3-cinase; SHC, proteína contendo homologia a Src 2; STAT, transdutor de sinal e ativador da transcrição.

Fisiologia do hormônio do crescimento e da prolactina

O efeito fisiológico mais notável do GH consiste na estimulação do crescimento longitudinal dos ossos. O GH também aumenta a densidade mineral óssea após o fechamento das epífises, aumenta a massa muscular e a taxa de filtração glomerular e estimula a diferenciação dos pré-adipócitos em adipócitos. O GH exerce ações anti-insulínicas potentes tanto no fígado quanto nos tecidos periféricos (p. ex., adipócitos e músculo) que diminuem a utilização da glicose e aumentam a lipólise, porém seus efeitos anabólicos e de promoção do crescimento são, em sua maioria, mediados indiretamente por meio da indução do IGF-1. O IGF-1 interage com receptores na superfície celular que mediam suas atividades biológicas. O IGF-1 circulante está associado a uma família de proteínas de ligação (IGFBP) que atuam como proteínas de transporte e também podem mediar determinados aspectos da sinalização do IGF-1. A maior parte do IGF-1 na circulação está ligada à IGFBP-3 e a outra proteína denominada subunidade ácido-lábil.

O papel essencial do IGF-1 no crescimento é evidenciado por pacientes que apresentam mutações de perda de função em ambos os alelos do gene *IGF1*. Esses pacientes têm grave atraso de crescimento intrauterino e pós-natal, que não responde ao GH, mas que é responsivo ao IGF-1 humano recombinante (Walenkamp e Wit, 2008).

Os efeitos da PRL são limitados principalmente à glândula mamária, onde a PRL desempenha um importante papel na indução do crescimento e diferenciação dos epitélios ductais e lobuloalveolares, sendo essencial para a lactação. Os genes-alvo, por meio dos quais a PRL induz o desenvolvimento mamário, incluem os que codificam proteínas do leite (p. ex., caseínas e proteína ácida do soro), genes importantes na estrutura intracelular (p. ex., ceratinas) e genes importantes na comunicação intercelular (p. ex., anfirregulina). Os receptores de PRL são encontrados em muitos outros locais, incluindo o hipotálamo, o fígado, as glândulas suprarrenais, os testículos, os ovários, a próstata e o sistema imune, sugerindo que a PRL pode desempenhar múltiplos papéis além dos relacionados com a mama. Os efeitos fisiológicos da PRL nesses locais ainda estão pouco caracterizados.

Fisiopatologia do hormônio do crescimento e da prolactina

A produção excessiva ou deficiente de GH resulta em distúrbios endócrinos distintos. Em contrapartida, a PRL afeta predominantemente a função endócrina quando produzida em excesso.

Produção em excesso

As síndromes de secreção excessiva de GH e de PRL são normalmente causadas por adenomas de somatotropos ou de lactotropos que secretam os respectivos hormônios em quantidades excessivas. Com frequência, esses adenomas mantêm algumas características da regulação normal descrita anteriormente, permitindo, assim, uma modulação farmacológica de sua secreção – uma importante modalidade em terapia.

Manifestações clínicas do excesso de hormônio do crescimento

O excesso de GH provoca síndromes clínicas distintas dependendo da idade do paciente. Se ainda não tiver ocorrido fusão das epífises, o GH em excesso provoca aumento do crescimento longitudinal, resultando em *gigantismo*. Nos adultos, o excesso de GH causa *acromegalia*. Os sinais e sintomas de acromegalia (p. ex., artropatia, síndrome do túnel do carpo, visceromegalia generalizada, macroglossia, hipertensão, intolerância à glicose, cefaleia, letargia, sudorese excessiva e apneia do sono) progridem lentamente, e, com frequência, o diagnóstico é estabelecido tardiamente. A taxa de mortalidade é aumentada em pelo menos duas vezes em relação a controles da mesma idade, predominantemente devido a um aumento da mortalidade por doença cardiovascular. Os tratamentos que normalizam os níveis de GH e IGF-1 revertem esse risco aumentado de mortalidade e melhoram a maioria dos outros sinais e sintomas.

Manifestações clínicas do excesso de prolactina

A *hiperprolactinemia* é uma anormalidade endócrina relativamente comum que pode resultar de doenças hipotalâmicas ou hipofisárias que interferem na transmissão de sinais dopaminérgicos inibitórios, de insuficiência renal, de hipotireoidismo primário associado a níveis elevados de TRH ou do tratamento com antagonistas dos receptores de DA. Com mais frequência, a hiperprolactinemia é causada por adenomas hipofisários secretores de PRL. As manifestações do excesso de PRL em mulheres são galactorreia, amenorreia e infertilidade. Nos homens, a hiperprolactinemia causa perda da libido, disfunção erétil e infertilidade.

Diagnóstico do excesso de hormônio do crescimento e de prolactina

Embora se deva suspeitar do diagnóstico de acromegalia em pacientes que apresentam sinais e sintomas apropriados, a confirmação exige a demonstração de níveis circulantes aumentados de GH ou de IGF-1. O exame complementar definitivo para a acromegalia é o teste de tolerância à glicose oral. Enquanto nos indivíduos normais ocorre supressão dos níveis de GH para menos de 1 ng/mL em resposta a um estímulo de glicose oral, os pacientes com acromegalia não exibem essa supressão ou apresentam um aumento paradoxal dos níveis de GH.

Em pacientes com hiperprolactinemia, a principal questão é saber se outras condições além de um adenoma produtor de PRL são responsáveis pelos níveis elevados de PRL. Vários fármacos que inibem a sinalização da DA podem causar elevações moderadas da PRL (p. ex., antipsicóticos, *metoclopramida*), assim como ocorre com o hipotireoidismo primário, as lesões expansivas da hipófise que interferem na liberação de DA para os lactotropos e a gravidez. Por conseguinte, indica-se a realização de provas de função da tireoide e teste de gravidez, bem como RM para pesquisa de adenoma hipofisário ou de outro defeito passível de elevar os níveis séricos de PRL.

Comprometimento da produção

Manifestações clínicas da deficiência do hormônio do crescimento

As crianças com deficiência do GH apresentam baixa estatura, atraso da idade óssea e redução da velocidade de crescimento ajustada para a idade. A deficiência de GH em adultos está associada a uma diminuição da massa muscular e da capacidade de praticar exercício, diminuição da densidade óssea, comprometimento da função psicossocial e aumento da mortalidade por causas cardiovasculares. O diagnóstico de deficiência de GH deve ser considerado em crianças com altura mais de 2 a 2,5 desvios-padrão abaixo da normal, com idade óssea atrasada, redução da velocidade de crescimento e altura prevista na idade adulta significativamente abaixo da altura média dos pais. Nos adultos, a deficiência manifesta de GH resulta habitualmente de lesões hipofisárias causadas por adenoma hipofisário funcionante ou não funcionante em consequência de traumatismo ou relacionadas com cirurgia ou radioterapia para um tumor hipofisário ou suprasselar (Ergun-Longmire e Wajnrajch, 2013). Quase todos os pacientes com vários déficits de outros hormônios hipofisários também apresentam secreção deficiente de GH.

Manifestações clínicas da deficiência de prolactina

A deficiência de PRL pode resultar de condições que provocam dano à hipófise. Na medida em que a única manifestação clínica da deficiência de PRL consiste na falha da lactação pós-parto, a PRL não é administrada como parte da terapia de reposição endócrina.

Farmacoterapia dos distúrbios do hormônio do crescimento e da prolactina

Tratamento do excesso de hormônio do crescimento

A modalidade de tratamento inicial no gigantismo/acromegalia consiste na retirada seletiva do adenoma por cirurgia transesfenoidal. A radiação e os fármacos que inibem a secreção ou a ação do GH são administrados se a cirurgia não resultar em cura (Katznelson et al., 2014). A irradiação da hipófise pode estar associada a complicações significativas em longo prazo, incluindo deterioração visual e disfunção hipofisária. Por conseguinte, uma maior atenção tem sido dispensada para o tratamento farmacológico da acromegalia.

Análogos da somatostatina

O desenvolvimento de análogos sintéticos da SST revolucionou o tratamento clínico da acromegalia. A meta do tratamento consiste em reduzir os níveis de GH para menos de 2,5 ng/mL após um teste de tolerância à glicose oral e em obter níveis de IGF-1 dentro da faixa normal para a idade e o sexo. Os dois análogos da SST amplamente utilizados são a *octreotida* e a *lanreotida*, derivados sintéticos com meias-vidas mais longas do que a SST e que se ligam preferencialmente aos receptores de SST_2 e SST_5 (ver Fig. 46-3).

Octreotida A *octreotida* exerce ações farmacológicas semelhantes às da SST. Administrada por via subcutânea 3×/dia (100 μg) apresenta bioatividade de 100%. Os efeitos máximos são observados em 30 minutos, a $t_{1/2}$ sérica é de cerca de 90 minutos e a duração de ação é de cerca de 12 horas. Uma formulação de liberação lenta e de ação longa igualmente efetiva, a *octreotida LAR*, é administrada por via intramuscular em uma dose de 10, 20 ou 30 mg uma vez a cada quatro semanas. Além de seu efeito sobre a secreção de GH, a *octreotida* pode diminuir o tamanho do tumor, embora o crescimento do tumor geralmente recomece após a interrupção do tratamento com *octreotida*.

Lanreotida A *lanreotida* autogel é um octapeptídeo de ação longa, análogo da SST, que produz supressão prolongada da secreção de GH quando administrada por injeção subcutânea profunda, na dose de 60, 90 ou 120 mg a cada quatro semanas. A sua eficácia parece ser comparável à da formulação de *octreotida* de ação longa.

Pasireotida A *pasireotida* é um ciclo-hexapeptídeo de ação longa análogo da SST que foi aprovado para o tratamento da doença de Cushing (produção excessiva de cortisol desencadeada por um aumento na liberação de ACTH devido a um adenoma hipofisário; ver Cap. 50) em pacientes não elegíveis para cirurgia de hipófise ou nos quais a cirurgia não teve resultado. A *pasireotida* liga-se a múltiplos receptores de SST (1, 2, 3 e 5), porém exibe maior afinidade pelo receptor de SST_5. Em um estudo comparativo, uma maior porcentagem de indivíduos aos quais foi administrada *pasireotida LAR* alcançou as metas do tratamento, em comparação com os que receberam *octreotida LAR*. A *pasireotida LAR* também foi aprovada para o tratamento da acromegalia.

Efeitos adversos Ocorrem efeitos adversos gastrintestinais — incluindo diarreia, náusea e dor abdominal — em até 50% dos pacientes tratados com todos os três análogos da SST. A incidência e a gravidade desses efeitos adversos são semelhantes com os três análogos. Em geral, os sintomas diminuem com o passar do tempo e não exigem a interrupção da terapia. Em cerca de 25% dos pacientes tratados com esses fármacos, observa-se o desenvolvimento de numerosos cálculos biliares minúsculos, presumivelmente devido a uma diminuição da contração da vesícula biliar e da secreção de bile. Podem ocorrer bradicardia e prolongamento do QT em pacientes com doença cardíaca subjacente. Os efeitos inibitórios sobre a secreção de TSH raramente levam ao hipotireoidismo, porém a função da tireoide deve ser avaliada periodicamente. A *pasireotida* suprime a secreção de ACTH na doença de Cushing e pode levar a uma redução da secreção de cortisol e ao desenvolvimento de hipocortisolismo. Todos os análogos da SST diminuem a secreção de insulina, porém a redução simultânea dos níveis de GH resulta em diminuição da resistência à insulina. No caso da *octreotida* e da *lanreotida*, a maioria dos pacientes não apresenta nenhuma alteração na tolerância à glicose; entretanto, dependendo dos efeitos relativos sobre a secreção de insulina *versus* resistência, alguns pacientes podem apresentar um agravamento, enquanto outros têm uma melhora na tolerância à glicose. Além disso, a *pasireotida* diminui a secreção do peptídeo semelhante ao glucagon 1 e do peptídeo insulinotrópico da glicose, duas incretinas que facilitam a secreção de insulina e inibem a do glucagon. Em consequência, geralmente ocorre agravamento significativo da tolerância à glicose, e, com frequência, há necessidade de terapia anti-hiperglicêmica.

Outros usos terapêuticos A somatostatina bloqueia não apenas a secreção de GH, mas também a de outros hormônios, fatores de crescimento e citocinas. Por conseguinte, as formulações de liberação lenta dos análogos da SST têm sido utilizadas no tratamento de sintomas associados a tumores carcinoides metastáticos (p. ex., rubor e diarreia) e adenomas secretores de VIP (p. ex., diarreia aquosa). A *octreotida* e a *lanreotida* também podem ser usadas no tratamento de pacientes com adenomas de tireotropos que secretam TSH em excesso e que não responderam à cirurgia. A *octreotida* é utilizada no tratamento do sangramento agudo de varizes e como profilaxia perioperatória na cirurgia de pâncreas. Foram utilizadas formas modificadas da *octreotida* marcadas com índio ou com tecnécio para o diagnóstico por imagem de tumores neuroendócrinos, como adenomas hipofisários ou carcinoides; além disso, foram utilizadas formas modificadas marcadas com emissores β, como Y^{90}, para a destruição seletiva de tumores com receptores SST_2 positivos.

Antagonista do receptor do hormônio do crescimento

Pegvisomanto O *pegvisomanto* está aprovado para o tratamento da acromegalia. Trata-se de um análogo do GH com substituições de aminoácidos que rompem a interação no sítio 2 do GH, atuando efetivamente como antagonista do GHR. O *pegvisomanto* liga-se ao receptor e provoca a sua internalização, porém é incapaz de desencadear a mudança de conformação que estimula a sinalização JAK-STAT ou a secreção de IGF-1 (ver Fig. 46-5).

O fármaco é administrado por via subcutânea em uma dose de ataque de 40 mg, seguida da administração de 10 mg/dia. Com base nos níveis séricos de IGF-1, a dose é titulada a intervalos de 4 a 6 semanas até uma dose máxima de 30 mg/dia. O *pegvisomanto* não deve ser administrado a pacientes com elevação inexplicada das transaminases hepáticas, e as provas de função hepática devem ser monitoradas em todos os pacientes. Além disso, tem ocorrido lipo-hipertrofia nos locais de injeção, às vezes exigindo a interrupção da terapia; acredita-se que esse efeito reflita a inibição das ações diretas do GH sobre os adipócitos. Devido à preocupação de que a perda da retroalimentação negativa pelo GH e pelo IGF-1 possa aumentar o crescimento de adenomas secretores de GH, recomenda-se fortemente um cuidadoso acompanhamento por meio de RM da hipófise.

O *pegvisomanto* também pode ser administrado semanalmente, além dos análogos da SST, quando os níveis de IGF-1 não forem totalmente controlados por estes últimos fármacos (Lim e Fleseriu, 2017). Quanto à sua estrutura, o *pegvisomanto* difere do GH nativo e induz a formação de anticorpos específicos em cerca de 15% dos pacientes. Todavia, não foi relatado o desenvolvimento de taquifilaxia devido a esses anticorpos.

Tratamento do excesso de prolactina

As opções terapêuticas para pacientes com prolactinomas incluem cirurgia transesfenoidal, radiação e tratamento com agonistas dos receptores de DA que suprimem a produção de PRL pela ativação dos receptores D_2. Em virtude da eficácia muito alta dos agonistas dos receptores de DA, eles geralmente são considerados o tratamento inicial de escolha, enquanto a cirurgia e a radiação são reservadas para pacientes que não respondem ou não toleram agonistas dos receptores de DA (Melmed et al., 2011).

Agonistas dos receptores de dopamina

A *bromocriptina*, a *cabergolina* e a *quinagolida* reduzem efetivamente os níveis de PRL, aliviando, assim, o efeito inibitório da hiperprolactinemia sobre a ovulação e permitindo que as pacientes com prolactinomas possam, em sua maioria, engravidar. A *quinagolida* não deve ser usada caso se esteja planejando uma gravidez. Em geral, esses agentes diminuem tanto a secreção de PRL quanto o tamanho do adenoma. Com o passar do tempo, particularmente com o uso da *cabergolina*, o prolactinoma pode diminuir de tamanho até possibilitar a suspensão do fármaco sem recidiva da hiperprolactinemia.

Bromocriptina A *bromocriptina* é o agonista do receptor de DA com o qual são comparados os agentes mais novos. A *bromocriptina* é um alcaloide do esporão-do-centeio (*ergot*) semissintético (ver Cap. 15) que interage com os receptores D_2 para inibir a liberação de PRL; em menor grau, ativa também os receptores de dopamina D_1. A dose oral de *bromocriptina* é bem absorvida; entretanto, apenas 7% da dose alcança a circulação sistêmica em virtude do extenso metabolismo de primeira passagem do fígado. A *bromocriptina* possui $t_{1/2}$ de eliminação curta (2-8 h) e, portanto, é habitualmente administrada em doses fracionadas. Para evitar a necessidade de doses frequentes, fora dos Estados Unidos dispõe-se de uma forma oral de liberação lenta. A *bromocriptina* pode ser administrada por via vaginal (2,5 mg 1×/dia), com menos efeitos adversos GI.

A *bromocriptina* normaliza os níveis séricos de PRL em 70 a 80% dos pacientes e diminui o tamanho do tumor em mais de 50% dos pacientes com prolactinomas. A hiperprolactinemia e o crescimento do tumor sofrem recidiva com a interrupção do tratamento na maioria dos pacientes. Em concentrações mais altas, a *bromocriptina* é utilizada no tratamento da doença de Parkinson (ver Cap. 21). O *mesilato de bromocriptina* (1,6-4,8 mg/dia) foi aprovado como adjuvante da dieta e do exercício para melhorar o controle glicêmico em adultos com diabetes melito tipo 2.

Efeitos adversos Os efeitos adversos frequentes incluem náuseas, vômitos, cefaleia e hipotensão postural, particularmente no início de seu uso. Com menos frequência, observa-se a ocorrência de congestão nasal, vasospasmo digital e efeitos sobre o SNC, como psicose, alucinações, pesadelos ou insônia. Esses efeitos adversos podem ser reduzidos ao iniciar o tratamento com uma pequena dose (1,25 mg) administrada com um lanche ao deitar e, em seguida, aumentada lentamente de acordo com as necessidades determinadas pelo monitoramento dos níveis de PRL. Com frequência, os pacientes desenvolvem tolerância aos efeitos adversos.

Cabergolina A *cabergolina* é um derivado do esporão-do-centeio (*ergot*) com $t_{1/2}$ mais longa (~65 h), maior afinidade e maior seletividade para o receptor D_2 de DA em comparação com a *bromocriptina*. A *cabergolina* sofre significativo metabolismo de primeira passagem no fígado.

A *cabergolina* é o fármaco preferido para o tratamento da hiperprolactinemia em virtude de sua maior eficácia e menores efeitos adversos. A terapia é iniciada em uma dose de 0,25 mg, 2×/semana, ou 0,5 mg, 1×/semana. A dose pode ser aumentada para 1,5 a 2 mg, duas ou 3×/semana, de acordo com a tolerância do paciente; a dose só deve ser aumentada vez a cada quatro semanas. Doses de 2 mg/semana ou menos normalizam os níveis de PRL em 80% dos pacientes. A *cabergolina* induz remissão em um número significativo de pacientes com prolactinomas. Em doses mais altas, é administrada isoladamente ou em associação a análogos da SST a alguns pacientes com acromegalia.

Efeitos adversos Em comparação com a *bromocriptina*, a *cabergolina* exibe uma tendência muito menor a induzir náuseas, embora ainda possa causar hipotensão e tontura. A *cabergolina* foi associada a cardiopatia valvar, um efeito proposto para refletir a atividade agonista no receptor 5-HT_{2B} de serotonina. Todavia, esse efeito é observado principalmente com as altas doses administradas a pacientes tratados para doença de Parkinson e não ocorre com as doses convencionais (≤ 2 mg/semana) usadas para pacientes com prolactinomas.

Quinagolida A *quinagolida* é um agonista do receptor D_2 não derivado do esporão-do-centeio, com $t_{1/2}$ de cerca de 22 horas. A *quinagolida* é administrada 1×/dia em doses de 0,1 a 0,5 mg/dia. Não é aprovada para uso nos Estados Unidos, porém tem sido usada na União Europeia e no Canadá.

Tratamento da deficiência de hormônio do crescimento

Somatropina

A terapia de reposição está bem estabelecida em crianças com deficiência de GH (Richmond e Rogol, 2016) e está obtendo maior aceitação para adultos com deficiência de GH (He e Barkan, 2020). Os seres humanos não respondem ao GH de espécies não primatas. No passado, quando o GH para uso terapêutico era purificado a partir de hipófises de cadáveres humanos, a disponibilidade deste hormônio era limitada, e ele foi finalmente associado à transmissão da doença de Creutzfeldt-Jakob. Na atualidade, o GH humano é produzido por tecnologia do DNA recombinante. A *somatropina* refere-se aos diversos preparados de GH cujas sequências correspondem à do GH nativo.

Farmacocinética O GH, por ser um hormônio peptídico, é administrado por via subcutânea, com biodisponibilidade de 70%. Embora a $t_{1/2}$ circulante do GH seja de apenas 20 minutos, sua $t_{1/2}$ biológica é consideravelmente mais longa, e a administração do hormônio 1×/dia é suficiente.

Indicações para tratamento A deficiência de GH em crianças constitui uma causa bem reconhecida de baixa estatura. Com o advento de suprimentos praticamente ilimitados de GH recombinante, a terapia passou a ser também utilizada em crianças que apresentam outras afecções associadas à baixa estatura apesar da produção adequada de GH, incluindo as síndromes de Turner, de Noonan e de Prader-Willi, a insuficiência renal crônica, e em crianças pequenas para a idade gestacional ou com baixa estatura idiopática (ou seja, > 2,25 desvios-padrão abaixo da altura média para a idade e o sexo, porém com índices laboratoriais normais dos níveis de GH). Adultos gravemente afetados por deficiência de GH podem se beneficiar da terapia de reposição com GH. A Food and Drug Administration (FDA) também aprovou o tratamento com GH para o emaciamento associado à Aids e para a má absorção associada à síndrome do intestino curto (com base no achado de que o GH estimula a adaptação das células epiteliais GI). Os adultos para os quais se considera o tratamento com GH devem ter etiologias orgânicas para a deficiência de GH e precisam demonstrar uma baixa produção do hormônio em resposta a testes de estimulação padronizados ou apresentar deficiência de pelo menos três outros hormônios hipofisários.

Contraindicações O GH está contraindicado para promover o crescimento em pacientes pediátricos com epífises fechadas. O GH não deve ser administrado a pacientes com doença crítica aguda em consequência de complicações após cirurgia cardíaca a céu aberto ou abdominal, vários traumatismos por acidente ou insuficiência respiratória aguda. Tampouco deve ser utilizado em pacientes que apresentam qualquer evidência de neoplasia maligna ativa. Outras contraindicações incluem retinopatia proliferativa ou retinopatia diabética não proliferativa grave. Na síndrome de Prader-Willi com diagnóstico de deficiência de GH, a terapia com GH precisa ser cuidadosamente supervisionada. Foi observada a ocorrência de morte súbita quando o GH foi administrado a crianças com síndrome de Prader-Willi que apresentavam obesidade grave ou que tinham comprometimento respiratório grave. Deve-se evitar o tratamento com GH em pacientes com hipersensibilidade conhecida.

Usos terapêuticos Em crianças com deficiência de GH, a *somatropina* é normalmente administrada à noite em uma dose de 25 a 50 μg/kg/dia, por via subcutânea; doses diárias mais altas (p. ex., 50-67 μg/kg) são utilizadas em pacientes portadores de síndrome de Noonan ou síndrome de Turner, que apresentam resistência parcial ao GH. Em crianças com deficiência de GH manifesta, a medição dos níveis séricos de IGF-1 algumas vezes é usada para monitorar a resposta inicial e a adesão do paciente ao tratamento. A resposta em longo prazo é monitorada por meio de avaliação rigorosa da altura, algumas vezes em associação a determinações dos níveis séricos de IGF-1. O GH é mantido até haver fusão das epífises, e a sua administração também pode ser estendida até o período de transição da infância para a idade adulta. As crianças com deficiência de GH idiopática, em lugar de orgânica, precisam efetuar um novo teste após o crescimento cessar, antes de prosseguir o tratamento com GH na idade adulta; muitos com esse diagnóstico irão apresentar níveis normais de GH nos testes de estimulação quando adultos.

Os benefícios do tratamento com GH em adultos com deficiência desse hormônio incluem redução da massa de gordura e aumento da massa muscular, da capacidade de exercício, da energia, da densidade mineral óssea e da qualidade de vida. Nos adultos, uma dose inicial típica é de 150 a 300 μg/dia (essas doses podem variar, dependendo do produto comercial), com uso de doses mais altas em pacientes mais jovens durante a transição da terapia pediátrica. A presença de níveis séricos elevados de IGF-1 ou de efeitos adversos persistentes exige uma redução da dose; por outro lado, pode-se aumentar a dose (normalmente em 100-200 μg/dia) se o nível sérico de IGF-1 não alcançar a faixa normal após 2 meses de terapia com GH. Como os estrogênios inibem a ação do GH, as mulheres que fazem uso de estrogênio oral – mas não transdérmico – podem necessitar de doses mais altas de GH para atingir o nível-alvo de IGF-1.

Efeitos adversos Em crianças, a terapia com GH está associada a um número notavelmente pequeno de efeitos adversos. Raramente, os pacientes desenvolvem hipertensão intracraniana, com papiledema, alterações visuais, cefaleia, náuseas ou vômitos. Devido a esses efeitos adversos, recomenda-se um exame fundoscópico no início da terapia e, posteriormente, a intervalos periódicos. Apesar disso, o consenso é de que o GH não deve ser administrado no primeiro ano após tratamento de tumores pediátricos, incluindo leucemia, nem durante os primeiros

2 anos após terapia para meduloblastomas ou ependimomas. Como foi relatada uma incidência aumentada de diabetes melito tipo 2, os níveis de glicose em jejum devem ser acompanhados periodicamente durante a terapia. Por fim, a ocorrência de crescimento excessivamente rápido pode estar associada a deslizamento epifisário ou escoliose.

Os efeitos adversos associados à instituição da terapia com GH em adultos (edema periférico, síndrome do túnel do carpo, artralgias e mialgias) ocorrem mais frequentemente em pacientes idosos ou obesos e, em geral, respondem a uma redução da dose. Os estrogênios (p. ex., medicamentos contraceptivos e suplementos de estrogênio) inibem a ação do GH, de modo que é necessária uma dose mais alta para manter o mesmo nível de IGF-1. A terapia com GH pode aumentar a inativação metabólica do cortisol no fígado.

Interações medicamentosas Os efeitos do estrogênio sobre a terapia com GH foram assinalados anteriormente. Esse efeito é muito menos pronunciado com as preparações de estrogênio transdérmicas. Estudos recentes sugerem que a terapia com GH pode aumentar a inativação metabólica dos glicocorticoides no fígado. Por isso, o GH pode precipitar insuficiência suprarrenal em pacientes com insuficiência suprarrenal secundária oculta ou naqueles tratados com doses de reposição de glicocorticoides. Isso foi atribuído à inibição da isozima tipo 1 da esteroide 11β-hidroxiesteroide-desidrogenase, que normalmente converte a cortisona inativa no derivado de 11-hidróxi ativo, o cortisol (ver Fig. 50-6). O tratamento com GH pode diminuir a sensibilidade à insulina. Assim, pode ser necessário ajustar a dose de insulina e/ou de outros agentes hipoglicemiantes quando se inicia a terapia com GH.

Somapacitana

A *somapacitana*, que foi aprovada pela FDA em 2020, é um análogo do GH humano desenvolvido com componente de ligação à albumina de 1,2-kDa. Esse componente aumenta a meia-vida e diminui a depuração da *somapacitana* ao possibilitar a ligação reversível à albumina endógena. Em virtude dessa modificação, é possível administrar o fármaco 1×/semana, em vez da injeção diária padrão.

Farmacocinética Como forma modificada de GH, mais de 99% da *somapacitana* liga-se às proteínas plasmáticas. A concentração máxima após injeção subcutânea inicial é alcançada em 4 a 24 horas, e são obtidas concentrações no estado de equilíbrio dinâmico nas primeiras 2 semanas de administração. A $t_{1/2}$ plasmática é de 2 a 3 dias. A farmacocinética superior da *somapacitana* em relação ao GH faz com que esse fármaco ofereça a primeira terapia com GH humano passível de ser administrada apenas 1×/semana.

Usos terapêuticos A *somapacitana* foi aprovada nos Estados Unidos apenas para adultos com deficiência de GH, com resultados semelhantes aos do GH nativo. A administração segue as mesmas indicações e contraindicações do GH em adultos. A dose inicial típica é de 1,5 mg por semana. Essa dose é aumentada em incrementos de 0,5 a 1,5 mg (a dose semanal não deve ultrapassar 8 mg) até alcançar a resposta clínica e as concentrações séricas de IGF-1 desejadas.

Efeitos adversos Foram relatados efeitos adversos da *somapacitana* em menos de 2% dos pacientes tratados. Os efeitos adversos mais comuns da *somapacitana* incluem dor lombar e articular, indigestão, transtorno do sono, tontura, tonsilite, edema periférico, vômitos, insuficiência suprarrenal, hipertensão, elevação da creatina-fosfocinase no sangue, ganho de peso e anemia. Os efeitos adversos menos comuns relatados consistem em artralgia e dispepsia.

Fator de crescimento semelhante à insulina 1

Com base na hipótese de que o GH atua predominantemente por meio de aumentos do IGF-1 (ver Fig. 46-2), esse fator foi desenvolvido para uso terapêutico (Cohen et al., 2014). O IGF-1 humano recombinante (*mecasermina*) e uma combinação do IGF-1 humano recombinante com a sua proteína de ligação IGFBP-3 (*rinfabato de mecasermina*) foram aprovados pela FDA. Posteriormente, esta última formulação foi suspensa para uso em indivíduos com baixa estatura devido a problemas de patente, embora permaneça disponível para outras condições, como resistência grave à insulina, distrofia muscular e síndrome de redistribuição adiposa relacionada ao vírus da imunodeficiência humana (HIV, de *human immunodeficiency virus*).

A *mecasermina* é administrada por injeção subcutânea, e a sua absorção é praticamente completa. O IGF-1 liga-se a seis proteínas: um complexo ternário que inclui IGFBP-3 e a subunidade ácido lábil. Esse complexo ternário responde por mais de 80% do IGF-1 circulante e prolonga a $t_{1/2}$ do IGF-1 em cerca de 6 horas. Tanto o fígado quanto os rins metabolizam o IGF-1.

Usos terapêuticos A *mecasermina* foi aprovada pela FDA para pacientes com comprometimento do crescimento em consequência de mutações no GHR ou na via de sinalização pós-receptor, para pacientes que desenvolvem anticorpos contra o GH, que interferem na sua ação, e para os que apresentam defeitos no gene do IGF-1 que levam a uma deficiência primária de IGF-1. Normalmente, a dose inicial é de 40 a 80 μg/kg, 2×/dia por injeção subcutânea, com máximo de 120 μg/kg por dose, 2×/dia. Em pacientes com comprometimento do crescimento em consequência de deficiência de GH ou com baixa estatura idiopática, a *mecasermina* estimula o crescimento linear, porém é menos efetiva do que a terapia convencional que utiliza GH recombinante.

Efeitos adversos Os efeitos adversos da *mecasermina* consistem em hipoglicemia e lipo-hipertrofia. Para diminuir a frequência de hipoglicemia, a *mecasermina* deve ser administrada pouco antes ou depois de uma refeição ou lanche. Observa-se também a ocorrência de hipertrofia do tecido linfoide, incluindo aumento das tonsilas, podendo exigir intervenção cirúrgica. Outros efeitos adversos assemelham-se aos associados à terapia com GH.

Contraindicações A *mecasermina* não deve ser usada para promoção do crescimento em pacientes com epífises fechadas. Não deve ser administrada a pacientes com neoplasia ativa ou suspeita e deve ser interrompida se houver qualquer evidência de desenvolvimento de neoplasia.

Hormônio liberador do hormônio do crescimento

Tesamorrelina A *tesamorrelina* é uma forma sintética modificada da parte N-terminal do GHRH humano que é resistente à degradação pela dipeptidilpeptidase 4 e, portanto, apresenta duração de ação prolongada. Embora a *tesamorrelina* aumente os níveis de GH e de IGF-1, seus efeitos clínicos consistem principalmente em reduzir o acúmulo de gordura visceral, com efeitos mínimos sobre a resistência à insulina. A *tesamorrelina* foi aprovada pela FDA para o tratamento da lipodistrofia associada ao HIV, mas não para a deficiência de GH (Spooner e Olin, 2012).

Macimorrelina A *macimorrelina* é um agonista do receptor do secretagogo de GH sintético ou simulador da grelina que foi aprovada pela FDA para o diagnóstico de deficiência de GH. Após administração oral de *macimorrelina*, a presença de deficiência de GH em adultos é confirmada por níveis séricos máximos de GH inferiores a 2,8 ng/mL, conforme estabelecido por estudos clínicos.

Hormônios glicoproteicos da hipófise: TSH e gonadotropinas

Os hormônios glicoproteicos da hipófise incluem o *LH*, o *FSH* e a *CG*. São designados como gonadotropinas em virtude de suas ações sobre as gônadas. Juntamente com o TSH, constituem a família glicoproteica de hormônios hipofisários (ver Tab. 46-2). O LH e o FSH foram inicialmente denominados com base em suas ações sobre o ovário. O reconhecimento de seu papel na função reprodutora masculina veio mais tarde. Eles são sintetizados e secretados pelos gonadotropos, que constituem cerca de 10% das células secretoras de hormônio da adeno-hipófise. A CG é produzida pela placenta apenas em primatas e equinos. O GnRH liberado por uma pequena população de neurônios hipotalâmicos estimula a produção hipofisária de gonadotropinas, que é ainda mais regulada por efeitos de retroalimentação dos hormônios gonadais (Fig. 46-6; ver Caps. 48 e 49 para mais detalhes). O TSH é discutido de forma detalhada no Capítulo 47. O TSH é medido para estabelecer o diagnóstico de distúrbios da tireoide, e o TSH recombinante (alfatirotropina) é usado na avaliação e no tratamento do câncer de tireoide bem diferenciado.

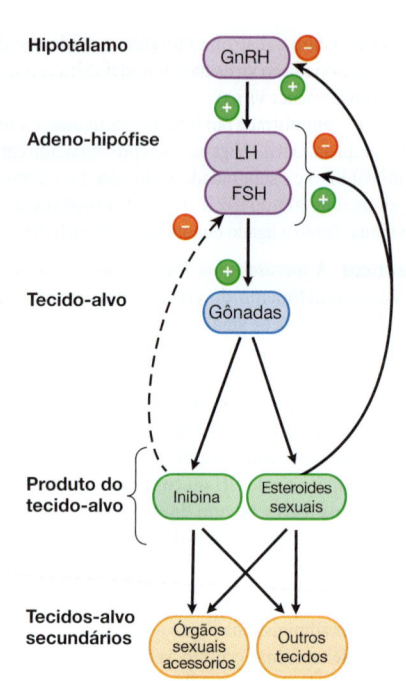

Figura 46-6 *Eixo hipotálamo-hipófise-gônadas.* Um único fator de liberação hipotalâmico, o GnRH, controla a síntese e a liberação de ambas as gonadotropinas (LH e FSH) em ambos os sexos. Os hormônios esteroides gonadais (androgênios, estrogênios e progesterona) exercem uma inibição por retroalimentação no nível da hipófise e do hipotálamo. Entretanto, esses efeitos de retroalimentação são dependentes do sexo, da concentração e do tempo; o surto de estrogênio pré-ovulatório também pode exercer um efeito estimulador no nível da hipófise e do hipotálamo. As inibinas, uma família de hormônios polipeptídicos produzidos pelas gônadas, inibem especificamente a secreção de FSH pela hipófise. FSH, hormônio folículo-estimulante; GnRH, hormônio liberador das gonadotropinas; LH, hormônio luteinizante.

Estrutura e função das gonadotropinas

Cada hormônio gonadotrópico é um heterodímero glicosilado que contém uma subunidade α comum e uma subunidade β distinta que confere especificidade ao receptor (ver Tab. 46-2). A heterogeneidade da glicosilação nas subunidades produz numerosas isoformas desses hormônios e pode afetar a ligação do receptor e a transdução do sinal. Os resíduos de sialato terminais parecem aumentar as meias-vidas plasmáticas dessas gonadotropinas (Mullen et al., 2013). Entre as subunidades β das gonadotropinas, as da CG são mais divergentes visto que contêm uma extensão carboxiterminal de 30 aminoácidos e resíduos de carboidrato extras que prolongam a sua $t_{1/2}$. A $t_{1/2}$ mais longa da hCG possui alguma relevância clínica para seu uso nas tecnologias de reprodução assistida.

Fisiologia das gonadotropinas

Nas mulheres, o FSH estimula o crescimento dos folículos ovarianos em desenvolvimento e induz a expressão de receptores de LH nas células da teca e da granulosa. O FSH também regula a expressão da aromatase nas células da granulosa, estimulando, assim, a produção de *estradiol*. O LH atua sobre as células da teca, estimulando a síntese *de novo* de *androstenediona*, o principal precursor dos estrogênios ovarianos em mulheres na pré-menopausa (ver Fig. 48-1). O LH também é necessário para a ruptura do folículo dominante durante a ovulação e para a síntese de progesterona pelo corpo lúteo. *Nos homens,* as ações do FSH e do LH são menos complexas. O FSH atua sobre as células de Sertoli, estimulando a produção de proteínas e nutrientes necessários para a maturação dos espermatozoides. O LH atua sobre as células de Leydig dos testículos para estimular a síntese *de novo* de androgênios, principalmente *testosterona*, a partir do colesterol.

Regulação da síntese e secreção das gonadotropinas

O regulador predominante da síntese e da secreção das gonadotropinas é o peptídeo hipotalâmico GnRH, um decapeptídeo com extremidades amino e carboxiterminais bloqueadas derivado por clivagem proteolítica de um peptídeo precursor com 92 aminoácidos. O GnRH é produzido por uma pequena população de neurônios na área pré-óptica medial do hipotálamo. Esses neurônios são singulares quanto à origem de seu desenvolvimento, visto que surgem a partir do placódio olfatório na metade da gestação e migram para a sua localização final antes da formação da lâmina cribriforme.

Regulação da secreção pulsátil A secreção do hormônio liberador das gonadotropinas é pulsátil e varia na sua amplitude e frequência entre espécies de mamíferos. A secreção é modulada dinamicamente por meio de retroalimentação dos esteroides sexuais. Embora algumas evidências indiquem que os próprios neurônios de GnRH sejam inerentemente pulsáteis, a regulação da liberação de GnRH durante o desenvolvimento até o início da puberdade e a modulação da secreção de GnRH em todo o ciclo ovulatório são governadas em grande parte por neurônios no núcleo arqueado, na área pré-óptica e na área periventricular do terceiro ventrículo que coexpressam a kisspeptina, a neurocinina B e a dinorfina. A expressão desses hormônios exibe fortes diferenças dependendo do sexo e é sensível à retroalimentação dos esteroides sexuais. Os neurônios de GnRH expressam o GPR54, o receptor de kisspeptina, e, em última análise, a ação da kisspeptina governa a secreção de GnRH. Por ocasião do nascimento, o eixo reprodutivo hipotálamo-hipófise-gonadal é ativo, porém torna-se quiescente após o parto. O eixo permanece assim até pouco antes da puberdade. Nesse momento, a inibição do SNC diminui, e a amplitude e a frequência dos pulsos de GnRH aumentam, particularmente durante o sono. Com a progressão da puberdade, os pulsos de GnRH aumentam ainda mais em amplitude e frequência até que seja estabelecido o padrão normal do adulto. O mediador preciso que controla a progressão para a puberdade não está bem elucidado, porém diversas linhas de evidências sugerem que mediadores endócrinos e metabólicos da massa corporal, adiposidade e balanço energético podem promover de forma cumulativa um novo despertar do eixo e estabelecer a ritmicidade do ciclo ovulatório nas mulheres e o avanço da maturação gonadal em ambos os sexos.

A liberação intermitente de GnRH é crucial para a síntese e a liberação apropriada das gonadotropinas; a administração contínua de GnRH resulta em dessensibilização e infrarregulação dos receptores de GnRH nos gonadotropos hipofisários. A síntese e a secreção de LH são extremamente sensíveis aos pulsos de GnRH, enquanto o FSH, que é secretado por vias reguladas e não reguladas, é menos sensível.

Bases moleculares e celulares da ação do GnRH O GnRH envia sinais por meio de um GPCR específico nos gonadotropos, que carece da cauda intracelular carboxil-terminal típica que medeia a dessensibilização da sinalização da β-arrestina. A ativação do receptor leva a uma resposta de sinalização, que se caracteriza pela ativação robusta das vias de sinalização $G_{q/11}$-PLC-IP$_3$-Ca^{2+}, $G_{q/11}$-PLC-PKC-MAP cinase e NADPH/oxidase dupla-espécies reativas de oxigênio, que são rapidamente extintas por meio da fosfatase de dupla especificidade e retroalimentação negativa antioxidante (ver Cap. 3). A ativação resulta em aumento da secreção de LH e de FSH, ativação da síntese proteica dependente de *cap* e aumento da expressão de genes de subunidades dos hormônios glicoproteicos. A magnitude das respostas celulares à estimulação do GnRH é proporcional à amplitude e/ou frequência de estimulação, e o gonadotropo é capaz de interpretar os padrões de pulsos do GnRH, o que é essencial para o momento apropriado do ciclo ovulatório feminino. Em geral, pulsos rápidos de GnRH favorecem a secreção elevada de LH e a ovulação, enquanto os pulsos lentos favorecem a secreção de FSH e promovem o desenvolvimento folicular. Os receptores de GnRH também são encontrados no ovário, no testículo, na próstata e na mama, onde a sua importância fisiológica ainda precisa ser determinada.

Regulação da produção de gonadotropinas pelos esteroides sexuais Os esteroides gonadais regulam a produção de gonadotropinas da hipófise e do hipotálamo, porém com predomínio dos efeitos sobre o hipotálamo (ver Fig. 46-6). Os efeitos de retroalimentação dos esteroides gonadais dependem do sexo, da concentração e do momento de sua administração. Nas mulheres, a proliferação das células da granulosa no folículo em maturação resulta em um aumento da conversão dos precursores esteroides em estradiol, que exerce uma ação de retroalimentação negativa no hipotálamo e na hipófise, promovendo uma redução da secreção pulsátil de LH. Essa ação de retroalimentação negativa restringe o gerador de pulsos de GnRH neural por meio de inibição a montante dos neurônios de kisspeptina no núcleo infundibular do hipotálamo (núcleo arqueado em roedores), o que pode contribuir para a diminuição pós-ovulatória na atividade dos pulsos de GnRH e de LH durante a fase lútea (estro em roedores). Entretanto, a elevação sustentada do estradiol próximo ao final da fase folicular (proestro em roedores) exerce efeitos de retroalimentação positiva em uma população diferente de kisspeptina na área pré-óptica do hipotálamo. Essa ativação dos neurônios de kisspeptina pré-ópticos induzida pelo estradiol resulta em alta estimulação da secreção de GnRH, estimulando, assim, um surto na liberação de LH que desencadeia a ovulação. Nos homens, a testosterona inibe a produção de gonadotropinas por meio de ações no hipotálamo e na hipófise, em parte por meio de ações diretas e em parte por meio de sua conversão em estradiol pela aromatase.

Outros reguladores da produção de gonadotropinas A produção de gonadotropinas também é regulada por *inibinas* e pela *ativina*. As inibinas são membros da família de proteínas morfogenéticas do osso de proteínas de sinalização secretadas. As *inibinas A e B* são produzidas por células da granulosa nos ovários e pelas células de Sertoli do testículo em resposta às gonadotropinas e aos fatores de crescimento locais. Atuam diretamente sobre a hipófise, inibindo a secreção de FSH sem afetar a do LH. A inibina A exibe variação durante o ciclo menstrual, sugerindo sua atuação como regulador dinâmico da secreção de FSH. Independente do GnRH, a ativina é um regulador positivo da síntese e secreção de FSH. A ativina é produzida na placenta, na hipófise e nas gônadas, sendo estas últimas a principal fonte de ativina circulante. O papel fisiológico da ativina circulante não está bem esclarecido, devido ao fato de estar principalmente ligada à folistatina, um regulador negativo da ativina. A ativina atua principalmente como fatores autócrinos/parácrinos em locais de expressão ou próximo a eles, sugerindo que a hipófise constitui a fonte de ativina biodisponível que regula a secreção de FSH. Nas mulheres, a ativina aumenta a ligação de FSH e a aromatização induzida pelo FSH no folículo ovariano e também aumenta a ação do LH no ovário. Nos homens, a ativina aumenta a ação do LH nos testículos, aumentando a produção de androgênios e a espermatogênese.

Bases moleculares e celulares da ação das gonadotropinas

As ações do LH e da hCG sobre os tecidos-alvo são mediadas pelo receptor de LH, ao passo que as do FSH são mediadas pelo receptor de FSH. Os receptores de FSH e de LH acoplam-se à G_s para ativar a via da AC-AMPc. Na presença de concentrações mais altas de ligante, os receptores de gonadotropinas ocupados pelo agonista também ativam as vias de sinalização de PKC e Ca^{2+} por meio de efeitos mediados pela G_q sobre PLC_β. A maioria das ações das gonadotropinas pode ser simulada por análogos do AMPc.

Distúrbios clínicos do eixo hipotálamo-hipófise-gônadas

Os distúrbios clínicos do eixo hipotálamo-hipófise-gônadas podem se manifestar como alterações nos níveis e nos efeitos dos esteroides sexuais (hiper ou hipogonadismo) ou como comprometimento da reprodução. Esta seção trata das condições que afetam especificamente os componentes hipotalâmico-hipofisários do eixo, bem como aquelas para as quais as gonadotropinas são usadas para diagnóstico ou tratamento.

A produção deficiente de esteroides sexuais em consequência de defeitos hipotalâmicos ou hipofisários é denominada *hipogonadismo hipogonadotrópico*, visto que os níveis circulantes de gonadotropinas são baixos ou indetectáveis. Em alguns pacientes, o hipogonadismo hipogonadotrópico resulta de mutações do receptor GnRH. Algumas dessas mutações comprometem o direcionamento do receptor de GnRH para a membrana plasmática dos gonadotropos, levando a esforços para desenvolver estratégias farmacológicas destinadas a corrigir o tráfego do receptor e restaurar a sua função (Conn et al., 2007). Muitos outros distúrbios podem comprometer a secreção de gonadotropinas, incluindo tumores hipofisários; outros distúrbios genéticos, como a síndrome de Kallmann; processos infiltrativos, como a sarcoidose; e distúrbios funcionais, como a amenorreia induzida por exercício.

Por outro lado, os distúrbios reprodutivos causados por processos que comprometem diretamente a função gonadal são denominados *hipergonadotrópicos*, visto que a produção alterada de esteroides sexuais leva a uma perda da inibição por retroalimentação negativa, aumentando, assim, a síntese e a secreção de gonadotropinas.

- **Puberdade precoce.** A puberdade normalmente é um processo sequencial que se estende por vários anos, em que os neurônios de GnRH escapam da inibição do SNC e iniciam a secreção pulsátil de GnRH. Isso estimula a secreção de gonadotropinas e de esteroides gonadais, determinando, assim, o desenvolvimento das características sexuais secundárias. Normalmente, os primeiros sinais de puberdade (desenvolvimento das mamas nas meninas e aumento dos testículos nos meninos) não ocorrem antes dos 8 anos de idade nas meninas ou dos 9 anos nos meninos. O início da maturação sexual antes dessa época é denominado "precoce". A secreção excessiva dependente de GnRH das gonadotropinas é rara e provoca puberdade precoce em crianças. Essa condição pode ser causada por hamartomas produtores de GnRH ou outras anormalidades do SNC; todavia, frequentemente nenhuma anormalidade específica é identificada. Essa puberdade precoce central precisa ser diferenciada da causada por tumores produtores de hormônios das gônadas, quando os níveis de gonadotropinas estão baixos. A puberdade precoce independente de GnRH resulta da produção periférica de esteroides sexuais que não é estimulada pelas gonadotropinas hipofisárias. As etiologias incluem tumores suprarrenais ou gonadais, mutações ativadoras do receptor de LH em meninos e hiperplasia suprarrenal congênita. Os análogos sintéticos do GnRH desempenham um papel importante no diagnóstico e no tratamento da puberdade precoce dependente de GnRH (ver discussão adiante). Por outro lado, os fármacos que interferem na produção dos esteroides sexuais, incluindo o *cetoconazol* e os inibidores da aromatase, são utilizados em pacientes com puberdade precoce independente do GnRH (Shulman et al., 2008), com sucesso variável.

- **Infantilismo sexual.** O inverso da puberdade precoce consiste em uma incapacidade de iniciar os processos de desenvolvimento puberal na época normal. Isso pode refletir defeitos nos neurônios de GnRH ou nos gonadotropos (hipogonadismo secundário) ou disfunção primária das gônadas. Em ambos os casos, a indução da maturação sexual com o uso de esteroides sexuais (estrogênio seguido de estrogênio/progesterona nas mulheres e testosterona nos homens) constitui o tratamento-padrão. Isso é suficiente para orientar a diferenciação sexual de modo normal. Se a fertilidade for a meta, é necessário então instituir uma terapia com GnRH ou com gonadotropinas para estimular a maturação das células germinativas apropriadas.

- **Infertilidade.** A infertilidade, ou incapacidade de conceber depois de 12 meses de relações sexuais sem proteção, é observada em até 10 a 15% dos casais, e a sua frequência está aumentando à medida que as mulheres escolhem adiar a gravidez. Quando a infertilidade se deve a um comprometimento na síntese ou na secreção de gonadotropinas (hipogonadismo hipogonadotrópico), são utilizadas várias abordagens farmacológicas. Por outro lado, quando a infertilidade resulta de processos intrínsecos que acometem as gônadas, a farmacoterapia geralmente é menos efetiva. As abordagens terapêuticas para a infertilidade masculina são descritas mais adiante neste capítulo, enquanto as estratégias para a infertilidade feminina são discutidas no Capítulo 48.

Tratamento e diagnóstico dos distúrbios gonadais

GnRH e seus análogos agonistas sintéticos

Um peptídeo sintético com a sequência nativa do GnRH tem sido utilizado tanto para diagnóstico quanto para o tratamento de distúrbios reprodutivos nos seres humanos. Além disso, vários análogos do GnRH com modificações estruturais foram sintetizados e comercializados (Tab. 46-3).

Congêneres do GnRH

Os congêneres agonistas sintéticos do GnRH possuem meias-vidas mais longas que a do GnRH nativo. Após uma estimulação transitória da

TABELA 46-3 ■ ESTRUTURAS DO HORMÔNIO LIBERADOR DAS GONADOTROPINAS E ANÁLOGOS DO GnRH

CONGÊNERE DO GnRH	RESÍDUO DE AMINOÁCIDO										FORMAS POSOLÓGICAS
	1D	2D	3D	4D	5D	6D	7D	8D	9D	10D	
Agonistas											
GnRH	PyroGlu	His	Trp	Ser	Tyr	Gly	Leu	Arg	Pro	Gly-NH$_2$	IV, SC
Gosserrelina	–	–	–	–	–	D-Ser(tBu)	–	–	–	AzGly-NH$_2$	Implante SC
Nafarrelina	–	–	–	–	–	D-Nal	–	–	–	–	IN
Triptorrelina	–	–	–	–	–	D-Trp	–	–	–	–	IM de depósito
Busserrelina[a]	–	–	–	–	–	D-Ser(tBu)	–	–	Pro-NHEt		IN, SC
Deslorrelina[a]	–	–	–	–	–	D-Trp	–	–	Pro-NHEt		IM, SC, depósito
Histrelina	–	–	–	–	–	D-His(Bzl)	–	–	Pro-NHEt		Implante SC
Leuprolida	–	–	–	–	–	D-Leu	–	–	Pro-NHEt		IM, SC, depósito
Antagonistas											
Cetrorrelix	Ac-D-Nal	D-Cpa	D-Pal	–	–	D-Cit	–	–	–	D-Ala-NH$_2$	SC
Degarrelix	Ac-D-Nal	D-Cpa	D-Pal	–	D-Aph(L-Hor)	D-Aph(Cbm)	–	Lys(iPr)	–	D-Ala-NH$_2$	SC
Ganirrelix	Ac-D-Nal	D-Cpa	D-Pal	–	–	D-hArg(Et)$_2$	–	D-hArg(Et)$_2$	–	D-Ala-NH$_2$	SC

O travessão (–) denota uma identidade do aminoácido com o GnRH. Ac, acetil; Aph, aminofenilalanina; AzGly, azaglicil; Bzl, benzil; Cbm, carbamoil; Cpa, clorofenilalanil; D-Nal, 3-(2-naftil)-D-alanil; hArg(Et)$_2$, etil-homoarginina; Hor, hidro-orotil; IN, intranasal; IV, intravenosa; Lys(iPr), isopropil-lisil; NHEt$_2$, N-etilamida; Pal, 3-piridilalanil; tBu, t butil. IM, intramuscular.

[a]Indisponível nos Estados Unidos.

secreção de gonadotropinas, eles infrarregulam o receptor de GnRH e inibem a secreção de gonadotropinas. Os agonistas do GnRH disponíveis contêm substituições da sequência nativa na posição 6 que os protegem da proteólise, bem como substituições na extremidade carboxiterminal que melhoram a afinidade de ligação ao receptor. Em comparação com o GnRH, esses análogos exibem maior potência e duração de ação prolongada (ver Tab. 46-3).

Farmacocinética As numerosas formulações de agonistas do GnRH fornecem diversas aplicações, incluindo efeitos de prazo relativamente curto (p. ex., tecnologia da reprodução assistida) e ação mais prolongada (p. ex., formas de depósito que inibem a secreção de gonadotropinas na puberdade precoce dependente de GnRH). As taxas e a extensão de sua absorção variam de forma considerável. As formulações intranasais apresentam biodisponibilidade (~4%) consideravelmente menor que a das formulações por via parenteral, incluindo produtos para implante e injeção (subcutânea e intramuscular).

Usos clínicos A forma de depósito do agonista do GnRH, a *leuprorrelina*, tem sido utilizada para fins diagnósticos na diferenciação da puberdade precoce dependente de GnRH e independente de GnRH. A *leuprorrelina de depósito* (3,75 mg) é injetada por via subcutânea, e os níveis séricos de LH são determinados 2 horas depois. Um nível plasmático de LH de mais de 6,6 mUI/mL é diagnóstico de doença dependente de GnRH (central). Clinicamente, os vários agonistas do GnRH são utilizados para obter castração farmacológica em distúrbios que respondem a uma redução dos esteroides gonadais (Fuqua, 2013). Esse uso está claramente indicado para crianças com puberdade precoce dependente de GnRH, cuja maturação sexual prematura pode ser interrompida com efeitos adversos mínimos pela administração crônica de uma forma de depósito de um agonista do GnRH (Li et al., 2014).

Os agonistas do GnRH de ação longa são utilizados para o tratamento paliativo de tumores responsivos a hormônios (p. ex., câncer de próstata ou de mama), geralmente em associação com agentes que bloqueiam a biossíntese ou a ação dos esteroides, de modo a evitar aumentos transitórios dos níveis hormonais (ver Caps. 50 e 73). Os agonistas do GnRH também são utilizados para suprimir condições que respondem a esteroides, como endometriose, fibroides uterinos (no Brasil mais conhecidos como fibromas), porfiria intermitente aguda e priapismo. Foram também avaliados, sem indicação na bula, pelo seu potencial de preservar os folículos em mulheres submetidas à terapia com agentes citotóxicos para o tratamento do câncer, embora a sua eficácia não tenha sido estabelecida nesse contexto. Preparações de depósito podem ser administradas por via subcutânea ou intramuscular mensalmente ou a cada 3 meses. Por fim, os agonistas do GnRH de ação longa têm sido utilizados para evitar um surto prematuro de LH e, portanto, a ovulação em vários protocolos de estimulação ovariana para fertilização *in vitro*.

Efeitos adversos Em geral, os agonistas de ação longa são bem tolerados, e os efeitos adversos são aqueles que previsivelmente ocorrem quando a esteroidogênese gonadal é inibida (p. ex., ondas de calor e diminuição da densidade óssea em ambos os sexos, ressecamento e atrofia da vagina em mulheres e disfunção erétil nos homens). Devido a esses efeitos, a terapia em doenças que não comportam risco de vida, como a endometriose ou os fibroides uterinos, geralmente se limita a seis meses. Os agonistas do GnRH estão contraindicados para mulheres durante a gravidez.

Formulações e indicações
Leuprorrelina A *leuprorrelina* é formulada em várias doses para injeção: subcutânea (1 mg/dia), subcutânea de depósito (7,5 mg/mês; 22,5 mg/3 meses; 30 mg/4 meses; 45 mg/6 meses) e intramuscular de depósito (3,75 mg/mês; 11,25 mg/3 meses). Foi aprovada para endometriose, fibroides uterinos (no Brasil mais conhecidos como fibromas), câncer de próstata avançado e puberdade precoce. Para a endometriose, a *leuprorrelina* em injeções 1×/mês (3,75 mg) ou a cada 3 meses (11,25 mg) também é apresentada em associação com *noretindrona* (progestina esteroide) em comprimidos de 5 mg, 1×/dia, para administração oral. As formulações pediátricas de *leuprorrelina* também estão aprovadas para puberdade precoce central.

Gosserrelina A *gosserrelina* é formulada como implante subcutâneo (3,6 mg/mês; 10,8 mg/12 semanas). Foi aprovada para a endometriose, para uso como agente de adelgaçamento endometrial antes de ablação do endométrio para sangramento uterino disfuncional e no tratamento do câncer de próstata e câncer de mama avançados.

Histrelina A *histrelina* é formulada como implante subcutâneo (50 mg/12 meses). Foi aprovada para a puberdade precoce central e para o câncer de próstata avançado.

Nafarrelina A *nafarrelina* é formulada como *spray* nasal (200 μg/spray). Foi aprovada para a endometriose (400 μg/dia) e para a puberdade precoce central (1.600 μg/dia).

Triptorrelina A *triptorrelina* é formulada para injeção intramuscular de depósito (3,75 mg/mês; 11,25 mg/12 semanas; 22,5 mg/24 semanas) e aprovada para o câncer de próstata avançado. A *busserrelina* e a *deslorrelina* não estão disponíveis nos Estados Unidos.

Análogos antagonistas do GnRH

Ganirrelix e cetrorrelix O *acetato de ganirrelix* e o *acetato de cetrorrelix* foram aprovados pela FDA para suprimir o surto de LH e, assim, impedir a ovulação prematura em protocolos de estimulação ovariana, como parte da tecnologia de reprodução assistida (ver Cap. 48).

Ambos os antagonistas do GnRH são formulados para administração subcutânea. A biodisponibilidade ultrapassa 90% em 1 a 2 horas, e a $t_{1/2}$ varia dependendo da dose. A sua administração 1×/dia é suficiente para os efeitos terapêuticos. Entretanto, na vigilância pós-comercialização, foram observadas reações de hipersensibilidade, incluindo anafilaxia, algumas das quais com a dose inicial. Quando utilizados em associação com injeções de gonadotropina para reprodução assistida, os efeitos de suspensão dos estrogênios (p. ex., ondas de calor) não são observados. Os antagonistas do GnRH estão contraindicados para gestantes.

O cetrorrelix é também utilizado, sem indicação na bula, para a endometriose e os fibroides uterinos, ambos dependentes de estrogênio. Esses fármacos, como antagonistas em vez de agonistas, não aumentam transitoriamente a secreção de gonadotropinas e a biossíntese de esteroides sexuais.

Degarrelix O *acetato de degarrelix* foi aprovado pela FDA para o tratamento do câncer de próstata avançado. O *degarrelix* suprime os níveis de testosterona para 50 ng/dL ou menos (ou seja, castração química) e reduz o antígeno prostático específico mais rapidamente do que os agonistas do GnRH, sem um surto inicial de testosterona (Shore, 2013).

O *degarrelix* forma um gel de depósito no local de injeção e é liberado de acordo com um padrão bifásico, com $t_{1/2}$ plasmática mediana de 42 dias para a dose inicial e de 28 dias para a dose de manutenção. O *degarrelix* distribui-se pela água corporal total, liga-se às proteínas em até 90% e é degradado por proteólise por meio do sistema hepatobiliar. Os fragmentos de proteína degradados são eliminados nas fezes, enquanto o fármaco não metabolizado é eliminado pelos rins.

Efeitos adversos Os efeitos adversos consistem em reações no local de injeção, ondas de calor, ganho ponderal, elevação dos níveis de transaminase e γ-glutamiltransaminase, prolongamento do intervalo QT e diminuição da densidade mineral óssea.

Dose e via de administração. O *degarrelix* é administrado por via subcutânea no abdome, devendo o local de injeção ser variado de modo regular. A dose inicial é de 240 mg administrada em duas injeções de 120 mg em cada lado do abdome, seguida de dose de manutenção de 80 mg a cada 28 dias.

Gonadotropinas naturais e recombinantes

As gonadotropinas são utilizadas tanto para diagnóstico quanto para terapia na endocrinologia reprodutiva. Para uma discussão mais detalhada dos usos das gonadotropinas na reprodução feminina, consulte o Capítulo 48.

As preparações de gonadotropinas originais para terapia clínica eram elaboradas a partir da urina humana e incluíam a *gonadotropina coriônica*, obtida da urina de gestantes, e as *menotropinas*, obtidas da urina de mulheres pós-menopausa. Em virtude de sua pureza relativamente baixa, essas gonadotropinas eram administradas por via intramuscular para diminuir a incidência de reações de hipersensibilidade. Subsequentemente, foram desenvolvidas preparações derivadas da urina, porém de pureza suficiente para administração subcutânea. Hoje, são obtidas preparações altamente purificadas de gonadotropinas humanas utilizando a tecnologia do DNA recombinante, as quais exibem menos variação entre os lotes. Essa tecnologia está sendo usada para produzir formas de gonadotropinas com aumento da meia-vida e maior eficácia clínica. Uma dessas gonadotropinas "planejadas", a FSH-CTP, contém a subunidade β do FSH fundida com a extensão carboxiterminal da hCG, resultando em considerável aumento da meia-vida da proteína recombinante. Nos estudos clínicos conduzidos, foi constatado que a FSH-CTP estimulou a maturação dos folículos *in vivo* com injeções semanais (Macklin et al., 2006).

Preparações

Hormônio folículo-estimulante

O hormônio folículo-estimulante tem sido há muito tempo a base dos esquemas para estimulação ovariana ou fertilização *in vitro*. As formulações de *menotropinas* originais continham quantidades aproximadamente iguais de FSH e LH, bem como várias outras proteínas urinárias; eram administradas por via intramuscular para diminuir as reações locais. A *urofolitropina*, preparada por imunoconcentração do FSH com anticorpos monoclonais, é pura o suficiente para ser administrada por via subcutânea. A quantidade de LH contida nessas preparações é consideravelmente menor.

O FSH recombinante (rFSH) é preparado pela expressão de cDNA que codificam as subunidades α e β do FSH humano em linhagens de células de mamíferos, fornecendo produtos cujo padrão de glicosilação simula o do FSH produzido pelos gonadotropos. As duas preparações de FSH recombinante disponíveis, a *alfafolitropina* e a *betafolitropina*, diferem ligeiramente nas estruturas de seus carboidratos. Ambas são mais puras e exibem menos variabilidade entre os lotes do que as preparações purificadas a partir da urina; por conseguinte, podem ser administradas por via subcutânea. As vantagens relativas (ou seja, eficácia, menor frequência de efeitos adversos como hiperestimulação ovariana) do FSH recombinante *versus* gonadotropinas derivadas da urina ainda não foram definitivamente estabelecidas (van Wely et al., 2011).

Gonadotropina coriônica humana

A hCG de uso clínico era originalmente obtida da urina de gestantes. Dispõe-se de várias preparações derivadas da urina; todas são administradas por via intramuscular, devido às reações locais. A hCG recombinante (*alfacoriogonadotropina*) é a preparação predominante usada clinicamente.

LH humano recombinante

As menotropinas possuem considerável atividade de LH, fornecendo, assim, a quantidade de LH necessária para promover a maturação folicular. Tradicionalmente, o LH não era utilizado para a indução da ovulação, visto que a hCG produzia efeitos idênticos por meio do receptor de LH e apresentava $t_{1/2}$ mais longa. O LH humano produzido por tecnologia do DNA recombinante e designado *alfalutropina* foi retirado do mercado dos Estados Unidos, porém está disponível em outros países.

Usos diagnósticos

Teste de gravidez

Durante a gravidez, a placenta produz quantidades significativas de hCG, que podem ser detectadas na urina materna. *Kits* de venda livre para teste de gravidez contendo anticorpos específicos dirigidos contra a subunidade β específica da hCG determinam qualitativamente a presença da hCG, podendo detectar a ocorrência de gravidez em poucos dias após o primeiro período menstrual ausente da mulher. As determinações quantitativas da concentração plasmática de hCG por radioimunensaio podem indicar se a gravidez está progredindo normalmente e podem ajudar a detectar a presença de gravidez ectópica, mola hidatiforme ou coriocarcinoma. Esses testes também são empregados para acompanhar a resposta terapêutica de neoplasias que secretam hCG, como tumores de células germinativas.

Determinação do momento da ovulação

A ovulação ocorre cerca de 36 horas após o início do surto do LH. Por isso, as concentrações urinárias de LH, determinadas com um *kit* de radioimunensaio de venda livre, podem ser utilizadas para prever o momento da ovulação. Os níveis urinários de LH são determinados a cada 12 a 24 horas, começando nos dias 10 a 12 do ciclo menstrual (considerando-se um ciclo de 28 dias) para detectar a elevação do LH e estimar o momento da ovulação. Essa estimativa facilita a determinação do momento certo para a relação sexual, com o objetivo de otimizar a probabilidade de gravidez.

Localização de doença endócrina

As dosagens dos níveis plasmáticos de LH e de FSH com *kits* de ensaio imunoabsorvente ligado a enzima (ELISA) específicos para subunidade β são úteis no diagnóstico de vários distúrbios reprodutivos. A presença de níveis baixos ou indetectáveis de LH e FSH indica hipogonadismo hipogonadotrópico e sugere uma doença hipotalâmica ou hipofisária, e a obtenção de níveis elevados de gonadotropinas sugere doenças gonadais primárias. Um nível plasmático de FSH de 10 a 12 mUI/mL ou mais no dia 3 do ciclo menstrual está associado a uma redução da fertilidade. Os níveis elevados de FSH também são diagnósticos de menopausa em mulheres com amenorreia na faixa etária apropriada.

A hCG pode ser usada para estimular a produção de testosterona e, assim, avaliar a função das células de Leydig em homens com suspeita de hipogonadismo primário (p. ex., puberdade tardia). Uma resposta diminuída a múltiplas injeções de hCG indica insuficiência das células de Leydig, ao passo que uma resposta normal sugere um distúrbio hipotalâmico-hipofisário e presença de células de Leydig normais.

Usos terapêuticos

Infertilidade masculina

Nos homens com comprometimento da fertilidade em consequência de deficiência de gonadotropinas (hipogonadismo hipogonadotrópico), as gonadotropinas podem estabelecer ou restaurar a fertilidade (Farhat et al., 2010). Normalmente, o tratamento é iniciado com hCG (1.500 a 2.000 UI por via intramuscular ou subcutânea) 3×/semana até que os níveis plasmáticos de testosterona indiquem uma indução completa da esteroidogênese. Em seguida, a dose de hCG é reduzida a 2.000 UI 2×/semana, ou 1.000 UI 3×/semana. Caso não ocorra espermatogênese com a hCG isoladamente, acrescenta-se o FSH recombinante (dose típica de 150 UI) para indução total da espermatogênese.

O efeito adverso mais comum da terapia com gonadotropinas em homens consiste em ginecomastia, observada em até 33% dos pacientes e que, segundo se presume, reflete um aumento na produção de estrogênios devido à indução da aromatase. Normalmente, a maturação dos testículos pré-puberais exige tratamento durante mais de seis meses, e, em alguns pacientes, a espermatogênese ótima pode exigir tratamento durante até 2 anos. Uma vez iniciada a espermatogênese, o tratamento continuado apenas com hCG é habitualmente suficiente para manter a produção de espermatozoides.

Criptorquidia

A criptorquidia, que se refere à ausência de descida de um ou de ambos os testículos para a bolsa escrotal, acomete até 3% dos lactentes a termo do sexo masculino e torna-se menos prevalente com o avançar da idade pós-natal. Os testículos que não desceram apresentam espermatogênese deficiente e correm maior risco de desenvolver tumores de células germinativas. A abordagem atual consiste em induzir a descida dos testículos o mais cedo possível, geralmente com 1 ano de idade, porém definitivamente antes dos 2 anos. As ações locais dos androgênios estimulam a descida dos testículos; devido a isso, a hCG tem sido utilizada por alguns para induzir a sua descida se a criptorquidia não for secundária a um bloqueio anatômico. Em geral, a terapia consiste em injeções de hCG (3.000 UI/m² de área de superfície corporal) por via intramuscular, em dias alternados, por seis doses.

Hormônios da neuro-hipófise: ocitocina e vasopressina

Os hormônios da neuro-hipófise, a ocitocina e a arginina-vasopressina são nonapeptídeos cíclicos que diferem apenas em dois aminoácidos (Fig. 46-7). A fisiologia e a farmacologia da vasopressina são apresentadas no Capítulo 29.

Fisiologia da ocitocina

A *ocitocina* é mais bem conhecida pelo seu papel no sexo feminino no parto e na amamentação, porém também está implicada na regulação do sistema nervoso autônomo. Nos homens, a ocitocina parece ser incidental e modula a motilidade dos espermatozoides e a produção de testosterona. É sintetizada como peptídeo precursor maior em neurônios magnocelulares, cujos corpos celulares residem no núcleo paraventricular e, em menor grau, no núcleo supraóptico do hipotálamo. O peptídeo precursor é rapidamente clivado em ocitocina ativa e neurofisina I, que

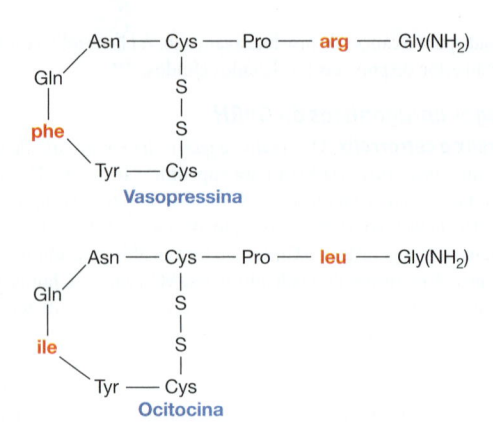

Figura 46-7 *Estruturas da vasopressina e da ocitocina.* A vasopressina e a ocitocina são nonapeptídeos cíclicos que diferem entre si em dois aminoácidos (em vermelho).

são acondicionadas em grânulos secretores como complexo de ocitocina-neurofisina e secretados por terminações nervosas que terminam principalmente na neuro-hipófise (lobo posterior da hipófise). Além disso, os neurônios ocitocinérgicos projetam-se para regiões do hipotálamo, núcleo olfatório, córtex, sistema límbico, tronco encefálico, cerebelo e medula espinal. Outros locais de síntese de ocitocina incluem as células lúteas do ovário, o endométrio, a placenta, as células de Leydig dos testículos e tecidos não reprodutivos; todavia, a importância fisiológica da ocitocina extraneuronal não é conhecida (Jurek e Neumann, 2018).

A ocitocina atua por meio de um GPCR (OXTR) específico estreitamente relacionado aos receptores de vasopressina V_{1a} e V_2. No miométrio humano, a ocitocina liga-se ao OXTR nos miócitos uterinos, resultando no acoplamento de $G_{q/11}$, ativação da via PLC_β-IP_3-Ca^{2+} e aumento da ativação dos canais de Ca^{2+} sensíveis à voltagem para estimular a contração muscular uterina (Fig. 46-8). A ocitocina também aumenta a produção uterina de prostaglandinas, o que estimula ainda mais as contrações. No tecido mamário humano, a ocitocina estimula a contração das células mioepiteliais por meio do OTXR para a ejeção do leite, conhecida como reflexo da descida.

Regulação da secreção de ocitocina

Os estímulos para a secreção de ocitocina incluem impulsos sensitivos que se originam da dilatação do colo do útero, estiramento da vagina, sucção da mama e choro do lactente. É difícil detectar aumentos da ocitocina circulante em mulheres durante o trabalho de parto, devido, em parte, à natureza pulsátil da secreção de ocitocina e à atividade da ocitocinase circulante. Todavia, o aumento da ocitocina na circulação materna é detectado no segundo estágio do trabalho de parto, provavelmente desencadeado pela distensão contínua do colo do útero e da vagina.

O *estradiol* estimula a secreção de ocitocina, enquanto a *relaxina*, um polipeptídeo ovariano, inibe a sua liberação. O efeito inibitório da relaxina parece constituir o resultado final de um efeito direto sobre as células produtoras de ocitocina e de uma ação indireta mediada por opiáceos endógenos. Outros fatores que afetam principalmente a secreção de vasopressina também têm algum impacto sobre a liberação de ocitocina: a dor, a desidratação, a hemorragia e a hipovolemia estimulam a sua liberação, enquanto o etanol a inibe. Embora as ações periféricas da ocitocina não pareçam desempenhar um papel significativo na resposta à desidratação, à hemorragia ou à hipovolemia, a ocitocina pode participar na regulação central da pressão arterial. Doses farmacológicas de ocitocina podem inibir a depuração de água livre pelos rins por meio de atividade semelhante à da arginina-vasopressina nos receptores V_2 de vasopressina. Com base nos efeitos da ocitocina administrada por via intravenosa durante a indução do trabalho de parto, a $t_{1/2}$ plasmática da ocitocina é de cerca de 13 minutos.

Diferentemente da regulação dos outros hormônios hipofisários por *retroalimentação negativa*, a liberação de ocitocina é aumentada por meio de regulação por *retroalimentação positiva*. Essa retroalimentação positiva é mais evidente durante o parto com as contrações induzidas

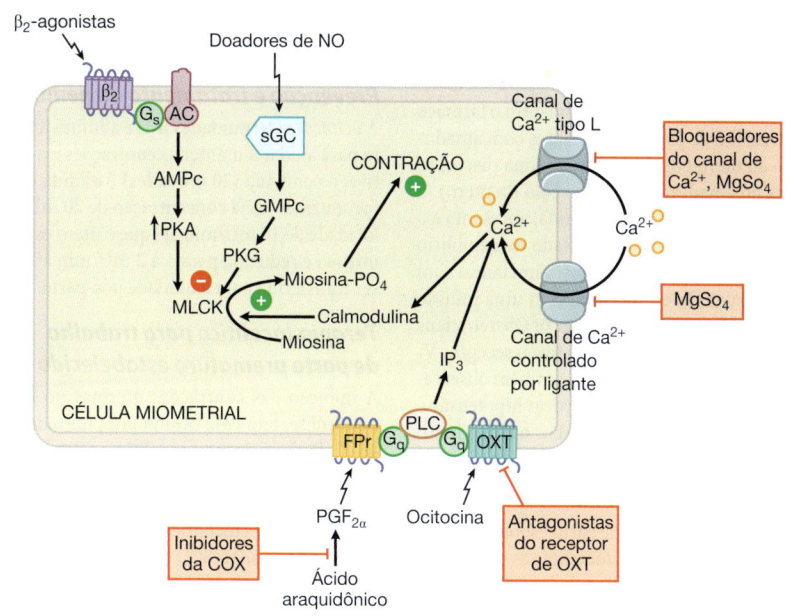

Figura 46-8 Locais de ação da ocitocina e dos agentes tocolíticos no miométrio uterino. A elevação do Ca^{2+} celular promove a contração por meio de ativação dependente de Ca^{2+}/calmodulina da cinase da cadeia leve de miosina (MLCK). O relaxamento é promovido pela elevação de nucleotídeos cíclicos (AMPc e GMPc) e sua ativação de proteínas-cinases, o que causa fosforilação/inativação da MLCK. As manipulações farmacológicas para reduzir as contrações miométricas incluem as seguintes: (1) inibição da entrada de Ca^{2+} (bloqueadores dos canais de Ca^{2+}, Mg_2SO_4); (2) redução da mobilização do Ca^{2+} intracelular por meio de antagonismo da ativação mediada por GPCR da via G_q-PLC-IP_3-Ca^{2+} (com antagonistas dos receptores de FPr e de OXT) ou redução da produção do agonista de FPr, $PGF_{2\alpha}$ (com inibidores da COX); e (3) aumento do relaxamento por meio de elevação do AMPc celular (com agonistas β_2 adrenérgicos que ativam G_s-AC) e do GMPc (com doadores de NO que estimulam a guanililciclase solúvel). AC, adenililciclase; AMPc, monofosfato de adenosina cíclico; COX, cicloxigenase; FPr, receptor de prostaglandina F; GMPc, monofosfato de guanosina cíclico; OXT, oxitocina; PK_, proteína-cinase _; PLC, fosfolipase C; PGF, prostaglandina; sGC, guanililciclase solúvel.

pela ocitocina, ativando mecanorreceptores que emitem sinais para mais liberação de ocitocina. Por esse motivo, a hiperestimulação uterina constitui um efeito adverso da administração intravenosa de ocitocina para aumentar o trabalho de parto que deveria ser evitado.

Locais de ação da ocitocina
Útero
Durante o terceiro trimestre de gravidez, as contrações uterinas espontâneas aumentam de modo progressivo até ocorrer a elevação aguda de frequência, que estabelece o início do trabalho de parto. A ocitocina regula a frequência e a força das contrações uterinas. A capacidade de resposta do útero à ocitocina acompanha aproximadamente o aumento de atividade espontânea e depende altamente do estrogênio, que aumenta a expressão dos OXTR.

Devido às dificuldades associadas à determinação dos níveis de ocitocina, e tendo em vista que a perda da ocitocina hipofisária aparentemente não compromete o trabalho de parto nem o parto, o papel fisiológico da ocitocina durante a gravidez é controverso. A ocitocina exógena pode aumentar as contrações rítmicas a qualquer momento; entretanto, ocorre um aumento de oito vezes na sensibilidade do útero à ocitocina na segunda metade da gestação, acompanhada de um aumento de 30 vezes do número de OXTR. A progesterona antagoniza o efeito estimulador da ocitocina *in vitro*, e a refratariedade à progesterona no final da gravidez pode contribuir para o início normal do parto humano.

Mama
A ocitocina desempenha um importante papel fisiológico na ejeção do leite. A estimulação da mama por meio da sucção ou de manipulação mecânica induz a secreção de ocitocina, que provoca contração do mioepitélio que circunda os canais alveolares na glândula mamária. Essa ação força o leite presente nos canais alveolares para os grandes seios coletores, onde fica disponível para o lactente.

Encéfalo
Estudos realizados em roedores implicaram a ocitocina como um importante regulador do SNC do comportamento social e afiliação, um papel central da ocitocina que ainda precisa ser estabelecido nos seres humanos. A pesquisa sobre o impacto da ocitocina nos seres humanos gerou a Hipótese da Saliência Social (Shamay-Tsoory e Abu-Akel, 2016). A Hipótese da Saliência Social reconcilia múltiplos efeitos da ocitocina no SNC, incluindo aumento dos comportamentos pró-sociais afiliativos, como estabelecimento de confiança e vínculo, atenuação do estresse e regulação de cooperação e conflito entre humanos em um ambiente social de grupo, como reconhecimento, medo ou ansiedade. Nesse contexto, acredita-se que a ocitocina module a resposta a sinais sociais por meio de interação com neurônios dopaminérgicos.

As regiões do encéfalo inervadas por neurônios ocitocinérgicos incluem a tonsila do cerebelo, o hipotálamo, o hipocampo e o mesencéfalo. O tratamento com ocitocina demonstrou uma diminuição da ativação da tonsila do cerebelo, mesencéfalo e estriado em resposta a estímulos estressantes, apontando a ocitocina como potencial intervenção em transtornos mentais regulados pelo hormônio (Baumgartner et al., 2008; Huber et al., 2005). O possível benefício terapêutico de fármacos que manipulam a ocitocina no SNC sobre transtornos mentais com perturbações na sinalização da ocitocina, como fobia social, adicção e autismo, constitui uma área interessante de pesquisa em andamento (Bowen and Neumann, 2017; Romano et al., 2016).

Uso clínico da ocitocina
Apesar do grande interesse no uso do *spray* nasal de ocitocina para o tratamento de transtornos sociais, a ocitocina é usada terapeuticamente apenas na indução ou aumento do trabalho de parto e no tratamento ou prevenção da hemorragia pós-parto. Em 2007, a ocitocina foi acrescentada a uma lista de fármacos que "apresentam alto risco de dano", apesar de ser amplamente usada. Nos Estados Unidos, a bula aprovada pela FDA contém a seguinte informação:

> *A indução eletiva do trabalho de parto é definida como a iniciação do trabalho de parto em uma gestante que não apresenta indicação médica alguma para indução. Como os dados disponíveis são inadequados para avaliar as relações entre benefícios e riscos, o Pitocin não está indicado para indução eletiva do trabalho de parto.*

Indução do trabalho de parto

A indução do trabalho de parto está indicada quando o risco percebido do prosseguimento da gestação continuada para a mãe ou para o feto excede os riscos da indução farmacológica. A ocitocina constitui o fármaco de escolha para indução do trabalho de parto em mulheres com amadurecimento adequado do colo do útero (ver Cap. 41 para uma discussão do papel das prostaglandinas no amadurecimento do colo do útero). É administrada por infusão intravenosa de solução diluída, apresenta $t_{1/2}$ de 12 a 15 min e produz uma resposta uterina em estado de equilíbrio depois de 30 min. Ambos os protocolos com alta dose (iniciando com uma infusão de 6 mU/min) ou baixa dose (iniciando com uma infusão de 0,5 a 2 mU/min) foram utilizados (American College of Obstetricians and Gynecologists, 2009). A ocitocina em altas doses ativa o receptor V_2 de vasopressina e possui efeitos antidiuréticos. Foram também observadas ações vasodilatadoras da ocitocina capazes de provocar hipotensão e taquicardia reflexa. A anestesia profunda pode exacerbar o efeito hipotensivo da ocitocina por impedir a taquicardia reflexa.

Extensão do trabalho de parto disfuncional

A ocitocina também é usada quando o trabalho de parto espontâneo não está progredindo em velocidade aceitável. Para aumentar as contrações hipotônicas, é normalmente suficiente uma velocidade de infusão de 10 mU/min. De forma semelhante à indução do trabalho de parto, as possíveis complicações de hiperestimulação uterina incluem traumatismo da mãe ou do feto em consequência de passagem forçada através de um colo do útero não completamente dilatado, ruptura uterina e comprometimento da oxigenação fetal por diminuição da perfusão uterina.

Prevenção e tratamento da hemorragia pós-parto

A *ocitocina* (10 unidades IM) é administrada imediatamente após o parto para ajudar a manter as contrações e o tônus uterinos. Como alternativa, a ocitocina (20 unidades) é diluída em 1 L de solução intravenosa (produzindo uma concentração de 20 mU/mL) e infundida em uma velocidade de 10 mU/min até que o útero esteja contraído. A velocidade de infusão é reduzida para 1 a 2 mU/min até que a mãe esteja pronta para ser transferida para a unidade pós-parto.

Terapia tocolítica para trabalho de parto prematuro estabelecido

A inibição das contrações uterinas no trabalho de parto prematuro, ou *tocólise*, tem constituído um ponto de interesse na terapia (ver Fig. 46-8). Embora agentes tocolíticos retardem o trabalho de parto em cerca de 80% das mulheres, eles não impedem nascimentos prematuros nem melhoram evoluções fetais adversas como a síndrome de angústia respiratória. Agentes tocolíticos específicos incluem agonistas dos receptores β-adrenérgicos, $MgSO_4$, bloqueadores dos canais de Ca^{2+}, inibidores da COX, doadores de NO e o antagonista do OXTR, *atosibana*. A *atosibana* é amplamente utilizada na Europa, porém não está aprovada pela FDA nos Estados Unidos. No Capítulo 48, são fornecidas informações adicionais sobre a terapia tocolítica.

RESUMO: Fármacos relacionados à hipófise

Fármacos e substâncias	Usos terapêuticos	Farmacologia clínica e dicas
Hormônios hipofisários (recombinantes)		
Hormônio do crescimento Somatropina Somapacitana (análogo do GH, apenas para adultos)	• Estimulação do crescimento na infância • Reposição de GH em adultos com deficiência de GH	• Administração por injeção SC diária (somatropina) ou semanal (somapacitana) para estimular o crescimento do corpo, principalmente por meio da estimulação do IGF-1. Após a cessação do crescimento, teste para deficiência de GH para determinar a necessidade de continuar o uso do GH na idade adulta. • Administrado apenas a adultos com deficiência de GH confirmada por testes de estimulação do GH ou deficiência infantil orgânica conhecida de GH e baixos níveis de IGF-1 em teste realizado sem tratamento com GH. • O tratamento em adultos diminui a massa de gordura, aumenta a massa muscular e a massa óssea e melhora a qualidade de vida.
Ocitocina	• Aumento do trabalho de parto • Tratamento da hemorragia pós-parto	• Administrada por infusão intravenosa. • Deve-se evitar a hiperestimulação do útero durante o aumento do trabalho de parto. • Pode provocar hipotensão e taquicardia reflexa.
Outros hormônios peptídicos		
Gonadotropina coriônica humana	• Prova de função das células de Leydig • Infertilidade feminina/masculina • Criptorquidia em crianças	• Estimula o receptor de LH, estimulando a ovulação nas mulheres e induzindo um aumento na produção testicular de testosterona nos homens. • Induz a descida dos testículos em crianças com criptorquidia.
Tesamorrelina	• Tratamento da lipodistrofia associada ao HIV	• Versão modificada *N*-terminalmente do GHRH humano cujo principal efeito é reduzir a gordura visceral e a gordura localizada em outras partes do corpo em pacientes com lipodistrofia por HIV.
Macimorrelina	• Diagnóstico da deficiência de GH em adultos	• Substância mimetizadora sintética da grelina disponível por via oral, que estimula a secreção de GH.
Fator de crescimento semelhante à insulina 1 (mecasermina)	• Tratamento de crianças com mutações no receptor de GH ou nos mecanismos de transdução que mediam a ação do GH ou defeitos do gene do IGF-1	• Os efeitos adversos incluem hipoglicemia e lipo-hipertrofia.
Análogos agonistas do hormônio liberador das gonadotropinas Gosserrelina Histrelina Leuprolida Nafarrelina Triptorrelina	• Endometriose • Diagnóstico e tratamento da puberdade precoce • Tratamento paliativo de tumores responsivos a hormônios (câncer de próstata e de mama)	• A estimulação prolongada do receptor de GnRH por análogos resulta em sua infrarregulação com secreção diminuída de gonadotropinas.

(continua)

RESUMO: Fármacos relacionados à hipófise (continuação)

Fármacos e substâncias	Usos terapêuticos	Farmacologia clínica e dicas
Outros hormônios peptídicos (continuação)		
Análogos antagonistas do hormônio liberador das gonadotropinas Ganirrelix Cetrorrelix Degarrelix	• Supressão da secreção de gonadotropinas; usados em associação com gonadotropinas exógenas para reprodução assistida • Tratamento paliativo do câncer de próstata avançado (degarrelix)	• O antagonismo do receptor de GnRH resulta em diminuição da secreção de gonadotropinas sem surto inicial de LH, conforme observado com análogos agonistas.
Análogos da somatostatina: atuam sobre os receptores de somatostatina para reduzir a secreção de hormônio		
Octreotida	• Acromegalia	• A forma de liberação de ação longa é o tipo padrão; administrada mensalmente.
Lanreotida	• Acromegalia	• A forma de liberação de ação longa é o único tipo padrão disponível; administrada mensalmente.
Pasireotida	• Acromegalia • Doença de Cushing	• A forma subcutânea de ação curta é a única versão aprovada pela FDA para a doença de Cushing. • A forma de liberação de ação longa administrada mensalmente é a única versão aprovada pela FDA para a acromegalia. • Outros efeitos adversos incluem hiperglicemia significativa em muitos pacientes.
Agonistas da dopamina: atuam sobre os receptores de dopamina (D_2) para diminuir a secreção de prolactina e o tamanho do prolactinoma		
Bromocriptina	• Tratamento da hiperprolactinemia • Redução no tamanho dos prolactinomas • Tratamento da doença de Parkinson	• Derivado do esporão-do-centeio (*ergot*), que precisa ser administrada 1-2 ×/dia. • Os efeitos adversos comuns incluem náuseas, vômitos, cefaleia e hipotensão postural.
Cabergolina	• Tratamento da hiperprolactinemia • Redução no tamanho dos prolactinomas • Doença de Parkinson • Acromegalia	• Derivada do *ergot* de ação longa, administrada uma ou 2×/semana. • Possui maior eficácia e tolerabilidade do que a bromocriptina e pode ser ativa em pacientes que não respondem à bromocriptina. • Usada em altas doses em pacientes com doença de Parkinson; reage de modo cruzado no receptor de 5-HT_{2B}, causando anormalidades das valvas cardíacas (não observadas quando utilizada para pacientes com prolactinomas).
Quinagolida	• Tratamento da hiperprolactinemia • Redução no tamanho dos prolactinomas	• Não disponível nos EUA.
Bloqueadores dos receptores hormonais		
Pegvisomanto	• Tratamento da acromegalia	• Bloqueia o receptor de GH e, portanto, a atividade dos altos níveis de GH e a geração de IGF-1 na acromegalia. Administrado diariamente por injeções subcutâneas como monoterapia ou semanalmente em associação a análogos da somatostatina.

Referências

American College of Obstetricians and Gynecologists. ACOG Practice Bulletin No. 107: induction of labor. *Obstet Gynecol*, **2009**, *114*:386–397.

Baumgartner T, et al. Oxytocin shapes the neural circuitry of trust and trust adaptation in humans. *Neuron*, **2008**, *58*:639–650.

Bernard V, et al. New insights in prolactin: pathological implications. *Nat Rev Endocrinol*, **2015**, *11*:265–275.

Bowen MT, Neumann ID. Rebalancing the addicted brain: oxytocin interference with the neural substrates of addiction. *Trends Neurosci*, **2017**, *40*:691–708.

Cattini PA, et al. Obesity and regulation of human placental lactogen production in pregnancy. *J Neuroendocrinol*, **2020**, *32*:e12859.

Chia DJ. Minireview: mechanisms of growth hormone-mediated gene regulation. *Mol Endocrinol*, **2014**, *28*:1012–1025.

Cohen J, et al. Managing the child with severe primary insulin-like growth factor-1 deficiency (IGFD): IGFD diagnosis and management. *Drugs R D*, **2014**, *14*:25–29.

Conn PM, et al. G protein-coupled receptor trafficking in health and disease: lessons learned to prepare for therapeutic mutant rescue in vivo. *Pharmacol Rev*, **2007**, *59*:225–250.

Ergun-Longmire B, Wajnrajch M. Growth and growth disorders [updated May 22, 2013]. In: De Groot LJ, Beck-Peccoz P, Dungan K, et al., eds. *Endotext* [online]. MDText.com, South Dartmouth, MA, 2000.

Farhat R, et al. Outcome of gonadotropin therapy for male infertility due to hypogonadotrophic hypogonadism. *Pituitary*, **2010**, *13*:105–110.

Flores-Morales A, et al. Negative regulation of growth hormone receptor signaling. *Mol Endocrinol*, **2006**, *20*:241–253.

Fuqua JS. Treatment and outcomes of precocious puberty: an update. *J Clin Endocrinol Metab*, **2013**, *98*:2198–2207.

Grant M, et al. Cell growth inhibition and functioning of human somatostatin receptor type 2 are modulated by receptor heterodimerization. *Mol Endocrinol*, **2008**, *22*:2278–2292.

He X, Barkan AL. Growth hormone therapy in adults with growth hormone deficiency: a critical assessment of the literature. *Pituitary*, **2020**, *23*:294–306.

Huber D, et al. Vasopressin and oxytocin excite distinct neuronal populations in the central amygdala. *Science*, **2005**, *308*:245–248.

Jurek B, Neumann ID. The oxytocin receptor: from intracellular signaling to behavior. *Physiol Rev*, **2018**, *98*:1805–1908.

Katznelson L, et al. Endocrine Society. Acromegaly: an Endocrine Society clinical practice guideline. *J Clin Endocrinol Metab*, **2014**, *99*:3933–3951.

Li P, et al. Gonadotropin releasing hormone agonist treatment to increase final stature in children with precocious puberty: a meta-analysis. *Medicine*, **2014**, *93*:e260.

Lim DS, Fleseriu M. The role of combination medical therapy in the treatment of acromegaly. *Pituitary*, **2017**, *20*:136–148.

Macklin NS, et al. The science behind 25 years of ovarian stimulation. *Endocr Rev*, **2006**, *27*:170–207.

Melmed S, et al. Endocrine Society. Diagnosis and treatment of hyperprolactinemia: an Endocrine Society clinical practice guideline. *J Clin Endocrinol Metab*, **2011**, *96*:273–288.

Mullen MP, et al. Structural and functional roles of FSH and LH as glycoproteins regulating reproduction in mammalian species. In: Vizcarra J, ed. *Gonadotropin*. InTech, Rijeka, Croatia, **2013**, 155–180. doi:10.5772/2918. Accessed June 2, 2017.

Nass R, et al. The role of ghrelin in GH secretion and GH disorders. *Mol Cell Endocrinol*, **2011**, *340*:10–14.

Richmond E, Rogol AD. Treatment of growth hormone deficiency in children, adolescents and at the transitional age. *Best Pract Res Clin Endocrinol Metab*, **2016**, *30*:749–755.

Romano A, et al. From autism to eating disorders and more: the role of oxytocin in neuropsychiatric disorders. *Front Neurosci*, **2016**, *9*:497.

Shamay-Tsoory SG, Abu-Akel A. The social salience hypothesis of oxytocin. *Biol Psychiatry*, **2016**, *79*:194–202.

Shore ND. Experience with degarelix in the treatment of prostate cancer. *Ther Adv Urol*, **2013**, *5*:11–24.

Shulman DI et al. Use of aromatase inhibitors in children and adolescents with disorders of growth and adolescent development. *Pediatrics*, **2008**, *121*:e975–e983.

Spooner LM, Olin JL. Tesamorelin: a growth hormone-releasing factor analogue for HIV-associated lipodystrophy. *Ann Pharmacother*, **2012**, *46*:240–247.

Van Wely M, et al. Recombinant versus urinary gonadotrophin for ovarian stimulation in assisted reproductive technology cycles. *Cochrane Database Syst Rev*, **2011**, *2*:CD005354.

Walenkamp MJE, Wit JM. Single gene mutations causing SGA. *Best Pract Res Clin Endocrinol Metab*, **2008**, *22*:433–446.

Capítulo 47

Hormônios tireoidianos e fármacos antitireoidianos

Ronald J. Koenig e Gregory A. Brent

HORMÔNIOS TIREOIDIANOS
- Química dos hormônios tireoidianos
- Biossíntese dos hormônios tireoidianos
- Aspectos quantitativos do metabolismo dos hormônios tireoidianos
- Ativação e inativação do hormônio tireoidiano por desiodação nos tecidos periféricos
- Transporte dos hormônios tireoidianos no sangue
- Degradação e excreção dos hormônios tireoidianos
- Fatores que regulam a secreção dos hormônios tireoidianos
- Transporte dos hormônios tireoidianos para dentro e para fora das células
- Mediação dos efeitos por receptores nucleares
- Efeitos não genômicos do hormônio tireoidiano

PRINCIPAIS EFEITOS CLÍNICOS DOS HORMÔNIOS TIREOIDIANOS
- Crescimento e desenvolvimento
- Esqueleto
- Termogênese
- Sistema cardiovascular
- Metabolismo dos lipídeos

DISTÚRBIOS DA FUNÇÃO DA TIREOIDE
- Hipofunção da tireoide
- Hiperfunção da tireoide
- Provas de função tireoidiana

PREPARAÇÕES DE HORMÔNIO TIREOIDIANO
- Levotiroxina
- Liotironina
- Preparações com combinações de T_4/T_3
- Usos terapêuticos do hormônio tireoidiano
- Efeitos adversos do hormônio tireoidiano
- Interações medicamentosas
- Uso investigacional dos análogos do hormônio tireoidiano

FÁRMACOS ANTITIREOIDIANOS E OUTROS INIBIDORES DA TIREOIDE
- Fármacos antitireoidianos
- Inibidores iônicos
- Iodo
- Iodo radioativo

QUIMIOTERAPIA DO CÂNCER DE TIREOIDE
- Carcinomas papilíferos e foliculares
- Câncer anaplásico de tireoide
- Carcinoma medular da tireoide

Os *hormônios da tireoide* são essenciais para o desenvolvimento normal, particularmente do sistema nervoso central (SNC). Em adultos, o hormônio tireoidiano mantém a homeostasia metabólica e influencia as funções de praticamente todos os sistemas de órgãos. O hormônio tireoidiano contém iodo, que precisa ser suprido por aporte nutricional. A glândula tireoide contém grandes reservas de hormônio tireoidiano na forma de *tiroglobulina*. Essas reservas mantêm as concentrações sistêmicas adequadas de hormônio tireoidiano, apesar de variações significativas na disponibilidade e no aporte nutricional de iodo. A secreção da tireoide consiste predominantemente no pró-hormônio T_4, que é convertido no fígado e em outros tecidos na forma ativa, T_3, que é liberada no plasma. A ativação local da T_4 também ocorre nos tecidos-alvo (p. ex., encéfalo e hipófise) e está sendo cada vez mais reconhecida como uma importante etapa reguladora na ação do hormônio tireoidiano. De modo semelhante, a desativação local da T_3 constitui uma importante etapa reguladora. As concentrações séricas dos hormônios da tireoide são reguladas com precisão pelo hormônio hipofisário *TSH* em um sistema de retroalimentação negativa. As ações predominantes do hormônio tireoidiano são mediadas por meio de TR nucleares que modulam a transcrição de genes específicos.

O *hipertireoidismo* e o *hipotireoidismo* manifestos, isto é, o excesso e a deficiência de hormônio tireoidiano, respectivamente, estão associados a numerosas manifestações clínicas. Com frequência, a doença mais leve tem uma apresentação clínica mais sutil e pode ser identificada apenas com base em provas bioquímicas anormais da função tireoidiana. O hipotireoidismo materno e neonatal, devido à deficiência de iodo, continua sendo uma importante causa de deficiência intelectual passível de prevenção no mundo inteiro (Zimmermann, 2009). O tratamento do paciente hipotireoidiano consiste na reposição de hormônio tireoidiano (Biondi e Wartofsky, 2014). Os tratamentos para o hipertireoidismo incluem fármacos antitireoidianos para diminuir a síntese e a secreção de hormônio, destruição da glândula pela administração de iodo radioativo e remoção cirúrgica (Brent, 2008). Na maioria dos pacientes, os distúrbios da função tireoidiana podem ser curados ou controlados.

De modo semelhante, as neoplasias malignas da tireoide são mais frequentemente localizadas e passíveis de ressecção (Haugen et al., 2016; Haugen e Sherman, 2013). Com frequência, a doença metastática responde ao tratamento com *iodo radioativo*, mas pode tornar-se altamente agressiva. Os cânceres de tireoide progressivos e refratários ao *iodo radioativo* podem responder a quimioterapias direcionadas, como inibidores da tirosina-cinase.

Hormônios tireoidianos

A glândula tireoide produz dois tipos de hormônios fundamentalmente diferentes. O folículo da tireoide produz os hormônios de iodo tironina, T_4 e T_3. As células parafoliculares da tireoide produzem *calcitonina*, um peptídeo de 32 aminoácidos, que não é um hormônio endógeno importante, mas que pode ser útil como agente terapêutico na hipercalcemia e na osteoporose (ver Cap. 52). As Figuras 47-1 e 47-2 mostram as estruturas dos hormônios tireoidianos e suas vias de síntese, armazenamento e liberação.

Química dos hormônios tireoidianos

Os principais hormônios da glândula tireoide são os derivados de aminoácidos da tironina contendo iodo (Fig. 47-1). Após o isolamento e a identificação química da T_4, acreditava-se, de modo geral, que toda a atividade hormonal do tecido tireoidiano poderia ser explicada pelo seu conteúdo de T_4. Entretanto, estudos cuidadosos revelaram que os preparados não purificados da tireoide tinham uma atividade calorigênica

CMT: carcinoma medular da tireoide
Dio1, Dio2 e Dio3: desiodinase tipos 1, 2 e 3
DIT: di-iodotirosina
GPCR: receptor acoplado à proteína G
IP$_3$: inositol 1,4,5-trifosfato
LDL: lipoproteína de baixa densidade
MAP-cinase: proteína-cinase ativada por mitógeno
MCT: transportador de ácido monocarboxílico
MEK: MAP-cinase-cinase
MHC: cadeia pesada de miosina, isoforma α ou β
MIT: monoiodotirosina
NIS: simportador de iodeto de sódio
NO: óxido nítrico
NTRK: família de genes que codifica os receptores tirosina-cinases (TRK) neutróficos
OATP1C1: família transportadora de ânion orgânico carreadora de solutos, membro 1C1
PLC: fosfolipase C
RAIU: captação de iodo radioativo
RET: *reorganizado durante a transfecção* da tirosina proteína-cinase
rT$_3$: T$_3$ reversa
SSKI: solução saturada de iodeto de potássio (KI)
T$_3$: 3,5,3'-tri-iodotironina
T$_4$: tiroxina
TBG: globulina de ligação da tiroxina
TR: receptor de hormônio tireoidiano
TRH: hormônio liberador da tirotrofina
TRK: receptor tropomiosina de cinases, uma família de tirosina proteína-cinases codificada por genes NTRK
TSH: hormônio estimulante da tireoide (tirotrofina)

maior do que a que poderia ser explicada pelo seu teor de T$_4$. A presença de um "segundo" hormônio tireoidiano foi debatida, porém a T$_3$ foi finalmente detectada, isolada e sintetizada por Gross e Pitt-Rivers, em 1952. Em comparação com a T$_4$, a T$_3$ possui afinidade muito maior pelo TR nuclear e é muito mais potente biologicamente em uma base molar. A demonstração subsequente da produção de T$_3$ a partir de T$_4$ em seres humanos atireóticos levou à prática da reposição efetiva no hipotireoidismo apenas com *levotiroxina*.

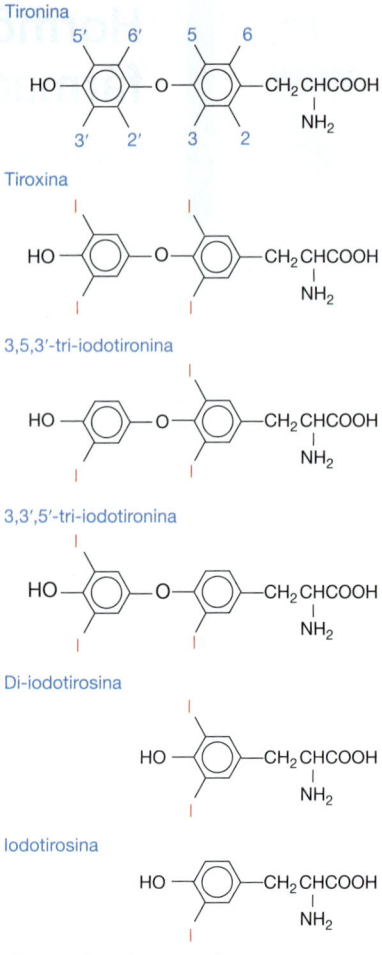

Figura 47-1 *Tironina, hormônios tireoidianos e precursores.*

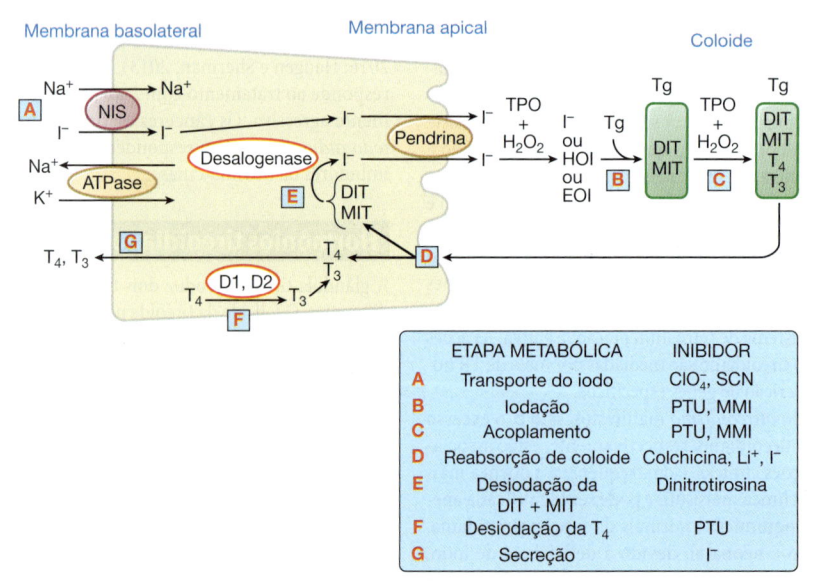

	ETAPA METABÓLICA	INIBIDOR
A	Transporte do iodo	ClO_4^-, SCN$^-$
B	Iodação	PTU, MMI
C	Acoplamento	PTU, MMI
D	Reabsorção de coloide	Colchicina, Li$^+$, I$^-$
E	Desiodação da DIT + MIT	Dinitrotirosina
F	Desiodação da T$_4$	PTU
G	Secreção	I$^-$

Figura 47-2 *Principais vias de biossíntese dos hormônios tireoidianos, armazenamento na forma de coloide e liberação.* ATPase, adenosina-trifosfatase; D#, desiodinase 1, 2 ou 3; EOI, espécies ligadas à enzima; HOI, ácido hipoiodoso; MMI, metimazol; PTU, propiltiouracila; SCN, tiocianato; Tg, tiroglobulina; TPO, peroxidase tireoidiana.

Biossíntese dos hormônios tireoidianos

Os hormônios tireoidianos são sintetizados e armazenados na forma de resíduos de aminoácidos da *tiroglobulina*, uma glicoproteína complexa formada por duas subunidades aparentemente idênticas que constitui a maior parte do coloide folicular da tireoide. A glândula tireoide é singular pela sua capacidade de armazenar grandes quantidades de precursor hormonal dessa maneira, e a tiroglobulina extracelular é proporcional à massa da tireoide. As principais etapas da síntese, armazenamento, liberação e interconversão dos hormônios tireoidianos estão resumidas na Figura 47-2 e são descritas a seguir.

> **PERSPECTIVA HISTÓRICA**
>
> O termo tireoide origina-se da palavra grega que significa "em forma de escudo", devido à forma da cartilagem traqueal de localização próxima. A glândula foi reconhecida pela primeira vez como órgão importante quando foi constatado que o seu aumento está associado a alterações oculares e cardíacas no distúrbio atualmente denominado *hipertireoidismo*. Parry examinou seu primeiro paciente em 1786, porém só publicou seus achados em 1825. Graves descreveu o distúrbio em 1835, e Basedow, em 1840. O hipotireoidismo foi descrito mais tarde, em 1874, quando Gull associou a atrofia da glândula aos sintomas característicos do *hipotireoidismo*. O termo *mixedema* foi aplicado à síndrome clínica por Ord, em 1878, ao acreditar que o espessamento característico dos tecidos subcutâneos era decorrente da formação excessiva de muco. Em 1891, Murray foi o primeiro a tratar um caso de hipotireoidismo por meio da injeção de um extrato de glândula tireoide de carneiro, e mais tarde foi constatado que era totalmente efetivo quando administrado por via oral. O tratamento bem-sucedido da deficiência da tireoide pela administração de extrato tireoidiano representou um importante passo para a endocrinologia moderna.
>
> Os experimentos de extirpação para elucidar a função da tireoide foram, de início, interpretados de modo incorreto, devido à remoção simultânea das paratireoides. Entretanto, no final do século XIX, a pesquisa de Gley sobre as glândulas paratireoides possibilitou a diferenciação funcional dessas duas glândulas endócrinas. Entretanto, a estrutura do paratormônio só foi relatada no início da década de 1970. A calcitonina foi descoberta em 1961, demonstrando que a glândula tireoide produzia um segundo hormônio.

Captação de iodeto

O iodo ingerido na dieta alcança a circulação na forma de íon iodeto (I^-). Em circunstâncias normais, a concentração de I^- no sangue é muito baixa (0,2-0,4 μg/dL; cerca de 15-30 nM). A tireoide transporta ativamente o íon por meio de uma proteína específica ligada à membrana, denominada NIS (Kogai e Brent, 2012; Portulano et al., 2014). Em consequência, a relação entre $[I^-]_{tireoide}$ e $[I^-]_{plasma}$ situa-se habitualmente entre 20 e 50 e pode ultrapassar 100 quando a glândula é estimulada. O transporte de iodeto é inibido por diversos íons, como tiocianato e perclorato. O TSH estimula a expressão do gene NIS e promove a inserção da proteína NIS na membrana em uma configuração funcional. Por conseguinte, as reservas diminuídas de iodo da tireoide aumentam a captação de iodeto por meio de aumento do TSH, e a administração de iodeto pode reverter essa situação ao diminuir a expressão da proteína NIS. Ocorre o acúmulo de iodo por outros tecidos, incluindo glândulas salivares, intestino e mamas durante a lactação, mediado por um único gene NIS. Os indivíduos com mutações congênitas do gene NIS apresentam uma concentração de iodo deficiente ou ausente em todos os tecidos que reconhecidamente concentram o iodo.

Oxidação e iodação

O transporte de iodo da célula folicular da tireoide para o coloide é facilitado pelo transportador apical *pendrina*. A oxidação do iodeto à sua forma ativa é efetuada pela *peroxidase tireoidiana*. A reação resulta na formação dos resíduos de MIT e DIT na tiroglobulina, um processo denominado *organificação do iodo*, imediatamente antes de seu armazenamento extracelular no lúmen do folículo da tireoide.

Formação de tiroxina e tri-iodotironina a partir de iodotirosinas

A etapa final no processo de síntese é o acoplamento de dois resíduos de DIT para formar a T_4 ou de um resíduo de MIT e um resíduo de DIT para formar a T_3. Essas reações oxidativas também são catalisadas pela *peroxidase tireoidiana*. A T_3 intratireoidiana e a secretada também são produzidas pela 5'-desiodação da T_4.

Síntese e secreção dos hormônios tireoidianos

Como a T_4 e a T_3 são sintetizadas e armazenadas dentro da tiroglobulina, a proteólise constitui uma importante parte do processo de secreção. Esse processo é iniciado pela endocitose do coloide a partir do lúmen folicular na superfície apical da célula, com a participação de um receptor de tiroglobulina, a *megalina*. Essa tiroglobulina "ingerida" aparece na forma de gotículas de coloide intracelulares, que aparentemente sofrem fusão com lisossomos contendo as enzimas proteolíticas necessárias. O TSH intensifica a degradação da tiroglobulina ao aumentar a atividade das *tiol endopeptidases* dos lisossomos, que clivam seletivamente a tiroglobulina, produzindo intermediários contendo hormônios que são subsequentemente processados por exopeptidases. Em seguida, os hormônios liberados abandonam a célula, principalmente na forma de T_4, juntamente com uma certa quantidade de T_3. A T_3 secretada pela tireoide provém, em parte, da T_3 da tiroglobulina madura e, em parte, de desiodação da T_4 (Fig. 47-3), que também ocorre perifericamente (Fig. 47-4).

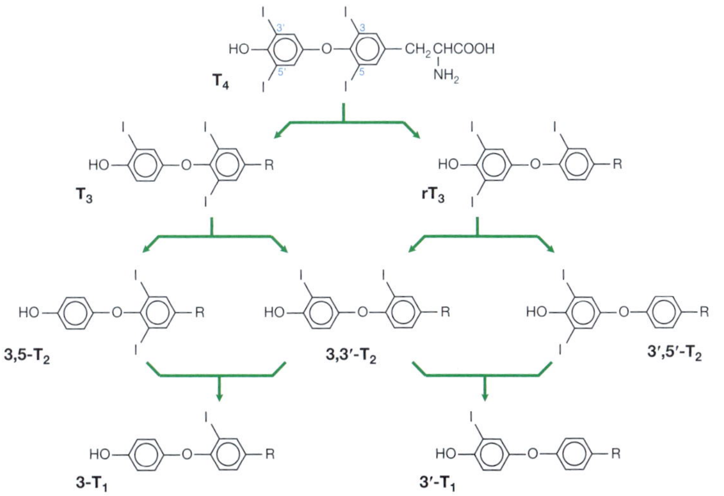

Figura 47-3 *Vias de desiodação da iodotironina.*

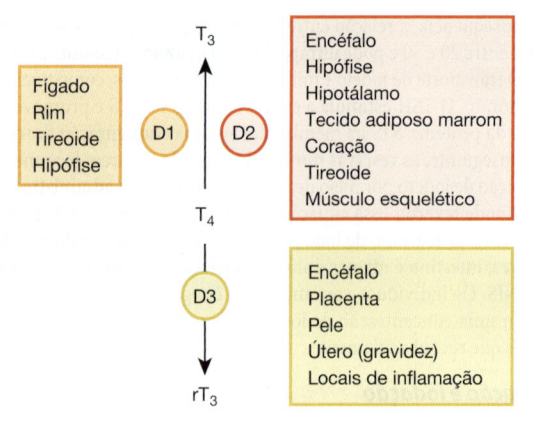

Figura 47-4 Conversão periférica de T_4 em T_3 por diferentes enzimas de desiodinase (D1, D2, D3).

Aspectos quantitativos do metabolismo dos hormônios tireoidianos

A Tabela 47-1 fornece aspectos quantitativos selecionados do metabolismo dos hormônios tireoidianos. A fração da T_4 não ligada às proteínas (livre) é muito menor que a da T_3, principalmente pelo fato de que a TBG apresenta uma constante de dissociação 20 vezes menor para a T_4, conforme discutido adiante.

Ativação e inativação do hormônio tireoidiano por desiodação nos tecidos periféricos

Embora a T_3 seja secretada pela tireoide, o metabolismo da T_4 por 5′-desiodação do anel externo nos tecidos periféricos é responsável por cerca de 80% da T_3 circulante; em contrapartida, a 5′-desiodação do anel interno produz a 3,3′,5′-tri-iodotironina metabolicamente inativa (rT_3; ver Fig. 47-3). Em condições normais, cerca de 40% da T_4 é convertida em T_3 e rT_3, e cerca de 20% é metabolizada por outras vias, como glicuronidação no fígado e excreção na bile. Em comparação com a T_4, a T_3 tem uma afinidade muito mais alta pelo TR nuclear e é muito mais potente biologicamente em uma base molar.

Existem três *iodotironina-desiodinases*, que são produzidas pelos genes *DIO1*, *DIO2* e *DIO3* (Marsili et al., 2011). A Dio1 e a Dio2 convertem a T_4 em T_3. A Dio1 é uma proteína da membrana plasmática expressa principalmente no fígado e nos rins, bem como na tireoide e na hipófise (ver Fig. 47-4). Está suprarregulada no hipertireoidismo, infrarregulada no hipotireoidismo e inibida pelo agente antitireoidiano, a *propiltiouracila*. A Dio2 é expressa principalmente no SNC (incluindo a hipófise e o hipotálamo) e no tecido adiposo marrom, bem como na tireoide e,

em baixos níveis, no músculo esquelético e em outros tecidos. A atividade da Dio2 não é afetada pela *propiltiouracila*. A Dio2 está localizada no retículo endoplasmático, o que facilita o acesso da T_3 produzida pela Dio2 ao núcleo. Os órgãos que expressam a Dio2 utilizam a T_3 produzida localmente, além da T_3 plasmática, e, portanto, podem ter uma ocupação fracional relativamente alta dos TR pela T_3. A T_4 induz ubiquitinação e degradação da enzima Dio2. Isso resulta em níveis suprimidos de Dio2 no hipertireoidismo e em níveis elevados no hipotireoidismo, ajudando, assim, a manter a homeostasia da T_3. Além disso, a T_3 reprime levemente a expressão da Dio2 em nível transcricional. Tem sido difícil determinar as contribuições relativas da Dio1 e da Dio2 para a T_3 plasmática nos seres humanos, porém as melhores estimativas atuais sustentam que a Dio1 responde por aproximadamente um terço e a Dio2 por cerca de dois terços da T_3 circulante em indivíduos eutireoidianos. Em virtude da regulação positiva da Dio1 pela T_3 e da regulação negativa da Dio2 pela T_4 e T_3, acredita-se que a Dio2 responda por mais de dois terços da T_3 plasmática em indivíduos com hipotireoidismo, enquanto a Dio1 responde pela maior parte da T_3 plasmática em indivíduos com hipertireoidismo.

O polimorfismo Thr92Ala da Dio2 está associado a uma redução da atividade enzimática, principalmente por meio de indução de estresse do retículo endoplasmático e acúmulo da enzima inativa na rede trans-Golgi. Em vários estudos de pequeno porte, o polimorfismo Thr92Ala da Dio2 foi associado a consequências bioquímicas ou clínicas (Jonklaas et al., 2021). Por exemplo, foi associado a um aumento do índice de massa corporal e de resistência à insulina. Foi também associado a níveis circulantes mais baixos de T_3 livre em pacientes com hipotireoidismo em uso de *levotiroxina* e a uma diminuição do bem-estar psicológico e melhora mais acentuada do bem-estar após terapia com combinação de T_4/T_3, em comparação com T_4 isoladamente. Entretanto, outros estudos não confirmaram esses achados. A importância dos polimorfismos de Dio2 na saúde e na doença humanas precisa ser esclarecida.

A Dio3 catalisa a desiodação do anel interno ou 5-desiodação, a principal via de inativação do metabolismo da T_3; a Dio1 executa em certo grau essa função. A Dio3 é encontrada em níveis mais elevados no SNC e na placenta e também é expressa na pele e no útero grávido. A Dio3 pode ser induzida localmente por inflamação e hipoxia e está altamente expressa em determinados tumores. Tanto a Dio2 quanto a Dio3 são expressas em padrões de restrição temporal e especial durante o desenvolvimento, em que desempenham funções importantes por meio da regulação dos níveis locais de T_3.

As três desiodinases contêm o raro aminoácido *selenocisteína* em seus sítios ativos. A incorporação da selenocisteína na cadeia peptídica em crescimento constitui um processo complexo que envolve múltiplas proteínas. A ocorrência de mutações em uma dessas proteínas, a proteína de ligação 2 SECIS 2, está associada a níveis circulantes anormais de hormônios tireoidianos.

Transporte dos hormônios tireoidianos no sangue

O iodo na circulação encontra-se normalmente presente em várias formas, sendo 95% na forma de iodo orgânico e cerca de 5% como iodeto. A maior parte (90-95%) do iodo orgânico encontra-se na T_4; a T_3 representa uma fração relativamente mínima (~5%). Os hormônios tireoidianos são transportados no sangue em associação forte, porém não covalente, a várias proteínas plasmáticas.

A *globulina de ligação da tiroxina* é o principal carreador dos hormônios tireoidianos. Trata-se de uma glicoproteína (massa de cerca de 63.000 Da) que se liga a uma molécula de T_4 por molécula de proteína com afinidade muito alta (a K_d é de cerca de 10^{-10} M); a T_3 é ligada com menos avidez. A T_4, mas não a T_3, liga-se também à *transtiretina* (pré-albumina de ligação da tiroxina), uma proteína de ligação do retinol. Essa proteína é encontrada em concentrações mais altas do que a TBG e liga-se à T_4 com K_d de cerca de 10^{-7} M. A albumina também pode se ligar à T_4 quando os carreadores mais ávidos estão saturados, porém a sua importância fisiológica não está bem esclarecida. A ligação dos hormônios tireoidianos às proteínas plasmáticas os protege do metabolismo e da excreção, resultando em suas meias-vidas longas na circulação. O hormônio livre (não ligado) representa uma pequena porcentagem

TABELA 47-1 ■ ASPECTOS QUANTITATIVOS SELECIONADOS DO METABOLISMO DOS HORMÔNIOS TIREOIDIANOS		
	T_4	T_3
Produção diária	~80-100 µg (~100-130 nmol)	~30-40 µg (~45-60 nmol)
Concentração plasmática, hormônio total	~5-12 µg/dL (~60-150 nmol/L)	~80-175 ng/dL (~1,2-2,7 nmol/L)
Concentração plasmática, hormônio livre	~0,8-2,0 ng/dL (~10-25 pmol/L)	~2-4 pg/mL (~3-6 pmol/L)
Fração livre (não ligada às proteínas) no plasma	~0,02%	~0,3%
Fração intracelular (excluindo a glândula tireoide)	~15%	~65%
Volume de distribuição	10 L	40 L
$t_{1/2}$ plasmática	~7 dias	~20 h
Fração de renovação	~10%/dia	~56%/dia

(~0,02% da T_4 e ~0,3% da T_3) do hormônio total no plasma. As afinidades diferenciais de ligação das proteínas séricas também contribuem para estabelecer diferenças de 10 a 100 vezes nas concentrações dos hormônios circulantes e nas meias-vidas da T_4 e da T_3.

O conceito de "hormônio livre" é fundamental para compreender a regulação da função tireoidiana: apenas o hormônio não ligado possui atividade metabólica. Devido ao elevado grau de ligação dos hormônios tireoidianos às proteínas plasmáticas, a ocorrência de alterações nas concentrações dessas proteínas ou na afinidade das interações hormônio-proteína tem efeitos importantes sobre os níveis séricos totais desses hormônios. Determinados fármacos e uma variedade de estados patológicos e fisiológicos podem alterar tanto a ligação dos hormônios tireoidianos às proteínas plasmáticas quanto as quantidades dessas proteínas (Tab. 47-2).

Degradação e excreção dos hormônios tireoidianos

A T_3 e a T_4 não apenas podem sofrer desiodação, como também podem ser metabolizadas por clivagem, conjugação e descarboxilação oxidativa (Fig. 47-5). A T_4 é eliminada lentamente do corpo, com $t_{1/2}$ de 6 a 8 dias. No hipertireoidismo, a $t_{1/2}$ é reduzida para 3 a 4 dias, ao passo que, no hipotireoidismo, pode alcançar 9 a 10 dias. Em condições associadas a uma ligação aumentada à TBG, como gravidez, a depuração é retardada. Observa-se o efeito oposto quando a ligação às proteínas é inibida por determinados fármacos (ver Tab. 47-2). A T_3, que se liga com menos avidez à proteína, apresenta uma $t_{1/2}$ de cerca de 18 a 24 horas.

O fígado constitui o principal local de degradação dos hormônios tireoidianos sem desiodação; a T_4 e a T_3 são conjugadas com os ácidos glicurônico e sulfúrico e excretadas na bile. Uma certa quantidade de hormônio tireoidiano é liberada por hidrólise dos conjugados no intestino, com consequente reabsorção. Uma parcela do material conjugado alcança o cólon sem sofrer alteração, onde é hidrolisada e eliminada nas fezes em forma de compostos livres.

Fatores que regulam a secreção dos hormônios tireoidianos

A tirotrofina é um hormônio glicoproteico que consiste em uma subunidade α, compartilhada pelas glicoproteínas hipofisárias, como as gonadotropinas, e em uma subunidade β exclusiva. O TSH é secretado de modo pulsátil de acordo com um padrão circadiano (os níveis apresentam-se ligeiramente mais altos durante o sono, à noite) que é o inverso do padrão circadiano do cortisol, refletindo o fato de que o cortisol diminui a secreção de TSH. A secreção de TSH é controlada pelo peptídeo hipotalâmico *TRH* e pela concentração dos hormônios tireoidianos livres na circulação. O aumento dos hormônios tireoidianos inibe a transcrição tanto do gene do TRH quanto dos genes que codificam as subunidades α e β do TSH, o que suprime a secreção de TSH e leva a glândula tireoide a se tornar inativa e regredir. Qualquer redução na taxa normal de secreção dos hormônios tireoidianos pela tireoide desencadeia a secreção aumentada de TSH. Outros mecanismos medeiam o efeito do hormônio tireoidiano sobre a secreção de TSH e parecem consistir na redução da secreção de TRH pelo hipotálamo e em uma diminuição do número de receptores de TRH nas células hipofisárias (Fig. 47-6).

Hormônio liberador da tirotrofina

O hormônio liberador da tirotrofina estimula a liberação de TSH pré-formado dos grânulos secretores e também estimula a síntese subsequente de ambas as subunidades α e β do TSH. O TRH é um tripeptídeo (L-piroglutamil-L-histidil-L-prolina amida) sintetizado pelo hipotálamo

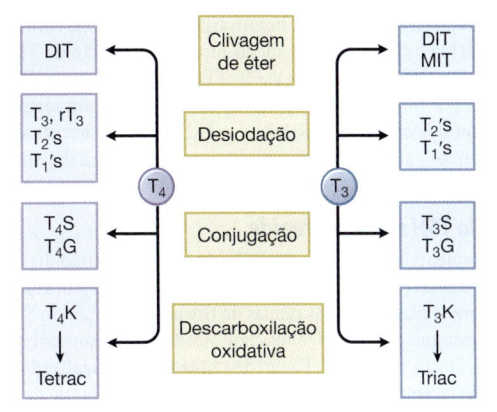

Figura 47-5 *Vias do metabolismo da T_4 e T_3.* T_3G, glicuronídeo T_3; T_4G, glicuronídeo T_4; T_3K, ácido pirúvico T_3; T_4K, ácido pirúvico T_4; T_3S, sulfato T_3; T_4S, sulfato T_4; Tetrac, ácido tetraiodotiroacético; Triac, ácido tri-iodotiroacético.

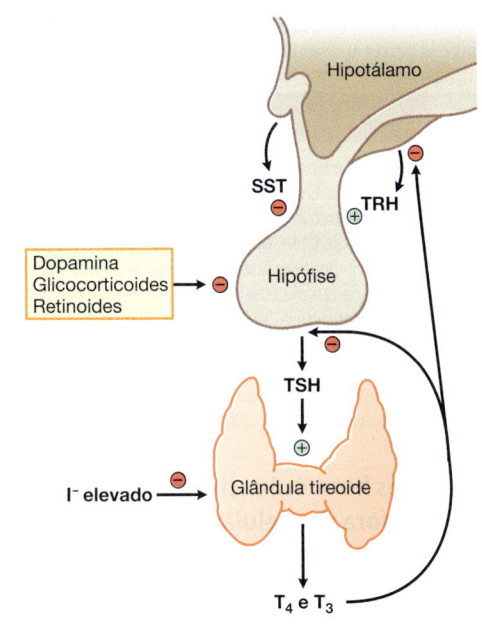

Figura 47-6 *Regulação da secreção dos hormônios tireoidianos.* Inúmeros estímulos neurais influenciam a secreção hipotalâmica de hormônio liberador da tirotrofina (TRH). O TRH estimula a liberação de hormônio estimulante da tireoide (TSH) pela adeno-hipófise, enquanto o TSH estimula a síntese e a liberação dos hormônios tireoidianos T_3 e T_4. A T_3 e a T_4 exercem um efeito de retroalimentação, inibindo a síntese e a liberação de TRH e TSH. A somatostatina (SST) pode inibir a ação do TRH, assim como a dopamina e a presença de altas concentrações de glicocorticoides. São necessários baixos níveis de I⁻ para a síntese de T_4, enquanto a presença de níveis elevados inibe a síntese e a liberação de T_4.

TABELA 47-2 ■ FATORES IMPORTANTES QUE ALTERAM A LIGAÇÃO DA TIROXINA À GLOBULINA DE LIGAÇÃO DA TIROXINA

AUMENTO DA LIGAÇÃO	DIMINUIÇÃO DA LIGAÇÃO
Fármacos e substâncias	
Estrogênios, tamoxifeno	Corticosteroides, androgênios
Moduladores seletivos dos receptores de estrogênio	L-Asparaginase, furosemida
Metadona, heroína	Salicilatos, ácido mefenâmico
Clofibrato, 5-fluoruracila	Anticonvulsivantes (fenitoína, carbamazepina)
Fatores sistêmicos	
Doença hepática, porfiria	Doenças agudas e crônicas
Infecção pelo HIV	Hereditariedade
Hereditariedade	

HIV, vírus da imunodeficiência humano.

e liberado na circulação porta-hipofisária, onde interage com receptores de TRH nos tireotropos da adeno-hipófise. A ligação do TRH a seu receptor, um GPCR, estimula a via G_q-PLC-IP_3-Ca^{2+} e ativa a PKC, estimulando, por fim, a síntese e a liberação do TSH. Foram identificados dois receptores de TRH, o TRH-R1 e o TRH-R2, e existem análogos do TRH seletivos para esses receptores. A somatostatina, a dopamina e os glicocorticoides inibem a secreção de TSH estimulada pelo TRH.

Ações do TSH sobre a tireoide

O TSH aumenta a síntese e a secreção de hormônio tireoidiano. Esses efeitos são observados após a ligação do TSH a seu receptor (um GPCR) na membrana plasmática das células da tireoide. A ligação do TSH a seu receptor estimula a via G_s-adenililciclase-AMPc. O TSH em concentrações mais altas ativa a via G_q-PLC. Foram descritas mutações inativadoras e ativadoras do receptor de TSH, que podem resultar em disfunção da tireoide.

Iodo e função tireoidiana

O aporte adequado de iodo é essencial para a produção normal dos hormônios tireoidianos. Quando o aporte de iodo é baixo, ocorre redução na produção dos hormônios tireoidianos, o TSH é secretado em excesso, e a tireoide torna-se hiperplásica e sofre hipertrofia. A tireoide aumentada e estimulada torna-se notavelmente eficiente na extração de traços residuais de iodeto do sangue, desenvolvendo um gradiente para o iodo que pode ser 10 vezes o normal. Na deficiência leve a moderada de iodo, a tireoide geralmente consegue produzir uma quantidade suficiente de hormônio e secreta preferencialmente a T_3. Na deficiência de iodo mais grave, podem ocorrer hipotireoidismo do adulto ou síndrome de deficiência de iodo congênita. Os níveis elevados de iodo inibem a síntese e a liberação de T_4. Em algumas regiões do mundo, o bócio simples ou atóxico é prevalente em virtude da insuficiência de iodo na dieta. A adição de iodato ao sal de cozinha (NaCl) fornece um suplemento de iodo conveniente. Nos Estados Unidos, o sal iodado fornece 100 μg de iodo por grama. As cotas diárias recomendadas de iodo variam de 90 a 120 μg para crianças, 150 μg para adultos, 220 μg durante a gravidez e 290 μg durante a lactação (Public Health Committee of the American Thyroid Association et al., 2006). Os legumes, a carne vermelha e as aves contêm quantidades mínimas de iodo, enquanto os laticínios e os peixes apresentam um teor de iodo relativamente alto.

> **SAL IODADO**
>
> O iodo tem sido utilizado empiricamente no tratamento do bócio por deficiência de iodo há 150 anos. Entretanto, seu uso moderno decorre de estudos extensos que utilizaram o iodo para a prevenção do bócio em crianças de idade escolar em Akron, Ohio, uma região em que prevalecia o bócio endêmico por deficiência de iodo. O sucesso desses experimentos levou à adoção da profilaxia e da terapia com iodo em muitas regiões do mundo nas quais o bócio por deficiência de iodo era endêmico. O método mais prático de fornecer pequenos suplementos de iodo a grandes segmentos da população consiste na adição de iodeto ou iodato ao sal de cozinha; hoje, prefere-se o iodato. Em alguns países, o uso de sal iodado é exigido por lei; todavia, em outros, incluindo os Estados Unidos, seu uso é opcional.

Transporte dos hormônios tireoidianos para dentro e para fora das células

A passagem dos hormônios tireoidianos através da membrana celular é mediada por transportadores específicos (Groeneweg et al., 2020), dos quais os mais bem documentados são MCT8 e MCT10, OATP1C1 e SLC17A4. O MCT8 é amplamente expresso, incluindo em diversos tipos de células e regiões do encéfalo. As mutações do MCT8 causam a síndrome de Allan-Herndon-Dudley, que se caracteriza por defeitos de neurodesenvolvimento, provavelmente devido à entrada reduzida de T_4 e T_3 no encéfalo. Os indivíduos com essa síndrome também tendem a ter baixos níveis circulantes de T_4 livre e níveis elevados de T_3 livre, com alguma evidência clínica de tireotoxicose. O metabólito de T_3 triac é um hormônio tireoidiano biologicamente ativo que não necessita do MCT8 para a sua entrada nas células (está presente naturalmente no soro em níveis muito baixos). Em um ensaio clínico de fase II de pacientes com deficiência de MCT8, a terapia com triac (*tiratricol*) melhorou os sinais de hipertireoidismo, embora os pacientes estivessem além da idade em que seria possível uma melhora no neurodesenvolvimento.

O OATP1C1 transporta preferencialmente a T_4 em relação à T_3 e está altamente expresso no encéfalo. Nos camundongos, o OATP1C1 desempenha um importante papel no transporte da T_4 através da barreira hematencefálica. Foi descrito um único paciente com mutação de OATP1C1 homozigota e um fenótipo de neurodesenvolvimento grave. Esse paciente apresentou uma melhora clínica quando tratado com triac, que não necessita do OATP1C1 para a sua entrada nas células.

O MCT10 transporta a T_3 de maneira mais efetiva do que a T_4 e é amplamente expresso. O SLC17A4 transporta a T_3 e a T_4 e é expresso no fígado, nos rins, no intestino e no pâncreas. Entretanto, a importância do MCT10 e do SLC17A4 no transporte de hormônio tireoidiano para dentro ou para fora das células em seres humanos ainda não foi estabelecida, e não foram descritas mutações causadoras de fenótipos anormais.

Mediação dos efeitos por receptores nucleares

A ação dos hormônios tireoidianos é mediada, em grande parte, pela ligação da T_3 aos TR, que são membros da superfamília de receptores nucleares de fatores de transcrição (Brent, 2012). Essa superfamília inclui os receptores de hormônios esteroides, da vitamina D, do ácido retinoico e de uma variedade de pequenas moléculas de metabólitos, como determinados ácidos graxos e ácidos biliares, bem como vários "receptores-órfãos" (ver Cap. 3).

Os TR apresentam a estrutura clássica dos receptores nucleares: um domínio aminoterminal, um domínio de ligação ao DNA em dedo de zinco e de localização central e um domínio de ligação ao ligante que ocupa a metade carboxiterminal da proteína. A T_3 liga-se aos TR com cerca de 10 vezes mais afinidade do que a T_4, e não se acredita que a T_4 seja biologicamente ativa em condições fisiológicas normais. Os TR ligam-se a sequências de DNA específicas (elementos de resposta ao hormônio tireoidiano) nas regiões promotoras/reguladoras dos genes-alvo. A transcrição da maioria dos genes-alvo é reprimida por TR sem ligantes e induzida em resposta à ligação da T_3. No estado sem ligante, o domínio de ligação ao ligante do TR interage com um complexo correpressor que inclui *histona-desacetilases* e outras proteínas. A ligação de T_3 provoca substituição do complexo correpressor por um complexo coativador, que inclui *histona-acetiltransferases* e *metiltransferases*. Outros genes-alvo do hormônio tireoidiano, como aqueles que codificam o TRH e as subunidades de TSH, são negativamente regulados pela T_3. O mecanismo não está bem definido, porém esses genes tendem a ser induzidos pelo TR sem ligante, além de serem reprimidos pela T_3.

Os TR são codificados por dois genes: *THRA* e *THRB*. O *THRA* codifica o receptor TRα1. O TRα1 é expresso na maioria dos tipos celulares, porém suas principais atividades consistem na regulação da frequência cardíaca, da temperatura corporal, da função do músculo esquelético e no desenvolvimento do osso e do intestino delgado. Foram descritos pacientes com mutações do *THRA* que apresentam baixa estatura, anormalidades ósseas e constipação intestinal crônica, juntamente com níveis circulantes normais de TSH e níveis normais baixos de T_4, uma síndrome denominada *resistência ao hormônio tireoidiano alfa* (Onigata e Szinnai, 2014).

O gene *THRB* possui dois promotores que levam à produção do TRβ1 e do TRβ2. Esses receptores possuem domínios aminoterminais singulares, porém são idênticos nos demais aspectos. O TRβ1 é ubíquo; o TRβ2 exibe um padrão altamente restrito de expressão, incluindo a hipófise e o hipotálamo. O TRβ1 medeia efeitos específicos no metabolismo hepático (incluindo o efeito hipocolesterolêmico da T_3); o TRβ2 desempenha um papel na retroalimentação negativa da T_3 sobre o TRH hipotalâmico e o TSH hipofisário, bem como no desenvolvimento dos cones da retina e do ouvido interno. A ocorrência de mutações em *THRB* provoca a síndrome de *resistência ao hormônio tireoidiano beta*. Essa síndrome está associada a bócio, taquicardia, comprometimento da audição, transtorno de déficit de atenção/hiperatividade e outras anormalidades. A avaliação laboratorial normalmente revela níveis elevados de T_4 e T_3, com níveis de TSH na porção média a superior da faixa de referência ou francamente elevado (Onigata e Szinnai, 2014).

Efeitos não genômicos do hormônio tireoidiano

Embora os receptores nucleares geralmente sejam considerados como fatores de transcrição de ligação ao DNA, receptores nucleares como os TR também são encontrados fora do núcleo, onde podem exercer efeitos biológicos por mecanismos não genômicos rápidos (Hones et al., 2017). Uma forma truncada de TRα1 é palmitoilada e está localizada na membrana plasmática, onde causa rápida produção de NO dependente de T_3, bem como ativação da sinalização de cinase regulada por sinal extracelular e Akt. O TRα1 e o TRβ1 de comprimento total supostamente associam-se de uma forma dependente de T_3 à subunidade p85α da PI3K (fosfoinositídeo-3-cinase), resultando em ativação da Akt (proteína-cinase B). É interessante assinalar que a administração de T_3 provoca rápida vasodilatação, que pode ser explicada pela geração de NO anteriormente mencionada. Talvez a evidência *in vivo* mais forte para a importância das ações não canônicas de T_3 venha de estudos realizados em camundongos cujos genes *Thra* e *Thrb* endógenos foram mutados para produzir proteínas de TR incapazes de se ligar ao DNA (Hones et al., 2017). Nesses camundongos, a T_3 ainda pode regular a frequência cardíaca, a temperatura corporal e os níveis de glicemia e de triglicerídeos. Há também algumas evidências de ações não genômicas do hormônio tireoidiano por meio de um receptor de membrana plasmática dentro da integrina αVβ3. Esse suposto receptor liga-se de preferência à T_4 extracelular, em comparação com a T_3, resultando em ativação da MAP-cinase. A importância desse suposto receptor na fisiologia e na fisiopatologia do hormônio tireoidiano permanece incerta.

Principais efeitos clínicos dos hormônios tireoidianos

A maioria das células e dos órgãos responde ao hormônio tireoidiano. Assim, o hormônio tireoidiano regula muitos processos fisiológicos, dos quais apenas alguns serão mencionados aqui.

Crescimento e desenvolvimento

Talvez o exemplo mais notável da ação dos hormônios tireoidianos seja a metamorfose nos anfíbios, em que o girino é transformado em rã. A T_3 é responsável pelo desenvolvimento dos membros, dos pulmões e de outras características necessárias para a vida terrestre, bem como a regressão da cauda do animal.

O hormônio tireoidiano desempenha um papel decisivo no desenvolvimento do encéfalo por mecanismos que ainda não estão totalmente elucidados (Abduljabbar e Afifi, 2012). A ausência de hormônio tireoidiano durante o período de neurogênese ativa (até 6 meses após o parto) leva a uma deficiência intelectual irreversível e é acompanhada de diversas alterações morfológicas no encéfalo. Essas alterações morfológicas graves decorrem de um distúrbio na migração neuronal, da desorganização das projeções axônicas e de uma redução da sinaptogênese. A suplementação de hormônio tireoidiano iniciada durante as primeiras duas semanas de vida pós-natal pode impedir o desenvolvimento dessas alterações morfológicas. Os defeitos extensos no crescimento e no desenvolvimento em indivíduos com hipotireoidismo congênito não tratado ilustram vividamente os efeitos difusos dos hormônios tireoidianos em indivíduos normais.

O hipotireoidismo grave na lactância (síndrome de deficiência congênita de iodo) pode ser *endêmico* (causado por uma extrema deficiência de iodo ambiental) ou *esporádico* (consequência do desenvolvimento anormal da tireoide ou de um defeito na síntese de hormônio tireoidiano). Em geral, a criança afetada tem aparência normal ao nascimento, porém, subsequentemente, apresenta diminuição do crescimento com membros curtos, deficiência intelectual e apatia. Outras manifestações consistem em face edemaciada, língua aumentada, pele seca e pálida, frequência cardíaca lenta, constipação intestinal e diminuição da temperatura corporal. Para que o tratamento seja totalmente efetivo, o diagnóstico precisa ser estabelecido logo após o nascimento, e o tratamento com T_4 deve ser iniciado bem antes que essas manifestações clínicas se tornem óbvias. Em regiões de deficiência endêmica de iodo, a reposição de iodo é mais bem instituída antes da gravidez. Nos Estados Unidos e na maioria dos países industrializados, efetua-se um rastreamento dos recém-nascidos à procura de qualquer deficiência da função tireoidiana.

Esqueleto

O hipotireoidismo infantil resulta em diminuição do crescimento linear, atraso na idade óssea e disgenesia epifisária (Wojcicka et al., 2013). Pode-se demonstrar que esses efeitos são mediados pelo TRα1 devido à baixa estatura semelhante, ossificação tardia e displasia esquelética que caracterizam indivíduos com mutações do gene *THRA*. A tireotoxicose infantil também pode causar diminuição da altura final, porém isso se deve à rápida maturação óssea com fusão prematura das lâminas epifisiais. No adulto, a tireotoxicose acelera a renovação óssea e pode aumentar o risco de osteoporose, particularmente em associação com deficiência de estrogênio na pós-menopausa.

Termogênese

O hormônio tireoidiano é necessário tanto para a termogênese obrigatória (o calor resultante dos processos vitais), quanto para a termogênese facultativa ou adaptativa (Yehuda-Shnaidman et al., 2014). Somente alguns órgãos, incluindo o encéfalo, as gônadas e o baço, não são responsivos aos efeitos termogênicos da T_3. A termogênese obrigatória resulta da ação da T_3, que torna a maioria dos processos biológicos termodinamicamente menos eficiente em benefício da produção de calor. É provável que diversos mecanismos contribuam para esse efeito, como a indução de um ciclo ineficaz, alterações da energética mitocondrial, estimulação do gradiente de Na^+/K^+ através da membrana celular e estimulação do gradiente de Ca^{2+} entre o citoplasma e o retículo sarcoplasmático. A termogênese é altamente sensível ao hormônio tireoidiano dentro da faixa fisiológica: pequenas mudanças nas doses de reposição de *levotiroxina* podem alterar significativamente o gasto energético em repouso no paciente com hipotireoidismo. A capacidade da T_3 de estimular a termogênese evoluiu juntamente com efeitos auxiliares para sustentar essa ação termogênica, como a estimulação do apetite e a lipogênese.

Sistema cardiovascular

Os pacientes com hipertireoidismo apresentam taquicardia, aumento do volume sistólico, aumento do índice cardíaco, hipertrofia cardíaca, diminuição da resistência vascular periférica e aumento da pressão de pulso (Grais e Sowers, 2014). O hipertireoidismo constitui uma causa relativamente comum de fibrilação atrial. Os pacientes portadores de hipotireoidismo apresentam bradicardia, diminuição do índice cardíaco, derrame pericárdico, aumento da resistência vascular periférica, redução da pressão de pulso e elevação da pressão arterial média.

A T_3 regula a expressão dos genes miocárdicos, principalmente por meio do TRα1, que é expresso em níveis mais elevados do que o TRβ nos cardiomiócitos. A T_3 aumenta a velocidade do relaxamento diastólico (efeito lusitrópico) ao induzir a expressão da Ca^{2+}-ATPase SERCA2 do retículo sarcoplasmático e ao diminuir o fosfolambano, um inibidor de SERCA2. A T_3 aumenta a força de contração miocárdica (efeito inotrópico), em parte ao induzir a expressão do canal receptor de rianodina (RyR2), o canal de cálcio do retículo sarcoplasmático. A T_3 induz a codificação gênica da isoforma α da MHC e diminui a expressão de MHCβ. Como MHCα confere maior atividade de ATPase à holoenzima da miosina, trata-se de um mecanismo pelo qual a T_3 aumenta a velocidade de contração. O efeito cronotrópico da T_3 é mediado, pelo menos em parte, por aumentos da corrente iônica I_f do marca-passo no nó sinoatrial. Várias proteínas que compõem o canal de I_f são induzidas pela T_3, incluindo os canais catiônicos controlados por nucleotídeo cíclico ativados por hiperpolarização, HCN2 e HCN4. A T_3 também exerce um efeito vasodilatador sobre o músculo liso vascular. O mecanismo é multifatorial e parece incluir a estimulação não genômica rápida da produção de NO pelas células endoteliais, o que contribui para a diminuição da resistência vascular sistêmica e para o aumento do débito cardíaco do hipertireoidismo.

Metabolismo dos lipídeos

O hormônio tireoidiano estimula a expressão dos receptores hepáticos de LDL e reduz os níveis de apolipoproteína B por meio de vias de receptores não-LDL (Mullur et al., 2014), de modo que a hipercolesterolemia constitui um aspecto característico do hipotireoidismo.

Distúrbios da função da tireoide

Hipofunção da tireoide

O hipotireoidismo, conhecido como *mixedema* quando grave, constitui o distúrbio mais comum da função da tireoide. No mundo inteiro, o hipotireoidismo que resulta da deficiência de iodo continua sendo um problema comum. Nas áreas não endêmicas, onde o iodo está presente em quantidades suficientes, a tireoidite autoimune crônica (tireoidite de Hashimoto) é responsável pela maioria dos casos. Esse distúrbio caracteriza-se por anticorpos circulantes dirigidos contra a peroxidase tireoidiana e, algumas vezes, contra a tireoglobulina. Essas condições são exemplos de *hipotireoidismo primário*, isto é, insuficiência da própria glândula tireoide. O *hipotireoidismo central* ocorre com muito menos frequência e resulta da diminuição da estimulação da tireoide pelo TSH devido à insuficiência hipofisária (*hipotireoidismo secundário*) ou hipotalâmica (*hipotireoidismo terciário*). O hipotireoidismo presente ao nascimento (*hipotireoidismo congênito*) constitui uma importante causa de deficiência intelectual no mundo.

Os sintomas comuns de hipotireoidismo consistem em fadiga, letargia, intolerância ao frio, lentidão mental, depressão, pele seca, constipação intestinal, ligeiro ganho ponderal, retenção de líquido, dores e rigidez musculares, menstruações irregulares e infertilidade. Os sinais comuns incluem bócio (apenas no hipotireoidismo primário), bradicardia, fase de relaxamento tardia dos reflexos tendíneos profundos, pele fria e seca, hipertensão, edema não depressível e face edemaciada. A deficiência de hormônio tireoidiano durante os primeiros meses de vida provoca problemas alimentares, atraso do crescimento, constipação intestinal e sonolência. O comprometimento do desenvolvimento mental é irreversível se o distúrbio não for tratado imediatamente. O hipotireoidismo infantil compromete o crescimento linear e a maturação óssea. Como os sinais e os sintomas do hipotireoidismo são inespecíficos, o diagnóstico requer o achado de níveis séricos elevados de TSH e níveis séricos reduzidos ou normais baixos de T_4 livre ou, nos casos de hipotireoidismo central, apenas níveis séricos diminuídos de T_4 livre.

Hiperfunção da tireoide

A *tireotoxicose* é uma afecção causada por concentrações elevadas de hormônios tireoidianos livres circulantes. O aumento na produção de hormônios tireoidianos constitui a causa mais comum, com associação comum da estimulação dos receptores de TSH e aumento da captação de iodo pela glândula tireoide, conforme estabelecido pela medida da captação percentual de I^{123} em um teste de RAIU de 24 horas.

A estimulação dos receptores de TSH é o resultado de anticorpos estimuladores do receptor de TSH na doença de Graves ou de mutações ativadoras somáticas dos receptores de TSH em nódulos de função autônoma ou no bócio tóxico. Por outro lado, a inflamação ou destruição da tireoide que provocam "extravasamento" excessivo de hormônios tireoidianos ou o aporte exógeno excessivo de hormônio tireoidiano resultam em baixos valores de RAIU em 24 horas. A expressão *hipertireoidismo subclínico* é definida em relação a indivíduos que apresentam níveis séricos subnormais de TSH e concentrações normais de T_4 e T_3. As arritmias atriais, o excesso de mortalidade cardíaca e a perda óssea excessiva têm sido associadas a esse perfil de provas da função da tireoide.

A doença de Graves constitui a causa mais comum de tireotoxicose com RAIU elevado, respondendo por 60 a 90% dos casos, dependendo da idade e da região geográfica. A doença de Graves é um distúrbio autoimune caracterizado por aumento na produção de hormônio tireoidiano, bócio difuso e anticorpos IgG que se ligam ao receptor de TSH e o ativam. Assim como na maioria dos tipos de disfunção da tireoide, as mulheres são mais acometidas do que os homens, com proporção que varia de 5:1 a 7:1. Embora possa ocorrer em qualquer idade, a doença de Graves é mais comum entre 20 e 50 anos de idade. A doença de Graves costuma estar associada a outras doenças autoimunes. A exoftalmia característica associada à doença de Graves é uma oftalmopatia infiltrativa considerada uma inflamação do tecido conectivo periorbitário e dos músculos extraoculares mediada por mecanismos autoimunes. O bócio uninodular/multinodular tóxico responde por 10 a 40% dos casos de hipertireoidismo, sendo mais comum em pacientes idosos. Observa-se um baixo valor de RAIU na tireoidite destrutiva e na tireotoxicose em pacientes em uso de doses excessivas de hormônio tireoidiano.

Os sinais e sintomas de tireotoxicose provêm, em sua maioria, da produção excessiva de calor, do aumento da atividade motora e do aumento de sensibilidade às catecolaminas produzidas pelo sistema nervoso simpático. A pele apresenta-se ruborizada, quente e úmida; os músculos são fracos e trêmulos; a frequência cardíaca é rápida, o batimento cardíaco, forte, e os pulsos arteriais proeminentes e pulsáteis. O aumento no consumo de energia leva a um aumento do apetite e, se a ingestão for insuficiente, à perda de peso. Além disso, podem ocorrer insônia, dificuldade de permanecer quieto, ansiedade e apreensão, intolerância ao calor e aumento da frequência das evacuações. Em pacientes idosos, pode-se verificar a presença de angina, arritmias e insuficiência cardíaca. Os pacientes idosos podem apresentar menos manifestações de estimulação do sistema nervoso simpático e sintomas reduzidos em comparação com indivíduos mais jovens, uma condição algumas vezes designada "hipertireoidismo apático". Alguns indivíduos podem exibir debilitação muscular extensa em consequência da miopatia tireoidiana. A forma mais grave de hipertireoidismo é a tempestade tireoidiana (ver seção adiante sobre os usos terapêuticos dos fármacos antitireoidianos).

Provas de função tireoidiana

A determinação da concentração plasmática de hormônio total pode não fornecer um quadro acurado da atividade da glândula tireoide; a concentração total de hormônio modifica-se com alterações na quantidade de TBG no plasma e na sua afinidade. Embora a diálise de equilíbrio do soro não diluído e o radioimunoensaio para T_4 no dialisado representem o padrão ideal para determinar as concentrações de T_4, esse ensaio é de alto custo e normalmente não está disponível nos laboratórios clínicos de rotina. Os ensaios mais comuns para a estimativa das concentrações de T_4 e T_3 livres empregam análogos marcados dessas iodotironinas em imunoensaios de quimioluminescência e ligados a enzimas. Esses ensaios estão sujeitos a influências das proteínas de ligação do soro alteradas, estados patológicos não tireoidianos, doenças agudas e outros fármacos. Nos indivíduos com função hipofisária normal, a determinação do nível sérico de TSH constitui a prova de função tireoidiana de escolha, visto que a secreção hipofisária de TSH é regulada sensivelmente em resposta às concentrações circulantes de hormônios tireoidianos. O TSH está suprimido em pacientes com tireotoxicose e elevado naqueles com hipotireoidismo primário, e essas alterações geralmente precedem anormalidades na T_4 e na T_3 livres.

Preparações de hormônio tireoidiano

As preparações sintéticas dos sais sódicos dos isômeros naturais de T_4 e T_3 são usadas na terapia com hormônios tireoidianos (Biondi e Wartofsky, 2014).

Levotiroxina

Química e mecanismo de ação

A química e o mecanismo de ação são idênticos aos da T_4 endógena e já foram descritos anteriormente.

ADME

A *levotiroxina sódica* está disponível em cápsulas preenchidas com líquido e comprimidos para administração oral e na forma de pó liofilizado para injeção. A absorção da *levotiroxina* ocorre no estômago e no intestino delgado e é incompleta (~80% da dose em comprimidos é absorvida). A absorção aumenta ligeiramente quando o hormônio é tomado com o estômago vazio e está associada a uma menor variabilidade nos níveis de TSH quando ele é ingerido regularmente dessa maneira. Os pacientes com problemas gastrintestinais que resultam em pouca absorção das formulações em comprimido podem obter uma melhor absorção com cápsulas contendo líquido. A T_4 sérica alcança o seu nível máximo 2 a 4 horas após administração oral, porém as alterações são pouco perceptíveis com uma dose única ao dia devido à $t_{1/2}$ plasmática de cerca de sete dias. Tendo em vista essa $t_{1/2}$ longa, a omissão de uma dose durante um dia tem apenas efeitos marginais sobre os níveis séricos de TSH ou de T_4 livre; entretanto, para manter uma dosagem consistente, o paciente deve ser instruído a tomar uma dose dupla no dia seguinte. Outros dados de ADME para a *levotiroxina* são idênticos aos da T_4 endógena e já foram descritos. Em situações nas quais os pacientes não podem tomar medicação oral ou existe algum problema na absorção intestinal, a *levotiroxina* pode ser administrada por via intravenosa, 1×/dia, em uma dose de cerca de 80% da necessidade oral diária do paciente. Para qualquer nível sérico determinado de TSH, a relação T_4/T_3 sérica é ligeiramente mais alta em pacientes em uso de *levotiroxina* do que naqueles com função tireoidiana endógena, devido ao fato de que cerca de 20% da T_3 circulante normalmente é suprida por secreção direta da tireoide (Gullo et al., 2011).

Liotironina

Química e mecanismo de ação

A química e o mecanismo de ação são idênticos aos da T_3 endógena e foram descritos anteriormente.

ADME

A *liotironina sódica* é o sal da T_3 e está disponível em comprimidos e em forma injetável. A absorção de *liotironina* é de quase 100%, e os níveis séricos máximos são alcançados 2 a 4 horas após a sua ingestão oral. Outros dados de ADME para a *liotironina* são idênticos aos da T_3 endógena e já foram apresentados. Em uma base ponderal, a dose diária necessária de *liotironina* (administrada 3×/dia para alcançar níveis séricos de T_3 em estado de equilíbrio dinâmico) é cerca de um terço da dose de *levotiroxina* para obter um nível de TSH equivalente em pacientes com hipotireoidismo (Celi et al., 2011). Entretanto, a normalização dos níveis circulantes de TSH resulta em níveis séricos de T_3 quase duas vezes maiores em comparação com a terapia com *levotiroxina*, visto que a retroalimentação negativa sobre o TSH normalmente depende, em parte, da produção local de T_3 a partir da T_4 circulante.

Em certas ocasiões, a *liotironina* pode ser usada para reposição de hormônio tireoidiano quando se deseja um início rápido de ação, como na rara apresentação do coma mixedematoso, ou quando há necessidade de rápido término de sua ação, como na preparação de um paciente com câncer de tireoide para terapia com I^{131}. A *liotironina* é menos desejável do que a *levotiroxina* para terapia de reposição crônica, devido à necessidade de doses mais frequentes (a $t_{1/2}$ plasmática é de ~20 h), maior custo e elevações transitórias das concentrações séricas de T_3 acima da faixa normal. Além disso, os órgãos que expressam a Dio2 utilizam a T_3 produzida localmente, além da T_3 plasmática; por esse motivo, há uma preocupação teórica de que esses órgãos não irão manter níveis intracelulares fisiológicos de T_3 na ausência de T_4 plasmática.

Preparações com combinações de T_4/T_3

Dispõe-se também de uma mistura de *levotiroxina* e *liotironina* com cerca de 4:1 por peso, bem como preparações de tireoide dessecada com uma relação $T_4:T_3$ semelhante. Um comprimido de tireoide dessecada de 60 mg equivale aproximadamente a 65 μg de *levotiroxina* na sua capacidade de reduzir o TSH.

Usos terapêuticos do hormônio tireoidiano

As principais indicações para o uso terapêutico do hormônio tireoidiano consistem na terapia de reposição hormonal para pacientes portadores de hipotireoidismo e na terapia de supressão de TSH em pacientes com câncer de tireoide.

Terapia de reposição com hormônio tireoidiano no hipotireoidismo

A *levotiroxina* é o hormônio de escolha para a terapia de reposição com hormônio tireoidiano, em virtude de sua potência consistente e duração de ação prolongada (Jonklaas et al., 2014). Essa terapia depende de Dio1 e Dio2 para converter a T_4 em T_3, de modo a manter um nível sérico uniforme de T_3 livre.

A dose de reposição total diária media de *levotiroxina* em adultos é de 1,7 μg/kg de peso corporal. Em geral, a dosagem deve basear-se na massa corporal sem gordura. A terapia tem por objetivo normalizar os níveis séricos de TSH (no hipotireoidismo primário) ou de T_4 livre (no hipotireoidismo secundário ou terciário) e aliviar os sintomas do hipotireoidismo. No hipotireoidismo primário, é geralmente suficiente acompanhar os níveis de TSH sem determinação da T_4 livre. Um paciente com hipotireoidismo primário leve alcançará níveis normais de TSH com uma dose de reposição substancialmente menor do que a dose de reposição integral; entretanto, com o declínio da função tireoidiana endógena, será necessário aumentar a dose. Em indivíduos com mais de 60 anos de idade e naqueles com diagnóstico ou suspeita de doença cardíaca ou com áreas de função autônoma da tireoide, é apropriado instituir a terapia com uma dose de *levotiroxina* abaixo da dose de reposição (12,5-50 μg/dia). A dose pode ser aumentada em 25 μg/dia, a cada seis semanas, até obter a normalização do TSH. Normalmente, são realizados exames de sangue de acompanhamento dentro de cerca de seis semanas após qualquer mudança das doses, devido à $t_{1/2}$ plasmática de uma semana da T_4. A grande maioria dos ensaios clínicos controlados não sustenta a hipótese de que a terapia de combinação com T_4 e T_3 possa produzir uma melhor resposta terapêutica do que a T_4 isoladamente (Jonklaas et al., 2021), embora, por razões ainda não esclarecidas, alguns pacientes relatem que se sentem melhor quando usam terapias de combinação, como tireoide dessecada. Um estudo cruzado duplo-cego de pacientes com hipotireoidismo, comparando a *levotiroxina* com a tireoide dessecada, com manutenção da mesma faixa de referência de TSH, constatou que aqueles que preferiram a tireoide dessecada tiveram uma perda de peso com o uso dessa preparação. A monoterapia com *levotiroxina* simula mais rigorosamente a fisiologia normal e, em geral, é preferida (Jonklaas et al., 2014).

Embora a monoterapia com *levotiroxina* seja o tratamento recomendado no hipotireoidismo, convém assinalar que ela não reproduz com precisão a secreção da glândula tireoide, visto que 20% da T_3 circulante normalmente provêm diretamente da tireoide. Os estudos publicados que compararam a terapia com combinação de T_4/T_3 com T_4 isoladamente tiveram limitações significativas, e continua havendo a possibilidade da existência de um grupo atualmente não definido de indivíduos para os quais a terapia de combinação proporcionaria uma melhora dos resultados clínicos (Jonklaas et al., 2021). Por exemplo, ensaios clínicos de comparação publicados não se concentraram em pacientes com hipotireoidismo que não se sentem bem enquanto fazem uso de *levotiroxina*, apesar dos níveis de TSH e T_4 livre claramente eutireoidianos; tampouco foram realizados ensaios clínicos de grande porte focados em indivíduos com o polimorfismo Thr92Ala de Dio2, discutido anteriormente. Nesse momento, seria difícil conduzir um teste idealmente projetado de terapia de combinação com T_4/T_3, visto que não existe nenhuma preparação de *liotironina* de ação longa, e não há preparações de combinação de T_4/T_3 que correspondam à relação $T_4:T_3$ de aproximadamente 11:1 da secreção da glândula tireoide. Entretanto, deve-se ressaltar que a grande maioria dos pacientes com hipotireoidismo sente-se bem com a monoterapia com *levotiroxina*, e os resultados publicados de ensaios clínicos da terapia de combinação com T_4/T_3 fornecem poucas evidências do benefício do uso de terapia combinada em comparação com T_4 isoladamente.

Hipotireoidismo durante a gravidez

Em virtude da concentração sérica elevada de TBG induzida pelo estrogênio, da expressão da Dio3 pela placenta e da pequena quantidade de transferência transplacentária de T_4 da mãe para o feto, é habitualmente necessária uma dose mais alta de *levotiroxina* em pacientes gestantes. O hipotireoidismo manifesto durante a gravidez está associado a um risco aumentado de abortamento, sofrimento fetal, parto prematuro e comprometimento do desenvolvimento psiconeural e motor da criança. Até mesmo o hipotireoidismo materno leve pode provocar efeitos adversos sutis. Como parte do planejamento antes da gravidez, a dose de *levotiroxina* deve ser ajustada para manter o TSH dentro da parte inferior da faixa de referência. As mulheres devem aumentar a dose de *levotiroxina* em cerca de 30% tão logo a gravidez seja confirmada, antecipando, assim, um aumento das necessidades (Jonklaas et al., 2014).

Recomenda-se uma atitude pró-ativa em vez de reativa, visto que é importante evitar o hipotireoidismo materno, e a $t_{1/2}$ plasmática aproximada de sete dias da T_4 significa que são necessárias muitas semanas para que a T_4 livre e a TSH alcancem novos estados de equilíbrio dinâmico após uma mudança na dose de *levotiroxina*. Em pacientes que tomam um único comprimido de *levotiroxina* ao dia, pode-se obter um aumento de 30% na dose com o uso de dois comprimidos adicionais por semana. O nível sérico de TSH é medido 4 a 6 semanas depois, e a dose de *levotiroxina* é ajustada com a meta de manter o TSH na parte inferior da faixa de referência. Os ajustes subsequentes da dosagem baseiam-se nos níveis séricos de TSH, que são determinados dentro de 4 a 6 semanas após cada ajuste. O TSH deve ser monitorado com frequência nas primeiras 20 semanas de gestação, quando o ajuste da dose é habitualmente máximo e, em seguida, com menos frequência. A dose de *levotiroxina* deve retornar à dose usada antes da gravidez no dia seguinte ao parto, com acompanhamento do TSH dentro de cerca de seis semanas.

A *hipotiroxinemia* isolada durante a gravidez, definida por uma baixa concentração sérica de T_4 livre e concentração sérica normal de TSH, foi associada, em alguns estudos, a um desenvolvimento neurocognitivo adverso na prole. Atualmente, não existem estudos suficientes para recomendar o tratamento de rotina da hipotiroxinemia isolada durante a gravidez. A avaliação e o tratamento são ainda mais complicados pela influência dos níveis séricos elevados das proteínas de ligação durante a gravidez e dos valores mais baixos obtidos para a T_4 livre pelo método análogo, particularmente no segundo e no terceiro trimestres. Há uma certa discussão sobre o fato dos ensaios análogos de T_4 livre de laboratórios padrões ou da T_4 total combinada com avaliação da ligação às proteínas, como captação de T_3, serem capazes de refletir com mais precisão a verdadeira T_4 livre durante a gravidez. O TSH continua sendo o melhor teste durante a gravidez para a avaliação do estado da tireoide e da resposta ao tratamento.

Coma mixedematoso

O coma mixedematoso é uma síndrome rara que representa a expressão extrema do hipotireoidismo grave de longa duração. Os fatores precipitantes comuns incluem infecção, insuficiência cardíaca congestiva e não adesão ao tratamento. O coma mixedematoso ocorre mais frequentemente em pacientes idosos durante os meses de inverno. As principais características do coma mixedematoso consistem em *hipotermia, depressão respiratória* e *diminuição do nível de consciência*.

Aconselha-se a administração intravenosa de hormônio tireoidiano (Jonklaas et al., 2014). A terapia com *levotiroxina* é iniciada com uma dose de ataque de 200 a 400 µg, seguida de dose de reposição integral diária ou de uma dose ligeiramente menor no indivíduo muito idoso ou em pacientes com doença cardíaca (normalmente, 50-100 µg/dia por via intravenosa). Alguns médicos recomendam a adição de *liotironina* (10 µg por via intravenosa, seguida de 2,5-10 µg a cada 8 h) até o paciente ficar estável e consciente. Outros aspectos importantes da terapia incluem suporte ventilatório, aquecimento passivo com cobertores, correção da hiponatremia e tratamento da causa desencadeante. Recomenda-se o tratamento com glicocorticoides intravenosos até que seja descartada a possibilidade de insuficiência suprarrenal coexistente.

Hipotireoidismo congênito

O sucesso do tratamento do hipotireoidismo congênito depende da idade em que a terapia é iniciada e da velocidade de correção do hipotireoidismo. Se a terapia for instituída nas primeiras duas semanas de vida, pode-se obter um desenvolvimento físico e intelectual normal (Cherella e Wassner, 2020).

Para normalizar rapidamente a concentração sérica de T_4 no lactente com hipotireoidismo congênito, recomenda-se uma dose diária inicial de *levotiroxina* de 10 a 15 µg/kg (Cherella e Wassner, 2020; Jonklaas et al., 2014). A *levotiroxina* é administrada por via oral na forma de comprimidos triturados misturados com leite materno ou água. Como a rápida normalização é ainda mais importante em lactentes com hipotireoidismo grave, prefere-se doses na parte superior da faixa mencionada nesses casos. Os relatos não são unânimes em determinar se a *levotiroxina* de marca comercial e a genérica são bioequivalentes em lactentes com hipotireoidismo congênito grave, o que leva alguns especialistas a não recomendar o uso da *levotiroxina* genérica nessa situação. A meta é alcançar uma T_4 livre na parte superior da faixa de referência e um nível de TSH na metade inferior, embora alguns lactentes mantenham um nível elevado de TSH que parece refletir uma regulação por retroalimentação inadequadamente ajustada. As avaliações laboratoriais do TSH e da T_4 são realizadas aproximadamente a cada duas semanas até alcançar as metas laboratoriais, em seguida a cada 1 a 3 meses no primeiro ano de vida, a cada 2 a 4 meses até 3 anos de idade e a cada 3 a 12 meses a partir dos 3 anos até o final do crescimento. A monitoração deve ser mais frequente se os resultados forem anormais ou se houver dúvida quanto à adesão ao tratamento. O uso de fórmula à base de soja pode comprometer a absorção da *levotiroxina*, exigindo um aumento da dose.

Reposição com hormônio tireoidiano no câncer de tireoide

A base da terapia para o câncer de tireoide bem diferenciado (papilífero, folicular) consiste em tireoidectomia cirúrgica, *iodo radioativo* (discutido mais adiante) e *levotiroxina* para manter baixos níveis de TSH (Haugen et al., 2016). A justificativa para a supressão do TSH reside no fato de que esse hormônio constitui um fator de crescimento para o câncer de tireoide; entretanto, nenhum ensaio clínico controlado e randomizado foi realizado para estabelecer a faixa ideal do TSH. Uma abordagem razoável consiste em ajustar a dose de *levotiroxina* para manter um valor normal baixo de TSH em pacientes sem doença persistente e com baixo risco de recorrência, nível de TSH levemente subnormal (~0,1 mU/L) em pacientes com alto risco de recorrência e nível de TSH mais subnormal (< 0,1 mU/L) para os que apresentam doença persistente. Os benefícios da supressão do TSH precisam ser avaliados em relação aos riscos, incluindo osteoporose e fibrilação atrial.

Nódulos da tireoide

A doença nodular da tireoide constitui a endocrinopatia mais comum. Em geral, os nódulos da tireoide são assintomáticos, embora possam causar desconforto no pescoço, disfagia e sensação de sufocamento. A exemplo de outras formas de doença da tireoide, os nódulos são mais frequentes em mulheres. A exposição à radiação ionizante, particularmente na infância, aumenta a taxa de desenvolvimento de nódulos. Cerca de 5% dos nódulos da tireoide que chegam à atenção médica são malignos. Os pacientes com nódulos da tireoide são, em sua maioria, eutireoidianos, devendo esse estado ser confirmado pela determinação do TSH. Os exames complementares mais úteis incluem geralmente a ultrassonografia e uma biópsia de aspiração com agulha fina. O uso da *levotiroxina* para suprimir o TSH em indivíduos eutireoidianos com nódulos da tireoide não pode ser recomendado como prática geral. Entretanto, se o nível de TSH estiver elevado, é apropriado administrar *levotiroxina* para obter um declínio do TSH para a parte inferior da faixa de referência.

Efeitos adversos do hormônio tireoidiano

Em geral, os efeitos adversos do hormônio tireoidiano só ocorrem com tratamento excessivo e assemelham-se às consequências do hipertireoidismo. O excesso de hormônio tireoidiano pode aumentar o risco de fibrilação atrial, particularmente no idoso, e também pode aumentar o risco de osteoporose, sobretudo em mulheres na pós-menopausa.

Interações medicamentosas

A Tabela 47-3 fornece uma lista de fármacos e outros fatores passíveis de influenciar as doses necessárias de *levotiroxina*.

Uso investigacional dos análogos do hormônio tireoidiano

Os análogos do hormônio tireoidiano que se ligam ao TRβ preferencialmente em relação ao TRα1 poderiam, em princípio, regular processos dependentes do hormônio tireoidiano no fígado ou em outros órgãos dependentes de TRβ sem causar efeitos adversos cardíacos. Foram desenvolvidos vários agonistas relativamente específicos de TRβ com esse objetivo em mente (Zucchi, 2020). Agonistas específicos de TRβ foram testados, porém atualmente não são usados como terapia para a

TABELA 47-3 ■ FATORES IMPORTANTES QUE INFLUENCIAM A TERAPIA COM LEVOTIROXINA ORAL

Fármacos e outros fatores que podem aumentar as doses necessárias de levotiroxina

Comprometimento da absorção de levotiroxina
  Antiácidos contendo alumínio, inibidores da bomba de prótons, sucralfato
  Sequestradores de ácidos biliares (colestiramina, colestipol, colesevelam)
  Carbonato de cálcio (efeito geralmente pequeno), quelantes do fosfato (carbonato de lantânio, sevelâmer)
  Picolinato de cromo, raloxifeno, sais de ferro
  Orlistate, poliestirenossulfonato de sódio, simeticona
  Alimentos, produtos de soja (efeito geralmente muito pequeno), intolerância à lactose (um único caso relatado)

Aumento do metabolismo da tiroxina, indução da CYP3A4
  Rifampicina, carbamazepina, fenitoína, sertralina, fenobarbital

Comprometimento da conversão de $T_4 \rightarrow T_3$
  Amiodarona, glicocorticoides, betabloqueadores

Mecanismos incertos ou multifatoriais
  Estrogênio, gravidez, lovastatina, sinvastatina, etionamida, inibidores da tirosina-cinase

Fármacos e outros fatores que podem diminuir as doses necessárias de levotiroxina

  Idade avançada (> 65 anos), androgenioterapia em mulheres

Fármacos que podem diminuir o TSH sem alteração da T_4 livre em pacientes tratados com levotiroxina

  Metformina

TABELA 47-4 ■ ALGUNS AGENTES QUE INTERFEREM NA SÍNTESE, NA LIBERAÇÃO E NO METABOLISMO DOS HORMÔNIOS TIREOIDIANOS

MECANISMO	AGENTE
Captação de iodeto	Perclorato, fluorborato, tiocianato, nitrato
Organificação do iodo	Tionamidas (propiltiouracila, metimazol, carbimazol), tiocianato, sulfonamidas
Reação de acoplamento	Sulfonamidas, tionamidas
Liberação do hormônio	Sais de Li^+, iodeto
Desiodação periférica da iodotironina	Propiltiouracila, amiodarona, agentes colecistográficos orais
Metabolismo hepático acelerado	Fenobarbital, rifampicina, carbamazepina, fenitoína, sertralina, bexaroteno

PERSPECTIVA HISTÓRICA

Os estudos sobre o mecanismo de desenvolvimento do bócio começaram com a observação de que coelhos alimentados com uma dieta composta majoritariamente de couve desenvolviam bócio com frequência. Esse resultado era provavelmente devido à presença de precursores do íon tiocianato nas folhas de couve. Mais tarde, foi constatado que dois compostos puros produzem bócio: a *sulfaguanidina*, um antimicrobiano da sulfanilamida usado no tratamento de infecções entéricas, e a *feniltioureia*. A investigação dos efeitos dos derivados da tioureia revelou que os ratos se tornavam hipotireoidianos, a despeito das alterações hiperplásicas em suas glândulas tireoides, características de intensa estimulação tireotrópica. Após instituição do tratamento, não foi mais constatada a produção de hormônio, e o agente bociogênico não exerceu efeito visível sobre a glândula tireoide após hipofisectomia ou administração de hormônio tireoidiano. Isso sugeriu que o bócio representava uma alteração compensatória decorrente do estado induzido de hipotireoidismo e que a principal ação dos compostos consistia em inibir a formação de hormônio tireoidiano. As possibilidades terapêuticas desses agentes no hipertireoidismo tornaram-se evidentes, e as substâncias usadas dessa maneira passaram a ser conhecidas como *fármacos antitireoidianos*.

hipercolesterolemia. Entretanto, o *resmetirom*, um agonista específico do TRβ, está em fase de investigação como terapia para a doença hepática gordurosa não alcoólica.

O metabólito de T_3 triac não depende dos transportadores de hormônio tireoidiano MCT8 e OATP1C1 para a sua entrada nas células. Conforme descrito anteriormente, o triac está sendo estudado como terapia potencial para a síndrome de Allan-Herndon-Dudley, que é causada pela deficiência de MCT8, e tem sido usado no tratamento de um paciente com mutação de OATP1C1.

Fármacos antitireoidianos e outros inibidores da tireoide

Inúmeros compostos são capazes de interferir, direta ou indiretamente, na síntese, na liberação ou na ação dos hormônios tireoidianos (Tabs. 47-3 e 47-4). Vários tipos são clinicamente úteis:

- Fármacos antitireoidianos, que interferem diretamente na síntese dos hormônios da tireoide
- Inibidores iônicos, que bloqueiam o mecanismo de transporte do iodeto
- Concentrações elevadas de iodo, que diminuem a liberação dos hormônios tireoidianos da glândula e também podem diminuir a síntese de hormônio
- Iodo radioativo, que provoca lesão da glândula com radiação ionizante

A terapia adjuvante com fármacos que não exercem nenhum efeito específico sobre a síntese dos hormônios tireoidianos mostra-se útil no controle das manifestações periféricas da tireotoxicose, incluindo inibidores da desiodação periférica da T_4 em T_3, antagonistas dos receptores β-adrenérgicos e bloqueadores dos canais de Ca^{2+}.

Fármacos antitireoidianos

Os fármacos antitireoidianos de utilidade clínica são os *tioureilenos*, que pertencem à família das tionamidas. A *propiltiouracila* é o protótipo (Fig. 47-7).

Mecanismos de ação

Os fármacos antitireoidianos inibem a formação dos hormônios da tireoide ao interferir na incorporação do iodo aos resíduos de tirosila da tiroglobulina; além disso, inibem o acoplamento desses resíduos de iodotirosila, formando as iodotironinas (ver Fig. 47-2). Acredita-se que esses fármacos inibam a enzima peroxidase. A inibição da síntese hormonal resulta em depleção das reservas de tiroglobulina iodada à medida que a proteína é hidrolisada e os hormônios são liberados na circulação. Além de bloquear a síntese hormonal, a *propiltiouracila* inibe parcialmente a desiodação periférica da T_4 em T_3. O *metimazol* não exerce esse efeito, o que fornece uma base racional para a preferência da *propiltiouracila* aos demais fármacos antitireoidianos no tratamento dos estados graves de hipertireoidismo ou da tempestade tireoidiana (Angell et al., 2015).

ADME

Os compostos antitireoidianos atualmente usados nos Estados Unidos são o *metimazol* (1-metil-2-mercaptoimidazol) e, para indicações limitadas, *propiltiouracila* (6-n-propiltiouracila). Na Europa, dispõe-se do *carbimazol*, um derivado carbetóxi do *metimazol*, cuja ação

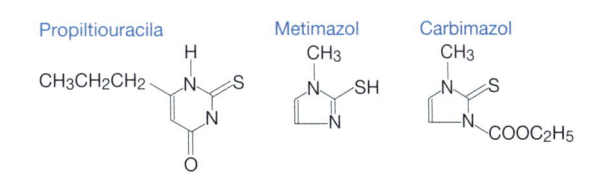

Figura 47-7 Estruturas dos fármacos antitireoidianos do tipo tionamida.

antitireoidiana resulta de sua conversão em *metimazol* após a absorção (ver Fig. 47-7). A Tabela 47-5 fornece as propriedades farmacológicas do *metimazol* e da *propiltiouracila*.

Uma pequena dose de *metimazol* de 0,5 mg diminui a organificação do iodo na glândula tireoide, porém é necessária uma dose única de 10 a 25 mg para estender o tempo de inibição para 24 horas. Ocorre absorção de quantidades efetivas de *propiltiouracila* nos primeiros 20 a 30 min após uma dose oral, e a duração de ação é breve. O efeito de uma dose de 100 mg de *propiltiouracila* começa a declinar em 2 a 3 horas; até mesmo uma dose de 500 mg só é totalmente inibitório por apenas 6 a 8 horas.

A $t_{1/2}$ plasmática do *metimazol* é de 4 a 6 horas; enquanto a $t_{1/2}$ da *propiltiouracila* é de cerca de 75 min. Os fármacos concentram-se na tireoide, e o *metimazol*, que é derivado do metabolismo do *carbimazol*, acumula-se após a administração de *carbimazol*. Os fármacos e seus metabólitos aparecem, em grande parte, na urina.

Usos terapêuticos

Os fármacos antitireoidianos são usados no tratamento do hipertireoidismo nas seguintes maneiras:

- Como tratamento definitivo para controlar o distúrbio quando se espera uma remissão espontânea da doença de Graves, ou como terapia prolongada em pacientes que não apresentam remissão espontânea e preferem o medicamento ao tratamento com *iodo radioativo* ou cirurgia
- Em associação com iodo radioativo, para acelerar a recuperação enquanto se aguardam os efeitos da radiação
- Para controlar o distúrbio na preparação para tratamento cirúrgico

O *metimazol* é o fármaco de escolha para doença de Graves; mostra-se efetivo quando administrado em dose diária única, proporciona melhor adesão do paciente e é menos tóxico do que a *propiltiouracila*, particularmente no que concerne a uma redução do risco de insuficiência hepática, uma complicação muito rara, porém devastadora. O *metimazol* possui $t_{1/2}$ plasmática e intratireoidiana relativamente longa, bem como duração de ação longa. A dose inicial habitual de *metimazol* é de 15 a 40 mg/dia. A dose inicial habitual de *propiltiouracila* é de 100 mg a cada 8 horas. Quando há necessidade de doses acima de 300 mg ao dia, a subdivisão adicional dos intervalos de administração a cada 4 a 6 horas às vezes é útil. Uma vez alcançado o estado de eutireoidismo, que ocorre habitualmente em 12 semanas, a dose do fármaco antitireoidiano pode ser reduzida, mas não interrompida, para que não ocorra exacerbação da doença de Graves.

Resposta ao tratamento

Em geral, o estado tireotóxico melhora em 3 a 6 semanas após o início dos fármacos antitireoidianos. A resposta clínica está relacionada com a dose do agente antitireoidiano, o tamanho do bócio e as concentrações séricas de T_3 antes do tratamento. A taxa de resposta é determinada pela quantidade de hormônio armazenado, pela taxa de renovação do hormônio na tireoide, pela $t_{1/2}$ do hormônio na periferia e pelo grau de bloqueio na síntese imposto pela dose administrada. Pode ocorrer desenvolvimento de hipotireoidismo em consequência de tratamento excessivo. Uma vez iniciado o tratamento, os pacientes devem ser examinados, e as provas de função tireoidiana (concentrações séricas de T_4 livre e de T_3 total ou livre) devem ser medidas a cada 2 a 4 meses. Uma vez estabelecido o estado de eutireoidismo, é razoável efetuar um acompanhamento a cada 4 a 6 meses. Em geral, o controle do hipertireoidismo está associado a uma redução do tamanho do bócio e à normalização da concentração sérica de TSH. Quando isso ocorre, a dose do fármaco antitireoidiano deve ser significativamente reduzida de modo a evitar o hipotireoidismo.

Reações adversas

A incidência de efeitos adversos da *propiltiouracila* e do *metimazol*, que são atualmente utilizados, é relativamente baixa. A necrose hepática fulminante é uma complicação muito rara, porém potencialmente devastadora, da terapia com *propiltiouracila*, que pode levar à morte ou à necessidade de transplante de fígado. Estima-se que ocorra em 1 em cada 10.000 adultos ou 1 em cada 2.000 crianças em uso desse fármaco. A agranulocitose é uma reação grave, que ocorre em 0,1 a 0,5% dos pacientes tratados com *propiltiouracila* ou *metimazol*, habitualmente nas primeiras semanas ou meses de terapia, embora algumas vezes possa ocorrer mais tarde. Como a agranulocitose em geral surge rapidamente e não está associada a uma redução gradual da contagem de granulócitos, a monitoração prospectiva periódica da contagem de granulócitos geralmente não é útil. Os pacientes devem ser instruídos a relatar imediatamente o aparecimento de faringite ou febre e devem interromper o fármaco antitireoidiano e obter uma contagem de granulócitos. A agranulocitose é reversível com a suspensão do fármaco agressor, e a administração do fator estimulador de colônias de granulócitos humano recombinante pode acelerar a recuperação. A granulocitopenia leve, quando observada, pode resultar de tireotoxicose ou pode constituir o primeiro sinal dessa reação medicamentosa perigosa; em seguida, é necessário efetuar contagens frequentes dos leucócitos.

A reação mais comum consiste em exantema papular urticariforme discreto, que frequentemente desaparece de modo espontâneo sem a necessidade de interromper o tratamento, mas às vezes exige a administração de um anti-histamínico e de corticosteroides, além da substituição por outro fármaco antitireoidiano. Outras complicações menos frequentes incluem dor e rigidez articulares, parestesias, cefaleia, náuseas, pigmentação cutânea e queda dos cabelos. A febre medicamentosa, a nefrite e a hepatite são raras, embora a observação de resultados anormais das provas de função hepática não seja incomum com doses mais altas de *propiltiouracila*. Embora a vasculite fosse anteriormente considerada uma complicação rara, foi relatada a ocorrência de anticorpos anticitoplasma de neutrófilos em cerca de 50% dos pacientes tratados com *propiltiouracila* e, raramente, com *metimazol*. Foi também relatada a ocorrência de hipoprotrombinemia e sangramento durante o tratamento com *metimazol*.

Tireotoxicose durante a gravidez

Ocorre tireotoxicose em cerca de 0,2% das gestações, causada mais frequentemente pela doença de Graves. Os fármacos antitireoidianos constituem o tratamento de escolha, enquanto o iodo radioativo está claramente contraindicado. Tanto a *propiltiouracila* quanto o *metimazol* atravessam igualmente a placenta, e ambos têm sido usados com segurança na gestante. Em geral, evita-se o *metimazol* no primeiro trimestre e prefere-se a *propiltiouracila*, devido à ocorrência de embriopatia associada ao *metimazol*; em seguida, o *metimazol* é usado durante o restante da gestação devido à preocupação com insuficiência hepática associada à *propiltiouracila* durante a gravidez. Essa abordagem foi contestada pelo reconhecimento mais recente da embriopatia associada à *propiltiouracila* em decorrência da exposição ao fármaco no primeiro trimestre, particularmente no que concerne aos defeitos que não são aparentes ao nascimento e que são detectados posteriormente, como no sistema coletor urinário. As diretrizes atuais recomendam limitar o máximo possível o uso de fármacos antitireoidianos durante

TABELA 47-5 ■ CARACTERÍSTICAS FARMACOCINÉTICAS DOS FÁRMACOS ANTITIREOIDIANOS

	PROPILTIOURACILA	METIMAZOL
Ligação às proteínas plasmáticas	~75%	Nenhuma
$t_{1/2}$ plasmática	75 min	~4-6 h
Volume de distribuição	~0,4 L/kg	~0,7 L/kg
Concentração na tireoide	Sim	Sim
Metabolismo do fármaco durante a doença		
Hepatopatia grave	Normal	Diminuído
Doença renal grave	Normal	Normal
Frequência das doses	1-4×/dia	1-2×/dia
Passagem transplacentária	Baixa	Baixa
Níveis no leite materno	Baixos	Baixos

o primeiro trimestre (Alexander et al., 2017). A dose do fármaco antitireoidiano deve ser reduzida ao mínimo para manter o índice de T_4 livre sérica na metade superior da faixa normal ou ligeiramente elevado. Com a progressão da gravidez, observa-se frequentemente uma melhora da doença de Graves. É comum a ocorrência de recidiva ou de agravamento da doença de Graves após o parto, e as pacientes devem ser rigorosamente monitoradas. Foi constatado que o *metimazol* administrado a mulheres durante a lactação, em uma dose de até 20 mg ao dia, não tem nenhum efeito sobre a função tireoidiana do lactente; acredita-se que a *propiltiouracila* passe para o leite materno ainda menos do que o *metimazol*.

Terapia adjuvante

Diversos fármacos sem atividade antitireoidiana intrínseca mostram-se úteis no tratamento sintomático da tireotoxicose.

Os *antagonistas dos receptores β-adrenérgicos* (ver Cap. 14) são efetivos para antagonizar os efeitos simpáticos/adrenérgicos da tireotoxicose – reduzindo, assim, a taquicardia, o tremor e o olhar fixo – e aliviar as palpitações, a ansiedade e tensão. Em geral, administra-se inicialmente 20 a 40 mg de *propranolol*, 4×/dia, ou 50 a 100 mg de *atenolol* ao dia.

Os *bloqueadores dos canais de Ca^{2+}* (*diltiazem*, 60-120 mg 4×/dia) podem ser usados para controlar a taquicardia e diminuir a incidência de taquiarritmias supraventriculares. Em geral, é necessário apenas um tratamento em curto prazo com antagonistas dos receptores β-adrenérgicos ou com bloqueadores dos canais de Ca^{2+}, de 2 a 6 semanas de duração, devendo-se interromper o tratamento quando o paciente alcançar o estado de eutireoidismo.

A *imunoterapia* tem sido utilizada para o hipertireoidismo e a oftalmopatia da doença de Graves. O agente causador de depleção dos linfócitos B, o *rituximabe*, quando utilizado com *metimazol*, prolonga a remissão da doença de Graves. O *teprotumumabe*, um bloqueador do receptor do IGF-1 (fator do crescimento semelhante à insulina 1), demonstrou ter efeitos notáveis em pacientes com oftalmopatia avançada, com melhora em quase 80% dos pacientes tratados (ver Cap. 74).

Tempestade tireoidiana

A tempestade tireoidiana é uma complicação incomum porém potencialmente fatal da tireotoxicose, em que uma forma grave da doença é habitualmente precipitada por algum problema clínico intercorrente. Ocorre em pacientes tireotóxicos não tratados ou parcialmente tratados. Os fatores precipitantes associados à crise tireotóxica consistem em infecções, estresse, traumatismo, cirurgia tireoidiana ou não tireoidiana, cetoacidose diabética, trabalho de parto, cardiopatia e, raramente, tratamento com iodo radioativo.

As manifestações clínicas assemelham-se às da tireotoxicose, porém são mais exageradas. As principais manifestações consistem em febre (com temperatura habitualmente > 38,5 °C) e taquicardia desproporcional à febre. As manifestações frequentes incluem náuseas, vômitos, diarreia, agitação e confusão. Podem ocorrer coma e morte em até 20% dos pacientes. As anormalidades da função tireoidiana são similares às observadas no hipertireoidismo não complicado. Por isso, a tempestade tireoidiana é principalmente um diagnóstico clínico.

O tratamento consiste em medidas de suporte, como líquidos intravenosos, antipiréticos, cobertores para resfriamento e sedação. São administrados fármacos antitireoidianos em altas doses. A *propiltiouracila* é preferida ao *metilmazol*, visto que também inibe a Dio1, comprometendo, assim, a conversão periférica de T_4 em T_3. São usados iodetos por via oral após a administração da primeira dose do fármaco antitireoidiano. O tratamento da doença desencadeante subjacente é essencial.

Inibidores iônicos

Os *inibidores iônicos* são substâncias que interferem na concentração de iodeto pela glândula tireoide. Esses agentes consistem em ânions que se assemelham ao iodeto: o *tiocianato*, o *perclorato* e o *fluorborato* são todos ânions hidratados monovalentes cujo tamanho se assemelha ao do iodeto.

O *tiocianato* difere qualitativamente dos demais; não é concentrado pela glândula tireoide; todavia, em grandes quantidades, pode inibir a organificação do iodo. O *perclorato* é 10 vezes mais ativo do que o *tiocianato*. O *perclorato* (ClO_4^-) bloqueia a entrada de iodeto na tireoide ao inibir competitivamente o NIS, e ele próprio pode ser transportado pelo NIS para a glândula tireoide. Os vários inibidores do NIS (*perclorato*, *tiocianato* e *nitrato*) são aditivos na inibição da captação de iodo. O *perclorato* pode ser utilizado para controlar o hipertireoidismo; entretanto, quando administrado em quantidades excessivas (2-3 g/dia), já causou anemia aplásica fatal. O *perclorato* em doses de 750 mg ao dia tem sido usado no tratamento da doença de Graves, embora não esteja disponível na América do Norte.

O *perclorato* pode ser utilizado para "descarregar" o *iodeto* inorgânico da glândula tireoide em um exame diagnóstico de organificação do iodeto. Foi também constatada a atividade de outros íons, selecionados com base nas suas dimensões; o *fluorborato* (BF_4^-) é tão efetivo quanto o *perclorato*.

O *lítio* diminui a secreção de T_4 e T_3, podendo causar hipotireoidismo franco em alguns pacientes em uso de Li^+ para o tratamento da mania (ver Cap. 19).

Iodo

O *iodeto* é o remédio mais antigo para distúrbios da glândula tireoide. O *iodeto* em altas concentrações pode influenciar várias das funções importantes da glândula tireoide. O *iodeto* limita o seu próprio transporte e inibe de forma aguda e transitória a síntese de iodotirosinas e iodotironinas (o *efeito de Wolff-Chaikoff*) (Pramyothin et al., 2011). Um importante efeito clínico da $[I^-]_{plasma}$ elevada consiste na inibição da liberação de hormônio tireoidiano. Essa ação é rápida e eficaz na tireotoxicose grave. O efeito é exercido diretamente sobre a glândula tireoide e pode ser demonstrado no indivíduo eutireoidiano, bem como no paciente com hipertireoidismo.

Resposta ao iodo no hipertireoidismo

A resposta ao iodo em pacientes com hipertireoidismo é frequentemente notável e rápida. A liberação de hormônio tireoidiano na circulação é rapidamente bloqueada, e observa-se uma leve redução de sua síntese. Na glândula tireoide, a vascularização encontra-se reduzida, a glândula adquire uma consistência muito mais firme, as células tornam-se menores e ocorre reacúmulo de coloide nos folículos à medida que a concentração de iodo aumenta. O efeito máximo ocorre depois de 10 a 15 dias de terapia contínua. Em geral, a terapia com *iodeto* não controla por completo as manifestações do hipertireoidismo, e o efeito benéfico desaparece. No tratamento do hipertireoidismo, o *iodeto* é utilizado no período pré-operatório, na preparação para tireoidectomia e, em associação com antireoidianos e *propranolol*, no tratamento da crise tireotóxica.

Outro uso do *iodeto* consiste em proteger a tireoide da precipitação de iodo radioativo após um acidente nuclear ou exposição militar. Como a captação de iodo radioativo é inversamente proporcional à concentração sérica de iodo estável, a administração diária de 30 a 100 mg de iodo diminui acentuadamente a captação de radioisótopos pela tireoide. A solução de iodo forte (solução de Lugol) consiste em 5% de iodo e 10% de iodeto de potássio, produzindo uma dose de cerca de 8 mg de iodo por gota. A *solução saturada de iodeto de potássio* (*SSKI*) também está disponível e contém 50 mg por gota. As doses típicas incluem 16 a 36 mg (2-6 gotas) de solução de Lugol ou 50 a 100 mg (1-2 gotas) de SSKI, 3×/dia. Nos Estados Unidos, dispõe-se de produtos de iodeto de potássio de venda livre em caso de emergência de radiação e para bloquear a captação de *iodo radioativo* na glândula tireoide. A dose para adultos é de 2 mL (130 mg) a cada 24 horas, conforme orientação dos funcionários de saúde pública.

Os pacientes eutireoidianos com história de ampla variedade de distúrbios subjacentes da tireoide podem desenvolver hipotireoidismo induzido por iodo quando expostos a grandes quantidades de iodo presentes em muitos fármacos comumente prescritos (Tab. 47-6), e esses pacientes não escapam do efeito agudo de Wolff-Chaikoff (Pramyothin et al., 2011).

TABELA 47-6 ■ TEOR DE IODETO DE FÁRMACOS E COMPOSTOS COMUMENTE UTILIZADOS

FÁRMACOS	TEOR DE IODO
Orais ou locais	
Amiodarona	75 ou 200 mg/comprimido
Iodoquinol (di-iodo-hidroxiquina)	134 mg/comprimido
Solução oftálmica de iodeto de ecotiofato	5-41 μg/gota
Iodoquinol	134 mg/comprimido
Solução oftálmica de idoxuridina	18 μg/gota
Solução de Lugol	5-6 mg/gota
KI, solução saturada (SSKI)	38 mg/gota
Antissépticos tópicos	
Creme de clioquinol	12 mg/g
Iodopovidona	10 mg/mL
Agentes de contraste radiológico	
Diatrizoato sódico de meglumina	370 mg/mL
Iotalamato	320 mg/mL
Ioxaglato	370 mg/mL
Iopamidol	370 mg/mL
Ioexol	350 mg/mL
Ioxilana	370 mg/mL

Reações adversas

Alguns indivíduos exibem uma sensibilidade acentuada ao iodo. O sintoma mais notável consiste em angioedema, e o edema da laringe pode resultar em asfixia. Pode-se verificar a presença de múltiplas hemorragias cutâneas; podem aparecer manifestações de hipersensibilidade do tipo da doença do soro (p. ex., febre, artralgia, aumento dos linfonodos e eosinofilia). Foi também descrita a ocorrência de púrpura trombocitopênica trombótica e de periarterite nodosa fatal atribuídas à hipersensibilidade ao *iodeto*.

A gravidade dos sintomas de intoxicação crônica por *iodeto* (*iodismo*) está relacionada com a dose. Os sintomas iniciam com um gosto metálico desagradável e sensação de queimação na boca e na garganta, bem como desconforto nos dentes e nas gengivas. É comum a ocorrência de aumento da salivação, coriza, espirros e irritação ocular com edema das pálpebras. O iodismo leve simula um "resfriado comum". A transudação excessiva na árvore brônquica pode resultar em edema pulmonar. Além disso, as glândulas parótidas e submaxilares podem aumentar e ficar hipersensíveis, e a síndrome pode ser confundida com parotidite. As lesões cutâneas são comuns e variam quanto ao tipo e à intensidade. Raramente, após uso prolongado de *iodetos*, podem ocorrer erupções graves e por vezes fatais (ioderma). As lesões são bizarras; assemelham-se àquelas causadas pelo bromismo e, em geral, sofrem rápida involução quando se interrompe o uso de *iodeto*. Os sintomas de irritação gástrica são comuns, e pode ocorrer diarreia, que algumas vezes é sanguinolenta. Pode-se observar a presença de febre, anorexia e depressão. Os sintomas de iodismo desaparecem em poucos dias após a interrupção da administração de *iodeto*. A excreção renal de I^- pode ser aumentada por procedimentos capazes de promover a excreção de Cl^- (p. ex., diurese osmótica, diuréticos cloruréticos e sobrecarga de sal). Esses procedimentos podem ser úteis quando os sintomas de iodismo são graves.

Iodo radioativo

Os principais isótopos utilizados para o diagnóstico e o tratamento da doença da tireoide são o I^{123} e o I^{131}. O I^{123} é principalmente um emissor de raios γ de vida curta, com $t_{1/2}$ de 13 horas, usado em estudos diagnósticos. O I^{124} tem sido usado com sucesso na tomografia por emissão de pósitrons/tomografia computadorizada para dosimetria mais precisa no câncer de tireoide de alto risco (Jentzen et al., 2014). O I^{131} apresenta uma $t_{1/2}$ de oito dias e emite tanto raios γ quanto partículas β. Mais de 99% de sua radiação é consumida em 56 dias. É utilizado terapeuticamente para destruição de uma tireoide hiperativa ou aumentada, bem como no câncer da tireoide para ablação dessa glândula e tratamento da doença metastática.

O comportamento químico dos isótopos radioativos do iodo é idêntico ao do isótopo estável, I^{127}. O I^{131} é captado rapidamente e com eficiência pela tireoide, incorporado aos iodoaminoácidos e depositado no coloide dos folículos, a partir do qual é lentamente liberado. Assim, as partículas β destrutivas originam-se no interior do folículo e atuam quase exclusivamente sobre as células parenquimatosas da tireoide, com pouca ou nenhuma lesão do tecido circundante. A radiação γ atravessa o tecido e pode ser quantificada por detecção externa. Os efeitos da radiação dependem da dosagem. Com doses adequadamente selecionadas de I^{131}, é possível destruir a glândula tireoide por completo sem causar lesão detectável nos tecidos adjacentes.

Usos terapêuticos

O iodo radioativo é mais amplamente utilizado no tratamento do hipertireoidismo e no diagnóstico de distúrbios da função tireoidiana. A indicação mais clara para tratamento com iodo radioativo é o hipertireoidismo em pacientes idosos e naqueles que apresentam cardiopatia. O iodo radioativo também constitui um tratamento efetivo quando a doença de Graves é persistente ou sofre recidiva após tireoidectomia subtotal e quando o tratamento prolongado com fármacos antitireoidianos não produz remissão. Por fim, o iodo radioativo mostra-se efetivo em pacientes com bócio nodular tóxico. O iodeto de sódio I^{131} é apresentado em cápsulas que contêm I^{131} livre de carreador para administração oral. Dispõe-se de iodeto de sódio I^{123} para procedimentos de cintilografia.

Hipertireoidismo

O iodo radioativo constitui uma alternativa valiosa ou tratamento adjuvante para o hipertireoidismo (Ross, 2011). O *iodeto* estável (não radioativo) pode impedir o tratamento e exames de imagem com iodo radioativo durante várias semanas após a interrupção do *iodeto* estável. Nos pacientes expostos ao *iodeto* estável, deve-se realizar uma medida do *iodo radioativo* de 24 horas com dose marcadora de I^{123} antes da administração do I^{131}, de modo a assegurar uma captação suficiente para obter a ablação desejada. A dose ideal de I^{131}, expressa em quantidade captada, varia em diferentes laboratórios de 80 a 150 μCi por grama de tecido tireoidiano. A dose total habitual é de 4 a 15 mCi, com meta recomendada de administração de 8 mCi na glândula tireoide, com base na captação de *iodo radioativo* de 24 horas (Alexander e Larsen, 2002; Brent, 2008).

Começando algumas semanas após o tratamento, os sintomas de hipertireoidismo desaparecem gradualmente em um período de 2 a 3 meses. Quando a terapia é inadequada, verifica-se a necessidade de tratamento adicional em 6 a 12 meses. Entretanto, não é incomum que o nível sérico de TSH permaneça baixo durante vários meses após a terapia com I^{131}. Assim, a avaliação do fracasso do iodo radioativo com base apenas nas concentrações de TSH pode ser incorreta e deve ser sempre acompanhada de determinação das concentrações de T_4 livre e, geralmente, de T_3 sérica. Dependendo, em certo grau, do esquema posológico adotado, 80% dos pacientes são curados com uma dose única, cerca de 20% necessitam de duas doses, e uma fração muito pequena requer três ou mais doses para que o distúrbio seja controlado. Podem-se utilizar antagonistas β-adrenérgicos, fármacos antitireoidianos ou ambos para acelerar o controle do hipertireoidismo.

Vantagens

Com o tratamento com iodo radioativo, o paciente é poupado dos riscos e do desconforto da cirurgia. O custo é baixo, não há necessidade de hospitalização nos Estados Unidos, e os pacientes podem prosseguir com suas atividades diárias durante todo o procedimento, embora haja recomendações para limitar a exposição em crianças pequenas.

Desvantagens

A principal consequência do uso de iodo radioativo consiste na elevada incidência de hipotireoidismo tardio. Embora a taxa de mortalidade por câncer não seja aumentada após terapia com *iodo radioativo*, alguns estudos sugerem um aumento pequeno, porém significativo, em tipos específicos de câncer, incluindo câncer de estômago, de rim e de mama. Esse achado é particularmente significativo, visto que todos esses tecidos expressam o transportador de iodo NIS e, portanto, podem ser especialmente suscetíveis aos efeitos do iodo radioativo. O tratamento com iodo radioativo pode induzir tireoidite por radiação, com liberação de T_4 e T_3 pré-formadas na circulação. Na maioria dos pacientes, essa condição é assintomática; todavia, em alguns, pode haver agravamento dos sintomas do hipertireoidismo, raramente manifestações cardíacas (p. ex., fibrilação atrial ou cardiopatia isquêmica) e, muito raramente, tempestade tireoidiana. O tratamento prévio com fármacos antitireoidianos deve reduzir ou eliminar essa complicação.

A gravidez constitui a principal contraindicação para o uso da terapia com I^{131}. Depois do primeiro trimestre, a tireoide fetal concentra o isótopo e, portanto, sofre lesão. Mesmo durante o primeiro trimestre, é melhor evitar o iodo radioativo, visto que podem ocorrer efeitos adversos da radiação nos tecidos fetais. Além disso, o uso de *iodo radioativo* no tratamento do hipertireoidismo em crianças é controverso, devido à preocupação teórica de causar alterações neoplásicas na glândula tireoide ou em outros órgãos. Os dados disponíveis são insuficientes para solucionar essa questão, e o número de crianças que foram tratadas com *iodo radioativo* é relativamente pequeno. Muitas clínicas recusam-se a tratar pacientes mais jovens e reservam o iodo radioativo para pacientes com mais de 25 a 30 anos de idade.

Carcinoma de tireoide

Como a maioria dos carcinomas de tireoide bem diferenciados acumula pouco iodo, a estimulação da captação de iodo com TSH é necessária para o tratamento efetivo das metástases (Haugen et al., 2016; Haugen e Sherman, 2013). A estimulação endógena do TSH é induzida pela suspensão da terapia de reposição com hormônio tireoidiano em pacientes previamente tratados com tireoidectomia quase total ou total. Um protocolo típico, devido à $t_{1/2}$ da *levotiroxina* de aproximadamente sete dias, consiste em suspender a terapia por cerca de quatro semanas para obter uma estimulação suficiente do TSH endógeno, geralmente superior a 30 mUI/L. A *liotironina*, cuja $t_{1/2}$ é muito mais curta, pode ser prescrita durante a primeira metade da retirada de *levotiroxina* para minimizar os sintomas de hipotireoidismo. Administra-se uma dose ablativa de I^{131}, que varia de 30 a 150 mCi ou mais, e obtém-se outra cintilografia corporal total dentro de vários dias a uma semana.

A alfatirotropina recombinante (TSH humano recombinante) pode ser usada em lugar da suspensão do hormônio tireoidiano para preparar um paciente para ablação do tecido remanescente da tireoide com *iodo radioativo* ou para testar a capacidade do tecido tireoidiano, tanto normal quanto maligno, de captar iodo radioativo e secretar tiroglobulina.

Quimioterapia do câncer de tireoide

Esse campo está evoluindo rapidamente à medida que novas terapias direcionadas para genes condutores de câncer de tireoide são desenvolvidas e a maior experiência ajuda a elaborar melhores práticas para o uso desses agentes (Cabanillas et al., 2019). As atuais quimioterapias para o câncer de tireoide consistem em inibidores da cinase, que são discutidos de modo mais detalhado no Capítulo 71. É importante assinalar que as necessidades posológicas de *levotiroxina* frequentemente aumentam em pacientes que tomam inibidores da proteína tirosina-cinase; por esse motivo, os níveis de TSH devem ser monitorados com cuidado.

Carcinomas papilíferos e foliculares

Os cânceres de tireoide originam-se, em sua maioria, das células foliculares da tireoide e são classificados histologicamente em carcinomas papilíferos ou foliculares. A maioria desses carcinomas é adequadamente tratada por meio de cirurgia, *iodo radioativo* e *levotiroxina* para suprimir o TSH. Entretanto, uma pequena fração progride apesar dessas terapias, e, nesses casos, a terapia sistêmica com inibidores da cinase pode ser apropriada.

A escolha das terapias sistêmicas é idealmente guiada por um teste de mutação somática do tumor primário ou metástase. Pacientes com tumores que contêm mutações condutoras de *NTRK* ou *RET* (genes de fusão com uma variedade de parceiros) podem ser tratados com pequenas moléculas de inibidores específicos, como *larotrectinibe* ou *entrectinibe* para fusões de *NTRK* ou *selpercatinibe* ou *pralsetinibe* para fusões de *RET*. Entretanto, essas mutações condutoras são relativamente incomuns no câncer de tireoide.

Na ausência de mutações condutoras de *NTRK* ou *RET*, a terapia pode ser administrada com um inibidor de multicinases, como *lenvatinibe* ou *sorafenibe*. Embora esses fármacos sejam relativamente promíscuos, os receptores do fator de crescimento do endotélio vascular constituem um alvo importante. Esses inibidores de multicinases antiangiogênicos podem prolongar a sobrevida livre de progressão, porém as respostas completas são raras. Não há ensaios clínicos comparativos dos vários inibidores de multicinases, porém o *lenvatinibe* é comumente considerado um fármaco de primeira linha, em virtude da força relativa dos dados dos resultados de ensaios clínicos randomizados.

A mutação condutora mais frequente no câncer papilífero de tireoide é *BRAF* V600E. O *vemurafenibe* e o *dabrafenibe* inibem especificamente essa cinase e são eficazes no câncer de tireoide papilífero com mutação de *BRAF*, porém os dados disponíveis não sugerem um benefício claro em relação ao *lenvatinibe*. Várias mutações condutoras de câncer papilífero e de câncer folicular (incluindo *BRAF* V600E, fusões de *NTRK* e *RET* e mutações *RAS*) ativam a via da MAP-cinase. O tratamento desses cânceres por várias semanas com *dabrafenibe* ou *vemurafenibe* (se *BRAF* V600E estiver presente) e/ou inibidor de MEK, como *trametinibe* ou *selumetinibe*, tem o potencial de restaurar a captação de *iodo radioativo* e facilitar a terapia com *iodo radioativo* em alguns desses tumores (terapia de redirecionação). Todavia, as situações nas quais essa terapia tem mais tendência a ser benéfica ainda não foram definidas.

Câncer anaplásico de tireoide

Os carcinomas anaplásicos de tireoide são tumores indiferenciados derivados das células foliculares da tireoide. Essa doença é altamente agressiva, com expectativa de vida média de apenas cerca de seis meses a partir do momento do diagnóstico. Quando viável, a doença local pode ser tratada com cirurgia e radioterapia externa. Idealmente, a abordagem à quimioterapia deve ser esclarecida pelo perfil de mutação do tumor. A combinação de *dabrafenibe* mais *trametinibe* foi aprovada pela Food and Drug Administration (FDA) para carcinomas anaplásicos que abrigam *BRAF* V600E.

Carcinoma medular da tireoide

Uma fração muito pequena de cânceres de tireoide origina-se das células parafoliculares que produzem calcitonina. Esses tumores, denominados CMT, podem ocorrer de modo esporádico ou como parte da síndrome de neoplasia endócrina múltipla autossômica dominante tipo 2. Mutações de linhagem germinativa em *RET* estão na base de quase todos os carcinomas medulares hereditários, e as mutações somáticas de *RET* são comuns nos CMT esporádicos. Como se originam de células parafoliculares, os CMT não respondem ao *iodo radioativo* nem à supressão do TSH. A terapia de primeira linha para o CMT é a cirurgia. Os CMT causados por RET que progridem apesar da cirurgia podem ser tratados com um inibidor seletivo de RET-cinase (*selpercatinibe* ou *pralsetinibe*). Esses agentes parecem apresentar um melhor perfil de segurança do que os inibidores de multicinases e podem ser mais eficazes. Entretanto, os inibidores de multicinases *vandetanibe* e *cabozantinibe* também possuem eficácia e podem ser prescritos independentemente do estado mutacional do gene *RET*.

RESUMO: Fármacos tireoidianos e antitireoidianos

Fármacos	Usos terapêuticos	Farmacologia clínica e dicas
Preparações de hormônio tireoidiano: reposição da T_4 ou da T_3 normalmente produzidas pela tireoide		
Levotiroxina (T_4)	• Hipotireoidismo • Supressão do TSH no câncer de tireoide	• $t_{1/2}$ plasmática de ~1 semana • As desiodinases convertem a T_4 circulante no hormônio bioativo T_3 • Em geral, há necessidade de aumento da dose durante a gravidez • O hipotireoidismo congênito exige diagnóstico e correção rápidos para possibilitar o desenvolvimento físico e mental normal • O tratamento excessivo pode resultar em osteoporose e fibrilação atrial
Liotironina (T_3)	• Quando se deseja um início de ação rápido (algumas vezes para o coma mixedematoso) • Quando se deseja o rápido término da ação (no preparo de pacientes com câncer de tireoide para terapia com iodo radioativo)	• $t_{1/2}$ plasmática de ~18-24 h • São necessárias várias doses diárias para alcançar a C_{Pss} necessária • A levotiroxina geralmente é preferida à liotironina para terapia do hipotireoidismo em longo prazo
Tireoide dissecada e misturas de T_4-T_3	• Em geral, não é uma terapia preferida, embora pacientes ocasionais com hipotireoidismo relatem que se sentem melhores do que quando tomam levotiroxina	• Mistura de levotiroxina e liotironina (~4:1 por peso) • Proporciona um excesso relativo de T_3 em comparação com a secreção normal da tireoide, que é de cerca de 11:1 de T_4 para T_3 por peso • Não há evidências convincentes de maior eficácia em comparação com a levotiroxina isoladamente
Fármacos antitireoidianos – tionamidas: interferem na incorporação do iodo em resíduos de tirosila e inibem as reações de acoplamento de iodotirosila		
Metimazol	• Reduz a produção de hormônio tireoidiano	• O carbimazol (disponível na Europa) é convertido em metimazol após absorção • $t_{1/2}$ intratireoidiana longa, possibilitando a administração de uma dose única ao dia na maioria dos pacientes • Fármaco antitireoidiano preferido • Não deve ser usado no primeiro trimestre de gravidez, devido à ocorrência de embriopatia
Propiltiouracila	• Reduz a produção de hormônio tireoidiano • Em altas doses, reduz a conversão de T_4 em T_3	• A principal preocupação consiste em hepatotoxicidade; rara, porém observada mais comumente em crianças e na gravidez • As principais indicações incluem tempestade tireoidiana, devido à ação na redução da conversão de T_4 em T_3, e no primeiro trimestre de gravidez, embora tenha sido associada a defeitos congênitos que inicialmente não são detectados ao nascimento
Fármacos antitireoidianos – inibidores iônicos: inibem a captação de iodo por antagonismo do NIS		
Perclorato	• Principalmente usado para aumentar a resposta às tionamidas na doença de Graves refratária (p. ex., associada à amiodarona)	• Não disponível comercialmente; deve ser obtido em farmácia de manipulação
Fármacos antitireoidianos – iodeto: redução aguda do hormônio tireoidiano		
Solução de Lugol	• Redução aguda da secreção e da síntese de hormônio tireoidiano	• "Escape" da inibição tireoidiana depois de 7-10 dias • Estritamente contraindicada durante a gravidez
SSKI: solução saturada de iodeto de potássio	• Redução aguda da secreção e da síntese de hormônio tireoidiano	• "Escape" da inibição tireoidiana depois de 7-10 dias • Estritamente contraindicada durante a gravidez
Fármacos antitireoidianos – iodo radioativo: usado para destruição do tecido tireoidiano hiperfuncionante		
I^{131}	• Efetivo para tratamento permanente da doença de Graves e do nódulo tóxico ou bócio tóxico • Destruição do câncer de tireoide com avidez de iodeto	• Altamente efetivo para a cura permanente do hipertireoidismo • Tratamento efetivo do hipertireoidismo, que habitualmente resulta em hipotireoidismo permanente e necessidade de reposição com levotiroxina durante toda a vida • Contraindicação absoluta durante a gravidez • O tratamento do câncer de tireoide exige estimulação do TSH (endógena ou exógena)
Agonista do TSH humano recombinante para o receptor de TSH		
Alfatirotropina	• Estimula a captação de iodo radioativo e a liberação de tiroglobulina em pacientes com câncer de tireoide após tireoidectomia • Prepara os pacientes para ablação dos remanescentes da tireoide com iodo radioativo após tireoidectomia para câncer de tireoide	• Permite uma avaliação do câncer de tireoide residual ou recorrente sem interrupção da levotiroxina e desenvolvimento clínico de hipotireoidismo • Permite a terapia com iodo radioativo dos remanescentes da tireoide sem interrupção da levotiroxina e desenvolvimento de hipotireoidismo clínico

(continua)

RESUMO: Fármacos tireoidianos e antitireoidianos (*continuação*)

Fármacos	Usos terapêuticos	Farmacologia clínica e dicas
Quimioterapia para o câncer de tireoide – inibidores da TRK: usados quando a cirurgia, o I^{131}, a supressão do TSH e a radioterapia externa são inadequados		
Larotrectinibe Entrectinibe	• Terapia sistêmica de cânceres de tireoide derivados de células foliculares com mutações de genes de fusão *NTRK*	• Os genes de fusão *NTRK* são incomuns no câncer de tireoide • Dados limitados sugerem que esses fármacos são bem tolerados e mais eficazes do que os inibidores de multicinases na presença de um gene de fusão *NTRK* • Ver Capítulo 71 para uma discussão mais geral desses fármacos
Quimioterapia para o câncer de tireoide – inibidores de RET: usados quando a cirurgia, o I^{131}, a supressão do TSH e a radioterapia externa são inadequados		
Selpercatinibe Pralsetinibe	• Terapia sistêmica dos cânceres de tireoide com mutações condutoras de *RET* (cânceres papilíferos com genes de *RET* e cânceres medulares com mutações pontuais de *RET*)	• As mutações condutoras de *RET* (genes de fusão) são incomuns no câncer papilífero de tireoide • As mutações condutoras de *RET* (mutações pontuais) são comuns no câncer medular esporádico e quase universais nos cânceres medulares hereditários (neoplasia endócrina múltipla tipo 2) • Como os cânceres medulares não são derivados de células foliculares, o I^{131} e a supressão do TSH são ineficazes • Dados limitados sugerem que esses fármacos são mais bem tolerados e mais eficazes do que os inibidores de multicinases na presença de mutação condutora de *RET* • Ver Capítulo 71 para uma discussão mais geral desses fármacos
Quimioterapia para o câncer de tireoide – inibidores de *BRAF* V600E: usados quando a cirurgia, o I^{131}, a supressão do TSH e a radioterapia externa são inadequados		
Vemurafenibe Dabrafenibe	• Terapia sistêmica dos cânceres de tireoide com mutação condutora *BRAF* V600E • Podem ser úteis como terapia de rediferenciação para induzir a captação de iodo radioativo em cânceres de tireoide sem avidez pelo iodo com *BRAF* V600E	• Embora *BRAF* V600E seja a mutação condutora mais comum no câncer papilífero, os inibidores de BRAF não demonstraram ser claramente superiores aos inibidores de multicinases • O papel da terapia de rediferenciação é incerto • Ver Capítulo 71 para uma discussão mais geral desses fármacos
Quimioterapia para o câncer de tireoide – inibidores de multicinases: usados quando a cirurgia, o I^{131}, a supressão do TSH e a radioterapia externa são inadequados		
Lenvatinibe Sorafenibe	• Terapia sistêmica dos cânceres de tireoide derivados de células foliculares, independentemente do estado da mutação condutora	• Inibem múltiplas cinases, incluindo receptores do fator de crescimento do endotélio vascular • Embora não haja ensaios clínicos comparativos, os dados disponíveis sugerem que o lenvatinibe é mais eficaz • As toxicidades são comuns e podem limitar a dose ou o uso do fármaco • Ver Capítulo 71 para uma discussão mais geral desses fármacos
Vandetanibe Cabozantinibe	• Terapia sistêmica do câncer medular de tireoide, independentemente do estado da mutação condutora	• Inibem múltiplas cinases, incluindo receptores do fator crescimento do endotélio vascular e RET • Como os cânceres medulares não são derivados de células foliculares, o I^{131} e a supressão do TSH são ineficazes • Ver Capítulo 71 para uma discussão mais geral desses fármacos
Quimioterapia para o câncer de tireoide – inibidores de MEK		
Trametinibe Selumetinibe	• O trametinibe foi aprovado pela FDA em combinação com dabrafenibe para tratamento dos cânceres anaplásicos que contêm *BRAF* V600E • Podem ser úteis como terapia de rediferenciação (com ou sem inibição de BRAF) para induzir a captação de iodo radioativo em cânceres de tireoide sem avidez pelo iodo	• O papel da terapia de rediferenciação e a eficácia dos inibidores de MEK são incertos • Ver Capítulo 71 para uma discussão mais geral desses fármacos

Referências

Abduljabbar MA, Afifi AM. Congenital hypothyroidism. *J Pediatr Endocrinol Metab*, **2012**, *25*:13-29.

Alexander EK, Larsen PR. High dose of ^{131}I therapy for the treatment of hyperthyroidism caused by Graves' disease. *J Clin Endocrinol Metab*, **2002**, *87*:1073-1077.

Alexander EK, et al. 2017 guidelines of the American Thyroid Association for the Diagnosis and Management of Thyroid Disease During Pregnancy and the Postpartum. *Thyroid*, **2017**, *27*:315-389.

Angell TE, et al. Clinical features and hospital outcomes in thyroid storm: a retrospective cohort study. *J Clin Endocrinol Metab*, **2015**, *100*:451-459.

Biondi B, Wartofsky L. Treatment with thyroid hormone. *Endocr Rev*, **2014**, *35*:433-512.

Brent GA. Clinical practice. Graves' disease. *N Engl J Med*, **2008**, *358*:2594-2605.

Brent GA. Mechanisms of thyroid hormone action. *J Clin Invest*, **2012**, *122*:3035-3043.

Cabanillas ME, et al. Targeted therapy for advanced thyroid cancer: kinase inhibitors and beyond. *Endocr Rev*, **2019**, *40*:1573-1604.

Celi FS, et al. Metabolic effects of liothyronine therapy in hypothyroidism: a randomized, double-blind, crossover trial of liothyronine versus levothyroxine. *J Clin Endocrinol Metab*, **2011**, *96*:3466-3474.

Cherella CE, Wassner AJ. Update on congenital hypothyroidism. *Curr Opin Endocrinol Diabetes Obes*, **2020**, *27*:63-69.

Grais IM, Sowers JR. Thyroid and the heart. *Am J Med*, **2014**, *127*:691-698.

Groeneweg S, et al. Thyroid hormone transporters. *Endocr Rev*, **2020**, *41*:bnz008.

Gullo D, et al. Levothyroxine monotherapy cannot guarantee euthyroidism in all athyreotic patients. *PLoS One*, **2011**, *6*:e22552.

Haugen BR, et al. 2015 American Thyroid Association management guidelines for adult patients with thyroid nodules and differentiated thyroid cancer: The American Thyroid Association Guidelines Task Force on Thyroid Nodules and Differentiated Thyroid Cancer. *Thyroid*, **2016**, *26*:1-133.

Haugen BR, Sherman SI. Evolving approaches to patients with advanced differentiated thyroid cancer. *Endocr Rev*, **2013**, *34*:439-455.

Hones GS, et al. Noncanonical thyroid hormone signaling mediates cardiometabolic effects in vivo. *Proc Natl Acad Sci USA*, **2017**, *114*:E11323-E11332.

Jentzen W, et al. Assessment of lesion response in the initial radioiodine treatment of differentiated thyroid cancer using ^{124}I PET imaging. *J Nucl Med*, **2014**, *55*:1759-1765.

Jonklaas J, et al. Evidence-based use of levothyroxine/liothyronine combinations in treating hypothyroidism: a consensus document. *Thyroid*, **2021**, *31*:156-182.

Jonklaas J, et al. Guidelines for the treatment of hypothyroidism: prepared by the American Thyroid Association task force on thyroid hormone replacement. *Thyroid*, **2014**, *24*:1670-1751.

Kogai T, Brent GA. The sodium iodide symporter (NIS): regulation and approaches to targeting for cancer therapeutics. *Pharmacol Ther*, **2012**, *135*:355-370.

Marsili A, et al. Physiological role and regulation of iodothyronine deiodinases: a 2011 update. *J Endocrinol Invest*, **2011**, *34*:395-407.

Mullur R, et al. Thyroid hormone regulation of metabolism. *Physiol Rev*, **2014**, *94*:355-382.

Onigata K, Szinnai G. Resistance to thyroid hormone. *Endocr Dev*, **2014**, *26*:118-129.

Portulano C, et al. The Na$^+$/I$^-$ symporter (NIS): mechanism and medical impact. *Endocr Rev*, **2014**, *35*:106-149.

Pramyothin P, et al. Clinical problem-solving. A hidden solution. *N Engl J Med*, **2011**, *365*:2123-2127.

Public Health Committee of the American Thyroid Association, et al. Iodine supplementation for pregnancy and lactation-United States and Canada: recommendations of the American Thyroid Association. *Thyroid*, **2006**, *16*:949-951.

Ross DS. Radioiodine therapy for hyperthyroidism. *N Engl J Med*, **2011**, *364*:542-550.

Wojcicka A, et al. Mechanisms of action of thyroid hormones in the skeleton. *Biochim Biophys Acta*, **2013**, *1830*:3979-3986.

Zimmermann MB. Iodine deficiency. *Endocr Rev*, **2009**, *30*:376-408.

Zucchi R. Thyroid hormone analogues: an update. *Thyroid*, **2020**, *30*:1099-1105.

Capítulo 48

Estrogênios, progestinas e sistema genital feminino

Ellis R. Levin, Wendy S. Vitek e Stephen R. Hammes

ESTROGÊNIOS
- Química e síntese
- Ações fisiológicas
- Receptores de estrogênio
- Farmacologia

MODULADORES SELETIVOS DOS RECEPTORES DE ESTROGÊNIO E ANTIESTROGÊNIOS
- Moduladores seletivos dos receptores de estrogênio: tamoxifeno, raloxifeno e toremifeno
- Antiestrogênios: clomifeno e fulvestranto
- Inibidores da síntese de estrogênio

PROGESTINAS
- Química
- Biossíntese e secreção
- Ações fisiológicas
- Farmacologia

ANTIPROGESTINAS E MODULADORES DO RECEPTOR DE PROGESTERONA
- Mifepristona
- Ulipristal

USOS TERAPÊUTICOS DOS ESTROGÊNIOS E DAS PROGESTINAS
- Contracepção hormonal
- Contracepção pós-coito
- Interrupção da gravidez
- Indução da maturação sexual
- Indução da ovulação

FARMACOTERAPIA EM OBSTETRÍCIA
- Hipertensão induzida pela gravidez/pré-eclâmpsia
- Prevenção ou interrupção do trabalho de parto prematuro
- Início do trabalho de parto

MENOPAUSA E TERAPIA HORMONAL
- Estrogênios
- Terapia hormonal da menopausa
- Esquemas hormonais na menopausa
- Efeitos adversos

FARMACOTERAPIA NA ENDOMETRIOSE, FIBROIDES, HIRSUTISMO, TRANSIÇÃO DE GÊNERO E TRANSTORNO DO DESEJO SEXUAL HIPOATIVO
- Endometriose
- Hirsutismo
- Transição de gênero
- Transtorno do desejo sexual hipoativo

Os *estrogênios* e as *progestinas* são hormônios endógenos que possuem inúmeras ações fisiológicas. Nas mulheres, isso inclui efeitos sobre o desenvolvimento, ações neuroendócrinas envolvidas no controle da ovulação, preparo cíclico do aparelho reprodutor para a fertilização e a implantação, bem como importantes ações no metabolismo de minerais, carboidratos, proteínas e lipídeos. Nos homens, os estrogênios têm também ações importantes, incluindo efeitos sobre os ossos, a espermatogênese e o comportamento. Existem receptores bem caracterizados para cada hormônio, que mediam ações biológicas tanto no estado não ligado quanto no ligado.

Os estrogênios e as progestinas são mais comumente usados para a contracepção e a THM em mulheres, porém os compostos específicos e as doses usadas nesses dois contextos diferem substancialmente. Os antiestrogênios são usados no tratamento da infertilidade e do câncer de mama sensível a hormônios. Os SERM que exibem atividades agonista e antagonista seletivas para determinados tecidos mostram-se úteis na prevenção do câncer de mama e da osteoporose. O principal uso das antiprogestinas tem sido o abortamento medicamentoso.

Várias substâncias químicas ambientais, de ocorrência natural ou sintética, simulam, antagonizam ou afetam de algum modo as ações dos androgênios em sistemas de testes experimentais. O efeito preciso desses agentes nos seres humanos é desconhecido, mas esta é uma área de investigação ativa.

Estrogênios

Química e síntese

Química

Muitos compostos esteroides e não esteroides, alguns dos quais apresentados na Tabela 48-1 e na Figura 48-1, possuem atividade estrogênica. Os estrogênios interagem com dois receptores da superfamília de receptores nucleares, denominados ERα e ERβ. O estrogênio de ocorrência natural mais potente nos seres humanos, tanto por suas ações mediadas pelo ERα quanto pelo ERβ, é o *17β-estradiol*, seguido da *estrona* e do *estriol*. Cada um deles contém um anel fenólico A com um grupo hidroxila no carbono 3 e uma β-OH ou cetona na posição 17 do anel D.

O anel fenólico A é o aspecto estrutural mais importante para a ligação seletiva de alta afinidade a ambos os receptores. A maior parte das substituições alquila no anel A prejudica a ligação, porém as substituições nos anéis C ou D podem ser toleradas. As substituições etinila na posição C17 aumentam acentuadamente a potência oral, visto que inibem o metabolismo hepático de primeira passagem. Foram determinados modelos dos sítios de ligação de ligantes em ambos os ER a partir das relações entre estrutura e atividade e da análise estrutural (Pike et al., 2000). Dispõe-se de ligantes seletivos para o ERα e o ERβ para estudos experimentais, mas que ainda não são usados terapeuticamente (Harrington et al., 2003).

AVC: acidente vascular cerebral
DAC: doença arterial coronariana
DIU: dispositivo intrauterino
ER: receptor de estrogênio
ERα: receptor de estrogênio α
ERβ: receptor de estrogênio β
ERE: elemento de resposta do estrogênio
FA: função de ativação
FIV: fertilização *in vitro*
FSH: hormônio foliculoestimulante
GABA: ácido γ-aminobutírico
GnRH: hormônio liberador das gonadotropinas
hCG: gonadotropina coriônica humana
HDL: lipoproteína de alta densidade
HSP: proteína de choque térmico
IGF: fator de crescimento semelhante à insulina
LDL: lipoproteína de baixa densidade
LH: hormônio luteinizante
LNg: levonorgestrel, como em LNg-SIU
LNg14 ou 20: LNg, 14 or 20 µg/24 h
LPA: lipoproteína A
MPA: acetato de medroxiprogesterona
OPG: osteoprotegerina
PG: prostaglandina
PR: receptor de progesterona
PRM: modulador do receptor de progesterona
SERM: modulador seletivo do receptor de estrogênio
SHBG: globulina de ligação ao hormônio sexual
SHO: síndrome de hiperestimulação ovariana
SIU: sistema intrauterino
SOP: síndrome dos ovários policísticos
TDSH: transtorno do desejo sexual hipoativo
THM: terapia hormonal da menopausa
TRH: terapia de reposição hormonal
WHI: Women's Health Initiative

Biossíntese

Os estrogênios esteroides originam-se da androstenediona ou da testosterona (Fig. 48-1) por aromatização do anel A. A reação é catalisada por uma aromatase (CYP19), que utiliza NADPH e oxigênio molecular como cossubstratos. Uma flavoproteína ubíqua, a NADPH-citocromo P450-redutase, também é essencial. Ambas as proteínas se localizam no retículo endoplasmático das células da granulosa do ovário, das células testiculares de Sertoli e de Leydig, no estroma adiposo, no sinciciotrofoblasto placentário, nos blastocistos antes da implantação, nos ossos, em várias regiões do encéfalo e em muitos outros tecidos (Simpson et al., 2002).

Os ovários são a principal fonte de estrogênio circulante em mulheres pré-menopausa, sendo o estradiol o principal produto secretado. Tradicionalmente, a produção de estradiol pelo ovário é atribuída a dois tipos de células: as células da teca e as células da granulosa. A gonadotropina LH atua por meio de receptores acoplados à via G_s-adenililciclase-monofosfato de adenosina (AMP) cíclico para aumentar o transporte do colesterol (o precursor de todos os esteroides) para dentro das mitocôndrias das células, onde são produzidos os precursores androgênicos. Em seguida, o FSH estimula a produção e a atividade da CYP19 nas células da granulosa, que converte os precursores androgênicos em estrogênios. De modo notável, as células da teca do ovário contêm uma forma de 17β-hidroxiesteroide-desidrogenase (tipo I) que favorece a produção de testosterona e estradiol a partir da androstenediona e da estrona, respectivamente. Entretanto, no fígado, uma outra forma dessa enzima (tipo II) favorece a oxidação do estradiol circulante em estrona (Peltoketo et al., 1999), e os dois esteroides são então convertidos em estriol (Fig. 48-1). Esses três estrogênios são excretados na urina juntamente com seus conjugados glicuronídeos e sulfatos.

Em mulheres na pós-menopausa, a principal fonte de estrogênios circulantes é o estroma do tecido adiposo, onde a estrona é sintetizada

---

HISTÓRIA

Hormônios do sistema genital feminino

A natureza hormonal do controle exercido pelo ovário sobre o sistema genital feminino foi firmemente estabelecida por Knauer em 1900, quando verificou que transplantes de ovário evitavam os sintomas da gonadectomia, e por Halban, que demonstrou a normalização da função e do desenvolvimento sexuais quando as glândulas eram transplantadas. Em 1923, Allen e Doisy desenvolveram um bioensaio para extratos ovarianos com base na análise de esfregaços vaginais de ratas. Frank e colaboradores detectaram, em 1925, um princípio sexual ativo no sangue de porcas no cio, e Loewe e Lange descobriram, em 1926, que a quantidade de hormônio sexual feminino na urina das mulheres variava ao longo do ciclo menstrual. A excreção de estrogênio na urina durante a gestação também foi descrita por Zondek em 1928, o que permitiu a cristalização de uma substância ativa por Butenandt e Doisy, em 1929.

As investigações iniciais já indicavam que o ovário secretava duas substâncias. Beard postulou, em 1897, que o corpo lúteo desempenhava uma função necessária durante a gestação, e Fraenkel demonstrou, em 1903, que a destruição do corpo lúteo em coelhas grávidas causava abortamento. A partir daí, na década de 1930, vários grupos isolaram a progesterona a partir de corpos lúteos de mamíferos.

No início da década de 1960, estudos pioneiros realizados por Jensen e colaboradores sugeriram a presença de receptores intracelulares para os estrogênios nos tecidos-alvo. Esta foi a primeira demonstração de receptores da superfamília esteroide/tireoide e forneceu as técnicas necessárias para identificar os receptores de outros hormônios esteroides. Em 1996, foi identificado um segundo ER, que foi denominado ERβ para distingui-lo do receptor identificado anteriormente, denominado ERα. Duas isoformas proteicas, A e B, do PR surgem a partir de um único gene por meio de iniciação da transcrição de diferentes promotores.

---

a partir da desidroepiandrosterona secretada pelas glândulas suprarrenais. Nos homens, os estrogênios são produzidos pelos testículos, mas a produção extragonadal por aromatização dos esteroides C19 circulantes (p. ex., androstenediona e desidroepiandrosterona) responde pela maior parte dos estrogênios circulantes (Simpson, 2003).

Os estrogênios podem ser produzidos localmente a partir de androgênios pela ação da aromatase, ou a partir de conjugados de estrogênio por hidrólise. Essa produção local de estrogênios poderia ter um papel causal ou promocional no desenvolvimento de certas doenças, como o câncer de mama, visto que os tumores de mama contêm aromatase e enzimas hidrolíticas. Os estrogênios também podem ser produzidos a partir de androgênios pela aromatase no sistema nervoso central (SNC) e em outros tecidos e podem exercer efeitos locais próximo ao seu local de produção (p. ex., nos ossos, eles afetam a densidade mineral óssea).

A placenta usa a desidroepiandrosterona fetal e seu derivado 16α-hidroxila para produzir grandes quantidades de estrona e estriol. A urina humana durante a gestação constitui, portanto, uma fonte abundante de estrogênios naturais. A urina da égua prenhe é a fonte dos *estrogênios conjugados equinos*, que foram amplamente utilizados durante muitos anos na terapêutica.

Ações fisiológicas
Ações no desenvolvimento

Os estrogênios são responsáveis, em grande parte, pelas alterações puberais das meninas e pelas características sexuais secundárias. Causam o crescimento e o desenvolvimento da vagina, do útero e das tubas uterinas, além de contribuírem para o aumento das mamas. Contribuem também para a modelagem dos contornos do corpo, para o formato do esqueleto e para estimular o crescimento puberal dos ossos longos e o fechamento das epífises. O crescimento dos pelos axilares e púbicos, a pigmentação da região genital e a pigmentação regional dos mamilos e aréolas que ocorre após o primeiro trimestre da gestação também são ações estrogênicas. Os androgênios podem igualmente ter um papel secundário no desenvolvimento sexual feminino (ver Cap. 49).

TABELA 48-1 ■ FÓRMULAS ESTRUTURAIS DE ESTROGÊNIOS SELECIONADOS

ESTROGÊNIOS ESTEROIDES

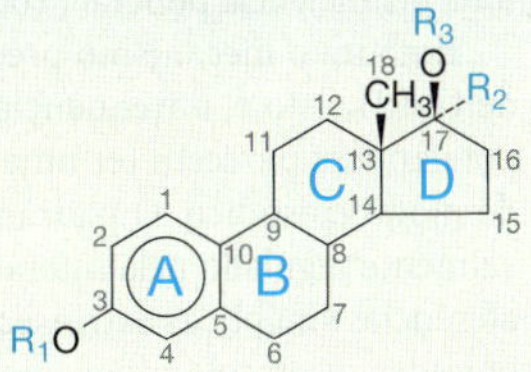

Derivado	R_1	R_2	R_3
Estradiol	—H	—H	—H
Valerato de estradiol	—H	—H	—O—C(CH$_2$)$_3$CH$_3$ (éster)
Etinilestradiol	—H	—C≡CH	—H
Mestranol	—CH$_3$	—C≡CH	—H
Sulfato de estrona	—SO$_3$H	—[a]	=O[a]
Equilina[b]	—H	—[a]	=O[a]

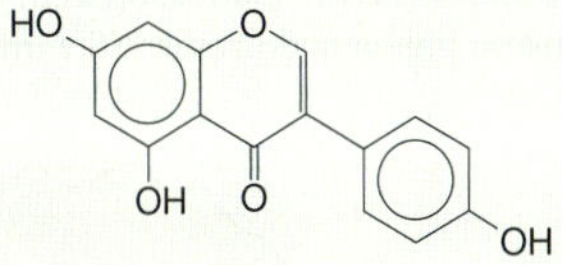

[a] Designa uma cetona C17.
[b] Contém também uma ligação dupla 7,8.

COMPOSTOS NÃO ESTEROIDES COM ATIVIDADE ESTROGÊNICA

Dietilestilbestrol

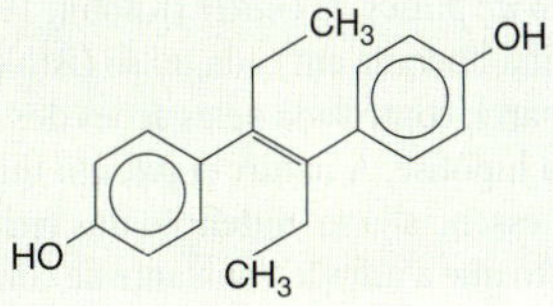

Bisfenol A

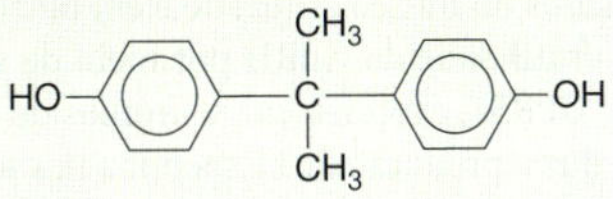

Genisteína

No sexo masculino, os estrogênios parecem ter um importante papel no desenvolvimento. Nos meninos, a deficiência de estrogênio diminui o estímulo ao crescimento puberal e retarda a maturação esquelética, bem como o fechamento das epífises, de modo que o crescimento linear continua na idade adulta. Nos homens, a deficiência de estrogênio leva ao macrorquidismo e a uma elevação dos níveis de gonadotropinas e de testosterona e, em alguns indivíduos, também pode afetar o metabolismo dos carboidratos e dos lipídeos, bem como a fertilidade (Grumbach e Auchus, 1999).

Controle neuroendócrino do ciclo menstrual

O ciclo menstrual é controlado por uma cascata neuroendócrina que envolve o hipotálamo, a hipófise e os ovários (Fig. 48-2). Um oscilador ou "relógio" neuronal no hipotálamo dispara a intervalos que coincidem com os surtos de liberação do GnRH na circulação porta-hipotalâmico-hipofisária (ver Cap. 46). O GnRH interage com o seu receptor cognato nos gonadotropos da hipófise, causando a liberação de LH e de FSH. A frequência dos pulsos de GnRH, que varia nas diferentes fases do ciclo menstrual, controla a síntese relativa das subunidades β singulares do FSH e do LH.

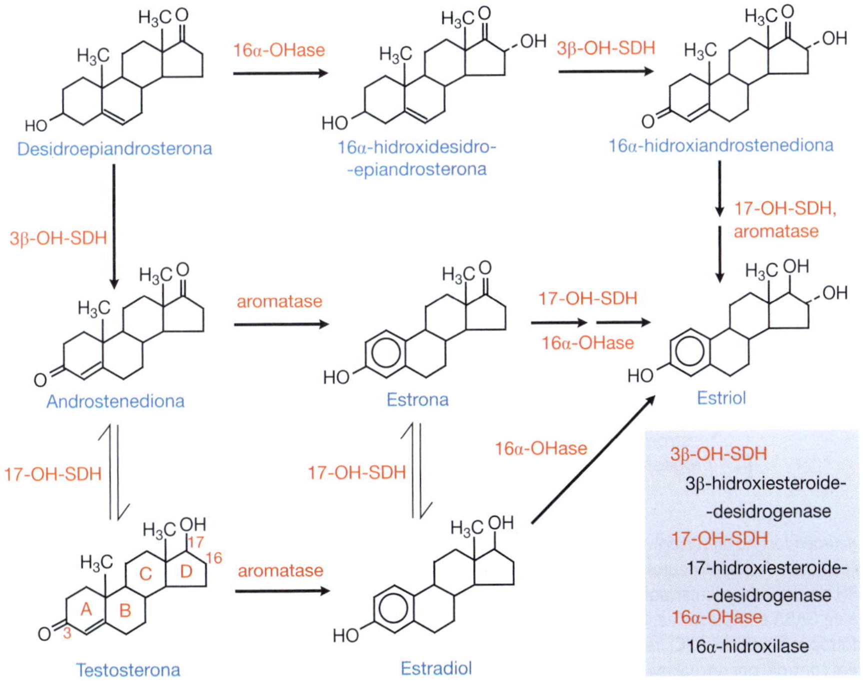

Figura 48-1 *Via de biossíntese dos estrogênios.*

As gonadotropinas (LH e FSH) regulam o crescimento e a maturação do folículo de Graaf no ovário, bem como a produção, por parte do ovário, de estrogênio e progesterona, que exercem regulação por retroalimentação sobre a hipófise e o hipotálamo. Como a liberação de GnRH é intermitente, a secreção de LH e FSH é pulsátil. A *frequência* do pulso é determinada pelo "relógio" neural (Fig. 48-2), denominado *gerador hipotalâmico de pulsos de GnRH* (Knobil, 1981), mas a quantidade de gonadotropina liberada em cada pulso (isto é, a *amplitude* do pulso) é, em grande parte, controlada pelas ações dos estrogênios e da progesterona sobre a hipófise. A natureza *pulsátil* intermitente da liberação do hormônio é essencial à manutenção dos ciclos menstruais ovulatórios normais, visto que a infusão constante de GnRH interrompe a liberação de gonadotropina e a produção de esteroides pelo ovário (ver Cap. 46). O neuropeptídeo kisspeptina 1, que é liberado de neurônios de kisspeptina localizados no núcleo arqueado e em outros locais do hipotálamo, regula a pulsatilidade do GnRH por meio de seu receptor acoplado à proteína G, GPR54, expresso em neurônios de GnRH (Fig. 48-2). O estrogênio reduz a produção de kisspeptina nos neurônios de kisspeptina no núcleo arqueado, enquanto a neurocinina B, por meio do receptor de neurocinina 3, estimula a secreção de kisspeptina pelos mesmos neurônios de kisspeptina. Mutações inativadoras em GPR54 foram associadas ao hipogonadismo hipogonadotrópico (Seminara, 2006), assim como mutações inativadoras no gene de kisspeptina (Topaloglu et al., 2012). Em contrapartida, mutações ativadoras no gene de kisspeptina podem levar à puberdade precoce central (Silveira et al., 2010). Por fim, mutações na neurocinina B ou em seu receptor também foram associadas a uma insuficiência puberal (Topaloglu et al., 2009).

Embora o mecanismo preciso de regulação temporal da liberação de GnRH (isto é, a frequência dos pulsos) seja incerto, as células hipotalâmicas parecem ter uma capacidade intrínseca de liberar GnRH de modo episódico. O padrão global de liberação de GnRH é provavelmente regulado pela interação desses mecanismos intrínsecos com aferências sinápticas extrínsecas, oriundas de neurônios que secretam opioides e catecolaminas, assim como de neurônios GABAérgicos e de kisspeptina (Fig. 48-2). Os esteroides ovarianos, principalmente a progesterona, regulam a frequência de liberação de GnRH, mas os mecanismos celulares e moleculares dessa regulação não estão totalmente elucidados.

Na puberdade, o gerador de pulsos é ativado e estabelece os perfis cíclicos dos hormônios hipofisários e ovarianos. Apesar de não estar totalmente estabelecido, o mecanismo de ativação pode envolver elevações nos níveis circulantes de IGF-1 e leptina, atuando, esta última, para inibir o neuropeptídeo Y no núcleo arqueado, de modo a aliviar um efeito inibitório sobre os neurônios de GnRH.

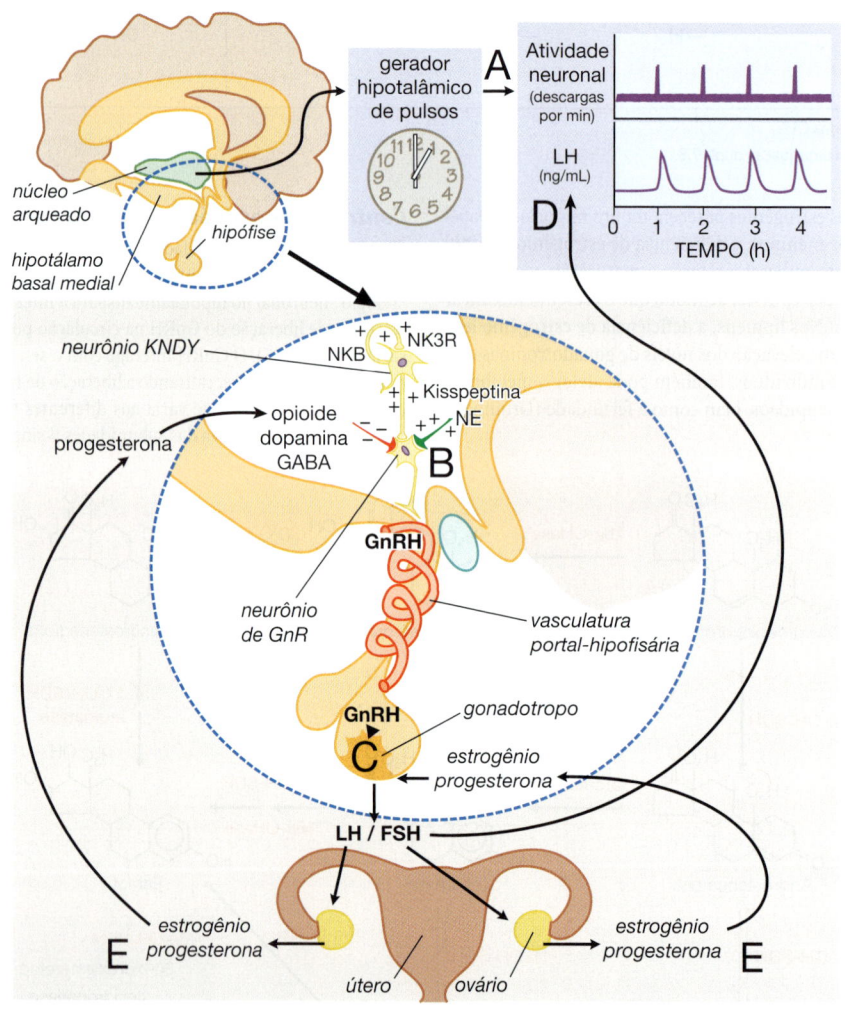

Figura 48-2 *Controle neuroendócrino da secreção de gonadotropinas no sexo feminino.* O gerador hipotalâmico de pulsos, localizado no núcleo arqueado do hipotálamo, funciona como um "relógio" neuronal que dispara a intervalos de horas regulares (**A**). Isso resulta na liberação periódica de GnRH a partir de neurônios contendo GnRH no sistema vascular portal-hipotalâmico-hipofisário (**B**). Os neurônios de GnRH (**B**) recebem impulsos inibitórios de neurônios opioides, de dopamina e de GABA e impulsos estimuladores dos neurônios noradrenérgicos. Os pulsos de GnRH desencadeiam a liberação intermitente de LH e FSH pelos gonadotropos hipofisários (**C**), resultando no perfil plasmático pulsátil (**D**). O FSH e o LH regulam a produção ovariana de estrogênio e de progesterona, que exercem controle por retroalimentação (**E**). (Ver o texto e a Fig. 48-3 para detalhes adicionais.) FSH, hormônio folículo-estimulante; GABA, ácido γ-aminobutírico; GnRH, hormônio liberador das gonadotropinas; LH, hormônio luteinizante; NE, norepinefrina.

A Figura 48-3 mostra um diagrama dos perfis de gonadotropina e dos níveis dos esteroides gonadais no ciclo menstrual. Os níveis plasmáticos "médios" de LH ao longo de todo o ciclo são mostrados no painel A da Figura 48-3; os detalhes ilustram de modo mais pormenorizado os padrões pulsáteis de LH durante as fases proliferativa e secretora. Os níveis médios de LH são similares durante toda a fase inicial (folicular) e a tardia (lútea) do ciclo, mas a frequência e a amplitude dos pulsos de LH são bastante diferentes nas duas fases. Esse padrão característico das secreções hormonais resulta de complexos mecanismos de retroalimentação positiva e negativa (Hotchkiss e Knobil, 1994).

Na fase folicular inicial do ciclo, (1) o gerador de pulsos produz, com uma frequência de cerca de 1 a cada hora, surtos de atividade neuronal que correspondem aos pulsos de secreção de GnRH; (2) esses pulsos determinam a liberação pulsátil correspondente de LH e de FSH a partir dos gonadotropos da hipófise; e (3) o FSH, em particular, leva o folículo de Graaf a amadurecer e secretar estrogênio. Os efeitos dos estrogênios sobre a hipófise neste momento são inibitórios e fazem declinar a quantidade de LH e FSH liberados pela hipófise (isto é, a amplitude do pulso de LH diminui), de modo que os níveis de gonadotropina gradualmente caem (Fig. 48-3). A *inibina*, que é produzida pelo ovário, exerce retroalimentação negativa para diminuir seletivamente o nível sérico de FSH (ver Cap. 46). A ativina e a folistatina, dois outros peptídeos liberados pelo ovário, também podem regular, em menor grau, a produção e a secreção de FSH, embora seus níveis não variem de modo significativo durante o ciclo menstrual.

Na metade do ciclo, o nível sérico de estradiol ultrapassa o limiar de 150 a 200 pg/mL durante cerca de 36 horas. Essa elevação duradoura do estrogênio não inibe mais a liberação de gonadotropinas, porém exerce um breve efeito de retroalimentação positiva sobre a hipófise, de modo a desencadear o surto pré-ovulatório de LH e FSH. Esse efeito envolve tanto uma elevação da kisspeptina induzida or estrogênio e ainda não caracterizada quanto uma alteração na responsividade da hipófise ao GnRH.

O surto de gonadotropinas na metade do ciclo estimula a ruptura do folículo e a ovulação em 1 a 2 dias. Em seguida, o folículo rompido

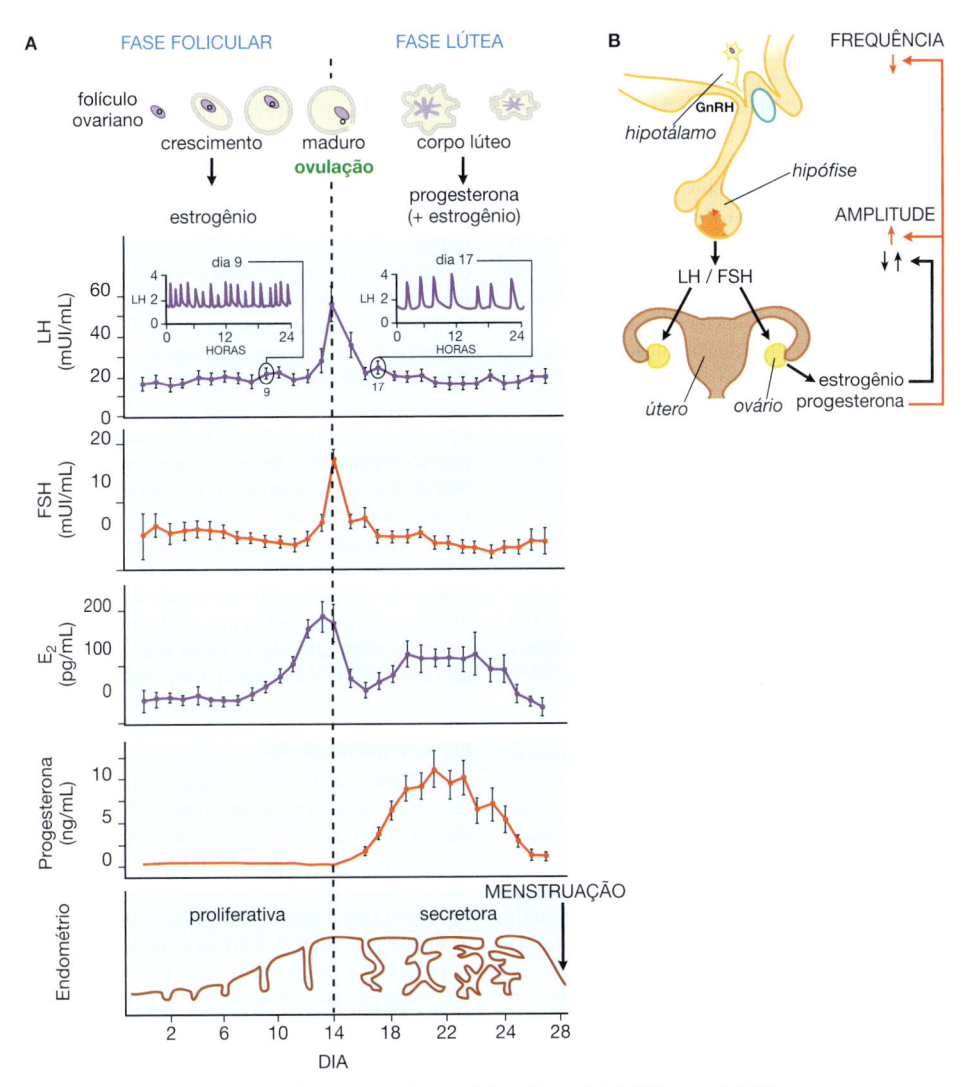

Figura 48-3 *Relações hormonais no ciclo menstrual humano.* **A.** Valores médios diários de LH, FSH, estradiol (E$_2$) e progesterona em amostras plasmáticas de mulheres com ciclos menstruais normais de 28 dias. As alterações no folículo ovariano (parte superior) e no endométrio (parte inferior) estão também ilustradas esquematicamente. A obtenção frequente de amostras de plasma revela padrões pulsáteis na liberação de gonadotropinas. Estão ilustrados esquematicamente os perfis característicos da fase folicular (dia 9, parte à esquerda) e da fase lútea (dia 17, parte à direita). Tanto a frequência (o número de pulsos a cada hora) quanto a amplitude (a extensão com que se altera a liberação do hormônio) dos pulsos variam ao longo do ciclo. (Modificada e reproduzida, com autorização, de Thorneycroft IH, et al. *Am J Obstet Gynecol,* **1971**, *111*:947-951. Copyright © Elsevier.) **B.** Principais efeitos reguladores dos esteroides ovarianos sobre a função hipotalâmico-hipofisária. O estrogênio diminui a quantidade liberada de FSH e de LH (isto é, a amplitude do pulso de gonadotropinas) durante a maior parte do ciclo e desencadeia um surto de liberação de LH apenas na metade do ciclo. A progesterona diminui a frequência da liberação de GnRH pelo hipotálamo, reduzindo, desse modo, a frequência dos pulsos de gonadotropina plasmática. A progesterona também aumenta a quantidade liberada de LH (isto é, a amplitude do pulso) durante a fase lútea do ciclo.

transforma-se no corpo lúteo, que produz, sob a influência do LH durante a segunda metade do ciclo, grandes quantidades de progesterona e quantidades menores de estrogênio. Na ausência de gestação, o corpo lúteo para de funcionar, o nível de esteroides cai, e a menstruação ocorre. Quando o nível de esteroides cai, o gerador de pulsos retorna ao padrão de disparos característico da fase folicular, todo o sistema se reinicia, e um novo ciclo ovariano ocorre.

A regulação da frequência e da amplitude da secreção de gonadotropinas pelos esteroides pode ser resumida da seguinte maneira: os estrogênios atuam principalmente sobre a hipófise controlando a amplitude dos pulsos de gonadotropinas, e também podem contribuir para a amplitude dos pulsos de GnRH secretados pelo hipotálamo.

Na fase folicular do ciclo, os estrogênios inibem a liberação de gonadotropinas, porém em seguida têm uma breve ação estimulatória na metade do ciclo que aumenta a quantidade liberada e causa o surto de LH. A progesterona, que atua sobre o hipotálamo, exerce o controle predominante sobre a frequência de liberação do LH. Diminui a taxa de disparo do gerador hipotalâmico de pulsos, uma ação que se acredita seja mediada, em grande parte, por neurônios opioides inibitórios (contendo PR) que fazem sinapse com neurônios de GnRH. A progesterona também exerce um efeito direto sobre a hipófise para impedir as ações inibitórias dos estrogênios e intensificar, desse modo, a quantidade de LH liberado (isto é, para aumentar a amplitude dos pulsos de LH). Esses efeitos de retroalimentação dos esteroides, acoplados à atividade intrínseca do gerador hipotalâmico de pulsos de GnRH, produzem pulsos de LH relativamente frequentes e de pequena amplitude na fase folicular do ciclo, e menos frequentes e de maior amplitude na fase lútea. Estudos em camundongos nocaute indicaram que o ERα (Hewitt e Korach, 2003) e o PR-A (Conneely et al., 2002) mediam as principais ações dos estrogênios e das progestinas, respectivamente, sobre o eixo hipotalâmico-hipofisário.

Quando os ovários são removidos ou cessam de funcionar, há superprodução de FSH e LH, que são excretados na urina. A medição do LH plasmático ou urinário é útil para avaliar a função hipofisária e a eficácia das doses terapêuticas de estrogênio.

Efeitos dos esteroides gonadais cíclicos sobre o sistema genital

As alterações cíclicas na produção de estrogênio e progesterona pelos ovários regulam os eventos correspondentes nas tubas uterinas, no útero, no colo do útero e na vagina. Fisiologicamente, essas alterações preparam o útero para a implantação, sendo essencial à gravidez que tais eventos ocorram nesses tecidos no momento apropriado. Se não ocorrer a gravidez, o endométrio é eliminado sob a forma de fluxo menstrual.

O útero é composto de um *endométrio* e de um *miométrio*. O endométrio contém um epitélio que reveste a cavidade uterina e um estroma subjacente; o miométrio é o componente muscular liso responsável pelas contrações uterinas. Essas camadas celulares, as tubas uterinas, o colo do útero e a vagina exibem um conjunto característico de respostas ao estrogênio e às progestinas. As alterações normalmente associadas à menstruação ocorrem, em grande parte, no endométrio (Fig. 48-3).

A *superfície luminal* do endométrio é composta de uma camada de células secretoras epiteliais colunares simples e ciliadas em continuidade com a abertura de inúmeras glândulas que atravessam o estroma subjacente até o limite com o miométrio. A fertilização ocorre normalmente nas tubas uterinas, de modo que a ovulação, o transporte do ovo fertilizado ao longo da tuba uterina e o preparo da superfície do endométrio devem ser bem coordenados temporalmente para que a implantação seja bem-sucedida.

O *estroma endometrial* é uma camada de tecido conectivo altamente celular contendo uma variedade de vasos sanguíneos que sofrem alterações cíclicas associadas à menstruação. As células predominantes são os fibroblastos, mas macrófagos, linfócitos e outros tipos celulares residentes e migratórios estão também presentes.

A menstruação marca o começo do ciclo menstrual. Durante a fase folicular (ou proliferativa) do ciclo, o estrogênio dá início à reconstrução do endométrio, estimulando a proliferação e a diferenciação. Uma importante resposta do endométrio e de outros tecidos ao estrogênio é a indução do PR, o que permite às células responderem a este hormônio durante a segunda metade do ciclo.

Na fase lútea (ou secretora) do ciclo, a elevação da progesterona limita o efeito proliferativo dos estrogênios sobre o endométrio, estimulando a diferenciação. Os principais efeitos incluem o estímulo das secreções epiteliais importantes à implantação do blastocisto e o característico crescimento dos vasos sanguíneos endometriais, observado nesta ocasião. Em modelos animais, os referidos efeitos são mediados pelo PR-A (Conneely et al., 2002). Por isso, a progesterona é importante no preparo para a implantação e para as alterações que ocorrem no útero no local da implantação (isto é, a resposta da decídua). Há uma estreita "janela de implantação" que se estende pelos dias 19 a 24 do ciclo endometrial, quando as células epiteliais do endométrio estão receptivas à implantação do blastocisto. Se ocorrer implantação, a hCG (ver Cap. 46), produzida inicialmente pelo trofoblasto e, mais tarde, pela placenta, interage com o receptor de LH do corpo lúteo para manter a síntese de hormônio esteroide durante os estágios iniciais da gestação. Posteriormente, a placenta torna-se o principal local de síntese de estrogênio e progesterona.

Os estrogênios e a progesterona exercem efeitos importantes sobre a tuba uterina, o miométrio e o colo do útero. Na tuba uterina, os estrogênios estimulam a proliferação e a diferenciação, enquanto a progesterona inibe esses processos. Além disso, os estrogênios aumentam e a progesterona diminui a contratilidade muscular das tubas, o que afeta o tempo de trânsito do ovo para o útero. Os estrogênios aumentam a quantidade de muco cervical e o seu teor de água, de modo a facilitar a penetração dos espermatozoides no colo do útero, enquanto a progesterona geralmente apresenta efeitos opostos. Os estrogênios favorem as contrações rítmicas do miométrio uterino, enquanto a progesterona as diminui. Esses efeitos são fisiologicamente importantes e também podem desempenhar um papel nas ações de alguns contraceptivos.

De forma notável, durante a implantação de um óvulo fertilizado no útero, há um acentuado aumento no fluxo sanguíneo uteroplacentário. Esse aumento é causado, em parte, por artérias espiraladas que invadem a placenta e a artéria uterina principal. Isso é inicialmente impulsionado pela acentuada elevação do nível sérico de estrogênio materno, que estimula a formação de óxido nítrico e a vasodilatação subsequente. O estrogênio estimula o fator de crescimento do entélio vascular e o fator de crescimento placentário, afetando a proliferação das células endoteliais. A ligação dos estrogênios aos receptores de estrogênio expressos nas células do citotrofoblasto e na parede da artéria uterina estimula a remodelagem da vasculatura uterina. Quando não estão presentes, como ocorre na pré-eclampsia, os níveis mais baixos de estrogênio resultam em remodelagem da artéria uterina, limitando o aumento do fluxo sanguíneo e restringindo o crescimento do útero (Mandala, 2020).

Efeitos metabólicos

Os estrogênios afetam muitos tecidos e possuem várias ações metabólicas nos seres humanos e em animais. Muitos tecidos não relacionados com o sistema genital, incluindo os ossos, o endotélio vascular, o fígado, o SNC, o sistema imune, o trato GI e o coração, expressam baixos níveis de ambos os ER, e a razão entre ERα e ERβ varia especificamente de acordo com a célula. Esses efeitos dos estrogênios sobre determinados aspectos do metabolismo mineral, dos lipídeos, bem como dos carboidratos e das proteínas, são particularmente importantes para compreender as suas ações farmacológicas.

Os estrogênios exercem efeitos positivos sobre a massa óssea (Riggs et al., 2002). O osso é continuamente remodelado em locais denominados *unidades de remodelagem óssea* pela ação reabsortiva dos osteoclastos e pela ação formadora de osso dos osteoblastos (ver Cap. 52). Os estrogênios regulam diretamente os osteoblastos e aumentam a sobrevida dos osteócitos ao inibir a apoptose (Kousteni et al., 2002; Levin, 2008). Entretanto, um importante efeito dos estrogênios consiste em diminuir o número e a atividade dos osteoclastos. Grande parte das ações dos estrogênios sobre os osteoclastos parece ser mediada pela alteração de sinais das citocinas (tanto parácrinos, quanto autócrinos) oriundos dos osteoblastos. Os estrogênios também aumentam a produção, pelos osteoblastos, da citocina OPG, um membro solúvel e não ligado à membrana da superfamília do fator de necrose tumoral. A OPG atua como receptor "chamariz", que antagoniza a ligação do ligante da OPG (OPG-L) a seu receptor (denominado *RANK, receptor ativador do NF-κB*) e que impede a diferenciação dos precursores de osteoclastos em osteoclastos maduros. Os estrogênios aumentam a apoptose dos osteoclastos, diretamente ou elevando a OPG. Os estrogênios afetam o crescimento ósseo e o fechamento das epífises em ambos os sexos. A importância do estrogênio no esqueleto masculino é ilustrada pela descrição de um homem com deficiência completa de ER, que apresentava osteoporose, ausência de fusão das epífises, aumento da renovação óssea e atraso da idade óssea (Smith et al., 1994).

Os estrogênios elevam ligeiramente os triglicerídeos séricos e reduzem discretamente os níveis séricos de colesterol total. Aumentam os níveis de HDL e reduzem os níveis de LDL e de LPA (ver Cap. 37). Essa alteração benéfica da razão entre HDL e LDL constitui um efeito atraente, porém não provado, da terapia com estrogênio em mulheres na pós-menopausa. Em concentrações relativamente altas, os estrogênios possuem atividade antioxidante e podem inibir a oxidação das LDL ao afetar a superóxido-dismutase. As ações do estrogênio sobre a parede vascular consistem em aumento da produção de NO, que ocorre dentro de minutos por meio de um mecanismo que envolve a ativação da Akt (proteína-cinase B) e a indução da NO-sintase (Simoncini et al., 2000). Todas essas alterações promovem a vasodilatação e retardam a aterogênese. Os estrogênios também promovem o crescimento das células endoteliais, ao mesmo tempo que inibem a proliferação das células do músculo liso vascular.

A presença de ER no fígado sugere que os efeitos benéficos do estrogênio sobre o metabolismo das lipoproteínas se devem, em parte, a ações hepáticas diretas. Os estrogênios também alteram a composição da bile, aumentando a secreção de colesterol e reduzindo a secreção de ácido biliar. Isso resulta em maior saturação da bile com colesterol e parece ser a origem do aumento na formação de cálculos biliares em algumas mulheres que recebem estrogênios. Em geral, os estrogênios aumentam os níveis plasmáticos de globulina de ligação ao cortisol, de globulina de ligação à tiroxina e de SHBG, que se liga tanto aos androgênios quanto aos estrogênios.

Os estrogênios alteram algumas vias metabólicas que afetam a cascata da coagulação (Mendelsohn e Karas, 1999). Os efeitos sistêmicos incluem alterações na produção hepática das proteínas plasmáticas. Os estrogênios causam um pequeno aumento dos fatores de coagulação II, VII, IX, X e XII, bem como a redução dos fatores de anticoagulação – proteína C, proteína S e antitrombina III (ver Cap. 36). As vias fibrinolíticas também são afetadas, e vários estudos conduzidos em mulheres tratadas com estrogênio apenas ou com estrogênio associado a uma progestina demonstraram uma redução dos níveis da proteína inibidora do ativador do plasminogênio 1 (PAI-1), com aumento concomitante da fibrinólise (Koh et al., 1997). Assim, os estrogênios aumentam tanto as vias da coagulação quanto as fibrinolíticas, e o desequilíbrio dessas duas atividades opostas pode causar efeitos adversos.

Receptores de estrogênio

Os estrogênios exercem seus efeitos por meio de sua interação com membros de uma superfamília de receptores nucleares. Os dois genes dos ER estão localizados em cromossomos distintos: o *ESR1* codifica o ERα, enquanto o *ESR2* codifica o ERβ. Ambos os ER são fatores de transcrição nucleares dependentes de estrogênio, com diferentes distribuições nos tecidos e efeitos que regulam a transcrição de uma ampla variedade de genes-alvo (Hanstein et al., 2004). Tanto o ERα quanto o ERβ existem como múltiplas isoformas de mRNA, devido ao uso de promotores diferenciais e ao *splicing* alternativo (revisto por Kos et al., 2001; Lewandowski et al., 2002). As sequências globais dos aminoácidos de ambos os ER humanos são 44% idênticas, e eles compartilham a estrutura de domínio comum aos membros dessa família. Existem diferenças significativas entre as duas isoformas do receptor nos domínios de ligação ao ligante e em ambos os domínios de transativação. O ERβ humano não parece conter um domínio funcional de FA-1. Os receptores parecem ter funções biológicas distintas e respondem diferentemente a vários compostos estrogênicos (Kuiper et al., 1997). Entretanto, a alta homologia de seus domínios de ligação ao DNA sugere que ambos os receptores reconhecem sequências similares de DNA e que, portanto, regulam muitos dos mesmos genes-alvo.

O *ERα* é expresso mais abundantemente no sistema genital feminino – particularmente no útero, na vagina e nos ovários –, bem como nas glândulas mamárias, no hipotálamo, nas células endoteliais e no músculo liso vascular. O *ERβ* é mais altamente expresso na próstata e nos ovários, com menor expressão nos pulmões, no encéfalo, nos ossos e na vasculatura. Muitas células expressam tanto o ERα quanto o ERβ, que podem formar homo ou heterodímeros. Ambas as formas são expressas no câncer de mama, embora se acredite que o ERα seja a forma predominante responsável pela regulação do crescimento (ver Cap. 73). Quando coexpresso com o ERα, o ERβ pode inibir a ativação da transcrição mediada pelo ERα em muitos casos (Hall e McDonnell, 1999). Já foram identificadas variantes polimórficas de ER, mas as tentativas de correlacionar polimorfismos específicos com a frequência do câncer de mama (Han et al., 2003), a massa óssea (Kurabayashi et al., 2004), o câncer endometrial (Weiderpass et al., 2000) ou a doença cardiovascular (Herrington e Howard, 2003) tiveram resultados contraditórios.

Um receptor de estrogênio acoplado à proteína G (GPER) clonado (originalmente denominado GPR30), também parece interagir com os estrogênios em alguns sistemas celulares (Filardo et al., 2021), e a sua participação nos efeitos rápidos do estrogênio constitui uma ideia atraente. Pode haver uma interação/comunicação cruzada entre o ERα associado e o GPER localizado na membrana; foi também relatada a presença de GPER em compartimentos intracelulares. Ainda não foi elucidado se o GPER desempenha um papel fisiológico na sinalização do estrogênio *in vivo* (Levin, 2008; Leeb-Lundberg, 2009; Luo e Liu, 2020; Barton et al., 2018). Camundongos nocaute de GPER não apresentam disfunção reprodutiva, porém exibem uma variedade de funções fisiológicas alteradas compatíveis com a mediação de alguns efeitos moduladores dos estrogênios pelo GPER (Prossnitz e Hathaway, 2015). Diversos agonistas e antagonistas seletivos do GPER foram caracterizados (Prossnitz e Arterburn, 2015). Um agonista seletivo do GPER está em fase inicial de ensaio clínico para efeitos antitumorais ± pembrolizumabe (Filardo et al, 2021).

Mecanismos de ação

Ambos os ER são fatores de transcrição ativados por ligantes, que aumentam ou diminuem a transcrição de genes-alvo (Fig. 48-4). Após penetrar na célula por difusão passiva através da membrana plasmática, o hormônio liga-se a um ER no núcleo. No núcleo, o ER está presente como monômero inativo ligado à HSP 90, e, com a sua ligação ao estrogênio, uma mudança na conformação do ER dissocia as HSP e causa dimerização do receptor, o que aumenta a afinidade e a taxa de ligação do receptor ao DNA (Cheskis et al., 1997). Dependendo do complemento do receptor em determinada célula, podem ser produzidos homodímeros de ERα ou ERβ e heterodímeros ERα/ERβ. O conceito de alterações mediadas por ligante na conformação do ER é fundamental para que se possam compreender os mecanismos de ação de agonistas e antagonistas do estrogênio. O dímero ER liga-se aos ERE, que normalmente estão localizados na região do promotor dos genes-alvo. O complexo ER/DNA recruta uma cascata de coativadores e outras proteínas para a região do promotor dos genes-alvo (Fig. 48-4B) e possibilita a montagem das proteínas que compõem o aparelho geral de transcrição, dando início à transcrição.

Além dos coativadores e correpressores, tanto o ERα quanto o ERβ podem interagir fisicamente com outros fatores de transcrição, como Sp1 (Saville et al., 2000) ou AP-1 (Paech et al., 1997), e essas interações de proteína-proteína proporcionam um mecanismo de ação alternativo. Nessas circunstâncias, os complexos ER-ligante interagem com Sp1 ou AP-1, que já estão ligados a seus elementos reguladores específicos, de modo que o complexo ER não interage diretamente com um ERE. Isso pode explicar como os estrogênios são capazes de regular genes que carecem de um ERE de consenso. As respostas a agonistas e antagonistas mediadas por essas interações proteína-proteína são também específicas para a isoforma do ER e para o promotor. Por exemplo, o 17β-estradiol induz a transcrição de um gene-alvo controlado por um sítio de AP-1 na presença de um complexo ERα/AP-1, porém inibe a transcrição na presença de um

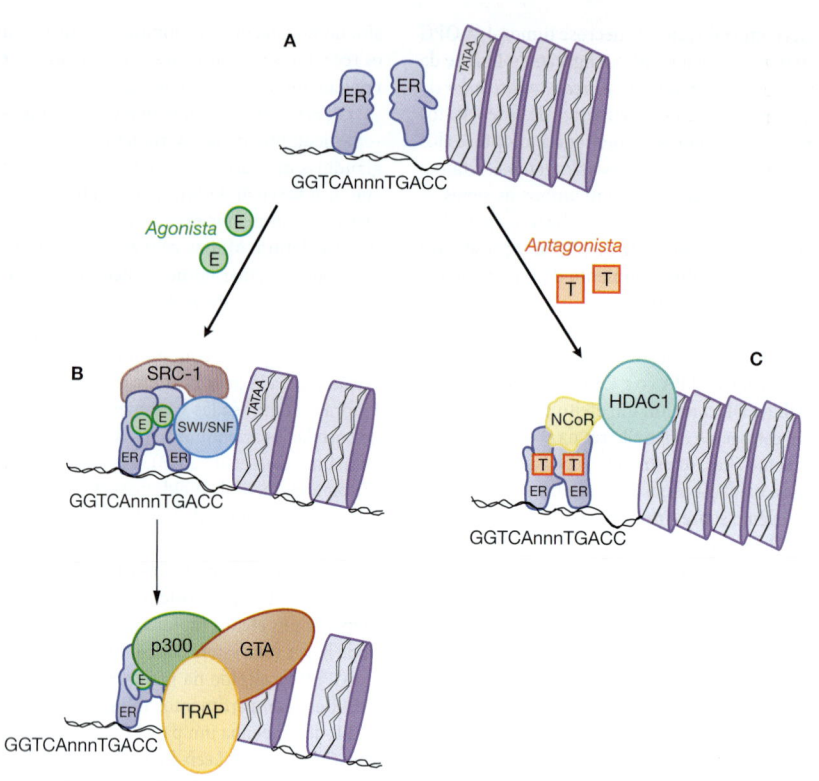

Figura 48-4 *Mecanismo molecular de ação do ER nuclear.* **A.** O ER sem ligante existe na forma de monômero no interior do núcleo. **B.** Agonistas como o 17β-estradiol (E) ligam-se ao ER e produzem uma mudança na conformação dirigida pelo ligante, que facilita a dimerização e a interação com sequências específicas do ERE no DNA. O complexo ER-DNA recruta coativadores, como SWI/SNF, que modificam a estrutura da cromatina, bem como coativadores como coativador do receptor de esteroides 1 (SRC-1), dotado de atividade de histona-acetiltransferase, que altera ainda mais a estrutura da cromatina. Essa remodelagem facilita a troca das proteínas recrutadas, de tal modo que outros coativadores (p. ex., p300 e o complexo TRAP) associam-se ao promotor do gene-alvo, e ocorre recrutamento de proteínas que compõem o aparelho geral de transcrição (GTA), com síntese subsequente de mRNA. **C.** Antagonistas como o tamoxifeno (T) também se ligam ao ER, mas produzem uma conformação diferente do receptor. A conformação induzida pelo antagonista também facilita a dimerização e a interação com o DNA, porém um conjunto diferente de proteínas, denominadas correpressores – como o correpressor do receptor de hormônios nucleares (NcoR) – é recrutado para o complexo. O NcoR recruta mais proteínas, como a histona-desacetilase I (HDAC1), que atuam sobre as histonas para estabilizar a estrutura do nucleossomo e impedir a interação com o GTA. SRC-1, coativador do receptor de esteroides 1.

complexo ERβ/AP-1. Por outro lado, os antiestrogênios são potentes ativadores do complexo ERβ/AP-1, mas não do complexo ERα/AP-1.

Outros sistemas de sinalização podem ativar os ER nucleares por mecanismos independentes do ligante. A fosforilação do ERα na serina 118 pela proteína-cinase ativada por mitógeno (MAPK) ativa o receptor (Kato et al., 1995). De modo semelhante, a Akt ativada pela PI3K fosforila diretamente o ERα, ativando, de modo independente do ligante, os genes-alvo do estrogênio (Simoncini et al., 2000). Isso proporciona uma forma de comunicação cruzada entre as vias dos receptores ligados à membrana (isto é, EGF/IGF-1) que ativam a MAPK e o ER nuclear.

Alguns ER estão localizados na membrana plasmática das células. Esses ER são codificados pelos mesmos genes que codificam o ERα e o ERβ, porém são transportados até a membrana plasmática e residem principalmente em cavéolas (Pedram et al., 2006). A translocação de todos os receptores de esteroides sexuais para a membrana é mediada pela palmitoilação de um motivo de 9 aminoácidos nos respectivos domínios E dos receptores (Levin, 2008). Os ER localizados na membrana medeiam a rápida ativação de algumas proteínas, como a MAPK (fosforilada em vários tipos de células), e o rápido aumento do AMP cíclico causado pelo hormônio. A constatação de que a MAPK é ativada pelo estradiol proporciona um nível adicional de comunicação cruzada e complexidade na sinalização dos estrogênios.

Farmacologia

ADME

Há vários estrogênios disponíveis para administração oral, parenteral, transdérmica ou tópica. Dada a natureza lipofílica dos estrogênios, a absorção é geralmente boa com a preparação apropriada. Dispõe-se de ésteres de estradiol aquosos ou em base oleosa para injeções intramusculares, cuja frequência varia de 1×/semana a 1×/mês. Dispõe-se também de estrogênios conjugados para administração intravenosa ou intramuscular. Os adesivos transdérmicos que são trocados 1 ou 2×/semana liberam estradiol continuamente através da pele. Há preparações disponíveis para uso tópico vaginal ou para aplicação na pele. Para muitos usos terapêuticos, existem preparações disponíveis de estrogênio combinado com uma progestina. Todos os estrogênios têm rótulos nos quais são ressaltadas precauções que advertem sobre a necessidade de prescrever a menor dose efetiva durante o menor período de tempo em consonância com as metas do tratamento e os riscos para cada paciente.

A administração oral é comum e pode empregar estradiol, estrogênios conjugados, ésteres de estrona e de outros estrogênios, bem como o *etinilestradiol* (*em combinação com uma progestina*). O estradiol está disponível em preparações micronizadas e não micronizadas. As formulações micronizadas proporcionam uma grande superfície para rápida absorção, superando parcialmente a baixa biodisponibilidade oral absoluta em decorrência do metabolismo de primeira passagem (Fotherby, 1996). A adição do substituinte em C17 (etinilestradiol) inibe o metabolismo hepático de primeira passagem. Outras preparações orais comuns contêm estrogênios equinos conjugados, que são principalmente os ésteres sulfato de estrona, a equilina e outros compostos de ocorrência natural; os *ésteres esterificados*; ou misturas de estrogênios conjugados sintéticos preparados a partir de fontes vegetais. Essas preparações são hidrolisadas por enzimas presentes na parte inferior do intestino que removem os grupos sulfato carregados, permitindo a absorção do estrogênio através do epitélio intestinal. Em outra preparação oral, o *estropipato*, a estrona é solubilizada como sulfato e estabilizada com *piperazina*. Devido, em grande parte, a diferenças no metabolismo, as potências das várias preparações orais diferem amplamente; o etinilestradiol, por exemplo, é muito mais potente que os estrogênios conjugados.

Alguns alimentos e produtos de origem vegetal, em grande parte soja e inhame-selvagem, estão disponíveis como itens comercializados não aprovados, sem necessidade de prescrição, e frequentemente são considerados produtos que trazem benefícios semelhantes aos dos compostos com atividade estrogênica estabelecida. Esses produtos podem conter flavonoides, como a genisteína (Tab. 48-1), que exibem atividade estrogênica em testes de laboratório, embora geralmente muito menor que a do estradiol. Em teoria, tais preparações poderiam produzir efeitos estrogênicos significativos, porém a sua eficácia em doses terapêuticas não foi comprovada em ensaios clínicos realizados em seres humanos (Fitzpatrick, 2003).

A administração de estradiol por meio de adesivos transdérmicos proporciona uma liberação lenta e duradoura do hormônio, bem como distribuição sistêmica e níveis sanguíneos mais constantes do que a administração oral. O estradiol também está disponível na forma de emulsão tópica, que é aplicada na parte superior da coxa e da panturrilha, ou como gel, aplicado ao braço 1×/dia. A via transdérmica não produz os níveis elevados do fármaco observados na circulação portal após a administração oral, e, assim, espera-se que possa minimizar os efeitos hepáticos dos estrogênios (p. ex., sobre a síntese proteica hepática, os perfis das lipoproteínas e os níveis de triglicerídeos).

Quando dissolvidos em óleo e injetados, os ésteres de estradiol são bem absorvidos. As preparações disponíveis para injeção intramuscular incluem *valerato de estradiol* ou *cipionato de estradiol*, que podem ser absorvidos ao longo de várias semanas após uma única injeção intramuscular.

Dispõe-se de preparações de estradiol e cremes de estrogênio conjugado para administração tópica na vagina. São eficazes localmente, mas podem ter também efeitos sistêmicos devido à absorção significativa. Pode-se utilizar um anel vaginal durante três meses para liberação lenta de estradiol, e dispõe-se também de comprimidos para uso vaginal.

O estradiol, o etinilestradiol e outros estrogênios ligam-se extensamente às proteínas plasmáticas. O estradiol e outros estrogênios de ocorrência natural ligam-se principalmente à SHBG e, em menor grau, à albumina sérica. Em contrapartida, o etinilestradiol liga-se extensamente à albumina sérica, mas não à SHBG. Devido ao seu tamanho e natureza lipofílica, os estrogênios não ligados distribuem-se rápida e extensivamente.

Ocorrem variações no metabolismo do estradiol que dependem do estágio do ciclo menstrual, da situação em relação à menopausa e de vários polimorfismos genéticos (Herrington e Klein, 2001). Em geral, o hormônio sofre rápida biotransformação hepática, com $t_{1/2}$ plasmática medida em minutos. O estradiol é convertido principalmente pela 17β-hidroxiesteroide-desidrogenase em estrona, que sofre conversão por 16α-hidroxilação e 17-cetorredução a estriol, o principal metabólito urinário. Vários sulfatos e conjugados glicuronídeos são também excretados na urina. Quantidades menores de estrona ou estradiol são oxidadas a 2-hidroxicatecóis pela CYP3A4 no fígado e pela CYP1A em tecidos extra-hepáticos, ou a 4-hidroxicatecóis pela CYP1B1 em locais extra-hepáticos, sendo o 2-hidroxicatecol formado em maior extensão. Os 2- e 4-hidroxicatecóis são inativados, em grande parte, por catecol-*O*-metil-transferases. Entretanto, quantidades menores podem ser convertidas por reações catalisadas por CYP ou peroxidase, originando semiquinonas ou quinonas capazes de formar complexos de adição com o DNA ou de gerar (por meio de ciclagem redox) espécies reativas de oxigênio (ROS, de *reactive oxygen species*) que poderiam oxidar as bases do DNA (Yue et al., 2003).

Os estrogênios também sofrem recirculação êntero-hepática por meio de (1) conjugação a sulfato e gliconato no fígado; (2) secreção biliar desses conjugados no intestino; e (3) hidrólise no intestino (em grande parte, por enzimas bacterianas) seguida de reabsorção.

Muitos outros fármacos e agentes presentes no ambiente (p. ex., a fumaça dos cigarros) agem como indutores ou inibidores de várias enzimas que metabolizam estrogênios e têm, assim, o potencial de alterar a sua depuração. É cada vez mais importante considerar o impacto desses fatores na eficácia e nos efeitos adversos com as doses diminuídas de estrogênios atualmente empregadas para a THM e a contracepção.

O etinilestradiol é depurado muito mais lentamente do que o estradiol devido à redução do metabolismo hepático, e, em vários estudos, a sua $t_{1/2}$ na fase de eliminação varia de 13 a 27 horas. Diferentemente do estradiol, a principal via de biotransformação do etinilestradiol envolve a 2-hidroxilação e formação subsequente dos 2 e 3-metil ésteres correspondentes. O *mestranol*, outro estrogênio semissintético e componente de alguns contraceptivos orais de combinação, é o 3-metil éter de etinilestradiol. Ele sofre no corpo rápida desmetilação hepática a etinilestradiol, que é a sua forma ativa (Fotherby, 1996).

Moduladores seletivos dos receptores de estrogênio e antiestrogênios

Ao alterar a conformação dos dois ER diferentes e, assim, modificar as interações com coativadores e correpressores em contextos específicos de células e promotores, os ligantes podem ter amplo espectro de atividades, desde puramente antiestrogênicas em todos os tecidos, parcialmente estrogênicas em alguns tecidos com atividade antiestrogênica ou nenhuma atividade em outros, até puramente estrogênicas em todos os tecidos. A elucidação desses conceitos foi um grande avanço na farmacologia dos estrogênios e deve permitir o desenvolvimento racional de fármacos com padrões muito seletivos de atividade estrogênica (Smith e O'Malley, 2004).

Moduladores seletivos dos receptores de estrogênio: tamoxifeno, raloxifeno e toremifeno

Os moduladores seletivos do receptor de estrogênio ou SERM são compostos com ações seletivas nos tecidos. O objetivo farmacológico desses fármacos é produzir ações estrogênicas benéficas em certos tecidos (p. ex., ossos, encéfalo e fígado) durante o tratamento hormonal na pós-menopausa, porém com atividade antagonista em tecidos como a mama e o endométrio, onde as ações estrogênicas (p. ex., carcinogênese) podem ser deletérias. Os fármacos dessa classe atualmente aprovados nos Estados Unidos são o *citrato de tamoxifeno*, o *cloridrato de raloxifeno* e o *toremifeno*, que é quimicamente relacionado e possui ações semelhantes às do *tamoxifeno*. O *tamoxifeno* e o *toremifeno* são usados para o tratamento do câncer de mama, e o *raloxifeno* é utilizado principalmente na prevenção e no tratamento da osteoporose e para reduzir o risco de câncer de mama invasivo em mulheres na pós-menopausa de alto risco. Eles são estudados em detalhe no Capítulo 73.

Antiestrogênios: clomifeno e fulvestranto

Os compostos antiestrogênicos distinguem-se dos SERM por serem antagonistas puros em todos os tecidos estudados. O *clomifeno* está aprovado para o tratamento da infertilidade em mulheres anovulatórias, enquanto o *fulvestranto* é usado para o tratamento do câncer de mama em mulheres com progressão da doença após o *tamoxifeno*.

Química

As estruturas do isômero *trans* do *tamoxifeno*, bem como as do *raloxifeno*, do *transclomifeno* (enclomifeno) e do *fulvestranto* são as seguintes:

	ENCLOMIFENO	TAMOXIFENO
R_1:	—CH_2CH_3	—CH_3
R_2:	—Cl	—CH_2CH_3

Progestinas

HISTÓRICO

Progestinas

Em 1933, Corner e Allen isolaram originalmente um hormônio dos corpos lúteos de porcas, que denominaram *progestina*. No ano seguinte, vários grupos europeus isolaram independentemente o composto cristalino e, não conhecendo o nome anterior, denominaram-no *luteosterona*. Essa questão de nomenclatura foi resolvida em 1935, em Londres, em uma festa no jardim dada por Sir Henry Dale, que ajudou a persuadir todas as partes de que o nome *progesterona* era uma solução aceitável.

Dois grandes avanços superaram as dificuldades iniciais e as despesas na obtenção de progesterona de fontes animais. O primeiro foi a síntese da progesterona por Russel Marker a partir do produto vegetal diosgenina, na década de 1940, que deu origem a um produto relativamente barato e altamente purificado. O segundo foi a síntese dos compostos 19-nor, as primeiras progestinas de ação oral, no início da década de 1950, por Carl Djerassi, que sintetizou a *noretindrona* na Syntex, e por Frank Colton, que sintetizou o isômero *noretinodrel* na Searle. Esses avanços levaram ao desenvolvimento dos contraceptivos orais eficazes.

Química

Os compostos com atividades biológicas semelhantes às da progesterona são designados como progestinas, agentes progestacionais, progestágenos, progestogênios, gestágenos ou gestogênios. As progestinas (Fig. 48-5) incluem: a progesterona, hormônio de ocorrência natural; os derivados da 17α-acetoxiprogesterona da série dos pregnanos; os derivados da 19-nortestosterona da série dos estranos; e o norgestrel e outros compostos relacionados da série dos gonanos. O MPA e o *acetato de megestrol* são esteroides C21 da família dos pregnenanos, com atividade seletiva muito semelhante à da própria progesterona. O MPA e a progesterona micronizida oral são amplamente usados como estrogênios para a THM e outras situações nas quais é desejável obter um efeito progestacional seletivo. Além disso, a forma de depósito do MPA é usada como contraceptivo injetável de ação prolongada. Os derivados da 19-nortestosterona (estranos) foram desenvolvidos para uso como progestinas em contraceptivos orais e, embora sua atividade predominante seja progestacional, exibem atividades androgênicas, entre outras. Os gonanos são uma série de compostos "19-nor" que contêm uma etila em vez de uma substituição metila na posição 13. Apresentam atividade androgênica diminuída em relação aos estranos. Essas duas classes de derivados da 19-nortestosterona são os componentes progestacionais da maioria dos contraceptivos orais e de alguns injetáveis de ação prolongada. Os contraceptivos orais restantes contêm uma classe de progestinas derivadas da *espironolactona* (p. ex., *drospirenona*) que possuem propriedades antimineralocorticoides e antiandrogênicas.

As fórmulas estruturais de diversas progestinas são mostradas na Figura 48-5. Diferentemente do ER, que exige um anel A fenólico para a sua ligação de alta afinidade, o PR favorece uma estrutura de anel A Δ^4-3 em uma conformação 1β,2α invertida. Outros receptores de hormônios esteroides também ligam essa estrutura em anel A não fenólica, embora a conformação ideal seja diferente da preferida pelo PR. Assim, algumas progestinas sintéticas (especialmente os compostos 19-nor) exibem ligação limitada aos receptores de glicocorticoides, androgênios e mineralocorticoides, uma propriedade que provavelmente responde por algumas de suas atividades não progestacionais. O espectro de atividades desses compostos é altamente dependente de grupos substituintes específicos, especialmente a natureza do substituinte C17 no anel D, a presença de um grupo metila C19 e a presença de um grupo etila na posição C13.

Biossíntese e secreção

A progesterona é secretada pelo ovário, principalmente pelo corpo lúteo, durante a segunda metade do ciclo menstrual (Fig. 48-3). O LH, que atua por meio de seu receptor acoplado à proteína G, estimula a secreção de progesterona durante o ciclo normal.

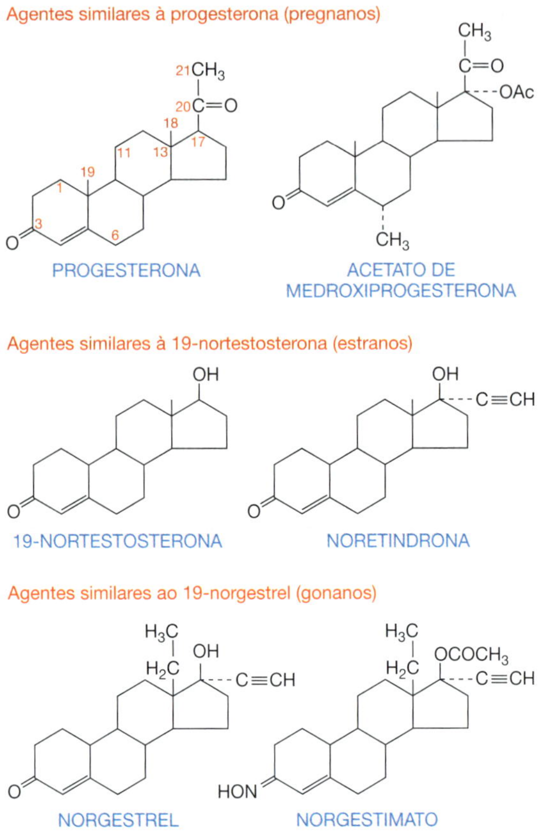

Figura 48-5 *Aspectos estruturais de várias progestinas.*

Após a fertilização, o trofoblasto secreta hCG na circulação materna, a qual então estimula o receptor de LH a sustentar o corpo lúteo e a manter a produção de progesterona. Durante o segundo ou terceiro mês de gravidez, a placenta em desenvolvimento começa a secretar estrogênio e progesterona em colaboração com as glândulas suprarrenais fetais, e daí em diante o corpo lúteo não é mais essencial à continuação da gestação. O estrogênio e a progesterona continuam a ser secretados em grandes quantidades pela placenta até a hora do parto.

Ações fisiológicas

Ações neuroendócrinas

A progesterona produzida na fase lútea do ciclo tem vários efeitos fisiológicos, incluindo diminuição da frequência dos pulsos de GnRH. Essa diminuição da frequência dos pulsos de GnRH mediada pela progesterona é decisiva para a supressão da liberação de gonadotropina e o reajuste do eixo hipotalâmico-hipofisário-gonadal para a transição da fase lútea de volta para a fase folicular. Ademais, a supressão do GnRH é o principal mecanismo de ação dos contraceptivos contendo progestinas.

Sistema genital A progesterona diminui a proliferação endometrial estimulada pelo estrogênio e provoca o desenvolvimento de um endométrio secretor (Fig. 48-3), e o declínio abrupto da progesterona no final do ciclo é o principal determinante do início da menstruação. Se a duração da fase lútea for artificialmente prolongada, seja pela manutenção da função lútea, seja pelo tratamento com progesterona, podem ser induzidas, no estroma do endométrio, alterações deciduais similares às observadas no início da gestação. Em circunstâncias normais, o estrogênio antecede e acompanha a progesterona em sua ação sobre o endométrio, sendo essencial para o desenvolvimento do padrão menstrual normal.

A progesterona também influencia as glândulas endocervicais, e a abundante secreção aquosa das estruturas estimuladas pelo estrogênio é alterada de forma a dar origem a um material viscoso e escasso. Conforme assinalado anteriormente, este e outros efeitos das progestinas diminuem a penetração do colo do útero pelos espermatozoides.

A maturação do epitélio vaginal humano induzida pelo estrogênio é modificada para a situação da gestação pela ação da progesterona, uma mudança que pode ser detectada em alterações citológicas do esfregaço vaginal. Quando se sabe que a quantidade de estrogênio que age simultaneamente é adequada, ou quando isto é assegurado pela administração de estrogênio, a resposta citológica à progestina pode ser usada para avaliar sua potência progestacional.

A progesterona é importante para a manutenção da gestação. Ela suprime a menstruação e a contratilidade uterina.

Glândula mamária O desenvolvimento da glândula mamária requer tanto estrogênio quanto progesterona. Durante a gestação e, em menor grau, durante a fase lútea do ciclo, a progesterona, agindo com o estrogênio, leva à proliferação dos ácinos da glândula mamária. No final da gestação, os ácinos enchem-se com secreções, e a vasculatura da glândula aumenta notavelmente; entretanto, a lactação somente tem início depois que os níveis de estrogênio e progesterona diminuem no parto.

Durante os ciclos menstruais normais, a atividade mitótica do epitélio da mama mantém-se muito baixa na fase folicular, para então atingir um pico na fase lútea. Esse padrão se deve à progesterona, que desencadeia um *único* ciclo de atividade mitótica no epitélio mamário. Contudo, esse efeito é transitório, e a exposição contínua ao hormônio é rapidamente seguida da parada do crescimento das células epiteliais. É importante ressaltar que a progesterona pode ser responsável pelo risco aumentado de câncer de mama associado ao uso de estrogênio e progestina em mulheres na pós-menopausa, apesar de não terem sido feitos estudos controlados só com progestina (Anderson et al., 2004; Rossouw et al., 2002).

SNC Durante o ciclo menstrual normal, pode-se observar um aumento da temperatura corporal basal de cerca de 0,6 °C na metade do ciclo, que se correlaciona com a ovulação. Esse aumento se deve à progesterona, mas o mecanismo exato desse efeito é desconhecido. A progesterona também aumenta a resposta ventilatória dos centros respiratórios ao dióxido de carbono, bem como reduz as P_{CO_2} arterial e alveolar na fase lútea do ciclo menstrual e durante a gestação. Ela também pode ter ações depressoras e hipnóticas sobre o SNC, possivelmente respondendo por relatos de sonolência após a administração do hormônio. Esse possível efeito adverso pode ser abolido com a administração das preparações de progesterona ao deitar, o que inclusive pode ajudar algumas pacientes a dormir.

Efeitos metabólicos As progestinas têm inúmeras ações metabólicas. A própria progesterona aumenta os níveis basais de insulina e a elevação da insulina que ocorre após a ingestão de carboidratos, embora normalmente não altere a tolerância à glicose. Entretanto, a administração em longo prazo de progestinas mais potentes, como o *norgestrel*, pode diminuir a tolerância à glicose. A progesterona estimula a atividade da lipoproteína-lipase e parece intensificar a deposição de gordura. Foi relatado que a progesterona e análogos, como o MPA, aumentam a LDL sem causar efeito algum ou apenas reduções modestas nos níveis séricos de HDL. Em virtude de sua atividade androgênica, as 19-norprogestinas podem ter efeitos mais pronunciados sobre os lipídeos plasmáticos.

O *acetato de medroxiprogesterona* diminui o aumento favorável da HDL causado pelos estrogênios conjugados durante a reposição hormonal na pós-menopausa, porém não afeta significativamente o efeito benéfico dos estrogênios na redução da LDL. Em contrapartida, a progesterona micronizada não afeta de modo significativo os efeitos benéficos do estrogênio sobre os perfis de HDL ou LDL (Writing Group for the PEPI Trial, 1995); um derivado da *espironolactona*, a *drospirenona*, pode ter efeitos vantajosos no sistema cardiovascular devido às suas atividades antiandrogênicas e antimineralocorticoides. A progesterona também pode diminuir os efeitos da aldosterona no túbulo renal e causar uma diminuição na reabsorção de sódio, o que pode aumentar a secreção de mineralocorticoides pelo córtex suprarrenal.

Farmacologia

Mecanismo de ação

Um único gene codifica as duas isoformas do PR, o PR-A e o PR-B. Os primeiros 164 aminoácidos *N*-terminais do PR-B estão ausentes no PR-A; isso ocorre pelo uso de dois promotores distintos, dependentes de estrogênio, no gene do PR (Giangrande e McDonnell, 1999). As razões entre as isoformas individuais variam nos tecidos reprodutores em consequência do tipo de tecido, do estado do desenvolvimento e dos níveis hormonais. O PR-A e o PR-B têm domínios de transativação FA-1 e FA-2, porém o PR-B mais longo também contém um FA-3 adicional que contribui para a sua atividade específica em relação ao promotor e à célula. Como os domínios de ligação ao ligante são idênticos nas duas isoformas do PR, não há diferença na ligação do ligante. Na ausência de ligante, o PR está presente principalmente no núcleo em um estado monomérico inativo ligado a HSP90, HSP70 e p59. Quando os receptores se ligam à progesterona, ocorre dissociação das HSP, e os receptores são fosforilados e, subsequentemente, formam dímeros (homo e heterodímeros) que se ligam com alta seletividade aos elementos de resposta da progesterona localizados nos genes-alvo (Giangrande e McDonnell, 1999). A ativação transcricional pelo PR ocorre principalmente pelo recrutamento de coativadores, como o coativador do receptor de esteroides 1 (SRC-1), NcoA-1 ou NcoA-2 (Collingwood et al., 1999). O complexo formado por receptor e coativador favorece, então, a ocorrência de mais interações com proteínas adicionais, como CBP e p300, que mediam outros processos, incluindo a atividade de histona acetilase. A acetilação da histona causa uma remodelação da cromatina que aumenta a acessibilidade das proteínas transcricionais gerais, incluindo a RNA-polimerase II, ao promotor-alvo.

As atividades biológicas do PR-A e do PR-B são distintas e dependem do gene-alvo. Na maioria das células, o PR-B medeia as atividades estimulatórias da progesterona; o PR-A inibe fortemente essa ação do PR-B e é também um inibidor transcricional de outros receptores de esteroides (McDonnell e Goldman, 1994). Os dados atuais sugerem que coativadores e correpressores interagem diferentemente com o PR-A e o PR-B (p. ex., o correpressor SMRT liga-se muito mais firmemente ao PR-A do que ao PR-B) (Giangrande et al., 2000), o que pode responder, pelo menos em parte, pelas diferentes atividades das duas isoformas. Fêmeas de camundongos nocaute para PR-A são inférteis e apresentam comprometimento da ovulação, bem como implantação e deciduação defeituosas. Vários genes uterinos parecem ser regulados exclusivamente por PR-A, incluindo a calcitonina e a anfirregulina (Mulac-Jericevic et al., 2000), e o efeito antiproliferativo da progesterona sobre o endométrio estimulado por estrogênio se perde em camundongos nocaute para o gene do PR-A. Por outro lado, estudos feitos com nocaute de genes sugerem que o PR-B é, em grande parte, responsável pela mediação dos efeitos do hormônio sobre a glândula mamária (Mulac-Jericevic et al., 2003).

Certos efeitos da progesterona, como a maior mobilização do Ca^{2+} nos espermatozoides, podem ser observados em apenas 3 minutos (Blackmore, 1999) e são, por consequência, considerados independentes de transcrição. De modo semelhante, a progesterona pode promover a maturação dos oócitos (recomeço meiótico) independentemente de transcrição (Hammes, 2004).

ADME

A progesterona sofre rápido metabolismo de primeira passagem, porém dispõe-se de preparações em altas doses (p. ex., 100-200 mg) de progesterona micronizada para uso oral. Embora a biodisponibilidade absoluta dessas preparações seja baixa (Fotherby, 1996), ainda assim podem ser obtidos níveis plasmáticos eficazes. A progesterona também está disponível em solução oleosa para injeção, como gel vaginal e para inserção vaginal na tecnologia de reprodução assistida.

Dispõe-se de ésteres, como o MPA, para administração intramuscular ou subcutânea, e o MPA e o *acetato de megestrol* podem ser usados por via oral. Os 19-noresteroides têm boa atividade oral, visto que o substituinte etinila em C17 retarda significativamente o metabolismo hepático. Há implantes e preparações de depósito de progestinas sintéticas disponíveis em muitos países para liberação durante períodos muito longos de tempo (ver seção sobre contraceptivos adiante).

No plasma, a progesterona liga-se à albumina e à globulina de ligação aos corticosteroides, mas não se liga consideravelmente a SHBG. Os compostos 19-nor, como a *noretindrona*, o *norgestrel* e o *desogestrel*, ligam-se à SHBG e à albumina, e os ésteres, como o MPA, ligam-se principalmente à albumina. A ligação total de todos esses compostos sintéticos é extensa, de 90% ou menos, mas as proteínas envolvidas são específicas para cada composto.

A $t_{1/2}$ de eliminação da progesterona é de cerca de 5 minutos. O hormônio é metabolizado principalmente no fígado a metabólitos hidroxilados e seus conjugados sulfato e glicuronídeos, que são eliminados na urina. Um importante metabólito específico da progesterona é o pregnano-3α, 20α, diol; sua mensuração na urina e no plasma é usada como um índice de secreção endógena de progesterona. As progestinas sintéticas têm $t_{1/2}$ muito mais longas (p. ex., cerca de 7 h para a *noretindrona*, 16 h para o *norgestrel*, 12 h para o *gestodeno* e 24 h para o MPA). Acredita-se que o metabolismo das progestinas sintéticas seja principalmente hepático e, em geral, a eliminação ocorra pela urina, na forma de conjugados e vários metabólitos polares.

Antiprogestinas e moduladores do receptor de progesterona

A primeira descrição de uma antiprogestina, RU 38486 (frequentemente referida como RU-486) ou *mifepristona*, surgiu em 1981; esse fármaco está disponível para interromper a gestação (Christin-Maitre et al., 2000). Em 2010, a Food and Drug Administration (FDA) aprovou o *acetato de ulipristal*, um agonista parcial do receptor de progesterona, para contracepção de emergência. As antiprogestinas também têm várias outras aplicações potenciais, incluindo o uso como contraceptivo, como indutor do trabalho de parto e no tratamento de liomiomas uterinos, endometriose, meningiomas e câncer de mama (Spitz e Chwalisz, 2000).

Mifepristona
Química

A *mifepristona* é um derivado da 19-norprogestina *noretindrona*, que contém um substituinte dimetilaminofenol na posição 11β. O fármaco compete efetivamente com a progesterona e os glicocorticoides pela sua ligação a seus respectivos receptores. A *mifepristona* é considerada um PRM, em virtude de sua atividade dependente do contexto. Outra antiprogestina amplamente estudada é a *onapristona* (ou ZK 98299), cuja estrutura se assemelha à da *mifepristona*, mas que contém uma substituinte metila na orientação 13α, em vez da 13β. Os PRM mais seletivos, como o *asoprisnil*, estão sendo estudados experimentalmente (DeManno et al., 2003).

MIFEPRISTONA

Efeitos farmacológicos

A *mifepristona* atua principalmente como um receptor antagonista competitivo de ambos os PR, embora possa ter alguma atividade agonista em determinados contextos. Por outro lado, a *onapristona* parece ser um antagonista puro da progesterona. Os complexos PR de ambos os compostos antagonizam as ações dos complexos progesterona-PR e também parecem recrutar preferencialmente correpressores (Leonhardt e Edwards, 2002).

Quando administrada no início da gestação, a *mifepristona* provoca degradação decidual por bloqueio dos PR uterinos. Isso leva ao descolamento do blastocisto, diminuindo a produção de hCG. Por consequência, ocorre um decréscimo na secreção de progesterona a partir do corpo lúteo, o que acentua ainda mais a degradação decidual. A diminuição da progesterona endógena acoplada ao bloqueio dos PR no útero aumenta os níveis uterinos de PG e sensibiliza o miométrio às suas ações contráteis. A *mifepristona* também causa amolecimento cervical, o que facilita a expulsão do blastocisto descolado.

A *mifepristona* pode retardar ou evitar a ovulação, dependendo da ocasião e do modo como é administrada. Embora os mecanismos sejam obscuros, esses efeitos se devem, em grande parte, às ações sobre o hipotálamo e a hipófise, e não sobre o ovário.

Se for administrada durante um ou mais dias na metade ou no final da fase lútea, a *mifepristona* prejudica o desenvolvimento do endométrio secretor e produz menstruação. O bloqueio do PR nessa ocasião é o equivalente farmacológico da retirada da progesterona, e normalmente ocorre sangramento dentro de alguns dias, que dura 1 a 2 semanas após o tratamento com a antiprogestina.

A *mifepristona* liga-se também aos receptores de glicocorticoides e de androgênios, exercendo ações antiglicocorticoides e antiandrogênicas. O efeito predominante em seres humanos é o bloqueio da inibição por retroalimentação exercido pelo cortisol sobre a secreção do hormônio adrenocorticotrópico pela hipófise, aumentando, assim, os níveis de corticotropina e de esteroides suprarrenais no plasma.

ADME

A *mifepristona* é ativa por via oral e tem boa biodisponibilidade. Ocorrem níveis plasmáticos máximos em algumas horas, e o fármaco é depurado lentamente, com $t_{1/2}$ plasmática de 20 a 40 horas. No plasma, a *mifepristona* liga-se à glicoproteína α₁-ácida, o que contribui para a sua $t_{1/2}$ longa. Os metabólitos são principalmente os produtos mono e di-desmetilados (acredita-se que tenham atividade farmacológica) formados por meio da CYP3A4. O fármaco sofre metabolismo hepático e circulação êntero-hepática, e os produtos do metabolismo são encontrados predominantemente nas fezes (Jang e Benet, 1997).

Usos terapêuticos

A *mifepristona*, em combinação com *misoprostol* ou outras PG, está disponível para o término da gestação em estágio inicial. Quando a *mifepristona* é usada para produzir abortamento medicamentoso, administra-se uma PG 48 horas após a antiprogestina para aumentar ainda mais as contrações do miométrio e assegurar a expulsão do blastocisto descolado. A *sulprostona* intramuscular, a *gemeprosta* intravaginal e o *misoprostol* oral já foram usados. A taxa de sucesso com esses esquemas é de mais de 90% entre mulheres com gestações de 49 dias ou menos de duração. O efeito adverso mais grave é o sangramento vaginal, que dura com mais frequência entre 8 e 17 dias e apenas raramente (0,1% das pacientes) é grave o suficiente para exigir transfusões de sangue. Um alto percentual de mulheres experimenta também dor abdominal e cólicas uterinas, náuseas, vômitos e diarreia decorrentes da PG. As mulheres submetidas a tratamento glicocorticoide crônico não devem receber *mifepristona* em virtude de sua atividade antiglicocorticoide. De fato, em virtude sua alta afinidade pelo receptor de glicocorticoides, a *mifepristona* em altas doses pode resultar em insuficiência suprarrenal, e ela foi aprovada pela FDA para o controle da produção excessiva de glicocorticoides observada na síndrome de Cushing.

Ulipristal
Química

O *ulipristal*, um derivado da 19-norprogesterona, atua como modulador seletivo dos receptores de progesterona, agindo como agonista parcial dos PR. Diferentemente da *mifepristona*, o *ulipristal* parece ser um antagonista dos glicocorticoides relativamente fraco.

Efeitos farmacológicos

Em altas doses, o *ulipristal* tem efeitos antiproliferativos no útero; entretanto, suas ações mais relevantes até o momento envolvem sua capacidade de inibir a ovulação. As ações antiovulatórias do *ulipristal* ocorrem provavelmente devido à regulação da progesterona em muitos níveis, incluindo a inibição da liberação de LH por meio do hipotálamo e da hipófise e a inibição da ruptura folicular no ovário induzida por LH.

Uma dose de 30 mg de *ulipristal* pode inibir a ovulação quando tomada em até 5 dias após a relação sexual. O *ulipristal* pode bloquear a ruptura ovariana ao mesmo tempo ou logo depois do surto de LH, confirmando que pelo menos alguns de seus efeitos são exercidos diretamente no ovário.

Usos terapêuticos

O *acetato de ulipristal* foi licenciado na União Europeia e nos Estados Unidos como contraceptivo de emergência. Estudos que compararam o *ulipristal* com o *levonorgestrel* (contraceptivo de emergência contendo apenas progesterona) demonstraram que o *ulipristal* é pelo menos tão efetivo quando tomado até 72 horas após uma relação sexual sem proteção. Além disso, o *ulipristal* permanece eficaz até 120 horas (5 dias) após a relação sexual, fazendo do *ulipristal* um contraceptivo de emergência mais versátil que o *levonorgestrel*, que não funciona bem além de 72 horas depois da relação sexual não protegida. O efeito adverso mais grave em ensaios clínicos usando o *ulipristal* tem sido cefaleia autolimitada e alguma dor abdominal.

PERSPECTIVA: POPULAÇÃO EM EXCESSO?

O incrível crescimento da população humana mundial projeta-se como um dos eventos fundamentais dos últimos dois séculos. O Velho Testamento diz "Crescei e multiplicai-vos" (Gênesis 9:1), e esse preceito foi seguido religiosamente por leitores e também por não leitores da Bíblia. Em 1798, Malthus iniciou uma grande controvérsia ao opor o ponto de vista predominante de progresso ilimitado da humanidade pela criação de dois postulados e uma conclusão. Malthus postulou "que o alimento é necessário para a existência do homem" e que a atração sexual entre mulher e homem é necessária e provavelmente irá persistir porque "em direção à extinção da paixão entre os sexos, nenhum progresso, qualquer que seja, foi até agora feito", salvo "exceções individuais". Malthus concluiu que "o poder das populações é infinitamente maior do que o poder da terra de produzir subsistência para o homem", produzindo uma "desigualdade natural" que algum dia apareceria como um "obstáculo intransponível na perfectibilidade da sociedade".

Malthus estava certo: a paixão entre os sexos persistiu, e o poder das populações é realmente muito grande, tanto que nossos números absolutos aumentaram a ponto de estarem excedendo a capacidade da terra de fornecer alimento, energia, matérias-primas e de absorver os detritos de sua carga humana. Os peixes marinhos estão sendo exterminados, as florestas e os aquíferos estão desaparecendo, e a atmosfera está acumulando o efeito estufa em consequência dos gases da combustão de combustíveis fósseis que fornecem a energia necessária para 7 bilhões de pessoas, em comparação com 1 bilhão na época de Malthus. Talvez alguma culpa possa ser depositada aos pés da ciência médica: os avanços na saúde pública e terapêutica levaram a um declínio significativo da mortalidade e a um aumento na expectativa de vida. Entretanto, a ciência médica começou também a assumir a sua parte na responsabilidade pela superpopulação e por seus efeitos adversos. Com essa finalidade, fármacos na forma de hormônios e seus análogos foram desenvolvidos para controlar a fertilidade humana.

Usos terapêuticos dos estrogênios e das progestinas

Contracepção hormonal

Tipos de contraceptivos hormonais

Contraceptivos orais em combinação Os agentes mais frequentemente usados nos Estados Unidos são os contraceptivos orais em combinação que contêm um estrogênio e uma progestina. Esses agentes estão disponíveis em uma variedade de formulações e concentrações (Tab. 48-2). Sua eficácia teórica é geralmente considerada como sendo de 99,9%. Na prática, as taxas de fracasso dos contraceptivos orais em 1 ano são ligeiramente superiores a 0,1% (Tab. 48-3). As combinações de contraceptivos orais estão disponíveis em muitas formulações. Quase todas contêm etinilestradiol como estrogênio e um derivado da 17α-alquil-19-nortestosterona como progestina. Em geral, as pílulas monofásicas, bifásicas ou trifásicas são apresentadas em embalagens de 28 dias, em que as pílulas dos últimos 7 dias contêm apenas ingredientes inertes. Para os agentes monofásicos, quantidades fixas de estrogênio e progestina estão presentes em cada pílula, que é tomada diariamente por 21 dias, seguidos por um período de 7 dias "livre de pílulas". As preparações bifásicas e trifásicas fornecem duas ou três pílulas diferentes que contêm quantidades variáveis de ingredientes ativos para serem tomadas em diferentes momentos do ciclo de 21 dias. Isso reduz a quantidade total de esteroides administrados e reproduz mais fielmente as razões entre estrogênio e progestina presentes durante o ciclo menstrual. Com essas preparações, o sangramento menstrual previsível geralmente ocorre durante o período de sete dias "sem pílulas" de cada mês. Todavia, dispõe-se atualmente de vários contraceptivos orais pelos quais a retirada da progestina é induzida apenas a cada 3 meses ou não induzida.

O teor de estrogênio das preparações atuais varia de 20 a 35 μg. A dose de progestina é mais variável por causa das diferenças de potência entre os compostos usados.

Foi comercializada uma preparação transdérmica de *levonorgestrel* e *etinilestradiol* para mulheres de idade fértil com índice de massa corporal inferior a 30 kg/m^2 para aplicação semanal na nádega, no abdome, na parte superior do tronco nas primeiras três semanas consecutivas, seguidas de uma semana sem uso de adesivo para cada ciclo de 28 dias. Utiliza-se um ciclo semelhante de 3 semanas de tratamento/1 semana sem tratamento na forma de anel intravaginal descartável contendo *etinilestradiol* e *etonogestrel* e anel intravaginal de 1 ano de duração contendo *etinilestradiol* e *acetato de segesterona*.

Contraceptivos de progestina isolada

Dispõe-se de vários agentes para contracepção com progestina isoladamente, com eficácia teórica de 99%. As preparações específicas incluem a "minipílula"; baixas doses de progestinas (p. ex., 350 μg de *noretindrona*) tomadas diariamente sem interrupção; implantes subdérmicos de 68 mg de etonogestrel para contracepção de três anos de duração; e suspensões cristalinas de MPA para injeção de 104 mg (SC) ou 150 mg (IM) do fármaco.

Dispositivos intrauterinos Nos Estados Unidos, dispõe-se de três doses de SIU de liberação de *levonorgestrel*. O LNg20 contém 52 mg de *levonorgestrel* (LNg), que é liberado inicialmente em uma velocidade de 20 μg/dia, com declínio gradual para 10 a 14 μg/dia depois de 5 anos. Dispõe-se de um SIU de LNg menor para mulheres com cavidade uterina pequena ou estenose cervical, podendo resultar em menos dor no momento de sua inserção. O LNg14 contém 13,5 mg de *levonorgestrel*, que é inicialmente em uma velocidade de 14 μg/dia, com declínio para 5 μg/dia para depois de três anos. Um terceiro dispositivo, também menor, singular contém 19,5 mg de *levonorgestrel* e, de modo semelhante, tem duração de três anos. Nos Estados Unidos, dispõe-se também de um DIU de cobre, TCu380A, que contém 380 mm^2 de cobre e está aprovado para uso por 10 anos. O TCu380A pode ser preferido a um SIU LNg em mulheres que desejam uma contracepção em longo prazo e querem evitar hormônios exógenos e efeitos adversos hormonais; esse DIU também pode ser usado como contraceptivo de emergência.

Mecanismo de ação

Contraceptivos orais em combinação Os contraceptivos orais em combinação atuam impedindo a ovulação. Mensurações diretas dos hormônios plasmáticos indicam que os níveis de LH e FSH estão suprimidos, que o surto de LH encontra-se ausente na metade do ciclo, que os níveis de esteroides endógenos se mostram diminuídos e que a ovulação não ocorre. Embora seja possível demonstrar que qualquer um dos componentes isolados pode, em certas situações, exercer esses efeitos, a combinação reduz de forma sinérgica os níveis plasmáticos de gonadotropina e suprime a ovulação de modo muito mais consistente.

CONTRACEPÇÃO HORMONAL: BREVE HISTÓRICO

No começo do século XX, alguns cientistas europeus, incluindo Beard, Prenant e Loeb, desenvolveram o conceito de que as secreções do corpo lúteo suprimiam a ovulação durante a gravidez. Então, em 1927, o fisiologista austríaco Haberlandt produziu esterilidade temporária em fêmeas de roedores, alimentando-as com extratos de ovário e placenta – um claro exemplo de contraceptivo oral. Em 1937, Makepeace e colaboradores demonstraram que a progesterona pura bloqueava a ovulação em coelhas, e em 1939 Astwood e Fevold encontraram efeitos similares em ratas.

TABELA 48-2 ■ FORMULAÇÕES DE CONTRACEPTIVOS ORAIS REPRESENTATIVOS

PRODUTO	FORMULAÇÃO	
COMBINAÇÃO[a] MONOFÁSICA	**ESTROGÊNIO (µg)**	**PROGESTINA (MG)**
Etinilestradiol/desogestrel	25	0,15
Etinilestradiol/drospirenona (formulação com e sem 28 comprimidos contendo 0,451 mg de levomefolato de cálcio)	30	3
Etinilestradiol/levonorgestrel (formulação com e sem 28 comprimidos contendo 36,5 mg de bisglicinato ferroso)	20	0,1
Etinilestradiol/levonorgestrel	30	0,15
Etinilestradiol/levonorgestrel (21 comprimidos contendo também 75 mg de fumerato ferroso)	30	0,3
Etinilestradiol/norgestrel	30	0,3
Etinilestradiol/noretindrona	20[b]	1
	30[b]	1,5
	35[c]	0,4
	35	0,5
	35	1
Etinilestradiol/norgestimato	35	0,25
	35	0,215
	25	0,215
	25	0,25
COMBINAÇÃO BIFÁSICA	**ESTROGÊNIO (µg)**	**PROGESTINA (MG)**
Etinilestradiol/desogestrel (nota: as embalagens de 28 dias contém 2 pílulas inertes que são tomadas nos dias 22 e 23)	20	0,15 (21 comp.)
	10	0 (5 comp.)
Etinilestradiol/acetato de noretindrona, as embalagens de 28 dias apersentam 2 comprimidos contendo 75 mg de fumarato ferroso	10	1 (24 comp.)
	10	0 (2 comp.)
COMBINAÇÃO TRIFÁSICA	**ESTROGÊNIO (µg)**	**PROGESTINA (MG)**
Etinilestradiol/desogestrel	25	0,1 (7 comp.)
	25	0,125 (7 comp.)
	25	0,15 (7 comp.)
Etinilestradiol/levonorgestrel	20	1 (7 comp.)
	30	1 (7 comp.)
	35	1 (7 comp.)
Etinilestradiol/noretindrona	35	0,5 (7 comp.)
	35	0,75 (7 comp.)
	35	1 (7 comp.)
Etinilestradiol/noretindrona	35	0,5 (7 comp.)
	35	1 (9 comp.)
	35	0,5 (5 comp.)
Etinilestradiol/noretindrona	20	1 (7 comp.)
	30	1 (7 comp.)
	35	1 (7 comp.)
COMBINAÇÃO ESTROFÁSICA	**ESTROGÊNIO (µg)**	**PROGESTINA (MG)**
Etinilestradiol/noretindrona	20	1 (5 comp.)
	30	1 (7 comp.)
	35	1 (9 comp.)
COMBINAÇÃO DE CICLO AMPLIADO	**ESTROGÊNIO (µg)**	**PROGESTINA (MG)**
Etinilestradiol/drospirenona (formulação com e sem 28 comprimidos contendo 0,451 mg de levomefolato de cálcio)	20	3 (24 comp.)
Etinilestradiol/levonorgestrel	30	0,15 (84 comp.)
	10	0 (7 comp.)
Etinilestradiol/levonorgestrel	20	0,1 (84 comp.)
	10	0 (7 comp.)

(continua)

TABELA 48-2 ■ FORMULAÇÕES DE CONTRACEPTIVOS ORAIS REPRESENTATIVOS (*CONTINUAÇÃO*)

PRODUTO	FORMULAÇÃO	
COMBINAÇÃO DE CICLO AMPLIADO (*continuação*)	**ESTROGÊNIO (μg)**	**PROGESTINA (MG)**
Etinilestradiol/levonorgestrel	20	0,15 (42 comp.)
	25	0,15 (21 comp.)
	30	15 (21 comp.)
	10	0 (7 comp.)
Etinilestradiol/noretindrona, com embalagem adicional de 4 comprimidos contendo 75 mg de fumarato ferroso (dispõe-se também da formulação 20/1 como comprimidos mastigáveis e cápsulas de gelatina mole)	25	0,8 (24 comp.)
	20	1 (24 comp.)
Estetrol/drospirenona (combinação aprovada pela FDA em 15 de abril de 2021)	14,2 mg	3 (24 comp.)
PROGESTINA ISOLADA	**ESTROGÊNIO (μg)**	**PROGESTINA (MG)**
Drospirenona	–	4 (24 comp. embalados com 4 comp. inativos)

A menos que outro padrão seja indicado, os produtos são comercializados com 21 pílulas ativas (contendo hormônio) e 7 comprimidos do tipo placebo. Para as formulações que diferem desse padrão (p. ex., pílulas multifásicas, formulações para ciclo ampliado), o número de comprimidos e as concentrações de cada pílula são indicados. Algumas formulações também contêm ferro para diminuir o risco de anemia ferropriva e não estão relacionadas separadamente aqui.
[a]As formulações de combinação contêm tanto estrogênio quanto progestina.
[b]Embalagem com e sem sete comprimidos contendo 75 mg de fumarato ferroso.
[c]Disponível na forma de comprimidos mastigáveis.

Na década de 1950, Pincus, Garcia e Rock verificaram que a progesterona e as 19-norprogestinas impediam a ovulação em mulheres. Ironicamente, esse achado resultou de suas tentativas de tratar a infertilidade com combinações de estrogênio-progestina. Os achados iniciais mostraram que o tratamento bloqueava com eficácia a ovulação na maior parte das mulheres. Entretanto, as preocupações com o câncer e outros possíveis efeitos adversos do estrogênio utilizado (isto é, *dietilestilbestrol*) levaram ao emprego de uma progestina isolada em seus estudos. O *noretinodrel* foi um dos compostos usados, e os lotes iniciais desse composto eram contaminados com uma pequena quantidade de *mestranol*. Quando o *mestranol* foi removido, notou-se que o tratamento com *noretinodrel* isolado levava a um maior sangramento de escape e à inibição da ovulação menos consistente. Dessa forma, o *mestranol* foi reincorporado à preparação, tendo sido esta combinação empregada no primeiro ensaio clínico em larga escala de contraceptivos orais em combinação.

Na década de 1950, estudos clínicos realizados em Porto Rico e no Haiti estabeleceram o quase completo sucesso contraceptivo da combinação *noretinodrel-mestranol*. No início de 1961, o Enovid (*noretinodrel* com *mestranol*; não mais comercializado nos Estados Unidos) foi a primeira "pílula" aprovada pela FDA para uso como agente contraceptivo nos Estados Unidos. A isto seguiu-se, em 1962, a aprovação do Ortho-Novum (*noretindrona* com *mestranol*). Por volta de 1966, já havia inúmeras preparações utilizando *mestranol* ou *etinilestradiol* associados a uma 19-norprogestina. Na década de 1960, foram desenvolvidas e introduzidas a minipílula de progestina isolada e as preparações injetáveis de longa ação.

Milhões de mulheres começaram a usar contraceptivos orais, e frequentes relatos de efeitos adversos começaram a aparecer na década de 1970. O reconhecimento de que esses efeitos adversos eram dependentes da dose, bem como a compreensão de que os estrogênios e as progestinas inibiam de modo sinérgico a ovulação, levaram à redução das doses e ao desenvolvimento dos chamados contraceptivos de baixa dose ou de segunda geração. O crescente uso de preparações bifásicas e trifásicas ao longo da década de 1980 reduziu ainda mais as doses dos esteroides; pode ser que as doses atualmente usadas sejam as menores capazes de fornecer contracepção confiável. Na década de 1990, os contraceptivos orais de "terceira geração", contendo progestinas com atividade androgênica reduzida (p. ex., *norgestimato* e *desogestrel*), tornaram-se disponíveis nos Estados Unidos após terem sido usados na Europa. Atualmente, dispõe-se de uma variedade de formulações contraceptivas, incluindo pílulas, injeções, adesivos transdérmicos, implantes subdérmicos, anéis vaginais e DIU que liberam hormônios.

TABELA 48-3 ■ TAXA DE FALHA EM 1 ANO COM VÁRIAS FORMAS DE CONTRACEPÇÃO

MÉTODO DE CONTROLE	FALHA (%) (*Uso perfeito*)	TAXA (%) (*Uso típico*)
Pílulas contraceptivas orais em combinação	0,3	8
Minipílula somente com progestina	0,5	8
Depo-Provera	0,3	3
Dispositivo intrauterino à base de cobre	0,6	0,8
Dispositivo intrauterino com progestina	0,2	0,2
Implanon	0,05	0,05
Ortho Evra	0,3	8
NuvaRing	0,3	8
Preservativos/diafragmas	2	15
Espermicidas	18	9
Ligação tubária	0,5	0,5
Vasectomia	0,1	0,15
Nenhum	85	85

Tendo em vista as múltiplas ações dos estrogênios e das progestinas sobre o eixo hipotalâmico-hipofisário-ovariano durante o ciclo menstrual, vários efeitos provavelmente contribuem para o bloqueio da ovulação.

As ações hipotalâmicas dos esteroides têm importante papel no mecanismo de ação dos contraceptivos orais. A progesterona diminui a frequência dos pulsos de GnRH. Como uma frequência adequada de pulsos de LH é essencial à ovulação, esse efeito da progesterona provavelmente desempenha um importante papel na ação contraceptiva desses agentes.

É provável, assim, que os efeitos hipofisários múltiplos do estrogênio e da progestina contribuam para a ação contraceptiva oral. Parece plausível que os contraceptivos orais diminuam a sensibilidade da hipófise ao GnRH. Os estrogênios também suprimem a liberação de FSH a partir da hipófise durante a fase folicular do ciclo menstrual, e esse efeito provavelmente contribui para a ausência de desenvolvimento folicular nas usuárias de contraceptivos orais. O componente progestina também pode inibir o surto de LH induzido por estrogênio na metade do ciclo. Outros efeitos podem contribuir, em menor extensão, para a extraordinária eficácia dos contraceptivos orais. O trânsito dos espermatozoides, do óvulo e do ovo fertilizado é importante para determinar a gestação, e os esteroides provavelmente afetam o transporte na tuba uterina. No colo do útero, os efeitos da progestina também podem resultar em um muco espesso e viscoso, de forma a reduzir a penetração dos espermatozoides; no endométrio, contribuem para produzir um estado não receptivo à implantação. Entretanto, é difícil avaliar quantitativamente as contribuições desses efeitos, devido ao bloqueio da ovulação pelos fármacos.

Contraceptivos de progestina isolada As pílulas com progestina isolada e os implantes de *levonorgestrel* são altamente eficazes, mas bloqueiam a ovulação em apenas 60 a 80% dos ciclos. Acredita-se que sua eficácia se deva, em grande parte, ao espessamento do muco cervical, que diminui a penetração dos espermatozoides, e às alterações endometriais, que comprometem a implantação; tais efeitos locais respondem pela eficácia dos DIU que liberam progestinas. Acredita-se que as injeções de depósito de MPA exerçam efeitos similares, mas elas também dão origem a níveis do fármaco altos o suficiente para impedir a ovulação em quase todas as pacientes, presumivelmente pelo decréscimo da frequência dos pulsos de GnRH.

Dispositivos intrauterinos Enquanto o benefício do SIU LNg como contraceptivo é atribuído aos efeitos mediados pela progestina sobre o espessamento do muco cervical e as alterações endometriais, o mecanismo contraceptivo do DIU de cobre está relacionado com uma reação inflamatória dentro do endométrio, que prejudica a viabilidade e a motilidade dos espermatozoides e a fertilização.

Efeitos adversos

Contraceptivos orais em combinação Os efeitos adversos dos contraceptivos hormonais iniciais podem ser classificados em várias categorias: efeitos cardiovasculares, incluindo hipertensão, infarto do miocárdio, AVC hemorrágico ou isquêmico, trombose venosa e embolismo; cânceres de mama, hepatocelulares e cervicais; e vários efeitos endócrinos e metabólicos. O consenso atual é o de que, em mulheres sem fatores de risco predisponentes, as preparações de baixas doses acarretam riscos mínimos para a saúde, sobre a qual exercem também muitos efeitos benéficos (Burkman et al., 2004).

Efeitos cardiovasculares A questão dos efeitos adversos cardiovasculares foi reexaminada em relação aos contraceptivos orais de doses baixas (Burkman et al., 2004). Para as não fumantes sem outros fatores de risco, como hipertensão ou diabetes, não há aumento significativo no risco de infarto do miocárdio ou de AVC. Verifica-se um aumento de 28% no risco relativo de tromboembolismo venoso, mas o aumento absoluto estimado é muito pequeno, pois a incidência desses eventos em mulheres sem outros fatores predisponentes é baixa (mais ou menos a metade da associada ao risco de tromboembolismo venoso na gestação). Não obstante, o risco é significativamente maior em mulheres que fumam ou têm outros fatores que predispõem à trombogênese ou ao tromboembolismo (Castelli, 1999). Estudos epidemiológicos pós-comercialização indicaram que as mulheres que usam contraceptivos transdérmicos apresentam uma exposição ao estrogênio mais alta do que o esperado e correm maior risco de desenvolvimento de tromboembolismo venoso. Os primeiros contraceptivos orais em combinação de doses altas causaram hipertensão em 4 a 5% das mulheres normotensas e aumentaram a pressão arterial em 10 a 15% daquelas com hipertensão preexistente. Essa incidência é muito mais baixa com as novas preparações em baixas doses, e a maior parte das alterações da pressão arterial descritas é insignificante. Os estrogênios aumentam os níveis séricos de HDL e diminuem os de LDL, enquanto as progestinas tendem a exibir o efeito oposto. Estudos recentes com várias preparações em baixa dose não encontraram alterações significativas no colesterol sérico total ou nos perfis das lipoproteínas, embora já tenham sido descritos leves aumentos nos triglicerídeos.

Câncer Tendo em vista os efeitos estrogênicos promotores de crescimento, houve sempre a preocupação de que os contraceptivos orais pudessem aumentar a incidência de cânceres endometrial, de colo do útero, de ovário, de mama e outros. Essas preocupações foram ainda mais acentuadas no final da década de 1960 por relatos de alterações endometriais causadas pelos contraceptivos orais sequenciais, desde então removidos do mercado nos Estados Unidos. Entretanto, ficou agora claro que *não* existe uma ampla associação entre o uso de contraceptivos orais e o câncer (Burkman et al., 2004; Westhoff, 1999).

Evidências epidemiológicas recentes sugerem que o uso de contraceptivos orais combinados pode aumentar em cerca de duas vezes o risco de câncer de colo do útero, mas apenas em usuárias em longo prazo (> 5 anos) com infecção persistente pelo papilomavírus humano (Moodley, 2004).

Houve relatos de aumento na incidência de adenoma hepático e carcinoma hepatocelular em usuárias de contraceptivos orais. As estimativas atuais indicam que há aproximadamente uma duplicação do risco de câncer hepático após 4 a 8 anos de uso. Entretanto, esses cânceres são raros, e os aumentos absolutos pequenos.

As principais preocupações atuais acerca dos efeitos carcinogênicos dos contraceptivos orais convergem para o câncer de mama. O risco de câncer de mama em mulheres em idade fértil é muito baixo, e as usuárias atuais de contraceptivos orais nesse grupo têm apenas um aumento muito pequeno do risco relativo, de 1,1 a 1,2, dependendo de outras variáveis. Esse pequeno aumento não é substancialmente afetado pela duração do uso, pela dose ou pelo tipo do componente, nem pela ocasião do primeiro uso nem pela paridade. Após 10 anos da interrupção do uso, não há mais diferença na incidência de câncer de mama entre as antigas usuárias e as que nunca usaram contraceptivos. Além disso, os cânceres de mama diagnosticados em mulheres que já usaram contraceptivos orais têm maior possibilidade de serem localizados na mama (ou seja, é menos provável que tenham se disseminado para outros locais) e, portanto, são de tratamento mais fácil (Westhoff, 1999).

Os contraceptivos orais em combinação diminuem a incidência de câncer endometrial em 50%, um efeito que perdura por 15 anos após a interrupção das pílulas. Supõe-se que isso se deva à inclusão, durante todo o ciclo de 21 dias de administração, de uma progestina que se opõe à proliferação induzida pelo estrogênio. Esses agentes também diminuem a incidência de câncer de ovário. Há dados cumulativos sugerindo que o uso de contraceptivos orais diminui o risco de câncer colorretal (Fernandez et al., 2001).

Efeitos metabólicos e endócrinos Os efeitos dos esteroides sexuais sobre o metabolismo da glicose e a sensibilidade à insulina são complexos (Godsland, 1996), podendo variar entre agentes da mesma classe (p. ex., as 19-norprogestinas). Os estudos iniciais com contraceptivos orais de altas doses geralmente relataram um comprometimento da tolerância à glicose; esses efeitos diminuíram à medida que as doses de esteroides foram reduzidas, e os contraceptivos em combinação atuais de baixas doses podem até melhorar a sensibilidade à insulina. De modo semelhante, as altas doses de progestinas nos contraceptivos orais iniciais elevavam a LDL e reduziam os níveis de HDL, mas as preparações modernas com baixas doses não resultam em perfis desfavoráveis dos lipídeos (Sherif, 1999). Houve também relatos periódicos de que os contraceptivos orais aumentavam a incidência de doença da vesícula biliar, mas esses efeitos parecem ser fracos e limitados às usuárias atuais ou de muito longo prazo (Burkman et al., 2004).

O componente estrogênico dos contraceptivos orais pode aumentar a síntese hepática de um certo número de proteínas séricas, incluindo as que ligam os hormônios da tireoide, os glicocorticoides e os esteroides sexuais. Embora o mecanismo de retroalimentação fisiológica geralmente ajuste a síntese hormonal para manter níveis normais de hormônio "livre", essas alterações podem afetar a interpretação das provas de função endócrina que medem níveis de hormônio plasmático *total* e tornar necessário o ajuste das doses em pacientes submetidas à reposição de hormônio tireoidiano.

O *etinilestradiol* presente nos contraceptivos orais parece causar um aumento dependente da dose em vários fatores séricos que aumentam a coagulação. Entretanto, em mulheres saudáveis que não fumam, há também um aumento na atividade fibrinolítica, que exerce um efeito contrário, de modo que, globalmente, verifica-se um efeito mínimo sobre o equilíbrio hemostático. Esse efeito compensatório está diminuído nas fumantes (Fruzzetti, 1999).

Outros efeitos Ocorrem náuseas, edema e cefaleia em algumas mulheres, e, em uma fração menor delas, enxaquecas mais graves podem ser precipitadas pelo uso de contraceptivos orais. Algumas pacientes podem experimentar sangramento de escape durante o ciclo de 21 dias, quando as pílulas ativas estão sendo tomadas. O sangramento de retirada pode não ocorrer em uma pequena parte das mulheres durante os sete dias do período "sem pílula", causando, assim, alguma confusão acerca de uma possível gestação. Acredita-se que a acne e o hirsutismo sejam mediados pela atividade androgênica das 19-norprogestinas.

Contraceptivos de progestina isolada Episódios de pequenos sangramentos irregulares e imprevisíveis, bem como sangramento de escape, constituem o efeito adverso mais frequentemente encontrado e são a principal razão pela qual as mulheres interrompem o uso dos três tipos de contraceptivos de progestina isolada. Com o tempo, a incidência desses episódios de sangramento diminui.

Não há evidências indicando que as minipílulas de progestina isolada possam aumentar os eventos tromboembólicos, que se acredita estejam relacionados com o componente estrogênico das preparações em combinação. Entretanto, a acne pode ser um problema por causa da atividade androgênica das preparações contendo *noretindrona*. Essas preparações podem ser atraentes para as mães que amamentam, pois, diferentemente dos produtos contendo estrogênios, não diminuem a lactação.

A cefaleia constitui o efeito adverso mais relatado do MPA de depósito. Alterações do humor e ganho de peso também já foram descritos, mas não há estudos clínicos controlados sobre esses efeitos. Muitos estudos constataram diminuições nos níveis de HDL e aumento dos níveis de LDL, e houve vários relatos de redução da densidade óssea. Esses efeitos podem decorrer da redução dos estrogênios endógenos, pois o MPA de depósito é particularmente eficaz em diminuir os níveis de gonadotropinas. Devido ao tempo necessário para eliminar o fármaco por completo, o efeito contraceptivo desse agente pode persistir por 6 a 12 meses após a última injeção.

As medicações contendo apenas progesterona têm sido associadas a uma redução da densidade mineral óssea, conforme assinalado por uma advertência em tarja preta no produto. Adolescentes e mulheres jovens que não alcançaram densidade óssea máxima podem estar particularmente em risco, embora os dados sugiram que a densidade óssea retorna rapidamente aos níveis de pré-tratamento após a descontinuação do fármaco.

Os implantes de *etonogestrel*, um dos contraceptivos mais efetivos disponíveis, podem estar associados a reações locais no implante e a alterações no padrão de sangramento menstrual, porém não induzem perda óssea significativa.

Dispositivos intrauterinos Os dispositivos intrauterinos geralmente são bem tolerados, embora possam ocorrer complicações relacionadas com o seu uso, bem como efeitos adversos associados à progestina. A expulsão do dispositivo é maior no primeiro ano e foi relatada em 3 a 6% das mulheres com LNg20 e em 3,2% das mulheres com LNg14. A posição incorreta do dispositivo, estendendo-se no miométrio ou no canal endocervical, é observada em 10% das mulheres e está associada à colocação difícil, à distorção uterina e à obesidade. Em casos de posicionamento incorreto sintomático (p. ex., dor ou sangramento pós-inserção que se estende por mais de 3 meses), com deslocamento do dispositivo através da serosa uterina ou visível no canal cervical, o dispositivo deve ser retirado ou recolocado. Nem todos os dispositivos de posicionamento incorreto precisam ser retirados, visto que essa situação é frequentemente assintomática e não compromete a eficácia contraceptiva do dispositivo.

A ocorrência de perfuração uterina por ocasião da inserção do DIU constitui uma complicação em cerca de 1 em cada 1.000 inserções. Os sintomas de perfuração podem consistir em dor pélvica e sangramento, embora as perfurações sejam frequentemente assintomáticas. A retirada cirúrgica do DIU que provocou perfuração é preferida para minimizar as complicações graves relacionadas com aderências ou perfuração no intestino, na bexiga ou nos vasos sanguíneos.

A doença inflamatória pélvica é rara por ocasião da inserção (1-10 em 1.000 mulheres que realizam a inserção) e depois (1,4 em 1.000 mulheres após a inserção). Em geral, as infecções por ocasião da inserção ou dentro de um mês estão relacionadas a novas infecções sexualmente transmitidas. O LNg20 está associado a menor risco de doença inflamatória pélvica, devido ao espessamento do muco cervical. Pode-se tentar a antibioticoterapia oral, e as infecções que se agravam devem ser tratadas com antibióticos intravenosos e retirada do DIU.

Raramente, ocorrem gestações ectópicas e intrauterinas com um DIU *in situ*. As gestações intrauterinas com DIU *in situ* correm risco aumentado de resultados adversos da gestação se o dispositivo for mantido no local ou retirado. A decisão quanto à permanência do DIU no local ou a sua retirada em caso de gravidez deve ser individualizada, com base na história obstétrica da mulher, no trimestre em que é diagnosticada e na dificuldade prevista de retirada do dispositivo.

Enquanto as complicações relacionadas com o dispositivo são infrequentes, os efeitos adversos associados à progestina são comuns. Observa-se comumente a ocorrência de sangramento irregular nos primeiros 3 a 6 meses após a inserção e amenorreia dentro de um ano após a inserção. Queixas de efeitos adversos como hirsutismo, acne, alteração do peso corporal, náuseas, cefaleia, alterações do humor e hipersensibilidade das mamas estão relacionadas com os efeitos sistêmicos do *levonorgestrel* e constituem o motivo mais comum de suspensão (~12% das mulheres com LNg20). O DIU de cobre pode constituir uma alternativa para mulheres que suspendem o SIU LNg devido aos efeitos adversos hormonais; todavia, o seu uso está associado a sangramento intermenstrual e aumento de volume do sangramento.

Contraindicações

Os contraceptivos orais modernos são geralmente considerados seguros para a maioria das mulheres saudáveis; *entretanto, esses agentes podem contribuir para a incidência e a gravidade de doenças cardiovasculares, tromboembólicas ou malignas, particularmente se outros fatores de risco estiverem presentes*. As contraindicações para o uso de contraceptivos orais em combinação são as seguintes: presença ou história de doença tromboembólica, doença vascular encefálica, infarto do miocárdio, doença arterial coronariana ou hiperlipidemia congênita; carcinoma de mama diagnosticado ou suspeitado, carcinoma do sistema genital feminino; sangramento vaginal anormal não diagnosticado; gravidez conhecida ou suspeitada; e tumores hepáticos anteriores ou presentes ou comprometimento da função hepática. *O risco de efeitos adversos cardiovasculares graves é particularmente acentuado em mulheres com mais de 35 anos de idade que são fumantes pesadas*, e até mesmo contraceptivos orais de baixa dose estão contraindicados para essas pacientes.

Outras contraindicações relativas incluem enxaqueca, hipertensão, diabetes melito, icterícia obstrutiva da gestação ou uso prévio de contraceptivos orais e doença da vesícula biliar. Se houver uma cirurgia eletiva planejada, muitos médicos recomendam a interrupção dos contraceptivos orais por várias semanas a um mês, para minimizar a possibilidade de tromboembolismo pós-cirúrgico.

Os contraceptivos de progestina isolada estão contraindicados na presença de sangramento vaginal sem diagnóstico, doença hepática benigna ou maligna e câncer de mama conhecido ou suspeitado.

Os critérios de elegibilidade médica dos Centers for Disease Control and Prevention dos Estados Unidos incluem todos os DIU contendo progestina na categoria 2 para história de tromboembolismo venoso, o que significa uma condição para a qual as vantagens do uso do método geralmente superam os riscos. As contraindicações para o uso de DIU incluem distorção uterina grave, infecção pélvica ativa e sangramento uterino anormal inexplicável. Deve-se evitar o uso de DIU de cobre em mulheres com doença de Wilson ou com alergia ao cobre.

Benefícios não contraceptivos para a saúde

Os contraceptivos orais reduzem significativamente a incidência de cânceres de ovário e endométrio em seis meses de uso, e a incidência diminui em 50% depois de 2 anos de uso. As injeções de MPA de depósito também reduzem muito substancialmente a incidência de câncer uterino. Além disso, o efeito protetor persiste por até 15 anos após a interrupção do uso dos contraceptivos orais. Esses agentes também diminuem a incidência de cistos de ovário e de doença fibrocística benigna da mama.

Para muitas mulheres, os contraceptivos orais trazem muitos benefícios relacionados com a menstruação, incluindo menstruação mais regular, menor perda de sangue menstrual e menos anemia ferropriva, e diminuição da frequência da dismenorreia. Há também uma redução na incidência de doença inflamatória pélvica e gravidez ectópica, e pode-se obter uma melhora da endometriose. Algumas mulheres também obtêm esses benefícios com contraceptivos de progestina isolada. Há sugestões de que o MPA possa melhorar os parâmetros hematológicos em mulheres com doença falciforme (Cullins, 1996).

Os DIU, como o LNg20, diminuem a dismenorreia e a perda de sangue menstrual. Um ano após a sua inserção, 30 a 40% das mulheres apresentam amenorreia. O LNg20 também pode ser usado na prevenção e no tratamento da hiperplasia endometrial, embora seja necessária uma monitoração rigorosa devido à ocorrência de adenocarcinoma endometrial em usuárias de LNg20. Enquanto o LNg14 mostra-se efetivo na prevenção da gravidez, dispõe-se de menos dados sobre os benefícios não contraceptivos do LNg14. Mesmo sem considerar os benefícios adicionais desses agentes para a saúde, a regulação da fertilidade pelos contraceptivos é substancialmente mais segura do que a gravidez ou o parto na maioria das mulheres.

Contracepção de emergência

A contracepção pós-coito (ou de emergência) está indicada para uso em casos de falha mecânica de dispositivos de barreira ou em circunstâncias de relação sexual sem proteção (Cheng et al., 2008). Por ser menos eficaz do que os esquemas-padrões de contraceptivos orais, ela não é indicada como método regular de contracepção. Os mecanismos de ação dos contraceptivos pós-coito não são completamente compreendidos, mas sua eficácia, na realidade, não pode ser explicada exclusivamente pela inibição da ovulação. Outros mecanismos possíveis de ação incluem efeitos sobre a função e a sobrevida dos gametas e sobre a implantação. Tais agentes não interferem em gestações estabelecidas.

Tanto o DIU à base de cobre quanto o DIU com 52 mg de *levonorgestrel* são mais efetivos do que os agentes contraceptivos orais de emergência e podem proporcionar uma prevenção contínua da gravidez (Turok et al., 2021). O DIU à base de cobre ou o DIU contendo 52 mg de *levonorgestrel* podem ser inseridos nos primeiros 5 dias após uma relação sexual não protegida depois de um teste de gravidez negativo.

Os PRM seletivos, como o *ulipristal*, foram aprovados como contraceptivos de emergência e são efetivos por até 120 horas após uma relação sexual sem proteção. A *mifepristona* em doses orais que variam de 10 a 50 mg, quando tomada dentro de 5 dias após uma relação sexual sem proteção, também pode ser utilizada, porém não está aprovada pela FDA.

A pílula do dia seguinte, que consiste em um único comprimido de 1,5 mg de *levonorgestrel*, pode ser tomada como contracepção de emergência nas primeiras 72 horas após uma relação sexual sem proteção. Dispõe-se de formas genéricas de venda livre.

Interrupção da gravidez

Se a contracepção não for usada ou falhar, agentes como a *mifepristona* (RU-486) ou o *metotrexato* (50 mg/m² por via intramuscular ou oral) podem ser usados para interromper uma gravidez indesejada em locais fora de centros cirúrgicos. Em seguida, administra-se uma PG para estimular as contrações uterinas e expelir o concepto desprendido; nos Estados Unidos, as PG usadas incluem a *dinoprostona* (PGE$_2$), administrada por via vaginal, ou o análogo da PGE$_1$, o *misoprostol*, administrado por via oral ou vaginal. As PG usadas em outros países incluem o análogo da PGE$_2$, a *sulprostona*, e o análogo da PGE$_1$, a *gemeprosta*.

A *mifepristona* (600 mg) está aprovada pela FDA para interrupção da gestação dentro de 49 dias após o início do último período menstrual da mulher. O análogo sintético da PGE$_1$, o *misoprostol* (400 μg), é administrado por via oral 48 horas depois; a administração vaginal é no mínimo igualmente eficaz, porém não está aprovada pela FDA. O aborto completo com o emprego desse procedimento excede 90%; quando há falha na interrupção da gestação ou o aborto não é concluído satisfatoriamente, a intervenção cirúrgica se faz necessária. Outros esquemas publicados incluem doses mais baixas de *mifepristona* (200 ou 400 mg) e intervalos de tempo diferentes entre a *mifepristona* e o *misoprostol*. Por fim, doses repetidas de *misoprostol* isoladamente (p. ex., 800 μg por via vaginal ou sublingual a cada 3 h ou a cada 12 h para três doses) também foram eficazes em circunstâncias nas quais a *mifepristona* estava indisponível. Ocorre sangramento vaginal após a interrupção de uma gestação, que em geral persiste por 1 a 2 semanas, mas raramente (em 0,1% das pacientes) é grave o bastante para necessitar de transfusão de sangue. Uma alta porcentagem de mulheres também se queixa de dores abdominais e cólicas uterinas, náuseas, vômitos e diarreia secundária à PG. Isquemia e infarto do miocárdio foram relatados em associação à *sulprostona* e à *gemeprosta*.

Como a *mifepristona* implica risco de infecções e sangramentos graves e às vezes fatais após seu uso para aborto clínico, uma tarja preta de advertência foi acrescentada à embalagem do produto. Pode ocorrer choque séptico fulminante associado a infecções por *Clostridium sordellii*, que é atribuível aos efeitos combinados de infecção uterina e inibição da ação de glicocorticoides pela *mifepristona* (Cohen et al., 2007). As pacientes que desenvolvem sinais e sintomas de infecção, especialmente leucocitose acentuada, mesmo na ausência de febre, devem ser tratadas energicamente com antibióticos eficazes contra microrganismos anaeróbios, como *C. sordellii* (p. ex., *penicilina*, *ampicilina*, um macrolídeo, *clindamicina*, uma tetraciclina ou *metronidazol*).

Indução da maturação sexual

Tratamento com estrogênio na falha do desenvolvimento ovariano

Em várias condições (p. ex., síndrome de Turner), os ovários não se desenvolvem e a puberdade não ocorre. O tratamento com estrogênio no momento apropriado reproduz os eventos da puberdade, e os androgênios (ver Cap. 49) e/ou hormônio do crescimento (ver Cap. 46) podem ser empregados concomitantemente para promover o crescimento normal. Embora os estrogênios e os androgênios promovam o crescimento ósseo, eles também aceleram a fusão das epífises, de modo que o seu uso prematuro pode resultar em menor altura final.

Os tipos de estrogênios usados e os esquemas de tratamento podem variar, dependendo da preferência do país ou do indivíduo. Os exemplos incluem estrogênios conjugados, 0,3 a 1,25 mg; 17β-estradiol micronizado, 0,5 a 2,0 mg; etinilestradiol, 5 a 20 μg; e 17β-estradiol transdérmico, 25 a 50 μg. Para alcançar o desenvolvimento mamário apropriado, em geral o tratamento é iniciado com uma dose baixa de estrogênio (p. ex., estrogênios conjugados em uma dose inicial de 0,3 mg/dia ou etinilestradiol na dose de 5 μg/dia) em pacientes entre 10 e 12 anos de idade, ou imediatamente, caso o diagnóstico seja estabelecido depois dessa idade. Depois de 3 a 6 meses, a dose é aumentda (p. ex., 0,9-1,25 mg/dia de estrogênios conjugados ou 20 μg/dia de *etinilestradiol*). Subsequentemente, é acrescentada ao esquema uma progestina (p. ex., *medroxiprogesterona*, 10 mg/dia, ou progesterona micronizada, 200-400 μg/dia) por 12 dias a cada ciclo, para otimizar o desenvolvimento mamário e permitir menstruações cíclicas, evitando, portanto, a hiperplasia endometrial e seu risco consequente de câncer uterino. Uma vez estabelecidas as menstruações, muitos clínicos preferem alterar o esquema para um contraceptivo oral em dose baixa ou podem mesmo usar uma formulação para ciclo ampliado.

A baixa estatura, uma característica universal da síndrome de Turner sem mosaico, é habitualmente tratada com hormônio de crescimento humano, com frequência em associação a um androgênio, como a *oxandrolona* (ver Cap. 49). Medidas como iniciar o tratamento com hormônio do crescimento humano associado a um androgênio e adiar o início da terapia com estrogênio geralmente produzem uma melhor resposta relativa ao crescimento. As doses para o tratamento com hormônio do crescimento nesse contexto são mais altas do que aquelas para crianças com deficiência de hormônio do crescimento (p. ex., 67 μg/kg/dia; ver Cap. 46 para uma discussão mais detalhada sobre a terapia de reposição com hormônio do crescimento).

Indução da ovulação

A infertilidade (isto é, a incapacidade de conceber após um ano de atividade sexual sem proteção) afeta aproximadamente 10 a 15% dos casais em nações desenvolvidas, e sua incidência está aumentando à medida que mais mulheres escolhem adiar a gravidez para um período posterior da vida. A causa da infertilidade é atribuída principalmente à mulher em cerca de um terço dos casos, ao homem em aproximadamente um terço e a ambos em cerca de um terço.

A anovulação contribui com cerca de 50% para a infertilidade feminina e constitui o alvo principal de intervenção farmacológica usado para se alcançar a concepção. Embora uma história de sangramento cíclico regular seja uma forte evidência presuntiva de ovulação, a avaliação dos níveis urinários de LH com um *kit* de previsão de ovulação ou a determinação dos níveis séricos de progesterona durante a fase lútea fornecem uma informação mais definitiva. A avaliação de anovulação pode revelar SOP, distúrbios da tireoide, hiperprolactinemia ou hipogonadismo, porém a causa é frequentemente idiopática.

Diversas abordagens têm sido usadas para estimular a ovulação em mulheres com anovulação. Com frequência, uma abordagem gradual é adotada, inicialmente com uso de tratamentos mais simples e menos onerosos, seguidos de esquemas mais complexos e mais dispendiosos se houver insucesso na terapia inicial.

Clomifeno

O *citrato de clomifeno* foi anteriormente discutido neste capítulo. Um esquema comum consiste em 50 mg/dia por via oral durante cinco dias consecutivos, começando entre os dias 2 e 5 do ciclo, em mulheres com sangramento uterino espontâneo ou após um sangramento induzido por retirada de progesterona, em mulheres que não têm sangramento. Se esse esquema não induzir ovulação, a dose de *clomifeno* é aumentada, primeiro para a dose máxima de 100 mg/dia aprovada pela FDA e possivelmente para níveis mais elevados, de 150 ou 200 mg/dia. Embora o *clomifeno* seja eficaz na indução de ovulação em talvez 75% das mulheres, ocorre gravidez bem-sucedida em apenas 40 a 50% daquelas que ovulam. Isso foi atribuído à inibição, pelo *clomifeno*, da ação estrogênica sobre o endométrio, resultando em um ambiente que não é ideal para fertilização e/ou implantação.

Inibidores da aromatase

Os inibidores da aromatase (p. ex., *letrozol*, 2,5-7,5 mg/dia, durante 5 dias, normalmente iniciado no dia 3 do ciclo) induzem o desenvolvimento dos folículos por meio da inibição da biossíntese de estrogênio, diminuindo, assim, a retroalimentação negativa do estrogênio e aumentando os níveis de FSH e o desenvolvimento folicular. Na comparação do *letrozol* com o *clomifeno* para indução de ovulação em mulheres com SOP e infertilidade, o *letrozol* foi associado a uma maior taxa de gravidez e nascidos vivos (Legro et al., 2014). O *letrozol* está associado a menos efeitos adversos de privação de estrogênio (ondas de calor, alterações do humor) e, possivelmente, a menos gestações multifetais, em comparação com o *clomifeno*.

Gonadotropinas

As preparações de gonadotropinas disponíveis para uso clínico são apresentadas de modo detalhado no Capítulo 46. As gonadotropinas estão indicadas para indução da ovulação em mulheres anovulatórias com hipogonadismo hipogonadotrópico secundário à disfunção hipotalâmica ou hipofisária. As gonadotropinas também são usadas para induzir ovulação em mulheres com SOP que não respondem ao *clomifeno*.

Tendo em vista os aumentos acentuados nas complicações maternas e fetais associadas à gestação múltipla, o objetivo da indução de ovulação em mulheres anovulatórias é provocar a formação e a ovulação de um único folículo dominante. Em geral, os riscos aumentados de gestação gemelar são aceitos se dois folículos estiverem presentes.

Conforme mostrado na Figura 48-6, um esquema típico para indução de ovulação consiste em administrar 75 UI de FSH diariamente em um "protocolo de baixa dose crescente". A dose é titulada com base na elevação do estradiol e na taxa de crescimento dos folículos, determinadas pelos níveis de estradiol e por ultrassonografia transvaginal. Se forem induzidos três ou mais folículos maduros, a terapia com gonadotropina pode ser interrompida, e pode-se utilizar uma contracepção do tipo barreira para impedir a gravidez, evitando, assim, a gestação multifetal.

Para completar a maturação folicular e induzir a ovulação, administra-se gonadotropina coriônica (5.000-10.000 UI) ou alfacoriogonadotropina um dia após a última dose de gonadotropina. A fertilização do(s) oócito(s) 36 horas após a administração de hCG é então tentada por relação sexual ou por inseminação intrauterina.

A indução por gonadotropina também é utilizada para a estimulação ovariana, juntamente com FIV (Fig. 48-6). Nesse contexto, são administradas doses mais altas de FSH (normalmente 225-300 UI/dia) para induzir a maturação de múltiplos oócitos (em condições ideais, pelo menos 5 e até 20), que podem ser recuperados para FIV. Para impedir o surto de LH e a luteinização prematura subsequente dos folículos ovarianos, as gonadotropinas normalmente são administradas em associação a um agonista do GnRH ou a um antagonista do GnRH. A duração do protocolo de FIV baseia-se na exacerbação inicial da secreção de gonadotropina em resposta aos agonistas do GnRH. No protocolo longo, o agonista é iniciado na fase lútea do ciclo prévio (em geral no dia 21 do ciclo) e, em seguida, mantido até o período da injeção de hCG para induzir a ovulação. Como alternativa, no protocolo de "exacerbação", o agonista do GnRH é iniciado no dia 2 do ciclo (imediatamente após o início da menstruação), e as injeções de gonadotropina são acrescentadas um dia depois. No "protocolo curto" de antagonista do GnRH, o antagonista pode ser usado para inibir a secreção de LH endógena e normalmente é iniciado após começar o recrutamento folicular. Os esquemas atuais incluem injeção diária na dose de 0,25 mg (*ganirrelix* ou *cetrorrelix*), começando no quinto ou sexto dia de estimulação com gonadotropina, ou em dose única de 3 mg de *cetrorrelix* administrada no dia 8 ou 9 da última fase folicular. A maturação folicular adequada leva normalmente 8 a 12 dias após se instituir a terapia com gonadotropina.

Com o uso de protocolos longos ou curtos, a hCG (em doses típicas de 5.000-10.000 UI do produto derivado de urina ou 250 μg de alfacoriogonadotropina) é administrada para induzir o desenvolvimento final do oócito, e os óvulos maduros são recuperados dos folículos pré-ovulatórios 36 horas depois. Os óvulos são recuperados por aspiração guiada por ultrassonografia transvaginal e fertilizados *in vitro* com espermatozoides ou por injeção intracitoplasmática de espermatozoides; em seguida, um ou dois embriões são transferidos para o útero 3 a 5 dias após a fertilização ou criopreservados para transferência de embrião congelado.

Devido aos efeitos inibidores de agonistas ou antagonistas do GnRH sobre os gonadotropos hipofisários, a secreção de LH, que normalmente mantém o corpo lúteo após a ovulação, não ocorre. Injeções repetidas de gonadotropina coriônica, enquanto mantêm o corpo lúteo, podem aumentar o risco de SHO. Assim, os esquemas-padrões de FIV costumam fornecer reposição de progesterona exógena para dar sustentação ao feto até que a placenta adquira a capacidade de biossíntese para realizar essa função; os esquemas incluem progesterona em óleo (50-100 mg/dia por via intramuscular) ou progesterona micronizada (180-300 mg, 2×/dia por via vaginal). Preparações vaginais contendo 100 ou 90 mg de progesterona micronizada estão aprovadas para administração 2 ou 3×/dia como parte da FIV.

Além das complicações que acompanham a gestação multifetal, o principal efeito adverso do tratamento com gonadotropina é a SHO. Esse evento potencialmente ameaçador à vida parece resultar de intensificação na secreção ovariana de substâncias que aumentam a permeabilidade vascular e é caracterizado por acúmulo rápido de líquido na cavidade peritoneal, no tórax e mesmo no pericárdio. Os sinais e sintomas incluem dor ou distensão abdominal, náuseas e vômitos, diarreia, dispneia, oligúria e aumento ovariano substancial na ultrassonografia. A SHO pode provocar hipovolemia, anormalidades eletrolíticas, síndrome de angústia respiratória aguda, eventos tromboembólicos e disfunção hepática.

Em um esforço para reduzir ao máximo a SHO em pacientes de risco, o FSH pode ser interrompido por um ou dois dias ("cabotagem"). A base racional para esse procedimento é que os folículos maiores se tornam relativamente independentes de gonadotropina e, por conseguinte, continuam amadurecendo, enquanto os folículos menores sofrem atresia em resposta à privação de gonadotropina. Como alternativa, pode-se induzir um surto de LH endógeno com um agonista de GnRH durante um protocolo curto de antagonista do GnRH, o que evita o uso de hCG para desencadear a maturação de oócitos, quase eliminando a incidência de SHO.

Os efeitos deletérios potenciais das gonadotropinas são motivo de controvérsia. Alguns estudos têm sugerido que as gonadotropinas estão

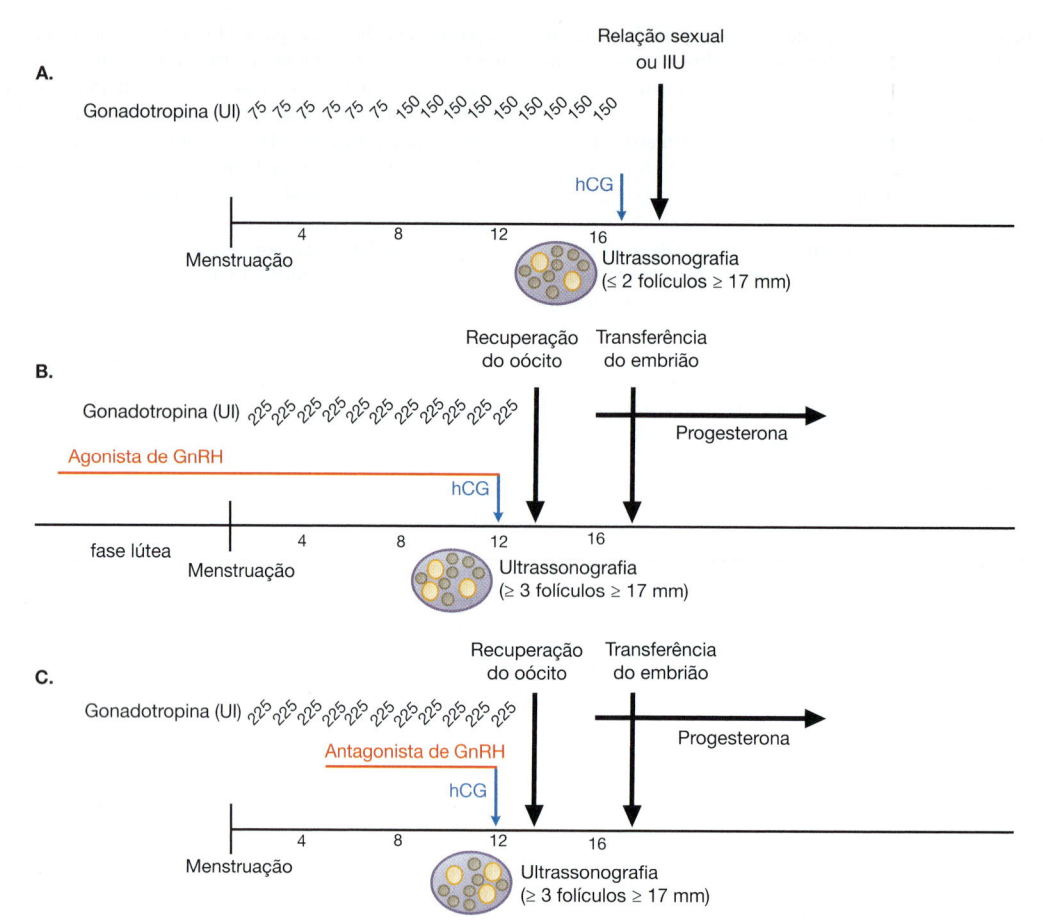

Figura 48-6 *Esquemas idealizados utilizando gonadotropinas exógenas para indução de fertilidade.* **A.** Esquema crescente para indução da ovulação. Após a menstruação, injeções diárias de gonadotropina (75 UI) são iniciadas. A maturação do folículo é avaliada por determinação seriada do estradiol plasmático e do tamanho do folículo, conforme discutido no texto. Se for observada uma resposta inadequada, a dose de gonadotropina é aumentada para 112 ou 150 UI/dia. Quando um ou dois folículos alcançam um diâmetro de 17 mm ou mais, a maturação final do folículo e a ovulação são induzidas pela injeção de hCG. A fertilização é então alcançada em 36 horas após a injeção de gonadotropina coriônica por meio de relação sexual ou inseminação intrauterina. Se forem observados mais de dois folículos maduros, o ciclo é terminado, e a contracepção por barreira é utilizada para evitar o desenvolvimento de trigêmeos ou graus mais elevados de gestação multifetal. **B.** Protocolo longo para hiperestimulação ovariana utilizando um agonista do GnRH para inibir a ovulação prematura, seguido de fertilização *in vitro* (FIV). Após a inibição da secreção endógena de gonadotropinas pelo agonista do GnRH, a terapia com gonadotropinas exógenas é iniciada. A maturação dos folículos é avaliada por determinações seriadas do estradiol plasmático e do tamanho do folículo por ultrassonografia. Quando três ou mais folículos têm 17 mm ou mais de diâmetro, então a ovulação é induzida pela injeção de hCG. Dentro de 32 a 36 horas após a injeção de gonadotropina coriônica, os óvulos são recuperados e usados para FIV. Administra-se progesterona exógena para promover um endométrio receptivo, seguida por transferência do embrião em 3 a 5 dias após a fertilização. **C.** Protocolo para a hiperestimulação ovariana em um protocolo de FIV utilizando um antagonista de GnRH. A duração do ciclo é mais curta, porque o antagonista do GnRH não induz uma exacerbação transitória da secreção de gonadotropina que poderia causar ruptura na sincronização do ciclo, mas muitos outros elementos do ciclo são análogos àqueles do item **B**.

associadas a um risco aumentado de câncer ovariano, mas tal conclusão é controversa (Brinton et al., 2005).

Sensibilizadores de insulina

A SOP afeta 4 a 7% das mulheres em idade reprodutiva e constitui a causa mais frequente de infertilidade anovulatória. Tendo em vista que as pacientes com SOP frequentemente apresentam hiperinsulinemia e resistência à insulina, os sensibilizadores da insulina, como a *metformina*, foram avaliados quanto a seus efeitos sobre a ovulação e a fertilidade. Embora vários ensaios clínicos de pequeno porte tenham sugerido que a *metformina* aumentou a ovulação em relação ao placebo em pacientes com SOP, um ensaio clínico não conseguiu demonstrar qualquer efeito significativo da *metformina* sobre a fertilidade (Legro et al., 2007); a *metformina* foi menos efetiva do que o *clomifeno* na indução da ovulação, na promoção da concepção ou na melhora das taxas de nascimentos vivos, e não foi observado benefício algum da combinação de *metformina* com *clomifeno* sobre os nascimentos vivos, exceto, possivelmente, em mulheres resistentes ao *clomifeno*. Assim, salvo em mulheres que exibem intolerância à glicose, o consenso é de que a *metformina* em geral não deve ser usada para indução de fertilidade em mulheres com SOP (Thessaloniki ESHRE/ASRM-Sponsored PCOS Consensus Workshop Group, 2008).

As tiazolidinedionas também foram avaliadas quanto à sua capacidade de induzir ovulação em pacientes com SOP, porém não são usadas para essa indicação, tendo em vista o risco aumentado de insuficiência cardíaca congestiva e isquemia do miocárdio.

Farmacoterapia em obstetrícia

Hipertensão induzida pela gravidez/pré-eclâmpsia

A hipertensão afeta até 10% das gestantes nos Estados Unidos. Acredita-se que a hipertensão que precede a gravidez ou que se manifesta antes de 20 semanas de gestação se sobreponha consideravelmente à hipertensão essencial no que concerne a sua patogenia. Essas pacientes parecem correr risco aumentado de diabetes gestacional e necessitam de monitoração cuidadosa. Por outro lado, a hipertensão induzida pela gravidez, ou pré-eclâmpsia, geralmente surge depois de 20 semanas de gestação como hipertensão de início recente com proteinúria (> 300 mg de proteína urinária/24 h). Acredita-se que a pré-eclâmpsia envolva fatores derivados da placenta, que afetam a integridade vascular e a função endotelial na mãe, causando, assim, edema periférico, disfunção renal e hepática e, nos casos graves, convulsões. A hipertensão crônica constitui um fator de risco estabelecido para a pré-eclâmpsia. O grupo de consenso recomendou iniciar a terapia farmacológica em mulheres com pressão arterial diastólica superior a 105 mmHg ou pressão arterial sistólica acima de 160 mmHg. Caso haja manifestação de pré-eclâmpsia grave, com hipertensão acentuada e evidência de lesão de órgãos terminais, a interrupção da gestação por meio de parto prematuro é o tratamento de escolha, desde que o feto esteja suficientemente desenvolvido para viver fora do útero. Se o feto estiver em um período muito prematuro, pode-se recorrer então à hospitalização e farmacoterapia em um esforço de possibilitar uma maior maturação do feto *in utero*.

Vários fármacos comumente usados para hipertensão em pacientes não grávidas (p. ex., inibidores da enzima conversora de angiotensina, antagonistas dos receptores de angiotensina) não devem ser administrados a gestantes, devido a evidências inequívocas de efeitos adversos fetais. Muitos especialistas substituirão a medicação da paciente para o agonista α-adrenérgico de ação central, a *α-metildopa* (250 mg 2×/dia) (antiga categoria B da FDA: nenhuma evidência de risco fetal em estudos realizados em animais; nenhum estudo bem controlado em mulheres grávidas), que raramente é usada para a hipertensão em pacientes não grávidas. Outros fármacos com evidência razoável de segurança também podem ser usados, incluindo a combinação do antagonista adrenérgico $α_1$-seletivo, β não seletivo *labetalol* (100 mg 2×/dia) com o bloqueador dos canais de Ca^{2+}, o *nifedipino* (30 mg 1×/dia).

Se a pré-eclâmpsia grave ou o trabalho de parto iminente exigirem hospitalização, a pressão arterial pode ser controlada de modo agudo com *hidralazina* (5 ou 10 mg IV ou IM, sendo a dose repetida a intervalos de 20 min, de acordo com a resposta da pressão arterial) ou *labetalol* (20 mg IV, com aumento da dose para 40 mg em 10 min se o controle da pressão arterial for inadequado). Além dos fármacos para o controle da pressão arterial, as mulheres com pré-eclâmpsia grave ou que apresentam manifestações do SNC (p. ex., cefaleia, distúrbios visuais ou alteração do estado mental) são tratadas como pacientes hospitalizadas com *sulfato de magnésio*, com base em sua eficácia documentada na prevenção de convulsões e ausência de efeitos adversos na mãe ou no feto. Esse tratamento também deve ser considerado em mulheres pós-parto com manifestações do SNC: cerca de 20% dos episódios de eclâmpsia ocorrem em mulheres mais de 48 horas após o parto.

Prevenção ou interrupção do trabalho de parto prematuro

Extensão do problema e etiologia

O nascimento prematuro, definido como parto antes de 37 semanas de gestação, ocorre em mais de 10% das gestações nos Estados Unidos e sua frequência está gradativamente aumentando; está associado a complicações significativas, como síndrome de angústia respiratória neonatal, hipertensão pulmonar e hemorragia intracraniana.

Embora não estejam totalmente compreendidos, os fatores de risco para trabalho de parto prematuro incluem gestação multifetal, ruptura prematura das membranas, infecção intrauterina e insuficiência placentária. Quanto mais prematuro o recém-nascido, maior o risco de complicações, justificando esforços para impedir ou interromper o trabalho de parto prematuro.

O objetivo terapêutico no trabalho de parto prematuro é retardar o parto, de modo que a mãe possa ser transportada para uma instituição regional especializada na assistência a recém-nascidos prematuros e com disponibilidade de agentes de suporte para administração; esses tratamentos de suporte incluem glicocorticoides para estimular a maturação pulmonar do feto (ver Cap. 50) e antibióticos (p. ex., *eritromicina*, *ampicilina*) para diminuir a frequência de infecção neonatal por *Streptococcus* β-hemolítico do grupo B (ver Caps. 58 e 60). Em decorrência de preocupações sobre os efeitos deletérios causados pela antibioticoterapia, é essencial que os antibióticos não sejam administrados de modo indiscriminado a todas as mulheres com suspeita de trabalho de parto prematuro, sendo reservados para aquelas com ruptura prematura das membranas e sinais de infecção.

Prevenção do trabalho de parto prematuro: terapia com progesterona

Os níveis de progesterona em algumas espécies diminuem consideravelmente em associação ao trabalho de parto, ao passo que a administração de progesterona inibe a secreção de citocinas pró-inflamatórias e retarda o amadurecimento do colo do útero. Assim, a progesterona e seus derivados têm sido há muito defendidos para diminuir o início do trabalho de parto prematuro em mulheres com risco aumentado em razão de parto prematuro prévio. Apesar de consideráveis controvérsias, estudos randomizados recentes têm despertado interesse nessa abordagem. Enquanto o *caproato de hidroxiprogesterona*, em uma dose de 250 mg administrada semanalmente por injeção intramuscular, demonstrou reduzir o parto prematuro em cerca de um terço em mulheres com parto prematuro prévio de um único feto, o ensaio clínico Progestin's Role in Optimizing Neonatal Gestation não mostrou nenhuma diferença na taxa de parto prematuro com essa terapia em comparação com o placebo de óleo inerte entre mulheres com parto prematuro espontâneo prévio de uma gestação única, possivelmente devido a diferenças nas populações do estudo (Blackwell et al., 2020; Meis et al., 2003). A administração vaginal de progesterona (200 mg a cada noite) demonstrou reduzir o parto prematuro em mulheres com encurtamento cervical no segundo trimestre por ultrassonografia. O papel da progesterona na prevenção do parto prematuro em gestações múltiplas é controverso.

Terapia tocolítica para trabalho de parto prematuro estabelecido

A inibição das contrações uterinas do trabalho de parto prematuro, ou *tocólise*, tem sido alvo de terapia (Simhan e Caritis, 2007). Embora agentes tocolíticos retardem o trabalho de parto em cerca de 80% das mulheres, eles não impedem nascimentos prematuros nem melhoram evoluções fetais adversas como a síndrome de angústia respiratória.

Os agentes tocolíticos específicos incluem agonistas dos receptores β-adrenérgicos, $MgSO_4$, bloqueadores dos canais de Ca^{2+}, inibidores da ciclo-oxigenase (COX), antagonistas dos receptores de ocitocina e doadores de NO. Os mecanismos de ação desses agentes estão ilustrados na Figura 48-7.

Os agonistas dos receptores β-adrenérgicos relaxam o miométrio por meio de ativação da cascata de sinalização de AMP cíclico-PKA que fosforila e inativa a MLCK, uma enzima essencial na contração uterina. A *ritodrina*, um agonista $β_2$ seletivo, foi desenvolvida especificamente como relaxante uterino e permanece como o único fármaco tocolítico a ter aprovação pela FDA, porém foi retirada voluntariamente do mercado nos Estados Unidos. A *terbutalina*, aprovada pela FDA para terapia de asma, é usada sem indicação na bula para esse propósito e pode ser administrada por via oral, subcutânea ou intravenosa. A *terbutalina* pode retardar o nascimento, mas somente durante as primeiras 48 horas de tratamento, e está associada a uma variedade de efeitos adversos maternos, incluindo taquicardia, hipotensão e edema pulmonar.

De modo semelhante, os bloqueadores dos canais de Ca^{2+} inibem o influxo de Ca^{2+} por intermédio dos canais de Ca^{2+} ativados por despolarização e sensíveis à voltagem na membrana plasmática, impedindo, dessa maneira, a ativação da MLCK e a estimulação da contração uterina. O *nifedipino*, o bloqueador dos canais de Ca^{2+} usado mais comumente para esse propósito, pode ser administrado por via parenteral ou oral. Em relação aos agonistas $β_2$-adrenérgicos, há maior probabilidade de que o *nifedipino* melhore os efeitos sobre o feto e menor probabilidade de que cause efeitos colaterais maternos.

Com base no papel das PG sobre a contração uterina, inibidores da COX (p. ex., *indometacina*) têm sido usados para inibir o trabalho de parto prematuro, e alguns dados sugerem que podem reduzir o número de nascimentos prematuros. Visto que também podem inibir a função plaquetária e induzir fechamento *in utero* do ducto arterial, esses

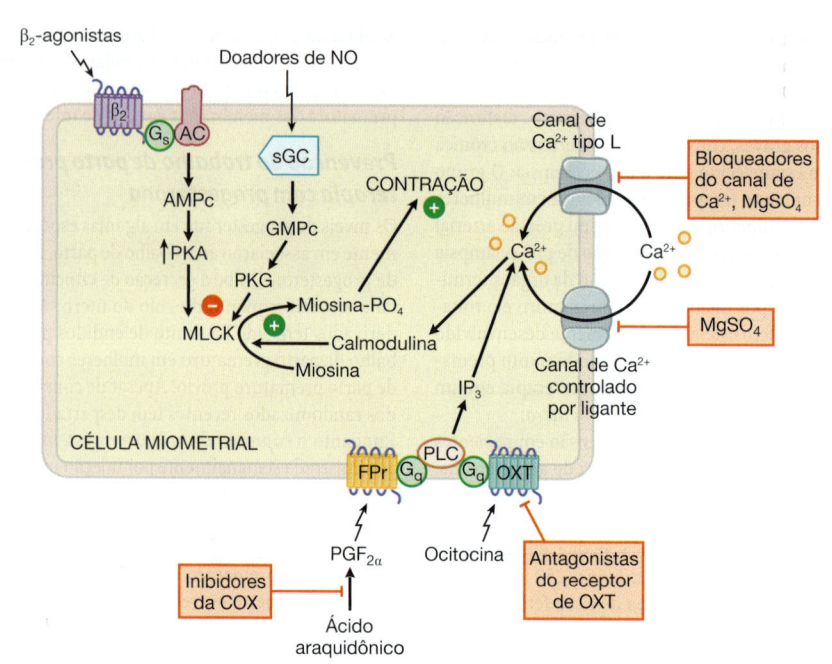

Figura 48-7 *Locais de ação dos fármacos tocolíticos no miométrio uterino.* A elevação do Ca^{2+} celular promove contração por meio de ativação dependente de Ca^{2+}/calmodulina da MLCK. O relaxamento é promovido pela elevação de nucleotídeos cíclicos (AMPc e GMPc) e sua ativação de proteínas-cinase, o que causa fosforilação/inativação da MLCK. As manipulações farmacológicas para reduzir as contrações miométricas incluem as seguintes: (1) inibição da entrada de Ca^{2+} (bloqueadores dos canais de Ca^{2+}, Mg_2SO_4); (2) redução da mobilização do Ca^{2+} intracelular por meio de antagonismo da ativação da via G_q-PLC--IP_3-Ca^{2+} mediada pelo receptor acoplado à proteína G (com antagonistas dos receptores de $PGF_{2\alpha}$ e de ocitocina, FPr e OXTR) ou redução da produção do agonista de FPr, $PGF_{2\alpha}$ (com inibidores da COX); e (3) aumento do relaxamento por meio da elevação do AMPc celular (com agonistas β_2-adrenérgicos que ativam G_s-AC) e do GMPc celular (com doadores de NO que estimulam a sGC). Observe que os ativadores farmacológicos da sGC (p. ex., *riociguate*) estão contraindicados durante a gravidez (ver Cap. 35). AC, adenililciclase; AMPc, monofosfato de adenosina cíclico; COX, cicloxigenase; FPr, receptor de PGF_2; GMPc, monofosfato de guanosina cíclico; IP_3, trifosfato de inositol; MLCK, cinase da cadeia leve de miosina; OXTR, receptor de ocitocina; PGF, prostaglandina F; PK_, proteína-cinase _; PLC, fosfolipase C; sGC, guanililciclase solúvel.

inibidores não devem ser empregados em caso de gestações prematuras (ou em gestações que excedam 32 semanas, quando o risco de complicações graves de prematuridade é relativamente mais baixo). Ciclos curtos de tratamento (< 72 h) estão associados a um menor risco de comprometimento da circulação no feto.

Apesar de inúmeros estudos clínicos realizados, a superioridade de qualquer uma das terapias não foi estabelecida, e foi comprovado que nenhum dos fármacos melhora os resultados fetais.

Início do trabalho de parto

A indução do trabalho de parto está indicada quando o risco percebido de prosseguimento da gestação para a mãe e para o feto excede os riscos de parto ou de indução farmacológica.

Prostaglandinas e amadurecimento do colo do útero

As prostaglandinas desempenham papéis fundamentais no parto (ver Cap. 41). Assim, a PGE_1, PGE_2 e $PGF_{2\alpha}$ são usadas para facilitar o trabalho de parto, promovendo amadurecimento e dilatação do colo do útero. Elas podem ser administradas por via oral ou por administração local (vaginal ou intracervical). A capacidade de determinada PG de estimular as contrações uterinas também as torna agentes valiosos na terapia da hemorragia pós-parto.

As preparações disponíveis incluem a *dinoprostona* (PGE_2), aprovada pela FDA para facilitar o amadurecimento cervical. A *dinoprostona* é formulada como um gel para administração intracervical com seringa na dose de 0,5 mg ou como um dispositivo para ser introduzido na vagina (pessário) na dose de 10 mg; o último destina-se a liberar PGE_2 ativa em uma taxa de 0,3 mg/h por até 12 horas e deve ser removido por ocasião do início do parto ou 12 horas após a inserção. Não mais que três doses devem ser usadas em um período de 24 horas. A *dinoprostona* não deve ser usada em mulheres com história de asma, glaucoma ou infarto miocárdico. O principal efeito adverso é a hiperestimulação uterina, que pode ser revertida mais rapidamente mediante remoção do dispositivo de inserção vaginal por meio da fita fixada a ele.

O *misoprostol*, um derivado sintético da PGE_1 (ver Cap. 41) é usado sem indicação na bula por via oral ou vaginal para induzir o amadurecimento do colo do útero; as doses típicas são de 100 µg (por via oral) ou 25 µg (por via vaginal). Uma vantagem do *misoprostol* nesse caso é o seu custo consideravelmente mais baixo. Efeitos adversos incluem hiperestimulação uterina e, raramente, ruptura uterina. O *misoprostol* deve ser interrompido pelo menos 3 horas antes do início da terapia com *ocitocina*.

Ocitocina

A estrutura e a fisiologia da *ocitocina* são discutidas no Capítulo 46. Esta seção analisa os usos terapêuticos da *ocitocina* em obstetrícia, que incluem indução do trabalho de parto, extensão do trabalho de parto que não está em progressão e profilaxia e/ou tratamento de hemorragia pós-parto. Embora amplamente utilizada, a *ocitocina* recentemente foi acrescentada a uma lista de fármacos que "têm como característica um risco elevado de danos" (Clark et al., 2009), e seu papel e aplicação específica na maioria dos partos nos Estados Unidos permanecem abertos a debate. Assim, uma revisão cuidadosa das indicações apropriadas para administração de *ocitocina* e a atenção à dose e ao progresso do trabalho de parto durante a indução são essenciais.

Indução do trabalho de parto A *ocitocina* é o fármaco de escolha para indução do trabalho de parto; para essa finalidade, é administrada por infusão intravenosa de uma solução diluída, de preferência por bomba de infusão. Os protocolos atuais iniciam com uma dose de *ocitocina* de 6 mUI/min, seguida de incrementos da dose, quando necessário, até 40 mUI/min. A hiperestimulação uterina deve ser evitada; entretanto, se ocorrer, conforme evidenciado por contrações muito frequentes (mais de cinco contrações em um intervalo de 10 min) ou pelo desenvolvimento de tetania uterina, a infusão de *ocitocina* deve ser descontinuada imediatamente. Como a $t_{1/2}$ da *ocitocina* intravenosa é relativamente curta (12-15 min), os efeitos hiperestimuladores da *ocitocina* irão dissipar-se de maneira completa muito rapidamente após descontinuação da infusão. Depois disso, a infusão pode ser reiniciada com metade da dose que estava sendo administrada quando ocorreu hiperestimulação e aumentada cautelosamente conforme for tolerada.

Devido à sua semelhança estrutural com a vasopressina, a *ocitocina* em doses elevadas ativa os receptores V_2 de vasopressina e exerce efeitos antidiuréticos. Em particular, se líquidos hipotônicos (p. ex., soluções glicosadas) forem infundidos abundantemente, a intoxicação hídrica pode resultar em convulsões, coma e até mesmo em morte. Ações vasodilatadoras da *ocitocina* também foram observadas, sobretudo com doses elevadas, que podem provocar hipotensão e taquicardia reflexa. A anestesia profunda pode exacerbar o efeito hipotensivo da *ocitocina* por impedir a taquicardia reflexa.

Extensão do trabalho de parto disfuncional A *ocitocina* também é usada quando o trabalho de parto espontâneo não está progredindo em velocidade aceitável. Para aumentar as contrações espontâneas no parto disfuncional, uma velocidade de infusão de 10 mUI/min costuma ser suficiente; doses superiores a 40 mUI/min raramente são eficazes quando há insucesso com concentrações baixas. Conforme observado na indução do trabalho de parto, as possíveis complicações de hiperestimulação uterina incluem traumatismo da mãe ou do feto em consequência de passagem forçada através de um colo do útero incompletamente dilatado, ruptura uterina e comprometimento da oxigenação fetal por diminuição da perfusão uterina.

Menopausa e terapia hormonal

A menopausa refere-se à cessação permanente dos períodos menstruais (isto é, por > 12 meses) em consequência da perda da atividade folicular do ovário; em geral, ocorre quando a mulher está entre 45 e 60 anos de idade. O declínio nos níveis de estradiol produz uma variedade de sinais e sintomas, incluindo distúrbios vasomotores (ondas de calor ou rubores), sudorese, irritabilidade, distúrbios do sono e atrofia de tecidos dependentes de estrogênio. Além disso, as mulheres na pós-menopausa correm risco aumentado de osteoporose, fraturas ósseas e DAC e apresentam aumento na perda de memória e outras dificuldades cognitivas.

Estrogênios

Os estrogênios são mais comumente usados para tratar distúrbios vasomotores ("ondas de calor") nas mulheres na pós-menopausa. Outros importantes benefícios são melhorar os efeitos da atrofia urogenital, a menor incidência de câncer colorretal e a prevenção de perda óssea. Dispõe-se de uma variedade de preparações, incluindo oral, transdérmica e vaginal. *Independentemente do(s) fármaco(s) específico(s) selecionado(s), o tratamento deve usar a dose e duração mínimas para o objetivo final desejado.*

Em mulheres na pós-menopausa com um *útero intacto*, uma progestina é incluída para prevenir o câncer endometrial. O MPA é usado nos Estados Unidos, porém prefere-se a progesterona micronizada; a *noretindrona* e o *norgestrel/levonorgestrel* também são comumente usados. Mulheres *sem útero* recebem apenas estrogênio. O tratamento hormonal na pós-menopausa e a contracepção constituem os usos mais frequentes para as progestinas.

Os dois usos principais dos estrogênios consistem na THM e como componentes de *contraceptivos orais em combinação*, de modo que as considerações farmacológicas para o seu uso e os fármacos específicos e doses prescritas diferem nesses contextos. Historicamente, os estrogênios equinos conjugados eram os agentes mais comuns para uso na pós-menopausa (0,625 mg/dia). Em contrapartida, a maioria dos contraceptivos orais de combinação em uso atual emprega 20 a 35 μg/dia de *etinilestradiol*. Essas preparações diferem amplamente em suas potências orais (p. ex., uma dose de 0,625 mg de estrogênios conjugados é considerada equivalente a 5-10 μg de *etinilestradiol*). Assim, a dose "eficaz" de estrogênio usada na THM é menor que a dos contraceptivos orais quando se considera a potência. Além disso, nas últimas duas décadas, as doses de estrogênios administradas em ambos os contextos diminuíram de forma substancial. Os efeitos adversos das doses de 20 a 35 μg agora comumente usadas têm, assim, menor incidência e gravidade do que as descritas em estudos mais antigos (p. ex., com contraceptivos orais que continham 50-150 μg de *etinilestradiol* ou *mestranol*).

Terapia hormonal da menopausa

Os benefícios comprovados do tratamento da mulher na pós-menopausa com estrogênio incluem a melhora dos sintomas vasomotores, bem como prevenção de fraturas ósseas e da atrofia urogenital.

Sintomas vasomotores

Na maioria das mulheres, o declínio da função ovariana na menopausa associa-se a sintomas vasomotores. As ondas de calor características podem alternar-se com calafrios, suores inapropriados e (menos comumente) parestesias. O tratamento com estrogênio é específico, sendo a farmacoterapia mais eficaz para esses sintomas (Belchetz, 1994). Se o estrogênio for contraindicado ou indesejável por outro motivo qualquer, outras opções podem ser consideradas. O MPA pode proporcionar algum alívio dos sintomas vasomotores em determinadas pacientes, e a *clonidina*, um agonista α_2-adrenérgico, diminui os sintomas vasomotores em algumas mulheres, presumivelmente ao bloquear o efluxo do SNC que regula o fluxo sanguíneo para os vasos cutâneos. Em muitas mulheres, as ondas de calor diminuem com o passar de alguns anos; por essa razão, quando prescrito para essa finalidade, a dose e a duração do estrogênio devem corresponder ao mínimo necessário para trazer alívio.

Uma nova abordagem interessante para o tratamento dos sintomas vasomotores envolve a inibição do receptor de neurocinina 3 anteriormente mencionado. Com a ausência de estradiol na pós-menopausa, a liberação de kisspeptina do núcleo arqueado é alta, promovendo um aumento na pulsatilidade do GnRH e liberação elevada de FSH e de LH pela hipófise. Esse aumento na liberação de kisspeptina do núcleo arqueado pode ser, em parte, secundário ao aumento da sinalização por meio do receptor de neurocinina 3. Estudos de pequeno porte sugerem que a inibição do receptor de neurocinina 3 pode melhorar os sintomas vasomotores em mulheres na peri- ou pós-menopausa (Prague et al., 2018).

Osteoporose

A osteoporose é uma doença do esqueleto associada à perda da massa óssea (ver Cap. 52). O resultado é a rarefação e o enfraquecimento dos ossos, bem como uma incidência maior de fraturas, particularmente de fraturas de compressão das vértebras e fraturas por traumatismos mínimos do quadril e do punho. A frequência e a gravidade dessas fraturas, assim como as complicações a elas associadas (p. ex., morte e incapacidade permanente), são um importante problema de saúde pública, que se agrava à medida que a população envelhece. A osteoporose é uma indicação para tratamento com estrogênio, claramente eficaz em diminuir a incidência de fraturas. Entretanto, com os riscos associados ao uso do estrogênio, o emprego em primeira escolha de outros fármacos deve ser cuidadosamente considerado (ver Cap. 52). As fraturas no período pós-menopausa ocorrem, em sua maioria, em mulheres sem história pregressa de osteoporose, e os estrogênios constituem os agentes mais eficazes disponíveis para prevenção de fraturas de todos os locais nessas mulheres (Anderson et al., 2004; Rossouw et al., 2002).

Os estrogênios atuam principalmente ao diminuir a reabsorção óssea; em consequência, os estrogênios são mais efetivos na prevenção do que na restauração da perda óssea (Belchetz, 1994; Prince et al., 1991). São ainda mais eficazes se o tratamento for iniciado antes que ocorra perda óssea significativa, e seus efeitos benéficos máximos exigem uso contínuo; a perda óssea reinicia-se quando o tratamento é interrompido. Uma dieta apropriada, com ingestão adequada de Ca^{2+} e vitamina D, e exercícios destinados a sustentar peso intensificam os efeitos do tratamento com estrogênio.

Ressecamento vaginal e atrofia urogenital

A perda do tecido que reveste a vagina ou a bexiga na pós-menopausa leva a uma variedade de sintomas em muitas mulheres (Robinson e Cardozo, 2003). Esses sintomas incluem ressecamento e prurido vaginal, dispareunia, tumefação dos tecidos na região genital, dor durante a micção, necessidade de urinar urgente ou frequentemente, e incontinência urinária súbita e inesperada. Quando os estrogênios estão sendo usados apenas para o alívio das atrofias vaginal e vulvar, pode-se considerar a administração local sob a forma de creme vaginal, dispositivo de anel ou comprimidos. A *prasterona* é um esteroide de inserção vaginal com mecanismo de ação incerto, que está indicado para a dispareunia moderada a grave associada à atrofia vaginal, embora o seu uso tenha sido associado a testes de Papanicolau anormais.

Doença cardiovascular

A incidência de doença cardiovascular é baixa em mulheres na pré-menopausa, aumentando rapidamente após a menopausa, e estudos epidemiológicos mostram consistentemente a existência de uma associação entre o uso de estrogênio e a redução das doenças cardiovasculares nas mulheres na pós-menopausa. Além disso, os estrogênios produzem um perfil favorável das lipoproteínas, promovem a vasodilatação, inibem a resposta à lesão vascular e reduzem a aterosclerose. Entretanto, os estrogênios promovem a coagulação e eventos tromboembólicos. Estudos prospectivos randomizados indicaram, de modo imprevisível, que a incidência de doença cardíaca e AVC em mulheres idosas na pós-menopausa tratadas com estrogênios conjugados e uma progestina foi inicialmente elevada, embora se tenha constatado uma reversão dessa tendência com o passar do tempo (Grady et al., 2002; Rossouw et al., 2002). A terapia combinada com estrogênio-progestina está associada a uma diminuição dos ataques cardíacos em mulheres mais jovens.

Outros efeitos terapêuticos

Muitas outras alterações são observadas em mulheres na pós-menopausa, incluindo adelgaçamento geral da pele; alterações na uretra, na vulva e na genitália externa; e diversas alterações, incluindo cefaleia, fadiga e dificuldade de concentração. A falta crônica de sono produzida pelas ondas de calor e outros sintomas vasomotores pode constituir um fator contribuinte. A reposição de estrogênio pode ajudar a aliviar e diminuir alguns desses sintomas por meio de ações diretas (p. ex., melhora dos sintomas vasomotores) ou por efeitos secundários resultantes de um maior sentimento de bem-estar (Belchetz, 1994). A WHI demonstrou que um estrogênio conjugado em combinação com uma progestina diminui o risco de câncer colorretal aproximadamente pela metade em mulheres na pós-menopausa (Rossouw et al., 2002).

Esquemas hormonais na menopausa

Nas décadas de 1960 e 1970, houve um aumento no emprego da *terapia de reposição de estrogênio* (isto é, apenas com estrogênios) em mulheres na pós-menopausa, principalmente para reduzir os sintomas vasomotores, a vaginite e a osteoporose. Por volta de 1980, estudos epidemiológicos indicaram que esse tratamento aumentou a incidência de carcinoma do endométrio. Isso levou ao uso da *terapia de reposição hormonal* (TRH), que inclui uma progestina para limitar a hiperplasia endometrial relacionada ao estrogênio. A TRH na pós-menopausa, quando indicada, deve incluir tanto um estrogênio quanto uma progestina para mulheres com útero (Belchetz, 1994). Para as mulheres submetidas a histerectomia, o carcinoma de endométrio não é uma preocupação, e o estrogênio isolado evita os possíveis efeitos deletérios das progestinas, previamente discutidos.

Os estrogênios conjugados e o MPA têm sido, historicamente, os mais usados em esquemas de hormônios menopáusicos, embora o *estradiol*, a *estrona* e o *estriol* já tenham sido utilizados como estrogênios, e a *noretindrona*, o *norgestimato*, o *levonorgestrel*, a *noretisterona* e a *progesterona* tenham sido também amplamente usados (especialmente na Europa). Vários esquemas "contínuos" e "cíclicos" têm sido usados; os últimos incluem dias sem fármacos. O que se segue é um exemplo de esquema cíclico: (1) administração de um estrogênio por 25 dias; (2) a adição de MPA nos últimos 12 a 14 dias do tratamento com estrogênio; e (3) 5 a 6 dias sem qualquer tratamento hormonal, durante os quais o sangramento por retirada ocorre normalmente em decorrência da degradação e da eliminação do endométrio. A administração contínua de estrogênio combinado a uma progestina não produz a eliminação regular e recorrente do endométrio, mas pode causar pequenos sangramentos intermitentes, especialmente no primeiro ano de uso. Outros esquemas incluem uma progestina de administração intermitente (p. ex., a cada 3 meses), porém a segurança em longo prazo desses esquemas para o endométrio ainda não está firmemente estabelecida. As formulações em combinação amplamente usadas consistem em estrogênios conjugados em associação com MPA, administrados diariamente em doses fixas, e estrogênios conjugados, administrados por 28 dias, mais MPA administrado durante 14 dos 28 dias. Outros produtos em combinação disponíveis nos Estados Unidos são *etinilestradiol* mais *acetato de noretindrona*, *estradiol* mais *noretindrona*, *estradiol* mais *norgestimato* e *estradiol* mais *drospirenona*. As doses e os esquemas costumam ser ajustados empiricamente, com base no controle dos sintomas e na aceitação dos padrões de sangramento ou de outros efeitos adversos pelas pacientes.

Outra consideração de ordem farmacológica é a via de administração do estrogênio. A administração oral expõe o fígado a concentrações mais altas de estrogênios do que a administração transdérmica e pode aumentar a SHBG, outras globulinas de ligação, o angiotensinogênio e, possivelmente, o conteúdo de colesterol da bile. O estrogênio transdérmico parece causar menos alterações benéficas nos perfis de LDL e HDL (~50% daqueles observados com a via oral) (Walsh et al., 1994).

A *tibolona* é amplamente usada na Europa para o tratamento dos sintomas vasomotores e a prevenção da osteoporose, mas atualmente não está aprovada nos Estados Unidos. O composto original é, por si só, desprovido de atividade, porém é metabolizado de modo seletivo para cada tecido em três metabólitos que têm atividades predominantemente estrogênicas, progestogênicas e androgênicas. Os efeitos desse fármaco sobre as fraturas, o câncer de mama e os resultados em longo prazo ainda não foram estabelecidos (Modelska e Cummings, 2002).

Por fim, uma combinação de estrogênios conjugados e o SERM não esteroide, o *bazedoxifeno*, pode ser usada para os sintomas da menopausa. Essa combinação tem um efeito neutro no útero e na mama, porém demonstrou melhorar as ondas de calor, reduzir o ressecamento vaginal e prevenir (mas não tratar) a perda óssea (Parish e Gillespie, 2017).

Independentemente do agente ou do esquema específico, a THM com estrogênios deve utilizar a menor dose e a duração mais curta necessárias para alcançar uma meta terapêutica desejada.

Efeitos adversos

O uso de estrogênio sem oposição no tratamento hormonal de mulheres na pós-menopausa aumenta em 5 a 15 vezes o risco de carcinoma do endométrio (Shapiro et al., 1985). Este maior risco pode ser prevenido se uma progestina for coadministrada com o estrogênio (Pike et al., 1997), sendo esta atualmente a prática padrão.

A associação entre o uso de estrogênio e/ou estrogênio-progestina e o câncer de mama continua sendo motivo de grande preocupação. Os resultados de dois ensaios clínicos randomizados de grande porte sobre o uso de estrogênio/progestina e de estrogênio isolado (isto é, os dois braços da WHI) em mulheres na pós-menopausa estabeleceram claramente um aumento pequeno, porém significativo, no risco de câncer de mama nos estudos de estrogênios equinos conjugados (CEE) mais MPA (Anderson et al., 2004; Rossouw et al., 2002). No estudo da WHI, o uso de CEE+MPA foi associado a um aumento de 25% no risco relativo de câncer de mama; o aumento absoluto nos casos atribuíveis de doença foi de 6 em cada 1.000 mulheres e exigiu três anos ou mais de tratamento. Em mulheres sem útero que receberam apenas CEE, o risco relativo de câncer de mama foi reduzido em 23%, um decréscimo que apenas por pouco não teve significância estatística. É interessante assinalar que a incidência de câncer colorretal foi reduzida em 26% no estudo da WHI.

O Million Women Study, realizado no Reino Unido, foi um estudo de coorte e não um ensaio clínico (Beral et al., 2003). O estudo examinou mais de 1 milhão de mulheres; cerca da metade tinha recebido algum tipo de tratamento hormonal, enquanto a outra metade nunca havia usado esse tipo de tratamento. As que receberam uma combinação de estrogênio e progestina tiveram um risco relativo de câncer de mama invasivo aumentado para 2, enquanto as que receberam estrogênio isolado tiveram um risco relativo elevado para 1,3; todavia, o aumento nos casos da doença realmente atribuíveis ao uso dos hormônios foi mais uma vez pequeno.

Por conseguinte, os dados de ambos os estudos, da WHI e do Million Women Study, são compatíveis com estudos anteriores, indicando que o componente progestina (p. ex., *medroxiprogesterona*) na TRH combinada desempenha um importante papel nesse risco aumentado de câncer de mama (Ross et al., 2000; Schairer et al., 2000). É importante assinalar que, embora não tenham sido acumuladas informações de longo prazo nos ensaios clínicos da WHI, os dados disponíveis sugerem que o excesso no risco de câncer de mama associado ao uso de hormônio menopáusico parece diminuir em 5 anos após a interrupção do tratamento. Por conseguinte, a TRH durante 5 anos ou menos é frequentemente prescrita para diminuir as ondas de calor e, provavelmente, tem efeito mínimo sobre o risco de câncer de mama.

Historicamente, as ações carcinogênicas dos estrogênios foram relacionadas com seus efeitos tróficos. Entretanto, se os estrogênios catecois, em particular os 4-hidroxicatecois, forem convertidos em semiquinonas ou quinonas antes da "inativação" pela catecol-*O*-metil transferase, a geração de ROS pode causar dano químico direto às bases do DNA (Yue et al., 2003). Nesse aspecto, a CYP1B1, que possui atividade específica de estrogênio-4-hidroxilase, está presente em tecidos como o útero, a mama, o ovário e a próstata, que frequentemente dão origem a cânceres responsivos a hormônios.

Efeitos metabólicos e cardiovasculares

Embora possam elevar levemente os triglicerídeos plasmáticos, os estrogênios geralmente têm efeitos globais favoráveis sobre os perfis das lipoproteínas plasmáticas. Todavia, a adição de progestinas pode reduzir as ações favoráveis dos estrogênios. De fato, os estrogênios aumentam os níveis de colesterol na bile e provocam um aumento relativo de 2 a 3 vezes na incidência de doença da vesícula biliar. As doses de estrogênios atualmente prescritas não aumentam, em geral, o risco de hipertensão, e o estrogênio que ocupa o receptor ERβ tipicamente reduz a pressão arterial.

Mulheres na pós-menopausa que tomam TRH apresentam uma menor taxa de desenvolvimento de doença hepática gordurosa não alcoólica e esteato-hepatite não alcoólica do que homens ou mulheres de idade correspondente sem uso de TRH. Há também uma redução do metabolismo anormal do fígado, incluindo deposição excessiva de gordura hepática que resulta em resistência à insulina. Além disso, o desenvolvimento de inflamação hepática e fibrose é atenuado pelo estrogênio em mulheres na pós-menopausa. Este último efeito provavelmente contribui para a prevenção da progressão para carcinoma hepatocelular em alguns indivíduos (DiStefano, 2020).

Muitos estudos e ensaios clínicos sugeriram que a terapia com estrogênios em mulheres na pós-menopausa deve reduzir o risco de doença cardiovascular em 35 a 50% (Manson e Martin, 2001). Entretanto, dois ensaios clínicos recentes randomizados não constataram esse tipo de proteção. O estudo HER acompanhou mulheres com DAC estabelecida e constatou que o estrogênio associado a uma progestina aumentou o risco relativo de infarto do miocárdio não fatal ou de morte por DAC no primeiro ano de tratamento, porém não encontrou nenhuma mudança global em cinco anos (Hulley et al., 1998). O acompanhamento realizado pelo Heart and Estrogen/Progestin Replacement Study II não detectou qualquer alteração global na incidência de DAC depois de 6,8 anos de tratamento (Grady et al., 2002). Em mulheres *sem* DAC (ensaios clínicos da WHI) tratadas com estrogênio mais progestina, foram observados efeitos protetores, porém apenas quando a reposição hormonal foi iniciada dentro de 10 anos após a menopausa (Rossouw et al., 2002).

Entretanto, é claro que os estrogênios orais aumentam o risco de doença tromboembólica em mulheres saudáveis e em mulheres com doença cardiovascular preexistente (Grady et al., 2000). O aumento no risco absoluto é pequeno, mas significativo. Na WHI, por exemplo, uma combinação de estrogênio e progestina levou a um aumento em oito casos atribuíveis de AVC para cada 10.000 mulheres idosas, com aumento semelhante na embolia pulmonar (Rossouw et al., 2002). Esta última foi observada principalmente em mulheres com tabagismo concomitante.

Efeitos sobre a cognição

Vários estudos retrospectivos sugeriram que os estrogênios tinham efeitos benéficos sobre a cognição e retardavam o início da doença de Alzheimer (Green e Simpkins, 2000). Entretanto, o WHI Memory Study, realizado com um grupo de mulheres com 65 anos de idade ou mais, constatou que a terapia com estrogênio-progestina foi associada a uma duplicação do número de mulheres com diagnóstico de demência provável, e não foi observado benefício algum do tratamento hormonal sobre a função cognitiva global (Rapp et al., 2003; Shumaker et al., 2003).

Estrogênio e doença de Parkinson

Com base em muitos estudos realizados em animais, incluindo primatas, foi constatado que o estrogênio e a progesterona exercem efeitos positivos na prevenção da apoptose dos núcleos da base, neurônios secretores de dopamina (Morissette et al., 2008). Nos estudos conduzidos em seres humanos, há dados de que o estrogênio evita o desenvolvimento da doença de Parkinson, e uma menor quantidade de estrogênio pode contribuir para o aumento da incidência dessa doença nos homens (Vegeto et al., 2019).

Outros efeitos adversos possíveis

Náuseas e vômitos são uma reação inicial ao tratamento com estrogênio em algumas mulheres, mas esses efeitos podem desaparecer com o tempo ou ser minimizados utilizando os estrogênios com alimentos ou logo antes de dormir. É possível a ocorrência de turgência e hipersensibilidade das mamas e edema, que às vezes podem diminuir com a redução da dose.

Farmacoterapia na endometriose, fibroides, hirsutismo, transição de gênero e transtorno do desejo sexual hipoativo

Endometriose

A endometriose é um distúrbio dependente de estrogênio que resulta de tecido endometrial ectopicamente localizado fora da cavidade uterina (Farquhar, 2007). Afeta predominantemente mulheres durante os anos reprodutivos, com prevalência de 0,5 a 5% nas mulheres férteis e de 25 a 40% em mulheres inférteis. O diagnóstico costuma ser feito por ocasião de laparoscopia, seja realizada por queixa de dor pélvica inexplicada (dismenorreia ou dispareunia), seja por infertilidade. Embora mal compreendida, a infertilidade parece refletir o envolvimento das tubas uterinas com o processo subjacente e, possivelmente, o comprometimento da maturação de oócitos.

Como a proliferação de tecido endometrial ectópico responde a hormônios esteroides ovarianos, muitas abordagens para terapia sintomática visam à produção de um estado relativamente hipoestrogênico. A associação de contraceptivos orais tem sido um tratamento padrão de primeira escolha para sintomas de endometriose, e evidências substanciais originadas de estudos observacionais garantem seu benefício. Acredita-se que o mecanismo de ação predominante consista em suprimir a secreção de gonadotropina, com subsequente inibição da biossíntese de estrogênio. Progestinas (p. ex., *medroxiprogesterona, dienogeste*) também têm sido usadas para promover a decidualização do tecido endometrial ectópico. O SIU de *levonorgestrel*, que está aprovado para contracepção, também tem sido usado sem indicação na bula para esse propósito, bem como para a menorragia.

Os agonistas estáveis do GnRH podem suprimir a secreção de gonadotropina e, portanto, efetuar uma esterilização médica. Os fármacos com indicação para endometriose incluem *leuprorrelina*, *gosserrelina* e *nafarrelina*; outros agonistas do GnRH também podem ser usados sem indicação na bula para esse propósito (ver Cap. 46). Em decorrência de reduções significativas na densidade óssea e de sintomas de abstinência de estrogênio, a terapia de reposição ("*add-back*") com um estrogênio sintético em dose baixa (p. ex., estrogênios equinos conjugados, 0,625-1,25 mg) ou uma progestina em dose elevada (p. ex., *noretindrona*, 5 mg) foi usada quando a duração da terapia excedeu seis meses (Olive, 2008). Como alternativa, um antagonista do receptor de GnRH oral, o *elagolix*, é efetivo na melhora da dismenorreia e da dor pélvica em mulheres com endometriose, embora esse fármaco esteja associado a efeitos adversos hipoestrogênicos, como ondas de calor, aumento dos lipídios séricos e redução da densidade mineral óssea (Taylor, 2017).

O *danazol*, um androgênio sintético que inibe a produção de gonadotropina mediante inibição por retroalimentação do eixo hipofisário-ovariano, também está aprovado pela FDA para tratamento da endometriose. Hoje, raramente é usado em consequência dos seus efeitos adversos significativos, incluindo hirsutismo e elevação de transaminases hepáticas. Na Europa e em outros locais, a antiprogestina *gestrinona* foi empregada. O *danazol* também foi usado no tratamento de formas graves de angioedema hereditário ao aumentar a expressão de inibidores da esterase por meio de mecanismos ainda desconhecidos.

Hirsutismo

O hirsutismo, isto é, aumento do crescimento de pelos em distribuição comum à do sexo masculino, acomete aproximadamente 10% das mulheres em idade reprodutiva. Pode ser um processo idiopático relativamente benigno ou parte de um distúrbio mais grave por excesso de androgênio, que inclui virilização franca (intensificação da profundidade da voz, aumento da massa muscular, alopecia androgenética, clitoromegalia) e frequentemente resulta de tumores ovarianos ou suprarrenais. As etiologias específicas associadas ao hirsutismo incluem hiperplasia suprarrenal congênita, SOP e síndrome de Cushing. Após a exclusão de patologias graves, como neoplasia produtora de esteroides, o tratamento torna-se substancialmente empírico (Martin et al., 2008).

A farmacoterapia é direcionada para a redução na produção e na ação do androgênio. A terapia inicial geralmente envolve tratamento com pílulas contraceptivas orais de associação, que suprimem a secreção de gonadotropina e consequentemente a produção de androgênios ovarianos. O estrogênio também aumenta a concentração de SHBG, diminuindo, assim, a concentração de testosterona livre. O efeito pleno dessa supressão pode demorar até 6 a 9 meses. Os agonistas do GnRH infrarregulam a secreção de gonadotropina e também podem ser empregados para suprimir a produção de esteroides ovarianos.

Em pacientes que não respondem à supressão ovariana, esforços para bloquear a ação androgênica podem ser eficazes. A *espironolactona*, uma antagonista do receptor de mineralocorticoides, e a *flutamida* (ver Cap. 49) inibem o receptor de androgênios. Na Europa e em outros locais, a *ciproterona* (50-100 mg/dia) é usada como um bloqueador dos receptores de androgênio, geralmente em conjunto com um contraceptivo oral de combinação. A *finasterida*, um inibidor da isozima tipo 2 da 5α-redutase que bloqueia a conversão da testosterona em di-hidrotestosterona, também é efetiva. Os filhos do sexo masculino de mulheres que engravidaram enquanto estavam em uso de qualquer um desses inibidores de androgênios correm risco de comprometimetno da virilização em consequência da redução da síntese ou ação da di-hidrotestosterona (risco fetal; uso contraindicado durante a gravidez). O antifúngico *cetoconazol*, que inibe as esteroide-hidroxilases do CYP (ver Caps. 50 e 61), também pode bloquear a biossíntese de androgênios, porém pode causar toxicidade hepática. A *eflornitina* tópica, um inibidor da ornitina-descarboxilase, tem sido usada com algum sucesso para diminuir a taxa de crescimento de pelos faciais.

As condutas não farmacológicas abrangem descoramento, tratamentos depilatórios (p. ex., raspagem, tratamento com substâncias químicas removedoras de pelos) ou métodos que removem todo o folículo piloso (p. ex., arrancadura, eletrólise, ablação com *laser*).

Transição de gênero

Nos últimos 10 a 20 anos, os esteroides sexuais têm sido usados com mais frequência em pacientes transgêneros. Como não foram realizados ensaios clínicos significativos, existe muita variabilidade nas abordagens usadas para pacientes transgêneros com transição de homem para mulher e de mulher para homem. Em geral, pacientes mais jovens no início da adolescência frequentemente têm a sua puberdade natural suspensa por meio do uso de agonista do GnRH até que o indivíduo tenha idade e maturidade suficientes para ter certeza na sua decisão. Uma vez tomada a decisão, independentemente de ser um paciente mais jovem ou de mais idade, as abordagens podem ser numerosas, embora obedeçam aos mesmos princípios: (1) supressão da produção endógena de esteroides sexuais e (2) promoção das características físicas e mentais do gênero desejado.

Transição de homem para mulher

A principal medicação usada para a transição de homem para mulher consiste em alguma forma de estrogênio: *estradiol* oral (2-6 mg/dia), *estradiol* transdérmico (0,1-0,4 mg a cada 24 horas) ou estrogênios injetáveis, como *valerato* ou *cipionato de estradiol* (5-10 mg IM a cada 2 semanas). Os efeitos adversos dos estrogênios, incluindo trombose e câncer de mama (não realmente estabelecidos em pacientes com transição de homem para mulher), precisam ser discutidos com a paciente. Os níveis-alvo de estradiol sérico geralmente estão na faixa de 100 a 200 pg/mL. Em muitas pacientes, o tratamento com estrogênio isolado é suficiente para suprimir a produção de androgênios endógenos e, portanto, os efeitos mediados por eles; entretanto, em pacientes nas quais isso não é possível, podem ser utilizados antiandrogênios, como *espironolactona* (100-400 mg/d). Como alternativa, a produção de androgênios endógenos pode ser suprimida com agonistas do GnRH. A vantagem dos antiandrogênios ou dos agonistas do GnRH é que as doses de *estradiol* frequentemente podem ser mais baixas.

Transição de mulher para homem

A principal medicação usada na transição de mulher para homem consiste em alguma forma de androgênio, seja ele injetável, como *enantato* ou *cipionato de testosterona* (50-100 mg IM por semana) ou géis de androgênio (25-100 mg de testosterona ao dia). Os níveis-alvo de androgênios plasmáticos devem estar na faixa masculina normal (300-500 mg ao dia). Os efeitos adversos dos androgênios em excesso, incluindo policitemia e anormalidades dos lipídeos, devem ser discutidos e monitorados em todos os pacientes. Em geral, essas doses de androgênios são suficientes para suprimir a produção ovariana de hormônios esteroides endógenos; entretanto, se ainda ocorrer sangramento uterino de escape, os pacientes podem ser tratados com *medroxiprogesterona de depósito* (150 mg a cada 3 meses) até que não ocorra mais sangramento.

Transtorno do desejo sexual hipoativo

O TDSH caracteriza-se por deficiência ou ausência de fantasias sexuais ou desejo de atividade sexual por um longo período de tempo, que causa sofrimento acentuado ou dificuldade interpessoal que não podem ser atribuídos a uma condição médica comórbida, problemas no relacionamento ou efeito adverso de fármacos ou substâncias. Como a causa subjacente da diminuição do desejo sexual pode ser multifatorial, um plano de tratamento adequado para o TDSH pode incluir intervenções direcionadas para causas psicossociais, comportamentais e biológicas, terapia sexual e psicoterapia. A *flibanserina*, um fármaco de ação central administrado diariamente, é uma terapia aprovada pela FDA para o TDSH generalizado em mulheres na pré-menopausa. A *flibanserina* é um agonista do receptor 5-HT_{1A} e um antagonista do receptor 5-HT_{2A}, porém o mecanismo pelo qual o fármaco melhora o desejo sexual e o sofrimento relacionado não é conhecido. A *flibanserina* tem sido associada a hipotensão grave e síncope quando tomada com álcool, o que deve ser evitado (FDA, 2015/2019). A *bremelanotida*, uma injeção auto-administrada 45 minutos antes da atividade sexual antecipada, é outro fármaco aprovado pela FDA para o tratamento do TDSH generalizado em mulheres na pré-menopausa. A *bremelanotida* ativa os receptores de melanocortina, porém o mecanismo pelo qual melhora o desejo sexual e o sofrimento relacionado não é conhecido. Esse fármaco está associado a náusea e elevação da pressão arterial e não é recomendado em mulheres com alto risco de doença cardiovascular (FDA, 2019). A terapia hormonal pode beneficiar mulheres na pós-menopausa selecionadas. As mulheres na pós-menopausa com atrofia vulvovaginal e/ou dispareunia beneficiam-se da terapia com estrogênio vaginal local em baixa dose ou de um SERM, como *ospemifeno* (FDA, 2019b). As mulheres com menopausa e pós-menopausa cirúrgicas com TDSH que correm baixo risco de doença cardiometabólica podem se beneficiar da terapia com testosterona em curto prazo, que produz concentrações sanguíneas de testosterona que se aproximam dos níveis fisiológicos na pré-menopausa (Davis et al., 2019).

RESUMO: Estrogênios, progestinas, GnRH, gonadotropinas

Fármacos	Usos terapêuticos	Principal toxicidade e dicas clínicas
Estrogênios		
Estrogênio e derivados esteroides Estradiol Valerato de estradiol Cipionato de estradiol Etinilestradiol Mestranol Sulfato de estrona **Compostos não esteroides** Dietilestilbestrol	• Terapia hormonal da menopausa • Componentes dos contraceptivos orais • Tratamento de indivíduos transgêneros • Dependendo da preparação, pode estar disponível para administração oral, parenteral, transdérmica ou tópica	• Atuam por meio de ERα e ERβ • Precaução: prescrever a menor dose efetiva para a menor duração de ação compatível com as metas do tratamento e os riscos de cada paciente • Risco aumentado de tromboembolismo • As potências das várias preparações orais diferem, devido a diferenças no metabolismo de primeira passagem
Moduladores seletivos dos receptores de estrogênio		
Tamoxifeno	• Tratamento do câncer de mama • Atividade antiestrogênica, estrogênica ou mista, dependendo do tecido	• Ações sobre os ER seletivas para tecidos • Ações estrogênicas benéficas no osso, no encéfalo e no fígado durante a terapia hormonal da pós-menopausa • Atividade antagonista na mama e no endométrio • Risco aumentado de tromboembolismo • Ondas de calor em mulheres na pré-menopausa
Raloxifeno	• Tratamento da osteoporose (agonista do estrogênio no osso) • Reduz o colesterol total e LDL, porém não aumenta a HDL • Para reduzir o câncer de mama em mulheres na pós-menopausa de alto risco	• Risco aumentado de tromboembolismo • Neutro ou antagonista no útero
Toremifeno	• Tratamento do câncer de mama	
Bazedoxifeno	• Prevenção da osteoporose em mulheres na pós-menopausa	• Risco aumentado de tromboembolismo • Formulado em combinação com estrogênios conjugados
Ospemifeno	• Tratamento do TDSH e da dispareunia	• Risco aumentado de tromboembolismo • Espessamento potencial do endométrio
Antiestrogênios		
Clomifeno	• Tratamento da infertilidade em mulheres anovulatórias	• Basicamente um antagonista do receptor, porém também com atividade agonista fraca
Fulvestranto	• Tratamento do câncer de mama em mulheres com progressão da doença após o tamoxifeno • Usado em mulheres com resistência aos inibidores da aromatase	• Antagonista dos receptores em todos os tecidos
Inibidores da síntese de estrogênio		
Inibidores da aromatase *Inibidores esteroides* Exemestano *Inibidores não esteroides* Anastrozol Letrozol, vorozol	• Tratamento do câncer de mama (o exemestano, o letrozol e o anastrozol estão aprovados nos Estados Unidos)	• *Inibidores esteroides:* análogos de substratos que inativam irreversivelmente a aromatase • *Inibidores não esteroides:* interagem reversivelmente com os grupos heme das CYP • Risco de osteoporose com uso prolongado
Progestinas		
Pregnanos Progesterona Acetato de medroxiprogesterona Acetato de megestrol	• Terapia hormonal da menopausa • Contracepção • Tecnologia de reprodução assistida • MPA de depósito usado como contraceptivo de ação longa injetável	• Formulações: oral, injetável (IM, SC), gel vaginal, inserção vaginal • Progesterona: metabolismo de primeira passagem rápido • Disponibilidade de MPA e de progesterona micronizada para uso oral
Estranos Noretindrona 19-noretindrona	• Usados em contraceptivos orais e injetáveis • Usados em combinação com estrogênio no tratamento do hipogonadismo	• Derivados da 19-nortestosterona • Atividade progestacional, porém também com alguma atividade androgênica e outras atividades
Gonanos Norgestrel Norgestimato	• Usados em contraceptivos orais e injetáveis	• Derivados da 19-nortestosterona, grupo etila em lugar de metila na posição 13 • Componentes progestacionais de contraceptivos

(continua)

RESUMO: Estrogênios, progestinas, GnRH, gonadotropinas (*continuação*)

Fármacos	Usos terapêuticos	Principal toxicidade e dicas clínicas
Antiprogestinas e moduladores dos receptores de progesterona		
Mifepristona (RU 38486)	• Interrupção da gravidez no seu início	• Antagonista competitivo do receptor em ambos os receptores de progesterona • Pode ter alguma atividade agonista
Acetato de ulipristal	• Contracepção de emergência	• Agonista parcial dos receptores de progesterona
Agonista e antagonistas do GnRH		
Agonista do GnRH Leuprorrelina	• Hiperestimulação ovariana controlada • Endometriose • Leiomiomas uterinos • Puberdade precoce • Supressão menstrual em circunstância especial (p. ex., trombocitopenia)	• A ação agonista inicial ("efeito de exacerbação") resulta em aumento de FSH e LH • Depois de 1 a 3 semanas, a dessensibilização e a infrarregulação hipofisária resultam em um estado hipogonadal hipogonadotrópico • Risco de osteoporose com uso prolongado
Antagonistas do GnRH Cetrorrelix, ganirrelix Gosserrelina, busserrelina Triptorrelina, nafarrelina	• Hiperestimulação ovariana controlada	• Antagonista competitivo do receptor de GnRH • Declínio imediato dos níveis de LH e FSH • Risco de osteoporose com uso prolongado
Gonadotropinas		
FSH *FSH recombinante* Alfafolitropina Betafolitropina *Menotropinas menopáusicas humanas* Menotropinas Urofolitropinas FSH urinário altamente purificado	• Indução da ovulação • Hiperestimulação ovariana controlada	• A gonadotropina menopáusica humana pode conter FSH, LH e hCG e a purificação resulta em padronização da atividade do FSH e do LH • Injetável ou via intravenosa
LH LH recombinante	• Hiperestimulação ovariana controlada em mulheres com deficiência de LH devido ao hipogonadismo hipogonadotrópico	• Injetável ou via intravenosa
hCG hCG recombinante hCG urinária hCG urinária altamente purificada	• Promove a maturação meiótica da prófase I para a metáfase II dos oócitos	• Injetável ou via intravenosa • Também usada para estimular a produção de testosterona e espermatozoides nos homens

Referências

Anderson GL, et al. for The Women's Health Initiative Steering Committee. Effects of conjugated equine estrogen in postmenopausal women with hysterectomy: the Women's Health Initiative randomized controlled trial. *JAMA*, **2004**, *291*:1701–1712.

Barton M, et al. Twenty years of the G protein-coupled estrogen receptor GPER: Historical and personal perspectives. *J Steroid Biochem Mol Biol*, **2018**,*176*:4–15.

Belchetz PE. Hormonal treatment of postmenopausal women. *N Engl J Med*, **1994**, *330*:1062–1071.

Beral V, for the Million Women Study Collaborators. Breast cancer and hormone-replacement therapy in the Million Women Study. *Lancet*, **2003**, *362*:419–427.

Blackmore PF. Extragenomic actions of progesterone in human sperm and progesterone metabolites in human platelets. *Steroids*, **1999**, *64*:149–156.

Blackwell SC, et al. 17OHPC to prevent recurrent preterm birth in singleton gestations (PROLONG study): a multicenter, international, randomized double-blind trial. *Am J Perinatology*, **2020**, *37*:127–136.

Brinton LA, et al. Ovulation induction and cancer risk. *Fertil Steril*, **2005**, *83*:261–274.

Burkman R, et al. Safety concerns and health benefits associated with oral contraception. *Am J Obstet Gynecol*, **2004**, *190*(suppl 4):S5–S22.

Castelli WP. Cardiovascular disease: pathogenesis, epidemiology, and risk among users of oral contraceptives who smoke. *Am J Obstet Gynecol*, **1999**, *180*:349S–356S.

Cheng L, et al. Interventions for emergency contraception. *Cochrane Database Syst Rev*, **2008**, *16*:CD001324.

Cheskis BJ, et al. Estrogen receptor ligands modulate its interaction with DNA. *J Biol Chem*, **1997**, *272*:11384–11391.

Christin-Maitre S, et al. Medical termination of pregnancy. *N Engl J Med*, **2000**, *342*:946–956.

Clark SL, et al. Oxytocin: new perspectives on an old drug. *Am J Obstet Gynecol*, **2009**, *200*:35.e1–35.e6.

Cohen AL, et al. Toxic shock associated with *Clostridium sordellii* and *Clostridium perfringens* after medical and spontaneous abortion. *Obstet Gynecol*, **2007**, *110*:1027–1033.

Collingwood TN, et al. Nuclear receptors: co-activators, co-repressors and chromatin remodeling in the control of transcription. *J Mol Endocrinol*, **1999**, *23*:255–275.

Conneely OM, et al. Reproductive functions of progesterone receptors. *Recent Prog Horm Res*, **2002**, *57*:339–355.

Coombes RC, et al., for the Intergroup Exemestane Study. A randomized trial of exemestane after two to three years of tamoxifen therapy in postmenopausal women with primary breast cancer. *N Engl J Med*, **2004**, *350*:1081–1092.

Cullins VE. Noncontraceptive benefits and therapeutic uses of depot medroxyprogesterone acetate. *J Reprod Med*, **1996**, *41*(suppl 5):428–433.

Cummings SR, et al. The effect of raloxifene on risk of breast cancer in postmenopausal women: results from the MORE randomized trial. Multiple Outcomes of Raloxifene Evaluation. *JAMA*, **1999**, *281*:2189–2197.

Davis SR, et al. Global consensus position statement on the use of testosterone therapy for women. *J Clin Endocrinol Metab*, **2019**, *104*:4660–4666.

Delmas PD, et al. Multiple Outcomes of Raloxifene Evaluation (MORE) Investigators. Efficacy of raloxifene on vertebral fracture risk reduction in postmenopausal women with osteoporosis: four-year results from a randomized clinical trial. *J Clin Endocrinol Metab*, **2002**, *87*:3609–3617.

DeManno D, et al. Asoprisnil (J867): a selective progesterone receptor modulator for gynecological therapy. *Steroids*, **2003**, *68*:1019–1032.

Distefano JK. NAFLD and NASH in postmenopausal women: implications for diagnosis and treatment. *Endocrinology*, **2020**, *161*:1–12.

Ettinger B, et al. Reduction of vertebral fracture risk in postmenopausal women with osteoporosis treated with raloxifene: results from a 3-year randomized clinical trial. Multiple Outcomes of Raloxifene Evaluation (MORE) Investigators. *JAMA*, **1999**, *282*:637–645.

Farquhar C. Endometriosis. *BMJ*, **2007**, *334*:249–253.

Fernandez E, et al. Oral contraceptives and colorectal cancer risk: a meta-analysis. *Br J Cancer*, **2001**, *84*:722–727.

Filardo EJ, et al. G protein-coupled estrogen receptor in GtoPdb v.2021.3. *IUPHAR/BPS Guide to Pharmacology CITE*, **2021**. doi:10.2218/gtopdb/F22/2021.3.

Fitzpatrick LA. Soy isoflavones: hope or hype? *Maturitas*, **2003**, *44*(suppl 1):S21–S29.

Fotherby K. Bioavailability of orally administered sex steroids used in oral contraception and hormone replacement therapy. *Contraception*, **1996**, *54*:59–69.

Fruzzetti F. Hemostatic effects of smoking and oral contraceptive use. *Am J Obstet Gynecol*, **1999**, *180*:S369–S374.

Giangrande PH, et al. The opposing transcriptional activities of the two isoforms of the human progesterone receptor are due to differential cofactor binding. *Mol Cell Biol*, **2000**, *20*:3102–3115.

Giangrande PH, McDonnell DP. The A and B isoforms of the human progesterone receptor: two functionally different transcription factors encoded by a single gene. *Recent Prog Horm Res*, **1999**, *54*:291–313.

Godsland IF. The influence of female sex steroids on glucose metabolism and insulin action. *J Intern Med Suppl*, **1996**, *738*:1–60.

Grady D, et al., for the HERS Research Group. Cardiovascular disease outcomes during 6.8 years of hormone therapy: Heart and Estrogen/progestin Replacement Study follow-up (HERS II). *JAMA*, **2002**, *288*:49–57.

Grady D, et al. Postmenopausal hormone therapy increases risk for venous thromboembolic disease. Heart and Estrogen/progestin Replacement Study. *Ann Intern Med*, **2000**, *132*:689–696.

Green PS, Simpkins JW. Neuroprotective effects of estrogens: potential mechanisms of action. *Int J Dev Neurosci*, **2000**, *18*:347–358.

Grumbach MM, Auchus RJ. Estrogen: consequences and implications of human mutations in synthesis and action. *J Clin Endocrinol Metab*, **1999**, *84*:4677–4694.

Hall JM, McDonnell DP. The estrogen receptor β-isoform (ER β) of the human estrogen receptor modulates ER β transcriptional activity and is a key regulator of the cellular response to estrogens and antiestrogens. *Endocrinology*, **1999**, *140*:5566–5578.

Hammes SR. Steroids and oocyte maturation—a new look at an old story. *Mol Endocrinol*, **2004**, *18*:769–775.

Han W, et al. Full sequencing analysis of estrogen receptor-α gene polymorphism and its association with breast cancer risk. *Anticancer Res*, **2003**, *23*:4703–4707.

Hanstein B, et al. Insights into the molecular biology of the estrogen receptor define novel therapeutic targets for breast cancer. *Eur J Endocrinol*, **2004**, *150*:243–255.

Harrington WR, et al. Activities of estrogen receptor α- and β-selective ligands at diverse estrogen responsive gene sites mediating transactivation or transrepression. *Mol Cell Endocrinol*, **2003**, *206*:13–22.

Haynes BP, et al. The pharmacology of letrozole. *J Steroid Biochem Mol Biol*, **2003**, *87*:35–45.

Herrington DM, Howard TD. ER-α variants and the cardiovascular effects of hormone replacement therapy. *Pharmacogenomics*, **2003**, *4*:269–277.

Herrington DM, Klein KP. Pharmacogenetics of estrogen replacement therapy. *J Appl Physiol*, **2001**, *91*:2776–2784.

Hewitt SC, Korach KS. Oestrogen receptor knockout mice: roles for oestrogen receptors α and β in reproductive tissues. *Reproduction*, **2003**, *125*:143–149.

Hotchkiss J, Knobil E. The menstrual cycle and its neuroendocrine control. In: Knobil E, Neill JD, eds. *The Physiology of Reproduction*. 2nd ed. Raven Press, New York, **1994**, 711–749.

Hulley S, et al. Randomized trial of estrogen plus progestin for secondary prevention of coronary heart disease in postmenopausal women. Heart and Estrogen/progestin Replacement Study (HERS) Research Group. *JAMA*, **1998**, *280*:605–613.

Jaiyesimi IA, et al. Use of tamoxifen for breast cancer: twenty-eight years later. *J Clin Oncol*, **1995**, *13*:513–529.

Jang GR, Benet LZ. Antiprogestin pharmacodynamics, pharmacokinetics, and metabolism: implications for their long-term use. *J Pharmacokinet Biopharm*, **1997**, *25*:647–672.

Kato S, et al. Activation of the estrogen receptor through phosphorylation by mitogen-activated protein kinase. *Science*, **1995**, *270*:1491–1494.

Kettel LM, et al. Hypothalamic-pituitary-ovarian response to clomiphene citrate in women with polycystic ovary syndrome. *Fertil Steril*, **1993**, *59*:532–538.

Knobil E. Patterns of hypophysiotropic signals and gonadotropin secretion in the rhesus monkey. *Biol Reprod*, **1981**, *24*:44–49.

Koh KK, et al. Effects of hormone-replacement therapy on fibrinolysis in postmenopausal women. *N Engl J Med*, **1997**, *336*:683–690.

Kos M, et al. Minireview: genomic organization of the human ERalpha gene promoter region. *Mol Endocrinol*, **2001**, *15*:2057–2063.

Kousteni S, et al. Reversal of bone loss in mice by nongenotropic signaling of sex steroids. *Science*, **2002**, *298*:843–846.

Kuiper GG, et al. Comparison of the ligand binding specificity and transcript tissue distribution of estrogen receptors ER α and β. *Endocrinology*, **1997**, *138*:863–870.

Kurabayashi T, et al. Association of vitamin D and estrogen receptor gene polymorphism with the effects of long term hormone replacement therapy on bone mineral density. *J Bone Miner Metab*, **2004**, *22*:241–247.

Labrie F, et al. The combination of a novel selective estrogen receptor modulator with an estrogen protects the mammary gland and uterus in a rodent model: the future of postmenopausal women's health? *Endocrinology*, **2003**, *144*:4700–4706.

Lahti E, et al. Endometrial changes in postmenopausal breast cancer patients receiving tamoxifen. *Obstet Gynecol*, **1993**, *81*:660–664.

Legro RS, et al. Cooperative multicenter reproductive medicine network. *N Engl J Med*, **2007**, *356*:551–566.

Legro RS, et al. Letrozole versus clomiphene for infertility in the polycystic ovary syndrome. *N Engl J Med*, **2014**, *371*:119–129.

Leonhardt SA, Edwards DP. Mechanism of action of progesterone antagonists. *Exp Biol Med*, **2002**, *227*:969–980.

Levin ER. Rapid signaling by steroid receptors. *Am J Physiol*, **2008**, *295*:R1425–R1430.

Lewandowski S, et al. Estrogen receptor β. Potential functional significance of a variety of mRNA isoforms. *FEBS Lett*, **2002**, *524*:1–5.

Love RR, et al. Effects of tamoxifen on cardiovascular risk factors in postmenopausal women after 5 years of treatment. *J Natl Cancer Inst*, **1994**, *86*:1534–1539.

Luo J, Liu D. Does GPER Really Function as a G Protein-Coupled Estrogen Receptor in vivo?. *Front Endocrinol (Lausanne)*, **2020**,*11*:148.

Mandala M. Influence of estrogens on uterine vascular adaptation in normal and preeclamptic pregnancies. *Int J Mol Sci*, **2020**, *21*:2592.

Manson JE, Martin KA. Clinical practice. Postmenopausal hormone-replacement therapy. *N Engl J Med*, **2001**, *345*:34–40.

Martin KA, et al. Evaluation and treatment of hirsutism in premenopausal women: an Endocrine Society clinical practice guideline. *J Clin Endocrinol Metab*, **2008**, *93*:1105–1120.

McDonnell DP, Goldman ME. RU486 exerts antiestrogenic activities through a novel progesterone receptor A form-mediated mechanism. *J Biol Chem*, **1994**, *269*:11945–11949.

McInerney EM, et al. Transcription activation by the human estrogen receptor subtype beta (ER beta) studied with ER beta and ER alpha receptor chimeras. *Endocrinology*, **1998**, *139*:4513–4522.

Meis PJ, et al. Prevention of recurrent preterm delivery by 17 alpha-hydroxyprogesterone caproate. *N Engl J Med*, **2003**, *348*:2379–2385.

Mendelsohn ME, Karas RH. The protective effects of estrogen on the cardiovascular system. *N Engl J Med*, **1999**, *340*:1801–1811.

Modelska K, Cummings S. Tibolone for postmenopausal women: systematic review of randomized trials. *J Clin Endocrinol Metab*, **2002**, *87*:16–23.

Moodley J. Combined oral contraceptives and cervical cancer. *Curr Opin Obstet Gynecol*, **2004**, *16*:27–29.

Morissette M, et al. Estrogen and SERM neuroprotection in animal models or Parkinson's disease. *Mol Cell Endocrinol*, **2008**, *290*:60–69.

Mulac-Jericevic B, et al. Defective mammary gland morphogenesis in mice lacking the progesterone receptor B isoform. *Proc Natl Acad Sci USA*, **2003**, *100*:9744–9749.

Mulac-Jericevic B, et al. Subgroup of reproductive functions of progesterone mediated by progesterone receptor-B isoform. *Science*, **2000**, *289*:1751–1754.

Olde B, Leeb-Lundberg LM. GPR30/GPER1: searching for a role in estrogen physiology. *Trends Endocrinol Metab*, **2009**, *20*:409–416.

Olive DL. Gonadotropin-releasing hormone agonists for endometriosis. *N Engl J Med*, **2008**, *359*:1136–1142.

Paech K, et al. Differential ligand activation of estrogen receptors ERα and ERβ at AP1 sites. *Science*, **1997**, *277*:1508–1510.

Parish SJ, Gillespie JA. The evolving role of oral hormonal therapies and review of conjugated estrogens/bazedoxifene for the management of menopausal symptoms. *Postgrad Med*, **2017**, *129*:340–351.

Pedram A, et al. Nature of functional estrogen receptors at the plasma membrane. *Mol Endocrinol*, **2006**, *20*:1996–2009.

Peltoketo H, et al. Regulation of estrogen action: role of 17 β-hydroxysteroid dehydrogenases. *Vitam Horm*, **1999**, *55*:353–398.

Pike AC, et al. A structural biologist's view of the oestrogen receptor. *J Steroid Biochem Mol Biol*, **2000**, *74*:261–268.

Pike MC, et al. Estrogen-progestin replacement therapy and endometrial cancer. *J Natl Cancer Inst*, **1997**, *89*:1110–1116.

Prague JK, et al. Neurokinin 3 receptor antagonism rapidly improves vasomotor symptoms with sustained duration of action. *Menopause*, **2018**, *25*:862–869.

Prince RL, et al. Prevention of postmenopausal osteoporosis. A comparative study of exercise, calcium supplementation, and hormone-replacement therapy. *N Engl J Med*, **1991**, *325*:1189–1195.

Prossnitz ER, Arterburn JB. International Union of Basic and Clinical Pharmacology. XCVII. G Protein-Coupled Estrogen Receptor and Its Pharmacologic Modulators. *Pharmacol Rev*, **2015**, *67*:505–540.

Prossnitz ER, Hathaway HJ. What have we learned about GPER function in physiology and disease from knockout mice?. *J Steroid Biochem Mol Biol*, **2015**, *153*:114–126.

Rapp SR, et al., for the WHIMS Investigators. Effect of estrogen plus progestin on global cognitive function in postmenopausal women: the Women's Health Initiative Memory Study: randomized controlled trial. *JAMA*, **2003**, *289*:2663–2672.

Riggs BL, et al. Sex steroids and the construction and conservation of the adult skeleton. *Endocr Rev*, **2002**, *23*:279–302.

Robertson JF, et al. Fulvestrant versus anastrozole for the treatment of advanced breast carcinoma in postmenopausal women: a prospective combined analysis of two multi-center trials. *Cancer*, **2003**, *98*:229–238.

Robinson D, Cardozo LD. The role of estrogens in female lower urinary tract dysfunction. *Urology*, **2003**, *62*(suppl 4A):45–51.

Ross RK, et al. Effect of hormone replacement therapy on breast cancer risk: estrogen versus estrogen plus progestin. *J Natl Cancer Inst*, **2000**, *92*:328–332.

Rossouw JE, et al., for the Writing Group for the Women's Health Initiative Investigators. Risks and benefits of estrogen plus progestin in healthy postmenopausal women: principal results from the Women's Health Initiative randomized controlled trial. *JAMA*, **2002**, *288*:321–333.

Saville B, et al. Ligand-, cell-, and estrogen receptor subtype (α/β)-dependent activation at GC-rich (Sp1) promoter elements. *J Biol Chem*, **2000**, *275*:5379–5387.

Schairer C, et al. Menopausal estrogen and estrogen-progestin replacement therapy and breast cancer risk. *JAMA*, **2000**, *283*:485–491.

Seminara SB. Mechanisms of disease: the first kiss—a crucial role for kisspeptin-1 and its receptor G-protein-coupled receptor 54, in puberty and reproduction. *Nat Clin Pract Endocrinol Metab*, **2006**, *2*:328–334.

Shapiro S, et al. Risk of localized and widespread endometrial cancer in relation to recent and discontinued use of conjugated estrogens. *N Engl J Med*, **1985**, *313*:969–972.

Sherif K. Benefits and risks of oral contraceptives. *Am J Obstet Gynecol*, **1999**, *180*:S343–S348.

Shumaker SA, et al., for the WHIMS Investigators. Estrogen plus progestin and the incidence of dementia and mild cognitive impairment in postmenopausal women: the Women's Health Initiative Memory Study: a randomized controlled trial. *JAMA*, **2003**, *289*:2651–2662.

Silveira LG, et al. Mutations of the KISS1 gene in disorders of puberty. *J Clin Endocrinol Metab*, **2010**, *95*:2276–2280.

Simhan HN, Caritis SN. Prevention of preterm delivery. *N Engl J Med*, **2007**, *357*:477–487.

Simoncini T, et al. Interaction of oestrogen receptor with the regulatory subunit of phosphatidylinositol-3-OH kinase. *Nature*, **2000**, *407*:538–541.

Simpson ER. Sources of estrogen and their importance. *J Steroid Biochem Mol Biol*, **2003**, *86*:225–230.

Simpson ER, et al. Aromatase—a brief overview. *Annu Rev Physiol*, **2002**, *64*:93–127.

Smith CL, O'Malley BW. Coregulator function: a key to understanding tissue specificity of selective receptor modulators. *Endocr Rev*, **2004**, *25*:45–71.

Smith EP, et al. Estrogen resistance caused by a mutation in the estrogen-receptor gene in a man. *N Engl J Med*, **1994**, *331*:1056–1061.

Smith RE. A review of selective estrogen receptor modulators and national surgical adjuvant breast and bowel project clinical trials. *Semin Oncol*, **2003**, *30*(suppl 16):4–13.

Spitz IM, Chwalisz K. Progesterone receptor modulators and progesterone antagonists in women's health. *Steroids*, **2000**, *65*:807–815.

Sridar C, et al. Effect of tamoxifen on the enzymatic activity of human cytochrome CYP2B6. *J Pharmacol Exp Ther*, **2002**, *301*:945–952.

Tamrazi A, et al. Molecular sensors of estrogen receptor conformations and dynamics. *Mol Endocrinol*, **2003**, *17*:2593–2602.

Taylor A, et al. Treatment of endometriosis-associated pain with elagolix, an oral GnRH antagonist. *New Eng J Med*, **2017**, *377*:28–40.

Thessaloniki ESHRE/ASRM-Sponsored PCOS Consensus Workshop Group. Consensus on infertility treatment related to polycystic ovary syndrome. *Fertil Steril*, **2008**, *89*:505–522.

Thorneycroft IH, et al. The relation of serum 17-hydroxyprogesterone and estradiol-17β levels during the human menstrual cycle. *Am J Obstet Gynecol*, **1971**, *111*:947–951.

Topaloglu AK, et al. Inactivating KISS1 mutation and hypogonadotropic hypogonadism. *N Engl J Med*, **2012**, *366*:629–635.

Topaloglu AK, et al. TAC3 and TACR3 mutations in familial hypogonadotropic hypogonadism reveal a key role for neurokinin B in the central control of reproduction. *Nat Genet*, **2009**, *41*:354–358.

Turok DK, et al. Levonorgestrel vs. copper intrauterine devices for emergency contraception. *N Engl J Med*, **2021**, *384*:335–344.

USFDA. Prescribing Information, flibanserin tablets, **2015/2019**. Available at:https://www.accessdata.fda.gov/drugsatfda_docs/label/2019/022526s009lbl.pdf#page=23; accessed July 7, 2022.

USFDA. Prescribing Information, bromelanotide injection, **2019a**. Available at: https://www.accessdata.fda.gov/drugsatfda_docs/label/2019/210557s000lbl.pdf; accessed, July 7, 2022.

USFDA. Prescribing Information for ospemifene tablets, **2019b**. Available at: https://www.accessdata.fda.gov/drugsatfda_docs/label/2019/203505s015lbl.pdf; accessed, July 7, 2022.

Van Den Bemd GJ, et al. Distinct effects on the conformation of estrogen receptor α and β by both the antiestrogens ICI 164,384 and ICI 182,780 leading to opposite effects on receptor stability. *Biochem Biophys Res Commun*, **1999**, *261*:1–5.

Vegeto E, et al. The role of sex and sex hormones in neurodegenerative disorders. *Endocr Rev*, **2019**, *41*:273–319.

Walsh BW, et al. Effects of postmenopausal hormone replacement with oral and transdermal estrogen on high density lipoprotein metabolism. *J Lipid Res*, **1994**, *35*:2083–2093.

Walsh BW, et al. Effects of raloxifene on serum lipids and coagulation factors in healthy postmenopausal women. *JAMA*, **1998**, *279*:1445–1451.

Weiderpass E, et al. Estrogen receptor α gene polymorphisms and endometrial cancer risk. *Carcinogenesis*, **2000**, *21*:623–627.

Westhoff CL. Breast cancer risk: perception versus reality. *Contraception*, **1999**, *59*(suppl):25S–28S.

Writing Group for the PEPI Trial. Effects of estrogen or estrogen/progestin regimens on heart disease risk factors in postmenopausal women. The Postmenopausal Estrogen/Progestin Interventions (PEPI) trial. *JAMA*, **1995**, *273*:199–208.

Yue W, et al. Genotoxic metabolites of estradiol in breast: potential mechanism of estradiol induced carcinogenesis. *J Steroid Biochem Mol Biol*, **2003**, *86*:477–486.

Capítulo 49

Androgênios e sistema genital masculino

Peter J. Snyder

TESTOSTERONA E OUTROS ANDROGÊNIOS

SECREÇÃO E TRANSPORTE DA TESTOSTERONA

METABOLISMO DA TESTOSTERONA A COMPOSTOS ATIVOS E INATIVOS

EFEITOS FISIOLÓGICOS E FARMACOLÓGICOS DOS ANDROGÊNIOS
- Efeitos que ocorrem por meio do receptor de androgênio
- Efeitos que ocorrem por meio do receptor de estrogênio
- Efeitos dos androgênios em diferentes estágios da vida

CONSEQUÊNCIAS DA DEFICIÊNCIA DE ANDROGÊNIO
- Durante o desenvolvimento fetal
- Antes da conclusão da puberdade
- Após a conclusão da puberdade
- Em mulheres

PREPARAÇÕES DE ANDROGÊNIOS TERAPÊUTICOS
- Ésteres de testosterona
- Androgênios alquilados
- Sistemas de liberação transdérmica
- Moduladores seletivos do receptor de androgênio

USOS TERAPÊUTICOS DOS ANDROGÊNIOS
- Hipogonadismo masculino
- Senescência masculina
- Hipogonadismo feminino
- Melhora do desempenho atlético
- Estados catabólicos e de debilitação
- Angioedema
- Discrasias sanguíneas

ANTIANDROGÊNIOS
- Inibidores da secreção de testosterona
- Inibidores da ação dos androgênios

FARMACOTERAPIA DA DISFUNÇÃO ERÉTIL
- Sinalização erétil e disfunção erétil
- Inibidores da PDE5

Testosterona e outros androgênios

Nos homens, o principal androgênio secretado é a *testosterona*. As *células de Leydig* sintetizam a maior parte da testosterona pelas vias ilustradas na Figura 49-1. Nas mulheres, a testosterona também constitui o principal androgênio e é sintetizada no corpo lúteo e no córtex suprarrenal por vias semelhantes. A *androstenediona* e a *desidroepiandrosterona*, que são os precursores da testosterona, são androgênios fracos que podem ser convertidos perifericamente em testosterona.

Secreção e transporte da testosterona

Em quase todos os estágios da vida, a secreção de testosterona é maior nos homens do que nas mulheres, uma diferença que explica muitas das outras diferenças observadas entre homens e mulheres. No primeiro trimestre de vida intrauterina, os testículos fetais começam a secretar testosterona, o principal fator na diferenciação sexual masculina, provavelmente estimulados pela *gonadotropina coriônica humana* (hCG) secretada pela placenta. No início do segundo trimestre, a concentração sérica de testosterona aproxima-se da observada na metade da puberdade, alcançando cerca de 250 ng/dL (Fig. 49-2). Em seguida, a produção de testosterona cai no final do segundo trimestre; entretanto, por ocasião do nascimento, a concentração mais uma vez alcança cerca de 250 ng/dL, possivelmente devido à estimulação das células de Leydig fetais pelo *hormônio luteinizante* (LH) da hipófise fetal. O nível de testosterona cai novamente nos primeiros dias após o nascimento, porém aumenta mais uma vez até alcançar um pico de cerca de 250 ng/dL aos 2 a 3 meses de idade, caindo para menos de 50 ng/dL aos 6 meses de idade, valor que permanece até a puberdade. Durante a puberdade, aproximadamente dos 12 aos 17 anos de idade, a concentração sérica de testosterona nos indivíduos do sexo masculino aumenta, de modo que, no início da vida adulta, a concentração sérica de testosterona alcança 300 a 800 ng/dL nos homens, em comparação com 30 a 50 ng/dL nas mulheres. A alta concentração de testosterona no sexo masculino é responsável pelas alterações puberais que diferenciam ainda mais os homens das mulheres. À medida que os homens envelhecem, suas concentrações séricas de testosterona diminuem gradualmente, o que pode contribuir para outros efeitos do envelhecimento nos homens.

O hormônio luteinizante, que é secretado pelos gonadotropos da hipófise (ver Cap. 46), constitui o principal estímulo para a secreção de testosterona nos homens, talvez potencializado pelo *hormônio folículo-estimulante* (FSH), também secretado pelos gonadotropos. A secreção de LH pelos gonadotropos é estimulada pelo *hormônio liberador das gonadotropinas* (GnRH); a testosterona inibe diretamente a secreção de LH em uma alça de retroalimentação negativa. O LH é secretado em pulsos, que ocorrem aproximadamente a cada 2 horas e são de maior magnitude pela manhã (Crowley et al., 1985). A pulsatilidade parece resultar da secreção pulsátil de GnRH a partir do hipotálamo. A secreção de testosterona também é pulsátil e diurna, e as concentrações plasmáticas mais altas ocorrem às 8 horas, aproximadamente, enquanto os valores mais baixos são observados em torno das 20 horas. Os picos que ocorrem pela manhã diminuem à medida que os homens envelhecem. A *globulina de ligação ao hormônio sexual* liga-se com alta afinidade a cerca de 38% da testosterona circulante, de modo que o hormônio ligado se torna indisponível para exercer seus efeitos biológicos. A albumina liga-se com baixa afinidade a quase 60% da testosterona circulante, deixando cerca de 2% não ligada ou livre. Nas mulheres, o LH estimula a secreção de testosterona pelo *corpo lúteo* (formado pelo folículo após a liberação do óvulo). Em circunstâncias normais, entretanto, o *estradiol* e a *progesterona*, e não a testosterona, são os principais inibidores da secreção de LH em mulheres.

AR: receptor de androgênio
CYP: citocromo P450
FSH: hormônio folículo-estimulante
GMPc: monofosfato de guanosina cíclico
GnRH: hormônio liberador das gonadotropinas
hCG: gonadotropina coriônica humana
LH: hormônio luteinizante
NO: óxido nítrico
PDE5: fosfodiesterase tipo 5
PKG: proteína-cinase G
sGC: guanilatociclase solúvel

Metabolismo da testosterona a compostos ativos e inativos

A testosterona exerce muitos efeitos diferentes sobre os tecidos, tanto diretamente quanto por meio de seu metabolismo a *di-hidrotestosterona* e *estradiol* (Fig. 49-3). A enzima 5α-redutase catalisa a conversão de testosterona em di-hidrotestosterona. A di-hidrotestosterona liga-se ao *receptor de androgênio* (AR) com maior afinidade do que a testosterona e ativa a expressão gênica de forma mais eficiente. Foram identificadas duas formas de 5α-redutase: a do *tipo I*, que é encontrada predominantemente na pele não genital, no fígado e nos ossos; e a do *tipo II*, que ocorre predominantemente no tecido urogenital dos homens e na pele genital de homens e mulheres. O complexo enzimático aromatase, que está presente em muitos tecidos, catalisa a conversão da testosterona em estradiol. Essa conversão responde por cerca de 85% do estradiol circulante nos homens; o restante é secretado diretamente pelos testículos (MacDonald et al., 1979). O metabolismo hepático converte a testosterona nos compostos biologicamente inativos, a androsterona e a etiocolanolona (ver Fig. 49-3). A di-hidrotestosterona é metabolizada em androsterona, androstanodiona e androstanediol.

Efeitos fisiológicos e farmacológicos dos androgênios

A testosterona é o principal androgênio circulante em homens. Pelo menos três mecanismos contribuem para os efeitos variados da testosterona:

- Ligação direta ao AR
- Conversão, em certos tecidos, em di-hidrotestosterona, que também se liga ao AR
- Conversão em estradiol, que se liga ao receptor de estrogênio (Fig. 49-4)

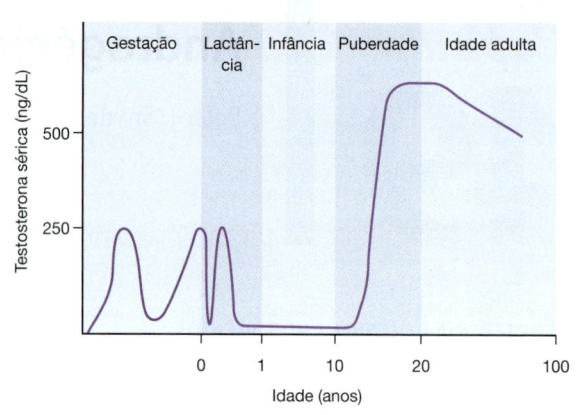

Figura 49-2 *Representação esquemática da concentração sérica de testosterona desde o início da gestação até a idade avançada.*

Efeitos que ocorrem por meio do receptor de androgênio

A testosterona e a di-hidrotestosterona atuam como androgênios por meio de um único AR, um membro da superfamília de receptores nucleares, designado como NR3A. O AR possui um domínio aminoterminal que contém uma repetição de poliglutamina de comprimento variável, um domínio de ligação do DNA que consiste em dois motivos de dedos de zinco e um domínio de ligação de ligante carboxiterminal. A repetição de poliglutamina de comprimento variável é exclusiva do AR; um comprimento mais curto parece aumentar a sua atividade.

Na ausência de ligante, o AR localiza-se no citoplasma associado a um complexo de proteína de choque térmico. Quando a testosterona ou a di-hidrotestosterona liga-se ao domínio de ligação do ligante, o AR dissocia-se do complexo da proteína de choque térmico, sofre dimerização e transloca-se para o núcleo. Em seguida, o dímero liga-se por meio dos domínios de ligação do DNA aos elementos de resposta aos androgênios presentes em certos genes responsivos. O complexo ligante-receptor recruta coativadores e atua como um complexo de fatores de transcrição, estimulando ou reprimindo a expressão desses genes (Agoulnik e Weigel, 2008).

As mutações no hormônio ou em regiões de ligação do DNA do AR resultam em resistência à ação da testosterona, que começa *in utero* (McPhaul e Griffin, 1999); em consequência, a diferenciação sexual

Figura 49-1 *Via de síntese da testosterona nas células de Leydig dos testículos. Nas células de Leydig, as 11 e 21-hidroxilases (presentes no córtex suprarrenal) estão ausentes, enquanto a CYP17 (17α-hidroxilase) está presente. Por conseguinte, ocorre síntese de androgênios e estrogênios, e não há formação de corticosterona e de cortisol. As setas em negrito indicam as vias preferenciais.*

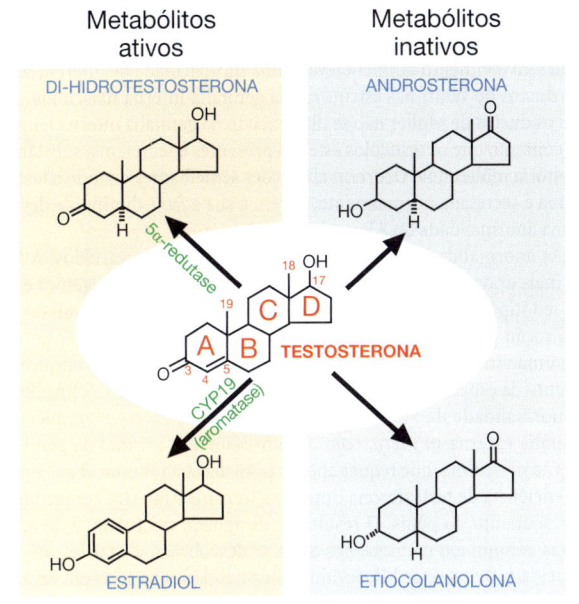

Figura 49-3 *Metabolismo da testosterona em seus principais metabólitos ativos e inativos.*

Efeitos que ocorrem por meio do receptor de estrogênio

Certos efeitos da testosterona são mediados pela sua conversão em estradiol, que é catalisada pelo *citocromo P450* (CYP) tipo 19 (aromatase). Nos raros casos de indivíduos do sexo masculino com deficiência de CYP19 ou do receptor de estrogênio, não ocorre fusão das epífises, e o crescimento dos ossos longos continua indefinidamente; além disso, esses pacientes apresentam osteoporose. A administração de estradiol corrige as anormalidades ósseas em pacientes que apresentam deficiência de aromatase, mas não naqueles que têm defeito no receptor de estrogênio. Como os homens possuem ossos maiores do que as mulheres, e o osso expressa o AR (Colvard et al., 1989), a testosterona também pode atuar sobre o osso por meio do AR. A administração de estradiol a um homem com deficiência de CYP19 pode aumentar a libido, sugerindo que o efeito da testosterona sobre a libido masculina pode ser mediado pela conversão em estradiol (Smith et al., 1994).

A supressão da produção da testosterona com um análogo do GnRH e, em seguida, a reposição de testosterona com ou sem *anastrozol,* um inibidor de CYP19, também ilustra os efeitos da testosterona que exigem conversão em estradiol. Esse paradigma demonstrou que o aumento no desejo sexual e na função erétil, assim como a diminuição da gordura subcutânea e abdominal, exigem a conversão da testosterona em estradiol, mas que o aumento da massa magra e da força muscular não a exigem (Finkelstein et al., 2013).

Efeitos dos androgênios em diferentes estágios da vida

In utero

Quando, por volta da oitava semana de gestação, o testículo fetal, estimulado pela hCG, começa a secretar testosterona, a alta concentração local de testosterona em torno dos testículos estimula os ductos de Wolff de localização próxima a se diferenciarem na genitália masculina interna: o epidídimo, os ductos deferentes e as glândulas seminais. Nos primórdios da genitália externa, a testosterona é convertida em di-hidrotestosterona, que causa o desenvolvimento da genitália masculina externa. O aumento da testosterona no final da gestação pode resultar em maior crescimento do pênis.

Lactância

As consequências do aumento da secreção de testosterona pelos testículos durante os primeiros meses de vida ainda não são conhecidas.

Puberdade

A puberdade no sexo masculino começa, em média, aos 12 anos de idade, com um aumento da secreção de FSH e de LH pelos gonadotropos,

masculina e o desenvolvimento puberal são incompletos. Ocorrem outras mutações do AR em pacientes com atrofia muscular espinal e bulbar, conhecida como *doença de Kennedy*. Esses pacientes apresentam uma expansão da repetição CAG (citosina, adenina, guanina), que codifica a glutamina na extremidade amino-terminal da molécula (Walcott e Merry, 2002). O resultado consiste em resistência muito leve ao androgênio, que se manifesta principalmente por ginecomastia e atrofia neuromotora progressiva grave (Dejager et al., 2002). O mecanismo pelo qual a atrofia neuronal ocorre não é conhecido. Outras mutações do AR podem explicar por que o câncer de próstata metastático com frequência regride inicialmente em resposta ao tratamento com privação de androgênio, porém em seguida deixa de responder à privação contínua. O AR continua sendo expresso no câncer de próstata independente de androgênio, e a sua sinalização permanece ativa. A sinalização independente de ligante pode resultar de mutações no gene AR ou de alterações nas proteínas correguladoras do AR. Em alguns pacientes resistentes à terapia padrão de privação de androgênio, o tumor responde a uma depleção adicional dos androgênios por inibidores da síntese de androgênios suprarrenais, como a *abiraterona*.

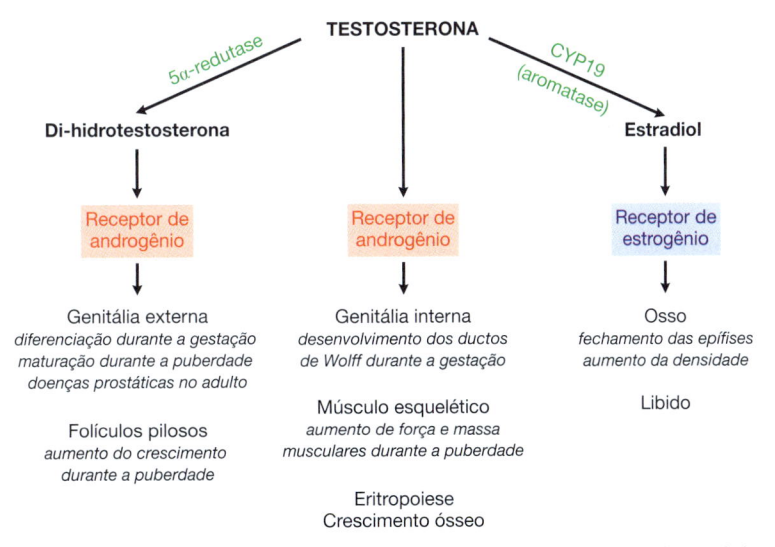

Figura 49-4 *Efeitos diretos da testosterona e efeitos mediados indiretamente por meio da di-hidrotestosterona ou do estradiol.*

estimulado pelo aumento da secreção de GnRH a partir do hipotálamo. A secreção aumentada de FSH e de LH estimula os testículos. O aumento da produção de testosterona pelas células de Leydig e o efeito do FSH sobre as células de Sertoli estimulam o desenvolvimento dos túbulos seminíferos, que posteriormente produzirão espermatozoides maduros. A secreção aumentada de testosterona na circulação sistêmica afeta muitos tecidos de modo simultâneo; e as alterações na maioria dos tecidos ocorrem gradualmente no decurso de vários anos. O pênis aumenta em comprimento e largura, o escroto se enruga, e a próstata começa a secretar o líquido que contribui para a formação de sêmen. Devido à maior produção de sebo, a pele torna-se mais grossa e mais oleosa, o que contribui para o desenvolvimento de acne. Os pelos sexuais masculinos diferenciais começam a crescer, inicialmente os pelos púbicos e axilares, em seguida os das pernas e, por fim, os outros pelos corporais e faciais. A massa e a força musculares aumentam, especialmente no cíngulo do membro superior, e a gordura subcutânea diminui. O crescimento do osso epifisário acelera-se, resultando no estirão de crescimento puberal, porém a maturação das epífises leva finalmente a uma diminuição e, em seguida, à cessação do crescimento. Os ossos também se tornam mais espessos. A eritropoiese aumenta, resultando em concentrações de hematócrito e hemoglobina mais altas nos homens do que nos meninos e nas mulheres. Ocorre espessamento da laringe, o que resulta em um tom de voz mais baixo. A libido se desenvolve. Outras alterações podem resultar do aumento da testosterona durante a puberdade; os homens tendem a ter um melhor senso das relações espaciais do que as mulheres e a exibir um comportamento que difere, em alguns aspectos, do comportamento das mulheres, incluindo maior agressividade.

Idade adulta
A concentração sérica de testosterona e as características do homem adulto mantêm-se, em grande parte, inalteradas durante o início da vida adulta e a meia-idade. Uma alteração que ocorre durante esse período é o desenvolvimento gradual de alopecia androgenética, que tem início com a regressão dos cabelos nas têmporas e/ou no vértice do crânio.

Duas outras condições são de grande importância clínica. Uma delas é a *hiperplasia prostática* benigna, que ocorre, em grau variável, em quase todos os homens, às vezes obstruindo o fluxo de urina pela compressão da uretra quando esta passa pela próstata. Esse desenvolvimento é mediado pela conversão da testosterona em di-hidrotestosterona pela 5α-redutase II no interior das células prostáticas (Wilson, 1980). Outra alteração consiste no desenvolvimento do *câncer de próstata*. Embora nenhuma evidência direta sugira que a testosterona cause a doença, o câncer de próstata depende de estimulação androgênica. Essa dependência constitui a base para o tratamento do câncer de próstata metastático pela redução da concentração sérica de testosterona ou pelo bloqueio de sua ação no receptor.

Senescência
À medida que os homens envelhecem, a concentração sérica de testosterona declina gradativamente (ver Fig. 49-2), enquanto a concentração de globulina de ligação ao hormônio sexual aumenta de maneira gradativa, de modo que, em torno dos 80 de idade, a concentração total de testosterona é de cerca de 80%, e a da testosterona livre, de cerca de 40% dos valores observados aos 20 anos de idade (Harman et al., 2001). Essa queda da testosterona sérica provavelmente resulta em várias outras alterações que ocorrem nos homens com o avanço da idade, incluindo diminuição da libido, da densidade mineral óssea e da hemoglobina, conforme sugerido por uma melhora obtida nesses parâmetros quando a testosterona é aumentada até níveis normais para homens jovens (ver "Usos Terapêuticos dos Androgênios", adiante).

Consequências da deficiência de androgênio

As consequências da deficiência de androgênio dependem do estágio da vida em que a deficiência ocorre pela primeira vez e do grau da deficiência.

Durante o desenvolvimento fetal
Em um feto do sexo masculino, a deficiência de testosterona *in utero* durante o primeiro trimestre resulta em diferenciação sexual incompleta. A deficiência completa de secreção de testosterona resulta em genitália externa totalmente feminina. A deficiência de testosterona nesse estágio do desenvolvimento também leva a uma incapacidade de diferenciação dos ductos de Wolff nas estruturas da genitália interna masculina, porém os ductos de Müller não se diferenciam na genitália interna feminina, contanto que os testículos estejam presentes e secretem a substância inibitória mülleriana. Ocorrem alterações semelhantes quando a testosterona é secretada normalmente, porém a sua ação é diminuída devido a uma anormalidade do AR ou da 5α-redutase.

As anormalidades do AR podem ter efeitos muito variados. A forma mais grave resulta em ausência completa de ação androgênica e em um fenótipo feminino; as formas moderadamente graves resultam em virilização parcial da genitália externa; e as formas mais leves permitem uma virilização normal *in utero* e resultam apenas em comprometimento da espermatogênese na idade adulta (McPhaul e Griffin, 1999). A anormalidade da 5α-redutase resulta em virilização incompleta da genitália externa *in utero*, com desenvolvimento normal da genitália interna masculina, que requer apenas testosterona (Wilson et al., 1993). A deficiência de testosterona durante o terceiro trimestre compromete o crescimento do pênis. O resultado, designado microfalo, é de ocorrência comum em meninos nos quais se descobre, mais tarde, uma incapacidade de secretar LH devido a anormalidades na secreção ou ação do GnRH. Além disso, na deficiência de testosterona, os testículos não descem para o interior do escroto; essa condição, denominada criptorquidia, ocorre comumente em meninos cuja secreção de LH é subnormal (ver Cap. 46).

Antes da conclusão da puberdade
Quando um menino pode secretar testosterona normalmente *in utero*, mas perde a capacidade de fazê-lo antes da idade prevista para a puberdade, o resultado é uma incapacidade de completar a puberdade. Todas as alterações puberais descritas anteriormente, incluindo as da genitália externa, dos pelos púbicos, da massa muscular, da voz e do comportamento, ficam comprometidas em grau proporcional à anormalidade da secreção de testosterona. Além disso, se durante os anos em que se espera que ocorra a puberdade, a secreção de hormônio do crescimento for normal, enquanto a secreção de testosterona for subnormal, os ossos longos continuam a aumentar de comprimento, visto que as epífises não se fecham. O resultado consiste em braços e pernas mais longos em relação ao tronco. Outra consequência da secreção subnormal de testosterona durante a idade em que se espera que ocorra a puberdade é o crescimento do tecido glandular das mamas, denominado *ginecomastia*.

Após a conclusão da puberdade
Quando ocorre comprometimento da secreção de testosterona depois da puberdade (p. ex., em consequência de castração ou tratamento com antiandrogênios), a regressão dos efeitos puberais da testosterona depende do grau e da duração da deficiência de testosterona. Quando o grau de deficiência de testosterona é substancial, a libido e a energia diminuem em uma ou duas semanas, embora as outras características dependentes da testosterona declinem mais lentamente. Não ocorre redução clinicamente detectável da massa muscular em determinado indivíduo durante vários anos. Ocorre uma redução pronunciada da hemoglobina dentro de vários meses. Pode-se detectar uma diminuição da densidade mineral óssea no primeiro ano, porém é provável que não ocorra aumento na incidência de fraturas durante muitos anos. Além disso, a perda do pelos sexuais leva muitos anos.

Em mulheres
A perda da secreção androgênica em mulheres resulta em decréscimo dos pelos sexuais, mas não antes de muitos anos. Os androgênios podem exercer outros efeitos importantes nas mulheres, e a perda dos androgênios (particularmente a perda grave dos androgênios ovarianos e suprarrenais que ocorre no pan-hipopituitarismo) pode resultar em diminuição da libido, da energia, da massa e força musculares e da densidade mineral óssea.

Preparações de androgênios terapêuticos

A ingestão de testosterona não constitui uma maneira efetiva de repor a sua deficiência, em virtude de seu rápido metabolismo hepático após absorção intestinal. Por conseguinte, a maior parte das preparações farmacêuticas de androgênios é elaborada de modo a evitar o catabolismo hepático da testosterona. Observe que todos os produtos de testosterona aprovados pela Food and Drug Administration (FDA), *metiltestosterona* e *oxandrolona* são substâncias controladas de classe III pela Drug Enforcement Administration.

Ésteres de testosterona

A esterificação de um ácido graxo no grupo 17α-hidroxila da testosterona cria um composto ainda mais lipofílico que a própria testosterona. Quando um éster, como o enantato de testosterona (heptanoato) ou o cipionato (ciclopentilpropionato) (Tab. 49-1), é dissolvido em óleo e administrado por via intramuscular a cada 1 a 2 semanas a homens com hipogonadismo, o éster sofre hidrólise *in vivo* e produz concentrações séricas de testosterona que variam desde valores acima da faixa normal nos primeiros dias após a injeção até valores normais baixos exatamente antes da próxima injeção (Fig. 49-5). As tentativas de diminuir a frequência das injeções aumentando a quantidade administrada em cada injeção resultam em flutuações mais amplas e em resultados terapêuticos mais precários. O éster undecanoato de testosterona, quando dissolvido em óleo e ingerido por via oral, é absorvido na circulação linfática, escapando assim do catabolismo hepático inicial. O *undecanoato de testosterona* em óleo também pode ser injetado e produz concentrações séricas estáveis de testosterona por 2 meses.

Andrógênios alquilados

Há várias décadas, os químicos constataram que a adição de um grupo alquila à posição 17α da testosterona retarda o seu catabolismo hepático. Em consequência, os andrógênios 17α-alquilados podem ser administrados por via oral. A Tabela 49-1 fornece uma lista dos andrógênios 17α-alquilados usados clinicamente. Entretanto, os andrógênios 17α-alquilados são menos androgênicos do que a testosterona e causam hepatotoxicidade, o que não ocorre com a testosterona nativa. Alguns andrógênios 17α-alquilados exercem maiores efeitos anabólicos do que efeitos androgênicos, em comparação com a testosterona natural em testes laboratoriais realizados em ratos; todavia, esses esteroides "anabolizantes", tão preferidos por atletas para melhorar ilicitamente o desempenho, não demonstraram ter, de modo convincente, esse efeito diferencial nos seres humanos. A FDA, citando os riscos potencialmente graves para a saúde, fez recomendações contra o uso de produtos para fisiculturismo, que são comercializados como produtos contendo esteroides ou substâncias semelhantes aos esteroides (FDA, 2017a, 2017b).

Sistemas de liberação transdérmica

Para evitar a inativação de "primeira passagem" da testosterona pelo fígado, são utilizadas substâncias químicas denominadas excipientes para facilitar a absorção controlada de testosterona nativa através da pele. Essas preparações transdérmicas fornecem concentrações séricas de testosterona mais estáveis do que as injeções de ésteres de testosterona. As preparações disponíveis incluem géis ou solução aplicados à pele ou à mucosa nasal, um adesivo transdérmico e um comprimido bucal (ver Fig. 49-5).

TABELA 49-1 ■ ANDRÓGÊNIOS DISPONÍVEIS PARA USO TERAPÊUTICO

Testosterona

Ésteres de testosterona

Cipionato/enantato/undecanoato de testosterona

Andrógênios 17α-alquilados

Metiltestosterona, oxandrolona, estanozolol

Fluoximesterona, danazol

Moduladores seletivos do receptor de andrógênio

Foram envidados esforços para desenvolver moduladores seletivos não esteroides do AR que exibissem os efeitos desejáveis da testosterona em alguns tecidos (como os músculos e os ossos), sem produzir efeitos indesejáveis em outros tecidos, como a próstata. Algumas moléculas com essas propriedades foram desenvolvidas e foram testadas em seres humanos; todavia, diferentemente dos moduladores seletivos dos receptores de estrogênio (ver Cap. 48), nenhuma está atualmente disponível para uso clínico.

Usos terapêuticos dos andrógênios

Hipogonadismo masculino

A indicação mais bem estabelecida para a administração de andrógênios é a reposição de testosterona na deficiência de testosterona em homens. Qualquer uma das preparações de testosterona ou dos ésteres de testosterona descritos anteriormente pode ser usada para tratar a deficiência de testosterona.

Monitoração da eficácia

A administração de testosterona a um homem com hipogonadismo tem por objetivo simular o mais rigorosamente possível as concentrações séricas normais (ver Fig. 49-5). Por conseguinte, a determinação das concentrações séricas de testosterona durante o tratamento constitui o aspecto mais importante da monitoração do tratamento com testosterona para a sua eficácia. Com os géis de testosterona, a concentração sérica é relativamente constante entre uma aplicação e outra (Swerdloff et al., 2000). Quando os ésteres enantato ou cipionato de testosterona são administrados uma vez a cada 2 semanas, as concentrações séricas de testosterona medidas na metade do intervalo entre as duas doses devem ser normais; se não forem, o esquema de administração deve ser ajustado de acordo. Se a deficiência de testosterona resultar de uma doença testicular, como indicado por uma concentração sérica elevada de LH, a adequação do tratamento com testosterona também pode ser julgada indiretamente pela normalização do LH em até 2 meses após o início do tratamento (Snyder e Lawrence, 1980).

A normalização da concentração sérica de testosterona induz a virilização normal em meninos pré-púberes e restaura a virilização nos homens que desenvolveram hipogonadismo quando adultos. Em poucos meses, e frequentemente mais cedo, há normalização da libido, da energia e do hematócrito. Em 6 meses, a massa muscular aumenta, enquanto a massa de gordura diminui. Entretanto, a densidade óssea e a conectividade trabecular continuam aumentando durante 2 anos (Al Mukaddam et al., 2014; Snyder et al., 2000).

Monitoração dos efeitos deletérios

A testosterona administrada como preparação transdérmica não tem "efeitos colaterais" (isto é, nenhum efeito que a própria testosterona de secreção endógena não tenha), contanto que a dose não seja excessiva. Alguns desses efeitos indesejáveis ocorrem logo após o início da administração de testosterona, ao passo que outros habitualmente não surgem antes de muitos anos de administração. A elevação da concentração sérica de testosterona pode resultar em efeitos indesejáveis semelhantes aos que ocorrem durante a puberdade, incluindo acne, ginecomastia e comportamento sexual mais agressivo. Quantidades fisiológicas de testosterona não parecem afetar os lipídeos séricos ou as apolipoproteínas.

Em certas ocasiões, a reposição dos níveis fisiológicos de testosterona pode ter efeitos indesejáveis na presença de doenças concomitantes. Se a dose de testosterona for excessiva, ocorrem eritrocitose e, raramente, retenção de sal e água e edema periférico, mesmo em homens não predispostos a essas condições.

Acima dos 40 anos de idade, o homem fica sujeito a determinadas doenças dependentes de testosterona, incluindo hiperplasia prostática benigna e câncer de próstata. As testosteronas modificadas, como os andrógênios 17α-alquilados, possuem efeitos adversos mesmo quando as doses são estabelecidas para serem fisiológicas. Os principais efeitos adversos

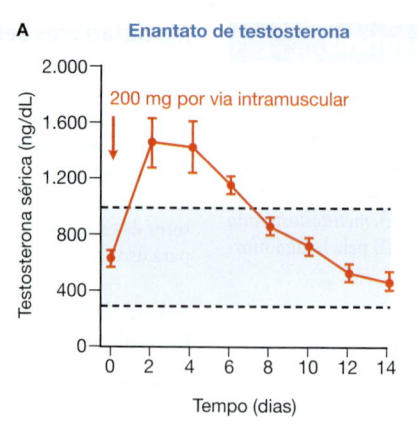

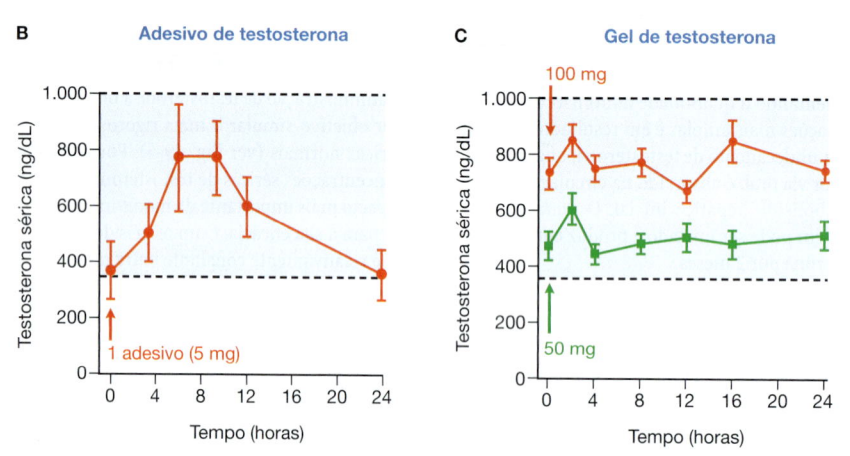

Figura 49-5 Perfis farmacocinéticos de preparações de testosterona durante a administração crônica a homens com hipogonadismo. As doses de cada uma dessas preparações foram administradas no tempo 0. As áreas sombreadas indicam a faixa dos níveis normais. (*Fonte:* **A.** Dados adaptados de Snyder e Lawrence, 1980. **B.** Dados adaptados de Dobs et al., 1999. **C.** Dados adaptados de Swerdloff et al., 2000.)

são hepáticos, incluindo colestase e, raramente, peliose hepática, cistos hepáticos repletos de sangue. Há descrição de raros casos de câncer hepatocelular. Além disso, podem reduzir os níveis séricos de colesterol das lipoproteínas de alta densidade, particularmente em altas doses.

Monitoração do momento previsto para a puberdade

A testosterona acelera a maturação das epífises, levando inicialmente a um estirão do crescimento e, em seguida, ao fechamento das epífises e cessação permanente do crescimento linear. Em consequência, devem-se considerar a altura e o estado do hormônio do crescimento no menino tratado. Meninos cuja baixa estatura se deve à deficiência do hormônio do crescimento devem ser tratados com hormônio do crescimento antes que seu hipogonadismo seja tratado com testosterona.

Senescência masculina

Os níveis séricos de testosterona diminuem nos homens com o envelhecimento, e o paralelismo entre as consequências do envelhecimento e as do hipogonadismo em consequência de doença hipofisária ou testicular, como reduções da massa e força musculares, da função sexual, da densidade óssea e da hemoglobina, sugere a possibilidade de que a diminuição dos níveis de testosterona com o envelhecimento possa contribuir para essas mudanças da senescência. Um estudo realizado em 788 homens de 65 anos de idade ou mais com baixas concentrações de testosterona demonstrou que o tratamento com testosterona durante 1 ano, em comparação com placebo, melhorou a função sexual, o humor, os sintomas depressivos, a anemia, a densidade óssea e a força (Roy et al., 2017; Snyder et al., 2016, 2017). Entretanto, a reposição de testosterona não melhorou a função cognitiva nem o metabolismo da glicose ou dos lipídios.

Até o momento, os estudos realizados não foram grandes nem longos o suficiente para determinar se o tratamento de homens idosos com testosterona aumenta o risco de câncer de próstata, sintomas do trato urinário ou doença cardíaca. Entretanto, a FDA, com base em estudos epidemiológicos e ensaios clínicos de pequeno porte, demonstrou estar preocupada o suficiente sobre o possível risco de doença cardiovascular; em consequência, exigiu uma mudança dos rótulos das preparações de testosterona para indicar que estão aprovadas apenas para homens com "hipogonadismo clássico," referindo-se ao hipogonadismo causado por doença hipofisária ou testicular manifesta, e não para o hipogonadismo idiopático ou relacionado à idade (Ngyuen et al., 2015).

Hipogonadismo feminino

Existem poucos dados para estabelecer se o aumento das concentrações séricas de testosterona em mulheres cujo nível sérico de testosterona está abaixo do normal irá melhorar a libido, a energia, a massa e a força musculares ou a densidade mineral óssea. Em um estudo de mulheres com baixas concentrações séricas de testosterona devido à presença de pan-hipopituitarismo, o aumento da concentração de testosterona para valores normais foi associado a pequenos aumentos na densidade mineral óssea, na massa sem gordura e na função sexual, em comparação com o grupo placebo (Miller et al., 2006).

Melhora do desempenho atlético

Alguns atletas tomam fármacos, incluindo androgênios, na tentativa de melhorar o seu desempenho. Como os androgênios empregados para esta finalidade são habitualmente tomados de forma sub-reptícia, as informações sobre seus possíveis efeitos não são tão completas quanto as existentes em relação aos androgênios empregados no tratamento do hipogonadismo masculino. A FDA, citando os riscos potencialmente graves para a saúde, fez recomendações contra o uso de produtos para fisiculturismo, que são comercializados como produtos contendo esteroides ou substâncias semelhantes aos esteroides (FDA, 2017a, 2017b).

Tipos de androgênios utilizados

Praticamente todos os androgênios produzidos para uso humano ou veterinário já foram tomados por atletas. Quando esse uso por atletas começou, há mais de 35 anos, eram utilizados mais comumente androgênios 17α-alquilados e outros compostos (os denominados esteroides anabolizantes), que eram considerados alternativas com efeitos anabólicos mais acentuados do que efeitos androgênicos em relação à testosterona. Como esses compostos podem ser prontamente detectados pelas organizações que dirigem as competições atléticas, outros agentes que aumentam a concentração da própria testosterona, como os ésteres de testosterona ou a hCG, foram ganhando popularidade. Os precursores da testosterona, como a androstenediona e a desidroepiandrosterona, também são populares, visto que são tratados como suplementos nutricionais e, portanto, não são regulados por organizações atléticas. Os moduladores seletivos do receptor de androgênio, embora não sejam aprovados para uso clínico, estão disponíveis na Internet. A *tetra-hidrogestrinona* (THG), um potente androgênio, parece ter sido planejado e sintetizado para evitar a sua detecção por laboratórios *antidoping*, em virtude de sua nova estrutura e rápido catabolismo.

Tetra-hidrogestrinona (THG)

Eficácia

Os poucos estudos controlados sobre os efeitos de doses farmacológicas de androgênios sugerem um efeito da testosterona dependente da dose sobre a força muscular, que atua de modo sinérgico com o exercício. Em um estudo controlado, 43 homens jovens normais foram randomizados em um de quatro grupos: treinamento de força com ou sem 600 mg de enantato de testosterona 1×/semana (mais de seis vezes a dose de reposição), ou sem exercício com ou sem testosterona. Os homens que receberam testosterona tiveram aumento da força muscular, em comparação com os que receberam placebo, e aqueles que ao mesmo tempo se exercitaram tiveram aumentos ainda maiores (Bhasin et al., 1996). Em outro estudo, homens jovens normais foram tratados com um análogo do GnRH para reduzir acentuadamente a secreção de testosterona endógena e, de modo aleatório e cego, com doses semanais de enantato de testosterona variando de 25 a 600 mg. Houve um efeito dependente da dose da testosterona sobre a força muscular (Bhasin et al., 2001). Por outro lado, em um estudo duplo-cego com androstenediona, os homens que tomaram 100 mg três vezes/dia durante 8 semanas não tiveram aumento da força muscular, em comparação com aqueles que receberam placebo. O tratamento tampouco aumentou a concentração sérica média de testosterona (King et al., 1999).

Efeitos adversos

Todos os androgênios suprimem a secreção de gonadotropina quando tomados em altas doses e, desse modo, suprimem a função testicular endógena. Isso diminui a testosterona endógena e a produção de espermatozoides, resultando em redução da fertilidade. Se a administração se prolongar por muitos anos, o tamanho dos testículos também pode diminuir. A produção de testosterona e de espermatozoides geralmente se normaliza nos primeiros 4 meses após a interrupção do fármaco, porém isso pode levar mais de um ano. Os androgênios em altas doses também causam eritrocitose.

Quando administrados em altas doses, os androgênios que podem ser convertidos em estrogênios, como a testosterona, causam ginecomastia. Os androgênios cujo anel A foi modificado de modo que não possa ser mais aromatizado, como a di-hidrotestosterona, não causam ginecomastia, nem mesmo em altas doses.

Os androgênios 17α-alquilados são os únicos androgênios que causam hepatotoxicidade. Esses androgênios, quando administrados em altas doses, afetam as concentrações séricas de lipídeos, especificamente diminuição do colesterol das lipoproteínas de alta densidade e aumento do colesterol das lipoproteínas de baixa densidade. Mulheres e crianças apresentam virilização, incluindo hirsutismo facial e corporal, recessão temporal dos cabelos em padrão masculino e acne. Os meninos experimentam aumento do pênis, e as mulheres, aumento do clitóris. Meninos e meninas cujas epífises ainda não se fecharam sofrem fechamento prematuro e supressão do crescimento linear.

Detecção

Um androgênio diferente da testosterona pode ser detectado por cromatografia gasosa e espectroscopia de massa se o atleta ainda estiver fazendo uso dele na ocasião do exame. A própria testosterona exógena pode ser detectada por um de dois métodos. Um deles é a razão T/E, isto é, a razão entre o glicuronídeo de testosterona e o seu epímero endógeno, o glicuronídeo de epitestosterona, na urina. A administração de testosterona exógena suprime a secreção tanto da testosterona quanto da epitestosterona e as substitui por testosterona apenas, de modo que a razão T/E torna-se maior do que o normal. Entretanto, essa técnica é limitada pela heterozigosidade da difosfato de uridina (UDP)-glicuronosiltransferase, que converte a testosterona em glicuronídeo de testosterona. Um atleta com supressão de uma ou de ambas as cópias do gene que codifica essa enzima e que toma testosterona exógena terá uma razão T/E muito mais baixa do que outro que possui ambas as cópias (Schulze et al., 2008).

Uma segunda técnica para detectar a administração de testosterona exógena emprega a cromatografia em fase gasosa acoplada à espectrometria de massa com razões isotópicas com interface de combustão para detectar a presença de compostos C^{13} e C^{12}. Os esteroides urinários com baixa razão C^{13}/C^{12} provavelmente originam-se de fontes farmacêuticas, em contraposição com as fontes fisiológicas endógenas (Aguilera et al., 2001).

Estados catabólicos e de debilitação

A testosterona, pelos seus efeitos anabólicos, tem sido usada na tentativa de melhorar os estados catabólicos e de debilitação muscular, o que geralmente não tem sido eficaz. Uma exceção é o tratamento da debilitação muscular associada à síndrome da imunodeficiência adquirida (Aids), que frequentemente é acompanhada de hipogonadismo. O tratamento de homens que apresentam debilitação muscular relacionada com a Aids e com concentrações séricas subnormais de testosterona aumenta a massa e a força musculares (Bhasin et al., 2000).

Angioedema

Em pacientes que têm angioedema, o tratamento em longo prazo com androgênio previne efetivamente os ataques. A doença é causada pelo comprometimento hereditário do inibidor da C1-esterase ou pelo desenvolvimento de anticorpos contra esse inibidor. Os androgênios 17α-alquilados (p. ex., *estanozolol, danazol*) estimulam a síntese hepática do inibidor da esterase. Em mulheres, a virilização é um possível efeito adverso. Em crianças, a virilização e o fechamento prematuro das epífises impedem o uso crônico de androgênios para a profilaxia, embora sejam ocasionalmente usados para tratar os episódios agudos. Como alternativa, pode-se utilizar o inibidor da C1-esterase concentrado derivado do plasma humano para proteção em pacientes com angioedema hereditário.

Discrasias sanguíneas

Os androgênios foram outrora empregados para tentar estimular a eritropoiese em pacientes portadores de anemias de várias etiologias, mas esse uso foi suplantado pela disponibilidade de eritropoietina.

Androgênios como o *danazol* ainda são ocasionalmente usados como tratamento adjuvante para a anemia hemolítica e a púrpura trombocitopênica idiopática refratária aos agentes de primeira escolha.

Antiandrogênios

Como alguns efeitos dos androgênios são, pelo menos em certas circunstâncias, indesejáveis, foram desenvolvidos agentes destinados a inibir especificamente a síntese ou os efeitos dos androgênios. Verificou-se de modo incidental que outros fármacos, originalmente desenvolvidos para diferentes finalidades, eram antiandrogênios; esses fármacos são agora usados intencionalmente para essa indicação. Consulte o Capítulo 73 para uma discussão mais detalhada da terapia de privação de androgênios para o câncer de próstata.

Inibidores da secreção de testosterona

Os análogos do GnRH inibem efetivamente a secreção de testosterona por meio da inibição da secreção de LH. Os análogos do GnRH, quando administrados repetidamente, infrarregulam o receptor de GnRH e estão disponíveis para o tratamento do câncer de próstata.

Alguns fármacos antifúngicos da família do imidazol, como o *cetoconazol* (ver Cap. 61), inibem as CYP e, desse modo, bloqueiam a síntese de hormônios esteroides, incluindo a testosterona e o cortisol. Como podem induzir insuficiência suprarrenal e estão associados a hepatotoxicidade, esses fármacos geralmente não são usados para inibir a síntese de androgênios, sendo às vezes empregados em casos de excesso de glicocorticoides (ver Cap. 50).

Inibidores da ação dos androgênios

Esses fármacos inibem a ligação dos androgênios ao AR ou inibem a 5α-redutase.

Antagonistas do receptor de androgênios

Flutamida, bicalutamida, nilutamida, enzalutamida, apalutamida e darolutamida Embora sejam relativamente potentes, esses antagonistas do AR possuem eficácia limitada quando usados como monoterapia, visto que o aumento da secreção de LH leva a concentrações séricas de testosterona mais altas. Esses fármacos são utilizados principalmente em associação a um análogo do GnRH no tratamento do câncer de próstata metastático (ver Cap. 73). Nessa situação, eles bloqueiam a ação dos androgênios suprarrenais, que não são inibidos por análogos do GnRH. A *flutamida* também tem sido utilizada no tratamento do hirsutismo em mulheres; entretanto, a sua associação com hepatotoxicidade indica cautela contra o seu uso para propósito cosmético.

Espironolactona A *espironolactona* (ver Cap. 29) é um inibidor da aldosterona que também é um inibidor fraco do AR e da síntese de testosterona. Quando o agente é usado no tratamento da retenção hídrica ou da hipertensão em homens, a ginecomastia é um efeito adverso comum. Em parte por causa desse efeito adverso, foi desenvolvido recentemente nos Estados Unidos um antagonista seletivo do receptor de mineralocorticoides, a *eplerenona*. A *espironolactona* pode ser administrada a mulheres para o tratamento do hirsutismo.

Acetato de ciproterona O *acetato de ciproterona* é uma progestina e um antiandrogênio fraco, em virtude de sua ligação ao AR. É moderadamente efetivo para reduzir o hirsutismo, isoladamente ou em associação com um contraceptivo oral, porém não está aprovado para uso nos Estados Unidos.

Inibidores da 5α-redutase

A *finasterida* e a *dutasterida* são antagonistas da 5α-redutase. Esses fármacos bloqueiam a conversão da testosterona em di-hidrotestosterona, particularmente na genitália externa masculina. Foram desenvolvidos para tratar a hiperplasia prostática benigna e estão aprovados nos Estados Unidos, bem como em muitos outros países, para esse propósito.

Quando administrados a homens que apresentam sintomas moderadamente graves decorrentes de obstrução do fluxo urinário, as concentrações prostáticas e séricas de di-hidrotestosterona e o volume prostático diminuem, e a velocidade do fluxo urinário aumenta (McConnell et al., 1998). A impotência constitui um efeito adverso documentado, porém infrequente, desse uso. A ginecomastia é um efeito adverso raro. A *finasterida* também foi aprovada para uso no tratamento da alopecia androgenética e mostra-se efetiva no tratamento do hirsutismo.

Farmacoterapia da disfunção erétil

A função erétil normal depende de uma combinação de muitos fatores, incluindo fatores visuais, psicológicos, hormonais e neurológicos, que atuam pelo mecanismo comum de aumento da síntese de NO pelo endotélio vascular nos corpos cavernosos e nas arteríolas que irrigam os corpos cavernosos. O NO difunde-se para as células musculares lisas adjacentes e causa vasodilatação das arteríolas e aumento da complacência do espaço cavernoso, possibilitando o seu ingurgitamento com sangue. Esse acúmulo de sangue também restringe o efluxo ao comprimir as veias contra a bainha circundante (*túnica albugínea*). O resultado final é a ereção do pênis.

A disfunção erétil pode resultar de causas psicológicas, hormonais e vasculares, incluindo lesão do endotélio, e de efeitos adversos de vários fármacos, alguns dos quais utilizados no tratamento da hipertensão; está também associada a uma variedade de doenças, incluindo diabetes melito (Dean e Lue, 2005).

Sinalização erétil e disfunção erétil

O NO atua por meio de sua ligação e ativação da sGC, que catalisa a produção de monofosfato de guanosina cíclico (GMPc) a partir do trifosfato de guanosina (GTP) celular. O GMPc é um segundo mensageiro que ativa a *proteína-cinase G* (PKG), levando à fosforilação das proteínas contráteis e canais iônicos para diminuir a concentração intracelular de Ca^{2+}, com consequente relaxamento do músculo liso e aumento do fluxo sanguíneo para os corpos cavernosos. A fosfodiesterase tipo 5 (PDE5) degrada o GMP cíclico; por conseguinte, é possível melhorar a disfunção erétil com fármacos capazes de retardar a degradação do GMP cíclico ao inibir a PDE5 (Goldstein et al., 1998) (Fig. 49-6).

Inibidores da PDE5

Os inibidores disponíveis da PDE5 incluem *sildenafila*, *vardenafila*, *tadalafila* e *avanafila*. Todos esses agentes competem pela ligação do GMPc no sítio de hidrólise do GMPc na PDE5. Os inibidores da PDE5 também são utilizados no tratamento da hipertensão arterial pulmonar (ver Cap. 35).

ADME

A Tabela 49-2 fornece um resumo das propriedades farmacocinéticas dos inibidores da PDE5 disponíveis. Esses agentes sofrem absorção oral adequada, têm ampla distribuição e atuam com bastante rapidez (~30 min). Suas afinidades, tempo de início e meias-vidas diferem ligeiramente (ver Tab. 49-2), dando aos pacientes opções para início e duração do efeito. São depurados pela CYP3A4 hepática, com pequena contribuição da CYP2C9 (20% para a *sildenafila*). Os metabólitos são excretados majoritariamente nas fezes, e a excreção urinária desempenha um papel secundário na excreção da *tadalafila* (36%) (Mehrotra et al., 2007).

Uso clínico

Todos esses agentes produzem resultados satisfatórios na maioria dos pacientes. As recomendações quanto à dose inicial variam, e os pacientes devem iniciar na menor dose recomendada. Isso é particularmente importante para pacientes com mais de 65 anos de idade.

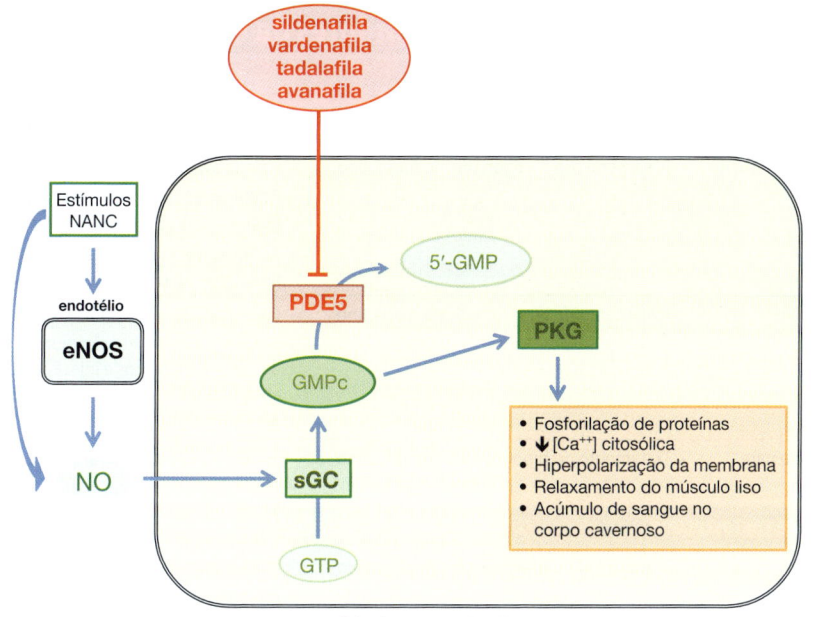

Figura 49-6 *Mecanismo de ação dos inibidores da PDE5 no corpo cavernoso.* Fisiologicamente, a ereção do pênis é iniciada por estimulação neural não-adrenérgica/não-colinérgica (NANC), que resulta na liberação do NO dos neurônios e das células endoteliais. Os inibidores da PDE5 aumentam a sinalização por meio da via NO-guanililciclase-GMPc-PKG ao inibir a degradação do GMPc, potencializando, assim, a ativação da PKG. A ativação da PKG leva ao relaxamento do músculo liso dos corpos cavernosos, o que possibilita o ingurgitamento dos corpos cavernosos com sangue, resultando em ereção do pênis. eNOS, óxido--nítrico-sintase endotelial.

Efeitos adversos, precauções

Os efeitos adversos são semelhantes, porém não idênticos, nessa classe de fármacos em virtude de seu mecanismo de ação semelhante, porém com especificidades diferentes para a PDE5, em comparação com outras isoformas de PDE. As queixas comuns consistem em cefaleia, rubor, dispepsia, congestão nasal, tontura e dor lombar. Alguns pacientes em uso de *sildenafila* ou *vardenafila* podem apresentar visão embaçada e visão com tonalidade azul-esverdeada, atribuíveis à inibição da PDE6 retiniana, que está envolvida na fototransdução (ver Cap. 74).

A administração concomitante de potentes indutores da CYP3A (p. ex., *bosentana*) geralmente provoca uma redução substancial dos níveis plasmáticos dos fármacos dessa classe. Os inibidores da CYP3A (p. ex., inibidores de protease utilizados na terapia do vírus da imunodeficiência humana, *eritromicina* e *cimetidina*) inibem o metabolismo dos inibidores da PDE5, prolongando, assim, as meias-vidas e elevando os níveis sanguíneos desses agentes. De acordo com o seu mecanismo de ação – potencialização da sinalização do GMPc –, os inibidores da PDE5 potencializam os efeitos hipotensores dos vasodilatadores de nitrato, produzindo uma pressão arterial perigosamente baixa. Por conseguinte, a administração de inibidores da PDE5 a pacientes em uso de nitratos orgânicos está contraindicada. É preciso considerar o estado cardiovascular subjacente do paciente e o uso concomitante de agentes hipotensores (p. ex., nitratos, antagonistas α-adrenérgicos) antes da administração dessa classe de fármacos. O priapismo (ereção com duração > 4 h) induzido por inibidores da PDE5 está associado ao risco de lesão isquêmica do músculo liso cavernoso e epitélio sinusoidal e exige atenção médica.

TABELA 49-2 ■ PROPRIEDADES FARMACOCINÉTICAS DOS INIBIDORES DA PDE5				
	SILDENAFILA	**VARDENAFILA**	**TADALAFILA**	**AVANAFILA**
K_i (nM)	4	0,1	2	4
$t_{1/2}$ plasmática (h)	4	4	17,5	1,3-2
Biodisponibilidade oral (%)	40	15	40	70
Início de ação (min)	30-60	30-60	30-120	15-30
Tempo para $C_{Pmáx}$ (min)	60	60	120	30
Duração máxima de ação (h)[a]	12	10	36	6
Efeitos ópticos/PDE6	+	+	–	–
Alteração da AUC, $C_{Pmáx}$ pelo alimento[b]?	+	+	–	±

[a]A duração irá variar com a dose e a velocidade de depuração.
[a]Refeição rica em gordura; em geral reduz a área sob a curva (AUC) e $C_{Pmáx}$, mas, para a avanafila, prolonga o período de absorção e o tempo para $C_{Pmáx}$ (em 1 h), diminui $C_{Pmáx}$ (−24%) e aumenta a AUC (+14%).
Para dados farmacocinéticos relativos aos PDE5, ver FDA, 2012 e Mehrotra et al., 2007.

RESUMO: Androgênios; antiandrogênios; inibidores da PDE5

Fármacos e substâncias	Usos terapêuticos	Farmacologia clínica e dicas
Ésteres de testosterona • Efetivos durante semanas a meses. Amplas flutuações nas concentrações séricas		
Enantato de testosterona, cipionato de testosterona	• Tratamento do hipogonadismo masculino	• Formulados em óleo para injeção. • Administrar em injeção IM profunda a cada 1-2 semanas. • Efetivos para produzir e manter a virilização. • As flutuações nas concentrações séricas podem resultar em flutuações na energia, no humor e na libido.
Undecanoato de testosterona	• Tratamento do hipogonadismo masculino	• Formulado em óleo para injeção. • Administrado em injeção glútea IM profunda. Observar durante 30 min após a injeção quanto à possibilidade de anafilaxia ou microembolia pulmonar. • Administrado a cada 10 semanas.
Undecanoato de testosterona para administração oral	• Tratamento do hipogonadismo masculino	• Tomado 2-3×/dia com alimento. • Absorvido no sistema linfático.
Adesivo transdérmico de testosterona		
Produto aprovado pela FDA	• Tratamento do hipogonadismo masculino	• Usados sem interrupção e trocados 1×/dia. • Alta taxa de erupção cutânea.
Géis de testosterona transdérmicos		
Vários produtos aprovados pela FDA	• Tratamento do hipogonadismo masculino	• Aplicados 1×/dia • Concentração sérica de testosterona relativamente estável • Efetivos na produção e manutenção da virilização
Androgênios 17α-alquilados		
Danazol Metiltestosterona Oxandrolona	• Tratamento do angioedema • Tratamento da anemia hemolítica • Profilaxia do angioedema • Endometriose • Doença fibrocística da mama	• Administração oral • Risco de hepatotoxicidade
Análogos do GnRH		
Leuprorrelina Gosserrelina Triptorrelina Histrelina Busserrelina (não disponível nos EUA)	• Tratamento do câncer de próstata metastático • A leuprorrelina também está aprovada para endometriose, puberdade precoce, câncer de próstata e leiomiomas uterinos • A gosserrelina também está aprovada para câncer de mama, sangramento uterino disfuncional e endometriose • A histrelina também está aprovada para a puberdade precoce e câncer de próstata	• Administração parenteral. • Suprimem a secreção de LH e de FSH e, portanto, causam hipogonadismo profundo.
Antagonistas do receptor de androgênios		
Flutamida Bicalutamida Nilutamida Enzalutamida	• Tratamento adjuvante do câncer de próstata metastático	• Usados em associação com agonistas do GnRH.
Inibidores da 5α-redutase		
Finasterida Dutasterida	• Tratamento dos sintomas das vias urinárias inferiores devido a hiperplasia prostática benigna • A finasterida também está aprovada para alopecia	• Diminuem a produção de di-hidrotestosterona na próstata, reduzindo o seu tamanho. • A dutasterida também é comercializada como combinação com tansulosina em dose fixa.
Inibidores da PDE5		
Sildenafila Vardenafila Tadalafila Avanafila	• Disfunção erétil masculina • Hipertensão arterial pulmonar	• Contraindicados em pacientes em uso de vasodilatadores de nitrato (podem causar pressão arterial perigosamente baixa). • Efeitos adversos: cefaleia, rubor, visão com tonalidade azul-esverdeada. • Uma ereção de > 4 h de duração exige atenção médica

Referências

Agoulnik IU, Weigel NL. Androgen receptor coactivators and prostate cancer. *Adv Exp Med Biol*, **2008**, *617*:245–255.

Aguilera R, et al. Performance characteristics of a carbon isotope ratio method for detecting doping with testosterone based on urine diols: controls and athletes with elevated testosterone/epitestosterone ratios. *Clin Chem*, **2001**, *47*:292–300.

Al Mukaddam, et al. Effects of testosterone and growth hormone on the structural and mechanical properties of bone by micro-MRI in the distal tibia of men with hypopituitarism. *J Clin Endocrinol Metab*, **2014**, *99*:1236–1244.

Bhasin S, et al. The effects of supraphysiologic doses of testosterone on muscle size and strength in normal men. *N Engl J Med*, 1996, *335*:1–7.

Bhasin S, et al. Testosterone replacement and resistance exercise in HIV-infected men with weight loss and low testosterone levels. *JAMA*, **2000**, *283*:763–770.

Bhasin S, et al. Testosterone dose response relationships in healthy young men. *Am J Physiol*, **2001**, *281*:E1172–1181.

Colvard DS, et al. Identification of androgen receptors in normal osteoblast-like cells. *Proc Natl Acad Sci USA*, **1989**, *86*:854–857.

Crowley WF Jr, et al. The physiology of gonadotropin-releasing hormone (GnRH) secretion in men and women. *Recent Prog Horm Res*, **1985**, *41*:473–531.

Dean RC, Lue TF. Physiology of penile erection and pathophysiology of erectile dysfunction. *Urol Clin North Am*, **2005**, *32*:379–395.

Dejager S, et al. A comprehensive endocrine description of Kennedy's disease revealing androgen insensitivity linked to CAG repeat length. *J Clin Endocrinol Metab*, **2002**, *87*:3893–3901.

Dobs AS, et al. Pharmacokinetics, efficacy, and safety of a permeation-enhanced testosterone transdermal system in comparison with bi-weekly injections of testosterone enanthate for the treatment of hypogonadal men. *J Clin Endocrinol Metab*, **1999**, *84*:3469–3478.

FDA. Clinical pharmacology and biopharmaceutics review (avanafil). **2012**. Available at: https://www.accessdata.fda.gov/drugsatfda_docs/nda/2012/202276Orig1s000ClinPharmR.pdf. Accessed May 10, 2022.

FDA. FDA analysis shows body-building products labeled to contain steroid and steroid-like substances continue to inflict serious liver injury. **2017b**. Available at: https://www.fda.gov/drugs/drug-safety-and-availability/fda-analysis-shows-body-building-products-labeled-contain-steroid-and-steroid-substances-continue. Accessed May 10, 2022.

FDA. Caution: Bodybuilding Products Can Be Risky. **2017a**. Available at: https://www.fda.gov/consumers/consumer-updates/caution-bodybuilding-products-can-be-risky. Accessed May 10, 2022.

Finkelstein JS, et al. Gonadal steroids and body composition, strength, and sexual function in man. *N Engl J Med*, **2013**, *369*:2457.

Goldstein I, et al. Oral sildenafil in the treatment of erectile dysfunction. *N Engl J Med*, **1998**, *338*:1397–1404.

Harman SM, et al. Longitudinal effects of aging on serum total and free testosterone levels in healthy men. Baltimore Longitudinal Study of Aging. *J Clin Endocrinol Metab*, **2001**, *86*:724–731.

King DS, et al. Effect of oral androstenedione on serum testosterone and adaptation to resistance training in young men: a randomized controlled trial. *JAMA*, **1999**, *28*:2020–2028.

MacDonald PC, et al. Origin of estrogen in normal men and in women with testicular feminization. *J Clin Endocrinol Metab*, **1979**, *49*:905–917.

McConnell JD, et al. The effect of finasteride on the risk of acute urinary retention and the need for surgical treatment among men with benign prostatic hyperplasia. Finasteride Long-Term Efficacy and Safety Study Group. *N Engl J Med*, **1998**, *338*:557–563.

McPhaul MJ, Griffin JE. Male pseudohermaphroditism caused by mutations of the human androgen receptor. *J Clin Endocrinol Metab*, **1999**, *84*:3435–3441.

Mehrotra N, et al. The role of pharmacokinetics and pharmacodynamics in phosphodiesterase-5 inhibitor therapy. *Int J Impot Res*. **2007**, *19*(3):253–264.

Miller KK, et al. Effects of testosterone replacement in androgen-deficient women with hypopituitarism: a randomized, double-blind, placebo-controlled study. *J Clin Endocrinol Metab*, **2006**, *91*:1683–1690.

Nguyen CP, et al. Testosterone and "age-related hypogonadism"—FDA concerns. *N Engl J Med*, **2015**, *373*:689–691.

Roy CN, et al. Association of testosterone levels with anemia in older men: a controlled clinical trial. *JAMA Intern Med*, **2017**, *177*:480–490.

Schulze JJ, et al. Genetic aspects of epitestosterone formation and androgen disposition: influence of polymorphisms in CYP17 and UGT2B enzymes. *Pharmacogenet Genomics*, **2008**, *18*:477–485.

Smith EP, et al. Estrogen resistance caused by a mutation in the estrogen-receptor gene in a man. *N Engl J Med*, **1994**, *331*:1056–1061.

Snyder PJ, Lawrence DA. Treatment of male hypogonadism with testosterone enanthate. *J Clin Endocrinol Metab*, **1980**, *51*:1535–1539.

Snyder PJ, et al. Effect of testosterone treatment on volumetric bone density and strength in older men with low testosterone: a controlled clinical trial. *JAMA Intern Med*, **2017**, *177*:471–479.

Snyder PJ, et al. Effects of testosterone treatment in older men. *N Engl J Med*, **2016**, *374*:611–624.

Snyder PJ, et al. Effects of testosterone replacement in hypogonadal men. *J Clin Endocrinol Metab*, **2000**, *85*:2670–2677.

Swerdloff RS, et al. Long-term pharmacokinetics of transdermal testosterone gel in hypogonadal men. *J Clin Endocrinol Metab*, **2000**, *85*:4500–4510.

Walcott J, Merry D. Trinucleotide repeat disease. The androgen receptor in spinal and bulbar muscular atrophy. *Vitam Horm*, **2002**, *65*:127–147.

Wilson JD. The pathogenesis of benign prostatic hyperplasia. *Am J Med*, **1980**, *68*:745–756.

Wilson JD, et al. Steroid 5 alpha-reductase 2 deficiency. *Endocr Rev*, **1993**, *14*:577–593.

Capítulo 50

Hormônio adrenocorticotrópico, esteroides suprarrenais e córtex suprarrenal

Christopher J. Hupfeld e Jorge A. Iñiguez-Lluhí

CORTICOTROPINA (ACTH)
- Ações sobre o córtex suprarrenal
- Mecanismo de ação
- Regulação da secreção de ACTH
- Usos terapêuticos e aplicações diagnósticas do ACTH e do CRH

ESTEROIDES ADRENOCORTICAIS
- Síntese, níveis circulantes e interconversão
- Funções fisiológicas e efeitos farmacológicos
- Farmacocinética

- Toxicidade dos esteroides adrenocorticais
- Usos terapêuticos e aplicações diagnósticas nas doenças endócrinas
- Usos terapêuticos em doenças não endócrinas

INIBIDORES DA SECREÇÃO DE ACTH E BIOSSÍNTESE E AÇÕES DOS ESTEROIDES ADRENOCORTICAIS
- Inibidores da secreção e função do ACTH
- Inibidores da esteroidogênese e agentes adrenolíticos
- Antagonistas do receptor de glicocorticoides
- Antagonistas do receptor de mineralocorticoides

A *corticotropina*, também conhecida como hormônio adrenocorticotrópico (ACTH), é secretada por células especializadas da adeno-hipófise, conhecidas como *corticotropos*. Os corticotropos constituem cerca de 20% das células da adeno-hipófise. Além do ACTH, também liberam o MSH e a lipotropina. Enquanto os derivados sintéticos do ACTH são comumente usados na avaliação diagnóstica da função do córtex suprarrenal, os corticosteroides sintéticos, em vez do ACTH, são usados terapeuticamente.

O córtex suprarrenal sintetiza e secreta hormônios esteroides que são essenciais para as respostas adaptativas ao estresse (glicocorticoides) e equilíbrio dos minerais (mineralocorticoides), bem como para algumas funções androgênicas diretas e indiretas, particularmente nas mulheres (androgênios suprarrenais). Os glicocorticoides e os mineralocorticoides são coletivamente designados como corticosteroides, e o cortisol e a aldosterona constituem as principais formas fisiológicas. Os corticosteroides e seus derivados sintéticos biologicamente ativos podem diferir individualmente nas suas ações glicocorticoides (metabólicas/anti-inflamatórias) e mineralocorticoides (reguladoras dos eletrólitos). Esses agentes são usados como terapia de reposição fisiológica quando a produção endógena se encontra afetada, como na insuficiência suprarrenal.

As amplas propriedades anti-inflamatórias e imunossupressoras dos glicocorticoides são de grande valor terapêutico em numerosas condições nas quais há necessidade de supressão da inflamação (como doenças autoimunes e reações alérgicas), tornando-os uma das classes de fármacos prescritas com mais frequência. Pouco depois da disponibilidade da *cortisona* sintética, Hench e colaboradores demonstraram o seu efeito notável no tratamento da artrite reumatoide, preparando o terreno para o uso clínico dos corticosteroides em uma ampla variedade de doenças, conforme discutido neste capítulo. Como os glicocorticoides exercem efeitos sobre quase todos os sistemas de órgãos, sua administração e suspensão podem ser complicadas devido a efeitos adversos graves. Consequentemente, a decisão quanto à instituição de terapia com corticosteroides sistêmicos sempre exige uma cuidadosa consideração dos riscos e benefícios relativos em cada paciente.

Corticotropina (ACTH)

O ACTH humano, um peptídeo que contém 39 aminoácidos, é sintetizado como parte de uma proteína precursora maior, a POMC. Na hipófise, a POMC sofre clivagem proteolítica em resíduos dibásicos por duas serina-endoproteases, a pró-proteína-convertase subtilisina/quexina 1/3 e 2 (PCSK1/3 e 2) (Fig. 50-1). Esse processo produz ACTH, bem como outros peptídeos biologicamente ativos, incluindo endorfinas, lipotropinas e MSH (ver também Tab. 23-1 e Harno et al., 2018).

PERSPECTIVA HISTÓRICA

Addison descreveu resultados fatais em pacientes com destruição da glândula suprarrenal em 1849. Alguns anos depois, Brown-Séquard demonstrou que a suprarrenalectomia bilateral era fatal em animais de laboratório. Ficou claro que o córtex suprarrenal, mais do que a medula, era essencial para a sobrevida nesses experimentos de ablação e que regulava o metabolismo dos carboidratos e o equilíbrio hidreletrolítico. O isolamento e a identificação dos esteroides suprarrenais por Reichstein e Kendall e os efeitos desses compostos sobre o metabolismo dos carboidratos (daí o termo glicocorticoides) culminaram com a síntese da *cortisona*, o glicocorticoide farmacologicamente efetivo de fácil disponibilidade. Posteriormente, Tait e colaboradores isolaram e caracterizaram a aldosterona, que afetava acentuadamente o equilíbrio hidreletrolítico e foi denominada um mineralocorticoide. A constatação que diferentes corticosteroides regulavam o metabolismo dos carboidratos e o equilíbrio hidreletrolítico levou ao conceito de que córtex suprarrenal é constituído por duas unidades em grandes independentes: uma zona externa, que produz mineralocorticoides, e uma região interna, que sintetiza glicocorticoides e precursores androgênicos. Kendall, Reichstein e Hench dividiram o Prêmio Nobel de Fisiologia/Medicina de 1950 "por suas descobertas relacionadas com os hormônios do córtex suprarrenal, sua estrutura e efeitos biológicos".

Os estudos dos esteroides adrenocorticais também foram fundamentais para delinear o papel desempenhado pela adeno-hipófise. Em 1912, Cushing descreveu pacientes com hipercorticismo e, mais tarde, reconheceu que o basofilismo hipofisário causava hiperatividade suprarrenal, estabelecendo, assim, a ligação entre a adeno-hipófise e a função da suprarrenal. Esses estudos levaram à purificação do ACTH e à determinação de sua estrutura química. O ACTH demonstrou ser essencial para a manutenção da integridade estrutural e da capacidade de esteroidogênese das zonas corticais internas das glândulas suprarrenais. Harris estabeleceu o papel do hipotálamo no controle hipofisário e postulou a existência de um fator solúvel produzido pelo hipotálamo que ativava a liberação de ACTH. Essas pesquisas culminaram com a determinação da estrutura do *hormônio liberador de corticotropina* (CRH), um peptídeo hipotalâmico que, juntamente com a *arginina-vasopressina* (AVP), regula a secreção do ACTH pela hipófise (Miller, 2013).

3β-HSD: 3β-hidroxiesteroide-desidrogenase
11β-HSD1: 11β-hidroxiesteroide-desidrogenase (tipo 1)
11β-HSD2: 11β-hidroxiesteroide-desidrogenase (tipo 2)
ACTH: corticotropina (ou hormônio adrenocorticotrópico)
AngII: angiotensina II
AVP: arginina-vasopressina
CBG: globulina de ligação aos corticosteroides
COX: cicloxigenase
CRH: hormônio liberador de corticotropina
CYP: citocromo P450
CYP11A1: enzima de clivagem das cadeias laterais de colesterol
CYP11B1: 11β-hidroxilase
CYP11B2: aldosterona-sintase
CYP17A1: 17α-hidroxilase
CYP21A2: esteroide 21-hidroxilase
DHEA: desidroepiandrosterona
DHEAS: sulfato de desidroepiandrosterona
GR: receptor dos glicocorticoides
HHSR: hipotálamo-hipófise-suprarrenal
HSRC: hiperplasia suprarrenal congênita
IL: interleucina
MCR: receptor de melanocortina (5 subtipos; # = 1 a 5)
MR: receptor de mineralocorticoides
MSH: hormônio estimulador dos melanócitos
NF-κB: fator nuclear kappa B
PK: proteína-cinase
PLC: fosfolipase C
POMC: pro-opiomelanocortina
TNF: fator de necrose tumoral

As ações das melanocortinas derivadas da POMC (ACTH e MSH) são mediadas por suas interações específicas com os cinco subtipos de MCR (MC1R–MC5R), que compreendem uma subfamília de GPCR (Cone, 2006; Novoselova et al., 2018). O efeito do MSH sobre a pigmentação resulta de interações com o MC1R nos melanócitos. O ACTH, que é idêntico ao α-MSH em seus primeiros 13 aminoácidos, exerce seus efeitos no córtex suprarrenal por meio do MC2R. A afinidade do ACTH pelo MC1R é muito menor do que pelo MC2R; todavia, em condições patológicas nas quais os níveis de ACTH estão persistentemente elevados (como insuficiência suprarrenal primária), o próprio ACTH pode levar à hiperpigmentação por meio do MC1R. No hipotálamo, a ativação do MC4R e do MC3R por peptídeos MSH, bem como o antagonismo pela proteína sinalizadora agouti (ASIP), participa na regulação do peso corporal e apetite. A função do MC5R não está tão bem definida, porém estudos realizados em roedores sugerem que desempenha um papel na secreção exócrina, particularmente sebogênese, secreção lacrimal e liberação de feromônios sexuais (Morgan e Cone, 2006). Esforços translacionais recentes têm se concentrado no desenvolvimento de novas terapias para a seborreia e acne vulgar, com base no antagonismo do MC5R (Xu et al., 2020).

Ações sobre o córtex suprarrenal

Ao atuar por meio do MC2R, o ACTH estimula a atividade enzimática no córtex suprarrenal, regulando a produção dos principais hormônios, o cortisol, a aldosterona e o precursor androgênico, a *desidroepiandrosterona* (DHEA). Do ponto de vista histológico e funcional, o córtex suprarrenal pode ser dividido em três zonas (Fig. 50-2), que sintetizam diferentes esteroides sob diferentes influências reguladoras:

- A zona glomerulosa externa produz aldosterona, o principal mineralocorticoide.
- A zona fasciculada intermediária produz o cortisol, o principal glicocorticoide.
- A zona reticular interna produz o precursor androgênico DHEA e, em quantidades muito mais abundantes, o derivado sulfatado DHEAS.

Os hormônios esteroides suprarrenais são produzidos a partir do mesmo precursor, o colesterol, por um conjunto de enzimas do citocromo P450 (CYP11A1, CYP11B1 e CYP11B2, e CYP17A1 e CYP21A2) e a esteroide-desidrogenase 3β-HSD. Essas enzimas têm expressão diferente nas três zonas do córtex suprarrenal, dando origem a uma produção hormonal específica de cada zona. Algumas das enzimas codificadas por esses genes podem catalisar mais de uma reação.

As células na zona glomerulosa possuem receptores para ACTH e AngII e expressam a aldosterona-sintase (CYP11B2), a enzima que catalisa as reações terminais na biossíntese dos mineralocorticoides. Embora o ACTH estimule agudamente a produção de mineralocorticoides, essa zona é regulada principalmente pela AngII e pelo K^+ extracelular (ver Cap. 30) e permanece funcional na ausência de função da hipófise. Na presença de níveis persistentemente elevados de ACTH, os níveis de mineralocorticoides aumentam inicialmente e, em seguida, retornam a seus valores normais (um fenômeno denominado escape do ACTH).

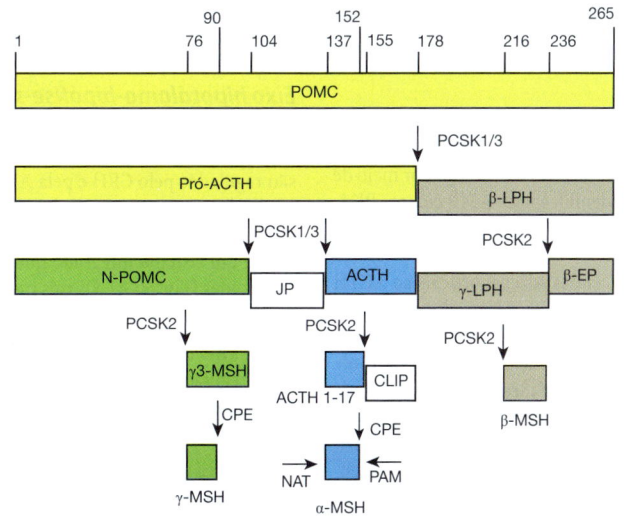

Figura 50-1 *Processamento da POMC em ACTH.* A POMC é convertida em ACTH e outros peptídeos na adeno-hipófise, parte intermédia, hipotálamo e pele. Os sítios de clivagem do peptídeo humano estão listados acima. A adeno-hipófise só expressa PCSK1/3, ao passo que, em outros locais, ocorre expressão de todas as enzimas. CLIP, peptídeo do lobo intermediário semelhante à corticotropina; CPE, carboxipeptidase E; JP, peptídeo de junção; LPH, lipotropina; NAT, N-acetiltransferase; PAM, peptidil-glicina alfa-amidante-monoxigenase; PCSK, pró-hormônio-convertase subtilisina/quexina.

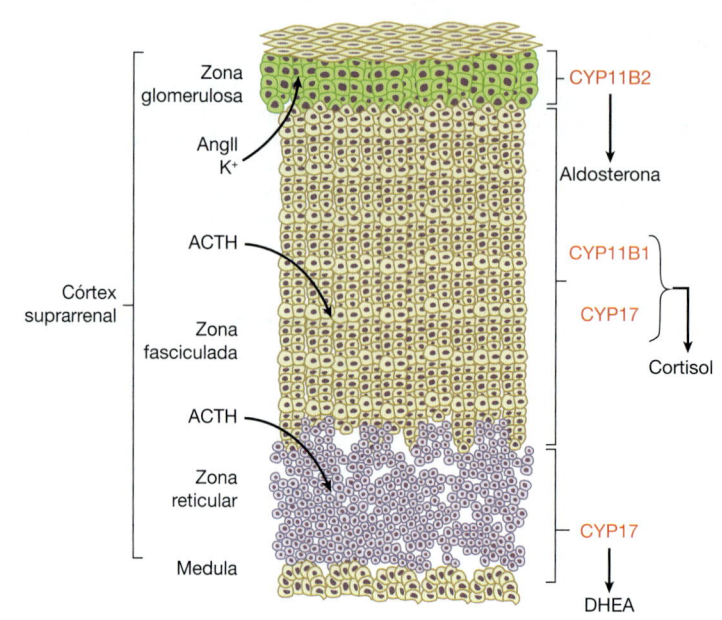

Figura 50-2 *Os três compartimentos anatômica e funcionalmente distintos do córtex suprarrenal.* Os principais compartimentos funcionais do córtex suprarrenal são mostrados juntamente com as enzimas esteroidogênicas que determinam os perfis peculiares dos produtos corticosteroides. A figura também mostra os reguladores fisiológicos predominantes da produção de esteroides: a AngII e o K⁺ para a zona glomerulosa e o ACTH para a zona fasciculada. Embora o ACTH aumente agudamente a biossíntese de DHEA, os reguladores fisiológicos da produção de DHEA pela zona reticular não são totalmente conhecidos.

As células da zona fasciculada possuem receptores para o ACTH e expressam a 17α-hidroxilase (CYP17A1) e a 11β-hidroxilase (CYP11B1). Essas enzimas catalisam a produção de glicocorticoides sob o controle do ACTH. Na zona reticular, 17α-hidroxilase é responsável por uma reação adicional de C17-20-liase que converte os corticosteroides C21 nos precursores androgênicos C19.

Na ausência de estimulação do ACTH (como pode ocorrer no hipopituitarismo), as zonas fasciculada e reticular sofrem atrofia, e ocorre grave comprometimento na produção de glicocorticoides e de androgênios suprarrenais. Em contrapartida, o ACTH em níveis persistentemente elevados induz hipertrofia e hiperplasia dessas zonas internas, com produção excessiva concomitante de glicocorticoides e de androgênios suprarrenais. A hiperplasia suprarrenal é mais pronunciada nos distúrbios congênitos da esteroidogênese, quando os níveis de ACTH estão continuamente elevados como resposta secundária ao comprometimento da biossíntese de cortisol.

Mecanismo de ação

O ACTH estimula a síntese e a liberação dos hormônios adrenocorticais, aumentando a biossíntese *de novo* (os hormônios esteroides são hidrofóbicos e, portanto, não podem ser armazenados). O ACTH, por meio de sua ligação ao MC2R, ativa a via G_s–adenililciclase–AMP cíclico–PKA. O AMPc é o segundo mensageiro para a maioria dos efeitos do ACTH sobre a esteroidogênese.

Cronologicamente, a resposta das células adrenocorticais ao ACTH tem duas fases. A fase aguda, que ocorre em poucos segundos a minutos, reflete amplamente um suprimento aumentado do substrato colesterol para as enzimas esteroidogênicas. A fase crônica, que ocorre durante várias horas a dias, resulta, em grande parte, da transcrição aumentada das enzimas esteroidogênicas.

Diversos reguladores da transcrição participam na indução das enzimas esteroidogênicas pelo ACTH. Entre esses reguladores está o receptor nuclear NRSA1 (fator esteroidogênico 1), um fator de transcrição necessário para o desenvolvimento do córtex suprarrenal e para a expressão da maioria das enzimas esteroidogênicas (Schimmer e White, 2010). A Figura 50-3 mostra as vias de biossíntese dos esteroides suprarrenais e as estruturas dos principais intermediários esteroides e produtos do córtex suprarrenal humano. A etapa limitadora de velocidade na produção dos hormônios esteroides é a translocação do colesterol através das membranas mitocondriais pela proteína reguladora aguda dos esteroides. O colesterol é então convertido em pregnenolona pela enzima de clivagem da cadeia lateral, CYP11A1, que representa a primeira etapa enzimática na biossíntese dos hormônios esteroides (Miller e Auchus, 2011). As enzimas necessárias para a biossíntese dos hormônios esteroides, incluindo CYP11A1, são, em sua maioria, membros da superfamília do citocromo P450 (ver Cap. 5). Para assegurar um suprimento adequado de substrato para a esteroidogênese, o córtex suprarrenal utiliza diversas fontes de colesterol, incluindo o colesterol circulante e ésteres de colesterol circulantes captados por meio das vias dos receptores de lipoproteínas de baixa densidade e lipoproteínas de alta densidade; o colesterol endógeno liberado das reservas de ésteres de colesterol por meio da ativação da colesterol esterase; e o colesterol endógeno a partir de biossíntese *de novo*.

Regulação da secreção de ACTH
Eixo hipotálamo-hipófise-suprarrenal

A taxa de secreção de glicocorticoides é determinada por flutuações na liberação do ACTH pelos corticotropos hipofisários. Esses corticotropos são regulados pelo CRH e pela AVP, hormônios peptídicos produzidos por neurônios especializados do hipotálamo e liberados na rede de veias porta que banham a adeno-hipófise (Sheng et al., 2021). Esse eixo HHSR forma um sistema integrado que mantém níveis apropriados de glicocorticoides (Fig. 50-4). Os três mecanismos característicos de regulação fisiológica do eixo HHSR são:

- O ritmo diurno na esteroidogênese basal
- A regulação pelos corticosteroides suprarrenais por meio de retroalimentação negativa
- O aumento pronunciado da esteroidogênese em resposta ao estresse.

Observa-se uma elevação patológica na esteroidogênese na doença de Cushing, no contexto da secreção ectópica de CRH ou de ACTH (frequentemente parte de uma síndrome paraneoplásica) e em raras condições como resultado de defeitos nos mecanismos de retroalimentação mediados pelo receptor de corticosteroides.

O ritmo diurno é determinado por relógios circadianos no núcleo supraquiasmático do hipotálamo e na própria glândula suprarrenal e é

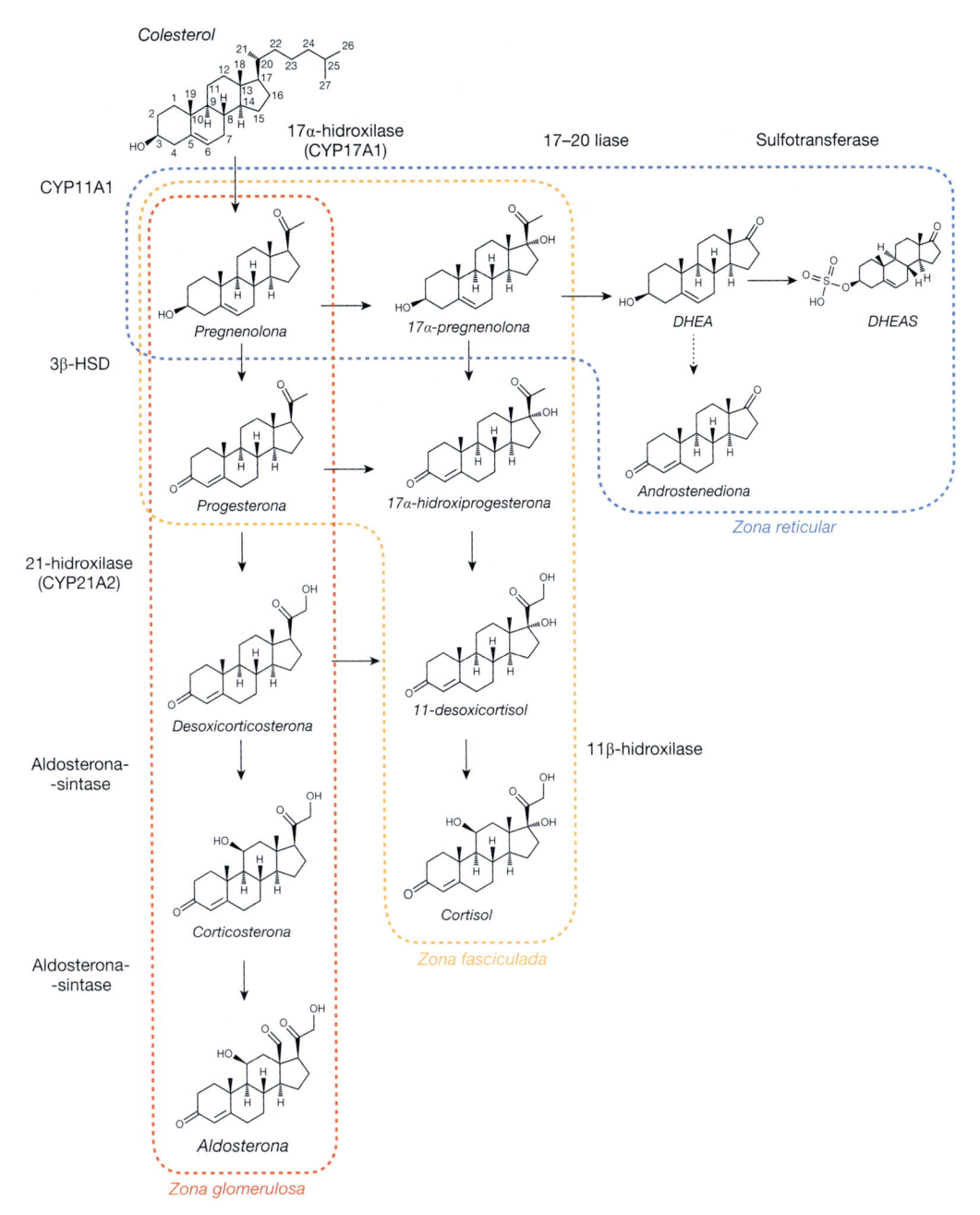

Figura 50-3 *Vias de síntese dos corticosteroides.* A figura mostra as vias esteroidogênicas utilizadas na biossíntese dos corticosteroides, juntamente com as estruturas dos intermediários e produtos. As reações em cada uma das zonas da glândula suprarrenal são agrupadas por linhas tracejadas. A numeração está indicada na estrutura do colesterol.

impulsionado por centros neuronais superiores em resposta aos ciclos de sono-vigília (Oster et al., 2017). Os níveis de ACTH alcançam um pico nas primeiras horas da manhã, causando o pico dos níveis circulantes de glicocorticoides em torno das 8 horas da manhã (Leliavski et al., 2015). Ocorre regulação por retroalimentação negativa em múltiplos níveis do eixo HHSR, constituindo o principal mecanismo que mantém os níveis circulantes de glicocorticoides dentro da faixa apropriada. O estresse pode superar os mecanismos normais de controle por retroalimentação negativa, levando a aumentos pronunciados nas concentrações plasmáticas de glicocorticoides.

Hormônio liberador de corticotropina

Após a sua liberação no plexo hipofisário, o CRH é transportado por esse sistema porta até a adeno-hipófise, onde se liga a receptores específicos de membrana nos corticotropos. Após a ligação do CRH, o receptor de CRH ativa a via G_s-adenililciclase-AMPc no interior dos corticotropos, estimulando, em última instância, tanto a biossíntese quanto a secreção de ACTH.

Arginina-vasopressina

A arginina-vasopressina atua como secretagogo fraco para os corticotropos por conta própria, porém potencializa significativamente os efeitos do CRH. A AVP é produzida no núcleo paraventricular do hipotálamo e secretada nas veias porta da hipófise a partir da eminência mediana. A AVP liga-se a receptores VV1b e ativa a via G_q-PLC-IP_3-Ca^{2+} para aumentar a liberação de ACTH. Diferentemente do CRH, a AVP não aumenta a síntese *de novo* de ACTH.

Retroalimentação negativa dos glicocorticoides

O efeito de retroalimentação dos glicocorticoides no eixo HHSR ocorre tanto no hipotálamo quanto na hipófise, e os efeitos são tanto

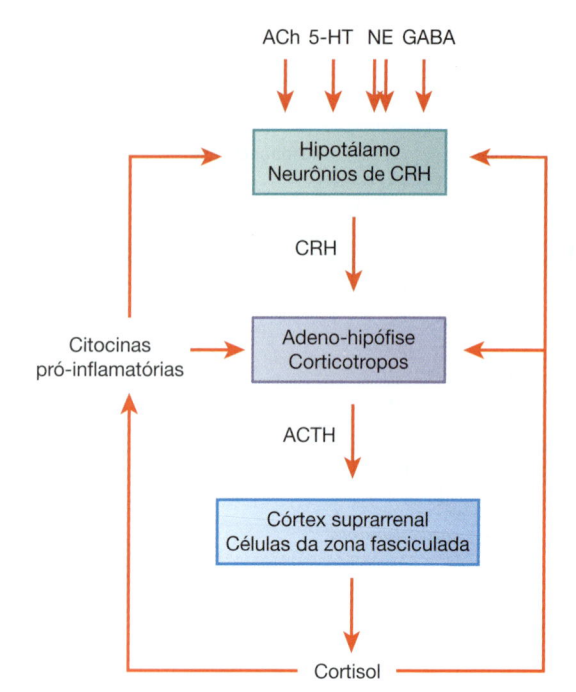

Figura 50-4 *O eixo HHSR e a rede inflamatória imune.* Os efeitos positivos estão em verde, e os efeitos negativos, em vermelho. A secreção de CRH é regulada por impulsos dos centros neuronais superiores. Além disso, a AVP estimula a liberação de ACTH dos corticotropos. ACh, acetilcolina; GABA, ácido γ-aminobutírico; 5-HT, 5-hidroxitriptamina; NE, norepinefrina.

rápidos (segundos a minutos) quanto tardios (exigindo horas e envolvendo alterações na transcrição gênica) (Keller-Wood, 2015). Os glicocorticoides inibem a secreção hipotalâmica de CRH por meio de efeitos diretos sobre os neurônios de CRH do hipotálamo, diminuindo os níveis de mRNA de CRH e a liberação de CRH. Os efeitos indiretos do cortisol sobre a secreção hipotalâmica de CRH são mediados tanto pelo GR quanto pelo MR, que atuam em neurônios de CRH separados no hipocampo. Na hipófise, os glicocorticoides inibem a secreção de ACTH por meio do GR ao inibir a responsividade dos corticotropos ao CRH (resposta rápida) e ao suprimir a expressão da POMC (resposta tardia).

O envolvimento do MR nos mecanismos de retroalimentação do cortisol no SNC baseia-se na capacidade do MR de se ligar e responder ao cortisol em células que carecem de 11β-HSD2. Em virtude da maior afinidade intrínseca do MR (em relação ao GR) pelo cortisol, o MR constitui a principal espécie de receptor do SNC ocupada durante períodos de baixos níveis de cortisol. Na presença de níveis sanguíneos mais elevados de cortisol, o MR torna-se saturado, e a ocupação do GR aumenta. Tanto o MR quanto o GR controlam a atividade basal do eixo HHSR, enquanto a inibição por retroalimentação dos glicocorticoides ocorre predominantemente por meio do GR.

A resposta ao estresse

O estresse sobrepuja a regulação do eixo HHSR por retroalimentação negativa, levando a uma acentuada elevação na produção de corticosteroides. Os exemplos de sinais de estresse incluem lesão, hemorragia, infecção grave, cirurgia de grande porte, hipoglicemia, frio, dor e medo. Diferentes regiões do encéfalo estão envolvidas no processamento desses estímulos. Embora os mecanismos precisos subjacentes a essa resposta ao estresse e as funções essenciais dos corticosteroides durante esse processo não estejam totalmente definidos, a secreção aumentada de corticosteroides é de importância vital para manter a homeostasia nessas situações. Conforme discutido adiante, as complexas interações entre o eixo HHSR e o sistema imune podem constituir um componente fisiológico fundamental dessa resposta ao estresse.

Usos terapêuticos e aplicações diagnósticas do ACTH e do CRH

Com exceção do tratamento dos espasmos infantis, os efeitos terapêuticos mais comprovados do ACTH podem ser obtidos com doses apropriadas de corticosteroides. Além disso, a terapia com ACTH é menos previsível e menos conveniente do que a terapia com corticosteroides. O ACTH estimula a secreção de mineralocorticoides e de androgênios suprarrenais e, por isso, pode causar retenção aguda de sal e de água, bem como virilização. Todavia, o ACTH e o CRH possuem importantes aplicações diagnósticas.

Espasmos Infantis

O tratamento de base para esse raro distúrbio epiléptico da lactância e início da infância consiste em terapia hormonal com ACTH. O mecanismo de ação não é conhecido, mas pode envolver efeitos independentes da liberação de corticosteroides suprarrenais, visto que o ACTH pode controlar espasmos em pacientes com supressão da glândula suprarrenal. Foram propostos efeitos antiepilépticos envolvendo a supressão do CRH no SNC. A formulação usada mais comumente nos Estados Unidos é medida em unidades como gel injetável administrado por via intramuscular ou subcutânea. Em outros países, dispõe-se de uma formulação de depósito de ação longa de ACTH sintético (*tetracosactida de depósito*).

Uso diagnóstico

A *cosintropina*, um peptídeo sintético que corresponde aos resíduos 1 a 24 do ACTH humano, é utilizada para avaliar a integridade do eixo HHSR. Na dose suprafisiológica de 0,25 mg, a *cosintropina* produz estimulação máxima da esteroidogênese adrenocortical. Uma elevação do nível de cortisol circulante para um valor superior a 18 a 20 µg/dL com o uso de muitos dos ensaios padrão indica uma resposta normal. As plataformas mais recentes de ensaio do cortisol possuem maior especificidade para o cortisol e apresentam pontos de corte normais mais baixos correspondentes. A *cosintropina* também pode ser usada para fins diagnósticos durante o cateterismo venoso da suprarrenal, um procedimento realizado para distinguir entre secreção unilateral e bilateral de aldosterona no aldosteronismo primário.

O CRH ovino (*corticorrelina*) e o CRH humano (não disponível nos Estados Unidos) são usados para avaliação diagnóstica do eixo HHSR. Quando pacientes com hipercortisolismo dependente de ACTH documentado são avaliados, o teste de estimulação do CRH é algumas vezes usado para diferenciar uma origem hipofisária de fontes ectópicas de ACTH, isoladamente ou, com mais frequência, durante o cateterismo do seio petroso inferior. Em ambos os casos, a produção hipofisária de ACTH é aumentada pelo CRH, o que não ocorre com a produção ectópica do ACTH. O teste de estimulação do CRH após supressão com *dexametasona* também é algumas vezes usado para ajudar a diferenciar os estados pseudo-Cushing (conforme observado no alcoolismo e em alguns transtornos neuropsiquiátricos) da síndrome de Cushing verdadeira.

Ensaios para o ACTH

Na atualidade, dispõe-se amplamente de imunoensaios que utilizam dois anticorpos diferentes dirigidos contra epítopos distintos na molécula de ACTH. Esses ensaios permitem diferenciar os pacientes com insuficiência suprarrenal primária devida a doença intrínseca da glândula suprarrenal, que apresentam níveis elevados de ACTH em decorrência da perda da inibição normal de retroalimentação dos glicocorticoides, daqueles com insuficiência suprarrenal secundária devida a níveis baixos de ACTH em consequência de distúrbios hipotalâmicos ou hipofisários. Os imunoensaios para ACTH também são úteis durante a avaliação de pacientes com hipercortisolismo (síndrome de Cushing): são observados níveis normais ou elevados de ACTH em pacientes com hipercortisolismo de uma fonte hipofisária (doença de Cushing) ou ectópica (tumor não hipofisário), enquanto ocorrem baixos níveis de ACTH invariavelmente em pacientes com hipercortisolismo devido a uma fonte suprarrenal. Um dos problemas do imunoensaio para o ACTH é o fato de que a sua especificidade para o ACTH intacto pode levar a valores falsamente baixos em pacientes com secreção ectópica de ACTH; esses tumores podem secretar de modo aberrante formas de ACTH processadas que possuem atividade biológica, mas não reagem nos ensaios com anticorpos.

Absorção, destino e toxicidade

O ACTH sofre rápida absorção de locais parenterais. O hormônio desaparece rapidamente da circulação após a sua administração intravenosa; nos seres humanos, a $t_{1/2}$ no plasma é de cerca de 15 minutos, devido principalmente à sua hidrólise enzimática rápida. Além de reações de hipersensibilidade raras, qualquer toxicidade é principalmente atribuível à secreção aumentada de corticosteroides. Em geral, a *cosintropina* é menos antigênica do que o ACTH nativo.

Esteroides adrenocorticais

Síntese, níveis circulantes e interconversão

O córtex suprarrenal sintetiza duas classes de esteroides: os *corticosteroides* (glicocorticoides e mineralocorticoides, que possuem uma estrutura pregnano de 21 carbonos) e os *andrógenios*, que têm uma estrutura androstano de 19 carbonos (ver Fig. 50-3). Historicamente, as ações dos corticosteroides eram descritas como *glicocorticoides* (o que reflete a sua atividade de regulação do metabolismo dos carboidratos) e *mineralocorticoides* (o que reflete a sua atividade de regulação do equilíbrio eletrolítico). Nos seres humanos, o *cortisol* é o principal glicocorticoide fisiológico, enquanto a aldosterona é o principal mineralocorticoide fisiológico. Embora os intermediários biossintéticos, como a *corticosterona* e a *desoxicorticosterona* possuam atividades glicocorticoides e mineralocorticoides significativas, sua influência é limitada, em virtude de seus baixos níveis circulantes em condições normais. Entretanto, podem exercer efeitos importantes quando elevados, principalmente em decorrência de defeitos genéticos raros nas enzimas de biossíntese ou de sua inibição farmacológica.

O cortisol é relativamente abundante na circulação e apresenta uma ligação extensa (> 95%), principalmente à *globulina de ligação aos corticosteroides* (CBG). Por outro lado, a aldosterona circula principalmente em sua forma livre em níveis cerca de 1.000 vezes menores. Tanto o cortisol quanto a aldosterona são secretados de forma episódica e variam de acordo com um padrão diurno semelhante, em que os níveis mais altos são alcançados nas primeiras horas da manhã, enquanto os níveis mais baixos ocorrem várias horas após o início do sono (Fig. 50-5).

Na periferia, o cortisol é convertido de modo reversível no derivado 11-ceto inativo, a cortisona. Do ponto de vista quantitativo, a reação de inativação é realizada principalmente no rim pela enzima 11β-HSD2. A reação de reativação reversa é realizada por uma isozima diferente, 11β-HSD1, principalmente, mas não de maneira exclusiva, no fígado. Por conseguinte, a *cortisona* pode ser considerada como uma reserva circulante inativa para o cortisol. Em condições normais, os níveis circulantes de cortisona e de cortisol têm uma razão de aproximadamente 1:4. A disponibilidade local do cortisol varia acentuadamente e é influenciada pelas atividades relativas das enzimas interconversoras, que possuem padrões de expressão tecidual distintos. A conversão extensa dos 11-cetosteroides inativos nas formas 11-hidroxi ativas no fígado forma a base para a atividade clínica das formas de profármacos 11-ceto de agentes corticosteroides, como a *prednisona* (Fig. 50-6).

Andrógenio suprarrenal

O córtex suprarrenal também produz os esteroides C19, a DHEA e, em menor grau, a androstenediona. A DHEA tem potência androgênica limitada, porém serve como principal precursor para a maioria dos esteroides sexuais. A maior parte da DHEA é secretada na forma de seu derivado sulfatado, o DHEAS. Embora ambas as formas estejam ligadas à albumina, a interação do DHEAS é muito mais forte. Assim, os níveis circulantes de DHEAS são mais de 100 vezes maiores que os da DHEA. Nas gônadas e em outros tecidos periféricos, as esteroide-sulfatases podem converter o DHEAS de volta em DHEA para servir como precursor de andrógenios e estrogênios mais potentes. Os níveis de andrógenios suprarrenais na circulação aumentam de modo gradual na infância, alcançam um pico na terceira década de vida e, em seguida, declinam progressivamente em um padrão que reflete o tamanho da zona reticular

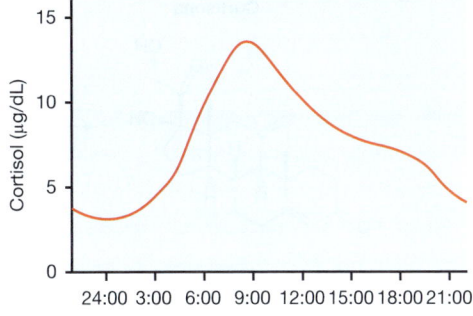

Figura 50-5 *Padrão diurno aproximado dos níveis de cortisol e de aldosterona.*

da glândula suprarrenal. Do ponto de vista funcional, os androgênios suprarrenais estimulam o aparecimento inicial de pelos púbicos ou pubarca e constituem a fonte precursora de mais da metade da testosterona em mulheres. Pacientes com insuficiência suprarrenal não necessitam de reposição de androgênio suprarrenal, o que indica que esses hormônios não são essenciais para a sobrevivência. Níveis circulantes elevados de DHEAS estão associados a estados hiperandrogênicos, particularmente em mulheres. Além disso, no caso de um certo número de doenças crônicas, os pacientes afetados podem apresentar níveis muito baixos de DHEA. Com base nisso, alguns propuseram que o tratamento com DHEA poderia ser benéfico nessas doenças e poderia aliviar, em parte, a perda da libido, o declínio da função cognitiva, a sensação de bem-estar diminuída e outras consequências fisiológicas adversas do envelhecimento. Entretanto, estudos sobre os benefícios da adição de DHEA ao esquema de reposição padrão em mulheres com insuficiência suprarrenal foram inconclusivos. Apesar da ausência de dados definitivos, a DHEA é amplamente utilizada como suplemento nutricional de venda livre pelos seus supostos benefícios para a saúde.

Funções fisiológicas e efeitos farmacológicos

Os corticosteroides possuem inúmeros efeitos, que incluem alterações no metabolismo dos carboidratos, das proteínas e dos lipídeos; manutenção do equilíbrio hidreletrolítico; e preservação da função normal do sistema cardiovascular, do sistema imune, dos rins, do sistema musculoesquelético, do sistema endócrino e do sistema nervoso. Além disso, os corticosteroides conferem ao organismo a capacidade de resistir a estímulos estressantes e nocivos e a alterações ambientais. Na ausência de secreção adequada de corticosteroides pelo córtex suprarrenal, estresses como infecção, traumatismo e extremos de temperatura podem ser fatais.

As ações dos corticosteroides estão relacionadas com as de outros hormônios. Por exemplo, na ausência de hormônios lipolíticos, o cortisol praticamente não tem efeito algum sobre a taxa de lipólise pelos adipócitos. Por outro lado, na ausência de glicocorticoides, a epinefrina e a norepinefrina exercem apenas efeitos mínimos sobre a lipólise. Entretanto, a administração de uma pequena dose de glicocorticoide potencializa acentuadamente a ação lipolítica dessas catecolaminas. Esses efeitos dos corticosteroides que envolvem ações combinadas com outros reguladores hormonais são denominados permissivos e refletem mais provavelmente alterações da síntese proteica induzidas pelos esteroides, que, por sua vez, modificam a responsividade dos tecidos a outros hormônios.

Os corticosteroides são denominados mineralocorticoides ou glicocorticoides, de acordo com suas potências relativas na retenção de Na^+ e efeitos sobre o metabolismo dos carboidratos (isto é, depósito hepático de glicogênio e gliconeogênese). Em geral, as potências dos esteroides sobre o metabolismo da glicose acompanham estreitamente suas potências como agentes anti-inflamatórios. Os efeitos sobre a retenção de Na^+ e as ações sobre os carboidratos/anti-inflamatórias não estão estreitamente relacionados e refletem ações seletivas em receptores distintos. Conforme assinalado adiante (ver relações entre estrutura e atividade), alguns derivados de esteroides apresentam seletividade relativa como estimuladores da retenção de Na^+ ou efeitos anti-inflamatórios.

Figura 50-6 *Conversão dos corticosteroides e especificidade do receptor.* O cortisol e a aldosterona ligam-se ao MR com afinidade igualmente alta; o cortisol liga-se com afinidade mais modesta ao GR, que se liga à aldosterona apenas marginalmente. O cortisol é convertido em cortisona inativa pela 11β-HSD2, e a cortisona é ativada em cortisol pela 11β-HSD1.

Mecanismos gerais dos efeitos dos corticosteroides

Os corticosteroides exercem seus efeitos principalmente por meio da produção de alterações positivas e negativas na transcrição dos genes responsivos a corticosteroides, levando a mudanças na composição das proteínas e, portanto, na função das células e tecidos-alvo. Esses efeitos são mediados pelo GR e pelo MR, dois membros estreitamente relacionados da superfamília de receptores nucleares de fatores de transcrição regulados por ligantes. Embora alguns genes sejam regulados na maioria das células-alvo, a variedade de genes responsivos e a extensão e padrão da regulação são específicos do tecido e do tipo de célula. Os efeitos são governados pela expressão e função intrínseca dos receptores, suas afinidades relativas, disponibilidade local de ligantes e diversidade de outros fatores de transcrição presentes em determinada célula. Além disso, foi reconhecido que, além dos genes codificadores de proteínas, os receptores regulam a expressão de RNA não codificantes, cuja função fisiológica permanece em grande parte inexplorada. Tendo em vista o processo em várias etapas de transcrição e tradução que levam a mudanças efetivas nos níveis de proteínas, muitos efeitos dos corticosteroides não são imediatos, porém tornam-se aparentes depois de várias horas. Em muitos casos, mas não de forma invariável, os efeitos terapêuticos dos corticosteroides só se tornam clinicamente aparentes depois de algum tempo. Os corticosteroides também possuem efeitos mais rápidos, que provavelmente não dependem da regulação gênica. Os mecanismos exatos não estão totalmente elucidados, embora, em algumas circunstâncias, o GR e o MR tenham sido implicados.

Receptores de glicocorticoides e mineralocorticoides

O GR (nome do gene *NR3C1*, subfamília de receptores nucleares 3, grupo C, membro 1) e o MR (*NR3C2*) compartilham, com outros membros da família de receptores nucleares de fatores de transcrição, uma arquitetura comum, composta por um domínio de ligação ao DNA (DBD) central, um domínio de ligação ao ligante (LBD) *C*-terminal e uma região *N*-terminal que abriga funções reguladoras transcricionais (FA-1) (Fig. 50-7A). O GR e o MR residem predominantemente no citoplasma em uma forma inativa complexada com chaperonas moleculares que mantêm o receptor em um estado competente de ligação ao ligante (Kirschke et al., 2014). A ligação de esteroides ao LBD resulta em ativação do receptor e translocação para o núcleo, onde os receptores exercem efeitos tanto positivos quanto negativos sobre a transcrição (ver Figura 50-7B para o GR).

Determinantes de especificidade e ação

O receptor responsável pelos efeitos de determinado corticosteroide depende não apenas da afinidade do receptor, mas também da disponibilidade local do ligante, de modo que ocorrem diferentes combinações de receptores e ligantes em tecidos e condições distintas. Quanto à afinidade, o receptor de mineralocorticoides liga-se de forma comparável e com afinidade muito alta ao cortisol, à aldosterona, aos precursores como desoxicorticosterona (que atuam como agonistas) e à progesterona e 17α-progesterona (que atuam como antagonistas). Em contrapartida, o GR liga-se com afinidade mais modesta tanto ao cortisol quanto aos precursores corticosterona e desoxicorticosterona como agonistas (e, em menor grau, à progesterona como antagonista), enquanto apresenta afinidade muito baixa pela aldosterona. Nenhum dos receptores liga-se de modo apreciável a formas 11-ceto, como cortisona.

Nas células epiteliais do rim, do cólon e das glândulas salivares, a aldosterona ativa especificamente o MR na presença de níveis circulantes muito mais altos de glicocorticoides, devido à coexpressão da 11β-HSD2. Conforme assinalado anteriormente, essa enzima metaboliza os glicocorticoides, como o cortisol, a derivados 11-ceto inativos, como a cortisona.

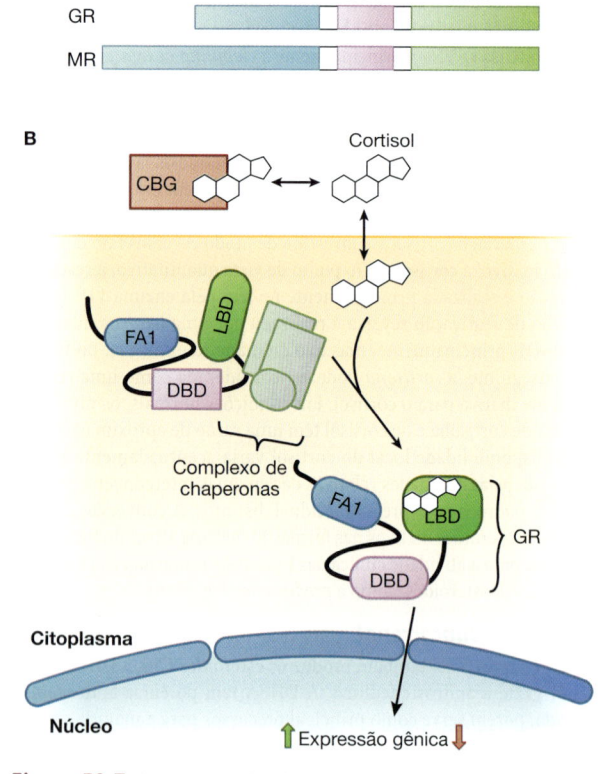

Figura 50-7 *Organização dos domínios do GR e do MR e mecanismo de ação do GR.* **A.** O GR e o MR compartilham uma organização comum composta por um domínio de ligação do DNA (DBD) central, um domínio de ligação ao ligante (LBD) *C*-terminal e um domínio *N*-terminal (NTD) mais variável. **B.** O cortisol circula, em grande parte, ligado à CBG. O cortisol livre entra nas células e interage com o GR, induzindo uma mudança de conformação que ativa o receptor e possibilita a translocação para o núcleo, onde causa alterações tanto positivas quanto negativas na expressão gênica.

A aldosterona escapa dessa inativação e mantém a atividade mineralocorticoide, visto que ocorre predominantemente na forma hemiacetal que é resistente à ação da 11β-HSD. Na ausência de 11β-HSD2, como a que ocorre na *síndrome de excesso aparente de mineralocorticoides,* uma doença hereditária, o MR é inadequadamente ativado pelo cortisol, levando à hipopotassemia grave e hipertensão. Um estado semelhante é provocado de forma aguda quando a 11β-HSD2 é inibida pelo *ácido glicirrízico,* um componente do alcaçuz implicado na hipertensão induzida por alcaçuz.

O MR também é expresso em células não envolvidas na reabsorção de Na$^+$, incluindo células endoteliais, células musculares lisas vasculares, cardiomiócitos, certas populações neuronais e células inflamatórias. Quando examinadas, muitas células carecem de 11β-HSD2, de modo que o MR provavelmente responde de maneira fisiológica ao cortisol.

De forma semelhante, em células que expressam a 11β-HSD1, como hepatócitos e adipócitos, o GR fica exposto a níveis mais altos de cortisol em relação à circulação, devido à ativação local da cortisona em cortisol (ver Fig. 50-6).

Regulação da expressão gênica pelo receptor de glicocorticoides

Após ligação ao ligante e translocação nuclear, o GR é recrutado para sítios específicos no genoma. A localização e a extensão do recrutamento variam extensamente entre tipos de células (John et al., 2011). Nesses locais, o GR é nuclear ou modifica a montagem de complexos reguladores transcricionais por meio de interações com fatores específicos de sequência e complexos correguladores e exerce efeitos positivos ou negativos sobre a transcrição (Sacta et al., 2016). Na maioria dos sítios positivos, os homodímeros do GR ligam-se diretamente a sequências específicas do DNA, denominadas elementos de resposta aos glicocorticoides, e recrutam correguladores que aumentam a transcrição por meio de alterações na estrutura da cromatina ou de contato com o aparelho de transcrição basal da RNA-polimerase II (Fig. 50-8A). Os genes regulados dessa maneira incluem genes do metabolismo, como fosfenolpiruvato-carboxicinase (*PEPCK*) e tirosina-aminotransferase, bem como genes anti-inflamatórios, como a subunidade inibitória do NF-κB. Pode ocorrer repressão do GR em sítios negativos por meio de diversos mecanismos. Um padrão frequente envolve recrutamento de monômeros de GR para fatores de transcrição de ação positiva ligados ao DNA, como AP-1 ou NF-κB. Os complexos resultantes interferem na iniciação ou no alongamento bem-sucedido da transcrição (Fig. 50-8B). Esse tipo de mecanismo media a repressão do GR de genes para múltiplas citocinas pró-inflamatórias, como IL-6 e IL-2, bem como para a colagenase e estromelisina. A inibição da transcrição do gene POMC pelo GR ilustra um mecanismo diferente de repressão. Nesse caso, a ligação direta do GR a sequências de DNA que se sobrepõem e ocluem a ligação de componentes da maquinaria basal de transcrição interfere na transcrição, contribuindo, assim, para a regulação do eixo HHSR por retroalimentação negativa. Outros genes regulados de forma negativa pelos glicocorticoides incluem genes para a COX-2 e óxido-nítrico-sintase induzível.

Várias isoformas do GR resultam do *splicing* alternativo do RNA e da iniciação da tradução em sítios alternativos. Dessas isoformas, o GRα é o protótipo das isoformas responsivas a glicocorticoides. O GRγ é uma variante de *splicing* com inserção de um único aminoácido no domínio de ligação ao DNA que apresenta especificidade de ligação ao DNA alterada. O GRβ tem um *C*-terminal truncado, que é incapaz de se ligar a ligantes e que foi implicado na diminuição da capacidade de resposta aos glicocorticoides. Múltiplos polimorfismos no GR humano estão associados a diferenças na sua função, porém parecem responder por apenas uma pequena fração da variabilidade clínica à capacidade de resposta aos glicocorticoides.

Regulação da expressão gênica pelo receptor de mineralocorticoides

À semelhança do GR, o MR também é um fator de transcrição ativado por ligante, que se liga a sequências de DNA específicas semelhantes. Os MR também estão associados a proteínas chaperonas moleculares e regulam a transcrição de conjuntos distintos de genes em tecidos-alvo. O MR e o GR também diferem na sua capacidade de interação funcional com outros fatores de transcrição, e isso pode, em parte, estar na base dos efeitos pró-inflamatórios contrastantes do MR em relação aos efeitos anti-inflamatórios do GR. Diferentemente da expressão essencialmente ubíqua do GR, o MR é expresso de maneira muito mais restrita em tecidos epiteliais envolvidos no transporte de eletrólitos (isto é, rim, cólon, glândulas salivares e glândulas sudoríparas) e em alguns tecidos não epiteliais (p. ex., hipocampo, coração, vasculatura e tecido adiposo).

A aldosterona exerce seus efeitos sobre a homeostasia do Na$^+$ e do K$^+$, principalmente por meio de suas ações sobre as células principais dos túbulos renais distais e dos ductos coletores, ao passo que os efeitos sobre a secreção de H$^+$ são exercidos, em grande parte, nas células intercaladas. A ligação da aldosterona ao MR no rim inicia uma sequência de eventos que inclui a indução imediata da cinase sérica e regulada por glicocorticoides, que, por sua vez, fosforila e ativa os canais de epiteliais de Na$^+$ (também denominados CENa) sensíveis à amilorida na membrana apical. Posteriormente, o aumento do influxo de Na$^+$ estimula a Na$^+$/K$^+$-ATPase na membrana basolateral (ver Cap. 29). Além desses efeitos genômicos rápidos, a aldosterona aumenta a síntese dessas proteínas de membrana como parte de um efeito mais tardio.

Metabolismo dos carboidratos e das proteínas

Os glicocorticoides afetam acentuadamente o metabolismo dos carboidratos e das proteínas. Eles estimulam a produção de glicose pelo fígado a partir de aminoácidos (gliconeogênese), enquanto promovem também o armazenamento da glicose na forma de glicogênio. Na periferia, os glicocorticoides diminuem a utilização da glicose, aumentam a degradação das proteínas e a síntese de glutamina e ativam a lipólise, fornecendo, assim, aminoácidos e glicerol para a gliconeogênese. O resultado final consiste em aumento dos níveis de glicemia. Devido a seus efeitos sobre o metabolismo da glicose, os glicocorticoides podem agravar o controle glicêmico em pacientes com diabetes melito e podem precipitar o novo início de hiperglicemia em pacientes suscetíveis.

Metabolismo dos lipídeos

Dois efeitos dos glicocorticoides sobre o metabolismo dos lipídeos estão firmemente estabelecidos. O primeiro consiste na redistribuição notável da gordura corporal que ocorre no hipercortisolismo, como em pacientes com síndrome de Cushing. Nesse contexto, observa-se um aumento do tecido adiposo na região dorsal do pescoço ("giba de búfalo"), na face ("face de lua cheia") e na área supraclavicular, juntamente com perda de

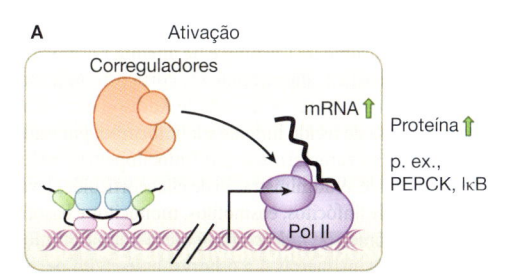

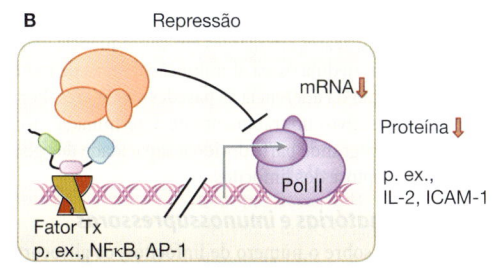

Figura 50-8 *Mecanismos de regulação transcricional pelo GR.* **A.** Nos genes ativados, o receptor dos glicocorticoides (GR) liga-se diretamente a sequências específicas (elemento de resposta aos glicocorticoides [GRE]) na forma de dímero e regula a montagem de complexos correguladores que aumentam a transcrição do mRNA pela RNA-polimerase II (Pol II). **B.** A repressão gênica frequentemente envolve a ligação de monômeros de GR a outros fatores de transcrição (Tx) e recrutamento de complexos correguladores repressivos que inibem a Pol II.

Lesão da medula espinal

A administração de grandes doses de *succinato sódico de metilprednisolona* (inicialmente 30 mg/kg, sendo essa dose seguida de infusão de 5,4 mg/kg/h durante 23 h) constitui uma opção de tratamento para pacientes com lesão aguda da medula espinal. Embora ensaios clínicos controlados multicêntricos tenham demonstrado uma redução dos defeitos neurológicos em pacientes com lesão aguda da medula espinal tratados dentro de 8 horas após a ocorrência da lesão (Bracken, 2012), problemas relacionados com análise estatística, reprodutibilidade dos dados e efeitos adversos potenciais do tratamento levaram alguns especialistas a defender uma posição contra o uso da *metilprednisolona* nessa situação (Evaniew e Dvorak, 2016).

Inibidores da secreção de ACTH e biossíntese e ações dos esteroides adrenocorticais

O hipercortisolismo (síndrome de Cushing), com sua consequente morbidade e mortalidade, é mais frequentemente causado por adenomas de corticotropos que produzem ACTH em excesso (doença de Cushing) ou por tumores adrenocorticais ou hiperplasia bilateral que produzem cortisol em excesso. Com menos frequência, o hipercortisolismo pode resultar de carcinomas adrenocorticais ou de tumores com produção ectópica de ACTH ou de CRH. Embora a cirurgia seja o tratamento de escolha para qualquer causa endógena de síndrome de Cushing, ela nem sempre é efetiva, tornando necessária uma terapia adjuvante com inibidores farmacológicos. Nessas situações, os inibidores da secreção de ACTH e da esteroidogênese suprarrenal são clinicamente úteis. A inibição da produção de cortisol por meio de inibição direta das enzimas esteroidogênicas leva a um aumento compensatório do ACTH, o que pode parcialmente anular a inibição e, com frequência, levar ao acúmulo de esteroides precursores que podem provocar respostas indesejáveis. Todos esses agentes estão associados ao risco comum de precipitar insuficiência suprarrenal; por conseguinte, precisam ser usados em doses apropriadas, e é necessário proceder a uma cuidadosa monitoração do estado do eixo HHSR do paciente (Hinojosa-Amaya et al., 2019). Os inibidores discutidos aqui são, em sua maioria, descritos de modo detalhado em outros capítulos; os antagonistas dos mineralocorticoides não são considerados aqui, porém são discutidos no Capítulo 29.

Inibidores da secreção e função do ACTH
Pasireotida

A *pasireotida* é um análogo da somatostatina, que atua como agonista em quarto dos cinco subtipos de receptores de somatostatina, com afinidade particularmente alta pelo tipo 5. Por meio dessas interações, a *pasireotida* inibe efetivamente a secreção de hormônio do crescimento e é usada no tratamento da acromegalia (ver Cap. 46). A *pasireotida* também inibe a secreção de ACTH e diminui os níveis circulantes de cortisol em pacientes com tumores hipofisários produtores de ACTH; o fármaco foi aprovado pela FDA para uso em pacientes com doença de Cushing que não são candidatos a cirurgia ou que apresentam doença recorrente. Em doses de 0,6 ou 0,9 mg por via subcutânea, 2×/dia, houve normalização das concentrações urinárias de cortisol em 15 e 26% dos pacientes, respectivamente. Atualmente, uma preparação de ação longa é comumente usada em doses de 10 a 40 mg a cada quatro semanas. O tratamento melhora os sinais e sintomas do hipercortisolismo, incluindo hipertensão, elevação do colesterol das lipoproteínas de baixa densidade e aumento do índice de massa corporal. Os efeitos adversos comuns consistem em hiperglicemia, cálculos biliares e desconforto GI transitório (Colao et al., 2012).

Cabergolina

A *cabergolina* é um potente agonista do receptor de dopamina (D_2) de ação longa, utilizada principalmente no tratamento da hiperprolactinemia (Cap. 46). A *cabergolina* também inibe a secreção de ACTH por tumores de corticotropos, que frequentemente são positivos para receptor D_2; em certas ocasiões, é usada para esse propósito sem indicação formal na bula. Em um estudo retrospectivo não randomizado de 30 pacientes com doença de Cushing tratados com *cabergolina* como monoterapia, 30% obtiveram uma normalização do cortisol livre urinário durante pelo menos 1 ano (37 meses em média; dose média de 2,1 mg por semana) (Godbout et al., 2010).

Inibidores da esteroidogênese e agentes adrenolíticos
Cetoconazol

O *cetoconazol* é um inibidor de CYP e um agente antifúngico (ver Cap. 61). Em doses acima daquelas empregadas na terapia antifúngica, o *cetoconazol* é um inibidor efetivo da esteroidogênese suprarrenal e gonadal, visto que ele inibe múltiplas enzimas P450 esteroidogênicas, incluindo a CYP11A1, que constitui a etapa inicial comum (ver Fig. 50-3). Em doses altas o suficiente, o *cetoconazol* bloqueia efetivamente a esteroidogênese em todos os tecidos esteroidogênicos primários. O *cetoconazol* é um inibidor efetivo da biossíntese de hormônios esteroides em pacientes com hipercortisolismo. Na maioria dos casos, é necessário um esquema posológico de 600 a 800 mg/dia (em duas doses fracionadas), e alguns pacientes podem necessitar até 1.200 mg/dia (em duas ou três doses). Os efeitos adversos consistem em disfunção hepática com possibilidade de lesão hepática grave. O potencial do *cetoconazol* de alterar o transporte e o metabolismo de fármacos por meio da inibição da glicoproteína P e da CYP3A4 pode levar a graves interações medicamentosas (ver Caps. 4 e 5). O *levocetoconazol* é o enantiômero 2S,4R do *cetoconazol* responsável pela maior parte de sua atividade de inibição da esteroidogênese. Atualmente, está em fase de desenvolvimento para o tratamento da síndrome de Cushing e foi incluído na categoria de fármaco órfão nos Estados Unidos e na Europa. Em um ensaio clínico recente, demonstrou produzir um controle bem-sucedido em 36% dos pacientes recrutados, em uma dose mediana de 300 mg ao dia (Fleseriu et al., 2019).

Metirapona

A *metirapona* é um inibidor relativamente seletivo da CYP11B1 e, portanto, inibe a conversão do 11-desoxicortisol em cortisol, com consequente redução da produção de cortisol e elevação dos níveis de seus precursores (11-desoxicortisol, 11-desoxicorticosterona). Embora a biossíntese de aldosterona também esteja comprometida, a atividade mineralocorticoide do 11-desoxicortisol e da 11-desoxicorticosterona compensa isso e pode levar a efeitos mineralocorticoides excessivos, respondendo pelos efeitos colaterais de hipertensão e hipopotassemia do uso crônico da *metirapona*. Seu uso *off-label* para o tratamento do hipercortisolismo endógeno geralmente exige doses de 4 g/dia. Como é comum a obtenção de respostas incompletas, a *metirapona* é frequentemente combinada em doses mais baixas (500-750 mg, 3-4×/dia) com outros agentes que inibem a esteroidogênese. Além da hipertensão e da hipopotassemia, os efeitos adversos do uso crônico incluem hirsutismo (devido à produção excessiva a montante de androgênios suprarrenais), náusea, cefaleia, sedação e exantema.

A indicação aprovada pela FDA para a *metirapona* consiste na avaliação diagnóstica da função do eixo HHSR, geralmente em pacientes com suspeita de insuficiência suprarrenal secundária. A *metirapona* (30 mg/kg, com dose máxima de 3 g) é administrada por via oral com um lanche à meia-noite, e os níveis plasmáticos de cortisol e de 11-desoxicortisol são medidos na manhã seguinte, às 8 horas. Um nível plasmático de cortisol inferior a 8 μg/dL confirma a inibição adequada da CYP11B1; nesse contexto, um nível de 11-desoxicortisol inferior a 7 μg/dL é altamente sugestivo de comprometimento da função do HHSR.

Osilodrostate

O *osilodrostate* é um inibidor não esteroide seletivo e disponível por via oral da CYP11B1 e CYP11B2. Foi aprovado pela FDA para o tratamento da doença de Cushing em pacientes que não são candidatos cirúrgicos ou que apresentam doença recorrente. A dose inicial é de 2 mg 2×/dia, titulada em incrementos de 1 a 2 mg 2×/dia a cada duas semanas até a obtenção de um controle satisfatório. Em um ensaio clínico recente de pacientes com doença de Cushing, foi obtido um controle inicial com uma dose média de 5 mg 2×/dia. Na fase seguinte de interrupção do fármaco, 86% dos pacientes aleatoriamente distribuídos para continuar o uso do *osilodrostate* por 12 semanas permaneceram controlados, em comparação com 34% do grupo placebo. Foi comum a ocorrência de insuficiência suprarrenal e efeitos adversos devido aos precursores dos hormônios suprarrenais (Pivonello et al., 2020).

Etomidato

O *etomidato*, um imidazol substituído utilizado principalmente como agente anestésico e sedativo, inibe a secreção de cortisol em doses sub-hipnóticas, principalmente por meio da inibição da atividade da CYP11B1. O *etomidato* tem sido usado sem indicação formal na bula para o tratamento do hipercortisolismo quando há necessidade de rápido controle em situação de emergência ("crise de Cushing"). É administrado em *bolus* de 0,03 mg/kg por via intravenosa, seguido de infusão de 0,1 mg/kg/h até um máximo de 0,3 mg/kg/h (Biller et al., 2008).

Acetato de abiraterona

O *acetato de abiraterona*, um inibidor da CYP17A1 aprovado para o tratamento do câncer de próstata (ver Cap. 73), está em fase de avaliação para o tratamento da síndrome de Cushing endógena e para redução da produção de androgênios suprarrenais na HSRC (Auchus et al., 2014).

Mitotano

O *mitotano* é um agente adrenocorticolítico utilizado no tratamento do carcinoma adrenocortical inoperável. Sua ação citolítica deve-se à sua conversão metabólica em cloreto de acila reativo pelas CYP mitocondriais suprarrenais e reatividade subsequente com proteínas celulares. Inibe também a CYP11A1, reduzindo, assim, a síntese de esteroides. As doses iniciais variam de 2 a 6 g/dia por via oral, em três a quatro doses fracionadas. A dose máxima pode alcançar 16 g/dia, quando tolerada. O início de sua ação leva várias semanas a meses, e os principais efeitos tóxicos consistem em distúrbios GI e ataxia. A insuficiência suprarrenal primária é uma consequência esperada, e há necessidade de reposição de glicocorticoides, normalmente em doses mais altas do que o habitual. Consulte o Capítulo 70 para a estrutura do *mitotano* e mais detalhes sobre o seu uso.

Antagonistas do receptor de glicocorticoides

Mifepristona

A *mifepristona*, um antagonista do receptor de progesterona usado para interromper a gravidez no seu início (ver Cap. 48), também é um antagonista do GR de alta afinidade. Essa última atividade reduz os efeitos do cortisol, incluindo perda da retroalimentação negativa, causando elevações nos níveis séricos de ACTH, cortisol, 11-desoxicortisol e androgênios suprarrenais. A *mifepristona* foi aprovada para o controle da hiperglicemia em adultos secundariamente à síndrome de Cushing endógena que apresentam diabetes tipo 2. A dose usual é de 300 mg 1×/dia. A *mifepristona* é usada sem indicação formal na bula para tratamento da síndrome de Cushing refratária. Os efeitos adversos consistem em hipertensão e hipopotassemia, devido à ação do desoxicortisol no MR. São efetuados ajustes da dose com base na melhora dos sintomas gerais, como fadiga e depressão e redução da hiperglicemia induzida por cortisol. A elevação paradoxal esperada do nível de cortisol, quando associada a uma resposta sintomática, pode constituir uma indicação da atividade do fármaco.

Antagonistas/moduladores do GR em desenvolvimento

O *relacorilanto* é um antagonista seletivo de alta afinidade do receptor de glicocorticoides, disponível por via oral e atualmente em fase de ensaios clínicos para o tratamento da síndrome de Cushing endógena e do carcinoma adrenocortical. Diferentemente da *mifepristona*, o *relacorilanto* não tem afinidade apreciável pelo receptor de progesterona e, portanto, espera-se que seja desprovido de efeitos antiprogesterona. O *miricorilanto* é um antagonista/modulador do GR de alta afinidade com atividade antagonista significativa do MR. Está em fase de desenvolvimento para a esteato-hepatite não alcoólica e para o ganho de peso induzido por antipsicóticos.

Antagonistas do receptor de mineralocorticoides

Os antagonistas do MR possuem diversas aplicações terapêuticas, e os agentes não esteroides de terceira geração altamente seletivos estão em fase avançada de desenvolvimento clínico ou estão aprovados em outros países. Esses fármacos são discutidos de forma detalhada no Capítulo 29.

RESUMO: Fármacos relacionados às suprarrenais

Fármacos e substâncias	Usos terapêuticos	Farmacologia clínica e dicas
Terapia de reposição		
Hidrocortisona/cortisona	• Insuficiência suprarrenal crônica primária e secundária	• A hidrocortisona é o equivalente sintético do cortisol. • A dose diária oral de hidrocortisona é de 20-30 mg, de preferência em doses fracionadas. • Embora sejam algumas vezes utilizados glicocorticoides não fisiológicos, a hidrocortisona ou a cortisona são preferidas para a terapia de reposição. • Dica: dois terços da dose pela manhã, um terço à noite.
Hidrocortisona, outros glicocorticoides	• Insuficiência suprarrenal aguda • Insuficiência de cortisol relacionada à doença crítica (ICRDC)	• A ICRDC reflete uma produção inadequada de cortisol, ou pode ocorrer com a interrupção abrupta dos glicocorticoides administrados. • Há necessidade de hidrocortisona intravenosa em alta dose (50-100 mg/6 h) ou infusão constante de 10 mg/h. • Uma alternativa é a prednisona na dose de 1 mg/kg/dia.
Fludrocortisona (9α-fluorocortisol)	• Reposição de mineralocorticoide	• Doses de 0,05-0,2 mg/dia. • No início, utiliza-se uma dose mais baixa, que é titulada, quando necessário, pela pressão arterial, pelos níveis plasmáticos de renina e pela resposta à posição ortostática. • A fludrocortisona tem uma $t_{1/2} \geq 24$ h, de modo que não há necessidade de doses fracionadas.
Agentes anti-inflamatórios: sistêmicos		
Prednisolona, metilprednisolona Dexametasona, budesonida Outros	• Em todo o espectro da doença inflamatória • Parto prematuro (24-34 semanas)	• Dose inicial alta, com redução gradual para uma dose baixa na terapia de curta duração. • Na terapia inicial: insônia, ganho ponderal, labilidade emocional. • Com terapia em alta dose/em longo prazo: psicose, aumento da suscetibilidade à infecção, osteoporose, osteonecrose, miopatia, supressão do eixo HHSR. • Com a interrupção da terapia: hipocortisolismo agudo. • Dica: vigilância constante.

(continua)

RESUMO: Fármacos relacionados às suprarrenais (*continuação*)

Fármacos e substâncias	Usos terapêuticos	Farmacologia clínica e dicas
Agentes anti-inflamatórios: tópicos		
Betametasona Hidrocortisona Beclometasona Dexametasona Triancinolona acetonida	• Dermatite, pênfigo, dermatite atópica, vitiligo, psoríase, etc.	• Os esteroides fluorados têm melhor penetração na pele do que a hidrocortisona. • Os efeitos são ampliados por curativos oclusivos. • Efeitos adversos locais: atrofia, estrias e exacerbação da infecção cutânea. • Dica: os cosméticos clareadores da pele incluem corticosteroides e podem provocar graves efeitos adversos sistêmicos.
Agentes anti-inflamatórios: oftálmicos		
Dexametasona Triancinolona acetonida Acetato de fluocinolona (implante)	• Doença macular (degeneração, edema, oclusão das veias da retina) • Inflamação pós-operatória • Lesão de córnea • Uveíte	• Comumente repetidos a intervalos de 3 meses. • Efeitos adversos: glaucoma, formação de cataratas. • Contraindicações: glaucoma, infecções oculares.
Agentes anti-inflamatórios: inalados		
Beclometasona, budesonida, ciclesonida, flunisolida, fluticasona, mometasona, triancinolona acetonida	• Asma, doença pulmonar obstrutiva crônica	• O rápido metabolismo após absorção no sangue é fundamental para a seletividade pulmonar e a menor incidência de efeitos adversos. • O uso crônico em crianças pode retardar a velocidade de crescimento, sem comprometer a altura final. • Dica: a ciclesonida, um profármaco convertido em des-ciclesonida ativa no pulmão, apresenta baixa biodisponibilidade oral e menos supressão do eixo HHSR.
Agentes anti-inflamatórios: intranasais		
Furoato de mometasona Furoato de fluticasona Propionato de fluticasona	• Rinite alérgica, rinossinusite, rinoconjuntivite, polipose nasal, pós-operatório na cirurgia para estenose dos óstios dos seios paranasais	• Atividade localizada potente, risco sistêmico mínimo. • Dica: evitar o uso frequente.
Esteroides anti-inflamatórios: intra-articulares		
Hidrocortisona	• Alívio da dor articular	• Efeitos adversos locais e sistêmicos raros. • O sucesso varia com as dificuldades (p. ex., articulação dos processos articulares das vértebras *versus* joelhos).
Quimioterapia		
Dexametasona Prednisolona Metilprednisolona Prednisona	• Leucemia linfática aguda • Leucemia linfática crônica • Timoma • Linfoma não-Hodgkin • Mieloma múltiplo, câncer de mama	• Usadas em combinação com uma variedade de agentes quimioterápicos. • Usadas para efeitos citotóxicos primários, mais alívio da dor e náusea e estimulação do apetite. • Dica: não tem nenhuma aplicação na leucemia mielógena aguda ou crônica.
Diagnósticos		
Dexametasona	• Doença de Cushing	• ↓ secreção de ACTH dos corticotropos hipofisários, mas não de fontes ectópicas.
Metirapona	• Integridade de todo o eixo HHSR	• Inibe a CYP11B1, reduzindo, assim, os níveis de cortisol e ↑ os níveis de esteroides precursores. • A falha em ↑ os níveis de precursores adequadamente indica comprometimento da função do eixo HHSR.
Cosintropina (ACTH sintético)	• Secreção ectópica de ACTH • Insuficiência suprarrenal • Lateralização da produção excessiva de aldosterona	• A cosintropina é uma forma sintética truncada do ACTH utilizada para avaliar a reserva da suprarrenal. • Dica: a cosintropina é comumente utilizada em *bolus* antes ou em infusão contínua durante o cateterismo venoso suprarrenal para distinguir entre secreção excessiva unilateral e bilateral de aldosterona no aldosteronismo primário.
Estimulante da secreção de ACTH		
Corticorrelina	• Edema encefálico peritumoral pós-cirurgia (uso *off-label*); exame diagnóstico	• CRH sintético, preferido à dexametasona em alta dose para alívio do edema encefálico peritumoral. • Usado para fins diagnósticos para diferenciar a doença de Cushing da síndrome de ACTH ectópico.

(continua)

RESUMO: Fármacos relacionados às suprarrenais (continuação)

Fármacos e substâncias	Usos terapêuticos	Farmacologia clínica e dicas
Inibidores da secreção de ACTH		
Pasireotida	• Secreção excessiva de ACTH (doença de Cushing)	• Tem como alvo o $SSTR_5$ (abundante nos corticotropos), ↓ secreção de ACTH; usada para adenomas secretores de ACTH recorrentes ou não ressecáveis.
Cabergolina	• Secreção excessiva de ACTH e hiperprolactinemia	• Agonista do receptor D_2; ↓ secreção de ACTH, ↓ secreção de prolactina; útil, porém não aprovada pela FDA para a doença de Cushing.
Inibidores da produção de corticosteroides		
Cetoconazol	• Hipercortisolismo (uso *off-label*) • (Usado em doses menores como agente antifúngico; ver Cap. 61)	• ↓ CYP17A1 e CYP11A1, ↓ esteroidogênese suprarrenal e gonadal. • Efeitos adversos: toxicidade hepática; interações medicamentosas devido à inibição da CYP3A4 e da P-glicoproteína.
Metirapona	• Hipercortisolismo; terapia adjuvante após irradiação da hipófise	• Inibe a CYP11B1 (11-desoxicortisol → cortisol). • ↓ cortisol; 4 g/dia até o máximo ↓ da esteroidogênese. • O uso crônico pode causar hirsutismo e hipertensão.
Etomidato	• Rápido controle do hipercortisolismo (uso *off-label*) • (Também anestésico de ação curta; ver Cap. 25)	• Inibe a CYP11B1 (11-desoxicortisol → cortisol). • ↓ produção de cortisol em doses subanestésicas. • Administrar 0,03 mg/kg em *bolus* IV.
Mitotano	• Tratamento do carcinoma adrenocortical inoperável (Ver também Cap. 70)	• Ativado pelas CYP do córtex suprarrenal em cloreto de acila com efeitos citolíticos. • Inibe a CYP11A1, (clivagem da cadeia lateral de colesterol), ↓ esteroidogênese.
Antagonista dos glicocorticoides		
Mifepristona (RU486)	• Hipercortisolismo • (Usada em doses menores como antiprogesterona para interrupção da gravidez no seu início; ver Cap. 48)	• Antagonista do GR, IC_{50} ~2,2 nM (IC_{50} para efeito antiprogesterona, ~0,025 nM). • Utilizada na dose de 300-1.200 mg/dia para tratamento do hipercortisolismo inoperável resistente a outros agentes.

Referências

Auchus RJ, et al. Abiraterone acetate to lower androgens in women with classic 21-hydroxylase deficiency. *J Clin Endocrinol Metab*, **2014**, 99:2763–2770.

Biller BM, et al. Treatment of adrenocorticotropin-dependent Cushing's syndrome: a consensus statement. *J Clin Endocrinol Metab*, **2008**, 93:2454–2462.

Bracken MB. Steroids for acute spinal cord injury. *Cochrane Database Syst Rev*, **2012**, 1:CD001046.

Colao A, et al. A 12-month phase 3 study of pasireotide in Cushing's disease. *N Engl J Med*, **2012**, 366:914–924.

Cone RD. Studies on the physiological functions of the melanocortin system. *Endocr Rev*, **2006**, 27:736–749.

Evaniew N, Dvorak M. Cochrane in CORR1: steroids for acute spinal cord injury (review). *Clin Orthop Relat Res*, **2016**, 474:19–24.

Fleseriu MR, et al. Efficacy and safety of levoketoconazole in the treatment of endogenous Cushing's syndrome (SONICS): a phase 3, multicentre, open-label, single-arm trial. *Lancet Diabetes Endocrinol*, **2019**, 7:855–865.

Godbout A, et al. Cabergoline monotherapy in the long-term treatment of Cushing's disease. *Eur J Endocrinol*, **2010**, 163:709–716.

Harno E, et al. POMC: the physiological power of hormone processing. *Physiol Rev*, **2018**, 98:2381–2430.

Hinojosa-Amaya JM, et al. Medical management of Cushing's syndrome: current and emerging treatments. *Drugs*, **2019**, 79:935–956.

Horby P, et al. Dexamethasone in hospitalized patients with COVID-19. *N Engl J Med*, **2021**, 384:693–704.

John S, et al. Chromatin accessibility pre-determines glucocorticoid receptor binding patterns. *Nat Genet*, **2011**, 43:264–268.

Keller-Wood M. Hypothalamic-pituitary–adrenal axis-feedback control. *Compr Physiol*, **2015**, 5:1161–1182.

Kirschke E, et al. Glucocorticoid receptor function regulated by coordinated action of the Hsp90 and Hsp70 chaperone cycles. *Cell*, **2014**, 157:1685–1697.

Leliavski A, et al. Adrenal clocks and the role of adrenal hormones in the regulation of circadian physiology. *J Biol Rhythms*, **2015**, 30:20–34.

McKinlay CJ, et al. Repeat antenatal glucocorticoids for women at risk of preterm birth: a Cochrane systematic review. *Am J Obstet Gynecol*, **2012**, 206:187–194.

Miller WL. A brief history of adrenal research: steroidogenesis—the soul of the adrenal. *Mol Cell Endocrinol*, **2013**, 371:5–14.

Miller WL, Auchus RJ. The molecular biology, biochemistry, and physiology of human steroidogenesis and its disorders. *Endocr Rev*, **2011**, 32:81–151.

Miller WL, Witchel SF. Prenatal treatment of congenital adrenal hyperplasia: risks outweigh benefits. *Am J Obstet Gynecol*, **2013**, 208:354–359.

Morgan C, Cone RD. Melanocortin-5 receptor deficiency in mice blocks a novel pathway influencing pheromone-induced aggression. *Behav Genet*, **2006**, 36:291–300.

Niederhaus SV, et al. Induction therapy in pancreas transplantation. *Transpl Int*, **2013**, 26:704–714.

Novoseleva TV, et al. Pathophysiology of melanocortin receptors and their accessory proteins. *Best Pract Res Clin Endocrinol Metab*, **2018**, 32:93–106.

Oster H, et al. The functional and clinical significance of the 24-hour rhythm of circulating glucocorticoids. *Endocr Rev*, **2017**, 38:3–45.

Pivonello R, et al. Efficacy and safety of osilodrostat in patients with Cushing's disease (LINC 3): a multicentre phase III study with a double-blind, randomised withdrawal phase. *Lancet Diabetes Endocrinol*, **2020**, 8:748–761.

Richardson RV, et al. Cardiac GR and MR: from development to pathology. *Trends Endocrinol Metab*, **2016**, 27:35–43.

Sacta MA, et al. Glucocorticoid signaling: an update from a genomic perspective. *Annu Rev Physiol*, **2016**, 78:155–180.

Schimmer BP, White PC. Minireview: steroidogenic factor 1: its roles in differentiation, development, and disease. *Mol Endocrinol*, **2010**, 24:1322–1337.

Sheng JA, et al. The hypothalamic-pituitary-adrenal axis: development, programming actions of hormones, and maternal-fetal interactions. *Front Behav Neurosci*, **2021**, 14:601939.

Turnbull AV, Rivier CL. Regulation of the hypothalamic-pituitary-adrenal axis by cytokines: actions and mechanisms of action. *Physiol Rev*, **1999**, 79:1–71.

Xu Y, et al. Melanocortin 5 receptor signaling pathway in health and disease. *Cell Mol Life Sci*, **2020**, 77:3831–3840.

Capítulo 51

Pâncreas endócrino e farmacoterapia do diabetes melito e da hipoglicemia

Alvin C. Powers e David D'Alessio

FISIOLOGIA DA HOMEOSTASIA DA GLICOSE
- Regulação da glicemia
- Fisiologia das ilhotas pancreáticas e secreção de insulina
- Ação da insulina
- O receptor de insulina

FISIOPATOLOGIA E DIAGNÓSTICO DO DIABETES MELITO
- Homeostasia da glicose e diagnóstico do diabetes
- Rastreamento para diabetes e categorias de risco aumentado de diabetes
- Patogenia do diabetes tipo 1
- Patogenia do diabetes tipo 2
- Patogenia de outras formas de diabetes
- Complicações relacionadas ao diabetes

TERAPIA DO DIABETES
- Objetivos da terapia
- Aspectos não farmacológicos da terapia do diabetes
- Insulinoterapia
- Tratamento do diabetes em pacientes hospitalizados
- Secretagogos da insulina e agentes hipoglicemiantes
- Abordagens farmacológicas combinadas para o diabetes tipo 2
- Terapias emergentes para o diabetes

HIPOGLICEMIA
- Agentes utilizados no tratamento da hipoglicemia

OUTROS HORMÔNIOS OU FÁRMACOS RELACIONADOS COM AS ILHOTAS PANCREÁTICAS
- Diazóxido
- Somatostatina

O diabetes melito é um espectro heterogêneo de distúrbios metabólicos que provavelmente se originam de diferentes fatores genéticos e ambientais, cujo resultado comum consiste em comprometimento da homeostasia da glicose e hiperglicemia. Na maioria dos indivíduos, a patogenia envolve alguma combinação de secreção insuficiente de insulina, redução da responsividade à insulina endógena ou exógena, aumento na produção de glicose e anormalidades no metabolismo dos lipídeos e das proteínas. O consequente desenvolvimento de hiperglicemia pode levar a sintomas agudos e a anormalidades metabólicas. Uma importante fonte de morbidade do diabetes consiste no dano crônico aos órgãos-alvo, que surge em decorrência da hiperglicemia prolongada, como retinopatia, neuropatia, nefropatia e doença cardiovascular. Essas complicações crônicas podem ser atenuadas em muitos pacientes por meio de controle contínuo do nível de glicemia e tratamento de comorbidades, como hipertensão e dislipidemia (Nathan e DCCT/EDIC Research Group, 2013). Dispõe-se de uma ampla variedade de opções de tratamento para a hiperglicemia que têm como alvo diferentes processos envolvidos na regulação ou desregulação da glicose (ADA, 2022c).

Fisiologia da homeostasia da glicose

Regulação da glicemia

A manutenção da homeostasia da glicose é um processo sistêmico altamente desenvolvido que envolve a integração de vários órgãos importantes (Fig. 51-1). A *tolerância à glicose* refere-se especificamente a uma avaliação desse sistema por meio de testes padronizados de glicose oral ou intravenosa. As ações da insulina são de importância central para a homeostasia da glicose, e a existência de redes de comunicação entre órgãos por meio de outros hormônios, nervos, fatores locais e substratos também desempenham um papel vital. A célula β do pâncreas é fundamental para a tolerância à glicose normal, visto que ela ajusta de maneira muito precisa a quantidade de insulina secretada para promover a captação de glicose após as refeições e regular o débito de glicose do fígado durante o jejum.

No *estado de jejum* (Fig. 51-1A), as demandas energéticas do organismo são supridas, em sua maioria, pela oxidação dos ácidos graxos. O encéfalo não utiliza efetivamente os ácidos graxos para suprir as necessidades energéticas e, no estado de jejum, necessita de glicose para a sua função normal. As necessidades de glicose são de cerca de 2 mg/kg/min nos humanos adultos, em grande parte para fornecer ao SNC uma fonte de energia. *As necessidades de glicose em jejum são supridas principalmente pelo fígado.* As reservas hepáticas de glicogênio fornecem parte dessa glicose, enquanto o restante é obtido a partir da conversão do lactato, da alanina e do glicerol em glicose. A regulação dominante da *glicogenólise* e da *gliconeogênese* hepáticas é realizada pelos hormônios das ilhotas pancreáticas, a insulina e o *glucagon*. A insulina inibe a PHG, e o declínio das concentrações circulantes de insulina no estado pós-absortivo (jejum) é permissivo para taxas mais elevadas de liberação de glicose. O glucagon estimula a gliconeogênese e a glicogenólise pelo fígado, mantendo, dessa forma, as concentrações de glicose no sangue em níveis fisiológicos na ausência de carboidrato exógeno (durante a noite ou entre as refeições). A secreção de insulina é estimulada pela *ingestão de alimentos*, pela absorção de nutrientes e pelos níveis elevados de glicemia, e a ativação do receptor de insulina promove o anabolismo da glicose, dos lipídeos e das proteínas (Fig. 51-1B). A posição central da insulina no metabolismo da glicose é ressaltada pelo fato de que todas as formas de diabetes humano apresentam como causa básica alguma anormalidade na secreção ou na ação da insulina.

A função das *células β* do pâncreas é controlada principalmente pelas concentrações plasmáticas de glicose. São necessárias elevações do nível de glicemia acima dos valores basais para a liberação de insulina, e outros estímulos são relativamente ineficazes quando o nível plasmático de glicose se encontra na faixa de jejum (4,4-5,5 mM ou 80-100 mg). Esses outros estímulos incluem substratos de nutrientes, como aminoácidos, *hormônios insulinotrópicos* liberados pelo trato gastrintestinal (GI) e pelas células α das ilhotas e vias neurais autônomas. Os estímulos neurais produzem algum aumento da secreção de insulina antes do consumo de alimento e durante toda a refeição. A chegada do quimo nutritivo ao intestino leva à liberação de peptídeos insulinotrópicos por células endócrinas especializadas na mucosa intestinal. O *polipeptídeo insulinotrópico dependente de glicose (GIP)* e o *peptídeo semelhante ao glucagon 1 (GLP-1)*, ambos designados como *incretinas*, constituem os hormônios intestinais essenciais que contribuem para a *tolerância à glicose*. São secretados de modo proporcional à carga de nutrientes ingerida e transmitem essa informação às ilhotas como parte de um mecanismo de anteroalimentação,

A1c: hemoglobina A_{1c}
ADA: American Diabetes Association
DCV: doença cardiovascular
DPP-4: dipeptidilpeptidase 4
G6P: glicose-6-fosfato
GIP: polipeptídeo insulinotrópico dependente de glicose
GJA: glicemia em jejum alterada
GK: glicocinase (hexocinase IV)
GLP-1: peptídeo semelhante ao glucagon 1
GLP-1RA: agonista do receptor de GLP-1
GLUT: transportador de glicose
GPCR: receptor acoplado à proteína G
Hb: hemoglobina
HDL: lipoproteína de alta densidade
IRS: substrato do receptor da insulina
Kir: canal de K^+ retificador de influxo
ISCI: infusão subcutânea contínua de insulina
LDL: lipoproteína de baixa densidade
MCG: monitoração contínua da glicose
MODY: diabetes de início na maturidade com ocorrência no jovem
mTOR: alvo da rapamicina nos mamíferos
NPH: protamina Hagedorn neutra
PHG: produção hepática de glicose
PI3K: fosfatidilinositol-3-cinase
PPAR: receptor ativado pelo proliferador do peroxissomo
SGLT2: cotransportador 2 de sódio e glicose
SST: somatostatina
SUR: receptor de sulfonilureia
TFG: taxa de filtração glomerular
TGD: tolerância à glicose diminuída

que possibilita uma resposta da insulina apropriada ao tamanho da refeição. As taxas de secreção de insulina em seres humanos sadios são maiores na fase digestiva inicial das refeições, precedendo e limitando o pico da glicemia. Esse padrão de secreção antecipatória e rápida de insulina constitui uma característica essencial da tolerância à glicose normal, e a reprodução desse padrão constitui um dos principais desafios da insulinoterapia bem-sucedida em pacientes com diabetes melito.

As concentrações circulantes elevadas de insulina reduzem o nível de glicemia ao inibir a PHG e estimular a captação e o metabolismo da glicose pelo músculo e pelo tecido adiposo. A produção de glicose é inibida em metade de seu nível máximo por uma concentração de insulina de cerca de 120 pmol/L, enquanto a utilização da glicose é estimulada em metade de seu nível máximo com uma concentração de cerca de 300 pmol/L. Alguns dos efeitos da insulina sobre o fígado ocorrem rapidamente, nos primeiros 20 min após a ingestão de uma refeição, enquanto a estimulação da captação de glicose periférica pode exigir até 1 hora para alcançar uma taxa significativa. A insulina possui efeitos potentes para reduzir a lipólise dos adipócitos, principalmente por meio da inibição da lipase sensível a hormônio, e também aumenta o armazenamento de lipídeos ao promover a síntese de lipoproteína-lipase e a captação de glicose pelos adipócitos. No músculo e em outros tecidos, a insulina estimula a captação de aminoácidos e a síntese de proteínas e inibe a degradação proteica. A matriz extracelular, por exemplo, aquela existente entre o espaço intravascular e as células musculares esqueléticas ou adipócitos, também é importante na ação da insulina e na resistência à insulina.

As reservas limitadas de glicogênio no músculo esquelético são mobilizadas no início da atividade física, porém a maior parte do suporte da glicose para o exercício provém da gliconeogênese hepática. A regulação dominante da produção hepática de glicose durante o exercício provém da epinefrina e da norepinefrina. As catecolaminas estimulam a glicogenólise e a gliconeogênese, inibem a secreção de insulina e aumentam a liberação de glucagon, contribuindo para um aumento do débito hepático de glicose. Além disso, as catecolaminas promovem a lipólise, liberando ácidos graxos para oxidação no músculo em exercício e glicerol para a gliconeogênese hepática.

Fisiologia das ilhotas pancreáticas e secreção de insulina

As ilhotas pancreáticas representam 1 a 2% do volume do pâncreas. A ilhota pancreática é um miniórgão vascularizado e inervado, que contém cinco tipos de células endócrinas: as *células α* que secretam *glucagon*, as *células β* que secretam *insulina*, as *células δ* que secretam *somatostatina (SST)*, as *células PP* que secretam o *polipeptídeo pancreático* e as *células ε* que secretam a *grelina*. (Walker et al., 2021).

A insulina é inicialmente sintetizada na forma de uma cadeia polipeptídica simples, a *pré-proinsulina* (110 aminoácidos), que é processada em *proinsulina* e, a seguir, em *insulina* e *peptídeo C* (Fig. 51-2). Esse processo complexo e altamente regulado envolve o complexo de Golgi, o retículo endoplasmático e os grânulos secretores das células β. As propriedades químicas dos grânulos secretores são fundamentais para a clivagem e o processamento do pró-hormônio nos produtos finais de secreção (a insulina e o peptídeo C) e seu transporte intracelular regulado leva a insulina até a membrana celular para exocitose. Ocorre cossecreção de quantidades equimolares de insulina e de peptídeo C. A insulina tem uma $t_{1/2}$ de 5 a 6 minutos, em virtude da extensa depuração hepática e filtração renal. Por outro lado, o peptídeo C, que não possui nenhuma função fisiológica ou receptor conhecidos, tem uma $t_{1/2}$ de cerca de 30 min. Devido à depuração hepática mínima, a determinação das concentrações periféricas de peptídeo C é útil na avaliação da secreção das células β, bem como para diferenciar a hiperinsulinemia endógena da exógena (p. ex., na avaliação da hipoglicemia induzida por insulina). A célula β também sintetiza e secreta o *polipeptídeo amiloide das ilhotas* (IAPP) ou *amilina*, um peptídeo de 37 aminoácidos. O IAPP influencia a motilidade GI e a velocidade de absorção da glicose. A *pranlintida* é um agente utilizado no tratamento do diabetes que imita a ação do IAPP.

A secreção de insulina é um processo rigorosamente regulado com a finalidade de proporcionar concentrações estáveis de glicose no sangue tanto em jejum quanto no estado prandial. Essa regulação é efetuada por uma interação coordenada de vários nutrientes, hormônios GI, hormônios pancreáticos e neurotransmissores autonômicos. A glicose, os aminoácidos, os ácidos graxos e os corpos cetônicos promovem a secreção de insulina. A glicose constitui o principal secretagogo da insulina, e a secreção de insulina está estreitamente acoplada à concentração extracelular de glicose. A secreção de insulina é muito maior quando a mesma quantidade de glicose é fornecida por via oral, em comparação com a via intravenosa, uma resposta denominada *efeito das incretinas* e atribuída aos peptídeos GI insulinotrópicos, GIP e GLP-1. A liberação de somatostatina pelas células δ das ilhotas atua sobre os receptores de SST nas células α e β para inibir a liberação de glucagon e de insulina por meio de regulação parácrina local. Estudos recentes demonstraram que o glucagon e o GLP-1 produzidos nas células α também possuem efeitos locais na promoção da secreção de insulina. As ilhotas são ricamente inervadas por nervos tanto adrenérgicos quanto colinérgicos. A estimulação dos receptores $α_2$-adrenérgicos inibe a secreção de insulina, enquanto os agonistas dos receptores $β_2$-adrenérgicos e a estimulação do nervo vagal intensificam a sua liberação. Em geral, qualquer condição capaz de ativar a divisão simpática do sistema nervoso autônomo (como hipoxia, hipoglicemia, exercício, hipotermia, cirurgia ou queimaduras graves) suprime a secreção de insulina por meio da estimulação dos receptores $α_2$-adrenérgicos.

Os eventos moleculares que controlam a secreção de insulina estimulada pela glicose começam com o transporte da glicose no interior da célula β por meio de um transportador facilitador de glicose, principalmente o GLUT1 nas células β humanas (Fig. 51-3) (Campbell e Newgard, 2021). Após a sua entrada na célula β, a glicose é rapidamente fosforilada pela *glicocinase* (GK, também conhecida como hexocinase IV); *essa fosforilação constitui a etapa limitadora de velocidade no metabolismo da glicose na célula β.* A GK da célula β fosforila a glicose mais ativamente quando os níveis de glicemia são de 5 a 10 mM, respondendo pelas altas taxas de metabolismo intracelular da glicose ao longo da faixa fisiológica, desde a glicemia em jejum até a glicemia prandial, quando a secreção de insulina é mais pronunciada. A *glicose-6-fosfato* (G6P) produzida pela atividade da GK entra na via glicolítica, causando alterações no NADPH (nicotinamida-adenina-dinucleotídeo-fosfato reduzido) e na razão ADP/

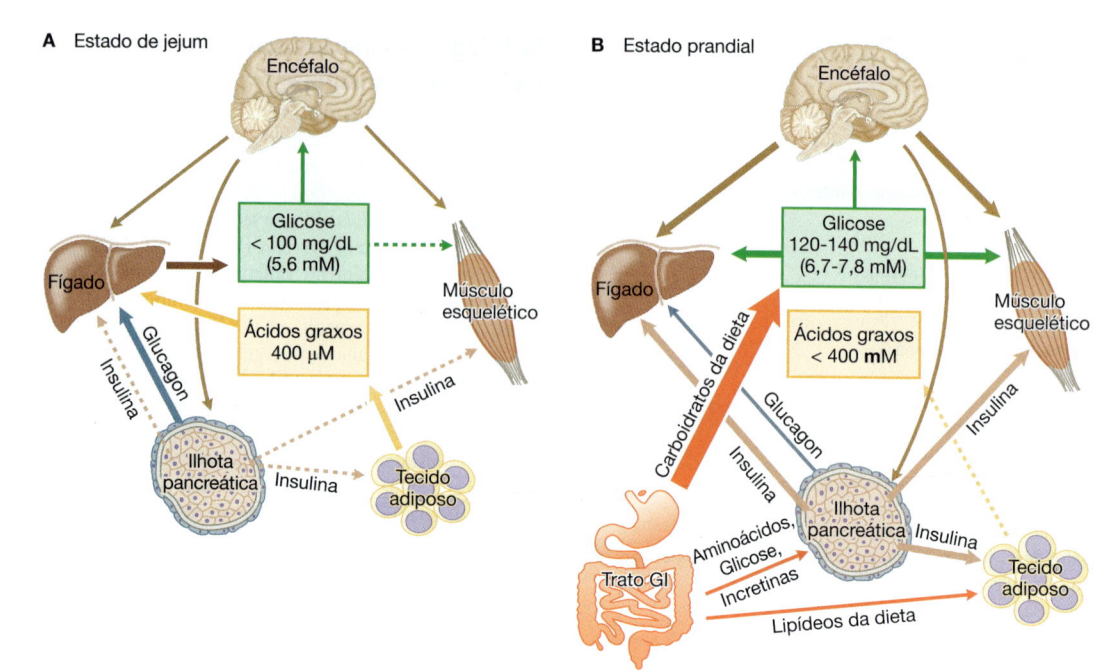

Figura 51-1 *Insulina, glucagon e homeostasia da glicose.* **A.** *Estado de jejum* – Nos seres humanos sadios, o nível plasmático de glicose é mantido dentro de uma faixa de 4,4 a 5 mM, enquanto os ácidos graxos são mantidos em níveis de quase 400 μM. Na ausência de absorção de nutrientes pelo trato gastrintestinal, a glicose é suprida principalmente pelo fígado, e os ácidos graxos, pelo tecido adiposo. Durante o jejum, as concentrações plasmáticas de insulina diminuem, enquanto ocorre elevação modesta do glucagon plasmático, contribuindo para o aumento da glicogenólise e da gliconeogênese hepáticas; a insulina em baixos níveis também libera os adipócitos de sua inibição, o que possibilita um aumento da liberação de ácidos graxos na circulação. A maioria dos tecidos oxida principalmente ácidos graxos durante o jejum, preservando a glicose para uso pelo sistema nervoso central (SNC). **B.** *Estado prandial* – Durante a alimentação, a absorção de nutrientes produz uma elevação da glicose plasmática e liberação de incretinas do intestino e de estímulos neurais do SNC. Essa combinação de fatores estimula um aumento da secreção de insulina proporcional ao tamanho da refeição. As refeições que contêm proteínas também causam uma elevação modesta na secreção de glucagon. Sob o controle dessas alterações nos hormônios das ilhotas, a glicose é distribuída principalmente para o fígado, o músculo esquelético e o tecido adiposo, sendo a glicose captada por cada um deles sob a influência da insulina. A produção de glicose hepática é diminuída e a lipólise é inibida, enquanto ocorre aumento na oxidação corporal total da glicose. O encéfalo detecta as concentrações plasmáticas de glicose e fornece impulsos aferentes reguladores que contribuem para a homeostasia energética. A espessura das *setas* reflete a intensidade relativa da ação, enquanto as *linhas tracejadas* indicam pouca ou nenhuma atividade.

ATP. Os níveis elevados de ATP inibem um canal de K$^+$ sensível ao ATP (canal de K$_{ATP}$), levando à despolarização da membrana celular. Esse canal de K$_{ATP}$ heteromérico consiste em um canal de K$^+$ retificador de influxo (Kir6.2) e em uma proteína estreitamente associada, conhecida como SUR. A ocorrência de mutações no canal de K$_{ATP}$ é responsável por tipos específicos de diabetes neonatal e hipoglicemia hiperinsulinêmica. A despolarização da membrana após o fechamento do K$_{ATP}$ leva à abertura de um canal de Ca^{2+} dependente de voltagem e a um aumento do Ca^{2+} intracelular, resultando na liberação de insulina das vesículas de armazenamento por exocitose. Esses eventos intracelulares são modulados por alterações na produção de AMPc e metabolismo dos aminoácidos. Os GPCR para o glucagon, o GIP e o GLP-1 e outros peptídeos reguladores acoplam-se à G$_s$ para estimular a adenililciclase e a secreção de insulina; os receptores de SST e os agonistas α$_2$-adrenérgicos acoplam-se à G$_i$ para reduzir a produção e a secreção de AMPc celular.

A célula α pancreática secreta *glucagon*, principalmente em resposta à hipoglicemia, mas também após períodos curtos de jejum ou após refeições que contêm proteínas. A biossíntese de glucagon começa com o *pré-pró-glucagon*, que é processado por um mecanismo celular específico em vários peptídeos biologicamente ativos, como glucagon, GLP-1 e GLP-2 (ver Fig. 51-9). *Em geral, a secreção de glucagon e de insulina é regulada de modo recíproco pela glicose sanguínea; isto é, a hiperglicemia estimula a secreção de insulina e inibe a do glucagon. Entretanto, a administração farmacológica de arginina e de outros aminoácidos estimula ambos os hormônios das ilhotas, enquanto a SST os inibe.*

Ação da insulina

O receptor de insulina é expresso em praticamente todos os tipos de células de mamíferos. Os tecidos de importância crítica para a regulação do nível de glicemia são o fígado, o músculo esquelético, os lipídeos (ver Fig. 51-1), regiões específicas do encéfalo e as ilhotas pancreáticas. Em nível sistêmico, as ações da insulina são anabólicas, e a sinalização da insulina é fundamental para promover a captação, o uso e o armazenamento dos principais nutrientes: glicose, lipídeos e aminoácidos. A insulina estimula

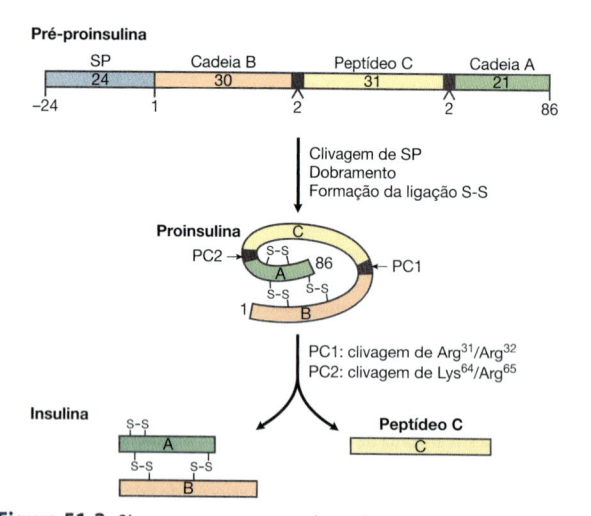

Figura 51-2 *Síntese e processamento da insulina.* O peptídeo inicial, a pré-proinsulina (110 aminoácidos), consiste em um peptídeo sinal (SP), uma cadeia B, o peptídeo C e uma cadeia A. O SP é clivado, e são formadas ligações S-S com o dobramento da proinsulina. A proinsulina é clivada em insulina, peptídeo C e dois dipeptídeos por duas pró-hormônios-convertases, a PC1 e a PC2. A insulina e o peptídeo C são armazenados em grânulos e cossecretados em quantidades equimolares.

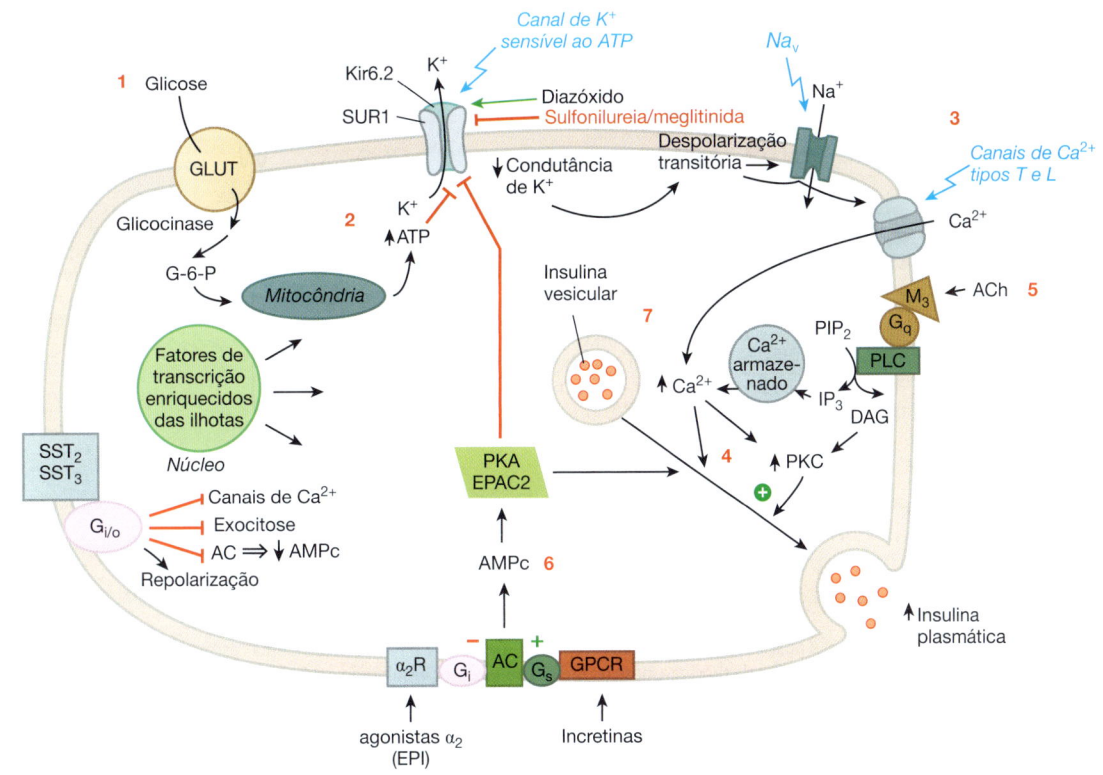

Figura 51-3 *Regulação da secreção de insulina pela célula β pancreática.* No estado de jejum de glicemia basal, as células β do pâncreas são hiperpolarizadas. Com aumentos na glicemia, por exemplo, após refeições, o transporte de glicose para dentro das células β aumenta, principalmente por meio do GLUT1 nos seres humanos (1). O aumento da glicose intracelular leva a um maior metabolismo da glicose e a níveis elevados de ATP, o que reduz a condutância do K^+ por meio do canal de K_{ATP} (2); a condutância diminuída do K^+ causa despolarização local da membrana e ativação dos canais de Ca^{2+} e Na^+ (3), levando a uma elevação do cálcio intracelular e à estimulação da liberação da insulina armazenada (4), por meio dos mecanismos básicos descritos para exocitose de neurotransmissores (ver Cap. 10, Figs. 10-4 a 10-6). A ACh, que atua por meio dos receptores M_3, pode ativar a via G_q-PLC-IP_3-Ca^{2+}-PKC, potencializando a exocitose da insulina (5); as incretinas, que também atuam por meio dos GPCR, podem ativar as vias G_s-AC-AMPc-PKA/EPAC2; ambas as vias aumentam a exocitose (6). O nível elevado de AMPc também leva à inibição do canal de K_{ATP}, aumentando a despolarização e promovendo a exocitose (7). O período de despolarização/exocitose é limitado pelo fechamento de canais iônicos sensíveis à voltagem, pela exportação de Ca^{2+} e Na^+ e pelo sequestro de Ca^{2+} dentro do RS pelo transportador SERCA. A SST, atuando por meio de SST2 e SST3 que se acoplam à $G_{i/o}$, pode ajudar a restaurar o estado hiperpolarizado da célula, assim como os agonistas $α_2$. O canal de K_{ATP} possui subunidades SUR1 e Kir6.2; o ATP liga-se ao Kir6.2 e o inibe; as sulfonilureias e as meglitinidas ligam-se ao SUR1 e o inibem; por conseguinte, todos os três agentes promovem a secreção de insulina. O diazóxido e o ADP-Mg^{2+} (baixo nível de ATP) ligam-se ao SUR1 e o ativam, com consequente inibição da secreção de insulina. As mutações mitocondriais e os fatores de transcrição enriquecidos das ilhotas podem contribuir para o desenvolvimento do diabetes. Esse esquema é uma simplificação; ver Campbell e Newgard (2021) para mais detalhes. AC, adenililciclase; ACh, acetilcolina; AMPc, monofosfato de adenosina cíclico; DAG, diacilglicerol; EPAC, proteína permutadora ativada por AMPc; G, proteína G, estando o subtipo indicado por um subscrito; IP_3, trifosfato de inositol; PIP_2, fosfatidilinositol-4,5-bifosfato; PKA, proteína-cinase A; PKC, proteína-cinase C; PLC, fosfolipase C; SST2/3, receptores de somatostatina.

a glicogênese, a lipogênese e a síntese de proteínas; além disso, inibe o catabolismo desses compostos. Em nível celular, a insulina estimula o transporte de substratos e íons dentro das células, promove a translocação de proteínas entre os compartimentos celulares, regula a ação de enzimas específicas e controla a transcrição gênica e a tradução do mRNA. Alguns efeitos da insulina (p. ex., ativação dos sistemas de transporte da glicose e de íons, fosforilação ou desfosforilação de enzimas específicas) ocorrem dentro de segundos ou minutos, enquanto outros efeitos (p. ex., os que promovem a síntese de proteínas e regulam a transcrição gênica e a proliferação celular) manifestam-se ao longo de vários minutos, horas ou dias. Os efeitos da insulina sobre a proliferação e a diferenciação celulares ocorrem ao longo de um maior período de tempo.

O receptor de insulina

A ação da insulina é transmitida por meio de um receptor de tirosina-cinase que exibe semelhança funcional com o *receptor do fator de crescimento semelhante à insulina 1* (Haeusler et al., 2018; Saltiel, 2021). O receptor de insulina é composto de dímeros de subunidades α/β ligados que são produtos de um único gene; os dímeros ligados por ligações de dissulfeto formam uma glicoproteína heterotetramérica transmembrana constituída por duas subunidades α extracelulares e duas subunidades β que atravessam a membrana (Fig. 51-4). O número de receptores varia de 40/célula nas hemácias até 300.000/célula nos adipócitos e nos hepatócitos.

As subunidades α inibem a atividade inerente da tirosina-cinase das subunidades β. A ligação da insulina às subunidades α libera essa inibição e possibilita a transfosforilação de uma subunidade β pela outra, bem como a autofosforilação em sítios específicos, desde a região justa-membrana até a cauda intracelular do receptor. A ativação do receptor de insulina inicia a sinalização por meio da fosforilação de um conjunto de mediadores intracelulares, incluindo o *substrato do receptor de insulina* (IRS) e a proteína contendo homologia a Src 2. Essas proteínas interagem com efetores que amplificam e estendem a cascata de sinalização.

A ação da insulina sobre o transporte de glicose depende da ativação da *fosfatidilinositol-3-cinase* (PI3K). A PI3K é ativada pela interação com proteínas do IRS e gera fosfatidilinositol-3,4,5-trifosfato, que regula a localização e a atividade do mTOR. A isoforma Akt2 parece controlar as etapas distais que são importantes para a captação de glicose no músculo esquelético e no tecido adiposo e regular a produção de glicose no fígado. Os substratos da Akt2 coordenam a translocação do GLUT4 para a membrana plasmática por meio de processos que envolvem a remodelagem da actina e outros sistemas de trânsito pela membrana.

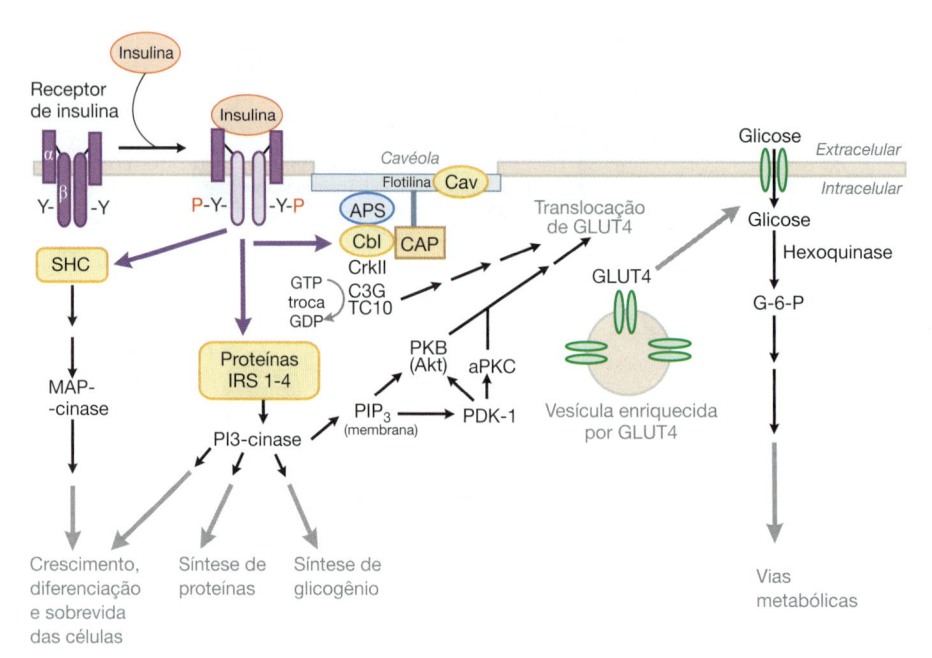

Figura 51-4 *Vias de sinalização da insulina.* A ligação da insulina a seu receptor na membrana plasmática ativa uma cascata de eventos de sinalização a jusante. A ligação da insulina ativa a atividade intrínseca da tirosina-cinase do dímero do receptor, resultando em fosforilação da tirosina (Y-P indica o resíduo de tirosina fosforilado, Y) das subunidades β do receptor e de um pequeno número de substratos específicos (em amarelo): as proteínas IRS e a proteína contendo homologia a Src 2; no interior da membrana, um reservatório caveolar de receptor de insulina fosforila a Cav, a APS e a Cbl. Essas proteínas com tirosina fosforilada interagem com cascatas de sinalização por meio dos domínios SH2 e SH3 para mediar os efeitos da insulina, em que cada via resulta em efeitos específicos. Nos tecidos-alvo, como o músculo esquelético e os adipócitos, um evento fundamental é a translocação do GLUT4 das vesículas intracelulares para a membrana plasmática; essa translocação é estimulada pelas vias tanto caveolar quanto não caveolar. Na via não caveolar, a ativação da PI3K é crucial, e a PKB/Akt (ancorada na membrana pelo fosfatidilinositol-3,4,5-trifosfato) ou uma forma atípica de PKC estão envolvidas. Na via caveolar, a proteína caveolar, a flotilina, localiza o complexo de sinalização da cavéola; a via de sinalização envolve uma série de interações do domínio SH2 que agregam a proteína adaptadora CrkII, a proteína de troca de nucleotídeo de guanina C3G e uma pequena proteína de ligação de GTP, a TC10. As vias são inativadas por fosfoproteínas-fosfatases específicas (p. ex., PTB1B). Além das ações indicadas, a insulina também estimula a Na^+, K^+-ATPase da membrana plasmática por um mecanismo que ainda está sendo elucidado; o resultado consiste em aumento da atividade da bomba e acúmulo efetivo de K^+ no interior das células. APS, proteína adaptadora com domínios PH e SH2; CAP, proteína associada à Cbl; CAV, caveolina; CrkII, vírus de tumor de galinhas regulador da cinase II; GDP, difosfato de guanosina; GTP, trifosfato de guanosina; MAP, proteína ativada por mitógeno; PDK, cinase dependente de fosfoinositídeo; PIP_3, fosfatidilinositol-3,4,5-trifosfato; PK_, proteína cinase _; Y-P, resíduo de tirosina fosforilado.

GLUT4

O GLUT4 é expresso em tecidos que respondem à insulina, como o músculo esquelético e o tecido adiposo. No estado basal, a maior parte do GLUT4 reside no espaço intracelular; após ativação dos receptores de insulina, o GLUT4 é deslocado rapidamente e em abundância para a membrana plasmática (Saltiel, 2021), onde facilita o transporte interno da glicose a partir da circulação. A sinalização da insulina também reduz a endocitose do GLUT4, aumentando o tempo de permanência da proteína na membrana plasmática. Após sofrer difusão facilitada para dentro das células ao longo de um gradiente de concentração, a glicose é fosforilada a G6P por hexocinases. A hexoquinase II é encontrada em associação com o GLUT4 no músculo esquelético, no músculo cardíaco e no tecido adiposo. À semelhança do GLUT4, a hexoquinase II é regulada no nível de transcrição pela insulina. A G6P pode ser isomerizada a G1P e armazenada como glicogênio (a insulina aumenta a atividade da glicogênio-sintase); a G6P pode entrar na via glicolítica (para a produção de ATP) e na via de pentose fosfato.

Fisiopatologia e diagnóstico do diabetes melito

Homeostasia da glicose e diagnóstico do diabetes

Foram definidas amplas categorias de homeostasia da glicose com base no nível de glicemia no estado de jejum ou prandial ou no nível de glicose após uma carga oral de glicose. As categorias incluem:

- Homeostasia normal da glicose: glicose plasmática em jejum inferior a 5,6 mmol/L (100 mg/dL)
- GJA: 5,6 a 6,9 mmol/L (100-125 mg/dL)
- TGD: nível de glicose entre 7,8 e 11,1 mmol/L (140-199 mg/dL) 120 min após a ingestão de 75 g de solução de glicose.
- Hiperglicemia diagnóstica de diabetes melito (Tab. 51-1)

A ADA e a Organização Mundial da Saúde (OMS) adotaram critérios para o diagnóstico de diabetes com base no nível de glicemia em jejum, no valor da glicose após uma carga oral de glicose ou no nível de HbA_{1c} (ou, mais simplesmente, A1c); a exposição de proteínas a um nível elevado de glicose produz glicação não enzimática dessas proteínas, incluindo Hb, de modo que o nível de A1c representa uma medida da

TABELA 51-1 ■ CRITÉRIOS PARA O DIAGNÓSTICO DE DIABETES MELITO

- Sintomas de diabetes e nível de glicemia aleatório ≥ 11,1 mM (200 mg/dL)[a] ou
- Glicose plasmática em jejum ≥ 7,0 mM (126 mg/dL)[b] ou
- Glicose plasmática de 2 h ≥ 11,1 mM (200 mg/dL) durante um teste de tolerância à glicose oral[c]
- HbA_{1c} ≥ 6,5%

Nota: Na ausência de hiperglicemia inequívoca e descompensação metabólica aguda, esses critérios devem ser confirmados mediante repetição do teste em um dia diferente.
[a] O termo *aleatório* é definido como qualquer momento desde a última refeição.
[b] O *jejum* é definido pela ausência de aporte calórico durante pelo menos 8 horas.
[c] O teste deve ser realizado utilizando uma carga de glicose contendo o equivalente a 75 g de glicose anidra dissolvidos em água; esse teste não é recomendado para uso clínico de rotina.
Fonte: Adaptada da ADA (2022a).

concentração média de glicose à qual a Hb foi exposta (ver Tab. 51-1). A GJA e a TGD comportam um risco acentuadamente aumentado de progressão para o diabetes tipo 2 e estão associadas a um risco aumentado de doença cardiovascular.

As quatro categorias de diabetes melito são o diabetes tipo 1, o diabetes tipo 2, outras formas de diabetes e o diabetes melito gestacional (Tab. 51-2). Apesar de a hiperglicemia ser comum a todas as formas de diabetes, os mecanismos patogênicos que levam ao diabetes são bastante distintos.

Rastreamento para diabetes e categorias de risco aumentado de diabetes

Muitos indivíduos com diabetes tipo 2 são assintomáticos por ocasião do diagnóstico e, com frequência, o diabetes é descoberto em um exame de sangue de rotina por razões não relacionadas com a glicose. A ADA recomenda o rastreamento disseminado do diabetes tipo 2 em adultos com as seguintes características:

- Idade acima dos 45 anos
- Índice de massa corporal superior a 25 kg/m^2 (ou > 23 kg/m^2 em indivíduos de ascendência asiática) com um desses fatores de risco adicionais: parente de primeiro grau com diabetes, sedentarismo, hipertensão, baixo nível de HDL, grupo étnico de alto risco (nos EUA, afro-americanos, latinos, nativos americanos, asiáticos e nativos das ilhas do Pacífico), história de teste de glicose anormal (GJA, TGD, A1c de 5,7-6,4%), doença cardiovascular, características de resistência à insulina ou mulheres com síndrome do ovário policístico
- Mulheres que anteriormente tiveram diabetes melito gestacional

No rastreamento para diabetes, o nível plasmático de glicose em jejum, a A1c e a glicose plasmática após um teste de tolerância à glicose oral são igualmente válidos, porém a glicose em jejum e a A1c são usadas com mais frequência. O diagnóstico e o tratamento do diabetes tipo 2, quando estabelecidos precocemente, devem retardar as complicações relacionadas ao diabetes e reduzir a carga da doença. Diversas intervenções são efetivas, como modificação do estilo de vida e uso de agentes farmacológicos. Na atualidade, não se recomenda o rastreamento para diabetes tipo 1 fora de um ensaio clínico.

Patogenia do diabetes tipo 1

O diabetes tipo 1 responde por 5 a 10% dos casos de diabetes e resulta da destruição autoimune das células β das ilhotas, levando a uma deficiência total ou quase total de insulina (Powers, 2021). O diabetes tipo 1 pode ocorrer em qualquer idade, e até 40% dos indivíduos o desenvolvem depois dos 30 anos de idade. Os indivíduos com diabetes tipo 1 e suas famílias têm uma prevalência aumentada de doenças autoimunes, como insuficiência suprarrenal autoimune, doença de Graves ou de Hashimoto, anemia perniciosa, vitiligo e espru celíaco. A concordância do diabetes tipo 1 em gêmeos geneticamente idênticos é de 40 a 60%, indicando um componente genético significativo. O principal risco genético (40-50%) é conferido por genes HLA da classe II, que codificam HLA-DR e HLA-DQ. Todavia, existe claramente uma interação crítica da genética com um agente ambiental ou infeccioso. Na maioria dos casos, os indivíduos com diabetes tipo 1 (> 75%) não possuem nenhum familiar com diabetes tipo 1, e os genes que conferem suscetibilidade genética são encontrados em uma fração significativa da população não diabética.

Acredita-se que os indivíduos geneticamente suscetíveis tenham um número ou uma massa de células β normais até o desenvolvimento de autoimunidade dirigida contra a célula β e o início da perda dessas células. O estímulo iniciador ou deflagrador do processo autoimune não é conhecido, porém a maioria das autoridades aponta para uma exposição a vírus (enterovírus, etc.) ou outros agentes ambientais ubíquos. A destruição das células β provavelmente é mediada por células, e há também evidências da produção de agentes inflamatórios locais por células infiltrantes, como fator de necrose tumoral α, interferona-γ e interleucina 1, todos os quais podem levar à morte das células β. A destruição das células β ocorre ao longo de um período de vários meses a anos, e, quando a maioria das células β é destruída, ocorre hiperglicemia, e estabelece-se o diagnóstico clínico de diabetes tipo 1. A ADA e outras associações reconhecem atualmente três estágios no diabetes tipo 1: estágio 1, autoimunidade que se reflete por dois autoanticorpos com normoglicemia; estágio 2, autoimunidade com disglicemia; e estágio 3, autoimunidade com hiperglicemia (habitualmente sintomática). A maioria dos pacientes relata várias semanas de poliúria e polidipsia, fadiga e perda de peso frequentemente abrupta e significativa. Alguns adultos com a aparência fenotípica do diabetes tipo 2 (obesos, inicialmente sem necessidade de insulina) apresentam autoanticorpos dirigidos contra as células das ilhotas, sugerindo uma destruição autoimune das células β; nesses casos, o diagnóstico estabelecido é de diabetes autoimune latente do adulto (Mishra et al. 2018).

Patogenia do diabetes tipo 2

A melhor forma de pensar o diabetes tipo 2 é como uma síndrome heterogênea de desregulação da homeostasia da glicose associada a um comprometimento na secreção e na ação da insulina (Gloyn e Drucker, 2018). Análises recentes de grandes bancos de dados de indivíduos com diabetes tipo 2 identificaram grupos distintos de pacientes com características comuns com base em fatores demográficos e clínicos (Ahlqvist et al., 2018). Esses grupos são reproduzíveis em diferentes coortes de pacientes e exibem associações claras com *loci* genéticos específicos e complicações diabéticas, sustentando um modelo pelo qual vários mecanismos patogênicos distintos levam ao diabetes tipo 2. O sobrepeso

---

TABELA 51-2 ■ DIFERENTES FORMAS DE DIABETES MELITO COM BASE NA SUA ETIOLOGIA

I. **Diabetes tipo 1 com destruição das células β**, resultando habitualmente em deficiência absoluta de insulina

II. **Diabetes tipo 2** (pode incluir desde predominantemente uma resistência à insulina com deficiência relativa de insulina até predominantemente um defeito secretor da insulina)

III. **Outros tipos específicos de diabetes**
   A. Distúrbios monogênicos da função das células β
   1. HNF-4α (MODY 1)
   2. Glicocinase (MODY 2)
   3. HNF-1α (MODY 3)
   4. Outras formas de MODY: fator promotor de insulina 1, HNF-1β, HNF-1α, NeuroD1 e outros reguladores das células das ilhotas
   5. Diabetes neonatal permanente: gene *KCNJ11* que codifica a subunidade Kir6.2 do canal de K$_{ATP}$ das células β, gene da insulina
   6. DNA mitocondrial
   B. Defeitos genéticos da ação da insulina, incluindo resistência à insulina tipo A, leprechaunismo, síndrome de Rabson-Mendenhall, síndromes de lipodistrofia
   C. Doenças do pâncreas exócrino – pancreatite, pancreatectomia, neoplasia, fibrose cística, hemocromatose, pancreatopatia fibrocalculosa, mutações da carboxil-éster-lipase
   D. Endocrinopatias – acromegalia, síndrome de Cushing, glucagonoma, feocromocitoma, hipertireoidismo, somatostatinoma, aldosteronoma
   E. Induzido por fármacos ou substâncias químicas – glicocorticoides, calcineurina e inibidores do mTOR, antipsicóticos (atípicos, outros), inibidores da protease, agonistas β-adrenérgicos, como epinefrina, pirinuron (um rodenticida que não é mais comercializado nos Estados Unidos)
   F. Infecções – rubéola congênita, citomegalovírus
   G. Formas incomuns de diabetes imunomediado – síndrome da "pessoa rígida", anticorpos antirreceptores de insulina
   H. Outras síndromes genéticas às vezes associadas ao diabetes – síndromes de Wolfram, Down, Klinefelter, Laurence-Moon-Biedl, Prader-Willi e Turner; ataxia de Friedreich; doença de Huntington; distrofia miotônica; porfiria

IV. **Diabetes melito gestacional**

Fonte: Adaptada da ADA (2017, 2022c).

ou a obesidade constituem um achado comum associado ao diabetes tipo 2, ocorrendo em cerca de 80% dos indivíduos afetados. Na grande maioria dos indivíduos que desenvolvem diabetes tipo 2, não se identifica nenhum incidente desencadeador claro; pelo contrário, a condição desenvolve-se de modo gradual ao longo dos anos, frequentemente com progressão por um estágio pré-diabético identificável.

Em geral, ocorre diabetes tipo 2 quando a ação da insulina é insuficiente para manter os níveis plasmáticos de glicose dentro da faixa normal. A ação da insulina é o efeito conjunto das concentrações plasmáticas de insulina (determinadas pela função das células β das ilhotas) e da sensibilidade dos tecidos-alvo essenciais à insulina (fígado, músculo esquelético e tecido adiposo). Todos esses locais de regulação estão comprometidos em graus variáveis em pacientes com diabetes tipo 2 (Fig. 51-5). A etiologia do diabetes tipo 2 apresenta um forte componente genético. Trata-se de uma condição passível de ser herdada, e os indivíduos com pai, mãe ou irmãos diabéticos têm um aumento de quatro vezes no risco relativo da doença, aumentando para seis vezes se ambos os pais tiverem diabetes tipo 2. Embora mais de 400 *loci* genéticos com associações bem definidas com o diabetes tipo 2 tenham sido identificados por meio de estudos de associação genômica ampla, a contribuição de cada um deles é relativamente pequena (Cole e Florez, 2020).

Comprometimento da função das células β

No diabetes tipo 2, ocorre redução da sensibilidade das células β à glicose, bem como perda associada da responsividade a outros estímulos, como hormônios GI insulinotrópicos e sinalização neural (Kahn et al., 2021). Isso resulta em secreção tardia ou insuficiente de insulina, permitindo uma elevação drástica do nível de glicemia depois das refeições e incapacidade de limitar a liberação hepática de glicose durante o jejum. A massa absoluta de células β também pode estar reduzida em pacientes com diabetes tipo 2, porém os estudos não são definitivos. A redução progressiva da massa de células β funcionais explica a história natural do diabetes tipo 2 na maioria dos pacientes que necessitam de aumento constante da terapia para manter o controle da glicose.

Algumas vezes, os pacientes com diabetes tipo 2 apresentam níveis elevados de insulina em jejum, uma consequência dos níveis mais elevados de glicose em jejum e da resistência à insulina. Outro fator que contribui para os níveis aparentemente elevados de insulina no início da evolução da doença é a presença de quantidades aumentadas de proinsulina. A proinsulina, o precursor da insulina, não é processada de modo eficiente nas ilhotas de pacientes com diabetes tipo 2. Enquanto indivíduos sadios apresentam apenas 2 a 4% da insulina circulante total na forma de proinsulina, os pacientes com diabetes tipo 2 podem apresentar 10 a 20% da insulina plasmática mensurável nessa forma. A proinsulina possui um efeito consideravelmente atenuado na redução dos níveis de glicemia em comparação com a insulina. Muitos pacientes diabéticos apresentam elevação da secreção de glucagon em jejum e no estado prandial (Sandoval e D'Alessio, 2015).

Resistência à insulina

A *sensibilidade à insulina* é medida como a quantidade de glicose depurada do sangue em resposta a uma dose fixa ou concentração plasmática de insulina. A incapacidade da insulina em quantidades normais de produzir a resposta esperada é descrita como *resistência à insulina*. Há uma considerável variabilidade na sensibilidade à insulina entre células, tecidos e indivíduos, e essa sensibilidade é afetada por muitos fatores, como idade, peso corporal, níveis de atividade física, doenças e medicamentos. Os indivíduos com diabetes tipo 2 ou intolerância à glicose apresentam uma redução da resposta à insulina e podem ser diferenciados dos grupos com tolerância normal à glicose.

Os principais tecidos que respondem à insulina são o músculo esquelético, o tecido adiposo e o fígado. A resistência à insulina no músculo e no tecido adiposo geralmente se caracteriza por uma diminuição do transporte da glicose da circulação para dentro desses tecidos. A resistência à insulina nos adipócitos também provoca taxas aumentadas de lipólise e liberação de ácidos graxos na circulação, o que pode contribuir para a resistência à insulina em outros tecidos, bem como esteatose hepática e dislipidemia. Em geral, a resistência hepática à insulina refere-se a uma redução da capacidade de insulina de suprimir a produção de glicose, porém a captação de glicose mediada pela insulina nos hepatócitos também pode estar comprometida. A sensibilidade dos seres humanos aos efeitos da administração da insulina está inversamente relacionada com a quantidade de gordura acumulada na cavidade abdominal; uma maior quantidade de adiposidade visceral leva a uma maior resistência à insulina. Os lipídeos intracelulares ou seus subprodutos podem ter efeitos diretos, impedindo a sinalização da insulina. Os acúmulos aumentados de tecido adiposo, sejam eles viscerais ou em outros locais, estão frequentemente infiltrados com macrófagos e podem constituir um local de inflamação crônica. As adipocitocinas, secretadas pelos adipócitos e pelas células imunes, incluindo o fator de necrose tumoral α, a interleucina-6, a resistina e a proteína de ligação do retinol 4, também podem causar resistência sistêmica à insulina.

Os indivíduos sedentários são mais resistentes à insulina do que os indivíduos ativos, e o treinamento físico pode melhorar a sensibilidade à insulina. A atividade física pode diminuir o risco de desenvolver diabetes e melhorar o controle glicêmico em indivíduos portadores de diabetes. A resistência à insulina é mais comum no indivíduo idoso, visto que

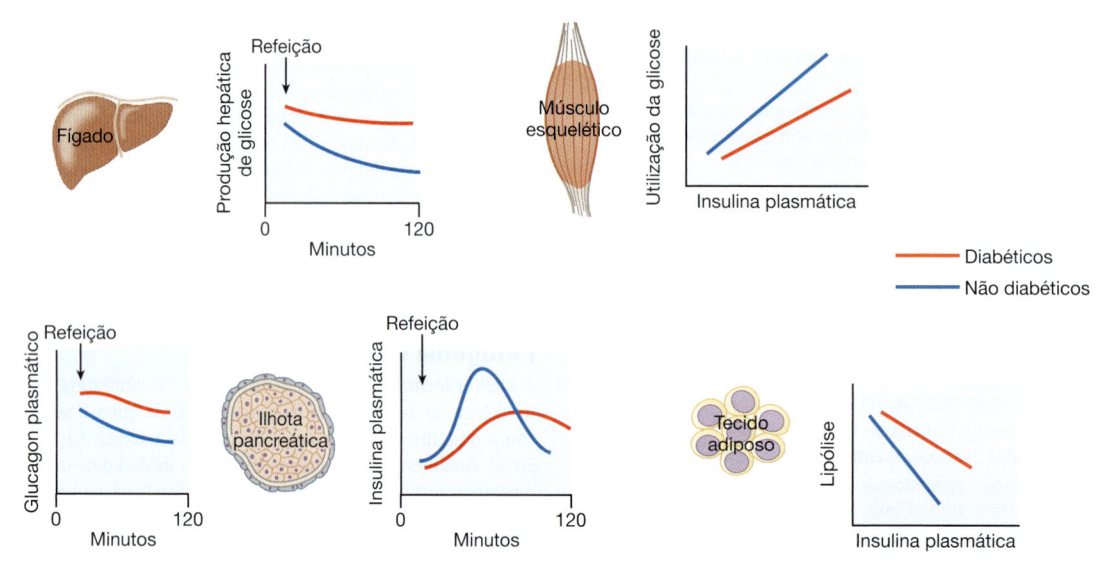

Figura 51-5 *Fisiopatologia do diabetes melito tipo 2.* Os gráficos mostram dados de indivíduos não diabéticos (linhas em azul) e de indivíduos com diabetes (linhas em vermelho), comparando a secreção pós-prandial de insulina e de glucagon e a produção hepática de glicose, bem como a sensibilidade do uso da glicose muscular e da lipólise dos adipócitos à insulina.

a sensibilidade à insulina diminui com a idade. Em nível celular, a resistência à insulina envolve comprometimento nas etapas da cascata desde o receptor tirosina-cinase da insulina até a translocação dos transportadores GLUT4, porém os mecanismos moleculares envolvidos não estão totalmente definidos. Embora muitas mutações diferentes tenham sido identificadas no receptor de insulina, incluindo as que afetam o número de receptores de insulina, a sua ligação a ligantes, a fosforilação do receptor e o trânsito, não parece que a ocorrência de mutações em componentes específicos da cascata de sinalização da insulina seja responsável pela resistência clínica à insulina na maioria dos indivíduos (Saltiel, 2021). Mutações muito raras envolvendo os domínios de ligação da insulina na cadeia α extracelular podem causar síndromes muito graves e, algumas vezes, estão associadas à lipodistrofia (Angelidi et al., 2021). A resistência à insulina constitui um importante fator de risco para o desenvolvimento de diabetes tipo 2.

Desregulação do metabolismo hepático da glicose

No diabetes tipo 2, o débito hepático de glicose apresenta-se excessivo em jejum e é inadequadamente suprimido após as refeições. A secreção anormal dos hormônios das ilhotas pancreáticas – secreção insuficiente de insulina e secreção excessiva de glucagon – provavelmente é responsável por uma parte significativa do metabolismo hepático alterado da glicose no diabetes tipo 2. As concentrações elevadas de glucagon, particularmente em associação com a resistência hepática à insulina, podem levar a gliconeogênese e glicogenólise hepáticas excessivas e a concentrações anormalmente altas de glicose em jejum. O fígado é resistente à ação da insulina no diabetes tipo 2, e observa-se uma redução da capacidade da insulina de suprimir a PHG e promover a captação de glicose e a síntese de glicogênio pelo fígado depois das refeições. Apesar dos efeitos ineficientes da insulina sobre o metabolismo hepático da glicose, os efeitos lipogênicos da insulina no fígado permanecem relativamente intactos e podem ser acentuados pela hiperinsulinemia de jejum. Isso contribui para a esteatose hepática e para o maior agravamento da resistência à insulina.

Patogenia de outras formas de diabetes

As mutações em genes essenciais envolvidos na homeostasia da glicose causam diabetes monogênico, que é herdado como caráter autossômico dominante (Hattersley e Patel, 2017). Estas mutações resultam em duas grandes categorias: diabetes de início no período neonatal (< 12 meses de idade) e diabetes monogênico em crianças ou adultos. Algumas formas de diabetes neonatal são causadas por mutações no SUR ou seu canal de K⁺ retificador de influxo associado ou por mutações no gene da insulina. O diabetes monogênico depois do primeiro ano de vida pode ser clinicamente semelhante ao diabetes tipo 1 ou tipo 2. Em outros casos, crianças, adolescentes e adultos jovens podem apresentar formas monogênicas de diabetes conhecidas como MODY (diabetes de início na maturidade com ocorrência no jovem). Fenotipicamente, esses indivíduos não são obesos ou não apresentam resistência à insulina, podendo no início ter apenas hiperglicemia modesta. As causas mais comuns consistem em mutações de fatores de transcrição nucleares essenciais dos hepatócitos enriquecidos das ilhotas (HNF1A e HNF4A) ou GK (ver Tab. 51-2). Os indivíduos com MODY são, em sua maioria, tratados de modo semelhante aos portadores de diabetes tipo 2, porém os pacientes com MODY3, a mais comum das formas monogênicas de diabetes, podem ser tratados efetivamente com sulfonilureias.

As doenças crônicas do pâncreas, como pancreatite ou fibrose cística, comprometem a secreção de insulina, enquanto as endocrinopatias, como a acromegalia e a doença de Cushing, causam resistência à insulina (ver Tab. 51-2) e constituem causas secundárias de diabetes. Além disso, diversos medicamentos comumente usados, como os glicocorticoides, os antipsicóticos atípicos, a *calcineurina* e os inibidores de mTOR após transplante de órgãos, ou inibidores da protease, podem elevar o nível de glicemia ou levar ao desenvolvimento de diabetes com o passar do tempo (ver Tab. 51-2) (Fève, 2022).

Complicações relacionadas ao diabetes

O diabetes, quando não tratado, pode resultar em alterações metabólicas graves que podem comportar risco de vida agudamente, como cetoacidose diabética e estado hiperosmolar hiperglicêmico. Essas complicações exigem a hospitalização do paciente para administração de insulina, reidratação com líquidos intravenosos e monitoração cuidadosa dos eletrólitos e dos parâmetros metabólicos. Os efeitos crônicos do diabetes nos órgãos-alvo costumam ser divididos em complicações microvasculares e macrovasculares. As complicações microvasculares são específicas de indivíduos com diabetes e consistem em retinopatia, nefropatia e neuropatia. As complicações macrovasculares relacionadas com a aterosclerose, como infarto do miocárdio e acidente vascular cerebral, ocorrem mais frequentemente em indivíduos com diabetes, porém não são específicas do diabetes como as complicações microvasculares. Nos Estados Unidos, o diabetes constitui a principal etiologia de cegueira em adultos, a principal razão de insuficiência renal exigindo diálise ou transplante renal e a causa mais comum de amputações não traumáticas dos membros inferiores. Os resultados de ensaios clínicos indicam que as complicações microvasculares podem ser evitadas, retardadas ou reduzidas por meio de diminuição efetiva dos níveis de glicose, e as complicações macrovasculares, por meio de medicamentos específicos para diabetes.

A duração e a gravidade da hiperglicemia constituem os principais determinantes das complicações relacionadas com o diabetes, e os mecanismos moleculares precisos parecem envolver alterações epigenéticas da hiperglicemia, estresse oxidativo, dislipidemia, produtos finais de glicosilação avançada, distúrbio do metabolismo dos esfingolipídeos (neuropatia) e aumento de fatores do crescimento, como VEGF-A na retinopatia (Jampol et al., 2020; Kato e Natarajan, 2019; Ruiz et al., 2019). Os processos patogênicos podem ser diferentes em cada órgão afetado e influenciados pela suscetibilidade genética.

Terapia do diabetes

Objetivos da terapia

A terapia para o diabetes tem por objetivo aliviar os sintomas relacionados com a hiperglicemia (fadiga, poliúria, perda de peso), evitar ou reduzir a descompensação metabólica aguda e as complicações crônicas dos órgãos-alvo e permitir ao indivíduo com diabetes executar as atividades normais da vida (p. ex., exercício).

O controle da glicemia é realizado por meio de determinações em curto prazo (automonitoração do nível de glicemia; monitoração contínua da glicose) e em longo prazo (A1c, frutosamina). A A1c reflete o controle glicêmico durante os três meses precedentes, enquanto as medidas das proteínas séricas glicosiladas ou da albumina glicosilada (frutosamina) refletem o controle glicêmico durante as duas semanas precedentes.

A MCG é uma tecnologia em rápida evolução, que possibilita uma medida quase em tempo real da glicose intersticial como reflexo dos níveis de glicemia. A tecnologia atual da MCG utiliza um sensor ou eletrodo e detecta uma reação entre a glicose intersticial e uma glicose-oxidase. Essa tecnologia está sendo usada com muita frequência no manejo do diabetes tipo 1 e em alguns indivíduos com diabetes tipo 2 (Boughton e Hovorka, 2021). A MCG fornece conjuntos de dados de glicemia, que se traduzem em métricas glicêmicas, como perfil de glicose ambulatorial e tempo dentro de uma faixa glicêmica definida (faixa-alvo e acima ou abaixo dessa faixa-alvo). O indicador de manejo da glicose calculado baseia-se na relação da glicose média com a A1c. Com o uso de medições da glicose do sangue capilar ou MCG, os pacientes podem medir a sua glicose durante os períodos habituais de jejum e alimentação e relatar os valores obtidos à equipe de manejo do diabetes e integrá-los à dieta e ao exercício.

O termo *assistência integral ao diabetes* descreve o tratamento ideal para indivíduos com diabetes, centrado no paciente e individualizado, que envolve o controle da glicose, o tratamento das anormalidades da pressão arterial e dos lipídeos e a detecção e tratamento das complicações relacionadas com o diabetes (Fig. 51-6). A Tabela 51-3 mostra as metas de tratamento recomendadas pela ADA para assistência integral ao diabetes para manejo da glicose, pressão arterial e lipídeos em adultos (ver Caps. 32 e 37). As metas do tratamento devem ser individualizadas para o paciente e devem levar em consideração fatores como risco de hipoglicemia, expectativa de vida, idade, outras condições clínicas, duração do diabetes e complicações macrovasculares/microvasculares avançadas do diabetes

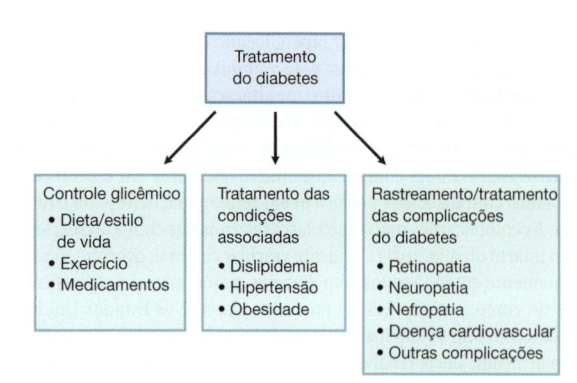

Figura 51-6 *Componentes da assistência integral ao diabetes.*

(ver Tab. 51-3). Além disso, devem-se considerar a atitude do paciente diante do diabetes, as expectativas, os recursos e os sistemas de apoio.

Aspectos não farmacológicos da terapia do diabetes

Os pacientes com diabetes devem receber educação para redução da glicose por meio de dieta, exercícios e medicamentos (ADA, 2022c). No diabetes tipo 1, a correspondência entre o aporte de calorias e a dose de insulina é de importância crítica para o controle da glicose. No diabetes tipo 2, as medidas de estilo de vida são direcionadas para a perda de peso e a redução da pressão arterial e do risco de aterosclerose. Na atualidade, há evidências convincentes de que a cirurgia metabólica ou restrição calórica acentuada pode evitar ou até mesmo reverter o diabetes tipo 2, e os ensaios clínicos realizados sobre cirurgia metabólica mostram uma maior eficácia do que o tratamento clínico (Douros et al., 2019).

Insulinoterapia

A insulina constitui a base do tratamento de praticamente todos os pacientes com diabetes tipo 1 e de muitos com diabetes tipo 2 (Hirsch et al., 2020). Embora se disponha de preparações específicas de insulina que podem ser administradas por via intramuscular, intravenosa ou nasal, o tratamento em longo prazo baseia-se, predominantemente, em injeções subcutâneas. A administração subcutânea de insulina na circulação periférica pode levar a um nível de glicemia quase normal, porém difere da secreção fisiológica do hormônio em dois aspectos importantes:

- A cinética de absorção não reproduz a rápida elevação e declínio da insulina endógena em resposta a mudanças no nível de glicemia.
- A insulina injetada é transportada na circulação periférica, em vez de ser liberada na circulação porta. Por conseguinte, a concentração porta/periférica de insulina não é fisiológica, e isso pode alterar a sua influência sobre o metabolismo hepático.

Preparação e química da insulina

A *insulina* humana, produzida pela tecnologia do DNA recombinante, é solúvel em solução aquosa (Hirsch et al., 2020). As doses e a concentração das preparações de *insulina* para fins clínicos são expressas em unidades internacionais. Uma unidade internacional de *insulina* é definida como o bioequivalente de 34,7 μg de *insulina* cristalina; isso equivale à definição operacional mais antiga de uma unidade da U.S. Pharmacopeia como a quantidade necessária para reduzir o nível de glicemia de um coelho de 2,2 kg em jejum por 24 horas para 45 mg/dL (2,5 mM). As preparações de *insulina* são fornecidas, em sua maioria, em solução ou suspensão, em uma concentração de 100 unidades/mL, o que corresponde a cerca de 3,6 mg de *insulina* por mililitro (0,6 mM), designada U-100. A *insulina* também está disponível em preparações mais concentradas (200 [*insulina* degludeca e *insulina* lispro], 300 [*insulina* glargina] ou 500 [*insulina* regular] unidades/mL) para pacientes resistentes ao hormônio e que necessitam de doses mais altas.

Formulações de insulina

As preparações de *insulina* são classificadas, de acordo com sua duração de ação, em preparações de *ação curta* e de *ação longa* (Tab. 51-4). Na categoria de ação curta, alguns distinguem as *insulinas de ação muito rápida* (*asparte, glulisina, lispro*) da *insulina* regular. De forma semelhante, alguns distinguem as formulações com *duração mais longa de ação* (*degludeca, detemir, glargina*) da *insulina* NPH. São utilizadas duas abordagens para modificar a absorção e o perfil farmacocinético da *insulina*. A primeira abordagem baseia-se em formulações que retardam a absorção após a injeção subcutânea. Outra abordagem consiste em modificar a sequência de aminoácidos ou a estrutura proteica da *insulina* humana, de modo que ela retenha a sua capacidade de ligação ao receptor de insulina; entretanto, seu comportamento em solução ou após injeção é acelerado ou prolongado em comparação com a *insulina* nativa ou regular (Fig. 51-7). Existe uma ampla variabilidade na cinética de ação da *insulina* entre indivíduos e até mesmo com doses repetidas no mesmo indivíduo. O tempo levado para obter o pico de efeito hipoglicêmico e os níveis de insulina máximos podem variar em 50%, devido, em parte, a amplas variações na velocidade de absorção subcutânea.

Insulina regular de ação curta As moléculas de *insulina* nativa ou regular estão associadas na forma de hexâmeros em solução aquosa, em pH neutro, e essa agregação retarda a absorção após a injeção

TABELA 51-3 ■ METAS DA TERAPIA PARA O DIABETES EM ADULTOS NÃO GESTANTES

ÍNDICE	META[a]
Controle glicêmico[b]	
A1c	< 7,0%
Glicose do sangue capilar pré-prandial	4,4-7,2 mmol/L (80-130 mg/dL)
Pico pós-prandial da glicose do sangue capilar	< 10,0 mmol/L (< 180 mg/dL)[c]
Tempo no intervalo (definido pela MCG) 3,9-10,0 mmol/L (70-180 mg/dL)[d]	> 70%
Pressão arterial	< 140/90[d]
Intensidade da terapia com estatinas para lipídeos (além da terapia de modificação do estilo de vida)[e]	
Idade < 40 anos	
- Sem fatores de risco para DCVAS	Sem estatina
- Fatores de risco para DCVAS	Considerar uma dose moderada
- DCVAS	Dose alta
Idade 40-75 anos	
- Sem fatores de risco para DCVAS	Dose moderada
- Fatores de risco para DCVAS	Dose alta
- DCVAS	Dose alta
Idade > 75 anos	
- Sem fatores de risco para DCVAS	Considerar uma dose moderada
- Fatores de risco para DCVAS	Dose moderada ou alta
- DCVAS	Dose alta

DCVAS, doença cardiovascular arteriosclerótica.
[a]As metas devem ser individualizadas para cada paciente e podem ser diferentes para determinadas populações de pacientes (mais baixas ou mais altas). De acordo com a ADA, "as metas devem ser individualizadas com base na duração do diabetes, na idade/expectativa de vida, nas condições comórbidas, nas DCV ou complicações microvasculares avançadas conhecidas, na perda da percepção da hipoglicemia e em considerações individuais do paciente".
[b]A obtenção do valor da A1c é uma meta importante, porém um valor mais alto de A1c pode ser apropriado para indivíduos idosos ou para os que apresentam doenças complexas ou comprometimento cognitivo moderado a grave.
[c]1 a 2 horas após o início de uma refeição.
[d]Ideal com base na avaliação pela MCG: < 5% abaixo de 3,9 mmol/L (70 mg/dL) e < 25% acima de 10,0 mmol/L (180 mg/dL).
[e]As metas mais baixas de pressão arterial (< 130/80 mmHg) podem ser apropriadas para determinados indivíduos com diabetes.
[e]Para indivíduos com diabetes, risco muito alto de DCVAS e LDL > 70 mg/dL (1,3 mmol/L) ou que não podem tolerar estatinas em doses altas doses, ver o Capítulo 37 para abordagens alternativas.
Fonte: Adaptada da ADA (2022b, 2022c, 2022e).

TABELA 51-4 ■ PERFIS DE TEMPO-AÇÃO DAS PREPARAÇÕES DE INSULINA[a]

TIPO	PREPARAÇÃO	TEMPO		
		INÍCIO (h)	PICO (h)	DURAÇÃO EFETIVA (h)
Ação curta				
	Asparte[b]	< 0,25	0,5-1,5	3-5
	Glulisina			
	Lispro[c]			
	Regular	0,5-1,0	2-3	4-8
Ação longa				
	Detemir	1–4	0[d]	12-24
	Glargina	2–4	0[d]	20-24
	Degludeca	1-9	0[d]	42
	NPH	3–4	6-10	10-16
Insulina inalada		< 0,5	3-4	3
Combinações de insulina				
	Mistura: de ação curta (25-50%) e de ação longa (50-76%)	0,25-1,0	1.5[e]	Até 10-16

[a]Preparações de insulina disponíveis nos Estados Unidos; ver o texto para informações adicionais sobre as preparações.
[b]A formulação asparte com niacinamida (vitamina B_3) tem início de ação mais rápido.
[c]A formulação lispro-aabc tem início de ação mais rápido.
[d]A glargina, a degludeca e a detemir apresentam um pico de pouca atividade no estado de equilíbrio dinâmico.
[e]Algumas misturas apresentarão picos duplos, o primeiro em 2 a 3 horas, e o segundo, várias horas mais tarde.

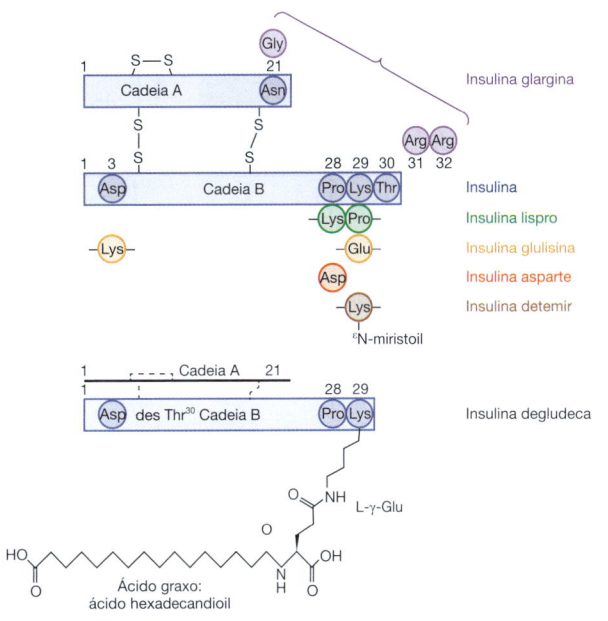

Figura 51-7 *Análogos da insulina.* A realização de modificações da insulina nativa pode alterar o seu perfil farmacocinético. A inversão dos aminoácidos 28 e 29 na cadeia B (*lispro*) ou a substituição da Pro^{28B} por Asp (*asparte*) produz análogos com tendência reduzida à autoassociação molecular, que possuem ação mais rápida. A substituição de Asp^{3B} por Lys e da Lys^{29B} por Glu produz uma insulina (*glulisina*) com início mais rápido e duração de ação mais curta. A substituição da Asn^{21A} por Gly e o alongamento da cadeia B pela adição de Arg^{31} e Arg^{32} produzem um derivado (*glargina*) com solubilidade reduzida em pH de 7,4, que é consequentemente absorvido de modo mais lento e atua por um período mais longo de tempo. A supressão de Thr^{30B} e a adição de um grupo miristoil ao grupo ε-amino da Lys^{29B} (*detemir*) aumenta a ligação reversível à albumina, lentificando, assim, o transporte através do endotélio vascular para os tecidos e proporcionando uma ação prolongada. A *insulina degludeca* é a insulina humana Lys^{29B} (Nε-hexadecandioil-γ-Glu) des^{B30}. Quando injetada por via subcutânea, a *insulina degludeca* forma complexos multi-hexaméricos que retardam a absorção; a *degludeca* liga-se também de modo satisfatório à albumina; essas duas características contribuem para o seu efeito prolongado (> 24 h no estado de equilíbrio dinâmico).

subcutânea do hormônio. A *insulina regular* deve ser injetada 30 a 45 min antes de uma refeição. A *insulina regular* não tamponada *100 unidades/mL* também pode ser administrada por via intravenosa ou intramuscular. Entretanto, a *insulina regular* não tamponada (*500 unidades/mL*) é apenas para injeção subcutânea e não deve ser administrada por via intravenosa ou intramuscular.

Análogos da insulina de ação curta Os análogos da *insulina* de ação curta sofrem absorção mais rápida nos locais subcutâneos do que a *insulina regular* (ver Figs. 51-7 e 51-8; ver Tab. 51-4) (Hirsch et al., 2020). Os análogos da *insulina* devem ser injetados 15 min ou menos antes de uma refeição. Quando usados no tratamento da glicemia nas refeições, os análogos de ação rápida apresentam taxas mais baixas de hipoglicemia e melhora modesta dos níveis de A1c, em comparação com a *insulina regular*.

A *insulina lispro* é idêntica à insulina humana, exceto nas posições B28 e B29. Diferentemente da *insulina regular*, a *insulina lispro* dissocia-se quase instantaneamente em monômeros após injeção subcutânea. Essa propriedade resulta em absorção mais rápida e duração de ação mais curta em comparação com a *insulina regular*.

A *insulina asparte* é formada pela substituição da prolina em B28 pelo ácido aspártico, reduzindo a autoassociação. Assim como a *insulina lispro*, a *insulina asparte* sofre rápida dissociação em monômeros após a sua injeção.

A *insulina glulisina* é obtida pela substituição da lisina por ácido glutâmico em B29 e substituição da asparagina pela lisina em B3; essas substituições levam a uma redução da autoassociação e à rápida dissociação em monômeros ativos.

Insulinas de ação longa A *insulina NPH* (*insulina isofana*) é uma suspensão de *insulina* nativa complexada com zinco e protamina em tampão de fosfato. Isso produz uma solução turva ou esbranquiçada, em comparação com a aparência transparente de outras soluções de *insulina*. A *insulina NPH* dissolve-se de modo mais gradual quando injetada por via subcutânea; assim, a sua duração de ação é prolongada.

A *insulina NPH* é habitualmente administrada 1 vez/dia (ao deitar) ou 2 vezes/dia em combinação com uma *insulina* de ação curta.

A *insulina glargina* é um análogo da insulina humana de ação longa. São acrescentados dois resíduos de arginina à extremidade *C*-terminal da cadeia B, e uma molécula de asparagina na posição 21 da cadeia A é substituída por glicina. A *insulina glargina* é uma solução transparente com pH de 4,0, o que estabiliza o hexâmero de *insulina*. Quando injetada no pH neutro do espaço subcutâneo, ocorre agregação, resultando em absorção prolongada, porém previsível, a partir do local de injeção. Devido a seu pH ácido, a *insulina glargina* não pode ser misturada com preparações de *insulina* de ação curta que sejam formuladas em pH neutro. A *glargina* apresenta um perfil de absorção com pico mínimo e proporciona uma cobertura de insulina de 24 horas mais previsível do que a *insulina NPH* quando injetada 1×/dia. Dados obtidos de ensaios clínicos sugerem que a *insulina glargina* apresenta um menor risco de hipoglicemia, particularmente à noite, em comparação com a *insulina NPH*. A *insulina glargina* pode ser administrada a qualquer momento durante o dia com eficácia equivalente e não se acumula depois de várias injeções. Mais comumente, utiliza-se a formulação de *insulina glargina* de 100 unidades/mL. É também disponível em uma formulação de 300 unidades/mL. Atualmente, dispõe-se de formulações de *glargina* biossemelhante.

A *insulina detemir* é um análogo da *insulina* modificado pela adição de um ácido graxo saturado ao grupo ε-amino da B29, produzindo uma *insulina* miristoilada. Quando a *insulina detemir* é injetada por via subcutânea, liga-se à albumina por meio de sua cadeia de ácido graxo. Em pacientes com diabetes tipo 1, a *insulina detemir* administrada 2× ao dia

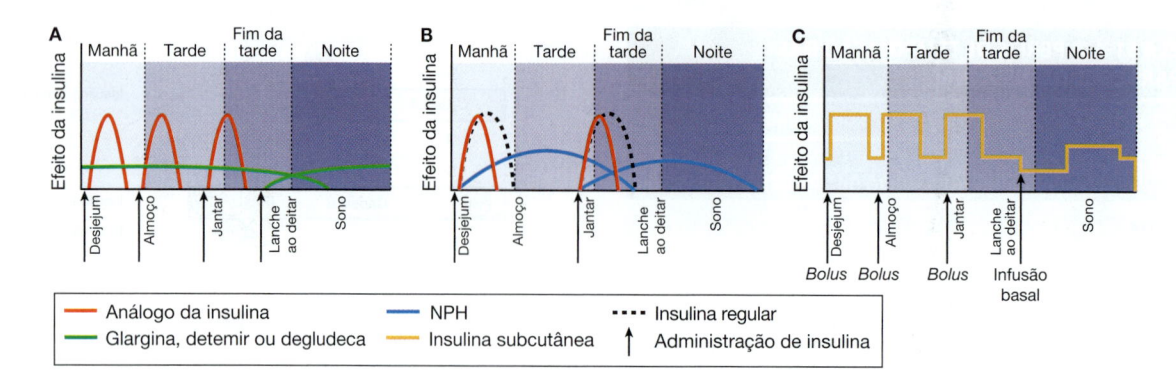

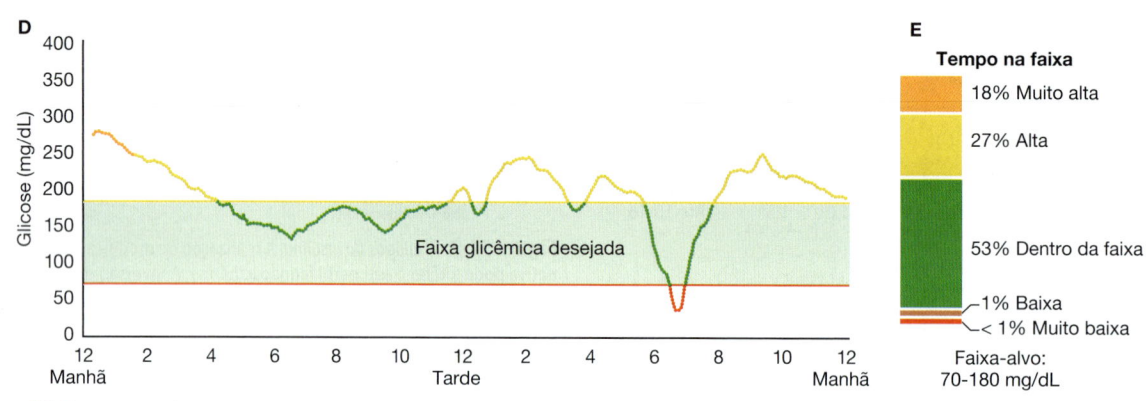

Figura 51-8 *Esquemas de insulina comumente utilizados.* O Painel **A** mostra a administração de uma *insulina* de ação longa, como a *glargina* (as *insulinas detemir* ou *degludeca* também podem ser utilizadas; a *detemir* pode exigir administração 2×/dia; a *degludeca* é utilizada 1×/dia; consulte o texto para maiores detalhes), de modo a fornecer uma *insulina* basal, e um análogo da *insulina* de ação curta antes das refeições (ver Tab. 51-4). O Painel **B** mostra um esquema de *insulina* menos intensivo, com injeção de *insulina* NPH 2×/dia para fornecer *insulina* basal e regular ou um análogo da *insulina* para proporcionar uma cobertura de *insulina* nas refeições. Deve-se utilizar apenas um tipo de *insulina* de ação curta. O painel **C** mostra o nível de *insulina* alcançado após administração subcutânea de *insulina* (análogo da *insulina* de ação curta) por uma bomba de *insulina* programada para liberar diferentes taxas basais. Em cada refeição, administra-se um *bolus* de *insulina*. (Adaptada de Kaufman FR, ed. *Medical Management of Type 1 Diabetes*, 6th ed. American Diabetes Association, Alexandria, VA, **2012**.) O painel **D** mostra um perfil diário da glicose em indivíduos com diabetes tipo 1, com a faixa desejada de glicemia mostrada em verde-claro. A cor da linha da glicose corresponde à categoria dos valores de glicose mostrada no Painel **E**. O Painel **E** mostra o tempo na faixa de valores da glicose ao longo de 1 mês em um indivíduo com diabetes tipo 1.

apresenta um perfil de tempo-ação mais uniforme e redução da prevalência de hipoglicemia em comparação com a *insulina* NPH. Os perfis de absorção das *insulinas glargina* e *detemir* são semelhantes, porém a *insulina detemir* frequentemente exige administração 2×/dia.

A *insulina degludeca* é uma *insulina* modificada com deleção de um aminoácido (treonina na posição B30) e conjugada com o ácido hexadecanedioico por meio de um espaçador γ-L-glutamil no aminoácido lisina da posição B29. A *degludeca*, que é ativa em pH fisiológico, forma multi-hexâmeros após injeção subcutânea. Está associada à hipoglicemia menos grave do que a *glargina*.

Outras formulações de insulina As combinações estáveis de insulinas de ação curta e de ação longa são convenientes, uma vez que reduzem o número de injeções diárias.

A *insulina inalada* é formulada para inalação utilizando um dispositivo específico do fabricante (Heinemann e Parkin, 2018). Essa formulação deve ser utilizada com uma *insulina* de ação longa e apresenta início mais rápido de ação e duração mais curta do que análogos de *insulina* injetáveis. Não é amplamente usada. Os efeitos adversos consistem em tosse e irritação da garganta. Não deve ser administrada a indivíduos que fumam.

Formas de administração da insulina

A maioria das *insulinas* é injetada por via subcutânea. Os injetores tipo caneta que contêm *insulina*, prontos para uso, são populares. Os injetores tipo caneta "*smart*" registram e relatam a injeção de *insulina* e estão conectados a dispositivos de MCG. As infusões intravenosas de *insulina* mostraram-se úteis para pacientes com cetoacidose ou quando as necessidades de *insulina* podem mudar rapidamente, como, por exemplo, durante o período perioperatório, trabalho de parto ou em situações de cuidados intensivos. A *insulina* de ação longa não deve ser administrada por via intravenosa ou intramuscular ou com dispositivo de infusão.

Infusão subcutânea contínua de insulina As *insulinas* de ação curta constituem a única forma do hormônio utilizada em dispositivos de infusão subcutânea. Dispõe-se de várias bombas para terapia com infusão subcutânea contínua de *insulina* (ISCI); essa tecnologia está evoluindo rapidamente com os avanços nos hardwares e softwares (Boughton e Hovorka, 2021). Os dispositivos para infusão de *insulina* permitem uma infusão basal constante de *insulina* e fornecem a opção de diferentes velocidades de infusão durante o dia e a noite, ajudando a evitar a elevação do nível de glicemia que ocorre exatamente antes do despertar (o fenômeno do amanhecer), e de injeções em *bolus* que são programadas de acordo com o volume e a natureza das refeições. Os dispositivos de infusão de *insulina* possibilitam a produção de um perfil mais fisiológico de reposição de *insulina* durante o exercício (quando a produção de insulina está diminuída) e, portanto, menos hipoglicemia do que as injeções subcutâneas tradicionais de *insulina*. A integração de um dispositivo de infusão de *insulina* com a MCG (sistemas de alça aberta e fechada) está progredindo rapidamente com algoritmos e comunicação que alteram a velocidade de infusão para o fornecimento de *insulina* com base nos dados da MCG.

Fatores que afetam a absorção de insulina

Os fatores que determinam a taxa de absorção da insulina após sua administração subcutânea incluem o local de injeção, o tipo de insulina, o fluxo sanguíneo subcutâneo, o tabagismo, a atividade muscular regional no local da injeção, o volume e a concentração da insulina injetada e a profundidade da injeção (a *insulina* tem um início de ação mais rápido quando administrada por via intramuscular do que por via subcutânea). O aumento do fluxo sanguíneo subcutâneo (produzido por massagem, banho quente ou exercício) aumenta a taxa de absorção. Hoje, o abdome constitui o local preferido de injeção pela manhã, visto que a *insulina* é absorvida 20 a 30% mais rapidamente a partir desse local do que no braço. Recomenda-se o revezamento dos locais de injeção da *insulina* para evitar ou limitar a ocorrência de cicatriz subcutânea, lipo-hipertrofia ou lipoatrofia.

Posologia e esquemas de insulina

A Figura 51-8 mostra vários esquemas posológicos comumente usados, que incluem misturas de *insulina* administradas em duas ou mais injeções ao dia. Na maioria dos pacientes, a terapia de reposição com *insulina* inclui uma *insulina* de ação longa (basal) e uma *insulina* de ação curta para suprir as necessidades pós-prandiais. Em uma população mista de pacientes com diabetes tipo 1, a dose de *insulina* é habitualmente de 0,4 a 0,7 unidades/kg de peso corporal por dia. Os pacientes obesos, aqueles com diabetes tipo 2 e os adolescentes na puberdade podem necessitar de uma dose maior (~1-2 unidades/kg/dia), em virtude da resistência à *insulina*. A dose basal corresponde habitualmente a 40 a 50% da dose diária total, sendo o restante administrado como *insulina* prandial ou antes das refeições. A dose de *insulina* na hora das refeições deve refletir o consumo antecipado de carboidratos. Uma dose de correção de *insulina* de ação curta é acrescentada à dose de *insulina* prandial para permitir a correção do nível de glicemia. A administração de uma dose diária única de insulina de ação longa não é suficiente para obter um controle ideal da glicemia. Para alcançar essa meta, são necessários esquemas mais complexos que incluam múltiplas injeções de insulina de ação longa ou de insulina de ação curta. Em todos os pacientes, a monitoração cuidadosa dos parâmetros terapêuticos finais determina a dose de insulina. Essa abordagem é facilitada pela automonitoração da glicose (capilar ou MCG), determinações da A1c e individualização do esquema terapêutico do paciente (ver Tabs. 51-3 e 51-4). Nos pacientes com gastroparesia ou perda do apetite, a injeção pós-prandial de um análogo de ação curta, com base na quantidade real de alimento consumido, pode proporcionar um controle glicêmico mais uniforme.

Reações adversas

A hipoglicemia constitui o principal risco que deve ser contrabalanceado em relação aos benefícios dos esforços para normalizar o controle da glicose. O tratamento do diabetes do tipo 1 e do tipo 2 com *insulina* está associado a um ganho modesto de peso. Apesar de serem raras, ainda podem ocorrer reações alérgicas à *insulina* humana recombinante em consequência de reação às pequenas quantidades de *insulina* agregada ou desnaturada nas preparações, a quantidades mínimas de contaminantes ou devido à sensibilidade do indivíduo a um dos componentes adicionados à *insulina* na sua formulação (protamina, Zn^{2+}, etc.). A atrofia da gordura subcutânea no local de injeção da *insulina* (lipoatrofia) era um efeito adverso raro das preparações mais antigas de *insulina*. A lipo-hipertrofia (aumento dos depósitos de gordura subcutânea) tem sido atribuída à ação lipogênica das altas concentrações locais de *insulina*.

Tratamento da cetoacidose e de outras situações especiais com insulina

A administração intravenosa de *insulina* pode ser mais apropriada em pacientes com cetoacidose ou hiperglicemia grave com estado hiperosmolar (Umpierrez e Korytkowski, 2016). Os esquemas de *insulina* subcutânea também são efetivos. A infusão de *insulina* inibe por completo a lipólise e a gliconeogênese e produz estimulação quase máxima da captação de glicose. Na maioria dos pacientes com cetoacidose diabética, os níveis de glicemia caem cerca de 10% por hora, enquanto a acidose é corrigida mais lentamente. À medida que o tratamento prossegue, é frequentemente necessário administrar glicose juntamente com a *insulina*, não apenas para evitar o desenvolvimento de hipoglicemia, mas também para possibilitar a depuração de todas as cetonas. Os pacientes com estado hiperosmolar hiperglicêmico não cetótico podem ser mais sensíveis à *insulina* do que aqueles com cetoacidose. A reposição apropriada de líquidos e eletrólitos, particularmente K^+, constitui uma parte integrante da terapia, devido ao grande déficit de K^+. Deve-se administrar uma *insulina* de ação longa por via subcutânea antes de interromper a infusão de *insulina*.

Tratamento do diabetes em crianças ou adolescentes

O diabetes é uma das doenças crônicas mais comuns da infância nos Estados Unidos, cuja taxa aumentou gradualmente ao longo dessa última década. Uma consequência lamentável das taxas crescentes de obesidade nas últimas três décadas é o aumento do número de crianças e adolescentes com diabetes não autoimune ou do tipo 2. Segundo estimativas atuais, 15 a 20% dos novos casos de diabetes pediátrico podem consistir em diabetes tipo 2; as taxas variam de acordo com a etnia, com taxas desproporcionalmente altas em nativos norte-americanos, negros e latinos. Para o diabetes tipo 1, a terapia atual em crianças e adolescentes consiste em reposição de *insulina* intensiva e fisiologicamente baseada, utilizando combinações de reposição de *insulina* basal e prandial ou ISCI, com meta de um controle quase normal da glicemia, enquanto se evita a ocorrência de hipoglicemia (ver Fig. 51-8). O principal fator que limita a insulinoterapia agressiva é a hipoglicemia. Em crianças e adolescentes com diabetes tipo 1, a meta recomendada de A1c é de menos de 7%, com uma meta ligeiramente mais alta (7,5%) em indivíduos que não conseguem reconhecer a hipoglicemia ou que têm perda da percepção de hipoglicemia. Os dispositivos de infusão de *insulina* e a MCG estão sendo usados com frequência crescente na população diabética pediátrica e em crianças de mais idade e adolescentes.

Devido à associação quase uniforme do diabetes tipo 2 com a obesidade no grupo etário pediátrico, recomenda-se uma mudança do estilo de vida como primeiro passo no tratamento. As metas de redução do peso corporal e aumento da atividade física são amplamente recomendadas. O único medicamento atualmente aprovado pela Food and Drug Administration (FDA) especificamente para o tratamento clínico do diabetes tipo 2 é a *metformina*, que foi aprovada para crianças a partir de 10 anos de idade e está disponível em formulação líquida (100 mg/mL). A *insulina* constitui a terapia de segunda linha típica depois da *metformina*; a *insulina* basal pode ser acrescentada à terapia com agentes orais, ou podem ser utilizadas múltiplas injeções diárias quando os esquemas mais simples não são bem-sucedidos. A resposta ao tratamento é diferente em adolescentes com diabetes tipo 2, sugerindo uma fisiopatologia subjacente diferente. O ganho de peso representa um problema mais significativo do que a hipoglicemia no tratamento do diabetes tipo 2 pediátrico com *insulina*.

Tratamento do diabetes em pacientes hospitalizados

A hiperglicemia é comum em pacientes hospitalizados e predispõe a resultados mais graves e maiores complicações. A prevalência de elevação dos níveis de glicemia durante a hospitalização não está bem estabelecida, mas pode ultrapassar 30% dos pacientes internados em centros médicos terciários, com um terço dos casos ocorrendo em indivíduos sem diagnóstico prévio de diabetes. As taxas de hiperglicemia são particularmente altas em indivíduos com doença crítica tratados em unidades de terapia intensiva, onde os níveis de glicemia se correlacionam com a gravidade da doença. Dependendo da população de pacientes, um número significativo de pacientes com hiperglicemia detectada pela primeira vez durante a hospitalização apresentará hiperglicemia persistente após a recuperação e deverá preencher critérios diagnósticos para diabetes. O estresse da doença tem sido associado a uma resistência à insulina, frequentemente atribuída à secreção de hormônios contrarreguladores, citocinas e outros mediadores inflamatórios, embora o papel dos mediadores específicos não tenha sido comprovado. Os medicamentos administrados no hospital, como glicocorticoides ou soluções intravenosas glicosadas, podem exacerbar a tendência à hiperglicemia. Por fim, o balanço hídrico e a perfusão tecidual podem afetar a absorção da *insulina* subcutânea e a depuração da glicose. O tratamento da hiperglicemia em pacientes hospitalizados deve ser ajustado para essas variáveis.

A *insulina* constitui a base do tratamento da hiperglicemia em pacientes hospitalizados. Os agentes orais desempenham um papel limitado no tratamento de pacientes hiperglicêmicos internados, devido ao início de ação lento, à potência insuficiente, à absorção variável do intestino e a efeitos adversos. Em pacientes hospitalizados sem estado crítico, a abordagem ideal consiste em um esquema de *insulina* basal mais correção em *bolus*, ajustado para a ingestão oral. Há evidências de ensaios clínicos randomizados de que o uso de *insulina* de ação curta apenas em resposta à hiperglicemia (isto é, esquemas em escala móvel) é menos efetivo do que os esquemas de *insulina* programados. Para o paciente em estado crítico e para aqueles com pressão arterial variável, edema e diminuição da perfusão tecidual, a *insulina* por via intravenosa constitui o tratamento de escolha. A administração intravenosa de *insulina* também é muito apropriada para o tratamento de pacientes diabéticos durante o período perioperatório e durante o parto. Embora os alvos ideais de glicemia em pacientes hospitalizados não estejam totalmente definidos, em geral, são recomendados níveis de 140 a 180 m/dL (7,8-10 mM) na maioria dos pacientes hospitalizados, com metas mais estritas, como 110 a 140 mg/dL (6,1-7,8 mmol/L), em alguns pacientes em estado crítico.

Secretagogos da insulina e agentes hipoglicemiantes

São utilizadas diversas *sulfonilureias, meglitinidas, agonistas do GLP-1* e *inibidores da dipeptidilpeptidase 4* (DPP-4) como secretagogos para estimular a liberação de insulina (Tab. 51-5).

Moduladores dos canais de K_{ATP}: sulfonilureias

As sulfonilureias de uso atual incluem a *glibenclamida*, a *glipizida* e a *glimepirida* (Khunti et al., 2018). Algumas estão disponíveis em uma formulação de liberação prolongada (*glipizida*) ou micronizada (*glibenclamida*). Em geral, a *glibenclamida* não é recomendada, devido ao risco aumentado de hipoglicemia e a supostos efeitos adversos durante a isquemia cardíaca.

Mecanismo de ação As sulfonilureias estimulam a liberação de insulina por meio de sua ligação a um sítio específico no complexo do canal de K_{ATP} (SUR) da célula β, inibindo a sua atividade. A inibição dos canais de K_{ATP} causa despolarização da membrana celular e deflagra a cascata de eventos que levam à secreção de insulina (ver Fig. 51-3). A administração aguda de sulfonilureias a pacientes com diabetes tipo 2 aumenta a liberação de insulina pelo pâncreas e desloca a relação de insulina-glicose dose-resposta para a esquerda.

ADME As sulfonilureias são absorvidas efetivamente pelo trato GI, porém a sua absorção pode ser reduzida pelo alimento e pela hiperglicemia. As sulfonilureias no plasma estão ligadas, em grande parte (90-99%), às proteínas, particularmente à albumina. Os volumes de distribuição da maioria das sulfonilureias são de cerca de 0,2 L/kg. Embora suas meias-vidas sejam curtas (3-5 h), os efeitos hipoglicêmicos são evidentes durante 12 a 24 horas, e esses fármacos frequentemente podem ser administrados 1×/dia. Todas as sulfonilureias são metabolizadas pelo fígado, e os metabólitos são excretados na urina. Por esse motivo, as sulfonilureias devem ser administradas com cautela a pacientes com insuficiência renal ou hepática.

Usos terapêuticos As sulfonilureias são utilizadas para tratar a hiperglicemia no diabetes tipo 2. Entre pacientes adequadamente selecionados, 50 a 80% respondem a essa classe de agentes. Todos os membros da classe são igualmente eficazes. Um número significativo de pacientes que respondem no início a uma sulfonilureia deixa posteriormente de responder e desenvolve hiperglicemia inaceitável (a denominada falha secundária). Isso pode ocorrer em consequência de uma alteração no metabolismo do fármaco, porém resulta mais provavelmente da progressão de insuficiência de células β. Alguns indivíduos com diabetes neonatal ou MODY-3 respondem a esses agentes com eficácia terapêutica de longa duração. As contraindicações para o uso desses fármacos incluem diabetes tipo 1, gravidez, lactação e insuficiência hepática ou renal significativa.

Efeitos adversos e interações medicamentosas As sulfonilureias podem causar reações hipoglicêmicas, incluindo coma. Um ganho de peso de 1 a 3 kg constitui um efeito colateral comum da melhora do controle glicêmico obtida por meio de tratamento com sulfonilureias. Os efeitos adversos menos frequentes das sulfonilureias incluem náuseas, vômitos, icterícia colestática, agranulocitose, anemias aplásica e hemolítica, reações de hipersensibilidade generalizada e reações dermatológicas. Há casos raros em que os pacientes tratados com esses fármacos desenvolvem rubor induzido por álcool, semelhante ao produzido pelo *dissulfiram* ou pela hiponatremia. Apesar das controvérsias de longa data quanto à segurança cardiovascular das sulfonilureias, ensaios clínicos comparativos recentes indicam que essa classe de fármacos não está associada a maior risco de eventos cardiovasculares do que outros agentes hipoglicemiantes comumente usados (Rosenstock et al., 2019; Vaccaro et al., 2017).

O efeito hipoglicêmico das sulfonilureias pode ser intensificado por diversos mecanismos (diminuição do metabolismo hepático ou da excreção renal, deslocamento dos locais de ligação às proteínas). Alguns fármacos (sulfonamidas, *clofibrato* e salicilatos) deslocam as sulfonilureias das proteínas de ligação, com consequente aumento transitório na concentração do fármaco livre. O etanol pode aumentar a ação das sulfonilureias e causar hipoglicemia. A hipoglicemia pode ser mais frequente em pacientes que usam uma sulfonilureia em associação a um ou mais dos seguintes agentes: androgênios, anticoagulantes, antifúngicos azóis, *fenfluramina, genfibrozila*, antagonistas H_2, sais de magnésio, *metildopa, probenecida*, sulfonamidas, antidepressivos tricíclicos e acidificantes urinários. Outros fármacos podem diminuir o efeito hipoglicemiante das sulfonilureias em consequência do aumento do metabolismo hepático e da excreção renal ou da inibição da secreção de insulina (β-bloqueadores, bloqueadores dos canais de Ca^{2+}, *colestiramina, diazóxido*, estrogênios, hidantoínas, *isoniazida, ácido nicotínico*, fenotiazinas, *rifampicina*, simpaticomiméticos, diuréticos tiazídicos e alcalinizantes urinários).

TABELA 51-5 ■ PROPRIEDADES DOS SECRETAGOGOS DA INSULINA

CLASSE E NOME GENÉRICO	DOSE[a] (mg)	DURAÇÃO DE AÇÃO (horas ou frequência das doses)
Sulfonilureias[b]		
Glimepirida	1-8	24
Glipizida	5-40	12-18
Glipizida (liberação prolongada)	5-20	24
Glibenclamida[c]	1,25-20	12-24
Glibenclamida (micronizada)[c]	0,75-12	12-24
Não sulfonilureias (Meglitinidas)[c]		
Nateglinida	180-360	2-4
Repaglinida	0,5-16	2-6
Agonistas do GLP-1		
Dulaglutida	0,75-4,5	Semanalmente
Exenatida	0,005-0,010	Diariamente
Exenatida (liberação prolongada)	2	Semanalmente
Liraglutida[d]	1,2-1,8	Diariamente
Lixisenatida	0,010-0,020	Diariamente
Semaglutida[d]	0,5-1,0	Semanalmente
Semaglutida (oral)	7-14	Diariamente
Inibidores da dipeptidilpeptidase 4		
Alogliptina	25	Diariamente
Linagliptina	5	Diariamente
Saxagliptina	2,5-5	Diariamente
Sitagliptina	25-100	12-16
Vildagliptina	50-100	2×/dia

[a]A dose deve ser menor em alguns pacientes.
[b]A glibenclamida não é mais recomendada, devido ao perfil de hipoglicemia.
[c]Indicadas para administração 3 a 4×/dia.
[d]A liraglutida 3,0 mg e a semaglutida 2,4 mg estão aprovadas para perda de peso, independentemente do estado do diabetes.

Formas posológicas disponíveis O tratamento é iniciado com uma dose na extremidade inferior da faixa posológica e titulada para cima com base na resposta glicêmica do paciente. Algumas sulfonilureias apresentam maior duração de ação e podem ser prescritas em uma dose diária única (*glimepirida*), enquanto outras são formuladas como liberação prolongada ou formulações micronizadas para estender sua duração de ação (ver Tab. 51-5). As sulfonilureias como a *glipizida* ou a *glimepirida* parecem ser mais seguras do que as sulfonilureias de ação mais longa em indivíduos idosos com diabetes tipo 2, porém até mesmo os agentes de curta duração devem ser usados com cautela no paciente idoso.

Moduladores dos canais de K_{ATP}: não sulfonilureias

Repaglinida A *repaglinida* é um secretagogo da insulina oral que também estimula a liberação de insulina pelo fechamento dos canais de K_{ATP} nas células β do pâncreas, porém sem ligação direta ao SUR (ver Tab. 51-5) (Chen et al., 2015). O fármaco é rapidamente absorvido pelo trato GI, e são obtidos níveis sanguíneos máximos na primeira hora, com $t_{1/2}$ de cerca de 1 hora. Essas características possibilitam um rápido efeito de liga-desliga apropriado para uso pré-prandial selecionado. A *repaglinida* é metabolizada principalmente pelo fígado (CYP3A4) a derivados inativos. Como uma pequena proporção (~10%) é metabolizada pelos rins, a determinação da dose também deve ser efetuada com cautela em pacientes com insuficiência renal.

O principal efeito adverso da *repaglinida* consiste em hipoglicemia. O fármaco também está associado a um declínio de sua eficácia (falha secundária) após produzir uma melhora inicial no controle glicêmico. Determinados fármacos podem potencializar a ação da *repaglinida* ao deslocá-la dos sítios de ligação das proteínas plasmáticas (β-bloqueadores, *cloranfenicol*, *varfarina*, inibidores da monoaminoxidase, anti-inflamatórios não esteroides, *probenecida*, salicilatos e *sulfonamidas*) ou ao alterar o seu metabolismo (*genfibrozila*, *itraconazol*, *trimetoprima*, *ciclosporina*, *sinvastatina*, *claritromicina*).

Nateglinida A *nateglinida* é um secretagogo da insulina efetivo por via oral. Ela também estimula a secreção de insulina por meio do bloqueio dos canais de K_{ATP} nas células β do pâncreas. A *nateglinida* promove uma secreção de insulina mais rápida, porém menos duradoura do que outros agentes antidiabéticos orais disponíveis. O principal efeito terapêutico do fármaco consiste em reduzir as elevações pós-prandiais da glicemia em pacientes com diabetes tipo 2.

A *nateglinida* é mais efetiva quando administrada em uma dose de 120 mg, 3×/dia, 1 a 10 min antes de uma refeição. É metabolizada principalmente por CYP hepáticas (2C9, 70%; 3A4, 30%) e deve ser usada com cautela em pacientes com insuficiência hepática. Cerca de 15% de uma dose administrada é excretada pelos rins na forma inalterada. Alguns fármacos reduzem o efeito hipoglicemiante da *nateglinida* (corticosteroides, rifamicinas, simpaticomiméticos, diuréticos tiazídicos, produtos da tireoide), enquanto outros (álcool, anti-inflamatórios não esteroides, salicilatos, inibidores da monoaminoxidase e β-bloqueadores não seletivos) podem aumentar o risco de hipoglicemia com a *nateglinida*. A terapia com *nateglinida* pode produzir menos episódios de hipoglicemia do que outros secretagogos da insulina orais atualmente disponíveis, incluindo a *repaglinida*. Como no caso das sulfonilureias e da *repaglinida*, ocorre falha secundária.

Biguanidas

Atualmente a *metformina* é o único membro da classe das biguanidas de agentes hipoglicemiantes orais disponíveis para uso. As biguanidas anteriormente disponíveis, a *fenformina* e a *buformina*, foram retiradas do mercado na década de 1970 devido a taxas inaceitáveis de acidose láctica associada.

Mecanismo de ação Foram propostos vários mecanismos para explicar a ação farmacológica central da *metformina*, a redução da PHG, principalmente pela sua capacidade de limitar a gliconeogênese (LaMoia e Shulman, 2020). A *metformina* possui ações específicas sobre a respiração mitocondrial que reduzem os níveis intracelulares de ATP e aumentam o AMP. Evidências experimentais sustentam a ativação da proteína-cinase dependente de AMP (AMPK) pela *metformina*, levando à estimulação da oxidação de ácidos graxos, à captação de glicose, e ao metabolismo não oxidativo da glicose e redução da lipogênese e da gliconeogênese no fígado. A *metformina* também inibe a glicerol-fosfato-desidrogenase mitocondrial, com consequente modificação do estado redox da célula. Evidências mais recentes sugerem outros mecanismos, incluindo atenuação dos efeitos do glucagon, inibição da conversão do lactato e do glicerol em glicose e desvio para um balanço lipídico negativo no fígado. A *metformina* também parece atuar no intestino.

Os efeitos farmacológicos da *metformina* são mediados, em sua maior parte, no fígado, com ação mínima sobre o metabolismo da glicose ou a sensibilidade do músculo esquelético à insulina. A *metformina* exerce pouco efeito sobre o nível de glicemia nos estados normoglicêmicos, não estimula a liberação de insulina ou de outros hormônios das ilhotas e raramente provoca hipoglicemia. Entretanto, mesmo em indivíduos com hiperglicemia apenas leve, a *metformina* reduz o nível de glicemia por meio da redução da PHG. Dispõe-se de pouca informação para sustentar um efeito direto da *metformina* sobre a sinalização da insulina hepática, porém o fármaco apresenta pelo menos efeitos complementares, melhorando a relação de dose-resposta entre a insulina e a PHG.

ADME Com base na farmacocinética da forma comum de *metformina* de liberação imediata, recomenda-se atualmente a sua administração 2×/dia, em doses de 0,5 a 1,0 g. A dose máxima é de 2.550 mg, porém o benefício terapêutico começa a se tornar estável em 2.000 mg. Dispõe-se de uma preparação de liberação prolongada para administração 1×/dia, iniciando com uma dose de 500 mg ao dia, com titulação até 2.000 mg, quando necessário. Também se dispõe de combinações de dose fixa de *metformina* com *glipizida*, *glibenclamida*, *pioglitazona*, *linagliptina*, *saxagliptina*, *sitagliptina*, *alogliptina*, *canagliflozina*, *dapagliflozina* e *empagliflozina*.

A *metformina* é absorvida principalmente pelo intestino delgado, com biodisponibilidade de 70 a 80%. As concentrações máximas obtidas após uma dose oral ocorrem em cerca de 2 horas; a $t_{1/2}$ plasmática é de 4 a 5 horas. A *metformina* não se liga às proteínas plasmáticas e é excretada de modo inalterado na urina. O transporte da *metformina* nos hepatócitos é mediado principalmente pelo transportador de cátion orgânico tipo 1; a captação renal é mediada pelo transportador de cátion orgânico tipo 2. A liberação na urina é efetuada por MATE1/2 (proteínas de extrusão de múltiplos fármacos e toxinas).

Usos terapêuticos A *metformina* é, em geral, aceita como tratamento de primeira escolha do diabetes tipo 2 e, atualmente, constitui o agente oral mais comumente usado para essa doença. A *metformina* é efetiva como monoterapia e em combinação com outros agentes hipoglicemiantes. Demonstrou ser segura e efetiva no tratamento do diabetes gestacional, embora ainda não tenha sido aprovada pela FDA para essa indicação.

A *metformina* possui eficácia superior ou equivalente na redução do nível de glicose em comparação com outros agentes orais usados no tratamento do diabetes tipo 2 e diminui as complicações microvasculares em pacientes com diabetes tipo 2. Dados mais limitados sustentam um efeito benéfico da *metformina* na redução da doença macrovascular. Normalmente, não causa ganho de peso e, em alguns casos, produz uma leve redução do peso corporal. Em indivíduos com TGD, o tratamento com *metformina* retarda a progressão para o diabetes. Tem sido utilizada como tratamento da infertilidade em mulheres com síndrome do ovário policístico. Embora não esteja formalmente aprovada para essa finalidade, a *metformina* melhora comprovadamente a ovulação e o ciclo menstrual e reduz os androgênios circulantes e o hirsutismo.

Efeitos adversos e interações medicamentosas Os efeitos adversos mais comuns (10-25%) da metformina são GI: náuseas, indigestão, cólicas ou distensão abdominais, diarreia, ou alguma combinação desses efeitos. A *metformina* exerce efeitos diretos sobre a função GI, incluindo interferência na absorção de glicose e sais biliares. Seu uso também está associado a uma redução de 20 a 30% nos níveis sanguíneos de vitamina B_{12}, e esses níveis devem ser monitorados. A maioria dos efeitos GI adversos da *metformina* desaparecem com o passar do tempo com o uso contínuo do fármaco e podem ser minimizados pela administração inicial em doses baixas, com titulação gradual para uma dose-alvo no decorrer de várias semanas, bem como pela administração do fármaco com as refeições. Há evidências sugerindo que a *metformina* de liberação prolongada diminuiu os efeitos adversos GI, podendo substituir a *metformina* de liberação imediata em pacientes que têm dificuldade em tolerar o fármaco.

Como as biguanidas anteriormente disponíveis, a *fenformina* e a *buformina*, causavam acidose láctica, a *metformina* foi cuidadosamente pesquisada quanto a esse efeito adverso. A acidose láctica associada à *metformina* tem sido raramente relatada em pacientes com condições concomitantes passíveis de causar perfusão tecidual deficiente (p. ex., sepse, infarto do miocárdio e insuficiência cardíaca congestiva). Entretanto, análises recentes levantaram dúvidas quanto ao fato da associação da *metformina* à acidose láctica ser causal. A insuficiência renal constitui uma comorbidade comum em pacientes com acidose láctica associada ao uso de *metformina*, e os níveis plasmáticos do fármaco estão inversamente relacionados com a TFG devido à depuração reduzida do fármaco da circulação (p. ex., elevação dos níveis acima da faixa terapêutica habitual quando a depuração da creatinina cai para < 40-50 mL/min). Todavia, em estudos recentes de pacientes com insuficiência renal grave, incluindo alguns com necessidade de diálise, não houve aumento na taxa de acidose láctica nos pacientes em uso de *metformina*. As diretrizes atuais sugerem que a *metformina* pode ser usada com segurança quando a TFG for superior a 30 mL/min/1,73 m².

É importante avaliar a função renal antes de iniciar a *metformina* e monitorar a função pelo menos 1×/ano. A *metformina* deve ser interrompida antecipadamente em situações nas quais pode ocorrer declínio precipitado da função renal, como antes de procedimentos radiográficos que utilizam meios de contraste e durante a internação para doença grave. A *metformina* não deve ser utilizada em pacientes com doença pulmonar grave, insuficiência cardíaca descompensada, doença hepática grave ou abuso crônico de álcool. Os fármacos catiônicos eliminados por secreção tubular renal têm o potencial de interagir com a *metformina*, competindo por sistemas de transporte tubular renal comuns. Recomenda-se um ajuste da dose de *metformina* em pacientes em uso de fármacos catiônicos, como *cimetidina*, *furosemida* e *nifedipino*.

Tiazolidinedionas

As tiazolidinedionas são ligantes do *receptor γ ativado pelo proliferador de peroxissomo* (PPARγ), um receptor de hormônio nuclear que possui duas isoformas e está envolvido na regulação de genes relacionados com o metabolismo da glicose e dos lipídeos. Dispõe-se atualmente de duas tiazolidinedionas para o tratamento de pacientes com diabetes tipo 2, a *rosiglitazona* e a *pioglitazona*. Uma terceira *tiazolidinediona*, a *troglitazona*, foi retirada do mercado em 2000, devido à ocorrência de hepatotoxicidade (Lebovitz, 2019).

Mecanismo de ação e efeitos farmacológicos As tiazolidinedionas ativam os receptores PPAR-γ, que são expressos principalmente no tecido adiposo, com menor expressão nas células cardíacas, esqueléticas e musculares lisas, células β das ilhotas, macrófagos e células endoteliais vasculares. Os ligantes endógenos do PPARγ incluem pequenas moléculas lipofílicas, como o ácido linoleico oxidado, o ácido araquidônico e o metabólito da prostaglandina 15d-PGJ$_2$. A ligação do ligante ao PPAR-γ determina a formação de heterodímero com o receptor X do retinoide e interação com elementos de resposta ao PPAR em genes específicos (ver Cap. 3). A principal resposta à ativação do PPAR-γ consiste na diferenciação dos adipócitos. A atividade do PPAR-γ também promove a captação de ácidos graxos circulantes nas células adiposas e desloca as reservas de lipídeos de sítios extra-adiposos para o tecido adiposo.

Uma das consequências das respostas celulares à ativação do PPAR-γ consiste em aumento da sensibilidade tecidual à insulina. A *pioglitazona* e a *rosiglitazona* são agentes sensibilizantes da insulina e, em pacientes portadores de diabetes tipo 2, aumentam em 30 a 50% a captação de glicose mediada pela insulina. Embora o tecido adiposo pareça constituir o principal alvo dos agonistas do PPAR-γ, modelos tanto pré-clínicos quanto clínicos sustentam um papel para o músculo esquelético – o principal local de disposição da glicose mediada pela insulina – na resposta às tiazolidinedionas. Além de promover a captação de glicose no músculo e no tecido adiposo, as tiazolidinedionas reduzem a PHG e aumentam a captação hepática de glicose. Ainda não foi esclarecido se a melhora da resistência à insulina induzida pelas tiazolidinedionas é decorrente dos efeitos diretos sobre tecidos-alvo essenciais (músculo esquelético e fígado), dos efeitos indiretos mediados por produtos secretados polos adipócitos (p. ex., adiponectina) ou de alguma combinação desses efeitos.

As tiazolidinedionas também afetam o metabolismo dos lipídeos. O tratamento com *rosiglitazona* ou *pioglitazona* diminui os níveis plasmáticos de ácidos graxos, aumentando a depuração e reduzindo a lipólise. Esses fármacos também produzem um deslocamento das reservas de triglicerídeos dos tecidos não adiposos para o tecido adiposo e dos depósitos de gordura viscerais para os subcutâneos. A *pioglitazona* reduz os níveis plasmáticos de triglicerídeos em 10 a 15%, enquanto eleva os níveis de colesterol HDL. Por outro lado, a *rosiglitazona* tem efeitos mínimos sobre os níveis plasmáticos de triglicerídeos, e o único efeito consistente sobre os lipídeos circulantes consiste em aumento do colesterol LDL.

ADME A *rosiglitazona* e a *pioglitazona* são administradas 1×/dia. A dose inicial de *rosiglitazona* é de 4 mg, e a dose máxima não deve ultrapassar 8 mg ao dia. A dose inicial de *pioglitazona* é de 15 a 30 mg, até um valor máximo de 45 mg/dia. Ambos os agentes são absorvidos em 2 a 3 horas, e a biodisponibilidade não é afetada pela presença de alimento. As tiazolidinedionas são metabolizadas pelo fígado e podem ser administradas a pacientes com insuficiência renal, porém não devem ser usadas na presença de doença hepática ativa. A *rifampicina* induz as CYP hepáticas e provoca uma diminuição significativa das concentrações plasmáticas de *rosiglitazona* e *pioglitazona*; a *genfibrozila* impede o metabolismo das tiazolidinedionas e pode aumentar os níveis plasmáticos em cerca de duas vezes; foi sugerida uma redução da dose com essa combinação. O início de ação das tiazolidinedionas é relativamente lento, e os efeitos máximos sobre a homeostasia da glicose surgem gradualmente no decorrer de um período de 1 a 3 meses.

Usos terapêuticos As tiazolidinedionas aumentam a ação da insulina sobre o fígado, o tecido adiposo e o músculo esquelético; proporcionam uma melhora do controle glicêmico em indivíduos com diabetes tipo 2; e produzem uma redução média da A1c de 0,5 a 1,4%. Uma característica fundamental de sua farmacologia é que elas reduzem a hiperglicemia, porém não causam hipoglicemia. As tiazolidinedionas necessitam da presença de insulina endógena para a sua atividade farmacológica e não são usadas no diabetes tipo 1. Tanto a *pioglitazona* quanto a *rosiglitazona* são efetivas como monoterapia e quando adicionadas à *metformina*, sulfonilureias ou *insulina*. A *pioglitazona* é comercializada em combinação de dose fixa com *alogliptina*.

Efeitos adversos e interações medicamentosas O ganho de peso e o edema constituem os efeitos adversos mais comuns das tiazolidinedionas, que causam aumento da adiposidade corporal e ganho de peso médio de 2 a 4 kg durante o primeiro ano de tratamento. O uso de insulina com tiazolidinedionas aproximadamente duplica a incidência de edema e a quantidade de ganho de peso em comparação com o fármaco isoladamente. Foi relatada a ocorrência de edema macular em pacientes em uso de *rosiglitazona* ou *pioglitazona*.

À semelhança de outros efeitos adversos das tiazolidinedionas, a retenção hídrica está relacionada à dose. O uso desses fármacos está associado a uma discreta redução do hematócrito, que pode ter um efeito sobre a retenção de líquido, embora não se tenha descartado a possibilidade de um efeito primário sobre a hematopoiese.

Nos ensaios clínicos conduzidos, a exposição a esses fármacos durante vários anos tem sido associada a um aumento de até duas vezes na incidência de insuficiência cardíaca. Isso é geralmente atribuído ao efeito dos fármacos sobre a expansão do volume plasmático em pacientes com diabetes tipo 2 que correm risco aumentado de insuficiência cardíaca. A *pioglitazona* e a *rosiglitazona* não parecem ter um efeito agudo na redução da contratilidade miocárdica ou na fração de ejeção. As tiazolidinedionas podem ser usadas em pacientes diabéticos sem história de insuficiência cardíaca ou com insuficiência cardíaca compensada, porém é importante realizar uma cuidadosa monitoração, particularmente quando a *insulina* também é utilizada. As tiazolidinedionas não devem ser usadas em pacientes com insuficiência cardíaca moderada a grave.

No passado, evidências sugeriram que a *rosiglitazona* aumentava o risco de eventos cardiovasculares (infarto do miocárdio, acidente vascular cerebral). Por esse motivo, a FDA restringiu o seu uso por vários anos, porém essa exigência foi agora retirada, quando os resultados dos ensaios clínicos sugeriram um efeito neutro. A maioria das evidências sustenta um efeito benéfico leve da *pioglitazona* sobre os eventos cardiovasculares globais. Em um ensaio clínico de indivíduos não diabéticos com resistência à insulina e história recente de acidente vascular cerebral isquêmico ou ataque isquêmico transitório, a *pioglitazona* reduziu o risco de acidente vascular cerebral subsequente ou de infarto do miocárdio e diabetes.

O tratamento com tiazolidinedionas tem sido associado a um aumento no risco de fraturas ósseas em mulheres, e alguns estudos também mostraram efeitos nos homens. Por conseguinte, deve-se considerar a presença de osteoporose e de outros riscos de fratura antes de iniciar o tratamento com tiazolidinedionas.

A *pioglitazona* e a *rosiglitazona* estão associadas a uma redução das transaminases, refletindo, provavelmente, reduções da esteatose hepática. Em ensaios clínicos de pacientes com esteato-hepatite não alcoólica, a *pioglitazona* reduziu tanto o acúmulo de lipídeos quanto a inflamação do fígado (Gastaldelli e Cusi, 2019); trata-se do agente farmacológico com evidências mais fortes de eficácia nessa síndrome. Embora a *troglitazona* tenha sido retirada do mercado devido à ocorrência de hepatotoxicidade, os relatos de casos de lesão hepática aguda com *pioglitazona* e *rosiglitazona* são raros. Todavia, as tiazolidinedionas devem ser interrompidas em pacientes com doença hepática clinicamente aparente.

Agentes baseados no GLP-1

As incretinas são hormônios GI liberados após as refeições, que estimulam a secreção de insulina. As incretinas atualmente estabelecidas são o GLP-1 e o GIP, e ambas atuam por meio de receptores específicos nas células β para estimular a secreção de insulina. O receptor de GLP-1 tornou-se um alvo efetivo de fármacos, e foram desenvolvidos numerosos agentes hipoglicemiantes que atuam por meio desse mecanismo. O receptor de GLP-1 também é expresso no encéfalo, e os agonistas do receptor GLP-1 os ativam para reduzir a ingestão de alimentos e, possivelmente, aumentar as ações hipoglicemiantes que ocorrem por meio de aumento da função das células β. Esforços estão sendo envidados para incorporar o receptor de GIP ao tratamento do diabetes.

Tanto o GLP-1 quanto o glucagon são derivados do pré-pró-glucagon, um precursor de 180 aminoácidos com cinco domínios processados separadamente (Fig. 51-9). Um peptídeo-sinal aminoterminal é seguido do peptídeo pancreático relacionado com a glicentina, do glucagon, do GLP-1 e do GLP-2. O processamento da proteína é sequencial e ocorre em tecidos específicos. As células α do pâncreas clivam o pró-glucagon em glucagon e em um grande peptídeo C-terminal que inclui ambos os GLP. As células L intestinais e neurônios do rombencéfalo processam o pró-glucagon principalmente em um grande peptídeo N-terminal, que inclui o glucagon e o GLP-1 e GLP-2. O GLP-2 afeta a proliferação das células epiteliais que revestem o trato GI. A *teduglutida*, um análogo do GLP-2, está aprovada para o tratamento da síndrome do intestino curto (ver Cap. 54).

O GLP-1, quando administrado por via intravenosa a indivíduos diabéticos em quantidades suprafisiológicas, estimula a secreção de insulina, inibe a liberação de glucagon, retarda o esvaziamento gástrico, diminui a ingestão de alimento e normaliza a secreção de insulina em jejum e pós-prandial. O efeito insulinotrópico do GLP-1 depende da glicose, visto que a secreção de insulina é mínima nas concentrações de glicose em jejum, mesmo com altos níveis circulantes de GLP-1. O GLP-1 nativo é rapidamente inativado pela enzima DPP-4, com $t_{1/2}$ plasmática de 1 a 2 min; por conseguinte, o peptídeo endógeno não constitui um agente terapêutico útil. Foram utilizadas duas amplas estratégias para a aplicação do GLP-1 à terapia: o desenvolvimento de agonistas peptídicos injetáveis do receptor de GLP-1, resistentes à DPP-4, e a criação de pequenas moléculas inibidoras da DDP-4 (Fig. 51-10; ver Tab. 51-5).

Agonistas do receptor de GLP-1

Seis *agonistas do receptor GLP-1* (GLP-1RA; *albiglutida*, *dulaglutida*, *exenatida*, *liraglutida*, *lixisenatida* e *semaglutida*) foram aprovados pela FDA para o tratamento de pacientes diabéticos, embora a *albiglutida* não seja mais comercializada nos Estados Unidos (Tabela 51-5) (Nauck et al., 2022c).

Exenatida A exendina-4 é um peptídeo de 39 aminoácidos, de ocorrência natural em répteis e com homologia de sequência de 53% com o GLP-1. Trata-se de um potente GLP-1RA que compartilha muitos dos efeitos fisiológicos e farmacológicos do GLP-1. Não é metabolizado pela DPP-4 e, portanto, apresenta uma $t_{1/2}$ circulante mais longa após a sua injeção, em comparação com GLP-1. A exendina-4 sintética, a *exenatida*, foi aprovada para uso como monoterapia e como terapia adjuvante para pacientes com diabetes tipo 2 que não alcançam os alvos glicêmicos com outros fármacos.

Nos ensaios clínicos conduzidos, a *exenatida* como monoterapia ou em combinação com *metformina*, *sulfonilureia* ou *tiazolidinedionas* foi associada a uma melhora do controle glicêmico, refletindo-se por redução de cerca de 1% na A1c e perda de peso de 2,5 a 4 kg, em média. As evidências dos ensaios clínicos realizados indicam que a *exenatida* também pode ser usada em associação com *insulina* basal. Uma forma de liberação prolongada da *exenatida* que é incorporada a um polímero biodegradável para retardar a absorção na circulação é administrada por injeção subcutânea 1×/semana, com maior eficiência de redução da A1c do que a *exenatida* 2×/dia.

Liraglutida A liraglutida é uma forma de GLP-1 de ação longa e resistente à DPP-4, com substituição de Lys[34]Arg e adição de um espaçador de ácido α-glutâmico acoplado a um grupo acil de ácido graxo C16 em Lys[26]. A cadeia lateral de ácido graxo retarda a absorção a partir do espaço subcutâneo e possibilita a ligação à albumina e a outras proteínas plasmáticas e é responsável por uma $t_{1/2}$ de cerca de 13 horas, possibilitando a administração do fármaco 1×/dia; o ácido graxo também parece conferir uma certa proteção contra a clivagem do N-terminal pela DPP-4. O perfil farmacodinâmico da *liraglutida* simula o do GLP-1 e da *exenatida*. Nos

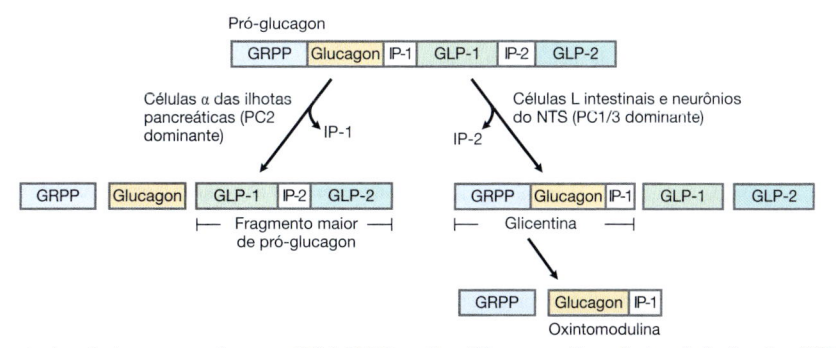

Figura 51-9 *Processamento do pró-glucagon em glucagon, GLP-1, GLP-2 e polipeptídeo pancreático relacionado à glicentina (GRPP).* O pró-glucagon é sintetizado nas células α das ilhotas, nas células enteroendócrinas intestinais (células L) e em um subgrupo de neurônios no rombencéfalo. Nas células α, o processamento do pró-hormônio ocorre principalmente pela proconvertase 2, com liberação de glucagon, GRPP e um fragmento importante do pró-glucagon contendo os dois GLP. Nas células L e nos neurônios, a clivagem do pró-glucagon é realizada, em sua maior parte, pela proconvertase 1/3, produzindo glicentina, oxintomodulina, GLP-1 e GLP-2. IP-1, peptídeo interveniente-1; NTS, núcleo do trato solitário.

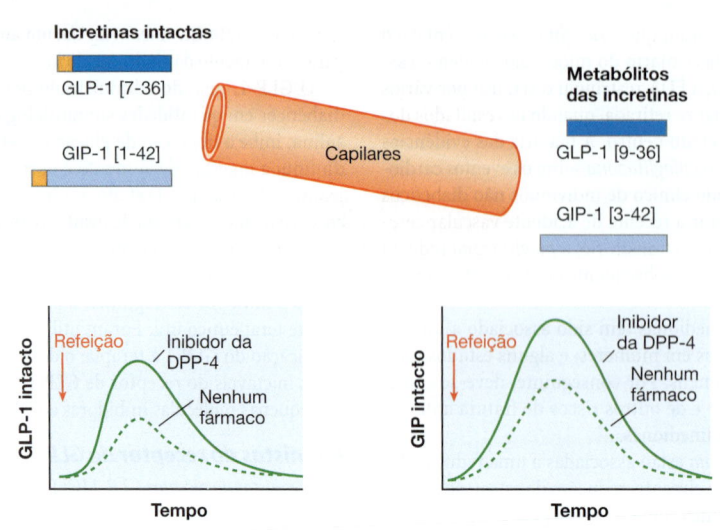

Figura 51-10 *Efeitos farmacológicos da inibição da DDP-4.* A DPP-4, uma ectoenzima localizada no lado luminal das células endoteliais capilares, metaboliza as incretinas, GLP-1 e GIP, por meio da remoção dos dois aminoácidos *N*-terminais. O alvo de clivagem da DPP-4 é um resíduo de prolina ou alanina na segunda posição da sequência peptídica primária. Os metabólitos truncados GLP-1[9-36] e GIP[3-42] constituem as principais formas das incretinas no plasma e são inativos como secretagogos da insulina. O tratamento com um inibidor da DPP-4 aumenta as concentrações de GLP-1 e GIP intactos.

ensaios clínicos realizados, a *liraglutida* produziu uma melhora no controle glicêmico e perda de peso. Pode ser adicionada a agentes orais ou à insulina basal e, em geral, é iniciada em uma dose subclínica e titulada ao longo de várias semanas para doses usadas no tratamento, de modo a atenuar os efeitos adversos (ver Tab. 51-5). A *liraglutida* está disponível em uma combinação de dose fixa com *insulina degludeca*, que fornece uma dose de 50 unidades de *insulina* com 1,8 mg, a dose superior para o tratamento do diabetes da *liraglutida*.

Dulaglutida Trata-se de uma proteína de fusão, que consiste em duas moléculas de uma versão modificada do GLP-1 ligadas à porção Fc de uma imunoglobulina humana; as sequências do GLP-1 são modificadas para proteger o fármaco contra a ação da DPP-4. A *dulaglutida* tem uma $t_{1/2}$ de cerca de 5 dias e é injetada 1×/semana; à semelhança de outros GLP-1RA, é iniciada em uma dose baixa e escalonada até doses usadas para tratamento (ver Tab. 51-5). A farmacodinâmica é comparável àquela de outros GLP-1RA, e o fármaco pode ser administrado com outros agentes antidiabéticos.

Lixisenatida Trata-se de uma forma modificada de exendina-4 com extensão de polilisina *C*-terminal, cuja farmacodinâmica é comparável à da *exenatida*. A *lixisenatida* é rapidamente absorvida até alcançar níveis máximos em 2 horas e apresenta $t_{1/2}$ plasmática de 2 horas. A *lixisenatida* está disponível em combinações de dose fixa com *insulina glargina*, que fornecem doses de 15 a 60 unidades de *insulina* (em incrementos de 1 unidade) com 5 a 20 µg de *liraglutida* (em incrementos de 0,33 µg).

Semaglutida A *semaglutida* é um fármaco de ação longa e resistente à DPP-4, que é idêntica à *liraglutida*, com exceção de uma substituição de ácido aminobutírico na posição 2, um ligante de ácido α-glutâmico-oligoetilenoglicol na posição 26 e acoplamento a um diácido C-18 (Knudsen e Lau, 2019). A *semaglutida* tem uma $t_{1/2}$ de 7 dias, devido à ligação mais firme à albumina, e a formulação injetável é administrada 1×/semana. Uma formulação separada, que inclui o *N*-amino caprilato de sódio de ácido graxo de cadeia curta, possibilita a passagem de *semaglutida* em quantidade suficiente através da mucosa gástrica para permitir uma dose oral diária.

Embora todos os GLP-1RA tenham demonstrado eficácia como monoterapia, eles são recomendados como agentes de primeira linha. Embora não se disponha de comparações sistemáticas de todos os fármacos dessa classe, vários ensaios clínicos compararam diretamente dois ou três GLP-1RA (Trujillo et al., 2021). Enquanto as diferenças na eficácia são modestas em relação ao efeito geral dos fármacos, a *semaglutida* parece ser a mais potente, e a *exenatida* para uso diário e a *lixisenatida* as mais fracas.

Perda de peso Foi relatado que todos os GLP-1RA de ação longa reduzem o peso corporal em 3 a 5 kg ao longo de 4 a 6 meses em ensaios clínicos de indivíduos com diabetes tipo 2. A *liraglutida* e a *semaglutida* foram estudadas em doses mais altas (3,0 e 2,4 mg, respectivamente) em indivíduos não diabéticos com índice de massa corporal superior a 30 e demonstraram produzir uma perda significativa de peso. Nesses ensaios clínicos, a *liraglutida* reduziu o peso corporal em 6 kg, em comparação com um grupo tratado com placebo, enquanto a *semaglutida* produziu uma redução de 13 kg em comparação com o grupo controle. Ambos os fármacos estão atualmente aprovados para esse uso nos Estados Unidos.

Efeitos sobre o risco cardiovascular Todos os GLP-1RA atualmente disponíveis e aprovados foram testados em ensaios clínicos controlados por placebo quanto à sua segurança em indivíduos com condições cardiovasculares estabelecidas ou com alto risco de DCV. A *exenatida* e a *lixisenatida* foram inferiores ao placebo e são consideradas como fármacos que não conferem nenhum risco de eventos cardiovasculares. A *liraglutida* e a *dulaglutida* demonstraram superioridade em relação ao placebo e reduziram de modo substancial o risco de um parâmetro final composto, incluindo morte por DCV, acidente vascular cerebral ou infarto do miocárdio. A *semaglutida* tanto oral quanto injetável demonstrou ser segura em indivíduos diabéticos com alto risco de DCV; ambas as formas também conferiram proteção contra eventos, embora estes não fossem parâmetros pré-especificados nos estudos, e existem ensaios clínicos em andamento que estão avaliando a superioridade. Os achados de ensaios clínicos cardiovasculares levaram às diretrizes atuais de especialistas, que recomendam um GLP-1RA para pacientes com alto risco de DCV se o acesso a esses fármacos for disponível.

Mecanismo de ação Todos os GLP-1RA compartilham um mecanismo comum, que é a ativação do receptor de GLP-1, um membro da família do receptor de glucagon GPCR (GPCR de classe B). Os receptores de GLP-1 estão expressos nas células β, nas células do sistema nervoso periférico e central, no coração e no sistema vascular, nos rins, nos pulmões e na mucosa GI. A ligação de agonistas ao receptor de GLP-1 ativa a via AMPc-PKA e vários fatores de troca de nucleotídeos de guanina. A ativação do receptor de GLP-1 também inicia a sinalização por meio da PKC, PI3K e β-arrestina e altera a atividade de vários canais iônicos (McLean et al., 2020). Nas células β, o resultado final dessas ações consiste em aumento da biossíntese e exocitose da insulina por um processo dependente de glicose (ver Fig. 51-3). A ativação dos receptores de GLP-1 no SNC é responsável pelos efeitos de agonistas do receptor sobre a ingestão de alimento e o esvaziamento gástrico e por efeitos adversos como náusea.

ADME A *exenatida* é administrada como injeção subcutânea, 2×/dia, normalmente antes das refeições. É rapidamente absorvida, alcança concentrações máximas em cerca de 2 horas e apresenta $t_{1/2}$ plasmática de 2 a 3 horas. Sua depuração ocorre principalmente por filtração glomerular, com proteólise tubular e reabsorção mínima. É comercializada na forma de injetor do tipo caneta, que libera 5 ou 10 µg; normalmente, a dose é iniciada na quantidade mais baixa e aumentada de acordo com a necessidade. Há uma preparação semanal baseada na inserção de *exenatida* em uma microesfera polimérica que libera o fármaco lentamente após a sua injeção. A *exenatida* semanal é administrada como suspensão de 2 mg, preparada a partir de material liofilizado e diluente imediatamente antes da injeção. Uma vez na circulação, o fármaco é metabolizado de modo semelhante à *exenatida* de ação curta; entretanto, com base na taxa prolongada de liberação, são necessárias 5 a 6 doses semanais para alcançar um estado de equilíbrio terapêutico. A *lixisenatida*, o outro GLP-1RA baseado na exendina-4, tem uma $t_{1/2}$ de eliminação de cerca de 3 horas que envolve um grau significativo de depuração renal.

A *liraglutida* é administrada como injeção subcutânea, 1×/dia. Os níveis máximos são alcançados em 8 a 12 horas; a $t_{1/2}$ de eliminação é de 12 a 14 horas. Ocorre pouca excreção renal ou intestinal de *liraglutida*, e a sua depuração depende principalmente das vias metabólicas das grandes proteínas plasmáticas. A *liraglutida* é apresentada em injetor do tipo caneta, que libera 0,6, 1,2, ou 3 mg do fármaco; a dose mais baixa é administrada para iniciar o tratamento, com aumento para doses mais altas de acordo com a resposta clínica.

A *dulaglutida* e a *semaglutida* apresentam uma $t_{1/2}$ plasmática estendida, são administradas 2×/semana e necessitam de 1 a 2 meses para alcançar um estado de equilíbrio dinâmico. Não foi demonstrado nenhum efeito do comprometimento hepático ou renal sobre a depuração desses compostos.

Efeitos adversos e interações medicamentosas
A administração intravenosa ou subcutânea de GLP-1 provoca náuseas e vômitos, e acredita-se que esses efeitos sejam mediados pela ativação neural de neurônios específicos do SNC, que são ativados após a administração periférica do peptídeo. As doses acima das quais o GLP-1 provoca efeitos adversos GI são mais altas do que as necessárias para regular o nível de glicemia. Entretanto, até 30 a 50% dos indivíduos queixam-se de náuseas no início do tratamento com qualquer um dos GLP-1RA, embora os efeitos adversos GI desses fármacos desapareçam com o passar do tempo. A ativação dos receptores de GLP-1 no SNC medeia o atraso típico do esvaziamento gástrico, e os agonistas do GLP-1 podem alterar a farmacocinética dos fármacos que necessitam de absorção GI rápida, como contraceptivos orais e antibióticos. Na ausência de outros fármacos antidiabéticos que produzam baixos níveis de glicemia, a hipoglicemia associada ao tratamento com agonistas do GLP-1 é rara, porém a combinação de agonista do GLP-1 com sulfonilureias produz um aumento na taxa de hipoglicemia, em comparação com o tratamento apenas com sulfonilureias. A *exenatida* e, provavelmente, a *lixisenatida*, pelo fato de dependerem da depuração renal, não devem ser administradas a indivíduos com insuficiência renal moderada a grave (depuração de creatinina < 30 mL/min). Nos ensaios clínicos realizados, os pacientes tratados com *liraglutida* e *semaglutida* apresentaram risco aumentado de doença da vesícula biliar. Com base em dados de vigilância, existe uma possível associação do GLP-1RA com pancreatite, embora esse risco não tenha sido observado nas análises de ensaios clínicos. Todavia, o GLP-1RA deve ser usado com cautela em indivíduos com histórico de pancreatite. O receptor de GLP-1 é expresso por células C da tireoide. Embora não exista uma associação clínica estabelecida com o carcinoma medular de tireoide, os agonistas do GLP-1 não devem ser administrados a esses pacientes.

Inibidores da DPP-4
A dipeptidilpeptidase 4 é uma serina-protease de ampla distribuição em todo o corpo, expressa como ectoenzima nas células endoteliais vasculares, na superfície dos linfócitos T e em uma forma circulante. A DPP-4 cliva os dois aminoácidos N-terminais de peptídeos com prolina ou alanina na segunda posição e parece ser particularmente essencial na inativação do GLP-1 e do GIP (Deacon e Lebovitz, 2016). Os inibidores da DPP-4 aumentam a área sob a curva (AUC) do GLP-1 e GIP bioativos intactos após o consumo de alimento (ver Fig. 51-10). Várias pequenas moléculas disponíveis por via oral produzem inibição quase completa e duradoura da DPP-4, aumentando, assim, a proporção de GLP-1 ativo de 10 a 20% de imunorreatividade do GLP-1 circulante total para quase 100%. Nos Estados Unidos, dispõe-se de *sitagliptina*, *saxagliptina*, *linagliptina* e *alogliptina*; a *vildagliptina* está disponível na União Europeia.

Mecanismo de ação e efeitos farmacológicos
A *alogliptina*, a *linagliptina* e a *sitagliptina* são inibidores competitivos da DPP-4, enquanto a *vildagliptina* e a *saxagliptina* ligam-se de modo covalente à enzima. Esses cinco fármacos podem ser administrados em doses que reduzem a atividade mensurável da DPP-4 em mais de 95% durante 12 horas. Isso provoca uma elevação de mais de duas vezes nas concentrações plasmáticas de GIP e GLP-1 ativos e está associado ao aumento da secreção de insulina, à redução dos níveis de glucagon e à melhora da hiperglicemia tanto em jejum quanto pós-prandial. A inibição da DPP-4 não parece ter efeitos diretos sobre a sensibilidade à insulina, a motilidade gástrica ou a saciedade; o tratamento crônico com um inibidor da DPP-4 tampouco afeta o peso corporal. Os inibidores da DPP-4, utilizados como monoterapia em pacientes com diabetes tipo 2, reduzem os níveis de A1c em cerca de 0,4 a 0,8%, em média. Esses compostos também são efetivos para o controle crônico da glicose quando acrescentados à *metformina*, tiazolidinedionas e sulfonilureias. Os efeitos dos inibidores da DPP-4 em esquemas de combinação parecem ser aditivos.

ADME As doses recomendadas dos inibidores de DPP-4 são as seguintes: *alogliptina*, 25 mg/dia; *linagliptina*, 5 mg/dia; *saxagliptina*, 5 mg/dia; *sitagliptina*, 100 mg/dia; e *vildagliptina*, 50 mg 1 ou 2×/dia. Os inibidores da DPP-4 são absorvidos efetivamente pelo intestino delgado. A *alogliptina*, a *saxagliptina*, a *sitagliptina* e a *vildagliptina* circulam principalmente na forma não ligada e são excretadas, em sua maior parte, de modo inalterado na urina; devem-se administrar doses mais baixas a pacientes com redução da função renal. A *linagliptina* liga-se extensamente às proteínas plasmáticas e é depurada principalmente pelo sistema hepatobiliar, com pouca depuração renal. Apenas a *saxagliptina* é metabolizada por enzimas microssômicas hepáticas, e a sua dose deve ser reduzida para 2,5 mg ao dia quando coadministrada com inibidores fortes da CYP3A4 (p. ex., *cetoconazol*, *atazanavir*, *claritromicina*, *indinavir*, *itraconazol*, *nefazodona*, *nelfinavir*, *ritonavir*, *saquinavir* e *telitromicina*).

Efeitos adversos
Nos ensaios clínicos realizados, não foram observados quaisquer efeitos adversos consistentes com os inibidores da DPP-4. Estudos de grande porte sobre a segurança cardiovascular foram concluídos para a *alogliptina*, a *saxagliptina* e a *sitagliptina*. Não foi constatado impacto algum desses fármacos sobre a incidência de eventos cardiovasculares em pacientes diabéticos, embora pacientes tratados com *saxagliptina* tenham tido um aumento na taxa de internação para insuficiência cardíaca. A FDA publicou uma advertência sobre a rara associação dessa classe de fármacos à ocorrência de dor articular grave. A DPP-4 é expressa nos linfócitos e é também designada como CD26.

Inibidores da α-glicosidase
Os inibidores da α-glicosidase reduzem a absorção intestinal do amido, da dextrina e dos dissacarídeos por meio da inibição da ação da α-glicosidase na borda em escova do intestino (Standl e Schnell, 2019). Esses fármacos também aumentam a liberação do hormônio regulador da glicose, o GLP-1, na circulação, o que pode contribuir para seus efeitos hipoglicemiantes. Os fármacos dessa classe são: *acarbose*, *miglitol* e *voglibose* (não disponível nos Estados Unidos).

ADME As doses de *acarbose* e de *miglitol* são semelhantes. Ambos os fármacos são apresentados em comprimidos de 25, 50 ou 100 mg, que são tomados antes das refeições. O tratamento deve ser iniciado com doses mais baixas, que são tituladas, quando indicado, pelo controle da glicose pós-prandial, da A1c e dos sintomas GI. A *acarbose* sofre absorção mínima, e a pequena quantidade do fármaco que alcança a circulação sistêmica é depurada pelos rins. A absorção do *miglitol* é saturável, e 50 a 100% de qualquer dose entra na circulação. O *miglitol* é depurado quase totalmente pelos rins, e recomenda-se uma redução da dose para pacientes com depuração de creatinina inferior a 30 mL/min.

Efeitos adversos e interações medicamentosas Os efeitos adversos mais proeminentes consistem em má absorção, flatulência, diarreia e distensão abdominal. Foram relatadas elevações leves a moderadas das transaminases hepáticas com o uso da *acarbose*, porém a ocorrência de doença hepática sintomática é muito rara. Foi descrita ocorrência de hipersensibilidade cutânea, mas também é rara. Foi constatado o desenvolvimento de hipoglicemia quando os inibidores da α-glicosidase são acrescentados à *insulina* ou a um secretagogo da insulina. A *acarbose* pode diminuir a absorção de *digoxina*, enquanto o *miglitol* pode reduzir a absorção de *propranolol* e *ranitidina*. Os inibidores da α-glicosidase estão contraindicados para pacientes com insuficiência renal em estágio 4.

Uso terapêutico Os inibidores da α-glicosidase estão indicados como adjuvantes da dieta e do exercício em pacientes com diabetes tipo 2 que não alcançam os alvos glicêmicos. Além disso, podem ser utilizados em combinação com outros agentes antidiabéticos orais e/ou *insulina*. Nos estudos clínicos realizados, os inibidores da α-glicosidase reduziram a A1c em 0,5 a 0,8%, o nível de glicose em jejum em cerca de 1 mM e a glicose pós-prandial em 2,0 a 2,5 mM. Esses agentes não causam ganho de peso, nem apresentam efeitos significativos sobre os lipídeos plasmáticos.

Inibidores do transportador de Na⁺-glicose 2

O cotransportador 2 de sódio-glicose (SGLT2) é um cotransportador de Na⁺-glicose localizado quase exclusivamente na porção proximal do túbulo renal. O SGLT2 é um transportador de alta afinidade e baixa capacidade que transporta a glicose contra um gradiente de concentração a partir do lúmen tubular, utilizando a energia gerada pelo fluxo de Na⁺ através das células epiteliais. A retenção renal de glicose é quase completa nos indivíduos não diabéticos, e o SGLT2 é responsável por 80 a 90% dessa recuperação; o restante é recuperado pelo SGLT1 mais distalmente no túbulo. Estudos iniciais conduzidos em animais diabéticos demonstraram que era possível quase melhorar a hiperglicemia pelo composto de ocorrência natural *florizina*, um inibidor do SGLT. Com base nessa prova de princípio, foram desenvolvidos fármacos que atuam como inibidores específicos do SGLT2 para o tratamento do diabetes (Thomas e Cherney, 2018). Esses agentes bloqueiam o transporte de glicose no túbulo proximal e reduzem o nível de glicemia ao promover a perda urinária.

Mecanismo de ação e efeitos farmacológicos Os inibidores do SGLT2 reduzem a taxa de recuperação da glicose no túbulo proximal e desviam o limiar renal para a excreção de glicose de cerca de 180 para 50 mg/dL (10 para 2,8 mM). Na forma de monoterapia, esses fármacos reduzem a A1c em 0,7 a 1,0%, provocam perda de peso de 2 a 4 kg e reduzem a pressão arterial em 2 a 4 mmHg. Atualmente, dispõe-se de quatro inibidores de SGLT2 para uso clínico – a *canagliflozina*, a *dapagliflozina*, a *empagliflozina* e a *ertugliflozina*. Esses agentes estão indicados para uso em combinação com outros agentes orais e *insulina*; esse uso leva a uma redução adicional da A1c de 0,5 a 0,7%. Dispõe-se de inibidores do SGLT2 em combinação com *metformina* e inibidores da DPP-4.

Efeitos sobre o risco cardiovascular (ver também o Cap. 33 para mais detalhes) Todos os quatro inibidores do SGLT2 atualmente disponíveis foram testados em ensaios clínicos controlados por placebo para avaliar o seu impacto sobre o risco cardiovascular. A *empagliflozina* e a *canagliflozina* diminuíram eventos cardiovasculares específicos em indivíduos com diabetes tipo 2 e DCV estabelecida ou com alto risco de DCV. A *dapagliflozina* e *ertugliflozina* tiveram efeitos sobre eventos cardíacos que não foram diferentes dos pacientes tratados com placebo, ou seja, não conferiram nenhum risco adicional. Todos os inibidores do SGLT2 diminuíram o risco de internação para insuficiência cardíaca em comparação com placebo. A *dapagliflozina* teve um efeito significativo na redução da internação para insuficiência cardíaca e morte cardiovascular em indivíduos diabéticos e não diabéticos com insuficiência cardíaca estabelecida e redução da fração de ejeção. A *canagliflozina* diminuiu as admissões por insuficiência cardíaca em indivíduos com diabetes tipo 2 e nefropatia diabética.

Efeitos na nefropatia diabética A *canagliflozina*, a *dapagliflozina* e a *empagliflozina* diminuíram a progressão da doença renal em comparação com placebo em ensaios clínicos randomizados de pacientes com redução da filtração glomerular e albuminúria. Com base nos resultados de uma série de ensaios clínicos, as recomendações atuais ressaltam o uso de inibidores do SGLT2 no início do tratamento de indivíduos com diabetes e DCV, insuficiência cardíaca ou nefropatia.

ADME Os inibidores do SGLT2 disponíveis compartilham propriedades farmacocinéticas favoráveis. Possuem boa biodisponibilidade oral (60-80%), que não é afetada pela presença de alimento, e alcançam níveis máximos 1 a 2 horas após a sua ingestão. Cerca de 90% estão ligados às proteínas circulantes com $t_{1/2}$ plasmática de 12 horas, tornando-os apropriados para administração de uma dose 1×/dia. Os compostos são metabolizados por glicuronidação, e os metabólitos inativos são excretados pelos rins; praticamente não há excreção renal dos fármacos originais. Todos os quatro fármacos estão disponíveis em comprimidos com duas doses: *dapagliflozina*, 5 e 10 mg, *canagliflozina*, 100 e 300 mg, *empagliflozina*, 10 e 25 mg, e *ertugliflozina*, 5 e 15 mg; o comprimido com a maior dose é a quantidade máxima recomendada de cada fármaco.

Efeitos adversos e interações medicamentosas Os efeitos adversos dos inibidores do SGLT2 são previsíveis com base no seu mecanismo de ação. Observa-se a ocorrência de um aumento nas infecções das vias urinárias inferiores de cerca de 2% e de um aumento de 3 a 5% nas infecções micóticas genitais. As perdas urinárias de glicose causam diurese leve, que pode levar à hipotensão e a sintomas associados em uma pequena porcentagem de pacientes, geralmente de idade mais avançada. Como os inibidores do SGLT2 dependem, em última análise, da taxa de filtração de glicose para serem efetivos, é importante ressaltar que a sua potência diminui em 40 a 80% ao longo do espectro da doença renal em estágio 3 (TFG de 60-30 mL/min). Os inibidores do SGLT2 não causam hipoglicemia isoladamente, mas podem potencializar os efeitos de fármacos que têm esse efeito.

Ensaios clínicos iniciais com *canagliflozina* sugeriram que os pacientes tratados poderiam ter um aumento no risco de fraturas. Esse achado não foi confirmado em estudos subsequentes com *canagliflozina* nem relatado para outros inibidores do SGLT2. De modo semelhante, os resultados de dois ensaios clínicos sugeriram que o uso de *canagliflozina* duplicou o risco de amputação de membros inferiores. Embora esses resultados tenham desencadeado um alerta para o fármaco, isso foi removido com base em evidências de estudos clínicos posteriores. Pode ocorrer cetoacidose diabética (frequentemente com nível de glicemia quase normal) em pacientes tratados com inibidores do SGLT2, particularmente durante uma doença concomitante. Os pacientes que iniciam o tratamento com inibidores do SGLT2 podem apresentar um leve agravamento transitório da função renal, que desaparece tão logo a fase inicial de diurese seja compensada.

Outros agentes hipoglicemiantes

Pranlintida O polipeptídeo amiloide das ilhotas (amilina) é um peptídeo de 37 aminoácidos produzido nas células β do pâncreas e secretado com a insulina. Uma forma sintética de amilina com várias modificações de aminoácidos para melhorar a biodisponibilidade, a *pranlintida*, foi desenvolvida como fármaco para tratamento do diabetes. A *pranlintida* provavelmente atua por meio do receptor de amilina em regiões específicas do rombencéfalo. A ativação do receptor de amilina produz redução da secreção de glucagon, esvaziamento gástrico tardio e sensação de saciedade.

ADME A *pranlintida* é administrada como injeção subcutânea antes das refeições. O fármaco não se liga extensamente às proteínas plasmáticas e apresenta uma $t_{1/2}$ de 50 minutos. O metabolismo e a depuração são principalmente renais. As doses para pacientes portadores de diabetes tipo 1 começam com 15 μg e são tituladas até uma dose máxima de 60 μg; no diabetes tipo 2, a dose inicial é de 60 μg, e a dose máxima, de 120 μg. Devido a diferenças no pH das soluções, a *pranlintida* não deve ser administrada na mesma seringa da *insulina*.

Efeitos adversos e interações medicamentosas Os efeitos adversos mais comuns consistem em náuseas e hipoglicemia. Embora a *pranlintida* isoladamente não reduza o nível de glicemia, a sua adição à insulina nas horas das refeições pode produzir uma taxa aumentada de hipoglicemia, ocasionalmente grave. Na atualidade, recomenda-se que a dose de *insulina* prandial seja reduzida em 30 a 50% quando se inicia a *pranlintida*, com titulação posterior. Em virtude de seus efeitos sobre a motilidade

GI, a *pranlintida* está contraindicada para pacientes com gastroparesia ou outros distúrbios de motilidade. A *pranlintida* é um fármaco incluído na categoria C para gravidez. A *pranlintida* pode ser usada em indivíduos com doença renal moderada (depuração da creatinina > 20 mL/min).

Usos terapêuticos A *pranlintida* foi aprovada para o tratamento do diabetes tipos 1 e 2 como adjuvante em pacientes que fazem uso de *insulina* nas refeições.

Resinas de ligação de ácidos biliares O único sequestrador de ácido biliar especificamente aprovado para o tratamento do diabetes tipo 2 é o *colesevelam*.

Mecanismo de ação O metabolismo dos ácidos biliares apresenta-se anormal em pacientes portadores de diabetes tipo 2, e existem relatos intermitentes de que as resinas de ligação de ácidos biliares reduzem o nível plasmático de glicose em pacientes diabéticos. Ainda não foi estabelecido o mecanismo pelo qual a ligação dos ácidos biliares e sua remoção da circulação êntero-hepática reduz o nível de glicemia. Os sequestradores de ácidos biliares poderiam reduzir a absorção intestinal de glicose, embora não haja qualquer evidência direta disso. Os ácidos biliares também atuam como moléculas de sinalização por meio de receptores nucleares, alguns dos quais podem atuar como sensores de glicose.

ADME O *colesevelam* é fornecido em pó para solução oral e em comprimidos de 625 mg; o uso típico é de 3 comprimidos, 2×/dia, antes do almoço e do jantar, ou 6 comprimidos antes da maior refeição do paciente. O fármaco é absorvido pelo trato intestinal apenas em mínimas quantidades, de modo que sua distribuição se limita ao trato GI.

Efeitos adversos e interações medicamentosas Os efeitos adversos comuns do *colesevelam* são GI, e até 10% dos pacientes tratados apresentam constipação intestinal, dispepsia, dor abdominal e náuseas. À semelhança de outras resinas de ligação de ácidos biliares, o *colesevelam* pode aumentar os níveis plasmáticos de triglicerídeos em indivíduos com tendência inerente à hipertrigliceridemia, e deve ser usado com cautela em pacientes com níveis de triglicerídeos acima de 200 mg/dL. O *colesevelam* pode interferir na absorção de agentes comumente utilizados (p. ex., *fenitoína*, *varfarina*, *verapamil*, *glibenclamida*, L-*tiroxina*, *etinilestradiol* e vitaminas lipossolúveis). O *colesevelam* é um fármaco de categoria B para gravidez e não tem contraindicação alguma para pacientes com doença renal ou hepática.

Usos terapêuticos O *colesevelam* está aprovado para o tratamento da hipercolesterolemia e pode ser utilizado no tratamento do diabetes tipo 2 como adjuvante da dieta e do exercício. Em ensaios clínicos realizados, o *colesevelam* reduziu a A1c em 0,5% quando adicionado ao tratamento com *metformina*, sulfonilureia ou *insulina* em pacientes com diabetes tipo 2.

Bromocriptina Uma formulação em comprimido de dose baixa (0,8 mg) de *bromocriptina*, um agonista do receptor de dopamina, está aprovada para o tratamento do diabetes tipo 2. A *bromocriptina* constitui um tratamento estabelecido para a doença de Parkinson e a hiperprolactinemia (ver Caps. 15, 21 e 46). Os efeitos da *bromocriptina* sobre o nível de glicemia são modestos e podem refletir uma ação no SNC. A faixa posológica para a *bromocriptina* é de 1,6 a 4,8 mg, e a dose deve ser tomada com alimento pela manhã, dentro de 3 horas após o despertar. Os efeitos adversos consistem em náuseas, fadiga, tontura, hipotensão ortostática, vômitos e cefaleia.

Abordagens farmacológicas combinadas para o diabetes tipo 2
Tratamento da progressão do diabetes tipo 2

Na maioria dos pacientes, as alterações patológicas que causam hiperglicemia no diabetes tipo 2 progridem com o passar do tempo. Por conseguinte, a maioria dos pacientes necessita de intensificação gradual da terapia para manter as metas de glicemia. Várias sociedades acadêmicas e organizações de saúde publicaram diretrizes, algoritmos e fluxogramas para o tratamento do diabetes tipo 2. A Figura 51-11 fornece uma versão

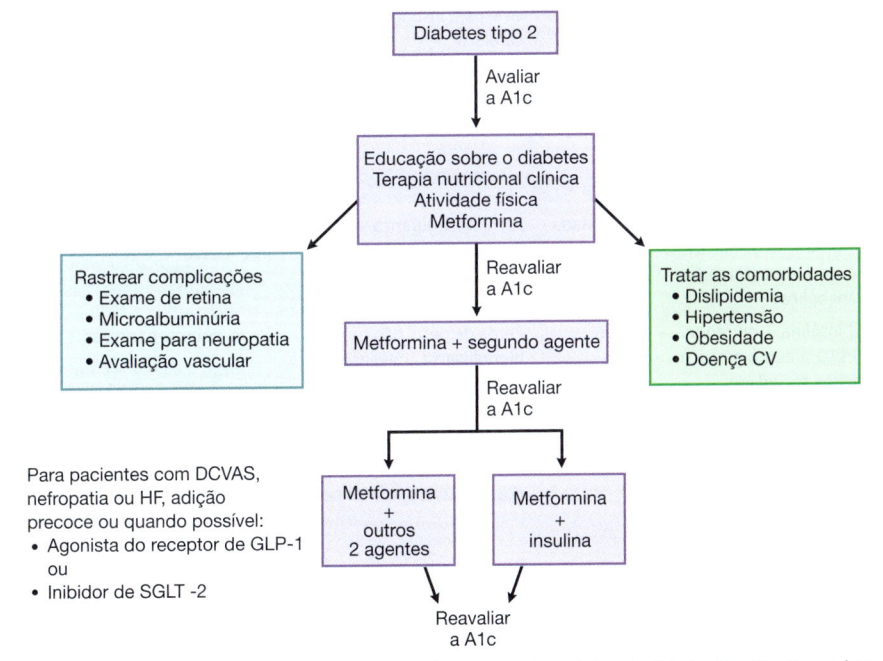

Figura 51-11 *Algoritmo para o tratamento do diabetes melito tipo 2.* Os pacientes com diagnóstico de diabetes tipo 2, seja com base no nível de glicose em jejum, no teste de tolerância à glicose oral ou na A1c, devem receber uma educação em diabetes, incluindo instrução sobre a terapia nutricional clínica e a atividade física. A *metformina* constitui o tratamento de primeira escolha de consenso e deve ser iniciada na ocasião do diagnóstico. A incapacidade de alcançar o alvo glicêmico, geralmente A1c de 7% ou menos dentro de 2 a 3 meses, deve levar à adição de um segundo agente (*insulina*, sulfonilureia, tiazolidinediona, inibidor da DPP-4, agonista do GLP-1 ou inibidor do SGLT-2). É preciso reforçar as intervenções no estilo de vida a cada consulta e verificar o nível de A1c a cada três meses. O tratamento pode ser escalonado para a *metformina* mais *insulina* ou *metformina* mais dois outros agentes da lista fornecida. Para indivíduos com doença cardiovascular aterosclerótica clínica estabelecida, deve-se acrescentar um agonista do receptor de GLP-1 ou um inibidor do SGLT-2 inicialmente no curso do tratamento; para pacientes com insuficiência cardíaca ou nefropatia diabética, os inibidores do SGLT-2 são preferidos como segundo agente (ver o texto para mais detalhes). DCVAS, doença cardiovascular aterosclerótica; IC, insuficiência cardíaca; TFGe, taxa de filtração glomerular estimada.

simplificada, e mais detalhes podem ser encontrados nas diretrizes da ADA, da European Society for Study of Diabetes, da American Association of Clinical Endocrinology e do National Institute for Health and Care Excellence (Reino Unido) (ADA, 2022c). A Tabela 51-6 fornece um resumo dos agentes farmacológicos disponíveis para o tratamento do diabetes. Embora não haja consenso quanto às combinações preferidas ou à sequência em que devem ser usadas, a seleção envolve, em geral, uma consideração do perfil de efeitos adversos, o custo e a meta da A1c. Evidências recentes sugerem que os indivíduos com diabetes tipo 2 que correm alto risco de doença cardiovascular ou renal beneficiam-se dos inibidores do SGLT2 ou dos agonistas do GLP-1. O Glycemia Reduction Approaches in Diabetes: A Comparative Effectiveness Study (GRADE), financiado pelo National Institutes of Health, constatou que a adição de *liraglutida* ou de *insulina* basal à metformina leva a um controle ligeiramente melhor da glicemia do que a *glimepirida* ou a *sitagliptina*. Os inibidores do SLGT2 não foram testados nesse estudo.

Há um consenso de que as primeiras intervenções devem consistir na administração de *metformina* e mudanças no estilo de vida. Depois

TABELA 51-6 ■ COMPARAÇÃO DOS AGENTES UTILIZADOS NO TRATAMENTO DO DIABETES

TIPO E AGENTE	MECANISMO DE AÇÃO	REDUÇÃO DA HBA_{1c} (%)[a]	VANTAGENS ESPECÍFICAS DO AGENTE	DESVANTAGENS ESPECÍFICAS DO AGENTE	CONTRAINDICAÇÕES E PRECAUÇÕES
Oral					
Biguanidas[c]	↓ Produção hepática de glicose, ↑ sensibilidade à insulina, influenciam a função intestinal	1-2	Efeito neutro sobre o peso, não causam hipoglicemia, custo baixo	Diarreia, náusea, deficiência de vitamina B_{12}, acidose láctica	TFG < 30 mL/min, ICC, exames com meios de contraste radiográficos, pacientes gravemente enfermos, acidose
Inibidores da dipeptidilpeptidase 4[c]	Prolongamento da ação do GLP-1 endógeno	0,4-0,8	Não causam hipoglicemia		↓ Dose na presença de doença renal
Inibidores da α-glicosidase[c]	↓ Absorção GI de glicose	0,5-0,8	↓ Glicemia pós-prandial	Flatulência GI, provas de função hepática elevadas	Insuficiência renal/hepática
Secretagogos da insulina: sulfonilureias[c]	↑ Secreção de insulina	1-2	De baixo custo	Hipoglicemia, ganho de peso	Insuficiência renal/hepática
Secretagogos da insulina: não sulfonilureias[c]	↑ Secreção de insulina	1-2	Início rápido de ação, redução da glicose pós-prandial	Hipoglicemia, precauções para o idoso e comprometimento renal	Insuficiência renal/hepática
Inibidores do SGLT2[c] (as gliflozinas)	↑ Excreção renal de glicose	0,5-0,8	Perda de peso e redução da PA leves; não causam hipoglicemia; benefício CV e para insuficiência cardíaca	↑ Taxa de infecções das vias urinárias inferiores e micóticas genitais; exacerbam a tendência à hiperpotassemia e CAD; ver o texto para canagliflozina	Insuficiência renal
Tiazolidinedionas[c] (as glitazonas)	↓ Resistência à insulina, ↑ utilização da glicose	0,5-1,2	Reduzem as necessidades de insulina	Edema periférico, ICC, ganho de peso, fraturas nas mulheres, edema da mácula	ICC, insuficiência hepática ou renal
Parenteral					
Insulina	↑ Utilização da glicose, ↓ produção de glicose hepática e outras ações anabólicas	Não limitada	Perfil de segurança/efeitos adversos bem conhecidos com base na experiência clínica	Injeção, ganho de peso, hipoglicemia	Hipoglicemia
Agonistas do receptor de GLP-1[c,d]	↑ Insulina, ↓ glucagon, esvaziamento gástrico lento, saciedade	0,5-1,5	Perda de peso, não causam hipoglicemia, ↓ eventos CV	Injeção, náusea, pancreatite	Doença renal, agentes que também retardam a motilidade GI, pancreatite, carcinoma medular de tireoide
Agonistas da amilina[b,c]	Esvaziamento gástrico lento, ↓ glucagon	0,25-0,5	Reduzem a glicemia pós-prandial; perda de peso	Injeção, náuseas, ↑ risco de hipoglicemia com insulina	Agentes que também retardam a motilidade GI
Outros					
Terapia nutricional clínica e atividade física[c]	↓ Resistência à insulina, ↑ secreção de insulina	1-3	Perda de peso, melhora da saúde CV	Dificuldade de adesão, sucesso baixo em longo prazo	
Insulina inalada[c]	↑ Utilização da glicose, ↓ produção hepática de glicose, outras ações anabólicas	0,25-0,5	Rápido início de ação	Experiência clínica limitada	Doença pulmonar, tabagismo

CAD, cetoacidose diabética; CV, cardiovascular; GI, gastrintestinal; ICC, insuficiência cardíaca congestiva; PA, pressão arterial; SGLT2, cotransportador 2 de sódio e glicose.
[a] A redução da A1c (absoluta) depende, em parte, de seu valor inicial.
[b] Usados em conjunção com insulina para tratamento do diabetes tipo 1.
[c] Usados para o tratamento do diabetes tipo 2.
[d] A semaglutida está disponível em formulação oral.

dessas medidas, podem-se utilizar diversas vias ou combinações de fármacos para o tratamento do diabetes tipo 2 quando o controle da glicose não alcança o alvo terapêutico (ADA, 2022c; Davies et al., 2018). Por exemplo, a adição de um segundo agente oral pode proporcionar resultados terapêuticos satisfatórios. Na atualidade, dispõe-se de combinações de doses fixas da maioria dos agentes orais; enquanto os agentes orais possuem, em sua maioria, efeitos aditivos, nenhuma combinação específica demonstrou ter eficácia particular passível de ser prevista na maioria dos pacientes. Outra abordagem consiste em introduzir a *insulina* basal de ação longa (ao deitar) em combinação com um agente hipoglicemiante oral. Essa combinação permite aos agentes orais proporcionar um controle glicêmico pós-prandial, enquanto a *insulina* basal fornece a base para normalizar os níveis de glicose basais ou em jejum. A *insulina* de ação longa pode ser combinada com quase todos os agentes anti-hiperglicêmicos orais listados na Tabela 51-6. A combinação de terapias pode ser orientada por uma estimativa da *reserva* secretora das células β no paciente (isto é, determinação do nível de peptídeo C) e pelas metas de glicemia de cada paciente. Com frequência, a deficiência progressiva de insulina no diabetes tipo 2 dificulta cada vez mais a obtenção da meta glicêmica exclusivamente com agentes anti-hiperglicêmicos orais; por essa razão, a *insulina* é frequentemente necessária.

Custos dos fármacos para tratamento do diabetes O tratamento do diabetes pode ser muito dispendioso, particularmente pelo fato de que a maioria dos pacientes utiliza diversos agentes, bem como fármacos para condições associadas, como hipertensão, dislipidemia e doença cardiovascular. Assim, o custo tornou-se uma questão fundamental no manejo de pacientes diabéticos, visto que foi documentado que ele afeta a adesão do paciente e a escolha dos planos de tratamento (Tab. 51-7). Os agentes mais novos são de custo mais elevado, enquanto os fármacos de classes mais antigas, como as sulfonilureias e as biguanidas são baratos e disponíveis em formulações genéricas. Nos últimos anos, o preço de todas as formulações de *insulina* aumentou constantemente, apesar do aparecimento de numerosos produtos novos no mercado, incluindo biossimilares de insulina (Cefalu et al., 2018). O equilíbrio na razão custo-benefício, particularmente dos novos agentes, ainda continua sendo um tema em discussão, porém importante para o manejo clínico. A tomada de decisão compartilhada com os pacientes, incorporando suas circunstâncias e desejos, pode ser efetiva no tratamento do diabetes.

Terapias emergentes para o diabetes

Diversas abordagens imunomoduladoras estão sendo investigadas para prevenir ou bloquear o processo autoimune central no diabetes tipo 1. No início do curso da doença (diabetes tipo 1 em estágio 2), a supressão do processo autoimune com anticorpos monoclonais anti-CD3 que têm como alvo os linfócitos T demonstrou retardar o início do diabetes tipo 1. Recentemente, o uso de bloqueadores dos canais de Ca^{2+} direcionados para a proteína de interação com tiorredoxina (TXNIP) teve impacto positivo no diabetes tipo 1 de início recente. A integração de um dispositivo de infusão de *insulina* e sensor de glicose está progredindo rapidamente, de modo que a infusão de *insulina* seja automatizada com base nos resultados do sensor (alça fechada).

Os avanços na química das proteínas possibilitaram o desenvolvimento de peptídeos capazes de ativar mais de um receptor para melhorar a regulação da glicose. A maioria deles incorpora o agonismo dos receptores de GLP-1 com a capacidade de ativar receptores para o glucagon ou receptor de GIP. Outras terapias novas que estão sendo avaliadas para o diabetes tipo 2 incluem ativadores da glicocinase, inibidores da 11β-hidroxiesteroide-desidrogenase-1, agonistas do GPR40 e inibidores combinados de SLGT1 e SLGT2.

A cirurgia metabólica ou bariátrica é muito efetiva para indivíduos obesos com diabetes tipo 2. O transplante total de pâncreas e das ilhotas pode normalizar o controle da glicose no diabetes tipo 1.

Hipoglicemia

Na ausência de jejum prolongado, os indivíduos saudáveis quase nunca apresentam níveis de glicemia abaixo de 3,5 mM. Isso se deve a um sistema contrarregulador neuroendócrino altamente adaptado que impede a hipoglicemia aguda, uma situação perigosa e potencialmente letal. As três situações clínicas mais comuns de hipoglicemia são as seguintes:

- Tratamento do diabetes com *insulina* ou agentes orais que promovem a secreção de insulina (sulfonilureias)
- Produção inadequada de insulina endógena por tumor das ilhotas pancreáticas (insulinoma) ou de fatores de crescimento semelhantes à insulina por tumores não das ilhotas, como hepatomas ou sarcomas
- Uso (intencional ou inadvertido) de um agente hipoglicemiante em um indivíduo sem diabetes

A hipoglicemia na primeira e na terceira situações pode ocorrer em jejum ou no estado prandial, enquanto a hipoglicemia secundária a neoplasias ocorre quase exclusivamente no estado de jejum ou pós-absortivo.

A hipoglicemia constitui uma reação adversa a diversas terapias orais e é mais pronunciada e grave com a insulinoterapia. A hipoglicemia pode resultar de uma dose de *insulina* inadequadamente grande, da falta de correspondência entre o momento da administração máxima de *insulina* e a ingestão de alimento, ou da superposição de fatores adicionais que aumentem a sensibilidade à *insulina* (p. ex., insuficiência suprarrenal ou hipofisária) ou que aumentem a captação de glicose independente da insulina (p. ex., exercício). A hipoglicemia constitui o principal risco que precisa ser sempre considerado em relação aos benefícios dessas intervenções farmacológicas para normalizar o controle da glicose. A hipoglicemia é particularmente problemática no indivíduo idoso e deve ser fortemente considerada quando se individualizam as metas glicêmicas.

A primeira resposta fisiológica à hipoglicemia consiste em redução da secreção de insulina endógena, que é observada com níveis plasmáticos de glicose de cerca de 70 mg/dL (3,9 mM); em seguida, ocorre liberação dos hormônios contrarreguladores (EPI, NE, glucagon, hormônio

TABELA 51-7 ■ CUSTOS RELATIVOS DOS AGENTES TERAPÊUTICOS PARA O DIABETES MELITO

CLASSE DE FÁRMACO	FÁRMACO	CUSTO RELATIVO
Agonistas do receptor de GLP-1	Dulaglutida, exenatida, liraglutida, lixisenatida, semaglutida	++++
Análogos da amilina	Pranlintida	++++
Análogos da insulina basal	Degludeca, detemir, glargina	++++
Análogos da insulina prandial	Asparte, glulisina, lispro	++++
Biguanidas	Metformina, metformina de liberação prolongada	+
Inibidores da dipeptidilpeptidase 4	Alogliptina, linagliptina, saxagliptina, sitagliptina, vildagliptina	++++
Inibidores da α-glicosidase	Acarbose	+
	Miglitol	+++
Inibidores do SGLT2	Canagliflozina, dapagliflozina, empagliflozina, ertugliflozina	++++
Insulina humana recombinante	Humulin regular, NPH e U-500, Novolin regular e NPH	+++
Insulina inalada	Afrezza	+++
Meglitinidas	Nateglinida, repaglinida	++
Sulfonilureias	Glimepirida, glipizida, glibenclamida	+
Tiazolidinedionas	Pioglitazona	+
	Rosiglitazona	+++

SGLT, cotransportador 2 de sódio e glicose.
A escala de custo baseia-se em preços de varejo médios nos Estados Unidos em 2021.
+, < $10/mês; ++, < $100/mês; +++, $100-300/mês; ++++, > $300/mês.

do crescimento e cortisol). Normalmente, os sintomas de hipoglicemia manifestam-se pela primeira vez com níveis plasmáticos de glicose de 60 a 70 mg/dL (3,3-3,9 mM). Em primeiro lugar, observa-se habitualmente a ocorrência de sudorese, fome, parestesias, palpitações, tremor e ansiedade, principalmente de origem autônoma. Dificuldade de concentração, confusão, fraqueza, sonolência, sensação de calor, tontura, visão embaçada e perda da consciência (isto é, os sintomas neuroglicopênicos mais importantes) geralmente ocorrem com níveis plasmáticos de glicose mais baixos do que os sintomas autonômicos. A hipoglicemia grave pode levar a convulsões e coma.

Nos pacientes com diabetes tipo 1 e tipo 2 de maior duração, a resposta secretora do glucagon à hipoglicemia torna-se deficiente. Por conseguinte, esses indivíduos diabéticos tornam-se dependentes da epinefrina para contrarregulação, e, se esse mecanismo se tornar deficiente, a incidência de hipoglicemia grave aumenta; esse fenômeno é central na perda da percepção de hipoglicemia e na neuropatia autonômica. Com a pronta disponibilidade da monitoração domiciliar da glicose, a hipoglicemia pode ser documentada na maioria dos pacientes que apresentam sintomas sugestivos. Pode ser difícil detectar a hipoglicemia que ocorre durante o sono, porém os pacientes afetados frequentemente fornecem uma história de cefaleia matinal, sudorese noturna ou sintomas de hipotermia. A hipoglicemia leve a moderada pode ser tratada simplesmente com a ingestão oral de glicose (15-20 g de carboidrato). Quando grave, a hipoglicemia deve ser tratada com glicose intravenosa ou com uma injeção de *glucagon*.

Agentes utilizados no tratamento da hipoglicemia

O *glucagon*, um polipeptídeo de cadeia simples de 29 aminoácidos interage com o GPCR do glucagon na membrana plasmática das células-alvo, principalmente o hepatócito, ativando a via G_s-AMPc-PKA com uma elevação aguda na produção de glicose, primariamente por glicogenólise. O *glucagon* deve ser prescrito para indivíduos com risco de hipoglicemia grave, e a família ou amigos do paciente devem ser treinados para injetar o fármaco em uma emergência. O *glucagon* é utilizado no tratamento da hipoglicemia grave quando o paciente diabético não pode consumir glicose oral com segurança e quando não se dispõe de glicose intravenosa.

Até recentemente, as preparações liofilizadas de *glucagon*, produzidas por tecnologia de DNA recombinante, eram a única formulação disponível para uso clínico. Como o *glucagon* nativo forma fibrilas e é instável em solução por mais de um curto período, esses *kits* incluem um diluente para dissolver o peptídeo antes do tratamento, uma característica que retarda e confunde o seu uso em emergências. Para as reações hipoglicêmicas, administra-se 1 mg por via intravenosa, intramuscular ou subcutânea, embora, na maioria das circunstâncias, a via intramuscular seja mais aplicável para uso na emergência. O início da ação hiperglicêmica após a administração de *glucagon* é de 5 a 10 min após injeção e torna-se máxima depois de 15 a 20 minutos. Entretanto, o efeito é relativamente curto e pode ser atenuado se houver depleção das reservas hepáticas de glicogênio. Após a resposta inicial ao glucagon, o paciente deve receber glicose por via oral ou ser aconselhado com insistência a comer para evitar a hipoglicemia recorrente. Os efeitos adversos mais frequentes consistem em náuseas e vômitos.

Recentemente, três novas preparações de *glucagon* tornaram-se disponíveis para o tratamento da hipoglicemia (Diana et al., 2021). Dispõe-se de uma formulação nasal como dispositivo de administração de dose única de 3 mg, e, embora os níveis máximos sejam mais baixos e com atraso de vários minutos em comparação com o glucagon IM, a eficácia na correção da hipoglicemia em ensaios clínicos foi comparável. Além disso, em testes de uso bem-sucedido em ambientes simulados de emergência, o *glucagon* por via nasal foi superior. Além disso, existe também uma formulação líquida de *glucagon* nativo. O *glucagon* dissolvido em dimetil sulfóxido é fornecido na forma de autoinjetor ou seringa pré-carregada. A cinética e a resposta clínica são idênticas aos *kits* de *glucagon* mais antigos, porém a facilidade de uso, o tempo para a administração bem-sucedida e a proporção de eventos hipoglicêmicos resgatados foram melhores com o *glucagon* líquido estável. Por fim, um análogo do *glucagon*, o *dasiglucagon*, possui 7 substituições de aminoácidos na sequência nativa que melhoram a solubilidade e possibilitam uma formulação líquida estável. O *dasiglucagon*, também disponível como seringa pré-carregada ou autoinjetor, apresenta uma farmacodinâmica semelhante àquela do *glucagon* nativo. Todas as formas de *glucagon* administradas nas quantidades recomendadas para tratamento da hipoglicemia apresentam efeitos adversos GI, ocorrendo náuseas em 30 a 40% dos pacientes e vômitos em 10 a 20%.

Outros hormônios ou fármacos relacionados com as ilhotas pancreáticas

Diazóxido

O *diazóxido* (ver Cap. 32) é um derivado benzotiadiazínico anti-hipertensivo e antidiurético com potentes ações hiperglicêmicas quando administrado por via oral. O *diazóxido* interage com o canal de K_{ATP} na membrana da célula β e impede o seu fechamento ou prolonga o tempo de abertura. Esse efeito, que é oposto ao das sulfonilureias (ver Fig. 51-3), inibe a secreção de insulina.

A dose oral habitual é de 3 a 8 mg/kg/dia em adultos e crianças e de 8 a 15 mg/kg/dia em lactentes e recém-nascidos. O *diazóxido* pode causar náuseas e vômitos e, por esse motivo, é habitualmente administrado em doses fracionadas nas refeições. Circula, em grande parte, ligado às proteínas plasmáticas e apresenta uma $t_{1/2}$ de cerca de 48 horas. Apresenta vários efeitos adversos, incluindo retenção de Na^+ e de líquido, hiperuricemia, hipertricose, trombocitopenia e leucopenia, o que às vezes limita o seu uso. Apesar desses efeitos adversos, o diazóxido pode ser útil em pacientes com insulinomas inoperáveis e em crianças com hiperinsulinismo neonatal.

Somatostatina

A *somatostatina* é produzida pelas células δ das ilhotas pancreáticas, por células do trato GI e no SNC. A SST, que circula principalmente nas formas de 14 ou 28 aminoácidos, atua por meio de uma família de cinco GPCR, $SSTR_{1-5}$. A SST inibe uma ampla variedade de secreções endócrinas e exócrinas, incluindo a secreção de hormônio estimulante da tireoide (TSH) e hormônio do crescimento (GH) pela hipófise e de gastrina, motilina, VIP (peptídeo intestinal vasoativo), glicentina, insulina, glucagon e polipeptídeo pancreático pelo trato GI/ilhotas pancreáticas. O papel fisiológico da SST ainda não foi definido com precisão, porém a sua $t_{1/2}$ curta (3-6 min) impede o seu uso terapêutico. Os análogos de ação mais longa, como a *octreotida*, a *lanreotida* ou a *pasireotida*, são úteis no tratamento da diarreia secretora grave (ver Cap. 54) e de tumores carcinoides, glucagonomas, VIPomas, acromegalia e doença de Cushing (ver Cap. 50). Com frequência, ocorrem anormalidades da vesícula biliar (cálculos e lama biliar) com o uso crônico dos análogos da somatostatina, assim como sintomas GI.

RESUMO: Fármacos para o diabetes e a hipoglicemia

Fármacos e substâncias	Usos terapêuticos	Farmacologia clínica e dicas
Formulações de insulina		
Insulina – de ação curta (regular)	• Diabetes tipo 1 e tipo 2 • Controle da elevação prandial do nível de glicemia • Correção aguda da hiperglicemia • Infusão intravenosa para CAD e hiperglicemia no paciente internado	• Injeção SC, IM ou IV • Início de ação 30-45 min após injeção subcutânea • Duração de ação 4-6 h após injeção subcutânea • Principal efeito adverso: hipoglicemia
Análogos da insulina – de ação curta (lispro, asparte, glulisina)	• Diabetes tipo 1 e tipo 2 • Controle da elevação prandial do nível de glicemia • Usada em bomba de insulina para o tratamento do diabetes	• Geneticamente modificados para acelerar o perfil de absorção da insulina • Injeção SC ou IM • Início de ação 5-15 min após injeção SC • Duração de ação de 3-5 h após injeção SC • Principal efeito adverso: hipoglicemia
Insulina – de ação longa (NPH)	• Fornece insulina basal no diabetes tipo 1 e tipo 2 • Reduz a hiperglicemia de jejum no diabetes tipo 2	• Formulada para prolongar a absorção de insulina • Em geral, exige injeção subcutânea 2×/dia para fornecer uma cobertura de insulina basal de 24 h • Combinada com insulina de ação curta em esquema basal/*bolus* • Administrada ao deitar no diabetes tipo 2 para reduzir a produção de glicose hepática • Duração de ação de 8-12 h • Principal efeito adverso: hipoglicemia
Análogos da insulina – de ação longa (glargina, detemir, degludeca)	• Fornece insulina basal no diabetes tipo 1 e tipo 2	• Geneticamente modificadas para prolongar a absorção • Injeção subcutânea 1×/dia → cobertura de insulina basal de 24 h • Combinada com insulina de ação curta em esquema basal/*bolus* • Duração de ação de 18-42 h • Principal efeito adverso: hipoglicemia
Agentes hipoglicemiantes orais		
Biguanidas Metformina	• Terapia do diabetes tipo 2 • Habitualmente o agente inicial no diabetes tipo 2	• Reduzem a produção de glicose hepática • Neutras para peso corporal • Não causam hipoglicemia • Efeitos adversos: diarreia, náusea, acidose láctica (advertência em tarja preta) • Usar com cautela na insuficiência renal, em pacientes hospitalizados; interromper temporariamente a terapia antes de insultos renais potenciais (p. ex., meios de contraste radiológicos) • Evitar o uso em pacientes com disfunção hepática • Podem ser combinadas com outros agentes • De baixo custo
Inibidores da α-glicosidase Acarbose, miglitol, voglibose	• Terapia do diabetes tipo 2	• Reduzem a degradação dos carboidratos no trato GI • Efeitos adversos: flatulência GI, provas de função hepática elevadas • Podem ser combinadas com outros agentes • Redução relativamente modesta da glicose
Inibidores da dipeptidilpeptidase 4 Sitagliptina, saxagliptina, linagliptina, alogliptina, vildagliptina	• Terapia do diabetes tipo 2	• Prolongam a ação do GLP-1; promovem a secreção de insulina • Podem ser combinadas com outros agentes • Redução relativamente modesta da glicose
Secretagogos da insulina – sulfonilureias Segunda geração: glibenclamida, glipizida e outros	• Terapia do diabetes tipo 2	• Estimulam a secreção de insulina • Principal efeito adverso: hipoglicemia • Necessidade de ajuste na presença de doença renal/hepática • Podem ser combinadas com outros agentes • Ganho de peso modesto • De baixo custo
Secretagogos da insulina – não sulfonilureias Repaglinida, nateglinida	• Terapia do diabetes tipo 2	• ↑ secreção de insulina; início mais rápido e menor duração de ação do que as sulfonilureias • Principal efeito adverso: hipoglicemia • Necessidade de ajuste na presença de doença renal/hepática • Podem ser combinadas com outros agentes

(continua)

RESUMO: Fármacos para o diabetes e a hipoglicemia (*continuação*)

Fármacos e substâncias	Usos terapêuticos	Farmacologia clínica e dicas
Agentes hipoglicemiantes orais (*continuação*)		
Inibidores do SLGT2 Canagliflozina, dapagliflozina, empagliflozina, ertugliflozina	• Terapia do diabetes tipo 2	• Impedem a reabsorção de glicose e promovem a sua excreção renal • Perda discreta de peso e redução da pressão arterial • Melhoram os resultados cardiovasculares, reduzem as admissões para insuficiência cardíaca e melhoram os resultados da insuficiência cardíaca • Retardam a nefropatia diabética • Não causam hipoglicemia • Pode ↑ a taxa de infecções das vias urinárias inferiores e micóticas genitais, de hipotensão e CAD • Podem ser combinados com outros agentes
Tiazolidinedionas Rosiglitazona, pioglitazona	• Terapia do diabetes tipo 2	• Aumentam a sensibilidade à insulina • Efeitos adversos: edema periférico, ICC, ganho de peso, fraturas, edema da mácula • Usar com cautela na ICC e na doença hepática • Podem ser combinadas com outros agentes
Outros agentes hipoglicemiantes		
Agonistas do GLP-1 Dulaglutida, exenatida, liraglutida, lixisenatida, semaglutida	• Terapia do diabetes tipo 2	• ↑ secreção de insulina, ↓ esvaziamento gástrico, ↓ glucagon • Injetados por via subcutânea (uma formulação oral disponível) • Frequentemente associada a perda de peso • Melhoram os resultados cardiovasculares • Efeitos adversos incluem náuseas • Não utilizar com agentes que ↓ motilidade GI • Risco de hipoglicemia com a insulina
Análogos da amilina Pranlintida	• Terapia adjuvante com insulina no diabetes tipo 1 e tipo 2	• Retarda o esvaziamento gástrico, diminui o glucagon • Injeção subcutânea • ↓ glicemia pós-prandial • Frequentemente associada a perda de peso • Efeitos adversos incluem náuseas • Não utilizar com agentes que ↓ motilidade GI • Risco de hipoglicemia com a insulina
Fármacos que revertem a hipoglicemia		
Glucagon	• Tratamento de emergência da hipoglicemia grave	• Injeção SC, IM, IV ou por via intranasal • Eleva rapidamente o nível de glicemia • Relaxa os músculos lisos do trato GI • Inotropismo e cronotropismo positivos sobre o coração
Outros hormônios ou fármacos relacionados com as ilhotas pancreáticas		
Diazóxido	• Tratamento da crise hipertensiva • Tratamento da hiperinsulinemia patológica	• Inibe a secreção de insulina • Efeitos adversos: náuseas, vômitos, retenção hídrica, hiperuricemia, hipertricose, trombocitopenia e leucopenia
Análogos da somatostatina Octreotida, lanreotida, pasireotida	• Tratamento de tumores carcinoides, glucagonomas, VIPomas, acromegalia e doença de Cushing	• Injeção intramuscular • Inibe a liberação de hormônio • Efeitos adversos incluem anormalidades da vesícula biliar

CAD, cetoacidose diabética; ICC, insuficiência cardíaca congestiva.

Referências

Ahlqvist E, et al. Novel subgroups of adult-onset diabetes and their association with outcomes: a data-driven cluster analysis of six variables. *Lancet Diabetes Endocrinol*, **2018**, *6*:361–369.

American Diabetes Association. 2. Classification and diagnosis of diabetes. *Diabetes Care*, **2017**, *40*(suppl 1):S11–S24.

American Diabetes Association. 2. Classification and diagnosis of diabetes: standards of medical care in diabetes-2022. *Diabetes Care*, **2022a**, *45*(suppl 1):S17–S38.

American Diabetes Association. 6. Glycemic targets: standards of medical care in diabetes-2022. *Diabetes Care*, **2022b**, *45*(suppl 1):S83–S96.

American Diabetes Association. 9. Pharmacologic approaches to glycemic treatment: standards of medical care in diabetes-2022. *Diabetes Care*, **2022c**, *45*(suppl 1):S125–S143.

American Diabetes Association. 10. Cardiovascular disease and risk management: standards of medical care in diabetes-2022. *Diabetes Care*, **2022d**, *45*(suppl 1):S144–S174.

American Diabetes Association. 13. Older adults: standards of medical care in diabetes-2022. *Diabetes Care*, **2022e**, *45*(suppl 1):S195–S207.

Angelidi AM, et al. Severe insulin resistance syndromes. *J Clin Invest*, **2021**, *131*:e142245.

Boughton CK, Hovorka R. New closed-loop insulin systems. *Diabetologia*, **2021**, *64*:1007–1015.

Campbell JE, Newgard CB. Mechanisms controlling pancreatic islet cell function in insulin secretion. *Nat Rev Mol Cell Biol*, **2021**, *22*:142–158.

Cefalu WT, et al. Insulin access and affordability working group: conclusions and recommendations. *Diabetes Care*, **2018**, *41*:1299–1311.

Chen M, et al. Pharmacogenomics of glinides. *Pharmacogenomics*, **2015**, *16*:45–60.

Cole JB, Florez JC. Genetics of diabetes mellitus and diabetes complications. *Nat Rev Nephrol*, **2020**, *16*:377–390.

Davies MJ, et al. Management of hyperglycemia in type 2 diabetes, 2018. A consensus report by the American Diabetes Association (ADA) and the European Association for the Study of Diabetes (EASD). *Diabetes Care*, **2018**, *41*:2669–2701.

Deacon CF, Lebovitz HE. Comparative review of dipeptidyl peptidase-4 inhibitors and sulphonylureas. *Diabetes Obes Metab*, **2016**, *18*:333–347.

Diana I, et al. Glucagon: its evolving role in the management of hypoglycemia. *Pharmacotherapy*, **2021**, *41*:623–633.

Douros JD, et al. The effects of bariatric surgery on islet function, insulin secretion, and glucose control. *Endocr Rev*, **2019**, *40*:1394–1423.

Fève B, Scheen AJ. When therapeutic drugs lead to diabetes. *Diabetologia*, **2022**, *65*:751–762.

Gastaldelli A, Cusi K. From NASH to diabetes and from diabetes to NASH: mechanisms and treatment options. *JHEP Rep*, **2019**, *1*:312–328.

Gloyn AL, Drucker DJ. Precision medicine in the management of type 2 diabetes. *Lancet Diabetes Endocrinol*, **2018**, *6*:891–900.

Haeusler RA, et al. Biochemical and cellular properties of insulin receptor signalling. *Nat Rev Mol Cell Biol*, **2018**, *19*:31–44.

Hattersley AT, Patel KA. Precision diabetes: learning from monogenic diabetes. *Diabetologia*, **2017**, *60*:769–777.

Hedrington MS, Davis SN. Considerations when using alpha-glucosidase inhibitors in the treatment of type 2 diabetes. *Exp Opin Pharmacother*, **2019**, *20*:2229–2235.

Heinemann L, Parkin CG. Rethinking the viability and utility of inhaled insulin in clinical practice. *J Diabetes Res*, **2018**, *2018*:4568903.

Hirsch IB, et al. The evolution of insulin and how it informs therapy and treatment choices. *Endocr Rev*, **2020**, *41*:bnaa015.

Jampol LM, et al. Evaluation and care of patients with diabetic retinopathy. *N Engl J Med*, **2020**, *382*:1629–1637.

Kahn SE, et al. (2021). The β cell in diabetes: integrating biomarkers with functional measures. *Endocr Rev*, *42*:bnab021.

Kato M, Natarajan R. Epigenetics and epigenomics in diabetic kidney disease and metabolic memory. *Nat Rev Nephrol*, **2019**, *15*:327–345.

Khunti K, et al. Do sulphonylureas still have a place in clinical practice? *Lancet Diabetes Endocrinol*, **2018**, *6*:821–832.

Knudsen LB, Lau J. The discovery and development of liraglutide and semaglutide. *Front Endocrinol*, **2019**, *10*:155.

LaMoia TE, Shulman GI. Cellular and molecular mechanisms of metformin action. *Endocr Rev*, **2020**, *42*:bnaa023.

Lebovitz HE. Thiazolidinediones: the forgotten diabetes medications. *Curr Diabetes Rep*, **2019**, *19*:151.

McLean BA, et al. Revisiting the complexity of GLP-1 action from sites of synthesis to receptor activation. *Endocr Rev*, **2020**, *42*:bnaa032.

Mishra R, et al. A global perspective of latent autoimmune diabetes in adults. *Trends Endocrinol Metab*, **2018**, *29*:638–650.

Nathan DM, DCCT/EDIC Research Group. The Diabetes Control and Complications Trial/Epidemiology of Diabetes Interventions and Complications Study at 30 years: overview. *Diabetes Care*, **2013**, *37*:9–16.

Nauck MA, et al. GLP-1 receptor agonists in the treatment of type 2 diabetes: state-of-the-art. *Mol Metab*, **2021**, *46*:101102.

Powers AC. Type 1 diabetes mellitus: much progress, many opportunities. *J Clin Invest*, **2021**, *131*:e142242.

Rosenstock J, et al. Effect of linagliptin vs glimepiride on major adverse cardiovascular outcomes in patients with type 2 diabetes. *JAMA*, **2019**, *322*:1155–1166.

Ruiz HH, et al. Advanced glycation end products: building on the concept of the "common soil" in metabolic disease. *Endocrinology*, **2019**, *161*:bqz006.

Saltiel AR. Insulin signaling in health and disease. *J Clin Invest*, **2021**, *131*:e142241.

Sandoval DA, D'Alessio DA. Physiology of proglucagon peptides: role of glucagon and GLP-1 in Health and Disease. *Physiol Rev*, **2015**, *95*:513–548.

Thomas MC, Cherney DZI. The actions of SGLT2 inhibitors on metabolism, renal function and blood pressure. *Diabetologia*, **2018**, *61*:2098–2107.

Trujillo JM, et al. GLP-1 receptor agonists: an updated review of head-to-head clinical studies. *Ther Adv Endocrinol Metab*, **2021**, *12*:1–15.

Umpierrez G, Korytkowski M. Diabetic emergencies—ketoacidosis, hyperglycaemic hyperosmolar state and hypoglycaemia. *Nat Rev Endocrinol*, **2016**, *12*:222–232.

Vaccaro O, et al. Effects on the incidence of cardiovascular events of the addition of pioglitazone versus sulfonylureas in patients with type 2 diabetes inadequately controlled with metformin (TOSCA.IT): a randomised, multicentre trial. *Lancet Diabetes Endocrinol*, **2017**, *5*:887–897.

Walker JT, et al. The human islet: mini-organ with mega-impact. *Endocr Rev*, **2021**, *42*:605–657.

Capítulo 52

Fármacos que afetam a homeostasia dos íons minerais e a renovação óssea

Thomas D. Nolin e Peter A. Friedman

FISIOLOGIA DA HOMEOSTASIA DOS ÍONS MINERAIS
- Cálcio
- Fosfato

REGULAÇÃO HORMONAL DA HOMEOSTASIA DO CÁLCIO E DO FOSFATO
- Paratormônio
- Fator de crescimento do fibroblasto 23
- Vitamina D
- Calcitonina

FISIOLOGIA DO OSSO
- Massa óssea
- Remodelagem óssea

DISTÚRBIOS DA HOMEOSTASIA MINERAL E DO OSSO
- Anormalidades do metabolismo do cálcio
- Distúrbios do metabolismo do fosfato
- Distúrbios da vitamina D
- Osteoporose
- Doença de Paget
- Doença renal crônica-doença mineral óssea

FARMACOTERAPIA DOS DISTÚRBIOS DA HOMEOSTASIA DOS ÍONS MINERAIS E DO METABOLISMO DO OSSO
- Hipercalcemia
- Hipocalcemia e outros usos terapêuticos do cálcio
- Vitamina D
- Calcitonina
- Bifosfonatos
- Paratormônio
- Miméticos do receptor sensor de cálcio
- Fluoreto

ABORDAGEM INTEGRADA PARA PREVENÇÃO E TRATAMENTO DA OSTEOPOROSE
- Agentes antirreabsortivos
- Agentes anabolizantes
- Terapias de combinação

Este capítulo fornece uma introdução à homeostasia dos íons minerais e à endocrinologia do metabolismo do Ca^{2+} e do fosfato; em seguida, trata de alguns aspectos relevantes da fisiopatologia; e, por fim, apresenta opções farmacoterapêuticas para o tratamento de distúrbios da homeostasia dos íons minerais.

Fisiologia da homeostasia dos íons minerais

Cálcio

O cálcio elementar é essencial para numerosas funções biológicas, incluindo desde a contração muscular e a sinalização intracelular (Cap. 3) até a coagulação sanguínea (Cap. 36) e o sustento na formação e remodelagem contínua do esqueleto.

O Ca^{2+} extracelular encontra-se na faixa milimolar, enquanto o Ca^{2+} livre intracelular é mantido em níveis submicromolares. Diferentes mecanismos evoluíram para regular o Ca^{2+} ao longo desse intervalo de concentração de 10.000 vezes. As alterações no Ca^{2+} citosólico (seja por meio de liberação das reservas intracelulares, seja pela sua entrada através dos canais de Ca^{2+} da membrana) podem modular alvos efetores, frequentemente por meio da interação com a proteína de ligação do Ca^{2+} ubíqua, a *calmodulina*. A rápida cinética de associação-dissociação do Ca^{2+} possibilita uma regulação efetiva do Ca^{2+} citosólico ao longo de uma faixa de 100 nM a 1 μM.

O conteúdo corporal de cálcio em homens e mulheres adultos e sadios é de cerca de 1.300 e 1.000 g, respectivamente, dos quais mais de 99% encontra-se nos ossos e nos dentes. O Ca^{2+} nos líquidos extracelulares é rigorosamente regulado dentro de limites estreitos. Nos seres humanos adultos, a concentração sérica normal de Ca^{2+} varia de 8,5 a 10,4 mg/dL (4,25-5,2 mEq/L, 2,1-2,6 mM) e inclui três formas químicas distintas: *ionizado* (50%), *ligado às proteínas* (40%) e *complexado* (10%). Por conseguinte, enquanto a concentração plasmática total de Ca^{2+} é de cerca de 2,5 mM, a concentração do Ca^{2+} ionizado no plasma é de cerca de 1,2 mM. Os vários reservatórios de Ca^{2+} estão ilustrados de modo esquemático na Figura 52-1.

A albumina é responsável por cerca de 90% do Ca^{2+} sérico ligado às proteínas plasmáticas; pode-se esperar que uma mudança na concentração plasmática de albumina de 1,0 g/dL em relação ao valor normal de 4,0 g/dL altere a concentração total de Ca^{2+} em cerca de 0,8 mg/dL. Os 10% restantes do Ca^{2+} sérico estão complexados com pequenos ânions polivalentes, principalmente fosfato e citrato. Apenas o Ca^{2+} difusível (isto é, ionizado mais complexado) atravessa as membranas celulares. O grau de formação desses complexos depende do pH do ambiente, bem como das concentrações de Ca^{2+} ionizado e de ânions complexados. O Ca^{2+} ionizado é o componente fisiologicamente importante, que medeia os efeitos biológicos do cálcio, e, quando comprometido, produz os sinais e sintomas característicos de hipocalcemia ou hipercalcemia. Os hormônios que afetam a absorção intestinal de cálcio e a sua excreção renal controlam rigorosamente a concentração extracelular de Ca^{2+}; quando necessário, esses mesmos hormônios regulam a retirada do grande reservatório do esqueleto.

Reservas de cálcio

O esqueleto contém 99% do cálcio corporal total em uma forma cristalina que se assemelha ao mineral hidroxiapatita; verifica-se também a presença de outros íons nessa rede cristalina, incluindo Na^+, K^+, Mg^{2+} e F^-. O conteúdo de Ca^{2+} do osso em estado de equilíbrio dinâmico reflete o efeito final da reabsorção e da formação ósseas. Embora a maior parte do cálcio do esqueleto não esteja prontamente disponível para suprir necessidades em curto prazo, existe um reservatório de cálcio rapidamente intercambiável na superfície endosteal que pode ser mobilizado e servir para sequestrar aumentos agudos do cálcio extracelular.

Absorção e excreção de cálcio

Nos Estados Unidos, cerca de 75% do Ca^{2+} da dieta provém do leite e de seus derivados. A Tabela 52-1 fornece diretrizes para a suplementação

CaSR: receptor sensor de cálcio
CGRP: peptídeo relacionado com o gene da calcitonina
CMT: carcinoma medular da tireoide
CTR: receptor de calcitonina
CYP: citocromo P450
DHT: di-hidrotaquisterol
DMO: densidade mineral óssea
DRC-DMO: doença renal crônica-doença mineral óssea
ERK: cinase regulada por sinal extracelular
FGF: fator de crescimento do fibroblasto
FGF23: fator de crescimento do fibroblasto 23
FGFR: receptor do FGF
GPCR: receptor acoplado à proteína G
HLX: hipofosfatemia ligada ao X
IL: interleucina
IP$_3$: trifosfato de inositol
KL: klotho
NF-κB: fator nuclear kappa B
NPT2: proteína transportadora de fosfato dependente de sódio 2
25-OHD$_3$: 25-OH-colecalciferol
OPG: osteoprotegerina
P$_i$: fosfato inorgânico
PKC: proteína-cinase C
PLC: fosfolipase C
PTH: paratormônio
PTHR: receptor do PTH
PTHrP: proteína relacionada ao PTH
RANK: receptor ativador de NF-κB
RANKL: ligante do RANK
TK: tirosina-cinase
TRH: terapia de reposição hormonal
VDR: receptor de vitamina D

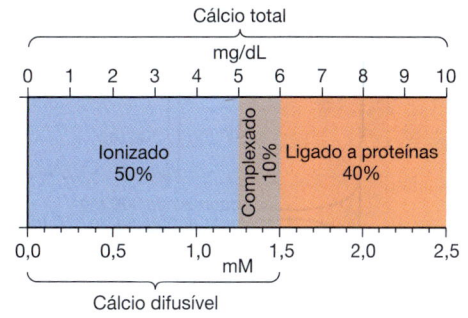

Figura 52-1 *Reservatórios de cálcio no soro.* As concentrações são expressas em miligramas por decilitro (eixo superior) e em milimols por litro (eixo inferior). A concentração sérica total de cálcio é de 10 mg/dL ou 2,5 mM, dividida em três reservatórios: cálcio ligado às proteínas (40%), cálcio complexado com pequenos ânions (10%) e cálcio ionizado (50%). Os reservatórios de cálcio complexado e ionizado representam as formas difusíveis de cálcio que podem entrar nas células.

diária de vitamina D e de cálcio (Institute of Medicine, 2011). A Figura 52-2 ilustra os componentes da renovação corporal total diária de Ca^{2+}. O Ca^{2+} só penetra no organismo pelo intestino. Ocorre *transporte de Ca^{2+} dependente de vitamina D* na parte proximal do duodeno, enquanto a maior parte da captação de Ca^{2+} é mediada por *absorção passiva* em todo o intestino delgado. Quando a ingestão de cálcio é adequada ou alta, a absorção passiva de cálcio no jejuno e no íleo constitui o principal processo de absorção. Por outro lado, quando a ingestão é baixa, a absorção ativa de cálcio dependente de vitamina D é suprarregulada no duodeno e responde pela maior proporção do cálcio absorvido.

Essa captação, seja ativa ou passiva, é contrabalançada por uma perda intestinal diária obrigatória de Ca^{2+} de cerca de 150 mg/dia, que reflete o conteúdo de Ca^{2+} das secreções da mucosa e da bile, bem como das células intestinais descamadas. A eficiência da absorção intestinal de Ca^{2+} está inversamente relacionada com a ingestão de cálcio. Por conseguinte, uma dieta com baixo teor de cálcio resulta em aumento compensatório na absorção fracionária, devido, em parte, à ativação da vitamina D. Em indivíduos de mais idade, essa resposta é consideravelmente menos intensa. Os estados patológicos associados à esteatorreia, diarreia crônica ou má absorção promovem perda fecal de Ca^{2+}. Determinados fármacos, como os glicocorticoides e a fenitoína, deprimem o transporte intestinal de Ca^{2+}.

A excreção urinária de Ca^{2+} é a diferença entre a quantidade filtrada no glomérulo e a quantidade reabsorvida. São filtrados cerca de 9 g de cálcio por dia, dos quais mais de 98% é reabsorvido pelos túbulos. A eficiência da reabsorção é altamente regulada pelo PTH e também influenciada pelo Na$^+$ filtrado, pela presença de ânions não reabsorvidos e por agentes diuréticos (ver Cap. 25). A ingestão de sódio e, portanto, a excreção de Na$^+$, estão diretamente relacionadas com a excreção urinária de Ca^{2+}. Os diuréticos que atuam sobre o ramo ascendente da alça de Henle (p. ex., *furosemida*) aumentam a excreção de Ca^{2+}. Por outro lado, os diuréticos tiazídicos desacoplam a relação entre a excreção de Na$^+$ e Ca^{2+}, aumentando a excreção de sódio, porém diminuindo a de cálcio. A excreção urinária de Ca^{2+} constitui uma função direta do aporte nutricional de proteína, presumivelmente em virtude do efeito dos aminoácidos que contêm enxofre sobre a função tubular renal.

Fosfato

O fosfato está presente no plasma, no líquido extracelular, nos fosfolipídeos das membranas celulares, no líquido intracelular, no colágeno e no tecido ósseo. Mais de 80% do fósforo corporal total é encontrado nos ossos, e cerca de 15%, nos tecidos moles. Além disso, o fosfato é um constituinte dinâmico do metabolismo intermediário e energético e atua como regulador fundamental da atividade enzimática quando

TABELA 52-1 ■ INGESTÃO DIÁRIA RECOMENDADA DE CÁLCIO E VITAMINA D

FAIXA ETÁRIA	CÁLCIO (mg/dia)[a]	VITAMINA D (UI/dia)[a,b]
Lactentes de 0-6 meses	200[c]	400[d]
Lactentes de 6-12 meses	260[c]	400[d]
1-3 anos	700	600
4-8 anos	1.000	600
9-13 anos	1.300	600
14-18 anos	1.300	600
19-30 anos	1.000	600
31-50 anos	1.000	600
51-70 anos	1.000	600
Mulheres de 51-70 anos	1.200	600
> 70 anos	1.200	600
14-18 anos, gestantes/lactantes	1.300	600
19-50 anos, gestantes/lactantes	1.000	600

[a]Aporte para cobrir as necessidades de ≥ 97,5% da população.
[b]Cobre todas as formas de vitamina D. Para detalhes, ver Institute of Medicine, 2011.
[c]Para lactentes de 0-6 meses de idade, a ingestão adequada é de 200 mg/dia e, para lactentes de 6-12 meses de idade, é de 260 mg/dia. As RDA não foram estabelecidas para lactentes.
[d]Para lactentes de 0-6 meses de idade, a ingestão adequada é de 400 UI/dia e, para lactentes de 6-12 meses de idade, de 400 UI/dia. As RDA não foram estabelecidas para lactentes.
RDA, ingestão diária recomendada.

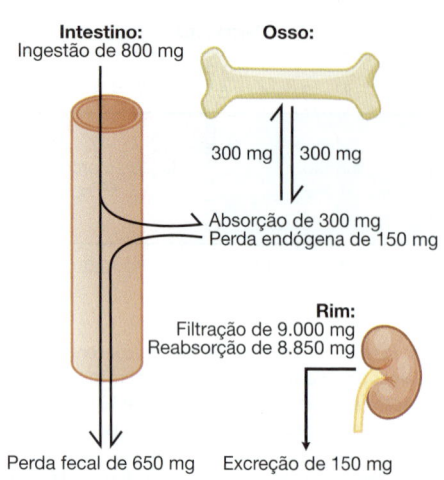

Figura 52-2 *Renovação corporal total diária do cálcio.* Em adultos saudáveis, a ingestão de cálcio é igual à sua excreção, e não há ganho efetivo nem perda do cálcio esquelético. A ingestão dietética diária de cálcio é, em média, de 800 mg. A absorção intestinal efetiva alcança 150 mg e é equilibrada pela excreção renal de uma quantidade equivalente de cálcio. A excreção fecal de cálcio é de 650 mg. Na ausência de estímulo para a homeostasia do cálcio, como a lactação, os rins constituem o principal local de metabolismo do cálcio. (*Fonte:* Adaptada, com autorização, de Yanagawa N, Lee DBN. Renal handling of calcium and phosphorus. In: Coe FL, Favus MJ, eds. *Disorders of Bone and Mineral Metabolism.* Raven Press, New York, **1992**, 3–40.)

transferido, por proteína-cinases, do ATP para resíduos de serina, treonina e tirosina passíveis de fosforilação.

Biologicamente, o fósforo encontra-se nas formas tanto orgânica quanto inorgânica (P_i). As formas orgânicas incluem os fosfolipídeos e vários ésteres orgânicos. No líquido extracelular, a maior parte do fósforo está presente como fosfato inorgânico, na forma de NaH_2PO_4 e Na_2HPO_4. Em pH de 7,4, a relação entre fosfato dissódico e monossódico é de 4:1, de modo que o fosfato plasmático apresenta uma valência intermediária de 1,8. Em virtude de sua concentração relativamente baixa no líquido extracelular, o fosfato contribui pouco para a capacidade de tamponamento. O nível agregado de P_i modifica as concentrações teciduais de Ca^{2+} e desempenha um importante papel na excreção renal de H^+. No osso, o fosfato forma um complexo com o Ca^{2+} na forma de hidroxiapatitas e fosfato de cálcio.

Absorção, distribuição e excreção

O fosfato é um componente abundante da dieta; até mesmo uma dieta inadequada raramente provoca depleção de fosfato. O fosfato sofre absorção extensa pelo trato gastrintestinal (GI), principalmente por movimento passivo (proporcional à concentração no lúmen intestinal), com uma fração menor mediada por transporte ativo dependente de vitamina D. O fato de a maior parte da absorção intestinal de fosfato ser passiva pode explicar por que ele continua na presença de hiperfosfatemia, enquanto o transporte renal de fosfato é infrarregulado por concentrações elevadas de fosfato. O cotransportador de Na-fosfato, NPT2B, media o transporte GI ativo de fosfato, que ocorre por meio de um mecanismo de retroalimentação clássico: diminuições nas concentrações séricas de fosfato aumentam a biogênese da vitamina D, a qual, por sua vez, suprarregula a expressão do NPT2B.

Nos adultos, cerca de dois terços do fosfato ingerido são absorvidos e quase totalmente excretados na urina. Pequenas quantidades de fosfato são excretadas no intestino. Nas crianças em crescimento, o equilíbrio do fosfato é positivo, e as concentrações plasmáticas de fosfato são maiores do que nos adultos.

A excreção renal de fosfato é a diferença entre a quantidade filtrada e a reabsorvida. Mais de 90% do fosfato plasmático é livremente filtrado no glomérulo, e 80% sofre reabsorção, predominantemente pelos túbulos proximais. A absorção renal de fosfato é regulada pelos PTH e FGF23 e por outros fatores, principalmente o fosfato dietético. Outros reguladores hormonais da absorção intestinal de fosfato incluem glicocorticoides, estradiol e fator de crescimento epidérmico. Os fatores não hormonais que contribuem para a homeostasia do fosfato incluem o volume extracelular e o estado ácido-básico.

A deficiência de fosfato na dieta suprarregula os transportadores renais de fosfato e diminui a excreção, enquanto uma dieta com alto teor de fosfato aumenta sua excreção; essas alterações são independentes dos efeitos sobre os níveis plasmáticos de P_i, Ca^{2+}, PTH ou FGF23 (Bourgeois et al., 2013). O PTH e o FGF23 aumentam a excreção urinária de fosfato ao bloquear a reabsorção do fosfato. A expansão do volume plasmático aumenta a excreção urinária de fosfato.

Papel do fosfato na acidificação da urina

O fosfato concentra-se progressivamente à medida que atravessa o túbulo renal e passa a constituir o sistema-tampão mais abundante no túbulo distal e no néfron terminal. A troca de H^+ e Na^+ na urina tubular converte o Na_2HPO_4 em NaH_2PO_4, possibilitando a excreção de grandes quantidades de ácido, sem reduzir o pH da urina para um valor que iria bloquear o transporte de H^+.

Ações farmacológicas do fosfato

Os sais de fosfato são utilizados como laxantes suaves (ver Cap. 54) e para acidificar a urina e tratar a hipofosfatemia.

Regulação hormonal da homeostasia do cálcio e do fosfato

Diversos hormônios interagem para regular o equilíbrio extracelular de Ca^{2+} e fosfato. Os mais importantes são o PTH, o FGF23 e a *1,25-di-hidroxivitamina D_3 (calcitriol)*, que regulam a homeostasia do mineral por meio de seus efeitos sobre o rim, o intestino e o osso (Fig. 52-3).

Paratormônio

O paratormônio é um polipeptídeo que afeta a reabsorção/formação óssea, a excreção/reabsorção do Ca^{2+} renal e a síntese do calcitriol (e, portanto, a absorção GI de Ca^{2+}) e que ajuda, assim, a regular o Ca^{2+} plasmático.

HISTÓRICO

Sir Richard Owen, o curador do Museu Britânico de História Natural, descobriu as glândulas paratireoides em 1852 enquanto procedia à dissecção de um rinoceronte que havia morrido no Jardim Zoológico de Londres. A descoberta das glândulas paratireoides humanas é habitualmente atribuída a Sandstrom, um estudante de medicina sueco que publicou um relato anatômico em 1890. Em 1891, von Recklinghausen descreveu uma nova doença óssea, que denominou *osteíte fibrosa cística*, a qual Askanazy descreveu subsequentemente em um paciente com tumor das paratireoides, em 1904. As glândulas foram redescobertas uma década depois por Gley, que identificou os efeitos de sua extirpação com a tireoide. A seguir, Vassale e Generali removeram com sucesso apenas as paratireoides e assinalaram a rápida ocorrência de tetania, convulsões e morte, a não ser que fosse administrado cálcio no pós-operatório.

MacCallum e Voegtlin foram os primeiros a observar o efeito da paratireoidectomia sobre os níveis plasmáticos de Ca^{2+}. A relação existente entre as baixas concentrações plasmáticas de Ca^{2+} e os sintomas foi rapidamente reconhecida, e começou a delinear-se um quadro abrangente da função das glândulas paratireoides. Os extratos glandulares ativos aliviaram a tetania hipocalcêmica em animais submetidos à paratireoidectomia e aumentaram os níveis plasmáticos de Ca^{2+} em animais normais. Pela primeira vez, foi reconhecida a relação das anormalidades clínicas com a hiperfunção das paratireoides.

Química

O paratormônio é uma cadeia polipeptídica simples de 84 aminoácidos, com massa molecular de cerca de 9.500 Da. Sua atividade biológica está associada à porção *N*-terminal do peptídeo; são necessários os resíduos 1 a 27 para a ligação ótima ao PTHR e para a atividade hormonal.

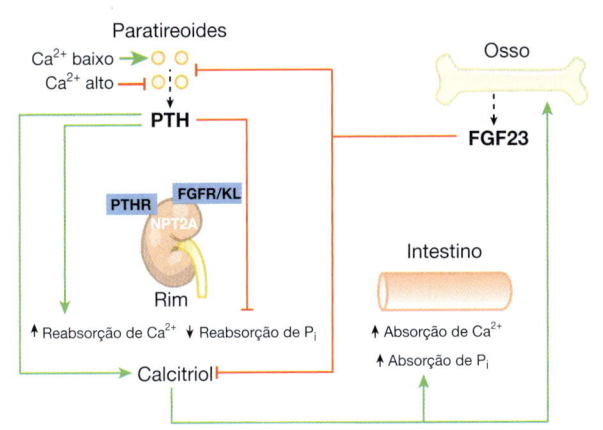

Figura 52-3 *Homeostasia do cálcio e sua regulação pelo PTH, pelo FGF23 e pela 1,25-di-hidroxivitamina D.* O paratormônio (PTH), que é liberado das paratireoides (linha pontilhada), exerce efeitos estimulantes sobre o osso e os rins, aumentando a mobilização e a reabsorção de cálcio, diminuindo a reabsorção de fosfato e estimulando a atividade da 1α-hidroxilase nas mitocôndrias renais, com consequente produção de 1,25-di-hidroxivitamina D (calcitriol) a partir do 25-hidroxicolecalciferol (Fig. 52-6). O fator de crescimento do fibroblasto 23 (FGF23), que é liberado do osso (linha pontilhada), também atenua a reabsorção renal de fosfato e aumenta a recuperação do cálcio, porém diminui a produção de 1,25-di-hidroxivitamina D por meio de inibição da 25(OH)1-α-hidroxilase (*CYP27B1*) e aumento do metabolismo pela indução da 1,25(OH)$_2$vitamina D 24-hidroxilase (*CYP24A1*). O FGF23 também suprime a liberação de PTH pelas glândulas paratireoides. O calcitriol, o metabólito biologicamente ativo da vitamina D, aumenta a absorção intestinal de cálcio e de fosfato e regula a síntese e liberação de FGF23 e a mobilização de cálcio no osso. FGFR/KL, receptor do FGF/klotho.

Os derivados que carecem do primeiro e segundo resíduos ligam-se aos PTHR, mas não ativam o monofosfato de adenosina cíclico (AMPc), nem as vias de sinalização IP$_3$-Ca^{2+}. O fragmento de PTH que carece dos primeiros seis aminoácidos inibe a ação do PTH.

Síntese e secreção

O paratormônio é sintetizado na forma de um peptídeo de 115 aminoácidos, denominado *pré-pró-paratormônio*, que é convertido em *pró-paratormônio* pela clivagem de 25 resíduos aminoterminais no retículo endoplasmático. O pró-paratormônio é convertido em PTH no complexo de Golgi por clivagem de 6 aminoácidos. O PTH(1-84) permanece no interior de grânulos secretores até ser liberado na circulação. O PTH(1-84) apresenta $t_{1/2}$ plasmática de cerca de 4 minutos; a sua remoção pelo fígado e pelos rins é responsável por cerca de 90% de sua depuração. A proteólise do PTH gera fragmentos menores [p. ex., um fragmento N-terminal de 33 a 36 aminoácidos que é totalmente ativo, um peptídeo C-terminal maior e o PTH(7-84)]. O PTH(7-84) e outros fragmentos de PTH amino-truncados são, em condições normais, depurados da circulação predominantemente pelos rins, enquanto o PTH intacto é removido por mecanismos extrarrenais. O PTH é comumente medido por um imunoensaio de dois sítios que inclui a extremidade amino-terminal do PTH e uma localização a jusante. Esses ensaios de PTH "completo" ou "intacto" evitam fragmentos que carecem dos resíduos 1 a 6 que circulam normalmente e acumulam-se na insuficiência renal (Smit et al., 2019; Suva e Friedman, 2020).

Funções fisiológicas e mecanismo de ação

A principal função do PTH consiste em manter uma concentração constante de Ca^{2+} e P$_i$ no líquido extracelular. Os principais processos regulados incluem a excreção de P$_i$ e a absorção de Ca^{2+} no rim e a mobilização do Ca^{2+} do osso (ver Fig. 52-3). As atividades do PTH renal sobre P$_i$ e Ca^{2+} são espacialmente separadas ao longo do néfron. As ações do PTH sobre os tecidos-alvo são mediadas por pelo menos dois GPCR que podem se acoplar à G$_s$, G$_q$ e G$_{12/13}$ de modo específico de acordo com o tipo celular (Garrido et al., 2009). O PTRH tipo I, que também se liga à PTHrP, medeia a homeostasia dos íons minerais e as ações esqueléticas do PTH. Um segundo PTHR, que é expresso no endotélio arterial e cardíaco, no encéfalo, no pâncreas, na placenta e em outros locais, liga-se ao PTH, mas não ao PTHrP. Um suposto terceiro PTHR, designado receptor de CPTH, interage com fragmentos de PTH carboxiterminais que são truncados na região aminoterminal, contêm a maior parte da extremidade carboxiterminal e são inativos no receptor de PTH$_1$; os receptores de CPTH são expressos nos osteócitos (Scillitani et al., 2011).

Regulação da secreção A concentração plasmática de Ca^{2+} constitui o principal fator que regula a secreção de PTH. Quando a concentração de Ca^{2+} diminui, a secreção de PTH aumenta; a hipocalcemia induz hipertrofia e hiperplasia das paratireoides. Por outro lado, se a concentração de Ca^{2+} estiver elevada, a secreção de PTH irá diminuir. As alterações na concentração plasmática de Ca^{2+} regulam a secreção de PTH pelo receptor sensor de cálcio associado à membrana plasmática nas células paratireoides. O CaSR é um GPCR que se acopla à G$_q$ e à G$_i$. Por conseguinte, a ocupação do CaSR pelo Ca^{2+} estimula a via G$_q$-PLC-IP$_3$-Ca^{2+}, levando à ativação da PKC; isso resulta em inibição da secreção de PTH, um caso incomum em que a elevação da concentração celular de Ca^{2+} inibe a secreção (sendo o outro caso representado pelas células granulosas do complexo justaglomerular do rim, onde a elevação da concentração celular de Ca^{2+} inibe a secreção de renina). A ativação simultânea da via CaSR-G$_i$ pelo Ca^{2+} reduz a síntese de AMPc e diminui a atividade da PKA, constituindo também um sinal negativo para a secreção de PTH. Por outro lado, a redução da ocupação do CaSR pelo Ca^{2+} reduz a sinalização por meio de G$_i$ e G$_q$, promovendo, assim, a secreção de PTH. Outros agentes que aumentam os níveis de AMPc das células paratireoides, como os agonistas dos receptores β-adrenérgicos e a dopamina, também aumentam a secreção de PTH, porém muito menos do que a hipocalcemia. O metabólito ativo da vitamina D, a 1,25-di-hidroxivitamina D (*calcitriol*), suprime diretamente a expressão do gene do PTH. A hipermagnesemia ou a hipomagnesemia graves podem inibir a secreção de PTH.

Efeitos sobre os ossos O paratormônio exerce efeitos tanto catabólicos quanto anabólicos sobre o osso. A elevação crônica do PTH aumenta a reabsorção óssea e, portanto, aumenta a liberação de Ca^{2+} no líquido extracelular, enquanto a exposição intermitente ao PTH promove ações anabólicas. O osteoblasto é a principal célula-alvo óssea do PTH.

Efeitos sobre os rins Nos rins, o PTH aumenta a eficiência da reabsorção de Ca^{2+}, inibe a reabsorção tubular de fosfato e estimula a conversão da vitamina D em sua forma biologicamente ativa, a 1,25-di-hidroxivitamina D$_3$ (calcitriol; ver Fig. 52-3). Em consequência, o Ca^{2+} filtrado é avidamente retido, e a sua concentração plasmática aumenta, enquanto o fosfato é excretado, e a sua concentração plasmática cai. A 1,25-di-hidroxivitamina D$_3$ recém-sintetizada interage com receptores específicos de alta afinidade no intestino de modo a aumentar a eficiência da absorção intestinal de Ca^{2+}, contribuindo, assim, para o aumento do Ca^{2+} plasmático.

Síntese de calcitriol A etapa final na ativação da vitamina D a calcitriol ocorre nas células tubulares proximais do rim. A atividade enzimática da 25-hidroxivitamina D$_3$-1α-hidroxilase, que catalisa essa etapa, é governada por três reguladores principais: o P$_i$, o PTH e o Ca^{2+} (ver discussão adiante neste capítulo). A redução do conteúdo de fosfato na circulação ou nos tecidos aumenta rapidamente a produção de calcitriol, enquanto a hiperfosfatemia ou a hipercalcemia a suprimem. O PTH estimula poderosamente a síntese de calcitriol. Por conseguinte, quando a hipocalcemia provoca um aumento na concentração de PTH, tanto a redução do P$_i$ circulante dependente de PTH quanto um efeito mais direto do hormônio sobre a 1α-hidroxilase levam a um aumento das concentrações circulantes de calcitriol.

Regulação integrada da concentração extracelular de Ca^{2+} e fosfato pelo PTH A secreção de PTH é estimulada até mesmo por reduções modestas dos níveis séricos de Ca^{2+}. Para a regulação do Ca^{2+} de minuto a minuto, os ajustes no processamento renal do Ca^{2+} são suficientes para manter a homeostasia do cálcio plasmático. Na presença de hipocalcemia prolongada, ocorre indução da 1α-hidroxilase renal, aumentando a síntese e a liberação de calcitriol que estimulam diretamente a absorção intestinal de Ca^{2+} (ver Fig. 52-3), e observa-se um aumento na liberação de Ca^{2+} do osso para o líquido extracelular. Na presença de hipocalcemia prolongada e grave, ocorre ativação de novas unidades de remodelagem óssea para restaurar as concentrações circulantes de Ca^{2+}, porém à custa da integridade do osso.

Quando a atividade plasmática do Ca^{2+} aumenta, a secreção de PTH é suprimida, e a reabsorção tubular de Ca^{2+} diminui. A redução do PTH circulante promove a conservação renal de fosfato, e tanto a diminuição do PTH quanto o aumento do fosfato deprimem a produção de calcitriol, diminuindo, dessa maneira, a absorção intestinal de Ca^{2+}. Por fim, a remodelagem do osso é suprimida. Esses eventos fisiológicos integrados asseguram uma resposta coerente às excursões positivas ou negativas da concentração plasmática de Ca^{2+}.

Fator de crescimento do fibroblasto 23

O FGF23 é um membro da família FGF19 de FGF endócrinos. Os osteócitos e outras células ósseas, incluindo os osteoblastos, e as células de revestimento constituem as principais fontes de FGF23. O FGF23 é secretado em resposta a uma carga de fósforo da dieta e a alterações nos níveis séricos de fosfato e 1,25-di-hidroxivitamina D. *Sua principal função consiste na promoção da excreção urinária de fosfato e supressão da produção de vitamina D ativa pelos rins.* Diferentemente do PTH, o FGF23 também suprime a absorção intestinal de fosfato.

Síntese e secreção

O FGF 23 é sintetizado como peptídeo de 251 aminoácidos. A clivagem da sequência de sinal aminoterminal e a glicosilação produzem a proteína ativa, que consiste em uma sequência central aminoterminal e um fragmento carboxiterminal mais curto (Fig. 52-4). O FGF23 é extensamente O-glicosilado, o que o protege da proteólise e aumenta sua secreção. O FGF23 possui um local de clivagem de furina, $^{176}RXXR^{179}$. A hidrólise produz fragmentos de FGF23 que são biologicamente inativos ou atuam como antagonistas. A fosforilação em Ser^{180} inibe a O-glicosilação, tornando o FGF23 mais suscetível à degradação pela protease.

A proteólise regulada do FGF23 pode contribuir para a manutenção dos níveis séricos de fosfato por meio da produção de mais um peptídeo cFGF23 carboxiterminal (cFGF23) em relação à quantidade de iFGF23 (FGF23 intacto). Acredita-se agora que o cFGF23 iniba a ação do FGF23 pela ligação competitivamente bloqueadora aos FGFR e klotho.

Diferentemente dos FGF parácrinos, que necessitam de sulfato de heparana para ativação do FGFR, o FGF23 (e o FGF19) liga-se ao sulfato de heparana com afinidade muito baixa, e a sua presença não é necessária para a transdução de sinais. O FGF23 inibe o transporte renal de fosfato pela ativação dos FGFR por meio de um mecanismo que envolve a forma transmembrana de α-klotho. *A klotho atua como correceptor essencial para a ativação do FGFR e a transdução da sinalização do FGF23.* A clivagem de klotho aumenta a formação de FGF23, enquanto o FGF23 diminui a expressão de klotho transmembrana (Smith et al., 2012). Os FGFR são receptores de TK que consistem em um domínio extracelular com alças semelhantes às da imunoglobulina e uma região intracelular que abriga domínios de TK (ver Fig. 52-4). A porção aminoterminal do FGF23 liga-se ao FGFR, enquanto o segmento carboxiterminal liga-se à klotho. Esse complexo ternário (FGFR, klotho e FGF23) sofre, em seguida, dimerização, possibilitando, assim, a autofosforilação de TK intracelular do FGFR. A sinalização intracelular é realizada primariamente por meio de ERK e PLC.

Regulação da secreção O FGF23 é liberado pelo osso na circulação em resposta a elevações do nível sérico de fosfato, PTH e 1,25 vitamina D. O mecanismo sensor que responde a essas alterações e o seu controle sobre a secreção de FGF23 não são conhecidos. A deficiência de ferro também influencia os níveis de FGF23. O FGF23 é normalmente liberado tanto na forma de iFGF23 quanto de fragmentos cFGF23 inativos. Nos indivíduos saudáveis, a presença de baixos níveis séricos de ferro está associada a níveis elevados de cFGF23, mas não de iFGF23. A relação iFGF23:cFGF23 varia de modo apreciável em estados patológicos e em distúrbios hereditários do metabolismo do FGF23 (Wolf e White, 2014).

Funções fisiológicas e mecanismo de ação

Efeitos sobre os rins O FGF23 aumenta a excreção de fosfato e diminui a formação de vitamina D. A ação fosfatúrica do FGF23 é mediada pelo FGFR1c e, em menor grau, pelo FGFR4 (Gattineni et al., 2014). O FGF23 e o PTH reduzem o fosfato por mecanismos que envolvem

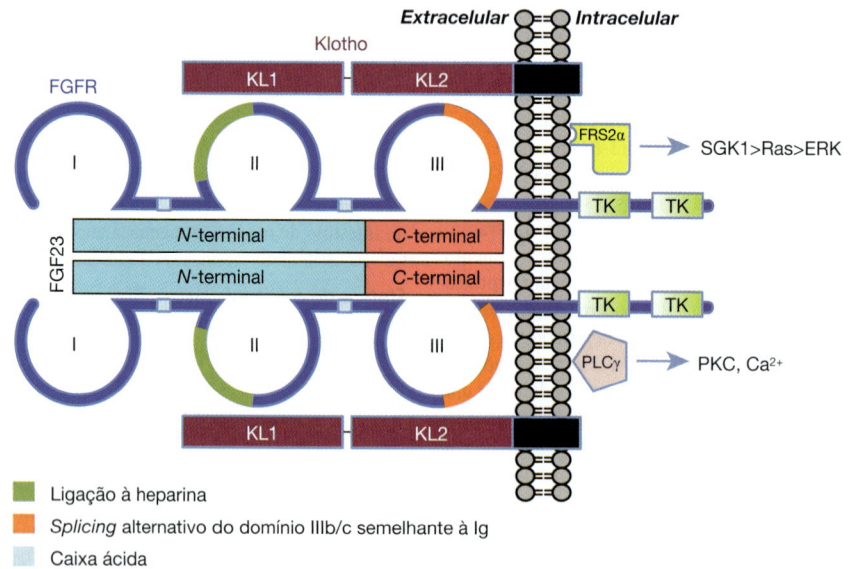

Figura 52-4 *Complexo FGF23-FGFR-Klotho.* A ligação do FGF23 ao complexo FGFR + klotho promove a dimerização do complexo ternário. Os FGFR possuem três domínios semelhantes à Ig (I, II, III). O *splicing* alternativo no domínio III dá origem às isoformas FGFR1/2/3. Acredita-se que o FGFR1c seja o receptor do FGF23. O FGF23 necessita do α-klotho para ligar-se ao FGFR1 e ativá-lo. O FGF23 consiste em uma região *N*-terminal maior e um segmento *C*-terminal mais curto. Ocorre proteólise e inativação intracelulares do FGF23 em um sítio que separa os dois domínios. A klotho é uma proteína transmembrana com dois grandes domínios KL1 e KL2 extracelulares que pode ser clivada por uma disintegrina e metaloproteinases 10 e 17 (ADAM10/17). A klotho de comprimento total e o domínio extracelular liberado de KL desempenham funções distintas. De modo notável, a klotho de comprimento total é um correceptor para FGFR1. Os domínios TK intracelulares nos FGFR mediam a sinalização distal, principalmente por meio de vias paralelas envolvendo FRS2α, SGK1 e ERK1/2 para FGF23 (Andrukhova et al., 2012), e PLCγ (que ativa a sinalização por meio de PKC ativadora de Ca^{2+}) (Ornitz e Itoh, 2015). FRS2α, substrato 2α do FGFR; Ig, imunoglobulina; PLC, fosfolipase C; SGK1, cinase 1 regulada por soro e glicocorticoides.

endocitose e infrarregulação da NPT2A e da NPT2C, os principais cotransportadores de Na-fosfato que medeiam a recuperação do fosfato do líquido tubular. *É notável que, embora o FGF23 e o PTH exerçam ações inibitórias paralelas sobre a excreção do fosfato, eles demonstrem efeitos opostos sobre o metabolismo da vitamina D. O PTH estimula a produção da forma ativa da vitamina D, enquanto o FGF23 reduz os níveis de vitamina D, aumentando o seu metabolismo a formas inativas.*

A administração de FGF23 exógeno reduz os níveis séricos de P_i e a síntese de calcitriol. Embora ainda não tenha sido desenvolvido algum agente clínico baseado no FGF23, os fragmentos bioativos ou os inibidores do FGF23 poderiam demonstrar alguma utilidade para contrabalançar as ações hiperfosfatêmicas da terapia com vitamina D. O novo anticorpo monoclonal IgG humano recombinante, KRN23, que se liga ao FGF23 e inibe a sua atividade, pode aumentar a reabsorção de P_i e as concentrações séricas de P_i e de calcitriol em pacientes com HLX (Carpenter et al., 2014; Imel et al., 2015).

O klotho solúvel, um produto de clivagem circulante da proteína klotho associada à membrana, quando administrado a camundongos, aumentou os níveis séricos de FGF23 e reduziu o conteúdo mineral do osso, com o aumento concomitante na incidência de fraturas (Smith et al., 2012). Esses achados sugerem que um anticorpo de depuração dirigido contra o fragmento klotho solúvel poderia fornecer uma maneira adicional de reduzir os níveis de FGF23 em pacientes com hiperparatireoidismo secundário ou DRC-DMO.

Vitamina D

HISTÓRICO

Antes da descoberta da vitamina D, uma elevada porcentagem de crianças dos centros urbanos que viviam em zonas temperadas desenvolvia raquitismo. Alguns pesquisadores acreditavam que a doença era causada pela falta de ar fresco e sol; outros alegavam que a doença era causada por um fator dietético. Mellanby e Huldschinsky mostraram que ambos os pontos de vista estavam corretos; a adição de óleo de fígado de bacalhau à dieta ou a exposição à luz solar eram capazes de evitar ou curar a doença. Em 1924, foi constatado que a irradiação ultravioleta de rações animais era tão eficaz quanto a irradiação do próprio animal na cura do raquitismo. Essas observações levaram à elucidação das estruturas do colecalciferol e do ergocalciferol, bem como, por fim, à descoberta de que esses compostos necessitam de processamento adicional no organismo para se tornarem ativos. A descoberta da ativação metabólica é atribuída principalmente aos estudos laboratoriais de DeLuca e Kodicek (DeLuca, 1988).

Química e ocorrência

A vitamina D é mais um hormônio do que uma vitamina e desempenha um papel ativo na homeostasia do Ca^{2+}. As ações biológicas da vitamina D são mediadas pelo receptor de vitamina D (VDR), um receptor nuclear. O termo vitamina D é utilizado para referir-se a duas substâncias lipossolúveis relacionadas, a vitamina D_3 (colecalciferol) e a vitamina D_2 (ergocalciferol). A vitamina D_3 tem uma potência cerca de 10 vezes maior que a da vitamina D_2. Essa diferença é provavelmente atribuível à $t_{1/2}$ mais longa da vitamina D_3 e à menor afinidade dos metabólitos da vitamina D_2 pela proteína de ligação da vitamina D (Jones et al., 2014), derrubando a opinião defendida há muito tempo de que não existe qualquer diferença prática entre a vitamina D_2 e a vitamina D_3. A concentração sérica total de 25-hidroxivitamina D ($D_2 + D_3$) é atualmente aceita como parâmetro clínico para avaliar o estado da vitamina D e a adequação funcional do tratamento com essa vitamina.

A principal provitamina encontrada em tecidos animais é o *7-deidrocolesterol*, que é sintetizado na pele. A exposição da pele à luz solar converte o 7-deidrocolesterol em *colecalciferol* (vitamina D_3). O *ergosterol*, que é apenas encontrado nas plantas e nos fungos, é a provitamina do *ergocalciferol* (vitamina D_2). A vitamina D_2 é o constituinte ativo de diversas preparações vitamínicas comerciais, bem como de pão e leite irradiados.

Necessidades humanas e unidades

Embora a luz solar proporcione suprimentos adequados de vitamina D na zona equatorial, a radiação solar cutânea insuficiente nos climas temperados, particularmente durante o inverno, pode exigir uma suplementação dietética de vitamina D (Faurschou et al., 2012). Os níveis séricos de vitamina D variam amplamente, refletindo, talvez, a constituição genética, a alimentação, a latitude, o tempo de exposição à luz solar, o tamanho do corpo, o estágio de desenvolvimento e o estado de saúde, bem como os níveis plasmáticos de *proteína de ligação da vitamina D*, uma alfaglobulina específica. As ações da vitamina D podem diferir com a expressão de componentes das vias de síntese e ação da vitamina D. Outros fatores que contribuem para o aumento da deficiência de vitamina D podem incluir: consumo diminuído de alimentos enriquecidos com vitamina D devido a preocupações relativas à ingestão de gordura; redução da ingestão de derivados do leite; aumento da prevalência e duração do aleitamento exclusivo (o leite humano constitui uma fonte precária de vitamina D); e uso aumentado de filtros solares e diminuição da exposição à luz solar para reduzir o risco de câncer de pele e evitar o envelhecimento prematuro em consequência da exposição à radiação ultravioleta. A quantidade recomendada de filtro solar e o FPS aconselhados pela Organização Mundial da Saúde podem abolir a produção endógena de vitamina D (Faurschou et al., 2012). O U.S. Institute of Medicine sugere a obtenção de um nível sérico de 25-OH vitamina D de 50 nmol/L (20 ng/mL). As ingestões diárias recomendadas mais recentes de vitamina D e de cálcio são apresentadas na Tabela 52-1.

Ativação metabólica

A vitamina D exige a sua modificação para se tornar biologicamente ativa. O principal metabólito ativo, a 1α,25-di-hidroxivitamina D (*calcitriol*), é o produto de hidroxilações sucessivas (Fig. 52-5).

25-hidroxilação da vitamina D A hidroxilação inicial ocorre no *fígado*, gerando 25-OH-colecalciferol (25-OHD_3, ou *calcifediol*) e 25-OHD_2 (*ergocalciferol*), respectivamente. O 25-OHD_3 é a principal forma circulante da vitamina D_3; possui $t_{1/2}$ biológica de 19 dias, e suas concentrações normais no estado de equilíbrio são de 15 a 50 ng/mL, enquanto o 25-OHD_2 possui uma $t_{1/2}$ de 13 dias.

1α-hidroxilação do 25-OHD Após a sua produção no fígado, o 25-OHD entra na circulação, onde é transportado pela globulina de ligação da vitamina D. A ativação final ocorre principalmente nos *rins*, onde a enzima 25-hidroxivitamina D-1α-hidroxilase (*CYP27B1*) nos túbulos proximais converte o 25-OHD_3 em *calcitriol*. Esse processo é altamente regulado (ver Figs. 52-3 e 52-5). A deficiência dietética de vitamina D, cálcio ou fosfato estimula a 1α-hidroxilação do 25-OHD_3, aumentando a formação da 1,25$(OH)_2D_3$ biologicamente ativa. Por outro lado, quando as concentrações de Ca^{2+} estão elevadas, o 25-OHD_3 é inativado por 24-hidroxilação. São observadas reações semelhantes com o 25-OHD_2 (ergocalciferol). O calcitriol controla a atividade da 1α-hidroxilase por um mecanismo de retroalimentação negativa que envolve ação direta sobre os rins, bem como inibição da secreção de PTH. A $t_{1/2}$ plasmática do calcitriol é estimada em 3 a 5 dias nos seres humanos.

24-hidroxilação do calcitriol A enzima 25(OH) vitamina D-24-hidroxilase, *CYP24A1*, catalisa várias etapas da degradação da 1,25$(OH)_2D_3$. A *CYP24A1* é suprarregulada pelo FGF23 e pelo calcitriol e infrarregulada pelo PTH.

Funções fisiológicas e mecanismo de ação

O calcitriol aumenta a absorção e a retenção de Ca^{2+} e fosfato e, portanto, ajuda a manter concentrações normais de Ca^{2+} e fosfato no plasma. O calcitriol facilita a absorção de Ca^{2+} e fosfato no intestino delgado, interage com o PTH para aumentar a sua mobilização do osso e diminui a sua excreção renal. As ações do calcitriol são mediadas pelo receptor nuclear VDR, um membro da superfamília de receptores nucleares dos hormônios tireoidianos e esteroides. O calcitriol liga-se aos VDR citosólicos nas células-alvo; o complexo VDR-hormônio é translocado até o núcleo, onde interage com o DNA para modificar a transcrição gênica. O calcitriol também exerce efeitos não genômicos rápidos. Essas ações

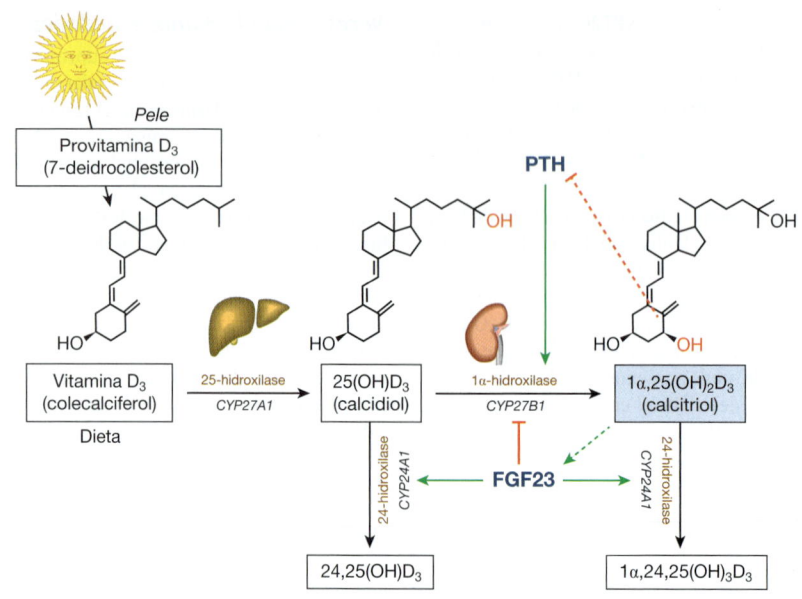

Figura 52-5 *Metabolismo da vitamina D.* A vitamina D (colecalciferol) é formada na pele por irradiação ultravioleta solar do 7-deidrocolesterol ou fornecida na dieta ou por meio de suplementos. A hidroxilação sequencial na posição 25 (em vermelho) no fígado a 25(OH)D_3 (calcidiol) e na posição 1 (em vermelho) nos rins produz 1α,25(OH)$_2D_3$ (calcitriol) biologicamente ativo. O metabolismo do calcidiol e do calcitriol pela 24-hidroxilase reduz os níveis séricos de 1α,25(OH)$_2D_3$. O PTH promove a formação da 1α,25(OH)$_2D_3$, enquanto o FGF23 reduz os níveis de 1α,25(OH)$_2D_3$ ao estimular a 24-hidroxilação pela *CYP24A1* e inibir a 1α-hidroxilase (*CYP27B1*). Os níveis elevados de calcitriol diminuem a síntese de PTH pelas glândulas paratireoides e estimulam a liberação de FGF23 dos osteócitos.

também envolvem o VDR, porém em um local alternativo onde o calcitriol liga-se em uma configuração planar.

O cálcio é absorvido predominantemente no duodeno. Na ausência de calcitriol, a absorção GI de cálcio não é eficiente e envolve a difusão passiva por uma via paracelular. A absorção de Ca^{2+} é acentuadamente aumentada pelo calcitriol. É provável que o calcitriol aumente todas as três etapas envolvidas na absorção intestinal de Ca^{2+} (Kellett, 2011):

- Entrada através das mucosas mediada pelos canais de Ca^{2+} TRPV6 (canal de cátions com potencial receptor transitório V6) e $Ca_v1,3$
- Difusão através dos enterócitos
- Extrusão ativa através das membranas plasmáticas da serosa

O calcitriol suprarregula a síntese de FGF23, da calbindina-D_{9K}, da calbindina-D_{28K} e da Ca^{2+}-ATPase da membrana plasmática da serosa. A calbindina-D_{9K} aumenta a extrusão do Ca^{2+} pela Ca^{2+}-ATPase, enquanto a função precisa da calbindina-D_{28K} ainda não está estabelecida.

O principal papel do calcitriol consiste em estimular a absorção intestinal de Ca^{2+}, o que, por sua vez, promove indiretamente a mineralização do osso. Por conseguinte, o PTH e o calcitriol atuam de modo independente para aumentar a reabsorção óssea. Os osteoblastos, células responsáveis pela formação óssea, expressam VDR, e o calcitriol induz a produção de várias proteínas pelos osteoblastos, incluindo a osteocalcina, uma proteína dependente de vitamina K que contém resíduos de ácido γ-carboxiglutâmico, e IL-1, uma linfocina que promove a reabsorção óssea. Por conseguinte, de acordo com a opinião atual, o calcitriol é um hormônio mobilizador do osso, mas não um hormônio de formação óssea. Em condições de saúde, as atividades dos osteoblastos e dos osteoclastos estão acopladas. A osteoporose é uma doença em que esse acoplamento está comprometido; a capacidade de resposta dos osteoblastos ao calcitriol está acentuadamente comprometida, a atividade dos osteoclastos predomina, e a reabsorção óssea excede a formação óssea.

Outros efeitos do calcitriol Os efeitos do calcitriol estendem-se bem além da homeostasia do cálcio. Os receptores de calcitriol estão amplamente distribuídos por todo o organismo. O calcitriol afeta a maturação e a diferenciação das células mononucleares e também influencia a produção de citocinas e a função imune. O calcitriol inibe a proliferação epidérmica, promove a diferenciação da epiderme e é utilizado como tratamento da psoríase em placas (ver Cap. 75).

Calcitonina

A calcitonina é um hormônio hipocalcêmico cujas ações geralmente são opostas às do PTH. As células C parafoliculares da tireoide produzem e secretam calcitonina. A calcitonina é o inibidor peptídico mais potente da reabsorção óssea mediada por osteoclastos e ajuda a proteger o esqueleto durante os períodos de "estresse do cálcio", como o crescimento, a gravidez e a lactação. A calcitonina atua por meio do CTR, um GPCR que se liga à G_s e à G_q.

Regulação da secreção

A calcitonina é um peptídeo de cadeia simples de 32 aminoácidos, com uma ponte dissulfeto ligando cys1 e cys7. As concentrações séricas de [Ca^{2+}] regulam a biossíntese e a secreção de calcitonina. A secreção de calcitonina aumenta quando os níveis séricos de Ca^{2+} estão elevados e diminui quando a concentração plasmática de Ca^{2+} se encontra baixa. Por conseguinte, a secreção de PTH diminui e a liberação de calcitonina aumenta à medida que ocorre elevação das concentrações séricas de cálcio (Fig. 52-6). As concentrações circulantes de calcitonina são baixas, normalmente inferiores a 15 em homens e 10 pg/mL em mulheres. A $t_{1/2}$

HISTÓRICO

Em 1962, Copp observou que a perfusão das glândulas paratireoides e tireoide caninas com sangue hipercalcêmico causava hipocalcemia transitória de ocorrência significativamente mais precoce do que a produzida por paratireoidectomia total. Copp concluiu que as glândulas paratireoides secretavam um hormônio redutor de cálcio (calcitonina) em resposta à hipercalcemia, normalizando, dessa maneira, as concentrações plasmáticas de Ca^{2+}. A importância fisiológica da calcitonina foi vigorosamente questionada: em condições normais, a calcitonina circula em níveis notavelmente baixos; a retirada cirúrgica da glândula tireoide não exerce efeito apreciável sobre o metabolismo do cálcio; e as condições associadas a elevações pronunciadas da concentração sérica de calcitonina não são acompanhadas de hipocalcemia (Hirsch e Baruch, 2003). O principal interesse pela calcitonina decorre de seu uso farmacológico no tratamento da doença de Paget e da hipercalcemia, bem como de seu uso para fins diagnósticos como marcador tumoral do carcinoma medular da tireoide.

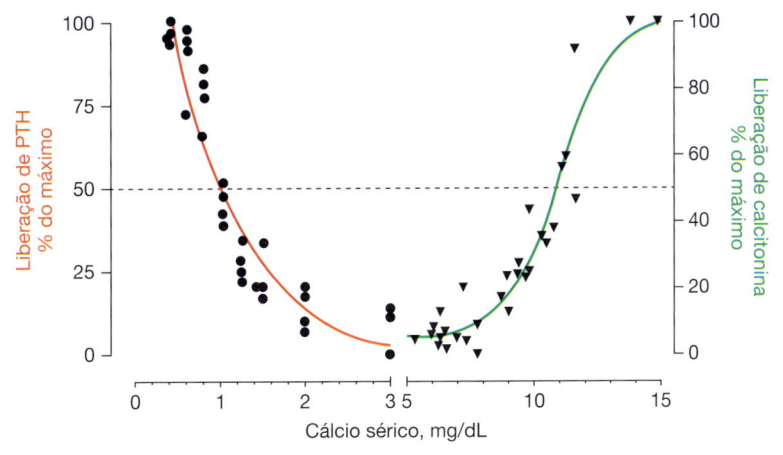

Figura 52-6 *Relações inversas entre a liberação de PTH e de calcitonina.* À medida que o cálcio sérico cai abaixo de seu *checkpoint* de cerca de 1,2 mM, a secreção de PTH aumenta como mecanismo para defender a homeostasia do cálcio. Por outro lado, à medida que os níveis de cálcio aumentam, a secreção de PTH é inibida, e a liberação de calcitonina aumenta. (*Fonte:* Novo traçado a partir de Imanishi et al., 2002; Torres et al., 1991.)

circulante da calcitonina é de cerca de 10 min. A hiperplasia de células C da tireoide e o CMT caracterizam-se por níveis anormalmente elevados de calcitonina. O gene da calcitonina está localizado no cromossomo humano 11p e contém seis éxons; o *splicing* diferencial dos éxons leva à produção tecidual específica de calcitonina, catacalcina e CGRP.

Fisiologia do osso

O esqueleto é o principal suporte estrutural do corpo, que também proporciona um ambiente protegido para a hematopoiese. Contém uma grande matriz mineralizada e um compartimento celular altamente ativo.

Massa óssea

A densidade mineral óssea e o risco de fraturas nos anos mais avançados refletem o conteúdo de mineral ósseo máximo por ocasião da maturidade do esqueleto (massa óssea máxima) e a taxa subsequente de perda óssea. O principal aumento da massa óssea, responsável por cerca de 60% dos níveis finais do adulto, ocorre durante a adolescência, principalmente durante os anos de maior velocidade de crescimento. A hereditariedade é responsável por grande parte da variação na aquisição óssea; os outros fatores são os estrogênios e androgênios circulantes, a atividade física e o cálcio dietético. A massa óssea atinge o seu pico durante a terceira década, permanece estável até os 50 anos de idade e, a seguir, declina de modo progressivo. Nas mulheres, a perda do estrogênio por ocasião da menopausa acelera a velocidade da perda óssea. *Os principais reguladores da massa óssea do adulto incluem a atividade física, o estado endócrino reprodutivo e a ingestão de cálcio. A manutenção ótima da DMO exige um estado de suficiência nessas três áreas, e a deficiência em uma delas não é compensada por uma atenção excessiva em outra.*

Remodelagem óssea

Uma vez depositado, o osso novo é submetido a um processo contínuo de degradação e renovação, denominado *remodelagem*, por meio do qual a massa óssea é ajustada durante toda a vida adulta. A remodelagem é efetuada por inúmeras "unidades de remodelagem óssea" independentes, distribuídas por todo o esqueleto. Em resposta a sinais físicos ou bioquímicos, o recrutamento das células precursoras da medula óssea para a superfície do osso resulta em sua fusão nos *osteoclastos* multinucleados característicos, que reabsorvem ou produzem uma cavidade no osso. A produção de osteoclastos é regulada por citocinas derivadas dos osteoblastos (p. ex., IL-1 e IL-6). Um mecanismo importante é constituído pelo RANK e o seu ligante natural, RANKL (anteriormente denominado *fator de diferenciação dos osteoclastos*). Com a sua ligação ao RANK, o RANKL induz a formação de osteoclastos (Fig. 52-7). O RANKL inicia a ativação dos osteoclastos maduros, bem como a diferenciação dos precursores dos osteoclastos. Os osteoblastos produzem OPG, que atua como um ligante chamariz que inibe a produção de osteoclastos ao competir efetivamente com o RANKL pela sua ligação ao RANK. Em condições que favoreçam um aumento da reabsorção óssea, como a privação de estrogênio, a OPG é suprimida, o RANKL liga-se ao RANK, e a produção de osteoclastos aumenta. Quando a suficiência de estrogênio é restabelecida, a OPG aumenta e compete efetivamente com o RANKL pela sua ligação ao RANK.

A fase de reabsorção é seguida de invasão dos pré-osteoblastos na base da cavidade de reabsorção. Essas células transformam-se em osteoblastos e elaboram novos constituintes da matriz óssea que ajudam a formar o *osteoide*. Quando o osteoide recém-formado alcança uma espessura de cerca de 20 μM, começa a mineralização. Normalmente, um ciclo completo de remodelagem necessita de cerca de 6 meses. Pequenos déficits ósseos persistem com a conclusão de cada ciclo, refletindo uma dinâmica ineficiente de remodelagem. Em consequência, o acúmulo de déficits de remodelagem durante toda a vida é responsável pelo fenômeno bem documentado da perda óssea relacionada com a idade, um processo que começa pouco depois da parada do crescimento. *As alterações na atividade de remodelagem representam a via final pela qual diversos estímulos, como suficiência dietética, exercício, hormônios e fármacos, afetam o equilíbrio do osso.*

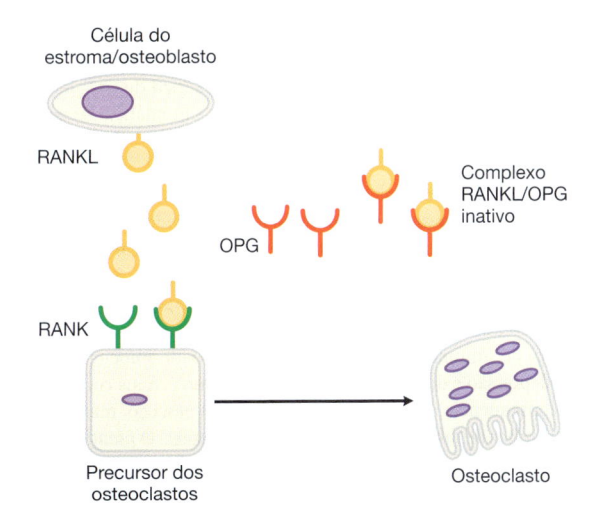

Figura 52-7 *Formação de osteoclastos.* O receptor para a ativação do RANKL, atuando sobre o RANK, promove a formação dos osteoclastos e a reabsorção subsequente da matriz óssea. A OPG, um receptor chamariz, liga-se ao RANKL, reduzindo a sua interação com o RANK e inibindo, assim, a diferenciação dos osteoclastos.

Distúrbios da homeostasia mineral e do osso

Anormalidades do metabolismo do cálcio

Hipercalcemia

No paciente ambulatorial, a causa mais comum de hipercalcemia consiste em hiperparatireoidismo primário, que resulta da hipersecreção de PTH por uma ou mais glândulas paratireoides. Os sinais e sintomas do hiperparatireoidismo primário consistem em fadiga, exaustão, fraqueza, polidipsia, poliúria, dor articular, dor óssea, constipação intestinal, depressão, anorexia, náuseas, pirose, nefrolitíase e hematúria. Com frequência, esse distúrbio é acompanhado de hipofosfatemia significativa, devido aos efeitos do PTH na redução da reabsorção tubular renal de fosfato.

A hipercalcemia em pacientes hospitalizados é causada, com mais frequência, por neoplasia maligna sistêmica, com ou sem metástases ósseas. A PTHrP é uma proteína primitiva e altamente conservada que pode exibir expressão anormal no tecido maligno. A PTHrP interage com o PTHR nos tecidos-alvo, causando, assim, a hipercalcemia e a hipofosfatemia observadas na hipercalcemia humoral da neoplasia maligna (Grill et al., 1998). Em alguns pacientes com linfomas, a hipercalcemia resulta da produção excessiva de 1,25-di-hidroxivitamina D pelas células tumorais, devido à estimulação da 25(OH) vitamina D-1α-hidroxilase.

O *excesso de vitamina D* pode causar hipercalcemia na presença de níveis suficientes de 25-OHD para estimular a hiperabsorção intestinal de Ca^{2+}, resultando em hipercalcemia e supressão dos níveis de PTH e de 1,25-di-hidroxivitamina D. A determinação do 25-OHD é diagnóstica. Alguns pacientes com *hipertireoidismo* exibem hipercalcemia leve, presumivelmente devido a um aumento da renovação óssea. A *imobilização* pode resultar em hipercalcemia nas crianças em fase de crescimento e em adultos jovens; todavia, raramente constitui uma causa de hipercalcemia nos indivíduos de idade mais avançada, a não ser que a renovação óssea já esteja aumentada, como na doença de Paget ou no hipertireoidismo. Algumas vezes, observa-se a presença de hipercalcemia na deficiência adrenocortical, como na doença de Addison, ou após a remoção de um tumor adrenocortical hiperfuncionante. Ocorre hipercalcemia após transplante renal, devido ao tecido paratireóideo hiperfuncionante persistente que resulta da insuficiência renal prévia. Os ensaios séricos para PTH, PTHrP, bem como para 25-OHD e 1,25-$(OH)_2$D, permitem o estabelecimento de um diagnóstico acurado na grande maioria dos casos.

Hipocalcemia

A privação combinada de Ca^{2+} e vitamina D, como a observada em estados de má absorção, promove rapidamente o desenvolvimento de hipocalcemia. Quando causada por má absorção, a hipocalcemia é acompanhada de baixas concentrações de fosfato, proteínas plasmáticas totais e magnésio. A hipocalcemia leve (isto é, nível sérico de Ca^{2+} na faixa de 8-8,5 mg/dL [2-2,1 mM]) é habitualmente assintomática. Os pacientes apresentam mais sintomas quando a hipocalcemia se desenvolve de modo agudo.

Os sintomas de hipocalcemia consistem em tetania e fenômenos relacionados, como parestesias, aumento da excitabilidade neuromuscular, laringospasmo, cãibras musculares e convulsões tônico-clônicas. No *hipoparatireoidismo* crônico, são observadas alterações ectodérmicas (p. ex., queda dos cabelos, unhas das mãos com sulcos e quebradiças, defeitos do esmalte dentário e cataratas). Com frequência, verifica-se a presença de sintomas psiquiátricos, como labilidade emocional, ansiedade, depressão e delírios. O hipoparatireoidismo é, mais comumente, uma consequência da cirurgia de tireoide ou de pescoço, mas também pode resultar de distúrbios genéticos ou autoimunes. O *pseudo-hipoparatireoidismo* é uma família de vários distúrbios hipocalcêmicos e hiperfosfatêmicos. O pseudo-hipoparatireoidismo resulta da resistência ao PTH; essa resistência deve-se a mutações da $G_s\alpha$ (*GNAS1*), que normalmente media a ativação da adenililciclase induzida por hormônio (Bastepe, 2008). A mutação de *GNAS1* foi associada a múltiplas anormalidades hormonais, porém nenhuma delas é tão grave quanto a resposta deficiente ao PTH.

Distúrbios do metabolismo do fosfato

A insuficiência dietética raramente provoca depleção de fosfato. Entretanto, o uso prolongado de antiácidos pode limitar seriamente a absorção de fosfato e resultar em depleção clínica, manifestando-se na forma de mal-estar, fraqueza muscular e osteomalácia (ver Cap. 53). A *osteomalácia* caracteriza-se por mineralização insuficiente da matriz óssea, podendo ocorrer quando a depleção contínua de fosfato é causada pela inibição de sua absorção no trato GI (como a que ocorre com antiácidos que contêm alumínio) ou por excreção renal excessiva devido à ação do PTH. A *hiperfosfatemia* ocorre comumente na DRC. O nível elevado de fosfato diminui a concentração sérica de Ca^{2+}, o que, por sua vez, ativa o CaSR das glândulas paratireoides, estimula a secreção de PTH e exacerba a hiperfosfatemia. Os agonistas CaSR, o *cinacalcete* e a *etelcalcetida*, suprimem a secreção de PTH e foram aprovados para o tratamento do hiperparatireoidismo secundário em pacientes adultos com DRC submetidos a terapia com diálise crônica. Outro agonista do CaSR, o *evocalcete*, está em fase de investigação para o tratamento do hiperparatireoidismo secundário em pacientes adultos submetidos a diálise, e as primeiras evidências clínicas sugerem uma redução semelhante do PTH obtida com o *cinacalcete* (Fukagawa et al., 2018). Além disso, o *cinacalcete* está aprovado para o tratamento da hipercalcemia secundária ao câncer de paratireoide, bem como para o hiperparatireoidismo primário em pacientes que não podem ser submetidos a cirurgia. Foram relatadas novas terapias em potencial direcionadas para NPT2A com uma pequena molécula inibidora, PF-06869206 (Clerin et al., 2020).

O *burosumabe*, um anticorpo monoclonal humano recombinante recém aprovado dirigido contra o FGF23, é extremamente efetivo para corrigir a hipofosfatemia associada à HLX, a forma mais comum de raquitismo hereditário e osteomalácia. A administração mensal produz restauração prolongada dos níveis séricos de fosfato ao reduzir a excreção urinária de fosfato, sem alterar adversamente os níveis séricos de PTH ou de cálcio. O *burosumabe* foi aprovado para o tratamento da HLX em crianças (Carpenter et al., 2018) e adultos (Insogna et al., 2018) e para a osteomalácia induzida por tumor (Imanishi et al., 2021).

Distúrbios da vitamina D

Hipervitaminose D

A administração aguda ou em longo prazo de quantidades excessivas de vitamina D ou o aumento da capacidade de resposta a quantidades normais da vitamina levam a distúrbios no metabolismo do cálcio. Nos adultos, a hipervitaminose D resulta do tratamento excessivo do hipoparatireoidismo e do uso de doses excessivas por modismo. A quantidade de vitamina D necessária para causar hipervitaminose varia amplamente. Como aproximação grosseira, a ingestão diária contínua de 50.000 unidades ou mais pode resultar em intoxicação. Os sinais e sintomas iniciais da toxicidade da vitamina D são os associados à hipercalcemia.

Deficiência de vitamina D

A deficiência de vitamina D resulta em absorção inadequada de Ca^{2+} e fosfato. A consequente redução da concentração plasmática de Ca^{2+} estimula a secreção de PTH, que atua de forma a restaurar os níveis plasmáticos de Ca^{2+} à custa do osso. O FGF23 também aumenta. As concentrações plasmáticas de fosfato permanecem subnormais devido ao efeito fosfatúrico do aumento dos níveis circulantes de PTH e FGF23. Nas crianças, o resultado consiste em deficiência de mineralização do osso recém-formado e da matriz cartilaginosa, causando o defeito de crescimento conhecido como *raquitismo*. Nos adultos, a deficiência de vitamina D resulta em osteomalácia, uma doença caracterizada pelo acúmulo generalizado de matriz óssea insuficientemente mineralizada. A fraqueza muscular, particularmente observada nos grandes músculos proximais, é típica e pode refletir tanto a hipofosfatemia quanto a ação inadequada da vitamina D no músculo. Só ocorre deformidade grosseira no osso nos estágios avançados da doença. As concentrações circulantes de 25-OHD abaixo de 8 ng/mL são altamente preditivas de osteomalácia.

Raquitismo metabólico e osteomalácia

O raquitismo metabólico e a osteomalácia caracterizam-se por anormalidades na síntese do calcitriol ou na sua resposta. As variantes incluem:

- *Raquitismo hipofosfatêmico resistente à vitamina D*: Em geral, trata-se de um distúrbio ligado ao X (HLX) do metabolismo do cálcio e do fosfato. Os pacientes apresentam melhora clínica quando tratados com grandes doses de vitamina D, geralmente em associação com P_i.
- *Raquitismo dependente de vitamina D*, também denominado *VDDR-1* ou *PDDR*: Trata-se de uma doença autossômica recessiva causada por um erro inato do metabolismo da vitamina D, envolvendo a conversão defeituosa do 25-OHD em calcitriol devido a mutações na CYP1α (1α-hidroxilase).
- *Resistência à 1,25-di-hidroxivitamina D hereditária* (HVDDR), também denominada *raquitismo dependente de vitamina D tipo II*: Trata-se de um distúrbio autossômico recessivo caracterizado por hipocalcemia, osteomalácia, raquitismo e alopecia completa. Essa variante é causada por diversas mutações heterogêneas do VDR.
- *DRC-DMO (raquitismo renal)*: Refere-se ao distúrbio da morfologia óssea que acompanha a DRC. A variante caracteriza-se por anormalidades da renovação, da mineralização, do volume, do crescimento linear ou da resistência do osso, bem como por defeitos subjacentes dos íons minerais, do PTH ou do metabolismo da vitamina D.

Osteoporose

A osteoporose é uma condição caracterizada por redução da massa óssea e desorganização da microarquitetura, resultando em fraturas após traumatismo mínimo. Muitas mulheres (30-50%) e homens (15-30%) sofrem fraturas em consequência da osteoporose. Os locais característicos das fraturas são os corpos vertebrais, a parte distal do rádio e a parte proximal do fêmur; todavia, os indivíduos com osteoporose apresentam fragilidade generalizada do esqueleto, sendo também comum a ocorrência de fraturas em outros locais, como as costelas e os ossos longos. O risco de fratura aumenta de modo exponencial com a idade, e as fraturas da coluna e do quadril estão associadas a uma redução da sobrevida.

A osteoporose pode ser classificada em *primária* ou *secundária*. A *osteoporose primária* abrange duas condições diferentes: a *osteoporose tipo I*, caracterizada por perda de osso trabecular devido à falta de estrogênio na menopausa, e a *osteoporose tipo II*, caracterizada por perda de osso cortical e trabecular em homens e mulheres devido à ineficiência prolongada da remodelagem, à deficiência dietética e à ativação do eixo das paratireoides com a idade. A *osteoporose secundária* é causada por doença sistêmica ou pelo uso crônico de determinados medicamentos, como glicocorticoides ou *fenitoína*. A abordagem mais bem-sucedida para a osteoporose secundária consiste na resolução rápida da causa subjacente e na interrupção dos fármacos. A osteoporose, seja primária ou secundária, está associada a um distúrbio característico da remodelagem óssea, de modo que as mesmas terapias podem ser usadas em ambas as condições.

Doença de Paget

A doença de Paget caracteriza-se por locais isolados ou múltiplos de remodelagem desordenada do osso. Acomete até 2 a 3% da população com mais de 60 anos de idade. A anormalidade patológica primária consiste em aumento da reabsorção óssea, seguido de formação óssea exuberante. Entretanto, o osso recém-formado é desorganizado e de qualidade precária, resultando em arqueamento característico, fraturas por estresse e artrite das articulações adjacentes ao osso acometido. A alteração da estrutura do osso pode provocar problemas secundários, como surdez, compressão da medula espinal, insuficiência cardíaca de alto débito e dor. A degeneração maligna em sarcoma osteogênico constitui uma complicação rara, porém letal, da doença de Paget.

Doença renal crônica-doença mineral óssea

A doença óssea constitui uma consequência frequente da DRC e do tratamento com diálise. Do ponto de vista patológico, as lesões são típicas do hiperparatireoidismo (osteíte fibrosa), da deficiência de vitamina D (osteomalácia) ou de uma mistura de ambos. A fisiopatologia de base reflete o aumento do fosfato sérico e a diminuição do cálcio, resultando em perda óssea.

Farmacoterapia dos distúrbios da homeostasia dos íons minerais e do metabolismo do osso

Hipercalcemia

A hipercalcemia pode ser potencialmente fatal. Com frequência, esses pacientes apresentam grave desidratação, devido ao comprometimento dos mecanismos de concentração renal pela hipercalcemia. Por conseguinte, a reidratação com grandes volumes de solução fisiológica isotônica deve ser imediata e agressiva (6-8 L/dia). Os agentes que aumentam a secreção de Ca^{2+}, como os diuréticos de alça (ver Cap. 25), podem ajudar a contrabalançar o efeito da expansão do volume plasmático pelo soro fisiológico, porém estão contraindicados até que se obtenha uma repleção do volume.

Os corticosteroides administrados em altas doses (p. ex., 40-80 mg/dia de *prednisona*) podem ser úteis quando a hipercalcemia resulta de sarcoidose, linfoma ou hipervitaminose D (ver Cap. 50). A resposta à esteroidoterapia é lenta; podem ser necessárias 1 a 2 semanas para haver uma queda dos níveis plasmáticos de Ca^{2+}. A *calcitonina* pode ser útil no manejo da hipercalcemia. A redução do Ca^{2+} pode ser rápida, embora seja comum a ocorrência de um "escape" do hormônio dentro de vários dias. A dose inicial recomendada é de 4 unidades/kg de peso corporal por via subcutânea a cada 12 horas; se não for obtida uma resposta em 1 a 2 dias, pode-se aumentar a dose até um máximo de 8 unidades/kg a cada 12 horas. Se a resposta depois de mais 2 dias ainda for insatisfatória, pode-se aumentar a dose até um máximo de 8 unidades/kg a cada 6 horas. A *calcitonina* pode reduzir o nível sérico de cálcio em 1 a 2 mg/dL.

Os *bifosfonatos* (*pamidronato, zoledronato*) intravenosos demonstraram ser muito efetivos no tratamento da hipercalcemia (ver discussão mais detalhada dos bifosfonatos mais adiante). Atuam como potentes inibidores da reabsorção óssea pelos osteoclastos. O *pamidronato* é administrado na forma de infusão intravenosa de 60 a 90 mg durante 4 a 24 horas. Com o uso do *pamidronato*, ocorre resolução da hipercalcemia dentro de vários dias, e o efeito habitualmente persiste por várias semanas. O *zoledronato* suplantou, em grande parte, o *pamidronato* em virtude da normalização mais rápida dos níveis séricos de Ca^{2+} e maior duração de ação.

A *plicamicina* (*mitramicina*; retirada do mercado nos Estados Unidos) é um antibiótico citotóxico que também diminui as concentrações plasmáticas de Ca^{2+} ao inibir a reabsorção óssea. Ocorre redução das concentrações plasmáticas de Ca^{2+} em 24 a 48 horas quando se administra uma dose relativamente baixa desse agente (15-25 μg/kg do peso corporal) para minimizar a elevada toxicidade sistêmica do fármaco; com efeito, a sua toxicidade geralmente impede seu uso.

Uma vez controlada a crise hipercalcêmica, ou em pacientes com elevações mais discretas do cálcio, inicia-se a terapia em longo prazo. A paratireoidectomia continua sendo o único tratamento definitivo para o hiperparatireoidismo primário. Conforme descrito mais adiante neste capítulo, um agente mimético do cálcio capaz de estimular o CaSR constitui uma opção terapêutica efetiva para o hiperparatireoidismo. A terapia da hipercalcemia dos processos malignos é orientada idealmente para o câncer subjacente. Quando isso não é possível, os bifosfonatos por via parenteral frequentemente irão manter os níveis de Ca^{2+} dentro de uma faixa aceitável.

Hipocalcemia e outros usos terapêuticos do cálcio

O cálcio é utilizado no tratamento dos estados de deficiência de cálcio e como suplemento dietético. O hipoparatireoidismo é tratado principalmente com vitamina D e vários sais de cálcio. O *cloreto de cálcio* ($CaCl_2 \cdot 2H_2O$) contém 27% de Ca^{2+}; mostra-se valioso no tratamento da tetania e do laringospasmo hipocalcêmicos. O sal é administrado por via intravenosa e *nunca deve ser injetado* nos tecidos. As injeções de cloreto de cálcio são acompanhadas de vasodilatação periférica e sensação de queimação da pele. A preparação intravenosa habitual é uma solução a 10% (equivalente a 1,36 mEq de Ca^{2+}/mL). A velocidade da injeção deve ser lenta (não deve ultrapassar 1 mL/min), de modo a impedir a ocorrência de arritmias cardíacas devido a uma elevada concentração de Ca^{2+}. A injeção pode induzir uma queda moderada da pressão arterial devido à vasodilatação.

A injeção de *gluceptato de cálcio* (solução a 22%; 18 mg ou 0,9 mEq de Ca^{2+}/mL; não disponível nos Estados Unidos) é administrada por via intravenosa em uma dose de 5 a 20 mL para o tratamento da tetania hipocalcêmica grave. A injeção de *gliconato de cálcio* (solução a 10%; 9,3 mg de Ca^{2+}/mL) administrada por via intravenosa constitui o tratamento de escolha para a tetania hipocalcêmica grave. Os pacientes com hipocalcemia moderada a grave são normalmente tratados com infusão intravenosa de gliconato de cálcio em uma dose de 10 a 15 mg de Ca^{2+}/kg de peso corporal durante 4 a 6 horas. Como o frasco habitual de 10 mL de uma solução a 10% contém apenas 93 mg de Ca^{2+}, são necessários muitos frascos. O tratamento com Ca^{2+} intravenoso, administrado como gliconato de cálcio (10-30 mL de uma solução a 10%), também pode salvar a vida dos pacientes com hiperpotassemia extrema (nível sérico de K^+ > 7 mEq/L).

Outros usos do Ca^{2+} intravenoso aprovados pela Food and Drug Administration (FDA) incluem o tratamento do envenenamento pela aranha viúva-negra e o tratamento da toxicidade do magnésio. Não se deve utilizar a via intramuscular, devido à possível formação de abscesso no local da injeção.

Para o controle dos sintomas hipocalcêmicos mais leves, a medicação oral é suficiente, frequentemente em combinação com vitamina D ou um de seus metabólitos ativos. O carbonato de cálcio é relativamente barato e bem tolerado, de modo que é prescrito com mais frequência. O *carbonato de cálcio* e o *acetato de cálcio* são usados para restringir a absorção de fosfato em pacientes com DRC e a absorção de oxalato em pacientes com doença inflamatória intestinal. O rhPTH(1-84) de comprimento total recombinante e uma forma de ação longa modificada de PTH humano (LA-PTH) são novas terapias para o manejo do hipoparatireoidismo crônico que melhoram a qualidade de vida do paciente (Cusano et al., 2015).

Vitamina D

A fisiologia e o mecanismo de ação correspondente da vitamina D foram descritos anteriormente neste capítulo.

ADME

A vitamina D é absorvida pelo intestino delgado. A bile é essencial para a absorção adequada de vitamina D e também constitui a sua principal via de excreção. Os pacientes submetidos a cirurgia de derivação intestinal ou que apresentam inflamação do intestino delgado podem não absorver vitamina D o suficiente para manter níveis normais; além disso, a disfunção hepática ou biliar pode comprometer seriamente a absorção de vitamina D. A vitamina D absorvida circula no sangue em associação à proteína de ligação da vitamina D. A vitamina desaparece do plasma, com $t_{1/2}$ de 20 a 30 horas, porém é armazenada em depósitos de gordura por períodos prolongados.

Usos terapêuticos da vitamina D

Os principais usos terapêuticos da vitamina D são os seguintes:

- Profilaxia e cura do raquitismo nutricional
- Tratamento do raquitismo metabólico e da osteomalácia, particularmente no contexto da DRC
- Tratamento do hipoparatireoidismo
- Prevenção e tratamento da osteoporose
- Suplementação dietética

Raquitismo nutricional O raquitismo nutricional resulta de exposição inadequada à luz solar ou deficiência dietética de vitamina D. Nos Estados Unidos, a incidência dessa condição está atualmente aumentando. Os lactentes e as crianças que recebem quantidades adequadas de alimento enriquecido com vitamina D não necessitam de quantidades adicionais da vitamina; entretanto, os lactentes amamentados ou os que tomam fórmulas não enriquecidas devem receber 400 unidades de vitamina D por dia como suplemento (ver Tab. 52-1) (Wagner et al., 2008), geralmente administradas com vitamina A. Para esse propósito, dispõe-se de vários preparados balanceados de vitaminas A e D. *Como o feto adquire mais de 85% de suas reservas de cálcio durante o terceiro trimestre, os lactentes prematuros são particularmente suscetíveis ao raquitismo e podem necessitar de vitamina D suplementar.* O tratamento do raquitismo totalmente desenvolvido requer uma dose de vitamina D maior do que a utilizada profilaticamente. A administração diária de 1.000 unidades normaliza as concentrações plasmáticas de Ca^{2+} e de fosfato em cerca de 10 dias, com evidências radiográficas de cura em cerca de 3 semanas. Todavia, prescreve-se com frequência uma dose diária maior de 3.000 a 4.000 unidades para obter uma cura mais rápida, particularmente quando a respiração é comprometida por raquitismo torácico grave.

Tratamento da osteomalácia e da DRC-DMO A osteomalácia, caracterizada por mineralização deficiente da matriz óssea, ocorre comumente durante a depleção prolongada de fosfato. Os pacientes com DRC correm risco de desenvolver osteomalácia, mas também podem apresentar uma doença óssea complexa denominada DRC-DMO, anteriormente conhecida como *osteodistrofia renal*. Nesse contexto, o metabolismo ósseo é estimulado por um aumento do PTH e atraso da mineralização óssea devido a uma redução da síntese renal de calcitriol. Na DRC-DMO, a baixa DMO pode ser acompanhada de lesões ósseas por alta renovação, observadas normalmente em pacientes com hiperparatireoidismo não controlado, ou por baixa atividade de remodelagem do osso, observada em pacientes com doença óssea adinâmica.

A abordagem terapêutica para o paciente com DRC-DMO depende das manifestações esqueléticas. Na doença com alta renovação (hiperparatireóidea) ou alta renovação mista com mineralização deficiente, recomenda-se uma restrição dietética de fosfato, geralmente em associação a um agente de ligação do fosfato. A administração de quelantes de fosfato contendo cálcio, juntamente com calcitriol, pode contribuir para a supressão excessiva da secreção de PTH e também resultar em doença óssea adinâmica. A carga aumentada de cálcio associada a quelantes de fosfato à base de cálcio provavelmente contribui para a incidência aumentada de calcificação vascular em pacientes com DRC.

Os quelantes de fosfato que não contêm cálcio constituem alternativas altamente efetivas para os agentes tradicionais à base de cálcio. O *cloridrato de sevelâmer* é um polímero não absorvível que atua como permutador de ânions não seletivo. O fármaco é modestamente hidrossolúvel, e apenas quantidades mínimas são absorvidas pelo trato GI. O *sevelâmer* não apenas reduz efetivamente a concentração sérica de fosfato em pacientes submetidos a hemodiálise, como também se liga aos ácidos biliares e, em menor grau, ao colesterol das lipoproteínas de baixa densidade e às vitaminas lipossolúveis. Os efeitos adversos do *cloridrato de sevelâmer* consistem em vômitos, náusea, diarreia, dispepsia e acidose metabólica.

O *carbonato de sevelâmer* é equivalente ao cloridrato em termos de segurança e tolerabilidade, com menor probabilidade de induzir acidose metabólica. O *carbonato de lantânio* é um cátion trivalente pouco permeável que é altamente efetivo no tratamento da hiperfosfatemia associada à DRC-DMO; todavia, o seu uso está associado a efeitos adversos GI.

Dispõe-se comercialmente de dois quelantes de fosfato à base de ferro. O *oxi-hidróxido sucroférrico* é um composto ferro(III)-oxi-hidróxido polinuclear que se liga ao fosfato por troca de ligante. O fármaco exibe eficácia semelhante ao do *sevelâmer* no controle do fosfato, porém com menor número de comprimidos ao dia. O *citrato férrico* também possui eficácia comparável ao *sevelâmer* e ao *acetato de cálcio* no controle do fosfato. Além disso, o *citrato férrico* libera uma quantidade significativa de ferro, resultando em aumento dos parâmetros eritropoiéticos e possibilidade de sobrecarga de ferro com posologia crônica. A diarreia constitui um efeito adverso comum de ambos os quelantes de fosfato à base de ferro (Shah et al., 2015).

A *niacina* e o *ácido nicotínico* reduzem os níveis séricos de fosfato e foram propostos como alternativas para o uso do *sevelâmer*. A *niacina* de liberação prolongada não melhora os resultados cardiovasculares e está associada a uma maior taxa de mortalidade de todas as causas. Embora o *ácido nicotínico* reduza a hiperfosfatemia, o *sevelâmer* possui maior eficácia no controle da hiperfosfatemia, bem como o produto Ca·P (Ahmadi et al., 2012; Kalil et al., 2015).

Hipoparatireoidismo A vitamina D e seus análogos constituem a base da terapia para o hipoparatireoidismo. O DHT, uma forma reduzida da vitamina D_2, apresenta início de ação mais rápido, duração de ação mais curta e maior efeito sobre a mobilização do osso do que a vitamina D e, tradicionalmente, tem sido o agente preferido; todavia, não está mais disponível nos Estados Unidos. Embora a maioria dos pacientes com hipoparatireoidismo responda a qualquer forma de vitamina D, o *calcitriol* pode ser preferido para o tratamento temporário da hipocalcemia, enquanto se aguarda os efeitos de uma forma de vitamina D de ação mais lenta.

Prevenção e tratamento da osteoporose São descritos separadamente, mais adiante neste capítulo.

Suplementação dietética Ver Tabela 52-1.

Efeitos adversos da terapia com vitamina D

A principal toxicidade associada ao *calcitriol* reflete o seu efeito potente de aumentar a absorção intestinal de Ca^{2+} e fosfato, juntamente com o potencial de mobilizar o Ca^{2+} e o fosfato do osso. A terapia com *calcitriol* costuma ser complicada por hipercalcemia, com ou sem hiperfosfatemia, podendo limitar o seu uso em doses necessárias para suprimir efetivamente a secreção de PTH. Os análogos da vitamina D não calcêmicos proporcionam intervenções alternativas, embora não evitem a necessidade de monitoração das concentrações séricas de Ca^{2+} e fósforo. A hipervitaminose D é tratada com interrupção imediata da vitamina, dieta com baixo teor de cálcio, administração de glicocorticoides e hidratação vigorosa; a diurese salina forçada com diuréticos de alça também é útil. Com esse esquema, as concentrações plasmáticas de Ca^{2+} caem para valores normais, e o Ca^{2+} dos tecidos moles tende a ser mobilizado. Ocorre melhora evidente da função renal, a não ser que a lesão renal tenha sido grave.

Análogos da vitamina D disponíveis

O *colecalciferol* (vitamina D_3) e o *calcitriol* (1,25-di-hidroxicolecalciferol) estão disponíveis para administração oral ou injeção. Vários derivados da vitamina D também são usados terapeuticamente.

O *doxercalciferol* (1α-hidroxivitamina D_2), um profármaco que precisa ser inicialmente ativado por 25-hidroxilação hepática, está aprovado para uso no tratamento do hiperparatireoidismo secundário. O *DHT* é uma forma reduzida da vitamina D_2. No fígado, o DHT é convertido em sua forma ativa, o 25-OH di-hidrotaquisterol. O DHT mostra-se efetivo na mobilização do mineral ósseo em altas doses. Por conseguinte, pode ser usado para manter os níveis plasmáticos de Ca^{2+} no hipoparatireoidismo. O DHT é bem absorvido pelo trato GI e produz aumento máximo das concentrações séricas de Ca^{2+} depois de 2 semanas de administração diária. Normalmente, os efeitos hipercalcêmicos persistem por 2 semanas, mas podem se estender por duas vezes mais. O DHT (não comercializado nos Estados Unidos) está disponível para administração oral em doses que variam de 0,2 a 1 mg/dia (média de 0,6 mg/dia).

O *ergocalciferol (calciferol)* é a vitamina D_2, e está disponível para administração oral. Está indicado para a prevenção da deficiência de vitamina D e o tratamento da hipofosfatemia familiar, do hipoparatireoidismo e do raquitismo resistente à vitamina D tipo II, normalmente em doses de 50.000 a 200.000 unidades/dia em associação com suplementos de cálcio. O *1α-hidroxicolecalciferol* (1-OHD$_3$, alfacalcidol) é um derivado sintético da vitamina D_3 que já está hidroxilado na posição 1α e sofre rápida hidroxilação pela 25-hidroxilase para formar 1,25-(OH)$_2$D$_3$. É equivalente ao *calcitriol* nos ensaios de estimulação da absorção intestinal de Ca^{2+} e mineralização óssea, e não exige ativação renal. Está disponível nos Estados Unidos para fins experimentais.

Análogos do calcitriol Vários análogos da vitamina D suprimem a secreção de PTH pelas glândulas paratireoides, porém apresentam atividade hipercalcêmica menor ou insignificante. Portanto, oferecem um meio mais seguro e mais efetivo de controlar o hiperparatireoidismo secundário.

Calcipotriol (calcipotrieno) O *calcipotriol* é um derivado sintético do *calcitriol*, com uma cadeia lateral modificada. O *calcipotriol* apresenta menos de 1% da atividade do *calcitriol* na regulação do metabolismo do Ca^{2+}. O *calcipotriol* foi extensamente estudado para o tratamento da psoríase e está disponível para uso tópico (ver Cap. 75).

Paricalcitol O *paricalcitol* (1,25-di-hidroxi-19-norvitamina D_2) é um derivado sintético do *calcitriol* que carece do C19 exocíclico e apresenta uma cadeia lateral de vitamina D_2, em lugar de vitamina D_3. Diminui os níveis séricos de PTH sem produzir hipercalcemia nem alterar o nível sérico de fósforo (Mazzaferro et al., 2014). O *paricalcitol* administrado por via oral ou intravenosa foi aprovado pela FDA para o tratamento do hiperparatireoidismo secundário em pacientes com DRC.

Maxacalcitol Conhecido pelos vários nomes de 1,25-di-hidroxi-22-oxavitamina D_3, OCT e 22-oxacalcitriol, o *maxacalcitol* difere do *calcitriol* apenas pela substituição do C22 por um átomo de O. O *oxacalcitriol* tem baixa afinidade pela proteína de ligação da vitamina D; em consequência, uma maior quantidade do fármaco circula na forma livre (não ligada) e o fármaco é metabolizado mais rapidamente do que o *calcitriol*, com consequente $t_{1/2}$ mais curta. O *oxacalcitriol* é um potente supressor da expressão do gene do PTH, exibindo atividade muito limitada no intestino e no osso. Trata-se de um composto útil para pacientes com produção excessiva de PTH na DRC. Não está disponível nos Estados Unidos.

Calcitonina

Mecanismos de ação

As ações da *calcitonina* são mediadas pelo CTR, um GPCR que se acopla a múltiplas proteínas G. Os efeitos hipocalcêmicos e hipofosfatêmicos da *calcitonina* são produzidos predominantemente pela inibição direta da reabsorção óssea osteoclástica (Henriksen et al., 2010). A família de peptídeos da *calcitonina* também inclui o CGRP, o peptídeo estreitamente relacionado *adrenomedulina, intermedina* e *amilina*. O CGRP e a adrenomedulina são potentes vasodilatadores endógenos.

Uso diagnóstico

A *calcitonina* é um marcador sensível e específico para a presença de CMT, uma neoplasia maligna neuroendócrina que se origina nas células C parafoliculares da tireoide.

Uso terapêutico

A *calcitonina* diminui as concentrações plasmáticas de Ca^{2+} e fosfato em pacientes com hipercalcemia. É administrada por injeção ou *spray* nasal. Embora a *calcitonina* seja efetiva por um período de até 6 horas no tratamento inicial da hipercalcemia, os pacientes tornam-se refratários em poucos dias. Isso se deve provavelmente a uma infrarregulação dos receptores (Henriksen et al., 2010). O uso da *calcitonina* não substitui a reidratação agressiva, e os bifosfonatos constituem os agentes preferidos. A *calcitonina* mostra-se efetiva nos distúrbios de remodelagem aumentada do esqueleto, como na doença de Paget, bem como em alguns pacientes com osteoporose. Para a doença de Paget, a *calcitonina* é geralmente administrada por injeção subcutânea, visto que a administração intranasal é relativamente ineficaz devido à biodisponibilidade limitada. Após terapia inicial com 100 unidades/dia, a dose é tipicamente reduzida para 50 unidades 3×/semana. Os efeitos adversos da *calcitonina* consistem em náuseas, edema nas mãos, urticária e, raramente, cólica intestinal. Foram também relatadas reações de hipersensibilidade, incluindo anafilaxia.

Bifosfonatos

Química

Os bifosfonatos são análogos do pirofosfato que contêm dois grupos de fosfonato fixados a um carbono geminal (central), que substitui o oxigênio no pirofosfato (Fig. 52-8). Esses agentes formam uma estrutura tridimensional capaz de fixar cátions bivalentes, como o Ca^{2+}, e possuem forte afinidade pelo osso, particularmente pelas superfícies ósseas em processo de remodelagem. Os *bifosfonatos de primeira geração* (*medronato, clodronato e etidronato*) contêm cadeias laterais com modificação mínima ou possuem um grupo clorofenol (*tiludronato*) e constituem os agentes menos potentes. Os *aminobifosfonatos de segunda geração* (p. ex., *alendronato* e *pamidronato*) contêm um grupo nitrogênio na cadeia lateral e são 10 a 100 vezes mais potentes do que os compostos de primeira geração. Os *bifosfonatos de terceira geração* (p. ex., *risedronato* e *zoledronato*) apresentam um átomo de nitrogênio dentro de um anel heterocíclico e são até 10.000 vezes mais potentes do que os agentes de primeira geração (Ebetino et al., 2011).

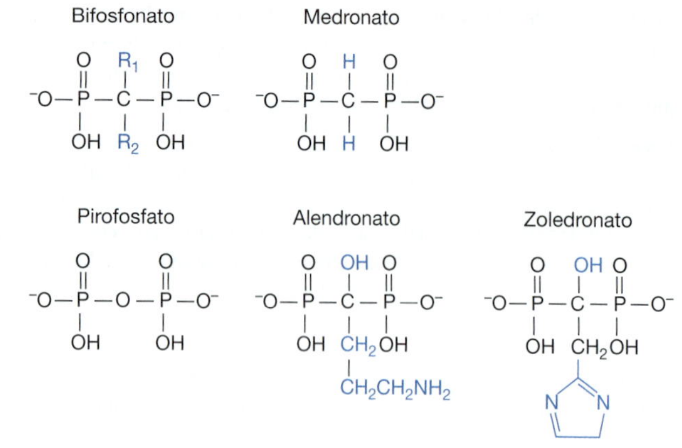

Figura 52-8 *Pirofosfato e bifosfonatos.* Os substituintes (R_1 e R_2) no carbono central da estrutura original do bifosfonato são mostrados em azul. São apresentados exemplos de um bifosfonato de primeira geração (*medronato*), um aminobifosfonato de segunda geração (*alendronato*) e um bifosfonato de terceira geração (*zoledronato*).

Mecanismo de ação

Os bifosfonatos inibem diretamente a reabsorção óssea. Esses fármacos concentram-se nos locais de remodelagem ativa, permanecem na matriz até que o osso seja remodelado e, em seguida, são liberados no ambiente ácido das lacunas de reabsorção e induzem apoptose dos osteoclastos. Apesar de os bifosfonatos impedirem a dissolução da hidroxiapatita, sua ação antirreabsortiva deve-se aos efeitos inibitórios diretos sobre os osteoclastos, mais do que a efeitos estritamente físico-químicos (Cremers e Papapoulos, 2011). A atividade antirreabsortiva envolve aparentemente dois mecanismos principais: a apoptose dos osteoclastos e a inibição dos componentes da via de biossíntese do colesterol.

ADME

Todos os bifosfonatos orais são pouco absorvidos pelo intestino. Apresentam biodisponibilidade notavelmente limitada (< 1% [*alendronato*, *risedronato*] a 6% [*etidronato*, *tiludronato*]), que é ainda mais reduzida pela presença de alimento e medicações contendo cátions bivalentes, como suplementos de cálcio, antiácidos e ferro. Por conseguinte, esses fármacos devem ser tomados com um copo cheio de água após uma noite de jejum e pelo menos 30 min antes do desjejum. Os bifosfonatos apresentam extensa distribuição no osso, sofrem depuração hepática insignificante e são excretados de modo inalterado pelos rins. A excreção renal dos bifosfonatos declina proporcionalmente com a função renal, e esses fármacos não são recomendados para pacientes com depuração de creatinina inferior a 30 mL/min (Cremers e Papapoulos, 2011; Ott, 2015).

Usos terapêuticos

Os bifosfonatos são extensamente utilizados em condições caracterizadas por reabsorção óssea mediada por osteoclastos, como a doença de Paget, a osteólise associada a tumores e a hipercalcemia. Em particular, muito interesse está sendo concentrado no papel dos bifosfonatos no tratamento da osteoporose, incluindo osteoporose da pós-menopausa e osteoporose induzida por esteroides. O tratamento com bifosfonatos está associado a um aumento da DMO e proteção contra fraturas. Os bifosfonatos também podem ter ação antitumoral direta por inibirem a ativação de oncogenes através de seus efeitos antiangiogênicos. Ensaios clínicos randomizados de bifosfonatos em pacientes com câncer de mama sugeriram que esses agentes retardam ou impedem o desenvolvimento de metástases como componente da terapia adjuvante endócrina (Early Breast Cancer Trialists' Collaborative, 2015). Os bifosfonatos orais não têm sido utilizados amplamente em crianças e adolescentes devido a seus efeitos incertos em longo prazo sobre o esqueleto em crescimento.

Efeitos adversos

Os bifosfonatos orais podem causar pirose, irritação esofágica ou esofagite. Outros efeitos adversos GI incluem dor abdominal e diarreia. Com frequência, os sintomas desaparecem quando os pacientes tomam o medicamento depois de uma noite de jejum com água da torneira ou filtrada (mas não com água mineral) e permanecem em posição ereta. Os pacientes com doença ativa do trato GI superior não devem tomar bifosfonatos orais. A infusão parenteral inicial de *pamidronato* pode causar rubor cutâneo, sintomas semelhantes aos da gripe, dores musculares e articulares, náuseas, vômitos, desconforto abdominal e diarreia (ou constipação intestinal), porém principalmente quando administrado em concentrações mais altas ou em uma velocidade maior do que as recomendadas. Estes sintomas são de curta duração e, em geral, não sofrem recidiva com a sua administração subsequente.

O *zoledronato* pode causar hipocalcemia grave e tem sido associado a nefrotoxicidade, deterioração da função renal e doença renal potencial. A infusão de *zoledronato*, 4 mg, deve ser administrada durante pelo menos 15 minutos. Nesses pacientes, é necessário avaliar os parâmetros laboratoriais e clínicos padrões da função renal antes do tratamento e periodicamente depois, de modo a monitorar qualquer deterioração da função renal. O uso de bifosfonatos também está associado à osteonecrose da mandíbula (um evento raro, com incidência de ~2 em 100.000 pacientes/ano, em que o papel causal preciso dos bifosfonatos não foi elucidado), bem como a fraturas por estresse no córtex lateral do corpo do fêmur (mais comumente associadas ao *alendronato* e, raramente, ao *zoledronato*) (Reid, 2015).

Bifosfonatos disponíveis

O *etidronato sódico* é usado no tratamento da doença de Paget e pode ser administrado por via parenteral no tratamento da hipercalcemia (embora, para esse uso, tenha sido em grande parte suplantado pelos *amidronato* e *zoledronato*). O *pamidronato* (disponível nos Estados Unidos apenas para administração parenteral) foi aprovado para o tratamento da hipercalcemia associada a neoplasias malignas e à doença de Paget, bem como para a prevenção da perda óssea no câncer de mama e no mieloma múltiplo; é também efetivo em outros distúrbios do esqueleto. Para o tratamento da hipercalcemia, o *pamidronato* pode ser administrado em infusão intravenosa de 60 a 90 mg durante 2 a 24 horas.

Vários bifosfonatos mais recentes foram aprovados para o tratamento da doença de Paget, incluindo *tiludronato*, *alendronato* e *risedronato*. A dose padrão de *tiludronato* é de 400 mg/dia por via oral por 3 meses. O *tiludronato* nas doses recomendadas não interfere na mineralização óssea, ao contrário do que ocorre com o *etidronato*. O *zoledronato* foi aprovado para o tratamento da doença de Paget; quando administrado em uma única infusão de 5 mg, diminui os marcadores de renovação óssea por um período de 6 meses sem perda do efeito terapêutico. Além disso, é amplamente utilizado para a prevenção da osteoporose em pacientes com câncer de próstata ou câncer de mama submetidos a terapia hormonal. Esse fármaco reduz as fraturas tanto vertebrais quanto não vertebrais. Uma formulação de 4 mg está disponível para o tratamento intravenoso da hipercalcemia dos processos malignos, do mieloma múltiplo ou das metástases ósseas como resultado de tumores sólidos. O *ibandronato*, um potente bifosfonato, teve seu uso aprovado para prevenção e tratamento da osteoporose em mulheres na pós-menopausa. A dose oral recomendada é de 2,5 mg/dia ou 150 mg 1×/mês.

Para pacientes nos quais os bifosfonatos orais provocam desconforto esofágico grave, o *zoledronato* e o *ibandronato* por via *intravenosa* oferecem proteção do esqueleto sem causar efeitos GI adversos. Para o tratamento da osteoporose, o *ibandronato* (3 mg) é administrado por via intravenosa a cada 3 meses. O *zoledronato* é o primeiro bifosfonato a ser aprovado para tratamento da osteoporose por via intravenosa 1×/ano (5 mg anualmente).

Paratormônio

A administração contínua de PTH ou os níveis circulantes elevados de PTH alcançados no hiperparatireoidismo primário provocam desmineralização óssea e osteopenia. Entretanto, a administração *intermitente* de PTH promove o crescimento ósseo. Embora o hipoparatireoidismo tenha sido a última doença por deficiência endócrina clássica a dispor do hormônio deficiente como opção de tratamento disponível, dispõe-se atualmente de análogos do PTH para esses pacientes.

Química

Conforme descrito anteriormente, o PTH consiste em uma cadeia polipeptídica simples de 84 aminoácidos com massa molecular de cerca de 9.500 Da. A atividade biológica clássica do PTH está associada à porção N-terminal do peptídeo; são necessários os resíduos 1 a 27 para a ligação ótima ao PTHR e para a atividade hormonal. Os resíduos de metionina nas posições 8 e 18 podem ser oxidados, reduzindo a atividade biológica do PTH (Ursem et al., 2020). Esse PTH oxidado não é detectado pela análise clínica de rotina e pode contribuir para discrepâncias entre os níveis circulantes aparentes de PTH e sua ação (Hocher et al., 2012; Zeng et al., 2020). Entretanto, a sua contribuição para a renovação óssea na doença renal crônica é insignificante (Ursem et al., 2021). Os análogos do PTH atualmente disponíveis incluem a *teriparatida*, um fragmento de PTH amino-terminal humano sintético de 34 aminoácidos [hPTH(1-34)], e uma réplica de comprimento total do PTH endógeno, o PTH humano recombinante, que consiste em 84 aminoácidos [rhPTH(1-84)] (Kim e Keating, 2015). A *abaloparatida*, um análogo do PTHrP(1-34) foi aprovado pela FDA para o tratamento da osteoporose da pós-menopausa em mulheres com alto risco de fraturas (Sleeman e Clements, 2019). É necessária uma avaliação abrangente do esqueleto de DMO na osteoporose da pós-menopausa para iniciar o tratamento. A opinião consensual recomenda os bifosfonatos em mulheres sem contraindicação como intervenção primária para reduzir as fraturas de quadril, não vertebrais e vertebrais (Black e Rosen, 2016). A *teriparatida* (ver adiante) reduz o risco de fraturas não vertebrais e vertebrais. As preparações de PTH recombinante humano (rhPTH) atualmente não estão aprovadas pela FDA ou pela European Medicines Agency.

Mecanismo de ação

As funções fisiológicas e o mecanismo de ação do PTH foram descritos anteriormente neste capítulo.

ADME

Esses agentes são peptídeos administrados por injeção subcutânea (ver "Fármacos disponíveis"). A farmacocinética e as ações sistêmicas da *teriparatida* sobre o metabolismo mineral são iguais às do PTH. As concentrações séricas de PTH tornam-se máximas 30 minutos após a injeção e declinam para níveis indetectáveis em 3 horas, enquanto a concentração sérica de Ca^{2+} alcança um valor máximo dentro de 4 a 6 horas após a administração. A biodisponibilidade da *teriparatida* é, em média, de 95%. O volume de distribuição do fármaco é de aproximadamente 0,1 L/kg. A eliminação da *teriparatida* ocorre por mecanismos enzimáticos inespecíficos no fígado, seguida de excreção renal. Sua depuração sistêmica é, em média, de 62 L/h nas mulheres e de 94 L/h nos homens. A $t_{1/2}$ de eliminação da *teriparatida* sérica é de cerca de 1 hora quando administrada por via subcutânea *versus* de 5 minutos quando administrada por via intravenosa.

A *abaloparatida* é fornecida em injetor tipo caneta com 30 doses diárias. O peptídeo sofre absorção rápida (biodisponibilidade = 36%), e alcança concentrações máximas aproximadamente 30 min após injeção subcutânea. A $t_{1/2}$ de eliminação é de cerca de 1,7 hora; a depuração é, presumivelmente, por hidrólise proteolítica, com eliminação renal de fragmentos peptídicos.

Usos terapêuticos

A *teriparatida* [hPTH(1-34)] e a *abaloparatida* [PTHrP(1-34)] são os únicos agentes anabólicos atualmente disponíveis para aumentar a formação de novo osso. Esses fármacos estão aprovados para uso no tratamento da osteoporose grave em pacientes com alto risco de fraturas. Em mulheres na pós-menopausa com osteoporose, a *teriparatida* aumenta a DMO e reduz o risco de fraturas vertebrais e não vertebrais. Os candidatos ao tratamento com *teriparatida* e *abaloparatida* incluem mulheres com história de fratura osteoporótica, que apresentam múltiplos fatores de risco para fraturas, ou que não responderam ou são intolerantes à terapia anterior para a osteoporose. Os homens com osteoporose primária ou hipogonadal também são candidatos ao tratamento com esses fármacos.

Efeitos adversos

Os efeitos adversos incluem hipercalcemia, cuja incidência com *abaloparatida* é menor que a observada com *teriparatida* (Miller et al., 2016), exacerbação da nefrolitíase e elevação dos níveis séricos de ácido úrico. O desenvolvimento de osteossarcoma tem sido um sério problema em pacientes tratados com *teriparatida*; entretanto, dados de vigilância pós-comercialização sugerem que não existe associação causal alguma entre o uso de *teriparatida* e o osteossarcoma (Andrews et al., 2012). Entretanto, a *teriparatida* e a *abaloparatida* apresentam advertências em tarja preta, e seu uso deve ser limitado, sem ultrapassar 2 anos, e evitado em pacientes com aumento de risco basal de osteossarcoma (incluindo pacientes com doença óssea de Paget, elevações inexplicadas da fosfatase alcalina, epífises abertas ou radioterapia anterior envolvendo o esqueleto). Pode ocorrer hipotensão ortostática pouco depois da injeção de *abaloparatida*.

Fármacos disponíveis

A *teriparatida* é administrada em injeção subcutânea de 20 µg 1×/dia na coxa ou no abdome. A *abaloparatida* é administrada em uma dose inicial de 80 µg por injeção subcutânea na região periumbilical do abdome. O local de administração deve ser revezado, porém a hora da injeção deve ser a mesma todos os dias. A administração subcutânea de *abaloparatida* reduziu o risco de novas fraturas vertebrais e não vertebrais durante um período de 18 meses (Miller et al., 2016). Estudos de menor duração demonstraram um aumento da densidade da coluna lombar e do quadril, que foi maior do que o obtido com *teriparatida* (Leder et al., 2015).

Atualmente, formulações de ação longa do PTH (PTH AL) estão em fase de desenvolvimento (Maeda et al., 2013). Essas formulações podem oferecer uma vantagem sobre a *teriparatida*, cujo uso é limitado pela curta duração do efeito (4-6 h) sobre as concentrações séricas de Ca^{2+}. Outro agente que consiste na região N-terminal biologicamente ativa do PTH ligado a um domínio de ligação de colágeno proporciona aumentos duradouros da DMO em mais de 10% durante 1 ano em roedores após a administração de uma única dose (Ponnapakkam et al., 2012).

Uma nova classe de fármacos que inibem o CaSR (*calcilíticos*) estimula a secreção de PTH e diminui a excreção renal de Ca^{2+}. O calcilítico *ronacalerete*, pesquisado para tratamento potencial da osteoporose pós-menopausa, foi menos efetivo do que a *teriparatida*, e o seu desenvolvimento foi subsequentemente interrompido (Fitzpatrick et al., 2012). O papel dos calcilíticos no tratamento de doenças que envolvem hipocalcemia e hipercalciúria continua sendo explorado (Nemeth e Shoback, 2013).

Miméticos do receptor sensor de cálcio

Os *calcimiméticos* são fármacos que simulam o efeito estimulador do Ca^{2+} sobre o CaSR para inibir a secreção de PTH pelas glândulas paratireoides. O cinacalcete e a etelcalcetida, os únicos fármacos da classe atualmente aprovados, oferecem uma alternativa farmacoterapêutica para a cirurgia no tratamento das doenças com hipersecreção de PTH.

Química

O *cinacalcete* está disponível na forma de cloridrato e é formulado com um centro quiral apresentando uma configuração R absoluta; o enantiômero R é o enantiômero mais potente e é principalmente responsável pela atividade farmacodinâmica do *cinacalcete*. A etelcalcetida, um octapeptídeo de D-aminoácidos, está disponível como sal cloridrato e é comparativamente maior do que o *cinacalcete* (Fig. 52-9).

Mecanismo de ação

Ao aumentar a sensibilidade do CaSR ao Ca^{2+} extracelular, os calcimiméticos reduzem a concentração de Ca^{2+} em que a secreção de PTH é suprimida. Os cátions di e trivalentes inorgânicos, juntamente com policátions, como aminoglicosídeos (p. ex., *estreptomicina*, *gentamicina* e *neomicina*) e os aminoácidos polibásicos (p. ex., *polilisina*), são agonistas integrais e são designados como *calcimiméticos tipo I*. São capazes de ativar diretamente o CaSR sem outros cofatores. Por outro lado, o *cinacalcete* e a etelcalcetida são moduladores alostéricos positivos do CaSR que exigem a presença de Ca^{2+} ou outros agonistas integrais para aumentar a sensibilidade da ativação sem alterar a resposta máxima, e são designados como *calcimiméticos tipo II* (Cianferotti et al., 2015; Filopanti et al., 2013).

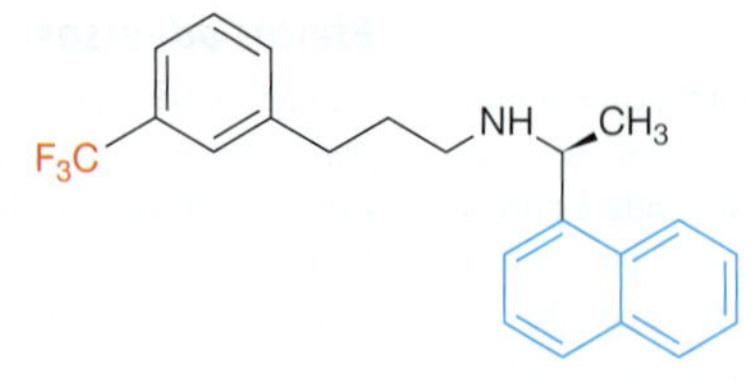

Figura 52-9 *Estruturas do cinacalcete e da etelcalcetida. O cinacalcete é mostrado como base livre. O composto é um derivado da fenilpropilamina, com um grupo 3-trifluorometil (vermelho) e uma porção de naftaleno (azul). A etelcalcetida é um peptídeo curto de oito resíduos formado a partir de D-aminoácidos. A D-Cys N-terminal está ligada a uma L-Cys por uma ponte dissulfeto (S-S) e é recoberta com um grupo acetila. A formação de uma ligação dissulfeto covalente entre a D-cisteína na etelcalcetida e a Cys^{482} do CaSR ativa alostericamente o CaSR (Nemeth et al., 2018).*

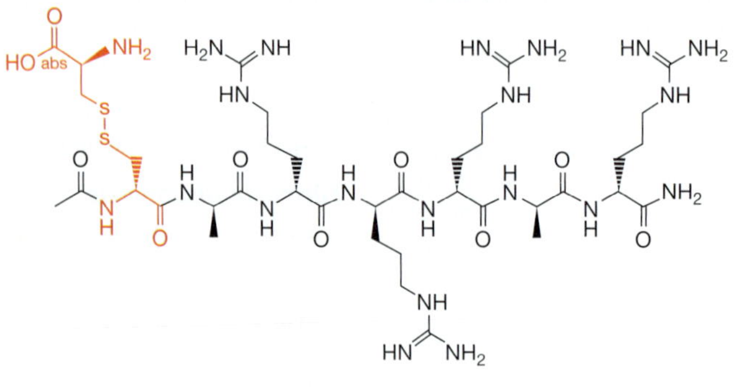

ADME

O *cinacalcete* exibe absorção de primeira ordem, alcançando concentrações séricas máximas dentro de 2 a 6 horas após a sua administração oral. Os efeitos máximos sobre o nível sérico de PTH são observados 2 a 4 horas após a administração. O *cinacalcete* apresenta um volume de distribuição extraordinariamente grande de 1.000 L e é metabolizado por múltiplas CYP hepáticas, incluindo CYP3A4, CYP2D6 e CYP1A2. Os metabólitos são eliminados por excreção biliar (15%) e renal (85%). O *cinacalcete* tem uma $t_{1/2}$ de eliminação de 30 a 40 horas.

A *etelcalcetida* exibe farmacocinética linear após administração intravenosa. As concentrações plasmáticas alcançam um estado de equilíbrio dinâmico aproximadamente 8 semanas após a administração de uma dose 3×/semana; a $t_{1/2}$ de eliminação é de 3 a 5 dias em pacientes submetidos a hemodiálise (Wu et al., 2018). A *etelcalcetida* não é um substrato nem um inibidor de CYP ou de proteínas transportadoras de substâncias. O fármaco é depurado por excreção renal em pacientes com função renal normal; a hemodiálise constitui a via de eliminação predominante em pacientes tratados com hemodiálise (Wu et al., 2018).

Usos terapêuticos

O *cinacalcete* e a *etelcalcetida* estão aprovados para o tratamento do hiperparatireoidismo secundário em adultos com DRC sob diálise. Além disso, o *cinacalcete* está aprovado para tratamento da hipercalcemia em adultos com carcinoma de paratireoide e da hipercalcemia em pacientes adultos com hiperparatireoidismo primário que não são candidatos à paratireoidectomia cirúrgica. O tratamento com *cinacalcete* ou *etelcalcetida* diminui os níveis séricos de PTH (Block et al., 2017a, 2017b; Martin et al., 2014; Nemeth e Shoback, 2013). Em pacientes com hiperparatireoidismo secundário sob diálise, o tratamento com *cinacalcete* diminui de modo significativo a renovação óssea e melhora a histologia do osso (Behets et al., 2015). Além disso, ao reduzir as concentrações séricas de FGF23, o tratamento com *cinacalcete* diminui a taxa de morte cardiovascular e de eventos cardiovasculares importantes (Moe et al., 2015).

Efeitos adversos

A hipocalcemia constitui o principal evento adverso do *cinacalcete* e da *etelcalcetida*. Por conseguinte, o fármaco não deve ser utilizado se a [Ca^{2+}] sérica inicial for inferior a 8,4 mg/dL. As concentrações séricas de Ca^{2+} e fósforo devem ser determinadas dentro de 1 semana, e deve-se medir o PTH dentro de 4 semanas após o início da terapia ou após uma mudança da dosagem. O limiar convulsivo é reduzido por diminuições significativas dos níveis séricos de Ca^{2+}, razão pela qual faz-se necessário proceder a uma monitoração particularmente rigorosa dos pacientes com história de distúrbios convulsivos. Por fim, pode-se verificar o desenvolvimento de doença óssea adinâmica se os níveis de PTH forem inferiores a 100 pg/mL, devendo o fármaco ser interrompido, ou sua dose diminuída, se for constatada uma queda dos níveis de PTH abaixo de 150 pg/mL. A *etelcalcetida* também pode aumentar o risco de sangramento gastrointestinal superior. Entretanto, de modo geral, o perfil de segurança da *etelcalcetida* parece ser semelhante ao do *cinacalcete* (Block et al., 2019).

Interações medicamentosas

É possível antecipar interações medicamentosas com fármacos que interferem na homeostasia do Ca^{2+} ou dificultam a absorção do *cinacalcete*. Os fármacos que interferem potencialmente incluem análogos da vitamina D, quelantes do fosfato, bifosfonatos, *calcitonina*, glicocorticoides, *gálio* e *cisplatina*. Recomenda-se ter cautela quando o *cinacalcete* é coadministrado com inibidores fortes da CYP3A4 (p. ex., *cetoconazol*, *eritromicina* ou *itraconazol*). Como o *cinacalcete* é um forte inibidor da CYP2D6, pode ser necessário um ajuste da dose para medicações concomitantes que são substratos da CYP2D6 (p. ex., muitos bloqueadores dos receptores β-adrenérgicos, *flecainida*, *vimblastina* e a maioria dos antidepressivos tricíclicos). Em contrapartida, a *etelcalcetida* não é um substrato nem inibidor das CYP ou de proteínas transportadoras de substância e não apresenta nenhum risco conhecido em relação a interações medicamentosas (Wu et al., 2018).

Fármacos disponíveis

O *cinacalcete* está disponível em comprimidos de 30, 60 e 90 mg. A dose inicial recomendada para o tratamento do hiperparatireoidismo secundário em pacientes com DRC submetidos a diálise é de 30 mg 1×/dia, com dose máxima de 180 mg/dia. Para o tratamento do carcinoma das paratireoides, recomenda-se uma dose inicial de 30 mg 2×/dia, com dose máxima de 90 mg 4×/dia. A dose inicial é titulada para cima a cada 2 a 4 semanas, para manter os níveis de PTH entre 150 e 300 pg/mL (hiperparatireoidismo secundário) ou normalizar os níveis séricos de cálcio (carcinoma das paratireoides).

A *etelcalcetida* está disponível apenas como formulação injetável e em frascos de dose única de 2,5, 5 e 10 mg. A dose inicial recomendada para o tratamento do hiperparatireoidismo secundário em pacientes com DRC sob diálise é de 5 mg administrada por *bolus* intravenoso, 3×/semana, no final do tratamento com diálise. A dose pode ser titulada em incrementos de 2,5 ou 5 mg, com base no PTH e na resposta corrigida do cálcio sérico, porém não mais frequentemente do que a cada 4 semanas, até uma dose recomendada máxima de 15 mg, 3×/semana.

O *evocalcete*, um agonista do CaSR em fase de investigação, exibe uma redução semelhante do PTH e um melhor perfil de efeitos adversos gastrintestinais em comparação com o *cinacalcete* em pacientes adultos sob diálise tratados para hiperparatireoidismo secundário (Fukagawa et al., 2018). O fármaco atualmente não está disponível para uso nos Estados Unidos.

Fluoreto

O *fluoreto* é discutido aqui em virtude de seus efeitos sobre a dentição e o osso e de suas propriedades tóxicas.

Mecanismo de ação

O *fluoreto de sódio* aumenta a atividade dos osteoblastos e o volume ósseo. Esses efeitos podem ser bimodais, com estimulação dos osteoblastos com doses baixas e sua supressão com doses mais altas. Entretanto, os efeitos aparentes do *fluoreto* na osteoporose são discretos, em comparação com aqueles obtidos com o PTH ou outros fármacos. O *fluoreto* pode inibir vários sistemas enzimáticos e pode diminuir a respiração tecidual e a glicólise anaeróbica.

ADME

O *fluoreto* é obtido da ingestão de vegetais e água, e a maior parte de sua absorção ocorre no intestino. Os pulmões constituem uma segunda via de absorção, e a inalação de *fluoreto* presente em poeiras e gases representa a principal via de exposição industrial. O *fluoreto* distribui-se amplamente por órgãos e tecidos, porém se concentra nos ossos e nos dentes, e sua carga no esqueleto está relacionada com o aporte e a idade. O depósito de *fluoreto* nos ossos reflete a renovação do esqueleto; os ossos em crescimento exibem maior deposição do que o osso maduro. Os rins constituem a principal via de excreção do *fluoreto*. Pequenas quantidades de *fluoreto* também aparecem no suor, no leite e nas secreções intestinais.

Uso terapêutico

Devido à sua concentração no osso, o radionuclídeo F^{18} tem sido utilizado na obtenção de imagens do esqueleto. O *fluoreto de sódio* constitui a base do tratamento para prevenção de cáries dentárias.

Fluoreto e cáries dentárias A suplementação do conteúdo de *fluoreto* da água para 1 ppm constitui uma intervenção segura e prática que diminui substancialmente a incidência de cáries nos dentes permanentes. Existem benefícios parciais para as crianças que começam a beber água fluoretada em qualquer idade; entretanto, são obtidos benefícios ótimos nas idades anteriores à irrupção dos dentes permanentes. A aplicação tópica de soluções de *fluoreto* por dentistas parece ser efetiva nos dentes recém-irrompidos, podendo reduzir a incidência de cáries em 30 a 40%. Deve-se considerar o uso de suplementos dietéticos de *fluoreto* para crianças com menos de 12 anos de idade que bebem água potável contendo menos de 0,7 ppm de *fluoreto*. A incorporação adequada de *fluoreto* nos dentes endurece as camadas externas do esmalte e aumenta a resistência à desmineralização. Os sais de *fluoreto* habitualmente empregados nos dentifrícios são o *fluoreto de sódio* e o *fluoreto de estanho*. O *fluoreto de sódio* também está disponível em uma variedade de preparações para usos oral e tópico.

O controle da concentração de *fluoreto* nos abastecimentos de água das comunidades enfrenta periodicamente uma forte oposição, incluindo alegações de supostas consequências adversas da água fluoretada para a saúde. O exame cuidadoso dessas questões indica que as taxas de mortalidade por câncer e por todas as causas não diferem significativamente entre comunidades que consomem água fluoretada e não fluoretada.

Intoxicação aguda

A intoxicação aguda por *fluoreto* resulta, em geral, da ingestão acidental de inseticidas ou rodenticidas que contêm *fluoreto*. Os sintomas iniciais (salivação, náuseas, dor abdominal, vômitos e diarreia) são secundários à ação local do *fluoreto* sobre a mucosa intestinal. Os sintomas sistêmicos variam e são graves: aumento da irritabilidade do SNC compatível com o efeito do *fluoreto* de ligação do Ca^{2+}, com consequente hipocalcemia; hipotensão, presumivelmente devido à depressão vasomotora central, bem como à cardiotoxicidade direta; e estimulação e, em seguida, depressão da respiração. Pode ocorrer morte por paralisia respiratória ou insuficiência cardíaca. A dose letal de *fluoreto de sódio* nos seres humanos é de cerca de 5 g, embora haja variação considerável. O tratamento consiste na administração intravenosa de soro glicosado e lavagem gástrica com água de cal (solução de hidróxido de cálcio a 0,15%) ou outros sais de Ca^{2+} para precipitar o *fluoreto*. Administra-se *gliconato de cálcio* por via intravenosa para a tetania; o volume de urina é mantido alto com reidratação vigorosa.

Intoxicação crônica

Nos seres humanos, as principais manifestações da ingestão crônica de *fluoreto* em excesso consistem em osteosclerose e esmalte mosqueado. A osteosclerose caracteriza-se por aumento da densidade óssea secundário à atividade elevada dos osteoblastos e à substituição da hidroxiapatita pela fluorapatita mais densa. O grau de comprometimento do esqueleto varia desde alterações dificilmente detectáveis em radiografias até um acentuado espessamento cortical dos ossos longos, inúmeras exostoses distribuídas por todo o esqueleto e calcificação de ligamentos, tendões e inserções musculares. Em sua forma mais grave, trata-se de doença incapacitante que provoca invalidez.

O esmalte mosqueado, ou fluorose dentária, foi descrito pela primeira vez há mais de 60 anos. No mosqueamento muito leve, observa-se a presença de pequenas áreas opacas de cor branca irregularmente espalhadas pela superfície dos dentes. Nos casos graves, ocorrem depressões isoladas ou confluentes, de coloração marrom a negra, conferindo ao dente um aspecto corroído. A fluorose dentária resulta de incapacidade parcial dos ameloblastos formadores do esmalte de elaborar e depositar o esmalte. O mosqueamento constitui um dos primeiros sinais visíveis de aporte excessivo de *fluoreto* durante a infância. O uso contínuo de água contendo cerca de 1 ppm de *fluoreto* pode resultar em mosqueamento muito leve em 10% das crianças; com 4 a 6 ppm, a incidência aproxima-se de 100%, com acentuado aumento da gravidade. Antigamente, a fluorose dentária grave ocorria em regiões onde o abastecimento de água local continha um teor de *fluoreto* muito elevado (p. ex., Pompeia, na Itália, e Pike's Peak, no Colorado). Nos Estados Unidos, as leis atuais exigem uma redução do conteúdo de *fluoreto* do abastecimento de água ou uma fonte alternativa de água potável aceitável para as comunidades atingidas. O consumo contínuo de água com teor de *fluoreto* de 4 mg/L (4 ppm) está associado a déficits na massa óssea cortical e a uma taxa aumentada de perda óssea com o passar do tempo.

Abordagem integrada para prevenção e tratamento da osteoporose

A osteoporose é um problema de saúde pública importante e crescente nos países desenvolvidos. Cerca de 50% das mulheres e 25% dos homens com mais de 50 anos de idade deverão sofrer fratura relacionada com a osteoporose. É possível obter uma redução importante do risco de fraturas com atenção para a saúde (exercícios de fortalecimento dos músculos; evitar o tabagismo e o consumo excessivo de álcool) e nutrição (isto é, aumento do cálcio na dieta ou suplementos de cálcio ou vitamina D). Os agentes farmacológicos utilizados no tratamento da osteoporose atuam diminuindo a taxa de reabsorção óssea e, portanto, retardando a taxa de perda óssea (terapia antirreabsortiva), ou promovendo a formação óssea (terapia anabólica). Como a remodelagem do osso é um processo acoplado, os fármacos antirreabsortivos diminuem, em última análise, a taxa de formação óssea e, por isso, não promovem ganhos apreciáveis na DMO. Os aumentos na DMO observados durante os primeiros anos de terapia antirreabsortiva representam uma constrição do espaço de remodelagem para um novo nível em estado de equilíbrio dinâmico, quando então a DMO atinge um novo patamar (Fig. 52-10).

O tratamento farmacológico da osteoporose tem por objetivo restaurar a força do osso e evitar fraturas. Os fármacos antirreabsortivos (como os bifosfonatos, o estrogênio, o *raloxifeno* [modulador seletivo do receptor de estrogênio] e, em certo grau, a *calcitonina*) inibem a perda óssea mediada pelos osteoclastos, reduzindo, assim, a renovação óssea. Embora a administração de estrogênio a mulheres na menopausa constitua uma poderosa intervenção para preservar o osso e proteger contra fraturas, os efeitos prejudiciais da TRH exigiram um minucioso reexame das opções de tratamento (ver adiante e Cap. 48). Além dos agentes antirreabsortivos, a FDA aprovou o fragmento hPTH(1-34) (*teriparatida*) e o fragmento hPTHrP(1–34) (*abaloparatida*) para uso no tratamento de mulheres na pós-menopausa com osteoporose. A *teriparatida* também está aprovada para uso para aumentar a massa óssea em homens com osteoporose primária ou hipogonadal.

Agentes antirreabsortivos
Bifosfonatos
Os bifosfonatos são os fármacos mais frequentemente utilizados para a prevenção e o tratamento da osteoporose. Os bifosfonatos orais de segunda e de terceira gerações, o *alendronato* e o *risedronato*, possuem potência suficiente para suprimir a reabsorção óssea em doses que não inibem a mineralização. O *alendronato*, o *risedronato* e o *ibandronato* são usados para a prevenção e o tratamento da osteoporose, bem como para o tratamento da osteoporose associada a glicocorticoides.

Anticorpos monoclonais
Denosumabe O RANKL liga-se a seu receptor cognato RANK na superfície dos osteoclastos precursores e maduros e estimula essas células a amadurecer e reabsorver o osso. A OPG, que compete com o RANK pela sua ligação ao RANKL, é o inibidor fisiológico do RANKL. O *denosumabe* é um anticorpo monoclonal humano que se liga com alta afinidade ao RANKL, simulando o efeito da OPG e reduzindo, portanto, a ligação do RANKL ao RANK. O *denosumabe* bloqueia a formação e a ativação dos osteoclastos. Ele aumenta a DMO e diminui os marcadores de renovação óssea quando administrado por via subcutânea na dose de 60 mg a cada 6 meses. Foi relatada a ocorrência de osteonecrose da mandíbula e fraturas do corpo do fêmur com o uso do *denosumabe*. O fármaco está contraindicado em caso de hipocalcemia preexistente.

Burosumabe O *burosumabe*, um anticorpo monoclonal humano recombinante anti-FGF23, é efetivo na correção da hipofosfatemia associada à HLX e osteomalácia. A administração mensal produz restauração prolongada do fosfato sérico por meio da redução da excreção urinária de fosfato sem alterações adversas dos níveis séricos de PTH ou de cálcio. O *burosumabe* está aprovado para o tratamento da HLX em crianças (Carpenter et al., 2018) e adultos (Insogna et al., 2018) e da osteomalácia induzida por tumor (Imanishi et al., 2021). Melhora significativamente os marcadores bioquímicos de formação e reabsorção ósseas, bem como as medidas histomorfométricas da osteomalácia em adultos com HLX quando administrado na dose de 1 mg/kg a cada 4 semanas (Insogna et al., 2018, 2019). Foi relatada a ocorrência de nefrocalcinose durante o tratamento com *burosumabe*. O fármaco está contraindicado com fosfato oral e análogos ativos da vitamina D, quando o nível sérico de fósforo está dentro dos limites normais ou acima e em pacientes com grave comprometimento renal ou doença renal terminal.

Romosozumabe O *romosozumabe* é um anticorpo monoclonal que se liga à esclerostina e aumenta a formação óssea com relativa rapidez (McClung, 2018). Em um ensaio clínico, a administração inicial de *denosumabe* manteve ou aumentou a densidade mineral óssea após a interrupção do *romosozumabe* (Cosman et al., 2016).

Moduladores seletivos dos receptores de estradiol
Foi necessário um empenho considerável para desenvolver compostos estrogênicos com atividades teciduais seletivas. O *raloxifeno* atua como agonista estrogênico sobre o osso e o fígado, é inativo no útero e atua como antiestrogênio nas mamas (ver Cap. 48). Nas mulheres na pós-menopausa, o *raloxifeno* estabiliza e aumenta moderadamente a DMO e também diminui o risco de fraturas por compressão vertebral (Komm e Mirkin, 2014). O *raloxifeno* foi aprovado para a prevenção e o tratamento da osteoporose. Seus efeitos adversos incluem agravamento dos sintomas vasomotores. O fármaco também está associado a um risco aumentado de trombose venosa profunda e embolia pulmonar, de modo que o seu uso está contraindicado para adultos com história de tromboembolismo venoso.

Estrogênio
O estado de pós-menopausa ou a deficiência de estrogênio em qualquer idade aumentam significativamente o risco de osteoporose e de fraturas. De forma semelhante, inúmeras evidências confirmam o impacto positivo da reposição de estrogênio sobre a conservação do osso e a proteção contra fraturas osteoporóticas depois da menopausa (ver Cap. 48). Entretanto, os estudos do Women's Health Initiative indicam que a TRH aumenta significativamente os riscos de doença cardíaca e câncer de mama; consequentemente, a TRH é hoje reservada apenas para alívio em curto prazo dos sintomas vasomotores associados à menopausa.

Cálcio
A base racional para a administração de cálcio suplementar para proteger os ossos varia de acordo com o período de vida do indivíduo. Nos pré-adolescentes e adolescentes, é necessária uma quantidade adequada de cálcio para a acreção do osso. O consumo de quantidades maiores de Ca^{2+} durante a terceira década de vida está positivamente relacionado com a fase final de aquisição de osso. Há controvérsias quanto ao papel desempenhado pelo cálcio nos primeiros anos após a menopausa, quando a base primária da perda óssea consiste na ausência de estrogênio. Nos indivíduos idosos, o cálcio suplementar suprime a renovação óssea e melhora a DMO. Os pacientes podem aumentar o cálcio por meios dietéticos e podem escolher muitos preparados de cálcio de baixo custo e sabor agradável. O mais frequentemente prescrito é o carbonato, que deve ser tomado com as refeições para facilitar a sua dissolução e absorção. A dosagem tradicional de cálcio é de cerca de 1.000 mg/dia, quase a quantidade presente em 250 mL de leite. Os adultos com mais de 50 anos de idade necessitam de 1.200 mg de cálcio por dia. Pode ser necessária uma quantidade maior do que essa para superar as perdas endógenas de cálcio pelo intestino; entretanto, foi relatado que a ingestão diária de 2.000 mg ou mais frequentemente causa constipação intestinal.

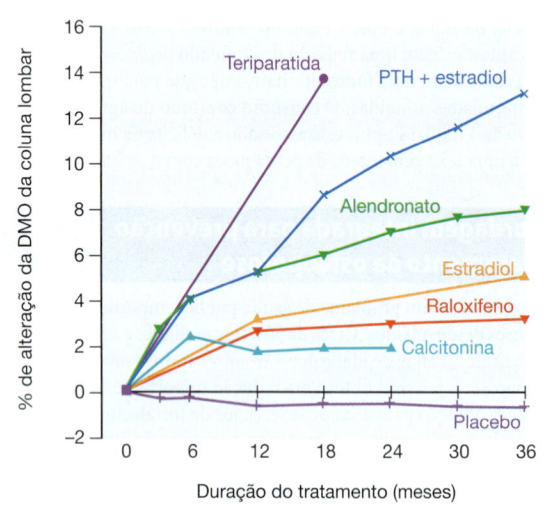

Figura 52-10 *Eficácia relativa de diferentes intervenções terapêuticas sobre a DMO da coluna lombar. Teriparatida (40 μg) (Neer et al., 2001), PTH (25 μg) + estradiol, alendronato (10 mg), estradiol (0,625 mg/dia), raloxifeno (120 mg) e calcitonina (200 UI). Os resultados típicos com tratamento utilizando placebo ressaltam a ocorrência de perda óssea inexorável sem intervenção. Algumas das intervenções indicadas envolveram uma terapia de combinação, porém não devem ser feitas comparações absolutas.*

Vitamina D e seus análogos

A suplementação modesta com vitamina D (400-800 UI/dia) pode melhorar a absorção intestinal de Ca^{2+}, suprimir a remodelagem do osso e melhorar a DMO em indivíduos com quantidade de vitamina D marginal ou deficiente. A vitamina D suplementar em combinação com cálcio diminui a incidência de fraturas.

O uso do *calcitriol* no tratamento da osteoporose é diferente de garantir uma suficiência nutricional de vitamina D. Aqui, a base racional consiste em suprimir diretamente a função das paratireoides e reduzir a renovação óssea. O *calcitriol* em doses mais altas parece ter uma tendência maior a melhorar a DMO, porém com o risco de desenvolvimento de hipercalciúria e hipercalcemia; assim, é necessária uma rigorosa observação dos pacientes e da dose. A restrição do cálcio dietético pode diminuir a toxicidade durante a terapia com *calcitriol*.

Calcitonina

A *calcitonina* inibe a reabsorção óssea pelos osteoclastos e aumenta moderadamente a massa óssea em pacientes com osteoporose, mais proeminentemente em pacientes com taxas intrínsecas elevadas de renovação óssea. A *calcitonina* em *spray* nasal (200 unidades/dia) diminui a incidência de fraturas por compressão vertebral em cerca de 40% das mulheres com osteoporose (Chesnut et al., 2000).

Diuréticos tiazídicos

Embora não sejam estritamente antirreabsortivas, as tiazidas diminuem a excreção urinária de Ca^{2+} e limitam a perda óssea em pacientes com hipercalciúria. A *hidroclorotiazida*, 25 mg uma ou 2×/dia, pode reduzir substancialmente a excreção urinária de Ca^{2+}. Em geral, as doses eficazes de tiazidas para diminuir a excreção urinária de Ca^{2+} são menores do que as necessárias para o controle da pressão arterial (ver Caps. 29 e 32).

Agentes anabolizantes
Teriparatida, Abaloparatida, rhPTH

A *teriparatida* e a *abaloparatida* aumentam a formação de novo osso. A *teriparatida* e a *abaloparatida* foram aprovadas pela FDA para o tratamento da osteoporose por até 2 anos tanto em homens quanto em mulheres na pós-menopausa com alto risco de sofrer fraturas. A *teriparatida* aumenta predominantemente o osso trabecular na coluna lombar e no colo do fêmur; possui efeitos menos significativos nos locais corticais. A *teriparatida* está aprovada na dose de 20 µg, administrada 1×/dia por injeção subcutânea na coxa ou na parede abdominal. Os efeitos adversos mais comuns da *teriparatida* incluem dor no local e injeção, náusea, cefaleias, câimbras nas pernas e tontura. A *abaloparatida* é administrada em uma dose inicial de 80 µg por injeção subcutânea na região periumbilical do abdome. A administração subcutânea de *abaloparatida* reduziu o risco de novas fraturas vertebrais e não vertebrais ao longo de 18 meses. As diferenças na ligação do PTHR entre a *teriparatida* e a *abaloparatida* possibilitam o uso da dose maior de *abaloparatida* e podem explicar a sua maior formação óssea com menor estimulação da reabsorção óssea (Miller et al., 2016).

As preparações de rhPTH atualmente não estão aprovadas para uso nos Estados Unidos ou na União Europeia.

Terapias de combinação
Osteoporose

Como a *teriparatida* estimula a formação óssea, enquanto os bifosfonatos reduzem a reabsorção óssea, supunha-se que uma terapia combinando esses dois fármacos aumentasse os efeitos sobre a DMO mais do que qualquer um dos dois isoladamente. Entretanto, a adição de *alendronato* ao tratamento com PTH não produziu benefício adicional sobre a DMO e reduziu o efeito anabólico do PTH tanto em mulheres quanto em homens. O tratamento sequencial com PTH(1-84) seguido de *alendronato* aumenta a DMO vertebral em maior grau do que o *alendronato* ou o estrogênio isoladamente.

Doença de Paget

Embora a maioria dos pacientes com doença de Paget não necessite de tratamento, certos fatores, como dor intensa, compressão neural, deformidade progressiva, hipercalcemia, insuficiência cardíaca congestiva de alto débito e risco de fraturas repetidas, são considerados indicações para tratamento. Os bifosfonatos e a *calcitonina* diminuem os marcadores bioquímicos elevados da renovação óssea, como a atividade da fosfatase alcalina do plasma e a excreção urinária de hidroxiprolina. Normalmente, administra-se um curso inicial de bifosfonato 1×/dia ou 1×/semana durante 6 meses. Com o tratamento, a maioria dos pacientes apresenta redução da dor óssea no decorrer de várias semanas. Esse tratamento pode levar a uma remissão de longa duração. Se houver recidiva dos sintomas, a administração de cursos adicionais de terapia poderá ser efetiva.

A terapia ótima para doença de Paget varia entre pacientes. Os bifosfonatos constituem a terapia padrão. O *pamidronato* por via intravenosa induz uma remissão em longo prazo após uma única infusão. O *zoledronato* exibe uma maior taxa de resposta e duração mediana mais longa de resposta completa. Em comparação com a *calcitonina*, os bifosfonatos têm as vantagens de administração oral, menor custo, ausência de antigenicidade e, em geral, menos efeitos adversos.

RESUMO: Fármacos que afetam a homeostasia dos íons minerais e a renovação óssea

Fármacos e substâncias	Usos terapêuticos	Farmacologia clínica e dicas
Análogos da vitamina D		
Ergocalciferol	• Deficiência de vitamina D • Raquitismo nutricional	• Vitamina D_2 • Pode causar hipercalcemia
Colecalciferol	• Raquitismo resistente à vitamina D • Hipofosfatemia familiar • Hipoparatireoidismo • Osteomalácia/osteoporose	• Vitamina D_3 • Pode causar hipercalcemia
Doxercalciferol	• Hiperparatireoidismo secundário nos pacientes com DRC	• Ergocalciferol 1-hidroxilado (1-OH-D_2) • "Ativado" no fígado por 25-hidroxilação • Pode causar hipercalcemia, hipercalciúria ou hiperfosfatemia
Alfacalcidol	• Hiperparatireoidismo secundário nos pacientes com DRC	• Colecalciferol 1-hidroxilado (1-OH-D_3) • "Ativado" no fígado por 25-hidroxilação • Pode causar hipercalcemia, hipercalciúria ou hiperfosfatemia

(continua)

RESUMO: Fármacos que afetam a homeostasia dos íons minerais e a renovação óssea (*continuação*)

Fármacos e substâncias	Usos terapêuticos	Farmacologia clínica e dicas
Análogos da vitamina D (*continuação*)		
Di-hidrotaquisterol	• Hipofosfatemia familiar • Hipoparatireoidismo • Osteoporose • Hiperparatireoidismo secundário nos pacientes com DRC	• Forma reduzida do ergocalciferol • "Ativado" no fígado por 25-hidroxilação • Pode causar hipercalcemia, hipercalciúria ou hiperfosfatemia • Não disponível nos EUA
Calcifediol	• Hipocalcemia • Hiperparatireoidismo secundário nos pacientes com DRC	• Forma 25-hidroxilada do colecalciferol • "Ativado" no rim por 1-hidroxilação • Não disponível nos EUA
Calcitriol	• Hipocalcemia • Hiperparatireoidismo secundário nos pacientes com DRC • Hipoparatireoidismo	• Forma 1,25-di-hidroxilada do colecalciferol • Forma ativada da vitamina D • Pode causar hipercalcemia, hipercalciúria ou hiperfosfatemia
Paricalcitol	• Hiperparatireoidismo secundário nos pacientes com DRC	• 1,25-di-hidroxi-19-norvitamina D_2 • Efeitos mínimos sobre os níveis séricos de cálcio e fósforo
Maxacalcitol	• Hiperparatireoidismo secundário nos pacientes com DRC	• 1,25-di-hidroxi-22-oxavitamina D_3 • $t_{1/2}$ mais curta que a do calcitriol • Potente supressor da expressão do gene do PTH • Não comercializado nos EUA
Calcipotriol	• Psoríase	• Efeitos insignificantes sobre o cálcio sérico • Para aplicação tópica apenas
Agentes quelantes de fosfato • Tomados com as refeições para reduzir a quantidade absorvida de fosfato dietético		
Carbonato de cálcio	• Tratamento e prevenção da DRC-DMO	• Baixo custo, bem tolerado, comumente usado • 40% de cálcio elementar
Acetato de cálcio	• Tratamento e prevenção da DRC-DMO	• Bem tolerado, comumente usado • 25% de cálcio elementar
Cloridrato de sevelâmer	• Tratamento e prevenção da DRC-DMO	• Polímero não absorvível que atua como permutador de ânions não seletivo • Risco de acidose metabólica
Carbonato de sevelâmer	• Tratamento e prevenção da DRC-DMO	• Mesma estrutura polimérica do cloridrato de sevelâmer, sendo o cloreto substituído por carbonato • Risco diminuído de acidose metabólica
Carbonato de lantânio	• Tratamento e prevenção da DRC-DMO	• Risco de obstrução GI e íleo • Contraindicado na obstrução intestinal
Oxi-hidróxido sucroférrico (formulação oral)	• Tratamento e prevenção da DRC-DMO	• Composto de oxi-hidróxido de ferro(III) polinuclear que se liga ao fosfato por troca de ligante • Absorção insignificante de ferro • Formulação injetável usada para terapia de reposição do ferro
Citrato férrico	• Tratamento e prevenção da DRC-DMO	• A absorção de ferro pode levar a um aumento dos parâmetros sistêmicos do ferro e toxicidade
Bifosfonatos • Inibição da reabsorção óssea mediada pelos osteoclastos		
Etidronato	• Doença de Paget • Ossificação heterotópica • Hipercalcemia	• Esofagite, úlceras ou erosões esofágicas observadas com a administração oral • Contraindicado para indivíduos com anormalidades que retardam o esvaziamento esofágico • Risco de nefrotoxicidade • Ocorrência de osteonecrose da mandíbula
Clodronato	• Doença de Paget • Tratamento e prevenção da osteoporose • Hipercalcemia de neoplasias malignas • Prevenção da perda óssea no câncer de mama e no mieloma múltiplo	• Risco de nefrotoxicidade • Ocorrência de osteonecrose da mandíbula • Não disponível nos EUA

(*continua*)

RESUMO: Fármacos que afetam a homeostasia dos íons minerais e a renovação óssea (*continuação*)

Fármacos e substâncias	Usos terapêuticos	Farmacologia clínica e dicas
Bifosfonatos • Inibição da reabsorção óssea mediada pelos osteoclastos (*continuação*)		
Tiludronato	• Doença de Paget	• Esofagite, úlceras ou erosões esofágicas observadas com a administração oral • Cautela com depuração de creatinina < 35 mL/min • Ocorrência de osteonecrose da mandíbula
Pamidronato	• Doença de Paget • Hipercalcemia de neoplasias malignas • Prevenção da perda óssea no câncer de mama e no mieloma múltiplo	• 10-100× mais potente do que o etidronato • Risco de nefrotoxicidade • Ocorrência de osteonecrose da mandíbula • Ocorrência de fraturas do corpo do fêmur • Disponível nos EUA apenas para administração parenteral
Alendronato	• Doença de Paget • Tratamento e prevenção da osteoporose	• 10-100× mais potente do que o etidronato • Esofagite, úlceras ou erosões esofágicas observadas com a administração oral • Contraindicado para indivíduos com anormalidades que retardam o esvaziamento esofágico • Ocorrência de osteonecrose da mandíbula, fraturas do corpo do fêmur
Ibandronato	• Tratamento e prevenção da osteoporose	• Esofagite, úlceras ou erosões esofágicas observadas com a administração oral • Contraindicado para indivíduos com anormalidades que retardam o esvaziamento esofágico • Risco de nefrotoxicidade • Relatos de osteonecrose da mandíbula, fraturas do corpo do fêmur, anafilaxia
Risedronato	• Doença de Paget • Tratamento e prevenção da osteoporose	• Agente de terceira geração • 10.000× mais potente do que o etidronato • Esofagite, úlceras ou erosões esofágicas observadas com a administração oral • Contraindicado para indivíduos com anormalidades que retardam o esvaziamento esofágico • Relatos de osteonecrose da mandíbula, fraturas do corpo do fêmur • Muitos esquemas posológicos (diariamente a 2 meses)
Zoledronato	• Doença de Paget • Tratamento e prevenção da osteoporose • Hipercalcemia de neoplasias malignas • Tratamento adjuvante de metástases ósseas de tumores sólidos e lesões osteolíticas do mieloma múltiplo	• Agente de terceira geração • 10.000× mais potente do que o etidronato • Contraindicado na hipocalcemia e com depuração da creatinina < 35 mL/min • Pode causar hipocalcemia grave • Risco de nefrotoxicidade • Ocorrência de osteonecrose da mandíbula, fraturas do corpo do fêmur, anafilaxia • Dose anual para uso na pós-menopausa
Análogos do paratormônio		
Teriparatida [hPTH(1–34)] Abaloparatida [hPTHrP(1–34)]	• Tratamento da osteoporose	• Agentes anabólicos • Aumento na formação de novo osso • O uso deve limitar-se a ≤ 2 anos • Não deve ser usado em pacientes com risco basal aumentado de osteossarcoma
rhPTH	• Tratamento adjuvante da hipocalcemia em pacientes com hipoparatireoidismo	• Não está atualmente aprovado para uso nos Estados Unidos ou na União Europeia.
PTH de ação longa	• Tratamento do hipoparatireoidismo	• Aumenta as concentrações séricas de cálcio em roedores por quase 24 h • Uso experimental apenas
Miméticos do receptor sensor de cálcio		
Cinacalcete	• Hiperparatireoidismo secundário em adultos com DRC sob diálise • Hipercalcemia em adultos com carcinoma das paratireoides • Hipercalcemia em adultos com hiperparatireoidismo primário que não são candidatos à paratireoidectomia cirúrgica	• Pode causar hipocalcemia grave • Deve-se evitar o uso concomitante de inibidores fortes da CYP3A4 • Pode haver necessidade de ajuste da dose para medicações concomitantes que são substratos da CYP2D6

(*continua*)

RESUMO: Fármacos que afetam a homeostasia dos íons minerais e a renovação óssea (*continuação*)

Fármacos e substâncias	Usos terapêuticos	Farmacologia clínica e dicas
Miméticos do receptor sensor de cálcio (*continuação*)		
Etelcalcetida	• Hiperparatireoidismo secundário em adultos com DRC sob diálise	• Pode causar hipocalcemia grave • Pode agravar a insuficiência cardíaca • Foi relatada a ocorrência de sangramento GI superior
Evocalcete	• Hiperparatireoidismo secundário em adultos com DRC sob diálise	• Pode causar hipocalcemia grave • Não disponível nos EUA
Outros agentes		
Calcitonina	• Doença de Paget • Hipercalcemia • Osteoporose pós-menopausa	• Inibidor direto da reabsorção óssea por osteoclastos • Ocorrência de anafilaxia/hipersensibilidade
Denosumabe	• Tratamento e prevenção da osteoporose • Tratamento para aumentar a massa óssea em adultos com alto risco de fraturas submetidos à terapia do câncer	• Anticorpo monoclonal humano que se liga com alta afinidade ao RANKL • Contraindicado em caso de hipocalcemia preexistente • Ocorrência de osteonecrose da mandíbula • Ocorrência de fraturas do corpo do fêmur
Raloxifeno	• Tratamento e prevenção da osteoporose	• Modulador seletivo dos receptores de estrogênio • Contraindicado para adultos com história de tromboembolismo venoso; risco aumentado de trombose venosa profunda e embolia pulmonar
Hidroclorotiazida	• Osteoporose • Hipercalciúria	• Redução da excreção urinária de cálcio • Restringe a perda óssea em pacientes com hipercalciúria
Burosumabe	• Tratamento da hipofosfatemia ligada ao X • Tratamento da hipofosfatemia relacionada ao FGF23 na osteomalácia induzida por tumor	• Anticorpo monoclonal humano que se liga e inibe a atividade do FGF23 • Contraindicado com uso de fosfato oral e análogos ativos da vitamina D • Contraindicado quando o nível sérico de fósforo está dentro dos limites normais ou acima • Contraindicado em pacientes com comprometimento renal grave ou doença renal terminal • Foi relatada a ocorrência de hiperfosfatemia e nefrocalcinose
Fluoreto		
Fluoreto de sódio	• Profilaxia das cáries dentárias	• O consumo de água potável fluoretada na infância reduz a incidência de cáries nos dentes permanentes • A aplicação tópica pode reduzir a incidência de cáries em 30-40%

Referências

Ahmadi F, et al. Comparison of efficacy of the phosphate binders nicotinic acid and sevelamer hydrochloride in hemodialysis patients. *Saudi J Kidney Dis Transpl*, **2012**, *23*:934–938.

Andrews EB, et al. The US postmarketing surveillance study of adult osteosarcoma and teriparatide: study design and findings from the first 7 years. *J Bone Miner Res*, **2012**, *27*:2429–2437.

Andrukhova O, et al. FGF23 acts directly on renal proximal tubules to induce phosphaturia through activation of the ERK1/2-SGK1 signaling pathway. *Bone*, **2012**, *51*:621–628.

Bastepe M. The GNAS locus and pseudohypoparathyroidism. *Adv Exp Med Biol*, **2008**, *626*:27–40.

Behets GJ, et al. Bone histomorphometry before and after long-term treatment with cinacalcet in dialysis patients with secondary hyperparathyroidism. *Kidney Int*, **2015**, *87*:846–856.

Black DM, Rosen CJ. Postmenopausal osteoporosis. *N Engl J Med*, **2016**, *374*:254–262.

Block GA, et al. An integrated analysis of safety and tolerability of etelcalcetide in patients receiving hemodialysis with secondary hyperparathyroidism. *PLoS One*, **2019**, *14*:e0213774.

Block GA, et al. Effect of etelcalcetide vs placebo on serum parathyroid hormone in patients receiving hemodialysis with secondary hyperparathyroidism: two randomized clinical trials. *JAMA*, **2017a**, *317*:146–155.

Block GA, et al. Effect of etelcalcetide vs cinacalcet on serum parathyroid hormone in patients receiving hemodialysis with secondary hyperparathyroidism: a randomized clinical trial. *JAMA*, **2017b**, *317*:156–164.

Bourgeois S, et al. The phosphate transporter NaPi-IIa determines the rapid renal adaptation to dietary phosphate intake in mouse irrespective of persistently high FGF23 levels. *Pflugers Arch*, **2013**, *465*:1557–1572.

Carpenter TO, et al. Randomized trial of the anti-FGF23 antibody KRN23 in X-linked hypophosphatemia. *J Clin Invest*, **2014**, *124*:1587–1597.

Carpenter TO, et al. Burosumab therapy in children with X-linked hypophosphatemia. *N Engl J Med*, **2018**, *378*:1987–1998.

Chesnut CH 3rd, et al. A randomized trial of nasal spray salmon calcitonin in postmenopausal women with established osteoporosis: the prevent recurrence of osteoporotic fractures study. PROOF Study Group. *Am J Med*, **2000**, *109*:267–276.

Cianferotti L, et al. The calcium-sensing receptor in bone metabolism: from bench to bedside and back. *Osteoporos Int*, **2015**, *26*:2055–2071.

Clarke BL, et al. Pharmacokinetics and pharmacodynamics of subcutaneous recombinant parathyroid hormone (1-84) in patients with hypoparathyroidism: an open-label, single-dose, phase I study. *Clin Ther*, **2014**, *36*:722–736.

Clerin V, et al. Selective pharmacological inhibition of the sodium-dependent phosphate co-transporter NPT2a promotes phosphate excretion. *J Clin Invest*, **2020**, *130*:6510–6522.

Cosman F, et al. Romosozumab treatment in postmenopausal women with osteoporosis. *N Engl J Med*, **2016**, *375*:1532–1543.

Cremers S, Papapoulos S. Pharmacology of bisphosphonates. *Bone*, **2011**, *49*:42–49.

Cusano NE, et al. PTH(1-84) replacement therapy for the treatment of hypoparathyroidism. *Expert Rev Endocrinol Metab*, **2015**, *10*:5–13.

DeLuca HF. The vitamin D story: a collaborative effort of basic science and clinical medicine. *FASEB J*, **1988**, *2*:224–236.

Early Breast Cancer Trialists' Collaborative Group. Adjuvant bisphosphonate treatment in early breast cancer: meta-analyses of individual patient data from randomised trials. *Lancet*, **2015**, *386*: 1353–1361.

Ebetino FH, et al. The relationship between the chemistry and biological activity of the bisphosphonates. *Bone*, **2011**, *49*:20–33.

Esbrit P, et al. Parathyroid hormone-related protein analogs as osteoporosis therapies. *Calcif Tissue Int*, **2015**, *98*:359–369.

Faurschou A, et al. The relation between sunscreen layer thickness and vitamin D production after ultraviolet B exposure: a randomized clinical trial. *Br J Dermatol*, **2012**, *167*:391–395.

Filopanti M, et al. Pharmacology of the calcium sensing receptor. *Clin Cases Miner Bone Metab*, **2013**, *10*:162–165.

Fitzpatrick LA, et al. Ronacaleret, a calcium-sensing receptor antagonist, increases trabecular but not cortical bone in postmenopausal women. *J Bone Miner Res*, **2012**, *27*:255–262.

Fukagawa M, et al. Head-to-head comparison of the new calcimimetic agent evocalcet with cinacalcet in Japanese hemodialysis patients with secondary hyperparathyroidism. *Kidney Int*, **2018**, *94*:818–825.

Garrido JL, et al. Role of phospholipase D in parathyroid hormone receptor type 1 signaling and trafficking. *Mol Endocrinol*, **2009**, *23*:2048–2059.

Gattineni J, et al. Regulation of renal phosphate transport by FGF23 is mediated by FGFR1 and FGFR4. *Am J Physiol Renal Physiol*, **2014**, *306*:F351–F358.

Grill V, et al. Parathyroid hormone related protein (PTHrP) and hypercalcaemia. *Eur J Cancer*, **1998**, *34*:222–229.

Henriksen K, et al. Oral salmon calcitonin—pharmacology in osteoporosis. *Expert Opin Biol Ther*, **2010**, *10*:1617–1629.

Hirsch PF, Baruch H. Is calcitonin an important physiological substance? *Endocrine*, **2003**, *21*:201–208.

Hocher B, et al. Measuring parathyroid hormone (PTH) in patients with oxidative stress: do we need a fourth generation parathyroid hormone assay? *PLoS One*, **2012**, *7*:e40242.

Imanishi Y, et al. A new method for in vivo analysis of parathyroid hormone-calcium set point in mice. *J Bone Miner Res*, **2002**, *17*: 1656–1661.

Imanishi Y, et al. Interim analysis of a phase 2 open-label trial assessing burosumab efficacy and safety in patients with tumor-induced osteomalacia. *J Bone Miner Res*, **2021**, *36*:262–270.

Imel EA, et al. Prolonged correction of serum phosphorus in adults with X-linked hypophosphatemia using monthly doses of KRN23. *J Clin Endocrinol Metab*, **2015**, *100*:jc20151551.

Insogna KL, et al. A randomized, double-blind, placebo-controlled, phase 3 trial evaluating the efficacy of burosumab, an anti-FGF23 antibody, in adults with X-linked hypophosphatemia: week 24 primary analysis. *J Bone Miner Res*, **2018**, *33*:1383–1393.

Insogna KL, et al. Burosumab improved histomorphometric measures of osteomalacia in adults with X-linked hypophosphatemia: a phase 3, single-arm, international trial. *J Bone Miner Res*, **2019**, *34*:2183–2191.

Institute of Medicine. *Dietary Reference Intakes for Calcium and Vitamin D*. Washington, DC: The National Academies Press, **2011**, pp. 1015.

Jones KS, et al. 25(OH)D$_2$ half-life is shorter than 25(OH)D$_3$ half-life and is influenced by DBP concentration and genotype. *J Clin Endocrinol Metab*, **2014**, *99*:3373–3381.

Kalil RS, et al. Effect of extended-release niacin on cardiovascular events and kidney function in chronic kidney disease: a post hoc analysis of the AIM-HIGH trial. *Kidney Int*, **2015**, *87*:1250–1257.

Kellett GL. Alternative perspective on intestinal calcium absorption: proposed complementary actions of Ca(v)1.3 and TRPV6. *Nutr Rev*, **2011**, *69*:347–370.

Kim ES, Keating GM. Recombinant human parathyroid hormone (1-84): a review in hypoparathyroidism. *Drugs*, **2015**, *75*:1293–1303.

Komm BS, Mirkin S. An overview of current and emerging SERMs. *J Steroid Biochem Mol Biol*, **2014**, *143*:207–222.

Leder BZ, et al. Effects of abaloparatide, a human parathyroid hormone-related peptide analog, on bone mineral density in postmenopausal women with osteoporosis. *J Clin Endocrinol Metab*, **2015**, *100*:697–706.

Maeda A, et al. Critical role of parathyroid hormone (PTH) receptor-1 phosphorylation in regulating acute responses to PTH. *Proc Natl Acad Sci USA*, **2013**, *110*:5864–5869.

Martin KJ, et al. Velcalcetide (AMG 416), a novel peptide agonist of the calcium-sensing receptor, reduces serum parathyroid hormone and FGF23 levels in healthy male subjects. *Nephrol Dial Transplant*, **2014**, *29*:385–392.

Mazzaferro S, et al. Vitamin D metabolites and/or analogs: which D for which patient? *Curr Vasc Pharmacol*, **2014**, *12*:339–349.

McClung MR. Romosozumab for the treatment of osteoporosis. *Osteoporos Sarcopenia*, **2018**, *4*:11–15.

Miller PD, et al. Effect of abaloparatide vs placebo on new vertebral fractures in postmenopausal women with osteoporosis: a randomized clinical trial. *JAMA*, **2016**, *316*:722–733.

Moe SM, et al. Cinacalcet, fibroblast growth factor-23, and cardiovascular disease in hemodialysis: the Evaluation of Cinacalcet HCl Therapy to Lower Cardiovascular Events (EVOLVE) trial. *Circulation*, **2015**, *132*:27–39.

Neer RM, et al. Effect of parathyroid hormone (1-34) on fractures and bone mineral density in postmenopausal women with osteoporosis. *N Engl J Med*, **2001**, *344*:1434–1441.

Nemeth EF, Shoback D. Calcimimetic and calcilytic drugs for treating bone and mineral-related disorders. *Best Pract Res Clin Endocrinol Metab*, **2013**, *27*:373–384.

Nemeth EF, et al. Discovery and development of calcimimetic and calcilytic compounds. *Prog Med Chem*, **2018**, *57*:1–86.

Ornitz DM, Itoh N. The fibroblast growth factor signaling pathway. *Wiley Interdiscip Rev Dev Biol*, **2015**, *4*:215–266.

Ott SM. Pharmacology of bisphosphonates in patients with chronic kidney disease. *Semin Dial*, **2015**, *28*:363–369.

Ponnapakkam T, et al. A single injection of the anabolic bone agent, parathyroid hormone-collagen binding domain (PTH-CBD), results in sustained increases in bone mineral density for up to 12 months in normal female mice. *Calcif Tissue Int*, **2012**, *91*:196–203.

Reid IR. Short-term and long-term effects of osteoporosis therapies. *Nat Rev Endocrinol*, **2015**, *11*:418–428.

Scillitani A, et al. Carboxyl-terminal parathyroid hormone fragments: biologic effects. *J Endocrinol Invest*, **2011**, *34*:23–26.

Shah HH, et al. Novel iron-based phosphate binders in patients with chronic kidney disease. *Curr Opin Nephrol Hypertens*, **2015**, *24*:330–335.

Sleeman A, Clements JN. Abaloparatide: a new pharmacological option for osteoporosis. *Am J Health Syst Pharm*, **2019**, *76*:130–135.

Smit MA, et al. Clinical guidelines and PTH measurement: does assay generation matter? *Endocr Rev*, **2019**, *40*:1468–1480.

Smith RC, et al. Circulating αKlotho influences phosphate handling by controlling FGF23 production. *J Clin Invest*, **2012**, *122*:4710–4715.

Suva LJ, Friedman PA. PTH and PTHrP actions on bone. In: Stern P, ed. *Bone Regulators and Osteoporosis Therapy*. Springer Nature, Cham, Switzerland, **2020**, 27–46.

Torres A, et al. Sigmoidal relationship between calcitonin and calcium: studies in normal, parathyroidectomized, and azotemic rats. *Kidney Int*, **1991**, *40*:700–704.

Ursem SR, et al. Non-oxidized parathyroid hormone (PTH) measured by current method is not superior to total PTH in assessing bone turnover in chronic kidney disease. *Kidney Int*, **2021**, *99*:1173–1178.

Ursem SR, et al. Oxidation of parathyroid hormone. *Clin Chim Acta*, **2020**, *506*:84–91.

Wagner CL, Greer FR. Prevention of rickets and vitamin D deficiency in infants, children, and adolescents. *Pediatrics*, **2008**, *122*:1142–1152.

Wolf M, White KE. Coupling fibroblast growth factor 23 production and cleavage: iron deficiency, rickets, and kidney disease. *Curr Opin Nephrol Hypertens*, **2014**, *23*:411–419.

Wu B, et al. Clinical pharmacokinetics and pharmacodynamics of etelcalcetide, a novel calcimimetic for treatment of secondary hyperparathyroidism in patients with chronic kidney disease on hemodialysis. *J Clin Pharmacol*, **2018**, *58*:717–726.

Zeng S, et al. Relationship between GFR, intact PTH, oxidized PTH, non-oxidized PTH as well as FGF23 in patients with CKD. *FASEB J*, **2020**, *34*:15269–15281.

Seção VI

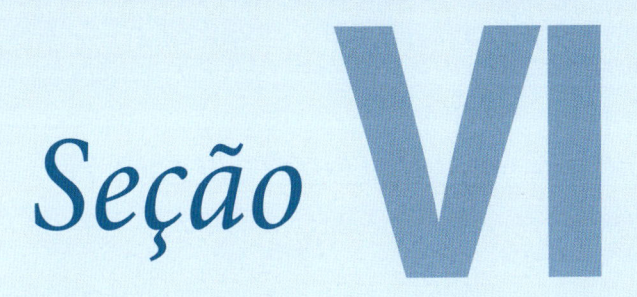

Farmacologia gastrintestinal

Capítulo 53 | Farmacoterapia para acidez gástrica, úlceras pépticas e doença do refluxo gastresofágico /1079

Capítulo 54 | Motilidade gastrintestinal e fluxo de água, êmese e doenças biliares e pancreáticas / 1091

Capítulo 55 | Farmacoterapia da doença inflamatória intestinal / 1118

Capítulo 53

Farmacoterapia para acidez gástrica, úlceras pépticas e doença do refluxo gastresofágico

Keith A. Sharkey e Wallace K. MacNaughton

FISIOLOGIA DA SECREÇÃO GÁSTRICA
- H^+,K^+-ATPase das células parietais
- Defesas gástricas contra o ácido

INIBIDORES DA BOMBA DE PRÓTONS
- Mecanismo de ação e farmacologia
- ADME
- Usos terapêuticos e efeitos adversos

ANTAGONISTAS DOS RECEPTORES H_2
- Mecanismo de ação e farmacologia
- ADME
- Usos terapêuticos e efeitos adversos
- Tolerância e rebote com medicações supressoras de ácido

BLOQUEADOR ÁCIDO COMPETIDOR DE POTÁSSIO
- Mecanismo de ação e farmacologia
- ADME
- Usos terapêuticos e efeitos adversos

FÁRMACOS QUE AUMENTAM AS DEFESAS DA MUCOSA GÁSTRICA
- Misoprostol
- Sucralfato
- Antiácidos
- Outros supressores de ácidos e citoprotetores

ESTRATÉGIAS TERAPÊUTICAS PARA DISTÚRBIOS ÁCIDO-PÉPTICOS ESPECÍFICOS
- Doença do refluxo gastresofágico
- Doença ulcerosa péptica
- Tratamento da infecção por *Helicobacter pylori*
- Úlceras relacionadas a AINE
- Úlceras relacionadas ao estresse
- Síndrome de Zollinger-Ellison
- Dispepsia funcional
- Distúrbios esofágicos funcionais

O estômago tem numerosas funções críticas no processo de digestão: armazenamento, digestão e defesa. O volume do estômago é bastante pequeno em repouso, mas a musculatura gástrica pode sofrer relaxamento receptivo para acomodar um volume de refeição de 1 a 2 L. O alimento é decomposto na presença de ácido pela ação de trituração pelas espessas camadas musculares do estômago, e o conteúdo então passa de maneira regulada para o duodeno. O ácido gástrico não serve apenas para facilitar a digestão, mas também fornece um meio antimicrobiano eficaz que facilita a defesa contra patógenos.

O ácido gástrico e a pepsina no estômago geralmente não provocam lesões ou sintomas de doenças ácido-pépticas por causa de mecanismos de defesa intrínsecos. O estômago é protegido por vários fatores referidos coletivamente como "defesa da mucosa", e vários deles são estimulados pela geração local de prostaglandina (PG) e óxido nítrico (NO). Se houver ruptura dessas defesas, pode haver formação de úlcera gástrica ou duodenal. O tratamento e a prevenção de distúrbios relacionados à acidez são feitos diminuindo a acidez gástrica e aumentando a defesa da mucosa. O reconhecimento de que um agente infeccioso, *Helicobacter pylori*, tem um papel importante na patogênese das doenças ácido-pépticas revolucionou as abordagens para a prevenção e o tratamento desses distúrbios comuns.

As barreiras ao refluxo do conteúdo gástrico para o esôfago constituem a principal defesa esofágica. Se essas barreiras protetoras falham e ocorre refluxo, pode ocorrer dispepsia e/ou esofagite erosiva. Os tratamentos nessa situação são orientados visando diminuir a acidez gástrica, aumentar o tônus do esfíncter esofágico inferior e estimular a motilidade esofágica (ver Cap. 54).

Fisiologia da secreção gástrica

A secreção de ácido gástrico é um processo complexo e contínuo: a secreção de H^+ pelas células parietais (células secretoras de ácido) é regulada por fatores neuronais (ACh, GRP [peptídeo liberador de gastrina]), parácrinos (HIST, ou histamina) e endócrinos (gastrina) (Fig. 53-1). Seus receptores específicos (M_3, BB_2, H_2 e CCK_2, respectivamente) estão na membrana basolateral das células parietais no corpo e no fundo do estômago. Alguns desses receptores também estão presentes nas células tipo enterocromafim (ECL), onde regulam a liberação de histamina. O receptor H_2 é um receptor acoplado à proteína G (GPCR) que ativa a via G_s-adenililciclase-AMPc-PKA (ver Caps. 3 e 43). A acetilcolina (ACh) e a gastrina sinalizam por meio de GPCR que se acoplam à via G_q-PLC-IP_3-Ca^{2+} nas células parietais; o GRP usa a mesma via de sinalização para ativar a secreção de gastrina das células G. Nas células parietais, o AMPc (monofosfato de adenosina cíclico) e as vias dependentes de Ca^{2+} ativam a H^+,K^+-ATPase (a bomba de prótons), que efetua a troca de íons H^+ e K^+ através da membrana da célula parietal. Essa bomba gera o maior gradiente iônico conhecido nos vertebrados, com um pH intracelular de cerca de 7,3 e um pH intracanalicular de cerca de 0,8.

As estruturas importantes para a estimulação, no sistema nervoso central (SNC), da secreção de ácido gástrico são o núcleo motor dorsal do vago, o hipotálamo e o núcleo do trato solitário. As fibras eferentes que se originam nos núcleos motores dorsais descem até o estômago pelo nervo vago e fazem sinapse com células ganglionares do sistema nervoso entérico (SNE). A liberação de ACh das fibras vagais pós-ganglionares estimula diretamente a secreção de ácido gástrico através dos receptores M_3 muscarínicos na membrana basolateral das células parietais. O SNC modula predominantemente a atividade do SNE por meio da ACh, estimulando a secreção de ácido gástrico em resposta à visão, ao olfato, ao paladar ou à antecipação do alimento (a fase "cefálica" da secreção ácida). A ACh também afeta indiretamente as células parietais ao aumentar a liberação de histamina das células ECL no fundo do estômago e de gastrina pelas células G do antro gástrico (Engevik et al., 2020).

As células ECL, fonte da histamina gástrica, geralmente, são encontradas próximas às células parietais. A histamina atua como um mediador parácrino, difundindo-se de seu local de liberação para as células parietais vizinhas, onde ativa os receptores H_2 e, assim, estimula a secreção de ácido gástrico.

A gastrina, produzida pelas células G do antro, é o indutor mais potente da secreção de ácido. A liberação de gastrina é estimulada por múltiplas vias, incluindo ativação do SNC, distensão local e componentes químicos

ACh: acetilcolina
AINE: anti-inflamatório não esteroide
AMPc: monofosfato de adenosina cíclico (AMP cíclico)
CYP: citocromo P450
DRGE: doença do refluxo gastresofágico
ECL: células tipo enterocromafim
GI: gastrintestinal
GRP: peptídeo liberador de gastrina
HIST: histamina
IBP: inibidor da bomba de prótons
IP_3: inositol 1,4,5-trifosfato
PG: prostaglandina
PK: proteína-cinase
PLC: fosfolipase C
SARS-CoV-2 (Covid-19): síndrome respiratória aguda grave causada pelo coronavírus 2 (doença causada por coronavírus 2019)
SNC: sistema nervoso central
SNE: sistema nervoso entérico
SST: somatostatina
UD: úlcera duodenal
UG: úlcera gástrica

do conteúdo gástrico. Além da liberação de ACh, algumas fibras vagais para o estômago também liberam GRP (um peptídeo de 27 aminoácidos); o peptídeo liberador de gastrina (GRP) ativa os receptores da bombesina BB_2 nas células G, ativando a via G_q-PLC-IP_3-Ca^{2+} e causando secreção de gastrina. A gastrina estimula a secreção ácida indiretamente ao induzir a liberação de histamina pelas células ECL; um efeito direto sobre as células parietais também desempenha um papel menos importante.

A somatostatina (SST), produzida pelas células D do antro, inibe a secreção de ácido gástrico. A acidificação do pH luminal gástrico para menos de 3 estimula a liberação de SST, que, por sua vez, suprime a liberação de gastrina em uma alça de retroalimentação negativa. As células produtoras de SST estão diminuídas em pacientes com infecção por *H. pylori*, e a consequente redução do efeito inibitório da SST pode contribuir para a produção excessiva de gastrina.

H^+,K^+-ATPase das células parietais

A H^+,K^+-ATPase é a enzima responsável pela secreção de prótons no lúmen da glândula gástrica (Engevik et al., 2020). Ela é uma proteína heterodimérica composta de duas subunidades que são produtos de dois genes. O gene *ATP4A* codifica a subunidade α que contém os sítios catalíticos da enzima e forma o poro da membrana, e o gene *ATB4B* codifica a subunidade β da H^+,K^+-ATPase, a qual contém um domínio citoplasmático N-terminal, um domínio transmembrana e um domínio extracelular altamente glicosilado. Íons hidrônio ligam-se a três sítios ativos presentes na subunidade α, e a secreção envolve uma mudança conformacional que permite o movimento de prótons. Esse movimento é equilibrado pelo transporte de K^+. A estequiometria do transporte depende do pH, variando entre dois H^+ e dois K^+ por molécula de ATP a um de cada sob condições mais ácidas. A inibição da H^+,K^+-ATPase (ou bomba de prótons) é o esteio da farmacoterapia moderna contra distúrbios relacionados ao ácido.

Defesas gástricas contra o ácido

A concentração extremamente alta de H^+ no lúmen gástrico requer mecanismos de defesa robustos para proteger o esôfago, o estômago e o intestino delgado proximal (Wallace, 2008). A defesa esofágica primária é a junção gastresofágica – o esfíncter esofágico inferior em associação com o diafragma e o ângulo de His –, que previne o refluxo do conteúdo gástrico ácido para o esôfago. O estômago se autoprotege de lesão ácida por inúmeros mecanismos que exigem fluxo sanguíneo adequado na mucosa. Uma defesa fundamental é a secreção de uma camada de muco que auxilia na proteção das células epiteliais gástricas, retendo na superfície celular o bicarbonato secretado. O muco gástrico é solúvel quando secretado, porém forma rapidamente um gel insolúvel que reveste a superfície mucosa do estômago, retarda a difusão de íons e previne a lesão da mucosa por macromoléculas, como a pepsina. A produção de muco é estimulada pelas prostaglandinas E_2 e I_2, que também inibem diretamente a secreção de ácido gástrico pelas células parietais. Assim, fármacos que inibem a formação de prostaglandina (p. ex., AINE [anti-inflamatórios não esteroides] e etanol) diminuem a secreção de muco e predispõem ao desenvolvimento de doença ácido-péptica. A parte proximal do duodeno é protegida do ácido gástrico pela produção de bicarbonato, principalmente das glândulas de Brunner da mucosa.

A Figura 53-1 delineia a base racional e farmacológica para o tratamento das doenças ácido-pépticas. Os inibidores da bomba de prótons (IBP) são os mais utilizados, seguidos pelos antagonistas dos receptores H_2 de histamina.

Inibidores da bomba de prótons

Os supressores mais potentes da secreção de ácido gástrico são os inibidores da H^+,K^+-ATPase gástrica (Fig. 53-2). Esses fármacos diminuem a produção diária de ácido (basal e estimulada) em 80 a 95% (Shin e Sachs, 2008).

Mecanismo de ação e farmacologia

Seis IBP estão disponíveis para uso clínico: *omeprazol* e seu isômero S, *esomeprazol*, *lansoprazol* e seu enantiômero R, *dexlansoprazol*, *rabeprazol* e *pantoprazol*. Todos os IBP têm eficácia similar em doses comparáveis.

Os IBP são profármacos que exigem ativação em um meio ácido. Após absorção na circulação sistêmica, o profármaco difunde-se nas células parietais do estômago e acumula-se nos canalículos secretores ácidos. Ali, ele é ativado por formação de sulfenamida tetracíclica catalisada por próton (ver Fig. 53-2), prendendo o fármaco de modo que ele não consiga difundir-se de volta através da membrana canalicular. Então, a forma ativada liga-se de modo covalente a grupos sulfidrila de cisteínas na H^+, K^+-ATPase, inativando irreversivelmente a molécula da bomba. A secreção de ácido só retorna após a síntese e inserção de novas moléculas da bomba na membrana luminal, proporcionando, assim, uma supressão prolongada da secreção ácida (de até 24-48 h), apesar das $t_{1/2}$ plasmáticas muito mais curtas do composto original (0,5-3 h). Como eles bloqueiam a etapa final na produção de ácido, os IBP efetivamente suprimem a produção estimulada de ácido, independentemente do estímulo fisiológico, bem como a produção basal de ácido.

A quantidade de H^+,K^+-ATPase aumenta após o jejum, por isso os IBP devem ser administrados antes da primeira refeição do dia. Na maioria dos indivíduos, uma dose única diária é suficiente para se obter um nível de inibição ácida eficaz, e uma segunda dose, ocasionalmente necessária, pode ser administrada antes da refeição noturna. Ocorre hipersecreção ácida de rebote depois de tratamento prolongado com IBP, e estudos clínicos sugerem que, após cessar o tratamento, o rebote pode provocar sintomas como a dispepsia.

Para evitar a degradação do IBP pelo ácido no lúmen gástrico e melhorar a biodisponibilidade oral, as formas de uso oral são oferecidas em diferentes formulações:

- Comprimidos revestidos para liberação entérica dentro de cápsulas de gelatina (*rabeprazol*)
- Comprimidos de liberação lenta (*lansoprazol, pantoprazol, rabeprazol*)
- Cápsulas de liberação lenta (*dexlansoprazol, esomeprazol, omeprazol, lansoprazol*)
- Suspensão oral de liberação lenta (*esomeprazol, omeprazol, pantoprazol*)

As preparações de liberação lenta e com revestimento entérico dissolvem-se apenas em pH alcalino, o que melhora a biodisponibilidade oral desses fármacos instáveis a ácidos. Os pacientes em que a via oral não está disponível podem ser tratados por via parenteral com *esomeprazol sódico*, *omeprazol sódico* ou *pantoprazol*.

ADME

Porque a ativação dos fármacos precisa de um pH ácido nos canalículos ácidos das células parietais e como o alimento estimula a produção de ácido, a conduta ideal consiste na administração desses fármacos cerca

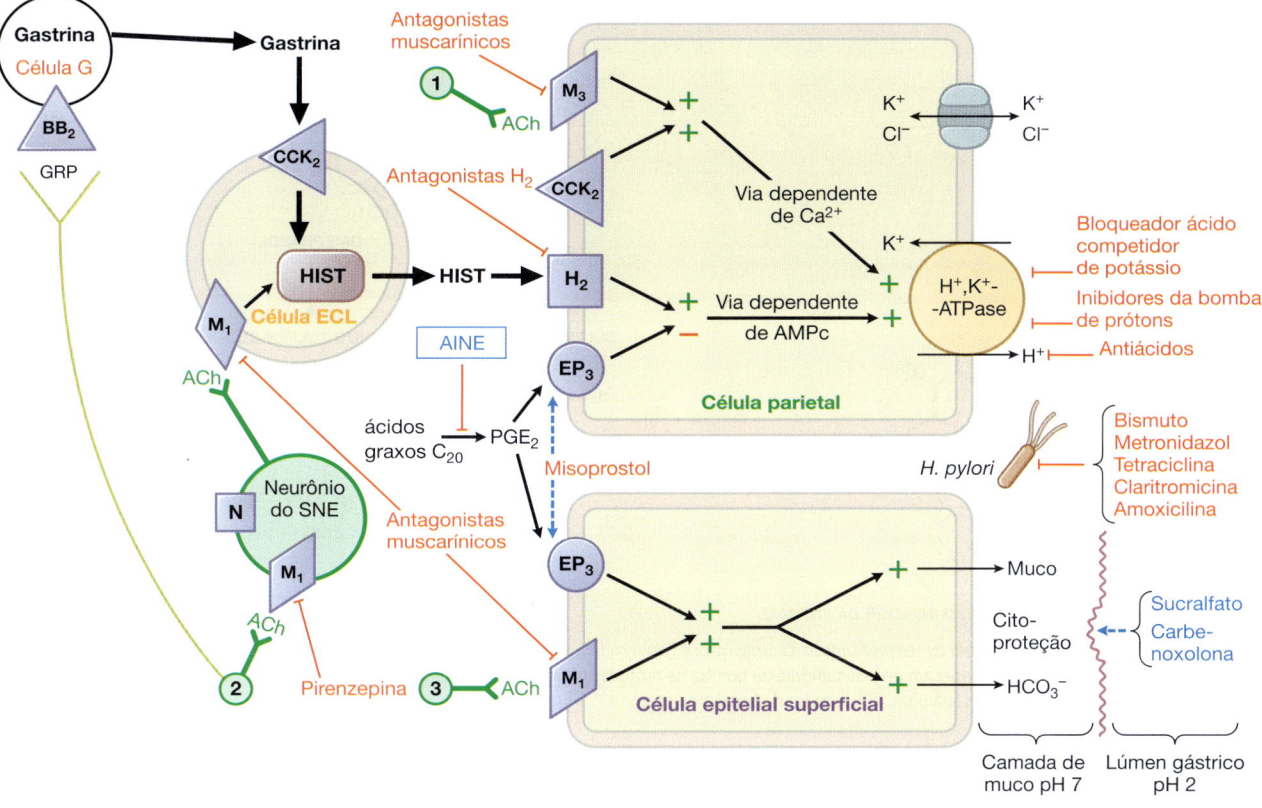

Figura 53-1 *A farmacologia na secreção gástrica e sua regulação: a base para o tratamento dos distúrbios ácido-pépticos.* Estão representadas as interações entre os estímulos neurais e uma variedade de células enteroendócrinas: uma célula ECL que secreta HIST, uma célula ganglionar do SNE, uma célula G que secreta gastrina, uma célula parietal que secreta ácido e uma célula epitelial superficial que secreta muco e bicarbonato. As vias fisiológicas, mostradas em negrito, podem ser estimuladoras (+) ou inibidoras (–). 1 e 3 indicam possíveis influxos de fibras colinérgicas pós-ganglionares, enquanto 2 mostra o influxo neural do nervo vago. Os agonistas fisiológicos e seus respectivos receptores de membrana incluem ACh e seus receptores muscarínicos (M) e nicotínicos (N); GRP e seu receptor, o receptor bombesina BB_2; gastrina e seu receptor, o CCK_2; HIST e o receptor H_2; e PGE_2 e o receptor EP_3. As linhas vermelhas com barras T indicam os locais de antagonismo farmacológico. As setas tracejadas em azul claro indicam a ação de um fármaco que imita ou potencializa uma via fisiológica. Os fármacos utilizados no tratamento das doenças ácido-pépticas são mostrados em vermelho. Os AINE podem causar úlceras via inibição da cicloxigenase. Não é mostrada a via fisiológica que diminui a secreção ácida: uma célula D que secreta SST, que inibe a liberação de gastrina pela célula G. ACh, acetilcolina; AINE, anti-inflamatórios não esteroides; AMPc, monofosfato de adenosina cíclico; CCK, colecistocinina; ECL, células tipo enterocromafim; GRP, peptídeo liberador de gastrina; HIST, histamina; PGE, prostaglandina E; SNE, sistema nervoso entérico; SST, somatostatina.

de 30 minutos antes das refeições. A ingestão concomitante de alimento pode reduzir ligeiramente a taxa de absorção dos IBP, porém não se acredita que esse efeito seja clinicamente significativo. Uma vez no intestino delgado, os IBP são rapidamente absorvidos, ligam-se altamente às proteínas e são extensamente metabolizados por citocromos P450 (CYP) hepáticos, particularmente CYP2C19 e CYP3A4. Asiáticos e oceânicos são mais propensos do que caucasianos ou africanos a ter o genótipo CYP2C19 que se correlaciona com o metabolismo reduzido de IBP (25-30% asiáticos, ~60% oceânicos vs. ~15% caucasianos ou africanos), o que pode contribuir para maior eficácia ou toxicidade neste grupo étnico (Lima et al., 2021). Para o uso crônico de IBP de primeira geração (*omeprazol*, *lansoprazol* e *pantoprazol*), após a obtenção da eficácia, recomenda-se a redução da dose para aqueles indivíduos com genótipo CYP2C19 que prediz função reduzida (Lima et al., 2021).

Como nem todas as bombas e células parietais estão simultaneamente ativas, a supressão máxima da secreção ácida requer várias doses de IBP. Por exemplo, podem ser necessários 2 a 5 dias de tratamento com uma dose única ao dia para obter a inibição de 70% das bombas de prótons observada no estado de equilíbrio dinâmico. A dosificação inicial mais frequente (p. ex., 2×/dia) reduz o tempo para obter uma inibição completa, porém não demonstrou melhorar o resultado do paciente. A dosagem da bomba de prótons é irreversível; assim, a secreção ácida é suprimida por 24 a 48 horas ou mais, até que ocorra síntese de novas bombas de prótons e sua incorporação na membrana luminal das células parietais. A presença de insuficiência renal crônica não causa acúmulo do fármaco com uma dose única ao dia do IBP. A doença hepática reduz consideravelmente a depuração do *esoprazol* e do *lansoprazol*. Portanto, nos pacientes com hepatopatia grave, recomenda-se uma redução da dose de *esomeprazol* e de *lansoprazol*.

Usos terapêuticos e efeitos adversos

A prescrição dos IBP busca basicamente promover a cicatrização de úlceras gástricas e duodenais e tratar a doença do refluxo gastresofágico (DRGE), incluindo esofagite erosiva, que é complicada ou refratária ao tratamento com antagonistas dos receptores H_2. Eles também são usados em conjunto com antibióticos para a erradicação do *H. pylori*, e constituem a base para o tratamento dos distúrbios hipersecretores, incluindo a síndrome de Zollinger-Ellison. O *lansoprazol*, o *pantoprazol* e o *esomeprazol* foram aprovados para tratamento e prevenção da recidiva de úlceras gástricas associadas ao uso de AINE em pacientes que fazem uso contínuo desses fármacos. Não está claro se os IBP afetam a suscetibilidade a lesões e sangramentos causados pelos AINE nos intestinos delgado e grosso. Todos os IBP estão aprovados para reduzir o risco de recidiva de úlcera duodenal associada a infecções por *H. pylori*. O *omeprazol*, o *esomeprazol* e o *lansoprazol* de venda livre estão aprovados para o autotratamento do refluxo ácido. As aplicações terapêuticas dos IBP são complementadas na seção "Estratégias terapêuticas para distúrbios ácido-pépticos específicos", adiante.

Os IBP geralmente causam poucos efeitos adversos e têm um forte histórico de segurança (Malfertheiner et al., 2017a; Reimer, 2013). Os efeitos adversos mais comuns são dor de cabeça, náusea, dor abdominal,

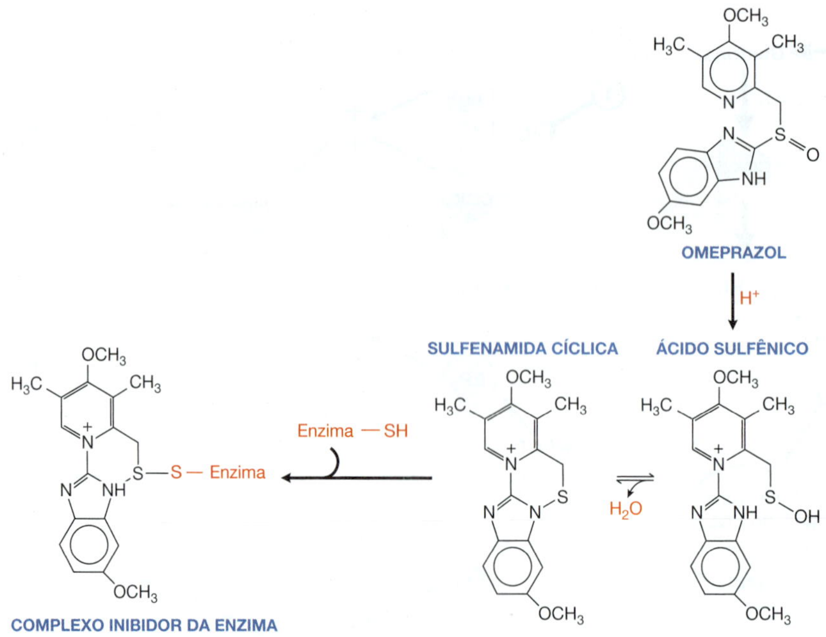

Figura 53-2 *Ativação de IBP a partir de seu profármaco.* O *omeprazol* é convertido a sulfenamida nos canalículos secretores ácidos da célula parietal. A sulfenamida interage de modo covalente com grupos sulfidrila na bomba de prótons, inibindo irreversivelmente a sua atividade. O *lansoprazol*, o *rabeprazol* e o *pantoprazol* passam por conversões análogas. IBP, inibidor da bomba de prótons.

constipação, flatulência e diarreia. Também foram relatadas miopatia subaguda, artralgias, nefrite intersticial, faringite e erupções cutâneas. Os IBP são metabolizados por CYP hepáticas e, portanto, podem interferir na eliminação de outros fármacos depurados por essa via. Observou-se que os IBP interagem com a *varfarina* (*esomeprazol, lansoprazol, omeprazol* e *rabeprazol*); *diazepam* (*esomeprazol* e *omeprazol*); *atazanavir* ou *nelfinavir* (*esomeprazol, dexlansoprazol, lansoprazol, omeprazol, pantoprazol* e *rabeprazol*); e *ciclosporina* (*omeprazol* e *rabeprazol*). Entre os IBP, apenas o *omeprazol* inibe a CYP2C19 (diminuindo, assim, a depuração de *dissulfiram, fenitoína* e outros fármacos) e induz a expressão da CYP1A2 (com consequente aumento da depuração de *imipramina*, vários antipsicóticos, *tacrolimo* e *teofilina*). Há alguma evidência de que os IBP podem inibir a conversão do *clopidogrel* (no nível da CYP2C19) à forma anticoagulante ativa, mas isso permanece controverso (Huang et al., 2012). É menos provável que o *pantoprazol* apresente essa interação; o uso concomitante de *clopidogrel* e um IBP (principalmente *pantoprazol*) reduz significativamente o sangramento GI sem aumentar os efeitos adversos no coração (ver Cap. 36). Outra interação é entre o *metotrexato* e os IBP, porque estes podem inibir competitivamente a eliminação do *metotrexato*, aumentando, assim, sua concentração.

O tratamento crônico com IBP diminui a absorção de vitamina B_{12} (cobalamina), mas a relevância clínica desse efeito não está completamente esclarecida. A determinação dos níveis séricos de vitamina B_{12} pode ser considerada em usuários de IBP de longo prazo, especialmente aqueles em uso de altas doses de IBP e se também tiverem restrições dietéticas que possam limitar a ingestão de vitamina B_{12} (ver Cap. 45 para detalhes sobre a importância da vitamina B_{12} para a saúde humana). A perda da acidez gástrica também pode afetar a biodisponibilidade de fármacos como *cetoconazol*, ésteres de ampicilina e sais de ferro. Existe uma associação entre o uso de IBP e hipomagnesemia, com alguns protocolos recomendando o monitoramento dos níveis de magnésio em pacientes recebendo terapia de longo prazo com IBP, particularmente aqueles que também usam diuréticos ou com distúrbios de má absorção (Malfertheiner et al., 2017a; Nehra et al., 2018). O uso crônico dos IBP foi associado a um aumento do risco de fraturas ósseas e a uma maior suscetibilidade a certas infecções (p. ex., pneumonia adquirida no hospital, infecção por *Clostridium difficile* adquirida na comunidade, peritonite bacteriana espontânea em pacientes com ascite). A hipergastrinemia é mais frequente e mais grave com IBP do que com antagonistas dos receptores H_2 e, associado a ela, há hiperplasia de ECL, polipose de glândula fúndica e gastrite atrófica. Essa hipergastrinemia pode predispor à hipersecreção de rebote de ácido gástrico com a interrupção do tratamento e pode promover o crescimento de tumores GI, embora o risco pareça muito baixo (Malfertheiner et al., 2017a; Nehra et al., 2018). Foram feitas associações entre o uso de IBP a longo prazo e aumento do risco de supercrescimento bacteriano no intestino delgado, doença renal crônica e demência. Esses estudos ainda não foram confirmados por ensaios prospectivos bem controlados, e as evidências desses efeitos adversos significativos permanecem limitadas (Freedberg et al., 2017; Malfertheiner et al., 2017a; Nehra et al., 2018). Recentemente, foi descrita uma relação de dose entre o uso de IBP e infecção mais grave e infecções secundárias em pacientes com o vírus SARS-CoV-2 (Covid-19) (Almario et al., 2021; Pranata et al., 2021). Esta descoberta destaca a importância do ácido gástrico para a defesa gastrintestinal e do uso de IBP ser limitado às menores doses efetivas e somente quando indicado clinicamente.

Antagonistas dos receptores H_2

A descoberta dos antagonistas seletivos dos receptores H_2 de histamina foi um marco no tratamento da doença ácido-péptica. Antes da disponibilidade dos antagonistas dos receptores H_2, o cuidado-padrão consistia simplesmente em neutralizar o ácido no lúmen gástrico, geralmente com resultados inadequados. A longa história de segurança e eficácia dos antagonistas dos receptores H_2 levou à sua disponibilidade sem a necessidade de prescrição. Entretanto, eles estão sendo cada vez mais substituídos pelos IBP na prática clínica.

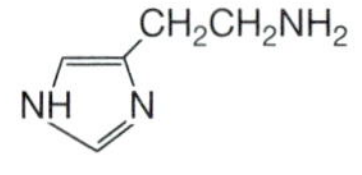

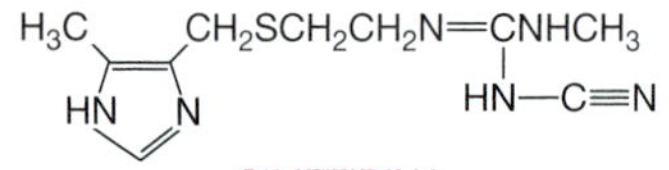

Mecanismo de ação e farmacologia

Os antagonistas dos receptores H_2 inibem a produção de ácido competindo reversivelmente com a histamina pela ligação aos receptores H_2 na membrana basolateral das células parietais (Black, 1993). Quatro antagonistas dos receptores H_2, que diferem principalmente na sua farmacocinética e propensão de causar interações, estavam disponíveis até recentemente nos Estados Unidos: *cimetidina, ranitidina, famotidina* e *nizatidina*. No entanto, devido a problemas de contaminação, algumas preparações de *ranitidina* e *nizatidina* foram retiradas de uso. Esses fármacos são menos potentes do que os IBP, porém ainda suprimem a secreção de 24 horas de ácido gástrico em cerca de 70%. A supressão basal e noturna da secreção ácida é cerca de 70%; como a supressão da secreção ácida noturna é importante na cicatrização das úlceras duodenais, a administração de um antagonista dos receptores H_2 à noite é adequada na maioria dos casos. Há pouca evidência para o uso de antagonistas dos receptores H_2 no tratamento de úlceras que sangram e eles não são mais recomendados para esse propósito. Todos os quatro antagonistas dos receptores H_2 estão disponíveis em formulações adquiridas com e sem prescrição para administração oral. *Cimetidina, ranitidina* e *famotidina* também estão disponíveis em preparações para uso IV ou IM em pacientes com doença crítica (Tab. 53-1).

ADME

Os antagonistas dos receptores H_2 são rapidamente absorvidos após administração oral com pico de concentração sérica em 1 a 3 horas. A absorção pode aumentar com alimento ou diminuir com antiácidos, mas essa propriedade provavelmente não é importante clinicamente. Os níveis terapêuticos são alcançados rapidamente após uma dose IV e se mantêm por 4 a 5 horas (*cimetidina*), 6 a 8 horas (*ranitidina*) ou 10 a 12 horas (*famotidina*). Os valores de $t_{1/2}$ desses fármacos variam de 1 a 3 horas na administração oral em adultos; a depuração da *cimetidina* é mais rápida em crianças, com redução do $t_{1/2}$ em cerca de 30%. Só uma pequena fração desses fármacos se liga às proteínas. Os rins excretam esses fármacos e seus metabólitos por filtração e secreção tubular renal, e é importante reduzir as doses em pacientes com depuração de creatinina diminuída. Nem a hemodiálise nem a diálise peritoneal removem quantidades significativas desses fármacos. O metabolismo hepático é responsável por uma pequena fração da depuração (de < 10% a ~35%), mas a doença hepática, por si só, geralmente não é indicação para reajuste de dose.

Usos terapêuticos e efeitos adversos

As principais indicações terapêuticas dos antagonistas do receptor H_2 são promover a cicatrização de úlceras gástricas (UG) e úlceras duodenais (UD), tratar a DRGE não complicada e prevenir a ocorrência de úlceras de estresse. Para mais informações sobre as aplicações terapêuticas dos antagonistas do receptor H_2, ver "Estratégias terapêuticas para distúrbios ácido-pépticos específicos", adiante.

Os antagonistas dos receptores H_2 geralmente são bem tolerados, com baixa incidência de efeitos adversos. Os efeitos adversos são leves e incluem diarreia, cefaleia, sonolência, fadiga, dor muscular e constipação. Os efeitos menos comuns incluem aqueles que afetam o SNC (confusão, *delirium*, alucinações, fala arrastada e cefaleias), que ocorrem principalmente com a administração IV ou em indivíduos idosos. Vários relatos associaram os antagonistas dos receptores H_2 a vários distúrbios sanguíneos, incluindo trombocitopenia e deficiência de vitamina B_{12} (Feldman e Burton, 1990; Lam et al., 2013). Foram relatadas ginecomastia e impotência com *cimetidina* de maneira dependente da dose e do tempo, as quais desaparecem quando o fármaco é descontinuado

TABELA 53-1 ■ DOSES INTRAVENOSAS DE ANTAGONISTAS DOS RECEPTORES H_2

	CIMETIDINA	RANITIDINA	FAMOTIDINA
Bolus intermitente	300 mg a cada 6-8 h	50 mg a cada 6-8 h	20 mg a cada 12 h
Infusão contínua	37,5-100 mg/h	6,25-12,5 mg/h	1,7 mg/h

(Jensen et al., 1983). Os antagonistas dos receptores H_2 atravessam a placenta e são excretados no leite materno. Embora nenhum risco teratogênico significativo tenha sido associado a esses fármacos, justifica-se cautela quando são utilizados durante a gravidez.

Todos os fármacos que inibem a secreção de ácido gástrico podem alterar a velocidade de absorção e a biodisponibilidade subsequente dos antagonistas dos receptores H_2 (ver "Antiácidos", a seguir). As interações medicamentosas com os antagonistas dos receptores H_2 ocorrem principalmente com a *cimetidina*, e o seu uso diminuiu acentuadamente. A *cimetidina* inibe as CYP (p. ex., CYP1A2, CYP2C9 e CYP2D6) e, dessa maneira, pode aumentar os níveis de vários fármacos que são substratos dessas enzimas. A *ranitidina* também interage com as CYP hepáticas, mas com apenas 10% da afinidade da *cimetidina*. Nesse aspecto, a *famotidina* e a *nizatidina* são mais seguras. Pode ocorrer pequeno aumento na concentração sanguínea de etanol pelo uso concomitante de antagonistas dos receptores H_2 e bebida alcoólica.

Tolerância e rebote com medicamentos supressores de ácido

Pode-se desenvolver tolerância ao efeito supressor de ácido dos antagonistas dos receptores H_2 dentro de 3 dias do início do tratamento, e ela pode ser resistente ao aumento da dose (Sandevik et al., 1997). A diminuição da sensibilidade a esses fármacos pode resultar de hipergastrinemia secundária que estimula a liberação de histamina das células ECL.

Bloqueador ácido competidor de potássio

Embora os IBP tenham sido um avanço significativo no tratamento de doenças pépticas ácidas e DRGE, existem muitas condições gastrintestinais, como doença reflexa não erosiva e esofagite erosiva, em que ainda há uma necessidade clínica significativa por terapias mais eficazes que ainda não foi atendida. Os bloqueadores ácidos competidores de potássio foram desenvolvidos nos últimos 30 anos e demonstraram suprimir rapidamente a secreção ácida. Atualmente, esta classe de fármacos está disponível apenas na Ásia. Ensaios clínicos de um bloqueador ácido competidor de potássio, a *vonoprazana*, estão sendo conduzidos atualmente nos Estados Unidos e na Europa.

Mecanismo de ação e farmacologia

Existem atualmente três bloqueadores ácidos competidores de potássio disponíveis para uso clínico, a *revaprazana*, um derivado pirimídico, a *tegoprazana*, um derivado benzimidazol, e a *vonoprazana*, um derivado pirrólico (Fig. 53-3).

Os bloqueadores ácidos competidores de potássio são bases fracas que se ligam de forma competitiva e reversível ao sítio de ligação de potássio da H^+/K^+-ATPase após a protonação (Engevik et al., 2020). O grande tamanho dessas moléculas impede o acesso dos cátions K^+ ao seu sítio de ligação, bloqueando assim a ativação da H^+/K^+-ATPase. Eles se acumulam em uma concentração muito maior do que os IBP nos canalículos das células parietais. Após administração oral, esta classe de fármacos atinge uma alta concentração plasmática que resulta em início de ação precoce. Eles também são capazes de se ligar às formas ativa e inativa da H^+/K^+-ATPase, resultando em uma supressão ácida mais rápida e mais longa do que a observada com os IBP. A vantagem potencial dos agentes competidores de K^+ é seu efeito completo imediato desde a primeira dose, sua longa meia-vida e sua longa duração de efeito, resultando em maior supressão noturna de ácido (Abdel-Aziz et al., 2020; Shibli et al., 2020). Dos três bloqueadores ácidos competidores de K^+, a *vonoprazana* foi a mais estudada.

ADME

Os bloqueadores ácidos competidores de K^+ são rapidamente absorvidos na condição alimentado ou em jejum, atingindo concentrações séricas máximas em 0,5 a 2 horas. Estes fármacos dissociam-se apenas lentamente do seu alvo, o que aumenta a sua duração de ação e resulta num efeito máximo em 1 dia (em comparação com 3-5 dias para os IBP). Uma vez que os bloqueadores ácidos competidores de K^+ não requerem

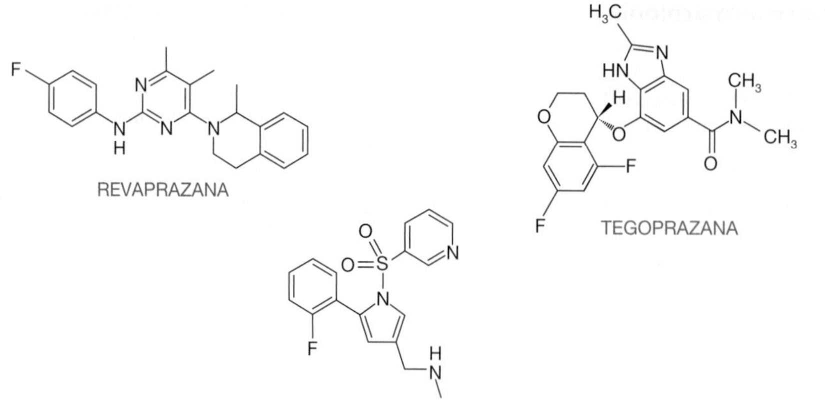

Figura 53-3 *As estruturas dos bloqueadores ácidos competidores de potássio. A revaprazana é um derivado da pirimidina, a tegoprazana é um derivado do benzimidazol e a vonoprazana é um derivado do pirrol.*

ativação catalisada por ácido, eles têm eficácia semelhante na supressão de ácido, independentemente das refeições. A eliminação desses agentes é independente da atividade de CYP2C19, tornando-os menos suscetíveis que os IBP à variação interindividual. A *vonoprazana* é metabolizada principalmente no fígado, via CYP3A4/5. Os valores de $t_{1/2}$ de eliminação desses agentes após administração oral em adultos variam de 2 a 9 horas.

Usos terapêuticos e efeitos adversos

A *revaprazana* é aprovada na Índia e na Coreia do Sul para o tratamento de úlcera gástrica, gastrite e úlcera duodenal (200 mg por dia); a *tegoprazana* é aprovada na Coreia do Sul para esofagite erosiva e doença do refluxo não erosiva (50 mg por dia). O *fumarato de vonoprazana* é aprovado no Japão para o tratamento de úlceras gastroduodenais, cicatrização e prevenção de esofagite erosiva, proteção gástrica em pacientes que tomam ácido acetilsalicílico ou algum AINE e erradicação da infecção por *H. pylori* (10-20 mg por dia).

Os bloqueadores de ácido competidores de potássio parecem ser geralmente seguros e bem tolerados. Em ensaios clínicos de *vonoprazana*, os efeitos adversos mais frequentes foram diarreia, nasofaringite, dispepsia, cefaleia e dor abdominal.

Fármacos que aumentam as defesas da mucosa gástrica

Misoprostol

O *misoprostol* (15-desóxi-16-hidróxi-16-metil-PGE$_1$) é um análogo sintético da PGE$_1$ aprovado pela Food and Drug Administration (FDA) para prevenir lesão da mucosa induzida por AINE.

Mecanismo de ação e farmacologia

A PGE$_2$ e a prostaciclina (PGI$_2$) são as duas principais prostaglandinas (PG) sintetizadas pela mucosa gástrica. Ao contrário do efeito de elevar a concentração de AMPc em várias células via receptores EPr$_2$ e EPr$_4$, esses prostanoides se ligam ao receptor EPr$_3$ nas células parietais e estimulam a via G$_i$, diminuindo, assim, o AMPc intracelular e a secreção de ácido gástrico. A PGE$_2$ também pode evitar a lesão gástrica por meio de efeitos citoprotetores, que incluem a estimulação da secreção de mucina e bicarbonato e o aumento do fluxo sanguíneo da mucosa. A supressão ácida parece ser o efeito clínico mais importante (Wolfe e Sachs, 2000).

Como os AINE diminuem a síntese de PG por inibição da cicloxigenase, os análogos sintéticos das PG oferecem uma abordagem lógica para reduzir a lesão da mucosa induzida por AINE.

ADME

O *misoprostol* é rapidamente absorvido após a administração oral e sofre desesterificação rápida e extensa, formando misoprostol ácido, o metabólito principal e ativo. Uma dose única inibe a produção de ácido dentro de 30 minutos; o efeito terapêutico alcança o pico em 60 a 90 minutos e dura até 3 horas. Alimentos e antiácidos diminuem a taxa de absorção do *misoprostol*. O ácido livre é excretado principalmente na urina, com $t_{1/2}$ de eliminação de 20 a 40 minutos.

Usos terapêuticos e efeitos adversos

O *misoprostol* raramente é usado por causa de seus efeitos adversos (Rostom et al., 2009); consulte os Capítulos 41 e 48 sobre os efeitos não gastrintestinais do *misoprostol*. O grau de inibição da secreção de ácido gástrico pelo *misoprostol* está diretamente relacionado com a dose; uma dose oral de 100 a 200 µg inibe significativamente a secreção de ácido basal (inibição de até 85-95%) ou a secreção ácida estimulada pelo alimento (inibição de até 75-85%). A dose usual recomendada para profilaxia da úlcera é de 200 µg 4 vezes ao dia.

Ocorre diarreia, com ou sem dor e cólicas abdominais, em até 30% dos pacientes tratados com *misoprostol*. Aparentemente relacionada à dose, começa normalmente nas duas primeiras semanas após o início do tratamento e, com frequência, desaparece espontaneamente em uma semana. Os casos mais graves podem exigir a interrupção do uso. O *misoprostol* pode causar agravamento clínico da doença inflamatória intestinal (ver Cap. 55). O *misoprostol* é contraindicado para reduzir o risco de úlcera causada por AINE em mulheres em idade fértil, a menos que a paciente esteja sob alto risco de complicações por úlceras gástricas associadas ao uso de AINE. Também é totalmente contraindicado durante a gravidez porque pode aumentar a contratilidade uterina e causar aborto durante a gravidez (ver Cap. 48).

Sucralfato

Mecanismo de ação e farmacologia

Na presença de lesão induzida por ácido, a hidrólise das proteínas da mucosa mediada pela pepsina contribui para a erosão e as ulcerações da mucosa. Esse processo pode ser inibido por polissacarídeos sulfatados. O *sucralfato* consiste no octassulfato de sacarose ao qual foi acrescentado Al(OH)$_3$. Em ambiente ácido (pH < 4), o *sucralfato* sofre extensa ligação cruzada, produzindo um polímero viscoso e pegajoso que adere às células epiteliais e às crateras das úlceras durante um período de até 6 horas após uma dose única. Além de inibir a hidrólise das proteínas da mucosa pela pepsina, o *sucralfato* pode ter outros efeitos citoprotetores, incluindo a estimulação da produção local de PG e do fator de crescimento epidérmico (Szabo, 2014). O *sucralfato* liga-se também aos sais biliares; por conseguinte, alguns médicos usam o fármaco no tratamento de pacientes com as síndromes de esofagite ou gastrite biliar (cuja existência é controversa).

Usos terapêuticos e efeitos adversos

O *sucralfato* não é mais usado para tratar a doença ácida péptica já que os IBP são mais eficazes. No entanto, é utilizado para o tratamento inicial da DRGE na gravidez, por ser pouco absorvido, e para o tratamento da mucosite secundária à terapia do câncer (Lalla et al., 2014). Como o aumento do pH gástrico pode constituir um fator no desenvolvimento da pneumonia hospitalar em pacientes gravemente enfermos, o *sucralfato* pode ter vantagem sobre os IBP e os antagonistas dos receptores H_2 para a profilaxia das úlceras de estresse. O *sucralfato* também é utilizado em condições associadas à inflamação/ulceração da mucosa, que podem não responder à supressão do ácido, incluindo mucosite oral (úlceras por radiação e aftosas) e gastropatia por refluxo de bile. Administrado por enema retal, tem sido utilizado na proctite por irradiação e em úlceras retais, solitárias. Como é ativado pelo ácido, o *sucralfato* deve ser tomado com estômago vazio, 1 hora antes das refeições. Deve-se evitar o uso de antiácidos por até 30 minutos após uma dose de *sucralfato*. A dose de sucralfato é de 1 g três vezes ao dia para tratamento de DRGE na gravidez e de 1 g, 4 a 6 vezes ao dia, para profilaxia de úlceras de estresse, por no máximo 14 dias. Para a prevenção de enteropatia induzida por radiação em pacientes recebendo radioterapia na pelve, o *sucralfato* é administrado na dose oral de 500 mg duas vezes ao dia. Para o tratamento da proctite crônica induzida por radiação, pode ser administrado como um enema.

O efeito adverso mais comum do *sucralfato* é constipação (~ 2%). O *sucralfato* deve ser evitado em pacientes com insuficiência renal em risco de sobrecarga de alumínio (Marks, 1991). De forma semelhante, antiácidos que contêm alumínio não devem ser usados em combinação com o *sucralfato* nesses pacientes. O *sucralfato* forma uma camada viscosa no estômago, que pode inibir a absorção de outros fármacos, incluindo *fenitoína*, *digoxina*, *cimetidina*, *cetoconazol* e fluoroquinolonas. Por conseguinte, recomenda-se que o *sucralfato* seja tomado pelo menos 2 horas após a administração de outros fármacos. A natureza "pegajosa" do gel viscoso produzido pelo *sucralfato* no estômago também pode ser responsável pelo desenvolvimento de bezoares em alguns pacientes.

Antiácidos
Mecanismo de ação e farmacologia

Há fármacos mais eficazes e persistentes que os antiácidos, mas seu preço, acessibilidade e rapidez de ação os tornam populares entre os consumidores como medicamentos de venda livre, e eles podem ser usados para o tratamento agudo de refluxo ácido ("queimação", azia) e esofagite (ver discussão a seguir). Muitos fatores, incluindo a palatabilidade, determinam a eficiência e a escolha do antiácido. Apesar de o bicarbonato de sódio ser eficaz na neutralização do ácido, ele é muito hidrossolúvel, sendo rapidamente absorvido pelo estômago, e as cargas de álcali e de sódio podem representar um risco para pacientes com insuficiência cardíaca ou renal. O $CaCO_3$ neutraliza o H^+ gástrico rapidamente e de modo eficaz, porém a liberação de CO_2 dos antiácidos contendo bicarbonato e carbonato pode causar eructação, náuseas, distensão abdominal e flatulência. O cálcio também pode induzir secreção ácida de rebote, exigindo a sua administração mais frequente. As combinações de hidróxido de Mg^{2+} (de reação rápida) e de Al^{3+} (de reação lenta), que são preferidas pela maioria dos especialistas, proporcionam uma capacidade de neutralização relativamente equilibrada e mantida. O magaldrato é um complexo aluminato de hidroximagnésio rapidamente convertido no ácido gástrico em $Mg(OH)_2$ e $Al(OH)_3$, os quais são pouco absorvidos e, portanto, exercem um efeito antiácido sustentado. Embora as combinações fixas de Mg^{2+} e Al^{3+} neutralizem teoricamente os efeitos adversos um do outro sobre o intestino (o Al^{3+} pode relaxar o músculo liso gástrico, produzindo esvaziamento gástrico tardio e constipação, enquanto o Mg^{2+} exerce efeitos opostos), esse equilíbrio nem sempre é obtido na prática. A *simeticona*, um surfactante que pode diminuir a formação de espuma e, portanto, o refluxo esofágico, é incluída em muitas preparações de antiácidos. Entretanto, outras combinações fixas, particularmente aquelas com *ácido acetilsalicílico*, que são comercializadas para "indigestão ácida", são potencialmente inseguras em pacientes com predisposição a úlceras gastroduodenais e não devem ser usadas.

Usos terapêuticos e efeitos adversos

Os antiácidos são usados para aliviar os sintomas leves da DRGE que ocorrem com pouca frequência em adultos, crianças mais velhas e adolescentes. Eles são administrados por via oral 1 e 3 horas após a refeição e ao deitar. Em geral, os antiácidos devem ser administrados na forma de suspensão, pois essa formulação provavelmente tem maior capacidade neutralizante do que as formas farmacêuticas em pó ou comprimido. Os antiácidos são eliminados do estômago vazio em cerca de 30 minutos. Entretanto, a presença de alimentos é suficiente para elevar o pH gástrico até cerca de 5 durante 1 hora e prolongar o efeito neutralizador dos antiácidos por 2 a 3 horas.

Os antiácidos variam quanto a seu grau de absorção e, portanto, nos seus efeitos sistêmicos. Em geral, a maioria dos antiácidos pode aumentar o pH da urina em 1 unidade de pH. Os antiácidos que contêm Al^{3+}, Ca^{2+} ou Mg^{2+} são menos absorvidos do que aqueles que contêm $NaHCO_3$. Em casos de insuficiência renal, o Al^{3+} pode contribuir para osteoporose, encefalopatia e miopatia proximal. Cerca de 15% do Ca^{2+} administrado por via oral é absorvido, causando hipercalcemia transitória. A hipercalcemia decorrente de apenas 3 a 4 g de $CaCO_3$ por dia pode ser um problema para pacientes com uremia. No passado, quando era comum administrar grandes doses de $NaHCO_3$ e $CaCO_3$ com leite ou creme para o tratamento da úlcera péptica, verificava-se com frequência o desenvolvimento da *síndrome de leite-álcali* (alcalose, hipercalcemia e insuficiência renal). Hoje, essa síndrome é rara e, em geral, resulta da ingestão crônica de grandes quantidades de Ca^{2+} (5 a 40 comprimidos de 500 mg/dia de carbonato de cálcio) tomadas com leite.

Ao alterar o pH gástrico e urinário, os antiácidos podem afetar diversos fármacos (p. ex., hormônios da tireoide, *alopurinol* e antifúngicos imidazóis) por meio de alterações nas taxas de dissolução e absorção, biodisponibilidade e eliminação renal. Os antiácidos contendo Al^{3+} e Mg^{2+} também são notáveis pela sua propensão a quelar outros fármacos presentes no trato GI e assim diminuir sua absorção. É possível evitar a maioria das interações se os antiácidos forem tomados 2 horas antes ou depois da ingestão de outros fármacos.

Outros supressores de ácidos e citoprotetores

Os antagonistas de receptores muscarínicos M_1 *pirenzepina* e *telenzepina* (ver Cap. 11) podem diminuir a produção basal de ácido em 40 a 50%. O receptor de ACh nas células parietais é do subtipo M_3, e acredita-se que esses fármacos suprimam a estimulação neural da produção de ácido agindo em receptores M_1 dos gânglios intramurais (Fig. 53-1). Em virtude de sua eficácia relativamente precária, dos efeitos adversos anticolinérgicos significativos e indesejáveis e do risco de discrasias sanguíneas (*pirenzepina*), esses fármacos são raramente utilizados hoje.

A *rebamipida* é usada no tratamento da úlcera na Índia, em partes da Ásia e na Rússia. Seu efeito citoprotetor ocorre pelo aumento da produção de prostaglandina na mucosa gástrica e por remover espécies reativas de oxigênio. O *ecabete*, que parece aumentar a produção de PGE_2 e PGI_2, também é usado no tratamento da úlcera, principalmente no Japão. A *carbenoxolona*, um derivado do ácido glicirrízico encontrado na raiz de alcaçuz, tem sido utilizada com sucesso moderado no tratamento das úlceras na Europa. Infelizmente, a *carbenoxolona* inibe a isozima tipo I da 11β-hidroxiesteroide-desidrogenase, que protege o receptor de mineralocorticoides no néfron distal de ser ativado pelo cortisol; por conseguinte, provoca hipopotassemia e hipertensão devido à ativação excessiva dos receptores de mineralocorticoides (ver Cap. 50). Compostos de bismuto (ver Cap. 54) são prescritos com frequência em associação com antibióticos para erradicar *H. pylori* e prevenir recidiva de úlceras. Eles se ligam à base da úlcera, promovem a produção de mucina e de bicarbonato e exercem efeitos antibacterianos significativos. No cólon, os sais de bismuto se combinam com o sulfeto de hidrogênio para formar o sulfeto de bismuto, que torna as fezes pretas.

Estratégias terapêuticas para distúrbios ácido-pépticos específicos

Doença do refluxo gastresofágico

Embora a maioria dos casos de refluxo ácido ou regurgitação gastresofágica siga uma evolução relativamente benigna, esses sintomas, frequentemente referidos como doença do refluxo não erosiva, podem ser preocupantes (Boeckxstaens et al., 2014). Uma DRGE mais grave é a esofagite erosiva, caracterizada por lesões da mucosa visíveis endoscopicamente. Ela pode levar à formação de estenoses e metaplasia de Barrett (substituição do epitélio escamoso por epitélio colunar intestinal), o que está associado a um risco pequeno, mas significativo, de adenocarcinoma. O tratamento da DRGE tem por objetivo a resolução completa dos sintomas e a cura da esofagite (Altan et al., 2012). Os IBP são claramente mais eficazes que os antagonistas dos receptores H$_2$ para alcançar esse objetivo (Fig. 53-4).

Em geral, a dose ideal para cada paciente é determinada conforme o controle dos sintomas. As estenoses associadas à DRGE também respondem melhor aos IBP dos que aos antagonistas dos receptores H$_2$. Uma das complicações da DRGE, o esôfago de Barrett, parece ser mais refratária ao tratamento, porque nem a supressão de ácido nem a cirurgia antirrefluxo demonstraram convincentemente produzir a regressão da metaplasia.

Os esquemas para o tratamento da DRGE com IBP e antagonistas dos receptores H$_2$ de histamina são apresentados na Tabela 53-2. Embora alguns pacientes com sintomas leves de DRGE possam ser tratados com doses noturnas de antagonistas dos receptores H$_2$, é normalmente necessária a administração do fármaco duas vezes ao dia. Os antiácidos são insuficientes e são recomendados apenas para o paciente com episódios leves e infrequentes de refluxo ácido. Em geral, os agentes procinéticos (ver Cap. 54) não são particularmente úteis para o tratamento da DRGE refratária, seja isoladamente ou em associação com supressores da secreção ácida. Existem evidências razoáveis de que os IBP e, em menor grau, os antagonistas dos receptores do H$_2$, são seguros e eficazes para o tratamento da DRGE em crianças (Tighe et al., 2014).

Sintomas graves e secreção noturna de ácido

Em pacientes com sintomas graves ou manifestações extraintestinais de DRGE, pode ser necessária a administração de IBP duas vezes ao dia. Entretanto, é difícil, se não impossível, tornar esses pacientes acloridricos, e dois terços ou mais dos indivíduos continuam produzindo ácido, particularmente à noite. Esse fenômeno, denominado *secreção noturna de ácido*, foi apontado como causa de sintomas refratários em alguns pacientes com DRGE. Entretanto, a redução do pH gástrico à noite durante o tratamento não está associada, em geral, a um refluxo de ácido ao esôfago, e a justificativa para a supressão da secreção noturna de ácido ainda não foi estabelecida. Os pacientes com sintomas persistentes, apesar do uso de IBP duas vezes ao dia, são frequentemente tratados com a adição de um antagonista dos receptores H$_2$ à noite. Embora essa abordagem possa suprimir ainda mais a produção de ácido, o efeito é de curta duração, provavelmente em virtude do desenvolvimento de tolerância (Fackler et al., 2002).

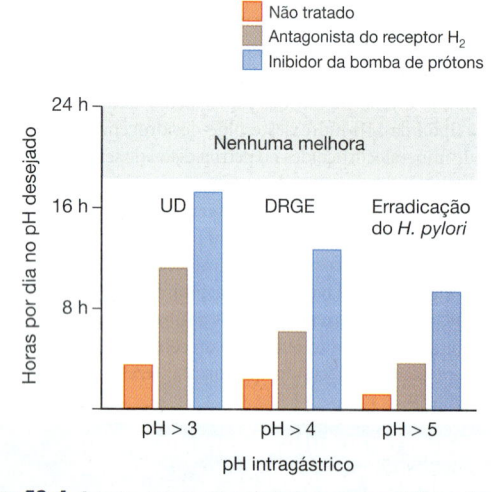

Figura 53-4 *Sucesso comparativo do tratamento com IBP e antagonistas H$_2$. Os dados mostram os efeitos de um IBP (administrado 1×/dia) e de um antagonista do receptor H$_2$ (administrado 2×/dia) na elevação do pH gástrico para a faixa desejada (isto é, pH 3 para UD, pH 4 para DRGE e pH 5 para erradicação antibiótica do H. pylori). DRGE, doença do refluxo gastresofágico; IBP, inibidor da bomba de prótons.*

Tratamento das manifestações extraintestinais da DRGE

O refluxo ácido foi implicado em uma variedade de sintomas atípicos, incluindo dor torácica não cardíaca, asma, laringite, tosse crônica e outros distúrbios otorrinolaringológicos. Os IBP (em dose mais elevada) vêm sendo usados com algum sucesso em certos pacientes com esses distúrbios.

DRGE e gravidez

Estima-se que 30 a 50% das gestantes tenham refluxo ácido, com a incidência podendo alcançar quase 80% em algumas populações (Richter, 2003). Na grande maioria dos casos, a DRGE desaparece pouco depois do parto e, portanto, não representa uma exacerbação de alguma afecção preexistente. Devido à sua alta prevalência e ao fato de que pode contribuir para náuseas da gravidez, é frequentemente necessário instituir um tratamento. Nesse contexto, a escolha do tratamento é complicada pela escassez de dados de segurança de uso durante a gravidez. A FDA deixou de usar um sistema de classificação de risco por letras (A-D e X, progredindo de nenhum risco para alto risco/não usar na gravidez), preferindo um sistema mais flexível e descritivo personalizado para cada medicamento. No sistema antigo, a maioria dos medicamentos usados para tratar a DRGE era considerado seguro para uso conservador durante a gravidez (antiga categoria B), exceto o *omeprazol* (antiga categoria C), que deveria ser usado apenas quando os benefícios superassem os riscos. No novo sistema, médicos, farmacêuticos e pacientes devem consultar a bula para obter as informações mais recentes sobre o uso na gravidez. Para casos de DRGE durante a gravidez e amamentação, as revisões da literatura (Ali e Egan, 2007; Thélin e Richter, 2020) sugerem uma progressão conservadora dos tratamentos, começando com antiácidos, alginatos ou *sucralfato*, agentes considerados os medicamentos de primeira linha para esse grupo. Se os sintomas persistirem, os antagonistas do receptor H$_2$ podem ser usados, com a *cimetidina* tendo o histórico mais estabelecido nesse cenário, e a *nizatidina* a ser evitada devido a dados adversos em estudos em animais. Os IBP são reservados para mulheres com sintomas intratáveis ou doença do refluxo complicada; considerando os dados disponíveis, o *lansoprazol* e o *pantoprazol* parecem ser as escolhas mais seguras.

DRGE pediátrica

A doença do refluxo em lactentes e crianças aumenta de forma alarmante (Vandenplas, 2014). Crianças acima de 10 anos podem ser diagnosticadas e tratadas de modo similar aos adultos, mas lactentes e crianças muito jovens exigem um diagnóstico cuidadoso para excluir alergia ao leite de vaca ou esofagite eosinofílica. Várias abordagens não farmacológicas podem ser usadas para aliviar alguns dos sintomas preocupantes dessa condição, que pode não ser devida a refluxo ácido. Se a redução de ácido for indicada, os IBP são mais eficazes do que os antagonistas dos receptores H$_2$; contudo, a eficácia terapêutica dos IBP em recém-nascidos e lactentes é baixa e existe risco elevado de efeitos adversos, incluindo infecções do trato respiratório e gastrenterite, que devem ser cuidadosamente considerados. É provável que os IBP sejam usados em excesso na DRGE pediátrica.

Doença ulcerosa péptica

A doença ulcerosa péptica é mais bem compreendida em termos de um desequilíbrio entre os fatores de defesa da mucosa (bicarbonato, mucina, PG, NO e outros peptídeos e fatores de crescimento) e fatores lesivos (ácido e pepsina) (Hunt et al., 2015; Wallace, 2008). Em média, os pacientes com úlceras duodenais produzem mais ácidos que os controles, particularmente à noite (secreção basal). Embora os pacientes com úlceras gástricas tenham uma produção de ácido normal ou até mesmo diminuída, as úlceras raramente (ou nunca) ocorrem na ausência completa de ácido. Presumivelmente, o enfraquecimento da defesa da mucosa e a produção reduzida de bicarbonato contribuem para a lesão nesses pacientes, mesmo com níveis relativamente mais baixos de ácido. O *H. pylori* e fármacos exógenos, como os AINE, interagem de modo complexo, levando à formação de úlcera. Em torno de 60% das úlceras pépticas estão associadas à infecção do estômago por *H. pylori*. Essa infecção pode resultar em comprometimento da produção de SST pelas células D e, com o tempo, em menor inibição da produção de gastrina, resultando em aumento da produção de ácido e redução da produção duodenal de

TABELA 53-2 ■ ESQUEMAS DE FÁRMACOS ANTISSECRETORES PARA TRATAMENTO DA DRGE		
FÁRMACO	DOSAGEM PARA ADULTOS	DOSAGEM PEDIÁTRICA
Antagonistas do receptor H_2[a]		
Cimetidina	400 mg 4×/dia ou 800 mg 2×/dia por 12 semanas	20-40 mg/kg/dia divididos a cada 6 h por 8-12 semanas
Famotidina	10-20 mg 2×/dia por até 12 semanas	0,5 mg/kg/dia ao deitar ou dividido a cada 12 h (lactentes < 3 meses)[b]
Nizatidina	150 mg 2×/dia	< 12 anos: 5-10 mg/kg/dia[c] divididos a cada 12 h > 12 anos: 150 mg 2×/dia
Ranitidina	150 mg 2×/dia	5-10 mg/kg/dia divididos a cada 8-12 h
Inibidores da bomba de prótons		
Esomeprazol magnésico	20-40 mg/dia durante 4-8 semanas	1-11 anos: 10 mg/dia, > 12 anos, 20 mg/dia até 8 semanas
Esomeprazol sódico	20-40 mg/dia (IV)[e]	IV[d,e]: 0,5 mg/kg diariamente (lactentes > 1 mês); crianças: 10 mg/dia (< 55 kg); 20 mg/dia (> 55 kg)
Esomeprazol estrôncico	24,65 ou 49,3 mg/dia por 4-8 semanas	
Dexlansoprazol	30 mg/dia por 4 semanas (DRGE não erosiva); DRGE erosiva: 60 mg/dia por até 6 meses, então 30 mg/dia por até 6 meses (tratamento de manutenção)	60 mg/dia por 8 semanas e depois 30 mg/g por 6 meses (esofagite erosiva) 30 mg/dia por 4 semanas (DRGE)
Lansoprazol	15 mg/dia (DRGE não erosiva) ou 30 mg/dia (DRGE erosiva) por até 8 semanas	15-30 mg/dia[d] por até 12 semanas
Omeprazol	20 mg/dia	5-20 mg/dia[d]
Pantoprazol	40 mg/dia (DRGE erosiva)	20-40 mg/dia[d] por até 8 semanas
Rabeprazol	20 mg/dia (DRGE erosiva)	Crianças de 1-11 anos: 5-10 mg/dia por até 12 semanas > 12 anos: 20 mg/dia por até 8 semanas
Bloqueadores ácidos competidores de potássio		
Revaprazana	200 mg/dia	
Tegoprazana	50 mg/dia	
Vonoprazana	10-20 mg/dia	

DRGE, doença do refluxo gastresofágico.
[a]Não para doença erosiva.
[b]Para crianças e adolescentes, individualizar a duração do tratamento e as doses com base na resposta clínica ou determinação do pH (gástrico ou esofágico) e endoscopia. Para lactentes, empregar medidas conservadoras (p. ex., alimentos engrossados) e limitar o tratamento a 8 semanas.
[c]Uso sem indicação na bula (off-label).
[d]Varia conforme o peso corporal.
[e]Usado quando não pode ser dado o IBP por via oral; somente uso de curta duração.

bicarbonato. A Tabela 53-3 resume as recomendações atuais para o tratamento farmacológico das úlceras gastroduodenais.

Os IBP aliviam os sintomas das UD e promovem uma cicatrização mais rápida do que os antagonistas dos receptores H_2, embora ambas as classes sejam muito eficazes nesse contexto (ver Fig. 53-4). Uma úlcera péptica é uma doença crônica, cuja recidiva é esperada em 1 ano na maioria dos pacientes que não recebem supressão profilática da secreção de ácido. Com o reconhecimento de que o *H. pylori* desempenha um papel etiopatogênico na maioria das úlceras pépticas, a prevenção das recidivas foca na eliminação do microrganismo do estômago. Em pacientes com úlceras sangrantes agudas, os tratamentos preferidos são *esomeprazol* IV (80 mg IV durante 30 min, seguidos de 8 mg/h em infusão contínua para um total de 72 h e, então, 40 mg VO ou outro IBP oral em dose única diária, por um período apropriado; uso sem indicação na bula [*off label*]) e *pantoprazol* (*off-label*) (Laine e Jensen, 2012; Wong e Sung, 2013). O benefício teórico da supressão máxima da secreção de ácido nesse contexto consiste em apressar a cicatrização da úlcera subjacente. Além disso, um pH gástrico mais elevado aumenta a formação de coágulo e retarda a sua dissolução.

Os AINE também estão frequentemente associados a úlceras pépticas e sangramentos. Os efeitos desses fármacos são mediados sistemicamente; no estômago, os AINE suprimem a síntese de PG (particularmente PGE_2 e PGI_2) e, assim, diminuem a produção de muco e a citoproteção (ver Fig. 53-1). Portanto, minimizar o uso de AINE é um auxílio importante no tratamento de úlcera gastroduodenal.

Tratamento da infecção por *Helicobacter pylori*

O *H. pylori*, um bastonete Gram-negativo, foi associado à gastrite e ao desenvolvimento subsequente de UG e UD, adenocarcinoma gástrico e linfoma gástrico de células B (Suerbaum e Michetti, 2002). Devido ao papel decisivo do *H. pylori* na patogenia das úlceras pépticas, a erradicação dessa infecção constitui o tratamento-padrão em pacientes com UG ou UD (Malfertheiner et al., 2013). Contanto que os pacientes não estejam fazendo uso de AINE, essa estratégia elimina quase por completo o risco de recidiva da úlcera. A erradicação do *H. pylori* também está indicada no tratamento dos linfomas de tecido linfoide associados à mucosa no estômago, que podem regredir significativamente após esse tipo de tratamento. A erradicação do *H. pylori* também é indicada para o tratamento da gastrite atrófica crônica e presença de metaplasia/displasia intestinal (com biópsias positivas para *H. pylori*).

Cinco considerações importantes influenciam a seleção de um regime de erradicação (Tab. 53-4) (Chey et al., 2017; Malfertheiner et al., 2017b):

- Os esquemas com antibiótico único são ineficazes na erradicação da infecção pelo *H. pylori* e levam ao desenvolvimento de resistência microbiana. O tratamento associando dois ou três antibióticos (mais terapia de supressão da secreção ácida) está associado a taxas mais elevadas de erradicação do *H. pylori*.
- Um IBP aumenta significativamente a eficácia de regimes antibióticos contendo *amoxicilina* e *claritromicina* contra *H. pylori* (ver Fig. 53-4).
- Um regime de 10 a 14 dias de tratamento parece melhor do que regimes mais curtos.
- A baixa adesão do paciente ao tratamento está associada aos efeitos adversos produzidos pela medicação, observados em até 50% dos pacientes que usam o esquema triplo, e à inconveniência do uso de três ou quatro fármacos, administrados várias vezes ao dia. Apresentações que combinam doses diárias em uma unidade conveniente estão disponíveis e podem melhorar a adesão do paciente.

TABELA 53-3 ■ ESQUEMAS PARA O TRATAMENTO DE ÚLCERAS GASTRODUODENAIS EM ADULTOS[a]

FÁRMACO	ÚLCERA ATIVA	TRATAMENTO DE MANUTENÇÃO
Inibidores da bomba de prótons[b]		
Esomeprazol magnésico	Redução do risco de AINE: 20 ou 40 mg/dia por até 6 meses	
Esomeprazol estrôncico	Redução do risco de AINE: 24,65 ou 49,3 mg/dia por até 6 meses	
Lansoprazol	15 mg/dia (UD) por 4 semanas	15 mg/dia
	15 mg (redução do risco de AINE) diariamente por até 12 semanas	30 mg/dia[c]
	30 mg (UG, incluindo AINE associado) diariamente por até 8 semanas	
Omeprazol	20 mg (UD e UG) diariamente, por 4-8 semanas	20 mg/dia[c]
Pantoprazol	20 mg/dia (redução de risco de AINE)[c]	20 mg/dia[c]
	20 mg (UG) diariamente[c]	
Rabeprazol	20 mg/dia (UD por até 4 semanas; UG[c])	
Análogo das prostaglandinas		
Misoprostol	200 μg, 4×/dia (prevenção da úlcera associada ao uso de AINE)[d]	

AINE, anti-inflamatórios não esteroides; UD, úlcera duodenal; UG, úlcera gástrica.
[a]Há pouca evidência para o uso de antagonistas dos receptores H_2 no tratamento de úlceras sangrantes.
[b]Deslansoprazol não tem indicação na bula para o tratamento de úlceras ativas.
[c]Uso sem indicação na bula.
[d]Somente o misoprostol, 800 μg/dia, demonstrou reduzir o risco de complicações das úlceras, como perfuração, hemorragia ou obstrução (Rostom A, Moayyedi P, Hunt R. Canadian Association of Gastroenterology Consensus Group. Canadian consensus guidelines on long-term nonsteroidal anti-inflammatory drug therapy and the need for gastroprotection: benefits versus risks. *Aliment Pharmacol Ther*, 2009, 29:481–496.)

- Por fim, a resistência à *claritromicina* e ao *metronidazol* é cada vez mais reconhecida como um fator importante na falha da erradicação do *H. pylori*. Na presença de evidências *in vitro* de resistência ao *metronidazol*, deve-se utilizar *amoxicilina* em seu lugar. Em áreas com alta frequência de resistência à *claritromicina* e ao *metronidazol*, um esquema terapêutico quádruplo de 14 dias (três antibióticos combinados com um IBP) geralmente é eficaz.

Úlceras relacionadas a AINE

Os usuários crônicos de AINE apresentam 2 a 4% de risco de desenvolver úlcera sintomática, sangramento GI ou perfuração. O uso de AINE deve ser suspenso em pacientes com úlcera, se possível. A cicatrização das úlceras apesar do uso contínuo de AINE é possível com o uso de fármacos supressores da secreção ácida, geralmente em doses mais elevadas e por um período consideravelmente mais longo do que os esquemas-padrão (p. ex., ≥ 8 semanas). Os IBP são superiores aos antagonistas dos receptores H_2 e ao *misoprostol* em promover a cicatrização das úlceras ativas e na prevenção da recidiva das úlceras gástricas e duodenais em caso de administração continuada de AINE (Rostom et al., 2009). A FDA aprovou combinações de AINE com IBP ou antagonista H_2; essas associações pretendem diminuir o risco de úlceras em pacientes que regularmente usam AINE contra dor artrítica.

TABELA 53-4 ■ TRATAMENTO DA INFECÇÃO POR *HELICOBACTER PYLORI*

Tratamento triplo durante 10-14 dias: IBP + 500 mg de claritromicina + 1 g de amoxicilina 2×/dia (500 mg de metronidazol 2×/dia podem substituir a amoxicilina)

Tratamento quádruplo durante 10-14 dias: IBP + 250 mg de metronidazol + 300 mg de subsalicilato de bismuto + 500 mg de tetraciclina 4×/dia

Ou

Tratamento sequencial: IBP + 1 g de amoxicilina 2×/dia por 5 dias seguidos de IBP + 500 mg de claritromicina e 500 mg de tinidazol/metronidazol 2×/dia por 5 dias

Ou

IBP + 1 g de amoxicilina 2×/dia + 250 ou 500 mg de levofloxacino 2×/dia durante 10 dias

Administrações diárias de IBP:

Omeprazol: 20 mg 2×/dia (tratamento triplo); 40 mg/dia (tratamento duplo)

Lansoprazol: 30 mg 2×/dia (tratamento triplo); 30 mg 3×/dia durante 14 dias (tratamento duplo com amoxicilina)

Rabeprazol: 20 mg 2×/dia durante 7 dias

Pantoprazol: 40 mg 2×/dia[a]

Esomeprazol magnésico: 40 mg/dia (tratamento triplo)

Esomeprazol estrôncio: 49,3 mg/dia (tratamento triplo)

IBP, inibidor da bomba de prótons.
[a]Uso sem indicação na bula (*off-label*).
Dados de Chey et al., 2017.

Úlceras relacionadas ao estresse

As úlceras de estresse são aquelas do estômago ou do duodeno, que ocorrem no contexto de uma doença profunda ou de traumatismo que exigem tratamento intenso (Bardou et al., 2015). A etiologia das úlceras relacionadas a estresse difere um pouco das úlceras pépticas, que envolvem a presença de ácido e isquemia da mucosa. Devido às limitações da administração oral de fármacos em muitos pacientes com úlcera de estresse, os antagonistas dos receptores H_2 por via IV têm sido extensamente utilizados para reduzir a incidência de hemorragia GI causada pelas úlceras de estresse. Agora que estão disponíveis preparações de IBP para uso IV, é adequado considerá-los. Entretanto, existe certa preocupação quanto ao risco de pneumonia secundária à colonização gástrica por bactérias em meio alcalino. Nesse contexto, o *sucralfato* parece proporcionar uma profilaxia razoável contra o sangramento, sem aumentar o risco de pneumonia por aspiração.

Síndrome de Zollinger-Ellison

Os pacientes com síndrome de Zollinger-Ellison desenvolvem gastrinomas pancreáticos ou duodenais que estimulam a secreção de grandes quantidades de ácido, algumas vezes no contexto de neoplasia endócrina múltipla tipo I (Krampitz e Norton, 2013). Isso pode causar ulcerações gastroduodenais graves e outras consequências de hipercloridria descontrolada. Os IBP constituem os fármacos de escolha e, em geral, são administrados em doses duas vezes maiores do que para as úlceras pépticas (*omeprazol*, 60 mg/dia; *esomeprazol*, 80 mg/dia; *lansoprazol*, 60 mg/dia; *rabeprazol*, 60 mg/dia; ou *pantoprazol*, 120 mg/dia); alguns pacientes precisam de 2 ou 3 vezes essas doses para controlar a secreção ácida. Entretanto, geralmente é possível a redução da dose quando se obtém o controle da secreção ácida. Os IBP são bem tolerados e seguros mesmo em doses muito elevadas. Se os IBP não controlarem a secreção gástrica ácida, pode ser administrado o análogo da somatostatina de longa duração *octreotida* (*off-label*) para inibir a secreção de gastrina. Esse não é um fármaco de primeira escolha devido à taxa de resposta imprevisível e aos efeitos adversos do tratamento.

Dispepsia funcional

O termo *dispepsia funcional* refere-se a sintomas semelhantes aos da úlcera em pacientes que não apresentam ulceração gastroduodenal óbvia (Masuy et al., 2019). A dispepsia funcional pode ser subdividida em síndrome do desconforto pós-prandial e síndrome da dor epigástrica, com base na presença de sintomas relacionados com alimentação. Ela é definida pela presença de um ou mais dos seguintes: plenitude pós-prandial, saciedade precoce, dor ou queimadura epigástrica e ausência de doença estrutural. Pode estar associada à gastrite (com ou sem *H. pylori*) ou ao uso de AINE, porém a patogenia dessa síndrome permanece controversa.

Os IBP parecem ser moderadamente eficazes no tratamento de pacientes com síndrome de dor epigástrica e são uma terapia de primeira linha (Masuy et al., 2019). Em geral, duas doses de IBP por dia não são melhores do que uma única. As doses são as mesmas da DRGE (Tab. 53-2). Os antagonistas de receptor H_2 são só levemente eficazes no tratamento para a dispepsia funcional. Como mecanismos centrais podem contribuir para a dispepsia funcional por meio de hipersensibilidade visceral ou outro mecanismo, pode-se considerar a administração de antidepressivos tricíclicos, como a *amitriptilina* ou *desipramina* (10-25 mg à noite) (ver Cap. 18), naqueles pacientes cujos sintomas persistem apesar do tratamento com IBP por 8 semanas. Agentes procinéticos como a *metoclopramida* (ver Cap. 54) são uma terapia de primeira linha para o tratamento da síndrome do desconforto pós-prandial. O novo agente gastroprocinético *acotiamida* foi aplicado à síndrome do desconforto pós-prandial com melhora dos sintomas observada na maioria dos ensaios (Masuy et al., 2019), e o agonista do receptor de serotonina 5-HT_{1A}, *buspirona*, que relaxa o fundo gástrico (ver Cap. 15), melhora a acomodação gástrica e os sintomas gastrintestinais em pacientes com dispepsia funcional. Os antiácidos geralmente não são úteis para o tratamento da dispepsia funcional.

Distúrbios esofágicos funcionais

Os distúrbios esofágicos funcionais são distúrbios que causam sintomas esofágicos e que são diagnosticados com base nos resultados negativos em testes esofágicos padrão, excluindo, assim, distúrbios estruturais, distúrbios de motilidade, como acalasia, e DRGE (Amarasinghe e Sifrim, 2014). Existem quatro desses distúrbios comuns: (1) azia funcional, (2) dor torácica funcional, (3) disfagia funcional e (4) globo (*globus*). O tratamento com IBP (*off-label*), como descrito acima, é usado rotineiramente para o tratamento inicial de azia funcional, dor torácica funcional e globo. Assim como na dispepsia funcional, mecanismos centrais contribuem ao distúrbio, sendo usadas abordagens similares para o tratamento de azia funcional e dor torácica funcional se o tratamento com IBP for ineficaz, incluindo o uso de antidepressivos tricíclicos ou inibidores seletivos da recaptação de serotonina. Para o tratamento de globo, são usados *gabapentina* ou *pregabalina*.

Agradecimento: Agradecemos ao Dr. José Geraldo Ferraz por suas contribuições críticas a este capítulo.

RESUMO: Fármacos antissecretores e gastroprotetores

Fármacos e substâncias	Usos terapêuticos	Farmacologia clínica e dicas
Inibidores da bomba de prótons		
Dexlansoprazol	• DRGE • Esofagite erosiva	• Geralmente bem tolerados • Possível interação com clopidogrel (controverso) • Aumento da incidência de fraturas relacionadas a osteoporose de quadril, pulso e coluna • Diarreia • Nefrite intersticial • Pode causar deficiência de cianocobalamina (vitamina B_{12}) com uso diário em longo prazo (> 3 anos)
Esomeprazol Lansoprazol Omeprazol Pantoprazol	• Úlcera gástrica • Úlcera duodenal • Esofagite erosiva • DRGE • Erradicação de *Helicobacter pylori* • Síndrome de Zollinger-Ellison	• Formas de venda livre para o refluxo ácido • Geralmente bem tolerados • Possível interação com clopidogrel (controverso) • Aumento da incidência de fraturas relacionadas a osteoporose de quadril, pulso e coluna • Diarreia • Nefrite intersticial • Pode causar deficiência de cianocobalamina (vitamina B_{12}) com uso diário em longo prazo (> 3 anos) • Interações com investigação diagnóstica de tumores neuroendócrinos
Rabeprazol	• DRGE • Erradicação de *Helicobacter pylori* • Síndrome de Zollinger-Ellison	• Geralmente bem tolerados • Possível interação com clopidogrel (controverso) • Aumento da incidência de fraturas relacionadas com osteoporose de quadril, pulso e coluna • Diarreia • Nefrite intersticial
Antagonista do receptor H_2		
Cimetidina Famotidina Nizatidina Ranitidina	• Úlcera gástrica (para promover cicatrização) • Úlcera duodenal (para promover cicatrização) • DRGE	• Não são mais recomendados para tratar úlceras ativas • Geralmente bem tolerados • Cuidado com as interações medicamentosas com cimetidina

(continua)

RESUMO: Fármacos antissecretores e gastroprotetores (continuação)

Fármacos e substâncias	Usos terapêuticos	Farmacologia clínica e dicas
Bloqueadores ácidos competidores de potássio		
Revaprazana Tegoprazana Vonoprazana	• Úlcera gástrica • Úlcera duodenal • DRGE • Erradicação de *Helicobacter pylori* (vonoprazana)	• Geralmente bem tolerados • Disponível apenas na Ásia
Agentes protetores da mucosa		
Misoprostol	• Profilaxia de úlcera	• Raramente usado devido a efeitos adversos (especialmente ↑ contratilidade uterina) • Não deve ser usado em mulheres em idade reprodutiva ou durante a gravidez • Diarreia; exacerbação da doença inflamatória intestinal • Comercializado em associação com diclofenaco
Sucralfato	• Tratamento inicial da DRGE na gravidez	• Geralmente bem tolerados • Constipação
Antiácidos	• Refluxo ácido • Esofagite	• Medicamento de venda livre; geralmente bem tolerado; produz efeitos rápidos, mas temporários • Carga de Na^+ e Al^{3+}: problemas potenciais em doenças cardiovasculares e renais

Referências

Abdel-Aziz Y, et al. Review article: potassium-competitive acid blockers for the treatment of acid-related disorders. *Aliment Pharmacol Ther*, **2020**, *53*:794–809.

Ali RA, Egan LJ. Gastroesophageal reflux disease in pregnancy. *Best Pract Res Clin Gastroenterol*, **2007**, *21*:793–806.

Almario CV, et al. Increased risk of COVID-19 among users of proton pump inhibitors. *Am J Gastroenterol*, **2020**, *115*:1707–1715.

Altan E, et al. Evolving pharmacological approaches in gastroesophageal reflux disease. *Expert Opin Emerg Drugs*, **2012**, *17*:347–359.

Amarasinghe G, Sifrim D. Functional esophageal disorders: pharmacological options. *Drugs*, **2014**, *74*:1335–1344.

Bardou M, et al. Stress-related mucosal disease in the critically ill patient. *Nat Rev Gastroenterol Hepatol*, **2015**, *12*:98–107.

Black J. Reflections on the analytical pharmacology of histamine H_2-receptor antagonists. *Gastroenterology*, **1993**, *105*:963–968.

Boeckxstaens G, et al. Symptomatic reflux disease: the present, the past and the future. *Gut*, **2014**, *63*:185–1193.

Chey WD, et al. American College of Gastroenterology clinical guideline: treatment of *Helicobacter pylori* infection. *Am J Gastroenterol*, **2017**, *112*:212–239.

Engevik E, et al. The physiology of the gastric parietal cell. *Physiol Rev*, **2020**, *100*:573–602.

Fackler WK, et al. Long-term effect of H2RA therapy on nocturnal gastric acid breakthrough. *Gastroenterology*, **2002**, *122*:625–632.

Feldman M, Burton ME. Histamine 2-receptor antagonists-standard therapy for acid-peptic diseases. *N Engl J Med*, **1990**, *323*:1672–1680.

Freedberg DE, et al. The risks and benefits of long-term use of proton pump inhibitors: expert review and best practice advice from the American Gastroenterological Association. *Gastroenterology*, **2017**, *152*:706–715.

Huang B, et al. Adverse cardiovascular effects of concomitant use of proton pump inhibitors and clopidogrel in patients with coronary artery disease: a systematic review and meta-analysis. *Arch Med Res*, **2012**, *43*:212–224.

Hunt RH, et al. The stomach in health and disease. *Gut*, **2015**, *64*:1650–1668.

Jensen RT, et al. Cimetidine-induced impotence and breast changes in patients with gastric hypersecretory states. *N Engl J Med*, **1983**, *308*:883–887.

Krampitz GW, Norton JA. Current management of the Zollinger-Ellison syndrome. *Adv Surg*, **2013**, *47*:59–79.

Laine L, Jensen DM. Management of patients with ulcer bleeding. *Am J Gastroenterol*, **2012**, *107*:345–360.

Lalla RV, et al. MASCC/ISOO clinical practice guidelines for the management of mucositis secondary to cancer therapy. *Cancer*, **2014**, *120*:1453–1461.

Lam JR, et al. Proton pump inhibitor and histamine 2 receptor antagonist use and vitamin B_{12} deficiency. *JAMA*, **2013**, *310*:2435–2442.

Lima JJ, et al. Clinical pharmacogenetics implementation consortium (CPIC) guideline for CYP2C19 and proton pump inhibitor dosing. *Clin Pharmacol Ther*, **2021**, *109*:1417–1423.

Malfertheiner P, et al. *Helicobacter pylori* infection: selected aspects in clinical management. *Curr Opin Gastroenterol*, **2013**, *29*:669–675.

Malfertheiner P, et al. Proton-pump inhibitors: understanding the complications and risks. *Nat Rev Gastroenterol Hepatol*, **2017a**, *14*:697–710.

Malfertheiner P, et al. Management of *Helicobacter pylori* infection—the Maastricht V/Florence consensus report. *Gut*, **2017b**, *66*:6–30.

Marks IN. Sucralfate-safety and side effects. *Scand J Gastroenterol Suppl*, **1991**, *185*:36–42.

Masuy I, et al. Review article: treatment options for functional dyspepsia. *Aliment Pharmacol Ther*, **2019**, *49*:1134–1172.

Nehra AK, et al. Proton pump inhibitors: review of emerging concerns. *Mayo Clin Proc*, **2018**, *93*:240–246.

Pranata R, et al. Proton pump inhibitor on susceptibility to COVID-19 and its severity: a systematic review and meta-analysis. *Pharmacol Rep*, **2021**, *11*:1–8.

Reimer C. Safety of long-term PPI therapy. *Best Prac Res Clin Gastroenterol*, **2013**, *27*:443–454.

Richter JE. Gastroesophageal reflux disease during pregnancy. *Gastroenterol Clin North Am*, **2003**, *32*:235–261.

Rostom A, et al. Canadian Association of Gastroenterology Consensus Group. Canadian consensus guidelines on long-term nonsteroidal anti-inflammatory drug therapy and the need for gastroprotection: benefits versus risks. *Aliment Pharmacol Ther*, **2009**, *29*:481–496.

Sandevik AK, et al. Review article: the pharmacological inhibition of gastric acid secretion-tolerance and rebound. *Aliment Pharmacol Ther*, **1997**, *11*:1013–1018.

Shibli F, et al. Novel therapies for gastroesophageal reflux disease: beyond proton pump inhibitors. *Curr Gastroenterol Rep*, **2020**, *22*:16.

Shin JM, Sachs G. Pharmacology of proton pump inhibitors. *Curr Gastroenterol Rep*, **2008**, *10*:528–534.

Suerbaum S, Michetti P. *Helicobacter pylori* infection. *N Engl J Med*, **2002**, *347*:1175–1186.

Szabo S. "Gastric cytoprotection" is still relevant. *J Gastroenterol Hepatol*, **2014**, *29*(suppl 4):124–132.

Thélin CS, Richter JE. Review article: the management of heartburn during pregnancy and lactation. *Aliment Pharmacol Ther*, **2020**, *51*:421–434.

Tighe M, et al. Pharmacological treatment of children with gastro-oesophageal reflux. *Cochrane Database Syst Rev*, **2014**, *11*:CD008550.

Vandenplas Y. Management of pediatric GERD. *Nat Rev Gastroenterol Hepatol*, **2014**, *11*:147–157.

Wallace JL. Prostaglandins, NSAIDs, and gastric mucosal protection: why doesn't the stomach digest itself? *Physiol Rev*, **2008**, *88*:1547–1565.

Wolfe MM, Sachs G. Acid suppression: optimizing therapy for gastroduodenal ulcer healing, gastroesophageal reflux disease, and stress-related erosive syndrome. *Gastroenterology*, **2000**, *118*:S9–S31.

Wong SH, Sung JJY. Management of GI emergencies: peptic ulcer acute bleeding. *Best Prac Res Clin Gastroenterol*, **2013**, *27*:639–647.

Capítulo 54

Motilidade gastrintestinal e fluxo de água, êmese e doenças biliares e pancreáticas

Keith A. Sharkey e Wallace K. MacNaughton

MOTILIDADE GASTRINTESTINAL
- Geração e regulação da atividade motora e secretora do trato GI
- Acoplamento excitação-contração na musculatura lisa do trato GI

DISTÚRBIOS DA FUNÇÃO E DA MOTILIDADE INTESTINAIS

FÁRMACOS PROCINÉTICOS E OUTROS ESTIMULANTES DA MOTILIDADE GI
- Antagonistas dos receptores da dopamina
- Agonistas dos receptores da serotonina
- Motilina e antibióticos macrolídeos
- Outros fármacos que estimulam a motilidade
- Fármacos que suprimem a motilidade

LAXANTES, CATÁRTICOS E TRATAMENTO DA CONSTIPAÇÃO
- Visão geral dos fluxos de água e eletrólitos no trato GI
- Constipação: princípios gerais de fisiopatologia e tratamento
- Constipação induzida por opioides
- Íleo pós-cirúrgico

FÁRMACOS ANTIDIARREICOS
- Diarreia: princípios gerais e abordagem terapêutica

SÍNDROME DO INTESTINO IRRITÁVEL
- Alosetrona
- Eluxadolina
- Rifaximina
- Antiespasmódicos
- Outros fármacos

ANTINAUSEANTES E ANTIEMÉTICOS
- Náuseas e vômitos

OUTROS DISTÚRBIOS GI
- Fibrose cística, pancreatite crônica e esteatorreia
- Cálculos biliares e colangite biliar primária
- Flatulência
- Síndrome do intestino curto
- Supercrescimento bacteriano do intestino delgado

Motilidade gastrintestinal

O trato gastrointestinal (GI) está em contínua atividade contrátil, absortiva e secretora. O controle desse estado é complexo, com contribuições dos músculos e do epitélio, do sistema nervoso entérico (SNE), do sistema nervoso autônomo (SNA) de mediadores microbianos, das células imunes inatas e adaptativas e seus mediadores e de hormônios enteroendócrinos locais e circulantes. Destes, o principal regulador da função intestinal fisiológica é o SNE (Fig. 54-1) (Fung e Vanden Berghe, 2020; Furness, 2012; Sharkey et al., 2018; Spencer e Hu, 2020).

O SNE é um extenso conjunto de nervos e células gliais que constitui a terceira divisão do SNA. É a única parte do SNA verdadeiramente capaz de exercer função autônoma se separado do sistema nervoso central (SNC). O SNE situa-se dentro das paredes do trato GI e é organizado em duas redes de neurônios, fibras nervosas e células gliais: o *plexo mioentérico (de Auerbach)*, localizado entre as camadas musculares circular e longitudinal, e o *plexo submucoso (de Meissner)*, localizado na submucosa (Furness, 2012; Sharkey, 2015). O primeiro é, em grande parte, responsável pelo controle motor, enquanto o segundo regula a secreção, o transporte de íons e líquidos e o fluxo sanguíneo. Há uma extensa comunicação neuronal bidirecional entre os dois plexos para regular esses processos.

Para prevenir a translocação indesejada de toxinas, antígenos de bactérias comensais e outros componentes potencialmente patogênicos do conteúdo luminal, desenvolveu-se uma "barreira intestinal" elaborada. Esta consiste em três componentes:

1. Uma barreira física, que compreende as células epiteliais e as proteínas juncionais que mantêm a integridade dessa monocamada
2. Uma barreira imune, que compreende células imunes tanto inatas quanto adaptativas e células epiteliais especializadas (células micropregueadas) que se sobrepõem às placas de Peyer
3. Uma barreira secretora, que inclui a secreção de peptídeos antimicrobianos, IgA secretora, muco e água, impulsionada pelo transporte de íons no sentido luminal

Os componentes secretores e imunes da barreira intestinal são regulados por mecanismos neurais do SNE e do SNA que integram o controle desses componentes da função da barreira com os processos digestivos no intestino (Martin et al., 2018; Odenwald e Turner, 2017).

Geração e regulação da atividade motora e secretora do trato GI

O SNE é responsável pela natureza amplamente autônoma da maior parte das atividades motoras e secretoras GI. Essa atividade está organizada em "programas" relativamente distintos que respondem a estímulos provenientes do ambiente local do intestino, bem como do SNA-SNC. Cada programa consiste em uma série de padrões de secreção e movimento complexos, mas coordenados, que mostram variações regionais e temporais (Deloose et al., 2012). O programa de jejum da atividade motora no intestino é conhecido como CMM (complexo mioelétrico migratório, quando se refere à atividade elétrica, e complexo motor migratório, quando se refere às contrações associadas) e consiste em uma série de quatro atividades fásicas: I, quiescência; II, frequências crescentes de potenciais de ação e contrações de músculos lisos; III, atividade contrátil máxima; e IV, atividade declinante em direção à renovação da fase I. A fase II do CMM está associada à liberação do hormônio peptídico motilina. Os agonistas da motilina estimulam a motilidade do intestino proximal. A fase mais característica (fase III) consiste em grupos de contrações rítmicas que envolvem segmentos curtos do intestino por um período de 6 a 10 minutos antes de avançarem caudalmente (em direção ao ânus). Um único ciclo de CMM (isto é, todas as quatro fases) demora de 80 a 110 minutos. O CMM ocorre durante o jejum e ajuda a deslocar os resíduos em direção caudal no intestino limitando o crescimento excessivo de bactérias luminais comensais. O CMM é interrompido pelo programa alimentar nos animais de alimentação intermitente, como os humanos. O programa alimentar consiste em contrações de alta frequência (12-15/min), que são propagadas por segmentos curtos (propulsoras) ou que são irregulares e não se propagam (misturadoras).

5-HT: 5-hidroxitriptamina (serotonina)
ACh: acetilcolina
CCK: colecistocinina
CFTR: regulador da condutância transmembrana da fibrose cística
CMM: complexo mioelétrico migratório (quando se refere à atividade elétrica) ou complexo motor migratório (quando se refere às contrações associadas)
CTZ: zona de gatilho quimiorreceptora
CYP: citocromo P450
DOR: receptor opioide Δ
DRGE: doença do refluxo gastresofágico
ECG: eletrocardiograma
FDA: Food and Drug Administration
GC: guanilciclase
GI: gastrintestinal
GLP: peptídeo semelhante ao glucagon
GPCR: receptor acoplado à proteína G
HIV/Aids: vírus da imunodeficiência humana/síndrome da imunodeficiência adquirida
ISRS: inibidor seletivo de recaptação da serotonina
KOR: receptor opioide κ
MOR: receptor opioide μ
NK: neurocinina
NO: óxido nítrico
NTS: núcleo do trato solitário
NVPO: náuseas e vômitos pós-operatórios
PEG: polietilenoglicol
QT: intervalo do ECG (duração da despolarização e repolarização ventriculares)
SII: síndrome do intestino irritável
SLC: carreador de solutos
SNA: sistema nervoso autônomo
SNE: sistema nervoso entérico
SST: somatostatina
TMEM: proteína transmembrana
VIP: peptídeo intestinal vasoativo

A peristalse é uma série de respostas reflexas à presença de bolo alimentar no lúmen de determinado segmento do intestino; o reflexo excitatório ascendente resulta na contração dos músculos circulares do lado oral do bolo alimentar, enquanto o reflexo inibitório descendente resulta no relaxamento da musculatura do lado anal. O gradiente de pressão final move o bolo alimentar em direção caudal. Os neurônios motores recebem estímulos de interneurônios ascendentes e descendentes (que constituem os sistemas de retransmissão e programação), que são de dois grandes tipos: excitatórios e inibitórios. O principal neurotransmissor dos neurônios motores excitatórios é a acetilcolina (ACh). O principal neurotransmissor dos neurônios motores inibitórios é o óxido nítrico (NO), embora contribuições importantes possam incluir ATP, VIP (peptídeo intestinal vasoativo) e peptídeo ativador da adenililciclase hipofisária (PACAP). As células enterocromafins, a maior população de células enteroendócrinas, que estão dispersas por todo o epitélio do intestino, liberam 5-hidroxitriptamina (5-HT) para iniciar muitos reflexos intestinais atuando localmente nos neurônios entéricos (Gershon e Tack, 2013). A liberação excessiva de 5-HT na parede intestinal (p. ex., por agentes quimioterápicos) provoca vômitos por ação da 5-HT nas terminações vagais do intestino delgado proximal. Compostos que atuam no sistema da serotonina são moduladores importantes da motilidade, secreção e êmese.

Outros tipos de células também são importantes na regulação da motilidade GI, incluindo as células intersticiais de Cajal e várias populações de células enteroendócrinas. As células intersticiais de Cajal, que estão distribuídas em redes no interior da parede intestinal, são responsáveis por estabelecer o ritmo elétrico e o ritmo das contrações em várias regiões do intestino (Huizinga e Chen, 2014). Essas células também modulam a comunicação neuronal excitatória e inibitória ao músculo liso. As populações de células enteroendócrinas liberam hormônios de ação local, como grelina, colecistocinina (CCK), motilina e GLP-1, todos os quais influenciam a motilidade GI, antes (p. ex., grelina) ou após as refeições (p. ex., CCK e GLP-1) (Psichas et al., 2015).

Acoplamento excitação-contração na musculatura lisa do trato GI

O controle da tensão do músculo liso GI é dependente da concentração intracelular de Ca^{2+} (Sanders et al., 2012). Basicamente, existem dois tipos de acoplamento excitação-contração nessas células. Os *receptores ionotrópicos* podem mediar alterações do potencial da membrana que, por sua vez, ativam os canais de Ca^{2+} dependentes da voltagem para desencadearem um influxo de Ca^{2+} (acoplamento eletromecânico); os *receptores metabotrópicos* ativam várias vias de transdução de sinais para liberar Ca^{2+} das reservas intracelulares (acoplamento farmacomecânico). Os receptores inibitórios atuam por meio da PKA e da PKG e levam a hiperpolarização, redução da $[Ca^{2+}]$ citosólica e menor interação entre actina e miosina. Por exemplo, o NO pode induzir relaxamento por ativação da via guanililciclase-GMPc e causar a abertura de vários tipos de canais de K^+.

Distúrbios da função e da motilidade intestinais

Os distúrbios da motilidade gastrintestinal formam um grupo heterogêneo de condições (Black et al., 2020; Faure et al., 2012). Os mais comuns incluem acalasia do esôfago (relaxamento insuficiente do esfincter esofágico inferior associado a peristalse esofágica anormal, que resulta em disfagia e regurgitação), gastroparesia (esvaziamento gástrico demorado), DRGE (doença do refluxo gastresofágico, refluxo crônico do conteúdo gástrico para o esôfago devido a um aumento da frequência de relaxamentos transitórios do esfincter esofágico inferior, peristalse esofágica ineficaz ou motilidade gástrica anormal), pseudo-obstrução intestinal (formas miopática e neuropática de motilidade intestinal anormal), doença de Hirschsprung, disfunção anorretal e outros. Esses distúrbios podem ser congênitos, idiopáticos ou secundários a doenças sistêmicas (p. ex., diabetes melito ou esclerodermia). Tradicionalmente, os distúrbios de motilidade incluem condições GI funcionais, como síndrome do intestino irritável (SII), dispepsia funcional e dor torácica não cardíaca (Black et al., 2020). Esses distúrbios de interação cérebro-intestino caracterizam-se pela presença de hipersensibilidade visceral do intestino associada a anormalidades motoras GI e outros sintomas. Para a maioria desses distúrbios, o tratamento permanece empírico e baseado nos sintomas, refletindo a compreensão limitada das fisiopatologias envolvidas na maioria dos casos.

Fármacos procinéticos e outros estimulantes da motilidade GI

Os agentes procinéticos são fármacos que aumentam a motilidade GI coordenada e o trânsito de material no trato GI (Acosta e Camilleri, 2015; Bharucha e Lacy, 2020; Gudsoorkar e Quigley, 2020; Pittayanon et al., 2019; Tack e Camilleri, 2018). Esses agentes parecem aumentar a liberação de neurotransmissor excitatório na junção nervo-músculo, sem interferir no padrão fisiológico normal e no ritmo da motilidade, ou têm a propriedade de imitar os efeitos da motilina. Em contrapartida, a ativação dos receptores muscarínicos com os antigos agentes colinomiméticos (ver Cap. 11) ou secundária aos inibidores da acetilcolinesterase (ver Cap. 12) aumenta as contrações em um padrão relativamente descoordenado que produz pouca ou nenhuma atividade motora propulsora.

Antagonistas dos receptores da dopamina

A dopamina está presente em quantidade significativa no trato GI e tem vários efeitos inibitórios na motilidade, incluindo redução das pressões do esfincter esofágico inferior e intragástrica. Esses efeitos, que resultam da supressão de liberação de ACh dos neurônios motores mioentéricos, são mediados por receptores dopaminérgicos D_2. Os antagonistas dos receptores de dopamina são efetivos como agentes procinéticos; eles têm a vantagem adicional de aliviar as náuseas e os vômitos por meio de antagonismo

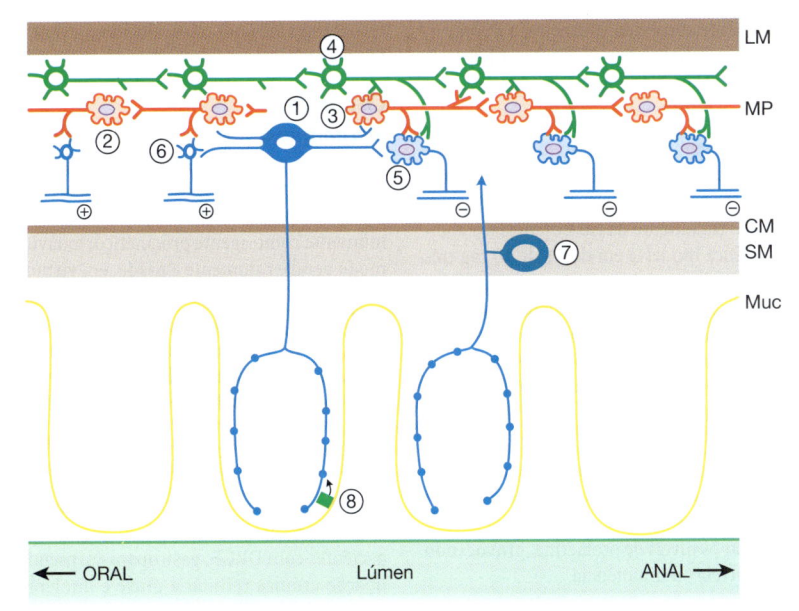

Figura 54-1 *Rede neuronal que desencadeia e gera peristaltismo.* A estimulação da mucosa leva à liberação de serotonina pelas células enterocromafins (8), que excita os neurônios aferentes primários intrínsecos (1), que, por sua vez, comunicam-se com os interneurônios ascendentes (2) e descendentes (3) nas vias reflexas locais. O reflexo resulta na contração do segmento oral por meio do neurônio motor excitatório (6) e no relaxamento aboral por meio do neurônio motor inibitório (5). Nesta figura, o complexo mioelétrico migratório (ver texto) está ilustrado como se fosse conduzido por uma cadeia diferente de interneurônios (4). Além disso, a figura ilustra outro neurônio aferente primário intrínseco com seu corpo celular na submucosa (7). MC, músculo circular; ML, músculo longitudinal; Muc, mucosa; PM, plexo mioentérico; SM, submucosa.

dos receptores de dopamina na zona de gatilho quimiorreceptora (CTZ) do tronco encefálico. *Metoclopramida* e *domperidona* são exemplos de fármacos desse grupo (Acosta e Camilleri, 2015; Reddymasu et al., 2007).

Metoclopramida

METOCLOPRAMIDA

Mecanismo de ação e farmacologia A *metoclopramida* e outras benzamidas substituídas são derivadas do ácido *para*-aminobenzoico e são relacionadas estruturalmente à *procainamida*. O mecanismo de ação da *metoclopramida* é complexo e envolve o agonismo dos receptores 5-HT$_4$, antagonismo vagal e central dos receptores 5-HT$_3$, e, possivelmente, sensibilização dos receptores muscarínicos no músculo liso, além do antagonismo do receptor de dopamina. A administração de *metoclopramida* resulta em contrações coordenadas que aumentam o trânsito. Os seus efeitos limitam-se em grande parte ao trato digestivo superior, onde ela aumenta o tônus do esfíncter esofágico inferior e estimula as contrações do antro gástrico e do intestino delgado. A *metoclopramida* não tem efeitos clinicamente significativos na motilidade do cólon (Acosta e Camilleri, 2015).

ADME A *metoclopramida* é rapidamente absorvida após ingestão oral, é submetida a sulfatação e conjugação com glicuronídeos pelo fígado, e é excretada principalmente na urina, com $t_{1/2}$ de 4 a 6 horas. A concentração máxima ocorre 1 hora após dose oral única; a duração de ação é de 1 a 2 horas.

Usos terapêuticos e efeitos adversos A *metoclopramida* é uma terapia de primeira linha em pacientes com gastroparesia, nos quais pode produzir melhora do esvaziamento gástrico. Devido aos efeitos adversos associados à exposição ao fármaco, a duração recomendada de uso é de menos de 12 semanas. A injeção de *metoclopramida* é usada como medida adjuvante em procedimentos médicos ou diagnósticos como endoscopia superior ou radiografia de contraste do trato GI (dose IV única de 10 mg). Sua maior utilidade reside na sua capacidade de aliviar as náuseas e os vômitos que frequentemente acompanham as síndromes de dismotilidade GI, como a gastroparesia. A *metoclopramida* está disponível em preparações orais (comprimidos e solução) e parenterais para administração IV, SC ou IM. Uma formulação intranasal também foi recentemente desenvolvida e aprovada para a gastroparesia diabética (um *spray* é equivalente a uma dose oral de 10 mg). O esquema inicial é de 5 a 10 mg por via oral, 15 a 30 min antes de cada refeição e ao deitar, com titulação até a menor dose efetiva. Em geral, pode ser tolerada uma dose de até 40 mg/dia administrada em doses fracionadas. O início da ação é em 30 a 60 minutos. Em pacientes com náuseas intensas, pode-se iniciar com dose de 10 mg, IM (início de ação em 10-15 min) ou IV (início de ação em 1-3 min). A *metoclopramida* é usada como agente adjuvante para a prevenção da êmese tardia induzida pela *cisplatina* e êmese que não responde aos tratamentos de primeira linha. Como profilaxia das êmeses induzidas pela quimioterapia, a *metoclopramida* pode ser administrada em infusão de 12 mg/kg por pelo menos 15 minutos, começando 30 minutos antes do início da quimioterapia e repetida a cada 2 horas por duas doses e, então, a cada 3 horas, por três doses se necessário. Não se recomenda a *metoclopramida* para o tratamento da DRGE ou em crianças, devido a preocupações significativas de segurança (ver discussão adiante) e eficácia limitada.

Os principais efeitos adversos da *metoclopramida* incluem efeitos extrapiramidais. As distonias, que geralmente ocorrem logo depois da administração IV, e os sintomas parkinsonianos (que podem começar várias semanas após o início do tratamento) em geral respondem ao tratamento com fármacos anticolinérgicos ou anti-histamínicos e são revertidos com a interrupção do uso da *metoclopramida*. A discinesia tardia também pode ocorrer com o tratamento crônico e pode ser irreversível. Os efeitos extrapiramidais parecem ser mais comuns em crianças e adultos jovens e com doses mais altas. A *metoclopramida* também pode causar ansiedade, depressão e prolongamento dos intervalos QT. Além disso, pode causar galactorreia ao bloquear o efeito inibitório da dopamina sobre a liberação de prolactina (observado raramente na prática clínica). Há relatos de metemoglobinemia ocasional em recém-nascidos prematuros e a termo tratados com *metoclopramida*.

Domperidona

Mecanismo de ação e farmacologia Ao contrário da *metoclopramida*, a *domperidona* antagoniza predominantemente o receptor D$_2$ sem maior envolvimento de outros receptores, mas, de resto, seu mecanismo de ação é similar (Reddymasu et al., 2007).

ADME A *domperidona* é rapidamente absorvida, alcançando a concentração máxima em 30 minutos. É metabolizada pela CYP3A4 hepática por *N*-desalquilação e hidroxilação; tem $t_{1/2}$ de 7 horas. É excretada nas fezes (~ 66%) e na urina (~ 33%).

Usos terapêuticos e efeitos adversos A *domperidona* está disponível para uso nos Estados Unidos apenas por meio de acesso expandido a fármacos em investigação pela FDA, porém está prontamente disponível em muitos outros países. Para o tratamento da gastroparesia, a *domperidona* possui atividade procinética modesta em doses de 10 mg três vezes ao dia, que podem ser aumentadas para 20 mg três vezes ao dia, se necessário. Embora não atravesse prontamente a barreira hematencefálica a ponto de causar efeitos adversos extrapiramidais, a *domperidona* exerce efeitos nas estruturas do SNC que não possuem tal barreira, entre elas os centros que controlam êmese, temperatura e secreção de prolactina. A *domperidona* não parece ter efeito significativo na motilidade do trato GI inferior. Como a *metoclopramida*, tem eficácia limitada em crianças. Há um risco elevado de arritmias ventriculares graves, incluindo parada cardíaca súbita, associado ao uso de *domperidona*, especialmente em idosos (> 60 anos) e em doses acima de 30 mg/dia. Como a *metoclopramida*, ela pode aumentar os níveis de prolactina, provocando galactorreia, ginecomastia, amenorreia ou impotência.

Agonistas dos receptores da serotonina

A serotonina (5-HT) desempenha um importante papel nas funções motoras e secretoras normais do intestino (ver Cap. 13) (Gershon e Tack, 2007; Mawe e Hoffman, 2013). De fato, mais de 90% da serotonina total do organismo está no trato GI. As células enterocromafins produzem a maior parte dessa serotonina e a liberam rapidamente em resposta a estímulos químicos e mecânicos (p. ex., bolo alimentar; fármacos quimioterápicos como a *cisplatina*; algumas toxinas microbianas; agonistas dos receptores adrenérgicos, colinérgicos e purinérgicos). A 5-HT desencadeia o reflexo peristáltico (ver Fig. 54-1) estimulando os neurônios sensoriais intrínsecos do plexo mioentérico (por meio dos receptores 5-HT$_{1p}$ e 5-HT$_4$), bem como os neurônios sensitivos vagais e espinais extrínsecos (por meio dos receptores 5-HT$_3$). Além disso, a estimulação dos neurônios aferentes intrínsecos da submucosa ativa os reflexos secretomotores que resultam em secreção epitelial.

Os receptores de 5-HT ocorrem em outros neurônios no SNE, onde eles podem causar estimulação (5-HT$_3$ e 5-HT$_4$) ou inibição (5-HT$_{1A}$). Além disso, a serotonina estimula a liberação de outros neurotransmissores. Desse modo, a estimulação pelos receptores 5-HT$_1$ do fundo gástrico leva à liberação de NO e redução no tônus da musculatura lisa. A estimulação pelos receptores 5-HT$_4$ dos neurônios motores excitatórios aumenta a liberação de ACh na junção neuromuscular, e ambos os receptores 5-HT$_3$ e 5-HT$_4$ facilitam a sinalização interneuronal. Do ponto de vista do desenvolvimento, a serotonina atua como fator neurotrófico para os neurônios entéricos através dos receptores 5-HT$_{2B}$ e 5-HT$_4$. A recaptação da serotonina pelos neurônios e pelas células epiteliais é mediada pelo mesmo transportador (transportador de serotonina [SERT]) que medeia a captação da serotonina pelos neurônios serotoninérgicos do SNC. Essa recaptação também é bloqueada pelos inibidores seletivos de recaptação da serotonina (ISRS; ver Fig. 15-1), o que explica o efeito adverso comum de diarreia associado ao uso desses fármacos (Gershon, 2013).

Devido à importância da 5-HT na função motora do intestino, ela se tornou um importante alvo para desenvolvimento de fármacos. Entretanto, a disponibilidade de fármacos procinéticos serotoninérgicos foi restrita nos últimos anos, devido a eventos adversos cardíacos graves (Tack et al., 2012).

Cisaprida

Mecanismo de ação e farmacologia A *cisaprida* é um agonista de 5-HT$_4$ que estimula a atividade da adenililciclase em neurônios. Ela também tem propriedades antagonistas fracas para os receptores 5-HT$_3$ e pode estimular diretamente o músculo liso. A *cisaprida* era usada comumente como agente procinético; todavia, não está mais disponível de modo geral e raramente é usada, em virtude de seu potencial de induzir arritmias cardíacas graves e, em certas ocasiões, fatais, incluindo taquicardia ventricular, fibrilação ventricular e *torsades de pointes*. Essas arritmias resultam do prolongamento do intervalo QT por meio de uma interação com subunidades formadoras de poros do gene relacionado com o éter-a-go-go humano, o canal de K$^+$ HERG (ver Cap. 34).

ADME A *cisaprida* é metabolizada pela CYP3A4 hepática. Tem início de ação de 30 a 60 minutos e $t_{1/2}$ de 6 a 12 horas.

Usos terapêuticos e efeitos adversos A *cisaprida* pode ser obtida apenas através de um programa experimental de acesso limitado para pacientes com DRGE, gastroparesia, pseudo-obstrução intestinal, constipação crônica refratária grave e intolerância neonatal à alimentação enteral que não responderam a todas as outras modalidades de tratamento e passaram por uma avaliação diagnóstica detalhada, incluindo eletrocardiograma (ECG). Tem atividade procinética modesta em doses de 10 a 20 mg, quatro vezes ao dia, administradas 30 minutos antes das refeições. A *cisaprida* está contraindicada para pacientes com história de intervalo QT prolongado, insuficiência renal, arritmias ventriculares, cardiopatia isquêmica, insuficiência cardíaca congestiva, insuficiência respiratória, distúrbios eletrolíticos não corrigidos ou com medicação concomitante conhecida por prolongar o intervalo QT. Outros efeitos adversos da *cisaprida* incluem desconforto abdominal e diarreia.

Prucaloprida

Mecanismo de ação e farmacologia A *prucaloprida* é um agonista específico do receptor de 5-HT$_4$ (Fig. 54-2) que facilita a neurotransmissão colinérgica. Esse fármaco atua em toda extensão do intestino aumentando o trânsito oral-cecal e colônico sem afetar o esvaziamento gástrico em voluntários normais.

ADME A *prucaloprida* tem um tempo até pico de ação de 2 a 3 horas e $t_{1/2}$ de 24 horas. É excretada principalmente na urina em sua forma inalterada.

Usos terapêuticos e efeitos adversos Administrado uma vez ao dia, em doses de 1 a 4 mg por via oral, o fármaco melhora os hábitos intestinais, aumenta significativamente o número de evacuações espontâneas e completas, reduz a gravidade dos sintomas e melhora a qualidade de vida em pacientes com constipação crônica grave. A *prucaloprida* está aprovada para uso em mulheres com constipação crônica nas quais os laxantes não produziram alívio adequado. O risco cardiovascular não parece estar aumentado, mas os pacientes devem ser monitorados (Diederen et al., 2015). O fármaco traz um alerta para ideação suicida, embora nenhuma associação causal tenha sido estabelecida com base em observações em ensaios clínicos. Os pacientes devem ser rigorosamente monitorados e aconselhados a estarem atentos para mudanças de humor ou comportamento. Nos ensaios clínicos conduzidos, os efeitos adversos mais comuns relatados consistem em cefaleia, dor abdominal, náuseas e diarreia. A *prucaloprida* é contraindicada em pacientes com

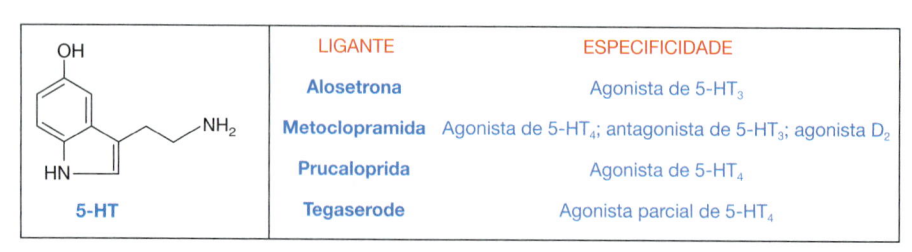

LIGANTE	ESPECIFICIDADE
Alosetrona	Agonista de 5-HT$_3$
Metoclopramida	Agonista de 5-HT$_4$; antagonista de 5-HT$_3$; agonista D$_2$
Prucaloprida	Agonista de 5-HT$_4$
Tegaserode	Agonista parcial de 5-HT$_4$

Figura 54-2 *Fármacos serotoninérgicos que modulam a motilidade GI.*

perfuração ou obstrução intestinal, íleo obstrutivo e condições inflamatórias do trato GI, como doença de Crohn, colite ulcerativa e megacólon tóxico/megarreto.

Tegaserode

Mecanismo de ação e farmacologia O *tegaserode* é um indol aminoguanidina que está estruturalmente relacionado com a serotonina e um agonista 5-HT$_4$ parcial com afinidade insignificante por outros subtipos de receptores (ver Fig. 54-2). O *tegaserode* tem múltiplos efeitos no trato GI: estimula a motilidade e acelera o trânsito no esôfago, estômago, intestino delgado e cólon ascendente; além disso, estimula a secreção de Cl$^-$. A eficácia clínica do *tegaserode* foi comprovada apenas em pacientes do sexo feminino com SII com predominância de constipação. O fármaco é indicado para mulheres com menos de 65 anos de idade que não respondem às terapias de primeira linha. Também é uma opção para pacientes do sexo feminino com SII que têm hábitos intestinais mistos e que não respondem a outras terapias.

ADME O *tegaserode* leva cerca de 1 hora para alcançar o pico de sua ação e tem $t_{1/2}$ de 5 a 8 horas. O fármaco é metabolizado por hidrólise e glicuronidação direta. É excretado principalmente nas fezes como fármaco inalterado, sendo o restante excretado na urina na forma de metabólitos.

Usos terapêuticos e efeitos adversos Quando administrado em doses de 6 mg por via oral, duas vezes ao dia e 30 minutos antes das refeições, o fármaco melhora os hábitos intestinais. Deve ser interrompido se não for obtido um controle adequado dos sintomas em 4 a 6 semanas. O *tegaserode* tem uma série de advertências e precauções. É contraindicado em pacientes com histórico de infarto do miocárdio, acidente vascular cerebral, ataques isquêmicos transitórios ou angina, colite isquêmica, comprometimento renal grave, comprometimento hepático moderado ou grave, obstrução intestinal ou doença da vesícula biliar. À semelhança da *prucaloprida*, o *tegaserode* traz um alerta para ideação suicida, com base em observações em ensaios clínicos. Os pacientes devem ser rigorosamente monitorados e aconselhados a estarem atentos para mudanças de humor ou comportamento. A diarreia constitui um dos efeitos adversos mais comuns do *tegaserode*. Foi relatada a ocorrência de depleção de volume, hipotensão e síncope associados à diarreia. Outros efeitos adversos relatados em ensaios clínicos incluem cefaleia, dor abdominal, náuseas, flatulência, dispepsia e tontura.

Motilina e antibióticos macrolídeos

Mecanismo de ação e farmacologia

A motilina, um hormônio peptídico de 22 aminoácidos secretado pelas células M enteroendócrinas e por algumas células enterocromafins do intestino delgado proximal, é um potente agente contrátil do trato GI superior. Os níveis de motilina variam de acordo com o CMM e parecem ser responsáveis pela amplificação ou mesmo pela indução efetiva da atividade da fase III. Os receptores de motilina são GPCR encontrados em células musculares lisas e neurônios entéricos.

Os efeitos da motilina podem ser imitados pela *eritromicina*, uma propriedade compartilhada em várias extensões com outros antibióticos macrolídeos (p. ex., *azitromicina, claritromicina*, etc.; ver Cap. 60). Além dos seus efeitos similares aos da motilina, que são mais pronunciados em doses mais altas (250-500 mg), a eritromicina em doses mais baixas (p. ex., 40-80 mg) também pode atuar por outros mecanismos pouco definidos, possivelmente envolvendo a facilitação colinérgica. A *eritromicina* tem múltiplos efeitos sobre a motilidade do trato GI superior, aumentando a pressão esofágica inferior e estimulando a contratilidade gástrica e do intestino delgado. Em contrapartida, tem pouco ou nenhum efeito na motilidade colônica. Em doses maiores que 3 mg/kg, pode causar um tipo de contração espástica no intestino delgado que resulta em cólicas, redução do trânsito e êmese.

ADME

A *eritromicina* é metabolizada por desmetilação no fígado pela CYP3A4. O tempo até o pico de ação é de 0,5 a 2,5 horas (etilsuccinato), e tem $t_{1/2}$ de 2 horas. É excretada principalmente nas fezes.

Usos terapêuticos e efeitos adversos

A *eritromicina* é usada como agente procinético em pacientes com gastroparesia diabética, nos quais pode acelerar o esvaziamento gástrico em curto prazo. As contrações gástricas estimuladas pela *eritromicina* podem ser intensas e resultar na passagem de alimentos mal digeridos ao intestino delgado. Essa desvantagem potencial pode ser explorada clinicamente para eliminar do estômago resíduos não digeríveis, como bezoares ou sangue após sangramento GI antes da endoscopia. O rápido desenvolvimento de tolerância (~ 28 dias) ao efeito procinético da *eritromicina*, possivelmente por infrarregulação do receptor de motilina, e os efeitos antibióticos do agente (indesejáveis nesse contexto) limitam o uso da *eritromicina* como agente procinético. Sua dosagem-padrão para a estimulação gástrica é de 1,5 a 3 mg/kg, em infusão IV, a cada 6 horas em ambiente hospitalar, ou 125 mg, por via oral, a cada 12 horas (Acosta e Camilleri, 2015). Para estimulação do intestino delgado, doses menores (p. ex., 3 mg/kg, IV, a cada 8 h) podem ser mais úteis; doses mais altas podem retardar a motilidade. Taquifilaxia e efeitos adversos potenciais limitam o uso da eritromicina no manejo da gastroparesia. Os riscos de toxicidade GI, ototoxicidade, colite pseudomembranosa, e a indução de cepas bacterianas resistentes, prolongamento QT e morte súbita, particularmente em pacientes que usam medicações que inibem a CYP3A4, limitam o uso da *eritromicina* a situações agudas ou a situações nas quais o paciente é resistente a outras medicações.

Outros macrolídeos (p. ex., *azitromicina* e *claritromicina*) aceleram o esvaziamento gástrico, porém não há ensaios clínicos de comparação com outros medicamentos ou placebo que indiquem qualquer benefício. Além disso, seu custo adicional, potencial de risco e resistência a antibióticos impedem que sejam considerados para uso em distúrbios de motilidade.

Outros fármacos que estimulam a motilidade

O hormônio CCK é liberado pelo intestino em resposta às refeições e retarda o esvaziamento gástrico, causa contração da vesícula biliar, estimula a secreção de enzimas pancreáticas, aumenta a motilidade intestinal e promove saciedade. O octapeptídeo C-terminal da CCK, *sincalida*, é útil para estimular a vesícula biliar ou o pâncreas e para acelerar o trânsito do bário através do intestino delgado para testes diagnósticos nesses órgãos. É administrado por injeção ou infusão IV e tem início de ação em 5 a 15 minutos.

Atualmente, há inúmeros fármacos que estimulam a motilidade cujo mecanismo de ação é baseado em mecanismos neuro-humorais bem estabelecidos (Tack e Camilleri, 2018). Estes incluem novos agonistas do receptor de motilina e agonistas 5-HT$_4$ (*velusetrague* e *naronaprida*).

Fármacos que suprimem a motilidade

Relaxantes da musculatura lisa como nitratos orgânicos, inibidores da fosfodiesterase tipo 5 e os antagonistas do canal de Ca^{2+} produzem alívio temporário, talvez parcial, dos sintomas de distúrbios da motilidade, como a acalasia, na qual o esfíncter esofágico inferior não relaxa e resulta em grave dificuldade para deglutir (Pandolfino e Gawron, 2015). As preparações de toxina botulínica (*toxina onabotulínica A*), injetadas diretamente no esfíncter esofágico inferior por meio de endoscópio, em doses de 100 unidades administradas em quatro frações iguais, inibem a liberação de ACh das terminações nervosas e podem produzir paralisia parcial do músculo esfíncter, com alívio significativo dos sintomas e melhora do esvaziamento esofágico (Zhao e Pasricha, 2003). Outras condições GI nas quais a toxina botulínica A tem sido usada incluem gastroparesia, disfunção do esfíncter de Oddi e fissuras anais, embora nenhum dado de ensaio clínico relevante tenha mostrado sua eficácia até o momento.

Laxantes, catárticos e tratamento da constipação

Visão geral dos fluxos de água e eletrólitos no trato GI

Normalmente, a água representa 70 a 85% da massa total das fezes. O teor final de líquidos nas fezes reflete um equilíbrio entre a quantidade que entra no lúmen (ingestão de fluidos e secreção de água e eletrólitos

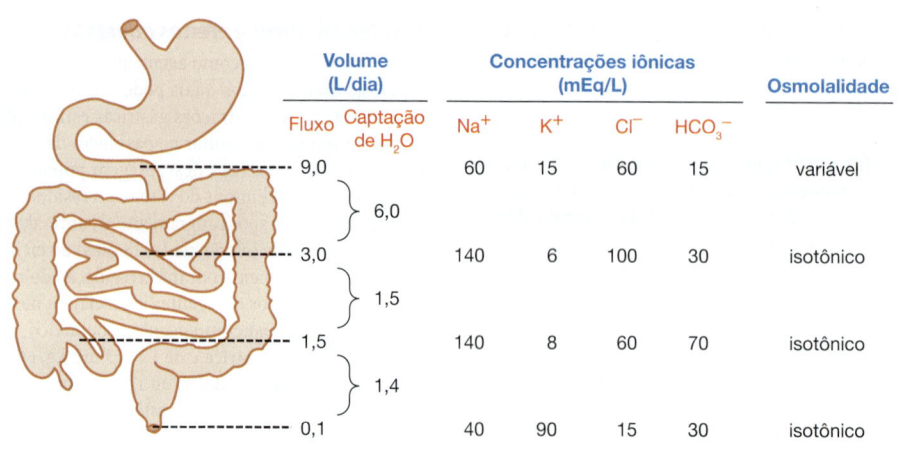

	Volume (L/dia)		Concentrações iônicas (mEq/L)				Osmolalidade
	Fluxo	Captação de H$_2$O	Na$^+$	K$^+$	Cl$^-$	HCO$_3^-$	
	9,0		60	15	60	15	variável
		6,0					
	3,0		140	6	100	30	isotônico
		1,5					
	1,5		140	8	60	70	isotônico
		1,4					
	0,1		40	90	15	30	isotônico

Figura 54-3 *Volume e composição típica dos líquidos que passam diariamente pelos intestinos delgado e grosso.* Dos 9 L de líquidos apresentados diariamente ao intestino delgado, 2 provêm da dieta e 7 originam-se de secreções (salivar, gástrica, pancreática e biliar). A capacidade de absorção do cólon é de 4 a 5 L/dia.

em direção luminal) e o volume que sai (absorção) ao longo de todo o trato GI. O desafio diário para o intestino é extrair água, minerais e nutrientes do conteúdo luminal, deixando para trás uma quantidade de líquido suficiente para a expulsão apropriada dos resíduos por meio do processo de defecação.

Normalmente, cerca de 8 a 9 L de líquidos entram diariamente no intestino delgado provenientes de fontes exógenas e endógenas (Fig. 54-3). A absorção final da água ocorre no intestino delgado em resposta aos gradientes osmóticos que resultam da captação e da secreção de íons e da absorção dos nutrientes (principalmente açúcares e aminoácidos); apenas cerca de 1 a 1,5 L atravessa a válvula ileocecal. Em seguida, o cólon extrai a maior parte dos líquidos restantes e deixa diariamente cerca de 100 mL de água fecal. Em condições normais, essas quantidades encontram-se perfeitamente dentro da faixa da capacidade absortiva total do intestino delgado (~ 16 L) e do cólon (4-5 L). Mecanismos neuro-humorais, patógenos e fármacos podem alterar a secreção e a absorção de líquidos pelo epitélio intestinal (Fig. 54-4). A alteração da motilidade também contribui para esse processo. Com a redução da motilidade e a remoção excessiva de líquidos, as fezes podem ficar endurecidas e impactadas, levando à constipação. Quando a capacidade de absorção de líquidos do cólon é excedida, ocorre diarreia.

Constipação: princípios gerais de fisiopatologia e tratamento

Os pacientes empregam o termo *constipação* para descrever não apenas a redução da frequência, como também a dificuldade de iniciar a evacuação ou de eliminar fezes duras ou pequenas, ou a sensação de evacuação incompleta.

A constipação tem muitas causas reversíveis ou secundárias, inclusive falta de fibras dietéticas, efeitos adversos de fármacos, distúrbios hormonais, distúrbios neurogênicos e doenças sistêmicas. Na maioria dos casos de constipação crônica, não foi encontrada nenhuma causa específica. Até 60% dos pacientes que se apresentam com constipação têm trânsito colônico normal. Esses pacientes têm SII ou definem constipação não em termos de frequência de evacuação. Nos demais casos, geralmente são realizadas tentativas de classificar a fisiopatologia subjacente como um distúrbio de trânsito colônico lento em virtude de algum defeito subjacente da motilidade do cólon ou, o que é menos comum, como um distúrbio isolado da defecação ou evacuação (anormalidade de saída), devido à disfunção do aparelho neuromuscular da região anorretal.

A motilidade colônica é responsável por misturar o conteúdo intraluminal para promover a absorção da água e pela transferência desse material dos segmentos proximais aos distais por meio de contrações propulsoras (Dinning et al., 2009). A mistura no cólon é alcançada por um mecanismo semelhante ao que se observa no intestino delgado: contrações estacionárias (não propulsoras) de curta ou longa duração. Frequentemente, o fator predominante não é óbvio. Consequentemente, a abordagem farmacológica à constipação ainda é empírica e baseia-se, na maioria dos casos, em princípios inespecíficos.

O tratamento da constipação inclui abordagens tanto farmacológicas quanto não farmacológicas. A maioria das diretrizes recomenda uma dieta rica em fibras (20-35 g/dia), ingestão adequada de líquidos e hábitos e treinamento intestinais adequados como principais medidas para indivíduos afetados pela constipação. Fatores dietéticos e de estilo de vida, como baixo consumo de fibras alimentares e sedentarismo, podem predispor o indivíduo a desenvolver constipação (Bharucha e Lacy, 2020; Camilleri et al., 2017). Muitas classes de fármacos causam constipação (Bharucha e Lacy, 2020). Para corrigir esse problema, uma opção pode ser interromper ou reduzir as doses dos fármacos que causam constipação. As evidências atuais sustentam o uso de laxantes osmóticos ou estimulantes como primeira estratégia de tratamento em pacientes com constipação funcional e crônica (Bharucha e Lacy, 2020). Com frequência, são recomendados laxantes estimulantes em pacientes que não respondem aos laxantes osmóticos (Camilleri et al., 2017). Quando laxantes estimulantes são usados, eles devem ser administrados na menor dose efetiva e pelo período de tempo mais curto, de modo a obter evacuações intestinais regulares e evitar o abuso. Pode ser necessário repetir os ciclos de tratamento devido à natureza crônica da condição. Além de perpetuar a dependência de fármacos, o hábito de laxantes pode resultar em diarreia crônica, levando à perda excessiva de água e eletrólitos e dor abdominal. Pode ocorrer aldosteronismo secundário se a depleção de volume for proeminente. Existem relatos de esteatorreia, de enteropatia com perda proteica com hipoalbuminemia e de osteomalácia decorrente da perda excessiva de cálcio nas fezes.

Os laxantes geralmente são administrados antes de procedimentos cirúrgicos, radiológicos e endoscópicos quando é necessário esvaziar o cólon. Os termos *laxantes, catárticos, purgantes, laxativos* e *evacuantes* frequentemente são utilizados como sinônimos. Entretanto, há uma diferença entre *laxação* (evacuação de material fecal formado do reto) e *catarse* (evacuação de material fecal não formado, geralmente na forma líquida, de todo cólon). A maioria dos agentes comumente usados produz laxação, mas alguns são realmente catárticos que funcionam como laxantes em doses baixas.

Os laxantes aliviam a constipação e promovem a evacuação intestinal por meio de:

- Aumento de retenção intraluminal de líquidos por mecanismos hidrofílicos ou osmóticos
- Diminuição da absorção de líquidos por efeito no transporte de líquidos e eletrólitos nos intestinos delgado e grosso
- Alteração da motilidade inibindo as contrações segmentares (não propulsoras) ou estimulando as contrações propulsoras

Os laxantes podem ser classificados com base em suas ações (Tab. 54-1) ou pelo padrão de efeitos produzidos pela dosagem clínica usual (Tab. 54-2), com alguma sobreposição entre as classificações.

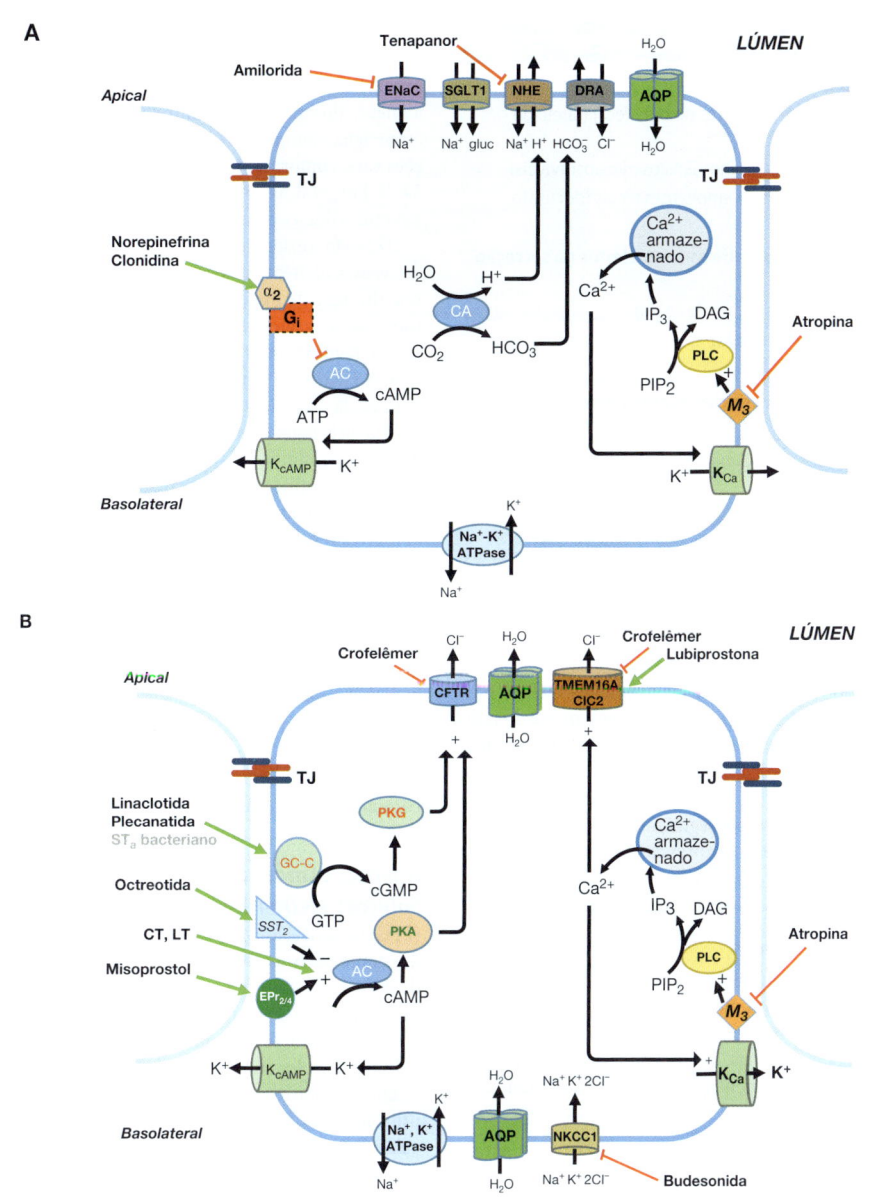

Figura 54-4 *Mecanismo de ação de fármacos que alteram a absorção e secreção epitelial intestinal.* **A.** *Agentes que afetam a absorção epitelial intestinal.* A absorção é conduzida pela Na^+,K^+-ATPase nos enterócitos absortivos, o que cria o gradiente de Na^+ que facilita a absorção de Na^+ através do CENa ou por meio de transportadores acoplados, como o cotransportador de Na^+-glicose SGLT1 (SLC5A1) e membros da família NHE. O CENa é bloqueado pela *amilorida* e compostos similares. Tanto o NHE quanto o permutador de bicarbonato-Cl^- (SLC26A3, conhecido como DRA, *dessensibilizado [downregulated] no adenoma*) dependem da ação da anidrase carbônica (CA), que gera H^+ e HCO_3^- a partir da água e do CO_2 no citosol. O *tenapanor* inibe o NHE3, a isoforma mais abundante do NHE expresso no intestino, reduzindo a absorção de sódio, o que leva à secreção de líquido no lúmen. A água entra na célula por meio dos canais de água de aquaporina (AQP) apicais. Como na secreção, a regulação dos canais de K^+ pelo AMPc e Ca^{2+} é essencial. Assim, fármacos que atuam em receptores α_2-adrenérgicos (p. ex., *clonidina*) diminuem a atividade da adenililciclase e reduzem os níveis de AMPc nos enterócitos, diminuindo, portanto, a absorção. **B.** *Agentes que afetam a secreção epitelial intestinal.* A secreção é conduzida nos enterócitos secretores pelo gradiente de Na^+ estabelecido pela Na^+,K^+-ATPase. Esse gradiente de Na^+ dirige o simportador NKCC1 (SLC12A2), que permite o acúmulo de Cl^- na célula. A regulação dos canais de cloreto na membrana apical (luminal) conduz a secreção de Cl^-. O movimento vetorial de cloreto conduz a secreção de água pela via paracelular e através de AQP. A secreção de cloreto é regulada rapidamente por meio da fosforilação do CFTR pelas proteína-cinases dependentes de nucleotídeo cíclico PKA e PKG. Assim, os fármacos que estimulam a adenililciclase (isto é, *misoprostol*, que atua por meio dos receptores prostanoides EP_2 ou EP_4) ou a guanililciclase C (GC-C: *linaclotida, plecanatida*) estimularão a secreção de Cl^- e de água. Várias toxinas bacterianas causam efluxo de água e diarreia por esses mecanismos: a toxina da cólera (CT) e a toxina termolábil da *Escherichia coli* (LT) estimulam a síntese de AMPc no enterócito por $G\alpha_s$ ADP-ribosilante, bloqueando sua atividade de GTPase e levando à ativação constitutiva da adenililciclase; as enterotoxinas termoestáveis (p. ex., ST_a) estimulam a forma ligada à membrana da guanililciclase. Os fármacos que inibem a adenililciclase (p. ex., *octreotida*, que atua nos receptores SST_2) inibem a secreção. Os canais de cloreto dependentes de cálcio (p. ex., o canal de Cl^- ativado por Ca^{2+} TMEM16A (Lam et al., 2021); o canal de cloreto de ClC_2 [Koster et al., 2020]) são regulados pelo aumento do Ca^{2+} citosólico, como aquele induzido pela ativação de receptores muscarínicos M_3 que são bloqueados pela atropina. Aumentos do AMPc e Ca^{2+} no citosol também regulam canais de K^+ dependentes de AMPc e de Ca^{2+}; essa regulação é essencial na manutenção do gradiente de Na^+ necessário para facilitar a secreção. Os canais de cloreto apicais (CFTR, TMEM16A) também podem ser inibidos ou ativados por fármacos como *crofelêmer* (inibidor) ou *lubiprostona* (ativador). Fármacos como a *budesonida* inibem a função NKCC1 e, assim, diminuem a secreção. AC, adenililciclase; AMPc, monofosfato de adenosina; CENa, canal epitelial de Na^+; CFTR, regulador da condutância transmembrana da fibrose cística; DAG, diacilglicerol; DRA, ; GMPc, monofosfato de guanosina cíclico; GTP, trifosfato de guanosina; IP_3, trifosfato de inositol; NHE, permutador de Na^+/H^+; PIP_2, fosfatidilinositol-4,5-bifosfato; PK_, proteína cinase _; PLC, fosfolipase C; SGLT, cotransportador de sódio e glicose.

TABELA 54-1 ■ CLASSIFICAÇÃO DOS LAXANTES

1. **Fármacos ativos no lúmen intestinal**
   Coloides hidrofílicos; agentes formadores do bolo fecal (farelo de cereais, psílio, etc.)
   Agentes osmóticos (sais ou açúcares inorgânicos não absorvíveis)
   Agentes umectantes (surfactantes) e emolientes fecais (docusato, óleo mineral)

2. **Estimulantes ou irritantes inespecíficos (com efeitos na secreção de líquidos e na motilidade)**
   Difenilmetanos (bisacodil e picossulfato de sódio)
   Antraquinonas (sena e cáscara-sagrada)
   Óleo de rícino

3. **Fármacos procinéticos (atuam principalmente na motilidade)**
   Agonistas dos receptores 5-HT$_4$
   Antagonistas dos receptores da dopamina
   Motilídeos (eritromicina)

4. **Agentes pró-secretores**
   Ativador do canal de cloreto ClC-2
   Ativadores da guanilciclase C
   Inibidor do permutador de sódio-hidrogênio 3

Uma variedade de laxantes, tanto agentes osmóticos quanto estimulantes, aumentam a atividade da NO-sintase e a biossíntese do fator ativador plaquetário (PAF; ver Cap. 41) no intestino. O PAF é um mediador pró-inflamatório fosfolipídico que estimula a secreção colônica e a motilidade GI (Izzo et al., 1998). O NO também pode estimular a secreção intestinal e inibir as contrações segmentares do cólon, causando laxação. Os fármacos que reduzem a expressão da NO-sintase ou sua atividade podem evitar os efeitos laxativos do óleo de rícino, da cáscara-sagrada, do sulfato de magnésio e do bisacodil (mas não da sena).

Fibras e suplementos dietéticos

O volume, a consistência e a hidratação das fezes dependem do teor de fibras da dieta. A fibra é a parte do alimento que resiste à digestão enzimática e chega ao cólon praticamente inalterada. As bactérias do cólon fermentam as fibras em graus variáveis, dependendo de sua composição química e hidrossolubilidade. A fermentação das fibras exerce dois efeitos importantes:

1. Produção de ácidos graxos de cadeia curta que são tróficos para o epitélio colônico
2. Aumento da massa bacteriana

TABELA 54-2 ■ CLASSIFICAÇÃO E COMPARAÇÃO DOS LAXANTES REPRESENTATIVOS

EFEITO LAXATIVO E LATÊNCIA NA DOSE CLÍNICA HABITUAL		
AMOLECIMENTO DAS FEZES, 1-3 DIAS	**FEZES MOLES OU SEMILÍQUIDAS, 6-8 h**	**EVACUAÇÃO AQUOSA, 1-3 h**
Laxantes formadores de bolo fecal	Laxantes estimulantes	Laxantes osmóticos[a]
Farelo de cereais	Derivados do difenilmetano	Sulfato de magnésio
Preparações de psílio	Bisacodil	Leite de magnésia
Metilcelulose		Citrato de magnésio
Policarbofila cálcica		
Laxantes surfactantes/ osmóticos	Derivados da antraquinona	Óleo de rícino
Docusatos	Sena	
Poloxâmeros	Cáscara-sagrada	
Lactulose		

[a]Utilizados em doses altas para obter efeito catártico rápido e em doses mais baixas para exercer efeito laxativo.

Embora a fermentação das fibras geralmente reduza a quantidade de água das fezes, os ácidos graxos de cadeia curta podem exercer um efeito procinético, e o aumento da massa de bactérias pode contribuir para o aumento do volume fecal. Entretanto, a fibra que não é fermentada pode atrair água e aumentar o bolo fecal. Desse modo, o efeito final nas evacuações varia conforme as diferentes composições das fibras dietéticas (Tab. 54-3). Em geral, as fibras insolúveis e pouco fermentáveis, como a lignina, são mais eficazes para aumentar o volume fecal e o trânsito intestinal.

O farelo, resíduo deixado quando a farinha é feita a partir de grãos de cereais, contém mais de 40% de fibra dietética. O farelo de trigo, com seu alto teor de lignina, é mais eficaz no aumento da massa das fezes (dose de 1-3 g, até 3 vezes/dia). As frutas e os vegetais contêm mais *pectinas* e *hemiceluloses*, que são mais facilmente fermentáveis e exercem menos efeitos no trânsito intestinal. A *casca do psílio,* derivada das sementes da erva plantago (*Plantago ovata*; também conhecida como ispagula ou isabgol em muitas regiões do mundo), é um dos componentes de vários produtos contra a constipação. A casca do psílio contém muciloides hidrofílicos que passam por fermentação significativa no cólon, levando a um aumento da massa bacteriana; a dose usual é de 2,5 a 4 g (1-3 colheres de chá em 250 mL de suco de frutas), titulada até se obter o efeito desejado. Uma variedade de celuloses semissintéticas – como a metilcelulose (~ 2 g, 3 vezes/dia) e a resina hidrofílica policarbofila cálcica (1-2 g/dia), um polímero da resina ácida acrílica – também está disponível. Esses compostos pouco fermentáveis absorvem água e aumentam o bolo fecal. O extrato de malte, obtido a partir de grãos de cevada, contém pequenas quantidades de carboidratos poliméricos, proteínas, eletrólitos e vitaminas e é outro produto formador de volume administrado por via oral. O início da ação desses laxantes formadores de bolo fecal é, em geral, entre 12 e 72 horas. O inchaço é o efeito adverso mais comum dos produtos com fibras solúveis (talvez devido à fermentação colônica), porém geralmente diminui com o tempo (Lacy et al., 2014).

Agentes osmoticamente ativos

Soluções eletrolíticas de polietilenoglicol Os polietilenoglicois (PEG) de cadeia longa (peso molecular de ~ 3.350 Da; também conhecidos como macrogol) são pouco absorvidos e retidos no lúmen em virtude de sua alta natureza osmótica (Paré e Fedorak, 2014). Os macrogóis de alto peso molecular administrados por via oral não sofrem absorção ou apresentam absorção mínima. Quando administradas em grande volume, as soluções aquosas de PEG com eletrólitos provocam catarse eficaz, e substituíram o fosfato sódico oral como a preparação mais utilizada para limpeza do cólon antes de procedimentos radiológicos, cirúrgicos e endoscópicos.

Em geral, 240 mL dessa solução são ingeridos a cada 10 minutos até um total de 4 L, ou até que o efluente retal seja límpido. Para evitar a passagem de íons através da parede intestinal, essas preparações contêm uma mistura isotônica de sulfato de sódio, bicarbonato de sódio, cloreto de sódio e cloreto de potássio. A atividade osmótica das moléculas de PEG retém a água adicionada, e a concentração de eletrólitos garante pouco ou nenhum deslocamento iônico efetivo. Atualmente, dispõe-se de uma forma de PEG 3350 em pó como produto de venda livre para o

TABELA 54-3 ■ PROPRIEDADES DAS DIFERENTES FIBRAS DIETÉTICAS

TIPO DE FIBRA	HIDROSSOLUBILIDADE	% DE FERMENTAÇÃO
Não polissacarídeos		
Lignina	Baixa	0
Celulose	Baixa	15
Polissacarídeos que não a celulose		
Hemicelulose	Boa	56-87
Mucilagens e gomas	Boa	85-95
Pectinas	Boa	90-95

Em geral, as fibras insolúveis e pouco fermentáveis, como a lignina, são mais eficazes para aumentar o volume fecal e o trânsito intestinal.

tratamento da constipação ocasional ou para o tratamento da constipação mais crônica; a preparação de PEG é adequada, visto que tem um perfil de efeitos colaterais benigno. A dose usual é de 8,5 a 34 g do pó por dia em 250 mL de água, com um início de ação esperado de 1 a 4 dias. Esses laxantes podem causar náuseas, cãibras e inchaço. Em pacientes idosos ou naqueles com anormalidades eletrolíticas preexistentes, é importante monitorar as concentrações de K^+, visto que as preparações de PEG podem causar desequilíbrios eletrolíticos.

Laxantes salinos

Os laxantes contendo cátions magnésio ou ânions fosfato são conhecidos como *laxantes salinos*: sulfato de magnésio, hidróxido de magnésio, citrato de magnésio e fosfato de sódio. Acredita-se que a ação catártica desses fármacos resulta da retenção de água mediada osmoticamente, que, em seguida, estimula a peristalse. Outros mecanismos podem contribuir para seus efeitos, inclusive a produção de mediadores inflamatórios.

Os *laxantes que contêm magnésio* podem estimular a liberação de CCK, o que leva ao acúmulo intraluminal de líquidos e eletrólitos e aumenta a motilidade intestinal. Para cada miliequivalente adicional de Mg^{2+} no lúmen intestinal, o peso fecal aumenta em cerca de 7 g. A dose habitual de sais de Mg^{2+} contém 40 a 120 mEq de Mg^{2+} e produz 300 a 600 mL de fezes em 0,5 a 6 h. O efeito adverso mais comum é a diarreia, que está relacionada com a dose. Em pacientes com comprometimento da função renal, a hipermagnesemia pode levar à insuficiência renal.

Os *sais de fosfato* são mais bem absorvidos que os compostos à base de Mg^{2+}, razão pela qual precisam ser administrados em doses maiores para induzir catarse. Entretanto, devido ao risco de nefropatia aguda por fosfato, os fosfatos por via oral não são recomentados para o tratamento da constipação e devem ser completamente evitados em pacientes com esse risco (idosos, pacientes com patologia intestinal ou disfunções renais conhecidas e pacientes em uso de inibidores da enzima conversora de angiotensina, bloqueadores de receptor de angiotensina e anti-inflamatórios não esteroides [AINE]).

As preparações contendo Mg^{2+} devem ser usadas com cautela ou evitadas em pacientes com insuficiência renal, cardiopatia ou anormalidades eletrolíticas preexistentes e em pacientes sob tratamento diurético.

Açúcares e álcoois não digeríveis

A *lactulose* é um dissacarídeo de galactose e frutose que resiste à atividade da dissacaridase intestinal. Este e outros açúcares não absorvíveis, como o *sorbitol* e o *manitol*, são hidrolisados no cólon em ácidos graxos de cadeia curta, que estimulam a motilidade propulsora do cólon por atraírem osmoticamente a água para o lúmen intestinal. O sorbitol e a lactulose são igualmente eficazes no tratamento da constipação causada pelos opioides e pela *vincristina*, da constipação nos pacientes idosos e da constipação crônica idiopática. Esses açúcares estão disponíveis em soluções a 70%, que devem ser administradas em doses de 15 a 30 mL à noite, com aumento da dose até 60 mL/dia em doses fracionadas, conforme necessário. Os efeitos não são vistos antes de 24 a 48 horas depois de iniciar a dosagem. Desconforto ou distensão abdominal e flatulência são relativamente comuns nos primeiros dias de tratamento, mas geralmente regridem com a manutenção do uso.

A lactulose também é utilizada para tratar a encefalopatia hepática. Os pacientes com doença hepática grave têm menos capacidade de decompor a amônia que vem do cólon, onde é produzida pelo metabolismo bacteriano da ureia fecal. A queda do pH intraluminal que acompanha a hidrólise dos ácidos graxos de cadeia curta no cólon resulta no "aprisionamento" da amônia por sua conversão em íon amônio polar. Somado ao aumento do trânsito colônico, esse tratamento reduz significativamente os níveis de amônia circulante. Nessa condição, o objetivo terapêutico é administrar lactulose suficiente (em geral, 20-30 g três a quatro vezes por dia) para produzir 2 a 3 evacuações de fezes moles por dia com um pH de 5 a 5,5.

Fármacos umectantes e emolientes fecais

Docusato Os sais de docusato são surfactantes aniônicos que reduzem a tensão superficial das fezes com o objetivo de facilitar a mistura das substâncias aquosas e gordurosas, amolecer as fezes e permitir a evacuação mais fácil. Esses agentes também estimulam a secreção intestinal de líquidos e eletrólitos (possivelmente pelo aumento do nível de AMPc na mucosa) e alteram a permeabilidade da mucosa intestinal. O *docusato sódico* (dioctilsulfossuccinato sódico, 100 mg, 2×/dia) e o *docusato de cálcio* (dioctilsulfossuccinato cálcico, 240 mg/dia) são bem tolerados, mas têm eficácia marginal na maioria dos casos de constipação.

Óleo mineral O óleo mineral é uma mistura de hidrocarbonetos alifáticos retirados da vaselina. O óleo é indigerível e pouco absorvido. Quando o óleo mineral é administrado por via oral durante 2 ou 3 dias, ele penetra e amacia as fezes, podendo interferir na reabsorção da água. Os efeitos adversos impedem sua utilização prolongada e incluem: interferência na absorção de substâncias lipossolúveis (como as vitaminas); desenvolvimento de reações de corpo estranho na mucosa intestinal e em outros tecidos; e fuga do óleo pelo esfíncter anal. Além disso, podem ocorrer complicações raras, como pneumonite lipoídica por aspiração. Assim, o óleo mineral "pesado" não deve ser ingerido ao deitar, e o óleo mineral "leve" (tópico) nunca deve ser administrado por via oral.

Laxantes estimulantes (irritantes)

Os laxantes estimulantes têm efeitos diretos nos enterócitos, nos neurônios entéricos e no músculo liso GI e provavelmente induzem inflamações limitadas de grau leve nos intestinos delgado e grosso para promover o acúmulo de água e eletrólitos e estimular a motilidade intestinal (Lacy et al., 2014; Paré e Fedorak, 2014). O grupo inclui *derivados do difenilmetano*, *antraquinonas* e *ácido ricinoleico*.

Derivados do difenilmetano Bisacodil O *bisacodil* é comercializado na forma de comprimidos regulares e revestidos para liberação entérica e como supositórios para administração retal. A dose oral diária habitual de *bisacodil* é de 10 mg (até uma dose máxima de 30 mg) para adultos e de 5 a 10 mg para crianças de 6 a 12 anos de idade. O bisacodil exige hidrólise por esterases endógenas para ser ativado no intestino, de modo que o efeito laxante em geral ocorre em 6 a 10 horas após administração oral. Os supositórios (10 mg) atuam em 15 a 60 minutos. Devido à possibilidade de desenvolver cólon atônico não funcionante, o *bisacodil* não deve ser usado por mais de 10 dias consecutivos. É excretado principalmente nas fezes. Apenas 5% são absorvidos e eliminados na urina como glicuronídeo. Superdosagens podem causar catarse e déficits hidreletrolíticos. Os difenilmetanos podem lesionar a mucosa e iniciar uma resposta inflamatória no intestino delgado e grosso; também podem causar isquemia colônica.

Picossulfato de sódio O *picossulfato de sódio* é um derivado do difenilmetano que é hidrolisado pelas bactérias do cólon em sua forma ativa e atua de forma localizada apenas no cólon. É usado como agente de preparação antes de procedimentos endoscópicos. As reações adversas mais comumente relatadas consistem em dor abdominal, inchaço e diarreia. O *picossulfato de sódio* não deve ser tomado diariamente de forma contínua, visto que o uso prolongado pode levar a desequilíbrios hidreletrolíticos, como hipopotassemia, e a enteropatia. É contraindicado em pacientes com redução da taxa de filtração glomerular, perfuração intestinal e megacólon tóxico. Deve ser empregado com cautela nos pacientes com arritmias cardíacas e naqueles com insuficiência renal. A *fenolftaleína* foi um dos laxantes mais populares anteriormente, mas foi retirada do mercado dos Estados Unidos em virtude da sua carcinogenicidade potencial. A *oxifenisatina* foi retirada por sua hepatotoxicidade.

Antraquinonas Esses derivados das plantas como aloe vera, cáscara-sagrada e sena compartilham um núcleo antracênico tricíclico modificado com grupos hidroxila, metila ou carboxila para formar monoantronas, como frângula e rhein. Para uso medicinal, as monoantronas (irritantes da mucosa oral) são convertidas em diméricas (diantronas) ou glicosídeos, formas mais inócuas. Esse processo é revertido pela ação bacteriana no cólon para gerar as formas ativas.

Sena A sena é obtida das folhas secas das vagens de *Cassia acutifolia* ou *Cassia angustifolia* e contém reína-glicosídeos de diantrona, os senosídeos A e B. São administrados 15 a 30 mg em dose única ou em doses fracionadas duas vezes ao dia, com início de ação em 6 a 12 horas. O uso crônico da sena pode levar à melanose colônica, e os efeitos adversos incluem tolerância, náuseas, vômitos e cólicas abdominais.

Cáscara-sagrada A cáscara-sagrada é obtida da casca do espinheiro cerval e contém os glicosídeos barbaloína e crisaloína. A monoantrona sintética conhecida como *dantrona* foi retirada do mercado nos Estados Unidos por suspeita de ser carcinogênica. A FDA classificou os produtos com aloe vera e cáscara-sagrada comercializados como laxantes como, geralmente, não reconhecidos como seguros e eficazes para venda e uso livre devido à falta de informação científica sobre sua carcinogenicidade potencial. Os leitores de James Joyce devem lembrar que a cáscara-sagrada (*casca sagrada*) funcionou bem para Leopold Bloom, em Dublin, na manhã de 16 de junho de 1904:

> No do meio caminho, cedendo às suas últimas resistências, ele deixou o intestino se aliviar enquanto lia tranquilamente, lendo permaneceu paciente, pois aquela leve constipação de ontem passou. Espero que não seja grande demais fazer voltar as hemorroidas. Não, bem certinho. Isso. Ah! Prisão de ventre. Um comprimido de cáscara-sagrada. A vida pode ser assim. (Joyce, 1922)

Óleo de rícino Terror das crianças desde o tempo do Antigo Egito, o óleo de rícino é derivado das sementes da mamona, *Ricinus communis*. A semente de mamona é fonte de uma proteína extremamente tóxica, a ricina, assim como o óleo (basicamente triglicerídeo do ácido ricinoleico). Sob ação das lipases do intestino delgado, o triglicerídeo é hidrolisado em glicerol e *ácido ricinoleico*, composto ativo que atua principalmente no intestino delgado, estimulando a secreção de líquidos e eletrólitos e acelerando o trânsito intestinal. Quando ingerido em jejum, volumes de apenas 4 mL do óleo de rícino podem ter efeito laxativo em 1 a 3 horas; contudo, a dose habitual para se obter um efeito catártico varia de 15 a 60 mL para adultos. Em razão de seu gosto desagradável e de seus potenciais efeitos tóxicos no epitélio intestinal e nos neurônios entéricos, o óleo de rícino não é recomendado hoje.

Enemas e supositórios Os enemas são empregados como medida isolada ou como coadjuvantes dos esquemas de preparação para remover do cólon distal ou do reto o material sólido retido. A distensão intestinal por qualquer meio estimula o reflexo da evacuação na maioria das pessoas e quase todos os tipos de enema, incluindo o soro fisiológico, podem exercer esse efeito. Os enemas especializados contêm substâncias adicionais que são osmoticamente ativas ou irritantes; entretanto sua segurança e eficácia não foram estudadas. Os enemas repetidos com soluções hipotônicas podem causar hiponatremia; os enemas repetidos com soluções contendo fosfato de sódio podem causar hipocalcemia.

Glicerina A glicerina é absorvida quando usada por via oral, mas atua como fármaco higroscópico e lubrificante quando é aplicada por via retal. A retenção de água resultante estimula a peristalse e geralmente provoca uma evacuação em menos de 1 hora. A glicerina deve ser usada apenas por via retal e é administrada em dose única diária como supositório de 2 ou 3 g, ou enema de 5 a 15 mL de solução a 80%. A glicerina retal pode causar desconforto, ardência ou hiperemia local e sangramento (mínimo). Supositórios contendo bicarbonato de sódio e bitartarato de potássio usam a distensão retal para iniciar o efeito laxante. Administrados pelo reto, esses supositórios produzem CO_2, o que inicia o movimento intestinal em 5 a 30 minutos.

Fármacos procinéticos e secretores para constipação

O termo *procinético* é reservado para agentes que aceleram o trânsito GI por meio de interação com receptores específicos envolvidos na regulação da motilidade (Acosta e Camilleri, 2015; Gudsoorkar e Quigley, 2020; Tack e Camilleri, 2018).

O potente agonista de receptores $5\text{-}HT_4$ *prucaloprida* (1-4 mg/dia) pode ser útil para o tratamento da constipação crônica. O misoprostol, um análogo sintético da prostaglandina, é usado principalmente para proteção contra úlceras gástricas decorrentes do uso de AINE e para interrupção médica da gravidez (ver Caps. 41, 48 e 53). As prostaglandinas podem estimular as contrações do cólon, particularmente no cólon descendente, um efeito que pode explicar a diarreia que limita a utilidade do *misoprostol* como gastroprotetor e a sua utilidade em pacientes com constipação refratária. Doses diárias ou em dias alternados de 200 μg podem ser eficazes quando usadas junto com PEG. O *misoprostol* não deve ser usado em gestantes porque induz o parto. Pode também aumentar o sangramento menstrual. A *colchicina*, um inibidor da formação de microtúbulos usado para a gota (ver Cap. 42), também demonstrou ser eficaz na constipação (1 mg/dia), porém sua toxicidade limita o uso generalizado.

Quatro agentes secretores introduzidos recentemente, a *lubiprostona*, a *linaclotida*, a *plecanatida* e o *tenapanor*, com novos mecanismos de ação restritos ao lúmen intestinal, demonstraram ter eficácia no tratamento da constipação crônica em adultos.

Lubiprostona Mecanismo de ação e farmacologia A *lubiprostona* é um prostanoide ativador dos canais de ClC-2 Cl^-. Parece ligar-se ao receptor EP_4 da PGE_2, um GPCR que se acopla ao G_s, ativando a adenililciclase e aumentando a condutância apical ao Cl^-. O fármaco aumenta a secreção de um líquido rico em cloretos, melhorando, assim, a consistência das fezes, e promove aumento de frequência, ativando a motilidade por via reflexa (Wilson e Schey, 2015).

Usos terapêuticos e efeitos adversos A dose de 8 μg, duas vezes ao dia, é eficaz na SII com predominância de constipação, embora doses maiores (24 μg, 2×/dia) sejam usadas na constipação crônica e na induzida por opioides (ver discussão adiante). O fármaco é pouco biodisponível e atua somente no lúmen do intestino. Os efeitos adversos da *lubiprostona* incluem náuseas (em até 30% dos pacientes), cefaleia, diarreia, reações alérgicas e dispneia.

Linaclotida Mecanismo de ação e farmacologia A *linaclotida*, que pertence a outra classe de agentes secretores, é um agonista peptídico com 14 aminoácidos da isoforma C da guanilciclase transmembrana (GC-C). No epitélio intestinal, a GC-C é ativada fisiologicamente pela guanilina e uroguanilina, patologicamente por toxinas bacterianas termoestáveis que causam diarreia, e farmacologicamente pela *linaclotida*, que é um análogo sintético de uma toxina bacteriana termoestável (Figs. 54-4 e 54-5). A ativação da GC-C resulta em aumento da síntese de GMPc, resultando em aumento da secreção de cloreto e bicarbonato no lúmen intestinal, levando a secreção de água e aumento de motilidade. Algum GMPc celular pode ser exportado e pode reduzir a dor visceral por ação em nervos aferentes primários que inervam o trato GI (Yu e Rao, 2014).

Usos terapêuticos e efeitos adversos Esse fármaco está aprovado no tratamento da SII com constipação predominante e constipação crônica em adultos em doses de 290 e 145 μg/dia, respectivamente. Os efeitos adversos incluem diarreia (que pode ser grave), gases, dor abdominal e cefaleia. A linaclotida é contraindicada em crianças com menos de 6 anos de idade e, para crianças maiores, não é recomendada.

Plecanatida Mecanismo de ação e farmacologia A *plecanatida* é um análogo sintético de 16 aminoácidos da uroguanilina, que atua pelo mesmo mecanismo básico da *linaclotida*, a ativação da GC-C (ver Fig. 54-5).

Usos terapêuticos e efeitos adversos Esse fármaco é aprovado para o tratamento da constipação idiopática crônica em adultos na dose de 3 mg/dia, com ou sem alimento. A reação adversa mais comum é a diarreia (5%; grave em 0,6%). A *plecanatida* é contraindicada em crianças com menos de 6 anos de idade e não recomendada para jovens até os 18 anos.

Tenapanor Mecanismo de ação e farmacologia O *tenapanor* é um inibidor da isoforma 3 do permutador de $Na^+\text{-}H^+$ (NHE), a isoforma mais abundantemente expressa do NHE no trato GI. O tratamento com *tenapanor* reduz a absorção de Na^+ e aumenta o volume e o trânsito de líquido intestinal.

Usos terapêuticos e efeitos adversos Esse agente é aprovado para o tratamento da SII com predominância de constipação em adultos, na dose de 50 mg por via oral, duas vezes ao dia. Os efeitos adversos mais frequentes consistiram em diarreia, distensão abdominal, flatulência e tontura. Foi relatada a ocorrência de diarreia grave em 2,5% dos pacientes tratados com *tenapanor*. A plecanatida é contraindicada em crianças com menos de 6 anos de idade e não recomendada para jovens até os 18 anos.

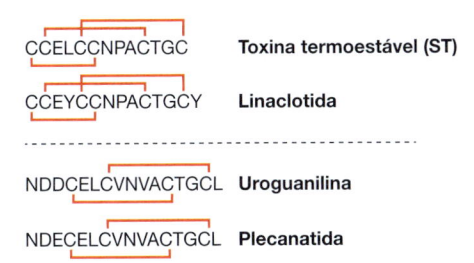

```
CCELCCNPACTGC      Toxina termoestável (ST)
CCEYCCNPACTGCY     Linaclotida
- - - - - - - - - - - - - - - - - - - - - - - - - - - - - - -
NDDCELCVNVACTGCL   Uroguanilina
NDECELCVNVACTGCL   Plecanatida
```

Figura 54-5 *Ativadores endógenos, bacterianos e farmacológicos da guanililciclase intestinal.* Os aminoácidos são representados pelo código de aminoácidos de uma única letra; as linhas de conexão em vermelho representam pontes de dissulfeto intracadeia que unem pares de cisteínas. No trato intestinal, os ligantes de ocorrência natural, uroguanilina e a toxina bacteriana termoestável (ST) ativam uma isoforma da guanililciclase GC-C, que atravessa a membrana; esses dois peptídeos formam a base de dois ativadores farmacológicos da GC-C, a *linaclotida* e a *plecanatida*. A *plecanatida* é um análogo sintético da uroguanilina; cada um tem um aspartato na região N-terminal que facilita a interação com GC-C em pH ácido. A *linaclotida* é um análogo sintético da ST; ambas possuem estrutura rígida conferida por três pares de pontes dissulfeto. A rigidez da ST e da *linaclotida* torna suas ações relativamente independentes do pH. (Dados de Waldman e Camilleri, 2018.)

Constipação induzida por opioides

Os analgésicos opioides podem causar constipação grave. Os laxantes constituem a estratégia de primeira linha para a constipação induzida por opioides, porém são frequentemente ineficazes. A *lubiprostona*, descrita anteriormente, é uma alternativa recente. Outra estratégia alternativa promissora é a prevenção da constipação induzida por opioides com antagonistas de MOR (receptores opioides μ) de ação periférica, que atuam especificamente na razão subjacente dessa condição, sem limitar a analgesia central e limitando os sintomas de abstinência de opioides (Crocket et al., 2019; Farmer et al., 2019; ver também Cap. 23).

Metilnaltrexona

Mecanismo de ação e farmacologia A *metilnaltrexona*, um antagonista do MOR restrito à periferia, foi aprovado para o tratamento da constipação causada por opioides. A eficácia desse composto foi demonstrada em ensaios clínicos randomizados controlados por placebo (Crocket et al., 2019; Farmer et al., 2019).

ADME Em pacientes que responderam ao fármaco, o início da ação se deu em 30 a 60 minutos. É excretado predominantemente inalterado na urina e fezes, mas parte é metabolizada no fígado, incluindo por sulfatação. O tempo até a concentração máxima no plasma é de 30 minutos e a $t_{1/2}$ é de cerca de 8 horas.

Usos terapêuticos e efeitos adversos A *metilnaltrexona* é administrada por injeção SC (12 mg/dia) em adultos com dor crônica não devido a câncer, após suspender os demais laxantes. Em doenças avançadas (cuidados paliativos), a dosagem varia de acordo com a massa corporal (0,15 mg/kg), com doses em dias alternados, até o máximo de uma injeção diária, se necessário. Quando administrada repetidamente em dias alternados durante duas semanas, ocorreram movimentos intestinais em cerca de 50% dos pacientes se comparados com 8 a 15% dos pacientes que receberam placebo. Com frequência, dor abdominal, flatulência e náuseas acompanham o tratamento. Às vezes ocorre diarreia grave, o que requer a suspensão do tratamento. Os pacientes com obstrução GI conhecida ou suspeita correm risco elevado de perfuração. A abstinência de opioides pode ser precipitada em pacientes com comprometimento da barreira hematencefálica.

Naldemedina

Mecanismo de ação e farmacologia A *naldemedina* é um antagonista opioide limitado à periferia. É um derivado da *naltrexona* tornado mais polar e maior em massa com a adição de uma cadeia lateral. É também um substrato para o transportador de efluxo dependente de ATP, a glicoproteína P (Pgp, MDR1, ABCB1; ver Tabs. 4-1 e 4-4). Essas duas propriedades limitam o seu acesso ao SNC.

ADME Após a administração oral em jejum, a *naldemedina* é rapidamente absorvida, alcançando concentração máxima em cerca de 45 minutos. Alimentos retardam a obtenção do pico (para ~ 2,5 h), mas não reduzem a extensão da absorção. A *naldemedina* é metabolizada pela CYP3A hepática e é excretada na urina (57%) e nas fezes (35%); sua $t_{1/2}$ é de 11 horas.

Usos terapêuticos e efeitos adversos A *naldemedina* está aprovada para o tratamento da constipação induzida por opioide em pacientes adultos com dor crônica não devida ao câncer; a dosagem é de 0,2 mg/dia, por via oral. Os efeitos adversos comuns são dor, diarreia, náuseas, êmese e gastrenterite. É contraindicada em pacientes com obstrução conhecida ou suspeita do trato GI. Pode ocorrer abstinência de opioides com esse fármaco.

Naloxegol

Mecanismo de ação e farmacologia O *naloxegol* é composto pelo antagonista de MOR, a *naloxona*, conjugado a um polímero PEG. Isso limita a permeabilidade através da barreira hematencefálica, porque se trata de um substrato do transportador de efluxo de glicoproteína P (Pgp), de modo que se comporta como antagonista de MOR restrito à periferia. Está aprovado para o tratamento da constipação induzida por opioides. Ensaios clínicos randomizados e controlados por placebo demonstraram a eficácia desse composto (Crocket et al., 2019; Farmer et al., 2019).

ADME É administrado por via oral com estômago vazio e rapidamente absorvido. O tempo para alcançar a concentração máxima no plasma é de cerca de 2 horas com um pico secundário de 0,4 a 3 horas após o primeiro. O *naloxegol* é metabolizado principalmente pela CYP3A hepática; os metabólitos são excretados nas fezes (68%) e na urina (16%). A $t_{1/2}$ no plasma varia de 6 a 11 horas.

Usos terapêuticos e efeitos adversos O *naloxegol* está aprovado para constipação induzida por opioides em adultos, administrado por via oral, 12,5 ou 25 mg, 1 vez/dia, após suspender o uso de outros laxantes. As principais reações adversas consistem em diarreia, dor abdominal, flatulência, náuseas e vômitos. As precauções são as mesmas da *metilnaltrexona*: os pacientes com obstrução conhecida ou suspeita do trato GI têm risco de perfuração. A abstinência de opioides pode ser precipitada em pacientes com comprometimento da barreira hematencefálica.

Naloxona e oxicodona

Mecanismo de ação e farmacologia Uma combinação de razão fixa (2:1 de *oxicodona:naloxona*) é administrada por via oral para aliviar a constipação induzida por opioides quando é necessário alívio da dor por opioide. A *naloxona* desloca a oxicodona do MOR no trato GI sem limitar o grau de analgesia central (Farmer et al., 2019). Esse fármaco combinado tem o risco inerente a todos os opioides, incluindo adição e depressão respiratória. As informações completas desses fármacos estão no Capítulo 23.

Usos terapêuticos e efeitos adversos A combinação *naloxona-oxicodona* está aprovada no Canadá e em outros países para a constipação induzida por opioides em adultos, mas atualmente não é aprovada para esse propósito nos Estados Unidos. Essa medicação oral é para controle da dor e é individualizada. Não deve ser excedida a dose única de 40 mg de *oxicodona*/20 mg de *naloxona*, a cada 12 horas. Os efeitos adversos GI incluem náuseas e êmese, constipação e diarreia.

Outros fármacos para a constipação induzida por opioides

Em ensaios clínicos, o antagonista do MOR *alvimopam* (ver discussão separada adiante) aumentou as evacuações espontâneas e melhorou outros sintomas de constipação induzida por opioides, sem comprometer a analgesia. Nos Estados Unidos, o *alvimopam* está aprovado para recuperação intestinal pós-cirúrgica. Entretanto, devido a eventos cardiovasculares adversos significativos, esse fármaco não está aprovado pela FDA para a constipação induzida por opioides, e ensaios adicionais de fase III estão em andamento. Além disso, o agonista de GC-C *linaclotida* (ver discussão anterior) é objeto de ensaios clínicos para essa condição.

Íleo pós-cirúrgico

O *íleo pós-operatório* refere-se à intolerância à ingestão oral e à obstrução não mecânica do intestino que ocorre 3 a 5 dias após cirurgia abdominal e não abdominal. A patogênese é complexa e consiste em uma associação de ativação de reflexos inibidores neuronais envolvendo nervos simpáticos, MOR entérico e ativação de mecanismos inflamatórios locais que diminuem a contratilidade do músculo liso (Bragg et al., 2015). Essa condição é agravada pelos opioides, que são a base da analgesia pós-cirúrgica. Os fármacos procinéticos típicos têm pouco efeito nessa condição, mas, recentemente, dois novos fármacos foram introduzidos para reduzir o tempo de recuperação GI pós-cirúrgica.

Alvimopam

Mecanismo de ação e farmacologia O *alvimopam* é um antagonista do MOR restrito à periferia, ativo por via oral, aprovado para acelerar a recuperação GI anterior e inferior após ressecção parcial com anastomose primária do intestino delgado ou grosso (Curran et al., 2008).

ADME O *alvimopam* é hidrolisado em amida ativa pela flora intestinal. O metabólito é metabolizado pelas glicuronidases hepáticas. O pico de concentração do metabólito ativo no plasma ocorre em cerca de 36 horas. A $t_{1/2}$ do fármaco é de 10 a 18 horas e ele é excretado na urina e nas fezes.

Usos terapêuticos e efeitos adversos É administrado entre 30 minutos e 5 horas antes da cirurgia (12 mg) e, então, duas vezes ao dia, por até sete dias ou até a alta, sem exceder o total de 15 doses. Os efeitos adversos incluem hipopotassemia, dispepsia, anemia, dor lombar e retenção urinária. Devido ao risco de infartos do miocárdio e neoplasia, esse fármaco está disponível apenas por meio de um programa de acesso restrito nos Estados Unidos.

Fármacos antidiarreicos

Diarreia: princípios gerais e abordagem terapêutica

Diarreia (do grego e latim: *dia*, "através", e *rheein*, "fluir ou escorrer") não requer qualquer definição para as pessoas que experimentam "evacuação muito rápida de fezes muito líquidas". Em geral, a diarreia é definida como excesso de peso líquido, em que 200 g/dia representam o limite máximo normal de peso de água nas fezes para adultos saudáveis no mundo ocidental. Como a massa das fezes é determinada em grande parte pela água, a maioria dos casos de diarreia resulta de distúrbios do transporte intestinal de água e eletrólitos.

A apreciação e o entendimento dos processos etiológicos responsáveis pela diarreia facilitam o tratamento eficaz (Thiagarajah et al., 2015). De uma perspectiva mecanicista, a diarreia pode ser causada pela sobrecarga osmótica presente no intestino (resultante da retenção de água dentro do lúmen); pela secreção excessiva de eletrólitos e água para o lúmen intestinal; pela exsudação de proteínas e líquidos da mucosa; e pela alteração da motilidade intestinal resultando em aceleração do trânsito (e redução da absorção de líquidos). Na maioria dos casos, vários processos estão envolvidos simultaneamente e resultam no aumento global do peso e do volume das fezes com elevação da porcentagem de água.

Muitos pacientes com diarreia de início súbito têm doenças *benignas* e autolimitadas, que não necessitam de tratamento ou avaliação. A diarreia aguda frequentemente é devida à infecção por bactérias, vírus ou protozoários. Nos casos mais graves de diarreia e em lactentes e crianças pequenas, a desidratação e o desequilíbrio eletrolítico são os principais riscos. Por essa razão, a *reidratação oral* é uma medida essencial para os pacientes com doenças agudas que resultam em diarreia significativa. Esse tratamento baseia-se no fato de que o cotransporte de água e eletrólitos ligados aos nutrientes permanece intacto no intestino delgado da maioria dos pacientes com diarreia aguda. A absorção de Na^+ está associada à captação de glicose pelos enterócitos; isso é seguido de movimentação da água na mesma direção. Desse modo, uma mistura balanceada de glicose e eletrólitos em volumes proporcionais às perdas pode evitar a desidratação. Esse objetivo pode ser atendido por muitas fórmulas comerciais pré-misturadas utilizando soluções fisiológicas de glicose e eletrólitos ou à base de arroz.

O tratamento farmacológico da diarreia em adultos deve ser reservado para pacientes com sintomas persistentes ou significativos (Menees et al., 2012). Os fármacos antidiarreicos não específicos normalmente não são dirigidos contra a causa fisiopatológica subjacente responsável pela diarreia. Vários desses fármacos atuam diminuindo a motilidade intestinal e devem ser evitados nas doenças diarreicas agudas causadas por microrganismos invasores. Em tais casos, esses fármacos podem mascarar o quadro clínico, atrasar a eliminação dos organismos e aumentar o risco de invasão sistêmica pelos organismos infecciosos.

Tratamento antibiótico empírico

O uso de tratamento antibiótico empírico contra a diarreia aguda (fármaco administrado sem avaliação diagnóstica) deve ser cuidadosamente comparado com os riscos. Os pacientes com suspeita ou provas de *Escherichia coli* entero-hemorrágica devem evitar os antibióticos devido ao risco de síndrome hemolítico-urêmica. De modo similar, em pacientes com suspeita de *Clostridium difficile*, os antibióticos devem ser suspensos, se possível. Na diarreia do viajante, em diarreias bacterianas e naquelas com condições mais graves, o tratamento é apropriado sob algumas condições, baseado na gravidade da diarreia e na duração dos sintomas (Steffen et al., 2015). O tratamento de primeira escolha para a diarreia aguda (geralmente a do viajante) em adultos são as *fluoroquinolonas* por via oral (ver Cap. 57 para detalhes específicos dos fármacos): *ciprofloxacino* (500 mg, 2×/dia, por até 3 dias), *norfloxacino* (400 mg, 2×/dia, por até 3 dias), *ofloxacino* (200 mg, 2×/dia, por até 3 dias) ou *levofloxacino* (500 mg/dia, por até 3 dias). A *azitromicina* (500 mg/dia por 1-3 dias ou um máximo de 1.000 mg em dose única), a *rifaximina* (200 mg 3×/dia, por até 3 dias) e a *rifamicina* (388 mg 2×/dia, por 3 dias) são agentes terapêuticos alternativos. O *sulfametoxazol/trimetoprima* não é mais recomendado para prevenção ou tratamento da diarreia do viajante, devido à resistência mundial crescente entre os prováveis patógenos. Em crianças, o tratamento da diarreia do viajante permanece controverso. A *azitromicina* (10 mg/kg, até o máximo de 500 mg, dose única) é o tratamento preferido em crianças com diarreia do viajante.

Subsalicilato de bismuto

Mecanismo de ação e farmacologia Compostos de bismuto são usados para tratar uma variedade de distúrbios GI, embora seu mecanismo de ação permaneça pouco compreendido (Menees et al., 2012). O *subsalicilato de bismuto* é uma preparação popular de venda livre que consiste em bismuto trivalente e salicilato suspensos numa mistura de silicato de magnésio e alumínio. No pH baixo do estômago, o subsalicilato de bismuto reage com o ácido clorídrico e forma oxicloreto de bismuto e ácido salicílico.

O bismuto parece produzir efeitos antissecretores, anti-inflamatórios e antimicrobianos. Ele também alivia náuseas e cólicas abdominais. A argila no *subsalicilato de bismuto* e em formulações genéricas pode ter algum efeito benéfico adicional na diarreia, mas isso não está claro. O *subsalicilato de bismuto* é usado para prevenção e tratamento da diarreia do viajante, mas também é eficaz contra outras formas episódicas de diarreia e na gastrenterite aguda.

Usos terapêuticos e efeitos adversos A dose recomendada de *subsalicilato de bismuto* (30 mL da solução em concentração regular ou 2 comprimidos) contém praticamente as mesmas quantidades de bismuto e salicilato (262 mg de cada). Para controle da indigestão, náuseas ou diarreia, a dose deve ser repetida a cada 30 a 60 minutos, conforme necessário, até oito vezes ao dia. As fezes escuras (algumas vezes confundidas com melena) e a coloração preta da língua associadas aos compostos de bismuto são causadas pelo sulfeto de bismuto formado por uma reação entre o fármaco e os sulfetos bacterianos presentes no trato GI. Embora 99% do bismuto passe inalterado e não seja absorvido nas fezes, o salicilato é absorvido pelo estômago e pelo intestino delgado. Por isso o produto traz advertência com relação à síndrome de Reye, assim como outros salicilatos, e pode causar efeitos adversos no SNC, perda de audição e zumbido.

Probióticos

O trato GI contém uma vasta e complexa microflora comensal necessária para a saúde, descrita de modo detalhado no Capítulo 6. Alterações no equilíbrio ou na composição da microflora são responsáveis por diarreias associadas ao uso de antibióticos e possivelmente por outras doenças (ver Cap. 55). As preparações probióticas contendo uma variedade de cepas bacterianas mostraram algum grau de benefício nas diarreias agudas, diarreias associadas a antibióticos e diarreias infecciosas (Menees et al., 2012). Em ensaios clínicos, preparações contendo *Lactobacillus* GG e *Saccharomyces boulardii* revelaram-se eficazes para essas condições.

Fármacos antimotilidade e antissecretores

Opioides Os opioides continuam sendo amplamente usados no tratamento da diarreia. Eles atuam por vários mecanismos diferentes, que são mediados principalmente pelos receptores opioides μ (MOR) ou receptores opioides Δ (DOR) presentes nos nervos entéricos, nas células epiteliais e nos músculos (ver Cap. 23). Esses mecanismos incluem efeitos na motilidade intestinal (por meio do MOR), na secreção intestinal (por meio de DOR) e na absorção (por meio de MOR e DOR). Os antidiarreicos mais utilizados, como *difenoxilato*, *difenoxina* e *loperamida*, atuam principalmente por meio dos MOR periféricos e são preferíveis aos opioides que entram no SNC.

Loperamida *Mecanismo de ação e farmacologia* A *loperamida*, um composto com atividade de MOR, é um agente antidiarreico ativo por via oral (Hanauer, 2008; Menees et al., 2012). É 40 a 50 vezes mais potente que a *morfina* como agente antidiarreico e penetra pouco no SNC. A *loperamida* aumenta os tempos de trânsito do intestino delgado e do trajeto da boca ao ceco. Também aumenta o tônus do esfíncter anal. Além disso, a *loperamida* tem atividade antissecretora contra a toxina da cólera e alguns tipos de toxina da *Escherichia coli*, possivelmente por atuar nos receptores ligados à proteína G_i e impedir o aumento da atividade da adenililciclase pelas toxinas.

ADME A *loperamida* está disponível para venda livre na forma de cápsulas, solução e comprimidos mastigáveis. Atua rapidamente após uma dose oral com pico no plasma em 3 a 5 horas. Tem $t_{1/2}$ de cerca de 11 horas e sofre extenso metabolismo hepático.

Usos terapêuticos e efeitos adversos A dose habitual para adultos é de 4 mg inicialmente, seguida de 2 mg a cada evacuação diarreica subsequente, até a dose diária total de 16 mg. Se houver melhora clínica e não ocorrer diarreia aguda em 48 horas, a *loperamida* deve ser interrompida. As doses diárias máximas recomendadas para crianças são de 3 mg para crianças de 2 a 5 anos, 4 mg para 6 a 8 anos e 6 mg para 8 a 12 anos. A *loperamida* não é recomendada para crianças com menos de 2 anos. A *loperamida* é eficaz contra a diarreia do viajante, usada isoladamente ou em associação com antibióticos. É usada como tratamento auxiliar em várias formas de doença diarreica crônica (inicialmente como para a diarreia aguda, mas geralmente com doses diárias divididas de 4-8 mg/dia) com poucos efeitos adversos. A *loperamida* é mais efetiva no tratamento da diarreia do que o *difenoxilato*. Entretanto, a superdosagem pode causar constipação, depressão do SNC (principalmente em crianças) e íleo paralítico. Além disso, a FDA colocou uma advertência em tarja preta no medicamento, assinalando que exceder a dose recomendada pode resultar em eventos cardíacos, incluindo *torsades de pointes*, parada cardíaca e morte. Nos pacientes com doença inflamatória intestinal ativa envolvendo o cólon (ver Cap. 55), a *loperamida* deve ser usada com muita cautela ou mesmo evitada para prevenir o desenvolvimento de megacólon tóxico.

Difenoxilato e difenoxina *Mecanismo de ação e farmacologia*
O *difenoxilato* e seu metabólito ativo *difenoxina* (ácido difenoxílico) são estruturalmente relacionados com a *meperidina*. Como antidiarreicos, ambos são um pouco mais potentes do que a morfina (Menees et al., 2012). Ambos estão no grupo V de substâncias controladas pela Drug Enforcement Agency, e ambos são coformulados com *atropina* para desencorajar a habituação.

ADME Os dois compostos são extensamente absorvidos por administração oral com pico de concentração dentro de 1 a 2 horas. O *difenoxilato* é rapidamente desesterificado a *difenoxina*, que é eliminada com $t_{1/2}$ de cerca de 12 horas.

Usos terapêuticos e efeitos adversos Ambos são indicados para o tratamento da diarreia. A dose usual para adultos é de dois comprimidos no início (*difenoxilato* ou *difenoxina*), em seguida um comprimido a cada 3 a 4 horas, sem exceder 20 mg/dia (*difenoxilato*) ou 8 mg/dia (*difenoxina*). A diarreia aguda em geral cede em 48 horas se a medicação for eficaz. Se a diarreia crônica não ceder dentro de 10 dias com a dosagem diária máxima, então esses fármacos provavelmente não serão eficazes. O *difenoxilato* também está disponível em solução oral (2,5 mg por 5 mL), que é recomendada para crianças se usada com cautela. Para crianças, a dose inicial é de 0,3 a 0,4 mg/kg/dia em quatro doses fracionadas, até o máximo de 10 mg/dia. Logo que os sintomas estejam controlados, a dosagem deve ser reduzida; se não houver efeito em 48 horas, é provável que será ineficaz. Ambos os fármacos podem causar efeitos no SNC quando administrados em doses maiores (40-60 mg/dia) e, assim, têm potencial de abuso ou dependência. Esses fármacos estão disponíveis em preparações contendo doses pequenas de *atropina* (consideradas subterapêuticas) para desestimular o abuso e a ingestão intencional de superdosagem: 25 μg de sulfato de *atropina* por comprimido com 2,5 mg de *cloridrato de difenoxilato* ou 1 mg de *cloridrato de difenoxina*. Com uso excessivo ou superdosagem, o paciente pode desenvolver constipação e, nos distúrbios inflamatórios do cólon, megacólon tóxico. Em doses altas, esses fármacos causam efeitos no SNC e também efeitos anticolinérgicos provocados pela *atropina* (náuseas, boca seca, visão borrada, etc.) (ver Cap. 11).

Outros opioides Os opioides utilizados para diarreia incluem codeína (em doses de 30 mg, 3 ou 4×/dia) e compostos contendo opioides. O *elixir paregórico* (tintura canforada de ópio) contém o equivalente a 2 mg de *morfina* por 5 mL (0,4 mg/mL); a *tintura de ópio desodorizada*, que é 25 vezes mais potente, contém o equivalente a 50 mg de *morfina* por 5 mL (10 mg/mL). Em alguns casos, as duas tinturas são confundidas na prescrição e na dispensação, causando superdosagens perigosas. A dose antidiarreica da tintura de ópio para adultos é de 0,6 mL (equivalente a 6 mg de *morfina*), quatro vezes ao dia; a dose do *elixir paregórico* para adultos é de 5 a 10 mL (equivalente a 2-4 mg de *morfina*), 1 a 4 vezes ao dia. O *elixir paregórico* é utilizado em crianças na dosagem de 0,25 a 0,5 mL/kg (equivalente a 0,1-0,2 mg de *morfina*/kg), 1 a 4 vezes ao dia.

Encefalinas Encefalinas são opioides endógenos e importantes neurotransmissores entéricos; podem inibir as secreções intestinais sem afetar a motilidade. A *racecadotrila* é um exemplo.

> **Racecadotrila.** *Mecanismo de ação e farmacologia.* A *racecadotrila* (acetorfano), um profármaco, é rapidamente convertida no organismo em tiorfano, um dipeptídeo inibidor da encefalinase (uma endopeptidase neutra [NEP]; EC 3.4.24.11) que não penetra no SNC. Ao inibir a degradação periférica de encefalinas, o tiorfano potencializa os efeitos das encefalinas endógenas no MOR no trato GI, produzindo um efeito antidiarreico; assim, atua predominantemente como agente antissecretor (Thiagarajah et al., 2015). Além das encefalinas, a NEP tem como substratos o neuropeptídeo Y, os peptídeos natriuréticos atrial e cerebral, a substância P e as neurotensinas, entre outros (Erdös e Skidgel, 1989). Assim, a inibição da atividade da encefalinase também pode elevar os níveis desses mensageiros, complicando a interpretação dos efeitos da *racecadotrila* nos sistemas fisiológicos.
>
> **Usos terapêuticos e efeitos adversos.** A *racecadotrila* é indicada contra a diarreia aguda. É administrada por via oral com dose inicial de 100 mg repetida a cada 8 horas, conforme necessário, até resolução da diarreia, por no máximo 7 dias. Para crianças, é dada com solução de reidratação oral de acordo com a massa corporal (1,5 mg/kg, a cada 8 h), até que os sintomas diminuam ou pelo máximo de sete dias. Esse fármaco está disponível em vários países, mas não nos Estados Unidos, e é eficaz e seguro para crianças com diarreia aguda. Produz menos constipação do que a *loperamida* e tem outros efeitos adversos mínimos (cefaleia, prurido).

Agonistas de receptores $α_2$-adrenérgicos

Mecanismo de ação e farmacologia Os agonistas dos receptores $α_2$-adrenérgicos, como a *clonidina*, podem interagir com receptores específicos nos neurônios entéricos e nos enterócitos, estimulando, assim, a absorção e inibindo a secreção de líquidos e eletrólitos, aumentando o tempo de trânsito intestinal. Esses fármacos podem ter utilidade para diabéticos com diarreia crônica.

Usos terapêuticos e efeitos adversos A *clonidina* por via oral (começando com 0,6 mg, 3×/dia) tem sido usada em pacientes diabéticos com diarreia crônica; o uso de uma preparação tópica pode resultar em níveis plasmáticos mais estáveis do fármaco. A *clonidina* também tem sido útil para pacientes com diarreia causada pela abstinência de opioides. Os efeitos adversos, como hipotensão, depressão e sensação de fadiga, podem limitar a dose em pacientes suscetíveis (ver Cap. 14 para detalhes sobre a farmacologia da *clonidina*).

Octreotida e somatostatina

Mecanismo de ação e farmacologia A *octreotida* (ver Cap. 46) é um octapeptídeo análogo à SST eficaz na inibição de diarreia secretora grave causada por tumores secretores de hormônios no pâncreas e no trato GI. A *octreotida* inibe a secreção da serotonina e de vários peptídeos GI. Sua grande utilidade pode ser na "síndrome do *dumping*" observada em alguns pacientes após cirurgia gástrica e piloroplastia, nos quais a *octreotida* inibe a liberação de hormônios (estimulados pela passagem rápida do alimento no intestino delgado) que são responsáveis por efeitos locais e sistêmicos de desconforto. A *octreotida* está amplamente disponível. A SST está disponível em alguns países, mas não nos Estados Unidos.

ADME A *octreotida* tem $t_{1/2}$ de 1 a 2 horas e é administrada por via SC ou IV na forma de *bolus*. O tempo para o pico é de 0,4 hora após injeção SC e 1 hora após injeção intramuscular. É metabolizada no fígado e excretada na urina. A SST tem $t_{1/2}$ plasmática de 1 a 2 minutos.

Usos terapêuticos e efeitos adversos O tratamento inicial padrão com *octreotida* usa doses de 50 a 100 μg, administradas por via SC 2 ou 3 vezes ao dia, com titulação até a dose máxima de 500 μg, 3 vezes ao dia, de acordo com as respostas clínicas e bioquímicas. Também há uma preparação de ação longa de *acetato de octreotida* encerrado em microesferas biodegradáveis para uso no tratamento das diarreias associadas a tumores carcinoides e secretores de VIP, bem como para o tratamento da acromegalia (ver Cap. 46). Essa preparação é injetada por via IM, uma vez por mês, na dose de 20 mg. Podem ocorrer náuseas transitórias, inchaço ou dor nos locais de injeção em curto prazo, com potencial formação de cálculos biliares e hipo ou hiperglicemia em longo prazo. Entretanto, há vários outros efeitos, incluindo cardiovasculares, endócrinos e no SNC.

Sangramento varicoso. A SST e a *octreotida* são eficazes para reduzir o fluxo sanguíneo hepático, a pressão venosa hepática em cunha e o fluxo sanguíneo do sistema ázigo. Esses fármacos contraem as arteríolas esplâncnicas por ação direta na musculatura lisa vascular e por meio da inibição da liberação dos peptídeos que contribuem para a síndrome circulatória hiperdinâmica da hipertensão portal. A *octreotida* também pode atuar por meio do SNA. Em pacientes com sangramento varicoso, o tratamento com *octreotida* geralmente inicia enquanto o paciente aguarda a endoscopia (uma dose em *bolus* de 50 μg, seguida de 50 μg a cada hora, durante 2-5 dias) (Bhutta e Garcia-Tsao, 2015). Devido à sua $t_{1/2}$ curta (1-2 min), a SST só pode ser administrada por infusão IV (*bolus* de 250 μg, seguido de 250 μg a cada hora, durante 2-5 dias). Doses maiores (até 500 μg/h) são mais eficazes e podem ser usadas para pacientes que continuam sangrando com doses menores.

Dismotilidade intestinal A *octreotida* produz efeitos complexos e aparentemente conflitantes na motilidade GI, incluindo inibição da atividade motora do antro e do tônus colônico. Entretanto, também pode induzir rapidamente a atividade da fase III do CMM do intestino delgado e provoca contrações mais rápidas e duradouras que as que ocorrem espontaneamente. Estudos mostraram que a *octreotida* provoca melhora em alguns pacientes com esclerodermia e disfunção do intestino delgado.

Pancreatite Tanto a SST quanto a *octreotida* inibem a secreção pancreática e têm sido utilizadas para a profilaxia e o tratamento da pancreatite aguda (Li et al., 2011). A justificativa para o seu uso é descansar o pâncreas de modo que a inflamação pela produção contínua de enzimas proteolíticas não seja agravada, para reduzir as pressões intraductais e para diminuir a dor. No entanto, ensaios clínicos demonstraram que nenhum dos dois fármacos é eficaz no tratamento da pancreatite aguda, embora a *octreotida* ofereça algum benefício quando administrada de forma profilática para prevenir a pancreatite pós-colangiopancreatografia retrógrada endoscópica.

Etiltelotristate

Mecanismo de ação e farmacologia O *etiltelotristate* reduz a diarreia associada a tumores carcinoides, inibindo a triptofano-hidroxilase, a enzima limitante da velocidade da biossíntese de 5-HT. A secreção de 5-HT estimula a secreção de líquidos e a motilidade do trato GI.

ADME O *etiltelotristate* é absorvido após administração oral e convertido no fármaco ativo *telotristate* por ação de carboxilesterases. Os níveis plasmáticos máximos ocorrem 1 a 3 horas após a ingestão. A depuração acontece com $t_{1/2}$ de 5 horas; ele é eliminado nas fezes.

Usos terapêuticos e efeitos adversos O *telotristate* é administrado em combinação com um análogo da SST para o tratamento da diarreia na síndrome carcinoide. Pode-se administrar uma dose de 250 mg, três vezes ao dia, a pacientes adultos que não são adequadamente controlados apenas com terapia com análogos da somatostatina. Os principais efeitos adversos são constipação, náuseas, cefaleia, aumento dos níveis de gama-glutamiltransferase, depressão, edema periférico, flatulência, redução do apetite e pirexia.

Berberina

A *berberina* é um alcaloide vegetal com ações farmacológicas complexas que incluem efeitos antimicrobianos, estimulação do fluxo biliar, inibição de taquiarritmias ventriculares e possivelmente atividade antineoplásica. É mais usada para tratar diarreias bacterianas e da cólera, mas também parece eficaz contra parasitas intestinais (Menees et al., 2012). Em parte, os efeitos antidiarreicos podem estar relacionados a sua atividade antimicrobiana, assim como a sua capacidade de inibir a contração do músculo liso e retardar o trânsito intestinal por antagonismo dos efeitos da ACh (por mecanismos competitivos e não competitivos) e bloquear a entrada do Ca^{2+} nas células. Além disso, inibe a secreção intestinal. A *berberina* não está aprovada pela FDA para uso nos Estados Unidos.

Fármacos higroscópicos e formadores do bolo fecal

Os coloides ou os polímeros hidrofílicos e pouco fermentáveis, como a *carboximetilcelulose* e a policarbofila cálcica, absorvem água e aumentam o volume fecal (a policarbofila absorve 60 vezes sua massa em água). Em geral, são usados para constipação, mas são úteis às vezes em diarreia episódica aguda e em diarreias crônicas leves em pacientes com SII. Alguns desses fármacos também podem ligar toxinas bacterianas e sais biliares.

Outros fármacos formadores de bolo fecal são *dextranômero e ácido hialurônico*. Microesferas de *dextranômero* são uma rede de grânulos de dextrano-sacarose com grupos hidróxi expostos. Quando esse complexo é aplicado a uma superfície exsudativa de ferida, o exsudato é drenado por forças capilares geradas pelo inchaço dos grânulos. O hialuronato sódico fornece viscosidade e facilita a injeção do *dextranômero*. Este fármaco é licenciado (como dispositivo) para o tratamento da incontinência fecal em adultos. É administrado como quatro injeções submucosa de 1 mL no canal anal, o que pode ser repetido depois de 4 semanas, no mínimo, caso o primeiro tratamento tenha sido inadequado. O principal efeito adverso inclui dor na área de injeção e sangramento.

Sequestradores de ácidos biliares

Colestiramina, colestipol e *colesevelam* ligam-se de maneira eficaz aos ácidos biliares e a algumas toxinas bacterianas (Menees et al., 2012). A *colestiramina* é útil no tratamento da diarreia provocada pelos sais biliares, como ocorre nos pacientes que fizeram ressecção do íleo distal ou após colecistectomia. Nesses pacientes, uma concentração excessiva de sais biliares alcança o cólon e estimula a secreção de água e eletrólitos. Os pacientes que fizeram ressecção ileal ampla (em geral > 100 cm) por fim desenvolvem deficiência de sais biliares, o que pode causar esteatorreia em virtude da formação inadequada dos micélios necessários à absorção das gorduras. Em tais pacientes, o tratamento com *colestiramina* agrava a diarreia. Em pacientes com diarreia persistente apesar do tratamento, a má absorção de ácidos biliares pode ser um fator que contribui para a diarreia induzida por sais biliares. Podem-se administrar *colestiramina* e *colesevelam* sem indicação na bula em uma dose de 4 a 12 g da resina desidratada por dia. Se for eficaz, a dose poderá ser reduzida com o objetivo de conseguir a frequência de evacuações desejada. O uso desses agentes é limitado devido aos efeitos adversos GI, incluindo inchaço, flatulência, desconforto abdominal e constipação, bem como má absorção de vitaminas lipossolúveis e interações medicamentosas.

Crofelêmer

Mecanismo de ação e farmacologia O crofelêmer é uma proantocianidina oligomérica purificada do "sangue do dragão", a seiva avermelhada tipo látex de uma *Euphorbia* sul-americana. Esse extrato botânico é usado para o tratamento da diarreia associada ao tratamento antirretroviral contra HIV/Aids (Crutchley et al., 2010). Não está aprovado contra diarreias infecciosas ou outras diarreias. Esse fármaco sofre absorção sistêmica mínima e atua por meio de inibição do regulador da condutância transmembrana da fibrose cística (CFTR), um canal de Cl^- estimulado pelo AMP cíclico e dos canais de íons cloreto ativados por Ca^{2+} no lado luminal dos enterócitos, reduzindo, assim, a perda de água associada à secreção de cloreto no lúmen.

Usos terapêuticos e efeitos adversos O fármaco é administrado por via oral em adultos (125 mg, 2×/dia). Deve-se excluir a diarreia infecciosa antes de iniciar o tratamento. Os principais efeitos adversos incluem infecção do trato respiratório superior, tosse, flatulência, náuseas, dor articular e nas costas e algumas outras condições GI.

Síndrome do intestino irritável

A SII afeta cerca de 15% da população dos Estados Unidos e da maioria dos outros países ocidentais. Os pacientes podem queixar-se de vários sintomas, entre os quais o mais característico é a dor abdominal recorrente associada à alteração das evacuações. A SII parece resultar de uma combinação variada de distúrbios nas funções viscerais motoras e sensoriais, com frequência associada a distúrbios afetivos significativos (Khan e Chang, 2010; Mayer et al., 2014). Os distúrbios na função intestinal podem ser constipação ou diarreia ou ambos em ocasiões diferentes. Evidências consideráveis sugerem que, nessa síndrome, há um aumento específico da sensibilidade visceral (em oposição à somática) aos estímulos nocivos, bem como aos fisiológicos (Dekel et al., 2013; Mayer et al., 2014).

Muitos pacientes podem ser tratados com suplementação de fibras e restrições dietéticas, evitando principalmente oligo-di-monossacarídeos e polióis fermentáveis (FODMAP, de *fermentable oligo-di-monosaccharides and polyols*), lactose ou glúten; todavia, muitos não podem ser tratados dessa maneira. O tratamento dos sintomas intestinais (seja diarreia ou constipação) é basicamente sintomático e inespecífico usando os fármacos previamente discutidos. Foi sugerido um papel importante para a serotonina na SII com fundamento no seu envolvimento na sensibilização de neurônios nociceptores em condições inflamatórias e seu papel no controle da motilidade e secreção (Dekel et al., 2013). Isso levou ao desenvolvimento de moduladores de receptor específicos para o tratamento da SII, como o antagonista de $5-HT_3$ *alosetrona* e o agonista de $5-HT_4$ *prucaloprida* (ver Fig. 54-2).

Uma classe de fármacos eficaz contra a SII tem sido a dos antidepressivos tricíclicos (ver Cap. 18), que podem ter propriedades neuromoduladoras e analgésicas independentemente do seu efeito antidepressivo (Dekel et al., 2013). Os antidepressivos tricíclicos têm uma longa história de eficácia comprovada no tratamento da dor visceral "funcional" crônica em adultos (uso sem indicação formal na bula [*off label*]). *Amitriptilina*, *nortriptilina*, *imipramina* ou *desimipramina* podem ser usadas em doses menores que as usadas contra a depressão. Doses iniciais de 10 a 25 mg de *amitriptilina*, *nortriptilina* ou *imipramina* ou 12,5 a 25 mg de *desipramina* ao deitar devem ser administradas por 3 a 4 semanas, devido ao início tardio da ação; as doses podem ser aumentadas se forem toleradas e se o paciente responder ao tratamento. Embora geralmente não ocorram alterações de humor nessas doses, pode acontecer alguma diminuição de ansiedade e restabelecimento dos padrões de sono. Os ISRS (ver Caps. 15 e 18) têm menos efeitos adversos e são recomendados particularmente para pacientes com constipação funcional, pois eles podem aumentar a motilidade e até causar diarreia. Entretanto, eles provavelmente não são tão eficazes quanto os antidepressivos tricíclicos no tratamento da dor visceral. O uso de antidepressivos em crianças não é fortemente apoiado por estudos clínicos. Os agonistas α_2-adrenérgicos como a *clonidina* (ver Cap. 14) também podem aumentar a complacência visceral e diminuir a dor causada por distensão.

Alosetrona

Mecanismo de ação e farmacologia

O receptor $5-HT_3$ participa na sensibilização dos neurônios sensitivos espinais, na sinalização vagal das náuseas e nos reflexos peristálticos. Os efeitos clínicos dos antagonistas de $5-HT_3$ incluem a redução global da contratilidade GI com diminuição do trânsito colônico junto com um aumento da absorção de líquidos. A *alosetrona*, um potente antagonista dos receptores $5-HT_3$, inicialmente foi retirada do mercado nos Estados Unidos em virtude da incidência excepcionalmente alta de colite isquêmica (até 3 casos por 1.000 pacientes), levando à intervenção cirúrgica ou mesmo à morte em um pequeno número de pacientes. No entanto, a FDA reaprovou esse fármaco em um sistema de distribuição limitado para mulheres com SII predominantemente diarreica e grave (Camilleri, 2013). O fabricante exige um programa de prescrição que inclua certificação médica, uma educação do paciente elaborada e protocolo de consentimento antes da dispensação.

ADME

A *alosetrona* é rapidamente absorvida do trato GI; sua duração de ação (~ 10 h) é maior do que seria esperado com base em sua $t_{1/2}$ de 1,5 hora. Ela é metabolizada por citocromos P450 (CYP) hepáticas e excretada na urina e nas fezes.

Usos terapêuticos e efeitos adversos

Deve-se iniciar com 1 mg/dia, dividido em duas doses, durante as primeiras 4 semanas e, se tolerado, evoluir para um máximo de 1 mg, duas vezes ao dia, se necessário. Se a resposta for inadequada após 4 semanas com 1 mg, duas vezes ao dia, o tratamento deverá ser suspenso. As reações adversas mais graves são constipação e colite isquêmica, e o tratamento deve ser descontinuado imediatamente no paciente que desenvolve esses sintomas. Outros efeitos adversos incluem náuseas e êmese, desconforto e dor GI, diarreia, flatulência, hemorroidas e outros.

Outros antagonistas da $5-HT_3$ estão disponíveis nos Estados Unidos atualmente e são aprovados contra náuseas e êmese (ver adiante neste capítulo e no Cap. 15).

Eluxadolina

Mecanismo de ação e farmacologia

A *eluxadolina* é um agonista misto de MOR, antagonista de DOR e agonista de KOR (receptor opioide κ). Atua de forma localizada reduzindo a dor abdominal e a diarreia sem provocar constipação nos pacientes com SII. Esses opioides são aprovados pela FDA para o tratamento de adultos com SII com predominância de diarreia (Hornby, 2015).

ADME

O tempo para alcançar o pico de C_p é de 1,5 a 2 horas; sua $t_{1/2}$ é de 3,7 a 6 horas. A via de metabolismo da *eluxadolina* não está bem estabelecida. O fármaco e seus produtos metabólicos são excretados nas fezes.

Usos terapêuticos e efeitos adversos

A dose terapêutica em pacientes com SII com predominância de diarreia e portadores de vesícula biliar é de 100 mg, duas vezes ao dia, junto com as refeições; a dose pode ser reduzida para 75 mg duas vezes ao dia se o paciente não tolerar a dose de 100 mg. Em pacientes sem a vesícula biliar, a dose de *eluxadolina* é de 75 mg, duas vezes ao dia, para diminuir o risco de espasmo do esfíncter de Oddi e complicações potenciais de pancreatite. Não devem receber *eluxadolina* os pacientes com obstrução conhecida ou suspeita do ducto biliar, doença ou disfunção do esfíncter de Oddi ou história de pancreatite ou doença estrutural do pâncreas. Também há risco de constipação, devendo-se suspender o fármaco caso ocorra constipação grave. Há potencial de adição. As principais reações adversas são constipação, náuseas e dor abdominal.

Rifaximina

Mecanismo de ação e farmacologia

Antibióticos não devem ser usados rotineiramente em pacientes com SII, porém a FDA aprovou o inibidor da síntese de RNA bacteriano, a *rifaximina*, um derivado pouco absorvido da *rifamicina*, para a SII com predominância de diarreia (Saadi e McCallum, 2013).

ADME

A *rifaximina* não é adequada para o tratamento de infecções bacterianas sistêmicas, devido à exposição sistêmica limitada após administração oral. A maior parte de uma dose oral de *rifaximina* é recuperada como fármaco inalterado nas fezes. A $t_{1/2}$ e a área sob a curva (AUC) da parte da dose administrada que entra na circulação sistêmica estão aumentadas em pacientes com SII ($t_{1/2}$ de 6 h), e o fármaco é depurado pela ação da CYP3A hepática; os metabólitos são excretados nas fezes.

Usos terapêuticos e efeitos adversos

Em pacientes com SII com predominância de diarreia, a dose terapêutica é de 550 mg, três vezes ao dia, durante 2 semanas. Os pacientes podem ser novamente tratados com esse esquema duas vezes se houver recorrência dos sintomas. As reações adversas incluem náuseas, edema periférico, tontura, fadiga, desenvolvimento de ascite e aumento da alanina-aminotransferase sérica. Se houver piora da diarreia após o tratamento com *rifaximina*, deve ser feita uma avaliação para o desenvolvimento de diarreia infecciosa grave ou enterocolite por *C. difficile*.

Antiespasmódicos

Os **agentes anticolinérgicos** ("espasmolíticos" ou "antiespasmódicos") são administrados a pacientes com SII, porém não devem ser usados em longo prazo. Os fármacos mais comuns dessa classe disponíveis nos Estados Unidos são antagonistas não específicos dos receptores muscarínicos (ver Cap. 11) e incluem as aminas terciárias *diciclomina* e *hiosciamina* e os compostos de amônio quaternário *glicopirrolato* e *metescopolamina* (uso *off-label*). A vantagem dos dois últimos fármacos é que eles atravessam pouco a barreira hematencefálica e, portanto, têm riscos menores de efeitos adversos neurológicos, como tontura, sonolência e nervosismo. Em geral, esses fármacos são administrados de acordo com a necessidade ou antes das refeições para evitar a dor e a urgência fecal que ocorrem em alguns pacientes com SII.

A *diciclomina* é administrada em doses de 20 mg, via oral, a cada 6 horas, aumentando para 40 mg, a cada 6 horas, a menos que os efeitos adversos impeçam. A *hiosciamina* está disponível como comprimido sublingual ou de desintegração oral, como cápsula oral de liberação imediata, comprimidos, elixir e gotas (todos administrados como 0,125-0,25 mg a cada 4 h, conforme necessário) e formas de liberação retardada para uso oral (0,25-0,375 mg a cada 12 h ou 0,375 mg a cada 8 h, conforme necessário), e como injeção IM, IV ou SC (0,25-0,5 mg a cada 4 h, conforme necessário). O *glicopirrolato* raramente é usado, mas está disponível como comprimido de liberação imediata, como solução oral e como injetável; a dose oral é de 1 a 2 mg, 2 ou 3 vezes ao dia, não ultrapassando 6 mg/dia. A *metescopolamina* está disponível em comprimidos de 2,5 mg e 5 mg; a dose é de 2,5 mg, meia hora antes das refeições, e 2,5 a 5 mg, ao deitar.

Outros fármacos

O *cimetrópio* e a *acotiamida* são antagonistas muscarínicos eficazes em pacientes com SII, mas não disponíveis nos Estados Unidos. A *acotiamida* parece promissora para o tratamento da síndrome de desconforto pós-prandial, uma das duas principais formas de dispepsia funcional (Zala et al., 2015). O *brometo de otilônio* é um sal de amônio quaternário com efeitos antimuscarínicos que também parece bloquear os canais de Ca^{2+} e os receptores de neurocinina NK_2; não está disponível nos Estados Unidos. O *cloridrato de mebeverina*, um derivado da hidroxibenzamida, parece ter efeito direto na célula muscular lisa, bloqueando os canais de K^+, Na^+ e Ca^{2+}. A *mebeverina* é usada fora dos Estados Unidos como antiespasmódico; é usada por via oral, 100 a 135 mg, três vezes ao dia, ou 200 mg, duas vezes ao dia, antes das refeições.

Antinauseantes e antieméticos

Náuseas e vômitos

A êmese e a sensação de náuseas que frequentemente a acompanha são vistas geralmente como reflexos protetores que servem para livrar o estômago e os intestinos de substâncias tóxicas (êmese) e prevenir sua ingestão futura (as náuseas servem como um estímulo aversivo não condicionado para aprendizado e memória) (Horn, 2008; Hornby, 2001). O vômito é um processo complexo que parece ser coordenado por um centro de êmese central localizado na formação reticular lateral do tronco encefálico, adjacente à CTZ na área postrema no assoalho do quarto ventrículo e ao núcleo do trato solitário (NTS). A inexistência da barreira hematencefálica na CTZ permite a monitoração constante do sangue e do líquido cerebrospinal para detectar substâncias tóxicas e retransmitir informações ao centro da êmese, que provoca náuseas e vômitos. O centro da êmese também recebe as informações geradas no intestino, principalmente pelo nervo vago (por meio do NTS), mas também dos nervos aferentes esplâncnicos por meio da medula espinal. Dois outros estímulos importantes para o centro da êmese provêm do córtex cerebral (principalmente nas náuseas ou nos vômitos preemptivos) e do aparelho vestibular (na cinetose). A CTZ tem alta concentração de receptores de serotonina (5-HT_3), dopamina (D_2), ACh (muscarínicos M_1), neurocinina (NK_1), canabinoides (CB_1) e opioides. O NTS é rico em receptores para encefalina, histamina e ACh e expressa receptores 5-HT_3. Miríades de agonistas neurotransmissores para esses receptores estão envolvidos nas náuseas e êmese (Fig. 54-6). Os antieméticos geralmente são classificados de acordo com o receptor predominante no qual se propõe que atuem (Tab. 54-4). Para o tratamento e a profilaxia das náuseas e vômitos associados à quimioterapia do câncer, vários antieméticos de diferentes classes farmacológicas podem ser usados em combinação (Tab. 54-5).

A náusea é diferente de êmese e é um efeito adverso de medicações, bem como uma característica comum de doenças, que podem variar desde distúrbios no SNC até distúrbios GI e infecção. Os centros cerebrais envolvidos na sensação de náuseas estão localizados em regiões cerebrais mais altas do que os centros eméticos e incluem os córtices insular, cingulado anterior, orbitofrontal, somatossensorial e pré-frontal. A maioria dos fármacos usados para combater a êmese são relativamente ineficazes na prevenção das náuseas (Andrews e Sanger, 2014).

Antagonistas dos receptores 5-HT_3

Mecanismo de ação e farmacologia Os antagonistas 5-HT_3 são os fármacos mais efetivos para o tratamento das náuseas e vômitos induzidos por quimioterapia e NVPO (náuseas e vômitos pós-operatórios) em adultos e crianças (Andrews e Sanger, 2014; Berger et al., 2017; Navari, 2013). Entretanto, são menos eficazes na supressão de náuseas agudas do que na supressão de êmese aguda, e são ineficazes na redução de náuseas e êmese tardias (24 h depois) e nas náuseas e êmese preemptivas.

A *ondansetrona* é o fármaco prototípico dessa classe. Outros agentes dessa classe incluem os antagonistas de primeira geração, *granisetrona*, *dolasetrona* (não disponível nos EUA ou Canadá) e *tropisetrona* (não disponível nos EUA) e o antagonista de segunda geração, *palonosetrona*. A *palonosetrona* tem maior afinidade pelo receptor, $t_{1/2}$ mais longa e demonstra superioridade em relação aos antagonistas de primeira geração (Navari, 2014).

Os receptores 5-HT_3 estão presentes em várias estruturas críticas envolvidas na êmese, incluindo os aferentes vagais, o NTS (que recebe estímulos dos aferentes vagais) e a própria área postrema (ver Fig. 54-6). A serotonina é liberada pelas células enterocromafins do intestino delgado em resposta a quimioterápicos e estimula os aferentes vagais (via receptores 5-HT_3) para iniciar o reflexo do vômito. As concentrações mais altas dos receptores 5-HT_3 no SNC são encontradas no NTS e na CTZ, e os antagonistas dos receptores 5-HT_3 podem suprimir as náuseas e os vômitos por sua ação nesses locais.

ADME Esses fármacos são bem absorvidos no trato GI e têm início de ação rápido. A *ondansetrona* é amplamente metabolizada no fígado pelas CYP1A2, CYP2D6 e CYP3A4, seguido de conjugação com glicuronídeo ou sulfato. A $t_{1/2}$ é de 3 a 6 horas. Os pacientes com disfunção

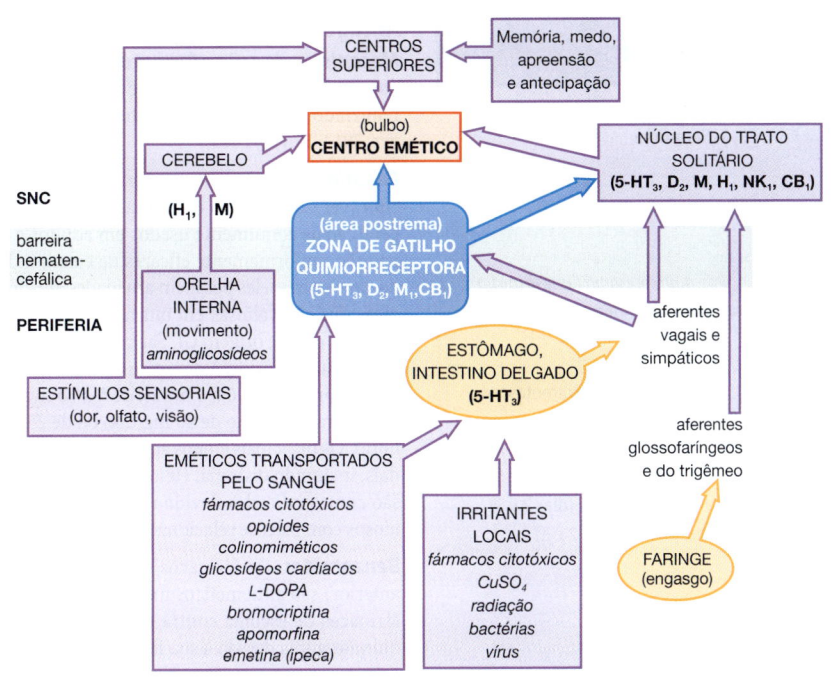

Figura 54-6 *Farmacologia dos estímulos eméticos.* Várias vias de sinalização transmitem estímulos da periferia ao centro emético. Os estimulantes dessas vias estão em *itálico*. Essas vias envolvem neurotransmissores específicos e seus receptores (em **negrito**). Os receptores ilustrados são de dopamina (D_2), ACh (muscarínicos, M), histamina (H_1), canabinoides (CB_1), substância P (NK_1) e serotonina (5-HT_3). Alguns desses receptores também podem mediar a sinalização no centro emético.

hepática têm depuração plasmática reduzida, e é recomendável ajustar a dose. A *granisetrona* também é metabolizada predominantemente pelo fígado pela família CYP3A e tem $t_{1/2}$ de 6 a 9 horas, dependendo da via de administração. A *dolasetrona* é convertida rapidamente pela carbonil-redutase plasmática em seu metabólito ativo hidrodolasetrona. Em seguida, uma parte desse composto sofre metabolismo adicional pelas CYP2D6 e CYP3A4 no fígado, embora cerca de 33% sejam excretados sem alterações na urina. A $t_{1/2}$ do metabólito ativo hidrodolasetrona é de 6 a 8 horas. A *palonosetrona* é metabolizada principalmente pela CYP2D6; as formas metabolizada e inalterada são excretadas na urina em proporções praticamente iguais. A $t_{1/2}$ após injeção intravenosa é de cerca de 40 horas em adultos. Os efeitos antieméticos desses fármacos persistem muito tempo após o seu desaparecimento da circulação, sugerindo a sua contínua interação no nível do receptor; esses fármacos necessitam de apenas uma administração diária para serem efetivos.

Usos terapêuticos e efeitos adversos Esses fármacos são mais eficazes para o tratamento das náuseas induzidas pela quimioterapia e das náuseas secundárias à irradiação do abdome superior. São também efetivos contra a hiperêmese da gravidez e NVPO, mas não contra a cinetose. Ao contrário dos outros fármacos desse grupo, a *palonosetrona* também pode ser útil na êmese tardia, talvez em virtude de sua $t_{1/2}$ longa. Os fármacos desse grupo estão disponíveis em comprimidos, solução oral e preparações IV injetáveis. A *palonosetrona* em associação com o antagonista de receptor NK_1 *netupitanto* (ver discussão a seguir) é aprovada pela FDA para o tratamento de náuseas e vômitos agudos e tardios. Essa combinação é altamente eficaz quando associada ao corticosteroide *dexametasona* (ver discussão a seguir). Para os pacientes em tratamento quimioterápico contra câncer, esses fármacos podem ser administrados em dose IV única (Tab. 54-6), infundida durante 15 minutos, começando 30 minutos antes da quimioterapia, ou em 2 ou 3 doses fracionadas, das quais a primeira geralmente é administrada 30 minutos antes, e as doses seguintes a intervalos variados depois da quimioterapia. Os fármacos também podem ser administrados por via IM (apenas a *ondansetrona*) ou por via oral. A *granisetrona* está disponível como formulação transdérmica, que é aplicada 24 a 48 horas antes da quimioterapia e mantida por até 7 dias (ver Tab. 54-6). Para o tratamento da NVPO, a *ondansetrona* é considerada como padrão-ouro (Gan et al., 2020). É administrada em dose de 4 mg por via intravenosa ou comprimido de 8 mg por via oral. Outros antagonistas de 5-HT_3 também são usados para o tratamento da NVPO: a *dolasetrona* é administrada na dose de 12,5 mg por via intravenosa, a *granisetrona*, na dose de 0,35 a 3 mg por via intravenosa, e a *palonosetrona*, na dose de 0,075 mg por via intravenosa (Gan et al., 2020).

Em geral, esses fármacos são muito bem tolerados, e os efeitos adversos mais comuns são constipação e diarreia, cefaleia e leve tontura. Alterações no intervalo do ECG (prolongamento de QT) constituem uma característica dos antagonistas de primeira geração. A *dolasetrona* na forma injetável é contraindicada para terapia profilática das náuseas e vômitos induzidos por quimioterapia; a forma oral está associada

TABELA 54-4 ■ CLASSIFICAÇÃO GERAL DOS AGENTES ANTIEMÉTICOS

CLASSE DO ANTIEMÉTICO	EXEMPLOS	MAIS EFICAZ PARA
Antagonistas do receptor 5-HT_3[a]	Ondansetrona	Êmeses induzidas por substâncias citotóxicas
Antagonistas dos receptores dopaminérgicos de ação central	Metoclopramida[b] Prometazina[c]	
Agonistas dos receptores dos canabinoides	Dronabinol, nabilona	
Antagonistas do receptor da neurocinina	Aprepitanto	Êmeses induzidas por substâncias citotóxicas (vômitos tardios)
Antagonistas H_1 da histamina Antagonistas dos receptores muscarínicos	Ciclizina Hioscina (escopolamina)	Êmese vestibular (cinetose)

[a]Os fármacos mais eficazes para o tratamento das náuseas e êmeses induzidas pela quimioterapia são os antagonistas do receptor 5-HT_3 e a metoclopramida. Além da sua utilização isolada, com frequência esses fármacos são associados a outros para ampliar a eficácia e reduzir a incidência dos efeitos adversos. Ver Tabela 54-5.
[b]Também tem alguma atividade periférica nos receptores 5-HT_3.
[c]Também tem alguma atividade anti-histamínica e anticolinérgica.

TABELA 54-5 ■ AGENTES ANTIEMÉTICOS NA QUIMIOTERAPIA DO CÂNCER[a]

Baixo risco de êmese: Pré-quimioterapia	**Pós-quimioterapia (êmese tardia)**
• Dexametasona • Metoclopramida ± difenidramina • Proclorperazina ± lorazepam	• Nenhuma

Risco moderado de êmese: Pré-quimioterapia	**Pós-quimioterapia (êmese tardia)**
• Antagonista de 5-HT$_3$ + dexametasona • Aprepitanto + antagonista de 5-HT$_3$ + dexametasona • Fosaprepitanto + antagonista de 5-HT$_3$ + dexametasona • Rolapitanto + antagonista de 5-HT$_3$ + dexametasona • Netupitanto/palonosetrona + dexametasona • Olanzapina + palonosetrona + dexametasona	• Dexametasona ou monoterapia com antagonista de 5-HT$_3$ (dias 2 e 3) • Aprepitanto ± dexametasona (dias 2 e 3) • ± Dexametasona (dias 2 e 3) • ± Dexametasona (dias 2 e 3) • ± Dexametasona (dias 2 e 3) • Olanzapina (dias 2 e 3)

Alto risco de êmese: Pré-quimioterapia	**Pós-quimioterapia (êmese tardia)**
• Aprepitanto + antagonista de 5-HT$_3$ + dexametasona • Fosaprepitanto + antagonista de 5-HT$_3$ + dexametasona • Rolapitanto + antagonista de 5-HT$_3$ + dexametasona • Netupitanto/palonosetrona + dexametasona • Olanzapina + palonosetrona + dexametasona • Aprepitanto ou fosaprepitanto + Antagonista de 5-HT$_3$ + dexametasona + olanzapina	• Aprepitanto (dias 2 e 3) ± dexametasona (dias 2-4) • Dexametasona (dia 2), dexametasona duas vezes ao dia (dias 3 e 4) • Dexametasona (dias 2-4) • Dexametasona (dias 2-4) • Olanzapina (dias 2-4) • Aprepitanto (dias 2 e 3) se for administrado no dia 1 • + dexametasona (dias 2-4) + olanzapina (dias 2-4)

[a]Recomendações e doses específicas são ajustadas ao paciente e ao esquema quimioterápico. Para informações atualizadas, consulte o site do National Cancer Institute (busque por Cancer Topics: Nausea and Vomiting). Alguns pacientes se beneficiam dos canabinoides (dronabinol e nabilona) com ou sem uma fenotiazina ou dexametasona.
Fonte: NCCN Guidelines Insights: Antiemesis, Version 2. 2017 (Berger et al., 2017).

Antagonistas dos receptores da dopamina

Mecanismo de ação e farmacologia O principal mecanismo de ação dos antagonistas da dopamina é o antagonismo no receptor D$_2$ na CTZ, reduzindo a liberação do neurotransmissor excitatório (Andrews e Sanger, 2014; Kovac, 2013).

Fenotiazinas A *proclorperazina* e, em menor extensão, a *clorpromazina* (ver Cap. 19) são os antinauseantes e antieméticos de "propósito geral" mais comumente usados em adultos e crianças. Esses fármacos não são uniformemente eficazes na êmese induzida por quimioterapia do câncer, mas eles possuem atividades anti-histamínicas e anticolinérgicas que são valiosas em outras formas de náuseas e êmese, como a cinetose e as de origem GI. São apresentados como comprimidos, injetáveis e supositórios. A dosagem típica de *proclorperazina* é de 5 a 10 mg por via oral a cada 6 a 8 horas, de 5 a 10 mg IM, 2,5 a 10 mg IV a cada 3 a 4 horas (máximo de 40 mg/dia) ou de 25 mg por via retal, a cada 12 horas. Os principais efeitos adversos consistem em reações extrapiramidais, incluindo distonia, efeitos cardíacos e hipotensão. Esses fármacos são contraindicados devido ao aumento da mortalidade em pacientes idosos com psicose relacionada a demência.

Benzamidas Os fármacos procinéticos benzamidas (ver discussão anterior) são antieméticos moderadamente úteis, mas não são mais os fármacos de escolha contra náuseas e vômitos agudos induzidos por quimioterapia devido à sua falta de eficácia e perfil de efeitos adversos. Entretanto, a ação antiemética aumenta seu valor no tratamento de distúrbios motores GI, e a *metoclopramida* é útil no tratamento da êmese tardia. A *amissulprida* é um derivado da benzamida e um antipsicótico atípico (ver Cap. 19). Recentemente, foi aprovada nos Estados Unidos em adultos para prevenção de NVPO, isoladamente ou em combinação com um antiemético de classe diferente, bem como para tratamento da NVPO em indivíduos que receberam profilaxia antiemética com um agente de classe diferente ou que não receberam profilaxia. É administrada em dose única de 5 mg por via intravenosa para prevenção da NVPO ou em dose única de 10 mg por via intravenosa no tratamento dessa condição. A *amissulprida* é contraindicada para pacientes com arritmias/distúrbios de condução cardíaca preexistentes, anormalidades eletrolíticas, insuficiência cardíaca congestiva ou comprometimento renal e para pacientes em uso de outros fármacos (p. ex., *ondansetrona*) que causam prolongamento do intervalo QT.

Butirofenonas A butirofenona *droperidol* é usada para o tratamento da NVPO, enquanto o *haloperidol* é usado como agente adjuvante para náuseas e vômitos em contexto paliativo em pacientes com câncer, bem como para tratamento agudo da síndrome de hiperêmese por canabinoides (*off-label*). O *droperidol* é administrado em dose única de 0,625 a 1,25 mg IV no final da cirurgia para prevenção de NVPO. Seu uso declinou devido a advertências em tarja preta (para o uso em doses muito mais altas). Entretanto, os riscos com as doses usadas no tratamento da NVPO parecem baixos (Gan et al., 2020). O *haloperidol* é administrado em dose única de 5 mg IV ou IM para o tratamento da síndrome de hiperêmese por canabinoides e na dose de 0,5 a 5 mg (por diversas vias de administração) para pacientes com câncer. Os efeitos adversos potenciais

a um menor risco de prolongamento do intervalo QT, porém o risco ainda está presente. A *palonosetrona* parece não aumentar o intervalo QT (Gonullu et al., 2012). Esses fármacos também estão associados à síndrome serotoninérgica e devem ser usados com cautela se o paciente estiver utilizando outra medicação, como ISRS, que possa aumentar os níveis de serotonina.

TABELA 54-6 ■ ANTAGONISTAS DE 5-HT$_3$ PARA NÁUSEAS/ÊMESE INDUZIDAS POR QUIMIOTERAPIA

FÁRMACO	NATUREZA QUÍMICA	INTERAÇÕES COM OS RECEPTORES	$t_{1/2}$	DOSE PARA ADULTOS
Ondansetrona	Derivado do carbazol	Antagonista de 5-HT$_3$, antagonista de 5-HT$_4$ fraco	3-4 h	16-24 mg (por via oral); 8-16 mg (IV)
Granisetrona	Indazol	Antagonista de 5-HT$_3$	5-9 h	2 mg (via oral); 0,01 mg/kg (máx. 1 mg IV), 10 mg (via subcutânea); adesivo transdérmico de 3,1 mg/24 h
Dolasetrona (não aprovada nos Estados Unidos)	Porção indol	Antagonista de 5-HT$_3$	7-8 h	100 mg (via oral)
Palonosetrona	Isoquinolina	Antagonista de 5-HT$_3$; desse grupo, é o que tem a maior afinidade pelo receptor 5-HT$_3$	37-48 h	0,25 mg (IV)

IV, intravenosa.
Fonte: NCCN Guidelines Insights: Antiemesis, Version 2.2017 (Berger et al., 2017).

incluem prolongamento do intervalo QT, sedação, sintomas extrapiramidais, síndrome neuroléptica maligna e hipotensão. Consulte o Capítulo 19 para mais detalhes sobre esses fármacos.

Olanzapina A *olanzapina* é um antipsicótico atípico (de segunda geração) que é antagonista de receptores da dopamina (D_{1-4}) e $5-HT_2$ (ver Caps. 15 e 19). É um fármaco eficaz para a prevenção de náuseas e êmeses tardias associadas à quimioterapia (uso sem indicação formal na bula [*off label*]; usado em combinação com um corticosteroide e um antagonista de $5-HT_3$) (Fonte et al., 2015). Também está se tornando relevante para o tratamento de náuseas e vômitos refratários, não induzidos por quimioterapia. É administrada por via oral, 10 mg, uma vez ao dia por 3 a 5 dias, iniciando no dia 1 da quimioterapia; ou 5 mg, uma vez ao dia, durante 2 dias antes da quimioterapia, seguido de 10 mg, uma vez ao dia (começando no dia da quimioterapia), por 3 a 8 dias. As reações adversas são extensas, incluindo várias no SNC, cardiovasculares e metabólicas, descritas no Capítulo 19.

Anti-histamínicos

Os antagonistas da histamina H_1 são úteis principalmente para a cinetose e a NVPO (náuseas e vômitos pós-operatórios). Atuam nos aferentes vestibulares e dentro do tronco encefálico. *Ciclizina, meclizina, prometazina* e *difenidramina* são alguns exemplos desse grupo de fármacos. A *ciclizina* exerce efeitos anticolinérgicos adicionais, que podem ser úteis aos pacientes com câncer no abdome. A sedação sempre é um efeito adverso comum desses fármacos. Para uma discussão detalhada desses fármacos, consulte o Capítulo 43.

Fármacos anticolinérgicos

O antagonista dos receptores muscarínicos mais utilizado contra a cinetose é a *escopolamina*, que pode ser injetada na forma de bromidrato, mas, em geral, é administrada como base livre na forma de adesivo transdérmico (1,5 mg, a cada 3 dias). Sua principal utilidade é a prevenção e o tratamento da cinetose, com alguma atividade nas náuseas e nos vômitos pós-operatórios. Contudo, os anticolinérgicos geralmente não têm utilidade nas náuseas induzida por quimioterapia. Os principais efeitos adversos são boca seca, distúrbios visuais e sedação.

Antagonistas dos receptores de neurocinina

Mecanismo de ação e farmacologia As náuseas e os vômitos associados à quimioterapia emetogênica (ver Caps. 69-73) têm dois componentes: uma fase aguda, que é experimentada universalmente (dentro de 24 h após a quimioterapia), e uma fase tardia, que afeta apenas alguns pacientes (nos dias 2-5). Os antagonistas dos receptores $5-HT_3$ não são muito eficazes contra a êmese tardia. Entretanto, antagonistas dos receptores NK_1, os receptores para o neuropeptídeo substância P, como o *aprepitanto* (e sua formulação parenteral *fosaprepitanto*), têm efeito antiemético nas náuseas tardias e melhoram a eficácia de regimes antieméticos padrão em pacientes que recebem ciclos múltiplos de quimioterapia (Aapro et al., 2015). Um novo antagonista NK_1 altamente seletivo, o *rolapitanto*, com $t_{1/2}$ plasmática excepcionalmente longa (180 h), foi aprovado pela FDA para prevenção da êmese tardia induzida por quimioterapia.

Aprepitanto O antagonista da NK_1 *aprepitanto* é geralmente administrado com um antagonista de $5-HT_3$ e *dexametasona*.

ADME Após absorção, o *aprepitanto* liga-se extensamente às proteínas do plasma (> 95%); é metabolizado principalmente pela CYP3A4 hepática e excretado nas fezes; sua $t_{1/2}$ é de 9 a 13 horas. O *aprepitanto* tem potencial para interagir com outros substratos da CYP3A4, requerendo ajuste da dosagem dos outros fármacos, incluindo *dexametasona, metilprednisolona* (cuja dose precisa ser diminuída em 50%) e *varfarina*.

Usos terapêuticos e efeitos adversos O *aprepitanto* é contraindicado em pacientes que recebem *cisaprida, terfenadina, astemizol* ou *pimozida*, nos quais foi relatado um prolongamento do intervalo QT potencialmente fatal. O *aprepitanto* é apresentado em cápsulas de 40, 80 e 125 mg e administrado por 3 dias para a quimioterapia alta ou moderadamente emetogênica, juntamente com um antagonista de $5-HT_3$ e *dexametasona*. A forma injetável, *fosaprepitanto*, na dose de 150 mg, pode substituir a primeira dose de *aprepitanto* no início de regime de 3 dias. A dosagem recomendada de *aprepitanto* em adultos para a quimioterapia moderada e altamente emetogênica é de 125 mg administrada 1 hora antes da quimioterapia no dia 1, seguida de 80 mg uma vez ao dia pela manhã, nos dias 2 e 3 do esquema de tratamento. O *aprepitanto* e o *fosaprepitanto* são usados para o tratamento das NVPO por via oral (*aprepitanto*, 40-125 mg) ou por via intravenosa (*fosaprepitanto*, 150 mg) (Gan et al., 2020).

Rolapitanto O *rolapitanto* é um antagonista potente dos receptores de NK_1, administrado com um antagonista de $5-HT_3$ e *dexametasona* para auxiliar na prevenção de náuseas e vômitos tardios induzidos pela quimioterapia.

ADME Após uma dose oral única de 180 mg, o *rolapitanto* é bem absorvido com pico de C_p em 4 horas e $t_{1/2}$ de cerca de 180 horas. O *rolapitanto* é metabolizado principalmente pela CYP3A4, formando um metabólito ativo, o M19 (*rolapitanto* C4-pirrolidina-hidroxilado). O M19 tem $t_{1/2}$ de cerca de 158 horas. O *rolapitanto* é eliminado principalmente por via hepática/biliar.

Usos terapêuticos e efeitos adversos Uma dose única de 180 mg é administrada por via oral, 1 a 2 horas antes da quimioterapia (junto com antagonista de $5-HT_3$ e *dexametasona*). Os efeitos adversos incluem neutropenia, soluços, diminuição do apetite e tonturas. O *rolapitanto* é um inibidor moderado da CYP2D6 e dos transportadores de glicoproteína P e proteína de resistência do câncer de mama (BCRP, de *breast cancer resistance protein*). É contraindicado em pacientes que recebem fármacos que são substratos da CYP2D6, como *tioridazina* ou *pimozida*. Um aumento significativo da concentração de *tioridazina* no plasma pode resultar em prolongamento do QT e *torsades de pointes*.

Combinação de netupitanto e palonosetrona Foi aprovada uma combinação de antagonista do receptor NK_1 mais um antagonista do receptor de $5-HT_3$ (*netupitanto* e *palonosetrona*) (Abramovitz e Gaertner, 2016).

ADME Essa combinação é bem absorvida; os fármacos têm tempo até o pico de C_p similar (5 h) e $t_{1/2}$ muito longas (*netupitanto*, ~ 80 h; *palonosetrona*, ~ 48 h). São excretados nas fezes e na urina. O *netupitanto* é extensamente metabolizado pela CYP3A4 (principal) e CYP2C9 e CYP2D6 (menor) a metabólitos ativos. A *palonosetrona* é metabolizada em cerca de 50% no fígado a metabólitos inativos.

Usos terapêuticos e efeitos adversos Uma única cápsula é administrada por via oral, 1 hora antes da quimioterapia (junto com *dexametasona*, em doses variáveis conforme o tipo de quimioterapia). Os efeitos adversos são os mesmos dos antagonistas de $5-HT_3$ (ver discussão anterior).

Canabinoides

A *Cannabis* tem sido amplamente usada medicinalmente, inclusive para o tratamento das náuseas e dos vômitos. É um tratamento efetivo, particularmente para náuseas, embora seu uso seja limitado, devido a seus efeitos colaterais psicotrópicos (Sharkey et al., 2014). Consulte o Capítulo 26 para obter mais detalhes sobre a farmacologia da *Cannabis* e dos canabinoides. São utilizados dois canabinoides, o *dronabinol* e a *nabilona*, para o tratamento das náuseas e vômitos.

Dronabinol Mecanismo de ação e farmacologia O *dronabinol* (Δ-9-tetra-hidrocanabinol) é um canabinoide natural que pode ser sintetizado ou extraído de uma planta, a maconha (*Cannabis sativa*). O mecanismo da ação antiemética do *dronabinol* está relacionado com a estimulação dos receptores canabinoides do subtipo CB_1 nos neurônios da CTZ e centro emético e ao redor deles (ver Fig. 54-6) (Sharkey et al., 2014).

ADME O *dronabinol* é um composto altamente lipossolúvel e absorvido rapidamente por administração oral; o início da ação ocorre em 1 hora e os níveis máximos são atingidos em 2 a 4 horas. Sofre extenso metabolismo de primeira passagem com biodisponibilidade sistêmica limitada após doses únicas (apenas 10-20%). O principal metabólito ativo é o 11-OH-Δ-9-tetra-hidrocanabinol. Esses metabólitos são excretados principalmente por via biliar-fecal e apenas 10 a 15% são excretados na urina. O *dronabinol* e seus metabólitos ligam-se amplamente (> 95%) às proteínas plasmáticas. Em vista desse volume de distribuição amplo, uma única dose do *dronabinol* pode resultar em níveis detectáveis dos metabólitos por várias semanas.

Usos terapêuticos e efeitos adversos O *dronabinol* é um fármaco profilático útil para pacientes que estão fazendo quimioterapia contra o câncer, quando os outros antieméticos são ineficazes. Além disso, pode estimular o apetite e tem sido usado em pacientes com Aids e anorexia. Como antiemético, o *dronabinol* é administrado na dose inicial de 5 mg/m², 1 a 3 horas antes da quimioterapia e, em seguida, a cada 2 a 4 horas até completar o total de 4 a 6 doses. Se isso for inadequado, podem ser feitos aumentos graduais até o máximo de 15 mg/m² por dose. Para as demais indicações, a dose inicial habitual é de 2,5 mg duas vezes ao dia, que pode ser titulada até o máximo de 20 mg/dia.

O *dronabinol* tem efeitos complexos no SNC, incluindo atividade simpaticomimética central proeminente. Isso pode causar palpitações, taquicardia, vasodilatação, hipotensão e injeção conjuntival (olhos injetados de sangue). A supervisão do paciente é necessária, porque podem ocorrer sensações ("*highs*") semelhantes às produzidas pela maconha (p. ex., euforia, sonolência, afastamento, tontura, ansiedade, nervosismo, pânico, etc.), assim como efeitos mais perturbadores, como reações paranoides e anormalidades do pensamento. Depois da interrupção repentina do tratamento com *dronabinol*, pode haver uma síndrome de abstinência evidenciada por irritabilidade, insônia e agitação. Devido à sua alta afinidade pelas proteínas plasmáticas, o *dronabinol* pode deslocar outros fármacos ligados às proteínas plasmáticas, razão pela qual pode ser necessário ajustar suas doses. O *dronabinol* deve ser prescrito com muita cautela a pacientes com história de uso abusivo de substâncias (álcool, drogas, medicamentos), porque ele também pode ser utilizado abusivamente nesses casos.

Nabilona Mecanismo de ação e farmacologia A *nabilona* é um canabinoide sintético com modo de ação similar ao do *dronabinol*.

ADME A *nabilona* é altamente lipossolúvel e rapidamente absorvida após administração oral; o início da ação ocorre em 1 hora e a concentração máxima é alcançada em 2 horas. A $t_{1/2}$ é de cerca de 2 horas para o composto original e 35 horas para os metabólitos. Os metabólitos são excretados principalmente por via biliar-fecal (60%) e apenas cerca de 25% na urina.

Usos terapêuticos e efeitos adversos A *nabilona* é útil na profilaxia de pacientes submetidos a quimioterapia para o câncer quando outros antieméticos não são eficazes. Pode-se administrar uma dose (1-2 mg) na noite anterior à quimioterapia; a dosagem habitual começa 1 a 3 horas antes do tratamento e, em seguida, a cada 8 a 12 horas durante a quimioterapia e por mais 2 dias após a sua conclusão. Os efeitos adversos são amplamente similares aos do *dronabinol* com ação significativa no SNC em mais de 10% dos pacientes. Efeitos cardiovasculares, GI e outros também são comuns e, junto com as ações no SNC, limitam a utilidade desse fármaco.

Glicocorticoides e anti-inflamatórios

Os glicocorticoides, como a *dexametasona*, podem ser coadjuvantes úteis (ver Tab. 54-5) no tratamento das náuseas em pacientes com câncer generalizado, possivelmente porque suprimem a inflamação peritumoral e a produção de prostaglandinas. Foi sugerido um mecanismo semelhante para explicar os efeitos benéficos dos AINE nas náuseas e nos vômitos induzidos por radioterapia sistêmica (Chu et al., 2014). A *dexametasona* é administrada em doses entre 4 e 10 mg para o tratamento das náuseas e vômitos pós-operatórios (Gan et al., 2020) e entre 12 e 20 mg para o tratamento das náuseas e vômitos induzidos por quimioterapia (Berger et al., 2017). Para uma discussão detalhada desses fármacos, consulte o Capítulo 50.

Benzodiazepínicos

Os benzodiazepínicos como o *lorazepam* e o *alprazolam* não são antieméticos muito eficazes, mas seus efeitos sedativos, amnésicos e ansiolíticos podem ser úteis para reduzir o componente preemptivo das náuseas e dos vômitos desses pacientes. Para uma discussão detalhada desses fármacos, consulte o Capítulo 22.

Soluções de carboidratos fosforadas

Soluções aquosas de venda livre à base de *glicose, frutose* e *ortofosfóricas* estão disponíveis para aliviar as náuseas. Essas soluções são administradas por via oral (15-30 mL para adultos; 5-10 mL para crianças; repetidas a cada 15 min até obter alívio dos sintomas; não podem ser tomadas mais de cinco doses). O mecanismo de ação não é claro.

Succinato de doxilamina e piridoxina

Mecanismo de ação e farmacologia As náuseas ocorrem geralmente no primeiro estágio da gestação. Podem ou não ser acompanhadas de êmese. O manejo dessa condição depende da gravidade dos sintomas, que geralmente se resolvem no evoluir da gestação independentemente da sua gravidade. A *piridoxina* (vitamina B₆) alivia as náuseas leves a moderadas, e sua eficácia aumenta quando associada ao antagonista da histamina H₁ *doxilamina* (Fantasia, 2014). Considerando as advertências associadas ao uso de medicamentos antináusea no início da gravidez, os leitores podem querer rever o histórico dessa combinação de medicamentos; consulte o trabalho de Slaughter et al. (2014).

ADME A *doxilamina* é metabolizada no fígado por N-desalquilação. Tem $t_{1/2}$ de 10 a 12 horas e é excretada na urina. A *piridoxina* é bem absorvida e tem uma $t_{1/2}$ de 2 a 3 semanas.

Usos terapêuticos e efeitos adversos Essa associação fármaco-vitamina é utilizada para o tratamento das náuseas e êmese da gestação. Inicialmente, 2 comprimidos de liberação tardia (um total de 20 mg de *doxilamina* e 20 mg de *piridoxina*) são ingeridos ao deitar. Pode-se aumentar a dose para 4 comprimidos por dia, quando necessário, para náuseas mais intensas (1 comprimido pela manhã, 1 comprimido à tarde e 2 comprimidos ao deitar). Os principais efeitos adversos incluem sedação, boca seca, tontura leve e constipação.

Outros distúrbios GI

Fibrose cística, pancreatite crônica e esteatorreia
Enzimas pancreáticas

A *pancreatite crônica* é uma síndrome debilitante que causa sinais e sintomas decorrentes da perda das funções glandulares (endócrina e exócrina) e da inflamação (dor). O tratamento farmacológico tem por objetivo a prevenção da má absorção e o alívio da dor (Trang et al., 2014). A *fibrose cística* é um distúrbio genético que afeta a secreção exócrina. Ocorre insuficiência pancreática exócrina na maioria dos pacientes com formas mais graves de fibrose cística. A terapia farmacológica é usada para tratar esses pacientes (Somaraju e Solis-Moya, 2014).

Preparações enzimáticas As enzimas pancreáticas (lipase, amilase e proteases) são secretadas juntas; portanto, a lipase pode ser usada para titular as doses de suplementos de enzimas pancreáticas que normalmente são prescritas com base no conteúdo de lipase. Somente a *pancrelipase* está licenciada para comercialização nos Estados Unidos. Os seis produtos de *pancrelipase* disponíveis no mercado diferem no seu conteúdo de lipase, protease e amilase, não sendo, portanto, intercambiáveis.

Tratamento de reposição para má absorção A má absorção de gordura (*esteatorreia*) e a má digestão das proteínas ocorrem quando o pâncreas perde mais de 90% da sua capacidade de produzir enzimas digestivas. Isso ocorre na pancreatite crônica, após pancreatectomia ou na fibrose cística. A diarreia e a má absorção resultantes podem ser corrigidas se forem liberadas 90.000 unidades USP de lipase pancreática no duodeno em um período de 4 horas, durante e depois das refeições. Como alternativa, pode-se titular a dose pelo teor de gordura da dieta, pois são necessárias cerca de 8.000 unidades USP de atividade da lipase para cada 17 g de gordura dietética. As preparações disponíveis de enzimas pancreáticas contêm 3.000 a 40.000 unidades USP de lipase, 10.000 a 136.000 unidades USP de protease e 15.000 a 218.000 unidades USP de amilase. Em adultos e crianças com mais de 4 anos de idade, a dose inicial de lipase é de 500 unidades USP/kg por refeição, aumentando até 2.500 unidades USP/kg por refeição. Crianças com menos de 4 anos têm maior necessidade de lipase, e as doses iniciais são maiores. Há também regimes de dosagem especial para lactentes. Em todos os casos, a dose de lipase não deve exceder a recomendação máxima e, em geral, não deve ultrapassar 2.500 unidades USP/kg por refeição ou 10.000 unidades USP/kg/dia.

Enzimas para dor A dor é outro sintoma importante da pancreatite crônica. As razões para seu tratamento com enzimas pancreáticas baseiam-se no princípio da inibição por retroalimentação negativa do pâncreas, em virtude da presença das proteases duodenais. A liberação de CCK, o principal secretagogo das enzimas pancreáticas, é desencadeada pelo peptídeo monitor da liberação da CCK no duodeno, que normalmente é desnaturado pela tripsina pancreática. Na pancreatite crônica, a deficiência de tripsina resulta na ativação persistente desse peptídeo e na liberação aumentada de CCK, que parece causar a dor pancreática em virtude da estimulação contínua da secreção das enzimas pancreáticas e da elevação da pressão dentro dos ductos. Por essa razão, a liberação de proteases ativas no duodeno (que pode ser alcançada confiavelmente apenas com as preparações não revestidas) é importante para a interrupção desse ciclo. Embora a reposição enzimática esteja firmemente incorporada ao tratamento da pancreatite dolorosa, as evidências que apoiam essa prática são, no mínimo, questionáveis.

Efeitos adversos Apesar de as enzimas não serem absorvidas e serem excretadas nas fezes, há efeitos adversos, que incluem cefaleia e dor abdominal; entretanto, as preparações de enzimas pancreáticas são extremamente bem toleradas pelos pacientes. Os pacientes com fibrose cística podem desenvolver hiperuricosúria e também existem relatos de má absorção de folato e ferro.

Cálculos biliares e colangite biliar primária
Ácidos biliares

Os ácidos biliares e seus conjugados são sintetizados a partir do colesterol no fígado. Os ácidos biliares induzem o fluxo da bile, inibem por retroalimentação a síntese do colesterol, promovem a excreção intestinal de colesterol e facilitam a emulsificação e a absorção dos lipídeos e das vitaminas lipossolúveis. Depois da secreção no trato biliar, os ácidos biliares são reabsorvidos em grande parte (95%) no intestino, retornam ao fígado e são secretados novamente na bile (circulação entero-hepática). Ácido cólico, ácido quenodesoxicólico e ácido desoxicólico constituem 95% dos ácidos biliares, enquanto os ácidos litocólico e ursodesoxicólico são componentes menores. Os ácidos biliares são encontrados principalmente na forma de conjugados com glicina e taurina, cujos sais são conhecidos como sais biliares.

O tratamento tradicional para cálculos biliares envolve a litólise oral com *ácido ursodesoxicólico* (*ursodiol*), mas atualmente há evidências de que, inibindo a síntese de colesterol (com estatinas) ou a absorção de colesterol intestinal (com *ezetimiba*), pode haver efeitos benéficos para reduzir a formação de cálculos biliares (Portincasa et al., 2012). Quanto ao tratamento de cálculos biliares, os tratamentos para a colangite biliar primária também envolvem o uso de *ursodiol*. Recentemente, foi desenvolvida uma abordagem alternativa para o tratamento da colangite biliar primária com base no agonismo do receptor X farnesoide pelo *ácido obeticólico*. A ativação do receptor X farnesoide nos hepatócitos resulta em potente supressão da síntese de ácidos biliares (Gulamhusein e Hirschfield, 2020). Novas terapias estão sendo desenvolvidas para colangite biliar primária que incluem tratamento com fibratos e agonistas do receptor alfa ativado pelo proliferador de peroxissomo (PPARα) (Gulamhusein e Hirschfield, 2020).

Ácido ursodesoxicólico (ursodiol) O *ácido ursodesoxicólico* (*ursodiol*) (Fig. 54-7) é um ácido biliar desidroxilado, hidrofílico, formado por epimerização do ácido quenodesoxicólico (*quenodiol*), um ácido biliar, pelas bactérias intestinais.

Mecanismo de ação e farmacologia O *ursodiol* é um ácido biliar hidrofílico de ocorrência natural. Os ácidos biliares litolíticos, como o *ursodiol*, quando administrados por via oral, alteram as concentrações relativas dos ácidos biliares, diminuem a secreção biliar de lipídeos e reduzem o conteúdo de colesterol da bile, tornando-a menos litogênica. O *ursodiol* atua por meio de substituição e/ou deslocamento das concentrações tóxicas de ácidos biliares hidrofóbicos endógenos que tendem

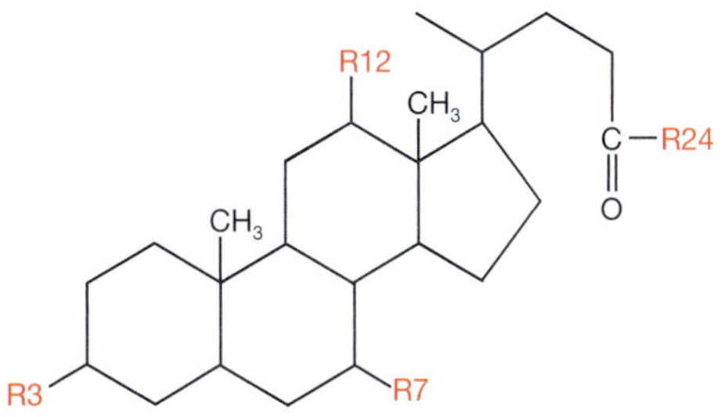

Ácido biliar	R3	R7	R12	R24
Ácido cólico	–OH	–OH	–OH	
Ácido quenodesoxicólico	–OH	–OH	–H	glicina (75%)
Ácido desoxicólico	–OH	–H	–OH	taurina (24%)
Ácido litocólico	–SO₃⁻ / –OH	–H	–H	–OH (< 1%)
Ácido ursodesoxicólico	–OH	–OH	–H	

Figura 54-7 *Principais ácidos biliares em adultos.*

a se acumular na doença hepática colestática. Também pode ter efeitos citoprotetores nos hepatócitos e efeitos no sistema imune, que explicam parte dos seus efeitos benéficos nas doenças hepáticas colestáticas.

ADME O *ursodiol* torna-se um importante ácido biliar e na bile e no plasma. Após administração oral, a maior parte do fármaco é absorvida por difusão passiva. No fígado, o *ursodiol* é conjugado com glicina ou taurina e, em seguida, secretado na bile. O *ursodiol* é excretado principalmente nas fezes.

Usos terapêuticos e efeitos adversos O *ursodiol* é administrado para prevenção e tratamento de cálculos biliares e para o tratamento da cirrose biliar primária (Portincasa et al., 2012; Tabibian e Lindor, 2015). Para tratamento dos cálculos biliares, é administrado por via oral, 8 a 10 mg/kg/dia em doses fracionadas; para prevenção de cálculos biliares, 300 mg duas vezes/dia; e, para a colangite biliar primária, 13 a 15 mg/kg/dia em 2 a 4 doses fracionadas com alimento. Efeitos adversos nessas dosagens geralmente são incomuns, mas podem incluir cefaleia, distúrbios GI e náuseas. Em doses acima daquelas recomendadas, podem ocorrer efeitos adversos graves do *ursodiol*.

Ácido obeticólico O *ácido obeticólico* é um análogo semissintético do ácido quenodesoxicólico.

Mecanismo de ação e farmacologia O *ácido obeticólico* é um agonista do receptor X farnesoide, um receptor nuclear importante para a regulação do metabolismo dos ácidos biliares e do colesterol. Os receptores X farnesoide são expressos no fígado e no intestino e constituem reguladores essenciais da síntese de ácidos biliares, inflamação e fibrose. A ativação dos receptores X farnesoides regula a síntese *de novo* de ácidos biliares a partir do colesterol, bem como um aumento no transporte de ácidos biliares para fora dos hepatócitos. Em conjunto, esses mecanismos reduzem o tamanho do reservatório de ácidos biliares circulantes, enquanto promovem a secreção de bile, reduzindo, assim, a exposição aos ácidos biliares.

ADME Os pacientes recebem inicialmente 5 mg diários durante os primeiros 3 meses, e essa dose pode ser aumentada para 10 mg, quando tolerada, até uma dose máxima de 10 mg/dia. Deve-se efetuar um ajuste da dose em pacientes com doença hepática avançada (5 mg por semana durante os primeiros 3 meses, seguidos de 5 mg 2×/semana, até um máximo de 10 mg, 2×/semana). O *ácido obeticólico* é conjugado com glicina ou taurina no fígado e secretado na bile. Os conjugados são absorvidos no intestino delgado, levando à recirculação entero-hepática. Podem ser desconjugados pela microbiota entérica, levando à conversão em *ácido obeticólico*, que pode ser reabsorvido ou excretado nas fezes.

Usos terapêuticos e efeitos adversos O *ácido obeticólico* é indicado para o tratamento da colangite biliar primária em combinação com *ursodiol* em adultos com resposta inadequada ao *ursodiol* ou como monoterapia em adultos incapazes de tolerar o *ursodiol* (Gulamhusein e Hirschfield, 2020).

O *ácido obeticólico* tem uma advertência em tarja preta: Esse fármaco pode causar descompensação hepática e insuficiência hepática em pacientes com dosagem incorreta. Os pacientes com risco aumentado de descompensação hepática devem ser monitorados rigorosamente. As reações adversas mais comuns consistem em prurido, fadiga, dor e desconforto abdominais, exantema, dor orofaríngea, tontura, constipação, artralgia, anormalidade da função tireoidiana e eczema.

Flatulência

"Gases" são uma queixa GI comum e relativamente vaga, usada para descrever não apenas a flatulência e a eructação, como também a distensão ou a sensação de inchaço. Preparações de venda livre e fitoterápicos são populares. A *simeticona*, uma mistura de polímeros siloxanos estabilizados com dióxido de silício, é um surfactante inerte e não tóxico. Devido à sua capacidade de colapsar bolhas por meio da formação de uma fina camada na sua superfície, é um eficiente fármaco antiespumoso; não está claro se esse fato é responsável pelo efeito terapêutico no trato GI. A *simeticona* está disponível em forma de comprimidos mastigáveis, cápsulas preenchidas de líquido, suspensões e tiras de desintegração oral, tanto isoladamente quanto misturada a outros medicamentos de venda livre, incluindo antiácidos e outros digestivos. A dose usual em adultos é de 40 a 125 mg, quatro vezes ao dia, após as refeições; a dose pediátrica é de 20 a 50 mg, quatro vezes ao dia, após as refeições e ao deitar, dependendo da idade da criança. O carvão ativado pode ser usado isoladamente ou em combinação com *simeticona*, porém não demonstrou conclusivamente ter muito benefício. Uma preparação de venda livre à base de α-galactosidase está disponível para reduzir os gases de feijões cozidos.

Síndrome do intestino curto

A síndrome do intestino curto é um distúrbio de má absorção causado pela remoção do intestino delgado ou, raramente, devido a uma anormalidade intestinal congênita. A síndrome do intestino curto exige nutrição parenteral total, e tratamentos são dirigidos para reduzir essa necessidade, incluindo dietas especializadas suplementadas e tratamentos baseados em princípios de ação fisiológicos dos hormônios intestinais.

Teduglutida

Mecanismo de ação e farmacologia O hormônio intestinal GLP-2 é secretado pelas células L do íleo e do cólon e é o único peptídeo intestinal intestinotrófico. Entre outras ações, ele aumenta o crescimento da mucosa intestinal por meio da liberação de mediadores, incluindo o fator de crescimento semelhante à insulina 1. A *teduglutida* é um análogo do GLP-2 com 33 aminoácidos recentemente aprovado para o tratamento da síndrome do intestino curto (Jeppesen, 2015).

ADME Tem $t_{1/2}$ de 1 a 2 horas e é excretado na urina. É catabolizado pela dipeptidilpeptidase 4, porém mais lentamente do que o peptídeo natural devido à estrutura com aminoácidos substituídos.

Usos terapêuticos e efeitos adversos A *teduglutida* é administrada por via SC, uma vez ao dia (0,05 mg/kg), para auxiliar e melhorar a absorção intestinal de nutrientes e, assim, diminuir a necessidade de complementação parenteral. Os efeitos adversos comuns incluem dor abdominal, náuseas, cefaleia e sintomas semelhantes à gripe. Também existe potencial de a *teduglutida* causar câncer intestinal; por isso não é recomendada para pacientes com neoplasias malignas ativas.

Supercrescimento bacteriano do intestino delgado

O supercrescimento bacteriano do intestino delgado (SCBID) é causado pela colonização excessiva do intestino delgado por bactérias aeróbicas e anaeróbicas que normalmente estão presentes no cólon. Em geral, o paciente apresenta inchaço, flatulência, desconforto abdominal ou diarreia. O diagnóstico pode ser estabelecido por meio de um teste respiratório ou aspirado do intestino delgado; todavia, com frequência, a antibioticoterapia normalmente é iniciada de forma empírica se o paciente tiver uma condição subjacente conhecida (p. ex., esclerodermia) e apresentar sintomas típicos. A *rifaximina* é bem tolerada e demonstrou ser efetiva no tratamento da SCBID (Pimentel et al., 2020). Em adultos, o fármaco é administrado na dose de 550 mg, três vezes ao dia, durante 14 dias. Todavia, em virtude de seu custo, são também usados antibióticos alternativos (Tab. 54-7) (Pimentel et al., 2020).

TABELA 54-7 ■ TRATAMENTOS COM ANTIBIÓTICOS ORAIS PARA O SUPERCRESCIMENTO BACTERIANO DO INTESTINO DELGADO

ANTIBIÓTICO	LOCAL DE AÇÃO	DOSE EM ADULTOS	DOSE PEDIÁTRICA	OBSERVAÇÕES
Amoxicilina-clavulanato	Sistêmico	875 mg 2×/dia	25-30 mg/kg (amoxicilina)/dose 2-3×/dia	Ciclo de 10 dias
Ciprofloxacino	Sistêmico	500 mg 2×/dia		Não é rotineiramente recomendado para crianças Ciclo de 10 dias
Doxiciclina	Sistêmico	100 mg 1-2×/dia	≥ 8 anos e > 45 kg: dose para adultos	Não é rotineiramente recomendada para crianças pequenas Ciclo de 10 dias
Metronidazol	Sistêmico	250 mg 3×/dia	10 mg/kg por dose, 2×/dia	Ciclo de 10 dias
Norfloxacino	Sistêmico	400 mg 2×/dia		Não é recomendado para crianças Ciclo de 10 dias
Rifaximina	Não absorvível	550 mg 3×/dia	Crianças e adolescentes ≥ 12 anos: dose para adultos Crianças de 3-11 anos: 200 mg 3×/dia	Ciclo de 14 dias
Tetraciclina	Sistêmico	250 mg 4×/dia	≥ 8 anos e > 45 kg: dose para adultos	Não é rotineiramente recomendada para crianças pequenas Ciclo de 10 dias
Sulfametoxazol/trimetoprima	Sistêmico	800/160 mg 2×/dia	4-5 mg/kg de trimetoprima por dose, 2×/dia	Ciclo de 10 dias

RESUMO: Fármacos antissecretores e gastroprotetores

Fármacos e substâncias	Usos terapêuticos	Farmacologia clínica e dicas
Fármacos procinéticos (agentes que atuam por meio de receptores específicos para regular a motilidade GI)		
Antagonistas de MOR Alvimopam	• Íleo pós-cirúrgico	• Infarto do miocárdio • Hipopotassemia • Dispepsia
Agonistas dos receptores 5-HT$_4$ Cisaprida Prucaloprida Tegaserode	• DRGE • Gastroparesia • Pseudo-obstrução intestinal • Constipação grave • Intolerância à alimentação neonatal	• Risco cardíaco grave • Risco de ideação suicida • Cefaleia • Diarreia
Antagonista do receptor D$_2$ Domperidona Metoclopramida (também antagonista de receptor 5-HT$_3$ e agonista de receptor 5-HT$_4$)	• Gastroparesia • Prevenção de náuseas e vômitos	• Risco cardíaco grave, especialmente em idosos • Uso pediátrico limitado • Discinesia tardia • Uso pediátrico limitado • Uso somente em curto prazo
Receptores de motilina Eritromicina (estimula receptores de motilina nas células musculares lisas GI)	• Gastroparesia	• Uso somente em curto prazo • Ototoxicidade • Colite pseudomembranosa • Riscos cardíacos
Análogo do peptídeo CCK Sincalida (octapeptídeo C-terminal da CCK)	• Injeção IV • Contração da vesícula biliar • Secreção pancreática • Motilidade intestinal • Acelera o trânsito de bário através do intestino delgado para testes diagnósticos	• Náuseas, vômitos e diarreia • Sudorese • Tontura leve • Cefaleia • Pode causar grave reação alérgica
Laxantes		
Fibra dietética		
Psílio Metilcelulose	• Aumenta o bolo fecal	• Inchaço
Fármacos amaciantes de fezes		
Docusato	• Constipação	• Pouca eficácia
Óleo mineral	• Constipação	• Os efeitos adversos impedem o uso regular • Interfere na absorção das vitaminas lipossolúveis • Vazamento do óleo
Agentes osmoticamente ativos		
Soluções de polietilenoglicol-eletrólitos	• Limpeza colônica anterior a exames • Constipação (na forma de pó)	• Náuseas • Cólicas e inchaço
Laxantes salinos-Mg^{2+}	• Constipação	• Diarreia • A insuficiência renal pode predispor ao acúmulo de Mg
Açúcares e álcoois não digeríveis Lactulose Sorbitol	• Constipação induzida por opioides • Constipação crônica idiopática • A lactulose também é usada para tratar a encefalopatia hepática	• Desconforto abdominal • Flatulência
Laxantes estimulantes		
Derivados do difenilmetano Bisacodil Picossulfato de sódio	• Constipação • Limpeza intestinal antes de colonoscopia, exame radiográfico ou cirurgia	• Diarreia • Dor abdominal • Possível desequilíbrio eletrolítico e hipopotassemia com uso prolongado • Irritação local causada por supositórios
Laxantes antraquinonas Sena	• Constipação	• Derivados de plantas • Melanose colônica • Náuseas e vômitos • Cólicas
Ácido ricinoleico Óleo de rícino	• Age no intestino delgado • Estimula as secreções • Acelera o trânsito intestinal	• Efeito tóxico potencial da ricina • Não é recomendado clinicamente
Enemas e supositórios Glicerina	• Distensão abdominal • Glicerina para uso retal	• Desconforto

(continua)

RESUMO: Fármacos antissecretores e gastroprotetores (*continuação*)

Fármacos e substâncias	Usos terapêuticos	Farmacologia clínica e dicas
Agentes pró-secretores		
Agonistas da guanilciclase-C 　Linaclotida 　Plecanatida	• Constipação induzida por opioides	• Contraindicada em crianças até os 6 anos de idade • Diarreia
Ativador do canal de Cl⁻ 　Lubiprostona	• Constipação crônica idiopática • Constipação induzida por opioides • Síndrome do intestino irritável (SII) com constipação	• Náuseas • Diarreia
Inibidores de NHE3 　Tenapanor	• SII com constipação	• Diarreia • Distensão abdominal • Flatulência
Fármacos contra a constipação causada por opioides		
Antagonistas MOR 　Metilnaltrexona 　Naloxegol 　Naldemedina	• Constipação induzida por opioides	• Antagonista de MOR periférico • Diarreia • Dor abdominal • Náuseas e vômitos • Flatulência
Agonista/antagonista de receptor opioide 　Oxicodona:naloxona (razão 2:1)	• Constipação induzida por opioides	• Depressão respiratória • Adição • Náuseas e vômitos • Constipação • Diarreia
Fármacos antidiarreicos		
Antagonista do receptor de 5-HT$_3$ 　Alosetrona	• SII com predomínio de diarreia em mulheres	• Colite isquêmica • Constipação
Antibióticos – tratamento empírico 　Fluoroquinolona 　　Ciprofloxacino 　　Levofloxacino 　　Norfloxacino 　　Ofloxacino *Antibióticos alternativos* 　Azitromicina 　Rifaximina	• Diarreia aguda • Diarreia do viajante • Azitromicina: tratamento preferido para crianças com diarreia do viajante • Rifaximina: preferida para SII com predominância de diarreia	• Evitar se houver suspeita de *Escherichia coli* • Evitar se houver suspeita de *Clostridium difficiles* • Uso controverso em crianças (azitromicina é preferida) • Náuseas • Edema periférico • Tontura
Sequestradores dos ácidos biliares 　Colestiramina 　Colesevelam 　Colestipol	• Diarreia induzida por ácidos biliares	• Inchaço • Flatulência • Desconforto abdominal • Constipação
Subsalicilato de bismuto	• Diarreia aguda • Náuseas e cólicas abdominais	• Fezes escuras; língua escurecida
Agonistas dos receptores α$_2$-adrenérgicos 　Clonidina	• Diarreia diabética	• Hipotensão, depressão • Sonolência, fadiga
Crofelêmer (derivado vegetal)	• Diarreia por HIV/Aids	• Não deve haver suspeita de diarreia infecciosa • Inibe o CFTR e reduz a secreção de Cl⁻
Agonista de MOR/KOR, antagonista de DOR 　Eluxadolina	• SII com predomínio de diarreia	• Pancreatite • Espasmo do esfincter de Oddi • Constipação
Agonista do receptor SST 　Octreotida	• Diarreia secretora grave devido a tumores GI • Síndrome de esvaziamento pós-gastrectomia	• Bradicardia sinusal, dor torácica • Cefaleia, dor abdominal • Náuseas, diarreia
Inibidor de encefalinase 　Racecadotrila	• Diarreia aguda	• Segurança comprovada em crianças
Inibidor da triptofano-hidroxilase 　Etiltelotristate	• Diarreia grave devido a tumores carcinoides	• Efeitos adversos: constipação, náuseas, cefaleia, depressão

(continua)

RESUMO: Fármacos antissecretores e gastroprotetores (continuação)

Fármacos e substâncias	Usos terapêuticos	Farmacologia clínica e dicas
Fármacos antiespasmódicos (anticolinérgicos)		
Diciclomina Glicopirrolato Atropina (hiosciamina) Metescopolamina	• Abdominal e urgência em SII	• Contraindicados para colite, esofagite de refluxo e obstrução intestinal • Tontura, boca seca • Náuseas, visão turva
Fármacos antieméticos		
Anti-histamínicos Ciclizina Difenidramina Meclizina Prometazina	• Cinetose • Náuseas e vômitos	• Sedação • Boca seca • A prometazina é contraindicada em crianças < 2 anos de idade
Succinato de doxilamina e piridoxina (antagonista de receptor H_1 e vitamina B_6)	• Náuseas e vômitos gestacionais	• Sonolência, tontura • Boca seca • Constipação
Antagonistas de NK_1 Aprepitanto Fosaprepitanto Rolapitanto	• Náuseas e vômitos induzidos pela quimioterapia • Náuseas e vômitos pós-cirúrgicos	• Administrados com dexametasona e um antagonista de 5-HT_3 • Contraindicados em pacientes sob uso de cisaprida, pimozida ou tioridazina • Fadiga, constipação e soluços
Antagonistas de 5-HT_3 Dolasetrona Granisetrona Ondansetrona Palonosetrona	• Náuseas e vômitos induzidos pela quimioterapia • Náuseas e vômitos induzidos por radiação • Náuseas e vômitos pós-cirúrgicos	• Efeitos ECG • Síndrome serotoninérgica • Cefaleia • Constipação • Fadiga, mal-estar
Antagonistas de NK_1/5-HT_3 Netupitanto Palonosetrona	• Náuseas e vômitos induzidos por quimioterapia	• Síndrome serotoninérgica • Cefaleia • Constipação, fadiga
Agonistas dos receptores dos canabinoides Dronabinol Nabilona	• Náuseas e vômitos induzidos pela quimioterapia	• Psicoativo • Vários efeitos adversos no SNC
Antagonistas dos receptores da dopamina Olanzapina (antagonista dos receptores 5-HT_{2A} D_{1-4}, H_1, α_1-adrénergico e M) Fenotiazinas (antagonista dos receptores D_2, H_1, 5-HT_{2A}, M e α_1) Clorpromazina Proclorperazina Benzamida Amissulprida Butirofenona (antagonistas de D_{2-5}, 5-HT_{2A}, 5-HT_{2B}, 5-HT_7, H_1, α_{1A-1C}-adrenérgicos) Droperidol Haloperidol	• Náuseas e vômitos induzidos pela quimioterapia • Náuseas e vômitos refratários • Náuseas e vômitos pós-cirúrgicos • Síndrome de hiperêmese por canabinoides (haloperidol)	• Prolongamento do intervalo QT e *torsades de pointes* • Sonolência • Hipotensão • Aumento da mortalidade em pacientes idosos com psicose relacionada à demência • Reações extrapiramidais
Antagonistas dos receptores muscarínicos Escopolamina	• Cinetose • Náuseas e vômitos	• Ações cardiovasculares • Constipação, sonolência, boca seca, visão turva; muitos outros efeitos adversos (ver Cap. 11)
Agentes diversos		
Enzimas pancreáticas	• Má absorção (pós-pancreatectomia, fibrose cística) • Dor pancreática	• Cefaleia • Dor abdominal
Simeticona	• Flatulência, inchaço	
Teduglutida (análogo do receptor GLP-2)	• Síndrome do intestino curto	• Pólipos e malignidades no cólon • Pancreatite, dor abdominal e distensão • Náuseas, cefaleia
Ácido obeticólico (agonista do receptor X farnesoide)	• Colangite biliar primária	• Pode causar descompensação hepática e insuficiência hepática • Prurido

(continua)

RESUMO: Fármacos antissecretores e gastroprotetores (continuação)

Fármacos e substâncias	Usos terapêuticos	Farmacologia clínica e dicas
Antibióticos para o tratamento do supercrescimento bacteriano do intestino delgado		
Amoxicilina-clavulanato Ciprofloxacino Doxiciclina Metronidazol Norfloxacino Rifaximina Tetraciclina Sulfametoxazol-trimetoprima	• Tratamento do supercrescimento bacteriano do intestino delgado	• Náuseas, vômitos, cefaleia • Distúrbios GI • Dor abdominal

Referências

Aapro M, et al. Aprepitant and fosaprepitant: a 10-year review of efficacy and safety. *Oncologist*, **2015**, *20*:450–458.

Abramovitz RB, Gaertner KM. The role of netupitant and palonosetron in chemotherapy-induced nausea and vomiting. *J Oncol Pharm Pract*, **2016**, *22*:477–484.

Acosta A, Camilleri M. Prokinetics in gastroparesis. *Gastroenterol Clin N Am*, **2015**, *44*:97–111.

Andrews PLR, Sanger GJ. Nausea and the quest for the perfect anti-emetic. *Eur J Pharmacol*, **2014**, *722*:108–121.

Berger MJ, et al. NCCN guidelines insights. Antiemesis, version 2.2017. *J Natl Compr Canc Netw*, **2017**, *15*:883–893.

Bharucha AE, Lacy BE. Mechanisms, evaluation, and management of chronic constipation. *Gastroenterology*, **2020**, *158*:1232–1249.e3.

Bhutta AQ, Garcia-Tsao G. The role of medical therapy for variceal bleeding. *Gastrointest Endoscopy Clin N Am*, **2015**, *25*:479–490.

Black CJ, et al. Functional gastrointestinal disorders: advances in understanding and management. *Lancet*, **2020**, *396*:1664–1674.

Bragg D, et al. Postoperative ileus: recent developments in pathophysiology and management. *Clin Nutr*, **2015**, *34*:367–376.

Camilleri M. Current and future pharmacological treatments for diarrhea-predominant irritable bowel syndrome. *Expert Opin Pharmacother*, **2013**, *14*:1151–1160.

Camilleri M, et al. Chronic constipation. *Nat Rev Dis Primers*, **2017**, *3*:17095.

Chu CC, et al. The cellular mechanisms of the antiemetic action of dexamethasone and related glucocorticoids against vomiting. *Eur J Pharmacol*, **2014**, *722*:48–54.

Crockett SD, et al. American Gastroenterological Association Institute guideline on the medical management of opioid-induced constipation. *Gastroenterology*, **2019**, *156*:218–226.

Crutchley RD, et al. Crofelemer, a novel agent for treatment of secretory diarrhea. *Ann Pharmacother*, **2010**, *44*:878–884.

Curran MP, et al. Alvimopan. *Drugs*, **2008**, *68*:2011–2019.

Dekel R, et al. The use of psychotropic drugs in irritable bowel syndrome. *Expert Opin Invest Drugs*, **2013**, *22*:329–339.

Deloose E, et al. The migrating motor complex: control mechanisms and its role in health and disease. *Nat Rev Gastroenterol Hepatol*, **2012**, *9*:271–285.

Diederen K, et al. Efficacy and safety of prucalopride in adults and children with chronic constipation. *Expert Opin Pharmacother*, **2015**, *16*:407–416.

Dinning PG, et al. Pathophysiology of colonic causes of chronic constipation. *Neurogastroenterol Motil*, **2009**, *21*(suppl 2):20–30.

Erdös EG, Skidgel RA. Neutral endopeptidase 24.11 (enkephalinase) and related regulators of peptide hormones. *FASEB J*, **1989**, *3*:145–151.

Fantasia HC. A new pharmacologic therapy for nausea and vomiting of pregnancy. *Nurs Womens Health*, **2014**, *18*:73–77.

Farmer AD, et al. Pathophysiology and management of opioid-induced constipation: European expert consensus statement. *United European Gastroenterol J*, **2019**, *7*:7–20.

Faure C, et al. (eds.) *Pediatric Neurogastroenterology*. Humana Press, Springer, New York, **2012**.

Fonte C, et al. A review of olanzapine as an antiemetic chemotherapy-induced nausea and vomiting and in palliative care patients. *Crit Rev Oncol Hematol*, **2015**, *95*:214–221.

Fung C, Vanden Berghe P. Functional circuits and signal processing in the enteric nervous system. *Cell Mol Life Sci*, **2020**, *77*:4505–4522.

Furness JB. The enteric nervous system and neurogastroenterology. *Nat Rev Gastroenterol Hepatol*, **2012**, *9*:286–294.

Gan TJ, et al. Fourth consensus guidelines for the management of postoperative nausea and vomiting. *Anesth Analg*, **2020**, *131*:411–448.

Gershon MD. 5-Hydroxytryptamine (serotonin) in the gastrointestinal tract. *Curr Opin Endocrinol Diabetes Obes*, **2013**, *20*:14–21.

Gershon MD, Tack J. The serotonin signalling system: from basic understanding to drug development for functional GI disorders. *Gastroenterology*, **2007**, *132*:397–414.

Gonullu G, et al. Electrocardiographic findings of palonosetron in cancer patients. *Support Care Cancer*, **2012**, *20*:1435–1439.

Gudsoorkar V, Quigley EMM. Choosing a prokinetic for your patient beyond metoclopramide. *Am J Gastroenterol*, **2020**, *115*:5–8.

Gulamhusein AF, Hirschfield GM. Primary biliary cholangitis: pathogenesis and therapeutic opportunities. *Nat Rev Gastroenterol Hepatol*, **2020**, *17*:93–110.

Hanauer SB. The role of loperamide in gastrointestinal disorders. *Rev Gastroenterol Disord*, **2008**, *8*:15–20.

Horn CC. Why is the neurobiology of nausea and vomiting so important? *Appetite*, **2008**, *50*:430–434.

Hornby PJ. Central neurocircuitry associated with emesis. *Am J Med*, **2001**, *111*(suppl 8A):106S–112S.

Hornby PJ. Drug discovery approaches to irritable bowel syndrome. *Expert Opin Drug Saf*, **2015**, *10*:809–824.

Huizinga JD, Chen JH. Interstitial cells of Cajal: update on basic and clinical science. *Curr Gastroenterol Rep*, **2014**, *16*:363.

Izzo AA, et al. Recent findings on the mode of action of laxatives: the role of platelet activating factor and nitric oxide. *Trends Pharmacol Sci*, **1998**, *19*:403–405.

Jeppesen PB. Gut hormones in the treatment of short-bowel syndrome and intestinal failure. *Curr Opin Endocrinol Diabetes Obes*, **2015**, *22*:14–20.

Joyce J. **1922**. *Ulysses*, Gabler Edition, Random House, New York, **1986**, p. 56.

Khan S, Chang L. Diagnosis and management of IBS. *Nat Rev Gastroenterol Hepatol*, **2010**, *10*:565–581.

Koster AK, et al. Development and validation of a potent and specific inhibitor for the CLC-2 chloride channel. *Proc Nat'l Acad Sci*, **2020**, *117*:32711-32721.

Lacy BE, et al. Treatment for constipation: new and old pharmacological strategies. *Neurogastroenterol Motil*, **2014**, *26*:749–763.

Lam, AKM, et al. Gating the pore of the calcium-activated chloride channel TMEM16A. *Nat Commun*, **2021**, *12*:785.

Li J, et al. Somatostatin and octreotide on the treatment of acute pancreatitis—basic and clinical studies for three decades. *Curr Pharm Des*, **2011**, *17*:1594–1601.

Martin CR, et al. The brain-gut-microbiome axis. *Cell Mol Gastroenterol Hepatol*, **2018**, *6*:133–148.

Mawe GM, Hoffman JM. Serotonin signalling in the gut—functions, dysfunctions and therapeutic targets. *Nat Rev Gastroenterol Hepatol*, **2013**, *10*:473–486.

Mayer EA, et al. Brain-gut microbiome interactions and functional bowel disorders. *Gastroenterology*, **2014**, *146*:1500–1512.

Menees S, et al. Agents that act luminally to treat diarrhoea and constipation. *Nat Rev Gastroenterol Hepatol*, **2012**, *9*:661–674.

Navari RM. Management of chemotherapy-induced nausea and vomiting. *Drugs*, **2013**, *73*:249–262.

Navari RM. Palonosetron for the treatment of chemotherapy-induced nausea and vomiting. *Expert Opin Pharmacother*, **2014**, *15*:2599–2608.

Odenwald MA, Turner JR. The intestinal epithelial barrier: a therapeutic target? *Nat Rev Gastroenterol Hepatol*, **2017**, *14*:9–21.

Pandolfino JE, Gawron AJ. Achalasia: a systematic review. *JAMA*, **2015**, *313*:1841–1852.

Paré P, Fedorak RN. Systematic review of stimulant and nonstimulant laxatives for the treatment of functional constipation. *Can J Gastroenterol Hepatol*, **2014**, *28*:549–557.

Pimentel M, et al. ACG clinical guideline: small intestinal bacterial overgrowth. *Am J Gastroenterol*, **2020**, *115*:165–178.

Pittayanon R, et al. Prokinetics for functional dyspepsia: a systematic review and meta-analysis of randomized control trials. *Am J Gastroenterol*, **2019**, *114*:233–243.

Portincasa P, et al. Therapy of gallstone disease: what it was, what it is and what it will be. *World J Gastroint Pharmacol Ther*, **2012**, *3*:7–20.

Psichas A, et al. Gut chemosensing mechanisms. *J Clin Invest*, **2015**, *125*:908–917.

Reddymasu SC, et al. Domperidone: review of pharmacology and clinical applications in gastroenterology. *Am J Gastroenterol*, **2007**, *102*:2036–2045.

Saadi M, McCallum RW. Rifaximin in irritable bowel syndrome: rationale, evidence and clinical use. *Ther Adv Chronic Dis*, **2013**, *4*:71–75.

Sanders KM, et al. Regulation of gastrointestinal motility—insights from smooth muscle biology. *Nat Rev Gastroenterol Hepatol*, **2012**, *9*:633–645.

Sharkey KA. Emerging roles for enteric glia in gastrointestinal disorders. *J Clin Invest*, **2015**, *125*:918–925.

Sharkey KA, et al. Regulation of nausea and vomiting by cannabinoids and the endocannabinoid system. *Eur J Pharmacol*, **2014**, *722*:134–146.

Sharkey KA, et al. Neuroimmunophysiology of the gut: advances and emerging concepts focusing on the epithelium. *Nat Rev Gastroenterol Hepatol*, **2018**, *15*:765–784.

Slaughter SR, et al. FDA approval of doxylamine–pyridoxine therapy for use in pregnancy. *N Engl J Med*, **2014**, *370*:1081–1083.

Somaraju UR, Solis-Moya A. Pancreatic enzyme replacement therapy for people with cystic fibrosis. *Cochrane Database Syst Rev*, **2014**, *10*:CD008227.

Spencer NJ, Hu H. Enteric nervous system: sensory transduction, neural circuits and gastrointestinal motility. *Nat Rev Gastroenterol Hepatol*, **2020**, *17*:338–351.

Steffen R, et al. Traveler's diarrhea: a clinical review. *JAMA*, **2015**, *313*:71–80.

Tabibian JH, Lindor KD. Primary biliary cirrhosis: safety and benefits of established and emerging therapies. *Expert Opin Drug Saf*, **2015**, *14*:1435–1444.

Tack J, Camilleri M. New developments in the treatment of gastroparesis and functional dyspepsia. *Curr Opin Pharmacol*, **2018**, *43*:11–117.

Tack J, et al. Systematic review: cardiovascular safety profile of 5HT(4) agonists developed for gastrointestinal disorders. *Aliment Pharmacol Ther*, **2012**, *35*:745–767.

Thiagarajah JR, et al. Secretory diarrhoea: mechanisms and emerging therapies. *Nat Rev Gastroenterol Hepatol*, **2015**, *12*:446–457.

Trang T, et al. Pancreatic enzyme replacement therapy for pancreatic exocrine insufficiency in the 21st century. *World J Gastrointest Pharmacol Ther*, **2014**, *20*:11467–11485.

Waldman SA, Camilleri M. Guanylate cyclase-C as a therapeutic target in gastrointestinal disorders. *Gut*, **2018**, *67*:1543–1552.

Wilson N, Schey R. Lubiprostone in constipation: clinical evidence and place in therapy. *Ther Adv Chronic Dis*, **2015**, *6*:40–50.

Yu SW, Rao SS. Advances in the management of constipation-predominant irritable syndrome: the role of linaclotide. *Ther Adv Gastroenterol*, **2014**, *7*:193–205.

Zala AV, et al. Emerging drugs for functional dyspepsia. *Expert Opin Emerg Drug*, **2015**, *20*:221–233.

Zhao X, Pasricha PJ. Botulinum toxin for spastic GI disorders: a systematic review. *Gastrointest Endosc*, **2003**, *57*:219–235.

Capítulo 55
Farmacoterapia da doença inflamatória intestinal

Wallace K. MacNaughton e Keith A. Sharkey

DOENÇA INFLAMATÓRIA INTESTINAL
- Patogênese da DII

CLASSIFICAÇÕES DOS FÁRMACOS PARA O TRATAMENTO DA DII
- Tratamento baseado em mesalazina
- Glicocorticoides
- Fármacos imunomoduladores
- Tratamentos biológicos da DII
- Outros fármacos de moléculas pequenas para tratar a DII

MANIPULAÇÃO DO MICROBIOMA INTESTINAL PARA TRATAR A DII
- Antibióticos e probióticos
- Transplante fecal como tratamento na DII

TRATAMENTO DE APOIO NA DII

DII PEDIÁTRICA

TRATAMENTO DA DII NA GRAVIDEZ

Doença inflamatória intestinal

A doença inflamatória intestinal (DII) é um espectro de condições inflamatórias intestinais crônicas recidivantes e remitentes. A DII causa sintomas gastrintestinais significativos, como diarreia, dor abdominal, sangramento, anemia e perda de peso. É convencionalmente dividida em dois subtipos principais: a colite ulcerativa e a doença de Crohn.

A *colite ulcerativa* caracteriza-se por inflamação confluente da mucosa do cólon, que começa na borda anal e se estende proximalmente por uma distância variável (p. ex., proctite, colite do lado esquerdo ou pancolite). Em contrapartida, a *doença de Crohn* caracteriza-se por inflamação transmural de qualquer parte do trato GI, porém mais comumente na área adjacente à válvula ileocecal. Nessa doença, a inflamação não é necessariamente confluente e, em geral, deixa "áreas preservadas" de mucosa relativamente normal. A natureza transmural da inflamação pode causar fibrose e estenoses ou formar fístulas. A DII com frequência está associada a manifestações extraintestinais envolvendo articulações, pele ou olhos (Ott e Scholmerich, 2013). A DII também é cada vez mais reconhecida por ter manifestações psicológicas comórbidas, principalmente ansiedade e depressão (Graff et al., 2009; Taft et al., 2017). A colangite esclerosante primária é uma manifestação extraintestinal grave, porém pouco frequente, da DII, geralmente colite ulcerativa, na qual ocorrem inflamação e fibroestenose na árvore biliar intra e extra-hepática (Williamson e Chapman, 2014). A DII crônica e grave está associada a aumento do risco de desenvolvimento de câncer colorretal (Beaugerie e Itzkowitz, 2015).

Patogênese da DII

A Figura 55-1 apresenta um resumo dos eventos patogênicos propostos e dos locais potenciais de intervenção terapêutica. Ambas as doenças estão associadas a uma resposta imune aberrante à microbiota comensal do intestino em indivíduos geneticamente suscetíveis. Essa teoria é sustentada por evidências de disbiose do microbioma na DII (Lee e Chang, 2020). No entanto, a doença de Crohn e a colite ulcerativa resultam de mecanismos patogênicos distintos no nível da ativação imune da mucosa (Xavier e Podolsky, 2007). Histologicamente, as lesões transmurais da *doença de Crohn* apresentam infiltração acentuada de linfócitos e macrófagos, formação de granulomas e fibrose da submucosa, enquanto as lesões superficiais da *colite ulcerativa* apresentam infiltrados linfocíticos e neutrofílicos.

Nossa compreensão da patogênese da doença de Crohn e da colite ulcerativa aumentou enormemente nessas últimas duas décadas. A identificação de genes de suscetibilidade a doenças (McGovern et al., 2015) e o reconhecimento do papel do microbioma levaram a uma área emergente de desenvolvimento terapêutico, que pode proporcionar novas terapias (Cohen et al., 2019). Entretanto, os tratamentos atuais concentram-se em terapias baseadas no sistema imune, devido ao importante papel das citocinas na patogênese da doença. Nos segmentos intestinais afetados pela *doença de Crohn*, o perfil das citocinas inclui níveis aumentados de IL-12, IL-23, IFN-γ e TNF-α, achados característicos dos processos inflamatórios mediados pelos linfócitos T_H1. Em contrapartida, a resposta inflamatória na *colite ulcerativa* assemelha-se a aspectos daquela mediada pela via T_H2, incluindo o envolvimento da IL-4 e da IL-13. A compreensão dos processos inflamatórios evoluiu com a descrição das células T reguladoras e das células T_H17 pró-inflamatórias, uma nova população de células T que expressa o receptor de IL-23 como marcador de superfície e produz, entre outras, as citocinas pró-inflamatórias IL-17, IL-21, IL-22 e IL-26. As células T_H17 parecem ter um papel proeminente na inflamação intestinal, particularmente na *doença de Crohn*.

O tratamento clínico da DII é problemático. Devido à natureza multifatorial da etiologia da doença, o tratamento atual para DII busca atenuar a resposta inflamatória generalizada. Infelizmente, nenhum fármaco faz isso de forma confiável e a resposta de um paciente individual a um dado fármaco é limitada e imprevisível. Recentemente, a cicatrização da mucosa tornou-se um importante objetivo terapêutico, em oposição ao simples alívio dos sintomas. Os objetivos específicos da farmacoterapia da DII incluem controle das exacerbações agudas da doença, manutenção da remissão e tratamento da doença com base na presença e natureza das manifestações extraintestinais. As principais opções terapêuticas são consideradas a seguir.

Classificações dos fármacos para o tratamento da DII

Tratamento baseado em mesalazina

O tratamento de primeira linha para a colite ulcerativa leve a moderada geralmente inclui *mesalazina* (*ácido 5-aminossalicílico* ou *5-ASA*) (Bressler et al., 2015). Os tratamentos à base de 5-ASA foram, em grande parte, abandonados na manutenção da doença de Crohn remissiva (Sandborn et al., 2007) devido ao fato de seus efeitos anti-inflamatórios limitarem-se topicamente à mucosa, com efeitos limitados na inflamação mais profunda, o que tem implicações em resultados de longo prazo. O protótipo dessa classe de fármacos é a *sulfassalazina*, que consiste em 5-ASA ligado à *sulfapiridina* por uma ponte *azo* (Fig. 55-2).

5-ASA: ácido 5-aminossalicílico, mesalazina
5-HT: 5-hidroxitriptamina (serotonina)
6-MMP: 6-metilmercaptopurina
AINE: anti-inflamatórios não esteroides
COX: cicloxigenase
DII: doença inflamatória intestinal
FDA: Food and Drug Administration
GI: gastrintestinal
HGPRT: hipoxantina-guanina-fosforribosiltransferase
HHSR: hipotálamo-hipófise-suprarrenal (eixo)
IFN: interferona
IL: interleucina
JAK: Janus-cinase
MAO: monoaminoxidase
NE: norepinefrina
NF-κB: fator nuclear-κB
PPAR-γ: receptor γ ativado pelo proliferador de peroxissomo
S1P: esfingosina-1-fosfato
SNC: sistema nervoso central
STAT: transdutor de sinal e ativador da transcrição
TNF: fator de necrose tumoral
TPMT: tiopurina-metiltransferase
XO: xantinoxidase

Mecanismo de ação, propriedades farmacológicas e usos terapêuticos

A *sulfassalazina* é um profármaco de uso oral que entrega de maneira eficaz a mesalazina (ácido 5-aminossalicílico, 5-ASA) ao trato GI distal (Fig. 55-3). A ponte *azo* na *sulfassalazina* evita a absorção no estômago e intestino delgado, e os componentes individuais não são liberados até as *azorredutases* das bactérias colônicas clivarem a ligação para efeito local (Peppercorn e Goldman, 1972). A *mesalazina* é a porção terapêutica, e tem pouca, ou nenhuma, contribuição da *sulfapiridina*, um *antibiótico sulfonamídico*. Embora a *mesalazina* seja um salicilato e possa bloquear a cicloxigenase, seu modo de ação não parece envolver essa atividade; de fato, os AINE tradicionais podem exacerbar a DII e são fortemente contraindicados. Vários locais de ação potenciais (com efeitos nas funções imunes e inflamação) foram demonstrados *in vitro* para a *sulfassalazina* e a *mesalazina* (Perrotta et al., 2015), incluindo a inibição da produção da IL-1 e do TNF-α; inibição da via da lipoxigenase; eliminação de radicais livres e oxidantes; ativação do PPAR-γ (receptor γ ativado pelo proliferador de peroxissomo); e inibição do NF-κB (fator nuclear-κB), um fator de transcrição fundamental para a produção dos mediadores inflamatórios. No entanto, os mecanismos de ação específicos subjacentes à eficácia da *sulfassalazina*/5-ASA na DII não foram identificados.

Para preservar o efeito terapêutico da *mesalazina* sem que ocorram os efeitos adversos da *sulfapiridina*, foram desenvolvidos vários compostos de segunda geração de 5-ASA. Eles são divididos em dois grupos: *profármacos e fármacos revestidos*. Os profármacos contêm a mesma ponte *azo* presente na *sulfassalazina*, mas substituem a *sulfapiridina* ligada por uma outra molécula de 5-ASA (*olsalazina*) ou um composto inerte (*balsalazida*) (Jain et al., 2006). Como é o caso da *sulfassalazina*, as bactérias colônicas clivam a *olsalazina* e a *balsalazida* por azorredução, produzindo duas moléculas de 5-ASA por molécula de *olsalazina* e quantidades equimolares de 5-ASA (mais a porção carreadora, a 4-aminobenzoil-b-alanina) a partir da *balsalazida*. As abordagens alternativas empregam a *mesalazina* diretamente, usando uma formulação de liberação tardia ou um revestimento sensível ao pH. A *mesalazina de liberação tardia* libera o fármaco ao longo de todo o trato GI, enquanto a *mesalazina sensível ao pH* é liberada no intestino delgado e no cólon. Essas diferenças na distribuição de liberação dos fármacos têm potenciais implicações terapêuticas (Fig. 55-4).

A *sulfassalazina* oral é eficaz nos pacientes com colite ulcerativa leve a moderada com índices de resposta de 60 a 80%. A dose inicial habitual é de 500 a 1.000 mg a cada 6 a 8 horas, sem ultrapassar um total de 4 g/dia. A dose de manutenção é de 2.000 mg/dia. Podem ser usadas doses de até 6 g/dia, mas elas aumentam a incidência dos efeitos adversos. Para pacientes com colite grave, a *sulfassalazina* tem utilidade menos evidente, mesmo que frequentemente seja acrescentada como adjuvante ao tratamento com glicocorticoides sistêmicos. Obtida a remissão, a *sulfassalazina* tem utilidade na profilaxia das recidivas. Como não causam os efeitos adversos dose-dependentes da *sulfapiridina*, as formulações de liberação tardia e as dependentes de pH podem ser usadas para administrar *mesalazina* com mais segurança e tolerância. As doses de *mesalazina* usadas para tratar a doença ativa são de 2,4 a 4,8 g/dia por até oito semanas para indução, e a prática atual consiste em administrar 5-ASA em dose única diária, que é tão efetiva quanto um esquema de múltiplas doses diariamente (Feagan e Macdonald, 2012).

As preparações tópicas de *mesalazina* suspensas em supositórios de matriz de cera ou em enema de suspensão são eficazes na proctite e na colite ulcerativa distal em atividade, respectivamente. Nessa configuração, a *mesalazina* é superior à hidrocortisona tópica, com taxas de resposta de 75 a 90%. Os enemas de *mesalazina* (4 g/60 mL) devem ser feitos na hora de dormir e retidos por pelo menos 8 horas; supositórios (500 e 1.000 mg) devem ser usados 2 a 3 vezes por dia e permanecer por no mínimo 3 horas. As respostas ao tratamento local com *mesalazina* podem ocorrer dentro de 7 a 14 dias, porém o curso usual do tratamento é de 8 a 16 semanas para obter remissão. Logo que ocorre a remissão, podem ser consideradas doses menores para manutenção, embora as doses usadas para indução sejam cada vez mais usadas para a manutenção.

ADME

A farmacocinética dos fármacos à base de 5-ASA está bem descrita (Sandborn e Hanauer, 2003). Cerca de 20 a 30% da *sulfassalazina* (pró-fármaco da *mesalazina*) administrada por via oral é absorvida no intestino delgado. Boa parte disso é captada pelo fígado e excretada sem alterações na bile; o restante (~ 10%) é excretado inalterado na urina. O restante da dose inicial (70%) chega ao cólon, onde, se for clivado completamente pelas enzimas bacterianas, forma 400 mg de *mesalazina* por grama do composto original. Subsequentemente, cada componente da *sulfassalazina* segue vias metabólicas diferentes. A *sulfapiridina* é absorvida rapidamente do cólon e sofre extenso metabolismo hepático, inclusive por acetilação e hidroxilação, e conjugação com ácido glicurônico, sendo excretada na urina. O fenótipo acetilador do paciente determina os níveis plasmáticos da *sulfapiridina* e a probabilidade de ocorrerem efeitos adversos; os acetiladores rápidos têm níveis sistêmicos menores e desenvolvem menos efeitos adversos. Apenas 25% da *mesalazina* é absorvida do cólon e a maior parte é excretada nas fezes. A pequena quantidade absorvida é acetilada na parede da mucosa intestinal e no fígado e, então, excretada na urina. As concentrações intraluminais de *mesalazina* são, por isso, muito altas (~ 1.500 μg/mL).

O revestimento sensível ao pH restringe a absorção da *mesalazina*, tanto gástrica quanto no intestino delgado. A farmacocinética das formulações de liberação tardia difere um pouco. Os microgrânulos revestidos por etilcelulose são liberados no trato GI alto na forma de pequenas unidades de liberação prolongada de *mesalazina*. A *mesalazina* acetilada pode ser detectada na circulação dentro de 1 hora após a ingestão, indicando que houve alguma absorção rápida, embora microgrânulos intactos também possam ser encontrados no cólon. Como o fármaco de liberação tardia é liberado no intestino delgado, uma fração maior de 5-ASA presente nessa formulação é absorvido sistemicamente se comparado com outras preparações de 5-ASA.

Efeitos adversos

Os efeitos adversos da *sulfassalazina* ocorrem em 10 a 45% dos pacientes com colite ulcerativa e estão relacionados principalmente com a porção sulfa. Alguns são relacionados à dose, incluindo cefaleia, náuseas e fadiga, e podem ser minimizados administrando-se o medicamento com alimentos ou diminuindo a dosagem. As reações alérgicas incluem erupções, febre, síndrome de Stevens-Johnson, hepatite, pneumonite, anemia hemolítica e supressão da medula óssea. A *sulfassalazina* reduz reversivelmente o número e a motilidade dos espermatozoides, mas não compromete a fertilidade feminina. A *sulfassalazina* inibe a absorção intestinal de folato e, portanto, é geralmente administrada com folato.

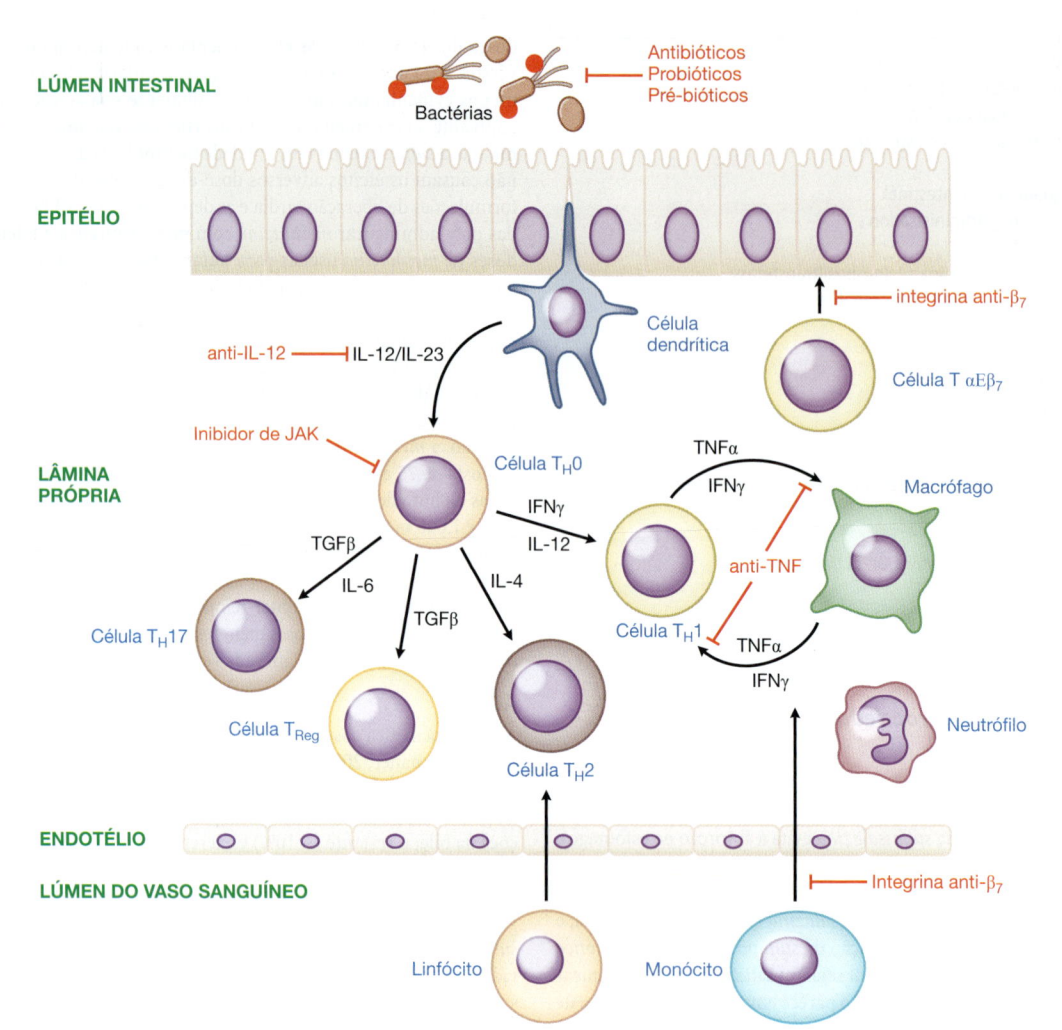

Figura 55-1 *Patogênese proposta da DII e locais-alvo de intervenção farmacológica.* São mostradas interações entre antígenos bacterianos no lúmen intestinal e células imunes na parede intestinal. Se a barreira epitelial estiver comprometida, os antígenos bacterianos poderão ter acesso às células apresentadoras de antígeno (APC), como as células dendríticas na lâmina própria. Então essas células apresentam o(s) antígeno(s) aos linfócitos CD4$^+$ e também secretam citocinas, como IL-12 e IL-23, induzindo, desse modo, a diferenciação das células T_H1 na doença de Crohn (ou, sob o controle de IL-4, células T_H2 na colite ulcerativa). O equilíbrio entre eventos pró-inflamatórios e anti-inflamatórios é também governado por células reguladoras T_H17 e T_{Reg}, sendo que qualquer uma delas serve para limitar respostas imunes e inflamatórias no trato GI. As células T que expressam a integrina αEβ7 podem interagir com a E-caderina epitelial para alterar a função da barreira epitelial. O TGF-β e a IL-6 são citocinas importantes que dirigem a expansão dos subconjuntos de células T reguladoras. As células T_H1 produzem um conjunto característico de citocinas, incluindo IFN-γ e TNF-α, que, por sua vez, ativam os macrófagos. Os macrófagos regulam positivamente as células T_H1, secretando citocinas adicionais, incluindo IFN-γ e TNF-α. O recrutamento de uma variedade de leucócitos é mediado pela ativação de células imunes residentes, incluindo neutrófilos. As moléculas de adesão celular, como as integrinas, são importantes na infiltração de leucócitos, e novas estratégias terapêuticas biológicas visando bloquear o recrutamento de leucócitos são eficazes na redução da inflamação. Os imunossupressores gerais (p. ex., glicocorticoides, derivados da tioguanina, *metotrexato* e *ciclosporina*) afetam múltiplos locais de inflamação. Intervenções mais específicas quanto ao local envolvem bactérias intestinais (antibióticos, pré-bióticos e probióticos) e terapia direcionada para o TNF-α, IL-12/23, integrinas ou membros da via de sinalização JAK. GI, gastrintestinal; IFN, interferona; IL, interleucina; JAK, Janus-cinase; TGF, fator de crescimento transformador; T_H, célula T auxiliar; TNF, fator de necrose tumoral.

As formulações de *mesalazina* geralmente são bem toleradas. Cefaleia, dispepsia e erupções cutâneas são os efeitos adversos mais comuns. A diarreia parece ser particularmente comum com *olsalazina* (ocorre em 10-20% dos pacientes). Embora seja rara, a nefrotoxicidade é uma preocupação importante. A *mesalazina* foi associada à nefrite intersticial; a função renal deve ser monitorada em todos os pacientes tratados com esses fármacos. A pancreatite, a pericardite e a pleurite são eventos adversos menos comuns que devem ser considerados.

A *sulfassalazina* e seus metabólitos atravessam a placenta, mas nenhum estudo demonstrou efeitos nocivos ao feto. As novas formulações também parecem seguras nas gestantes, mas há alguma preocupação de segurança com o dibutilftalato, um ingrediente inativo no revestimento de algumas formulações, no contexto da gestação.

Glicocorticoides

Os glicocorticoides *prednisona*, *prednisolona*, *metilprednisolona*, *budesonida* e *triancinolona* são aprovados pela FDA para o tratamento da DII. Vários outros corticosteroides também são usados como terapia em curto prazo em períodos críticos de colite ulcerativa e enterite regional.

Mecanismo de ação, propriedades farmacológicas e usos terapêuticos

Os efeitos dos glicocorticoides na resposta inflamatória são numerosos, incluindo infrarregulação da expressão de várias moléculas de adesão celular envolvidas nas respostas inflamatórias, redução da produção de citocinas pró-inflamatórias (p. ex., TNF, IL-1, IL-8) e inibição da transcrição de genes para PLA2 e COX-2 (ver Caps. 39, 50, 74 e 75). Os glicocorticoides são

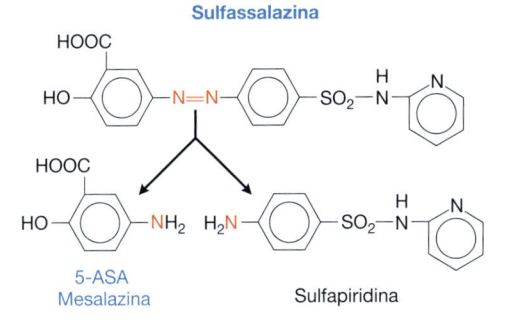

Figura 55-2 *Sulfassalazina e agentes ralacionados.* Os átomos N em vermelho indicam a ligação diazo, que é clivada para formar a molécula ativa, 5-ASA.

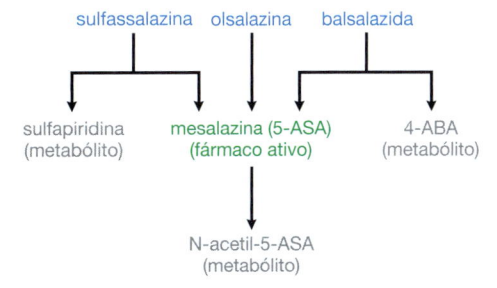

Figura 55-3 *Destinos metabólicos das diferentes preparações orais do 5-ASA.* As estruturas químicas estão ilustradas na Figura 55-2. 4-ABA, 4-aminobenzoil-β-alanina.

indicados para DII moderada a grave. Os pacientes com DII se dividem em três grupos gerais no que diz respeito à resposta aos glicocorticoides:

- Os *pacientes responsivos aos glicocorticoides* melhoram clinicamente em 1 a 2 semanas e permanecem em remissão à medida que a dosagem do esteroide é reduzida e, então, o tratamento é suspenso.
- Os *pacientes dependentes de glicocorticoides* também respondem aos glicocorticoides, mas ocorre recaída dos sintomas à medida que as doses são reduzidas ou suspensas.
- Os *pacientes não responsivos aos glicocorticoides* ou "*resistentes aos esteroides*" não melhoram, apesar da administração prolongada de altas doses de esteroides.

Os glicocorticoides induzem uma redução da resposta inflamatória e remissão sintomática na maioria dos pacientes com a doença de Crohn, com melhora generalizada dentro de cinco dias do início do tratamento; contudo, alguns pacientes requerem tratamento por várias semanas antes de ocorrer remissão. Algumas vezes, os glicocorticoides são usados por períodos prolongados para controlar os sintomas em pacientes dependentes de corticosteroides, visto que esses pacientes com frequência sofrem recidiva quando o glicocorticoide é interrompido. Uma proporção de pacientes com DII é resistente aos esteroides, e a falha de resposta com remissão prolongada (isto é, a doença recidiva) deve levar a considerações sobre tratamentos adicionais ou alternativos, incluindo fármacos imunossupressores e tratamentos biológicos (Manz et al., 2012). Os glicocorticoides não são seguros e nem práticos para manter a remissão, seja na colite ulcerativa ou na doença de Crohn, devido à elevada taxa de efeitos adversos associados ao seu uso prolongado. O glicocorticoide mais comumente usado na doença de Crohn é a *prednisona* administrada por via oral. Para casos mais graves, glicocorticoides como a *metilprednisolona* ou a *hidrocortisona* são administrados por via IV. As preparações retais podem ser usadas no tratamento da DII na parte inferior do cólon e no reto.

A *budesonida* é um glicocorticoide sintético. Em comparação com a *prednisolona*, a *budesonida* exibe maior afinidade (~ 15 vezes maior) para o receptor de glicocorticoide. O agente está disponível em várias formulações de liberação tardia ou de liberação entérica, que são usadas para a doença de Crohn colônica ou ileal terminal leve a moderada ou para a colite ulcerativa leve a moderada. Sua suposta ação é a entrega de quantidades terapêuticas do esteroide para uma porção específica do intestino inflamado, minimizando os efeitos adversos sistêmicos por sua liberação local e extenso metabolismo hepático de primeira passagem, resultando em derivados inativos, de modo que os níveis sistêmicos permanecem baixos. A *budesonida* é aprovada pela FDA para uso na manutenção da remissão em curto prazo (até 3 meses). Alguns estudos mais antigos questionaram a eficácia da *budesonida* para essa indicação (Kuenzig et al., 2014). Uma formulação multimatriz de *budesonida* retarda a liberação até que o pH local seja superior a 7 (pH do íleo distal), de forma que fornece o fármaco predominantemente no cólon (Hoy, 2015; Maconi et al., 2020).

Os enemas de glicocorticoides são úteis principalmente nos pacientes cuja doença se limita ao reto e ao cólon esquerdo. A *betametasona* e a *budesonida* estão disponíveis como enemas de retenção. Os pacientes com doença distal geralmente respondem em 3 a 7 dias. A absorção, embora menor do que com preparações orais, ainda é substancial (até 50-75%). A *hidrocortisona* também pode ser administrada 1 ou 2 vezes por dia na forma de suspensão espumosa a 10%, que libera 80 mg de *hidrocortisona* por aplicação; essa preparação pode ser útil aos pacientes com áreas muito curtas de proctite distal e dificuldade para reter enemas.

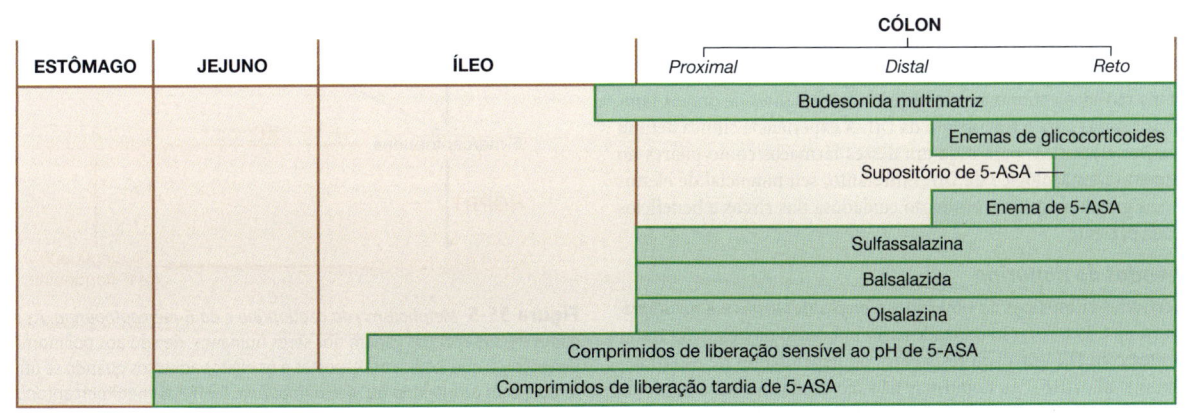

Figura 55-4 *Comparação dos locais de liberação de budesonida multimatriz e de várias formulações de 5-ASA no trato gastrintestinal.*

ADME

A *prednisona* é o glicocorticoide mais comumente administrado e é usada para a indução de remissão da doença de Crohn moderada a grave (Benchimol et al., 2008). Algumas vezes é dada como tratamento de primeira escolha para induzir remissão. A *prednisona* em geral é administrada VO, mas pode ser usada IV quando os pacientes apresentam crises agudas e graves da doença. As doses iniciais na DII são 40 a 60 mg/dia de *prednisona* ou equivalente; em geral, doses maiores não são mais eficazes. A maioria dos pacientes responde dentro de 10 a 14 dias; nesse ponto, a dose é diminuída em 5 mg por semana, durante semanas a meses. A *prednisona* é absorvida em uma taxa de 50 a 90%; 65 a 90% do fármaco absorvido está ligado às proteínas no soro. Ela é metabolizada ao composto ativo, *prednisolona*, no fígado. A $t_{1/2}$ da *prednisona* é de cerca de 3,5 horas, e os metabólitos são excretados na urina. Devido à natureza complexa do mecanismo de ação dos glicocorticoides, foram relatadas várias interações medicamentosas.

A *budesonida* para o tratamento da DII é administrada por via oral em uma dose de 9 mg/dia por até 8 semanas (Kane et al., 2002), seguida de redução de 3 mg a cada 4 a 6 semanas. Em geral, não há benefícios em continuar o tratamento além de três meses. A biodisponibilidade da *budesonida* por via oral é limitada (9-21%) pelo seu alto metabolismo de primeira passagem pela CYP3A4 hepática. O tempo para alcançar o pico de concentração no soro é de 7 a 19 horas quando administrada na forma de cápsula. O $t_{1/2}$ é de cerca de 2 a 3,6 horas, mas pode ser prolongada por agentes que inibem a atividade da CYP3A4, como o agente antifúngico *cetoconazol* e os furanocumarínicos presentes no suco de toranja (*grapefruit*). A excreção dos metabólitos é renal (60%) e fecal.

A *triancinolona*, um corticosteroide sintético amplamente usado sem atividade mineralocorticoide significativa, pode constituir uma terapia temporária para as exacerbações agudas da doença de Crohn e da colite ulcerativa. A *triancinolona* tem alta biodisponibilidade (90%) quando administrada por via oral. A $t_{1/2}$ plasmática é de 3 a 5 horas, porém o fármaco ligado ao receptor dentro das células responsivas prolonga a meia-vida de eficácia para cerca de 36 horas. Nos Capítulos 74 e 75, são descritos os usos oftálmicos e dermatológicos da *triancinolona*.

Efeitos adversos

Os efeitos adversos significativos dos glicocorticoides convencionais, como a *prednisona*, limitam seu uso prolongado. São inúmeros, mas entre os mais comuns estão manifestações na pele e tecidos moles, incluindo adelgaçamento da pele e desenvolvimento de características cushingoides (redistribuição de peso e aumento de massa corporal). Outros efeitos adversos incluem eventos cardiovasculares e efeitos psiquiátricos e cognitivos. Os glicocorticoides convencionais podem suprimir o eixo hipotálamo-hipófise-suprarrenal (HHSR), o que pode resultar em insuficiência suprarrenal quando o fármaco é suspenso abruptamente. Esse efeito necessita da retirada gradual da dosagem em vez da interrupção abrupta. Os mecanismos subjacentes deste e de outros efeitos adversos dos glicocorticoides convencionais são pormenorizados no Capítulo 46. A *budesonida* tem perfil similar de efeitos adversos, mas com menor incidência devido ao extenso metabolismo de primeira passagem.

Fármacos imunomoduladores

Vários fármacos desenvolvidos para a quimioterapia contra o câncer ou como fármacos imunossupressores em transplantes de órgãos também são usados para o tratamento da DII. A experiência clínica definiu indicações específicas para cada um desses fármacos como pilares no tratamento farmacológico da DII. Entretanto, seu potencial de efeitos adversos graves exige uma avaliação cuidadosa dos riscos e benefícios em cada paciente.

Derivados da tiopurina

Os derivados citotóxicos da tiopurina, a *mercaptopurina* e a *azatioprina* (ver Caps. 39 e 70), são utilizados sem indicação na bula para tratar pacientes com DII grave, ou resistentes ou dependentes de esteroides (Coskun et al., 2016). As tiopurinas não são usadas no tratamento da doença leve a moderada (Solitano et al., 2020). Essas tiopurinas suprimem a biossíntese das purinas e inibem a proliferação celular. Ambos são profármacos: a *azatioprina* é convertida em 6-mercaptopurina, que depois é metabolizada em nucleotídeos de 6-tioguanina, a porção provavelmente ativa (Fig. 55-5).

Usos terapêuticos Em geral, esses fármacos são usados de forma intercambiável com ajustes apropriados das doses, normalmente *azatioprina* (1,5-2,5 mg/kg/dia) ou *mercaptopurina* (1,5-2,0 mg/kg/dia) tanto na doença de Crohn quanto na colite ulcerativa como adjuvantes dos glicocorticoides e dos agentes biológicos (Nielsen et al., 2001). Eles auxiliam a manter as remissões dessas duas doenças e também previnem ou retardam a recidiva da doença de Crohn depois de ressecção cirúrgica. Por fim, são eficazes no tratamento das fístulas na doença de Crohn. A resposta clínica à *azatioprina* ou à *mercaptopurina* pode demorar semanas ou meses, e, por essa razão, os fármacos com início de ação mais rápida (p. ex., *mesalazina*, glicocorticoides ou agentes biológicos) são preferidos nos casos agudos.

Em geral, os médicos que tratam pacientes com DII acreditam que os riscos em longo prazo da *azatioprina-mercaptopurina* são menores que os dos esteroides. Desse modo, essas purinas são usadas em pacientes resistentes aos glicocorticoides ou dependentes deles e nos indivíduos que têm crises recorrentes da doença e necessitam de ciclos repetidos de corticoterapia. Além disso, os pacientes que não responderam satisfatoriamente à *mesalazina*, mas não apresentam doença aguda, podem melhorar com a substituição dos glicocorticoides por imunomoduladores. Por essa razão, os imunomoduladores podem ser vistos como agentes poupadores de esteroide.

ADME Respostas favoráveis à *azatioprina-mercaptopurina* ocorrem em até 66% dos pacientes. A *mercaptopurina* tem três destinos metabólicos (Fig. 55-5):

- Conversão em ácido 6-tioúrico pela xantinoxidase (XO)
- Metabolismo a 6-metilmercaptopurina (6-MMP) pela tiopurina-metiltransferase (TPMT)
- Conversão em nucleotídeos de 6-tioguanina e outros metabólitos pela hipoxantina-guanina-fosforribosiltransferase (HGPRT)

As atividades relativas dessas diferentes vias metabólicas podem explicar, em parte, as variações individuais na eficácia e nos efeitos adversos.

A $t_{1/2}$ plasmática da *mercaptopurina* é limitada por sua captação relativamente rápida (isto é, em 1-2 h) pelas hemácias e por outros tecidos. Após essa captação, as diferenças na atividade da TPMT determinam o destino final do fármaco. Em torno de 80% da população dos Estados Unidos apresenta o que se considera metabolismo "normal", enquanto 1 em cada 300 pessoas têm atividade da TPMT mínima. Nesse último grupo, o metabolismo da *mercaptopurina* é desviado da 6-MMP e levado no sentido dos nucleotídeos da 6-tioguanina, que podem suprimir intensamente a medula óssea. Cerca de 10% dos indivíduos têm atividade intermediária da TPMT; quando são tratados com a mesma dosagem, esses pacientes tendem a apresentar níveis mais altos de 6-tioguanina do que os metabolizadores normais. Por fim, cerca de 10% da população é metabolizadora rápida. Nesses indivíduos, a *mercaptopurina* é

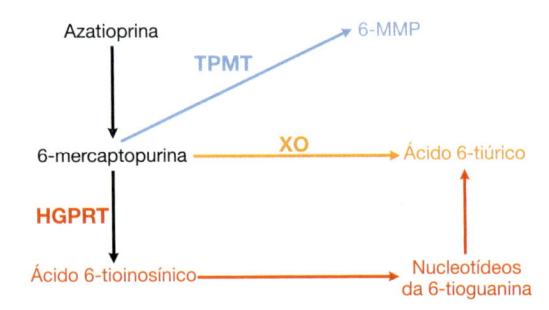

Figura 55-5 *Metabolismo da azatioprina e da 6-mercaptopurina.* As atividades dessas enzimas variam nos seres humanos, devido aos polimorfismos genéticos, o que explica as respostas e os efeitos adversos quando se utiliza a terapia com *azatioprina* ou *mercaptopurina*. 6-MPP, 6-metilmercaptopurina; HGPRT, hipoxantina-guanina-fosforribosiltransferase; TPMT, tiopurina-metiltransferase; XO, xantinoxidase.

desviada dos nucleotídeos da 6-tioguanina para a 6-MMP, que tem sido associada a provas de função hepática anormais. Além disso, em comparação aos metabolizadores normais, os níveis da 6-tioguanina desses metabolizadores rápidos são menores do que os obtidos com uma dose oral equivalente, possivelmente com redução da resposta terapêutica. A tipagem farmacogenética pode orientar o tratamento (ver Cap. 7).

A XO presente no intestino delgado e no fígado converte a *mercaptopurina* em ácido tioúrico, que não tem atividade terapêutica. A inibição da XO pelo *alopurinol* desvia a *mercaptopurina* na direção dos metabólitos mais ativos, como a 6-tioguanina, aumentando os efeitos imunomoduladores e tóxicos potenciais. Desse modo, os pacientes tratados com *mercaptopurina* devem ser alertados quanto à possibilidade de ocorrer interações potencialmente graves com os fármacos usados para tratar gota ou hiperuricemia; além disso, a dose-padrão deve ser reduzida em 25% nos pacientes que já utilizam *alopurinol*.

Efeitos adversos Os efeitos adversos de *azatioprina-mercaptopurina* podem ser *idiossincrásicos* ou *relacionados à dose*. Os efeitos adversos podem ocorrer a qualquer tempo após o início do tratamento e podem afetar até 10% dos pacientes. Uma das reações idiossincrásicas mais graves é a pancreatite, que ocorre em cerca de 5% dos pacientes tratados com esses fármacos. Febre, erupções cutâneas e artralgias são vistas ocasionalmente; náuseas e vômitos são um pouco mais frequentes. O principal efeito adverso relacionado à dose é a supressão da medula óssea, e os hemogramas devem ser monitorados cuidadosamente quando o tratamento é iniciado e a intervalos menos frequentes durante o período de manutenção. Elevações das provas de função hepática também podem estar relacionadas com a dose. Um efeito adverso grave, a hepatite colestática, é relativamente raro. As tiopurinas administradas no contexto da quimioterapia do câncer ou transplante de órgãos têm sido associadas a um aumento da incidência de neoplasias malignas, particularmente linfoma não Hodgkin (aumento de 4 vezes).

Metotrexato

O *metotrexato* é um análogo do ácido fólico que inibe a *di-hidrofolato-redutase*, bloqueando, assim, a síntese de DNA e causando morte celular (Coskun et al., 2016). Os efeitos anti-inflamatórios do *metotrexato* podem envolver outros mecanismos, além da inibição da di-hidrofolato-redutase. Eles incluem a inibição do metabolismo da purina, inibição da ativação da célula T e da produção de citocinas e moléculas de adesão intercelular, e inibição de ligação da IL-1β ao receptor. Para maiores detalhes sobre o metabolismo do folato e as ações do metotrexato, ver os Capítulos 45 e 70.

Usos terapêuticos O *metotrexato* é reservado para pacientes com DII resistente ou dependente de esteroides. Na doença de Crohn, ele é usado para manutenção da remissão e como complemento aos agentes biológicos para reforçar a eficácia e diminuir a formação de anticorpos antifármacos (Patel et al., 2014). O *metotrexato* (15-25 mg/semana) geralmente é administrado por via subcutânea. Essa escolha de administração reflete a absorção intestinal imprevisível de doses mais altas de *metotrexato* e na presença de doença intestinal. Com frequência, utiliza-se uma dose de 12,5 a 25 mg/semana para indução da remissão da resposta inflamatória, com administração de 15 a 25 mg uma vez por semana para manutenção da remissão. O *metotrexato* algumas vezes é usado em combinação com anticorpo anti-TNF-α (ver discussão a seguir).

ADME Em geral, o *metotrexato* é administrado por via subcutânea para indução e manutenção da remissão da doença de Crohn. Pode causar deficiência de folato, de modo que a suplementação oral de ácido fólico (1 mg/dia) é frequentemente recomendada. Após a administração, cerca de 50% estão ligados às proteínas do soro. O *metotrexato* pode atravessar a barreira hematencefálica, mas a concentração no líquido cerebrospinal é muito menor do que no soro. Apresenta $t_{1/2}$ de cerca de 3 a 10 horas nas doses usadas para o tratamento da doença de Crohn (ver Apêndice I). Cerca de 90% do *metotrexato* administrado é excretado de modo inalterado na urina, provavelmente devido à secreção tubular ativa.

Efeitos adversos Os fármacos que inibem a excreção renal do *metotrexato* podem aumentar a toxicidade relacionada ao tratamento. Incluem AINE, *fenitoína*, *ciprofloxacino*, fármacos tipo *penicilina*, *probenecida*, *amiodarona* e inibidores da bomba de prótons. O *metotrexato*, nas dosagens usadas para o tratamento da doença de Crohn, geralmente é bem tolerado. Quando ocorre toxicidade, ela se manifesta com náuseas, fezes amolecidas, estomatite, erupções cutâneas pontuais, sintomas do sistema nervoso central (incluindo cefaleia, fadiga e dificuldade de concentração), alopecia, febre (relacionada ao fármaco ou devido a infecção) e anormalidades hematológicas, particularmente macrocitose.

Ciclosporina

A *ciclosporina,* um inibidor da calcineurina e um imunomodulador potente, é geralmente utilizada após transplantes de órgãos (ver Cap. 39). Ela é eficaz em condições clínicas específicas associadas à DII, mas a alta incidência de efeitos adversos significativos limita sua utilização como medicamento de primeira escolha.

Usos terapêuticos Entre 50 a 80% dos pacientes gravemente enfermos com DII melhoram significativamente (em geral, em 7 dias) com a administração de *ciclosporina* IV (2-4 mg/kg/dia), em alguns casos evitando uma colectomia de emergência. É necessário monitorar cuidadosamente os níveis terapêuticos de *ciclosporina* e mantê-los entre 300 e 400 ng/mL de sangue total. A *ciclosporina* oral é menos eficaz no tratamento de manutenção dos pacientes com doença de Crohn, talvez porque sua absorção intestinal é limitada. Nesse aspecto, o tratamento de longa duração pode ser mais eficaz com formulações de *ciclosporina* que têm maior biodisponibilidade oral. A *ciclosporina* pode ser utilizada para tratar as complicações fistulares da doença de Crohn. Foram observadas respostas rápidas e significativas à *ciclosporina* IV; contudo, o tratamento com *ciclosporina* oral está associado a recaídas frequentes, e outras estratégias clínicas são necessárias para manter as fístulas fechadas. Desse modo, os inibidores da calcineurina geralmente são utilizados para tratar problemas específicos por períodos curtos, constituindo um elo até a instituição do tratamento prolongado.

ADME A *ciclosporina* VO tem absorção intestinal errática e incompleta. Após a absorção, 90 a 98% estão ligados às lipoproteínas séricas. Dependendo da formulação, a $t_{1/2}$ é bifásica, e a fase terminal é de 9 a 18 horas.

Efeitos adversos Os efeitos adversos significativos associados ao uso de *ciclosporina* limitam seu uso a tipos específicos graves de DII. Esses efeitos adversos em geral incluem aumento de suscetibilidade às infecções, insuficiência renal, hipertensão, convulsões e neuropatias periféricas. Foram registradas interações medicamentosas significativas.

Outros imunossupressores que estão sendo avaliados na DII incluem o inibidor da calcineurina, o *tacrolimo* (FK506) (Rodríguez-Lago et al., 2020) e os inibidores da inosina-monofosfato-desidrogenase, o *micofenolato de mofetila* e o *micofenolato* (Macaluso et al., 2017), aos quais os linfócitos são particularmente suscetíveis (ver Cap. 39). O *tacrolimo* tem sido usado para a DII aguda grave e resistente a esteroides com bom perfil de eficácia e segurança (Hoffmann et al., 2019). De forma semelhante, o *micofenolato de mofetila* tem sido usado para a indução e a manutenção da remissão na DII de tratamento difícil ou para pacientes com intolerância às tiopurinas ou que são dependentes de esteroides (Smith e Cooper, 2014). Paradoxalmente, foi relatado que o *micofenolato de mofetila* provoca colite em pacientes que estão tomando o medicamento como tratamento para prevenção da rejeição de transplantes (Calmet et al., 2015).

Tratamentos biológicos da DII

Anticorpos monoclonais anti-TNF-α

A atividade biológica do TNF, uma citocina pró-inflamatória, apresenta uma série de problemas na DII, incluindo a liberação de citocinas pró-inflamatórias adicionais dos macrófagos, suprarregulação da produção de colágeno e aumento da expressão de moléculas de adesão que localizam leucócitos. Os anticorpos anti-TNF podem reduzir os efeitos pró-inflamatórios do TNF: o *infliximabe*, o *adalimumabe*, o *certolizumabe pegol* e o *golimumabe* são imunoglobulinas monoclonais que foram desenvolvidas para o tratamento de doenças inflamatórias crônicas. O *infliximabe* é um anticorpo quimérico (25% murino, 75% humano), enquanto o *adalimumabe* e o *golimumabe* são anticorpos totalmente humanizados.

O *certolizumabe pegol* é um fragmento de antígeno humanizado que é "peguilado" (isto é, ligado a um polímero polietilenoglicol para aumentar a $t_{1/2}$ sérica do composto original). Estes fármacos se fixam e neutralizam o TNF-α tanto solúvel e quanto ligado à membrana, uma das principais citocinas que medeiam a resposta imune T_H1 característica da doença de Crohn (ver Fig. 55-1), prevenindo assim sua ligação aos receptores p55 e p75. Os Capítulos 38 e 39 apresentam uma visão mais detalhada e mecanística da produção de anticorpos e do uso de anticorpos para regular a função imune. O *infliximabe*, o *adalimumabe* e o *golimumabe* são aprovados para o tratamento agudo e crônico da colite ulcerativa moderada a grave. O *infliximabe*, o *adalimumabe* e o *certolizumabe* são para o tratamento da doença de Crohn moderada a grave em pacientes que responderam de maneira precária às terapias convencionais.

Usos terapêuticos e ADME – doença de Crohn

Os anticorpos monoclonais anti-TNF-α são usados contra a doença de Crohn moderada a grave, incluindo doença fistulante que é resistente a outros tratamentos (Peyrin-Biroulet et al., 2008). As preparações de anticorpos são usadas tanto para a indução quanto para a manutenção da remissão em adultos e crianças e são administradas por via parenteral. Para a terapia de indução da doença de Crohn, esses agentes produzem uma resposta clínica em cerca de 14 dias, com melhora dos sintomas em aproximadamente 60% dos pacientes e remissão em cerca de 30%. Os pacientes responsivos podem progredir para a terapia de manutenção; ver os esquemas posológicos adiante.

O *infliximabe* é administrado IV numa dosagem inicial de 5 mg/kg, com doses subsequentes de 5 mg/kg nas semanas 2 e 6 seguidas de manutenções de 5 mg/kg a cada oito semanas. A $t_{1/2}$ é de cerca de 8 a 10 dias, embora as taxas de depuração aumentem em pacientes que desenvolvem anticorpos anti-infliximabe. O *adalimumabe* é administrado por via SC numa dose inicial de 160 mg, com doses subsequentes de 80 mg na segunda semana e doses de manutenção de 40 mg a cada duas semanas iniciando na quarta semana. A biodisponibilidade de uma dose de 40 mg é de cerca de 64%; a $t_{1/2}$ é de cerca de duas semanas. O *certolizumabe pegol* é administrado numa dose de indução de 400 mg SC, nas semanas 0, 2 e 4, e então a cada quatro semanas para manutenção da resposta. A biodisponibilidade pela via SC é de cerca de 80%; a $t_{1/2}$ é de cerca de duas semanas. Para indução no tratamento da colite ulcerativa moderada a grave, administra-se *golimumabe* por via subcutânea, 200 mg no início, 100 mg em duas semanas e, em seguida, uma dose de manutenção de 100 mg, a cada quatro semanas. O *golimumabe* tem uma meia-vida de aproximadamente 14 dias. No tratamento da colite ulcerativa, o *golimumabe* e o *adalimumabe* parecem ser menos eficazes do que o *infliximabe*. A depuração dos anticorpos monoclonais anti-TNF-α não é bem compreendida, mas provavelmente se deve à degradação proteolítica. A porção de polietilenoglicol do *certolizumabe pegol* é depurada por excreção renal.

Efeitos adversos

O principal efeito adverso grave dos agentes anti-TNF é a infecção que resulta da supressão da resposta inflamatória. A administração concomitante de esteroides aumenta a probabilidade de infecção. Após a infusão do *infliximabe*, podem-se desenvolver reações agudas (febre, calafrios ou mesmo anafilaxia) e subagudas (tipo doença do soro). Os anticorpos anti-*infliximabe* podem reduzir sua eficácia clínica (Lichtenstein, 2013). As estratégias para minimizar o desenvolvimento desses anticorpos (p. ex., tratamento com glicocorticoides ou outros imunossupressores) podem ser cruciais na preservação da eficácia do *infliximabe*, mas podem aumentar a possibilidade de infecções. Como o *adalimumabe* e o *certolizumabe* são anticorpos humanizados, há menos possibilidade de se desenvolver uma resposta imune contra eles. O tratamento com *infliximabe* está associado a aumento de infecções respiratórias, e uma preocupação especial é a possibilidade de reativação da tuberculose ou o desenvolvimento de infecções oportunistas com subsequente disseminação. A FDA recomenda que os candidatos à terapia com *infliximabe* sejam testados para tuberculose latente com derivado proteico purificado; os pacientes com teste positivo devem receber tratamento profilático com terapia para tuberculose latente. O *infliximabe* é contraindicado em pacientes com insuficiência cardíaca congestiva grave. A possibilidade de aumentar a incidência do linfoma não Hodgkin é uma preocupação, mas a relação causal ainda não foi estabelecida. Foram relatados outros eventos adversos, incluindo lúpus induzido por fármacos, síndrome semelhante à esclerose múltipla e câncer de pele não melanoma.

Embora o *infliximabe* tenha sido desenvolvido especificamente para atingir o TNF-α, ele pode ter ações mais complexas. O *infliximabe* liga-se ao TNF-α ligado à membrana e pode causar lise dessas células por citotoxicidade dependente de anticorpo ou mediada por células. Assim, o *infliximabe* pode esgotar populações específicas de células inflamatórias subepiteliais. Esses efeitos, juntamente com sua $t_{1/2}$ plasmática terminal de 8 a 10 dias, podem explicar os seus efeitos clínicos prolongados. O *infliximabe* (5 mg/kg, infundidos por via IV, a intervalos de 6-8 semanas) reduz a frequência das crises agudas em cerca de dois terços dos pacientes com doença de Crohn moderada a grave e também facilita o fechamento de fístulas enterocutâneas associadas a essa doença. Evidências emergentes também sugerem sua eficácia na manutenção das remissões e na prevenção de recorrência das fístulas. A associação de *infliximabe* e *azatioprina* é mais eficaz do que só o *infliximabe* na indução de remissão e cicatrização da mucosa em pacientes resistentes a esteroides.

Outros anticorpos monoclonais para o tratamento da doença de Crohn e da colite ulcerativa

Foram obtidos anticorpos que se ligam a subunidades da molécula de adesão celular, a integrina, interferindo, assim, no recrutamento dos linfócitos para áreas de dano e de inflamação. O *vedolizumabe* é um anticorpo monoclonal humanizado que se fixa e inibe a subunidade α_4-integrina e, assim, bloqueia a ligação de $\alpha_4\beta_1$ e $\alpha_4\beta_7$ dos linfócitos na *adressina* (também denominada molécula de adesão celular adressina 1 da mucosa vascular, MADCAM 1) nas células endoteliais venulares, prevenindo, assim, o recrutamento de linfócitos para a mucosa intestinal (Jovani e Danese, 2013). Está aprovado para uso no tratamento da colite ulcerativa e da doença de Crohn moderada a grave. O *vedolizumabe* geralmente é administrado na dose de 300 mg, nas semanas 0, 2 e 6, e, a partir daí, administram-se doses de manutenção a cada oito semanas. Os principais efeitos adversos são cefaleia, reações de hipersensibilidade, artralgias, nasofaringite e fadiga. Os fármacos anti-TNF-α podem aumentar os efeitos adversos do *vedolizumabe*.

O *etrolizumabe* é outro anticorpo monoclonal que se liga à subunidade β_7 da integrina. Mostrou ser promissor em ensaios clínicos de fase III para o tratamento da doença de Crohn moderada a grave (Sandborn et al., 2020), ao passo que, em ensaios com colite ulcerativa grave, o *etrolizumabe* produziu resultados mistos para a indução de remissão, sem efeito significativo na manutenção da remissão em comparação com controles. Diferentemente do *vedolizumabe*, o *etrolizumabe* também bloqueia os heterodímeros $\alpha E\beta_7$; por conseguinte, tem o potencial de inibir a interação de células T positivas para $\alpha E\beta_7$ com E-caderina. Seu efeito ocorre no recrutamento das células T para os compartimentos vascular e epitelial na mucosa intestinal (Tang et al., 2018). À semelhança de muitos anticorpos monoclonais terapêuticos, o *etrolizumabe* tem o potencial de estimular a produção de anticorpos antifármacos, o que foi observado em aproximadamente 5% dos pacientes.

O *ustequinumabe* é um anticorpo monoclonal totalmente humanizado que tem como alvo a subunidade p40 comum às citocinas pró-inflamatórias IL-12 e IL-23, impedindo, assim, a ativação dos receptores de IL-12β1 e IL-23 nos linfócitos (células T $CD4^+$ e células *natural killer*) (Teng et al., 2015). O *ustequinumabe*, originalmente desenvolvido para o tratamento da psoríase, também é efetivo na indução e na manutenção da remissão da doença de Crohn. O tratamento inicial é administrado por via intravenosa, em uma dose de 260 a 520 mg, dependendo do peso corporal; em seguida, são administrados 90 mg por via subcutânea, a cada oito semanas, para manutenção da remissão. O tempo para alcançar o pico de C_p é de 1 a 2 semanas. Os efeitos adversos consistem em infecções das vias respiratórias superiores, cefaleia, artralgia, infecção, náusea e nasofaringite. Esse agente tem meia-vida de eliminação variável e longa (até 120 dias) e deve ser interrompido por 15 semanas antes da administração de vacina viva.

Usos terapêuticos e ADME – colite ulcerativa

Diferentemente da doença de Crohn, a colite ulcerativa pode ser curada com cirurgia (colectomia). Assim, os custos e os efeitos adversos potenciais associados ao tratamento com anticorpos monoclonais devem ser avaliados com a eficácia do fármaco em prevenir a necessidade da ressecção colônica. Os agentes biológicos têm seu uso na colite ulcerativa bem estabelecido, particularmente nos pacientes nos quais o tratamento primário com glicocorticoides, 5-ASA ou imunomoduladores falhou. O *infliximabe*, o *adalimumabe* e o *golimumabe* tornaram-se os pilares no tratamento da colite ulcerativa. O *vedolizumabe* e o *ustequinumabe* são agora indicados e aprovados para o tratamento da colite ulcerativa moderada a grave. A administração, a dosagem, o metabolismo e os efeitos adversos são similares no uso desses fármacos na colite ulcerativa e na doença de Crohn.

O *natalizumabe* é um anticorpo monoclonal quimérico (humano-murino) dirigido contra as integrinas $\alpha_4\beta_1$ e $\alpha_4\beta_7$ nos leucócitos envolvidos na inflamação. O fármaco proporciona alívio sintomático efetivo da esclerose múltipla e da doença de Crohn e foi aprovado para indução e manutenção da remissão na doença de Crohn moderada a grave. O fármaco não deve ser usado em pacientes com imunodeficiência ou em pacientes imunossuprimidos, devido ao possível aumento no risco de leucoencefalopatia multifocal progressiva, uma infecção viral frequentemente letal (poliomavírus humano 2). Em consequência, o *natalizumabe* tem uma advertência e só está disponível por meio do TOUCH, um programa de distribuição restrita.

Outros fármacos de moléculas pequenas para tratar a DII

Inibidores de JAK

As Janus-cinases (JAK) são moléculas de sinalização que são ativadas após a ligação do ligante e dimerização de muitos receptores de citocinas. Existem quatro membros da família JAK – JAK1, JAK2, JAK3 e TYK2 (tirosina-cinase 2) –, que atuam em várias configurações diméricas. As JAK1/JAK3 transduzem sinais dos receptores para uma variedade de interleucinas que desempenham funções na ativação das respostas imunes/inflamatórias e autoimunes. A interferona atua por meio de JAK1/JAK2. Ao inibir a JAK, o *tofacitinibe* inibe as respostas imunes/inflamatórias que são ativas na colite ulcerativa. Após ativação, as JAK sofrem autofosforilação nos resíduos de tirosina e, em seguida, fosforilam membros da família de transdutores de sinal e ativadores da transcrição (STAT). As proteínas STAT ativadas são translocadas para o núcleo, onde estimulam a expressão de genes relacionados com a resposta inflamatória. O uso de inibidores da JAK na DII foi recentemente revisado (Hernandez-Rocha e Vande Casteele, 2020).

O *tofacitinibe* é uma pirrolopirimidina que consiste em pirrolo[2,-3-d]pirimidina substituída na posição 4 por *N*-metil,N-(1-cianoacetil--4-metilpiperidin-3-il)amino. Sua forma citratada é usada terapeuticamente. O *tofacitinibe* tem ampla atuação, inibindo JAK1, JAK2, JAK3 e TYK2, embora seu principal efeito seja por meio da inibição da combinação JAK1/3. A administração de *tofacitinibe* também resulta em diminuição das células *natural killer* CD16/56$^+$ circulantes, o que contribui para seus efeitos imunossupressores.

Foram desenvolvidos vários outros assim chamados "jakinibs" para o tratamento da doença inflamatória crônica. Por exemplo, o *ruxolitinibe* é aprovado pela FDA para o tratamento da artrite reumatoide e psoríase, mas não para a DII nesse momento.

Usos terapêuticos e ADME O *tofacitinibe* é usado para o tratamento da colite ulcerativa moderada a grave em pacientes que não respondem às terapias biológicas. Está disponível em formulações padrão e de liberação prolongada e é administrado por via oral, em uma dose de 10 mg duas vezes ao dia por oito semanas. Depois desse período, pode ser administrado na dose de 5 mg, duas vezes ao dia, para manutenção da remissão da inflamação. O fármaco deve ser interrompido se o paciente não responder em 16 semanas. O *tofacitinibe* sofre absorção rápida, com tempo para alcançar os níveis plasmáticos máximos ($T_{máx}$) de 0,5 a 1 hora. Cerca de 40% do fármaco ligam-se às proteínas plasmáticas, principalmente à albumina. É ativo na forma não metabolizada, e o fármaco circulante é metabolizado no fígado (~ 70%), principalmente pela CYP3A4, bem como nos rins (~ 30%). Por esse motivo, o *tofacitinibe* está contraindicado para pacientes com insuficiência hepática. A disfunção renal ou o uso concomitante de outros substratos e inibidores da CYP3A4 exigem redução da dose de *tofacitinibe* (para 5 mg/dia). O fármaco metabolizado é excretado na urina (80%) e nas fezes (14%).

Efeitos adversos A imunossupressão constitui o principal efeito adverso do *tofacitinibe*; por esse motivo, os pacientes podem apresentar maior suscetibilidade a infecções. O fármaco não deve ser tomado com outros imunossupressores. Outros efeitos adversos incluem aumento do colesterol

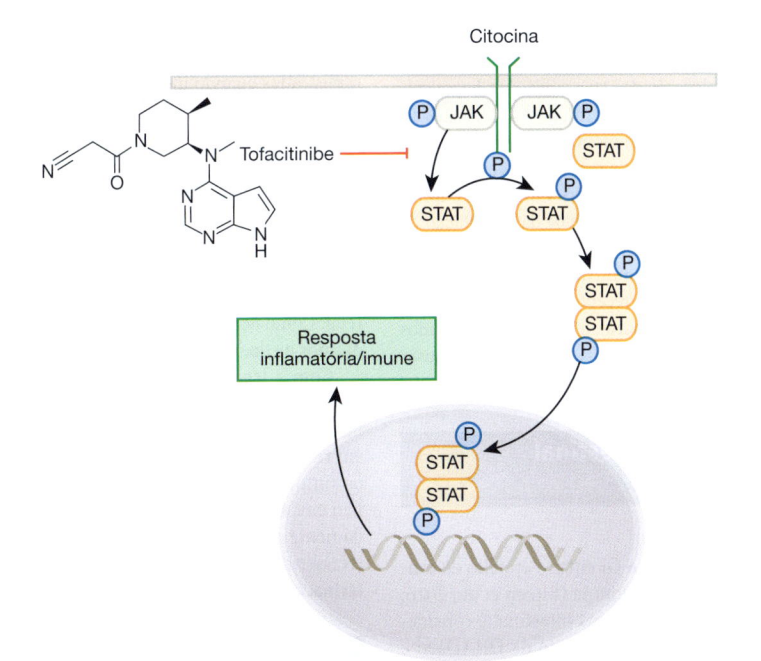

Figura 55-6 *Inibição da via de sinalização JAK-STAT pelo tofacitinibe.* A ligação das citocinas a seus receptores desencadeia a fosforilação de Janus-cinases (JAK) e tirosina-cinases receptoras. A fosforilação de JAK leva à fosforilação e dimerização de transdutor de sinal e ativador da transcrição (STAT), que sofrem translocação para o núcleo, de modo a conduzir a expressão de genes associados a numerosos processos celulares, incluindo aqueles associados à inflamação e imunidade. O tofacitinibe inibe a atividade da JAK e, assim, impede a fosforilação de STAT e a ativação resultante das respostas inflamatórias/imunes. Diferentemente de algumas terapias biológicas, o tofacitinibe não provoca a produção de anticorpos neutralizantes contra ele.

no sangue, diarreia, cefaleias e congestão nasal ou coriza. Recentemente, o *tofacitinibe* foi associado à embolia pulmonar em um pequeno número de pacientes. O *tofacitinibe* não é recomendado para uso em crianças com colite ulcerativa, visto que a sua farmacocinética, segurança e eficácia não foram estabelecidas na população pediátrica. Em setembro de 2021, a FDA modificou as indicações aprovadas para o *tofacitinibe* e dois inibidores da Janus-cinase, o *baricitinibe* e o *upadacitinibe*, que são usados principalmente no tratamento da artrite reumatoide. O uso desses agentes agora está limitado a pacientes que não responderam adequadamente aos antagonistas do TNF. Uma advertência atualizada inclui informações sobre os riscos de eventos cardíacos graves, câncer, coágulos sanguíneos e morte (FDA, 2021). Dois inibidores adicionais da JAK, o *ruxolitinibe* e o *fedratinibe*, não são indicados para o tratamento de condições inflamatórias e não estão incluídos na rotulagem modificada necessária.

Agonistas do receptor de esfingosina-1-fosfato

A esfingosina-1-fosfato (S1P) é formada a partir da ceramida pela ação da ceramidase e das enzimas esfingosina-cinase 1/2. É classificada como lisosfingolipídeo e sinaliza por meio de membros da família do receptor de S1P ($S1PR_{1-5}$) de GPCR. A ativação do S1PR desencadeia diversas vias de sinalização para produzir numerosas respostas biológicas, incluindo tráfego dos linfócitos, ativação de células imunes e síntese de mediadores inflamatórios que contribuem para a doença inflamatória gastrintestinal (Sukocheva et al., 2020). O mecanismo de ação dos agonistas de S1PR parece estar relacionado com o bloqueio do movimento dos linfócitos dos linfonodos para locais de lesão tecidual (ver Fig. 39-3).

Uso terapêutico e ADME O *ozanimode* é um agonista do $S1PR_1$ e $S1PR_5$ (Scott et al., 2016) aprovado pela FDA para o tratamento de formas recidivantes de esclerose múltipla (ver Cap. 39). Nos ensaios clínicos conduzidos, o *ozanimode* demonstrou ter benefício significativo em casos de *colite ulcerativa* (Sandborn et al., 2016) e *doença de Crohn* (Feagan et al., 2020). É fornecido como um monocloridrato e é administrado por via oral na forma de pílulas. A dosagem é titulada de 0,23 mg nos primeiros quatro dias para 0,46 mg nos dias 5 a 7 e para 0,92 mg/dia posteriormente. Os níveis plasmáticos máximos são alcançados em 6 a 8 horas. O metabolismo extenso do composto original produz uma série de metabólitos ativos com especificidade semelhante para o $S1P_1R$ e o $S1P_5R$; assim, embora a $t_{1/2}$ plasmática do fármaco original seja de cerca de 21 horas, a $t_{1/2}$ do efeito é de aproximadamente 11 dias.

Efeitos adversos Os efeitos adversos (incidência ≥ 4%) incluem infecção das vias respiratórias superiores, elevação das transaminases hepáticas, bradiarritmia/atraso da condução atrioventricular, hipotensão ortostática, infecção do trato urinário, dor lombar e hipertensão. Um metabólito ativo do *ozanimode* inibe a MAO-B, proporcionando o potencial de interações hipertensivas graves entre o *ozanimode* e agentes que aumentam o tônus simpático, NE ou 5-HT (opioides, inibidores seletivos da recaptação de serotonina, inibidores da recaptação de serotonina-norepinefrina, antidepressivos tricíclicos, inibidores da monoaminoxidase (MAO), tiramina e alimentos que contêm tiramina). Como os receptores de S1P desempenham funções no desenvolvimento embrionário, e com base em estudos em animais, a FDA recomenda que as mulheres em idade fértil devem usar métodos contraceptivos durante a terapia e por três meses posteriormente.

Manipulação do microbioma intestinal para tratar a DII

Antibióticos e probióticos

Normalmente, existe um equilíbrio no trato GI entre o epitélio da mucosa, a flora intestinal normal e a resposta imune (Biteen et al., 2016; Schreiner et al., 2015). A disbiose do microbioma intestinal é considerada atualmente um fator-chave no desenvolvimento da DII (Dalal e Chang, 2014). Desse modo, certas cepas bacterianas podem ser pró-inflamatórias (p. ex., *Bacteroides*) ou anti-inflamatórias (p. ex., *Lactobacillus*), suscitando tentativas de manipular a flora colônica nos pacientes com DII. Tradicionalmente, os antibióticos têm sido os mais utilizados com essa finalidade na doença de Crohn.

Os antibióticos podem ser utilizados como:

- Tratamento adjuvante com outras medicações contra a DII ativa nos casos graves onde há preocupação com sepse coexistente
- Tratamento das complicações por perfuração ou fístulas da doença de Crohn
- Profilaxia da recorrência no pós-operatório da doença de Crohn

Os antibióticos usados mais frequentemente são *metronidazol*, *ciprofloxacino*, *amoxicilina-clavulanato* e *piperacilina-tazobactam*. As complicações associadas à doença de Crohn que podem melhorar com o tratamento antibiótico são abscessos e tumores inflamatórios intra-abdominais; doença perianal (inclusive fístulas e abscessos perirretais); proliferação bacteriana excessiva no intestino delgado, secundária à obstrução intestinal parcial; infecções secundárias causadas por microrganismos como o *Clostridium difficile*; e complicações pós-operatórias.

Mais recentemente, os *probióticos* têm sido utilizados para tratar problemas clínicos específicos da DII. Os probióticos são uma mistura de bactérias liofilizadas potencialmente benéficas administrada VO. Vários estudos evidenciam efeitos benéficos dos probióticos na colite ulcerativa e na pouchite (Sokol, 2014). Jakubczyk et al. (2020) sugeriram que espécies e cepas de *Bifidobacterium* e *Lactobacillus* fornecem o melhor efeito terapêutico. Entretanto, devido a relatos conflitantes na literatura, a utilidade dos probióticos como terapia primária para a DII continua incerta.

Transplante fecal como tratamento na DII

O reconhecimento de que a etiologia da DII envolve disbiose do microbioma intestinal gerou interesse em métodos para restabelecer a microflora normal nos pacientes. O transplante fecal envolve a instilação de uma preparação de fezes de um doador saudável no cólon, seja por enema ou durante a colonoscopia. Este método se revelou eficaz contra infecções por *C. difficile* resistente a antibióticos. Vários ensaios clínicos avaliaram a eficácia do transplante fecal na doença de Crohn e na colite ulcerativa, com resultados variáveis (Tan et al., 2020).

Tratamento de apoio na DII

Fármacos analgésicos, anticolinérgicos e antidiarreicos constituem tratamento complementar para diminuir os sintomas e melhorar a qualidade de vida. Preparações orais de ferro, folato e vitamina B_{12} devem ser administradas quando indicado. *Loperamida* ou *difenoxilato* (ver Cap. 54) podem ser usados para reduzir a frequência dos movimentos intestinais e aliviar a sensação de urgência retal dos pacientes com doença leve em circunstâncias selecionadas; esses fármacos estão contraindicados em pacientes com doença grave porque podem predispor ao desenvolvimento do megacólon tóxico. A *colestiramina* pode ser usada no tratamento da diarreia induzida por sais biliares em pacientes submetidos a ressecções ileocólicas limitadas. Os anticolinérgicos (*cloridrato de diciclomina*, etc.; Cap. 11) são usados para reduzir as cólicas abdominais, a dor e a urgência retal. Como ocorre com os antidiarreicos, esses fármacos estão contraindicados na doença grave ou quando há suspeita de obstrução intestinal.

Com a legalização da *Cannabis* em muitas jurisdições, o uso da *Cannabis* e várias formulações de compostos canabinoides despertou uma atenção crescente como terapia de suporte para a DII. Com base em revisões recentes, os dados sugerem que a *Cannabis* pode melhorar os sintomas da DII. Entretanto, os estudos realizados até o momento não envolveram ensaios clínicos controlados, randomizados e adequadamente desenhados, e os mecanismos de ação não estão bem definidos (Nasser et al., 2020). O Capítulo 26 fornece uma visão geral das ações farmacológicas dos canabinoides.

DII pediátrica

As crianças e adolescentes continuam sendo a população de pacientes com DII com incidência crescente mais rápida. Em média, as crianças apresentam doença mais grave do que os adultos. Além disso, embora muitas crianças apresentem os sintomas clássicos de DII, cerca de 22%

delas apresentam sintomas adicionais, como atraso no crescimento, doença perianal ou outra manifestação extraintestinal como sintoma primário, complicando o diagnóstico.

Os fármacos usados para o tratamento de DII pediátrica são os mesmos usados para o tratamento dessas doenças em adultos. A nutrição enteral exclusiva é uma alternativa eficaz para os compostos com 5-ASA, glicocorticoides, imunossupressores e agentes biológicos. De fato, o tratamento com 8 a 12 semanas de fórmula líquida como única fonte de calorias é tão eficaz quanto os glicocorticoides no alívio dos sintomas e tem a vantagem de dar suporte ao crescimento (Rosen et al., 2015). Em termos de tratamento com fármacos, o estado de imunização da criança deve ser considerado antes de se iniciar o tratamento com imunossupressores (glicocorticoides, *azatioprina-metotrexato*, fármacos anti-TNF-α). As crianças devem ser testadas quanto à tuberculose latente, particularmente antes do tratamento com fármacos anti-TNF-α. Durante o tratamento, as crianças podem receber vacinas inativadas, porém não se recomenda o uso de vacinas vivas.

Recentemente, mostrou-se que os antibióticos têm alguma utilidade no tratamento da doença de Crohn pediátrica leve a moderada. Em particular, *ciprofloxacino*, *metronidazol* e *rifaximina* foram comprovadamente eficazes em ensaios clínicos pequenos (Serban, 2015). Seu papel no tratamento da colite ulcerativa ainda não foi estabelecido.

Tratamento da DII na gravidez

A DII é uma doença crônica que afeta mulheres em idade reprodutiva. Em geral, a diminuição da atividade da doença aumenta a fertilidade e melhora os resultados da gravidez (Kim et al., 2021). Ao mesmo tempo, limitar o uso de fármacos durante a gravidez é sempre desejável, embora, algumas vezes, isso entre em conflito com o controle da doença. O uso de medicamentos para tratar a DII durante a gravidez e a lactação foi revisado (Laube et al., 2021), ainda que estudos minuciosos do uso de medicamentos para tratar a DII na gravidez sejam limitados (Damas et al., 2015). A *mesalazina* e os glicocorticoides são usados frequentemente na gravidez e, em geral, são considerados seguros, enquanto o *metotrexato* está absolutamente contraindicado em pacientes grávidas. Não parece haver aumento dos efeitos adversos em pacientes grávidas mantidas com base em imunossupressores do grupo das tiopurinas. Os fármacos anti-TNF-α, particularmente *infliximabe* e *adalimumabe*, foram avaliados quanto à segurança para uso durante a gravidez e revelaram baixo risco de efeitos adversos (Laube et al., 2021). O *certolizumabe pegol* é considerado seguro, visto que não atravessa a placenta (Mariette et al., 2018). Os inibidores de JAK, incluindo o *tofacitinibe*, são teratogênicos em estudos com animais e foram associados a anormalidades de desenvolvimento e complicações da gravidez em algumas pacientes. Por esse motivo, os inibidores de JAK não devem ser administrados durante a gravidez. Além disso, como são secretados no leite materno, não devem ser tomados por mães que amamentam. Embora existam dados sugerindo que o agonista do S1PR, o *ozanimode*, possa causar defeitos de desenvolvimento em animais de laboratório, há dados limitados sobre os efeitos em pacientes grávidas. Por conseguinte, no momento atual, o *ozanimode* está contraindicado durante a gravidez.

Agradecimento: *Os autores gostariam de reconhecer e agradecer à Dra. Yasmin Nasser pelas valiosas informações sobre as aplicações clínicas de partes deste capítulo.*

RESUMO: Fármacos para o tratamento de doenças inflamatórias intestinais

Fármacos e substâncias	Usos terapêuticos	Farmacologia clínica e dicas
Fármacos com base em mesalazina		
Mesalazina (5-ASA)	• Indução e manutenção de remissão da colite ulcerativa leve a moderada • Usada em associação com glicocorticoides na colite ulcerativa grave	• Os efeitos são principalmente tópicos, com efeitos limitados no tecido inflamado mais profundo • Por administração oral, o jejuno é o sítio primário de absorção, de modo que a utilidade na doença mais distal é limitada • Pode ser administrada como supositório para doença retal
Sulfassalazina	• Indução e manutenção de remissão da colite ulcerativa leve a moderada • Usada em associação com glicocorticoides na colite ulcerativa grave	• É um profármaco que fornece 5-ASA às regiões GI mais distais após metabolização pelas bactérias colônicas • A sulfapiridina também é liberada e pode causar efeitos adversos em pacientes sensíveis às sulfonamidas
Olsalazina	• Indução e manutenção de remissão da colite ulcerativa leve a moderada • Usada em associação com glicocorticoides na colite ulcerativa grave	• É um profármaco com duas moléculas de 5-ASA ligadas por pontes azo • Elimina os efeitos adversos associados à porção sulfapiridina da sulfassalazina
Balsalazida	• Indução e manutenção de remissão da colite ulcerativa leve a moderada • Usada em associação com glicocorticoides na colite ulcerativa grave	• Profármaco com molécula de 5-ASA ligada a uma segunda molécula inerte e não absorvível • Elimina os efeitos adversos associados à porção sulfapiridina da sulfassalazina
Glicocorticoides: minimizar a duração de uso; reduzir gradualmente a dosagem antes de interromper a fim de minimizar recaída da doença e evitar a insuficiência suprarrenal que se segue à rápida retirada de glicocorticoides após tratamento prolongado que suprimiu o eixo HHSR		
Prednisona	• Indução da remissão de quadros leves a moderados da doença de Crohn e da colite ulcerativa	• Metabolismo hepático para a porção ativa, prednisolona • Não é usada para o tratamento de manutenção devido aos efeitos adversos graves
Metilprednisolona	• Indução da remissão de quadros leves a moderados da doença de Crohn e da colite ulcerativa	• Pode ser administrada por VO, IV ou IM aos pacientes que respondem mal à prednisona oral • É preferida à hidrocortisona oral, que tem maior incidência de retenção de Na^+ e perda de K^+

(continua)

RESUMO: Fármacos para o tratamento de doenças inflamatórias intestinais (*continuação*)

Fármacos e substâncias	Usos terapêuticos	Farmacologia clínica e dicas
Glicocorticoides: minimizar a duração de uso; reduzir gradualmente a dosagem antes de interromper a fim de minimizar recaída da doença e evitar a insuficiência suprarrenal que se segue à rápida retirada de glicocorticoides após tratamento prolongado que suprimiu o eixo HHSR (*continuação*)		
Hidrocortisona	• Indução da remissão de quadros leves a moderados da doença de Crohn e da colite ulcerativa	• Administrada IV aos pacientes que respondem mal à prednisona oral
Budesonida	• Indução da remissão de quadros leves a moderados da doença de Crohn e da colite ulcerativa • Não é eficaz para manutenção de longo prazo da remissão clínica	• Acentuado metabolismo de primeira passagem que reduz os efeitos adversos resultantes da manutenção de níveis sistêmicos elevados
Fármacos imunomoduladores		
6-Mercaptopurina	• Usada como auxiliar aos glicocorticoides e agentes biológicos no tratamento de quadros moderados a graves da doença de Crohn e da colite ulcerativa • Eficaz na manutenção da remissão	• Fármaco de ação lenta; o benefício máximo do tratamento pode demorar meses para ser alcançado • Outros metabólitos também têm atividade anti-inflamatória • Quadruplica o risco de linfoma em pacientes com DII tratados com tiopurinas
Azatioprina	• Usada como auxiliar aos glicocorticoides e agentes biológicos no tratamento de quadros moderados a graves da doença de Crohn e da colite ulcerativa • Eficaz na manutenção da remissão	• Profármaco metabolizado não enzimaticamente no sangue para a forma ativa 6-mercaptopurina • Outros metabólitos também têm atividade anti-inflamatória • Quadruplica o risco de linfoma em pacientes com DII tratados com tiopurinas
Metotrexato	• Manutenção da remissão da doença de Crohn, particularmente de doença resistente a esteroides ou dependente de esteroides • Frequentemente usado em associação a fármacos biológicos	• Análogo do ácido fólico com atividade anti-inflamatória de mecanismo desconhecido • Administrado por via subcutânea ou oral • Depurado inalterado pelos rins, de modo que a inibição da excreção renal pode causar toxicidade
Ciclosporina	• Usada para tratar casos específicos da doença de Crohn grave, incluindo a doença com fístulas • Não é útil para manutenção da remissão	• Absorção errática e incompleta requer a monitoração dos níveis no sangue • Perfil significativo de efeitos adversos
Tacrolimo (FK506)	• Útil para o tratamento da doença de Crohn refratária	• Imunomodulador com mecanismo similar ao da ciclosporina, mas com melhor absorção por VO
Agentes biológicos: anticorpos anti-TNFα		
A exacerbação de infecções bacterianas, virais e fúngicas pode ser grave com esses agentes, particularmente na presença de outros imunossupressores. Antes de receber anticorpos ant-TNF, os pacientes devem ser testados para tuberculose e, se o resultado for positivo, receber terapia profilática para tuberculose antes da administração de anticorpos anti-TNF.		
Infliximabe	• Indução ou manutenção de remissão em quadros moderados a graves da doença de Crohn ou colite ulcerativa em pacientes que não responderam bem a outros tratamentos	• Anticorpo monoclonal anti-TNF-α parcialmente humanizado quimérico • Geralmente administrado por infusão IV • Os pacientes podem desenvolver anticorpos contra o fármaco
Adalimumabe	• Indução ou manutenção de remissão em quadros moderados a graves da doença de Crohn ou colite ulcerativa em pacientes que não responderam bem a outros tratamentos	• Anticorpo monoclonal anti-TNF-α totalmente humanizado; baixa incidência de anticorpos contra o fármaco • Administrado por via SC • Útil em pacientes nos quais o infliximabe tenha perdido a eficácia ou cause reações adversas
Certolizumabe pegol	• Indução ou manutenção de remissão em quadros moderados a graves da doença de Crohn em pacientes que não responderam bem a outros tratamentos	• Anticorpo monoclonal anti-TNF-α humanizado ligado a polietilenoglicol para aumentar a $t_{1/2}$ no plasma • Administrado por via SC • Útil para pacientes para os quais o infliximabe tenha perdido a eficácia ou cause reações adversas • Pode ser uma boa opção para gestantes devido à menor passagem pela barreira placentária
Golimumabe	• Aprovado para a colite ulcerativa moderada a grave em pacientes que não respondem ou que são intolerantes à terapia tradicional	

(*continua*)

RESUMO: Fármacos para o tratamento de doenças inflamatórias intestinais (*continuação*)

Fármacos e substâncias	Usos terapêuticos	Farmacologia clínica e dicas
Agentes biológicos: outros		
Vedolizumabe	• Indução ou manutenção de remissão em quadros moderados a graves da doença de Crohn ou colite ulcerativa em pacientes que não responderam bem a outros tratamentos	• Anticorpo monoclonal anti-$\alpha_4\beta_7$ humanizado • Administrado por via IV • Pode causar reações de hipersensibilidade
Etrolizumabe	• Indução ou manutenção de remissão em quadros moderados a graves da doença de Crohn ou colite ulcerativa em pacientes que não responderam bem a outros tratamentos	• Anticorpo monoclonal humanizado que bloqueia $\alpha_4\beta_7$ e $\alpha E\beta_7$ • Administrado por via IV • Perfil de segurança satisfatório, com poucos eventos adversos graves em ensaios clínicos
Ustequinumabe	• Indução ou manutenção de remissão em quadros moderados a graves da doença de Crohn em pacientes que não responderam bem a outros tratamentos	• Anticorpo monoclonal humanizado contra a subunidade p40 da IL-12 e IL-23 • Administrado por via subcutânea ou IV • Perfil de segurança de longo prazo ainda não estabelecido
Natalizumabe	• Indução e manutenção da remissão na doença de Crohn moderada a grave em adultos com resposta inadequada a antagonistas do TNF-α ou outras terapias tradicionais; também usado no tratamento da esclerose múltipla	• Disponível apenas no TOUCH, um programa de distribuição restrita • Tarja de alerta: leucoencefalopatia multifocal progressiva • Administração IV: não deve ser usado com outros agentes imunossupressores • Interromper depois de 12 semanas se não houver benefício da terapia de indução
Outros fármacos de moléculas pequenas		
Tofacitinibe	• Tratamento da colite ulcerativa moderada a grave em pacientes que não responderam às terapias biológicas e nos quais os antagonistas do TNF não produziram resposta suficiente	• Bloqueia membros da família Janus-cinase (JAK) de moléculas de sinalização, inibindo, assim, as ações do TNF-α • Administrado por via oral • Agente imunossupressor que pode aumentar a suscetibilidade à infecção • Tarja de alerta publicada em setembro de 2021; ver o texto
Ozanimode	• Tratamento da colite ulcerativa moderada a grave em pacientes que não responderam às terapias biológicas; também usado para a esclerose múltipla	• Modulador do receptor de esfingolisina-1-fosfato (S1P) • Os metabólitos inibem a MAO-B → possíveis interações hipertensivas com fármacos que elevam o tônus adrenérgico, NE e 5-HT e com tiramina da dieta • Os principais efeitos adversos consistem em aumento das infecções das vias respiratórias superiores e elevação das transaminases hepáticas • As mulheres em idade fértil devem usar um método contraceptivo durante o uso do ozanimode e por 3 meses depois
Antibióticos		
Metronidazol	• Usado como auxiliar no tratamento de doença de Crohn leve a moderada • Algumas vezes usado em conjunto com ciprofloxacino • Usado em DII pediátrica	• Benefício terapêutico modesto na doença de Crohn • Pouco ou nenhum benefício na colite ulcerativa
Ciprofloxacino	• Usado como auxiliar no tratamento de doença de Crohn leve a moderada • Às vezes, usado em conjunto com metronidazol • Usado em DII pediátrica	• Benefício terapêutico modesto na doença de Crohn; pouco/nenhum benefício na colite ulcerativa • Alerta em tarja: tendinopatia, ruptura de tendão, neuropatia periférica, efeitos no SNC • As fluorquinolonas exibem atividade de bloqueio neuromuscular; evitar o uso em pacientes com miastenia grave
Rifaximina	• Usado como auxiliar no tratamento de doença de Crohn leve a moderada • Usada na doença de Crohn pediátrica	• Há pouca experiência com este fármaco se comparado com metronidazol ou ciprofloxacino
Probióticos		
Vários tipos e formulações	• Alguma utilidade na colite ulcerativa e bolsite, mas poucos ensaios clínicos	• Os efeitos são transitórios; raramente ocorre colonização colônica de longa duração • Deve-se acompanhar o progresso do tratamento de transplante fecal

Referências

Beaugerie L, Itzkowitz SH. Cancers complicating inflammatory bowel disease. *N Engl J Med*, **2015**, *372*:1441–1452.

Benchimol EI, et al. Traditional corticosteroids for induction of remission in Crohn's disease. *Cochrane Database Syst Rev*, **2008**, *2*:CD006792.

Biteen JS, et al. Tools for the microbiome: nano and beyond. *ACS Nano*, **2016**, *10*:6–37.

Bressler B, et al. Clinical practice guidelines for the medical management of nonhospitalized ulcerative colitis: the Toronto consensus. *Gastroenterology*, **2015**, *148*:1035–1058.

Calmet FH, et al. Endoscopic and histological features of mycophenolate mofetil colitis in patients after solid organ transplantation. *Ann Gastroenterol*, **2015**, *28*:364–371.

Cohen LJ, et al. Genetic factors and the intestinal microbiome guide development of microbe-based therapies for inflammatory bowel diseases. *Gastroenterology*, **2019**, *156*:2174–2189.

Coskun M, et al. Pharmacology and optimization of thiopurines and methotrexate in inflammatory bowel disease. *Clin Pharmacokinet*, **2016**, *55*:237–274.

Dalal SR, Chang EB. The microbial basis of inflammatory bowel diseases. *J Clin Invest*, **2014**, *124*:4190–4196.

Damas OM, et al. Treating inflammatory bowel disease in pregnancy: the issues we face today. *J Crohns Colitis*, **2015**, *9*:928–936.

Feagan BG, et al. Ozanimod induction therapy for patients with moderate to severe Crohn's disease: a single-arm, phase 2, prospective observer-blinded endpoint study. *Lancet Gastroenterol Hepatol*, **2020**, *5*:819–828.

Feagan BG, Macdonald JK. Oral 5-aminosalicylic acid for maintenance of remission in ulcerative colitis. *Cochrane Database Syst Rev*, **2012**, *10*:CD000544.

Food and Drug Administration. FDA requires warnings about increased risk of serious heart-related events, cancer, blood clots, and death for JAK inhibitors that treat certain chronic inflammatory conditions. **2021.** Available at: https://www.fda.gov/media/151936/download. Accessed May 13, 2022.

Graff LA, et al. Depression and anxiety in inflammatory bowel disease: a review of comorbidity and management. *Inflamm Bowel Dis*, **2009**, *15*:1105–1118.

Hernandez-Rocha C, Vande Casteele N. JAK inhibitors: current position in treatment strategies for use in inflammatory bowel disease. *Curr Opin Pharmacol*, **2020**, *55*:99–109.

Hoffmann P, et al. Performance of tacrolimus in hospitalized patients with steroid-refractory acute severe ulcerative colitis. *World J Gastroenterol*, **2019**, *25*:1603–1617.

Hoy SM. Budesonide MMX®: a review of its use in patients with mild to moderate ulcerative colitis. *Drugs*, **2015**, *75*:879–886.

Jain A, et al. Azo chemistry and its potential for colonic delivery. *Crit Rev Ther Drug Carrier Syst*, **2006**, *23*:349–400.

Jakubczyk D, et al. The effectiveness of probiotics in the treatment of inflammatory bowel disease (IBD)—a critical review. *Nutrients*, **2020**, *12*:1973.

Jovani M, Danese S. Vedolizumab for the treatment of IBD: a selective therapeutic approach targeting pathogenic a4b7 cells. *Curr Drug Targets*, **2013**, *14*:1433–1443.

Kane SV, et al. The effectiveness of budesonide therapy for Crohn's disease. *Aliment Pharmacol Ther*, **2002**, *16*:1509–1517.

Kuenzig ME, et al. Budesonide for maintenance of remission in Crohn's disease. *Cochrane Database Syst Rev*, **2014**, *8*:CD002913.

Kim MA, et al. The influence of disease activity on pregnancy outcomes in women with inflammatory bowel disease: a systematic review and meta-analysis. *J Crohns Colitis*, **2021**, *15*:719–732.

Laube R, et al. Use of medications during pregnancy and breastfeeding for Crohn's disease and ulcerative colitis. *Expert Opin Drug Saf*, **2021**, *20*:275–292.

Lee M, Chang EB. Inflammatory bowel diseases and the microbiome: searching the crime scene for clues. *Gastroenterology*, **2020**, *160*:524–537.

Lichtenstein GR. Comprehensive review: antitumor necrosis factor agents in inflammatory bowel disease and factors implicated in treatment response. *Ther Adv Gastroenterol*, **2013**, *6*:269–293.

Macaluso FS, et al. Mycophenolate mofetil is a valid option in patients with inflammatory bowel disease resistant to TNF-α inhibitors and conventional immunosuppressants. *Digest Liver Dis*, **2017**, *49*:157–162.

Manz M, et al. Therapy of steroid-resistant inflammatory bowel disease. *Digestion*, **2012**, *86*(suppl 1):11–15.

Mariette X, et al. Lack of placental transfer of certolizumab pegol during pregnancy: results from CRIB, a prospective, postmarketing, pharmacokinetic study. *Ann Rheumatic Dis*, **2018**, *77*:228–233.

McGovern DPB, et al. Genetics of inflammatory bowel diseases. *Gastroenterology*, **2015**, *149*:1163–1176.

Nasser Y, et al. Cannabis in gastroenterology: watch your head! A review of use in inflammatory bowel disease, functional gut disorders, and gut-related adverse effects. *Curr Treat Options Gastroenterol*, **2020**, *18*:519–530.

Nielsen OH, et al. Review article: the treatment of inflammatory bowel disease with 6-mercaptopurine or azathioprine. *Aliment Pharmacol Ther*, **2001**, *15*:1699–1708.

Ott C, Scholmerich J. Extraintestinal manifestations and complications in IBD. *Nat Rev Gastroenterol Hepatol*, **2013**, *10*:585–595.

Patel V, et al. Methotrexate for maintenance of remission in Crohn's disease. *Cochrane Database Syst Rev*, **2014**, *8*:CD006884.

Peppercorn MA, Goldman P. The role of intestinal bacteria in the metabolism of salicylazosulfapyridine. *J Pharmacol Exp Ther*, **1972**, *181*:555–562.

Perrotta C, et al. Five-aminosalicylic Acid: an update for the reappraisal of an old drug. *Gastroenterol Res Pract*, **2015**, *2015*:456895.

Peyrin-Biroulet L, et al. Efficacy and safety of tumor necrosis factor antagonists in Crohn's disease: meta-analysis of placebo-controlled trials. *Clin Gastroenterol Hepatol*, **2008**, *6*:644–653.

Rodríguez-Lago I, et al. Tacrolimus induces short-term but not long-term clinical response in inflammatory bowel disease. *Aliment Pharmacol Ther*, **2020**, *51*:870–879.

Rosen MJ, et al. Inflammatory bowel disease in children and adolescents. *JAMA Pediatr*, **2015**, *169*:1053–1060.

Sandborn WJ, et al. Etrolizumab for the treatment of ulcerative colitis and Crohn's disease: an overview of the phase 3 clinical program. *Adv Ther*, **2020**, *37*:3417–3431.

Sandborn WJ, et al. Medical management of mild to moderate Crohn's disease: evidence-based treatment algorithms for induction and maintenance of remission. *Aliment Pharmacol Ther*, **2007**, *26*:987–1003.

Sandborn WJ, et al. Ozanimod induction and maintenance treatment for ulcerative colitis. *N Engl J Med*, **2016**, *374*:1754–1762.

Sandborn WJ, Hanauer SB. Systematic review: the pharmacokinetic profiles of oral mesalazine formulations and mesalazine pro-drugs used in the management of ulcerative colitis. *Aliment Pharmacol Ther*, **2003**, *17*:29–42.

Scott FL, et al. Ozanimod (RPC1063) is a potent sphingosine-1-phosphate receptor-1 (S1P1) and receptor-5 (S1P5) agonist with autoimmune disease-modifying activity. *Br J Pharmacol*, **2016**, *173*:1778–1792.

Serban DE. Microbiota in inflammatory bowel disease pathogenesis and therapy: is it all about diet? *Nutr Clin Pract*, **2015**, *30*:760–779.

Shreiner AB, et al. The gut microbiome in health and in disease. *Curr Opin Gastroenterol*, **2015**, *31*:69–75.

Smith MR, Cooper SC. Mycophenolate mofetil therapy in the management of inflammatory bowel disease: a retrospective case series and review. *J Crohns Colitis*, **2014**, *8*:890–897.

Sokol H. Probiotics and antibiotics in IBD. *Dig Dis*, **2014**, *32*(suppl 1):10–17.

Solitano V, et al. Key strategies to optimize outcomes in mild-to-moderate ulcerative colitis. *J Clin Med*, **2020**, *9*:2905.

Sukocheva OA, et al. Sphingosine kinase and sphingosine-1-phosphate receptor signaling pathway in inflammatory gastrointestinal disease and cancers: a novel therapeutic target. *Pharmacol Ther*, **2020**, *207*:107464.

Taft TH, et al. Psychological considerations and interventions in inflammatory bowel disease patient care. *Gastroenterol Clin North Am*, **2017**, *46*:847–858.

Tan P, et al. Fecal microbiota transplantation for the treatment of inflammatory bowel disease: an update. *Front Pharmacol*, **2020**, *11*:574533.

Tang MT, et al. Review article: nonclinical and clinical pharmacology, pharmacokinetics and pharmacodynamics of etrolizumab, an anti-β7 integrin therapy for inflammatory bowel disease. *Aliment Pharmacol Ther*, **2018**, *47*:1440–1452.

Teng MW, et al. IL-12 and IL-23 cytokines: from discovery to targeted therapies for immune-mediated inflammatory diseases. *Nat Med*, **2015**, *21*:719–729.

Williamson KD, Chapman RW. Primary sclerosing cholangitis. *Dig Dis*, **2014**, *32*:438–445.

Xavier RJ, Podolsky DK. Unravelling the pathogenesis of inflammatory bowel disease. *Nature*, **2007**, *448*:427–434.

Seção VII

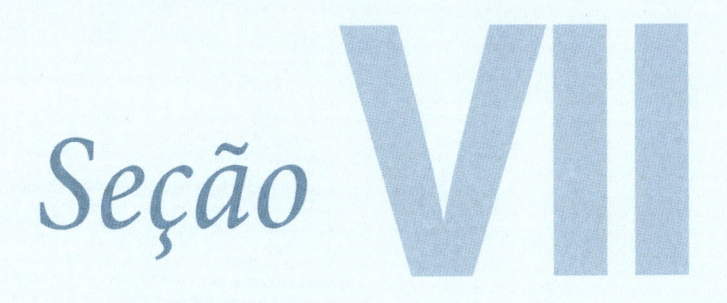

Quimioterapia das doenças infecciosas

Editor da seção: Conan MacDougall

Capítulo 56	Princípios gerais da terapia antimicrobiana / 1133
Capítulo 57	Disruptores do DNA: sulfonamidas, quinolonas e nitroimidazóis / 1142
Capítulo 58	Disruptores do envelope celular: antibacterianos β-lactâmicos, glicopeptídicos e lipopeptídicos / 1152
Capítulo 59	Antibacterianos diversos: aminoglicosídeos, polimixinas, antissépticos urinários, bacteriófagos / 1172
Capítulo 60	Inibidores da síntese de proteínas / 1184
Capítulo 61	Agentes antifúngicos / 1198
Capítulo 62	Agentes antivirais (não retrovirais) / 1216
Capítulo 63	Tratamento da hepatite viral (HBV/HCV) / 1232
Capítulo 64	Agentes antirretrovirais e tratamento da infecção pelo HIV / 1250
Capítulo 65	Quimioterapia da tuberculose e de micobactérias não tuberculosas, incluindo a hanseníase / 1272
Capítulo 66	Quimioterapia da malária / 1293
Capítulo 67	Quimioterapia das infecções por protozoários: amebíase, giardíase, tricomoníase, tripanossomíase, leishmaniose e outras infecções / 1313
Capítulo 68	Quimioterapia das infecções por helmintos / 1328

Capítulo 56

Princípios gerais da terapia antimicrobiana

Conan MacDougall

QUIMIOTERAPIA ANTIMICROBIANA: CLASSES E AÇÕES

TIPOS DE TERAPIA ANTIMICROBIANA E SUAS FINALIDADES
- Profilaxia primária
- Terapia preventiva
- Terapia empírica
- Terapia definitiva
- Terapia supressora pós-tratamento e profilaxia secundária

BASES FARMACOCINÉTICAS DA TERAPIA ANTIMICROBIANA

IMPACTO DOS TESTES DE SENSIBILIDADE NA EFICÁCIA DOS ANTIMICROBIANOS
- Bactérias
- Fungos
- Vírus
- Parasitas

FUNDAMENTOS PARA A ESCOLHA DA DOSE E DO ESQUEMA POSOLÓGICO

MECANISMOS DE RESISTÊNCIA AOS ANTIMICROBIANOS
- Resistência devido à redução da concentração do fármaco no sítio-alvo
- Resistência devido à alteração ou destruição do antibiótico
- Resistência devido à alteração da estrutura do alvo do antimicrobiano
- Heterorresistência e semiespécies virais

FUNDAMENTOS EVOLUTIVOS DO DESENVOLVIMENTO DE RESISTÊNCIA
- Desenvolvimento de resistência por seleção mutacional
- Resistência por aquisição externa de elementos genéticos

Quimioterapia antimicrobiana: classes e ações

Este capítulo fornece uma revisão das classes gerais dos fármacos antimicrobianos, seus mecanismos de ação e mecanismos de resistência e princípios de escolha dos fármacos. Os Capítulos 57 a 68 descrevem as propriedades farmacológicas e as indicações clínicas de cada classe de antimicrobianos.

Os microrganismos importantes sob o ponto de vista médico podem ser classificados em quatro categorias: *bactérias, vírus, fungos e parasitas*. A classificação geral dos *antibióticos* – um termo que usaremos de forma coloquial para abranger todos os tipos de agentes antimicrobianos – segue rigorosamente essa classificação, de modo que temos agentes antibacterianos, antivirais, antifúngicos e antiparasitários. Contudo, existem muitos antibióticos que atuam contra mais de uma categoria microbiana, especialmente os que têm como alvo vias metabólicas conservadas ao longo da evolução. A classificação de um antibiótico pode ser realizada em diversas dimensões, incluindo a classe e o espectro de microrganismos que ele mata, a via bioquímica na qual interfere e a estrutura química de seu farmacóforo.

As moléculas antimicrobianas devem ser entendidas como ligantes, cujos receptores são proteínas tipicamente microbianas. O termo *farmacóforo*, introduzido inicialmente por Ehrlich, define a molécula química ativa do fármaco, que se liga ao receptor microbiano. As proteínas microbianas que são alvos do antibiótico são componentes essenciais de ações bioquímicas nos micróbios, e a interferência nessas vias fisiológicas inibe a replicação dos microrganismos ou os mata diretamente. Os processos bioquímicos frequentemente inibidos incluem a síntese da parede celular, a síntese e a função da membrana celular, a tradução ribossômica, o metabolismo dos ácidos nucleicos, as mudanças de conformação cromossômica mediadas pelas topoisomerases, as proteases e integrases virais, as proteínas de entrada/fusão do envelope viral, a síntese de folato e os processos de desintoxicação química dos parasitas. Recentemente, pesquisadores desenvolveram *antibióticos antissenso*, que atuam inibindo a expressão dos genes das bactérias com um padrão específico para cada sequência. Além disso, os produtos à base de *interferonas* funcionam induzindo atividades antivirais específicas das células humanas infectadas.

Tipos de terapia antimicrobiana e suas finalidades

Uma maneira útil de organizar os tipos e os objetivos da terapia antimicrobiana é considerar em que ponto na linha de progressão da doença os antibióticos iniciam a sua ação (Fig. 56-1); a terapia pode ser classificada como *profilaxia primária, preventiva, empírica, definitiva* ou *supressora/secundária*.

Profilaxia primária

A profilaxia envolve a administração de antibióticos a pacientes que ainda não estão infectados ou que ainda não desenvolveram a doença. A profilaxia *primária* tem por objetivo prevenir um primeiro episódio de infecção em pacientes que não apresentam nenhuma evidência de infecção. A profilaxia primária pode reduzir de forma substancial a probabilidade de infecção clinicamente significativa, mas precisa ser balanceada em relação aos riscos de perturbação do microbioma, seleção de variantes resistentes a antibióticos, toxicidade e custo. Por conseguinte, a profilaxia primária deve ser reservada para pacientes com risco significativo e consiste no uso de antibióticos do espectro apropriado mais restrito pelo menor período de tempo necessário para fornecer uma proteção adequada.

O uso mais comum de antibióticos para profilaxia primária consiste na administração de antibióticos no período perioperatório para prevenir infecções do sítio cirúrgico. As infecções de feridas cirúrgicas ocorrem quando uma contagem crítica de bactérias está presente na ferida no momento em que ela é fechada, e a quimioprofilaxia pode ser usada para evitar infecções após procedimentos cirúrgicos. Os antibióticos dirigidos contra os microrganismos invasores podem reduzir o número de bactérias viáveis abaixo do nível crítico e, assim, prevenir a infecção.

Em alguns casos, a profilaxia primária pode ser iniciada vários dias antes do procedimento cirúrgico, como o uso de *mupirocina* intranasal e banhos tópicos de *gliconato de clorexidina* para reduzir a carga de *Staphylococcus aureus* antes de cirurgias cardíacas e ortopédicas, entre aqueles que constatou-se estarem colonizados com esse microrganismo na triagem pré-procedimento (Schweizer et al., 2015). Mais comumente, para pacientes e procedimentos que apresentam risco significativo de infecção do sítio cirúrgico, os antibióticos são administrados no período perioperatório (Berrios-Torres et al., 2017). A dose perioperatória do

ABC: cassete de ligação ao ATP
AUC: área sob a curva de tempo
CCR5: receptor de quimiocina tipo 5
CD4: células T auxiliares
CE: concentração efetiva
CEM: concentração efetiva mínima
CI: concentração inibitória
CIM: concentração inibitória mínima
CMV: citomegalovírus
C_p**:** concentração plasmática
$C_{Pmáx}$**:** concentração plasmática máxima
CYP: citocromo P450
DHFR: di-hidrofolato-redutase
DHPS: di-hidropteroato-sintase
E: efeito
EM MALDI-TOF: espectrometria de massa por ionização e dessorção a *laser* assistida por matriz – *time of flight*
$E_{máx}$**:** efeito máximo
EPA: efeito pós-antibiótico
FC/FD: farmacocinética/farmacodinâmica
HIV: vírus da imunodeficiência humana
PCR: reação em cadeia da polimerase
PrEP: profilaxia pré-exposição
*rpoB***:** RNA-polimerase

antimicrobiano deve ser administrada dentro de 60 minutos antes da incisão, de modo que sejam alcançadas concentrações locais do fármaco acima da *concentração inibitória mínima* (CIM) dos prováveis patógenos no momento da incisão. A frequência da repetição da dose durante o procedimento depende da $t_{1/2}$ do fármaco, de forma a obter concentrações adequadas do antibiótico acima da CIM até o fechamento da incisão cirúrgica. Isso é especialmente importante com os antibióticos β-lactâmicos, que têm $t_{1/2}$ curtas; as doses desses antibióticos devem ser repetidas a intervalos duas vezes maiores que sua $t_{1/2}$.

Na maioria dos procedimentos, uma única dose perioperatória é suficiente para prevenir a infecção, e a administração de doses pós-operatórias está associada a nenhum aumento significativo do benefício e a um risco aumentado de efeitos adversos e superinfecção por *Clostridioides difficile* (Branch-Elliman et al., 2019). O antibiótico sistêmico administrado é escolhido com base no patógeno com maior probabilidade de contaminar a incisão, que, por sua vez, depende do local onde a cirurgia está sendo realizada. Os patógenos que mais infectam incisões cirúrgicas depois de procedimentos assépticos são os estafilococos, principalmente *S. aureus* e estafilococos coagulase-negativos. Em procedimentos cirúrgicos limpos-contaminados do abdome e da pelve, esses mesmos microrganismos também são importantes, mas as espécies de *Enterococcus* e os bacilos Gram-negativos também são comuns.

A profilaxia primária também pode ser usada em pacientes imunossuprimidos, como aqueles com HIV/Aids ou aqueles em situação pós-transplante de órgãos sólidos ou em uso de imunossupressores contra a rejeição. Nesses grupos de pacientes, tratamentos antiparasitários, antibacterianos, antivirais e antifúngicos específicos são administrados com base no padrão definido de patógenos que são as causas principais de morbidade durante a imunossupressão. Uma análise de risco-benefício determina a escolha e a duração da profilaxia. A profilaxia de infecções oportunistas em pacientes com imunossupressão relacionada com o HIV normalmente é iniciada quando a contagem de células CD4 cai abaixo de 200 células/mm^3 e pode ser interrompida com aumentos sustentados da contagem de CD4 acima desse limiar em resposta à terapia antirretroviral. Em pacientes pós-transplante, o uso de profilaxia depende do tipo de transplante, do tempo decorrido desde o procedimento e do tipo e intensidade da dose de terapia imunossupressora. A profilaxia pode ser interrompida em pacientes com base em parâmetros de referência de tempo decorrido desde o transplante ou da redução da imunossupressão. Exemplos de patógenos contra os quais a profilaxia primária pode ser usada incluem *Pneumocystis jirovecii*, *Toxoplasma gondii*, espécies de *Candida* e *Aspergillus*, citomegalovírus (CMV) e outros Herpesviridae. As doses usadas para a profilaxia primária frequentemente são mais baixas do que quando o mesmo fármaco é utilizado para tratamento agudo.

Uma área emergente da profilaxia primária é denominada *profilaxia pré-exposição* (PrEP), que é utilizada em pacientes com risco aumentado de contrair a infecção pelo HIV (Mayer e Allan-Blitz, 2019). A PrEP consiste no uso regular de fármacos antirretrovirais orais (um esquema injetável administrado mensalmente também está em fase de estudo) para prevenir o estabelecimento da infecção pelo HIV após exposição, normalmente pelo sexo ou uso de substâncias injetáveis. A PrEP pode ser usada entre pacientes que fazem parte de um casal sorodiscordante conhecido para HIV ou para reduzir o risco de transmissão quando o estado dos parceiros sexuais não é conhecido. Foi demonstrado que a PrEP reduz significativamente o risco de novos diagnósticos de HIV, embora seja necessário um monitoramento regular dos efeitos adversos relacionados com os fármacos.

Outros exemplos de profilaxia primária incluem a profilaxia pós-exposição antirretroviral seguida a exposição a agulhas, a administração de *rifampicina* a contatos de pacientes com meningite meningocócica, o uso de antivirais contra a influenza em contatos domiciliares de casos de influenza e a administração de macrolídeos a contatos próximos de casos de pertússis (coqueluche).

Terapia preventiva

A terapia preventiva é usada como substituto da profilaxia primária e como tratamento inicial direcionado em pacientes de alto risco nos quais um exame laboratorial ou outros exames indicam infecção, apesar da ausência de sintomas. O princípio é que a administração do tratamento antes do desenvolvimento dos sintomas suprime a doença iminente, porém a terapia deve ser usada por um período curto e bem definido. A terapia preventiva pode ser particularmente útil quando há uma preocupação quanto à toxicidade dos fármacos com uso prolongado como profilaxia. A aplicação mais proeminente dessa estratégia é na prevenção da doença por CMV após transplante de células-tronco hematopoiéticas e transplante de órgãos sólidos, nos quais a detecção de viremia de baixo nível pela PCR é possível e as terapias antivirais atualmente disponíveis (p. ex., *valganciclovir*) apresentam riscos significativos de toxicidade cumulativa (Razonable et al., 2019).

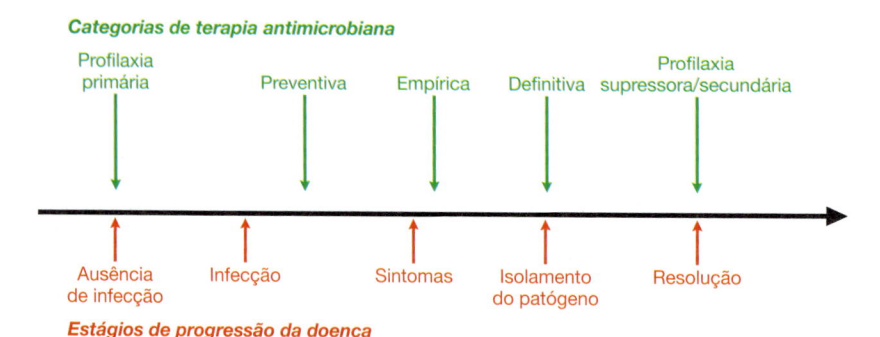

Figura 56-1 *Categorias de terapia antimicrobiana em relação à progressão da doença.*

Terapia empírica

A *terapia empírica* é administrada quando *há suspeita de infecção, porém o organismo causador específico e a sua sensibilidade naquele paciente específico não são conhecidos,* de modo que os antibióticos são usados com base nos patógenos típicos associados à(s) síndrome(s) infecciosa(s) *A maior parte dos antibióticos administrados na medicina clínica é de uso empírico.* A justificativa para isso é dupla:

- A identificação definitiva e a suscetibilidade do(s) microrganismo(s) causador(es) normalmente levam pelo menos 24 a 48 horas depois da apresentação do paciente para serem conhecidas (quando for possível obter os resultados microbiológicos) *e*
- Em muitos casos, um atraso no tratamento até obter uma identificação definitiva do patógeno infeccioso seria considerado prejudicial para o paciente.

No caso de muitas infecções subagudas ou crônicas ou de infecções agudas de baixa gravidade, o risco de aguardar alguns dias para a identificação definitiva do patógeno é baixo, e esses pacientes podem esperar para obter evidências microbiológicas mais definitivas da infecção sem tratamento empírico. Se os riscos da espera forem altos, com base na natureza da infecção, na gravidade da doença ou no estado imunológico do paciente, o início da terapia antibiótica empírica deve basear-se na provável síndrome infecciosa, nos fatores de risco específicos do paciente (p. ex., uso anterior de antibióticos) e na epidemiologia local (p. ex., prevalência de organismos resistentes a fármacos). Em alguns casos, pode ser necessário usar uma combinação de antibióticos de modo a alcançar um espectro de atividade adequado para cobertura empírica dos prováveis patógenos.

Se o médico responsável pelo tratamento desejar obter amostras para análise microbiológica com a finalidade de orientar a terapia, essas amostras normalmente são obtidas durante esse período. O ideal é obter as amostras antes da administração de antimicrobianos para melhorar o rendimento diagnóstico; todavia, em algumas circunstâncias não é viável adiar a administração de antimicrobianos até que as amostras diagnósticas possam ser obtidas.

Caso resultados microbiológicos preliminares estiverem disponíveis, pode-se adaptar a terapia antes da disponibilidade dos dados microbiológicos finais. O método mais valioso e consagrado pelo tempo para a identificação precoce de bactérias é o exame de secreção ou líquido corporal infectados pela coloração de Gram, que identifica a presença de microrganismos Gram-positivos ou Gram-negativos. O valor preditivo da coloração de Gram varia de acordo com a infecção e o tipo de amostra, mas pode ser útil na reavaliação de esquemas empiricamente selecionados (p. ex., se um esquema empírico tiver cobertura fraca para Gram-positivos, o achado de microrganismos Gram-positivos em uma amostra pode justificar a expansão do espectro de atividade). Nas regiões endêmicas de malária ou para os viajantes que retornam de uma dessas áreas, um esfregaço simples (áreas finas e espessas) do sangue periférico pode ser a diferença entre a sobrevivência do paciente com tratamento adequado ou a sua morte por tratamento equivocado para uma suposta infecção bacteriana. Exames complementares rápidos realizados no local de atendimento estão cada vez mais disponíveis para diversas infecções virais e bacterianas. Novas tecnologias, como a espectrometria de massa por ionização e dessorção a *laser* assistida por matriz – *time-of-flight* (EM MALDI-TOF), técnicas de amplificação dos ácidos nucleicos, a detecção de microarranjos (*microarray*) e a análise celular morfocinética, podem não ser rápidas o suficiente para possibilitar o adiamento da terapia empírica, mas podem reduzir a duração da fase de terapia empírica, fornecendo informações microbiológicas mais rapidamente do que as abordagens tradicionais (Bauer et al., 2014).

Notavelmente, em muitas situações, os pacientes recebem terapia empírica durante toda a duração do tratamento, visto que o verdadeiro organismo causador da infecção do paciente nunca é identificado. Isso pode ser devido ao alto custo ou à invasividade da amostra microbiológica, à curta duração da antibioticoterapia, à alta previsibilidade do patógeno causador, com base na apresentação dos sintomas, ou à falha das amostras microbiológicas, impedindo a detecção do patógeno. Nessas situações, o monitoramento da resposta sintomática determinará se há necessidade de abordagens mais agressivas para determinar a etiologia microbiológica.

Terapia definitiva

Quando se identifica um patógeno e os resultados dos testes de sensibilidade estão disponíveis, deve-se selecionar o esquema antibiótico ideal para esse paciente – a terapia *definitiva*. Pode ser necessário um ajuste do esquema empírico, caso tenha sido iniciado. A seleção de um esquema definitivo ideal exige um equilíbrio entre a necessidade de atividade potente contra o patógeno, os riscos de efeitos indesejáveis (p. ex., toxicidades ou interações medicamentosas), os custos, a praticidade (p. ex., número de doses administradas por dia) e o desejo de minimizar a contribuição para a resistência antimicrobiana no paciente e na população. Esta última consideração sugere que os antibióticos de espectro mais estreito são preferidos aos agentes de espectro mais amplo quando os outros fatores são mais ou menos equivalentes. Quando o esquema empírico inicial tem um espectro mais amplo do que o esquema definitivo, essa consideração é frequentemente conhecida como *racionalização* ou *desescalonamento*.

Na terapia definitiva, a terapia antibiótica combinada é uma exceção, e não a regra. Uma vez isolado o patógeno, prefere-se a monoterapia, a não ser que existam dados convincentes a favor do uso da terapia combinada. A administração de múltiplos antibióticos em casos em que um único agente seria suficiente pode levar a um aumento da toxicidade e a um dano desnecessário à flora fúngica e bacteriana protetora do paciente. Entretanto, existem circunstâncias especiais nas quais as evidências favorecem a terapia combinada:

- Prevenir o surgimento de resistência à monoterapia (p. ex., terapia antirretroviral combinada para o HIV, esquemas de múltiplos fármacos para o tratamento da infecção ativa por *Mycobacterium tuberculosis*)
- Acelerar a rapidez ou a extensão da atividade microbicida (p. ex., pela combinação de penicilinas e aminoglicosídeos para o tratamento de infecções enterocócicas graves, combinação de *anfotericina B* e *flucitosina* em pacientes com meningite criptocócica)
- Reduzir a toxicidade – quando um nível de eficácia suficiente de um único agente antibacteriano só pode ser alcançado com doses que são tóxicas para o paciente e se administra concomitantemente um segundo fármaco para permitir uma redução da dose do primeiro fármaco (p. ex., uso de combinações de doses reduzidas de *ganciclovir* e *foscarnete* no tratamento de algumas infecções por CMV resistentes) (Mylonakis et al., 2002)

Em alguns casos, a combinação de antibióticos já está incorporada em preparações farmacêuticas padrão. Por exemplo, a combinação de uma sulfonamida com um inibidor da DHFR, como a *trimetoprima*, é sinérgica devido à inibição de etapas sequenciais na síntese microbiana de folato; a formulação combinada de *sulfametoxazol* e *trimetoprima* é mais usada do que os agentes separadamente. De forma semelhante, muitos esquemas anti-HIV combinados são agora completamente coformulados, muitas vezes em um único comprimido diário.

Terapia supressora pós-tratamento e profilaxia secundária

Em alguns pacientes, a infecção é controlada pelo ciclo inicial de tratamento antimicrobiano, mas não totalmente erradicada, e/ou o defeito anatômico ou imune que resultou na infecção original ainda está presente. Nesses pacientes, os antibióticos podem ser continuados como *terapia supressora*, diferenciada da terapia definitiva pelo uso de uma dose mais baixa, uma via de administração diferente ou um antibiótico diferente. Os exemplos incluem o tratamento da meningite criptocócica ou o tratamento de infecções em materiais protéticos implantados (p. ex., prótese de quadril), que não podem ser removidos e contra os quais é improvável que a terapia definitiva possa erradicar a infecção. Em hospedeiros imunocomprometidos, a terapia supressora pode ser finalmente interrompida se o sistema imune do paciente se reconstituir (p. ex., elevação sustentada na contagem de células CD4 de um paciente infectado pelo HIV). Alguns pacientes nos quais é possível obter a erradicação do patógeno ainda podem ser candidatos ao uso continuado de antibióticos na forma de profilaxia secundária caso estejam correndo risco de nova infecção. Os riscos de toxicidade decorrente do uso prolongado da terapia supressora e profilaxia secundária podem ser significativos, e deve-se efetuar regularmente uma avaliação para a possibilidade de interrupção da terapia.

Bases farmacocinéticas da terapia antimicrobiana

Normalmente, um patógeno não provoca doença em todo o corpo, mas em órgãos específicos. Em um órgão infectado, apenas compartimentos patológicos específicos podem ser infectados. Os antibióticos frequentemente são administrados por via oral ou parenteral e encontram-se muito distantes desses focos infecciosos. Por essa razão, antes de escolher um antimicrobiano para tratar determinado paciente, um fator crucial é se o fármaco consegue penetrar no local da infecção. Por exemplo, o antibiótico *levofloxacino* alcança uma razão de 1,4 entre as concentrações máximas no tecido cutâneo e no plasma (razão $C_{Pmáx}$), uma razão de 2,8 entre o líquido de revestimento epitelial e o plasma e uma razão de 67 entre urina e plasma (Chow et al., 2002; Conte et al., 2006; Wagenlehner et al., 2006). Os dois fatores mais importantes na previsão de resultados microbianos e clínicos eficazes quando se administra *levofloxacino* aos pacientes são o foco da infecção e a necessidade de se alcançar um nível de $C_{Pmáx}$ 12 vezes maior que a CIM ($C_{Pmáx}$/CIM ≥ 12). O índice de falha terapêutica é de 0% em pacientes com infecções do trato urinário, de 3% nos indivíduos com infecções pulmonares e de 16% em pacientes com infecções da pele e dos tecidos moles (Preston et al., 1998). Evidentemente, quanto pior a penetração em determinado compartimento anatômico, maiores são as chances de falha terapêutica.

A penetração do fármaco em determinado compartimento anatômico depende das *barreiras físicas* que a molécula precisa atravessar, das *propriedades químicas do antimicrobiano* e da *presença de transportadores de múltiplos fármacos*. Os Capítulos 2 (farmacocinética) e 4 (transportadores de membrana) fornecem excelentes discussões sobre esses conceitos. Uma consideração singular quanto à penetração de fármacos no tratamento das infecções refere-se à presença de *biofilmes* produzidos por microrganismos. Exemplos de biofilmes incluem as vegetações endocárdicas em valvas cardíacas na endocardite; os biofilmes formados por bactérias e fungos em dispositivos protéticos, como valvas cardíacas artificiais, cateteres intravasculares de demora e quadris artificiais; e os biofilmes formados dentro dos pulmões de pacientes que sofrem de fibrose cística. Os biofilmes bacterianos e fúngicos são colônias de células em crescimento lento circundadas por uma matriz de exopolímero. O exopolissacarídeo tem carga negativa e pode ligar-se aos antibióticos carregados positivamente e dificultar seu acesso ao alvo pretendido. Para serem efetivos contra infecções nesses compartimentos, os antibióticos precisam penetrar no biofilme e nas barreiras endoteliais (Sun et al., 2013).

Impacto dos testes de sensibilidade na eficácia dos antimicrobianos

O laboratório de microbiologia desempenha um papel fundamental na escolha de determinado antimicrobiano em detrimento de outros. Primeiramente, a identificação e o isolamento do microrganismo responsável pela doença ocorrem quando as amostras obtidas do paciente são enviadas ao laboratório de microbiologia. Depois da identificação da espécie microbiana causadora da doença, a escolha racional da classe de antibióticos que provavelmente funcionaria no paciente torna-se possível. O laboratório de microbiologia desempenha, então, uma segunda função, que consiste em identificar os antibióticos aos quais o organismo isolado dessa amostra é sensível, possibilitando a terapia definitiva.

Milhões de indivíduos em todo o mundo são infectados por diferentes cepas da mesma espécie de patógeno. Os processos evolutivos tornam as cepas ligeiramente diferentes das outras, de modo que cada cepa demonstra sensibilidade singular aos antimicrobianos. À medida que os microrganismos dividem-se no paciente, eles podem também evoluir desde o momento da infecção até a época do diagnóstico. Por essa razão, observa-se uma distribuição das concentrações dos antimicrobianos que podem destruir os patógenos. Com frequência, essa distribuição é gaussiana, com um desvio que depende dos padrões de sensibilidade locais.

Como os antimicrobianos são ligantes que se combinam com seus alvos para produzir seus efeitos, a relação entre a concentração e o efeito do fármaco em determinada população de microrganismos é projetada utilizando-se a curva-padrão tipo Hill para receptor e agonista (ver Caps. 2 e 3), que se caracteriza por três parâmetros:

- CI_{50} (também denominada CE_{50}), a concentração inibitória que é 50% efetiva, uma medida da potência do agente antimicrobiano
- $E_{máx}$, uma medida do efeito máximo
- H, a inclinação da curva, ou fator de Hill

Com mudanças na sensibilidade, a curva de $E_{máx}$ sigmoide pode ser desviada de duas maneiras básicas. A primeira é um desvio à direita ou um aumento da CI_{50} (Fig. 56-2A), significando que concentrações de antibiótico muito mais altas que as anteriores são agora necessárias para produzir um efeito específico. *Os testes de sensibilidade para bactérias, fungos, parasitas e vírus foram desenvolvidos para determinar se esses desvios ocorrem em um grau suficiente para justificar o uso de doses mais altas do fármaco para alcançar determinado efeito.* A alteração da CI_{50} pode ser tão grande que se torna impossível superar o déficit de concentração aumentando a dose do antimicrobiano sem causar efeitos tóxicos no paciente. Nesse estágio, o microrganismo agora se torna "resistente" ao antibiótico específico.

Uma segunda alteração possível da curva é a redução do $E_{máx}$ (Fig. 56-2B), de forma que um aumento da dose do antimicrobiano além de determinado ponto não produz efeito adicional; ou seja, as alterações no microrganismo são de tal magnitude que a sua erradicação por determinado fármaco nunca seria possível. Isso ocorre porque as proteínas-alvo disponíveis foram reduzidas ou porque o microrganismo desenvolveu uma via alternativa para superar a inibição bioquímica. Por exemplo, o *maraviroque* é um antagonista não competitivo alostérico que se liga ao receptor CCR5 das células CD4 do paciente para impedir a entrada do HIV na célula. Ocorre resistência viral por um mecanismo que envolve a adaptação do

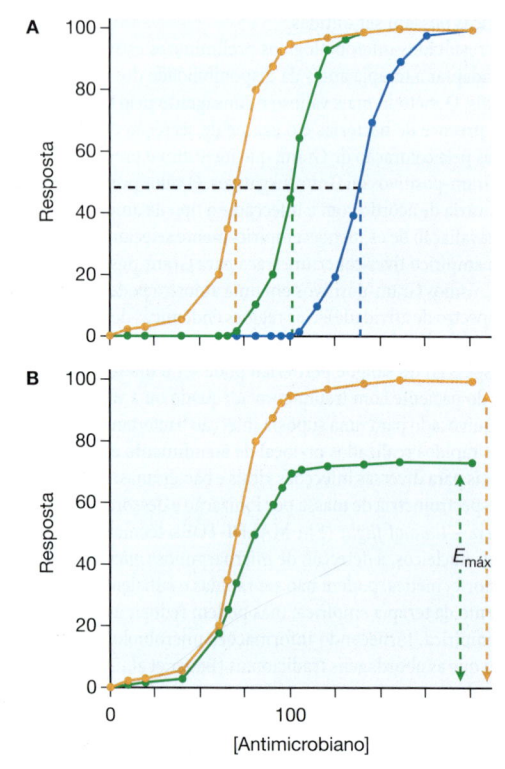

Figura 56-2 *Alterações do modelo sigmoide de $E_{máx}$ com aumentos da resistência aos fármacos.* O aumento da resistência pode causar alterações na CI_{50}: em **A**, a CI_{50} aumenta de 70 (linha laranja) para 100 (linha verde) e para 140 (linha azul). O aumento da resistência também pode ser indicado por uma redução do $E_{máx}$: em **B**, a eficácia diminui em 70% (linha verde) em comparação com a resposta completa (linha laranja).

HIV ao uso do CCR5 ligado ao *maraviroque*, resultando em diminuição do $E_{máx}$ nos ensaios de sensibilidade fenotípica (Hirsch et al., 2008).

Bactérias

No caso das bactérias, os *testes de difusão* utilizam discos impregnados com antimicrobianos colocados em um meio de crescimento sólido sobre o qual a bactéria de interesse foi plaqueada, com incubação por 12 a 24 horas (Fig. 56-3A). O tamanho da zona de inibição (área sem crescimento bacteriano) ao redor de cada disco recebe uma interpretação categórica de sensível, intermediário ou resistente. Essas interpretações baseiam-se em *pontos de corte* de consenso que foram estabelecidos e que relacionam o tamanho da zona de inibição com a utilidade clínica prevista do fármaco. Em contrapartida, os *testes de diluição* empregam antibióticos em concentrações diluídas em série em meio líquido que contém uma cultura do microrganismo do teste (Fig. 56-3B). A menor concentração do agente capaz de impedir o crescimento visível depois

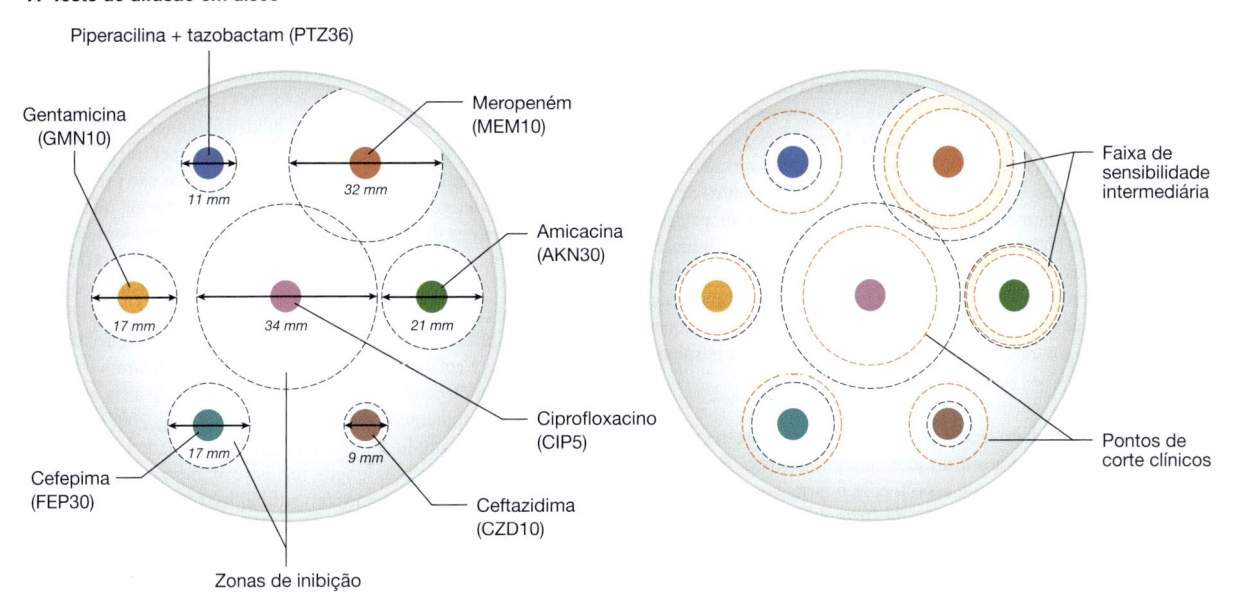

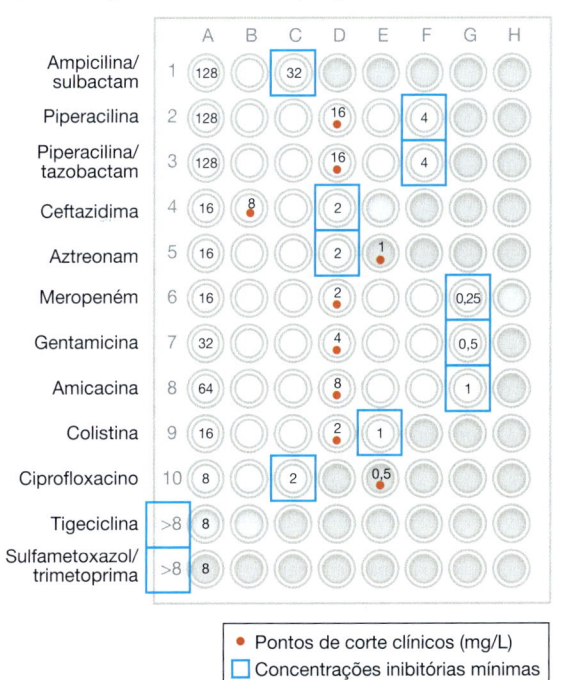

Figura 56-3 *Métodos de testes de sensibilidade a antibióticos.* Uma vez isolada uma bactéria de uma amostra clínica e obtido o seu crescimento em cultura, ela é incubada com antibióticos para determinar se esses fármacos inibem o seu crescimento. Em **A**, utiliza-se o teste de *difusão em disco*. Uma placa de ágar sólido é coberta com uma camada de bactérias, e são colocados discos impregnados de antibióticos sobre ela. A área ao redor das bactérias sem crescimento visível é a zona de inibição, que é usada para determinar a sensibilidade. Em **B**, utiliza-se o teste de *diluição*. Uma amostra da bactéria é adicionada a placas de microtitulação contendo concentrações variáveis dos antibióticos de interesse. Após incubação, as cavidades com a menor concentração de um agente que impediu o crescimento visível são consideradas como representando a *concentração inibitória mínima* (CIM) para o par fármaco-organismo. Se a CIM for inferior ao ponto de corte clínico, o microrganismo isolado é considerado sensível a esse antibiótico.

de 18 a 24 horas de incubação é a CIM, que normalmente é medida em concentrações duplicadas. Nos laboratórios clínicos, os testes de diluição são realizados em plataformas comerciais, que automatizam muitas das etapas na preparação, incubação e interpretação. As interpretações são feitas pela comparação da CIM obtida para cada fármaco com os pontos de corte de consenso estabelecidos para aquele par específico de fármaco-organismo. Quando a CIM medida para um microrganismo isolado é igual ou inferior ao ponto de corte para esse par fármaco-organismo específico, o isolado é considerado sensível ao fármaco.

Recentemente, reações baseadas na amplificação de ácidos nucleicos de genes bacterianos específicos estão sendo usadas no diagnóstico clínico rápido da resistência a fármacos. Os genes avaliados são os que codificam proteínas ou processos de resistência farmacológica conhecidos. Por exemplo, é difícil confirmar oportunamente a resistência do *Mycobacterium tuberculosis* à *rifampicina*: a bactéria demora 2 a 3 semanas para crescer de forma que seja identificada como causa da doença e, por essa razão, é necessário um intervalo semelhante para elaborar alguma versão dos testes de diluição em caldo. No local de atendimento, os reagentes de PCR pequenos podem purificar e concentrar a amostra clínica de um paciente, realizar amplificação do ácido nucleico de um gene-alvo, detectar mutações e fornecer resultados em menos de 2 horas. De forma semelhante, a identificação rápida baseada em PCR do gene *mecA* responsável pela resistência à *meticilina* no *S. aureus* em amostras clínicas ou de vigilância é frequentemente usada para controle da infecção e cuidados clínicos em hospitais.

Fungos

Para os fungos que formam leveduras (i.e., *Candida*), os testes de sensibilidade são semelhantes aos utilizados com as bactérias. Entretanto, as definições da CIM diferem de acordo com o fármaco e o tipo de levedura, de modo que existem pontos de corte de redução de 50% da turvação em comparação com os controles em 24 horas, ou de 80% em 48 horas, ou de eliminação total da turvação. Os testes de sensibilidade e as CIM para os triazóis (p. ex., *fluconazol*) demonstraram uma extensa correlação com os resultados clínicos. Existem testes padronizados para antifúngicos de equinocandinas e compostos à base de *anfotericina B*.

Foram desenvolvidos testes de sensibilidade para fungos filamentosos, particularmente para espécies de *Aspergillus*. Quando se avalia a eficácia das equinocandinas contra os bolores, é necessário usar uma terminologia diferente, porque a quantidade de fungos não pode ser determinada facilmente, considerando-se que as hifas quebram e formam quantidades imprevisíveis de fungos distintos quando são submetidas à ação dos antifúngicos. Além disso, as equinocandinas geralmente não inibem por completo a proliferação dos fungos septados, mas causam danos refletidos pelas alterações morfológicas das hifas. Desse modo, a *concentração efetiva mínima* (CEM) das equinocandinas representa a menor concentração na qual são observadas hifas curtas, grossas e profusamente ramificadas ao exame microscópico.

Vírus

Nos ensaios fenotípicos do HIV, o RNA do HIV do paciente é extraído do plasma, e os genes usados como alvos dos antivirais (inclusive transcriptase reversa e protease) são amplificados. Em seguida, os genes são introduzidos em um HIV vetor padronizado, que não tem uma sequência de genes análogos, de forma a produzir um vírus recombinante a ser incubado simultaneamente com o fármaco estudado em um ensaio de viabilidade das células de mamíferos (Hanna e D'Aquila, 2001; Petropoulos et al., 2000). A replicação é comparada com um vírus de controle padronizado do tipo selvagem. Os ensaios fenotípicos são trabalhosos e demorados, e o teste genotípico é mais utilizado. Esses testes têm por objetivo detectar a presença de mutações que talvez possam resultar em redução da sensibilidade fenotípica. Quando acessíveis, os ensaios genotípicos são um padrão de tratamento para o controle do HIV e também são usados para detectar mutações associadas à resistência em patógenos como o CMV.

Parasitas

Os testes de sensibilidade para parasitas, especialmente os que causam malária, também são realizados em laboratório. As espécies de *Plasmodium* presentes no sangue do paciente são cultivadas *ex vivo* em presença de diversas diluições do fármaco antimalárico. Utiliza-se uma curva $E_{máx}$ sigmoide de efeito *versus* concentração do fármaco para identificar a CI_{50} e o $E_{máx}$. Em geral, esses testes de sensibilidade são exames de campo realizados nas áreas sentinela para determinar se há resistência aos fármacos em determinada região. Em geral, os testes de sensibilidade para infecções parasitárias não estão padronizados; esses testes são utilizados principalmente em pesquisas, e não para individualizar o tratamento.

Fundamentos para a escolha da dose e do esquema posológico

Embora os testes de sensibilidade realizados em laboratório sejam fundamentais para o processo de decisão, eles não preveem claramente a reação do paciente. Nos testes de sensibilidade, a concentração do fármaco é constante; por outro lado, nos pacientes, a concentração do fármaco é dinâmica e muda constantemente. Os antibióticos são prescritos com um esquema determinado (p. ex., 3 vezes/dia) de forma que haja uma periodicidade nas flutuações do fármaco no foco infeccioso, e o micróbio é exposto a um formato específico de curva de concentração-tempo. Harry Eagle realizou estudos com a *penicilina* e descobriu que o formato da curva de concentração-tempo era um determinante importante da eficácia do antibiótico. Essa observação importante foi esquecida até que William Craig e colaboradores a redescobriram e realizaram estudos sistemáticos com várias classes de antibióticos, iniciando a era atual de FC/FD dos antimicrobianos (Ambrose et al., 2007; Craig, 2007). Hoje, esses resultados foram ampliados ao tratamento combinado e aos micróbios que requerem tratamentos longos, inclusive *M. tuberculosis* e HIV.

Por exemplo, consideremos um antibiótico com $t_{1/2}$ sérica de 3 horas que está sendo usado para tratar uma infecção hematogênica causada por um patógeno com CIM de 0,5 mg/L; o antibiótico é administrado com um intervalo de 24 horas entre as doses (i.e., esquema de uma dose diária). A Figura 56-4A ilustra a curva de concentração-tempo do antibiótico com as definições de $C_{Pmáx}$, AUC e fração do intervalo posológico no qual a concentração do fármaco mantém-se acima da CIM (T > CIM), como se pode observar. A AUC é uma medida da concentração total do fármaco e é calculada traçando-se uma integral entre dois pontos de tempo, nesse caso, 0 a 24 horas (AUC_{0-24h}).

Agora, se alterássemos o esquema posológico do mesmo antibiótico de modo a fracionar as doses em três partes iguais administradas nas horas 0, 8 e 16, a configuração das curvas de concentração-tempo passaria a ser a que está ilustrada na Figura 56-4B. Como seria administrada a mesma dose cumulativa do intervalo posológico de 24 horas, a AUC_{0-24h} seria semelhante à obtida na administração de 1 ou 3 doses por dia. Desse modo, para o mesmo patógeno, a alteração do esquema posológico não altera a AUC_{0-24h}/CIM. Contudo, a $C_{Pmáx}$ diminui a um terço quando a dose total é dividida em três e é administrada a intervalos menores (Fig. 56-4B). Portanto, quando a dose é fracionada e administrada a intervalos menores, a razão $C_{Pmáx}$/CIM *diminui*. Por outro lado, o intervalo durante o qual a concentração do fármaco persiste acima da CIM (T > CIM) *aumenta* com o esquema posológico de doses mais frequentes, apesar da administração da mesma dose cumulativa.

Algumas classes de agentes antimicrobianos exercem efeitos antimicrobianos maiores quando sua concentração persiste acima da CIM por mais tempo ao longo do intervalo entre as doses. Na verdade, aumentar a concentração do fármaco em mais de 4 a 6 vezes o valor da CIM não aumenta a atividade microbicida desses antibióticos. Dois exemplos claros são os antibacterianos β-lactâmicos (p. ex., *penicilina*) e o antifúngico 5-fluorcitosina (Ambrose et al., 2007; Andes e van Ogtrop, 2000). Em geral, existem explicações bioquímicas para esse padrão, mas a implicação clínica é que um fármaco otimizado por T > CIM deve ser administrado: com doses mais frequentes, na forma de infusão prolongada (em vez de rápida) ou ter a sua $t_{1/2}$ prolongada por outros fármacos (como no caso da coadministração de *probenecida* com *penicilina*), de modo que as concentrações do fármaco persistam acima da CIM (ou CE_{95}) pelo maior tempo possível. Desse modo, a eficácia da *penicilina* aumenta quando ela é administrada por infusão contínua. Alguns antibióticos,

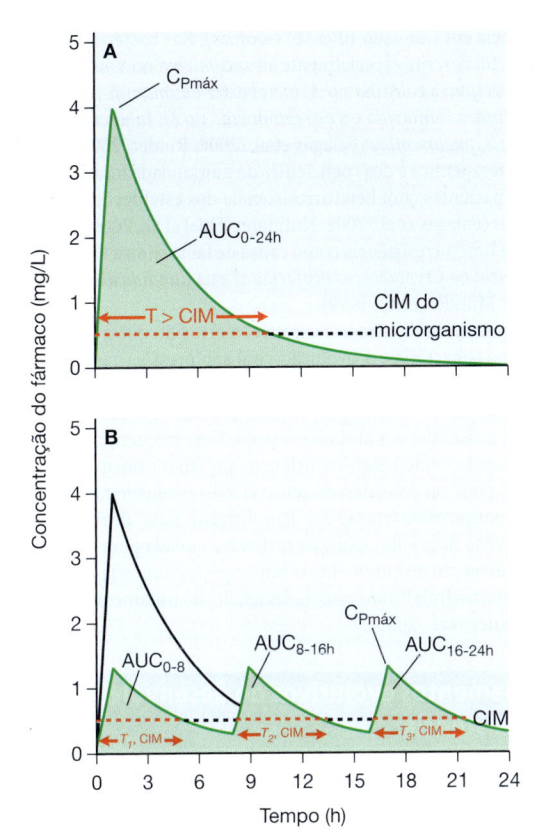

Figura 56-4 *Efeito de diferentes esquemas posológicos no formato da curva de concentração-tempo.* A mesma dose total de um fármaco foi administrada em dose única (painel **A**) e em três partes iguais a cada 8 horas (painel **B**). A AUC total da dose fracionada em **B** é determinada somando-se a AUC_{0-8h}, a AUC_{8-16h} e a AUC_{16-24h}, cujo total equivale à mesma AUC_{0-24h}. O período no qual a concentração do fármaco permanece acima da CIM em **B** também é determinado somando-se $T_1 >$ CIM, $T_2 >$ CIM e $T_3 >$ CIM, que resulta em uma fração maior que a do painel **A**.

como a *ceftriaxona* ($t_{1/2}$ = 8 h), têm meias-vidas longas, de modo que a administração menos frequente de doses ainda permite manter uma $T >$ CIM adequada. Os inibidores da protease do HIV frequentemente são "reforçados" com *ritonavir* ou *cobicistate*. Esse "reforço" inibe o metabolismo dos inibidores da protease pelas CYP3A4 e 2D6, prolongando, assim, o tempo acima da CE_{95}.

Em contrapartida, a concentração de pico é mais preditiva da eficácia em outros agentes antimicrobianos. A persistência da concentração acima da CIM tem menos relevância para esses fármacos – descritos como tendo "ação microbicida independente do tempo", o que significa que esses fármacos podem ser administrados de forma mais intermitente. Os aminoglicosídeos são um excelente exemplo dessa classe: são altamente efetivos quando administrados 1 vez/dia em dose suficiente, apesar de suas meias-vidas curtas. Esses fármacos ligados a $C_{Pmáx}$/CIM geralmente podem ser administrados com menos frequência, em virtude de sua longa duração de EPA (efeito pós-antibiótico), com eficácia mantida por muito tempo após o declínio das concentrações do antibiótico abaixo da CIM.

A *rifampicina* é outro fármaco desse tipo (Gumbo et al., 2007a). A sua penetração no *M. tuberculosis* aumenta quando a concentração dos bacilos no microambiente é alta, provavelmente em razão de um processo de transporte saturável. Depois de entrar na micobactéria, o anel macrocíclico do antibiótico liga-se à subunidade β da RNA-polimerase dependente do DNA (*rpoB*), formando um complexo fármaco-enzima estável dentro de 10 minutos – um processo que não é aumentado pela incubação mais prolongada do fármaco com a enzima e que é revertido apenas lentamente. O EPA da *rifampicina* é longo e depende da concentração (Gumbo et al., 2007a).

Existe um terceiro grupo de *fármacos para os quais a dose cumulativa é mais importante e para os quais o esquema posológico diário não tem qualquer efeito na eficácia.* Assim, a razão entre concentração total (AUC) e CIM é mais preditiva do efeito em vez do tempo durante o qual a concentração persiste acima de determinado limiar. Antibacterianos como a *daptomicina* fazem parte desse grupo (Louie et al., 2001). Esses agentes também apresentam um EPA longo.

O formato da curva de concentração-tempo que otimiza a supressão da resistência geralmente é diferente daquele da curva que aumenta a atividade microbicida. Em muitos casos, a exposição ao fármaco necessária para a supressão da resistência é muito maior do que para a melhor atividade microbicida. Em condições ideais, essa exposição mais alta deve ser alcançada a cada dose administrada para um efeito ótimo, em vez da CE_{80}, conforme discutido anteriormente. Contudo, isso é impedido pelos efeitos tóxicos do fármaco em doses mais altas. Em segundo lugar, embora a relação entre atividade microbicida e exposição esteja baseada no modelo de $E_{máx}$ sigmoide inibitório, estudos experimentais com modelos pré-clínicos demonstraram que esse modelo não se aplica à supressão de resistência (Gumbo et al., 2007b; Tam et al., 2007).

Mecanismos de resistência aos antimicrobianos

Quando foram introduzidos pela primeira vez na prática clínica, considerava-se que os antibióticos eram capazes de produzir curas milagrosas. Entretanto, conforme ficou evidente logo depois da descoberta da *penicilina*, os microrganismos desenvolvem resistência. Atualmente, todas as classes de antibióticos estão associadas ao desenvolvimento de resistência significativa. Quando uma espécie microbiana é submetida a uma ameaça à existência, seja química ou de outro tipo, essa pressão seleciona mutações aleatórias do genoma da espécie que lhe permitem sobreviver. Essa evolução é enormemente facilitada pelas práticas terapêuticas errôneas adotadas pelos profissionais de saúde e pelo uso indiscriminado dos antibióticos na agricultura e na pecuária.

A resistência antimicrobiana pode desenvolver-se em qualquer uma das várias etapas dos processos necessários para que um fármaco alcance seus alvos e combine-se com eles. Os principais mecanismos de resistência aos antibióticos incluem:

- Redução da concentração do antibiótico no sítio-alvo
- Produção de enzimas microbianas que alteram ou destroem o antibiótico
- Alteração dos alvos dos antibióticos de modo a reduzir a afinidade pelo antibiótico

Foram também descobertos inúmeros mecanismos menos comuns, incluindo o desvio de vias metabólicas inibidas, a excisão de complexos antibiótico-alvo e a superprodução de enzimas-alvo. Os microrganismos também podem expressar elementos de resistência que interferem na resposta imune; isso pode resultar em um efeito semelhante à resistência aos antibióticos, visto que normalmente esses fármacos atuam em conjunto com o sistema imune para eliminar as infecções (Sun et al., 2021). Mais de um mecanismo pode atuar em conjunto para conferir resistência a determinado antibiótico.

Resistência devido à redução da concentração do fármaco no sítio-alvo

A membrana externa das bactérias Gram-negativas é uma barreira semipermeável que impede que moléculas polares grandes entrem na célula. As moléculas polares pequenas, incluindo muitos antibióticos, entram na bactéria por canais proteicos conhecidos como *porinas*. A inexistência, a mutação ou a perda de um canal de porina preferencial podem reduzir a taxa de penetração do fármaco em uma célula ou impedir totalmente seu acesso, reduzindo efetivamente a concentração do fármaco no local de ação. Quando o alvo é intracelular e o fármaco precisa ser transportado ativamente através da membrana celular, uma mutação ou alteração fenotípica que retarde ou impeça esse mecanismo de transporte pode conferir resistência.

Quando um antibiótico atravessa a membrana celular, a sua concentração pode ser reduzida abaixo da concentração efetiva pela ação de *bombas de efluxo*, transportadores dependentes de energia que expelem os antibióticos aos quais os micróbios seriam de outro modo sensíveis. Existem cinco sistemas principais de bombas de efluxo relevantes para os antimicrobianos:

- Extrusor de toxinas e múltiplos fármacos
- Transportadores da superfamília de facilitadores principais
- Sistema de resistência a vários fármacos pequenos
- Exportadores de divisão da nodulação de resistência
- Transportadores ABC

A resistência devido a concentrações reduzidas do fármaco no local da infecção é um mecanismo proeminente de resistência em parasitas, bactérias e fungos e pode funcionar de forma seletiva ou ampla. Por exemplo, no *Pseudomonas aeruginosa*, a resistência ao carbapenêmico antipseudômonas imipeném é significativamente mediada pela perda mutacional da porina OprD, o principal meio pelo qual o *imipeném* atravessa a membrana externa (Fernandez e Hancock, 2012). Em contrapartida, o *meropeném* é apenas minimamente afetado pela perda isolada da OprD, porém a sua atividade é significativamente reduzida pela suprarregulação da atividade das bombas de efluxo, como a do sistema MexA-MexB-OprM. A suprarregulação desses sistemas de efluxo tem menos impacto no *imipeném*, porém tende a aumentar as CIM de uma variedade mais ampla de antibióticos, incluindo cefalosporinas e aminoglicosídeos.

Resistência devido à alteração ou destruição do antibiótico

A inativação dos fármacos é um mecanismo comum de resistência antimicrobiana. O exemplo mais proeminente é a inativação enzimática dos antibióticos β-lactâmicos por uma função das enzimas β-lactamases (Bush, 2018). Foram identificadas mais de mil β-lactamases distintas, algumas das quais podem conferir resistência a quase todos os β-lactâmicos. Em alguns casos, a resistência mediada por β-lactamases pode ser evitada pela coadministração de inibidores da β-lactamase (p. ex., *clavulanato*, *avibactam*). Outros exemplos de inativação enzimática que leva à resistência incluem a produção de enzimas modificadoras de aminoglicosídeos e a esterificação de macrolídeos.

Resistência devido à alteração da estrutura do alvo do antimicrobiano

Uma consequência comum de uma ou múltiplas mutações pontuais é uma alteração da composição dos aminoácidos e da conformação de uma proteína-alvo do antimicrobiano. Essa alteração pode reduzir a afinidade do fármaco por seu alvo ou de um profármaco pela enzima que o inativa. Essas alterações podem ser atribuídas à mutação do alvo natural (p. ex., resistência às fluoroquinolonas), à modificação do alvo (p. ex., resistência aos macrolídeos e às tetraciclinas por proteção ribossômica) ou à aquisição de uma forma resistente do alvo natural sensível (p. ex., resistência estafilocócica à *meticilina* em consequência da produção de uma proteína de ligação à penicilina com baixa afinidade) (Hooper, 2002; Lim e Strynadka, 2002; Nakajima, 1999). Na resistência do HIV, mutações associadas à redução de afinidade são encontradas com inibidores de protease, inibidores de integrase, inibidores de fusão e inibidores não nucleosídeos da transcriptase reversa (Nijhuis et al., 2009). Outro exemplo são os benzimidazóis utilizados para tratar a infestação por diversos helmintos e protozoários, que atuam por ligação à tubulina dos microrganismos; mutações pontuais no gene da β-tubulina resultam na modificação da tubulina e em resistência aos fármacos (Ouellette, 2001).

Heterorresistência e semiespécies virais

A heterorresistência ocorre quando um subgrupo da população microbiana total é resistente, embora a população inteira seja considerada sensível com base nos testes de sensibilidade (Falagas et al., 2008; Rinder, 2001). Um subclone que apresenta alterações dos genes associados à resistência aos fármacos deve refletir os índices normais de mutação (ocorrência em 1 de cada 10^6 a 10^5 colônias). Nas bactérias, a heterorresistência foi descrita especialmente à *vancomicina* no *S. aureus* e *Enterococcus faecium*; à *colistina* no *Acinetobacter baumannii-calcoaceticus*; à *rifampicina*, à *isoniazida* e à *estreptomicina* no *M. tuberculosis*; e à *penicilina* no *S. pneumoniae* (Falagas et al., 2008; Rinder, 2001). Aumentos da falha terapêutica e dos coeficientes de mortalidade foram demonstrados nos pacientes com heterorresistência dos estafilococos e do *M. tuberculosis* (Falagas et al., 2008; Hofmann-Thiel et al., 2009). No caso dos fungos, a heterorresistência como causa de falha clínica foi descrita com o *fluconazol* no *Cryptococcus neoformans* e na *Candida albicans* (Marr et al., 2001; Mondon et al., 1999).

A replicação viral é mais suscetível a erros do que a replicação dos fungos e das bactérias. A evolução viral sob pressões farmacológicas e imunológicas ocorre com relativa facilidade e geralmente resulta no desenvolvimento de variantes ou semiespécies que podem conter subpopulações resistentes aos antimicrobianos. Com frequência, essa situação não é descrita como heterorresistência, porém o princípio é o mesmo: um vírus pode ser considerado sensível a determinado fármaco porque testes genotípicos ou fenotípicos demonstram "falta" de resistência, ainda que exista uma subpopulação resistente situada pouco abaixo do limiar de detecção do ensaio. Essas semiespécies minoritárias resistentes aos antirretrovirais foram associadas à falha do tratamento antirretroviral (Metzner et al., 2009).

Fundamentos evolutivos do desenvolvimento de resistência

Desenvolvimento de resistência por seleção mutacional

Os mecanismos responsáveis pelo desenvolvimento da resistência podem incluir a aquisição de elementos genéticos que codificam o mecanismo resistente, as mutações que ocorrem em consequência da pressão exercida pelos antibióticos ou a indução constitutiva. Mutações são eventos aleatórios que conferem uma vantagem à sobrevivência quando o fármaco está presente. A mutação e a seleção antibiótica dos mutantes resistentes são as bases moleculares das resistências de muitas bactérias, vírus e fungos. As mutações podem ocorrer em:

- Um gene que codifica a proteína-alvo, alterando a sua estrutura de forma que não possa mais se ligar ao fármaco
- Um gene que codifica uma proteína envolvida no transporte do fármaco
- Um gene que codifica uma proteína importante para a ativação ou a inativação do fármaco
- Um gene regulador ou promotor que afeta expressão da proteína-alvo, da proteína transportadora ou de uma enzima inativadora

Em alguns casos, uma mutação em etapa única confere resistência expressiva. Com a mutação *katG* do *M. tuberculosis*, mutações da Ser315 causam resistência à *isoniazida*; a mutação M814V da transcriptase reversa do HIV-1 causa resistência à *lamivudina*; e as mutações *fks1* na Ser645 da *C. albicans* tornam esse microrganismo resistente às equinocandinas.

Entretanto, em outras circunstâncias, é a aquisição sequencial de várias mutações que é responsável pela resistência clinicamente significativa. Por exemplo, a combinação de *pirimetamina* (um inibidor da DHFR) e *sulfadoxina* (um inibidor da DHPS) bloqueia a via de biossíntese do folato no *P. falciparum*. A resistência clinicamente significativa ocorre quando há uma única mutação pontual do gene *DHPS* combinada com pelo menos uma mutação dupla do gene *DHFR*.

Resistência por aquisição externa de elementos genéticos

Como descrito anteriormente, a resistência aos antimicrobianos pode ser adquirida por mutação e seleção com transmissão *vertical* às células-filhas, contanto que a mutação não seja letal, não altere consideravelmente a virulência do microrganismo e não afete a replicação da progênie. A resistência a fármacos antimicrobianos também pode ser adquirida por *transferência horizontal* de determinantes de resistência de uma célula doadora, frequentemente de outra espécie bacteriana, por *transdução, transformação ou conjugação*. A resistência adquirida por transferência horizontal pode ser disseminada rápida e amplamente por disseminação clonal da cepa resistente ou por transferências subsequentes às outras cepas receptoras sensíveis. A transferência horizontal da resistência oferece várias vantagens em comparação com a seleção por mutação. A mutação letal de um gene essencial é evitada, e o nível de resistência geralmente é mais alto do que o produzido por mutação, que tende a acarretar alterações progressivas. O gene, que ainda pode ser transmitido verticalmente, pode ser mobilizado e amplificado rapidamente dentro de uma população por transferência às células suscetíveis; o gene que confere resistência pode ser eliminado quando não oferece mais alguma vantagem seletiva. A transferência horizontal dos genes que conferem resistência é acentuadamente facilitada pelos elementos genéticos móveis, que incluem plasmídeos e fagos transdutores. Outros elementos móveis – *elementos transponíveis, íntegrons* e *cassetes de genes* – também participam. Os *elementos transponíveis* podem ser de três tipos gerais: *sequências de inserção, transpósons* e *fagos transponíveis*.

TRANSFERÊNCIA DE RESISTÊNCIA EM AÇÃO

Um exemplo notável de como os mecanismos de transferência disseminam resistência é a descrição recente do gene de resistência à colistina (*mcr-1*) mediado por plasmídeo, que confere resistência a um dos últimos antibióticos eficazes contra bactérias Gram-negativas resistentes a vários antibióticos (Liu et al., 2016). A colistina é usada na agricultura e na pecuária. Cepas de *Escherichia coli* portadoras do gene *mcr-1* foram encontradas em suínos, em seguida na carne de porco e, por fim, em pacientes. O plasmídeo que transporta o *mcr-1* foi mobilizado por conjugação à *E. coli* com uma frequência de 10^{-1} a 10^{-3} células por receptor e poderia ser disseminado e mantido em outros bacilos Gram-negativos clinicamente significativos. As bactérias resistentes foram identificadas primeiramente na China, mas, depois de alguns meses, também foram isoladas nos Estados Unidos, na América do Sul, na Europa, no Leste Asiático e na África, assim como em outros microrganismos, como a *Salmonella typhimurium*. Recentemente, esse gene foi encontrado na microbiota intestinal de indivíduos saudáveis, sugerindo sua integração ao intestino humano e a possibilidade de que seja disseminado para outros microrganismos do microbioma humano.

Agradecimento: *Tawanda Gumbo contribuiu para este capítulo em edições anteriores deste livro. Parte de seu texto foi mantida aqui.*

Referências

Ambrose PG, et al. Pharmacokinetics-pharmacodynamics of antimicrobial therapy: it's not just for mice anymore. *Clin Infect Dis*, **2007**, *44*:79–86.

Andes D, van Ogtrop M. In vivo characterization of the pharmacodynamics of flucytosine in a neutropenic murine disseminated candidiasis model. *Antimicrob Agents Chemother*, **2000**, *44*:938–942.

Bauer KA, et al. Review of rapid diagnostic tests used by antimicrobial stewardship programs. *Clin Infect Dis*, **2014**, *59*(S3):S134–S135.

Berrios-Torres SI, et al. Centers for Disease Control and Prevention guidelines for the prevention of surgical site infection, 2017. *JAMA Surg*, **2017**, *152*:784–791.

Branch-Elliman W, et al. Association of duration and type of surgical prophylaxis with antimicrobial-associated adverse events. *JAMA Surg*, **2019**, *154*:590–598.

Bush K. Past and present perspectives on β-lactamases. *Antimicrob Agents Chemother*, **2018**, *62*:e01076–18.

Chow AT, et al. Penetration of levofloxacin into skin tissue after oral administration of multiple 750 mg once-daily doses. *J Clin Pharm Ther*, **2002**, *27*:143–150.

Conte JE Jr, et al. Intrapulmonary pharmacokinetics and pharmacodynamics of high-dose levofloxacin in healthy volunteer subjects. *Int J Antimicrob Agents*, **2006**, *28*:114–121.

Craig WA. Pharmacodynamics of antimicrobials: general concepts and applications. In: Nightangle CH, Ambrose PG, Drusano GL, Murakawa T, eds. *Antimicrobial Pharmacodynamics in Theory and Practice.* 2nd ed. Informa Healthcare USA, New York, **2007**, 1–19.

Falagas ME, et al. Heteroresistance: a concern of increasing clinical significance? *Clin Microbiol Infect*, **2008**, *14*:101–104.

Fernandez L, Hancock REW. Adaptive and mutational resistance: role of porins and efflux pumps in drug resistance. *Clin Microbiol Rev*, **2012**, *25*:661–681.

Gumbo T, et al. Concentration-dependent *Mycobacterium tuberculosis* killing and prevention of resistance by rifampin. *Antimicrob Agents Chemother*, **2007a**, *51*:3781–3788.

Gumbo T, et al. Isoniazid bactericidal activity and resistance emergence: integrating pharmacodynamics and pharmacogenomics to predict efficacy in different ethnic populations. *Antimicrob Agents Chemother*, **2007b**, *51*:2329–2336.

Hanna GJ, D'Aquila RT. Clinical use of genotypic and phenotypic drug resistance testing to monitor antiretroviral chemotherapy. *Clin Infect Dis*, **2001**, *32*:774–782.

Hirsch MS, et al. Antiretroviral drug resistance testing in adult HIV-1 infection: 2008 recommendations of an International AIDS Society-USA panel. *Clin Infect Dis*, **2008**, *47*:266–285.

Hofmann-Thiel S, et al. Mechanisms of heteroresistance to isoniazid and rifampin of *Mycobacterium tuberculosis* in Tashkent, Uzbekistan. *Eur Respir J*, **2009**, *33*:368–374.

Hooper DC. Fluoroquinolone resistance among gram-positive cocci. *Lancet Infect Dis*, **2002**, *2*:530–538.

Lim D, Strynadka NC. Structural basis for the beta lactam resistance of PBP2a from methicillin-resistant *Staphylococcus aureus*. *Nat Struct Biol*, **2002**, *9*:870–876.

Liu YY, et al. Emergence of plasmid-mediated colistin resistance mechanism MCR-1 in animals and human beings in China: a microbiological and molecular biological study. *Lancet Infect Dis*, **2016**, *16*:161–168.

Louie A, et al. Pharmacodynamics of daptomycin in a murine thigh model of *Staphylococcus aureus* infection. *Antimicrob Agents Chemother*, **2001**, *45*:845–851.

Marr KA, et al. Inducible azole resistance associated with a heterogeneous phenotype in *Candida albicans*. *Antimicrob Agents Chemother*, **2001**, *45*:52–59.

Mayer KH, Allan-Blitz LT. PrEP 1.0 and beyond: optimizing a biobehavioral intervention. *J Acquir Immune Defic Syndr*, **2019**, *82*(S2):S113–S117.

Metzner KJ, et al. Minority quasi-species of drug-resistant HIV-1 that lead to early therapy failure in treatment-naive and -adherent patients. *Clin Infect Dis*, **2009**, *48*:239–247.

Mondon P, et al. Heteroresistance to fluconazole and voriconazole in *Cryptococcus neoformans*. *Antimicrob Agents Chemother*, **1999**, *43*:1856–1861.

Mylonakis E, et al. Combination antiviral therapy for ganciclovir-resistant cytomegalovirus infection in solid-organ transplant recipients. *Clin Infect Dis*, **2002**, *34*:1337–1341.

Nakajima Y. Mechanisms of bacterial resistance to macrolide antibiotics. *J Infect Chemother*, **1999**, *5*:61–74.

Nijhuis M, et al. Antiviral resistance and impact on viral replication capacity: evolution of viruses under antiviral pressure occurs in three phases. *Handb Exp Pharmacol*, **2009**, *189*:299–320.

Ouellette M. Biochemical and molecular mechanisms of drug resistance in parasites. *Trop Med Int Health*, **2001**, *6*:874–882.

Petropoulos CJ, et al. A novel phenotypic drug susceptibility assay for human immunodeficiency virus type 1. *Antimicrob Agents Chemother*, **2000**, *44*:920–928.

Preston SL, et al. Pharmacodynamics of levofloxacin: a new paradigm for early clinical trials. *JAMA*, **1998**, *279*:125–129.

Razonable RR, et al. Cytomegalovirus in solid organ transplant recipients—guidelines of the American Society of Transplantation Infectious Diseases Community of Practice. *Clin Transplant*, **2019**, *33*:e13512.

Rinder H. Hetero-resistance: an under-recognised confounder in diagnosis and therapy? *J Med Microbiol*, **2001**, *50*:1018–1020.

Schweizer ML, et al. Association of a bundled intervention with surgical site infections among patients undergoing cardiac, hip, or knee surgery. *JAMA*, **2015**, *313*:2162–2171.

Sun F, et al. Biofilm-associated infections: antibiotic resistance and novel therapeutic strategies. *Future Microbiol*, **2013**, *8*:877–886.

Sun J, et al. Repurposed drugs block toxin-driven platelet clearance by the hepatic Ashwell-Morell receptor to clear *Staphylococcus aureus* bacteremia. *Sci Trans Med*, **2021**, *13*:eabd6737.

Tam VH, et al. The relationship between quinolone exposures and resistance amplification is characterized by an inverted U: a new paradigm for optimizing pharmacodynamics to counterselect resistance. *Antimicrob Agents Chemother*, **2007**, *51*:744–747.

Wagenlehner FM, et al. Concentrations in plasma, urinary excretion and bactericidal activity of levofloxacin (500 mg) versus ciprofloxacin (500 mg) in healthy volunteers receiving a single oral dose. *Int J Antimicrob Agents*, **2006**, *28*:551–519.

Capítulo 57

Disruptores do DNA: sulfonamidas, quinolonas e nitroimidazóis

Conan MacDougall

SULFONAMIDAS
- Mecanismo de ação
- Compostos sinérgicos das sulfonamidas
- Atividade antimicrobiana
- Resistência bacteriana
- ADME
- Propriedades farmacológicas de sulfonamidas específicas
- Usos terapêuticos
- Reações adversas
- Interações medicamentosas

SULFAMETOXAZOL-TRIMETOPRIMA
- Mecanismo de ação
- Atividade antimicrobiana
- Resistência bacteriana
- ADME

- Usos terapêuticos
- Efeitos adversos
- Interações medicamentosas

QUINOLONAS
- Mecanismo de ação
- Atividade antimicrobiana
- Resistência bacteriana
- ADME
- Propriedades farmacológicas de quinolonas específicas
- Usos terapêuticos
- Efeitos adversos
- Interações medicamentosas

NITROIMIDAZÓIS
- Metronidazol

Sulfonamidas

PERSPECTIVA HISTÓRICA

As sulfonamidas foram os primeiros quimioterápicos eficazes usados sistemicamente para evitar e curar infecções bacterianas nos seres humanos. As pesquisas efetuadas na empresa alemã I. G. Farbenindustrie em 1932 resultaram no registro da patente do Prontosil® e de vários outros corantes azo contendo um grupo sulfonamida. Como os corantes azo sintéticos tinham sido estudados por suas ações contra os estreptococos, Domagk testou esses compostos novos e observou que camundongos com infecções estreptocócicas e causadas por outras bactérias poderiam ser protegidos pelo Prontosil®. Em 1933, Foerster relatou a administração do Prontosil® a um lactente de 10 meses de idade com septicemia estafilocócica e conseguiu uma cura notável. Os resultados clínicos favoráveis obtidos com o Prontosil® e seu metabólito ativo, a *sulfanilamida*, na sepse puerperal e nas infecções meningocócicas chamaram a atenção da comunidade médica para o novo campo da quimioterapia antibacteriana e, pouco tempo depois, surgiram incontáveis artigos experimentais e clínicos. O desenvolvimento dos diuréticos do tipo inibidores da anidrase carbônica e das sulfonilureias hipoglicemiantes resultou de observações efetuadas com os antibióticos sulfonamídicos. Domagk recebeu o Prêmio Nobel de Medicina, em 1938, pela descoberta da utilidade quimioterápica do Prontosil® (Lesch, 2007). O advento da *penicilina* e de outros antibióticos diminuiu a utilidade das sulfonamidas, porém a introdução da combinação de *sulfametoxazol* e *trimetoprima* na década de 1970 ampliou o uso das sulfonamidas para a profilaxia e o tratamento as infecções.

As *sulfonamidas* são derivados da *para*-aminobenzenossulfonamida (*sulfanilamida*; Fig. 57-1) e são congêneres do ácido *para*-aminobenzoico (PABA). A maioria é relativamente insolúvel em água, mas seus sais de sódio são rapidamente solúveis. Todos os pré-requisitos estruturais mínimos para a ação antibacteriana estão reunidos na própria *sulfanilamida*. O enxofre precisa estar ligado diretamente ao anel de benzeno. O grupo *para*-NH$_2$ (cujo N foi designado como N4) é essencial e pode ser substituído apenas por moléculas que possam ser convertidas *in vivo* a um grupo amino livre. Substituições efetuadas no grupo NH$_2$ (posição N1) têm efeitos diversificados na atividade antibacteriana da molécula; a substituição dos núcleos aromáticos heterocíclicos em N1 resulta em compostos altamente potentes. A *dapsona*, um agente sulfona, é discutida no Capítulo 65.

Mecanismo de ação

As sulfonamidas são inibidores competitivos da *di-hidropteroato-sintase*, enzima bacteriana responsável pela incorporação do PABA ao *ácido di-hidropteroico*, o precursor imediato do *ácido fólico* (Fig. 57-2). Os microrganismos sensíveis são aqueles que precisam sintetizar o seu próprio ácido fólico; bactérias capazes de utilizar o folato pré-formado não são afetadas. As sulfonamidas administradas isoladamente são *bacteriostáticas*; os mecanismos de defesa celulares e humorais do hospedeiro são essenciais à erradicação final da infecção. A toxicidade é seletiva para as bactérias, pois as células dos mamíferos necessitam de ácido fólico pré-formado, não conseguem sintetizá-lo e, por essa razão, não são sensíveis aos fármacos que atuam por esse mecanismo (Grayson, 2010).

Compostos sinérgicos das sulfonamidas

A *trimetoprima* (TMP) exerce um efeito sinérgico com as sulfonamidas. Ela é um inibidor competitivo seletivo e potente da enzima microbiana *di-hidrofolato-redutase*, que reduz o *di-hidrofolato* a *tetra-hidrofolato*, que é necessário às reações de transferência de um carbono. A coadministração de uma sulfonamida com a TMP (p. ex., sulfametoxazol-trimetoprima [SMX-TMP]) introduz bloqueios sequenciais na via de biossíntese do tetra-hidrofolato (ver Fig. 57-2); essa combinação é muito mais efetiva do que cada um dos fármacos isoladamente (Bushby e Hitchings, 1968). Uma atividade complementar semelhante ocorre com a *pirimetamina*, que geralmente é usada em combinação com fármacos como *sulfadoxina*, *sulfadiazina* ou *dapsona*. Hoje, as sulfonamidas sistêmicas são usadas principalmente nessas combinações.

Atividade antimicrobiana

Na época em que foram introduzidas originalmente como agentes terapêuticos, as sulfonamidas tinham atividade antimicrobiana ampla contra bactérias Gram-positivas e Gram-negativas; uma porcentagem alta das cepas isoladas de *Streptococcus pyogenes, Streptococcus pneumoniae*,

Aids: síndrome da imunodeficiência adquirida
DHFR: di-hidrofolato-redutase
GI: gastrintestinal
HIV: vírus da imunodeficiência humana
ITU: infecção do trato urinário
LCS: líquido cerebrospinal
PABA: ácido *para*-aminobenzoico
SMX: sulfametoxazol
TMP: trimetoprima

Staphylococcus aureus e *Haemophilus influenzae* eram sensíveis às concentrações sistêmicas alcançadas com as sulfonamidas. Contudo, a resistência crescente desses microrganismos às sulfonamidas é tão disseminada que não se pode supor que esses patógenos sejam sensíveis a esses antibióticos, que hoje desempenham um papel pouco importante no tratamento empírico (Grayson, 2010). A atividade potente é conservada contra a maioria das cepas isoladas de *Haemophilus ducreyi*, *Nocardia* spp. e *Klebsiella granulomatis*. As cepas isoladas de *Neisseria meningitidis* e *Shigella* geralmente são resistentes, assim como muitas cepas de *Escherichia coli* isoladas de pacientes com infecções do trato urinário (ITU) (Olson et al., 2009). Além disso, as sulfonamidas e derivados possuem atividade importante contra parasitas e fungos, e essas aplicações são discutidas de forma mais detalhada nos Capítulos 61, 65 e 66.

Resistência bacteriana

A resistência bacteriana às sulfonamidas pode surgir por uma mutação aleatória e seleção ou por transferência de resistência pelos plasmídeos. Em geral, isso não envolve resistência cruzada a outras classes de antibióticos, exceto no caso em que outros elementos de resistência podem ser transportados em elementos móveis, como os plasmídeos. A resistência aos antagonistas do folato pode resultar de (1) menor afinidade da di-hidropteroato-sintase pelas sulfonamidas, (2) diminuição da permeabilidade bacteriana ou do efluxo ativo do fármaco, (3) via metabólica alternativa para a síntese de um metabólito essencial ou (4) produção aumentada de um metabólito essencial ou de um antagonista do fármaco (p. ex., PABA) (Estrada et al., 2016). A resistência mediada por plasmídeos deve-se à di-hidropteroato-sintase resistente codificada por plasmídeos.

ADME

Com exceção das sulfonamidas especialmente desenvolvidas pelos seus efeitos locais no intestino (ver Cap. 55), essa classe de fármacos é rapidamente absorvida pelo trato GI. Normalmente, 70 a 100% de uma dose oral é absorvida e pode ser encontrada na urina nos primeiros 30 minutos após a ingestão. Os níveis plasmáticos máximos são alcançados em 2 a 6 horas, dependendo do fármaco. As concentrações plasmáticas de pico alcançadas por esses fármacos *in vivo* variam de 100 a 200 μg/mL. O intestino delgado constitui o principal local de absorção, mas parte do fármaco é absorvida no estômago. A absorção em outros locais, como vagina, trato respiratório ou pele esfoliada, é variável e imprevisível, mas uma quantidade expressiva pode entrar no organismo e causar reações tóxicas nos indivíduos suscetíveis ou causar sensibilização.

Todas as sulfonamidas ligam-se em grau variável às proteínas plasmáticas, particularmente à albumina. As sulfonamidas distribuem-se por todos os tecidos do corpo e penetram facilmente nos líquidos pleural, peritoneal, sinovial, ocular e outros líquidos corporais semelhantes, nos quais podem alcançar concentrações equivalentes a 50 a 80% da concentração sanguínea determinada simultaneamente. Como o conteúdo de proteína desses líquidos é geralmente baixo, o fármaco encontra-se presente na forma ativa livre. Após a administração sistêmica de doses adequadas, a *sulfadiazina* e o *sulfafurazol* alcançam concentrações no LCS que podem ser eficazes na meningite. Entretanto, devido ao aparecimento de microrganismos resistentes às sulfonamidas, esses fármacos raramente são utilizados para tratar a meningite. As sulfonamidas atravessam rapidamente a placenta e alcançam a circulação fetal. As concentrações alcançadas nos tecidos fetais podem causar efeitos antibacterianos e tóxicos.

As sulfonamidas são metabolizadas no fígado. O metabólito principal é a sulfonamida N4-acetilada. A acetilação forma produtos que não têm atividade antibacteriana, mas conservam o potencial tóxico da substância original. As sulfonamidas são eliminadas do organismo em parte na forma inalterada e, em parte, como produtos metabólicos. A fração mais expressiva é excretada na urina, e a $t_{1/2}$ depende da função renal. Na urina ácida, as sulfonamidas mais antigas são insolúveis, e pode haver formação de depósitos cristalinos. Quantidades pequenas são eliminadas nas fezes, na bile, no leite e em outras secreções.

Propriedades farmacológicas de sulfonamidas específicas

Sulfonamidas de uso sistêmico

Sulfafurazol O *sulfafurazol* é uma sulfonamida rapidamente absorvida e excretada. Liga-se extensamente às proteínas plasmáticas. Depois de uma dose oral de 2 a 4 g, as concentrações plasmáticas de pico na faixa de 110 a 250 μg/mL são alcançadas dentro de 2 a 4 horas. Cerca de 30% do *sulfafurazol* no sangue e cerca de 30% na urina está em sua forma acetilada. Os rins excretam cerca de 95% de uma dose administrada em 24 horas. Por essa razão, as concentrações do fármaco na urina são muito maiores que as alcançadas no sangue e podem ser bactericidas. O *acetilsulfafurazol* é insípido e, por essa razão, é preferível para

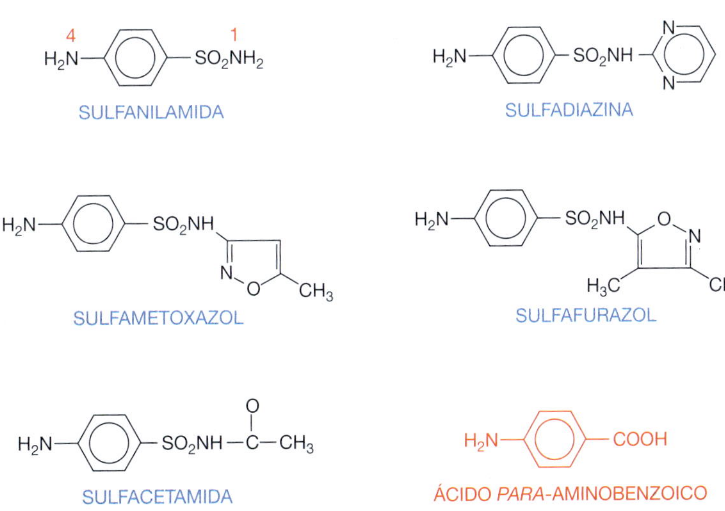

Figura 57-1 *Sulfanilamida e PABA*. As sulfonamidas são derivados da *sulfanilamida* e atuam por serem congêneres do PABA. O anti-inflamatório dermatológico e antimicrobiano *dapsona* (4,4'-diaminodifenilsulfona; ver Caps. 65 e 75) também é semelhante ao PABA e à *sulfanilamida*.

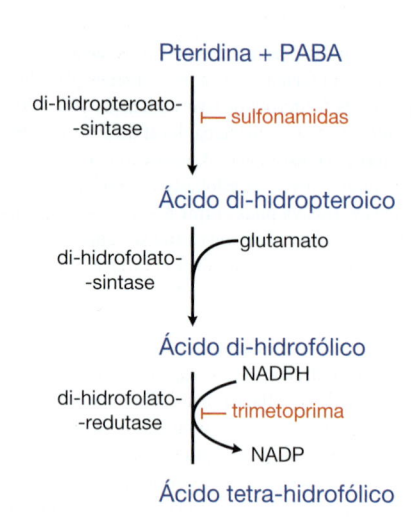

Figura 57-2 *Etapas do metabolismo do folato bloqueadas pelas sulfonamidas e pela trimetoprima.* A administração conjunta de uma sulfonamida com a *trimetoprima* provoca bloqueios sequenciais da via de biossíntese do tetra--hidrofolato; essa combinação é muito mais eficaz do que qualquer um dos fármacos usado isoladamente.

administração oral às crianças. O *acetilsulfafurazol* combinado com *etil-succinato de eritromicina* é usado para tratar a otite média em crianças.

Sulfametoxazol O *sulfametoxazol* é um congênere próximo do *sulfafurazol*, mas suas taxas de absorção entérica e excreção urinária são mais lentas ($t_{1/2}$ de 11 h). É administrado por via oral e usado no tratamento de infecções sistêmicas e ITU. É preciso tomar as devidas precauções para evitar a ocorrência de cristalúria causada pelo *sulfametoxazol*, devido à elevada porcentagem da forma acetilada relativamente insolúvel do fármaco na urina. As indicações clínicas do *sulfametoxazol* como agente isolado são as mesmas do *sulfafurazol*. Nos Estados Unidos, o *sulfametoxazol* é comercializado apenas em combinações de doses fixas com TMP (discutido de modo mais detalhado na seção sobre o sulfametoxazol-trimetoprima).

Sulfadiazina A *sulfadiazina* administrada por via oral é rapidamente absorvida pelo trato GI. As concentrações sanguíneas de pico são alcançadas dentro de 3 a 6 horas, e a $t_{1/2}$ é de 10 horas. Cerca de 55% do fármaco está ligado às proteínas plasmáticas. As concentrações terapêuticas no LCS são alcançadas dentro de 4 horas depois de uma dose única de 60 mg/kg. As formas livre e acetilada da *sulfadiazina* são facilmente excretadas pelos rins; 15 a 40% do fármaco excretado está na forma acetilada. A alcalinização da urina acelera a depuração renal das duas formas, pois diminui sua reabsorção tubular. É importante adotar precauções para garantir a ingestão adequada de líquidos e produzir débito urinário mínimo de 1.200 mL nos adultos e um volume correspondente nas crianças. Se não for possível obter esse débito, pode-se administrar bicarbonato de sódio para reduzir o risco de cristalúria.

Sulfadoxina Esse fármaco tem $t_{1/2}$ plasmática especialmente longa (7 a 9 dias). Embora não seja mais comercializada nos Estados Unidos, a sua combinação com *pirimetamina* (500 mg de *sulfadoxina* com 25 mg de *pirimetamina*) está incluída na lista de fármacos essenciais da Organização Mundial da Saúde, sendo usada para profilaxia e tratamento da malária causada por cepas de *Plasmodium falciparum* resistentes à *mefloquina* (ver Cap. 66). Entretanto, em vista das reações graves e ocasionalmente fatais (inclusive a síndrome de Stevens-Johnson) e do surgimento de cepas resistentes, esse fármaco tem pouca utilidade no tratamento da malária.

Sulfonamidas de uso tópico

A *sulfacetamida* é o derivado N1-acetil substituído da *sulfanilamida*. Sua hidrossolubilidade é cerca de 90 vezes maior do que a da *sulfadiazina*. As soluções do sal sódico do fármaco são amplamente empregadas no tratamento das infecções oftálmicas. As concentrações muito altas alcançadas no humor aquoso não são irritantes para os olhos e mostram-se eficazes contra microrganismos sensíveis. O fármaco penetra nos líquidos e nos tecidos oculares em alta concentração. As reações de sensibilidade à *sulfacetamida* são raras, mas esse fármaco não deve ser utilizado por pacientes com hipersensibilidade reconhecida às sulfonamidas. A solução do sal sódico a 30% tem pH de 7,4, enquanto as soluções sódicas das outras sulfonamidas são altamente alcalinas. Ver descrição das indicações oftálmicas e dermatológicas nos Capítulos 74 e 75. A *sulfadiazina de prata* e a *mafenida* são sulfonamidas de uso tópico, principalmente para a prevenção de infecção em pacientes com queimaduras. Esses agentes são descritos no Capítulo 75.

Usos terapêuticos

O uso das sulfonamidas como agentes únicos no tratamento de infecções sistêmicas tornou-se raro. Como uma porcentagem significativa das ITU é causada por microrganismos resistentes às sulfonamidas, esses antibióticos não estão mais incluídos como terapia de primeira escolha; a associação SMX-TMP é preferível (embora a resistência a esse fármaco também esteja aumentando). O *sulfafurazol* pode ser usado de maneira eficaz para tratar cistite nas regiões em que a prevalência de resistência não é alta. A dose inicial habitual é de 2 a 4 g, seguida de 1 a 2 g por via oral 4 vezes/dia durante 5 a 10 dias. O SMX-TMP é mais utilizado para infecções causadas por espécies de *Nocardia*, porém o *sulfafurazol* e a *sulfadiazina* são agentes alternativos administrados em doses de 6 a 8 g/dia. Nas infecções graves, recomenda-se acrescentar um segundo antibiótico como *imipeném*, *amicacina* ou *linezolida*. A combinação de *pirimetamina* com *sulfadiazina* é o tratamento preferido para a toxoplasmose (ver Cap. 67). A *pirimetamina* é administrada em dose de ataque de 2.000 mg, seguida de 50 a 75 mg/dia por via oral, com *sulfadiazina* por via oral na dose de 1 a 1,5 g a cada 6 horas mais ácido folínico (*leucovorina*) na dose de 10 a 25 mg/dia por via oral por no mínimo 6 semanas (Panel on Opportunistic Infections, 2020). Os pacientes devem ingerir no mínimo 2 L de líquidos por dia para evitar cristalúria.

Reações adversas

Reações de hipersensibilidade

Entre as manifestações cutâneas e mucosas atribuídas à sensibilização às sulfonamidas destacam-se as erupções morbiliformes, escarlatiniformes, urticariformes, erisipeloides, penfigoides, purpúricas e petequiais, além de eritema nodoso, eritema multiforme tipo Stevens-Johnson, síndrome de Behçet, dermatite esfoliativa e fotossensibilidade (Khan et al., 2019). Supõe-se que os metabólitos das sulfonamidas sejam principalmente responsáveis por reações de hipersensibilidade dermatológicas. Essas reações de hipersensibilidade ocorrem com mais frequência depois da primeira semana de tratamento, embora possam ocorrer mais cedo nos indivíduos previamente sensibilizados. É comum verificar a presença simultânea de febre, mal-estar e prurido. Pacientes com infecção pelo HIV manifestam uma frequência maior de exantemas no tratamento com sulfonamidas do que outros indivíduos. Os pacientes que apresentam reações alérgicas são frequentemente aconselhados a evitar outros agentes com componentes sulfa; entretanto, apenas aqueles com um componente de sulfonamida (SO_2NH_2) estão associados a um risco de alergenicidade cruzada. Além disso, os dados disponíveis sugerem que a maioria dos pacientes que apresentam reação a uma sulfonamida antimicrobiana pode tolerar um agente não antimicrobiano com componente de sulfonamida (p. ex., *furosemida*), embora possa ser preferível evitar reações graves.

Distúrbios do trato urinário

A cristalúria ocorre nos pacientes desidratados infectados por HIV que usam *sulfadiazina* para tratar encefalite por *Toxoplasma*. A cristalúria pode ser evitada pela manutenção de um volume urinário diário de pelo menos 1.200 mL (nos adultos) ou, se necessário, alcalinização da urina, visto que a solubilidade da *sulfadiazina* aumenta com elevações do pH.

Outras reações

Anorexia, náuseas e vômitos ocorrem em 1 a 2% dos pacientes tratados com sulfonamidas. Ocorre necrose hepática focal ou difusa causada por efeitos tóxicos diretos ou sensibilização às sulfonamidas em menos de 0,1% dos pacientes. Em geral, esses pacientes apresentam cefaleia, náuseas, vômitos, febre, hepatomegalia, icterícia e evidências laboratoriais de disfunção hepatocelular de 3 a 5 dias depois do início do tratamento com sulfonamidas; essa síndrome pode progredir para atrofia amarela aguda e morte. A anemia aplásica que envolve supressão total da atividade da medula óssea com anemia, granulocitopenia e trombocitopenia profundas é uma complicação extremamente rara do tratamento com sulfonamidas. Esse tipo de anemia provavelmente resulta de um efeito mielotóxico direto e pode ser fatal. A supressão reversível da medula óssea é muito comum em pacientes com reserva medular limitada (p. ex., pacientes com Aids ou que recebem quimioterapia mielossupressora). A administração de sulfonamidas aos recém-nascidos, especialmente prematuros, pode causar deslocamento da bilirrubina ligada à albumina plasmática e causar um tipo de encefalopatia conhecida como *kernicterus* (icterícia nuclear). As sulfonamidas não devem ser administradas às gestantes que estão prestes a dar à luz, pois elas atravessam a placenta e são secretadas no leite.

Interações medicamentosas

As interações medicamentosas das sulfonamidas são observadas principalmente com a *varfarina*, os agentes hipoglicemiantes do grupo das sulfonilureias e os anticonvulsivantes de hidantoína. Em todos os casos, as sulfonamidas podem potencializar os efeitos dos outros fármacos inibindo seu metabolismo ou deslocando-os da albumina. O monitoramento frequente e o ajuste da dose podem ser necessários com a administração concomitante de uma sulfonamida.

Sulfametoxazol-trimetoprima

A TMP inibe a di-hidrofolato-redutase (DHFR) bacteriana, uma enzima a jusante daquela inibida pelas sulfonamidas na mesma sequência de biossíntese (ver Fig. 57-2). A combinação de TMP com SMX representou um avanço importante no desenvolvimento de antimicrobianos sinérgicos e clinicamente efetivos. Em grande parte do mundo, a combinação da TMP com SMX é conhecida como *cotrimoxazol*. Além de sua combinação com SMX, a TMP está disponível em alguns países como preparação simples.

Mecanismo de ação

A atividade antimicrobiana da combinação de SMX-TMP resulta de ações em etapas sequenciais da via enzimática para a síntese do ácido tetra-hidrofólico (ver Fig. 57-2). O tetra-hidrofolato é essencial para as reações de transferência de um carbono (p. ex., a síntese de timidilato a partir do desoxiuridilato) tanto nas bactérias quanto nas células de mamíferos. Entretanto, a TMP é um inibidor altamente seletivo da DHFR de organismos inferiores em relação aos mamíferos: quantidades cerca de 100 mil vezes maiores desse fármaco são necessárias para inibir a redutase humana em comparação à enzima correspondente das bactérias. A razão mais efetiva entre SMX e TMP contra um maior número de microrganismos é de 20:1. Por essa razão, a combinação é formulada para alcançar uma concentração de SMX *in vivo* 20 vezes maior do que a da TMP; o SMX tem propriedades farmacocinéticas tais que as concentrações dos dois fármacos são relativamente constantes no corpo durante um intervalo longo. Em geral, ambos os fármacos usados isoladamente têm atividade bacteriostática, porém, quando o microrganismo é sensível aos dois, pode-se alcançar atividade bactericida.

Atividade antimicrobiana

O espectro antibacteriano da TMP assemelha-se ao do SMX, embora a TMP seja 20 a 100 vezes mais potente.

Espectro da combinação de SMX-TMP

A maioria das cepas de *S. pneumoniae* é sensível ao SMX-TMP, porém houve um aumento preocupante na resistência (em paralelo ao aumento de resistência à *penicilina*), e o seu valor como tratamento empírico de muitas infecções respiratórias é questionável. A grande maioria (> 90%) das cepas de *S. aureus* permanece sensível, mesmo entre as cepas resistentes à *meticilina*, embora existam variações geográficas. A atividade contra *Staphylococcus epidermidis* é mais variável. Em geral, o *Streptococcus pyogenes* é sensível quando são adotados procedimentos de testagem apropriados (meios com baixo teor de timidina) (Bowen et al., 2012). Nos casos típicos, os estreptococos do grupo *viridans* são sensíveis, embora a sensibilidade das cepas resistentes à *penicilina* seja baixa (Diekema et al., 2001). A suscetibilidade da *E. coli* varia de modo substancial de acordo com a região geográfica, embora tenha declinado em geral, e, em muitos lugares, a combinação SMX-TMP não é mais considerada como terapia empírica adequada. *Proteus mirabilis*, *Klebsiella* spp., *Enterobacter* spp., *Salmonella*, *Shigella*, *Pseudomonas pseudomallei*, *Serratia* spp., *Stenotrophomonas maltophila* e *Alcaligenes* spp. normalmente são suscetíveis. *Brucella abortus*, *Pasteurella haemolytica*, *Yersinia pseudotuberculosis*, *Yersinia enterocolitica* e *Nocardia asteroides* também são geralmente sensíveis. *Pseudomonas aeruginosa*, *Bacteroides fragilis* e enterococos são clinicamente resistentes.

Resistência bacteriana

A resistência bacteriana ao SMX-TMP reduziu a eficácia desse agente, particularmente entre pneumococos e *E. coli*, embora a resistência à combinação seja menor do que a observada com cada um dos agentes isoladamente. Além dos mecanismos de resistência às sulfonamidas descritos anteriormente, pode haver desenvolvimento de resistência específica à TMP. Normalmente, a resistência deve-se a mutações pontuais em genes que codificam a DHFR ou à aquisição de um plasmídeo que codifica uma DHFR alterada (Estrada et al., 2016), ambas as quais estão associadas a uma redução da ligação da TMP.

ADME

Os perfis farmacocinéticos do SMX e da TMP apresentam uma correspondência estreita, porém não perfeita, para obter uma razão quase constante de 20:1 em suas concentrações no sangue e nos tecidos durante a sua distribuição e eliminação. Após uma dose oral única da combinação, a TMP é absorvida mais rapidamente do que o SMX. Em geral, as concentrações sanguíneas máximas de TMP são alcançadas em 2 horas na maioria dos pacientes, enquanto as concentrações máximas de SMX são alcançadas em 4 horas depois de uma única dose oral. As meias-vidas da TMP e do SMX são de 11 e 10 horas, respectivamente.

Quando são administrados 800 mg de SMX com 160 mg de TMP (um comprimido de "concentração dupla"; a "concentração simples" é de 400 mg e 80 mg, mantendo a mesma razão) 2 vezes/dia, as concentrações máximas desses fármacos no plasma são de cerca de 40 e 2 μg/mL. As concentrações máximas são semelhantes (46 e 3,4 μg/mL) depois da infusão intravenosa de 800 mg de SMX e 160 mg de TMP durante um período de 1 hora.

A TMP é rapidamente distribuída e concentrada nos tecidos, e cerca de 40% liga-se às proteínas plasmáticas na presença de SMX. O volume de distribuição da TMP é quase nove vezes maior do que o do SMX. O fármaco entra facilmente no LCS e no escarro. Além disso, os dois componentes dessa combinação são encontrados em concentrações altas na bile. Cerca de 65% do SMX está ligado às proteínas plasmáticas. Cerca de 60% da TMP administrada e 25 a 50% do SMX administrado são excretados na urina em 24 horas. Dois terços da sulfonamida não são conjugados. Os metabólitos da TMP também são excretados. Nos pacientes com uremia, as taxas de excreção e as concentrações urinárias dos dois compostos estão significativamente reduzidas.

Usos terapêuticos

Infecções do trato urinário

O tratamento das ITU com SMX-TMP é altamente efetivo para bactérias sensíveis. O uso de terapia empírica para ITU é complicado pelo aumento de resistência da *E. coli*; as diretrizes recomendam evitar o uso empírico para ITU quando a resistência local entre as *E. coli* ultrapassa 20% ou quando o paciente recentemente recebeu SMX-TMP (Gupta et al., 2011). A maioria das diretrizes terapêuticas recomenda a administração de 800/160 mg 2 vezes/dia por 3 dias para tratar cistite sem complicações, e por 10 a 14 dias para tratar doença complicada ou pielonefrite. A TMP também é encontrada em concentrações terapêuticas nas secreções prostáticas, e a combinação SMX-TMP constitui um tratamento comum para a prostatite bacteriana aguda ou crônica.

Infecções bacterianas do trato respiratório

O SMX-TMP é efetivo para pacientes ambulatoriais com exacerbações agudas e leves de bronquite crônica. Essa combinação não deve ser usada no tratamento da faringite estreptocócica, visto que ela não erradica os microrganismos da faringe. O SMX-TMP é eficaz para o tratamento da otite média aguda em crianças e da sinusite maxilar aguda em adultos causadas por cepas sensíveis de *H. influenzae* e *S. pneumoniae*.

Infecções do trato GI

Essa combinação é uma alternativa para o uso de uma fluoroquinolona no tratamento da shigelose, porém a resistência crescente limita o seu uso, a não ser que a sensibilidade do microrganismo seja confirmada. A TMP e o SMX-TMP não são mais recomendados para prevenção ou tratamento da diarreia do viajante, tendo em vista a resistência crescente entre os prováveis patógenos no mundo inteiro.

Infecção por Pneumocystis jirovecii

O tratamento com altas doses (15-20 mg/kg/dia de TMP com 75-100 mg/kg/dia de SMX em 3-4 doses fracionadas; a dose máxima típica é de 20 mg/kg/dia de TMP) é eficaz para a pneumonia por *Pneumocystis jirovecii* (Panel on Opportunistic Infections, 2020). Devem-se administrar corticosteroides adjuvantes no início da terapia anti-*Pneumocystis* a pacientes com Po_2 inferior a 70 mmHg ou com gradiente alvéolo-arterial abaixo de 35 mmHg. A profilaxia com SMX-TMP usando uma variedade de estratégias posológicas (desde diariamente até várias vezes por semana) é eficaz na prevenção da pneumonia causada por esse microrganismo em pacientes com HIV, bem como em pacientes com outras condições de imunocomprometimento (p. ex., neutropenia e transplante de órgãos sólidos). As reações adversas são menos frequentes com doses profiláticas menores de SMX-TMP.

Infecções por Staphylococcus aureus resistente à meticilina

A incidência crescente de infecções por *S. aureus* resistente à meticilina adquiridas na comunidade forneceu um papel para o SMX-TMP como terapia adjuvante para incisão e drenagem dos abscessos complicados. Todavia, essa combinação é menos efetiva do que a terapia-padrão das infecções invasivas por *S. aureus* resistente à meticilina, inclusive bacteriemia (Paul et al., 2015).

Outras infecções

As infecções causadas por *Nocardia* têm sido tratadas com sucesso pelo SMX-TMP, mas também foram descritos casos de falha terapêutica. Embora uma combinação de *doxiciclina* com *estreptomicina* ou *gentamicina* seja hoje considerada o tratamento de escolha para a brucelose, o SMX-TMP pode ser um substituto efetivo para a *doxiciclina* combinada. O SMX-TMP também tem sido usado com sucesso na infecção por *Stenotrophomonas maltophilia*, bem como em infecções pelos parasitas intestinais *Cyclospora* e *Isospora*. A combinação é usada como profilaxia contra a infecção causada por *Toxoplasma gondii* em indivíduos infectados pelo HIV e constitui uma alternativa para o tratamento da toxoplasmose (ver Cap. 67).

Efeitos adversos

A combinação de SMX-TMP amplia a toxicidade das sulfonamidas. As reações hematológicas incluem várias anemias, distúrbios da coagulação, granulocitopenia, agranulocitose, púrpura, púrpura de Henoch-Schönlein e sulfemoglobinemia. Foi relatado que o SMX-TMP causa até três vezes mais reações dermatológicas do que o *sulfafurazol* (5,9 vs. 1,7%). Também há casos descritos de icterícia leve e transitória, que parece estar associada às anormalidades histológicas típicas da hepatite colestática alérgica. Pode ocorrer comprometimento irreversível da função renal após o uso de SMX-TMP em pacientes com doença renal em consequência de cristalúria causada pelo SMX; a ingestão liberal de líquidos deve ser incentivada para diluir a urina durante o tratamento. Durante o tratamento com doses altas, pode-se observar um aumento da creatinina sérica sem redução da taxa de filtração glomerular, que é causado por inibição da secreção de creatinina pela TMP. Também pode ocorrer hiperpotassemia, porque a TMP tem estrutura semelhante à dos diuréticos poupadores de potássio (p. ex., *triantereno*). Pacientes com HIV frequentemente apresentam reações de hipersensibilidade ao SMX-TMP (exantema, neutropenia, síndrome de Stevens-Johnson, síndrome de Sweet e infiltrados pulmonares). Foram estabelecidos protocolos de dessensibilização rápida e lenta para pacientes que não toleram o tratamento clinicamente necessário (Khan et al., 2019).

Interações medicamentosas

À semelhança das sulfonamidas usadas isoladamente, a coadministração de SMX-TMP e *varfarina* pode inibir o metabolismo desta última e levar a uma anticoagulação excessiva com risco de hemorragia. É necessário ter cautela com a administração concomitante de agentes passíveis de aumentar o potássio ou de suprimir a medula óssea quando combinados com altas doses de SMX-TMP. Deve-se evitar a administração de SMX-TMP a pacientes que recebem altas doses de *metotrexato* para o tratamento de neoplasias malignas, visto que a combinação de SMX-TMP pode aumentar as concentrações de *metotrexato* e provocar toxicidade grave.

Quinolonas

A primeira quinolona – *ácido nalidíxico* – foi isolada como um subproduto da síntese de cloroquina e foi disponibilizada para tratar casos de ITU. A introdução das 4-quinolonas fluoradas (fluoroquinolonas), como *norfloxacino*, *ciprofloxacino* e *levofloxacino* (Tab. 57-1), representou um avanço terapêutico particularmente importante. Esses agentes possuem ampla atividade antimicrobiana e são efetivos após administração oral para o tratamento de uma grande variedade de doenças infecciosas. Todavia, em virtude de seus efeitos adversos potencialmente fatais, muitas quinolonas foram retiradas do mercado nos Estados Unidos: *lomefloxacino* e *esparfloxacino* (fototoxicidade, prolongamento do QTc); *gatifloxacino* (apenas formas sistêmicas; hipoglicemia); *temafloxacino* (anemia hemolítica imune); *trovafloxacino* (hepatotoxicidade); *grepafloxacino* (cardiotoxicidade); e *clinafloxacino* (fototoxicidade). Em todos os casos, os efeitos adversos foram descobertos durante a vigilância pós-comercialização (Sheehan e Chew, 2003). A FDA divulgou novas advertências para fluoroquinolonas que estão sendo comercializadas, chamando a atenção para suas toxicidades e contraindicando o seu uso rotineiro em infecções não complicadas (Food and Drug Administration, 2018).

Mecanismo de ação

Os antibióticos da classe das quinolonas têm como alvo a *DNA-girase* e a *topoisomerase IV* bacterianas (Mohammed et al., 2019). Para muitas bactérias Gram-positivas, a topoisomerase IV, que separa moléculas de DNA-filhas interligadas (catenadas) que são o produto de replicação do DNA, constitui o alvo principal. Por outro lado, a DNA-girase é o alvo principal das quinolonas em algumas bactérias Gram-negativas. A girase introduz superespirais negativas no DNA para combater o superespiralamento positivo excessivo, que pode ocorrer durante a replicação do DNA (Fig. 57-3) (Cozzarelli, 1980). As quinolonas, como um complexo de fármaco-metal, inibem o superespiralamento do DNA mediado pela girase em concentrações que apresentam uma correlação adequada com as necessárias para inibir o crescimento bacteriano (0,1-10 µg/mL).

As células eucarióticas não têm DNA-girase. Elas contêm um tipo de DNA-topoisomerase tipo II mecanicista e teoricamente semelhante, mas as quinolonas inibem essa enzima apenas em concentrações muito mais altas (100-1.000 µg/mL) que as necessárias para inibir as enzimas bacterianas.

Atividade antimicrobiana

As fluoroquinolonas eram potentes agentes bactericidas contra a maioria dos patógenos Gram-negativos quando foram inicialmente introduzidas, incluindo *Proteus*, *E. coli*, *Klebsiella* e várias espécies de *Salmonella*, *Shigella*, *Enterobacter* e *Campylobacter*. À semelhança da combinação SMX-TMP, a resistência tem reduzido continuamente a cobertura proporcionada pelas fluoroquinolonas, particularmente entre espécies de *E. coli* e *Proteus*, de modo que as fluoroquinolonas podem não ser mais confiáveis como tratamento empírico devido à prevalência desses microrganismos em algumas regiões (Olson et al., 2009). Embora no passado

TABELA 57-1 ■ FÓRMULAS ESTRUTURAIS DE QUINOLONAS E FLUOROQUINOLONAS SELECIONADAS

CONGÊNERE	R_1	R_6	R_7	X
Ácido nalidíxico	$-C_2H_5$	H	$-CH_3$	$-N-$
Norfloxacino	$-C_2H_5$	$-F$	piperazinil (—N⟩NH)	$-CH-$
Ciprofloxacino	ciclopropil	$-F$	piperazinil (—N⟩NH)	$-CH-$
Levofloxacino	$-OCH(CH_3)-$ ligado a N_1 e X	$-F$	4-metilpiperazinil (—N⟩N-CH_3)	$-C(OCH(CH_3))-$

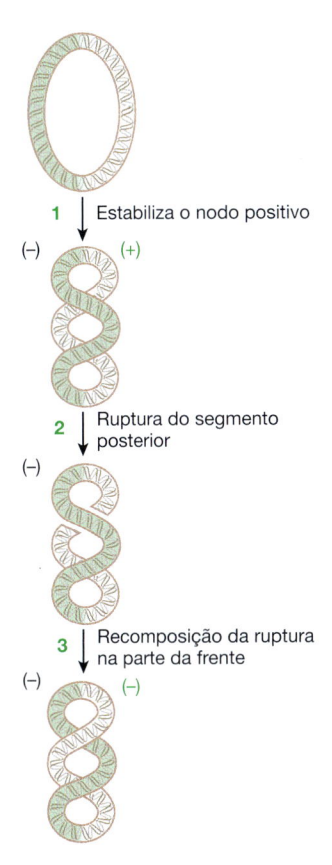

Figura 57-3 *Modelo de formação das superespirais negativas de DNA pela DNA-girase.* A DNA-girase liga-se a dois segmentos do DNA (1), formando um nodo de super-hélice positiva (+). Em seguida, a enzima produz uma ruptura da dupla-hélice do DNA e passa o segmento frontal pela ruptura (2). A seguir, a ruptura é recomposta (3) e forma uma superespiral negativa (–). As quinolonas inibem as atividades de corte e fechamento da girase e, em concentrações mais altas, bloqueiam a atividade de desconcatenação da topoisomerase IV.

tenham sido usadas como tratamento padronizado para infecções por *Neisseria gonorrhoeae*, a resistência cresceu a ponto de que as fluoroquinolonas não são mais recomendadas em muitos países para o tratamento empírico da gonorreia (Centers for Disease Control and Prevention, 2021). O *ciprofloxacino* e o *levofloxacino* têm atividade suficiente contra espécies de *Pseudomonas* para o tratamento de infecções sistêmicas; um agente recém-introduzido, o *delafloxacino*, também apresenta atividade *in vitro*, porém até esse momento poucos pacientes com infecções por *Pseudomonas* foram tratados com esse agente. As fluoroquinolonas têm atividade *in vitro* satisfatória contra os estafilococos, mas são menos ativas contra as cepas resistentes à *meticilina* e há preocupação quanto ao desenvolvimento de resistência durante o tratamento. A atividade contra estreptococos é significativamente maior com os fármacos mais recentes, incluindo *levofloxacino, gemifloxacino, moxifloxacino* e *delafloxacino*. Várias bactérias intracelulares são inibidas pelas fluoroquinolonas em concentrações que podem ser alcançadas no plasma, incluindo espécies de *Chlamydia, Mycoplasma, Legionella, Brucella* e *Mycobacterium* (inclusive *M. tuberculosis*). O *ciprofloxacino*, o *ofloxacino*, o *levofloxacino* e o *moxifloxacino* têm atividade contra *Mycobacterium fortuitum, Mycobacterium kansasii* e *M. tuberculosis*. O *moxifloxacino* também tem atividade útil contra anaeróbios intestinais, como o *Bacteroides fragilis*.

Resistência bacteriana

Pode ocorrer desenvolvimento de resistência às quinolonas durante a terapia por meio de mutações nos genes cromossômicos bacterianos que codificam a DNA-girase ou a topoisomerase IV, levando a uma redução da afinidade de ligação às fluoroquinolonas (Correia et al., 2017). As mutações cromossômicas que levam à suprarregulação do transporte ativo mediado por bomba de efluxo do fármaco para fora das bactérias ou à redução na expressão dos canais de porina que possibilitam a passagem das quinolonas através da membrana externa também contribuem para a resistência. Em casos menos comuns, plasmídeos podem transferir genes que codificam proteínas capazes de ligar-se às topoisomerases e protegê-las contra os efeitos das quinolonas ou que modificam diretamente a própria quinolona. Pode ocorrer desenvolvimento de resistência durante o curso de terapia, particularmente em infecções por *E. coli*, *Pseudomonas* e estafilococos.

ADME

A maioria das quinolonas é bem absorvida depois da administração oral. Os níveis séricos de pico são alcançados dentro de 1 a 3 horas depois de uma dose oral. O volume de distribuição das quinolonas é alto, e as concentrações na urina, nos rins, nos pulmões, nos tecidos prostáticos, nas fezes, na bile, nos macrófagos e nos neutrófilos são maiores do que os níveis séricos. Os alimentos podem retardar o intervalo até alcançar as concentrações séricas de pico. Muitas fluoroquinolonas foram detectadas no leite materno humano; em virtude de sua excelente biodisponibilidade, existe a possibilidade de exposição substancial dos lactentes amamentados. Com exceção do *moxifloxacino*, as quinolonas são eliminadas predominantemente pelos rins, e as doses devem ser ajustadas quando há insuficiência renal.

Propriedades farmacológicas de quinolonas específicas

Norfloxacino

A atividade do *norfloxacino* (não disponível nos Estados Unidos) contra microrganismos Gram-negativos é semelhante à do *ciprofloxacino*, porém um pouco menos potente. Entretanto, os níveis séricos relativamente baixos alcançados com o *norfloxacino* limitam a sua utilidade apenas ao tratamento das ITU e das infecções GI. A $t_{1/2}$ sérica é de 3 a 5 horas, e cerca de 25% do fármaco é eliminado inalterado na urina, embora também ocorra metabolismo hepático.

Ciprofloxacino

A biodisponibilidade do *ciprofloxacino* é de cerca de 70%. As doses orais típicas são de 250 a 750 mg, e as doses intravenosas são de 200 a 400 mg 2 vezes/dia (dose máxima de 1,5 g/dia por via oral). A $t_{1/2}$ de eliminação é de cerca de 5 horas e, nos casos típicos, esse fármaco é administrado em duas doses diárias, exceto quando se utiliza uma preparação de liberação prolongada, que pode ser administrada 1 vez/dia.

Ofloxacino/levofloxacino

O *ofloxacino* tem atividade Gram-positiva um pouco mais potente que o *ciprofloxacino*; a separação do isômero S ou levorrotatório mais ativo resulta no *levofloxacino*, que tem atividade antiestreptocócica ainda maior. A biodisponibilidade desses dois fármacos é excelente, de forma que as doses orais e intravenosas são iguais; o *levofloxacino* é administrado 1 vez/dia (250-750 mg), em contraste com as 2 doses/dia de *ofloxacino* (200-400 mg/dia divididos a cada 12 horas).

Moxifloxacino

O *moxifloxacino* aumenta a potência Gram-positiva do *levofloxacino*, apresentando normalmente concentrações inibitórias mínimas de 1 a 2 diluições a menos contra o *S. pneumoniae*. Esse antibiótico também é mais ativo contra patógenos anaeróbios, mas é significativamente menos ativo que o *ciprofloxacino* ou o *levofloxacino* contra a *P. aeruginosa*. O *moxifloxacino* é bem absorvido e tem doses orais e intravenosas equivalentes; a $t_{1/2}$ é de cerca de 12 horas, permitindo a administração de 1 dose diária (dose habitual: 400 mg/dia). Esse antibiótico é metabolizado por sulfatação e glicuronidação no fígado. Menos de 25% do *moxifloxacino* sistêmico é excretado inalterado pelos rins e, como não são alcançadas concentrações altas na urina, o *moxifloxacino* não é recomendado para tratar ITU.

Gatifloxacino e gemifloxacino

O *gatifloxacino* e o *gemifloxacino* têm espectro de atividade semelhante ao do *moxifloxacino*, embora sejam mais potentes contra bactérias Gram-positivas e tenham pouca atividade contra *Pseudomonas*. São menos ativos que o *moxifloxacino* contra *B. fragilis*. Ambos têm biodisponibilidade ampla e eliminação renal. O *gatifloxacino* não está mais disponível para uso sistêmico nos Estados Unidos em razão de preocupações com seus efeitos tóxicos, mas uma preparação oftálmica foi aprovada para tratar a conjuntivite bacteriana.

Delafloxacino

O *delafloxacino* é uma fluoroquinolona recém-aprovada, com potente atividade contra estafilococos; as concentrações inibitórias mínimas são pelo menos 6 vezes menores que as do *levofloxacino* para a maioria das cepas isoladas de *S. aureus*. A atividade contra microrganismos Gram-negativos, incluindo *Pseudomonas*, assemelha-se à do *levofloxacino*. O *delafloxacino* está disponível para administração intravenosa e oral e sofre eliminação mista renal e não renal.

Usos terapêuticos

Infecções do trato urinário

As fluorquinolonas são a base do tratamento das ITU superiores e inferiores e são mais eficazes do que a combinação de SMX-TMP ou os β-lactâmicos orais. Todavia, em virtude de seu amplo espectro de atividade e efeitos adversos, as diretrizes recentes sugerem reservar o seu uso para a cistite ou a pielonefrite complicadas, quando possível (Gupta et al., 2011). O *moxifloxacino* não se acumula na urina e não foi aprovado para tratar ITU. Nos casos típicos, a duração do tratamento com quinolonas é de 3 dias para a cistite não complicada e de 5 a 7 dias para a pielonefrite não complicada.

Prostatite

O *norfloxacino*, o *ciprofloxacino*, o *ofloxacino* e o *levofloxacino* alcançam níveis satisfatórios nas secreções prostáticas e são eficazes no tratamento da prostatite causada por bactérias sensíveis. As fluoroquinolonas administradas durante 4 a 6 semanas parecem ser efetivas em pacientes que não respondem ao SMX-TMP.

Infecções sexualmente transmissíveis

As fluoroquinolonas não são eficazes contra *Treponema pallidum*, mas são ativas *in vitro* contra *Chlamydia trachomatis* e *H. ducreyi*. Na uretrite/cervicite por clamídias, o esquema de 7 dias de *ofloxacino* ou *levofloxacino* é uma alternativa para o tratamento de 7 dias com *doxiciclina* ou com dose única de *azitromicina*; as outras quinolonas disponíveis não se mostraram confiáveis quanto à sua eficácia. No passado, uma dose oral única de uma fluoroquinolona era eficaz para tratar cepas sensíveis de *N. gonorrhoeae*, mas a resistência crescente a esses antibióticos tornou a *ceftriaxona* a primeira opção para tratar essa infecção. Um estudo do *delafloxacino* para terapia com dose única não conseguiu preencher os parâmetros de avaliação para sua eficácia. O cancroide (infecção por *H. ducreyi*) pode ser tratado com *ciprofloxacino* administrado durante 3 dias.

Infecções GI e abdominais

Norfloxacino, *ciprofloxacino*, *ofloxacino* e *levofloxacino* administrados por 1 a 3 dias são eficazes no tratamento dos pacientes com diarreia do viajante, reduzindo a duração das fezes moles em 1 a 3 dias. O *ciprofloxacino* em dose única diária é usado para profilaxia da diarreia do viajante, porém a resistência de *Campylobacter* e *Shigella* e o crescente reconhecimento dos efeitos adversos das fluoroquinolonas levaram as autoridades a desencorajar o seu uso. O *ciprofloxacino* e o *ofloxacino* podem curar a maioria dos casos de febre entérica causada por *Salmonella typhi*, assim como infecções não tifoides bacteriêmicas dos pacientes com HIV, além de erradicar o estado de portador crônico. As quinolonas devem ser evitadas no tratamento da diarreia causada por *E. coli* produtora da toxina Shiga. O *ciprofloxacino* e o *levofloxacino*, quando combinados com o *metronidazol*, ou o *moxifloxacino* isoladamente podem ser úteis no tratamento de infecções intra-abdominais se a suscetibilidade local o permitir.

Infecções do trato respiratório

Algumas fluoroquinolonas mais novas, incluindo *levofloxacino*, *moxifloxacino*, *gemifloxacino* e *delafloxacino*, têm atividade excelente contra *S. pneumoniae*, *H. influenzae* e patógenos respiratórios atípicos. Por conseguinte, esses agentes são frequentemente usados no manejo da pneumonia adquirida na comunidade. O *ciprofloxacino* e o *levofloxacino* também desempenham um papel no tratamento das exacerbações respiratórias devido a *P. aeruginosa* em pacientes com fibrose cística e em combinação com um agente β-lactâmico para fornecer uma ampla cobertura contra Gram-negativos para a pneumonia nosocomial em pacientes com alto risco de cepas isoladas resistentes.

Infecções de ossos, articulações e tecidos moles

O tratamento da osteomielite crônica pode exigir o uso prolongado (semanas a meses) de antimicrobianos ativos contra *S. aureus* ou bacilos Gram-negativos. As falhas frequentemente estão associadas ao desenvolvimento de resistência, em particular no *S. aureus*. A terapia combinada com uma fluorquinolona e *rifampicina* é uma opção para o tratamento de infecções de próteses articulares de início precoce. O *levofloxacino*, o *moxifloxacino* e o *delafloxacino* estão aprovados para o tratamento de infecções de pele e tecidos moles; todavia, devem ser reservados geralmente para situações nas quais o seu espectro expandido de atividade pode ser aproveitado, como infecções do pé diabético.

Outras infecções

O *ciprofloxacino* e o *levofloxacino* são usados como profilaxia do antraz e são efetivos no tratamento da tularemia e da peste por *Yersinia pestis* (Hendricks et al., 2014). O *levofloxacino* e o *moxifloxacino* podem ser usados como parte de esquemas de múltiplos fármacos para o tratamento da tuberculose resistente a múltiplos fármacos e infecções micobacterianas atípicas, bem como de infecções pelo complexo *Mycobacterium avium* na Aids (ver Cap. 65). Quando utilizadas profilaticamente nos pacientes neutropênicos, as quinolonas reduziram a incidência da bacteriemia Gram-negativa (Hughes et al., 2011).

Efeitos adversos

Efeitos adversos GI

As reações adversas comuns envolvem o trato GI em 3 a 17% dos pacientes e incluem náuseas, vômitos e desconforto abdominal. As fluoroquinolonas têm surgido como causa comum de colite causada por *Clostridium difficile*, em razão da disseminação das cepas resistentes às quinolonas.

Efeitos adversos neurológicos

Os efeitos adversos comuns (1-11%) que envolvem o SNC incluem cefaleia leve, tontura, insônia e ansiedade. Raramente, ocorreram alucinações, *delirium* e convulsões, particularmente em pacientes que também estavam recebendo *teofilina* ou anti-inflamatórios não esteroides. Os pacientes com história de epilepsia têm risco mais elevado de desenvolver convulsões induzidas pelas fluoroquinolonas. Recentemente, as fluoroquinolonas foram reconhecidas como causas raras de neuropatia periférica e, possivelmente, neurite óptica, que em alguns casos é irreversível.

Efeitos adversos musculoesqueléticos

Artralgias e dor articular são relatadas ocasionalmente por pacientes tratados com fluoroquinolonas. Ruptura de tendão ou tendinite (geralmente do tendão do calcâneo) é um efeito adverso bem descrito, especialmente nos indivíduos com mais de 60 anos, nos pacientes tratados com corticoides e nos receptores de transplantes de órgão sólido. Estudos iniciais com animais sugeriram aumento do risco de lesão cartilaginosa e malformação entre os animais jovens (Burkhardt et al., 1997). Embora a ocorrência de artralgias e dor articular durante a terapia seja mais comum entre crianças que recebem quinolonas em relação a pacientes de comparação durante o curso da terapia, os estudos conduzidos não observaram anormalidades articulares em longo prazo nem inibição do crescimento entre crianças expostas às fluoroquinolonas. A American Academy of Pediatrics sugere que o uso de fluoroquinolonas em crianças é apropriado quando existem opções de tratamento limitadas ou quando a administração oral oferece uma vantagem significativa de risco/benefício (Jackson e Schutze, 2016). De forma semelhante, dados limitados sugerem que o uso de fluoroquinolonas pode ser apropriado em mulheres grávidas na ausência de terapias alternativas.

Outros efeitos adversos

Entre as quinolonas disponíveis nos Estados Unidos, o *moxifloxacino* acarreta risco mais alto de prolongar o intervalo QT e de causar arritmias (*torsades des pointes*); o *gemifloxacino*, o *levofloxacino* e *ofloxacino* parecem acarretar risco mais baixo; o *ciprofloxacino* está associado ao menor risco. Entretanto, o risco global de desenvolver *torsades des pointes* é pequeno quando se utilizam fluoroquinolonas. A tendência do *gatifloxacino* de causar hipoglicemia e hiperglicemia, especialmente em idosos, resultou em sua remoção do mercado estadunidense (Park-Wyllie et al., 2006). Outras quinolonas como o *levofloxacino* raramente podem estar associadas a anormalidades glicêmicas nos pacientes em risco. Erupções cutâneas, inclusive reações de fotossensibilidade, também podem ocorrer; os pacientes que se expõem frequentemente ao sol devem ser instruídos a proteger-se com filtro solar ou roupas apropriadas.

Interações medicamentosas

Todas as quinolonas formam complexos com cátions bivalentes e trivalentes (p. ex., cálcio, ferro ou alumínio). Quando coadministrados por via oral com quinolonas, esses cátions podem formar quelatos com esses antibióticos e reduzir sua biodisponibilidade sistêmica. Por essa razão, recomenda-se um intervalo mínimo de 2 horas entre a administração oral das quinolonas e esses cátions. O *ciprofloxacino* inibe o metabolismo da teofilina, e pode ocorrer toxicidade devido às concentrações elevadas da metilxantina. Os anti-inflamatórios não esteroides podem aumentar o deslocamento do ácido γ-aminobutírico (GABA) de seus receptores pelas quinolonas, intensificando os efeitos adversos neurológicos (Halliwell et al., 1993). Devido ao risco de prolongamento do QT, as quinolonas devem ser usadas com cautela em pacientes em uso de antiarrítmicos de classe III (*amiodarona*) e de classe IA (*quinidina*, *procainamida*).

Nitroimidazóis

O *metronidazol* e o *tinidazol* são nitroimidazóis com atividade contra bactérias anaeróbias e parasitas. Aqui, será discutida a atividade antibacteriana do *metronidazol*. Uma discussão aprofundada do *metronidazol* e do *tinidazol*, incluindo a sua farmacocinética, efeitos adversos e usos antiparasitários, é reservada para o Capítulo 67; as aplicações para o tratamento da doença por *Helicobacter pylori* são discutidas no Capítulo 53 e, para a doença inflamatória intestinal, no Capítulo 55.

Metronidazol

Atividade antibacteriana e resistência

O *metronidazol* é essencialmente um profármaco: o grupo nitro do *metronidazol* é reduzido nas bactérias anaeróbias, em algumas bactérias microaerófilas e em protozoários, produzindo a forma ativa do fármaco. A ativação leva à formação de compostos reativos que interagem com o DNA, alterando possivelmente a sua estrutura e inibindo a replicação (Dingsang e Hunter, 2018). O *metronidazol* apresenta excelente atividade contra a maioria das bactérias anaeróbias, incluindo *Bacteroides*, *Clostridium*, *Fusobacterium*, *Peptococcus*, *Peptostreptococcus* e *Eubacterium*. É menos ativo contra *Gardnerella* e *Helicobacter*, e os anaeróbios Gram-positivos *Actinomyces*, *Propionibacterium* e *Lactobacillus* normalmente são resistentes. A resistência adquirida entre microrganismos normalmente sensíveis é incomum, e os mecanismos de resistência são complexos e ainda não foram descritos completamente. No caso de espécies de *Bacteroides*, a resistência ao *metronidazol* foi associada a uma família de genes de resistência ao nitroimidazol (*nim*), que podem ser codificados cromossômica ou epissomalmente. Esses genes *nim* parecem codificar uma nitroimidazol-redutase capaz de converter um 5-nitroimidazol em um 5-aminoimidazol, interrompendo, assim, a formação do grupo nitroso reativo responsável pela atividade microbicida.

Usos terapêuticos e dosagem

O metronidazol é um agente relativamente de baixo custo, com eficácia contra um amplo espectro de bactérias anaeróbias. As doses típicas são de 250 a 500 mg 2 ou 3 vezes/dia por via intravenosa ou oral. O fármaco é frequentemente administrado em combinação com outros agentes antimicrobianos para o tratamento de infecções polimicrobianas por bactérias aeróbias e anaeróbias. O *metronidazol* é usado como componente de profilaxia para cirurgia colorretal e como agente único no tratamento da vaginose bacteriana. É usado em combinação com outros antibióticos e um inibidor da bomba de prótons em esquemas para tratamento da infecção por *H. pylori* (ver Cap. 53). O *metronidazol* tem sido usado como terapia para a infecção não grave causada por *C. difficile*, embora a *vancomicina* ou a *fidaxomicina* sejam agora os agentes preferidos. Para pacientes com infecção fulminante e potencialmente fatal por *C. difficile*, o *metronidazol* intravenoso é administrado em combinação com a *vancomicina* oral.

RESUMO: Disruptores do DNA: sulfonamidas, quinolonas e nitroimidazóis

Fármacos	Usos terapêuticos	Farmacologia clínica e dicas
Sulfonamidas: inibidores competitivos da di-hidropteroato-sintase bacteriana, interferindo na síntese de folato **Aspectos gerais: são bacteriostáticas; têm eficácia limitada quando usadas isoladamente; eliminação renal; reações de hipersensibilidade**		
Sulfadiazina (VO)	• Toxoplasmose (com pirimetamina)	• Boa atividade contra *T. gondii* • Penetração razoável no LCS • Risco mais alto de cristalúria; requer hidratação adequada
Sulfadoxina (VO)	• Profilaxia e tratamento da malária (com pirimetamina)	• Alguma atividade contra *P. falciparum* • $t_{1/2}$ longa
Combinação de sulfonamida com inibidor de di-hidrofolato-redutase: inibição sequencial da síntese de folato, frequentemente bactericida		
Sulfametoxazol-trimetoprima (IV, VO)	• ITU • Infecções das vias aéreas superiores • Shigelose • Pneumonia por *P. jirovecii* • Infecções da pele e tecidos moles por *S. aureus* • Infecções causadas por *Nocardia, S. maltophila, Cyclospora, Isospora*	• Atividade excelente contra. *S. aureus, S. epidermidis, S. pyogenes* • Atividade boa contra *Proteus, E. coli, Klebsiella, Enterobacter, Serratia, Nocardia, Brucella* • Alguma atividade contra *S. pneumoniae* • Formulada em razão de 5:1 (SMX:TMP), resultando em níveis séricos de 20:1 • Boa absorção após administração oral • Boa penetração no LCS • Metabolizado e eliminado pelos rins • Reações de hipersensibilidade (i.e., erupção cutânea) são comuns • Supressão da medula óssea dose-dependente; hiperpotassemia
Quinolonas: inibidores bactericidas da girase e topoisomerase bacterianas; impedem o desdobramento do DNA **Aspectos gerais: interações medicamentosas com cátions, efeitos adversos neurológicos, tendinite/ruptura de tendão, fotossensibilidade, prolongamento do QT; normalmente devem ser evitadas em crianças e gestantes, exceto para indicações absolutas**		
Norfloxacino (VO)	• ITU, prostatite • Diarreia do viajante	• Atividade boa contra *E. coli, Klebsiella, Proteus, Serratia, Salmonella* e *Shigella* • Alguma atividade contra *Pseudomonas* • Concentrações eficazes alcançadas apenas nos tratos GI e urinário
Ciprofloxacino (IV, VO)	• ITU, prostatite • Diarreia do viajante • Infecções intra-abdominais (com metronidazol) • Infecções por *Pseudomonas* • Antraz, tularemia	• Atividade excelente contra *E. coli, Klebsiella, Proteus, Serratia, Salmonella, Shigella* • Atividade boa contra *Pseudomonas* • Alguma atividade contra *S. aureus* e estreptococos • Biodisponibilidade e distribuição tecidual adequadas • Eliminação renal e não renal
Levofloxacino (IV, VO)	• Infecções respiratórias • ITU, prostatite • Infecções por *Chlamydia* • Diarreia do viajante • Infecções intra-abdominais (com metronidazol) • Infecções por *Pseudomonas*	• Atividade excelente contra *E. coli, Klebsiella, Proteus, Serratia, Salmonella, Shigella*, estreptococos, *H. influenzae, Legionella, Chlamydia* • Atividade boa contra *Pseudomonas, S. aureus* • Biodisponibilidade e distribuição tecidual adequadas • Eliminação renal • Isômero S do ofloxacino
Moxifloxacino (IV, VO)	• Infecções respiratórias • Infecções intra-abdominais • Infecções por micobactérias	• Atividade excelente contra *E. coli, Klebsiella, Proteus, Serratia*, estreptococos, *H. influenzae, Legionella, Chlamydia* • Atividade boa contra *S. aureus, B. fragilis* • Biodisponibilidade e distribuição tecidual adequadas • Eliminação renal e não renal; não serve para tratar ITU • Prolongamento do QT
Nitroimidazóis: agentes bactericidas que provocam danos ao DNA; exigem ativação por redutases presentes em anaeróbios		
Metronidazol (IV, VO, tópico)	• Colite por *C. difficile* • Cobertura empírica contra anaeróbios, como em infecções intra-abdominais e de pele e tecidos moles • Gastrite por *H. pylori* (em combinação com outros agentes) • Vaginose bacteriana	• Espectro bacteriano limitado a microrganismos anaeróbios, incluindo *B. fragilis* e *Clostridium* • Absorção excelente • Ampla distribuição, incluindo no SNC • Eliminação hepática • Inibidor das enzimas CYP; interações medicamentosas com varfarina • Neuropatia periférica com uso prolongado

Referências

Bowen AC, et al. Is *Streptococcus pyogenes* resistant or susceptible to trimethoprim-sulfamethoxazole? *J Clin Microbiol*, **2012**, *50*:4067–4072.

Burkhardt JE, et al. Quinolone arthropathy in animals versus children. *Clin Infect Dis*, **1997**, *25*:1196–1204.

Bushby SR, Hitchings GH. Trimethoprim, a sulphonamide potentiator. *Br J Pharmacol*, **1968**, *33*:72–90.

Centers for Disease Control and Prevention. Sexually transmitted diseases guidelines. **2021**. Available at: http://www.cdc.gov/std/treatment/. Accessed April 28, 2022.

Correia S, et al. Mechanisms of quinolone action and resistance: where do we stand? *J Med Microbiol*, **2017**, *66*:551–559.

Cozzarelli NR. DNA gyrase and the supercoiling of DNA. *Science*, **1980**, *207*:953–960.

Diekema DJ, et al. Antimicrobial resistance in viridans group streptococci among patients with and without the diagnosis of cancer in the USA, Canada and Latin America. *Clin Microbiol Infect*, **2001**, *7*:152–157.

Dingsang SA, Hunter N. Metronidazole: an update on metabolism, structure-cytotoxicity and resistance mechanisms. *J Antimicrob Chemother*, **2018**, *73*:265–279.

Estrada A, et al. Antibacterial antifolates: from development through resistance to the next generation. *Cold Spring Harb Perspect Med*, **2016**, *6*:a028324.

Food and Drug Administration. FDA warns about increased risk of ruptures or tears in the aorta blood vessel with fluoroquinolone antibiotics in certain patients. **2018**. Available at: https://www.fda.gov/media/119532/download. Accessed May 10, 2022.

Freifeld AG, et al. Clinical practice guideline for the use of antimicrobial agents in neutropenic patients with cancer: 2010 update by the Infectious Diseases Society of America. *Clin Infect Dis*, **2011**, *52*:e56–e93.

Grayson ML, ed. *Kucers' The Use of Antibiotics: A Clinical Review of Antibacterial, Antifungal, Antiparasitic, and Antiviral Drugs.* Hodder Arnold, London, **2010**.

Gupta K, et al. International clinical practice guidelines for the treatment of acute uncomplicated cystitis and pyelonephritis in women: a 2010 update by the Infectious Diseases Society of America and the European Society for Microbiology and Infectious Diseases. *Clin Infect Dis*, **2011**, *52*:e103–e120.

Halliwell RF, et al. Antagonism of $GABA_A$ receptors by 4-quinolones. *J Antimicrob Chemother*, **1993**, *31*:457–462.

Hendricks KA, et al. Centers for Disease Control and Prevention expert panel meetings on prevention and treatment of anthrax in adults. *Emerg Infect Dis*, **2014**, *20*:e130687.

Jackson MA, Schutze GE. AAP Committee on Infectious Diseases. The use of systemic and topical fluoroquinolones. *Pediatrics*, **2016**, *138*:e20162706.

Khan DA, et al. Sulfonamide hypersensitivity: fact and fiction. *J Allergy Clin Immunol Pract*, **2019**, *7*:2116–2123.

Lesch JE. *The First Miracle Drugs: How the Sulfa Drugs Transformed Medicine.* Oxford University Press, New York, **2007**.

Mohammed HHH, et al. Current trends and future directions of fluoroquinolones. *Curr Med Chem*, **2019**, *26*:3132–3149.

Olson RP, et al. Antibiotic resistance in urinary isolates of *E. coli* from college women with urinary tract infections. *Antimicrob Agents Chemother*, **2009**, *53*:1285–1286.

Panel on Opportunistic Infections in HIV-Infected Adults and Adolescents. Guidelines for the prevention and treatment of opportunistic infections in HIV-infected adults and adolescents: recommendations from the Centers for Disease Control and Prevention, the National Institutes of Health, and the HIV Medicine Association of the Infectious Diseases Society of America. 2020. Available at: https://clinicalinfo.hiv.gov/sites/default/files/guidelines/documents/Adult_OI.pdf. Accessed April 28, 2022.

Park-Wyllie LY, et al. Outpatient gatifloxacin therapy and dysglycemia in older adults. *N Engl J Med*, **2006**, *354*:1352–1361.

Paul M, et al. Trimethoprim-sulfamethoxazole versus vancomycin for severe infections caused by methicillin resistant *Staphylococcus aureus*: a randomized trial. *BMJ*, **2015**, *350*:h2219.

Sheehan G, Chew NSY. The history of quinolones. In: Ronald AR, Low DE, eds. *Fluoroquinolone Antibiotics*. Birkhauser, Basel, **2003**, 1–10.

Capítulo 58

Disruptores do envelope celular: antibacterianos β-lactâmicos, glicopeptídicos e lipopeptídicos

Conan MacDougall

β-LACTÂMICOS: MECANISMO DE AÇÃO

β-LACTÂMICOS: MECANISMOS DE RESISTÊNCIA BACTERIANA

INIBIDORES DA β-LACTAMASE

PENICILINAS
- Classificação das penicilinas e resumo de suas propriedades farmacológicas
- Penicilina G e penicilina V
- Penicilinas resistentes à penicilinase
- Aminopenicilinas: ampicilina e amoxicilina
- Penicilinas antipseudômonas: carboxipenicilinas e ureidopenicilinas

CEFALOSPORINAS
- Mecanismo de ação
- Mecanismos da resistência bacteriana
- Classificação e farmacologia geral
- ADME e atividade antibacteriana de agentes específicos
- Reações adversas
- Usos terapêuticos

OUTROS ANTIBIÓTICOS β-LACTÂMICOS
- Carbapenêmicos
- Monobactâmicos

OUTROS DISRUPTORES DO ENVELOPE CELULAR
- Glicopeptídeos
- Lipopeptídeos
- Bacitracinas

O envelope celular das bactérias normalmente é constituído de membrana interna, parede celular e, nos microrganismos Gram-negativos, membrana externa. O envelope celular é um importante alvo para agentes antibacterianos, incluindo antibióticos β-lactâmicos, glicopeptídicos e lipopeptídicos, bem como outras classes menores (que incluem a bacitracina, discutida adiante, e as polimixinas, descritas no Cap. 59). Os antibióticos β-lactâmicos – penicilinas, cefalosporinas, carbapenêmicos e monobactâmicos – compartilham uma estrutura (anel β-lactâmico) e um mecanismo de ação (i.e., inibição da síntese da parede celular de peptideoglicanos das bactérias). Os β-lactâmicos são a classe mais importante de antibacterianos, tendo em vista o seu espectro amplo e variado de atividade, sua potente atividade bactericida e sua tolerabilidade geralmente favorável. Infelizmente, a resistência aos β-lactâmicos tem aumentado de maneira constante, exigindo o desenvolvimento de novos agentes que possam escapar desses mecanismos (p. ex., ceftarolina) ou neutralizá-los (p. ex., inibidores da β-lactamase). Os glicopeptídeos, incluindo a vancomicina, e os lipopeptídeos (daptomicina) são importantes alternativas no tratamento de infecções causadas por microrganismos Gram-positivos.

β-lactâmicos: mecanismo de ação

A parede celular das bactérias é composta de peptideoglicanos heteropoliméricos, que conferem estabilidade mecânica rígida. Os antibióticos β-lactâmicos inibem a última etapa da síntese dos peptideoglicanos. Nos microrganismos Gram-positivos, a parede celular tem uma espessura de 50 a 100 moléculas; nas bactérias Gram-negativas, sua espessura é de apenas 1 ou 2 moléculas (Fig. 58-1A). O peptideoglicano é constituído de cadeias de glicano, que são filamentos lineares de dois aminoaçúcares alternados (N-acetilglicosamina e ácido N-acetilmurâmico), que são unidos por ligações cruzadas de cadeias peptídicas. A formação dos precursores dos peptideoglicanos ocorre no citoplasma. A síntese de UDP-acetilmuramilpentapeptídeo é finalizada com o acréscimo de um dipeptídeo, a D-alanil-D-alanina, formado por racemização e condensação da L-alanina. O UDP-acetilmuramilpentapeptídeo e o UDP-acetilglicosamina são reunidos, com liberação dos nucleotídeos de uridina, para formar um polímero longo. A ligação cruzada é concluída por uma reação de transpeptidação que ocorre fora da membrana celular (Fig. 58-1B).

Os antibióticos β-lactâmicos inibem essa última etapa da síntese dos peptideoglicanos (Fig. 58-2) pela acetilação da transpeptidase via clivagem da ligação –CO–N– do anel β-lactâmico. Os alvos de transpeptidase para as ações dos antibióticos β-lactâmicos são coletivamente denominados proteínas de ligação às penicilinas (PLP). É notável observar que as bactérias podem produzir múltiplas PLP funcionalmente relacionadas, porém distintas, e cada uma dessas PLP pode ter afinidades variáveis por β-lactâmicos específicos. A letalidade antibacteriana das penicilinas parece envolver mecanismos tanto líticos quanto não líticos (Bayles, 2000), e a inibição de algumas PLP pode ser mais relevante do que outras para a atividade bactericida.

β-Lactâmicos: mecanismos de resistência bacteriana

A resistência das bactérias aos antibióticos β-lactâmicos normalmente ocorre por um dos três mecanismos seguintes: alterações no alvo das PLP, redução da concentração no local-alvo e/ou degradação enzimática do próprio β-lactâmico. Uma cepa sensível pode adquirir resistência por meio de mutações que diminuem a afinidade das PLP pelo antibiótico ou por meio da aquisição da capacidade de expressar novas PLP de baixa afinidade (p. ex., por transferência de plasmídeos). As PLP alteradas com menor afinidade pelos antibióticos β-lactâmicos também podem ser adquiridas por recombinação homóloga entre genes das PLP de diferentes espécies bacterianas (Zapun et al., 2008). Quatro das cinco PLP de alto peso molecular das cepas de *Streptococcus pneumoniae* mais resistentes à penicilina têm afinidade diminuída pelos antibióticos β-lactâmicos, em decorrência de eventos de recombinação homóloga entre espécies. Por outro lado, as cepas isoladas com alto nível de resistência às cefalosporinas de terceira geração contêm alterações em apenas duas das cinco PLP de alto peso molecular, visto que as outras PLP demonstram afinidade intrinsecamente baixa pelas cefalosporinas dessa geração. O *S. aureus* resistente à meticilina (MRSA) é resistente por meio da aquisição de uma PLP de alto peso molecular adicional (por intermédio de um transpóson), que apresenta afinidade muito baixa por todos os antibióticos β-lactâmicos. Esse mecanismo também é responsável pela resistência

CIM: concentração inibitória mínima
ESBL: β-lactamase de amplo espectro
GI: gastrintestinal
KPC: carbapenemase da *Klebsiella pneumoniae*
MRSA: *Staphylococcus aureus* resistente à meticilina
MRSE: *Staphylococcus epidermidis* resistente à meticilina
MSSA: *Staphylococcus aureus* sensível à meticilina
PLP: proteínas de ligação às penicilinas

dos estafilococos coagulase-negativos à meticilina. Em geral, a resistência como resultado de alterações no alvo dos β-lactâmicos é mais comum entre bactérias Gram-positivas *versus* bactérias Gram-negativas.

A resistência bacteriana aos antibióticos β-lactâmicos também resulta da incapacidade do fármaco de alcançar concentrações suficientes no seu local de ação (Fernández e Hancock, 2012). No caso das bactérias Gram-positivas, o polímero de peptideoglicano está muito próximo da superfície da célula (ver Fig. 58-1A), e as moléculas pequenas dos antibióticos β-lactâmicos conseguem penetrar facilmente na camada externa da membrana citoplasmática e chegar às PLP. No caso das bactérias Gram-negativas, a membrana interna é interna à membrana externa e à cápsula (ver Fig. 58-1A); a membrana externa atua como uma barreira impenetrável para alguns antibióticos. Entretanto, certos antibióticos hidrofílicos pequenos difundem-se através dos canais aquosos presentes na membrana externa, que são constituídos por proteínas denominadas *porinas*. A quantidade e a dimensão dos poros da membrana externa variam nas diversas espécies de bactérias Gram-negativas e, desse modo, permitem maior ou menor acesso dos antibióticos ao seu sítio de ação. As bombas de efluxo ativas atuam como outro mecanismo de resistência, uma vez que removem o antibiótico de seu local de ação antes que ele possa agir (Fig. 58-3) (Fernández e Hancock, 2012).

As bactérias também podem inativar enzimaticamente os antibióticos β-lactâmicos pela ação de β-lactamases (ver Fig. 58-1A). Milhares de β-lactamases diferentes foram caracterizadas de forma variada de acordo com a sua classe molecular ou características funcionais (Bush e Jacoby, 2010). Suas especificidades por substratos podem ser relativamente estritas ou podem estender-se a quase todos os β-lactâmicos. Em geral, as bactérias Gram-positivas produzem e secretam grandes quantidades de β-lactamase, normalmente penicilinases de espectro estreito. A sequência da penicilinase estafilocócica é codificada em um plasmídeo; este pode ser transferido por bacteriófagos a outras bactérias, e a sua expressão é induzível por substratos de antibióticos. Nas bactérias Gram-negativas, as β-lactamases são encontradas em quantidades menores, porém a sua localização no espaço periplasmático entre as membranas interna e externa (ver Fig. 58-1A) confere uma proteção máxima ao micróbio. As β-lactamases das bactérias Gram-negativas são codificadas por cromossomos ou por elementos transferíveis, como os plasmídeos; sua expressão pode ser constitutiva ou induzível. Há uma preocupação particular com as carbapenemases, ou seja, β-lactamases que são capazes de hidrolisar carbapenêmicos, bem como penicilinas e cefalosporinas. Os microrganismos que expressam essas β-lactamases (juntamente com outros mecanismos de resistência) podem ser resistentes a todos ou quase todos os antibacterianos disponíveis para uso clínico (Queenan e Bush, 2007).

Um patógeno pode ter mais de um dos mecanismos de resistência anteriormente mencionados, os quais podem atuar em conjunto para conferir resistência. O ambiente local também pode contribuir para a resistência aos antibióticos β-lactâmicos. Os microrganismos que aderem aos dispositivos protéticos (p. ex., cateteres, articulações artificiais, próteses de valvas cardíacas, etc.) produzem biofilmes. As bactérias nos biofilmes secretam uma matriz extracelular protetora, que pode consistir em exopolissacarídeos secretados, fibras proteináceas e DNA e, parcialmente devido à diminuição das taxas de crescimento e penetração do fármaco, são muito menos sensíveis à antibioticoterapia (Donlan, 2001).

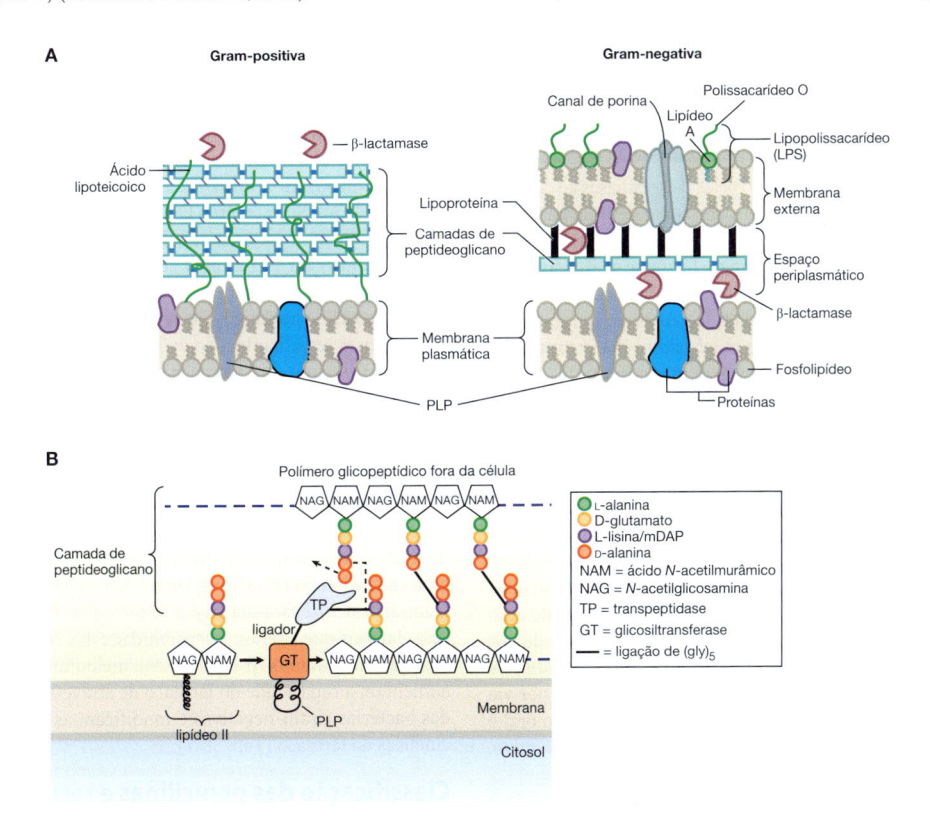

Figura 58-1 A. *Estrutura e composição do envelope celular das bactérias Gram-positivas e Gram-negativas.* **B.** *Atividade e inibição das proteínas de ligação às penicilinas (PLP). As PLP desempenham duas atividades enzimáticas que são cruciais para a síntese das camadas de peptideoglicanos das paredes celulares das bactérias: uma transpeptidase que forma ligações cruzadas entre as cadeias laterais de aminoácidos, conforme mostrado para bactérias Gram-positivas, e uma glicosiltransferase que une subunidades do polímero de glicopeptídeos. Os domínios de transpeptidase e de glicosiltransferase estão separados por uma região conectora. A glicosiltransferase parece estar parcialmente incrustada na membrana.*

Figura 58-2 *Ação dos antibióticos β-lactâmicos no S. aureus.* A parede celular da bactéria consiste em polímeros glicopeptídicos (uma estrutura central de amino-hexose NAM-NAG) unidos por ligações entre as cadeias laterais dos aminoácidos. No *S. aureus*, a ligação é (Gly)$_5$-D-Ala entre as lisinas. A ligação cruzada é catalisada por uma transpeptidase, a enzima que as penicilinas e as cefalosporinas inibem.

Os antibióticos β-lactâmicos são mais ativos contra bactérias que estão na fase logarítmica de proliferação e têm pouco efeito nos microrganismos que se encontram na fase latente. De forma semelhante, as bactérias que sobrevivem no interior das células viáveis do hospedeiro geralmente estão protegidas da ação dos antibióticos β-lactâmicos, o que limita a atividade desses fármacos contra alguns patógenos intracelulares importantes.

Inibidores da β-lactamase

Devido ao papel essencial desempenhado pelas β-lactamases ao conferir resistência aos β-lactâmicos, um número crescente de β-lactâmicos é coformulado com moléculas cuja função é "proteger" o β-lactâmico da β-lactamase. Esses inibidores da β-lactamase ligam-se às β-lactamases e impedem as enzimas de hidrolisar agentes β-lactâmicos que estejam presentes na vizinhança. Os inibidores da β-lactamase de geração mais antiga (p. ex., *clavulanato*, *sulbactam* e *tazobactam*) inativam muitas β-lactamases codificadas por plasmídeos, porém são incapazes de fornecer proteção nas concentrações clinicamente alcançadas contra as AmpC β-lactamases codificadas por cromossomos em alguns bacilos Gram-negativos (p. ex., *Enterobacter*, *Citrobacter* e *Pseudomonas*), bem como carbapenemases do tipo carbapenemase da *Klebsiella pneumoniae* (KPC) e metalo-β-lactamase. O *avibactam*, o *vaborbactam* e o *relebactam* são novos inibidores da β-lactamase estruturalmente diferentes dos fármacos da geração mais antiga, com espectro de inibição mais amplo.

O *ácido clavulânico* tem pouca atividade antimicrobiana intrínseca, porém é um inibidor irreversível com base no mecanismo de ação que liga às β-lactamases produzidas por uma ampla variedade de microrganismos Gram-positivos e Gram-negativos. O *ácido clavulânico* é bem absorvido por via oral e também pode ser administrado por via parenteral. É combinado com *amoxicilina* em uma preparação oral e com *ticarcilina* em uma preparação parenteral (ticarcilina/clavulanato, não disponível nos Estados Unidos).

ÁCIDO CLAVULÂNICO

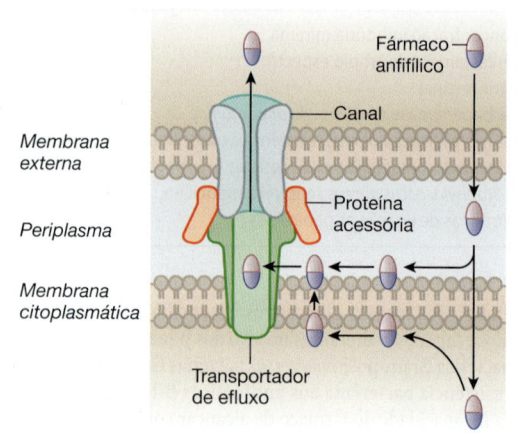

Figura 58-3 *Bombas de efluxo de antibióticos das bactérias Gram-negativas.* As bombas de efluxo de vários antibióticos atravessam as membranas interna e externa das bactérias Gram-negativas. Essas bombas são formadas por no mínimo três proteínas e são energizadas pela força-motriz dos prótons. A expressão ampliada dessas bombas é uma causa importante de resistência aos antibióticos. (Reimpressa com permissão da Oxford University Press. Nikaido H. Antibiotic resistance caused by Gram-negative multidrug efflux pumps. *Clin Infect Dis*, **1998**, *27*(suppl 1):S32-S41. © 1998 pela Infectious Diseases Society of America. Todos os direitos reservados.)

O *sulbactam* é um inibidor da β-lactamase estruturalmente semelhante ao *ácido clavulânico*. Esse inibidor está disponível para uso intramuscular ou intravenoso combinado com *ampicilina* e com *cefoperazona* (não disponível nos Estados Unidos). O *sulbactam* também tem atividade intrínseca contra espécies de *Acinetobacter* e é usado em doses altas para tratar infecções por *Acinetobacter* resistentes a vários antibióticos.

O *tazobactam* é um inibidor de β-lactamase com atividade satisfatória contra algumas β-lactamases induzidas por plasmídeos, inclusive algumas da classe de espectro ampliado. Está disponível na forma de produtos combinados com *piperacilina* e com *ceftolozana* por via parenteral.

O *avibactam* e o *relebactam* são novos inibidores da β-lactamase não β-lactâmicos estruturalmente semelhantes, cuja ação consiste em inibição clinicamente útil contra β-lactamases do tipo β-lactamase de espectro estreito e de amplo espectro (ESBL), AmpC cromossômico e tipo KPC (mas não metalo-β-lactamases). O *avibactam* é coformulado com *ceftazidima*, enquanto o *relebactam* é coformulado com *imipeném/cilastatina*.

O *vaborbactam* é um novo inibidor de β-lactamase não β-lactâmico baseado no ácido borônico, que tem como ação uma ampla inibição das β-lactamases semelhante à do *avibactam* e do *relebactam*. O *vaborbactam* é coformulado com *meropeném*.

Penicilinas

Apesar do desenvolvimento de resistência, as penicilinas continuam sendo os fármacos de escolha para um número significativo de doenças infecciosas. As penicilinas (Fig. 58-4) consistem em um anel de tiazolidina (A) ligado a um anel β-lactâmico (B), ao qual está conectado por uma cadeia lateral (R). O próprio núcleo da penicilina é o requisito estrutural principal para sua atividade biológica. É possível acrescentar cadeias laterais que alteram a sensibilidade dos compostos resultantes às enzimas inativadoras (β-lactamases), melhoram a afinidade pelas PLP, aumentam a capacidade do fármaco de atravessar a membrana externa das bactérias Gram-negativas e modificam as propriedades farmacocinéticas do fármaco (Tab. 58-1).

Classificação das penicilinas e resumo de suas propriedades farmacológicas

As penicilinas são classificadas de acordo com seus espectros de atividade antimicrobiana.

- A **penicilina G** e seu congênere próximo, a **penicilina V**, são altamente ativas contra cepas sensíveis de cocos Gram-positivos, mas

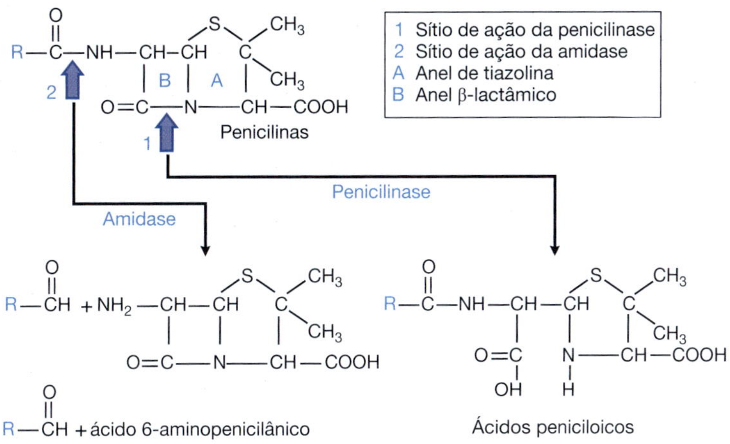

Figura 58-4 *Estruturas das penicilinas e produtos de sua hidrólise enzimática.*

são facilmente hidrolisadas pelas penicilinases. Por isso, são ineficazes contra a maioria das cepas de *S. aureus*.

- As **penicilinas resistentes à penicilinase**, como a *meticilina* (retirada do mercado estadunidense), a *cloxacilina* e a *flucloxacilina* (atualmente não comercializadas nos Estados Unidos), a *nafcilina*, a *oxacilina* e a *dicloxacilina*, têm atividade antimicrobiana menos potente contra os microrganismos sensíveis à *penicilina G*, mas são os antibióticos preferidos para tratar infecções causadas por *S. aureus* e *Staphylococcus epidermidis* produtores de penicilinase que não sejam resistentes à *meticilina*.
- A *ampicilina*, a *amoxicilina* e outros como a *bacampicilina* e a *pivampicilina* (atualmente não comercializadas nos Estados Unidos) são **aminopenicilinas**, cuja atividade antimicrobiana é semelhante à da *penicilina G*, mas que é ampliada para incluir alguns microrganismos Gram-negativos (p. ex., *Haemophilus influenzae*, *Escherichia coli* e *Proteus mirabilis*) quando esses patógenos não produzem β-lactamases. Esses fármacos também estão disponíveis em coformulações com um inibidor da β-lactamase, como *clavulanato* ou *sulbactam*, que restaura a atividade contra alguns microrganismos produtores de β-lactamase.
- Os agentes com atividade antimicrobiana ampliada contra *Pseudomonas*, *Enterobacter* e *Proteus* spp. incluem agentes mais antigos que, em grande parte, não são mais usados: *azlocilina*, *carbenicilina*, *mezlocilina*, *ticarcilina*, *ticarcilina/clavulanato* e *indanil carbenicilina sódica* (todos com uso suspenso nos Estados Unidos). A *piperacilina* e a coformulação de *piperacilina/tazobactam* possuem atividade antimicrobiana contra muitas cepas de *Pseudomonas*, *E. coli*, *Klebsiella* e outros microrganismos Gram-negativos. A *piperacilina* conserva a atividade da *ampicilina* contra cocos Gram-positivos e *Listeria monocytogenes*.

TABELA 58-1 ■ ESTRUTURAS QUÍMICAS DE PENICILINAS SELECIONADAS

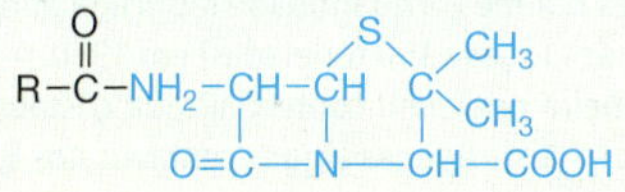

As penicilinas consistem em ácido 6-aminopenicilânico substituído

O acréscimo dos substituintes (grupos R) mostrados abaixo da estrutura original produz penicilinas com alteração da sensibilidade às enzimas inativadoras (β-lactamases), da atividade antibacteriana e das propriedades farmacológicas.

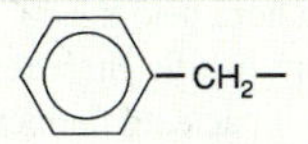

Penicilina G (benzilpenicilina)

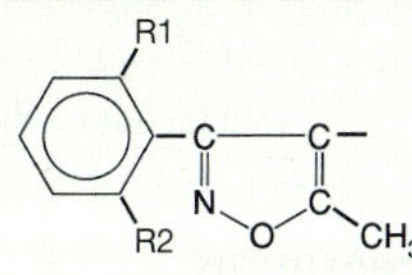

Oxacilina (R1=R2=H)/cloxacilina (R1=Cl, R2=H)/dicloxacilina (R1=R2=Cl)

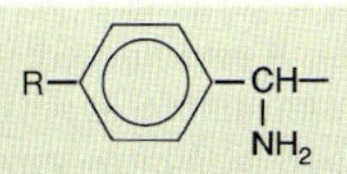

Ampicilina (R=–H)/ amoxicilina (R=–OH)

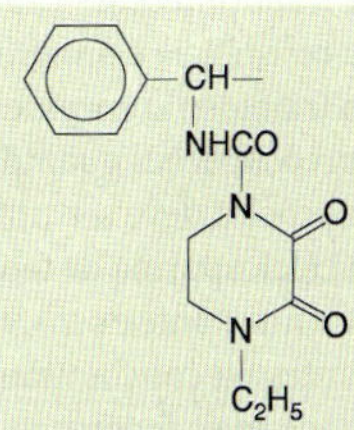

Piperacilina

Propriedades gerais comuns

Depois da absorção de uma dose oral, as penicilinas são amplamente distribuídas por todo o corpo. As concentrações terapêuticas das penicilinas são alcançadas rapidamente nos tecidos e nas secreções, como os líquidos articular, pleural e pericárdico e a bile. As penicilinas não penetram em grau significativo nas células fagocitárias vivas, e são encontradas apenas concentrações baixas desses fármacos nas secreções prostáticas, no tecido cerebral e no líquido intraocular. As concentrações das penicilinas no LCS são variáveis, mas ficam abaixo de 1% das concentrações plasmáticas quando as meninges estão normais. Quando há inflamação, as concentrações no LCS podem aumentar para até 5% dos níveis plasmáticos. As penicilinas são eliminadas rapidamente por filtração glomerular e secreção tubular renal, de tal forma que suas $t_{1/2}$ são curtas no organismo (nos casos típicos, de 30 a 90 min). Por essa razão, as concentrações desses fármacos na urina são altas.

Penicilina G e penicilina V

Atividade antimicrobiana

Os espectros antimicrobianos da *penicilina G* (*benzilpenicilina*) e da *penicilina V* (o derivado fenoximetílico) são muito semelhantes para os microrganismos Gram-positivos aeróbios. A maioria dos estreptococos continua sensível, porém os estreptococos *viridans* e o *S. pneumoniae* resistentes às penicilinas estão se tornando mais comuns. Os pneumococos resistentes às penicilinas são particularmente comuns em populações pediátricas e também podem ser resistentes às cefalosporinas de terceira geração. Mais de 90% das cepas de *S. aureus*, a maioria das cepas de *S. epidermidis* e muitas cepas de gonococos são atualmente resistentes à *penicilina G*. Com raras exceções, o meningococo (*Neisseria meningitidis*) continua sendo muito sensível à *penicilina G*.

A maioria dos microrganismos Gram-positivos anaeróbios, inclusive o *Clostridium* spp., é altamente sensível. A atividade contra anaeróbios Gram-negativos é mais variável, e o anaeróbio intestinal *Bacteroides fragilis* exibe resistência às penicilinas e cefalosporinas em virtude da expressão de uma cefalosporinase de amplo espectro. *Actinomyces israelii*, *Streptobacillus moniliformis*, *Pasteurella multocida* e *L. monocytogenes* são inibidos por concentrações de *penicilina G* clinicamente alcançáveis. Os espiroquetas, incluindo *Leptospira* spp. (leptospirose), *Treponema pallidum* (sífilis) e *Borrelia burgdorferi* (doença de Lyme), normalmente são sensíveis às penicilinas. As penicilinas não são ativas contra amebas, plasmódios, riquétsias, fungos ou vírus.

ADME

Administração oral das penicilinas G e V A vantagem da *penicilina V* em comparação à *penicilina G* é que ela é mais estável nos meios ácidos e, consequentemente, é mais absorvida no trato GI, resultando em concentrações plasmáticas 2 a 5 vezes maiores do que as alcançadas pela *penicilina G*. Por essa razão, a *penicilina V* geralmente é preferida para administração oral. A absorção é rápida, e as concentrações sanguíneas de pico são alcançadas em 30 a 60 minutos. A ingestão de alimentos pode interferir na absorção entérica de todas as penicilinas. Desse modo, as penicilinas orais geralmente devem ser administradas no mínimo 30 minutos antes ou 2 horas depois de uma refeição.

Administração parenteral da penicilina G Depois da injeção intramuscular, as concentrações plasmáticas de pico são alcançadas dentro de 15 a 30 minutos e, em seguida, declinam rapidamente ($t_{1/2}$ de cerca de 30 min). As preparações de depósito de *penicilina G* (*penicilina G benzatina*, *penicilina G procaína*) prolongam a duração do efeito. O composto de depósito preferido para a maioria das indicações é a *penicilina G benzatina*, que libera *penicilina G* lentamente a partir do local de injeção e produz concentrações sanguíneas relativamente baixas, porém persistentes. A duração média da atividade antimicrobiana demonstrável no plasma é de cerca de 26 dias para a *penicilina G benzatina*. A *penicilina G procaína* tem $t_{1/2}$ mais longa em comparação à *penicilina G*, embora mais curta do que a das formulações com *benzatina*; em geral, a *penicilina G procaína* é administrada em 1 dose diária. Nenhuma formulação de depósito deve ser administrada por via intravenosa, pois pode causar efeitos tóxicos graves.

Distribuição A *penicilina G* distribui-se amplamente por todo o corpo, mas as concentrações observadas nos diversos líquidos e tecidos diferem acentuadamente. Seu volume de distribuição aparente é de cerca de 0,35 L/kg. Em torno de 60% da *penicilina G* no plasma liga-se reversivelmente à albumina. Quantidades significativas são detectadas no fígado, na bile, nos rins, no sêmen, no líquido articular, na linfa e no intestino. A *probenecida* reduz acentuadamente a secreção tubular das penicilinas e também produz uma diminuição significativa no volume de distribuição aparente desses antibióticos (ver Fig. 42-2).

Penetração no LCS A *penicilina* não entra facilmente no LCS, mas penetra mais prontamente quando as meninges estão inflamadas. Em geral, as concentrações situam-se na faixa de 5% da concentração plasmática e são terapeuticamente efetivas contra microrganismos sensíveis se a concentração inibitória mínima (CIM) do microrganismo for baixa o suficiente. A *penicilina* e outros ácidos orgânicos são secretados de forma rápida do LCS para a corrente sanguínea por um processo de transporte ativo. A *probenecida* inibe competitivamente esse transporte e, desse modo, aumenta a concentração da *penicilina* no LCS. Na presença de uremia, outros ácidos orgânicos acumulam-se no LCS e competem com a *penicilina* por sua secreção; em certas ocasiões, o fármaco atinge concentrações tóxicas no cérebro e pode causar convulsões.

Excreção Cerca de 60 a 90% de uma dose intramuscular de penicilina G em solução aquosa é eliminada na urina, em grande parte na primeira hora depois da injeção. O restante é metabolizado a ácido peniciloico. A $t_{1/2}$ de eliminação da *penicilina G* é de cerca de 30 minutos nos adultos normais. Em torno de 10% do fármaco é eliminado por filtração glomerular, e 90% por secreção tubular. A depuração renal aproxima-se do fluxo plasmático renal total. Os valores de depuração são significativamente menores nos recém-nascidos e lactentes; por essa razão, a *penicilina* persiste na corrente sanguínea por muito mais tempo nos lactentes prematuros do que nas crianças e nos adultos. Nas crianças com menos de 1 semana de vida, a $t_{1/2}$ do antibiótico é de 3 horas; com 14 dias de vida, a $t_{1/2}$ é de 1,4 hora. Depois que a função renal estiver plenamente desenvolvida nas crianças pequenas, a taxa de excreção renal da *penicilina G* é consideravelmente mais rápida do que nos adultos. A anúria aumenta a $t_{1/2}$ da *penicilina G* de 0,5 para cerca de 10 horas. Quando a função renal está comprometida, 7 a 10% do antibiótico pode ser inativado a cada hora pelo fígado. É preciso ajustar a dose do fármaco em pacientes com insuficiência renal ou naqueles que são submetidos à diálise. Quando o paciente também tem insuficiência hepática, a $t_{1/2}$ da *penicilina* é prolongada ainda mais.

Usos terapêuticos

Infecções pneumocócicas A *penicilina G* ainda é o antibiótico preferido para tratar infecções causadas por cepas sensíveis de *S. pneumoniae*, mas a resistência é um problema crescente. A *penicilina G* é preferível para o tratamento parenteral das cepas de pneumococos sensíveis. Devido às preocupações quanto a resistência aos β-lactâmicos, a meningite pneumocócica deve ser tratada com uma combinação de *vancomicina* e uma cefalosporina de terceira geração até que se estabeleça que o pneumococo infectante é sensível à *penicilina*. A administração de *dexametasona* antes ou concomitantemente aos antibióticos está associada a um resultado mais favorável na meningite pneumocócica (de Gans et al., 2002). Os esquemas recomendados para as infecções pneumocócicas

HISTÓRICO

A história da brilhante pesquisa que resultou na descoberta e no desenvolvimento da *penicilina* foi bem descrita (Lax, 2004). Em 1928, enquanto estudava variantes de *Staphylococcus* no laboratório do St. Mary's Hospital, em Londres, Alexander Fleming observou que um bolor que contaminara uma de suas culturas tinha destruído as bactérias presentes nos arredores. O caldo no qual o fungo havia crescido inibia intensamente muitos microrganismos. Como o bolor pertencia ao gênero *Penicillium*, Fleming deu o nome de *penicilina* à substância antibacteriana.

Uma década depois, a *penicilina* foi desenvolvida como um agente terapêutico sistêmico em decorrência da pesquisa coordenada por um grupo de pesquisadores da Oxford University liderado por Florey, Chain e Abraham. Em maio de 1940, constatou-se que o material bruto então disponível produzia efeitos terapêuticos notáveis quando administrado por via parenteral a camundongos portadores de infecções estreptocócicas induzidas experimentalmente. Apesar dos grandes obstáculos à sua produção em laboratório, foi obtida, em 1941, uma quantidade suficiente de *penicilina* para a condução de estudos clínicos terapêuticos em vários pacientes gravemente enfermos com infecções estafilocócicas e estreptocócicas refratárias a todos os outros tratamentos. Nesse estágio, a *penicilina* amorfa bruta tinha uma pureza de apenas cerca de 10%, e eram necessários quase 100 L de caldo para obter uma quantidade suficiente do antibiótico para tratar um paciente por 24 horas. O grupo de Oxford usou comadres para desenvolver culturas de *Penicillium notatum*. O caso 1 do relatório de 1941 de Oxford era o de um policial que tinha desenvolvido infecção grave mista por estreptococos e estafilococos. Ele foi tratado com *penicilina*, parte da qual foi recuperada da urina de outros pacientes que haviam sido tratados com o fármaco. Alguns dizem que um professor de Oxford referiu-se à *penicilina* como uma notável substância que crescia em comadres e era purificada pela sua passagem pela Força Policial de Oxford.

Pouco depois, foi iniciado um amplo programa de pesquisas nos Estados Unidos. Em 1942, havia 122 milhões de unidades de *penicilina* disponíveis, e as primeiras experiências clínicas foram realizadas na Yale University e na Mayo Clinic, com resultados surpreendentes. Na primavera de 1943, havia 200 pacientes em tratamento com *penicilina*. Os resultados eram tão impressionantes que o cirurgião geral do exército dos Estados Unidos autorizou um estudo clínico do antibiótico em um hospital militar. Pouco depois, a *penicilina* foi adotada por todos os serviços médicos das Forças Armadas dos Estados Unidos.

O procedimento de fermentação profunda para a biossíntese da *penicilina* representou um avanço decisivo na produção do antibiótico em larga escala. De uma produção inicial total de algumas centenas de milhões de unidades por mês, a quantidade fabricada atingiu mais de 200 trilhões de unidades (quase 150 toneladas) em 1950. A dose de 100 mil unidades da primeira *penicilina* comercializada custava vários dólares; hoje, a mesma dose custa apenas alguns centavos nos Estados Unidos.

graves variam de 12 a 24 milhões de unidades de *penicilina G* por dia em infusão intravenosa constante ou fracionadas em *bolus* a cada 4 a 6 horas, durante 7 a 14 dias.

Infecções por estreptococos β-hemolíticos A faringite estreptocócica é uma manifestação respiratória comum da infecção pelo *Streptococcus pyogenes* (*Streptococcus* β-hemolítico do grupo A). Cepas resistentes à penicilina ainda não foram isoladas. O tratamento oral preferível é com *penicilina V* na dose de 500 mg, 2 vezes/dia, durante 10 dias. O tratamento da faringite estreptocócica com *penicilina* reduz o risco de febre reumática subsequente; contudo, evidências recentes sugerem que a incidência de glomerulonefrite pós-estreptocócica não é reduzida de forma significativa pelo tratamento com *penicilina* (Shulman et al., 2012). O *S. pyogenes* também é uma causa comum de infecções cutâneas, que variam quanto à sua gravidade desde erisipela e celulite até choque tóxico e fascite necrosante. As primeiras duas infecções podem ser tratadas com *penicilina V* oral. As duas últimas são infecções potencialmente fatais associadas à produção de toxina. O tratamento recomendado consiste em *penicilina* com *clindamicina*, o que pode proporcionar um benefício ao diminuir a produção de toxina estreptocócica (Stevens et al., 2014).

Infecções causadas por outros estreptococos e enterococos Os estreptococos do grupo *viridans* são os agentes etiológicos mais comuns da endocardite infecciosa de valvas naturais. São microrganismos α-hemolíticos não agrupáveis, que são cada vez mais resistentes à *penicilina G*. Em pacientes com endocardite, é importante determinar a sensibilidade microbiana quantitativa à *penicilina G*, que orienta a escolha do fármaco, a posologia e o uso de terapia combinada. Pacientes com endocardite de valva nativa causada por estreptococos do grupo *viridans* sensíveis à penicilina podem ser tratados de maneira eficaz com doses diárias de 12 a 20 milhões de unidades de *penicilina G* por via intravenosa durante 4 semanas ou durante 2 semanas se a *penicilina* for combinada com *gentamicina*. A *penicilina G* é uma alternativa menos preferida para a *ampicilina* no tratamento de infecções por enterococos sensíveis.

Infecções por anaeróbios Em geral, as infecções pulmonares e periodontais respondem bem à *penicilina G*. As infecções leves a moderadas nesses locais podem ser tratadas com medicação oral (*penicilina G* ou *penicilina V*, 250 mg 4 vezes/dia). As infecções mais graves devem ser tratadas com 12 a 24 milhões de unidades de *penicilina G* por via intravenosa. A *penicilina G* (12-24 milhões de unidades/dia administradas por via parenteral) e a *clindamicina* são os antibióticos recomendados para tratar a gangrena gasosa por *Clostridium*. É essencial realizar o desbridamento adequado das áreas infectadas. Os antibióticos provavelmente não têm nenhum efeito na evolução do tétano causado por *Clostridium tetani*. Pode ser necessário realizar desbridamento e administrar imunoglobulina antitetânica humana.

Infecções por espécies de Neisseria A *penicilina G* é uma alternativa para as cefalosporinas de terceira geração no tratamento de infecções por *N. meningitidis*. Os pacientes devem ser tratados com doses altas de *penicilina* administrada por via intravenosa. A presença de cepas resistentes à penicilina deve ser considerada nos pacientes que respondem lentamente ao tratamento. A *penicilina G* não elimina o estado de portador dos meningococos e, por essa razão, seu uso profilático é ineficaz. Os gonococos tornaram-se progressivamente mais resistentes à *penicilina G*, e as penicilinas não são mais indicadas para seu tratamento.

Sífilis O tratamento da sífilis com *penicilina G* é altamente eficaz. As formas primária e secundária e a sífilis latente com menos de 1 ano de duração podem ser tratadas com doses intramusculares de 2,4 milhões de unidades de *penicilina G benzatina* por 1 a 3 doses semanais. Os pacientes com neurossífilis ou sífilis cardiovascular normalmente recebem tratamento intensivo com 18 a 24 milhões de unidades de *penicilina G* diariamente durante 10 a 14 dias. Não existem alternativas comprovadamente eficazes para tratar a sífilis em gestantes, de forma que as mulheres alérgicas à penicilina devem fazer dessensibilização aguda para evitar anafilaxia.

Pacientes com sífilis secundária podem desenvolver a reação de Jarisch-Herxheimer, que consiste em calafrios, febre, cefaleia, mialgias e artralgias e que ocorre várias horas depois da primeira dose de *penicilina*. A reação parece ser decorrente da liberação dos antígenos dos espiroquetas, com reação subsequente do hospedeiro aos seus produtos. Os antipiréticos proporcionam alívio sintomático, e o tratamento com *penicilina* não deve ser interrompido.

Actinomicose A *penicilina G* é o antibiótico preferido para tratar todas as formas de actinomicose (18-24 milhões de unidades de *penicilina G* por via intravenosa por dia durante 6 semanas). Pode ser necessário realizar drenagem ou excisão cirúrgica da lesão para obter a cura.

Infecções por Listeria A *ampicilina* ou a *penicilina G* (com possível acréscimo de *gentamicina* a um desses antibióticos para pacientes imunossuprimidos com meningite) são os antibióticos preferidos para tratar infecções causadas por *L. monocytogenes*. A dose diária recomendada de *penicilina G* é de 18 a 24 milhões de unidades por via parenteral por no mínimo 2 semanas. Para tratar a endocardite, a dose é a mesma, mas a duração do tratamento deve ser de 4 semanas no mínimo.

Pasteurella multocida A *P. multocida* é o agente etiológico de infecções das feridas por mordedura de gato ou cão. Esse microrganismo é sensível à *penicilina G* e à *ampicilina*, mas é resistente às penicilinas resistentes às penicilinases e às cefalosporinas de primeira geração.

Usos profiláticos das penicilinas

Pacientes com asplenia anatômica ou funcional correm o risco de infecção por bactérias encapsuladas, incluindo *S. pneumoniae* e *N. meningitidis*. Além da vacinação, alguns pacientes com asplenia recebem profilaxia antibacteriana com *penicilina V*. A administração oral de 200.000 unidades de *penicilina G* ou *V* a cada 12 horas diminui a incidência de recorrências da febre reumática em indivíduos suscetíveis. A injeção intramuscular de 1,2 milhão de unidades de *penicilina G benzatina* 1 vez/mês produz excelentes resultados. A profilaxia deve ser mantida durante todo o ano. Alguns autores recomendam que a profilaxia seja mantida por toda a vida, pois existem casos de febre reumática aguda diagnosticados na quinta e sexta décadas de vida, mas a necessidade de fazer profilaxia por toda a vida ainda não está estabelecida.

Penicilinas resistentes à penicilinase

As penicilinas resistentes à penicilinase são resistentes à hidrólise pela penicilinase estafilocócica. Entretanto, um número crescente de cepas de *S. aureus*, em torno de 50% na maioria dos hospitais norte-americanos, e de *S. epidermidis*, que representam mais de três quartos, expressam uma PLP de baixa afinidade, conferindo-lhes o fenótipo de MRSA ou de *S. epidermidis* resistente à *meticilina* (MRSE). Esse termo indica uma resistência dessas bactérias a todos os β-lactâmicos, com exceção da *ceftarolina* e do *ceftobiprol* (não disponíveis nos Estados Unidos). Observe que, como a *meticilina* foi a primeira penicilina resistente à penicilinase de uso generalizado, os termos *MRSA* e *MRSE* são comumente usados, apesar do fato de a *meticilina* ser hoje raramente utilizada. Agentes alternativos, como a *vancomicina* ou a *daptomicina*, discutidos adiante, podem ser usados para infecções causadas por microrganismos que apresentam esse mecanismo de resistência.

Isoxazolilpenicilinas: oxacilina, cloxacilina e dicloxacilina

A *oxacilina*, a *cloxacilina* (não disponível nos Estados Unidos) e a *dicloxacilina* são congêneres semissintéticos da isoxazolilpenicilina, que mostram resistência acentuada à clivagem pela penicilinase. A *nafcilina* é um congênere semelhante com estrutura ligeiramente diferente. Esses fármacos não substituem a *penicilina G* no tratamento de doenças sensíveis a esse antibiótico e não são ativos contra enterococos, *Listeria* ou microrganismos Gram-negativos.

Propriedades farmacológicas As isoxazolilpenicilinas são potentes inibidores do crescimento da maioria dos estafilococos produtores de penicilinase. A *dicloxacilina* é a mais ativa, e muitas cepas de *S. aureus* são inibidas por concentrações de 0,05 a 0,8 μg/mL. A *nafcilina* é ligeiramente mais ativa que a *oxacilina* contra *S. aureus* resistente à *penicilina G* (a maioria das cepas é inibida por 0,06-2 μg/mL). Embora seja a mais ativa das penicilinas resistentes à penicilinase contra outros microrganismos, ela não é tão potente quanto a *penicilina G*.

A *dicloxacilina* e a *cloxacilina* estão disponíveis para administração oral. Esses fármacos são absorvidos rapidamente, porém de forma incompleta (30-80%) pelo trato GI. A absorção aumenta quando o antibiótico é administrado 1 hora antes ou 2 horas depois das refeições. As concentrações plasmáticas de pico são alcançadas em 1 hora. A *nafcilina* está disponível apenas para administração parenteral. Todos esses congêneres ligam-se amplamente à albumina plasmática (cerca de 90-95%); nenhum é removido da circulação em grau significativo por hemodiálise. As concentrações desse antibiótico no LCS parecem ser suficientes para o tratamento da meningite estafilocócica. As isoxazolilpenicilinas são eliminadas pelos rins, e também há decomposição hepática significativa e eliminação na bile. As $t_{1/2}$ de todos esses fármacos variam entre 30 e 60 minutos. Não há necessidade de ajustes posológicos para pacientes com insuficiência renal. A *nafcilina* é um indutor conhecido do sistema enzimático do citocromo P450 e deve-se ter cautela durante a coadministração de fármacos metabolizados por essa via.

Indicações terapêuticas

Para infecções leves a moderadas da pele e dos tecidos moles, as penicilinas resistentes à penicilinase podem ser administradas por via oral (p. ex., *dicloxacilina*, 500 mg a cada 6 h) ou parenteral (p. ex., *nafcilina*, 1-2 g a cada 6 h). Para o tratamento de infecções graves por *S. aureus* sensível à meticilina como a endocardite, são administradas doses mais altas (p. ex., *oxacilina*, 2 g intravenosa a cada 4 h).

Aminopenicilinas: ampicilina e amoxicilina

As aminopenicilinas ampliam o espectro de ação da *penicilina G* em direção diferente das penicilinas resistentes à penicilinase – elas possibilitam atividade útil contra algumas bactérias Gram-negativas. Elas são hidrolisadas pelas β-lactamases (das bactérias Gram-positivas e Gram-negativas); por essa razão, a ampliação adicional de sua atividade é obtida pela sua combinação com inibidores de β-lactamase (ver descrição mais detalhada da bioquímica e atividade dos inibidores de β-lactamase no final deste capítulo).

Atividade antimicrobiana

Em geral, a *ampicilina* e a *amoxicilina* são bactericidas para bactérias Gram-positivas e Gram-negativas sensíveis. O espectro antimicrobiano da *amoxicilina* é praticamente idêntico ao da *ampicilina*, com exceção de que a primeira é menos ativa e menos eficaz do que a segunda para tratar a shigelose. A atividade contra microrganismos Gram-positivos assemelha-se amplamente àquela das penicilinas naturais. Cepas de pneumococos e estreptococos do grupo *viridans* exibem graus variáveis de resistência à *ampicilina*, e as cepas resistentes à penicilina devem ser consideradas resistentes à *ampicilina/amoxicilina*. Os enterococos são aproximadamente duas vezes mais sensíveis à *ampicilina* do que à *penicilina G*. A fração de isolados de *H. influenzae* que não produz β-lactamases (entre 60 e 80%) normalmente é sensível à *aminopenicilina*. Cerca de 30 a 60% das cepas de *E. coli*, uma porcentagem significativa de *P. mirabilis* e todas as espécies de *Klebsiella* são resistentes. A maioria das cepas de *Shigella*, *Pseudomonas*, *Serratia*, *Acinetobacter*, *B. fragilis* e *Proteus* indol-positivos também é resistente a esse grupo de penicilinas. Cepas resistentes de *Salmonella* são isoladas com frequência crescente. A administração concomitante de um inibidor de β-lactamase, como *clavulanato* ou *sulbactam*, amplia o seu espectro de atividade, particularmente contra *S. aureus*, *H. influenzae*, *E. coli*, *Klebsiella*, *Proteus* e *B. fragilis*.

ADME

Ampicilina A dose oral de 0,5 g de *ampicilina* produz concentrações plasmáticas de pico em torno de 3 µg/mL em 2 horas. A ingestão de alimentos antes do uso da *ampicilina* reduz sua absorção. A injeção intramuscular de 0,5 a 1 g de *ampicilina sódica* alcança concentrações plasmáticas de pico entre 7 e 10 µg/mL, respectivamente, dentro de 1 hora. Os níveis plasmáticos declinam com uma $t_{1/2}$ de cerca de 80 minutos. A disfunção renal grave prolonga acentuadamente a $t_{1/2}$. A diálise peritoneal não consegue remover a ampicilina da corrente sanguínea, mas a hemodiálise remove cerca de 40% do total acumulado em cerca de 7 horas. A dose deve ser ajustada nos pacientes com disfunção renal.

A *ampicilina* aparece na bile, passa pela circulação êntero-hepática e é excretada nas fezes.

Amoxicilina A *amoxicilina* é um congênere químico e farmacológico próximo da *ampicilina*. A *amoxicilina* é estável em ácido, destina-se à administração oral e é absorvida mais rápida e significativamente no trato GI do que a *ampicilina*. A absorção desse antibiótico parece ser, em parte, saturável, com menos absorção fracional em doses mais altas. As concentrações plasmáticas de pico da *amoxicilina* são 2,0 a 2,5 vezes maiores que as da ampicilina depois da administração oral de doses equivalentes. A presença de alimento não interfere na absorção. Talvez em virtude da absorção mais completa desse congênere, a incidência de diarreia com *amoxicilina* é menor do que depois da administração de *ampicilina*. A incidência de outros efeitos adversos parece ser semelhante. Embora a $t_{1/2}$ da *amoxicilina* seja semelhante à da *ampicilina*, as concentrações plasmáticas eficazes da *amoxicilina* administrada por via oral persistem por um intervalo duas vezes maior do que com a *ampicilina*, também devido à sua absorção mais completa. Por todas essas razões, a *amoxicilina* geralmente é preferível à *ampicilina* para uso oral. Cerca de 20% da amoxicilina liga-se às proteínas plasmáticas, e esse valor é semelhante ao da *ampicilina*. A maior parte da dose da *amoxicilina* é excretada em uma forma ativa na urina, sendo necessário realizar ajustes das doses para pacientes com disfunção renal. A *probenecida* retarda a excreção do fármaco.

Ampicilina/sulbactam e amoxicilina/clavulanato As propriedades farmacocinéticas dos agentes coformulados (*ampicilina/sulbactam* por via intravenosa, *amoxicilina/clavulanato* por via oral) são amplamente semelhantes àquelas de cada um dos agentes na formulação.

Indicações terapêuticas

Infecções respiratórias A *ampicilina* e a *amoxicilina* são ativas contra *S. pyogenes* e algumas cepas de *S. pneumoniae* e *H. influenzae*. Esses fármacos são efetivos no tratamento da sinusite, otite média, exacerbações agudas da bronquite crônica, epiglotite e pneumonia causadas por cepas sensíveis desses microrganismos. A *amoxicilina* é o fármaco mais ativo de todos os antibióticos β-lactâmicos orais contra cepas de *S. pneumoniae* sensíveis ou não às penicilinas. Com base na prevalência crescente da resistência dos pneumococos à *penicilina*, recomenda-se um aumento na dose de *amoxicilina* oral (de 40-45 para 80-90 mg/kg/dia) para o tratamento empírico da otite média aguda em crianças. O *H. influenzae* resistente à *ampicilina* representa um problema em muitas regiões; o uso de *ampicilina/sulbactam* ou de *amoxicilina/clavulanato* pode fornecer uma cobertura para esses microrganismos, bem como para *Moraxella* (que produz universalmente uma β-lactamase). A *amoxicilina* também é uma opção para o tratamento empírico da pneumonia adquirida na comunidade quando pacientes têm baixo risco de patógenos resistentes ao fármaco ou complicações em uma dose de 1 g a cada 8 horas. A *amoxicilina* é uma alternativa para o tratamento da faringite bacteriana com *penicilina*.

Infecções do trato urinário As infecções do trato urinário não complicadas são causadas, em sua maioria, por Enterobacterales, das quais *E. coli* é a espécie mais comum isolada de pacientes com infecções do trato urinário. As aminopenicilinas podem ser agentes eficazes para infecções do trato urinário, porém a alta prevalência de resistência entre *E. coli* e *Klebsiella* dificulta o uso empírico desses fármacos para tratamento de infecções do trato urinário. O uso de *amoxicilina/clavulanato* pode proporcionar uma cobertura mais ampla contra esses microrganismos. As taxas de cura geralmente com agentes β-lactâmicos por via oral para cistite são menores do que as obtidas com outras classes de fármacos, como fluoroquinolonas ou *sulfametoxazol/trimetoprima*. As infecções do trato urinário causadas por enterococos podem ser tratadas de maneira efetiva com uma aminopenicilina apenas.

Infecções enterocócicas da corrente sanguínea e endocardite A *ampicilina* em altas doses (2 g por via intravenosa a cada 4-6 h) é o fármaco de escolha para o tratamento de infecções enterocócicas graves, incluindo endocardite. A grande maioria das cepas de *Enterococcus faecalis* é sensível às aminopenicilinas. Esses antibióticos como agentes únicos podem não apresentar atividade bactericida contra enterococos; por esse motivo, recomenda-se o uso de combinações sinérgicas para o tratamento da endocardite enterocócica. Historicamente, seria a combinação de *ampicilina* e *gentamicina*, porém dados recentes sugerem que a combinação de *ampicilina* e *ceftriaxona* produz efeitos terapêuticos semelhantes com menos toxicidade (Fernandez-Hidalgo et al., 2013). O acréscimo de um inibidor da β-lactamase raramente melhora a atividade de uma aminopenicilina usada isoladamente contra *Enterococcus*, visto que a resistência nos enterococos é quase exclusivamente mediada por alterações da PLP.

Meningite A meningite bacteriana aguda em crianças frequentemente é causada por *S. pneumoniae* ou *Neisseria meningitidis*. Como 20 a 30% das cepas de *S. pneumoniae* podem ser resistentes atualmente à *ampicilina*, esse antibiótico não está indicado para o tratamento empírico da meningite com um antibiótico apenas. A *ampicilina* apresenta excelente atividade contra *L. monocytogenes*, que causa meningite nos indivíduos imunossuprimidos. A combinação de *ampicilina* em alta dose com *vancomicina* e uma *cefalosporina* de terceira geração é um esquema recomendado como tratamento empírico dos casos suspeitos de meningite bacteriana dos pacientes com risco de infecção por *L. monocytogenes*.

Penicilinas antipseudômonas: carboxipenicilinas e ureidopenicilinas

Atividade antimicrobiana

Essa classe contém diversos agentes que não são mais de uso generalizado, incluindo carbenicilina, ticarcilina e mezlocilina (todas retiradas do mercado nos Estados Unidos). Esses fármacos são ativos contra algumas cepas de *Pseudomonas aeruginosa* e certas espécies de *Proteus* indol-positivo resistentes à *ampicilina* e seus congêneres, porém são ineficazes contra a maioria das cepas de *S. aureus*, *E. faecalis*, *Klebsiella* e *L. monocytogenes*. A *piperacilina*, uma ureidopenicilina, é mais usada como produto combinado de *piperacilina/tazobactam* e possui ampla atividade contra estreptococos, enterococos e bacilos Gram-negativos entéricos e boa atividade contra *P. aeruginosa*.

ADME

Indanil carbenicilina sódica O éster indanil da *carbenicilina* é estável em ácido e é apropriado para administração oral. Após absorção, o éster é rapidamente convertido em *carbenicilina* por hidrólise da ligação éster. A molécula ativa é excretada rapidamente na urina, onde alcança concentrações eficazes. Por essa razão, a única indicação desse fármaco consiste no tratamento das infecções do trato urinário causadas por outras espécies de *Proteus*, exceto *P. mirabilis* e por *P. aeruginosa*.

Ticarcilina e ticarcilina/clavulanato A penicilina semissintética *ticarcilina* é mais ativa do que a *carbenicilina* contra *P. aeruginosa*, mas é menos ativa que a *piperacilina*. A combinação da *ticarcilina* com *clavulanato* exibe atividade contra outros microrganismos Gram-negativos aeróbios e anaeróbios, como *Stenotrophomonas maltophilia*, e é usada para infecções intra-abdominais e urinárias. Nos Estados Unidos, a fabricação da *ticarcilina* simples e em combinação com *clavulanato* foi suspensa.

Piperacilina e piperacilina/tazobactam A *piperacilina* amplia o espectro da *ampicilina*, que passa a incluir a maioria das cepas de *P. aeruginosa*, enterobacteriáceas (não produtoras de β-lactamase), muitas espécies de *Bacteroides* e *E. faecalis*. Quando combinada com um inibidor de β-lactamase (*piperacilina* e *tazobactam*), alcança o espectro antibacteriano mais amplo entre todas as penicilinas, inclusive com atividade contra *S. aureus* suscetível à *meticilina*, *H. influenzae*, *B. fragilis* e a maioria das cepas de *E. coli* e *Klebsiella*. A *piperacilina* está disponível apenas para uso parenteral. As concentrações alcançadas na bile são altas. A distribuição da *piperacilina* no SNC é semelhante à das outras penicilinas, mas as concentrações do *tazobactam* no LCS podem ser insuficientes para proteger a *piperacilina* das bactérias que produzem β-lactamase. A *piperacilina* é eliminada pelos rins e é necessário efetuar ajustes das doses para pacientes com disfunção renal.

Usos terapêuticos

A *piperacilina/tazobactam* é um importante agente no tratamento de pacientes com infecções graves causadas por bactérias Gram-negativas, inclusive infecções adquiridas no hospital. Esse fármaco tem o seu maior uso no tratamento de bacteriemias, pneumonias, infecções após queimaduras e infecções do trato urinário causadas por microrganismos resistentes à *ampicilina*; as bactérias particularmente responsáveis incluem *P. aeruginosa*, cepas indol-positivas de *Proteus* e espécies de *Enterobacter*. Os microrganismos produtores de β-lactamases de espectro ampliado podem demonstrar uma sensibilidade à *piperacilina/tazobactam*; no entanto, um ensaio clínico randomizado constatou um aumento da mortalidade entre pacientes com infecções causadas por microrganismos produtores de ESBL em comparação com o *meropeném* (Harris et al., 2018). Em razão da atividade adequada da *piperacilina/tazobactam* contra *E. faecalis* e *B. fragilis*, esse antibiótico também é útil no tratamento das infecções intra-abdominais mistas. A *piperacilina/tazobactam* é administrada a cada 6 a 8 horas em pacientes com função renal normal em uma dose de 4 g de *piperacilina* e 0,5 g de *tazobactam*. A infusão pode ser estendida durante 4 horas para aumentar a atividade antibacteriana.

Reações adversas

Reações de hipersensibilidade As reações de hipersensibilidade são os efeitos adversos clinicamente mais importantes observados com as penicilinas, e esses agentes estão entre as causas mais comuns de alergia a fármacos.

As manifestações clínicas de hipersensibilidade às penicilinas são erupções maculopapulosas ou urticariformes, febre, broncospasmo, vasculite, doença do soro, dermatite esfoliativa, síndrome de Stevens-Johnson e anafilaxia (Romano et al., 2003). As reações de hipersensibilidade podem ocorrer com qualquer tipo de penicilina e podem surgir sem exposição prévia conhecida ao fármaco. Isso pode ser causado por uma exposição anterior não reconhecida à penicilina no ambiente (p. ex., em alimentos de origem animal ou fungos produtores de penicilina). Embora a eliminação do antibiótico geralmente resulte no rápido desaparecimento das manifestações alérgicas, elas podem persistir por 1 ou 2 semanas ou mais depois da interrupção do tratamento. Em alguns casos, a reação é leve e desaparece até mesmo quando o uso de penicilina é mantido; em outros, exige a interrupção imediata do tratamento com penicilina. As penicilinas e seus produtos metabólicos atuam como haptenos depois da reação covalente com proteínas. O produto de degradação mais abundante é a porção peniciloil (conhecida como "determinante principal"), que é formada quando o anel β-lactâmico é aberto. Uma grande porcentagem de reações mediadas por IgE ocorre contra o determinante principal, porém uma fração significativa é desencadeada por outros produtos de degradação. Os termos *determinantes principais* e *secundários* referem-se à frequência com que os anticorpos contra esses haptenos parecem ser produzidos, e não à gravidade da reação que pode resultar. Anticorpos antipenicilina são detectáveis em praticamente todos os pacientes que receberam o fármaco, bem como em alguns que nunca foram reconhecidamente expostos a ele. As reações alérgicas imediatas são mediadas por anticorpos sensibilizantes cutâneos ou IgE, geralmente com especificidades dos determinantes secundários. Em geral, as reações urticariformes aceleradas e tardias são mediadas por anticorpos sensibilizantes cutâneos específicos contra os determinantes principais.

As reações de hipersensibilidade mais graves provocadas por penicilinas consistem em angioedema e anafilaxia. Reações anafiláticas ou anafilactoides induzidas por preparações diversas de penicilina são o perigo imediato mais importante associado ao seu uso. As reações anafilactoides podem ocorrer em qualquer estágio. Acredita-se que a sua incidência seja de 0,004 a 0,04%. Cerca de 0,001% dos pacientes tratados com esses antibióticos morrem de anafilaxia. Na maioria dos casos, a anafilaxia ocorre depois da injeção de penicilina, embora também tenha sido detectada depois da administração oral ou intradérmica. A reação mais perigosa consiste em hipotensão grave de início súbito e morte em pouco tempo. Em outros casos, os episódios anafiláticos caracterizam-se por broncoconstrição com asma grave; dor abdominal, náuseas e vômitos; fraqueza extrema; ou diarreia e erupções cutâneas pruriginosas.

A alergia à penicilina pode causar todos os tipos de erupção cutânea. A incidência das erupções cutâneas parece ser mais alta depois do uso de *ampicilina* (cerca de 9% dos casos). As erupções aparecem frequentemente depois da administração de *ampicilina* a pacientes com mononucleose infecciosa, mas, nesses casos, eles podem tolerar ciclos subsequentes de tratamento com esse antibiótico sem desenvolver erupção (Kerns et al., 1973). Em casos raros, os pacientes desenvolvem doença do soro mediada por anticorpos IgG com intensidade e gravidade variáveis; quando isso ocorre, a complicação aparece depois do tratamento com penicilina por 1 semana ou mais e pode demorar até 1 ou 2 semanas depois da finalização do tratamento, podendo persistir por 1 semana ou mais. A vasculite pode estar relacionada com a hipersensibilidade à penicilina. A reação de Coombs frequentemente se torna positiva durante o tratamento prolongado, mas raramente há anemia hemolítica. Existem relatos de neutropenia reversível, que ocorre em até 30% dos pacientes tratados com 8 a 12 g de *nafcilina* por mais de 21 dias. A medula óssea demonstra uma parada de maturação. A eosinofilia acompanha ocasionalmente outras reações alérgicas à penicilina. As penicilinas raramente causam nefrite intersticial; a *meticilina* (não mais comercializada nos Estados Unidos) foi implicada com mais frequência, porém outras penicilinas antiestafilocócicas, bem como a *piperacilina*, parecem estar entre os responsáveis mais comuns entre os β-lactâmicos.

A avaliação da história do paciente é a abordagem mais prática para evitar o uso de penicilina nos pacientes com riscos mais altos de desenvolver reações adversas. Embora alguns pacientes sejam rotulados como alérgicos à penicilina, estudos sugeriram que 90% ou mais dos pacientes com história de alergia a esses antibióticos não apresentam reações de hipersensibilidade imediata nos testes imunológicos. Esses testes podem ser realizados na prática clínica por meio de *kits* de testes cutâneos para penicilina disponíveis no comércio, que contêm o determinante antigênico principal (benzilpeniciloil-polilisina); o valor preditivo negativo de um teste cutâneo para penicilina ultrapassa 95% para as reações de hipersensibilidade de tipo imediato (Shenoy et al., 2019). Em certas ocasiões, recomenda-se a *dessensibilização* para pacientes verdadeiramente alérgicos à penicilina que precisam ser tratados com esse antibiótico. Esse procedimento consiste em administrar doses gradativamente crescentes de penicilina na tentativa de evitar uma reação grave, devendo ser efetuado apenas em um local que disponha de cuidados intensivos. Quando são alcançadas doses integrais, a penicilina não deve ser interrompida e, em seguida, reintroduzida durante o tratamento do episódio infeccioso, visto que podem ocorrer reações imediatas.

Outras reações adversas As penicilinas têm toxicidade direta mínima. Os efeitos tóxicos evidentes são supressão da medula óssea, granulocitopenia e hepatite; esse último efeito é raro, mas foi detectado mais comumente depois da administração de *oxacilina* e *nafcilina*. O uso de *penicilina G* e *piperacilina* (além de *carbenicilina* e *ticarcilina*) foi associado a distúrbios da hemostasia em consequência da agregação plaquetária anormal (Fass et al., 1987). Entre as reações irritativas às penicilinas, as mais comuns são dor e reações inflamatórias estéreis no local da aplicação das injeções intramusculares. Em alguns indivíduos tratados com penicilina intravenosa, verifica-se o desenvolvimento de flebite ou tromboflebite. As reações adversas às preparações de penicilina oral podem incluir náuseas, vômitos e diarreia leve a intensa.

A injeção intratecal de *penicilina G* pode provocar aracnoidite ou encefalopatia grave e fatal. Devido a esse problema, deve-se evitar a administração intratecal ou intraventricular de penicilinas ou de outros β-lactâmicos. Do mesmo modo, as concentrações altas de penicilina alcançadas no LCS pela administração intravenosa de superdosagens, incluindo pelo não ajuste da dose com base na taxa de depuração renal, pode causar disfunção do SNC. A injeção acidental de *penicilina G procaína* por via intravenosa, em vez de intramuscular, pode causar uma reação imediata evidenciada por tontura, zumbido, cefaleia, alucinações e crises convulsivas em alguns casos. Isso se deve à rápida liberação de concentrações tóxicas de *procaína*. A injeção intravenosa de *penicilina G benzatina* foi associada à parada cardiorrespiratória e morte.

A penicilina altera a composição da microflora do trato GI eliminando os microrganismos sensíveis. Nos casos típicos, a microflora normal é restabelecida pouco depois de finalizar o tratamento; contudo alguns pacientes desenvolvem superinfecção. A administração oral e, menos comumente, parenteral de penicilinas pode ser seguida de doença intestinal, que varia desde diarreia leve até colite pseudomembranosa potencialmente fatal, devido à superinfecção por *Clostridium difficile*.

Cefalosporinas

Os compostos que contêm ácido 7-aminocefalosporânico são relativamente estáveis em ácido diluído e altamente resistentes à penicilinase, independentemente da composição de suas cadeias laterais e de sua afinidade pela enzima. Modificações na posição 7 do anel β-lactâmico estão associadas à alteração da atividade antibacteriana; substituições na posição 3 do anel de di-hidrotiazina alteram o metabolismo e as propriedades farmacocinéticas dos agentes. As cefamicinas são semelhantes às cefalosporinas, mas contêm um grupo metóxi na posição 7 do anel β-lactâmico do núcleo de ácido 7-aminocefalosporânico (Tab. 58-2).

HISTÓRICO

O *Cephalosporium acremonium*, a primeira fonte das cefalosporinas, foi isolado em 1948 por Brotzu, a partir do mar próximo a um escoadouro de esgoto da costa da Sardenha (Grayson, 2010). Foi constatado que os filtrados não purificados das culturas desse fungo inibiam o crescimento *in vitro* do *S. aureus* e curavam infecções estafilocócicas e a febre tifoide nos seres humanos. Os caldos de cultura nos quais o fungo da Sardenha era cultivado continham três antibióticos diferentes, que foram nomeados de *cefalosporinas P, N* e *C*. Com o isolamento do núcleo ativo da cefalosporina C (ácido 7-aminocefalosporânico) e com o acréscimo de cadeias laterais, tornou-se possível produzir compostos semissintéticos com atividade antibacteriana muito maior que a do composto original.

Mecanismo de ação

As cefalosporinas e as cefamicinas inibem a síntese da parede celular bacteriana por mecanismos semelhantes aos da penicilina. Os perfis de ligação às PLP diferem ligeiramente das penicilinas; por exemplo, a ausência de ligação das cefalosporinas a PLP essenciais de espécies de *Enterococcus* significa que essa classe como um todo carece de atividade clinicamente útil contra esses microrganismos.

Mecanismos da resistência bacteriana

Assim como ocorre com as penicilinas, a resistência às cefalosporinas pode estar relacionada com a incapacidade do antibiótico de chegar aos seus sítios de ação, ou às alterações das PLP que são usadas como alvos das cefalosporinas. Alterações de duas PLP (1A e 2X) que reduzem sua afinidade pelas cefalosporinas tornam os pneumococos resistentes às cefalosporinas de terceira geração, porque as outras três PLP têm afinidade intrinsecamente baixa. Com exceção da *ceftarolina* e do *ceftobiprol*, as cefalosporinas não são eficazes contra estafilococos resistentes à *meticilina* porque não conseguem ligar-se à PLP de baixa afinidade expressa por essas bactérias.

O mecanismo mais prevalente de resistência às cefalosporinas consiste em inativação do anel β-lactâmico por hidrólise. As cefalosporinas têm sensibilidade variável às β-lactamases. A *cefoxitina*, a *cefuroxima* e as cefalosporinas de terceira geração são mais resistentes à hidrólise pelas β-lactamases produzidas por bactérias Gram-negativas do que as cefalosporinas de primeira geração. As cefalosporinas de primeira, segunda e terceira gerações, como a *ceftazidima* e a *ceftriaxona*, são suscetíveis à hidrólise por β-lactamases induzíveis codificadas por cromossomos (*ampC*), que estão presentes em bactérias Gram-negativas, como *Citrobacter*, *Enterobacter* e *Pseudomonas*. O comportamento induzível dessas β-lactamases acarreta um grau menor de sensibilidade das cepas naturais isoladas, enquanto a seleção dos mutantes com expressão alta (desrepressão estável) pode causar resistência clínica. Essas enzimas da classe C não são inativadas significativamente pelos inibidores clássicos de β-lactamase, inclusive *clavulanato* e *tazobactam*. Em razão de suas estruturas, a *cefepima*, a *ceftolozana* e o *cefiderocol* podem ser menos sensíveis à hidrólise pelas β-lactamases da classe C do que as cefalosporinas de terceira geração. Todavia, são suscetíveis à degradação por carbapenemases do tipo OXA ou KPC e por metalo-β-lactamases. O *avibactam*, um inibidor de β-lactamase, inibe significativamente a atividade das β-lactamases dos tipos AmpC, OXA e KPC e aumenta a atividade da *ceftazidima* na coformulação *ceftazidima/avibactam*.

TABELA 58-2 ■ ESTRUTURAS QUÍMICAS DE CEFALOSPORINAS SELECIONADAS

Núcleo cefêmico

COMPOSTO	R₁	R₂
Primeira geração Cefalexina	fenil-CH(NH₂)-	—CH₃
Segunda geração Cefaclor	fenil-CH(NH₂)-	—Cl
Terceira geração Cefdinir	aminotiazol com =N-OH	—CH=CH₂
Antipseudômonas Ceftazidima	aminotiazol =N-OC(CH₃)₂COOH	—CH₂-fenil
Anti-MRSA Ceftarolina	aminotiazol =N-OCH₃	—CH₂-N⁺(pirrolidina com H₃C)

Classificação e farmacologia geral

A classificação é feita tradicionalmente por *gerações* (um conceito não oficial), com base nas características gerais da atividade antimicrobiana (Tab. 58-3). O desenvolvimento recente de novas cefalosporinas tornou ainda mais problemático o uso desse esquema de classificação, na medida em que os fármacos mais novos expandem a atividade antimicrobiana de diversas formas. Como até hoje não existe consenso quanto a um esquema de classificação das gerações mais novas, continuaremos a usar esse esquema com as três primeiras gerações e, em seguida, diferenciaremos os fármacos com base na terceira geração levando em consideração suas atividades especiais. Nenhuma das cefalosporinas tem atividade confiável contra as seguintes bactérias: *Enterococcus*; *L. monocytogenes*; patógenos respiratórios atípicos (*Legionella pneumophila, Mycoplasma pneumoniae, Chlamydophila pneumoniae*); *C. difficile*; e *Campylobacter jejuni*.

Muitas cefalosporinas, como *cefalexina, cefradina, cefaclor, cefadroxila, loracarbefe, cefprozila, cefpodoxima proxetila, ceftibuteno, axetilcefuroxima, cefdinir* e *cefditoreno* (nem todos esses agentes estão disponíveis nos Estados Unidos), são prontamente absorvidas após administração oral; outras podem ser administradas por via intramuscular ou intravenosa. As cefalosporinas são excretadas principalmente pelos rins, de modo que suas doses geralmente devem ser reduzidas em pacientes com insuficiência renal. As exceções são a *cefpiramida* (não mais comercializada nos Estados Unidos) e a *cefoperazona*, que são excretadas predominantemente na bile, assim como a *ceftriaxona*, que tem eliminação mista renal/não renal. Assim como as penicilinas, a *probenecida* retarda a secreção tubular renal da maioria das cefalosporinas. A *cefotaxima* é desacetilada a um metabólito com menos atividade antimicrobiana do que o composto original, que é eliminado pelos rins. As outras cefalosporinas não são amplamente metabolizadas. Várias cefalosporinas, mais notavelmente *ceftriaxona, cefotaxima, ceftazidima* e *cefepima*, penetram nas meninges inflamadas em concentrações suficientes em relação às CIM típicas dos patógenos habituais para que sejam úteis no tratamento da meningite. As cefalosporinas também atravessam a placenta e são encontradas em concentrações altas nos líquidos sinovial e pericárdico. A penetração no humor aquoso do olho é relativamente satisfatória após administração sistêmica dos fármacos de terceira geração, ao passo que a penetração no humor vítreo é precária.

TABELA 58-3 ■ CLASSIFICAÇÃO ("GERAÇÕES") DAS CEFALOSPORINAS

CLASSE DO FÁRMACO	ESPECTRO ANTIBACTERIANO ÚTIL[a]
Primeira geração	
Cefazolina Cefalexina monoidratada Cefadroxila Cefradina*	Estreptococos[b]; *S. aureus*[c]; alguns *Proteus, E. coli, Klebsiella*
Segunda geração	
Cefuroxima Axetilcefuroxima Cefprozila	*E. coli, Klebsiella, Proteus, H. influenzae, Moraxella catarrhalis*. Não são tão ativas contra bactérias Gram-positivas quanto as cefalosporinas de primeira geração.
Cefoxitina Cefotetana Cefmetazol*	Menos ativas contra *S. aureus*, em comparação com a cefuroxima, mas têm atividade adicional contra *Bacteroides fragilis* e outras espécies de *Bacteroides*.
Terceira geração	
Cefotaxima Ceftriaxona Cefdinir Cefditoreno pivoxila Ceftibuteno Cefpodoxima proxetila Ceftizoxima	*E. coli, Klebsiella, Proteus, H. influenzae, Moraxella catarrhalis, Citrobacter*[d], *Enterobacter*[d]; *Serratia; N. gonorrhoeae*; atividade contra *S. aureus, S. pneumoniae* e *S. pyogenes* comparável àquela dos agentes de primeira geração.
Cefalosporinas antipseudômonas	
Ceftazidima	Atividade Gram-negativa semelhante à das cefalosporinas de terceira geração, com atividade adicional contra *Pseudomonas*[d]; pouca atividade contra bactérias Gram-positivas.
Ceftazidima/avibactam	Amplia a atividade da ceftazidima contra *Pseudomonas*[d] e Enterobacterales resistentes a múltiplos fármacos, mas não contra microrganismos Gram-positivos.
Ceftolozana/tazobactam	Semelhante à ceftazidima, com aumento da atividade contra *Pseudomonas*[d] e Enterobacterales produtoras de β-lactamase de espectro ampliado.
Cefepima	Comparável às cefalosporinas de terceira geração, porém mais resistente a algumas β-lactamases (particularmente as de *Pseudomonas*[d] e *Enterobacter*[d]); atividade contra bactérias Gram-positivas semelhante à da cefotaxima.
Cefiderocol	Semelhante à ceftazidima com aumento da atividade contra *Pseudomonas*[d] e Enterobacterales resistentes a múltiplos fármacos (incluindo produtores de metalo-β-lactamase) e *Acinetobacter*.
Cefalosporinas anti-MRSA	
Ceftarolina	Atividade semelhante à das cefalosporinas de terceira geração, porém com atividade acrescida exclusiva contra MRSA.
Ceftobiprol*	*S. aureus*

[a]Todas as cefalosporinas carecem de atividade clinicamente útil contra enterococos, *Listeria monocytogenes* e patógenos respiratórios atípicos (*Legionella, Mycoplasma, Chlamydophila* spp.). [b]Exceto para cepas resistentes à penicilina. [c]Exceto para cepas resistentes à meticilina. [d]Pode ocorrer desenvolvimento de resistência às cefalosporinas durante a terapia pela seleção de cepas com desrepressão das β-lactamases cromossômicas bacterianas, que destroem as cefalosporinas.
*Não comercializado nos Estados Unidos.

ADME e atividade antibacteriana de agentes específicos

Cefalosporinas de primeira geração

As **cefalosporinas de primeira geração** (p. ex., *cefazolina*, *cefalexina* e *cefadroxila*) possuem boa atividade contra bactérias Gram-positivas e atividade modesta contra microrganismos Gram-negativos. A maioria dos estreptococos e as variantes de *S. aureus* sensíveis à *meticilina* são sensíveis; os enterococos, MRSA e *S. epidermidis* são resistentes. Os anaeróbios da cavidade oral são sensíveis em sua maior parte, mas o grupo do *B. fragilis* é resistente. Esses agentes têm atividade modesta contra *Moraxella catarrhalis*, *E. coli* e *K. pneumoniae*, o suficiente para uso empírico no tratamento de infecções leves, porém não graves. Carecem de atividade contra *H. influenzae*.

A *cefazolina* é relativamente bem tolerada após administração intramuscular ou intravenosa; é excretada por filtração glomerular, e cerca de 85% do fármaco fica ligado às proteínas plasmáticas. A *cefazolina* é a única cefalosporina de primeira geração para uso parenteral comercializada nos Estados Unidos.

A *cefalexina* tem o mesmo espectro antibacteriano das outras cefalosporinas de primeira geração, mas é um pouco menos ativa contra estafilococos produtores de penicilinase. O tratamento oral com *cefalexina* (em geral, 0,5 g, 2 a 4 vezes/dia) resulta em concentrações plasmáticas de pico suficientes para inibir muitos patógenos Gram-positivos e Gram-negativos. A *cefalexina* não é metabolizada, e 70 a 100% do fármaco é excretado na urina.

A *cefradina* (não disponível nos Estados Unidos) e a *cefadroxila* são agentes orais com atividade e farmacocinética semelhantes às da *cefalexina*.

Cefalosporinas de segunda geração

As **cefalosporinas de segunda geração** têm atividade ligeiramente aumentada contra microrganismos Gram-negativos (incluindo atividade contra *H. influenzae*), porém menos do que os agentes de terceira geração. Um subgrupo das cefalosporinas de segunda geração (*cefoxitina* e *cefotetana*) também tem atividade modesta contra *B. fragilis*.

Tecnicamente, a *cefoxitina* e a *cefotetana* são **cefamicinas** e são resistentes a algumas β-lactamases produzidas pelos bacilos Gram-negativos. Como cefalosporinas de segunda geração típicas, esses dois antibióticos têm atividade Gram-negativa mais ampla, que inclui a maioria das cepas de *Haemophilus* spp., espécies de *Proteus* indol-positivas e *Klebsiella* spp. Esses antibióticos são menos ativos que as cefalosporinas de primeira geração contra bactérias Gram-positivas, mas têm atividade mais ampla contra anaeróbios, especialmente *B. fragilis*. O *cefmetazol* é um antibiótico semelhante comercializado apenas fora dos Estados Unidos.

A *cefuroxima* tem atividade satisfatória contra *H. influenzae* (inclusive cepas resistentes à ampicilina), *N. meningitidis* e *S. pneumoniae*. Sua atividade contra *E. coli* e *Klebsiella* é modesta. A atividade antiestafilocócica é inferior à das cefalosporinas de primeira geração. Ao contrário da *cefoxitina*, da *cefotetana* e do *cefmetazol*, a *cefuroxima* não é ativa contra *B. fragilis*. Esse fármaco pode ser administrado por via oral, intravenosa ou intramuscular a cada 8 a 12 horas. As concentrações no LCS são de cerca de 10% dos níveis plasmáticos, e o fármaco é eficaz (embora inferior à *ceftriaxona*) no tratamento da meningite causada por bactérias sensíveis.

A *axetilcefuroxima* é o éster 1-acetiloxietil da *cefuroxima*. Cerca de 30 a 50% da dose oral é absorvida e, em seguida, o fármaco é hidrolisado a *cefuroxima*; as concentrações plasmáticas resultantes são variáveis.

A *cefprozila*, o *cefaclor* e o *loracarbefe* (este último não disponível nos Estados Unidos) são agentes administrados por via oral, geralmente semelhantes à *axetilcefuroxima*.

Cefalosporinas de terceira geração

Em geral, as **cefalosporinas de terceira geração** são menos ativas do que as cefalosporinas de primeira geração contra cocos Gram-positivos, embora a *ceftriaxona* e a *cefotaxima* tenham atividade antiestreptocócica excelente. Esses antibióticos são muito mais ativos do que as gerações anteriores contra enterobacteriáceas, embora a resistência esteja aumentando drasticamente em razão das cepas que produzem β-lactamases.

A *cefotaxima* é resistente a algumas β-lactamases de espectro restrito e tem atividade satisfatória contra a maioria das bactérias anaeróbias Gram-positivas e Gram-negativas. Contudo, a atividade contra *B. fragilis* não é satisfatória, e a prevalência crescente das ESBL e KPC confere resistência a esse antibiótico. A *cefotaxima* tem $t_{1/2}$ plasmática de cerca de 1 hora e deve ser administrada a cada 4 a 8 horas para tratar infecções graves. O fármaco é metabolizado *in vivo* a desacetilcefotaxima, que é menos ativa que o composto original. As concentrações alcançadas no LCS são suficientes para tratar a meningite causada por *H. influenzae*, *S. pneumoniae* sensível à penicilina e *N. meningitidis*.

A *ceftriaxona* tem atividade muito semelhante à da *cefotaxima*, mas sua $t_{1/2}$ é mais longa (cerca de 8 horas), permitindo a administração de uma dose diária com a maioria das indicações clínicas. A administração desse antibiótico 2 vezes/dia é eficaz nos pacientes com meningite. Cerca de 50% da dose é recuperada da urina, e o restante é eliminado por secreção biliar. Doses únicas de *ceftriaxona* intramuscular são usadas há muito tempo no tratamento da gonorreia uretral, cervical, retal ou faríngea; a resistência crescente exigiu o uso de doses maiores (recentemente aumentadas para 500 mg) (Centers for Disease Control and Prevention, 2021).

A *ceftizoxima* (não comercializada nos Estados Unidos) tem espectro de atividade *in vitro* semelhante ao da *cefotaxima*, com exceção que é menos ativa contra *S. pneumoniae* e mais ativa contra *B. fragilis*. A $t_{1/2}$ do fármaco é de 1,8 hora, e, por essa razão, ele pode ser administrado a cada 8 a 12 horas para tratar infecções graves. A *ceftizoxima* não é metabolizada, e 90% da dose é recuperada na urina.

A *cefpodoxima proxetila* e o *cefditoreno pivoxila* (este último não disponível nos Estados Unidos) são profármacos administrados por via oral que são hidrolisados por esterases durante a absorção às suas formas ativas (*cefpodoxima* e *cefditoreno*, respectivamente). Esses fármacos têm atividade semelhante à *cefotaxima* (porém menos potente) contra cepas de *S. aureus* sensíveis à meticilina e cepas de *S. pneumoniae* sensíveis à penicilina, *S. pyogenes*, *H. influenzae*, *H. parainfluenzae*, *M. catarrhalis* e alguns bacilos Gram-negativos entéricos. Ambos são eliminados de forma inalterada na urina.

A *cefixima* é eficaz por via oral contra infecções urinárias causadas por *E. coli* e *P. mirabilis*; otite média causada por *H. influenzae* e *S. pyogenes*; faringite devido ao *S. pyogenes*; e gonorreia não complicada (embora a *ceftriaxona* intramuscular seja preferível para tratar a gonorreia). A *cefixima* está disponível na forma de suspensão oral. Esse antibiótico tem $t_{1/2}$ plasmática de cerca de 3 a 4 horas e é excretado na urina e eliminado na bile. A dose-padrão para adultos é de 400 mg/dia durante 5 a 7 dias e por um intervalo mais longo em pacientes infectados por *S. pyogenes*. As doses devem ser reduzidas em pacientes com disfunção renal.

O *ceftibuteno* (não disponível nos Estados Unidos) e o *cefdinir* são cefalosporinas administradas por via oral com espectro e farmacocinética semelhantes aos da *cefixima*.

Cefalosporinas antipseudômonas

As **cefalosporinas antipseudômonas** incluem *ceftazidima* (frequentemente classificada como cefalosporina de terceira geração), *ceftolozana/tazobactam*, *cefepima* (algumas vezes denominada cefalosporina de quarta geração), *ceftazidima/avibactam* e *cefiderocol*. A *ceftazidima* (com e sem *avibactam*), a *ceftolozana/tazobactam* e o *cefiderocol* possuem atividade mais fraca contra microrganismos Gram-positivos do que as cefalosporinas de terceira geração, enquanto a atividade da *cefepima* é semelhante à da *ceftriaxona*. O principal valor desses agentes reside na sua atividade ampliada contra bactérias Gram-negativas, incluindo atividade contra *P. aeruginosa* e, no caso da *ceftazidima/avibactam* e do *cefiderocol*, contra patógenos Gram-negativos extensamente resistentes a fármacos, como Enterobacterales produtoras de carbapenemase e resistentes aos carbapênicos.

A *ceftazidima* é 25 a 50% tão ativa contra Gram-positivos quanto a *cefotaxima*, e a sua atividade é particularmente precária contra estafilococos. A atividade contra Enterobacterales é semelhante à da *ceftriaxona*, mas sua principal característica especial é a atividade excelente contra *Pseudomonas*. A *ceftazidima* é pouco ativa contra *B. fragilis* e alcança níveis terapêuticos apenas quando administrada por via parenteral, com $t_{1/2}$ plasmática de 1,5 hora. Esse fármaco é eliminado por via renal, e suas doses devem ser reduzidas quando houver disfunção renal. A atividade da *ceftazidima* contra Enterobacterales produtoras de ESBL e KPC e contra *Pseudomonas* que superexpressam β-lactamase AmpC aumenta quando o antibiótico é combinado com *avibactam*, um inibidor da β-lactamase, na forma de **ceftazidima/avibactam**.

A *ceftolozana* é um análogo estrutural da *ceftazidima* que apresenta atividade ampliada contra *Pseudomonas*, inclusive com atividade contra as cepas resistentes à *ceftazidima* em razão da superexpressão de β-lactamases. Assim como a *ceftazidima*, a *ceftolozana* tem baixa atividade contra bactérias Gram-positivas. O fármaco está disponível no mercado na forma de uma combinação de *ceftolozana/tazobactam*, que amplia sua atividade contra Enterobacterales produtoras de ESBL. Sua farmacocinética é semelhante à da *ceftazidima*, com $t_{1/2}$ de cerca de 2,5 horas após administração intravenosa e eliminação renal.

O *cefiderocol* é uma nova cefalosporina antipseudômonas parenteral. Possui atividade antipseudômonas potente e baixa atividade contra bactérias Gram-positivas, à semelhança da *ceftazidima* e da *ceftolozana*. Entretanto, é mais estável contra a hidrólise mediada por β-lactamase, incluindo contra o tipo KPC de amplo espectro e metalo-β-lactamases. Além disso, atua como siderófopo, ligando-se ao ferro extracelular livre e aproveitando os mecanismos de transporte ativo do ferro usados por bactérias Gram-negativas. Dessa maneira, o fármaco é capaz de alcançar concentrações elevadas no espaço periplasmático. Em conjunto, esses atributos conferem atividade *in vitro* contra a maioria dos aeróbios Gram-negativos, incluindo aqueles com múltiplos mecanismos de resistência, como bombas de efluxo, perda dos canais de porina e produção de β-lactamase. A farmacocinética desse agente assemelha-se à da *ceftazidima* e da *ceftolozana*, embora a sua penetração no LCS atualmente não esteja bem caracterizada.

A *cefepima* e a *cefpiroma* (não disponíveis nos Estados Unidos) são cefalosporinas antipseudômonas parenterais, algumas vezes também classificadas como agentes de "quarta geração". Ambas apresentam atividade excelente comparável à da *ceftriaxona* contra Enterobacterales e são relativamente resistentes às β-lactamases AmpC codificadas por cromossomos. Por essa razão, as duas são ativas contra muitos microrganismos como *Enterobacter* e *Pseudomonas* que são resistentes às outras cefalosporinas em razão da superexpressão das β-lactamases AmpC codificadas por cromossomos. Entretanto, outros mecanismos (como o efluxo ativo) de resistência em *Pseudomonas* ainda podem conferir resistência à *cefepima*. Esse antibiótico é suscetível a graus variáveis de hidrólise pelas ESBL e graus maiores por ação das KPC. A *cefepima* tem mais atividade que a *ceftazidima* e atividade comparável à da *cefotaxima* contra estreptococos e MSSA. A *cefepima* é excretada pelos rins, e as doses devem ser ajustadas nos pacientes com insuficiência renal. A $t_{1/2}$ sérica é de 2 horas. Nos modelos animais de meningite, a *cefepima* tem penetração excelente no LCS.

As **cefalosporinas anti-MRSA** contêm modificações estruturais que lhes permitem ligarem-se e inativarem as PLP alteradas expressas por MRSA, MRSE e *S. pneumoniae* resistente à penicilina. Atualmente, a *ceftarolina* e o *ceftobiprol* (não disponíveis nos Estados Unidos) são os fármacos usados dessa classe.

A *ceftarolina fosamila* é uma cefalosporina com atividade Gram-negativa comparável à da *cefotaxima*. Sua característica singular é a atividade de Gram-positiva ampliada, especialmente sua capacidade de ligar-se às PLP de baixa afinidade do MRSA e do *S. pneumoniae* resistente à penicilina. Mais de 95% das cepas de MRSA e *S. pneumoniae* resistente à penicilina são inibidas pela *ceftarolina*. A preparação parenteral é um profármaco, que é rapidamente convertido a *ceftarolina* ativa com a administração intravenosa. O antibiótico é eliminado principalmente pelos rins, com $t_{1/2}$ de cerca de 2 horas. A *ceftarolina* tem ligação reduzida às proteínas (cerca de 20%) e parece distribuir-se bem na maioria dos tecidos, embora a penetração no LCS ainda não tenha sido bem caracterizada.

O *ceftobiprol medocarila* (não disponível nos Estados Unidos) tem atividade semelhante à da *ceftarolina* contra bactérias Gram-positivas. Seu espectro contra microrganismos Gram-negativos inclui atividade semelhante à da *ceftazidima* contra espécies de *Pseudomonas* e outros bacilos Gram-negativos. Assim como a *ceftarolina*, sua formulação intravenosa é um profármaco, que é rapidamente clivado à sua molécula ativa. O perfil farmacocinético é semelhante ao da *ceftarolina*.

Reações adversas

Os efeitos adversos de maior preocupação são as reações de hipersensibilidade às cefalosporinas, que são semelhantes na sua manifestação àquelas causadas pelas penicilinas; entretanto, são geralmente menos frequentes do que as reações dessa classe. São observadas reações imediatas como anafilaxia, broncospasmo e urticária. Com maior frequência, verifica-se o desenvolvimento de exantema maculopapuloso, geralmente depois de vários dias de tratamento, que pode ou não ser acompanhado de febre e eosinofilia. A reatividade cruzada alérgica (i.e., a probabilidade de um paciente com reação de hipersensibilidade à penicilina de apresentar uma reação a uma cefalosporina) parece ser principalmente determinada por reações às cadeias laterais dos β-lactâmicos, que podem ser semelhantes entre agentes de diferentes classes, e não às estruturas do anel central dos β-lactâmicos. Dessa maneira, a estimativa da probabilidade de reação cruzada entre uma penicilina e uma cefalosporina depende dos antibióticos envolvidos (Chaudhry et al., 2019). Os pacientes com história de reação à penicilina leve ou cronologicamente distante parecem ter risco baixo de reação alérgica depois da administração de uma cefalosporina. Todavia, pacientes com história de reação imediata grave a uma penicilina devem realizar testes cutâneos para confirmar a alergia à penicilina antes da administração de cefalosporina ou do início de uma cefalosporina por meio de um protocolo de dose de teste, dependendo da cefalosporina específica utilizada.

Uma reação de Coombs positiva ocorre frequentemente nos pacientes tratados com doses altas de uma cefalosporina, mas raramente há hemólise. Em casos raros, as cefalosporinas provocaram depressão da medula óssea evidenciada por granulocitopenia. As cefalosporinas, quando usadas isoladamente nas doses recomendadas, raramente provocam toxicidade renal significativa. Quando são utilizadas nas doses recomendadas, as outras cefalosporinas raramente causam toxicidade renal significativa. Pode ocorrer diarreia em consequência da administração de cefalosporinas, e ela pode ser mais frequente com o uso de *cefoperazona*, talvez em virtude de sua maior excreção na bile. A alta afinidade de ligação da *ceftriaxona* à albumina sérica pode deslocar a bilirrubina e causar icterícia nos recém-nascidos; por essa razão, a *cefotaxima* é o antibiótico preferido para essa população de pacientes. As cefalosporinas que contêm um grupo tiotetrazol (*cefazolina*, *cefamandol* [não disponível nos Estados Unidos], *cefotetana* e *cefoperazona* [não disponível nos Estados Unidos]) podem prolongar o tempo de protrombina, um efeito que pode estar associado a sangramento clinicamente significativo entre pacientes tratados com anticoagulantes ou que apresentam deficiência de vitamina K. Foi relatada a ocorrência de encefalopatia e estado de mal epiléptico não convulsivo com o uso de *cefepima*, particularmente quando administrada em doses altas ou a pacientes com disfunção renal ou lesão cerebral preexistente.

Usos terapêuticos

As **cefalosporinas de primeira geração** são opções excelentes para tratar infecções da pele e dos tecidos moles, tendo em vista sua atividade contra *S. pyogenes* e MSSA (Stevens et al., 2014). Uma dose única de *cefazolina* administrada pouco antes de um procedimento cirúrgico é a profilaxia preferida para operações nas quais os patógenos prováveis fazem parte da flora cutânea (Bratzler et al., 2013). A *cefazolina* parenteral (2 g por via intravenosa a cada 8 h) é o fármaco de escolha para infecções graves, incluindo endocardite, causadas por MSSA (Baddour et al., 2015). Os agentes orais dessa geração também possuem utilidade nas infecções das vias aéreas superiores leves a moderadas (p. ex., faringite) e nas infecções do trato urinário (p. ex., *cefalexina* 250-500 mg por via oral a cada 6 h).

As **cefalosporinas de segunda geração** geralmente foram substituídas por agentes de terceira geração. As cefalosporinas orais de segunda geração podem ser usadas para tratar infecções respiratórias, embora não sejam ideais (em comparação com a *amoxicilina* oral) para tratar pneumonia e otite média causadas por *S. pneumoniae* resistente à penicilina. A *cefoxitina* e a *cefotetana* desempenham um papel importante na profilaxia perioperatória dos pacientes submetidos a procedimentos cirúrgicos intra-abdominais e ginecológicos. Elas também podem ser usadas para tratar algumas infecções causadas por anaeróbios ou aeróbios/anaeróbios mistos, inclusive peritonite e doença inflamatória pélvica; contudo, em razão da resistência crescente das cepas de *B. fragilis*, esses antibióticos devem ser reservados para tratar infecções leves a moderadas.

As **cefalosporinas de terceira geração** estão entre os antibióticos preferidos para tratar infecções graves causadas por *E. coli*, *Klebsiella*, *Proteus*, *Providencia*, *Serratia* e espécies de *Haemophilus*. A *ceftriaxona* é o tratamento de escolha para todos os tipos de gonorreia e formas graves da doença de Lyme. A *cefotaxima* e a *ceftriaxona* em doses mais altas (2 g a cada 12 h em adultos) são usadas no tratamento empírico da meningite em adultos e crianças sem imunocomprometimento (em combinação com *vancomicina* e *ampicilina*, enquanto se aguarda a identificação do agente etiológico), em virtude de sua excelente atividade contra *H. influenzae*, *S. pneumoniae* sensível, *N. meningitidis* e bactérias Gram-negativas entéricas (Tunkel et al., 2004). As cefalosporinas de terceira geração carecem de atividade contra *L. monocytogenes* e pneumococos resistentes à penicilina, que podem causar meningite adquirida na comunidade. Os espectros antimicrobianos da *cefotaxima* e da *ceftriaxona* são excelentes para o tratamento da pneumonia adquirida na comunidade (com acréscimo de um agente não β-lactâmico com atividade contra patógenos respiratórios atípicos para cobertura empírica).

As **cefalosporinas antipseudômonas** são indicadas para o tratamento empírico de infecções nosocomiais, em que *Pseudomonas* e outros bacilos Gram-negativos resistentes provavelmente são os patógenos, incluindo pneumonia, infecções do trato urinário e infecções intra-abdominais (nesse último caso, em combinação com um agente com atividade contra microrganismos anaeróbios). A *ceftolozana/tazobactam* pode ter atividade superior contra algumas cepas de *Pseudomonas* resistente à ceftazidima, enquanto a *cefepima* tem atividade superior contra cepas nosocomiais de *Enterobacter*, *Citrobacter* e *Serratia* spp. A atividade da *ceftazidima*, da *ceftolozana/tazobactam* e da *cefepima* é variável contra cepas produtoras de ESBL e ausente contra cepas que expressam KPC; a *ceftazidima/avibactam* tem mais probabilidade de ser ativa contra esses microrganismos altamente resistentes. O *cefiderocol* geralmente é reservado para o tratamento de patógenos Gram-negativos extensamente resistente a fármacos, contra os quais há poucos ou nenhum antibiótico alternativo ativo.

As **cefalosporinas anti-MRSA** normalmente são usadas para pacientes com infecções graves suspeitas ou documentadas causadas por estafilococos ou estreptococos. A dose de *ceftarolina* é de 600 mg a cada 12 horas para o tratamento da pneumonia adquirida na comunidade ou, se houver suspeita de MRSA, a cada 8 horas.

Outros antibióticos β-lactâmicos

Carbapenêmicos

Os carbapenêmicos são β-lactâmicos que contêm um anel β-lactâmico acoplado e uma estrutura anelar de cinco elementos, que difere das penicilinas por ser insaturado e conter um átomo de carbono em lugar do átomo de enxofre. Essa classe de antibióticos tem espectro de atividade mais amplo do que a maioria dos outros antibióticos β-lactâmicos, em grande parte devido à sua maior resistência à hidrólise mediada pela β-lactamase.

Imipeném/cilastatina e imipeném/cilastatina/relebactam

O *imipeném* é formulado em combinação com a cilastatina (*imipeném/cilastatina*), um fármaco que inibe a degradação do *imipeném* por uma dipeptidase tubular renal e prolonga a sua $t_{1/2}$. Agora, o *imipeném* está disponível como coformulação com o inibidor de β-lactamase *relebactam* (*imipeném/cilastatina/relebactam*), que estende o seu espectro contra microrganismos produtores de carbapenemases. Para abreviar, omitiremos a *cilastatina* quando esses agentes forem citados mais adiante.

Atividade antimicrobiana Assim como outros antibióticos β-lactâmicos, o *imipeném* liga-se às PLP, interrompe a síntese da parede celular bacteriana e leva os microrganismos sensíveis à morte. Ele é altamente resistente à hidrólise pela maioria das β-lactamases. A atividade *in vitro* do *imipeném* é excelente contra uma ampla variedade de microrganismos aeróbios e anaeróbios. Os estreptococos, incluindo *S. pneumoniae* resistente à penicilina; *Enterococcus faecalis*; estafilococos (incluindo cepas produtoras de penicilinase, mas não MRSA); e *Listeria* (embora a *ampicilina* seja mais ativa) normalmente são todos sensíveis. A atividade é excelente contra as Enterobacterales, com exceção de cepas emergentes produtoras de carbapenemase. As cepas de *Pseudomonas* e *Acinetobacter* são, em sua maioria, inibidas, porém a resistência aos carbapenêmicos entre esses microrganismos está aumentando e pode surgir durante a terapia. Os anaeróbios (inclusive *B. fragilis*) são altamente sensíveis. O *imipeném* também tem atividade contra espécies de *Nocardia* e algumas espécies de micobactérias de crescimento rápido. A adição de *relebactam* restaura a atividade do *imipeném* contra a maioria das Enterobacterales produtoras de carbapenemases, mas não produtoras de metalo-β-lactamase; a atividade da combinação contra *Pseudomonas* resistente ao *imipeném* é variável.

ADME e reações adversas O *imipeném* não é absorvido por via oral. O fármaco é rapidamente hidrolisado por uma dipeptidase encontrada na borda em escova do túbulo renal proximal. O *imipeném* e a *cilastatina* têm $t_{1/2}$ de cerca de 1 hora. Quando administrado junto com a *cilastatina*, cerca de 70% do *imipeném* é recuperado da urina na forma do fármaco ativo. A dose deve ser ajustada para pacientes que apresentam insuficiência renal. A $t_{1/2}$ do *relebactam* também é de cerca de 1 hora, e o fármaco é excretado na urina. As reações adversas mais comuns são náusea e vômitos (1-20%) entre o *imipeném* e o *imipeném/relebactam*. Também foram observadas convulsões em até 1,5% dos pacientes, particularmente quando são administradas altas doses a pacientes que têm lesões do SNC e insuficiência renal. A maioria dos pacientes alérgicos a outros antibióticos β-lactâmicos pode receber carbapenêmicos com segurança; todavia, naqueles que apresentam reações graves do tipo imediato, deve-se considerar o uso inicial de carbapenêmico após um protocolo de dose de teste.

Usos terapêuticos O *imipeném*, administrado na dose de 500 a 1.000 mg por via intravenosa a cada 6 a 8 horas na presença de função renal normal, é efetivo para uma ampla variedade de infecções, como infecções do trato urinário e das vias aéreas inferiores; infecções intra-abdominais e ginecológicas; e infecções de pele, tecidos moles, osso e articulações. Seu principal papel consiste no tratamento empírico de infecções graves em pacientes hospitalizados com risco de patógenos resistentes, como os que receberam recentemente outros antibióticos β-lactâmicos. Quando o *imipeném* é usado para tratar infecções graves por *P. aeruginosa*, a bactéria pode desenvolver resistência durante o tratamento. O *imipeném/relebactam* é reservado para o tratamento de patógenos Gram-negativos resistentes a todos os outros antibióticos alternativos ou a quase todos.

Meropeném e meropeném/vaborbactam

Meropeném é um derivado da *tienamicina* que não precisa ser administrado com *cilastatina* porque não é sensível à dipeptidase renal. Pode ser coformulado com *vaborbactam*, um inibidor da β-lactamase.

Atividade antimicrobiana Os espectros de atividade do *imipeném* e do *meropeném* são amplamente semelhantes, porém o *meropeném* é um pouco menos ativo contra microrganismos Gram-positivos – particularmente *Enterococcus* – e mais ativo contra microrganismos Gram-negativos. À semelhança do *imipeném*, as carbapenemases que os microrganismos Gram-negativos podem produzir podem tornar o *meropeném* ineficaz; o *vaborbactam* restaura a sensibilidade de um grande subgrupo desses microrganismos ao *meropeném*.

ADME e reações adversas O *meropeném* e o *meropeném/vaborbactam* estão disponíveis para administração intravenosa e sofrem depuração renal, com meias-vidas da ordem de 1 hora. Embora normalmente sejam infundidos durante 30 minutos, prolongar a infusão para 3 horas pode aumentar o tempo durante o qual as concentrações de *meropeném* permanecem acima da CIM do microrganismo, o que possibilita o tratamento de patógenos com baixo nível de resistência. Seus efeitos tóxicos são semelhantes aos do *imipeném*, com exceção de que pode ter menos tendência a causar crises convulsivas; por essa razão, o *meropeném* é preferível para tratar meningite quando é necessário usar um carbapenêmico. É notável observar que o *meropeném* e outros carbapenêmicos em menor grau reduzem significativamente as concentrações séricas do agente antiepiléptico *ácido valproico*, de modo que não devem ser coadministrados com esse fármaco.

Usos terapêuticos À semelhança do *imipeném*, o *meropeném* normalmente é usado para infecções hospitalares dos tratos respiratório, GI e urinário quando há suspeita de microrganismos resistentes às cefalosporinas ou penicilinas (na dose de 1 a 2 g a cada 8 h em pacientes com função renal normal). O *meropeném/vaborbactam* é reservado para patógenos Gram-negativos multirresistentes (2 g de *meropeném* e 2 g de *vaborbactam* administrados a cada 8 h na presença de função renal normal).

Ertapeném
O *ertapeném* difere do *imipeném* e do *meropeném* por ter uma $t_{1/2}$ mais longa, que possibilita a sua administração 1 vez/dia, e por não apresentar atividade clinicamente útil contra *Enterococcus*, *P. aeruginosa* e *Acinetobacter* spp. Sua atividade contra Enterobacterales, incluindo cepas produtoras de ESBL e anaeróbios, o faz ser útil nas infecções intra-abdominais e do trato urinário. Uma vantagem desse fármaco é a sua administração em dose única diária (1 g por via intravenosa), o que facilita o tratamento ambulatorial.

Doripeném
O *doripeném* (não disponível nos Estados Unidos) apresenta um espectro de atividade semelhante ao do *meropeném*, com maior atividade contra algumas cepas resistentes de *Pseudomonas*.

Monobactâmicos
Os monobactâmicos são β-lactâmicos que contêm apenas um anel β-lactâmico fundido, não um anel de tiazolidina ou di-hidrotiazidina. Atualmente, o *aztreonam* é o único representante dessa classe disponível para uso terapêutico.

Aztreonam
O *aztreonam* é resistente às β-lactamases de espectro restrito, que são produzidas pela maioria das bactérias Gram-negativas, assim como às metalo-β-lactamases, mas não à maioria das β-lactamases do tipo KPC de espectro ampliado. O *aztreonam* é ativo apenas contra bactérias Gram-negativas e não tem qualquer atividade contra bactérias Gram-positivas e microrganismos anaeróbios. As atividades contra Enterobacterales e *P. aeruginosa* são semelhantes às da *ceftazidima*. Ele também é altamente ativo *in vitro* contra *H. influenzae*. O *aztreonam* é administrado por via intramuscular, intravenosa ou como formulação inalada. A $t_{1/2}$ de eliminação do *aztreonam* administrado por via intravenosa é de 1,7 hora; a maior parte do fármaco é recuperada em sua forma inalterada na urina. A $t_{1/2}$ é prolongada para cerca de 6 horas nos pacientes anéfricos. Uma característica notável é a ausência de reatividade cruzada alérgica com outros antibióticos β-lactâmicos, com a possível exceção da *ceftazidima*, da *ceftolozana* e do *cefiderocol*, com os quais compartilha cadeias laterais semelhantes ou idênticas. Por conseguinte, o *aztreonam* é útil no tratamento de infecções por microrganismos Gram-negativos em pacientes com reações de hipersensibilidade graves a outras classes de β-lactâmicos. O *aztreonam* desempenha um papel crescente no tratamento de microrganismos produtores de metalo-β-lactamase, visto que geralmente é estável a essas enzimas; entretanto, como pode ocorrer produção concomitante de enzimas que hidrolisam o *aztreonam*, esse fármaco frequentemente é coadministrado com *ceftazidima/avibactam* nesses casos (uma combinação específica de *aztreonam/avibactam* está em fase de desenvolvimento). A formulação para inalação é usada para reduzir a frequência de exacerbações pulmonares associadas a *Pseudomonas* em pacientes com fibrose cística. Em geral, o *aztreonam* é bem tolerado, embora possa ocorrer hepatotoxicidade, particularmente em lactentes e crianças pequenas.

Outros disruptores do envelope celular

Glicopeptídeos
Os glicopeptídeos oferecem outro mecanismo pelo qual a via de síntese da parede celular nas bactérias pode ser usada como alvo. O fármaco original da classe dos glicopeptídeos é a *vancomicina*, um antibiótico glicopeptídico tricíclico produzido por *Streptococcus orientalis*.

A *teicoplanina* é uma mistura de glicopeptídeos relacionados disponível como antibiótico na Europa. A *teicoplanina* assemelha-se à *vancomicina* na sua estrutura química, mecanismo de ação, espectro de atividade e via de eliminação (i.e., principalmente renal). Recentemente, foi introduzida na prática clínica uma nova geração de congêneres de glicopeptídeos, os lipoglicopeptídeos. Esses agentes incluem a *telavancina*, a *dalbavancina* e a *oritavancina*.

Atividade antimicrobiana
A *vancomicina* possui atividade contra a grande maioria das bactérias Gram-positivas, incluindo MRSA, estreptococos resistentes à penicilina e enterococos resistentes à *ampicilina*. Os microrganismos Gram-positivos intrinsecamente resistente à *vancomicina* incluem *Lactobacillus*, *Leuconostoc*, *Pediococcus* e *Erysipelothrix*; a sensibilidade à *vancomicina* entre espécies de *Enterococcus* é variável. Essencialmente, todas as espécies de bactérias Gram-negativas e micobactérias são resistentes aos glicopeptídeos. Em geral, a atividade da *teicoplanina*, *telavancina*, *dalbavancina* e *oritavancina* é semelhante à da *vancomicina*; esses agentes também são ativos contra alguns enterococos resistentes à *vancomicina* (Goldstein et al., 2004).

Mecanismo de ação
Os glicopeptídeos inibem a síntese da parede celular em bactérias sensíveis por meio de ligação não covalente de alta afinidade à extremidade terminal D-alanil-D-alanina das unidades precursoras da parede celular. Isso provoca bloqueio direto por impedimento estérico da polimerização mediada por transglicosidase e da ligação cruzada mediada por PLP das unidades da parede celular (de forma semelhante aos β-lactâmicos) (Fig. 58-5). Em virtude de seu grande tamanho molecular, são incapazes de penetrar na membrana externa das bactérias Gram-negativas. Os lipoglicopeptídeos são capazes de sofrer dimerização e ancorar suas porções lipídicas na membrana bacteriana, permitindo uma maior ligação ao sítio-alvo de D-Ala-D-Ala e maior potência. A *telavancina* e a *oritavancina* possuem um segundo mecanismo de ação: a ruptura direta da membrana bacteriana. Esse efeito leva a uma atividade bactericida mais rápida que a da *vancomicina*.

Resistência aos glicopeptídeos e lipoglicopeptídeos
Cepas de enterococos resistentes a glicopeptídeos, principalmente *E. faecium*, emergiram como importantes patógenos nosocomiais em hospitais dos Estados Unidos. Os determinantes da resistência à *vancomicina* estão localizados em um transpóson que é prontamente transferível entre enterococos e, potencialmente, entre outras bactérias Gram-positivas. Normalmente, essas cepas são resistentes a múltiplos antibióticos, incluindo *estreptomicina*, *gentamicina* e *ampicilina*.

A resistência dos enterococos aos glicopeptídeos é resultado de uma alteração do alvo D-alanil-D-alanina para D-alanil-D-lactato ou D-alanil-D-serina, ambos os quais se ligam precariamente aos glicopeptídeos (Zeng et al., 2016). São necessárias várias enzimas dentro do grupo de genes *van* para que ocorra essa alteração do alvo. O genótipo *vanA* confere resistência induzível à *teicoplanina* e à *vancomicina* em *E. faecium* e *E. faecalis*. Em concordância com seu duplo modo de ação, enquanto as CIM para a *telavancina* e a *oritavancina* podem aumentar em cepas que expressam *vanA*, elas frequentemente permanecem na faixa sensível. Em contrapartida, as cepas que expressam *vanA* são, com frequência, resistentes à *dalbavancina*. O genótipo *vanB*, que tende a conferir um menor nível de resistência, também foi identificado em *E. faecium* e *E. faecalis*. O traço é induzível pela *vancomicina*, mas não pela *teicoplanina*; em consequência, muitas cepas permanecem sensíveis à *teicoplanina*. Em geral, a *telavancina*, a *dalbavancina* e a *oritavancina* também são ativas. O genótipo *vanC*, que confere resistência apenas à *vancomicina*, é o menos importante do ponto de vista clínico e o menos caracterizado.

S. aureus e estafilococos coagulase-negativos podem expressar uma sensibilidade reduzida ou "intermediária" à *vancomicina* (CIM de 4-8 μg/mL) ou, muito raramente, resistência de alto nível (CIM ≥ 16 μg/mL) (Howden et al., 2010). A resistência intermediária está associada a um fenótipo heterogêneo, em que uma pequena proporção de células dentro da população (1 em 10^5 a 1 em 10^6 unidades formadoras

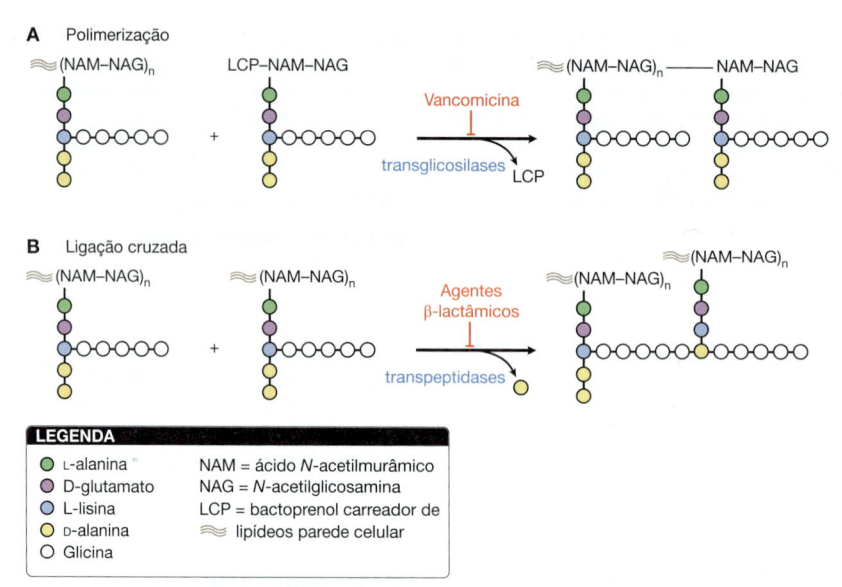

Figura 58-5 *Inibição da síntese da parede celular bacteriana em bactérias Gram-positivas: vancomicina e agentes β-lactâmicos.* A *vancomicina* e outros glicopeptídeos inibem a polimerização ou reação de transglicosilase (**A**) por meio de sua ligação à extremidade terminal D-alanil-D-alanina da unidade precursora da parede celular ligada a seu carreador lipídico, com bloqueio da ligação ao polímero de glicopeptídeo (indicado pelo subscrito n). Esses polímeros de peptideoglicano $(NAM-NAG)_n$ estão localizados dentro da parede celular. A resistência do tipo VanA se deve à expressão de enzimas que modificam o precursor da parede celular pela substituição de D-alanina por D-lactato terminal, reduzindo a afinidade pela *vancomicina* em 1.000 vezes. Os antibióticos β-lactâmicos inibem a reação cruzada ou reação de transpeptidase (**B**) que liga as cadeias de polímero de glicopeptídeos pela formação de uma ponte cruzada com o peptídeo principal (neste exemplo, as cinco glicinas) de uma cadeia, deslocando a D-alanina terminal de uma cadeia adjacente. Os glicopeptídeos também podem atuar por meio desse mecanismo.

de colônias) crescerá na presença de concentrações de *vancomicina* superiores a 4 µg/mL. Ciclos de tratamento anteriores e a presença de baixos níveis de *vancomicina* podem predispor os pacientes a infecções e falha do tratamento com cepas de resistência intermediária à *vancomicina*. Normalmente, essas cepas são resistentes à *meticilina* e a vários outros antibióticos; sua emergência é uma grande preocupação, devido ao papel proeminente da *vancomicina* no tratamento da infecção por MRSA. Cepas de *S. aureus* com alto nível de resistência à *vancomicina* (CIM ≥ 32 µg/mL) abrigam um plasmídeo conjugativo no qual o transpóson vanA é integrado por uma transferência de gene horizontal interespécie de *E. faecalis* para um MRSA (Limbago et al., 2014). Essas cepas são variavelmente sensíveis à *teicoplanina* e aos lipoglicopeptídeos.

ADME

Todos os glicopeptídeos são pouco absorvidos após administração oral; a formulação oral de *vancomicina* é exclusivamente usada em pacientes com colite por *C. difficile*. A *vancomicina* só deve ser administrada por via intravenosa, e não por via intramuscular, devido à dor causada pela injeção intramuscular. Cerca de 30% da *vancomicina* liga-se às proteínas plasmáticas. A *vancomicina* aparece em vários líquidos corporais, incluindo no LCS quando as meninges estão inflamadas (7-300%), na bile e nos líquidos pleural, pericárdico, sinovial e ascítico. Cerca de 90% de uma dose de vancomicina injetada é excretada por filtração glomerular; a $t_{1/2}$ de eliminação é de cerca de 6 horas na presença de função renal normal. O fármaco acumula-se se houver comprometimento da função renal, e é necessário efetuar ajustes da dose. O fármaco pode ser depurado do plasma com hemodiálise.

A *teicoplanina* pode ser administrada por injeção intramuscular, bem como por via intravenosa. Uma dose intravenosa de 1 g em adultos produz concentrações plasmáticas de 15 a 30 µg/mL 1 hora após uma infusão de 1 a 2 horas. A *teicoplanina* liga-se altamente às proteínas plasmáticas (90-95%) e apresenta uma $t_{1/2}$ de eliminação sérica extremamente longa (de até 100 h), o que permite a sua administração em uma dose única diária. A excreção ocorre por filtração glomerular.

A *telavancina* alcança concentrações máximas de cerca de 90 µg/mL quando administrada na dose de 10 mg/kg 1 vez/dia. Liga-se altamente às proteínas (> 90%), com $t_{1/2}$ de cerca de 7 horas. Estudos de penetração do fármaco no líquido do revestimento epitelial e no líquido de bolhas da pele demonstraram concentrações teciduais adequadas para proporcionar uma terapia eficaz. A *telavancina* é eliminada principalmente (70-80%) por excreção renal, com pequeno componente do metabolismo. É necessário um ajuste da dose na disfunção renal.

A *dalbavancina* e *oritavancina* possuem propriedades farmacocinéticas únicas, que permitem uma dosagem intermitente (semanal ou menos frequente). Ambas se caracterizam por uma $t_{1/2}$ plasmática extremamente longa (da ordem de 10 dias para a eliminação terminal) e ligam-se altamente (> 90%) às proteínas. A penetração da *dalbavancina* no líquido de bolhas da pele e no osso parece ser adequada, porém a penetração no LCS é muito baixa. Entre 33 e 50% da *dalbavancina* é eliminada em sua forma inalterada na urina, e recomenda-se um ajuste da dose na presença de disfunção renal. A *oritavancina* tem um grande volume de distribuição (cerca de 1 L/kg). A excreção renal é muito lenta, e não há necessidade de ajuste da dose na disfunção renal leve a moderada.

Usos terapêuticos

A *vancomicina* deve ser infundida em uma velocidade que não deve ser de mais de 1 g/h, de modo a evitar reações adversas relacionadas com a infusão; as doses iniciais recomendadas para adultos normalmente estão na faixa de 30 a 45 mg/kg/dia, em 2 ou 3 doses fracionadas. É necessário alterar a dosagem para pacientes com comprometimento da função renal. Em pacientes funcionalmente anéfricos e naqueles submetidos à diálise com membranas sem alto fluxo, a administração de 1 g (cerca de 15 mg/kg) a cada 5 a 7 dias normalmente produz níveis séricos adequados. Em pacientes que recebem diálise de alta eficiência ou de alto fluxo intermitente, são normalmente necessárias doses de manutenção administradas depois de cada sessão de diálise. Para o tratamento da colite por *C. difficile*, a *vancomicina* está disponível na forma de cápsulas para administração oral ou na forma de solução oral preparada comercialmente; como alternativa, a formulação intravenosa pode ser manipulada em uma solução para administração oral. A dose oral recomendada de *vancomicina* é de 125 mg 4 vezes/dia, com escalonamento para até 500 mg 4 vezes/dia para pacientes com doença que comporta risco de vida.

As recomendações de monitoramento e a exposição a fármacos-alvo para a *vancomicina* estão evoluindo. Anteriormente, as recomendações exigiam monitoramento das concentrações séricas mínimas, 30 minutos antes da administração de uma dose, no estado de equilíbrio dinâmico, normalmente antes da quarta dose de determinado esquema posológico. Recomenda-se uma concentração sérica mínima de pelo menos 10 μg/mL; para pacientes com infecções mais graves, incluindo endocardite, osteomielite, meningite e pneumonia por MRSA, são recomendados níveis mínimos de 15 a 20 μg/mL. Entretanto, dados mais recentes sugerem o uso da área sob a curva como alvo mais adequado para exposições à *vancomicina*. Assim, as novas diretrizes recomendam ter como alvo uma área sob a curva entre 400 e 600 mg*h/L para infecções graves por MRSA (Rybak et al., 2020). A área sob a curva pode ser estimada por meio de determinação de um ou mais níveis durante um intervalo de dosagem e aplicação de procedimentos padrão baseados na população ou bayesianos.

A *telavancina* é administrada por via intravenosa em uma dose de 10 mg/kg/dia, com necessidade de ajuste da dose para pacientes com disfunção renal. A dosagem aprovada de *dalbavancina* intravenosa para o tratamento de infecções de pele e tecidos moles é de 1.000 mg no início do tratamento, seguida de uma dose de 500 mg 7 dias depois. A *dalbavancina* pode ser administrada em dose única de 1.500 mg por via intravenosa para infecções de pele e tecidos moles. A *oritavancina* foi estudada para infecções de pele e tecidos moles em dose única intravenosa de 1.200 mg. Diversos esquemas de múltiplas doses para a *dalbavancina* e a *oritavancina* no tratamento de infecções complicadas, como a osteomielite, estão em fase de investigação.

Infecções de pele/tecidos moles e ossos/articulações
A *vancomicina* há muito tempo é um pilar no tratamento de infecções de pele/tecidos moles e ossos/articulações, em que os principais patógenos são microrganismos Gram-positivos, incluindo MRSA (Stevens et al., 2014). A *telavancina*, a *dalbavancina* e a *oritavancina* oferecem alternativas para o tratamento dessas condições, porém a *dalbavancina* e a *oritavancina* oferecem a opção de dose única ou infrequente.

Infecções respiratórias
A *vancomicina* é usada no tratamento da pneumonia quando há suspeita de MRSA. Como a penetração desse fármaco no tecido pulmonar é relativamente baixa, recomenda-se uma dosagem agressiva. Em estudos de pneumonia nosocomial por patógenos Gram-positivos, a *telavancina* demonstrou ter uma eficácia semelhante à *vancomicina*.

Infecções do SNC
A *vancomicina* é um componente-chave no tratamento empírico inicial da meningite bacteriana adquirida na comunidade em locais onde o *S. pneumoniae* resistente à penicilina é comum (Tunkel et al., 2004). A penetração da *vancomicina* através das meninges é fraca, particularmente com a coadministração de esteroides; por esse motivo, o uso de dosagem agressiva normalmente é justificado. A *vancomicina* também é usada no tratamento da meningite nosocomial, frequentemente causada por estafilococos. A *vancomicina* intraventricular (em doses de 10-20 mg 1 vez/dia) é usada em infecções de derivação ventricular.

Endocardite e infecções de cateteres vasculares
A *vancomicina* é a terapia-padrão para a endocardite estafilocócica quando a cepa é resistente à *meticilina* ou quando o paciente apresenta alergia grave à penicilina (Baddour et al., 2015). Entretanto, os β-lactâmicos como a *nafcilina* ou a *cefazolina* são mais efetivos do que a *vancomicina* no tratamento de infecções da corrente sanguínea por MSSA; por essa razão, os pacientes só devem receber *vancomicina* para infecções causadas por MSSA se tiverem alergia com risco de vida documentada. A *vancomicina* é uma alternativa eficaz para o tratamento da endocardite causada por estreptococos *viridans* em pacientes alérgicos à penicilina. Em associação com um aminoglicosídeo, a *vancomicina* pode ser usada para a endocardite enterocócica em pacientes com alergia grave à penicilina ou para cepas resistentes à penicilina. A *vancomicina* é usada no tratamento de infecções de cateteres vasculares por microrganismos Gram-positivos.

Outras infecções
A *vancomicina* administrada por via oral é um fármaco de escolha para pacientes com diarreia associada a *C. difficile*. Com frequência, ela é usada como componente da terapia empírica para pacientes com febre e neutropenia. É também usada na profilaxia cirúrgica em pacientes com alergias a β-lactâmicos ou se houver alto risco de infecção por MRSA.

Efeitos adversos

Reações associadas à infusão A infusão intravenosa rápida de *vancomicina* pode provocar reações eritematosas ou urticariformes, rubor, taquicardia e, raramente, hipotensão. O rubor extremo que pode ocorrer não é uma reação alérgica, mas o efeito direto do fármaco nos mastócitos, induzindo a liberação de histamina. Normalmente, essa reação pode ser reduzida pela administração mais lenta de *vancomicina*, algumas vezes com pré-medicação com bloqueadores da histamina. Em geral, essa reação não é observada com a *teicoplanina*, porém foi relatada com o uso de lipoglicopeptídeos (i.e., *telavancina*).

Nefrotoxicidade As formulações iniciais de *vancomicina* continham impurezas que estavam associadas a uma alta incidência de nefrotoxicidade. Com a disponibilidade de formulações livres de impurezas, surgiu a dúvida sobre o fato de a *vancomicina* ser intrinsecamente nefrotóxica. Entretanto, como a faixa posológica recomendada de *vancomicina* aumentou, parece claro que existe, de fato, um grau de nefrotoxicidade relacionada com a dose (Lodise et al., 2009). A coadministração com algumas penicilinas pode aumentar ainda mais o risco de nefrotoxicidade. Os resultados dos ensaios clínicos conduzidos sugerem que a nefrotoxicidade da *telavancina* pode ultrapassar a da *vancomicina*.

Outros efeitos tóxicos e irritativos As reações de hipersensibilidade verdadeiras produzidas por glicopeptídeos são menos comuns do que as reações pseudoalérgicas relacionadas com a infusão e incluem exantemas maculares e anafilaxia. Devido às meias-vidas longas da *dalbavancina* e da *oritavancina*, existe preocupação com efeitos prolongados caso os pacientes sofram uma reação de hipersensibilidade grave, embora até o momento poucas reações prolongadas ou tardias tenham sido descritas. A *telavancina* pode causar prolongamento do intervalo QT e é contraindicada durante a gravidez, devido aos efeitos teratogênicos observados em estudos com animais. Foi descrito um comprometimento auditivo, algumas vezes permanente, em associação ao uso de *vancomicina*; alguns pesquisadores acreditam que a ototoxicidade esteja associada a concentrações plasmáticas excessivas de *vancomicina* (60-100 μg/mL ou mais).

Interações medicamentosas A *oritavancina* tem efeito menor no metabolismo mediado por CYP; deve ser usada com *varfarina* apenas com cuidadoso monitoramento.

Lipopeptídeos

A *daptomicina*, o único membro dessa classe, é um antibiótico lipopeptídico cíclico derivado de *Streptomyces roseosporus* com atividade bactericida contra bactérias Gram-positivas, incluindo cepas resistentes à *vancomicina*.

Atividade antimicrobiana

A *daptomicina* é um antibiótico bactericida seletivamente ativo contra bactérias Gram-positivas aeróbias, facultativas e anaeróbias. A *daptomicina* pode ser ativa contra cepas resistentes à *vancomicina*, embora as CIM tendam a ser maiores para esses microrganismos do que para seus congêneres sensíveis à *vancomicina* (Critchley et al., 2003). A *daptomicina* carece de atividade clinicamente útil contra microrganismos Gram-negativos.

Mecanismo de ação

A *daptomicina* liga-se à membrana interna das bactérias, resultando em despolarização, perda do potencial de membrana e morte celular. Tem atividade bactericida dependente da concentração.

Resistência aos lipopeptídeos

Foi relatado o aparecimento de resistência à *daptomicina* durante o tratamento. A resistência ocorre mais comumente no tratamento de infecções de grande inóculo, como endocardite, e entre enterococos. Os mecanismos de resistência à *daptomicina* não foram totalmente caracterizados, mas parecem estar relacionados com mudanças na carga da superfície celular que impedem a ligação da *daptomicina* (Stefani et al., 2015). Curiosamente, a coadministração de β-lactâmicos com *daptomicina* (mesmo quando o patógeno é resistente ao β-lactâmico) pode reverter essa resistência; alguns dados iniciais sugerem que essas combinações podem ser efetivas no tratamento de infecções estafilocócicas e enterocócicas graves (Bartash e Nori, 2017).

ADME

A *daptomicina* é pouca absorvida por via oral e deve ser administrada por via intravenosa. A toxicidade direta para o músculo impede a injeção intramuscular. A $t_{1/2}$ sérica é de 8 a 9 horas, permitindo a administração de uma dose única diária. Cerca de 80% da dose administrada é recuperada na urina; uma pequena quantidade é excretada nas fezes. Embora o fármaco penetre adequadamente nos pulmões, é inativado pelo surfactante pulmonar e, portanto, não tem nenhuma utilidade no tratamento da pneumonia (Silverman et al., 2005). Se a duração da creatinina for inferior a 30 mL/min, a dose é administrada apenas a cada 48 horas. Para pacientes submetidos à hemodiálise, a dose deve ser administrada imediatamente após a diálise.

Usos terapêuticos

A *daptomicina* é indicada para o tratamento de infecções complicadas de pele e tecidos moles, além de bacteriemia e endocardite do lado direito complicadas, nas quais a sua eficácia é comparável à da vancomicina ou dos β-lactâmicos antiestafilocócicos (Fowler et al., 2006). As doses aprovadas pela FDA são de 4 a 6 mg/kg, porém os dados sugerem que doses mais altas (8-12 mg/kg) são bem toleradas e, portanto, recomendadas para infecções estafilocócicas e enterocócicas invasivas (Figueroa et al., 2009).

Efeitos adversos

Toxicidade musculoesquelética Pode haver elevações da creatina-cinase; isso não exige a interrupção do fármaco, a não ser que os níveis sejam mais de 10 vezes o limite superior do normal ou que os achados indiquem a possibilidade de miopatia inexplicável. Foi relatada a ocorrência rara de rabdomiólise. A pneumonia eosinofílica raramente foi descrita.

Interações medicamentosas A *daptomicina* não afeta as CYP e não apresenta nenhuma interação medicamentosa importante. Recomenda-se cautela quando a *daptomicina* é coadministrada com aminoglicosídeos ou com estatinas, devido aos riscos potenciais de nefrotoxicidade e miopatia, respectivamente (Bland et al., 2014).

Bacitracinas

A *bacitracina* é um antibiótico produzido pela cepa Tracy-I de *Bacillus subtilis*. As bacitracinas são um grupo de antibióticos polipeptídicos. Os produtos comerciais possuem diversos componentes; o principal constituinte é a *bacitracina A*. Uma unidade do antibiótico é equivalente a 26 μg do padrão da Farmacopeia dos Estados Unidos.

Atividade antimicrobiana, mecanismo de ação e resistência

A *bacitracina* inibe a síntese da parede celular; uma variedade de cocos e bacilos Gram-positivos, *Neisseria*, *H. influenzae* e *T. pallidum* são sensíveis ao fármaco na dose de 0,1 unidade/mL ou menos. *Actinomyces* e *Fusobacterium* são inibidos por concentrações de 0,5 a 5 unidades/mL. *Enterobacteriaceae*, *Pseudomonas*, *Candida* spp. e *Nocardia* são resistentes ao fármaco. Dispõe-se de poucos dados sobre a resistência à *bacitracina*.

ADME e usos terapêuticos

O uso atual limita-se, em grande parte, à aplicação tópica. A *bacitracina* está disponível em pomadas e cremes oftálmicos e dermatológicos. Dispõe-se de uma série de preparações tópicas de *bacitracina* às quais foram acrescentadas *neomicina* ou *polimixina B* ou ambas (com ou sem *pramoxina* ou *lidocaína*). Para infecções abertas, como eczema infectado e úlceras infectadas da derme, a aplicação local do antibiótico pode ser de alguma ajuda na erradicação das bactérias sensíveis. A *bacitracina* raramente produz hipersensibilidade. A conjuntivite supurativa e a úlcera de córnea infectada, quando causadas por bactérias sensíveis, respondem bem ao uso tópico de *bacitracina*. A *bacitracina* tem sido usada com sucesso limitado na erradicação dos estafilococos nos portadores nasais.

Efeitos adversos

Ocorre nefrotoxicidade devido ao uso parenteral de *bacitracina*.

RESUMO: Disruptores do envelope celular: antibacterianos β-lactâmicos, glicopeptídicos e lipopeptídicos

Fármacos	Usos terapêuticos	Farmacologia clínica e dicas
Penicilinas – inibidores da síntese da parede celular bacteriana		
Aspectos gerais: bactericidas, eliminação renal, reações de hipersensibilidade (erupções, anafilaxia)		
Penicilina G (IV), penicilina V (VO); formulações de depósito IM (benzatina, procaína)	• Infecções por *Streptococcus pneumoniae* sensíveis à penicilina: pneumonia, meningite • Faringite, endocardite e infecções da pele e dos tecidos moles causadas por estreptococos • Infecções por *Neisseria meningitidis* • Sífilis	• Atividade excelente contra *Treponema pallidum*, estreptococos β-hemolíticos, *N. meningitidis*, anaeróbios Gram-positivos • Boa atividade contra *S. pneumoniae* e estreptococos do grupo *viridans* • Penetração no LCS quando há inflamação
Penicilinas resistentes à penicilinase Oxacilina (IV), nafcilina (IV), dicloxacilina (VO)	• Infecções de pele e tecidos moles • Infecções graves causadas por MSSA	• Atividade excelente contra MSSA • Atividade boa contra estreptococos • Nafcilina não é eliminada pelos rins • Penetração no LCS quando há inflamação
Aminopenicilinas e combinações de aminopenicilina/inibidor de β-lactamase Amoxicilina (VO), ampicilina (VO/IV), amoxicilina/clavulanato (VO), ampicilina/sulbactam (IV)	• Infecções das vias aéreas (sinusite, faringite, otite média, pneumonia adquirida na comunidade) • Infecções por *Enterococcus faecalis* • Infecções por *Listeria* • Infecções intra-abdominais (amoxicilina/clavulanato, ampicilina/sulbactam)	• Ampicilina, amoxicilina: atividade excelente contra estreptococos β-hemolíticos, *E. faecalis*; atividade satisfatória contra *S. pneumoniae*, estreptococos *viridans*, *Haemophilus influenzae*; alguma atividade contra *Proteus*, *Escherichia coli* • Ampicilina/sulbactam, amoxicilina/clavulanato: atividade excelente contra *H. influenzae*, *Bacteroides fragilis*, *Proteus*; atividade satisfatória contra *E. coli*, *Klebsiella*, MSSA • Penetração no LCS quando há inflamação • Exantema mais comum do que com outras penicilinas; a amoxicilina/clavulanato tem mais efeitos adversos GI do que a amoxicilina isoladamente

(continua)

RESUMO: Disruptores do envelope celular: antibacterianos β-lactâmicos, glicopeptídicos e lipopeptídicos (*continuação*)

Fármacos	Usos terapêuticos	Farmacologia clínica e dicas
Penicilinas – inibidores da síntese da parede celular bacteriana Aspectos gerais: bactericidas, eliminação renal, reações de hipersensibilidade (erupções, anafilaxia) (*continuação*)		
Penicilinas antipseudômonas Piperacilina/tazobactam (IV)	• Infecções nosocomiais: pneumonia, infecções intra-abdominais, infecções do trato urinário	• Atividade: ampicilina/sulbactam: atividade excelente contra *E. coli, Klebsiella*; atividade boa contra *Pseudomonas, Citrobacter, Enterobacter* • Penetração precária do componente tazobactam no LCS
Cefalosporinas – inibidores da síntese da parede celular bacteriana Aspectos gerais: bactericidas, eliminação renal, reações de hipersensibilidade (erupções, anafilaxia)		
Cefalosporinas de primeira geração Cefazolina (IV), cefalexina (VO), cefadroxila (VO)	• Infecções de pele e tecidos moles • Infecções graves causadas por MSSA • Profilaxia cirúrgica perioperatória	• Atividade excelente contra MSSA e estreptococos • Alguma atividade contra *Proteus, E. coli* e *Klebsiella* • Penetração insatisfatória no LCS
Cefalosporinas de segunda geração Cefuroxima (IV/VO), cefoxitina (IV), cefotetana (IV), cefaclor (VO), cefprozila (VO)	• Infecções das vias aéreas superiores (sinusite, otite média) • Cefoxitina/cefotetana: infecções ginecológicas, profilaxia cirúrgica perioperatória	• Atividade boa contra MSSA, estreptococos, *H. influenzae, Proteus, E. coli* e *Klebsiella* • Cefoxitina/cefotetana: alguma atividade contra *B. fragilis*
Cefalosporinas de terceira geração Cefotaxima (IV), ceftriaxona (IV), cefpodoxima (VO), cefixima (VO), cefdinir (VO), cefditoreno (VO), ceftibuteno (VO)	• Pneumonia adquirida na comunidade, meningite, infecções do trato urinário • Endocardite estreptocócica • Gonorreia • Doença de Lyme grave	• Atividade excelente contra estreptococos, *H. influenzae, Proteus, E. coli, Klebsiella, Serratia, Neisseria* • Atividade boa contra MSSA • Ceftriaxona tem eliminação renal e não renal • Penetração adequada no LCS • Ceftriaxona: icterícia nuclear (*kernicterus*) neonatal (usar cefotaxima), pseudolitíase biliar
Cefalosporinas antipseudômonas Ceftazidima (IV), ceftolozana/tazobactam (IV), ceftazidima/avibactam (IV), cefepima (IV), cefiderocol (IV)	• Infecções nosocomiais: pneumonia, meningite, infecções urinárias, infecções intra-abdominais (com metronidazol)	• Atividade excelente contra *H. influenzae, Proteus, E. coli, Klebsiella, Serratia, Neisseria,* estreptococos, MSSA[a] • Atividade boa contra *Pseudomonas* (ceftazidima/avibactam, cefiderocol, ceftolozana/tazobactam >> ceftazidima, cefepima) • Alguma atividade contra *Enterobacter* (cefepima, ceftazidima/avibactam, cefiderocol >> ceftazidima, ceftolozana/tazobactam) • Ceftazidima/avibactam, cefiderocol ativos contra Enterobacterales produtoras de ESBL e KPC • Penetração adequada no LCS • Cefepima: encefalopatia com doses altas
Cefalosporinas anti-MRSA Ceftarolina (IV)	• Pneumonia adquirida na comunidade • Infecções de pele e tecidos moles	• Atividade excelente contra estreptococos, MSSA, MRSA[b] *H. influenzae, Proteus, E. coli, Klebsiella, Serratia*
Carbapenêmicos – inibidores da síntese da parede celular bacteriana Aspectos gerais: bactericidas, eliminação renal, reações de hipersensibilidade (erupções, anafilaxia), risco de crise convulsiva		
Imipeném/cilastatina (IV), imipeném/cilastatina/relebactam (IV), meropeném (IV), meropeném/vaborbactam (IV)	• Infecções nosocomiais: pneumonia, infecções intra-abdominais, infecções das vias urinárias • Meningite (meropeném)	• Atividade excelente contra estreptococos, MSSA, *H. influenzae, Proteus, E. coli, Klebsiella, Serratia, Enterobacter, B. fragilis* • Atividade boa contra *Pseudomonas Acinetobacter, Enterococcus faecalis*[c] • Atividade boa contra microrganismos Gram-negativos produtores de carbapenemase (imipeném/cilastatina/relebactam, meropeném/vaborbactam, apenas) • Penetração adequada no LCS • O imipeném é combinado na mesma fórmula com um inibidor de di-hidropeptidase (cilastatina) • Convulsões em altas doses em pacientes com história pregressa de convulsões (imipeném > meropeném)
Ertapeném (IV)	• Infecções adquiridas na comunidade e infecções nosocomiais sem risco de *Pseudomonas*	• Atividade excelente contra estreptococos, MSSA, *H. influenzae, Proteus, E. coli, Klebsiella, Serratia, Enterobacter, B. fragilis* • Carece de atividade contra *Pseudomonas, Acinetobacter, Enterococcus* • Risco menor de crises convulsivas do que com imipeném

(*continua*)

RESUMO: Disruptores do envelope celular: antibacterianos β-lactâmicos, glicopeptídicos e lipopeptídicos (*continuação*)

Fármacos	Usos terapêuticos	Farmacologia clínica e dicas
Monobactâmico – inibidor da síntese da parede celular bacteriana		
Aztreonam (IV, inalado)	• Infecções nosocomiais: pneumonia, infecções urinárias	• Atividade excelente contra *H. influenzae*, *Proteus*, *E. coli*, *Klebsiella*, *Serratia* • Atividade satisfatória contra *Pseudomonas* • Não tem qualquer atividade Gram-positiva • Carece de alergenicidade cruzada com outros β-lactâmicos (exceto ceftazidima, ceftolozana, cefiderocol) • Penetração adequada no LCS; eliminação renal
Glicopeptídeos e lipoglicopeptídeos – inibidores da síntese da parede celular		
Vancomicina (IV, VO)	• Infecções de pele e tecidos moles • Bacteriemia e endocardite causadas por bactérias Gram-positivas • Pneumonia • Meningite • Colite por *Clostridium difficile* (formulação oral) • Profilaxia cirúrgica para procedimentos com alto risco de MRSA	• Atividade boa contra a grande maioria das bactérias Gram-positivas, *Staphylococcus* (incluindo MRSA), estreptococos, *E. faecalis* • A formulação oral não é bem absorvida e usada apenas para o tratamento da colite por *C. difficile* • Penetração modesta no SNC na presença de inflamação • Eliminação renal • Reações relacionadas à infusão, devido a uma rápida infusão • Nefrotoxicidade com doses mais altas
Telavancina (IV)	• Infecção de pele e tecidos moles • Pneumonia	• Atividade semelhante à vancomicina com atividade contra algumas cepas de *Enterococcus* resistentes à vancomicina • Eliminação renal • Maior nefrotoxicidade em comparação com a vancomicina • Prolongamento do intervalo QT • Evitar durante a gravidez
Dalbavancina (IV)	• Infecção de pele e tecidos moles	• Atividade semelhante à da vancomicina • Altamente ligada às proteínas • $t_{1/2}$ extremamente longa; dose administrada 1 vez/semana para infecções cutâneas
Oritavancina (IV)	• Infecção de pele e tecidos moles	• Atividade semelhante à da telavancina • Altamente ligada às proteínas • $t_{1/2}$ extremamente longa; terapia com dose única para infecções cutâneas
Lipopeptídeos – disruptores das membranas celulares bacterianas		
Daptomicina (IV)	• Infecção de pele e tecidos moles • Bacteriemia estafilocócica e estreptocócica • Infecções enterocócicas resistentes à vancomicina	• Lipopeptídeo, espectro de atividade semelhante ao da vancomicina • Ativa contra muitas cepas de *Enterococcus* resistentes à vancomicina • Liga-se altamente às proteínas; penetração limitada no SNC • Inativada pelo surfactante pulmonar; não é eficaz para a pneumonia • Eliminação renal • Raramente, miosite e rabdomiólise

MSSA, *S. aureus* sensível à meticilina; VO, via oral; IV, intravenosa; IM, intramuscular.

[a]Cefepima apenas.
[b]Único β-lactâmico com atividade significativa contra MRSA.
[c]Apenas imipeném.

Referências

Baddour LM, et al. Infective endocarditis: diagnosis, antimicrobial therapy, and management of complications: a scientific statement for healthcare professionals from the American Heart Association. *Circulation*, **2015**, *132*:1435–1468.

Bartash R, Nori P. Beta-lactam combination therapy for the treatment of *Staphylococcus aureus* and *Enterococcus* species bacteremia: a summary and appraisal of the evidence. *Int J Antimicrob Agents*, **2017**, *63*:7–12.

Bayles KW. The bactericidal action of penicillin: new clues to an unsolved mystery. *Trends Microbiol*, **2000**, 8:81274–81278.

Bland CM, et al. Musculoskeletal safety outcomes of patients receiving daptomycin with HMG-CoA reductase inhibitors. *Antimicrob Agents Chemother*, **2014**, 59:5726–5731.

Bratzler DW, et al. Clinical practice guidelines for antimicrobial prophylaxis in surgery. *Surg Infect (Larchmt)*, **2013**, *14*:73–156.

Bush K, Jacoby GA. An updated functional classification of β-lactamases. *Antimicrob Agents Chemother*, **2010**, *3*:969–976.

Centers for Disease Control and Prevention. Sexually transmitted diseases guidelines. **2021**. Available at: http://www.cdc.gov/std/treatment/. Accessed November 3, 2021.

Chaudhry SB, et al. Cephalosporins: a focus on side chains and β-lactam cross-reactivity. *Pharmacy*, **2019**, *7*:103.

Critchley IA, et al. Baseline study to determine in vitro activities of daptomycin against gram-positive pathogens isolated in the United States in 2000–2001. *Antimicrob Agents Chemother*, **2003**, *47*: 1689–1693.

de Gans J, et al. Dexamethasone in adults with bacterial meningitis. *N Engl J Med*, **2002**, *347*:1549–1556.

Donlan RM. Biofilm formation: a clinically relevant microbiologic process. *Clin Infect Dis*, **2001**, *33*:1387–1392.

Fass RJ, et al. Platelet-mediated bleeding caused by broad-spectrum penicillins. *J Infect Dis*, **1987**, *155*:1242–1248.

Fernández L, Hancock RE. Adaptive and mutational resistance: role of porins and efflux pumps in drug resistance. *Clin Microbiol Rev*, **2012**, *25*:661–681.

Fernandez-Hidalgo N, et al. Ampicillin plus ceftriaxone is as effective as ampicillin plus gentamicin for treating *Enterococcus faecalis* infective endocarditis. *Clin Infect Dis*, **2013**, *56*:1261–1268.

Figueroa DA, et al. Safety of high-dose intravenous daptomycin treatment: three-year cumulative experience in a clinical program. *Clin Infect Dis*, **2009**, *49*:177–180.

Fowler VG Jr, et al. Daptomycin versus standard therapy for bacteremia and endocarditis caused by *Staphylococcus aureus*. *N Engl J Med*, **2006**, *355*:653–665.

Goldstein EJ, et al. In vitro activities of the new semisynthetic glycopeptide telavancin (TD-6424), vancomycin, daptomycin, linezolid, and four comparator agents against anaerobic gram-positive species and *Corynebacterium* spp. *Antimicrob Agents Chemother*, **2004**, *48*:2149–2152.

Grayson ML, ed. *Kucers' The Use of Antibiotics: A Clinical Review of Antibacterial, Antifungal, Antiparasitic, and Antiviral Drugs*. Hodder Arnold, London, **2010**.

Harris PNA, et al. Effect of piperacillin-tazobactam vs meropenem on 30-day mortality for patients with *E coli* or *Klebsiella pneumoniae* bloodstream infection and ceftriaxone resistance: a randomized clinical trial. *JAMA*, **2018**, *320*:984–995.

Howden BP, et al. Reduced vancomycin susceptibility in *Staphylococcus aureus*, including vancomycin-intermediate and heterogeneous vancomycin-intermediate strains: resistance mechanisms, laboratory detection, and clinical implications. *Clin Microbiol Rev*, **2010**, *23*: 99–139.

Kerns DL, et al. Ampicillin rash in children: relationship to penicillin allergy and infectious mononucleosis. *Am J Dis Child*, **1973**, *125*: 187–190.

Lax E. *The Mold in Dr. Florey's Coat: The Story of the Penicillin Miracle*. Henry Holt, New York, **2004**.

Limbago BM, et al. Report of the 13th vancomycin-resistant *Staphylococcus aureus* isolate from the United States. *J Clin Microbiol*, **2014**, *52*:998–1002.

Lodise TP, et al. Relationship between initial vancomycin concentration-time profile and nephrotoxicity in hospitalized patients. *Clin Infect Dis*, **2009**, *49*:507–514.

Queenan AM, Bush K. Carbapenemases: the versatile beta-lactamases. *Clin Microbiol Rev*, **2007**, *20*:440–458.

Romano A, et al. Immediate allergic reactions to β-lactams: diagnosis and therapy. *Int J Immunopathol Pharmacol*, **2003**, *16*:19–23.

Rybak MJ, et al. Therapeutic monitoring of vancomycin for serious methicillin-resistant *Staphylococcus aureus* infections: a revised consensus guideline and review by the American Society of Health-System Pharmacists, the Infectious Diseases Society of America, the Pediatric Infectious Diseases Society, and the Society of Infectious Diseases Pharmacists. *Am J Health-Syst Pharm*, **2020**, *77*:835–864.

Shenoy ES, et al. Evaluation and management of penicillin allergy: a review. *JAMA*, **2019**, *321*:188–199.

Shulman ST, et al. Clinical practice guideline for the diagnosis and management of group A streptococcal pharyngitis: 2012 update by the Infectious Diseases Society of America. *Clin Infect Dis*, **2012**, *55*:1279–1282.

Silverman JA, et al. Inhibition of daptomycin by pulmonary surfactant: in vitro modeling and clinical impact. *J Infect Dis*, **2005**, *191*:2149–2152.

Stefani S, et al. Insights and clinical perspectives of daptomycin resistance in *Staphylococcus aureus*: a review of the available evidence. *Int J Antimicrob Agents*, **2015**, *46*:278–289.

Stevens DL, et al. Practice guidelines for the diagnosis and management of skin and soft tissue infections: 2014 update by the Infectious Diseases Society of America. *Clin Infect Dis*, **2014**, *15*:e10–e52.

Tunkel AR, et al. Practice guidelines for the management of bacterial meningitis. *Clin Infect Dis*, **2004**, *39*:1267–1284.

Zapun A, et al. Penicillin-binding proteins and beta-lactam resistance. *FEMS Microbiol Rev*, **2008**, *32*:361–385.

Zeng D, et al. Approved glycopeptide antibacterial drugs: mechanism of action and resistance. *Cold Spring Harb Perspect Med*, **2016**, 6:a026989.

Capítulo 59

Antibacterianos diversos: aminoglicosídeos, polimixinas, antissépticos urinários, bacteriófagos

Conan MacDougall e Robert T. Schooley

AMINOGLICOSÍDEOS
- Mecanismo de ação
- Atividade antimicrobiana
- Resistência aos aminoglicosídeos
- ADME
- Dosagem e monitoramento
- Usos terapêuticos
- Efeitos adversos

POLIMIXINAS
- Mecanismo de ação
- Atividade antimicrobiana
- Resistência às polimixinas
- ADME
- Usos terapêuticos
- Efeitos adversos

AGENTES ANTISSÉPTICOS PARA INFECÇÕES DO TRATO URINÁRIO
- Nitrofurantoína
- Fosfomicina
- Metenamina

BACTERIÓFAGOS
- Biologia dos fagos
- Seleção e produção de fagos
- Farmacologia
- Indicações clínicas
- Perspectivas futuras

Os agentes constituídos por pequenas moléculas discutidos neste capítulo – aminoglicosídeos, polimixinas e antissépticos urinários – têm como alvo principal as bactérias Gram-negativas e possuem um conjunto limitado de aplicações clínicas devido às suas toxicidades e propriedades farmacocinéticas. Além disso, discutimos a aplicação (re)emergente de fagos na terapia das doenças infecciosas.

Aminoglicosídeos

ORIGENS

Os aminoglicosídeos são produtos naturais ou derivados semissintéticos de compostos produzidos por uma variedade de actinomicetos do solo. A *estreptomicina* foi inicialmente isolada de uma cepa de *Streptomyces griseus*. A *gentamicina* e a *netilmicina* são derivadas de espécies do actinomiceto *Micromonospora*. No inglês, há uma diferença na grafia (*gentamicin*, *netilmicin*) em comparação com a de outros aminoglicosídeos (que terminam em -*mycin*) que reflete essa diferença de origem. A *tobramicina* é um dos vários componentes de um complexo de aminoglicosídeos conhecido como "nebramicina" que é produzido por *Streptomyces tenebrarius*. É o aminoglicosídeo que mais se assemelha à *gentamicina* quanto à sua atividade antimicrobiana e toxicidade. Diferentemente dos outros aminoglicosídeos, a *amicacina* (um derivado da canamicina) e a *netilmicina* e *plazomicina* (derivados da sisomicina) são produtos semissintéticos.

Os aminoglicosídeos (*gentamicina, tobramicina, amicacina, netilmicina, canamicina, estreptomicina, paromomicina* e *neomicina*) são utilizados principalmente para tratar infecções causadas por bactérias Gram-negativas aeróbias. A *estreptomicina* e a *amicacina* são agentes importantes no tratamento de infecções micobacterianas, e a *paromomicina* é usada oralmente para amebíase intestinal. Os aminoglicosídeos são *inibidores bactericidas* da síntese de proteínas. Com mais frequência, a resistência se deve a enzimas modificadoras de aminoglicosídeos ou a uma redução do acúmulo do fármaco no sítio-alvo; esses mecanismos podem conferir resistência a todos os aminoglicosídeos ou apenas a agentes selecionados. Genes de resistência são frequentemente adquiridos por plasmídeos ou transpósons.

Os aminoglicosídeos contêm aminoaçúcares ligados a um anel de aminociclitol por ligações glicosídicas (Fig. 59-1). Trata-se de policátions, cuja polaridade é responsável, em parte, pelas propriedades farmacocinéticas compartilhadas por todos os membros desse grupo. Por exemplo, nenhum deles é adequadamente absorvido após a administração oral, são obtidas concentrações insuficientes no LCS e todos sofrem excreção relativamente rápida pelo rim normal. Todos os membros do grupo compartilham o mesmo espectro de toxicidade, mais notavelmente nefrotoxicidade e ototoxicidade, que pode acometer as funções auditiva e vestibular do oitavo nervo craniano, embora a propensão relativa à toxicidade possa variar ligeiramente entre os fármacos.

Mecanismo de ação

Os antibióticos aminoglicosídicos apresentam atividade bactericida rápida contra microrganismos Gram-negativos sensíveis. A ação bactericida depende da concentração: quanto maior a concentração, maior a taxa de morte bacteriana. Assim, a razão entre a concentração máxima e a *CIM* do microrganismo é um indicador da eficácia do aminoglicosídeo, embora a exposição total ao fármaco (AUC:CIM) também seja um importante preditor do efeito antibacteriano (Bland et al., 2018). A atividade inibitória dos aminoglicosídeos persiste depois que a concentração sérica cai abaixo do CIM, um fenômeno conhecido como *efeito pós-antibiótico*. Essas propriedades ajudam a explicar a eficácia de esquemas de altas doses com intervalos ampliados.

Os aminoglicosídeos difundem-se através dos canais aquosos formados pelas proteínas *porinas* na membrana externa das bactérias Gram-negativas, penetrando no espaço periplasmático. O transporte de aminoglicosídeos através da membrana citoplasmática (interna) depende de um gradiente elétrico transmembrana acoplado ao transporte de elétrons para impulsionar a penetração desses antibióticos. Essa fase dependente de energia é limitante de velocidade e pode ser bloqueada ou inibida por cátions divalentes (p. ex., Ca^{2+} e Mg^{2+}), hiperosmolaridade, redução de pH e condições anaeróbicas. Assim, a atividade antimicrobiana dos aminoglicosídeos é reduzida acentuadamente no ambiente anaeróbico de um abscesso e na urina ácida hiperosmolar.

Uma vez no interior da célula, os aminoglicosídeos ligam-se aos polissomos e interferem na síntese de proteínas, levando a erros de leitura e terminação precoce da tradução do mRNA (Fig. 59-2). O sítio de ação

AC: acetilase
AD: adenilase
AUC: área sob a curva
CIM: concentração inibitória mínima
CMS: metanossulfonato de colistina
CsCl: cloreto de césio
FDA: Food and Drug Administration
G6PD: glicose-6-fosfato-desidrogenase
GI: gastrintestinal
IM: intramuscular
ITU: infecção do trato urinário
IV: intravenoso
LCS: líquido cerebrospinal
mRNA: RNA mensageiro
SNC: sistema nervoso central
UFP: unidades formadoras de placa
VO: via oral

intracelular primário dos aminoglicosídeos é a subunidade 30S ribossômica. Pelo menos três dessas proteínas ribossômicas, e talvez o RNA ribossômico 16S, também contribuem para o sítio de ligação à *estreptomicina*. Os aminoglicosídeos interferem na iniciação da síntese proteica, levando ao acúmulo de complexos de iniciação anormais; eles também podem causar a leitura incorreta da matriz de mRNA e a incorporação de aminoácidos incorretos nas cadeias de polipeptídeos em crescimento (Davis, 1988). As proteínas aberrantes resultantes podem se inserir na membrana celular, levando a uma permeabilidade alterada e a um posterior estímulo do transporte do aminoglicosídeo (Busse et al., 1992).

Atividade antimicrobiana

A atividade antibacteriana de *gentamicina*, *tobramicina*, *amicacina* e *plazomicina* é dirigida principalmente contra bacilos Gram-negativos aeróbios (Mingeot-Leclercq et al., 1999). A *canamicina*, assim como a *estreptomicina*, apresenta um espectro mais limitado. Os bacilos Gram-negativos aeróbios variam quanto à sua sensibilidade aos aminoglicosídeos (Tab. 59-1), embora a maioria das Enterobacterales seja sensível. Em virtude de sua atividade superior contra *Pseudomonas aeruginosa*, a *tobramicina* é o aminoglicosídeo preferido para o tratamento de infecções graves em que esse microrganismo é a causa conhecida ou suspeita. Os aminoglicosídeos são poucas vezes ou raramente ativos contra outros bacilos Gram-negativos não fermentadores, como *Acinetobacter*, *Stenotrophomonas* e *Burkholderia*. Os cocos aeróbios Gram-negativos como *Neisseria*, *Moraxella* e *Haemophilus* apresentam suscetibilidades variáveis. Um número crescente de bacilos Gram-negativos encontrados em ambientes de saúde (especialmente *Klebsiella* e *Pseudomonas*) apresentam resistência extensa a múltiplas classes de antibacterianos; nesses isolados, os aminoglicosídeos podem representar a única classe de agentes usados com atividade *in vitro*. Normalmente, a *amicacina* e a *plazomicina* são os aminoglicosídeos mais ativos contra bacilos Gram-negativos resistentes a múltiplos fármacos.

Os aminoglicosídeos apresentam pouca atividade contra microrganismos anaeróbios ou bactérias facultativas em condições anaeróbicas. A sua ação contra a maioria das bactérias Gram-positivas é limitada, e esses fármacos não devem ser usados como agentes isolados no tratamento de infecções causadas por essas bactérias. No entanto, em combinação com um agente de parede celular, como uma *penicilina* ou *vancomicina*, um aminoglicosídeo pode produzir um efeito bactericida sinérgico *in vitro*. Esse efeito é geralmente empregado para o tratamento de infecções por estafilococos, enterococos, estreptococos do grupo *viridans* e *Listeria*. A *gentamicina* (ou, em alguns casos, a *estreptomicina*) é o fármaco de escolha para uso em terapias de combinação contra microrganismos Gram-positivos, devido à atividade mínima de outros agentes, como *tobramicina* e *amicacina*. Clinicamente, a superioridade dos esquemas de combinação de aminoglicosídeos em relação aos agentes de parede celular isolados não foi comprovada, exceto em relativamente poucas infecções (discutidas mais adiante no capítulo).

A *paromomicina* (também conhecida como *aminosidina*) é um aminoglicosídeo estruturalmente relacionado à *neomicina*. Possui atividade antibacteriana semelhante à de outros aminoglicosídeos, porém apresenta atividade antiparasitária particularmente notável. Os parasitas geralmente sensíveis à *paromomicina* incluem *Leishmania* spp., *Entamoeba histolytica*, *Giardia lamblia* e *Cryptosporidium parvum*.

Resistência aos aminoglicosídeos

As bactérias podem ser resistentes aos aminoglicosídeos por:

- inativação do fármaco pelas enzimas microbianas;
- falha do antibiótico em penetrar no interior da célula; e
- baixa afinidade do fármaco pelo ribossomo bacteriano.

Clinicamente, a inativação do fármaco é o mecanismo mais comum para a resistência microbiana adquirida. Os genes que codificam enzimas modificadoras de aminoglicosídeos são adquiridos principalmente por conjugação e transferência de plasmídeos de resistência. Essas enzimas fosforilam, adenilam ou acetilam grupos hidroxila ou amino específicos (ver Fig. 59-1). A capacidade dessas enzimas para atacar esses grupos em diferentes aminoglicosídeos explica parte da variabilidade na atividade antimicrobiana em toda a classe. A *amicacina* é um substrato adequado para apenas algumas dessas enzimas inativadoras; assim, as cepas que são resistentes a muitos outros aminoglicosídeos tendem a ser suscetíveis à *amicacina*, particularmente entre os bacilos Gram-negativos. A *plazomicina* também tem modificações estruturais que a tornam um substrato inadequado para a maioria das enzimas modificadoras de aminoglicosídeos, ampliando a sua atividade contra microrganismos Gram-negativos resistentes, inclusive cepas isoladas resistentes a carbapenêmicos. Uma porcentagem significativa de isolados clínicos de *Enterococcus faecalis* e *Enterococcus faecium* são altamente resistentes a todos os aminoglicosídeos (Eliopoulos et al., 1984). A resistência à *gentamicina* nesses microrganismos indica a resistência cruzada a *tobramicina*, *amicacina*, *canamicina* e *netilmicina*, visto que a enzima inativadora é bifuncional e tem a capacidade de modificar todos esses aminoglicosídeos. Devido a diferenças nas estruturas químicas entre a *estreptomicina* e outros aminoglicosídeos, a enzima mais comum observada nos enterococos não modifica a *estreptomicina*, que é inativada por outra enzima. Consequentemente, as cepas de enterococos resistentes à *gentamicina* podem ser sensíveis à *estreptomicina*. A resistência intrínseca aos aminoglicosídeos pode ser causada pela sua incapacidade de penetrar na membrana citoplasmática (interna). O transporte de aminoglicosídeos através da membrana citoplasmática é um processo ativo que depende do metabolismo oxidativo. Por conseguinte, as bactérias estritamente anaeróbias são resistentes a esses fármacos visto que carecem do sistema de transporte necessário.

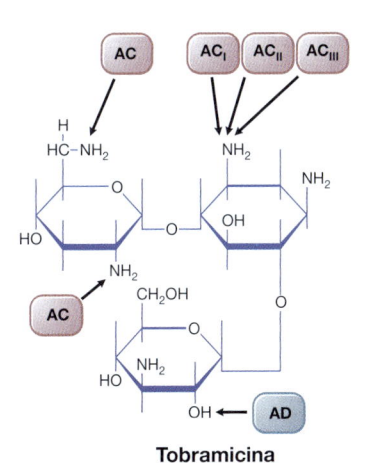

Figura 59-1 *Estrutura de aminoglicosídeos e sítios de atividade de enzimas mediadas por plasmídeos capazes de inativar os aminoglicosídeos. A tobramicina é mostrada de forma representativa; as características estruturais protegem alguns aminoglicosídeos das ações de algumas dessas enzimas, explicando diferenças no espectro de atividade. AC, acetilase; AD, adenilase.*

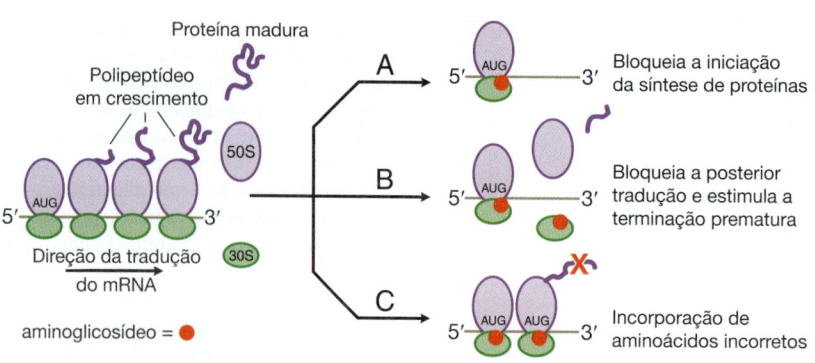

Figura 59-2 *Efeitos dos aminoglicosídeos na síntese de proteínas.* **A.** O aminoglicosídeo (representado pelos círculos vermelhos) se liga à subunidade ribossômica 30S e interfere na iniciação da síntese de proteínas fixando o complexo ribossômico 30S-50S no códon de iniciação (AUG) do mRNA. Enquanto os complexos 30S-50S localizados a jusante completam a tradução do mRNA e se liberam, os complexos de iniciação anormais, chamados de monossomas da *estreptomicina*, acumulam-se, bloqueando a posterior tradução da mensagem. O aminoglicosídeo que se liga à subunidade 30S também causa erro de leitura do mRNA, levando a **B**, a terminação prematura da tradução com liberação do complexo ribossômico e síntese de proteína incompleta, ou **C**, a incorporação de aminoácidos incorretos (indicados pelo X vermelho), resultando na produção de proteínas anormais ou não funcionais.

ADME

Absorção

Os aminoglicosídeos são cátions polares e, portanto, são pouco absorvidos pelo trato GI. Menos de 1% de uma dose sofre absorção após administração oral ou retal. Mesmo assim, a administração oral ou retal em longo prazo de aminoglicosídeos pode levar a concentrações tóxicas em pacientes com comprometimento renal. A absorção da *gentamicina* pelo trato GI pode aumentar na presença de doença GI (p. ex., úlceras ou doença inflamatória intestinal). A instilação desses fármacos em cavidades corporais com superfícies serosas também pode resultar em rápida absorção e toxicidade inesperada (i.e., bloqueio neuromuscular). De forma semelhante, pode ocorrer intoxicação quando os aminoglicosídeos são aplicados topicamente em grandes feridas, queimaduras ou úlceras cutâneas por longos períodos, particularmente na presença de insuficiência renal.

Todos os aminoglicosídeos são rapidamente absorvidos nos locais de injeção IM. As concentrações de pico no plasma ocorrem depois de 30 a 90 minutos. Essas concentrações variam de 4 a 12 μg/mL após uma dose de 1,5 a 2 mg/kg de *gentamicina*, *tobramicina* ou *netilmicina*; de 20 a 35 μg/mL após a uma dose de 7,5 mg/kg de *amicacina* ou *canamicina*; e de 100 a 150 μg/mL após uma dose de 15 mg/kg de *plazomicina*. Há um uso crescente de aminoglicosídeos administrados por inalação, principalmente para o tratamento de pacientes com fibrose cística que sofrem de infecções pulmonares crônicas por micobactérias ou *P. aeruginosa* (Geller et al., 2002). Foram utilizadas soluções de *amicacina* e de *tobramicina* para injeção, e dispõe-se de preparações comerciais desses fármacos destinadas especificamente para inalação. A *neomicina* não é usada para administração parenteral; atualmente, está disponível em marcas comerciais de cremes, pomadas e outros produtos, isoladamente e em combinação com *polimixina*, *bacitracina*, outros antibióticos, vários corticosteroides e *lidocaína*. A *paromomicina* está disponível para uso parenteral fora dos Estados Unidos, porém é principalmente prescrita pela sua atividade intraluminal como um agente antiparasitário pouco absorvido.

Distribuição

Em virtude de sua natureza polar, os aminoglicosídeos não penetram adequadamente em muitos tecidos. À exceção da *estreptomicina*, ocorre ligação insignificante dos aminoglicosídeos à albumina plasmática. O volume aparente de distribuição desses fármacos é de 25% do peso corporal magro e aproxima-se do volume de líquido extracelular. Os aminoglicosídeos se distribuem fracamente pelo tecido adiposo, o que deve ser considerado quando estiverem sendo empregados esquemas de posologia baseados no peso de pacientes obesos.

As concentrações de aminoglicosídeos nas secreções e nos tecidos são baixas (Panidis et al., 2005). Concentrações altas são encontradas apenas no córtex renal e na endolinfa e perilinfa do ouvido interno; a alta concentração nesses locais provavelmente contribui para a nefrotoxicidade e ototoxicidade causadas por esses fármacos. Como resultado da secreção hepática ativa, as concentrações na bile se aproximam de 30% das encontradas no plasma, mas essa é uma via excretora muito pequena para os aminoglicosídeos. A inflamação aumenta a penetração dos aminoglicosídeos em cavidades peritoneais e pericárdicas. As concentrações de aminoglicosídeos obtidas no LCS com administração parenteral geralmente são subterapêuticas (Kearney e Aweeka, 1999) e, em virtude de sua toxicidade relacionada com a dose, não é viável efetuar aumentos na dose para obter concentrações mais altas. O tratamento da meningite com administração intravenosa geralmente é subótimo. A administração intratecal ou intraventricular de aminoglicosídeos

TABELA 59-1 ■ SENSIBILIDADE E CONCENTRAÇÕES MÍNIMAS TÍPICAS QUE INIBEM 90% (CIM$_{90}$) DAS CEPAS ISOLADAS CLÍNICAS DE MICRORGANISMOS GRAM-NEGATIVOS

ESPÉCIES	% SENSÍVEL (CIM$_{90}$ μg/mL)					
	GENTAMICINA	TOBRAMICINA	AMICACINA	POLIMIXINA B	NITROFURANTOÍNA	FOSFOMICINA
Escherichia coli	88,2% (8)	86,3% (8)	99,0% (4)	N/A (<=0,5)	90,3% (32)	99,6% (4)
Klebsiella spp.	89,2% (8)	82,4% (32)	88,2% (32)	N/A (<=0,5)	9,0% (128)	N/A (32)
Enterobacter spp.	97,0% (1)	96,0% (1)	100,0% (2)	N/T	11,4% (128)	N/A (32)
Pseudomonas aeruginosa	88,0% (16)	90,0% (4)	98,0% (16)	N/A (1)	N/T	N/A (128)
Serratia spp.	97,0% (1)	94,0% (4)	99,0% (4)	N/T	N/T	N/T
Acinetobacter baumanii	37,0% (> 128)	51,0% (> 128)	58,0% (> 128)	N/A (<=0,5)	N/T	N/T

N/A, não aplicável; N/T, não testado.

Fonte: Dados de Sader HS, et al. Arbekacin activity against contemporary clinical bacteria isolated from patients hospitalized with pneumonia. *Antimicrob Agents Chemother*, **2015**, *59*:3263–3270; Gales AC, et al. Contemporary activity of colistin and polymyxin B against a worldwide collection of Gram-negative pathogens: results from the SENTRY Antimicrobial Surveillance Program (2006-2009). *J Antimicrob Chemother*, **2011**, *66*:2070-2074; Keepers TR, et al. Fosfomycin and comparator activity against select Enterobacteriaceae, *Pseudomonas*, and *Enterococcus* urinary tract infection isolates from the United States in 2012. *Infect Dis Ther*, **2017**, *6*:233-243.

tem sido utilizada para atingir níveis terapêuticos no SNC, mas a disponibilidade de cefalosporinas de espectro amplo dispensou o uso dessa estratégia.

A administração de aminoglicosídeos a mulheres no final da gravidez pode levar ao acúmulo do fármaco no plasma fetal e no líquido amniótico. A *estreptomicina* e a *tobramicina* podem causar perda auditiva em crianças nascidas de mulheres que receberam o fármaco durante a gravidez. Não existem dados disponíveis suficientes sobre os outros aminoglicosídeos, portanto esses agentes devem ser usados com cautela durante a gravidez e apenas para indicações clínicas fortes na ausência de alternativas adequadas.

Metabolismo e eliminação

Os aminoglicosídeos sofrem metabolismo mínimo e são excretados quase inteiramente por filtração glomerular, atingindo concentrações na urina de 50 a 200 µg/mL. As $t_{1/2}$ dos aminoglicosídeos no plasma são de 2 a 3 horas em pacientes com função renal normal. Como a eliminação dos aminoglicosídeos depende quase totalmente do rim, existe uma relação linear entre a concentração de creatinina no plasma e a $t_{1/2}$ de todos os aminoglicosídeos em pacientes com comprometimento moderado da função renal. Em pacientes anéfricos, a $t_{1/2}$ varia de 20 a 40 vezes aquela dos indivíduos normais. *Como a incidência de nefrotoxicidade e ototoxicidade provavelmente está relacionada à exposição geral aos aminoglicosídeos, é fundamental reduzir a dose de manutenção e o intervalo de dosagem desses fármacos em pacientes com insuficiência renal.*

Embora a excreção dos aminoglicosídeos seja semelhante em adultos e crianças com mais de 6 meses, as $t_{1/2}$ dos aminoglicosídeos podem ser prolongadas significativamente no recém-nascido: 8 a 11 horas na primeira semana de vida em recém-nascidos com peso inferior a 2 kg e aproximadamente 5 horas naqueles que pesam mais de 2 kg. Assim, é extremamente importante monitorar as concentrações plasmáticas de aminoglicosídeos durante o tratamento de neonatos. A depuração de aminoglicosídeos encontra-se aumentada, e as $t_{1/2}$, reduzidas em pacientes com fibrose cística (Mann et al., 2013). Assim, doses maiores de aminoglicosídeos podem ser necessárias em pacientes queimados devido à depuração mais rápida do fármaco, possivelmente por causa de sua perda através do tecido afetado. Os aminoglicosídeos podem ser removidos do corpo por hemodiálise ou diálise peritoneal.

Os aminoglicosídeos podem ser inativados por várias penicilinas *in vitro* e, portanto, não devem ser misturados em solução (Blair et al., 1982). Alguns relatórios indicam que essa inativação pode ocorrer *in vivo* em pacientes com insuficiência renal em estágio final, tornando ainda mais necessária a monitoração das concentrações plasmáticas de aminoglicosídeos nesses pacientes. A *amicacina* parece ser o aminoglicosídeo menos afetado por essa interação; penicilinas que são menos eliminadas por via renal (como a *piperacilina*) podem ser menos propensas a causar essa interação.

Dosagem e monitoramento

A administração de aminoglicosídeos em doses elevadas e intervalos estendidos é o meio preferido para a maioria das indicações e populações de pacientes. A administração de doses mais elevadas em intervalos prolongados (i.e., 1 vez/dia) tende a ser pelo menos igualmente eficaz e potencialmente menos tóxica do que a administração em doses fracionadas. Essa estratégia de dosagem aproveita a atividade dependente da concentração dos aminoglicosídeos para obter uma ação bactericida inicial máxima; além disso, devido ao efeito pós-antibiótico dos aminoglicosídeos, uma boa resposta terapêutica pode ser alcançada mesmo quando as concentrações caírem abaixo das concentrações inibitórias para uma fração substancial do intervalo de dosagem. Os esquemas de doses altas em intervalos estendidos para os aminoglicosídeos também podem reduzir as características de ototoxicidade e nefrotoxicidade desses fármacos. Essa diminuição da toxicidade deve-se, provavelmente, a um efeito limiar do acúmulo do fármaco no ouvido interno ou no rim. Os esquemas de doses elevadas e de intervalos prolongados, apesar da maior concentração de pico, proporcionam um período mais longo quando as concentrações caem abaixo do limiar de toxicidade, do que um esquema de doses

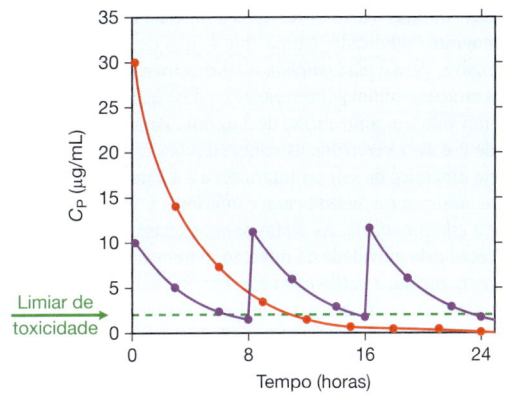

Figura 59-3 *Comparação de esquemas de dose única e doses fracionadas para a gentamicina.* Em um paciente hipotético, uma dose de *gentamicina* (5,1 mg/kg) é administrada por via IV como um único *bolus* (linha vermelha) ou em três porções, um terço da dose a cada 8 horas (linha roxa), de modo que o fármaco total administrado é o mesmo nos dois casos. O limiar de toxicidade (linha tracejada verde) é a concentração plasmática de 2 µg/mL, o máximo recomendado para exposição prolongada. O esquema de dose única produz uma concentração plasmática mais elevada do que o esquema administrado a cada 8 horas; esse pico mais elevado gera uma eficácia que, de outra forma, poderia ser comprometida devido às concentrações subliminares prolongadas mais adiante no intervalo de dosagem ou que são fornecidas pelos níveis de pico mais baixos alcançados com o esquema a cada 8 horas. O protocolo de 1 vez/dia também fornece um período de 13 horas durante o qual as concentrações plasmáticas estão abaixo do limiar de toxicidade. O protocolo de 8/8 horas, em contraste, fornece apenas três períodos curtos (cerca de 1 hora) em 24 horas durante os quais as concentrações plasmáticas estão abaixo do limite de toxicidade. A dose elevada única com intervalo prolongado é geralmente preferida para a administração dos aminoglicosídeos, com poucas exceções (gestantes, neonatos, etc.), conforme observado no texto.

múltiplas (compare os dois esquemas de dosagem apresentados na Fig. 59-3). As doses típicas para estratégias de doses elevadas e com intervalo prolongado são de 5 a 7 mg/kg para a *gentamicina* e *tobramicina*, 15 a 25 mg/kg para a *amicacina* e 15 mg/kg para a *plazomicina*; entre pacientes com função renal normal, essas doses são administradas a cada 24 horas.

As populações nas quais o uso da estratégia de alta dose/intervalo prolongado é mais controverso incluem gestantes, recém-nascidos e pacientes pediátricos e como terapia de combinação para a endocardite (Contopoulos-Ioannidis et al., 2004; Nestaas et al., 2005; Ward e Theiler, 2008). Nessas infecções, alguns médicos preferem o uso de múltiplas doses diárias (com uma dose diária total mais baixa), visto que os dados que documentam uma segurança e eficácia equivalentes da dosagem com intervalo prolongado são mais limitados do que em outras populações de adultos. Algumas vezes, a dosagem com intervalo prolongado é evitada em pacientes com disfunção renal significativa (i.e., depuração da creatinina < 25 mL/min), visto que, com frequência, são necessários esquemas de dosagem a cada 36 horas ou cada 48 horas. As doses típicas para estratégias de doses fracionadas são de 1,7 a 2 mg/kg a cada 8 horas para a *gentamicina* e a *tobramicina*. A faixa de dosagem da *estreptomicina* para a maioria das indicações é de 15 a 25 mg/kg/dia ou divididas em 2 doses/dia. Para terapia de longo prazo de infecções micobacterianas, pode-se utilizar a dosagem de 3 vezes/semana para a *amicacina* ou a *estreptomicina*.

As concentrações de aminoglicosídeos alcançadas no plasma após determinada dose variam amplamente entre pacientes, e o monitoramento terapêutico dos fármacos é uma prática padrão, particularmente entre pacientes em estado crítico (Abdul-Aziz et al., 2020). Tradicionalmente, a concentração máxima é usada para documentar a obtenção de concentrações terapêuticas do fármaco, enquanto a concentração mínima é usada para evitar a ocorrência de toxicidade. Para esquemas de alta dose e intervalo prolongado, pode-se obter uma caracterização completa da farmacocinética ao traçar as concentrações máximas e de "ponto médio" (6-18 h após o término da infusão) e calcular a AUC prevista (Bland et al., 2018). Como alternativa, o uso de concentrações "aleatórias" obtidas 6 a 18 horas após a infusão, em comparação com um nomograma publicado, é uma abordagem de monitoramento menos intensiva. Para a *plazomicina*, o fabricante recomenda a obtenção de concentrações mínimas, com ajuste da dose quando necessário, para manter um valor mínimo abaixo de 3 µg/mL. Para as estratégias de dosagem de 2 e de 3 vezes/dia, as concentrações mínimas no estado de equilíbrio dinâmico devem ser inferiores a 1 a 2 µg/mL para a *gentamicina*, a *netilmicina* e a *tobramicina*, e inferiores a 10 µg/mL para a *amicacina* e a *estreptomicina*. As metas para os níveis máximos dependem da indicação e da gravidade da infecção, porém variam de 4 a 8 µg/mL para a *gentamicina*, a *netilmicina* e a *tobramicina*, e de 20 a 35 µg/mL para a *amicacina*, com estratégias de 2 e de 3 vezes/dia. Quando a *gentamicina* é usada em doses mais baixas para efeitos sinérgicos com agentes que atuam na parede celular para o tratamento de infecções por microrganismos Gram-positivos, são recomendados níveis máximos de 3 a 4 µg/mL e níveis mínimos inferiores a 1 µg/mL.

Usos terapêuticos

Muitos tipos diferentes de infecções podem ser tratados de modo bem-sucedido com os aminoglicosídeos; entretanto, em virtude de suas toxicidades, seu uso prolongado deve limitar-se ao tratamento das infecções potencialmente fatais e daquelas para as quais um agente menos tóxico está contraindicado ou é menos eficaz. Quando vários aminoglicosídeos são apropriados para determinada indicação, prefere-se normalmente a *gentamicina*, em virtude da longa experiência com o seu uso e menor custo.

Os aminoglicosídeos são frequentemente utilizados em combinação com um agente ativo na parede celular (*β-lactâmico* ou *glicopeptídeo*) para o tratamento de infecções bacterianas graves suspeitas ou conhecidas. As três justificativas para essa abordagem são as seguintes:

- Expandir o espectro empírico de atividade do protocolo antimicrobiano
- Atuar sinergisticamente com a morte bacteriana
- Impedir que se desenvolva resistência aos agentes individuais

A terapia combinada empírica é utilizada em infecções como a sepse ou a pneumonia associada aos cuidados de saúde, onde microrganismos Gram-negativos resistentes a múltiplos fármacos, como *P. aeruginosa*, *Enterobacter*, *Klebsiella* e *Serratia*, podem ser agentes etiológicos, e as consequências de não fornecer terapia inicialmente ativa são terríveis. O uso de aminoglicosídeos para obter uma atividade bactericida sinérgica e melhorar a resposta clínica é mais bem estabelecido para o tratamento da endocardite devido a microrganismos Gram-positivos, principalmente o *Enterococcus* (Le e Bayer, 2003). Os dados clínicos não sustentam o uso rotineiro da terapia combinada para a atividade bactericida sinérgica ou supressão da resistência emergente de microrganismos Gram-negativos, com as possíveis exceções de infecções graves por *P. aeruginosa* (Bliziotis et al., 2005). Os aminoglicosídeos (principalmente *estreptomicina* e *amicacina*) podem ser um componente de esquemas de combinação para o tratamento de infecções micobacterianas, em geral devido à presença de resistência a múltiplos fármacos (ver Cap. 65).

Infecções do trato urinário

O espectro de atividade e a concentração dos aminoglicosídeos no trato urinário os tornam adequados para o tratamento de ITU, contudo alternativas menos tóxicas são preferidas para infecções não complicadas. Entretanto, como cepas de *E. coli* adquiriram resistência a β-lactâmicos, *sulfametoxazol-trimetoprima* e fluoroquinolonas, o uso de aminoglicosídeos para ITU poderá aumentar. Uma única dose IM de *gentamicina* (5 mg/kg) foi efetiva em infecções não complicadas do trato urinário inferior. Um curso de 10 a 14 dias de *gentamicina* ou *tobramicina* representa uma alternativa para o tratamento da pielonefrite se outros agentes não puderem ser usados. A *plazomicina* é aprovada pela FDA para o tratamento de infecções complicadas do trato urinário, incluindo pielonefrite, quando pacientes têm opções limitadas de tratamento ou nenhuma opção, em uma dose de 15 mg/kg/dia.

Pneumonia

Os aminoglicosídeos são ineficazes para o tratamento da pneumonia causada por *Streptococcus pneumoniae*, que é uma causa comum de pneumonia adquirida na comunidade. Na pneumonia adquirida no hospital, onde os bacilos Gram-negativos aeróbios multirresistentes são frequentemente agentes patogênicos etiológicos, recomenda-se um aminoglicosídeo em combinação com um antibiótico β-lactâmico como terapia empírica padrão para aumentar a probabilidade de que pelo menos um agente seja ativo contra o patógeno infectante (Kalil et al., 2016). Uma vez estabelecido que o β-lactâmico é ativo contra o agente etiológico, em geral não há benefícios em dar continuidade ao aminoglicosídeo.

Meningite

A disponibilidade das cefalosporinas de terceira geração, particularmente da *cefotaxima* e da *ceftriaxona*, reduziu a necessidade de tratamento com aminoglicosídeos na maioria dos casos de meningite, exceto para infecções causadas por microrganismos Gram-negativos resistentes aos antibióticos β-lactâmicos (p. ex., espécies de *Pseudomonas* e *Acinetobacter*) e meningite por *Listeria* (para a qual se recomenda uma combinação de *ampicilina* e *gentamicina*). Caso seja necessário o uso de um aminoglicosídeo, a instilação direta no SNC tem mais probabilidade de alcançar níveis terapêuticos do que a administração IV. Em adultos, isso pode ser alcançado com 5 mg de uma formulação de *gentamicina* livre de conservantes (ou dose equivalente de outro aminoglicosídeo) administrada por via intratecal ou intraventricular 1 vez/dia.

Endocardite bacteriana

A *gentamicina* "sinérgica" ou de baixa dose (3 mg/kg/dia) em combinação com *penicilina* ou *vancomicina* foi recomendada em certas circunstâncias para tratamento da endocardite bacteriana devido a certos microrganismos Gram-positivos. A combinação da *penicilina* com *gentamicina* é eficaz como esquema de curta duração (i.e., 2 semanas) para a endocardite estreptocócica não complicada em valvas nativas. Para essa indicação, a *gentamicina* pode ser administrada como dose consolidada 1 vez/dia. Nos casos de endocardite enterocócica, a administração concomitante de *penicilina* (ou *ampicilina*) e *gentamicina* (administrada em doses fracionadas) por 4 a 6 semanas é recomendada como terapia-padrão. Entretanto, alternativas mais seguras, como combinações de *ampicilina/ceftriaxona* ou uso do aminoglicosídeo durante apenas as primeiras 2 a 3 semanas, estão sendo preferidas para limitar o risco de toxicidade em decorrência da administração prolongada de aminoglicosídeos (Baddour et al., 2015). Um esquema de 2 semanas com *gentamicina* em combinação com *nafcilina* é efetivo para o tratamento de casos selecionados de endocardite estafilocócica de valva tricúspide nativa. Em pacientes com endocardite estafilocócica da valva aórtica ou mitral nativa, os riscos da administração de aminoglicosídeos provavelmente ultrapassam os benefícios (Cosgrove et al., 2009).

Tularemia

A *estreptomicina* (ou a *gentamicina*) é o fármaco de escolha para o tratamento da tularemia. A maioria dos casos responde à administração de 1 a 2 g (15-25 mg/kg) de *estreptomicina* por dia (em doses fracionadas), durante 10 a 14 dias.

Peste

Recomenda-se um ciclo de tratamento de 10 dias com *estreptomicina* ou *gentamicina* para formas graves de peste.

Infecções por micobactérias

A *amicacina* e a *estreptomicina* são agentes de segunda linha para o tratamento da tuberculose ativa, como parte de um esquema de combinação geralmente usado se o microrganismo for resistente à terapia-padrão. A *amicacina* também é usada como componente de esquemas de combinação para micobactérias não tuberculosas (p. ex., *M. avium*, *M. abscessus, M. chelonae*). Ver no Capítulo 65 mais detalhes sobre o uso desses fármacos no tratamento da tuberculose e do complexo *M. avium*.

Infecções parasitárias

A atividade antiparasitária da *paromomicina* é aproveitada para o tratamento de infecções intestinais por protozoários causadas por *E. histolytica*, *G. lamblia* e *C. parvum*. O fármaco está disponível em cápsulas orais e é indicado para o tratamento da amebíase intestinal, em uma dose de 25 a 35 mg/kg/dia em três doses fracionadas. O fármaco também possui atividade contra espécies de *Leishmania* e é administrado por via parenteral para a leishmaniose visceral e topicamente para a leishmaniose cutânea, embora essas formulações não estejam disponíveis nos Estados Unidos (Ben Salah et al., 2013).

Fibrose cística

Infecções recorrentes devido a bacilos Gram-negativos resistentes a múltiplos fármacos, especialmente espécies de *Pseudomonas*, são uma característica da fibrose cística. Os aminoglicosídeos são geralmente utilizados como terapia durante exacerbações agudas de fibrose cística, para as quais doses mais altas do que as doses-padrão (p. ex., 10 mg/kg de *tobramicina*) são frequentemente empregadas devido à farmacocinética incomum observada em pacientes com fibrose cística. Esses agentes também podem ser administrados por inalação entre exacerbações para melhorar a função pulmonar e reduzir a frequência de exacerbações.

Aplicações tópicas

A *neomicina* é amplamente utilizada para aplicação tópica em uma variedade de infecções de pele e membranas mucosas. A administração oral de *neomicina* (geralmente em associação com *eritromicina* base) é utilizada principalmente para a "preparação" do intestino para cirurgia. A *neomicina* administrada por VO é fracamente absorvida pelo trato GI – cerca de 97% de uma dose oral de neomicina não é absorvida, sendo eliminada de forma inalterada nas fezes. A porção absorvida é excretada pelo rim; uma ingestão diária total de 10 g durante 3 dias leva a uma concentração sanguínea inferior àquela associada à toxicidade sistêmica, se a função renal for normal. *Neomicina* e *polimixina B* foram utilizadas para irrigação da bexiga a fim de prevenir bacteriúria e bacteriemia associadas a cateteres de demora. Para esse fim, 1 mL de uma preparação contendo 40 mg de *neomicina* e 200.000 unidades de *polimixina B* por mililitro é diluído em 1 L de solução de cloreto de sódio a 0,9% e é utilizado para irrigação contínua da bexiga através de sistemas apropriados de cateter. A bexiga é irrigada a uma taxa de 1 L a cada 24 horas.

A *neomicina* é frequentemente usada como agente tópico no tratamento de infecções de pele e mucosas, inclusive como componente de produtos de venda livre. A administração oral de aminoglicosídeos pode ser empregada como "preparação intestinal" antes de procedimentos cirúrgicos ou como "descontaminação digestiva seletiva" para reduzir o risco de pneumonia associada à ventilação mecânica.

Efeitos adversos

Todos os aminoglicosídeos têm potencial para produzir toxicidade vestibular, coclear e renal reversível e irreversível e bloqueio neuromuscular.

Ototoxicidade

Pode ocorrer disfunção vestibular e auditiva após a administração de qualquer um dos aminoglicosídeos (Guthrie, 2008). A ototoxicidade induzida por aminoglicosídeos pode resultar em perda auditiva irreversível, bilateral, de alta frequência ou hipofunção vestibular. A degeneração das células pilosas e dos neurônios da cóclea se correlaciona com a perda de audição. O acúmulo no interior da perilinfa e endolinfa ocorre predominantemente quando as concentrações de aminoglicosídeo no plasma são altas. A difusão de retorno para o interior da corrente sanguínea é lenta; a $t_{1/2}$ dos aminoglicosídeos é 5 a 6 vezes maior nos líquidos óticos do que no plasma. Fármacos como o *ácido etacrínico* e a *furosemida* potencializam os efeitos ototóxicos dos aminoglicosídeos em animais, porém os dados obtidos de humanos que implicam a *furosemida* são menos convincentes (Smith e Lietman, 1983).

A *estreptomicina* e a *gentamicina* produzem efeitos predominantemente vestibulares, enquanto a *amicacina*, a *canamicina* e a *neomicina* afetam principalmente a função auditiva; a *tobramicina* afeta ambos igualmente. É difícil determinar a incidência da ototoxicidade. Dados audiométricos sugerem que a incidência poderia ser de até 25% (Brummett e Morrison, 1990). A incidência de toxicidade vestibular é particularmente elevada em pacientes que recebem *estreptomicina*; quase 20% dos indivíduos que receberam 500 mg 2 vezes/dia durante 4 semanas para endocardite enterocócica desenvolveram lesão vestibular irreversível clinicamente detectável. Como os sintomas iniciais podem ser reversíveis, os pacientes que recebem doses elevadas ou cursos prolongados de aminoglicosídeos devem ser cuidadosamente monitorados à procura de ototoxicidade; entretanto, pode ocorrer surdez várias semanas após a interrupção da terapia.

Um zumbido agudo é frequentemente o primeiro sintoma da toxicidade coclear. Se o fármaco não for interrompido, pode ocorrer comprometimento auditivo após alguns dias. O zumbido pode persistir por alguns dias até 2 semanas após a terapia ser interrompida. Como a percepção do som na faixa de alta frequência (fora da faixa de conversação) é a primeira a ser perdida, o indivíduo acometido nem sempre tem consciência dessa dificuldade, que não será detectada exceto por um cuidadoso exame audiométrico. Se a perda auditiva progredir, os intervalos de som mais baixos serão afetados.

Entre pacientes que apresentam toxicidade vestibular, a cefaleia de intensidade moderada com 1 a 2 dias de duração pode preceder o início da disfunção labiríntica. O distúrbio é imediatamente seguido de um estágio agudo, em que aparecem náuseas, vômitos e dificuldades no equilíbrio, que persistem por 1 a 2 semanas. Os sintomas proeminentes são vertigem na posição ortostática, incapacidade de perceber o término do movimento ("passando mentalmente do ponto") e dificuldade em sentar ou permanecer ereto sem pistas visuais. O estágio agudo termina de repente e é seguido por labirintite crônica, na qual o paciente tem dificuldade ao tentar caminhar ou fazer movimentos repentinos; a ataxia é a característica mais proeminente. A fase crônica persiste por aproximadamente 2 meses. A recuperação dessa fase pode levar de 12 a 18 meses, e a maioria dos pacientes apresenta alguma lesão residual permanente. A interrupção precoce do fármaco pode permitir a recuperação antes do dano irreversível das células ciliadas.

Nefrotoxicidade

Aproximadamente 8 a 26% dos pacientes que recebem um aminoglicosídeo por vários dias desenvolvem comprometimento renal leve, que quase sempre é reversível. A toxicidade resulta do acúmulo e retenção de aminoglicosídeos nas células tubulares proximais. A manifestação inicial de lesão nesse local é a eliminação de enzimas da borda de escova tubular renal, seguido de proteinúria leve e aparência de cilindros hialinos e granulares. A taxa de filtração glomerular é reduzida alguns dias depois. Acredita-se que a fase não oligúrica da insuficiência renal seja decorrente de efeitos dos aminoglicosídeos na porção distal do néfron com uma sensibilidade reduzida do epitélio do ducto coletor à vasopressina. Embora a necrose tubular aguda grave possa ocorrer raramente, o achado significativo mais comum é um aumento leve da creatinina plasmática. O comprometimento da função renal é quase sempre reversível, porque as células tubulares proximais apresentam a capacidade de regeneração (Lietman e Smith, 1983). A toxicidade correlaciona-se com a quantidade total de fármaco administrado e com cursos de terapia mais longos (de Jager e van Altena, 2002). As estratégias de dosagens elevadas em intervalos estendidos levam a uma menor nefrotoxicidade em relação ao mesmo nível de exposição total ao fármaco (medido pela área sob a curva) do que as estratégias com base em doses divididas (ver Fig. 59-3). A *neomicina*, que se concentra em maior grau, é altamente nefrotóxica em seres humanos e não deve ser administrada por via sistêmica. A *estreptomicina* não se concentra no córtex renal e é o aminoglicosídeo menos nefrotóxico. Outros fármacos, como a *anfotericina B*, a *vancomicina*, os inibidores da enzima conversora de angiotensina, a *cisplatina* e a *ciclosporina*, podem potencializar a nefrotoxicidade induzida pelos aminoglicosídeos.

Bloqueio neuromuscular

O bloqueio neuromuscular agudo e a apneia foram atribuídos aos aminoglicosídeos; os pacientes com miastenia grave são particularmente suscetíveis. Nos seres humanos, o bloqueio neuromuscular geralmente ocorre após instilação intrapleural ou intraperitoneal de altas doses de um aminoglicosídeo; entretanto a reação pode surgir após a administração IV, IM e até mesmo oral desses agentes. A maioria dos episódios foi observada em associação com anestesia ou administração de outros agentes bloqueadores neuromusculares. O bloqueio neuromuscular pode ser revertido pela administração IV de um sal de Ca^{2+}.

Outros efeitos adversos

Em geral, os aminoglicosídeos apresentam pouco potencial alergênico. Foram relatadas reações de hipersensibilidade raras – incluindo exantemas cutâneos, eosinofilia, febre, discrasias sanguíneas, angioedema, dermatite esfoliativa, estomatite e choque anafilático –, como hipersensibilidade cruzada entre fármacos dessa classe. Os aminoglicosídeos parecem estar menos associados com a superinfecção por *Clostridium difficile* do que outras classes de antibacterianos. Indivíduos tratados com 4 a 6 g/dia de *neomicina* por via oral algumas vezes desenvolvem uma síndrome semelhante ao espru com diarreia, esteatorreia e azotorreia; além disso, pode ocorrer proliferação excessiva de leveduras no intestino. A *paromomicina* administrada por VO está associada à toxicidade GI relacionada à dose, incluindo náuseas, dor abdominal e diarreia.

Polimixinas

As polimixinas representam um grupo de antibióticos intimamente relacionados elaborados por cepas de *Bacillus polymyxa*. A *polimixina B* consiste em uma mistura das polimixinas B_1 e B_2. A *colistina*, também conhecida como *polimixina E*, é produzida pelo *Bacillus colistinus* e é comercializada como *colistimetato* para administração IV ou *colistina* base para uso tópico. Esses agentes foram inicialmente desenvolvidos há mais de 50 anos, mas rapidamente foram banidos do uso sistêmico devido às suas toxicidades. Com o aumento dos microrganismos Gram-negativos resistentes nessa última década, o uso das polimixinas aumentou.

Mecanismo de ação

As polimixinas, peptídeos básicos simples com massas moleculares de aproximadamente 1.000 Da, são agentes anfipáticos ativos na superfície celular que atuam como detergentes catiônicos. Elas interagem fortemente com os fosfolipídeos e causam desorganização da estrutura das membranas celulares. A sensibilidade à *polimixina B* parece estar relacionada com o conteúdo de fosfolipídeo do complexo parede celular-membrana celular. A *polimixina B* liga-se à porção lipídica A da endotoxina (o lipopolissacarídeo da membrana externa das bactérias Gram-negativas) e inativa essa molécula.

Atividade antimicrobiana

As atividades antimicrobianas de *polimixina B* e *colistina* são semelhantes e restritas às bactérias Gram-negativas, principalmente aeróbias. A maioria das *Pseudomonas*, *Acinetobacter* e *Enterobacteriaceae* são suscetíveis, com exceção de *Proteus* e *Serratia* spp. *Stenotrophomonas* e *Burkholderia* geralmente são resistentes.

Resistência às polimixinas

Embora a resistência entre cepas isoladas normalmente sensíveis às polimixinas seja rara, o aparecimento de resistência durante o tratamento foi documentado e tornou-se problemático entre *Acinetobacter* e *Klebsiella* extensamente resistentes a fármacos (Rojas et al., 2017). Pode ocorrer resistência emergente durante um único ciclo de tratamento.

ADME

Nem a *polimixina B* nem a *colistina* são absorvidas quando administradas por VO, sendo pouco absorvidas pelas mucosas e pela superfície de grandes queimaduras. O CMS (*colistimetato*) é a formulação de profármaco para administração parenteral; é hidrolisado de forma relativamente lenta na corrente sanguínea à porção de sulfato de colistina ativa. Há uma variabilidade significativa entre pacientes em relação aos níveis ativos de sulfato de colistina, devido aos efeitos competitivos da eliminação principalmente renal do fármaco original CMS, conversão do CMS em *colistina* ativa e eliminação principalmente não renal da *colistina* ativa. O CMS pode ser administrado por inalação para prevenção e tratamento adjuvante de infecções pulmonares. A administração intraventricular e intratecal de CMS é usada no tratamento de infecções do SNC. Pacientes com disfunção renal necessitam de uma modificação da dose para o CMS. A *polimixina B* não exige conversão em sua forma ativa e sofre depuração principalmente não renal.

Usos terapêuticos

Como a dosagem desses agentes varia de acordo com o fármaco (*polimixina B* ou *colistina*), com a preparação comercial particular comercializada em determinado país e com o grau de disfunção renal do paciente, recomenda-se uma consulta especializada (Tsuji et al., 2019).

Usos sistêmicos

As polimixinas são usadas sistematicamente apenas para infecções graves por patógenos resistentes a outras terapias efetivas. Os estudos sugerem que as polimixinas são menos efetivas do que os agentes novos (p. ex., *ceftazidima/avibactam*) para o tratamento de infecções graves resistentes a múltiplos fármacos e devem ser reservadas para infecções causadas por patógenos resistentes a esses agentes. As polimixinas têm sido usadas no tratamento de uma variedade de infecções quando não se dispõe de alternativas mais eficazes e menos tóxicas, incluindo bacteriemia, pneumonia, infecções ósseas/articulares, queimaduras, celulite, fibrose cística, endocardite, infecções ginecológicas, meningite e ventriculite. Com frequência, as polimixinas são usadas em combinação com outros antimicrobianos, incluindo carbapenêmicos, tetraciclinas e aminoglicosídeos. A *polimixina B* é preferida para o tratamento da maioria das infecções sistêmicas, e se recomenda o uso de CMS para o tratamento de infecções que se originam no trato urinário (Tsuji et al., 2019). A *colistina* inalada é usada para profilaxia contra a infecção em alguns pacientes com risco de infecção (p. ex., transplante de pulmão) e como adjuvante no tratamento da pneumonia.

Usos tópicos

O sulfato de *polimixina B* está disponível para uso oftálmico, ótico e tópico em combinação com uma variedade de outros compostos. A *colistina* está disponível em gotas óticas. Infecções da pele, das mucosas dos olhos e do ouvido causadas por microrganismos sensíveis à *polimixina B* respondem à aplicação local do antibiótico em solução ou pomada. A otite externa, frequentemente causada por *Pseudomonas*, pode ser curada pelo uso tópico do fármaco. A *P. aeruginosa* é uma causa comum de infecção de úlceras de córnea; a aplicação local ou a injeção subconjuntival de *polimixina B* frequentemente são curativas.

Efeitos adversos

A principal toxicidade das polimixinas consiste em nefrotoxicidade relacionada com a dose por meio de dano às células tubulares renais; a janela terapêutica entre exposição eficaz e exposição tóxica é estreita. Dependendo das definições de nefrotoxicidade e populações de pacientes, pode ocorrer lesão renal aguda em até 50 a 60% dos pacientes. Embora os dados sejam limitados, a nefrotoxicidade pode ser modestamente mais baixa com a *polimixina B* do que com o CMS (Zavaski e Nation, 2017). Pacientes que apresentam nefrotoxicidade podem exigir uma redução da dose ou a interrupção do fármaco.

As reações neurológicas incluem fraqueza muscular, apneia, parestesias, vertigem e fala arrastada. A *polimixina B* aplicada à pele intacta ou desnuda ou às mucosas não provoca reações sistêmicas, devido à ausência quase completa de absorção do fármaco nesses locais. As reações de hipersensibilidade são incomuns.

Agentes antissépticos para infecções do trato urinário

Os antissépticos do trato urinário concentram-se no trato urinário inferior, onde inibem o crescimento de muitas espécies de bactérias. Esses agentes não podem ser usados no tratamento de infecções sistêmicas nas concentrações alcançadas com a sua administração oral, visto que não são obtidas concentrações efetivas no plasma com doses seguras; entretanto, podem alcançar concentrações adequadas para o tratamento e/ou prevenção das ITU.

Nitrofurantoína

A *nitrofurantoína* é um nitrofurano sintético usado para evitar e tratar as ITU.

Mecanismo de ação e atividade antimicrobiana

A *nitrofurantoína* é ativada por redução enzimática com formação de intermediários altamente reativos, que parecem ser responsáveis pela capacidade observada desse fármaco de causar danos ao DNA bacteriano. As bactérias reduzem a *nitrofurantoína* mais rapidamente do que as células dos mamíferos, e acredita-se que essa propriedade seja responsável pela atividade antimicrobiana seletiva do fármaco. A *nitrofurantoína* é ativa contra muitas cepas de *E. coli* e enterococos. Entretanto, a maioria das espécies de *Proteus* e *Pseudomonas* e muitas espécies de *Enterobacter* e *Klebsiella* são resistentes. A *nitrofurantoína* é bacteriostática para a maioria dos microrganismos sensíveis em concentrações ≤ 32 μg/mL, mas é bactericida em concentrações ≥ 100 μg/mL. A atividade antibacteriana é maior na urina ácida.

Farmacologia, toxicidade e usos terapêuticos

A *nitrofurantoína* sofre absorção rápida e quase completa pelo trato GI. Concentrações antibacterianas não são alcançadas no plasma depois da ingestão das doses recomendadas, devido à rápida eliminação do fármaco. A $t_{1/2}$ plasmática varia de 0,3 a 1 hora, e cerca de 40% do fármaco é excretado sem alterações na urina. A dose média de *nitrofurantoína* produz uma concentração urinária de cerca 200 μg/mL. Essa concentração é solúvel em um pH maior que 5, mas a urina não deve ser alcalinizada porque isso reduz a atividade antimicrobiana. A taxa de excreção possui uma relação linear com a depuração da creatinina; por conseguinte, em pacientes com comprometimento da função glomerular, a eficácia do fármaco no tratamento de ITU pode ser reduzida, enquanto a sua toxicidade sistêmica aumenta (ten Doesschate et al., 2020).

A dose oral de *nitrofurantoína* para adultos é de 50 a 100 mg 4 vezes/dia, junto com as refeições e ao deitar, mas é menor com a formulação macrocristalina (100 mg a cada 12 horas durante 7 dias). Uma dose única de 50 a 100 mg ao deitar pode ser suficiente para evitar as recidivas. A dose diária para crianças é de 5 a 7 mg/kg, mas pode ser de apenas 1 mg/kg quando o tratamento é prolongado. A duração do tratamento não deve ultrapassar 14 dias, e os ciclos repetidos devem ser intercalados por períodos sem administração. As gestantes e crianças com menos de 1 mês de idade não devem receber *nitrofurantoína*, e o fármaco deve ser usado com cautela em pacientes com comprometimento da função renal.

A *nitrofurantoína* foi aprovada para o tratamento de infecções do trato urinário inferior e é recomendada como terapia de primeira linha para a cistite não complicada. Não é recomendada para tratar pielonefrite ou prostatite.

Efeitos adversos

Os efeitos adversos mais comuns são náuseas, vômitos e diarreia; a preparação macrocristalina é mais tolerada do que as preparações tradicionais. Várias outras reações ocorrem ocasionalmente, inclusive calafrios, febre, leucopenia, granulocitopenia, anemia hemolítica (associada à deficiência de G6PD e nos recém-nascidos com níveis baixos de glutationa reduzida em suas hemácias), icterícia colestática e lesão hepatocelular. Algumas horas a vários dias depois do início do tratamento, pode ocorrer pneumonite aguda com febre, calafrios, tosse, dispneia, dor torácica, infiltração pulmonar e eosinofilia; em geral, esses sinais e sintomas regridem rapidamente depois da interrupção do fármaco. Pode ocorrer fibrose pulmonar intersticial nos pacientes (especialmente idosos) tratados por períodos longos com esse fármaco. Cefaleia, vertigem, sonolência, dores musculares e nistagmo ocorrem de forma eventual, mas são prontamente reversíveis. Polineuropatias graves com desmielinização e degeneração dos nervos sensoriais e motores também foram descritas; as neuropatias são mais prováveis nos pacientes com disfunção renal e nos indivíduos tratados por períodos longos. A *nitrofurantoína* confere à urina uma cor castanha.

Fosfomicina

A *fosfomicina* é um derivado do ácido fosfônico usado principalmente na prevenção e no tratamento das ITU nos Estados Unidos, onde atualmente se dispõe apenas de uma formulação oral. Em outros países, a formulação IV é frequentemente usada como agente adjuvante para tratamento de infecções graves.

Mecanismo de ação e atividade antimicrobiana

A *fosfomicina* inibe a MurA, uma enolpiruviltransferase que catalisa a etapa inicial da síntese da parede bacteriana. Esse mecanismo é singular entre os antibacterianos; por essa razão, raramente se observa resistência cruzada com outros antibióticos. Os testes ideais para avaliar a atividade da *fosfomicina* requerem suplementação dos meios de cultura com glicose-6-fosfato. O espectro de atividade habitual da *fosfomicina* inclui patógenos urinários como *E. coli*, *Proteus*, *Enterococcus* e *Staphylococcus saprophyticus*. A atividade contra espécies de *Klebsiella*, *Enterobacter* e *Serratia* é variável; *Pseudomonas* e *Acinetobacter* são resistentes. O *Staphylococcus aureus* frequentemente é sensível, embora tenha sido descrito desenvolvimento de resistência durante o tratamento.

Farmacologia, toxicidade e usos terapêuticos

Fora dos Estados Unidos, a *fosfomicina* está disponível como formulação intravenosa, que pode alcançar níveis adequados para o tratamento de algumas infecções sistêmicas, frequentemente em combinação com outros antibacterianos. Nos Estados Unidos, a *fosfomicina* está disponível apenas na forma de pó (*fosfomicina trometamina*), que é dissolvido em água e usado por VO. A biodisponibilidade da formulação oral é de cerca de 40%, e a $t_{1/2}$ varia de 5 a 8 horas. Com a administração oral de 3 g, as concentrações sistêmicas são baixas, mas os níveis urinários podem alcançar 1.000 a 4.000 μg/mL. O esquema posológico aprovado pela FDA é de uma dose única de 3 g para ITU não complicada; alguns pesquisadores administraram três doses de 3 g em dias alternados para tratar ITU complicada, ou 3 g a cada 10 dias como profilaxia para ITU.

Efeitos adversos

Em geral, a *fosfomicina* é bem tolerada. Os efeitos adversos são raros e geralmente consistem em desconforto GI, vaginite, cefaleia ou tontura.

Metenamina

Mecanismo de ação e atividade antimicrobiana

A *metenamina* (hexametilenamina) é um antisséptico do trato urinário e um profármaco, que atua formando formaldeído por meio da seguinte reação:

$$N_4(CH_2)_6 + 6H_2O + 4H^+ \rightarrow 6HCHO + 4NH_4^+$$

Com pH de 7,4, quase não ocorre decomposição; a produção de formaldeído é 2 de 6% da quantidade teórica no pH de 6 e de 20% no pH de 5. Por conseguinte, a acidificação da urina favorece a produção do formaldeído e a ação antibacteriana dependente desse composto. A reação de decomposição é bastante lenta, e são necessárias 3 horas para alcançar o total de 90%. Quase todas as bactérias são sensíveis ao formaldeído livre em concentrações de cerca de 20 μg/mL. Os microrganismos não desenvolvem resistência ao formaldeído. Os microrganismos que decompõem a ureia (p. ex., *Proteus* spp.) tendem a elevar o pH da urina e, portanto, a inibir a liberação de formaldeído.

Farmacologia, toxicologia e usos terapêuticos

A *metenamina* é absorvida por via oral, mas 10 a 30% sofrem decomposição no suco gástrico, a não ser que o fármaco seja protegido por revestimento entérico. Devido à produção de amônia, a *metenamina* está contraindicada na insuficiência hepática. A excreção do fármaco na urina é semiquantitativa. Quando o pH da urina é de 6 e o volume urinário diário atinge 1.000 a 1.500 mL, a administração de uma dose diária de 2 g produz uma concentração de 18 a 60 μg/mL de formaldeído; esse nível é maior que a CIM da maioria dos patógenos das vias urinárias. O pH baixo por si só é bacteriostático, de modo que a acidificação desempenha uma dupla função; os ácidos comumente usados são o ácido mandélico e o ácido hipúrico. Doses acima de 500 mg 4 vezes/dia em geral causam problemas GI, mesmo com comprimidos de revestimento entérico. Podem ocorrer micções dolorosas e frequentes, albuminúria, hematúria e erupções cutâneas depois da administração de doses de 4 a 8 g/dia durante um período de mais de 3 a 4 semanas. Insuficiência renal não é uma contraindicação ao uso apenas da *metenamina*, mas os ácidos administrados simultaneamente podem ser deletérios; o *mandelato de metenamina* está contraindicado nos pacientes com insuficiência renal.

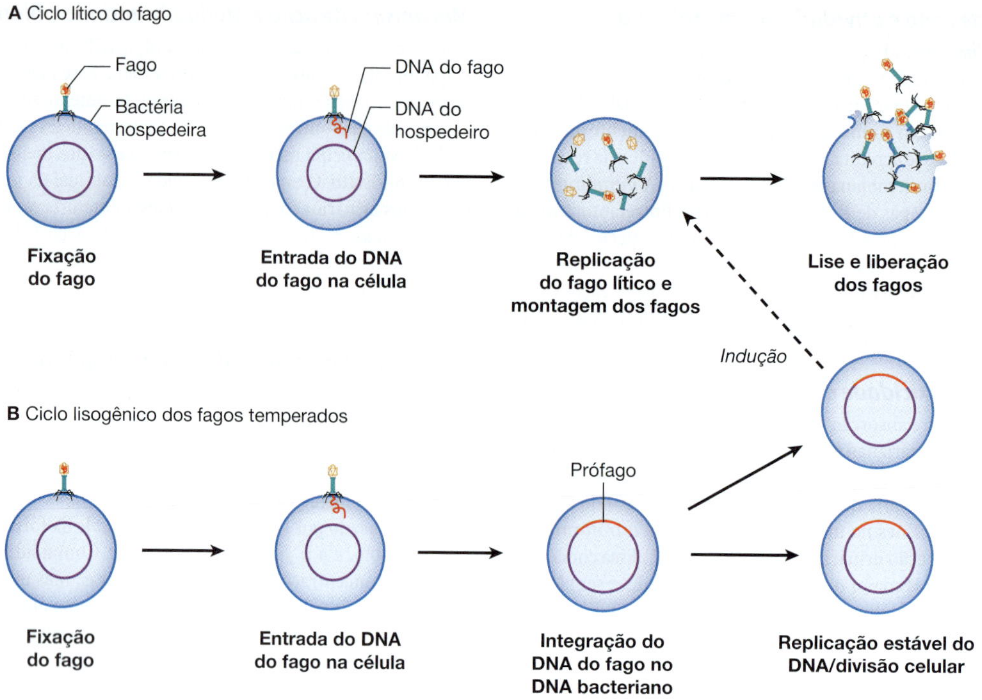

Figura 59-4 *Ciclos de vida dos bacteriófagos.* **A.** *Ciclo lítico do fago.* Os fagos líticos infectam as bactérias por ligação, penetração e injeção de seu DNA no hospedeiro bacteriano, levando à inativação do genoma do hospedeiro e sequestro da maquinaria de replicação do hospedeiro para a replicação do genoma do fago e síntese e montagem de novas partículas de fagos. O resultado é a lise da célula hospedeira e a liberação de um novo conjunto de progênie de bacteriófagos. **B.** *Ciclo lisogênico dos fagos temperados.* Os fagos temperados ligam-se e injetam seu DNA conforme descrito para os fagos líticos. Entretanto, em vez da replicação do fago que leva à lise da célula hospedeira, o ciclo dos fagos temperados envolve a incorporação do DNA do fago ao DNA bacteriano e divisão celular subsequente, com células-filhas contendo o complemento expandido de DNA. Fatores ambientais podem induzir a entrada desses prófagos em um ciclo lítico, conforme indicado pela seta marcada com "Indução."

A *metenamina* combina-se com o sulfametizol e talvez com outras sulfonamidas na urina, resultando em antagonismo mútuo; por essa razão, esses fármacos não devem ser administrados de forma simultânea.

A *metenamina* não é um dos fármacos principais para o tratamento de ITU agudas, porém foi aprovada pela FDA para tratamento supressor crônico de ITU. A *metenamina* é mais eficaz quando o agente etiológico é a *E. coli*, mas em geral ela pode suprimir bactérias Gram-negativas comuns e, com frequência, *S. aureus* e *S. epidermidis*. Normalmente, *Enterobacter aerogenes* e *Proteus vulgaris* são resistentes. Nos casos típicos, o pH urinário necessário à ação da *metenamina* é menor que 5; alguns médicos recomendam monitorar o pH urinário e mesmo a acidificação da urina com cloreto de amônio ou ácido ascórbico.

Bacteriófagos

Os bacteriófagos (ou fagos), literalmente "comedores de bactérias", são vírus que infectam bactérias. Os fagos foram descritos inicialmente há pouco mais de um século, quando foi observado que agentes de fontes ambientais, que passavam através de filtros de poros pequenos, eram capazes de destruir subgrupos específicos de bactérias (Twort, 1915). Posteriormente, foi constatado que os fagos são vírus capazes de infectar uma variedade específica de bactérias. A gama de hospedeiros de bactérias passíveis de serem infectadas pode ser estreita para um fago individual; entretanto, com uma estimativa de 10^{31} fagos distintos existentes na biosfera do planeta, cada bactéria tem uma ampla coleção de fagos aos quais é vulnerável (Wommack et al., 1999).

Do ponto de vista da terapia antimicrobiana, os fagos são melhor conceituados como antibióticos vivos (Schooley e Strathdee, 2020). Foram promovidos globalmente como antimicrobianos até a década de 1930, quando o interesse se perdeu no Ocidente à medida que aumentava o otimismo sobre a utilidade dos antibióticos tradicionais. A terapia com fagos ou fagoterapia continuou inabalável durante o século XX na Rússia e na antiga República Soviética, onde os antibióticos eram menos disponíveis em virtude de seu custo. Entretanto, nos últimos 5 anos, à medida que ficou evidente que a produção de antibacterianos tradicionais não está conseguindo vencer adequadamente a crise de resistência aos antimicrobianos, e tendo em vista a descrição de vários casos bem estudados (embora informais) de uso bem-sucedido de fagos no tratamento de infecções bacterianas graves, o interesse na fagoterapia ressurgiu nos Estados Unidos e na Europa Ocidental (Aslam et al., 2020; Hatfull et al., 2021).

Biologia dos fagos

O uso racional e o desenvolvimento clínico de fagos exigem uma compreensão fundamental de suas propriedades biológicas. Os fagos são pequenas estruturas, de 50 a 200 nm, que são encontradas em abundância na biosfera. A maioria dos fagos ambientais é composta por uma cabeça, que forma uma cápsula para envolver um segmento de DNA de fita dupla que codifica o programa genético do fago, e por uma cauda, que fornece a especificidade de ligação à presa bacteriana do fago. Os fagos não têm a capacidade de se replicar sozinhos; em vez disso, replicam-se dentro de hospedeiro bacteriano. Os bacteriófagos têm dois estilos de vida: *lítico* e *temperado* (Fig. 59-4). A infecção por fagos líticos produz um único resultado, a lise do hospedeiro. A infecção por fagos temperados resulta em incorporação estável do genoma do fago dentro do DNA do hospedeiro, formando um prófago, com o lisogênio reproduzido à medida que a bactéria hospedeira se divide, possivelmente pela ativação de uma fase lítica por fatores ambientais.

Fagos líticos

Os fagos líticos infectam seus hospedeiros bacterianos, causando desorganização do DNA do hospedeiro, e assumem a maquinaria de síntese do hospedeiro para produzir centenas a milhares de descendentes, com produção de lisinas e, em seguida, lise e destruição dos hospedeiros antes de prosseguir para repetir o ciclo com outras bactérias hospedeiras. Como a duração de todo esse processo pode ser da ordem de 20 minutos, a expansão de uma população de fagos e o colapso das presas suscetíveis da população podem ocorrer em uma linha temporal explosiva. À medida que esse processo prossegue, surgem populações de bactérias resistentes aos fagos, que são, por sua vez, perseguidas por populações de fagos em evolução com capacidade de crescer nessas populações emergentes resistentes a fagos.

Fagos temperados
No estilo de vida temperado, os fagos entram na bactéria hospedeira, porém não sequestram a maquinaria de replicação do hospedeiro para seus próprios propósitos; em vez disso, o DNA do fago codifica genes para integrases que possibilitam a integração de seu código genético ao DNA da bactéria hospedeira, bem como genes adicionais (denominados *repressores*) que reprimem a capacidade de fagos de atacar o hospedeiro bacteriano. O DNA dos fagos temperados é replicado com o do hospedeiro e transmitido para a progênie de bactérias. Periodicamente, de forma espontânea ou em resposta a estímulos ambientais, esses fagos integrados são "induzidos". Nessas condições, as proteínas do fago são sintetizadas, e os fagos entram em um ciclo de vida lítico. Os fagos temperados não são candidatos adequados à terapia, visto que não provocam lise imediata de seus hospedeiros; além disso, quando são induzidos, podem carregar com eles segmentos e fragmentos do DNA do hospedeiro e transmiti-los a outras bactérias que eles infectam. Esses genes podem incluir genes que codificam a resistência aos antibióticos ou que aumentam a patogênese das bactérias. Assim, aceita-se geralmente que os fagos temperados não devem ser administrados com intenção terapêutica. Avanços recentes na biologia molecular permitiram o desenvolvimento de fagos por engenharia genética para eliminar suas propriedades lisogênicas ou para produzi-los sinteticamente com uma variedade de hospedeiros e capacidades líticas especificamente projetadas.

Seleção e produção de fagos
Cada fago lítico tem uma gama relativamente estreita (denominada *gama de hospedeiros*) de bactérias suscetíveis ao ataque; com efeito, a gama de hospedeiros da maioria dos fagos é, em geral, restrita a uma única espécie. A gama de hospedeiros de determinado fago é determinada pela presença ou ausência de receptores na superfície das bactérias e pela capacidade de determinada bactéria de codificar enzimas (endonucleases) que podem degradar o DNA do fago após a internalização. Algumas bactérias (p. ex., *S. aureus*) são suscetíveis a populações de fagos que são capazes de lisar uma proporção relativamente grande de bactérias na espécie. Nesses casos, uma biblioteca de 4 a 6 fagos poderia ser capaz de provocar a lise de até 85% das bactérias que podem ser encontradas clinicamente. Os fagos que atacam outras espécies (p. ex., *Acinetobacter baumannii*) têm uma gama de hospedeiros muito estreita, e essa biblioteca precisaria incluir 200 a 300 fagos.

Quando um paciente é considerado candidato à fagoterapia, é inicialmente necessário identificar e caracterizar os fagos aos quais o patógeno do paciente é suscetível (Philipson et al., 2018). Atualmente, essa determinação deve ser feita empiricamente por meio de pareamento da bactéria específica de um paciente com uma biblioteca de fagos previamente identificados como tendo atividade contra bactérias da mesma espécie e identificação daquelas que lisam especificamente o isolado bacteriano do paciente. Se um laboratório dispuser de uma coleção de fagos previamente caracterizados com atividade contra a espécie de bactéria com a qual o paciente está infectado, esse processo de rastreamento pode ser conduzido em 24 a 48 horas. Preferencialmente, já deve ter sido demonstrado que esses fagos têm um estilo de vida exclusivamente lítico e que estão desprovidos de material genético capaz de codificar uma resistência bacteriana ou de fatores passíveis de intensificar a patogênese bacteriana. Se não forem identificados fagos ativos em bibliotecas de fagos pré-selecionadas, podem ser realizadas pesquisas ambientais (que normalmente envolvem esgotos, solo ou outras fontes onde possa existir a bactéria-alvo na natureza). Esse processo pode levar semanas e pode ser ainda mais complicado pela necessidade de se caracterizar totalmente quaisquer fagos que surjam da busca ambiental. Quando são identificados fagos (pelo menos um e, de preferência, um maior número) que possuem a atividade bactericida necessária, eles devem ser propagados em bactérias alimentadoras de modo a produzir um número suficiente para um ciclo terapêutico. Uma vez produzidos, os fagos precisam ser purificados para remover a endotoxina e outras impurezas que possam causar toxicidade e, em seguida, suspensos em um tampão no qual sejam estáveis.

Farmacologia
Os fagos podem ser administrados por via IV, oral, tópica ou inalada. Historicamente, a fagoterapia era administrada, na maioria das vezes, por via tópica ou oral, visto que a tecnologia necessária para separar por completo populações de fagos altamente purificadas dos restos das bactérias nas quais foram propagadas ainda não tinha sido desenvolvida. Com o desenvolvimento de técnicas eficientes (p. ex., centrifugação em gradiente de CsCl, extração orgânica, separação por coluna de afinidade), podem ser obtidas populações de fagos altamente purificadas, que são administradas com segurança por via parenteral. Quando os fagos são adequadamente preparados, e quando se obtém uma depleção suficiente de endotoxinas e outras impurezas, a toxicidade clinicamente aparente é extremamente rara.

A frequência e a dosagem ideais de fagos é uma área que ainda se encontra em fase de desenvolvimento. Quando administrados por via IV, os fagos são depurados da circulação pelo sistema reticuloendotelial em 30 a 90 minutos. Entretanto, diferentemente dos antibióticos, quando os fagos alcançam o local de infecção, eles podem se replicar em seus hospedeiros bacterianos, dependendo da multiplicidade da infecção e do tamanho e contiguidade da população bacteriana. Assim, em vez de concentrar o foco nas vias de depuração e na meia-vida sistêmica, as considerações farmacológicas devem se concentrar na persistência e na atividade desses antibióticos autorreplicativos no local da infecção. Do ponto de vista prático, devem-se administrar fagos bem purificados em doses de 10^9 a 10^{10} unidades formadoras de placa (UFP) por dose a cada várias horas. A maioria dos esquemas parenterais publicados inclui um ou mais fagos que são administrados na quantidade de cerca de 10^9 UFP por dose a cada 8 a 12 horas. Menos pesquisas foram realizadas para delinear a dosagem apropriada das preparações de fagos administradas por via tópica ou oral. Em virtude da estabilidade e distribuição incertas associadas à administração tópica e à complexidade adicional da absorção previsível pelo trato GI, prefere-se a administração parenteral para a maioria dos pacientes com infecções sistêmicas significativas. Como os fagos (à semelhança dos antibióticos) selecionam populações de bactérias resistentes, é geralmente preferível administrá-los como "coquetéis", que consistem em vários fagos com atividade contra o patógeno específico e que não possuem vias de resistência sobrepostas. Os princípios relativos à valência ideal estão em fase de desenvolvimento, mas provavelmente dependerão do tamanho da população e das espécies bacterianas em tratamento.

Indicações clínicas
Atualmente, os fagos não são aprovados pela FDA nos Estados Unidos e devem ser administrados como agentes de investigação em ensaios clínicos ou a pacientes individuais sob a concessão do Investigational New Drug iniciada pelo investigador. As indicações para as quais o uso de fagos pode ser considerado incluem pacientes com infecções bacterianas ou micobacterianas graves ou potencialmente fatais para os quais a antibioticoterapia falhou ou não tem probabilidade de ser bem-sucedida. Os casos podem incluir pacientes com infecções bacterianas resistentes a múltiplos fármacos. Além disso, devido à capacidade dos fagos de romper biofilmes, os pacientes com infecções persistentes em dispositivos implantados cuja remoção e substituição são difíceis ou impossíveis também são candidatos à terapia. Esforços de investigação estão sendo envidados para explorar a capacidade dos fagos de influenciar o microbioma e/ou reduzir de forma profilática populações de bactérias específicas.

Perspectivas futuras
A gama completa de aplicações clínicas da fagoterapia é uma área em investigação ativa. A delimitação de seu papel na medicina clínica exige uma investigação clínica e translacional rigorosa, planejada com base nos princípios com os quais são avaliados os antibióticos tradicionais. Embora esse campo já tenha 1 século de atividade, a era moderna da fagoterapia começou há menos de uma década. A plena compreensão de seu papel na medicina clínica como agentes isolados ou em combinação com antibióticos tradicionais ainda está em sua fase inicial.

RESUMO: Aminoglicosídeos, polimixinas, antissépticos urinários

Fármacos	Usos terapêuticos	Farmacologia clínica e dicas
Aminoglicosídeos – inibidores da síntese de proteínas bacterianas **Aspectos gerais:** bactericidas, ausência de absorção GI (< 1%), administração oral utilizada apenas para descontaminação intestinal ou parasitas intestinais, penetração pobre no LCS, eliminação renal, nefrotoxicidade, ototoxicidade (coclear e vestibular), bloqueio neuromuscular		
Gentamicina (IV)	• ITU • Peritonite • Endocardite em combinação com um agente ativo na parede celular • Peste • Tularemia	• Boa atividade contra Enterobacterales, *Pseudomonas* • Alguma atividade contra *Neisseria*, *Haemophilus*, *Moraxella* • Atividade sinérgica quando combinada com um agente de parede celular contra muitos organismos • Toxicidade vestibular > coclear • Toxicidade principalmente renal e reversível
Tobramicina (IV, inalada)	• ITU • Infecções pulmonares, incluindo exacerbações de fibrose cística • Sepse nosocomial de origem desconhecida	• Similar à gentamicina, porém com melhor atividade contra *Pseudomonas aeruginosa* • Toxicidade coclear ≈ vestibular
Amicacina (IV)	• ITU • Infecções pulmonares, incluindo exacerbações de fibrose cística • Sepse nosocomial de origem desconhecida • Infecções micobacterianas	• Semelhante à tobramicina, com atividade contra alguns bacilos Gram-negativos resistentes a outros aminoglicosídeos • Atividade contra uma variedade de micobactérias • Toxicidade coclear > vestibular
Plazomicina (IV)	• ITU	• Semelhante à amicanina, com atividade contra alguns bacilos Gram-negativos resistentes a outros aminoglicosídeos
Estreptomicina (IV)	• Endocardite em combinação com um agente ativo na parede celular • Tuberculose • Peste • Tularemia	• Semelhante à gentamicina, com atividade contra alguns enterococos resistentes à gentamicina • Atividade contra *Mycobacterium tuberculosis* • Toxicidade vestibular > coclear • Toxicidade vestibular irreversível
Neomicina (VO, tópica; irrigação urológica)	• Pequenas infecções cutâneas • Preparação intestinal anterior à cirurgia intra-abdominal • Irrigação da bexiga	• Atividade semelhante à gentamicina, apenas quando usada localmente, não de forma sistêmica • Pode causar erupção cutânea
Paromomicina (VO, IM, tópica)	• Infecção por *Cryptosporidium* • Amebíase intestinal • Leishmaniose	• Diarreia, náuseas, vômito • Uso IM para leishmaniose visceral • Uso tópico para leishmaniose cutânea
Polimixinas – agentes bactericidas desintegradores da membrana celular **Aspectos gerais:** nefrotoxicidade e neurotoxicidade substanciais		
Colistina (polimixina E) (IV, inalada)	• Infecções graves por organismos Gram-negativos resistentes a múltiplos fármacos • Prevenção das exacerbações da fibrose cística (inalada)	• Boa atividade contra *Acinetobacter*, *E. coli*, *Klebsiella*, *Pseudomonas*, incluindo cepas resistentes a múltiplos fármacos • Profármaco; farmacocinética complexa com eliminação renal e não renal
Polimixina B (IV, tópica)	• Infecções graves por organismos Gram-negativos resistentes a múltiplos fármacos • Tratamento/prevenção tópica de infecções cutâneas/tecidos moles	• Atividade e toxicidade semelhantes à colistina • Eliminada por via não renal; não alcança níveis urinários elevados
Antissépticos urinários: mecanismos diversos, concentrações eficazes alcançadas apenas na urina com formulações orais		
Nitrofurantoína (VO)	• Tratamento da cistite • Profilaxia da cistite	• Causa danos ao DNA por ação dos seus intermediários reativos • Atividade excelente contra *E. coli* e *Enterococcus* • Alguma atividade contra *Klebsiella* e *Enterobacter* • Absorção e eliminação rápidas • Tinge a urina de marrom • Pneumonite aguda e fibrose pulmonar intersticial crônica
Fosfomicina (VO)	• Tratamento da cistite	• Inibe as etapas iniciais da síntese da parede celular • Atividade excelente contra *E. coli*, *Proteus* e *Enterococcus* • Alguma atividade contra *Klebsiella* e *Enterobacter* • Tratamento em dose única para cistite aguda não complicada
Metenamina (VO)	• Supressão crônica da cistite	• Produz formaldeído na urina • Sua atividade depende da acidez da urina • Atividade excelente contra a maioria dos patógenos urinários, exceto *Proteus* e *Enterobacter* • Desconforto GI com doses altas

Referências

Abdul-Aziz MH, et al. Antimicrobial therapeutic drug monitoring in critically ill adult patients: a Position Paper. *Intensive Care Med*, 2020, 46:1127–1153.

Aslam S, et al. Lessons learned from the first 10 consecutive cases of intravenous bacteriophage therapy to treat multidrug-resistant bacterial infections at a single center in the United States. *Open Forum Infect Dis*, 2020, 7:ofaa389.

Baddour LM, et al. Infective endocarditis in adults: diagnosis, antimicrobial therapy, and management of complications: a scientific statement for healthcare professionals from the American Heart Association. *Circulation*, 2015, 132:1435–1486.

Ben Salah A, et al. Topical paromomycin with or without gentamicin for cutaneous leishmaniasis. *N Engl J Med*, 2013, 368:524–532.

Blair DC, et al. Inactivation of amikacin and gentamicin by carbenicillin in patients with end-stage renal failure. *Antimicrob Agents Chemother*, 1982, 22:376–379.

Bland CM, et al. Reappraisal of contemporary pharmacokinetic and pharmacodynamic principles for informing aminoglycoside dosing. *Pharmacotherapy*, 2018, 38:1229–1238.

Bliziotis IA, et al. Effect of aminoglycoside and beta-lactam combination therapy versus beta-lactam monotherapy on the emergence of antimicrobial resistance: a meta-analysis of randomized, controlled trials. *Clin Infect Dis*, 2005, 41:149–159.

Brummett RE, Morrison RB. The incidence of aminoglycoside antibiotic-induced hearing loss. *Arch Otolaryngol Head Neck Surg*, 1990, 116:406–410.

Busse HJ, et al. The bactericidal action of streptomycin: membrane permeabilization caused by the insertion of mistranslated proteins into the cytoplasmic membrane of *Escherichia coli* and subsequent caging of the antibiotic inside the cells due to degradation of these proteins. *J Gen Microbiol*, 1992, 138:551–561.

Contopoulos-Ioannidis DG, et al. Extended-interval aminoglycoside administration for children: a meta-analysis. *Pediatrics*, 2004, 114:e111–e118.

Cosgrove SE, et al. Initial low-dose gentamicin for *Staphylococcus aureus* bacteremia and endocarditis is nephrotoxic. *Clin Infect Dis*, 2009, 48:713–721.

Davis BB. The lethal action of aminoglycosides. *J Antimicrob Chemother*, 1988, 22:1–3.

de Jager P, van Altena R. Hearing loss and nephrotoxicity in long-term aminoglycoside treatment in patients with tuberculosis. *Int J Tuberc Lung Dis*, 2002, 6:622–627.

Eliopoulos GM, et al. Ribosomal resistance of clinical enterococcal to streptomycin isolates. *Antimicrob Agents Chemother*, 1984, 25:398–399.

Geller DE, et al. Pharmacokinetics and bioavailability of aerosolized tobramycin in cystic fibrosis. *Chest*, 2002, 122:219–226.

Guthrie OW. Aminoglycoside-induced ototoxicity. *Toxicology*, 2008, 249:91–96.

Hatfull GF, et al. Phage therapy for antibiotic-resistant bacterial infections. *Ann Rev Med*, 2021, doi: 10.1146/annurev-med-080219-122208.

Kalil AC, et al. Management of adults with hospital-acquired and ventilator-associated pneumonia: 2016 clinical practice guidelines by the Infectious Diseases Society of America and the American Thoracic Society. *Clin Infect Dis*, 2016, 63:e61–e111.

Kearney BP, Aweeka FT. The penetration of anti-infectives into the central nervous system. *Neurol Clin*, 1999, 17:883–900.

Le T, Bayer AS. Combination antibiotic therapy for infective endocarditis. *Clin Infect Dis*, 2003, 36:615–621.

Lietman PS, Smith CR. Aminoglycoside nephrotoxicity in humans. *J Infect Dis*, 1983, 5(suppl 2):S284–S292.

Mingeot-Leclercq MP, et al. Aminoglycosides: activity and resistance. *Antimicrob Agents Chemother*, 1999, 43:727–737.

Nestaas E, et al. Aminoglycoside extended interval dosing in neonates is safe and effective: a meta-analysis. *Arch Dis Child Fetal Neonatal Ed*, 2005, 90:F294–F300.

Panidis D, et al. Penetration of gentamicin into the alveolar lining fluid of critically ill patients with ventilator-associated pneumonia. *Chest*, 2005, 128:545–552.

Philipson CW, et al. Characterizing phage genomes for therapeutic applications. *Viruses*, 2018, 10:188.

Rojas LJ, et al. Colistin resistance in carbapenem-resistant *Klebsiella pneumoniae*: laboratory detection and impact on mortality. *Clin Infect Dis*, 2017, 64:711–718.

Schooley RT, Strathdee S. Treat phage like living antibiotics. *Nat Microbiol*, 2020, 3:391–392.

Smith CR, Lietman PS. Effect of furosemide on aminoglycoside-induced nephrotoxicity and auditory toxicity in humans. *Antimicrob Agents Chemother*, 1983, 23:133–137.

ten Doesschate T, et al. The effectiveness of nitrofurantoin, fosfomycin and trimethoprim for the treatment of cystitis in relation to renal function. *Clin Microbiol Infect*, 2020, 26:1355–1360.

Tsuji B, et al. International consensus guidelines for the optimal use of the polymyxins: endorsed by the American College of Clinical Pharmacy (ACCP), European Society of Clinical Microbiology and Infectious Diseases (ESCMID), Infectious Diseases Society of America (IDSA), International Society for Anti-infective Pharmacology (ISAP), Society of Critical Care Medicine (SCCM), and Society of Infectious Diseases Pharmacists (SIDP). *Pharmacotherapy*, 2019, 39:10–39.

Twort FW. An investigation on the nature of ultra-microscopic viruses. *Lancet*, 1915, 186:1241–1243.

Ward K, Theiler RN. Once-daily dosing of gentamicin in obstetrics and gynecology. *Clin Obstet Gynecol*, 2008, 51:498–506.

Wommack KE, et al. Hybridization analysis of Chesapeake Bay virioplankton. *Appl Environ Microbiol*, 1999, 65:241–250.

Young DC, et al. Optimization of anti-pseudomonal antibiotics for cystic fibrosis pulmonary exacerbations: V. Aminoglycosides. *Pediatr Pulmonol*, 2013, 48:1047–1061.

Zavascki AP, Nation RL. Nephrotoxicity of polymyxins: is there any difference between colistimethate and polymyxin B? *Antimicrob Agents Chemother*, 2017, 61:e02319.

Capítulo 60
Inibidores da síntese de proteínas

Conan MacDougall

TETRACICLINAS E DERIVADOS
- Mecanismo de ação
- Atividade antimicrobiana
- Resistência a tetraciclinas e derivados
- ADME
- Usos terapêuticos
- Efeitos adversos

MACROLÍDEOS E CETOLÍDEOS
- Mecanismo de ação
- Atividade antimicrobiana
- Resistência a macrolídeos e cetolídeos
- ADME
- Usos terapêuticos
- Efeitos adversos

LINCOSAMIDAS
- Mecanismo de ação
- Atividade antimicrobiana
- Resistência às lincosamidas
- ADME
- Usos terapêuticos
- Efeitos adversos

OXAZOLIDINONAS
- Mecanismo de ação
- Atividade antimicrobiana
- Resistência às oxazolidinonas
- ADME
- Usos terapêuticos
- Efeitos adversos

PLEUROMUTILINAS
- Mecanismo de ação
- Atividade antimicrobiana
- Resistência às pleuromutilinas
- ADME
- Usos terapêuticos
- Efeitos adversos

ESTREPTOGRAMINAS
- Mecanismo de ação
- Atividade antimicrobiana
- Resistência às estreptograminas
- ADME
- Usos terapêuticos
- Efeitos adversos

FENICÓIS
- Mecanismo de ação
- Atividade antimicrobiana
- Resistência ao cloranfenicol
- ADME
- Usos terapêuticos
- Efeitos adversos

MUPIROCINA
- Mecanismo de ação, atividade antimicrobiana e resistência
- Usos terapêuticos
- Efeitos adversos

Os agentes discutidos neste capítulo são *inibidores da síntese de proteínas bacteriostáticos que têm como alvo o ribossomo*, incluindo: as tetraciclinas e seus derivados modernos; os macrolídeos; as lincosamidas; as estreptograminas (*quinupristina/dalfopristina*); as oxazolidinonas; e as pleuromutilinas.

Tetraciclinas e derivados

As tetraciclinas são uma série de derivados constituídos de uma estrutura básica de quatro anéis, exemplificada a seguir pela *doxiciclina*. *Demeclociclina*, *tetraciclina*, *minociclina* e *doxiciclina* estão disponíveis nos Estados Unidos para uso sistêmico. Nas últimas duas décadas, foram introduzidos derivados das tetraciclinas desenvolvidos para superar os mecanismos de resistência. As glicilciclinas (*tigeciclina*), as fluorciclinas (*eravaciclina*) e as aminometilciclinas (*omadaciclina*) são congêneres da tetraciclina com substituições que conferem atividade de amplo espectro, inclusive contra bactérias resistentes à tetraciclina.

DOXICICLINA

Mecanismo de ação

As tetraciclinas e seus derivados inibem a síntese de proteínas bacterianas pela sua ligação ao ribossomo bacteriano 30S, impedindo o acesso do aminoacil-tRNA ao sítio aceptor (A) no complexo mRNA-ribossomo (Fig. 60-1). Esses fármacos penetram em bactérias Gram-negativas por difusão passiva através de canais formados por porinas na membrana celular externa e pelo transporte ativo que bombeia tetraciclinas através da membrana citoplasmática.

Atividade antimicrobiana

As tetraciclinas geralmente são antibióticos bacteriostáticos com um espectro de atividade que abrange uma ampla variedade de bactérias. As tetraciclinas são intrinsecamente mais ativas contra microrganismos Gram-positivos do que contra Gram-negativos, em grande parte devido à capacidade dos microrganismos Gram-negativos de eliminar as tetraciclinas. Os dados recentes dos Estados Unidos sobre a atividade da tetraciclina e de outros agentes estão apresentados na Tabela 60-1. A atividade contra *Streptococcus pyogenes* e *Streptococcus pneumoniae* sensível à *penicilina* é boa, porém a resistência é comum nos estreptococos do grupo B e no *S. pneumoniae* resistente à *penicilina*. Uma boa atividade é mantida contra *Staphylococcus aureus* sensível à *meticilina* (MSSA) e *Staphylococcus aureus* resistente à *meticilina* (MRSA). A atividade contra enterococos melhora com os agentes de última geração; a *tigeciclina* e a *eravaciclina* têm boa atividade contra

CYP: citocromo P450
HIV: vírus da imunodeficiência humana
MAI: *Mycobacterium avium-intracellulare*
MRSA: *Staphylococcus aureus* resistente à meticilina
MSSA: *Staphylococcus aureus* sensível à meticilina

cepas de enterococos resistentes a múltiplos fármacos. O *Bacillus anthracis* normalmente é sensível.

Em grande parte, a atividade das tetraciclinas contra *Haemophilus influenzae* manteve-se preservada desde a sua introdução, porém muitas Enterobacterales adquiriram resistência aos agentes de gerações anteriores. Entre quase 2.000 cepas de *Escherichia coli*, apenas 59% foram sensíveis à *tetraciclina*, enquanto 84% foram sensíveis à *minociclina* e 99% sensíveis a *tigeciclina* e *eravaciclina* (Morrissey et al., 2020). A atividade contra espécies de *Klebsiella* normalmente é mais favorável, embora até mesmo agentes de geração avançada tenham pouca atividade contra espécies de *Proteus*. Entre os microrganismos Gram-negativos não fermentadores, *Pseudomonas aeruginosa* apresenta resistência intrínseca, porém espécies de *Burkholderia* e *Acinetobacter* e *Stenotrophomonas maltophila* frequentemente são suscetíveis, e *minociclina*, *tigeciclina* e *eravaciclina* são os agentes com maior atividade contra esses patógenos. Derivados recentes da *tetraciclina* também são geralmente mais ativos contra Gram-negativos anaeróbios, como *Bacteroides fragilis*. A maioria das cepas de *Brucella* também é sensível às tetraciclinas. As tetraciclinas continuam sendo úteis no tratamento de infecções causadas por *Haemophilus ducreyi* (cancroide), *Vibrio cholerae* e *Vibrio vulnificus* e inibem o crescimento de *Campylobacter jejuni*, *Helicobacter pylori*, *Yersinia pestis*, *Yersinia enterocolitica*, *Francisella tularensis* e *Pasteurella multocida*. As tetraciclinas são agentes alternativos para o tratamento de actinomicose.

As tetraciclinas são eficazes contra alguns microrganismos que são resistentes a agentes antimicrobianos ativos na parede celular, como *Rickettsia*, *Coxiella burnetii*, *Mycoplasma pneumoniae*, *Chlamydia* spp., *Legionella* spp., *Ureaplasma*, algumas micobactérias atípicas e *Plasmodium* spp. As tetraciclinas são ativas contra muitos espiroquetas, incluindo *Borrelia recurrentis*, *Borrelia burgdorferi* (doença de Lyme), *Treponema pallidum* (sífilis) e *Treponema pertenue*.

Resistência a tetraciclinas e derivados

A resistência é mediada principalmente por plasmídeos e, com frequência, é induzível. Os três mecanismos de resistência primária são os seguintes:

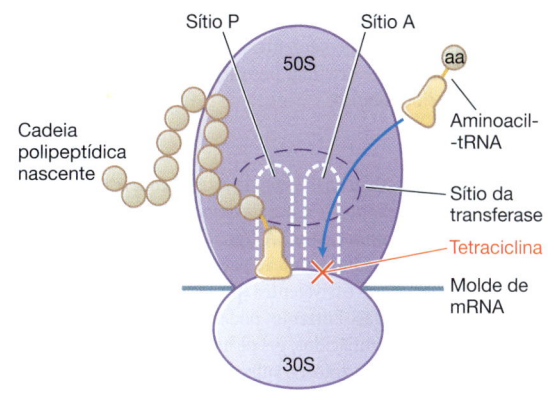

Figura 60-1 *Inibição da síntese proteica bacteriana pelas tetraciclinas.* O mRNA se liga à subunidade 30S do RNA ribossômico bacteriano. O sítio P (peptidil) da subunidade do RNA ribossômico 50S contém a cadeia polipeptídica nascente; normalmente, o aminoacil-tRNA, carregado com o próximo aminoácido (aa) a ser adicionado à cadeia, move-se para o sítio A (aceptor), com a base complementar pareando entre a sequência do anticódon do tRNA e a sequência do códon do mRNA. As tetraciclinas se ligam à subunidade 30S, bloqueiam o tRNA ligando-se ao sítio A e, dessa forma, inibem a síntese proteica.

- Diminuição do acúmulo de tetraciclina como resultado de diminuição do influxo de antibióticos ou aquisição de uma via de efluxo dependente de energia
- Produção de uma proteína de proteção ribossômica que desloca as tetraciclinas de seus alvos
- Inativação enzimática de tetraciclinas

A resistência cruzada (ou a falta dela) entre as tetraciclinas dependem do mecanismo atuante (Grossman, 2016). A resistência às tetraciclinas devido a um mecanismo de proteção ribossômica (p. ex., *tetM*) produz resistência cruzada à *doxiciclina* e à *minociclina*. A *minociclina* e, em menor grau, a *doxiciclina* são mais resistentes ao efluxo e normalmente apresentam concentrações inibitórias mínimas menores contra microrganismos que expressam bombas de efluxo, embora possa ainda haver resistência cruzada. Modificações estruturais das glicilciclinas, fluorciclinas e aminometilciclinas reduzem a afinidade pela maioria das bombas de efluxo, restaurando a atividade contra muitos microrganismos que exibem resistência às tetraciclinas em decorrência desse mecanismo. A ligação das glicilciclinas aos ribossomos também é aumentada, melhorando a atividade contra organismos que possuem proteínas de

TABELA 60-1 ■ ATIVIDADE DE ANTIMICROBIANOS SELECIONADOS CONTRA OS PRINCIPAIS PATÓGENOS GRAM-POSITIVOS

		PORCENTAGEM DE ISOLADOS SENSÍVEIS A AGENTES SELECIONADOS E CONCENTRAÇÕES INIBITÓRIAS MÍNIMAS TÍPICAS DE AMINOGLICOSÍDEOS QUE INIBEM 90% DOS ISOLADOS CLÍNICOS (CIM_{90}, μg/mL)					
	Streptococcus pyogenes	*Streptococcus pneumoniae*		*Staphylococcus aureus*		*Enterococcus faecalis*	*Enterococcus faecium*
		PCN-S	PCN-R	MSSA	MRSA		
Tetraciclina	89,7% (4)	94,6% (≤ 2)	36,7% (> 8)	95,7% (≤ 2)	93,4% (≤ 2)	24,6% (> 8)	58,7% (> 8)
Tigeciclina	100% (≤ 0,03)	NR (≤ 0,03)	NR (≤ 0,03)	100% (0,25)	99,9% (0,25)	99,9% (0,25)	NR (0,12)
Eravaciclina	98,0% (0,06)	NR (0,015)		88,3% (0,12)	80,8% (0,12)	94,5% (0,06)	95,0% (0,06)
Omadaciclina	98,4% (0,12)	99,9% (0,06)	100% (0,12)	99,9% (0,25)	96,1% (0,25)	97,2% (0,25)	96,8% (0,12)
Eritromicina	89,7% (1)	87,3% (> 2)	17,2% (> 2)	70,8% (> 2)	6,1% (> 2)	9,1% (> 2)	3,0% (> 2)
Clindamicina	97,7% (≤ 0,25)	97,1% (≤ 0,25)	44,4% (> 2)	94,6% (≤ 0,25)	57,9% (> 2)	NA	NA
Linezolida	100% (1)	100% (1)	100% (1)	99,9% (2)	99,9% (2)	99,9% (2)	98,0% (2)
Quinupristina/dalfopristina	100% (≤ 0,12)	99% (0,5)	100% (0,5)	100% (0,25)	100% (0,5)	3,9% (8)	92,6% (2)

NA, não aplicável; NR, não relatado; PCN-R, resistente à penicilina; PCN-S, sensível à penicilina.
As entradas são porcentagem de isolados inibidos em pontos de interrupção de sensibilidade estabelecidos ou propostos. Entre parênteses, encontram-se concentrações necessárias do fármaco (em μg/mL) para inibir o crescimento de 90% dos isolados daquele organismo.

Fontes: Dados de Gales AC, et al. *Diagn Microbiol Infect Dis*, **2008**, *60*:421–427; Critchley IA, et al. *Antimicrob Agents Chemother*, **2003**, *47*:1689–1693; Mendes RE, et al. *Antimicrob Agents Chemother*, **2015**, *59*:702-706; Jones RN, et al. *Diagn Microbiol Infect Dis*, **2013**, *75*:304–307; Mendes RE, et al. *Clin Infect Dis*, **2012**, *54*(S3):S203–S213; Morrissey I, et al. *Antimicrob Agents Chemother*, **2020**, *64*:e01715–01719; Pfaller MA, et al. *Antimicrob Agents Chemother*, **2018**, *62*:e02327; Sader HS, et al. *Antimicrob Agents Chemother*, **2012**, *56*:1619-1623.

proteção ribossômica que conferem resistência a outras tetraciclinas. Mecanismos de resistência emergentes menos comuns incluem modificação enzimática das tetraciclinas por meio de "destrutases" ou mutação no sítio-alvo ribossômico.

ADME

A absorção oral das tetraciclinas varia de acordo com o agente específico, desde aproximadamente 33% para a *omadaciclina* até cerca de 90% para a *doxiciclina* e a *minociclina*. A *tigeciclina* e a *eravaciclina* estão disponíveis apenas para administração parenteral. A ingestão concomitante de cátions divalentes e trivalentes (p. ex., Ca^{2+}, Mg^{2+}, Al^{3+}, $Fe^{2+/3+}$ e Zn^{2+}) prejudica a absorção. Portanto, podem interferir na absorção das tetraciclinas: laticínios, antiácidos, gel de hidróxido de alumínio; sais de cálcio, magnésio e ferro ou zinco; o subsalicilato de bismuto; e os suplementos alimentares de ferro e zinco. Após uma única dose oral, a concentração plasmática máxima é atingida em 2 a 4 horas. Esses fármacos têm $t_{1/2}$ na faixa de 6 a 12 horas e frequentemente são administrados 2 a 4 vezes/dia. O alimento, incluindo laticínios, não interfere na absorção da *doxiciclina* e da *minociclina*, porém compromete significativamente a absorção da *omadaciclina*, que deve ser administrada pelo menos 4 horas depois e 2 horas antes da refeição.

As tetraciclinas distribuem-se amplamente em todo o corpo, incluindo urina e próstata. Acumulam-se nas células reticuloendoteliais do fígado, do baço e da medula óssea, bem como no osso, na dentina e no esmalte dos dentes que ainda não irromperam. A *tigeciclina* e a *eravaciclina* distribuem-se rápida e extensamente nos tecidos, resultando em baixos níveis séricos que podem ser insuficientes para o tratamento de bacteriemia com origem endovascular. A inflamação das meninges não é necessária para que ocorra a passagem das tetraciclinas para o LCS. As tetraciclinas atravessam a placenta e penetram na circulação fetal e no líquido amniótico. Concentrações relativamente altas são observadas no leite materno.

A *tetraciclina* e a *demeclociclina* são eliminadas principalmente pelos rins, embora também sejam concentradas no fígado, excretadas na bile e parcialmente reabsorvidas por meio de recirculação êntero-hepática. A *doxiciclina* e a *omadaciclina* são em grande parte excretadas de modo inalterado na bile e na urina, enquanto a *tigeciclina* e a *eravaciclina* são excretadas principalmente em sua forma inalterada, juntamente com uma pequena quantidade de metabólitos, e a *minociclina* é metabolizada extensamente pelo fígado antes de sua excreção. Portanto, não é necessário o ajuste da dosagem em pacientes com disfunção renal. Dispõe-se de recomendações específicas para ajuste posológico na presença de doença hepática para a *tigeciclina* e a *eravaciclina*.

Usos terapêuticos

As tetraciclinas de primeira geração continuam sendo úteis como terapia de primeira linha para infecções causadas por riquétsias, micoplasmas e clamídias. A *doxiciclina*, a tetraciclina usada com mais frequência, é um fármaco de escolha para muitas infecções sexualmente transmissíveis, infecções por riquétsias, peste, brucelose, tularemia e infecções por espiroquetas; além disso, é usada para o tratamento de infecções do sistema respiratório e infecções de pele e tecidos moles causadas por MRSA. A *minociclina* tem utilidade para cepas de MRSA, espécies de *Acinetobacter* e algumas micobactérias não tuberculosas resistentes à *doxiciclina*. As glicilciclinas, as fluorciclinas e as aminometilciclinas restauraram grande parte da atividade antibacteriana perdida das tetraciclinas devido à resistência e oferecem atividade *in vitro* contra diversos microrganismos Gram-positivos e Gram-negativos (De Rosa et al., 2015). Entretanto, alguns dados clínicos sobre esses agentes recomendam cautela. Uma análise conjunta de ensaios clínicos com a *tigeciclina* constatou um aumento pequeno, porém clinicamente significativo, no risco de morte com *tigeciclina versus* agentes de comparação (Food and Drug Administration, 2016). Embora a atividade da *eravaciclina* e da *omadaciclina* seja promissora contra microrganismos Gram-negativos resistentes a múltiplos fármacos comumente observados em infecções do trato urinário, nenhum desses agentes preenche os critérios de não inferioridade em ensaios clínicos randomizados para tratamento de infecções complicadas do trato urinário, possivelmente devido à ausência de acúmulo na urina.

A dose VO de *tetraciclina* oscila entre 1 e 2 g/dia em adultos. A dose VO ou IV típica de *doxiciclina* para adultos é de 100 mg a cada 12 horas; para crianças com mais de 8 anos de idade, a dose é de 4,4 mg/kg/dia em duas doses fracionadas no primeiro dia, em seguida 2,2 mg/kg administrados 1 ou 2 vezes/dia. A dose típica de *minociclina* para adultos é inicialmente de 200 mg VO ou IV, seguida de 100 mg a cada 12 horas; para crianças, é de 4 mg/kg inicialmente, seguida de 2 mg/kg a cada 12 horas. A *tigeciclina* é administrada por via IV a adultos como dose de ataque de 100 mg, seguida de 50 mg a cada 12 horas. Para pacientes com comprometimento hepático significativo, a dose de ataque deve ser seguida de dose de manutenção reduzida de 25 mg a cada 12 horas. A dose de *eravaciclina* é de 1 mg/kg IV a cada 12 horas; em pacientes com comprometimento hepático grave, a frequência é reduzida para a cada 24 horas. A *omadaciclina* é administrada com dose de ataque (200 mg IV no dia 1 ou 450 mg VO durante 2 dias), seguida de dose de manutenção de 100 mg IV ou 300 mg VO. As dosagens para *tigeciclina*, *eravaciclina* ou *omadaciclina* em pediatria não foram estabelecidas.

Infecções do trato respiratório

As tetraciclinas apresentam boa atividade contra *S. pneumoniae*, *H. influenzae* e *Moraxella catarrhalis* e atividade excelente contra patógenos atípicos, como *Mycoplasma* e *Chlamydophila pneumoniae*. Recomenda-se *doxiciclina* como agente único para o tratamento da pneumonia adquirida na comunidade não complicada em ambiente ambulatorial ou como agentes adjuvantes com β-lactâmicos para pacientes com pneumonia complicada adquirida na comunidade. A *doxiciclina* também é usada no tratamento de exacerbações agudas de bronquite crônica e da sinusite. A *tigeciclina* e a *omadaciclina* são aprovadas para o tratamento de adultos com pneumonia bacteriana adquirida na comunidade.

Infecções cutâneas e de tecidos moles

Doxiciclina e *minociclina* têm boa atividade contra estafilococos e podem ser úteis no tratamento de infecções cutâneas, particularmente se houver suspeita de MRSA. A *tigeciclina* e a *omadaciclina* foram aprovadas para o tratamento de infecções complicadas de pele e dos tecidos moles. Doses baixas de *tetraciclina* foram utilizadas para tratar a acne (25 mg VO 2 vezes/dia).

Infecções intra-abdominais

A resistência progressivamente aumentada entre Enterobacterales e aeróbios Gram-negativos limita a utilidade das tetraciclinas contra infecções intra-abdominais. Entretanto, a *tigeciclina* e a *eravaciclina* têm excelente atividade contra esses patógenos, bem como contra *Enterococcus*, e têm indicações da FDA para tratamento de infecções intra-abdominais complicadas.

Infecções sexualmente transmissíveis

A *doxiciclina* já não é recomendada para infecções gonocócicas por causa da propagação da resistência (Centers for Disease Control and Prevention, 2021). Um ciclo de tratamento de 7 dias com *doxiciclina* é mais efetivo do que a *azitromicina* em dose única no tratamento de infecções genitais não complicadas causadas por *Chlamydia trachomatis*. *C. trachomatis* costuma ser um patógeno coexistente na doença inflamatória pélvica aguda, e a *doxiciclina* é um componente dos esquemas de terapia combinada para essa condição. A epididimite aguda é causada pela infecção por *C. trachomatis* ou *Neisseria gonorrhoeae* em homens com menos de 35 anos de idade. Protocolos eficazes incluem uma única injeção de *ceftriaxona* (250 mg) mais *doxiciclina* durante 10 dias. Os parceiros sexuais devem sempre ser tratados. A *doxiciclina* por 21 dias é a terapia de primeira escolha para o tratamento do linfogranuloma venéreo. Pacientes não grávidas alérgicas à penicilina que apresentam sífilis primária, secundária ou latente podem ser tratadas com um esquema de tetraciclina, como *doxiciclina* durante 2 semanas. As tetraciclinas não devem ser usadas no tratamento da neurossífilis.

Zoonoses

As tetraciclinas podem salvar a vida de pacientes com infecções por riquétsias, incluindo febre maculosa das Montanhas Rochosas, tifo epidêmico recrudescente (doença de Brill), tifo murino, tifo rural, riquetsiose variceliforme e febre Q. As tetraciclinas também são eficazes no tratamento da erliquiose e da anaplasmose. A *doxiciclina* é o fármaco de escolha para o tratamento de febre maculosa das Montanhas Rochosas, erliquiose e anaplasmose em adultos e crianças, incluindo as com menos de 9 anos de idade, nas quais o risco de pigmentação dos dentes permanentes é superado pela gravidade dessa infecção potencialmente fatal (Woods, 2013). A *doxiciclina* é um tratamento de primeira linha para adultos com infecções causadas por espécies de *Borrelia*, incluindo *B. burgdorferi* (doença de Lyme). As tetraciclinas em combinação com *rifampicina* ou *estreptomicina* são eficazes contra infecções agudas e crônicas causadas por *Brucella melitensis*, *Brucella suis* e *Brucella abortus*. Embora a *estreptomicina* seja preferível, as tetraciclinas também são eficazes na tularemia. A *doxiciclina* é indicada para prevenção ou tratamento do antraz. Deve ser usada em combinação com outro agente quando se estiver tratando uma infecção inalatória ou GI. A duração recomendada da terapia é de 60 dias para exposições ao bioterrorismo.

Outras infecções

A actinomicose, embora mais responsiva à *penicilina G*, também pode ser tratada com sucesso utilizando-se uma tetraciclina. A *minociclina* é uma alternativa para o tratamento de nocardiose, mas uma sulfonamida deve ser utilizada concomitantemente. Tetraciclinas são úteis no tratamento agudo e na profilaxia da leptospirose (*Leptospira* spp.). As tetraciclinas têm sido usadas para tratar patógenos micobacterianos atípicos suscetíveis, incluindo *Mycobacterium marinum*. Combinadas com *bismuto*, *metronidazol* e um inibidor da bomba de prótons, elas são uma terapia de primeira linha para infecções por *H. pylori* (Chey et al., 2017; ver também Tab. 53-4).

Efeitos adversos
Gastrintestinais

Todas as tetraciclinas podem produzir irritação GI, embora seja mais comum após administração oral. Podem ocorrer queimação e desconforto epigástrico, desconforto abdominal, náuseas, vômitos e diarreia. A tolerabilidade pode ser melhorada mediante a administração desses fármacos com alimento, mas as tetraciclinas não devem ser ingeridas juntamente com laticínios ou antiácidos. A *omadaciclina* exige especificamente a sua administração com estômago vazio, pelo menos 4 horas depois e 2 horas antes do consumo de alimento. As tetraciclinas foram associadas a esofagite e úlceras esofágicas; os pacientes devem receber formulações orais acompanhadas de um copo cheio de água enquanto se mantém em pé. A *tigeciclina* IV também foi associada a náuseas e vômitos que podem limitar o tratamento.

Fotossensibilidade

As tetraciclinas e derivados podem produzir reações de fotossensibilidade em indivíduos tratados expostos à luz solar. Para pacientes ambulatoriais, recomendam-se a redução da exposição ao sol e o uso de protetor solar durante a terapia. Pode haver desenvolvimento de onicólise e pigmentação das unhas acompanhadas ou não de fotossensibilidade (Vassileva et al., 1998).

Toxicidade hepática

A toxicidade hepática desenvolveu-se em pacientes com insuficiência renal que receberam 2 g/dia ou mais de *tetraciclina* por via parenteral, mas esse efeito também pode ocorrer quando grandes quantidades são administradas VO. Gestantes são particularmente suscetíveis.

Toxicidade renal

As tetraciclinas podem agravar a azotemia em pacientes com doença renal devido aos efeitos catabólicos dos fármacos. *Doxiciclina*, *minociclina* e *tigeciclina* exercem menos efeitos adversos renais do que outras tetraciclinas. Foi observada a ocorrência de diabetes insípido nefrogênico em alguns pacientes em tratamento com *demeclociclina*, e esse fenômeno foi explorado para o tratamento da síndrome de secreção inapropriada de hormônio antidiurético (ver Cap. 29). Foi observada a ocorrência de síndrome de Fanconi (náusea, vômitos, poliúria, polidipsia, proteinúria, acidose, glicosúria e aminoacidúria) em pacientes que ingerem *tetraciclina* de validade vencida, presumivelmente devido aos efeitos tóxicos de um ou mais produtos de degradação nos túbulos renais proximais.

Efeitos nos ossos

Crianças tratadas com tetraciclinas podem desenvolver coloração marrom dos dentes. A duração da terapia parece menos importante do que a quantidade total de antibiótico administrada. O risco é maior quando uma tetraciclina é administrada a lactentes antes da primeira dentição, mas poderá desenvolver-se caso o fármaco seja administrado entre as idades de 2 meses e 5 anos, quando os dentes estão sendo calcificados. O tratamento de gestantes com tetraciclinas pode produzir coloração nos dentes da criança. Existe também uma preocupação sobre o potencial de redução do crescimento dos ossos devido à deposição de tetraciclinas no esqueleto durante a gestação e a infância. Por essa razão, as tetraciclinas normalmente são evitadas em gestantes e em crianças com menos de 8 anos de idade, a não ser que haja uma indicação absoluta (p. ex., febre maculosa das Montanhas Rochosas).

Outros efeitos tóxicos e irritantes

A administração IV pode ser seguida de tromboflebite. Esse efeito irritativo das tetraciclinas é utilizado terapeuticamente em pacientes com derrames pleurais malignos. A terapia prolongada com tetraciclina pode produzir leucocitose, linfócitos atípicos, granulação tóxica de granulócitos e púrpura trombocitopênica. As tetraciclinas podem causar hipertensão intracraniana (pseudotumor cerebral) em lactentes de pouca idade, mesmo quando administradas nas doses terapêuticas usuais. Pacientes que recebem *minociclina* podem ser acometidos de toxicidade vestibular, que se manifesta por tonturas, ataxia, náuseas e vômitos. Os sintomas ocorrem logo após a dose inicial e em geral desaparecem 24 a 48 horas após a interrupção do fármaco. Raramente, o uso de qualquer uma das tetraciclinas pode ser seguido de reações cutâneas. Entre as respostas alérgicas mais graves estão angioedema e anafilaxia; reações anafiláticas podem ocorrer mesmo após o uso oral.

Interações medicamentosas

Conforme mencionado, a coadministração oral de tetraciclinas e cátions divalentes e trivalentes pode levar à quelação da tetraciclina, resultando em fraca absorção. Existem algumas evidências de interações medicamentosas entre *doxiciclina* e agentes indutores de enzimas hepáticas, como *fenitoína* e *rifampicina*; o mesmo não se aplica à *minociclina* ou à *tigeciclina*. A *eravaciclina* é um substrato da CYP3A4, e suas concentrações são reduzidas por seus indutores (p. ex., *rifampicina*) e aumentadas por seus inibidores (p. ex., *itraconazol*).

Macrolídeos e cetolídeos

Os antibióticos macrolídeos são agentes amplamente utilizados no tratamento de infecções do sistema respiratório causadas pelos patógenos comuns na pneumonia adquirida na comunidade. Dispõe-se de quatro macrolídeos para uso clínico nos Estados Unidos: *eritromicina*, *claritromicina*, *azitromicina* e *fidaxomicina*. A *eritromicina* é o agente original da classe, descoberto em 1952 por McGuire e colaboradores nos produtos metabólicos de uma cepa de *Streptomyces erythreus*. *Azitromicina* e *claritromicina* são derivados semissintéticos da *eritromicina* que a substituíram amplamente no uso clínico. A *fidaxomicina* é um macrolídeo que não sofre absorção sistêmica, usado apenas para o tratamento da colite por *Clostridium difficile*. Os cetolídeos (*telitromicina*, *cetromicina*, *solitromicina*) são derivados semissintéticos da *eritromicina* com atividade contra algumas cepas resistentes aos macrolídeos.

Os antibióticos macrolídeos contêm um anel de lactona de muitos membros (anéis de 14 membros para a *eritromicina* e a *claritromicina* e de 15 para a *azitromicina*) ao qual estão fixados um ou mais desoxiaçúcares. A *claritromicina* difere da *eritromicina* apenas pela metilação do grupo hidroxilase na posição 6, enquanto a *azitromicina* difere pela adição de um átomo de nitrogênio substituído por metila no anel de lactona. Essas modificações estruturais melhoram a estabilidade do ácido e a penetração tecidual e ampliam o espectro de atividade.

ERITROMICINA

Os cetolídeos são sistemas de múltiplos anéis estruturalmente semelhantes, porém com diferentes substituintes; um grupo 3-ceto substitui a α-L-cladinose do anel de 14 membros do macrolídeo, e há um carbamato substituído em C11-C12. Essas modificações tornam os cetolídeos menos suscetíveis aos mecanismos de resistência mediados pela metilase (*erm*) e por efluxo (*mef* ou *msr*). Por conseguinte, os cetolídeos são ativos contra muitas cepas Gram-positivas resistentes aos macrolídeos; entretanto, as preocupações com a segurança da telitromicina limitam o seu uso, e o fabricante interrompeu a sua produção nos Estados Unidos (Brinker et al., 2009). O desenvolvimento da cetromicina e da solitromicina foi interrompido ou paralisado após análises desfavoráveis da FDA; não se sabe ao certo se o desenvolvimento desses fármacos prosseguirá.

Mecanismo de ação

Os antibióticos macrolídeos e cetolídeos são agentes bacteriostáticos que inibem a síntese de proteínas pela sua ligação reversível às subunidades ribossômicas 50S de microrganismos sensíveis (Fig. 60-2). A eritromicina não inibe a formação da ligação peptídica em si, mas inibe a etapa de translocação, em que uma molécula de peptidil-tRNA recém-sintetizada desloca-se do sítio aceptor no ribossomo para o sítio peptidil doador. As bactérias Gram-positivas acumulam aproximadamente 100 vezes mais eritromicina do que as Gram-negativas.

Atividade antimicrobiana

A eritromicina é geralmente bacteriostática, porém em altas concentrações pode ser bactericida contra microrganismos sensíveis. Ela apresenta uma atividade razoavelmente boa contra os estreptococos (ver Tab. 60-1), porém a resistência ao macrolídeo entre *S. pneumoniae* geralmente

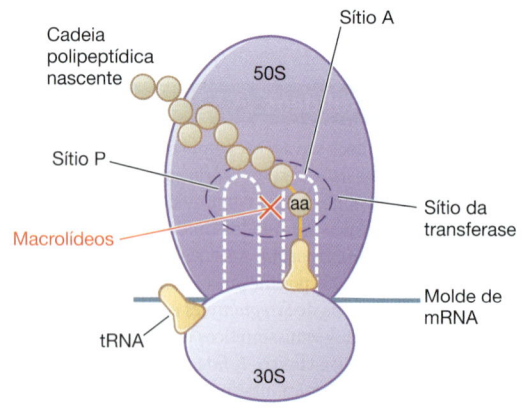

Figura 60-2 *Inibição da síntese de proteínas bacterianas pela eritromicina, claritromicina e azitromicina.* Os antibióticos macrolídeos são agentes bacteriostáticos que inibem a síntese proteica, ligando-se reversivelmente às subunidades ribossômicas 50S de organismos sensíveis. A eritromicina parece inibir a etapa de translocação, de modo que a cadeia peptídica nascente que reside temporariamente no sítio A não consegue se deslocar para o sítio P ou doador. Alternativamente, os macrolídeos podem se ligar e induzir uma mudança conformacional que finaliza a síntese proteica interferindo indiretamente na transpeptidação e na translocação. Ver Figura 60-1 para informações adicionais.

coexiste com a resistência à *penicilina*. Os estafilococos não são sensíveis à *eritromicina*, e as cepas resistentes aos macrolídeos de *S. aureus* apresentam resistência cruzada potencial à *clindamicina* e à *estreptogramina B* (*quinupristina*). Os bacilos Gram-positivos também são frequentemente sensíveis à *eritromicina*, incluindo *Clostridium perfringens*, *Corynebacterium diphtheriae* e *L. monocytogenes*. A *eritromicina* é inativa contra a maioria dos bacilos Gram-negativos entéricos aeróbios. Ela apresenta uma atividade modesta *in vitro* contra *H. influenzae* e *N. meningitidis* e boa atividade contra a maioria das cepas de *N. gonorrhoeae*. Observa-se também uma atividade antibacteriana eficaz contra *P. multocida*, *Borrelia* spp. e *Bordetella pertussis*. Macrolídeos são geralmente ativos contra *C. jejuni*. A *eritromicina* é ativa contra *M. pneumoniae* e *Legionella pneumophila*. A maioria das cepas de *C. trachomatis* é inibida pela *eritromicina*.

A *azitromicina* tem atividade semelhante à *eritromicina* contra cepas sensíveis de estreptococos e estafilococos, enquanto a *claritromicina* é ligeiramente mais potente. A *claritromicina* é um pouco menos ativa do que a *eritromicina* contra *H. influenzae*, enquanto a *azitromicina* é o macrolídeo mais ativo contra esse microrganismo. A *claritromicina* e a *azitromicina* tem boa atividade contra *M. catarrhalis*, *Chlamydia* spp., *L. pneumophila*, *B. burgdorferi*, *M. pneumoniae* e *H. pylori*. A *azitromicina* e a *claritromicina* têm maior atividade contra algumas micobactérias não tuberculosas, bem como contra alguns protozoários (p. ex., *Toxoplasma gondii*, *Cryptosporidium* e *Plasmodium* spp.). A *claritromicina* apresenta boa atividade contra *Mycobacterium leprae*. O espectro de atividade dos cetolídeos é semelhante ao da *claritromicina* e da *azitromicina*, porém a sua capacidade de superar mecanismos de resistência a muitos macrolídeos aumenta a sua atividade *in vitro* contra *S. pneumoniae* e *S. aureus* resistentes aos macrolídeos.

A *fidaxomicina* foi projetada para ter atividade potente contra *C. difficile* com inibição mínima da flora gastrintestinal. Não possui utilidade clínica para infecções além de *C. difficile*.

Resistência a macrolídeos e cetolídeos

A resistência aos macrolídeos geralmente advém de um desses quatro mecanismos (Nakajima, 1999):

- Efluxo do fármaco por um mecanismo de bomba ativa
- Proteção ribossômica por produção indutora ou constitutiva de enzimas metilase, que modificam o alvo ribossômico e diminuem a ligação ao fármaco
- Hidrólise dos macrolídeos por esterases produzidas por Enterobacterales
- Mutações cromossômicas que alteram uma proteína ribossômica 50S (em *Bacillus subtilis*, *Campylobacter* spp., micobactérias e cocos Gram-positivos)

ADME

A *eritromicina* base é absorvida de forma incompleta pelo intestino delgado superior. Como é inativada pelo ácido gástrico, ela é administrada na forma de comprimidos com revestimento entérico ou como cápsulas contendo pastilhas com revestimento entérico que se dissolvem no duodeno; a presença do alimento pode retardar a absorção. Os ésteres da *eritromicina* base (p. ex., estearato, estolato e etilsuccinato) melhoraram a estabilidade do ácido, tornando sua absorção menos alterada pela presença de alimentos. A ligação às proteínas é de aproximadamente 70 a 80% para a *eritromicina* base e ainda maior para o estolato. A *eritromicina* atravessa a placenta, e as concentrações de fármaco no plasma fetal são cerca de 5 a 20% daquelas observadas na circulação materna. As concentrações no leite materno são de 50% em relação aos níveis séricos. A *eritromicina* é concentrada no fígado e excretada na bile. A $t_{1/2}$ sérica da *eritromicina* é de aproximadamente 1,6 hora. Embora a $t_{1/2}$ possa ser prolongada em pacientes com anúria, a redução da dose não é rotineiramente recomendada em pacientes com insuficiência renal. O fármaco não é removido significativamente por diálise peritoneal, nem por hemodiálise.

A *claritromicina* é absorvida rapidamente a partir do trato GI após administração oral, mas o metabolismo hepático de primeira passagem reduz sua biodisponibilidade para 50 a 55%. As concentrações máximas são observadas em até 2 horas após a administração do fármaco.

A *claritromicina* pode ser administrada com ou sem alimentos, mas a forma de liberação prolongada deve ser administrada na sua presença para melhorar a biodisponibilidade. *Claritromicina* e seu metabólito ativo, a 14-hidroxiclaritromicina, atingem altas concentrações intracelulares em todo o corpo, incluindo o ouvido médio. A *claritromicina* é metabolizada no fígado a vários metabólitos; o metabólito ativo 14-hidróxi é o mais importante. A $t_{1/2}$ de eliminação é de 3 a 7 horas para a *claritromicina* e de 5 a 9 horas para 14-hidroxiclaritromicina. O metabolismo é saturável, levando a uma farmacocinética não linear e a $t_{1/2}$ mais longas com dosagens maiores. A quantidade de *claritromicina* excretada de modo inalterado na urina varia de 20 a 40%, dependendo da dose administrada e da formulação (comprimido vs. suspensão oral). Ocorre eliminação adicional de 10 a 15% de uma dose na urina sob a forma de 14-hidroxiclaritromicina. O ajuste da dose não é recomendado, a menos que a depuração da creatinina seja inferior a 30 mL/min.

A *azitromicina* administrada por via oral sofre absorção rápida (embora incompleta: a biodisponibilidade para a formulação de liberação imediata é da ordem de 30-40%) e distribui-se amplamente em todo o corpo, exceto no cérebro e no LCS. A *azitromicina* também pode ser administrada por via IV, produzindo concentrações plasmáticas de 3 a 4 µg/mL após infusão de 1 hora de 500 mg. As propriedades farmacocinéticas únicas da *azitromicina* incluem distribuição extensa nos tecidos e altas concentrações de fármaco no interior das células (incluindo fagócitos), levando a concentrações muito maiores dos fármacos em tecidos ou secreções em comparação às concentrações séricas simultâneas. A *azitromicina* sofre algum metabolismo hepático em metabólitos inativos, porém sua eliminação biliar é a principal via de eliminação. Apenas 12% do fármaco é excretado em sua forma inalterada na urina. A $t_{1/2}$ de eliminação, que é de 40 a 68 horas, é prolongada devido ao extenso sequestro e ligação aos tecidos.

A *fidaxomicina* alcança níveis elevados no lúmen intestinal e nas fezes, porém sofre absorção mínima, com níveis plasmáticos máximos do fármaco e seu metabólito ativo na faixa de nanogramas por mililitro; mais de 90% da dose é recuperada nas fezes como fármaco original ou metabólito.

Usos terapêuticos

A dose oral habitual de *eritromicina* (eritromicina base) para adultos varia de 1 a 2 g/dia, em doses divididas, geralmente, a cada 6 horas. O alimento não deve, se possível, ser ingerido simultaneamente com a *eritromicina* base ou com as formulações de estearato, porém esse cuidado não é necessário com o estolato de *eritromicina*. A dose oral de *eritromicina* para crianças é de 30 a 50 mg/kg/dia, dividida em quatro porções; essa dose pode ser duplicada no caso de infecções graves. A administração IV é geralmente reservada para a terapia de infecções graves, sendo raramente utilizada hoje; a dose habitual é de 0,5 a 1 g a cada 6 horas.

A *claritromicina* geralmente é administrada 2 vezes/dia, em uma dose de 250 mg para adultos com infecções leves a moderadas, e 500 mg, 2 vezes/dia, para infecções mais graves. A formulação de liberação prolongada de 500 mg de *claritromicina* é administrada como 2 comprimidos, 1 vez/dia.

As doses-padrão de *azitromicina* para tratamento de infecções são de 250 a 500 mg VO ou IV 1 vez/dia. A suspensão de *azitromicina* de liberação prolongada deve ser administrada 1 hora antes ou 2 horas depois das refeições quando administrada VO; não há necessidade de alimento para o comprimido ou a suspensão de liberação imediata. O tratamento ou a profilaxia da infecção por micobactérias não tuberculosas podem variar de acordo com a indicação e o paciente: 250 a 500 mg/dia em combinação com um ou mais agentes para tratamento ou 1.200 mg 1 vez/semana para prevenção primária de *Mycobacterium avium-intracellulare* (MAI).

Infecções do trato respiratório

Os macrolídeos são fármacos adequados para o tratamento de várias infecções do trato respiratório. A *azitromicina* e a *claritromicina* são escolhas adequadas para o tratamento da pneumonia adquirida na comunidade entre pacientes ambulatoriais de baixo risco em áreas onde a resistência aos macrolídeos é baixa em *S. pneumoniae* (p. ex., < 25%) (Metlay et al., 2019). Para a terapia ambulatorial de pneumonia adquirida na comunidade, faringite ou sinusite, uma dose de 500 mg é administrada no primeiro dia, e 250 mg por dia são administrados nos dias 2 a 5. Em pacientes hospitalizados, um macrolídeo é comumente adicionado a um β-lactâmico antipneumocócico para abranger patógenos respiratórios atípicos. Os macrolídeos também são agentes alternativos apropriados para o tratamento de exacerbações agudas de bronquite crônica, otite média aguda, faringite estreptocócica aguda e sinusite bacteriana aguda. Nas crianças, a dose recomendada da suspensão oral de *azitromicina* para tratamento da otite média aguda e pneumonia é de 10 mg/kg no primeiro dia (máximo de 500 mg) e 5 mg/kg (máximo de 250 mg/dia) nos dias 2 até 5. Uma dose única de 30 mg/kg está aprovada como uma alternativa para a otite média. *Azitromicina* ou *claritromicina* são geralmente preferidas à *eritromicina* devido ao seu espectro mais amplo e tolerabilidade superior.

Infecções de pele e tecidos moles

Os macrolídeos são uma alternativa para o tratamento de erisipela e celulite em pacientes com alergia grave à penicilina (Stevens et al., 2014). A *eritromicina* é um agente alternativo para o tratamento de infecções de pele e tecidos moles relativamente leves causadas por *S. aureus* sensível ou resistente à *penicilina*. Entretanto, diversas cepas de *S. aureus* são resistentes aos macrolídeos.

Infecções sexualmente transmissíveis

Pode-se usar uma dose única de 1 g de *azitromicina* para o tratamento da uretrite não gonocócica não complicada supostamente causada por *C. trachomatis*, porém essa dose é menos efetiva do que 7 dias de *doxiciclina* (Centers for Disease Control and Prevention, 2021). Essa dose também é eficaz para tratamento do cancroide. As infecções causadas por clamídias podem ser tratadas de modo eficaz com qualquer um dos macrolídeos. A *eritromicina* base é preferida para a pneumonia da infância por clamídia e oftalmia neonatal (50 mg/kg/dia em 4 doses fracionadas durante 14 dias). A *azitromicina*, 1 g/semana durante 3 semanas, pode ser eficaz no tratamento da linfogranuloma venéreo.

Difteria

A administração da *eritromicina* por 7 dias é muito eficaz para infecções agudas ou para erradicar o estado de portador da difteria. Os demais macrolídeos não foram aprovados pela FDA para essa indicação. Os antibióticos não alteram o curso de uma infecção aguda pelo bacilo da difteria nem diminuem o risco de complicações. Indica-se a administração de antitoxina no tratamento da infecção aguda.

Pertússis

A *eritromicina* é o fármaco de escolha para o tratamento de indivíduos com doença causada por *B. pertussis* e para a profilaxia pós-exposição de todos os membros da casa e contatos íntimos. A *claritromicina* e a *azitromicina* também são eficazes. Se administrada no início da tosse convulsiva, a *eritromicina* pode abreviar a duração da doença; ela tem pouca influência na doença uma vez que o estágio paroxístico é atingido. Devem-se efetuar culturas de amostras da nasofaringe de pacientes com pertússis que não melhoram com a *eritromicina*, devido ao relato de casos de resistência.

Infecção por Helicobacter pylori

A *claritromicina*, 500 mg, em combinação com *omeprazol*, 20 mg (ou *lansoprazol*, 30 mg), e amoxicilina, 1 g, cada um deles administrados 2 vezes/dia por 10 a 14 dias, é eficaz para o tratamento da úlcera péptica causada por *H. pylori* (ver Tab. 53-4).

Infecções por micobactérias

A *claritromicina* ou a *azitromicina* são recomendadas como terapia de primeira linha para profilaxia e tratamento da infecção disseminada causada por MAI em pacientes infectados pelo HIV e para tratamento de doença pulmonar em pacientes não infectados por HIV (Masur et al., 2014). Um esquema de combinação eficaz consiste em *claritromicina* (500 mg 2 vezes/dia) mais *etambutol* (15 mg/kg 1 vez/dia) com ou sem *rifabutina*. A *claritromicina* ou a *azitromicina* podem ser um componente de esquemas de terapia combinada para outras infecções por micobactérias não tuberculosas, como aquelas causadas por *Mycobacterium abscessus*. A *claritromicina* também é utilizada com *minociclina* para o tratamento da infecção por *M. leprae* na hanseníase lepromatosa.

Infecções por Clostridium difficile

A *fidaxomicina*, administrada em uma dose oral de 200 mg 2 vezes/dia, é tão eficaz quanto a *vancomicina* oral no tratamento da colite por *C. difficile* e está associada a um menor risco de recidiva. Outros macrolídeos não são efetivos no tratamento da infecção por *C. difficile*, e a administração desses agentes pode predispor os pacientes à infecção por *C. difficile* (embora com risco relativamente menor do que aquele observado com muitas outras classes de antimicrobianos).

Efeitos adversos

Toxicidade GI

A administração VO ou IV de *eritromicina* com frequência é acompanhada de desconforto epigástrico moderado a grave. A *eritromicina* estimula a motilidade GI pela sua ação nos receptores de motilina; de fato, a *eritromicina* é usada sem indicação na bula como agente procinético no ambiente de terapia intensiva e em pacientes com gastroparesia diabética. A *claritromicina* e a *azitromicina* também podem causar desconforto GI, porém normalmente em menor grau do que a *eritromicina*.

Toxicidade cardíaca

Foi relatado que a *eritromicina*, a *claritromicina*, a *azitromicina* e a *telitromicina* provocam arritmias cardíacas, incluindo prolongamento de QT com taquicardia ventricular. Um amplo estudo de coorte observou um aumento pequeno (porém estatisticamente significativo) no risco de morte cardíaca súbita com *azitromicina* em comparação com a *amoxicilina* ou com a ausência de tratamento com antibiótico. Os fatores de risco para toxicidade cardíaca clinicamente significativa incluem a administração concomitante de fármacos antiarrítmicos ou outros agentes que prolongam o QTc.

Hepatotoxicidade

A hepatite colestática está associada ao tratamento de longo prazo com *eritromicina*. A doença surge após 10 a 20 dias de tratamento e caracteriza-se, a princípio, por náuseas, vômitos e cólicas abdominais. Esses sintomas são rapidamente seguidos de icterícia, que pode ser acompanhada de febre, leucocitose, eosinofilia e elevação das transaminases no plasma. Os achados em geral desaparecem em alguns dias após a interrupção do tratamento com o fármaco. Foi também constatada a ocorrência de hepatotoxicidade com a *claritromicina* e a *azitromicina*, embora com frequência menor do que a observada com *eritromicina* e *telitromicina*.

Outros efeitos tóxicos e irritantes

As reações alérgicas observadas são febre, eosinofilia e erupções cutâneas, que desaparecem logo após a interrupção da terapia. Foi observado comprometimento auditivo e zumbido com o uso de macrolídeos, especialmente em doses mais elevadas.

Interações medicamentosas

A *eritromicina*, a *claritromicina* e a *telitromicina* inibem fortemente a CYP3A4 e causam interações medicamentosas importantes (Periti et al., 1992). A *eritromicina* e a *claritromicina* potencializam os efeitos de *carbamazepina*, corticosteroides, *ciclosporina*, *digoxina*, alcaloides do ergot, *teofilina*, *triazolam*, *valproato* e *varfarina*, provavelmente ao interferir no metabolismo desses fármacos mediado por CYP. A coadministração de *rifampicina*, um potente indutor de CYP, pode diminuir as concentrações séricas de *claritromicina* e *telitromicina*. Os inibidores da CYP3A4 (p. ex., *itraconazol*) aumentam as concentrações séricas máximas de *claritromicina* e *telitromicina*. É muito menos provável que a *azitromicina* esteja envolvida nessas interações medicamentosas; no entanto, é aconselhável precaução quando as consequências da interação são graves.

Lincosamidas

A *lincomicina*, composto original da classe, e a *clindamicina*, seu congênere, estão aprovadas nos Estados Unidos. A *clindamicina* substituiu em grande parte a *lincomicina* na prática clínica e é usada principalmente para tratar infecções por aeróbios e anaeróbios Gram-positivos, bem como algumas infecções parasitárias.

Mecanismo de ação

A *clindamicina* liga-se exclusivamente à subunidade 50S dos ribossomos bacterianos e suprime a síntese de proteínas. Embora a *clindamicina*, a *eritromicina* e o *cloranfenicol* não estejam estruturalmente relacionados, todos atuam em sítios de estreita proximidade, e a ligação de um desses fármacos ao ribossomo pode inibir a interação dos outros.

CLINDAMICINA

Atividade antimicrobiana

A *clindamicina* tem boa atividade *in vitro* contra cepas de pneumococos sensíveis à *penicilina* (porém menos contra cepas resistentes à *penicilina*), *S. pyogenes* e estreptococos *viridans* (ver Tab. 60-1). Os MSSA geralmente são sensíveis à *clindamicina*, porém MRSA e estafilococos coagulase-negativos são mais propensos a serem resistentes. A *clindamicina* é mais ativa do que os macrolídeos contra bactérias anaeróbias, particularmente *B. fragilis*, porém a resistência de espécies de *Bacteroides* à *clindamicina* é cada vez mais observada. Aproximadamente 10 a 20% de espécies de clostrídios distintos de *C. perfringens* são resistentes. Cepas de *Actinomyces israelii* e *Nocardia asteroides* são sensíveis. Essencialmente todos os bacilos Gram-negativos aeróbios são resistentes. *Clindamicina* mais *primaquina* e *clindamicina* mais *pirimetamina* são protocolos de segunda escolha para a pneumonia causada por *Pneumocystis jirovecii* e encefalite causada por *T. gondii*, respectivamente.

Resistência às lincosamidas

A resistência aos macrolídeos devido à metilação ribossômica também pode levar à resistência à *clindamicina*. Como a *clindamicina* não induz a metilase, só ocorrerá resistência cruzada se a enzima for produzida constitutivamente. No entanto, a seleção para uma subpopulação de produtores de metilase constitutiva pode ocorrer entre estafilococos e estreptococos com um fenótipo induzido por macrolídeos (Lewis e Jorgensen, 2005). A *clindamicina* não é um substrato para as bombas de efluxo de macrolídeos; por conseguinte, as cepas que são resistentes aos macrolídeos por esse mecanismo são sensíveis à *clindamicina*.

ADME

A *clindamicina* sofre absorção quase completa após administração oral. As concentrações máximas de 2 a 3 μg/mL são atingidas dentro de 1 hora após a ingestão de 150 mg. A presença do alimento no estômago não reduz significativamente a absorção. A $t_{1/2}$ do antibiótico é de aproximadamente 3 horas. O *palmitato de clindamicina*, uma preparação oral para uso pediátrico, é um profármaco inativo que é hidrolisado rapidamente *in vivo*. O éster fosfato de *clindamicina*, que é administrado por via parenteral, também é rapidamente hidrolisado *in vivo* ao composto original ativo.

A *clindamicina* é amplamente distribuída em muitos líquidos e tecidos, incluindo concentrações significativas no osso. As concentrações no LCS são limitadas, mesmo quando as meninges estão inflamadas, porém são atingidas concentrações suficientes para tratar a toxoplasmose cerebral. O fármaco atravessa rapidamente a barreira placentária. Ocorre ligação de 90% ou mais da *clindamicina* às proteínas plasmáticas. A *clindamicina* se acumula nos leucócitos polimorfonucleares e macrófagos alveolares e nos abscessos.

A *clindamicina* é inativada pelo metabolismo a *N*-desmetilclindamicina e sulfóxido de clindamicina, que são excretados na urina e na bile. Poderá ser necessário o ajuste da dosagem em pacientes com insuficiência hepática grave. Apenas cerca de 10% da *clindamicina* administrada é excretada de modo inalterado na urina, e são encontradas pequenas quantidades nas fezes.

Usos terapêuticos

A dose oral de *clindamicina* para adultos é de 150 a 300 mg a cada 6 horas; para infecções graves, é de 300 a 600 mg, a cada 6 horas. As crianças devem receber 8 a 12 mg/kg/dia de *cloridrato de palmitato de clindamicina* em 3 ou 4 doses fracionadas ou, no caso de infecções graves, 13 a 25 mg/kg/dia. O *fosfato de clindamicina* está disponível para uso IM ou IV. No caso de infecções graves, recomenda-se administração IV ou IM em doses de 1.200 a 2.700 mg/dia, divididos em 3 ou 4 doses iguais para adultos. As crianças devem receber 15 a 40 mg/kg/dia em 3 ou 4 doses fracionadas.

Infecções de pele e tecidos moles

A *clindamicina* é um agente alternativo para o tratamento de infecções de pele e tecidos moles, especialmente em pacientes com alergias a β-lactâmicos (Stevens et al., 2014). Ela também é útil para tratamento oral de infecções de pele quando MRSA e estreptococos são agentes patogênicos potenciais. Como a *clindamicina* inibe a produção de toxina, ela é recomendada como agente adjuvante na fascite necrosante ou na gangrena gasosa quando se suspeitam de bactérias produtoras de toxinas (p. ex., estreptococos, estafilococos, clostrídios). A *clindamicina* tópica é utilizada para o tratamento da acne.

Infecções do trato respiratório

A *clindamicina* é eficaz para o tratamento de abscessos pulmonares e infecções anaeróbicas do pulmão e do espaço pleural por microrganismos sensíveis (Levison et al., 1983). Foi utilizada como agente alternativo para tratamento de sinusite, faringite e otite média. A *clindamicina* em combinação com *primaquina* é útil como agente alternativo no tratamento da pneumonia por *P. jirovecii* em pacientes com HIV.

Outras infecções

Devido à sua importante atividade contra estafilococos e excelente penetração óssea, a *clindamicina* é um agente alternativo para o tratamento da osteomielite. A *clindamicina*, em associação com *pirimetamina* e *leucovorina* (ácido folínico), é uma alternativa eficaz para o tratamento agudo da encefalite causada por *T. gondii* em pacientes com Aids. A *clindamicina* adicionada à *quinina* é um protocolo alternativo para a malária não grave. A *clindamicina* também é administrada por via vaginal nos casos de vaginose bacteriana.

Efeitos adversos

Efeitos GI

A incidência relatada de diarreia associada ao uso da *clindamicina* varia de 2 a 20%. Na maioria dos casos, esse efeito é leve a moderado e se resolve com a interrupção do fármaco. Entretanto, a *clindamicina* está associada a um risco relativamente alto de superinfecção por *C. difficile*, com uma razão de chances em relação a não exposição a antibióticos de 16 em uma metanálise, em comparação com 5,5 para as cefalosporinas e 5,5 para as fluoroquinolonas (Brown et al., 2013). A colite caracteriza-se por diarreia aquosa, febre e contagem de leucócitos periféricos elevada. *As formas graves de infecção por C. difficile podem ser fatais*. Nos Estados Unidos, as informações de prescrição para *clindamicina* incluem uma advertência sobre o risco de infecção por *C. difficile*. A interrupção do fármaco, combinada com a administração oral de *vancomicina* ou *fidaxomicina*, é geralmente efetiva para o tratamento, porém ocorrem recidivas. Os agentes que inibem a peristalse (p. ex., opioides) podem prolongar e piorar a condição.

Outros efeitos tóxicos e irritantes

Em aproximadamente 10% dos indivíduos tratados com *clindamicina*, ocorrem exantemas cutâneos, que podem ser mais comuns em pacientes com infecção pelo HIV. Outras reações incomuns incluem eritema multiforme exsudativo (síndrome de Stevens-Johnson), elevação reversível de aspartato-aminotransferase e alanina-aminotransferase, granulocitopenia, trombocitopenia e reações anafiláticas. A administração IV pode ser seguida de tromboflebite local. A *clindamicina* pode potencializar o efeito de agentes bloqueadores neuromusculares concomitantes.

Oxazolidinonas

As oxazolidinonas representam uma nova classe de inibidores de síntese de proteínas sintéticas com atividade principalmente contra organismos Gram-positivos, incluindo agentes patogênicos multirresistentes. A *linezolida* é o composto original da classe; um segundo agente, a *tedizolida*, foi aprovado pela FDA em 2014.

Mecanismo de ação

As oxazolidinonas inibem a síntese de proteínas pela sua ligação ao sítio P da subunidade 50S do ribossomo, impedindo a formação do complexo maior tRNA-fMet-ribossômico, que dá início à síntese de proteínas. Devido ao seu mecanismo singular de ação, esses agentes são ativos contra cepas que são resistentes a vários outros agentes, incluindo cepas de *S. pneumoniae* resistentes à *penicilina*, cepas de estafilococos resistentes à *meticilina*, com resistência intermediária à *vancomicina* e resistentes à *vancomicina*, e cepas de enterococos resistentes à *vancomicina*.

Atividade antimicrobiana

A *linezolida* é ativa contra a grande maioria dos organismos Gram-positivos, incluindo estafilococos, estreptococos, enterococos, cocos anaeróbios Gram-positivos e bastonetes Gram-positivos, como *Corynebacterium* spp., *Nocardia* spp. e *L. monocytogenes* (ver Tab. 60-1). Possui baixa atividade contra a maioria das bactérias Gram-negativas. Ela é bacteriostática contra enterococos e estafilococos, porém pode exercer efeito bactericida contra estreptococos. O *Mycobacterium tuberculosis* é moderadamente sensível, assim como as micobactérias de crescimento rápido, porém o MAI é frequentemente resistente. Os dados disponíveis até o momento sugerem que a *tedizolida* apresenta atividade semelhante à *linezolida* (Rybak et al., 2014).

Resistência às oxazolidinonas

A resistência dos enterococos e estafilococos é mais comumente decorrente de mutações pontuais do rRNA 23S. Como as bactérias possuem múltiplas cópias de genes de rRNA de 23S, uma resistência significativa geralmente requer mutações em duas ou mais cópias. Recentemente, foi descrita uma metiltransferase transferível que confere resistência por meio de modificação ribossômica. A resistência da *linezolida* permanece relativamente baixa entre os organismos normalmente sensíveis, embora alguns sítios mostrem uma frequência crescente nos enterococos, incluindo casos de transferência nosocomial. Dados limitados sugerem que a *tedizolida* pode ser ativa contra alguns isolados resistentes à *linezolida*, embora não haja relatos de uso clínico para isolados resistentes à *linezolida*.

ADME

A *linezolida* é bem absorvida após a administração oral, com uma biodisponibilidade de 100%, e pode ser administrada independentemente da ingestão de alimentos. A dosagem para as preparações oral e IV é a mesma. A $t_{1/2}$ é de cerca de 4 a 6 horas. Cerca de 30% da linezolida está ligada às proteínas, e o fármaco distribui-se amplamente pelos tecidos bem perfundidos, incluindo uma distribuição favorável para o sistema nervoso central. A *linezolida* é oxidada de forma não enzimática a derivados do ácido aminoetoxiacético e hidroxietilglicina. Aproximadamente 80% de uma dose de linezolida é observada na urina, 30% como composto ativo e 50% como os dois produtos de oxidação primários. Cerca de 10% da dose administrada aparece como produto de oxidação nas fezes. Atualmente, o fabricante não recomenda nenhum ajuste da dose na insuficiência renal, embora alguns estudos tenham sugerido o acúmulo do fármaco em pacientes com disfunção renal (Crass et al., 2019). A *linezolida* e seus produtos de degradação são eliminados por diálise; por conseguinte, o fármaco deve ser administrado após hemodiálise.

A *tedizolida* é administrada por VO e parenteral como um profármaco (*fosfato de tedizolida*), que é hidrolisado de forma rápida e completa formando *tedizolida*. A *tedizolida* é bem absorvida após administração oral (biodisponibilidade > 80%). A *tedizolida* exibe maior ligação à proteína (70-90%) e uma $t_{1/2}$ mais longa de aproximadamente 12 horas. Existe uma eliminação mínima do fármaco inalterado na urina; o fármaco sofre sulfatação no fígado e é excretado principalmente nas fezes.

Usos terapêuticos

A *linezolida* é mais comumente administrada em uma dose de 600 mg 2 vezes/dia VO ou IV. Para a terapia em longo prazo das infecções micobacterianas, podem-se usar doses mais baixas e/ou frequência reduzida de dosagem (p. ex., 300 mg 2 vezes/dia ou 600 mg 1 vez/dia. A *tedizolida* é administrada como uma dose diária de 200 mg VO ou IV.

Infecções de pele e tecidos moles

Linezolida e *tedizolida* são aprovadas pela FDA para tratamento de infecções de pele e estruturas cutâneas causadas por estreptococos e *S. aureus* (MSSA e MRSA). Um protocolo de 6 dias de *tedizolida* forneceu resultados semelhantes ao curso de 10 dias de *linezolida*.

Infecções do trato respiratório

A *linezolida* está aprovada para tratamento de pneumonia adquirida na comunidade causada por *S. pneumoniae* e de pneumonia nosocomial por *S. aureus*. Um ensaio clínico randomizado em pacientes com pneumonia por MRSA demonstrou resultados semelhantes ou melhores para a *vancomicina* (Wunderink et al., 2012). Estão sendo realizados estudos com a *tedizolida* para pneumonia.

Outras infecções

A *linezolida* é comumente usada para uma variedade de infecções causadas por *E. faecium* resistente à *vancomicina*. A *linezolida* tem sido utilizada em terapia combinada para a tuberculose extensamente resistente a fármacos, infecções por micobactérias não tuberculosas e infecções causadas por *Nocardia*.

Efeitos adversos

Mielossupressão

Em pacientes tratados com *linezolida*, foi relatada a ocorrência de mielossupressão, incluindo anemia, leucopenia, pancitopenia e trombocitopenia. A trombocitopenia tende a ser o efeito mais comum, com início entre 7 e 10 dias. Os efeitos são reversíveis mediante interrupção do fármaco. As contagens de plaquetas devem ser monitoradas em pacientes com risco de hemorragia, trombocitopenia preexistente ou distúrbios intrínsecos ou adquiridos da função plaquetária e em pacientes que recebem cursos de terapia que ultrapassam 2 semanas. As durações de tratamento com *tedizolida* em ensaios clínicos foram limitadas; com base em dados clínicos e *in vitro* iniciais, a *tedizolida* pode ter menor propensão para causar mielossupressão.

Toxicidades mitocondriais

Pacientes que receberam tratamento com *linezolida* desenvolveram neuropatia periférica, neurite óptica e acidose láctica (Narita et al., 2007). Esses efeitos normalmente se manifestam após durações de tratamento prolongadas (pelo menos 6 semanas), embora alguns casos de acidose láctica tenham sido descritos após apenas alguns dias de terapia. O mecanismo subjacente dessas toxicidades pode ser a inibição da síntese de proteínas mitocondriais. Em um estudo de pacientes submetidos ao tratamento da tuberculose resistente a fármacos com linezolida em longo prazo, 18% apresentaram neurite óptica e 64% tiveram neuropatia periférica durante o primeiro ano de tratamento, embora apenas três pacientes tenham interrompido o tratamento com *linezolida* devido a efeitos adversos (Lee et al., 2012). A *linezolida* em geral não deve ser usada para terapia de longa duração se houver agentes alternativos. Não há dados suficientes para avaliar o risco de toxicidades mitocondriais com a *tedizolida*.

Interações medicamentosas

A *linezolida* é um inibidor inespecífico e fraco da monoaminoxidase. Pacientes que recebem terapia concomitante com um agente adrenérgico ou serotoninérgico (incluindo inibidores seletivos da recaptação de serotonina) ou que consomem mais de 100 mg de tiramina por dia podem apresentar síndrome serotoninérgica (p. ex., palpitações, cefaleia, crise hipertensiva). É melhor evitar a coadministração desses agentes. Todavia, em pacientes que recebem inibidores seletivos da recaptação de serotonina e que necessitam agudamente de *linezolida* para tratamento em curto prazo (10-14 dias), a coadministração com monitoramento cuidadoso é razoável. O potencial relativo dessa interação com *tedizolida* pode ser menor com base em dados pré-clínicos. Nem a *linezolida* nem a *tedizolida* atuam como um substrato ou um inibidor de CYP.

Pleuromutilinas

As pleuromutilinas são derivados de produtos naturais de espécies de fungos *Pleurotus* e foram descobertas na década de 1950. Dispõe-se de dois agentes de pleuromutilina para uso clínico em seres humanos: o agente tópico *retapamulina* e o agente administrado VO e IV *lefamulina*.

Mecanismo de ação

As pleuromutilinas são inibidores da síntese de proteínas bacterianas que têm como alvo a subunidade ribossômica 50S. O sítio de ligação encontra-se próximo aos sítios A e P e resulta em inibição da formação de ligação peptídica (Paukner et al., 2017). Existe alguma sobreposição com os sítios de ligação de oxazolidinonas, lincosamidas, fenicóis e estreptograminas, embora o mecanismo das pleuromutilinas seja singular e a resistência cruzada seja até agora incomum. A atividade da *lefamulina* contra patógenos Gram-positivos normalmente é bactericida.

Atividade antimicrobiana

As pleuromutilinas como classe têm atividade potente contra patógenos Gram-positivos, com exceção dos enterococos. As concentrações inibitórias mínimas são muito baixas contra estafilococos, incluindo MRSA e estreptococos, incluindo *S. pneumoniae* resistente à *penicilina*. Não exibem atividade útil contra microrganismos Gram-negativos entéricos, porém têm alguma atividade contra Gram-negativos observada em patógenos respiratórios adquiridos na comunidade, como *H. influenzae* e *M. catarrhalis*. A atividade contra patógenos respiratórios atípicos, como *Chlamydophila*, *Mycoplasma* e *Legionella* spp, é boa. Existe forte interesse no uso da *lefamulina* para o tratamento de infecções sexualmente transmissíveis, com base em dados *in vitro* satisfatórios contra *N. gonorrhoeae* e *C. trachomatis*.

Resistência às pleuromutilinas

Atualmente, a resistência às pleuromutilinas entre microrganismos normalmente sensíveis é rara. Os mecanismos de resistência identificados assemelham-se, em geral, aos observados com outros inibidores da síntese de proteína, dos quais os mais comuns parecem ser mutações pontuais que levam à redução da ligação do fármaco ao ribossomo. Foi também descrita a ocorrência de suprarregulação do efluxo e modificação do alvo por meio de proteínas de proteção ribossômicas.

ADME

A *retapamulina* está disponível para uso tópico; em geral, a absorção é baixa, embora possa ser aumentada em crianças ou quando aplicada à pele ferida. Após administração IV, a *lefamulina* alcança concentrações plasmáticas máximas de cerca de 1,5 a 2 mg/L. A formulação oral apresenta biodisponibilidade relativamente baixa de cerca de 25%, que é modestamente reduzida pelos alimentos; entretanto, nas doses orais mais altas recomendadas, podem ser alcançadas concentrações plasmáticas máximas que se aproximam daquelas da administração IV. O fármaco liga-se altamente às proteínas (cerca de 95%), com meia-vida de cerca de 12 horas, o que permite a sua administração 2 vezes/dia. A eliminação ocorre em grande parte na forma inalterada nas fezes, não havendo necessidade de ajuste da dose na presença de disfunção renal ou hepática.

Usos terapêuticos

A *retapamulina* é indicada para o tratamento do impetigo em adultos e crianças, aplicada em camada fina de creme a 1% 2 vezes/dia. A *lefamulina* é indicada para o tratamento da pneumonia bacteriana adquirida na comunidade em uma dose de 150 mg IV ou 600 mg VO a cada 12 horas e está em fase de estudo para o tratamento de infecções de pele e tecidos moles.

Efeitos adversos
Em geral, a *lefamulina* é bem tolerada, e os efeitos adversos GI, como náusea e diarreia, são os mais comuns. Foi observado prolongamento do intervalo QT, o que pode justificar o monitoramento em pacientes com fatores de risco para arritmia.

Interações medicamentosas
A *retapamulina* e a *lefamulina* são substratos da CYP3A4. O uso concomitante de *lefamulina* e indutores ou inibidores potentes dessas enzimas deve ser evitado ou realizado com cautela.

Estreptograminas

As estreptograminas são derivados semissintéticos de agentes naturais produzidos por *Streptomyces pristinaespiralis*. A única estreptogramina em uso clínico é uma combinação fixa de *quinupristina* (uma estreptogramina B) com *dalfopristina* (uma estreptogramina A) em proporção de 30:70. *Quinupristina* e *dalfopristina* são derivados mais solúveis dos congêneres pristinamicina IA e IIA e, portanto, adequados para administração IV.

Mecanismo de ação
A *quinupristina* e a *dalfopristina* são inibidores da síntese de proteínas que se ligam à subunidade 50S do ribossomo. A *quinupristina* liga-se ao mesmo sítio dos macrolídeos e exerce efeito semelhante, com inibição do alongamento da cadeia polipeptídica e terminação precoce da síntese de proteínas. A *dalfopristina* liga-se a um sítio próximo, resultando em uma alteração da configuração no ribossomo 50S, aumentando sinergicamente a ligação da *quinupristina* a seu sítio-alvo. A *dalfopristina* interfere diretamente na formação da cadeia polipeptídica. O resultado final da ligação cooperativa e sinérgica dessas duas moléculas ao ribossomo consiste em atividade aumentada e, em geral, bactericida.

Atividade antimicrobiana
A combinação *quinupristina/dalfopristina* é ativa contra cocos Gram-positivos e microrganismos responsáveis pela pneumonia atípica (p. ex., *M. pneumoniae, Legionella* spp. e *C. pneumoniae*), porém é inativa contra organismos Gram-negativos (Tab. 60-1). A combinação é bactericida contra estreptococos e muitas cepas de estafilococos, porém bacteriostática contra *Enterococcus faecium*.

Resistência às estreptograminas
A resistência à *quinupristina* é mediada por genes que codificam uma metilase ribossômica que impede a ligação do fármaco ao seu alvo ou genes que codificam lactonases que inativam as estreptograminas do tipo B. A resistência à *dalfopristina* é mediada por genes que codificam as aceiltransferases que inativam as estreptograminas do tipo A ou os genes estafilocóccicos que codificam proteínas de efluxo de ligação ao ATP, que bombeiam as estreptograminas de tipo A para o exterior da célula. Os determinantes da resistência estão localizados nos plasmídeos. A resistência à *quinupristina/dalfopristina* sempre está associada a um gene de resistência para as estreptograminas do tipo A. Os genes que codificam a metilase podem tornar a combinação bacteriostática em vez de bactericida, tornando-a ineficaz em certas infecções em que a atividade bactericida é necessária (p. ex., endocardite).

ADME
A *quinupristina/dalfopristina* é administrada por infusão IV durante pelo menos 1 hora. A $t_{1/2}$ é de 0,85 hora para a *quinupristina* e 0,7 hora para a *dalfopristina*. O volume de distribuição é de 0,87 L/kg para a *quinupristina* e de 0,71 L/kg para a *dalfopristina*. O metabolismo hepático por conjugação é o principal meio de depuração para ambos os compostos, com eliminação de 80% de uma dose administrada por eliminação biliar. A eliminação renal é responsável pela maior parte do restante do composto ativo. Não há necessidade de ajuste da dose na presença de insuficiência renal. A farmacocinética não é significativamente alterada por diálise peritoneal nem por hemodiálise. A insuficiência hepática aumenta a área sob a curva plasmática de componentes ativos e metabólitos em 180% para a *quinupristina* e 50% para a *dalfopristina*.

Usos terapêuticos
A combinação *quinupristina/dalfopristina* é aprovada nos Estados Unidos para infecções cutâneas complicadas e infecções de estrutura cutânea causadas por cepas *S. aureus* ou *S. pyogenes* sensíveis à *meticilina*. Ela também é utilizada para o tratamento de infecções causadas por cepas de *E. faecium* resistentes à *vancomicina* (dose de 7,5 mg/kg, a cada 8-12 horas) e, na Europa, também está aprovada para o tratamento de pneumonia nosocomial e infecções causadas por MRSA. A combinação *quinupristina/dalfopristina* deve ser reservada para o tratamento de infecções graves causadas por microrganismos Gram-positivos resistentes a múltiplos fármacos, como *E. faecium* resistente à *vancomicina*; foi em grande parte suplantada por novos agentes com atividade contra microrganismos Gram-positivos resistentes.

Efeitos adversos
Os efeitos adversos mais comuns consistem em eventos relacionados com a infusão, como dor e flebite no local de infusão e artralgias e mialgias. A flebite e a dor podem ser minimizadas pela infusão do fármaco através de um cateter venoso central. Artralgias e mialgias, mais propensas a serem problemáticas em pacientes com insuficiência hepática, são manejadas pela redução da frequência de infusão.

Interações medicamentosas
A combinação *quinupristina/dalfopristina* inibe a CYP3A4. A administração concomitante de outros substratos de CYP3A4 com *quinupristina/dalfopristina* pode resultar em toxicidade significativa. Recomenda-se muita cautela, bem como a monitoração de fármacos cuja janela terapêutica tóxica é estreita ou que prolongam o intervalo QTc.

Fenicóis

O *cloranfenicol*, um antibiótico produzido pelo *Streptomyces venezuelae*, foi introduzido na prática clínica em 1948. O *cloranfenicol* pode causar discrasias sanguíneas graves e fatais; consequentemente, é atualmente reservado para o tratamento de infecções potencialmente fatais (p. ex., meningite, infecções por riquétsias) em pacientes que não podem receber alternativas mais seguras devido à resistência ou a alergias (Wareham et al., 2002). Outros agentes de estrutura similar (*tianfenicol, florfenicol*) são usados em medicina veterinária.

Mecanismo de ação
O *cloranfenicol* inibe a síntese de proteínas nas bactérias e, em menor grau, nas células eucarióticas. O fármaco penetra rapidamente nas células bacterianas, provavelmente por difusão facilitada. O cloranfenicol age principalmente ligando-se reversivelmente à subunidade ribossômica 50S (perto do sítio de ligação para os antibióticos macrolídeos e a *clindamicina*). O fármaco impede a ligação da extremidade do aminoacil-tRNA que contém o aminoácido ao sítio aceptor na subunidade ribossômica 50S. A interação entre a peptidiltransferase e seu substrato aminoácido não pode ocorrer, com consequente inibição da formação da ligação peptídica (Fig. 60-3).

O *cloranfenicol* também pode inibir a síntese de proteínas mitocondriais em células de mamíferos, talvez porque os ribossomos mitocondriais se assemelham aos ribossomos bacterianos (ambos são 70S); as células eritropoiéticas são particularmente sensíveis.

Atividade antimicrobiana
O *cloranfenicol* tem um amplo espectro de atividade antimicrobiana. Ele é bacteriostático contra a maioria das espécies, embora possa ser bactericida contra *H. influenzae, N. meningitidis* e *S. pneumoniae*. As cepas de *S. aureus* tendem a ser menos sensíveis, mas alguns isolados de MRSA altamente resistentes têm se mostrado sensíveis. O *cloranfenicol* é ativo

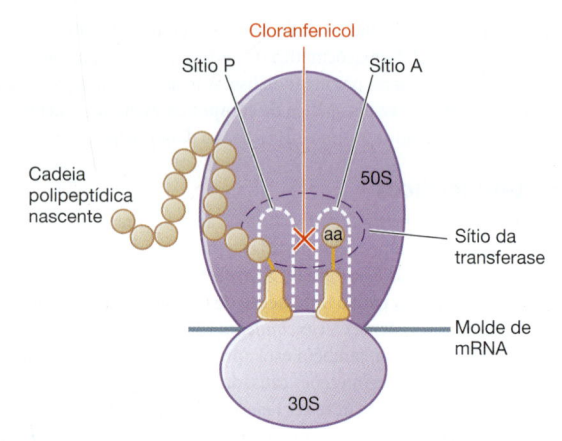

Figura 60-3 *Inibição da síntese proteica bacteriana pelo cloranfenicol.* O *cloranfenicol* liga-se à subunidade ribossômica 50S no sítio da peptidiltransferase, inibindo a transpeptidação. O *cloranfenicol* se liga próximo ao sítio de ação da *clindamicina* e dos antibióticos macrolídeos. Esses agentes interferem na ligação do *cloranfenicol* e, portanto, podem intervir nas ações de cada um se forem administrados simultaneamente.

contra enterococos, incluindo *E. faecium* resistente à múltiplos fármacos. O *cloranfenicol* é ativo contra *Mycoplasma*, *Chlamydia* e *Rickettsia*. As Enterobacterales são variavelmente sensíveis ao *cloranfenicol*, porém *P. aeruginosa* é resistente mesmo a concentrações muito altas. As cepas de *V. cholerae* conservaram-se amplamente sensíveis ao *cloranfenicol*.

Resistência ao cloranfenicol

A resistência ao *cloranfenicol* é geralmente causada por uma acetiltransferase codificada por plasmídeos, que inativa o fármaco. A resistência também pode resultar de uma diminuição da permeabilidade de mutação dos ribossomos. Os derivados acetilados do *cloranfenicol* não conseguem ligar-se aos ribossomos bacterianos.

ADME

O *cloranfenicol* encontra-se disponível em preparações orais, IV e tópicas (p. ex., oftálmicas). As formulações oral e oftálmica não estão mais disponíveis nos Estados Unidos, embora possam ser encontradas em outras partes do mundo. O *cloranfenicol* administrado em forma de cápsula oral é absorvido rapidamente pelo trato GI. Para uso parenteral, o *succinato de cloranfenicol* é um profármaco que é hidrolisado por esterases a cloranfenicol *in vivo*. O *succinato de cloranfenicol* é rapidamente depurado do plasma pelos rins; isso pode reduzir a sua biodisponibilidade global, visto que até 30% da dose pode ser excretada antes da ocorrência de hidrólise. A função renal deficiente no recém-nascido e em outros estados de insuficiência renal resulta em aumento das concentrações plasmáticas de *succinato de cloranfenicol*. Foi observada uma redução da atividade da esterase no plasma de recém-nascidos e lactentes, prolongando o tempo necessário para atingir as concentrações máximas de cloranfenicol ativo (até 4 horas) e estendendo o período durante o qual pode ocorrer a depuração renal.

O *cloranfenicol* é amplamente distribuído nos líquidos corporais e alcança rapidamente concentrações terapêuticas no LCS. O metabolismo hepático a glicuronídeo inativo é a principal via de eliminação do *cloranfenicol*. Esse metabólito e o *cloranfenicol* são excretados pela urina. Pacientes com comprometimento da função hepática apresentam depuração metabólica reduzida, e a dosagem deve ser ajustada. A $t_{1/2}$ do fármaco não sofre alteração significativa pela insuficiência renal ou pela hemodiálise e, em geral, não há necessidade de ajuste da dose. A variabilidade no metabolismo e na farmacocinética do *cloranfenicol* em recém-nascidos, lactentes e crianças exige o monitoramento das concentrações plasmáticas.

Usos terapêuticos

A terapia com cloranfenicol deve limitar-se às infecções nas quais o benefício do fármaco supera os riscos de toxicidade potencial. Quando outros fármacos antimicrobianos que são igualmente eficazes e menos tóxicos estiverem disponíveis, estes deverão ser utilizados no lugar do *cloranfenicol*.

Meningite bacteriana

O *cloranfenicol* continua sendo um fármaco alternativo para o tratamento da meningite causada por *H. influenzae*, *N. meningitidis* e *S. pneumoniae* em pacientes com alergia grave a β-lactâmicos e em países em desenvolvimento. A dose diária total para crianças deve ser de 50 mg/kg de peso corporal, fracionada em 4 doses iguais, administradas via IV, a cada 6 horas.

Doenças causadas por riquétsias

Em geral, as tetraciclinas são os fármacos preferidos para o tratamento das riquetsioses. No entanto, em pacientes alérgicos a esses fármacos, em mulheres grávidas e em crianças com menos de 8 anos de idade que necessitam de terapia prolongada ou repetida, o *cloranfenicol* é uma terapia alternativa. A febre maculosa das Montanhas Rochosas, o tifo epidêmico, murino, rural e recrudescente e a febre Q respondem de modo satisfatório ao *cloranfenicol*. Para adultos e crianças com essas doenças, recomenda-se uma de 50 mg/kg/dia, dividida em intervalos de 6 horas. Para infecções graves ou resistentes, doses de até 100 mg/kg/dia podem ser usadas a intervalos curtos, porém a dose precisa ser reduzida para 50 mg/kg/dia assim que possível. A terapia deve ser continuada até que a condição geral tenha melhorado e o paciente permaneça sem febre por 24 a 48 horas.

Efeitos adversos

O *cloranfenicol* inibe a síntese de proteínas da membrana mitocondrial interna, provavelmente pela inibição da peptidiltransferase ribossômica. Essas proteínas incluem subunidades da citocromo *c*-oxidase, ubiquinona-citocromo *c*-redutase e a ATPase de translocação de prótons, que é de suma importância no metabolismo aeróbico. Grande parte da toxicidade observada com esse fármaco pode ser atribuída a esses efeitos.

Toxicidade hematológica

O *cloranfenicol* afeta o sistema hematopoiético de duas maneiras: pelo efeito tóxico relacionado com a dose, que se manifesta na forma de anemia, leucopenia ou trombocitopenia, e por meio de uma resposta idiossincrásica manifestada por anemia aplásica, levando, em muitos casos, à pancitopenia fatal. A supressão eritroide reversível e relacionada com a dose provavelmente reflete uma ação inibitória do *cloranfenicol* sobre a síntese de proteínas mitocondriais nos precursores eritroides, comprometendo, por sua vez, a incorporação do ferro ao heme. Verifica-se a ocorrência regular de supressão da medula óssea quando as concentrações plasmáticas atingem ≥ 25 μg/mL com o uso de altas doses de *cloranfenicol*, durante o tratamento prolongado ou em ambas as situações. A supressão da medula óssea relacionada com a dose pode progredir para a aplasia fatal se o tratamento for mantido; entretanto a maioria dos casos de aplasia da medula óssea desenvolve-se de modo súbito, sem supressão medular prévia relacionada com a dose.

A pancitopenia parece ocorrer mais em indivíduos submetidos à terapia prolongada e particularmente naqueles expostos ao fármaco em mais de uma ocasião. Embora a incidência da reação seja baixa, aproximadamente 1 em 30 mil ciclos de terapia ou mais, a taxa de mortalidade apresenta-se elevada quando a aplasia da medula óssea é completa, e verifica-se uma incidência aumentada de leucemia aguda naqueles que se recuperam. A anemia aplásica responde por aproximadamente 70% dos casos de discrasia sanguínea devido ao *cloranfenicol*; anemia hipoplásica, agranulocitose e trombocitopenia são responsáveis pelos casos restantes. O mecanismo proposto envolve a conversão do grupamento nitro a um intermediário tóxico por bactérias intestinais.

Efeitos em recém-nascidos

Os recém-nascidos, particularmente quando prematuros, podem desenvolver uma doença grave denominada *síndrome do bebê cinzento* após exposição ao *cloranfenicol*. Em geral, essa síndrome começa 2 a 9 dias após o início do tratamento. Nas primeiras 24 horas, ocorrem vômitos, recusa em mamar, respiração irregular e rápida, distensão abdominal, períodos de cianose e evacuação de fezes moles e de coloração esverdeada. Durante as próximas 24 horas, os recém-nascidos adquirem uma coloração cinzenta e tornam-se flácidos e hipotérmicos. Foi relatada uma "síndrome cinzenta" semelhante em adultos que receberam acidentalmente uma superdosagem do fármaco. O óbito ocorre em aproximadamente 40% dos pacientes em 2 dias após o aparecimento dos sintomas. Em geral, aqueles que se recuperam não apresentam nenhuma sequela. Dois mecanismos são aparentemente responsáveis pela toxicidade do *cloranfenicol* nos recém-nascidos: (1) uma deficiência de desenvolvimento da glicuroniltransferase, a enzima hepática que metaboliza o *cloranfenicol*; e (2) eliminação renal inadequada de fármaco não conjugado. No início da síndrome clínica, as concentrações de *cloranfenicol* no plasma geralmente excedem 100 μg/mL e podem ser tão baixas quanto 75 μg/mL.

Interações medicamentosas

O *cloranfenicol* inibe as CYP hepáticas e, dessa forma, prolonga as $t_{1/2}$ de fármacos que são metabolizados por esse sistema. Há relatos de toxicidade grave e casos de morte devido ao não reconhecimento desses efeitos. A administração concomitante de *fenobarbital* ou *rifampicina*, que induzem fortemente as CYP, encurta a $t_{1/2}$ do antibiótico, podendo resultar em concentrações subterapêuticas do fármaco.

Mupirocina

A *mupirocina* é um antibiótico inicialmente isolado de *Pseudomonas fluorescens*. Ela é uma mistura de vários ácidos pseudomônicos e é eficaz contra bactérias Gram-positivas.

Mecanismo de ação, atividade antimicrobiana e resistência

A *mupirocina* inibe a síntese de proteínas bacterianas por meio de ligação reversível e inibição da isoleucil-tRNA-sintase, levando à depleção de fatores necessários para a síntese proteica (Khoshnood et al., 2019). A resistência cruzada com outras classes de antibióticos não é observada. Pode ocorrer resistência por meio de uma variedade de mecanismos e em graus variáveis. A *muporicina* é dirigida apenas ao uso tópico. A atividade do fármaco varia desde bacteriostática a bactericida, dependendo da dose. A *mupirocina* é ativa principalmente contra bactérias Gram-positivas, incluindo *S. pyogenes*, MSSA e MRSA. Normalmente, ocorre resistência de baixo nível por meio de mutações pontuais na sintetase-alvo. A resistência de alto nível é mediada por um plasmídeo, que codifica uma Ile-tRNA-sintase de "*bypass*" que se liga fracamente à *mupirocina*.

Usos terapêuticos

A *mupirocina* está disponível na forma de creme a 2% e pomada a 2% para uso dermatológico, bem como na forma de pomada a 2% para uso intranasal. As preparações dermatológicas estão indicadas para o tratamento de lesões cutâneas traumáticas e do impetigo secundariamente infectado por *S. aureus* ou *S. pyogenes*. A pomada de aplicação nasal foi aprovada para erradicação de portadores nasais de *S. aureus*. O consenso é o de que os pacientes que se beneficiam da profilaxia com *mupirocina* são os que apresentam colonização nasal comprovada por *S. aureus*, além de fatores de risco para infecção distante ou história de infecções de pele ou de tecidos moles.

Efeitos adversos

A *mupirocina* pode causar irritação e sensibilização no local de aplicação. O contato com os olhos causa irritação que poderá levar alguns dias para ser resolvida. O polietilenoglicol presente na pomada pode ser absorvido pela pele lesada. Deve-se evitar a aplicação da pomada em grandes áreas de superfície em pacientes com insuficiência renal moderada a grave, a fim de impedir o acúmulo do polietilenoglicol.

RESUMO: Inibidores da síntese de proteínas

Fármacos e substâncias	Usos terapêuticos	Farmacologia clínica e dicas
Tetraciclinas e derivados		
Aspectos gerais: bacteriostáticas; formulações orais interagem com cátions administrados oralmente (cálcio, ferro, alumínio); evitar na gravidez e em crianças com < 8 anos de idade devido à coloração permanente dos dentes; fotossensibilidade		
Tetraciclina (VO, tópica)	• Acne inflamatória • Infecções por *Helicobacter pylori* (em combinação) • Uso tópico como primeiro auxílio • O uso para outras indicações foi amplamente substituído pela doxiciclina	• Boa atividade contra riquétsias, *Chlamydia*, *Mycoplasma*, *Legionella*, *Ureaplasma*, *Borrelia*, *Francisella tularensis*, *Pasteurella multocida*, *Bacillus anthracis*, *Helicobacter pylori* • Alguma atividade contra *Streptococcus pneumoniae*, *Streptococcus pyogenes*, *Staphylococcus aureus*, *Haemophilus influenzae* • Boa penetração no LCS • Excreção renal • Toxicidade, hepatotoxicidade renal com doses elevadas
Doxiciclina (IV, VO)	• Pneumonia adquirida na comunidade • Infecções de pele/tecidos moles • Clamídia urogenital • Linfogranuloma venéreo • Sífilis (alternativa à penicilina) • Febre maculosa das Montanhas Rochosas • Antraz, tularemia • Doença de Lyme, leptospirose • Periodontite	• Semelhante à tetraciclina, com melhor atividade contra estreptococos e estafilococos • Boa penetração no LCS • Eliminação dupla renal/biliar • É a tetraciclina preferida para a maioria das indicações devido à atividade, tolerabilidade e frequência de administração mais favoráveis
Minociclina (IV, VO, tópica)	• Infecções de pele/tecidos moles • Infecções micobacterianas • Nocardiose • Acne	• Semelhante à doxiciclina, com melhor atividade contra estafilococos, *Acinetobacter* e *Stenotrophomonas maltophilia* • Eliminação renal • Toxicidade vestibular
Tigeciclina (IV) Eravaciclina (IV) Omadaciclina (IV, VO)	• Infecções intra-abdominais • Infecções de pele/tecidos moles • Pneumonia • Tigeciclina: risco aumentado de morte em análises conjuntas; reservar como terapia alternativa	• Semelhante à minociclina, com melhor atividade contra *Escherichia coli*, *Klebsiella*, enterococos, *Bacteroides fragilis* • Atividade contra micobactérias não tuberculosas • Ampla distribuição com baixos níveis séricos • Eliminação hepática

(continua)

RESUMO: Inibidores da síntese de proteínas (*continuação*)

Fármacos e substâncias	Usos terapêuticos	Farmacologia clínica e dicas
Macrolídeos e cetolídeos		
Aspectos gerais: bacteriostáticos; amplamente distribuídos, porém com penetração limitada no LCS, desconforto GI, prolongamento do QT, inibidores importantes (eritromicina, claritromicina, telitromicina) a fracos (azitromicina) das CYP metabolizadoras de fármacos		
Eritromicina (IV, VO, tópica)	• Erisipela e celulite • Oftalmia neonatal • Difteria • Pertússis	• Boa atividade contra *Mycoplasma, Chlamydia, Legionella, Campylobacter, Bordetella pertussis, Corynebacterium diphtherieae* • Alguma atividade contra *S. pneumoniae, S. pyogenes, H. influenzae* • Formulações orais apresentam absorção variável • Estimula receptores da motilina; propriedades procinéticas GI • Hepatite colestática no uso prolongado
Claritromicina (VO)	• Erisipela e celulite • Pneumonia adquirida na comunidade • Exacerbações agudas de bronquite crônica • Gastrite por *Helicobacter pylori* (em combinação com outros agentes) • Tratamento e profilaxia do *Mycobacterium avium*	• Semelhante à eritromicina, com melhor atividade contra estreptococos e estafilococos • Boa atividade contra *Moraxella catarrhalis, H. pylori* e micobactérias não tuberculosas • Metabólito ativo • Certo acúmulo do fármaco no comprometimento renal grave • Zumbido com doses elevadas
Azitromicina (IV, VO, tópica)	• Pneumonia adquirida na comunidade • Exacerbações agudas de bronquite crônica • Otite média • Faringite bacteriana • Clamídia • Tratamento e profilaxia do *Mycobacterium avium*	• Semelhante à claritromicina, com melhor atividade contra *H. influenzae* • Extensa distribuição tecidual e concentração nos tecidos • Propriedades anti-inflamatórias • $t_{1/2}$ longa, cerca de 48 h
Lincosamidas		
Aspectos gerais: bacteriostáticas		
Clindamicina (IV, VO, tópica)	• Infecções de pele/tecidos moles • Acne inflamatória • Abscesso pulmonar • Faringite estreptocócica • Pneumonia por *Pneumocystis* • Encefalite por toxoplasma • Malária não grave • Vaginose bacteriana	• Boa atividade contra *S. pneumoniae, S. pyogenes*, estreptococos viridans, *Actinomyces, Nocardia* • Alguma atividade contra *S. aureus, Bacteroides* spp., *Toxoplasma, Pneumocystis, Plasmodium* • Ampla distribuição tecidual, especialmente no osso; penetração discreta no LCS • Metabolizada no fígado, excretada na urina e na bile • Diarreia, raramente colite por *Clostridium difficile*
Oxazolidinonas		
Aspectos gerais: excelente absorção oral; ampla distribuição, incluindo no SNC; mielossupressão; neuropatia periférica com uso prolongado; risco de síndrome serotoninérgica com o uso concomitante de antidepressivos		
Linezolida (IV, VO)	• Infecções de pele/tecidos moles • Pneumonia • Infecções enterocócicas resistentes à vancomicina • Nocardiose • Tuberculose resistente a fármacos	• Boa atividade contra estreptococos, estafilococos, enterococos, *Nocardia, Listeria* • Alguma atividade contra micobactérias • Degradação não enzimática com eliminação na urina
Tedizolida (IV, VO)	• Infecções de pele/tecidos moles	• Atividade semelhante à linezolida, porém com menor risco de mielossupressão e interações medicamentosas • Metabolismo hepático e excreção fecal • $t_{1/2}$ mais longa do que a linezolida
Pleuromutilinas		
Aspectos gerais: bactericidas		
Retapamulina (uso tópico) Lefamulina (IV, VO)	• Infecções de pele/tecidos moles • Pneumonia	• Atividade excelente contra estreptococos, estafilococos, *E. faecium, Mycoplasma, Legionella, Chlamydophila* • Boa atividade contra *Haemophilus influenzae, Moraxella catarrhalis, Neisseria gonorrhoeae, Chlamydia trachomatis* • Metabolismo hepático e excreção fecal • Substrato de CYP; potencial de interação medicamentosa • Efeitos adversos GI, prolongamento do QT

(continua)

RESUMO: Inibidores da síntese de proteínas (*continuação*)

Fármacos e substâncias	Usos terapêuticos	Farmacologia clínica e dicas
Estreptograminas **Aspectos gerais: bacteriostáticas a bactericidas, dependendo da espécie e resistência**		
Quinupristina/dalfopristina (IV)	• Infecções de pele/tecidos moles • Infecções por *Enterococcus faecium* resistentes à vancomicina	• Boa atividade contra estreptococos, estafilococos, *E. faecium*, *Mycoplasma*, *Legionella*, *Chlamydophila* • Metabolismo hepático com excreção biliar • Flebite no local de infusão • Artralgias, mialgias • Inibidor de CYP
Fenicóis **Aspectos gerais: bacteriostáticos**		
Cloranfenicol (IV, VO – não nos Estados Unidos)	• Infecções por riquétsias • Meningite bacteriana • Devido ao risco de toxicidade fatal, reservar como terapia alternativa	• Boa atividade contra *S. pneumoniae*, *H. influenzae*, *Neisseria meningitidis*, riquétsias, *Vibrio*, *Enterococcus* • Níveis séricos variáveis devido à depuração do profármaco antes da hidrólise • Excelente penetração no LCS • Depuração hepática • Supressão da medula óssea dose-dependente, anemia aplásica fatal idiossincrásica, "síndrome do bebê cinzento" fatal em neonatos que recebem doses elevadas

Referências

Brinker AD, et al. Telithromycin-associated hepatotoxicity: clinical spectrum and causality assessment of 42 cases. *Hepatology*, **2009**, *49*:250–257.

Brown KA, et al. Meta-analysis of antibiotics and the risk of community-associated *Clostridium difficile* infection. *Antimicrob Agents Chemother*, **2013**, *57*:2326–2332.

Centers for Disease Control and Prevention. Sexually transmitted diseases guidelines. **2021**. Available at: http://www.cdc.gov/std/treatment/. Accessed April 29, 2022.

Chey WD, et al. ACG clinical guideline: treatment of *Helicobacter pylori* Infection. *Am J Gastroenterol*, **2017**, *112*:212–238.

Crass RL, et al. Reappraisal of linezolid in renal impairment to improve safety. *Antimicrob Agents Chemother*, **2019**, *63*:e00605-19.

Critchley IA, et al. Baseline study to determine in vitro activities of daptomycin against gram-positive pathogens isolated in the United States in 2000-2001. *Antimicrob Agents Chemother*, **2003**, *47*:1689–1693.

De Rosa FG, et al. Re-defining tigecycline therapy. *New Microbiol*, **2015**, *38*:121–136.

Food and Drug Administration. FDA drug safety communication: increased risk of death with Tygacil (tigecycline) compared to other antibiotics used to treat similar infections. **2016**. Accessible at: http://www.fda.gov/Drugs/DrugSafety/ucm369580.htm. Accessed April 29, 2022.

Gales AC, et al. Tigecycline activity tested against 11808 bacterial pathogens recently collected from US medical centers. *Diagn Microbiol Infect Dis*, **2008**, *60*:421–427.

Grossman TH. Tetracycline antibiotics and resistance. *Cold Spring Harb Perspect Med*, **2016**, *6*:a025387.

Jones RN, et al. Update of dalbavancin spectrum and potency in the USA: report from the SENTRY Antimicrobial Surveillance Program (2011). *Diagn Microbiol Infect Dis*, **2013**, *75*:304–330.

Khoshnood S, et al. A review on mechanism of action, resistance, synergism, and clinical implications of mupirocin against *Staphylococcus aureus*. *Biomed Pharmacother*, **2019**, *109*:1809–1818.

Lee M, et al. Linezolid for treatment of chronic extensively drug-resistant tuberculosis. *N Engl J Med*, **2012**, *367*:1508–1518.

Levison ME, et al. Clindamycin compared with penicillin for the treatment of anaerobic lung abscess. *Ann Intern Med*, **1983**, *98*:466–471.

Lewis JS, Jorgensen JH. Inducible clindamycin resistance in staphylococci: should clinicians and microbiologists be concerned? *Clin Infect Dis*, **2005**, *40*:280–285.

Masur H, et al. Prevention and treatment of opportunistic infections in HIV-infected adults and adolescents: updated guidelines from the Centers for Disease Control and Prevention, National Institutes of Health, and HIV Medicine Association of the Infectious Diseases Society of America. *Clin Infect Dis*, **2014**, *58*:1308–1311.

Mendes RE, et al. Baseline activity of telavancin against gram-positive clinical isolates responsible for documented infections in U.S. hospitals (2011–2012) as determined by the revised susceptibility testing method. *Antimicrob Agents Chemother*, **2015**, *59*:702–706.

Metlay JP, et al. Diagnosis and treatment of adults with community-acquired pneumonia an official clinical practice guideline of the American Thoracic Society and Infectious Diseases Society of America. *Am J Resp Crit Care Med*, **2019**, *200*:e45–e67.

Morrissey I, et al. *In vitro* activity of eravacycline against gram-positive bacteria isolated in clinical laboratories worldwide from 2013 to 2017. *Antimicrob Agents Chemother*, **2020**, *64*:e01715-19.

Nakajima Y. Mechanisms of bacterial resistance to macrolide antibiotics. *J Infect Chemother*, **1999**, *5*:61–74.

Narita M, et al. Linezolid-associated peripheral and optic neuropathy, lactic acidosis, and serotonin syndrome. *Pharmacotherapy*, **2007**, *27*:1189–1197.

Paukner S, et al. Pleuromutilins: potent drugs for resistant bugs—mode of action and resistance. *Cold Spring Harb Perspect Med*, **2017**, *7*:a027110.

Periti P, et al. Pharmacokinetic drug interactions of macrolides. *Clin Pharmacokinet*, **1992**, *23*:106–131.

Pfaller MA, et al. Surveillance of omadacycline activity tested against clinical isolates from the United States and Europe as part of the 2016 SENTRY antimicrobial surveillance program. *Antimicrob Agents Chemother*, **2018**, *62*:e02327-17.

Rybak JM, et al. Early experience with tedizolid: clinical efficacy, pharmacodynamics, and resistance. *Pharmacotherapy*, **2014**, *34*:1198–1208.

Sader HS, et al. Antimicrobial activity of the investigational pleuromutilin compound BC-3781 tested against Gram-positive organisms commonly associated with acute bacterial skin and skin structure infections. *Antimicrob Agents Chemother*, **2012**, *56*:1619–1623.

Stevens DL, et al. Practice guidelines for the diagnosis and management of skin and soft tissue infections: 2014 update by the Infectious Diseases Society of America. *Clin Infect Dis*, **2014**, *15*:e10–e52.

Wareham DW, Wilson P. Chloramphenicol in the 21st century. *Hosp Med*, **2002**, *63*:157–161.

Woods CW. Rocky Mountain spotted fever in children. *Pediatr Clin N Am*, **2013**, *60*:455–470.

Wunderink RG, et al. Linezolid in methicillin-resistant *Staphylococcus aureus* nosocomial pneumonia: a randomized, controlled study. *Clin Infect Dis*, **2012**, *54*:621–629.

Vassileva SG, et al. Antimicrobial photosensitive reactions. *Arch Intern Med*, **1998**, *158*:1993–2000.

Capítulo 61
Agentes antifúngicos

P. David Rogers e Damian J. Krysan

REINO FUNGI E SEU IMPACTO NOS HUMANOS

AGENTES ANTIFÚNGICOS SISTÊMICOS: FÁRMACOS PARA INFECÇÕES FÚNGICAS INVASIVAS PROFUNDAS
- Anfotericina B
- Flucitosina
- Imidazóis e triazóis
- Equinocandinas

- Outros agentes antifúngicos sistêmicos
- Agentes ativos contra microsporídios e *Pneumocystis*

AGENTES ANTIFÚNGICOS TÓPICOS
- Imidazóis e triazóis tópicos
- Agentes específicos
- Agentes antifúngicos estruturalmente diversos

Reino Fungi e seu impacto nos humanos

Há 200 mil espécies conhecidas de fungos, e a estimativa do tamanho total do reino Fungi aponta para mais de 1 milhão. Os membros do reino são bastante diversos e incluem leveduras, bolores, cogumelos e fungos do gênero *Ustilago*. Aproximadamente 400 espécies de fungos causam doença em animais e um número menor causa doença em seres humanos. No entanto, as infecções fúngicas estão associadas a uma morbidade e mortalidade significativas. A incidência de infecções fúngicas potencialmente fatais aumentou nessas últimas décadas, devido ao aumento das populações de pacientes imunocomprometidos, como os que recebem transplante hematológico ou de órgãos sólidos, quimioterapia para o câncer e fármacos imunossupressores, bem como aqueles com HIV-Aids. Esse fato tornou os agentes antifúngicos cada vez mais importantes na prática da medicina moderna. Com a farmacopeia antifúngica atualmente disponível, as taxas de mortalidade por doença fúngica invasiva permanecem inaceitavelmente altas (Brown et al., 2012; Thornton, 2020).

Os fungos são eucariotos, de forma que a descoberta e o desenvolvimento de fármacos que têm como alvo o patógeno e que não causam toxicidade significativa para o hospedeiro são tarefas desafiadoras. As diferenças na biossíntese dos esteróis da membrana, a capacidade dos fungos de desaminar a citosina e a existência de uma parede celular fúngica singular que contém glicanos e quitina foram características exploradas para produzir agentes antifúngicos relativamente seguros e eficazes para o tratamento de infecções fúngicas (Roemer e Krysan, 2014). Desde o advento da anfotericina B-desoxicolato no final da década de 1950, a pesquisa buscou alternativas mais seguras e mais efetivas para o tratamento de infecções fúngicas sistêmicas. Enquanto a anfotericina B continua a ser o padrão-ouro da farmacoterapia antifúngica sistêmica para uma ampla gama de infecções, surgiram terapias alternativas para muitos patógenos fúngicos clinicamente importantes (Wiederhold, 2018).

Este capítulo fornece uma visão abrangente das opções terapêuticas atualmente disponíveis para o manejo de infecções fúngicas invasivas, mucosas e superficiais. Com poucas exceções, os antifúngicos em uso clínico comum atuam principalmente em locais envolvendo a parede celular e a membrana celular (Fig. 61-1). A Tabela 61-1 resume as infecções fúngicas comuns e a sua farmacoterapia. As doses recomendadas para adultos são resumidamente discutidas para cada agente. As recomendações de dosagem para os agentes antifúngicos em crianças foram revisadas recentemente (Downes et al., 2020).

Agentes antifúngicos sistêmicos: fármacos para infecções fúngicas invasivas profundas

Anfotericina B

Química

A *anfotericina B* é uma molécula macrolídeo poliênica anfipática ou anfotérica com o espectro de atividade mais amplo do que qualquer um dos fármacos antifúngicos atualmente disponíveis. Os compostos de macrolídeos poliênicos compartilham as características de 4 a 7 ligações duplas conjugadas, um éster cíclico interno, baixa solubilidade aquosa, toxicidade substancial quando administrados sistemicamente e um mecanismo comum de ação antifúngica. A *anfotericina B*, um macrolídeo heptaênico, contém sete ligações *trans* duplas conjugadas e uma 3-amino-3,6-didesoximanose (micosamina) ligada ao anel do macrolídeo por meio de uma ligação glicosídica (Fig. 61-2). As propriedades anfotéricas do fármaco, a partir das quais deriva seu nome, se devem à presença de um grupo carboxila no anel principal e um grupo amino primário na micosamina; esses grupos conferem solubilidade aquosa em extremos de pH.

ANFOTERICINA B

Mecanismo de ação

A atividade antifúngica da *anfotericina B* depende principalmente da sua capacidade de ligar o *ergosterol* à membrana de fungos sensíveis. Há muito tempo, acredita-se que a *anfotericina B* forma poros ou canais que aumentam a permeabilidade da membrana e permitem a fuga de moléculas e íons citosólicos, levando à perda de integridade da membrana. Entretanto, evidências recentes sugerem que a *anfotericina B* forma agregados que sequestram o ergosterol das bicamadas lipídicas como uma esponja, resultando em morte de células fúngicas (Anderson et al., 2014) (Fig. 61-2).

Formulações

Quatro formulações de *anfotericina B* estão comercialmente disponíveis: C-AMB (*anfotericina B* convencional), ABCD (*anfotericina B* em dispersão coloidal), L-AMB (*anfotericina B* lipossomal) e ABLC

5FdUMP: 5-flúor-2'-desoxiuridina-5'-monofosfato
5FU: 5-fluoruracila
5FUMP: 5-fluoruracila-ribose-monofosfato
ABCD: anfotericina B em dispersão coloidal
ABLC: complexo lipídico de anfotericina B
Aids: síndrome da imunodeficiência adquirida
AUC: área sob a curva de tempo-C_p
C-AMB: anfotericina B convencional
CDC: Centers for Disease Control and Prevention
C_p: concentração plasmática
CYP: citocromo P450
DGC: doença granulomatosa crônica
GI: gastrintestinal
HIV: vírus da imunodeficiência humana
L-AMB: anfotericina B lipossomal
LCS: líquido cerebrospinal
PPJ: pneumonia por *Pneumocystis jirovecii*
UPRTase: uracil-fosforribosiltransferase

(complexo lipídico de *anfotericina B*). A Tabela 61-2 resume as propriedades farmacocinéticas das preparações disponíveis de *anfotericina B*, que foram recente e extensamente revisadas (ver Hamill, 2013).

C-AMB A *anfotericina B* não é hidrossolúvel, porém, quando formulada com o sal biliar desoxicolato, torna-se adequada para infusão intravenosa. O complexo é comercializado em pó liofilizado para injeção. A C-AMB forma um coloide em água, com partículas, em sua maioria, menores que 0,4 μm de diâmetro. Como resultado, os filtros em linhas de infusão intravenosa que retêm partículas maiores que 0,22 μm de diâmetro removem quantidades significativas de fármaco. Além disso, a adição de eletrólitos às soluções de infusão causa a agregação do coloide e complica a administração.

ABCD A *anfotericina B* em dispersão coloidal contém quantidades aproximadamente equimolares de *anfotericina B* e sulfato de colesterol formuladas para injeção. A exemplo da C-AMB, a ABCD forma uma solução coloidal quando dispersa em solução aquosa. A ABCD produz níveis sanguíneos muito menores do que a C-AMB em humanos, exigindo a administração de maiores volumes para alcançar níveis sanguíneos iguais. Em um estudo de pacientes com febre neutropênica que comparou doses diárias de ABCD (4 mg/kg) e C-AMB (0,8 mg/kg), calafrios e hipoxia foram significativamente mais comuns em pacientes que receberam ABCD em comparação com C-AMB (White et al., 1998). A hipoxia foi associada a reações febris graves. Em um estudo que comparou ABCD (6 mg/kg) com C-AMB (1-1,5 mg/kg) em pacientes com aspergilose invasiva, a ABCD foi menos nefrotóxica do que a C-AMB (15 vs. 49%), porém causou mais febre (27 vs. 16%) e calafrios (53 vs. 30%) (Bowden et al., 2002). A ABCD não está comercialmente disponível atualmente nos Estados Unidos.

L-AMB A *anfotericina B* lipossomal é uma formulação na qual a *anfotericina B* é incorporada em uma formulação de pequena vesícula lipossonal unilamelar. O fármaco é fornecido como um pó liofilizado e é reconstituído com água estéril para injeção (Boswell et al., 1998). Os níveis sanguíneos após infusão intravenosa são quase equivalentes aos obtidos com a C-AMB, e como a L-AMB pode ser administrada em doses mais altas, foram obtidos níveis sanguíneos que ultrapassam aqueles atingidos com C-AMB (Boswell et al., 1998) (ver Tab. 61-2).

ABLC O complexo lipídico da *anfotericina B* é um complexo de *anfotericina B* com dois fosfolipídeos (dimiristoilfosfatidilcolina e dimiristoilfosfatidilglicerol) (Slain, 1999). O ABLC é administrado em uma dose de 5 mg/kg em dextrose a 5% em água, infundida por via intravenosa 1 vez/dia ao longo de 2 horas. Os níveis sanguíneos de *anfotericina B* são muito menores com ABLC do que com a mesma dose de C-AMB. O ABLC mostrou-se eficaz em uma variedade de micoses, com a possível exceção da meningite criptocócica.

Comparações

Em comparação com a C-AMB, as três formulações lipídicas de *anfotericina B* parecem reduzir o risco de lesão renal aguda (definida como uma duplicação da creatinina sérica do paciente) durante a terapia em 58% (Barrett et al., 2003). Em pacientes com alto risco de nefrotoxicidade, o ABLC é mais nefrotóxico do que a L-AMB (Wingard et al., 2000). As reações relacionadas com a infusão não são consistentemente reduzidas com o uso das preparações lipídicas. A ABCD provoca mais reações relacionadas com a infusão do que a C-AMB. Embora se tenha relatado que a L-AMB provoca menos reações relacionadas com a infusão do que o ABLC durante a primeira dose (Wingard et al., 2000), a diferença depende do uso de pré-medicação e varia de forma considerável entre os pacientes. De modo geral, as reações relacionadas com a infusão diminuem nas infusões subsequentes. Embora menos tóxicas, as formulações lipídicas são muito mais dispendiosas do que a C-AMB, tornando-as indisponíveis em muitos países e ditando o seu uso prudente nos Estados Unidos e em outras áreas ricas em recursos. Curiosamente, a C-AMB é bem mais tolerada por recém-nascidos prematuros do que por crianças e adultos mais velhos; como resultado, continua a ser uma parte importante do formulário antifúngico no unidade de terapia intensiva neonatal (Downes et al., 2020).

ADME

A absorção GI de todas as formulações de *anfotericina B* é insignificante, e a administração intravenosa é indicada para uso sistêmico. No plasma, mais de 90% da anfotericina encontra-se ligada às proteínas. As propriedades farmacocinéticas diferem entre as preparações (ver Tab. 61-2). A azotemia, a insuficiência hepática e a hemodiálise não apresentam um impacto mensurável nas concentrações plasmáticas. A concentração de *anfotericina B* (via C-AMB) em líquidos de pleura inflamada, peritônio, sinóvia e humor aquoso é de cerca de dois terços das concentrações mínimas no plasma. Independentemente da formulação, uma quantidade muito pequena de *anfotericina B* penetra no LCS, no humor vítreo ou no líquido amniótico normal. Apesar da baixa penetração no LCS, a *anfotericina B ± flucitosina* é o tratamento de escolha para determinadas infecções fúngicas do SNC, como meningite criptocócica e meningoencefalite por *Coccidioides*.

Atividade antifúngica

A *anfotericina B* apresenta atividade clínica útil contra um amplo espectro de fungos patogênicos, incluindo *Candida* spp., *Cryptococcus neoformans*, *Blastomyces dermatitidis*, *Histoplasma capsulatum*, *Sporothrix schenckii*, *Coccidioides* spp., *Paracoccidioides braziliensis*, *Aspergillus* spp., *Penicillium marneffei* (*Talaromyces marneffei*), *Fusarium* spp. e

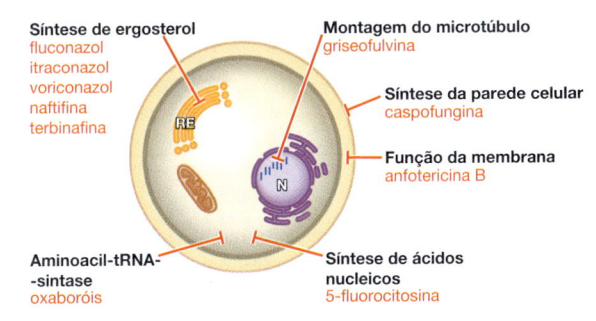

Figura 61-1 *Locais de ação dos agentes antifúngicos.* Muitos agentes antifúngicos atuam em locais que envolvem a parede celular e a função da membrana celular. A anfotericina B e outros polienos (p. ex., *nistatina*) se ligam ao ergosterol nas membranas celulares fúngicas e aumentam a permeabilidade da membrana. Os imidazóis e triazóis (*itraconazol*, entre outros) inibem a 14-α-esterol-desmetilase, impedem a síntese de ergosterol e conduzem ao acúmulo de 14-α-metilesteróis tóxicos. As alilaminas (p. ex., *naftifina* e *terbinafina*) inibem a esqualeno-epoxidase e impedem a síntese de ergosterol. As equinocandinas (p. ex., *caspofungina*) inibem a formação de glicanos na parede celular fúngica. Os metabólitos da 5-fluorocitosina podem interromper a síntese de RNA e DNA de fungos. A *griseofulvina* inibe a organização dos microtúbulos, bloqueando a mitose fúngica. Os oxaborois inibem a aminoacil-tRNA-sintase, inibindo assim a síntese de proteínas dos fungos. RE, retículo endoplasmático; N, núcleo, com microtúbulos.

TABELA 61-1 ■ FARMACOTERAPIA DAS MICOSES[a]

MICOSES PROFUNDAS	FÁRMACOS	MICOSES SUPERFICIAIS		FÁRMACOS (forma de administração)
Aspergilose invasiva		*Candidíase*		
Imunossuprimidos	Voriconazol, isavuconazol, anfotericina B		Vulvovaginal	*Tópicos*
Não imunossuprimidos	Voriconazol, isavuconazol, anfotericina B, itraconazol			Butoconazol, clotrimazol, miconazol, nistatina, terconazol, tioconazol
Blastomicose				*Orais*
Rapidamente progressiva ou relacionada ao SNC	Anfotericina B			Fluconazol
Indolente e não relacionada ao SNC	Itraconazol		Orofaríngea	*Tópicos*
Candidíase				Clotrimazol, nistatina
Profunda invasiva	Anfotericina B, fluconazol, voriconazol, caspofungina, micafungina, anidulafungina			*Orais (sistêmicos)*
				Fluconazol, itraconazol
				Posaconazol
Coccidioidomicose			Cutânea	*Tópicos*
Rapidamente progressiva	Anfotericina B			Anfotericina B, clotrimazol, ciclopirox, econazol, cetoconazol, miconazol, nistatina
Indolente	Itraconazol, fluconazol			
Meníngea	Fluconazol, anfotericina B intratecal			
Criptococose		*Micoses*		*Tópicos*
Não relacionada à Aids e fase inicial da Aids	Anfotericina B, flucitosina			Butenafina, ciclopirox, clotrimazol, econazol, haloprogina, luliconazol, cetoconazol, miconazol, naftifina, oxiconazol, sertaconazol, sulconazol, terbinafina, tolnaftato, undecilenato
Manutenção da Aids	Fluconazol			
Histoplasmose				
Pulmonar crônica	Itraconazol			
Disseminada				*Sistêmicos*
Progressão rápida ou relacionada ao SNC	Anfotericina B			Griseofulvina, itraconazol, terbinafina
Indolente não relacionada ao SNC	Itraconazol	*Onicomicoses*		*Sistêmicos*
Manutenção da Aids	Itraconazol			Griseofulvina, itraconazol, terbinafina
Mucormicose	Anfotericina B, isavuconazol			*Tópico*
Pseudalesqueríase	Voriconazol, itraconazol			Efinaconazol
Esporotricose				
Cutânea	Itraconazol			
Extracutânea	Anfotericina B, itraconazol			
Profilaxia no hospedeiro imunocomprometido	Fluconazol Posaconazol Micafungina			
Terapia empírica no hospedeiro imunocomprometido (categoria não reconhecida pela FDA)	Anfotericina B Caspofungina Fluconazol			
Infecção por microsporídeos	Albendazol Fumagilina			
Pneumonia por Pneumocystis jirovecii	Sulfametoxazol-trimetoprima Pentamidina			

[a]Nem todas as formulações estão disponíveis em todos os países.

Mucorales. A *anfotericina B* exibe atividade limitada contra os protozoários *Leishmania braziliensis* e *Naegleria fowleri*. O fármaco não apresenta nenhuma atividade antibacteriana.

Resistência fúngica

Com frequência, as cepas isoladas de *Candida lusitaniae* são resistentes à *anfotericina B*. De forma semelhante, *Aspergillus terreus* e *Aspergillus nidulans* parecem ser menos sensíveis à *anfotericina B* do que outras espécies de *Aspergillus* (Steinbach et al., 2004). Os mutantes selecionados *in vitro* para a resistência à nistatina (um antifúngico poliênico relacionado usado por via tópica) ou *anfotericina B* substituem o ergosterol por certos esteróis precursores. As mutações nos genes *ERG2*, *ERG3*, *ERG5*, *ERG6* e *ERG11* da biossíntese do ergosterol reduzem a susceptibilidade à *anfotericina B*, provavelmente como resultado da redução do ergosterol na membrana celular desses isolados (Geber et al., 1995; Hull et al., 2012; Martel et al., 2010). A resistência entre os isolados clínicos de qualquer espécie de fungo é muito rara, presumivelmente porque a *anfotericina B* é fungicida, e as mutações que afetam esse importante esterol de membrana estão associadas a custos significativos de aptidão. *Candida auris* é uma exceção; quase um terço dos isolados clínicos são considerados resistentes à *anfotericina B* com base em pontos de interrupção preliminares propostos pelo CDC (CDC, 2020).

Usos terapêuticos

A administração intravenosa de *anfotericina B* é o tratamento de escolha para mucormicose invasiva e, em combinação com a *5-flucitosina*, é o padrão-ouro para tratamento de indução de meningite criptocócica. A *anfotericina B* também é indicada para o tratamento de histoplasmose grave ou rapidamente progressiva, blastomicose, coccidioidomicose e peniciliose. A *anfotericina B* é uma terapia de resgate para pacientes que não respondem à terapia com azol para aspergilose invasiva, esporotricose extracutânea, fusariose, alternariose ou tricosporonose. A *anfotericina B* (C-AMB ou L-AMB) também pode ser administrada a pacientes selecionados com neutropenia profunda com febre que não responde a agentes antibacterianos

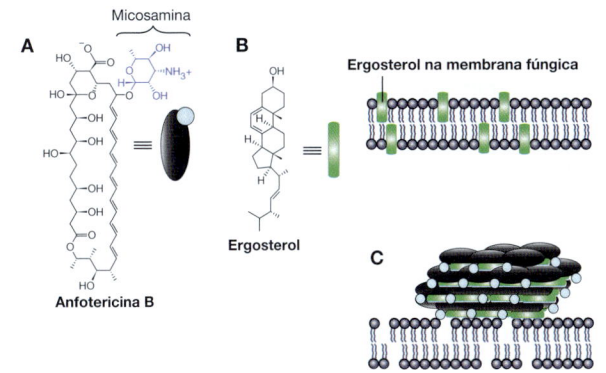

Figura 61-2 *Mecanismo de ação da anfotericina B.* A atividade antifúngica da *anfotericina B* depende da sua capacidade de ligar o ergosterol à membrana celular fúngica. **A.** A *anfotericina* é uma molécula anfipática com uma fração de micosamina (mostrada em azul) em uma extremidade de uma cadeia hidrofóbica de 14 carbonos. A cristalografia por raios X demonstra uma molécula rígida em forma de bastonete, com os grupos hidroxila hidrofílicos do anel macrolídeo formando uma face oposta à porção poliênica lipofílica. **B.** O ergosterol, aqui representado como uma haste verde, está presente em ambas as bicamadas da membrana fúngica. **C.** A anfotericina B parece formar agregados que sequestram e extraem de maneira eficaz o ergosterol das bicamadas lipídicas, bem como uma esponja seletiva, perturbando a estrutura da membrana e resultando na morte de células fúngicas.

de amplo espectro ao longo de 5 a 7 dias. No entanto, os azóis e as equinocandinas desenvolvidos mais recentemente são geralmente os fármacos de escolha para esses pacientes devido à sua toxicidade reduzida.

Doses típicas de adultos para cada formulação da anfotericina B estão resumidas na Tabela 61-2. A esofagite por *Candida* responde a doses muito menores do que as micoses profundamente invasivas. A infusão intratecal de C-AMB parece ser útil em pacientes com meningite causada por *Coccidioides*. Pequenas doses de C-AMB (0,01-1,5 mg 1-3 vezes/semana) podem ser injetadas no LCS da coluna lombar, cisterna magna ou ventrículo cerebral lateral. As reações comuns, que consistem em febre e cefaleia, podem ser diminuídas com a administração intratecal de 10 a 15 mg de *hidrocortisona*. Contudo, o uso geral da administração de C-AMB intratecal não pode ser recomendado devido à falta de dados clínicos. As injeções locais de *anfotericina B* em uma articulação ou no líquido de diálise peritoneal costumam provocar irritação e dor. A injeção intraocular após vitrectomia via *pars plana* tem sido utilizada para tratar a endoftalmite fúngica.

Efeitos adversos

As principais reações agudas às formulações intravenosas de *anfotericina B* são febre e calafrios relacionados à infusão. Essas reações resultam da indução de uma resposta pró-inflamatória nas células do sistema imune inato, sinalizando por meio do receptor semelhante ao Toll 2 (TLR2) e CD14 (Rogers et al., 1998; Sau et al., 2003). As reações relacionadas à infusão são mais proeminentes com ABCD, enquanto a administração de L-AMB parece estar menos associada a esse evento adverso. Taquipneia, estridor respiratório ou hipotensão modesta também podem ocorrer, porém o broncospasmo franco e a anafilaxia são raros. Pacientes com doença cardíaca ou pulmonar preexistente poderão tolerar fracamente as demandas metabólicas da reação e desenvolver hipoxia ou hipotensão. A reação termina de forma espontânea em 30 a 45 minutos; o tratamento com *meperidina* poderá diminuí-la. O pré-tratamento com *paracetamol* ou *ibuprofeno* oral ou o uso de 0,7 mg/kg de *succinato sódico de hidrocortisona* intravenosa (hemissuccinato) no início da infusão diminui as reações. As reações febris tendem a desaparecer nas infusões subsequentes.

Ocorre azotemia em 80% dos indivíduos que recebem C-AMB para tratamento de micoses profundas (Carlson e Condon, 1994). As formulações lipídicas são significativamente menos nefrotóxicas do que a C-AMB. A toxicidade é dependente da dose, de modo geral transitória e aumentada por terapia concomitante com outros agentes nefrotóxicos, como aminoglicosídeos ou *ciclosporina*. Embora ocorram alterações histológicas permanentes nos túbulos renais, mesmo durante ciclos de C-AMB de curta duração, o comprometimento funcional permanente é incomum em adultos com função renal normal antes do tratamento, a não ser que a dose cumulativa ultrapasse 3 a 4 g. Além disso, pode-se observar a ocorrência de acidose tubular e perda renal de K^+ e Mg^{2+} durante a terapia e por várias semanas depois. Em um terço dos pacientes submetidos à terapia prolongada, é necessária uma suplementação de K^+. O uso de uma carga de solução fisiológica diminuiu a nefrotoxicidade, mesmo na ausência de água ou na abstinência de sal. A administração de 1 L de soro fisiológico por via intravenosa no dia em que a C-AMB deverá ser administrada foi recomendada para adultos que são capazes de tolerar a carga de Na^+.

A anemia normocítica hipocrômica normalmente ocorre durante o tratamento com C-AMB. A anemia é menor com o uso de formulações lipídicas e de forma geral não é observada durante as primeiras 2 semanas. A anemia se deve provavelmente à diminuição da produção de eritropoietina e muitas vezes responde à administração de eritropoietina recombinante. Eventos comuns incluem cefaleia, náuseas, vômitos, mal-estar, perda ponderal e flebite nos locais de infusão periférica. A aracnoidite foi observada como complicação da administração intratecal de C-AMB.

Flucitosina

A *flucitosina* (5-fluorocitosina) é uma pirimidina fluorada relacionada à *fluoruracila* que apresenta um papel limitado no tratamento de infecções fúngicas invasivas.

Flucitosina

Mecanismo de ação

Todos os fungos suscetíveis são capazes de desaminar a *flucitosina* a 5FU (Fig. 61-3), um antimetabólito potente que é usado na quimioterapia do câncer. A *fluoruracila* é metabolizada inicialmente a 5-fluoruracila-ribose-monofosfato (5FUMP) pela enzima uracila-fosforribosil-transferase (UPRTase). Em seguida, a 5FUMP é incorporada ao RNA (por meio da síntese de 5-fluoruridina-trifosfato) ou metabolizada a 5-flúor-2'-desoxiuridina-5'-monofosfato (5FdUMP), um potente inibidor da *timidilato-sintase*,

TABELA 61-2 ■ DADOS FARMACOCINÉTICOS DAS FORMULAÇÕES DE ANFOTERICINA B APÓS VÁRIAS ADMINISTRAÇÕES A SERES HUMANOS					
PRODUTO	DOSE (mg/kg)	$C_{máx}$ (µg/mL)	$AUC_{(1-24h)}$ (µg.h/mL)	V (L/kg)	CL (mL/h/kg)
L-AMB	5	83 ± 35,2	555 ± 311	0,11 ± 0,08	11 ± 6
ABCD[a]	5	3,1	43	4,3	117
ABLC	5	1,7 ± 0,8	14 ± 7	131 ± 7,7	426 ± 188,5
C-AMB	0,6	1,1 ± 0,2	17,1 ± 5	5 ± 2,8	38 ± 15

[a]Não mais comercializada nos Estados Unidos.

Para mais detalhes, ver o estudo de Boswell et al. (1998). De Boswell GW, et al. AmBisome (liposomal amphotericin B): a comparative review. *J Clin Pharmacol*, **1998**, *38*:583-592.
© 1998 The American College of Clinical Pharmacology. Reimpressa com permissão de John Wiley and Sons.

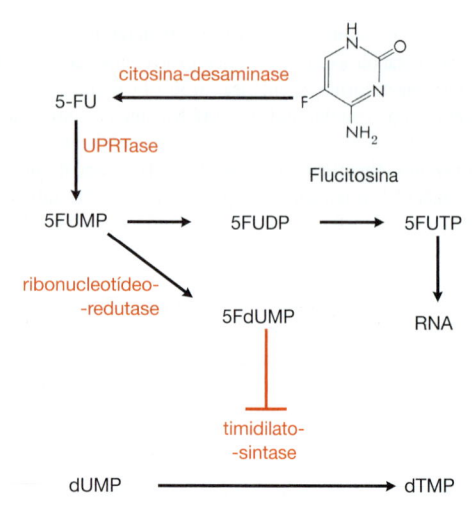

Figura 61-3 *Ação da flucitosina nos fungos.* A *flucitosina* é transportada pela citosina-permease para o interior da célula fúngica, onde é desaminada a 5-FU. Em seguida, a 5FU é convertida em 5FUMP, que é, em seguida, convertida em 5FUTP (5-fluoruridina-trifosfato) e incorporada ao RNA ou convertida pela ribonucleotídeo-redutase a 5FdUMP, que é um potente inibidor da timidilato-sintase. dTMP, monofosfato de dexoxitimidina; dUMP, monofosfato de desoxiuridina; PRT, fosforribosilpirofosfato.

inibindo, por fim, a síntese de DNA. A ação seletiva da *flucitosina* é decorrente da ausência ou da presença de baixos níveis de *citosina-desaminase* nas células dos mamíferos, que impede o metabolismo da *fluoruracila*.

ADME

A *flucitosina* apresenta excelente biodisponibilidade após administração oral e é absorvida rapidamente pelo trato GI. Distribui-se de forma ampla pelo organismo, com volume de distribuição que se aproxima ao da água corporal total, e encontra-se minimamente ligada às proteínas plasmáticas. Em pacientes com função renal normal, a concentração plasmática máxima é de aproximadamente 70 a 80 µg/mL, alcançada em 1 a 2 horas após uma dose de 37,5 mg/kg. A concentração da *flucitosina* no LCS é de cerca de 65 a 90% àquela observada simultaneamente no plasma. O fármaco também parece penetrar no humor aquoso.

Cerca de 80% da dose administrada é excretada de modo inalterado na urina; as concentrações urinárias variam de 200 a 500 µg/mL. A $t_{1/2}$ do fármaco é de 3 a 6 horas em indivíduos normais e pode chegar a até 200 horas em pacientes com insuficiência renal. A depuração da *flucitosina* é aproximadamente equivalente à da creatinina. Em pacientes com diminuição da função renal, é necessária uma redução da dose; a concentração plasmática (C_p) deve ser medida periodicamente. As concentrações máximas devem variar entre 50 a 100 µg/mL. A *flucitosina* é eliminada pela hemodiálise, e os pacientes submetidos a esse tratamento deverão receber uma dose única de 37,5 mg/kg após a diálise. O fármaco também é removido por diálise peritoneal.

Atividade antifúngica e resistência fúngica

Atualmente, a *flucitosina* é usada como agente adjuvante com a *anfotericina B* na fase de indução da terapia da meningoencefalite criptocócica. Ela apresenta atividade *in vitro* contra vários agentes patogênicos, porém o surgimento de resistência limita sua utilidade como terapia de agente único.

A resistência que surge durante a terapia (resistência secundária) é uma importante causa de falha terapêutica quando a *flucitosina* é utilizada de forma isolada no tratamento da criptococose e da candidíase. O mecanismo dessa resistência pode consistir na perda da permease necessária para o transporte da citosina ou na redução da atividade da UPRTase ou da citosina-desaminase (Fig. 61-3).

Na *Candida albicans*, a substituição da citosina por timidina no nucleotídeo 301 do gene que codifica a UPRTase (*FURL*) faz uma cisteína se transformar em arginina, aumentando moderadamente a resistência à *flucitosina* (Dodgson et al., 2004). A resistência à *flucitosina* aumentará ainda mais se houver mutação em ambos os alelos *FURL* do fungo diploide.

Usos terapêuticos

A *flucitosina* é administrada por via oral, 50 a 150 mg/kg/dia, em quatro doses fracionadas com intervalos de 6 horas. A posologia deve ser ajustada na redução da função renal. A *flucitosina* é utilizada quase que exclusivamente em associação com a *anfotericina B* para o tratamento da meningite criptocócica, e essa combinação, em comparação com a *anfotericina B* isoladamente, está associada a uma melhor sobrevida em pacientes com meningite criptocócica (Day et al., 2013). Com base nesse ensaio clínico, a adição de *flucitosina* à *anfotericina B* constitui o padrão-ouro atual para o tratamento da meningite criptocócica. Outros estudos também demonstraram que um ciclo de 2 semanas de *fluconazol* mais *flucitosina* é tão efetivo como terapia de indução para meningite criptocócica quanto 1 semana de *anfotericina B* mais *flucitosina*. A combinação de *fluconazol/flucitosina* é um esquema para administração oral e, portanto, muito mais fácil de administrar em regiões com recursos limitados que apresentam alta carga da doença. A principal limitação à ampla implementação desse tratamento nessas regiões reside no custo e na baixa disponibilidade de *flucitosina* (Molloy et al., 2018).

Efeitos adversos

A *flucitosina* pode causar depressão da medula óssea e levar a leucopenia e trombocitopenia. Os pacientes mostram-se mais propensos a essa complicação quando apresentam distúrbio hematológico subjacente, quando estão sendo tratados com radiação ou fármacos que prejudicam a medula óssea ou se possuem história de tratamento com esses agentes. Outros efeitos indesejáveis, incluindo erupção cutânea, náuseas, vômitos, diarreia e enterocolite grave, foram observados. Em aproximadamente 5% dos pacientes, os níveis plasmáticos das enzimas hepáticas estão elevados, porém esse efeito é revertido com a interrupção da terapia. A toxicidade é mais frequente em pacientes com Aids ou azotemia (incluindo aqueles que estão recebendo *anfotericina B*) e quando as concentrações plasmáticas de fármacos excedem 100 µg/mL. A toxicidade observada pode resultar da conversão da *flucitosina* em 5FU pela flora microbiana no trato intestinal do hospedeiro.

Imidazóis e triazóis

Os antifúngicos azólicos incluem duas amplas classes: imidazóis e triazóis. Dos fármacos existentes no mercado nos Estados Unidos, *clotrimazol*, *miconazol*, *cetoconazol*, *econazol*, *butoconazol*, *oxiconazol*, *sertaconazol*, *sulconazol*, *tioconazol* e *luliconazol* são *imidazóis*, enquanto *efinaconazol*, *terconazol*, *itraconazol*, *fluconazol*, *voriconazol*, *posaconazol* e *isavuconazol* são *triazóis*. O uso tópico dos antifúngicos azólicos está descrito na segunda seção deste capítulo.

Mecanismo de ação

O principal efeito dos imidazóis e triazóis nos fungos é a inibição da 14-α-esterol-desmetilase, um citocromo P450 (CYP) e o produto do gene *ERG11* (Fig. 61-4). Os imidazóis e os triazóis prejudicam a biossíntese

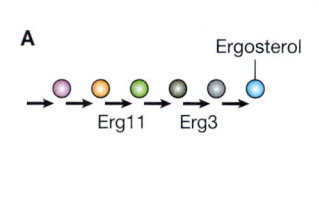

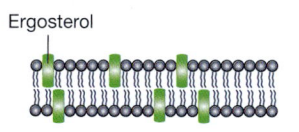

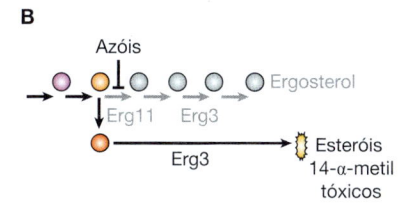

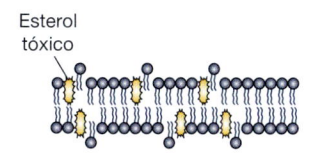

Figura 61-4 *Biossíntese do ergosterol e mecanismo de ação dos antifúngicos azólicos.* **A.** A síntese do ergosterol fúngico ocorre por meio de uma série de etapas enzimáticas que incluem Erg11, uma 14-α-esterol-desmetilase. O ergosterol completo é, então, inserido em ambos os folhetos da bicamada de membrana. **B.** Os antifúngicos imidazóis e triazóis inibem a atividade da 14-α-esterol-desmetilase, reduzindo a biossíntese do ergosterol e levando ao acúmulo de 14-α-metilesteróis. Esses metilesteróis são tóxicos, rompendo o empacotamento fechado das cadeias acils dos fosfolipídeos, prejudicando as funções de certos sistemas enzimáticos ligados à membrana e, assim, inibindo o crescimento dos fungos.

do ergosterol, levando à sua depleção na membrana e ao acúmulo do produto tóxico 14α-metil-3,6-diol, com consequente parada do crescimento (Kanafani e Perfect, 2008), possivelmente rompendo o empacotamento fechado de cadeias de acila dos fosfolipídeos e comprometendo as funções dos sistemas enzimáticos ligados à membrana. Alguns azóis aumentam diretamente a permeabilidade da membrana citoplasmática do fungo, porém as concentrações necessárias são provavelmente obtidas apenas com aplicação tópica.

Atividade antifúngica

Como um grupo, os azóis apresentam atividade funcional contra *C. albicans*, *Candida tropicalis*, *Candida parapsilosis*, *C. neoformans*, *Blastomyces dermatitidis*, *H. capsulatum*, *Coccidioides* spp., *Paracoccidioides brasiliensis* e fungos filamentosos (dermatófitos). *Aspergillus* spp., *Scedosporium apiospermum* (*Pseudallescheria boydii*), *Fusarium* e *Sporothrix schenckii* apresentam sensibilidade intermediária. *Candida glabrata* apresenta sensibilidade reduzida aos azóis, enquanto *Candida krusei* e os agentes da mucormicose são mais resistentes. O *posaconazol* e o *isavuconazol* apresentam um espectro de atividade modestamente superior *in vitro* contra os agentes da mucormicose.

Resistência

C. glabrata e *C. krusei* são consideradas intrinsecamente resistentes ao *fluconazol*, enquanto 90% dos isolados de *C. auris* apresentam resistência com base em pontos de interrupção preliminares propostos pelo CDC (CDC, 2020). Em *C. albicans*, a resistência ao azol pode ser decorrente, em parte, do acúmulo de mutações em *ERG11*, o gene que codifica o alvo do azol, a 14-α-esterol-desmetilase. O aumento do efluxo de azóis por superexpressão de ABC (cassete de ligação ao ATP) e/ou de transportadores da superfamília dos facilitadores principais confere resistência aos azóis em *C. albicans* e *C. glabrata*. A superexpressão desses genes deve-se à ativação de mutações em genes que codificam seus reguladores transcricionais. A mutação do gene *ERG3* da C5,6-esterol-dessaturase também pode aumentar a resistência aos azóis em algumas espécies (Nishimoto et al., 2020). Essas mutações impedem a formação do produto tóxico 14α-metil-3,6-diol a partir do 14α-metilfecosterol; o acúmulo resultante de 14α-metilfecosterol produz membranas funcionais e supera o efeito dos azóis. O aumento da produção de 14-α-esterol-desmetilase devido à superexpressão de *ERG11* ocorre devido à ativação de mutações no gene que codifica seu regulador transcricional Upc2.

A resistência aos azóis tem sido descrita cada vez mais em isolados de *Aspergillus fumigatus* com mutações nos genes que codificam enzimas da via de biossíntese de esteróis, incluindo o alvo dos azóis, a exportação aumentada de azóis e a redução do conteúdo de ergosterol. O mecanismo de resistência mais comumente caracterizado deve-se à mutação TR(34)/L98H na região promotora de *CYP51A*, que codifica o alvo dos azóis em *A. fumigatus* (Berkow et al., 2018). Pacientes com meningite criptocócica que são tratados com monoterapia com *fluconazol* frequentemente sofrem recidiva, e os isolados exibem redução da sensibilidade ao *fluconazol*, que está ligada à aneuploidia (Stone et al., 2019).

Interação dos antifúngicos azólicos com outros fármacos

Os azóis interagem com as CYP hepáticas como substratos e inibidores (Tab. 61-3), o que fornece diversas possibilidades para a interação dos azóis com muitos outros fármacos. Portanto, os azóis podem elevar os níveis plasmáticos de alguns fármacos administrados simultaneamente (Tab. 61-4). Outros fármacos administrados em conjunto reduzem as concentrações plasmáticas dos agentes antifúngicos azólicos (Tab. 61-5). Como consequência dessas e de outras interações, combinações de certos fármacos com os azóis podem ser contraindicadas (Tab. 61-6).

Agentes disponíveis

Cetoconazol O *cetoconazol*, administrado por via oral, foi substituído pelo *itraconazol*, exceto quando o menor custo do *cetoconazol* supera a vantagem do *itraconazol*. O cetoconazol está disponível para uso tópico, conforme descrito mais adiante neste capítulo.

Itraconazol O *itraconazol* é um triazol que carece de efeito de supressão dos corticosteroides associado ao *cetoconazol*, mantendo a maioria das propriedades farmacológicas do *cetoconazol* e estendendo o espectro antifúngico. É importante assinalar que o *itraconazol* apresenta atividade contra *Aspergillus* spp., o que não ocorre com os imidazóis. O *itraconazol*

TABELA 61-3 ■ INTERAÇÕES DOS AGENTES ANTIFÚNGICOS AZÓLICOS COM AS CYP HEPÁTICAS				
FLUCONAZOL	**VORICONAZOL**	**ITRACONAZOL**	**POSACONAZOL**	**ISAVUCONAZOL**
Inibidor de CYP3A4, 5, 7 (moderado)	Inibidor e substrato de CYP2C9	Inibidor e substrato de CYP3A4, 5, 7	Inibidor de CYP3A4 (potente)	Inibidor e substrato de CYP3A4
Inibidor de CYP2C9 (forte)	Inibidor de CYP3A4, 5,7			Inibidor de CYP2B6
Inibidor de CYP2C19	Inibidor e substrato de CYP2C19			

TABELA 61-4 ■ FÁRMACOS QUE APRESENTAM C_P ELEVADA QUANDO COADMINISTRADOS COM AGENTES ANTIFÚNGICOS AZÓLICOS			
Alcaloides da vinca	Efavirenz	Imatinibe	Risperidona
Alcaloides do *ergot*	Eletriptana	Irinotecano	Saquinavir
Alfentanila	Eplerenona	Losartana	Sildenafila
Alprazolam	Erlotinibe	Lovastatina	Sirolimo
Astemizol	Eszopiclona	Metadona	Solifenacina
Buspirona	Felodipino	Metilprednisolona	Sunitinibe
Bussulfano	Fenitoína	Midazolam	Tacrolimo
Carbamazepina	Fexofenadina	Nevirapina	Triazolam
Ciclosporina	Gefitinibe	Omeprazol	Vardenafila
Cisaprida	Glimepirida	Pimozida	Varfarina
Digoxina	Glipizida	Quinidina	Zidovudina
Docetaxel	Halofantrina	Ramelteona	Zolpidem
Dofetilida	Haloperidol	Ranolazina	

O mecanismo de interação ocorre provável e principalmente a nível das CYP hepáticas, especialmente as CYP 3A4, 2C9 e 2D6, porém também pode envolver a glicoproteína P e outros mecanismos. Nem todos os fármacos listados interagem igualmente com os azóis.

foi suplantado por outros triazóis no tratamento de infecções fúngicas invasivas, porém continua sendo um importante agente profilático na prevenção de infecções por fungos filamentosos em alguns pacientes (p. ex., pacientes com doença granulomatosa crônica [DGC]).

ADME O *itraconazol* está disponível como comprimido, cápsula ou solução em hidroxipropil-β-ciclodextrina para uso oral. O fármaco em forma de cápsulas é mais absorvido no estado pós-prandial, enquanto a solução oral tem melhor absorção em jejum, atingindo concentrações plasmáticas máximas de mais de 150% daquelas obtidas com as cápsulas. A formulação em comprimidos foi aprovada apenas para a onicomicose. Recentemente, a FDA aprovou o *itraconazol* superbiodisponível (SUBA), uma reformulação com maior absorção GI.

O *itraconazol* é metabolizado no fígado. Trata-se de um substrato e, ao mesmo tempo, de um potente inibidor da CYP3A4. O *itraconazol* está presente no plasma com uma concentração aproximadamente igual a de um metabólito biologicamente ativo, o hidróxi-itraconazol. Mais de 99% do fármaco nativo e do metabólito encontra-se ligado às proteínas plasmáticas. Nenhum deles aparece na urina nem no LCS. A $t_{1/2}$ do *itraconazol* no estado de equilíbrio é de aproximadamente 30 a 40 horas. Os níveis em estado de equilíbrio do *itraconazol* não são alcançados em até 4 dias, e os do hidróxi-itraconazol, em até 7 dias; por conseguinte, recomenda-se a administração de doses de ataque no tratamento das micoses profundas. A hepatopatia grave aumenta as concentrações plasmáticas de *itraconazol*, enquanto a azotemia e a hemodiálise não exercem nenhum efeito.

Usos terapêuticos O *itraconazol* é o fármaco de escolha para pacientes com infecções não meníngeas indolentes causadas por *B. dermatitidis*, *H. capsulatum*, *P. brasiliensis* e *Coccidioides immitis*. O fármaco também é útil no tratamento da aspergilose invasiva indolente fora do SNC, em particular após estabilização da infecção com *anfotericina B*. Aproximadamente metade dos pacientes com onicomicoses subungueais distais respondem ao *itraconazol* (Evans e Sigurgeirsson, 1999). Embora não seja aprovado para esse uso, o *itraconazol* é uma escolha razoável para o tratamento da pseudalesqueríase, uma infecção que não responde à terapia com *anfotericina B*, bem como da esporotricose cutânea e extracutânea, da *tinea corporis* e da *tinea versicolor* extensa. Pacientes infectados pelo HIV com histoplasmose disseminada ou peniciliose apresentam uma diminuição da incidência de recidiva se forem submetidos a uma terapia de "manutenção" prolongada com *itraconazol*. Esse fármaco não é recomendado para terapia de manutenção da meningite criptocócica em pacientes infectados pelo HIV, devido a uma elevada incidência de recidiva. A terapia com *itraconazol* em longo prazo tem sido utilizada em pacientes não infectados pelo HIV com aspergilose broncopulmonar

TABELA 61-5 ■ ALGUNS FÁRMACOS QUE REDUZEM A CONCENTRAÇÃO DE AZÓIS QUANDO COADMINISTRADOS[a]					
FÁRMACO	FLUCONAZOL	VORICONAZOL	ITRACONAZOL	POSACONAZOL	ISAVUCONAZOL
Antagonistas H_2			+	+	–
Antiácidos (simultâneos)	–		+		–
Barbitúricos		+	+[b]		+
Carbamazepina	+	+	+	+	+
Didanosina			+		
Efavirenz		+	+		
Fenitoína	–	+	+	+	
Inibidores da bomba de prótons	–	–[c]	+	+	–
Nevirapina		+	+		
Rifabutina		+	+	+	
Rifampicina	+	+	+	+	+
Ritonavir		+			–[d]

[a] +, ocorre diminuição do fármaco (azol) quando coadministrado; –, *não ocorre* diminuição do fármaco (azol) quando coadministrado.
[b] Fenobarbital apenas.
[c] O omeprazol (inibidor da bomba de prótons) e o voriconazol aumentam de forma recíproca suas concentrações no plasma; deve-se reduzir a dose de omeprazol em 50% quando for iniciada a terapia com voriconazol.
[d] Com doses-padrão de ritonavir.

TABELA 61-6 ■ ALGUMAS COMBINAÇÕES DE FÁRMACOS COM AZÓIS CONTRAINDICADAS

FÁRMACO	FLUCONAZOL	VORICONAZOL	ITRACONAZOL	POSACONAZOL	ISAVUCONAZOL
Alfuzosina		x	x	x	
Arteméter	x	x			
Bepridil	x				
Clopidogrel	x				
Conivaptana	x	x	x	x	
Dabigatrana			x		
Darunavir		x			
Dronedarona	x	x	x	x	
Erva-de-são-joão		x			x
Everolimo	x	x	x	x	
Lopinavir		x			
Lumefantrina	x	x			
Mesoridazina	x				
Nilotinibe	x	x	x	x	
Nisoldipino	Usar com cautela	x	x	x	
Quinina	x	x			
Rifapentina		x	Usar com cautela	Usar com cautela	
Ritonavir		x	Usar com cautela	Usar com cautela	Usar com cautela
Rivaroxabana		x	x		
Salmeterol		x	x	x	
Silodosina		x	x	x	
Sinvastatina	Usar com cautela		x	x	
Tetrabenazina	x	x			
Tioridazina	x	x			
Tolvaptana	Evitar	x	x	x	Evitar
Topotecana			x		
Ziprasidona	x	x			

alérgica para diminuir a dose de glicocorticoides e reduzir crises agudas de broncospasmo (Salez et al., 1999). A solução de *itraconazol* mostra-se eficaz e foi aprovada para uso na candidíase orofaríngea e esofágica. Como a solução apresenta mais efeitos adversos GI do que os comprimidos de *fluconazol*, a solução de *itraconazol* costuma ser reservada para pacientes que não respondem ao *fluconazol*. Por fim, o *itraconazol* também é usado na profilaxia do *Aspergillus* em pacientes com DGC.

Posologia Para tratar micoses profundas, uma dose de ataque de 200 mg de *itraconazol* é administrada 3 vezes/dia durante os primeiros 3 dias. Após as doses de ataque, são administradas 2 cápsulas de 100 mg 2 vezes/dia junto com o alimento. Doses divididas poderão aumentar a AUC. Para a terapia de manutenção de pacientes infectados pelo HIV com histoplasmose disseminada, utiliza-se uma dose de 200 mg 1 vez/dia. A onicomicose pode ser tratada com 200 mg,1 vez/dia durante 12 semanas ou, para os casos de infecções restritas às unhas das mãos, dois ciclos mensais de 200 mg 2 vezes/dia durante 1 semana, seguidos por um período de 3 semanas sem terapia – constituindo a denominada pulsoterapia (Evans e Sigurgeirsson, 1999). Entretanto, a *terbinafina*, 250 mg 1 vez/dia, é superior à pulsoterapia com *itraconazol*. Na candidíase orofaríngea, a solução oral de *itraconazol* deve ser tomada em jejum, na dose de 100 mg (10 mL) 1 vez/dia, e deve ser agitada vigorosamente na boca antes de sua deglutição para otimizar o efeito tópico. Os pacientes com afta não esofágica responsiva ou refratária ao tratamento com *fluconazol* recebem 100 mg da solução 2 vezes/dia durante 2 a 4 semanas. A dose típica para profilaxia de fungos em pacientes com DGC é de 5 mg/kg/dia. Em pacientes pediátricos, os níveis plasmáticos são muito erráticos, e deve-se considerar o monitoramento terapêutico, particularmente em pacientes tratados para infecções fúngicas sistêmicas (p. ex., histoplasmose e blastomicose) (Downes et al., 2020).

Efeitos adversos O *itraconazol* tem uma advertência da FDA em sua bula sobre possíveis efeitos adversos graves, incluindo prolongamento do QT, insuficiência cardíaca, efeitos inotrópicos negativos e interações medicamentosas. Em raros casos, a hepatotoxicidade grave leva à insuficiência hepática e ao óbito. Se surgirem sintomas de hepatotoxicidade, o fármaco deverá ser interrompido, devendo-se avaliar a função hepática. Na ausência de interações medicamentosas, o *itraconazol* em forma de cápsulas e em suspensão é bem tolerado na dose de 200 mg/dia. A ocorrência de diarreia, cólicas abdominais, anorexia e náuseas é mais comum do que com o uso de cápsulas. Dos pacientes que receberam 50 a 400 mg das cápsulas por dia, 2 a 10% apresentaram náuseas e vômitos, hipertrigliceridemia, hipopotassemia, aumento da aminotransferase sérica e erupção cutânea. Em certas ocasiões, a erupção cutânea exige a interrupção do fármaco, porém a maioria dos efeitos adversos pode ser controlada com redução da dose. A hipopotassemia profunda foi observada em pacientes que receberam 600 mg ou mais diariamente e naqueles que recentemente receberam terapia prolongada com *anfotericina B*. As doses de 300 mg 2 vezes/dia geraram outros efeitos adversos, incluindo insuficiência suprarrenal, edema de membros inferiores, hipertensão e, pelo menos em um caso, rabdomiólise. Doses acima de 400 mg/dia não são recomendadas para uso em longo prazo. A anafilaxia foi raramente observada, bem como erupções graves, incluindo a síndrome de Stevens-Johnson. O *itraconazol* está contraindicado para o tratamento da onicomicose durante a gravidez ou para mulheres que pretendem engravidar.

Interações medicamentosas As Tabelas 61-4, 61-5 e 61-6 fornecem uma relação de interações selecionadas dos azóis com outros fármacos. Muitas das interações podem resultar em toxicidade grave do fármaco coadjuvante, como a indução de arritmias cardíacas potencialmente fatais quando utilizado com *quinidina*, *halofantrina* (um fármaco-órfão usado para malária), *levometadil* (um fármaco-órfão usado para dependência de heroína), *pimozida* ou *cisaprida* (apenas disponível em um programa de pesquisa de acesso limitado nos Estados Unidos). Outros fármacos podem diminuir os níveis séricos de *itraconazol* abaixo das concentrações terapêuticas (Tab. 61-5).

Fluconazol O *fluconazol* é um bis-triazol fluorado.

ADME O *fluconazol* sofre absorção quase completa pelo trato GI. As concentrações plasmáticas são essencialmente iguais, seja quando administrado VO ou IV, e a biodisponibilidade não é alterada pela presença de alimento nem pela acidez gástrica. As concentrações plasmáticas máximas são de 4 a 8 μg/mL após doses repetidas de 100 mg. A excreção renal responde por mais de 90% da eliminação, e a $t_{1/2}$ de eliminação é de 25 a 30 horas. O *fluconazol* difunde-se facilmente para os líquidos corporais, incluindo leite materno, escarro e saliva; as concentrações no LCS podem atingir 50 a 90% dos valores simultâneos no plasma. O intervalo de dosagem deve ser aumentado de 24 para 48 horas com uma depuração de creatinina de 21 a 40 mL/min, e para 72 horas com uma depuração de 10 a 20 mL/min. Deve-se administrar uma dose de 100 a 200 mg após hemodiálise. Cerca de 11 a 12% do fármaco no plasma está ligado às proteínas.

Usos terapêuticos
- **Candidíase.** O *fluconazol*, na dose diária de 100 a 200 mg durante 7 a 14 dias, é efetivo na candidíase orofaríngea. A administração de uma dose única de 150 mg é eficaz na candidíase vaginal não complicada. Uma dose de ataque de 800 mg seguida de 400 mg/dia é útil no tratamento da candidemia de pacientes não imunossuprimidos (Pappas et al., 2007; Rex et al., 1994). As diretrizes atuais para tratamento da candidemia indicam que o *fluconazol* é uma alternativa aceitável para a terapia de primeira linha com equinocandina em pacientes selecionados. O *fluconazol* é recomendado como terapia de redução gradual, contanto que o isolado do paciente seja sensível ao azol e que as hemoculturas de acompanhamento sejam negativas (Pappas et al., 2016).
- **Criptococose.** O *fluconazol*, 400 mg/dia, é usado nas primeiras 8 semanas da fase de consolidação do tratamento da meningite criptocócica em paciente com Aids, após um curso de indução de pelo menos 2 semanas de *anfotericina B* por via intravenosa. Se, depois de 8 semanas com 400 mg/dia, o paciente não estiver mais sintomático, a dose é reduzida para 200 mg/dia e continuada indefinidamente. Se o paciente tiver completado 12 meses de tratamento para criptococose, responder à terapia antirretroviral de combinação, tiver uma contagem de células CD4 que se mantém acima de 200/mm^3 durante pelo menos 6 meses e for assintomático para meningite criptocócica, é razoável suspender o *fluconazol* de manutenção desde que a resposta das células CD4 seja mantida. O *fluconazol*, 400 mg/dia, é recomendado como terapia de continuação em pacientes sem Aids com meningite criptocócica que responderam a um curso inicial de C-AMB ou L-AMB e para pacientes com criptococose pulmonar (Perfect et al., 2010). Ensaios clínicos recentes indicam que o *fluconazol* pode ser combinado com *flucitosina* para terapia de indução com eficácia semelhante à *anfotericina B* combinada com *flucitosina* (Molloy et al., 2018).
- **Outras micoses.** O *fluconazol* é o fármaco de escolha para o tratamento da meningite por *Coccidioides*, devido à boa penetração no LCS e à sua morbidade muito menor em comparação com a *anfotericina B* intratecal (Galgani et al., 2016). Nas outras formas de coccidioidomicose, o *fluconazol* é comparável ao *itraconazol*. Embora o *itraconazol* seja a terapia de primeira linha para a blastomicose, o *fluconazol* é uma alternativa. O *fluconazol* não apresenta atividade significativa contra histoplasmose, blastomicose ou esporotricose e não é eficaz na prevenção ou tratamento da aspergilose. O *fluconazol* não apresenta atividade na mucormicose.

Posologia O *fluconazol* é comercializado nos Estados Unidos em forma de comprimidos de 50, 100, 150 e 200 mg para administração oral, pó para suspensão oral, de 10 e 40 mg/mL e soluções intravenosas contendo 2 mg/mL em soro fisiológico ou soro glicosado. A dose diária de *fluconazol* deve ser baseada no organismo infectante e na resposta do paciente à terapia. As dosagens geralmente recomendadas são de 50 a 400 mg 1 vez/dia para administração oral ou intravenosa. Uma dose de ataque correspondente ao dobro da dose de manutenção diária é geralmente administrada no primeiro dia de terapia. O tratamento de manutenção prolongado pode ser necessário para impedir a recorrência. As crianças são tratadas com 12 mg/kg 1 vez/dia (máximo de 600 mg/dia), sem uma dose de ataque. Em pacientes adultos, doses de até 1.200 mg foram administradas com segurança em ensaios clínicos para o tratamento da meningite criptocócica.

Efeitos adversos Os efeitos adversos em pacientes que recebem mais de 7 dias do fármaco, independentemente da dose, incluem náuseas, cefaleia, erupções cutâneas, vômitos, dor abdominal e diarreia (todos em 2-4%). Pode ocorrer alopecia reversível com terapia prolongada na dose de 400 mg/dia. Foram relatados casos raros de morte por insuficiência hepática ou por síndrome de Stevens-Johnson. O uso do *fluconazol* foi associado a deformidades esqueléticas e cardíacas em pelo menos três crianças nascidas de duas mulheres que tomaram altas doses durante a gravidez. Embora um estudo clínico recente não tenha registrado nenhuma associação entre o recebimento de *fluconazol* pelas mães e a maioria dos defeitos congênitos em seus filhos, esse estudo observou um aumento estatisticamente significativo na tetralogia de Fallot em bebês nascidos de mães que receberam *fluconazol* (Mølgaard-Nielsen et al., 2013). O *fluconazol* deve ser evitado durante a gravidez.

Interações medicamentosas O *fluconazol* é um inibidor da CYP3A4 e da CYP2C9. As interações fármaco-fármaco do *fluconazol* são apresentadas nas Tabelas 61-4, 61-5 e 61-6. Os pacientes que recebem mais de 400 mg/dia ou pacientes azotêmicos que apresentam níveis sanguíneos elevados de *fluconazol* podem experimentar interações medicamentosas não vistas de outra forma.

Voriconazol O *voriconazol* é um triazol com estrutura semelhante à do *fluconazol*, porém com atividade aumentada *in vitro*, espectro ampliado e hidrossolubilidade baixa.

ADME O *voriconazol* está disponível em comprimidos de 50 ou 200 mg ou em suspensão de 40 mg/mL quando hidratado. Os comprimidos contêm lactose, mas a suspensão não. Como as refeições com alto teor de gordura reduzem a biodisponibilidade do *voriconazol*, o fármaco oral deve ser administrado 1 hora antes ou 1 hora após as refeições. A biodisponibilidade oral é de 96%; o volume de distribuição é alto (4,6 L/kg), com distribuição extensa do fármaco nos tecidos. O metabolismo ocorre por meio das CYP 2C19 e 2C9; a CYP3A4 desempenha um papel limitado. A $t_{1/2}$ de eliminação do plasma é de 6 horas. O *voriconazol* exibe metabolismo não linear, de modo que as doses mais elevadas causam aumento maior do que o linear na exposição ao fármaco sistêmico. Os polimorfismos genéticos em CYP2C19 podem ser responsáveis por até quatro vezes mais diferenças na exposição ao fármaco: aproximadamente 20% dos asiáticos são metabolizadores homozigotos fracos, em comparação com 2% de brancos e negros. Menos de 2% do fármaco original é recuperado da urina; 80% dos metabólitos inativos são excretados na urina. A dose oral não precisa ser ajustada na presença de azotemia ou em caso de hemodiálise. Os pacientes com cirrose leve a moderada devem receber a mesma dose de ataque de *voriconazol*, porém metade da dose de manutenção. A formulação intravenosa do *voriconazol* contém sulfobutil-éter-β-ciclodextrina (SBECD), que é excretada pelos rins. O acúmulo significativo de SBECD ocorre com uma depuração de creatinina inferior a 50 mL/min; nesse caso, prefere-se o *voriconazol* oral. O monitoramento terapêutico do fármaco é frequentemente realizado, com concentrações séricas alvo entre 1 e 5 mg/L idealizadas para maximizar a eficácia e minimizar os eventos adversos. O monitoramento é particularmente importante em crianças, que apresentam níveis plasmáticos muito imprevisíveis de *voriconazol* (Downes et al., 2020).

Usos terapêuticos O *voriconazol* mostra eficácia superior à C-AMB na terapia da aspergilose invasiva utilizando a taxa de resposta como ponto de desfecho primário (Herbrecht et al., 2002); a sobrevida também é superior com o *voriconazol*. O *voriconazol* foi comparado à L-AMB para terapia empírica de pacientes neutropênicos cuja febre não respondeu a mais de 96 horas de terapia antibacteriana. Como o intervalo de confiança de 95% nesse ensaio de não inferioridade permitiu a possibilidade de que o *voriconazol* pudesse ser mais de 10% pior do que a L-AMB, a FDA não aprovou o primeiro para esse uso (Walsh et al., 2002); no entanto, em uma análise secundária, foi observado um número menor de infecções significativas com o *voriconazol* (1,9%) do que com a L-AMB (5%).

O *voriconazol* está aprovado para o uso na candidíase esofágica. Em pacientes não neutropênicos com candidemia, o *voriconazol* é comparável em eficácia e menos tóxico do que o uso inicial de C-AMB seguido de *fluconazol* (Kullberg et al., 2005). O *voriconazol* está aprovado para o tratamento inicial de candidemia e aspergilose invasiva, bem como para terapia de resgate em pacientes com infecções por *P. boydii* (*S. apiospermum*) e *Fusarium*. As respostas positivas em pacientes com infecções fúngicas cerebrais sugerem que o fármaco penetra no cérebro infectado.

Posologia O tratamento geralmente é iniciado com uma infusão intravenosa de 6 mg/kg a cada 12 horas em 2 doses, seguido de 3 a 4 mg/kg a cada 12 horas administrados a uma taxa não superior a 3 mg/kg/h. À medida que o paciente melhora, a administração oral é continuada com 200 mg a cada 12 horas. Os pacientes que não respondem podem receber 300 mg a cada 12 horas.

Efeitos adversos O *voriconazol* é teratogênico em animais, sendo geralmente contraindicado na gravidez. Apesar de ser com frequência bem tolerado, foram relatados casos esporádicos de hepatotoxicidade, de modo que a função hepática deve ser monitorada. O *voriconazol* pode prolongar o intervalo QTc, o que representa um problema significativo em pacientes com outros fatores de risco para *torsades des pointes*. Alucinações auditivas ou visuais transitórias são frequentes após a primeira dose, normalmente à noite e de modo particular com administração intravenosa. Os sintomas diminuem com o tempo. Alguns pacientes que receberam sua primeira infusão intravenosa apresentaram reações anafiláticas. Erupções cutâneas são observadas em 6% dos pacientes. O componente ciclodextrina de formulações intravenosas pode ser tóxico para o rim; assim, o *voriconazol* intravenoso deve ser usado com cautela em pacientes com insuficiência renal (Neofytos et al., 2012).

Interações medicamentosas O *voriconazol* é metabolizado pelas CYP 2C19, 2C9 e 3A4 e também as inibe (nessa ordem decrescente de potência). O principal metabólito do *voriconazol*, o N-óxido de *voriconazol*, também inibe essas CYP. Os inibidores ou os indutores dessas CYP podem aumentar ou diminuir as concentrações plasmáticas de *voriconazol*, respectivamente. O *voriconazol* e seu principal metabólito podem aumentar as concentrações plasmáticas de outras substâncias metabolizadas por essas enzimas (Tabs. 61-4, 61-5 e 61-6). Como a AUC do *sirolimo* aumenta 11 vezes na presença de *voriconazol*, a coadministração é contraindicada. Ao iniciar o *voriconazol* em um paciente com 40 mg/dia ou mais de *omeprazol*, a dose do *omeprazol* deve ser reduzida pela metade.

Posaconazol O *posaconazol* é um análogo estrutural sintético do *itraconazol* com o mesmo espectro antimicótico amplo, porém com atividade até 4 vezes maior *in vitro* contra leveduras e fungos filamentosos, incluindo alguns dos agentes que causam mucormicose (Frampton e Scott, 2008). A atividade contra leveduras *in vitro* é semelhante à do *voriconazol*. O mecanismo de ação é o mesmo dos outros imidazóis, a inibição da esterol-14-α-desmetilase.

ADME O *posaconazol* está disponível na forma de comprimido de liberação retardada, formulações intravenosas e suspensão aromatizada. O comprimido de liberação retardada e as formulações intravenosas proporcionam uma biodisponibilidade mais consistente na presença de doenças concomitantes, medicações e considerações alimentares que alterem as concentrações possíveis com a suspensão oral (Guarascio e Slain, 2015). A biodisponibilidade da suspensão oral (*posaconazol*, 40 mg/mL) é significativamente aumentada pela presença concomitante de alimento (Courtney et al., 2003; Krieter et al., 2004). O fármaco apresenta uma $t_{1/2}$ longa (25-31 h), um amplo volume de distribuição (331-1.341 L) e extensa ligação às proteínas (> 98%). A exposição sistêmica é quatro vezes superior nos metabolizadores lentos com CYP2C19 homozigota do que nos metabolizadores homozigotos do tipo selvagem.

As concentrações no estado de equilíbrio são alcançadas em 7 a 10 dias no caso de serem administradas 4 doses diárias. A insuficiência renal não altera as concentrações plasmáticas; a insuficiência hepática provoca um aumento discreto. Quase 80% do fármaco é excretado nas fezes, com 66% sob forma inalterada. A principal via metabólica é a glicuronidação da UDP hepática (Krieter et al., 2004). A hemodiálise não remove o fármaco da circulação. O ácido gástrico melhora a absorção (Krishna et al., 2009); os fármacos que reduzem o ácido gástrico (p. ex., *cimetidina* e *esomeprazol*) diminuem a exposição ao *posaconazol* em 32 a 50% (Frampton e Scott, 2008). A diarreia reduz a C_p média em 37% (Smith et al., 2009).

Usos terapêuticos O *posaconazol* está aprovado para o tratamento da candidíase orofaríngea, embora o *fluconazol* seja o fármaco preferido devido à segurança e ao custo. O *posaconazol* também está aprovado para profilaxia da candidíase e da aspergilose em pacientes com mais de 13 anos de idade que apresentam neutropenia prolongada ou doença do enxerto contra o hospedeiro grave (Ullmann et al., 2007). O *posaconazol* está aprovado na União Europeia como terapia de recuperação para a aspergilose e diversas outras infecções, assim como o *itraconazol* e o *voriconazol*. Um ensaio clínico recente de comparação do *posaconazol* com o *voriconazol* sustenta o uso do *posaconazol* como tratamento de primeira linha para infecção invasiva por *Aspergillus* (Maertens et al., 2021). O *posaconazol* tem atividade aumentada contra os fungos que causam mucormicose e, com frequência, é usado como alternativa à *anfotericina B* para pacientes que apresentam intolerância (Cornely et al., 2019).

Posologia Para profilaxia de infecções invasivas por *Aspergillus* e *Candida*, a dose intravenosa para adultos é duas doses de 300 mg no dia 1 e, em seguida, 300 mg/dia. A duração da terapia se baseia na recuperação da neutropenia ou na imunossupressão. A mesma dose é utilizada para os comprimidos de liberação retardada. A dose para a suspensão oral é de 200 mg (5 mL) 3 vezes/dia.

Efeitos adversos Os efeitos adversos comuns incluem náuseas, vômitos, diarreia, dor abdominal e cefaleia (Smith et al., 2009). Embora os efeitos adversos ocorram em pelo menos um terço dos pacientes, a taxa de interrupção devido aos efeitos adversos em estudos de longo prazo foi de apenas 8%.

Interações medicamentosas O *posaconazol* inibe a CYP3A4. A administração simultânea com *rifabutina* ou *fenitoína* aumenta a concentração plasmática desses fármacos e reduz a exposição ao *posaconazol* pela metade. O *posaconazol* aumenta a AUC de *ciclosporina*, *tacrolimo* (121%), *sirolimo* (790%), *midazolam* (83%) e outros substratos da CYP3A4 (Tab. 61-4) (Frampton e Scott, 2008; Krishna et al., 2009a; Moton et al., 2009). O *posaconazol* pode prolongar o intervalo QTc e não deve ser coadministrado com fármacos que sejam substratos da CYP3A4 que também prolonguem o intervalo QTc, como *metadona*, *haloperidol*, *pimozida*, *quinidina*, *risperidona*, *sunitinibe*, *tacrolimo* e *halofantrina* (ver Tab. 61-4).

Isavuconazol O *isavuconazol* é um triazol administrado como o profármaco isavuconazônio.

ADME O *isavuconazol* está disponível em formulações oral e intravenosa livre de ciclodextrina. Apresenta alta biodisponibilidade (98%) e mais de 99% do fármaco está ligado às proteínas no soro. A administração do isavuconazônio com o alimento reduz a AUC em aproximadamente 20%. A forma original, o sulfato de isavuconazônio, sofre rápida hidrólise à forma ativa, o *isavuconazol*, que tem meia-vida plasmática longa (cerca de 130 h). A biodisponibilidade global da forma ativa é de 98%. O *isavuconazol* é eliminado pelo metabolismo hepático, predominantemente por CYP3A4 e CYP3A5. Menos de 1% do isavuconazol é excretado inalterado na urina. Não são necessários reajustes de doses para fins renais (Rybak et al., 2015).

Usos terapêuticos O *isavuconazol* exibe amplo espectro de atividade contra a maioria das espécies de levedura, incluindo *Candida* spp., *Cryptococcus gattii* e *C. neoformans*, e fungos filamentosos, como *Aspergillus* spp. e a maioria dos complexos de espécies de Mucorales. O fármaco está aprovado para o tratamento da aspergilose invasiva e da mucormicose invasiva.

Posologia O *isavuconazol* é administrado como 372 mg de sulfato de isavuconazônio (equivalente a 200 mg de *isavuconazol*) a cada 8 horas por 6 doses, seguido de 372 mg de sulfato de isavuconazônio por via oral ou intravenosa 1 vez/dia de 12 a 24 horas após a última dose de ataque.

Efeitos adversos O *isavuconazol* é geralmente bem tolerado. Distúrbios GI, pirexia, hipopotassemia, cefaleia, constipação e tosse são os efeitos adversos mais frequentes.

Interações medicamentosas O *isavuconazol* é tanto um substrato como um inibidor da CYP3A4. Consequentemente, ocorre um aumento de cinco vezes nos valores da AUC do *isavuconazol* quando administrado com inibidores potentes de CYP, como o *cetoconazol*. Reduções substanciais na AUC do *isavuconazol* também resultam da sua coadministração com *rifampicina*. As AUC de *midazolam* e *sirolimo* são aumentadas por coadministração com *isavuconazol*. O *isavuconazol* provoca encurtamento do intervalo QTc relacionado com a dose e está contraindicado para pacientes com síndrome do QT curto familiar.

Equinocandinas

As equinocandinas são lipopeptídeos cíclicos com um núcleo. Três equinocandinas estão aprovadas para uso clínico: a *caspofungina*, a *anidulafungina* e a *micafungina*. Todas atuam pelo mesmo mecanismo, porém diferem em suas propriedades farmacológicas. Os fungos sensíveis às equinocandinas incluem *Candida* e *Aspergillus* spp. (Bennett, 2006).

Características farmacológicas gerais

Mecanismo de ação As equinocandinas inibem a síntese de 1,3-β-D-glicano, que é um componente essencial da parede celular fúngica, necessário para a integridade celular (Fig. 61-5).

Atividade antifúngica As equinocandinas exibem atividade fungicida contra *Candida* spp. Por outro lado, são fungistáticas contra *Aspergillus* spp. e causam alterações morfológicas nos filamentos. As equinocandinas não parecem ter atividade clinicamente útil contra fungos dimórficos, como *H. capsulatum*, e não apresentam atividade clinicamente útil contra *C. neoformans*, *Trichosporon* spp., *Fusarium* spp. ou agentes da mucormiose.

Resistência A resistência às equinocandinas surgiu como problema clínico e resulta de mutações que levam a substituições de aminoácidos nas subunidades Fks da glicano-sintase (Perlin, 2015). Os transportadores de múltiplos fármacos não parecem desempenhar um papel na resistência às equinocandinas. Ocorrem mutações que conferem resistência em duas regiões "*hot spot*" conservadas de *FKS1* de *C. albicans* e *C. auris*, bem como de *FKS1* e *FKS2* em *C. glabrata*. O complexo de *Candida parapsilosis* e *Candida guilliermondii* apresentam sensibilidade reduzida às equinocandinas *in vitro* quando comparados a outras espécies de *Candida* devido aos polimorfismos inerentes que ocorrem em regiões *hot spot* de Fks. Pontos de interrupção clínicos espécie-específicos para as equinocandinas foram descritos recentemente.

As equinocandinas diferem farmacocineticamente entre si de alguma forma (Tab. 61-7), porém todas compartilham a extensa ligação às proteínas (> 97%), a incapacidade de penetrar no LCS, a ausência de depuração renal e apenas um efeito leve a modesto de insuficiência hepática em concentrações plasmáticas do fármaco (Kim et al., 2007; Wagner et al., 2006). As equinocandinas atualmente disponíveis também não apresentam biodisponibilidade oral e estão disponíveis apenas para administração intravenosa. Em termos gerais, os efeitos adversos são mínimos e raramente levam à interrupção do fármaco (Kim et al., 2007). Todos os três agentes são bem tolerados, com exceção da flebite no local da infusão. Foram relatados efeitos semelhantes aos da histamina, com a infusão rápida. Todas as três equinocandinas são contraindicadas na gestação.

Agentes disponíveis

Caspofungina O *acetato de caspofungina* é um lipopeptídeo semissintético hidrossolúvel, sintetizado a partir do produto de fermentação de *Glarea lozoyensis* (Johnson e Perfect, 2003; Keating e Figgit, 2003).

CASPOFUNGINA

ADME O catabolismo ocorre, em grande parte, por hidrólise e *N*-acetilação, sendo os metabólitos excretados na urina e nas fezes. A presença de insuficiência hepática leve e moderada aumenta a AUC em 55 e 76%, respectivamente.

Uso terapêutico A *caspofungina* está aprovada para o tratamento da candidíase invasiva. Trata-se do agente de primeira linha, juntamente com outras equinocandinas, para o tratamento inicial da candidemia (Pappas et al., 2016). É também aprovada como terapia de resgate para pacientes com apergilose invasiva que não respondem ou que são intolerantes aos fármacos aprovados, como formulações de *anfotericina B* ou *voriconazol*. A *caspofungina* também é aprovada para candidíase esofágica e invasiva (Mora-Duarte et al., 2002; Villanueva et al., 2001) e para o tratamento de pacientes neutropênicos febris persistentes com suspeita de infecção fúngica (Walsh et al., 2004).

Posologia A *caspofungina* é administrada por via intravenosa 1 vez/dia ao longo de 1 hora. Para a candidemia e a terapia de resgate da aspergilose, a dose inicial é de 70 mg, seguida de 50 mg/dia. A dose poderá ser aumentada para 70 mg/dia nos pacientes que recebem *rifampicina*, bem como naqueles que não conseguem responder a 50 mg. A candidíase esofágica é tratada com 50 mg/dia. Na insuficiência hepática moderada, a dose deverá ser reduzida para 35 mg/dia.

Interações medicamentosas A *caspofungina* aumenta os níveis de *tacrolimo* em 16%, que devem ser controlados por monitoramento padrão. A *ciclosporina* eleva levemente os níveis de *caspofungina*.

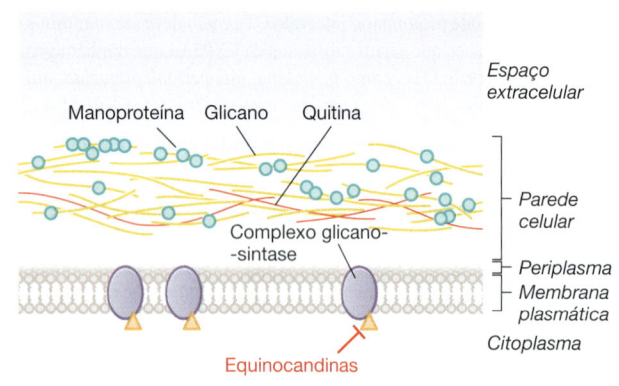

Figura 61-5 Parede celular e membrana fúngica e a ação das equinocandinas. A resistência da parede celular fúngica é mantida por polissacarídeos fibrilares, em grande parte β-1,3-glicano e quitina, que se ligam covalentemente entre si e às proteínas. Um complexo glicano-sintase na membrana plasmática catalisa a síntese de β-1,3-glicano; o glicano é projetado no interior do periplasma e incorporado na parede celular. As equinocandinas inibem a atividade do complexo glicano-sintase, resultando em perda da integridade estrutural da parede celular. A subunidade Fks1p da glicano-sintase parece ser o alvo das equinocandinas, e as mutações em Fks1p induzem resistência às equinocandinas.

TABELA 61-7 ■ DADOS FARMACOCINÉTICOS DAS EQUINOCANDINAS EM HUMANOS						
FÁRMACO	DOSE (mg)	$C_{máx}$ (μg/mL)	AUC_{0-24h} (mg·h/L)	$t_{1/2}$ (h)	DEPURAÇÃO (mL/min/kg)	V_D (L)
Caspofungina	70	12	93,5	10	0,15	9,5
Micafungina	75	7,1	59,9	13	0,16	14
Anidulafungina	200	7,5	104,5	25,6	0,16	33,4

Para detalhes, ver Wagner C, et al. (2006). De Wagner C, et al. The echinocandins: comparison of their pharmacokinetics, pharmacodynamics and clinical applications. *Pharmacology*, **2006**, *78*:161-177. Copyright © 2006. Reproduzida com permissão de Karger Publishers, Basel, Suíça.

A *rifampicina* e outros fármacos que ativam a CYP3A4 podem causar uma leve redução nos níveis de *caspofungina*.

Micafungina A *micafungina* é uma equinocandina semissintética hidrossolúvel derivada do fungo *Coleophoma empedri*.

ADME e interações medicamentosas A *micafungina* apresenta farmacocinética linear em uma faixa ampla de doses (1-3 mg/kg) e idades (lactentes prematuros a indivíduos idosos). Pequenas quantidades do fármaco são metabolizadas no fígado pela arilsulfatase e catecol-*O*-metiltransferase. A hidroxilação por CYP3A4 é fracamente detectada. Ao contrário da *caspofungina*, a redução da dose de *micafungina* na insuficiência hepática moderada não se faz necessária. A *micafungina* exibe depuração dependente da idade em crianças, com depuração rápida em lactentes prematuros e depuração intermediária em crianças de 2 a 8 anos de idade, em comparação com crianças de mais idade e adultos (Downes et al., 2020).

Em voluntários normais, a *micafungina* parece ser um fraco inibidor de CYP3A4, aumentando a AUC do *nifedipino* em 18% e do *sirolimo* em 21%. A *micafungina* não apresenta efeito na depuração do *tacrolimo*.

Usos terapêuticos A *micafungina* está aprovada para o tratamento da candidíase invasiva (Fritz et al., 2008) e da candidíase esofágica e profilaxia em receptores de transplante de células-tronco hematopoiéticas.

Posologia A *micafungina* é administrada por via intravenosa em uma dose diária de 100 mg durante 1 hora para adultos, com dose de 50 mg recomendada para profilaxia e 150 mg para candidíase esofágica. Não é necessária dose de ataque.

Anidulafungina A *anidulafungina* é um composto semissintético insolúvel em água extraído do fungo *A. nidulans*, do qual o nome do fármaco é derivado.

ADME e interações medicamentosas A *anidulafungina* é eliminada do corpo por degradação química lenta (Vazquez e Sobel, 2006). Não ocorre metabolismo hepático ou excreção renal do fármaco ativo; assim, não é necessário ajuste da dose para insuficiência hepática ou renal. Não foram observadas interações fármaco-fármaco clinicamente relevantes com fármacos prováveis de serem coadministrados com *anidulafungina*.

Uso terapêutico e posologia A *anidulafungina* está aprovada para o tratamento da candidemia e outras formas de infecções por *Candida* (Reboli et al., 2007), incluindo abscessos intra-abdominais, peritonite e candidíase esofágica. No caso da candidíase invasiva, a *anidulafungina* é administrada diariamente com uma dose de ataque de 200 mg seguida por 100 mg/dia. Para a candidíase esofágica, a dose de ataque de 100 mg é seguida por 50 mg/dia. A *anidulafungina* não é aprovada para uso em crianças; as outras duas equinocandinas atualmente disponíveis estão aprovadas e, com frequência, são usadas em lactentes prematuros.

Outros agentes antifúngicos sistêmicos
Griseofulvina

A *griseofulvina* é um agente antifúngico fungistático administrado por via oral originalmente isolado do mofo *Penicillium griseofulvum*. Ela é praticamente insolúvel em água.

Mecanismo de ação A *griseofulvina* inibe a função dos microtúbulos e, desse modo, interrompe a montagem do fuso mitótico, o que interrompe a divisão celular dos fungos.

ADME Os níveis sanguíneos após a administração oral de *griseofulvina* são variáveis. Alguns estudos mostraram uma melhora da absorção quando o fármaco é ingerido com uma refeição gordurosa. Uma vez que as taxas de dissolução e desagregação limitam a biodisponibilidade da *griseofulvina*, atualmente são utilizados pós em partículas de tamanho micro (*microsize*) e ultramicro (*ultramicrosize*). A *griseofulvina* possui $t_{1/2}$ plasmática de aproximadamente 1 dia; cerca de 50% da dose oral pode ser detectada na urina em 5 dias, principalmente sob a forma de metabólitos. O metabólito primário é a metilgriseofulvina. Os barbitúricos diminuem a absorção da *griseofulvina* pelo trato GI.

A *griseofulvina* deposita-se nas células precursoras da queratina; quando essas células se diferenciam, o fármaco encontra-se firmemente ligado à queratina, onde persiste, proporcionando uma resistência prolongada à invasão fúngica. Por esse motivo, os cabelos ou as unhas de crescimento recente são os primeiros a ficarem livres da doença. À medida que é eliminada, a queratina que contém fungos é substituída por tecido normal. A *griseofulvina* é detectável no extrato córneo da pele em 4 a 8 horas após sua administração oral. A sudorese e a perda de líquido transepidérmica desempenham um importante papel na transferência do fármaco para o extrato córneo. Apenas uma fração muito pequena da dose é encontrada nos líquidos corporais e tecidos.

Atividade antifúngica A *griseofulvina* é fungistática *in vitro* para várias espécies dos dermatófitos *Microsporum*, *Epidermophyton* e *Trichophyton*. O fármaco não apresenta efeito em outros fungos ou sobre bactérias. Embora não seja rara a ausência de melhora nas lesões de dermatofitoses, os isolados desses pacientes em geral ainda se apresentam suscetíveis à griseofulvina *in vitro*.

Usos terapêuticos As doenças micóticas da pele, dos cabelos e das unhas causadas por *Microsporum*, *Trichophyton* ou *Epidermophyton* respondem à terapia com *griseofulvina*. Para *tinea capitis* em crianças, a *griseofulvina* continua sendo o fármaco de escolha pela eficácia, segurança e disponibilidade como suspensão oral. A eficácia é melhor para a *tinea capitis* causada por *Microsporum canis*, *Microsporum audouinii*, *Trichophyton schoenleinii* e *Trichophyton verrucosum*. A *griseofulvina* também é eficaz para a micose da pele glabra; *tinea cruris* e *tinea corporis* causadas por *M. canis*, *Trichophyton rubrum*, *T. verrucosum* e *Epidermophyton floccosum*; e *tinea manuum* (*T. rubrum* e *Trichophyton mentagrophytes*) e tínea da barba (espécies de *Trichophyton*). A *griseofulvina* também é altamente eficaz no tratamento de *tinea pedis*, cuja forma vesicular é mais comumente relacionada ao *T. mentagrophytes*, e o tipo hiperceratótico, ao *T. rubrum*. A terapia tópica é suficiente para a maioria dos casos de *tinea pedis*. As infecções causadas por *T. rubrum* e *T. mentagrophytes* podem exigir doses mais altas do que as convencionais. O tratamento deve ser mantido até que o tecido infectado seja substituído por cabelos, pele ou unhas normais, o que exige 1 mês para as dermatofitoses do couro cabeludo e dos cabelos, 6 a 9 meses para as unhas das mãos e pelo menos 1 ano para as unhas dos pés. O *itraconazol* ou a *terbinafina* são mais eficientes para o tratamento da onicomicose.

Efeitos adversos A incidência de reações graves devido à *griseofulvina* é muito baixa: cefaleia (15% dos pacientes), manifestações GI e do sistema nervoso e aumento dos efeitos do álcool. Hepatotoxicidade foi observada. Os efeitos hematológicos incluem leucopenia, neutropenia, basofilia pontilhada e monocitose; com frequência, esses efeitos desaparecem apesar da continuação do tratamento. Devem-se efetuar exames hematológicos pelo menos uma vez por semana durante o primeiro mês de tratamento ou por mais tempo. Os efeitos renais comuns incluem albuminúria e cilindrúria, sem qualquer evidência de insuficiência renal. As reações que acometem a pele consistem em urticária do frio e do calor, fotossensibilidade, líquen plano, eritema, exantema semelhante ao eritema multiforme e erupções vesiculares e morbiliformes. Síndromes da doença do soro e angioedema grave raramente se desenvolvem. Foram observados efeitos semelhantes aos dos estrogênios em crianças. Com o uso crônico do fármaco foi constatada uma elevação moderada, porém inconsistente, das protoporfirinas fecais.

Interações medicamentosas A *griseofulvina* induz as CYP hepáticas e, portanto, aumenta a taxa de metabolismo da *varfarina*. Consequentemente, a dose de *varfarina* deve ser ajustada em alguns pacientes. A *griseofulvina* pode reduzir a eficácia de anticoncepcionais orais com baixo conteúdo de estrogênio, provavelmente por meio de um mecanismo semelhante.

Terbinafina

A *terbinafina* é uma alilamina sintética, estruturalmente semelhante ao agente tópico *naftifina* (ver discussão a seguir). Ela inibe a esqualeno-epoxidase fúngica e, assim, reduz a biossíntese de ergosterol.

ADME A *terbinafina* é bem absorvida, porém sua biodisponibilidade é de aproximadamente 40% devido ao metabolismo de primeira passagem no fígado. O fármaco se acumula na pele, nas unhas e na gordura. A $t_{1/2}$ inicial é de aproximadamente 12 horas, porém se estende para 200 a 400 horas no estado de equilíbrio. A *terbinafina* não é recomendada em pacientes com azotemia acentuada ou insuficiência hepática. A *rifampicina* diminui as concentrações plasmáticas de *terbinafina*, enquanto a *cimetidina* as aumenta.

Usos terapêuticos A *terbinafina*, administrada como comprimido de 250 mg diariamente para adultos, é um pouco mais eficaz do que *itraconazol* para a onicomicose das unhas. A duração do tratamento varia com o local da infecção, mas geralmente está entre 6 e 12 semanas. A eficácia do tratamento da onicomicose pode ser aumentada pelo uso simultâneo do esmalte de *amorolfina* a 5% (a *amorolfina* não está aprovada para uso nos Estados Unidos). A *terbinafina* também é eficaz para o tratamento de *tinea capitis* e tem sido utilizada para o tratamento informal da micose em outros lugares do corpo.

Efeitos adversos A *terbinafina* é bem tolerada, com baixa incidência de desconforto GI, cefaleia ou exantema. Muito raramente, podem ocorrer hepatotoxicidade, neutropenia grave, síndrome de Stevens-Johnson ou necrólise epidérmica tóxica. A terapia sistêmica com *terbinafina* para onicomicose deverá ser adiada até que a gravidez esteja completa.

Agentes ativos contra microsporídios e *Pneumocystis*

Microsporídios são microrganismos eucariotas unicelulares formados por esporos que antes se pensavam ser parasitas, mas atualmente são classificados como fungos (Field e Milner, 2015). Podem causar diversas síndromes de doença, incluindo diarreia em indivíduos imunocomprometidos.

Albendazol

As infecções intestinais causadas pela maioria dos microsporídios são tratadas com *albendazol*, um inibidor da polimerização de α-tubulina (ver "Quimioterapia das infecções helmínticas", Cap. 68) (Anane e Attouchi, 2010).

Fumagilina

A *fumagilina* é um macrolídeo poliênico acíclico produzido pelo fungo *A. fumigatus*. A *fumagilina* e seu análogo sintético TNP-470 são tóxicos para os microsporídeos.

Indivíduos imunocomprometidos com microsporidiose intestinal causada por *Enterocytozoon bieneusi* (que não responde bem ao *albendazol*) podem ser tratados com sucesso com *fumagilina* (Didier et al., 2005; Rex e Stevens, 2014; Szumowski e Troemel, 2015). Para o tratamento da microsporidiose intestinal causada por *E. bieneusi*, a *fumagilina* é utilizada na dose de 20 mg por via oral 3 vezes/dia durante 2 semanas (Medical-Letter, 2013; Molina et al., 2002; Rex e Stevens, 2014). A aplicação tópica de *fumagilina* é usada para tratar a ceratoconjuntivite causada por *Encephalitozoon hellem* em doses de 3 a 10 mg/mL em uma suspensão salina equilibrada.

Os efeitos adversos da *fumagilina* podem incluir cólicas abdominais, náuseas, vômitos e diarreia. Trombocitopenia e neutropenia reversíveis também foram observadas (Anane e Attouchi, 2010). A *fumagilina* não está aprovada para o uso em humanos nos Estados Unidos.

Pentamidina

O *Pneumocystis jiroveci* é outro fungo que até recentemente era classificado como um protozoário parasita. É o agente etiológico da PPJ (pneumonia por *Pneumocystis jirovecii*), anteriormente conhecida como PPC (pneumonia por *Pneumocystis carinii*). A *pentamidina* é um dos diversos fármacos ou combinações de fármacos usados para tratar ou prevenir a PPJ, que é uma das principais causas de mortalidade em indivíduos imunocomprometidos, incluindo pacientes com Aids. No entanto, convém assinalar que o *sulfametoxazol/trimetoprima* é o fármaco de escolha para o tratamento e a prevenção da PPJ (ver Cap. 57).

Tratamento da PPJ O uso da *pentamidina* como tratamento para a PPJ é reservado para duas indicações:

- Como uma dose intravenosa única diária de 4 mg/kg por 21 dias para tratar a PPJ grave em indivíduos que não podem tolerar o *sulfametoxazol/trimetoprima* e não são candidatos a agentes alternativos
- Como agente de "salvamento" para indivíduos com PPJ que não respondem ao *sulfametoxazol/trimetoprima* (a *pentamidina* pode ser menos eficaz do que a combinação de *clindamicina* e *primaquina* ou *atovaquona* para essa indicação) (Gilroy e Bennett, 2011; Rex e Stevens, 2014)

Profilaxia A *pentamidina* administrada como preparação de aerossol é usada para prevenir a PPJ em indivíduos em risco que não podem tolerar *sulfametoxazol/trimetoprima*, como pacientes com supressão grave da medula óssea. Para profilaxia, o *isetionato de pentamidina* é administrado mensalmente em uma dose de 300 mg em uma solução nebulizada a 5 a 10% durante 30 a 45 minutos (Gilroy e Bennett, 2011). A *pentamidina* em aerossol possui várias desvantagens, incluindo sua falha em tratar quaisquer sítios extrapulmonares de *Pneumocystis*, a falta de eficácia contra outros possíveis agentes patogênicos oportunistas e um risco de pneumotórax (Rex e Stevens, 2014). Recentemente, uma dose intravenosa de *pentamidina* a cada 28 dias foi usada com sucesso para profilaxia da PPJ (Diri et al., 2016).

Efeitos adversos Os efeitos adversos relatados da *pentamidina* inalada incluem broncospasmo (15%). No caso da *pentamidina* por via parenteral, os efeitos adversos (mais provavelmente com injeção rápida) podem consistir em irritação e dor no local da injeção, arritmias cardíacas, hipotensão grave, hipoglicemia e pancreatite aguda. A FDA adverte que a administração de *pentamidina* deve ser limitada a pacientes nos quais o *Pneumocystis* é identificado e deve prosseguir com monitoramento cuidadoso à procura de desenvolvimento de efeitos adversos.

Agentes antifúngicos tópicos

Os agentes tópicos são úteis para o tratamento de muitas infecções fúngicas superficiais, como as confinadas ao estrato córneo, mucosa escamosa ou córnea. Exemplos de infecções que respondem à terapia tópica incluem dermatofitose (micoses), candidíase, pitiríase versicolor, *piedra*, *tinea nigra* e ceratite fúngica. As formulações preferidas para aplicação cutânea geralmente são cremes ou soluções. As pomadas são inconvenientes e podem ser demasiado oclusivas para a pele, particularmente se a área afetada for uma lesão macerada, fissurada ou intertriginosa. Os pós antifúngicos, sejam aplicados por frascos com agitação ou aerossóis, são úteis apenas para lesões dos pés, da virilha e áreas intertriginosas semelhantes. Com poucas exceções, a administração tópica de agentes antifúngicos geralmente não é bem-sucedida para micoses das unhas (onicomicose) e cabelo (*tinea capitis*) e não deve ser utilizada para o tratamento de micoses subcutâneas, como esporotricose e cromoblastomicose. Independentemente da formulação, a penetração dos agentes tópicos nas lesões hiperceratóticas é, com frequência, precária. A remoção da queratina espessa infectada é geralmente uma terapia adjuvante útil.

Imidazóis e triazóis tópicos

Os imidazóis e triazóis são classes de fármacos intimamente relacionadas que são agentes antifúngicos sintéticos utilizados tanto de forma tópica quanto sistêmica. As indicações para uso tópico incluem as dermatofitoses, a *tinea versicolor* e a candidíase mucocutânea. A resistência aos imidazóis ou triazóis é rara entre os fungos que causam micose. A escolha de um desses agentes para uso tópico deve basear-se em custo e disponibilidade, porque o teste de sensibilidade aos fungos *in vitro* não se correlaciona com as respostas clínicas. O mecanismo de ação dos antifúngicos azólicos foi discutido anteriormente neste capítulo.

Modos de administração

Aplicação cutânea As preparações para uso cutâneo são efetivas para *tinea corporis*, *tinea pedis*, *tinea cruris*, *tinea versicolor* e candidíase cutânea. Devem ser aplicadas 2 vezes/dia, durante a 3 a 6 semanas. As formulações cutâneas não são adequadas para uso oral, vaginal ou ocular.

Aplicação vaginal Os cremes, os supositórios e os comprimidos vaginais para tratamento da candidíase vaginal são utilizados 1 vez/dia durante 1 a 7 dias, de preferência ao deitar para facilitar a sua retenção. Nenhum deles é útil na tricomoníase. A maior parte dos cremes vaginais é administrada em quantidades de 5 g. Três formulações vaginais – comprimidos de *clotrimazol* (que não são mais comercializados nos Estados Unidos), supositórios de *miconazol* e creme de *terconazol* – são fornecidas em preparações de alta e de baixa dose. Recomenda-se menor duração do tratamento para as doses mais altas de cada uma dessas formulações. Essas preparações são administradas durante 3 a 7 dias. Ocorre absorção de cerca de 3 a 10% da dose vaginal. Embora alguns imidazóis sejam teratogênicos em roedores, nenhum efeito adverso no feto humano foi atribuído ao uso vaginal de imidazóis ou triazóis. O efeito adverso mais comum consiste em queimação ou prurido vaginal. O parceiro sexual masculino pode apresentar irritação discreta do pênis.

Uso oral O uso oral de trociscos de *clotrimazol* é apropriadamente considerado como terapia tópica. A única indicação do trocisco com 10 mg de *clotrimazol* é a candidíase orofaríngea. A atividade antifúngica deve-se totalmente à concentração local do fármaco, não ocorre nenhum efeito sistêmico.

Agentes específicos

Clotrimazol

A absorção de *clotrimazol* é inferior a 0,5% após aplicação à pele intacta; na vagina, ela oscila entre 3 a 10%. As concentrações fungicidas permanecem na vagina por um período de até 3 dias após a sua aplicação. Nos adultos, uma dose oral de 200 mg/dia inicialmente produz concentrações plasmáticas de 0,2 a 0,35 µg/mL, seguidas de declínio progressivo.

Em uma pequena fração de pacientes, o *clotrimazol* na pele pode causar irritação cutânea, sensação de ardência, eritema, edema, vesicação, descamação, prurido ou urticária. Quando aplicado na vagina, cerca de 1,6% das pacientes apresentam sensação de queimação leve. Em casos raros, cãibras abdominais inferiores, um ligeiro aumento na frequência urinária ou erupção cutânea podem ocorrer. Ocasionalmente, o parceiro sexual de uma paciente pode sofrer irritação do pênis ou da uretra. O trocisco de *clotrimazol* oral causa irritação GI em aproximadamente 5% dos pacientes.

Usos terapêuticos. O *clotrimazol* está disponível na forma de creme, loção, pó (que não é mais comercializado nos Estados Unidos), solução de aerossol e solução a 1%; creme vaginal a 1 ou 2%; comprimidos vaginais (que não são mais comercializados nos Estados Unidos) de 100, 200 ou 500 mg; e trociscos de 10 mg. Na pele, as aplicações são feitas 2 vezes/dia. Para aplicação vaginal, os protocolos convencionais consistem em 1 comprimido de 100 mg 1 vez/dia ao deitar durante 7 dias, 1 comprimido de 200 mg/dia durante 3 dias, 1 comprimido de 500 mg administrado apenas 1 vez, ou 5 g de creme 1 vez/dia durante 3 dias (creme a 2%) ou 7 dias (creme a 1%). Para a candidíase orofaríngea, os trociscos devem ser dissolvidos lentamente na boca 5 vezes/dia durante 14 dias.

O uso de *clotrimazol* tópico cura infecções por dermatófitos em 60 a 100% dos casos. As taxas de cura na candidíase cutânea são de 80 a 100%. Na candidíase vulvovaginal, a taxa de cura é geralmente superior a 80% quando se utiliza um protocolo de 7 dias. O protocolo de 3 dias com 200 mg 1 vez/dia parece ser igualmente eficaz, assim como o tratamento em dose única (500 mg). As recidivas são comuns após todos os protocolos. O índice de cura com o uso de trociscos no tratamento da candidíase oral e faríngea pode atingir 100% no hospedeiro imunocompetente.

Econazol

O *econazol* é o derivado descloro do *miconazol*. O *econazol* penetra prontamente no estrato córneo e atinge concentrações efetivas ao nível da derme média. Aproximadamente 3% dos pacientes experimentam eritema local, ardor, picadas ou comichão. O nitrato de econazol está disponível como um creme hidrossolúvel (1%) para ser aplicado 2 vezes/dia.

Efinaconazol

O *efinaconazol* é um derivado da azoleamina com excelente atividade *in vitro* contra *T. rubrum* e *T. mentagrophytes*. Ele está disponível como uma solução tópica a 10% para o tratamento da onicomicose.

Miconazol

O *miconazol* penetra prontamente no estrato córneo da pele e persiste por mais de 4 dias após a aplicação. Os efeitos adversos da aplicação tópica na vagina incluem sensação de queimação, comichão ou irritação em cerca de 7% das pacientes, bem como cólicas pélvicas infrequentes (0,2%), cefaleia, urticária ou erupção cutânea. A irritação, a queimação e a maceração são raras após aplicação cutânea. O *miconazol* é considerado seguro para uso durante a gravidez, embora alguns especialistas defendam evitar o uso vaginal durante o primeiro trimestre.

Usos terapêuticos O nitrato de *miconazol* está disponível sob a forma de creme a 2%, pomada, loção, pó, gel, aerossol em pó e solução de aerossol. Para evitar a maceração, apenas a loção deve ser aplicada nas áreas intertriginosas. O *miconazol* está disponível como um creme vaginal de 2 e 4% e como supositórios vaginais de 100, 200 ou 1.200 mg a serem aplicados na vagina na hora de dormir durante 7, 3 ou 1 dia, respectivamente.

No tratamento de *tinea pedis*, *tinea cruris* e *tinea versicolor*, a taxa de cura é superior a 90%. No tratamento da candidíase vulvovaginal, a taxa de cura micológica ao final de 1 mês é de aproximadamente 80 a 95%. Algumas vezes, o prurido é aliviado após uma única aplicação. Algumas infecções vaginais causadas por *C. glabrata* também respondem a esse fármaco.

Luliconazol

O *luliconazol* está disponível como um creme a 1% e é eficaz para o tratamento tópico de *tinea pedis* interdigital, *tinea cruris* e *tinea corporis* causadas por organismos suscetíveis. Ele deve ser aplicado na área afetada 1 vez/dia durante 2 semanas.

Terconazol e butoconazol

O *terconazol* é um triazol cetal. O supositório vaginal de 80 mg é introduzido ao deitar durante 3 dias; o creme vaginal a 0,4% é utilizado por 7 dias, e o creme a 0,8%, durante 3 dias. A eficácia clínica e a aceitação da paciente a ambas as preparações são pelo menos tão boas quanto as do *clotrimazol* em pacientes com candidíase vaginal.

O *butoconazol* é um imidazol que é farmacologicamente comparável ao *clotrimazol*. O nitrato de butoconazol está disponível como creme vaginal a 2%; é usado na hora de dormir em mulheres não grávidas. Devido à resposta mais lenta durante a gravidez, recomenda-se um protocolo de 6 dias (durante o segundo e terceiro trimestres).

Tioconazol

O tioconazol é um imidazol comercializado para o tratamento da vulvovaginite por *Candida*. Uma única dose de 4,6 g da pomada (300 mg do fármaco) é administrada ao deitar.

Oxiconazol, sulconazol e sertaconazol

Os derivados de imidazol *oxiconazol*, *sulconazol* e *sertaconazol* são utilizados para o tratamento tópico de infecções causadas pelos dermatófitos patogênicos comuns. O nitrato de *oxicazazol* está disponível como creme e loção a 1%; o nitrato de *sulconazol* é fornecido como creme ou solução a 1%. O *sertaconazol* é um creme a 2% comercializado para *tinea pedis*.

Cetoconazol

O imidazol *cetoconazol* está disponível como um creme, espuma, gel e xampu a 0,5% para infecções cutâneas dermatófitas comuns, para *tinea versicolor* e para dermatite seborreica.

Agentes antifúngicos estruturalmente diversos

Ciclopirox olamina

A *ciclopirox olamina* apresenta uma atividade antifúngica de amplo espectro. É fungicida para *C. albicans*, *E. floccosum*, *M. canis*, *T. mentagrophytes* e *T. rubrum*. Inibe também o crescimento de *Malassezia furfur*. *Ciclopirox* parece quelar cátions metálicos trivalentes e, dessa forma, inibir as enzimas dependentes de metais necessárias para a degradação de peróxidos no interior da célula fúngica (Subissi et al., 2010). Após aplicação na pele, ela penetra na epiderme e atinge a derme, mas, mesmo sob oclusão, menos de 1,5% do fármaco é absorvido na circulação sistêmica. Além disso, como a $t_{1/2}$ é de 1,7 hora, não ocorre acúmulo sistêmico. O fármaco penetra nos folículos pilosos e nas glândulas sebáceas. Algumas vezes, pode causar hipersensibilidade. Está disponível na forma de creme, gel, suspensão e loção a 0,77% para tratamento da candidíase cutânea e para as *tinea corporis, cruris, pedis* e *versicolor*. Um esmalte de unhas a 8% está disponível para o tratamento da onicomicose. As taxas de cura nas dermatomicoses e nas infecções por *Candida* são de 81 a 94%. Não foi observada nenhuma toxicidade tópica.

Ciclopirox em gel a 0,77% e xampu a 1% também são usados para o tratamento da dermatite seborreica do couro cabeludo. Uma solução tópica a 8% é um tratamento efetivo da onicomicose branca superficial leve a moderada.

Haloprogina

A haloprogina é um éter fenólico halogenado. Ela é fungicida para várias espécies de *Epidermophyton*, *Pityrosporum*, *Microsporum*, *Trichophyton* e *Candida*. Durante o tratamento com esse fármaco, verifica-se a ocorrência ocasional de irritação, prurido, sensação de queimação, vesiculação, maceração aumentada e "sensibilização" (ou exacerbação da lesão), particularmente no pé, quando são utilizadas meias ou calçados fechados. A *haloprogina* é fracamente absorvida pela pele; é metabolizada a triclorofenol no paciente. No entanto, a toxicidade sistêmica da aplicação tópica parece ser baixa. O creme ou solução de haloprogina é aplicado 2 vezes/dia durante 2 a 4 semanas. O fármaco é utilizado principalmente contra a *tinea pedis*, com taxa de cura em torno de 80%; por conseguinte, sua eficácia é aproximadamente igual a do *tolnaftato*. A *haloprogina* também é utilizada contra a *tinea cruris, corporis, manuum* e *versicolor*. A *haloprogina* não está mais disponível nos Estados Unidos.

Tolnaftato

O *tolnaftato* é um tiocarbamato eficaz no tratamento da maioria das micoses cutâneas causadas por *T. rubrum*, *T. mentagrophytes*, *Trichophyton tonsurans*, *E. floccosum*, *M. canis*, *M. audouinii*, *Microsporum gypseum* e *M. furfur*, porém é ineficaz contra *Candida*. Na *tinea pedis*, a taxa de cura é de cerca de 80%, em comparação com cerca de 95% para o *miconazol*. O *tolnaftato* está disponível em uma concentração de 1% como um creme, gel, pó, aerossol, solução tópica ou um líquido de aerossol tópico. As preparações são aplicadas no local 2 vezes/dia. O prurido geralmente é aliviado em 24 a 72 horas. A involução das lesões interdigitais causadas por fungos suscetíveis é muitas vezes completa em 7 a 21 dias. Reações tóxicas ou alérgicas ao *tolnaftato* não foram relatadas.

Naftifina

A *naftifina* é uma alilamina sintética que inibe a esqualeno-2,3-epoxidase, uma enzima-chave na biossíntese fúngica do ergosterol. O fármaco possui atividade fungicida de amplo espectro *in vitro*. O cloridrato de *naftifina* está disponível como um creme ou gel a 1%. A *naftifina* é eficaz no tratamento tópico da *tinea cruris* e de *tinea corporis*; recomenda-se uma aplicação 2 vezes/dia. O fármaco é bem tolerado, embora se tenha relatado a ocorrência de irritação local em 3% dos pacientes tratados e dermatite de contato alérgica. A *naftifina* também pode ser eficaz no tratamento da candidíase cutânea e da *tinea versicolor*, embora ainda não esteja aprovada para esses usos.

Terbinafina

Como a *naftifina*, a *terbinafina* é uma alilamina que tem como alvo a biossíntese de ergosterol. A *terbinafina* a 1% em creme ou *spray* aplicada 2 vezes/dia é eficaz para *tinea corporis*, *tinea cruris* e *tinea pedis*. A *terbinafina* é menos ativa contra espécies de *Candida* e *Malassezia furfur*, porém o creme também pode ser utilizado na candidíase cutânea e na *tinea versicolor*.

Butenafina

O *cloridrato de butenafina* é um derivado de benzilamina com um mecanismo de ação semelhante ao da terbinafina e *naftifina*. Seu espectro de atividade antifúngica e uso são também semelhantes aos das alilaminas.

Tavaborol

O *tavaborol* é um antifúngico de oxaborol indicado para o tratamento da onicomicose das unhas dos pés. O fármaco inibe a leucil-tRNA-sintetase fúngica, inibindo assim a síntese proteica e, em última análise, causando a morte celular fúngica.

Nistatina

A *nistatina*, um macrolídeo tetraênico produzido por *Streptomyces noursei*, é estruturalmente semelhante à *anfotericina B* e atua pelo mesmo mecanismo. O fármaco não é absorvido pelo trato GI, pela pele ou pela vagina. A *nistatina* é útil apenas para candidíase e é fornecida em preparações destinadas à administração cutânea, vaginal ou oral para esse fim. As preparações vaginais não são mais comercializadas nos Estados Unidos. As infecções das unhas e as lesões cutâneas hiperceratinizadas ou crostosas não respondem ao fármaco. Os pós são preferidos para lesões úmidas, como a erupção cutânea, e são aplicados 2 a 3 vezes/dia. Os cremes ou as pomadas são utilizados 2 vezes/dia. Dispõe-se também de combinações de *nistatina* com corticosteroides.

Reações alérgicas à *nistatina* são raras. Embora os comprimidos vaginais de *nistatina* sejam bem tolerados, os imidazóis ou triazóis são agentes mais eficazes para o tratamento da candidíase vaginal. A suspensão de *nistatina* é de modo geral eficaz para a candidíase oral do hospedeiro imunocompetente e é amplamente utilizada em neonatos e lactentes para aftas bucais. Deve-se instruir os pacientes a fazerem bochechos com o fármaco e, em seguida, degluti-lo, ou o paciente poderá expectorar o líquido amargo e não tratar a mucosa infectada na parte posterior da faringe ou do esôfago. Além do gosto amargo e das queixas ocasionais de náuseas, os efeitos adversos são incomuns.

Ácido undecilênico

O *ácido undecilênico* é o ácido 10-undecenoico, um composto insaturado de 11 átomos de carbono. É principalmente fungistático, embora se possa observar uma atividade fungicida com exposição prolongada a altas concentrações do agente. O fármaco mostra-se ativo contra uma variedade de fungos, incluindo os que causam dermatofitoses. O *ácido undecilênico* está disponível em um creme, pó, aerossol, sabão e líquido. O *undecilenato de zinco* é comercializado em combinação com outros ingredientes. O zinco proporciona uma ação adstringente, que ajuda na supressão da inflamação. A pomada composta contém tanto o *ácido undecilênico* (cerca de 5%) quanto *undecilenato de zinco* (cerca de 20%). O undecilenato *de cálcio* está disponível sob a forma de pó.

As preparações de *ácido undecilênico* são utilizadas no tratamento de diversas dermatomicoses, particularmente a *tinea pedis*. Podem-se aplicar à pele concentrações do ácido de até 10%, bem como as do ácido e sal na pomada composta. Essas preparações geralmente não são irritantes para os tecidos, e a suscetibilidade a eles é incomum. Esse agente retarda o crescimento de fungos na *tinea pedis*, mas a infecção com frequência persiste apesar do tratamento intensivo com preparações do ácido e do sal de zinco. Na melhor das hipóteses, a taxa de "cura" clínica é em torno de 50%, sendo, portanto, muito menor que a obtida com os imidazóis, *haloprogina* ou *tolnaftato*. A eficácia no tratamento da *tinea capitis* é marginal, de modo que o fármaco não é mais utilizado para esse propósito. As preparações de *ácido undecilênico* também foram aprovadas para uso no tratamento da dermatite das fraldas, *tinea cruris* e outras afecções dermatológicas de menor gravidade.

Ácidos benzoico e salicílico

Uma pomada contendo os *ácidos benzoico* e *salicílico* em uma proporção de 2:1 (geralmente 6 e 3%) é conhecida como pomada de Whitfield. Ela combina a ação fungistática do benzoato com a ação ceratolítica do salicilato e é usada principalmente no tratamento de *tinea pedis*. Como o *ácido benzoico* é apenas fungistático, a erradicação da infecção só ocorre após a eliminação do extrato córneo infectado, sendo necessário o uso contínuo da medicação por várias semanas a meses. O *ácido salicílico* acelera a descamação. A pomada também é utilizada algumas vezes no tratamento da *tinea capitis*. Pode ocorrer uma leve irritação no local de aplicação.

RESUMO: Agentes antifúngicos

Fármacos	Usos terapêuticos	Farmacologia clínica e dicas
Polienos: interagem com o ergosterol na membrana celular fúngica		
Anfotericina B desoxicolato (C-AMB)	• Candidíase e aspergilose invasivas • Blastomicose • Histoplasmose • Coccidioidomicose • Criptococose • Mucormicose • Esporotricose • Terapia empírica no hospedeiro imunocomprometido	• Associada a nefrotoxicidade significativa, incluindo azotemia, acidose tubular renal e anemia normocítica hipocrômica • Associada a reações agudas, incluindo febre relacionada à infusão e calafrios • A C-AMB é mais tolerada por neonatos prematuros do que por crianças pequenas e adultos
Dispersão coloidal de anfotericina B (ABCD) (não disponível nos Estados Unidos) Anfotericina B lipossomal (L-AMB) Complexo lipídico de anfotericina B (ABLC)		• Todas as três formulações lipídicas de anfotericina B são menos nefrotóxicas que a C-AMB • Reações relacionadas com a infusão são maiores com ABCD e menores com L-AMB
Pirimidinas: interrompem a síntese de RNA e DNA fúngico		
Flucitosina	• Criptococose (com anfotericina B ou fluconazol)	• Tem ampla atividade, porém o surgimento da resistência limita a utilidade como terapia com agente único • ↓ Dosagem em pacientes com ↓ da função renal • Toxicidade mais frequente em pacientes com Aids ou azotemia • Pode deprimir a medula óssea → leucopenia e trombocitopenia
Imidazóis e triazóis: inibem a biossíntese do ergosterol		
Cetoconazol	• Substituído pelo itraconazol para administração oral • Uso tópico para *tinea versicolor*, dermatite seborreica, dermatófitos comuns	• Substrato de referência e inibidor potente da CYP3A4 • Pode causar vermelhidão na área de aplicação tópica • Dispõe-se de preparações tópicas de venda livre • O uso oral pode causar hepatotoxicidade e insuficiência suprarrenal • Nos Estados Unidos, apenas preparações orais estão disponíveis com restrições
Itraconazol	• Aspergilose invasiva • Blastomicose • Coccidioidomicose • Histoplasmose • Pseudalesqueríase; esporotricose • Micoses; onicomicose	• Substrato e potente inibidor da CYP3A4 • Hepatotóxico • Contraindicado na gravidez e em mulheres que pretendem engravidar • Monitoramento terapêutico útil, particularmente em pacientes pediátricos
Fluconazol	• Candidíase invasiva • Criptococose • Candidíase orofaríngea • Coccidioidomicose • Profilaxia e tratamento empírico no hospedeiro imunocomprometido	• As concentrações plasmáticas são essencialmente as mesmas se o fármaco for administrado por via oral ou intravenosa • Concentrações no LCS = 50-90% da C_p • Inibidores de CYP3A4 e CYP2C9 • Contraindicado durante a gravidez
Voriconazol	• Aspergilose invasiva • Candidíase invasiva • Pseudalesqueríase • Fusariose	• Biodisponibilidade oral de 96% • Monitorar C_p; níveis séricos de 1-5 mg/L maximizam a eficácia e minimizam a toxicidade • Metabolizado por e inibe as CYP (2C19 > 2C9 > 3A4) • Pode prolongar o intervalo QTc • Alucinações transitórias visuais ou auditivas são frequentes após a primeira dose • Contraindicado durante a gravidez

(continua)

RESUMO: Agentes antifúngicos (continuação)

Fármacos	Usos terapêuticos	Farmacologia clínica e dicas
Imidazóis e triazóis: inibem a biossíntese do ergosterol (continuação)		
Posaconazol	• Candidíase orofaríngea • Mucormicose • Profilaxia no hospedeiro imunocomprometido contra aspergilose e candidíase	• Biodisponibilidade oral aumentada pelo alimento • Fármacos que ↓ o ácido gástrico ↓ a exposição ao posaconazol • Inibe a CYP3A4 • Pode prolongar o intervalo QTc • Efeitos adversos: cefaleia e distúrbios GI
Isavuconazol (profármaco isavuconazônio)	• Aspergilose invasiva • Mucormicose	• Biodisponibilidade oral de 98% • Substrato e inibidor de CYP3A4 • Não parece prolongar o QTc
Equinocandinas: inibem a síntese do 1,3-β-D-glicano na parede celular fúngica		
Caspofungina	• Candidíase invasiva • Terapia de resgate para aspergilose • Terapia empírica no hospedeiro imunocomprometido	• ↓ Dose na insuficiência hepática moderada
Micafungina	• Candidíase invasiva • Profilaxia no hospedeiro imunocomprometido	• A redução da dose de micafungina na insuficiência hepática moderada não é necessária
Anidulafungina	• Candidíase invasiva	• Não é necessário o ajuste da dose na insuficiência renal ou hepática
Griseofulvina: inibe a função dos microtúbulos, interrompe a montagem do fuso mitótico		
Griseofulvina	• Micoses • Onicomicoses	• A absorção é reduzida por barbitúricos • Induz as CYP hepáticas
Alilaminas: inibem a esqualeno-epoxidase fúngica e reduzem a biossíntese do ergosterol		
Terbinafina	• Micoses • Onicomicoses	• Biodisponibilidade é de cerca de 40% devido ao metabolismo de primeira passagem no fígado • O fármaco se acumula na pele, unhas e gordura • A $t_{1/2}$ inicial é de cerca de 12 h, porém aumenta para 200-400 h no estado de equilíbrio
Agentes ativos contra microsporídios e *Pneumocystis*		
Albendazol	• Infecção por microsporídios	• Anti-helmíntico • Inibidor da polimerização da α-tubulina
Fumagilina	• Infecção por microsporídios	• Usada em indivíduos imunocomprometidos com microsporidiose intestinal devido ao *Enterocytozoon bieneusi* que não responde ao albendazol • Não aprovada para uso humano nos Estados Unidos
Sulfametoxazol-trimetoprima	• Pneumonia por *Pneumocystis jirovecii*	• Ver Capítulo 57
Pentamidina	• Pneumonia por *Pneumocystis jirovecii*	• Uso profilático para prevenir a PPJ em indivíduos em risco que não podem tolerar sulfametoxazol/trimetoprima
Agentes antifúngicos tópicos		
Imidazóis e triazóis Clotrimazol, miconazol, cetoconazol, etc.	• Dermatofitose (micose), candidíase, *tinea versicolor*, tricosporose, *tinea nigra* e ceratite fúngica	• Disponível para aplicação cutânea como cremes ou soluções • Alguns estão disponíveis como cremes ou supositórios vaginais ou como trociscos orais
Tavaborol	• Onicomicose das unhas dos pés devido a *T. rubrum* ou *T. mentagrophytes*	• Aplicar diariamente por 48 semanas

Referências

Anane S, Attouchi H. Microsporidiosis: epidemiology, clinical data and therapy. *Gastroenterol Clin Biol*, **2010**, *34*:450–464.

Anderson TM, et al. Amphotericin forms an extramembranous and fungicidal sterol sponge. *Nat Chem Biol*, **2014**, *10*:400–406.

Barrett JP, et al. A systematic review of the antifungal effectiveness and tolerability of amphotericin B formulations. *Clin Ther*, **2003**, *25*:1295–1320.

Bennett JE. Echinocandins for candidemia in adults without neutropenia. *N Engl J Med*, **2006**, *355*:1154–1159.

Berkow EL, et al. Detection of TR(34)/L98H CYP51A mutation through passive surveillance for azole-resistant *Aspergillus fumigatus* in the United States from 2015 to 2017. *Antimicrob Agents Chemother*, **2018**, *62*:e02240-17.

Boswell GW, et al. AmBisome (liposomal amphotericin B): a comparative review. *J Clin Pharmacol*, **1998**, *38*:583–592.

Bowden R, et al. A double-blind, randomized, controlled trial of amphotericin B colloidal dispersion versus amphotericin B for treatment of invasive aspergillosis in immunocompromised patients. *Clin Infect Dis*, **2002**, *35*:359–366.

Brown GD, et al. Hidden killers: human fungal infections. *Sci Transl Med*, **2012**, *4*:165rv13.

Carlson MA, Condon RE. Nephrotoxicity of amphotericin B. *J Am Coll Surg*, **1994**, *179*:361–381.

Centers for Disease Control and Prevention. *Candida auris*: antifungal susceptibility testing and interpretation. **2020**. Available at: https://www.cdc.gov/fungal/candida-auris/c-auris-antifungal.html. Accessed January 17, 2022.

Cornely OA, et al. Global guideline for the diagnosis and management of mucormycosis: an initiative of the European Confederation of Medical Mycology in cooperation with the Mycoses Study Group Education and Research Consortium. *Lancet Infect Dis*, **2019**, *19*:e405–421.

Courtney R, et al. Effect of food on the relative bioavailability of posaconazole in healthy adults. *Br J Clin Pharmacol*, **2003**, *57*:218–222.

Day JN, et al. Combination antifungal therapy for cryptococcal meningitis. *N Engl J Med*, **2013**, *368*:1291–1302.

Didier ES, et al. Therapeutic strategies for human microsporidia infections. *Expert Rev Anti Infect Ther*, **2005**, *3*:419–434.

Diri R, et al. Retrospective review of intravenous pentamidine for *Pneumocystis* pneumonia prophylaxis in allogeneic hematopoietic stem cell transplantation. *Transpl Infect Dis*, **2016**, *18*:63–69.

Dodgson AR, et al. Clade-specific flucytosine resistance is due to a single nucleotide change in the *FUR1* gene of *Candida albicans*. *Antimicrob Agents Chemother*, **2004**, *48*:2223–2227.

Downes KJ, et al. Administration and dosing of systemic antifungal agents in pediatric patients. *Paediatr Drugs*, **2020**, *22*:165–188.

Evans EG, Sigurgeirsson B. Double blind, randomised study of continuous terbinafine compared with intermittent itraconazole in treatment of toenail onychomycosis. The LION Study Group. *BMJ*, **1999**, *318*:1031–1035.

Field AS, Milner DA. Intestinal microsporidiosis. *Clin Lab Med*, **2015**, *35*:445–459.

Frampton JE, Scott LJ. Posaconazole. A review of its use in the prophylaxis of invasive fungal infections. *Drugs*, **2008**, *68*:993–1016.

Fritz JM, et al. Micafungin for the prophylaxis and treatment of *Candida* infections. *Expert Rev Anti Infect Ther*, **2008**, *6*:153–162.

Galgiani JN, et al. 2016 Infectious Disease Society of America (IDSA) clinical practice guideline for the treatment of coccidioidomycosis. *Clin Infect Dis*, **2016**, *63*:e112.

Geber A, et al. Deletion of the *Candida glabrata ERG3* and *ERG11* genes: effect on cell viability, cell growth, sterol composition, and antifungal susceptibility. *Antimicrob Agents Chemother*, **1995**, *39*:2708–2717.

Gilroy SA, Bennett NJ. *Pneumocystis* pneumonia. *Semin Respir Crit Care Med*, **2011**, *32*:775–782.

Guarascio AJ, Slain D. Review of the new delayed-release oral tablet and intravenous dosage forms of posaconazole. *Pharmacotherapy*, **2015**, *35*:208–219.

Hamill RJ. Amphotericin B formulations: a comparative review of efficacy and toxicity. *Drugs*, **2013**, *73*:919–934.

Herbrecht R, et al. Voriconazole versus amphotericin B for primary therapy of invasive aspergillosis. *N Engl J Med*, **2002**, *347*:408–415.

Hull CM, et al. Facultative sterol uptake in an ergosterol-deficient clinical isolate of *Candida glabrata* harboring a missense mutation in *ERG11* and exhibiting cross-resistance to azoles and amphotericin B. *Antimicrob Agents Chemother*, **2012**, *56*:4223–4232.

Johnson MD, Perfect JR. Caspofungin: first approved agent in a new class of antifungals. *Expert Opin Pharmacother*, **2003**, *4*:807–823.

Kanafani ZA, Perfect JR. Resistance to antifungal agents: mechanisms and clinical impact. *Clin Infect Dis*, **2008**, *46*:120–128.

Keating G, Figgitt D. Caspofungin: a review of its use in oesophageal candidiasis, invasive candidiasis and invasive aspergillosis. *Drugs*, **2003**, *63*:2235–2263.

Kim R, et al. A comparative evaluation of properties and clinical efficacy of the echinocandins. *Expert Opin Pharmacother*, **2007**, *8*:1479–1492.

Krieter P, et al. Disposition of posaconazole following single-dose oral administration in healthy subjects. *Antimicrob Agents Chemother*, **2004**, *48*:3543–3551.

Krishna G, et al. Effects of oral posaconazole on the pharmacokinetics properties of oral and intravenous midazolam: a phase 1, randomized, open-label, crossover study in healthy volunteers. *Clin Ther*, **2009**, *31*:286–298.

Kullberg BJ, et al. Voriconazole versus a regimen of amphotericin B followed by fluconazole for candidaemia in non-neutropenic patients: a randomized non-inferiority trial. *Lancet*, **2005**, *366*:1435–1442.

Maertens JA, et al. Posaconazole versus voriconazole for primary treatment of invasive aspergillosis: a phase 3, randomised, controlled, non-inferiority trial. *Lancet*, **2021**, *397*:499–509.

Martel CM, et al. Identification and characterization of four azole-resistant erg3 mutants of *Candida albicans*. *Antimicrob Agents Chemother*, **2010**, *54*:4527–4533.

Medical-Letter. Drugs for parasitic infections. *Med Lett Drugs Ther*, **2013**, *11*:e1–e31.

Mølgaard-Nielsen D, et al. Use of oral fluconazole during pregnancy and the risk of birth defects. *N Engl J Med*, **2013**, *369*:830–839.

Molina JM, et al. Fumagillin treatment of intestinal microsporidiosis. *N Engl J Med*, **2002**, *346*:1963–1969.

Molloy SF, et al. Antifungal combinations for treatment of cryptococcal meningitis in Africa. *N Engl J Med*, **2018**, *378*:1004–1017.

Mora-Duarte J, et al. Comparison of caspofungin and amphotericin B for invasive candidiasis. *N Engl J Med*, **2002**, *347*:2020–2029.

Moton A, et al. Effects of oral posaconazole on the pharmacokinetics of sirolimus. *Curr Med Res Opin*, **2009**, *25*:701–707.

Neofytos D, et al. Administration of voriconazole in patients with renal dysfunction. *Clin Infect Dis*, **2012**, *54*:913–921.

Nishimoto AT, et al. Molecular and genetic basis of azole antifungal resistance in the opportunistic pathogenic fungus *Candida albicans*. *J Antimicrob Chemother*, **2020**, *75*:257–270.

Pappas PG, et al. Clinical practice guideline for the management of candidiasis: 2016 update by the Infectious Disease Society of America. *Clin Infect Dis*, **2016**, *62*:e1–e50.

Pappas PG, et al. Micafungin versus caspofungin for treatment of candidemia and other forms of invasive candidiasis. *Clin Infect Dis*, **2007**, *45*:883–893.

Perfect JR, et al. Clinical practice guidelines for the management of cryptococcal disease: 2010 update by the Infectious Diseases Society of America. *Clin Infect Dis*, **2010**, *50*:291–322.

Perlin DS. Echinocandin resistance in *Candida*. *Clin Infect Dis*, **2015**, *61*:S612–S617.

Reboli AC, et al. Anidulafungin versus fluconazole for invasive candidiasis. *N Engl J Med*, **2007**, *356*:2472–2482.

Rex JH, Stevens DA. Drugs active against fungi, pneumocystis, and microsporidia. In: Mandell GL, et al., eds. *Principles and Practice of Infectious Diseases*. 8th ed. Churchill Livingstone, New York, **2014**, 479–494.

Rex JH, et al. A randomized trial comparing fluconazole with amphotericin B for the treatment of candidemia in patients without neutropenia. Candidemia Study Group and the National Institute. *N Engl J Med*, **1994**, *331*:1325–1330.

Roemer T, Krysan DJ. Antifungal drug development: challenges, unmet clinical needs, and new approaches. *Cold Spring Harb Perspect Med*, **2014**, *4*:a019703.

Rogers PD, et al. Amphotericin B activation of human genes encoding for cytokines. *J Infect Dis*, **1998**, *178*:1726–1733.

Rybak JM, et al. Isavuconazole: pharmacology, pharmacodynamics and current clinical experience with a new triazole antifungal agent. *Pharmacotherapy*, **2015**, *35*:1037–1051.

Salez F, et al. Effects of itraconazole therapy in allergic bronchopulmonary aspergillosis. *Chest*, **1999**, *116*:1665–1668.

Sau K, et al. The antifungal drug amphotericin B promotes inflammatory cytokine release by a Toll-like receptor- and CD14-dependent mechanism. *J Biol Chem*, **2003**, *278*:37561–37568.

Slain D. Lipid-based amphotericin B for the treatment of fungal infections. *Pharmacotherapy*, **1999**, *19*:306–323.

Smith WJ, et al. Posaconazole's impact on prophylaxis and treatment of invasive fungal infections: an update. *Expert Rev Anti Infective Ther*, **2009**, *7*:165–181.

Steinbach WJ, et al. *In vitro* analyses, animal models, and 60 clinical cases of invasive *Aspergillus terreus* infection. *Antimicrob Agents Chemother*, **2004**, *48*:3217–3225.

Stone NR, et al. Dynamic changes in ploidy drive fluconazole resistance in human cryptococcal meningitis. *J Clin Invest*, **2019**, *129*:999–1014.

Subissi A, et al. Ciclopirox: recent nonclinical and clinical data relevant to its use as a topical antimycotic agent. *Drugs*, **2010**, *70*:2133–2152.

Szumowski SC, Troemel ER. Microsporidia-host interactions. *Curr Opin Microbiol*, **2015**, *26*:10–16.

Thornton CR. Detection of the 'Big Five' mold killers of humans: Aspergillus, Fusarium, Lomentospora, Scedosporium and Mucormycetes. *Adv Appl Microbiol*, **2020**, *110*:1–61.

Ullmann AJ, et al. Posaconazole or fluconazole for prophylaxis in severe graft-versus-host disease. *N Engl J Med*, **2007**, *356*:335–347.

Vazquez JA, Sobel JD. Anidulafungin: a novel echinocandin. *Clin Infect Dis*, **2006**, *43*:215–222.

Villanueva A, et al. A randomized double-blind study of caspofungin versus amphotericin for the treatment of candidal esophagitis. *Clin Infect Dis*, **2001**, *33*:1529–1535.

Wagner C, et al. The echinocandins: comparison of their pharmaco-kinetics, pharmacodynamics and clinical applications. *Pharmacology*, **2006**, *78*:161–177.

Walsh TJ, et al. Caspofungin versus liposomal amphotericin B for empirical antifungal therapy in patients with persistent fever and neutropenia. *N Engl J Med*, **2004**, *351*:1391–1402.

Walsh TJ, et al., for the National Institute of Allergy and Infectious Diseases Mycoses Study Group. Voriconazole compared with liposomal amphotericin B for empirical antifungal therapy in patients with neutropenia and persistent fever. *N Engl J Med*, **2002**, *346*:225–234.

White MH, et al. Randomized, double-blind clinical trial of amphotericin B colloidal dispersion vs. amphotericin B in the empirical treatment of fever and neutropenia. *Clin Infect Dis*, **1998**, *27*:296–302.

Wiederhold NP. The antifungal arsenal: alternative drugs and future targets. *Int J Antimicrob Agents*, **2018**, *51*:333–339.

Wingard JR, et al. A randomized, double-blind comparative trial evaluating the safety of liposomal amphotericin B versus amphotericin B lipid complex in the empirical treatment of febrile neutropenia. *Clin Infect Dis*, **2000**, *31*:1155–1163.

Capítulo 62

Agentes antivirais (não retrovirais)

Edward P. Acosta

REPLICAÇÃO VIRAL E ALVOS DOS FÁRMACOS

AGENTES CONTRA O HERPES-VÍRUS
- Aciclovir e valaciclovir
- Cidofovir
- Fanciclovir e penciclovir
- Ganciclovir e valganciclovir
- Letermovir
- Foscarnete
- Fomivirseno
- Docosanol
- Idoxuridina
- Trifluridina

AGENTES CONTRA A INFLUENZA
- Amantadina e rimantadina
- Oseltamivir
- Zanamivir
- Peramivir
- Baloxavir marboxila
- Interferonas

AGENTES CONTRA O *ZAIRE EBOLAVIRUS*
- Inmazeb (atoltivimabe, maftivimabe e odesivimabe) e ebanga (ansuvimabe)

NOVO CORONAVÍRUS DE 2019
- Rendesivir

A maioria dos antivirais atualmente disponíveis nos Estados Unidos foi desenvolvida e aprovada nos últimos 35 anos. Essa profusão de atividade foi impulsionada por sucessos na aprovação e no desenho racional de fármacos que começaram com o *aciclovir*, um análogo nucleosídeo contra o herpes-vírus (Elion, 1986), cuja descoberta e desenvolvimento resultaram no Prêmio Nobel em Fisiologia/Medicina de 1988 para Gertrude Elion e George Hitchings, um prêmio compartilhado com James Black (ver Cap. 43) "pela sua descoberta de importantes princípios no tratamento farmacológico". Como os vírus são microrganismos intracelulares obrigatórios e dependem do mecanismo biossintético do hospedeiro para se reproduzir, havia dúvidas sobre a possibilidade do desenvolvimento de fármacos antivirais com toxicidade seletiva, porém tais questões foram há muito dirimidas. Hoje, os vírus são alvos óbvios para a quimioterapia antimicrobiana eficaz, e está comprovado que o número de agentes disponíveis nessa categoria continuará a aumentar. De fato, o desenvolvimento recente de agentes que têm como alvo a proteína viral NS5A revolucionou o tratamento das infecções pelo vírus da hepatite B (HBV) e pelo vírus da hepatite C (HCV), e esses fármacos agora têm um capítulo exclusivo para eles, o Capítulo 63. O Capítulo 64 descreve a quimioterapia para os retrovírus. Este capítulo trata dos agentes antivirais para infecções não retrovirais diferentes da infecção por HBV e HCV.

Replicação viral e alvos dos fármacos

Os vírus são microrganismos simples que consistem em DNA ou RNA de fita simples ou dupla circundado por um envoltório proteico denominado *capsídeo*. Alguns vírus também apresentam um envelope lipídico que, da mesma forma que o capsídeo, pode conter glicoproteínas antigênicas. Agentes antivirais eficazes inibem eventos replicativos específicos do vírus ou inibem preferencialmente a síntese do ácido nucleico ou da proteína *direcionados ao vírus e não à célula hospedeira* (Tab. 62-1). Moléculas da célula hospedeira que são essenciais à replicação viral também podem proporcionar alvos para intervenção. A Figura 62-1 fornece um diagrama esquemático do ciclo replicativo de vírus de DNA e RNA típicos com os sítios dos fármacos antivirais indicados.

São vírus de DNA: os poxvírus (varíola), os herpes-vírus (varicela, herpes-zóster, herpes oral e genital), os adenovírus (conjuntivite, faringite), os hepadnavírus (HBV) e os papilomavírus (verrugas). A maioria dos vírus de DNA penetra no núcleo da célula hospedeira, onde o DNA viral é transcrito em mRNA pela polimerase da célula hospedeira; o mRNA é traduzido de modo habitual pela célula hospedeira em proteínas específicas do vírus. Os poxvírus são uma exceção: eles carregam sua própria RNA-polimerase e replicam-se no citoplasma da célula hospedeira.

Quanto aos vírus de RNA, a estratégia de replicação baseia-se em enzimas no vírion para sintetizar mRNA ou no RNA viral que passa a atuar como o seu próprio mRNA. O mRNA é traduzido em diversas proteínas virais, incluindo a RNA-polimerase, que direciona a síntese de mais mRNA viral e RNA genômico. A maioria dos vírus de RNA completa sua replicação no citoplasma da célula hospedeira, mas alguns, como o influenzavírus, são transcritos no núcleo da célula hospedeira. São exemplos de vírus de RNA: o vírus da rubéola (sarampo alemão), os rabdovírus (raiva), os picornavírus (poliomielite, meningite, resfriados, hepatite A), os arenavírus (meningite, febre de Lassa), os flavivírus (meningoencefalite do Nilo Ocidental, febre amarela, hepatite C, vírus Zika), os ortomixovírus (influenza), os paramixovírus (sarampo, caxumba) e os coronavírus (resfriados, síndrome respiratória aguda grave [SARS]). Os retrovírus são vírus de RNA que incluem o vírus da imunodeficiência humana (HIV); a quimioterapia para os retrovírus é descrita no Capítulo 64. A farmacoterapia da hepatite viral é tratada separadamente no Capítulo 63.

A Tabela 62-2 resume os fármacos atualmente aprovados para infecções não retrovirais, excluindo aqueles para hepatite viral. Suas propriedades farmacológicas serão apresentadas a seguir, classe a classe, conforme relacionado na tabela.

Agentes contra o herpes-vírus

O HSV tipo 1 causa tipicamente doenças de boca, rosto, pele, esôfago ou cérebro. O HSV-2 geralmente causa infecções de órgãos genitais, reto, pele, mãos ou meninges. Ambos causam infecções graves em recém-nascidos. Os agentes usados no tratamento do HSV atuam por vários mecanismos para inibir a replicação do DNA viral na célula hospedeira (ver Fig. 62-1 e Tab. 62-1).

Aciclovir e valaciclovir

O *aciclovir* é um análogo de nucleosídeo de guanina acíclico que não possui as posições 2′ e 3′ normalmente fornecidas pela ribose. O *valaciclovir* é o profármaco éster L-valil do *aciclovir*. O *aciclovir* é o protótipo de um grupo de agentes antivirais congêneres de nucleosídeos (ver Fig. 62-2) que são fosforilados intracelularmente por uma cinase viral e, em seguida, por

Aids: síndrome da imunodeficiência adquirida
AINE: anti-inflamatórios não esteroides
AUC: área sob a curva de tempo *versus* concentração plasmática do fármaco
CDC: Centers for Disease Control and Prevention
CL$_{Cr}$: depuração (*clearance*) da creatinina
CMV: citomegalovírus
CoV: coronavírus 2
CYP: isozima do citocromo P450
EBV: vírus Epstein-Barr
EIND: fármaco novo em investigação emergencial
EVD: doença pelo vírus Ebola
FDA: Food and Drug Administration
G-CSF: fator estimulador das colônias de granulócitos
GI: gastrintestinal
HBV: vírus da hepatite B
HCV: vírus da hepatite C
HHV-6: herpes-vírus humano 6
HIV: vírus da imunodeficiência humana
HSV: herpes-vírus simples
IFN: interferona
LCS: líquido cerebrospinal
mAb: anticorpo monoclonal
MERS: síndrome respiratória do Oriente Médio
mRNA: RNA mensageiro
OMS: Organização Mundial da Saúde
RdRp: RNA-polimerase dependente de RNA
SARS: síndrome respiratória aguda grave
TCTH: transplante de células-tronco hematopoiéticas
TK: timidina-cinase
VZV: vírus varicela-zóster

TABELA 62-1 ■ ESTÁGIOS DE REPLICAÇÃO VIRAL E POSSÍVEIS ALVOS DE AÇÃO DOS AGENTES ANTIVIRAIS

ESTÁGIO DE REPLICAÇÃO	CLASSES DE INIBIDORES SELETIVOS
Entrada na célula Fixação Penetração	Iscos de receptores solúveis, anticorpos antirreceptores, inibidores de proteínas de fusão
Desnudamento Liberação do genoma viral	Bloqueadores de canais iônicos, estabilizadores do capsídeo
Transcrição[a] Transcrição do mRNA viral Replicação do genoma viral	Inibidores da DNA-polimerase, RNA-polimerase, transcriptase reversa, helicase, primase ou integrase viral
Tradução de proteínas virais Proteínas reguladoras (iniciais) Proteínas estruturais (tardias)	Interferonas, oligonucleotídeos antissenso, ribozimas, inibidores de proteínas reguladoras
Modificações pós-traducionais Clivagem proteolítica Miristoilação, glicosilação	Inibidores de protease
Montagem de componentes do vírion	Interferonas, inibidores da montagem das proteínas virais
Liberação Brotamento, lise celular	Inibidores da neuraminidase, anticorpos antivirais, linfócitos citotóxicos

[a]Depende da estratégia específica de replicação do vírus, mas é necessária uma enzima específica do vírus como parte do processo.

enzimas das células hospedeiras para se tornarem inibidores da síntese de DNA viral. Agentes relacionados incluem o *penciclovir* e o *ganciclovir*.

Mecanismos de ação e resistência

O *aciclovir* inibe a síntese do DNA viral por meio de um mecanismo descrito na Figura 62-3. Sua seletividade de ação depende da interação com a TK e com a DNA-polimerase do HSV. A fosforilação inicial do *aciclovir* é facilitada pela TK do HSV e, portanto, ocorre apenas em células infectadas com o vírus. A afinidade do *aciclovir* pela TK do HSV é cerca de 200 vezes maior do que pela enzima de mamífero. As enzimas celulares convertem o monofosfato de *aciclovir* em trifosfato, que compete com o dGTP endógeno. O agente imunossupressor *micofenolato de mofetila* (ver Cap. 39) potencializa a atividade anti-herpes do *aciclovir* e de agentes relacionados pelo esgotamento das reservas intracelulares de dGTP. O *trifosfato de aciclovir* inibe competitivamente as DNA-polimerases virais e, em menor grau, as DNA-polimerases celulares. O *trifosfato de aciclovir* também é incorporado no DNA viral, onde atua como elemento de terminação da cadeia, devido à ausência de um grupo 3'-hidroxila. Por meio de um mecanismo denominado *inativação suicida*, o molde de DNA interrompido que contém *aciclovir* liga-se à DNA-polimerase viral, levando à sua inativação irreversível.

A resistência ao *aciclovir* no HSV pode resultar do comprometimento da produção da TK viral, da alteração da especificidade do substrato da TK (p. ex., fosforilação da timidina, porém não do *aciclovir*), ou da alteração da DNA-polimerase viral. As alterações nas enzimas virais são causadas por mutações pontuais e por inserções ou supressões de bases nos genes correspondentes. As variantes resistentes estão presentes em populações nativas de vírus e em isolados de pacientes tratados. O mecanismo de resistência mais comum em isolados clínicos de HSV é a atividade TK viral ausente ou deficiente; os mutantes da DNA-polimerase viral são raros. A resistência fenotípica é definida geralmente por concentrações inibitórias *in vitro* superiores a 2 a 3 µg/mL, que anunciam a falha da terapia em pacientes imunocomprometidos. A resistência ao *aciclovir* em isolados do vírus varicela-zóster (VZV) é causada por mutações na TK do VZV e, com menos frequência, por mutações na DNA-polimerase viral.

ADME

A biodisponibilidade oral do *aciclovir* é de aproximadamente 10 a 30% e diminui com o aumento da dose (Wagstaff et al., 1994). A eficácia de uma dose oral pode ser aumentada pela administração do profármaco *valaciclovir*. O *valaciclovir* é uma versão esterificada com maior biodisponibilidade (55-70%) do que o *aciclovir* (Steingrimsdottir et al., 2000); a desesterificação ocorre rápida e quase completamente após a administração oral. Ao contrário do *aciclovir*, o *valaciclovir* é um substrato dos transportadores peptídicos intestinais e renais. O *aciclovir* tem ampla distribuição nos líquidos corporais, incluindo líquido vesicular, humor aquoso e LCS (líquido cerebrospinal). Em comparação ao plasma, as concentrações salivares são baixas, e as concentrações na secreção vaginal variam amplamente. O *aciclovir* concentra-se no leite materno, no líquido amniótico e na placenta. Os níveis plasmáticos em recém-nascidos assemelham-se aos da mãe. A absorção percutânea do *aciclovir* após administração tópica é baixa. A excreção renal do *aciclovir* não metabolizado por filtração glomerular e secreção tubular é a principal via de eliminação do fármaco. A $t_{1/2}$ de eliminação do *aciclovir* é de aproximadamente 2,5 horas (faixa de 1,5-6 h) em adultos com função renal normal. Em neonatos, a $t_{1/2}$ de eliminação do *aciclovir* é de aproximadamente 4 horas e chega até 20 horas em pacientes anúricos.

Usos terapêuticos

O uso clínico do *aciclovir* é limitado aos herpes-vírus. O *aciclovir* é mais ativo contra o HSV-1 (faixa de concentração plasmática [C_p] efetiva do fármaco: 0,02-0,9 µg/mL), apresenta aproximadamente metade da atividade contra o HSV-2 (0,03-2,2 µg/mL), um décimo de potência contra o VZV (0,8-4,0 µg/mL) e o vírus Epstein-Barr (EBV) e menos ativo contra o citomegalovírus (CMV) (geralmente > 20 µg/mL) e o herpes-vírus humano 6 (HHV-6). Em geral, o crescimento de células de mamíferos não infectadas não é afetado por altas concentrações de aciclovir (> 50 µg/mL).

Em indivíduos imunocompetentes, os benefícios clínicos do *aciclovir* e do *valaciclovir* são maiores nas infecções por HSV iniciais do que nas recorrentes. Esses fármacos mostram-se particularmente úteis em pacientes imunocomprometidos, visto que esses indivíduos são acometidos por

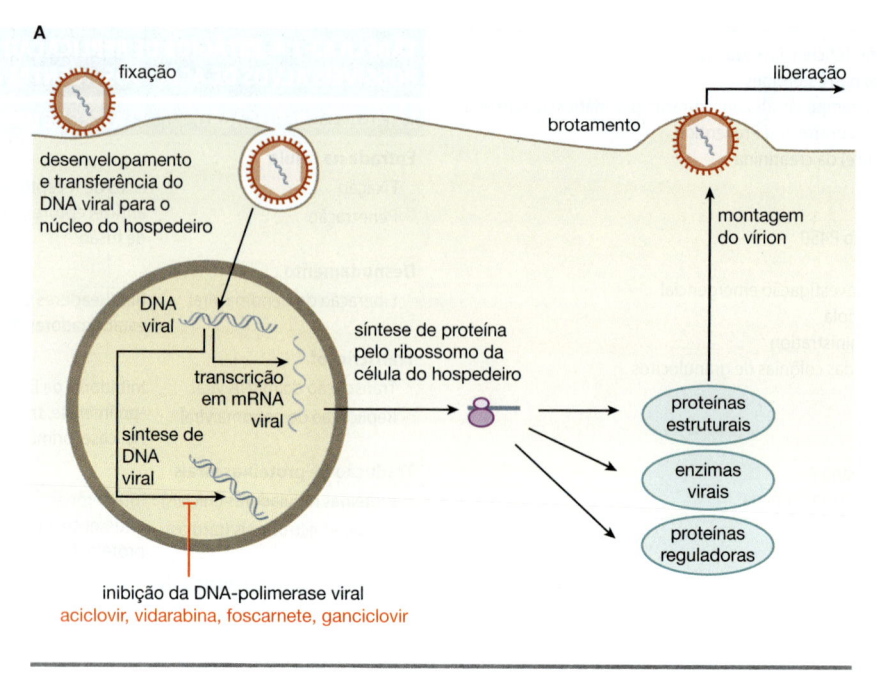

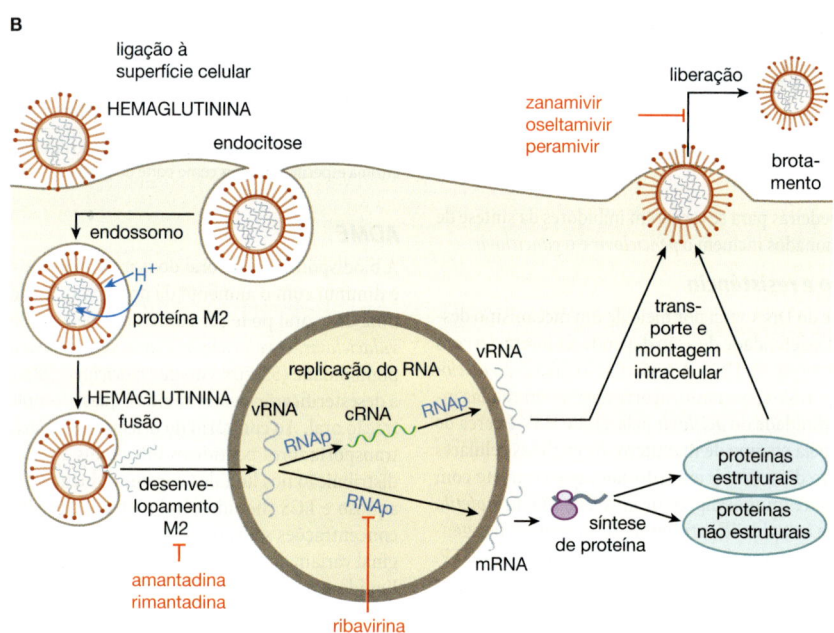

Figura 62-1 *Ciclos de replicação dos vírus de DNA (A) e de RNA (B).* Os ciclos de replicação do herpes-vírus (A) e do influenzavírus (B) são exemplos de vírus codificados por DNA e RNA, respectivamente. São também indicados os locais de ação dos agentes antivirais. O símbolo ──┤ indica bloqueio do crescimento do vírus. **A.** *Ciclos de replicação do HSV, um vírus de DNA, e os prováveis sítios de ação dos agentes antivirais.* A replicação dos herpes-vírus é um processo regulado em múltiplas etapas. Após a infecção, um pequeno número de genes iniciais imediatos são transcritos; esses genes codificam proteínas que regulam a sua própria síntese e são responsáveis pela síntese de genes iniciais envolvidos na replicação do genoma, como TK, DNA-polimerases e assim por diante. Após a replicação do DNA, a maior parte dos genes do herpes-vírus (chamados genes tardios) são expressos e codificam proteínas que são incorporadas ou ajudam na montagem de vírions progenitores. **B.** *Ciclos de replicação do influenzavírus, um vírus de RNA, e os sítios de ação para os efeitos dos agentes antivirais.* A célula de mamífero ilustrada é uma célula epitelial das vias aéreas. A proteína M2 do influenzavírus permite o influxo de íons hidrogênio no interior do vírion, o que, por sua vez, promove a dissociação dos segmentos da RNP (proteína ribonuclear) e sua liberação no citoplasma (desenvelopamento). A síntese de mRNA do influenzavírus exige um *primer* liberado do mRNA celular e usado pelo complexo da RNA-polimerase (RNAp) viral. Os inibidores da neuraminidase *zanamivir* e *oseltamivir* inibem especificamente a liberação do vírus da progênie.

infecções mais frequentes e mais graves por HSV e VZV. Como o VZV é menos sensível ao *aciclovir* do que o HSV, doses mais elevadas devem ser usadas para o tratamento de infecções por VZV. O *valaciclovir* oral é tão eficaz quanto o *aciclovir* oral nas infecções pelo HSV e mais ativo no tratamento do herpes-zóster. O *aciclovir* é terapeuticamente ineficaz nas infecções estabelecidas por CMV, porém é utilizado para profilaxia do CMV em pacientes imunocomprometidos. A leucoplasia pilosa oral relacionada com o EBV pode melhorar com o *aciclovir*. O *aciclovir* oral em associação com corticosteroides sistêmicos parece ser benéfico no tratamento da paralisia de Bell; o *valaciclovir* é ineficaz na neurite vestibular aguda.

Infecções pelo herpes-vírus simples

Nas infecções genitais iniciais pelo HSV, o aciclovir oral (200 mg 5 vezes/dia ou 400 mg 3 vezes/dia durante 7-10 dias) e o *valaciclovir* (1.000 mg 2 vezes/

TABELA 62-2 ■ NOMENCLATURA DOS AGENTES ANTIVIRAIS		
NOME GENÉRICO	OUTROS NOMES	FORMULAÇÕES DISPONÍVEIS
Agentes contra o herpes-vírus		
Aciclovir	ACV, acicloguanosina	IV, O, T, oft[a]
Cidofovir	HPMPC, CDV	IV
Fanciclovir	FCV	O
Foscarnete	PFA, fosfonoformato	IV, O[b]
Fomivirseno[b]	ISIS 2922	Intravítreo
Ganciclovir	GCV, DHPG	IV, O, intravítreo, gel oftálmico
Idoxuridina[b]	IDUR	Oft
Penciclovir	PCV	T, IV[b]
Trifluridina	TFT, trifluortimidina	Oft
Valaciclovir		O
Valganciclovir		O
Agentes contra a influenza		
Amantadina		O
Oseltamivir	GS4104	O
Peramivir	BCX 1812	IV
Rimantadina		O
Zanamivir	GC167	Inalação
Outros agentes antivirais		
Ribavirina	(ver Cap. 63)	O, inalação, IV[b]
Telbivudina[b]	(ver Cap. 63)	O
Fumarato de tenofovir desoproxila	TDF (ver Cap. 63)	O
Imiquimode		Tópico

O, oral; oft, oftálmico; IV, intravenoso; T, tópico.
[a]Disponibilidade pendente nos Estados Unidos.
[b]Não disponível nos Estados Unidos.

dia durante 7-10 dias) estão associados a reduções significativas na propagação do vírus, nos sintomas e no tempo de cura (Kimberlin e Rouse, 2004). O *aciclovir* intravenoso (5 mg/kg a cada 8 h) exerce efeitos semelhantes em pacientes hospitalizados com infecções genitais primárias graves por HSV. O uso tópico de *aciclovir* é muito menos eficaz do que a administração sistêmica. Nenhum desses protocolos reduz de forma reproduzível o risco de lesões genitais recidivantes. O *aciclovir* (200 mg 5 vezes/dia ou 400 mg 3 vezes/dia durante 5 dias, ou 800 mg 3 vezes/dia durante 2 dias) ou o *valaciclovir* (500 mg 2 vezes/dia durante 3 ou 5 dias) reduz a duração das manifestações dos episódios genitais recorrentes pelo HSV em 1 a 2 dias. O herpes genital com recidivas frequentes pode ser suprimido de forma eficaz pela administração oral crônica de *aciclovir* (400 mg 2 vezes/dia ou 200 mg 3 vezes/dia) ou de *valaciclovir* (500 mg ou, para recidivas muito frequentes, 1.000 mg 1 vez/dia). Durante o uso do fármaco, a taxa de recidivas clínicas diminui em aproximadamente 90%, e a propagação subclínica é reduzida de forma acentuada, embora não seja eliminada. A supressão do herpes genital pelo *valaciclovir* diminui o risco de transmissão da infecção a um parceiro suscetível em aproximadamente 50% no decorrer de um período de 8 meses (Corey et al., 2004). A supressão crônica pode ser útil em pacientes com recidivas incapacitantes de paroníquia herpética ou eritema multiforme relacionado ao HSV.

O *aciclovir* oral mostra-se eficaz na gengivoestomatite herpética primária (600 mg/m^2 4 vezes/dia durante 10 dias em crianças), porém proporciona um benefício clínico apenas modesto no herpes orolabial recidivante. O *valaciclovir* em alta dose e curto prazo (2 g 2 vezes durante 1 dia) diminui a duração do herpes orolabial recidivante em aproximadamente 1 dia (Elish et al., 2004). A Food and Drug Administration (FDA) aprovou uma combinação de *aciclovir/hidrocortisona* para o tratamento inicial de feridas recorrentes por herpes. O creme tópico de *aciclovir* é moderadamente eficaz nas infecções recorrentes labiais (Spruance et al., 2002) e genitais pelo HSV. A profilaxia pré-exposição com *aciclovir* (400 mg 2 vezes/dia durante 1 semana) reduz o risco global de recidiva em 73% nos pacientes com recidivas de infecção pelo HSV induzidas por exposição ao sol. O uso do *aciclovir* durante o último mês de gravidez diminui a probabilidade de propagação do vírus e a frequência de parto cesáreo em mulheres com herpes genital primário ou recorrente (Corey e Wald, 2009).

Nos pacientes imunocomprometidos com infecção mucocutânea pelo HSV, o *aciclovir* intravenoso (250 mg/m^2 a cada 8 h durante 7 dias) diminui o tempo de cura, a duração da dor e o período de eliminação viral. O *aciclovir* oral (800 mg 5 vezes/dia) e o *valaciclovir* (1.000 mg 2 vezes/dia) durante 5 a 10 dias também são eficazes. As recidivas são comuns após a interrupção da terapia e podem exigir supressão em longo prazo. Em pacientes com infecções por HSV labiais ou faciais muito localizadas, o *aciclovir* tópico pode proporcionar algum benefício. O *aciclovir* por via intravenosa pode ser benéfico na disseminação visceral do HSV em pacientes imunocomprometidos e naqueles com feridas de queimaduras infectadas pelo HSV.

A profilaxia sistêmica com *aciclovir* é altamente eficaz na prevenção de infecções mucocutâneas por HSV em pacientes soropositivos submetidos à imunossupressão. O *aciclovir* intravenoso (250 mg/m^2 a cada 8-12 h) iniciado antes do transplante e mantido durante várias semanas previne a doença por HSV em receptores de transplante de medula óssea. Para pacientes que podem tolerar medicações orais, o *aciclovir* oral (400 mg 5 vezes/dia) mostra-se eficaz, e o *aciclovir* oral administrado em longo prazo (200-400 mg 3 vezes/dia durante 6 meses) também diminui o risco de infecção por VZV (Steer et al., 2000). Na encefalite por HSV, o *aciclovir* (10 mg/kg a cada 8 h por um mínimo de 10 dias) reduz a mortalidade em mais de 50% e melhora o prognóstico neurológico geral em comparação com a *vidarabina*. Muitos especialistas recomendam o uso de doses mais altas (15-20 mg/kg a cada 8 h) e um tratamento prolongado (até 21 dias). O *aciclovir* intravenoso (20 mg/kg a cada 8 h durante 21 dias) é mais eficaz do que doses mais baixas nas infecções neonatais por HSV visceralmente invasivas (Kimberlin et al., 2001). Nos recém-nascidos e pacientes imunossuprimidos e, raramente, em indivíduos previamente sadios, podem ocorrer recidivas de encefalite após o uso do *aciclovir*. Ainda está sendo estudado se há benefício em manter uma supressão em longo prazo com *valaciclovir* após completar o tratamento com *aciclovir* intravenoso.

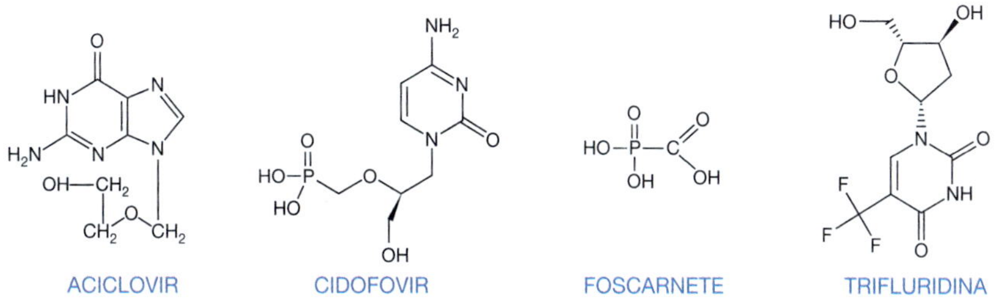

Figura 62-2 *Estruturas químicas de alguns fármacos anti-herpes.* Muitos agentes contra o herpes são congêneres de nucleosídeos que são fosforilados sequencialmente por cinases virais e do hospedeiro para se tornarem inibidores trifosfato da síntese de DNA viral (ver Fig. 62-3). O *foscarnete* é um análogo do pirofosfato que bloqueia seletivamente o sítio de ligação do pirofosfato em DNA-polimerases virais, inibindo, assim, o alongamento da cadeia.

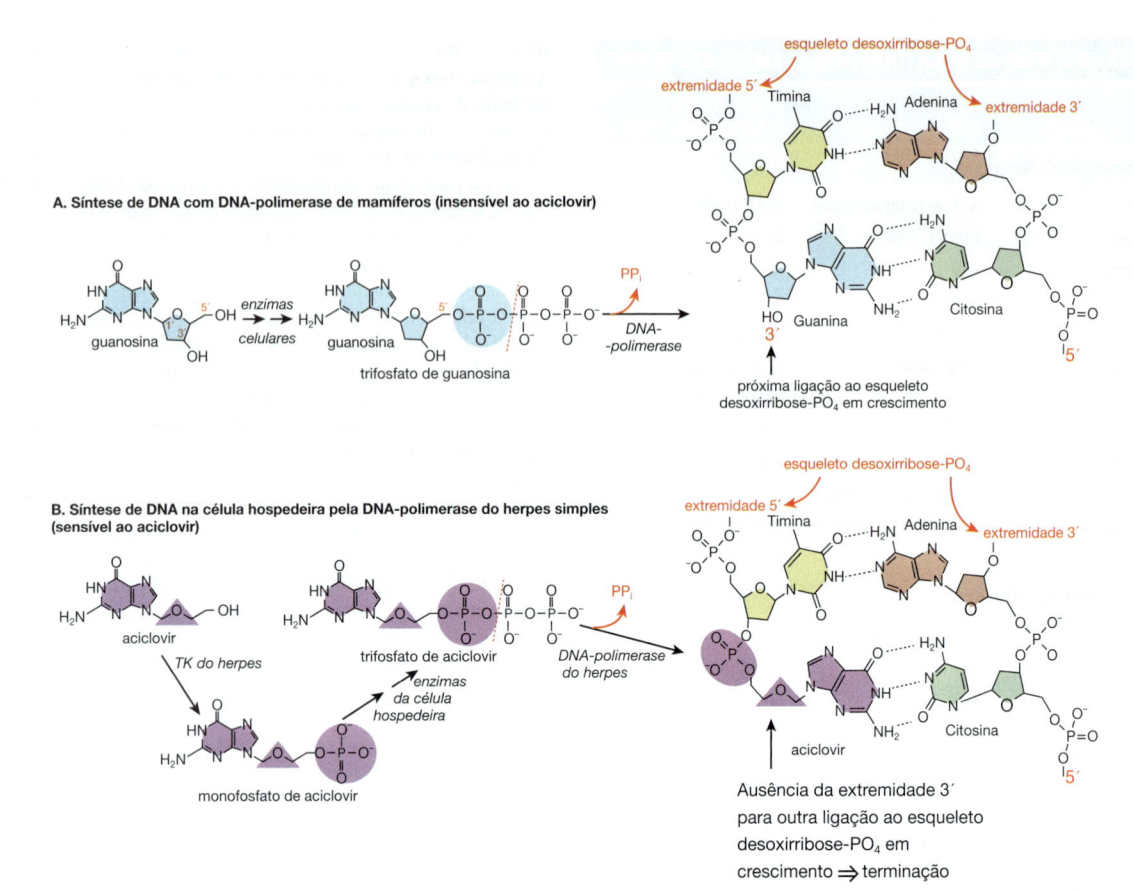

Figura 62-3 *O aciclovir inibe a síntese de DNA por meio da DNA-polimerase do HSV.* Após penetrar na membrana de uma célula hospedeira de mamífero suscetível, um vírion de HSV libera seu capsídeo, que libera o DNA viral na célula hospedeira, iniciando a síntese de DNA viral. O *aciclovir*, um análogo da guanina, inibe a DNA-polimerase viral, porém não a do mamífero. **A.** *Síntese do DNA pela DNA-polimerase de mamífero (insensível ao aciclovir).* Na presença de *aciclovir*, a síntese de DNA humano prossegue normalmente. Aqui, a DNA-polimerase de mamífero remove o pirofosfato (PP) (----) do dGTP e usa dGTP para adicionar um dGMP à extremidade 3′ de um polímero de ácido nucleico em crescimento, a base de guanina pareando com uma citosina e o 5′PO₄ do dGMP ligando-se ao grupo 3′OH na ribose da base anterior, timina. Um radical 3′OH no açúcar do dGMP adicionado está disponível para formar uma ligação 3′-5′ com o próximo nucleotídeo adicionado. **B.** *Síntese de DNA na célula hospedeira pela DNA-polimerase do HSV (sensível ao aciclovir).* O *aciclovir*, análogo da guanina, inibe a DNA-polimerase viral atuando como um substrato terminal, mas, para isso, o *aciclovir* deve ser fosforilado a *trifosfato de aciclovir*. O primeiro grupamento fosfato é adicionado pela TK do HSV, que apresenta afinidade pelo *aciclovir* cerca de 200 vezes maior que a enzima do mamífero pelo fármaco. As enzimas celulares do hospedeiro adicionam os segundo e terceiro fosfatos, produzindo *trifosfato de aciclovir*, encontrado em concentração 40 a 100 vezes maior em células infectadas com HSV do que em células não infectadas. Portanto, o *trifosfato de aciclovir* compete significativamente com o dGTP endógeno. A DNA-polimerase do HSV cliva o PP₁ (----) do *trifosfato de aciclovir* e adiciona o *monofosfato de aciclovir* à extremidade 3′ da fita de DNA em crescimento. O *aciclovir* carece de um grupamento hidroxila na posição 3′ (na verdade, ele não possui essa posição 3′), e não é possível a adição posterior ao polímero pela DNA-polimerase do HSV. Além disso, uma atividade de exonuclease viral associada à DNA-polimerase viral não consegue remover o componente de *aciclovir*. Compare as ações do aciclovir com as do *ganciclovir* e *penciclovir*, que possuem grupamentos 3′OH, e do *foscarnete*, que se liga avidamente ao sítio de clivagem de PP₁ na DNA-polimerase de HSV, impedindo a clivagem de PP₁ a partir dos trifosfatos de nucleosídeos.

Uma formulação oftálmica de *aciclovir* (disponibilidade pendente nos Estados Unidos) é pelo menos tão efetiva quanto a *vidarabina* ou a *trifluridina* tópicas na ceratoconjuntivite herpética.

A infecção por HSV resistente é rara em indivíduos imunocompetentes; entretanto, em hospedeiros imunocomprometidos, os isolados de HSV resistentes ao *aciclovir* podem causar doença mucocutânea extensa e, raramente, meningoencefalite, pneumonite ou doença visceral. O HSV resistente pode ser encontrado em 4 a 7% dos pacientes imunocomprometidos que recebem tratamento com *aciclovir*. As recorrências após a interrupção do *aciclovir* geralmente resultam de vírus sensíveis, porém podem ocorrer devido a vírus resistentes ao *aciclovir* em pacientes com síndrome da imunodeficiência adquirida (Aids). Em pacientes com doença progressiva, a terapia intravenosa com *foscarnete* é eficaz, e a *vidarabina* é considerada somente quando todas as outras terapias tenham falhado (Chilukuri e Rosen, 2003).

Efeitos adversos

Em geral, o *aciclovir* é bem tolerado. A supressão crônica do herpes genital com *aciclovir* foi efetuada com segurança durante períodos de até 10 anos. Não foi constatada nenhuma frequência excessiva de anormalidades congênitas em lactentes nascidos de mulheres expostas ao *aciclovir* durante a gravidez (Ratanajamit et al., 2003). O *aciclovir* tópico em uma base de polietilenoglicol pode causar irritação das mucosas e queimação transitória quando aplicado em lesões genitais. O *aciclovir* oral foi associado de modo infrequente a náuseas, diarreia, exantema ou cefaleia, e muito raramente a insuficiência renal ou a neurotoxicidade. O *valaciclovir* também pode estar associado a cefaleia, náuseas, diarreia, nefrotoxicidade e sintomas do SNC (sistema nervoso central), como confusão ou alucinações. Os efeitos adversos pouco frequentes incluem síndromes trombocitopênicas graves, às vezes fatais, em pacientes imunocomprometidos. O *aciclovir* foi associado à ocorrência de neutropenia em recém-nascidos. A insuficiência renal e os efeitos adversos no SNC são as principais toxicidades que limitam a dose do *aciclovir* por via intravenosa. Em geral, a nefrotoxicidade desaparece com a interrupção do fármaco e a expansão do volume. A hemodiálise pode ser útil nos casos graves. Podem ocorrer sonolência grave e letargia com o uso de combinações de *zidovudina* (ver Cap. 64) e *aciclovir*. A administração concomitante de *ciclosporina* e provavelmente outros agentes nefrotóxicos potencializa o risco de nefrotoxicidade. O uso de *probenecida* diminui a depuração do *aciclovir* e prolonga a $t_{1/2}$ de eliminação. O *aciclovir* pode diminuir a depuração renal de outros fármacos eliminados por secreção renal ativa, como o *metotrexato*.

Cidofovir

O *cidofovir* é um análogo do nucleotídeo citidina com atividade inibitória contra herpes-vírus humano, papilomavírus, poliomavírus, vírus da varíola e adenovírus.

Como o *cidofovir* é um fosfonato fosforilado por enzimas celulares, mas não virais, ele inibe as cepas de HSV ou VZV com deficiência ou alteração da TK resistentes ao *aciclovir*, as cepas de CMV resistentes ao *ganciclovir* com mutações em UL97 (porém não aquelas com mutações da DNA-polimerase) e algumas cepas de CMV resistentes ao *foscarnete*. O *cidofovir* inibe sinergicamente a replicação do CMV em combinação com o *ganciclovir* ou o *foscarnete*.

Mecanismos de ação e resistência

O *cidofovir* inibe a síntese de DNA viral ao retardar e, por fim, interromper o alongamento da cadeia. O *cidofovir* é metabolizado a sua forma difosfato ativa por enzimas celulares; os níveis dos metabólitos fosforilados são semelhantes nas células infectadas e não infectadas. O difosfato atua tanto como inibidor competitivo em relação ao dCTP quanto como substrato alternativo para a DNA-polimerase viral.

A resistência do CMV ao *cidofovir* deve-se às mutações na DNA-polimerase viral. Ocorre resistência de baixo nível ao *cidofovir* em até cerca de 30% dos pacientes com retinite por volta de 3 meses de tratamento. Os isolados de CMV altamente resistentes ao *ganciclovir*, que possuem mutações na DNA-polimerase e na UL97-cinase, são também resistentes ao *cidofovir*, e a terapia prévia com *ganciclovir* pode selecionar cepas com resistência ao *cidofovir*. Alguns isolados de CMV resistentes ao *foscarnete* exibem resistência cruzada ao *cidofovir*, e ocorrem variantes resistentes a três fármacos com mutações na DNA-polimerase.

ADME

O *cidofovir* apresenta biodisponibilidade oral muito baixa. Sua penetração no LCS é baixa. O gel tópico de *cidofovir* pode levar a baixas concentrações plasmáticas (< 0,5 µg/mL) em pacientes com grandes lesões mucocutâneas. Os níveis plasmáticos após a dose intravenosa declinam em um padrão bifásico, com $t_{1/2}$ terminal média de 2,6 horas. A forma ativa, o *difosfato de cidofovir*, apresenta uma $t_{1/2}$ intracelular prolongada e inibe de forma competitiva as DNA-polimerases do CMV e do HSV em concentrações de 8 a 60 vezes menores do que aquelas necessárias para inibir as DNA-polimerases humanas (Hitchcock et al., 1996), proporcionando, assim, uma medida modesta de toxicidade seletiva. Um metabólito de fosfocolina do fármaco também apresenta uma $t_{1/2}$ intracelular longa (cerca de 87 h) e pode atuar como reservatório intracelular do fármaco. A $t_{1/2}$ intracelular prolongada do *difosfato de cidofovir* permite esquemas de dosagem com longos intervalos (1 ou 2 vezes/semana). O *cidofovir* é eliminado pelo rim por filtração glomerular e secreção tubular. Mais de 90% da dose é recuperada de forma inalterada na urina. A *probenecida* bloqueia o transporte tubular do *cidofovir* e reduz a depuração renal e a nefrotoxicidade associada. A eliminação tem uma relação linear com a depuração da creatinina; a $t_{1/2}$ aumenta para 32,5 horas em pacientes submetidos à diálise peritoneal ambulatorial crônica. A hemodiálise remove mais de 50% da dose administrada.

Usos terapêuticos

O *cidofovir* intravenoso está aprovado para o tratamento da retinite por CMV em pacientes infectados pelo HIV. O *cidofovir* intravenoso tem sido usado para tratar a infecção mucocutânea por HSV resistente ao *aciclovir*, a doença por adenovírus em receptores de transplante e o molusco contagioso extenso em pacientes com HIV. As doses reduzidas sem *probenecida* podem ser benéficas na nefropatia por vírus BK em pacientes com transplante renal. O *cidofovir* em gel tópico elimina a liberação de vírus e as lesões em alguns pacientes infectados pelo HIV com infecções mucocutâneas por HSV resistentes ao *aciclovir* e tem sido usado no tratamento de verrugas anogenitais e do molusco contagioso em pacientes imunocomprometidos e de neoplasia intraepitelial cervical em mulheres. O *cidofovir* intralesional induz remissão em adultos e crianças com papilomatose respiratória.

Efeitos adversos

A nefrotoxicidade é o principal efeito adverso que limita a dose do *cidofovir* intravenoso. O uso concomitante de *probenecida* oral e a pré-hidratação com soro fisiológico reduzem o risco de toxicidade; entretanto, a *probenecida* altera a depuração renal de muitos agentes (ver Fig. 42-2), mas não do *cidofovir*. Por exemplo, a *probenecida* altera a farmacocinética da *zidovudina*, de modo que as doses de *zidovudina* devem ser reduzidas na presença de *probenecida* (assim como as doses de outros fármacos cuja secreção renal é inibida pela *probenecida*, p. ex., antibióticos β-lactâmicos, AINE, *aciclovir*, *lorazepam*, *furosemida*, *metotrexato*, *teofilina* e *rifampicina*).

Com doses de manutenção de 5 mg/kg a cada 2 semanas, até 50% dos pacientes desenvolvem proteinúria, 10 a 15% mostram uma concentração elevada de creatinina sérica e 15 a 20% desenvolvem neutropenia. Com a administração de *cidofovir* intravenoso, é comum a ocorrência de uveíte anterior que responde aos corticosteroides tópicos e de cicloplegia, enquanto a pressão intraocular baixa é infrequente. A administração do fármaco com alimento e o pré-tratamento com antieméticos, anti-histamínicos e/ou *paracetamol* podem aumentar a tolerância. O uso simultâneo de agentes nefrotóxicos é contraindicado e, antes do início do tratamento com *cidofovir*, devem decorrer pelo menos 7 dias da exposição prévia a aminoglicosídeos, *pentamidina* intravenosa, *anfotericina B*, *foscarnete*, AINE ou corante de contraste. O *cidofovir* e o *ganciclovir* por via oral em combinação são pouco tolerados nas doses integrais.

A aplicação tópica de *cidofovir* está associada a reações relacionadas com a dose no local de aplicação (p. ex., queimação, dor e prurido) em até um terço dos pacientes e, em certas ocasiões, a ulcerações. O *cidofovir* é considerado um potente carcinógeno humano. Ele pode causar infertilidade, e não há dados suficientes em humanos que estabeleçam se o fármaco representa um risco para a gravidez (antigamente, classificado como categoria C).

Fanciclovir e penciclovir

O *fanciclovir* é o profármaco diacetiléster do 6-desoxipenciclovir e carece de atividade antiviral intrínseca. O *penciclovir* é um análogo acíclico do nucleosídeo guanina. Ele assemelha-se ao *aciclovir* no seu espectro de atividade e potência contra o HSV e VZV. Também é inibitório para o HBV.

Mecanismos de ação e resistência

O *penciclovir* é um inibidor da síntese de DNA viral. Nas células infectadas por HSV ou VZV, o *penciclovir* é fosforilado inicialmente pela TK viral. O *trifosfato de penciclovir* é um inibidor competitivo da DNA-polimerase viral (ver Fig. 62-3). Embora o *trifosfato de penciclovir* apresente aproximadamente um centésimo da potência do *trifosfato de aciclovir* em relação à inibição da DNA-polimerase viral, está presente em células infectadas em concentrações muito maiores e por períodos mais prolongados. A $t_{1/2}$ intracelular prolongada do *trifosfato de penciclovir*, de 7 a 20 horas, está associada a efeitos antivirais prolongados. Em razão da presença de um grupamento 3′-hidroxila, o *penciclovir* não é um elemento obrigatório de interrupção da cadeia, porém inibe o alongamento do DNA. A resistência durante o uso clínico é baixa. Os herpes-vírus deficientes em TK e resistentes ao *aciclovir* apresentam resistência cruzada ao *penciclovir*.

ADME

O *penciclovir* oral possui baixa biodisponibilidade (< 5%). Em contrapartida, o *fanciclovir* é bem absorvido por via oral (biodisponibilidade de cerca de 75%) e é convertido rapidamente em *penciclovir* por desacetilação da cadeia lateral e oxidação do anel de purina durante e após a absorção. A presença de alimento retarda a absorção, mas não diminui a biodisponibilidade global. A $t_{1/2}$ de eliminação plasmática do *penciclovir* situa-se em torno de 2 horas, e mais de 90% do fármaco é excretado sob a forma inalterada na urina. Após administração oral de *fanciclovir*, a depuração não renal é responsável por aproximadamente 10% de cada dose, principalmente por meio de excreção fecal, enquanto o *penciclovir* (60% da dose) e seu precursor 6-desóxi (< 10% da dose) são eliminados principalmente na urina. A $t_{1/2}$ plasmática média é de 9,9 horas na insuficiência renal (depuração de creatinina [Cl_{cr}] < 30 mL/min); a hemodiálise remove eficientemente o *penciclovir*.

Usos terapêuticos

O *fanciclovir* oral, o *penciclovir* tópico e o *penciclovir* intravenoso estão aprovados para o tratamento de infecções por HSV e VZV.

O *fanciclovir* oral (250 mg 3 vezes/dia durante 7-10 dias) é tão eficaz quanto o *aciclovir* no tratamento do primeiro episódio de herpes genital (Kimberlin e Rouse, 2004). Em pacientes com HSV genital recorrente, o tratamento com *fanciclovir* iniciado pelo paciente (125 ou 250 mg 2 vezes/dia durante 5 dias) reduz o tempo de cura e os sintomas em cerca de 1 dia. O *fanciclovir* (250 mg 2 vezes/dia por até 1 ano) mostra-se eficaz na supressão da infecção genital recorrente pelo HSV, porém o uso em doses únicas diárias é menos eficaz. Doses mais elevadas (500 mg 2 vezes/dia) reduzem as recorrências de HSV em indivíduos infectados pelo HIV. O *penciclovir* intravenoso (5 mg/kg a cada 8 ou 12 h por 7 dias; não disponível nos Estados Unidos) é comparável ao *aciclovir* intravenoso no tratamento de infecções mucocutâneas pelo HSV em hospedeiros imunocomprometidos. Em indivíduos imunocompetentes com HSV orolabial recorrente, o creme de *penciclovir* tópico a 1% (aplicado a cada 2 h, enquanto acordado, por 4 dias) reduz o tempo de cura e os sintomas em cerca de 1 dia (Raborn et al., 2002).

Nos adultos imunocompetentes com herpes-zóster com ≤ 3 dias de duração, o *fanciclovir* (500 mg 3 vezes/dia durante 10 dias) é pelo menos tão eficaz quanto o aciclovir (800 mg 5 vezes/dia) para reduzir o tempo de cura e a dor associada ao zóster, particularmente em pacientes ≥ 50 anos de idade. O *fanciclovir* é comparável ao *valaciclovir* no tratamento do zóster e na redução da dor associada em idosos (Tyring et al., 2000). O *fanciclovir* (500 mg 3 vezes/dia por 7-10 dias) também é comparável ao *aciclovir* oral em altas doses no tratamento do zóster em pacientes imunocomprometidos, bem como naqueles com zóster oftálmico (Tyring et al., 2001).

O *fanciclovir* está associado a reduções relacionadas com a dose nos níveis de DNA do HBV e transaminases em pacientes com hepatite crônica por HBV, porém é menos eficaz do que a *lamivudina* (Lai et al., 2002). O *fanciclovir* também é ineficaz no tratamento das infecções por HBV resistentes à *lamivudina*, devido ao aparecimento de variantes com múltipla resistência.

Efeitos adversos

O uso oral de *fanciclovir* está associado a cefaleia, diarreia e náuseas. Foi relatada a ocorrência de urticária, exantema e alucinações ou estados confusionais (predominantemente nos idosos). O uso tópico de *penciclovir* (cerca de 1%) raramente está associado a reações locais. A tolerância do *fanciclovir* em curto prazo é comparável à do *aciclovir*. O *penciclovir* é mutagênico em altas concentrações. A administração em longo prazo (1 ano) não afeta a espermatogênese em homens. A segurança durante a gravidez não foi estabelecida.

Ganciclovir e valganciclovir

O *ganciclovir* é um análogo acíclico do nucleosídeo de guanina que apresenta estrutura semelhante ao *aciclovir*. O *valganciclovir* é o profármaco éster L-valil do *ganciclovir*. O *ganciclovir* apresenta atividade inibitória contra todos os herpes-vírus e é especialmente ativo contra o CMV.

Mecanismos de ação e resistência

O *ganciclovir* inibe a síntese de DNA viral. Ele sofre monofosforilação intracelular pela TK viral durante a infecção por HSV e por uma fosfotransferase viral codificada pelo gene *UL97* durante a infecção pelo CMV. O *difosfato de ganciclovir* e o *trifosfato de ganciclovir* são formados por enzimas do hospedeiro. Verifica-se a presença de concentrações de *trifosfato de ganciclovir* pelo menos 10 vezes maiores em células infectadas por CMV do que em células não infectadas. O trifosfato é um inibidor competitivo da incorporação de dGTP no DNA e inibe preferencialmente as DNA-polimerases virais em vez daquelas da célula hospedeira. A incorporação no DNA viral provoca, em última análise, a interrupção do alongamento da cadeia de DNA (ver Figs. 62-1A e 62-3).

O CMV pode tornar-se resistente ao *ganciclovir* por dois mecanismos: redução da fosforilação intracelular de *ganciclovir* devido às mutações na fosfotransferase viral ou mutações na DNA-polimerase viral. Variantes altamente resistentes com ambas as mutações são resistentes ao *cidofovir* e, de forma variável, ao *foscarnete*. O *ganciclovir* também é muito menos ativo contra as cepas de HSV deficientes em TK e resistentes ao *aciclovir*.

ADME

A biodisponibilidade oral do *ganciclovir* é baixa, de apenas 6 a 9% após a ingestão com alimentos. Por outro lado, as doses orais do profármaco *valganciclovir* são bem absorvidas e hidrolisadas rapidamente a *ganciclovir*; assim, o *valganciclovir* proporciona maior biodisponibilidade da fração de *ganciclovir*, cerca de 60%. O alimento aumenta ainda mais a biodisponibilidade do *valganciclovir*, em aproximadamente 25%. Após a administração intravenosa de *ganciclovir*, os níveis de líquido no vítreo são semelhantes ou superiores aos do plasma e diminuem com uma $t_{1/2}$ de 23 a 26 horas. Os implantes intraoculares de *ganciclovir* de liberação retardada proporcionam níveis vítreos de aproximadamente 4,1 µg/mL. A $t_{1/2}$ de eliminação plasmática é em torno de 2 a 4 horas. As concentrações intracelulares de *trifosfato de ganciclovir* são 10 vezes superiores às do *trifosfato de aciclovir* e diminuem muito mais lentamente, com uma $t_{1/2}$ de eliminação intracelular maior que 24 horas. Essas diferenças podem ser responsáveis, em parte, pela maior atividade anti-CMV do *ganciclovir* e fornecer a justificativa para doses diárias únicas para a supressão de infecções humanas pelo CMV. Mais de 90% do *ganciclovir* é eliminado de forma inalterada por excreção renal. A $t_{1/2}$ plasmática aumenta em pacientes com insuficiência renal grave.

Usos terapêuticos

Na retinite por CMV, o tratamento de indução inicial (5 mg/kg IV a cada 12 h por 10-21 dias) está associado a uma melhora ou estabilização em aproximadamente 85% dos pacientes (Faulds e Heel, 1990). A redução da excreção viral torna-se geralmente evidente em 1 semana, com melhora dos achados na oftalmoscopia em 2 semanas. Devido ao alto risco de recidiva, pacientes com Aids que apresentam retinite necessitam de terapia supressora com altas doses de *ganciclovir* (5 mg/kg/dia). O *ganciclovir* oral (1.000 mg 3 vezes/dia) é eficaz para supressão de retinite após tratamento intravenoso inicial, mas foi substituído na prática pelo *valganciclovir* oral. O *valganciclovir* oral (tratamento inicial com 900 mg 2 vezes/dia por 21 dias) é comparável com a posologia intravenosa para controle inicial e supressão continuada (900 mg/dia) da retinite por CMV (Schreiber et al., 2009). As injeções intravítreas de *ganciclovir* têm sido usadas em alguns pacientes, e um implante intraocular de *ganciclovir* de liberação retardada é mais efetivo do que a dosagem sistêmica para suprimir a progressão da retinite.

A terapia com *ganciclovir* (5 mg kg a cada 12 h por 14-21 dias) pode beneficiar outras síndromes de CMV em pacientes com Aids ou receptores de transplantes de órgãos sólidos (Kotton et al., 2010). O *ganciclovir* tem sido utilizado tanto na profilaxia quanto na terapia preferencial de infecções por CMV em receptores de transplante (Schreiber et al., 2009).

A formulação de gel oftálmico do *ganciclovir* é eficaz no tratamento de ceratite causada por HSV (Colin et al., 1997). O *ganciclovir* oral também diminui os níveis de DNA do HBV e os níveis de aminotransferase na infecção por HBV crônica (Hadziyannis et al., 1999), porém o fármaco não está aprovado para essa indicação.

Efeitos adversos

A mielossupressão é a principal toxicidade do *ganciclovir* que limita a sua dose. A neutropenia ocorre em cerca de 15 a 40% dos pacientes, é observada com maior frequência durante a segunda semana de tratamento e, geralmente, é reversível dentro de 1 semana após a interrupção do fármaco. Foi relatada a ocorrência de neutropenia persistente fatal. O fator estimulador de colônias de granulócitos (G-CSF) recombinante (*filgrastim*, *lenograstim*) pode ser útil no tratamento da neutropenia induzida por *ganciclovir* (ver Cap. 45). A trombocitopenia ocorre em 5 a 20% dos pacientes. A *zidovudina* e, provavelmente, outros agentes citotóxicos aumentam o risco de mielossupressão, assim como os agentes nefrotóxicos que comprometem a eliminação do *ganciclovir*. A *probenecida* e, possivelmente, o *aciclovir* reduzem a depuração renal do *ganciclovir*. O *ganciclovir* oral aumenta a absorção e as concentrações plasmáticas máximas de *didanosina* em aproximadamente 2 vezes, e as da *zidovudina*, em aproximadamente 20%. Os efeitos adversos no

SNC (5-15%) variam em gravidade desde cefaleia até alterações comportamentais a convulsões e coma. Em aproximadamente um terço dos pacientes, foi necessário interromper ou suspender prematuramente a terapia com *ganciclovir* intravenoso em consequência de toxicidade para a medula óssea ou SNC. Foi também descrita a ocorrência de flebite relacionada com a infusão, azotemia, anemia, exantema, febre, anormalidades das provas de função hepática, náuseas ou vômitos e eosinofilia. O risco do *ganciclovir* durante a gravidez não foi excluído.

Letermovir

O *letermovir* é o primeiro agente antiviral licenciado recentemente com atividade contra o CMV em mais de 20 anos. É indicado para profilaxia da infecção e da doença por CMV em adultos CMV-soropositivos receptores de transplante de células-tronco hematopoiéticas (TCTH) alogênico. O fármaco também está sendo avaliado em pacientes pediátricos submetidos a TCTH. Tendo em vista o seu perfil de eficácia e segurança, o *letermovir* está sendo avaliado para o tratamento da infecção congênita sintomática neonatal por CMV em combinação com o *ganciclovir*.

Mecanismos de ação e resistência

O *letermovir* é um novo inibidor da enzima do CMV, a DNA-terminase (UL56/UL89), que desempenha um importante papel na clivagem do DNA do CMV recém-sintetizado em genomas virais individuais. Subsequentemente, esses genomas são inseridos em procapsídeos de CMV para gerar vírions infecciosos de CMV (Goldner et al., 2011). O *letermovir* demonstrou causar inibição potente, seletiva e reversível da atividade do CMV em estudos pré-clínicos *in vitro* e eficácia contra o vírus *in vivo* (Goldner et al., 2011; Lischka et al., 2010). A CE_{50} mediana do *letermovir* contra um conjunto de isolados clínicos de CMV em cultura celular foi de 2,1 nM (faixa de 0,7-6,1 nM; FDA, 2017). Em um ensaio clínico de fase II, 7 participantes tratados com *letermovir* apresentaram falha virológica (Lischka et al., 2016). Foi constatado que todas as mutações de resistência, exceto uma, representam polimorfismos naturais que não afetam a sensibilidade ao *letermovir*. Um indivíduo do grupo que recebeu uma dose diária de 60 mg apresentou o genótipo UL56, V236M, que confere resistência *in vitro* ao *letermovir*. Em um ensaio clínico de fase III, as substituições V236M, E237G, C325W e R369T da subunidade proteica pUL56 foram detectadas em três indivíduos, o que modificou significativamente a sensibilidade (Douglas et al., 2020).

Não é provável haver resistência cruzada com fármacos fora dessa classe. O *letermovir* é totalmente ativo contra populações virais com substituições que conferem resistência aos inibidores da DNA-polimerase do CMV (*cidofovir*, *foscarnete* e *ganciclovir*). Espera-se que esses agentes sejam totalmente ativos contra populações de vírus resistentes ao *letermovir*.

ADME

A farmacocinética do *letermovir* é não linear e dependente do tempo e apresenta alterações na exposição maiores do que as proporcionais à dose. Existe uma considerável variabilidade na absorção após administração oral. O efeito final do *letermovir* na CYP3A consiste em inibição moderada, e a previsão é de que as concentrações de substratos da CYP2C8 sejam aumentadas pelo *letermovir* (Wang et al., 2019). *In vitro*, o *letermovir* inibe os transportadores de efluxo glicoproteína P, proteína associada à resistência a múltiplos fármacos 2 (MRP2), a bomba de exportação de sais biliares (BSEP), a proteína de resistência do câncer de mama (BCRP), o transportador de captação hepática OATP1B1/3 e o transportador de ânions orgânicos 3 (OAT3). Assim, pode-se esperar a ocorrência de interações medicamentosas envolvendo esses transportadores.

Usos terapêuticos

O *letermovir* é administrado na dose de 480 mg 1 vez/dia por via oral ou como infusão intravenosa durante 1 h por 100 dias após o transplante. Está disponível em comprimidos orais de 240 e 480 mg e solução de 20 mg/mL para infusão. A dose de 240 mg é para pacientes que recebem *ciclosporina* concomitante, o que duplica a exposição ao *letermovir* (avaliada como AUC [área sob a curva de tempo *versus* concentração plasmática do fármaco]), provavelmente devido à inibição dos transportadores de captação hepáticos OATP1B1/3 pela *ciclosporina*. Em um ensaio clínico de fase III conduzido em receptores de TCTH alogênico soropositivos para o CMV, o *letermovir* foi superior ao placebo na prevenção de infecção clinicamente significativa por CMV até a semana 24 após o transplante (Marty et al., 2017). Entre 495 pacientes com DNA do CMV indetectável em condição basal, 37,5% tiveram infecção clinicamente significativa por CMV e alcançaram um resultado final primário na semana 24 após o transplante, em comparação com 60,6% dos receptores de placebo ($P < 0,001$).

Efeitos adversos

Foi relatada a ocorrência de vômitos em 18,5% dos pacientes (vs. 13,5% com o placebo). Ocorreu edema em 14,5% (vs. 9,4% com o placebo) e foi observado o desenvolvimento de fibrilação ou *flutter* atrial em 4,6% (vs. 1,0% com o placebo). As taxas de eventos mielotóxicos e nefrotóxicos foram semelhantes nos grupos tratados com *letermovir* e placebo. A mortalidade por todas as causas dentro de 24 e 48 semanas após o transplante foi de 10,2 vs. 15,9% ($P = 0,03$) e 20,9 vs. 25,5% entre receptores tratados com *letermovir* vs. placebo, respectivamente. A frequência e a gravidade dos eventos adversos foram semelhantes nos dois grupos em geral.

Foscarnete

O *foscarnete* (fosfonoformato trissódico) é um análogo inorgânico do pirofosfato que é inibitório para todos os herpes-vírus e o HIV.

Mecanismos de ação e resistência

O *foscarnete* inibe a síntese do ácido nucleico viral pela interação direta com a DNA-polimerase do HSV ou com a transcriptase reversa do HIV (ver Figs. 62-1A e 62-3). O *foscarnete* bloqueia reversivelmente o sítio de ligação do pirofosfato da DNA-polimerase viral, inibindo a clivagem de pirofosfato a partir de desoxinucleotídeos trifosfatos e, desse modo, inibindo o alongamento da cadeia (desoxinucleotídeo trifosfato + DNA_n → difosfato + DNA_{n+1}). O *foscarnete* exerce efeito inibitório cerca de 100 vezes maior contra as DNA-polimerases dos herpes-vírus do que contra a DNA-polimerase α celular. Os herpes-vírus resistentes ao *foscarnete* apresentam mutações pontuais na DNA-polimerase viral.

ADME

O *foscarnete* é pouco solúvel em soluções aquosas e requer grandes volumes para administração; além disso, a biodisponibilidade oral do fármaco é baixa. Os níveis no vítreo aproximam-se daqueles observados no plasma, e os níveis no LCS correspondem, em média, a 66% daqueles no plasma no estado de equilíbrio dinâmico. Mais de 80% do *foscarnete* é excretado inalterado na urina. São necessários ajustes da dose no caso de pequenas reduções na função renal. A eliminação plasmática tem meias-vidas bimodais iniciais que totalizam 4 a 8 horas e $t_{1/2}$ de eliminação terminal prolongada de 3 a 4 dias. O sequestro do fármaco no osso, com liberação gradual, responde pelo destino de 10 a 20% de uma dose administrada. O *foscarnete* é removido de modo eficiente por hemodiálise (cerca de 50% de uma dose).

Usos terapêuticos

O *foscarnete* intravenoso mostra-se eficaz no tratamento da retinite por CMV, incluindo infecções resistentes ao *ganciclovir*, de outros tipos de infecção por CMV e das infecções por HSV e VZV resistentes ao *aciclovir*.

Na retinite por CMV em pacientes com Aids, o *foscarnete* (60 mg/kg a cada 8 h ou 90 mg/kg a cada 12 h por 14-21 dias, seguido de manutenção crônica de 90-120 mg/kg/dia em uma dose) está associado à estabilização clínica em aproximadamente 90% dos pacientes. Na retinite por CMV em pacientes com Aids, o *foscarnete* (60 mg/kg a cada 8 h ou 90 mg/kg a cada 12 h por 14-21 dias, seguido de manutenção crônica de 90-120 mg/kg/dia em uma dose) está associado à estabilização clínica em aproximadamente 90% dos pacientes. Quando utilizado como terapia preferencial da viremia por CMV em receptores de transplante de medula óssea, o *foscarnete* (60 mg/kg a cada 12 h durante 2 semanas, seguido de 90 mg/kg/dia durante 2 semanas) mostra-se tão eficaz quanto o *ganciclovir* intravenoso e provoca menos neutropenia (Reusser et al., 2002). Quando utilizado para infecções causadas por CMV, pode reduzir o risco de sarcoma de Kaposi em pacientes infectados pelo HIV. Foram também utilizadas injeções intravítreas de *foscarnete*. Nas infecções mucocutâneas por HSV resistentes ao *aciclovir*, o *foscarnete* em doses mais baixas espectro e potência antivirais semelhantes aos do *zanamivir*. O *oseltamivir* inibe os influenzavírus A resistentes à *amantadina* e à *rimantadina*, bem como algumas variantes resistentes ao *zanamivir*.

Mecanismos de ação e resistência

A neuraminidase da influenza cliva os resíduos de ácido siálico terminais e destrói os receptores reconhecidos pela hemaglutinina viral, que estão presentes na superfície celular, nos vírions da progênie e nas secreções respiratórias. Essa ação enzimática é essencial para a liberação do vírus das células infectadas. A interação do *carboxilato de oseltamivir* com a neuraminidase provoca uma alteração de configuração no sítio ativo da enzima, inibindo a sua atividade. A inibição da atividade da neuraminidase resulta em agregação viral na superfície celular e redução da disseminação do vírus no trato respiratório. As variantes de influenza selecionadas *in vitro* pela sua resistência ao *carboxilato de* oseltamivir contêm mutações de hemaglutinina ou neuraminidase. A influenza A (H1N1) sazonal tornou-se praticamente 100% resistente ao *oseltamivir* em todo o mundo (Moscona, 2009; Schirmer e Holodniy, 2009). Uma observação importante é que a nova H1N1 (nH1N1 ou influenza suína) permanece sensível ao *oseltamivir*.

ADME

A Tabela 62-3 resume diversas propriedades farmacocinéticas do *carboxilato de oseltamivir*. O *fosfato de oseltamivir* oral sofre rápida absorção e é clivado por esterases no trato GI e no fígado ao carboxilato ativo. A presença de alimento não diminui a disponibilidade do fármaco, mas reduz o risco de intolerância GI. Em animais, os níveis do fármaco no lavado broncoalveolar e, nos seres humanos, as concentrações alcançadas no líquido do ouvido médio e seios nasais são comparáveis aos níveis plasmáticos. A *probenecida* aumenta duas vezes a $t_{1/2}$ plasmática do carboxilato, indicando secreção tubular pela via aniônica. Crianças com menos de 2 anos apresentam alterações relacionadas com a idade na depuração do *carboxilato de oseltamivir* e na exposição total ao fármaco (Kimberlin et al., 2009).

Usos terapêuticos

O *oseltamivir* oral mostra-se eficaz no tratamento e na prevenção de infecções causadas pelos influenzavírus A e B. O tratamento de adultos previamente saudáveis (75 mg 2 vezes/dia durante 5 dias) ou crianças de 1 a 12 anos (dose ajustada pelo peso) com influenza aguda reduz a duração da doença em cerca de 1 a 2 dias, acelera a recuperação funcional e reduz em 40 a 50% o risco de complicações que levam ao uso de antibióticos. O tratamento reduz aproximadamente 50% do risco de hospitalização subsequente de adultos (Kaiser et al., 2003). Quando utilizado para profilaxia durante a estação típica de influenza, o *oseltamivir* (75 mg 1 vez/dia) mostra-se eficaz (cerca de 70-90%) na redução da probabilidade de influenza em adultos ativos não imunizados e em residentes de clínicas geriátricas imunizados; seu uso em curto prazo protege os contatos domiciliares contra a influenza (Schirmer e Holodniy, 2009).

Efeitos adversos

O *oseltamivir* oral está associado a náuseas, desconforto abdominal e, menos frequentemente, êmese. As queixas GI geralmente se resolvem em 1 a 2 dias, apesar da administração contínua, e são evitáveis pela administração com alimentos. Foi relatada uma frequência aumentada de cefaleia em um estudo de profilaxia em indivíduos idosos. Nem a forma fosfato nem a forma carboxilato interagem com as isozimas do citocromo P450 (CYP) *in vitro*. O *oseltamivir* não parece comprometer a fertilidade, porém a sua segurança na gravidez é incerta.

Zanamivir

O *zanamivir* é um análogo de ácido siálico que inibe de forma potente e específica as neuraminidases dos influenzavírus A e B. O *zanamivir* inibe a replicação dos influenzavírus A e B *in vitro*, incluindo cepas resistentes à *amantadina* e à *rimantadina* e diversas variantes resistentes ao *oseltamivir*.

Mecanismos de ação e resistência

O *zanamivir* inibe a neuraminidase viral e, assim, provoca agregação viral na superfície celular e reduz a propagação do vírus no trato respiratório. A seleção de vírus resistentes ao *zanamivir in vitro* está associada a mutações na hemaglutinina e/ou neuraminidase virais. As variantes de hemaglutinina exibem resistência cruzada com outros inibidores da neuraminidase. As variantes de neuraminidase contêm mutações no sítio ativo da enzima, que diminuem a ligação do *zanamivir*; todavia, as enzimas alteradas exibem uma redução de atividade ou estabilidade. Em geral, variantes resistentes ao *zanamivir* apresentam redução da infectividade em animais.

ADME

Ver Tabela 62-3 para as propriedades farmacocinéticas do *zanamivir*. A biodisponibilidade oral do *zanamivir* é inferior a 5%, e a forma comercial é administrada por inalação oral de pó seco em um carreador de lactose. O inalador comercial funciona com a respiração e exige a cooperação do paciente. Após inalação do pó seco, aproximadamente 15% é depositado no trato respiratório inferior e cerca de 80% na orofaringe. A biodisponibilidade global é de 4 a 17%.

Dependendo da cepa, o *zanamivir* inibe competitivamente a atividade da neuraminidase em concentrações de cerca de 0,2 a 3 ng/mL, porém só afeta as neuraminidases de outros patógenos e de origem mamífera em concentrações 106 vezes maiores. O *zanamivir* inibe a replicação dos influenzavírus A e B *in vitro*, incluindo cepas resistentes à *amantadina* e à *rimantadina* e diversas variantes resistentes ao *oseltamivir*. O *zanamivir* mostra-se ativo após administração tópica a modelos animais de influenza.

Usos terapêuticos

O *zanamivir* inalado mostra-se eficaz na prevenção e no tratamento das infecções pelos influenzavírus A e B. O tratamento precoce com *zanamivir* (10 mg, que são 2 inalações, 2 vezes/dia por 5 dias) da influenza febril em adultos ambulatoriais e crianças de 5 anos ou mais reduz o tempo até a resolução da doença em 1 a 3 dias e, em adultos, reduz em 40% o risco de complicações do trato respiratório inferior que requerem o uso de antibióticos. O *zanamivir* inalado 1 vez/dia é altamente protetor contra a influenza adquirida na comunidade e, quando administrado por 10 dias, protege contra a transmissão doméstica. O *zanamivir* intravenoso ($t_{1/2}$ de cerca de 1,7 h) está disponível nos Estados Unidos como fármaco novo em investigação emergencial (EIND) e na União Europeia para uso compassivo nos casos de influenza resistente e potencialmente fatal.

Efeitos adversos

Em geral, o *zanamivir* inalado por via oral é bem tolerado em adultos e crianças ambulatoriais com influenza. Foi relatada a ocorrência de sibilos e broncospasmo em alguns pacientes infectados pelo influenzavírus sem doença conhecida das vias aéreas, e ocorreram deteriorações agudas da função pulmonar, incluindo casos de desfecho fatal, em pacientes com asma ou doença obstrutiva crônica da via aérea subjacente. O *zanamivir* geralmente não é recomendado para o tratamento de pacientes com doença subjacente das vias aéreas devido ao risco de eventos adversos graves. Estudos pré-clínicos com *zanamivir* não revelaram evidências de efeitos mutagênicos, teratogênicos ou oncogênicos (o risco na gravidez não foi descartado). Até o momento, não foram relatadas interações medicamentosas de importância clínica. O *zanamivir* não diminui a resposta imune à vacina injetável contra a influenza.

Peramivir

O *peramivir* é um inibidor da neuraminidase do influenzavírus recentemente aprovado pela FDA indicado para o tratamento da influenza aguda sem complicações em pacientes com 18 anos ou mais que apresentam sintomas há não mais de 2 dias. Enquanto o *peramivir* estava em desenvolvimento clínico, a FDA autorizou seu uso de emergência para o tratamento da pandemia de influenza A/H1N1 de 2009 em certos pacientes adultos e pediátricos.

Mecanismos de ação e resistência

O *peramivir* tem um mecanismo de ação semelhante ao de outros inibidores da neuraminidase. A resistência à neuraminidase pode ocorrer como resultado de mutações pontuais nos genes da neuraminidase ou hemaglutinina ou de ambos. Estruturalmente, o *peramivir* difere de outros fármacos da classe por uma substituição que resulta em interações de múltiplos sítios de ligação, o que confere alguma atividade contra vírus de resistência cruzada. A resistência antiviral é atualmente baixa para os três inibidores de neuraminidase disponíveis entre os vírus da influenza circulantes. Esse fato será provavelmente alterado em cada estação da influenza. Em geral, há resistência cruzada entre esses agentes, e o grau de resistência cruzada depende da cepa viral e de quais mutações pontuais ocorrem.

ADME

O *peramivir* não é significativamente metabolizado em humanos. Não é substrato das CYP nem substrato ou inibidor da glicoproteína P. A meia-vida de eliminação após administração intravenosa de 600 mg em dose única é de aproximadamente 20 horas. A depuração se dá, em grande parte (90%), por excreção renal do fármaco inalterado. Observa-se um acúmulo desprezível após doses repetidas. Após uma dose de 600 mg infundida por 30 minutos, a $C_{máx}$ ao final da infusão foi de 46,8 µg/mL, e a $AUC_{0-\infty}$ foi de 102,7 µg*h/mL. A posologia deve ser ajustada em pacientes com Cl_{Cr} alterada. Deve-se administrar uma dose única de 200 mg a pacientes cuja Cl_{cr} estimada (Cockcroft-Gault) situa-se entre 30 e 49 mL/min, enquanto se administra uma dose de 100 mg para uma Cl_{Cr} de 10 a 29 mL/min. Até o momento, não foram relatadas interações medicamentosas de importância clínica. A Tabela 62-3 fornece um resumo dos dados farmacocinéticos do *peramivir*.

Usos terapêuticos

O *peramivir* é administrado como dose única de 600 mg por infusão intravenosa durante 15 a 30 minutos. Um ensaio clínico de fase II demonstrou que o *peramivir* intravenoso (300 ou 600 mg como infusão de dose única) reduziu o tempo até o alívio dos sintomas de 82 horas (placebo) para 59 horas (tratamento com 600 mg de *peramivir*) (Kohno et al., 2010). Um ensaio de fase III demonstrou que o *peramivir* (300 ou 600 mg) foi comparável na extensão do alívio dos sintomas ao *oseltamivir* oral (75 mg 2 vezes/dia durante 5 dias) em pacientes com influenza sazonal A ou B e com taxas comparáveis de eventos adversos (Kohno et al., 2011). Atualmente, o principal uso do *peramivir* pode limitar-se a pacientes com influenza aguda não complicada, que não pode absorver ou tomar agentes orais. São necessários mais estudos sobre o uso de *peramivir* em pacientes hospitalizados gravemente doentes e na população pediátrica.

Efeitos adversos

O evento adverso mais comum (> 2%) é a diarreia. Ocorreram reações de hipersensibilidade (p. ex., síndrome de Stevens-Johnson e eritema multiforme), e os pacientes tratados para a influenza podem apresentar um risco aumentado de eventos neuropsiquiátricos, como alucinações, *delirium* e comportamento anormal. A frequência e a gravidade dos efeitos adversos com o *peramivir* (300 mg ou 600 mg) são comparáveis às do *oseltamivir* (75 mg 2 vezes/dia por 5 dias) (Kohno et al., 2011). Os pacientes que receberam 600 mg de *peramivir* ou *oseltamivir* apresentaram diminuição das contagens de neutrófilos (10,4 vs. 9,3%), diarreia (8,2 vs. 7,4%) e vômitos (1,6 vs. 4,1%), respectivamente.

Baloxavir marboxila

O *baloxavir marboxila* é indicado para o tratamento da influenza aguda não complicada em pacientes a partir de 12 anos de idade sintomáticos por até 2 dias e naqueles com alto risco de desenvolver complicações relacionadas com a influenza. Foi também aprovado para profilaxia pós-exposição da influenza em pacientes a partir de 12 anos de idade após contato com um indivíduo com influenza. É ativo contra a influenza dos tipos A e B.

Mecanismos de ação e resistência

O *baloxavir marboxila* é um profármaco administrado por via oral. Após absorção, o fármaco sofre hidrólise quase completa para formar o ácido baloxavir ativo. O *baloxavir* é um inibidor seletivo da endonuclease dependente de *cap* da influenza, que bloqueia a proliferação da influenza por meio de inibição do início da síntese de mRNA (Heo, 2018). O *baloxavir* tem atividade contra vírus resistentes ao *oseltamivir* e, com seu mecanismo de ação singular, pode atuar de modo sinérgico com outros agentes, particularmente para a infecção não complicada. A emergência de variantes da proteína ácida da polimerase com substituições I38T/M/F, que conferem sensibilidade reduzida ao *baloxavir*, ocorreu em 9,7% dos receptores de *baloxavir* em um ensaio clínico de fase III, geralmente no dia 5 ou mais tarde, porém em nenhum dos 95 receptores de placebo selecionados aleatoriamente (Hayden et al., 2018).

ADME

O *baloxavir marboxila* é metabolizado rápida e completamente a ácido baloxavir por hidrólise no intestino, no sangue e no fígado, principalmente pela arilacetamida-desacetilase (AADAC). O ácido baloxavir é metabolizado principalmente por UGT1A3, com contribuição menor da CYP3A4, e é eliminado principalmente por excreção biliar (Ng, 2019). O $t_{máx}$ ocorre em torno de 4 horas após a dose, e o fármaco sofre decaimento multifásico com $t_{1/2}$ terminal de aproximadamente 80 horas (Koshimichi et al., 2018). A coadministração de *baloxavir* com produtos lácteos, bebidas enriquecidas com cálcio, laxantes contendo cátions polivalentes, antiácidos ou suplementos orais (p. ex., cálcio, ferro, magnésio, selênio, zinco) deve ser evitada, visto que a quelação com esses cátions polivalentes pode diminuir a exposição plasmática e reduzir a eficácia. O fármaco pode ser administrado com ou sem alimentos, porém a presença de alimento diminui a $C_{máx}$ e a AUC em 48 e 36%, respectivamente. A Tabela 62-3 fornece um resumo dos dados farmacocinéticos do *baloxavir*.

Usos terapêuticos

O *baloxavir marboxila* é administrado em dose única oral: 40 mg para indivíduos com peso de 40 até 79 kg e 80 mg para indivíduos com peso de 80 kg ou mais (FDA, 2019a). Dispõe-se também de uma formulação de suspensão oral sem conservantes (40 mg/20 mL); a dose de *baloxavir* é a mesma para tratamento e profilaxia. O principal ensaio clínico de fase III foi um ensaio clínico randomizado duplo-cego controlado com placebo e *oseltamivir*, que recrutou pacientes de 12 a 64 anos de idade com doença semelhante à influenza nos Estados Unidos e no Japão (Hayden et al., 2018). O tempo mediano para alívio dos sintomas foi semelhante nos grupos do *baloxavir* (53,5 h) e do *oseltamivir* (53,8 h) em relação ao placebo (80,2 h). O *baloxavir* foi associado a maiores reduções da carga viral no dia 1 *versus* placebo ou *oseltamivir*. De modo global, os benefícios clínicos do *baloxavir* assemelham-se aos do *oseltamivir*.

Efeitos adversos

Foram relatados eventos adversos em 20,7, 24,6 e 24,8% dos receptores de *baloxavir*, placebo e *oseltamivir*, respectivamente. A diarreia foi o principal efeito adverso do *baloxavir*.

Interferonas

As interferonas (IFN) são potentes citocinas que exercem atividades antivirais, imunomoduladoras e antiproliferativas (ver Caps. 38 e 39). As três principais classes de IFN humanas com atividade antiviral significativa são α, β e γ. As IFN-α recombinantes clinicamente utilizadas são proteínas não glicosiladas de aproximadamente 19.500 Da, sendo as formas peguiladas predominantes no mercado estadunidense. Mecanismo de ação, ADME, efeitos adversos e usos terapêuticos das IFN serão abordados no Capítulo 63. As IFN recombinantes, naturais e peguiladas atualmente são aprovadas nos Estados Unidos para o tratamento de condiloma acuminado, infecção crônica pelo HCV, infecção crônica pelo HBV, sarcoma de Kaposi em pacientes infectados pelo HIV, outras doenças malignas e esclerose múltipla. Além disso, as IFN foram aceitas como fármacos-órfãos para uma variedade de estados patológicos raros, incluindo fibrose pulmonar idiopática, papilomatose laríngea, artrite reumatoide juvenil e infecções associadas à doença granulomatosa crônica.

Papilomavírus

Em condilomas acuminados (verrugas genitais) refratários, a injeção intralesional de várias IFN naturais e recombinantes está associada à eliminação completa das verrugas tratadas em 36 a 62% dos pacientes, porém outros tratamentos são preferidos. Ocorre recidiva em 20 a 30% dos pacientes. A verruga comum pode responder à administração intralesional de IFN-α. A administração intramuscular ou subcutânea está associada a alguma regressão no tamanho das verrugas, porém observa-se maior toxicidade. A IFN sistêmica pode proporcionar benefícios complementares na papilomatose laríngea juvenil recorrente, bem como no tratamento da doença laríngea em pacientes de mais idade. O Capítulo 40 fornece informações sobre os esquemas recomendados de imunização contra o papilomavírus humano (HPV).

Outros vírus

Foi constatado que as IFN exercem efeitos virológicos e clínicos em diversas infecções por herpes-vírus, incluindo infecções genitais por HSV, infecção localizada pelo herpes-zóster em pacientes com câncer ou idosos e infecções por CMV em pacientes submetidos a transplante renal. Entretanto, a IFN geralmente está associada a mais efeitos adversos e a benefícios clínicos inferiores quando comparada às terapias antivirais convencionais. As combinações de IFN e *trifluridina* de aplicação tópica parecem ser ativas nas infecções mucocutâneas por HSV resistentes ao *aciclovir*. Nos indivíduos infectados pelo HIV, as IFN foram associadas a efeitos antirretrovirais. Entretanto, na infecção avançada, a combinação de *zidovudina* e IFN está associada a um benefício apenas transitório e a toxicidade hematológica excessiva. A IFN-α (3 milhões de unidades 3 vezes/semana) é eficaz para o tratamento da trombocitopenia relacionada ao HIV que é resistente à terapia com *zidovudina*.

A IFN possui atividade antiviral de amplo espectro contra vírus respiratórios além do adenovírus. Entretanto, a profilaxia com IFN-α intranasal só é protetora contra os resfriados por rinovírus, e o uso crônico do fármaco é restrito pela ocorrência de efeitos adversos nasais. A IFN intranasal é terapeuticamente ineficaz nos resfriados por rinovírus já estabelecidos.

Agentes contra o *Zaire ebolavirus*

A família *Filoviridae* consiste em três gêneros, *Ebolavirus*, *Marburgvirus* e *Cuevavirus*. O *Ebolavirus* é ainda subdividido em cinco espécies, cada uma representada por um único vírus: *Taï Forest ebolavirus* (vírus da floresta Taï), *Reston ebolavirus* (vírus Reston), *Sudan ebolavirus* (vírus do Sudão), *Bundibugyo ebolavirus* (vírus Bundibugyo) e *Zaire ebolavirus* (vírus Ebola) (Baseler et al., 2017). Cada espécie recebe o nome do local onde foi identificada pela primeira vez. O vírus Ebola foi descoberto em 1976, porém acredita-se que seja um vírus antigo que se separou de outros vírus há milhares de anos. Evidências atuais sugerem haver poucas diferenças na patologia ou patogênese humana entre os ebolavírus, com exceção de membros da espécie *Reston ebolavirus*, que parecem não ser patogênicos para humanos. Os vírus Ebola (assim designados em homenagem ao rio Ebola no Zaire) causam uma doença grave e frequentemente fatal, conhecida como doença pelo vírus Ebola (EVD), anteriormente conhecida como febre hemorrágica de Ebola. As taxas de mortalidade média durante surtos de EVD alcançam 50%, porém variam de 25 a 90%. As partículas virais contêm uma molécula de RNA de fita simples e sentido negativo, envolta em uma membrana lipídica. O vírus Ebola é transmitido por contato direto com o sangue ou outros líquidos corporais, como sêmen, fezes ou vômito de indivíduos (ou animais) infectados, incluindo contato próximo com vítimas de EVD falecidas, que são altamente infecciosas. A infecção também pode ser transmitida por meio de agulhas, seringas, roupas e roupas de cama que foram contaminadas com o vírus.

A FDA aprovou duas terapias com anticorpos monoclonais (mAb) para o *Zaire ebolavirus*. Ambos os tratamentos foram avaliados em um ensaio clínico controlado randomizado durante o surto de Ebola de 2018-2020 na República Democrática do Congo (antigo Zaire). A sobrevida global foi muito maior para os pacientes que receberam um dos dois tratamentos, porém nenhum anticorpo foi avaliado quanto à sua eficácia contra outras espécies além do *Zaire ebolavirus*. A vacina contra o *Zaire ebolavirus* foi aprovada pela FDA em 2019 (FDA, 2019b).

Inmazeb (atoltivimabe, maftivimabe e odesivimabe) e ebanga (ansuvimabe)

O Inmazeb e o Ebanga (*ansuvimabe*) são mAb para o tratamento do *Zaire ebolavirus*. O Inmazeb é um coquetel de três anticorpos monoclonais IgG1 humanos recombinantes, o *atoltivimabe*, o *maftivimabe* e o *odesivimabe*. O *ansuvimabe* é um único mAb. Todos os quatro mAb têm como alvo a glicoproteína de superfície celular do *Zaire ebolavirus*, que medeia a ligação do vírus e a fusão da membrana com as membranas da célula hospedeira. A glicoproteína é expressa na superfície de uma célula hospedeira infectada por *Zaire ebolavirus*, tornando a célula um alvo para anticorpos que medeiam a morte dessas células por citotoxicidade celular dependente de anticorpo ou outras funções efetoras. Os três mAb que compõe o Inmazeb podem ligar-se simultaneamente à glicoproteína (FDA, 2020a). O *ansuvimabe* é um anticorpo monoclonal IgG1κ humano recombinante, que também tem como alvo a glicoproteína do *Zaire ebolavirus* (FDA, 2020b).

Ambos os agentes foram avaliados no ensaio clínico PALM, que fazia parte da resposta de emergência ao surto de EVD na República Democrática do Congo iniciado em agosto de 2018 (Mulangu et al., 2019). Em resumo, todos os pacientes receberam cuidados padrão e foram distribuídos de modo aleatório em uma razão de 1:1:1:1 para administração intravenosa do ZMapp com mAb triplo (controle com mAb triplo), o agente antiviral *rendesivir*, o mAb isolado *ansuvimabe* ou o coquetel de mAb IgG1 triplo (*atoltivimabe*, *maftivimabe* e *odesivimabe*). O parâmetro de avaliação primário foi a ocorrência de morte no dia 28. Ao todo, 673 pacientes foram incluídos nas análises primárias. As taxas de letalidade no dia 28 com ZMapp e *rendesivir* foram de 50 e 53%, respectivamente. A taxa de letalidade no dia 28 foi significativamente reduzida para 34% nos pacientes que receberam *ansuvimabe* e para 35% naqueles que receberam o coquetel de três mAb. Todavia, em pacientes com alta carga viral, esses resultados foram de 70 e 64%, respectivamente, em comparação com 85% para os grupos de controle e do *rendesivir*, indicando essencialmente a ausência de atividade. A dose para ambos os agentes é a mesma (50 mg/kg em dose única por infusão intravenosa), e suas meias-vidas de eliminação são consistentes com anticorpos IgG (cerca de 24 dias). Ao todo, 29 eventos adversos graves foram determinados pelos pesquisadores como potencialmente relacionados com os fármacos do estudo, porém foram difíceis de decifrar devido à EVD subjacente.

Novo coronavírus de 2019

Um surto viral de coronavírus da SARS 2 (SARS-CoV-2), que rapidamente se tornou uma pandemia mundial, começou no final de 2019, em Wuhan, China. Em fevereiro de 2020, a Organização Mundial da Saúde (OMS) estabeleceu o SARS-CoV-2 como a causa da doença denominada Covid-19 (CO, corona; VI, vírus; e D, doença). O vírus SARS-CoV-2 pertence à família dos β-coronavírus, que também contém o SARS-CoV e o CoV da síndrome respiratória do Oriente Médio (MERS-CoV). O primeiro caso nos Estados Unidos foi relatado em janeiro de 2020. Adultos de idade mais avançada e indivíduos com condições médicas subjacentes graves (p. ex., doença cardíaca ou pulmonar, diabetes melito, obesidade) corriam maior risco de desenvolver complicações mais graves da infecção. Os primeiros sintomas comuns consistiam em febre ou calafrios, tosse seca, falta de ar, fadiga, dor no corpo, perda do olfato e/ou paladar e cefaleia, entre muitos outros. Em maio de 2020, a FDA concedeu a autorização de uso emergencial ao *rendesivir* e aprovação total em outubro do mesmo ano. Atualmente, o *rendesivir* é a única terapia com moléculas pequenas aprovada pela FDA para o SARS-CoV-2. As vacinas (vacinas do tipo mRNA e tradicionais à base de proteína) tornaram-se disponíveis 12 a 15 meses após o início da pandemia. O Capítulo 40 apresenta mais informações sobre essas vacinas.

Rendesivir

O *rendesivir* foi inicialmente desenvolvido em resposta à ameaça contínua de vírus de RNA, que representavam um potencial de pandemias globais, incluindo vírus Ebola, MERS e SARS. Nos primeiros estudos *in vitro*, o *rendesivir* demonstrou atividade contra o vírus Ebola e uma variedade mais ampla de vírus (Madelain et al., 2018; Warren et al., 2015). Dessa maneira, o *rendesivir* foi incluído em um ensaio clínico controlado randomizado de terapia para o vírus Ebola, porém demonstrou ser inferior à terapia baseada em anticorpos no que concerne à mortalidade. Posteriormente, foi usado no primeiro caso de

SARS-CoV-2 nos Estados Unidos, e não foi relatado nenhum evento adverso (Holshue et al., 2020). Após diversos ensaios clínicos, o *rendesivir* foi aprovado pela FDA para tratamento da Covid-19.

Mecanismos de ação e resistência

O *rendesivir*, um análogo de nucleotídeo, atua por meio de inibição da RNA-polimerase dependente de RNA (RdRp). Trata-se de um profármaco de fosforamidato que é anabolizado nas células ao componente ativo, o *trifosfato de rendesivir*. Estudos bioquímicos mostraram que a RdRp pode usar o *trifosfato de rendesivir* como substrato, levando à incorporação do *monofosfato de rendesivir* no RNA em crescimento (Siegel et al., 2017). Após incorporação do *monofosfato de rendesivir*, a RdRp prolonga o RNA em apenas mais três nucleotídeos, quando termina o alongamento da cadeia, interrompendo a síntese de RNA (Gordon et al., 2020). Não se dispõe de dados de resistência clínica, porém duas substituições na RdRp viral nos resíduos F476L e V553L juntas conferiram uma redução de 5,6 vezes na sensibilidade no perfil de resistência em cultura celular (FDA, 2020c). O *rendesivir* demonstrou atividade inibitória *in vitro* contra o SARS-CoV-2 (Wang M et al., 2020).

ADME

Estudos de metabolismo não clínicos indicam que 80% do *rendesivir* é metabolizado no fígado pela carboxilesterase 1, 10%, pela catepsina A, e 10%, pela CYP3A. Dados de equilíbrio de massa humana mostram que o *rendesivir* sofre metabolismo extenso e é eliminado principalmente na urina como metabólito nucleosídeo GS-441524. *In vitro*, o *rendesivir* é um substrato da CYP3A4 e dos transportadores OATP1B1 da glicoproteína P. *In vitro*, é um inibidor de CYP3A4, OATP1B1, OATP1B3 e MATE1. Após múltiplas doses, os valores médios de $C_{máx}$ e AUC_{tau} foram de 2.229 ng/mL e 1.585 ngxhr/mL, respectivamente; a C_{min} não foi quantificável 24 horas após a dose, visto que a $t_{1/2}$ terminal é de aproximadamente 1 hora (FDA, 2020c).

Usos terapêuticos

O *rendesivir* é indicado para adultos e pacientes pediátricos (a partir de 12 anos de idade e com peso mínimo de 40 kg) para o tratamento da Covid-19 que exige hospitalização. O fármaco é infundido durante 30 a 120 minutos. Recomenda-se uma dose de ataque única de 200 mg no dia 1, seguida de doses de manutenção de 100 mg 1 vez/dia a partir do dia 2. Para pacientes que não necessitam de ventilação mecânica, a duração recomendada do tratamento é de 5 dias; para aqueles que não respondem ao tratamento inicial, são recomendados 5 dias adicionais.

Vários ensaios clínicos de fase III avaliaram a segurança e a eficácia do *rendesivir*. O estudo principal que levou à sua indicação foi do grupo de estudo ACTT-1, um ensaio clínico duplo-cego randomizado controlado por placebo que avaliou o *rendesivir* intravenoso em adultos hospitalizados com Covid-19 e com evidências de infecção do trato respiratório inferior (Beigel et al., 2020). O principal resultado foi o tempo até a recuperação de 29 dias. Os pacientes que receberam *rendesivir* tiveram um tempo de recuperação mais curto em comparação com os que receberam placebo (10 dias vs. 15 dias, respectivamente; $P < 0,001$). De modo global, a mortalidade no dia 15 foi de 6,7 *versus* 11,9%, enquanto a mortalidade no dia 29 foi de 11,4 *versus* 15,2% para o *rendesivir versus* placebo, respectivamente. Antes desse estudo, um ensaio clínico multicêntrico randomizado duplo-cego controlado por placebo conduzido em 10 hospitais na China avaliou o *rendesivir* em adultos com Covid-19 grave (Wang Y et al., 2020). O parâmetro de avaliação primário foi o tempo para melhora clínica até o dia 28. O tempo levado para a melhora clínica foi semelhante nos grupos com *rendesivir* (mediana de 21 dias) e placebo (mediana de 23 dias). Um ensaio clínico de grande porte conduzido pela OMS comparou o *rendesivir*, a hidroxicloroquina, o *lopinavir* (sem *interferona*), a *interferona* e a *interferona* mais *lopinavir* contra nenhuma terapia em ensaio clínico. O principal objetivo especificado foi a mortalidade hospitalar no dia 28. No braço do *rendesivir*, a taxa de mortalidade foi de 12,5 *versus* 12,7% no braço de controle ($P = 0,5$). Os outros esquemas de fármacos também não demonstraram um benefício quanto à mortalidade. Outro ensaio clínico demonstrou que, em pacientes com Covid-19 grave que não necessitam de ventilação mecânica, não houve diferenças clinicamente significativas entre um ciclo de terapia com *rendesivir* com 5 dias *versus* 10 dias (Goldman et al., 2020). Em conjunto, esses dados sugerem que o *rendesivir* teve benefício clínico marginal em pacientes com Covid-19 moderada a grave e que o seu lugar definitivo no tratamento ainda precisa ser estabelecido.

Efeitos adversos

Em todos os ensaios clínicos realizados até o momento, o *rendesivir* demonstrou ter um perfil de segurança satisfatório, particularmente tendo em vista as populações de pacientes nas quais foi avaliado. No ensaio clínico ACTT-1, foram relatados eventos adversos graves em 24,6% dos pacientes que receberam *rendesivir versus* 31,6% dos pacientes do grupo placebo. Os eventos adversos não graves mais comuns que ocorreram em pelo menos 5% de todos os pacientes foram redução da taxa de filtração glomerular, hemoglobina e contagem de linfócitos; insuficiência respiratória; pirexia; hiperglicemia; e aumento da glicose. A incidência desses eventos foi semelhante nos grupos tratados com placebo e com *rendesivir*.

RESUMO: Agentes antivirais contra herpes-vírus, influenza, coronavírus e ebolavírus

Fármacos	Usos terapêuticos	Farmacologia clínica e dicas
AGENTES CONTRA O HERPES		
Análogos do nucleosídeo de guanina		
Aciclovir Valaciclovir (Val, um éster profármaco do aciclovir)	• Uso clínico limitado aos herpes-vírus • Eficácia contra: HSV-1 > HSV-2 > VZV > EBV > CMV = HHV-6	• O aciclovir tem baixa biodisponibilidade (cerca de 20%); o Val tem biodisponibilidade de cerca de 70% • Concentra-se no leite materno • Depuração por excreção renal do aciclovir, requer função renal adequada; $t_{1/2}$ prolongada em neonatos e pacientes anúricos • Uso seguro em longo prazo (10 anos)
Cidofovir	• Ativo contra HHV, papilomavírus, poliomavírus, vírus da varíola, adenovírus	• Baixa biodisponibilidade oral • $t_{1/2}$ plasmática ~ 2,6 h, porém o metabólito difosfato ativo apresenta $t_{1/2}$ longa nas células, assim como o metabólito fosfocolina ($t_{1/2}$ = 86 h) • Risco principal: nefrotoxicidade, reduzida por probenecida oral e pré-hidratação salina (cuidado com as interações da probenecida e outros fármacos)
Fanciclovir (Fan), um profármaco, rapidamente convertido em penciclovir (Pen)	• Penciclovir semelhante ao aciclovir contra HSV e VZV; também inibe HBV	• Biodisponibilidades orais: Pen, < 5%; Fan, cerca de 75% • O alimento reduz a velocidade da absorção de Pen, mas não a sua extensão • Segurança na gravidez desconhecida

(continua)

RESUMO: Agentes antivirais contra herpes-vírus, influenza, coronavírus e ebolavírus (*continuação*)

Fármacos	Usos terapêuticos	Farmacologia clínica e dicas
Valganciclovir (Val), um valil éster profármaco do ganciclovir (Gan)	• Gan apresenta atividade inibitória contra todos os herpes-vírus, especialmente CMV	• Gan menos ativo contra cepas de HSV resistentes ao aciclovir e resistentes à TK • Forma trifosfato ativa apresenta $t_{1/2}$ celular longa • A administração IV atinge níveis significativos no vítreo com longo tempo de permanência ($t_{1/2}$ cerca de 25 h) • Principais efeitos adversos: mielossupressão, neutropenia • Risco na gravidez não descartado

Análogo do pirofosfato

Foscarnete	• Ativo contra todos os herpes-vírus e HIV	• Fracamente solúvel em água; necessita de grandes volumes de diluente • Efeitos adversos: nefrotoxicidade, hipocalcemia • Segurança na gravidez e em crianças desconhecida

Outros agentes

Fomivirseno (oligonucleotídeo antissenso)	• Inibe a replicação do CMV	• Não mais disponível nos Estados Unidos
Docosanol (álcool de cadeia longa)	• Creme tópico a 10% para herpes labial	• O início do tratamento no estágio papular ou posterior não proporciona nenhum benefício • Disponível em venda livre
Idoxuridina (análogo iodado da timidina)	• Ceratite oftálmica por HSV (nos Estados Unidos)	• Efeitos adversos: dor, prurido, inflamação, edema de olho/pálpebra • Não disponível nos EUA
Trifluridina (nucleosídeo de trifluorpirimidina)	• Herpes ocular; ceratoconjuntivite de primeiro grau, ceratite epitelial recorrente por HSV1/2; para uso oftalmológico	• Mais ativa do que a idoxuridina nas infecções oculares por HSV • Forma trifosfato incorporada no DNA viral e do hospedeiro, portanto não utilizada sistemicamente

AGENTES CONTRA A INFLUENZA
Inibidores da função da proteína M2 viral

Amantadina (Ama) Rimantadina (Rima)	• Ativas apenas contra influenzavírus A (não B) sensíveis • Profilaxia sazonal contra influenza A (70-90% protetoras)	• Rima 4-10 vezes mais ativa do que Ama • Isolados resistentes aparecem após 2-3 dias de terapia • Praticamente todas as cepas de influenza H3N2 são resistentes a esses fármacos • Vacinação é mais custo-efetiva

Inibidores da neuraminidase viral (ver dados farmacocinéticos na Tab. 62-3)

Oseltamivir	• Tratamento e prevenção da influenza A e B	• Probenecida dobra a $t_{1/2}$ plasmática
Zanamivir	• Tratamento e prevenção da influenza A e B	• Formulação inalatória • Formulação IV disponível como EIND • Não há relato de interações medicamentosas clinicamente significativas
Peramivir	• Tratamento da influenza aguda descomplicada em pacientes ≥ 18 anos e sintomáticos há ≤ 2 dias	• Administrado como infusão IV; para pacientes que não podem usar agentes orais • Comparável na sua eficácia e efeitos adversos ao oseltamivir • Não há registros de interações medicamentosas significativas

Inibidor da endonuclease dependente de *cap* viral (bloqueia a iniciação da síntese de mRNA)

Baloxavir marboxila	• Tratamento da influenza aguda não complicada em pacientes ≥ 12 anos e com risco de complicações • Para prevenção pós-exposição contra a influenza em desenvolvimento	• Não deve ser administrado com produtos ou alimentos que contêm grandes quantidades de cálcio, ferro, magnésio, alumínio, zinco ou selênio (produtos lácteos, antiácidos, laxantes etc.); esses produtos reduzem a sua absorção

CITOCINAS

Interferona (IFN-α recombinante; IFN naturais e peguiladas)	• Tratamento de condiloma acuminado, infecção crônica por HCV e HBC, sarcoma de Kaposi (em pacientes com HIV, outras doenças malignas, esclerose múltipla)	• Ver Cap. 63

AGENTES CONTRA CORONAVÍRUS E VÍRUS EBOLA

Rendesivir		• Ver o texto deste capítulo
Vacinas contra vírus Ebola		• Ver o texto deste capítulo
Vacinas contra SARS-CoV-19		• Ver Cap. 40

Referências

Baseler L, et al. The pathogenesis of Ebola virus disease. *Annu Rev Pathol*, **2017**, *12*:387–418.

Beigel JH, et al. Remdesivir for the treatment of Covid-19: final report. *N Engl J Med*, **2020**, *383*:1813–1826.

CDC. Prevention and Control of Seasonal Influenza with Vaccines: Recommendations, 2021–22. **2021**. Available at: https://www.cdc.gov/flu/professionals/acip/summary/summary-recommendations.htm; Accessed June 19, 2022.

Chilukuri S, Rosen T. Management of acyclovir-resistant herpes simplex virus. *Dermatol Clin*, **2003**, *21*:311–320.

Colin J, et al. Ganciclovir ophthalmic gel (Virgan: 0.15%) in the treatment of herpes simplex keratitis. *Cornea*, **1997**, *16*:393–399.

Corey L, et al. Once-daily valacyclovir to reduce the risk of transmission of genital herpes. *N Engl J Med*, **2004**, *350*:11–20.

Corey L, Wald A. Maternal and neonatal herpes simplex virus infections. *N Engl J Med*, **2009**, *361*:1376–1385.

Douglas CM, et al. Letermovir resistance analysis in a clinical trial of cytomegalovirus prophylaxis for hematopoietic stem cell transplant recipients. *J Infect Dis*, **2020**, *221*:1117–1126.

Elion GB. History, mechanism of action, spectrum and selectivity of nucleoside analogs. In: Mills J, Corey L, eds. *Antiviral Chemotherapy: New Directions for Clinical Application and Research*. Elsevier, New York, **1986**, 118–137.

Elish D, et al. Therapeutic options for herpes labialis. II: Topical agents. *Cutis*, **2004**, *74*:35–40.

Faulds D, Heel RC. Ganciclovir. A review of its antiviral activity, pharmacokinetic properties and therapeutic efficacy in cytomegalovirus infections. *Drugs*, **1990**, *39*:597–638.

FDA. FDA highlights of prescribing information for Prevymis™ (letermovir). **2017**. Available at: https://www.accessdata.fda.gov/drugsatfda_docs/label/2017/209939Orig1s000,209940Orig1s000lbl.pdf. Accessed January 13, 2022.

FDA. Highlights of prescribing information for Xofluza™ (baloxavir marboxil). **2019a**. Available at: https://www.accessdata.fda.gov/drugsatfda_docs/label/2019/210854s001lbl.pdf. Accessed January 13, 2022.

FDA. Highlights of prescribing information for Ervebo™ (Ebola Zaire Vaccine, Live). **2019b**. Available at: https://www.fda.gov/media/133768/download. Accessed January 13, 2022.

FDA. Highlights of prescribing information for Inmazeb™ (atoltivimab, maftivimab, and odesivimab-ebgn). **2020a**. Available at: https://www.accessdata.fda.gov/drugsatfda_docs/label/2020/761169s000lbl.pdf. Accessed January 12, 2022.

FDA. Highlights of prescribing information for Ebanga™ (ansuvimab-zykl). **2020b**. Available at: https://www.accessdata.fda.gov/drugsatfda_docs/label/2020/761172s000lbl.pdf. Accessed January 12, 2022.

FDA. Highlights of prescribing information for Veklury™ (resdemivir). **2020c**. Available at: https://www.accessdata.fda.gov/drugsatfda_docs/label/2020/214787Orig1s000lbl.pdf. Accessed January 13, 2022.

Goldman JD, et al. Remdesivir for 5 or 10 days in patients with severe Covid-19. *N Engl J Med*, **2020**, *383*:1827–1837.

Goldner T, et al. The novel anticytomegalovirus compound AIC246 (Letermovir) inhibits human cytomegalovirus replication through a specific antiviral mechanism that involves the viral terminase. *J Virol*, **2011**, *85*:10884–10893.

Gordon CJ, et al. Remdesivir is a direct-acting antiviral that inhibits RNA-dependent RNA polymerase from severe acute respiratory syndrome coronavirus 2 with high potency. *J Biol Chem*, **2020**, *295*:6785–6797.

Hadziyannis SJ, et al. Oral ganciclovir treatment in chronic hepatitis B virus infection: a pilot study. *J Hepatol*, **1999**, *31*:210–214.

Hayden FG, et al. Baloxavir marboxil for uncomplicated influenza in adults and adolescents. *N Engl J Med*, **2018**, *379*:913–923.

Heo YA. Baloxavir: first global approval. *Drugs*, 2018, *78*:693–697.

Hitchcock M, et al. Cidofovir, a new agent with potent anti-herpesvirus activity. *Antiviral Chem Chemother*, **1996**, *7*:115–127.

Holshue ML, et al. First case of 2019 novel coronavirus in the United States. *N Engl J Med*, **2020**, *382*:929–936.

Kaiser L, et al. Impact of oseltamivir treatment on influenza-related lower respiratory tract complications and hospitalizations. *Arch Intern Med*, **2003**, *163*:1667–1672.

Kimberlin D, Rouse D. Clinical practice: genital herpes. *N Engl J Med*, **2004**, *350*:1970–1977.

Kimberlin D, et al. Oseltamivir pharmacokinetics (PK) in infants: interim results from multicenter trial. Paper presented at the 47th Annual Meeting of the Infectious Diseases Society of America (IDSA), Philadelphia, PA; 2009.

Kimberlin DW, et al. Safety and efficacy of high-dose intravenous acyclovir in the management of neonatal herpes simplex virus infections. *Pediatrics*, **2001**, *108*:230–238.

Kohno S, et al. S-021812 Clinical Study Group. Efficacy and safety of intravenous peramivir for treatment of seasonal influenza virus infection. *Antimicrob Agents Chemother*, **2010**, *54*:4568–4574.

Kohno S, et al. Phase III randomized, double-blind study comparing single-dose intravenous peramivir with oral oseltamivir in patients with seasonal influenza virus infection. *Antimicrob Agents Chemother*, **2011**, *55*:5267–5276.

Koshimichi H, et al. Safety, tolerability, and pharmacokinetics of the novel anti-influenza agent baloxavir marboxil in healthy adults: phase I study findings. *Clin Drug Invest*, **2018**, *38*:1189–1196.

Kotton CN, et al. International consensus guidelines on the management of cytomegalovirus in solid organ transplantation. *Transplantation*, **2010**, *89*:779–795.

Lai CL, et al. A comparison of the efficacy of lamivudine and famciclovir in Asian patients with chronic hepatitis B: results of 24 weeks of therapy. *J Med Virol*, **2002**, *67*:334–338.

Lischka P, et al. In vitro and in vivo activities of the novel anticytomegalovirus compound AIC246. *Antimicrob Agents Chemother*, **2010**, *54*:1290–1297.

Lischka P, et al., Characterization of cytomegalovirus breakthrough events in a phase 2 prophylaxis trial of letermovir (AIC246, MK 8228). *J Infect Dis*, **2016**, *213*:23–30.

Madelain V, et al. Ebola viral dynamics in nonhuman primates provides insights into virus immuno-pathogenesis and antiviral strategies. *Nat Commun*, **2018**, *9*:4013.

Marty FM, et al. Letermovir prophylaxis for cytomegalovirus in hematopoietic-cell transplantation. *N Engl J Med*, **2017**, *377*:2433–2444.

Moscona A. Global transmission of oseltamivir-resistant influenza. *N Engl J Med*, **2009**, *360*:953–956.

Mulangu S, et al. A randomized, controlled trial of Ebola virus disease therapeutics. *N Engl J Med*, **2019**, *381*:2293–2303.

Ng KE. Xofluza (baloxavir marboxil) for the treatment of acute uncomplicated influenza. *P T*, **2019**, *44*:9–11.

Raborn GW, et al. Effective treatment of herpes simplex labialis with penciclovir cream: combined results of two trials. *J Am Dent Assoc*, **2002**, *133*:303–309.

Ratanajamit C, et al. Adverse pregnancy outcome in women exposed to acyclovir during pregnancy: a population-based observational study. *Scand J Infect Dis*, **2003**, *35*:255–259.

Reusser P, et al. Randomized multicenter trial of foscarnet versus ganciclovir for preemptive therapy of cytomegalovirus infection after allogeneic stem cell transplantation. *Blood*, **2002**, *99*:1159–1164.

Schirmer P, Holodniy M. Oseltamivir for treatment and prophylaxis of influenza infection. *Expert Opin Drug Saf*, **2009**, *8*:357–371.

Schmidt AC. Antiviral therapy for influenza: a clinical and economic comparative review. *Drugs*, **2004**, *64*:2031–2046.

Schreiber A, et al. Antiviral treatment of cytomegalovirus infection and resistant strains. *Expert Opin Pharmacother*, **2009**, *10*:191–209.

Siegel D, et al. Discovery and synthesis of a phosphoramidate prodrug of a pyrrolo[2,1-f][triazin-4-amino] adenine C-nucleoside (GS-5734) for the treatment of Ebola and emerging viruses. *J Med Chem*, **2017**, *60*:1648–1661.

Spruance SL, et al. Acyclovir cream for treatment of herpes simplex labialis: results of two randomized, double-blind, vehicle-controlled, multicenter clinical trials. *Antimicrob Agents Chemother*, **2002**, *46*:2238–2243.

Steer CB, et al. Varicella-zoster infection after allogeneic bone marrow transplantation: incidence, risk factors and prevention with low-dose aciclovir and ganciclovir. *Bone Marrow Transplant*, **2000**, *25*:657–664.

Steingrimsdottir H, et al. Bioavailability of aciclovir after oral administration of acyclovir and its prodrug valaciclovir to patients with leukopenia after chemotherapy. *Antimicrob Agents Chemother*, **2000**, *44*:207–209.

Tyring S, et al. Famciclovir for ophthalmic zoster: a randomised acyclovir-controlled study. *Br J Ophthalmol*, **2001**, *85*:576–581.

Tyring SK, et al. Antiviral therapy for herpes zoster. *Arch Fam Med*, **2000**, *9*:863–869.

Wagstaff AJ, et al. Acyclovir: a reappraisal of its antiviral activity, pharmacokinetic properties and therapeutic efficacy. *Drugs*, **1994**, *47*:153–205.

Wang M, et al. Remdesivir and chloroquine effectively inhibit the recently emerged novel coronavirus (2019-nCoV) in vitro. *Cell Res*, **2020**, *30*:269–271.

Wang YH, et al. PBPK modeling strategy for predicting complex drug interactions of letermovir as a perpetrator in support of product labeling. *Clin Pharmacol Ther*, **2019**, *105*:515–523.

Wang Y, et al. Remdesivir in adults with severe COVID-19: a randomised, double-blind, placebo-controlled, multicentre trial. *Lancet*, **2020**, *395*:1569–1578.

Warren T, et al. Nucleotide prodrug GS-5734 is a broad-spectrum filovirus inhibitor that provides complete therapeutic protection against the development of Ebola virus disease (EVD) in infected non-human primates. *Open Forum Infect Dis*, **2015**, *2*:10.1093/ofid/ofv130.02.

usados com cautela. Em uma grande coorte, foi constatado que o uso de IBP é um preditor independente de recidiva para o tratamento com LDV/SOF (Terrault et al., 2016). Caso modificadores do ácido gástrico devam ser usados, é necessária uma separação temporal com antiácidos (de 4 h); as doses de bloqueadores H_2 e de IBP não devem ultrapassar o equivalente de 40 mg de *famotidina* 2 vezes/dia e de 20 mg de *omeprazol* 1 vez/dia. O *omeprazol* deve ser administrado simultaneamente com LDV/SOF em jejum. À semelhança do *sofosbuvir*, o *ledipasvir* é um substrato para a Pgp e a BCRP e, portanto, não pode ser usado com indutores potentes desses transportadores. O indutor de CYP3A *efavirenz* reduz as concentrações de *ledipasvir* em 30%, e o amplificador farmacocinético *cobicistate* aumenta em duas vezes as concentrações de *ledipasvir*; tendo em vista o índice terapêutico bastante alto do fármaco, essas alterações provavelmente não têm relevância clínica. O *ledipasvir* inibe a Pgp e a BCRP e pode aumentar as concentrações de *rosuvastatina* por meio de inibição da BCRP; por conseguinte, não se recomenda o uso dessa combinação. O *ledipasvir* aumenta a exposição ao *tenofovir*, o que pode aumentar o risco de toxicidade renal em indivíduos infectados pelo HIV em uso de TDF com um agente de reforço, como o *ritonavir* ou o *cobicistate*. O uso de TAF em vez de TDF é uma opção para pacientes que recebem um esquema antirretroviral, que inclui *ritonavir* e *cobicistate*.

Usos pediátrico e geriátrico A combinação LDV/SOF está aprovada para crianças a partir de 3 anos de idade com genótipos 1, 4, 5 ou 6 do HCV. A dose de LDV/SOF em crianças baseia-se no peso e é administrada em comprimidos ou pastilhas orais. A taxa de RVS alcançou 98% em 100 adolescentes de 12 a 17 anos de idade que receberam, com boa tolerabilidade, a dose de LDV/SOF para adultos aprovada pela FDA. Em dois ensaios clínicos com crianças de 3 a 11 anos de idade, foram constatas taxas de RVS semelhantes às dos adultos. A idade não está associada a exposições ao *ledipasvir* nas análises farmacocinéticas de populações na faixa de 18 a 80 anos de idade. Não foi observada nenhuma diferença quanto à segurança ou à eficácia entre indivíduos a partir de 65 anos de idade e pacientes mais jovens.

Daclatasvir

O *daclatasvir* é um inibidor da NS5A.

Mecanismos de ação e resistência O *daclatasvir* liga-se à extremidade N-terminal da NS5A e inibe tanto a replicação do RNA viral quanto a montagem do vírion. A VAR Y93H é detectada na maioria dos pacientes que não respondem ao tratamento com *daclatasvir/sofosbuvir* (DCV/SOF). Foi constatado que essa variante persiste por vários anos após a interrupção do tratamento.

ADME O *daclatasvir* está disponível em comprimidos de 30 e 60 mg. A dose-padrão é de 60 mg, porém deve ser reduzida para 30 mg na presença de inibidores potentes da CYP3A e aumentada para 90 mg com indutores moderados da CYP3A (Tab. 63-1). A biodisponibilidade absoluta do *daclatasvir* é de 67%. Uma refeição rica em gordura e de alto teor calórico reduz a exposição ao *daclatasvir* em 23%, enquanto uma refeição pobre em gordura não tem nenhum efeito. O fármaco está aprovado para administração sem relação com as refeições. O *daclatasvir* liga-se altamente às proteínas (99%).

O *daclatasvir* é metabolizado pela CYP3A e, por isso, mostra-se suscetível aos efeitos dos inibidores e indutores potentes dessa enzima; entretanto, o próprio fármaco não parece inibir nem induzir qualquer CYP. O *daclatasvir* é um substrato para a Pgp. O *daclatasvir* inibe a Pgp, a BCRP e o OATP1B1/3 e, portanto, pode aumentar as exposições de fármacos que são substratos para esses transportadores. A exposição total ao *daclatasvir* é cerca de 37% menor em pacientes com cirrose descompensada das categorias B e C de Child Pugh, porém as concentrações do fármaco não ligado não são alteradas, e não há necessidade de ajuste da dose nesses pacientes. A AUC do *daclatasvir* aumenta em pacientes com DRET; na presença de uma TFGe de 15 a 29 mL/min/1,73 m², ocorre um aumento de aproximadamente duas vezes na AUC. Tendo em vista o elevado índice terapêutico do *daclatasvir*, essa alteração provavelmente não tem relevância clínica. A $t_{1/2}$ do *daclatasvir* é de 12 a 15 horas. A farmacocinética do *daclatasvir* é semelhante em indivíduos HCV-soropositivos e soronegativos.

Usos terapêuticos O *daclatasvir* está aprovado pela FDA para uso em combinação com *sofosbuvir* em pacientes com doença por genótipo 1 e 3, em indivíduos com coinfecção pelo HIV independentemente do genótipo do HCV e em pacientes com doença hepática avançada (Keating, 2016). Entretanto, é raramente usado nos Estados Unidos, visto que existem alternativas coformuladas e de menor custo. No Japão, o *daclatasvir* também está aprovado em combinação com o inibidor da NS3/4A-protease do HCV, o *asunaprevir*; essa combinação não está disponível nos Estados Unidos.

As taxas de RVS são de 86 a 90% em indivíduos virgens de tratamento e indivíduos com tratamento prévio aos quais foi administrada a combinação de DCV/SOF durante 12 semanas. São observadas taxas mais baixas de RVS em pacientes com cirrose (63%). Por conseguinte, os pacientes cirróticos com doença causada por genótipo 3 podem beneficiar-se da adição de *ribavirina*. Em indivíduos coinfectados pelo HIV e com genótipos do HCV 1 a 4, 96% obtiveram uma RVS com administração de *daclatasvir* e *sofosbuvir* durante 12 semanas. Em um grupo de indivíduos infectados principalmente (75%) pelo HCV de genótipo 1 com doença hepática avançada e cirrose da classe de Child-Pugh A (n = 12), B (n = 32) e C (n = 16), 92, 94 e 56%, respectivamente, obtiveram uma RVS com a combinação de DCV/SOF mais tratamento com *ribavirina* durante 12 semanas.

Efeitos adversos e interações medicamentosas O *daclatasvir* é bem tolerado. Os efeitos adversos mais comuns relatados em pacientes com HCV de genótipo 3 tratados com DCV/SOF foram cefaleia e fadiga (cada um deles com 14%). Pacientes coinfetados pelo HIV queixaram-se de fadiga (17%), náuseas (13%) e cefaleia (11%). Quando combinado com *ribavirina* em pacientes com cirrose avançada, os efeitos adversos mais comuns foram anemia (20%), fadiga (18%), náuseas (17%) e cefaleia (15%).

O *daclatasvir* é mais frequentemente uma vítima do que um perpetrador nas interações medicamentosas (Garimella et al., 2016). O *daclatasvir* não pode ser usado com indutores potentes da CYP3A, mas pode ser administrado com indutores moderados se a sua dose for aumentada

TABELA 63-1 ■ DOSE DE DACLATASVIR (DCV) COM INDUTORES E INIBIDORES DA CYP3A4

INIBIDORES FORTES DA CYP3A	INIBIDORES MODERADOS DA CYP3A	INDUTORES FORTES DA CYP3A	INDUTORES MODERADOS DA CYP3A
Redução da dose de DCV para 30 mg	Dose-padrão de DCV, 60 mg	DCV contraindicado	Aumento da dose de DCV para 90 mg
Atazanavir com reforço de ritonavir	Darunavir com reforço de ritonavir	Rifamicinas	Bosentana
Claritromicina	Lopinavir com reforço de ritonavir	Erva-de-são-joão	Dexametasona
Itraconazol	Ciprofloxacino	Anticonvulsivantes	Efavirenz
Cetoconazol	Diltiazem		Etravirina
Nefazodona	Eritromicina		Modafinila
Nelfinavir	Fluconazol		Nafcilina
Posaconazol	Fosamprenavir		Rifapentina
Telitromicina	Verapamil		
Voriconazol			

de 60 para 90 mg. É necessário reduzir a dose de *daclatasvir* de 60 para 30 mg com inibidores potentes da CYP3A. A Tabela 63-1 fornece uma lista de alguns fármacos que exigem modificação da dose do *daclatasvir*.

Usos pediátrico e geriátrico A exposição ao *daclatasvir* em adolescentes que recebem a dose para adultos (60 mg/dia) é semelhante aos dados históricos em adultos. O *daclatasvir* não foi avaliado em crianças com menos de 12 anos de idade e em idosos. A idade não foi significativamente associada à farmacocinética do *daclatasvir* em populações na faixa de 18 a 79 anos; nenhum problema de segurança singular foi observado em indivíduos com mais de 65 anos, e as taxas de RVS foram comparáveis em indivíduos idosos e mais jovens nos ensaios clínicos realizados.

Velpatasvir

O *velpatasvir* (VEL) é um inibidor da NS5A disponível como parte de uma combinação de dose fixa com *sofosbuvir* (SOF/VEL).

Mecanismos de ação e resistência As SAR basais não parecem influenciar a probabilidade de obter uma RVS com SOF/VEL, exceto em pacientes cirróticos com doença de genótipo 3, nos quais a taxa de RVS foi de 73%, em comparação com 93% nos indivíduos sem SAR basais (Foster et al., 2015).

ADME O VEL/SOF é um comprimido de combinação de dose fixa, contendo 400 mg de *sofosbuvir* e 100 mg de VEL, administrado 1 vez/dia. À semelhança do *ledipasvir*, a absorção do velpatasvir é dependente do pH, e a posologia dos modificadores do ácido gástrico exige uma consideração especial com esse fármaco; a presença de alimento tem pouco efeito na absorção do VEL. Mais de 99,5% do VEL liga-se às proteínas. O VEL é excretado predominantemente nas fezes na forma do fármaco original e metabólito; menos de 1% de uma dose aparece na urina. A AUC do VEL modifica-se apenas modestamente (−17% a +14%) na presença de comprometimento hepático moderado a grave. Em pacientes com comprometimento renal grave (TFGe < 30 mL/min/1,73 m²), a AUC do VEL aumenta em 50%. A $t_{1/2}$ do VEL é de 15 horas. A AUC e a $C_{máx}$ do VEL estão reduzidas em cerca de 40% nos indivíduos infectados pelo HCV em comparação com voluntários saudáveis.

Usos terapêuticos A combinação SOF/VEL é ativa contra todos os genótipos do HCV (1-6). As taxas de RVS foram de 99% em pacientes com HCV de genótipos 1, 2, 4, 5 e 6 e de 95% em pacientes com HCV de genótipo 3 em tratamento com a combinação de SOF/VEL durante 12 semanas em ensaios clínicos. Pacientes com genótipo 3 e cirrose devem efetuar um teste de resistência antes de iniciar o SOF/VEL. Pacientes cirróticos com genótipo 3 que apresentam SAR Y93H apresentam uma RVS diminuída com 12 semanas de administração de SOF/VEL e devem receber tratamento alternativo. Dos pacientes descompensados, 83% obtiveram uma RVS com a combinação VEL/SOF durante 12 semanas, 94% alcançaram uma RVS com VEL/SOF mais *ribavirina*, e 86% obtiveram uma RVS com VEL/SOF durante 24 semanas.

Efeitos adversos e interações medicamentosas As reações adversas mais comuns com a combinação de VEL/SOF são cefaleia (22%), fadiga (15%), náuseas (9%), astenia (5%) e insônia (5%). Quando a *ribavirina* é administrada com VEL/SOF a pacientes com cirrose descompensada, os efeitos adversos tornam-se mais frequentes: fadiga (32%), anemia (26%), náuseas (15%), cefaleia (11%), insônia (11%) e diarreia (10%).

O *velpatasvir* apresenta um perfil farmacológico semelhante ao do *ledipasvir*, porém está sujeito a mais interações mediadas pela CYP3A. À semelhança do *ledipasvir*, os antiácidos devem ser administrados com intervalo de 4 horas, e as doses de bloqueadores H_2 não devem exceder o equivalente a 40 mg de *famotidina* 2 vezes/dia; as doses de IBP não devem ultrapassar o equivalente a 20 mg de *omeprazol* por dia. O momento de administração do IBP em relação ao SOF/VEL difere do LDV/SOF e é importante cumpri-lo. A combinação VEL/SOF deve ser tomada com alimento 4 horas antes da dose de IBP. O VEL é um substrato para CYP3A4, CYP2C8 e CYP2B6, porém não demonstrou inibir qualquer CYP. O VEL é um substrato e um inibidor fraco da Pgp e um inibidor fraco de BCRP e OATP1B1/1B3. Em termos de seu potencial de atuar como perpetrador de interações medicamentosas, o VEL provoca as seguintes alterações nos substratos da sonda transportadora (Mogalian et al., 2016): a AUC da *pravastatina* (um substrato do OATP1B1) aumenta em 35%, enquanto a AUC da *rosuvastatina* (um substrato de OATP1B1 e BCRP) aumenta em cerca de 170% quando coadministrada com VEL a voluntários saudáveis. De modo semelhante, a AUC da *digoxina* (um substrato da Pgp) aumenta em 34%. A *rifampicina* em dose única, que atua como inibidor da OATP1B1, aumenta a AUC do VEL em 47%. Entretanto, múltiplas doses de doses de *rifampicina*, que induz o metabolismo da CYP e a expressão de transportadores, reduzem a AUC do VEL em cerca de 82%. A *ciclosporina* (um inibidor misto de OATP/Pgp/MRP2) em dose única duplica a AUC do VEL. O *cetoconazol* (inibidor da CYP3A) aumenta a AUC do VEL em 70%. O *efavirenz* reduz a AUC do VEL em 50%. Deve-se evitar o uso de *efavirenz*, *rifampicina* e outros indutores potentes.

Usos pediátrico e geriátrico A combinação de SOF/VEL está aprovada para crianças com qualquer genótipo do HCV a partir de 6 anos de idade e com peso de 17 kg ou mais. Crianças com peso igual ou superior a 30 kg recebem a dose de adulto, enquanto aquelas com peso entre 17 kg e 30 kg recebem 200 mg/50 mg de SOF/VEL 1 vez/dia. Em ensaios clínicos de fase III, 12% dos participantes (156 indivíduos) tinham 65 anos de idade ou mais; não foi observada nenhuma diferença quanto à eficácia ou à segurança nesse grupo em comparação com indivíduos com menos de 65 anos de idade.

Voxilaprevir

O *voxilaprevir* (VOX) é um inibidor da NS3-protease disponível como parte de uma combinação de dose fixa com SOF/VEL (SOF/VEL/VOX).

Mecanismos de ação e resistência A combinação SOF/VEL/VOX é usada para o tratamento de segunda linha de pacientes que anteriormente não responderam a um esquema de AAD. A presença de SAR NS3, NS5A ou NS5B antes do tratamento não influencia a probabilidade de se obter a RVS.

ADME O comprimido de dose fixa contém 400 mg de *sofosbuvir*, 100 mg de VEL e 100 mg de VOX. A biodisponibilidade absoluta do VOX nos seres humanos não é conhecida, porém é de 83% em ratos e 27% em cães. As exposições ao VOX aumentam 112% com uma refeição com baixo teor de gordura, 185% com uma refeição de conteúdo moderado de gordura e 435% com uma refeição rica em gordura em relação ao jejum. A $t_{1/2}$ do VOX é de 33 horas. O fármaco é eliminado principalmente por excreção biliar; 94% são excretados nas fezes (40% como fármaco original). Mais de 99% do VOX está ligado às proteínas. As exposições ao VOX são 71% mais altas em indivíduos com TFGe inferior a 30 mL/min/1,73 m², porém é improvável que isso tenha importância clínica, a não ser que combinado com outros fatores de risco para exposição aumentada ao VOX. Entretanto, a exposição ao VOX aumenta 299% na presença de comprometimento hepático moderado e 500% com comprometimento hepático grave. Exposições mais altas ao VOX podem aumentar o potencial de hepatotoxicidade ou de insuficiência hepática e, portanto, esse tratamento não deve ser usado em pacientes com cirrose descompensada. Trata-se de um efeito de classe para inibidores da NS3-protease do HCV. As exposições ao VOX são 260% mais altas em indivíduos com HCV *versus* aqueles que não apresentam HCV.

Usos terapêuticos A combinação SOF/VEL/VOX por 12 semanas é usada em pacientes com genótipos 1 a 6, que anteriormente não responderam ao tratamento com AAD. Entre aqueles que anteriormente não tiveram sucesso com um esquema contendo NS5A, a RVS alcançou 96% depois de 12 semanas de SOF/VEL/VOX (Bourliere et al., 2017). Pacientes com genótipo 3 e cirrose apresentam taxas de RVS mais baixas e necessitam da adição de *ribavirina* ao SOF/VEL/VOX para maximizar a RVS.

Efeitos adversos e interações medicamentosas As reações adversas mais comuns com SOF/VEL/VOX são cefaleia (21%), fadiga (17%), diarreia (13%) e náuseas (13%).

As mesmas interações medicamentosas com o *sofosbuvir* e VEL aplicam-se ao SOF/VEL/VOX. Como a combinação é administrada com VEL, é necessária uma cuidadosa adesão do paciente às limitações da dosagem dos modificadores de ácido gástrico; entretanto, não há exigências de intervalo temporal com IBP, como no caso das combinações LDV/SOF ou SOF/VEL. O VOX é um substrato para Pgp, BCRP,

OATP1B1/3, CYP1A2, CYP2C8 e CYP3A4. Os inibidores potentes de OATP1B1 (p. ex., *ciclosporina*) não devem ser usados com VOX. O VOX é um inibidor de Pgp, BCRP e OATP1B1/3. O VOX aumenta as exposições a substratos da BCRP e deve ser evitado com *metotrexato, mitoxantrona, imatinibe, irinotecano, lapatinibe, rosuvastatina, sulfassalazina* e *topotecana*. O VOX não provoca aumento significativo nas exposições ao etinilestradiol, porém foram observados alguns casos de elevação das enzimas hepáticas durante ensaios de interação medicamentosa com contracepção hormonal contendo etinilestradiol e SOF/VEL/VOX. Esse efeito também foi observado com outros inibidores da protease do HCV, exigindo cautela com o uso dessa combinação.

Usos pediátrico e geriátrico A combinação SOF/VEL/VOX não foi avaliada em crianças. Em ensaios clínicos de registro de SOF/VEL/VOX, não houve sinal de qualquer diferença na eficácia ou segurança entre indivíduos com 65 anos ou mais *versus* indivíduos mais jovens.

Glecaprevir/pibrentasvir

O *glecaprevir* (GLE) é um inibidor da NS3-protease, enquanto o *pibrentasvir* (PIB) é um inibidor da NS5A.

Mecanismos de ação e resistência As SAR basais não parecem influenciar a probabilidade de alcançar uma RVS com GLE/PIB em pacientes com genótipos 1, 2, 4, 5 e 6 do HCV. Entre pacientes não cirróticos de genótipo 3 sem tratamento anterior, 78% daqueles com SAR A30K obtiveram uma RVS12 com 8 semanas de GLE/PIB. Não se dispõe de dados suficientes para caracterizar o impacto de A30K em pacientes com genótipo 3 que apresentam cirrose ou que já receberam tratamento anterior.

ADME Cada comprimido da combinação de dose fixa contém 100 mg de GLE e 40 mg de PIB; os pacientes tomam 3 comprimidos/dia. As refeições com teor moderado de gordura ou ricas em gordura aumentam o GLE em 83 a 163% e o PIB em 40 a 53%. A biodisponibilidade absoluta de GLE/PIB nos seres humanos não é conhecida. As meias-vidas do GLE e do PIB são de 6 e 13 horas, respectivamente. A combinação GLE/PIB é eliminada, em grande parte, por via biliar-fecal (> 92%); a excreção renal é responsável por menos de 1%. Tanto o GLE quanto o PIB estão altamente ligados às proteínas. Em indivíduos com HCV, as exposições a GLE e PIB são elevadas (86 e 54%, respectivamente) na DRET, com ou sem diálise, em comparação com indivíduos com função renal normal. As exposições ao GLE são duplicadas em indivíduos da classe B de Child-Pugh e são 11 vezes mais altas em indivíduos da classe C de Child-Pugh em comparação com indivíduos sem comprometimento hepático. As exposições ao PIB são 26% maiores em indivíduos da classe B de Child-Pugh e 114% maiores naqueles da clase C de Child-Pugh. As terapias com AAD contendo NS3-protease, como GLE/PIB, são contraindicadas na cirrose descompensada. Com base em uma análise farmacocinética populacional, as exposições ao PIB são 51% mais altas em indivíduos sem HCV em comparação com os que apresentam HCV, enquanto as exposições ao GLE não diferem em indivíduos soropositivos *versus* soronegativos para HCV.

Usos terapêuticos A combinação GLE/PIB é pangenotípica. Para indivíduos que não receberam tratamento anterior, foram observadas taxas de RVS de 95% ou mais em diversos ensaios clínicos com 8 semanas de administração, incluindo pacientes cirróticos compensados. Em pacientes que já receberam tratamento anterior, as taxas de RVS são de 92 e 94% em pacientes com falhas anteriores da NS3-protease e NS5A com 12 e 16 semanas de administração, respectivamente. GLE/PIB é o tratamento de escolha em indivíduos com comprometimento renal. Foram observadas taxas de RVS de 97% ou mais em ensaios clínicos de GLE/PIB em pacientes com doença renal crônica.

Efeitos adversos e interações medicamentosas As reações adversas mais comuns com GLE/PIB são cefaleia (13%), fadiga (11%) e náuseas (8%).

A combinação de GLE/PIB pode atuar como perpetradora em interações medicamentosas. Essa combinação inibe a Pgp, BCRP e OATP1B1/3 e inibe fracamente a CYP3A, CYP1A2 e UGT1A1. Como vítima de interações, a combinação GLE/PIB é um substrato de Pgp e/ou BCRP. O GLE é um substrato da CYP3A e OATP1B1/3. Por conseguinte, os fármacos que inibem Pgp, BCRP ou OATP1B1/3 podem aumentar as concentrações plasmáticas de GLE e/ou PIB. Não se recomenda o uso de indutores potentes, como antiepilépticos, erva-de-são-joão (*Hypericum*), *rifampicina* e *efavirenz* com a combinação GLE/PIB. OGLE sofre absorção dependente do pH, e as exposições são reduzidas em 29 a 51% com 20 a 40 mg de *omeprazol* por dia, porém os dados clínicos sustentam a eficácia até mesmo na presença de modificadores do ácido gástrico, contanto que a dose equivalente de *omeprazol* não ultrapasse 40 mg/dia (Flamm et al., 2019). Contraceptivos contendo etinilestradiol não devem ser usados durante a administração de GLE/PIB e por 2 semanas depois. Foi constatado um aumento da alanina-aminotransferase em 5 de 26 mulheres em estudos de interação medicamentosa de etinilestradiol e GLE/PIB. Os inibidores da protease do HIV e a *ciclosporina* não devem ser usados com GLE/PIB, visto que o aumento na exposição ao GLE pode predispor à hepatotoxicidade.

Usos pediátrico e geriátrico A combinação GLE/PIB, na dose para adultos, está aprovada para uso em crianças com peso de pelo menos 45 kg. Uma formulação pediátrica de GLE/PIB demonstrou ser eficaz e bem tolerada em crianças com infecção crônica pelo HCV com 3 a < 12 anos de idade em um estudo de fase 2/3 (Jonas et al., 2021). Entre crianças de 3 a 11 anos, as doses baseadas no peso de pequenos *pellets* revestidos de película de GLE/PIB são as seguintes: 250 mg de GLE mais 100 mg de PIB (em crianças com peso ≥ 30 kg a < 45 kg), 200 mg de GLE mais 80 mg de PIB (≥ 20 kg a < 30 kg) e 150 mg de GLE mais 60 mg de PIB (12 kg a < 20 kg). Os *pellets* são misturados com 1 a 2 colheres de chá de um veículo alimentar de consistência mole, como pasta de avelã, pasta de amendoim ou iogurte. Em 96% das crianças de 3 a 11 anos de idade, foram obtidas RVS com essas doses baseadas no peso (8 semanas de GLE/PIB).

Nos ensaios clínicos de licenciamento de GLE/PIB, não foram observadas quaisquer diferenças gerais na segurança ou eficácia entre indivíduos com mais de 65 anos de idade e indivíduos mais jovens.

Grazoprevir/elbasvir

O *grazoprevir* (GZR) é um inibidor da NS3-protease, enquanto o *elbasvir* (EBR) é um inibidor da NS5A. Esses fármacos estão disponíveis em um único comprimido de combinação de dose fixa.

Mecanismos de ação e resistência O GZR e o EBR são inibidores das enzimas virais NS3 e NS5A, respectivamente. Em ensaios clínicos, foram detectadas SAR NS3 preexistentes em 57 e 19% dos indivíduos com HCV dos genótipos 1a e 1b, respectivamente, porém a presença de SAR NS3 preexistentes não reduziu a probabilidade de uma taxa elevada de RVS. A presença de SAR NS5A preexistentes não reduziu as taxas de RVS em pacientes com HCV de genótipo 1a. As taxas de RVS foram de 58 e 68% em pacientes com HCV de genótipo 1a virgens de tratamento e com tratamento prévio, respectivamente, com SAR NS5A preexistentes. A adição de *ribavirina* e o prolongamento da duração do tratamento aumentam acentuadamente as taxas de RVS em pacientes com SAR NS5A preexistentes.

ADME O GZR/EBR é um comprimido de combinação de dose fixa de 100/50 mg administrado 1 vez/dia, que não tem relação com as refeições, embora uma refeição rica em gordura aumente a AUC e a $C_{máx}$ do GZR em 1,5 e 2,8 vezes. A biodisponibilidade do EBR é de 30%, enquanto a do GZR varia de 10 a 40%. A $t_{1/2}$ do GZR é de cerca de 30 horas. O EBR apresenta uma $t_{1/2}$ de 23 horas. Ocorre eliminação renal de menos de 1% de GZR e EBR. Ambos os fármacos apresentam ligação extensa (cerca de 99%). As exposições ao GZR aumentam em 62% em pacientes com comprometimento hepático leve (classe A de Child-Pugh) e em 388% naqueles com comprometimento hepático moderado (classe B de Child Pugh) em relação a pacientes sem comprometimento hepático. As concentrações totais de EBR são 24 e 14% mais baixas em pacientes com insuficiência hepática leve e moderada, respectivamente, provavelmente como um reflexo dos níveis séricos reduzidos de proteínas. Em indivíduos com DRET submetidos à hemodiálise, a farmacocinética do GZR e do EBR é comparável àquela de indivíduos sem comprometimento hepático. Entretanto, as AUC do GZR e do EBR estão aumentadas em 65 e 86%, respectivamente, em pacientes com TFGe inferior a 30 mL/min/1,73 m^2 não submetidos à diálise. À semelhança de outros AAD metabolizados pelo fígado, esse aumento pode ser causado pelo acúmulo de toxinas urêmicas, paratormônio ou citocinas, que podem comprometer o metabolismo hepático. As AUC do GZR são 1,2 a 2,1 vezes mais altas em indivíduos infectados pelo HCV em comparação com indivíduos não infectados. Não há diferenças na farmacocinética do EBR em indivíduos HCV-soropositivos *versus* soronegativos.

Usos terapêuticos A combinação GZR/EBR está aprovada pela FDA para o HCV dos genótipos 1 e 4 e para indivíduos com comprometimento renal.

Com base nos ensaios clínicos conduzidos, 95% dos indivíduos virgens de tratamento com infecção principalmente pelo HCV de genótipo 1 obtêm uma RVS depois de 12 semanas de GZR/EBR (taxas de RVS: 92% com o genótipo 1a, 99% com o genótipo 1b, 100% com genótipo 4 e 80% com o genótipo 6). Não há diferenças na resposta entre cirróticos e não cirróticos, porém são observadas taxas menores de RVS (58 vs. 99%) em pacientes com SAR NS5A preexistentes. Por conseguinte, é necessário efetuar um teste de resistência a NS5A em indivíduos com HCV de genótipo 1a antes de iniciar a combinação GZR/EBR. Em indivíduos com HCV de genótipo 1a e a SAR NS5A preexistentes, a adição de *ribavirina* e o tratamento por um período adicional de 4 semanas, com um total de 16 semanas, melhoram as taxas de RVS. As taxas de RVS são semelhantes em pacientes com coinfecção pelo HIV, porém as interações medicamentosas com terapia antirretroviral são uma importante consideração nessa população.

A combinação GZR/EBR tem segurança e eficácia demonstradas no tratamento de pacientes infectados pelo HCV com comprometimento da função renal. Em um ensaio clínico de indivíduos (14% com cirrose) com TFGe inferior a 30 mL/min/1,73 m² (76% dos quais eram submetidos à hemodiálise), a RVS depois de 12 semanas de tratamento foi de 94%. A porcentagem de pacientes que relataram qualquer efeito adverso (cerca de 75%) foi semelhante aos estudos de GZR/EBR em pacientes sem comprometimento renal. Ocorreram mais eventos graves nesses pacientes (15 vs. 3%), porém muitos não foram considerados relacionados ao tratamento com GZR/EBR (Roth et al., 2015).

Efeitos adversos e interações medicamentosas Os efeitos colaterais mais comuns com GZR/EBR são cefaleia (17%), fadiga (16%) e náuseas (9-15%). Exposições mais altas ao GZR estão associadas a elevações nas provas de função hepática. O GZR pode aumentar as concentrações de bilirrubina pela inibição de OATP1B1.

O GZR é um substrato para CYP3A4, Pgp e OATP1B1. Não se recomenda o uso de inibidores de OATP1B1 (p. ex., inibidores da protease do HIV) e indutores moderados/fortes de CYP3A e Pgp (incluindo *efavirenz*) para coadministração com GZR/EBR. O EBR é um substrato para a CYP3A4 e Pgp e um inibidor da BCRP e Pgp.

Usos pediátrico e geriátrico A combinação de GZR/EBR não foi estudada em crianças, e não foi realizado nenhum estudo específico em pacientes idosos. Não foi observado nenhum efeito relacionado com a idade na farmacocinética do EBR em homens jovens (22-45 anos de idade) *versus* idosos (65-78 anos); as mulheres idosas apresentaram uma AUC do EBR 33% maior em comparação com homens idosos, mesmo após ajuste para o peso corporal.

Agentes em investigação e o futuro do tratamento do HCV

Os agentes disponíveis produzem cura na grande maioria dos pacientes; em consequência, houve uma redução considerável no desenvolvimento de fármacos para o HCV. Os desafios remanescentes relacionados com essa doença estão relacionados com exames e diagnóstico, assistência médica, maior acesso à terapia e manejo de populações de pacientes especiais, incluindo aqueles com infecção aguda pelo HCV, gestantes e pós-transplante em indivíduos que recebem órgãos HCV-positivos.

RESUMO: Tratamento da hepatite viral (HBV/HCV)

Fármacos	Usos terapêuticos	Farmacologia clínica e dicas
Terapia para a hepatite B		
Alfainterferona peguilada	• Agente preferido • Aprovada para pacientes adultos com doença hepática compensada e evidências de replicação viral e inflamação hepática • Administrada por via SC semanalmente, durante 48-52 semanas	• Reações adversas (> 40%): fadiga/astenia, pirexia, mialgia e cefaleia • Pode causar distúrbios neuropsiquiátricos, autoimunes, isquêmicos e infecciosos fatais • Necessidade de monitoração hematológica frequente • Contraindicada na doença hepática avançada e durante a gravidez
Entecavir	• Agente preferido • Aprovado para indivíduos ≥ 2 anos de idade • Tratamento por tempo indeterminado para pacientes com cirrose	• Utilizar uma dose mais alta para cirrose descompensada e pacientes com resistência à lamivudina ou telbivudina • Tomar com estômago vazio • Monitorar a acidose láctica na cirrose descompensada • Reações adversas (≥ 3%): cefaleia, fadiga, tontura, náuseas
Fumarato de tenofovir desoproxila	• Agente preferido • Aprovado para indivíduos ≥ 2 anos de idade • Tratamento por tempo indeterminado para pacientes com cirrose	• Redução da dose na presença de comprometimento renal • Monitoração da função renal • Pode diminuir a densidade mineral óssea • Reações adversas (≥ 10%) na cirrose descompensada: dor abdominal, náuseas, insônia, prurido, vômitos, tontura e pirexia
Fumarato de tenofovir alafenamida	• Agente preferido • Aprovado para indivíduos a partir de 18 anos de idade • Tratamento por tempo indeterminado para pacientes com cirrose	• Evitar fármacos que afetam fortemente a Pgp e BCRP • A cefaleia é a reação adversa mais comum (≥ 10%) • Monitorar a função renal • Não recomendado para TFGe < 15 mL/min/1,73 m² • Tomar com alimentos
Adefovir Lamivudina Telbivudina	• Agentes alternativos devido à elevada incidência de resistência do HBV com a monoterapia • Tratamento por tempo indeterminado para pacientes com cirrose	• Ajuste da dose na presença de comprometimento renal • A interrupção abrupta provoca exacerbações da hepatite • Reações adversas comuns: *Adefovir:* astenia e comprometimento da função renal *Lamivudina:* infecções otorrinolaringológicas, faringite e diarreia *Telbivudina:* aumento da creatina-cinase, náuseas, diarreia, fadiga, mialgia e miopatia

(continua)

RESUMO: Tratamento da hepatite (HBV/HCV) (*continuação*)

Fármacos	Usos terapêuticos	Farmacologia clínica e dicas
Terapia para a hepatite C		
Sofosbuvir/ledipasvir	• HCV dos genótipos 1, 4, 5 e 6 • Administrado em comprimido de combinação de dose fixa por 8 ou 12 semanas • Uso com ribavirina durante 12 semanas em pacientes com tratamento prévio e cirrose • Dose baseada no peso aprovada para crianças ≥ 3 anos de idade com genótipo 1, 4, 5 ou 6	• O ledipasvir não deve ser usado com indutores potentes da Pgp • A absorção do ledipasvir exige pH gástrico ácido • A coadministração de sofosbuvir e amiodarona pode causar bradicardia grave e parada cardíaca fatal • Reações adversas (≥ 10%): fadiga, cefaleia
Sofosbuvir/daclatasvir	• Atividade contra todos os genótipos; raramente usado nos Estados Unidos devido à disponibilidade de combinações de dose fixa de menor custo • Tratamento de 12 semanas em pacientes sem cirrose • Coadministrada com ribavirina a pacientes com cirrose durante 12 semanas	• O daclatasvir não deve ser usado com indutores potentes da CYP3A • Necessidade de redução da dose de daclatasvir com inibidores fortes da CYP3A • A coadministração de sofosbuvir e amiodarona pode causar bradicardia grave e parada cardíaca fatal • Reações adversas (≥ 10%): fadiga, cefaleia
Sofosbuvir/velpatasvir	• Combinação aprovada para uso no HCV de todos os genótipos • Administrada como comprimido de combinação de dose fixa durante 12 semanas • Pacientes cirróticos com genótipo 3 e SAR Y93H apresentam ↓ RVS e necessitam de terapia alternativa • Combinação usada com ribavirina para pacientes com cirrose descompensada • Aprovada para uso em crianças ≥ 6 anos de idade ou com peso ≥ 17 kg	• Não deve ser usado com indutores potentes de Pgp ou CYP3A • O velpatasvir exige pH gástrico ácido • A coadministração de sofosbuvir e amiodarona pode causar bradicardia grave e parada cardíaca fatal • Reações adversas (≥ 10%): fadiga e cefaleia
Sofosbuvir/velpatasvir/voxilaprevir	• Combinação usada para tratamento de segunda linha de pacientes que anteriormente não responderam a um esquema de AAD • Todos os genótipos recebem 1 comprimido de combinação de dose fixa 1 vez/dia durante 12 semanas • Pacientes com HCV de genótipo 3 e cirrose necessitam da adição de ribavirina	• Não usar com indutores potentes de Pgp ou CYP3A ou inibidores potentes de OATP1B1 • Não usar com substratos de BCRP com índices terapêuticos estreitos • O velpatasvir exige pH gástrico ácido • A coadministração de sofosbuvir e amiodarona pode causar bradicardia grave e parada cardíaca fatal • Evitar contraceptivos hormonais contendo etinilestradiol durante o tratamento e por 2 semanas depois, devido ao potencial de hepatotoxicidade • Reações adversas (≥ 10%): cefaleia, fadiga, diarreia, náuseas • Combinação contraindicada na doença hepática avançada
Glecaprevir/pibrentasvir	• Combinação aprovada para uso em todos os genótipos de HCV em crianças > 12 anos ou ≥ 45 kg • Combinação administrada em 3 comprimidos de dose fixa 1 vez/dia por 8 semanas • Tratamento preferido na presença de comprometimento renal • Dose baseada no peso em crianças ≥ 3 anos, aprovada pela FDA em junho de 2021	• Não usar com indutores potentes de Pgp ou CYP3A ou com inibidores potentes de OATP1B1 • Evitar o uso de contraceptivos hormonais contendo etinilestradiol durante o tratamento e por 2 semanas depois, devido ao potencial de hepatotoxicidade • Reações adversas (≥ 10%): cefaleia e fadiga • Combinação contraindicada na doença hepática avançada
Grazoprevir/elbasvir	• Terapia de 12 semanas para pacientes sem SAR NS5A basais • Terapia combinada de 16 semanas com ribavirina para pacientes com SAR NS5A basais • Tratamento preferido na presença de comprometimento renal	• A combinação não deve ser usada com indutores moderados e fortes da CYP3A e Pgp • Não deve ser usada com inibidores do OATP1B1 • Reações adversas (≥ 10%): cefaleia, fadiga, náuseas • Combinação contraindicada na doença hepática avançada
Ribavirina	• Usada em combinação com outros esquemas para HCV para aumento da eficácia terapêutica	• Pode causar anemia hemolítica • Teratogênica • Ampla distribuição tecidual • $t_{1/2}$ longa (7-10 dias) • Necessidade de ajuste da dose na presença de comprometimento renal

Referências

Bhattacharya D, Thio CL. Review of hepatitis B therapeutics. *Clin Infect Dis*, **2010**, *51*:1201–1208.

Bittermann T, Reddy KR. In the era of direct-acting antivirals, liver transplant delisting due to clinical improvement for hepatitis C remains infrequent. *Clin Gastroenterol Hepatol*, **2021**, *19*:2389–2397.

Bourliere M, et al. Sofosbuvir, velpatasvir, and voxilaprevir for previously treated HCV infection. *N Engl J Med*, **2017**, *376*:2134–2146.

Brahmania M, et al. New therapeutic agents for chronic hepatitis B. *Lancet Infect Dis*, **2016**, *16*:e10–21.

Brown NA. Progress towards improving antiviral therapy for hepatitis C with hepatitis C virus polymerase inhibitors. Part I: nucleoside analogues. *Expert Opin Investig Drugs*, **2009**, *18*:709–725.

Cathcart AL, et al. No resistance to tenofovir alafenamide detected through 96 weeks of treatment in patients with chronic hepatitis B infection. *Antimicrob Agents Chemother*, **2018**, *62*:e01064-18.

Charlton M, et al. Ledipasvir and sofosbuvir plus ribavirin for treatment of HCV infection in patients with advanced liver disease. *Gastroenterology*, **2015**, *149*:649–659.

Ciesek S, Manns MP. Hepatitis in 2010: the dawn of a new era in HCV therapy. *Nat Rev Gastroenterol Hepatol*, **2011**, *8*:69–71.

Dubuisson J, Cosset FL. Virology and cell biology of the hepatitis C virus life cycle: an update. *J Hepatol*, **2014**, *61*(1 suppl):S3–S13.

Durantel D, Zoulim F. New antiviral targets for innovative treatment concepts for hepatitis B virus and hepatitis delta virus. *J Hepatol*, **2016**, *64*(1 suppl):S117–S131.

Flamm S, et al. Efficacy and pharmacokinetics of glecaprevir and pibrentasvir with concurrent use of acid-reducing agents in patients with chronic HCV infection. *Clin Gastroenterol Hepatol*, **2019**, *17*:527 535 c526.

Foster GR, et al. Sofosbuvir and velpatasvir for HCV genotype 2 and 3 infection. *N Engl J Med*, **2015**, *373*:2608–2617.

Freeman AJ, et al. Estimating progression to cirrhosis in chronic hepatitis C virus infection. *Hepatology*, **2001**, *34*(4 Pt 1):809–816.

Garimella T, et al. A review of daclatasvir drug-drug interactions. *Adv Ther*, **2016**, *33*:1867–1884.

German P, et al. Clinical pharmacokinetics and pharmacodynamics of ledipasvir/sofosbuvir, a fixed-dose combination tablet for the treatment of hepatitis C. *Clin Pharmacokinet*, **2016**, *55*:1337–1351.

Ghany MG, Doo EC. Antiviral resistance and hepatitis B therapy. *Hepatology*, **2009**, *49*(5 suppl):S174–S184.

Gish RG, Meanwell NA. The NS5A replication complex inhibitors: difference makers? *Clin Liver Dis*, **2011**, *15*:627–639.

Hadziyannis E, Hadziyannis S. Current practice and contrasting views on discontinuation of nucleos(t)ide analog therapy in chronic hepatitis B. *Expert Rev Gastroenterol Hepatol*, **2020**, *14*:243–251.

Hall S, et al. A prospective study of nucleot(s)ide analogue discontinuation in non-cirrhotic HBeAg-negative chronic hepatitis B patients: interim analysis at week 48 demonstrates profound reductions of HBsAg associated with ALT flare. European Association for the Study of the Liver Digital International Liver Congress, **2020**, Abstract AS095.

Holmes JA, Thompson AJ. Interferon-free combination therapies for the treatment of hepatitis C: current insights. *Hepat Med*, **2015**, *7*:51–70.

Honda K, et al. Benefits of nucleos(t)ide analog treatments for hepatitis B virus-related cirrhosis. *World J Hepatol*, **2015**, *7*:2404–2410.

Jonas MM, et al. Clinical trial of lamivudine in children with chronic hepatitis B. *N Engl J Med*, **2002**, *346*:1706–1713.

Jonas MM, et al. Pharmacokinetics, safety, and efficacy of glecaprevir/pibrentasvir in children with chronic hepatitis C virus: part 2 of the DORA study. *Hepatology*, **2021**, *74*:19–27.

Kalemera D, et al. Building a mechanistic mathematical model of hepatitis C virus entry. *PLoS Comput Biol*, **2019**, *15*:e1006905.

Kang C, Syed YY. Bulevirtide: first approval. *Drugs*, **2020**, *80*:1601–1605.

Keating GM. Daclatasvir: a review in chronic hepatitis C. *Drugs*, **2016**, *76*:1381–1391.

Kirby BJ, et al. Pharmacokinetic, pharmacodynamic, and drug-interaction profile of the hepatitis C virus NS5B polymerase inhibitor sofosbuvir. *Clin Pharmacokinet*, **2015**, *54*:677–690.

Lawitz EJ, et al. All-oral therapy with nucleotide inhibitors sofosbuvir and GS-0938 for 14 days in treatment-naive genotype 1 hepatitis C (nuclear). *J Viral Hepat*, **2013**, *20*:699–707.

Liang TJ, et al. Present and future therapies of hepatitis B: from discovery to cure. *Hepatology*, **2015**, *62*:1893–1908.

Liaw YF, et al. Lamivudine for patients with chronic hepatitis B and advanced liver disease. *N Engl J Med*, **2004**, *351*:1521–1531.

Lin CL, et al. Hepatitis B virus: new therapeutic perspectives. *Liver Int*, **2016**, *36*(suppl 1):85–92.

Lok AS, et al. Efficacy of entecavir with or without tenofovir disoproxil fumarate for nucleos(t)ide-naive patients with chronic hepatitis B. *Gastroenterology*, **2012**, *143*:619–628 e611.

Lontok E, et al. Hepatitis C virus drug resistance-associated substitutions: state of the art summary. *Hepatology*, **2015**, *62*:1623–1632.

Manns MD, et al. Ledipasvir and sofosbuvir plus ribavirin in patients with genotype 1 or 4 hepatitis C virus infection and advanced liver disease: a multicentre, open-label, randomised, phase 2 trial. *Lancet Infect Dis*, **2016**, *16*:685–697.

Martin P, et al. A treatment algorithm for the management of chronic hepatitis B virus infection in the United States: 2015 update. *Clin Gastroenterol Hepatol*, **2015**, *13*:2071–2087 e2016.

Messina JP, et al. Global distribution and prevalence of hepatitis C virus genotypes. *Hepatology*, **2015**, *61*:77–87.

Mogalian E, et al. Use of multiple probes to assess transporter- and cytochrome P450-mediated drug-drug interaction potential of the pangenotypic HCV NS5A inhibitor velpatasvir. *Clin Pharmacokinet*, **2016**, *55*:605–613.

Mokaya J, et al. Evidence of tenofovir resistance in chronic hepatitis B virus (HBV) infection: an observational case series of South African adults. *J Clin Virol*, **2020**, *129*:104548.

Neumann AU, et al. Hepatitis C viral dynamics in vivo and the antiviral efficacy of interferon-alpha therapy. *Science*, **1998**, *282*:103–107.

Ono SK, et al. The polymerase L528M mutation cooperates with nucleotide binding-site mutations, increasing hepatitis B virus replication and drug resistance. *J Clin Invest*, **2001**, *107*:449–455.

Ray AS, et al. Tenofovir alafenamide: a novel prodrug of tenofovir for the treatment of human immunodeficiency virus. *Antiviral Res*, **2016**, *125*:63–70.

Regan CP, et al. Assessment of the clinical cardiac drug-drug interaction associated with the combination of hepatitis C virus nucleotide inhibitors and amiodarone in guinea pigs and rhesus monkeys. *Hepatology*, **2016**, *64*:1430–1441.

Roder AE, et al. The acidic domain of the hepatitis C virus NS4A protein is required for viral assembly and envelopment through interactions with the viral E1 glycoprotein. *PLoS Pathog*, **2019**, *15*:e1007163.

Roth D, et al. Grazoprevir plus elbasvir in treatment-naive and treatment-experienced patients with hepatitis C virus genotype 1 infection and stage 4 5 chronic kidney disease (the C-SURFER study): a combination phase 3 study. *Lancet*, **2015**, *386*(10003):1537–1545.

Sarrazin C, et al. Prevalence of resistance-associated substitutions in HCV NS5A, NS5B, or NS3 and outcomes of treatment with ledipasvir and sofosbuvir. *Gastroenterology*, **2016**, *151*:501–512 e501.

Sasadeusz J, et al. The anti-HIV activity of entecavir: a multicentre evaluation of lamivudine-experienced and lamivudine-naive patients. *AIDS*, **2008**, *22*:947–955.

Schweitzer A, et al. Estimations of worldwide prevalence of chronic hepatitis B virus infection: a systematic review of data published between 1965 and 2013. *Lancet*, **2015**, *386*(10003):1546–1555.

Shen Y, Yan B. Covalent inhibition of carboxylesterase-2 by sofosbuvir and its effect on the hydrolytic activation of tenofovir disoproxil. *J Hepatol*, **2017**, *66*:660–661.

Shoshani I, et al. Inhibition of adenylyl cyclase by acyclic nucleoside phosphonate antiviral agents. *J Biol Chem*, **1999**, *274*:34742–34744.

Sokal EM, et al. Interferon alfa therapy for chronic hepatitis B in children: a multinational randomized controlled trial. *Gastroenterology*, **1998**, *114*:988–995.

Sonneveld MJ, et al. Polymorphisms near IL28B and serologic response to peginterferon in HBeAg-positive patients with chronic hepatitis B. *Gastroenterology*, **2012**, *142*:513-520 e511.

Soriano V, et al. Advances in hepatitis B therapeutics. *Ther Adv Infect Dis*, **2020**, *7*:2049936120965027.

Tang H, Grise H. Cellular and molecular biology of HCV infection and hepatitis. *Clin Sci (Lond)*, **2009**, *117*:49–65.

Teijaro JR. Pleiotropic roles of type 1 interferons in antiviral immune responses. *Adv Immunol*, **2016**, *132*:135–158.

Terrault NA, et al. Effectiveness of ledipasvir-sofosbuvir combination in patients with hepatitis C virus infection and factors associated with sustained virologic response. *Gastroenterology*, **2016**, *151*:1131–1140 e1133.

Terrault NA, et al. Update on prevention, diagnosis, and treatment of chronic hepatitis B: AASLD 2018 hepatitis B guidance. *Hepatology*, **2018**, *67*:1560–1599.

Tong S, Revill P. Overview of hepatitis B viral replication and genetic variability. *J Hepatol*, **2016**, *64*(1 suppl):S4–S16.

Tsukuda S, Watashi K. Hepatitis B virus biology and life cycle. *Antiviral Res*, **2020**, *182*:104925.

Verna EC, et al. DAA therapy and long-term hepatic function in advanced/decompensated cirrhosis: real-world experience from HCV-TARGET cohort. *J Hepatol*, **2020**, *73*:540-548.

World Health Organization. Guidelines for the prevention, care and treatment of persons with chronic hepatitis B infection. **2015**. Available at: https://www.who.int/publications/i/item/9789241549059. Accessed January 13, 2022.

World Health Organization. Hepatitis B. **2020a**. Available at: https://www.who.int/news-room/fact-sheets/detail/hepatitis-b. Accessed May 21, 2021.

World Health Organization. Hepatitis C fact sheet. **2020b**. Available at: https://www.who.int/news-room/fact-sheets/detail/hepatitis-c. Accessed June 1, 2021.

Wu LS, et al. Population pharmacokinetic modeling of plasma and intracellular ribavirin concentrations in patients with chronic hepatitis C virus infection. *Antimicrob Agents Chemother*, **2015**, *59*:2179–2188.

Zein NN, et al. Hepatitis C virus genotypes in the United States: epidemiology, pathogenicity, and response to interferon therapy. Collaborative Study Group. *Ann Intern Med*, **1996**, *125*:634–639.

Zhou XJ, et al. Pharmacokinetics of telbivudine following oral administration of escalating single and multiple doses in patients with chronic hepatitis B virus infection: pharmacodynamic implications. *Antimicrob Agents Chemother*, **2006**, *50*:874–879.

Capítulo 64

Agentes antirretrovirais e tratamento da infecção pelo HIV

Charles W. Flexner

PATOGÊNESE DA DOENÇA RELACIONADA COM O HIV
- Estrutura do vírus
- Ciclo de vida do vírus
- Como o vírus causa doença

PRINCÍPIOS DA QUIMIOTERAPIA CONTRA O HIV

FÁRMACOS UTILIZADOS NO TRATAMENTO DA INFECÇÃO PELO HIV
- Inibidores nucleosídeos e nucleotídeos da transcriptase reversa
- Inibidores não nucleosídeos da transcriptase reversa
- Inibidores da protease do HIV
- Inibidores da entrada
- Inibidores da integrase
- Formulações de antirretrovirais de longa ação e de liberação prolongada
- Diretrizes de tratamento futuras

A farmacoterapia segura e eficaz para tratamento e prevenção da infecção pelo vírus da imunodeficiência humana (HIV) é uma das maiores conquistas científicas e de saúde pública do último século. Indivíduos infectados que mantêm um esquema oral diário agora têm uma expectativa de vida normal ou quase normal. Mais de 30 fármacos aprovados e dezenas de formulações levaram a milhares de possíveis combinações de fármacos, porém a maioria dos pacientes recebe um entre um pequeno grupo de esquemas que foram rigorosamente testados e apresentam boa tolerância. Entre as características singulares da terapia antirretroviral estão a necessidade de um tratamento durante toda a vida para controlar a replicação do vírus e a possibilidade do rápido aparecimento de resistência permanente aos fármacos se esses agentes não forem usados adequadamente. Embora os esquemas orais combinados de 2 e 3 fármacos tenham alterado radicalmente o curso dessa epidemia, as opções futuras incluirão formulações injetáveis e implantáveis de ação prolongada.

Patogênese da doença relacionada com o HIV

Os HIV são lentivírus, uma família de retrovírus que evoluiu para estabelecer uma infecção crônica persistente com início gradual dos sintomas clínicos. A replicação é constante após a infecção e, embora algumas células infectadas possam abrigar vírus não replicantes por anos, na ausência de tratamento geralmente não existe um período verdadeiro de latência viral após a infecção (Deeks et al., 2015). Seres humanos e outros primatas não humanos são os únicos hospedeiros naturais desses vírus.

Existem duas grandes famílias de HIV. A maior parte das epidemias envolve o HIV-1, já o HIV-2 está mais estreitamente relacionado com o vírus da imunodeficiência dos símios (SIV) e concentra-se na África Ocidental. O HIV-1 é geneticamente diversificado, com pelo menos cinco subfamílias ou clados distintas. O HIV-1 e o HIV-2 têm sensibilidade semelhante à maioria dos fármacos antirretrovirais, embora os inibidores não nucleosídeos da transcriptase reversa (INNTR) sejam específicos para o HIV-1 e não tenham atividade contra o HIV-2.

Estrutura do vírus

O HIV é um retrovírus típico com um pequeno genoma de RNA de 9.300 pb. O vírus contém duas cópias do genoma dentro de um nucleocapsídeo, circundado por uma bicamada lipídica, ou envelope, que deriva da membrana plasmática da célula hospedeira (Fig. 64-1). O genoma viral codifica as três principais fases de leitura aberta (*open reading frames*): *gag* codifica uma poliproteína que é processada para liberar as principais proteínas estruturais do vírus; *pol* sobrepõe-se ao *gag* e codifica três atividades enzimáticas importantes (uma DNA-polimerase dependente de RNA ou transcriptase reversa com atividade de RNase, uma protease e a integrase viral); e *env* codifica a grande proteína transmembrana do envelope, responsável pela fixação à célula e pela entrada do vírus. Vários genes pequenos codificam proteínas reguladoras que aumentam a produção de víriuns ou combatem as defesas do hospedeiro, incluindo *tat*, *rev*, *nef* e *vpr*.

Ciclo de vida do vírus

A compreensão do ciclo de vida do HIV (Fig. 64-1) é crucial para entender a terapia racional da infecção. O tropismo do HIV é controlado pela proteína do envelope gp160 (*env*). O alvo principal para a ligação de *env* é o receptor CD4 presente em linfócitos e macrófagos, embora a entrada na célula também necessite da ligação a um correceptor, geralmente os receptores de quimiocinas CCR5 ou CXCR4. O CCR5 é encontrado em células da linhagem dos macrófagos. A maioria dos indivíduos infectados abriga predominantemente o vírus com tropismo CCR5; o HIV com esse tropismo é responsável por quase todas as infecções adquiridas naturalmente. Uma mudança na utilização de CCR5 para CXCR4 está associada ao avanço da doença, e a afinidade aumentada do HIV-1 para CXCR4 permite a infecção das linhagens de linfócitos T. A mudança fenotípica do CCR5 para o CXCR4 anuncia a perda acelerada das células T auxiliares $CD4^+$ e o risco aumentado de imunossupressão. Se mudança de correceptor é uma causa ou uma consequência do avanço da doença ainda é um fato desconhecido, porém é possível desenvolver a Aids clínica sem essa mudança (Deeks et al., 2015).

O domínio gp41 de *env* controla a fusão da bicamada lipídica do vírus com a célula hospedeira. Após a fusão, o RNA viral completo penetra no citoplasma, onde sofre replicação para um duplex de RNA-DNA de vida curta; o RNA original é degradado pela atividade de RNase H da transcriptase reversa para permitir a criação de uma cópia completa de DNA de fita dupla do vírus. Como a transcriptase reversa do HIV é propensa a erros e não apresenta uma função de revisão, a mutação é frequente e ocorre em aproximadamente três bases de cada replicação completa (9.300 pb) (Coffin, 1995). O DNA viral é transportado até o núcleo, onde é integrado a um cromossomo do hospedeiro pela integrase viral, em uma localização aleatória ou quase aleatória (Greene e Peterlin, 2002).

Após a integração, o vírus pode permanecer quiescente, não produzindo RNA ou proteína, porém replicando-se à medida que a célula se divide. Quando uma célula que abriga o DNA viral é ativada, o RNA viral e as proteínas são produzidas. As proteínas estruturais se reúnem em torno de RNA genômico completo para formar um nucleocapsídeo. As proteínas do envelope e outras proteínas estruturais organizam-se

3TC: lamivudina
5'-AMP: 5'-monofosfato de adenosina
ABC: abacavir
ADME: absorção, distribuição, metabolismo e eliminação
Aids: síndrome da imunodeficiência adquirida
AUC: área sob a curva de tempo-concentração plasmática
CBT: cabotegravir
cDNA: DNA complementar
CL$_{Cr}$: depuração (*clearance*) da creatinina
CMP: monofosfato de citidina
CYP: citocromo P450
d4T: estavudina
dCMP: monofosfato de desoxicitidina
ddC: didesoxicitidina
ddI: didanosina
DRESS: reação medicamentosa com eosinofilia e sintomas sistêmicos
eCL$_{Cr}$: depuração (*clearance*) estimada da creatinina
env: proteína envelope gp160
FDA: Food and Drug Administration
FTC: entricitabina
GI: gastrintestinal
HBV: vírus da hepatite B
HCV: vírus da hepatite C
HIV: vírus da imunodeficiência humana
HTLV: vírus linfotrópico de células T humanas
IMP: 5'-monofosfato de inosina
INNTR: inibidor não nucleosídeo da transcriptase reversa
InSTI: inibidor da transferência de cadeia pela integrase
INTR: inibidor nucleos(t)ídeo da transcriptase reversa
IP: inibidor da protease
LA: longa ação
LCS: líquido cerebrospinal
LTR: repetições terminais longas
NDP: nucleosídeo-difosfato
OATP: polipeptídeo transportador de ânions orgânicos
pb: pares de bases
PRPP: fosforribosil-pirofosfato
QTc: intervalo QT cardíaco corrigido
RNase H: ribonuclease H
RPV: rilpivirina
RT: transcriptase reversa
SIRI: síndrome inflamatória de reconstituição imune
SIV: vírus da imunodeficiência dos símios
SNC: sistema nervoso central
$t_{1/2}$: meia-vida de eliminação
TAF: tenofovir alafenamida
TAM: mutação análoga à timidina
TDF: fumarato de tenofovir desoproxila
vRNA: RNA viral
ZDV: zidovudina

na superfície da célula, concentradas em balsas lipídicas ricas em colesterol. Os cernes (*cores*) do nucleocapsídeo são dirigidos a esses locais e sofrem brotamento através da membrana celular, criando novas partículas de HIV com envelope, que contêm dois genomas completos de RNA de fita simples. A transcriptase reversa é incorporada em partículas de vírus, de modo que a replicação pode começar imediatamente após o vírus entrar em uma nova célula.

Como o vírus causa doença

A aquisição sexual da infecção pelo HIV provavelmente é mediada por uma ou, no máximo, algumas poucas partículas de vírus infecciosas. Pouco depois da infecção, ocorre um rápido surto de replicação, cujo pico é alcançado em 2 a 4 semanas, com infecção de $\geq 10^9$ células CD4$^+$. Esse pico está associado a um declínio transitório no número de linfócitos T auxiliares CD4$^+$ periféricos. Com a estabilidade das novas respostas imunes do hospedeiro e a depleção de células-alvo, o número de vírions infecciosos, indicado pela concentração plasmática de RNA do HIV (também conhecida como carga viral), declina até um estado de quase equilíbrio dinâmico ou ponto de equilíbrio. Esse momento reflete a interação entre a imunidade do hospedeiro e a patogenicidade do vírus infectante (Coffin, 1995). No indivíduo típico infectado, são produzidos vários bilhões de partículas virais infecciosas em um intervalo de poucos dias.

Por fim, a contagem de linfócitos T CD4$^+$ do hospedeiro começa a sofrer um declínio constante, acompanhado de elevação nas concentrações plasmáticas do RNA do HIV. Quando a contagem periférica de células CD4 cai abaixo de 200 células/mm^3, existe um risco cada vez maior de doenças oportunistas e, finalmente, de morte. A aquisição sexual do HIV-1 trópico para CCR5 está associada a um tempo médio de 8 a 10 anos até o estabelecimento da Aids clínica caso o paciente não seja tratado. Alguns pacientes designados como indivíduos sem progressão em longo prazo podem abrigar o HIV por mais de duas décadas sem sofrer nenhum declínio significativo na contagem periférica de células CD4 ou imunossupressão clínica. Essa característica pode refletir uma combinação de imunogenética e respostas imunes favoráveis do hospedeiro.

Um aspecto importante relativo ao tratamento é estabelecer se a Aids representa uma consequência da depleção dos linfócitos CD4$^+$ isoladamente. A maior parte dos dados da história natural da doença sugere que isso seja verdade. Apesar disso, a terapia bem-sucedida é baseada na inibição da replicação do HIV; as intervenções projetadas especificamente para impulsionar a resposta imune do hospedeiro sem exercer efeito antiviral direto não tiveram benefício clínico confiável (Deeks et al., 2015).

Princípios da quimioterapia contra o HIV

O tratamento atual pressupõe que todos os aspectos da doença derivam dos efeitos tóxicos diretos do HIV nas células do hospedeiro, principalmente nos linfócitos T CD4$^+$. *A terapia tem por objetivo suprimir a replicação do vírus ao máximo e pelo maior tempo possível.* O padrão atual de cuidados consiste em usar simultaneamente três fármacos antirretrovirais diferentes para o tratamento inicial e de 2 a 3 fármacos durante a duração remanescente do tratamento (Flexner, 2019).

Dois grandes ensaios clínicos randomizados encontraram benefícios clínicos substanciais ao iniciar a terapia antirretroviral independentemente da contagem basal de CD4 (INSIGHT START Study Group, 2015; TEMPRANO ANRS 12136 Study Group, 2015); assim, o atual padrão global de terapia é oferecer tratamento a todos os indivíduos infectados sempre que possível (World Health Organization, 2015). Evidências substanciais confirmam o valor da terapia antirretroviral na prevenção da transmissão do vírus de pessoa para pessoa (Cohen et al., 2011) e sugerem que os indivíduos infectados com carga viral indetectável são incapazes de transmitir o vírus para outras pessoas.

A resistência aos fármacos ainda é um problema importante. Há uma alta probabilidade de que todos os indivíduos infectados e não tratados abriguem vírus com mutações de um único aminoácido que conferem algum grau de resistência a cada um dos agentes antirretrovirais conhecidos, devido à elevada taxa de mutação do HIV e ao enorme número de vírions infecciosos (Coffin, 1995). Assim, é necessária uma combinação de agentes ativos para prevenir a resistência aos fármacos, de forma análoga às estratégias empregadas no tratamento da tuberculose (ver Cap. 65). A suspensão temporária dos fármacos (*drug holiday*) pode permitir que o vírus se reproduza de novo, aumentando o risco de resistência aos fármacos e de progressão da doença; tais interrupções no tratamento estão associadas a aumento da morbidade e mortalidade e geralmente não são recomendadas (Lawrence et al., 2003).

O resultado esperado da terapia inicial em um paciente anteriormente não tratado é uma carga viral indetectável (RNA de HIV plasmático < 50 cópias/mL) em 24 semanas após o início do tratamento. Em pacientes que recebem tratamento pela primeira vez, um protocolo contendo um INNTR mais dois inibidores nucleos(t)ídeos da transcriptase

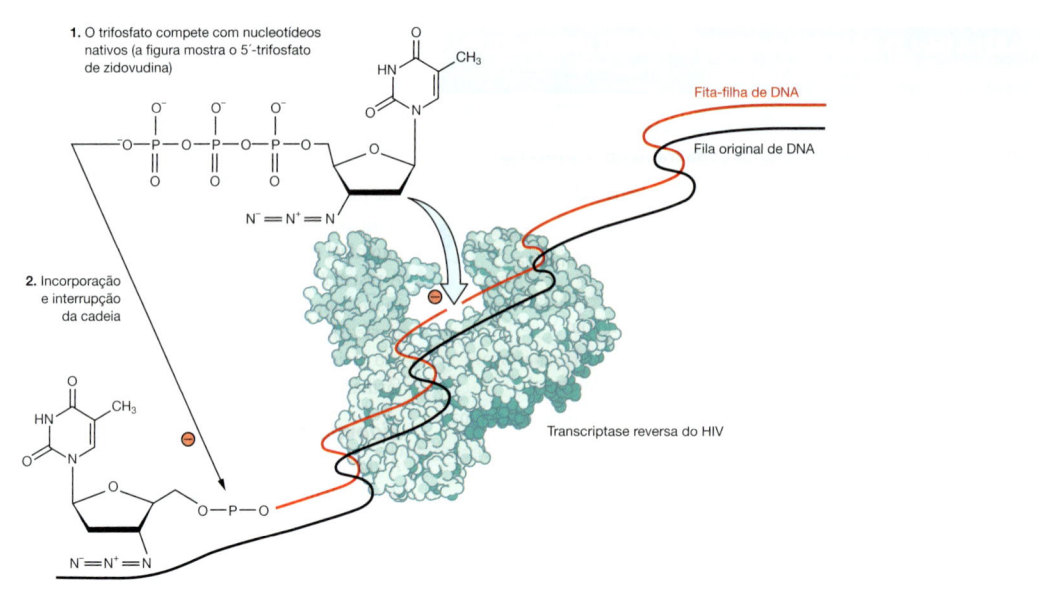

Figura 64-2 *Mecanismo dos INTR.* A *zidovudina* está ilustrada; a Tabela 64-1 relaciona outros agentes da classe INTR. Os análogos de nucleosídeos e nucleotídeos devem entrar nas células e ser fosforilados para gerar substratos sintéticos para a transcriptase reversa. Os análogos totalmente fosforilados bloqueiam a replicação do genoma viral tanto pela inibição competitiva da incorporação dos nucleotídeos nativos quanto pela interrupção do alongamento do DNA pró-viral nascente, visto que carecem de um grupamento hidroxila-3′.

Efeitos adversos e interações medicamentosas Os pacientes que iniciam o tratamento com *zidovudina* com frequência se queixam de fadiga, mal-estar, mialgia, náuseas, anorexia, cefaleia e insônia; esses sintomas em geral se resolvem em algumas semanas. A macrocitose eritrocitária é observada em torno de 90% dos pacientes, porém geralmente não está associada à anemia. A administração crônica de *zidovudina* foi associada à hiperpigmentação das unhas. Pode ocorrer miopatia esquelética associada à depleção do DNA mitocondrial, mais provavelmente em consequência da inibição da DNA-polimerase γ. A hepatotoxicidade grave, com ou sem esteatose e acidose láctica, é rara, porém pode ser fatal.

Probenecida, *fluconazol*, *atovaquona* e *ácido valproico* podem aumentar as concentrações plasmáticas de *zidovudina*, provavelmente pela inibição das glicuronosiltransferases. A *zidovudina* não é um substrato proeminente nem um inibidor potente das CYP. A *zidovudina* pode causar mielossupressão, devendo ser administrada com cautela a pacientes com anemia ou granulocitopenia preexistentes e àqueles que fazem uso de outros agentes mielossupressores. A *estavudina* e a *zidovudina* competem pela fosforilação intracelular e, portanto, não devem ser administradas concomitantemente.

Lamivudina

A *lamivudina* é um inibidor da transcriptase reversa, análogo da citidina, com atividade contra o HIV-1, o HIV-2 e o vírus da hepatite B (HBV). A *lamivudina* está aprovada para o HIV em adultos e crianças de 3 meses ou mais. A *lamivudina* é efetiva em combinação com outros fármacos antirretrovirais em pacientes virgens de tratamento ou já tratados; é um componente comum da terapia devido à sua segurança, conveniência e eficácia (Cihlar e Ray, 2010). A *lamivudina* também está aprovada para o tratamento da infecção crônica por HBV (ver Cap. 63).

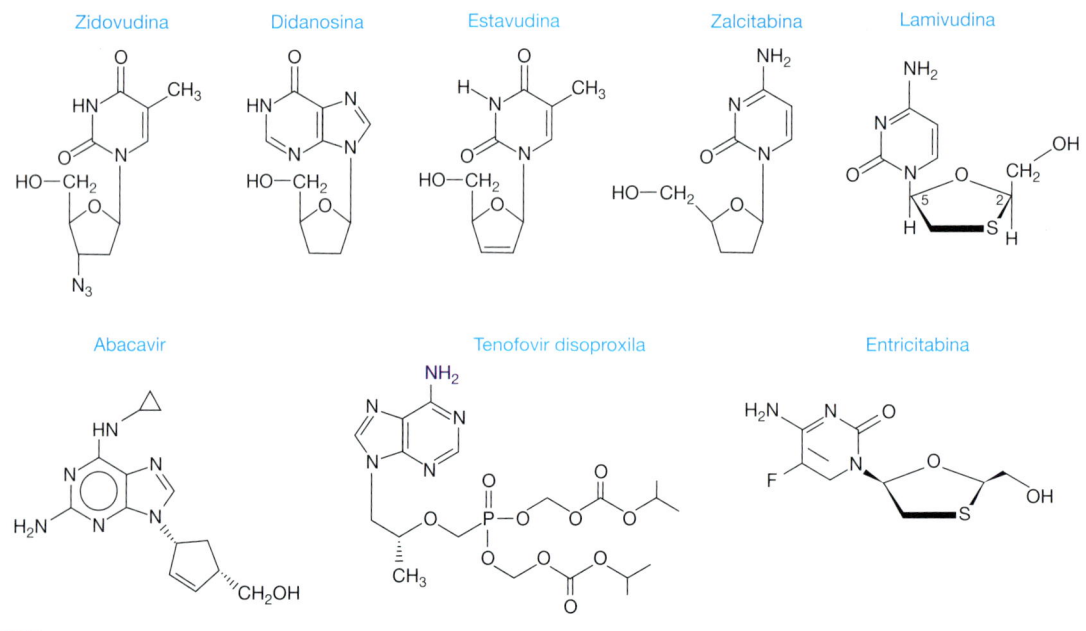

Figura 64-3 *Estruturas dos INTR.*

TABELA 64-2 ■ PROPRIEDADES FARMACOCINÉTICAS DOS INIBIDORES NUCLEOSÍDEOS DA TRANSCRIPTASE REVERSA[a]							
PARÂMETRO	ZIDOVUDINA	LAMIVUDINA	ESTAVUDINA[b]	DIDANOSINA[c]	ABACAVIR	TENOFOVIR[d]	ENTRICITABINA
Biodisponibilidade oral, %	64	86-87	86	42	83	25	93
Efeito das refeições na AUC	↓ 24% (alto teor de gordura)	↔	↔	↓ 55% (acidez)	↔	↑ 40% (alto teor de gordura)	↔
$t_{1/2}$ plasmática, h	1,0	5-7	1,1-1,4	1,5	0,8-1,5	14-17	10
$t_{1/2}$ intracelular do trifosfato, h	3-4	12-18	3,5	25-40	21	60-100	39
Ligação às proteínas plasmáticas	20-38	< 35	< 5	< 5	50	< 8	< 4
Metabolismo, %	60-80 (glicuronidação)	< 36	ND	50 (metabolismo de purinas)	> 80 (desidrogenação; glicuronidação)	ND	13
Excreção renal do fármaco original, %	14	71	39	18-36	< 5	70-80	86

↑, aumento; ↓, redução; ↔, nenhum efeito; ND, não determinado; AUC, área sob a curva de tempo-concentração plasmática.
[a]Valores médios relatados em adultos com funções renal e hepática normais.
[b]Parâmetros relatados para a formulação em cápsulas da estavudina.
[c]Parâmetros relatados para a formulação em comprimidos mastigáveis da didanosina.
[d]Valores relatados para o fumarato de tenofovir desoproxila oral.

Mecanismos de ação e resistência A *lamivudina* penetra nas células por difusão passiva e é fosforilada sequencialmente a 5'-trifosfato de lamivudina, que é o anabólito ativo. A *lamivudina* apresenta baixa afinidade pelas DNA-polimerases humanas, o que explica a baixa toxicidade ao hospedeiro. Verifica-se o aparecimento de resistência de alto nível à *lamivudina* com substituições em um único aminoácido, M184V ou M184I. Essas mutações podem reduzir a sensibilidade à *lamivudina in vitro* em até 1.000 vezes. A mutação M184V restaura a sensibilidade à *zidovudina* no HIV resistente à *zidovudina* e também restaura parcialmente a sensibilidade ao *tenofovir* no HIV resistente a esse fármaco que abriga a mutação K65R (Kuritzkes, 2011). Esse efeito pode contribuir para os benefícios virológicos duradouros observados nas combinações de *zidovudina* e *lamivudina*.

ADME A Tabela 64-2 resume os parâmetros farmacocinéticos para esse fármaco. A *lamivudina* é excretada principalmente de forma inalterada na urina; o ajuste da dose é recomendado para pacientes com CL_{Cr} inferior a 50 mL/min. A *lamivudina* atravessa de forma livre a placenta para o interior da circulação fetal.

Efeitos adversos e precauções A *lamivudina* é um dos fármacos antirretrovirais menos tóxicos. Foi relatada a ocorrência de neutropenia, cefaleia e náuseas com o uso de doses mais altas do que as recomendadas. A pancreatite foi observada em pacientes pediátricos. Uma vez que a *lamivudina* também tem atividade contra o HBV, recomenda-se cautela ao usar esse fármaco em pacientes coinfectados com HBV ou em áreas endêmicas para esse vírus. A interrupção abrupta da *lamivudina* pode estar associada a uma recuperação da replicação do HBV e à exacerbação da hepatite.

Abacavir

O *abacavir*, um análogo sintético da purina, está aprovado para o tratamento da infecção pelo HIV-1 em combinação com outros agentes antirretrovirais. O *abacavir* está disponível em uma coformulação com *zidovudina* e *lamivudina* para ser administrado 2 vezes/dia e em coformulação com

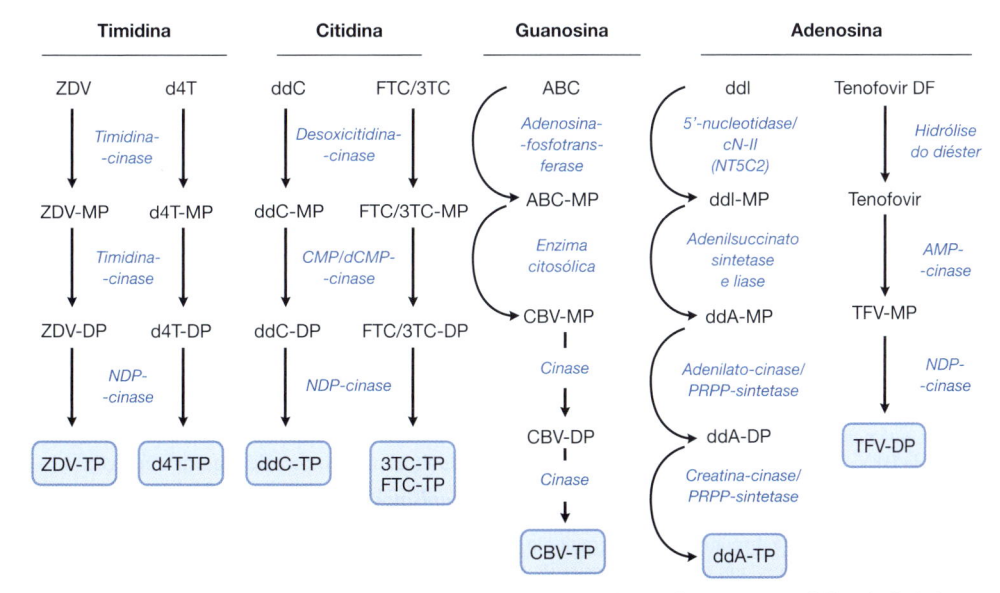

Figura 64-4 *Ativação intracelular dos inibidores da transcriptase reversa análogos de nucleosídeos.* Os fármacos e os anabólitos fosforilados estão abreviados (ver Tab. 64-1); as enzimas responsáveis por cada conversão estão indicadas por extenso. O anabólito antirretroviral ativo de cada fármaco está indicado no quadro azul. (Adaptada, com permissão, de Khoo SH, et al. Pharmacology. In: Boucher CAB, Galasso GAJ, eds. *Practical Guidelines in Antiviral Therapy*. Elsevier, New York, **2002**, 13-35. Copyright © Elsevier.) 3TC, lamivudina; ABC, abacavir; CMP, monofosfato de citidina; d4T, estavudina; dCMP, monofosfato de desoxicitidina; ddC, didesoxicitidina; DP, difosfato; FTC, entricitabina; MP, monofosfato; NDP, nucleosídeo-difosfato; PRPP, fosforribosil-pirofosfato; TP, trifosfato; ZDV, zidovudina.

lamivudina, ou *lamivudina* e *dolutegravir*, para 1 dose/dia. O *abacavir* está aprovado para uso em adultos e pacientes pediátricos ≥ 3 meses de idade, sendo que nas crianças a posologia deverá ser baseada no peso corporal.

Mecanismos de ação e resistência O *abacavir* é o único agente antirretroviral aprovado que é ativo como análogo da guanosina. Ele é fosforilado sequencialmente na célula hospedeira a 5′-trifosfato de carbovir, que interrompe o alongamento do DNA pró-viral por ser incorporado pela transcriptase reversa ao DNA nascente e não possuir um grupamento 3′-hidroxila (Cihlar e Ray, 2010). A resistência clínica ao *abacavir* está associada a quatro substituições específicas: K65R, L74V, Y115F e M184V. Combinadas, essas substituições podem reduzir a suscetibilidade em até 10 vezes. A K65R confere resistência cruzada a todos os nucleosídeos, exceto à *zidovudina*. Uma via alternativa para a resistência ao *abacavir* envolve mutações nos códons 41, 210 e 215 (Kuritzkes, 2011).

ADME A Tabela 64-2 resume os parâmetros farmacocinéticos desse agente. A presença do alimento não afeta a biodisponibilidade oral do *abacavir*. O *abacavir* não é substrato e nem inibidor das CYP. A razão de sua AUC no LCS/plasma é de aproximadamente 0,3.

Efeitos adversos e interações medicamentosas O efeito adverso mais importante do *abacavir* é uma síndrome de hipersensibilidade singular e potencialmente fatal, caracterizada por febre, dor abdominal e outras queixas GI; erupção maculopapular leve; e mal-estar ou fadiga. Queixas respiratórias (tosse, faringite, dispneia), queixas musculoesqueléticas, cefaleia e parestesias são menos comuns. A presença de febre, dor abdominal e exantema dentro de 6 semanas após o início da terapia com *abacavir* é diagnóstica e exige a interrupção imediata do fármaco. Uma vez interrompido por hipersensibilidade, o *abacavir* jamais deverá ser reiniciado. A síndrome de hipersensibilidade (2-9% dos pacientes) resulta de uma resposta imune geneticamente mediada ligada ao *locus* HLA-B*5701 e ao alelo M493T no *locus* de choque térmico Hsp70-Hom. O gene *Hsp* está implicado na apresentação do antígeno, e esse haplótipo está associado à liberação aberrante do fator de necrose tumoral α após exposição de linfócitos humanos ao *abacavir ex vivo* (White et al., 2015). O *abacavir* não deve ser usado em qualquer paciente portador do *locus* HLA-B*5701 (cerca de 10% dos indivíduos brancos).

O *abacavir* não está associado a nenhuma interação medicamentosa farmacocinética clinicamente significativa. No entanto, uma dose alta de etanol (0,7 g/kg) aumenta a AUC plasmática do *abacavir* em 41% e prolonga a $t_{1/2}$ de eliminação em 26%, possivelmente devido à competição pela álcool-desidrogenase, que produz o metabólito desidro do fármaco (ver Tab. 64-2).

Tenofovir

O *tenofovir* é um derivado do 5′-AMP que não possui um anel de ribose completo; é o único análogo de nucleotídeo atualmente comercializado para o tratamento da infecção pelo HIV. O *tenofovir* está disponível como os profármacos disoproxila ou alafenamida, que aumentam substancialmente a absorção oral. O *tenofovir* é ativo contra HIV-1, HIV-2 e HBV. O *fumarato de tenofovir disoproxila* (TDF) é aprovado pela FDA para tratar a infecção pelo HIV em adultos e crianças com mais de 2 anos em combinação com outros agentes antirretrovirais e para o tratamento da hepatite B crônica em adultos e crianças com mais de 12 anos. Ele também é aprovado para profilaxia pré-exposição ao HIV (em combinação com *entricitabina*) em adultos com alto risco de adquirir a infecção. O TDF está disponível em uma variedade de coformulações orais e constitui o antirretroviral mais amplamente usado no mundo inteiro. O *fumarato de tenofovir alafenamida* (TAF) é aprovado pela FDA para o tratamento do HIV e do HBV, bem como para profilaxia do HIV em combinação com *entricitabina*. As vantagens do TAF em relação ao TDF incluem menor dose e menos toxicidade renal e óssea em longo prazo (Sax et al., 2015). Atualmente, o TAF está disponível em coformulação com *elvitegravir*, *cobicistate* e *entricitabina*; com *bictegravir* e *entricitabina*; com *rilpivirina* e *entricitabina*; ou com *entricitabina*.

Mecanismos de ação e resistência O TDF é hidrolisado rapidamente a *tenofovir*, que é fosforilado por cinases celulares a seu metabólito ativo, o difosfato de tenofovir, que é na verdade um trifosfato. O fármaco original é um monofosfato (Fig. 64-3) (Cihlar e Ray, 2010). A disposição do TAF oral é semelhante, mas circula em grande parte como profármaco não clivado, que é levado para as células e depois convertido no nucleotídeo original; em consequência, as concentrações circulantes de *tenofovir*, que podem contribuir para a toxicidade renal, são muito inferiores às produzidas pelo profármaco TDF. O difosfato de tenofovir é um inibidor competitivo de transcriptases reversas virais e é incorporado ao DNA do HIV, levando à interrupção da cadeia por apresentar um anel de ribose incompleto. Embora o difosfato de tenofovir exiba uma atividade de amplo espectro contra as DNA-polimerases virais, tem baixa afinidade pelas DNA-polimerases α, β e γ humanas, constituindo a base de sua toxicidade seletiva.

A resistência específica ocorre com uma substituição K65R que foi associada à falha clínica de protocolos contendo *tenofovir*. A sensibilidade ao *tenofovir* e a eficácia virológica também são reduzidas em pacientes portadores de isolados de HIV com resistência de alto nível à *zidovudina* ou à *estavudina*. A mutação M184V associada à resistência à *lamivudina* ou à *entricitabina* restaura parcialmente a sensibilidade do HIV resistente ao *tenofovir* que apresenta a mutação K65R (Kuritzkes, 2011).

ADME A Tabela 64-2 apresenta os dados farmacocinéticos para o *tenofovir*. Após uma dose intravenosa, 70 a 80% do fármaco é recuperado inalterado na urina; assim, as doses devem ser reduzidas naqueles com insuficiência renal. O *tenofovir* não é conhecido por inibir ou induzir as CYP.

Efeitos adversos e interações medicamentosas O *tenofovir* geralmente é bem tolerado, com poucos sintomas importantes sendo relatados, exceto pela flatulência. Foram relatados episódios raros de insuficiência renal aguda e síndrome de Fanconi, e esse fármaco deve ser usado com precaução em pacientes com doença renal preexistente. O uso do *tenofovir* está associado a pequenos declínios da eCL$_{Cr}$ (depuração da creatinina estimada) após meses de tratamento em alguns pacientes; como a dose precisa ser reduzida na insuficiência renal, deve-se monitorar regularmente a função renal (creatinina e fósforo). Como o *tenofovir* também apresenta atividade contra o HBV, é necessário ter cautela ao usar esse fármaco em pacientes coinfectados com esse vírus: a interrupção abrupta do *tenofovir* pode estar associada a uma recuperação da replicação do HBV e exacerbação da hepatite. O *tenofovir* pode aumentar a AUC da *didanosina*, e os dois fármacos não devem ser usados em conjunto (Cihlar e Ray, 2010).

As concentrações plasmáticas do *tenofovir* são aumentadas em 30 a 50% quando combinadas com os potencializadores farmacocinéticos *ritonavir* ou *cobicistate* devido à inibição de transportadores renais de fármacos. Efeitos semelhantes são observados com os inibidores de NS5A do HCV *ledipasvir* e *velpatasvir* (ver Cap. 63). De qualquer modo, essas combinações geralmente são bem toleradas e não produzem lesão renal significativa. No entanto, a insuficiência renal aguda foi relatada quando o TDF é combinado com *diclofenaco*, um não esteroide oral.

Entricitabina

A *entricitabina* é um análogo de citidina que é quimicamente relacionado à *lamivudina* e compartilha muitas de suas propriedades. A *entricitabina* mostra-se ativa contra o HIV-1, o HIV-2 e o HBV. O fármaco é aprovado pela FDA para tratamento da infecção pelo HIV em adultos, crianças e lactentes, em combinação com outros agentes antirretrovirais, e está disponível em coformulação com TDF, com ou sem *efavirenz*, ou com o profármaco *tenofovir* mais *elvitegravir* e *cobicistate*; *bictegravir* e *cobicistate*; ou *rilpivirina*. A *entricitabina* também é aprovada para profilaxia pré-exposição ao HIV (em combinação com *tenofovir*) em adultos com alto risco de adquirir a infecção.

Mecanismos de ação e resistência A *entricitabina* penetra nas células por difusão passiva e é fosforilada sequencialmente a seu metabólito ativo, 5′-trifosfato de entricitabina. A resistência de alto nível à *entricitabina* ocorre com as mesmas mutações que afetam a *lamivudina* (principalmente M184I/V), embora elas pareçam ocorrer com menos frequência com a *entricitabina*. A mutação M184V restaura a sensibilidade à *zidovudina* no HIV resistente à *zidovudina* e restaura parcialmente a sensibilidade ao *tenofovir* no HIV resistente a esse fármaco que abriga a mutação K65R (Kuritzkes, 2011). A mesma mutação K65R confere resistência à *entricitabina* e ao outro análogo da citidina, a *lamivudina*, bem como à *didanosina*, à *estavudina* e ao *abacavir*.

ADME A Tabela 64-2 resume os dados farmacocinéticos para a *entricitabina*. O fármaco administrado por via oral sofre absorção rápida; pode ser tomado sem considerar as refeições. A *entricitabina* é excretada principalmente sob a forma inalterada na urina; portanto, a dose deverá ser reduzida em pacientes com CL_{Cr} inferior a 50 mL/min.

Efeitos adversos e interações medicamentosas A *entricitabina* é um dos fármacos antirretrovirais menos tóxicos e apresenta poucos efeitos adversos significativos (Cihlar e Ray, 2010). A exposição prolongada ao fármaco foi associada à hiperpigmentação da pele, sobretudo nas áreas expostas ao sol. Como a *entricitabina* também apresenta atividade *in vitro* contra o HBV, é necessário ter cuidado ao usar esse fármaco em pacientes coinfectados com HBV e em regiões com alta soroprevalência desse vírus; a interrupção abrupta da *entricitabina* pode estar associada a uma recuperação da replicação do HBV e à exacerbação da hepatite.

A *entricitabina* não é metabolizada em grau significativo pelas CYP e não apresenta tendência a nenhuma interação medicamentosa metabólica conhecida.

INTR mais antigos

A *estavudina* (d4T) e a *didanosina* (ddI) não mais amplamente usadas, em virtude de sua toxicidade relativa em comparação com outros INTR. A *didesoxicitidina* (ddC) não é mais comercializada pelo mesmo motivo. Informações detalhadas sobre esses fármacos estão disponíveis em edições anteriores deste livro.

Inibidores não nucleosídeos da transcriptase reversa
Visão geral

Os INNTR incluem uma variedade de substratos químicos que se ligam a uma bolsa hidrofóbica na subunidade p66 da transcriptase reversa do HIV-1, em um local distante do sítio ativo (Fig. 64-5). Esses compostos induzem uma alteração de configuração na estrutura tridimensional da enzima, que reduz acentuadamente a sua atividade, atuando, dessa maneira, como inibidores não competitivos. Como o sítio de ligação para os INNTR é específico da cepa do vírus, os agentes aprovados são ativos contra o HIV-1, mas não contra o HIV-2 ou outros retrovírus, e não devem ser usados para tratar a infecção pelo HIV-2. Esses compostos também não apresentam atividade contra as DNA-polimerases de células hospedeiras (de Bethune, 2010). Os seis INNTR aprovados são *nevirapina*, *efavirenz*, *etravirina*, *rilpivirina*, *delavirdina* e *doravirina*. A Tabela 64-3 fornece um resumo de suas propriedades farmacocinéticas.

Agentes dessa classe compartilham diversas propriedades. Todos os INNTR aprovados são eliminados do corpo por metabolismo hepático. O *efavirenz*, a *etravirina* e a *nevirapina* são indutores moderadamente potentes das enzimas envolvidas no metabolismo hepático dos fármacos, incluindo a CYP3A4, ao passo que a *delavirdina* é principalmente um inibidor da CYP3A4. As interações medicamentosas farmacocinéticas são, portanto, uma consideração importante para essa classe de compostos. Todos os INNTR, com exceção da *etravirina* e da *rilpivirina*, são suscetíveis à resistência de alto nível causada por alterações de um único aminoácido no sítio de ligação de INNTR (geralmente nos códons 103 ou 181; Kuritzkes, 2011). Até mesmo a exposição a uma única dose de *nevirapina* na ausência de outros agentes antirretrovirais está associada a mutações de resistência em até um terço dos pacientes (Eshleman et al., 2004). Esses agentes são potentes e altamente eficazes, mas devem ser combinados com outros agentes ativos para evitar resistência. *Os INNTR nunca devem ser usados como agentes únicos em monoterapia ou como única adição a um protocolo que está falhando.*

Os INNTR em combinação com outros fármacos antirretrovirais estão associados a uma supressão favorável em longo prazo da viremia e à elevação das contagens de linfócitos $CD4^+$. É frequente a ocorrência de exantema com o uso de todos os INNTR, com exceção da *doravirina*, geralmente nas primeiras 4 semanas de terapia. Foram relatados casos raros de reação medicamentosa com eosinofilia e sintomas sistêmicos (DRESS) potencialmente fatal ou síndrome de Stevens-Johnson com o uso de *nevirapina*, *efavirenz*, *rilpivirina* e *etravirina*. Pode ser observado acúmulo de gordura após o uso prolongado de INNTR, e casos de hepatite fatal foram associados ao uso de *nevirapina* (de Bethune, 2010).

Nevirapina

A *nevirapina* é um INNTR dipiridodiazepinona com atividade potente contra o HIV-1. O fármaco é aprovado pela FDA para o tratamento da infecção pelo HIV-1 em adultos e crianças em combinação com outros agentes antirretrovirais. A *nevirapina* é aprovada para uso em lactentes e crianças ≥ 15 dias de vida, com um esquema de doses com base na área de superfície corporal. A dose única de *nevirapina* foi amplamente utilizada em mulheres gravemente infectadas pelo HIV para prevenir a transmissão de mãe para filho, mas essa prática está em declínio à medida que mais mulheres gravemente infectadas pelo HIV estão sendo

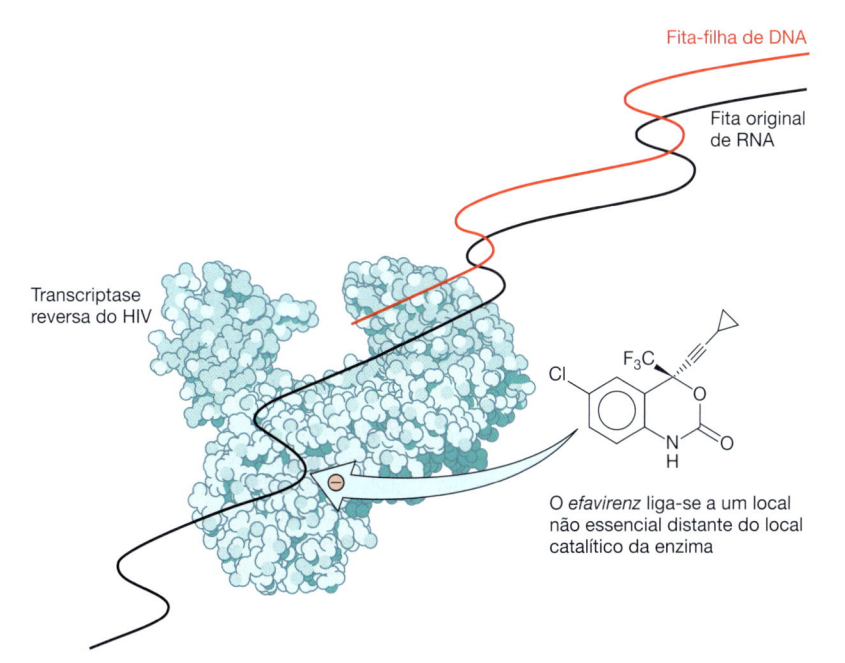

Figura 64-5 *Mecanismo dos INNTR.*

TABELA 64-3 ■ PROPRIEDADES FARMACOCINÉTICAS DOS INIBIDORES NÃO NUCLEOSÍDEOS DA TRANSCRIPTASE REVERSA[a]					
PARÂMETRO	NEVIRAPINA[b]	EFAVIRENZ[b]	ETRAVIRINA	RILPIVIRINA	DORAVIRINA
Biodisponibilidade oral, %	90-93	50	NR	NR	64
Efeito das refeições na AUC	↔	↑ 17-28%	↑ 33-102%	↑ 40-50%	↔
$t_{1/2}$ plasmática, h	25-30	40-55	41	50	15
Ligação às proteínas plasmáticas, %	60	99	99,9	99,7	76
Metabolismo pelas CYP e UGT	3A4 > 2B6	2B6 > 3A4	3A4, 2C9, 2C19, UGT	3A4, 3A5	3A4, 3A5
Excreção renal do fármaco original, %	< 3	< 3	1	6	6
Autoindução de metabolismo	Sim	Sim	NR	Não	Não
Inibição de CYP3A	Não	Sim	Não	Não	Não

↑, aumento; ↓, redução; ↔, nenhum efeito; NR, não relatado.
[a]Valores médios relatados em adultos com funções renal e hepática normais.
[b]Valores em estado de equilíbrio dinâmico após múltiplas doses orais.

colocadas em protocolos antirretrovirais permanentes de múltiplos fármacos (de Bethune, 2010). A *nevirapina* para o tratamento do HIV foi substituída, em grande parte, pelo *efavirenz*, que é menos tóxico, e hoje é menos usada, visto que mais pacientes iniciam a terapia com esquemas à base de InSTI ou passam a tomar esses esquemas.

ADME A Tabela 64-3 resume os dados farmacocinéticos desse agente. O fármaco atravessa prontamente a placenta e é encontrado no leite materno. A *nevirapina* é um indutor moderado de CYP e induz seu próprio metabolismo. Para compensar esse fato, o fármaco deve ser iniciado em uma dose de 200 mg 1 vez/dia durante 14 dias, sendo a dose aumentada, em seguida, para 200 mg 2 vezes/dia, caso não ocorram reações adversas.

Efeitos adversos e interações medicamentosas Os eventos adversos mais frequentes associados à *nevirapina* são exantemas (em cerca de 16% dos pacientes) e prurido. Na maioria dos pacientes, o exantema resolve-se com a administração continuada do fármaco; a administração de glicocorticoides pode causar um exantema mais grave. A síndrome de Stevens-Johnson, potencialmente fatal, é rara, porém ocorre em até 0,3% dos pacientes. Em até 1% dos pacientes, ocorre hepatite clínica. A hepatite grave e fatal foi associada ao uso de *nevirapina* e pode ser mais comum em mulheres com contagens de CD4 superiores a 250 células/mm³, especialmente durante a gravidez (de Bethune, 2010). Outros efeitos adversos relatados incluem febre, fadiga, cefaleia, sonolência e náuseas.

Como a *nevirapina* induz a CYP3A4, ela pode reduzir as concentrações plasmáticas dos substratos da CYP3A4 coadministrados. A abstinência de *metadona* foi relatada em pacientes submetidos à *nevirapina*, presumivelmente em consequência da depuração aumentada da *metadona*. As concentrações plasmáticas de *etinilestradiol* e *noretindrona* diminuem em 20% com o uso da *nevirapina*; são aconselhados métodos alternativos de contracepção.

Efavirenz

O *efavirenz* (ver estrutura na Fig. 64-5) é um INNTR com atividade potente contra o HIV-1. O fármaco deve ser usado apenas em combinação com outros agentes eficazes e não deve ser adicionado como único agente novo a um protocolo que está falhando. O *efavirenz* é aprovado para pacientes adultos e pediátricos a partir de 3 meses de idade e com peso de pelo 3,5 kg. O fármaco era amplamente usado devido à sua conveniência, eficácia e tolerabilidade em longo prazo. A coformulação em pílula única de *efavirenz*, TDF e *entricitabina* ou *lamivudina*, administrada 1 vez/dia, era particularmente popular. Uma dose diária de 400 mg de *efavirenz* pode ser igualmente eficaz e melhor tolerada do que a dose-padrão de 600 mg (ENCORE1 Study Group, 2014). O *efavirenz* pode ser combinado de forma segura com *rifampicina* e é útil para pacientes que também estão em tratamento de tuberculose. O uso do *efavirenz* provavelmente declinará nos próximos anos, à medida que mais pacientes iniciam a terapia com esquemas à base de InSTI ou passam a usar esses esquemas.

ADME A Tabela 64-3 resume os dados farmacocinéticos desse agente. O *efavirenz* é bem absorvido no trato GI, porém ocorre uma redução na absorção do fármaco com doses crescentes. A biodisponibilidade (AUC) aumenta em 22% com uma refeição rica em gordura. Mais de 99% do *efavirenz* está ligado às proteínas plasmáticas e, como consequência, o fármaco apresenta uma relação LCS/plasma baixa (de 0,01). O fármaco deve ser tomado inicialmente com o estômago vazio na hora de dormir, de forma a reduzir os efeitos adversos. A $t_{1/2}$ de eliminação longa permite uma única dose diária.

Efeitos adversos e interações medicamentosas Os efeitos adversos mais importantes do *efavirenz* são observados no SNC. Até 53% dos pacientes relatam efeitos adversos no SNC ou psiquiátricos, porém menos de 5% interrompem o fármaco por esse motivo. Os pacientes queixam-se frequentemente de tontura, comprometimento da concentração, disforia, sonhos vívidos ou perturbadores e insônia. Felizmente, os efeitos adversos no SNC geralmente tornam-se mais toleráveis e regridem no decorrer das primeiras 4 semanas de terapia. Com frequência, ocorrem exantemas com *efavirenz* (27%), em geral nas primeiras semanas de tratamento, resolvendo-se de forma espontânea e raramente exigindo a interrupção do fármaco. As erupções cutâneas potencialmente fatais, como a síndrome de Stevens-Johnson, são raras (de Bethune, 2010). Outros efeitos adversos relatados com o *efavirenz* incluem cefaleia, aumento das transaminases hepáticas e níveis séricos elevados de colesterol. O *efavirenz* é o único fármaco antirretroviral teratogênico em primatas, porém estudos clínicos minuciosos sugeriram que ele não é mais teratogênico em seres humanos do que outros fármacos antirretrovirais (Ford et al., 2014).

O *efavirenz* é um indutor moderado das enzimas hepáticas, em especial da CYP3A4, mas também um inibidor de CYP fraco a moderado. O *efavirenz* diminui as concentrações de *fenobarbital*, *fenitoína* e *carbamazepina*; a AUC da *metadona* é reduzida em 33 a 66% no estado de equilíbrio. O *efavirenz* reduz a AUC da *rifabutina* em aproximadamente 38%. O *efavirenz* apresenta um efeito variável sobre os IP do HIV: as concentrações de *indinavir*, *saquinavir* e *amprenavir* são reduzidas; as concentrações de *ritonavir* e *nelfinavir* são aumentadas. Pode-se esperar que os fármacos que induzem a CYP2B6 ou a CYP3A4 (p. ex., *fenobarbital*, *fenitoína* e *carbamazepina*) aumentem a depuração do *efavirenz*, de modo que o seu uso deve ser evitado (de Bethune, 2010).

Rilpivirina

A *rilpivirina* é um INNTR da classe de diarilpirimidinas com forte atividade contra o HIV-1; a Tabela 64-3 apresenta alguns indicadores farmacocinéticos para esse fármaco. Ela deve ser usada apenas em combinação com outros agentes eficazes e não deve ser adicionada como único agente novo a um protocolo que está falhando. A *rilpivirina* tem o melhor dos perfis de efeitos adversos dos INNTR disponíveis e exerce pouco ou nenhum efeito adverso no SNC quando comparada ao *efavirenz*. A *rilpivirina* mantém a eficácia contra muitas cepas de HIV que são resistentes ao *efavirenz* e a outros INNTR anteriores. No entanto, concentrações mais elevadas de *rilpivirina* estão associadas ao prolongamento do intervalo QTc e, na dose aprovada de 25 mg/dia, é menos eficaz do que o *efavirenz* em pacientes com carga viral inferior a 200 células/mm^3 (Sharma e Saravolatz, 2013). A falha de um protocolo contendo *rilpivirina* geralmente leva a uma resistência que exclui o uso de outros INNTR. A *rilpivirina* é aprovada para pacientes adultos e pediátricos com idade igual ou superior a 12 anos e pesando pelo menos 35 kg. A *rilpivirina* também está disponível como coformulação de um único comprimido com TDF e *entricitabina*, TAF e *entricitabina* ou *dolutegravir*, administrada 1 vez/dia. Uma formulação injetável nanocristalina de longa ação da *rilpivirina* foi aprovada pela FDA no início de 2021 (ver seção "Formulações de antirretrovirais de longa ação e de liberação prolongada").

ADME A Tabela 64-3 resume os dados farmacocinéticos da *rilpivirina*. A absorção da *rilpivirina* depende da presença de alimento e também do pH. A biodisponibilidade (AUC) é diminuída em 40% no jejum ou em 50% com uma refeição rica em proteínas e com baixo teor de gordura; o fármaco só deve ser administrado na presença de alimento, e não com suplementos ricos em proteínas e com baixo teor de gordura. A *rilpivirina* não deve ser administrada com inibidores da bomba de prótons, e os antagonistas dos receptores H$_2$ deverão ser administrados 12 horas antes ou 4 horas após a dosagem (Sharma e Saravolatz, 2013). A $t_{1/2}$ de eliminação longa permite uma única dose diária.

Efeitos adversos e interações medicamentosas Exantemas (< 5%) ocorrem menos frequentemente com o uso da *rilpivirina* do que de outros INNTR. Embora os efeitos adversos no SNC sejam muito menos comuns com o uso de *rilpivirina* do que com o *efavirenz*, foram relatados sintomas depressivos, inclusive em crianças e adolescentes. Pode ocorrer elevação das transaminases hepáticas, particularmente naqueles com infecção subjacente por HBV ou HCV. A *rilpivirina* é considerada geralmente segura durante a gravidez (antigamente da categoria B de gravidez pela FDA).

As concentrações de *rilpivirina* podem ser reduzidas pela administração de indutores de CYP, e esse fármaco não deve ser administrado com *rifampicina*, anticonvulsivantes como *carbamazepina*, *fenobarbital* ou *fenitoína*, ou quaisquer produtos que contenham erva-de-são-joão. Na dose diária de 25 mg, a *rilpivirina* não é um inibidor ou indutor clinicamente significativo de enzimas hepáticas. Uma vez que a *rilpivirina* pode prolongar o QTc de forma dependente da concentração, recomenda-se cautela ao combinar esse fármaco com qualquer inibidor conhecido de CYP3A4, com outros fármacos que possam aumentar as concentrações de *rilpivirina* ou com fármacos conhecidos por prolongar o QTc.

Etravirina

A *etravirina* é um INNTR da classe das diarilpirimidinas que é ativo contra o HIV-1. O fármaco é único em sua capacidade de inibir a transcriptase reversa que é resistente a outros INNTR. A *etravirina* parece ter flexibilidade de conformação e posição no sítio de ligação dos INNTR, o que a permite inibir a RT do HIV-1 na presença de mutações de resistência aos INNTR comuns (de Bethune, 2010). O fármaco é aprovado para uso apenas em adultos que já receberam tratamento e em crianças a partir de 2 anos de idade e com peso de pelo menos 10 kg com cepas virais resistentes a outros INNTR. Pacientes submetidos ao tratamento com INNTR não devem receber *etravirina* com INTR isoladamente.

ADME A Tabela 64-3 resume os dados farmacocinéticos desse agente. A presença de alimento aumenta a AUC da *etravirina* em aproximadamente 50%; portanto, o fármaco deve ser administrado na sua presença. Metabólitos metil e dimetil-hidroxilados são produzidos no fígado principalmente pelas CYP3A4, 2C9 e 2C19, contribuindo para a maior parte da eliminação desse fármaco.

Efeitos adversos e interações medicamentosas O único efeito adverso notável da *etravirina* é o exantema (17 vs. 9% com placebo), que ocorre habitualmente dentro de poucas semanas após o início da terapia e desaparece em 1 a 3 semanas se a terapia for continuada. Erupções cutâneas graves, incluindo síndrome de Stevens-Johnson e necrólise epidérmica tóxica, foram relatadas (de Bethune, 2010).

A *etravirina* é um indutor de CYP3A4 e de glicuronosiltransferases e um inibidor da CYP2C9 e CYP2C19, de modo que pode estar envolvida em diversas interações medicamentosas farmacocinéticas clinicamente significativas. A *etravirina* pode ser combinada com *darunavir/ritonavir*, *lopinavir/ritonavir* e *saquinavir/ritonavir* sem a necessidade de ajustes na dose. A dose de *maraviroque* deverá ser dobrada quando esses dois fármacos forem combinados. A *etravirina* não deve ser administrada com *tipranavir/ritonavir*, *fosamprenavir/ritonavir* ou *atazanavir/ritonavir* na ausência de dados mais adequados para orientar a dosagem. A *etravirina* não deve ser combinada com outros INNTR. Ao contrário de outros INNTR, a *etravirina* não parece alterar a depuração da *metadona*.

Doravirina

A *doravirina* é um INNTR benzonitrila com atividade potente contra o HIV-1. A Tabela 64-3 apresenta algumas de suas propriedades farmacocinéticas. O fármaco deve ser usado apenas em combinação com outros agentes eficazes e não deve ser adicionado como único agente novo a um protocolo que está falhando. A *doravirina* apresenta o melhor perfil de efeitos colaterais dos INNTR disponíveis e tem pouco ou nenhum efeito adverso no SNC. A *doravirina* mantém a sua eficácia contra muitas cepas de HIV que são resistentes ao *efavirenz* e a outros INNTR anteriores. Entretanto, a falha do tratamento foi associada à aquisição de mutações V106I, H221Y e F227C (Blevins et al., 2020). A *doravirina* é aprovada apenas para adultos que não receberam tratamento anterior. O fármaco também está disponível como coformulação de comprimido único com TDF e *lamivudina* com administração 1 vez/dia.

ADME A Tabela 64-3 fornece um resumo dos dados farmacocinéticos da *doravirina*. A *doravirina* é principalmente metabolizada pela CYP3A4 e não está sujeita a depuração renal significativa. Diferentemente da *rilpivirina*, a absorção da *doravirina* não é significativamente alterada pela coadministração com alimentos ou inibidores da bomba de prótons (Blevins et al., 2020). A $t_{1/2}$ de eliminação longa de 12 a 21 horas possibilita a sua administração 1 vez/dia.

Efeitos adversos e interações medicamentosas Em estudos clínicos comparativos, a *doravirina* foi mais tolerada do que o *efavirenz* e apresentou um perfil de efeitos adversos equivalente ou superior ao dos esquemas contendo *darunavir/ritonavir* (Blevins et al., 2020). A *doravirina* não é teratogênica em animais, porém não foi adequadamente estudada em mulheres grávidas.

A coadministração de indutores de CYP reduz as concentrações de *doravirina*; por conseguinte, esse fármaco não deve ser administrado com: *rifampicina*; anticonvulsivantes como *carbamazepina*, *fenobarbital* ou *fenitoína*; ou qualquer produto que contenha erva-de-são-joão. A *doravirina* pode ser administrada a paciente com tuberculose que tomam *rifabutina* se a dose de *doravirina* for duplicada para 100 mg 2 vezes/dia (Blevins et al., 2020). Na dose diária de 100 mg, a *doravirina* não é um inibidor ou indutor clinicamente significativo das enzimas hepáticas. Diferentemente da *rilpivirina*, a *doravirina* não prolonga substancialmente o intervalo QTc.

Delavirdina

A *delavirdina*, um INNTR de bis-heteroarilpiperazina que inibe seletivamente o HIV-1, é raramente usada, visto que exige uma posologia 3 vezes/dia e é mais tóxica e menos conveniente do que outros INNTR. Uma descrição mais detalhada desse fármaco está disponível em edições anteriores deste livro.

Inibidores da protease do HIV
Visão geral

Os IP do HIV são produtos químicos semelhantes aos peptídeos que inibem competitivamente a ação da aspartil-protease do vírus (Fig. 64-6). Essa protease é um homodímero constituído por dois monômeros de 99 aminoácidos; cada monômero contribui com um resíduo de ácido aspártico essencial para catálise. O local de clivagem preferido dessa enzima é o lado N-terminal dos resíduos de prolina, particularmente entre a fenilalanina e a prolina. As aspartil-proteases humanas (i.e., renina, pepsina, gastricsina e catepsinas D e E) contêm apenas uma cadeia polipeptídica e não são significativamente inibidas pelos IP do HIV (Wensing et al., 2010).

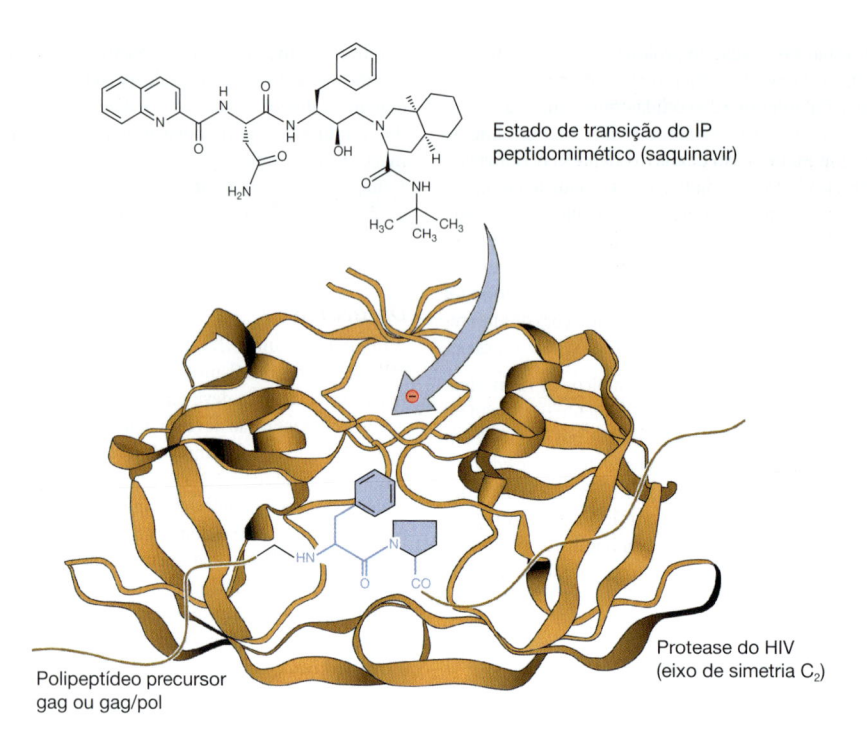

Figura 64-6 *Mecanismo de ação de um IP do HIV.* A figura mostra uma sequência peptídica alvo de fenilalanina-prolina (em azul) para a enzima protease (em dourado) com estruturas químicas do aminoácido nativo (no quadro inferior) para enfatizar a homologia de suas estruturas em relação à do *saquinavir* (parte superior).

A Tabela 64-4 resume os dados farmacocinéticos desses agentes. A depuração ocorre principalmente por metabolismo oxidativo hepático. Com exceção do *nelfinavir*, todos são metabolizados predominantemente pela CYP3A4 (e o principal metabólito do *nelfinavir* é degradado pela CYP3A4). Todos os IP do HIV aprovados apresentam potencial para interações medicamentosas metabólicas. A maioria desses fármacos inibe a CYP3A4 em concentrações alcançadas clinicamente, embora a magnitude da inibição varie muito, sendo o *ritonavir* de longe o mais potente. Atualmente, é uma prática comum combinar um IP do HIV com uma baixa dose de *ritonavir* ou *cobicistate* para aproveitar a capacidade notável de qualquer um dos fármacos de inibir o metabolismo da CYP3A4.

"Potencializando" os IP com um inibidor de CYP A depuração metabólica dos IP do HIV é inibida pelo *cobicistate*, um análogo do *ritonavir* que não apresenta atividade antirretroviral e que foi desenvolvido para uso exclusivo como ativador farmacocinético (Sherman et al., 2015). O *cobicistate* é um inibidor potente e seletivo da CYP3A4, que é mais tolerado do que o *ritonavir* e que não atua como indutor das enzimas CYP. As doses de *ritonavir* de 100 ou 200 mg 1 ou 2 vezes/dia ou de *cobicistate* 150 mg/dia são suficientes para inibir a CYP3A4 e aumentar ("potencializar") as concentrações da maioria dos substratos de CYP3A4 administrados simultaneamente. O perfil farmacocinético aprimorado dos IP do HIV administrados com *ritonavir* ou *cobicistate* reflete a inibição da depuração sistêmica e da depuração de primeira passagem, resultando em melhor biodisponibilidade oral e em uma $t_{1/2}$ de eliminação mais longa do fármaco coadministrado. Isso permite uma redução na dose de fármaco e na frequência da dosagem ao mesmo tempo que aumenta as concentrações sistêmicas. As combinações de *atazanavir, darunavir, fosamprenavir* ou *lopinavir* com *ritonavir* ou *cobicistate* com *atazanavir* ou *darunavir* são aprovadas para uma administração 1 vez/dia.

Observação sobre o cobicistate O *cobicistate* inibe seletivamente a CYP3A4 com potência semelhante à do *ritonavir*, porém não apresenta atividade anti-HIV (Sherman et al., 2015). As possíveis vantagens adicionais do *ritonavir* incluem maior especificidade para a CYP3A4, melhor tolerabilidade, menor impacto nos lipídeos plasmáticos e ausência de indução da enzima P450. No entanto, o *cobicistate* pode inibir algumas proteínas de transporte de fármacos e bloquear o transporte tubular da creatinina, levando a um aumento pequeno, porém reversível, da creatinina sérica. O *cobicistate* está disponível apenas em formulação conjunta com *elvitegravir, atazanavir* ou *darunavir*.

Outras propriedades compartilhadas dos IP

Os IP do HIV são, em sua maioria, substratos para o transportador de efluxo glicoproteína P (o transportador de resistência a múltiplos fármacos, também conhecido como MDR1 e ABCB1; ver Cap. 4). Esses agentes geralmente penetram menos no sêmen do que os INTR e INNTR. Os IP do HIV apresentam alta variabilidade interindividual nas concentrações séricas, o que pode refletir interações diferenciais com as CYP intestinais e hepáticas e proteínas transportadoras de fármaco. A velocidade com que o

HIV desenvolve resistência aos IP não ativados é intermediária entre a observada para os análogos de nucleosídeos e os INNTR. As mutações de resistência iniciais (primárias) no sítio ativo enzimático resultam apenas em um declínio de 3 a 5 vezes na sensibilidade à maioria dos fármacos; essas mutações são seguidas de mutações secundárias frequentemente distantes do sítio ativo, que compensam a redução da eficácia proteolítica. O acúmulo de mutações de resistência secundária aumenta a probabilidade de resistência cruzada a outros IP. Esse perfil de resistência relativamente favorável torna os IP do HIV agentes atrativos para uso como terapia de segunda escolha em pacientes que falharam em protocolos antirretrovirais prévios (Wensing et al., 2010). Pacientes com falha dos esquemas contendo IP na clínica frequentemente o fazem sem qualquer evidência de resistência ao IP contido no esquema. Os efeitos adversos GI, incluindo náuseas, vômitos e diarreia, eram comuns com os IP do HIV mais antigos, porém são muito menos propensos a ocorrer com os novos fármacos *atazanavir* e *darunavir*.

Ritonavir

O *ritonavir* é um IP do HIV peptideomimético desenhado para complementar o eixo de simetria C2 do sítio ativo da enzima. O *ritonavir* é ativo contra HIV-1 e HIV-2 (talvez um pouco menos ativo contra HIV-2). Hoje, o *ritonavir* é principalmente usado como potencializador farmacocinético (inibidor da CYP3A4); as baixas doses usadas para esse propósito não induzem mutações de resistência ao *ritonavir* no HIV. O fármaco é usado com pouca frequência como único IP em protocolos combinados devido à toxicidade GI (Wensing et al., 2010).

ADME A Tabela 64-4 fornece um resumo do perfil farmacocinético do *ritonavir*. A variabilidade interindividual na farmacocinética é alta, com variabilidade superior a 6 vezes nas concentrações mínimas entre pacientes que receberam cápsulas de 600 mg de *ritonavir* a cada 12 horas.

Efeitos adversos e interações medicamentosas Os principais efeitos adversos dose-dependentes do *ritonavir* são GI e consistem em náuseas, vômitos, diarreia, anorexia, dor abdominal e alteração do paladar. A toxicidade GI poderá ser reduzida se o fármaco for administrado com as refeições. Parestesias periféricas e periorais podem ocorrer na dose terapêutica de 600 mg 2 vezes/dia. Em geral, esses efeitos adversos regridem em poucas semanas após o início da terapia. O *ritonavir* também provoca elevações dose-dependentes no colesterol total e triglicerídeos no soro, bem como outros sinais de lipodistrofia.

O *ritonavir* é um dos inibidores da CYP3A4 conhecidos mais potentes. Por conseguinte, o *ritonavir* deve ser usado com cautela em combinação com qualquer substrato de CYP3A4 e não deve ser combinado com um fármaco que seja substrato da CYP3A e que tenha índice terapêutico estreito, como *midazolam*, *triazolam*, *fentanila* e derivados do *ergot*. O *ritonavir* é um inibidor misto competitivo e irreversível da CYP3A4; seus efeitos podem persistir por 2 a 3 dias após a interrupção do fármaco (Washington et al., 2003). O *ritonavir* também é um inibidor fraco da CYP2D6. Os indutores potentes da atividade da CYP3A4, como a *rifampicina*, podem diminuir as concentrações de *ritonavir* e devem ser evitados ou ter suas doses ajustadas. As formulações de *ritonavir* em

TABELA 64-4 ■ PROPRIEDADES FARMACOCINÉTICAS DOS INIBIDORES DA PROTEASE DO HIV-1[a]

PARÂMETRO	SAQUINAVIR[b]	INDINAVIR	RITONAVIR
Biodisponibilidade (oral), %	13	60-65	> 60
Efeito das refeições na AUC	↑ 570% (alto teor de gordura)	↓ 77% (alto teor de gordura)	↑ 13% (cápsula)
$t_{1/2}$ plasmática, h	1-2	1,8	3-5
Ligação às proteínas plasmáticas, %	98	60	98-99
Metabolismo pelas CYP	3A4	3A4	3A4 > 2D6
Autoindução do metabolismo	Não	Não	Sim
Excreção renal do fármaco original, %	< 3	9-12	3,5
Inibição da CYP3A4	+	++	+++
PARÂMETRO	**NELFINAVIR**	**FOSAMPRENAVIR**	**LOPINAVIR[c]**
Biodisponibilidade (oral), %	20-80 (dependendo da formulação e da presença de alimento)	ND	ND
Efeito das refeições na AUC	↑ 100-200%	↔	↑ 27% (teor de gordura moderado)
$t_{1/2}$ plasmática, h	3,5-5	7,7	5-6
Ligação às proteínas plasmáticas, %	> 98	90	98-99
Metabolismo pelas CYP	2C19 > 3A4	3A4	3A4
Autoindução do metabolismo	Sim	Não	Sim
Excreção renal do fármaco original, %	1-2	1	< 3
Inibição da CYP3A4	++	++	+++
PARÂMETRO	**ATAZANAVIR**	**TIPRANAVIR**	**DARUNAVIR**
Biodisponibilidade (oral), %	ND	ND	82
Efeito das refeições na AUC	↑ 70% (refeição leve)	↔	↑ 30%
$t_{1/2}$ plasmática, h	6,5-7,9	4,8-6,0	15
Ligação às proteínas plasmáticas, %	86	99,9	95
Metabolismo pelas CYP	3A4	3A4	3A4
Autoindução do metabolismo	Não	Sim	ND
Excreção renal do fármaco original, %	7	0,5	8
Inibição da CYP3A4	++	+++	+++

↑, aumento; ↓, redução; ↔, nenhum efeito; ND, não determinado; +, fraca; ++, moderada; +++, substancial.
[a]Valores médios relatados em adultos com funções renal e hepática normais.
[b]Parâmetros relatados para a formulação de saquinavir em cápsulas de gelatina mole.
[c]Os valores para lopinavir, tipranavir e darunavir refletem a coadministração com ritonavir.

cápsula e solução contêm álcool e não devem ser administradas com *dissulfiram* ou *metronidazol*. O *ritonavir* é também um indutor moderado da CYP3A4, da glicuronosil-S-transferase e, possivelmente, de outras enzimas hepáticas e proteínas de transporte de fármacos. Em consequência, as concentrações de alguns fármacos diminuem na presença de *ritonavir*. O *ritonavir* reduz a AUC do *etinilestradiol* em 40%; por essa razão, é necessário usar formas alternativas de contracepção.

Uso do ritonavir como um inibidor da CYP3A4
O *ritonavir* inibe o metabolismo de todos os IP do HIV atuais e é frequentemente usado em combinação com a maioria desses fármacos (com exceção do *nelfinavir*) para melhorar seus perfis farmacocinéticos e permitir uma redução em suas doses e frequências de dosagem. O *ritonavir* também supera os efeitos deletérios do alimento na biodisponibilidade do *indinavir*. As doses baixas de *ritonavir* (100 ou 200 mg 1 ou 2 vezes/dia) também inibem a CYP3A4 e são muito mais toleradas do que a dose de 600 mg 2 vezes/dia (Wensing et al., 2010).

Lopinavir

O *lopinavir* é estruturalmente semelhante ao *ritonavir*, porém é de 3 a 10 vezes mais potente contra o HIV-1. Esse agente é ativo contra o HIV-1 e o HIV-2. O *lopinavir* está disponível apenas em formulação combinada com baixas doses de *ritonavir* (usado como um inibidor de CYP3A4). O *lopinavir* apresenta atividade antirretroviral comparável à de outros IP do HIV e melhor do que o *nelfinavir*. O *lopinavir* também exerce uma atividade antirretroviral considerável e sustentada em pacientes que falharam em protocolos anteriores utilizando IP do HIV (Wensing et al., 2010).

Pacientes virgens de tratamento que falham em um primeiro protocolo com *lopinavir* geralmente não apresentam mutações detectáveis da protease do HIV, porém podem apresentar resistência genética aos outros fármacos no protocolo (Wensing et al., 2010). Para pacientes que já receberam tratamento, o acúmulo de quatro ou mais mutações de resistência no IP do HIV está associado a uma menor probabilidade de supressão do vírus após o início do *lopinavir*.

ADME A Tabela 64-4 resume o perfil farmacocinético desse agente. A dose de *lopinavir/ritonavir* para adultos é de 400/100 mg (2 comprimidos) 2 vezes/dia ou de 800/200 mg (4 comprimidos) 1 vez/dia. A associação *lopinavir/ritonavir* não deve ser administrada 1 vez/dia a pacientes que já foram tratados. A combinação *lopinavir/ritonavir* está aprovada para uso em pacientes pediátricos com 14 dias ou mais, com doses baseadas no peso ou na área da superfície corporal. Uma formulação de comprimidos pediátrica está disponível para uso em crianças com mais de 6 meses de idade que demonstram de forma segura a capacidade de deglutir o comprimido intacto; dispõe-se também de uma solução oral de *lopinavir/ritonavir* pediátrica. O *lopinavir* é absorvido rapidamente após administração oral; o alimento influencia minimamente a sua biodisponibilidade. Embora os comprimidos contenham *lopinavir/ritonavir* em uma proporção fixa de 4:1, a proporção da concentração plasmática observada para esses dois fármacos após administração oral é próxima de 20:1, indicando a sensibilidade do *lopinavir* ao efeito inibitório do *ritonavir* sobre a CYP3A. Tanto o *lopinavir* quanto o *ritonavir* são encontrados altamente ligados às proteínas plasmáticas, principalmente à glicoproteína α_1-ácida e apresenta uma penetração fracionada baixa no LCS e no sêmen.

Efeitos adversos e interações medicamentosas
Os eventos adversos mais comuns relatados com a formulação conjunta de *lopinavir/ritonavir* são GI: fezes de consistência mole, diarreia, náuseas e vômitos. Anormalidades laboratoriais incluem colesterol total e triglicerídeos elevados. Não está claro se esses efeitos adversos se devem ao *ritonavir* ou ao *lopinavir* (ou a ambos).

A administração concomitante de agentes que induzem a CYP3A4, como a *rifampicina*, pode reduzir consideravelmente as concentrações plasmáticas do *lopinavir*. A erva-de-são-joão é um indutor conhecido da CYP3A4, resultando em concentrações mais baixas de *lopinavir* e possível perda da eficácia antiviral. A administração conjunta de outros antirretrovirais que podem induzir a CYP3A4 (p. ex., *amprenavir*, *nevirapina* ou *efavirenz*) pode exigir o aumento da dose de *lopinavir*. A formulação líquida de *lopinavir* contém 42% de etanol e não deve ser administrada com *dissulfiram* ou *metronidazol*. O *ritonavir* também é um indutor moderado da CYP na dose empregada na formulação combinada e pode diminuir adversamente as concentrações de alguns fármacos administrados em conjunto (p. ex., anticoncepcionais orais). Não há provas diretas de que o *lopinavir* seja um indutor de CYP *in vivo*; entretanto, as concentrações de alguns fármacos coadministrados (p. ex., *amprenavir* e *fenitoína*) são mais baixas com a formulação de *lopinavir/ritonavir* do que seria esperado com doses baixas de *ritonavir* usado isoladamente ou em combinação com outros IP.

Atazanavir

O *atazanavir* é um IP azapeptídico ativo contra o HIV-1 e o HIV-2. Uma formulação conjunta com *cobicistate* também se encontra disponível.

Uso terapêutico O *atazanavir*, na presença ou ausência de *ritonavir*, é aprovado para tratamento de adultos e pacientes pediátricos com mais de 3 meses de idade e pesando pelo menos 5 kg; na população pediátrica, a dosagem é baseada no peso. Em pacientes adultos que já receberam tratamento, o *atazanavir* 400 mg 1 vez/dia na ausência de *ritonavir* foi inferior à combinação de *lopinavir/ritonavir* administrada 2 vezes/dia. A combinação de *atazanavir* com doses baixas de *ritonavir* apresentou um efeito semelhante na carga viral comparado à combinação de *lopinavir/ritonavir* em um estudo, sugerindo que esse fármaco deve ser combinado com *ritonavir* ou *cobicistate* em pacientes tratados e, talvez, em pacientes virgens de tratamento com carga viral inicial elevada. A mutação de resistência primária ao *atazanavir* ocorre no códon 50 da protease do HIV e confere uma suscetibilidade aproximadamente 9 vezes inferior. É mais provável o aparecimento de uma resistência de alto nível caso estejam presentes cinco ou mais mutações adicionais (Wensing et al., 2010).

ADME A Tabela 64-4 resume o perfil farmacocinético desse agente. O *atazanavir* é rapidamente absorvido após administração oral. Uma refeição leve aumenta a AUC; portanto, o fármaco deverá ser administrado com alimento. A absorção depende do pH, e os inibidores da bomba de prótons ou outros agentes redutores de ácido diminuem substancialmente as concentrações de *atazanavir* após a administração oral (Wensing et al., 2010). A $t_{1/2}$ de eliminação média do *atazanavir* aumenta com a dose, desde 7 horas na dose-padrão de 400 mg 1 vez/dia para quase 10 horas na dose de 600 mg. A dose recomendada de *atazanavir* é de 400 mg 1 vez/dia em adultos quando administrada na ausência de um potencializador farmacocinético (*ritonavir* ou *cobicistate*) e de 300 mg se administrada com 100 mg de *ritonavir* ou 150 mg de *cobicistate*. O fármaco está presente no LCS em quantidade menor que 3% das concentrações plasmáticas, porém apresenta excelente penetração no líquido seminal.

Efeitos adversos e interações medicamentosas
Com frequência, o *atazanavir* causa hiperbilirrubinemia não conjugada devido à inibição da UGT1A1, embora não esteja associado a hepatotoxicidade. Relatos pós-comercialização incluem reações adversas hepáticas como colecistite, colelitíase, colestase e outras anormalidades da função hepática. O *atazanavir* pode se precipitar na urina, aumentando o risco da ocorrência de cálculos renais. Outros efeitos adversos relatados com o uso do *atazanavir* incluem diarreia e náuseas, principalmente durante as primeiras semanas de terapia. De modo geral, 6% dos pacientes interromperam o uso do *atazanavir* devido ao aparecimento de efeitos adversos durante 48 semanas de tratamento. Os pacientes tratados com *atazanavir* apresentam concentrações significativamente mais baixas de triglicerídeos e colesterol em jejum do que os pacientes tratados com *nelfinavir*, *lopinavir* ou *efavirenz*.

Como o *atazanavir* é metabolizado pela CYP3A4, a administração concomitante de agentes que induzem a CYP3A4 (p. ex., *rifampicina*) está contraindicada. O *atazanavir* é também um inibidor moderado da CYP3A4 e pode alterar as concentrações plasmáticas de outros substratos da CYP3A4. O *atazanavir* é um inibidor moderado do UGT1A1 e aumenta a AUC do *raltegravir* em 41 a 72%. O *ritonavir* aumenta significativamente a AUC do *atazanavir* e diminui a sua depuração sistêmica. Os inibidores da bomba de prótons administrados concomitantemente reduzem substancialmente as concentrações de *atazanavir*. Os inibidores da bomba de prótons e os antagonistas dos receptores H$_2$ devem ser evitados em pacientes que estejam recebendo *atazanavir* na ausência de *ritonavir* (Wensing et al., 2010).

Darunavir

O *darunavir* é um IP não peptídico ativo contra o HIV-1 e o HIV-2. O *darunavir* liga-se firmemente, porém de modo reversível, ao sítio ativo da protease do HIV, mas também foi verificado que impede a dimerização da protease. Pelo menos três mutações de resistência associadas ao *darunavir* são necessárias para conferir resistência (Wensing et al., 2010). O *darunavir* em combinação com *ritonavir* ou *cobicistate* está aprovado para uso em adultos e crianças com mais de 3 anos de idade infectados pelo HIV. Dispõe-se também de coformulações com *cobicistate* ou com *cobicistate*, TAF e *entricitabina*.

DARUNAVIR

ADME A Tabela 64-4 apresenta alguns dados farmacocinéticos desse agente. A combinação *darunavir/ritonavir* pode ser usada em um esquema de 1 vez/dia (800/100 mg) com nucleosídeos em adultos virgens de tratamento ou em um regime de 2 vezes/dia (600/100 mg) em adultos tratados com pelo menos uma mutação de resistência associada ao *darunavir*; esse fármaco deve ser tomado com alimentos. A dosagem pediátrica é baseada no peso corporal. O *darunavir* é absorvido rapidamente após administração oral com *ritonavir*, com concentrações máximas ocorrendo após 2 a 4 horas. O *ritonavir* aumenta a biodisponibilidade do *darunavir* em até 14 vezes. Quando combinado com *ritonavir*, a $t_{1/2}$ de eliminação média do *darunavir* é de cerca de 15 horas, e a AUC é aumentada em uma ordem de magnitude. O *cobicistate* produz resultados semelhantes.

Efeitos adversos e interações medicamentosas Como o *darunavir* deve ser combinado com *cobicistate* ou com uma dose baixa de *ritonavir*, a administração de fármacos pode ser acompanhada de todos os efeitos adversos causados por esses agentes, incluindo interações medicamentosas e queixas GI em até 20% dos pacientes que tomam *ritonavir*. O *darunavir*, do mesmo modo que o *fosamprenavir*, contém um grupo sulfa, e o aparecimento de exantema foi relatado em até 10% dos pacientes. A combinação *darunavir/ritonavir* está associada a aumento nos triglicerídeos e colesterol plasmáticos, embora a magnitude do aumento seja menor que a observada com o uso de *lopinavir/ritonavir*. O *darunavir* foi associado a episódios de hepatotoxicidade.

Como o *darunavir* é metabolizado pela CYP3A4, a administração concomitante de agentes que induzem a CYP3A4 (p. ex., *rifampicina*) está contraindicada. Os perfis de interação medicamentosa de *darunavir/ritonavir* ou *darunavir/cobicistate* são dominados por aqueles esperados com o ativador farmacocinético. A combinação *darunavir/ritonavir* com dose de 600/100 mg 2 vezes/dia aumenta a AUC do *maraviroque* em 340%; a dose de *maraviroque* deverá ser reduzida para 150 mg 2 vezes/dia quando combinada ao *darunavir* (Wensing et al., 2010).

Inibidores da protease mais antigos

O *saquinavir*, o *indinavir*, o *nelfinavir*, o *fosamprenavir* e o *tipranavir* são raramente usados, devido à maior toxicidade e falta de tolerabilidade em comparação com outros IP. Informações detalhadas sobre esses fármacos estão disponíveis em edições anteriores deste livro.

Inibidores da entrada

Visão geral

A entrada do HIV nas células-alvo envolve a ligação sequencial do vírus a um receptor principal (CD4) e a um correceptor de quimiocina (CCR5 ou CXCR4), seguida de fusão da membrana e liberação do conteúdo do vírion no citoplasma (ver Fig. 64-1). Isso cria diversos alvos para intervenção farmacológica (Tilton e Doms, 2010).

Os quatro fármacos disponíveis dessa classe apresentam diferentes mecanismos de ação (ver Fig. 64-1). O *fostensavir* liga-se à proteína do envelope viral gp120 e impede a ligação ao CD4. O *ibalizumabe* liga-se ao CD4 do hospedeiro e, assim, impede a entrada do vírus nas células-alvo. O *maraviroque* é um antagonista do receptor de quimiocina que se liga ao receptor CCR5 da célula hospedeira para bloquear a ligação da gp120 viral. A *enfuvirtida* inibe a fusão das membranas viral e celular mediada pelas interações de gp41 e CD4 (Tilton e Doms, 2010).

Fostensavir

O *fostensavir* é um profármaco metilfosfato do *tensavir*. O *fostensavir* sofre rápida hidrólise ao composto original, que se liga à proteína do envelope viral gp120, impedindo a ligação ao CD4 e a entrada subsequente do vírus na célula. O *fostensavir* é aprovado apenas para uso em adultos que receberam tratamento anterior intenso com infecção por HIV-1 resistente a múltiplos fármacos. O *maraviroque* mantém atividade contra vírus que têm se tornado resistentes a agentes antirretrovirais de outras classes em virtude de seu mecanismo de ação singular. Tendo em vista a sua $t_{1/2}$ relativamente curta (7-14 h), o *fostensavir* precisa ser administrado 2 vezes/dia. Nem os alimentos nem o aumento do pH gástrico alteram de modo significativo o perfil farmacocinético plasmático do *fostensavir* (Hiryak e Koren, 2021).

A resistência ao *fostensavir* é complexa e está relacionada com polimorfismos nos domínios C1-C5 da gp120 (Hiryak e Koren, 2021). As substituições de aminoácidos que contribuem para a resistência incluem S375T, M426L, M434I, S375H/M e L116P; pode-se constatar a presença de M426L em até 15% das populações que não foram tratadas com *fostensavir*. Em ensaios clínicos com pacientes que já receberam tratamento anterior intenso, as taxas de supressão em 48 semanas variaram de 38 a 54%, e 51% dos indivíduos com falha virológica em coortes randomizadas apresentaram mutações de resistência ao *tensavir* emergentes (Hiryak e Koren, 2021). Isso pode refletir a dificuldade de encontrar agentes efetivos para uso em combinação com *fostensavir* ou problemas de não adesão ao tratamento, que são comuns nesses pacientes.

ADME O metabolismo do *tensavir* é complexo e inclui a contribuição das esterases e da CYP3A4. Ocorre excreção de 51% do *tensavir* em sua forma inalterada na urina. Não são observadas mudanças clinicamente significativas nos parâmetros farmacocinéticos de pacientes com comprometimento renal ou hepático, e não há necessidade de ajuste na dose nesses pacientes (Hiryak e Koren, 2021).

Efeitos adversos e interações medicamentosas Em geral, o *fostensavir* é bem tolerado, porém o seu uso foi associado a elevações das transaminases hepáticas, particularmente em pacientes com infecção por HBV ou HCV. Além disso, o *fostensavir* em altas doses (quatro vezes a dose diária aprovada de 600 mg 2 vezes/dia) provoca prolongamento do intervalo QTc. Por conseguinte, esse fármaco deve ser usado com cautela em pacientes com risco de arritmias associadas ao QT.

O *tensavir* é um substrato da CYP3A4 e da glicoproteína P e é suscetível a interações medicamentosas farmacocinéticas envolvendo inibidores ou indutores das enzimas hepáticas. O *fostensavir* não deve ser combinado com *rifampicina* ou outros indutores potentes de CYP, mas pode ser combinado com *rifabutina* em pacientes com tuberculose. O *tensavir* inibe o OATP1B1 e o OATP1B3 e não deve ser combinado com estatinas que são substratos desses transportadores.

Ibalizumabe

O *ibalizumabe* é um anticorpo monoclonal humanizado que se liga ao domínio extracelular 2 do CD4, causando impedimento estérico de uma mudança de conformação no complexo gp120-CD4 necessário para a fusão e a entrada do HIV (Chahine e Durham, 2021). O *ibalizumabe* não inibe a ligação da gp120 ao CD4. O sítio de ligação do *ibalizumabe* no CD4 é separado do sítio de ligação do complexo de histocompatibilidade principal de classe II, razão pela qual o fármaco não interfere nas respostas imunes do hospedeiro. O *ibalizumabe* é aprovado para uso em adultos que já receberam tratamento anterior intenso com infecção por HIV-1 resistente a múltiplos fármacos, que não estão respondendo ao atual esquema antirretroviral. O fármaco deve ser administrado em infusão

O *cabotegravir* não produz interações medicamentosas clinicamente significativas. Entretanto, é suscetível a sofrer reduções das concentrações em decorrência de indutores de enzimas metabolizadoras de fármacos, e não deve ser coadministrado com rifamicinas, *carbamazepina*, erva-de-são-joão ou outros indutores potentes. Nem o *cabotegravir* nem a *rilpivirina* têm atividade contra o HBV; a mudança de um esquema contendo *tenofovir* em um paciente coinfectado pelo HBV para a combinação de *cabotegravir* e *rilpivirina* injetável pode resultar em replicação de rebote do HBV e dano hepático agudo.

Rilpivirina LA

A *rilpivirina* LA é uma suspensão nanocristalina do INNTR *rilpivirina*, formulada para injeção intramuscular. Está disponível apenas para administração combinada com *cabotegravir* LA a adultos com supressão crônica dos níveis plasmáticos de RNA do HIV (< 50 cópias/mL) que estão estáveis com esquema antirretroviral e sem história de falha do tratamento ou resistência conhecida ou suspeita ao *cabotegravir* ou à *rilpivirina*. A falha do tratamento com resistência à *rilpivirina* foi rara nos ensaios clínicos conduzidos, porém ocorreu, particularmente em pacientes com vírus do subtipo A. Para uma descrição mais completa da farmacologia da *rilpivirina*, consultar a seção sobre INNTR orais. A *rilpivirina* não tem atividade contra o HIV-2; por essa razão, a combinação de *cabotegravir* e *rilpivirina* injetável não deve ser usada como tratamento para pacientes infectados pelo HIV-2.

ADME As concentrações máximas após o início da *rilpivirina* LA são observadas 3 a 4 dias após a injeção. A ligação do fármaco às proteínas plasmáticas em seres humanos é de 99,7%, e a $t_{1/2}$ de eliminação da nanoformulação injetável varia de 13 a 28 semanas; o fármaco pode ser detectado em muitos receptores por mais de 1 ano após uma única injeção. A *rilpivirina* é metabolizada principalmente pela CYP3A4. Como a liberação inicial do fármaco do depósito intramuscular é lenta, é necessária uma dose de ataque de 900 mg antes de iniciar a dose de manutenção mensal de 600 mg. Pacientes que podem omitir a injeção programada durante mais de 7 dias devem retomar a terapia oral após a próxima injeção.

Efeitos adversos e interações medicamentosas A combinação de *cabotegravir* e *rilpivirina* injetáveis é, em geral, bem tolerada. Mais de 80% dos pacientes relatam reações no local da injeção, porém apenas 1% deles interrompem as injeções em decorrência dessas reações. Os efeitos adversos consistem em pirexia, fadiga, cefaleia e dor musculoesquelética. Foi também relatada a ocorrência de hepatotoxicidade e sintomas depressivos. Foi relatada uma reação de hipersensibilidade, incluindo DRESS, com esquemas contendo *rilpivirina*. Foram descritas reações pós-injeção raras, porém graves, poucos minutos após a administração de *rilpivirina* LA, as quais consistiram em dispneia, agitação, cólicas abdominais, rubor, sudorese, dormência oral e alterações da pressão arterial. Esses eventos surgiram em menos de 1% dos indivíduos e começaram a ter resolução dentro de poucos minutos após a injeção. Sabe-se que a *rilpivirina* oral provoca prolongamento do intervalo QTc dependente da dose e da concentração, o que justifica o emprego de cautela ao administrar esse fármaco a pacientes que têm risco de arritmias associadas ao QT.

A *rilpivirina* em sua forma injetável tem baixo potencial de produzir interações medicamentosas clinicamente significativas. Entretanto, a *rilpivirina* é suscetível a apresentar reduções nas suas concentrações plasmáticas como resultado de indutores de enzimas metabolizadoras de fármacos e não deve ser coadministrada com rifamicinas, *carbamazepina*, erva-de-são-joão ou outros indutores potentes. Nem o *cabotegravir* nem a *rilpivirina* têm atividade contra o HBV; a mudança de um esquema contendo *tenofovir* no paciente infectado por HBV para a combinação de *cabotegravir* e *rilpivirina* injetável pode resultar em replicação de rebote do HBV e dano hepático agudo.

Fármacos e formulações de longa ação em fase avançada de desenvolvimento clínico

Dois agentes antirretrovirais LA adicionais estão em ensaios clínicos de fase III e provavelmente devem ser aprovados no início de 2022.

O *islatravir* é um INTR com mecanismo de ação singular. Como o seu anel ribose contém um grupo 3′-hidroxila, ele não atua diretamente como terminador de cadeia como outros INTR; em vez disso, bloqueia a replicação do HIV pela inibição da translocação de RT/duplex de RNA (Thornhill e Orkin, 2021). O *islatravir* é mais potente do que os INTR existentes, e o seu metabólito ativo, o trifosfato intracelular, tem uma $t_{1/2}$ de 78 a 128 horas, o que o torna apropriado para as estratégias de LA. O *islatravir* está sendo avaliado como preparação oral, administrado 1 vez/mês, e como formulação de implante subcutâneo que não sofre erosão. Esta última pode fornecer concentrações efetivas do fármaco durante pelo menos 12 meses. O *islatravir* oral é bem tolerado como terapia de combinação diária e tem uma alta barreira genética à resistência a fármacos (Thornhill e Orkin, 2021).

O *lenacapavir* é o primeiro de uma classe de inibidores da montagem da proteína do capsídeo do HIV. À semelhança do *islatravir*, o *lenacapavir* é extremamente potente e, quando injetado por via subcutânea em voluntários soronegativos, apresenta uma meia-vida plasmática de 38 dias (Thornhill e Orkin, 2021). O *lenacapavir* está em fase de avaliação para o tratamento e a prevenção do HIV em uma dose subcutânea de 900 mg a cada 6 meses. Em virtude de seu mecanismo de ação singular, o *lenacapavir* permanece ativo contra vírus isolados que desenvolveram resistência a qualquer outra classe de fármacos antirretrovirais.

Vários outros fármacos e formulações LA estão em fase avançada de desenvolvimento clínico, incluindo vários *anticorpos monoclonais antirretrovirais amplamente neutralizantes*, que podem produzir uma redução significativa nos níveis plasmáticos de RNA do HIV e podem ser capazes de controlar a replicação do HIV em longo prazo se forem usados em combinação. Uma mutação de leucina-serina (LS) no domínio de ligação Fc desses anticorpos pode prolongar a sua meia-vida plasmática para mais de 2 meses, possibilitando a administração intravenosa com intervalos longos de uma vez a cada 6 meses (Thornhill e Orkin, 2021).

Diretrizes de tratamento futuras

Vários grupos de especialistas publicam recomendações periódicas sobre as melhores combinações de agentes antirretrovirais para adultos e crianças virgens de tratamento e para os que já foram tratados. Nos Estados Unidos, o Department of Health and Human Services Panel on Antiretroviral Guidelines for Adults and Adolescents publica regularmente diretrizes atualizadas que podem ser acessadas em https://clinicalinfo.hiv.gov/en/guidelines/adult-and-adolescent-arv/whats-new-guidelines (Department of Health and Human Services, 2022).

As recomendações de tratamento comparam vários esquemas atualmente disponíveis para pacientes virgens de tratamento e também abordam o momento de alterar a terapia em indivíduos sem sucesso em seu regime atual. Os fármacos específicos recomendados podem mudar à medida que novas escolhas tornam-se disponíveis e dados da pesquisa clínica se acumulam. A seleção de fármacos para pacientes que já receberam tratamento anterior será orientada por testes de resistência genotípica e fenotípica, quando disponíveis. No entanto, as diretrizes futuras de tratamento provavelmente continuarão a ser conduzidas por três princípios:

- Uso de terapia de combinação para impedir o surgimento de vírus resistentes
- Ênfase na conveniência, tolerabilidade e adesão do esquema de tratamento, a fim de suprimir cronicamente a replicação do HIV
- Conscientização da necessidade de tratamento permanente na maioria das circunstâncias

As diretrizes de tratamento não são suficientes para determinar todos os aspectos do tratamento do paciente. Os médicos que prescrevem a terapia antirretroviral devem manter um conjunto de conhecimentos abrangente e atualizado sobre essa doença e sobre sua farmacoterapia. Como o tratamento da infecção pelo HIV é um assunto complexo, que se estende por toda a vida do paciente, e visto que qualquer erro pode gerar consequências sombrias e irreversíveis para o paciente, a prescrição desses fármacos deve ser limitada àqueles que possuem treinamento especializado.

RESUMO: Agentes antirretrovirais e tratamento da infecção pelo HIV

Fármacos	Uso terapêutico	Farmacologia clínica e dicas
Inibidores nucleosídeos/nucleotídeos da transcriptase reversa (fosforilados à forma ativa para impedir a infecção de células suscetíveis; não elimina o vírus de células com DNA pró-viral integrado): ativos contra HIV-1 e HIV-2 e, em alguns casos, contra HBV		
Zidovudina (AZT) (análogo da timidina)	• HIV em adultos e crianças • Prevenção da transmissão de mãe para filho	• Efeitos adversos: mielotoxicidade (anemia, neutropenia) e toxicidade muscular (miopatia); inibe a DNA-polimerase γ mitocondrial • Não utilizar com estavudina
Lamivudina (análogo da citidina)	• HIV em adultos e crianças ≥ 3 meses • Hepatite B crônica (adultos, crianças)	• Essencialmente atóxica
Abacavir (único antirretroviral análogo da guanosina)	• HIV em adultos e crianças ≥ 3 meses • Inativo contra HBV	• Biodisponibilidade não afetada pelo alimento • Efeitos adversos: síndrome de hipersensibilidade (febre, dor abdominal, exantema) associada ao genótipo HLA B*5701; interromper o fármaco imediatamente e não voltar a utilizá-lo, pois isso é potencialmente fatal
Tenofovir (derivado 5'-AMP; fornecido como profármaco: TDF ou TAF)	• Infecção por HIV (adultos, crianças > 2 anos, em combinação com outros antirretrovirais) • Hepatite B crônica (adultos, crianças > 2 anos) • Profilaxia pré-exposição ao HIV (com entricitabina) em adultos com alto risco de infecção	• Nefrotoxicidade: pequenas reduções na depuração estimada da creatinina são comuns; síndrome de Fanconi rara • Reduções na densidade mineral óssea com o uso crônico
Entricitabina (análogo da citidina)	• Infecção pelo HIV (adultos e crianças, em combinação com outros antirretrovirais) • Hepatite B crônica (sem indicação na bula; adultos, crianças) • Profilaxia pré-exposição ao HIV (com tenofovir) em adultos com alto risco de infecção	• Geralmente atóxica
Inibidores não nucleosídeos da transcriptase reversa: não requerem ativação metabólica; específicos para HIV-1 e não ativos contra HIV-2		
Nevirapina	• Infecção por HIV-1 em lactentes ≥ 15 dias, crianças e adultos • Prevenção da transmissão de mãe para filho com dose única	• Autoindutora do metabolismo • Frequentemente produz exantema que em geral se resolve com a continuação do tratamento • Raramente pode produzir erupções cutâneas potencialmente fatais como a síndrome de Stevens-Johnson • Raramente leva à hepatite potencialmente fatal
Efavirenz	• Infecção por HIV-1 em crianças ≥ 3 meses e adultos	• Frequentemente produz toxicidade do SNC que em geral se resolve com a continuação do tratamento, porém pode ser suficientemente grave para justificar a interrupção • Indutor moderado de enzimas hepáticas
Rilpivirina	• Infecção por HIV-1 em crianças > 12 anos e adultos	• Deve ser administrada com alimento • Evitar inibidores da bomba de prótons devido à absorção reduzida • Pode causar prolongamento do intervalo QTc se as concentrações forem muito elevadas
Etravirina	• Adultos e crianças ≥ 2 anos já tratados	• Frequentemente produz exantema que em geral se resolve com a continuação do tratamento • Raramente pode produzir erupções cutâneas potencialmente fatais como a síndrome de Stevens-Johnson • Indutora moderada de enzimas hepáticas
Doravirina	• Adultos que não receberam tratamento anterior	• Evitar a coadministração de indutores de CYP3A4
Inibidores da protease: ativos contra HIV-1 e HIV-2; geralmente usados como agentes de segunda escolha em pacientes já tratados		
Ritonavir	• Usado apenas como um agente potencializador farmacocinético em combinação com outros IP	• Geralmente causa náuseas • Associado à elevação de colesterol e triglicerídeos em doses mais altas • Potente inibidor de CYP3A4 • Indutor moderado de enzimas hepáticas
Lopinavir	• Adultos e crianças ≥ 14 dias infectados pelo HIV virgens de tratamento ou já tratados	• Deve ser combinado com ritonavir • Geralmente causa náuseas e outras toxicidades GI • Associado à elevação de colesterol e triglicerídeos em adultos com o uso prolongado

(continua)

RESUMO: Agentes antirretrovirais e tratamento da infecção pelo HIV (continuação)

Fármacos	Uso terapêutico	Farmacologia clínica e dicas
Inibidores da protease: ativos contra HIV-1 e HIV-2; geralmente usados como agentes de segunda escolha em pacientes já tratados (continuação)		
Atazanavir	• Adultos e crianças ≥ 3 meses infectados pelo HIV virgens de tratamento ou já tratados	• Geralmente combinado ao ritonavir ou cobicistate • Pode ser administrado sem um potencializador farmacocinético em uma dose mais elevada de 400 mg • Absorção reduzida com inibidores das bombas de prótons e bloqueadores H_2 • Geralmente causa hiperbilirrubinemia não conjugada • Pode causar nefrolitíase e colelitíase
Darunavir	• Adultos e crianças ≥ 3 anos infectados pelo HIV virgens de tratamento ou já tratados	• Deve ser combinado com ritonavir ou cobicistate • Pode causar exantema transitório • Melhor tolerado do que outros IP
Tipranavir	• Adultos e crianças ≥ 2 anos já tratados infectados pelo HIV, geralmente aqueles que não tiveram sucesso com outros IP	• Toxicidade: hepatotoxicidade rara, mas potencialmente fatal; diátese hemorrágica rara, mas potencialmente fatal, incluindo hemorragia intracraniana • Raramente utilizado devido à disponibilidade de IP mais tolerados
Inibidores da entrada: geralmente reservados para terapia de segunda escolha ou de resgate		
Maraviroque	• Adultos infectados pelo HIV virgens de tratamento ou já tratados com evidência de vírus predominantemente trópico para CCR5	• Substrato de CYP3A4 suscetível a interações medicamentosas com outros antirretrovirais • Efeito adverso: hipotensão ortostática dependente da dose e da concentração
Enfuvirtida	• Adultos e crianças com peso ≥ 11 kg infectados por HIV que já receberam tratamento anterior • Geralmente reservada para aqueles sem nenhuma outra opção de tratamento	• Injetada por via subcutânea, 2×/dia • Efeitos adversos: reações no local da injeção e nódulos subcutâneos são comuns • Inativa contra HIV-2
Ibalizumabe	• Adultos que já receberam tratamento anterior intensivo com infecção pelo HIV-1 resistente a múltiplos fármacos	• Infusão intravenosa administrada a cada 2 semanas
Fostensavir	• Adultos que já receberam tratamento anterior intensivo com infecção pelo HIV-1 resistente a múltiplos fármacos	• Fármaco oral que deve ser administrado 2×/dia • Pode causar elevação das transaminases hepáticas • Pode prolongar o intervalo QTc se administrado em doses mais altas do que as recomendadas
Inibidores da integrase: amplamente utilizados em pacientes virgens de tratamento devido à excelente tolerabilidade, segurança e atividade antirretroviral		
Raltegravir	• Adultos e crianças com peso ≥ 2 kg infectados pelo HIV	• Administrado 1 ou 2×/dia sem a necessidade de um agente potencializador farmacocinético • Biodisponibilidade reduzida quando administrado junto com cátions divalentes • Geralmente bem tolerado
Elvitegravir	• Adultos e crianças > 12 anos de idade infectados pelo HIV	• Requer cobicistate como potencializador farmacocinético • Deve ser administrado com alimento • Biodisponibilidade reduzida quando administrado junto com cátions divalentes • Geralmente bem tolerado
Dolutegravir	• Adultos e crianças ≥ 4 semanas de idade infectados pelo HIV	• Administrado 1×/dia sem a necessidade de um agente potencializador farmacocinético • Biodisponibilidade reduzida quando administrado junto com cátions divalentes • Pode estar associado a ganho de peso em longo prazo • Geralmente bem tolerado
Bictegravir	• Adultos e crianças com peso ≥ 25 kg infectados pelo HIV	• Administrado 1×/dia sem a necessidade de um agente potencializador farmacocinético • Biodisponibilidade reduzida quando administrado junto com cátions divalentes • Geralmente bem tolerado

Referências

Blevins SR, et al. Doravirine: a return of the NNRTI class? *Ann Pharmacother*, **2020**, *54*:64–74.

Chahine EB, Durham SH. Ibalizumab: the first monoclonal antibody for the treatment of HIV-1 infection. *Ann Pharmacother*, **2021**, *55*:230–239.

Chapman T, et al. Tenofovir disoproxil fumarate. *Drugs*, **2003**, *63*:1597–1608.

Cihlar T, Ray AS. Nucleoside and nucleotide HIV reverse transcriptase inhibitors: 25 years after zidovudine. *Antiviral Res*, **2010**, *85*:39–58.

Coffin JM. HIV population dynamics in vivo: implications for genetic variation, pathogenesis, and therapy. *Science*, **1995**, *267*:483–489.

Cohen MS, et al. Prevention of HIV-1 infection with early antiretroviral therapy. *N Engl J Med*, **2011**, *365*:493–505.

de Bethune MP. Non-nucleoside reverse transcriptase inhibitors (NNRTIs), their discovery, development, and use in the treatment of HIV-1 infection: a review of the last 20 years (1989–2009). *Antiviral Res*, **2010**, *85*:75–90.

Deeks SG, et al. HIV infection. *Nat Rev Dis Primers*, **2015**, *1*:15035.

Department of Health and Human Services (DHHS). Guidelines for the use of antiretroviral agents in adults and adolescents living with HIV. Last updated **January 20, 2022**. Available at: https://clinicalinfo.hiv.gov/en/guidelines/adult-and-adolescent-arv/whats-new-guidelines. Accessed April 29, 2022.

Dooley KE, et al. Safety, tolerability, and pharmacokinetics of the HIV integrase inhibitor dolutegravir given twice daily with rifampin or once daily with rifabutin: results of a phase 1 study among healthy subjects. *J Acq Immune Defic Syndr*, **2013**, *62*:21–27.

ENCORE1 Study Group. Efficacy of 400 mg efavirenz versus standard 600 mg dose in HIV-infected, antiretroviral-naive adults (ENCORE1): a randomised, double-blind, placebo-controlled, non-inferiority trial. *Lancet*, **2014**, *383*:1474–1482.

Eshleman SH, et al. Comparison of nevirapine (NVP) resistance in Ugandan women 7 days vs. 6–8 weeks after single-dose NVP prophylaxis: HIVNET 012. *AIDS Res Hum Retroviruses*, **2004**, *20*:595–599.

Flexner C. Modern HIV therapy: progress and prospects. *Clin Pharmacol Ther*, **2019**, *105*:61–70.

Ford N, et al. Safety of efavirenz in the first trimester of pregnancy: an updated systematic review and meta-analysis. *AIDS*, **2014**, *28*(suppl 2):S123–S131.

Greene WC, Peterlin BM. Charting HIV's remarkable voyage through the cell: basic science as a passport to future therapy. *Nat Med*, **2002**, *8*:673–680.

Hiryak K, Koren DE. Fostemsavir: a novel attachment inhibitor for patients with multidrug-resistant HIV-1 infection. *Ann Pharmacother*, **2021**, *55*:792–797.

INSIGHT START Study Group. Initiation of antiretroviral therapy in early asymptomatic HIV infection. *N Engl J Med*, **2015**, *373*:795–807.

Kuritzkes DR. Drug resistance in HIV-1. *Curr Opin Virol*, **2011**, *1*:582–589.

Lawrence J, et al. Structured treatment interruption in patients with multi-drug-resistant human immunodeficiency virus. *N Engl J Med*, **2003**, *349*:837–846.

Lee H, et al. Toxicity of nucleoside analogues used to treat AIDS and the selectivity of the mitochondrial DNA polymerase. *Biochemistry*, **2003**, *42*:14711–14719.

Manabe YC, et al. Immune reconstitution inflammatory syndrome: risk factors and treatment implications. *J Acquir Immune Defic Syndr*, **2007**, *46*:456–462.

Ripamonti D, et al. Drug reaction with eosinophilia and systemic symptoms associated with raltegravir use: case report and review of the literature. *AIDS*, **2014**, *28*:1077–1079.

Sax PE, et al. Tenofovir alafenamide versus tenofovir disoproxil fumarate, coformulated with elvitegravir, cobicistat, and emtricitabine, for initial treatment of HIV-1 infection: two randomised, double-blind, phase 3, non-inferiority trials. *Lancet*, **2015**, *385*:2606–2615.

Scarsi KK, et al. HIV-1 integrase inhibitors: a comparative review of efficacy and safety. *Drugs*, **2020**, *80*:1649–1676.

Shafer RW, et al. Comparison of four-drug regimens and pairs of sequential three-drug regimens as initial therapy for HIV-1 infection. *N Engl J Med*, **2003**, *349*:2304–2315.

Sharma M, Saravolatz LD. Rilpivirine: a new non-nucleoside reverse transcriptase inhibitor. *J Antimicrob Chemother*, **2013**, *68*:250–256.

Sherman EM, et al. Cobicistat: review of a pharmacokinetic enhancer for HIV infection. *Clin Ther*, **2015**, *37*:1876–1893.

TEMPRANO ANRS 12136 Study Group. A trial of early antiretrovirals and isoniazid preventive therapy in Africa. *N Engl J Med*, **2015**, *373*:808–822.

Thornhill J, Orkin C. Long-acting injectable HIV therapies: the next frontier. *Curr Opin Infect Dis*, **2021**, *34*:8–15.

Tilton JC, Doms RW. Entry inhibitors in the treatment of HIV-1 infection. *Antiviral Res*, **2010**, *85*:91–100.

University of Liverpool. HIV Drug Interactions. Last updated **February 16, 2021.** Available at https://www.hiv-druginteractions.org/checker. Accessed April 29, 2022.

Washington CB, et al. Effect of simultaneous versus staggered dosing on pharmacokinetic interactions of protease inhibitors. *Clin Pharmacol Ther*, **2003**, *73*:406–416.

Wensing AM, et al. Fifteen years of HIV protease inhibitors: raising the barrier to resistance. *Antiviral Res*, **2010**, *85*:59–74.

White KD, et al. Evolving models of the immunopathogenesis of T cell-mediated drug allergy: the role of host, pathogens, and drug response. *J Allergy Clin Immunol*, **2015**, *136*:219–234.

World Health Organization. Consolidated guidelines on HIV prevention, testing, treatment, service delivery and monitoring: recommendations for a public health approach. **2021**. Available at: https://apps.who.int/iris/rest/bitstreams/1357089/retrieve; accessed April 29, 2022.

Capítulo 65

Quimioterapia da tuberculose e de micobactérias não tuberculosas, incluindo a hanseníase

Elisa H. Ignatius e Kelly E. Dooley

INTRODUÇÃO

FÁRMACOS ANTIMICOBACTERIANOS

FÁRMACOS DESENVOLVIDOS E USADOS PRINCIPALMENTE PARA INFECÇÕES MICOBACTERIANAS
- Fármacos de primeira escolha
- Fármacos de segunda escolha
- Fármacos mais novos

FÁRMACOS REAPROVEITADOS PARA USO NAS INFECÇÕES MICOBACTERIANAS
- Oxazolidinonas: linezolida, tedizolida e sutezolida
- Fluoroquinolonas
- Antibióticos β-lactâmicos para o tratamento da TB
- Macrolídeos
- Dapsona

PRINCÍPIOS DA QUIMIOTERAPIA ANTITUBERCULOSE
- Evolução e farmacologia
- Terapia antituberculose
- Tipos de terapia antituberculose

PRINCÍPIOS DA TERAPIA CONTRA MICOBACTÉRIAS NÃO TUBERCULOSAS
- Terapia da infecção pulmonar por MNT
- Terapia da infecção disseminada por MNT

TERAPIA DE OUTRAS INFECÇÕES POR MNT, INCLUINDO HANSENÍASE
- Tipos de terapia anti-hanseníase
- Tratamento de outras infecções por MNT

Introdução

As micobactérias causam doenças imponentes: desde a antiguidade, a tuberculose (TB) e a hanseníase aterrorizam a humanidade, e acredita-se que a TB tenha matado 1 em cada 7 seres humanos que já viveram. Embora a carga da hanseníase tenha diminuído, a TB ultrapassou o vírus da imunodeficiência humana (HIV) como a principal causa de morte por doenças infecciosas em 2014, e as micobactérias não tuberculosas (MNT) são uma ameaça crescente em certas populações (Winthrop et al., 2020). A *Mycobacterium abscessus*, uma espécie de MNT, é particularmente devastadora, em virtude de sua tenacidade, ausência de resposta aos antibióticos combinados e propensão quase universal para desenvolver resistência adquirida aos fármacos. O tratamento dessas infecções micobacterianas distintas continua sendo difícil, em grande parte devido a três barreiras naturais:

- **Parede celular.** As micobactérias têm aparência serosa, devido à composição das paredes celulares. Mais de 60% da parede celular consiste em lipídeos, principalmente ácidos micólicos compostos de ácidos graxos com duas ramificações 3-hidróxi com cadeias constituídas de 76 a 90 átomos de carbono. Esse extraordinário escudo impede que diversos compostos farmacológicos alcancem a membrana celular bacteriana ou o citosol.
- **Bombas de efluxo.** Uma segunda camada de defesa consiste em uma abundância de bombas de efluxo presentes na membrana celular. Essas proteínas de transporte bombeiam para fora agentes químicos potencialmente prejudiciais do citoplasma bacteriano para o espaço extracelular e são responsáveis pela resistência nativa das micobactérias aos vários antibióticos típicos (Morris et al., 2005). Por exemplo, os transportadores de cassete de ligação ao ATP (ABC), um grupo de permeases que realizam o transporte através das membranas, compreendem 2,5% do genoma da *Mycobacterium tuberculosis* (Braibant et al., 2000).
- **Localização no hospedeiro.** As infecções micobacterianas são intra e extracelulares, e os bacilos escondem-se tanto no interior das células do paciente quanto em áreas necróticas e avasculares do pulmão. Por conseguinte, os antimicrobianos precisam penetrar nos compartimentos intracelulares e nas lesões onde residem as micobactérias para serem efetivos.

Em resumo, a terapêutica antimicobacteriana representa um desafio, porém adotamos neste capítulo a abordagem de (1) organizar os agentes em fármacos desenvolvidos especificamente para o tratamento da TB (ou de MNT) *versus* em fármacos reaproveitados para essa indicação e (2) resumir as terapias para a TB *versus* para outros tipos de micobactérias. Ao apresentar as farmacoterapias para a TB, referimo-nos periodicamente aos grupos A, B e C, conforme delineados pela Organização Mundial da Saúde (OMS). Essa classificação é explicada de forma detalhada posteriormente neste capítulo (ver seção "Terapia definitiva da TB resistente a fármacos" e Tab. 65-6).

Os fármacos de primeira linha utilizados para o tratamento da TB foram desenvolvidos expressamente para essa finalidade (ver Histórico). De fato, o primeiro ensaio clínico randomizado controlado com alocação oculta na história humana foi para o tratamento da TB – estreptomicina vs. repouso no leito. As micobactérias são divididas em micobactérias tuberculosas e não tuberculosas e também são frequentemente categorizadas pela sua velocidade de crescimento em ágar: micobactérias de crescimento *rápido* e *lento* (ver lista na Tab. 65-1). Os microrganismos de crescimento rápido são visíveis a olho nu em 7 dias; os de crescimento

---

HISTÓRICO

O primeiro fármaco de sucesso para o tratamento da TB foi o *ácido para-aminobenzoico*, desenvolvido por Lehman em 1943. Um sucesso mais notável ocorreu quando Waskman e Schatz desenvolveram a *estreptomicina*. Esforços posteriores levaram ao desenvolvimento da *tiacetazona* por Domagk, em 1946; da *isoniazida* pela Squibb, Hoffman La Roche e Bayer, em 1952; da *pirazinamida* por Kushner e colaboradores, em 1952; e das rifamicinas por Sensi e Margalith, em 1957. O *etambutol* foi descoberto pelos Laboratórios Lederle, em 1961. Depois de uma longa pausa, o desenvolvimento de fármacos para a TB experimentou uma "segunda onda" com a *bedaquilina*, licenciada pela FDA em 2012, e com a *delamanida*, que tiveram aprovação para comercialização no ano seguinte na Europa. A "terceira onda" já chegou, com diversos compostos em desenvolvimento pré-clínico e clínico. Além disso, os farmacóforos em uso clínico para outras bactérias foram reutilizados como agentes antimicobacterianos, incluindo *moxifloxacino* e *levofloxacino*, as oxazolidinonas e os β-lactâmicos.

ABC: cassete de ligação ao ATP
AUC: área sob a curva
CI$_{50}$: concentração que causa 50% de inibição
CIM: concentração inibitória mínima
C$_{Pmáx}$: concentração plasmática máxima
CYP: citocromo P450
ECG: eletrocardiograma
FC: farmacocinética
FDA: Food and Drug Administration
FGD1: glicose-6-fosfato-desidrogenase dependente de NADP
G6PD: glicose-6-fosfato-desidrogenase
GABA: ácido γ-aminobutírico
GI: gastrintestinal
HIV: vírus da imunodeficiência humana
INH: isoniazida
InhA: proteína carreadora da enoil-acil-redutase
KasA: proteína-sintase carreadora de β-cetoacil-acila
KatG: catalase-peroxidase
MAC: Complexo *Mycobacterium avium*
MDR-TB: TB resistente a múltiplos fármacos ou TB resistente a isoniazida e rifampicina
MNT: micobactérias não tuberculosas
NAT2: *N*-acetiltransferase tipo 2
NO: óxido nítrico
NRPB: bacilos persistentes não replicantes
OMS: Organização Mundial da Saúde
PABA: ácido *para*-aminobenzoico
PAS: ácido *para*-aminossalicílico
POA: ácido pirazinoico
RR-TB: TB resistente à rifampicina
TARV: terapia antirretroviral
TB: tuberculose
V$_d$: volume de distribuição
XDR-TB: tuberculose extensamente resistente a fármacos (RR-TB ou MDR-TB que também é resistente às fluorquinolonas e pelo menos a um fármaco do Grupo A)

TABELA 65-1 ■ MICOBACTÉRIAS PATOGÊNICAS DE CRESCIMENTO LENTO E RÁPIDO (CLASSIFICAÇÃO DE RUNYON)

CRESCIMENTO LENTO

Runyon I: fotocromógenos
Mycobacterium kansasii
Mycobacterium marinum

Runyon II: Escotocromógenos
Mycobacterium scrofulaceum
Mycobacterium szulgai
Mycobacterium gordonae

Runyon III: não cromógenos
Complexo *Mycobacterium avium* (*M. avium*, *M. intracellulare*)
Mycobacterium haemophilum
Mycobacterium xenopi
Mycobacterium ulcerans

CRESCIMENTO RÁPIDO

Runyon IV
Complexo *Mycobacterium fortuitum*
Mycobacterium chelonae
Grupo *Mycobacterium smegmatis*
Mycobacterium abscessus

Fármacos antimicobacterianos

Fármacos desenvolvidos e usados principalmente para infecções micobacterianas

Fármacos de primeira escolha

Rifamicinas: rifampicina, rifapentina e rifabutina

RIFAMPICINA

RIFAPENTINA

RIFABUTINA

lento, só são visíveis mais tarde. A farmacologia dos medicamentos desenvolvidos contra os microrganismos de crescimento lento é discutida de forma detalhada neste capítulo, visto que esses fármacos foram, em grande parte, desenvolvidos especificamente para as micobactérias. O tratamento de pacientes com micobactérias de crescimento rápido frequentemente depende de fármacos reaproveitados, de modo que, embora esse tópico seja abordado neste capítulo, a farmacologia de muitos desses antibióticos (como macrolídeos, aminoglicosídeos, quinolonas e β-lactâmicos) é descrita mais detalhadamente em outros capítulos (ver Caps. 57 a 60). Os mecanismos de ação dos fármacos antimicobacterianos estão resumidos na Figura 65-1. As definições dos parâmetros de farmacocinética (FC) são apresentadas na Figura 56-1 e na Equação 56-1.

A resistência nas micobactérias é mediada por cromossomos, com presença de mutantes preexistentes em frequências que variam de menos de 1 em 10^6 (para a *isoniazida* e os nitroimidazóis) até 1 em 10^7 a 10^8 bacilos (para as rifamicinas). O desenvolvimento de resistência aos fármacos é determinado tanto por epistasia, ou seja, a interação entre várias mutações, quanto pela aptidão das bactérias (Trauner et al., 2014). Entretanto, o custo da aptidão de várias mutações não é fixo, e pode haver compensação por mutações subsequentes, restaurando, assim, a aptidão bacteriana e aumentando potencialmente a futura transmissibilidade. Concentrações subterapêuticas, promovidas pela variabilidade interindividual na FC e práticas de dosagem subótimas (Pasipanodya et al., 2013; Srivastava et al., 2011), impulsionam a indução precoce de bombas de efluxo, o que leva a mutações cromossômicas em proteínas-alvo de medicamentos e bombas de efluxo (Gumbo et al., 2014; Schmalstieg et al., 2012; Srivastava et al., 2010). A genética do hospedeiro e a resposta imune também podem contribuir para o desenvolvimento de resistência a fármacos. Os mecanismos de resistência das micobactérias estão resumidos na Figura 65-2.

As rifamicinas, que incluem a *rifampicina*, a *rifapentina* e a *rifabutina*, são antibióticos macrocíclicos importantes no tratamento da maioria das doenças micobacterianas. A *rifaximina*, uma rifamicina não absorvida, é usada para condições intestinais e é discutida no Capítulo 54.

Mecanismo de ação O mecanismo de ação das rifamicinas é exemplificado pela ação da *rifampicina* contra a *M. tuberculosis*. A *rifampicina* penetra nos bacilos e liga-se à subunidade β da RNA-polimerase dependente de DNA (*rpoB*) para formar um complexo fármaco-enzima estável (Gumbo et al., 2007a). A ligação ao fármaco impede a formação da cadeia na síntese de RNA.

Atividade antibacteriana A *rifampicina* inibe o crescimento da maioria das bactérias Gram-positivas, bem como de muitos microrganismos Gram-negativos, tais como *Escherichia coli, Pseudomonas, Proteus* indol-positivo e indol-negativo e *Klebsiella in vitro*. A *rifampicina* é ativa contra *Staphylococcus aureus*, estafilococos coagulase-negativos, *Neisseria meningitidis, Haemophilus influenzae* e espécies de *Legionella* (Thornsberry et al., 1983).

A *rifampicina* inibe o crescimento de muitas micobactérias, incluindo *M. tuberculosis* em concentrações de 0,06 a 0,25 mg/L (Heifets, 1991), *Mycobacterium leprae* em concentrações de menos de 1 μg/mL (Bullock, 1983) e *Mycobacterium kansasii* em 0,25 a 1 mg/L. A maioria das cepas de *Mycobacterium scrofulaceum, Mycobacterium intracellulare* e *Mycobacterium avium* é suprimida por concentrações de 4 mg/L. *M. abscessus* tem resistência inata às rifamicinas: ela inativa a *rifampicina* por meio de uma ADP-ribosiltransferase e monooxigenase (Nessar et al., 2012). As concentrações inibitórias mínimas (CIM) da *rifapentina* são inferiores às da *rifampicina* (Mor et al., 1995). A *rifabutina* inibe o crescimento de muitas cepas de *M. tuberculosis* em concentrações de 0,125 mg/L ou menos. A *rifabutina* também inibe o crescimento da maioria dos isolados do complexo *Mycobacterium avium* (MAC) em concentrações que variam de 0,25 a 1 mg/L.

Resistência bacteriana A prevalência de isolados resistentes à *rifampicina* (1 em cada 10^7 a 10^8 bacilos) se deve a uma alteração do alvo desse fármaco, *rpoB*, com resistência em 86% dos casos devido a mutações nos códons 526 e 531 do gene *rpoB* (Somoskovi et al., 2001). A monorresistência às rifamicinas ocorre em taxas mais elevadas quando elas são administradas de forma intermitente, particularmente entre pacientes com HIV, ou quando fármacos associados são administrados em subdoses e não estão presentes em concentrações altas o suficiente no local da doença para proteger contra o surgimento de resistência às rifamicinas (Burman et al., 2006). A indução da bomba de efluxo e mutações nas bombas de efluxo também foram associadas à resistência às rifamicinas (Li et al., 2015). A resistência às rifamicinas na TB tem graves consequências clínicas, tendo em vista o seu papel único como agente esterilizante; por conseguinte, o tratamento da TB monorresistente à *rifampicina* (RR-TB) ou resistente a múltiplos fármacos (MDR-TB) é frequentemente prolongado para 9 a 12 meses (World Health Organization, 2019).

ADME Após administração oral, as rifamicinas são absorvidas em graus variáveis (Tabs. 65-2 e 65-3) (Burman et al., 2001). A presença de alimento reduz a concentração plasmática máxima ($C_{Pmáx}$) da *rifampicina* em um terço; uma refeição rica em gordura aumenta a área sob a curva de tempo-concentração (AUC) da *rifapentina* em 50%. A presença do alimento não tem efeito na absorção de *rifabutina*. Portanto, a *rifampicina* é administrada com o estômago vazio, enquanto a *rifapentina* deve ser tomada com alimentos, se possível.

As rifamicinas são metabolizadas por β-esterases e colinesterases microssomais. A CYP3A representa uma via importante para a eliminação da *rifabutina*. Em virtude da autoindução, a depuração de todas as três rifamicinas aumenta com administração repetida (Tab. 65-3) (Dooley et al., 2012). As rifamicinas penetram bem em muitos tecidos, e a *rifampicina* parece apresentar melhor penetração nas lesões pulmonares do que a *rifapentina*. A penetração no SNC e no líquido pericárdico é baixa (5-10%)

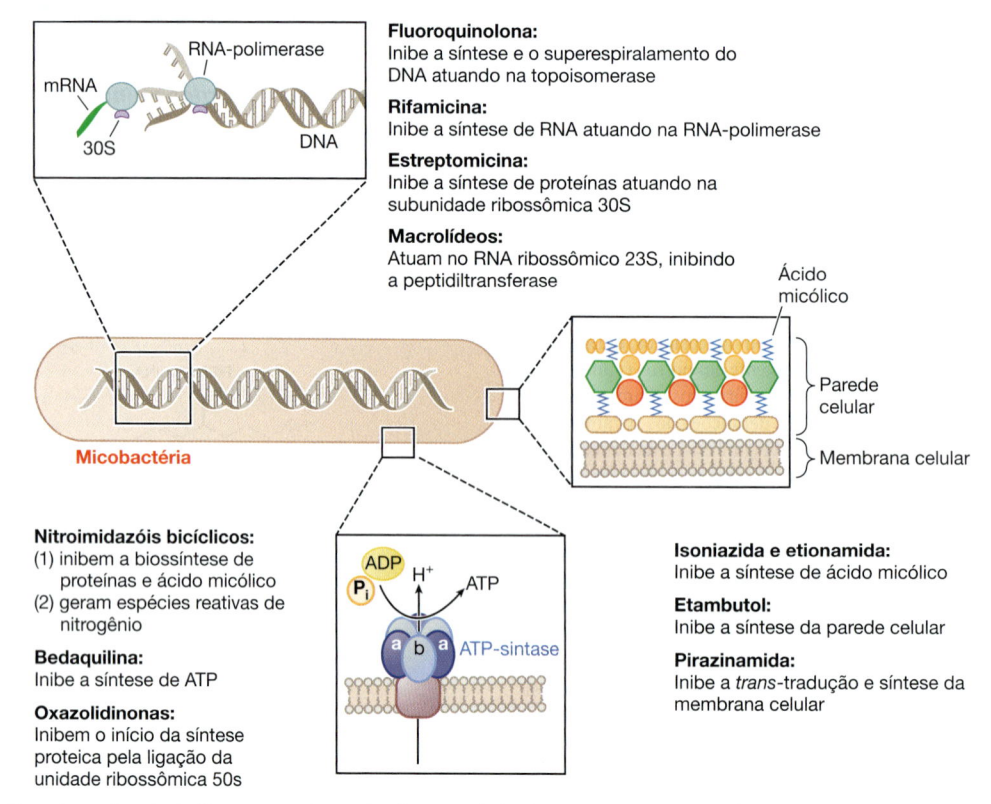

Figura 65-1 *Mecanismos de ação de fármacos experimentais e de uso estabelecido na quimioterapia das infecções micobacterianas.* Os fármacos aprovados para a quimioterapia das doenças micobacterianas podem ser agrupados de acordo com os locais de ação indicados pelas imagens acima que expandem as regiões da micobactéria: inibidores da síntese de ácidos nucleicos e de proteínas; disruptores da síntese da parede celular e da membrana celular; inibidores do transporte de membrana. Agentes antimicrobianos específicos e seus mecanismos de ação também estão relacionados. Rifamicina é usada como um termo genérico para diversos fármacos, dos quais o mais frequentemente utilizado é a *rifampicina*. A *clofazimina*, cujo modo de ação não é conhecido, foi omitida.

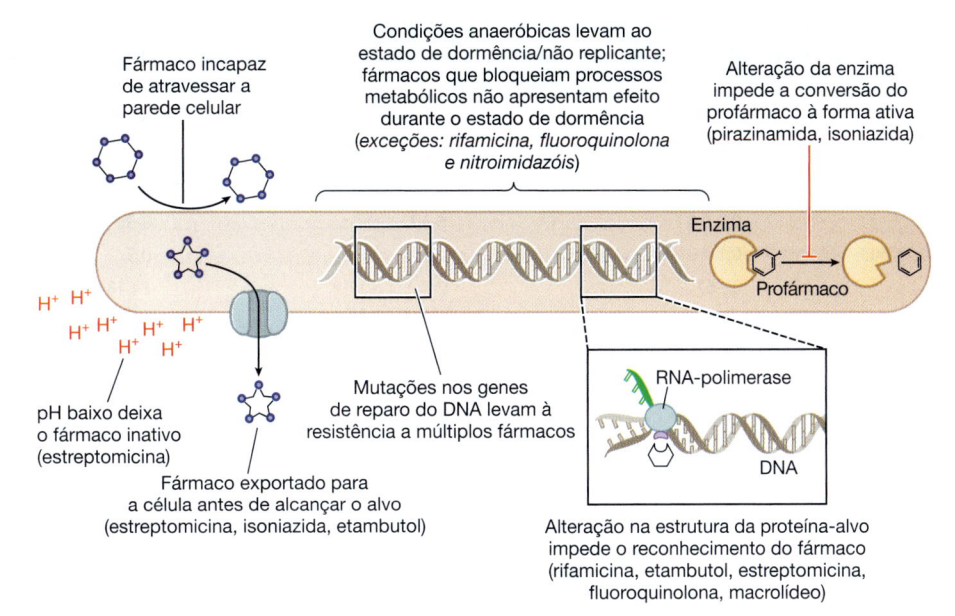

Figura 65-2 *Mecanismos de resistência nas micobactérias.*

na ausência de inflamação e só foi avaliada para a *rifampicina* (Nau et al., 1992; Shenje et al., 2015). Entretanto, as rifamicinas são um componente recomendado da terapia da meningite tuberculosa, e a *rifabutina* demonstrou ser efetiva em um modelo de meningite bacteriana em coelhos (Schmidt et al., 1997). As rifamicinas e seus metabólitos são excretados pela bile e eliminados nas fezes, sendo a urina uma via de eliminação menor.

A FC da *rifampicina* na população pode ser descrita com o uso de um modelo de compartimento único com absorção compartimental transitória (Wilkins et al., 2008). A *rifampicina* apresenta depuração dependente da concentração e autoindução da depuração, em que aumentos da dose produzem aumentos mais do que proporcionais na exposição e dosagem prolongada, resultando em meia-vida mais curta (Abulfathi et al., 2019; Hibma et al., 2020; Jayaram et al., 2003; Svensson et al., 2018). A FC da *rifapentina* pode ser descrita com um modelo de compartimento único com absorção e eliminação de primeira ordem (Langdon et al., 2005); esse fármaco também apresenta autoindução, mas não depuração saturável. Outros parâmetros de FC estão resumidos nas Tabelas 65-2 e 65-3.

Em contrapartida, a disposição da *rifabutina* é biexponencial, e sua FC é descrita por um modelo de dois compartimentos com absorção e eliminação de primeira ordem. As concentrações de *rifabutina* são substancialmente mais elevadas nos tecidos do que no plasma devido às suas propriedades lipofílicas, levando a volumes de distribuição aparentes muito altos (ver Tab. 65-2). Em consequência, os valores de $C_{Pmáx}$ da *rifabutina* são inferiores aos de outras rifamicinas. Com a administração concomitante de *azitromicina* e um inibidor da protease, o volume de distribuição central (dividido pela biodisponibilidade ou V_{dc}/F) aumenta, enquanto o volume de distribuição periférico (V_{dp}/F) diminui (Hennig et al., 2016); o tabagismo aumenta o V_{dp}/F em 39% (Gatti et al., 1998).

A depuração de todas as rifamicinas é afetada pelo peso do paciente. Entretanto, uma revisão sistemática recente com análise conjunta da FC

TABELA 65-2 ■ PARÂMETROS FARMACOCINÉTICOS POPULACIONAIS ESTIMADOS PARA FÁRMACOS ANTIMICOBACTERIANOS EM PACIENTES ADULTOS

	PARÂMETRO ESTIMADO		
	k_a (h^{-1})	DEPURAÇÃO SISTÊMICA (L/h)	V_d (L)
Rifampicina	1,15	19	53
Rifapentina	0,6	2,03	37,8
Rifabutina	0,2	61	231/1.050[a]
Pirazinamida	3,56	3,4	29,2
Isoniazida	2,3	22,1	35,2
Etambutol	0,7	1,3[b]	6,0[b]
Clofazimina	0,209	11,5	262/10.500
Dapsona	1,04	1,83	69,6
Bedaquilina	0,128	2,62	198/8.550[a]
Etionamida	0,25	1,9[b]	3,2[b]
Ácido *para*-aminossalicílico	0,4	0,3[b]	0,9[b]
Ciclosserina	1,9	0,04[b]	0,5[b]
Pretomanida	1,38	3,30	90,4
Delamanida	0,397	37,1	655/870[a]

k_a é a constante de absorção (ver Cap. 56).
[a]Volume do compartimento central/volume do compartimento periférico.
[b]Expresso em quilograma de peso corporal.

TABELA 65-3 ■ PARÂMETROS FARMACOCINÉTICOS DA RIFAMPICINA, RIFABUTINA E RIFAPENTINA

	RIFABUTINA	RIFAMPICINA	RIFAPENTINA
Ligação às proteínas (%)	71	85	97
Biodisponibilidade oral (%)	20	68	70
$t_{máx}$ (h)	2,5-4,0	1,5-2,0	5,0-6,0
$C_{máx}$ total (µg/mL)	0,2-0,6	8-20	8-30
$C_{máx}$ do fármaco livre (µg/mL)	0,1	1,5	0,5
$t_{1/2}$ (h)	32-67	2-5	14-18
Penetração intra/extracelular	9	5	24-60
Autoindução (queda da AUC)	40%	38%	35%
Indução de CYP3A	Fraca	Pronunciada	Pronunciada
Substrato de CYP3A	Sim	Não	Não

da *rifapentina* constatou que o peso corporal não foi preditivo da depuração (Hibma et al., 2020); desde então, uma dosagem fixa de *rifapentina* tem sido usada em ensaios clínicos (Dorman et al., 2020). No caso da *rifampicina*, embora o peso tenha influência na depuração do fármaco, seu efeito é modesto, e a dosagem rigorosa em mg por kg resulta em subdosagem sistemática nos pacientes com baixo peso (Court et al., 2018).

Farmacocinética-farmacodinâmica microbiana O efeito bactericida e esterilizante da *rifampicina* parece ser amplamente dependente da concentração, com valores altos de AUC ou $C_{máx}$ associados a uma atividade esterilizante e resultados de tratamento ótimos em camundongos e seres humanos (Abulfathi et al., 2019; Jayaram et al., 2003). Entretanto, a supressão da resistência e o efeito pós-antibiótico duradouro da *rifampicina* são otimizados por uma relação $C_{Pmáx}$/CIM elevada. Ensaios clínicos recentes confirmaram que a dosagem atual encontra-se na parte inclinada da curva de dose-resposta; obtém-se um melhor declínio bacilar no escarro com doses de *rifampicina* até 3,5 vezes mais altas do que as usadas atualmente. Essas doses aumentadas aumentariam tanto a AUC/CIM quanto a $C_{Pmáx}$/CIM de forma não linear (Boeree et al., 2015). A segurança, a tolerabilidade e a eficácia de doses de *rifampicina* de até 35 mg/kg estão sendo testadas em ensaios clínicos de fase III (Nabisere et al., 2020), e um ensaio clínico recente demonstrou que um esquema contendo *moxifloxacino* mais *rifapentina* em altas doses reduziu com sucesso a duração do tratamento da TB de 6 meses para 4 meses (Dorman et al., 2021).

Usos terapêuticos A *rifampicina* para administração oral está disponível isoladamente ou em combinações de dose fixa com *isoniazida*, com *isoniazida* e *pirazinamida* ou com *isoniazida*, *pirazinamida* e *etambutol* (nem todas as combinações de dose fixa estão disponíveis em todos os países). Uma forma parenteral da *rifampicina* também se encontra disponível. A dose padrão de *rifampicina* para o tratamento da TB em adultos é de 600 mg 1 vez/dia, administrada pelo menos 1 hora antes ou 2 horas depois de uma refeição. As crianças devem receber 15 mg/kg (faixa de 10-20 mg/kg), com dose máxima de 600 mg/dia, administrada da mesma forma. A *rifabutina* é administrada na dose de 300 mg/dia. A *rifapentina* não é atualmente usada para o tratamento da TB, porém a dose administrada em um ensaio clínico recente de fase III bem-sucedido foi de 1.200 mg/dia. A *rifampicina* e a *rifapentina* são usadas no tratamento da tuberculose latente (ver Tab. 65-5).

A *rifampicina* também é útil para profilaxia da doença meningocócica e da meningite por *H. influenzae*. Para a prevenção da doença meningocócica, os adultos podem ser tratados com 600 mg 2 vezes/dia durante 2 dias ou com 600 mg 1 vez/dia durante 4 dias. Crianças com mais de 1 mês de idade devem receber 10 a 15 mg/kg, até uma dose máxima de 600 mg. Combinada com um segundo antibacteriano, a *rifampicina* pode ser útil para o tratamento em casos selecionados de endocardite estafilocócica ou osteomielite, particularmente para infecções associadas a materiais protéticos. A *rifampicina* também pode ser indicada para a erradicação do estado de portador nasal de estafilococos em pacientes com furunculose crônica. No tratamento da brucelose, a *rifampicina* na dose de 900 mg/dia pode ser combinada com *doxiciclina* durante 6 semanas.

Efeitos adversos Em geral, as rifamicinas são bem toleradas, embora frequentemente provoquem coloração vermelho-alaranjada inócua da pele, urina, fezes, saliva, lágrimas e lentes de contato. As doses habituais resultam em reações adversas significativas em < 4% dos pacientes com TB; as reações mais comuns são exantema (0,8%), febre (0,5%) e náuseas e vômitos (1,5%). As rifamicinas podem causar doença hepática (principalmente colestase), sendo raramente observada a ocorrência de lesão hepática induzida pelo fármaco ou morte por insuficiência hepática. A doença hepática crônica, o alcoolismo e a idade avançada parecem aumentar a incidência de hepatotoxicidade clinicamente importante. Em certas ocasiões, distúrbios GI exigem a interrupção do fármaco.

Reações de hipersensibilidade podem ser observadas. Elas manifestam-se na forma de síndrome semelhante à gripe, com febre, calafrios e mialgias, e casos raros evoluem e apresentam eosinofilia, nefrite intersticial, necrose tubular aguda, trombocitopenia, anemia hemolítica e choque. A reação de hipersensibilidade é mais comum com dosagem intermitente e entre pacientes do sexo feminino e asiáticos (Yew e Leung, 2006). Durante a terapia, ocorreram proteinúria de cadeias leves, trombocitopenia, leucopenia transitória e anemia. Embora a depuração da *rifampicina* seja ligeiramente reduzida durante a gravidez, e o fármaco atravesse a placenta, seu uso ainda é considerado como tratamento de escolha na gravidez (Denti et al., 2015). A *rifapentina* tem um perfil de eventos adversos semelhantes ao da *rifampicina*, incluindo exantema, hepatite e sintomas semelhantes à gripe.

As principais razões para a interrupção da terapia com *rifabutina* consistem em exantema (4%), intolerância GI (3%) e neutropenia (2%) (Nightingale et al., 1993). Raramente foram observadas trombocitopenia, síndrome semelhante à gripe, hemólise, miosite, dor torácica e hepatite em pacientes tratados com *rifabutina*. Os efeitos colaterais exclusivos dessa rifamicina incluem polimialgia, pseudoicterícia e uveíte anterior. É preciso avisar ao paciente sobre a necessidade de interromper o fármaco caso apareçam sintomas visuais (dor ou visão embaçada).

A superdosagem de *rifampicina* é incomum, mas pode ser potencialmente fatal. Os sintomas mais proeminentes são coloração alaranjada da pele, dos líquidos e das superfícies mucosas. O tratamento consiste em medidas de apoio; não há antídoto.

Interações medicamentosas A *rifampicina* é um potente indutor do citocromo P450 (CYP) e de enzimas metabolizadoras de fase 2, bem como de transportadores como glicoproteína P, por meio de seus efeitos no receptor X do pregnano (PXR) (ver Tab. 3-3). Em consequência, sua administração frequentemente resulta em maior depuração para medicamentos administrados concomitantemente sujeitos a essas vias metabólicas e de transporte. A magnitude do efeito sobre fármacos concomitantes pode ser grande, podendo resultar em falhas terapêuticas. A *rifapentina* exerce um efeito semelhante nas enzimas metabolizadoras. A *rifabutina* é um indutor menos potente de CYP do que as outras rifamicinas; entretanto, ela induz modestamente as enzimas microssomais hepáticas e diminui as $t_{1/2}$ de *zidovudina*, *prednisona*, *digitoxina*, *quinidina*, *cetoconazol*, *propranolol*, *fenitoína*, sulfonilureias e *varfarina*. Diferentemente de outras rifamicinas, a *rifabutina* é um substrato da CYP3A, de modo que podem ser necessários ajustes da dose (p. ex., para 150 mg/dia) quando esse fármaco é administrado juntamente com inibidores fortes da CYP3A, como os inibidores da protease usados no tratamento do HIV.

Pirazinamida

A *pirazinamida* é o análogo pirazínico sintético da nicotinamida. A *pirazinamida* foi sintetizada pela primeira vez em 1936 na Merck, Alemanha, porém foi inicialmente examinada como um agente anti-TB em 1952.

PIRAZINAMIDA

Mecanismo de ação Apesar de seu uso clínico por várias décadas, só recentemente é que o mecanismo de ação da *pirazinamida* foi elucidado. A *pirazinamida* é conhecida por ser ativada apenas em condições ácidas. O fármaco sofre difusão passiva nas células micobacterianas, onde a pirazinamidase da *M. tuberculosis* (codificada pelo gene *pncA*) desamina o fármaco em ácido pirazinoico (POA$^-$, em sua forma dissociada) (Zhang et al., 1999). O POA$^-$ liga-se competitivamente à enzima PanD, que é essencial para a biossíntese da coenzima A em *M. tuberculosis*; isso desencadeia a degradação da proteína por uma protease denominada CLPC1-ClpP. Um alvo adicional da *pirazinamida* pode ser a proteína ribossomal S1 (codificada por *RpsA*) no processo de transtradução. O bloqueio da atividade de RpsA leva ao acúmulo de proteínas tóxicas que matam as bactérias (Gopal et al., 2020; Shi et al., 2011; Sun et al., 2020).

Atividade antibacteriana A *pirazinamida* exibe atividade antimicrobiana *in vitro* apenas em pH ácido. Em pH de 5,9, 95% dos isolados clínicos de *M. tuberculosis* apresentam uma CIM de 6,25 a 200 mg/L (Gumbo et al., 2014).

Mecanismos de resistência Existem vários mecanismos de resistência à *pirazinamida*. No primeiro deles, a ocorrência de mutações em várias posições no gene *pncA* leva à expressão da pirazinamidase com afinidade reduzida pela *pirazinamida*, levando à diminuição da conversão da *pirazinamida* em sua forma ativa. Além disso, mutações em *RpsA* ou *panD* conferem resistência à *pirazinamida* (Kuhlin et al., 2021; Zhang et al., 2014). Por fim, mutações nas bombas de efluxo de *M. tuberculosis* podem causar resistência à *pirazinamida*, bem como a outros fármacos anti-TB (Liu et al., 2019; Zimic et al., 2012).

ADME A biodisponibilidade oral da *pirazinamida* ultrapassa 90%, embora alguns pacientes absorvam a *pirazinamida* mais rapidamente do que outros (constante de taxa de absorção de 3,56/h vs. 1,25/h) (Wilkins et al., 2006). A *pirazinamida* é metabolizada pela dessaminase microssomal, originando POA e, em seguida, hidroxilada a 5-hidróxi-POA, que é então excretada pelos rins. A depuração e o V_d aumentam com a massa do paciente (0,5 L/h e 4,3 L para cada 10 kg acima de 50 kg), e o V_d é maior em homens (em 4,5 L) (ver Tab. 65-2). A dosagem baseada no peso é normalmente empregada para a *pirazinamida*, porém as doses fixas podem ser mais práticas, mais prováveis de alcançar os alvos e efetivas para indivíduos com baixo peso corporal (Sahota e Della Pasqua, 2012). A depuração da *pirazinamida* encontra-se reduzida na insuficiência renal; portanto, a frequência da dosagem é reduzida para 3 vezes/semana em caso de taxas baixas de filtração glomerular. A hemodiálise remove a *pirazinamida*, de modo que o fármaco precisa ser reavaliado após cada sessão (Malone et al., 1999b).

Farmacocinética-farmacodinâmica microbiana O parâmetro da FC que mais se correlaciona com a atividade da *pirazinamida* é a AUC, seguida de perto pela $C_{máx}$ (Chigutsa et al., 2015; Gumbo et al., 2009). A $C_{máx}$ ou a AUC elevadas e a falta de marcadores de resistência genéticos estão associadas a um tempo mais curto para conversão da cultura e a melhores resultados clínicos (Kuhlin et al., 2021; Zhang et al., 2021).

Usos terapêuticos A adição de *pirazinamida* a esquemas que contêm *isoniazida* e *rifampicina* permite reduzir a duração do tratamento de 9 a 12 para 6 meses, produzindo o atual esquema quimioterápico de "ciclo curto". A *pirazinamida* é administrada em uma dose oral de 25 a 35 mg/kg/dia.

Efeitos adversos O efeito adverso mais importante da *pirazinamida* é o comprometimento hepático. A hepatotoxicidade parece ser idiossincrática, até doses de pelo menos 40 mg/kg, quando se observa, então, uma relação exposição-toxicidade (Pasipanodya e Gumbo, 2010; Sahota e Della Pasqua, 2012; Zhang et al., 2021). Em doses elevadas, a doença hepática aparece em cerca de 15% dos pacientes, com icterícia em 2 a 3% e morte por necrose hepática em casos raros; os esquemas de dosagem atuais são muito mais seguros. Antes da administração de *pirazinamida*, todos os pacientes devem ser submetidos a provas de função hepática, e essas provas devem ser repetidas durante o tratamento. Se houver evidências de lesão hepática significativa, a terapia deverá ser interrompida. A *pirazinamida* deve ser evitada em indivíduos com disfunção hepática basal. Se não for possível usar a *pirazinamida*, o tratamento de "ciclo curto" com *rifampicina*, *isoniazida* e *etambutol* ainda pode ser bem-sucedido, contanto que a duração do tratamento seja prolongada de 6 para 9 meses.

Em quase todos os pacientes, a *pirazinamida* inibe a excreção de urato, levando à hiperuricemia, o que pode originar episódios agudos de gota. Outros efeitos adversos observados com o uso de *pirazinamida* incluem artralgias, anorexia, náuseas e vômitos, disúria, mal-estar e febre. Embora a OMS recomende o uso rotineiro de *pirazinamida* durante a gravidez, esse fármaco não está aprovado durante a gravidez nos Estados Unidos devido a dados inadequados de teratogenicidade.

Isoniazida

A *isoniazida* (hidra*zida* do ácido *isoni*cotínico), também denominada INH (Fig. 65-3), é um fármaco importante na quimioterapia da TB sensível a fármacos e pode desempenhar um papel em alguns casos de TB resistente a fármacos. O uso da combinação (INH + *pirazinamida* + *rifampicina*) é a base para a terapia de curso rápido e para melhores taxas de remissão.

Mecanismo de ação A INH penetra nos bacilos por difusão passiva. O fármaco não é diretamente tóxico para o bacilo, porém precisa ser ativado pela KatG, uma catalase-peroxidase multifuncional. A KatG catalisa a produção de um radical isonicotinoil que interage em seguida com o NAD e NADP micobaterianos, produzindo diversos adutos (Argyrou et al., 2007). Um deles, um isômero nicotinoil-NAD, inibe as atividades da proteína-redutase carreadora de enoil-acil (InhA) e da KasA (proteína-sintase carreadora de β-cetoacil-acil), bloqueando a síntese de ácido micólico, um componente essencial da parede celular das micobactérias, levando à morte celular da bactéria. Outro aduto, um isômero nicotinoil-NADP, inibe potencialmente ($K_i < 1$ nM) a di-hidrofolato-redutase micobacteriana, interferindo, assim, na síntese de ácidos nucleicos (Argyrou et al., 2006) (ver Fig. 65-3).

Outros produtos da ativação da INH por KatG incluem superóxido, H_2O_2, alquil hidroperóxidos e o radical NO, que também podem contribuir para os efeitos micobactericidas da INH (Timmins e Deretic, 2006). A *M. tuberculosis* pode ser especialmente sensível à lesão por esses radicais, pois os bacilos apresentam um defeito no gene regulador da resposta central ao estresse oxidativo, *oxyR*. A defesa contra os radicais é fornecida pela alquil-hidroperóxido-redutase (codificada por *ahpC*), que desintoxica os peróxidos orgânicos. A expressão aumentada de *ahpC* reduz a eficácia da INH.

Atividade antibacteriana As CIM da INH com cepas clínicas de *M. tuberculosis* variam conforme o país. Nos Estados Unidos, por exemplo, as CIM normalmente são de 0,025 a 0,05 mg/L. A INH constitui a terapia de primeira linha para *M. kansasii*, tem atividade moderada contra *Mycobacterium bovis* e atividade fraca contra MAC. Não apresenta atividade contra qualquer outro gênero microbiano.

Mecanismos de resistência A prevalência de mutantes resistentes à INH é de aproximadamente 1 em 10^6 bacilos. Como as cavidades de TB podem conter de 10^7 a 10^9 microrganismos, a resistência preexistente pode ser esperada nas cavidades pulmonares de TB de pacientes não tratados. Esses mutantes espontâneos podem ser selecionados e amplificados por meio de monoterapia com INH. Portanto, são utilizados dois ou mais agentes para tratar a TB ativa. Como as mutações que levam à

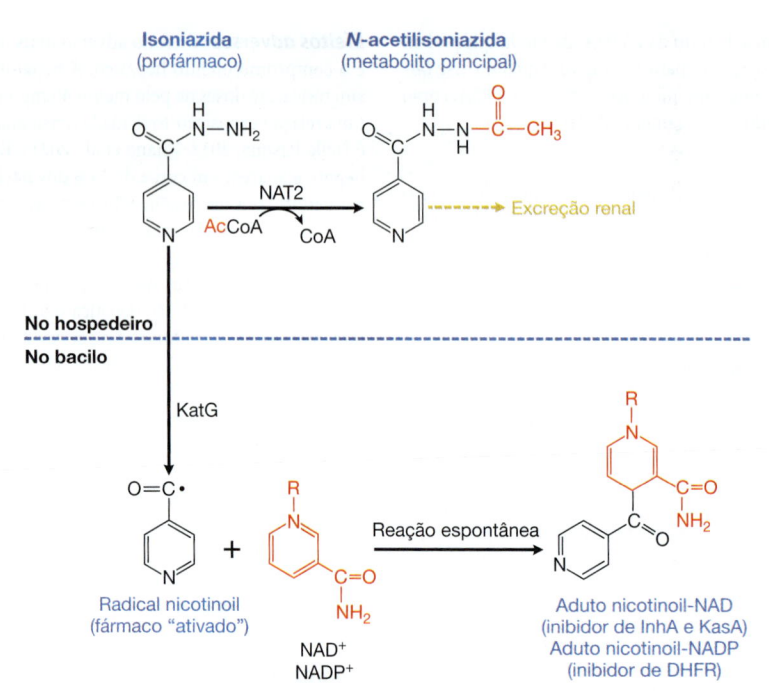

Figura 65-3 *Metabolismo e ativação da isoniazida.* O profármaco *isoniazida* é metabolizado nos seres humanos por isoformas de NAT2 a seu principal metabólito, *N*-acetilisoniazida, que é excretada pelo rim. A *isoniazida* difunde-se para o interior das micobactérias, onde é "ativada" por KatG (oxidase/peroxidase) ao radical nicotinoil. O radical nicotinoil reage espontaneamente com NAD^+ para produzir adutos que inibem enzimas essenciais na síntese da parede celular e com $NADP^+$ para produzir um inibidor da síntese de ácidos nucleicos.

resistência ao fármaco são eventos independentes, a probabilidade de resistência a dois agentes antimicobacterianos é pequena, de cerca de 1 em cada 10^{12} ($1 \times 10^6 \times 10^6$), uma probabilidade baixa considerando o número de bacilos envolvidos.

A resistência à INH está associada a mutação ou deleção de KatG (conferindo, em geral, resistência de alto nível), hiperexpressão dos genes para InhA (conferindo resistência de baixo nível à INH e alguma resistência cruzada à *etionamida*) e AhpC e mutações nos genes *kasA* e *katG*. O mecanismo mais comum de resistência à INH nos isolados clínicos deve-se às mutações pontuais isoladas no domínio catalítico de ligação ao heme de KatG, especificamente uma troca de serina por asparagina na posição 315. Embora os isolados portadores dessa mutação percam completamente a capacidade de formar adutos de nicotinoil-NAD^+/$NADP^+$, eles conservam uma atividade de catalase significativa e boa capacidade biológica. As mutações compensatórias ocorrem no promotor *ahpC* e aumentam a sobrevivência das cepas mutantes de *katG* sob estresse oxidativo. A indução da bomba de efluxo pela INH foi demonstrada e também confere resistência ao *etambutol* (Colangeli et al., 2005). Estudos da evolução da TB resistente a fármacos ao longo do tempo em populações humanas demonstram que a resistência à INH é muito frequentemente a mutação de resistência inicialmente adquirida, seguida da resistência à *rifampicina* e a outros medicamentos (Cohen et al., 2015).

ADME A biodisponibilidade da INH administrada por via oral é de aproximadamente 100% para uma dose de 300 mg. A FC da INH é descrita por um modelo de dois compartimentos, com os parâmetros de FC apresentados na Tabela 65-2 (Pasipanodya e Gumbo, 2013). Cerca de 10% do fármaco está ligado às proteínas. De 75 a 95% de uma dose de isoniazida é excretada na urina em 24 horas, predominantemente como acetilisoniazida e ácido isonicotínico.

A INH é metabolizada pela arilamina NAT2 (*N*-acetiltransferase tipo 2) hepática, codificada por uma variedade de alelos *NAT2** (Fig. 65-4). Um relatório pioneiro de farmacogenética elucidou diferenças na depuração da INH pelo estado de acetilador NAT2 (Evans e Clarke, 1961). Os pacientes que são acetiladores lentos da INH apresentam concentrações do fármaco três vezes mais altas do que os acetiladores rápidos; os acetiladores rápidos correm risco de redução da cura microbiana, aumento das recidivas e resistência adquirida a fármacos (Pasipanodya et

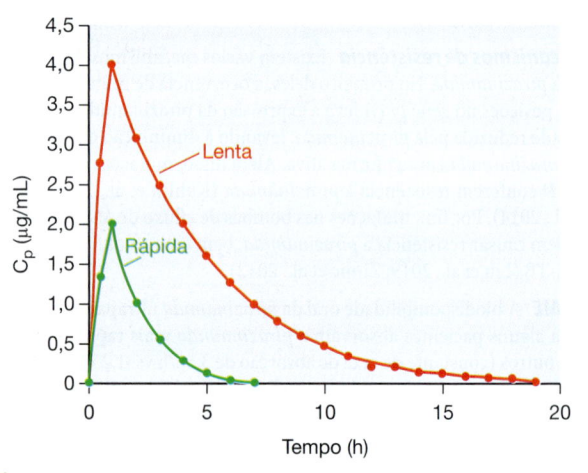

Figura 65-4 *Distribuição multimodal da depuração da INH devido a polimorfismos de NAT2.* Um grupo de voluntários compatíveis do sexo masculino receberam INH (250 mg por via oral) e foram avaliados os níveis plasmáticos do fármaco (C_p) em períodos determinados. Um terço dos indivíduos apresentou valores de $t_{1/2}$ de eliminação inferiores a 1,5 hora; estes eram os *acetiladores rápidos*. Dois terços apresentaram valores de $t_{1/2}$ oscilando entre 2,1 a 4 horas, com uma sugestão de múltiplos grupos; estes eram os *acetiladores lentos*. Gráficos dos dados médios (C_p vs. tempo após administração) demonstram os efeitos de FC da taxa de acetilação. Ambos os grupos alcançaram uma $C_{pmáx}$ em 1 hora. Os acetiladores lentos (linha vermelha) atingiram uma C_p mais elevada (4 μg/mL), com uma $t_{1/2}$ de eliminação média de 3 horas; os acetiladores rápidos (linha verde) alcançaram uma C_p máxima inferior (2 μg/mL), com uma $t_{1/2}$ de eliminação média de 1 hora. A velocidade de acetilação reflete a expressão variável das formas polimórficas ativas de NAT2. Os acetiladores lentos podem representar um risco maior para a ocorrência de efeitos adversos da INH, sulfonamidas e procainamida; os acetiladores rápidos podem apresentar respostas diminuídas a doses padrão desses agentes, porém com maior risco de bioativação por NAT2 dos carcinógenos arilamina/hidrazina. Recentemente, os pesquisadores identificaram três subgrupos de eliminação para o metabolismo da INH: *rápido, lento* e *intermediário* (alelos rápido e lento codominantes).

al., 2012). Cerca de 88% da variabilidade na depuração da INH pode ser explicada pelo estado de NAT2, cuja distribuição varia geograficamente.

A acetilação rápida é mais observada em inuítes e japoneses, enquanto a acetilação lenta é o fenótipo predominante na maioria dos escandinavos, brancos do Norte da África e indivíduos de ascendência judaica. Como a alta atividade da acetiltransferase (acetilação rápida) é herdada como caráter autossômico dominante, os acetiladores rápidos de INH são heterozigotos ou homozigotos.

Farmacocinética-farmacodinâmica microbiana A morte microbiana causada pela INH, bem como a proteção contra o aparecimento de resistência, depende da concentração e exibe uma boa correlação com a AUC_{0-24} ou $C_{Pmáx}$ (Gumbo et al., 2007b; Jayaram et al., 2004; Pasipanodya et al., 2013).

Usos terapêuticos A INH está disponível em comprimidos, como elixir e para administração parenteral. A dose diária total recomendada de INH é de 5 mg/kg, com máximo de 300 mg administrados diariamente.

Efeitos adversos Após a sua conversão em acetilisoniazida pela NAT2, a INH é excretada pelo rim ou convertida em acetil-hidrazina (Roy et al., 2008) e, em seguida, em metabólitos hepatotóxicos pela CYP2E1. De forma alternativa, a acetil-hidrazina pode ser posteriormente acetilada por NAT2 a diacetil-hidrazina, que é atóxica. Nesse contexto, os acetiladores rápidos removerão rapidamente a acetil-hidrazina, mas a acetilação mais lenta ou a indução de CYP2E1 ou mutações na CYP2E1 que levam a um aumento da atividade enzimática podem resultar em maior quantidade de metabólitos tóxicos (Sheng et al., 2014).

Níveis séricos elevados de aspartato e alanina transaminases normalmente são encontrados em pacientes em uso de INH. Entretanto, os níveis enzimáticos costumam se normalizar mesmo quando a terapia com INH é mantida (Blumberg et al., 2003). Ocorre comprometimento hepático grave em cerca de 0,1% de todos os pacientes que recebem o fármaco. A lesão hepática é rara em pacientes com menos de 20 anos de idade, porém a incidência aumenta com a idade. A maioria dos casos de hepatite ocorre entre 4 a 8 semanas após o início da terapia.

Se a *piridoxina* não for administrada em conjunto, a neurite periférica (mais frequentemente parestesias dos pés e das mãos) é encontrada em aproximadamente 2% dos pacientes que recebem 5 mg/kg/dia de INH. A neuropatia é mais frequente nos acetiladores lentos e em indivíduos com diabetes melito, desnutrição ou anemia. Outras toxicidades neurológicas incluem convulsões em pacientes com distúrbios convulsivos, neurite e atrofia ótica, contração muscular, tontura, ataxia, parestesias, letargia e encefalopatia tóxica. Anormalidades mentais podem aparecer durante o uso desse fármaco, incluindo euforia, comprometimento transitório da memória, perda de autocontrole e psicoses floridas.

Os pacientes podem desenvolver hipersensibilidade à INH, bem como condições reumatológicas. A vasculite associada a fatores antinucleares pode surgir durante o tratamento, porém desaparece quando o fármaco é interrompido. Sintomas de artrite foram atribuídos a esse agente. Uma síndrome fármaco-induzida semelhante ao lúpus eritematoso sistêmico também foi relatada. Diversas reações associadas à terapia com INH incluem ressecamento da boca, desconforto epigástrico, metemoglobinemia, zumbido e retenção urinária. Em indivíduos predispostos à anemia por deficiência de *piridoxina*, a administração de INH pode resultar em anemia grave. O tratamento da anemia com grandes doses de vitamina B_6 restabelece gradualmente o hemograma a seu nível normal.

Uma quantidade pequena de INH (de apenas 1,5 g) pode ser tóxica. A superdosagem de INH foi associada à seguinte tríade clínica:

- Convulsões refratárias ao tratamento com *fenitoína* e barbitúricos
- Acidose metabólica com *anion gap* refratária ao tratamento com bicarbonato de sódio
- Coma

Os sintomas iniciais comuns aparecem em 0,5 a 3 horas após a ingestão e incluem ataxia, neuropatia periférica, tontura e fala arrastada. Os mais perigosos são convulsões e o coma, que são observados quando os pacientes ingerem 30 mg/kg ou mais do fármaco. A mortalidade nessas circunstâncias pode chegar a 20%. A *piridoxina* intravenosa é administrada durante 5 a 15 minutos 1 grama por vez conforme a INH ingerida. Se a dose de INH ingerida não for conhecida, deve-se administrar uma dose de 70 mg/kg de *piridoxina*. Em pacientes com convulsões, são utilizados benzodiazepínicos.

A INH liga-se ao piridoxal-5'-fosfato para formar as isoniazida-piridoxal hidrazonas, depletando o piridoxal-5'-fosfato neuronal e interferindo nas reações que dependem desse composto, incluindo a síntese do neurotransmissor inibitório GABA. Níveis reduzidos de GABA levam à hiperexcitabilidade cerebral e à redução do limiar convulsivo. O antídoto é a reposição do piridoxal-5'-fosfato.

Interações medicamentosas A INH é um potente inibidor de CYP2C19 e CYP3A, um fraco inibidor de CYP1A2, CYP2A6 e CYP2D6 e um indutor fraco de CYP2E1 (Desta et al., 2001). Fármacos que são metabolizados por essas enzimas são potencialmente afetados (Tab. 65-4).

Etambutol

O *cloridrato de etambutol* é um composto hidrossolúvel e termoestável. Foi descoberto na década de 1960 e demonstrou ter utilidade na proteção de fármacos complementares contra resistência em camundongos e seres humanos, sendo geralmente usado na TB para essa finalidade.

Mecanismo de ação O *etambutol* inibe a arabinosil-transferase III, interrompendo, assim, a transferência de arabinose para a biossíntese de arabinogalactano, o que, por sua vez, interrompe a montagem da parede celular das micobactérias. As arabinosil-transferases são codificadas pelos genes *embB*.

Atividade antibacteriana O *etambutol* apresenta atividade contra uma ampla variedade de micobactérias, porém não apresenta atividade contra qualquer outro gênero. As CIM do *etambutol* são de 0,5 a 2 mg/L em isolados clínicos de *M. tuberculosis*, de cerca de 0,8 mg/L para *M. kansasii* e de 2 a 7,5 mg/L para *M. avium*. As seguintes espécies de *Mycobacterium* também são suscetíveis: *M. gordonae, M. marinum, M. scrofulaceum* e *M. szulgai*. Entretanto, a maioria das cepas de *M. xenopi, M. fortuitum, M. abscessus* e *M. chelonae* foram relatadas como resistentes.

Mecanismos de resistência A resistência das micobactérias ao fármaco *in vitro* desenvolve-se por meio de mutações no gene *embB*, que codifica as arabinosil-transferases. Em 30 a 70% dos isolados clínicos que são resistentes ao *etambutol*, são encontradas mutações na região de determinação da resistência ao *etambutol* do gene *embB*. Entretanto, as mutações no códon 306 (a mutação mais comum) também são encontradas em micobactérias sensíveis ao *etambutol*; por conseguinte, essa mutação é necessária, porém não suficiente para conferir resistência ao *etambutol* (Safi et al., 2008). O aumento da atividade da bomba de efluxo pode induzir resistência tanto à INH quanto ao *etambutol in vitro*.

TABELA 65-4 ■ ALGUMAS INTERAÇÕES ENTRE FÁRMACOS E A ISONIAZIDA POR INIBIÇÃO E INDUÇÃO DE CYP

FÁRMACO COADMINISTRADO	ISOFORMA DE CYP	EFEITOS ADVERSOS
Paracetamol	Indução de CYP2E1	Hepatotoxicidade
Carbamazepina	Inibição de CYP3A	Toxicidade neurológica
Diazepam	Inibição de CYP3A e CYP2C19	Sedação e depressão respiratória
Etossuximida	Inibição de CYP3A	Comportamentos psicóticos
Isoflurano e enflurano	Indução de CYP2E1	Eficácia reduzida
Fenitoína e fosfenitoína	Inibição de CYP2C19	Toxicidade neurológica
Teofilina	Inibição de CYP3A	Ataques, palpitação, náuseas
Vincristina	Inibição de CYP3A	Fraqueza e formigamento dos membros
Varfarina	Inibição de CYP2C9	Possibilidade de aumento de hemorragia (maior risco com doses de isoniazida > 300 mg/dia)

5-HT: 5-hidroxitriptamina (serotonina)
CDC: Centers for Disease Control and Prevention
$cytbc_1$: citocromo bc_1
G6PD: glicose-6-fosfato-desidrogenase
GI: gastrintestinal
OMS: Organização Mundial da Saúde
SP: sulfadoxina + pirimetamina
TCA: terapia de combinação baseada na artemisinina
$t_{máx}$: tempo para alcançar a concentração plasmática máxima do fármaco

os gametócitos transformam-se em gametas que sofrem fertilização, produzindo zigotos. Os zigotos amadurecem no interior de oocinetos, que invadem a parede do intestino médio do mosquito e se transformam em oocistos. Diversos ciclos de replicação assexuada ocorrem no oocisto de forma a gerar esporozoítos durante 10 a 14 dias. Os esporozoítos completamente desenvolvidos são liberados dos oocistos e invadem as glândulas salivares do mosquito, de onde poderão dar início a uma nova infecção durante repastos sanguíneos subsequentes do mosquito (Fig. 66-2). Por conseguinte, além do *P. knowlesi*, que também infecta macacos, a infecção circula do mosquito para os seres humanos e vice-versa.

O *P. falciparum* tem uma família de proteínas de ligação que reconhecem uma variedade de moléculas das células hospedeiras que essa espécie de parasita utiliza para invadir todos os estágios dos eritrócitos (Lim et al., 2015; Weiss et al., 2016); a alta parasitemia pode advir desse mecanismo. Em contraste, o *P. vivax* se liga seletivamente à proteína Duffy receptora de quimiocinas, bem como às proteínas específicas de reticulócitos (Chitnis et al., 2008; Paul et al., 2015). O *P. falciparum* reúne proteínas de citoaderência (p. ex., PfEMP1) (Weiss et al., 2016), codificadas por uma família altamente variável de genes *var* em estruturas chamadas *knobs* que são apresentadas na superfície do eritrócito (Hviid et al., 2015; Ukaegbu et al., 2015). Os *knobs* permitem ao eritrócito parasitado pelo *P. falciparum* ligar-se ao endotélio vascular pós-capilar, de modo a evitar a depuração mediada pelo baço e permitir que o parasita cresça em um microambiente de baixo O_2 e alto CO_2.

Manifestações clínicas da malária

Os principais sinais e sintomas da malária são febre alta em picos (com ou sem periodicidade), calafrio, cefaleia, mialgia, mal-estar e sintomas gastrintestinais (GI) (White et al., 2014). A cefaleia intensa, um sintoma inicial característico da malária causada por todas as espécies de *Plasmodium*, geralmente anuncia o aparecimento da doença, até antes da febre e dos calafrios. O *P. falciparum* é responsável pela doença mais grave e pode levar à insuficiência de órgãos e ao óbito. A malária placentária, que representa um perigo especial durante a primeira gravidez, é causada pela aderência do *P. falciparum* ao CSA (sulfato de condroitina A) na placenta. Isso frequentemente leva a complicações graves, incluindo aborto, natimorto e retardo de crescimento intrauterino. Quando tratada precocemente, os sintomas da infecção da malária em geral melhoram nas primeiras 24 a 48 horas. A natureza inespecífica da apresentação clínica da malária faz os seus sinais e sintomas serem insuficientes para o diagnóstico acurado (Taylor et al., 2010), ressaltando a necessidade de exames complementares nos casos suspeitos, normalmente com microscopia óptica ou testes de imunocromatografia de fluxo lateral rápido.

A doença aguda causada pela infecção por *P. vivax* pode parecer grave devido à febre alta e à prostração. Na verdade, o limiar pirogênico desse parasita (i.e., o pico de parasitemia do "estágio sanguíneo" associado à febre) é inferior ao do *P. falciparum*. No entanto, a malária por *P. vivax* geralmente apresenta uma baixa taxa de mortalidade. A malária causada pelo *P. vivax* é caracterizada por recidivas causadas pela reativação de formas teciduais latentes. As manifestações clínicas da recorrência são as mesmas observadas na infecção primária. Nos últimos anos, a malária grave causada pelo *P. vivax* na Oceania (Papua Nova Guiné, Indonésia) e na Índia apresenta similaridades importantes com a malária grave causada pelo *P. falciparum*, incluindo sintomas neurológicos (consciência diminuída, convulsões) e edema pulmonar.

Podem ocorrer complicações fatais, apesar de raras, incluindo ruptura esplênica, lesão pulmonar aguda e anemia profunda.

O *P. ovale* causa uma síndrome clínica semelhante àquela do *P. vivax*, porém pode ser mais leve, com níveis inferiores de parasitemia. Ele compartilha com o *P. vivax* a habilidade de formar hipnozoítos (estágio hepático dormente) que podem levar à recorrência em alguns meses ou até 2 anos depois. O *P. ovale* é mais comum na África Subsaariana e em algumas ilhas na Oceania.

O *P. malariae* geralmente causa uma infecção indolente com níveis muito baixos de parasitemia e não costuma produzir sintomas clínicos. Esse parasita pode ser encontrado em todas as áreas consideradas endêmicas para a malária, mas não é comum na África Subsaariana e no sudoeste do Pacífico. É interessante mencionar que a prevalência do *P. malariae* aumenta durante a estação seca, e ele pode ser observado em uma coinfecção com o *P. falciparum*. Uma complicação incomum, porém potencialmente fatal, do *P. malariae*, é uma síndrome de glomerulonefrite que não responde ao tratamento antimalárico.

O *P. knowlesi*, que anteriormente acreditava-se ser restrito aos macacos, era, com frequência, diagnosticado de forma errônea como *P. malariae* por microscopia óptica, devido à sua semelhança morfológica. O *P. knowlesi* distingue-se por um ciclo eritrocitário mais curto (24 h em comparação com as 72 h do *P. malariae*) e por níveis mais elevados de parasitemia, que respondem pela sua apresentação clínica mais grave. Como o *P. malariae*, o *P. knowlesi* é geralmente sensível à *cloroquina*, porém os pacientes que se apresentam em estágio avançado da doença poderão chegar ao óbito, apesar do uso adequado do fármaco.

Apesar dos fatos assinalados anteriormente, as infecções assintomáticas por *P. falciparum* ou *P. vivax* são comuns em regiões endêmicas e representam importantes reservatórios potenciais para a transmissão da malária. Embora diferentes estudos não sejam totalmente consistentes a respeito da definição do termo *assintomático*, geralmente esse estado implica ausência de febre, cefaleia e outras manifestações sistêmicas em um período de tempo definido como anterior à observação de um teste de parasitemia positivo para a malária. A migração de indivíduos assintomáticos para áreas onde não existe a doença, mas o mosquito sim (i.e., anofelismo sem malária), é um mecanismo importante para a introdução ou reintrodução da doença, além de facilitar a disseminação de isolados resistentes aos fármacos. O estabelecimento de novas abordagens para prevenir a transmissão a partir de reservatórios assintomáticos – seja por meio de novos fármacos ou vacinas – será essencial para futuras estratégias de controle, eliminação e erradicação da malária.

Classificação dos agentes antimaláricos

Os vários estágios do ciclo de vida do parasita da malária em humanos diferem em sua sensibilidade aos fármacos. Portanto, os fármacos antimaláricos podem ser classificados com base em suas atividades durante esse ciclo de vida, bem como pela sua intenção de uso para quimioprofilaxia ou tratamento. O espectro de atividade dos fármacos antimaláricos leva a várias generalizações.

A primeira diz respeito à quimioprofilaxia: *como nenhum fármaco antimalárico mata os esporozoítos, não é verdadeiramente possível prevenir a infecção; os fármacos podem apenas evitar o desenvolvimento da malária sintomática causada pelas formas eritrocitárias assexuadas na corrente sanguínea ou conforme produção e liberação pelos hepatócitos antes da invasão dos eritrócitos.*

A segunda diz respeito ao tratamento de uma infecção estabelecida: *nenhum fármaco antimalárico isoladamente é eficaz contra todos os estágios hepáticos e intraeritrocitários do ciclo vital que podem coexistir em um mesmo paciente. Portanto, para a completa eliminação da infecção parasitária, poderá ser necessário mais de um fármaco.*

Os padrões dos agentes antimaláricos clinicamente úteis se encaixam em três categorias gerais (Tab. 66-1):

1. Agentes que não são comprovadamente efetivos contra os estágios hepáticos primários ou latentes: *artemisininas*, *cloroquina*, *mefloquina*, *quinina* e *quinidina*, *pirimetamina*, *sulfadoxina* e *tetraciclina*.

A. Hemisfério Oriental

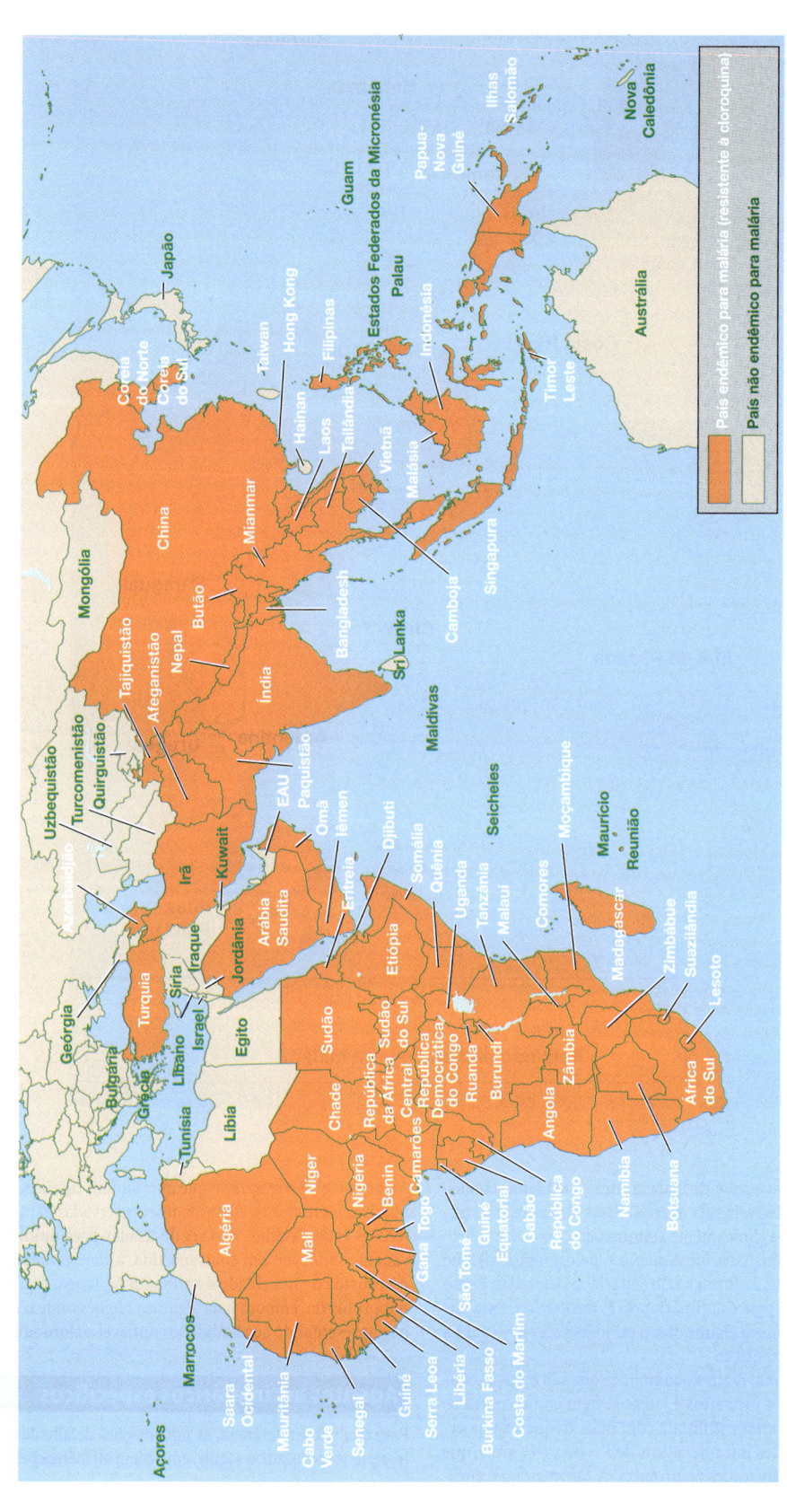

Figura 66-1 *Países com malária endêmica.* **A.** Hemisfério Oriental. **B.** Hemisfério Ocidental. Os países estão sombreados em laranja mesmo que a malária seja endêmica em apenas uma parte de seu território. Grandes regiões que não são mostradas nos mapas (p. ex., Escandinávia, Rússia, Canadá, Estados Unidos, Tasmânia, Nova Zelândia) não são endêmicas para a malária. Em áreas de malária endêmica, a doença é amplamente resistente à cloroquina. Para dados atualizados, consultar informações sobre a malária e sua profilaxia no *site* do CDC (https://www.cdc.gov/malaria/travelers/country_table/a.html; acesso em 12 de janeiro de 2022). (Reproduzida de Centers for Disease Control and Prevention, https://wwwnc.cdc.gov/travel/yellowbook/2020/travel-related-infectious-diseases/malaria; acesso em 12 de janeiro de 2022). *(continua)*

B. Hemisfério Ocidental

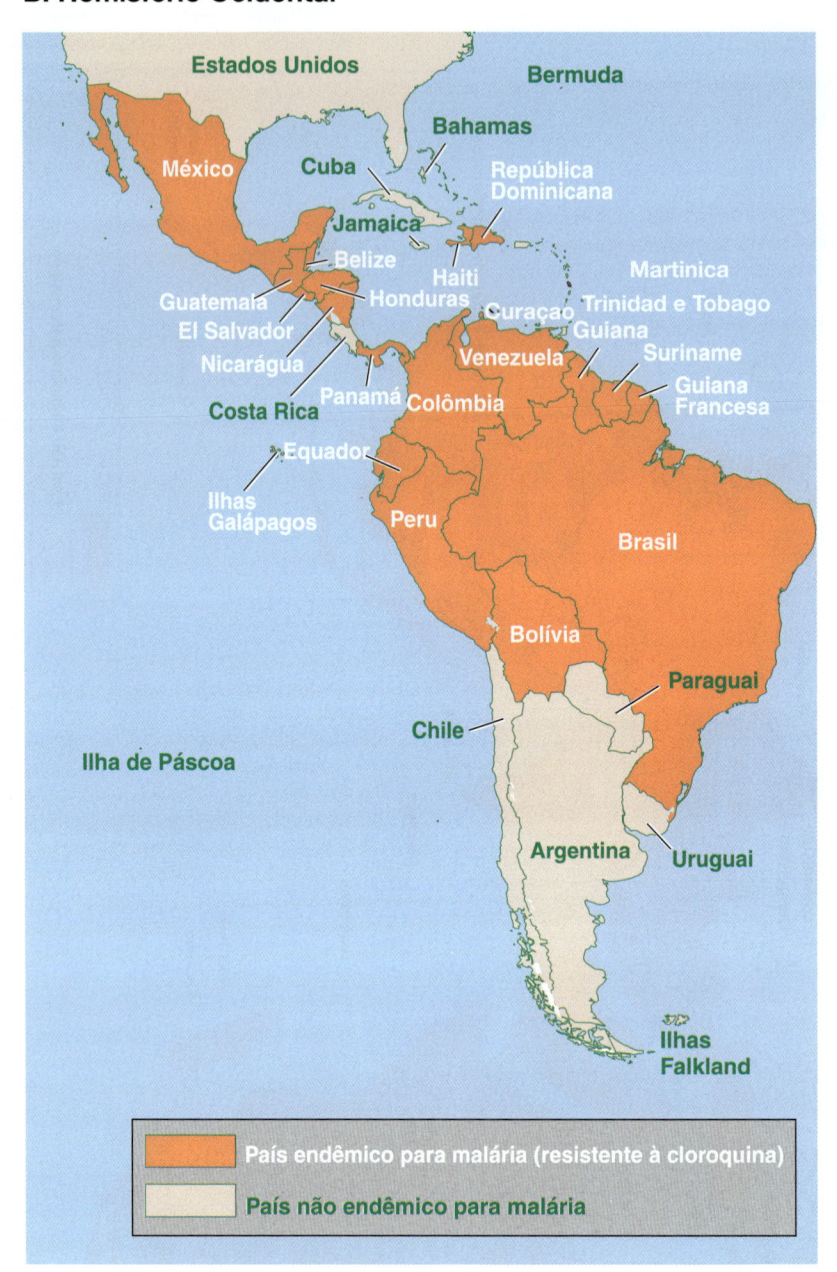

Figura 66-1 *(Continuação)*

Alternativamente, a sua ação é dirigida contra os estágios sanguíneos assexuados responsáveis pela doença. Esses fármacos irão tratar ou impedir a malária clinicamente sintomática.

2. Fármacos (representados pela *atovaquona* e pelo *proguanil*) que são dirigidos não apenas às formas eritrocitárias assexuadas, como também aos estágios hepáticos primários do *P. falciparum*. Essa atividade adicional abrevia em alguns dias o período necessário para a quimioprofilaxia pós-exposição.

3. *Primaquina* e *tafenoquina,* 8-aminoquinolinas que são efetivas contra os estágios hepáticos primários e latentes, bem como contra os gametócitos. A *primaquina* é utilizada com mais frequência na erradicação dos hipnozoítos intra-hepáticos de *P. vivax* e *P. ovale*, que são responsáveis pelas infecções recorrentes. A *tafenoquina* é aprovada pela FDA para usos semelhantes.

A utilidade relativa dos antimaláricos para quimioprofilaxia ou tratamento depende de sua farmacocinética, eficácia e segurança. A *quinina* e a *primaquina*, que apresentam significativa toxicidade e $t_{1/2}$ relativamente curtas, costumam ser reservadas para o tratamento de infecções estabelecidas, não sendo usadas para quimioprofilaxia em um viajante saudável. Em contrapartida, a *cloroquina*, que é relativamente desprovida de toxicidade e apresenta $t_{1/2}$ longa, é conveniente para quimioprofilaxia, embora haja algumas regiões onde o *P. falciparum* continua apresentando sensibilidade confiável à cloroquina.

Agentes antimaláricos específicos

Para facilitar a referência, as informações detalhadas dos fármacos antimaláricos aparecem, a seguir, em ordem alfabética pelo nome do fármaco.

Artemisinina e seus derivados

A *artemisinina* e seus três principais derivados semissintéticos para uso clínico, *di-hidroartemisinina*, *arteméter* e *artesunato*, são antimaláricos

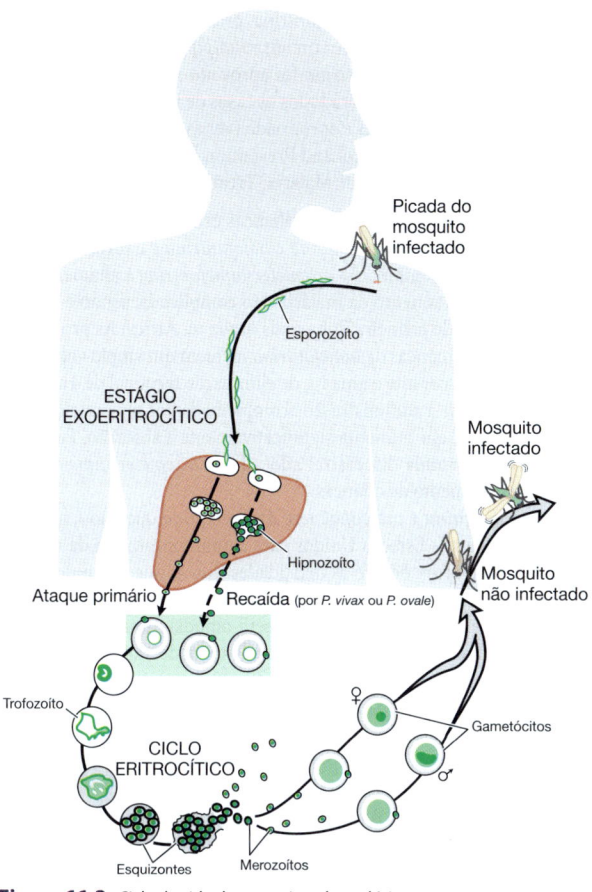

Figura 66-2 *Ciclo de vida dos parasitas da malária.*

Os fármacos à base de *artemisinina* foram descobertos como potentes antimaláricos por cientistas chineses na década de 1970, e Tu Youyou recebeu o Prêmio Nobel em Medicina/Fisiologia em 2015 "pelas suas descobertas relativas a uma nova terapia contra a malária". Ao investigar compostos descritos em antigos textos de medicina chinesa, foi descoberto um extrato de absinto doce (*Artemisia annua*) que demonstrou ser efetivo na cura de infecções por *Plasmodium* símias e murinas. O ingrediente puro nesse extrato foi denominado *qinghaosu*, ou *artemisinina* (Tu, 2011). Após refinamento da estrutura química, o fornecimento de suprimentos naturais e a sua formulação como produto farmacêutico, as terapias com *artemisinina* foram bem-sucedidas contra infecções por *P. falciparum* sensíveis e resistentes à *cloroquina* em uma ampla variedade de estudos chineses na década de 1970, antes de obter um reconhecimento mais amplo como nova classe potente de antimaláricos pela ciência ocidental na década de 1980 (Klayman, 1985).

O recente surgimento de "resistência" à *artemisinina* no *P. falciparum* não indica resistência clássica, mas reflete o atraso no tempo de depuração do parasita da ordem de horas após a administração da TCA (Ashley et al., 2014; Huang et al., 2015); mutações no gene *Pfk13* do *P. falciparum* que codifica a proteína propulsora kelch13 conferem tempos de depuração tardios do parasita, possivelmente ao tornar a hemoglobina do hospedeiro inacessível à *artemisinina* e, assim, impedir a sua ativação. A verdadeira resistência à *artemisinina* não foi relatada, e não se conhece nenhuma infecção por esse parasita que tenha sobrevivido à TCA devido ao atraso no tempo de depuração (van Schalkwyk et al., 2015). O significado clínico da resistência à *artemisinina*/depuração retardada do *P. falciparum* permanece incerto (Fairhurst, 2015), entretanto, se houver associação de mutações generalizadas que conferem resistência a fármacos parceiros (p. ex., o fármaco parceiro *piperaquina* na TCA), a falha clinicamente significativa da TCA é substancial, e foram relatadas taxas de recrudescência superiores a 50% em partes da Ásia (Amaratunga et al., 2016; Spring et al., 2015). Por essa razão, estratégias de TCA tripla estão sendo testadas, nas quais a *artemisinina* é combinada com dois fármacos parceiros, uma abordagem que continua em desenvolvimento. A resistência de parasitas maláricos não *P. falciparum* aos fármacos da classe da *artemisinina* não foi relatada.

ARTEMISININA

A *artemisinina* é um produto medicinal revolucionário. Ela leva a uma redução significativa da carga parasitária, com uma redução de quatro escalas logarítmicas na população de parasitas para cada ciclo

potentes e de ação rápida. Eles são otimizados para o tratamento da malária grave causada por *P. falciparum* e também são eficazes contra os estágios eritrocitários assexuados do *P. vivax*. No caso da malária não complicada, a abordagem de tratamento padrão utiliza *terapias de combinação baseadas na artemisinina (TCA)* administradas por via oral, nas quais o componente *artemisinina* de ação e eliminação rápida é pareado com um fármaco parceiro com ação e eliminação mais lentas, com um mecanismo de ação antiparasitário distinto. Essa abordagem é necessária, visto que as *artemisininas*, quando administradas como único fármaco, exigem mais de 7 dias de terapia para eliminar os parasitas; entretanto, quando combinadas com um parceiro efetivo, os ciclos de tratamento antimalárico geralmente duram apenas 3 dias para uma TCA eficaz.

TABELA 66-1 ■ SENSIBILIDADE DOS PARASITAS DA MALÁRIA AOS FÁRMACOS EM VÁRIOS ESTÁGIOS DE DESENVOLVIMENTO					
			ESTÁGIOS HEPÁTICOS		ESTÁGIOS SANGUÍNEOS	
GRUPO	FÁRMACOS	ESPOROZOÍTO	PRIMÁRIO	HIPNOZOÍTO	ASSEXUADO	GAMETÓCITO
1	Artemisininas	−	−	−	+	+
	Cloroquina	−	−	−	+	+/−
	Mefloquina	−	−	−	+	−
	Quinina/quinidina	−	−	−	+	+/−
	Pirimetamina	−	−	−	+	−
	Sulfadoxina	−	−	−	+	−
	Tetraciclina	−	−	−	+	−
2	Atovaquona/proguanil	−	+	−	+	+/−
3	Primaquina	−	+	+	−	+
	Tafenoquina	+	+	+	+	+

−, ausência de atividade; +/−, atividade baixa a moderada; +, atividade clinicamente relevante.

de 48 horas de invasão intraeritrocitária, replicação e egresso. Apenas 3 a 4 ciclos (6-8 dias) de tratamento são necessários para remover todos os parasitas da corrente sanguínea. Além disso, o tratamento com *artemisinina* diminui acentuadamente o transporte de gametócitos, o que possivelmente pode atenuar a transmissão do parasita.

Mecanismo de ação

A *artemisinina* e seus derivados são ativados por uma interação com o heme intraparasitário, que é produzido dentro do vacúolo digestivo altamente ácido do parasita à medida que ele digere a hemoglobina. Essa interação cliva a ponte de endoperóxido da molécula para produzir radicais livres, que alquilam promiscuamente uma ampla variedade de proteínas do parasita (Meshnick, 1994). O sítio de ação dos adutos do heme provavelmente tóxicos é desconhecido. Além disso, a *artemisinina* ativada, por sua vez, pode gerar radicais livres que alquilam e oxidam macromoléculas no parasita.

ADME

As *artemisininas semissintéticas* foram formuladas para administração pelas vias oral (*di-hidroartemisinina*, *artesunato* e *artemeter*), intramuscular (*artesunato* e *artemeter*), intravenosa (*artesunato*) e retal (*artesunato*). A biodisponibilidade após administração oral é geralmente de 30% ou menos. Os níveis séricos máximos ocorrem rapidamente com as *artemisininas* e em 2 a 6 horas com o *artemeter* intramuscular. Tanto o *artesunato* quanto o *artemeter* apresentam níveis modestos de ligação à proteína plasmática, oscilando de 43 a 82%. Esses derivados são intensamente metabolizados e convertidos em *di-hidroartemisinina*, que apresenta uma $t_{1/2}$ plasmática de 1 a 2 horas. A biodisponibilidade do fármaco com administração retal é altamente variável entre os pacientes. Com a administração repetida, a *artemisinina* e o *artesunato* induzem seu próprio metabolismo mediado por CYP, principalmente pelas CYP2B6 e CYP3A4, que podem aumentar a depuração em até 5 vezes.

Usos terapêuticos

Devido à sua atividade rápida e potente contra parasitas resistentes a múltiplos fármacos, as *artemisininas* são de valor inestimável para o tratamento da malária grave por *P. falciparum*, para a qual o *artesunato* parenteral foi aprovado pela FDA em 2020. Com exceção do uso do *artesunato* parenteral para o tratamento inicial da malária grave, como regra as *artemisininas* não são prescritas como monoterapia. Quando combinadas com fármacos parceiros na forma de TCA, as *artemisininas* são altamente eficazes para o tratamento de primeira linha da malária. As *artemisininas* não devem ser utilizadas para a quimioprofilaxia devido a seus tempos curtos de $t_{1/2}$.

Toxicidade e contraindicações

Em ratas e coelhas grávidas, as *artemisininas* podem causar letalidade aumentada dos embriões ou malformações no período pós-concepção inicial. Estudos pré-clínicos de toxicidade identificaram o encéfalo (e o tronco encefálico), o fígado e a medula óssea como os principais órgãos-alvo. No entanto, nenhuma alteração neurológica sistemática foi atribuída ao tratamento em pacientes com 5 anos de idade ou mais. Os pacientes podem desenvolver reduções reversíveis relacionadas à dose nas contagens de reticulócitos e neutrófilos e aumentos nos níveis de transaminases. Aproximadamente 1 em cada 3 mil pacientes desenvolve uma reação alérgica. Embora estudos sobre o tratamento com *artemisinina* durante o primeiro trimestre não tenham encontrado quaisquer evidências de efeitos adversos para o desenvolvimento fetal, o uso de TCA não é recomendado durante o primeiro trimestre de gravidez ou para tratamento de crianças com peso de 5 kg ou menos. Evidências clínicas cumulativas da segurança do *artemeter* (em combinação com *lumefantrina*) no primeiro trimestre de gravidez podem anunciar um uso mais disseminado dessa TCA ou de outras TCA com segurança no início da gravidez.

TCA: fármacos parceiros

Os fármacos parceiros na TCA são escolhidos pela sua potência e $t_{1/2}$ que exceda substancialmente a da *artemisinina*. Os principais esquemas de TCA que são bem tolerados em adultos e crianças com peso de 5 kg ou mais incluem *artemeter-lumefantrina*, *artesunato-amodiaquina*, *artesunato-pironaridina* e *di-hidroartemisinina/piperaquina*. Nos Estados Unidos, o *artemeter-lumefantrina* foi aprovado pela FDA e provavelmente é a primeira escolha para todos os casos de malária quando o tratamento com fármacos orais é apropriado (ver as tabelas de tratamento do Centers for Disease Control and Prevention [CDC] em https://www.cdc.gov/malaria/resources/pdf/Malaria_Treatment_Table.pdf).

- A **lumefantrina** apresenta semelhanças estruturais com os fármacos arilaminoalcoóis *mefloquina* e *halofantrina* e é formulada com o *artemeter*. A combinação *artemeter-lumefantrina* é altamente efetiva para o tratamento da malária não complicada, sendo a terapia antimalárica de primeira linha mais usada na África. As propriedades farmacocinéticas da *lumefantrina* incluem um amplo volume de distribuição aparente e uma $t_{1/2}$ de eliminação terminal de 4 a 5 dias. Recomenda-se a administração acompanhada por uma refeição rica em gorduras, que aumenta significativamente a absorção. Foi aprovada uma fórmula dispersível adoçada de *artemeter-lumefantrina* para o tratamento de crianças.

- A **amodiaquina** é um congênere da *cloroquina* que não é mais recomendada nos Estados Unidos para a quimioprofilaxia da malária por *P. falciparum* devido às toxicidades (hepática e agranulocitose) geralmente associadas ao seu uso profilático. A *amodiaquina* é rapidamente convertida em monodesetil-amodiaquina pelas CYP hepáticas. Esse metabólito, que conserva atividade antimalárica substancial, tem uma $t_{1/2}$ plasmática de 9 a 18 dias e atinge um pico de concentração de aproximadamente 500 nM 2 horas após a administração oral da dose recomendada. Em contrapartida, a *amodiaquina* apresenta uma $t_{1/2}$ de aproximadamente 3 horas, atingindo um pico de concentração de aproximadamente 25 nM 30 minutos após a administração oral. As taxas de depuração da *amodiaquina* variam amplamente entre os indivíduos (78-943 mL/min/kg). A TCA com *artesunato-amodiaquina* é uma terapia altamente efetiva para a malária não complicada, sendo o tratamento de primeira linha em muitos países da África.

- A **piperaquina** é uma bisquinolina potente e bem tolerada, estruturalmente relacionada com a *cloroquina*. Sofre rápida absorção, com $t_{máx}$ (tempo para alcançar a concentração plasmática máxima do fármaco) de 2 horas após uma dose única. A *piperaquina* apresenta um amplo volume de distribuição e taxas reduzidas de eliminação após múltiplas doses. A *piperaquina* tem a $t_{1/2}$ plasmática mais longa (5 semanas) de todos os fármacos parceiros da TCA, um fator que pode reduzir a probabilidade de reinfecção após o tratamento. Foi relatada uma redução da eficácia da *piperaquina* em combinação com a *di-hidroartemisinina* no Camboja, principalmente em associação a amplificações no número de cópias de plasmepsina-2 de *P. falciparum* (*pfpm2*), devido a mecanismos desconhecidos. Essas mutações reduziram a eficácia da *di-hidroartemisinina/piperaquina* no Sudeste da Ásia, embora a sua eficácia na África permaneça elevada (West African Network for Clinical Trials of Antimalarial Drugs, 2018).

- A **pironaridina**, um antimalárico estruturalmente relacionado à *amodiaquina*, é bem tolerado e potente contra *P. falciparum* e *P. vivax*. A *pironaridina* apresenta uma concentração plasmática máxima 2 a 8 horas após a sua administração, distribui-se amplamente pelos tecidos e é eliminada lentamente, com $t_{1/2}$ de 14 a 18 dias em adultos. Esse fármaco demonstrou ser altamente eficaz em ensaios clínicos contra *P. falciparum* ou *P. vivax* quando usado em combinação com *pironaridina-artesunato* e está disponível no mundo inteiro, porém ainda não foi licenciado pela FDA.

Além disso, existem dois antimaláricos usados tanto isoladamente quanto em combinação na forma de TCA:

- **Sulfadoxina + pirimetamina (SP)**, em combinação na forma de *artesunato*-SP
- **Mefloquina**, em combinação na forma de *artesunato-mefloquina*

Os detalhes desses fármacos usados como parceiros na TCA são apresentados a seguir, em ordem alfabética.

Atovaquona

Uma combinação fixa de *atovaquona* com *cloridrato de proguanil* está disponível nos Estados Unidos para a quimioprofilaxia da malária e para o tratamento da malária não complicada por *P. falciparum* em adultos e crianças.

Mecanismo de ação, toxicidade seletiva, ação antimalárica e resistência

A *atovaquona* é um análogo lipofílico da ubiquinona (coenzima Q), o aceptor de elétrons para o complexo do citocromo bc_1 ($cytbc_1$) do parasita. O $cytbc_1$, situado na membrana mitocondrial interna, fornece ubiquinona oxidada para a di-hidro-orotato-desidrogenase, uma enzima essencial na biossíntese de pirimidina no parasita. Além disso, o $cytbc_1$ é parte da cadeia respiratória e transporta H^+ para o interior do espaço intermembranoso das mitocôndrias. Pela sua ligação ao sítio Q_o do cytbc1, a *atovaquona* inibe o transporte de elétrons, colapsa o potencial da membrana mitocondrial e inibe a regeneração da ubiquinona. A toxicidade seletiva da *atovaquona* para o gênero *Plasmodium* e não para o hospedeiro humano pode se originar em diferenças estruturais nas regiões aminoterminais do citocromo b plasmodial e humano (Capper et al., 2015).

O fármaco é altamente ativo contra os parasitas do estágio sanguíneo assexuado de *P. falciparum* e estágios hepáticos, porém não é ativo contra hipnozoítos do estágio hepático de *P. vivax*. A sinergia entre *proguanil* e *atovaquona* resulta da capacidade do *proguanil* não metabolizado de aumentar a toxicidade mitocondrial da *atovaquona*. A resistência à *atovaquona* isolada em *P. falciparum* desenvolve-se facilmente e é conferida por polimorfismos de nucleotídeos únicos não sinônimos no gene do citocromo b localizado no genoma mitocondrial. A adição de *proguanil* reduz notavelmente a frequência do aparecimento da resistência à *atovaquona*. Entretanto, uma vez presente a resistência à *atovaquona*, o sinergismo com o fármaco adjuvante *proguanil* diminui.

ADME

A absorção de *atovaquona* é lenta e variável após uma dose oral; a absorção melhora quando o fármaco é ingerido com uma refeição rica em gorduras. Mais de 99% do fármaco está ligados às proteínas plasmáticas; os níveis no líquido cerebrospinal são inferiores a 1% daqueles no plasma. Os perfis de concentração do fármaco *versus* tempo frequentemente mostram um duplo pico, o primeiro em 1 a 8 horas e o segundo em 1 a 4 dias após uma dose única; esse padrão sugere circulação êntero-hepática. Os seres humanos não metabolizam a *atovaquona* de forma significativa. O fármaco é excretado na bile, e mais de 94% dele é recuperado de forma inalterada nas fezes. A *atovaquona* apresenta uma $t_{1/2}$ de eliminação do plasma de 2 a 3 dias em adultos e de 1 a 2 dias em crianças.

Usos terapêuticos

Um comprimido contendo uma dose fixa de 250 mg de *atovaquona* e 100 mg de *cloridrato de proguanil*, administrado por via oral, é altamente efetivo e seguro em um esquema de 3 dias para o tratamento de infecções leves a moderadas causadas por *P. falciparum* resistente à *cloroquina* ou à SP. O mesmo protocolo seguido por um curso de *primaquina* é eficaz no tratamento da malária por *P. vivax*. A *atovaquona-proguanil* é um agente-padrão para a quimioprofilaxia da malária. A experiência na prevenção da malária não *P. falciparum* é limitada. A infecção por *P. vivax* pode ocorrer após a interrupção do fármaco, indicando uma atividade imperfeita contra os estágios exoeritrocitários desse parasita.

Toxicidade

A *atovaquona* pode causar efeitos adversos (dor abdominal, náuseas, vômitos, diarreia, cefaleia, exantema) que exigem a interrupção da terapia. Os vômitos e a diarreia podem diminuir a absorção do fármaco, resultando em falha terapêutica. Entretanto, uma nova administração desse fármaco em até 1 hora após o vômito ainda pode ser eficaz em pacientes com malária por *P. falciparum*. A *atovaquona* causa ocasionalmente elevações transitórias dos níveis séricos de transaminase e amilase.

Precauções e contraindicações

Embora a *atovaquona* geralmente seja considerada segura, ela precisa ser avaliada em crianças com peso inferior a 11 kg, mulheres grávidas e mães lactantes. A *atovaquona* pode competir com certos medicamentos pela ligação às proteínas plasmáticas. A terapia com *rifampicina* reduz substancialmente os níveis plasmáticos de *atovaquona*; o mecanismo desse efeito não está claro. A coadministração com *tetraciclina* está associada a uma redução de 40% nas concentrações plasmáticas de *atovaquona*.

Diaminopirimidinas

A combinação *sulfadoxina-pirimetamina* era usada como tratamento primário da malária não complicada por *P. falciparum*, especialmente contra cepas resistentes à *cloroquina*. Devido à resistência generalizada, não é mais recomendada para o tratamento da malária não complicada, exceto em alguns contextos quando pareada com *artesunato*, conforme observado adiante (ver "Usos terapêuticos").

Resistência e ação antimalárica

A *pirimetamina* é um *esquizonticida* sanguíneo de ação lenta, com efeitos antimaláricos *in vivo* resultantes da inibição da *biossíntese do folato* no *Plasmodium*, de forma similar ao *proguanil*. A eficácia da *pirimetamina* contra as formas hepáticas de *P. falciparum* é menor que a do *proguanil*. Em doses terapêuticas, a *pirimetamina* não consegue erradicar hipnozoítos de *P. vivax* ou gametócitos de qualquer espécie de *Plasmodium*. O fármaco aumenta a quantidade de *P. falciparum* maduros circulantes, infectando os gametócitos, provavelmente levando a um aumento na transmissão para os mosquitos durante o período de tratamento.

O sinergismo entre a *pirimetamina* e as sulfonamidas ou sulfonas resulta da inibição de duas etapas metabólicas na biossíntese do folato no parasita:

- A utilização do ácido *p*-aminobenzoico para a síntese de ácido di-hidropteroico, que é catalisada pela di-hidropteroato-sintetase e inibida pelas sulfonamidas
- A redução do di-hidrofolato a tetra-hidrofolato, que é catalisada pela di-hidrofolato-redutase e inibida pela *pirimetamina* (ver Fig. 57-2)

A presença de ácido *p*-aminobenzoico ou folato na dieta pode afetar a resposta terapêutica aos antifolatos. A resistência à *pirimetamina* desenvolveu-se em regiões onde houve uso prolongado ou extenso do fármaco e pode ser atribuída às mutações na di-hidrofolato-redutase, que reduzem a afinidade de ligação da *pirimetamina*.

ADME

A *pirimetamina* oral é absorvida lentamente, mas de forma completa, atingindo os níveis plasmáticos máximos em 2 a 6 horas. O composto é significativamente distribuído nos tecidos, e 90% dele é encontrado ligado às proteínas plasmáticas. A *pirimetamina* é lentamente eliminada do plasma, com uma $t_{1/2}$ de 85 a 100 horas. Concentrações que são supressoras para cepas de *Plasmodium* responsivas permanecem no sangue por cerca de 2 semanas. A *pirimetamina* também penetra no leite de mães lactantes.

Usos terapêuticos

Devido à resistência crescente aos fármacos, a SP não é mais recomendada para o tratamento da malária não complicada ou para quimioprofilaxia. Entretanto, ainda é usada como prevenção em áreas endêmicas de malária; mensalmente durante a gravidez quando iniciada no segundo trimestre como parte de tratamento preventivo intermitente na gravidez em regiões da África; e combinada com *amodiaquina* para administração mensal a crianças para quimioprevenção da malária sazonal no Cinturão do Sahel na África.

Toxicidade, precauções e contraindicações

Doses antimaláricas de *pirimetamina* isolada causam toxicidade mínima, exceto nos casos de exantemas ocasionais e hematopoiese reduzida. Superdosagens podem produzir uma anemia megaloblástica que lembra a provocada pela deficiência de folato, que responde prontamente à interrupção do fármaco ou ao tratamento com ácido folínico. Em altas doses, a *pirimetamina* é teratogênica em animais e, em seres humanos, a combinação relacionada, *sulfametoxazol-trimetoprima* pode causar defeitos congênitos.

A toxicidade associada à administração conjunta desses antifolatos deve-se, geralmente, às sulfonamidas ou às sulfonas, e não à *pirimetamina*. A combinação de *pirimetamina* e *sulfadoxina* provoca reações cutâneas graves e até fatais, como eritema multiforme, síndrome de Stevens-Johnson ou necrólise epidérmica tóxica. Essa combinação também já foi associada a reações semelhantes à doença do soro, urticária, dermatite esfoliativa e hepatite. A combinação SP é contraindicada para indivíduos com reações prévias às sulfonamidas, para mães durante a lactação e para lactentes com menos de 2 meses de idade. A administração de *pirimetamina* com *dapsona*, uma combinação de fármacos não disponível nos Estados Unidos, foi ocasionalmente associada à agranulocitose.

Proguanil

A atividade antimalárica do *proguanil* (cloroguanida) é atribuída ao *cicloguanil*, um metabólito triazínico cíclico (estruturalmente relacionado com a *pirimetamina*) e inibidor seletivo da di-hidrofolato-redutase/timidilato-sintetase bifuncional plasmodial, que é crucial para a síntese *de novo* de purinas e pirimidinas do parasita.

Resistência e ação antimalárica

Na malária por *P. falciparum* sensível aos fármacos, o *proguanil* exerce atividade contra os estágios hepáticos primários e os estágios assexuados eritrocitários, controlando adequadamente o ataque agudo e, em geral, erradicando a infecção. O *proguanil* é também ativo contra a malária aguda por *P. vivax*, mas, como os estágios teciduais latentes desse plasmódio não são afetados, podem ocorrer recidivas após a suspensão do fármaco. O tratamento com *proguanil* não destrói os gametócitos, porém os oócitos do intestino do mosquito podem não se desenvolver normalmente.

O *cicloguanil* inibe seletivamente a di-hidrofolato-redutase/timidilato-sintetase bifuncional dos plasmódios sensíveis, levando à inibição da síntese de DNA e à depleção de cofatores do folato. Foram identificadas diversas alterações nos aminoácidos próximos ao sítio de ligação da di-hidrofolato-redutase, responsáveis pela resistência ao *cicloguanil*, à *pirimetamina* ou a ambos. A presença da di-hidrofolato-redutase do *Plasmodium* não é necessária para a atividade antimalárica intrínseca do *proguanil* ou do *clorproguanil*; entretanto, a base molecular dessa atividade alternativa permanece desconhecida. O *proguanil* acentua a ação reducional da *atovaquona* sobre o potencial de membrana mitocondrial contra o *P. falciparum*, mas não exibe essa atividade por si só. Em contrapartida ao *cicloguanil*, a resistência ao fármaco original, *proguanil*, seja isoladamente ou em combinação com a *atovaquona*, ainda não foi bem documentada.

ADME

O proguanil é adequadamente absorvido pelo trato GI, porém de forma lenta. Após uma única dose oral, o $t_{máx}$ é de aproximadamente 5 horas. A $t_{1/2}$ de eliminação plasmática média é de cerca de 180 a 200 horas ou mais. A ativação e o metabolismo do fármaco envolvem a subfamília CYP2C; aproximadamente 3% dos brancos têm deficiência desse fenótipo de oxidação, em contraste com cerca de 20% dos asiáticos e quenianos. O *proguanil* é oxidado gerando dois principais metabólitos, o *cicloguanil* ativo e uma 4-clorofenilbiguanida inativa. Em um esquema de dosagem de 200 mg/dia, os níveis plasmáticos de *cicloguanil* em metabolizadores extensos excedem a faixa terapêutica, enquanto os níveis de *cicloguanil* em metabolizadores fracos não o fazem. O próprio *proguanil* não se acumula apreciavelmente nos tecidos durante a administração continuada, exceto nos eritrócitos, onde suas concentrações são cerca de 3 vezes superiores às do plasma. Em seres humanos, 40 a 60% do proguanil absorvido é excretado na urina, ora como fármaco original, ora como metabólito ativo.

Usos terapêuticos

O *proguanil* não está disponível nos Estados Unidos como fármaco isolado, porém tem sido prescrito como quimioprofilaxia na Inglaterra e na Europa para indivíduos que viajam para áreas de malária na África. Cepas de *P. falciparum* resistentes ao *proguanil* emergem rapidamente em áreas onde o fármaco é usado isoladamente, porém a infecção também pode irromper em decorrência da conversão deficiente do *proguanil* em seu metabólito antimalárico ativo. O *proguanil* é eficaz e bem tolerado quando administrado com *atovaquona* em uma dose diária durante 3 dias para o tratamento de cepas de *P. falciparum* ou *P. vivax* resistente a fármacos (ver seção sobre a *atovaquona*). O *P. falciparum* desenvolve prontamente uma resistência clínica após a monoterapia com *proguanil* ou *atovaquona*; entretanto, a resistência à combinação é incomum, a menos que a cepa seja inicialmente resistente à *atovaquona*.

Toxicidade e efeitos adversos

Em doses quimioprofiláticas diárias de 200 a 300 mg, o *proguanil* causa relativamente poucos efeitos adversos, exceto náusea e diarreia ocasionais. Altas doses (≥ 1 g/dia) podem causar vômitos, dor abdominal, diarreia, hematúria e aparecimento transitório de células epiteliais e cilindros na urina. Doses de até 700 mg 2 vezes/dia foram administradas por mais de 2 semanas sem toxicidade grave. O *proguanil* é seguro para uso durante a gestação. Ele é notavelmente seguro quando usado em conjunto com outros fármacos antimaláricos.

Quinolinas e compostos relacionados

A quinina é o principal alcaloide da cinchona, o pó da casca da árvore sul-americana cinchona. A análise da relação entre a estrutura e a atividade dos alcaloides da cinchona forneceu a base para a descoberta de antimaláricos mais recentes, como a mefloquina.

QUININA   CLOROQUINA

Ação antimalárica

As formas assexuadas dos parasitas da malária proliferam nos eritrócitos do hospedeiro pela digestão da hemoglobina; esse processo gera radicais livres e heme ligado ao ferro como subprodutos altamente reativos. O heme é sequestrado como um pigmento malárico insolúvel quimicamente inerte chamado *hemozoína*. As quinolinas interferem no sequestro do heme. A incapacidade de inativar o heme e os complexos fármaco-heme é tida como capaz de destruir os parasitas, em decorrência de lesão oxidativa das membranas ou de outras biomoléculas críticas.

Cloroquina e hidroxicloroquina

A cloroquina é uma 4-aminoquinolina derivada de um composto precursor que foi originalmente sintetizado por químicos alemães na

---

QUADRO 66-1 ■ QUININA: DA CASCA DE ÁRVORE À ÁGUA TÔNICA

O pó da casca da árvore cinchona da América do Sul era ingerido pelo povo Quechua do Peru como tratamento para calafrios. Os missionários jesuítas no século XVII adotaram essa prática e popularizaram o uso da casca na Europa, onde ficou conhecida como "pó dos jesuítas", entre outros nomes. Durante vários séculos, a cinchona era usada como terapia generalizada para síndromes consistentes com a malária, bem como mercadoria altamente valorizada, gerando plantações de cinchona para atender às demandas globais. Só no início do século XIX a quinina foi isolada da casca, e apenas em meados do século XX é que a síntese industrial foi estabelecida, embora, a essa altura, o uso rotineiro da *quinina* tenha sido eclipsado em grande parte por outros antimaláricos.

A *quinina* (ou quinino) é agora ingerida socialmente como bebida carbonatada. A FDA estabeleceu um limite máximo para o conteúdo de *quinina* na água tônica: 83 mg/L.

década de 1930. Esse precursor demonstrou utilidade contra uma variedade de espécies de *Plasmodium* nos primeiros estudos em humanos durante a Segunda Guerra Mundial. O composto e esses dados foram entregues às Forças Aliadas após a tomada de Túnis, em 1943, levando o complexo industrial-acadêmico-militar estadunidense a sintetizar e testar outras 4-aminoquinolinas. Esse processo gerou a *cloroquina* como antimalárico mais eficaz e seguro contra *P. falciparum* e *P. vivax*. A *cloroquina*, uma base fraca, concentra-se nos vacúolos digestivos altamente ácidos do *Plasmodium*, onde se liga ao heme e impede a sua captura. A *hidroxicloroquina*, na qual um dos substituintes *N*-etil da *cloroquina* é β-hidroxilado, é essencialmente equivalente à *cloroquina* em sua ação contra a malária por *P. falciparum*.

Resistência A resistência das formas eritrocitárias assexuadas do *P. falciparum* às quinolinas antimaláricas, particularmente à *cloroquina*, é agora generalizada. A resistência à *cloroquina* resulta de mutações em um gene polimórfico *pfcrt* (transportador de resistência à *cloroquina* de *P. falciparum*), que codifica um suposto transportador que reside na membrana do vacúolo digestivo ácido, o local de degradação da hemoglobina e da ação da *cloroquina*. Além do PfCRT, o transportador de glicoproteína P codificado por *pfmdr1* e outros transportadores, incluindo a proteína associada a resistência a múltiplos fármacos em *P. falciparum* (PfMRP), podem desempenhar um papel modulador na resistência à *cloroquina*. Foi também relatada resistência à *cloroquina* em *P. vivax*; a resistência manifesta-se clinicamente como recorrências precoces da infecção após o tratamento e está associada, em termos mecanísticos, à superexpressão do transportador de resistência à *cloroquina* de *P. vivax* (*pvcrt*).

ADME A *cloroquina* é bem absorvida pelo trato GI e rapidamente assimilada a partir dos locais de injeção intramuscular ou subcutânea. O fármaco é extensamente sequestrado pelos tecidos, em particular fígado, baço, rins, pulmões e, em menor extensão, pelo encéfalo e medula espinal. A *cloroquina* se liga moderadamente (60%) às proteínas plasmáticas. As ações das CYP hepáticas produzem dois metabólitos ativos, a desetilcloroquina e a bisdesetilcloroquina. A depuração renal da *cloroquina* corresponde a aproximadamente metade da sua depuração sistêmica total. A *cloroquina* e a desetilcloroquina inalteradas respondem por mais de 50 e 25% dos produtos urinários do fármaco, respectivamente, e a sua excreção renal é aumentada pela acidificação da urina. Para evitar uma toxicidade potencialmente letal, a *cloroquina* parenteral é lentamente administrada por infusão intravenosa contínua ou em pequenas doses fracionadas por via subcutânea ou intramuscular. A *cloroquina* é mais segura quando administrada por via oral, pois, nesse caso, as taxas de absorção e distribuição se aproximam. Os níveis plasmáticos máximos são alcançados em aproximadamente 3 a 5 horas. A $t_{1/2}$ da *cloroquina* aumenta de alguns dias para semanas à medida que os níveis plasmáticos diminuem. A $t_{1/2}$ terminal varia de 30 a 60 dias, e vestígios do fármaco podem ser encontrados na urina por anos após o seu uso terapêutico.

Usos terapêuticos A *cloroquina* é altamente efetiva contra as formas eritrocíticas de *P. vivax* na maioria dos contextos, *P. ovale*, *P. malariae*, *P. knowlesi* e cepas de *P. falciparum* sensíveis à *cloroquina*. Para infecções causadas por *P. ovale* e *P. malariae*, continua sendo o agente de escolha para tratamento. Nos casos de *P. falciparum*, as TCA substituíram amplamente a *cloroquina*.

A utilidade da *cloroquina* tem diminuído na maioria das regiões do mundo endêmicas para a malária devido à disseminação do *P. falciparum* resistente à *cloroquina*. Exceto em áreas onde são relatadas cepas resistentes de *P. vivax* (p. ex., Papua Nova Guiné e Indonésia), a *cloroquina* é efetiva na quimioprofilaxia ou no tratamento de ataques agudos de malária causados por *P. vivax*, *P. ovale* e *P. malariae*. A *cloroquina* não apresenta atividade contra estágios hepáticos primários ou latentes dos parasitas. Para prevenir as recidivas nas infecções causadas por *P. vivax* e *P. ovale*, a *primaquina* pode ser administrada com *cloroquina* ou pode ser usada após a saída do paciente de uma área endêmica. A *cloroquina* controla rapidamente os sintomas clínicos e a parasitemia da malária aguda. A maioria dos pacientes torna-se completamente afebril em 24 a 48 horas após receber doses terapêuticas. Se os pacientes não respondem durante o segundo dia de tratamento com *cloroquina*, deve-se suspeitar de cepas resistentes e instituir a terapia com *quinina* mais *tetraciclina* ou *doxiciclina* ou com *atovaquona-proguanil*, *artemeter-lumefantrina* ou *mefloquina*, se os outros não estiverem disponíveis. Em crianças comatosas, a *cloroquina* é bem absorvida e eficaz quando administrada através de sonda nasogástrica. As Tabelas 66-2 e 66-3 fornecem informações sobre esquemas de dosagem quimioprofiláticos e terapêuticos recomendados envolvendo *cloroquina*. A *cloroquina* e seus análogos também são usados para tratar certas condições não maláricas, incluindo a amebíase hepática.

TABELA 66-2 ■ QUIMIOPROFILAXIA PARA PREVENÇÃO DA MALÁRIA EM INDIVÍDUOS NÃO IMUNES

FÁRMACO (USO)	DOSE ADULTA	DOSE PEDIÁTRICA	COMENTÁRIOS
Atovaquona/proguanil (profilaxia em todas as áreas)	Comprimidos de adultos contêm 250 mg de atovaquona e 100 mg de cloridrato de proguanil; 1 comprimido de adulto VO diariamente	Comprimidos pediátricos (62,5 mg de atovaquona/25 mg de cloridrato de proguanil) 5-8 kg: ½ comp ped/dia > 8-10 kg: ¾ comp ped/dia > 10-20 kg: 1 comp ped/dia > 20-30 kg: 2 comp ped/dia > 30-40 kg: 3 comp ped/dia > 40 kg: 1 comp adulto/dia	Iniciar 1-2 dias antes de viagem para áreas de malária. Tomar o fármaco na mesma hora todo dia enquanto estiver na área de malária e durante 7 dias após deixar essas áreas. Contraindicado para indivíduos com comprometimento renal grave (depuração da creatinina < 30 mL/min). Ingerir com comida ou bebida láctea. Não recomendado para profilaxia em crianças com peso inferior a 5 kg, gestantes e mulheres que estejam amamentando lactentes com menos de 5 kg.
Fosfato de cloroquina (profilaxia em áreas com malária sensível à cloroquina)	300 mg de base (500 mg de sal) VO 1×/semana	5 mg/kg de base (8,3 mg/kg de sal) VO 1×/semana até atingir a dose máxima para adultos (300 mg de base)	Iniciar 1-2 semanas antes de viagem para áreas de malária. Tomar o fármaco 1 vez a cada semana sempre no mesmo dia enquanto estiver na área de malária e durante 4 semanas após deixar essa área. Pode exacerbar a psoríase.
Doxiciclina (profilaxia em todas as áreas)	100 mg/dia VO	≥ 8 anos de idade: 2 mg/kg até a dose para adultos de 100 mg/dia	Iniciar 1-2 dias antes de viagem para áreas de malária. Tomar o fármaco na mesma hora todo dia enquanto estiver na área de malária e durante 4 semanas após deixar essa área. Contraindicada para crianças < 8 anos de idade e gestantes.
Sulfato de hidroxicloroquina (alternativa à cloroquina para profilaxia em áreas com malária sensível à cloroquina)	310 mg de base (400 mg de sal) VO 1×/semana	5 mg/kg de base (6,5 mg/kg de sal) VO 1×/semana até atingir a dose máxima para adultos (310 mg de base)	Iniciar 1-2 semanas antes de viagem para áreas de malária. Tomar o fármaco 1 vez a cada semana sempre no mesmo dia enquanto estiver na área de malária e durante 4 semanas após deixar essa área.

(continua)

TABELA 66-2 ■ QUIMIOPROFILAXIA PARA PREVENÇÃO DA MALÁRIA EM INDIVÍDUOS NÃO IMUNES (continuação)

FÁRMACO (USO)	DOSE ADULTA	DOSE PEDIÁTRICA	COMENTÁRIOS
Mefloquina (profilaxia nas áreas com malária sensível à mefloquina)	228 mg de base (250 mg de sal) VO 1×/semana	≤ 9 kg: 4,6 mg/kg de base (5 mg/kg de sal) VO 1×/semana > 9-19 kg: ¼ comp/semana > 19-30 kg: ½ comp/semana > 31-45 kg: ¾ comp/semana ≥ 45 kg: 1 comp/semana	Iniciar 1-2 semanas antes de viagem para áreas de malária. Tomar o fármaco 1 vez a cada semana sempre no mesmo dia enquanto estiver na área de malária e durante 4 semanas após deixar essa área. Contraindicada para indivíduos alérgicos à mefloquina ou compostos relacionados (p. ex., quinina, quinidina) e indivíduos com depressão ativa, história recente de depressão, transtorno de ansiedade generalizada, psicose, esquizofrenia, outros transtornos psiquiátricos importantes ou convulsões. Usar com cautela em indivíduos com transtornos psiquiátricos ou com história prévia de depressão. Não recomendada para indivíduos com anormalidades de condução cardíaca.
Primaquina (profilaxia para viagens de curta duração em áreas que apresentam principalmente *P. vivax*)	30 mg de base (52,6 mg de sal) VO diariamente	0,5 mg/kg de base (0,8 mg/kg de sal) VO diariamente até atingir a dose adulta	Iniciar 1-2 dias antes de viagem para áreas de malária. Tomar o fármaco na mesma hora todo dia enquanto estiver na área de malária e durante 7 dias após deixar essa área. Contraindicada para indivíduos com deficiência de G6PD[a] e durante a gravidez e lactação (a menos que o lactente que está sendo amamentado apresente níveis normais de G6PD documentados).
Primaquina (para terapia preventiva antirrecidiva [profilaxia terminal] para reduzir o risco de recorrências [*P. vivax, P. ovale*])	30 mg de base (52,6 mg de sal) VO 1×/dia por 14 dias após deixar as áreas de malária	0,5 mg/kg de base (0,8 mg/kg de sal) até atingir a dose adulta VO 1×/dia por 14 dias após deixar as áreas de malária	Indicada para indivíduos que apresentem exposição prolongada ao *P. vivax* e *P. ovale* ou a ambos. Contraindicada para indivíduos com deficiência de G6PD[a] e durante a gravidez e lactação (a menos que o lactente que está sendo amamentado apresente níveis normais de G6PD documentados).
Tafenoquina (Profilaxia para viagem a todas as áreas)	200 mg/dia (antes da viagem) ou semanalmente (durante/após a viagem)	NA	Iniciar com dose diária por 3 dias antes de viagem para áreas de malária. Em seguida, tomar o fármaco semanalmente durante a viagem, começando 1 semana após a última dose pré-viagem; em seguida, dose final 1 semana após a viagem. Contraindicada em indivíduos com deficiência de G6PD[a] ou com estado de G6PD desconhecido, gestantes, mulheres durante a amamentação de um lactente com deficiência de G6PD ou estado de G6PD desconhecido, indivíduos < 18 anos de idade ou indivíduos com história de transtorno psicótico.
Tafenoquina (para terapia antirrecidiva [profilaxia terminal] para reduzir o risco de recorrências [*P. vivax, P. ovale*])	300 mg, dose única	NA	Coadministrar no primeiro ou segundo dia de terapia com o tratamento principal para *P. vivax* ou *P. ovale*. Contraindicada para indivíduos com deficiência de G6PD[a] ou com estado de G6PD desconhecido, gestantes, mulheres durante a amamentação de um lactente com deficiência de G6PD ou estado de G6PD desconhecido, indivíduos < 16 anos de idade. Usar com cautela em indivíduos com história de transtorno psicótico.

NA, não aplicável; ped, pediátrico; comp, comprimido; VO, via oral; G6PD, glicose-6-fosfato-desidrogenase.

Esses esquemas baseiam-se em recomendações publicadas pelo Centers for Disease Control and Prevention dos Estados Unidos. Essas recomendações poderão sofrer alterações ao longo do tempo. Informações atualizadas podem ser obtidas em https://wwwnc.cdc.gov/travel. As recomendações e tratamentos disponíveis diferem entre os países industrializados, em desenvolvimento e nas regiões endêmicas para malária; nessas últimas, alguns tratamentos antimaláricos podem estar disponíveis sem prescrição, porém os fármacos mais eficazes geralmente são controlados pelas agências governamentais.

[a]Todos os indivíduos em uso de primaquina ou tafenoquina devem apresentar níveis normais de G6PD documentados antes de iniciar a medicação.
Fonte: https://www.cdc.gov/malaria/travelers/drugs.html; acesso em 21 de junho de 2022.

Toxicidade e efeitos colaterais Quando administrada em doses adequadas e pelo tempo normal recomendado, a *cloroquina* é segura, porém a sua margem de segurança é estreita; uma dose única de 30 mg/kg pode ser fatal. A toxicidade aguda por *cloroquina* é encontrada mais frequentemente quando doses terapêuticas ou altas são administradas muito rapidamente por via parenteral. Os efeitos cardiovasculares incluem hipotensão, vasodilatação, supressão da função miocárdica, arritmias cardíacas e parada cardíaca. Confusão, convulsões e coma também podem ser consequências de uma superdosagem. Doses de *cloroquina* superiores a 5 g administradas por via parenteral costumam ser fatais. O tratamento imediato com ventilação mecânica, *epinefrina* e *diazepam* pode salvar vidas.

As doses de *cloroquina* usadas para tratamento oral da malária aguda podem causar desconforto GI, cefaleia, distúrbios visuais e urticária. O prurido também ocorre, principalmente em indivíduos de pele escura. O tratamento prolongado com doses supressoras ocasionalmente

TABELA 66-3 ■ AGENTES PARA AUTOTRATAMENTO PRESUNTIVO DA MALÁRIA[a]

FÁRMACO	DOSE ADULTA	DOSE PEDIÁTRICA	COMENTÁRIOS
Atovaquona-proguanil			
Comprimido de adulto: 250 mg atovaquona e 100 mg proguanil *Comprimido pediátrico:* 62,5 mg atovaquona e 25 mg proguanil	4 comprimidos de adulto VO em uma dose única diária por 3 dias consecutivos	Dose diária para ser tomada por 3 dias consecutivos: 5-8 kg: 2 comprimidos pediátricos 9-10 kg: 3 comprimidos pediátricos 11-20 kg: 1 comprimido de adulto 21-30 kg: 2 comprimidos de adulto 31-40 kg: 3 comprimidos de adulto > 41 kg: 4 comprimidos de adulto	Contraindicado para indivíduos com comprometimento renal grave (depuração da creatinina < 30 mL/min). Não recomendado para indivíduos sob profilaxia com atovaquona-proguanil Não recomendado para crianças pesando < 5 kg, gestantes e mulheres amamentando lactentes pesando < 5 kg

FÁRMACO	DOSE	COMENTÁRIOS
Arteméter-lumefantrina		
1 comprimido contém 20 mg arteméter e 120 mg lumefantrina	Um protocolo de tratamento de 3 dias com um total de 6 doses orais é recomendado para pacientes adultos e pediátricos *com base no peso corporal*. O paciente deve receber a dose inicial, seguida por uma segunda dose após 8 h e, em seguida, 1 dose 2×/dia durante os 2 dias seguintes. 5 a < 15 kg: 1 comprimido por dose 15 a < 25 kg: 2 comprimidos por dose 25 a < 35 kg: 3 comprimidos por dose ≥ 35 kg: 4 comprimidos por dose	Não recomendado para indivíduos que recebem profilaxia com mefloquina Não recomendado para crianças pesando < 5 kg, gestantes e mulheres amamentando lactentes pesando < 5 kg

[a]Quando usado em autotratamento presuntivo, o cuidado médico deverá ser procurado logo que possível.
Fonte: Modificada de https://wwwnc.cdc.gov/travel/yellowbook/2020/travel-related-infectious-diseases/malaria; acesso em 21 de junho de 2022.

leva a efeitos adversos como cefaleia, visão borrada, diplopia, confusão, convulsões, erupções cutâneas liquenoides, embranquecimento dos cabelos, alargamento do complexo QRS e anormalidades da onda T. Essas complicações geralmente desaparecem logo após a interrupção do fármaco. Já foram descritos casos raros de hemólise e discrasias sanguínea. A *cloroquina* pode causar descoloração dos leitos ungueais e das membranas mucosas. A interferência desse fármaco na imunogenicidade de certas vacinas também foi demonstrada. Retinopatia irreversível e ototoxicidade podem resultar de doses diárias elevadas (> 250 mg) de *cloroquina* ou *hidroxicloroquina*, levando a doses totais acumuladas superiores a 1 g/kg. A retinopatia presumivelmente está relacionada ao acúmulo de fármaco nos tecidos contendo melanina e pode ser evitada se a dose diária for igual ou inferior a 250 mg. O tratamento prolongado com altas doses de *cloroquina* ou *hidroxicloroquina* também pode causar miopatia tóxica, cardiopatia e neuropatia periférica. Essas reações melhoram se a administração do fármaco for prontamente interrompida. Raramente, transtornos neuropsiquiátricos, incluindo suicídio, podem estar relacionados com a superdosagem.

Precauções e contraindicações A *cloroquina* não é recomendada para o tratamento de indivíduos com epilepsia ou miastenia grave e deve ser usada com cautela, caso seja necessário, na presença de insuficiência hepática avançada ou de distúrbios GI, neurológicos ou sanguíneos graves. A dose deve ser reduzida em casos de insuficiência renal. Em casos raros, a *cloroquina* pode causar hemólise em pacientes com deficiência de glicose-6-fosfato-desidrogenase (G6PD). A *cloroquina* não deve ser prescrita a pacientes com psoríase ou outra condição esfoliativa da pele. Ela não deve ser usada para tratar malária em pacientes com porfiria cutânea tardia; entretanto, pode ser usada em doses menores para o tratamento de manifestações dessa forma de porfiria.

A *cloroquina* inibe a CYP2D6 e pode, portanto, interagir com uma variedade de diferentes fármacos. Ela atenua a eficácia da vacina contra a febre amarela quando administrada simultaneamente. Ela não deve ser administrada com *mefloquina*, devido ao maior risco de convulsões. A *cloroquina* se opõe à ação dos anticonvulsivantes e aumenta o risco de arritmias ventriculares quando coadministrada com *amiodarona* ou *halofantrina*. Ao elevar os níveis plasmáticos de *digoxina* e *ciclosporina*, a *cloroquina* pode aumentar o risco de toxicidade por esses agentes. Pacientes que recebem tratamento continuado com altas doses devem ser submetidos a avaliações oftalmológicas e neurológicas a cada 3 a 6 meses.

Quinina e quinidina

A administração oral de *quinina* é aprovada pela FDA para o tratamento da malária não complicada causada por *P. falciparum*. A *quinidina*, um estereoisômero da *quinina*, é mais potente como antimalárico e mais tóxica do que a *quinina*.

Resistência e ação antimalárica A *quinina* age contra as formas eritrocitárias assexuadas e não possui efeito nas formas hepáticas dos parasitas da malária. Esse fármaco é mais tóxico e menos eficaz que a *cloroquina* contra os parasitas da malária sensíveis a ambos os fármacos. Quando comparada à terapia da classe da *artemisinina*, a *quinina* produz resultados clínicos mais fracos. Entretanto, a *quinina*, juntamente com seu estereoisômero *quinidina*, é especialmente valiosa para o tratamento parenteral de doença grave decorrente de cepas de *P. falciparum* resistentes aos fármacos. Por causa de sua toxicidade e $t_{1/2}$ curta, a *quinina* geralmente não é usada para quimioprofilaxia. O mecanismo antimalárico da *quinina* é provavelmente semelhante ao da cloroquina. A base para a resistência do *P. falciparum* à quinina é complexa. Os padrões de resistência do *P. falciparum* à quinina se correlacionam, em algumas cepas, com a resistência à *cloroquina*, ainda que em outras se correlacione mais estreitamente com a resistência à *mefloquina* e à *halofantrina*. Diversos genes transportadores podem conferir resistência à *quinina*.

Ação no músculo esquelético A *quinina* não apenas aumenta a resposta tensora a um estímulo máximo isolado aplicado ao músculo diretamente ou através dos nervos, mas também aumenta o período refratário do músculo, de modo que a resposta ao estímulo tetânico diminui. A excitabilidade da região da placa motora terminal diminui, reduzindo as respostas aos estímulos nervosos repetidos e à acetilcolina. A *quinina* pode antagonizar as ações da *fisostigmina* no músculo esquelético. A *quinina* pode também provocar desconforto respiratório e disfagia alarmantes em pacientes com miastenia grave.

ADME A *quinina* é prontamente absorvida quando administrada por via oral ou intramuscular. A absorção após administração oral ocorre principalmente na parte superior do intestino delgado e é mais de 80% completa, mesmo em pacientes com diarreia acentuada. Após uma dose oral, os níveis plasmáticos alcançam um valor máximo em 3 a 8 horas e, após a sua distribuição em um volume aparente de cerca de 1,5 L/kg, declinam com uma $t_{1/2}$ de cerca de 11 horas. A farmacocinética da *quinina* pode ser alterada na presença de infecção por malária grave; o volume de distribuição aparente e a depuração sistêmica da *quinina* diminuem, de modo que a $t_{1/2}$ de eliminação média aumenta para 18 horas. Os níveis plasmáticos elevados de glicoproteína α₁-ácida produzidos na malária grave podem impedir a toxicidade pela ligação da *quinina* e, assim, reduzir a fração livre do fármaco. As concentrações de *quinina* são mais baixas nas hemácias (33-40%) e no LCS (2-5%) do que no plasma, e o fármaco alcança prontamente os tecidos fetais. Os alcaloides da cinchona são extensamente metabolizados, em especial pela CYP3A4 hepática; portanto apenas aproximadamente 20% de uma dose administrada é excretada de forma inalterada na urina. O principal metabólito da *quinina*, a 3-hidroxiquinina, retém alguma atividade antimalárica e, em pacientes com insuficiência renal, pode acumular-se e possivelmente causar toxicidade. A excreção renal da própria *quinina* é mais rápida quando a urina é ácida.

Usos terapêuticos Embora a *quinina* e a *quinidina* tenham sido, por muito tempo, os tratamentos de escolha para a malária por *P. falciparum* grave e resistente a fármacos, o advento da terapia com *artemisinina* oral e intravenosa modificou essa situação. O padrão de cuidados para a doença grave – apenas até que seja possível iniciar a terapia com *artemisinina* – consiste no uso imediato de doses de ataque de *quinina* intravenosa (ou *quinidina*, retirada do mercado nos Estados Unidos em 2017), que pode salvar a vida do paciente. A forma oral da medicação é, então, administrada para manter as concentrações terapêuticas tão logo seja tolerada e mantida por 5 a 7 dias. Esquizonticidas sanguíneos de ação lenta, como as *tetraciclinas* ou a *clindamicina*, são administrados simultaneamente para intensificar a eficácia da *quinina*, especialmente no tratamento de infecções por cepas de *P. falciparum* resistentes a múltiplos fármacos. Formulações de *quinina* e *quinidina* e os protocolos específicos para seu emprego no tratamento da malária por *P. falciparum* estão mostrados na tabela de Resumo. Convém assinalar que, nos Estados Unidos, a *quinina* e a *quinidina* foram superadas pelo *artesunato* parenteral para tratamento da malária grave. O *artesunato* parenteral, que foi aprovado pela FDA em 2020, está disponível comercialmente e por meio de um programa experimental de investigação de novos fármacos de acesso ampliado, acessível pela *Malaria Hotline* do CDC.

A faixa terapêutica de *quinina* "livre" está entre 0,2 e 2 mg/L. Os protocolos necessários para alcançar esse objetivo variam conforme a idade do paciente, a gravidade da doença e a resposta do *P. falciparum* ao fármaco. Os protocolos de administração de *quinidina* são similares aos da *quinina*, embora a *quinidina* se ligue menos às proteínas plasmáticas e apresente, em comparação com a *quinina*, maior volume aparente de distribuição, maior depuração sistêmica e $t_{1/2}$ de eliminação terminal mais curta.

Cãibras noturnas nas pernas Acredita-se que as cãibras noturnas sejam aliviadas pela *quinina* (200-300 mg) tomada na hora de dormir. A FDA exigiu que os fabricantes de fármacos deixassem de comercializar produtos de *quinina* sem prescrição médica para essas cãibras, afirmando que os dados que apoiam a segurança e a eficácia da *quinina* para essa indicação eram inadequados e que os riscos superavam os benefícios potenciais.

Toxicidade e efeitos adversos A dose oral fatal de *quinina* para adultos é de aproximadamente 2 a 8 g. A *quinina* está associada a uma tríade de toxicidade relacionada à dose quando administrada em doses terapêuticas ou excessivas: cinchonismo, hipoglicemia e hipotensão. Formas leves de cinchonismo (que consiste em zumbido, surdez de alto tom, distúrbios visuais, cefaleia, disforia, náuseas, vômitos e hipotensão postural) ocorrem com frequência e desaparecem logo após a retirada do fármaco. A hipoglicemia é também comum e pode ser fatal se não for prontamente tratada com glicose intravenosa. A hipotensão é rara e mais frequentemente associada às infusões intravenosas excessivamente rápidas de *quinina* ou *quinidina*. O uso prolongado ou as doses únicas elevadas também podem induzir manifestações GI, cardiovasculares e cutâneas. Sintomas GI (náuseas, vômitos, dores abdominais e diarreia) resultam da ação irritante local da *quinina*, porém as náuseas e a êmese também têm uma base central. As manifestações cutâneas podem incluir rubor, sudorese, erupções e angioedema, em especial da face. A *quinina* e a *quinidina*, mesmo em doses terapêuticas, podem causar hiperinsulinemia e hipoglicemia grave devido aos seus poderosos efeitos estimulantes das células β pancreáticas.

A *quinina* raramente causa complicações cardíacas, a menos que sejam excedidas as concentrações plasmáticas terapêuticas. O prolongamento do QTc é leve e não parece ser afetado pelo tratamento simultâneo com *mefloquina*. A superdosagem aguda também pode causar disritmias cardíacas graves e até mesmo fatais, como parada sinusal, ritmos juncionais, bloqueio atrioventricular e taquicardia e fibrilação ventriculares. A *quinidina* é ainda mais cardiotóxica do que a *quinina*. Sempre que possível, é aconselhável monitorar a função cardíaca de pacientes em uso de *quinidina* intravenosa.

A hemólise grave pode ser consequência da hipersensibilidade a esses alcaloides da cinchona. Mais raramente, podem ocorrer hemoglobinúria e asma por *quinina*. A "febre hemoglobinúrica" – a tríade de hemólise maciça, hemoglobinemia e hemoglobinúria que conduz à anúria, à insuficiência renal e, em alguns casos, até mesmo à morte – é uma reação rara de hipersensibilidade ao tratamento com *quinina* que pode ocorrer durante o tratamento da malária. A *quinina* pode, ocasionalmente, causar hemólise discreta, em especial em indivíduos com deficiência de G6PD. A púrpura trombocitopênica trombótica também é rara, porém pode ocorrer até mesmo em resposta à ingestão de água tônica, que contém aproximadamente 4% da dose terapêutica oral por cada 350 mL ("púrpura dos coquetéis"). Outros efeitos adversos raros incluem hipoprotrombinemia, leucopenia e agranulocitose.

Pesquisas em sistemas-modelo indicaram que a *quinina* pode inibir uma série de proteínas de transporte, incluindo Tat2p, que transporta triptofano, o precursor de serotonina (5-HT). A *quinina* também inibe competitivamente a etapa limitante de fluxo na biossíntese da 5-HT, triptofano-hidroxilase (Islahudin et al., 2014; Khozoie et al., 2009). Ainda não foi determinado se esses dados se relacionam aos efeitos adversos da *quinina* em humanos.

Precauções, contraindicações e interações medicamentosas
A *quinina* deve ser usada com cautela considerável (ou não usada) em pacientes que apresentem hipersensibilidade. Seu uso deve ser imediatamente interrompido caso surjam evidências de hemólise. Esse fármaco deve ser evitado em pacientes com zumbido ou neurite óptica. Em pacientes com disritmias cardíacas, a administração de *quinina* requer as mesmas precauções que as necessárias para a *quinidina*. A *quinina* parece ser segura na gestação e é comumente usada para o tratamento da malária associada à gravidez. Entretanto, os níveis de glicose devem ser monitorados devido ao risco aumentado de hipoglicemia.

A *quinina* e a *quinidina* são altamente irritantes para os tecidos e não devem ser administradas por via subcutânea. Soluções concentradas podem causar abscessos quando injetadas por via intramuscular ou tromboflebite quando infundidas por via intravenosa. Antiácidos que contêm alumínio podem retardar a absorção de *quinina* a partir do trato GI. *Quinina* e *quinidina* podem atrasar a absorção e elevar os níveis plasmáticos de glicosídeos cardíacos e *varfarina* e anticoagulantes relacionados. A ação da *quinina* nas junções neuromusculares intensifica o efeito dos agentes bloqueadores neuromusculares e antagoniza a ação dos inibidores da acetilcolinesterase. A *proclorperazina* pode, tal como a *halofantrina*, amplificar a cardiotoxicidade da *quinina*. A depuração renal da *quinina* pode ser reduzida pela *cimetidina* e elevada pela acidificação da urina e pela *rifampicina*.

Mefloquina

A *mefloquina* foi descoberta pelo departamento de terapêutica experimental do Walter Reed Army Institute of Research dos Estados Unidos na década de 1970; foi considerada segura e efetiva contra cepas de *P. falciparum* resistentes a fármacos.

Mecanismos de ação e resistência A *mefloquina* é um esquizonticida sanguíneo altamente eficaz. A *mefloquina* associa-se à hemozoína intraeritrocitária, sugerindo semelhanças com o modo de ação da *cloroquina*. No entanto, os números aumentados de cópias de *pfmdr1* estão associados tanto à suscetibilidade reduzida do parasita à *mefloquina* quanto ao aumento da captação de soluto mediada pela PfMDR1 para o interior do vacúolo digestivo de parasitas intraeritrocitários, sugerindo que o alvo do fármaco reside fora desse compartimento vacuolar. O (−)-enantiômero está associado a efeitos adversos no SNC (sistema nervoso central); já o (+)-enantiômero conserva a atividade antimalárica com menos efeitos adversos. A *mefloquina* pode ser acompanhada do *artesunato* a fim de reduzir a pressão de seleção para a resistência. Essa combinação se mostrou eficaz para o tratamento da malária por *P. falciparum*, mesmo em regiões com alta prevalência de parasitas resistentes à *mefloquina*.

ADME A *mefloquina* é administrada por via oral porque as preparações parenterais causam graves reações locais. O fármaco é rapidamente absorvido, porém com alta variabilidade. Provavelmente devido à extensa circulação enterogástrica e êntero-hepática, os níveis plasmáticos de *mefloquina* aumentam de forma bifásica até seu pico em aproximadamente 17 horas. A *mefloquina* tem $t_{1/2}$ variável e extensa (de 13 a 24 dias), refletindo a sua alta lipofilicidade, extensa distribuição tecidual e grande capacidade de ligação (cerca de 98%) às proteínas plasmáticas. A eliminação lenta da *mefloquina* promove o surgimento de parasitas resistentes aos fármacos. A *mefloquina* é amplamente metabolizada no fígado pela CYP3A4; essa CYP pode ser inibida pelo *cetoconazol* e induzida pela *rifampicina*. A excreção da *mefloquina* se dá principalmente por via fecal; aproximadamente 10% da mefloquina é encontrada inalterada na urina.

Usos terapêuticos A *mefloquina* deve ser reservada para a prevenção e o tratamento da malária causada por *P. falciparum* e *P. vivax* com resistência a fármacos conhecida ou suspeita; ela não é mais considerada como tratamento de primeira linha da malária. O fármaco é particularmente útil como agente quimioprofilático para viajantes que passam semanas a anos em áreas onde essas infecções são endêmicas e que ainda não adquiriram resistência significativa (ver Tab. 66-2). Em áreas onde cepas de *P. falciparum* resistentes a fármacos circulam amplamente, a *mefloquina* é mais efetiva quando usada em combinação com um composto de *artemisinina*.

Toxicidade e efeitos adversos Embora a *mefloquina* oral geralmente seja bem tolerada em doses quimioprofiláticas, a FDA em 2013 acrescentou uma advertência "em tarja preta" para esse fármaco, ressaltando o seu potencial de causar efeitos adversos neurológicos e psiquiátricos graves e, possivelmente, permanentes. Sonhos vívidos são comuns; sinais e sintomas neuropsiquiátricos significativos podem ocorrer em 10% ou mais de indivíduos que recebem doses de tratamento; eventos adversos graves (psicose, convulsões) são raros. Efeitos adversos em curto prazo incluem náuseas, vômitos e tonturas. A divisão da dose melhora a tolerância. A dose completa deve ser repetida se houver ocorrência de vômitos durante a primeira hora. Após o tratamento da malária com *mefloquina*, a toxicidade do SNC pode chegar a 0,5%; os sintomas incluem convulsões, confusão ou percepção sensorial reduzida, psicose aguda e vertigens incapacitantes. Esses sintomas são reversíveis mediante a interrupção do fármaco. Toxicidades leves a moderadas (p. ex., distúrbios do sono, disforia, cefaleia, distúrbios GI e tonturas) ocorrem mesmo com doses profiláticas. Os efeitos adversos manifestam-se normalmente entre a primeira e a terceira doses e com frequência cedem mesmo com a continuidade do tratamento. A observação de anormalidades cardíacas, hemólise e agranulocitose é rara.

Contraindicações e interações medicamentosas Em doses muito elevadas, a *mefloquina* é teratogênica em roedores. Estudos sugeriram um maior risco de natimortalidade com o uso de *mefloquina*, especialmente durante o primeiro trimestre. A gestação deve ser evitada por 3 meses após o uso de *mefloquina* devido à $t_{1/2}$ prolongada desse agente. Esse fármaco é contraindicado em pacientes com história de convulsões, depressão, transtorno bipolar e outras condições neuropsiquiátricas graves, ou reações adversas aos antimaláricos quinolínicos. Embora esse fármaco possa ser tomado com segurança 12 horas após a última dose de *quinina*, usar a *quinina* logo após a *mefloquina* pode ser perigoso, pois esse último fármaco é eliminado muito lentamente. O tratamento concomitante ou subsequente ao uso de *halofantrina* ou antes que sejam decorridos 2 meses da administração prévia de *mefloquina* é contraindicado. Estudos controlados sugerem que a *mefloquina* não prejudica o desempenho de indivíduos que toleram o fármaco; no entanto, alguns não aconselham o uso de *mefloquina* para pacientes em ocupações que requerem concentração focada, destreza e função cognitiva.

Primaquina

A *primaquina*, em contraste com outros antimaláricos, atua nos estágios teciduais exoeritrocitários das espécies de *Plasmodium* no fígado, de modo a prevenir e curar a malária recorrente. Os pacientes devem ser rastreados para deficiência de G6PD antes que seja iniciada a terapia com esse fármaco.

PRIMAQUINA

Mecanismo de ação antimalárica e resistência do parasita

O mecanismo de ação antimalárica das 8-aminoquinolinas ainda não foi elucidado. A *primaquina* atua contra os estágios hepáticos primários e latentes das espécies de *Plasmodium* e previne as recidivas de infecções provocadas por *P. vivax* e *P. ovale*. Esse fármaco e as outras 8-aminoquinolinas também exercem atividade gametocida contra o *P. falciparum* e outras espécies de *Plasmodium*. Entretanto, a *primaquina* é inativa contra parasitas em seu estágio sanguíneo assexuado, tornando-a inadequada como principal tratamento para um episódio agudo de malária.

ADME A absorção da *primaquina* pelo trato GI se aproxima de 100%. A concentração plasmática máxima ocorre em 3 horas e, em seguida, diminui, com uma $t_{1/2}$ variável média de 7 horas. A *primaquina* é metabolizada rapidamente, e apenas uma pequena fração de uma dose é excretada como fármaco original. É importante mencionar que a *primaquina* induz a CYP1A2. O principal metabólito, a carboxiprimaquina, é inativo.

Usos terapêuticos A *primaquina* é usada principalmente como quimioprofilaxia terminal e cura radical das infecções (recorrentes) por *P. vivax* e *P. ovale* devido à sua alta atividade contra as formas teciduais latentes (hipnozoítos) dessas espécies de *Plasmodium*. O composto é administrado em conjunto com um esquizonticida sanguíneo, geralmente a *cloroquina*, de forma a erradicar os estágios eritrocitários desses plasmódios e reduzir a possibilidade do aparecimento da resistência aos fármacos. Para a quimioprofilaxia terminal, os protocolos de *primaquina* devem ser iniciados antes ou imediatamente após o indivíduo deixar a área endêmica (ver Tab. 66-2). A cura radical da malária por *P. vivax* ou *P. ovale* pode ser alcançada quando o fármaco for administrado durante um período latente assintomático da suposta infecção ou durante um ataque agudo. A administração simultânea de um fármaco esquizonticida associado à *primaquina* é mais eficaz na promoção da cura radical do que o tratamento sequencial. Estudos limitados demonstraram eficácia na prevenção da malária por *P. falciparum* e *P. vivax* quando a *primaquina* é administrada como quimioprofilaxia. Em geral, a *primaquina* é bem tolerada quando administrada por até 1 ano.

O papel da *primaquina* se expandiu devido à sua atividade gametocida única. Como a maioria dos tratamentos padrão para um episódio de malária por *P. falciparum* remove efetivamente os estágios sanguíneos assexuados, porém permite a persistência dos gametócitos, os pacientes tratados podem ser uma fonte de transmissão aos mosquitos. Para áreas de baixa transmissão, a Organização Mundial da Saúde (OMS) recomenda o uso de dose única de *primaquina*, em uma dose de 0,25 mg/kg, como adjuvante à TCA em pessoas não grávidas com mais de 6 meses com malária por *P. falciparum*. Devido ao uso de uma dose única, não há necessidade de determinar a G6PD.

Toxicidade e efeitos adversos A *primaquina* causa poucos efeitos adversos quando administrada nas doses terapêuticas habituais. Ela pode causar desconforto abdominal leve a moderado em alguns indivíduos. A administração do fármaco com a refeição normalmente alivia esse sintoma. Anemia leve, cianose (metemoglobinemia) e leucocitose são menos comuns. As doses elevadas (60-240 mg/dia) agravam os sintomas abdominais. A metemoglobinemia pode ocorrer mesmo com doses habituais de *primaquina* e pode ser grave em indivíduos com deficiência congênita de NADH-metemoglobina-redutase (NADH-citocromo b5-redutase [diaforase 1]). Nesses pacientes, a *cloroquina* e a *dapsona* podem atuar sinergicamente com a *primaquina* para produzir metemoglobinemia. Granulocitopenia e agranulocitose são complicações raras do tratamento e costumam estar associadas a superdosagens. Outras reações adversas raras são hipertensão, arritmias e sintomas relacionados com o SNC.

Doses terapêuticas ou mais elevadas de *primaquina* podem causar hemólise aguda e anemia hemolítica em seres humanos com deficiência de G6PD. A *primaquina* é o protótipo de mais de 50 fármacos, incluindo as sulfonamidas e a tafenoquina antimalárica, que causa hemólise em indivíduos deficientes em G6PD.

Precauções e contraindicações Quando usada para quimioprofilaxia terminal ou cura radical, deve-se excluir a possibilidade de deficiência de G6PD antes da administração de *primaquina*. Ela é utilizada com cautela em indivíduos com a forma A da deficiência de G6PD, embora os benefícios do tratamento não compensem necessariamente os riscos, mas não deve ser usada em pacientes com deficiências mais graves. Se for administrada uma dose diária superior a 30 mg de *primaquina* base (> 15 mg em pacientes potencialmente sensíveis), as contagens sanguíneas deverão ser monitoradas cuidadosamente. Os pacientes devem ser aconselhados a ficar atentos para uma urina de coloração escura ou avermelhada, interpretada como indicação de hemólise. A *primaquina* não deve ser administrada a gestantes; no tratamento de mães lactantes, a *primaquina* deve ser prescrita apenas quando houver certeza que seus bebês em período de amamentação apresentam níveis normais de G6PD. A *primaquina* é contraindicada em pacientes gravemente doentes acometidos por doença sistêmica caracterizada por tendência à granulocitopenia (p. ex., formas ativas de artrite reumatoide e lúpus eritematoso). A *primaquina* não deve ser dada a pacientes que recebem fármacos capazes de causar hemólise ou deprimir os elementos mieloides da medula óssea.

Tafenoquina

A *tafenoquina* é um derivado da *primaquina* que foi descoberta na década de 1970 pelo Walter Reed Army Institute of Research. Como derivado da *primaquina*, a *tafenoquina* provavelmente apresenta o mesmo mecanismo de ação que a *primaquina*; as toxicidades relatadas e os efeitos adversos são os mesmos, particularmente com relação à deficiência de G6PD. A absorção após a administração é quase completa, porém foi retardada em aproximadamente 12 horas em voluntários saudáveis (Charles et al., 2007). As principais diferenças entre a *primaquina* e a *tafenoquina* se referem aos aspectos de ADME. Não há registro de efeitos detectáveis no QTc pela *tafenoquina*. Esse agente não foi testado em mulheres grávidas ou crianças.

ADME Após a administração oral (não há formulação parenteral disponível), a *tafenoquina* é lentamente absorvida, com picos de concentração plasmática ocorrendo aproximadamente 12 horas após a administração em indivíduos saudáveis em jejum; a absorção e eliminação são de primeira ordem (Brueckner et al., 1998). A $t_{1/2}$ de eliminação da *tafenoquina* é de aproximadamente 14 dias (Brueckner et al., 1998; Charles et al., 2007). O fármaco apresenta um amplo volume de distribuição e uma baixa depuração. O metabolismo *in vivo* do fármaco original e de seus metabólitos resultantes não é bem conhecido. Efeitos adversos GI leves incluem azia, gases, vômitos e diarreia. A metemoglobinemia, a anemia hemolítica, a trombocitopenia ou alterações na contagem de leucócitos ou no ECG não são observadas em indivíduos saudáveis em jejum que não apresentam deficiência de G6PD (Brueckner et al., 1998; Charles et al., 2007).

Usos terapêuticos A *tafenoquina* é aprovada pela FDA para prevenção da malária e para a cura radical da malária por *P. vivax*. Para a prevenção da malária, a *tafenoquina* pode ser usada por até 6 meses, com um esquema de ataque de 200 mg/dia durante 3 dias antes da viagem, seguido de 200 mg semanalmente. Para a cura radical do *P. vivax* ou *P. ovale*, administra-se uma dose única de 300 mg, geralmente concomitantemente com a terapia dirigida contra o parasita no estágio sanguíneo.

Toxicidade e efeitos adversos Os efeitos adversos mais comuns em ensaios clínicos com a *tafenoquina* foram cefaleia, tontura, dor nas costas, diarreia, náusea, cinetose, depressão, ansiedade, sonhos anormais e nível elevado de alanina-aminotransferase. A metemoglobinemia é um efeito adverso conhecido, e os indivíduos com deficiência de metemoglobina-redutase dependente de NADH devem ser monitorados. Foi relatada a ocorrência de ceratopatia em vórtice com alta prevalência em dois ensaios clínicos que incluíram avaliações oftalmológicas, embora não tenham sido acompanhadas de déficits visuais funcionais ou alterações da retina.

Precauções e contraindicações A deficiência de G6PD ou o estado de G6PD desconhecido são uma contraindicação para o uso de *tafenoquina*, devido ao risco de anemia hemolítica; por essa razão, o teste de G6PD é obrigatório antes da administração desse fármaco. Nos homens, os testes qualitativos de G6PD são suficientes, porém as mulheres frequentemente necessitam de teste quantitativo de G6PD. A psicose ou sintomas psicóticos também são uma contraindicação, e o seu desenvolvimento durante o tratamento preventivo deve levar a uma avaliação imediata e possível interrupção do fármaco. Devido à semelhança química com a *primaquina*, a hipersensibilidade à *primaquina* também é uma contraindicação para o uso de *tafenoquina*.

Sulfonamidas e sulfonas

As sulfonamidas e as sulfonas são esquizonticidas sanguíneos de ação lenta e são mais ativos contra *P. falciparum* do que contra *P. vivax*.

Mecanismo de ação

As sulfonamidas são análogos do ácido *p*-aminobenzoico que inibem competitivamente a di-hidropteroato-sintase do *Plasmodium*. Esses agentes são combinados a um inibidor da di-hidrofolato-redutase do parasita, de modo a intensificar sua ação antimalárica. Ver Figura 57-2 e texto associado para detalhes desses agentes.

Resistência ao fármaco

A resistência à *sulfadoxina* é conferida por diversas mutações pontuais no gene que codifica a di-hidropteroato-sintase. Essas mutações de resistência à *sulfadoxina*, quando combinadas com mutações da di-hidrofolato-redutase que conferem resistência à *pirimetamina*, aumentam acentuadamente a probabilidade de falha do tratamento com SP. Essas mutações estão disseminadas pelas populações de parasitas no mundo inteiro, tornando a combinação SP inadequada como tratamento para a malária aguda. Contudo, quando administrada intermitentemente durante o segundo e o terceiro trimestres de gravidez como quimioprevenção, a SP é um componente de rotina do cuidado pré-natal em toda a África, uma indicação pra a qual mantém um efeito positivo nos resultados dos recém-nascidos. Em geral, pode-se antecipar que, na ausência de novos antifolatos eficazes contra cepas existentes resistentes aos fármacos, o uso desses antimaláricos como prevenção ou tratamento continuará a diminuir.

Tetraciclinas e clindamicina

A *tetraciclina* e a *doxiciclina* são úteis no tratamento da malária, assim como a *clindamicina*. Esses agentes são esquizonticidas sanguíneos de ação lenta que podem ser utilizados isoladamente para quimioprofilaxia em curto prazo, em áreas onde há malária resistente à *cloroquina* e à *mefloquina* (apenas a *doxiciclina* é recomendada para a quimioprofilaxia da malária).

Esses antibióticos atuam por meio de um mecanismo de morte retardada resultante da sua inibição da tradução de proteínas no apicoplasto do parasita (uma organela derivada evolutivamente de cloroplastos de vegetais). Esse efeito nos parasitas da malária se manifesta como a morte da progênie de parasitas tratados com fármacos, levando ao aparecimento lento da atividade antimalárica. Seu modo de ação relativamente lento torna esses fármacos ineficazes como agentes isolados no tratamento da malária. Os protocolos de administração das tetraciclinas e da *clindamicina* estão listados na tabela de Resumo. Devido a seus efeitos adversos nos ossos e dentes, as tetraciclinas não devem ser administradas a mulheres grávidas ou a crianças com menos de 8 anos. Para uma discussão detalhada desses fármacos, ver Capítulo 60.

Antimaláricos em desenvolvimento

Com o aumento da resistência às *arteminisinas* na Ásia e o seu aparecimento na África Subsaariana, o desenvolvimento de novos fármacos antimaláricos, preferencialmente de uma classe diferente, é de importância fundamental. Dois desses fármacos candidatos estão atualmente em fase mais avançada de desenvolvimento clínico: a *ganaplacida* (KAF 156) e a *cipargamina* (KAE 609). A *ganaplacida* é uma imidazolpiperazina ativa nas formas assexuadas, bem como nos gametócitos. Apresenta também atividade contra o *P. vivax* além do *P. falciparum*. Atualmente, está em ensaios clínicos de fase II em vários locais, em combinação com uma nova formulação de *lumefantrina*, denominada forma sólida dispersível de *lumefantrina* (Ashley et al., 2018). A *cipargamina* (KAE 609) é uma espiroindolona ativa como esquizonticida sanguíneo contra o *P. falciparum*; está em desenvolvimento como agente isolado em dose única e encontra-se em fase de ensaios clínicos de campo.

A ferroquina é uma 4-aminoquinolina que mantém eficácia *in vitro* contra *P. falciparum* resistente à *cloroquina* e à *piperaquina*; está em fase de desenvolvimento clínico em combinação com *artefenomel*, que é um análogo sintético das *artemisininas* (Ashley et al., 2018).

Novas abordagens com uso de anticorpos monoclonais estão em desenvolvimento. O anticorpo monoclonal humano neutralizante que tem como alvo epítopos na proteína circum-esporozoíta de *P. falciparum* (PfCSP) demonstrou ser protetor contra a infecção da malária. Essa nova abordagem de prevenção da malária está agora em ensaio clínico de fase I (Gaudinski et al., 2021).

Princípios e diretrizes para quimioprofilaxia e quimioterapia da malária

A prevenção farmacológica da malária é um grande desafio, visto que o *P. falciparum*, que responde por quase todas as mortes humanas por malária, tornou-se progressivamente mais resistente aos antimaláricos disponíveis. O *arteméter-lumefantrina* oral é provavelmente adequado como tratamento antimalárico de primeira escolha na malária não complicada. A *cloroquina* continua sendo efetiva contra a malária causada por *P. ovale*, *P. malariae*, *P. knowlesi*, pela maioria das cepas de *P. vivax* e por cepas de *P. falciparum* sensíveis à cloroquina. No entanto, as cepas de *P. falciparum* resistentes à *cloroquina* representam atualmente a regra, e não a exceção, na maioria das regiões endêmicas para malária (ver Fig. 66-1). Existe também uma extensa sobreposição geográfica entre a resistência à *cloroquina* e a resistência à SP. A malária por *P. falciparum* resistente a múltiplos fármacos é especialmente prevalente e grave no Sudeste Asiático e na Oceania. Essas infecções podem não responder adequadamente nem mesmo à *mefloquina* ou à *quinina*. A seção seguinte traz uma visão geral da quimioprofilaxia e da quimioterapia da malária. As recomendações atuais do CDC para os fármacos e esquemas de dosagens usados na quimioprofilaxia e no tratamento da malária em indivíduos não imunes não imunes estão mostradas nas Tabelas 66-2 e 66-3.

Os fármacos não devem substituir medidas simples e de baixo custo para a prevenção da malária. Os indivíduos que visitam as áreas de malária devem tomar medidas apropriadas para prevenir picadas de mosquitos. Uma dessas medidas é evitar a exposição a mosquitos ao entardecer e amanhecer, que são geralmente os momentos de alimentação máxima das espécies de mosquitos anofelinos que transmitem os parasitas da malária. Outras incluem o uso de repelentes de insetos contendo pelo menos 30% de DEET (*N,N′*-dietilmetatoluamida) e dormir em quartos bem protegidos por telas ou sob mosquiteiros de cama impregnados com inseticida à base de piretrina, como a permetrina.

Quimioprofilaxia da malária

Os protocolos para a quimioprofilaxia da malária incluem principalmente três fármacos: *atovaquona-proguanil* e *doxiciclina*, que podem ser usados em todas as regiões, e *mefloquina*, que pode ser empregada nas áreas que apresentam malária sensível a esse fármaco. Outras opções disponíveis são a *cloroquina* ou a *hidroxicloroquina* (porém o seu uso é restrito às poucas áreas que apresentam malária sensível à *cloroquina*) e a *primaquina* (para o caso de viagens de curta duração para áreas com *P. vivax* principalmente). Em geral, o tratamento deve ser iniciado antes da exposição, de preferência antes de o viajante deixar seu local de origem (ver Tab. 66-2).

Nas poucas áreas onde existem cepas de *P. falciparum* sensíveis à *cloroquina*, esse fármaco ainda é adequado para a quimioprofilaxia. Em áreas onde a malária resistente à *cloroquina* é endêmica, a *mefloquina* e a *atovaquona-proguanil* são os esquemas de escolha para a quimioprofilaxia. Para a quimioprofilaxia no caso de viagens de longa duração, a *cloroquina* é segura nas doses utilizadas, porém recomendam-se exames anuais da retina e existe a indicação de uma dose final limite para a quimioprofilaxia com *cloroquina* devido à toxicidade ocular. A *mefloquina* e a *doxiciclina* são bem toleradas. A *mefloquina* é o fármaco mais bem documentado para a profilaxia da malária em viagens de longa duração, pois, quando bem tolerada, pode ser usada por períodos prolongados. A combinação *atovaquona-proguanil* foi estudada para uso profilático por até 20 semanas, mas provavelmente é aceitável durante anos, com base na experiência de seus componentes individuais.

Autotratamento da malária presuntiva para viajantes

O CDC fornece diretrizes para os viajantes quanto ao autotratamento da malária presuntiva com fármacos adequados (*atovaquona-proguanil*, *arteméter-lumefantrina*; conforme descrito na Tab. 66-3) quando o cuidado profissional não estiver disponível em 24 horas. Nesses casos, cuidados médicos deverão ser procurados imediatamente após o tratamento. Essas recomendações podem se modificar ao longo do tempo e em regiões específicas. Consulte o CDC Yellow Book (https://wwwnc.cdc.gov/travel/page/yellowbook-home).

Diagnóstico e tratamento da malária

O diagnóstico de malária deve ser considerado no caso de pacientes que apresentam estado febril agudo após retornar de uma região endêmica para malária. Uma abordagem racional e organizada para o diagnóstico, a identificação do parasita e o tratamento apropriado é crucial. As diretrizes para o tratamento da malária nos Estados Unidos são fornecidas pelo CDC e estão mostradas na Figura 66-3, com informações detalhadas sobre os agentes disponíveis resumidas na Tabela 66-3. Dispõe-se de mais informações *online* (https://www.cdc.gov/malaria/resources/pdf/Malaria_Treatment_Table.pdf) e pela Malaria Hotline do CDC.

Crianças e gestantes são os indivíduos mais suscetíveis à malária grave. O tratamento de crianças geralmente é o mesmo que para os adultos (a dose pediátrica nunca deve ultrapassar a dose do adulto) (ver tabela de Resumo no final do capítulo). No entanto, as tetraciclinas não devem ser administradas a crianças com menos de 8 anos de idade, exceto em uma emergência, e a combinação *atovaquona-proguanil* como tratamento foi aprovada apenas para crianças com peso superior a 5 kg.

Quimioprofilaxia e tratamento durante a gravidez

A quimioprofilaxia é complexa durante a gravidez, e as mulheres devem avaliar, juntamente com uma equipe médica experiente, os benefícios e os riscos das diferentes estratégias em relação às suas situações particulares. A malária grave durante a gravidez deve ser tratada com administração intravenosa de antimaláricos de acordo com as diretrizes gerais para a malária grave, levando em consideração os fármacos que devem ser evitados durante a gravidez. Em mães lactantes, o tratamento com a maioria dos compostos é aceitável, embora a *cloroquina* e a *hidroxicloroquina* sejam os agentes preferidos. O uso de *atovaquona-proguanil* não é recomendado, a menos que os lactentes sob amamentação pesem

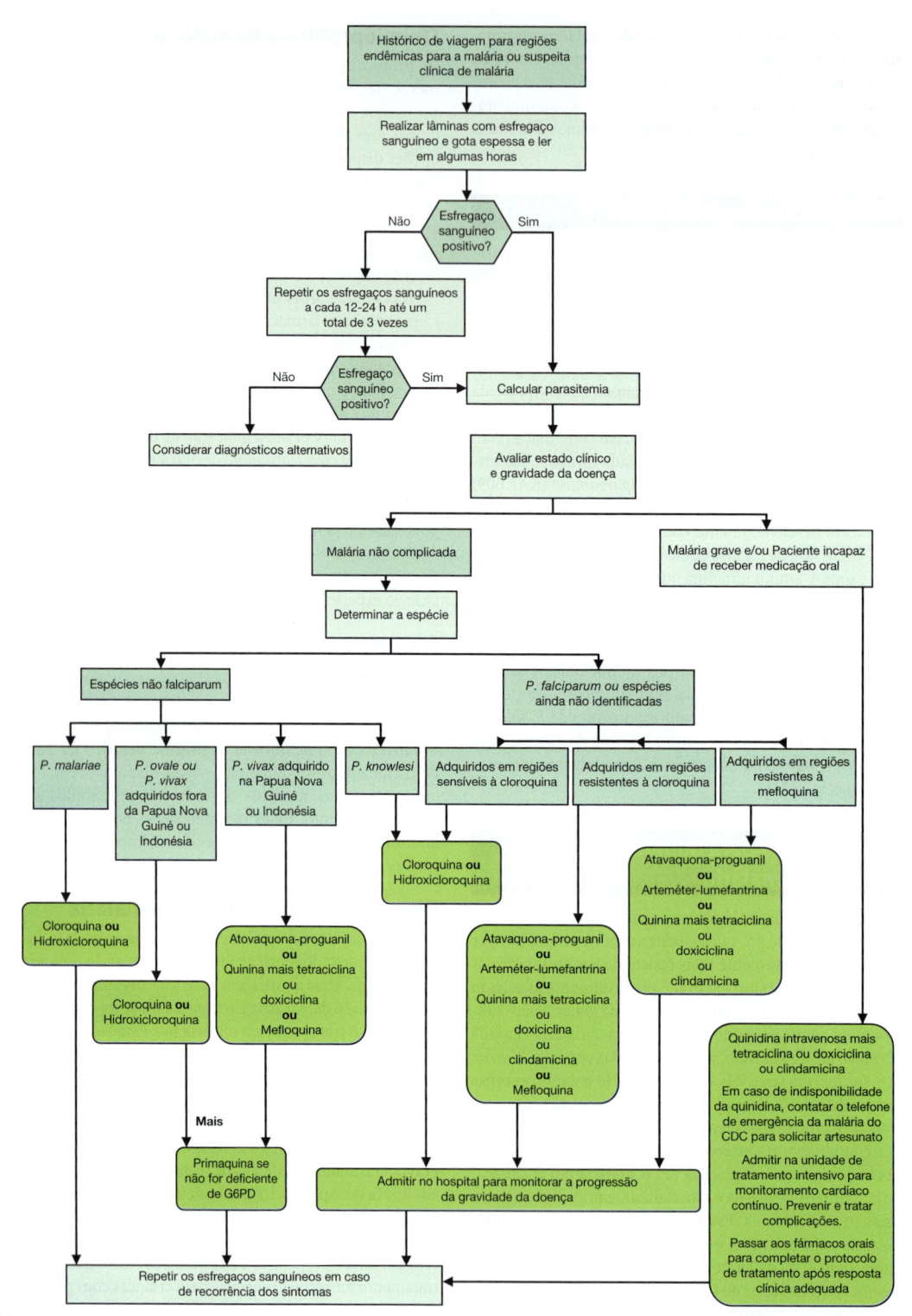

Figura 66-3 *Algoritmo para tomada de decisão no tratamento da malária. Atovaquona-proguanil, mefloquina, arteméter-lumefantrina, tetraciclina* e *doxiciclina* não são indicados durante a gravidez (categoria C na gravidez). A *tetraciclina* e a *doxiciclina* não são indicadas para crianças com menos de 8 anos de idade. (Modificada de Centers for Disease Control and Prevention. Disponível em: http://www.cdc.gov/malaria/resources/pdf/algorithm.pdf; acesso em 21 de junho de 2022.)

mais de 5 kg. Além disso, o lactente em amamentação deve apresentar um nível normal de G6PD antes de receber a *primaquina*.

O alvo é o mosquito, e não o humano infectado

A transmissão obrigatória dos parasitas entre hospedeiros humanos pelas espécies de mosquitos *Anopheles* torna a transmissão sustentada da malária vulnerável ao controle efetivo dos vetores. O controle dos vetores por meio de manejo das fontes larvais, pulverização residual dos domicílios com compostos mosquitocidas e o uso de mosquiteiros tratados com inseticida de longa duração são intervenções comuns dirigidas para os vetores que reduzem diretamente a frequência de contato entre humanos e vetores.

Uma nova abordagem para a redução da transmissão consiste em usar o endectocida ivermectina tendo como alvo indireto os mosquitos.

A ivermectina é um membro semissintético da classe das avermectinas de lactonas macrocíclicas (ver Cap. 68). A atividade direta da ivermectina contra espécies parasitas de *Plasmodium* é apenas leve; a sua aplicação no controle da malária resulta de sua atividade contra os vetores *Anopheles* quando fazem o repasto sanguíneo em um hospedeiro após a administração de ivermectina. A aspiração da ivermectina sérica juntamente com o repasto sanguíneo fornece ao vetor uma dose potencialmente letal e, nos mosquitos sobreviventes, torna-os menos eficientes para sustentar o desenvolvimento dos parasitas e também menos eficientes na obtenção de refeições posteriores de sangue. Tendo em vista a vulnerabilidade da transmissão da malária a reduções até mesmo pequenas na eficiência dos vetores, esses efeitos reduziram a incidência de malária por *P. falciparum* em crianças em ensaios clínicos de administração de doses mensais de ivermectina a membros adultos da comunidade. Os modelos matemáticos sustentam o potencial dessa abordagem como nova ferramenta para controlar indiretamente a malária e reduzir de forma acentuada a transmissão em alguns locais, e existem outros ensaios clínicos em andamento sobre modos de administração da ivermectina.

Além disso, as quimioterapias antimaláricas podem ser adaptadas para matar o parasita dentro do mosquito. Em um estudo de prova de conceito, a atovaquona, um inibidor do citocromo B do parasita, foi administrada a mosquitos *Anopheles* através de sua cutícula durante o seu pouso e inibiu o desenvolvimento subsequente do *P. falciparum* no intestino médio do mosquito. Caso outros antiparasitários convencionais também sejam capazes de ser incorporados aos mosquiteiros e tenham sucesso em impedir o desenvolvimento dos parasitas no mosquito, esses compostos poderão ter uma nova aplicação além da terapia em seres humanos.

Os recentes desenvolvimentos tecnológicos parecem prestes a revolucionar o controle e a suscetibilidade dos mosquitos aos parasitas da malária. Isaacs et al. (2011) desenvolveram a resistência à infecção por *P. falciparum* em mosquitos induzindo-os a expressar anticorpos de cadeia única dirigidos contra antígenos na superfície do parasita e inibiram a capacidade do parasita de invadir o intestino médio e as glândulas salivares dos mosquitos, efeitos que reduziriam ou eliminariam a capacidade do mosquito de infectar humanos durante um repasto sanguíneo.

O desenvolvimento da edição gênica usando CRISPR/cas9 (ver Caps. 3 e 7) abriu um novo caminho para a expressão de genes de resistência de alta eficácia para o tratamento da disseminação e prevalência da malária. Gantz e Bier (2015) descreveram uma "reação em cadeia mutagênica" baseada em CRISPR/cas9 que pode transferir uma mutação de um cromossomo para seu cromossomo homólogo, convertendo mutações heterozigotas em homozigose na maioria das linhagens germinativas e somáticas em *Drosophila*. Esse sistema de transmissão de genes também funciona nos mosquitos (Gantz et al., 2015), introduzindo genes efetores antiplasmodiais na linhagem germinativa e, então, na progênie com frequência muito alta. Outros construtos de endonucleases CRISPR/cas9 introduziram genes no vetor da malária *Anopheles gambiae*, tendo como alvo a reprodução feminina e mantendo a promessa de reduzir a população de mosquitos em áreas maláricas para níveis que não sustentarão a transmissão da doença (Hammond et al., 2016). A investigação sobre o uso da tecnologia de indução gênica para o controle de populações de mosquitos continua avançando (Adolfi et al., 2020). O uso dessa tecnologia entre populações selvagens não é isenta de preocupação, e a OMS publicou orientações revisadas para a aplicação de mosquitos geneticamente modificados na natureza (Benedict et al., 2021). Conforme assinalado em uma revisão recente, "esses avanços científicos, combinados com considerações éticas e sociais, deverão facilitar o avanço transparente e responsável dessas tecnologias rumo à implementação em campo" (Bier, 2022).

RESUMO: Esquemas para o tratamento da malária

Indicação do fármaco	Dosagem no adulto	Dosagem pediátrica[a]	Efeitos adversos potenciais	Comentários
Arteméter-lumefantrina *P. falciparum* de regiões resistentes à cloroquina ou desconhecidas	Comprimido: 20 mg de arteméter, 120 mg de lumefantrina. Dose: 4 comprimidos. Dia 1: 2 doses com intervalo de 8 h; em seguida, 1 dose 2×/dia durante 2 dias	Peso (kg) 5-15: 1 comprimido/dose 15-25: 2 comprimidos/doses 25-35: 3 comprimidos/doses > 35: 4 comprimidos/doses Utilizar o esquema de 3 dias semelhante ao dos adultos	Adultos: cefaleia, anorexia, tontura, astenia, artralgia, mialgia Crianças: febre, tosse, vômitos, perda de apetite, cefaleia	Ingerir junto com comida ou leite integral. Se o paciente vomitar em 30 min, repetir a dose. Contraindicada na gestação.
Artesunato (IV) Malária grave; ver diretrizes do CDC	IV: doses de 2,4 mg/kg em 0, 12 e 24 h, com reavaliação para tratamento oral subsequente com arteméter-lumefantrina, atovaquona-proguanil, doxiciclina ou mefloquina		Ver Arteméter	Ver diretrizes do CDC para o arteméter (https://www.cdc.gov/malaria/diagnosis_treatment/artesunate.html).
Atovaquona-proguanil *P. falciparum* de áreas resistentes à cloroquina; *P. vivax*	Comprimido de adulto: 250 mg de atovaquona/ 100 mg de proguanil; 4 comprimidos para adultos por via oral/dia durante 3 dias	Comprimido pediátrico: 62,5 mg de atovaquona/ 25 mg de proguanil 5-8 kg: 2 comprimidos pediátricos VO/dia durante 3 dias > 8-10 kg: 3 comprimidos pediátricos/dia durante 3 dias > 10-20 kg: 1 comprimido adulto/dia durante 3 dias > 20-30 kg: 2 comprimidos adulto/dia durante 3 dias > 30-40 kg: 3 comprimidos adulto/dia durante 3 dias > 40 kg: 4 comprimidos adulto/dia durante 3 dias	Dor abdominal, náuseas, vômitos, diarreia, cefaleia, exantema, elevações leves reversíveis nos níveis hepáticos de aminotransferase	Não indicada para o uso em gestantes devido aos dados limitados. Contraindicada em caso de hipersensibilidade à atovaquona ou ao proguanil e comprometimento renal grave (depuração de creatinina < 30 mL/min). Deve ser ingerida junto com alimentos para aumentar a absorção da atovaquona.

(continua)

RESUMO: Esquemas para o tratamento da malária (*continuação*)

Indicação do fármaco	Dosagem no adulto	Dosagem pediátrica[a]	Efeitos adversos potenciais	Comentários
Fosfato de cloroquina *P. falciparum* de áreas sensíveis à cloroquina; *P. vivax* de áreas sensíveis à cloroquina; todos os *P. ovale*; todos os *P. malariae*; todos os *P. knowlesi*	600 mg de base (1.000 mg de sal) VO imediatamente, seguidos de 300 mg de base (500 mg de sal) VO em 6, 24 e 48 h Dose total: 1.500 mg de base (2.500 mg de sal)	10 mg de base/kg VO imediatamente, seguidos por 5 mg de base/kg VO em 6, 24 e 48 h Dose total: 25 mg de base/kg	Náuseas, vômitos, exantema, cefaleia, tontura, urticária, dor abdominal, prurido	Seguro para crianças e gestantes. Fornecido como quimioprofilaxia (500 mg de sal VO semanalmente) para gestantes com *P. vivax* sensível à cloroquina. Contraindicado nos casos de alteração da retina ou do campo visual ou hipersensibilidade às 4-aminoquinolinas. Usar com cautela em indivíduos com função hepática comprometida, já que o fármaco se concentra no fígado.
Clindamicina (VO ou IV) *P. falciparum* de áreas resistentes à cloroquina; *P. vivax* de áreas resistentes à cloroquina	VO: 20 mg de base/kg/dia VO divididos em 3 doses diárias durante 7 dias IV: 10 mg de base/kg como dose de ataque IV, seguidos por 5 mg de base/kg IV a cada 8 h; trocar para clindamicina VO (como anterior) logo que o paciente puder receber fármaco oral; duração = 7 dias	VO: 20 mg de base/kg/dia VO divididos em 3 doses diárias durante 7 dias IV: 10 mg de base/kg como dose de ataque IV, seguidos por 5 mg de base/kg IV a cada 8 h; trocar para clindamicina VO (como anterior) logo que o paciente puder receber fármaco oral; duração = 7 dias	Diarreias, náuseas, exantema	Usar sempre em combinação com quinina-quinidina. Segura para crianças e gestantes.
Doxiciclina (VO ou IV) *P. falciparum* e *P. vivax* de áreas resistentes à cloroquina	VO: 100 mg VO 2×/dia durante 7 dias IV: 100 mg IV a cada 12 horas, em seguida trocar para doxiciclina VO (como anterior) logo que o paciente puder receber fármaco oral; duração = 7 dias	VO: 2,2 mg/kg VO a cada 12 h durante 7 dias IV: apenas se o paciente não for capaz de receber medicação oral; para crianças < 45 kg, administrar 2,2 mg/kg IV a cada 12 h, em seguida trocar para doxiciclina VO (como anterior) logo que o paciente puder receber fármaco oral; para crianças > 45 kg, usar a mesma dose de adultos; duração = 7 dias	Náuseas, vômitos, diarreia, dor abdominal, tontura, fotossensibilidade, cefaleia, esofagite, odinofagia. Hepatotoxicidade, pancreatite e hipertensão intracraniana benigna raramente observadas com os fármacos da classe das tetraciclinas.	Usar sempre em combinação com quinina ou quinidina. Contraindicada para crianças < 8 anos, gestantes e indivíduos com hipersensibilidade conhecida às tetraciclinas. Alimento, leite e antiácidos com Ca^{2+} diminuem a absorção e reduzem os distúrbios GI. Para prevenir a esofagite, ingerir as tetraciclinas com grande quantidade de líquidos (os pacientes não devem se deitar até 1 h após receberem os fármacos). Barbitúricos, carbamazepina ou fenitoína podem causar redução na concentração plasmática da doxiciclina.
Hidroxicloroquina (VO) Alternativa secundária para o tratamento de *P. falciparum* e *P. vivax* de áreas sensíveis à cloroquina; todos os *P. ovale*; todos os *P. malariae*	620 mg de base (800 mg de sal) VO imediatamente, seguidos de 310 mg de base (400 mg de sal) VO em 6, 24 e 48 h Dose total: 1.550 mg de base (2.000 mg de sal)	10 mg de base/kg VO imediatamente, seguidos por 5 mg de base/kg VO em 6, 24 e 48 h Dose total: 25 mg de base/kg	Náuseas, vômitos, exantema, cefaleia, tontura, urticária, dor abdominal, prurido	Segura para crianças e gestantes. Contraindicada nos casos de alteração da retina ou do campo visual ou hipersensibilidade às 4-aminoquinolinas. Usar com cautela em indivíduos com função hepática comprometida.
Mefloquina[b] *P. falciparum* de áreas resistentes à cloroquina, exceto nas fronteiras da Tailândia-Mianmar e Tailândia-Camboja; *P. vivax* de áreas resistentes à cloroquina	684 mg de base (750 mg de sal) VO como dose inicial, seguidos por 456 mg de base (500 mg de sal) VO administrados 6-12 h após a dose inicial Dose total = 1.250 mg de sal	13,7 mg de base/kg (15 mg de sal/kg) VO como dose inicial, seguidos por 9,1 mg de base/kg (10 mg de sal/kg) VO, administrados 6-12 h após a dose inicial Dose total = 25 mg de sal/kg	Náusea, vômitos, diarreia, dor abdominal, tontura, cefaleia, sonolência, transtornos do sono; mialgia, exantema leve e fadiga; reações neuropsiquiátricas moderadas a graves; alterações do eletrocardiograma (arritmia sinusal, bradicardia sinusal, bloqueio atrioventricular de primeiro grau, prolongamento do QTc e ondas T anormais	Contraindicada em caso de: hipersensibilidade ao fármaco ou a compostos relacionados; anormalidades de condução cardíaca; transtornos psiquiátricos e distúrbios convulsivos. Não administrar se o paciente estiver recebendo fármacos relacionados (cloroquina, quinina, quinidina) em um intervalo inferior a 12 h.

(*continua*)

RESUMO: Esquemas para o tratamento da malária (continuação)

Indicação do fármaco	Dosagem no adulto	Dosagem pediátrica[a]	Efeitos adversos potenciais	Comentários
Fosfato de primaquina Cura radical de *P. vivax* e *P. ovale* (para eliminar hipnozoítos)	30 mg de base VO/dia durante 14 dias	0,5 mg de base/kg VO/dia durante 14 dias	Distúrbios GI, metemoglobinemia (autolimitada), hemólise em indivíduos com deficiência de G6PD	A deficiência de G6PD deve ser investigada antes do seu uso. Contraindicado para indivíduos com deficiência de G6PD e gestantes. Deve ser ingerido com alimentos para minimizar os efeitos adversos GI.
Sulfato de quinina (VO) *P. falciparum* de áreas resistentes à cloroquina; *P. vivax* de áreas resistentes à cloroquina	542 mg de base (650 mg de sal)[d] VO 3×/dia durante 3 dias (infecções adquiridas fora do Sudeste Asiático) até 7 dias (infecções adquiridas no Sudeste Asiático)	8,3 mg de base/kg (10 mg de sal/kg) VO 3×/dia durante 3 dias (infecções adquiridas fora do Sudeste Asiático) até 7 dias (infecções adquiridas no Sudeste Asiático)	Cinchonismo,[e] arritmia sinusal, ritmos juncionais, bloqueio atrioventricular, intervalo QT prolongado, taquicardia ventricular, fibrilação ventricular (estes são eventos raros e mais comumente observados com a quinidina), hipoglicemia	Associar com tetraciclina, doxiciclina ou clindamicina, exceto nas infecções por *P. vivax* em crianças < 8 anos ou gestantes. Contraindicado nos casos de hipersensibilidade, incluindo história de febre hemoglobinúrica, púrpura trombocitopênica ou trombocitopenia associada ao uso de quinina ou quinidina; diversos distúrbios de condução cardíaca e arritmias;[f] miastenia grave; neurite óptica.
Gliconato de quinidina[c] (IV) Malária grave (todas as espécies, independentemente da resistência à cloroquina); paciente incapaz de tomar medicação oral; parasitemia > 10%	6,25 mg de base/kg (10 mg de sal/kg) como dose de ataque IV durante 1-2 h, seguidos por 0,0125 mg de base/kg/min (0,02 mg de sal/kg/min) como infusão contínua por pelo menos 24 h Observar protocolo alternativo[g]	Semelhante à do adulto	Cinchonismo, taquicardia, prolongamento de intervalos QRS e QTc, achatamento da onda T (os efeitos são em geral transitórios). Arritmias ventriculares, hipotensão, hipoglicemia	Associar com tetraciclina, doxiciclina ou clindamicina. Contraindicado nos casos de hipersensibilidade, incluindo história de febre hemoglobinúrica, púrpura trombocitopênica ou trombocitopenia associada ao uso de quinina ou quinidina; diversos distúrbios de condução cardíaca e arritmias;[f] miastenia grave; neurite óptica.
Tafenoquina (VO) Cura radical de *P. vivax* e *P. ovale* (para eliminar hipnozoítos)	300 mg em dose única	Não definida	Distúrbios GI, metemoglobinemia (autolimitada), hemólise em indivíduos com deficiência de G6PD	A deficiência de G6PD deve ser investigada antes do seu uso. Contraindicada para indivíduos com deficiência de G6PD e gestantes.
Tetraciclina (VO ou IV) *P. falciparum* e *P. vivax* de regiões resistentes à cloroquina (com quinina/quinidina)	VO: 250 mg 4×/dia durante 7 dias IV: dosagem semelhante à administração VO	25 mg/kg/dia VO, divididos em 4 doses/dia durante 7 dias IV: dosagem semelhante à administração VO	Ver doxiciclina	Ver doxiciclina

VO, via oral; IV, intravenoso.

Esses esquemas se baseiam em recomendações publicadas pelo CDC. Embora fossem atuais no momento da escrita desta obra, essas recomendações poderão sofrer alterações ao longo do tempo. Informações atualizadas podem ser obtidas no *site* do CDC em https://wwwnc.cdc.gov/travel. As recomendações e tratamentos disponíveis diferem entre países do mundo industrializado, em desenvolvimento e regiões endêmicas para malária; nessas últimas, alguns tratamentos antimaláricos podem estar disponíveis sem prescrição, porém os fármacos mais eficazes geralmente são controlados pelas agências governamentais.

[a]A dose pediátrica nunca deve exceder a dose do adulto.

[c]A mefloquina não deve ser usada para tratar infecções pelo *P. falciparum* adquiridas nas seguintes regiões: fronteiras da Tailândia com Mianmar e Camboja, províncias ocidentais do Camboja, estados orientais de Mianmar, fronteira entre Mianmar e China, Laos ao longo das fronteiras do Laos e Mianmar (e partes adjacentes da fronteira Tailândia-Camboja) e o Sudeste do Vietnã, devido às cepas resistentes.

[c]Extrapolado da literatura sobre a cloroquina.

[d]O comprimido de sulfato de quinina fabricado nos Estados Unidos equivale a uma dose de 324 mg; portanto, 2 comprimidos devem ser suficientes para uma dose de adulto.

[e]Náuseas, vômitos, cefaleia, zumbido, surdez, tontura e distúrbios visuais.

[f]Consultar https://www.accessdata.fda.gov/drugsatfda_docs/label/2008/021799s008lbl.pdf; acesso em 12 de janeiro de 2022.

[g]Esquema de dosagem alternativa para hipoglicemia e neurite óptica para o gliconato de quinidina (IV): dose de ataque de 15 mg base/kg (24 mg sal/kg) IV infundida por 4 horas seguida de 7,5 mg base/kg (12 mg sal/kg) infundida por 4 horas a cada 8 horas, iniciando 8 horas após a dose de ataque (ver bula); uma vez que a parasitemia alcance < 1% e o paciente possa receber medicação oral, completar o tratamento com quinina oral, na dose descrita anteriormente. O curso da quinidina ou quinina é de 7 dias no Sudeste da Ásia (3 dias na África ou na América do Sul).

Fontes: https://wwwnc.cdc.gov/travel/page/yellowbook-home-2020, acesso em 21 de junho de 2022; e https://www.cdc.gov/malaria/resources/pdf/Malaria_Treatment_Table.pdf, acesso em 21 de junho de 2022.

Referências

Adolfi A. Efficient population modification gene-drive rescue system in the malaria mosquito *Anopheles stephensi*. *Nat Commun*, **2020**, *11*:5553.

Amaratunga C, et al. Dihydroartemisinin-piperaquine resistance in *Plasmodium falciparum* malaria in Cambodia: a multisite prospective cohort study. *Lancet Infect Dis*, **2016**, *16*:357–365.

Artimovich E, et al. Persistence of sulfadoxine-pyrimethamine resistance despite reduction of drug pressure in Malawi. *J Infect Dis*, **2015**, *212*:694–701.

Ashley EA, et al. Spread of artemisinin resistance in *Plasmodium falciparum* malaria. *N Engl J Med*, **2014**, *371*:411–423.

Ashley EA, Phyo AP. Drugs in development for malaria. *Drugs*, **2018**, *78*:861–879.

Baird JK. Evidence and implications of mortality associated with acute *Plasmodium vivax* malaria. *Clin Microbiol Rev*, **2013**, *26*:36–57.

Benedict M, et al. Guidance framework for testing genetically modified mosquitoes, 2nd edition, WHO, **2021**. Available at: http://apps.who.int/iris/bitstream/handle/10665/341370/9789240025233-eng.pdf?sequence=1&isAllowed=y. Accessed January 12, 2022.

Bier E. Gene drives gaining speed. *Nat Rev Genet*, **2022**, *1*:5–22.

Brueckner RP, et al. First-time-in-humans safety and pharmacokinetics of WR 238605, a new antimalarial. *Am J Trop Med Hyg*, **1998**, *58*:645–649.

Capper MJ, et al. Antimalarial 4(1H)-pyridones bind to the Q_i site of cytochrome bc1. *Proc Natl Acad Sci USA*, **2015**, *112*:755–760.

Charles BG, et al. Population pharmacokinetics of tafenoquine during malaria prophylaxis in healthy subjects. *Antimicrob Agents Chemother*, **2007**, *51*:2709–2715.

Chitnis CE, et al. Targeting the *Plasmodium vivax* Duffy-binding protein. *Trends Parasitol*, **2008**, *24*:29–34.

Djimde A, et al. Application of a molecular marker for surveillance of chloroquine-resistant falciparum malaria. *Lancet*, **2001**, *358*:890–891.

Fairhurst RM. Understanding artemisinin-resistant malaria: what a difference a year makes. *Curr Opin Infect Dis*, **2015**, *28*:417–425.

Fidock DA, et al. Mutations in the P. falciparum digestive vacuole transmembrane protein PfCRT and evidence for their role in chloroquine resistance. *Mol Cell*, **2000**, *6*:861–871.

Gantz VM, Bier E. Genome editing. The mutagenic chain reaction: a method for converting heterozygous to homozygous mutations. *Science*, **2015**, *348*:442–444.

Gantz VM, et al. Highly efficient Cas9-mediated gene drive for population modification of the malaria vector mosquito *Anopheles stephensi*. *Proc Natl Acad Sci USA*, **2015**, *112*:E6736–E6743.

Garcia-Bustos JF, et al. Antimalarial drug resistance and early drug discovery. *Curr Pharm Des*, **2013**, *19*:270–281.

Gaudinski MR, et al. A Monoclonal Antibody for Malaria Prevention. *N Engl J Med*, **2021**, *385*: 803–814.

Hammond A, et al. A CRISPR-Cas9 gene drive system targeting female reproduction in the malaria mosquito vector *Anopheles gambiae*. *Nat Biotechnol*, **2016**, *34*:78–83.

Hemingway J, et al. Tools and strategies for malaria control and elimination: what do we need to achieve a grand convergence in Malaria? *PLoS Biol*, **2016**, *14*:e1002380.

Huang F, et al. A single mutation in K13 predominates in southern China and is associated with delayed clearance of *Plasmodium falciparum* following artemisinin treatment. *J Infect Dis*, **2015**, *212*:1629–1635.

Hviid L, et al. PfEMP1—a parasite protein family of key importance in *Plasmodium falciparum* malaria immunity and pathogenesis. *Adv Parasitol*, **2015**, *88*:51–84.

Isaacs AT, et al. Engineered resistance to *Plasmodium falciparum* development in transgenic *Anopheles* stephensi. *PLoS Pathog*, **2011**, *7*:e1002017.

Islahudin F, et al. The antimalarial drug quinine interferes with serotonin biosynthesis and action. *Sci Rep*, **2014**, *4*:3618.

Kessl JJ, et al. Modeling the molecular basis of atovaquone resistance in parasites and pathogenic fungi. *Trends Parasitol*, **2007**, *23*:494–501.

Khozoie C, et al. The antimalarial drug quinine disrupts Tat2p-mediated tryptophan transport and causes tryptophan starvation. *J Biol Chem*, **2009**, *284*:17968–17974.

Klayman DL. Qinghaosu (artemisinin): an antimalarial drug from China. *Science*, **1985**, *228*:1049–1055.

Lim NT, et al. Characterization of inhibitors and monoclonal antibodies that modulate the interaction between *Plasmodium falciparum* adhesin PfRh4 with its erythrocyte receptor complement receptor 1. *J Biol Chem*, **2015**, *290*:25307–25321.

Meshnick SR. The mode of action of antimalarial endoperoxides. *Trans R Soc Trop Med Hyg*, **1994**, *88*(suppl 1):31–32.

Miller LH, et al. Research toward vaccines against malaria. *Nat Med*, **1998**, *4*:520–524.

Paul AS, et al. Host-parasite interactions that guide red blood cell invasion by malaria parasites. *Curr Opin Hematol*, **2015**, *22*:220–226.

Plowe CV, et al. Pyrimethamine and proguanil resistance-conferring mutations in *Plasmodium falciparum* dihydrofolate reductase: polymerase chain reaction methods for surveillance in Africa. *Am J Trop Med Hyg*, **1995**, *52*:565–568.

Sibley CH, et al. Pyrimethamine-sulfadoxine resistance in *Plasmodium falciparum*: what next? *Trends Parasitol*, **2001**, *17*:582–588.

Sinnis P, et al. Quantification of sporozoite invasion, migration, and development by microscopy and flow cytometry. *Methods Mol Biol*, **2013**, *923*:385–400.

Spring MD, et al. Dihydroartemisinin-piperaquine failure associated with a triple mutant including kelch13 C580Y in Cambodia: an observational cohort study. *Lancet Infect Dis*, **2015**, *15*:683–691.

Taylor SM, et al. Does this patient have malaria? *JAMA*, **2010**, *304*:2048–2056.

Tu Y. The discovery of artemisinin (qinghaosu) and gifts from Chinese medicine. *Nat Med*, **2011**, *17*:1217–1220.

Ukaegbu UE, et al. A unique virulence gene occupies a principal position in immune evasion by the malaria parasite *Plasmodium falciparum*. *PLoS Genet*, **2015**, *11*:e1005234.

van Schalkwyk DA, et al. Malaria resistance to non-artemisinin partner drugs: how to reACT. *Lancet Infect Dis*, **2015**, *15*:621–623.

Warhurst DC. A molecular marker for chloroquine-resistant falciparum malaria. *N Engl J Med*, **2001**, *344*:257–263.

Weiss GE, et al. Overlaying molecular and temporal aspects of malaria parasite invasion. *Trends Parasitol*, **2016**, *32*:284–295.

Wells TN, et al. Malaria medicines: a glass half full? *Nat Rev Drug Discov*, **2015**, *14*:424–442.

Wells TN, et al. When is enough enough? The need for a robust pipeline of high-quality antimalarials. *Discov Med*, **2010**, *9*:389–398.

The West African Network for Clinical Trials of Antimalarial Drugs (WANECAM). Pyronaridine-artesunate or dihydroartemisinin-piperaquine versus current first-line therapies for repeated treatment of uncomplicated malaria: a randomised, multicentre, open-label, longitudinal, controlled, phase 3b/4 trial. *Lancet*, **2018**, *391*:1378–1390.

White NJ, et al. Malaria. *Lancet*, **2014**, *383*:723–735.

World Health Organization. World Malaria Report 2021: Tracking progress against malaria. Geneva: World Health Organization; **2021**. Available at: https://www.who.int/teams/global-malaria-programme/reports/world-malaria-report-2021. Accessed January 12, 2022.

Capítulo 67

Quimioterapia das infecções por protozoários: amebíase, giardíase, tricomoníase, tripanossomíase, leishmaniose e outras infecções

Dawn M. Wetzel e Margaret A. Phillips

INFECÇÕES EM HUMANOS CAUSADAS POR PROTOZOÁRIOS
- Amebíase
- Giardíase
- Tricomoníase
- Toxoplasmose
- Criptosporidiose
- Tripanossomíase
- Leishmaniose
- Outras infecções por protozoários

FÁRMACOS ANTIPROTOZÁRIOS
- Anfotericina B
- Eflornitina
- Estibogliconato de sódio
- Fexinidazol
- 8-Hidroxiquinolinas
- Melarsoprol
- Metronidazol e tinidazol
- Miltefosina
- Nifurtimox e benznidazol
- Nitazoxanida
- Paromomicina
- Pentamidina
- Suramina

Os seres humanos hospedam uma ampla variedade de protozoários parasitas que podem ser transmitidos por insetos vetores, diretamente por outros mamíferos reservatórios ou de uma pessoa para outra. O sistema imune tem um papel crucial na proteção contra as consequências patológicas de diversas infecções causadas por protozoários. Por essa razão, as infecções oportunistas causadas por protozoários são proeminentes em pacientes com sistema imune suprimido ou subdesenvolvido, como lactentes, indivíduos com câncer, receptores de transplante, pacientes que recebem fármacos imunossupressores ou antibioticoterapia extensa e pessoas com infecção avançada pelo vírus da imunodeficiência humana (HIV). Como não há disponibilidade de vacinas eficazes, a quimioterapia é o único meio prático de tratar os indivíduos infectados e de reduzir a transmissão. Ainda não há agentes satisfatórios para tratar importantes infecções por protozoários, como a tripanossomíase africana (doença do sono) e a doença de Chagas crônica. Muitos fármacos antiprotozários efetivos são tóxicos em doses terapêuticas, e esse problema é exacerbado pela crescente resistência a fármacos (McCarthy et al., 2020). Para uma relação dos fármacos e doses usados para o tratamento dessas doenças, consultar Kimberlin et al. (2018) e McCarthy et al. (2020).

Infecções em humanos causadas por protozoários

Amebíase

A amebíase afeta aproximadamente 10% da população mundial, causando doença invasiva em cerca de 50 milhões de pessoas a cada ano, das quais aproximadamente 100 mil chegam a óbito (Stanley, 2003). A amebíase é mais observada entre indivíduos que vivem em situação de pobreza, condições de aglomeração e áreas com saneamento precário. Há múltiplas espécies de *Entamoeba* que são geneticamente distintas, mas morfologicamente idênticas, como *E. histolytica, E. dispar, E. bangladeshi* e *E. moshkovskii* (Petri et al., 2020). Entretanto, a principal espécie que exige tratamento é a *E. histolytica*, uma causa importante de mortalidade por infecção parasitária (World Health Organization [WHO], 2020a).

Os seres humanos são os únicos hospedeiros conhecidos desses protozoários, que são transmitidos pela via fecal-oral. Os cistos de *E. histolytica* ingeridos sobrevivem ao conteúdo gástrico ácido e se transformam em *trofozoítos* que residem no cólon (Petri, 2020). O prognóstico da infecção por *E. histolytica* é variável; os fatores tanto do hospedeiro quanto do parasita influenciam o curso e a gravidade da doença (Marie e Petri, 2014). Muitos indivíduos permanecem assintomáticos, mas excretam a forma cística infecciosa, o que os torna uma fonte de novas infecções. Em outros, os trofozoítos de *E. histolytica* penetram na mucosa do cólon, o que leva a colite e diarreia sanguinolenta (disenteria amebiana). Essa diarreia sanguinolenta pode resultar de um fenômeno denominado trogocitose ("trogo" significa "mordiscar"), em que o parasita adquire os nutrientes necessários "mordiscando" as células humanas (Ralston e Petri, 2011). Em uma menor proporção de pacientes, os trofozoítos de *E. histolytica* atravessam a mucosa do cólon, alcançam a circulação portal e deslocam-se até o fígado, onde estabelecem um abscesso hepático amebiano (Haque et al., 2003).

A base da terapia para a amebíase que provoca colite ou abscesso hepático é o metronidazol ou seu análogo, o tinidazol (Petri et al., 2020). Como o *metronidazol* é bem absorvido no intestino, os níveis observados no lúmen colônico poderão não ser terapêuticos. O fármaco também é menos eficaz contra os cistos. Portanto, pacientes com colite amebiana ou abscesso hepático amebiano devem receber um agente luminal após a conclusão do curso de *metronidazol* para erradicar quaisquer trofozoítos de *E. histolytica* que possam residir dentro do lúmen intestinal (Kimberlin et al., 2018). Os agentes luminais são usados também para tratar indivíduos assintomáticos nos quais se descobre uma infecção por *E. histolytica*. A *paromomicina* – um aminoglicosídeo não absorvido –, o *iodoquinol* – um composto de 8-hidroxiquinolina – e o *furoato de diloxanida* são agentes luminais eficazes (Haque et al., 2003). Além disso, a *nitazoxanida*, que é aprovada nos Estados Unidos para o tratamento de criptosporidiose e giardíase, apresenta atividade contra a *E. histolytica* (Adagu et al., 2020). Como nenhum tratamento é 100% eficaz na eliminação da infecção do trato intestinal, recomenda-se um exame de fezes para acompanhamento. Além disso, todos os membros da casa/contatos próximos de um paciente índice devem realizar exames de fezes e devem ser tratados com um agente luminal caso os resultados forem positivos, mesmo que sejam assintomáticos (Kimberlin et al., 2018).

Giardíase

A giardíase, causada pelo protozoário flagelado *Giardia intestinalis*, é prevalente em todo o mundo, sendo a infecção intestinal causada por

AUC: área sob a curva
CDC: Centers for Disease Control and Prevention
COX: cicloxigenase
DFMO: α-D,L-difluormetilornitina
FDA: Food and Drug Administration
GI: gastrintestinal
HIV: vírus da imunodeficiência humana
NECT: terapia de combinação com nifurtimox-eflornitina
NTR: nitrorredutase
OMS: Organização Mundial da Saúde
PFOR: piruvato-ferredoxina-oxidorredutase
TAH: tripanossomíase africana humana

protozoários com mais relatos nos Estados Unidos. A infecção resulta da ingestão da forma cística do parasita, que é encontrada na água ou em alimentos contaminados por fezes. Os cistos eliminados por animais ou seres humanos infectados podem contaminar reservatórios de água recreacional e potável (Fletcher et al., 2012). A transmissão entre humanos é comum nas crianças em creches, em indivíduos institucionalizados e em homens que fazem sexo com homens (Escobedo et al., 2014). A infecção por *Giardia* leva a uma de três síndromes:

- Estado de portador assintomático
- Diarreia aguda autolimitada
- Diarreia crônica, caracterizada por sinais de má-absorção (esteatorreia) e perda de peso (Nash e Bartlet, 2020)

A quimioterapia com ciclo de 5 a 7 dias de *metronidazol* geralmente é bem-sucedida, embora algumas vezes seja necessário repetir ou prolongar a terapia, particularmente em pacientes imunocomprometidos. Uma dose única de *tinidazol* pode ser superior ao *metronidazol* (Kimberlin et al., 2018). A *paromomicina* pode ser usada para tratar mulheres grávidas para evitar possíveis efeitos mutagênicos de outros fármacos (Hill e Nash, 2014). A *nitazoxanida* também está aprovada para o tratamento da giardíase em adultos e em crianças imunocompetentes com menos de 12 anos de idade (Kimberlin et al., 2018).

Tricomoníase

A tricomoníase é causada pelo protozoário flagelado *Trichomonas vaginalis* (Meites, 2013). Esse organismo habita o trato urogenital do hospedeiro humano, causando vaginite nas mulheres e, menos frequentemente, uretrite nos homens. Essencialmente, a tricomoníase só pode ser transmitida por contato sexual e é a infecção sexualmente transmissível não viral mais comum (Kimberlin et al., 2018). A Infecção por esse organismo está associada a um risco aumentado de adquirir HIV e a resultados gestacionais adversos em mulheres grávidas (Kissinger, 2015). Apenas as formas de *trofozoíto* do *T. vaginalis* foram identificadas nas secreções infectadas. O *metronidazol* continua sendo o fármaco de escolha para o tratamento da tricomoníase (Schwebke e Bachmann, 2020). O *tinidazol*, outro nitroimidazol, parece ser mais tolerado do que o *metronidazol* e tem sido usado com sucesso no tratamento do *T. vaginalis* resistente ao *metronidazol* (Kimberlin et al., 2018). Devido a uma elevada taxa de reinfecção, recomenda-se repetir o teste em todas as mulheres sexualmente ativas nos primeiros 3 meses após o tratamento inicial.

Toxoplasmose

A toxoplasmose é uma infecção zoonótica causada pelo protozoário intracelular obrigatório *Toxoplasma gondii*. Embora os hospedeiros naturais sejam os gatos e outras espécies de felinos, já foram recuperados cistos teciduais (*bradizoítos*) de todas as espécies de mamíferos examinadas. As vias comuns de infecção em seres humanos são as seguintes:

- Ingestão de carne malcozida contendo cistos teciduais
- Ingestão de matéria vegetal contaminada contendo oocistos infecciosos
- Inoculação oral (contato oral direto) com fezes de gatos que eliminam oocistos
- Infecção fetal transplacentária com *taquizoítos* provenientes de mães com infecção aguda (Woodhall et al., 2014)
- Infecção adquirida de doador e/ou reativação em receptores de transplante (particularmente receptores de transplante cardíaco) (Kimberlin et al., 2018)

A doença aguda é geralmente autolimitada, e o tratamento raramente é necessário. Entretanto, indivíduos imunocomprometidos, como pacientes com Aids ou indivíduos transplantados, correm risco de desenvolver toxoplasmose disseminada, bem como encefalite toxoplásmica em decorrência da reativação dos cistos teciduais depositados no cérebro (Montoya et al., 2020). As manifestações clínicas da toxoplasmose congênita variam; todavia, classicamente observa-se uma tríade de coriorretinite, hidrocefalia e calcificações cerebrais. A coriorretinite, que se manifesta décadas após a exposição, é o achado mais comum (Kieffer e Wallon, 2013).

O tratamento primário para a encefalite toxoplásmica consiste nos antifolatos *pirimetamina* e *sulfadiazina*, administrados com *ácido folínico* (*leucovorina*) (Montoya et al., 2020). A terapia precisa ser interrompida em cerca de 40% dos casos em decorrência de toxicidade, principalmente devido ao componente sulfa, além do custo do tratamento, que é substancial (Dunay et al., 2018). A *pirimetamina-clindamicina* parece ter eficácia comparável à *pirimetamina-sulfadiazina* no tratamento da toxoplasmose em pacientes imunocomprometidos, porém essa combinação também provoca toxicidade substancial. Esquemas alternativos que combinam *azitromicina*, *claritromicina*, *atovaquona* ou *dapsona* com *sulfametoxazol-trimetoprima* ou *pirimetamina* são menos tóxicos, mas também menos eficazes (Rajapakse et al., 2013). Para a toxoplasmose ocular grave que ameaça a visão, recomenda-se a adição de *prednisona* para diminuir a inflamação. A *espiramicina*, que se concentra no tecido placentário, é usada no tratamento da toxoplasmose aguda no início da gestação para prevenir a transmissão para o feto (Kieffer e Wallon, 2013). A *espiramicina* está disponível por meio do processo de novos fármacos experimentais na Food and Drug Administration (FDA) (Kimberlin et al., 2018). Se ocorrer infecção fetal, administra-se a combinação de *pirimetamina*, *sulfadiazina* e *ácido folínico* à mãe (somente depois das primeiras 12 a 14 semanas de gestação) e ao recém-nascido no período pós-natal durante 1 ano (Kimberlin et al., 2018).

Criptosporidiose

Criptosporídios são protozoários parasitas coccídeos que causam diarreia. O *Cryptosporidium parvum* e o *Cryptosporidium hominis* parecem ser responsáveis por quase todas as infecções em humanos (White, 2020). Os oocistos infecciosos nas fezes são tolerantes à cloração e podem ser transmitidos por contato direto entre humanos ou por água potável ou recreacional contaminada. A infecção produtiva exige a ingestão de apenas 10 oocistos (Wetzel et al., 2005). Os grupos com risco particular incluem viajantes, crianças em creches, homens que fazem sexo com homens, tratadores de animais e veterinários ou profissionais de saúde. Após a ingestão, o oócito maduro é digerido, liberando *esporozoítos* que invadem as células epiteliais do hospedeiro (Wilhelm e Yarovinsky, 2014). Em muitos indivíduos, a infecção é autolimitada. Todavia, em pacientes com Aids e outras condições com imunocomprometimento, como pacientes submetidos a transplantes de órgãos sólidos ou com síndrome de hiper-IgM, a gravidade da diarreia ou outras complicações podem levar à hospitalização (White, 2020).

A *nitazoxanida* é usada no tratamento da criptosporidiose em crianças e adultos imunocompetentes (Kimberlin et al., 2018). A sua eficácia é questionável em crianças e adultos com HIV/Aids ou outras condições de imunocomprometimento, mesmo quando administrada por ciclos prolongados. A terapia mais efetiva para a criptosporidiose em pacientes imunocomprometidos é a restauração da função imune (p. ex., por meio de instituição de terapia antirretroviral em pacientes com Aids) (White, 2020).

Tripanossomíase

A tripanossomíase africana, ou "doença do sono", é causada por subespécies do hemoflagelado *Trypanosoma brucei*, transmitidas por moscas hematófagas tsé-tsé do gênero *Glossina* (Kennedy, 2019). Em geral restrita à África Subsaariana, a infecção causa doença humana grave e também ameaça o gado (*nagana*), levando a um estado de desnutrição proteica. Nos seres humanos, a infecção quase sempre é fatal, a não ser que seja tratada. A doença do sono é encontrada em 36 países da África, porém o número de casos diminuiu de forma substancial devido aos esforços renovados de controle, e menos de 1.000 casos foram notificados em 2019 (Neau et al., 2020; WHO, 2020d).

O parasita é totalmente extracelular, e a infecção humana inicial caracteriza-se pela presença de parasitas que se replicam na corrente sanguínea ou na linfa, sem envolvimento do sistema nervoso central (SNC) (estágio 1); a doença em estágio 2 caracteriza-se pelo envolvimento do SNC (Kennedy, 2019; WHO, 2020d). Os sintomas da doença no estágio inicial incluem febre, linfadenopatia, esplenomegalia e, ocasionalmente, miocardite, resultantes da disseminação sistêmica dos parasitas. Existem dois tipos de tripanossomíase africana humana (TAH): a variedade do Leste da África (rodesiana; *T. brucei rhodesiense*) produz uma forma progressiva e rapidamente fatal da doença, marcada por envolvimento precoce do SNC e por insuficiência cardíaca terminal frequente; a variedade do Oeste da África (gambiana; *T. brucei gambiense*) causa uma doença caracterizada pelo envolvimento mais tardio do SNC e por um curso mais prolongado, progredindo ao longo de meses a anos para os sintomas clássicos da doença do sono. Os sintomas neurológicos incluem confusão, déficits sensoriais, sinais psiquiátricos, interrupção do ciclo do sono e, por fim, progressão para coma e óbito.

Os tratamentos para a TAH gambiana evoluíram enormemente nesses últimos anos (Dickie et al., 2020; Neau et al., 2020). Um novo medicamento, o *fexinidazol*, foi acrescentado à lista de fármacos essenciais da OMS em 2019 e agora é o tratamento de primeira linha recomendado na Europa e na África para adultos com *T. brucei gambiense* em estágio inicial e com doença em estágio avançado menos grave (doença com envolvimento do SNC) (Lindner et al., 2020; WHO, 2019). A terapia combinada *nifurtimox-eflornitina* (NECT) ainda é recomendada para a doença em estágio avançado mais grave nos Estados Unidos e para a doença em estágio avançado em crianças com 6 anos de idade ou menos ou com peso corporal abaixo de 20 kg. O *fexinidazol* substitui a *pentamidina* para o *T. brucei gambiense* em estágio inicial, com exceção do grupo de crianças anteriormente mencionado. É importante ressaltar que a disponibilidade do *fexinidazol* e da NECT elimina a necessidade de tratar a fase de SNC da TAH gambiana com *melarsoprol*, um agente altamente tóxico que provoca encefalopatia reativa fatal em 2 a 10% dos pacientes tratados. As recomendações ainda não mudaram para a TAH por *T. brucei rhodesiense*, para a qual a *suramina* continua sendo o fármaco de escolha para a doença em estágio inicial, enquanto o *melarsoprol* (disponível pelo CDC) continua sendo o único fármaco aprovado para a fase de SNC da doença.

O *fexinidazol* é um nitro-heterociclo da mesma classe de fármacos do *nifurtimox*, que é usado como agente combinado (NECT) para a TAH e para o tratamento do *T. cruzi* como agente único. O *fexinidazol* é o primeiro fármaco disponível por via oral para o tratamento da TAH. Também é o primeiro fármaco que pode ser usado no tratamento da doença em estágio tanto inicial quanto avançado (Lindner et al., 2020; WHO, 2019). Sua eficácia no tratamento de ambos os estágios elimina a necessidade de punção lombar, exceto na doença grave em estágio avançado. O *fexinidazol* é um profármaco que é ativado pela nitrorredutase específica do NADH em uma redução de dois elétrons do grupo NO_2, cujo mecanismo de ação provavelmente é induzido pela ação dessa espécie altamente reativa em múltiplos alvos celulares (Dickie et al., 2020). A atividade antitripanossômica do *fexinidazol* foi descrita pela primeira vez na década de 1980, porém as preocupações quanto à toxicidade da classe do fármaco e a falta de eficácia total em modelos de camundongos inviabilizaram o seu desenvolvimento. O sucesso do *nifurtimox* como parte da NECT levou a um interesse renovado, e, após testes em uma pequena biblioteca de nitroimidazóis, o *fexinidazol* foi selecionado como o mais promissor e demonstrou ser eficaz quando usado em esquemas de dosagem mais extensos (Neau et al., 2020). Ele foi incorporado nas diretrizes de tratamento temporárias da OMS em 2019 após receber uma opinião científica favorável da European Medicines Agency (Lindner et al., 2020; WHO, 2019). O fármaco ainda não foi aprovado nos Estados Unidos. É administrado na forma de comprimidos e com alimentos durante 10 dias, com administração de uma dose de ataque mais alta por 4 dias, seguida de dose de manutenção durante 6 dias.

A *eflornitina* (disponível pelo CDC), um inibidor da ornitina-descarboxilase, é uma enzima-chave no metabolismo das poliaminas e continua sendo um agente importante para o tratamento da TAH gambiana em fase avançada (DeKoning, 2020; WHO, 2019). Ela apresenta eficácia contra ambos os estágios precoce e tardio da infecção humana por *T. brucei gambiense*; entretanto, acredita-se que seja ineficaz como monoterapia para infecções por *T. brucei rhodesiense*. Notavelmente, a *eflornitina* desencadeia significativamente menos efeitos adversos do que o *melarsoprol* e é mais eficaz do que este para o tratamento da tripanossomíase gambiana tardia. A NECT possibilita uma exposição de menor duração à *eflornitina*, com boa eficácia e redução dos eventos adversos; ela continua sendo o tratamento de escolha para infecções graves por *T. brucei gambiense* em estágio avançado em adultos, em crianças com menos de 6 anos de idade e em casos para os quais não se recomenda o uso de *fexinidazol* (Lindner et al., 2020; WHO, 2019).

Embora as terapias farmacológicas para a TAH tenham tido um avançado notável nesses últimos anos, o *fexinidazol* ainda não é recomendado para casos graves de doença do SNC em estágio avançado. É difícil administrar a NECT em ambiente rural, e a falta de alternativa ao *melarsoprol* para o tratamento do *T. brucei rhodesiense* é preocupante. Um estudo de eficácia em seres humanos de fase III sobre o *acoziborol (SCYX-7158)*, um agente adicional disponível por via oral, acaba de ser concluído. O *acoziborol*, que parece ter como alvo a clivagem do RNA e a subunidade 3 do fator de especificidade de poliadenilação (CPSF3), tem o potencial de oferecer uma cura em dose única para o tratamento da tripanossomíase gambiana em estágio tanto inicial quanto avançado (Dickie et al., 2020). Se os dados de segurança e de eficácia desse estudo sustentarem a autorização para uso clínico, esse composto tem o potencial de ter alto impacto nas opções de tratamento da TAH.

A **tripanossomíase americana** (ou *doença de Chagas*) é uma infecção zoonótica causada pelo *Trypanosoma cruzi* (Bern et al., 2019). Segundo estimativas da OMS, a doença de Chagas afeta cerca de 6 a 7 milhões de pessoas em todo o mundo (WHO, 2020b). A propagação da doença de Chagas é principalmente limitada à América Latina, porém, devido à imigração, vários casos agora são vistos fora dessa região. Insetos triatomídeos hematófagos que infestam as habitações rurais pobres transmitem mais comumente essa infecção a crianças pequenas; além disso, pode ocorrer transmissão transplacentária. No Hemisfério Ocidental, estima-se que os Estados Unidos tenham o sexto maior número de casos (cerca de 300.000 casos), representando um problema de saúde pública significativo, visto que o parasita também pode ser transmitido por transfusão sanguínea e transplante de órgãos (Bern et al., 2019; Hotez et al., 2013). Embora a maioria dos casos nos Estados Unidos surja em decorrência da imigração, o parasita e seu vetor são endêmicos na metade sul dos Estados Unidos, e foi documentada a ocorrência de transmissão nos Estados Unidos (Bern et al., 2019). Sete estados incluem a doença de Chagas como doença de notificação compulsória, e foi relatada transmissão local em Arizona, Louisiana, Mississipi, Tennessee e Texas. Embora o suprimento de sangue nos Estados Unidos esteja agora sendo monitorado, a falta de conhecimento da doença pode levar a um tratamento inadequado dos indivíduos infectados.

O prognóstico clínico de um paciente infectado pode variar amplamente, desde doença assintomática até doença grave (Bern et al., 2019). A forma crônica da doença em adultos é uma causa importante de miocardiopatia, megaesôfago, megacólon e morte (Nunes et al., 2018). Os achados comuns da cardiopatia da doença de Chagas incluem arritmias, anormalidades miocárdicas, aneurismas e tromboembolismo. A insuficiência cardíaca em estágio terminal geralmente resulta de miocardiopatia dilatada progressiva. A doença de Chagas cardíaca normalmente é tratada de acordo com as diretrizes do American College of Cardiology/American Heart Association para o tratamento da insuficiência cardíaca (Nunes et al., 2018).

Dois fármacos nitro-heterocíclicos, o *benznidazol* e o *nifurtimox* (ambos disponíveis pelo CDC), são usados no tratamento da infecção por *T. cruzi*, e o *benznidazol*, que é mais tolerado, foi recentemente aprovado pela FDA para crianças de 2 a 12 anos de idade (Kratz et al., 2018; Meymandi et al., 2018). Ambos os agentes suprimem a parasitemia e podem curar as fases aguda, congênita e crônica inicial da doença de Chagas. O tratamento também deve ser oferecido a qualquer paciente com doença reativada após imunossupressão. Embora o benefício clínico do tratamento também tenha sido relatado para casos crônicos indeterminados, um estudo recente não encontrou nenhum benefício clínico para o tratamento de pacientes com miocardiopatia avançada, embora os níveis de parasitas estivessem diminuídos (Morillo et al., 2015). Tanto o *nifurtimox* quanto o *benznidazol* são tóxicos e precisam ser tomados por longos períodos, embora o *benznidazol* seja mais tolerado em crianças do que em adultos. A consciência aumentada entre os médicos, melhores fármacos e melhores métodos de diagnóstico são muito necessários para ajudar a combater essa doença. O *fexinidazol* está atualmente em fase de avaliação para o tratamento da doença de Chagas (Meymandi et al., 2018).

Leishmaniose

A leishmaniose é uma zoonose complexa transmitida por vetor, causada por aproximadamente 20 espécies diferentes de protozoários intramacrofágicos do gênero *Leishmania*. Pequenos mamíferos e cães geralmente servem de reservatórios para esses agentes patogênicos, que podem ser transmitidos aos seres humanos pelas picadas de fêmeas de flebotomíneos (mosquito-palha) (WHO, 2020c). Várias formas de leishmaniose afetam pessoas no Sul da Europa e em muitas regiões tropicais e subtropicais do globo. O vetor flebotomíneo também se espalhou pelos Estados Unidos; houve casos documentados de aquisição endêmica em humanos em Oklahoma e Texas, onde está é uma condição de notificação compulsória (McIlwee et al., 2018). Os *promastigotas*, formas livres flageladas extracelulares, são regurgitados pelos flebótomos durante a alimentação e penetram no hospedeiro, onde se ligam aos macrófagos teciduais, pelos quais são fagocitados. Estes se transformam em *amastigotas*, que residem e se multiplicam dentro dos fagolisossomos. Em seguida, os amastigotas propagam a infecção ao entrar em mais macrófagos. Os amastigotas ingeridos durante a alimentação de flebotomíneos transformam-se novamente em promastigotas (Aronson et al., 2017).

Em ordem crescente de envolvimento sistêmico e gravidade clínica, as principais síndromes de leishmaniose humana são classificadas em *cutânea, mucocutânea, cutânea difusa* e *visceral (calazar)* (WHO, 2020c). A síndrome da doença manifestada depende da espécie do parasita infectante, da distribuição de macrófagos infectados e da resposta imune do hospedeiro (Podinovskaia e Descoteaux, 2015). Como tal, a leishmaniose é cada vez mais reconhecida como uma infecção oportunista associada à Aids (van Griensven et al., 2014). As formas cutâneas da leishmaniose geralmente são autolimitadas, e a cura ocorre dentro de 3 a 18 meses após a infecção; todavia, as cicatrizes podem ser desfigurantes. As leishmanioses mucocutânea, cutânea difusa e visceral não se resolvem sem tratamento. A doença visceral causada pela *Leishmania donovani* é fatal, a menos que seja tratada (Sundar e Chakravarty, 2015).

A terapia clássica para todas as espécies de *Leishmania* consiste em *compostos de antimônio pentavalente*, como *estibogliconato de sódio* (gliconato de antimônio e sódio); a resistência é generalizada, particularmente na Índia (WHO, 2020c). Recentemente, o tratamento da leishmaniose sofreu alterações importantes devido ao sucesso do primeiro agente ativo por via oral, a *miltefosina*, que foi aprovada pela FDA para a doença cutânea, mucocutânea e visceral (Aronson et al., 2017). A *miltefosina* também pode ser usada para tratar cães, que representam um importante reservatório animal da doença (Alvar et al., 2006). Entretanto, seus efeitos teratogênicos impedem o uso em mulheres em idade fértil (Aronson et al., 2017). Como alternativa, a *anfotericina B lipossomal* é um agente altamente eficaz contra a leishmaniose visceral e, agora, constitui uma terapia recomendada nos Estados Unidos nas diretrizes de tratamento (Aronson et al., 2017). Além disso, a *paromomicina* tem sido usada com algum sucesso como agente parenteral para a doença visceral, e formulações tópicas de *paromomicina* também têm sido usadas para a doença cutânea (Aronson et al., 2020). Por fim, antifúngicos azólicos, como o *fluconazol*, podem ser empregados, porém apresentam uma taxa de sucesso de apenas cerca de 50% dependendo da espécie, o que limita a sua utilidade somente para os casos leves (Aronson et al., 2017).

Outras infecções por protozoários

Existem inúmeras infecções humanas por protozoários que são menos comuns, mas somente algumas delas serão comentadas nesta seção.

Babesiose

A *babesiose*, que é causada por *Babesia microti* ou *B. divergens*, assemelha-se superficialmente à malária, visto que os parasitas invadem os eritrócitos e provocam doença febril, hemólise e hemoglobinúria. Essa zoonose transmitida por carrapatos pode ser adquirida no Centro-Oeste superior e no Nordeste dos Estados Unidos ou por meio de transfusão sanguínea. Embora essa infecção seja, em geral, leve e autolimitada, pode ser grave ou até mesmo fatal em indivíduos asplênicos ou gravemente imunocomprometidos (Vannier e Gelfand, 2020). A terapia consiste em uma combinação de *clindamicina* e *quinina* para a doença grave ou uma combinação de *azitromicina* e *atovaquona* para infecções leves ou moderadas (Kimberlin et al., 2018).

Balantidíase

A *balantidíase*, causada pelo protozoário ciliado *Balantidium coli*, é uma infecção do intestino grosso que pode ser confundida com a amebíase. Diferentemente da amebíase, essa infecção responde em geral à terapia com *tetraciclina*, embora a balantidíase também possa ser tratada com *metronidazol* (Suh et al., 2020).

Outros coccídeos

A *Cyclospora cayetanensis* (Szumowski e Troemel, 2015) causa diarreia autolimitada em hospedeiros normais e pode causar diarreia prolongada em indivíduos imunocomprometidos. A *Cystoisospora belli,* anteriormente denominada *Isospora belli,* causa diarreia em pacientes com Aids. Tanto *Cyclospora* quanto *Cystoisospora* respondem ao *sulfametoxazol-trimetoprima* (Suh et al., 2020).

Microsporídios

Microsporídios são organismos eucariotas unicelulares formados por esporos que antes eram considerados parasitas, mas que atualmente são classificados como fungos (Szumowski e Troemel, 2015). Por esse motivo, os tratamentos são discutidos no Capítulo 61 (Agentes antifúngicos).

Fármacos antiprotozários

Para facilitar a consulta, os diversos agentes utilizados para o tratamento das doenças causadas por protozoários não maláricos estão apresentados em ordem alfabética.

Anfotericina B

A farmacologia, a formulação e a toxicologia da *anfotericina B* estão apresentadas no Capítulo 61.

Efeitos antiprotozários

A *anfotericina B* é um agente antileishmânia altamente eficaz, curando mais de 90% dos casos de leishmaniose visceral, e constitui o fármaco de escolha para casos resistentes aos antimoniais (WHO, 2020c). É o agente recomendado para leishmaniose visceral nos Estados Unidos (Aronson et al., 2017). A *anfotericina B* também é um tratamento para a leishmaniose cutânea ou da mucosa e é eficaz para pacientes imunocomprometidos (Aronson et al., 2020). As preparações lipídicas do fármaco reduziram a toxicidade, porém o seu custo e a dificuldade de administração continuam sendo um problema nas regiões endêmicas (WHO, 2020c).

Mecanismo de ação

A atividade da *anfotericina* contra *Leishmania* é semelhante a seus efeitos antifúngicos (ver Fig. 61-2). A *anfotericina* forma complexos com precursores do ergosterol na membrana celular, formando poros que possibilitam a entrada de íons dentro da célula (McCarthy et al., 2020). A composição de esterol da *Leishmania* é semelhante aos fungos, e a anfotericina se liga aos esteróis fúngicos preferencialmente no colesterol do hospedeiro (Moen et al., 2009).

Usos terapêuticos

Os esquemas típicos de 10 a 20 mg/kg de dose total administrados em doses divididas durante 10 a 20 dias por infusão intravenosa produziram taxas de cura superiores a 95%. Nos Estados Unidos, a FDA recomenda 3 mg/kg por via intravenosa nos dias 1 a 5, 14 e 21, até uma dose total de 21 mg/kg, para o tratamento da leishmaniose visceral ou 3 mg/kg/dia durante 7 a 10 dias para o tratamento da doença cutânea (Aronson et al., 2017). Esquemas de menor duração para o tratamento da leishmaniose visceral demonstraram boa eficácia e fornecem uma alternativa potencial de redução de custos, embora apenas um número limitado de pacientes tenha sido testado (Monge-Maillo e Lopez-Velez, 2013). Além disso, a combinação de fármacos leishmanicidas pode ser eficaz; estudos adicionais se fazem necessários para esses protocolos (Sundar e Chakravarty, 2013).

Eflornitina

A *eflornitina* (DFMO, α-D,L-difluormetilornitina) é um inibidor catalítico irreversível (suicida) da ornitina-descarboxilase, a enzima que catalisa a primeira etapa na biossíntese de poliaminas (putrescina, espermidina e espermina) que são necessárias para a divisão celular e a diferenciação das células normais (Phillips, 2018). Nos tripanossomas, a espermidina é necessária para a síntese de tripanotiona, um conjugado de espermidina e glutationa que substitui muitas das funções da glutationa no parasita. A *eflornitina* é transportada para dentro da célula pelo transportador de aminoácidos *Tb* AAT6.

A *eflornitina* combinada com *nifurtimox* (NECT) é atualmente o fármaco de escolha para o tratamento da tripanossomíase do Oeste da África (gambiana) em estágio avançado grave (envolvimento do SNC) causada por *T. brucei gambiense* (Lindner et al., 2020). São incluídos pacientes com contagem de leucócitos no líquido cerebrospinal (LCS) de 100/μL ou mais e pacientes cuja apresentação clínica preenche os critérios para avaliação por punção lombar. Recentemente, o *fexinidazol* suplantou a NECT como terapia de primeira linha para a doença em estágio inicial e para pacientes com apresentações não complicadas do estágio do SNC. Acredita-se que ela seja menos eficaz contra a tripanossomíase do Leste da África e, portanto, não é recomendada para essa aplicação. A *eflornitina* não mais se encontra disponível para uso sistêmico nos Estados Unidos, porém está disponível para o tratamento da tripanossomíase gambiense por pedido especial dirigido ao CDC.

Efeitos antitripanossômicos

A *eflornitina* é um agente citostático que exerce múltiplos efeitos bioquímicos nos tripanossomas, todos os quais resultam da depleção de poliaminas (Phillips, 2018). Eles incluem níveis reduzidos de espermidina, que é necessária para a modificação da hipusina do fator de tradução eucariótico essencial eIF5A e depleção do cofator redox específico de tripanossomatídeo, tripanotiona. As enzimas dos parasitas e humanas são igualmente suscetíveis à inibição pela *eflornitina*; entretanto, a enzima dos mamíferos transforma-se rapidamente, enquanto a enzima dos parasitas é estável, e acredita-se que essa diferença seja um fator que possa contribuir para toxicidade seletiva.

ADME

A *eflornitina* é administrada por infusão intravenosa. O fármaco não se liga às proteínas plasmáticas, mas é bem distribuído e penetra no LCS, onde concentrações estimadas de pelo menos 50 μM devem ser alcançadas para que ocorra a eliminação do parasita (Burri e Brun, 2003). A $t_{1/2}$ média é de 3 a 4 horas, e a depuração renal após a administração intravenosa é rápida (2 mL/min/kg), com mais de 80% do fármaco sendo removido pelo rim, em grande parte de forma inalterada (Sanderson et al., 2008).

Usos terapêuticos

A NECT é usada para o tratamento da tripanossomíase do Oeste da África em fase tardia causada por *T. brucei gambiense*. A combinação é logisticamente mais fácil de administrar e mais tolerada que a *eflornitina* isoladamente. A NECT é mais segura e mais eficaz do que o *melarsoprol* para a doença do sono gambiense em estágio avançado, e é importante ressaltar que, quando comparada com a *eflornitina* isoladamente, a NECT proporciona uma taxa de cura mais alta (96,5 vs. 91,5%) (Priotto G. et al., 2009). A NECT também demonstrou ter maior eficácia do que o *fexinidazol* em um ensaio clínico randomizado de não inferioridade de fase II/III (98 vs. 91% de cura) de pacientes com TAH gambiana em estágio avançado e apresentou menos efeitos adversos (Mesu et al., 2018). Entretanto, a necessidade de punção lombar para avaliar o estágio da doença antes do uso e a necessidade de administração hospitalar e dosagem intravenosa da *eflornitina* levaram à recomendação de que o *fexinidazol* passe a constituir a terapia de primeira linha, com exceções. A NECT continua sendo o tratamento recomendado para casos graves de doença em estágio avançado (contagem de leucócitos no LCS ≥ 100/μL) ou para crianças pequenas (< 6 anos de idade ou < 20 kg) (Lindner et al., 2020; WHO, 2019). A dosagem é a seguinte: 200 mg/kg IV a cada 12 horas em infusão de 2 horas durante 7 dias, mais *nifurtimox* (15 mg/kg/dia por via oral divididos em 3 doses [a cada 8 h]) durante 10 dias (Priotto S. et al., 2009).

Toxicidade e efeitos adversos

A *eflornitina* provoca reações adversas que são geralmente reversíveis após a suspensão do fármaco. Dor abdominal e cefaleia são as queixas predominantes, seguidas de reações nos locais de injeção. Foram também relatadas infecções teciduais e pneumonia. As reações relatadas mais graves à *eflornitina* isolada incluem picos de febre (6%), convulsões (4%) e diarreia (2%) (Balasegaram et al., 2009; Priotto S. et al., 2009). Com o uso de NECT, as reações adversas graves foram reduzidas quando comparadas à *eflornitina* isolada (14 vs. 29%), e os óbitos relacionados ao tratamento também ocorreram em menor quantidade (0,7 vs. 2%) (Priotto S. et al., 2009). As taxas de letalidade com a *eflornitina* (0,7-1,2%) e com a NECT (0,2%) são significativamente menores do que as do *melarsoprol* (4,9%) e, de modo geral, tanto a *eflornitina* isoladamente quanto a NECT são superiores ao *melarsoprol* em relação a segurança e eficácia. O estudo clínico mais recente que comparou a NECT com o *fexinidazol* constatou que a NECT foi bem tolerada, e os efeitos adversos mais comuns foram vômitos (29%), náuseas (19%) e cefaleia (24%), que ocorreram em uma frequência menor do que os do *fexinidazol* (Mesu et al., 2018). Pode ocorrer perda auditiva reversível após terapia prolongada com doses orais, porém isso não foi relatado nos ensaios clínicos com NECT. As doses terapêuticas de *eflornitina* são altas e requerem a administração conjunta de quantidades substanciais de líquido intravenoso. Isso leva a limitações práticas significativas em regiões remotas e pode causar sobrecarga hídrica em pacientes suscetíveis.

Estibogliconato de sódio

Os antimoniais foram introduzidos em 1945 e, desde então, têm sido usados para o tratamento da leishmaniose e de outras infecções por protozoários. O primeiro composto antimonial trivalente usado para tratar a leishmaniose cutânea e o calazar foi o *tartarato de antimônio e potássio* (tártaro emético), que era igualmente tóxico e difícil de ser administrado. O *tártaro emético* e outros arsenicais trivalentes foram posteriormente substituídos pelos derivados antimoniais pentavalentes do ácido fenilestibônico. Um membro antigo dessa família de compostos era o *estibogliconato de sódio* ($C_{12}H_{35}Na_3O_{26}Sb_2$; gliconato de antimônio e sódio), um composto antimonial pentavalente que tem sido a base do tratamento da leishmaniose. A crescente resistência aos antimoniais reduziu a sua eficácia (WHO, 2020c). Nos Estados Unidos, o *estibogliconato de sódio* pode ser obtido pelo CDC (Aronson et al., 2016).

Mecanismo de ação

Foram postulados vários mecanismos de ação. O mecanismo mais comumente implicado consiste na ação dos antimoniais pentavalentes como profármacos, que são reduzidos às espécies mais tóxicas de Sb^{3+}, que matam os amastigotas dentro dos fagolisossomos dos macrófagos. Após a redução, os fármacos parecem interferir no sistema redox da tripanotiona. Sb^{3+} induz um efluxo rápido de tripanotiona e glutationa das células e também inibe a tripanotiona-redutase, causando, assim, uma perda significativa de potencial de redução de tiol nas células (Aronson et al., 2016).

ADME

O fármaco é administrado por via intravenosa ou intramuscular; ele não é ativo por via oral. O agente é absorvido rapidamente e distribuído em um volume aparente de aproximadamente 0,22 L/kg. A eliminação ocorre em duas fases, a primeira com uma $t_{1/2}$ de aproximadamente 2 horas, e a segunda com uma $t_{1/2}$ mais longa (33-76 h). A fase de eliminação terminal prolongada pode refletir a conversão do Sb^{5+} em Sb^{3+} mais tóxico, que se concentra nos tecidos, de onde é liberado lentamente. O fármaco é eliminado na urina (Aronson et al., 2016).

Usos terapêuticos

O ciclo típico é de 20 mg/kg/dia IV por 20 dias para a doença cutânea e por 28 dias para a leishmaniose visceral (Aronson et al., 2020). O aumento da resistência comprometeu bastante a eficácia dos antimoniais, e o *estibogliconato de sódio* agora está obsoleto na Índia. Anteriormente, a *anfotericina B lipossomal* era a alternativa recomendada, porém utiliza-se atualmente um composto eficaz por via oral, a *miltefosina* (Sundar e Chakravarty, 2015). O tratamento intralesional também foi defendido como um método mais seguro e alternativo para o tratamento da doença cutânea (Monge-Maillo e Lopez-Velez, 2013). Os pacientes que respondem mostram melhora clínica em 1 a 2 semanas após o início da terapia. O fármaco pode ser administrado em dias alternados ou por intervalos mais longos caso ocorram reações desfavoráveis em indivíduos especialmente debilitados (Sundar e Chakravarty, 2015). Os pacientes infectados pelo HIV frequentemente sofrem recidiva após a terapia (Sundar, 2015).

Toxicidade e efeitos adversos

Em geral, os esquemas de *estibogliconato de sódio* são tolerados; as reações tóxicas geralmente são reversíveis, e a maior parte desaparece mesmo com a continuação da terapia. Os efeitos adversos incluem pancreatite química em quase todos os pacientes; elevação dos níveis séricos de transaminases hepáticas; supressão da medula óssea evidenciada por diminuição das contagens de eritrócitos, leucócitos e plaquetas; dor muscular e articular; fraqueza e mal-estar; cefaleia; náuseas e dor abdominal; e erupções cutâneas. Já foi descrito o aparecimento de uma polineuropatia reversível. A anemia hemolítica e o dano renal são manifestações raras de toxicidade antimonial, assim como choque e morte súbita (Aronson et al., 2016).

Fexinidazol

O *fexinidazol* é o primeiro tratamento oral para a tripanossomíase do Oeste da África (gambiana) causada por *T. brucei gambiense*, sendo também o primeiro fármaco a ser recomendado para o tratamento dos estágios inicial e avançado (SNC) da doença (Lindner et al., 2020). A eficácia do *fexinidazol* na doença em estágio inicial e avançado reduz a necessidade de punção lombar para o estadiamento da doença, exceto nos casos mais graves de estágio avançado, o que simplifica enormemente o tratamento da TAH. O *fexinidazol* teve uma avaliação positiva da European Medicines Agency em 2018, e foi adicionado à lista de fármacos essenciais da OMS em 2019 (Neau et al., 2020).

Efeitos antitripanossômicos

Mecanismo de ação O *fexinidazol* é um 5-nitroimidazol da mesma classe de fármacos do *nifurtimox*. Esses compostos são profármacos bioativados por uma nitrorredutase tipo 1 (NTR1) de tipo bacteriano em tripanossomatídeos, que usa a NADH como cofator redutor para realizar reações de oxidação de elétrons $2e^-$ (Patterson e Wyllie, 2014). Essa química leva à formação de um aceptor de Michael na forma de nitrila insaturada de cadeia aberta. Acredita-se que a toxicidade celular resulte da interação dessas moléculas reativas com múltiplos alvos na célula, incluindo relatos de modificação do DNA. Esse mecanismo de ativação fornece uma base para a toxicidade seletiva de espécie, visto que não existe nenhum homólogo dessa enzima em mamíferos.

Os parasitas que eram seis vezes mais resistentes ao *fexinidazol* puderam ser selecionados *in vitro*, e essa resistência foi associada a mutações na região flanqueadora 3' do gene *NTR1*, o que levou a uma redução da expressão, enquanto o nocaute de um único alelo NTR1 também levou a uma resistência parcial (Dickie et al., 2020). A superexpressão da NTR de *L. donovani* levou a um aumento de 18 vezes na sensibilidade ao fármaco (Wyllie et al., 2013). Esses estudos mostram a importância da bioativação mediada pela NTR1 no mecanismo de ação dos 5-nitroimidazóis. Os achados de mecanismos comuns de bioativação e de resistência a fármacos para *fexinidazol* e *nifurtimox* ressaltam uma vulnerabilidade na atual estratégia de tratamento. A resistência gerada a um deles no campo por meio de alterações nos níveis de expressão de NTR1 pode levar à resistência clínica a ambos os compostos, colocando em risco ambos os tratamentos de primeira linha para a TAH gambiana.

ADME O *fexinidazol* é administrado por via oral em forma de comprimido; é um fármaco de classe III da Classificação Biofarmacêutica. Estudos farmacocinéticos (Tarral et al., 2014) mostraram que a absorção é rápida, e o composto original é rapidamente metabolizado a sulfóxido ($t_{máx}$ = 2-5 h) e sulfona ($t_{máx}$ = 18-24 h). O estado alimentado aumenta as concentrações plasmáticas ($C_{máx}$ e AUC) do fármaco original e dos dois metabólitos em 4 a 5 vezes. Os dois principais metabólitos (sulfóxido e sulfona) foram observados após administração oral a camundongos e humanos, e os dados farmacocinéticos em ambas as espécies corroboram a conclusão de que eles são responsáveis pela maior parte da morte de tripassomatídeos *in vivo* (Kaiser et al., 2011; Tarral et al., 2014). Nos seres humanos, em condições alimentadas, os dois metabólitos alcançam concentrações plasmáticas máximas e AUC 5 a 7 vezes maiores do que o fármaco original, e os níveis de exposição dos metabólitos são mantidos por um tempo significativamente maior, sendo a exposição mais prolongada proporcionada pela sulfona (Tarral et al., 2014). Não ocorreu acúmulo com múltiplas doses para o fármaco original e o sulfóxido, porém foi observada uma razão de acúmulo de cerca de 7 para a sulfona. A eliminação do *fexinidazol* foi quase totalmente extrarrenal (depuração renal de 1,2-6 mL/h vs. depuração oral de 80 L/h).

Usos terapêuticos

O *fexinidazol* é atualmente o fármaco de escolha recomendado para a TAH gambiana em fase inicial e para a doença não complicada em fase avançada, incluindo em adultos e crianças com 6 anos de idade ou mais e peso de 20 kg ou mais (WHO, 2019). Para crianças que não preenchem esses critérios, a *pentamidina* ainda deve ser usada para a doença em estágio inicial, enquanto a NECT é recomendada para doença em estágio avançado. A NECT também é ainda recomendada para adultos com doença grave em estágio avançado. Um ensaio clínico aberto de não inferioridade de fase II/III foi conduzido com o *fexinidazol* em comparação com a NECT, e o *fexinidazol* foi curativo em 91% dos pacientes em comparação com uma taxa de cura de 98% em pacientes que receberam NECT (Mesu et al., 2018). Estudos de acompanhamento demonstraram uma taxa de sucesso do tratamento de 98,7% na TAH gambiana em estágio inicial para adultos com 15 anos de idade ou mais; a taxa de sucesso em crianças de 6 a 14 anos foi de 97,6% em todos os estágios (Neau et al., 2020). O *fexinidazol* demonstrou inferioridade à NECT (86,9 vs. 98,7%, respectivamente) em adultos com doença meningoencefálica grave em estágio avançado, em que os pacientes apresentaram contagens basais de leucócitos no LCS de 100/μL ou mais. Assim, para pacientes com doença grave em estágio avançado que apresentam contagens de leucócitos acima desse limiar, ou quando a punção lombar não está disponível ou é inconclusiva, recomenda-se a NECT (Lindner et al., 2020; WHO, 2019). Contraindicações adicionais para o tratamento com *fexinidazol* incluem pacientes com risco de prolongamento do intervalo QT ou aqueles com icterícia (WHO, 2019).

A dose de *fexinidazol* em pacientes com 15 anos de idade ou mais (e 35 kg) é de 1.800 mg (3 × 600 mg) nos dias 1 a 4, seguido de 1.200 mg

(2 × 600 mg) nos dias 5 a 10, administrados uma vez ao dia na forma de comprimidos orais de 600 mg, com a dose inicial mais alta para dose de ataque seguida de dose de manutenção mais baixa (WHO, 2019). Para um peso corporal de 20 a 34 kg, a dose de ataque é reduzida para 1.200 mg (2 comprimidos), enquanto a dose na fase de manutenção é de 600 mg (1 comprimido). A dose precisa ser tomada com alimento para aumentar a sua exposição. O efeito do alimento na biodisponibilidade é significativo; se uma dose for tomada na ausência de alimento, ela deve ser considerada como dose omitida.

Toxicidade e efeitos colaterais

Os efeitos colaterais mais comuns relatados no estudo de fase II/III foram do sistema nervoso (cefaleia 35%, tremor 22% e tontura 19%) e distúrbios GI (vômitos 28%, náuseas 26% e diminuição do apetite 21%) (Mesu et al., 2018; Tarral et al., 2014). Os vômitos foram mais frequentes em crianças do que em adultos. Nesse estudo, foram relatados eventos adversos relacionados ao tratamento em uma taxa semelhante para o *fexinidazol* e a NECT (81 vs. 79%), porém a incidência de reações adversas neuropsiquiátricas foi maior para o *fexinidazol* do que para a NECT.

8-Hidroxiquinolinas

As 8-hidroxiquinolinas halogenadas *iodoquinol* (di-iodo-hidroxiquina) e *clioquinol* (iodo-cloridroxiquina) podem ser utilizadas como agentes luminais para eliminar a colonização intestinal por *E. histolytica* e, quando combinadas ao *metronidazol*, para tratar a colite amebiana ou o abscesso hepático amebiano. Devido a seu perfil superior de eventos adversos, a *paromomicina* é preferida como agente luminal para amebíase (Petri et al., 2020). No entanto, o *iodoquinol*, o mais seguro das duas 8-hidroxiquinolinas, está disponível para uso nos Estados Unidos e representa uma alternativa razoável. Quando usado em doses apropriadas (nunca superiores a 2 g/dia) por curtos períodos de tempo (não superiores a 20 dias em adultos), os efeitos adversos são incomuns (Haque et al., 2003). No entanto, o uso desses fármacos em altas doses por longos períodos traz risco significativo. A reação tóxica mais importante, atribuída principalmente ao *clioquinol*, é a neuropatia mielo-óptica subaguda (Meade, 1975). A administração de *iodoquinol* em altas doses a crianças com diarreia crônica está associada a atrofia óptica e perda de visão permanente (Escobedo et al., 2009). A neuropatia periférica é uma manifestação menos grave da neurotoxicidade causada por esses fármacos (Haque et al., 2003). Para adultos, a dose recomendada de *iodoquinol* é de 650 mg por via oral 3 vezes/dia durante 20 dias, enquanto as crianças recebem 30 a 40 mg/kg de peso corporal por via oral divididos em 3 vezes/dia (sem ultrapassar 1,95 g/dia) durante 20 dias (Kimberlin et al., 2018).

Melarsoprol

O *melarsoprol*, apesar de causar encefalopatia muitas vezes fatal em 2 a 10% dos pacientes tratados, é o único fármaco para o tratamento de estágios tardios (SNC) da tripanossomíase do Leste da África, causada por *T. brucei rhodesiense* (Kennedy, 2019). Embora o *melarsoprol* também seja efetivo contra a tripanossomíase do Oeste da África em estágio avançado causada pelo *T. brucei gambiense*, a NECT e o *fexinidazol* tornaram-se os tratamentos de primeira escolha dessa doença (Lindner et al., 2020).

O *melarsoprol* está disponível como uma solução de 3,6% (p/v) em propilenoglicol para administração intravenosa. Nos Estados Unidos, está disponível apenas pelo CDC.

Mecanismo de ação; efeitos antiprotozoários

O *melarsoprol* é metabolizado a ácido melarsênico, o fármaco ativo (Barrett et al., 2007; Barrett e Croft, 2012). Os arsenóxidos reagem ávida e reversivelmente com grupos sulfidrila vicinais e, dessa forma, inativam diversas enzimas. O *melarsoprol* reage com a tripanotiona, o aduto de espermidina e glutationa que substitui a glutationa nesses parasitas. A ligação do *melarsoprol* à tripanotiona resulta em um aduto óxido melarsênico-tripanotiona que inibe a tripsina-redutase. A falha do tratamento devido à resistência dos tripanossomas ao *melarsoprol* aumentou acentuadamente, e algumas das cepas resistentes apresentam sensibilidade de uma ordem de grandeza menor ao fármaco. A resistência ao *melarsoprol* surge devido a defeitos de transporte ligados à proteína formadora de poros aquagliceroporina (Munday et al., 2015).

ADME

O *melarsoprol* é sempre administrado por injeção intravenosa lenta, cuidando-se para evitar o extravasamento para os tecidos circundantes, pois o fármaco é intensamente irritante. O *melarsoprol* é um profármaco que é metabolizado rapidamente (< 30 min) a óxido melarsênico, a forma ativa do fármaco (Barrett et al., 2007; Barrett e Croft, 2012). Os bioensaios mostram que o metabólito ativo apresenta uma $t_{1/2}$ terminal de 43 horas. Uma quantidade pequena, porém terapeuticamente significativa, do fármaco entra no LCS e elimina os tripanossomas que infectam o SNC.

Usos terapêuticos

O *melarsoprol* continua sendo o fármaco recomendado para o tratamento do estágio meningoencefalítico tardio da tripanossomíase do Leste da África (rodesiana), que é quase 100% fatal se não for tratada (Kennedy, 2019). O fármaco também é eficaz no estágio hemolinfático precoce dessas infecções, mas, em razão de sua toxicidade, é reservado para o tratamento das infecções em estágio tardio. Os pacientes infectados por *T. brucei rhodesiense* que recaem após um curso de *melarsoprol* geralmente respondem a um segundo tratamento com o fármaco. O *melarsoprol* também é eficaz contra *T. brucei gambiense* em estágio avançado; entretanto, como tanto o *fexinidazol* quanto a NECT são mais seguros e mais eficazes, o *melarsoprol* não é mais recomendado para essa condição.

A dosagem é de 2,2 mg/kg/dia IV durante 10 dias para *T. brucei gambiense* (Pepin e Mpia, 2006) e *T. brucei rhodesiense* (Kuepfer et al., 2012).

A encefalopatia desenvolve-se mais frequentemente em pacientes com *T. brucei rhodesiense* quando se compara com a infecção por *T. brucei gambiense*. A administração simultânea de *prednisolona* é frequentemente empregada ao longo do curso de tratamento para reduzir a prevalência de encefalopatia.

Toxicidade e efeitos adversos

O tratamento com *melarsoprol* está associado a toxicidade e morbidade significativas (Kennedy, 2019). Uma reação febril ocorre normalmente logo após a injeção do fármaco, especialmente em caso de parasitemia alta. As complicações mais graves envolvem o sistema nervoso. Uma encefalopatia reativa ocorre 9 a 11 dias após o início do tratamento em aproximadamente 5 a 10% dos pacientes, levando cerca de metade destes a óbito. A neuropatia periférica ocorre em aproximadamente 10% dos pacientes que recebem *melarsoprol*. É comum a ocorrência de hipertensão e lesão miocárdica, embora o choque seja raro. A albuminúria ocorre com frequência, e evidências de danos renais ou hepáticos podem necessitar de modificação do tratamento. Vômitos e cólicas abdominais também são comuns, mas sua incidência pode ser reduzida injetando-se *melarsoprol* lentamente em um paciente em jejum e em posição supina.

Precauções e contraindicações

O *melarsoprol* deve ser administrado apenas a pacientes sob supervisão hospitalar. O início do tratamento durante um episódio febril foi associado a uma incidência maior de encefalopatia reativa. A administração de *melarsoprol* a pacientes com hanseníase pode precipitar eritema nodoso. O uso do fármaco é contraindicado durante epidemias de influenza. Reações hemolíticas graves foram descritas em pacientes com deficiência de glicose-6-fosfato-desidrogenase. O fármaco pode ser usado com segurança durante a gravidez.

Metronidazol e tinidazol

O *metronidazol* é ativo *in vitro* contra uma ampla variedade de protozoários parasitas e bactérias anaeróbias. Outros 5-nitroimidazóis região geográfica (Messenger et al., 2015). Na forma crônica da doença, ainda são possíveis curas parasitológicas, embora o fármaco seja menos eficaz do que na fase aguda. Em pacientes com doença de Chagas crônica tratados com 150 mg de *benznidazol* 2 vezes/dia durante 60 dias, 94% permaneceram com reação em cadeia da polimerase negativa depois de 10 meses (Molina et al., 2014a,b). De acordo com as recomendações atuais, é necessário tratar os pacientes com doença aguda ou congênita (Pan American Health Organization, 2019). No caso de pacientes com doença crônica, crianças e mulheres em idade fértil devem ser tratadas (Kimberlin et al., 2018), enquanto não se recomenda o tratamento de adultos com doença crônica e lesão de órgãos específicos (Pan American Health Organization, 2019). A terapia é recomendada para pacientes que irão receber tratamento imunossupressor ou que são HIV-positivos. O tratamento com *nifurtimox* ou *benznidazol* deverá ter início prontamente após a exposição ao risco de infecção por *T. cruzi* em acidentes de laboratório ou por transfusões sanguíneas.

Tanto o *nifurtimox* quanto o *benznidazol* são administrados por via oral nas doses recomendadas por Kimberlin et al. (2018). Para o *nifurtimox*, adultos (> 17 anos de idade) com infecção aguda devem receber 8 a 10 mg/kg/dia em 3 a 4 doses fracionadas durante 90 dias; crianças de 1 a 10 anos devem receber 15 a 20 mg/kg/dia em 3 a 4 doses fracionadas durante 90 dias; para indivíduos de 11 a 16 anos, a dose diária é de 12,5 a 15 mg/kg administrada de acordo com o mesmo esquema.

Para o *benznidazol*, o tratamento recomendado para adultos (> 13 anos de idade) é de 5 a 7 mg/kg/dia em duas doses fracionadas durante 60 dias, enquanto crianças com 2 a 12 anos de idade recebem 5 a 8 mg/kg/dia em duas doses fracionadas durante 60 dias. Todavia, alguns estudos sugeriram que doses totais acima de 300 mg/dia são menos toleradas. Em casos de desconforto gástrico e perda de peso durante o tratamento, a dosagem deverá ser reduzida. A ingestão de álcool deve ser evitada.

Toxicidade e efeitos adversos

Efeitos adversos são comuns e variam desde reações de hipersensibilidade (p. ex., dermatite, febre, icterícia, infiltrados pulmonares e anafilaxia) a complicações dependentes da dose e da idade relacionadas ao trato GI e ao sistema nervoso periférico e SNC (Ribeiro et al., 2012). Náuseas e vômitos são comuns, bem como mialgias e fraqueza. Para o *benznidazol*, o evento adverso mais comum (que ocorre em 30% dos pacientes na primeira semana de tratamento) é a dermatite urticariforme, que pode ser tratada com anti-histamínicos ou corticosteroides. Entretanto, geralmente o tratamento precisa ser interrompido em pacientes que apresentam essa reação. Pode ocorrer supressão da medula óssea no início da terapia, de modo que a contagem de células sanguíneas deve ser obtida a cada 2 a 3 semanas, e o tratamento é interrompido caso a supressão seja observada. A neuropatia periférica e os sintomas GI são especialmente comuns após tratamentos prolongados; essa última complicação pode levar a perda de peso e impedir a continuidade do tratamento. O *benznidazol* deve ser administrado junto com alimentos para minimizar os efeitos GI. Por causa da gravidade da doença de Chagas e da falta de fármacos melhores, há poucas contraindicações absolutas ao uso desses fármacos.

Nitazoxanida

A *nitazoxanida* (*N*-[nitrotiazolil]salicilamida) é um agente antiparasitário sintético oral de amplo espectro (ver Cap. 68). A *nitazoxanida* foi aprovada pela FDA para o tratamento da criptosporidiose e da giardíase em adultos e crianças imunocompetentes (Kimberlin et al., 2018).

Efeitos antimicrobianos

A *nitazoxanida* e seu metabólito ativo, a tizoxanida (desacetilnitazoxanida), inibem o crescimento dos esporozoítos e oocistos de *C. parvum*, bem como os trofozoítos de *G. intestinalis*, *E. histolytica* e *T. vaginalis* in vitro (McCarthy et al., 2020). A *nitazoxanida* também apresenta atividade contra helmintos intestinais (van den Enden, 2009). Embora a *nitazoxanida* seja algumas vezes administrada a pacientes imunocomprometidos e/ou em estado crítico com infecções virais GI, o mecanismo para a eficácia desse fármaco ainda não foi elucidado, e há evidências mínimas para sustentar o seu uso nessas circunstâncias.

Mecanismo de ação

A *nitazoxanida* interfere na reação de transferência de elétrons dependente da enzima PFOR, essencial ao metabolismo anaeróbico em protozoários e espécies bacterianas (Raether e Hanel, 2003).

ADME

Após administração oral, a *nitazoxanida* é rapidamente hidrolisada a seu metabólito ativo, a tizoxanida, que sofre conjugação ao glicuronídeo de tizoxanida. A biodisponibilidade após uma dose oral é excelente, e as concentrações plasmáticas máximas dos metabólitos são detectadas em 1 a 4 horas após a administração. Mais de 99,9% da tizoxanida se encontra ligada às proteínas plasmáticas. A tizoxanida é excretada na urina, bile e fezes; o glicuronídeo de tizoxanida é excretado na urina e na bile (Raether e Hanel, 2003).

Usos terapêuticos

Nos Estados Unidos, a *nitazoxanida* está aprovada para o tratamento da infecção por *G. intestinalis* (eficácia terapêutica de 85-90%) (Nash e Bartlet, 2020) e para o tratamento da diarreia causada por *Cryptosporidium* (eficácia terapêutica de 56-88%) em adultos e crianças de mais de 1 ano de idade (White, 2020). A *nitazoxanida* apresenta eficácia diminuída em pacientes imunocomprometidos com infecção por *Cryptosporidium*, levando ao prolongamento dos ciclos de tratamento (Kimberlin et al., 2018).

Esse fármaco é usado isoladamente para tratar infecções mistas por parasitas intestinais (protozoários e helmintos). A eliminação efetiva dos parasitas após o tratamento com *nitazoxanida* foi demonstrada com *G. intestinalis*, *E. histolytica*, *Blastocystis hominis*, *C. parvum*, *C. cayetanensis*, *I. belli*, *Hymenolepis nana*, *Trichuris trichiura*, *Ascaris lumbricoides* e *Enterobius vermicularis*, embora tenha sido necessário mais de um curso de tratamento em alguns casos. A *nitazoxanida* também tem sido usada no tratamento de infecções por *G. intestinalis* resistentes ao *metronidazol* e ao *albendazol* (McCarthy et al., 2020).

Para tratar a criptosporidiose em crianças com 12 a 47 meses de idade, a dose recomendada é de 100 mg de *nitazoxanida* a cada 12 horas durante 3 dias; para crianças de 4 a 11 anos de idade, a dose é de 200 mg a cada 12 horas durante 3 dias. Dispõe-se também de um comprimido de 500 mg adequado para tratamento de adultos a cada 12 horas durante 3 dias. Os pacientes imunocomprometidos podem necessitar de terapia durante 2 semanas ou mais (Kimberlin et al., 2018; McCarthy et al., 2020).

Toxicidade e efeitos adversos

Os efeitos adversos são raros com o uso da *nitazoxanida*. Pode ser observada uma coloração esverdeada na urina. A *nitazoxanida* geralmente é considerada segura durante a gravidez (anteriormente da categoria B para a gravidez de acordo com a FDA), com base em estudos de teratogenicidade em animais (Anderson e Curran, 2007).

Paromomicina

A *paromomicina* (aminosidina) é um aminoglicosídeo da família da neomicina/canamicina (ver Cap. 59) que é usada como agente oral para o tratamento da infecção por *E. histolytica*, criptosporidiose e giardíase (McCarthy et al., 2020). As formulações tópicas são utilizadas para tratar a tricomoníase e a leishmaniose cutânea; a administração parenteral é utilizada para tratar a leishmaniose visceral, tanto isoladamente quanto em combinação com *compostos de antimônio* (Sundar e Chakravarty, 2015). Entretanto, apenas a *paromomicina* oral está disponível nos Estados Unidos (Kimberlin et al., 2018).

Mecanismo de ação; ADME

A *paromomicina* tem o mesmo mecanismo de ação da *neomicina* e da *canamicina* (ligação à subunidade 30S do ribossomo) e o mesmo espectro de atividade antibacteriana. O fármaco não é absorvido pelo trato GI; assim, as ações de uma dose oral são confinadas ao trato GI, com recuperação de 100% da dose oral nas fezes (Mishra et al., 2007).

Efeitos antimicrobianos

Amebíase A *paromomicina* é o fármaco de escolha para o tratamento da colonização intestinal por *E. histolytica* e é usada em combinação com o *metronidazol* para tratar colite e abscesso hepático amebianos. Os efeitos adversos são raros com o uso oral, mas incluem dores e cólicas abdominais, dor epigástrica, náuseas e vômitos, esteatorreia e diarreia. Foram descritos, em raras ocasiões, exantemas e dores de cabeça. A dosagem para adultos e crianças é de 25 a 35 mg/kg/dia em três doses orais fracionadas (Kimberlin et al., 2018).

Giardíase A *paromomicina* foi recomendada como um tratamento da giardíase quando o *metronidazol* é contraindicado. Ela é usada em mulheres grávidas e em isolados resistentes ao *metronidazol* (Wright et al., 2012).

Pentamidina

A *pentamidina*, uma diamina aromática de carga positiva, é um agente de amplo espectro com atividade contra várias espécies de protozoários patogênicos e alguns fungos. O sal di-isetionato de *pentamidina* é comercializado para injeção ou como aerossol (De et al., 1986; Rex e Stevens, 2014).

$$HN=C(NH_2)-C_6H_4-OCH_2(CH_2)_3CH_2O-C_6H_4-C(NH_2)=NH$$

PENTAMIDINA

Efeitos antiprotozoários e antifúngicos

A *pentamidina* é usada para o tratamento da infecção por *T. brucei gambiense* em estágio inicial, porém é ineficaz no tratamento da doença em estágio avançado e tem eficácia reduzida contra *T. brucei rhodesiense* (Kennedy, 2019; Lindner et al., 2020). O *fexinidazol* substituiu a *pentamidina* como fármaco de primeira linha para a TAH gambiana em estágio inicial, porém a *pentamidina* continua sendo o tratamento de escolha para crianças com menos de 6 anos de idade ou com peso corporal inferior 20 kg, para as quais não se dispõe atualmente de dados suficientes para sustentar o uso de *fexinidazol*.

A *pentamidina* é um agente alternativo para o tratamento da leishmaniose cutânea (Monge-Maillo e Lopez-Velez, 2013). A *pentamidina* é um agente alternativo para o tratamento e a profilaxia da pneumonia causada por *Pneumocystis jirovecii* (PPJ), anteriormente conhecida como pneumonia por *Pneumocystis carinii* (PPC). Ver no Capítulo 61 informações adicionais sobre agentes antifúngicos.

Mecanismos de ação e resistência

O mecanismo de ação das diamidinas é desconhecido. Os compostos exibem efeitos múltiplos em qualquer parasita e atuam por mecanismos distintos em diferentes parasitas. Múltiplos transportadores contribuem para a captação de *pentamidina*. Um único transportador de alta afinidade da família de genes da aquagliceroporina (TbAQP2) é responsável pela resistência cruzada entre *pentamidina* e *melarsoprol* e representa a principal via para a captação de *pentamidina* (Munday et al., 2015).

ADME

O isetionato de *pentamidina* é relativamente bem absorvido a partir dos locais parenterais de administração. Após uma única dose intravenosa, o fármaco desaparece do plasma com uma $t_{1/2}$ aparente de alguns minutos a algumas horas; as concentrações plasmáticas máximas após a injeção intramuscular ocorrem em 1 hora. A $t_{1/2}$ de eliminação é longa (semanas a meses); 70% do fármaco encontra-se ligado às proteínas plasmáticas (Bronner et al., 1995). Esse composto altamente carregado é fracamente absorvido por via oral e não atravessa a barreira hematencefálica, explicando sua ineficácia contra a tripanossomíase tardia.

Usos terapêuticos

Tripanossomíase africana O isetionato de *pentamidina* é usado para o tratamento do *T. brucei gambiense* em estágio inicial em crianças que não preenchem os critérios para tratamento com *fexinidazol* e é administrado por injeção intramuscular ou intravenosa em doses de 4 mg/kg/dia durante 7 dias (Lindner et al., 2020; WHO, 2019).

Leishmaniose A *pentamidina* pode ser usada em doses de 2 a 3 mg/kg IV ou IM diariamente ou em dias alternados por 4 a 7 doses para tratamento da leishmaniose cutânea (Kimberlin et al., 2018). Esse composto representa uma alternativa aos *antimoniais*, formulações lipídicas de *anfotericina B* ou *miltefosina*, mas é, em geral, o menos tolerado (Monge-Maillo e Lopez-Velez, 2013).

Toxicidade e efeitos adversos

Cerca de 50% dos indivíduos que recebem o fármaco nas doses recomendadas apresentam alguns efeitos adversos (Barrett et al., 2007; Barrett e Croft, 2012). A administração intravenosa de pentamidina pode associar-se a hipotensão, taquicardia e cefaleia. Estes efeitos podem ser abrandados reduzindo-se a taxa de infusão. A hipoglicemia, que pode ser fatal, pode ocorrer a qualquer momento durante o tratamento com *pentamidina*. A monitoração cuidadosa da glicemia é essencial. Paradoxalmente, já se observou a ocorrência de pancreatite, hiperglicemia e desenvolvimento de diabetes melito em alguns pacientes. A *pentamidina* é nefrotóxica (cerca de 25% dos pacientes tratados apresentam sinais de disfunção renal) e, se a concentração de creatinina no soro aumentar, poderá ser necessário interromper o fármaco temporariamente ou substituir por um agente alternativo (Rex e Stevens, 2014). Outros efeitos adversos incluem erupções cutâneas, tromboflebite, anemia, neutropenia e elevação das enzimas hepáticas (Salamone e Cunha, 1988). A administração intramuscular de *pentamidina* está associada ao desenvolvimento de abscessos estéreis no local da injeção, que podem ser infectados secundariamente; a maior parte dos especialistas recomenda a administração intravenosa (Cheung et al., 1993).

Suramina

A pesquisa sobre a atividade tripanocida dos corantes *vermelho de tripano*, *azul de tripano* e *violeta de afridol* levou à introdução da *suramina* como tratamento em 1920. Hoje, o fármaco é usado principalmente para o tratamento da tripanossomíase africana em estágio inicial causada por *T. brucei rhodesiense*, embora tenha sido estudada para uma ampla variedade de aplicações (Wiedemar et al., 2020); ela não tem nenhuma utilidade clínica contra a tripanossomíase americana.

A *suramina sódica* é um tripanocida hidrossolúvel; as soluções se degradam rapidamente no ar, e apenas soluções preparadas na hora devem ser utilizadas. Nos Estados Unidos, a *suramina* está disponível apenas junto ao CDC.

Efeitos antiparasitários

A *suramina* é um tripanocida de ação relativamente lenta (> 6 horas *in vitro*) com alta atividade clínica contra *T. brucei gambiense* e *T. brucei rhodesiense*. Seu mecanismo de ação é desconhecido (Wiedemar et al., 2020). A *suramina* inibe muitas enzimas e receptores de tripanossomas e de mamíferos, e a ausência de qualquer resistência de campo significativa sugere múltiplos pontos de ação. A toxicidade seletiva provavelmente resulta da absorção seletiva pelo parasita.

ADME

Como não é absorvida após a ingestão oral, a *suramina* é administrada por via intravenosa para evitar inflamações locais e necrose associadas às injeções subcutâneas ou intramusculares (Kaur et al., 2002). Após sua administração, o fármaco exibe complexa farmacocinética, com notável variação interindividual. A ligação da *suramina* às proteínas séricas alcança 99,7%, e a $t_{1/2}$ de eliminação terminal é de 41 a 78 dias. A *suramina* não é significativamente metabolizada; a depuração renal explica a eliminação de cerca de 80% do composto do organismo. Muito pouco da *suramina* penetra no LCS, o que é consistente com seu caráter polar e a falta de eficácia uma vez que o sistema nervoso central tenha sido invadido por tripanossomas.

Usos terapêuticos

A *suramina* é a terapia de primeira linha para a infecção por *T. brucei rhodesiense* em estágio inicial (Kennedy, 2019). Como apenas pequenas quantidades do fármaco penetram no cérebro, a *suramina* é usada apenas como tratamento para o estágio precoce da tripanossomíase africana (antes do envolvimento do SNC). O tratamento da tripanossomíase africana ativa não deve ser iniciado até 24 horas após a punção lombar diagnóstica a fim de garantir o não envolvimento do SNC, e é necessária cautela se o paciente apresentar oncocercose (cegueira dos rios), pela possibilidade de deflagrar uma reação de Mazzotti (i.e., exantema pruriginoso, febre, mal-estar, tumefação dos linfonodos, eosinofilia, artralgias, taquicardia, hipotensão e cegueira possivelmente permanente). A *suramina* é administrada por injeção intravenosa lenta em solução aquosa a 10%. A dose única normal para adultos com infecção por *T. brucei rhodesiense* é de 1 g. É aconselhável empregar uma dose de teste de 100 mg inicialmente para detectar a sensibilidade, e após a dose normal é administrada por via intravenosa (p. ex., nos dias 1, 3, 5, 14 e 21). A dose pediátrica de teste é de 2 mg/kg, seguida de uma dose de 20 mg/kg administrada de acordo com o mesmo esquema dos adultos. Pacientes em más condições devem ser tratados com doses mais baixas durante a primeira semana. Os pacientes que apresentam recidivas após o tratamento com *suramina* devem ser tratados com *melarsoprol*.

Toxicidade e efeitos adversos

A reação imediata mais grave, que consiste em náuseas, vômitos, choque e perda de consciência, é rara (cerca de 1 em 2.000 pacientes) (Kaur et al., 2002). Mal-estar, náuseas e fadiga são também reações imediatas comuns. O problema mais observado após várias doses de *suramina* é a toxicidade renal, manifestada por albuminúria, e complicações neurológicas tardias, que incluem cefaleia, gosto metálico, parestesias e neuropatia periférica. Em geral, essas complicações desaparecem de forma espontânea, a despeito da manutenção do tratamento. Outras reações menos prevalentes incluem vômitos, diarreia, estomatite, calafrios, dores abdominais e edema. Os pacientes que recebem *suramina* devem ser cuidadosamente acompanhados. O tratamento deve ser interrompido naqueles que exibem intolerância às doses iniciais, e o fármaco deve ser empregado com muita cautela em indivíduos com insuficiência renal.

RESUMO: Agentes antiparasitários – infecções por protozoários diferentes da malária

Fármacos	Usos terapêuticos	Farmacologia clínica e dicas
Amebíase		
Metronidazol	• Colite amebiana e abscesso hepático	• Sempre seguido de um agente luminal • Administrado por via oral: biodisponibilidade de ≥ 80% • Efeitos adversos comuns: cefaleia e gosto metálico • Pode apresentar efeito semelhante ao dissulfiram
Tinidazol	• Colite amebiana e abscesso hepático	• Sempre seguido de um agente luminal
Paromomicina	• Agente luminal (elimina *E. histolytica* do intestino)	• Fármaco de escolha devido aos efeitos adversos das 8-hidroxiquinolinas • Efeitos adversos da paromomicina: GI (náuseas/vômito/diarreia)
Iodoquinol	• Agente luminal	• Usar menos que 2 g/dia por menos de 20 dias para evitar neurotoxicidade
Giardíase		
Metronidazol	• Giardíase	• Protocolo de 5 dias • Não aprovado pela FDA para a giardíase, porém a experiência de longa data sustenta o seu uso
Tinidazol	• Giardíase	• Dose única suficiente
Paromomicina	• Giardíase	• Usada na gravidez
Nitazoxanida	• Giardíase	• Biodisponível por via oral • Pode tratar infecções resistentes • Eventos adversos são raros
Tricomoníase		
Metronidazol	• Tricomoníase	• Fármaco de escolha • 2 g em 1 dose • Em caso de falha, administrar a segunda dose em 4-6 semanas
Tinidazol	• Tricomoníase	• 2 g em 1 dose • Pode ser usada para infecção resistente
Toxoplasmose		
Pirimetamina	• Toxoplasmose aguda ou congênita	• Combinar com sulfadiazina ou clindamicina • Administrar com ácido folínico (leucovorina) • Pode causar supressão da medula óssea
Sulfadiazina	• Toxoplasmose aguda ou congênita	• Combinar com pirimetamina e ácido folínico • Pode levar à supressão da medula óssea
Clindamicina	• Toxoplasmose aguda	• Combinar com pirimetamina • Utilizar se não for possível tolerar a sulfonamida
Espiramicina	• Toxoplasmose aguda durante o início da gravidez	• Previne transmissão fetal • Disponível por meio de um processo de novos fármacos em investigação da FDA
Criptosporidiose		
Nitazoxanida	• Fármaco de escolha para criptosporidiose	• Restaura a função imunológica em pacientes imunocomprometidos

(continua)

RESUMO: Agentes antiparasitários – infecções por protozoários diferentes da malária (*continuação*)

Fármacos	Usos terapêuticos	Farmacologia clínica e dicas
Leishmaniose		
Compostos antimoniais pentavalentes (estibogliconato de sódio)	• Leishmaniose cutânea, mucocutânea • Leishmaniose visceral (não na Índia)	• 20 dias, IV/IM, para doença cutânea • 28 dias, IV/IM, para doença visceral • Efeitos adversos: pancreatite, transaminases hepáticas elevadas, supressão da medula óssea • Pode causar anemia hemolítica e insuficiência renal
Anfotericina B	• Leishmaniose visceral • Agente de segunda escolha para doença cutânea	• Usada para casos resistentes aos antimoniais • Usada durante a gravidez • Efeitos adversos: toxicidade renal, potássio baixo
Miltefosina	• Leishmaniose cutânea • Leishmaniose visceral	• Apenas agente oral para a leishmaniose • Efeitos adversos GI (vômito/diarreia) • Teratogênica: não utilizar durante a gravidez
Tripanossomíase (doença do sono africana)		
Suramina	• *T. brucei rhodesiense* em fase inicial • Agente de segunda linha para *T. brucei gambiense* em estágio inicial (apenas se a pentamidina e o fexinidazol foram contraindicados)	• Reações imediatas: mal-estar, náuseas e fadiga • Efeitos adversos de múltiplas doses: toxicidade renal, complicações neurológicas tardias (cefaleia, gosto metálico, parestesia, neuropatia periférica)
Fexinidazol	• *T. brucei gambiense* em estágio inicial e avançado • Tratamento de primeira linha para a doença em estágio inicial (antes do envolvimento do SNC) • *T. brucei gambiense* em estágio avançado se forem preenchidos os critérios assinalados	• Acrescentado à lista de fármacos essenciais da OMS em 2019 • Recomendado para adultos e crianças ≥ 6 anos de idade e ≥ 20 kg que não podem ser tratados sem punção lombar ou para pacientes com contagens de leucócitos no LCS < 100/μL • Pode ser usado em mulheres grávidas depois do primeiro trimestre • Efeitos adversos mais comuns: vômitos/náuseas, cefaleia, insônia e ansiedade. Esses efeitos adversos foram relatados em uma frequência maior que os da NECT
Pentamidina	• *T. brucei gambiense* em fase inicial **antes do envolvimento do SNC** • Tratamento de segunda escolha após o fexinidazol, exceto em crianças pequenas	• Continua sendo o tratamento de primeira linha para crianças < 6 anos de idade ou peso corporal < 20 kg • Administração IV associada a hipotensão, taquicardia e cefaleia • Ocorre hipoglicemia; monitorar glicose sanguínea • Nefrotóxica, pode levar à insuficiência renal
Terapia combinada nifurtimox-eflornitina (NECT)	• *T. brucei gambiense* em fase avançada • Tratamento de primeira linha para a doença grave em estágio avançado e para outros pacientes que não preenchem os critérios para uso do fexinidazol	• Continua sendo o tratamento de primeira linha para pacientes com doença grave no segundo estágio com contagem de leucócitos no LCS ≥ 100/μL e para pacientes que exigem estratificação por punção lombar que não podem receber NECT ou para os quais os resultados não são confiáveis • Continua sendo o tratamento de primeira linha para crianças < 6 anos de idade ou peso corporal < 20 kg • Exige hospitalização e profissionais de saúde capacitados para a sua administração • Mais segura e eficaz do que melarsoprol ou eflornitina isolados • Efeitos adversos mais comuns: vômitos/náuseas e cefaleia
Melarsoprol	• *T. brucei rhodesiense* em fase avançada • Tratamento de última linha para *T. brucei gambiense* em estágio avançado (apenas se a NECT e o fexinidazol forem contraindicados)	• Encefalopatia fatal: 2-10% dos pacientes • A coadministração com prednisolona pode reduzir a prevalência de encefalopatia
Tripanossomíase – doença de Chagas		
Benznidazol	• Fármaco de escolha para doença de Chagas	• Requer 60 dias de tratamento • Dermatite urticariforme em 30% dos pacientes; a coadministração de anti-histamínicos ou corticosteroides pode ajudar • Mais tolerado por crianças, menos tolerado por adultos > 50 anos • Mais eficaz quando administrado no início do curso da infecção (estágio agudo) • Eficácia na doença de Chagas crônica é menor • Administrar com alimentos para minimizar os efeitos GI • Monitorar as contagens de células sanguíneas
Nifurtimox	• Tratamento alternativo para doença de Chagas	• Requer 60 dias de tratamento • Menos tolerado que o benznidazol

(*continua*)

RESUMO: Agentes antiparasitários – infecções por protozoários diferentes da malária (*continuação*)

Fármacos	Usos terapêuticos	Farmacologia clínica e dicas
Outras infecções por protozoários		
Clindamicina e quinina	• Babesiose grave	• Quinina: monitorar os efeitos cardíacos (intervalo QT prolongado)
Azitromicina e atovaquona	• Babesiose leve a moderada	
Tetraciclina	• Balatinidíase	• Fármaco de escolha
Sulfametoxazol-trimetoprima	• Ciclosporíase, isosporíase	• Fármaco de escolha

Referências

Altcheh J, et al. Population pharmacokinetic study of benznidazole in pediatric Chagas disease suggests efficacy despite lower plasma concentrations than in adults. *PLoS Negl Trop Dis*, **2014**, 8:e2907.

Alvar J, et al. Chemotherapy in the treatment and control of leishmaniasis. *Adv Parasitol*, **2006**, 61:223–274.

Anderson VR, Curran MP. Nitazoxanide: a review of its use in the treatment of gastrointestinal infections. *Drugs*, **2007**, 67:1947–1967.

Aronson N, et al. Diagnosis and treatment of leishmaniasis: clinical practice guidelines by the Infectious Diseases Society of America (IDSA) and the American Society of Tropical Medicine and Hygiene (ASTMH). *Am J Trop Med Hyg*, **2017**, 96:24–45.

Aronson NE, et al. Leishmania species: visceral (kala-azar), cutaneous, and mucosal leishmaniasis. In: Bennett JE, Dolin R, Blaser MJ, eds. *Mandell, Douglas, and Bennett's Principles and Practice of Infectious Diseases*. Elsevier, Philadelphia, PA, **2020**, 3321–3339.

Barrett MP, et al. Human African trypanosomiasis: pharmacological re-engagement with a neglected disease. *Br J Pharmacol*, **2007**, 152:1155–1171.

Barrett MP, Croft SL. Management of trypanosomiasis and leishmaniasis. *Br Med Bull*, **2012**, 104:175–196.

Bern C, et al. Chagas disease in the United States: a public health approach. *Clin Microbiol Rev*, **2019**, 33:e00023-19.

Bronner U, et al. Metabolism is an important route of pentamidine elimination in the rat: disposition of 14C-pentamidine and identification of metabolites in urine using liquid chromatography-tandem mass spectrometry. *Pharmacol Toxicol*, **1995**, 77:114–120.

Burri C, Brun R. Eflornithine for the treatment of human African trypanosomiasis. *Parasitol Res*, **2003**, 90(supp 1):S49–S52.

Chen KT, et al. Outbreak of Stevens-Johnson syndrome/toxic epidermal necrolysis associated with mebendazole and metronidazole use among Filipino laborers in Taiwan. *Am J Public Health*, **2003**, 93:489–492.

Cheung TW, et al. Intramuscular pentamidine for the prevention of *Pneumocystis carinii* pneumonia in patients infected with human immunodeficiency virus. *Clin Infect Dis*, **1993**, 16:22–25.

De NC, et al. Stability of pentamidine isethionate in 5% dextrose and 0.9% sodium chloride injections. *Am J Hosp Pharm*, **1986**, 43:1486–1488.

DeKoning H. The drugs of sleeping sickness: their mechanisms of action and resistance, and a brief history. *Trop Med Infect Dis*, **2020**, 5:14.

Dickie EA, et al. New drugs for human African trypanosomiasis: a twenty first century success story. *Trop Med Infect Dis*, **2020**, 5:29.

Dorlo TP, et al. Miltefosine: a review of its pharmacology and therapeutic efficacy in the treatment of leishmaniasis. *J Antimicrob Chemother*, **2012**, 67:2576–2597.

Dunay IR, et al. Treatment of toxoplasmosis: historical perspective, animal models, and current clinical practice. *Clin Microbiol Rev*, **2018**, 31:e00057-17.

Escobedo AA, et al. Sexual transmission of giardiasis: a neglected route of spread? *Acta Trop*, **2014**, 132:106–111.

Escobedo AA, et al. Treatment of intestinal protozoan infections in children. *Arch Dis Child*, **2009**, 94:478–482.

Fletcher SM, et al. Enteric protozoa in the developed world: a public health perspective. *Clin Microbiol Rev*, **2012**, 25:420–449.

Haque R, et al. Amebiasis. *N Engl J Med*, **2003**, 348:1565–1573.

Hill DR, Nash TE. *Giardia lamblia*. In: Mandell G, Bennett J, Dolin R, eds. *Principles and Practice of Infectious Diseases*. Churchill Livingstone, New York, **2014**.

Hotez PJ, et al. An unfolding tragedy of Chagas disease in North America. *PLoS Negl Trop Dis*, **2013**, 7:e2300.

Jang GR, Harris RZ. Drug interactions involving ethanol and alcoholic beverages. *Expert Opin Drug Metab Toxicol*, **2007**, 3:719–731.

Jeganathan S, et al. The distribution of nifurtimox across the healthy and trypanosome-infected murine blood-brain and blood-cerebrospinal fluid barriers. *J Pharmacol Exp Ther*, **2011**, 336:506–515.

Kaiser M, et al. Antitrypanosomal activity of fexinidazole, a new oral nitroimidazole drug candidate for treatment of sleeping sickness. *Antimicrob Agents Chemother*, **2011**, 55:5602–5608.

Kaur M, et al. Suramin's development: what did we learn? *Invest New Drugs*, **2002**, 20:209–219.

Kennedy PGE. Update on human African trypanosomiasis (sleeping sickness). *J Neurol*, **2019**, 266:2334–2337.

Kieffer F, Wallon M. Congenital toxoplasmosis. *Handb Clin Neurol*, **2013**, 112:1099–1101.

Kimberlin DW, et al. *Red Book: 2018 Report of the Committee on Infectious Diseases*. American Academy of Pediatrics, Itasca, IL, **2018**.

Kissinger P. *Trichomonas vaginalis*: a review of epidemiologic, clinical and treatment issues. *BMC Infect Dis*, **2015**, 15:307.

Kratz JM, et al. Clinical and pharmacological profile of benznidazole for treatment of Chagas disease. *Expert Rev Clin Pharmacol*, **2018**, 11:943–957.

Kuepfer I, et al. Safety and efficacy of the 10-day melarsoprol schedule for the treatment of second stage Rhodesiense sleeping sickness. *PLoS Negl Trop Dis*, **2012**, 6:e1695.

Lamp KC, et al. Pharmacokinetics and pharmacodynamics of the nitroimidazole antimicrobials. *Clin Pharmacokinet*, **1999**, 36:353–373.

Lindner AK, et al. New WHO guidelines for treatment of gambiense human African trypanosomiasis including fexinidazole: substantial changes for clinical practice. *Lancet Infect Dis*, **2020**, 20:e38–e46.

Lofmark S, et al. Metronidazole is still the drug of choice for treatment of anaerobic infections. *Clin Infect Dis*, **2010**, 50(suppl 1):S16–S23.

Marie C, Petri WA Jr. Regulation of virulence of *Entamoeba histolytica*. *Annu Rev Microbiol*, **2014**, 68:493–520.

Martinez V, Caumes E. [Metronidazole]. *Ann Dermatol Venereol*, **2001**, 128:903–909.

McCarthy JS, et al. Drugs for protozoal infections other than malaria. In: Bennett JE, Dolin R, Blaser MJ, eds. *Mandell, Douglas, and Bennett's Principles and Practice of Infectious Diseases*. Elsevier, Philadelphia, PA, **2020**, 535–543.

McIlwee BE, et al. Incidence of endemic human cutaneous leishmaniasis in the United States. *JAMA Dermatol*, **2018**, 154:1032–1039.

Meade TW. Subacute myelo-optic neuropathy and clioquinol. An epidemiological case-history for diagnosis. *Br J Prev Soc Med*, **1975**, 29:157–169.

Meites E. Trichomoniasis: the "neglected" sexually transmitted disease. *Infect Dis Clin North Am*, **2013**, 27:755–764.

Messenger LA, et al. Between a bug and a hard place: *Trypanosoma cruzi* genetic diversity and the clinical outcomes of Chagas disease. *Expert Rev Anti Infect Ther*, **2015**, 13:995–1029.

Mesu V, et al. Oral fexinidazole for late-stage African Trypanosoma brucei gambiense trypanosomiasis: a pivotal multicentre, randomised, non-inferiority trial. *Lancet*, **2018**, 391:144–154.

Meymandi S, et al. Treatment of Chagas Disease in the United States. *Curr Treat Options Infect Dis*, **2018**, 10:373–388.

Miltefosine (Impavido) for leishmaniasis. *Med Lett Drugs Ther*, **2014**, 56:89–90.

Mishra J, et al. Chemotherapy of leishmaniasis: past, present and future. *Curr Med Chem*, **2007**, 14:1153–1169.

Moen MD, et al. Liposomal amphotericin B: a review of its use as empirical therapy in febrile neutropenia and in the treatment of invasive fungal infections. *Drugs*, **2009**, 69:361–392.

Molina I, et al. Randomized trial of posaconazole and benznidazole for chronic Chagas' disease. *N Engl J Med*, **2014a**, 370:1899–1908.

Molina I, et al. Posaconazole versus benznidazole for chronic Chagas' disease. *N Engl J Med*, **2014b**, 371:966.

Monge-Maillo B, Lopez-Velez R. Therapeutic options for old world cutaneous leishmaniasis and new world cutaneous and mucocutaneous leishmaniasis. *Drugs*, **2013**, 73:1889–1920.

Montoya JG, et al. *Toxoplasma gondii*. In: Bennett JE, Dolin R, Blaser MJ, eds. *Mandell, Douglas, and Bennett's Principles and Practice of Infectious Diseases*. Elsevier, Philadelphia, PA, **2020**, 3355–3387.

Morillo CA, et al. Randomized trial of benznidazole for chronic Chagas' cardiomyopathy. *N Engl J Med*, **2015**, 373:1295–1306.

Munday JC, et al. Transport proteins determine drug sensitivity and resistance in a protozoan parasite, *Trypanosoma brucei*. *Front Pharmacol*, **2015**, 6:32.

Muzny CA, Schwebke JR. The clinical spectrum of *Trichomonas vaginalis* infection and challenges to management. *Sex Transm Infect*, **2013**, 89:423–425.

Nash TE, Bartlet LA. *Giardia lamblia*. In: Bennett JE, Dolin R, Blaser MJ, eds. *Mandell, Douglas, and Bennett's Principles and Practice of Infectious Diseases*. Elsevier, Philadelphia, PA, **2020**, 3388–3395.

Neau P, et al. Innovative partnerships for the elimination of Human African Trypanosomiasis and the development of fexinidazole. *Trop Med Infect Dis*, **2020**, 5:17.

Nunes MCP, et al. Chagas cardiomyopathy: an update of current clinical knowledge and management: a scientific statement from the American Heart Association. *Circulation*, **2018**, 138:e169–e209.

Pan American Health Organization (PAHO). *Guidelines for the Diagnosis and Treatment of Chagas Disease*. PAHO, Washington, DC, **2019**.

Patterson S, Wyllie S. Nitro drugs for the treatment of trypanosomatid diseases: past, present, and future prospects. *Trends Parasitol*, **2014**, 30:289–298.

Paulos C, et al. Pharmacokinetics of a nitrofuran compound, nifurtimox, in healthy volunteers. *Int J Clin Pharmacol Ther Toxicol*, **1989**, 27:454–457.

Pepin J, Mpia B. Randomized controlled trial of three regimens of melarsoprol in the treatment of Trypanosoma brucei gambiense trypanosomiasis. *Trans R Soc Trop Med Hyg*, **2006**, 100:437–441.

Petri WA, et al. *Entamoeba* species, including amebic colitis and liver abscess. In: Bennett JE, Dolin R, Blaser MJ, eds. *Mandell, Douglas, and Bennett's Principles and Practice of Infectious Diseases*. Elsevier, Philadelphia, PA, **2020**, 3273–3286.

Phillips MA. Polyamines in protozoan pathogens. *J Biol Chem*, **2018**, 293:18746–18756.

Podinovskaia M, Descoteaux A. Leishmania and the macrophage: a multifaceted interaction. *Future Microbiol*, **2015**, 10:111–129.

Priotto G, et al. Nifurtimox-eflornithine combination therapy for second-stage African *Trypanosoma brucei gambiense* trypanosomiasis: a multicentre, randomised, phase III, non-inferiority trial. *Lancet*, **2009**, 374:56–64.

Priotto S, et al. *Trypanosoma cruzi*: participation of cholesterol and placental alkaline phosphatase in the host cell invasion. *Exp Parasitol*, **2009**, 122:70–73.

Raaflaub J, Ziegler WH. Single-dose pharmacokinetics of the trypanosomicide benznidazole in man. *Arzneimittelforschung*, **1979**, 29:1611–1614.

Raether W, Hanel H. Nitroheterocyclic drugs with broad spectrum activity. *Parasitol Res*, **2003**, 90(supp 1):S19–S39.

Rajapakse S, et al. Antibiotics for human toxoplasmosis: a systematic review of randomized trials. *Pathog Glob Health*, **2013**, 107:162–169.

Ralston KS, Petri WA Jr. Tissue destruction and invasion by *Entamoeba histolytica*. *Trends Parasitol*, **2011**, 27:254–263.

Rex JH, Stevens DA. Drugs active against fungi, pneumocystis, and microsporidia. In: Mandell G, Bennett J, Dolin R, eds. *Principles and Practice of Infectious Diseases*. Churchill Livingstone, New York, **2014**.

Ribeiro AL, et al. Diagnosis and management of Chagas disease and cardiomyopathy. *Nat Rev Cardiol*, **2012**, 9:576–589.

Salamone FR, Cunha BA. Update on pentamidine for the treatment of *Pneumocystis carinii* pneumonia. *Clin Pharm*, **1988**, 7:501–510.

Sanderson L, et al. The blood-brain barrier significantly limits eflornithine entry into *Trypanosoma brucei brucei* infected mouse brain. *J Neurochem*, **2008**, 107:1136–1146.

Schwebke JR, Bachmann LH. *Trichomonas vaginalis*. In: Bennett JE, Dolin R, Blaser MJ, eds. *Mandell, Douglas, and Bennett's Principles and Practice of Infectious Diseases*. Elsevier, Philadelphia, PA, **2020**, 3396–3399.

Soy D, et al. Population pharmacokinetics of benznidazole in adult patients with Chagas disease. *Antimicrob Agents Chemother*, **2015**, 59:3342–3349.

Stanley SL Jr. Amoebiasis. *Lancet*, **2003**, 361:1025–1034.

Suh KN, et al. *Cyclospora cayetanensis*, *Cystoisospora belli*, *Sarcocystis* species, *Balantidium coli*, and *Blastocystis* species. In: Bennett JE, Dolin R, Blaser MJ, eds. *Mandell, Douglas, and Bennett's Principles and Practice of Infectious Diseases*. Elsevier, Philadelphia, PA, **2020**, 3421–3428.

Sundar S, Chakravarty J. Leishmaniasis: an update of current pharmacotherapy. *Expert Opin Pharmacother*, **2013**, 14:53–63.

Sundar S, Chakravarty J. An update on pharmacotherapy for leishmaniasis. *Expert Opin Pharmacother*, **2015**, 16:237–252.

Szumowski SC, Troemel ER. Microsporidia-host interactions. *Curr Opin Microbiol*, **2015**, 26:10–16.

Tarral A, et al. Determination of an optimal dosing regimen for fexinidazole, a novel oral drug for the treatment of human African trypanosomiasis: first-in-human studies. *Clin Pharmacokinet*, **2014**, 53:565–580.

Townson SM, et al. Resistance to the nitroheterocyclic drugs. *Acta Trop*, **1994**, 56:173–194.

van den Enden E. Pharmacotherapy of helminth infection. *Expert Opin Pharmacother*, **2009**, 10:435–451.

van Griensven J, et al. Leishmaniasis in immunosuppressed individuals. *Clin Microbiol Infect*, **2014**, 20:286–299.

Vannier E, Gelfand JA. Babesia species. In: Bennett JE, Dolin R, Blaser MJ, eds. *Mandell, Douglas, and Bennett's Principles and Practice of Infectious Diseases*. Elsevier, Philadelphia, PA, **2020**, 3400–3409.

Wetzel DM, et al. Gliding motility leads to active cellular invasion by *Cryptosporidium parvum* sporozoites. *Infect Immun*, **2005**, 73:5379–5387.

White AC. Cryptosporidiosis (*Cryptosporidium* species). In: Bennett JE, Dolin R, Blaser MJ, eds. *Mandell, Douglas, and Bennett's Principles and Practice of Infectious Diseases*. Elsevier, Philadelphia, PA, **2020**, 3410–3420.

WHO. *WHO Interim Guidelines for the Treatment of Gambiense Human African Trypanosomiasis*. vol. 2021. WHO, Geneva, Switzerland, **2019**.

WHO. Amoebiasis. In: *World Health Organization Fact Sheet*. WHO, Geneva, Switzerland, **2020a**.

WHO. Chagas disease (American trypanosomiasis). In: *World Health Organization Fact Sheet*. vol. 2021. WHO, Geneva, Switzerland, **2020b**.

WHO. Leishmaniasis. In: *World Health Organization Fact Sheet*. WHO, Geneva, Switzerland, **2020c**.

WHO. Trypanosomiasis, human African (sleeping sickness). In: *World Health Organization Fact Sheet*. vol. 2021. WHO, Geneva, Switzerland, **2020d**.

Wiedemar N, et al. 100 years of suramin. *Antimicrob Agents Chemother*, **2020**, 64:e01168-19.

Wilhelm CL, Yarovinsky F. Apicomplexan infections in the gut. *Parasite Immunol*, **2014**, 36:409–420.

Wilkinson SR, et al. Trypanocidal activity of nitroaromatic prodrugs: current treatments and future perspectives. *Curr Top Med Chem*, **2011**, 11:2072–2084.

Woodhall D, et al. Neglected parasitic infections: what every family physician needs to know. *Am Fam Physician*, **2014**, 89:803–811.

Wright SG. Protozoan infections of the gastrointestinal tract. *Infect Dis Clin North Am*, **2012**, 26:323–339.

Wyllie S, et al. Assessing the essentiality of *Leishmania donovani* nitroreductase and its role in nitro drug activation. *Antimicrob Agents Chemother*, **2013**, 57:901–906.

abl: homólogo do oncogene do vírus da leucemia murina de Abelson
ALK: cinase do linfoma anaplásico
bcr: região do grupo de quebra
BRAF: proto-oncogene B-Raf ser/thr-proteína-cinase
CAR T: receptor de antígeno quimérico de células T
CDK: cinase dependente de ciclina
CPNCP: câncer de pulmão não de células pequenas
ctDNA: DNA tumoral mutante circulante
CTLA-4: proteína 4 associada ao linfócito T citotóxico
EGFR: receptor do fator de crescimento epidérmico [HER1, ErbB-1]
FDA: Food and Drug Administration
GI: gastrintestinal
HER2: EGFR 2 humano (ErbB-2)
MCP-1: morte celular programada 1
MHC: complexo de histocompatibilidade principal (proteína)
NCCN: National Comprehensive Cancer Network
SARS-CoV-2: coronavírus 2 associado à síndrome respiratória aguda grave
TMB: carga mutacional tumoral

períodos distintos de atividade específica do ciclo celular das diversas CDK fornecem um desafio para o desenvolvimento de inibidores da CDK. As CDK4/6 tornaram-se alvos atraentes, uma vez que elas controlam a progressão do ciclo celular da fase G_1 para a fase S. A interação da ciclina D com CDK4/6 aumenta a fosforilação e inativação da proteína do retinoblastoma (Rb), seguida da transcrição de fatores que controlam a transição para a fase S. Por conseguinte, a inibição das CDK4/6 irá causar uma parada em G_1 nas células suscetíveis que utilizam essa via. Recentemente, os inibidores de CDK4/6 foram aprovados para o tratamento do câncer de mama (ver Cap. 71).

Devido à importância central do DNA na identidade e funcionalidade de uma célula, mecanismos elaborados ("*checkpoints* do ciclo celular") evoluíram para monitorar a integridade do DNA. Em cada ponto de transição do ciclo celular, proteínas específicas, como p53 e chk-1 e 2, monitoram a integridade do DNA; caso venham a detectar uma lesão do DNA, essas proteínas podem iniciar processos de reparo do DNA ou, na presença de lesão maciça, direcionar as células para a via da morte celular (apoptose). Se uma célula tiver uma função normal dos *checkpoints*, a lesão do DNA induzida por fármacos ativará a apoptose quando a célula alcançar o limite G_1/S ou G_2/M. Em casos de mutação ou de ausência do produto do gene p53 ou de outras proteínas do *checkpoint*, ou se a função dos *checkpoints* falhar, as células lesionadas não serão desviadas para a via da apoptose, mas prosseguirão pela fase S e mitose. As células-filhas irão em seguida emergir como uma subpopulação de células mutantes e potencialmente resistentes a fármacos (ver Fig. 69-3A).

um supressor tumoral designado pela sua massa molecular (*proteína de 16 kDa*) e *i*nibição de CD*K*4. Com frequência, as células tumorais exibem alterações na regulação do ciclo celular, que levam a uma proliferação inexorável (p. ex., mutações ou perda de p16^{INK4A} ou outros componentes inibitórios da denominada via do retinoblastoma, aumento da atividade da ciclina ou CDK).

A família da CDK consiste em mais de 20 serinas/treoninas proteínas-cinases, que estavam entre os primeiros alvos investigados para o tratamento do câncer. Entretanto, diferentes seletividades teciduais e

Evolução do câncer e descoberta de fármacos

A rápida aquisição de conhecimentos sobre a biologia do câncer e a capacidade de analisar alterações do genoma do câncer em milhares de

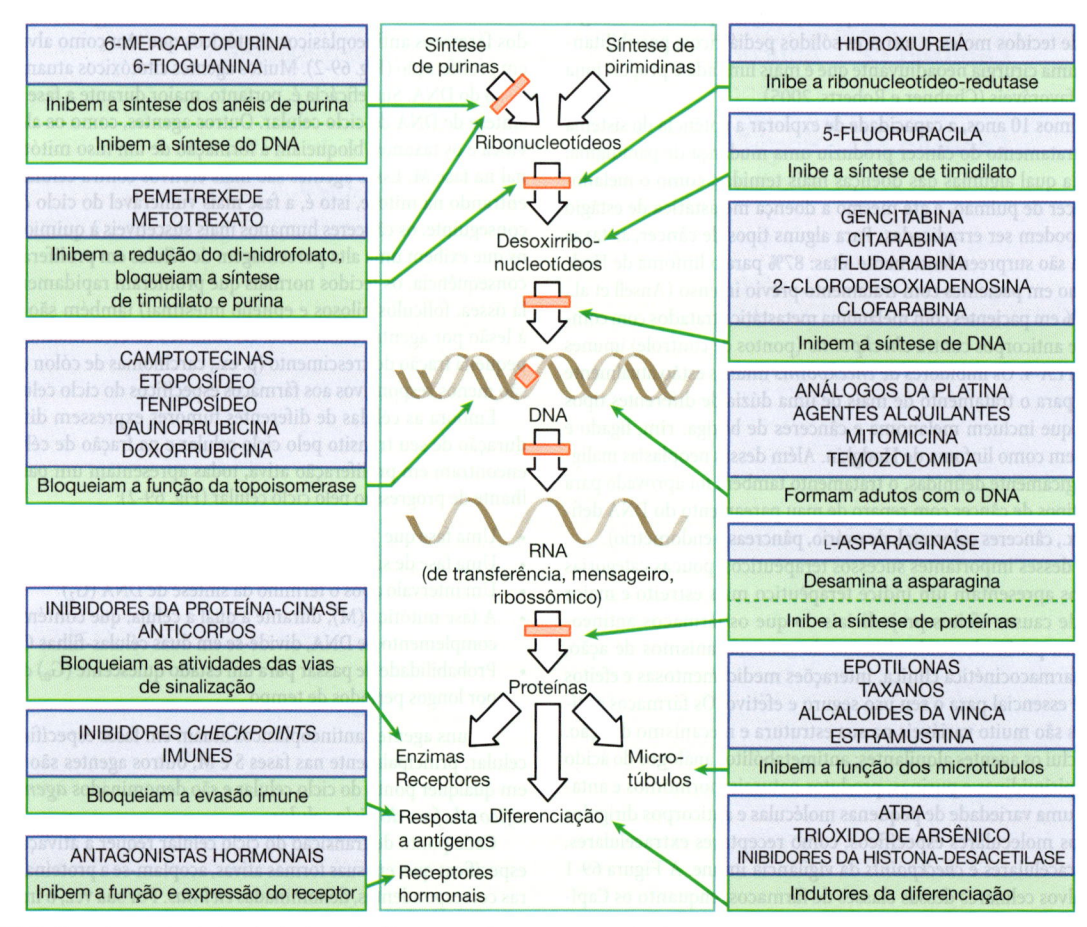

Figura 69-1 *Mecanismos e locais de ação de alguns dos fármacos usados no tratamento do câncer.*

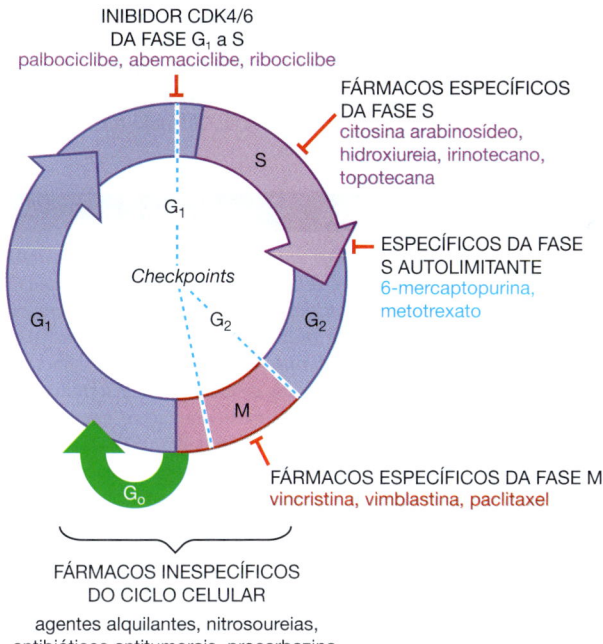

Figura 69-2 *Especificidade dos fármacos usados no tratamento do câncer em relação ao ciclo celular.*

constituem um grupo altamente diversificado de doenças, que variam até mesmo dentro de classificações definidas, como órgão de origem (pulmão, mama, próstata, cólon, etc.), histologia ou marcadores moleculares. Além disso, a população de células tumorais que constitui um determinado câncer por ocasião do diagnóstico evoluiu ao longo de muitos anos a partir de algumas células precursoras que acumularam mutações com o passar do tempo, gerando heterogeneidade dentro do tumor primário e em locais metastáticos (Fig. 69-3).

As lesões cancerosas clinicamente detectáveis representam aproximadamente 1 g de tecido tumoral ou 10^9 células e podem conter numerosas subpopulações e uma grande variedade de alterações genéticas (ver legenda da Fig. 69-3). A evolução dinâmica dos genomas cancerosos individuais e as implicações para o desenvolvimento de terapias foram estabelecidas a partir de análises de amostras de diversos tipos de câncer (Yates e Campbell, 2012). Essa dinâmica foi exemplificada em uma análise detalhada de uma série de múltiplas biópsias paralelas obtidas de diferentes locais em pacientes com melanoma metastático durante o tratamento com inibidores do BRAF. A análise genômica das biópsias revelou arquiteturas de ramificação evolutivas complexas e distintas, devido à seleção de subpopulações resistentes a fármacos durante o tratamento (Shi et al., 2014).

Todavia, em muitos tumores, a proliferação e a sobrevida da maioria das subpopulações dependem da atividade constitutiva compartilhada (ancestral) de uma única via de fatores de crescimento ou a denominada adição de oncogenes. A inibição dessa via leva à morte celular das populações sensíveis. Assim, o *imatinibe* ataca a translocação *bcr-abl* singular e específica na leucemia mielocítica crônica. O *imatinibe* também inibe a *c-kit* e produz controle prolongado de tumores de estroma GI, que expressam uma forma de *c-kit* com mutação e constitutivamente ativada. Os anticorpos monoclonais inibem efetivamente antígenos associados a tumores, como o receptor *HER2* amplificado em células de câncer de mama (Slamon et al., 2001). Os inibidores da proteína-cinase direcionados para EGFR mutante ou ALK mutante no câncer de pulmão melhoram os resultados da doença em comparação com o uso da quimioterapia convencional.

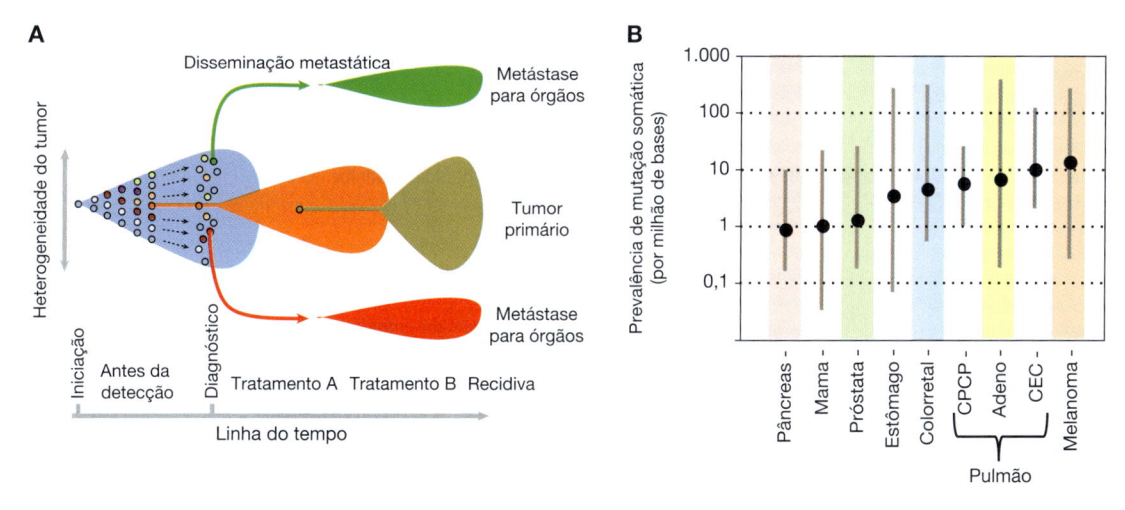

amostras de pacientes levaram a uma melhor compreensão da evolução molecular do câncer e à descoberta de alvos específicos do câncer para fármacos: receptores de fatores de crescimento, vias de sinalização intracelulares, processos epigenéticos, vascularidade dos tumores, defeitos no reparo do DNA, vias de morte celular e mecanismos de escape imune (Hanahan e Weinberg, 2011). As neoplasias malignas humanas

Figura 69-3 *Evolução da resistência ao tratamento; carga mutacional dos cânceres humanos.* **A.** *Resistência ao tratamento.* Os cânceres acumulam mutações durante a sua evolução. Subpopulações de células cancerosas são selecionadas com base na sua capacidade de crescimento, adaptação ao microambiente tumoral no local primário ou metastático e evasão da vigilância imune. O tratamento farmacológico contribui com uma pressão evolutiva e seleciona subpopulações resistentes. Os pontos com cores diferentes indicam subpopulações tumorais com diferentes constituições genéticas ou epigenéticas. **B.** *Carga mutacional.* Os dados são valores medianos ± a faixa observada de números de mutações somáticas por milhão de bases em alguns tipos principais de câncer. Observe que o eixo das ordenadas é uma escala logarítmica. Em 7.042 amostras de câncer, foram detectadas entre 100 e 1.000.000 de mutações por amostra de tumor, com uma faixa de 30 a 1.000 vezes entre amostras individuais de um único tipo de câncer (ver dados originais em Alexandrov et al., 2013). Uma TMB de 10 mutações somáticas por megabase (= 30.000 mutações no genoma humano de 3×10^9 pares de bases) resulta em aproximadamente 150 mutações em sequências de aminoácidos passíveis de alterar a função das proteínas, a sensibilidade a fármacos e a antigenicidade. Em muitos tipos de câncer, uma maior TMB está associada a uma menor sobrevida. Por outro lado, a formação de neoantígenos específicos tumorais devido a mutações do DNA permite ao sistema imune distinguir entre células tumorais e células normais e contribui para a eficácia da imunoterapia do câncer (Schumacher e Schreiber, 2015). Por conseguinte, em pacientes tratados com inibidores de *checkpoints* imunes, uma maior TMB está associada a uma sobrevida mais longa. Adeno, adenocarcinoma; CEC, carcinoma espinocelular; CPCP, câncer de pulmão de células pequenas.

Esses exemplos ressaltam que os novos conhecimentos da biologia do câncer resultarão em estratégias novas para a descoberta e o desenvolvimento de fármacos e em avanços no tratamento dos pacientes. Uma resposta ao paradigma da adição de oncogenes foi a de agrupar os cânceres com base nas suas vulnerabilidades compartilhadas e incluir pacientes nos denominados *basket trials**, que avaliam um fármaco com base no seu alvo, e não com base em entidades mórbidas específicas, e que consideram a sensibilidade e a resistência aos tratamentos nesse contexto.

Entretanto, em um futuro previsível, os fármacos direcionados para alvos e os agentes citotóxicos continuarão a ser usados em combinação. Por exemplo, os agentes citotóxicos em combinação com anticorpos monoclonais, como *trastuzumabe* ou *bevacizumabe*, melhoram a eficácia. Ao mesmo tempo, as toxicidades dos agentes citotóxicos tornaram-se mais controláveis com o desenvolvimento de fármacos antieméticos mais apropriados (ver Cap. 54) e com o fator de estimulação de colônias de granulócitos para restaurar a função da medula óssea (ver Caps. 45 e 71).

Por fim, os fármacos dirigidos para alvos estão ajudando a vencer a resistência aos agentes quimioterápicos por meio de normalização do fluxo sanguíneo, promoção da apoptose e inibição de sinais das vias de fatores de crescimento para a sobrevida. A angiogênese tumoral leva a um aumento da pressão intersticial e diminui a liberação de fármacos nas células tumorais; os inibidores da angiogênese (p. ex., *bevacizumabe*) normalizam o fluxo sanguíneo e a pressão intersticial, melhoram a liberação do fármaco e, dessa maneira, podem atuar de modo sinérgico com os agentes citotóxicos no tratamento dos cânceres de pulmão, cólon e outros cânceres. Acredita-se também que a combinação de agentes citotóxicos ou inibidores de vias possa induzir a morte das células tumorais e a liberação de antígenos, aumentando, assim, as respostas aos inibidores dos *checkpoints* imunes ou outros moduladores imunes.

*N. de R.T. Testa o efeito de um só fármaco em uma única mutação em diferentes tipos de tumor.

Esse conceito faz parte de uma recomendação para o tratamento de pacientes com melanoma (Kaufman et al., 2013) e deve ser relevante para uma variedade de tipos de câncer (Sharma e Allison, 2015). O desenvolvimento contínuo de fármacos ativadores e inibitórios para vias adicionais de *checkpoints* imunes (Anderson et al., 2016) irá fornecer novas opções para combinações de fármacos.

Resistência a fármacos

A resistência a fármacos continua sendo um grande obstáculo ao tratamento bem-sucedido do câncer. A resistência resulta de uma variedade de alterações moleculares adquiridas durante a evolução de determinado câncer, que podem derrubar os tratamentos mais bem planejados. Os mecanismos de resistência a fármacos incluem absorção e liberação inadequadas do fármaco; variabilidade geneticamente determinada no transporte, ativação e depuração do fármaco; e mutações, amplificações ou deleções nos alvos dos fármacos (Holohan et al., 2013). Os processos de resistência são mais bem compreendidos para os fármacos direcionados para alvos. Os tumores que desenvolvem resistência a inibidores do *bcr-abl* e a inibidores do EGFR normalmente expressam mutações na enzima-alvo. Existem células que exibem mutações de resistência a fármacos no tumor do paciente antes do tratamento farmacológico, e essas células são selecionadas com a exposição ao fármaco (ver Fig. 69-3A). Pode ocorrer resistência a inibidores do EGFR através da expressão de um receptor alternativo, *c-met*, que transpõe o bloqueio do EGFR e estimula a proliferação (Engelman et al., 2007). Os defeitos no reconhecimento de quebras do DNA e a hiperexpressão de enzimas de reparo específicas podem contribuir para a resistência a agentes citotóxicos, e a perda das vias apoptóticas pode levar a uma resistência a agentes tanto citotóxicos quanto direcionados para alvos.

A resistência a fármacos inibitórios dos *checkpoints* imunes parece seguir padrões que diferem daqueles de outros fármacos

TABELA 69-1 ■ TESTES DIAGNÓSTICOS DE AMOSTRAS DE CÂNCER PARA ORIENTAR AS DECISÕES QUANTO AO TRATAMENTO

MARCADOR MOLECULAR INDIVIDUAL (*DNA, mRNA*, PROTEÍNA)	ALVO: fármacos	INDICAÇÃO PARA CÂNCER	CAPÍTULO
Translocação da *ALK*	ALK: alectinibe, ceritinibe, crizotinibe	CPNCP	71
Mutação *BRAF* V600	BRAF: dabrafenibe, vemurafenibe	Melanoma	71
Mutação *BRAF* V600	MEK: trametinibe	Melanoma	71
Mutação *BRCA*	PARP: olaparibe, rucaparibe, talazoparibe	Mama, Ovário, Pâncreas, Próstata	71
Deleção de *EGFR* do éxon 19 ou mutação de L858R[a]	EGFR: afatinibe, dacomitinibe, erlotinibe, gefitinibe	CPNCP	71
Mutação *EGFR* T790M[a]	EGFR: osimertinibe	CPNCP	71
Expressão do ER	Antiestrogênios (tamoxifeno, raloxifeno, fulvestranto) ou inibidores da aromatase (anastrozol, letrozol, exemestano)	Mama	73
Amplificação de *HER2*; Hiperexpressão de HER2	HER2: trastuzumabe, ado-trastuzumabe entansina, pertuzumabe	Mama, Gástrico	71
Tipo selvagem *KRAS*	EGFR: cetuximabe, panitumumabe	Colorretal	71
Expressão de MCP-L1	MCP-1, MCP-L1: pembrolizumabe	CPNCP, etc.	72
Painéis de marcadores			
MSI-H (instabilidade de microssatélite alta) ou dMMR (reparo de mau pareamento deficiente)	MCP-1: pembrolizumabe	Tumores sólidos	72
TMB > 10 mutações de DNA por milhão de bases[b]	MCP-1: pembrolizumabe	Tumores sólidos	72
Expressão do mRNA de um painel de genes (escore de risco de recorrência)	Quimioterapia	Mama	73
Sequenciamento do DNA de Nova Geração de amostra de tumor para a presença de variantes gênicas (substituição, inserção, deleção), número de cópias, rearranjo	Os genes sequenciados incluem os alvos anteriormente citados e suas alterações. Os respectivos fármacos estão listados acima.	Tumores sólidos	71

ER, receptor de estrogênio; MCP-L1, ligante 1 de morte celular programada; MEK, proteína-cinase-cinase ativada por mitógeno; PARP, poli(ADP-ribose)-polimerase.
Testes aprovados pela FDA continuamente atualizados: www.fda.gov "List of cleared or approved companion diagnostic devices." (Acessado em 19 de março de 2022.)
[a]Também detectável como ctDNA em amostras de sangue.
[b]Ver Figura 69-3.

antineoplásicos, conforme evidenciado pela sua eficácia em alguns pacientes com tratamento prévio intenso. Uma variável tumoral reconhecida de sensibilidade ao tratamento é a faixa > 30 vezes maior da TMB entre amostras de determinado tipo de câncer em pacientes (Fig. 69-3). A TMB é, portanto, usada como marcador para avaliar a probabilidade de resposta ou de resistência à imunoterapia (Tab. 69-1). Surpreendentemente, foi constatado que a composição do microbioma intestinal e as alterações causadas pelo tratamento com antibióticos estão relacionadas com a resposta de diferentes tipos de câncer a fármacos inibidores de *checkpoints* imunes, sugerindo uma vulnerabilidade potencial (Finlay et al., 2020; ver também Cap. 6). Com efeito, estudos recentes em pacientes com melanoma sugerem que o transplante de microbiota fecal de doadores apropriados pode superar a resistência à imunoterapia (Woelk e Snyder, 2021). Um grande desafio na imunoterapia é a pouca previsibilidade em pacientes individuais das respostas imunes que governam o sucesso do tratamento. As vacinas à base de mRNA que contêm as sequências codificadoras de mutações antigênicas detectadas em determinado tumor constituem a abordagem mais recentemente desenvolvida para induzir uma resposta imune e intensificar a eficácia dos tratamentos com inibidores do *checkpoint* imune (Sahin e Türeci, 2018; Sahin et al., 2020). Convém ressaltar que essa abordagem com vacinas à base de mRNA também foi usada para desenvolver as primeiras vacinas bem-sucedidas contra o SARS-CoV-2 (Covid-19).

Por fim, as células T que possuem CAR podem ser direcionadas contra células cancerosas que expressam antígenos específicos. Os CAR são elaborados para conter um domínio de reconhecimento do antígeno de um anticorpo monoclonal na porção extracelular e domínios de sinalização intracelulares, capazes de ativar as células T independentemente da via fisiológica de apresentação do antígeno por uma molécula MHC (ver Figs. 72-6, 38-2 e 38-4). As células T CAR com alvo CD19 alcançaram uma taxa de resposta de 70 a 90% em pacientes com leucemia de células B previamente tratada e em recidiva (Khalil et al., 2016), indicando uma falta de resistência cruzada com terapias convencionais. Esse resultado é consistente com a necessidade de terapias de combinação efetivas, isto é, mecanismos complementares de ação, sem superposição de toxicidades significativas. Combinações de terapias imunomoduladoras com fármacos direcionados para alvos e agentes citotóxicos estão sendo atualmente avaliadas em ensaios clínicos nacionais e internacionais para gerar combinações de tratamento eficazes (Hughes et al., 2016).

Testes moleculares para a seleção de fármacos apropriados

Os ensaios clínicos e os tratamentos de pacientes empregam cada vez mais os resultados de análise de biomarcadores para identificar pacientes que provavelmente irão se beneficiar de tratamentos específicos, bem como indivíduos com maior risco de toxicidade. Alguns dos testes foram aprovados pela FDA como "diagnósticos complementares" em associação a terapias farmacológicas específicas (ver Tab. 69-1). A realização de testes antes do tratamento em amostras de tumor constitui uma prática-padrão na seleção de pacientes para a terapia anti-hormonal do câncer de mama e para o tratamento com anticorpos, como *trastuzumabe* (anti-HER2). A detecção de uma mutação do gene *KRAS* indica que o tumor em um paciente com câncer colorretal não irá responder a anticorpos anti-EGFR; em pacientes com câncer de pulmão e mutações do EGFR, o tratamento com *erlotinibe, gefitinibe* ou *afatinibe* resulta em uma taxa de resposta de 70%, e, em pacientes com translocações de ALK, as taxas de resposta são semelhantes para o tratamento com os inibidores de ALK, *crizotinibe* e *ceritinibe*. Uma mutação *gatekeeper* T790M no EGFR (Kobayashi et al., 2005) responde por cerca de 60% da resistência adquirida a inibidores de primeira e de segunda gerações, porém é sensível ao *osimertinibe*, um inibidor do EGFR de terceira geração (Thomas et al., 2015). Em geral, a introdução da análise molecular e a escolha apropriada de inibidores direcionados para alvos no tratamento do CPNCP aumentaram a sobrevida mediana de pacientes de menos de 1 ano para mais de 3 anos e a taxa de resposta de 30 para 80% (Ke e Wu, 2016).

A ocorrência de diferenças herdadas em polimorfismos de sequência de proteínas ou nos níveis de expressão do RNA também pode influenciar a toxicidade e a resposta a agentes antitumorais. Por exemplo, as repetições em série na região promotora do gene que codifica a timidilato-sintase, o alvo da *5-fluoruracila*, determinam o nível de expressão da enzima. A presença de números aumentados de repetições está associada a um aumento da expressão gênica, menor incidência de toxicidade e diminuição da taxa de resposta em pacientes com câncer colorretal (Pullarkat et al., 2001). Os polimorfismos do gene da di-hidropirimidina-desidrogenase, cujo produto é responsável pela degradação da *5-fluoruracila*, estão associados a uma redução da atividade enzimática e a um risco significativo de toxicidade farmacológica maciça, particularmente nos raros casos de homozigotos para os genes polimórficos (Van Kuilenburg et al., 2002).

O perfil de expressão gênica, em que os níveis de RNA mensageiro de milhares de genes são pesquisados, utilizando séries de genes, revelou perfis tumorais que estão altamente associados a resultados precários e que justificam o uso de quimioterapia adjuvante (Sotiriou e Pusztai, 2009). Como alternativa a essa ampla análise, pequenos conjuntos de genes informativos podem ser identificados e utilizados clinicamente. Um exemplo é um conjunto de 21 genes usado na análise de amostras de pacientes com câncer de mama no estágio inicial. Com base na associação conhecida entre o padrão de expressão dos 21 genes e os resultados da doença, a análise de amostras de pacientes pode prever o risco de recidiva da doença. Por conseguinte, é possível identificar os pacientes de alto risco que irão se beneficiar da quimioterapia adjuvante (Paik et al., 2004).

Análise molecular e heterogeneidade dos tumores

Uma das ressalvas às conclusões formuladas a partir da análise molecular de amostras de tecido tumoral é a evolução dinâmica dos cânceres anteriormente assinalada (ver Fig. 69-3). Mutações clinicamente importantes em subclones podem ser omitidas, devido a uma coleta de amostras geograficamente inadequada e podem fornecer uma orientação errada sobre as decisões de tratamento. As respostas ao tratamento de diferentes subpopulações em um tumor ou em diferentes lesões metastáticas representam outro desafio e a obtenção de biópsias de tecido de múltiplos locais (Shi et al., 2014). A análise molecular de amostras de sangue com coleta seriada ("biópsias líquidas") proporciona uma abordagem alternativa para o monitoramento do tratamento.

Biópsias líquidas

Os avanços tecnológicos mais recentes tornaram possível o sequenciamento e a quantificação do ctDNA em amostras de sangue de pacientes com câncer ("biópsias líquidas") conforme demonstrado pela abundância variável do *KRAS* mutante durante o tratamento de câncer de cólon (Diehl et al., 2008). A análise do ctDNA também mostrou que, durante a terapia antiestrogênica do câncer de mama, o aparecimento do receptor de estrogênio mutante coincide com a resistência subsequente ao tratamento com inibidores da aromatase (Schiavon et al., 2015). Além disso, o DNA *KRAS* mutante na circulação aumentou durante o tratamento de pacientes com câncer de cólon com anticorpos anti-EGFR, porém surpreendentemente retornou a valores basais após a interrupção do tratamento. Essa observação demonstra a evolução dinâmica de subpopulações cancerosas durante o tratamento farmacológico, conforme indicado na Figura 69-3 (Siravegna et al., 2015). Como resultado desses avanços tecnológicos, a FDA aprovou um teste para determinar a presença de DNA *EGFR* mutante em amostras de sangue de pacientes CPNCP, de modo a selecionar candidatos ao tratamento com *erlotinibe* ou com *osimertinibe* e, dessa maneira, prescindir da necessidade de biópsia tecidual. A incorporação das biópsias líquidas no monitoramento do tratamento poderá proporcionar um entendimento molecular adicional da eficácia dos fármacos e efeitos adversos e revelar o início da resistência a determinado tratamento escolhido (Kilgour et al., 2020).

Obtenção da integração e eficácia terapêuticas

O benefício clínico dos agentes citotóxicos tem sido principalmente medido por avaliação radiológica dos efeitos farmacológicos sobre o tamanho do tumor. Entretanto, os agentes direcionados para alvos podem apenas retardar ou interromper o crescimento do tumor, de modo que seus efeitos podem ser medidos na avaliação do tempo levado para a progressão da doença; entretanto, para alguns inibidores dos *checkpoints* imunes, as lesões tumorais inicialmente podem aumentar de tamanho, devido à infiltração linfocitária citotóxica, constituindo a denominada pseudoprogressão. Por conseguinte, um dos grandes desafios é avaliar a eficácia e ajustar os esquemas farmacológicos de modo a obter um resultado terapêutico, porém sem toxicidade. O tratamento de pacientes com câncer exige uma interdigitação habilidosa entre a farmacoterapia e outras modalidades de tratamento (p. ex., cirurgia e irradiação). Cada modalidade de tratamento apresenta seus próprios riscos e benefícios, com o potencial de interações tanto antagonistas quanto sinérgicas entre as modalidades, particularmente entre fármacos e irradiação.

As características individuais do paciente determinam a escolha das modalidades. Nem todos os pacientes conseguem tolerar os fármacos de primeira escolha, e nem todos os esquemas farmacológicos são apropriados para determinado paciente. As funções renal e hepática, a reserva da medula óssea, o estado físico geral e os problemas clínicos concomitantes devem ser todos considerados na realização de um plano terapêutico. Outras considerações menos quantificáveis entram na equação, como a história natural do tumor, a disposição do paciente a enfrentar tratamentos difíceis e potencialmente perigosos e a tolerância física e emocional do paciente quanto aos efeitos adversos, com o objetivo de atingir um equilíbrio entre os prováveis ganhos e riscos em longo prazo para cada paciente. Em particular, os efeitos adversos em longo prazo dos agentes citotóxicos têm sido relacionados com a indução da senescência celular em diferentes órgãos, que se assemelha a sintomas de envelhecimento prematuro e pode afetar adversamente a função orgânica e o bem-estar geral de pacientes muito tempo depois do término dos tratamentos (Childs et al., 2015; Couzin-Frankel, 2019). A escolha do esquema de tratamento deve considerar todos esses aspectos. Por fim, em pacientes terminais, as escolhas do tratamento precisam ser consideradas cuidadosamente; o tempo máximo e a qualidade máxima de vida podem ser obtidos com cuidados paliativos e podem reduzir a necessidade de quimioterapia (Temel et al., 2010).

Nota de precaução

Embora os avanços na descoberta de fármacos e no perfil molecular de tumores representem uma grande promessa para melhorar os resultados do tratamento do câncer, uma nota final de precaução acerca de todos os esquemas de tratamento merece ênfase. *A farmacocinética e as toxicidades dos agentes antineoplásicos variam entre pacientes.* É imperativo *reconhecer precocemente os efeitos tóxicos*, alterar as doses ou *interromper o fármaco agressor* para aliviar os sintomas e reduzir os riscos, além de *proporcionar cuidados de suporte vigorosos.* As toxicidades que afetam o coração, os pulmões, o sistema nervoso ou os rins podem ser irreversíveis se forem reconhecidas em uma fase tardia de sua evolução, levando ao dano orgânico permanente ou à morte. Felizmente, essas toxicidades podem ser minimizadas com o reconhecimento precoce e a adesão aos protocolos padronizados e diretrizes para uso dos fármacos.

NOTA SOBRE OS ESQUEMAS DE TRATAMENTO

As mudanças observadas nos esquemas de tratamento para o câncer refletem os contínuos avanços da ciência básica e clínica: novos fármacos, tanto moléculas pequenas quanto agentes biológicos; métodos aperfeiçoados de direcionamento e momento mais apropriado de fornecimento dos fármacos; agentes com alterações nas propriedades farmacocinéticas e seletividade; uso de combinações racionais de múltiplos fármacos; e maiores conhecimentos da biologia celular básica da tumorigênese, metástases e função imunológica, entre outros avanços. Em consequência, este capítulo e os quatro que se seguem apresentam relativamente poucos esquemas de tratamento detalhados; preferimos encaminhar o leitor a fontes *online* da FDA e da NCCN. A Tabela 71-1 fornece dois exemplos de esquemas terapêuticos que ilustram a complexidade da atual terapia farmacológica do câncer.

Agradecimento: Paul Calabresi e Bruce A. Chabner foram autores deste capítulo em edições anteriores. Parte de seus textos foi mantida aqui.

Referências

Alexandrov LB, et al. Signatures of mutational processes in human cancer. *Nature*, **2013**, *500*:415–421.

Anderson AC, et al. Lag-3, Tim-3, and TIGIT: co-inhibitory receptors with specialized functions in immune regulation. *Immunity*, **2016**, *44*:989–1004.

Ansell SM, et al. PD-1 blockade with nivolumab in relapsed or refractory Hodgkin's lymphoma. *N Engl J Med*, **2015**, *372*:311–319.

Chabner BA, Roberts TG. Timeline: chemotherapy and the war on cancer. *Nat Rev Cancer*, **2005**, *5*:69–72.

Childs BG, et al. Cellular senescence in aging and age-related disease: from mechanisms to therapy. *Nat Med*, **2015**, *21*:1424–1435.

Couzin-Frankel J. Beyond survival. *Science*, **2019**, *363*:1166–1169.

Diehl F, et al. Circulating mutant DNA to assess tumor dynamics. *Nat Med*, **2008**, *14*:985–990.

Engelman JA, et al. MET amplification leads to gefitinib resistance in lung cancer by activating ERBB3 signaling. *Science*, **2007**, *316*:1039–1043.

Finlay BB, et al. Can we harness the microbiota to enhance the efficacy of cancer immunotherapy? *Nat Rev Immunol*, **2020**, *20*:522–528.

Hanahan D, Weinberg RA. Hallmarks of cancer: the next generation. *Cell*, **2011**, *144*:646–674.

Holohan C, et al. Cancer drug resistance: an evolving paradigm. *Nat Rev Cancer*, **2013**, *13*:714–726.

Hughes PE, et al. Targeted therapy and checkpoint immunotherapy combinations for the treatment of cancer. *Trends Immunol*, **2016**, *37*:462–476.

Kaufman HL, et al. The Society for Immunotherapy of Cancer consensus statement on tumour immunotherapy for the treatment of cutaneous melanoma. *Nat Rev Clin Oncol*, **2013**, *10*:588–598.

Ke EE, Wu YL. EGFR as a pharmacological target in EGFR-mutant non-small-cell lung cancer: where do we stand now? *Trends Pharmacol Sci*, **2016**, *37*:887–903.

Khalil DN, et al. The future of cancer treatment: immunomodulation, CARs and combination immunotherapy. *Nat Rev Clin Oncol*, **2016**, *13*:273–290.

Kilgour E, et al. Liquid biopsy-based biomarkers of treatment response and resistance. *Cancer Cell*, **2020**, *37*:485–495.

Kobayashi S, et al. EGFR mutation and resistance of non-small-cell lung cancer to gefitinib. *N Engl J Med*, **2005**, *352*:786–792.

Paik S, et al. A multigene assay to predict recurrence of tamoxifen-treated, node-negative breast cancer. *N Engl J Med*, **2004**, *351*:2817–2826.

Pullarkat ST, et al. Thymidylate synthase gene polymorphism determines response and toxicity of 5-FU chemotherapy. *Pharmacogenomics J*, **2001**, *1*:69–70.

Sahin U, et al. An RNA vaccine drives immunity in checkpoint-inhibitor-treated melanoma. *Nature*, **2020**, *585*:107–112.

Sahin U, Türeci Ö. Personalized vaccines for cancer immunotherapy. *Science*, **2018**, *359*:1355–1360.

Schiavon G, et al. Analysis of ESR1 mutation in circulating tumor DNA demonstrates evolution during therapy for metastatic breast cancer. *Sci Transl Med*, **2015**, *7*:313ra182.

Schumacher TN, Schreiber RD. Neoantigens in cancer immunotherapy. *Science (New York, NY)*, **2015**, *348*:69–74.

Sharma P, Allison JP. The future of immune checkpoint therapy. *Science (New York, NY)*, **2015**, *348*:56–61.

Shi H, et al. Acquired resistance and clonal evolution in melanoma during BRAF inhibitor therapy. *Cancer Discov*, **2014**, *4*:80–93.

Siravegna G, et al. Clonal evolution and resistance to EGFR blockade in the blood of colorectal cancer patients. *Nat Med*, **2015**, *21*:795–801.

Slamon DJ, et al. Use of chemotherapy plus a monoclonal antibody against HER2 for metastatic breast cancer that overexpresses HER2. *N Engl J Med*, **2001**, *344*:783–792.

Sotiriou C, Pusztai L. Gene-expression signatures in breast cancer. *N Engl J Med*, **2009**, *360*:790–800.

Temel JS, et al. Early palliative care for patients with metastatic non-small-cell lung cancer. *N Engl J Med*, **2010**, *363*:733–742.

Thomas A, et al. Refining the treatment of NSCLC according to histological and molecular subtypes. *Nat Rev Clin Oncol*, **2015**, *12*:511–526.

Van Kuilenburg ABP, et al. High prevalence of the IVS14 + 1G>A mutation in the dihydropyrimidine dehydrogenase gene of patients with severe 5-fluorouracil-associated toxicity. *Pharmacogenetics*, **2002**, *12*:555–558.

Woelk CH, Snyder A. Modulating gut microbiota to treat cancer. *Science*, **2021**, *371*:573–574.

Yates LR, Campbell PJ. Evolution of the cancer genome. *Nat Rev Genet*, **2012**, *13*:795–806.

Capítulo 70

Agentes citotóxicos e antimetabólitos

Anton Wellstein e Edward A. Sausville

I AGENTES ALQUILANTES E COMPLEXOS DE COORDENAÇÃO DA PLATINA

AÇÕES COMUNS AOS AGENTES ALQUILANTES
- Relações entre estrutura e atividade
- Ações farmacológicas gerais
- Mecanismos de resistência a fármacos alquilantes
- Efeitos adversos dos fármacos alquilantes

FARMACOLOGIA CLÍNICA DAS MOSTARDAS NITROGENADAS
- Mecloretamina
- Ciclofosfamida
- Melfalana
- Clorambucila
- Bendamustina

ETILENOIMINAS E METILMELAMINAS
- Altretamina
- Tiotepa

ALQUILSULFONATOS
- Bussulfano

NITROSUREIAS
- Carmustina (BCNU) e lomustina (CCNU)
- Estreptozocina

TRIAZENOS
- Dacarbazina (DTIC)
- Temozolomida

METIL-HIDRAZINAS
- Procarbazina

COMPLEXOS DE COORDENAÇÃO DA PLATINA
- Mecanismo de ação
- Resistência aos análogos da platina
- Cisplatina
- Carboplatina
- Oxaliplatina

II ANTIMETABÓLITOS

ANÁLOGOS DO ÁCIDO FÓLICO
- Mecanismo de ação
- Toxicidade seletiva e resgate
- Entrada e retenção celulares
- Congêneres mais novos
- Mecanismos de resistência aos antifolatos
- Usos terapêuticos
- Efeitos adversos

ANÁLOGOS DAS PIRIMIDINAS
- Ações celulares dos antimetabólitos das pirimidinas
- Fluoruracila, floxuridina, capecitabina
- Trifluridina

ANÁLOGOS DA CITIDINA
- Citarabina (citosina arabinosídeo; Ara-C)
- Azacitidina (5-azacitidina) e decitabina
- Gencitabina

ANÁLOGOS DAS PURINAS
- Análogos da 6-tiopurina
- Fosfato de fludarabina
- Cladribina
- Clofarabina (2-cloro-2'-fluor-arabinosiladenina)
- Nelarabina (6-metóxi-arabinosil-guanina)
- Pentostatina (2'-desoxicoformicina)

III PRODUTOS NATURAIS

AGENTES QUE CAUSAM DANO AOS MICROTÚBULOS
- Alcaloides da vinca
- Eribulina
- Taxanos
- Estramustina
- Epotilonas

ANÁLOGOS DAS CAMPTOTECINAS
- Química
- Mecanismo de ação
- Mecanismos de resistência
- Topotecana
- Irinotecano

ANTIBIÓTICOS
- Dactinomicina (actinomicina D)
- Antraciclinas e antracenedionas

EPIPODOFILOTOXINAS
- Derivados da podofilotoxina
- Etoposídeo
- Teniposídeo

ANÁLOGOS DA TRABECTEDINA
- Trabectedina
- Lurbinectedina

FÁRMACOS COM MECANISMOS DE AÇÃO DIVERSOS
- Bleomicina
- Mitomicina
- Mitotano
- L-asparaginase
- Hidroxiureia
- Retinoides
- Trióxido de arsênio

neurotoxicidade sensitiva progressiva, com disestesias, ataxia e dormência dos membros. A toxicidade hematológica é leve a moderada, exceto pela ocorrência de citopenias raras e imunologicamente mediadas; as náuseas são bem controladas com antagonistas do receptor 5-HT_3. A *oxaliplatina* pode causar leucemia e fibrose pulmonar vários meses a anos após a sua administração. A *oxaliplatina* pode causar uma resposta alérgica aguda, com urticária, hipotensão e broncoconstrição.

II Antimetabólitos

Análogos do ácido fólico

O ácido fólico é um fator nutricional essencial, que é convertido por redução enzimática em cofatores de FH_4, que fornecem grupos metila para a síntese de precursores do DNA (timidilato e purinas) e RNA (purinas) (Wilson et al., 2014). Os análogos do ácido fólico, como o *MTX* interferem no metabolismo do FH_4 (Fig. 70-5), reduzindo a capacidade celular de transferência de um carbono e reações de metilação na síntese de ribonucleotídeos de purina e TMP (monofosfato de timidina), com consequente inibição da replicação do DNA.

Mecanismo de ação

O principal alvo dos análogos do ácido fólico, como o MTX, é a enzima DHFR (Fig. 70-6). Para atuar como cofator em reações de transferência de um carbono, o folato precisa ser inicialmente reduzido pela DHFR a FH_4. Os inibidores, como o MTX, com alta afinidade pela DHFR (K_i de ~ 0,01 a 0,2 nM), causam depleção parcial dos cofatores de N^{5-10} metileno FH_4 e N^{10} formil FH_4, que são necessários para a síntese de timidilato e de purinas. Além disso, o MTX, à semelhança dos folatos celulares, sofre a adição de uma série de poliglutamatos (MTX-PG) nas células tanto normais quanto tumorais (Fig. 70-5). Esses PG constituem uma forma de armazenamento intracelular de folatos e de análogos do folato, que aumentam acentuadamente a potência inibitória do análogo para sítios adicionais, incluindo a TYMS e duas enzimas iniciais na via de biossíntese das purinas. Os FH_2 PG que se acumulam nas células, atrás da reação da DHFR bloqueada, também atuam como inibidores da TYMS e de outras enzimas (ver Fig. 70-6) (Allegra et al., 1987b).

Toxicidade seletiva e resgate

À semelhança da maioria dos antimetabólitos, o MTX é apenas parcialmente seletivo para as células tumorais e mata rapidamente as células normais em divisão, como as do epitélio intestinal e da medula óssea. Os antagonistas do folato matam as células durante a fase S do ciclo celular e são mais efetivos quando as células estão em rápida proliferação. Os efeitos tóxicos do MTX podem ser interrompidos pela administração de *leucovorina*, uma coenzima de folato totalmente reduzida, cuja função consiste na repleção do reservatório intracelular de cofatores de FH_4 (ver Fig. 70-6). A *levoleucovorina,* aprovada em 2018, contém o isômero ativo e apresenta eficácia e efeitos adversos semelhantes à *leucovorina* racêmica.

Entrada e retenção celulares

Como o ácido fólico e muitos de seus análogos são polares, eles atravessam precariamente a barreira hematencefálica e necessitam de mecanismos de transporte específicos para penetrar nas células dos mamíferos. São encontrados três sistemas de transporte do folato para o interior das células dos mamíferos:

1. Um receptor de folato, que possui alta afinidade pelo ácido fólico, porém capacidade muito menor de transportar o MTX e outros análogos;
2. O transportador de folato reduzido, a principal proteína de trânsito do MTX, *raltitrexede, pemetrexede* e a maioria dos análogos;
3. Um transportador ativo em pH baixo.

O transportador de folato reduzido está altamente expresso no subtipo hiperdiploide da LLA, que apresenta extrema sensibilidade ao MTX (Pui et al., 2004). Uma vez no interior da célula, a enzima folilpoliglutamato-sintetase adiciona resíduos de glutamil adicionais à molécula. Como esses PG superiores apresentam uma intensa carga e atravessam de modo precário as membranas celulares, a poliglutamação serve como mecanismo de sequestro de íons no interior da célula. A poliglutamação também pode explicar a retenção prolongada do MTX no epitélio coriônico (onde atua como potente abortivo); em tumores derivados desse tecido, como células do coriocarcinoma; e em tecidos normais sujeitos a

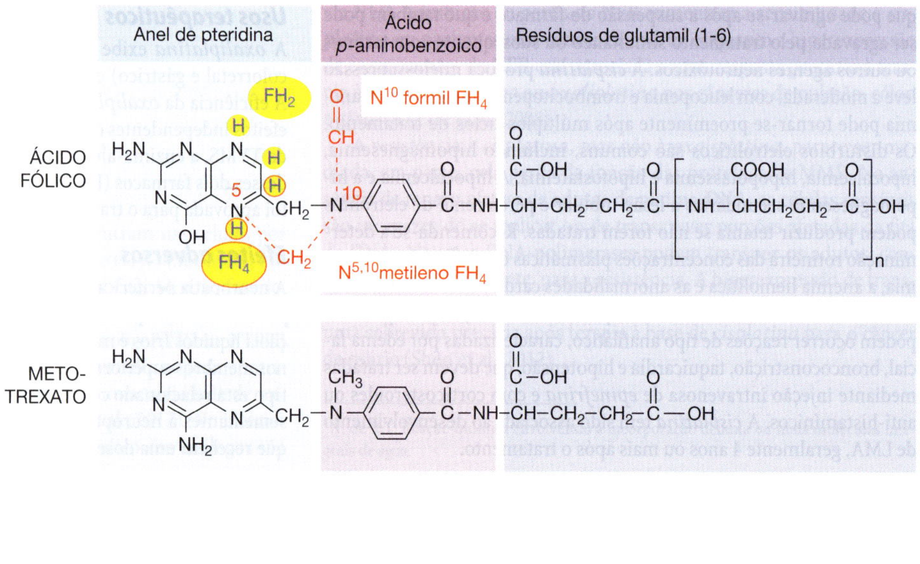

> **HISTÓRICO: QUIMIOTERAPIA COM ANTIFOLATOS**
>
> A quimioterapia com antifolatos produziu as primeiras remissões notáveis, ainda que temporárias, na leucemia (Farber et al., 1948) e a primeira cura de um tumor sólido, o coriocarcinoma (Berlin et al., 1963). O interesse pelos antagonistas do folato aumentou ainda mais com o desenvolvimento da terapia de combinação curativa para a LLA infantil; nessa forma de terapia, o MTX desempenhou um papel crítico tanto no tratamento sistêmico quanto na terapia intratecal. A introdução de esquemas de altas doses com "resgate" da toxicidade do hospedeiro pelo folato reduzido, a *leucovorina* (ácido folínico, fator citrovorum, 5-formil-tetra-hidrofolato, N^5-formil FH_4) estendeu ainda mais a eficiência desse fármaco para o tratamento de linfomas tanto sistêmicos quanto do SNC, sarcoma osteogênico e leucemias. O reconhecimento de que o MTX, um inibidor da DHFR, também inibe diretamente as enzimas dependentes de folato na síntese *de novo* das purinas e timidilato levou ao desenvolvimento de análogos de antifolato, que são especificamente dirigidos para essas outras enzimas dependentes de folato. Os novos congêneres possuem maior capacidade de transporte no interior das células tumorais (*pralatrexato*) e exercem seu principal efeito inibitório sobre a TYMS (*raltitrexede*), nas primeiras etapas de biossíntese das purinas (*lometrexol*), ou ambas (o antifolato de múltiplos alvos, *pemetrexede*).

Figura 70-5 *Ácido fólico, intermediários metabólicos e MTX.* O sombreado identifica as características estruturais comuns e as áreas de modificação. Os destaques em amarelo indicam sítios modificados pela DHFR em FH_2 (DHF) e FH_4 (THF); os átomos e as ligações em vermelho indicam intermediários metabólicos que servem como doadores de um único carbono (ver vias na Fig. 70-6).

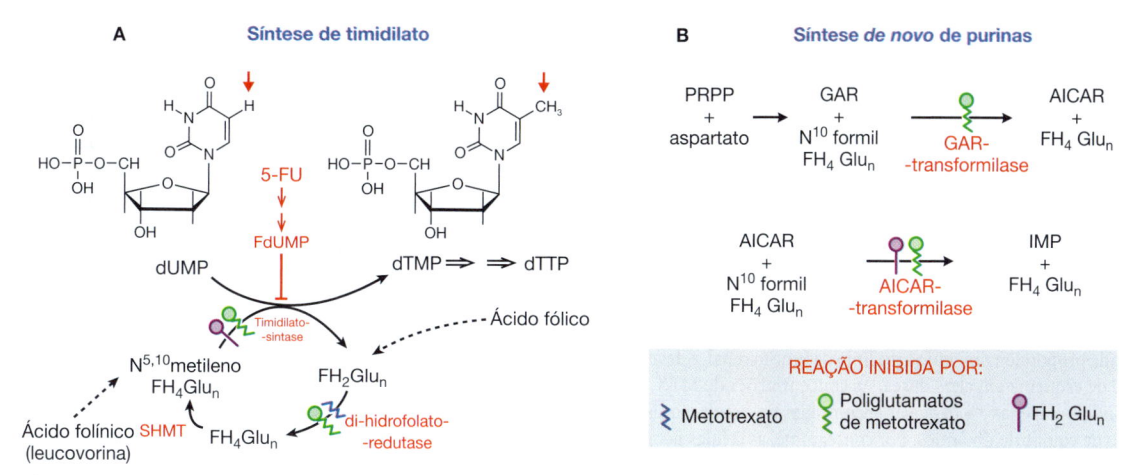

Figura 70-6 *Metabolismo do folato e ações da 5-FU, do MTX e de poliglutamatos de MTX.* **A.** *Síntese de timidilato* (para a composição dos folatos, ver Fig. 70-5). **B.** *Síntese de novo de purinas*. A GAR-transformilase fornece o C8, enquanto a AICAR-transformilase fornece o C2 na biossíntese do anel das purinas (ver Fig. 70-1 para a numeração dos átomos do anel da purina). AICAR, aminoimidazol carboxamida ribonucleotídeo, é um intermediário na geração de IMP; dUMP, monofosfato de desoxiuridina; FH_2Glu_n, di-hidrofolato poliglutamato; FH_4Glu_n, tetra-hidrofolato poliglutamato; GAR, glicinamida ribonucleotídeo; TMP, monofosfato de timidina.

toxicidade farmacológica cumulativa, como o fígado. Os folatos poliglutamilados e análogos exibem afinidade consideravelmente maior do que a forma monoglutamato para as enzimas dependentes de folato, que são necessárias para a síntese de purinas e de timidilato, e demonstram uma afinidade pelo menos igual pela DHFR.

Congêneres mais novos

Foram identificados novos antagonistas do folato, que são substratos mais adequados para o transportador de folato reduzido. Em um esforço de transpor o sistema obrigatório de transporte da membrana e facilitar a penetração através da barreira hematencefálica, foram também sintetizados antagonistas do folato lipossolúveis. O *trimetrexato*, um análogo lipossolúvel que carece de glutamato terminal, possui atividade antitumoral modesta, principalmente em combinação com *leucovorina* como resgate. Todavia, mostra-se benéfico no tratamento da pneumonia por *Pneumocystis jiroveci* (*Pneumocystis carinii*), em que a *leucovorina* proporciona um resgate diferencial para o hospedeiro, mas não para o parasita (Allegra et al., 1987a). O análogo do folato, MTA (antifolato de múltiplos alvos) ou *pemetrexede*, é uma estrutura de pirrol-pirimidina. É avidamente transportado para dentro das células por meio do carreador de folato reduzido e é convertido em PG, que inibem a TYMS e a GART, bem como a DHFR (ver Fig. 70-6). Possui atividade contra o câncer de ovário, o mesotelioma e os adenocarcinomas de pulmão. O *pemetrexede* e seus PG possuem um espectro ligeiramente diferente de ações bioquímicas. À semelhança do MTX, o *pemetrexede* inibe a DHFR; entretanto, como PG, inibe até mesmo mais potentemente a TYMS e a GART. Diferentemente do MTX, provoca pouca alteração no reservatório de folatos reduzidos, indicando o predomínio dos locais distais de inibição (TYMS e GART). Seu padrão de depleção de desoxinucleotídeos também difere; provoca maior queda do TTP em comparação com outros trifosfatos. À semelhança do MTX, o pemetrexede induz a p53 e parada do ciclo celular, porém esse efeito não depende da indução da p21. Um congênere mais recente, o *pralatrexato*, é captado e sofre poliglutamação mais efetivamente do que o MTX e foi aprovado para o tratamento do LCTC.

Mecanismos de resistência aos antifolatos

A resistência ao MTX pode envolver alterações em cada etapa conhecida de sua ação, incluindo:

- Comprometimento do transporte do MTX no interior das células;
- Produção de formas alteradas de DHFR, que exibem afinidade diminuída pelo inibidor;
- Aumento das concentrações de DHFR intracelular por amplificação gênica ou alteração da regulação gênica;
- Capacidade diminuída de sintetizar MTX-PG;
- Expressão aumentada de um transportador de efluxo do fármaco da classe da MRP (ver Cap. 5).

Os níveis de DHFR nas células leucêmicas aumentam dentro de 24 horas após o tratamento de pacientes com MTX, provavelmente em consequência da indução da síntese de DHFR. A proteína DHFR não ligada pode ligar-se a seu próprio mensageiro e reduzir a sua própria tradução, enquanto o complexo DHFR-MTX é ineficaz no bloqueio da tradução da DHFR. Durante períodos mais prolongados de exposição ao fármaco, surgem populações de células tumorais que contêm níveis acentuadamente elevados de DHFR. Essas células contêm múltiplas cópias do gene da DHFR em cromossomos pequenos duplos mitoticamente instáveis (elementos extracromossômicos) ou em regiões cromossômicas integradas estáveis e de coloração homogênea ou amplicons (Schimke et al., 1978). Proteínas-alvo de amplificação gênica semelhante foram implicadas na resistência a outros agentes antitumorais, incluindo 5-FU e *pentostatina* (2'-desoxicoformicina) e observadas em pacientes com câncer de pulmão (Curt et al., 1985).

O MTX em altas doses pode permitir a entrada do fármaco em células com transporte deficiente e também pode possibilitar o acúmulo intracelular de MTX em concentrações que inativam níveis elevados da DHFR. A compreensão da resistência ao *pemetrexede* permanece incompleta. Em várias linhagens celulares, a resistência parece surgir da perda do transporte de influxo, da amplificação da TYMS, de alterações nas vias de biossíntese das purinas ou da perda da poliglutamação.

ADME

O *MTX* é prontamente absorvido pelo trato GI em doses inferiores a 25 mg/m²; as doses mais altas sofrem absorção incompleta e são rotineiramente administradas por via intravenosa. Após administração intravenosa, o fármaco desaparece do plasma de maneira trifásica. A fase de distribuição rápida é seguida de uma segunda fase, que reflete a depuração renal ($t_{1/2}$ de cerca de 2 a 3 horas). A terceira fase apresenta uma $t_{1/2}$ de cerca de 8 a 10 horas. Essa fase terminal de desaparecimento, quando prolongada por insuficiência renal, pode ser responsável por efeitos tóxicos importantes do fármaco sobre a medula óssea, o epitélio GI e a pele. A distribuição do MTX nos espaços corporais, como a cavidade pleural ou peritoneal, ocorre lentamente. Todavia, se houver expansão desses espaços (p. ex., por ascite ou por derrame pleural), eles podem atuar como local de armazenamento e liberação lenta do fármaco, com consequente elevação prolongada das concentrações plasmáticas e toxicidade mais grave da medula óssea.

Cerca de 50% do MTX ligam-se às proteínas plasmáticas e podem ser deslocados da albumina plasmática por diversos fármacos, incluindo sulfonamidas, salicilatos, *tetraciclinas, cloranfenicol* e *fenitoína*; é preciso ter cautela se esses fármacos forem administrados de modo concomitante. Até 90% de uma dose administrada são excretados de modo inalterado na urina, principalmente nas primeiras 8 a 12 horas. O metabolismo do MTX é geralmente mínimo. Entretanto, após a administração de altas doses, os metabólitos são prontamente detectáveis, incluindo o 7-hidroximetotrexato, que é potencialmente nefrotóxico. A excreção renal de MTX ocorre por uma combinação de filtração glomerular e secreção tubular ativa. Por conseguinte, o uso concomitante de fármacos que reduzem o fluxo sanguíneo renal (p. ex., anti-inflamatórios não esteroides), que são nefrotóxicos (p. ex., *cisplatina*) ou que são ácidos orgânicos fracos (p. ex., *ácido acetilsalicílico*) pode retardar a excreção do fármaco e resultar em mielossupressão grave. Em pacientes com insuficiência renal, a dose deve ser ajustada proporcionalmente ao declínio da função renal, e deve-se evitar o uso de esquema em altas doses. As concentrações de MTX no LCS correspondem a apenas 3% daquelas encontradas na circulação sistêmica no estado de equilíbrio dinâmico. Por conseguinte, as células neoplásicas no SNC provavelmente não são destruídas pelos esquemas posológicos convencionais. Quando são administradas altas doses de MTX, as concentrações citotóxicas do fármaco alcançam o SNC além da barreira hematencefálica. O MTX é retido na forma de PG por longos períodos (p. ex., várias semanas nos rins, vários meses no fígado).

A farmacogenética pode influenciar a resposta aos antifolatos e sua toxicidade. A substituição C677T na metilenotetra-hidrofolato-redutase diminui a atividade da enzima que gera N^{5-10} metileno FH_4, o cofator da TYMS, com consequente aumento da toxicidade do MTX (Pullarkat et al., 2001). A presença desse polimorfismo nas células leucêmicas confere maior sensibilidade ao MTX e também pode modular a toxicidade e o efeito terapêutico do *pemetrexede*, um inibidor predominante da TYMS. De forma semelhante, os polimorfismos na região promotora da TYMS afetam a sua excreção e, ao alterar os níveis intracelulares de TYMS, modulam a resposta e a toxicidade dos antifolatos e das fluoropirimidinas (Pui et al., 2004).

Usos terapêuticos

O *MTX* é um fármaco de importância crítica no manejo da LLA infantil. O MTX em altas doses possui grande valor na indução de remissões e consolidação, bem como na manutenção das remissões nessa doença altamente curável. Uma infusão de doses relativamente grandes de MTX de 6 a 24 horas pode ser utilizada a cada 2 a 4 semanas, porém apenas quando a infusão de MTX é seguida, dentro de 24 horas, de resgate com *leucovorina*. Para a terapia de manutenção, o MTX é administrado por via oral em uma dose menor, semanalmente. O resultado do tratamento em crianças correlaciona-se inversamente com a taxa de depuração do fármaco. Durante a infusão de MTX, os níveis elevados em estado de equilíbrio dinâmico estão associados a uma menor taxa de recidiva da leucemia. O MTX possui valor limitado em adultos com LMA, exceto para o tratamento e a prevenção da meningite leucêmica.

A administração intratecal de MTX tem sido empregada no tratamento ou na profilaxia da leucemia ou do linfoma meníngeos, bem como para o tratamento da carcinomatose meníngea. Essa via de administração proporciona altas concentrações do fármaco no LCS e mostra-se também efetiva em pacientes cuja doença sistêmica tornou-se resistente ao MTX. O tratamento é repetido a cada 4 dias, até não haver mais nenhuma célula maligna evidente no LCS. A *leucovorina* pode ser administrada para contrabalançar a toxicidade potencial do MTX que escapa na circulação sistêmica, embora isso geralmente não seja necessário. Como o MTX administrado no espaço lombar distribui-se precariamente nas convexidades cerebrais, o fármaco pode ser administrado por meio um sistema de cateter intraventricular no tratamento da doença intratecal ativa. O MTX tem valor estabelecido no coriocarcinoma e tumores trofoblásticos relacionados em mulheres; obtém-se uma cura em cerca de 75% dos casos avançados tratados de modo sequencial com MTX e *dactinomicina* e em mais de 90% dos casos quando se estabelece um diagnóstico precoce. No tratamento do coriocarcinoma, o MTX é administrado por via intramuscular, em dias alternados até quatro doses, alternando com *leucovorina*. Os ciclos são repetidos a intervalos de 3 semanas, se a toxicidade permitir, e os títulos urinários de gonadotropina coriônica humana β são utilizados como guia para a persistência da doença.

São também observados efeitos benéficos na terapia de combinação para o linfoma de Burkitt e outros linfomas não Hodgkin. O MTX é um componente de esquemas para tratamento de carcinomas de mama, cabeça e pescoço, ovário e bexiga. A HDM-L é uma abordagem-padrão para terapia adjuvante do osteossarcoma e produz uma taxa elevada de respostas completas nos linfomas do SNC. A administração de HDM-L tem um potencial de toxicidade renal, que está provavelmente relacionada com a precipitação do fármaco, um ácido fraco, no líquido tubular ácido. Por conseguinte, a hidratação vigorosa e a alcalinização do pH urinário são necessárias antes da administração do fármaco. Se os valores do MTX determinados dentro de 48 horas após a administração do fármaco forem de 1 μM ou mais, devem-se administrar doses mais altas (100 mg/m^2) de *leucovorina* até que a concentração plasmática de MTX sofra uma queda para menos de 50 nM. Com hidratação e alcalinização da urina apropriadas e em pacientes com função renal normal, a incidência de nefrotoxicidade após o uso de HDM-L é inferior a 2%. Nos pacientes que se tornam oligúricos, a hemodiálise intermitente é ineficaz na redução dos níveis de MTX. A hemodiálise de fluxo contínuo pode eliminar o MTX em cerca de 50% da taxa de depuração em pacientes com função renal intacta. Como alternativa, uma enzima de clivagem do MTX, a *glucarpidase*, está aprovada pela FDA para o tratamento da toxicidade do MTX. A *glucarpidase* é uma carboxipeptidase G2 bacteriana recombinante, que converte o MTX em glutamato e ácido 2,4-diamino-N(10)-metilpteroico. Esses metabólitos são menos tóxicos e são excretados pelo fígado. As concentrações de MTX no plasma caem em 99% ou mais dentro de 5 a 15 minutos após a administração da enzima. Entretanto, a administração sistêmica de carboxipeptidase G2 tem pouco efeito sobre os níveis de MTX no LCS.

O *MTX* é usado no tratamento da psoríase incapacitante grave (ver Cap. 75) por via oral, durante 5 dias, seguido de um período de repouso de pelo menos 2 dias, ou por via intravenosa, 1 vez por semana. É também usado em dose baixa para induzir remissão na artrite reumatoide refratária. O MTX inibe reações imunes celulares e é usado para suprimir a doença do enxerto *versus* hospedeiro no transplante de medula óssea alogênica e transplante de órgãos, bem como para o tratamento da dermatomiosite, granulomatose de Wegener e doença de Crohn (ver Caps. 39 e 55). O MTX também é usado como abortivo, geralmente em associação a uma *prostaglandina* (ver Cap. 48).

Efeitos adversos

As principais toxicidades dos antifolatos afetam a medula óssea e o epitélio intestinal. Os pacientes podem correr risco de hemorragia espontânea ou infecção potencialmente fatal e podem necessitar de transfusão profilática de plaquetas e antibióticos de amplo espectro na presença de febre. Em geral, os efeitos adversos desaparecem por completo em 2 semanas; entretanto, pode ocorrer mielossupressão prolongada em pacientes com comprometimento da função renal, que apresentam excreção tardia do fármaco. A dose de MTX (e, provavelmente, de *pemetrexede*) precisa ser reduzida de maneira proporcional a qualquer redução da CL_{Cr}. Outros efeitos tóxicos do MTX incluem alopecia, dermatite, pneumonite intersticial alérgica, nefrotoxicidade (após terapia com altas doses), ovogênese ou espermatogênese deficientes, aborto e teratogênese. O MTX em baixas doses pode resultar em cirrose após tratamento contínuo em longo prazo, como aquele ministrado a pacientes com psoríase. Com frequência, a administração intratecal de MTX causa meningismo e resposta inflamatória no LCS. Raramente, podem ocorrer convulsões, coma e morte. Deve-se assinalar que a *leucovorina* não reverte a neurotoxicidade.

A toxicidade do *pemetrexede* assemelha-se àquela do MTX, com a característica adicional de exantema eritematoso e pruriginoso proeminente em 40% dos pacientes. A *dexametasona*, na dose de 4 mg, 2 vezes ao dia, nos dias –1, 0 e +1, diminui acentuadamente essa toxicidade. A mielossupressão imprevisivelmente grave que ocorre com *pemetrexede*, observada particularmente em pacientes com homocisteinemia preexistente, é eliminada, em grande parte, pela administração concomitante de baixas doses de ácido fólico, 350 a 1.000 mg/dia, iniciando 1 a 2 semanas antes do *pemetrexede* e prosseguindo enquanto o fármaco for administrado. Os pacientes devem receber vitamina B_{12} intramuscular (1 mg) com a primeira dose de *pemetrexede* para corrigir uma possível deficiência dessa vitamina. Essas pequenas doses de folato e de vitamina B_{12} não comprometem o efeito terapêutico.

Análogos das pirimidinas

Os antimetabólitos das pirimidinas abrangem um grupo diverso de fármacos que inibem a função do RNA e do DNA. As fluoropirimidinas e certos análogos das purinas (6-MP e 6-TG) inibem a síntese de precursores essenciais do DNA. Outros, como os análogos nucleosídeos da citidina e adenosina, incorporam-se ao DNA e bloqueiam o seu alongamento e função (Wilson et al., 2014). Outros efeitos inibitórios desses análogos podem contribuir para a sua toxicidade e a sua capacidade de induzir diferenciação.

Ações celulares dos antimetabólitos das pirimidinas

O DNA é formado de quatro bases (Fig. 70-7): duas pirimidinas (timina e citosina) e duas purinas (guanina e adenina). O RNA difere, visto que apresenta uracila em lugar da timina como uma de suas bases. As estratégias para inibir a síntese de DNA baseiam-se na capacidade de criar análogos desses precursores, que entram facilmente nas células tumorais e sofrem ativação intracelular. Por exemplo, a 5-FU, o análogo das pirimidinas, é convertida em FdUMP, que, por sua vez, bloqueia a TYMS, uma enzima necessária para conversão fisiológica do monofosfato de desoxiuridina (dUMP) em monofosfato de desoxitimidina (dTMP), um componente do DNA (ver Fig. 70-6). Outros análogos incorporam-se ao próprio DNA e, portanto, bloqueiam a sua função (Wilson et al., 2014).

As células podem produzir as bases purínicas e pirimidínicas *de novo* e convertê-las em seus trifosfatos ativos (trifosfatos de desoxinucleotídeo [dNTP]), fornecendo substratos para a DNA-polimerase. Como alternativa, as células podem recuperar bases livres ou seus desoxinucleosídeos a partir da corrente sanguínea. Assim, as células podem captar uracila, guanina e seus análogos e convertê-los em (desoxi)nucleotídeos pela adição de grupos de desoxirribose e fosfato. Análogos antitumorais dessas bases (5-FU, 6-TG) podem ser formulados como bases substituídas simples. Outras bases, incluindo a citosina, a timina e a adenina, e seus análogos só podem ser utilizados como desoxinucleosídeos, que são prontamente transportados no interior das células e ativados a desoxinucleotídeos por cinases intracelulares. Assim, a *citarabina* (citosina arabinosídeo; Ara--C), a *gencitabina*, a *5-azacitidina* e os análogos da adenosina (*cladribina*) (Figs. 70-7 e 70-8) são nucleosídeos prontamente captados pelas células, convertidos em nucleotídeos e incorporados ao DNA.

O *fosfato de fludarabina*, um nucleotídeo, sofre rápida desfosforilação no plasma, liberando o nucleosídeo, que é prontamente captado pelas células. Os análogos podem diferir das bases fisiológicas em uma variedade de maneiras: por meio de alteração no anel de purina ou de pirimidina; alteração do açúcar fixado à base, como no arabinosídeo, Ara-C; ou alteração da base e do açúcar, como no *fosfato de fludarabina* (ver Fig. 70-7). Essas alterações produzem efeitos inibitórios sobre vias enzimáticas vitais e impedem a síntese de DNA.

Fluoruracila, floxuridina, capecitabina

A *fluoruracila* está disponível como 5-FU, como derivado FUdR (que não é frequentemente usado na prática clínica), e como profármaco, a *capecitabina*, que é, em última análise, convertida em 5-FU.

Mecanismo de ação

A *5-FU* exige conversão enzimática (ribosilação e fosforilação) na forma de nucleotídeo para exercer a sua atividade citotóxica. Na forma de trifosfato, o 5-fluoruridina trifosfato (FUTP), o fármaco é incorporado ao RNA. Reações alternativas podem produzir o derivado desoxi FdUMP; o FdUMP inibe a TYMS e bloqueia a síntese de desoxitimidina-trifosfato (dTTP), um constituinte necessário do DNA (ver Fig. 70-6). O cofator de folato, o 5,10-metileno FH_4, e o FdUMP formam um complexo ternário de ligação covalente com a TYMS. O complexo fisiológico de TYMS--folato-dUMP progride para a síntese de timidilato por meio da transferência do grupo metileno e de dois átomos de hidrogênio do folato para o dUMP; todavia, essa reação é bloqueada no complexo inibido de TYMS-FdUMP-folato pela estabilidade da ligação de flúor-carbono no FdUMP; em consequência, ocorre inibição sustentada da enzima.

A *5-FU* é incorporada tanto ao RNA quanto ao DNA. Em células tratadas com 5-FU, tanto o fluordesoxiuridina trifosfato (FdUTP) quanto o desoxiuridina trifosfato (dUTP; que se acumula atrás da reação da TYMS bloqueada) incorporam-se ao DNA em lugar do TTP fisiológico que sofreu depleção. Presumivelmente, essa incorporação ao DNA desencadeia o processo de excisão-reparo, que pode resultar em quebra das fitas de DNA, visto que o reparo do DNA necessita de TTP, que está ausente em consequência da inibição da TYMS. A incorporação da 5-FU ao RNA também provoca toxicidade, em consequência dos principais efeitos observados sobre o processamento e as funções do RNA.

Mecanismos de resistência

A resistência aos efeitos citotóxicos da 5-FU ou da FUdR foi atribuída a uma perda ou diminuição da atividade das enzimas necessárias para a ativação da 5-FU, amplificação da TYMS, mutação da TYMS em uma forma que não é inibida pelo FdUMP e altos níveis das enzimas de degradação, a di-hidrouracila-desidrogenase e a timidina fosforilase. Os níveis de TYMS são primorosamente controlados por um mecanismo de retroalimentação autorregulador, no qual a enzima não ligada interage com a eficiência de tradução de seu próprio mRNA, inibindo-a, o que proporciona a rápida modulação da TYMS necessária para a divisão celular. Quando a TYMS está ligada ao FdUMP, a inibição da tradução é liberada, e observa-se uma elevação dos níveis de TYMS livre, restabelecendo a síntese de timidilato. Por conseguinte, a autorregulação da TYMS pode constituir um importante mecanismo pelo qual as células malignas tornam-se insensíveis aos efeitos da 5-FU.

Combinação com leucovorina

Algumas células malignas parecem ter concentrações insuficientes de 5,10-metilenotetra-hidrofolato e, por conseguinte, não são capazes de

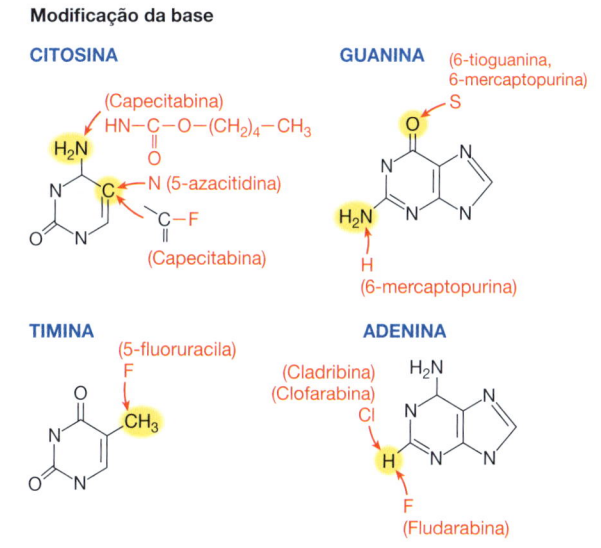

Figura 70-7 *Modificação estrutural da base e análogos desoxirribonucleosídeos.* As *elipses em amarelo* indicam os locais modificados para criar antimetabólitos. As substituições específicas estão indicadas em vermelho para cada fármaco. Ocorrem modificações nos sistemas de anéis das bases, nos grupos laterais amino ou hidroxila e no açúcar desoxirribose encontrado nos desoxirribonucleosídeos. Ver estruturas na Figura 70-8.

produzir níveis máximos do complexo ternário inibido com a TYMS. A adição de folato exógeno na forma de *leucovorina* aumenta a formação do complexo, bem como as respostas à 5-FU. Vários outros agentes foram combinados com a 5-FU, na tentativa de aumentar a atividade citotóxica por meio de modulação bioquímica. O MTX, ao inibir a síntese de purinas e ao aumentar os reservatórios celulares de PRPP, aumenta a ativação da 5-FU e a sua atividade antitumoral quando o fármaco é administrado antes da 5-FU, mas não depois. A combinação de *cisplatina* e 5-FU produziu respostas impressionantes em tumores do trato digestório superior, porém a base molecular de sua interação não está bem esclarecida. Uma combinação com *oxaliplatina*, que infrarregula a expressão de TYMS, é comumente utilizada com 5-FU e *leucovorina* no tratamento de pacientes com câncer colorretal metastático; a combinação é abreviada como FOLFOX. A adição de *irinotecano* (ver discussão a seguir) é abreviada como FOLFIRINOX e usada no tratamento de pacientes com câncer colorretal ou pancreático. Uma interação mais importante é a intensificação da radioterapia pelas fluoropirimidinas, cuja base não está bem esclarecida. A 5-FU com radioterapia simultânea é efetiva em pacientes com câncer anal e melhora o controle local do tumor em pacientes com câncer de cabeça e pescoço, cervical, retal, gastresofágico e de pâncreas.

ADME

A *5-FU* é administrada por via parenteral, visto que a absorção após a ingestão oral do fármaco é imprevisível e incompleta. A 5-FU é inativada por redução do anel de pirimidina em uma reação realizada pela DPD, que é encontrada no fígado, na mucosa intestinal, em células tumorais e em outros tecidos. A deficiência hereditária dessa enzima leva a um acentuado aumento da sensibilidade ao fármaco (Milano et al., 1999). A deficiência de DPD pode ser detectada por ensaios enzimáticos ou moleculares, utilizando leucócitos periféricos, ou pela determinação da razão entre 5-FU e seu metabólito, 5-fluor-5,6-di-hidrouracila no plasma.

A depuração plasmática é rápida ($t_{1/2}$ de cerca de 10 a 20 minutos). Apenas 5 a 10% de uma dose intravenosa única de 5-FU é excretada na forma intacta na urina. A dose não precisa ser modificada em pacientes com disfunção hepática, presumivelmente devido à degradação suficiente do fármaco em locais extra-hepáticos. A 5-FU penetra no LCS em quantidades mínimas.

Usos terapêuticos

5-fluoruracila A *5-FU* produz respostas parciais em 10 a 20% dos pacientes com carcinomas metastáticos do cólon, carcinomas do trato GI superior e carcinomas de mama, porém é raramente usada como monoterapia. A 5-FU em combinação com *leucovorina* e *oxaliplatina* ou *irinotecano* (FOLFOX ou FOLFIRINOX) na terapia adjuvante está associada a uma vantagem em termos de sobrevida para pacientes com câncer colorretal. Para pacientes de risco médio, que estão em estado nutricional satisfatório, com função hematopoiética adequada, o esquema posológico emprega a *leucovorina* 1 vez por semana, durante 6 a 8 semanas. Outros esquemas utilizam doses diárias durante 5 dias, repetidas em ciclos mensais. Quando utilizadas com *leucovorina*, as doses diárias de 5-FU, durante 5 dias, precisam ser reduzidas, devido à ocorrência de mucosite e diarreia. A 5-FU está sendo cada vez mais utilizada como infusão 2 vezes por semana, um esquema que possui menos toxicidade global, bem como taxa de resposta superior e sobrevida livre de progressão para pacientes com câncer de cólon metastático. Além disso, a aplicação tópica de 5-FU é efetiva no tratamento de ceratoses pré-malignas da pele e múltiplos carcinomas basocelulares superficiais.

Floxuridina A FUdR é convertida diretamente em FdUMP pela timidina-cinase. O fármaco é administrado principalmente por infusão contínua na artéria hepática para o tratamento de pacientes com carcinoma metastático de cólon ou após ressecção de metástases hepáticas; a taxa de resposta à infusão intra-hepática (40 a 50%) é o dobro daquela observada com a administração intravenosa. A infusão arterial intra-hepática durante 14 a 21 dias causa toxicidade sistêmica mínima; entretanto existe um risco significativo de esclerose biliar se essa via for utilizada para múltiplos ciclos de terapia. O tratamento deve ser interrompido com o aparecimento das primeiras manifestações de toxicidade (geralmente estomatite ou diarreia), visto que os efeitos máximos de supressão da medula óssea e toxicidade intestinal só se tornam evidentes nos dias 7 a 14.

Capecitabina A *capecitabina*, um profármaco da 5-FU administrado por via oral, foi aprovada para o tratamento de pacientes com (1) câncer de mama metastático que não responderam a um esquema de *paclitaxel* e uma antraciclina; (2) câncer de mama metastático, quando usada em combinação com *docetaxel* em pacientes que anteriormente receberam um esquema contendo antraciclina; e (3) câncer colorretal metastático.

A dose recomendada é administrada em duas doses fracionadas com alimento, durante 2 semanas, seguida de um período de repouso de 1 semana. A *capecitabina* é bem absorvida por via oral. É rapidamente desesterificada e desaminada, produzindo concentrações plasmáticas elevadas de um profármaco inativo, a 5'-dFdU, que desaparece com $t_{1/2}$ de cerca de 1 hora. A conversão da 5'-dFdU em 5-FU pela timidina-fosforilase ocorre nos tecidos hepáticos, tecidos periféricos e tumores. Os níveis de 5-FU são menos de 10% daqueles da 5'-dFdU, alcançando um nível máximo de 0,3 mg/L ou 1 μM em 2 horas. A disfunção hepática retarda a conversão do composto original em 5'-dFdU e 5-FU, porém não se observa nenhum efeito consistente sobre a toxicidade.

Terapia de combinação São observadas taxas mais altas de resposta quando a 5-FU ou a *capecitabina* são administradas em combinação com outros agentes (p. ex., com *cisplatina* no câncer de cabeça e pescoço, com *oxaliplatina* ou *irinotecano* no câncer de cólon). A combinação de 5-FU e *oxaliplatina* ou *irinotecano* tornou-se o tratamento padrão de primeira escolha para pacientes com câncer colorretal metastático (FOLFOX e FOLFIRINOX). O uso da 5-FU em esquemas de combinação melhorou a sobrevida no tratamento coadjuvante do câncer de mama e, com *oxaliplatina* e *leucovorina*, no câncer colorretal. A 5-FU também é um potente sensibilizador da irradiação. Foram relatados efeitos benéficos com a combinação de 5-FU com irradiação para tratamento primário de pacientes com câncer localmente avançado de esôfago, estômago, pâncreas, colo do útero, ânus e cabeça e pescoço.

Efeitos adversos

As manifestações clínicas da toxicidade produzida pela 5-FU e pela *floxuridina* são semelhantes. Os primeiros sintomas adversos durante um ciclo de terapia consistem em anorexia e náuseas, seguidos de estomatite e diarreia, que constituem sinais de alerta confiáveis, indicando a administração de uma dose suficiente. Ocorrem ulcerações da mucosa em todo o trato GI, podendo resultar em diarreia fulminante, choque e morte, particularmente em pacientes com deficiência de DPD. Os principais efeitos tóxicos de esquemas com injeções intravenosas diretas resultam da ação mielossupressora da 5-FU. A leucopenia máxima é geralmente observada entre 9 a 14 dias após a primeira injeção do fármaco. Além disso, podem ocorrer trombocitopenia e anemia, assim como queda dos cabelos (que progride, em certas ocasiões, para a alopecia total), alterações ungueais, dermatite e aumento da pigmentação e atrofia da pele. A síndrome de mão-pé, que constitui um efeito adverso particularmente proeminente da *capecitabina*, consiste em eritema, descamação, dor e sensibilidade das palmas das mãos e plantas dos pés ao toque. A dor torácica aguda com evidência de isquemia no eletrocardiograma pode resultar de vasospasmos das artérias coronárias durante ou pouco depois da infusão de 5-FU. Em geral, a mielossupressão, a mucosite e a diarreia ocorrem menos frequentemente com esquemas de infusão do que com esquemas em *bolus*, enquanto a síndrome de mão-pé é observada com mais frequência com o uso de esquemas de infusão do que com esquemas em *bolus*. O risco significativo de toxicidade com as fluoropirimidinas exige uma rigorosa supervisão por médicos familiarizados com os efeitos e possíveis riscos do fármaco.

A *capecitabina* causa um espectro de toxicidades semelhante ao da 5-FU (diarreia, mielossupressão), porém a síndrome de mão-pé é observada com mais frequência e pode exigir uma redução da dose ou interrupção da terapia.

Trifluridina

A *trifluridina* é o análogo nucleosídeo de 5-trifluorometil pirimidina da 5-FUdR (*floxuridina*; Fig. 70-8). É usada em gotas oftálmicas para o tratamento do herpes-vírus simples (ver Tab. 74-5) e em combinação fixa com *tipiracila*, um inibidor da timidina-fosforilase, para o tratamento de pacientes com câncer colorretal metastático que anteriormente receberam outros tratamentos de combinação padrão, que incluíram FOLFIRINOX. A *trifluridina* e a *tipiracila* são formuladas em um único comprimido, com a adição de *tipiracila* para evitar a rápida degradação da *trifluridina*. O mecanismo de ação da *trifluridina* assemelha-se ao da 5-FU (Davidson et al., 2016).

Análogos da citidina

Citarabina (citosina arabinosídeo; Ara-C)

A *citarabina* é o antimetabólito mais importante utilizado na terapia da LMA; trata-se do único agente mais efetivo para indução da remissão nessa doença.

Mecanismo de ação

A *citarabina* é um análogo da 2′-desoxicitidina; a 2′-hidroxila em uma posição *trans* à 3′-hidroxila do açúcar (ver Figs. 70-7 e 70-8) dificulta a rotação da base pirimidina em torno da ligação nucleosídica e interfere no pareamento das bases. O fármaco entra nas células por meio do ENT1 (SLC29A1). Em seguida, a citarabina é convertida em sua forma ativa, o 5′-monofosfato ribonucleotídeo, pela desoxicitidina-cinase (dCK), uma enzima que apresenta expressão polimórfica entre pacientes (ver discussão a seguir). Em seguida, o Ara-CMP reage com desoxinucleotídeos-cinase para formar os difosfato e trifosfato (Ara-CDP e Ara-CTP). O Ara-CTP compete com o trifosfato de desoxicitidina (dCTP) para sua incorporação ao DNA por DNA-polimerases. O resíduo de Ara-CMP incorporado é um potente inibidor da DNA-polimerase, tanto na replicação quanto na síntese para reparo, e bloqueia o alongamento posterior da molécula de DNA nascente. Se não houver reparo das rupturas do DNA, ocorre apoptose. A citotoxicidade da Ara-C correlaciona-se com a Ara-C total incorporada ao DNA; a incorporação de cerca de 5 moléculas de Ara-C por 10^4 bases de DNA diminui a clonogenicidade celular em cerca de 50% (Kufe et al., 1984).

Em lactentes e adultos com LLA e translocação da LLM t(4;11), a utilidade da Ara-C em altas doses é mediada pelo transportador de nucleosídeo ENT1 altamente expresso, e sua expressão correlaciona-se com a sensibilidade à Ara-C (Pui et al., 2004). Em concentrações extracelulares do fármaco acima de 10 μM (níveis que podem ser obtidos com altas doses de Ara-C), o transportador de nucleosídeos não limita mais o acúmulo do fármaco, e o metabolismo intracelular a trifosfato passa a limitar a velocidade do processo. Pacientes com subtipos particulares de LMA beneficiam-se do tratamento com Ara-C em altas doses; esses tipos incluem t(8;21), inv(16), t(9;16) e del(16).

Mecanismos de resistência

A resposta à Ara-C é fortemente influenciada pelas atividades relativas das enzimas anabólicas e catabólicas que determinam a proporção do fármaco convertido em Ara-CTP. A enzima ativadora que limita a velocidade, a dCK, produz Ara-CMP. É contraposta pela enzima de degradação, a citidina-desaminase, que converte Ara-C em um metabólito atóxico, a ara-uridina (Ara-U). A atividade da citidina-desaminase está elevada em muitos tecidos normais, incluindo a mucosa intestinal, o fígado e os neutrófilos, porém está mais baixa nas células da LMA e em outros tumores humanos. Uma segunda enzima de degradação, a dCMP-desaminase, converte o Ara-CMP no metabólito inativo, Ara-UMP. O aumento na síntese e retenção de Ara-CTP nas células leucêmicas leva a uma maior duração da remissão completa em pacientes com LMA. A capacidade das células de transportar a Ara-C também pode afetar a resposta. Os estudos clínicos realizados implicaram uma perda da dCK como principal mecanismo de resistência à Ara-C na LMA.

ADME

Em virtude da presença de altas concentrações de citidina-desaminase na mucosa GI e no fígado, apenas cerca de 20% do fármaco alcançam a circulação após a administração *oral* de Ara-C; por conseguinte, o fármaco precisa ser administrado por via intravenosa. As concentrações máximas de 2 a 50 μM podem ser determinadas no plasma após a injeção intravenosa de 30 a 300 mg/m², porém caem rapidamente ($t_{1/2}$ de ~10 minutos). Menos de 10% da dose injetada é excretada de modo inalterado na urina em 12 a 24 horas; a maior parte aparece como produto desaminado inativo, Ara-U. São encontradas concentrações mais altas de Ara-C no LCS após infusão contínua do que após injeção intravenosa rápida, porém correspondem a 10% ou menos das concentrações no plasma. Após administração *intratecal* de uma dose de 50 mg/m², a desaminação do fármaco ocorre lentamente, com $t_{1/2}$ de 3 a 4 horas, e são obtidas concentrações máximas de 1 a 2 μM. As concentrações no LCS permanecem acima do limiar para a citotoxicidade (0,4 μM) durante 24

Análogo da fluoropirimidina

CAPECITABINA | 5-FLUORURACILA (5-FU) | 5-FLUORDESOXIURIDINA (FLOXURIDINA) | MONOFOSFATO DE 5-FLUORDESOXIURIDINA

Análogo da citidina

CITOSINA ARABINOSÍDEO (CITARABINA; Ara-C) | 5-AZACITIDINA | 2′,2′-DIFLUORDESOXICITIDINA (GENCITABINA) | DECITABINA

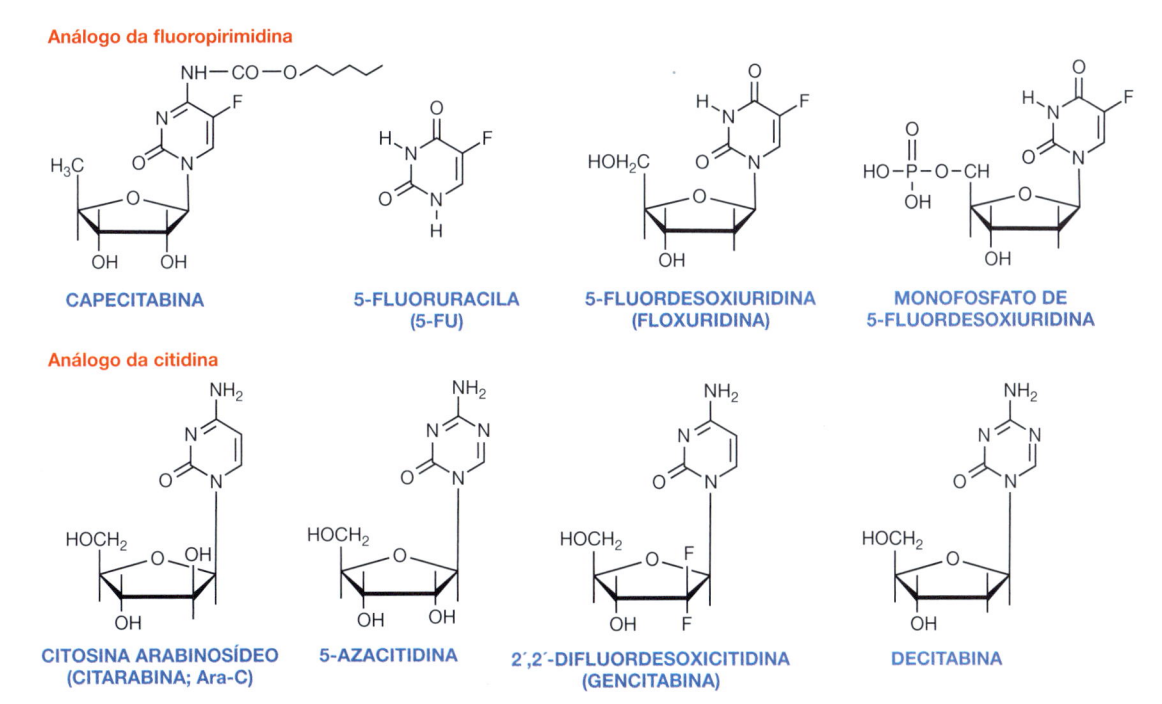

Figura 70-8 *Análogos das pirimidinas.*

horas ou mais. A formulação lipossomal de depósito da Ara-C proporciona uma liberação prolongada no LCS. Após uma dose-padrão, a Ara-C lipossomal permanece acima dos níveis tóxicos durante um período médio de 12 dias, evitando, assim, a necessidade de punções lombares frequentes.

Usos terapêuticos

A inibição contínua da síntese de DNA por um tempo equivalente a pelo menos um ciclo celular ou 24 horas é necessária para expor a maioria das células tumorais durante a fase S do ciclo celular. O intervalo ideal entre as doses de Ara-C em *bolus* é de cerca de 8 a 12 horas, um esquema que mantém as concentrações intracelulares de Ara-CTP em níveis inibitórios durante um ciclo de tratamento de vários dias. Em geral, as crianças toleram doses mais altas do que os adultos. A administração intratecal de Ara-C lipossomal, a cada 2 semanas, parece ser igualmente efetiva em comparação com o esquema a cada 4 dias com o fármaco-padrão. A Ara-C está indicada para indução e manutenção da remissão na LMA e mostra-se útil no tratamento de pacientes com outras leucemias, como a LLA, a LMA na fase blástica, a LPA e linfomas de alto grau. Como a concentração do fármaco no plasma declina rapidamente abaixo do nível necessário para saturar o transporte e a ativação intracelular, os médicos têm utilizado esquemas em altas doses a cada 12 horas, durante 3 a 4 dias, para obter níveis séricos 20 a 50 vezes mais altos, com melhores resultados na indução da remissão e consolidação na LMA. A injeção da formulação lipossomal está indicada para o tratamento intratecal da meningite linfomatosa.

Efeitos adversos

A *citarabina* é um agente mielossupressor, capaz de produzir leucopenia, trombocitopenia e anemia graves agudas, com alterações megaloblásticas notáveis. Outras manifestações tóxicas incluem distúrbios GI, estomatite, conjuntivite, elevações reversíveis das enzimas hepáticas, edema pulmonar não cardiogênico e dermatite. Cerca de 1 a 2 semanas após a administração de Ara-C em altas doses, podem ocorrer início de dispneia, febre e infiltrados pulmonares na tomografia computadorizada de tórax, que podem ser fatais em 10 a 20% dos pacientes, particularmente naqueles que estão sendo tratados para recidiva da leucemia. Nenhuma terapia específica está indicada, a não ser a interrupção da Ara-C. A Ara-C intratecal, seja o fármaco livre ou a preparação lipossomal, pode causar aracnoidite, convulsões, *delirium*, mielopatia ou coma, particularmente quando administrada concomitantemente com MTX em altas doses por via sistêmica ou Ara-C por via sistêmica. A administração intratecal ou a administração sistêmica de altas doses podem ser acompanhadas de toxicidade cerebelar, que se manifesta na forma de ataxia e fala arrastada e toxicidade cerebral (convulsões, demência e coma), particularmente em pacientes com mais de 50 anos de idade ou pacientes com função renal deficiente.

Azacitidina (5-azacitidina); decitabina

A *5-azacitidina* e a *decitabina* (2'-desoxi-5-azacitidina; ver Fig. 70-8) possuem atividade antileucêmica como agentes citotóxicos e, particularmente em doses mais baixas, induzem diferenciação das células leucêmicas ao inibir a atividade da DNA-citosina-metiltransferase. Os fármacos foram aprovados para o tratamento da mielodisplasia, induzindo normalização da medula óssea em 15 a 20% dos pacientes e reduzindo a necessidade de transfusão em um terço dos pacientes. A *5-azacitidina* melhora a sobrevida.

Mecanismo de ação

Os azanucleosídeos entram nas células por meio do ENT1 (SLC29A1). Os fármacos incorporam-se ao DNA, onde se ligam de modo covalente à DNA-metiltransferase, causando depleção da enzima e resultando em desmetilação global do DNA, com consequente diferenciação e apoptose das células tumorais. A *decitabina* também induz quebras do DNA de fita dupla, talvez em consequência do esforço para efetuar o reparo do aduto proteína-DNA.

ADME

Após administração subcutânea, a *5-azacitidina* sofre rápida desaminação pela citidina-desaminase ($t_{1/2}$ plasmática de cerca de 20 a 40 minutos). Devido à formação de nucleotídeos intracelulares, que se incorporam ao DNA, os efeitos dos azanucleosídeos persistem por muitas horas.

Uso terapêutico

O esquema habitual de tratamento com *5-azacitidina* em pacientes com síndrome mielodisplásica é diário, durante 7 dias, a cada 28 dias, enquanto a *decitabina* é administrada por via intravenosa diariamente, durante 5 dias, a cada 4 semanas. As melhores respostas só se tornam aparentes depois de 2 a 5 ciclos de tratamento.

Efeitos adversos

As principais toxicidades dos azanucleosídeos consistem em mielossupressão e sintomas GI discretos. A *5-azacitidina* provoca náusea e vômitos intensos quando administrada por via intravenosa em grandes doses (150 a 200 mg/m^2/dia, durante 5 dias).

Gencitabina

A *gencitabina*, um análogo da *desoxicitidina* (ver Fig. 70-8), é usada no tratamento de pacientes com câncer de pâncreas, câncer de pulmão não de células pequenas não escamoso, câncer de ovário e de mama e câncer vesical.

Mecanismo de ação

A *gencitabina* entra nas células por meio de três transportadores de nucleosídeos distintos: ENT1 (SLC29A1; a principal via), CNT1 (SLC28A1) e um transportador de núcleo base encontrado em células do mesotelioma maligno. No interior da célula, a dCK fosforila a *gencitabina*, produzindo o monofosfato (dFdCMP), que é convertido em di e trifosfato (dFdCDP e dFdCTP, respectivamente). Embora o anabolismo e os efeitos da *gencitabina* sobre o DNA simulem, em geral, os da *citarabina*, existem diferenças definidas na cinética de inibição, locais enzimáticos adicionais de ação, efeitos diferentes de sua incorporação ao DNA e espectro distinto de atividade clínica. Diferentemente da *citarabina*, a citotoxicidade da *gencitabina* não se limita à fase S do ciclo celular. A atividade citotóxica pode refletir várias ações sobre a síntese de DNA. O dFdCTP compete com o dCTP como inibidor fraco da DNA-polimerase. O dFdCDP é um inibidor estequiométrico da RNR, resultando em depleção das reservas de desoxirribonucleotídeos necessárias para a síntese de DNA. A incorporação do dFdCTP ao DNA causa interrupção da fita de DNA (Heinemann et al., 1988) e parece ser resistente ao reparo. A capacidade das células de incorporar o dFdCTP ao DNA é decisiva no processo de apoptose induzido pela *gencitabina*. A *gencitabina* é inativada pela citidina-desaminase, que é encontrada tanto em células tumorais quanto em todo o corpo.

ADME

A *gencitabina* é administrada na forma de infusão intravenosa. A farmacocinética do composto original é determinada, em grande parte, por desaminação no fígado, no plasma e em outros órgãos, e o produto de eliminação urinária predominante é a dFdU. Em pacientes com disfunção renal significativa, a dFdU e seu trifosfato acumulam-se até níveis altos e potencialmente tóxicos. A *gencitabina* apresenta uma $t_{1/2}$ plasmática curta (cerca de 15 minutos); as mulheres e os pacientes idosos apresentam uma depuração mais lenta do fármaco.

Usos terapêuticos

O esquema posológico padrão para a *gencitabina* consiste em uma infusão intravenosa nos dias 1, 8 e 15 de cada ciclo de 21 a 28 dias, dependendo da indicação. A conversão da *gencitabina* em dFdCMP pela dCK é saturada em uma taxa de infusão de cerca de 10 mg/m^2/min. Para aumentar a formação dFdCTP, a duração da infusão nessa concentração máxima foi estendida para 100 a 150 minutos, em uma velocidade fixa de 10 mg/min. A infusão de 150 minutos produz níveis mais altos de dFdCTP nas células mononucleares do sangue periférico e aumenta o grau de mielossupressão. A inibição do reparo do DNA pela *gencitabina* pode aumentar a citotoxicidade de outros agentes, particularmente dos compostos de platina, e da radioterapia.

Efeitos adversos

A mielossupressão constitui a principal toxicidade. As infusões de duração mais longa resultam em maior mielossupressão e hepatotoxicidade. As toxicidades não hematológicas incluem síndrome semelhante à gripe, astenia e, raramente, síndrome de leucoencefalopatia posterior. Pode ocorrer elevação discreta e reversível das transaminases hepáticas em 40% ou mais dos pacientes. A pneumonite intersticial, que algumas progride para a síndrome de angústia respiratória aguda, pode ocorrer nos primeiros dois ciclos de tratamento e, em geral, responde aos corticosteroides. Raramente, pacientes tratados durante muitos meses podem desenvolver síndrome hemolítico-urêmica lentamente progressiva, exigindo a interrupção do fármaco. A *gencitabina* é um radiossensibilizador muito potente e não deve ser usada com radioterapia.

Análogos das purinas

Os estudos pioneiros de Hitchings e Elion levaram à identificação de análogos das bases purínicas de ocorrência natural, com propriedades antileucêmicas e imunossupressoras. A Figura 70-9 mostra as fórmulas estruturais de vários análogos das purinas, com *adenosina* para comparação. Outros análogos das purinas que desempenham papéis valiosos na leucemia e em neoplasias linfoides incluem *cladribina* (terapia-padrão para a leucemia de células pilosas), *fosfato de fludarabina* (tratamento-padrão da LLC), *nelarabina* (LLA infantil) e *clofarabina* (leucemia/linfoma de células T). A seletividade aparente desses fármacos pode estar relacionada com a sua captação efetiva, ativação e efeitos apoptóticos no tecido linfoide.

Análogos da 6-tiopurina

A *6-MP* e a *6-TG* são agentes aprovados para o tratamento das leucemias humanas, que atuam como análogos das purinas naturais, a hipoxantina e a guanina. A substituição do oxigênio pelo enxofre no C6 do anel de purina cria compostos que são rapidamente transportados no interior das células, incluindo células malignas ativadas. Os nucleotídeos formados a partir da 6-MP e da 6-TG inibem a síntese *de novo* das purinas e também se tornam incorporados aos ácidos nucleicos (ver Fig. 55-5).

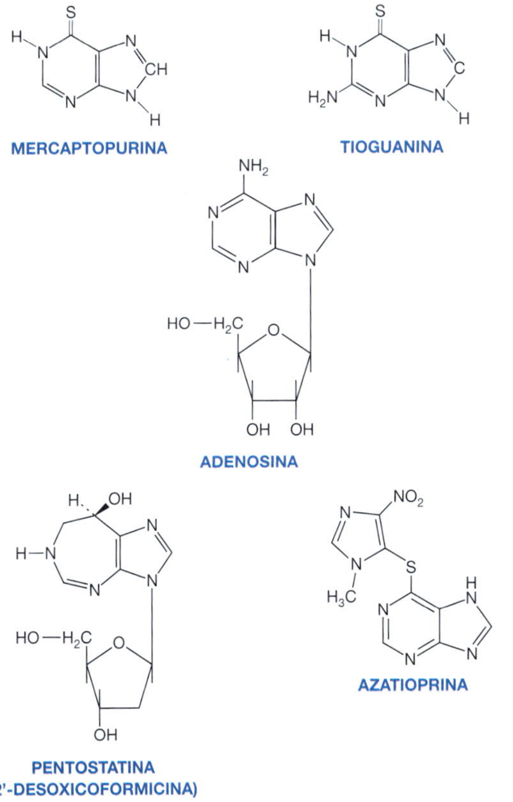

Figura 70-9 *Adenosina e vários análogos das purinas.*

Mecanismo de ação

A hipoxantina-guanina-fosforribosiltransferase converte a 6-TG e a 6-MP nos ribonucleotídeos 6-tioGMP e 6-tioIMP (T-IMP), respectivamente. Como o T-IMP é um substrato fraco para a guanililcinase (a enzima que converte o GMP em GDP), ocorre acúmulo intracelular de T-IMP. O T-IMP inibe a nova formação de ribosil-5-fosfato, bem como a conversão do IMP em nucleotídeos de adenina e guanina. O ponto mais importante de ataque parece ser a reação da glutamina e do PRPP para formar ribosil-5-fosfato, a primeira etapa condicionada na via *de novo*. O nucleotídeo de 6-TG é incorporado ao DNA, onde induz quebras de fitas e emparelhamento incorreto de bases.

Mecanismos de resistência

O mecanismo mais comum de resistência à 6-MP observado *in vitro* é a deficiência ou a ausência completa da enzima de ativação, a HGPRT, ou o aumento de atividade da fosfatase alcalina. Outros mecanismos de resistência incluem:

- Diminuição da captação do fármaco ou efluxo aumentado, devido a transportadores ativos;
- Alteração na inibição alostérica da ribosilamina-5-fosfato-sintase;
- Comprometimento do reconhecimento de quebras do DNA e emparelhamento incorreto, devido à perda de um componente (MSH6, mutador S, homólogo 6) do sistema MMR (Karran e Attard, 2008).

ADME e toxicidade

A absorção da *mercaptopurina* oral é incompleta (10 a 50%); o fármaco está sujeito ao metabolismo de primeira passagem pela xantinoxidase no fígado. A absorção da mercaptopurina é diminuída pela presença de alimento ou por antibióticos orais. A biodisponibilidade oral aumenta quando a *mercaptopurina* é combinada com MTX em altas doses. Após uma dose intravenosa, a $t_{1/2}$ do fármaco é de cerca de 50 minutos nos adultos, devido à rápida degradação metabólica pela xantinoxidase e pela TPMT. A distribuição restrita da *mercaptopurina* no encéfalo resulta de um sistema de transporte de efluxo eficiente na barreira hematencefálica. Além do anabolismo da *mercaptopurina* catalisado pela HGPRT, existem duas outras vias para o seu metabolismo. A primeira envolve a metilação do grupo sulfidrila e a oxidação subsequente dos derivados metilados. A atividade da enzima TPMT reflete a herança de alelos polimórficos; até 15% da população branca apresenta uma diminuição da atividade enzimática. Os baixos níveis de atividade da TPMT nas hemácias estão associados a um aumento da toxicidade do fármaco em determinados pacientes e a um menor risco de recidiva. Nos pacientes com doença autoimune tratados com *mercaptopurina*, aqueles que apresentam alelos polimórficos podem ter aplasia da medula óssea e toxicidade potencialmente fatal. Recomenda-se a realização de um teste para esses polimorfismos antes de iniciar o tratamento nessa população de pacientes.

Uma porcentagem relativamente grande do enxofre administrado aparece na urina como sulfato inorgânico. A segunda via importante de metabolismo da 6-MP envolve a sua oxidação pela xantinoxidase a 6-tiourato, um metabólito inativo. As doses orais de 6-MP devem ser reduzidas em 75% em pacientes que recebem um inibidor da xantinoxidase, o *alopurinol*; não há necessidade de ajuste da dose com a administração intravenosa do fármaco.

Usos terapêuticos

Na terapia de manutenção da LLA, uma dose oral diária inicial de 6-MP é ajustada de acordo com as contagens de leucócitos e plaquetas. A combinação de MTX e 6-MP parece ser sinérgica. Com a inibição das primeiras etapas na síntese de purinas, o MTX produz elevação da concentração intracelular de PRPP, um cofator necessário para ativação da 6-MP.

Efeitos adversos

A principal toxicidade da 6-MP consiste em mielossupressão. A trombocitopenia, a granulocitopenia ou a anemia podem se tornar evidentes apenas dentro de várias semanas. Em geral, a redução da dose leva a uma recuperação imediata, embora a mielossupressão possa ser grave e prolongada em pacientes com polimorfismo que afeta a TPMT. Em cerca de

25% dos adultos, observa-se a ocorrência de anorexia, náuseas ou vômitos, porém a estomatite e a diarreia são raras. As manifestações dos efeitos GI são menos frequentes em crianças do que em adultos. Ocorrem icterícia e elevações das enzimas hepáticas em até um terço dos pacientes adultos tratados com 6-MP; em geral, observa-se a sua resolução com a interrupção da terapia. A 6-MP e o seu derivado, a *azatioprina*, predispõem a infecções oportunistas (p. ex., reativação da hepatite B, infecção fúngica e pneumonia por *Pneumocystis*) e a uma incidência aumentada de neoplasias espinocelulares da pele. A 6-MP é teratogênica durante o primeiro trimestre de gravidez, e foi relatada a ocorrência de LMA após terapia prolongada com 6-MP para a doença de Crohn.

Fosfato de fludarabina

O *fosfato de fludarabina* é um análogo fosforilado, fluorado e resistente à desaminação do agente antiviral, a *vidarabina* (9-β-D-arabinofuranosil-adenina). Mostra-se ativo na LLC e nos linfomas de baixo grau e também é efetivo como potente imunossupressor.

FOSFATO DE FLUDARABINA

Mecanismos de ação e resistência

O fármaco sofre desfosforilação extracelular ao nucleosídeo *fludarabina*, que entra na célula, onde ocorre refosforilação pela dCK ao trifosfato ativo. Esse metabólito inibe a DNA-polimerase, a DNA-primase, a DNA-ligase e a RNR e torna-se incorporado ao DNA e ao RNA. O nucleotídeo é efetivo na interrupção da cadeia quando incorporado ao DNA (Kamiya et al., 1996). A incorporação da *fludarabina* ao RNA inibe a função e o processamento do RNA e a tradução do mRNA.

Em tumores experimentais, a resistência à *fludarabina* está associada a uma atividade diminuída da dCK (a enzima que fosforila o fármaco), a um aumento do efluxo do fármaco e atividade aumentada da RNR. Seu mecanismo de imunossupressão e estimulação paradoxal da autoimunidade baseia-se na suscetibilidade particular das células linfoides a análogos das purinas e nos efeitos específicos sobre o subgrupo $CD4^+$ de células T, bem como na inibição das respostas reguladoras das células T.

ADME

O *fosfato de fludarabina* é administrado por via intravenosa e por via oral e é rapidamente convertido em *fludarabina* no plasma. O tempo mediano para alcançar concentrações máximas do fármaco no plasma após administração oral é de 1,5 hora, e a biodisponibilidade oral é, em média, de 55 a 60%. A $t_{1/2}$ da *fludarabina* no plasma é de cerca de 10 horas. O composto é eliminado principalmente por excreção renal.

Usos terapêuticos

O *fosfato de fludarabina* está aprovado para uso intravenoso e oral e mostra-se igualmente ativo por ambas as vias. A dose recomenda é administrada 1 vez ao dia, durante 5 dias, podendo ser repetida a cada 4 semanas. Em geral, observa-se uma melhora gradual da LLC depois de 2 a 3 ciclos. Deve-se reduzir a dose em pacientes com comprometimento renal, de modo proporcional à diminuição da CL_{Cr}. O *fosfato de fludarabina* é altamente ativo quando administrado isoladamente ou com *rituximabe* e *ciclofosfamida* para o tratamento de pacientes com LLC; as taxas de resposta global em pacientes sem tratamento anterior aproximam-se de 80%, e a duração da resposta é, em média, de 22 meses. O sinergismo da *fludarabina* com agentes alquilantes pode derivar da observação de sua capacidade de bloquear o reparo de quebras do DNA de fita dupla e ligações cruzadas entre fitas induzidas pelos agentes alquilantes. Além disso, é efetivo em linfomas de células B foliculares refratários à terapia convencional. Está sendo cada vez mais utilizado como potente agente imunossupressor no transplante de medula óssea alogênico não mieloablativo.

Efeitos adversos

As terapias oral e intravenosa causam mielossupressão em cerca de 50% dos pacientes, náuseas e vômitos em uma pequena fração e, raramente, calafrios, febre, mal-estar, anorexia, neuropatia periférica e fraqueza. Espera-se a ocorrência de linfopenia e trombocitopenia, bem como efeitos adversos cumulativos. A depleção das células T $CD4^+$ com a terapia predispõe a infecções oportunistas. A síndrome de lise tumoral, uma complicação rara, ocorre principalmente em pacientes com LLC anteriormente não tratados. Foi observada a ocorrência de alteração do estado mental, convulsões, neurite óptica e coma com doses mais altas e em pacientes idosos. Podem ocorrer eventos autoimunes após tratamento com *fludarabina*. Pacientes com LLC podem desenvolver anemia hemolítica aguda ou aplasia eritroide pura durante ou após o tratamento com *fludarabina*. O tratamento com *fludarabina* também é complicado por citopenias prolongadas, provavelmente mediadas por autoimunidade. A mielodisplasia e as leucemias agudas podem surgir como complicações tardias. A pneumonite é um efeito adverso ocasional, que responde aos corticosteroides. Em pacientes com comprometimento da função renal, as doses iniciais devem ser reduzidas proporcionalmente à redução da CL_{Cr}.

Cladribina

A cladribina é um análogo de purina resistente à ADA, que possui atividade potente e curativa na leucemia de células pilosas, na LLC e em linfomas de baixo grau.

Mecanismos de ação e resistência

A *cladribina* entra nas células por meio de transporte de nucleosídeo ativo. Após fosforilação pela dCK e conversão em trifosfato de cladribina, é incorporada ao DNA. Produz quebras das fitas do DNA e depleção de NAD e ATP, levando à apoptose. Trata-se de um potente inibidor da RNR. O fármaco não exige a ocorrência de divisão celular para ser citotóxico. A resistência está associada à perda da enzima de ativação, a dCK; à expressão aumentada de RNR; ou a um aumento do efluxo ativo por ABCG2 ou por outros membros da família de transportadores de cassete de ligação ao ATP (ABC).

ADME

A *cladribina* é absorvida por via oral (55%), porém é rotineiramente administrada por via intravenosa. O fármaco é excretado pelos rins, com $t_{1/2}$ terminal no plasma de 6,7 horas. A *cladribina* atravessa a barreira hematencefálica e alcança concentrações no LCS que correspondem a cerca de 25% daquelas observadas no plasma. Deve-se ajustar a dose na presença de disfunção renal.

Usos terapêuticos

A *cladribina* é administrada 1 vez ao dia, durante 7 dias, por infusão intravenosa contínua. Trata-se do fármaco de escolha na leucemia de células pilosas. Em 80% dos pacientes, obtém-se uma resposta completa depois de um único ciclo de terapia. A *cladribina* também é ativa na LLC, nos linfomas de baixo grau, na histiocitose de células de Langerhans, nos LCTC, incluindo micose fungoide e síndrome de Sézary, e na macroglobulinemia de Waldenström.

Efeitos adversos

A mielossupressão constitui a principal toxicidade que limita a dose de *cladribina*. Pode ocorrer trombocitopenia cumulativa com ciclos repetidos. As infecções oportunistas são comuns e correlacionam-se com a redução das contagens de células $CD4^+$. Outros efeitos tóxicos incluem náuseas, infecções, febre alta, cefaleia, fadiga, exantemas e síndrome de lise tumoral.

Clofarabina (2-cloro-2´-fluor-arabinosiladenina)

O análogo *clofarabina* (2-cloro-2'-fluor-arabinosiladenina) incorpora o substituinte 2-cloro resistente à glicosilase da *cladribina* e uma substituição 2′-fluor-arabinosil, que proporciona maior estabilidade e aumenta a captação e a fosforilação. O composto resultante foi aprovado para o tratamento da LLA infantil após fracasso de duas terapias anteriores. A *clofarabina* produz remissões completas em 20 a 30% desses pacientes. Possui atividade na LMA tanto infantil quanto do adulto e na mielodisplasia. A captação e a ativação metabólica da *clofarabina* nas células tumorais seguem a mesma via da *cladribina* e de outros nucleosídeos de purina, embora a *clofarabina* seja mais prontamente fosforilada pela dCK. O *trifosfato de clofarabina* apresenta $t_{1/2}$ intracelular longa (24 h). Incorpora-se ao DNA, no qual interrompe a síntese, levando à apoptose. A *clofarabina* também inibe a RNR.

Usos terapêuticos e efeitos adversos

Em crianças, a *clofarabina* é administrada na forma de infusão diária de 2 horas, durante 5 dias. A $t_{1/2}$ de eliminação primária no plasma é de 6,5 horas. A maior parte do fármaco é excretada em sua forma inalterada na urina. As doses devem ser ajustadas de acordo com as reduções da CL_{Cr}. As principais toxicidades consistem em mielossupressão; síndrome clínica de hipotensão, taquifemia, edema pulmonar, disfunção orgânica e febre, sugerindo a síndrome de extravasamento capilar e liberação de citocinas, que exigem interrupção imediata do fármaco; elevação das enzimas hepáticas e da bilirrubina; náuseas, vômitos e diarreia; e hipopotassemia e hipofosfatemia.

Nelarabina (6-metóxi-arabinosil-guanina)

A *nelarabina* (6-metóxi-arabinosil-guanina) é o único nucleosídeo de guanina de uso clínico. Possui atividade seletiva contra a leucemia de células T aguda (20% de respostas completas) e o linfoma linfoblástico de células T estreitamente relacionado. Seu uso está aprovado para pacientes com recidiva/doença refratária. Seu mecanismo de ação básico assemelha-se estreitamente àquele dos outros nucleosídeos de purina, visto que se incorpora ao DNA e interrompe sua síntese.

ADME

Após infusão, o composto metóxi original é rapidamente ativado no sangue e nos tecidos por clivagem do grupo metila mediada pela ADA, produzindo a Ara-G resistente à fosforilase, que possui $t_{1/2}$ plasmática de 3 horas. O metabólito ativo é transportado nas células tumorais, onde é ativado pela dCK a Ara-GTP, que se incorpora ao DNA e interrompe a sua síntese. O fármaco e seu metabólito, Ara-G, são eliminados principalmente por metabolismo a guanina, e uma fração menor é eliminada por excreção renal da Ara-G. O fármaco deve ser usado com monitoração clínica rigorosa em pacientes com comprometimento renal grave (CL_{Cr} < 50 mg/mL). Os adultos recebem uma infusão de 2 horas nos dias 1, 3 e 5 de um ciclo de 21 dias, enquanto as crianças recebem uma dose menor durante 5 dias, repetida a cada 21 dias.

Efeitos adversos

Os efeitos adversos consistem em mielossupressão e anormalidades das provas de função hepática, bem como sequelas neurológicas graves e infrequentes, como convulsões, *delirium*, sonolência, neuropatia periférica ou síndrome de Guillain-Barré. Os efeitos adversos neurológicos podem não ser reversíveis.

Pentostatina (2′-desoxicoformicina)

A *pentostatina* (2′-desoxicoformicina; ver Fig. 70-9), um análogo em estado de transição do intermediário na reação da ADA, inibe poderosamente essa enzima. Seus efeitos imitam o fenótipo da deficiência genética de ADA (imunodeficiência grave que afeta as funções das células T e das células B).

Mecanismo de ação

A inibição da ADA pela *pentostatina* leva ao acúmulo intracelular de nucleotídeos de adenosina e desoxiadenosina, que podem bloquear a síntese de DNA ao inibir a RNR. A desoxiadenosina também inativa a S-adenosil-homocisteína-hidrolase. O consequente acúmulo de S-adenosil-homocisteína é particularmente tóxico para os linfócitos. A *pentostatina* também pode inibir a síntese de RNA, e o seu derivado trifosfato é incorporado ao DNA, resultando em quebra das fitas. Embora não se conheça o mecanismo preciso de citotoxicidade, é provável que o desequilíbrio nas reservas de nucleotídeos de purina seja responsável pelo seu efeito antineoplásico na leucemia de células pilosas e nos linfomas de células T.

ADME

A *pentostatina* é administrada por via intravenosa em semanas alternadas e possui uma $t_{1/2}$ terminal média de 5,7 horas. Após hidratação com 500 a 1.000 mL de glicose a 5% em soro fisiológico a 0,45%, o fármaco é administrado por injeção intravenosa rápida ou por infusão durante um período de 30 minutos ou menos, seguida de 500 mL adicionais de líquido. O fármaco é eliminado quase totalmente por excreção renal. Recomenda-se uma redução proporcional da dose em pacientes com comprometimento renal, conforme determinado pela redução da CL_{Cr}.

Uso terapêutico

A *pentostatina* é efetiva na produção de remissões completas (58%) e respostas parciais (28%) em pacientes com leucemia de células pilosas. Foi suplantada, em grande parte, pela *cladribina* (ver discussão anterior). As manifestações tóxicas consistem em mielossupressão, sintomas GI, exantemas cutâneos e anormalidades nas provas de função hepática. Ocorre depleção das células T normais, podendo resultar em febre neutropênica e infecções oportunistas. A imunossupressão pode persistir por vários anos após a interrupção. Com o uso de altas doses, são observadas complicações renais e neurológicas importantes. A *pentostatina* em combinação com *fosfato de fludarabina* pode resultar em toxicidade pulmonar grave ou até mesmo fatal.

III Produtos naturais

Agentes que causam dano aos microtúbulos

Análises de biologia estrutural revelaram múltiplos sítios de ligação de fármacos direcionados para microtúbulos com diferentes mecanismos de ação. Os principais sítios de ligação distintos são para os alcaloides da vinca, os taxanos e a colchicina (Steinmetz e Prota, 2018).

Alcaloides da vinca

Os alcaloides purificados da planta pervinca, incluindo *vimblastina* e *vincristina*, foram os primeiros entre os agentes clínicos usados no tratamento de pacientes com leucemias, linfomas e câncer testicular. A *vinorelbina*, um derivado estreitamente relacionado, possui atividade contra o câncer de pulmão e o câncer de mama.

Estrutura básica dos alcaloides da vinca

Mecanismo de ação

Os alcaloides da vinca são agentes específicos do ciclo celular que, em comum com outros fármacos, como a *colchicina, a podofilotoxina*, os taxanos e as epotilonas, bloqueiam as células em mitose. As atividades biológicas dos alcaloides da vinca podem ser explicadas pela sua capacidade de ligar-se a um sítio específico na β-tubulina e de bloquear a sua polimerização com a α-tubulina em microtúbulos (Fig. 70-10) (Akhmanova e Steinmetz, 2015). O fuso mitótico não consegue se formar, os no esquema semanal. Podem ocorrer reações de hipersensibilidade em pacientes que recebem infusões de *paclitaxel* de curta duração (1 a 6 horas); todavia essas reações são evitadas, em grande parte, por meio de tratamento prévio com *dexametasona, difenidramina* e antagonistas dos receptores H_2 de histamina. Não há necessidade de pré-medicação com infusões de 96 horas. Muitos pacientes apresentam bradicardia assintomática; ocorrem também episódios ocasionais de taquicardia ventricular silenciosa, que regridem espontaneamente durante as infusões de 3 ou 24 horas. O *nab-paclitaxel* produz taxas aumentadas de neuropatia periférica, em comparação com o *paclitaxel* original fornecido em *cremophor*, porém raramente causa reações de hipersensibilidade.

O *docetaxel* causa maiores graus de neutropenia do que o *paclitaxel*, porém menos neuropatia periférica e astenia, e hipersensibilidade menos frequente. A retenção hídrica constitui um problema progressivo com múltiplos ciclos de terapia com *docetaxel*, levando à formação de edema periférico, líquido pleural e peritoneal e edema pulmonar em casos extremos. A *dexametasona* oral, iniciada 1 dia antes da infusão do fármaco e mantida por 3 dias, melhora acentuadamente a retenção hídrica. Em casos raros, o *docetaxel* pode causar pneumonite intersticial progressiva e insuficiência respiratória se o fármaco não for interrompido.

Estramustina

A *estramustina* é uma combinação de estradiol e normustina (mostarda nornitrogenada) por meio de uma ligação carbamato. Embora o propósito da combinação tenham sido aumentar a captação do agente alquilante por células de câncer de próstata sensíveis ao estradiol, a *estramustina* não funciona *in vivo* como agente alquilante; na verdade, liga-se à β-tubulina e às proteínas associadas aos microtúbulos, provocando a desorganização dos microtúbulos e ações antimitóticas (Tew e Stearns, 1987).

Uso terapêutico

A *estramustina* é aprovada para o tratamento paliativo de pacientes com câncer de próstata progressivo ou metastático.

ADME

Após administração oral, pelo menos 75% de uma dose de *fosfato de estramustina* é absorvida pelo trato GI e rapidamente desfosforilada. O fármaco sofre extenso metabolismo de primeira passagem pelas CYP hepáticas a um derivado 17-ceto ativo, a estromustina, e a múltiplos produtos inativos; as formas ativas do fármaco acumulam-se na próstata. Ocorre alguma hidrólise da ligação carbamato no fígado, com liberação de estradiol, estrona e grupo normustina. A *estramustina* e estromustina apresentam $t_{1/2}$ plasmáticas de 10 e 14 horas, respectivamente, e são excretadas como metabólitos inativos, principalmente nas fezes.

Efeitos adversos e interações medicamentosas

Além da mielossupressão, a *estramustina* também possui efeitos adversos estrogênicos (ginecomastia, impotência, risco elevado de trombose e retenção hídrica) e também está associada à ocorrência de hipercalcemia, ataques agudos de porfiria, comprometimento da tolerância à glicose e reações de hipersensibilidade, incluindo angioedema. A *estramustina* inibe a depuração dos taxanos.

Epotilonas

As epotilonas são policetídeos descobertos como metabólitos citotóxicos a partir de uma cepa de *Sorangium cellulosum*, uma mixobactéria isolada do solo no banco do Rio Zambezi, na África do Sul (Gerth et al., 1996). Uma das epotilonas, a *ixabepilona*, está aprovada para o tratamento do câncer de mama; outras estão em fase de desenvolvimento (Lee e Swain, 2008).

Ixabepilona

Mecanismos de ação e resistência As epotilonas ligam-se a uma bolsa da β-tubulina localizada na face luminal dos microtúbulos, o sítio dos taxanos (Steinmetz e Prota, 2018), e podem desencadear a nucleação dos microtúbulos em múltiplos sítios distantes do centríolo. Essa estabilização disfuncional dos microtúbulos provoca parada do ciclo celular na interface G_2-M e resulta em apoptose. Estudos *in vitro* sugeriram que a *ixabepilona* é menos suscetível à exportação e resistência a múltiplos fármacos mediada pela Pgp, em comparação com os taxanos. Outros mecanismos implicados na resistência às epotilonas incluem a mutação do sítio de ligação da β-tubulina e a suprarregulação de isoformas da β-tubulina.

ADME A *ixabepilona* é administrada por via intravenosa. Em virtude de sua solubilidade aquosa mínima, é administrada no agente solubilizante *cremophor* (óleo de rícino polioxietilado/etanol), que foi implicado como causa de reações à infusão; essas reações são infrequentes quando a administração é precedida de medicação prévia com antagonistas H_1 e H_2. O fármaco é depurado por CYP hepáticas e possui uma $t_{1/2}$ plasmática de 52 horas.

Usos terapêuticos Em pacientes com câncer de mama metastático resistente às antraciclinas ou com tratamento prévio com antraciclinas e resistente aos taxanos, a *ixabepilona* associada com *capecitabina* proporciona uma melhora da sobrevida sem progressão da doença de 1,6 mês, em comparação com a *capecitabina* isoladamente. A *ixabepilona* também está indicada como monoterapia para o câncer de mama metastático em pacientes que progrediram previamente com tratamento com antraciclinas, taxanos e *capecitabina*. A *ixabepilona* (cerca de 40 mg/m²) é administrada como monoterapia ou em associação com *capecitabina* durante 3 horas, a cada 3 semanas. Os pacientes devem ser pré-medicados com antagonista H_1 e H_2 antes da administração da *ixabepilona* para minimizar as reações de hipersensibilidade. Em pacientes com disfunção hepática leve a moderada que recebem *ixabepilona* como monoterapia, recomenda-se o uso de doses iniciais mais baixas, devido à depuração tardia do fármaco.

Efeitos adversos As epotilonas apresentam toxicidades semelhantes àquelas dos taxanos, isto é, neutropenia sensitiva periférica, fadiga, diarreia e astenia.

Análogos das camptotecinas

As camptotecinas são agentes antineoplásicos citotóxicos potentes, cujo alvo é a enzima nuclear, a *topoisomerase I*. O principal composto dessa classe, a camptotecina, foi isolado da árvore *Camptotheca acuminata*. O *irinotecano* e a *topotecana*, que atualmente são os únicos análogos da camptotecina aprovados para uso clínico, possuem atividade nos cânceres colorretal, de ovário e de pulmão de pequenas células.

Química

Todas as camptotecinas possuem um arcabouço de cinco anéis unidos, que inclui um anel lactona lábil (Fig. 70-11). O grupo hidroxila e a conformação S do centro quiral em C20 do anel lactona são necessários para a atividade biológica desses fármacos. Substituições apropriadas nos anéis A e B da subunidade de quinolina aumentam a hidrossolubilidade e a potência para inibir a topoisomerase I. A *topotecana* é uma molécula semissintética, com um grupo dimetilamino básico, que aumenta a

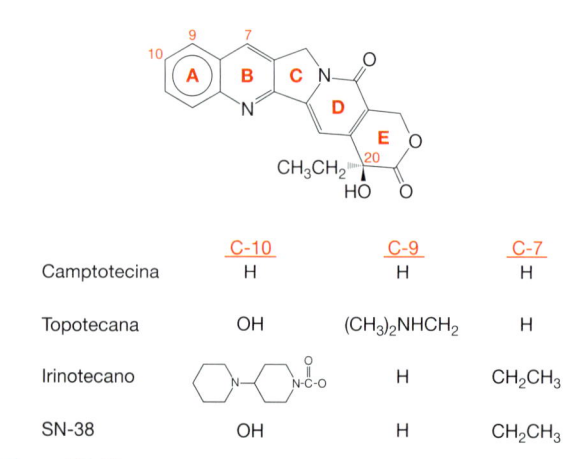

	C-10	C-9	C-7
Camptotecina	H	H	H
Topotecana	OH	$(CH_3)_2NHCH_2$	H
Irinotecano	(piperidinopiperidinocarboniloxi)	H	CH_2CH_3
SN-38	OH	H	CH_2CH_3

Figura 70-11 *Camptotecina e seus análogos.*

sua hidrossolubilidade. O *irinotecano* (CPT-11) difere da *topotecana* por ser um profármaco. A ligação carbamato entre a camptotecina e a cadeia lateral bis-piperidina na posição C10 (que torna a molécula hidrossolúvel) é clivada por uma carboxilesterase, formando o metabólito ativo SN-38 (ver Fig. 6-6).

Mecanismo de ação

As DNA topoisomerases são enzimas nucleares, que reduzem o estresse de torção do DNA superespiralado, permitindo que regiões selecionadas do DNA se tornem desespiraladas o suficiente para possibilitar a ocorrência de replicação, reparo e transcrição (Pommier, 2013). Duas classes topoisomerases (I e II) mediam a quebra e o reparo das fitas de DNA. Os análogos da camptotecina inibem a função da topoisomerase I; outros fármacos, como as antraciclinas, as epipodofilotoxinas e as acridinas, inibem a topoisomerase II. As camptotecinas ligam-se ao complexo de clivagem DNA-topoisomerase I normalmente transitório e o estabilizam. Embora a ação de clivagem inicial da topoisomerase I não seja afetada, a etapa de religação é inibida, levando ao acúmulo de quebras de fita única no DNA. Essas lesões são reversíveis e por si só não são tóxicas para a célula. Entretanto, a colisão de um garfo de replicação do DNA com essa fita clivada de DNA causa uma quebra irreversível do DNA de fita dupla, levando finalmente à morte celular.

As camptotecinas são *fármacos específicos da fase S*, visto que é necessária a síntese contínua de DNA para sua citotoxicidade. Isso possui implicações clínicas importantes. Em geral, os agentes citotóxicos específicos da fase S necessitam de exposição prolongada das células tumorais a concentrações do fármaco acima de um limiar mínimo para a eficácia terapêutica ótima. De fato, a administração prolongada de análogos da camptotecina em doses baixas resulta em menos toxicidade, com atividade antitumoral igual ou maior do que ciclos mais curtos e mais intensos.

Mecanismos de resistência

Uma diminuição no acúmulo intracelular do fármaco pode estar na base da resistência. Todavia, a BCRP/exportador xenobiótico ABCG2/BCRP está hiperexpressa em cultura de células que se tornaram resistentes ao *irinotecano* após exposição às camptotecinas. As linhagens celulares que carecem de atividade da carboxilesterase demonstram resistência ao *irinotecano*, porém o fígado e as hemácias podem ter atividade de carboxilesterase suficiente para converter o *irinotecano* no metabólito ativo SN-38. A resistência à camptotecina também pode resultar da expressão diminuída ou de mutação da topoisomerase I. Foi demonstrada uma infrarregulação transitória da topoisomerase I após exposição prolongada às camptotecinas *in vitro* e *in vivo*. As mutações que levam a uma redução da atividade catalítica enzimática da topoisomerase I ou da afinidade de ligação do DNA têm sido associadas a uma resistência experimental às camptotecinas. Por fim, a exposição de células a agentes dirigidos contra a topoisomerase I suprarregula a topoisomerase II, uma enzima alternativa para a passagem das fitas de DNA.

Topotecana

ADME

A *topotecana* foi aprovada para administração intravenosa. Uma forma posológica oral em desenvolvimento apresenta biodisponibilidade de 30 a 40% em pacientes com câncer. A *topotecana* exibe farmacocinética linear e é rapidamente eliminada da circulação sistêmica, com $t_{1/2}$ de cerca de 3,5 a 4,1 horas. Apenas 20 a 35% do fármaco total no plasma encontra-se na forma lactona ativa. Dentro de 24 horas, 30 a 40% da dose administrada aparecem na urina. É necessário reduzir as doses proporcionalmente à redução da CL_{Cr}. O metabolismo hepático parece constituir uma via relativamente menor de eliminação do fármaco. A ligação da topotecana às proteínas plasmáticas é baixa (7 a 35%), o que pode explicar a sua penetração relativamente maior no SNC.

Usos terapêuticos

A *topotecana* está indicada para pacientes com câncer de ovário previamente tratadas e pacientes com câncer de pulmão de células pequenas. Sua toxicidade hematológica significativa limita o seu uso em associação com outros agentes ativos nessas doenças (p. ex., *cisplatina*). O esquema posológico recomendado de *topotecana* para o câncer de ovário e o câncer de pulmão de células pequenas consiste em uma infusão de 30 minutos, durante 5 dias consecutivos, a cada 3 semanas. Para o tratamento de pacientes com câncer cervical em associação com *cisplatina*, a *topotecana* é administrada nos dias 1, 2 e 3 e repetida a cada 21 dias. A dose de *topotecana* deve ser reduzida em pacientes com disfunção renal moderada (CL_{Cr} de 20 a 40 mL/min); esse fármaco não deve ser administrado a pacientes com comprometimento renal grave ($CL_{Cr} < 20$ mL/min). A disfunção hepática não altera a depuração e a toxicidade da *topotecana*. Uma contagem basal de neutrófilos superior a 1.500 células/mm^3 e uma contagem de plaquetas acima de 100.000 são necessárias antes da administração de *topotecana*.

Efeitos adversos

A toxicidade que limita a dose administrada em todos os esquemas posológicos consiste em neutropenia, com ou sem trombocitopenia. A incidência de neutropenia grave na dose de 1,5 mg/m^2/dia, durante 5 dias, a cada 3 semanas, pode alcançar 81%, com incidência de neutropenia febril de 26%. Em pacientes com neoplasias hematológicas, os efeitos adversos GI, como mucosite e diarreia, passam a limitar a dose administrada. Outras toxicidades menos comuns e geralmente leves relacionadas com a *topotecana* incluem náuseas, vômitos, elevação das transaminases hepáticas, febre, fadiga e exantema.

Irinotecano

ADME

A conversão do *irinotecano* em seu metabólito ativo, SN-38, é mediada predominantemente por carboxilesterases no fígado (ver Figs. 5-6 e 5-8). Embora o SN-38 possa ser determinado no plasma pouco depois do início de uma infusão intravenosa de *irinotecano*, a AUC do SN-38 corresponde a apenas cerca de 4% da AUC do *irinotecano*, sugerindo que apenas uma fração relativamente pequena da dose é convertida, em última análise, na forma ativa do fármaco. O *irinotecano* apresenta uma farmacocinética linear. Em comparação com a *topotecana*, verifica-se a presença de uma fração relativamente grande de *irinotecano* e de SN-38 no plasma, na forma de lactona intacta biologicamente ativa. A $t_{1/2}$ do SN-38 é de 11,5 horas, ou seja, 3 vezes a da *topotecana*. A penetração do SN-38 no LCS dos seres humanos não foi caracterizada.

Diferentemente da *topotecana*, o metabolismo hepático do *irinotecano* e SN-38 constitui uma importante via de eliminação de ambos. Foram identificados metabólitos oxidativos no plasma, que resultam de reações mediadas pela CYP3A, dirigidas para a cadeia lateral bispiperidina. Esses metabólitos não são convertidos significativamente em SN-38. Foi constatado que a depuração corporal total do *irinotecano* é duas vezes maior em pacientes com câncer cerebral em uso de agentes anticonvulsivantes que induzem as CYP hepáticas.

A UGT1A1 efetua a glicuronidação do grupo hidroxila na posição C10 (resultante da clivagem do pró-componente bispiperidina), produzindo o metabólito glicuronídeo inativo SN-38G (ver Figs. 5-6, 5-8 e 5-9). A eliminação biliar parece constituir a principal via de eliminação do *irinotecano*, do SN-38 e de seus metabólitos, embora a eliminação urinária também tenha uma contribuição (14 a 37%). O grau de glicuronidação do SN-38 correlaciona-se inversamente com o risco de diarreia grave após terapia com *irinotecano*. Os polimorfismos da UGT1A1 associados a síndromes de hiperbilirrubinemia familiar podem ter impacto significativo sobre o uso clínico do *irinotecano*. Em pacientes tratados com *irinotecano*, existe uma correlação positiva entre a concentração sérica basal de bilirrubina não conjugada e a gravidade da neutropenia e a AUC do *irinotecano* e do SN-38. Foi observada uma grave toxicidade do *irinotecano* em pacientes portadores de câncer com síndrome de Gilbert, presumivelmente devido a uma diminuição da glicuronidação do SN-38. Em pacientes com a síndrome, os níveis elevados de bilirrubina não conjugada na corrente sanguínea resultam da atividade diminuída da glicuroniltransferase (Fig. 5-7). A presença de glicuronidase bacteriana no lúmen intestinal pode contribuir potencialmente para a toxicidade GI do *irinotecano* por meio da liberação de SN-38 não conjugado a partir do metabólito glicuronídeo inativo.

Usos terapêuticos

A posologia do *irinotecano* como monoterapia consiste em infusão semanal, durante 4 a 6 semanas, com administração de uma dose mais alta a cada 3 semanas. Em pacientes com câncer colorretal avançado, o *irinotecano* é utilizado como terapia de primeira escolha em associação com fluoropirimidinas ou como monoterapia ou em combinação com *cetuximabe* após fracasso do esquema 5-FU/*oxaliplatina*. Possui também atividade no câncer de pulmão de células pequenas. Uma injeção de *irinotecano* lipossomal em combinação com 5-FU e *leucovorina* foi aprovada pela FDA para tratamento do câncer de pâncreas metastático após progressão da doença após terapia com *gencitabina*.

Efeitos adversos

A toxicidade que limita a dose administrada em todos os esquemas posológicos consiste em diarreia tardia (35%), com ou sem neutropenia. Um esquema intensivo de *loperamida* (ver Cap. 54) diminui essa incidência em mais da metade. Entretanto, uma vez instalada a diarreia intensa, as doses-padrão de agentes antidiarreicos tendem a ser ineficazes. Em geral, a diarreia regride em uma semana e raramente é fatal, a não ser que esteja associada a febre e neutropenia.

A mielossupressão constitui a segunda toxicidade mais comum associada ao *irinotecano*. Ocorre neutropenia grave em 14 a 47% dos pacientes tratados com um esquema de administração a cada 3 semanas, sendo observada com menos frequência entre pacientes tratados com o esquema semanal. A neutropenia febril, que é observada em 3% dos pacientes, pode ser fatal, particularmente quando associada a diarreia concomitante. Nas primeiras 24 horas após a administração de *irinotecano*, pode ocorrer uma síndrome colinérgica, em consequência da inibição da atividade da acetilcolinesterase pelo *irinotecano*. Os sintomas consistem em diarreia aguda, diaforese, hipersalivação, cólicas abdominais, distúrbios de acomodação visual, lacrimejamento, rinorreia e, com menos frequência, bradicardia assintomática. Esses efeitos, que são de curta duração, respondem em poucos minutos à *atropina*. Outras toxicidades comuns incluem náuseas, vômitos, fadiga, vasodilatação ou rubor cutâneo, mucosite, elevação das transaminases hepáticas e alopecia. Houve relatos de casos de dispneia e pneumonite intersticial associadas à terapia com *irinotecano*.

Antibióticos

Dactinomicina (actinomicina D)

As actinomicinas são cromopeptídeos isolados de bactérias do solo do gênero *Streptomyces*. A maioria contém o mesmo cromóforo, a fenoxazona planar, actinosina, que é responsável pela cor amarelo-avermelhada. As diferenças entre as actinomicinas de ocorrência natural limitam-se a variações na estrutura dos aminoácidos das cadeias laterais peptídicas. A *actinomicina D* possui efeitos benéficos no tratamento de tumores sólidos em crianças e do coriocarcinoma em mulheres adultas.

Mecanismo de ação

A capacidade das actinomicinas de ligar-se ao DNA de dupla hélice é responsável pela sua atividade biológica e citotoxicidade (Reich, 1963). O anel fenoxazona planar intercala-se entre pares de bases de guanina-citosina adjacentes do DNA, enquanto as cadeias polipeptídicas estendem-se ao longo do sulco menor da hélice, resultando em um complexo de *dactinomicina*-DNA com estabilidade suficiente para bloquear a transcrição do DNA pela RNA-polimerase. As RNA-polimerases dependentes de DNA são muito mais sensíveis aos efeitos da *dactinomicina* do que as DNA-polimerases. Além disso, a *dactinomicina* provoca quebras de fitas simples no DNA, possivelmente por meio de um radical livre intermediário ou em consequência da ação da topoisomerase II. A *dactinomicina* inibe as células em rápida proliferação de origem normal e neoplásica e está entre os mais potentes agentes antitumorais conhecidos.

ADME

A *dactinomicina* é administrada por injeção intravenosa. O metabolismo do fármaco é mínimo. O fármaco é excretado tanto na bile quanto na urina e desaparece do plasma com $t_{1/2}$ terminal de 36 horas. A *dactinomicina* não atravessa a barreira hematencefálica.

Usos terapêuticos

A *dactinomicina* é administrada por via intravenosa durante 5 dias, geralmente na faixa de 10 a 15 µg/kg. Se não for observada nenhuma manifestação de toxicidade, podem-se administrar ciclos adicionais, a intervalos de 2 a 4 semanas, embora doses de manutenção semanais tenham sido utilizadas. O principal uso clínico da *dactinomicina* consiste no tratamento do rabdomiossarcoma e do tumor de Wilms em crianças, para os quais é curativa em combinação com cirurgia primária, radioterapia e outros fármacos, particularmente a *vincristina* e a *ciclofosfamida*. Os sarcomas de Ewing, de Kaposi e de tecidos moles também respondem ao fármaco. A *dactinomicina* e o MTX constituem uma terapia curativa para o coriocarcinoma.

Efeitos adversos

As manifestações tóxicas consistem em anorexia, náuseas e vômitos, que geralmente começam em poucas horas após a administração do fármaco. Pode ocorrer supressão hematopoiética com pancitopenia na primeira semana após o término da terapia. É comum a ocorrência de proctite, diarreia, glossite, queilite e ulcerações da mucosa oral. As manifestações dermatológicas incluem alopecia, bem como eritema, descamação e aumento da inflamação e da pigmentação em áreas submetidas anterior ou concomitantemente à irradiação. Pode ocorrer lesão grave em consequência do extravasamento local do fármaco; o fármaco é extremamente corrosivo para os tecidos moles.

Antraciclinas e antracenedionas

As antraciclinas são derivadas do *Streptomyces peucetius* var. *caesius*. A *idarrubicina* e a *epirrubicina* são análogos das antraciclinas naturais, a *doxorrubicina* e a *daunorrubicina*, diferindo apenas ligeiramente na sua estrutura química, porém apresentando padrões ligeiramente distintos de atividade clínica. A *daunorrubicina* e a *idarrubicina* têm sido utilizadas principalmente nas leucemias agudas, enquanto a *doxorrubicina* e a *epirrubicina* exibem atividade mais ampla contra tumores sólidos. Esses agentes, que possuem potencial para a geração de radicais livres, causam miocardiopatia incomum e, com frequência, irreversível, cuja ocorrência está relacionada com a dose total do fármaco. A *mitoxantrona*, um agente estruturalmente semelhante, apresenta menos cardiotoxicidade e mostra-se útil contra o câncer de próstata e a LMA, bem como na quimioterapia em altas doses.

	DOXORRUBICINA	DAUNORRUBICINA	EPIRRUBICINA	IDARRUBICINA
$R_1 =$	OCH_3	OCH_3	OCH_3	H
$R_2 =$	H	H	H	H
$R_3 =$	OH	OH	H	OH
$R_4 =$	OH	H	OH	H

Mecanismos de ação e resistência

As antraciclinas e as antracenedionas podem intercalar-se com o DNA, afetando diretamente a transcrição e a replicação. Mais importante ainda é a sua capacidade de formar um complexo heterotrimérico com a topoisomerase II e o DNA (Pommier, 2013). A topoisomerase II produz quebras de fitas duplas no arcabouço 3′-fosfato, possibilitando a passagem de fitas e desespiralando o DNA superespiralado. Após a passagem da fita, a topoisomerase II religa as fitas de DNA; essa função enzimática é essencial para a replicação e o reparo do DNA. A formação do complexo ternário com antraciclinas ou com *etoposídeo* inibe a religação das fitas rompidas de DNA, levando à apoptose. Os defeitos no reparo de quebras de fitas duplas do DNA sensibilizam as células à lesão por esses fármacos, enquanto a capacidade alterada de reconhecimento de lesão do DNA e seu reparo pode contribuir para a resistência.

Os componentes de quinona das antraciclinas podem formar radicais intermediários que reagem com O_2, produzindo radicais de ânion superóxido, que podem gerar H_2O_2 e •OH, os quais atacam o DNA e oxidam suas bases, levando à apoptose (Serrano et al., 1999). A produção de radicais livres é significativamente estimulada pela interação da *doxorrubicina* com ferro. As defesas enzimáticas, como a superóxido-dismutase e catalase, protegem as células contra a toxicidade das antraciclinas, e essas defesas podem ser aumentadas por antioxidantes exógenos, como α-tocoferol, ou por um quelante do ferro, o *dexrazoxano*, que protege contra a cardiotoxicidade. Observa-se uma resistência a múltiplos fármacos em populações de células tumorais expostas às antraciclinas. As antraciclinas também são exportadas das células tumorais por membros da família do transportador MRP e pela ABCG2 (BCRP). Outras alterações bioquímicas observadas nas células resistentes incluem aumento da atividade da glutationa peroxidase, diminuição da atividade ou mutação da topoisomerase II e capacidade aumentada de reparo de rupturas de fitas do DNA.

ADME

Em geral, a *daunorrubicina*, a *doxorrubicina*, a *epirrubicina* e a *idarrubicina* são administradas por via intravenosa e depuradas por um complexo padrão de metabolismo hepático e eliminação biliar. Cada antraciclina é convertida em um intermediário álcool ativo, que desempenha um papel variável na atividade terapêutica. As curvas de desaparecimento do plasma para a *doxorrubicina* e a *daunorrubicina* são multifásicas, com $t_{1/2}$ terminal de 30 horas. A *idarrubicina* apresenta uma $t_{1/2}$ de 15 horas, e o seu metabólito ativo, o idarrubicinol, tem uma $t_{1/2}$ de 40 horas. Os fármacos penetram rapidamente no coração, nos rins, nos pulmões, no fígado e no baço, porém não atravessam a barreira hematencefálica. A depuração é retardada na presença de disfunção hepática; deve-se considerar uma redução inicial de pelo menos 50% da dose em pacientes com níveis séricos elevados de bilirrubina.

Idarrubicina e daunorrubicina

Uso terapêutico A *idarrubicina* (cerca de 12 mg/m²/dia, durante 3 dias) é administrada por injeção intravenosa lenta (10 a 15 minutos) para evitar o extravasamento. A *idarrubicina* apresenta menos cardiotoxicidade do que as outras antraciclinas. A *daunorrubicina* (também denominada daunomicina ou rubidomicina) é administrada (em doses variáveis de acordo com o esquema, 45 a 90 mg/m²/dia) por via intravenosa, durante 3 dias, com cuidado para evitar qualquer extravasamento. As doses totais superiores a 550 mg/m² estão associadas a um alto risco de cardiotoxicidade. A radioterapia do mediastino pode aumentar o risco de toxicidade da antraciclina. A *daunorrubicina* pode conferir uma cor avermelhada à urina. A *daunorrubicina* e a *idarrubicina* são usadas no tratamento de pacientes com LMA, em combinação com Ara-C.

Efeitos adversos Os efeitos tóxicos da *daunorrubicina* e da *idarrubicina* consistem em depressão da medula óssea, estomatite, alopecia, distúrbios GI, exantema e cardiotoxicidade. A cardiotoxicidade das antraciclinas pode ser aguda ou crônica e é descrita de modo detalhado para a *doxorrubicina*.

Doxorrubicina

Usos terapêuticos A dose (60 a 75 mg/m²) é administrada na forma de infusão intravenosa rápida única, que é repetida depois de 21 dias. Dispõe-se de um produto lipossomal de *doxorrubicina* para o tratamento do sarcoma de Kaposi relacionado com a Aids, que é administrado por via intravenosa, em uma dose de 20 mg/m² durante 60 minutos, repetido a cada 3 semanas. A formulação lipossomal também foi aprovada para o câncer de ovário, em uma dose de 50 mg/m², a cada 4 semanas, e para tratamento do mieloma múltiplo, para o qual é administrada em uma dose de 30 mg/m² no dia 4 de cada ciclo de 21 dias.

Os pacientes devem ser avisados de que o fármaco pode conferir uma cor vermelha à urina. A *doxorrubicina* mostra-se efetiva nos linfomas malignos. Quando utilizada em combinação com a *ciclofosfamida*, os alcaloides da vinca e outros agentes, constitui um importante componente para o tratamento bem-sucedido dos linfomas. Trata-se de um valioso componente de vários esquemas de quimioterapia para o carcinoma de mama metastático. O fármaco também é particularmente benéfico no tratamento de sarcomas pediátricos e adultos, incluindo os sarcomas osteogênico, de Ewing e de tecidos moles.

Efeitos adversos As toxicidades da *doxorrubicina* assemelham-se àquelas da *daunorrubicina*. A mielossupressão constitui uma importante complicação que limita a dose, e, em geral, ocorre leucopenia máxima durante a segunda semana de terapia, com recuperação na quarta semana. A trombocitopenia e a anemia seguem um padrão semelhante, porém são geralmente menos pronunciadas. A estomatite, a mucosite, a diarreia e a alopecia são comuns, porém reversíveis. O aparecimento de estrias eritematosas próximo ao local de infusão ("rubor") é uma reação alérgica local benigna, que não deve ser confundida com o extravasamento. Raramente, podem ocorrer rubor facial, conjuntivite e lacrimejamento. O fármaco pode produzir toxicidade local grave nos tecidos irradiados (p. ex., pele, coração, pulmão, esôfago e mucosa GI), mesmo quando as duas terapias não são administradas concomitantemente.

A miocardiopatia constitui a toxicidade mais importante em longo prazo (Rochette et al., 2015) e pode ocorrer em duas formas:

- **Uma forma aguda, caracterizada por alterações eletrocardiográficas anormais, incluindo alterações de ST e da onda T e arritmias.** Essa forma é de curta duração e raramente representa um problema grave. Em alguns pacientes, observa-se uma redução reversível aguda da fração de ejeção 24 horas após uma dose única, e a troponina T plasmática pode aumentar em uma minoria de pacientes nos primeiros dias após a administração do fármaco (Lipshultz et al., 2004). Uma lesão aguda do miocárdio, a "síndrome de pericardite-miocardite", pode surgir vários dias após a infusão do fármaco e caracteriza-se por distúrbios graves na condução dos impulsos e por insuficiência cardíaca congestiva franca, frequentemente associada a derrame pericárdico.
- **Toxicidade cumulativa crônica relacionada com a dose (geralmente com doses totais de ≥ 550 mg/m²) progredindo para a insuficiência cardíaca congestiva.** A taxa de mortalidade em pacientes com insuficiência cardíaca congestiva aproxima-se de 50%. O risco de miocardiopatia aumenta acentuadamente com a dose; as estimativas alcançam até 20% com doses totais de 550 mg/m² (aconselha-se um limite de 300 mg/m² para a dose total nos casos pediátricos). Essas doses totais só devem ser ultrapassadas em circunstâncias excepcionais ou com o uso concomitante *dexrazoxano*, um agente quelante do ferro cardioprotetor (Swain et al., 1997), visto que se acredita que se acredita que o mecanismo da cardiotoxicidade resulte, em parte, de peroxidação dos lipídeos cardíacos (Myers et al., 1977) promovida pelo Fe^{2+} (Zweier, 1984). Estudos mais recentes também propuseram que o *dexrazoxano* possa evitar o dano ao DNA provocado por antraciclinas pela interação com a topoisomerase II nas células cardíacas (Lyu et al., 2007). A irradiação cardíaca, a administração de altas doses de *ciclofosfamida* ou outra antraciclina ou o uso concomitante de *trastuzumabe* aumentam o risco de cardiotoxicidade (Slamon et al., 2001). Pode ocorrer cardiotoxicidade de início tardio, com insuficiência cardíaca congestiva, anos após o tratamento em populações tanto pediátricas quanto adultas. Nas crianças tratadas com antraciclinas, verifica-se um aumento de 3 a 10 vezes no risco de arritmias, insuficiência cardíaca congestiva e morte súbita na vida adulta. A administração concomitante de *dexrazoxano* pode reduzir as elevações da troponina T e impedir a cardiotoxicidade posterior (Lipshultz et al., 2004).

Epirrubicina

A antraciclina *epirrubicina* está indicada como componente da terapia adjuvante para o tratamento do câncer de mama. É administrada por via intravenosa em doses de 100 a 120 mg/m², a cada 3 a 4 semanas. Doses totais acima de 900 mg/m² aumentam acentuadamente o risco de cardiotoxicidade. O seu perfil de toxicidade é o mesmo da *doxorrubicina*.

Valrubicina

A *valrubicina* é um análogo semissintético da *doxorrubicina*, usada exclusivamente para o tratamento intravesical do câncer de bexiga. São instilados 800 mg na bexiga, 1 vez por semana, durante 6 semanas. Menos de 10% do fármaco instilado sofre absorção sistêmica. Os efeitos adversos estão relacionados com a irritação da bexiga.

Mitoxantrona

A *mitoxantrona* é um derivado da antracenediona sintética, inibidor da topoisomerase II, que está aprovada para uso na LMA, no câncer de próstata e na esclerose múltipla progressiva secundária de estágio tardio. A *mitoxantrona* tem capacidade limitada de produzir radicais livres do tipo quinona e provoca menos cardiotoxicidade do que a *doxorrubicina*. Provoca mielossupressão aguda, cardiotoxicidade e mucosite como principais efeitos tóxicos; o fármaco também causa náuseas, vômitos e alopecia, embora menos do que a *doxorrubicina*. A *mitoxantrona* é administrada por infusão intravenosa. Para induzir remissão na leucemia não linfocítica aguda em adultos, o fármaco é administrado em uma dose diária de 12 mg/m², durante 3 dias, com *citarabina*. A *mitoxantrona* também é utilizada no câncer de próstata avançado resistente a hormônios, em uma dose de 12 a 14 mg/m², a cada 21 dias.

Epipodofilotoxinas

Derivados da podofilotoxina

Dois derivados sintéticos possuem atividade terapêutica significativa na leucemia pediátrica, nos carcinomas de pulmão de células pequenas, tumores testiculares, doença de Hodgkin e linfomas de células grandes. Esses derivados são o *etoposídeo* (VP-16-213) e o *teniposídeo* (VM-26). Apesar de a podofilotoxina ligar-se à tubulina, o *etoposídeo* e o *teniposídeo* não exercem nenhum efeito sobre a estrutura ou a função dos microtúbulos nas concentrações habituais.

Mecanismos de ação e resistência

O *etoposídeo* e o *teniposídeo* formam complexos ternários com a topoisomerase II e o DNA e impedem o reparo da quebra que normalmente ocorre após ligação da topoisomerase ao DNA. A enzima permanece ligada à extremidade livre da fita de DNA rompido, resultando em acúmulo de quebras do DNA e morte celular. As células que se encontram nas fases S e G_2 do ciclo celular são mais sensíveis ao *etoposídeo* e ao *teniposídeo*. As células resistentes demonstram: (1) amplificação do gene *MDR1*, que codifica o transportador de efluxo de fármacos, a Pgp, (2) mutação ou diminuição da expressão da topoisomerase II, ou (3) mutações do gene supressor tumoral p53, um componente necessário da via apoptótica (Lowe et al., 1993).

Etoposídeo
ADME

A administração oral de *etoposídeo* resulta em absorção variável, que alcança, em média, cerca de 50%. Após injeção intravenosa, observa-se um padrão bifásico de depuração, com $t_{1/2}$ terminal de cerca de 6 a 8 horas em pacientes com função renal normal. Cerca de 40% de uma dose administrada são excretados em sua forma intacta na urina. Em pacientes com comprometimento da função renal, deve-se reduzir a dose proporcionalmente à redução do CL_{Cr}. Em pacientes com doença hepática avançada, o aumento da toxicidade pode resultar de baixos níveis séricos de albumina (com diminuição da ligação do fármaco) e bilirrubina elevada (que desloca o *etoposídeo* da albumina); as diretrizes para a redução da dose nessa circunstância não foram definidas. As concentrações do fármaco no LCS correspondem, em média, a 1 a 10% daquelas observadas no plasma.

Usos terapêuticos

A dose intravenosa de *etoposídeo* para o câncer testicular na terapia de combinação (com *bleomicina* e *cisplatina*) é de 50 a 100 mg/m², durante 5 dias, ou 100 mg/m², em dias alternados, para 3 doses. Para o tratamento de carcinoma de pulmão de células pequenas, a dose na terapia de combinação (com *cisplatina*) é de 100 a 200 mg/m²/dia, por via intravenosa, durante 3 dias. Em geral, os ciclos de terapia são repetidos a cada 3 a 4 semanas. Após a ocorrência de recidiva, uma opção de tratamento consiste na administração oral de 50 mg/m²/dia, durante 21 dias. Quando usado por via intravenosa, o fármaco deve ser administrado lentamente durante um período de 30 a 60 minutos, de modo a evitar a ocorrência de hipotensão e broncospasmo, que provavelmente resultam dos aditivos empregados para dissolver o *etoposídeo*.

O *etoposídeo* também é um agente ativo contra linfomas não Hodgkin, leucemia não linfocítica aguda e sarcoma de Kaposi associado à Aids. O *etoposídeo* possui um perfil de toxicidade favorável para o escalonamento das doses, visto que a sua principal toxicidade aguda consiste em mielossupressão. Em combinação com *ifosfamida* e *carboplatina*, o *etoposídeo* é frequentemente usado na quimioterapia em altas doses, com doses totais de 1.500 a 2.000 mg/m². O *trilaciclibe*, um inibidor da cinase dependente de ciclina, cinase 4/6, foi aprovada em 2021 para administração antes da quimioterapia citotóxica para diminuir a incidência de mielossupressão em pacientes tratados com um esquema contendo platina/*etoposídeo* ou contendo *topotecana* para o câncer de pulmão de células pequenas em estágio extenso (ver Cap. 71).

Efeitos adversos

A toxicidade do *etoposídeo* que limita a dose consiste em leucopenia (que alcança o seu nível máximo em 10-14 dias, com recuperação em 3 semanas). Com menos frequência, ocorre trombocitopenia, que geralmente não é grave. Em cerca de 15% dos pacientes, o tratamento é complicado pela ocorrência de náuseas, vômitos, estomatite e diarreia. A alopecia é comum, porém reversível. A hepatotoxicidade é particularmente evidente após tratamento com altas doses. A toxicidade tanto do *etoposídeo* quanto do *teniposídeo* aumenta em pacientes com níveis séricos diminuídos de albumina, um efeito relacionado com a diminuição da ligação do fármaco às proteínas.

Uma complicação perturbadora da terapia com *etoposídeo* consiste no desenvolvimento de uma forma incomum de leucemia não linfocítica aguda com translocação no cromossomo 11q23. Nesse *locus*, existe um gene (o gene *LLM*) que regula a proliferação das células-tronco pluripotentes. As células leucêmicas possuem o aspecto citológico da leucemia monocítica ou monomielocítica aguda. Outra característica distintiva da leucemia relacionada ao *etoposídeo* consiste no curto intervalo de tempo entre o término do tratamento e o início da leucemia (1-3 anos), em comparação com o intervalo de 4 a 5 anos observado nas leucemias secundárias relacionadas a agentes alquilantes, bem como a ausência de um período mielodisplásico que precede a leucemia (Pui et al., 1995). Os pacientes que recebem doses de *etoposídeo* 1 ou 2 vezes por semana, com doses cumulativas superiores a 2.000 mg/m², parecem correr maior risco de leucemia.

Teniposídeo

O *teniposídeo* é administrado por via intravenosa. Possui um padrão multifásico de depuração do plasma: após a sua distribuição, são observadas uma $t_{1/2}$ de 4 horas e outra $t_{1/2}$ de 10 a 40 horas. Cerca de 45% do fármaco é excretado na urina; todavia, em contraste com o *etoposídeo*, até 80% são recuperados na forma de metabólitos. Os anticonvulsivantes, como a *fenitoína*, aumentam o metabolismo hepático do *teniposídeo* e reduzem a exposição sistêmica. A dose não precisa ser reduzida em pacientes com comprometimento da função renal. Menos de 1% do fármaco atravessa a barreira hematencefálica. O *teniposídeo* está disponível para o tratamento da LLA refratária em crianças e exibe um efeito sinérgico com a *citarabina*. O *teniposídeo* é administrado por infusão intravenosa durante 5 dias, ou 2 vezes por semana. O fármaco possui utilidade limitada e é administrado principalmente para o tratamento da leucemia aguda em crianças e leucemia monocítica em lactentes, bem como para tratamento do glioblastoma, neuroblastoma e metástases cerebrais do carcinoma de pulmão de células pequenas. Os principais efeitos tóxicos consistem em mielossupressão, náuseas e vômitos.

Análogos da trabectedina

Trabectedina

A *trabectedina* origina-se do tunicado invertebrado marinho, *Ecteinascidin turbinate*. A *trabectedina* é um agente alquilante, que se liga ao sulco menor do DNA, possibilitando a alquilação da posição N2 da guanina e inclinação da hélice para o sulco maior. O aduto do DNA volumoso é reconhecido pelo complexo de NER acoplado à transcrição, e essas proteínas iniciam tentativas de reparo da fita danificada, convertendo o aduto em quebra de dupla fita. A *trabectedina* exerce determinados efeitos citotóxicos sobre as células que carecem de componentes do complexo da anemia de Fanconi ou sobre as que carecem da capacidade de reparo de quebras de DNA de fita dupla por meio de recombinação homóloga (Soares et al., 2011). Diferentemente da *cisplatina* e de outros fármacos que formam adutos de DNA, a atividade da *trabectedina* exige a presença de componentes intactos de NER, incluindo a endonuclease G do xeroderma pigmentoso, que pode ser importante para a iniciação de quebras simples e tentativas de remoção de aduto.

ADME

A *trabectedina* é administrada como infusão de 1,3 mg/m², durante 24 horas, a cada 3 semanas. É administrada com *dexametasona*, 4 mg, 2 vezes ao dia, iniciando 24 horas antes da infusão do fármaco, de modo a diminuir a hepatotoxicidade. O fármaco é lentamente depurado pela CYP3A4, com $t_{1/2}$ plasmática de cerca de 24 a 40 horas.

Usos terapêuticos

A *trabectedina* está aprovada para o tratamento de pacientes com lipossarcoma ou leiomiossarcoma metastático ou não ressecável após um esquema contendo antraciclinas e está em fase de estudo para o tratamento de pacientes com câncer de ovário e câncer de pâncreas.

Efeitos adversos

Na ausência de tratamento prévio com *dexametasona*, a *trabectedina* provoca elevações significativas das enzimas hepáticas e fadiga em pelo menos um terço dos pacientes. Com o uso do esteroide, os aumentos das transaminases são menos pronunciados e rapidamente reversíveis. Outras toxicidades incluem mielossupressão leve e, raramente, rabdomiólise.

Lurbinectedina

A *lurbinectedina* assemelha-se estruturalmente à *trabectedina*. Liga-se de forma covalente a resíduos no sulco menor do DNA e retarda a progressão na fase S, provocando parada do ciclo celular na fase G2/M e morte celular. A FDA aprovou a *lurbinectedina* em 2020 para a progressão do câncer de pulmão de células pequenas metastático durante a quimioterapia à base de platina ou depois. Possui efeitos adversos semelhantes aos da *trabectedina*. A *lurbinectedina* pode ser administrada como infusão durante 60 minutos, a cada 3 semanas.

Fármacos com mecanismos de ação diversos

Bleomicina

As bleomicinas, que formam um grupo incomum de antibióticos que clivam o DNA, consistem em produtos de fermentação do *Streptomyces verticillus*, compreendendo uma família de policetídeos peptídicos. Hoje, o fármaco utilizado clinicamente consiste em uma mistura de dois peptídeos quelantes de cobre, as bleomicinas A_2 e B_2, que diferem apenas no seu aminoácido terminal. Como a sua toxicidade não se superpõe àquela de outros fármacos citotóxicos, e em virtude de seu mecanismo singular de ação, a *bleomicina* continua desempenhando um importante papel no tratamento da doença de Hodgkin e câncer testicular.

Mecanismos de ação e resistência

A citotoxicidade da *bleomicina* resulta de sua capacidade de provocar dano oxidativo ao DNA. A *bleomicina* é um glicopeptídeo que apresenta uma porção de ligação ao DNA (Chien et al., 1977) que, por meio de uma funcionalidade distinta, liga-se a íons metálicos. Na presença de O_2, o complexo Fe^{2+} torna-se ativado e transfere elétrons do Fe^{2+} para o oxigênio molecular, produzindo radicais de oxigênio, com consequente formação de quebras de fita simples e fitas duplas e liberação de bases livres do DNA (Sausville et al., 1978). A *bleomicina* provoca acúmulo de células na fase G_2 do ciclo celular, e muitas dessas células exibem aberrações cromossômicas, incluindo quebra de cromátides, lacunas, fragmentos e translocações.

A *bleomicina* é degradada por uma hidrolase específica encontrada em vários tecidos normais, incluindo o fígado. A atividade de hidrolase apresenta-se baixa na pele e nos pulmões, contribuindo, talvez, para a toxicidade grave. Algumas células resistentes à *bleomicina* contêm níveis elevados de atividade da hidrolase. Em outras linhagens celulares, a resistência tem sido atribuída a uma redução da captação, reparo de quebras de fitas ou inativação do fármaco por tióis ou proteínas ricas em tióis.

ADME

A *bleomicina* é administrada por via intravenosa, intramuscular ou subcutânea, ou instilada na bexiga para o tratamento local do câncer vesical. Em virtude de sua elevada massa molecular, a *bleomicina* atravessa pouco a barreira hematencefálica. A $t_{1/2}$ de eliminação é de cerca de 3 horas. Cerca de dois terços do fármaco são excretados em sua forma intacta na urina. As concentrações no plasma estão acentuadamente elevadas em pacientes com comprometimento renal, e deve-se reduzir a dose de *bleomicina* na presença de uma CL_{Cr} inferior a 60 mL/min.

Usos terapêuticos

A *bleomicina* é administrada 1 ou 2 vezes por semana por via intravenosa, intramuscular ou subcutânea. Para pacientes com linfoma, recomenda-se o uso de uma dose teste de 2 unidades ou menos. São utilizados diversos esquemas clinicamente, nos quais as doses de *bleomicina* são expressas em unidades. Os ciclos totais que ultrapassam 250 mg devem ser administrados com cautela e, em geral, apenas no tratamento do câncer testicular de alto risco, devido a um aumento acentuado no risco de toxicidade pulmonar. A *bleomicina* também pode ser instilada na cavidade pleural, em doses de 5 a 60 mg, para ablação do espaço pleural em pacientes com derrames malignos. A *bleomicina* mostra-se altamente efetiva contra tumores de células germinativas do testículo e do ovário. No câncer testicular, é curativa quando utilizada com *cisplatina* e *vimblastina* ou com *cisplatina* e *etoposídeo*. Trata-se de um componente do esquema ABVD curativo padrão para a doença de Hodgkin.

Efeitos adversos

Como a *bleomicina* causa pouca mielossupressão, apresenta vantagens significativas quando utilizada em combinação com outros agentes citotóxicos. Entretanto, provoca numerosas toxicidades cutâneas, incluindo hiperpigmentação, hiperceratose, eritema, até mesmo ulceração e, raramente, fenômeno de Raynaud. As lesões cutâneas podem sofrer recidiva quando os pacientes são tratados com outros agentes antineoplásicos. Raramente, a *bleomicina* provoca dermatite flagelada, que consiste em faixas de eritema pruriginoso nos braços, nas costas, no couro cabeludo e nas mãos; esse exantema responde prontamente aos corticosteroides tópicos.

A reação adversa mais grave à *bleomicina* consiste em toxicidade pulmonar, que começa com tosse seca, estertores finos e infiltrados basilares difusos na radiografia, podendo evoluir para a fibrose pulmonar potencialmente fatal. Cerca de 5 a 10% dos pacientes tratados com *bleomicina* desenvolvem toxicidade pulmonar clinicamente aparente, e cerca de 1% morre dessa complicação. A maioria dos pacientes que se recupera apresenta uma melhora significativa da função pulmonar, porém a fibrose pode ser irreversível. As provas de função pulmonar carecem de valor preditivo para a detecção do início precoce dessa complicação. O risco de toxicidade pulmonar está relacionado com a dose total, com aumento significativo do risco com o uso de doses totais acima de 250 mg e em pacientes com mais de 40 anos de idade, bem como naqueles com CL_{Cr} inferior a 80 mL/min e pacientes com doença pulmonar subjacente; doses únicas de 30 mg/m² ou mais também estão associadas a um risco aumentado de toxicidade pulmonar. A administração de altas concentrações de O_2 durante a anestesia ou terapia respiratória pode agravar ou precipitar a toxicidade pulmonar em pacientes anteriormente tratados com o fármaco, de acordo com a capacidade bem definida dos complexos de metalobleomicina de gerar radicais derivados do O_2. Não existe nenhuma terapia específica conhecida para a lesão pulmonar induzida pela *bleomicina*, exceto tratamento sintomático e cuidados pulmonares convencionais. Os esteroides possuem benefício variável, e a sua maior eficiência é observada nos estágios inflamatórios mais iniciais da lesão.

Outras reações tóxicas à *bleomicina* incluem hipertermia, cefaleia, náuseas, vômitos e uma reação fulminante aguda e peculiar observada em pacientes com linfomas. Essa reação caracteriza-se por hipertermia profunda, hipotensão e colapso cardiorrespiratório duradouro; não parece constituir uma reação anafilática clássica e, possivelmente, pode estar relacionada com a liberação de um pirógeno endógeno. Essa reação tem ocorrido em cerca de 1% dos pacientes portadores de linfomas ou câncer testicular.

Mitomicina

A *mitomicina* possui utilidade clínica limitada e foi substituída por fármacos menos tóxicos e mais efetivos, com exceção de seu uso em pacientes com câncer anal, para o qual é potencialmente curativa.

Mecanismos de ação e resistência

Após alteração enzimática intracelular ou química espontânea, a *mitomicina* torna-se um agente alquilante bifuncional ou trifuncional. O fármaco inibe a síntese de DNA e estabelece ligações cruzadas no DNA, na posição N6 da adenina e nas posições O6 e N7 da guanina. As tentativas de reparo do DNA levam a quebras de fitas. A *mitomicina* é um potente radiossensibilizante, teratógeno e carcinógeno em roedores. A resistência tem sido atribuída à ativação deficiente, inativação intracelular da forma Q reduzida e ao efluxo do fármaco mediado pela Pgp.

ADME

A *mitomicina* é administrada por via intravenosa. Apresenta $t_{1/2}$ de 25 a 90 minutos. O fármaco distribui-se amplamente por todo o corpo, porém não é detectado no SNC. Ocorre inativação por metabolismo hepático ou conjugação química com sulfidrilas. Menos de 10% do fármaco ativo é excretado na urina ou na bile.

Usos terapêuticos

A *mitomicina* é administrada em *bolus* único (6 a 20 mg/m^2), a cada 6 a 8 semanas. A dose deve ser modificada com base na recuperação hematológica. A *mitomicina* também pode ser usada por instilação direta na bexiga para o tratamento de carcinomas de células transicionais superficiais. A *mitomicina* é utilizada em combinação com a 5-FU e a *cisplatina* no tratamento do câncer anal. A *mitomicina* também está aprovada para uso local como adjuvante da cirurgia de glaucoma para reduzir cicatrizes.

Efeitos adversos

O principal efeito tóxico consiste em mielossupressão, caracterizada por acentuada leucopenia e trombocitopenia; após o uso de doses mais altas, a supressão máxima pode ser tardia e cumulativa, e a recuperação só é observada depois de 6 a 8 semanas de pancitopenia. Verifica-se também a ocorrência de náuseas, vômitos, diarreia, estomatite, exantema, febre e mal-estar. Os pacientes que receberam uma dose total de mais de 50 mg/m^2 podem desenvolver hemólise aguda, anormalidades neurológicas, pneumonia intersticial e lesão glomerular, resultando em insuficiência renal. A incidência de insuficiência renal aumenta para 28% em pacientes que recebem doses totais de 70 mg/m^2 ou mais. Não existe nenhum tratamento efetivo para o distúrbio. Deve ser reconhecido precocemente e deve-se suspender imediatamente a *mitomicina*. A *mitomicina* provoca fibrose pulmonar intersticial; doses totais superiores a 30 mg/m^2 raramente levam ao desenvolvimento de insuficiência cardíaca congestiva. A *mitomicina* pode potencializar a cardiotoxicidade da *doxorrubicina*.

Mitotano

O *mitotano* (o,p'-DDD), um composto quimicamente semelhante aos inseticidas DDT e DDD, é utilizado no tratamento do carcinoma do córtex suprarrenal. O mecanismo de ação do *mitotano* não foi elucidado, porém a sua capacidade de destruição relativamente seletiva das células adrenocorticais, tanto normais quanto neoplásicas, está bem estabelecida. Assim, a administração do fármaco provoca uma rápida redução dos níveis de adrenocorticosteroides e seus metabólitos no sangue e na urina, uma resposta útil para orientar a dose e acompanhar a evolução do hiperadrenocorticismo (síndrome de Cushing) resultante de tumor suprarrenal ou de hiperplasia suprarrenal. O fármaco não provoca lesão de outros órgãos.

ADME

Após administração oral, cerca de 40% do *mitotano* é absorvido. Após a interrupção da terapia, as concentrações plasmáticas de mitotano são ainda mensuráveis durante 6 a 9 semanas. Embora o fármaco seja encontrado em todos os tecidos, a gordura constitui o principal local de armazenamento. Um metabólito hidrossolúvel do *mitotano* encontrado na urina constitui 25% de uma dose oral ou parenteral. Cerca de 60% de uma dose oral é excretada de modo inalterado nas fezes.

Usos terapêuticos

O *mitotano* é administrado inicialmente em doses orais diárias de 2 a 6 g, geralmente em 3 ou 4 doses fracionadas. A dose tolerada máxima pode variar de 2 a 16 g/dia. O tratamento deve prosseguir durante pelo menos 3 meses; se forem observados efeitos benéficos, a terapia deve ser mantida indefinidamente. A *espironolactona* não deve ser administrada concomitantemente, visto que ela interfere na supressão suprarrenal produzida pelo *mitotano*. O *mitotano* está indicado para tratamento paliativo do carcinoma adrenocortical inoperável, produzindo benefício sintomático em 30 a 50% desses pacientes.

Efeitos adversos

Embora a administração do *mitotano* produza anorexia e náuseas na maioria dos pacientes, sonolência e letargia em cerca de 34% e dermatite em 15 a 20%, esses efeitos não constituem uma contraindicação para o uso do fármaco em doses mais baixas. Como esse fármaco provoca lesão do córtex suprarrenal, é necessária a administração de doses de reposição de adrenocorticosteroides.

L-asparaginase

As células linfoides malignas dependem de fontes exógenas de L-ASP. Por conseguinte, a *L-ASP* tornou-se um agente-padrão para o tratamento da LLA.

Mecanismo de ação

A maioria dos tecidos normais sintetiza L-asparagina em quantidades suficientes para a síntese de proteínas, porém as leucemias linfocíticas carecem de quantidades adequadas de asparagina-sintase e obtêm o aminoácido necessário do plasma. A L-ASP, ao catalisar a hidrólise da asparagina circulante a ácido aspártico e amônia, priva essas células malignas da asparagina, levando à morte celular. A L-ASP é usada em combinação com outros agentes, incluindo MTX, *doxorrubicina*, *vincristina* e *prednisona*, para o tratamento da LLA e dos linfomas de alto grau. Ocorre resistência por meio da indução da asparagina-sintetase nas células tumorais.

ADME e uso terapêutico

A asparaginase é administrada por via intramuscular ou intravenosa. Após administração intravenosa, a L-ASP derivada de *Escherichia coli* apresenta uma taxa de depuração do plasma de 0,035 mL/min/kg, um volume de distribuição que se aproxima do volume do plasma nos seres humanos e $t_{1/2}$ de 1 dia. A enzima é administrada em doses de 6.000 a 10.000 UI a cada 3 dias, durante 3 a 4 semanas. A *pegaspargase*, uma preparação em que a enzima é conjugada com 5.000 unidades Da de monometóxi polietilenoglicol, apresenta uma $t_{1/2}$ plasmática muito mais longa (6 a 7 dias); é administrada por via intramuscular, a cada 14 dias, produzindo depleção rápida e completa da asparagina do plasma e das células tumorais durante 21 dias na maioria dos pacientes. A *pegaspargase* apresenta imunogenicidade muito reduzida (< 20% dos pacientes desenvolvem anticorpos) e foi aprovada para terapia de primeira escolha da LLA. A preparação conjugada *calaspargase pegol* é administrada por via intravenosa a cada 21 dias.

Os esquemas posológicos intermitentes e a maior duração do tratamento aumentam o risco de induzir hipersensibilidade. Nos pacientes hipersensíveis, os anticorpos neutralizantes inativam a L-ASP. Nem todos os pacientes com anticorpos neutralizantes apresentam hipersensibilidade clínica, embora a enzima possa ser inativada, e a terapia possa ser ineficaz. Na LLA previamente não tratada, a *pegaspargase* produz uma eliminação mais rápida dos linfoblastos da medula óssea do que a preparação derivada de *E. coli* e evita a rápida depuração mediada por anticorpos observada com a enzima de *E. coli* em pacientes que sofrem recidiva. As preparações de asparaginase causam depleção apenas parcial da asparagina do LCS.

Efeitos adversos

As toxicidades da L-ASP resultam de sua antigenicidade como proteína estranha e da inibição da síntese de proteínas. Em 5 a 20% dos pacientes, ocorrem reações de hipersensibilidade, incluindo urticária e anafilaxia totalmente desenvolvida, que podem ser fatais. Nesses pacientes, a *pegaspargase* constitui uma alternativa segura e efetiva. A denominada inativação silenciosa da enzima por anticorpos ocorre em uma maior porcentagem de pacientes do que a hipersensibilidade franca e pode estar associada a um resultado clínico negativo, particularmente em pacientes de alto risco com LLA.

Outras toxicidades resultam da inibição da síntese de proteínas nos tecidos normais (p. ex., hiperglicemia devido à deficiência de insulina, anormalidades da coagulação devido à deficiência de fatores da coagulação, hipertrigliceridemia devido aos efeitos sobre a produção de lipoproteína e hipoalbuminemia). Foi também observada a ocorrência de pancreatite. Os problemas da coagulação podem assumir a forma de trombose espontânea ou, com menos frequência, episódios hemorrágicos. Deve-se considerar a necessidade de exames de imagem por ressonância magnética do cérebro em pacientes tratados com L-ASP que apresentam convulsões, cefaleia ou alteração do estado mental. A hemorragia intracraniana durante a primeira semana de tratamento com L-ASP constitui uma complicação infrequente, porém devastadora. A L-ASP também suprime a função imunológica. A L-ASP interrompe a atividade antitumoral do MTX quando administrada pouco depois do antimetabólito. Ao reduzir as concentrações séricas de albumina, a L-ASP pode diminuir a ligação às proteínas e acelerar a depuração plasmática de outros fármacos.

Hidroxiureia

A HU inibe a enzima RNR e possui efeitos biológicos singulares e diversos como fármaco antileucêmico, radiossensibilizante e indutor da HbF em pacientes com doença falciforme. É administrada por via oral, e a sua toxicidade é modesta e limitada à mielossupressão.

$$H_2N-\underset{\underset{O}{\parallel}}{C}-NH-OH$$

HIDROXIUREIA

Mecanismos de ação e resistência

A *hidroxiureia* inibe a RNR, que catalisa a conversão redutiva de ribonucleotídeos em desoxirribonucleotídeos, uma etapa que limita a velocidade na biossíntese do DNA. A HU liga-se a átomos de ferro não heme que são essenciais para a ativação de um radical tirosila na subunidade catalítica da RNR. A HU é específica para a fase S do ciclo celular durante a qual as concentrações de RNR são máximas. A HU provoca parada na interface G_1-S ou próximo a ela por meio de mecanismos tanto dependente quanto independentes da p53. Como as células são altamente sensíveis à irradiação na interface G_1-S, a HU e a irradiação causam efeitos antitumorais sinérgicos. Com a depleção de desoxinucleotídeos, a HU potencializa os efeitos antiproliferativos de agentes que provocam lesão no DNA, como a *cisplatina*, agentes alquilantes ou inibidores da topoisomerase II, e facilita a incorporação de antimetabólitos, como Ara-C, *gencitabina* e *fludarabina* ao DNA. Promove também a degradação do *checkpoint* do ciclo celular p21 e, portanto, intensifica os efeitos dos inibidores da histona-desacetilase (HDAC) *in vitro* (Kramer et al., 2008).

A *hidroxiureia* é o principal fármaco usado para melhorar o controle da doença falciforme (HbS) em adultos, bem como para induzir a HbF em pacientes com talassemia HbC e HbC/S. A HU reduz os eventos vasoclusivos, as crises dolorosas, as hospitalizações e a necessidade de transfusão sanguínea em pacientes com anemia falciforme. O mecanismo de produção estimulada da HbF é incerto. A HU estimula a produção de óxido nítrico, causando nitrosilação das GTPases de baixo peso molecular, um processo que estimula a produção de γ-globina nos precursores eritroides. Outra propriedade da HU que pode ser terapeuticamente relevante é a sua capacidade de reduzir a expressão da L-selectina e, portanto, reduzir a adesão das hemácias e dos neutrófilos ao endotélio vascular. Além disso, ao suprimir a produção de neutrófilos, a HU diminui a sua participação na oclusão vascular. As células tumorais tornam-se resistentes à HU em consequência da síntese aumentada da subunidade catalítica da RNR, restaurando, assim, a atividade da enzima.

ADME

A biodisponibilidade oral da HU é de 80 a 100%; são observadas concentrações plasmáticas comparáveis após administração oral ou intravenosa. A HU desaparece do plasma com $t_{1/2}$ de 3,5 a 4,5 horas. O fármaco atravessa facilmente a barreira hematencefálica; aparecem quantidades significativas no leite materno humano. Cerca de 40 a 80% do fármaco são recuperados na urina dentro de 12 horas após a sua administração. Aconselha-se modificar as doses iniciais do fármaco em pacientes com disfunção renal.

Usos terapêuticos

No tratamento do câncer, a HU é usada isoladamente ou em combinação com outros fármacos, com dois esquemas posológicos: (1) terapia intermitente administrada por via oral, com dose única (cerca de 80 mg/kg) a cada terceiro dia, ou (2) terapia contínua administrada em dose única diária (20 a 30 mg/kg). Nos pacientes com trombocitemia essencial e doença falciforme, a HU é administrada em uma dose diária de 15 mg/kg, com ajuste da dose para cima ou para baixo, de acordo com as contagens hematológicas. A contagem de neutrófilos responde em 1 a 2 semanas após a interrupção do fármaco. No tratamento de indivíduos com doença falciforme e doenças relacionadas, deve-se manter uma contagem de neutrófilos de pelo menos 2.500 células/mL. Normalmente, o tratamento é continuado por um período de 6 semanas para determinar sua eficiência; se forem obtidos resultados satisfatórios, a terapia pode ser mantida indefinidamente, embora seja aconselhável efetuar contagens de leucócitos a intervalos semanais.

A HU tem sido utilizada principalmente como agente mielossupressor em várias síndromes mieloproliferativas, particularmente a LMC, a policitemia vera, a metaplasia mieloide e a trombocitose essencial, para controle das contagens elevadas de leucócitos ou plaquetas. Muitas das síndromes mieloproliferativas abrigam mutações ativadoras do gene Janus-cinase 2 (*JAK2*), um gene que é infrarregulado pela HU. Na trombocitemia essencial, constitui o fármaco de escolha para pacientes com contagens plaquetárias superiores a 1,5 milhão de células/mm^3 ou com história de trombose arterial ou venosa. Na LMC, a HU foi substituída, em grande parte, pelo *imatinibe* (ver Cap. 71). A HU é um potente radiossensibilizante em consequência de sua inibição da RNR e foi incorporada em diversos esquemas de tratamento com irradiação concomitante (i.e., carcinoma cervical, tumores cerebrais primários, câncer de cabeça e pescoço, câncer de pulmão de células não pequenas).

Efeitos adversos

Os principais efeitos tóxicos consistem em leucopenia, anemia e, em certas ocasiões, trombocitopenia; a recuperação da medula óssea é imediata se o fármaco for interrompido durante alguns dias. Outras reações adversas incluem pneumonite intersticial descamativa, distúrbios GI, reações dermatológicas leves e, mais raramente, estomatite, alopecia e manifestações neurológicas. Pode ocorrer aumento da pigmentação da pele e das unhas das mãos, bem como úlceras de perna dolorosas, particularmente em pacientes idosos ou naqueles com disfunção renal. A HU não aumenta o risco de leucemia secundária em pacientes com distúrbios mieloproliferativos ou com anemia falciforme. Trata-se de um potente teratógeno nos animais e não deve ser utilizada em mulheres com possibilidade de engravidar.

Retinoides

Uma das características fundamentais da transformação maligna consiste em bloqueio da diferenciação. Diversas entidades químicas (vitamina D e seus análogos, retinoides, benzamidas e outros inibidores da HDAC [ver Cap. 71], vários agentes citotóxicos e biológicos e inibidores da metilação do DNA) podem induzir diferenciação em linhagens de células tumorais. Os mais importantes desses agentes para o tratamento do câncer são os retinoides, a em particular a *tretinoína* (ATRA), que induz uma alta taxa de remissão completa em pacientes com LPA como monoterapia; em combinação com antraciclinas, a tretinoína cura a maioria dos pacientes com essa doença. A biologia e a farmacologia dos retinoides são discutidas de modo detalhado no Capítulo 75.

Tretinoína (ATRA)

Mecanismo de ação Em condições fisiológicas, o RAR A dimeriza com o receptor de retinoide X, formando um complexo que se liga firmemente ao ATRA. A ligação do ATRA desloca um repressor do complexo de transcrição e altera a expressão de genes que controlam a diferenciação de células de múltiplas linhagens. As LPA caracterizam-se, em sua maioria, por uma translocação cromossômica do gene *RARA* no cromossomo 17 e pela fusão com o gene *LPM* no cromossomo 15, designada como t(15;17)(q22;q12). Nas células da LPA as concentrações fisiológicas de retinoide são inadequadas para deslocar o repressor, porém as concentrações farmacológicas são efetivas para ativar o programa de diferenciação e promover a degradação da proteína de fusão LPM-RARA (Collins, 2008). O gene da *LPM* codifica um fator de transcrição importante na inibição da proliferação e promoção da diferenciação mieloide. O gene *LPM-RARA* oncogênico produz uma proteína que se liga aos retinoides com afinidade muito reduzida, carece de função reguladora da LPM e é incapaz de suprarregular fatores de transcrição (C/EBP e PU.1), que promovem a diferenciação mieloide. O ATRA liga-se também ao RAR-γ e o ativa, promovendo, assim, a renovação das células-tronco, e essa ação pode ajudar a restaurar a renovação normal da medula óssea. A resistência ao ATRA surge em consequência de mutação adicional do gene de fusão, abolindo a ligação do ATRA, em consequência da indução da CYP26A1 ou pela perda da expressão do gene de fusão *LPM-RARA*.

Tretinoína

Uso terapêutico, ADME e efeitos adversos A administração oral de ATRA é de 45 mg/m^2/dia até 30 dias após a obtenção de remissão (o ciclo máximo de terapia é de 90 dias). O ATRA como agente isolado reverte a diátese hemorrágica associada à LPA e induz uma elevada taxa de remissão temporária. O ATRA em combinação com uma antraciclina induz remissão, obtendo uma sobrevida em longo prazo livre de recidiva de 80% ou mais.

O ATRA é depurado por eliminação mediada pela CYP3A4, com $t_{1/2}$ de menos de 1 hora. O tratamento com indutores da CYP3A4 leva ao desaparecimento mais rápido do fármaco e a uma resistência ao ATRA. Os inibidores das CYP, como os antifúngicos imidazólicos, bloqueiam a degradação do ATRA e podem levar à hipercalcemia e insuficiência renal, que respondem à diurese, bifosfonatos e interrupção do ATRA. Quando utilizado como único agente para indução da remissão, particularmente em pacientes com mais de 5.000 células leucêmicas/mm^3 no sangue periférico, o ATRA induz a liberação de citocinas e de neutrófilos de aspecto maduro de origem leucêmica. Essas células expressam altas concentrações de integrinas e outras moléculas de adesão em sua superfície e causam obstrução de pequenos vasos na circulação pulmonar, resultando em considerável morbidade em 15 a 20% dos pacientes. Os corticosteroides (p. ex., *dexametasona*, 5 a 10 mg, 2 vezes ao dia) e a quimioterapia (p. ex., hidroxiureia) diminuem acentuadamente a ocorrência da síndrome de "diferenciação do ácido retinoico", que se caracteriza por febre, dispneia, ganho de peso, infiltrados pulmonares e derrames pleurais ou pericárdicos. A síndrome resulta da diferenciação das células leucêmicas e sua migração para os tecidos periféricos, mais notavelmente os pulmões. Os retinoides também causam ressecamento da pele, queilite, anormalidades reversíveis das enzimas hepáticas, hipersensibilidade óssea, pseudotumor cerebral, hipercalcemia e hiperlipidemia.

Trióxido de arsênio

O *trióxido de arsênio* (As_2O_3), conhecido como ATO, constitui um tratamento altamente efetivo para a recidiva da LPA, produzindo respostas completas em mais de 85% dos pacientes. A química e a toxicidade do *arsênio* são consideradas no Capítulo 76.

TRIÓXIDO DE ARSÊNIO

Mecanismo de ação

A base da atividade antitumoral do ATO permanece incerta. As células da LPA apresentam níveis elevados de ROS e são muito sensíveis à indução adicional de ROS. O ATO inibe a tiorredoxina-redutase e, portanto, gera ROS. Inativa a glutationa e outras sulfidrilas que removem as ROS e, por isso, agrava a lesão por ROS. As células expostas ao ATO também suprarregulam p53, Jun-cinase e caspases associadas à via intrínseca da apoptose e infrarregulam proteínas antiapoptóticas, como bcl-2 (ver Fig. 3-25). Os efeitos citotóxicos do ATO são antagonizados por sinais de sobrevida celular que surgem da ativação de componentes da via de sobrevida celular PI3-cinase, incluindo PKB, S6-cinase e mTOR (ver Fig. 71-4). O ATO também induz a diferenciação de linhagens de células leucêmicas em leucemias experimentais e humanas, com evidências de aumento da degradação da proteína de fusão LPM-RARα, que atua para inibir a diferenciação das células da LPA (Zhang et al., 2010). Estudos recentes indicam que a ligação do ATO a mutantes do domínio de ligação de DNA p53 restaura a função transcricional de tipo selvagem das proteínas p53 mutantes (Chen et al., 2021).

ADME

O *ATO* é bem absorvido por via oral; todavia, no tratamento do câncer, é administrado na forma de infusão intravenosa diária de 2 horas, em doses de 0,15 mg/kg/dia, por um período de até 60 dias, até documentação da remissão. O fármaco penetra nas células por meio de um dos vários transportadores de glicose. O principal mecanismo de eliminação ocorre por meio de metilação enzimática. Múltiplos metabólitos metilados (ver Fig. 71-9) formam-se rapidamente e são excretados na urina. Menos de 20% do fármaco administrado é excretado de modo inalterado na urina. Nenhuma redução da dose está indicada para pacientes com disfunção hepática ou renal.

Efeitos adversos

As doses farmacológicas de ATO são bem toleradas. Os pacientes podem apresentar efeitos adversos reversíveis, que consistem em hiperglicemia, elevações das enzimas hepáticas, fadiga, disestesias e tontura. Em menos de 10% dos pacientes, observa-se uma síndrome de maturação dos leucócitos semelhante àquela que ocorre com o ATRA, incluindo distúrbio pulmonar, derrames e alterações do estado mental. A administração de oxigênio e de corticosteroides e a interrupção temporária do ATO levam a uma reversão completa dessa síndrome. Ocorre prolongamento do intervalo QT no eletrocardiograma em 40% dos pacientes, porém estes raramente desenvolvem torsades de pointes. Deve-se evitar o tratamento simultâneo com outros fármacos que prolongam o intervalo QT. A monitoração dos eletrólitos séricos e a repleção do nível sérico de K^+ em pacientes com hipopotassemia constituem medidas de precaução em pacientes que recebem terapia com ATO. Nos pacientes que exibem prolongamento significativo do intervalo QT (> 470 ms), o tratamento deve ser interrompido, deve-se administrar K^+ suplementar, e o tratamento só deve ser reiniciado se houver normalização do intervalo QT.

RESUMO: Fármacos citotóxicos

Fármacos e substâncias	Usos terapêuticos	Farmacologia clínica e dicas
Seção I: Agentes alquilantes e complexos de coordenação da platina		
Mecanismo de ação: modificação covalente do DNA. Efeitos adversos de todos os agentes alquilantes: mielossupressão e imunossupressão; toxicidade para as células da mucosa em divisão e folículos pilosos (p. ex., ulceração da mucosa oral, desnudação do intestino, alopecia); fibrose pulmonar tardia, toxicidade do sistema genital (menopausa prematura, esterilidade); e leucemogênese (até 5%, maior para a melfalana, procarbazina, nitrosureias).		
Mostardas nitrogenadas: alquilação do DNA		
Mecloretamina	• Linfoma de Hodgkin • Tópico: linfoma de células T cutâneo	• Lesão vascular durante a injeção, devido às propriedades vesicantes
Ciclofosfamida	• Leucemia linfocítica aguda e crônica; linfoma de Hodgkin; linfoma não Hodgkin; mieloma múltiplo; neuroblastoma; tumor de mama, ovário, de Wilms; sarcoma de tecidos moles • Doença autoimune (granulomatose de Wegener, artrite reumatoide, síndrome nefrótica)	• Administração oral ou intravenosa • Componentes alquilantes ativos gerados por metabolismo hepático • Metabólito nefrotóxico e urotóxico, acroleína; cistite hemorrágica grave com esquemas em altas doses; evitada com MESNA • Fornecer hidratação vigorosa durante o tratamento com altas doses • Eliminação não afetada pela presença de disfunção renal; reduzir a dose em pacientes com disfunção hepática
Ifosfamida	• Câncer testicular de células germinativas • Sarcoma infantil e do adulto • Quimioterapia em altas doses com resgate da medula óssea	• Ver ciclofosfamida • Pode causar neurotoxicidade (incluindo convulsões) • Tratamento da toxicidade do SNC com azul de metileno possivelmente útil
Melfalana	• Mieloma múltiplo	• Administração oral e intravenosa
Clorambucila	• Leucemia linfocítica crônica	• Administração oral
Bendamustina	• Linfoma não Hodgkin • Leucemia linfocítica crônica	• Carece de resistência cruzada com outros agentes alquilantes clássicos
Alquilsulfonato: alquilação do DNA		
Bussulfano	• Leucemia mielocítica crônica • Esquema de quimioterapia em altas doses com transplante de medula óssea	• Administração oral • Efeitos adversos: pancitopenia prolongada (até vários anos); supressão das células-tronco; convulsões; fibrose pulmonar • Depuração da fenitoína; DVO hepática
Nitrosureias: alquilação do DNA		
Carmustina (BCNU)	• Gliomas malignos • Linfoma de Hodgkin; linfoma não Hodgkin	• Lesão vascular durante a injeção, devido às propriedades vesicantes • Mielossupressão profunda e tardia
Estreptozocina	• Insulinoma pancreático maligno • Carcinoide	• Toxicidade renal frequente, algumas vezes insuficiência renal
Derivados da metil-hidrazina: alquilação do DNA monofuncional		
Procarbazina (N-metil-hidrazina, MIH)	• Linfoma de Hodgkin • Gliomas	• Maior capacidade de mutagênese e carcinogênese do que os agentes alquilantes bifuncionais (p. ex., ciclofosfamida)

(continua)

RESUMO: Fármacos citotóxicos (continuação)

Fármacos e substâncias	Usos terapêuticos	Farmacologia clínica e dicas
Triazenos: transferência de metila para o DNA		
Dacarbazina (DTIC)	• Linfoma de Hodgkin; sarcomas de tecidos moldes • Melanoma	• Administração intravenosa • Ativação por CYP hepáticas • Efeitos adversos: náuseas e vômitos • Hepatotoxicidade e neurotoxicidade raras
Temozolomida	• Gliomas malignos	• Administração oral • Combinada com radioterapia • Maior capacidade de mutagênese e carcinogênese em comparação com agentes alquilantes bifuncionais; mais ativa em tumores com deficiência de MGMT
Complexos de coordenação da platina: formação de adutos de metais covalentes com o DNA		
Cisplatina	• Câncer de testículo, ovário, bexiga, esôfago, gástrico, de pulmão, de cabeça e pescoço, anal e de mama	• Administração intravenosa • Efeitos adversos: • Nefrotoxicidade (reduzir por meio de tratamento prévio com hidratação forçada, diurese e uso de *amifostina*) • Ototoxicidade (zumbido, perda auditiva de alta frequência) • Náusea e vômitos (antídoto, *aprepitanto*) • Neuropatia motora e sensitiva periférica (pode haver agravamento após a interrupção; pode ser agravada por tratamento com taxanos) • Resistência ao fármaco devido à perda das proteínas de reparo de malpareamento
Carboplatina	• Idem ao anterior	• Menos náusea, neurotoxicidade, ototoxicidade e nefrotoxicidade em comparação com a cisplatina • Toxicidade que limita a dose: mielossupressão • Pode causar reação de hipersensibilidade
Oxaliplatina	• Câncer colorretal, gástrico e pancreático	• A neuropatia periférica limita a dose • Alguma náusea • A eficácia não depende do reparo de malpareamento intacto
Seção II: Antimetabólitos		
Análogos do ácido fólico: inibição da di-hidrofolato-redutase		
Metotrexato (ametopterina)	• Leucemia linfocítica aguda; coriocarcinoma; cânceres de mama, cabeça e pescoço, de ovário, bexiga e pulmão; sarcoma osteogênico • Uso não relacionado ao câncer: psoríase, artrite reumatoide	• Administração oral, intravenosa ou intramuscular • Efeitos adversos: mielossupressão, toxicidade GI • A leucovorina pode reverter os efeitos tóxicos; usada como "resgate" na terapia em altas doses • A *glucarpidase*, uma enzima de clivagem do metotrexato, está aprovada para o tratamento da toxicidade • ↓ dose na insuficiência renal
Pemetrexede	• Mesotelioma, câncer de pulmão	• Efeitos e efeitos adversos semelhantes aos do metotrexato • Atenuação da toxicidade com suplementação de folato e vitamina B_{12}
Análogos das pirimidinas		
5-fluoruracila (5-FU) *Inibidor da timidilato-sintase*	• Câncer de mama, cólon, esôfago, estômago, anal • Na combinação FOLFOX ou FOLFIRINOX para tratamento do câncer pancreático ou colorretal • Combinada com cisplatina no câncer de cabeça e pescoço • Lesão cutânea pré-maligna (tópico)	• Administração intravenosa • Náusea, mucosite, diarreia, mielossupressão, síndrome de mão-pé • Combinada com leucovorina para aumentar a eficácia • Aumento da toxicidade na deficiência de DPD; pode obter resgate com triacetato de uridina
Capecitabina *Inibidor da timidilato-sintase*	• Câncer de mama metastático, colorretal	• Administração oral do profármaco da 5-FU • Efeitos adversos semelhantes aos da 5-FU; síndrome de mão-pé mais frequente do que com a 5-FU

(continua)

RESUMO: Fármacos citotóxicos (continuação)

Fármacos e substâncias	Usos terapêuticos	Farmacologia clínica e dicas
Citarabina (citosina arabinosídeo) *Interfere no pareamento de bases do DNA; inibe a DNA-polimerase*	• Leucemia mielocítica aguda e leucemia linfocítica aguda; linfoma não Hodgkin	• Administração intravenosa • Agente mielossupressor; pode causar leucopenia grave aguda, trombocitopenia, anemia • Distúrbios GI • Edema pulmonar não cardiogênico • Dermatite
Gencitabina (análogo difluoro da desoxicitidina) *Inibe a DNA-polimerase; provoca interrupção da fita*	• Câncer de pâncreas, ovário, pulmão, bexiga	• Administração intravenosa • Depuração mais lenta do fármaco em mulheres e pacientes idosos • Mielossupressão, hepatotoxicidade • Rara ocorrência de síndrome de leucoencefalopatia posterior; algumas vezes, pneumonite intersticial • Radiossensibilizante; deve ser usada com cautela na radioterapia
5-azacitidina *Inibe a DNA-citosina-metiltransferase*	• Mielodisplasia	• Administração subcutânea ou intravenosa • Mielossupressão e sintomas GI leves • Após administração intravenosa, possível ocorrência de náusea intensa
Análogos das purinas e inibidores relacionados		
6-mercaptopurina *Inibe a síntese de nucleotídeos de purina e seu metabolismo*	• Leucemia linfocítica e mielógena aguda; linfoma não Hodgkin de pequenas células • Não relacionado com câncer: doença de Crohn, colite ulcerativa	• Absorção oral incompleta; por conseguinte, administração intravenosa • Reduzir a dose oral em 75% em pacientes em uso de alopurinol; não há necessidade de ajuste para administração intravenosa • Mielossupressão; anorexia, náusea, vômitos; efeitos adversos GI menos frequentes em crianças do que em adultos • Neoplasia maligna secundária: carcinoma espinocelular da pele, LMA
Fludarabina *Interrompe a cadeia quando incorporada ao DNA; inibe a função e o processamento do RNA*	• Leucemia linfocítica crônica • Linfoma de células B folicular • Transplante de medula óssea alogênico	• Administração oral ou intravenosa • Frequentemente, mielossupressão • Menos frequentes: náusea, vômitos; alteração do estado mental; convulsões • Mielodisplasia secundária e leucemias agudas • Ajuste da dose para disfunção renal
Cladribina *Incorporada ao DNA, produz quebras de fitas; inibe a conversão de ribonucleotídeos em desoxirribonucleotídeos*	• Leucemia de células pilosas • Leucemia linfocítica crônica • Linfoma de baixo grau • LCTC, macroglobulinemia de Waldenström	• Administração intravenosa • Ajuste da dose para disfunção renal • Mielossupressão, infecções oportunistas, náusea, febre alta, síndrome de lise tumoral
Clofarabina (mecanismo igual ao anterior)	• Leucemia mielocítica ou linfocítica aguda	• Administração intravenosa • Ajuste da dose para depuração da creatinina • Mielossupressão • Síndrome de extravasamento capilar: interromper o fármaco • Náusea, vômitos, diarreia
Nelarabina *Incorporada ao DNA, interrompe a síntese do DNA*	• Leucemia de células T, linfoma	• Administração intravenosa • Mielossupressão; anormalidades da função hepática; sequelas neurológicas infrequentes
Pentostatina (2'-desoxicoformicina) *Inibe a adenosina-desaminase; provoca imunodeficiência (células T e B)*	• Leucemia de células pilosas; leucemia linfocítica crônica; linfoma não Hodgkin de células pequenas	• Administração intravenosa • Ajuste da dose para disfunção renal • Mielossupressão, sintomas GI, exantemas cutâneos, infecções oportunistas • Toxicidade renal, neurológica, pulmonar
Seção III: Produtos naturais		
Alcaloides da vinca: inibem a polimerização da tubulina e a formação dos microtúbulos		
Vimblastina	• Linfoma de Hodgkin e linfoma não Hodgkin • Câncer de mama, bexiga, pulmão, testículo • Sarcoma de Kaposi, neuroblastoma • Parte da combinação ABVD com doxorrubicina (adriamicina), bleomicina, dacarbazina para o linfoma de Hodgkin	• Administração IV; o extravasamento provoca irritação e ulceração • Redução da dose em pacientes com comprometimento da função hepática • O menos neurotóxico dos alcaloides da vinca • Agente mielossupressor • Efeitos adversos GI: náusea, vômitos, diarreia • Os alcaloides da vinca são substratos da bomba de efluxo da Pgp

(continua)

RESUMO: Fármacos citotóxicos (*continuação*)

Fármacos e substâncias	Usos terapêuticos	Farmacologia clínica e dicas
Vinorelbina	• Câncer de mama • Câncer de pulmão não de células pequenas	• Administração intravenosa • Redução da dose em pacientes com comprometimento da função hepática • Neurotoxicidade intermediária entre os alcaloides da vinca • Agente mielossupressor (granulocitopenia)
Vincristina	• Leucemia linfocítica aguda; neuroblastoma; tumor de Wilms; rabdomiossarcoma; linfoma de Hodgkin e não Hodgkin • Parte do esquema CHOP: ciclofosfamida, doxorrubicina (H), vincristina (O), prednisona	• Administração IV; o extravasamento provoca irritação e ulceração • Redução da dose em pacientes com comprometimento da função hepática • O menos mielossupressor dos alcaloides da vinca • Neurotoxicidade que limita a dose • Mais bem tolerada por crianças do que por adultos
Eribulina	• Câncer de mama, lipossarcoma	• Os efeitos adversos sobrepõem-se com os dos alcaloides da vinca, porém menos sensível à extrusão pela Pgp
Taxanos: estabilização dos microtúbulos, inibição da despolimerização		
Paclitaxel	• Cânceres de ovário, mama, pulmão, próstata, bexiga, cabeça e pescoço	• Administração intravenosa • Metabolizado por CYP hepáticas, ↓ dose em pacientes com disfunção hepática • Substrato da bomba de efluxo de Pgp • Agente mielossupressor, aliviado por G-CSF • A neuropatia periférica limita a dose • Mucosite
Docetaxel	• O mesmo que o anterior	• Sem efeito sobre a depuração da doxorrubicina • Farmacocinética semelhante à do paclitaxel • ↓ neutropenia, ↓ neuropatia em comparação com o paclitaxel
Camptotecinas: inibição da topoisomerase I; inibição da religação do DNA: acúmulo de quebras de fitas simples		
Topotecana	• Câncer de ovário; câncer de pulmão de células pequenas	• Administração intravenosa ou oral • Redução da dose em pacientes com disfunção renal • Neutropenia, efeitos adversos GI, náusea, vômitos • Substrato da Pgp
Irinotecano	• Câncer colorretal, câncer de pulmão de células pequenas • Parte da combinação FOLFIRI (leucovorina, 5-FU e irinotecano) ou FOLFIRINOX para tumores GI	• Administração intravenosa • Profármaco ativado no fígado; substrato do CYP • Diarreia e neutropenia • A inibição da acetilcolinesterase resulta em síndrome colinérgica: tratar com atropina
Antibióticos		
Dactinomicina (actinomicina D) *Intercala-se entre pares de bases GC do DNA*	• Tumor de Wilms; rabdomiossarcoma; sarcoma de Ewing, sarcoma de Kaposi e outros sarcomas; coriocarcinoma	• Administração intravenosa; lesão grave com extravasamento • Náusea, vômitos; mielossupressão; efeitos adversos GI; eritema, inflamação da pele
Antraciclinas e antracenedionas: inibem a topoisomerase II e intercalam-se no DNA		
Daunorrubicina (daunomicina, rubidomicina)	• Leucemias mielógena aguda e linfocítica aguda	• Administração intravenosa • Confere uma cor vermelha à urina • Mielossupressão, efeitos adversos GI • O efeito adverso mais importante em longo prazo e é a cardiotoxicidade, incluindo taquicardia, arritmias, insuficiência cardíaca congestiva • Alopecia
Doxorrubicina	• Sarcoma de tecido mole, osteogênico e outros sarcomas; linfoma de Hodgkin e não Hodgkin; leucemia aguda; câncer de mama, geniturinário, tireoide e de estômago; neuroblastoma	Ver Daunorrubicina anteriormente
Mitoxantrona (uma antracenediona)	• Leucemia mielocítica aguda; câncer de mama e de próstata	• Efeitos adversos semelhantes aos anteriores • Menos cardiotóxica

(continua)

RESUMO: Fármacos citotóxicos (continuação)

Fármacos e substâncias	Usos terapêuticos	Farmacologia clínica e dicas
Epipodofilotoxinas: inibição da topoisomerase II e religação da fita clivada de DNA		
Etoposídeo	• Câncer testicular e de pulmão; linfoma de Hodgkin; linfomas não Hodgkin; leucemia mielocítica aguda; sarcoma de Kaposi	• Administração oral e intravenosa • Redução da dose em pacientes com disfunção renal • Leucopenia, efeitos adversos GI; hepatotoxicidade após a administração de altas doses • Leucemia secundária
Teniposídeo	• Leucemia linfoblástica aguda em crianças; glioblastoma, neuroblastoma	• Administração intravenosa • Mielossupressão, náusea, vômitos
Fármacos com mecanismos de ação diversos		
Bleomicina *Liga-se ao DNA, gera radicais livres e induz a clivagem do DNA por meio de lesão do anel de desoxirribose*	• Câncer testicular; linfoma de Hodgkin e não Hodgkin; tratamento local do câncer de bexiga • Parte do esquema ABVD (doxorrubicina [adriamicina], vimblastina e dacarbazina)	• Administração IV, IM ou SC; instilada na bexiga • Redução da dose em pacientes com disfunção renal • Mais grave: toxicidade pulmonar • Toxicidade cutânea (eritema, ulcerações) • Menos mielossupressão do que outros agentes citotóxicos
L-asparaginase *Hidrolisa a asparagina; priva as células leucêmicas que carecem de asparagina-sintase*	• Leucemia linfocítica aguda	• Administração IV e IM • Reações de hipersensibilidade, anafilaxia • Hiperglicemia, anormalidades da coagulação
Hidroxiureia *Inibe a RNR (conversão de ribonucleotídeos em desoxirribonucleotídeos)*	• Leucemia mielocítica crônica; policitemia vera; trombocitose essencial; doença falciforme em adultos	• Administração oral • Redução da dose em pacientes com disfunção renal • Mielossupressão; alguns efeitos adversos GI
Tretinoína (ácido *all-trans*-retinoico/ácido trans-retinoico total) *Promove a degradação da proteína de fusão LPM-RARA*	• Leucemia promielocítica aguda	• Administração oral • Substrato do CYP • Síndrome de maturação dos leucócitos, desconforto pulmonar, derrames, febre, dispneia • Ressecamento da pele, queilite • Hipercalcemia e insuficiência renal
Trióxido de arsênio *Inibe a tiorredoxina e gera espécies reativas de oxigênio*	• Leucemia promielocítica aguda	• Administração oral ou intravenosa • Síndrome de maturação dos leucócitos, conforme anteriormente com o ATRA • Prolongamento do QT; raramente, *torsades de pointes* • Ver Cap. 76 (seção sobre arsênio)

Nota: para fármacos sujeitos ao metabolismo hepático por enzimas do CYP, a exposição do paciente ao fármaco pode ser afetada pela coadministração de inibidores ou indutores da CYP3A4 e, consequentemente, pode reduzir a eficácia ou aumentar os efeitos adversos.

Toxicidade embriofetal: Considerar que todos esses fármacos podem causar dano fetal. Avisar as mulheres sobre o risco potencial para o feto e aconselhar evitar a gravidez durante a administração do fármaco e por 1 mês após a interrupção do tratamento. Aconselhar os homens a evitar engravidar a parceira durante o mesmo período. Evitar a lactação durante a terapia.

Referências

Akhmanova A, Steinmetz MO. Control of microtubule organization and dynamics: two ends in the limelight. *Nat Rev Mol Cell Biol*, **2015**, *16*:711–726.

Allegra CJ, et al. Trimetrexate for the treatment of *Pneumocystis carinii* pneumonia in patients with acquired immunodeficiency syndrome. *N Engl J Med*, **1987a**, *317*:978–985.

Allegra CJ, et al. Evidence for direct inhibition of de novo purine synthesis in human MCF-7 breast cells as a principal mode of metabolic inhibition by methotrexate. *J Biol Chem*, **1987b**, *262*:13520–13526.

Arnold H, et al. Chemotherapeutic action of a cyclic nitrogen mustard phosphamide ester (B 518-ASTA) in experimental tumours of the rat. *Nature*, **1958**, *181*:931–931.

Berlin NI, et al. Folic acid antagonist. Effects on the cell and the patient. Combined clinical staff conference at the National Institutes of Health. *Ann Intern Med*, **1963**, *59*:931–956.

Calvert AH, et al. Carboplatin dosage: prospective evaluation of a simple formula based on renal function. *J Clin Oncol*, **1989**, *7*:1748–1756.

Chabner BA, Roberts TG. Timeline: chemotherapy and the war on cancer. *Nat Rev Cancer*, **2005**, *5*:65–72.

Chen X, et al. Arsenic trioxide rescues structural p53 mutations through a cryptic allosteric site. *Cancer Cell*, **2021**, *39*:225–239.

Chien M, et al. Bleomycin-DNA interactions: fluorescence and proton magnetic resonance studies. *Biochemistry*, **1977**, *16*:2641–2647.

Collins SJ. Retinoic acid receptors, hematopoiesis and leukemogenesis. *Curr Opin Hematol*, **2008**, *15*:346–351.

Costa de Almeida L, et al. DNA damaging agents and DNA repair: from carcinogenesis to cancer therapy. *Cancer Genet*, **2021**, *252-253*:6–24.

Curt GA, et al. Determinants of the sensitivity of human small-cell lung cancer cell lines to methotrexate. *J Clin Invest*, **1985**, *76*:1323–1329.

Davidson NE, et al. AACR cancer progress report 2016. *Clin Cancer Res*, **2016**, *22*:S1-S137.

Deyoung MP, Ellisen LW. p63 and p73 in human cancer: defining the network. *Oncogene*, **2007**, *26*:5169–5183.

Farber S, et al. Temporary remissions in acute leukemia in children produced by folic antagonist 4-amethopteroylglutamic acid (aminopterin). *N Engl J Med*, **1948**, *238*:787–793.

Fischel JL, et al. Impact of the oxaliplatin-5 fluorouracil-folinic acid combination on respective intracellular determinants of drug activity. *Br J Cancer*, **2002**, *86*:1162–1168.

Gerth K, et al. Epothilons A and B: antifungal and cytotoxic compounds from *Sorangium cellulosum* (Myxobacteria). Production, physico-chemical and biological properties. *J Antibiot (Tokyo)*, **1996**, *49*:560–563.

Gilman A, Philips FS. The biological actions and therapeutic applications of the β-chlorethylamines and sulfides. *Science*, **1946**, *103*:409–415.

Hanahan D, Weinberg RA. Hallmarks of cancer: the next generation. *Cell*, **2011**, *144*:646–674.

Hegi ME, et al. Correlation of O6-methylguanine methyltransferase (MGMT) promoter methylation with clinical outcomes in glioblastoma and clinical strategies to modulate MGMT activity. *J Clin Oncol*, **2008**, *26*:4189–4199.

Heinemann V, et al. Comparison of the cellular pharmacokinetics and toxicity of 2′,2′-difluorodeoxycytidine and 1-β-D-arabinofuranosyl-cytosine. *Cancer Res*, **1988**, *48*:4024–4031.

Kamiya K, et al. Inhibition of the 3′ → 5′ exonuclease human DNA polymerase by fludarabine-terminated DNA. *J Biol Chem*, **1996**, *271*:19428–19435.

Karran P, Attard N. Thiopurines in current medical practice: molecular mechanisms and contributions to therapy-related cancer. *Nat Rev Cancer*, **2008**, *8*:24–36.

Kastan MB. Molecular determinants of sensitivity to antitumor agents. *Biochem Biophys Acta*, **1999**, *1424*:R37–R42.

Kramer OH, et al. Histone deacetylase inhibitors and hydroxyurea modulate the cell cycle and cooperatively induce apoptosis. *Oncogene*, **2008**, *27*:732–740.

Krumbhaar EB. Role of the blood and the bone marrow in certain forms of gas poisoning: I. Peripheral blood changes and their significance. *JAMA*, **1919**, *72*:39–41.

Kufe DW, et al. Effects of 1-β-D-arabinofuranosylcytosine incorporation on eukaryotic DNA template function. *Mol Pharmacol*, **1984**, *26*:128–134.

Lee JJ, Swain SM. The epothilones: translating from the laboratory to the clinic. *Clin Cancer Res*, **2008**, *14*:1618–1624.

Leoni LM, et al. Bendamustine (Treanda) displays a distinct pattern of cytotoxicity and unique mechanistic features compared with other alkylating agents. *Clin Cancer Res*, **2008**, *14*:309–317.

Li X, Heyer WD. Homologous recombination in DNA repair and DNA damage tolerance. *Cell Res*, **2008**, *18*:99–113.

Lipshultz SE, et al. The effect of dexrazoxane on myocardial injury in doxorubicin-treated children with acute lymphoblastic leukemia. *N Engl J Med*, **2004**, *351*:145–153.

Lowe SW, et al. p53-dependent apoptosis modulates the cytotoxicity of anticancer agents. *Cell*, **1993**, *74*:957–967.

Lowe SW, et al. Intrinsic tumour suppression. *Nature*, **2004**, *432*:307–315.

Lyu YL, et al. Topoisomerase IIB–mediated DNA double-strand breaks: implications in doxorubicin cardiotoxicity and prevention by dexrazoxane. *Cancer Res*, **2007**, *67*:8839–8846.

Milano G, et al. Dihydropyrimidine dehydrogenase deficiency and fluorouracil-related toxicity. *Br J Cancer*, **1999**, *79*:627–630.

Myers CE, et al. Adriamycin: the role of lipid peroxidation in cardiac toxicity and tumor response. *Science*, **1977**, *197*:165–167.

Panzarino NJ, et al. Replication gaps underlie BRCA-deficiency and therapy response. *Cancer Res*, **2021**, *81*:1388–1397.

Paré L, et al. Pharmacogenetic prediction of clinical outcome in advanced colorectal cancer patients receiving oxaliplatin/5-fluorouracil as first-line chemotherapy. *Br J Cancer*, **2008**, *99*:1050–1055. Erratum in: *Br J Cancer*, **2009**, *100*:1368.

Pelgrims J, et al. Methylene blue in the treatment and prevention of ifosfamide-induced encephalopathy: report of 12 cases and a review of the literature. *Br J Cancer*, **2000**, *82*:291–294.

Pommier Y. Drugging topoisomerases: lessons and challenges. *ACS Chem Biol*, **2013**, *8*:82–95.

Pui CH, et al. Epipodophyllotoxin-related acute myeloid leukemia: a study of 35 cases. *Leukemia*, **1995**, *9*:1990–1996.

Pui CH, et al. Mechanisms of disease: acute lymphoblastic leukemia. *N Engl J Med*, **2004**, *350*:1535–1548.

Pullarkat ST, et al. Thymidylate synthase gene polymorphism determines response and toxicity of 5-FU chemotherapy. *Pharmacogenomics J*, **2001**, *1*:65–70.

Reed E. Platinum-DNA adduct, nucleotide excision repair and platinum based anti-cancer chemotherapy. *Cancer Treat Rev*, **1998**, *24*:331–344.

Reich E. Biochemistry of actinomycins. *Cancer Res*, **1963**, *23*:1428–1441.

Rochette L, et al. Anthracyclines/trastuzumab: new aspects of cardiotoxicity and molecular mechanisms. *Trends Pharmacol Sci*, **2015**, *36*:326–348.

Rosenberg B, et al. Platinum compounds: a new class of potent antitumour agents. *Nature*, **1969**, *222*:385–386.

Salinger DH, et al. Development of a population pharmacokinetics-based sampling schedule to target daily intravenous busulfan for outpatient clinic administration. *J Clin Pharmacol*, **2010**, *50*:1292–1300.

Sausville EA, et al. Properties and products of the degradation of DNA by bleomycin and iron(II). *Biochemistry*, **1978**, *17*:2746–2754.

Schiff PB, et al. Promotion of microtubule assembly in vitro by taxol. *Nature*, **1979**, *277*:665–667.

Schimke RT, et al. Gene amplification and drug resistance in cultured murine cells. *Science*, **1978**, *202*:1051–1055.

Serrano J, et al. Cardioselective and cumulative oxidation of mitochondrial DNA following subchronic doxorubicin administration. *Biochem Biophys Acta*, **1999**, *1411*:201–205.

Sharma S, et al. Molecular dynamic simulations of cisplatin- and oxaliplatin-d(GG) intrastrand cross-links reveal differences in their conformational dynamics. *J Mol Biol*, **2007**, *373*:1123–1140.

Shen DW, et al. Cisplatin resistance: a cellular self-defense mechanism resulting from multiple epigenetic and genetic changes. *Pharmacol Rev*, **2012**, *64*:706–721.

Slamon DJ, et al. Use of chemotherapy plus a monoclonal antibody against HER2 for metastatic breast cancer that overexpresses HER2. *N Engl J Med*, **2001**, *344*:783–792.

Soares DG, et al. Trabectedin and its C subunit modified analogue PM01183 attenuate nucleotide excision repair and show activity toward platinum-resistant cells. *Mol Cancer Ther*, **2011**, *10*:1481–1489.

Steinmetz MO, Prota AE Microtubule-targeting agents: strategies to hijack the cytoskeleton. *Trends Cell Biol*, **2018**, *28*:1–17.

Stover EH, et al. Clinical assays for assessment of homologous recombination DNA repair deficiency. *Gynecol Oncol*, **2020**, *159*:887–898.

Swain SM, et al. Cardioprotection with dexrazoxane for doxorubicin-containing therapy in advanced breast cancer. *J Clin Oncol*, **1997**, *15*:1318–1332.

Tew KD, Stearns ME. Hormone-independent, non-alkylating mechanism of cytotoxicity for estramustine. *Urol Res*, **1987**, *15*:155–160.

Wagner T. Ifosfamide clinical pharmacokinetics. *Clin Pharmacokinet*, **1994**, *26*:439–456.

Wilson PM, et al. Standing the test of time: targeting thymidylate biosynthesis in cancer therapy. *Nat Rev Clin Oncol*, **2014**, *11*:282–298.

Yan VC, et al. Why great mitotic inhibitors make poor cancer drugs. *Trends Cancer*, **2020**, *6*:924–941.

Zhang X, et al. Arsenic trioxide controls the fate of the PML-RARα oncoprotein by directly binding PML. *Science*, **2010**, *328*:240–243.

Zweier JL. Reduction of O_2 by iron-Adriamycin. *J Biol Chem*, **1984**, *259*:6056–6058.

Capítulo 71

Inibidores da proteína-cinase e pequenas moléculas direcionadas para alvos

Anton Wellstein e Giuseppe Giaccone

I INIBIDORES DA SINALIZAÇÃO DE RECEPTORES NAS CÉLULAS CANCEROSAS

RECEPTORES DE TIROSINA-CINASE
- Inibidores do receptor do fator de crescimento epidérmico (EGFR/HER1) humano
- Inibidores do receptor do fator de crescimento epidérmico 2 humano (HER2/Neu/ErbB2)
- ALK e ROS1
- Fusões de NRTK/TRK
- Inibidores do receptor do fator de crescimento derivado de plaquetas e do KIT
- Inibidores do FGFR
- Inibidores de MET/HGFR
- Inibidores do RET

INIBIDORES DA VIA *HEDGEHOG*
- Inibidores do receptor SMO
- Inibidor de GLI

II INIBIDORES DA SINALIZAÇÃO DE PROTEÍNA-CINASE INTRACELULAR EM CÉLULAS CANCEROSAS

INIBIDORES DE RAS
- Sotorasibe
- Adagrasibe

INIBIDORES DA RAF-CINASE: VEMURAFENIBE, DABRAFENIBE E ENCORAFENIBE
- Combinação de inibidores do BRAF e da MEK
- Vemurafenibe
- Dabrafenibe
- Encorafenibe

INIBIDORES DE MEK: TRAMETINIBE, COBIMETINIBE, BINIMETINIBE E SELUMETINIBE
- Trametinibe
- Cobimetinibe
- Binimetinibe
- Selumetinibe

INIBIDORES DA JAK1 E JAK2
- Ruxolitinibe
- Fedratinibe

INIBIDORES DAS CINASES DEPENDENTES DE CICLINA (CDK) 4/6
- Palbociclibe
- Abemaciclibe
- Ribociclibe
- Trilaciclibe

INIBIDORES DA TIROSINA-CINASE DE BRUTON (BTK)
- Ibrutinibe
- Acalabrutinibe
- Zanubrutinibe

INIBIDORES DA CINASE BCR-ABL
- Imatinibe, dasatinibe e nilotinibe
- Bosutinibe
- Ponatinibe

INIBIDORES DA VIA PI3K/Akt/mTOR
- Considerações gerais
- Impacto dos inibidores da PI3K sobre o microambiente do tumor
- Idelalisibe
- Copanlisibe
- Duvelisibe
- Umbralisibe
- Alpelisibe
- Inibidores do mTOR: análogos da rapamicina

INIBIDORES DE MÚLTIPLAS CINASES: CABOZANTINIBE, VANDETANIBE, MIDOSTAURINA E GILTERITINIBE
- Cabozantinibe
- Vandetanibe
- Midostaurina
- Gilteritinibe

III INIBIDORES DA ANGIOGÊNESE TUMORAL

INIBIÇÃO DO VEGF E DA VIA DO VEGFR

PEQUENAS MOLÉCULAS ANTIANGIOGÊNICAS INIBIDORAS DE CINASES
- Sunitinibe
- Sorafenibe
- Pazopanibe
- Axitinibe
- Tivozanibe
- Lenvatinibe
- Regorafenibe
- Belzutifano

IV INIBIDORES DA POLI(ADP-RIBOSE)-POLIMERASE (PARP)
- Olaparibe
- Rucaparibe
- Niraparibe
- Talazoparibe

V MODULADORES DA DEGRADAÇÃO DE PROTEÍNAS

DEGRADAÇÃO DE PROTEÍNAS COMO ALVO

TALIDOMIDA E LENALIDOMIDA
- Talidomida
- Lenalidomida
- Efeitos adversos da talidomida e da lenalidomida
- Pomalidomida

INIBIDORES DO PROTEASSOMA
- Primeira geração
- Segunda geração

VI MODULADORES EPIGENÉTICOS: INIBIDORES DAS HDAC, HMT E IDH1/2

INIBIDORES DA HISTONA-DESACETILASE
- Panobinostate
- Romidepsina
- Vorinostate
- Belinostate

INIBIDORES DA HISTONA-METILTRANSFERASE
- Tazemetostate

INIBIDORES DE IDH1/2

VII OUTROS INIBIDORES (BCL2, EXPORTAÇÃO NUCLEAR, TRADUÇÃO, CXCR4)

INIBIDORES DE BCL2
- Venetoclax

INIBIDOR DE EXPORTAÇÃO NUCLEAR
- Selinexor

INIBIDOR DA TRADUÇÃO DE PROTEÍNAS
- Omacetaxina

INIBIDOR DA CXCR4
- Plerixafor

ABC: cassete de ligação ao ATP
ABL: homólogo do oncogene do vírus da leucemia murina de Abelson
ALK: cinase do linfoma anaplásico
ARNT: translocador nuclear do receptor de hidrocarbonetos de arila (também conhecido como HIF-1β)
ATO: trióxido de arsênio
AUC: área sob a curva
BCR: região do grupo de quebra (chr22)
BCRP: proteína de resistência do câncer de mama
BH: domínio de homologia de BCL2
BIM: proteína 11 semelhante a BCL2
BRCA: gene de suscetibilidade ao câncer de mama
BRK: cinase do tumor de mama, PTK6
BTK: tirosina-cinase de Bruton
CBC: carcinoma basocelular
CCR: carcinoma de células renais
CDK: cinase dependente de ciclina
CEc: carcinoma espinocelular cutâneo
CPNCP: câncer de pulmão não de células pequenas
CRL4-CRBN: complexo cullin-ring cereblon ubiquitina-ligase
CXCR4: receptor de quimiocina 4 C-X-C
DNMT: DNA-metiltransferase
ECG: eletrocardiograma
EGF(R): (receptor do) fator de crescimento epidérmico = HER1
EML4: análogo da proteína 4 associada a microtúbulos de equinoderma
ER: receptor de estrogênio
ERK: cinase relacionada ao sinal extracelular = MAPK
FGF(R): (receptor do) fator de crescimento do fibroblasto
FIP1L1: fator que interage com a com poli(A)-polimerase
FKBP12: proteína de ligação da imunofilina para tacrolimo (FK506)
FLT(1 ou 4): tirosina-cinase relacionada a fms (1 ou 4) (= VEGFR1 ou 3)
FMO3: monoxigenase 3 contendo flavina
GI: gastrintestinal
GIST: tumor de células do estroma gastrintestinais
2-HG: 2-hidroxiglutarato
HDAC: histona-desacetilase
HER1/2: receptor do fator de crescimento epidérmico humano; 1 = EGFR; 2 = erbB2
HGF(R): (receptor do) fator de crescimento dos hepatócitos = CMET
HIF-1 ou 2: fator induzível por hipoxia 1 ou 2
HMT: histona-metiltransferase
HSC: célula-tronco hematopoiética
IBP: inibidor da bomba de prótons
IFN: interferona
IGF1R: receptor do fator de crescimento semelhante à insulina 1
IκB: inibidor do fator nuclear κB
IL: interleucina
IMiD: fármacos imunomoduladores de imida (p. ex., talidomida)
ITK: cinase de células T induzível
KDR: receptor de domínio de inserção de cinase = VEGFR2
KIT: homólogo do oncogene do vírus do sarcoma felino
LCB: linfoma de células B
LCK: cinase específica do linfócito
LCM: linfoma de células do manto
LF: linfoma folicular não Hodgkin de células B
LLA: leucemia linfocítica aguda
LLC: leucemia linfocítica crônica
LMA: leucemia mielocítica aguda
LMC: leucemia mielocítica crônica
LPL: linfoma de pequenos linfócitos
LPMA: leucemia promielocítica aguda
MAPK: proteína-cinase regulada por sinal extracelular ativada por mitógeno = ERK
MCyR: resposta citogenética principal
MEK: proteína-cinase-cinase regulada por sinal extracelular ativada por mitógeno = MKK
MET: fator de transição epitelial-mesenquimal (= HGFR)
MM: mieloma múltiplo
mTOR: alvo da rapamicina nos mamíferos ou alvo mecanicista da rapamicina
NCCN: National Comprehensive Cancer Network
NF-κB: fator nuclear-κB
NK: *natural killer*
NPM: nucleofosmina (gene)
NRAS: homólogo do vírus RAS de neuroblastoma
OATP: polipeptídeo transportador de ânions orgânicos
PARP: poli(ADP-ribose)-polimerase
PDGF(R): (receptor do) fator de crescimento derivado de plaquetas
Pgp: glicoproteína P
PI3K: fosfatidilinositol-3-cinase
PIK3CA: gene α da subunidade catalítica de PI3K; codifica a enzima p110α
PIP2: fosfatidilinositol-4,5-bifosfato
PIP3: fosfatidilinositol-3,4,5-trifosfato
PPES: síndrome de eritrodisestesia palmoplantar
PROTAC: quimera de direcionamento para proteólise
PTEN: homólogo da fosfatase e tensina
Rb: retinoblastoma (proteína)
RET: receptor de tirosina-cinase "reorganizado durante a transfecção"
ROS1: receptor de tirosina-cinase órfão
SDF: fator derivado da célula estromal
SMD: síndrome mielodisplásica
TGF: fator de crescimento transformador
TIE: tirosina-cinase com domínios Ig e EGF
TKI: inibidor da tirosina-cinase
TNE: tumor neuroendócrino
TNEP: tumor neuroendócrino periférico
TSC: complexo da esclerose tuberosa
VEGF(R): (receptor do) fator de crescimento do endotélio vascular
VHL: von Hippel-Lindau (pVHL = proteína VHL)

NOTA SOBRE OS ESQUEMAS DE TRATAMENTO

As mudanças observadas nos esquemas de tratamento para o câncer refletem os contínuos avanços da ciência básica e clínica. Em consequência, este capítulo apresenta relativamente poucos esquemas de tratamento detalhados; em vez disso, encaminhamos o leitor às fontes *online* da FDA e da NCCN. A Tabela 71-1 fornece dois exemplos de esquemas terapêuticos que ilustram a complexidade da atual terapia farmacológica do câncer.

O desenvolvimento das terapias-alvo para o tratamento do câncer baseia-se na descoberta de alterações moleculares que impulsionam a progressão maligna dos cânceres humanos. Um número rapidamente crescente de fármacos está sendo desenvolvido para bloquear vias oncogênicas que levam à desregulação do crescimento e da sobrevida das células cancerosas, e esses fármacos podem ser combinados com agentes citotóxicos para o câncer, descritos no Capítulo 70, para melhorar a eficácia. Os receptores dos fatores de crescimento e as moléculas de sinalização a jusante tornaram-se alvos produtivos de agentes quimioterápicos contra o câncer. Com efeitos, o uso de terapias direcionadas para vias provavelmente contribuiu para a redução da mortalidade por câncer de pulmão (Howlader et al., 2020). Os fatores que propulsionam o crescimento de um câncer consistem em vias oncogênicas nas próprias células malignas (p. ex., receptores e cinases mutantes), na reação do microambiente tumoral (p. ex., angiogênese) e no escape das células malignas à vigilância imune do hospedeiro (Hanahan e Weinberg, 2011). As principais ferramentas direcionadas para vias oncogênicas consistem em *pequenas moléculas* (discutidas neste capítulo), que entram nas células e interagem com alvos intracelulares (p. ex., cinases) e *anticorpos monoclonais* (ver Cap. 72), que reconhecem antígenos de superfície celular ou liberados (p. ex., receptores de fatores de crescimento ou ligantes de receptores). Essas duas classes de fármacos possuem propriedades farmacológicas diferentes (ver quadro "Duas classes de fármacos direcionados para vias utilizados no tratamento do câncer"). As seções deste capítulo concentram-se em fármacos inibidores que têm como alvo esses propulsores do crescimento e sobrevida das células cancerosas:

I. Alteração da sinalização dos receptores dos fatores de crescimento
II. Ativação das cinases intracelulares
III. Interações entre células cancerosas e hospedeiro e angiogênese aberrante
IV. Defeitos no reparo do DNA
V. Alteração da degradação das proteínas
VI. Alteração da regulação epigenética
VII. Alvos que controlam o comportamento das células cancerosas

I Inibidores da sinalização de receptores nas células cancerosas

Receptores de tirosina-cinase

Inibidores do receptor do fator de crescimento epidérmico (EGFR/HER1) humano

Considerações gerais

O EGFR é essencial para o crescimento e a diferenciação das células epiteliais. A ligação do ligante ao domínio extracelular dos membros da família do EGFR provoca dimerização do receptor e estimula a atividade da proteína tirosina-cinase do domínio intracelular, resultando em autofosforilação de vários resíduos Tyr localizados na cauda C-terminal dos monômeros por receptor. Essas fosfotirosinas fornecem sítios de interação para uma variedade de proteínas adaptadoras, resultando em estimulação de vias de sinalização, incluindo as vias da proteína-cinase regulada por sinal extracelular ativada por mitógeno (MAPK) e PI3K/Akt (Fig. 71-1).

Duas classes distintas de fármacos que têm como alvo a via do EGFR são importantes na terapia de tumores sólidos: os TKI e os inibidores

TABELA 71-1 ■ ESQUEMAS DE TRATAMENTO PARA O CÂNCER: COMPLEXIDADES E RECURSOS

No tratamento dos cânceres, a seleção do tratamento ou tratamentos mais apropriados, da dose e dos intervalos entre as doses, bem como o controle dos efeitos adversos, exigem um conhecimento especializado e a dedicação de uma equipe. Além disso, os esquemas de tratamento para o câncer passam por atualizações frequentes, devido aos achados dos ensaios clínicos em andamento. A disponibilidade de fármacos com novos mecanismos de ação (p. ex., inibidores dos *checkpoints* imunes), uma boa seletividade dos alvos (p. ex., inibidores de cinases), a eficácia obtida em cânceres específicos e os diferentes perfis de efeitos adversos permitem o uso de novas combinações e esquemas de fármacos.

Os capítulos referentes à farmacoterapia do câncer tratam do mecanismo de ação, ADME e dos efeitos adversos, com menos ênfase nos esquemas de tratamento. Existem várias fontes excelentes de informação atualizada sobre tratamentos. A FDA fornece informações oficiais *online* sobre fármacos aprovados (http://www.accessdata.fda.gov/scripts/cder/daf/). As diretrizes detalhadas para o tratamento da maioria dos tipos de câncer estão disponíveis na NCCN, uma aliança sem fins lucrativos de 31 centros para o câncer, que estabelece diretrizes baseadas em evidências para o tratamento do câncer. As diretrizes da NCCN são continuamente atualizadas para refletir as novas informações passíveis de modificar a prática clínica. As diretrizes podem ser acessadas *online* (https://www.nccn.org/professionals/physician_gls/f_guidelines.asp).

Esta tabela fornece exemplos que ilustram as complexidades do tratamento atual para dois tipos de câncer: câncer de mama HER2-positivo e câncer colorretal avançado.

EXEMPLO DE ESQUEMAS DE TRATAMENTO

RESUMO	FÁRMACOS, ESQUEMAS E DOSES
Câncer de mama HER2-positivo	
Doxorrubicina e ciclofosfamida (AC), seguidas de paclitaxel, trastuzumabe e pertuzumabe	**Dia 1:** Doxorrubicina, 60 mg/m^2, IV **Dia 1:** Ciclofosfamida, 600 mg/m^2, IV Repetir o ciclo a cada 21 dias, para 4 ciclos **Seguido de** **Dia 1:** Pertuzumabe, 840 mg, IV, seguido de 420 mg, IV **Dia 1:** Trastuzumabe, 8 mg/kg, IV, seguido de 6 mg/kg, IV **Dias 1, 8 e 15:** Paclitaxel, 80 mg/m^2, IV Repetir o ciclo a cada 21 dias, para 4 ciclos **Dia 1:** Trastuzumabe, 6 mg/kg, IV Repetir o ciclo a cada 21 dias para completar 1 ano de terapia com trastuzumabe Monitoração cardíaca em condição basal e a intervalos de 3 meses
Câncer colorretal avançado ou metastático RAS de tipo selvagem	
Oxaliplatina, leucovorina e 5-FU (FOLFOX) mais cetuximabe	**Dia 1:** Oxaliplatina, 85 mg/m^2, IV, durante 2 h **Dia 1:** Leucovorina, 400 mg/m^2, IV, durante 2 h **Dias 1-3:** 5-FU, 400 mg/m^2, IV, em *bolus* no dia 1; em seguida, 1.200 mg/m^2/dia × 2 dias (total: 2.400 mg/m^2 em 46-48 h) em infusão IV contínua **Repetir o ciclo a cada 2 semanas, mais** Cetuximabe, 400 mg/m^2, IV, durante 2 h, para a primeira infusão; em seguida, 250 mg/m^2, IV, durante 60 min, semanalmente **OU** **Dia 1:** Cetuximabe, 500 mg/m^2, IV, durante 2 h, a cada 2 semanas

Fonte: Dados de NCCN.

DUAS CLASSES DE FÁRMACOS DIRECIONADOS PARA VIAS UTILIZADOS NO TRATAMENTO DO CÂNCER

Os **inibidores constituídos por pequenas moléculas**, que são descritos neste capítulo, e os **fármacos de grandes moléculas** (p. ex., anticorpos monoclonais), descritos no Capítulo 72, constituem fármacos contra o câncer direcionados para vias. As pequenas moléculas (massa molecular < 1 kDa) podem atacar os mesmos alvos que os anticorpos monoclonais, porém exercem principalmente seus efeitos pela sua entrada nas células. Em geral, um anticorpo monoclonal (a massa molecular da imunoglobulina [Ig] G é de cerca de 150 kDa) é específico para um único antígeno; em contrapartida, as pequenas moléculas frequentemente inibem múltiplos alvos (p. ex., cinases) com diferentes seletividades e, portanto, tendem a apresentar um espectro mais amplo de atividade e a produzir um espectro também mais amplo de efeitos desejados, efeitos fora do alvo e efeitos adversos do que os anticorpos monoclonais. Muitos fármacos de pequenas moléculas apresentam meias-vidas de eliminação de 12 a 24 horas e, normalmente, exigem a sua administração oral pelo menos diariamente, enquanto os anticorpos normalmente são eliminados com meia-vida de muitos dias a semanas e, portanto, exigem uma administração menos frequente. Para as pequenas moléculas que são metabolizadas por CYP hepáticas, o uso concomitante de inibidores potentes das CYP (p. ex., *cetoconazol, nefazodona, claritromicina, genfibrozila, cobicistate*) ou indutores (p. ex., *rifampicina, fenitoína, carbamazepina, fenobarbital*, erva-de-são-joão) pode levar a efeitos adversos aumentados, devido à eliminação reduzida do fármaco ou a uma diminuição de sua eficácia, em consequência da depuração acelerada. As sílabas contidas nos nomes genéricos dos fármacos de pequenas moléculas indicam suas vias-alvo e estão listadas na Tabela 71-2.

da ligação do ligante extracelular. Os TKI do EGFR (*erlotinibe, gefitinibe, afatinibe, osimertinibe, dacomitinibe*) ligam-se ao domínio da cinase intracelular e inibem a função enzimática do EGFR. Os anticorpos monoclonais (*cetuximabe, panitumumabe, necitumumabe*), que são discutidos no Capítulo 72, reconhecem o domínio extracelular do EGFR, inibem a sinalização induzida por ligante e podem desencadear uma resposta imune. Nos cânceres epiteliais, a hiperexpressão do EGFR é um achado comum, e a ativação mutacional do EGFR (p. ex., em 10 a 40% dos CPNCP) cria uma dependência da sinalização do EGFR. As mutações mais comuns do EGFR consistem em deleções *in-frame* no éxon 19 ou mutações pontuais de leucina-arginina (L858R) no éxon 21, que provocam mudanças de conformação e ativação constitutiva da cinase. Dispõe-se de fármacos de primeira geração (*erlotinibe, gefitinibe*) e de segunda geração (*afatinibe, dacomitinibe*) que inibem a atividade de cinase do EGFR impulsionada por essas mutações. As subpopulações de células cancerosas resistentes que apresentam a mutação T790M, que surgem durante o tratamento com inibidores de primeira e de segunda gerações em cerca de 50 a 60% dos pacientes, são sensíveis ao inibidor de terceira geração, o *osimertinibe* (ver Fig. 71-1).

TABELA 71-2 ■ NOME DOS INIBIDORES DE PEQUENAS MOLÉCULAS

SUFIXO	CATEGORIA DO INIBIDOR	EXEMPLOS
-anibe	Angiogênese	Pazopanibe
-ciclibe	Cinase 4 e 6 dependente de ciclina	Palbociclibe
-degibe	Sinalização *Hedgehog*	Sonidegibe
-denibe	IDH1 e IDH2	Enasidenibe
-lisibe	PI3K	Idelalisibe
-paribe	PARP	Olaparibe
-rafenibe	BRAF	Vemurafenibe
-tinibe	Tirosina-cinase	Erlotinibe
-zomibe	Proteassoma	Bortezomibe

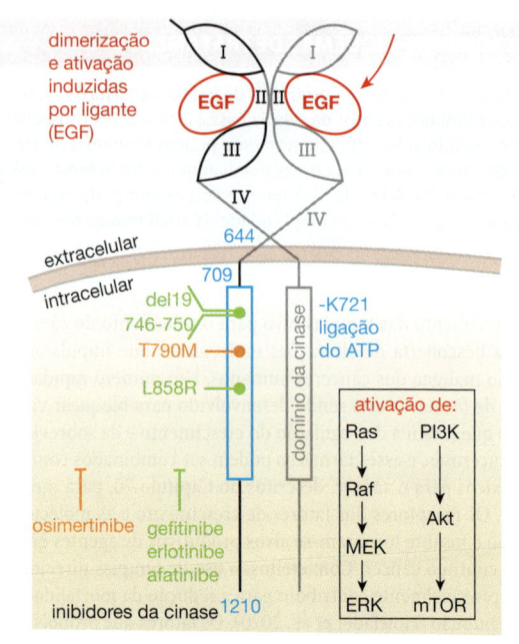

Figura 71-1 *O EGFR como alvo no câncer.* A porção extracelular do EGFR contém os domínios de ligação para fatores de crescimento, que incluem EGF, TGF-α e anfirregulina. A ligação de ligante aos domínios extracelulares I e III induz uma mudança de conformação e a dimerização do receptor por meio de domínios II e IV e ativa a sinalização intracelular por meio de fosforilação cruzada. A porção intracelular contém atividade de tirosina-cinase e uma cauda C-terminal que recruta substratos intracelulares após fosforilação (ver Cap. 3). As mutações do EGFR aumentam a sinalização a jusante, o que proporciona uma vantagem para o crescimento e a sobrevida das células cancerosas e confere sensibilidade ao tratamento com TKI, como *afatinibe, dacomitinibe, erlotinibe, gefitinibe* e *osimertinibe*. As mutações ativadoras mais comuns consistem em deleções *in-frame* no éxon 19 (del 19) entre E746 e A750 (cerca de 45%) e uma mutação de sentido incorreto no éxon 21, que leva a uma substituição L858R (cerca de 40%). Os cânceres de pulmão com essas mutações são inicialmente sensíveis aos TKI de primeira e de segunda gerações mostrado em verde. Entretanto, ocorre desenvolvimento de resistência, mais comumente por meio da substituição T790M no éxon 20 observada em cerca de 50% dos tumores resistentes. O *osimertinibe*, um inibidor de terceira geração mostrado em laranja, é o único TKI ativo contra cânceres que apresentam a mutação T790M. Outras mutações insercionais no éxon 20 são relativamente raras e são discutidas no texto.

Erlotinibe

Mecanismo de ação O *erlotinibe* é um inibidor reversível da tirosina-cinase do EGFR, que inibe competitivamente a ligação do ATP ao sítio ativo da cinase. O *erlotinibe* apresenta um valor de CI_{50} de 2 nM para a atividade cinase do EGFR. Em comparação, para muitas proteínas-cinase, a K_d para o ATP no sítio do substrato situa-se na faixa de 20 μM.

ADME Cerca de 60% do *erlotinibe* sofrem absorção após administração oral. Os níveis plasmáticos máximos são alcançados depois de 4 horas. O *erlotinibe* possui uma $t_{1/2}$ de 36 horas e é metabolizado pela CYP3A4 e, em menor grau, pelas CYP1A2 e 1A1.

Usos terapêuticos O *erlotinibe* está aprovado para o tratamento de pacientes com CPNCP avançado ou metastático, após fracasso do tratamento à base de platina. No CPNCP recém-diagnosticado, o *erlotinibe* está aprovado para pacientes com mutações do EGFR apenas (ver Fig. 71-1). O *erlotinibe*, em combinação com *gencitabina*, também está aprovado para o tratamento de pacientes com câncer de pâncreas localmente avançado, não ressecável ou metastático.

Efeitos adversos e interações medicamentosas As reações adversas mais comuns (≥ 20%) consistem em exantema, diarreia, anorexia, fadiga, dispneia, distúrbios ungueais, náusea e vômitos. As reações adversas graves incluem exantema grave (> 10%). Ocorre doença pulmonar intersticial fatal com uma frequência de 0,7 a 2,5%, e foi relatada a ocorrência de insuficiência hepática fatal, particularmente em pacientes com disfunção hepática basal. Outras toxicidades raras, porém graves, incluem perfuração GI, insuficiência renal, trombose arterial, anemia hemolítica microangiopática, reação cutânea mão-pé e perfuração ou ulceração da córnea. A terapia com *erlotinibe* pode provocar casos raros de síndrome de Stevens-Johnson/necrólise epidérmica tóxica.

O uso concomitante de IBP diminui a biodisponibilidade do *erlotinibe* em 50%. Os níveis plasmáticos podem variar, devido a interações medicamentosas com indutores ou inibidores da CYP3A4. Pacientes em uso de *varfarina* podem apresentar coagulação extrínseca mais precária enquanto recebem tratamento com *erlotinibe*. O tabagismo acelera a depuração metabólica do *erlotinibe* e pode diminuir seus efeitos antitumorais.

Gefitinibe

Mecanismo de ação O *gefitinibe* inibe a tirosina-cinase do EGFR por meio de bloqueio competitivo da ligação do ATP, com uma CI_{50} de 15 a 57 nM para a atividade de cinase.

ADME A biodisponibilidade oral é de cerca de 60%; as concentrações plasmáticas máximas são alcançadas em 3 a 7 horas. A absorção de *gefitinibe* não é acentuadamente alterada pela presença de alimento, porém é reduzida por fármacos que causam elevação do pH gástrico. O metabolismo do *gefitinibe* ocorre de forma predominante pela CYP3A4, com $t_{1/2}$ terminal de 41 horas. Os indutores da atividade CYP3A4 diminuem as concentrações plasmáticas e a eficácia do *gefitinibe*; por outro lado, os inibidores da CYP3A4 aumentam suas concentrações plasmáticas.

Usos terapêuticos O *gefitinibe* está aprovado para o tratamento de pacientes com CPNCP metastático, com mutações do EGFR (ver Fig. 71-1).

Efeitos adversos e interações medicamentosas Efeitos adversos como diarreia e reações cutâneas ocorrem em mais de 20% dos pacientes. Além do exantema pustuloso/papular, outros efeitos adversos incluem ressecamento da pele, alterações das unhas, náuseas, vômitos, prurido, anorexia e fadiga. Os efeitos adversos ocorrem, em sua maioria, no primeiro mês de terapia e podem ser controlados com medicações. Elevações assintomáticas das transaminases hepáticas podem exigir a interrupção da terapia. O comprometimento respiratório e a doença pulmonar intersticial, particularmente em pacientes submetidos anteriormente a radioterapia, ocorrem em menos de 2% dos pacientes, mas podem ter desfecho fatal. Os indutores e os inibidores da CYP3A4 alteram as concentrações plasmáticas. Os pacientes em uso de *varfarina* devem ser monitorados para a ocorrência de coagulação extrínseca mais precária enquanto estiverem em uso de *gefitinibe*.

Afatinibe

Mecanismo de ação O *afatinibe* é um inibidor *irreversível* de segunda geração, de biodisponibilidade oral, das cinases dos receptores EGFR (HER1) e HER2, com valores de CI_{50} de 0,5 e 14 nM, respectivamente.

ADME A $t_{1/2}$ de eliminação do *afatinibe* é de 37 horas após dose repetida em pacientes com câncer. Nos pacientes com comprometimento renal grave, recomenda-se uma redução da dose. O *afatinibe* é um substrato da Pgp, e a coadministração de fármacos moduladores da Pgp pode alterar as concentrações do afatinibe.

Usos terapêuticos O *afatinibe* está aprovado para tratamento de primeira escolha para pacientes com CPNCP metastático, com mutações do EGFR (ver Fig. 71-1), e pacientes com CPNCP escamoso metastático, que apresentaram progressão após quimioterapia à base de platina.

Efeitos adversos e interações medicamentosas Os efeitos adversos mais comuns consistem em diarreia e exantema cutâneo/dermatite acneiforme, estomatite e reações cutâneas de pé-mão, bem como alterações ungueais. Observa-se também a ocorrência de doença pulmonar intersticial, anormalidades da função hepática, disfunção ventricular esquerda e, raramente, perfuração gastrintestinal (0,2% dos pacientes).

Dacomitinibe

O *dacomitinibe*, aprovado em 2018, é um inibidor irreversível de segunda geração do EGFR, disponível por via oral e indicado como tratamento de primeira linha para pacientes com CPNCP metastático com deleção do éxon 19 do EGFR ou mutações de substituição do L858R do éxon 21. A $t_{1/2}$ plasmática do *dacomitinibe* é de 70 horas. O metabolismo hepático constitui a principal via de depuração do fármaco. O comprometimento hepático ou renal não tem impacto na eliminação do *dacomitinibe*. Os efeitos adversos assemelham-se aos do *afatinibe* e os mais comuns consistem em diarreia e exantema cutâneo.

Mobocertinibe

O *mobocertinibe* é um inibidor irreversível da cinase, que foi aprovado em 2021 para o tratamento de pacientes com CPNCP avançado com mutações inserccionais do éxon 20 do EGFR que progridem após quimioterapia. As mutações inserccionais do éxon 20 no EGFR são relativamente raras (cerca de 2%) e não são sensíveis aos inibidores do EGFR de segunda e de terceira gerações. A taxa de resposta ao mobocertinibe é menor (28%) que a dos inibidores do EGFR direcionados para o CPNCP com mutações mais comuns (50 a 80%). Os efeitos adversos assemelham-se aos dos inibidores de segunda geração do EGFR, em particular exantema cutâneo e diarreia.

Resistência ao gefitinibe, erlotinibe, afatinibe e dacomitinibe

A maioria dos tumores com mutações ativadoras do EGFR responde inicialmente a esses inibidores da cinase de primeira geração (*gefitinibe, erlotinibe*) e de segunda geração (*afatinibe, dacomitinibe*). Entretanto, os tumores acabam progredindo. Cerca de 60% dos CPNCP adquirem uma segunda mutação do EGFR no denominado resíduo *gatekeeper* do EGFR no éxon 20, T790M (ver Fig. 71-1), que diminui a ligação desses inibidores ao domínio de cinase. Os inibidores irreversíveis de segunda geração que se ligam de forma covalente à cinase são capazes de superar a resistência em modelos pré-clínicos, porém a sua atividade contra o EGFR de tipo selvagem exacerba os efeitos adversos, como exantema e diarreia e, portanto, tem limitado o seu uso clínico. O *osimertinibe*, um inibidor de terceira geração desenvolvido para reconhecer o EGFR com mutação do T790M, é descrito a seguir. Outros mecanismos de resistência incluem ativação mutacional de moléculas de sinalização a jusante, como *KRAS*, ou ativação de vias de sinalização paralelas, por exemplo, por meio de mutação ou amplificação de *MET*, translocação de *EML4-ALK* (Fig. 71-2) e transformação em câncer de pulmão de pequenas células. Os inibidores da ALK e da cinase do fator de MET são descritos mais adiante (Smit e Baas, 2015).

Osimertinibe

Mecanismo de ação O *osimertinibe* é um inibidor *irreversível* de terceira geração, de biodisponibilidade oral, do EGFR com mutação T790M, com valor de CI_{50} de 10 nM. Além disso, trata-se também de um inibidor muito potente dos mutantes de EGFR que são sensíveis aos inibidores do EGFR de primeira e de segunda gerações. A mutação do *gatekeeper* T790M no éxon 20 frequentemente é adquirida após tratamento prévio com outros inibidores da EGFR-cinase (ver discussão anterior). Métodos de detecção muito sensíveis podem identificar a presença do T790M em até 30% dos pacientes não tratados, sugerindo subpopulações resistentes preexistentes (ver Cap. 69, Fig. 69-3).

ADME A $t_{1/2}$ média do *osimertinibe* é de 48 horas. O *osimertinibe* é substrato da CYP3A. O fármaco é eliminado principalmente nas fezes e, em menor grau, na urina. A administração concomitante de indutores da CYP3A4 pode exigir um aumento da dose.

Usos terapêuticos O *osimertinibe* está aprovado para o tratamento de primeira linha para pacientes com CPNCP metastático e como terapia adjuvante após ressecção do CPNCP com deleções do éxon 19 ou mutações L858R do éxon 21 do EGFR. Está também aprovado para pacientes com CPNCP que progrediu após tratamento prévio com TKI do EGFR e positivo para a mutação T790M do EGFR. A genotipagem de tumores para mutação T790M é necessária após o desenvolvimento de resistência e, além de uma biópsia do tumor, pode ser realizada de forma não invasiva a partir de amostras de sangue para análise do DNA liberado pelas células tumorais na corrente sanguínea (Oxnard

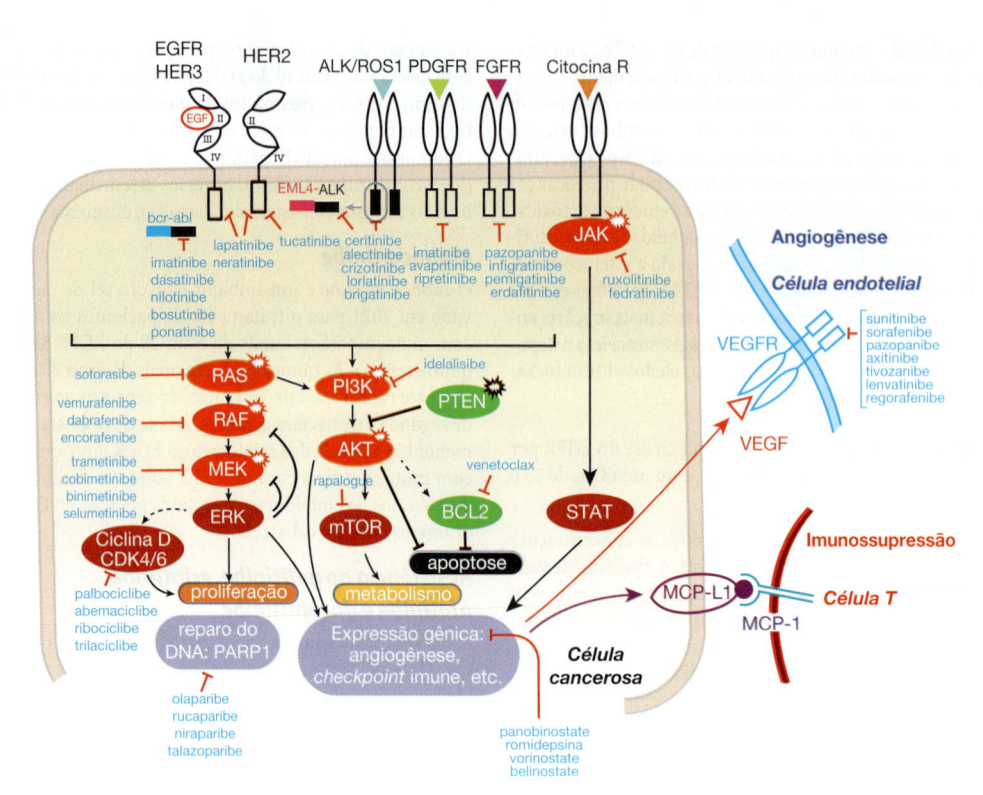

Figura 71-2 *Via de sinalização e alvos de fármacos das células cancerosas.* A ligação extracelular de ligantes agonistas a receptores de fatores de crescimento transmembrana provoca a dimerização do receptor e a ativação de uma proteína-cinase C-terminal, que inicia cascatas de sinalização intracelulares, que regulam a expressão gênica e controlam a proliferação, a apoptose e o metabolismo das células cancerosas e a ocorrência de metástases. A comunicação cruzada entre células cancerosas e o estroma do hospedeiro (incluindo a vascularização e as células imunes) é modulada pela liberação de fatores angiogênicos e expressão de proteínas de *checkpoints* imunes. A sinalização das células neoplásicas pode ser alterada pelo aumento da expressão de receptores (p. ex., HER2) ou ligantes, por mutações ativadoras nos receptores (p. ex., ALK, EGFR, FGFR) ou em cinases intracelulares (p. ex., RAS, RAF, MEK, PI3K, AKT, JAK), translocações gênicas, resultando em proteínas de fusão ativadas (p. ex., bcr-abl, EML4-ALK) e perda da função de um inibidor de uma via (p. ex., PTEN-fosfatase) por meio de mutação, deleção de genes ou metilação de promotores. Os inibidores são mostrados atuando em uma célula cancerosa e em uma célula endotelial. Uma célula T foi incluída para representar a interação cruzada com o sistema imune e os efeitos das terapias combinadas. Os inibidores (na cor azul) são mostrados adjacentes às suas proteínas-alvo intracelulares. As proteínas nas elipses em vermelho fornecem sinais ativadores, enquanto as que estão nas elipses verde produzem sinais inibitórios. As explosões em estrela (✷) indicam componentes de sinalização nos quais é comum a ocorrência de mutações. Mais detalhes dos mecanismos de ação são mostrados abaixo para os inibidores de CDK4/6 (Fig. 71-3), inibidores de BTK e PI3Kδ nas células B (Fig. 71-4), a via mTOR (Fig. 71-5), a inibição de HIF-2α (Fig. 71-6), a inibição de PARP (Fig. 71-7), congêneres da *talidomida* (Figs. 71-8 e 71-9) e simuladores BH3 (Fig. 71-10). A imunossupressão por inibição do mTOR durante transplantes de órgãos é discutida no Capítulo 39.

et al., 2016). As taxas de resposta são superiores a 60% em pacientes com CPNCP metastático. O *osimertinibe* melhorou a sobrevida de pacientes com CPNCP com mutações T790M do EGFR e no tratamento de primeira linha em comparação com inibidores de primeira geração, de modo que se tornou o padrão de cuidados independentemente da presença da mutação T790M do EGFR (Cohen et al., 2021). A resistência adquirida após tratamento com *osimertinibe* manifesta-se pelo aparecimento uma terceira mutação, C797S, em menos de 20% dos tumores. A mutação de Cys^{797} para Ser^{797} impede a formação da ligação covalente do inibidor que confere a sua potência (Thress et al., 2015). Entretanto, a amplificação de MET é um mecanismo de resistência mais comum, juntamente com vários outros mecanismos descritos. Inibidores do EGFR com mutação C797S estão em fase de desenvolvimento para o tratamento de combinação com um anticorpo dirigido contra o EGFR (Jia et al., 2016).

Efeitos adversos e interações medicamentosas Os efeitos adversos mais comuns após tratamento com *osimertinibe* consistem em diarreia e exantema cutâneo; entretanto esses efeitos adversos são muito menos comuns e menos graves do que os dos inibidores de primeira e de segunda gerações, presumivelmente porque a atividade sobre o EGFR nativo é limitada com os inibidores de terceira geração. Observa-se também a ocorrência de doença pulmonar intersticial, prolongamento do QTc e disfunção ventricular esquerda.

Inibidores do receptor do fator de crescimento epidérmico 2 humano (HER2/Neu/ErbB2)

O receptor do fator de crescimento epidérmico 2 humano (também denominado Neu ou ErbB2; ver quadro do Histórico) é um membro da família do HER, que também inclui EGFR (HER1), HER3 e HER4 (ver Fig. 71-2). A conformação fixa do domínio extracelular do HER2 assemelha-se ao estado ativado por ligante dos outros membros da família do HER e explica a sua função singular como correceptor, que não necessita de ativação por ligante. Além disso, em virtude dessa conformação, a hiperexpressão do HER2 de tipo selvagem é suficiente para ativar a tirosina-cinase intracelular e a sinalização oncogênica, até mesmo na ausência de mutações ativadoras, correceptores ou ligantes. Observa-se a hiperexpressão do HER2 em 20 a 30% dos cânceres de mama em humanos, devido à amplificação gênica no cromossomo 17, resultando em tumores mais agressivos, menor taxa de resposta às terapias hormonais e risco mais alto de recidiva da doença após o tratamento.

Lapatinibe

Mecanismo de ação e ADME O *lapatinibe* é uma pequena molécula com biodisponibilidade oral, que atua como inibidor das tirosinas-cinases do EGFR e HER2, com CI_{50} de cerca de 10 nM para ambas as cinases. O *lapatinibe* é metabolizado pela CYP3A4 com $t_{1/2}$ plasmática de 14 horas. A administração concomitante de indutores e inibidores da CYP3A4 pode exigir um ajuste da dose.

HISTÓRICO: TERAPIA-ALVO DO CÂNCER DIRECIONADA PARA A VIA EGFR/HER

A descoberta e a análise do EGFR (HER1) em 1984 (Ullrich et al., 1984) revelou uma notável homologia de domínio de sua proteína-cinase com uma proteína oncogênica no retrovírus da eritroblastose aviária, v-erb (Downward et al., 1984). A primeira proteína oncogênica isolada do vírus erb é um homólogo do receptor de hormônio tireoidiano e foi denominada erbA; a segunda proteína oncogênica isolada do v-erb foi denominada erbB, um nome alternativo para membros da família do gene EGFR/HER. O gene *HER2* foi descoberto com base na sua homologia com o v-erbB no câncer de mama humano e sua função oncogênica em tumores **neu**rais do rato, explicando a designação de HER2/ErbB2/Neu (King et al., 1985; Schechter et al., 1985). A associação da hiperexpressão do HER2 a um prognóstico sombrio no câncer de mama (Slamon et al., 1987) forneceu o estímulo para o desenvolvimento de anticorpos dirigidos contra o HER2 e a formulação de um novo conceito no tratamento dos cânceres de mama HER2-positivos. A aquisição mais recente, em 2020, entre fármacos que têm como alvo o HER2 é o *tucatinibe*, um inibidor de cinase de pequena molécula seletivo para o HER2 aprovado para uso no câncer de mama HER2-positivo.

Usos terapêuticos e efeitos adversos O *lapatinibe* em combinação com *capecitabina* foi aprovado para o tratamento de pacientes com câncer de mama HER2-positivo metastático e refratário ao *trastuzumabe*. O *lapatinibe* também é utilizado em combinação com o AI *letrozol* (ver Cap. 73) no tratamento de mulheres na pós-menopausa com câncer de mama metastático positivo para receptores de hormônios, com hiperexpressão de HER2. Os efeitos adversos frequentes consistem em exantema acneiforme, diarreia, cólicas e exacerbação de refluxo gastresofágico. Quando o *lapatinibe* é combinado com *capecitabina*, ocorre agravamento da diarreia. A cardiotoxicidade parece ser menos pronunciada do que com o *trastuzumabe*, embora o *lapatinibe* deva ser utilizado com cautela em associação com fármacos cardiotóxicos: foi relatado um prolongamento dependente da dose do intervalo QT; por conseguinte, recomenda-se uma monitoração cuidadosa dos pacientes com doença cardíaca. Foi observada a ocorrência de hepatotoxicidade, que pode ser grave.

Neratinibe

O *neratinibe* é um inibidor *irreversível* da proteína tirosina-cinase do HER2 e EGFR, de biodisponibilidade oral, com valores de CI_{50} de 59 nM e 92 nM, respectivamente. Foi aprovado como agente único no câncer de mama HER2-positivo em estágio inicial após terapia à base de *trastuzumabe*, bem como no câncer de mama HER2-positivo avançado ou metastático após dois ou mais esquemas baseados em anti-HER2, em combinação com *capecitabina*. O efeito adverso mais comum e frequente consiste em diarreia, com ocorrência de diarreia de grau 3 ou 4 em mais de um terço dos pacientes (Park et al., 2016); recomenda-se a profilaxia com *loperamida*. O metabolismo é realizado por meio da CYP3A no fígado, com $t_{1/2}$ de eliminação com 7 a 17 horas; o uso concomitante de *cetoconazol*, um poderoso inibidor da CYP3A4 e da Pgp, aumentou em mais de 2 vezes a concentração plasmática máxima.

Tucatinibe

O *tucatinibe* é um TKI altamente seletivo e reversível do HER2, biodisponível por via oral, com inibição mínima do EGFR (HER1). O *tucatinibe* demonstrou ser eficaz em comparação com placebo na sobrevida livre de progressão e global de pacientes intensamente pré-tratados com câncer de mama metastático HER2-positivo, incluindo pacientes com metástases cerebrais (Murthy et al., 2020). Nesse estudo, a adição de *tucatinibe* ao anticorpo anti-HER2, o *trastuzumabe*, melhorou os resultados, demonstrando que o direcionamento de um inibidor de pequena molécula para a cinase intracelular, além de um anticorpo monoclonal direcionado para o domínio extracelular, pode ser benéfico. A FDA aprovou o seu uso em 2020 para o tratamento de pacientes com cânceres de mama HER2-positivos não ressecáveis ou metastático, incluindo pacientes com metástases cerebrais e pacientes pré-tratadas.

O *tucatinibe* é metabolizado principalmente pela CYP2C8 e, em menor grau, pela CYP3A e possui uma $t_{1/2}$ de eliminação de 8,5 horas. Os efeitos adversos mais comuns consistem em diarreia e hepatotoxicidade. A toxicidade cutânea, que frequentemente é limitadora da dose e associada à inibição do EGFR, é significativamente menos comum do que a que ocorre com o *tucatinibe*.

ALK e ROS1

Considerações gerais

A ALK e uma cinase que atravessa uma única vez a membrana, com um domínio extracelular e um domínio intracelular de proteína-tirosina-cinase (ver Fig. 71-2). A importância dessa proteína-cinase nos cânceres humanos reside na capacidade do gene *ALK* de formar de genes de fusão que se tornam deflagradores oncogênicos. Uma translocação cromossômica 2;5 produz um gene de fusão oncogênico, em que uma porção 3' do *ALK* (cromossomo 2) contribui para a codificação do domínio catalítico e une-se a uma região 5' do gene *NPM*. As sequências extracelular e transmembrana da ALK estão ausentes no gene de fusão *ALK-NPM*, que é o deflagrador oncogênico da progressão maligna no linfoma anaplásico de grandes células (LAGC). Uma translocação semelhante da ALK-cinase e fusão com EML4 cria o deflagrador oncogênico em um subgrupo de CPNCP (Martelli et al., 2010), conforme ilustrado na Figura 71-2. *ALK* funde-se também com vários parceiros 5' adicionais (Roskoski, 2017). *Alectinibe*, *brigatinibe*, *crizotinibe*, *ceritinibe* e *lorlatinibe* são pequenas moléculas inibidoras da ALK-cinase usadas no tratamento de cânceres positivos para translocação de ALK.

A organização geral do ROS1 (receptor de tirosina-cinase órfão) assemelha-se àquela da ALK, e a porção cinase intracelular do ROS1 também pode constituir parte de oncoproteínas quiméricas, devido a diferentes parceiros de translocação cromossômica mais frequentemente observados no glioblastoma e no CPNCP, mas também em outros tipos de câncer. Vários dos inibidores de cinase discutidos adiante também têm como alvo a ROS1-cinase, devido a homologias de sequência das proteínas nos domínios de cinase de aproximadamente 70% (revisão de Drilon et al., 2021). A inibição do ROS1 correlaciona-se com uma maior eficácia e melhora da sobrevida em pacientes com CPNCP ROS1-positivos (Nokin et al., 2020).

O *crizotinibe*, originalmente desenvolvido como inibidor do MET, também demonstrou ter como alvo a ALK e o ROS1 e tornou-se o primeiro inibidor a ser aprovado para cânceres ALK-positivos. Os inibidores da ALK de próxima geração substituíram, em grande parte, o *crizotinibe* em virtude de sua melhor eficácia clínica no CPNCP ALK-positivo.

Crizotinibe

Mecanismo de ação O *crizotinibe* é um inibidor de receptores de tirosina-cinase, que incluem HGFR/cMET, ALK e ROS1 de biodisponibilidade oral. Os valores de CI_{50} são de 0,6, 11 e 24 nM para ROS1, receptor do fator de crescimento dos hepatócitos (HGFR)/cMet e ALK, respectivamente.

ADME O *crizotinibe* é metabolizado predominantemente pela CYP3A4/5 e apresenta uma $t_{1/2}$ terminal de 42 horas. A dose típica administrada 2 vezes ao dia é reduzida para 1 vez ao dia em pacientes com comprometimento renal grave e depuração da creatinina inferior a 30 mL/min.

Usos terapêuticos O *crizotinibe* foi inicialmente desenvolvido e aprovado para o tratamento de pacientes com CPNCP localmente avançado ou metastático que abrigam rearranjos dos genes *ROS1* ou *ALK* descritos anteriormente (ver Fig. 71-2) (Thomas et al., 2015).

Efeitos adversos As reações adversas mais comuns consistem em toxicidade GI, incluindo náuseas, diarreia e vômitos, bem como toxicidade hepática, respiratória e ocular e neuropatia. Observa-se também a ocorrência de prolongamento do QT e bradicardia.

Alectinibe

Mecanismo de ação O *alectinibe* é um inibidor da atividade da ALK-cinase, de biodisponibilidade oral, com CI_{50} de 1,9 nM. O *alectinibe* possui maior seletividade para a ALK do que o *crizotinibe* e mostra-se ativo contra formas mutantes de ALK, que são encontradas em tumores resistentes ao *crizotinibe*.

ADME O *alectinibe* possui $t_{1/2}$ de eliminação de 33 horas e é metabolizado pela CYP3A4. A coadministração do *alectinibe* com inibidores ou indutores da CYP3A altera as concentrações plasmáticas.

Usos terapêuticos O *alectinibe* está aprovado para o tratamento de pacientes com CPNCP avançados ou recorrentes, que apresentam o gene de fusão ALK (ALK$^+$). É também utilizado em pacientes com CPNCP ALK$^+$ que progrediram apesar do tratamento com *crizotinibe* ou que são intolerantes a esse fármaco. O *alectinibe* também está aprovado para o tratamento de primeira linha do CPNCP avançado ALK-positivo.

Efeitos adversos Os efeitos adversos mais comuns consistem em fadiga, constipação intestinal, edema e mialgia. Observa-se também a ocorrência de pneumonite, toxicidade GI, hepatotoxicidade, bradicardia e prolongamento do intervalo QT (Katayama et al., 2015).

Ceritinibe

O *ceritinibe* é um inibidor competitivo da ALK-cinase de biodisponibilidade oral, com CI$_{50}$ de 0,2 nM e 40 vezes mais seletivo em relação à cinase do IGF1R homólogo. O *ceritinibe* foi aprovado para o tratamento do CPNCP metastático ALK-positivo que não responde ao *crizotinibe*. O *ceritinibe* é metabolizado pela CYP3A e eliminado com $t_{1/2}$ de 41 horas. Os efeitos adversos comuns consistem em toxicidade GI e hepatotoxicidade. Ocorrem também bradicardia e prolongamento do intervalo QT.

Brigatinibe

O *brigatinibe* é um inibidor da ALK e do ROS1 (CI$_{50}$ de 0,9 nM) e, em menor potência, do IGF1R e da FLT3. O *brigatinibe* foi aprovado para o tratamento do CPNCP metastático ALK-positivo, em que o tratamento resultou em sobrevida livre de progressão mais longa e em maior taxa de resposta (78%) contra metástases cerebrais do que o *crizotinibe* (29%) (Camidge et al., 2018). O *brigatinibe* está aprovado para tratamento de primeira linha. O fármaco é metabolizado pela CYP3A e excretado na urina. Recomenda-se uma redução da dose em caso de comprometimento hepático ou renal. A $t_{1/2}$ de eliminação é de 25 horas. Os efeitos adversos podem incluir a indução de doença pulmonar intersticial/pneumonite, hipertensão e bradicardia. Recomenda-se o monitoramento da pressão arterial e da frequência cardíaca.

Lorlatinibe

O *lorlatinibe* (originalmente denominado PF-06463922) é um inibidor de terceira geração ativo por via oral da ALK e da ROS1-cinase, com CI$_{50}$ inferior a 1 nM. Esse fármaco foi aprovado em 2018 para o tratamento do CPNCP ALK-positivo metastático, que não respondeu anteriormente a 1 ou 2 inibidores da ALK. Em 2021, foi também aprovado para tratamento de primeira linha.

O *lorlatinibe* é metabolizado pela CYP3A4 e eliminado com uma $t_{1/2}$ de 24 horas. Os efeitos adversos no SNC, que consistem em convulsões, disfunção cognitiva e psicoses ou alterações do humor, representam um risco durante a terapia. A indução potencial de hipertensão exige monitoramento da pressão arterial. A hepatotoxicidade é um risco adicional.

Fusões de NRTK/TRK

Os rearranjos cromossômicos que resultam em fusões *in-frame* das cinases com diferentes parceiros podem resultar em TRK quiméricos constitutivamente ativos que atuam com condutores oncogênicos, promovendo a proliferação e a sobrevida das células tumorais. Ocorrem fusões envolvendo um dos três TRKs (A, B ou C) em diversos tipos de câncer (p. ex., de glândula salivar, sarcoma de tecidos moles, fibrossarcoma), que definem um subgrupo molecular único de tumores avançados. O TRK refere-se ao receptor de tropomiosina-cinase, um de uma família de receptores de tirosinas-cinases codificados por fusão de genes do receptor de tirosina-cinase neurotrófico (NTRK). São usados ensaios para detectar fusões de TRK com o objetivo de identificar cânceres que contêm esse condutor sensível a fármacos (Nokin et al., 2020).

Larotrectinibe

O *larotrectinibe* é um inibidor disponível por via oral das cinases TRKA, TRKB e TRKC, com valores de CI$_{50}$ de 5 a 11 nM, que demonstrou ter atividade antitumoral contra proteínas de fusão de TRK constitutivamente ativas ou hiperexpressão de TRK. O *larotrectinibe* não foi ativo contra TRKA ou TRKC mutantes. Foi aprovado em 2018 para o tratamento de qualquer tipo de câncer com fusões de genes TRK sem mutação de resistência (Drilon et al., 2018). Os efeitos adversos incluem neurotoxicidade e hepatotoxicidade. É metabolizado pela CYP3A e eliminado com $t_{1/2}$ de 2,9 horas.

Entrectinibe

O *entrectinibe* é um inibidor ativo por via oral das cinases TRKA, TRKB, TRKC, ROS1 e ALK, com valores de CI$_{50}$ de 0,1 a 2 nM. Foi aprovado em 2019 para o tratamento de qualquer tipo de câncer com fusões do gene TRK sem mutação de resistência e para o CPNCP metastático positivo para ROS1. Os efeitos adversos consistem em risco aumentado de insuficiência cardíaca congestiva, comprometimento cognitivo, hepatotoxicidade e prolongamento dos intervalos QT, exigindo monitoramento periódico. É metabolizado pela CYP3A, com $t_{1/2}$ de eliminação de cerca de 20 horas.

Inibidores do receptor do fator de crescimento derivado de plaquetas e do KIT

A sinalização pelo receptor do fator de crescimento derivado de plaquetas (PDGFR) desempenha um papel significativo na biologia mesenquimal, incluindo o crescimento de células-tronco, e está envolvida na oncogênese por meio da sinalização aberrante de células cancerosas, modulação do microambiente tumoral e facilitação da angiogênese e metástase. Inibidores da proteína-cinase de pequenas moléculas, incluindo o *imatinibe* (ver discussão adiante), têm sido usados no tratamento de pacientes com GIST, que são portadores de mutações no *KIT* (homólogo oncogênico do vírus do sarcoma felino) ou *PDGFRA* (ver Fig. 71-2).

Ripretinibe

O *ripretinibe* é um inibidor de cinase biodisponível por via oral do PDGFR, KIT de tipo selvagem e mutante e de outras cinases, incluindo VEGFR2 e TIE 2, com valores de CI$_{50}$ de 4 a 18 nM. Foi aprovado em 2020 para o tratamento de pacientes com GIST avançado que receberam tratamento anterior com três ou mais inibidores de cinase, incluindo o *imatinibe*. Os efeitos adversos incluem síndrome de eritrodisestesia palmoplantar (SEPP), náuseas, vômitos, constipação intestinal, diarreia e alopecia. Foi também relatada a ocorrência de hipertensão e disfunção cardíaca. O fármaco é metabolizado pela CYP3A e eliminado com $t_{1/2}$ de 14,8 horas.

Avapritinibe

O *avapritinibe* é um inibidor biodisponível por via oral de cinases mutantes KIT e PDGFRA, com CI$_{50}$ inferior a 25 nM. Foi aprovada em 2020 para o tratamento do GIST metastático contendo mutações *PDGFRA* e da mastocitose sistêmica avançada e leucemia de mastócitos. Os eventos adversos incluem risco de hemorragia intracraniana e comprometimento cognitivo. O *avapritinibe* é metabolizado principalmente pela CYP3A. A $t_{1/2}$ de eliminação é de 20 a 57 horas.

Inibidores do FGFR

A sinalização fisiológica do receptor do fator de crescimento do fibroblasto FGFR é modulada por 22 ligantes de proteínas humanos, que se ligam a quatro receptores de tirosina-cinase transmembrana expressos como sete receptores variantes de *splicing* distintos. Em cerca de 7% dos cânceres, os genes FGFR são mutados ou amplificados ou tornam-se parte de translocações que levam a fusões gênicas constitutivamente ativas e que contribuem, portanto, para o início do câncer e a progressão maligna. O *FGFR1* é amplificado no CPNCP e no câncer de mama e mutado nos gliomas. O FGFR2 é ativado por fusões de genes em aproximadamente 20% dos colangiocarcinomas, levando à recente aprovação de inibidores de cinase. A primeira aprovação de inibidores de FGFR cinase foi baseada em mutações do FGFR3 em carcinomas uroteliais metastáticos, porém são também encontradas fusões de FGFR3 em tumores cerebrais e cânceres de bexiga. Um aspecto incomum para os receptores de tirosina-cinase é o fato de que as mutações de FGFR3 mais comuns ocorrem no domínio de ligação do ligante, mimetizando uma sinalização extracelular constitutiva. Uma visão geral mais detalhada é fornecida por Facchinetti et al. (2020).

Erdafitinibe

O *erdafitinibe* é um inibidor seletivo de pan-FGFR cinase, que também inibe outras cinases, incluindo RET, CSF1R, PDGFR, KIT e VEGFR2. Foi aprovado em 2019 para o tratamento de pacientes com carcinoma urotelial localmente avançado ou metastático com alterações genéticas de FGFR2 ou FGFR3 que progrediu após quimioterapia. Os efeitos adversos incluem distúrbios oculares que exigem monitoramento oftalmológico mensal. Foi observada a ocorrência de hiperfosfatemia como consequência da inibição do FGFR em 76% dos pacientes, com tempo mediano de início de 20 dias. Cerca de um terço dos pacientes recebeu quelantes de fosfato durante o tratamento. O *erdafitinibe* é metabolizado pela CYP2C9 e CYP3A4 e eliminado com $t_{1/2}$ de 59 horas.

Pemigatinibe

O *pemigatinibe* é um inibidor seletivo da cinase FGFR1-3 com biodisponibilidade oral (CI_{50} < 1,2 nM; a CI_{50} do FGFR4 é de 30 nM). Foi aprovado em 2020 para o tratamento do colangiocarcinoma pré-tratado, localmente avançado ou metastático, com fusão ou rearranjo de FGFR2. Os eventos adversos incluem diarreia, toxicidade ocular e hiperfosfatemia com consequência da inibição do FGFR, resultando em mineralização dos tecidos moles e calcificação vascular e miocárdica. É metabolizado pela CYP3A e eliminado com $t_{1/2}$ de 15,4 horas.

Infigratinibe

O *infigratinibe* (anteriormente denominado BGJ398) é um inibidor seletivo da cinase FGFR1-3 com biodisponibilidade oral (CI_{50} < 2 nM), aprovado em 2021 para o tratamento do colangiocarcinoma localmente avançado ou metastático pré-tratado, com fusão ou rearranjo de FGFR2. Os eventos adversos consistem em diarreia, toxicidade ocular e hiperfosfatemia como consequência da inibição do FGFR, resultando em mineralização dos tecidos moles e calcificação vascular e miocárdica. É metabolizado pela CYP3A e eliminado com $t_{1/2}$ de 33,5 horas.

Inibidores de MET/HGFR

Em condições fisiológicas, o receptor transmembrana MET/HGFR é ativado pela ligação do ligante HGF. A transformação maligna observada no CPNCP e outros tipos de câncer pode levar à ativação alternada de MET por meio de rearranjos de genes que codificam proteínas de fusão citosólicas constitutivamente ativas (Nokin et al., 2020). Além disso, sabe-se que mutações somáticas de MET resultam em *splicing* aberrante do mRNA, resultando em aumento da atividade do MET: o éxon 14 codifica um sítio de ligação para a E3 ubiquitina-ligase CBL, que é responsável pela ubiquitinação da proteína MET e pela sua degradação. Por conseguinte, a omissão do éxon 14 leva a uma diminuição da ubiquitinação e resulta em aumento dos níveis de proteína e da atividade do MET (Guo et al., 2020), que pode ser usado como alvo terapêutico (Paik et al., 2015).

Capmatinibe

O *capmatinibe* é um inibidor seletivo biodisponível por via oral da cinase MET (CI_{50} de 0,13 nM), que foi aprovado em 2020 para o tratamento de pacientes com CPNCP metastático com uma mutação que leva à omissão do éxon 14 do MET (ver anteriormente). Os efeitos adversos incluem edema periférico, dispepsia e fadiga. O *capmatinibe* é metabolizado predominantemente pela CYP3A4 e eliminado com $t_{1/2}$ de 6,5 horas.

Tepotinibe

O *tepotinibe* é um inibidor da cinase MET com biodisponibilidade oral (CI_{50} de 4 nM), aprovado em 2021 para o tratamento de pacientes com CPNCP metastático com uma mutação que leva à omissão do éxon 14 do MET (ver anteriormente). Os efeitos adversos incluem edema periférico, dispepsia, fadiga e dor musculoesquelética. O *tepotinibe* é metabolizado predominantemente pela CYP3A4 e eliminado com $t_{1/2}$ de 32 horas.

Inibidores do RET

Fisiologicamente, o receptor de tirosina-cinase transmembrana RET (reorganizado durante a transfecção) é ativado por meio de interações extracelulares com correceptores e ligantes da família de fatores neurotróficos derivados de células gliais e está envolvido no desenvolvimento de diferentes sistemas orgânicos, incluindo hematopoiese, SNC e trato GI. A ativação de mutações RET ou fusões gênicas podem tornar-se condutoras oncogênicas no CPNCP (1 a 2%), no câncer de tireoide (10 a 20%) e em outros tipos de câncer (Thein et al., 2021).

Selpercatinibe

O *selpercatinibe* é um inibidor biodisponível por via oral de isoformas de RET de tipo selvagem ou mutadas (CI_{50} de 1 a 4 nM) bem como dos VEGFR e FGFR em concentrações mais altas. Foi aprovado em 2020 para o tratamento de pacientes com CPNCP metastático positivo para fusão de RET e câncer medular de tireoide com mutação RET avançado ou metastático. Os efeitos adversos incluem o risco de hepatotoxicidade, que exige monitoramento rigoroso a cada 2 semanas; hipertensão, que requer monitoramento; prolongamento do intervalo QTc; risco de comprometimento da cicatrização de feridas após cirurgia; e síndrome de lise tumoral. É metabolizado predominantemente pela CYP3A4 e eliminado com $t_{1/2}$ de 32 horas.

Pralsetinibe

O *pralsetinibe* é um inibidor biodisponível por via oral de fusões e mutações de RET de tipo selvagem e oncogênico (CI_{50} < 0,5 nM), que é mais de 10 vezes seletivo em relação a outras cinases. Foi aprovado em 2020 para o tratamento de pacientes com CPNCP metastático positivo para fusão de RET e câncer medular de tireoide com mutação de RET avançado ou metastático. Os efeitos adversos incluem o risco de doença pulmonar intersticial/pneumonite graves (10% dos pacientes; 0,5% com reações fatais) e hipertensão (29% dos pacientes; 14% com grau 3) que exigem o uso de medicamentos. É metabolizado predominantemente pela CYP3A; a $t_{1/2}$ de eliminação é de 15,7 horas.

Inibidores da via *hedgehog*

A via de sinalização *hedgehog* foi descoberta com estudos genéticos realizados em drosófilas: as mutações que resultavam em larvas de *Drosophila melanogaster* atarracadas e peludas inspirou a designação da via de sinalização como "*hedgehog*" ou Hh, que é o nome do ligante polipeptídico da via. A via *hedgehog* controla a diferenciação das células embrionárias nos tecidos de diferentes espécies, por meio de gradientes distintos das proteínas de sinalização *hedgehog*, que são reguladores fundamentais no processo de desenvolvimento. Nos adultos, a sinalização *hedgehog* desempenha um papel na regulação das células-tronco e na regeneração dos tecidos. Nos mamíferos, a ligação de um dos três ligantes Hh, denominados Sonic, Indian e Desert Hh, a Patched-1 (PTCH1), uma proteína receptora de superfície celular de 12 domínios transmembrana, libera a supressão mediada por PTCH1 da proteína receptora que atravessa sete vezes a membrana SMO (*smoothens hedgehog*), resultando em ativação da família de fatores de transcrição associada ao glioma (GLI), que controlam a expressão dos genes-alvo Hh. São encontradas mutações em PTCH1 em pacientes com síndrome de Gorlin predispostos ao carcinoma basocelular (CBC), meduloblastoma e rabdomiossarcoma devido ao aumento da sinalização da via Hh. Ocorre superexpressão de ligantes Hh no glioblastoma e em cânceres GI e de mama, e observa-se uma ativação anormal da via no CBC e em algumas neoplasias malignas hematológicas, resultando em aumento da capacidade de autorrenovação das células leucêmicas (Jamieson et al., 2020). Os inibidores da via Hh induzem a diferenciação de células-tronco e, portanto, podem ser usados em combinação com quimioterapia para atingir como alvo tanto células-tronco dormentes quanto células cancerígenas em crescimento na maior parte do tumor (Amakye et al., 2013). Ensaios clínicos em tumores sólidos e em neoplasias malignas hematológicas estão sendo realizados para testar a eficácia dessas combinações (Jamieson et al., 2020). Três inibidores de SMO e trióxido de arsênio, um inibidor dos fatores de transcrição GLI, estão atualmente aprovados pela FDA para o tratamento de câncer e são discutidos a seguir.

Inibidores do receptor SMO

Vismodegibe

O *vismodegibe*, o primeiro inibidor da via de sinalização *hedgehog* com biodisponibilidade oral de 32%, está aprovado para o tratamento de pacientes adultos com CBC. Atua como antagonista competitivo do receptor SMO e está indicado para pacientes com CBC metastático ou recidivante. Os efeitos adversos comuns consistem em distúrbios GI (náuseas, vômitos, diarreia, constipação intestinal), espasmos musculares, fadiga, perda dos cabelos e disgeusia (distorção do paladar). Esses efeitos adversos são, em sua maior parte, leves a moderados. O *vismodegibe* pode causar morte embriofetal e graves defeitos congênitos, de modo que não deve ser usado durante a gravidez. Além disso, os pacientes são aconselhados a não doar sangue por um período de 24 meses após a última dose, e os homens não devem doar sêmen durante a terapia e por 3 meses após o seu término. A $t_{1/2}$ de eliminação estimada é de 4 dias após administração contínua.

Sonidegibe

O *sonidegibe* é um inibidor da via *hedgehog* com biodisponibilidade oral de 10%, que se liga ao SMO e inibe a transdução de sinal de forma semelhante ao *vismodegibe*. O *sonidegibe* está indicado para o tratamento de pacientes com CBC localmente avançado, que sofreu recidiva após cirurgia ou radioterapia. As advertências e os efeitos adversos são semelhantes aos do *vismodegibe*. É metabolizado predominantemente pela CYP3A e tem uma $t_{1/2}$ de eliminação de cerca de 28 dias.

Glasdegibe

O *glasdegibe* é um inibidor *hedgehog* com 77% de atividade oral, que foi aprovado em 2018 para o tratamento de pacientes com 75 anos de idade ou mais com LMA recém-diagnosticada, em combinação com *citarabina* em dose baixa quando as comorbidades impedem o uso de quimioterapia de indução intensiva. Além das advertências e dos efeitos adversos em comum com o *vismodegibe*, o *glasdegibe* pode causar prolongamento do intervalo QTc e, portanto, requer monitoramento por ECG. O fármaco é metabolizado pela CYP3A4 e tem uma $t_{1/2}$ de eliminação de 17,4 horas.

Inibidor de GLI

Trióxido de arsênio

O *ATO* é administrado por via IV e liga-se a GLI1 e GLI2, resultando em inibição da expressão do gene-alvo *hedgehog*. O ATO é aprovado em combinação com *tretinoína* para o tratamento da LPMA com translocação t(15;17), que funde a LPM ao receptor de ácido retinoico RAR-α. São elegíveis os pacientes com LPMA de baixo risco recém-diagnosticada ou pacientes após recidiva de ácido retinoico ou quimioterapia. Os efeitos adversos e as advertências associadas ao tratamento incluem a ocorrência de síndrome de diferenciação, que pode ser potencialmente fatal e exigir o uso de corticosteroides em altas doses; risco de prolongamento do intervalo QTc; bloqueio atrioventricular completo; e *torsades de pointes*, que podem ser fatais e exigir monitoramento com ECG e eletrólitos. Pacientes com arritmias ventriculares ou prolongamento do intervalo QTc devem ser excluídos do tratamento. Pode ocorrer encefalopatia, incluindo de Wernicke, exigindo tratamento parenteral com tiamina. A função hepática deve ser monitorada, devido à potencial hepatotoxicidade, e os pacientes devem ser examinados para a detecção de novas neoplasias malignas primárias, devido ao efeito carcinogênico do ATO. As pacientes também devem ser informadas sobre o risco potencial para o feto e devem usar métodos contraceptivos eficazes. Outros sintomas indicadores de efeitos adversos consistem em náusea, dor abdominal, dispneia e prurido. A $t_{1/2}$ de eliminação do ATO é de 10 a 14 horas. O Capítulo 76 apresenta aspectos da toxicologia do ATO.

II | Inibidores da sinalização de proteína-cinase intracelular em células cancerosas

Inibidores de Ras

A família RAS-GTPase é um importante comutador que transduz sinais extracelulares de receptores transmembrana em múltiplos efetores intracelulares, incluindo a família RAF de cinases e a PI3-cinase. Isso inicia uma cascata de eventos celulares coordenados necessários para o crescimento e a manutenção das células, incluindo a regulação da expressão gênica e o estado de equilíbrio metabólico. A cascata é visualizada na Figura 71-2. A proteína RAS ligada ao GTP ativa a sinalização a jusante por meio de sua ligação ao domínio de ligação de RAS das proteínas efetoras, em que a atividade da GTPase limita a força e a duração do sinal. Mutações nos códons para as glicinas G12 ou G13 ou para a glutamina Q61 têm impacto na ligação do GTP e interrompem a atividade de GTPase das proteínas RAS. Mutações nos códons 12 e 61 diminuem a taxa de hidrólise de GTP, enquanto mutações no códon 61 também aceleram a taxa de troca de GDP-GTP. Isso resulta em elevação de RAS^{GTP} e ativação desregulada dos efetores a jusante característicos da transformação maligna. De forma notável, quase todos os componentes da via a jusante podem estar encontrados mutados em diferentes tipos de câncer, e os inibidores são descritos nesta seção. Ocorrem mutações de RAS de maneira específica do tumor para as isoformas K-, N- e HRAS (revisão em Moore et al., 2020). *KRAS* é um dos oncogenes mais altamente mutados no câncer humano, ocorrendo em 95% dos adenocarcinomas pancreáticos, 50% dos colorretais e 32% dos pulmonares (Rosen, 2021). Ostrem et al. (2013) desenvolveram fármacos que se ligam de forma covalente à cisteína no *KRAS* mutante G12C

HISTÓRICO: A VIA RAS-RAF-MEK-ERK

HRAS e *KRAS*, cujos nomes provêm dos vírus de **s**arcoma de **ra**to **H**arvey e **K**irsten, foram descobertos no início da década de 1980, e foram os primeiros oncogenes identificados em tumores humanos. O *NRAS* foi identificado no **n**euroblastoma humano. Foi constatado que esses oncogenes estavam mutados e constitutivamente ativos em cerca de 20% de todos os cânceres e em até 95% de alguns tipos de câncer (adenocarcinoma pancreático). As proteínas RAS são GTPases que alternam entre os estados ativo, ligado ao GTP e o estado inativo, ligado ao GDP. O primeiro gene *RAF* foi identificado em um retrovírus murino, denominado "**f**ibrossarcoma **r**apidamente **a**celerado", em virtude de seus efeitos oncogênicos. Após a descoberta do primeiro gene *RAF* humano (*RAF1*, também denominado *cRAF* = *RAF* celular normal), foram identificados os genes *RAF*, *ARAF* e *BRAF*; seus produtos gênicos são ser/proteínas-cinase. A cascata de sinalização de RAS-RAF-MEK-ERK foi estabelecida no início da década de 1990. Essa via desempenha um papel central na proliferação e diferenciação celulares, está ativada em muitos cânceres humanos e controla a interação cruzada das células cancerosas com o microambiente tumoral (ver Fig. 71-2). As mutações nos genes *RAF* podem levar a uma alteração (BRAF) ou duas alterações (cRAF, BRAF) dos aminoácidos, tornando esses produtos gênicos oncogênicos e resultando em proliferação celular contínua e desenvolvimento de câncer. Mutações ativadoras do *BRAF* foram detectadas no melanoma e em outros tumores, em 2002. Uma pequena molécula inibidora direcionada para o BRAF mutado, o *vemurafenibe*, foi aprovada pela FDA em 2011 para o tratamento do melanoma avançado; o primeiro inibidor de MEK, o *trametinibe*, foi aprovado em 2013; o primeiro inibidor de KRAS^{G12C} mutante, o *sotorasibe*, foi aprovado em 2021. O papel dessa via na interação imune cruzada levou a ensaios clínicos de combinação com o objetivo de desencadear a morte das células cancerosas por inibidores direcionados para a via e de promover a eficácia das células T citotóxicas. Ensaios clínicos de combinação em andamento foram analisados em um seminário da National Academy of Sciences (Balogh e Nass, 2019), Hughes et al. (2016) e Petroni et al. (2021).

e que interrompem a sinalização a jusante da proteína mutante e não de tipo selvagem. O inibidor de KRAS G12C recém-aprovado, o *sotorasibe*, inibe a ativação de KRAS mutante ao impedir a sua regeneração a partir do estado RAS-GDP inativo. A promessa de inibição do RAS mutante no tratamento do câncer é sustentada pelos resultados do ensaio clínico inicial com *sotorasibe*. Em pacientes com CPNCP previamente tratados e portadores de mutações G12C KRAS, foi observada uma resposta completa ou parcial em 37,1% dos pacientes e houve controle da doença em 80,6% dos pacientes (Skoulidis et al., 2021).

Sotorasibe

O *sotorasibe* (inicialmente denominado AMG-510) é o primeiro inibidor covalente da família RAS GTPase que tem como alvo *KRAS* oncogênico mutante G12C. Foi aprovado em 2021 para o tratamento de pacientes com CPNCP avançado ou metastático que receberam pelo menos um tratamento sistêmico anterior. Cerca de 13% dos CPNCP carregam o KRAS G12C mutante, juntamente com 3% dos cânceres colorretais e outros tipos de câncer em frequência mais baixa. O *sotorasibe* forma uma ligação covalente irreversível com a cisteína única no mutante KRAS G12C, bloqueando a proteína em um estado inativo que impede a sinalização a jusante. O *sotorasibe* demonstrou atividade mínima fora do alvo e foi associado a imunidade antitumoral em modelos pré-clínicos de KRAS G12C. Os efeitos adversos incluem diarreia, náusea, hepatotoxicidade de baixo grau e, raramente, pneumonite e dispneia. As principais vias metabólicas do *sotorasibe* são a conjugação não enzimática e o metabolismo pela CYP3A. A $t_{1/2}$ de eliminação media é de 5 horas.

Adagrasibe

O *adagrasibe* é um inibidor covalente de KRAS G12C atualmente em ensaios clínicos para o CPNCP e o câncer colorretal (Awad et al., 2021).

Mecanismos de resistência emergentes à inibição de KRAS G12C pelo *adagrasibe*, um fármaco em fase de investigação que ainda é objeto de ensaios clínicos, mostraram uma multiplicidade de vias de resistência em pacientes com CPNCP e câncer colorretal (Awad et al., 2021). Os cânceres resistentes ao tratamento continham mutações secundárias ou amplificações no alvo KRAS, ativação da via de sinalização sem alterações no próprio KRAS e transformação histológica do adenocarcinoma de pulmão em carcinoma de células escamosas. Ensaios clínicos que exploram várias combinações estão em andamento para aproveitar as vantagens desse novo inibidor da via.

Inibidores da RAF-cinase: vemurafenibe, dabrafenibe e encorafenibe

O BRAF pertence à família RAF/Mil de serina/treonina proteínas-cinases e desempenha um papel na regulação da sinalização por meio da MAPK (também denominada cinase relacionada ao sinal extracelular [ERK]) (ver Fig. 71-2). *RAF* é o gene alterado com mais frequência (7 a 10% de todos os cânceres) na via da MAPK a jusante de RAS.

No melanoma, a sinalização MAPK pode ser constitutivamente ativada por meio de alterações em receptores de membrana ou mutações de RAS ou BRAF. As mutações BRAF conferem uma ativação constitutiva à via da cinase, independentemente da ativação de RAS. O BRAF sofre mutação em cerca de 55% dos melanomas, e 90% dessas mutações exibem uma substituição de valina por ácido glutâmico (V600E) ou lisina (V600K), resultando em ativação constitutiva da proteína-cinase (Vultur e Herlyn, 2013). Cerca de 8% de outros cânceres, câncer de cólon e CPNCP também apresentam uma mutação ativadora no *BRAF*. Os inibidores de BRAF *vemurafenibe* e *dabrafenibe* são superiores à quimioterapia tradicional na melhora da sobrevida de pacientes com melanoma BRAF mutante e são discutidos a seguir.

Combinação de inibidores do BRAF e da MEK

Desde a introdução dos inibidores de BRAF, em 2011, e dos inibidores de MEK, em 2013 (ver adiante), sua combinação demonstrou melhor eficácia e hoje constitui o tratamento-padrão no melanoma e no CPNCP, incluindo *dabrafenibe* mais *trametinibe*, *vemurafenibe* mais *cobimetinibe* e *encorafenibe* mais *binimetinibe* (Curti e Faries, 2021). De forma notável, em pacientes com câncer de cólon com BRAF mutante, não foi observado nenhum benefício terapêutico, indicando que os cânceres de cólon não dependem do BRAF mutante ativado como condutor oncogênico limitador de velocidade.

Vemurafenibe

Mecanismo de ação

O *vemurafenibe* é um inibidor do BRAF mutante (V600E), de biodisponibilidade oral. O nome "*vemurafenibe*" origina-se do alvo, isto é, B*RAF mu*tante *V*600*E*. O *vemurafenibe* também é efetivo contra a mutação V600K do BRAF menos comum. As células de melanoma que carecem dessas mutações não são inibidas pelo *vemurafenibe*.

ADME

Após administração oral, a $t_{1/2}$ de eliminação para *vemurafenibe* é de 57 horas. O *vemurafenibe* é um substrato da CYP3A4 e um substrato e inibidor do exportador Pgp. O *vemurafenibe* pode aumentar as concentrações dos substratos da CYP1A2. Por conseguinte, deve-se evitar o seu uso concomitante com o agonista dos receptores α$_2$-adrenérgico de ação central, a *tizanidina*, que possui uma janela terapêutica estreita e é usada como relaxante muscular.

Usos terapêuticos

O *vemurafenibe* foi aprovado pela FDA para o tratamento de pacientes com melanoma metastático que abrigam mutações BRAF ativadoras (V600E/K). Seu uso não está indicado para o tratamento de pacientes com melanoma que apresentam BRAF de tipo selvagem. É também aprovado para o tratamento de pacientes com doença de Erdheim-Chester, um câncer raro do sangue (600 a 700 pacientes no mundo inteiro). Metade dos casos dessa neoplasia maligna de histiócitos de crescimento lento apresenta BRAF mutante como condutor.

Efeitos adversos

Os efeitos adversos mais comuns (30 a 60% dos pacientes) consistem em distúrbios cutâneos. Foi também observada a ocorrência de artralgia, fadiga e náusea, porém em menor frequência. Em mais de 20% dos pacientes, aparecem CEc e ceratoacantomas, que podem exigir remoção cirúrgica. O tempo mediano para o aparecimento dessas lesões cutâneas é de 7 a 8 semanas e resulta da estimulação paradoxal do BRAF de tipo selvagem. Reações de fotossensibilidade intensificadas podem ser evitadas com bloqueador solar. Foi observado um prolongamento do QT, exigindo um controle dos fatores de risco e monitoração do ECG e dos eletrólitos.

Resistência ao fármaco

O melanoma é uma das neoplasias malignas mais agressivas, com elevada taxa de mutação, tornando esses tumores altamente heterogêneos e, portanto, propensos ao rápido desenvolvimento de resistência aos tratamentos farmacológicos. Após uma resposta inicial das lesões do melanoma ao tratamento com *vemurafenibe*, observa-se uma seleção de subpopulações de células cancerosas resistentes, normalmente em menos de 6 meses. Essa resistência farmacológica pode ser impulsionada por *NRAS* mutante constitutivamente ativo; mutações a jusante em MEK; hiperexpressão do receptor de crescimento PDGFR-B; ativação de vias paralelas, como PI3K/Akt, mTOR e sinalização STAT3; ou secreção de HGF por células estromais (Chapman et al., 2011). O tratamento de combinação com um inibidor de MEK (ver adiante), que atua a jusante do BRAF (ver Fig. 71-2), pode retardar o desenvolvimento de resistência a inibidores do BRAF como monoterapia (Robert et al., 2015).

Dabrafenibe

Mecanismo de ação

O *dabrafenibe* é uma pequena molécula inibidora de formas mutantes de BRAF-cinases, de biodisponibilidade oral. O *dabrafenibe* pode inibir a proliferação de células tumorais que contêm BRAF mutante constitutivamente ativo, com valores de CI$_{50}$ *in vitro* de 0,65, 0,5 e 1,84 nM para as mutações V600E, V600K e V600D, respectivamente.

Em concentrações aproximadamente 5 vezes mais altas, o *dabrafenibe* também inibe o BRAF de tipo selvagem e cRAF (com valores de CI_{50} de 3,2 e 5,0 nM, respectivamente). O *dabrafenibe*, em combinação com *trametinibe* (ver discussão a seguir), está aprovado para o tratamento de pacientes com melanoma não ressecável ou metastático e CPNCP com mutações BRAF. O fármaco não está indicado para o tratamento de pacientes com melanoma BRAF tipo selvagem.

ADME

A $t_{1/2}$ terminal média do *dabrafenibe* é de 8 horas após administração oral. O *dabrafenibe* é metabolizado principalmente pela CYP2C8 e CYP3A4. Os pacientes devem ser rigorosamente monitorados à procura de reações adversas e perda da eficácia quando tratados com fármacos que induzem a atividade da CYP2C8 e CYP3A4.

Usos terapêuticos

O *dabrafenibe* foi aprovado pela FDA, em 2013, como monoterapia para pacientes com melanoma avançado positivo para mutação V600E do BRAF. Ocorre resistência ao *dabrafenibe* e a outros inibidores do BRAF em cerca de 6 meses, porém o uso de combinação com inibidor de MEK, o *trametinibe*, pode retardar o desenvolvimento de resistência (ver discussão a seguir). Por conseguinte, a FDA aprovou a combinação de *dabrafenibe* e *trametinibe* para o tratamento de pacientes com melanoma metastático BRAF V600E/K mutante e CPNCP BRAF V600E mutante.

Efeitos adversos e interações medicamentosas

Os efeitos adversos, por ordem de frequência decrescente, consistem em hiperceratose, cefaleia, pirexia, artralgia, papiloma, alopecia e PPES. Espera-se uma incidência aumentada de CEc em cerca de 10% dos pacientes, com tempo mediano de 2 meses para o diagnóstico inicial. Em cerca de um terço desses pacientes, observa-se o desenvolvimento de mais de uma lesão com a administração contínua de *dabrafenibe*. Com o uso da combinação *dabrafenibe-trametinibe*, o aparecimento de CEc é retardado por um período mediano de 7 meses e ocorre em apenas 3% dos pacientes. As reações adversas mais comuns (≥ 20%) do *dabrafenibe* em combinação com *trametinibe* consistem em pirexia, exantema, calafrios, cefaleia, artralgia e tosse. Foi também relatada a ocorrência de miocardiopatia.

Encorafenibe

O *encorafenibe* é um inibidor de proteína-cinase ativo por via oral, que tem como alvo o BRAF V600E, bem como o BRAF e o CRAF de tipo selvagem. Foi aprovado em 2018 em combinação com *binimetinibe* (um inibidor de MEK) para o tratamento de pacientes com melanoma metastático não ressecável com mutações de BRAF. Uma combinação de *encorafenibe* e *cetuximabe* (anticorpo monoclonal anti-EGFR; ver Cap. 72) foi aprovada para o tratamento de pacientes com câncer colorretal metastático com mutação BRAF V600E, nos quais o tratamento aumentou a sobrevida livre de progressão e sobrevida global. Os eventos adversos consistem em fadiga, náusea, diarreia, dermatite acneiforme, dor abdominal, risco de CEc e prolongamento do intervalo QTc dependente da dose. O *encorafenibe* é metabolizado principalmente pela CYP3A4, e recomenda-se um ajuste da dose em pacientes com comprometimento renal ou hepático leve a moderado. A $t_{1/2}$ de eliminação do fármaco é de 3,5 horas.

Inibidores de MEK: trametinibe, cobimetinibe, binimetinibe e selumetinibe

As MKK ou MEK (proteínas-cinases-cinases reguladas por sinal extracelular ativadas por mitógeno) são serinas/treoninas-cinases que atuam a jusante de RAF. Proporcionam alvos adicionais para a inibição da via RAS-RAF-MEK-ERK, que é frequentemente ativada no câncer e que controla a sobrevida, a diferenciação e o crescimento das células (ver Fig. 71-2). Os inibidores da MEK são, em sua maioria, inibidores de cinase alostéricos e o seu uso como monoterapia é suscetível à reativação por retroalimentação adaptativa da sinalização de MAPK, o que pode reduzir a sua eficácia (Yaeger e Corcoran, 2019).

Trametinibe

O *trametinibe* foi o primeiro inibidor da família da MEK a ser aprovado pela FDA.

Mecanismo de ação

O *trametinibe* é um inibidor alostérico reversível da ligação do ATP às MEK1/2-cinases, de biodisponibilidade oral. O *trametinibe* inibe as atividades das MEK1/2-cinases, com CI_{50} de cerca de 2 nM.

ADME

A biodisponibilidade do *trametinibe* oral é de 72% e é reduzida quando o fármaco é tomado com uma refeição rica em calorias. As concentrações plasmáticas máximas são alcançadas 1,5 hora após a administração da dose. O fármaco tem uma $t_{1/2}$ relativamente longa de 4 a 5 dias. O *trametinibe* não é um substrato das enzimas do CYP, e a presença de comprometimento renal ou hepático leve não afeta significativamente a exposição ao fármaco.

Usos terapêuticos

A FDA aprovou o *trametinibe* como monoterapia para pacientes com melanoma BRAF mutante V600E/K, devido a um aumento da sobrevida em comparação com a terapia-padrão. O *trametinibe*, em combinação com o inibidor de BRAF *dabrafenibe*, também está aprovado para o melanoma metastático V600E/K mutante e o CPNCP metastático V600E mutante, bem como para o câncer anaplásico de tireoide metastático. O tratamento com *trametinibe* não é eficaz em pacientes que receberam tratamento anterior com inibidores da BRAF. Isso sugere que a resistência a inibidores de BRAF e MEK envolve mecanismos semelhantes (Kim et al., 2013).

Efeitos adversos

Os efeitos adversos mais frequentes consistem em exantema cutâneo, dermatite acneiforme e diarreia. Ocorrem também fadiga, náusea e linfedema. Em 6% dos pacientes, observa-se uma toxicidade cutânea grave, de grau 3 a 4. Outros efeitos adversos graves incluem miocardiopatia, hipertensão, hemorragia, doença pulmonar intersticial e efeitos tóxicos oculares. Diferentemente dos inibidores da BRAF, o *trametinibe* não causa CEc. Como o *trametinibe* pode provocar dano fetal quando administrado a uma gestante, esse risco deve ser considerado em relação ao benefício potencial.

Resistência ao fármaco

A ativação de vias de sinalização alternativas, que incluem sinalização PI3K/Akt, mTOR e STAT3, pode transpor a inibição da MEK e resultar em tumores resistentes a fármacos. Além disso, mutações na bolsa de ligação alostérica e na alça de ativação da MEK1 podem inibir a ligação do inibidor e causar resistência ao *trametinibe*. Ocorre resistência ao *trametinibe* como monoterapia dentro de 6 a 7 meses após o início do tratamento, em uma taxa que se aproxima de 50%. Como estratégia para superar a resistência, o *trametinibe* tem sido associado ao inibidor de BRAF *dabrafenibe* para o tratamento de pacientes com melanoma metastático BRAF mutante V600E/K (Flaherty et al., 2012). Essa combinação é aprovada pela FDA.

Cobimetinibe

Mecanismo de ação e ADME

O *cobimetinibe* é um inibidor reversível da atividade da proteína-cinase MEK1/2, de biodisponibilidade oral, com CI_{50} de cerca de 4 nM. Sua $t_{1/2}$ de eliminação varia de 1 a 3 dias. O *cobimetinibe* é um substrato da CYP3A e o tratamento concomitante com indutores ou inibidores da CYP3A irá reduzir ou aumentar a exposição sistêmica nos pacientes.

Usos terapêuticos

Uma combinação de *cobimetinibe* e *vemurafenibe* foi aprovada pela FDA para o tratamento de pacientes com melanoma não ressecável ou metastático, com mutação BRAF V600E/K.

Efeitos adversos

Os efeitos adversos mais comuns consistem em diarreia, reação de fotossensibilidade, náusea, pirexia e vômitos. Podem ocorrer distúrbios hemorrágicos importantes com o uso do *cobimetinibe*; os pacientes devem ser monitorados à procura de sinais e sintomas de sangramento. O fármaco também aumenta o risco de miocardiopatia. Não foi ainda estabelecida a segurança do fármaco em pacientes com diminuição da fração de ejeção ventricular esquerda.

Binimetinibe

O *binimetinibe* é um inibidor da MEK1/2 cinase biodisponível por via oral, com CI_{50} de 12 nM, que foi aprovado em 2018, em combinação com *encorafenibe* (ver anteriormente) para o tratamento de pacientes com melanoma não ressecável ou metastático com mutação de BRAF V600E ou V600K. Após comprometimento hepático moderado a grave, a AUC apresenta um aumento de 2 vezes. O comprometimento da função renal não afeta a eliminação do fármaco. A $t_{1/2}$ de eliminação é de 3,5 horas.

Selumetinibe

O *selumetinibe* é um inibidor biodisponível por via oral da MEK1 (CI_{50} de 14 nM) e da MEK2 com afinidade menor (CI_{50} de 530 nM). O *selumetinibe* foi aprovado em 2020 para o tratamento de pacientes pediátricos com neurofibromatose tipo 1 e neurofibromas plexiformes inoperáveis. As advertências incluem risco de cardiomiopatia, exigindo uma avaliação da fração de ejeção antes de iniciar o tratamento, toxicidade ocular e cutânea e possível toxicidade GI, exigindo tratamento antidiarreico e ingestão de líquidos. Outras reações adversas (≥ 40%) consistem em vômitos, exantema e dor abdominal. O fármaco é metabolizado principalmente pela CYP3A4 e eliminado com uma $t_{1/2}$ de 6,2 horas.

Inibidores da JAK1 e JAK2

As cinases associadas a Janus (JAK) mediam a sinalização de citocinas e de fatores do crescimento na hematopoiese e na função imunológica (p. ex., ver Fig. 39-2). A sinalização de JAK intracelular recruta STAT para receptores de membrana de citocinas (ver Fig. 71-2). Após ativação do STAT e localização subsequente no núcleo, os STAT modulam a expressão gênica. A sinalização de JAK apresenta-se desregulada na mielofibrose e na policitemia vera, o que levou ao desenvolvimento de inibidores de JAK. O *ruxolitinibe* é o primeiro fármaco dessa classe.

Ruxolitinibe

Ruxolitinibe

Mecanismo de ação e ADME

O *ruxolitinibe* é um análogo do ATP de biodisponibilidade oral (95%), que inibe as atividades de proteína-cinase da JAK1 e JAK2 (ver Fig. 72-4), com CI_{50} de 3 nM e seletividade de mais de 100 vezes em comparação com a JAK3. A $t_{1/2}$ de eliminação do *ruxolitinibe* é de cerca de 3 horas; seu metabolismo ocorre principalmente pela CYP3A4 hepática, sendo os produtos excretados, em grande parte, na urina. Recomenda-se uma redução da dose para pacientes com comprometimento renal ou hepático.

Usos terapêuticos

O *ruxolitinibe* está indicado para o tratamento de pacientes com policitemia vera, que tiveram uma resposta inadequada à *hidroxiureia* para o tratamento da mielofibrose e doença do enxerto *versus* hospedeiro refratária a esteroides (> 12 anos de idade).

Efeitos adversos e interações medicamentosas

As reações adversas mais comuns, que consistem em trombocitopenia e anemia, podem exigir uma redução da dose ou a interrupção do tratamento. As infecções devem ser tratadas antes de iniciar o tratamento com *ruxolitinibe*. Em alguns pacientes, podem ocorrer CBC ou CEc, justificando exames periódicos da pele durante o tratamento. Os inibidores potentes da CYP3A4 (p. ex., *cetoconazol*, *fluconazol*) aumentam a exposição ao *ruxolitinibe* e prolongam a sua $t_{1/2}$ para 6 horas. Em virtude dos efeitos hematopoiéticos adversos, as pacientes no pós-parto devem interromper a amamentação durante o tratamento.

Fedratinibe

O *fedratinibe* é um inibidor seletivo de JAK2 de biodisponibilidade oral (CI_{50} de 3 nM; > 35 vezes seletiva em comparação com JAK1 e JAK3), com atividade contra JAK2 de tipo selvagem e mutacionalmente ativada, bem como contra FLT3 (CI_{50} de 15 nM) e RET (CI_{50} de 48 nM). A ativação anormal da JAK2 está associada a doença mieloproliferativa e policitemia vera. O *fedratinibe* foi aprovado em 2019 para o tratamento de pacientes com mielofibrose. As advertências incluem o risco de encefalopatia grave e fatal exigindo monitoramento e, possivelmente, reposição dos níveis de tiamina, controle da anemia e trombocitopenia, bem como da toxicidade GI e hepática. As reações adversas consistem em diarreia e náusea. O metabolismo ocorre por meio da CYP3A, $t_{1/2}$ de eliminação terminal de 114 horas.

Inibidores das cinases dependentes de ciclina (CDK) 4/6

As CDK são uma família de mais de 20 serinas/treoninas proteínas-cinases, que modulam a sinalização intracelular durante a progressão do ciclo celular (ver Fig. 71-2). Tendo em vista o seu papel fundamental na proliferação celular, as CDK constituem alvos centrais para o desenvolvimento de inibidores. Entretanto, a diferente seletividade dos tecidos e os períodos distintos de atividade específica do ciclo celular das diversas CDK representam um desafio.

As CDK4/6 constituem alvos atraentes, uma vez que elas controlam a progressão do ciclo celular de G_0/G_1 para a fase S. A interação da ciclina D com CDK4/6 aumenta a fosforilação da proteína supressora tumoral Rb, inativando a Rb e possibilitando a transcrição dos fatores que controlam a transição para a fase S. A inibição da CDK4/6 irá inibir a fosforilação e inativação da Rb, causando uma parada em G_1 nas células suscetíveis que utilizam essa via e, assim, fornecendo o fundamento lógico para o uso de inibidores da CDK4/6 (Fig. 71-3). Esse *checkpoint* do ciclo celular frequentemente está comprometido nos cânceres, devido à amplificação da ciclina D, perda da função da Rb ou perda dos reguladores negativos de CDK4/6, como p16[INK4A], um supressor tumoral assim denominado pela sua massa molecular (trata-se de uma pequena proteína de 16 kDa) e sua capacidade de inibir a CDK4. A classe de fármacos inibidores das CDK é identificada pela sílaba *ciclibe*. Os inibidores de CDK4/6 com perfis inibitórios semelhantes ao do *palbociclibe* incluem o *abemaciclibe*, o *ribociclibe* e o *trilaciclibe*, que hoje estão aprovados para o tratamento principalmente de pacientes com câncer de mama e estão em fase de ensaios clínicos para outros tipos de câncer. A eficácia e os efeitos adversos desses inibidores se sobrepõem, embora as diferenças na seletividade pelos alvos de cinases resultem em diferentes perfis de efeitos adversos e usos aprovados desses inibidores (O'Leary et al., 2016).

Palbociclibe

Mecanismo de ação

O *palbociclibe* é uma pequena molécula inibidora de CDK4 e CDK6, de biodisponibilidade oral, com valores de CI_{50} de 11 e 16 nM, respectivamente, sem atividade inibitória contra a CDK1, 2 ou 5.

ADME

A $t_{1/2}$ de eliminação plasmática media é de 29 horas. O *palbociclibe* é um substrato inibidor da CYP3A; por esse motivo, pode ser necessário

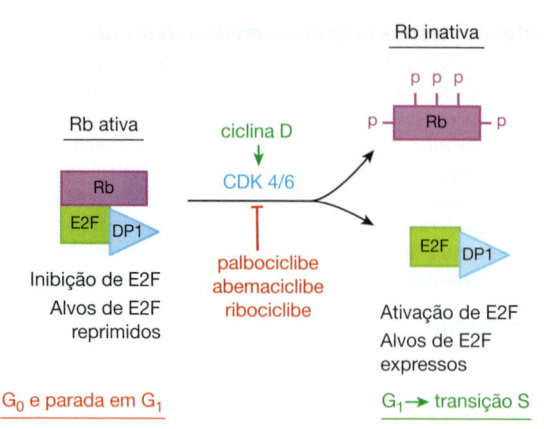

Figura 71-3 *Inibidores da CDK4/6: proteína do retinoblastoma, proteínas-cinases dependentes de ciclina e regulação da progressão do ciclo celular.* Nas células em repouso e diferenciadas (em G_0 ou em células paradas em G_1), a proteína Rb é ativa e interage com um heterodímero do fator de transcrição E2F e seu parceiro de dimerização DP1, reprimindo a transcrição de promotores regulados pelo E2F. Quando uma célula começa um ciclo de divisão, as ciclinas ativam as CDK que fosforilam a proteína Rb, rompendo os complexos Rb-E2F/DP e possibilitando o acúmulo de complexos E2F ativos que impulsionam a transcrição. Esse *checkpoint* do ciclo celular está frequentemente comprometido em cânceres, devido à amplificação da ciclina D, perda da função da proteína Rb ou perda de reguladores negativos das CDK4/6. Pode ocorrer hiperfosforilação da Rb por meio de mutações em Rb ou expressão de oncoproteínas virais direcionadas para Rb, colocando a célula em um estado de extensa proliferação, com capacidade reduzida de sair do ciclo celular. A inibição das CDK4/6 pode causar parada em G_1 nas células suscetíveis (Dyson, 2016). Os inibidores da CDK (em vermelho) são identificados pelo sufixo trissílabo "ciclibe".

reduzir as doses de *palbociclibe* ou de substratos da CYP3A4 quando administrados concomitantemente, com atenção especial para agentes coadministrados com índices terapêuticos estreitos (ver seção "Efeitos adversos e interações medicamentosas"). A sulfotransferase SULT2A1 também participa no metabolismo do *palbociclibe*.

Usos terapêuticos

O *palbociclibe* é o primeiro inibidor das CDK aprovado pela FDA (em 2015) para o tratamento do câncer de mama avançado ou metastático positivo para o receptor de estrogênio (ER) e negativo para HER2. O *palbociclibe* é usado em combinação com *letrozol*, um AI, como terapia inicial de base endócrina em mulheres na pós-menopausa, ou com o antiestrogênio *fulvestranto* em mulheres com progressão da doença após terapia de base endócrina. O *letrozol* e o *fulvestranto* são descritos no Capítulo 73. A inclusão do *palbociclibe* com diferentes tratamentos de base endócrina quase duplica a sobrevida livre de progressão das pacientes (Cristofanilli et al., 2016; Finn et al., 2016).

Efeitos adversos e interações medicamentosas

Os efeitos adversos mais comuns do *palbociclibe* consistem em neutropenia, leucopenia, infecções, estomatite, fadiga, náuseas, anemia, cefaleia, diarreia e trombocitopenia. Os efeitos adversos mais comuns de graus 3 e 4 consistem em neutropenia (> 60%), leucopenia (cerca de 25%) e anemia (cerca de 5%). As pacientes devem evitar a amamentação enquanto estão em uso de *palbociclibe*. O *letrozol* e o *fulvestranto* não alteram a farmacocinética do *palbociclibe*. Não foi observado nenhum efeito sobre o intervalo QTc.

Os pacientes devem evitar o uso concomitante de potentes inibidores da CYP3A (p. ex., *claritromicina, indinavir, itraconazol, cetoconazol, lopinavir/ritonavir, nefazodona, nelfinavir, posaconazol, ritonavir, saquinavir, telaprevir, telitromicina* e *voriconazol*). A coadministração de um potente inibidor da CYP3A (p. ex., *itraconazol*) pode aumentar acentuadamente a exposição ao *palbociclibe* (em 87% em indivíduos saudáveis). Os pacientes também devem evitar o consumo de toronja (*grapefruit*) ou seu suco. Se não for possível evitar a coadministração do *palbociclibe* com um inibidor potente da CYP3A, deve-se reduzir a dose de *palbociclibe*.

A coadministração de um potente indutor da CYP3A irá diminuir a exposição ao *palbociclibe*. Por conseguinte, deve-se evitar o uso concomitante de *fenitoína, rifampicina, carbamazepina, enzalutamida* e erva-de-são-joão.

O *palbociclibe* pode aumentar a exposição a substratos da CYP3A coadministrados com índices terapêuticos estreitos (p. ex., *midazolam, alfentanila, ciclosporina, di-hidroergotamina, ergotamina, everolimo, fentanila, pimozida, quinidina, sirolimo* e *tacrolimo*), exigindo uma redução da dose do *palbociclibe*.

Abemaciclibe

O *abemaciclibe* é um inibidor da CDK4/6 com biodisponibilidade oral, aprovado em 2017 para o tratamento de pacientes com câncer de mama avançado ou metastático ER-positivo e HER2-negativo. Uma indicação é para mulheres na pós-menopausa, em combinação com um inibidor da aromatase (ver Cap. 73); uma segunda indicação é para pacientes cuja doença progrediu após terapia endócrina, em combinação com o antiestrogênio *fulvestranto* (ver Cap. 73); e uma terceira indicação é para pacientes com progressão da doença após terapia endócrina e quimioterapia prévia na presença de metástases. As reações adversas mais comuns (incidência ≥ 20%) consistem em diarreia, neutropenia, náusea, dor abdominal, infecções, fadiga, anemia, diminuição do apetite, vômitos, cefaleia, alopecia e trombocitopenia.

O *abemaciclibe* é metabolizado pela CYP3A, e recomenda-se evitar o uso concomitante de inibidores (ver discussão anterior sobre o metabolismo do *palbociclibe*). A $t_{1/2}$ de eliminação do *abemaciclibe* é de 18,3 horas.

Ribociclibe

O *ribociclibe*, um inibidor de CDK4/6 com biodisponibilidade oral, foi aprovado em 2017 para o tratamento de pacientes com câncer de mama avançado ou metastático ER-positivo e HER2-negativo. Uma indicação é usá-lo em combinação com um inibidor da aromatase (ver Cap. 73) para o tratamento de pacientes na pré, peri ou pós-menopausa como terapia de base endócrina inicial; uma segunda indicação é para o tratamento de pacientes na pós-menopausa em combinação com o antiestrogênio *fulvestranto* (ver Cap. 73) como terapia de base endócrina inicial ou após progressão da doença com terapia endócrina. As advertências recentes indicam um risco aumentado de doença pulmonar intersticial/pneumonite durante o tratamento. Por essa razão, recomenda-se o monitoramento dos pacientes para sintomas pulmonares. Outros riscos consistem em aumentos dependentes da concentração do intervalo QTc, sendo recomendado o monitoramento pré-tratamento e contínuo do ECG e dos eletrólitos; reações adversas cutâneas graves, incluindo síndrome de Stevens-Johnson e necrólise epidérmica tóxica e neutropenia, com monitoramento recomendado do hemograma antes do tratamento e a cada 2 semanas. Os efeitos adversos comuns (incidência ≥ 20%) incluem náusea, fadiga, diarreia, leucopenia, vômitos, alopecia, cefaleia, exantema e tosse. O *ribociclibe* é metabolizado por meio da CYP3A, e deve-se evitar o uso concomitante de fármacos que interagem (ver discussão anterior sobre o *palbociclibe*). A $t_{1/2}$ de eliminação do *ribociclibe* varia de 29,7 a 54,7 horas.

Trilaciclibe

O *trilaciclibe* é um inibidor da cinase CDK4/6, que foi aprovada em 2021 para diminuir a incidência de mielossupressão induzida por quimioterapia em pacientes tratados com esquema contendo platina/*etoposídeo* ou um esquema contendo *topotecana* (ver Cap. 70) para o câncer de pulmão de pequenas células em estágio extenso. O *trilaciclibe* é administrado como única infusão IV de 30 minutos nas 4 horas anteriores à quimioterapia, em cada dia de quimioterapia. O *trilaciclibe* mantém transitoriamente as células imunes e as células-tronco hematopoiéticas e células progenitoras paradas em G_1 do ciclo celular, de modo a reduzir a toxicidade medular da quimioterapia. A $t_{1/2}$ de eliminação é de cerca de 14 horas, e a interrupção do ciclo celular na medula óssea tem uma duração de até 32 horas após uma dose única. Depois desse período, subgrupos de progenitores voltam a proliferar na medula óssea.

Uma possibilidade intrigante é que a administração intermitente de *trilaciclibe* pode preservar a reatividade imune contra o câncer e contribuir para a maior eficácia da quimioterapia. Isso é sugerido por um estudo que usou quimioterapia com *gencitabina* e *carboplatina* em pacientes com câncer de mama metastático negativo para receptores hormonais e HER2-negativo ("triplo negativo"), que não é considerado responsivo a inibidores de CDK4/6 (Tan et al., 2019). Um editorial do *Lancet Oncology* (Goel e Tolaney, 2019) especula que o *trilaciclibe* administrado antes da quimioterapia pode preservar a função das células imunes.

Inibidores da tirosina-cinase de Bruton (BTK)

A proteína tyr-cinase BTK desempenha funções importantes na transdução de sinais e função normal das células B, bem como na sua transformação maligna. A sinalização do receptor de células B recruta SYK, seguido da ativação de BTK e PI3Kδ, levando a respostas adicionais a jusante e a múltiplos efeitos celulares (Fig. 71-4). A sinalização da integrina e a sinalização do receptor de quimiocinas podem modular a atividade da via. Um inibidor da cinase SYK, o *fostamatinibe*, foi aprovado para o tratamento de pacientes com trombocitopenia imune crônica. Os inibidores da BTK são discutidos a seguir, enquanto os inibidores da isoforma PI3Kδ, que é frequentemente ativada em neoplasias malignas de células B, são discutidos mais adiante. Os inibidores de BTK e PI3K podem interromper a sinalização oncogênica do receptor de células B e acelerar a morte das células tumorais (revisão de Burger e O'Brien, 2018).

Ibrutinibe

Mecanismo de ação
O *ibrutinibe* é uma pequena molécula inibidora, de biodisponibilidade oral, que inativa a BTK por meio de ligação covalente à cys^{481}, próximo ao domínio de ligação do ATP.

ADME
A administração do fármaco com alimento (vs. com estômago vazio) duplica aproximadamente a sua absorção. A $t_{1/2}$ de eliminação do *ibrutinibe* é de 4 a 6 horas. É um substrato da CYP3A; a CYP2D6 participa em menor grau. Os metabólitos são excretados principalmente pelas fezes, enquanto a excreção renal é mínima. O comprometimento hepático tende a aumentar a exposição ao *ibrutinibe*. O *ibrutinibe* não é um substrato para a Pgp.

Usos terapêuticos
Os *ibrutinibe* inibe a proliferação maligna de células B e é indicado para o tratamento de pacientes com LCM e linfoma de zona marginal que receberam pelo menos um tratamento anterior e de pacientes com LLC, LPL, macroglobulinemia de Waldenström e doença do enxerto *versus* hospedeiro crônica após falha da terapia sistêmica.

Efeitos adversos e interações medicamentosas
Os efeitos adversos mais comuns (≥ 20%) em pacientes com neoplasias malignas de células B consistem em neutropenia, pirexia, trombocitopenia, hemorragia, anemia, diarreia, náuseas, dor musculoesquelética, exantema e fadiga. Foi observado o início de hipertensão em menos de 1 mês a até 2 anos após o início do tratamento com *ibrutinibe*. Por esse motivo, a pressão arterial deve ser monitorada, e o tratamento anti-hipertensivo iniciado ou modificado. São observadas fibrilações atriais em até 7% dos pacientes, exigindo monitoração e tratamento. Ocorrem segundas neoplasias malignas primárias em até 16% dos pacientes, cuja maior parte consiste em cânceres de pele não melanoma.

Os inibidores potentes do CYP (p. ex., antifúngicos azóis) e moderados (p. ex., *diltiazem*, *eritromicina*) aumentam a AUC do *ibrutinibe*; por conseguinte, recomenda-se uma redução da dose quando são utilizados inibidores da CYP3A concomitantemente. O inverso se aplica aos indutores potentes e moderados dos CYP (p. ex., *rifampicina*, *efavirenz*), que diminuem a exposição ao *ibrutinibe*.

O *ibrutinibe* pode causar dano ao feto. As gestantes e as mulheres com possibilidade de engravidar devem ser avisadas sobre o potencial perigoso do fármaco.

Acalabrutinibe

O *acalabrutinibe* é um inibidor da BTK de segunda geração, irreversível e de biodisponibilidade oral, que apresenta maior seletividade pela BTK do que por outras cinases (p. ex., EGFR, ITK [cinase de célula T induzível]) em comparação com o *ibrutinibe*. O *acalabrutinibe* foi aprovado pela primeira vez em 2017 e é indicado para o tratamento de pacientes com LCM que receberam pelo menos uma terapia anterior e pacientes com LLC e LPL. Os efeitos adversos incluem risco de infecções, hemorragia, citopenias, segundas neoplasias malignas primárias, incluindo câncer de pele não melanoma, e arritmias cardíacas. A $t_{1/2}$ de eliminação é de 1 hora para o *acalabrutinibe* e de 3,5 horas para o metabólito ativo. Contudo, a dosagem a cada 12 horas leva a uma ocupação da BTK de 95% ou mais no sangue periférico e à inativação da BTK, provavelmente devido à ligação covalente a um resíduo de cisteína no sítio ativo da cinase.

Zanubrutinibe

O *zanubrutinibe* é um inibidor da BTK com biodisponibilidade oral, que forma uma ligação covalente com um resíduo de cisteína no sítio ativo da BTK e exibe maior seletividade pela BTK *versus* outras cinases (p. ex., ITK, EGFR), resultando em menos efeitos fora do alvo. O *zanubrutinibe* foi aprovado em 2019 para o tratamento de pacientes com LCM que receberam pelo menos uma terapia anterior. Os eventos adversos e as advertências se sobrepõem aos do *acalabrutinibe* (ver anteriormente) e consistem em câncer de pele como segunda neoplasia maligna primária, hemorragia e arritmias. A $t_{1/2}$ de eliminação é de 2 a 4 horas. Contudo, a ocupação da BTK nas células mononucleares periféricas foi mantida em 100% ao longo de 24 horas e em 94 a 100% nos linfonodos.

Inibidores da BCR-ABL cinase

Um único evento molecular, a translocação do cromossomo Filadélfia t(9;22), leva à expressão do ABL (homólogo do oncogene do vírus da leucemia murina de Abelson) e BCR. Essa fusão gera uma proteína-cinase constitutivamente ativa, BCR-ABL, resultando em divisão celular contínua e incontrolável. A cinase BCR-ABL impulsiona o fenótipo maligno da leucemia mielocítica crônica (LMC) (ver Fig. 71-2).

O *imatinibe* e os inibidores de segunda geração, o *dasatinibe* e o *nilotinibe*, induzem remissões clínicas e moleculares em mais de 90% dos pacientes com LMC na fase crônica da doença. Devido à inibição de outras cinases, o *imatinibe* também é efetivo em alguns outros tumores, incluindo GIST (impulsionados pela mutação c-KIT), síndrome de hipereosinofilia e dermatofibrossarcomas protuberantes (todos induzidos por mutações ativadoras do PDGFR; ver Fig. 71-2).

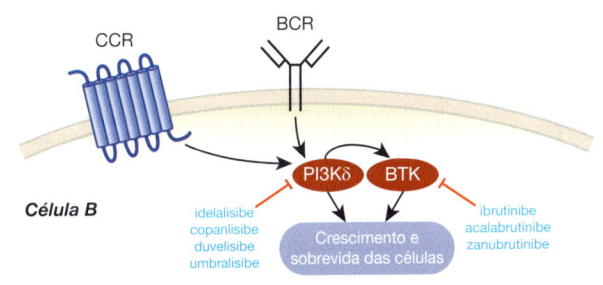

Figura 71-4 *Inibidores da sinalização nas células B.* A sinalização por receptor de células B (BCR) e receptores de quimiocinas (CCR) possibilita o recrutamento de transdutores de sinais intracelulares, seguido da ativação da BTK e PI3Kδ. Os inibidores da BTK e PI3K indicados podem interromper a sinalização oncogênica dos BCR e, assim, levar à morte celular.

HISTÓRICO: INIBIDORES DA BCR-ABL CINASE

O *mesilato de imatinibe*, originalmente denominado "sti 571" (inibidor da transdução de sinais 571), foi o primeiro inibidor de proteínas-cinases desenvolvido para ter como alvo uma mutação condutora em um câncer, recebendo aprovação da FDA. Foi aprovado em 2001 com o nome de *Gleevec* e atualmente é considerado como fármaco essencial pela Organização Mundial da Saúde (OMS). O *imatinibe* é direcionado ao alvo da proteína de fusão BCR-ABL tirosina-cinase, que está na base da LMC. Mutações ABL resistentes ao imatinibe foram identificadas em 2002 e levaram ao desenvolvimento de inibidores de próxima geração, o *dasatinibe* e o *nilotinibe*, para superar a resistência.

Imatinibe, dasatinibe e nilotinibe

Mecanismo de ação

Trata-se de pequenas moléculas inibidoras de cinase, de biodisponibilidade oral. O *imatinibe* foi identificado por meio de triagem de alta produtividade contra a BCR-ABL-cinase. O *dasatinibe*, um inibidor de segunda geração de BCR-ABL, também inibe a Src-cinase e, diferentemente do *imatinibe*, liga-se a ambas as configurações aberta (ativa) e fechada (inativa) da BCR-ABL-cinase. O *nilotinibe* foi desenvolvido para ter maior potência e especificidade em comparação com o *imatinibe*. Sua estrutura supera mutações que provocam resistência ao *imatinibe*. O *imatinibe* e o *nilotinibe* ligam-se a um segmento do domínio da cinase que fixa a enzima em um estado fechado ou não funcional, no qual a proteína é incapaz de se ligar a seu substrato/doador de fosfato, o ATP. Esses três inibidores da BCR-ABL cinase diferem nas suas potências inibitórias, especificidades de ligação e suscetibilidade a mutações de resistência na enzima-alvo (revisão de Braun et al., 2020). O *dasatinibe* (CI_{50} de cerca de 1 nM) e o *nilotinibe* (CI_{50} de cerca de 20 nM) inibem mais potentemente a BCR-ABL-cinase do que o *imatinibe* (CI_{50} de cerca de 100 nM).

Mecanismos de resistência

A resistência a esses TKI origina-se de mutações pontuais em três segmentos separados do domínio da cinase. Os pontos de contato entre o *imatinibe* e a enzima tornam-se locais de mutações nas células leucêmicas resistentes ao fármaco; essas mutações impedem a ligação firme do fármaco e travam a enzima em sua configuração aberta, na qual tem acesso ao substrato e é enzimaticamente ativa. O *nilotinibe* conserva a sua atividade inibitória na presença da maioria das mutações pontuais que conferem resistência ao *imatinibe*. Outras mutações afetam a região de ligação do fosfato e a "alça de ativação" do domínio, com graus variáveis de resistência associada. Algumas mutações, como as dos aminoácidos 351 e 355, produzem baixos níveis de resistência ao *imatinibe*, explicando, possivelmente, a resposta clínica de alguns tumores resistentes ao escalonamento da dose de *imatinibe*.

Estudos moleculares detectaram células com mutações de cinase mediadoras de resistência *antes* do início da terapia, particularmente em pacientes com LLA Ph^+ ou com LMC em crise blástica. Esse achado indica que as células resistentes ao fármaco surgem por meio de mutação espontânea e se expandem sob a pressão seletiva da exposição ao fármaco. Outros mecanismos, além de mutações da BCR-ABL-cinase, desempenham um papel menor na resistência ao *imatinibe*. A amplificação do gene da cinase de tipo selvagem, que leva à hiperexpressão da enzima, foi identificada em amostras de tumores de pacientes resistentes ao tratamento. O gene *MDR* confere resistência em condições experimentais, porém não foi implicado na resistência clínica. Clones Ph^- que carecem da translocação BCR-ABL e que exibem o cariótipo de células mielodisplásicas podem emergir em pacientes tratados com *imatinibe* para LMC; esses casos podem progredir para a SMD e LMA. Sua origem não está bem esclarecida.

Uma comparação entre mutações secundárias no EGFR, ABL e KIT-cinases após tratamento com inibidores da BCR-ABL-cinase revela diferenças notáveis: A mutação *gatekeeper* T790M no EGFR (ver Fig. 71-1) responde por cerca de 90% das mutações secundárias. Por outro lado, as mutações de resistência secundárias em ABL ou KIT após tratamento da LMC ou GIST com *imatinibe* são encontradas por meio do domínio da cinase e raramente no resíduo *gatekeeper* análogo no ABL (T^{315}) ou no KIT (T^{670}).

ADME

Imatinibe O *imatinibe* é bem absorvido após administração oral e alcança concentrações plasmáticas máximas em 2 a 4 horas. A $t_{1/2}$ de eliminação do *imatinibe* e de seu principal metabólito ativo, o derivado *N*-desmetil, é de cerca de 18 e 40 horas respectivamente. A presença de alimento não influencia o perfil farmacocinético. Doses de mais de 300 mg/dia resultam em níveis mínimos de 1 µM, o que corresponde a níveis *in vitro* necessários para destruir as células que expressam BCR-ABL. No tratamento dos GIST, a administração de doses mais altas pode melhorar as taxas de resposta. A CYP3A4 é o principal metabolizador do *imatinibe*; em consequência, os fármacos que induzem ou que interagem com a CYP3A4 podem alterar a farmacocinética do *imatinibe*. A coadministração de *imatinibe* e rifampicina, um indutor da CYP3A4, diminui a AUC plasmática do *imatinibe* em 70%. O *imatinibe*, como substrato competitivo da CYP3A4, inibe o metabolismo da *sinvastatina* e aumenta a sua AUC plasmática em 3,5 vezes.

Dasatinibe O *dasatinibe* oral é bem absorvido; a sua biodisponibilidade é significativamente reduzida em pH gástrico neutro (i.e., após o uso de antiácidos e bloqueadores H_2), porém não é afetada pela presença de alimento. A $t_{1/2}$ plasmática do *dasatinibe* é de 3 a 5 horas. O *dasatinibe* apresenta aumentos da AUC proporcionais à dose, e a sua depuração é constante ao longo da faixa posológica de 15 a 240 mg/dia. O fármaco é metabolizado principalmente pela CYP3A4, com contribuições menores de FMO3 (monoxigenase 3 contendo flavina) e UGT. O principal metabólito é equipotente ao fármaco original, porém representa apenas 5% da AUC. As concentrações plasmáticas de *dasatinibe* são afetadas por indutores e inibidores da CYP3A4, de modo semelhante ao *imatinibe*.

Nilotinibe Cerca de 30% de uma dose oral de *nilotinibe* são absorvidos após administração, com concentrações máximas no plasma 3 horas após a administração da dose. Diferentemente dos outros inibidores de BCR-ABL, a biodisponibilidade do *nilotinibe* aumenta significativamente na presença de alimento. O fármaco apresenta $t_{1/2}$ plasmática de cerca de 17 horas, e as concentrações plasmáticas alcançam um estado de equilíbrio dinâmico somente depois de 8 dias de administração diária. O *nilotinibe* é metabolizado pela CYP3A4, com alteração previsível por indutores, inibidores e competidores da CYP3A4. O *nilotinibe* é um substrato e inibidor da Pgp.

Usos terapêuticos

Esses TKI possuem eficácia em doenças nas quais o ABL, o *KIT* ou o PDGFR desempenham papéis dominantes na estimulação do crescimento tumoral, refletindo a presença de uma mutação que resulta em ativação constitutiva da cinase. O *imatinibe* tem benefícios terapêuticos em pacientes com LMC na fase crônica (BCR-ABL) ou GIST e em um subgrupo de pacientes com melanoma da mucosa ou lentiginoso acral (mutação de *KIT* positiva), leucemia mielomonocítica crônica (translocação de EVT6-PDGFR), síndrome de hipereosinofilia (FIP1L1-PDGFR) e dermatofibrossarcoma protuberante (produção constitutiva do ligante do PDGFR). Trata-se do agente de escolha para pacientes com GIST metastático; é usado como terapia adjuvante para o GIST que expressa *c-KIT*-positivo. O *dasatinibe* está aprovado para pacientes com diagnóstico recente de LMC que apresentam resistência ou intolerância ao *imatinibe* tanto na fase crônica quanto avançada da doença, bem como para uso em combinação com quimioterapia citotóxica para pacientes com LLA Ph^+ que foram resistentes ou intolerantes a terapias anteriores.

Efeitos adversos

O *imatinibe*, o *dasatinibe* e o *nilotinibe* causam sintomas GI (diarreia, náuseas e vômitos) que são, em geral, facilmente controlados. Todos os três fármacos promovem retenção hídrica, edema e tumefação periorbital. A mielossupressão ocorre de modo infrequente, porém pode exigir suporte transfusional e redução da dose ou interrupção do fármaco. Esses fármacos podem estar associados à hepatotoxicidade. O *dasatinibe* pode causar derrames pleurais e hipertensão pulmonar em um pequeno subgrupo de pacientes. O *nilotinibe* e o *dasatinibe* podem prolongar o intervalo QT; o *nilotinibe* tem sido associado a problemas cardíacos e vasculares, incluindo isquemia. As reações adversas não hematológicas são, em sua maioria, autolimitadas e respondem a um ajuste da dose. Após resolução das reações adversas, o fármaco pode ser reiniciado e titulado novamente para doses efetivas.

Bosutinibe

O *bosutinibe* é outro inibidor da BCR-ABL-cinase de segunda geração, de biodisponibilidade oral (CI_{50} = 1,2 nM). O *bosutinibe* também inibe a atividade da Src (CI_{50} = 1 nM) e outros membros da família da Src. O *bosutinibe* foi aprovado pela FDA para o tratamento de pacientes com LMC Ph^+ crônica, acelerada ou na fase blástica, com resistência ou intolerância à terapia anterior. As reações adversas mais comuns (incidência > 20%) consistem em diarreia, náusea, trombocitopenia, vômitos, dor abdominal, exantema, anemia, pirexia e fadiga.

Ponatinibe

O *ponatinibe* é um inibidor da BCR-ABL-cinase de terceira geração. O *imatinibe* (de primeira geração) carece de eficácia para as fases mais avançadas da doença, e as células com mutações no domínio de BCR-ABL tirosina-cinase são resistentes. Foram desenvolvidos inibidores de segunda geração (*nilotinibe, dasatinibe, bosutinibe*) para superar esses pontos fracos, embora não inibam o mutante T315I de BCR-ABL, que é encontrado em 15 a 20% dos pacientes com LMC.

Mecanismo de ação

O *ponatinibe* é um inibidor de cinase de terceira geração, de biodisponibilidade oral, ativo contra a BCR-ABL mutante T315I e também efetivo contra todos os outros mutantes conhecidos da BCR-ABL1-cinase. Os valores de CI_{50} (nM) para as diferentes cinases são os seguintes: ABL, 0,37; PDGFR, 1,1; VEGFR2, 1,5; FGFR1, 2,2; e Src, 5,4.

ADME

As concentrações máximas de *ponatinibe* são observadas em 6 horas e não são afetadas pela presença de alimento ou pelo jejum. A solubilidade do fármaco é dependente do pH, e a presença de pH mais alto resulta em diminuição da solubilidade. Por conseguinte, os fármacos que afetam o pH gástrico (p. ex., antagonistas de H_2, antiácidos e IBP) podem alterar de forma substancial a biodisponibilidade do *ponatinibe*. O *ponatinibe* liga-se altamente (99%) às proteínas plasmáticas e é um substrato fraco da Pgp e dos transportadores ABCG2. O metabolismo ocorre principalmente pela CYP3A4 e, em menor grau, pelas CYP 2C8, CYP 2D6 e CYP 3A511, por esterases e amidases. A coadministração de inibidores da CYP3A aumenta significativamente as concentrações de *ponatinibe*. A $t_{1/2}$ do *ponatinibe* é de cerca de 24 horas. O *ponatinibe* não metabolizado é excretado principalmente nas fezes (87%), com uma pequena porção (5%) na urina.

Usos terapêuticos

O *ponatinibe* está aprovado para a LMC resistente e a LLA Ph^+. As medidas citogenéticas clínicas constituem uma ferramenta fundamental para monitorar a resposta à terapia, sendo os resultados expressos como porcentagem de cariótipos Ph^+ em 20 metáfases da medula óssea (resposta citogenética significativa [MCyR]). O *ponatinibe* produz uma MCyR global de 54% em pacientes com LMC na fase inicial e MCyR de 70% de pacientes com LMC na fase inicial com a mutação T315I. Devido à potência e eficácia do ponatinibe contra todos os mutantes isolados de BCR-ABL conhecidos, existem ensaios clínicos em andamento para transformar essa terapia em tratamento de primeira escolha.

Efeitos adversos

Os principais efeitos adversos consistem em trombose arterial e hepatotoxicidade; por conseguinte, recomendam-se precauções apropriadas, redução da dose, monitoramento ou interrupção do fármaco. As toxicidades que limitam a dose do fármaco incluem níveis elevados de lipase e amilase e pancreatite.

Inibidores da via PI3K/Akt/mTOR

Considerações gerais

A ativação da PI3K e a consequente ativação de eventos de sinalização por meio da proteína-cinase B (Akt) e a via de mTOR são importantes no crescimento e na sobrevida das células, bem como na regulação do metabolismo celular (Figs. 71-2 e 71-5). A sinalização excessiva por meio da via PI3K constitui uma aberração frequente em muitos cânceres humanos; por conseguinte, essa via representa um alvo atraente na terapia do câncer. Existem três classes de PI3K, sendo a classe I a mais importante no câncer. As enzimas PI3K da classe I são heterodímeros de uma subunidade reguladora p85 e uma subunidade catalítica p110. A subunidade p110 ocorre em quatro isoformas identificadas: α, β, γ e δ. As isoformas α e β são de expressão ubíqua, enquanto a expressão das isoformas γ e δ é restrita a células de linhagem imune. A subunidade p110 da enzima é uma lipídeo-fosfocinase que catalisa a síntese de PIP3 a partir do substrato PIP2, um abundante lipídeo encontrado na membrana plasmática. As diferentes subunidades catalíticas desempenham funções distintas nas células normais e malignas. O gene que codifica PI3Kα (*PIK3CA*) é a PI3K mutada com mais frequência no câncer humano (Fruman e Rommel, 2014). Nas neoplasias malignas de células B, a isoforma PI3Kδ é frequentemente ativada. Um inibidor de PI3Kδ, o *idelalisibe*, é descrito adiante, seguido da discussão de inibidores adicionais da PI3Kδ, o *copanlisibe*, o *duvelisibe* e o *umbralisibe*, que são aprovados para o tratamento do linfoma de células B. Um inibidor de PI3Kα, o *alpelisibe*, exibe um perfil de eficácia distinto; foi aprovado em 2019 para o tratamento de pacientes com câncer de mama avançado e é descrito no final desta seção.

Impacto dos inibidores da PI3K sobre o microambiente do tumor

A angiogênese tumoral depende da sinalização da PI3Kα, e a sua inibição pode contribuir para os efeitos do tratamento. Além disso, o reconhecimento imune das células tumorais pode ser ampliado pela inibição de células supressoras mieloides que são sensíveis à inibição da PI3Kδ/γ e de macrófagos que exigem a sinalização de PI3Kγ para suprimir a ativação das células. Para mais detalhes, consultar a revisão de Castel et al. (2021).

Idelalisibe

Mecanismo de ação

O *idelalisibe* é um inibidor da isoforma PI3Kδ, de biodisponibilidade oral, com CI_{50} de cerca de 19 nM. É 6 vezes mais seletivo em relação à PI3Kγ e mais de 200 vezes mais seletivo do que para as isoformas PI3Kα e β. A PI3Kδ é expressa nas células B normais e malignas. O *idelalisibe* induz apoptose e inibe a proliferação das linhagens celulares derivadas das células B malignas e das células tumorais primárias. Ele inibe diversas vias de sinalização celular, incluindo BCR, receptor de quimiocinas C-X-C (CXCR) 4 e a sinalização CXCR5, que estão envolvidos no tráfego e no direcionamento das células B para os linfonodos e a medula óssea. O tratamento de células de linfoma com *idelalisibe* resultou em inibição da quimiotaxia e adesão e redução da viabilidade celular.

ADME

A presença de alimento não afeta a absorção do *idelalisibe*. O fármaco é metabolizado pela aldeído-oxidase, pela CYP3A e UGT1A4, produzindo uma $t_{1/2}$ de eliminação de 8,2 horas. O *idelalisibe* inibe a CYP3A e é um substrato da Pgp e do transportador de efluxo, a proteína de resistência do câncer de mama (BCRP)/cassete de ligação ao ATP (ABC) G2 *in vitro*. O *idelalisibe* aumenta os níveis plasmáticos de *midazolam* (um substrato da CYP3A), porém não afeta os níveis plasmáticos de *digoxina* (um

Figura 71-5 *Ressalva de mTOR: efeito da rapamicina sobre a sinalização dos fatores de crescimento.* A via PI3K-mTOR responde a sinais extracelulares, ao estado metabólico e dos nutrientes e à carga energética da célula, transmitindo sinais distalmente que impulsionam a manutenção e a proliferação (Hall, 2016). A atividade do mTOR parece contribuir para a resistência a muitas terapias direcionadas do câncer (Guri e Hall, 2016), e a desregulação da via está implicada no diabetes melito, no câncer e em outras patologias (Dibble e Cantley, 2015). Nessa versão simplificada da via PI3K-mTOR, os formatos em verde mostram a ação da via desde o receptor de membrana até o complexo multiproteico do mTOR, o mTORC1. Os substratos da atividade de ser/thr proteína-cinase do mTOR e as respostas integradas são mostradas em azul na parte inferior da figura. As barras T em vermelho representam influências inibitórias. A sinalização através da via é iniciada pela ativação agonista de receptores de membrana, como receptor do IGF1R, e pela estimulação de suas atividades de tirosina-cinase, levando à ativação da PI3K, que fosforila o anel inositol de PIP2 na membrana para produzir PIP3. O PIP3 recruta para a membrana várias proteínas contendo domínios PH, incluindo PKD1 e Akt. A Akt, também conhecida como PKB, fosforila TSC-2 (uma subunidade de TSC) em múltiplos sítios. O TSC é uma proteína de ativação da GTPase (GAP) para Rheb. A fosforilação da TSC inibe a sua atividade de GAP, reduzindo, assim, a atividade de GTPase de Rheb e aumentando a fração de Rheb no estado de ligante GTP. Rheb, em sua configuração de ligante GTP, ativa o mTORC1. A fosforilação de TSC e a fosforilação de PIP3 podem ser revertidas pela fosfatase PTEN. O mTORC1 fosforila substratos que medeiam efeitos distais; entre eles, destacam-se os seguintes:

- HIF-1, levando a um aumento da angiogênese. Os HIF-1 e 2 estão hiperexpressos ou suprarregulados em muitos tipos de câncer.
- S6K1 (proteína S6 cinase β1 ribossomal), aumentando a síntese de proteína. A S6K1 desfosfo existe em um complexo com eIF3; a fosforilação pelo mTOR dissocia o complexo, liberando a S6K1 para fosforilar seus alvos que promovem a tradução.
- 4EBP, aumentando a transcrição. A fosforilação da 4EBP pelo mTOR reduz a capacidade da 4EBP de inibir o eIF4E e lentifica a tradução.
- ULK1, cuja fosforilação reduz a atividade autofágica. A atividade do mTOR impede a ativação da ULK1 ao romper sua interação com a AMPK, um promotor essencial da autofagia. Em contrapartida, a inibição do mTOR estimula a autofagia.

A *rapamicina* (sirolimo) e os "*rapalogs*" everolimo e tensirolimo inibem o mTOR pela sua associação à proteína intracelular FKBP12. O complexo FKBP12 liga-se diretamente ao mTOR e inibe a sua função no complexo multiproteico mTORC1. O mTORC2 permanece relativamente inalterado por inibidores do mTORC1 e pode responder ao suprarregular a atividade da Akt.

substrato da Pgp) ou da *rosuvastatina* (um substrato da OATP1B1/B3). Pacientes que recebem inibidores potentes dos CYP podem correr risco aumentado de toxicidade do *idelalisibe*. O comprometimento hepático aumenta a exposição sistêmica, com consequente risco de toxicidade.

Uso clínico

O *idelalisibe* está aprovado para o tratamento de neoplasias malignas de células B refratárias ou que sofreram recidiva em pacientes que receberam pelo menos duas terapias sistêmicas anteriores. Isso inclui a LLC em combinação com rituximabe, o linfoma não Hodgkin folicular de células B (LF) e LPL. O *idelalisibe* não está indicado e não é recomendado como tratamento de primeira escolha.

Efeitos adversos

O *idelalisibe* pode causar efeitos adversos graves e, algumas vezes, fatais, incluindo hepatotoxicidade em 16 a 18% dos pacientes, diarreia ou colite em 14 a 20%, pneumonite em 4% ou infecções graves em 21 a 48%. Os pacientes em uso de *idelalisibe* devem evitar outros fármacos hepatotóxicos. Outros efeitos adversos comuns consistem em febre, calafrios, tosse, pneumonia, fadiga, náusea, exantema, hiperglicemia e níveis elevados de triglicerídeos e enzimas hepáticas. O *idelalisibe* pode causar toxicidade embriofetal. A amamentação durante a terapia está contraindicada, devido ao potencial de reações adversas no lactente.

Copanlisibe

O *copanlisibe* é um inibidor das isoformas PI3Kα (CI_{50} de 0,5 nM) e PI3Kδ (CI_{50} de 0,7 nM) que são expressas nas células B malignas. O *copanlisibe*, que é administrado por via parenteral, foi aprovado em 2017 para o tratamento de pacientes com LF recidivante que receberam pelo menos dois tratamentos sistêmicos anteriores. A eficácia do fármaco foi associada à inibição da sinalização do fator nuclear κB (NF-κB) e à redução da liberação de interleucina (IL)-6 e IL-10. Os efeitos adversos incluem hiperglicemia, hipertensão que pode exigir tratamento, pneumonite, diarreia e diminuição da força e energia gerais. O *copanlisibe* é um substrato da CYP3A e é eliminado com $t_{1/2}$ de 39,1 horas.

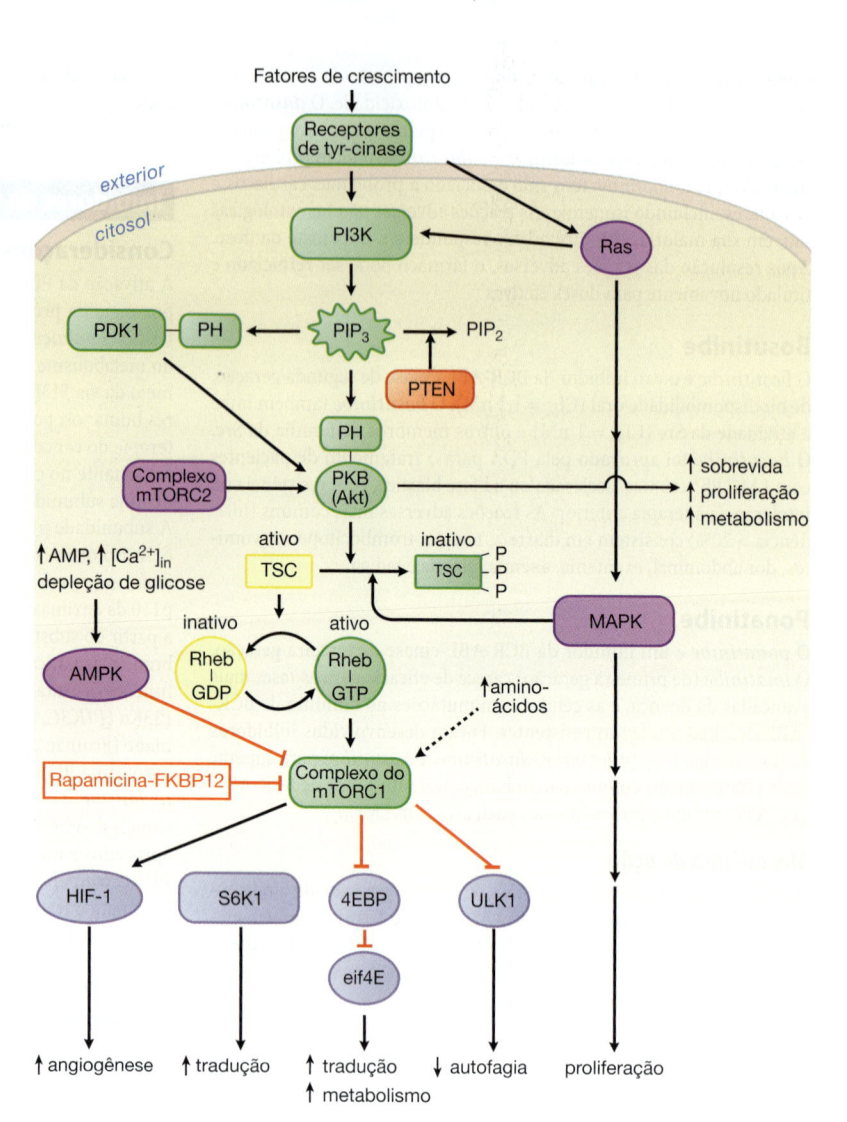

Duvelisibe

O *duvelisibe* é um inibidor biodisponível por via oral da PI3Kδ (CI_{50} de 2,5 nM) e PI3Kγ (CI_{50} de 27 nM), que são expressas nas células B normais e malignas. A potência do *duvelisibe* contra as isoformas β (CI_{50} de 85 nM) e α (CI_{50} de 1.602 nM) é menor. O fármaco foi aprovado em 2018 para o tratamento de pacientes com LLC recidivante ou refratária, LPL ou LF depois de pelo menos dois tratamentos anteriores. Os efeitos adversos do *duvelisibe* incluem risco de infecções em 31% dos pacientes, diarreia e colite em 18% e pneumonite em 5%. O metabolismo do fármaco ocorre por meio da CYP3A4. A $t_{1/2}$ de eliminação é de 4,7 horas.

Umbralisibe

O *umbralisibe* é um inibidor da PI3Kδ (CI_{50} de 6,2 nM), de biodisponibilidade oral, com seletividade de mais de 100 vezes em relação à PI3Kα, β ou γ. Inibe também a caseína-cinase ε. O *umbralisibe* foi aprovado em 2021 para o tratamento de pacientes com linfoma de zona marginal após pelo menos um tratamento anterior e pacientes com LF recidivante ou refratário depois de três tratamentos anteriores. Encontra-se em fase de ensaio clínico para o tratamento de outras neoplasias malignas hematológicas. Os efeitos adversos incluem neutropenia, risco aumentado de infecções, diarreia, colite não infecciosa e hepatotoxicidade. O *umbralisibe* é metabolizado pela CYP2C9, CYP3A4 e CYP1A2. A $t_{1/2}$ de eliminação é de 91 horas.

Alpelisibe

O *alpelisibe* é um inibidor da PI3Kα (CI_{50} de 4,6 nM) de biodisponibilidade oral, com seletividade de mais 50 vezes em relação às outras isoformas de PI3K. São encontradas mutações do gene PIK3CA em cerca de 40% das pacientes com câncer de mama avançado positivo para receptores hormonais e HER2-negativo; essas mutações indicam um prognóstico mais sombrio e podem mediar a resistência à terapia endócrina. O *alpelisibe* foi aprovado em 2019 em combinação com *fulvestranto* para o tratamento de mulheres na pós-menopausa e em homens com câncer de mama avançado positivo para receptores hormonais, HER2-negativo e com mutação de PIK3CA após progressão ou após terapia de base endócrina (André et al., 2019). Os eventos adversos mais frequentes de maior grau consistem em hiperglicemia (36%), exantema (10%) e diarreia (7%). O *alpelisibe* é metabolizado pela CYP3A e apresenta uma $t_{1/2}$ de eliminação de 8 a 9 horas.

Inibidores do mTOR: análogos da rapamicina

A *rapamicina* (*sirolimo*) é um produto de uma cepa da bactéria do solo *Streptomyces* encontrada em Rapa Nui (Ilha da Páscoa). Inibe a serina/treonina proteína-cinase em células de mamíferos, denominada mTOR. A via PI3K/PKB(Akt)/mTOR responde a uma variedade de sinais de fatores de crescimento. A ativação da via PI3K é anulada pela atividade de fosfatase do supressor tumoral PTEN (homólogo da fosfatase e tensina; ver Fig. 71-2). Com frequência, ocorrem mutações ativadoras e amplificação de genes na via do receptor-PI3K e alterações por perda de função em PTEN nas células cancerosas, de modo que a sinalização PI3K torna-se exagerada, e as células apresentam aumento da sobrevida. A *rapamicina* (*sirolimo*) e seu congênere rapalog *everolimo* são fármacos de primeira linha na imunossupressão pós-transplante (ver Cap. 39) e são usados em *stents* de artéria coronária para a prevenção de crescimento fibrótico. Os rapalogs também foram aprovados para o tratamento de pacientes com câncer renal, TNE de origem pancreática, do trato GI ou pulmonar; câncer de mama positivo para receptor hormonal e refratário a anti-hormônios e tumores relacionados ao TSC.

Mecanismo de ação

Os rapalogs inibem um complexo enzimático, mTORC1, que ocupa uma posição a jusante na via PI3K (ver Figs. 71-2 e 71-5). O mTOR forma o complexo mTORC1 com FKBP12 (proteína de ligação da imunofilina para *tacrolimo* [FK506]), um membro da família de proteínas de ligação FK506. As ações antitumorais das rapamicinas resultam de sua ligação à FKBP12 e capacidade de impedir a ativação do mTOR, conforme descrito de modo detalhado na Figura 71-5.

ADME

Para o câncer de células renais, o *tensirolimo* é administrado em doses intravenosas semanais. É metabolizado pela CYP3A4, com $t_{1/2}$ de eliminação do fármaco original de 30 horas e $t_{1/2}$ de eliminação do principal metabólito ativo *sirolimo* (*rapamicina*) de 53 horas. Como o *sirolimo* tem atividade equivalente como inibidor de mTORC1 e apresenta uma AUC maior, o *sirolimo* provavelmente é o contribuinte mais importante para a ação antitumoral em pacientes. O *everolimo* é administrado por via oral e metabolizado pela CYP3A4. O *everolimo* tem uma $t_{1/2}$ de eliminação de 30 horas e mantém a inibição de mTORC1 por 7 dias nos leucócitos. Ambos os fármacos são suscetíveis a interações com outros agentes que afetam a atividade da CYP3A4. Para o *everolimo*, a dose deve ser reduzida em pacientes com comprometimento hepático moderado; não foram estabelecidas diretrizes para a redução da dose do *tensirolimo* nesses pacientes. A farmacocinética do fármaco não depende da função renal, e a hemodiálise não acelera a depuração do *tensirolimo*.

Usos terapêuticos

Tanto o *tensirolimo* quanto o *everolimo* são aprovados para o tratamento de pacientes com carcinoma de células renais avançado. O *everolimo* prolonga a sobrevida de pacientes que não responderam ao tratamento inicial com fármacos antiangiogênicos. O *everolimo* também está aprovado para o tratamento de mulheres na pós-menopausa com câncer de mama positivo para receptores hormonais e HER2-negativo avançado, em combinação com o inibidor da aromatase *exemestano* após falha do tratamento com *letrozol* ou *anastrozol*. Outras indicações do *everolimo* incluem TNEP e TNE não funcionais bem diferenciados e progressivos de origem GI ou pulmonar, bem como tumores relacionados ao TSC.

Efeitos adversos e resistência

Os análogos da rapamicina produzem padrões semelhantes de efeitos adversos: exantema maculopapular discreto, mucosite, anemia e fadiga (30 a 50%). Alguns pacientes desenvolvem leucopenia ou trombocitopenia, que são revertidas com a interrupção da terapia. Os efeitos adversos menos comuns consistem em hiperglicemia, hipertrigliceridemia e, raramente, infiltrados pulmonares e doença pulmonar intersticial. Ocorrem infiltrados pulmonares em 8% dos pacientes aos quais se administra *everolimo* e em uma porcentagem menor daqueles tratados com *tensirolimo*. Caso surjam sintomas como tosse ou dispneia, ou se houver progressão das alterações radiológicas, deve-se interromper o fármaco. A *prednisona* pode acelerar a resolução das alterações radiológicas e sintomas.

A resistência aos inibidores do mTOR não está totalmente elucidada, mas pode originar-se da ação de um segundo complexo do mTOR, o mTORC2, que não é afetado pelas rapamicinas e que pode suprarregular a atividade da Akt (ver Fig. 71-5).

Inibidores de múltiplas cinases: cabozantinibe, vandetanibe, midostaurina e gilteritinibe

A seletividade de pequenas moléculas inibidoras de proteína-cinases pelos seus alvos depende da semelhança do sítio do alvo com sítios de outras cinases, bem como da composição química do inibidor. A maioria dos inibidores interage com o sítio de ligação do ATP de seu alvo, que é relativamente conservado dentro de uma família de cinases; por conseguinte, esses inibidores possuem especificidade apenas relativa e apresentam reação cruzada em concentrações mais altas com cinases estreitamente relacionadas. Entretanto, é possível haver inibição de cinases remotamente relacionadas. A seletividade de inibidores por uma variedade de alvos no cinoma é determinada experimentalmente, utilizando ensaios com proteínas-cinases recombinantes e, *in vivo*, células intactas que expressam as cinases (Elkins et al., 2015). Os inibidores que têm como alvo famílias de múltiplas cinases na faixa posológica clinicamente utilizada podem ser terapeuticamente eficazes, com efeitos adversos toleráveis, e são discutidos adiante.

Cabozantinibe

Mecanismo de ação

O *cabozantinibe* é uma pequena molécula inibidora de várias tirosinas-cinases, de biodisponibilidade oral; conforme determinado pelos valores de CI_{50} (em nM) de ensaios *in vitro*, essas proteína-cinases são: VEGFR2, 0,035; MET, 1,3; RET, 4; KIT, 4,6; VEGFR, 3,6; AXL, 7; FLT3, 11,3; VEGFR1, 12; e TIE2, 14,3. Esses receptores de tirosinas-cinases controlam a função celular normal e processos patológicos, que incluem a manutenção do microambiente do tumor, a angiogênese tumoral e a disseminação metastática.

ADME

A $t_{1/2}$ de eliminação do *cabozantinibe* é de cerca de 99 horas. O *cabozantinibe* é um substrato da CYP3A4, razão pela qual a dose do fármaco deve ser reduzida em pacientes com comprometimento hepático leve a moderado, bem como para a administração concomitante de inibidores da CYP3A4. Por outro lado, os indutores potentes da CYP3A4 reduzem a exposição ao fármaco, exigindo um aumento da dose de *cabozantinibe*, a não ser que se possa evitar o uso de indutores do CYP.

Usos terapêuticos

O *cabozantinibe* está indicado para o tratamento de pacientes com CCR avançado e como tratamento de primeira linha em combinação com nivolumabe; de pacientes com CHC que anteriormente receberam tratamento com sorafenibe e pacientes com câncer medular de tireoide metastático e progressivo.

Efeitos adversos

As reações adversas mais comumente relatadas (≥ 25%) consistem em diarreia, fadiga, náusea, PPES, hipertensão, vômitos, perda de peso e constipação intestinal. O *cabozantinibe* não deve ser administrado a pacientes com história recente de sangramento, e seu uso deve ser interrompido em pacientes com perfurações e fístulas GI. A pressão arterial deve ser monitorada regularmente quanto ao início de hipertensão. Devido ao risco de dano fetal, as mulheres em idade fértil devem usar um método de contracepção durante o tratamento e por 4 meses depois.

Vandetanibe

Mecanismo de ação e ADME

O *vandetanibe* é uma pequena molécula inibidora de múltiplas cinases dos VEGFR, da família EGFR/HER, de RET, BRK (cinase do tumor de mama), TIE2 e membros das famílias do receptor de efrina e SRC-cinase, com biodisponibilidade oral. Esses receptores de tirosina-cinase estão envolvidos tanto em funções celulares normais quanto em processos patológicos (ver Fig. 71-2). O *vandetanibe* é um substrato da CYP3A4. Sua $t_{1/2}$ de eliminação mediana é de 19 dias.

Usos terapêuticos

O *vandetanibe* está indicado para o tratamento do câncer medular de tireoide sintomático ou progressivo, que é localmente avançado, não ressecável ou metastático. Em pacientes com doença assintomática ou lentamente progressiva, o *vandetanibe* está apenas indicado após uma cuidadosa análise dos riscos relacionados com o tratamento.

Efeitos adversos e interações medicamentosas

Os efeitos adversos mais comuns (> 20%) consistem em diarreia/colite, exantema, dermatite acneiforme, hipertensão, náusea, cefaleia, infecções das vias respiratórias superiores, diminuição do apetite e dor abdominal. Os efeitos adversos menos comuns incluem prolongamento do QT, *torsades de pointes* e morte súbita. O *vandetanibe* não deve ser usado em pacientes com comprometimento hepático ou com síndrome congênita do QT longo.

Midostaurina

A *midostaurina* é um inibidor de múltiplas cinases de biodisponibilidade oral, com atividade contra FLT3 mutante, um condutor na LMA, bem como de outras cinases, incluindo KIT (de tipo selvagem e mutante D816V), PDGFR, SRC e PKC. Foi aprovada em 2017 para o tratamento de pacientes com LMA recém-diagnosticada com FLT mutante, em combinação com *citarabina* e *daunorrubicina*. Outras indicações incluem mastocitose sistêmica com leucemia associada. Os principais efeitos adversos do tratamento incluem risco de leucopenia e trombocitopenia graves e prolongadas, mucosite, infecção das vias respiratórias superiores, diarreia, dor musculoesquelética e prolongamento do intervalo QT. É metabolizada pela CYP3A. A *midostaurina* original tem uma $t_{1/2}$ de eliminação de 19 horas. Dois metabólitos ativos, que contribuem com 28 e 38% do fármaco circulante, são eliminados muito mais lentamente, com $t_{1/2}$ de 32 horas e 482 horas respectivamente.

Gilteritinibe

O *gilteritinibe* é um inibidor biodisponível por via oral de múltiplos receptores de tirosina-cinases, incluindo FLT3 de tipo selvagem e mutante (CI_{50} de 0,29 nM). O *gilteritinibe* foi aprovado em 2018 para o tratamento de pacientes com LMA recidivante ou refratária com mutação de FLT3. A resistência das células leucêmicas ao tratamento pode ser proporcionada pelo microambiente normal da medula óssea ou por alterações intrínsecas das células cancerosas (Joshi et al., 2021) e pode exigir tratamento combinatório. Os efeitos adversos graves incluem o risco de síndrome de encefalopatia posterior reversível (1% dos pacientes) e síndrome de diferenciação (3% dos pacientes), que está associada a rápida proliferação e diferenciação de células mieloides e que pode comportar risco de vida ou ser fatal se não for tratada com corticosteroides. Os sintomas podem consistir em febre, dispneia ou infiltrados pulmonares. A síndrome de diferenciação (anteriormente denominada "síndrome do ácido retinoico") também constitui um risco do tratamento com ATO (ver anteriormente). O *gilteritinibe* é metabolizado por meio da CYP3A, e foi observado um aumento da AUC quando coadministrado com um antifúngico, o *itraconazol*, que também é um forte inibidor da CYP3A. A $t_{1/2}$ de eliminação é de 113 horas.

III Inibidores da angiogênese tumoral

As células cancerosas secretam fatores angiogênicos, que induzem a formação de novos vasos sanguíneos e que asseguram o fluxo de nutrientes para as células tumorais, de modo a possibilitar o seu crescimento e a ocorrência de metástase. Muitos tipos de tumores hiperexpressam esses fatores angiogênicos, ativando um "acionador angiogênico", um processo pelo qual as células tumorais adotam um fenótipo invasivo, favorecendo a proliferação de células endoteliais e a neovascularização. Em 1971, Judah Folkman formulou a hipótese de que o crescimento dos tumores sólidos dependia da angiogênese, e que o bloqueio dos efeitos dos supostos fatores angiogênicos seria uma boa modalidade de tratamento para os cânceres humanos (Folkman, 1971). A hipótese de Folkman provou ser correta e levou à caracterização de vários fatores angiogênicos secretados, incluindo VEGF, FGF, TGF-β e PDGF. Além disso, os inibidores desses fatores angiogênicos tornaram-se, de fato, agentes terapêuticos úteis contra determinados cânceres. O VEGF é um importante estimulador da angiogênese, e os inibidores da sinalização do VEGF constituem uma importante classe de agentes antitumorais. Além de nutrir uma lesão cancerosa em expansão, o controle do estado vascular em equilíbrio dinâmico por fatores de crescimento também tem influência na vigilância do tecido doente pelas células imunes circulantes. Por essa razão, as terapias de combinação com inibidores dos *checkpoints* imunes e fármacos antiangiogênicos são investigadas, e algumas já receberam aprovação, conforme indicado adiante (p. ex., *pembrolizumabe* e *lenvatinibe*) (Huinen et al., 2021). Pesquisas recentes revelaram a modulação de genes de "interrupção angiogênica" pelas atividades de fatores de transcrição induzíveis por hipoxia (HIF), que são controlados pela tensão de oxigênio nos tecidos. Com efeito, os mecanismos sensores de oxigênio celulares são essenciais para a manutenção de formas complexas de vida multicelular (Hammarlund et al., 2020). William G. Kaelin, Jr, Peter J. Ratcliffe e Gregg L. Semenza compartilharam o Prêmio Nobel de Medicina/Fisiologia de 2019 "pelas suas descobertas de como as células detectam e adaptam-se à disponibilidade de oxigênio". O inibidor de HIF-2α, o belzutifano, aprovado em 2021 para o tratamento do CCR, baseia-se nessas descobertas (Choueiri e Kaelin, 2020).

Inibição do VEGF e da via do VEGFR

O fator de crescimento do endotélio vascular inicia a proliferação das células endoteliais e a permeabilidade vascular quando se liga a um membro da família do VEGFR, um grupo de receptores altamente homólogos com domínios intracelulares de tirosina-cinase; esses receptores incluem VEGFR1 (FLT1), VEGFR2 (KDR [receptor de domínio de inserção de cinase]) e VEGFR3 (FLT4) (ver Fig. 71-2). A ligação do VEGF a seu receptor ativa a atividade intracelular da tirosina-cinase do VEGFR e desencadeia vias de sinalização mitogênicas e antiapoptóticas (Nagy et al., 2007). Os anticorpos direcionados para o VEGF, como o *bevacizumabe*, impedem estericamente a interação do VEGF com seu receptor (ver Cap. 72). O *aflibercepte* atua como armadilha para o VEGF; trata-se de uma molécula recombinante que utiliza o domínio de ligação do VEGFR1 para sequestrar o VEGF, atuando basicamente como um "receptor chamariz solúvel" para o VEGF. Várias pequenas moléculas que inibem a função de proteína tirosina-cinase do VEGFR (*pazopanibe*, *sorafenibe*, *sunitinibe* e *axitinibe*), bem como anticorpos monoclonais dirigidos contra o receptor (*ramucirumabe*), foram aprovadas para uso clínico. A inibição da função endotelial por essas diferentes abordagens resulta em um espectro semelhante de efeitos adversos.

Pequenas moléculas antiangiogênicas inibidoras de cinases

Sunitinibe

Mecanismo de ação

O *sunitinibe* é uma pequena molécula de biodisponibilidade oral que atua como inibidor de múltiplas cinases, incluindo KIT e VEGFR2.

ADME

O ciclo típico de tratamento com *sunitinibe* é de 4 semanas, seguido de 2 semanas sem tratamento. A dose e a frequência de administração do *sunitinibe* podem ser diminuídas em pacientes com efeitos adversos. Mais recentemente, um esquema de 2 semanas de tratamento/1 semana sem tratamento demonstrou ser mais bem tolerado e tão efetivo quanto o esquema original de tratamento. O *sunitinibe* é metabolizado pela CYP3A4, produzindo um metabólito ativo, o SU12662, cuja $t_{1/2}$ é de 80 a 110 horas; os níveis do metabólito no estado de equilíbrio dinâmico são alcançados depois de cerca de 2 semanas de administração repetida do fármaco original. O metabolismo adicional resulta na formação de produtos inativos. A farmacocinética do *sunitinibe* não é afetada pela ingestão de alimento.

Usos terapêuticos

O *sunitinibe* é aprovado para o câncer de células renais metastático, produzindo uma maior taxa de resposta e sobrevida mais longa sem progressão, em comparação com a *interferona* (IFN) e o *bevacizumabe*. O *sunitinibe* também foi aprovado para o tratamento de TNE pancreáticos e GIST em pacientes que desenvolveram resistência ao *imatinibe* em consequência de mutações do *c-KIT*. Mutações específicas do *c-KIT* correlacionam-se com o grau de resposta ao *sunitinibe* (p. ex., pacientes com mutações do *c-KIT* do éxon 9 apresentam uma taxa de resposta de 37%, enquanto aqueles com mutações do *c-KIT* do éxon 11 têm uma taxa de resposta de 5%).

Efeitos adversos

Os principais efeitos adversos do *sunitinibe* são compartilhados por todos os inibidores antiangiogênicos que têm como alvo a sinalização de VEGF e VEGFR e que, portanto, têm impacto na sinalização de sobrevida das células endoteliais: hipertensão, proteinúria e, raramente, sangramento, eventos tromboembólicos arteriais e perfuração intestinal. Todavia, como o *sunitinibe* é um TKI de múltiplos alvos, ele apresenta um perfil mais amplo de efeitos adversos que o anticorpo monoclonal *bevacizumabe*, que tem como alvo seletivo o VEGF (ver Cap. 72). A fadiga, que pode ser incapacitante, afeta 50 a 70% dos pacientes. Ocorre hipotireoidismo em 40 a 60% dos pacientes. A supressão da medula óssea e a diarreia também constituem efeitos adversos comuns; observa-se o desenvolvimento de neutropenia grave (contagem de neutrófilos < 1.000/mL) em 10% dos pacientes. Os efeitos adversos menos comuns incluem hepatotoxicidade, insuficiência cardíaca congestiva em consequência de hipertensão e PPES. É essencial verificar as contagens hematológicas e a função da tireoide a intervalos regulares. Recomendam-se também o monitoramento da pressão arterial e a realização periódica de ecocardiografias.

Sorafenibe

Mecanismo de ação e uso terapêutico

O *sorafenibe*, à semelhança do *sunitinibe*, é um inibidor de múltiplas proteínas-cinases, com biodisponibilidade oral. O fármaco está aprovado para o tratamento de pacientes com carcinoma de tireoide e hepatocelular, bem como para pacientes com câncer de células renais metastático, porém o *sunitinibe* e o *pazopanibe* geralmente são terapias de primeira escolha preferidas (ver discussão anterior e adiante).

ADME

O *sorafenibe* é administrado em doses diárias por via oral, sem interrupção do tratamento. O *sorafenibe* é metabolizado a produtos inativos pela CYP3A4, com $t_{1/2}$ de 20 a 27 horas; com administração repetida, as concentrações no estado de equilíbrio dinâmico são alcançadas dentro de 1 semana.

Efeitos adversos

Os pacientes tratados com *sorafenibe* podem apresentar toxicidades vasculares observadas com outros agentes antiangiogênicos, descritas na seção sobre *sunitinibe*. Os efeitos adversos mais comuns consistem em fadiga, náuseas, diarreia, anorexia, exantema e eritrodisestesia palmoplantar; raramente, ocorrem supressão da medula óssea, perfuração GI e miocardiopatia.

Pazopanibe

O *pazopanibe* é um inibidor de cinase do VEGFR-1, 2 e 3, bem como dos FGFR, KIT, LCK (cinase específica do linfócito), PDGFR e outras cinases implicadas na angiogênese patológica e na progressão do câncer. O *pazopanibe* está aprovado para o tratamento de pacientes com CCR avançado e sarcoma de tecidos moles avançado após quimioterapia prévia. Possui menos toxicidade e eficácia equivalente em relação ao *sunitinibe* em pacientes com câncer renal metastático que anteriormente não receberam tratamento e, portanto, tornou-se o tratamento de primeira linha preferido. Os principais efeitos adversos consistem em hipertensão, eventos trombóticos e hemorrágicos, perfuração GI, prolongamento do QT e cardiomiopatia. O *pazopanibe* apresenta uma advertência em tarja preta indicando que ele pode provocar hepatotoxicidade grave e potencialmente fatal; em consequência, o *pazopanibe* não deve ser usado em pacientes idosos ou naqueles com anormalidades preexistentes das provas de função hepática. O *pazopanibe* é metabolizado principalmente pela CYP3A e é eliminado com $t_{1/2}$ de 31 horas.

Axitinibe

O *axitinibe*, que é biodisponível por via oral, é um inibidor das cinases VEGFR-1, 2 e 3, que estão envolvidos na angiogênese patológica, no crescimento de tumores e na progressão do câncer. O *axitinibe* está aprovado para o tratamento de pacientes com CCR avançado após fracasso de terapia sistêmica anterior. Os principais efeitos adversos consistem em hipertensão, eventos trombóticos e hemorrágicos e perfuração GI, semelhantes aos dos outros fármacos direcionados para a via VEGFR (ver discussão anterior). O *axitinibe* é metabolizado principalmente pelas CYP3A4/5 e eliminado com $t_{1/2}$ variável de 2,5 a 6,1 horas.

Tivozanibe

O *tivozanibe* é um inibidor de cinase de VEGFR-1, 2 e 3, de biodisponibilidade oral, que também inibe outras cinases, incluindo c-KIT e PDGFR. O *tivozanibe* foi aprovado em 2021 para o tratamento de pacientes com CCR avançado recidivante ou refratário após dois ou mais tratamentos sistêmicos anteriores. Os efeitos adversos são típicos dos inibidores da via VEGFR e incluem hipertensão, que exige monitoramento contínuo e tratamento potencial, bem como monitoramento da função cardíaca, eventos tromboembólicos e hemorrágicos, diarreia, diminuição do apetite, náusea e disfonia. O *tivozanibe* é metabolizado principalmente pela CYP3A4; apresentou aumento da AUC com comprometimento moderado da função hepática e é eliminado com uma $t_{1/2}$ de 111 horas.

Lenvatinibe

O *lenvatinibe* é um inibidor de cinases biodisponível por via oral de VEGFR, FGFR, PDGFR, KIT e RET e de outras cinases, que estão envolvidas na angiogênese patológica e na progressão do câncer. O *lenvatinibe* é aprovado para o tratamento de pacientes com câncer de tireoide diferenciado recorrente ou metastático, em combinação com *everolimo* para o CCR avançado após terapia antiangiogênica prévia e para o tratamento de primeira linha do carcinoma hepatocelular não ressecável. Em 2021, foi concedida a aprovação do fármaco para o tratamento de pacientes com carcinoma endometrial que progrediu após tratamento sistêmico, em combinação com o inibidor do *checkpoint* imune, o *pembrolizumabe*, mesmo na ausência de altos níveis de instabilidade de microssatélites ou reparo de malpareamento deficiente, que são requisitos típicos para o tratamento com *pembrolizumabe* (ver Cap. 72). Os efeitos adversos e as advertências são típicos dos inibidores da via de sinalização de VEGFR, incluindo hipertensão, disfunção cardíaca, tromboembolismo e dificuldade na cicatrização de feridas. A osteonecrose da mandíbula é um efeito adverso mais raro do tratamento. O *lenvatinibe* é metabolizado pela CYP3A e eliminado com $t_{1/2}$ de 28 horas.

Regorafenibe

O *regorafenibe* é um inibidor de cinase biodisponível por via oral de VEGFR1-3, PDGFR, KIT, RET e RAF1, com valores de CI_{50} na faixa nanomolar baixa, e de outras cinases, incluindo FGFR1/2, TIE2 e ABL. Várias dessas cinases estão implicadas na angiogênese patológica e na progressão maligna. O *regorafenibe* foi aprovado para o tratamento de pacientes com câncer colorretal metastático após quimioterapia prévia, terapia anti-VEGF ou terapia anti-EGFR; para pacientes com carcinoma hepatocelular que anteriormente foram tratados com *sorafenibe*; e para pacientes com GIST localmente avançado, não ressecável ou metastático após o uso de *imatinibe* ou *sunitinibe*. Os principais efeitos adversos consistem em hepatotoxicidade, hipertensão, eventos trombóticos e hemorrágicos, perfuração GI, prolongamento do QT e complicações na cicatrização de feridas. O *regorafenibe* é metabolizado principalmente pela CYP3A e eliminado com $t_{1/2}$ de cerca de 28 horas.

Belzutifano

O *belzutifano* é um inibidor do HIF-2α biodisponibilidade oral, que foi aprovado em 2021 para o tratamento de pacientes com doença de VHL e CCR associado, hemangioblastomas do SNC ou TNE pancreático. O HIF-2α é um fator de transcrição que desempenha um papel nas respostas celulares aos níveis de oxigênio. Em condições hipóxicas, o HIF-2α acumula-se no citosol e é translocado para o núcleo, onde heterodimeriza com o HIF-1β, resultando na indução de genes associados ao crescimento celular e à angiogênese. O *belzutifano* liga-se ao HIF-2α e bloqueia a sua heterodimerização com HIF-1β e ativação dos genes-alvo. Em condições normóxicas, a proteína VHL é direcionada para o HIF-2α para degradação proteassomal, impedindo, assim, a sua atividade. A VHL é uma subunidade do complexo E3 ubiquitina-ligase, que media a degradação proteassomal do HIF-2α (Fig. 71-6). A síndrome de VHL é uma condição hereditária associada principalmente a hemangioblastomas que podem surgir em múltiplos órgãos. A perda de VHL constitui um evento oncogênico crucial em cerca de 90% dos casos de CCR de células claras, resultando em acúmulo de HIF-2α e na indução do crescimento celular e da angiogênese. O HIF-2α também desempenha um papel na função das células imunes, e a terapia de combinação do *belzutifano* com outras terapias contra o câncer está sendo investigada (Choueiri e Kaelin, 2020) e demonstrou alguma eficácia promissora em pacientes com CCR pré-tratados com inibidores do *checkpoint* imune e terapia antiangiogênica (Choueiri et al., 2021). Os efeitos adversos do tratamento com *belzutifano* incluem anemia devido à redução da eritropoietina, que ocorre nas primeiras 2 semanas após a administração do fármaco e que pode retornar a seus valores basais dentro de 3 meses de tratamento. É necessário monitorar a presença de anemia antes do início e durante todo o tratamento para manter o nível de hemoglobina em 9 g/dL ou mais. Pode-se considerar a administração de transfusões de sangue. Outros efeitos adversos incluem fadiga, cefaleia e tontura. O *belzutifano* é metabolizado principalmente por UGT2B17 e CYP2C19 e, em menor grau, pela CYP3A4 e é eliminado com $t_{1/2}$ de 14 horas.

IV Inibidores da Poli(ADP-Ribose)-Polimerase (PARP)

Os genes de reparo de lesão do DNA são frequentemente inativados no câncer humano. A PARP1 é o produto de um desse tipo de gene. A PARP1 é uma proteína nuclear que transfere ADP-ribose do NAD^+ para proteínas-alvo, e essa poli(ADP-ribosil)ação ou (PARilação) de proteínas nucleares pela PARP1 desempenha um papel significativo na resposta à lesão do DNA (Tallis et al., 2014). A PARP1 inativa associa-se à cromatina e ajuda a criar uma estrutura de cromatina compacta no nucleossomo. A lesão do DNA (p. ex., quebras de fitas) mobiliza a enzima, promovendo PARilação mediada pela PARP, cujo resultado consiste em relaxamento da cromatina na área de lesão. Os mecanismos de relaxamento consistem na PARilação da própria PARP1 e de histonas e outras proteínas associadas à cromatina, resultando em sua dissociação do DNA. A PARilação produz cadeias de ramificação de até 200 unidades de ADP-ribose de comprimento. Essas cadeias fornecem centros de atracagem para o recrutamento localizado de fatores de ligação de PAR e, portanto, de enzimas de reparo do DNA (p. ex., DNA-polβ, DNA-ligase III) e proteínas que ajudam a manter um ambiente inativo na região da cromatina aberta, enquanto são realizados reparos do DNA danificado. A síntese e a degradação de cadeias de PAR *in vivo* é rigorosamente regulada, tendo as cadeias $t_{1/2}$ da ordem de minutos (Wei e Yu, 2016). A ativação excessiva da PARP1 leva à depleção do reservatório celular de NAD^+ e à morte celular; teleologicamente, isso poderia ser visto como uma maneira de preservar a integridade genômica pela remoção de células com DNA intensamente danificado.

A atividade deficiente de PARP1 leva a um reparo deficiente do DNA. Entretanto, as células com deficiência de PARP são ainda capazes de proceder ao reparo do DNA por um mecanismo diferente: a recombinação homóloga. O equipamento proteico para o reparo por recombinação homóloga inclui os genes de suscetibilidade do câncer de mama *BRCA1* e *BRCA2*, sugerindo que as células com função BRCA1/2 diminuída ou ausente podem ser inusitadamente suscetíveis à inibição da atividade da PARP. Mutações de BRCA1/2 predispõem os indivíduos ao desenvolvimento de câncer de mama, de ovário e outros tipos de câncer que podem ser resistentes à quimioterapia. As células deficientes em BRCA são mais dependentes de PARP1 e do reparo por excisão de bases para manter a integridade genômica. As células cancerosas deficientes em BRCA1/2 têm menos capacidade de proceder ao reparo e, em última análise, morrem; a inibição da PARP pode acelerar esse processo (Curtin e Szabo, 2020) e é descrita na Figura 71-7. Os inibidores da PARP representam, assim, um exemplo bem-sucedido de uma aplicação da medicina molecular para o tratamento, que aproveita os defeitos de reparo do DNA nas células cancerosas e aumenta a sua morte. Foram desenvolvidos inibidores da PARP para competir com o NAD^+ em seu sítio de ligação na enzima PARP. A atividade catalítica é necessária para a repulsão entre a PARP1 auto-PARilada e o DNA, e, portanto, a inibição da atividade catalítica da PARP

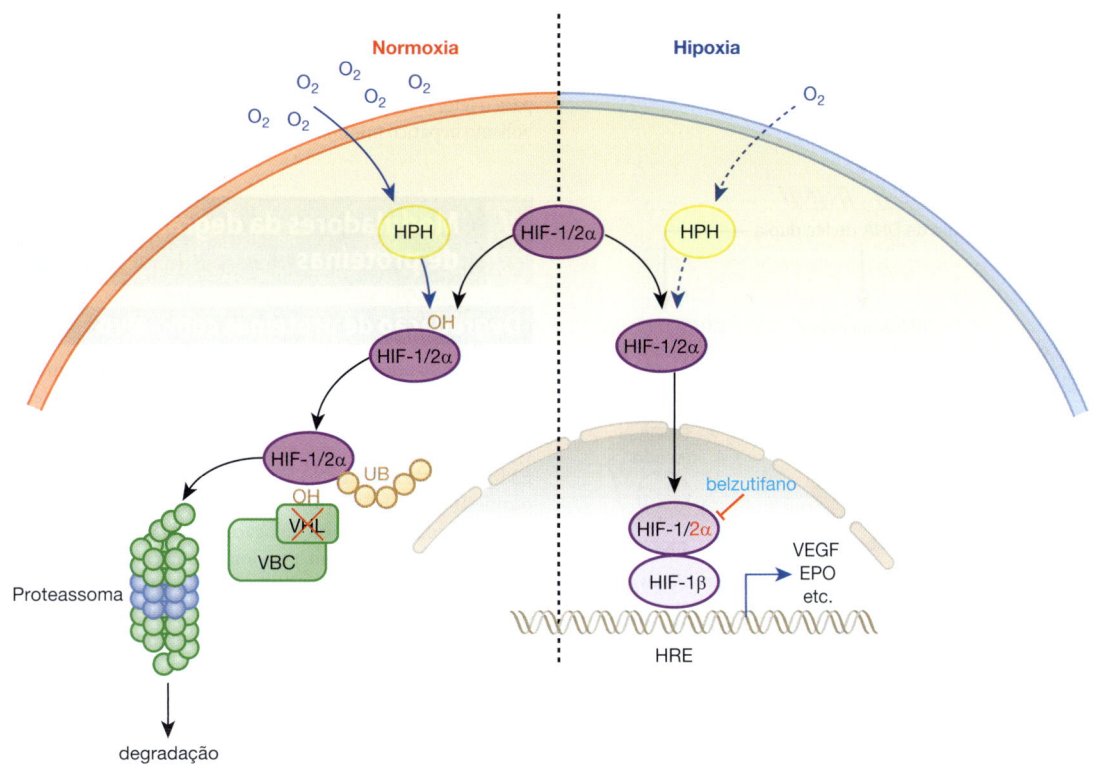

Figura 71-6 *Genes sensores de oxigênio e induzíveis por hipoxia usados como alvo.* Em condições normóxicas, o HIF-1α e o -2α (HIF-1/2α abreviado) são hidroxilados (indicados pelo símbolo "OH") nos resíduos de prolina por HIF-prolil-hidroxilases (HPH) de maneira dependente de oxigênio. Isso permite que a proteína VHL reconheça e tenha como alvo o HIF-1/2α para rápida degradação. A VHL faz parte de um complexo E3 ubiquitina-ligase da VHL-Elongin B/C-CUL2 (VBC), que transfere a ubiquitina (Ub). O HIF ubiquitinado é transportado até o proteassoma para sua degradação. Em sua função canônica mostrada aqui, a proteína VHL atua como componente de reconhecimento de substrato do complexo proteico VBC. Em condições hipóxicas, os HIF-1/2α não são reconhecidos pela VHL e degradados, porém translocados para o núcleo. No núcleo, HIF-1/2α heterodimerizam com o HIF-1β (também denominado translocador nuclear do receptor de hidrocarbonetos de arila [ARNT]). O heterodímero liga-se a sequências de DNA do elemento de resposta à hipoxia (HRE) e recruta coativadores para conduzir a transcrição de genes induzíveis por hipoxia, como eritropoietina (EPO) e VEGF.

A perda da VHL, simbolizada pelo X em vermelho, é observada na maioria dos casos de CCR de células claras e está associada a um estado pseudo-hipóxico, que resulta no acúmulo de HIF-2α e na suprarregulação de genes-alvo de HRE, que incluem VEGF. De fato, a inibição do VEGF e de sua via demonstrou ser eficaz e foi aprovada para o tratamento do CCR de células claras, conforme descrito no texto. A identificação de uma bolsa de ligação no HIF-2α levou ao desenvolvimento de pequenas moléculas que provocam mudanças de conformação do HIF-2α e rompem a sua heterodimerização com o HIF-1β. Após ensaios clínicos bem-sucedidos, o inibidor de HIF-2α, o *belzutifano*, foi aprovado em 2021 para o tratamento de pacientes com cânceres deficientes em VHL (Choueiri et al., 2021).

aprisionará a PARP1 e a PARP2 no DNA, contribuindo para a eficácia, mas também para os efeitos adversos e a genotoxicidade desses inibidores (Slade, 2020). As PARP catalisam as PARilação de uma série de proteínas que regulam os processos celulares além do reparo do dano ao DNA; essas ações extracromatina podem contribuir para a eficácia clínica e os efeitos adversos dos inibidores da PARP. Diferentes seletividades, diferenças sutis entre os inibidores e o futuro desenvolvimento de fármacos na área foram revisados por Slade (2020). O *olaparibe*, o *rucaparibe*, o *niraparibe* e o *talazoparibe* estão atualmente aprovados para o tratamento de diferentes subgrupos de pacientes com câncer de ovário, mama, próstata e pâncreas, discutidos nas seções a seguir.

Olaparibe

O *olaparibe* é um inibidor das enzimas PARP1, 2 e 3 com biodisponibilidade oral, que foi inicialmente aprovado em 2014 como monoterapia em pacientes com câncer de ovário com mutação BRCA que foram tratadas com três ou mais linhas anteriores de quimioterapia. As indicações foram ampliadas, em 2020, para pacientes com câncer de mama, pâncreas e próstata com BRCA mutante ou deficiência no reparo do DNA. O tratamento dessas pacientes com câncer de ovário está agora aprovado após quimioterapia de primeira linha à base de platina. Outras aprovações incluem pacientes com câncer de mama metastático HER-2-negativo após quimioterapia ou após terapia endócrina apropriada para tumores positivos para receptores hormonais; adenocarcinoma pancreático metastático após quimioterapia à base de platina; e câncer de próstata metastático resistente à castração após terapia endócrina com *enzalutamida* ou *abiraterona* (ver Cap. 73). Os efeitos adversos do tratamento incluem risco de SMD e LMA, com resultado em sua maior parte fatal em aproximadamente 1,5% dos pacientes após monoterapia. É necessário o monitoramento dos pacientes à procura de toxicidade hematológica no início e durante o tratamento. Outro risco grave consiste em pneumonite com certo risco de desfecho fatal em 0,8% dos pacientes, exigindo, portanto, monitoramento. Há também um risco para o feto, e indica-se o uso de contracepção efetiva durante o tratamento. É também necessário o monitoramento de eventos tromboembólicos venosos potenciais, incluindo embolia pulmonar. Outros efeitos adversos incluem náuseas e vômitos, perda de apetite, fadiga, dor muscular e articular, baixa contagem de células sanguíneas e anemia. O *olaparibe* sofre rápida absorção após administração oral e é metabolizado principalmente pela CYP3A4 e eliminado com $t_{1/2}$ de 14,9 horas. A exposição ao fármaco aumenta ou diminui quando administrado em combinação com um inibidor ou indutor da CYP3A4 respectivamente.

Rucaparibe

O *rucaparibe* é um inibidor da PARP1-3 com biodisponibilidade oral. O fármaco foi aprovado em 2016 para o tratamento de pacientes com câncer de ovário avançado com mutações BRCA e é utilizado no tratamento de manutenção dessas pacientes após a obtenção de uma

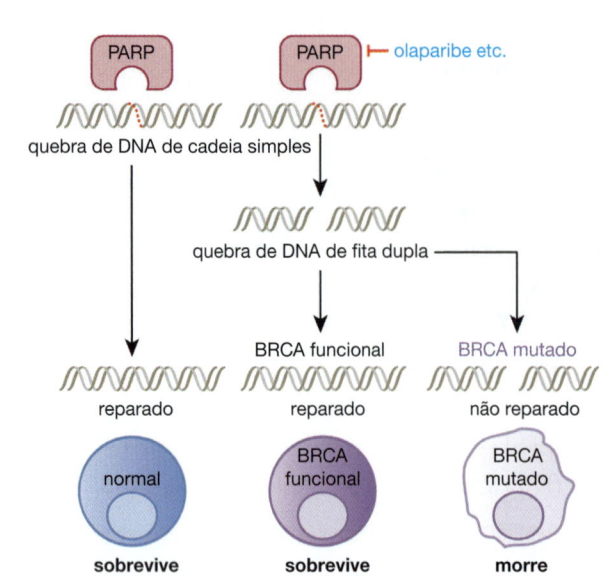

Figura 71-7 *Letalidade sintética dos inibidores da PARP em células cancerosas que perderam função BRCA.* Nas células normais, a PARP atua no reparo de quebras de fita simples no DNA. Sem essa função da PARP, as quebras de DNA de fita dupla acumulam-se durante a replicação do DNA. As células com BRCA funcional são capazes de proceder ao reparo dessas quebras de fita dupla do DNA por meio de reparo dirigido por homologia e, dessa maneira, sobrevivem. Em contrapartida, as cancerosas com perda função de BRCA não conseguem efetuar o reparo efetivo de quebras de DNA de dupla fita e tornam-se genomicamente instáveis, sofrendo apoptose. Os inibidores da PARP são aprovados para o tratamento de pacientes com câncer de ovário, mama, próstata e pâncreas.

resposta parcial à quimioterapia à base de platina. Outros usos incluem pacientes com câncer de próstata metastático resistente à castração com mutação BRCA após terapia endócrina e terapia à base de taxanos. As advertências, os efeitos adversos e as precauções sobrepõem-se aos do *olaparibe* (ver parágrafo anterior) e incluem o risco de SMD e LMA potencialmente fatais. O *rucaparibe* é metabolizado principalmente pela CYP2D6 e, em menor grau, pelas CYP1A2 e CYP3A4 e pode afetar o metabolismo de fármacos que são substratos das CYP1A2, CYP3A, CYP2C9 ou CYP2C19. Se for coadministrado com *varfarina* (um substrato da CYP2C9), é necessário um maior monitoramento dos parâmetros da coagulação. A $t_{1/2}$ terminal média do *rucaparibe* é de 25,9 horas.

Niraparibe

O *niraparibe* é um inibidor da PARP1 e da PARP2 com biodisponibilidade oral, que foi aprovado em 2017 e é utilizado para o tratamento de pacientes com câncer de ovário avançado com mutação BRCA ou deficiente em recombinação homóloga após quimioterapia de primeira linha à base de platina como tratamento de manutenção. As advertências e efeitos adversos incluem o risco de SMD, LMA e síndrome de encefalopatia posterior reversível, que exigem a interrupção do fármaco. A hipertensão potencial e os efeitos cardiovasculares em decorrência da inibição dos transportadores de dopamina, norepinefrina e serotonina exigem monitoramento da pressão arterial e da frequência cardíaca e tratamento adequado ou ajuste da dose. Os eventos adversos comuns incluem náusea, trombocitopenia, anemia, leucopenia, dispneia e diarreia. O *niraparibe* pode causar dano fetal. O fármaco metabolizado e inativado por carboxilesterases e eliminado com $t_{1/2}$ de 36 horas.

Talazoparibe

O *talazoparibe* é um inibidor da PARP1 e PARP2 com biodisponibilidade oral, que foi aprovado em 2018 para o tratamento de pacientes com câncer de mama localmente avançado ou metastático, com mutação BRCA e HER2-negativo. O *talazoparibe* é o captador mais forte de PARP no DNA entre os inibidores de PARP atualmente aprovados e apresenta a maior taxa de ocorrência de anemia.

Os efeitos adversos assemelham-se aos dos outros inibidores da PARP e incluem o risco de SMD e LMA (0,3% dos pacientes), mielossupressão com anemia, neutropenia, trombocitopenia e risco potencial para o feto. O fármaco é excretado principalmente na urina, com metabolismo hepático mínimo e eliminado com $t_{1/2}$ de 90 horas.

V Moduladores da degradação de proteínas

Degradação de proteínas como alvo

A degradação seletiva de proteínas-alvo é uma abordagem atraente para expandir o proteoma passível de ser alvo de fármacos. A degradação de proteínas como alvo utiliza quimeras de direcionamento para proteólise (PROTAC), que se ligam a uma proteína de interesse e a ligam a uma E3 ligase (Dale et al., 2021). Um exemplo estabelecido desse conceito é o antiestrogênio *fulvestranto*, que atua como degradador monovalente do ERα ao ocupar a bolsa de ligação de ligante do receptor, expondo resíduos hidrofóbicos com a sua longa cauda alifática e, assim, marcando o ERα para proteólise (revisão de Besten e Lipford, 2020). Em 2013, foi descoberto que os fármacos imunomoduladores de imida (IMiD) *talidomida* e *lenalidomida*, que contêm uma estrutura CO-NH-CO como assinatura (ver figura com estruturas e destaque), exercem seus efeitos terapêuticos de maneira semelhante (Bartlett et al., 2004; Jan et al., 2021). Atuam como uma cola molecular que recruta proteínas relevantes para a doença para uma E3 ubiquitina-ligase, resultando em degradação proteassomal. A *talidomida* e seus análogos ligam-se ao cereblon (CRBN), um componente de um complexo cullin-RING E3 ligase (CRL), e sua ligação ao CRBN media a interação com fatores de transcrição da família do dedo de zinco Ikaros (IKZF), levando à sua ubiquinação e degradação subsequente. A Figura 71-8 descreve o mecanismo de ação. Com base na proteína-alvo dessa classe de fármacos, podem também ser denominados moduladores de cereblon (Kannt e Điki, 2021). A degradação proteassomal desses fatores de transcrição mata as células do MM. A *talidomida* está associada a toxicidade significativa e foi substituída, em grande parte, pela *lenalidomida*, um IMiD mais potente e menos tóxico usado no tratamento do MM. A *pomalidomida*, um IMiD de terceira geração mais potente, demonstra ser eficaz mesmo em pacientes com cânceres refratários à *lenalidomida*. Além disso, na SMD del(5q), a *lenalidomida* induz a degradação da CK1α, que afeta preferencialmente as células del(5q), visto que expressam esse gene em níveis haploinsuficientes.

Talidomida e lenalidomida

A *talidomida* e a *lenalidomida* possuem uma história muito incomum e uma multiplicidade de efeitos biológicos e imunológicos (ver Caps. 39, 65 e 75). A *talidomida* foi originalmente usada para o tratamento do enjoo matinal associado à gravidez, porém foi retirada do mercado em decorrência de sua teratogenicidade e ocorrência de dismelia (interrupção do crescimento dos membros). Foi reintroduzida na prática clínica para o tratamento do eritema nodoso da hanseníase (ver Cap. 60). Pesquisas adicionais revelaram seus efeitos antiangiogênicos e imunomoduladores. Foram propostos pelo menos quatro mecanismos distintos para explicar a sua atividade antitumoral, que estão resumidos na Figura 71-9 e citados em sua legenda.

Tanto a *talidomida* quanto a *lenalidomida* possuem atividade potente em pacientes portadores de MM recidivante/refratário recém-diagnosticado e submetido a intenso tratamento prévio. A *lenalidomida* também está aprovada pela sua atividade no subgrupo 5q–[ou subgrupo del(5q)] da SMD. Um perfil específico de arranjo de genes identifica os pacientes portadores de SMD que carecem da anormalidade 5q–, mas que respondem à *lenalidomida*. Um derivado da *talidomida* mais recentemente desenvolvido é a *pomalidomida*, aprovada para o tratamento de pacientes com MM resistente à *lenalidomida*.

Lenalidomida

A *lenalidomida* constitui o principal composto dos derivados imunomoduladores da *talidomida*. A *lenalidomida* induz a ubiquitinação e degradação de proteínas-alvo pela E3 ubiquitina-ligase CRL4-CRBN (Fink e Ebert, 2015). As proteínas-alvo nas células do MM são IKZF1/3, que são cruciais para a sobrevida da célula (Lu et al., 2014) (Fig. 71-9). Na SMD, a caseína-cinase 1A1 é a proteína-alvo (Krönke et al., 2015). Os efeitos celulares da *lenalidomida* incluem supressão direta do crescimento de células tumorais em cultura, ativação das células T e das células *natural killer* (NK), supressão do fator de necrose tumoral α e de outras citocinas, antiangiogênese e promoção da diferenciação das HSC.

ADME

O fármaco é rapidamente absorvido após administração oral e eliminado com $t_{1/2}$ de 9 horas. Cerca de 70% da dose de *lenalidomida* administrada por via oral são excretados em sua forma intacta pelos rins. São recomendados ajustes da dose para uma depuração de creatinina reduzida.

Uso terapêutico

A *lenalidomida* exibe atividade antitumoral no MM, na SMD e na LLC; causa menos efeitos adversos e carece da teratogenicidade da *talidomida*.

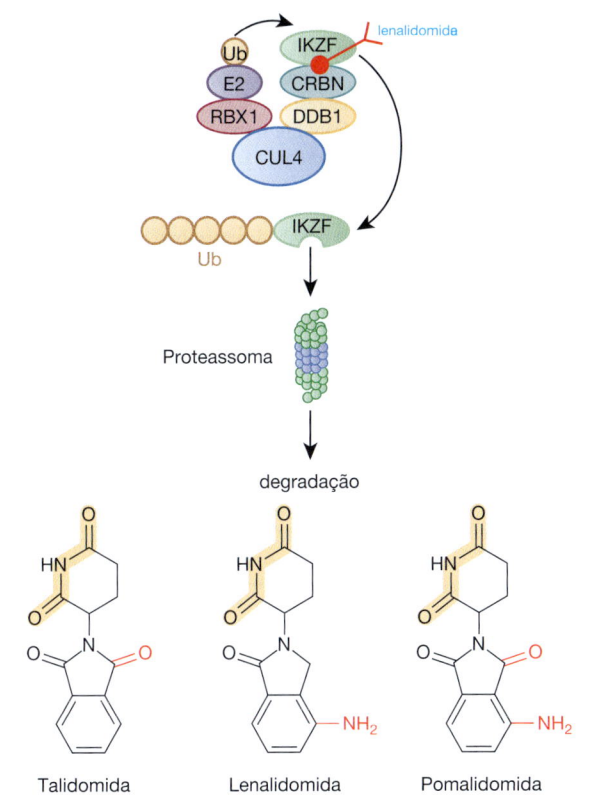

Figura 71-8 *Recrutamento de substratos-alvo pela lenalidomida.* A lenalidomida atua como "cola" molecular para o recrutamento de proteínas para o componente do receptor cereblon (CRBN) do complexo cullin-RING E3 ubiquitina-ligase 4 (CRL4) que compreende cullin 4 (CUL4), a proteína de ligação ao dano do DNA 1 (DDB1) e a E3 ubiquitina-proteína-ligase RBX1. Esse recrutamento resulta em ubiquitilação e degradação de proteínas. Devido às diferenças estruturais, a talidomida e seus congêneres interagem e levam à depleção de conjuntos de proteínas sobrepostos, porém distintos, que incluem IKZF1/3 (proteína de dedo de zinco da família Ikaros) e CK1α (isoforma α da caseína-cinase I) (Jan et al., 2021).

Talidomida

ADME

A *talidomida*, em pH fisiológico, existe como mistura racêmica de isômeros não polares S(–) e R(+) permeáveis a células e de rápida interconversão. Dessas moléculas de imagem especular, o enantiômero S está associado às atividades teratogênicas, indutoras de focomelia e de controle do crescimento, enquanto o enantiômero R responde pelas propriedades seletivas da *talidomida*. Convém ressaltar que ocorre interconversão dos isômeros em condições biológicas. No tratamento do MM, as doses são geralmente escalonadas em 200 mg/dia, a cada 2 semanas, até o aparecimento de efeitos adversos que limitam a dose (sedação, fadiga, constipação intestinal ou neuropatia sensitiva). Com a extensão do tratamento, a neuropatia pode exigir uma redução da dose ou a interrupção do tratamento por um certo período de tempo. A absorção da *talidomida* pelo trato GI é lenta e altamente variável. A *talidomida* distribui-se pela maioria dos tecidos e órgãos, sem ligação significativa às proteínas plasmáticas. Os enantiômeros são eliminados com $t_{1/2}$ de cerca de 6 horas, principalmente por hidrólise espontânea em todos os líquidos corporais; o enantiômero S é depurado mais rapidamente do que o enantiômero R. A *talidomida* e seus metabólitos são excretados na urina, enquanto a porção não absorvida do fármaco é excretada de modo inalterado nas fezes. Os produtos inativos da hidrólise sofrem metabolismo mediado por CYP. Foi relatada uma $t_{1/2}$ plasmática mais longa com doses mais altas (1,2 g/dia). Não há necessidade de ajuste da dose na presença de insuficiência renal.

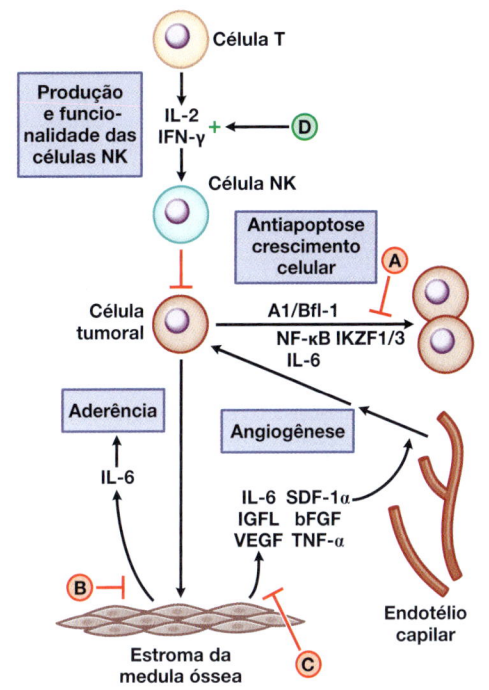

Figura 71-9 *Visão geral dos mecanismos propostos para a atividade da talidomida e seus derivados contra o mieloma.* Algumas características biológicas essenciais do fenótipo maligno estão indicadas em *retângulos* na cor azul. Foi formulada a hipótese de que os locais propostos de ação da *talidomida* (letras dentro dos círculos em cor vermelha e verde) também são atuantes para derivados da *talidomida*. **A.** Efeito anti-MM direto sobre as células tumorais, incluindo parada do crescimento em G_1 ou apoptose, até mesmo contra as células do MM resistentes à terapia convencional. Isso se deve à ruptura do efeito antiapoptótico de membros da família BCL2, bloqueando a sinalização do NF-κB, e à inibição da produção de IL-6. Estudos mecanicistas mostram que a *lenalidomida* pode destruir células do MM por meio de indução da ubiquitinação mediada pela E3 ubiquitina-ligase CRL4-CRBN e degradação dos IKZF1 e 3 cruciais (fatores de transcrição com dedos de zinco). **B.** Inibição da aderência das células do MM às células do estroma da medula óssea, devido, em parte, à redução da liberação de IL-6. **C.** Diminuição da angiogênese, devido à inibição da produção e liberação de citocinas e fatores de crescimento. **D.** Aumento da produção de citocinas pelas células T, como IL-2 e IFN-γ, que aumentam o número e a funcionalidade citotóxica das células NK.

Efeitos adversos da talidomida e da lenalidomida

A *talidomida* é bem tolerada em doses inferiores a 200 mg/dia. Os efeitos adversos comuns consistem em sedação e constipação intestinal. O efeito adverso mais grave é a neuropatia sensitiva periférica, que ocorre em 10 a 30% dos pacientes com MM ou outras neoplasias malignas por um processo que depende da dose e do tempo. A neuropatia relacionada com a *talidomida* consiste em parestesia periférica assimétrica e dolorosa, com perda sensorial, que se manifesta comumente na forma de dormência nos dedos dos pés e nos pés, cãibras musculares, fraqueza, sinais de comprometimento do trato piramidal e síndrome do túnel do carpo. Embora ocorra melhora dos sintomas com a interrupção do fármaco, a perda sensorial de longa duração pode não desaparecer. É preciso ter muita cautela em pacientes com neuropatia preexistente (p. ex., relacionada com o diabetes) ou com exposição anterior a fármacos passíveis de causar neuropatia periférica (p. ex., alcaloides da vinca, *bortezomibe*). A *talidomida* aumenta os efeitos sedativos dos barbitúricos e do álcool e os efeitos catatônicos da *clorpromazina*. Por outro lado, os estimulantes do SNC (como a *metanfetamina* e o *metilfenidato*) neutralizam os efeitos depressores da *talidomida*.

Os efeitos adversos da *lenalidomida* são menos graves; o fármaco provoca pouca sedação, constipação intestinal ou neuropatia. A *lenalidomida* causa depressão da função da medula óssea e está associada a leucopenia significativa (20% dos pacientes). É rara a ocorrência de hepatotoxicidade e disfunção renal. Em alguns pacientes com LLC, a *lenalidomida* causa edema pronunciado dos linfonodos e lise tumoral (reação de exacerbação tumoral). Os pacientes com disfunção renal são propensos a essa reação; em consequência, os pacientes portadores de LLC devem iniciar com doses menores do 10 mg/dia, com escalonamento de acordo com a tolerância. Os pacientes com LLC devem receber hidratação e *alopurinol* antes do tratamento, de modo a evitar as consequências do edema e lise tumoral. Uma interação negativa com o *rituximabe*, um anticorpo anti-CD20, pode resultar da infrarregulação da CD20 pela *lenalidomida*, uma interação que possui implicações clínicas em virtude de seu uso combinado em neoplasias malignas linfoides.

A *talidomida* e a *lenalidomida* aumentam o risco de eventos tromboembólicos, incluindo trombose venosa profunda, acidente vascular cerebral e infarto do miocárdio, que ocorrem com frequência aumentada em associação com glicocorticoides e com antraciclinas. A anticoagulação e a medicação antiplaquetária reduzem esse risco e estão indicadas para pacientes com fatores de risco para coagulação.

Pomalidomida

A *pomalidomida*, um congênere da *talidomida* de terceira geração, foi aprovada pela primeira vez em 2013 e está indicada em combinação com *dexametasona* para o tratamento de pacientes com MM que receberam pelo menos duas terapias anteriores, incluindo *lenalidomida*. Foi também aprovada em 2020 para o tratamento do sarcoma de Kaposi associado à Aids. Os efeitos adversos assemelham-se aos da *talidomida*. A *pomalidomida* está contraindicada durante a gravidez e em mulheres que podem engravidar. Em consequência, esse fármaco só está disponível com sistema de controle de gravidez, de modo a assegurar que as pacientes não estejam grávidas e estejam utilizando um método contraceptivo efetivo.

Inibidores do proteassoma

Primeira geração

Bortezomibe

O *bortezomibe* é um inibidor de primeira geração da degradação proteica mediada pelo proteassoma, que desempenha um papel central no tratamento do MM.

Mecanismo de ação

O *bortezomibe* liga-se à subunidade β5 do cerne 20S do proteassoma 26S e inibe de modo reversível a sua atividade semelhante à quimiotripsina. Esse evento interrompe múltiplas cascatas de sinalização intracelulares, levando à apoptose. Uma consequência importante da inibição do proteassoma é o seu efeito sobre o NF-κB, um fator de transcrição que promove a resposta à lesão celular e a sobrevida da célula. O NF-κB celular é, em sua maior parte, citosólico e está ligado a IκB (inibidor do NF-κB); nessa forma, o NF-κB é restrito ao citosol e não pode entrar no núcleo para regular a transcrição. Em resposta a sinais de estresse em decorrência de hipoxia, quimioterapia e lesão do DNA, o IκB torna-se ubiquitinado e, em seguida, sofre degradação por meio do proteassoma. A sua degradação libera o NF-κB que entra no núcleo, onde ativa, por transcrição, diversos genes envolvidos na sobrevida celular (p. ex., proteínas de adesão celular) e proliferação (p. ex., ciclina-D1) ou antiapoptose (p. ex., cIAP, BCL2). O NF-κB é altamente expresso em muitos tumores humanos, incluindo o MM, e pode constituir um fator essencial na sobrevida das células tumorais em um ambiente hipóxico e durante a quimioterapia. O *bortezomibe* bloqueia a degradação proteassomal do IκB, impedindo, assim, a atividade de transcrição do NF-κB e infrarregulando as respostas de sobrevida.

O *bortezomibe* também interrompe a degradação pela ubiquitina-proteassoma de p21, p27, p53 e de outros reguladores fundamentais do ciclo celular e iniciadores da apoptose. O *bortezomibe* ativa a "resposta a proteínas mal enoveladas" estereotípica da célula, em que a conformação anormal da proteína ativa vias de sinalização adaptativas na célula. O efeito combinado leva ao condicionamento irreversível das células MM para a apoptose.

ADME

A dose inicial recomendada de *bortezomibe* é de 1,3 mg/m^2, administrada em injeção intravenosa *(bolus)* nos dias 1, 4, 8 e 11 de cada ciclo de 21 dias (com um período de repouso de 10 dias por ciclo). O intervalo entre as doses deve ser de pelo menos 72 horas. A administração do fármaco deve ser suspensa até resolução de qualquer toxicidade não hematológica de grau 3 ou toxicidade hematológica de grau 4, e as doses subsequentes devem ser reduzidas em 25%. O fármaco exibe uma $t_{1/2}$ terminal no plasma de 5,5 horas. A inibição máxima do proteassoma alcança 60% em 1 hora e, em seguida, declina, com $t_{1/2}$ de cerca de 24 horas. A depuração do *bortezomibe* resulta da desboronação do composto original (90%), seguida de hidroxilação do produto livre de boro pelas CYP3A4 e CYP2D6; a administração desse fármaco com potentes indutores ou inibidores/substratos da CYP3A4 exige cautela. Não há necessidade de ajuste da dose em pacientes com disfunção renal.

Usos terapêuticos

O *bortezomibe* é usado como terapia inicial para pacientes com MM e como terapia para o MM após recidiva com outros fármacos. O *bortezomibe* também foi aprovado para o tratamento de pacientes com LCM refratário ou que sofreu recidiva. O fármaco se mostra ativo no mieloma, incluindo a indução de respostas completas em até 30% dos pacientes, quando usado em combinação com outros fármacos (i.e., *talidomida*, *lenalidomida*, *doxorrubicina* lipossomal ou *dexametasona*).

Efeitos adversos

Os efeitos tóxicos do *bortezomibe* consistem em trombocitopenia (28%), fadiga (12%), neuropatia periférica (12%), neutropenia, anemia, vômitos, diarreia, dor nos membros, desidratação, náuseas e fraqueza. A neuropatia periférica, a mais crônica das toxicidades, desenvolve-se mais frequentemente em pacientes com história pregressa de neuropatia secundária a tratamento farmacológico prévio (p. ex., *talidomida*) ou diabetes melito, ou com uso prolongado. A redução da dose ou a interrupção do fármaco melhora os sintomas neuropáticos. A injeção de *bortezomibe* pode precipitar hipotensão, particularmente em pacientes com depleção de volume, naqueles com história de síncope ou em pacientes em uso de medicamentos anti-hipertensivos. A cardiotoxicidade é rara, porém foi relatada a ocorrência de insuficiência cardíaca congestiva e prolongamento do intervalo QT.

Segunda geração

O *carfilzomibe* é um inibidor seletivo do proteassoma de segunda geração, baseado em uma epoxicetona tetrapeptídica. Foi aprovado pela FDA como monoterapia ou em combinação com *dexametasona* ou *lenalidomida* mais *dexametasona* para o tratamento de pacientes com MM refratário ou que sofreu recidiva, que receberam pelo menos um tratamento anterior. Os efeitos adversos frequentes (> 20% dos pacientes) consistem em anemia, trombocitopenia, diarreia, dispneia e edema periférico. Existe um risco de cardiotoxicidade e toxicidades renal, pulmonar e hepática, bem como hipertensão.

O *ixazomibe* é um inibidor do proteassoma análogo peptídico de segunda geração, com biodisponibilidade oral, que interage com a subunidade beta tipo 5 (PSMB5) do complexo do proteassoma 20S. O *ixazomibe* possui uma $t_{1/2}$ de eliminação de 9,5 dias e está aprovado para uso em combinação com *lenalidomida* e *dexametasona* para o tratamento de pacientes com MM após pelo menos uma terapia anterior (Moreau et al., 2016). O *ixazomibe* pode causar diarreia, neuropatia periférica e hepatotoxicidade.

VI Moduladores epigenéticos: inibidores das HDAC, HMT e IDH1/2

Inibidores da histona-desacetilase

As HDAC são uma classe de enzimas que catalisam a remoção de grupos acetila de aminoácidos de lisina acetilados em histonas, alterando, desse modo, a ativação de transcrição de genes celulares. Assim, os inibidores de HDAC produzem um amplo espectro de efeitos epigenéticos (Bates, 2020). As HDAC também podem desacetilar outras proteínas, incluindo fatores de transcrição. A hiperexpressão das HDAC observada em alguns cânceres ou o recrutamento aberrante de HDAC para fatores de transcrição oncogênicos podem causar hipoacetilação de histonas nucleossomais do cerne. Essa hipoacetilação resulta em uma estrutura condensada da cromatina e repressão da transcrição dos genes. Por outro lado, a inibição da atividade das HDAC leva ao acúmulo de grupos acetila nos resíduos de lisina das histonas, a uma estrutura de cromatina aberta e à ativação de genes-alvo que são seletivamente reprimidos em tumores. O resultado da inibição das HDAC pode consistir em diferenciação, com emergência de um fenótipo celular mais normal ou parada do ciclo celular com expressão de reguladores endógenos da progressão do ciclo celular. Em virtude da diversidade da família de enzimas HDAC e sua distribuição tecidual, os inibidores da HDAC com diferentes seletividades podem induzir uma ampla variedade de efeitos celulares. Além de seus efeitos celulares, o impacto dos inibidores de HDAC sobre a interação cruzada das células cancerosas e do sistema imune está sendo atualmente avaliado em ensaios clínicos que utilizam tratamentos combinados com inibidores do *checkpoint* imune (Hogg et al., 2020). Quatro inibidores da HDAC, *panobinostate*, *romidepsina*, *vorinostate* e *belinostate*, foram aprovados pela FDA e são discutidos a seguir. Uma revisão atualizada de outros moduladores epigenéticos é fornecida por Bates (2020).

Panobinostate

O *panobinostate* é um pan-inibidor não seletivo das HDAC, com biodisponibilidade oral. A atividade inibitória leva à apoptose das células malignas por meio de diversas vias. O *panobinostate* está aprovado para o tratamento de pacientes com MM que receberam pelo menos dois tratamentos anteriores, incluindo *bortezomibe* e um agente imunomodulador.

ADME

A biodisponibilidade oral é de cerca de 21%. O *panobinostate* é metabolizado pela CYP3A. Recomenda-se evitar o uso concomitante de indutores ou inibidores potentes da CYP3A4; caso contrário, serão necessários ajustes da dose. A $t_{1/2}$ de eliminação é de 37 horas.

Efeitos adversos

Os efeitos adversos mais comuns consistem em diarreia (grave em 25% dos pacientes), fadiga, náuseas, edema periférico, diminuição do apetite, pirexia e vômitos. As anormalidades laboratoriais não hematológicas mais comuns (com incidência de ≥ 40%) consistem em hipofosfatemia, hipopotassemia, hiponatremia e aumento da creatinina. As anormalidades laboratoriais hematológicas comuns (com incidência ≥ 60%) consistem em trombocitopenia, linfopenia, leucopenia, neutropenia e anemia. Foi constatada a ocorrência de eventos isquêmicos cardíacos fatais, arritmias graves e alterações do ECG em pacientes tratados com *panobinostate*. As arritmias podem ser exacerbadas pela presença de anormalidades eletrolíticas. Deve-se evitar o uso concomitante de agentes antiarrítmicos ou fármacos que prolonguem o QT. Recomenda-se uma monitoração cardíaca rigorosa durante o tratamento.

Romidepsina

A *romidepsina* é um inibidor da HDAC utilizado no tratamento do linfoma de células T cutâneo e periférico. Recentemente, foi retirada a sua indicação para o linfoma de células T periférico. A *romidepsina* é um produto natural obtido da bactéria *Chromobacterium violaceum* e, algumas vezes, é designada como *depsipeptídeo*. A *romidepsina* atua como profármaco. No interior das células, um tiol de ligação do zinco do fármaco é reduzido e interage com um átomo de zinco na bolsa de ligação da HDAC, bloqueando a sua atividade.

ADME

Após administração intravenosa, o fármaco é metabolizado principalmente pela CYP3A4. Por esse motivo, recomenda-se a monitoração da toxicidade relacionada com a exposição aumentada à *romidepsina* quando coadministrada com inibidores potentes da CYP3A4. Deve-se evitar o uso da *rifampicina* e de outros indutores potentes da CYP3A4. A $t_{1/2}$ terminal é de cerca de 3 horas.

Efeitos adversos

Os efeitos adversos mais comumente observados consistem em náusea e vômitos, anemia, trombocitopenia e leucopenia, bem como níveis anormais de eletrólitos e alterações do ECG.

Vorinostate

O *vorinostate* é uma pequena molécula inibidora da HDAC, com biodisponibilidade oral; é também conhecido como SAHA, com base em seu nome químico **á**cido **s**ober**a**nilo-**h**idroxâmico.

Mecanismo de ação

O *vorinostate* liga-se ao sítio ativo das HDAC e atua como quelante de íons zinco no sítio ativo. A inibição resultante das HDAC provoca acúmulo de histonas acetiladas e outras proteínas acetiladas, entre as quais estão fatores de transcrição fundamentais para a diferenciação celular. O *vorinostate* inibe as atividades enzimáticas das HDAC1, 2, 3 (classe I) e da HDAC6 (classe II) em concentrações nanomolares ($CI_{50} < 100$ nM). *In vitro*, o *vorinostate* induz parada do ciclo celular ou apoptose de algumas células cancerosas.

ADME

A absorção do *vorinostate* aumenta ligeiramente quando o fármaco é tomado com uma refeição. O metabolismo ocorre principalmente por glicuronidação e hidrólise. A $t_{1/2}$ de eliminação é de cerca de 2 horas.

Uso terapêutico e efeitos adversos

O *vorinostate* foi aprovado para o tratamento de pacientes com linfoma de células T cutâneo com doença persistente ou recorrente após duas terapias sistêmicas. As reações adversas mais comuns consistem em diarreia, fadiga, náuseas, trombocitopenia, anorexia e disgeusia. Pacientes com comprometimento hepático grave devem ser excluídos do tratamento. As mulheres devem ser informadas dos potenciais danos ao feto.

Belinostate

O *belinostate* é um inibidor da HDAC desenvolvido para o tratamento de neoplasias malignas hematológicas e tumores sólidos. É aprovado para o tratamento de linfoma de células T periféricas e é administrado por infusão intravenosa. As advertências e os efeitos adversos incluem o risco de toxicidade hematológica, infecções e hepatotoxicidade. O tratamento também pode causar dano ao feto.

Inibidores da histona-metiltransferase

Tazemetostate

O *tazemetostate* é um inibidor competitivo de S-adenosil metionina (SAM) da histona-metiltransferase (HMT) EZH2 (tipo selvagem e mutante), com biodisponibilidade oral, que foi aprovado em 2020 para o tratamento de pacientes com sarcoma epitelioide localmente avançado não elegível para ressecção completa. A inibição de EZH2 impede a metilação da histona H3 lisina 27 (H3K27), altera os padrões de expressão gênica associados às vias do câncer e inibe o crescimento de células cancerosas com mutação de EZH2. O EZH2 é superexpresso ou mutado em uma variedade de células cancerosas e desempenha um papel fundamental na proliferação das células tumorais. Os efeitos adversos mais comuns incluem fadiga, náusea e diminuição do apetite. Existe um risco aumentado de desenvolvimento de neoplasias malignas secundárias e de dano fetal. O *tazemetostate* é metabolizado pela CYP3A, e a coadministração de inibidores da CYP3A pode aumentar a AUC. A $t_{1/2}$ de eliminação é de 3,1 horas.

Inibidores de IDH1/2

As mutações de IDH1 e IDH2 resultam em produção preferencial de 2-hidroxiglutarato (2-HG) em relação ao alfa-cetoglutarato, simulando a perda de função do gene de translocação dez-onze (TET), que controla a desmetilação do DNA e que resulta em sua hipermetilação; simultaneamente, a inibição de lisina-desmetilase pelo 2-HG leva a aumento da metilação de histona lisina (Yang et al., 2012). São encontradas mutações em DNMT3A, TET2, IDH1 e IDH2 em 28, 14, 9 e 10% das LMA, respectivamente, com padrão de mutação semelhante no linfoma de células T periféricas. Foram detectadas mutações de DNMT3A e TET2 apenas em menor frequência em tumores sólidos, enquanto foram detectadas mutações de IDH1 com maior frequência, incluindo 78% dos gliomas de baixo grau, 14% dos colangiocarcinomas e 4% dos melanomas cutâneos. Atualmente, dois fármacos direcionados para IDH1 e IDH2 mutantes estão aprovados e demonstraram alguma eficácia no tratamento da LMA.

O *enasidenibe* é um inibidor da IDH2 com biodisponibilidade oral, que foi aprovado em 2017 para o tratamento de pacientes com LMA recidivante ou refratária com mutação de IDH2. O *ivosidenibe* é um inibidor da IDH1 com biodisponibilidade oral, aprovado em 2018 para o tratamento da LMA com mutação de IDH1 suscetível (DiNardo et al., 2018; Issa e DiNardo, 2021) e, recentemente, para o colangiocarcinoma com mutações de IDH1. Para ambos os fármacos, existe o risco de síndrome de diferenciação, que pode ser fatal e que exige terapia com corticosteroides e monitoramento hemodinâmico em caso de suspeita. Para o *ivosidenibe*, os riscos incluem prolongamento do intervalo QTc e síndrome de Guillain-Barré.

VII Outros inibidores (BCL2, exportação nuclear, tradução, CXCR4)

Inibidores de BCL2

A família das proteínas do linfoma de células B 2 (BCL2) compreende mais de 20 proteínas que governam a permeabilização da membrana externa das mitocôndrias e que controlam a morte celular programada (apoptose). As proteínas dessa família podem ser *pró-apoptóticas* ou *anti*apoptóticas, dependendo do conteúdo de domínios de homologia de BCL2 (BH1-4). As proteínas *pró-apoptóticas* contêm um domínio BH3, que é necessário para a dimerização com outras proteínas da família BCL2. As proteínas *anti*apoptóticas contêm domínios BH1 e BH2. O equilíbrio dessas proteínas de interação controla a permeabilização da membrana externa mitocondrial, a liberação de citocromo c e a ativação de caspases que leva à apoptose (Fig. 71-10). A BCL2 promove a sobrevida celular ao inibir proteínas proapoptóticas como BIM (proteína 11 semelhante a BCL2), BAX e BAK e é hiperexpressa na LLC e em alguns outros tumores nos quais pode sustentar a sobrevida das células tumorais e a resistência aos tratamentos para o câncer.

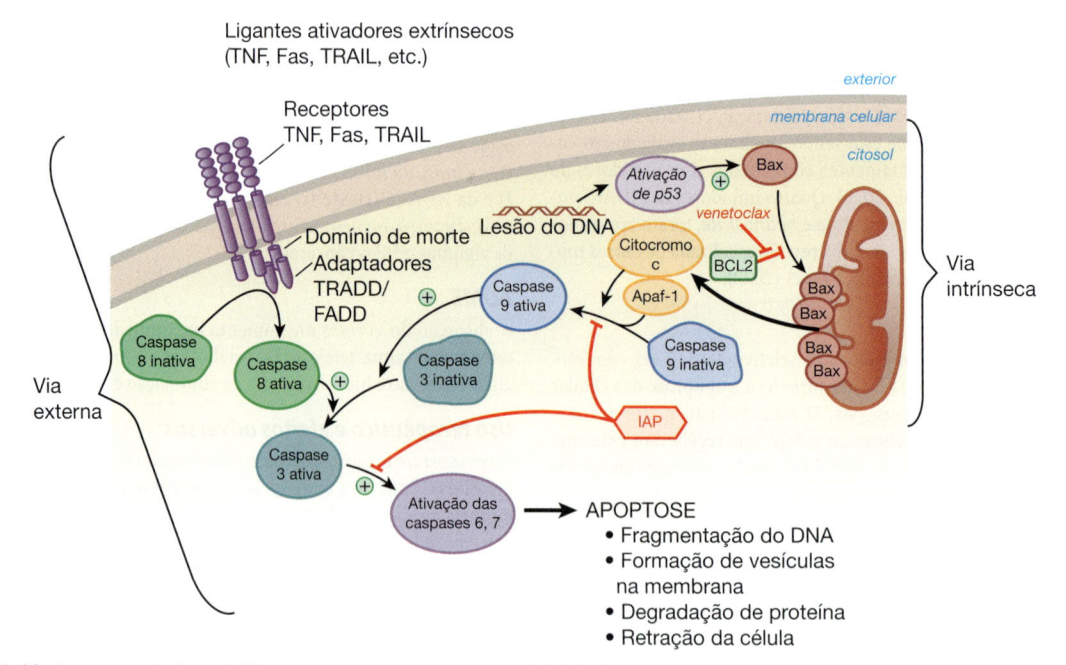

Figura 71-10 *Os agentes miméticos de BH3 aumentam a apoptose.* A permeabilidade da membrana mitocondrial externa ao citocromo c é regulada por proteínas necessárias para a formação de poros, incluindo BAX e BAK pró-apoptóticas. BAK e BAX sofrem inativação pela ligação aos domínios BH3 de proteínas antiapoptóticas, como a BCL2. Os fármacos miméticos do BH3 (*venetoclax*) são direcionados para o alvo BCL2 e sua interação com BAX/BAK, reduzindo o efeito inibitório da BLC2 sobre a progressão da apoptose, aumentando a liberação de citocromo c e sensibilizando a célula para a apoptose. As células cancerosas podem ser resistentes à apoptose pela hiperexpressão de BCL2; os agentes miméticos de BH3, como o *venetoclax*, liberam o bloqueio resultante e promovem a apoptose.

Venetoclax

Mecanismo de ação

O *venetoclax* é uma pequena molécula inibidora de BCL2, a primeira da classe, de biodisponibilidade oral. Foi desenvolvida como agente mimético de BH3, que inibe a interação de BCL2 com os membros da família pró-apoptótica de BH3 apenas, como BIM, BID e BAD. O *venetoclax* in vitro inibe a ação de BCL2, com CI_{50} de menos de 0,01 nM e com seletividade de duas ou três ordens de magnitude em relação a outros membros da família BCL2. Na presença de *venetoclax*, proteínas apenas BH3 podem ser translocadas para as mitocôndrias e iniciar a apoptose dependente de BAX/BAK. Ocorre hiperexpressão de BCL2 nas células da LLC, onde sustenta a sobrevida das células tumorais e a resistência aos agentes quimioterápicos. Por conseguinte, o *venetoclax* ajuda a restaurar a apoptose nessas células.

Uso terapêutico, efeitos adversos e ADME

O *venetoclax* é aprovado para o tratamento de pacientes com LLC ou LLPC e em combinação com *azacitidina*, *decitabina* e ou *citarabina* em dose baixa para o tratamento da LMA recém-diagnosticada em pacientes com 75 anos de idade ou mais ou com comorbidades que excluam o uso de quimioterapia. Os efeitos adversos mais comuns consistem em neutropenia, diarreia, náuseas, anemia, infecção das vias respiratórias superiores, trombocitopenia e fadiga. O *venetoclax* pode causar dano fetal. Obtém-se uma melhora significativa da absorção oral de 3 a 5 vezes pela administração do *venetoclax* com uma refeição. O fármaco é metabolizado pelas CYP3A4/5 e tem uma $t_{1/2}$ de eliminação de 18 a 26 horas.

Inibidor de exportação nuclear

Selinexor

O *selinexor* é um inibidor reversível da exportina 1 (XPO1) com biodisponibilidade oral. Foi aprovado em 2019 em combinação com *bortezomibe* e *dexametasona* para o tratamento de pacientes MM que receberam anteriormente pelo menos uma terapia, bem como para o tratamento de pacientes com linfoma difuso de grandes células B recidivante ou refratário após pelo menos duas linhas de tratamento sistêmico. As advertências e os riscos do tratamento que exigem monitoramento e manejo incluem trombocitopenia, neutropenia, hiponatremia e infecção. Além disso, existe um risco de dano fetal. Os efeitos adversos mais comuns consistem em fadiga, náusea, vômitos, diminuição do apetite, diarreia, neuropatia periférica, infecção das vias respiratórias superiores, redução do peso e catarata. O *selinexor* é metabolizado pela CYP3A4 e eliminado com $t_{1/2}$ de 6 a 8 horas.

Inibidor da tradução de proteínas

Omacetaxina

A *omacetaxina* é administrada por injeção SC e é aprovada para tratamento de pacientes com LMC com resistência ou intolerância a dois ou mais inibidores de cinase. Os mecanismos de ação incluem inibição da tradução de proteínas ao impedir a etapa inicial de alongamento da síntese de proteínas, resultando em depleção das proteínas de vida curta na célula. As advertências incluem o risco de mielossupressão, sangramento e toxicidade fetal. Os efeitos adversos também consistem em náusea, fadiga e infecções. O fármaco é hidrolisado por esterases plasmáticas e eliminado com $t_{1/2}$ de 14,6 horas.

Inibidor da CXCR4

Plerixafor

O *plerixafor* é uma pequena molécula inibidora do receptor de quimiocinas CXCR4. É usado em combinação com o fator estimulador de colônias de granulócitos para mobilizar as células-tronco hematopoiéticas (HSC) para o sangue periférico com objetivo de coleta e transplante autólogo posterior em pacientes com linfoma não Hodgkin e MM. O *plerixafor* bloqueia a ligação do SDF-1α ao CXCR4. A atividade do CXCR4 sustenta o endereçamento das HSC para a medula óssea, e o *plerixafor* mobiliza a liberação e a entrada de HSC na circulação. A combinação do fator estimulador de colônias de granulócitos com *plerixafor* aumenta a eficácia da mobilização das HSC.

RESUMO: Terapias direcionadas para vias como alvos moleculares

Fármacos	Uso terapêutico	Farmacologia clínica e dicas
Seção I: Inibidores dos fatores de crescimento e seus receptores		
Inibidores do receptor do fator de crescimento epidérmico		
Pequenas moléculas inibidoras da cinase do EGFR: administração oral		
Erlotinibe	• CPNCP avançado com EGFR mutante (del do éxon 19; L858R) • Câncer de pâncreas avançado, em combinação com gencitabina	• Exantema cutâneo, estomatite, diarreia, doença pulmonar intersticial • Substrato da CYP3A4 • Aumento do efeito anticoagulante da varfarina • Uso concomitante de IBP ↓ biodisponibilidade
Gefitinibe	• CPNCP avançado com EGFR mutante (del do éxon 19; L858R)	• Efeitos adversos semelhantes aos do erlotinibe, porém a biodisponibilidade não é afetada por IBP
Afatinibe	• Inibidor irreversível do EGFR > HER2 • CPNCP avançado com EGFR mutante (del do éxon 19; L858R) • Carcinoma espinocelular de pulmão que progride após tratamento sistêmico	• Efeitos adversos mais acentuados do que os do gefitinibe; pode causar hepatotoxicidade • Não afetado por modulação da CYP3A4 • ↓ dose na presença de comprometimento renal ou com inibidores da Pgp
Osimertinibe	• CPNCP avançado com mutações de • CPNCP avançado, resistente a outros inibidores de EGFR cinase e positivo para EGFR com mutação T790M do éxon 20	• Efeitos adversos semelhantes aos do gefitinibe, porém menos intenso; pode ↑ o intervalo QTc

(continua)

RESUMO: Terapias direcionadas para vias como alvos moleculares (continuação)

Fármacos	Uso terapêutico	Farmacologia clínica e dicas
Inibidores do receptor do fator de crescimento epidérmico 2 humano		
Pequenas moléculas inibidoras da HER2-cinase: administração oral, inibem também o EGFR		
Lapatinibe	• Câncer de mama HER2-positivo, em combinação com capecitabina • Câncer de mama HER2-positivo e positivo para receptores hormonais, em combinação com letrozol (inibidor da aromatase)	• Exantema cutâneo, diarreia • Cardiotoxicidade (menos do que o trastuzumabe), prolongamento do intervalo QT • Substrato da CYP3A4
Neratinibe	• Inibidor irreversível do EGFR e do HER2 • Câncer de mama HER2-positivo, além de quimioterapia	• A diarreia constitui o principal efeito adverso, com diarreia grave de grau 3-4 em um terço dos pacientes
Seção II: Inibidores de proteínas-cinases intracelulares		
Inibidores da B-RAF-cinase mutante		
Vemurafenibe	• Melanoma mutante BRAF V600E/K	• Efeitos adversos cutâneos em até 60%, com carcinoma espinocelular em > 20% • Artralgia, fadiga, náuseas com menos frequência • Pode causar prolongamento do QT • Substrato da CYP3A4; inibidor da CYP1A2
Dabrafenibe	• Melanoma mutante V600E/K também em combinação com o inibidor da MEK, trametinibe • CPNCP mutante BRAFV600E com trametinibe	• Efeitos adversos cutâneos: hiperceratose e papiloma • CEc em ~ 10% dos pacientes • Combinação com trametinibe ↓ incidência do CEc para 3%; retarda o início • Substrato da CYP2C8 e CYP3A
Inibidores da proteína-cinase-cinase ativada por mitógenos		
Cobimetinibe	• Melanoma mutante BRAF V600E/K	• Diarreia, fotossensibilidade, náuseas comum • Risco de hemorragia, miocardiopatia • Substrato da CYP3A4
Trametinibe	• Melanoma mutante BRAF V600E/K e CPNCP mutante BRAF V600E: com dabrafenibe • Ineficaz em pacientes que desenvolveram resistência ao tratamento com inibidor do BRAF	• Exantema cutâneo, dermatite acneiforme, diarreia com mais frequência; toxicidade cutânea grave em 6% • Risco de miocardiopatia, hipertensão, hemorragia, doença pulmonar intersticial • Absorção reduzida após refeição rica em caloria
Inibidores da proteína-cinase associada a Janus		
Ruxolitinibe	• Policitemia vera • Mielofibrose	• Trombocitopenia, anemia com mais frequência • Raramente, carcinoma basocelular ou carcinoma espinocelular • ↓ dose no comprometimento renal ou hepático • Substrato da CYP3A4
Inibidores da cinase 4/6 dependente de ciclina		
Palbociclibe	• Câncer de mama avançado, ER-positivo HER2-negativo • Combinação com inibidor da aromatase ou antiestrogênio (fulvestranto)	• Comuns: neutropenia, leucopenia, infecções, estomatite, anemia, trombocitopenia, náuseas, diarreia • Substrato e inibidor da CYP3A4
Abemaciclibe e ribociclibe	• Igual ao do palbociclibe	• Efeitos adversos semelhantes aos do palbociclibe
Inibidores da tirosina-cinase de Bruton		
Ibrutinibe	• LCM, LLC, LPL, macroglobulinemia de Waldenström	• Neutropenia, trombocitopenia, diarreia, anemia, dor musculoesquelética • Possibilidade de início lento de hipertensão: monitoração da pressão arterial • Fibrilação atrial: monitoração e tratamento • Neoplasias malignas secundárias, principalmente da pele, não melanoma • Substrato da CYP3A4

(continua)

RESUMO: Terapias direcionadas para vias como alvos moleculares (continuação)

Fármacos	Uso terapêutico	Farmacologia clínica e dicas
Inibidores de BCR-ABL, PDGFR, KIT-cinases		
Imatinibe	• LMC na fase crônica; melanoma lentiginoso da mucosa e acral (mutação KIT-positiva), GIST (mutação KIT-positiva), dermatofibrossarcoma protuberante, leucemia mielomonocítica crônica	• Efeitos adversos do trato GI: diarreia, náuseas, vômitos • Retenção hídrica, edema • Raramente, mielossupressão, hepatotoxicidade • Substrato da CYP3A4
Dasatinibe	• LMC resistente ao imatinibe após terapia prévia	• Efeitos adversos: diarreia, náusea, vômitos • Retenção hídrica, edema, derrames pleurais • Raramente, mielossupressão, hepatotoxicidade • Biodisponibilidade ↓ após antiácidos ou bloqueadores H_2 • Substrato da CYP3A4
Nilotinibe	• LMC resistente ao imatinibe após terapia prévia	• Efeitos adversos: diarreia, náusea, vômitos, retenção hídrica, edema • Pode ↑ o intervalo QT; deve-se ter cautela com eventos vasculares, incluindo isquemia • Raramente, mielossupressão, hepatotoxicidade • Biodisponibilidade ↑ na presença de alimento • Substrato da CYP3A4 e Pgp • Inibidor da Pgp
Bosutinibe	• LMC resistentes à terapia anterior	• Diarreia, náuseas, trombocitopenia, vômitos, exantema
Ponatinibe	• LMC resistente e LLA Ph$^+$	• Principais efeitos adversos: trombose, hepatotoxicidade, pancreatite • Absorção ↓ por pH gástrico elevado (antagonistas H_2, antiácidos, IBP) • Substrato da CYP3A4
Inibidores da cinase do linfoma anaplásico		
Alectinibe	• CPNCP avançado com gene de fusão ALK-cinase • CPNCP avançado com gene de fusão ALK-cinase e progressão da doença com crizotinibe	• Os efeitos adversos comuns incluem fadiga, constipação, edema e mialgia • Observação de pneumonite, toxicidade GI e hepática; bradicardia e prolongamento do intervalo QT
Ceritinibe, crizotinibe	• Iguais aos anteriores	• Iguais aos anteriores
Inibidores da PI3K (fosfatidilinositol-4,5-bifosfato 3-cinase)		
Idelalisibe	• Neoplasias malignas de células B refratárias ou que sofreram recidiva: LLC (com rituximabe), LF, LPL • Não indicado como tratamento de primeira escolha	• Efeitos adversos graves e algumas vezes fatais: hepatotoxicidade, colite, pneumonite, perfuração intestinal, toxicidade cutânea • Substrato de CYP3A
Inibidores do mTOR (alvo mecanicista ou da rapamicina em mamíferos)		
Tensirolimo	• CCR avançado	• Efeitos adversos: com frequência, exantema, mucosite, anemia, fadiga (30-50%); raramente, leucopenia, trombocitopenia, doença pulmonar intersticial • Metabolizado a um metabólito ativo de vida mais longa (sirolimo) pela CYP3A4: evitar inibidores da CYP3A4, incluindo suco de toranja (grapefruit)
Everolimo	• Carcinoma de células renais • Câncer de mama: avançado ER-positivo, HER2-negativo em combinação com inibidor da aromatase exemestano após ausência de resposta a outros inibidores da aromatase (letrozol, anastrozol) • TNEP • GIST neuroendócrino não funcional, progressivo e bem diferenciado	• Sobreposição dos efeitos adversos com o tensirolimo (ver anteriormente) • Substrato da CYP3A4
Inibidores de múltiplas cinases		
Cabozantinibe	• CCR avançado	• Diarreia, fadiga, náuseas, dor abdominal • Hipertensão: monitorar a pressão arterial • Não indicado para pacientes com história recente de sangramento ou evento tromboembólico • Interromper em pacientes com perfuração, fístulas GI • Substrato da CYP3A4; ↓ dose na presença de comprometimento hepático

(continua)

RESUMO: Terapias direcionadas para vias como alvos moleculares (continuação)

Fármacos	Uso terapêutico	Farmacologia clínica e dicas
Vandetanibe	• Câncer de tireoide medular localmente avançado, em progressão	• Diarreia, colite, exantema • Prolongamento do intervalo QT, torsades de pointes, morte súbita • Não administrar a pacientes com comprometimento hepático, síndrome do QT longo • Substrato da CYP3A4

Seção III: Inibidores da angiogênese tumoral

Inibidor da atividade do fator induzível por hipoxia (HIF)

Fármacos	Uso terapêutico	Farmacologia clínica e dicas
Belzutifano	• Inibição da heterodimerização dos fatores de transcrição HIF-2α com HIF-1β • CCR de células claras	Efeitos adversos: • Anemia devido à redução da eritropoietina • Hipertensão

Inibidores do receptor do fator de crescimento do endotélio vascular (VEGFR) e cinases intracelulares que participam da angiogênese

Fármacos	Uso terapêutico	Farmacologia clínica e dicas

Sunitinibe	• Inibição da cinase do VEGFR2 e de várias outras cinases
	• CCR metastático
	• GIST após resistência ao imatinibe
	• Tumores neuroendócrinos de pâncreas
		• Efeitos adversos compartilhados com anti-VEGF: sangramento, hipertensão, proteinúria (com frequência); tromboembolismo, perfurações GI (raramente)
		• Efeitos adversos distintos dos anti-VEGF:
		  • Fadiga (50-70%), hipotireoidismo (40-60%)
		  • Comuns: supressão da medula óssea e diarreia
		  • Menos comuns: hepatotoxicidade, insuficiência cardíaca congestiva
		• Verificar a intervalos regulares a pressão arterial, as contagens hematológicas e a função da tireoide
		• $t_{1/2}$ de eliminação de ~ 4 dias: o esquema em alguns cânceres é de 4 semanas, com 2 semanas sem tratamento *versus* administração diária contínua para outros cânceres

Sorafenibe	• Carcinoma hepatocelular • CCR metastático (entretanto, o sunitinibe constitui a primeira escolha)	• Efeitos vasculares adversos semelhantes aos do sunitinibe • Mais comuns: fadiga, diarreia, anorexia, exantema • Menos comuns: supressão da medula óssea, perfuração GI, miocardiopatia
Axitinibe	• Inibição do VEGFR1-3 • Câncer de células renais avançado após fracasso de terapia sistêmica anterior	• Sobreposição dos efeitos adversos com os de anti-VEGF: hipertensão, eventos trombóticos e hemorrágicos, perfuração GI • Substrato da CYP3A4/5
Lenvatinibe	• Inibição de VEGFR1-3, FGFR, PDGFR • Câncer de tireoide diferenciado recorrente ou metastático • CCR em combinação com everolimo • Câncer endometrial com pembrolizumabe	• Sobreposição dos efeitos adversos com os de anti-VEGF: hipertensão, eventos trombóticos e hemorrágicos, perfuração GI • Além disso: hepatotoxicidade, prolongamento do QT • Substrato de CYP3A
Pazopanibe	• Inibição de VEGFR1-3, FGFR, KIT, PDGFR • CCR avançado e sarcoma de tecidos moles avançado após quimioterapia prévia	• Sobreposição dos efeitos adversos com os de anti-VEGF: hipertensão, eventos trombóticos e hemorrágicos, perfuração GI • Além disso: hepatotoxicidade, prolongamento do QT • Substrato de CYP3A
Regorafenibe	• Inibição de RET, VEGFR1, PDGFR, FGFR, TIE2, RAF1, BRAF, ABL • Câncer colorretal metastático após quimioterapia prévia e anti-VEGF ou anti-EGFR • GIST avançado após imatinibe ou sunitinibe	• Principais efeitos adversos: hepatotoxicidade, hipertensão, eventos trombóticos e hemorrágicos, perfuração GI e complicações relacionadas com a cicatrização de feridas • Substrato de CYP3A

Seção IV: Inibidores da PARP

Inibidor da poli(ADP-ribose)-polimerase

Fármacos	Uso terapêutico	Farmacologia clínica e dicas
Olaparibe	• Câncer de ovário após três ou mais linhas de tratamento anterior em pacientes com BRCA mutante de linhagem germinativa	• Efeitos adversos: náusea, vômitos, perda do apetite, dor muscular e articular, anemia; leucemia (raramente), SMD potencialmente fatal (rara), pneumonite • Substrato da CYP3A4

(continua)

RESUMO: Terapias direcionadas para vias como alvos moleculares (continuação)

Fármacos	Uso terapêutico	Farmacologia clínica e dicas
Seção V: Moduladores da degradação de proteínas		
Talidomida e congêneres		
Talidomida	• Diagnóstico recente de mieloma múltiplo • Mieloma múltiplo que sofreu recidiva ou refratário, com tratamento prévio	• Efeito adverso mais grave: neuropatia sensitiva em 10-30% dos pacientes; pode não ser reversível após a interrupção do tratamento; pacientes com neuropatia preexistente correm maior risco • Teratogênica; não utilizar durante a gravidez • Provoca sedação (aumentada por depressores do SNC), fadiga, constipação
Lenalidomida	• Mieloma múltiplo • SMD (5q– SMD) • Leucemia linfocítica crônica (LLC)	• Supressão da medula óssea e leucopenia (20% dos pacientes), toxicidade hepática ou renal rara • Lise tumoral em alguns pacientes com LLC → edema dos linfonodos e exacerbação do tumor: iniciar com uma dose mais baixa em pacientes com LLC • Infrarregula CD20, um alvo da terapia com anticorpos monoclonais • Diferentemente da talidomida: pouca neuropatia, sedação ou constipação intestinal; ausência de teratogenicidade • Reduzir a dose em pacientes com redução da função renal
Pomalidomida	• Sarcoma de Kaposi associado à Aids	• Teratogênica; disponível apenas com sistema de controle de gravidez
Inibidores do proteassoma		
Bortezomibe	• Mieloma múltiplo: terapia inicial e após recidiva • Linfoma de células do manto: recidiva ou refratário	• Trombocitopenia (28%), fadiga (12%), neuropatia periférica (12%) • Neutropenia, anemia, vômitos, diarreia, dor nos membros, fraqueza • Raramente: insuficiência cardíaca congestiva e prolongamento do intervalo QT • Metabolizado pela CYP3A4; ter cautela com as interações medicamentosas
Seção VI: Moduladores epigenético		
Panobinostate	• Pacientes com MM que receberam anteriormente pelo menos dois tratamentos, incluindo bortezomibe e um agente imunomodulador	• Eventos isquêmicos cardíacos fatais, arritmias graves, monitoramento cardíaco rigoroso durante o tratamento • Substrato de CYP3A
Seção VII: Outros inibidores		
BCL2 (proteína antiapoptótica): inibidor disponível por via oral		
Venetoclax	• LLC com deleção 17p (prognóstico sombrio)	• Neutropenia, trombocitopenia, diarreia, náusea • Absorção ↑ 3-5 vezes com refeição • Substrato de CYP3A

Nota: Substrato da CYP3A4: para fármacos sujeitos ao metabolismo hepático por enzimas do CYP, a exposição do paciente ao fármaco pode ser afetada pela coadministração de inibidores ou indutores da CYP3A4 e, consequentemente, pode reduzir a eficácia ou aumentar os efeitos adversos.

Toxicidade embriofetal: Considerar que todos esses fármacos podem causar dano fetal. Avisar as mulheres sobre o risco potencial para o feto e aconselhar evitar a gravidez durante a administração do fármaco e por 1 mês após a interrupção do tratamento. Aconselhar os homens a evitar engravidar a parceira durante o mesmo período. Evitar a lactação durante a terapia.

Referências

Amakye D, et al. Unraveling the therapeutic potential of the Hedgehog pathway in cancer. *Nat Med*, **2013**, *19*:1410–1422.

André F, et al. Alpelisib for PIK3CA-mutated, hormone receptor–positive advanced breast cancer. *N Engl J Med*, **2019**, *380*:1929–1940.

Awad MM, et al. Acquired resistance to KRASG12C inhibition in cancer. *N Engl J Med*, **2021**, *384*:2382–2393.

Balogh E, Nass SJ, eds. *Advancing Progress in the Development of Combination Cancer Therapies with Immune Checkpoint Inhibitors. Proceedings of a Workshop of the National Academies of Sciences Engineering and Medicine*. The National Academies Press, Washington, DC, **2019**, 1–89. Available at: http://nap.edu/25405.

Bartlett JB, et al. The evolution of thalidomide and its IMiD derivatives as anticancer agents. *Nat Rev Cancer*, **2004**, *4*:314–322.

Bates SE. Epigenetic therapies for cancer. *N Engl J Med*, **2020**, *383*:650–663.

Besten W den, Lipford JR. Prospecting for molecular glues. *Nat Chem Biol*, **2020**, *16*:1157–1158.

Braun TP, et al. Response and resistance to BCR-ABL1-targeted therapies. *Cancer Cell*, **2020**, *37*:530–542.

Burger JA, O'Brien S. Evolution of CLL treatment—from chemoimmuno-therapy to targeted and individualized therapy. *Nat Rev Clin Oncol*, **2018**, *15*:1–18.

Camidge DR, et al. Brigatinib versus crizotinib in ALK-positive non–small-cell lung cancer. *N Engl J Med*, **2018**, *379*:2027–2039.

Castel P, et al. The present and future of PI3K inhibitors for cancer therapy. *Nat Cancer*, **2021**, *2*:587–597.

Chapman PB, et al. Improved survival with vemurafenib in melanoma with BRAF V600E mutation. *N Engl J Med*, **2011**, *364*:2507–2516.

Choueiri TK, Kaelin WG. Targeting the HIF–VEGF axis in renal cell carcinoma. *Nat Med*, **2020**, *26*:1519–1530.

Choueiri TK, et al. Inhibition of hypoxia-inducible factor-2α in renal cell carcinoma with belzutifan: a phase 1 trial and biomarker analysis. *Nat Med*, **2021**, *27*:802–805.

Cohen P, et al. Kinase drug discovery 20 years after imatinib: progress and future directions. *Nat Rev Drug Discov*, **2021**, *20*:551–569.

Cristofanilli M, et al. Fulvestrant plus palbociclib versus fulvestrant plus placebo for treatment of hormone-receptor–positive, HER2-negative metastatic breast cancer that progressed on previous endocrine therapy (PALOMA-3): final analysis of the multicentre, double-blind, phase 3 randomised controlled trial. *Lancet Oncol*, **2016**, *17*:425–439.

Curti BD, Faries MB. Recent advances in the treatment of melanoma. *N Engl J Med*, **2021**, *384*:2229–2240.

Curtin NJ, Szabo C. Poly(ADP-ribose) polymerase inhibition: past, present and future. *Nat Rev Drug Discov*, **2020**, *19*:711–736.

Dale B, et al. Advancing targeted protein degradation for cancer therapy. *Nat Rev Cancer*, **2021**, *21*:638–654.

Dibble CC, Cantley LC. Regulation of mTORC1 by PI3K signaling. *Trends Cell Biol*, **2015**, *25*:545–555.

DiNardo CD, et al. Durable remissions with ivosidenib in IDH1-mutated relapsed or refractory AML. *N Engl J Med*, **2018**, *378*:2386–2398.

Downward J, et al. Close similarity of epidermal growth factor receptor and v-erb-B oncogene protein sequences. *Nature*, **1984**, *307*:521–527.

Drilon A, et al. Efficacy of larotrectinib in TRK fusion–positive cancers in adults and children. *N Engl J Med*, **2018**, *378*:731–739.

Drilon A, et al. ROS1-dependent cancers—biology, diagnostics and therapeutics. *Nat Rev Clin Oncol*, **2021**, *18*:35–55.

Dyson NJ. RB1: a prototype tumor suppressor and an enigma. *Genes Dev*, **2016**, *30*:1492–1502.

Elkins JM, et al. Comprehensive characterization of the published kinase inhibitor set. *Nat Biotechnol*, **2015**, *34*:95–103.

Facchinetti F, et al. Facts and new hopes on selective FGFR inhibitors in solid tumors. *Clin Cancer Res*, **2020**, *26*:764–774.

Fink EC, Ebert BL. The novel mechanism of lenalidomide activity. *Blood*, **2015**, *126*:2366–2369.

Finn RS, et al. Palbociclib and letrozole in advanced breast cancer. *N Engl J Med*, **2016**, *375*:1925–1936.

Flaherty KT, et al. Combined BRAF and MEK inhibition in melanoma with BRAF V600 mutation. *N Engl J Med*, **2012**, *367*:1694–1703.

Folkman J. Tumor angiogenesis: therapeutic implications. *N Engl J Med*, **1971**, *285*:1182–1186.

Fruman DA, Rommel C. PI3K and cancer: lessons, challenges and opportunities. *Nat Rev Drug Discov*, **2014**, *13*:140–156.

Goel S, Tolaney SM. CDK4/6 inhibitors in breast cancer: a role in triple-negative disease? *Lancet Oncol*, **2019**, *20*:1479–1481.

Guo R, et al. MET-dependent solid tumours—molecular diagnosis and targeted therapy. *Nat Rev Clin Oncol*, **2020**, *17*:569–587.

Guri Y, Hall MN. mTOR signaling confers resistance to targeted cancer drugs. *Trends Cancer*, **2016**, *2*:688–697.

Hall MN. TOR and paradigm change: cell growth is controlled. *Mol Biol Cell*, **2016**, *27*:2804–2806.

Hammarlund EU, et al. Oxygen-sensing mechanisms across eukaryotic kingdoms and their roles in complex multicellularity. *Science*, **2020**, *370*:eaba3512.

Hanahan D, Weinberg RA. Hallmarks of cancer: the next generation. *Cell*, **2011**, *144*:646–674.

Hogg SJ, et al. Targeting the epigenetic regulation of antitumour immunity. *Nat Rev Drug Discov*, **2020**, *19*:776–800.

Howlader N, et al. The effect of advances in lung-cancer treatment on population mortality. *N Engl J Med*, **2020**, *383*:640–649.

Hughes PE, et al. Targeted therapy and checkpoint immunotherapy combinations for the treatment of cancer. *Trends Immunol*, **2016**, *37*:462–476.

Huinen ZR, et al. Anti-angiogenic agents—overcoming tumour endothelial cell anergy and improving immunotherapy outcomes. *Nat Rev Clin Oncol*, **2021**, *18*:527–540.

Issa GC, DiNardo CD. Acute myeloid leukemia with *IDH1* and *IDH2* mutations: 2021 treatment algorithm. *Blood Cancer J*, **2021**, *11*, 107.

Jamieson C, et al. Hedgehog pathway inhibitors: a new therapeutic class for the treatment of acute myeloid leukemia. *Blood Cancer Discov*, **2020**, *1*:134–145.

Jan M, et al. Cancer therapies based on targeted protein degradation—lessons learned with lenalidomide. *Nat Rev Clin Oncol*, **2021**, *18*:401–417.

Jia Y, et al. Overcoming EGFR(T790M) and EGFR(C797S) resistance with mutant-selective allosteric inhibitors. *Nature*, **2016**, *534*:129–132.

Joshi SK, et al. The AML microenvironment catalyzes a stepwise evolution to gilteritinib resistance. *Cancer Cell*, **2021**, *39*:999–1014.

Kannt A, Đikić I. Expanding the arsenal of E3 ubiquitin ligases for proximity-induced protein degradation. *Cell Chem Biol*, **2021**, *28*:1014–1031.

Katayama R, et al. Therapeutic targeting of anaplastic lymphoma kinase in lung cancer: a paradigm for precision cancer medicine. *Clin Cancer Res*, **2015**, *21*:2227–2235.

Kim KB, et al. Phase II study of the MEK1/MEK2 inhibitor trametinib in patients with metastatic BRAF-mutant cutaneous melanoma previously treated with or without a BRAF inhibitor. *J Clin Oncol*, **2013**, *31*:482–489.

King CR, et al. Amplification of a novel v-erbB-related gene in a human mammary carcinoma. *Science (New York, NY)*, **1985**, *229*:974–976.

Krönke J, et al. Lenalidomide induces ubiquitination and degradation of CK1α in del(5q) MDS. *Nature*, **2015**, *523*:183–188.

Lu G, et al. The myeloma drug lenalidomide promotes the cereblon-dependent destruction of Ikaros proteins. *Science (New York, NY)*, **2014**, *343*:305–309.

Martelli MP, et al. EML4-ALK rearrangement in non-small cell lung cancer and non-tumor lung tissues. *Am J Pathol*, **2010**, *174*:661–670.

Moore AR, et al. RAS-targeted therapies: is the undruggable drugged? *Nat Rev Drug Discov*, **2020**, *19*:533–552.

Moreau P, et al. Oral ixazomib, lenalidomide, and dexamethasone for multiple myeloma. *N Engl J Med*, **2016**, *374*:1621–1634.

Murthy RK, et al. Tucatinib, trastuzumab, and capecitabine for HER2-positive metastatic breast cancer. *N Engl J Med*, **2020**, *382*:597–609.

Nagy JA, et al. VEGF-A and the induction of pathological angiogenesis. *Ann Rev Pathol*, **2007**, *2*:251–275.

Nokin M-J, et al. Targeting infrequent driver alterations in non-small cell lung cancer. *Trends Cancer*, **2020**, *7*:410–429.

O'Leary B, et al. Treating cancer with selective CDK4/6 inhibitors. *Nat Rev Clin Oncol*, **2016**, *13*:470–430.

Ostrem JM, et al. K-Ras(G12C) inhibitors allosterically control GTP affinity and effector interactions. *Nature*, **2013**, *503*:548–551.

Oxnard GR, et al. Association between plasma genotyping and outcomes of treatment with osimertinib (AZD9291) in advanced non-small-cell lung cancer. *J Clin Oncol*, **2016**, *34*:3375–3382.

Paik PK, et al. Response to MET inhibitors in patients with stage IV lung adenocarcinomas harboring MET mutations causing exon 14 skipping. *Cancer Discov*, **2015**, *5*:842–849.

Park JW, et al. Adaptive randomization of neratinib in early breast cancer. *N Engl J Med*, **2016**, *375*:11–22.

Petroni G, et al. Immunomodulation by targeted anticancer agents. *Cancer Cell*, **2021**, *39*:310–345.

Robert C, et al. Improved overall survival in melanoma with combined dabrafenib and trametinib. *N Engl J Med*, **2015**, *372*:30–39.

Rosen N. Finally, effective inhibitors of mutant KRAS. *N Engl J Med*, **2021**, *384*:2447–2449.

Roskoski R Jr. Anaplastic lymphoma kinase (ALK) inhibitors in the treatment of ALK-driven lung cancers. *Pharmacol Res*, **2017**, *117*:343–356.

Schechter A, et al. The neu gene: an erbB-homologous gene distinct from and unlinked to the gene encoding the EGF receptor. *Science*, **1985**, *229*:976–978.

Skoulidis F, et al. Sotorasib for lung cancers with KRAS p.G12C mutation. *N Engl J Med*, **2021**, *384*:2371–2381.

Slade D. PARP and PARG inhibitors in cancer treatment. *Genes Dev*, **2020**, *34*:360–394.

Slamon DJ, et al. Human breast cancer: correlation of relapse and survival with amplification of the HER-2/neu oncogene. *Science (New York, NY)*, **1987**, *235*:177–182.

Smit EF, Baas P. Lung cancer in 2015: bypassing checkpoints, overcoming resistance, and honing in on new targets. *Nat Rev Clin Oncol*, **2015**, *13*:75–76.

Tallis M, et al. Poly(ADP-ribosyl)ation in regulation of chromatin structure and the DNA damage response. *Chromosoma*, **2014**, *123*:79–90.

Tan AR, et al. Trilaciclib plus chemotherapy versus chemotherapy alone in patients with metastatic triple-negative breast cancer: a multicentre, randomised, open-label, phase 2 trial. *Lancet Oncol*, **2019**, *20*:1587–1601.

Thein KZ, et al. Precision therapy for RET-altered cancers with RET inhibitors. *Trends Cancer*, **2021**, *7*:1074–1088.

Thomas A, et al. Refining the treatment of NSCLC according to histological and molecular subtypes. *Nat Rev Clin Oncol*, **2015**, *12*:511–526.

Thress KS, et al. Acquired EGFR C797S mutation mediates resistance to AZD9291 in non-small cell lung cancer harboring EGFR T790M. *Nat Med*, **2015**, *21*:560–562.

Ullrich A, et al. Human epidermal growth factor receptor cDNA sequence and aberrant expression of the amplified gene in A431 epidermoid carcinoma cells. *Nature*, **1984**, *309*:418–425.

Vultur A, Herlyn M. SnapShot: melanoma. *Cancer Cell*, **2013**, *23*:706.e1.

Wei H, Yu X. Functions of PARylation in DNA damage repair pathways. *Genom Proteom Bioinform*, **2016**, *14*:131–139.

Yaeger R, Corcoran RB. Targeting alterations in the RAF–MEK pathway. *Cancer Discov*, **2019**, *9*:329–341.

Yang H, et al. IDH1 and IDH2 mutations in tumorigenesis: mechanistic insights and clinical perspectives. *Clin Cancer Res*, **2012**, *18*:5562–5571.

Capítulo 72 | Anticorpos, células CAR T e proteínas no tratamento do câncer

Anton Wellstein e Michael B. Atkins

- **I INIBIÇÃO DOS RECEPTORES DE FATORES DE CRESCIMENTO NAS CÉLULAS CANCEROSAS**
- INIBIDORES DO FATOR DE CRESCIMENTO EPIDÉRMICO
- INIBIDORES DO HER2/neu
- INIBIDORES DO RECEPTOR DO FATOR DE CRESCIMENTO DERIVADO DE PLAQUETAS
- **II INIBIDORES DA ANGIOGÊNESE TUMORAL**
- INIBIÇÃO DO VEGF E VIA DO RECEPTOR DE VEGF
- **III ATIVAÇÃO DAS CÉLULAS IMUNES**
- INIBIDORES DE *CHECKPOINTS* IMUNES
- INIBIDORES DA CTLA-4
- INIBIDORES DA MCP-1
- ANTAGONISTAS DO MCP-L1
- COMBINAÇÃO DE ANTI-MCP-1 E ANTI-CTLA-4
- *CHECKPOINTS* IMUNES COMO ALVOS ALÉM DA CTLA-4 E DA MCP-1: ANTI-LAG3
- IMPACTO DO MICROBIOMA SOBRE A TERAPIA COM INIBIDORES DE *CHECKPOINTS* IMUNES
- CITOCINAS NA ESTIMULAÇÃO DAS RESPOSTAS IMUNES
- **IV MOLÉCULAS DE SUPERFÍCIE DAS CÉLULAS CANCEROSAS COMO ALVO PARA ENGAJAMENTO DE CÉLULAS IMUNES**
- CD19, CD20, CD52, CD38, CCR4, GD2 E SLAMF7
- ANTICORPOS BIESPECÍFICOS: CD19 E CD3; EGFR E MET
- **V CONJUGADOS DE CITOTOXINA COM ANTICORPOS OU CITOCINAS**
- CONJUGADOS ANTICORPO-FÁRMACO (ADC)
- CONJUGADOS CITOCINA-CITOTOXINA
- **VI TERAPIA CELULAR E VACINAS**
- CÉLULAS CAR T
- VACINAS CONTRA O CÂNCER
- **VII OUTRAS PROTEÍNAS**
- FATORES ESTIMULADORES DE COLÔNIAS
- ASPARAGINASE

NOTA SOBRE OS ESQUEMAS DE TRATAMENTO

As mudanças observadas nos esquemas de tratamento para o câncer refletem os contínuos avanços da ciência básica e clínica: novos fármacos, tanto moléculas pequenas quanto agentes biológicos; métodos aperfeiçoados de direcionamento e momento mais apropriado de fornecimento dos fármacos; agentes com alterações nas propriedades farmacocinéticas e seletividade; uso de combinações racionais de múltiplos fármacos; e maiores conhecimentos da biologia celular básica da tumorigênese, metástases e função imunológica, entre outros avanços. Em consequência, este capítulo apresenta relativamente poucos esquemas de tratamento detalhados; em vez disso, encaminhamos o leitor às fontes *online* da FDA (drugs@fda) e da National Comprehensive Cancer Network (NCCN). A Tabela 71-1 fornece dois exemplos de esquemas terapêuticos que ilustram a complexidade da atual terapia farmacológica do câncer.

O desenvolvimento das terapias direcionadas para alvos no tratamento do câncer é o resultado do processo contínuo de descoberta de alterações moleculares que impulsionam a progressão maligna dos cânceres humanos. Um número crescente de fármacos está sendo desenvolvido para bloquear vias oncogênicas que levam a uma desregulação no crescimento e na sobrevida das células cancerosas. A terapia direcionada para alvos pode ser combinada com fármacos citotóxicos clássicos para o câncer, descritos no Capítulo 70, para obter uma melhor eficácia. Os receptores dos fatores de crescimento e as moléculas de sinalização distais estão entre os alvos mais ativamente explorados na descoberta de fármacos para o câncer. Os fatores que propulsionam o crescimento de um câncer consistem em vias oncogênicas nas próprias células malignas (p. ex., receptores mutantes ou hiperexpressos), na reação do microambiente tumoral (p. ex., angiogênese) e no escape das células malignas à vigilância imune do hospedeiro (Hanahan e Weinberg, 2011). O Capítulo 71 descreve fármacos que consistem em pequenas moléculas que têm como alvo vias alteradas no câncer. Neste capítulo, a discussão dos fármacos concentra-se em moléculas grandes e na terapia do câncer baseada em células e está organizada em seções:

I. Inibição de receptores de fatores de crescimento nas células cancerosas
II. Inibição da angiogênese tumoral
III. Ativação das células imunológicas
IV. Moléculas de superfície das células cancerosas usadas como alvo para engajamento das células imunes
V. Conjugados de citotoxina com anticorpos ou citocinas
VI. Terapia celular e vacinas
VII. Outras proteínas

As proteínas discutidas aqui têm como alvo vias oncogênicas que contribuem para o crescimento do câncer e a disseminação metastática, bem como para a evasão imunológica, e, em sua maior parte, consistem em *anticorpos monoclonais* ou seus derivados que reconhecem proteínas de superfície celular em células cancerosas ou em células hospedeiras ou antígenos liberados de células cancerosas (ver o quadro Anticorpos como fármacos contra o câncer).

5-FU: 5-fluoruracila
ADC: conjugado anticorpo-fármaco
ALK: cinase do linfoma anaplásico
APC: célula apresentadora de antígeno
BCMA: antígeno de maturação da célula B, membro 17 da superfamília do receptor de necrose tumoral
BiTE: anticorpo biespecífico engajador de células T
CAR T: receptor quimérico de antígeno de células T
CCDA: citotoxicidade celular dependente de anticorpos
CCR: receptor de quimiocina de motivo CC
CCRm: câncer colorretal metastático
CDC: citotoxicidade dependente de complemento
CDR: regiões determinantes de complementaridade
CECCP: carcinoma de células escamosas de cabeça e pescoço
CPNPC: câncer de pulmão não pequenas células
CTLA-4: proteína 4 associada ao linfócito T citotóxico
EGF(R): (receptor do) fator de crescimento epidérmico (humano) = HER1
FCDA: fagocitose celular dependente de anticorpo s
FEVE: fração de ejeção ventricular esquerda
FOLFIRI: ácido folínico (leucovorina), 5-fluoruracila, irinotecano
FOLFOX: ácido folínico (leucovorina), 5-fluoruracila, oxaliplatina
G(M)-CSF: fator estimulador de colônias de granulócitos (macrófagos)
HER1 ou 2: *EGFR* 1 ou 2 *h*umano
IFN: interferona
IL(-2R): (receptor) de interleucina 2
IMS-A: instabilidade de microssatélites alta
JC: John Cunningham
KDR: receptor de domínio de inserção de cinase = VEGFR2
KIT: homólogo do oncogene do vírus do sarcoma felino
LAG3: gene 3 de ativação linfocitária
LLA: leucemia linfocítica aguda
LLC: leucemia linfocítica crônica
LMA: leucemia mielocítica aguda
LNH: linfoma não Hodgkin
MCP-1: morte celular programada – proteína 1
MCP-L1: ligante 1 de morte celular programada
MET: fator de transição epitelial-mesenquimal (= HGFR)
MHC: complexo de histocompatibilidade principal (proteína)
MM: mieloma múltiplo
MMAE/F: monometil auristatina E/F
NK: *natural killer*
PAP: fosfatase acídica da próstata
PDGF(R): (receptor do) fator de crescimento derivado de plaquetas
TCR: receptor de células T
VEGF(R): (receptor do) fator de crescimento do endotélio vascular

Mais de 40 terapias diferentes baseadas em anticorpos estão atualmente aprovadas pela FDA para o tratamento do câncer, muitas das quais foram introduzidas nos últimos 5 anos (ver Fig. 1-7 e Tab. 72-1). Em particular, os inibidores constituídos por pequenas moléculas usados no tratamento do câncer têm impacto na eficácia da terapia com anticorpos e são usados em combinações de tratamento que podem ter como alvo a mesma via ou vias paralelas e de escape. Na verdade, provocar a morte celular em tumores por meio de quimioterapia, inibidores direcionados para vias ou radioterapia pode promover a infiltração de células T citotóxicas. A eficácia dessas combinações é discutida adiante. Recentemente, foi realizada uma revisão dos ensaios clínicos em andamento sobre tratamentos de combinação (Balogh e Nass, 2019; Petroni et al., 2021).

ANTICORPOS COMO FÁRMACOS CONTRA O CÂNCER

O conceito geral de aproveitar o sistema imune para tratar o câncer surgiu com William B. Coley, professor de cirurgia clínica na Universidade de Cornell. Ele sugeriu que a imunidade natural diminui durante os processos malignos e, assim, teve a ideia de aumentar a reação imunológica por meio de injeção de toxinas bacterianas no sarcoma (Coley, 1910) com alguns resultados bem-sucedidos, embora também com eventos adversos graves. A base para os fármacos contemporâneos baseados em anticorpos foi lançada por Köhler e Milstein que, em 1975, geraram as primeiras linhagens celulares de hibridoma capazes de produzir anticorpos monoclonais. Georges Köhler, César Milstein e Niels Jerne compartilharam o Prêmio Nobel de Fisiologia/Medicina de 1984 "pelas teorias relativas à especificidade no desenvolvimento e controle do sistema imune e pela descoberta do princípio de produção de anticorpos monoclonais".

Um anticorpo monoclonal origina-se de uma única célula B, reconhece um antígeno específico e pode mediar a erradicação de células cancerosas por diferentes mecanismos: (1) bloqueando ligantes ou a função dos receptores de superfície celular, (2) recrutando células imunes e o complemento para um complexo antígeno-anticorpo formado, (3) modulando a função das células imunes ou (4) transportando toxinas ou radionuclídeos como cargas citotóxicas para as células de interesse. Um anticorpo monoclonal é geralmente específico para um único antígeno, como um epítopo em um receptor de fator de crescimento; tem uma $t_{1/2}$ plasmática longa de dias a semanas; e exige apenas administração parenteral intermitente. A imunoglobulina G1 (IgG1), o isótipo de anticorpo mais frequentemente aprovado e utilizado no tratamento do câncer, pode ativar a via do complemento e interagir com os receptores Fcγ nas células imunes de forma mais potente do que a IgG2 ou a IgG4 (ver Fig. 72-1). A engenharia de proteínas ou carboidratos da região Fc pode alterar as funções efetoras e diminuir a CDC, a CCDA e a FCDA (Goydel e Rader, 2021). Informações adicionais sobre anticorpos monoclonais são fornecidas nos Capítulos 38 e 39.

Nomenclatura dos anticorpos monoclonais (Tab. 72-1): Os nomes dos anticorpos monoclonais terminam com a sílaba "mabe" precedida por diferentes morfemas que indicam as características de um determinado anticorpo, principalmente com base no seu desenho molecular: "xi" – fusão do domínio constante humano (Fc) e do domínio variável murino (Fv) para gerar proteínas quiméricas; "zu" – inserção de regiões de ligação ao antígeno (CDR) em uma estrutura de proteína IgG humana, conhecida como humanização; e "u" – sequência de aminoácidos totalmente correspondente à IgG humana e gerada em camundongos transgênicos que carregam *loci* do gene de Ig humana ou *in vitro* (p. ex., por exibição em fagos de bibliotecas de anticorpos humanos e sua afinidade pelo alvo, melhorada por randomização de sequências de aminoácidos nas CDR) (ver Fig. 72-1).

I. INIBIÇÃO DOS RECEPTORES DE FATORES DE CRESCIMENTO NAS CÉLULAS CANCEROSAS

Inibidores do fator de crescimento epidérmico

Considerações gerais

O EGFR pertence à família ErbB de receptores de tirosinas-cinases transmembrana, também conhecido como ErbB1 ou HER1 (*EGFR 1* humano). O EGFR é expresso nos tecidos epiteliais, incluindo a pele, e é essencial para o crescimento e a diferenciação das células epiteliais. A ligação do ligante ao domínio extracelular dos membros da família do EGFR provoca dimerização do receptor e estimula a atividade da proteína tirosina-cinase do domínio intracelular, resultando em autofosforilação de vários resíduos Tyr localizados na cauda C-terminal dos monômeros do receptor. Essas fosfotirosinas fornecem sítios de interação para uma variedade de proteínas adaptadoras, resultando em estimulação de vias de sinalização, inclusive as vias MAPK e PI3K/Akt (Fig. 72-2).

Nos cânceres epiteliais, a superexpressão do EGFR é um achado comum. Os anticorpos monoclonais (*cetuximabe, panitumumabe, necitumumabe*) reconhecem o domínio extracelular do EGFR, inibem a sinalização induzida por ligante e podem desencadear uma resposta imune.

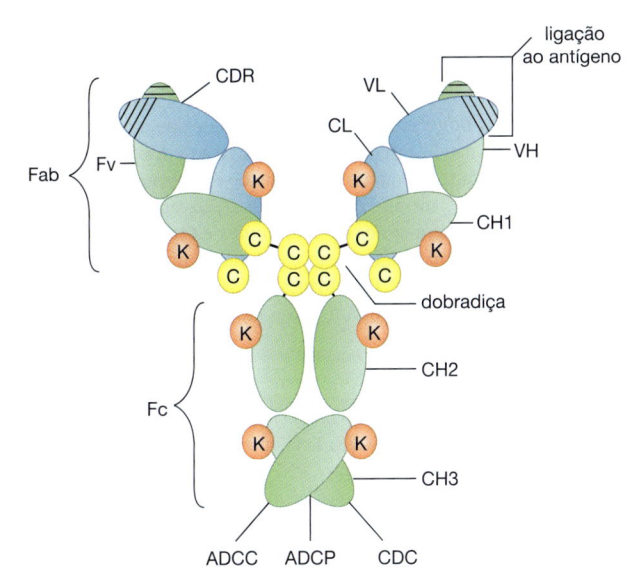

Figura 72-1 *Elementos da IgG1 relevantes para o seu uso no tratamento do câncer.* São mostradas as cadeias pesadas e leves constantes e variáveis (CH, CL, VH, VL). O domínio Fab contém três CDR em cada uma das cadeias variáveis que constituem o sítio de ligação ao antígeno (parátopo). O domínio Fc modula as funções efetoras, ou seja, a CCDA, a CDC e a FCDC. Seis pontes de dissulfeto que contêm resíduos de cisteína (C, amarelo) conectam as cadeias. A massa molecular de uma IgG1 é de aproximadamente 150 kDa. As cargas citotóxicas podem ser ligadas a uma IgG por meio dos resíduos de cisteína ou por meio de múltiplos resíduos de lisina (K) nos diferentes domínios.

Anticorpos inibidores dos EGFR

Cetuximabe

Mecanismo de ação O *cetuximabe* é um anticorpo IgG1 quimérico humano/murino, composto das regiões Fv e de um anticorpo anti-EGFR murino com regiões constantes da cadeia pesada e da cadeia leve kapa da IgG1 humana, que se ligam ao domínio extracelular III do EGFR (ver Fig. 72-2). A ligação ao EGFR impede a sinalização dependente do ligante e a dimerização do receptor, com consequente bloqueio dos sinais de crescimento e sobrevida nas células normais e tumorais. O *cetuximabe* também pode mediar a CCDA contra células tumorais que expressam altos níveis de EGFR.

ADME O *cetuximabe* exibe farmacocinética não linear. A administração de uma dose única de ataque de *cetuximabe* por via intravenosa é seguida de doses de manutenção semanais durante o tratamento. Após administração intravenosa, são alcançados níveis em estado de equilíbrio dinâmico na terceira semana de infusão. O volume de distribuição aproxima-se do espaço intravascular. A $t_{1/2}$ do *cetuximabe* é de cerca de 5 dias.

Usos terapêuticos Os anticorpos que têm como alvo o EGFR possuem um espectro de atividade antitumoral diferente dos inibidores de cinase do EGFR de pequenas moléculas (ver Cap. 71), devido, em parte, à CCDA adicional dos anticorpos contra as células tumorais. O *cetuximabe* e anticorpos relacionados são usados no tratamento de pacientes com câncer de cólon metastático e CECCP.

No câncer de cólon, o *cetuximabe* aumenta a eficiência da quimioterapia em pacientes com tumores *KRAS* de tipo selvagem, mas não

---

HISTÓRICO: TERAPIA DO CÂNCER DIRECIONADA PARA A VIA EGFR/HER

A descoberta e a análise do EGFR (= HER1), em 1984, revelou uma notável homologia de seu domínio de proteína-cinase com uma proteína oncogênica no retrovírus da eritroblastose aviária, v-erb. Essa proteína oncogênica foi a segunda isolada do v-erb, levando à designação erbB como nome alternativo para membros da família do gene "HER". O gene HER2 foi descoberto com base na sua homologia com o v-erbB no câncer de mama humano e na sua função oncogênica em tumores *neu*rais do rato, explicando a designação de HER2/ErbB2/Neu (King et al., 1985; Schechter et al., 1985). A associação da hiperexpressão do HER2 a um prognóstico sombrio no câncer de mama (Slamon et al., 1987) forneceu o estímulo para o desenvolvimento de anticorpos dirigidos contra o HER2 e a formulação de um novo conceito no tratamento dos cânceres de mama HER2-positivos. O *trastuzumabe* foi o primeiro anticorpo monoclonal anti-HER2 desenvolvido com base nessas descobertas; seu uso foi aprovado nos Estados Unidos, em 1998, e na Europa, em 2000, para o tratamento de pacientes com câncer de mama HER2-positivo. Um anticorpo monoclonal tendo como alvo o EGFR, o *cetuximabe*, foi aprovado na Suíça, em 2003, e nos Estados Unidos, em 2004.

TABELA 72-1 ■ NOMENCLATURA E FORMATO DA TERAPIA À BASE DE ANTICORPOS CONTRA O CÂNCER

Observe que a nomenclatura a seguir aplica-se aos nomes de anticorpos como fármacos que foram atribuídos pela OMS até o ano de 2021.
A nomenclatura para futuros anticorpos monoclonais foi modificada pela OMS em outubro de 2021 para acomodar a expansão dessa classe de fármacos que contém 880 entidades "mabe". Nos anticorpos recém-nomeados, a raiz "mabe" será substituída por quatro raízes distintas com a finalidade de identificar a composição do anticorpo e será indicada em futuras edições deste livro e em AccessMedicine.com e AccessPharmacy.com.

NOMENCLATURA DOS ANTICORPOS	DEFINIÇÃO	EXEMPLOS
"mabe"	Nomes que terminam com essa sílaba	Bevacizu*mabe*
"xi"	mAb quimérico que consiste em domínio de anticorpo constante (Fc) humano e domínio variável (Fv) murino	Cetu*xi*mabe
"zu"	Humanização por meio da inserção de regiões de ligação ao antígeno (CDR) em uma estrutura de proteína de IgG humana	Trastu*zu*mabe
"u"	Correspondência total de sequências de aminoácidos com IgG humana	Nivol*u*mabe
"li"	Indica função imunomoduladora	Cemip*li*mabe

FORMATO DO ANTICORPO	EXEMPLOS (ALVOS)	NÚMERO ATÉ 2021
IgG1	Bevacizumabe (VEGF), cetuximabe (EGFR), ipilimumabe (CTLA-4), trastuzumabe (HER2)	30
IgG2	Panitumumabe (EGFR)	1
IgG4	Pembrolizumabe, nivolumabe (MCP-1)	5
Biespecíficos, ligados a scFv	Blinatumomabe (CD3 e CD19)	2
Células CAR T	Tisagenlecleucel (CD19)	5

scFv, fragmento de anticorpo de cadeia simples do domínio variável.

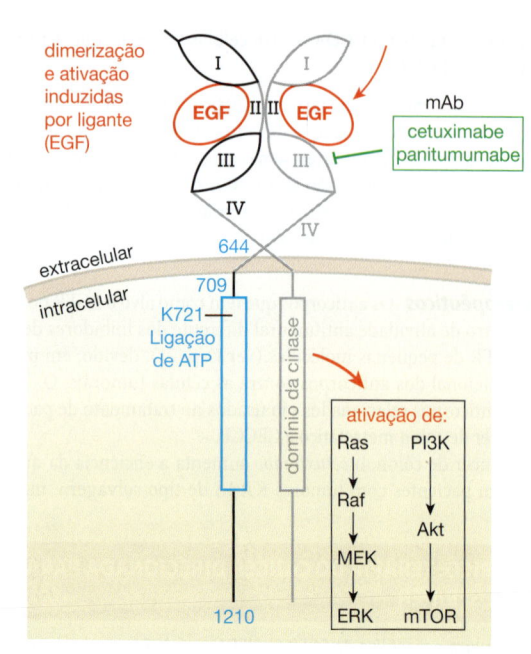

Figura 72-2 Direcionamento de anticorpos e domínios do EGFR (HER1). A porção extracelular do EGFR contém os domínios de ligação para fatores de crescimento, que incluem o EGF, o fator de crescimento transformador α e a anfirregulina. A ligação de ligante aos domínios extracelulares I e III induz uma mudança de conformação e a dimerização do receptor por meio de domínios II e IV e ativa a sinalização intracelular por meio de fosforilação cruzada. Os anticorpos monoclonais cetuximabe, panitumumabe e necitumumabe bloqueiam a ligação do ligante. O HER2, o HER3 e o HER4 compartilham a organização do domínio extracelular do EGFR. mAb, anticorpo monoclonal. Os números dos resíduos de aminoácidos estão em azul.

com tumores mutantes *KRAS* (Van Cutsem et al., 2009). Normalmente, utiliza-se uma combinação de *cetuximabe* com FOLFIRI (*ácido folínico* [*leucovorina*], 5-FU e *irinotecano*; ver Cap. 70) no tratamento de pacientes com tumores com *KRAS* de tipo selvagem que expressam o EGFR. O *cetuximabe* também é usado como agente isolado em pacientes que não conseguem tolerar a terapia à base de *irinotecano*, bem como em pacientes com cânceres resistentes à *oxaliplatina*, *irinotecano* e *5-FU*.

No CECCP, o *cetuximabe* é usado em combinação com radioterapia ou com quimioterapia à base de complexo de platina (p. ex., *cisplatina*; ver Cap. 70) para o CECCP local ou regionalmente avançado. O *cetuximabe* também está indicado como monoterapia para pacientes com CECCP metastático ou recorrente, cuja doença progride com quimioterapia à base de platina.

Efeitos adversos Os anticorpos dirigidos contra o EGFR possuem um perfil de efeitos adversos semelhante ao dos inibidores de proteína tirosina-cinase do EGFR de primeira geração (ver Cap. 71). As reações adversas mais comuns consistem em erupção acneiforme na maioria dos pacientes, prurido, alterações ungueais, cefaleia e, com menos frequência, diarreia. Os efeitos adversos raros, porém graves, consistem em reações à infusão (cerca de 3% dos pacientes), parada cardiopulmonar em pacientes com CECCP que recebem radioterapia ou quimioterapia (2 a 3%), doença pulmonar intersticial e desequilíbrios dos eletrólitos séricos, incluindo hipomagnesemia. Durante a gravidez, o *cetuximabe* pode alcançar o feto em desenvolvimento e tem o potencial de provocar dano fetal.

Panitumumabe

O *panitumumabe* é um anticorpo IgG2κ humano, que se liga ao domínio extracelular III do EGFR e impede a sinalização dependente do ligante. Está aprovado pela FDA para o tratamento do CCRm em combinação com quimioterapia e como monoterapia após progressão da doença depois do uso de esquemas de quimioterapia que contêm *fluorpirimidina*, *oxaliplatina* e *irinotecano* (Saltz et al., 2006). Embora o *panitumumabe* iniba efetivamente a sinalização do EGFR de modo semelhante ao *cetuximabe*, é menos efetivo em sua capacidade de desencadear os mecanismos imunes celulares, que podem ser cruciais para a terapia efetiva do CECCP (Trivedi et al., 2016).

ADME e efeitos adversos O *panitumumabe* exibe características farmacocinéticas não lineares. Após administração intravenosa a cada 2 semanas, são alcançados níveis em estado de equilíbrio dinâmico, na terceira infusão. A $t_{1/2}$ média é de 7,5 dias. Os efeitos adversos do *panitumumabe* assemelham-se aos do *cetuximabe* e consistem em exantema, toxicidade dermatológica, reações à infusão, fibrose pulmonar e anormalidades eletrolíticas. Toxicidades dermatológicas foram relatadas em 90% dos pacientes e foram graves em 15% dos que receberam monoterapia.

Necitumumabe

O *necitumumabe* é um anticorpo monoclonal IgG1 humano que se liga ao domínio extracelular do EGFR. Está aprovado para tratamento de primeira escolha de pacientes com CPNPC escamoso metastático, em combinação com *gencitabina* e *cisplatina*. O *necitumumabe* é administrado por via intravenosa, a cada 3 semanas, antes da quimioterapia. Os efeitos adversos assemelham-se aos do *cetuximabe*.

Inibidores do HER2/Neu

O receptor do fator de crescimento epidérmico humano 2 (HER2, também denominado Neu ou ErbB2; ver quadro sobre Histórico) é um membro da família do HER1 ao HER4, que compartilha uma organização de domínio extracelular comum mostrada na Figura 72-2 para o EGFR (HER1). Convém destacar que a conformação fixa do domínio extracelular do HER2 assemelha-se ao estado ativado por ligante dos outros membros da família HER e explica a função singular do HER2 como correceptor que não exige ativação por ligante. Além disso, em virtude dessa conformação, a hiperexpressão do HER2 de tipo selvagem é suficiente para ativar a tirosina-cinase intracelular e a sinalização oncogênica, até mesmo na ausência de mutações ativadoras, correceptores ou ligantes. Observa-se a hiperexpressão do HER2 em 20 a 30% dos cânceres de mama em humanos, devido à amplificação gênica no cromossomo 17, resultando em tumores mais agressivos, menor taxa de resposta às terapias hormonais e risco mais alto de recidiva da doença após o tratamento. Os anticorpos que têm como alvo o HER2 são discutidos adiante; enquanto os inibidores de cinase de pequenas moléculas do HER2 (*lapatinibe*, *neratinibe* e *tucatinibe*) são discutidos no Capítulo 71.

Trastuzumabe

Mecanismo de ação

O *trastuzumabe* é um anticorpo monoclonal IgG1 humanizado, que se liga ao domínio extracelular IV do HER2 (ver organização do domínio na Fig. 72-2), reduz a sinalização do HER2 e pode induzir citotoxicidade mediada por células imunes dependente de anticorpo. A hiperexpressão da proteína HER2 ou a amplificação gênica são preditores de resposta às terapias dirigidas para HER2 (Wolff et al., 2013).

ADME

O *trastuzumabe* apresenta uma farmacocinética dependente da dose, com $t_{1/2}$ média de 5,8 dias com a administração de uma dose de manutenção semanal, a cada 3 semanas. São alcançados níveis no estado de equilíbrio dinâmico entre 16 e 32 semanas.

Usos terapêuticos

O *trastuzumabe* está aprovado para o câncer de mama e o câncer gástrico com hiperexpressão do HER2. É utilizado em combinação com quimioterapia citotóxica, como taxanos, como tratamento inicial ou como monoterapia após recidiva da doença com quimioterapia citotóxica (ver Cap. 70).

Efeitos adversos e precauções

Os efeitos adversos agudos após infusão de *trastuzumabe* são típicos dos anticorpos monoclonais e podem incluir febre, calafrios, náusea, dispneia e exantemas. A insuficiência cardíaca constitui o efeito tóxico mais grave do *trastuzumabe*. A cardiotoxicidade é causada pela interrupção da sinalização do heterodímero HER2/4 nos cardiomiócitos, uma sinalização essencial para a manutenção da função contrátil. O potencial cardiotóxico foi previsto a partir de estudos de inativação gênica ("nocautes") em camundongos, mostrando que os camundongos que carecem de ligantes de HER2, HER4 ou HER desenvolvem miocardiopatia dilatada e insuficiência cardíaca. Por conseguinte, devem-se obter um eletrocardiograma basal e medidas da fração de ejeção antes de iniciar o tratamento com *trastuzumabe*, de modo a descartar a possibilidade de doença cardíaca subjacente. Recomenda-se o monitoramento clínico para sintomas de insuficiência cardíaca congestiva, bem como a determinação periódica da FEVE durante e após o ciclo de terapia. Quando o *trastuzumabe* é utilizado como monoterapia, menos de 5% dos pacientes apresentam uma redução da FEVE, e cerca de 1% exibe sinais clínicos de insuficiência cardíaca congestiva. Entretanto, ocorre disfunção ventricular esquerda em até 20% dos pacientes que recebem uma combinação de *doxorrubicina* e *trastuzumabe*, refletindo a cardiotoxicidade aditiva da *doxorrubicina* (ver Cap. 70). Por outro lado, o risco de cardiotoxicidade é acentuadamente reduzido com a combinação recomendada de *trastuzumabe* com taxanos.

Pertuzumabe
Mecanismo de ação
O *pertuzumabe* é um anticorpo monoclonal IgG1 humanizado dirigido contra o domínio II de dimerização do receptor do HER2, que é distinto do domínio IV que constitui o alvo *trastuzumabe* (ver organização dos domínios na Fig. 72-2). Diferentemente do *trastuzumabe*, o *pertuzumabe* impede a heterodimerização dependente do ligante de outros membros da família HER com o HER2 e, portanto, inibe a sinalização induzida por ligante, o crescimento celular e a sobrevida. Além da inibição da heterodimerização do receptor, a ligação do *pertuzumabe* às células com hiperexpressão do HER2 pode induzir CCDA.

ADME
A $t_{1/2}$ mediana do *pertuzumabe* é de 18 dias; após uma dose de ataque inicial, são administradas doses de manutenção a cada 3 semanas.

Uso terapêutico
Estudos pré-clínicos com células tumorais humanas que hiperexpressam o HER2, desenvolvidas como tumores de xenoenxerto em camundongos, mostraram que a combinação de *pertuzumabe* e *trastuzumabe* aumenta a atividade antitumoral. Em pacientes com câncer de mama metastático HER2-positivo, a adição de *pertuzumabe* ao *trastuzumabe* e *docetaxel* aumenta a sobrevida global mediana em mais de 1 ano, de 40,8 meses para 56,5 meses (Swain et al., 2015). O uso do *pertuzumabe* está aprovado para o tratamento de pacientes com câncer de mama HER2-positivo, localmente avançado, inflamatório ou de estágio inicial, em combinação com *trastuzumabe* e *docetaxel*.

Efeitos adversos
A cardiotoxicidade assemelha-se àquela do *trastuzumabe*, e não se indica o uso de combinações com antraciclinas cardiotóxicas (Slamon et al., 2001). Por outro lado, a combinação de *pertuzumabe* e *trastuzumabe* não provoca nenhum aumento na cardiotoxicidade (Swain et al., 2015). Com base em seu mecanismo de ação, o *pertuzumabe* pode causar dano fetal quando administrado a uma mulher grávida, e esse risco deve ser considerado em relação ao benefício potencial.

Margetuximabe
O *margetuximabe* é um anticorpo IgG1 quimérico dirigido contra o HER2, que foi aprovado em 2020 para o tratamento de pacientes com câncer de mama metastático HER2-positivo que receberam dois ou mais esquemas anti-HER2 anteriores. É usado em combinação com quimioterapia e compartilha o risco de disfunção ventricular esquerda do *trastuzumabe* e *pertuzumabe*.

Inibidores do receptor do fator de crescimento derivado de plaquetas
A sinalização pelo receptor do PDGFR desempenha um papel significativo na biologia mesenquimal, incluindo o crescimento de células-tronco, e atua na oncogênese por meio de sinalização de células cancerosas aberrantes, modulação do microambiente do tumor e facilitação da angiogênese e metástases. Os inibidores de proteína-cinase constituído por pequenas moléculas, incluindo o *imatinibe* (ver discussão adiante), têm sido usados no tratamento de pacientes com tumores do estroma gastrintestinal que apresentam mutações em KIT ou PDGFRA (ver Fig. 71-2).

Olaratumabe
Mecanismo de ação
O *olaratumabe* é um anticorpo monoclonal IgG1 humano, que se liga ao PDGFRα e bloqueia a ativação do receptor mediada por ligante (Tap et al., 2016).

Usos terapêuticos
O *olaratumabe* está indicado, em combinação com *doxorrubicina*, para o tratamento de pacientes adultos portadores de sarcoma de tecidos moles, com subtipo histológico para o qual a administração de um esquema contendo antraciclina é apropriado, mas que não responde ao tratamento curativo com radioterapia ou cirurgia. Estudos recentes mostraram que a adição do *olaratumabe* à *doxorrubicina* duplicou a sobrevida mediana de pacientes com sarcoma de tecidos moles metastáticos em 26 meses (Judson e van der Graaf, 2016).

Efeitos adversos
Os efeitos adversos mais comuns (≥ 20%) do tratamento com *olaratumabe* consistem em náuseas, fadiga, neutropenia, dor musculoesquelética, inflamação das mucosas (mucosite), alopecia, vômitos, diarreia, diminuição do apetite, dor abdominal, neuropatia e cefaleia. As anormalidades laboratoriais consistem em linfopenia, neutropenia, trombocitopenia, hiperglicemia, aumento do tempo de tromboplastina parcial ativada, hipopotassemia e hipofosfatemia. Outros efeitos adversos incluem reações relacionadas com a infusão (pressão arterial baixa, febre, calafrios, exantema) e dano embriofetal.

II INIBIDORES DA ANGIOGÊNESE TUMORAL

HISTÓRICO

As células cancerosas secretam fatores angiogênicos, que induzem a formação de novos vasos sanguíneos e que asseguram o fluxo de nutrientes para as células tumorais, de modo a possibilitar o seu crescimento e a ocorrência de metástase. Muitos tipos de tumores hiperexpressam esses fatores angiogênicos, ativando um "acionador angiogênico", um processo pelo qual as células tumorais adotam um fenótipo invasivo, favorecendo a proliferação de células endoteliais e a neovascularização. Em 1971, Judah Folkman formulou a hipótese de que o crescimento dos tumores sólidos dependia da angiogênese, e que o bloqueio dos efeitos dos supostos fatores angiogênicos seria uma boa modalidade de tratamento para os cânceres humanos (Folkman, 1971). A hipótese de Folkman provou ser correta e levou à caracterização de uma diversidade de fatores angiogênicos secretados, como o VEGF, o fator de crescimento do fibroblasto, o fator de crescimento transformador β e o PDGF. Além disso, os inibidores desses fatores angiogênicos tornaram-se, de fato, agentes terapêuticos úteis contra determinados tipos de câncer. O VEGF é um importante estimulador da angiogênese, e os inibidores da sinalização do VEGF constituem uma importante classe de agentes antitumorais. Mais recentemente, uma melhor compreensão das características imunossupressoras da angiogênese levou à combinação da terapia antiangiogênica com inibidores do *checkpoint* imunes para aumentar a sua eficácia, conforme discutido adiante (Huinen et al., 2021).

Inibição do VEGF e Via do Receptor de VEGF

O fator de crescimento do endotélio vascular inicia a proliferação das células endoteliais e a permeabilidade vascular quando se liga a um membro da família do receptor de VEGF (VEGFR), um grupo de receptores altamente homólogos com domínios intracelulares de tirosina-cinase, esses receptores incluem o VEGFR1 (FLT1), o VEGFR2 (KDR) e o VEGFR3 (FLT4). A ligação do VEGF a seu receptor ativa a atividade intracelular da tirosina-cinase do VEGFR e desencadeia vias de sinalização mitogênicas e antiapoptóticas (Nagy et al., 2007). Os anticorpos dirigidos contra o alvo VEGF, como o *bevacizumabe*, impedem estericamente a interação do VEGF com o seu receptor. O *aflibercepte* atua como armadilha para o VEGF; trata-se de uma molécula recombinante que utiliza o domínio de ligação do VEGFR1 para sequestrar o VEGF, atuando basicamente como um "receptor chamariz solúvel" para o VEGF. Vários fármacos de pequenas moléculas que inibem a proteína tirosina-cinase do VEGFR (*axitinibe, cabozantinibe, lenvatinibe, pazopanibe, sorafenibe, sunitinibe* e *tivozanibe*; ver Cap. 71), bem como anticorpos monoclonais dirigidos contra o receptor (*ramucirumabe*), foram aprovado para uso clínico. A inibição da função endotelial por essas diferentes abordagens resulta em um espectro semelhante de efeitos adversos principalmente cardiovasculares.

Bevacizumabe

Mecanismo de ação

O *bevacizumabe* é um anticorpo IgG1 monoclonal humanizado, que se liga ao VEGF; o anticorpo contém o domínio de reconhecimento de antígeno de um anticorpo murino inserido em uma IgG1 humana. O *bevacizumabe* impede a interação do VEGF com seus receptores na superfície das células endoteliais e inibe a sinalização do receptor que normalmente aumenta a permeabilidade vascular e a angiogênese. O *bevacizumabe* retarda a progressão do carcinoma de células renais e, em combinação com terapia citotóxica, está aprovado no tratamento de pacientes com CCRm, CPNPC e câncer de ovário ou de colo do útero, e também após terapia inicial, em pacientes com glioblastoma, bem como em combinação com *atezolizumabe* (anti-MCP-L1, ver adiante) para o tratamento do carcinoma hepatocelular não ressecável ou metastático.

ADME

O *bevacizumabe* é administrado por via intravenosa em infusão de 30 a 90 minutos, a cada 2 semanas, a pacientes com câncer de cólon metastático e, em associação com quimioterapia combinada, em pacientes com CPNPC metastático não escamoso a cada 3 semanas com quimioterapia. O anticorpo possui uma $t_{1/2}$ plasmática de cerca de 20 dias (faixa de 11 a 50 dias).

Uso terapêutico no câncer

O *bevacizumabe* está indicado para o tratamento de vários tipos de câncer, frequentemente em associação com outros fármacos. No câncer de cólon metastático, o acréscimo de *bevacizumabe* ao FOLFOX (*ácido folínico [leucovorina], 5-FU* e *oxaliplatina*) ou FOLFIRI (ver Cap. 70) aumenta a sobrevida mediana dos pacientes em cerca 5 meses (Hurwitz et al., 2004). No CPNPC, a adição de *bevacizumabe* à *carboplatina* e *paclitaxel* aumenta a sobrevida mediana em cerca de 2 meses. As combinações de *bevacizumabe* com quimioterapia citotóxica também estão aprovadas para pacientes com câncer de colo do útero ou de ovário e raramente são usadas como combinação com IFN-α para o tratamento do carcinoma de células renais metastático. Para o glioblastoma, o *bevacizumabe* foi aprovado como agente isolado após terapia anterior.

Outros usos terapêuticos: degeneração macular úmida

O VEGF é um importante mediador da permeabilidade vascular patológica. A administração intravítrea de terapia direcionada anti-VEGF tornou-se um tratamento padrão da degeneração macular úmida (ver também Cap. 74). São utilizados o *bevacizumabe* e um fragmento modificado do *bevacizumabe*, o *ranibizumabe*. O *ranibizumabe* deriva da IgG1 do *bevacizumabe* por deleção do domínio Fc e modificações em seis aminoácidos no domínio de reconhecimento do antígeno para aumentar a afinidade pelo VEGF. O *broluzicumabe*, um fragmento de anticorpo humanizado de cadeia simples dirigido contra o VEGF, também é usado no tratamento da degeneração macular úmida e administrado por injeção intravítrea.

Como esses fármacos são administrados por injeção na cavidade vítrea do olho, são observados poucos efeitos adversos sistêmicos. Uma comparação direta do *bevacizumabe, ranibizumabe* e *aflibercepte* (a proteína de sequestro do VEGF; ver discussão a seguir) de administração intravítrea em pacientes com edema macular diabético mostrou que todos os três tratamentos melhoraram a visão; entretanto, o *aflibercepte* parece ser mais efetivo em pacientes com níveis basais mais graves de comprometimento visual (Wells et al., 2015).

Efeitos adversos

O *bevacizumabe* provoca uma ampla variedade de efeitos adversos graves relacionados com a classe, que consistem em hipertensão, perfuração gastrintestinal, eventos tromboembólicos e hemorragia, incluindo epistaxe. Uma forte preocupação é o potencial de lesão vascular e sangramento em paciente com câncer de pulmão. O *bevacizumabe* está contraindicado para pacientes com história de hemoptise, metástases cerebrais e diátese hemorrágica. Em pacientes apropriadamente selecionados, a taxa prevista de hemorragia pulmonar potencialmente fatal é de menos de 2%, e, para o tromboembolismo arterial (acidente vascular cerebral; infarto do miocárdio) observado durante tratamentos que incluem o *bevacizumabe*, a taxa prevista é de menos de 4%.

Outros efeitos adversos característicos de fármacos direcionados para a via do VEGF incluem hipertensão e proteinúria. A maioria dos pacientes necessita de terapia anti-hipertensiva, particularmente os que recebem doses mais altas e tratamento mais prolongado. O *bevacizumabe* pode estar associado à insuficiência cardíaca congestiva, provavelmente secundária à hipertensão, e a leucoencefalopatia posterior reversível em pacientes com hipertensão inadequadamente controlada. A perfuração GI, uma complicação que potencialmente comporta risco de vida, tem sido observada em até 11% das pacientes com câncer de ovário. Em pacientes com câncer de cólon, ocorre raramente (< 1%) perfuração colônica durante o tratamento com *bevacizumabe*, porém a sua frequência aumenta em pacientes com tumores colônicos primários intactos, carcinomatose peritoneal, doença ulcerosa péptica, colite associada à quimioterapia, diverticulite ou radioterapia prévia do abdome. Após cirurgia para câncer de cólon, os pacientes em uso de *bevacizumabe* apresentam uma taxa mais alta (13 vs. 3,4%) de complicações graves relacionadas com a cicatrização da ferida. Em virtude da $t_{1/2}$ longa do *bevacizumabe*, a cirurgia eletiva deve ser adiada durante pelo menos 4 semanas a partir da última dose do anticorpo, e o tratamento só deve reiniciado pelo menos 4 semanas após a cirurgia.

Ramucirumabe

Mecanismo de ação

O *ramucirumabe* é um anticorpo monoclonal IgG1 humano, que se liga ao VEGFR2, bloqueando a ligação de ligantes do VEGFR e, consequentemente, inibindo a atividade induzida por ligante nas células endoteliais.

ADME

O *ramucirumabe* é administrado por via intravenosa, a cada 2 a 3 semanas. Apresenta $t_{1/2}$ média de 14 dias.

Usos terapêuticos

O *ramucirumabe* é usado em associação com quimioterapia para o tratamento de pacientes com CCRm, com progressão da doença durante ou após terapia anterior; como monoterapia ou em combinação com *paclitaxel* para o tratamento de pacientes com adenocarcinoma gástrico avançado, com progressão da doença durante ou após quimioterapia; e em combinação com *docetaxel* para tratamento de pacientes com CPNPC metastático, com progressão da doença durante ou após quimioterapia.

Efeitos adversos

Os efeitos adversos mais comuns consistem em hipertensão e diarreia. Outros efeitos adversos graves sobrepõem-se aos do bevacizumabe (anti-VEGF; ver discussão anterior): risco aumentado de hemorragia, perfuração GI e comprometimento da cicatrização de feridas.

Aflibercepte

Mecanismo de ação

O *ziv-aflibercepte* atua como armadilha para ligantes do VEGFR. Trata-se de uma proteína de fusão recombinante que contém o domínio extracelular de ligação do VEGF do VEGFR1/2 humano fundido com a porção Fc da IgG1 humana. O *ziv-aflibercepte* atua como receptor solúvel, que se liga a ligantes do VEGFR humanos com alta afinidade (K_ds de 0,5 a 40 pM), reduzindo suas concentrações plasmáticas para níveis que são muito baixos para uma ativação significativa dos receptores cognatos.

ADME

A $t_{1/2}$ de eliminação é de cerca de 6 dias (faixa de 4 a 7 dias). O *ziv-aflibercepte* é administrado na forma de infusão intravenosa durante 1 hora, a cada 2 semanas.

Usos terapêuticos

Em combinação com FOLFIRI, o *ziv-aflibercepte* está indicado para pacientes com CCRm resistente ou que progrediu após um esquema contendo *oxaliplatina*.

Efeitos adversos

Os efeitos adversos mais comuns consistem em hipertensão e diarreia. Outros efeitos adversos graves sobrepõem-se aos do *bevacizumabe* (anti-VEGF; ver discussão anterior): risco aumentado de hemorragia, perfuração GI e comprometimento da cicatrização de feridas.

III ATIVAÇÃO DAS CÉLULAS IMUNES

HISTÓRICO

A descoberta do TCR e de vias de sinalização coestimuladoras no período de 1982 a 1992 definiu a existência de requisitos essenciais para a ativação das células T durante a apresentação do antígeno. Além da interação antígeno-TCR ("sinal 1"), a CD28 nas células T liga-se a proteínas B7 nas APC ("sinal 2"; Fig. 72-3; ver também as Figs. 38-2, 38-3 e 38-4). Em meados da década de 1990, o achado de moléculas coinibitórias capazes de moderar a ativação das células T revelou um mecanismo potencial dos fármacos para modular *checkpoints* imunes e alterar a atividade imune antineoplásica. Tasuku Honjo e James Allison compartilharam o Prêmio Nobel de Fisiologia ou Medicina de 2018 pela "descoberta da terapia do câncer por meio de inibição da regulação imune negativa". A ativação do TCR induz a expressão da CTLA-4, um homólogo de CD28 com maior afinidade pelos ligantes B7 do que a CD28. A CTLA-4 inibe a ativação das células T para controlar a lesão tecidual autoimune. A MCP-1, uma molécula inibitória expressa nas células T após a sua ativação, e o MCP-L1, o ligante da MCP-1, foram descritos no início da década de 2000. Tornou-se evidente que as células T presentes em tumores humanos estavam sendo inibidas por fatores existentes nos tecidos tumorais: as células T isoladas de pacientes com câncer e ativadas exogenamente demonstraram ter eficácia antitumoral, preparando o terreno para a inibição imune como alvo. A melhora da sobrevida de pacientes com melanoma metastático após tratamento com anti-CTLA-4 levou a FDA à aprovação do *ipilimumabe*, em 2011; os fármacos anti-MCP-1 *pembrolizumabe* e *nivolumabe* foram aprovados em 2014 para o tratamento de pacientes com melanoma metastático. Desde então, ensaios clínicos de múltiplos tipos de câncer têm sido conduzidos e levaram à aprovação de inibidores do *checkpoint* imune para mais de 20 outras indicações, conforme descrito nessa seção. Os marcos nas descobertas e mais detalhes podem ser encontrados em uma revisão de Korman et al. (2021).

Inibidores de *checkpoints* imunes

Os notáveis sucessos recentes na imunoterapia do câncer deram credibilidade à esperança alimentada há muito tempo de que o sistema imune poderia ser estimulado para tratar o câncer. O avanço conceitual baseia-se na descoberta de sinais inibitórios que limitam a ativação das células T, os denominados *checkpoints* imunes. A descoberta de receptores, ligantes e sua função no controle da atividade das células imunes nessas últimas duas décadas levou ao desenvolvimento de anticorpos monoclonais clinicamente efetivos, que permitem a erradicação das células cancerosas por células T antitumorais, com efeitos adversos aceitáveis (Fig. 72-3).

O bloqueio de *checkpoints* imunes nas células T citotóxicas possibilita a erradicação de células cancerosas que expressam antígenos reconhecidos pelas células T. A erradicação duradoura do melanoma metastático em um número significativo de pacientes constituiu um resultado impressionante dos ensaios clínicos iniciais com um anticorpo monoclonal, o *ipilimumabe*, que é um inibidor de *checkpoints* imunes (Robert et al., 2013). Convém assinalar que a inibição dos *checkpoints* imunes é distinta das abordagens convencionais, como vacinação com um antígeno conhecido (para gerar células T que reconhecem células que expressam o antígeno); estimulação inespecífica de células T; isolamento, expansão *ex vivo* e administração de linfócitos infiltrantes de tumores; ou abordagens que usam células T responsivas a antígenos, que expressam um CAR específico. Em seguida, são descritas as diferentes abordagens utilizadas.

Mecanismos de ativação das células T

A ativação das células T mediada por antígenos é iniciada pelo engajamento do TCR com um antígeno apresentado na proteína do complexo de histocompatibilidade principal (MHC) na superfície de uma APC, constituindo o "sinal 1". Além disso, é necessária a atuação de moléculas coestimuladoras CD28 nas células T para a sua ativação efetiva, incluindo proliferação celular, migração e produção de citocinas. Esse "sinal 2" é fornecido por proteínas de superfície B7 nas APC, por exemplo, CD80 (B7-1) ou CD86 (B7-2) (ver Figs. 38-4 e 72-3). A ativação das células T é rigorosamente controlada por células imunossupressoras e citocinas, bem como por moléculas coinibitórias presentes nas células T, como CTLA-4 ou MCP-1 (Fig. 72-3). A CTLA-4 é expressa pelas células T CD4 e CD8 ativadas e compete com a CD28 coestimuladora para a ligação aos ligantes de proteína B7. A ligação da CD28 a proteínas B7 interrompe os sinais coestimuladores de CD28 iniciais e atua como regulador negativo inicial das respostas de ativação das células T, isto é, atua como *checkpoint imune*. Outro controle da atividade das células T é proporcionado por sinais inibitórios subsequentes por meio de outras moléculas, como a MCP-1, que se liga ao ligante MCP-L1. A MCP-1 é principalmente expressa por células T CD4 e CD8 ativadas, bem como por células B e macrófagos.

Atualmente, são usados anticorpos monoclonais bloqueadores contra CTLA-4, MCP-1 ou MCP-L1 para neutralizar receptores coinibitórios durante a sensibilização das células T (CTLA-4), para manter a função das células T específicas de antígenos de câncer e para promover uma resposta duradoura das células T (MCP-1), que inclui aumento da produção de citocinas, como fator de necrose tumoral α e IFN-γ, bem como granzima B. Os anticorpos direcionados contra diferentes moléculas de *checkpoints* são discutidos nas seguintes seções: *ipilimumabe* (anti-CTLA-4); *atezolizumabe, avelumabe, durvalumabe* (anti-MCP-L1); *nivolumabe, pembrolizumabe, cemiplimabe, dostarlimabe* (anti-MCP-1); e *relatlimabe* (anti-LAG3).

Inibidores da CTLA-4

A CTLA-4 está suprarregulada durante a sensibilização das células T pelo antígeno e liga-se a B7 nas APC para atenuar a resposta das células T e, assim, reduzir o risco de inflamação autoimune dependente crônica (ver Fig. 72-3).

Ipilimumabe

O *ipilimumabe* é um anticorpo monoclonal IgG1 humano, que se liga a CTLA-4 e que foi o primeiro inibidor de *checkpoints* imunes aprovado para o tratamento do câncer.

Mecanismo de ação

O *ipilimumabe* bloqueia a interação da CTLA-4 com ligantes B7 nas APC e, portanto, aumenta a ativação das células T (ver Fig. 72-3). A inibição da sinalização da CTLA-4 também pode se expandir para o repertório das células T (Cha et al., 2014) e inibir a função das células T reguladoras que atenua a atividade das células T citotóxicas e, portanto, aumenta ainda mais a resposta imune antitumoral (Mellman et al., 2011) além de induzir a memória das células T (Felix et al., 2016) que prolonga a resposta imune.

ADME

O *ipilimumabe* é administrado por via intravenosa e apresenta farmacocinética linear na faixa posológica de 0,3 a 10 mg/kg, com $t_{1/2}$ terminal de 15,4 dias.

Usos terapêuticos

Um ensaio clínico fundamental conduzido em 2010 em pacientes com melanoma metastático mostrou uma melhora da sobrevida global mediana após tratamento com *ipilimumabe* (Hodi et al., 2010). Esse ensaio clínico levou a FDA a aprovar o *ipilimumabe* para o tratamento de pacientes com melanoma metastático. Estudos subsequentes mostraram que alguns pacientes apresentaram respostas clínicas com duração de 10 anos ou mais (Schadendorf et al., 2015). A resposta do tumor pode levar vários meses para se manifestar, e os tumores podem aumentar de tamanho durante esse período, em parte devido à reação inflamatória em evolução (Mellman et al., 2011). O *ipilimumabe* é aprovado para o tratamento de pacientes com melanoma avançado como monoterapia ou em combinação com *nivolumabe*; outras indicações aprovadas em combinação com *nivolumabe* incluem carcinoma de células renais avançado; câncer colorretal com MSI-H ou reparo de malpareamento deficiente; carcinoma hepatocelular anteriormente tratado; CPNPC metastático sem aberrações genômica do EGFR ou da ALK; e mesotelioma pleural maligno. A dose recomendada de *ipilimumabe* é de 3 mg/kg, por via intravenosa, durante 90 minutos, a cada 3 semanas, para um total máximo de 4 doses.

Efeitos adversos

O bloqueio da CTLA-4 compromete a tolerância imune a alguns antígenos teciduais normais e provoca toxicidade inflamatória, principalmente na pele, hipófise, intestino e fígado. A ativação das respostas das células T por meio de tratamento com *ipilimumabe* leva a toxicidades relacionadas com o sistema imune na maioria dos pacientes (73,6%), dos quais 18,6% alcançam uma toxicidade de grau 3 a 4 (Callahan et al., 2016). Os efeitos adversos na pele (prurido, exantema, vitiligo) e no trato GI (diarreia, colite) são os mais frequentes, enquanto a hepatite imunomediada, a hipofisite e o hipo ou hipertireoidismo são menos frequentes. Recomenda-se a suspensão do tratamento devido a reações adversas moderadas até retorno à condição basal, bem como a administração de corticosteroides em altas doses para reações imunomediadas graves (Dougan et al., 2021; Esfahani et al., 2020).

Tremelimumabe

O *tremelimumabe* (anteriormente *ticilimumabe*) é um anticorpo monoclonal IgG2 humano que tem como alvo a CTLA-4; está em fase de investigação em vários ensaios clínicos e recebeu a designação de fármaco órfão pela FDA para o tratamento do mesotelioma maligno.

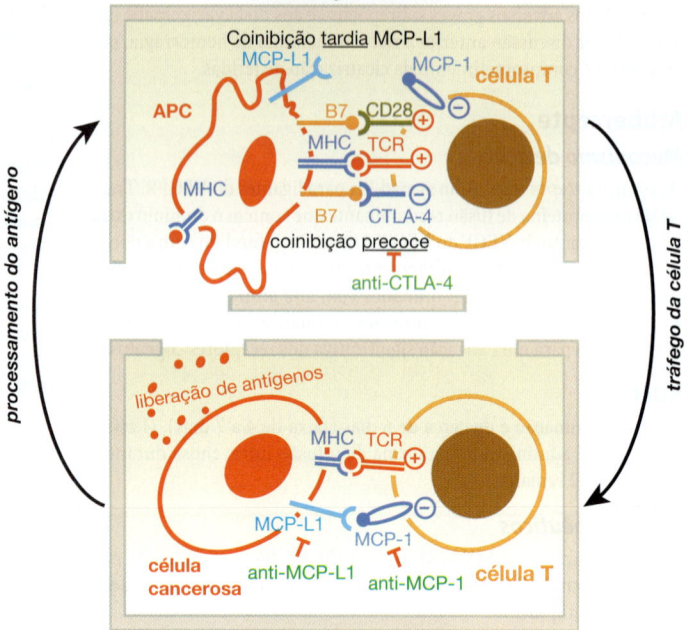

Figura 72-3 *Checkpoints imunes como alvos.* Os antígenos liberados das células cancerosas mortas são capturados e processados por APC. As APC seguem o seu trajeto até os linfonodos regionais e apresentam o antígeno ligado ao MHC para estimular os TCR. Sinais coestimuladores, que levam à ativação das células T, são fornecidos pela interação entre CD28 nas células T e B7 (CD80, CD86) nas APC. Moléculas inibitórias, incluindo a CTLA-4 e MCP-1, são induzidas durante as respostas imunes e representam um *checkpoint* para atenuar a hiperativação das células T. A homologia de sequência dentro dos domínios de ligação extracelulares da CTLA-4 e CD28 permite a ligação aos ligantes B7. A maior afinidade e avidez da CTLA-4 pelos ligantes levam a uma atenuação da resposta imune. A MCP-1 humana é expressa nas células T após estimulação com TCR e liga-se aos homólogos B7, MCP-L1 (B7-H1) e MCP-L2 (B7-DC) nas APC, mas pode ser induzida em células não hematopoiéticas (p. ex., por citocinas). As células T ativadas também suprarregulam a MCP-1 em sua superfície. (As Figs. 38-3 e 38-4 mostram detalhes adicionais da ativação das células T.)

As células T efetoras ativadas, capazes de destruir as células cancerosas, seguem então o seu trajeto dos linfonodos até o local do tumor, onde reconhecem as células cancerosas pela interação do TCR com o complexo MHC-neoantígeno, destruindo as células cancerosas por meio de citólise (liberação de perforina e granzima). Isso desencadeia a liberação adicional de antígenos, que podem induzir ciclos subsequentes de imunidade antineoplásica. A liberação da IFN-γ com o reconhecimento pelo TCR do complexo MHC-neoantígeno induz a suprarregulação do MCP-L1 na superfície das células tumorais. O MCP-L1 liga-se à MCP-1 na superfície das células T ativadas, atenuando a resposta imune no microambiente do tumor.

Os inibidores do *checkpoint* das células T podem aumentar a sensibilização das células T por meio do bloqueio da CTLA-4 (ipilimumabe) ou pela ativação das células T no tumor por meio do bloqueio da interação MCP-1/MCP-L1 com anticorpos com MCP-1 (cemiplimabe, dostarlimabe, nivolumabe, pembrolizumabe) ou MCP-L1 (atezolizumabe, avelumabe, durvalumabe). Os anticorpos que bloqueiam os *checkpoints* imunes inibitórios possibilitam uma resposta duradoura das células T, que também inclui uma produção aumentada de citocinas e proliferação das células T. (Revisão em Waldman et al. [2020].)

Inibidores da MCP-1

A ativação da via do *checkpoint* da MCP-1 nas células T por MCP-L1 ou MCP-L2 desencadeia uma resposta imune reguladora negativa e inativa as células T (ver Fig. 72-3). As células tumorais podem explorar essa via pela apresentação do ligante MCP-L1 às células T que infiltram o tumor, protegendo, assim, o tumor da destruição mediada por essas células.

A apresentação do MCP-L1 às células T ativadas resulta em exaustão das células T, enquanto o bloqueio da MCP-1 mediado por anticorpo pode restaurar ou manter a resposta antitumoral das células T.

Nivolumabe

Mecanismo de ação
O *nivolumabe* é um anticorpo IgG4 monoclonal humano, que bloqueia a interação entre a MCP-1 e seus ligantes.

ADME e uso clínico
O *nivolumabe* é administrado na forma de infusão intravenosa a cada 2 (ou 4) semanas até o momento de progressão da doença ou ocorrência de toxicidade inaceitável. O fármaco possui uma $t_{1/2}$ de eliminação de 26,7 dias. O *nivolumabe* foi aprovado pela FDA como agente isolado para o tratamento de uma variedade de tipos de câncer, incluindo melanoma de alto risco avançado ou ressecado, CPNPC avançado previamente tratado, carcinoma de células renais, câncer de cabeça e pescoço avançado, câncer colorretal com MSI-H ou deficiência de reparo de malpareamento, carcinoma hepatocelular e linfoma de Hodgkin clássico com recidiva/refratário. De modo bastante notável, o *nivolumabe* proporcionou uma taxa de resposta global de 87% em pacientes com linfoma de Hodgkin que não responderam anteriormente ao tratamento com *brentuximabe vendotina* (ver discussão a seguir).

Efeitos adversos
O efeito adverso mais comum do tratamento em pacientes com melanoma consiste em exantema (> 20%); nos pacientes com CPNPC escamoso avançado, os efeitos adversos consistem em fadiga, dispneia, dor musculoesquelética, diminuição do apetite, tosse, náuseas e constipação intestinal. As reações adversas imunomediadas são muito menos comuns do que com os anticorpos direcionados para CTLA-4; recomenda-se o uso de corticosteroides, com base na gravidade da reação. Para a pneumonite, colite, hepatite, nefrite e disfunção renal, deve-se suspender o tratamento se os efeitos adversos forem moderados, e é necessário interrompê-lo se os efeitos forem graves (Dougan et al., 2021; Esfahani et al., 2020).

Pembrolizumabe

O *pembrolizumabe* (anteriormente denominado *lambrolizumabe* ou MK-3475) é um anticorpo do isótipo IgG4κ monoclonal humanizado, que bloqueia a interação entre a MCP-1 e seus ligantes. Esse anticorpo humanizado tem uma região variável murina enxertada a um arcabouço de anticorpo humano; possui alta afinidade pelos receptores de MCP-1 de seres humanos e outros primatas, porém nenhuma afinidade apreciável pela MCP-1 de camundongo ou rato.

ADME e uso clínico
O esquema recomendado de tratamento com *pembrolizumabe* é de 2 mg/kg na forma de infusão intravenosa durante 30 minutos, a cada 3 semanas (ou uma dose de 200 mg a cada 3 semanas ou 400 mg a cada 6 semanas). A $t_{1/2}$ de eliminação é de 26 dias. Em ensaios clínicos, o *pembrolizumabe* demonstrou uma taxa de resposta global de 26% em pacientes com melanoma avançado refratário e tratado previamente com *ipilimumabe* (Hamid et al., 2013; Robert et al., 2014). O *pembrolizumabe* é mais efetivo e menos tóxico que o *ipilimumabe* em pacientes com melanoma sem tratamento prévio ou anteriormente tratado com inibidor do BRAF. O *pembrolizumabe* está atualmente aprovado para o tratamento 18 tipos diferentes de câncer, que incluem melanoma ressecado avançado de alto risco e de risco intermediário, CPNPC (antes ou depois de quimioterapia contendo platina), câncer de cabeça e pescoço, câncer urotelial, carcinoma de células de Merkel, linfoma de Hodgkin, câncer de mama triplo-negativo e carcinoma de células renais de risco intermediário a alto. A aprovação do *pembrolizumabe* inclui qualquer câncer com deficiência de reparo de malpareamento do DNA ou MSI-H que leva a uma maior carga de mutação, seguida de geração de antígenos proteicos mutantes pelas células cancerosas, que podem ativar o sistema imune. Essa primeira aprovação agnóstica* para tecido canceroso estende o tratamento com inibidores do *checkpoint* imune para subgrupo de pacientes com carcinoma de células renais hereditário devido à síndrome de Lynch (MSI-H) e até 20% dos pacientes com câncer de cólon esporádico. A frequência é menor nos cânceres endometrial, de ovário e de pâncreas e exige uma avaliação do tumor de cada paciente para averiguar a viabilidade do tratamento. Mais recentemente, a aprovação agnóstica para o *pembrolizumabe* foi ampliada para cânceres avançados com altas cargas de mutação tumoral de 10 ou mais mutações por megabase, o que inclui uma grande fração de tumores sólidos, conforme descrito no Capítulo 69 (ver Fig. 69-3).

Efeitos adversos
Os efeitos adversos mais comuns, que são observados em mais de 20% dos pacientes, consistem em fadiga, tosse, náuseas, prurido, exantema, diminuição do apetite, constipação intestinal, artralgia e diarreia. Os efeitos adversos graves consistem em inflamação imunomediada, especificamente pneumonite, colite, hepatite e hipofisite e tanto hipertireoidismo quanto hipotireoidismo. Recomendam-se a suspensão do tratamento e a administração de corticosteroides sistêmicos para eventos adversos de grau 2 ou de maior grau ou a interrupção do tratamento em caso de efeitos adversos mais graves. Como a IgG4 humana pode atravessar a placenta, o benefício do tratamento com *pembrolizumabe* deve ser avaliado em relação ao risco fetal potencial em uma mulher grávida.

Cemiplimabe

O *cemiplimabe* é um anticorpo monoclonal IgG4 humano, que se liga à MCP-1 e bloqueia a via. Foi aprovado 2018 para o tratamento de pacientes com doença escamosa cutânea avançada e, em 2021, para o tratamento de pacientes com carcinoma basocelular, bem como tratamento de primeira linha para aqueles com CPNPC localmente avançado ou metastático com MCP-L1 alto. Os efeitos adversos são típicos do bloqueio da MCP-1 e consistem em inflamação de diferentes órgãos relacionada com o sistema imune.

Dostarlimabe

O *dostarlimabe* é um anticorpo monoclonal IgG4 humanizado bloqueador da MCP-1 aprovado em 2021 para o tratamento de pacientes com câncer endometrial resistente à quimioterapia, com deficiência de reparo de malpareamento.

Antagonistas do MCP-L1

A morte celular programada 1 possui dois ligantes conhecidos, o MCP-L1 (B7-H1) e o MCP-L2 (B7-DC), cada um com um perfil de expressão distinto. O ligante MCP-L1 é expresso nas APC, células T, células B e células não hematopoiéticas, podendo incluir células cancerosas (ver Fig. 72-3). A expressão do MCP-L2 limita-se às APC, a macrófagos, células dendríticas mieloides e mastócitos. O MCP-L1 é expresso em muitos tipos de câncer e, portanto, pode suprimir a ativação das células T citotóxicas que entram no tumor. Os anticorpos anti-MCP-L1 podem bloquear esse efeito inibidor e promover uma resposta antitumoral efetiva. O *atezolizumabe*, o *durvalumabe* e o *avelumabe* são anticorpos inibidores aprovados do MCP-L1 com perfis semelhantes.

Atezolizumabe

Mecanismo de ação
O *atezolizumabe*, também conhecido MPDL3280A, é um anticorpo monoclonal IgG1 humanizado dirigido contra o MCP-L1 aprovado em 2016.

ADME
O *atezolizumabe* é administrado na forma de infusão intravenosa de 60 minutos, a cada 3 semanas. A $t_{1/2}$ terminal é de 27 dias.

---

*N. de R.T. Resultados promissores com base em pesquisas preliminares, mesmo sem levantamentos maiores ou mais abrangentes.

Uso clínico

O *atezolizumabe* está aprovado para tratamento de diferentes tipos de câncer avançados ou metastáticos: câncer urotelial, CPNPC, câncer de pulmão de pequenas células (com *carboplatina* e *etoposídeo*, ver Cap. 70), câncer de mama triplo-negativo (com *paclitaxel*, ver Cap. 70), carcinoma hepatocelular (com *bevacizumabe*) e melanoma (com *cobimetinibe* e *vemurafenibe*, ver Cap. 71). A alta expressão do MCP-L1 é um pré-requisito para várias dessas indicações.

Efeitos adversos

Os efeitos adversos mais comuns em 20% ou mais dos pacientes com CPNPC metastático consistem em fadiga, diminuição do apetite, dispneia, tosse, náuseas, dor musculoesquelética e constipação intestinal. Pacientes com carcinoma urotelial podem relatar a ocorrência de infecção das vias urinárias. Os possíveis efeitos adversos relacionados com o sistema imune incluem hepatite, colite, hipofisite, distúrbios da tireoide, insuficiência suprarrenal e, raramente, diabetes melito tipo 1, pancreatite, miastenia grave, síndrome de Guillain-Barré e inflamação ocular; esses efeitos adversos podem exigir a interrupção do tratamento. Em virtude da potencial toxicidade embriofetal, as mulheres devem ser avisadas sobre esse problema.

Durvalumabe

O *durvalumabe* é um anticorpo monoclonal IgG1κ humano contra o MCP-L1, inicialmente aprovado em 2017 para o tratamento do câncer urotelial metastático. Atualmente, está aprovado para o CPNPC avançado e para tratamento de primeira linha do câncer de pulmão de pequenas células (com *etoposídeo* e *carboplatina* ou *cisplatina*, ver Cap. 70).

Avelumabe

O *avelumabe* anticorpo monoclonal IgG1κ humano dirigido contra o MCP-L1, que foi aprovado em 2017 para o tratamento do câncer urotelial metastático e de células de Merkel. Está também aprovado para o carcinoma de células renais como tratamento de primeira linha em combinação com *axitinibe*, um inibidor da VEGFR-cinase (ver Cap. 71).

Combinação de anti-MCP-1 e anti-CTLA-4

Como o anti-CTLA-4 e o anti-MCP-1 têm como alvos *checkpoints* imunes distintos durante a ativação das células T, estudos pré-clínicos mostraram que o uso concomitante de agentes direcionados para a CTLA-4 e a MCP-1 melhora significativamente a eficácia terapêutica, em comparação com os efeitos de agentes isoladamente (Curran et al., 2010). Em pacientes com melanoma avançado, a combinação de *ipilimumabe* e *nivolumabe* produz uma resposta tumoral em mais de 50% dos pacientes, e a sobrevida global em 5 anos é a mais alta no grupo de tratamento combinado, com 52% de sobrevida *versus* 44% no grupo com *nivolumabe* apenas e 26% no grupo com *ipilimumabe* apenas (Larkin et al., 2019). Os efeitos adversos relacionados com o sistema imunes são semelhantes, porém mais frequentes do que com o uso do agente isolado, embora a terapia combinada aumente a taxa de miocardite rara, porém fatal (combinação, 0,17%; *nivolumabe* < 0,01%) (Johnson et al., 2016). As reações autoimunes podem ser controladas por meio de atraso da dose, tratamento com glicocorticoides e tratamento imunossupressor revisado por Dougan et al. (2021) e Esfahani et al. (2020). Os inibidores de *checkpoints* imunes também induzem regressão de metástases de melanoma em locais intracranianos e viscerais em mais da metade dos pacientes, e a integração dos inibidores de *checkpoints* imunes com outras abordagens de tratamento para o melanoma pode melhorar ainda mais esse resultado (Atkins et al., 2021; Curti e Faries, 2021). Combinações de inibidores de *checkpoints* imunes com outras terapias para o câncer estão sendo avaliadas em numerosos ensaios clínicos internacionais e estão se tornando o padrão de tratamento para neoplasias malignas sólidas e hematológicas (Balogh e Nass, 2019).

Checkpoints imunes como alvos além da CTLA-4 e da MCP-1: anti-LAG3

O LAG3 (gene de ativação de linfócitos 3), a TIM3 (imunoglobulina de células T e domínio de mucina-3) e o TIGIT (imunorreceptor de células T com domínios Ig e ITIM) são outros receptores de superfície celular que regulam negativamente a capacidade de resposta das células imunes e que, portanto, constituem alvos potenciais para terapias imunomoduladoras (Kraehenbuehl et al., 2022). O direcionamento contra o LAG3 aumentou a eficácia do anti-MCP-1 em modelos pré-clínicos e, recentemente, foi avaliado em um ensaio clínico de fase III em pacientes com melanoma avançado não tratado. A adição de *relatlimabe* (anti-LAG3, IgG4 humano) ao tratamento com *nivolumabe* (anti-MCP-1) melhorou a sobrevida mediana livre de progressão de pacientes de 4,6 para 10,1 meses. Os eventos adversos aumentaram na sua frequência e corresponderam aos conhecidos para o tratamento anti-MCP-1 (Tawbi et al., 2022). Isso estabelece a validade da dupla inibição dos *checkpoints* imunes além da combinação de anti-MCP-1 e anti-CTLA-4 discutida anteriormente.

Impacto do microbioma sobre a terapia com inibidores de *checkpoints* imunes

Mais recentemente, o impacto da composição do microbioma intestinal na eficácia do tratamento do câncer com inibidores de *checkpoints* imunes tornou-se uma área ativa de pesquisa. Os transplantes fecais constituem uma ferramenta aplicada em ensaios clínicos em andamento e são revisados por Woelk e Snyder (2021); ver também Capítulo 6.

Citocinas na estimulação das respostas imunes

Interleucina-2

Entre as 70 ou mais proteínas e glicoproteínas classificadas como citocinas, apenas a IFN (ver Caps. 38 e 39) e a interleucina (IL)-2 são de uso clínico rotineiro, frequentemente pelas suas ações contra o câncer.

As células T $CD4^+$ ativadas são os principais produtores de IL-2. As funções da IL-2 são numerosas; entre outras funções, a IL-2 promove o crescimento das células T e das células *natural killer* (NK), estimula a proliferação e a produção de anticorpos pelas células B e impulsiona o desenvolvimento das células T reguladoras (mediadoras da tolerância e supressão). Conforme assinalado por Liao et al. (2013), "a IL-2 possui amplas ações biológicas essenciais, não apenas para estimular a proliferação das células T e modular a diferenciação das células efetoras, mas também para limitar as reações autoimunes potencialmente perigosas". Essa definição fornece um fundamento lógico geral para o uso clínico da IL-2 e a probabilidade de que a sua administração também irá produzir efeitos adversos.

Mecanismo de ação

A IL-2 estimula a proliferação das células T ativadas e a secreção de citocinas pelas células NK e monócitos. A estimulação pela IL-2 aumenta a destruição citotóxica por células T e células NK.

A IL-2 é uma glicoproteína de 133 aminoácidos (peso molecular de cerca de 15 kDa), produzida por células T ativadas e células NK. A IL-2 promove a proliferação das células T ativadas e a destruição aumentada pelas células NK. A responsividade depende da expressão do receptor de IL-2 (IL-2R). O receptor é constituído por três componentes que atravessam uma única vez a membrana, de expressão independente, α, β e γ, cuja contagem pode ocorrer em várias combinações, produzindo receptores operantes com afinidades variáveis. Esses monocomponentes apresentam expressão variável nas células linfo-hematopoiéticas, carecem de atividade de proteína-cinase C-terminal e transduzem sinais por meio de acoplamento às proteínas Jak (Fig. 72-4). Em contrapartida, quase todos os tipos de células cancerosas carecem de expressão do receptor e não respondem à IL-2.

ADME

A IL-2 (na forma de IL-2 recombinante, *aldesleucina*) é administrada por via intravenosa. A $t_{1/2}$ sérica da IL-2 após administração intravenosa apresenta uma fase α de cerca de 13 minutos e uma fase β de cerca de 90 minutos. A IL-2 é excretada na urina como metabólito inativo.

Usos terapêuticos

A *aldesleucina* possui as atividades biológicas da IL-2 humana nativa. O fármaco está aprovado para uso em pacientes com carcinoma de células renais metastático e melanoma metastático. A IL-2 em altas doses produz uma taxa de resposta global de 15 a 25% em pacientes com carcinoma de células renais; e 8% obtêm uma resposta completa. Em pacientes com melanoma metastático, a IL-2 em alta dose induz uma taxa de resposta global de 16 a 22%, e 6% alcançam uma resposta completa. Em ambos os casos, as respostas têm uma duração mediana de 5 anos. A IL-2 em baixa dose também produz respostas, porém poucas são completas, e a duração parece ser menor que a obtida com a IL-2 em altas doses.

Efeitos adversos

As toxicidades da IL-2 são dominadas pela síndrome de extravasamento capilar em que o líquido intravascular extravasa no espaço extravascular, produzindo hipotensão, edema, dificuldades respiratórias, confusão, taquicardia, insuficiência renal oligúrica e problemas eletrolíticos. Outros efeitos adversos consistem em febre, calafrios, mal-estar, náuseas, vômitos e diarreia. As anormalidades laboratoriais incluem trombocitopenia, provas de função hepática anormais, linfopenia e eosinofilia. Na maioria dos pacientes, observa-se o desenvolvimento de exantema cutâneo pruriginoso. Pode ocorrer hipotireoidismo. As arritmias cardíacas constituem uma complicação rara. Essas toxicidades podem ser potencialmente fatais; todavia, quase todas são reversíveis 24 a 48 horas após a interrupção da terapia. Os pacientes devem apresentar funções renal e hepática normais, reserva respiratória adequada (VEF1 > 2 L) e teste de tolerância ao exercício normal antes de iniciar a terapia e devem ser rigorosamente supervisionados em uma instituição de internação capaz de fornecer cuidados na unidade de terapia intensiva durante a administração do fármaco.

IV MOLÉCULAS DE SUPERFÍCIE DAS CÉLULAS CANCEROSAS COMO ALVO PARA ENGAJAMENTO DE CÉLULAS IMUNES

HISTÓRICO

O primeiro anticorpo terapêutico aprovado para pacientes oncológicos em 1997, o *rituximabe*, é um anticorpo monoclonal quimérico murino/humano, que se liga ao antígeno de superfície CD20 nas células B e que melhorou os resultados para pacientes com neoplasias malignas de células B. O CD20 é uma fosfoproteína glicosilada tetra-transmembrana com regiões intracelulares N e C-terminais e uma alça extracelular menor e outra alça extracelular maior expressas nas células B em desenvolvimento e em muitas neoplasias malignas de células B. O *rituximabe* liga-se à alça extracelular maior, enquanto o *ofatumumabe*, aprovado em 2009, liga-se a um epítopo distinto na alça extracelular maior, bem como a sítios nas alças menores. O *obinutuzumabe*, aprovado em 2013, deriva do *rituximabe*, com modificações em sua glicosilação para melhorar os efeitos efetores imunes. O anticorpo BiTE que tem como alvo moléculas de superfície das células cancerosas baseia-se em conceitos de engenharia de anticorpos que obtiveram a primeira aprovação com o *blinatumomabe*, em 2014: o *blinatumomabe* estabelece uma ponte entre células T citotóxicas e células cancerosas, independentemente do reconhecimento do antígeno ligado ao MHC. Os anticorpos BiTE estão em fase de desenvolvimento para o tratamento de uma variedade de cânceres; outras abordagens com anticorpos bifuncionais em desenvolvimento foram revisadas por Goebeler e Bargou (2020). Ver também o Capítulo 38.

CD19, CD20, CD52, CD38, CCR4, GD2 e SLAMF7

Rituximabe (CD20)

O *rituximabe* é um anticorpo IgG1 monoclonal quimérico murino/humano, cujo alvo é o antígeno de superfície CD20 das células B. Após a sua ligação à alça extracelular maior do CD20, o *rituximabe* medeia a lise das células B, em grande parte por meio de CDC e CCDA. Em pacientes com LNH, a administração de *rituximabe* provoca depleção das células B circulantes e teciduais nas primeiras 3 semanas, com depleção duradoura de 6 a 9 meses após tratamento na maioria dos pacientes. Os níveis medianos de células B retornam a seu valor normal em 12 meses.

ADME

O fármaco é administrado por infusão intravenosa, como monoterapia e em combinação com quimioterapia. O *rituximabe* tem uma $t_{1/2}$ de cerca de 22 dias. Como monoterapia, o *rituximabe* é administrado semanalmente, durante 4 semanas, com dose de manutenção a cada 3 a 6 meses. Nos esquemas de combinação, o fármaco pode ser administrado a cada 3 a 4 semanas com quimioterapia, em um total de até 8 doses. A velocidade de infusão deve ser aumentada lentamente para evitar reações de hipersensibilidade graves. O tratamento prévio com anti-histamínicos, *paracetamol* e glicocorticoides diminui o risco de reações de hipersensibilidade. Os pacientes com grandes números de células tumorais circulantes (como na LLC) correm risco aumentado de síndrome de lise tumoral; nesses pacientes, a dose inicial não deve ultrapassar 50 mg/m² no dia 1 do tratamento, e os pacientes devem receber profilaxia padrão contra a lise tumoral.

Usos terapêuticos

O *rituximabe* foi aprovado como monoterapia para linfomas indolentes que sofreram recidiva; aumenta significativamente a resposta e a sobrevida quando usado em combinação com quimioterapia para o tratamento inicial do LCB difuso de grandes células B. O *rituximabe* melhora as taxas de resposta quando acrescentado à quimioterapia de combinação para outros LNH de células B indolentes, incluindo LLC, linfoma de células do manto, macroglobulinemia de Waldenström e linfomas de zona marginal. A manutenção da remissão com *rituximabe* retarda a progressão e melhora a taxa de sobrevida global no LNH indolente. O *rituximabe* está sendo cada vez mais utilizado para o tratamento de doenças autoimunes, como doença reumatológica, púrpura trombocitopênica trombótica, anemias hemolíticas autoimunes, doença renal induzida por crioglobulinas e esclerose múltipla.

Resistência e efeitos adversos

Pode ocorrer resistência ao *rituximabe* por infrarregulação do CD20, comprometimento da CCDA, diminuição da ativação do complemento, efeitos limitados sobre a sinalização e a indução da apoptose e níveis sanguíneos inadequados. Os polimorfismos em dois dos receptores da região Fc do anticorpo responsáveis pela ativação do complemento podem prever a resposta clínica à monoterapia com *rituximabe* em pacientes com linfoma folicular, mas não na LLC. As reações à infusão de *rituximabe* podem ser potencialmente fatais; entretanto, com tratamento anterior, as reações são geralmente discretas e limitam-se a febre, calafrios, prurido da faringe, urticária e hipotensão leve. Todas respondem a uma diminuição da velocidade de infusão e à administração de anti-histamínicos. Raramente, os pacientes podem desenvolver reações mucocutâneas graves, incluindo síndrome de Stevens-Johnson. O *rituximabe* pode causar reativação do vírus da hepatite B ou, raramente, do vírus JC (John Cunningham) (com leucoencefalopatia multifocal progressiva). Pode-se observar a ocorrência de hipogamaglobulinemia e síndromes autoimunes (púrpura trombocitopênica idiopática, púrpura trombocitopênica trombótica, anemia hemolítica autoimune, aplasia eritroide pura e neutropenia tardia) 1 a 5 meses após a administração.

Ofatumumabe (CD20)

O *ofatumumabe* é uma IgG1 humana que se liga ao CD20 em sítios nas alças extracelulares maior e menor do CD20, distinto do sítio-alvo do *rituximabe*. A ligação do anticorpo resulta em lise das células B por meio

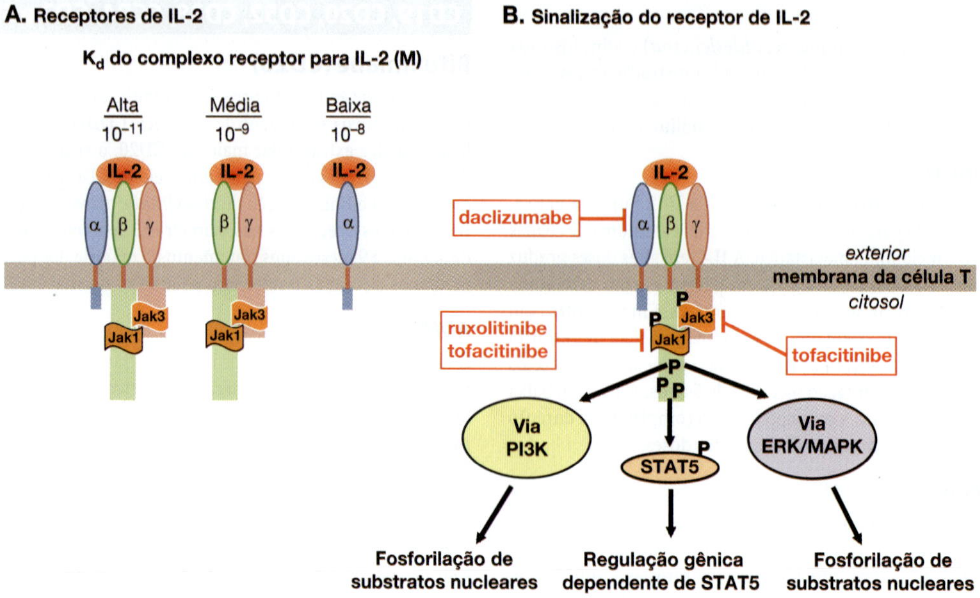

Figura 72-4 Visão farmacológica dos receptores de IL-2, suas vias de sinalização celular e inibição. **A.** *Receptores de IL-2*. O receptor de IL-2 é constituído por três componentes: uma cadeia α, uma proteína de 55 kDa (CD25) envolvida principalmente na ligação da IL-2; uma cadeia β, uma proteína de 75 kDa que se liga a Jak1; e uma cadeia γ, uma proteína de 64 kDa que sinaliza por meio de Jak3. Esses componentes combinam-se conforme ilustrado para produzir receptores com afinidades variáveis e com diferentes capacidades de sinalização intracelular. A cadeia γ é um componente de muitos receptores de citocinas (IL-2, IL-4, IL-7, IL-9, IL-15 e IL-21). As células T em repouso apresentam uma baixa densidade de IL-2Rα; entretanto, a ativação do TCR (ver Fig. 38-2) e da IL-2 induzem a expressão do IL-2Rα. O IL-2Rα também pode ser induzido por uma grande variedade de citocinas, vírus e ativadores da proteína-cinase C. Os componentes β e γ que atravessam uma única vez a membrana são expressos constitutivamente em muitas células linfo-hematopoiéticas, e a sua expressão também pode ser regulada. Em geral, as células tumorais carecem de expressão de receptores e não respondem à IL-2. **B.** *Sinalização do receptor de IL-2*. A formação do complexo quaternário da IL-2 com as unidades α, β e γ do IL-2R é suficiente para ativar a sinalização intracelular. Os componentes do IL-2R mostrados em **A** carecem das atividades da proteína-tyr-cinase comum a muitos receptores de hormônios que atravessam uma única vez a membrana. Na verdade, esses receptores respondem à ligação da IL-2 no domínio extracelular por meio de recrutamento diferencial de Jak1 e Jak3 em seus domínios citosólicos, Jak1 no IL-2Rβ e Jak3 no IL-2Rγ. A heterodimerização dos domínios citosólicos β e γ leva à ativação de Jak1 e Jak3. As Jak transativam e também fosforilam tirosinas essenciais no IL-2Rβ. Essas fosfotirosinas (**P**) possibilitam interações proteína-proteína importantes que dirigem a sinalização distal:

- Ligação de um adaptador SHC/proteína de suporte, que forma a plataforma para a ativação da via Ras-MAPK e via PI3K.
- Recrutamento e fosforilação do STAT5 (e, em menor grau, dos STAT1 e 3), levando à regulação gênica dependente de STAT.

A sinalização de IL-2/IL-2R pode ser usada terapeuticamente como alvo para inibidores que interagem com IL-2Rα, Jak1 e Jak3 (retângulos e barras T em vermelho), conforme discutido nos Capítulos 39, 71 e 75.

de CDC e CCDA. O *ofatumumabe* foi aprovado para o tratamento de pacientes com LLC após fracasso da *fludarabina* e do *alentuzumabe* (ver adiante). Utiliza-se um esquema posológico complexo, que começa com pequenas doses (300 mg) no dia 1, seguidas de doses mais altas (até 2 g/semana). As principais toxicidades do *ofatumumabe* consistem em imunossupressão e infecções oportunistas, reações de hipersensibilidade durante a infusão de anticorpo e mielossupressão. As contagens hematológicas devem ser monitoradas durante o tratamento. Raramente, os pacientes podem desenvolver reativação de infecções virais. O fármaco não deve ser administrado a pacientes com hepatite B ativa; a função hepática deve ser monitorada em portadores do vírus da hepatite B.

Obinutuzumabe (CD20)

O *obinutuzumabe* é um anticorpo IgG1 humanizado, que se liga ao CD20. A ligação do anticorpo media a lise das células B por meio de CDC e CCDA. A glicosilação da porção Fc do *obinutuzumabe* é alterada para aumentar a ligação de células imunes efetoras. Trata-se do primeiro anticorpo produzido por glicoengenharia e aprovado pela FDA para uso no tratamento de pacientes com LLC e linfoma folicular em combinação com quimioterapia.

Alentuzumabe (CD52)

O *alentuzumabe* é um anticorpo IgG1 humanizado que se liga ao CD52 encontrado na superfície de um subgrupo de neutrófilos normais e em todos os linfócitos B e T, em elementos testiculares e nos espermatozoides e na maioria dos linfomas de células B e T. Os níveis consistentemente elevados de expressão do CD52 em células de tumores linfoides e a ausência de modulação do CD52 com ligação de anticorpos fazem esse antígeno ser um alvo potencial para anticorpos monoclonais não conjugados. O *alentuzumabe* pode induzir morte das células tumorais por meio de CCDA e CDC.

ADME

O *alentuzumabe* é administrado por via intravenosa em doses de 30 mg/dia, 3 vezes por semana. A infusão do fármaco deve ser precedida de pré-medicação com *difenidramina* e *paracetamol*. A administração do fármaco deve começar com uma infusão em baixa dose, seguida de aumento da dose em 2 dias e, quando bem tolerada, uma dose mais alta dentro de 2 dias. O alentuzumabe apresenta uma $t_{1/2}$ média inicial de 1 hora; todavia, depois de múltiplas doses, a $t_{1/2}$ estende-se para 12 dias, e os níveis plasmáticos no estado de equilíbrio dinâmico são alcançados aproximadamente na semana 6 de tratamento.

Usos terapêuticos

O *alentuzumabe* foi aprovado como monoterapia para o tratamento da LLC de células B. Foi demonstrada uma atividade clínica do fármaco em linfomas de baixo grau de células B e de células T e na LLC, incluindo pacientes com doença refratária a análogos da purina. Na LLC refratária à quimioterapia, as taxas de resposta global são de cerca de 40%, com respostas completas de 6% em múltiplas séries. As taxas de resposta em pacientes com LLC que não receberam tratamento anterior são mais altas (taxas de resposta global de 83% e respostas completas de 24%). O *alentuzumabe* também está aprovado para o tratamento de pacientes com formas recidivantes de esclerose múltipla em um produto comercial diferente.

Efeitos adversos
Os efeitos tóxicos graves consistem em reações agudas à infusão e depleção dos neutrófilos e células T normais. Ocorre mielossupressão, com depleção de todas as linhagens celulares do sangue, na maioria dos pacientes, podendo representar uma mielotoxicidade direta ou uma resposta autoimune. A imunossupressão leva a um risco significativo de infecções fúngicas, virais e outras infecções oportunistas, particularmente em pacientes que já receberam análogos das purinas. Os pacientes devem receber profilaxia contra *Pneumocystis carinii* e contra herpes-vírus durante o tratamento e pelo menos 2 meses após terapia com *alentuzumabe*. Como o uso do anticorpo pode ser seguido de reativação da infecção por citomegalovírus (CMV), os pacientes devem ser monitorados à procura de sinais e sintomas de viremia, hepatite e pneumonia. As contagens de células T $CD4^+$ podem apresentar depleção profunda (< 200 células/μL) durante 1 ano.

Tafasitamabe (CD19)
O *tafasitamabe* é dirigido para o CD19, um antígeno de superfície das células B, e possui um domínio Fc modificado (IgG1/2 híbrida) para aumentar a função citotóxica mediada por Fc (CCDA e FCDA) para neoplasias malignas de células B. Foi aprovada em 2020 para uso em combinação com *lenalidomida* (ver Cap. 71).

Naxitamabe (GD2)
O *naxitamabe* é um anticorpo IgG1 humanizado que se liga ao glicoesfingolipídeo GD2 que contém ácido siálico (dissialogangliosídeo) superexpresso na superfície do neuroblastoma e de outras células neuroectodérmicas do sistema nervoso periférico e central. A ligação ao GD2 induz morte celular por meio de CDC e CCDA. O *naxitamabe* foi aprovado em 2020 para o tratamento do neuroblastoma recidivante em combinação com o GM-CSF. A neurotoxicidade grave, incluindo dor neuropática, constitui um efeito adverso potencial.

Dinutuximabe (GD2)
O *dinutuximabe* é uma IgG1 quimérica humana/murina que tem como alvo o GD2 e que possui atividade e perfil de efeitos adversos semelhantes aos do *naxitamabe* (ver anteriormente). É usado em combinação com o GM-CSF, a IL-2 e o ácido retinoico (RA) para o tratamento do neuroblastoma.

Daratumumabe (CD38)
O *daratumumabe* é uma IgG1 humana que se liga ao CD38, uma glicoproteína transmembrana expressa na superfície das células hematopoiéticas, incluindo MM. A ligação às células tumorais que expressam CD38 induz morte celular por meio de CDC e CCDA. O *daratumumabe* foi aprovado para o tratamento de pacientes com MM em combinação com outros agentes, como *lenalidomida* ou *bortezomibe* e *dexametasona* (ver Cap. 71). Os efeitos adversos mais frequentes consistem em infecção das vias respiratórias superiores, neutropenia e trombocitopenia.

Isatuximabe (CD38)
O *isatuximabe* é uma IgG1 quimérica humana/murina que se liga ao CD38, com perfil de atividade e efeitos adversos semelhantes aos do *daratumumabe* (ver anteriormente). Foi aprovada em 2020 para o tratamento de pacientes com MM.

Elotuzumabe (SLAMF7)
O *elotuzumabe* é uma IgG1 humanizada que tem como alvo o SLAMF7 (CD319), uma glicoproteína de superfície celular expressa nas células do MM e células NK. A ligação do *elotuzumabe* ao antígeno nas células do mieloma induz lise das células tumorais por meio de CCDA. A CCDA é intensificada por estimulação da via SLAMF7 nas células NK pelo *elotuzumabe*. Foi aprovado para o tratamento de pacientes com MM que receberam uma a três terapias anteriores e é usado em combinação com *lenalidomida* e *dexametasona*.

Mogamulizumabe (CCR4)
O *mogamulizumabe* é um anticorpo IgG1 humanizado que tem como alvo o CCR4, um receptor acoplado à proteína G que regula o tráfego de linfócitos e é expresso em algumas neoplasias malignas de células T. Foi aprovada em 2018 para o tratamento da micose fungoide recidivante ou refratária e doença de Sézary, tipos de linfomas cutâneos de células T. Os efeitos adversos consistem em exantemas moderados a graves e potencial supressão da medula óssea.

Anticorpos biespecíficos: CD19 e CD3; EGFR e MET

A introdução do *blinatumomabe*, discutido adiante, abriu uma categoria distinta – os anticorpos BiTE que têm como alvo moléculas de superfície das células cancerosas. Notadamente, o *blinatumomabe* faz uma ponte entre células T citotóxicas e células cancerosas, independentemente do reconhecimento do antígeno ligado ao MHC. O *amivantamabe* é um anticorpo biespecífico recentemente aprovado que tem como alvo dois receptores nas células cancerosas. O EGFR e o MET, e é discutido de forma mais detalhada adiante. As abordagens com anticorpos bifuncionais em fase de desenvolvimento são revisadas por Goebeler e Bargou (2020).

Blinatumomabe (CD19 e CD3)
O *blinatumomabe* é o primeiro de uma classe de anticorpos biespecíficos que reconhece sítios nas superfícies das células B e das células T, possibilitando, assim, o reconhecimento de células B malignas pelas células T do paciente (Fig. 72-5). Para gerar essa proteína de fusão, foram isolados os domínios de ligação ao antígeno VH e VL na IgG1 produzida contra CD3 (parte do TCR) e contra CD19. Os domínios que se ligam ao CD3 foram ligados aos domínios que reconhecem CD19 nas células B. Em virtude desse direcionamento biespecífico, o *blinatumomabe* pode mediar a formação de uma conexão citotóxica entre células tumorais que expressam CD19 e células T, resultando na lise das células CD19-positivas, liberação de citocinas inflamatórias e proliferação de células T. O *blinatumomabe* foi aprovado em 2014 para o tratamento da LLA, incluindo a doença residual mínima. Os principais efeitos adversos consistem em síndrome de liberação de citocinas, toxicidades neurológicas, febre neutropênica e sepse.

Amivantamabe (EGFR e MET)
O *amivantamabe* é uma IgG1 biespecífica que se liga aos domínios extracelulares do EGFR e MET. A ligação pode interromper a sinalização do ligante por meio dos receptores e iniciar o direcionamento do sistema imune por meio de CCDA contra as células cancerosas. O *amivantamabe* foi aprovado em 2021 para o tratamento de pacientes com

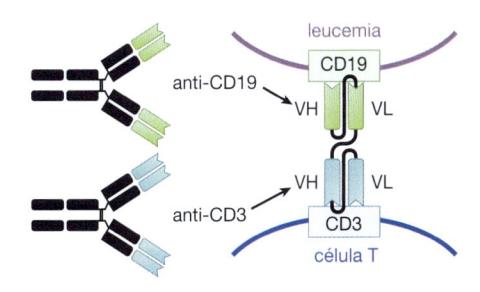

Figura 72-5 *Blinatumomabe*, o anticorpo de fusão biespecífico engajador de células T. O *BiTE* consiste nos domínios VL e VH de uma IgG anti-CD19 unidos por meio de uma ligação de aminoácidos com os domínios VL e VH de uma IgG anti-CD3, resultando em uma massa molecular de 54 kDa (as IgG têm cerca de 150 kDa). O anticorpo biespecífico gera uma "sinapse" entre as células T citotóxicas e as células leucêmicas que expressam CD19 em sua superfície.

CPNPC localmente avançado ou metastático com mutações de inserção no éxon 20 do EGFR. Os efeitos adversos consistem em pneumonite, reações dermatológicas e toxicidade ocular.

V. CONJUGADOS DE CITOTOXINA COM ANTICORPOS OU CITOCINAS

HISTÓRICO

O conceito de "bala mágica", a tradução de "Zauberkugel", foi introduzido por Paul Ehrlich, em 1913, para descrever o seu objetivo de desenvolver fármacos citotóxicos capazes de serem direcionados especificamente para células cancerosas e destruí-las sem afetar os tecidos saudáveis. Os fármacos contra o câncer desenvolvidos no século desde o trabalho de Ehrlich ainda têm esse objetivo (Strebhardt e Ullrich, 2008). Os fármacos discutidos a seguir obedecem a esse conceito: os fármacos citotóxicos estão ligados a anticorpos monoclonais para formar conjugados anticorpo-fármaco (ADC), que transportam cargas tóxicas até as células cancerosas que superexpressam o alvo do anticorpo. A ligação de um ADC ao antígeno de superfície nas células-alvo pode levar à sua internalização, à clivagem intracelular do conjugado e à liberação da carga citotóxica. Isso resulta na morte das células cancerosas alvo. Como efeitos de "espectador", a liberação da carga citotóxica pode afetar as células no microambiente imediato do tumor para benefício terapêutico adicional (Jabbour et al., 2021). Para mais detalhes do ADC, ver a Figura 38-10 e a Tabela 38-2.

Conjugados anticorpo-fármaco (ADC)

Gentuzumabe ozogamicina (CD33)

Mecanismo de ação

O *gentuzumabe ozogamicina* é um anticorpo monoclonal humanizado de primeira geração dirigido contra o CD33, ligado de modo covalente a um derivado semissintético de *caliqueamicina*, um potente antibiótico antitumoral que induz quebras do DNA de fita dupla e provoca morte celular. O antígeno CD33 é encontrado na maioria das células hematopoiéticas, em mais de 80% das células da LMA e na maioria das células mieloides em pacientes com síndrome mielodisplásica. Outros tipos de células normais carecem da expressão do CD33, tornando esse antígeno atraente para a terapia direcionada contra alvos. O CD33 não tem nenhuma função biológica conhecida, embora a ligação cruzada do anticorpo monoclonal iniba a proliferação de células normais e das células da leucemia mieloide. Após a sua ligação ao CD33, o *gentuzumabe ozogamicina* sofre endocitose; a clivagem da *caliqueamicina* do anticorpo ocorre dentro do lisossomo. Em seguida, a toxina potente entra no núcleo, liga-se ao sulco menor do DNA e provoca quebras do DNA de fita dupla e morte celular. A *ozogamicina* é conjugada ao *gentuzumabe* por meio de resíduos de lisina de superfície (ver Fig. 72-1) em uma razão média de duas a três moléculas citotóxicas por anticorpo.

ADME

O conjugado de anticorpo produz uma taxa de resposta completa de 30% na recidiva da LMA, quando administrado em uma dose de 9 mg/m², por até 3 doses, a intervalos de 2 semanas. A $t_{1/2}$ do composto total e a da *caliqueamicina* não conjugada são de 41 e 143 horas, respectivamente. Após uma segunda dose, a $t_{1/2}$ do conjugado fármaco/anticorpo aumenta para 64 horas. A maioria dos pacientes necessita de 2 a 3 doses para obter uma remissão.

Uso terapêutico

O fármaco foi inicialmente aprovado em 2000, retirado em virtude de sua toxicidade e aprovado em 2020 para a LMA CD33-positiva. As principais toxicidades consistem em mielossupressão e dano hepatocelular em 30 a 40% dos pacientes, que se manifestam por hiperbilirrubinemia e elevações das enzimas. Esse agente também provoca uma síndrome que se assemelha à doença veno-oclusiva hepática, quando os pacientes subsequentemente são submetidos à terapia mieloablativa, ou quando o *gentuzumabe ozogamicina* é administrado após quimioterapia em altas doses.

Ado-trastuzumabe entansina (HER2)

Ado-trastuzumabe entansina é um conjugado anticorpo-fármaco citotóxico de primeira geração, que foi aprovado em 2013. O *ado-trastuzumabe-DM1* combina as propriedades direcionadas ao HER2 do *trastuzumabe* com o agente antimicrotúbulo DM1 (derivado da *maitansina*), possibilitando a liberação intracelular preferencial do fármaco citotóxico nas células cancerosas no tratamento do câncer de mama HER2-positivo. O complexo liga-se ao HER2 e entra na célula por endocitose mediada por receptor. A DM1 (*entansina*) é conjugada com resíduos de lisina de superfície no anticorpo (ver Fig. 72-1) e liberada no citosol quando o complexo é clivado por proteases nos lisossomos. A DM1 desorganiza eventos dependentes dos microtúbulos, causando parada mitótica, interrupção do tráfego intracelular e apoptose. Os efeitos adversos do tratamento consistem em disfunção cardíaca, conforme descrito para o *trastuzumabe* não conjugado. A hepatotoxicidade constitui um risco adicional, assim como a supressão da medula óssea.

Fam-trastuzumabe deruxtecana (HER2)

O *fam-trastuzumabe deruxtecana* é um anticorpo direcionado para HER2 conjugado a um derivado da *camptotecina* (inibidor da topoisomerase I) por meio dos resíduos de cisteína da dobradiça (ver Fig. 72-1). Foi aprovado para o tratamento de pacientes com câncer de mama HER2-positivo localmente avançado ou metastático ou câncer gástrico em 2019 e 2021, respectivamente. Foi relatada a ocorrência de doença pulmonar intersticial e pneumonite, incluindo casos fatais, como efeitos adversos graves, bem como cardiotoxicidade.

Inotuzumabe ozogamicina (CD22)

O *inotuzumabe ozogamicina* é um conjugado de anticorpo anti-CD22 humanizado-fármaco citotóxico aprovado em 2017 para o tratamento da LLA recidivante ou refratária. Após ligação às células tumorais CD22-positivas e captação celular, o fármaco citotóxico é liberado por clivagem hidrolítica. A *ozogamicina*, um derivado da caliqueamicina, liga-se ao sulco menor do DNA, induz quebras na fita dupla e provoca morte celular; a conjugação com o anticorpo ocorre por meio de resíduos de lisina de superfície (ver Fig. 72-1). Os efeitos adversos consistem em hepatotoxicidade, incluindo doença veno-oclusiva hepática, e supressão da medula óssea.

Brentuximabe vedotina (CD30)

O *brentuximabe vedotina* é um anticorpo monoclonal IgG1 anti-CD30 ligado ao agente de ruptura dos microtúbulos, a MMAE. O CD30 é expresso em diversas células malignas e é particularmente prevalente no LH e linfoma anaplásico. A ligação do anticorpo a células que expressam CD30 é seguida de internalização e liberação intracelular da MMAE por meio de clivagem proteolítica. A MMAE rompe a rede de microtúbulos, induzindo parada do ciclo celular e morte celular apoptótica. A MMAE é principalmente metabolizada pela CYP3A, e a coadministração com inibidores da CYP3A4 aumenta a exposição à toxina MMAE. A coadministração com indutores da CYP3A4 (p. ex., *rifampicina*) reduz a exposição. As reações adversas mais comuns consistem em neutropenia, neuropatia sensitiva periférica, fadiga, náuseas, anemia, infecção das vias respiratórias superiores, diarreia, pirexia, exantema, trombocitopenia, tosse e vômitos.

Belantamabe mafodotina (BCMA)

O *belantamabe mafodotina* é uma IgG1 humanizada direcionada para o antígeno de maturação de células B (BCMA) e conjugada por meio de resíduos de cisteína (ver Fig. 72-1) à MMAF citotóxica. Após ligação ao BCMA, o *belantamabe mafodotina* é internalizado e a MMAF é liberada. A MMAF pode ligar-se à tubulina e romper a rede de microtúbulos, provocando morte celular. O fármaco foi aprovado em 2020 para o tratamento de pacientes com MM recidivante ou refratário. Os efeitos adversos consistem em dano ao epitélio da córnea, que afeta a visão e pode provocar perda da visão.

Polatuzumabe vedotina (CD79b)
O *polatuzumabe vedotina* é um anticorpo dirigido contra CD79b conjugado com a MMAE antimitótica por meio de resíduos de cisteína (ver Fig. 72-1). Foi aprovada em 2019 para o tratamento de pacientes com linfoma difuso de grandes células B recidivante ou refratário em combinação com *bendamustina* (ver Cap. 70) e *rituximabe*.

Enfortumabe vedotina (Nectina 4)
O *enfortumabe vedotina* é um anticorpo dirigido contra a Nectina 4 conjugado com a MMAE antimitótica por meio de resíduos de cisteína (ver Fig. 72-1). Foi aprovada em 2019 para o tratamento do câncer urotelial localmente avançado ou metastático.

Sacituzumabe govitecana (Trop-2)
O *sacituzumabe govitecana* é um anticorpo dirigido ao Trop-2 conjugado a um derivado de *camptotecina* (inibidor da topoisomerase I) por meio dos resíduos de cisteína da dobradiça (ver Fig. 72-1). Foi aprovada em 2020 para o tratamento do câncer de mama triplo-negativo metastático e câncer urotelial metastático. Pode causar neutropenia e diarreia graves.

Moxetumomabe pasudotox (CD22)
O *moxetumomabe pasudotox* é um anticorpo dirigido contra CD22 fundido a uma forma truncada da exotoxina A de *Pseudomonas*. Após entrar nas células, a exotoxina inibe a síntese de proteínas por meio de ADP-ribosilação do fator de alongamento 2 e provoca morte celular. O fármaco foi aprovado em 2018 para o tratamento de leucemia de células pilosas recidivante ou refratária.

Radioimunoconjugados (CD20)
Os radioimunoconjugados proporcionam a liberação direcionada para alvos de radionucleotídeos em células tumorais. O iodo^{131} (I^{131}) é o radioisótopo preferido, devido à sua fácil disponibilidade, custo relativamente baixo e conjugação fácil com um anticorpo monoclonal. As partículas γ emitidas pelo I^{131} podem ser usadas tanto para exames de imagem quanto para terapia; todavia os conjugados de proteína-iodo têm a desvantagem de liberar I^{131} livre e I^{131}-tirosina no sangue, representando, assim, um risco para a saúde das pessoas que têm contato com o paciente. O emissor β, o Y^{90} (ítrio), surgiu como alternativa para o I^{131}, com base em sua maior energia e maior comprimento de trajeto. Por conseguinte, pode ser mais efetivo em tumores com maior diâmetro. Possui também uma $t_{1/2}$ curta e permanece conjugado, mesmo após endocitose, proporcionando um perfil mais seguro para uso ambulatorial. Os radioimunoconjugados atualmente disponíveis consistem em anticorpos monoclonais murinos contra o CD20, conjugados com I^{131} (tositumomabe) ou Y^{90} (ibritumomabe). Ambos os fármacos apresentaram taxas de resposta na recidiva do linfoma de 65 a 80%. Os efeitos adversos consistem em hipersensibilidade relacionada ao anticorpo, supressão da medula óssea e leucemias secundárias. Foram aprovados ambos os radiofármacos direcionados para o alvo CD20 nos linfomas; as preocupações relacionadas com a sua toxicidade limitaram o seu uso.

Conjugados citocina-citotoxina
Tagraxofusp
Tagraxofusp é uma proteína de fusão da IL-3 humana e da toxina diftérica truncada que é direcionada para as células que expressam o receptor de IL-3 (CD123), nas quais inibirá a síntese de proteínas e provocará morte celular. O CD123 é superexpresso em células-tronco e células mais diferenciadas leucêmicas da LLA, LMA, leucemia de células pilosas e linfoma de Hodgkin, bem como neoplasia de células dendríticas plasmacitoides, a neoplasia maligna para a qual foi aprovado pela FDA em 2018. O principal efeito adverso consiste em síndrome de vazamento capilar potencialmente fatal.

VI — TERAPIA CELULAR E VACINAS

JUSTIFICATIVA
Para enfrentar o desafio dos cânceres pouco imunogênicos, o potencial das terapias baseadas em células T é explorado pela engenharia genética de células T, de modo a redirecioná-las para antígenos de superfície de células tumorais (Carpenito et al., 2009). As células T obtidas por engenharia contêm um receptor quimérico de antígeno (CAR), que consiste no domínio de ligação ao antígeno de um anticorpo monoclonal para possibilitar o reconhecimento do antígeno tumoral alvo acoplado a domínios intracelulares capazes de ativar células T (Fig. 72-6). Quando expressos em células T coletadas do paciente, esses CAR reconhecem antígenos de superfície celular e ativam as células T, independentemente da apresentação do antígeno por uma molécula do MHC. Nos estudos iniciais, células T com expressão de CAR foram dirigidas para o NY-ESO-1, um antígeno tumoral da família do câncer de testículo que é altamente expresso em muitas células do melanoma de prognóstico sombrio. As células T CAR demonstraram eficácia de longa duração (> 3 anos) em alguns pacientes com melanoma metastático. O CAR direcionado para CD19, um antígeno de células B, também resultou em notável eficácia em pacientes com leucemias de células B (Klebanoff et al., 2016). A FDA aprovou as células CAR T CD19 (*tisagenlecleucel*-T; anteriormente denominado CTL019) em 2017, com base em dados que mostraram uma taxa de remissão > 80% para a LLA de células B recidivante ou refratária durante o tratamento. A modificação de construtos de CAR para melhorar o reconhecimento do antígeno, a eficácia e a segurança das células T produzidas por engenharia é uma área de pesquisa ativa (Hou, 2021). Além dessa engenharia genética de células T, a técnica de isolamento e expansão de células imunes que reconhecem antígenos de câncer é usada na imunoterapia adotiva baseada em células (Restifo et al., 2012).

Os nomes das terapias com células CAR T contêm as sílabas "gen" para a modificação genética, "leu" para leucócito como tipo de célula-alvo e "cel" para terapia baseada em células (p. ex., tis*agen*le*cleucel*).

Células CAR T
Cinco terapias com células CAR T foram aprovadas pela FDA, quatro delas direcionadas para CD19 na LLA de células B recidivante ou refratária ou LNH de células B e uma direcionada para BCMA. O tratamento com células CAR T não está aprovado para o linfoma do sistema nervoso central.

Tisagenlecleucel
O *tisagenlecleucel*, aprovado pela FDA em 2017, foi a primeira imunoterapia baseada em células T autólogas com expressão de CAR CD19 (ver Fig. 72-6) para o tratamento de pacientes com LLA refratária ou em segunda ou posterior recidiva. O CAR é composto por um fragmento de anticorpo de cadeia simples murino que reconhece o CD19 e é fundido aos domínios de sinalização intracelulares de 4-1BB (CD137) e a cadeia zeta do CD3. O componente zeta é fundamental para iniciar a ativação das células T e a atividade antitumoral, enquanto 4-1BB aumenta a expansão e a sobrevida celulares (Ellis et al., 2021). Outras imunoterapias CAR T direcionadas para CD19, aprovadas desde 2017, incluem *lisocabtagene maraleucel*, *brexucabtagene autoleucel* e *axicabtagene ciloleucel*.

Efeitos adversos
Os efeitos adversos da terapia com CAR T consistem em síndrome da liberação de citocinas (indicada por febre, náusea, dor de cabeça, taquicardia, pressão arterial baixa e dispneia) e toxicidades neurológicas potencialmente fatais. O *tocilizumabe*, uma IgG1 humanizada, contra o receptor de IL-6, bloqueia a sinalização da citocina IL-6 que está

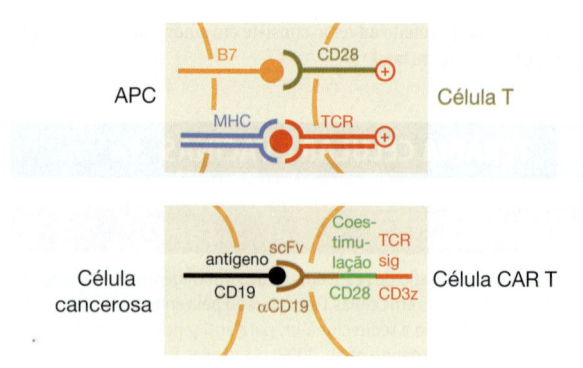

Figura 72-6 *Ativação do receptor quimérico de antígeno (CAR) de células T por um antígeno-alvo nas células cancerosas.* As células T são coletadas de um paciente com câncer e transduzidas com um vetor de expressão de CAR. Os elementos de um CAR incluem um fragmento de anticorpo de cadeia simples extracelular do domínio variável (scFv), que reconhece o antígeno-alvo; domínio coestimulador intracelular (p. ex., de CD28); e domínio de sinalização intracelular do TCR. O CD19 é mostrado como exemplo de antígeno. A estimulação das células T mediada por APC está ilustrada para comparação (ver Fig. 72-3).

implicada na patogênese da síndrome da liberação de citocinas. A IL-6 desempenha um importante papel na doença inflamatória e é discutida no Capítulo 39. O *tocilizumabe* foi aprovado para o tratamento da síndrome da liberação de citocinas graves induzida por células CAR T e pode ser usado em combinação com corticosteroides.

Resistência ao tratamento com CAR T anti-CD19

A perda do antígeno CD19 constitui uma causa frequente de resistência ao tratamento. Como a expressão do CD22 normalmente é retida após a perda de CD19 em decorrência da terapia celular tumoral com anti-CD19, as células CAR T podem ser usadas para superar a resistência (Fry et al., 2018).

Idecabtagene vicleucel

O *idecabtagene vicleucel* é uma imunoterapia de células CAR T anti-BCMA, que foi aprovada pela FDA em 2021 para a terapia da MM.

Sipuleucel-T

O *sipuleucel-T* é uma abordagem baseada em células desenvolvida para induzir uma resposta das células imunes contra a PAP, que é expressa na maioria dos cânceres de próstata. Essa imunoterapia celular foi projetada para explorar uma resposta das células T das células sanguíneas periféricas do paciente, que são isoladas por leucaférese. As células são expostas a uma proteína recombinante humana, PAP-GM-CSF. Acredita-se que as APC presentes entre as células sanguíneas sejam captadas e processem a PAP, dirigindo a resposta imune contra o antígeno. O paciente recebe as células tratadas por infusão em três ocasiões, a intervalos de 2 semanas. A abordagem é modelada a partir da imunoterapia adotiva (Restifo et al., 2012). O tratamento está aprovado para pacientes com câncer de próstata metastático, minimamente sintomático e refratário a hormônios. Os efeitos adversos consistem em reações agudas à infusão, que podem ser reduzidas por meio de medicação prévia com paracetamol e anti-histamínico.

Lifileucel

O *lifileucel* é uma abordagem de terapia celular adotiva que utiliza linfócitos infiltrantes de tumores isolados do paciente. A abordagem é tecnicamente desafiadora, e existem ensaios clínicos em andamento de pacientes com melanoma e outros tipos de câncer em combinação com inibidores de *checkpoints* imunes, bem como IL-2 (Curti e Faries, 2021).

Vacinas contra o câncer

A vacinação contra antígenos do câncer continua sendo uma área de pesquisa ativa. As vacinas baseadas em mRNA que codificam neoantígenos prevalentes em determinado tipo de câncer ou que são adaptadas à composição de neoantígenos do câncer de cada paciente são promissoras, particularmente em combinação com tratamento com inibidores de *checkpoints* imunes (Sahin e Türeci, 2018; Sahin et al., 2020). Convém destacar que o desenvolvimento de abordagens baseadas em mRNA na imunoterapia contra o câncer ao longo dessa última década (Pastor et al., 2018) foi a base para a rápida geração de vacinas altamente efetivas contra Covid-19, que ajudaram a atenuar a pandemia mundial. Atualmente, apenas um herpes vírus oncolítico, o *T-VEC*, que atua como vacina contra o câncer, é aprovado pela FDA, neste caso para o tratamento de pacientes com melanoma metastático.

T-Vec

A vacina T-VEC (*talimogeno laerparepeveque*) é um herpes-vírus oncolítico, que sofre replicação dentro de tumores e expressa GM-CSF. Os antígenos tumorais são liberados após morte celular induzida por vírus, e a presença do GM-CSF pode promover uma resposta imune antitumoral. A vacina T-VEC foi aprovada em 2015 para o tratamento local de lesões cutâneas e nodais não ressecáveis, porém injetáveis, em pacientes com melanoma. O T-VEC pode atuar de modo sinérgico com tratamento com inibidores dos *checkpoints* imunes; a terapia de combinação está em fase de estudo. Os efeitos adversos consistem em sintomas de tipo gripal e dor no local da injeção.

VII OUTRAS PROTEÍNAS

Fatores estimuladores de colônias

Muitos agentes usados na quimioterapia do câncer suprimem a produção de diversos tipos de células hematopoiéticas, e a supressão da medula óssea pode limitar a administração de quimioterapia no esquema e nas doses prescritas. A disponibilidade de fatores de crescimento recombinantes para os eritrocitose (i.e., eritropoietina), os granulócitos (i.e., G-CSF) e os granulócitos e macrófagos (i.e., GM-CSF) ampliou a capacidade de usar a terapia de combinação ou a terapia citotóxica em altas doses com redução das complicações, como neutropenia febril (ver Cap. 70) ou eritropenia no tratamento da doença relacionada a von Hippel-Lindau (VHL) com o uso do inibidor do HIF-2, o *belzutifano* (ver Cap. 71). O Capítulo 45 trata da farmacologia básica dos fatores de crescimento hematopoiéticos.

Asparaginase

L-asparaginase

A *L-asparaginase* bacteriana hidrolisa o aminoácido asparagina. Tem sido usada no tratamento da LLA desde a sua aprovação inicial, em 1978. Algumas células leucêmicas dependem da asparagina exógena, visto que carecem de asparagina-sintase e são incapazes de sobreviver à depleção de asparagina, enquanto a maioria das células normais pode sintetizar asparagina a partir da glutamina. O tratamento reduz os níveis circulantes de asparagina em mais de 90%. As formulações disponíveis de *asparaginase* são isoladas de *Escherichia coli*, incluindo uma enzima modificada com polietilenoglicol com duração de atividade prolongada, e a enzima de *Erwinia chrysanthemi* (aprovada em junho de 2021) para pacientes que desenvolveram hipersensibilidade à *asparaginase* derivada de *E. coli*. As reações adversas incluem hepatotoxicidade e pancreatite.

RESUMO: Terapias direcionadas para vias como alvos moleculares

Fármacos	Uso terapêutico	Farmacologia clínica e dicas
Seção I: Fatores de crescimento e receptores		
Receptor do fator de crescimento epidérmico (EGFR)		
Anticorpos monoclonais inibidores do EGFR: administração intravenosa		
Cetuximabe (IgG1 quimérica humana/murina)	• Câncer colorretal metastático com KRAS de tipo selvagem, em combinação com quimioterapia • CECCP em combinação com radioterapia ou cisplatina	• Exantema cutâneo, diarreia, doença pulmonar intersticial • Raramente: reação à infusão, parada cardiopulmonar, hipomagnesemia
Panitumumabe (IgG2 humana)	• Câncer colorretal metastático com KRAS de tipo selvagem, em combinação com quimioterapia	• Efeitos adversos semelhantes aos do cetuximabe
Necitumumabe (IgG1 humana)	• CPNPC metastático, em combinação com quimioterapia	• Efeitos adversos semelhantes aos do cetuximabe
Receptor do fator de crescimento epidérmico 2 humano (HER2)		
Anticorpos monoclonais inibidores do HER2: administração intravenosa		
Trastuzumabe (IgG1 humanizada)	• Câncer de mama HER2-positivo e câncer gástrico • Possível combinação com taxanos como quimioterapia	• Insuficiência cardíaca congestiva (< 5% redução da FEVE; < 1% sintomático); ↑ a 20% em combinação com doxorrubicina, devido à cardiotoxicidade; monitoração da FEVE durante a após a terapia • Reação aguda à infusão, náuseas, dispneia, exantema
Pertuzumabe (IgG1 humanizado)	• Câncer de mama HER2-positivo, em combinação com trastuzumabe e taxano	• Direcionado para o domínio do HER2 diferente, em comparação com o trastuzumabe; impede a dimerização com outros HER • Efeitos adversos semelhantes aos do trastuzumabe
Inibidores do receptor do fator de crescimento derivado das plaquetas		
Olaratumabe (IgG1 humana)	• Sarcoma de tecidos moles, em combinação com doxorrubicina	• Náusea, fadiga, toxicidade gastrintestinal • Neutropenia, trombocitopenia, aumento do tempo de tromboplastina parcial ativada, hipopotassemia, hipofosfatemia
Seção II: Angiogênese tumoral		
Inibidores do fator de crescimento do endotélio vascular		
Bevacizumabe (IgG1 humanizada)	• Câncer colorretal metastático, combinado com quimioterapia (FOLFOX ou FOLFIRI) • CPNPC, em combinação com carboplatina e paclitaxel • Câncer de ovário, em combinação com quimioterapia • Carcinoma de células renais, em combinação com alfainterferona • Glioblastoma após terapia prévia	• Hipertensão, insuficiência cardíaca congestiva relacionada: monitorar a pressão arterial e tratar a hipertensão • Comprometimento da cicatrização de feridas: adiar a cirurgia eletiva por 1 mês após a última dose; não retomar o tratamento durante pelo menos 1 mês após a cirurgia • Perfuração gastrintestinal espontânea
Ramucirumabe (IgG1 humana contra VEGFR2)	• Câncer colorretal metastático, adenocarcinoma gástrico avançado e CPNPC com progressão da doença com terapia prévia ou depois dela, como monoterapia ou em combinação com quimioterapia	• Hipertensão, diarreia • Hemorragia, perfurações gastrintestinais • Comprometimento da cicatrização de feridas
Aflibercepte (*domínio extracelular do VEGFR1/2 fundido com a porção Fc da IgG1 humana*)	• Câncer colorretal metastático, em combinação com quimioterapia FOLFIRI após FOLFOX	• Sequestrador solúvel para ligantes do receptor de VEGF • Hipertensão, diarreia, comprometimento da cicatrização de feridas • Risco aumentado de hemorragia, perfuração gastrintestinal • Fisiopatologia: as características da pré-eclâmpsia consiste em aumento do domínio extracelular circulante do VEGFR a diminuição do VEGF
Seção III: Ativação das células imunes		
Inibidores de *checkpoints* imunes		
Ipilimumabe (IgG1 humana anti-CTLA-4)	• Melanoma metastático como monoterapia ou em combinação com nivolumabe (anti-MCP-1) • Ensaios clínicos em andamento com diferentes tipos de câncer	• Toxicidades inflamatórias autoimunes na maioria dos pacientes (> 70%) • Efeitos adversos: pele (prurido, exantema, vitiligo), trato GI (diarreia, colite) • Com menos frequência: hepatite, pneumonite, hipofisite, hipo ou hipertireoidismo, miocardite

(continua)

RESUMO: Terapias direcionadas para vias como alvos moleculares (*continuação*)

Fármacos	Uso terapêutico	Farmacologia clínica e dicas
Tremelimumabe (*IgG2 humana anti-CTLA-4*)	• Ensaios clínicos em andamento com diferentes tipos de câncer	• Ver anteriormente
Nivolumabe (*IgG4 humana anti-MCP-1*)	• Melanoma avançado que progrediu após ipilimumabe (anti-CTLA-4) • CPNCP anteriormente tratado • Carcinoma de células renais avançado • Linfoma de Hodgkin refratário/que sofreu recidiva	• Efeitos adversos: exantema, fadiga, dispneia, dor musculoesquelética, diminuição do apetite, tosse, náusea, constipação intestinal • Efeitos adversos graves relacionados com o sistema imune: pneumonite, colite, hepatite, nefrite, disfunção renal, hipofisite, hipo e hipertireoidismo
Pembrolizumabe (*IgG4 humanizada anti-MCP-1*)	• Melanoma avançado que progrediu após ipilimumabe (anti-CTLA-4) • CPNCP que expressa MCP-L1 e progrediu com quimioterapia • CPNCP com EGFR de tipo selvagem e ALK e progressão da doença após quimioterapia • CECCP com progressão da doença após quimioterapia	• Efeitos adversos: exantema, fadiga, dispneia, dor musculoesquelética, diminuição do apetite, tosse, náusea, constipação intestinal • Efeitos adversos graves relacionados com o sistema imune: pneumonite, colite, hepatite, nefrite, disfunção renal, hipofisite, hipo e hipertireoidismo
Atezolizumabe (*IgG1 humana anti-MCP-L1*)	• CPNPC resistente ao tratamento • Câncer urotelial localmente avançado ou metastático	• Efeitos adversos: fadiga, diminuição do apetite, dispneia, tosse, náuseas, dor musculoesquelética, constipação intestinal • Em pacientes com câncer urotelial: infecções do trato urinário • Pneumonite relacionada com o sistema imune, colite, hepatite, nefrite, disfunção renal, hipo e hipertireoidismo, hipofisite, insuficiência suprarrenal, pancreatite, síndrome de Guillain-Barré, infecções graves

Seção IV: Células cancerosas como alvo para engajamento de células imunes

Anticorpos direcionados para antígenos de superfície celular

Fármacos	Uso terapêutico	Farmacologia clínica e dicas
Rituximabe (*IgG1 quimérica humana/murina anti-CD20*)	• LNH • LLC • Doença reumatológica e outra doença autoimune, incluindo esclerose múltipla	• Toxicidade relacionada com a infusão, com febre, exantema e dispneia; depleção das células B; neutropenia de início tardio, risco de reação de hipersensibilidade: efetuar um aumento lento na velocidade de infusão e administrar anti-histamínicos • Raramente: reação mucocutânea grave, incluindo síndrome de Stevens-Johnson • Risco de síndrome de lise tumoral em pacientes com carga tumoral elevada na circulação: usar inicialmente uma dose mais baixa • Reativação do vírus da hepatite B ou do poliomavírus JC
Ofatumumabe (*IgG1 humana anti-CD20*)	• LLC após fracasso do tratamento	• Imunossupressão e infecções oportunistas, reação de hipersensibilidade durante a infusão e mielossupressão: monitorar as contagens hematológicas durante o tratamento
Obinutuzumabe (*IgG1 humanizada anti-CD20*)	• LLC em combinação com quimioterapia	• Efeitos adversos frequentes: citopenia, febre, tosse, distúrbios musculoesqueléticos
Alentuzumabe (*Campath* ou *Lemtrada*; *IgG1 humanizada anti-CD52*)	• LLC (produto comercial: *Campath*) • Esclerose múltipla (produto comercial: *Lemtrada*)	• Toxicidade relacionada com a infusão, depleção das células T com incidência aumentada de infecção; mielossupressão com pancitopenia • Profilaxia com antibióticos
Dinutuximabe (*anti-GD2 quimérico humano/murino*)	• Neuroblastoma de alto risco	• Reação à infusão • Lesão nervosa
Daratumumabe (*IgG1 humana anti-CD38*)	• MM, em combinação com lenalidomida ou bortezomibe	• Reações à infusão • Neuropatia sensitiva periférica, infecção das vias respiratórias superiores
Elotuzumabe (*IgG1 humanizada anti-CD319*) (SLAMF7)	• MM após 1 a 3 terapias anteriores	• Reação à infusão
Blinatumomabe (*biespecífico anti-CD19 e anti-CD3*)	• LLA de células B precursoras pH-negativa, com recidiva ou refratária	• Síndrome de liberação de citocinas, toxicidade neurológica, febre neutropênica

Referências

Atkins MB, et al. The state of melanoma: emergent challenges and opportunities. *Clin Cancer Res*, **2021**, *27*:2678–2697.

Balogh E, Nass SJ. Advancing progress in the development of combination cancer therapies with immune checkpoint inhibitors. Proceedings of a workshop of the National Academies of Sciences Engineering and Medicine. The National Academies Press, Washington, DC, **2019**, 1–89.

Callahan MK, et al. Targeting T cell co-receptors for cancer therapy. *Immunity*, **2016**, *44*:1069–1078.

Carpenito C, et al. Control of large, established tumor xenografts with genetically retargeted human T cells containing CD28 and CD137 domains. *Proc Natl Acad Sci USA*, **2009**, *106*:3360–3365.

Cha E, et al. Improved survival with T cell clonotype stability after anti–CTLA-4 treatment in cancer patients. *Sci Transl Med*, **2014**, *6*:238ra70.

Coley WB. The treatment of inoperable sarcoma by bacterial toxins (the mixed toxins of the *Streptococcus erysipelas* and the *Bacillus prodigiosus*). *J R Soc Med*, **1910**, *3*:1–48.

Curran MA, et al. PD-1 and CTLA-4 combination blockade expands infiltrating T cells and reduces regulatory T and myeloid cells within B16 melanoma tumors. *Proc Natl Acad Sci USA*, **2010**, *107*:4275–4280.

Curti BD, Faries MB. Recent advances in the treatment of melanoma. *N Engl J Med*, **2021**, *384*:2229–2240.

Dougan M, et al. Understanding and treating the inflammatory adverse events of cancer immunotherapy. *Cell*, **2021**, *184*:1575–1588.

Ellis GI, et al. Genetic engineering of T cells for immunotherapy. *Nat Rev Genet*, **2021**, *22*:427–447.

Esfahani K, et al. Moving towards personalized treatments of immune-related adverse events. *Nat Rev Clin Oncol*, **2020**, *17*:504–515.

Felix J, et al. Ipilimumab reshapes T cell memory subsets in melanoma patients with clinical response. *Oncoimmunology*, **2016**, *5*:1136045.

Folkman J. Tumor angiogenesis: therapeutic implications. *N Engl J Med*, **1971**, *285*:1182–1186.

Fry TJ, et al. CD22-targeted CAR T cells induce remission in B-ALL that is naive or resistant to CD19-targeted CAR immunotherapy. *Nat Med*, **2018**, *24*:20–28.

Goebeler ME, Bargou RC. T cell-engaging therapies—BiTEs and beyond. *Nat Rev Clin Oncol*, **2020**, *17*:418–434.

Goydel RS, Rader C. Antibody-based cancer therapy. *Oncogene*, **2021**, *40*:3655–3664.

Hamid O, et al. Safety and tumor responses with lambrolizumab (anti-PD-1) in melanoma. *N Engl J Med*, **2013**, *369*:134–144.

Hanahan D, Weinberg RA. Hallmarks of cancer: the next generation. *Cell*, **2011**, *144*:646–674.

Hodi FS, et al. Improved survival with ipilimumab in patients with metastatic melanoma. *N Engl J Med*, **2010**, *363*:711–723.

Hou AJ, et al. Navigating CAR-T cells through the solid-tumour microenvironment. *Nat Rev Drug Discov*, **2021**, *20*:531–550.

Huinen ZR, et al. Anti-angiogenic agents—overcoming tumour endothelial cell anergy and improving immunotherapy outcomes. *Nat Rev Clin Oncol*, **2021**, *18*:527–540.

Hurwitz H, et al. Bevacizumab plus irinotecan, fluorouracil, and leucovorin for metastatic colorectal cancer. *N Engl J Med*, **2004**, *350*:2335–2342.

Jabbour E, et al. The clinical development of antibody–drug conjugates—lessons from leukaemia. *Nat Rev Clin Oncol*, **2021**, *18*:418–433.

Johnson DB, et al. Fulminant myocarditis with combination immune checkpoint blockade. *N Engl J Med*, **2016**, *375*:1749–1755.

Judson I, van der Graaf WT. Sarcoma: olaratumab—really a breakthrough for soft-tissue sarcomas? *Nat Rev Clin Oncol*, **2016**, *13*:534–536.

King CR, et al. Amplification of a novel v-erbB-related gene in a human mammary carcinoma. *Science (New York, NY)*, **1985**, *229*:974–976.

Klebanoff CA, et al. Prospects for gene-engineered T cell immunotherapy for solid cancers. *Nat Med*, **2016**, *22*:26–36.

Korman AJ, et al. The foundations of immune checkpoint blockade and the ipilimumab approval decennial. *Nat Rev Drug Discov*, **2021**, *20*:xx–yy.

Kraehenbuehl L, et al. Enhancing immunotherapy in cancer by targeting emerging immunomodulatory pathways. *Nat Rev Clin Oncol*, **2022**, *19*:37–50.

Larkin J, et al. Five-year survival with combined nivolumab and ipilimumab in advanced melanoma. *N Engl J Med*, **2019**, *381*: 1535–1546.

Liao W, et al. Interleukin-2 at the crossroads of effector responses, tolerance, and immunotherapy. *Immunity*, **2013**, *38*:13–25.

Mellman I, et al. Cancer immunotherapy comes of age. *Nature*, **2011**, *480*:480–489.

Nagy JA, et al. VEGF-A and the induction of pathological angiogenesis. *Ann Rev Pathol*, **2007**, *2*:251–275.

Pastor F, et al. An RNA toolbox for cancer immunotherapy. *Nat Rev Drug Discov*, **2018**, *17*:751–767.

Petroni G, et al. Immunomodulation by targeted anticancer agents. *Cancer Cell*, **2021**, *39*:310–345.

Restifo NP, et al. Adoptive immunotherapy for cancer: harnessing the T cell response. *Nat Rev Immunol*, **2012**, *12*:269–281.

Robert C, et al. Drug of the year: programmed death-1 receptor/programmed death-1 ligand-1 receptor monoclonal antibodies. *Eur J Cancer*, **2013**, *49*:2968–2971.

Robert C, et al. Anti-programmed-death-receptor-1 treatment with pembrolizumab in ipilimumab-refractory advanced melanoma: a randomised dose-comparison cohort of a phase 1 trial. *Lancet*, **2014**, *384*:1109–1117.

Sahin U, et al. An RNA vaccine drives immunity in checkpoint-inhibitor-treated melanoma. *Nature*, **2020**, *585*:107–112.

Sahin U, Türeci Ö. Personalized vaccines for cancer immunotherapy. *Science*, **2018**, *359*:1355–1360.

Saltz L, et al. Panitumumab. *Nat Rev Drug Discov*, **2006**, *5*:987–988.

Schadendorf D, et al. Pooled analysis of long-term survival data from phase II and phase III trials of ipilimumab in unresectable or metastatic melanoma. *J Clin Oncol*, **2015**, *33*:1889–1894.

Schechter A, et al. The neu gene: an erbB-homologous gene distinct from and unlinked to the gene encoding the EGF receptor. *Science*, **1985**, *229*:976–978.

Slamon DJ, et al. Human breast cancer: correlation of relapse and survival with amplification of the HER-2/neu oncogene. *Science (New York, NY)*, **1987**, *235*:177–182.

Slamon DJ, et al. Use of chemotherapy plus a monoclonal antibody against HER2 for metastatic breast cancer that overexpresses HER2. *N Engl J Med*, **2001**, *344*:783–792.

Strebhardt K, Ullrich A. Paul Ehrlich's magic bullet concept: 100 years of progress. *Nat Rev Cancer*, **2008**, *8*:473–480.

Swain SM, et al. Pertuzumab, trastuzumab, and docetaxel in HER2-positive metastatic breast cancer. *N Engl J Med*, **2015**, *372*:724–734.

Tap WD, et al. Olaratumab and doxorubicin versus doxorubicin alone for treatment of soft-tissue sarcoma: an open-label phase 1b and randomised phase 2 trial. *Lancet (London, England)*, **2016**, *388*:488–497.

Tawbi HA, et al. Relatlimab and Nivolumab versus Nivolumab in Untreated Advanced Melanoma. *New Engl J Med*, **2022**, *386*:24–34.

Trivedi S, et al. Anti-EGFR targeted monoclonal antibody isotype influences antitumor cellular immunity in head and neck cancer patients. *Clin Cancer Res*, **2016**, *22*:5229–5237.

Van Cutsem E, et al. Cetuximab and chemotherapy as initial treatment for metastatic colorectal cancer. *N Engl J Med*, **2009**, *360*:1408–1417.

Waldman AD, et al. A guide to cancer immunotherapy: from T cell basic science to clinical practice. *Nat Rev Immunol*, **2020**, *20*:651–668.

Wells JA, et al. Aflibercept, bevacizumab, or ranibizumab for diabetic macular edema. *N Engl J Med*, **2015**, *372*:1193–1203.

Woelk CH, Snyder A. Modulating gut microbiota to treat cancer. *Science*, **2021**, *371*:573–574.

Wolff AC, et al. Recommendations for human epidermal growth factor receptor 2 testing in breast cancer: American Society of Clinical Oncology/College of American Pathologists clinical practice guideline update. *J Clin Oncol*, **2013**, *31*:3997–4013.

Capítulo 73

Hormônios, antagonistas dos receptores de hormônios e agentes relacionados com a terapia do câncer

Claudine Isaacs, Kerry L. Burnstein e Anna T. Riegel

- **INTRODUÇÃO AOS TIPOS DE CÂNCER REGULADOS POR HORMÔNIOS**
- **TERAPIA ENDÓCRINA DO CÂNCER DE MAMA**
- **TERAPIA DE PRIVAÇÃO DE ANDROGÊNIO PARA O CÂNCER DE PRÓSTATA**
- **USO DE GLICOCORTICOIDES EM NEOPLASIAS MALIGNAS HEMATOLÓGICAS**
- **TERAPIA ENDÓCRINA PARA OUTRAS NEOPLASIAS MALIGNAS**
- **FÁRMACOS QUE TÊM COMO ALVO GnRH/LHRH**
  - Agonistas do GnRH
  - Antagonistas do GnRH
- **FÁRMACOS DIRECIONADOS PARA O RECEPTOR DE ESTROGÊNIO COMO ALVO**
  - Antagonistas do estrogênio
  - Fármacos que diminuem os níveis de estrogênio
- **FÁRMACOS QUE TÊM COMO ALVO O RECEPTOR DE PROGESTERONA**
  - Fármacos combinados com agentes que antagonizam o receptor de estrogênio
- **FÁRMACOS QUE TÊM COMO ALVO O RECEPTOR DE ANDROGÊNIO**
  - Antagonistas do AR
  - Fármacos que inibem a síntese de androgênios
  - Quimioprevenção do câncer de próstata (inibidores da 5α-redutase)
  - Terapia de privação de androgênio bipolar
- **FÁRMACOS QUE TÊM COMO ALVO O RECEPTOR DE GLICOCORTICOIDES**

NOTA SOBRE OS ESQUEMAS DE TRATAMENTO

As mudanças observadas nos esquemas de tratamento para o câncer refletem os contínuos avanços da ciência básica e clínica: novos fármacos, tanto moléculas pequenas quanto agentes biológicos; métodos aperfeiçoados de direcionamento e momento mais apropriado de fornecimento dos fármacos; agentes com alterações nas propriedades farmacocinéticas e seletividade; uso de combinações racionais de múltiplos fármacos; e maiores conhecimentos da biologia celular básica da tumorigênese, metástases e função imunológica, entre outros avanços. Em consequência, este capítulo apresenta relativamente poucos esquemas de tratamento detalhados; em vez disso, encaminhamos o leitor a fontes *online* da FDA (drugs@fda) e da NCCN (National Comprehensive Cancer Network). A Tabela 71-1 fornece os detalhes e mostra as complexidades do tratamento de dois tipos de câncer.

Introdução aos tipos de câncer regulados por hormônios

O crescimento de diversos tipos de câncer depende da presença de hormônio ou é regulado por hormônios. As terapias que utilizam antagonistas de receptores de estrogênio e androgênio, inibidores da síntese de hormônios esteroides e análogos ou antagonistas do GnRH prolongam a sobrevida e retardam ou previnem a recorrência tumoral do câncer de mama e câncer de próstata. Essas moléculas interrompem os controles normais de retroalimentação que regulam a síntese de hormônios esteroides, inibem a produção de androgênios e estrogênios ou inibem a ligação desses hormônios a seus receptores cognatos, que são fatores de transcrição ativados por ligantes. Ao inibir a ativação e as ações dos receptores de androgênio e de estrogênio, esses fármacos bloqueiam ou reduzem a expressão de genes e de redes gênicas que, em última análise, promovem o crescimento e a sobrevida do tumor. Os glicocorticoides são usados pelas suas propriedades antiproliferativas e linfocíticas em neoplasias malignas hematológicas e, em outros contextos oncológicos, para reduzir as respostas indesejáveis a outros tratamentos, bem como alguns sintomas relacionados ao câncer.

A farmacologia dos estrogênios e dos androgênios é descrita de modo detalhado nos Capítulos 48 e 49. O objetivo terapêutico consiste em diminuir as ações desses hormônios esteroides em certos tipos de câncer, mais notavelmente os de próstata e de mama, visto que esses órgãos dependem de hormônios esteroides para o seu crescimento, função e integridade morfológica.

Terapia endócrina do câncer de mama

A presença do ER e/ou do PR (ER+/PR+) no tecido do câncer de mama feminino identifica o subgrupo de cânceres positivos para receptores hormonais, com probabilidade de resposta à terapia endócrina de mais de 60%. A taxa de resposta ao tratamento com antiestrogênio é ligeiramente menor no subgrupo de pacientes com tumores ER+ ou PR+, mas também positivos para o receptor do fator de crescimento epidérmico humano HER2/amplificação neu. Em contrapartida, os carcinomas ER-negativos e PR-negativos (ER–/PR–) não respondem à terapia endócrina. As abordagens antiestrogênicas para a terapia do câncer de mama ER+/PR+ incluem o uso de SERM, SERD e AI (Tab. 73-1 e Fig. 73-1A). Historicamente, o uso de altas doses de estrogênio tem sido reconhecido como tratamento efetivo para o câncer de mama. O efeito inibitório dos estrogênios sobre o crescimento pode estar relacionado com a sua capacidade de induzir apoptose no câncer de mama com resistência endócrina (revisão de Jordan, 2015). Entretanto, a interrupção da sinalização induzida por estrogênio com SERM, SERD e fármacos que reduzem a produção de estrogênio, como AI e análogos do GnRH/LHRH, é mais eficaz e mais bem tolerada. Esses fármacos substituíram, em grande parte, os estrogênios ou as progestinas no tratamento do câncer de mama, embora o estrogênio e a progesterona sejam, em certas ocasiões, utilizados. O câncer de mama masculino é raro e predominantemente (> 90%) ER+/PR+. O tratamento é direcionado para a inibição do ER com *tamoxifeno*. Há escassez de dados sobre o uso de AI ou de SERD em homens.

AI: inibidor da aromatase
AR: receptor de androgênio
AUC: área sob a curva
BCRP: proteína de resistência do câncer de mama
CDK: cinase dependente de ciclina
CPRC: câncer de próstata resistente à castração
CYP: citocromo P450
ER: receptor de estrogênio
ERE: elemento de resposta do estrogênio
FSH: hormônio folículo-estimulante
GnRH: hormônio liberador das gonadotrofinas
GR: receptor dos glicocorticoides
HER: fator de crescimento epidérmico humano
HR: receptor de hormônio
LLA: leucemia linfocítica aguda
LLC: leucemia linfocítica crônica
LH: hormônio luteinizante
LHRH: hormônio liberador do hormônio luteinizante
MM: mieloma múltiplo
mTOR: alvo mecanicista da rapamicina ou alvo da rapamicina em mamíferos
OATP: polipeptídeo de transporte de ânions orgânicos
Pgp: glicoproteína P
PR: receptor de progesterona
PROTAC: quimeras de direcionamento de proteólise
SERD: infrarregulador seletivo do receptor de estrogênio
SERM: modulador seletivo do receptor de estrogênio
TAB: terapia de privação de androgênio bipolar
TPA: terapia de privação de androgênio
UGT: UDP-glicuronosiltransferase

Com frequência, ocorre resistência inicial ou adquirida às terapias endócrinas (*tamoxifeno* ou AI). Múltiplos mecanismos contribuem para a resistência endócrina no câncer de mama (revisão em Fan e Jordan, 2019); esses mecanismos incluem perda da expressão do ER, alterações na expressão ou atividade do corregulador da transcrição e ativação independente de hormônio do ER pelas vias de cinase de estresse ou cinase celular ativada por fator de crescimento. Em particular, a comunicação cruzada entre o ER e a via HER2/neu foi implicada na resistência ao *tamoxifeno*. Em uma porcentagem significativa de cânceres de mama metastáticos, a TPA pode levar à seleção de células cancerosas que expressam um ER com mutações que possibilitam a ativação independente de hormônio. Mutações adquiridas de ER também contribuem para o crescimento do câncer de mama resistente à terapia endócrina (revisão em Jeselsohn et al., 2017). O uso de SERD e de SERM direcionados para a doença resistente à terapia endócrina que abriga mutações de ER constitui uma área ativa de investigação e desenvolvimento de fármacos (revisão em McDonnell et al., 2021).

Terapia de privação de androgênio para o câncer de próstata

Os androgênios são essenciais para o desenvolvimento e a manutenção da próstata. O papel fundamental dos androgênios na promoção do crescimento de câncer de próstata foi demonstrado em 1941 e levou Dr. Charles Huggins a ganhar o Prêmio Nobel em 1966. As descobertas de Huggins estabeleceram a TPA como a base do tratamento para pacientes com câncer de próstata avançado, uma abordagem ainda utilizada hoje. A TPA é realizada por meio de castração cirúrgica (orquiectomia bilateral) ou castração "clínica", usando formulações de agonistas de GnRH de ação longa para infrarregular os receptores de GnRH na adeno-hipófise ou administrando antagonistas do GnRH que bloqueiam diretamente a interação receptor de GnRH-ligante para obter uma supressão mais rápida do principal androgênio circulante, a testosterona (Tab. 73-2 e Fig. 73-1B). A TPA resulta em níveis de castração (≤ 50 ng/dL) de testosterona e, portanto, em redução subsequente do metabólito da testosterona, a di-hidrotestosterona, que se liga com maior afinidade ao AR. Dessa maneira, a TPA limita a ação do AR na próstata e em outros tecidos sensíveis (ver Cap. 49).

No câncer de próstata localizado, de alto risco ou avançado (antes da ocorrência de metástase ou após progressão metastática), a combinação de TPA e antagonistas de AR ou inibidores da síntese de androgênios constitui o tratamento padrão, mas não é um tratamento curativo. É comum haver progressão da doença, apesar desse "bloqueio androgênico combinado", o que significa o desenvolvimento de CPRC. No CPRC, o alvo do bloqueio androgênico combinado, o AR, normalmente é "reativado" por meio de uma variedade de mecanismos (revisão em Desai et al., 2021; Einstein et al., 2019; Luo et al., 2018; Nakazawa et al., 2017), incluindo níveis elevados de AR, expressão de variantes de *splicing* de AR constitutivamente ativas, que carecem do domínio de ligação ao ligante, ou aquisição de mutações somáticas de ganho de função do gene *AR*, que tornam o AR promíscuo para ativação por outros hormônios esteroides (incluindo androgênios suprarrenais fracos ou glicocorticoides) e, em casos raros, por antagonistas do AR. O aumento da expressão ou atividade de coativadores de AR e fatores de transcrição pioneiros (p. ex., FOXA1) ou a diminuição de proteínas correpressoras de AR também podem participar da atividade contínua do AR no CPRC. Outro mecanismo que pode impulsionar a sinalização persistente do AR no CPRC é a produção local de quantidades suficientes de androgênios por CPRC para ativar o AR. Dessa maneira, antagonistas de AR de segunda geração e altamente potentes e inibidores da síntese de androgênios são usados concomitantemente com agonistas ou antagonistas de GnRH como terapias de primeira linha ou de segunda linha após progressão para o CPRC (revisão em Mitsiades e Kaochar, 2021). A combinação da TPA com um antagonista de AR de nova geração ou um fármaco direcionado para a síntese de androgênios está associada a uma melhora dos sintomas e prolongamento da sobrevida.

Uso de glicocorticoides em neoplasias malignas hematológicas

Os glicocorticoides atuam por meio de sua ligação a um GR específico, que é um membro da família de receptores nucleares de fatores de transcrição. O GR ligado ao agonista é translocador para o núcleo e induz alterações complexas na expressão gênica (ver Cap. 50), que levam a respostas antiproliferativas e apoptóticas em células sensíveis. Em virtude de seus efeitos linfolíticos e de sua capacidade de suprimir a mitose nos linfócitos, os glicocorticoides são usados como agentes citotóxicos no tratamento da leucemia aguda em crianças, bem como no tratamento do linfoma maligno em crianças e adultos. Na leucemia linfoblástica aguda ou indiferenciada da infância, os glicocorticoides podem produzir uma melhora clínica imediata e remissões hematológicas objetivas em 30% das crianças. Entretanto, a duração da remissão é breve. As remissões ocorrem mais rapidamente com os glicocorticoides do que com os antimetabólitos, e não há evidências de resistência cruzada a agentes não relacionados. Por conseguinte, a terapia é iniciada com *prednisona* e *vincristina* (ver Cap. 70), frequentemente seguidas de antraciclina ou *metotrexato* (ver Cap. 70) e l-*asparaginase* (ver Cap. 72). Os glicocorticoides constituem um valioso componente dos esquemas curativos para outras neoplasias malignas linfoides, incluindo doença de Hodgkin, linfoma não Hodgkin, mieloma múltiplo e LLC. Os glicocorticoides são extremamente úteis no controle da anemia hemolítica autoimune e da trombocitopenia associada à LLC.

Terapia endócrina para outras neoplasias malignas

Em certas ocasiões, as terapias endócrinas são usadas em outras doenças malignas. O *tamoxifeno* e o *acetato de medroxiprogesterona* têm

TABELA 73-1 ■ TERAPIA DIRECIONADA PARA O RECEPTOR DE ESTROGÊNIO (ER) NO CÂNCER DE MAMA ER+

FÁRMACO (DOSE-PADRÃO DIÁRIA)	ABORDAGEM TERAPÊUTICA NA DOENÇA					
	QUIMIOPREVENÇÃO		TERAPIA ADJUVANTE		DOENÇA METASTÁTICA	
	PRÉ-MENOPAUSA	PÓS-MENOPAUSA	PRÉ-MENOPAUSA	PÓS-MENOPAUSA	PRÉ-MENOPAUSA	PÓS-MENOPAUSA
Tamoxifeno (20 mg, VO)	Sim (5 anos)	Sim (5 anos)	Sim (5-10 anos)	Sim (antes de AI por 2-5 anos)	Sim	Sim
Raloxifeno (60 mg, VO)		Sim (5 anos)				
Fulvestranto (500 mg, IM, nos dias 1, 15, 29; em seguida, 1×/mês)						Sim
Anastrozol (1 mg, VO)		Sim (5 anos)		Sim (5-10 anos) (fármaco de primeira linha ou após tamoxifeno)		Sim
Letrozol (2,5 mg, VO)				Sim (5-10 anos) (fármaco de primeira linha ou após tamoxifeno)		Sim
Exemestano (25 mg, VO)		Sim (5 anos)		Sim (5-10 anos) (fármaco de primeira linha ou após tamoxifeno)		Sim
Agonista de GnRH além de um fármaco anteriormente listado administrado mensalmente			Sim (com tamoxifeno ou AI)		Sim (com tamoxifeno, AI ou fulvestranto)	

atividade no carcinoma endometrial metastático, particularmente em tumores de baixo grau. Foi também considerado o uso da terapia endócrina no câncer de ovário.

Fármacos que têm como alvo GnRH/LHRH

Agonistas do GnRH

Os análogos sintéticos de GnRH (p. ex., *triptorrelina, gosserrelina, leuprorrelina, histrelina* e *nafarrelina*) apresentam substituições de aminoácidos em resíduos-chave do decapeptídeo GnRH de ocorrência natural, que aumentam a afinidade de ligação do análogo ao receptor de GnRH e reduzem a suscetibilidade à degradação enzimática. Esses agonistas do GnRH são 100 vezes mais potentes do que decapeptídeo nativo. A administração de agonistas de GnRH de ação longa infrarregula os receptores de GnRH na adeno-hipófise tanto em mulheres quanto em homens.

Nas mulheres, a infrarregulação dos receptores de GnRH suprime a liberação das gonadotrofinas, FSH e LH, da hipófise e impede a maturação dos folículos no ovário. Os níveis séricos de estrogênio são reduzidos a níveis observados em mulheres na pós-menopausa ou em mulheres após ooforectomia. Esses fármacos são usados no tratamento adjuvante do câncer de mama ou da doença metastática em mulheres com ovários funcionais; normalmente, são administrados em combinação com *tamoxifeno* ou AI.

No tratamento do câncer de próstata, a forma mais comum de TPA envolve a supressão química da função hipofisária com a agonistas de GnRH de ação longa (*leuprorrelina, gosserrelina, busserrelina*). A TPA é administrada a pacientes com câncer de próstata localizado, de risco intermediário a alto, juntamente com radioterapia ou, em alguns casos, após retirada cirúrgica da próstata. Os agonistas GnRH provocam uma liberação inicial de LH e FSH e aumento subsequente na produção de testosterona, denominado "explosão de testosterona" pelas células de Leydig dos testículos. Depois de 1 semana de terapia, ocorre infrarregulação dos receptores de GnRH nas células produtoras de gonadotrofinas, causando um declínio da resposta hipofisária. A queda dos níveis séricos de LH leva a uma diminuição na produção de testosterona para níveis de castração dentro de 3 a 4 semanas após o primeiro tratamento. Os tratamentos subsequentes mantêm a testosterona em níveis de castração.

ADME

Os agonistas do GnRH são administrados na forma de injeção, 1 vez ao mês, a cada 3 ou 6 meses. Há um aumento inicial nos níveis de LH e FSH; entretanto, depois de 14 a 21 dias de terapia, observa-se uma diminuição sustentada dos níveis séricos de LH e de estrogênio em mulheres ou de testosterona em homens.

Uso terapêutico no câncer de mama e de próstata No contexto adjuvante, os estudos realizados demonstraram uma redução adicional do risco de recorrência quando são administrados agonistas de GnRH em conjunto com AI ou *tamoxifeno*, em comparação com *tamoxifeno* isoladamente, em mulheres muito jovens ou na pré-menopausa de alto risco (Pagani et al., 2020). Além disso, esses fármacos podem ser administrados com *tamoxifeno*, AI ou *fulvestranto* em mulheres na pré-menopausa com câncer de mama metastático. Em homens com câncer de próstata metastático, a TPA pode ser usada em associação com quimioterapia (p. ex., *docetaxel*). Como alternativa, a TPA normalmente é combinada com potentes antagonistas de AR de nova geração ou com o inibidor da síntese de androgênios, o *acetato de abiraterona*, produzindo o denominado "bloqueio androgênico combinado". A vantagem do bloqueio androgênico combinado é que o agonista do GnRH (ou antagonista do GnRH) causará depleção dos androgênios testiculares, enquanto o antagonista competitivo de AR compete no AR com androgênios residuais produzidos pelas glândulas suprarrenais. Quando o inibidor da síntese de esteroides, a *abiraterona*, é usado para bloqueio androgênico combinado, há uma diminuição dos androgênios produzidos pelas glândulas suprarrenais. Numerosos ensaios clínicos demonstraram um benefício de sobrevida no câncer de próstata metastático sensível à castração após TPA combinada com *abiraterona* ou *docetaxel*, porém esses tratamentos estão associados a custos mais elevados (e, no caso do *docetaxel*, a efeitos tóxicos significativamente maiores), em comparação com a TPA isoladamente (Wang L et al., 2021).

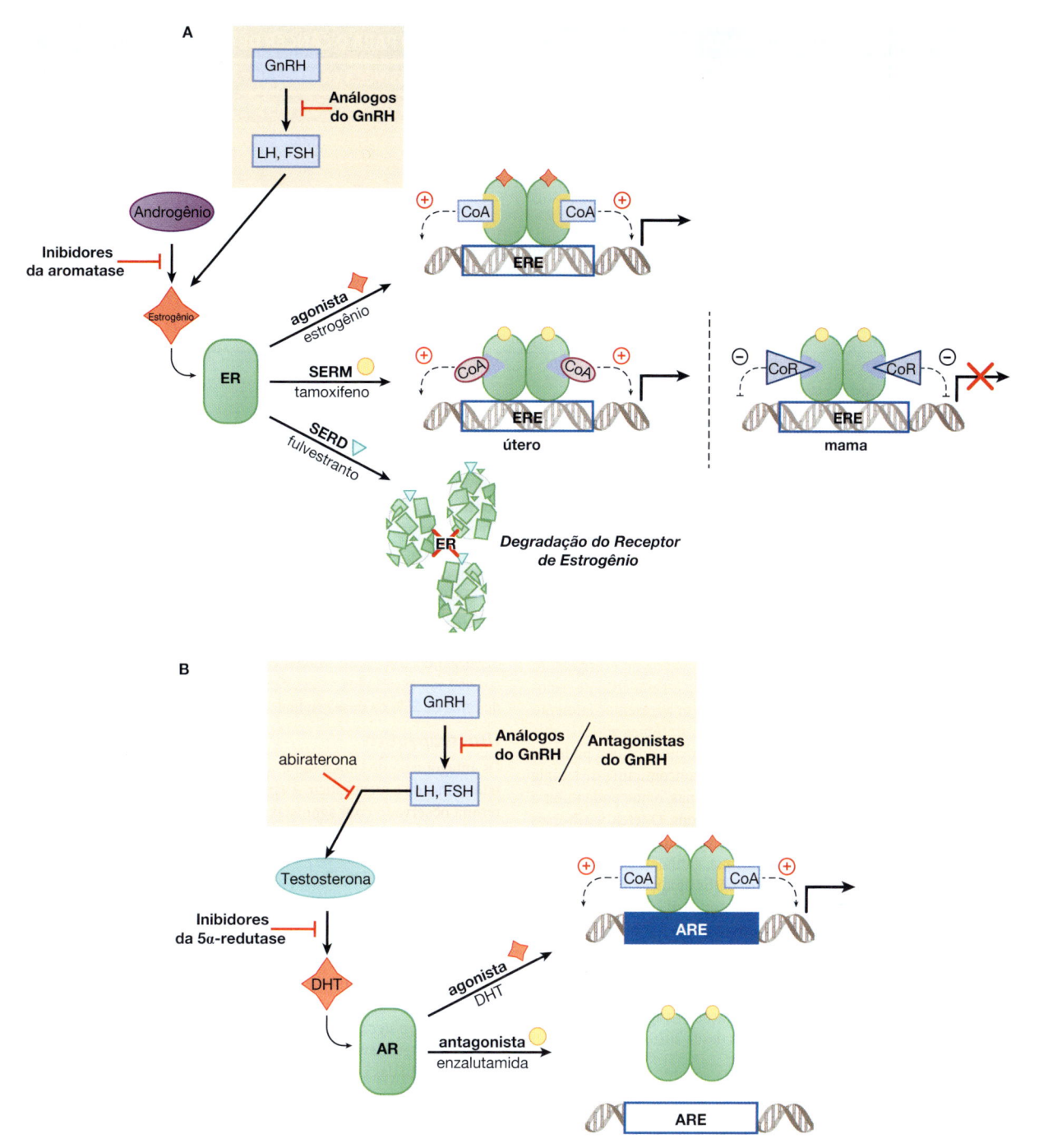

Figura 73-1 A. *Alvos de agentes que interrompem a sinalização do receptor de estrogênio em mulheres.* O GnRH promove a liberação de LH e FSH (Fig. 46-1), que regulam a produção ovariana de estrogênio e de progesterona e podem estimular a produção de estrogênio. A aromatase converte os precursores do estrogênio androstenediona, di-hidroepiandrostenediona e testosterona em estrogênios (ver Figs. 48-1 e 48-2). A sinalização do estrogênio pode ser interrompida pela inibição da produção hormonal (análogos do GnRH, inibidores da aromatase), pelo antagonismo dos efeitos do estrogênio no ER com o uso de SERM ou pela desestabilização do ER e promoção de sua degradação com SERD (p. ex., *fulvestranto*). Os efeitos dos SERM (p. ex., *tamoxifeno*) sobre os órgãos, dependem de diversos fatores, incluindo a atividade e os níveis relativos de expressão de coativadores (CoA) e correpressores (CoR) da transcrição em determinado tecido. Na mama, o *tamoxifeno* atua como antagonista; predomina um efeito correpressor sobre a transcrição gênica. Por outro lado, no útero, o tamoxifeno pode impulsionar efeitos estrogênicos após ligação ao ER, utilizando coativadores da transcrição gênica. **B.** *Alvos de agentes que interrompem a sinalização do receptor de androgênio em homens.* O GnRH promove a liberação de LH e FSH, o que estimula a produção suprarrenal e testicular de androgênios. Os receptores de GnRH podem ser inibidos por análogos de GnRH de ação longa que infrarregulam os receptores de GnRH ou por antagonistas do GnRH. O *acetato de abiraterona* é um inibidor da síntese de esteroides, que bloqueia a conversão da pregnenolona e da progesterona em precursores androgênicos. A sinalização do androgênio é inibida por antagonistas do AR (p. ex., *enzalutamida*), que se ligam competitivamente ao AR e inibem a ligação e a ativação por androgênios, particularmente a di-hidrotestosterona (DHT). O AR ligado à *enzalutamida* (em vez de sua ligação à DHT) apresenta uma diminuição da interação com coativadores e elementos de resposta do androgênio (ARE) no DNA.

TABELA 73-2 ■ TERAPIA DIRECIONADA PARA RECEPTORES DE ANDROGÊNIO PARA O CÂNCER DE PRÓSTATA				
	SENSÍVEL À CASTRAÇÃO		RESISTENTE À CASTRAÇÃO	
FÁRMACO (DOSE-PADRÃO DIÁRIA)	NÃO METAST	METAST	NÃO METAST	METAST
Bicalutamida (1 comprimido de 50 mg/dia em combinação com TPA)[a]	Sim	Sim	Sim	Sim
Enzalutamida (4 comprimidos de 40 mg/dia)		Sim	Sim	Sim
Apalutamida (4 comprimidos de 60 mg/dia)		Sim	Sim	
Darolutamida (2 comprimidos de 300 mg, 2×/dia)			Sim	
Acetato de abiraterona (comprimidos de 4 × 250 mg ou 2 × 500 mg diariamente) mais prednisona: comprimido de 5 mg, 1×/dia (câncer de próstata metastático sensível à castração) ou comprimido de 5 mg, 2×/dia (CPRC metastático)		Sim		Sim
TPA que consiste em orquiectomia bilateral, agonista do GnRH ou antagonista do GnRH, além de um dos agentes anteriormente listados	Sim	Sim	Sim	Sim

Metast, metastático.
[a]A dose de bicalutamida como monoterapia é maior.

Toxicidade

Em geral, os efeitos adversos estão relacionados com hipoestrogenismo (i.e., ondas de calor, ressecamento vaginal, diminuição da libido, osteoporose, amenorreia e dispareunia). Os efeitos adversos dos agonistas do GnRH são frequentemente reversíveis com a interrupção do tratamento. O uso de AI em mulheres na pré-menopausa, combinado com supressão ovariana por meio de análogos do GnRH, aumenta os sintomas da menopausa e a disfunção sexual, de modo que os benefícios e riscos devem ser cuidadosamente considerados em cada paciente (Burstein et al., 2016).

Nos homens, durante a elevação transitória de LH, o consequente surto de testosterona pode induzir estimulação aguda do crescimento do câncer de próstata e sintomas decorrentes da estimulação de depósitos metastáticos nos ossos. Os pacientes podem apresentar aumento da dor óssea, compressão da medula espinal ou sintomas vesicais obstrutivos de 2 a 3 semanas de duração. O fenômeno do surto pode ser efetivamente neutralizado pela administração concomitante de terapia oral com antagonista de AR durante 2 a 4 semanas, o que pode inibir a ação dos níveis séricos aumentados de testosterona. Os efeitos adversos comuns da TPA consistem em instabilidade vasomotora, perda de libido, impotência, ginecomastia, fadiga, anemia, ganho de peso, sensibilidade diminuída a insulina, alteração dos perfis lipídicos, osteoporose e fraturas e perda da massa muscular (Formenti et al., 2021). Os eventos esqueléticos associados à TPA podem ser aliviados por meio de terapia com bifosfonatos (ver Cap. 52). Os estudos realizados demonstraram um aumento pequeno, porém significativo, no risco de diabetes melito e doença arterial coronariana em pacientes em uso de agonistas de GnRH (Gupta et al., 2018). Devido a essas preocupações, os agonistas do GnRH foram submetidos a uma revisão pela FDA desde 2010.

Antagonistas do GnRH

Os antagonistas do GnRH são uma classe de agentes usados no tratamento do câncer de próstata. Antagonizam o receptor de GnRH por competição reversível com o GnRH, resultando em rápida redução da secreção de LH e FSH pela hipófise e perda concomitante da produção de testosterona pelos testículos para níveis de castração. O *degarrelix* é um pequeno antagonista do GnRH a base de peptídeo usado no tratamento do câncer de próstata. O *relugolix*, recém-aprovado pela FDA, é um antagonista não peptídico disponível por via oral, que é usado no tratamento do câncer de próstata (Shore et al., 2020).

ADME

Após uma dose de ataque subcutânea inicial (240 mg em 2 doses de 120 mg), o *degarrelix* é administrado por injeção mensal (80 mg). A $C_{máx}$ é alcançada depois de 2 dias, e a excreção ocorre principalmente pelo sistema hepatobiliar. O *relugolix* é administrado por via oral como dose de ataque inicial (360 mg), seguida de um comprimido (120 mg) por dia para o câncer de próstata. Os níveis em estado de equilíbrio dinâmico são alcançados depois de 7 dias. A presença de alimento pode diminuir a biodisponibilidade oral em 50%.

A absorção e distribuição do *relugolix* são influenciadas pela sua interação com o transportador de efluxo, a Pgp, e CYP3A4 (o metabolizador predominante do fármaco). A coadministração oral com agentes que inibem a Pgp (p. ex., *eritromicina*) aumento a $C_{Pmáx}$ e a AUC do *relugolix*; enquanto a coadministração com *rifampicina* (um indutor da Pgp intestinal e da CYP3A4 hepática) diminui a $C_{Pmáx}$ e a AUC. Os metabólitos do *relugolix* são excretados principalmente nas fezes.

O *degarrelix* distribui-se lentamente a partir de um depósito subcutâneo para a água corporal total. Como peptídeo, o *degarrelix* não interage com a Pgp e não é metabolizado pelas CYP hepáticas. Em vez disso, a hidrólise hepática/biliar do fármaco produz fragmentos peptídicos que são excretados na bile/fezes (cerca de 75%), com aparecimento de cerca de 25% da dose original na urina.

Uso terapêutico

Os antagonistas do GnRH são usados no tratamento do câncer de próstata avançado e metastático. Além de evitar o aumento inicial da testosterona observado com agonistas do GnRH, os antagonistas do GnRH são descritos como mais eficazes na supressão do FSH e apresentam menos efeitos adversos cardiovasculares do que os agonistas do GnRH (Dearnaley et al., 2020; Shore et al., 2020).

Toxicidade

O *degarrelix* está associado a taxas mais altas de reações no local de injeção, em comparação com agonistas do GnRH. A TPA pode causar prolongamento do intervalo QT/QTc, que constitui um efeito adverso grave tanto do *relugolix* quanto do *degarrelix*. Os efeitos adversos mais comuns do *relugolix* incluem ondas de calor, aumento dos níveis de glicemia, níveis elevados de triglicerídeos, dor musculoesquelética, anemia, aumento das enzimas hepáticas, cansaço, constipação intestinal e diarreia. O *relugolix* causa danos reprodutivos e fetais em testes de toxicidade em animais; por essa razão, justifica-se ter cautela, e pacientes do sexo masculino com parceiras que têm potencial reprodutivo devem usar métodos contraceptivos durante o tratamento e por 2 semanas após a última dose de *relugolix*.

Os primeiros antagonistas do GnRH, o *cetrorrelix* e o *abarrelix* (que não são mais comercializados), apesar de efetivos, são, hoje, raramente usados para o câncer de próstata, devido ao risco de reações alérgicas sistêmicas graves. Os antagonistas peptídicos do GnRH de geração mais avançada não estão associados a reações alérgicas sistêmicas.

Fármacos direcionados para o receptor de estrogênio como alvo

Antagonistas do estrogênio

Moduladores seletivos dos receptores de estrogênio

Os SERM ligam-se ao ER e exercem seus efeitos estrogênicos ou antiestrogênicos, dependendo do órgão específico (Cap. 48). O *tamoxifeno* é um dos fármacos antiestrogênicos mais amplamente estudados e usados no tratamento do câncer de mama. O *tamoxifeno* também exerce efeitos agonistas estrogênicos em tecidos não mamários, o que influencia o perfil de efeitos adversos do fármaco. Por conseguinte, foram desenvolvidos vários compostos antiestrogênicos novos, que oferecem o potencial de maior eficácia e redução da toxicidade, em comparação com o *tamoxifeno*. Esses novos antiestrogênios podem ser divididos em análogos do *tamoxifeno* (p. ex., *toremifeno*, *droloxifeno*, *idoxifeno*); compostos com "anel fixo" (p. ex., *raloxifeno, bazedoxifeno, lasofoxifeno, arzoxifeno, miproxifeno, levormeloxifeno*); e nos SERD (p. ex., *fulvestranto*), sendo estes últimos também denominados "antiestrogênios puros" (McDonnell et al., 2021).

Tamoxifeno O *tamoxifeno* foi desenvolvido como contraceptivo oral; entretanto, foi constatado que, na realidade, ele induz a ovulação e exerce efeitos antiproliferativos sobre as linhagens celulares do câncer de mama dependente de estrogênio (revisão em Abderrahman e Jordan, 2019). O *tamoxifeno* é prescrito como terapia adjuvante do câncer de mama em estágio inicial e como terapia para o câncer de mama avançado. O *tamoxifeno* e outros SERM, como o *raloxifeno*, são também utilizados para a prevenção do câncer de mama em pacientes de alto risco, como mulheres com forte história familiar ou patologia não maligna prévia da mama (Visvanathan et al., 2013). Os usos, a farmacologia e o mecanismo de ação do *raloxifeno* são discutidos no Capítulo 48.

Mecanismo de ação O *tamoxifeno* é um inibidor competitivo da ligação dos estrogênios (p. ex., 17β-estradiol) ao ER e antagoniza a proliferação induzida por estrogênio no câncer de mama humano.

Existem dois subtipos de ER: o ERα e o ERβ, que apresentam distribuições teciduais diferentes e que podem sofrer homo ou heterodimerização. O ERα desempenha um importante papel na progressão do câncer de mama e constitui um marcador prognóstico, enquanto o papel do ERβ não está tão bem definido. A ligação do estrogênio e dos SERM a sítios de ligação do estrogênio dos ER desencadeia uma mudança na conformação do receptor, dissociação do ER das proteínas de choque térmico e dimerização do ER. A dimerização facilita a ligação do ER a ERE específicos do DNA na vizinhança dos genes regulados por estrogênio. Proteínas correguladoras interagem com o receptor ocupado por ligante, atuando como correpressores ou coativadores da expressão gênica (ver Cap. 48).

Estudos sofisticados da estrutura cristalina do ERα ligado a diferentes ligantes indicam que, quando um agonista do ER liga-se ao receptor, ocorre uma mudança de conformação na bolsa de ligação do ligante que faz a hélice 12 nessa região fornecer um sítio de ancoragem para coativadores de transcrição p160, aumentando, assim, a transcrição de genes-alvo.

Por outro lado, a interação de um antagonista de estrogênio, como o 4-hidroxitamoxifeno, ligado ao domínio de ligação do ligante do ER produz um rearranjo estrutural da hélice 12. Essa alteração na estrutura diminui a ligação do coativador transcricional e favorece a ligação de correpressores transcricionais. O resultado final consiste em inibição da transcrição gênica induzida pelo estrogênio (revisão em Legare e Basik, 2016; Nettles e Greene, 2005). As diferenças na distribuição tecidual dos subtipos de ER e a abundância relativa e atividade de diferentes coativadores e correpressores da transcrição provavelmente explicam a resposta antagonista ao tamoxifeno no câncer de mama ER+ e suas atividades agonistas parciais em tecidos não cancerosos (ver Fig. 73-1A) (revisão de Abderrahman e Jordan, 2019; Green e Carroll, 2007).

Os órgãos sobre os quais o *tamoxifeno* exerce efeitos agonistas incluem o endométrio uterino (hipertrofia endometrial, sangramento vaginal e câncer endometrial); o sistema da coagulação (tromboembolismo); o metabolismo ósseo (aumento da densidade mineral óssea, que pode retardar o desenvolvimento da osteoporose); e o fígado (o *tamoxifeno* produz uma redução do colesterol sérico total, do colesterol das lipoproteínas de baixa densidade e lipoproteínas, enquanto causa elevação dos níveis de apolipoproteína A1).

ADME O *tamoxifeno* é administrado por via oral, 1 vez ao dia (20 mg). É prontamente absorvido após administração oral, com concentrações máximas que podem ser medidas depois de 3 a 7 horas e níveis no estado de equilíbrio dinâmico alcançados em 4 a 6 semanas. O metabolismo do *tamoxifeno* é complexo e envolve principalmente as CYP 3A4/5 e 2D6 na formação do *N*-desmetiltamoxifeno, bem como a CYP2D6 na formação do 4-hidroxitamoxifeno, um metabólito mais potente (Fig. 73-2). Ambos os metabólitos podem ser ainda convertidos em 4-hidróxi-*N*-desmetiltamoxifeno (endoxifeno), que conserva uma alta afinidade pelo ER. O fármaco original possui uma $t_{1/2}$ de 7 dias. Após circulação êntero-hepática, os glicuronídeos e outros metabólitos são excretados nas fezes, enquanto a excreção na urina é mínima. Os polimorfismos na CYP2D6 que reduzem a sua atividade levam a níveis plasmáticos mais baixos dos metabólitos potentes de 4-OH tamoxifeno e endoxifeno, porém ainda não foi esclarecido se isso resulta em eficácia inferior do tratamento com *tamoxifeno* e em maior risco de recidiva da doença (revisão em Hertz e Rae, 2016; Tamura et al., 2020). Embora se tenha postulado que os fármacos que inibem a atividade da CYP2D6, como os antidepressivos, possam minimizar a atividade do *tamoxifeno* no câncer de mama, estudos mais recentes não sugerem um impacto clinicamente significativo (Haque et al., 2016).

Usos terapêuticos O fármaco é utilizado no tratamento de mulheres com câncer de mama metastático ER+ ou após excisão primária de um tumor ER+, como tratamento adjuvante para impedir a ocorrência de recidiva e prolongar a sobrevida global. Para o tratamento adjuvante de mulheres na pré-menopausa, o *tamoxifeno* é administrado durante pelo menos 5 anos (ver Tab. 73-1). Esse fármaco também pode ser usado em mulheres na pós-menopausa, porém prefere-se o uso de AI, visto que estão associados a uma maior redução do risco de recidiva (Early Breast Cancer Trialists' Collaborative Group, 2015). Estudos recentes indicaram que pacientes com câncer de mama obtêm um

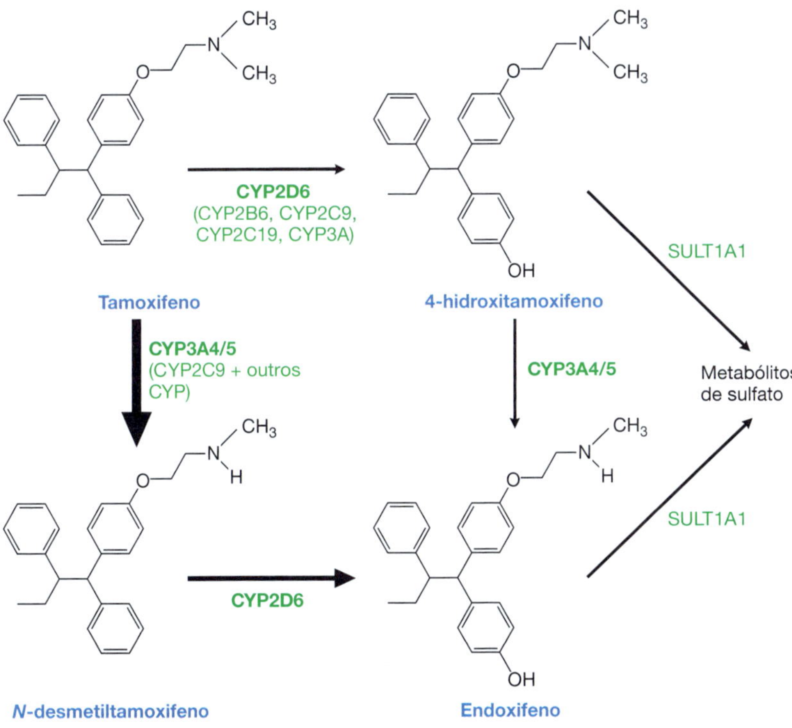

Figura 73-2 *Tamoxifeno e seus metabólitos.*

benefício adicional modesto, no que se refere à sobrevida sem doença, sobrevida global e redução no risco de câncer de mama contralateral, quando o *tamoxifeno* é tomado por um período de até 10 anos, ou quando os AI são mantidos por 5 a 10 anos após completar o tratamento de 5 anos com *tamoxifeno* (Burstein, 2020; Davies et al., 2013; Goss et al., 2016). Embora seja administrado por um tempo limitado, o *tamoxifeno* tem benefícios em longo prazo persistentes (Ekholm et al., 2016). O *tamoxifeno* pode ser usado como terapia adjuvante isoladamente ou após quimioterapia adjuvante (ver Tab. 73-1). Estratégias antiestrogênicas alternativas ou adicionais no tratamento adjuvante de mulheres na pré-menopausa com câncer de mama ER+ incluem ooforectomia ou supressão da função ovariana com análogos de GnRH em combinação com *tamoxifeno* ou com um AI. Essas combinações, usadas em mulheres na pré-menopausa, reduzem ainda mais a estimulação estrogênica do câncer de mama e resultam em taxas mais baixas de recorrência da doença em mulheres muito jovens e em pacientes de maior risco que recebem quimioterapia (Francis et al., 2015; Pagani et al., 2020). Alguns estudos sugeriram uma melhora nas taxas de resposta com essas combinações em pacientes com doença metastática. O *tamoxifeno* também é efetivo (redução de 40 a 50% na incidência de tumores) na prevenção do câncer de mama em mulheres com risco aumentado. No contexto preventivo, o *tamoxifeno* reduz apenas os tumores ER+, mas não os tumores ER–, e não afeta a mortalidade global. Em pacientes com câncer metastático, as respostas à terapia hormonal podem não ser evidentes clinicamente ou nos exames de imagem por um período de 8 a 12 semanas. Normalmente, a medicação deve ser mantida até a doença progredir ou até o aparecimento de efeitos tóxicos indesejáveis.

Efeitos adversos As reações adversas comuns ao *tamoxifeno* consistem em sintomas vasomotores (ondas de calor), atrofia do revestimento da vagina, irregularidades menstruais, sangramento e corrimento vaginais e prurido da vulva; essas reações ocorrem com gravidade crescente em mulheres na pós-menopausa. A atividade agonista parcial do *tamoxifeno* aumenta a incidência de câncer endometrial em 2 a 3 vezes, particularmente em mulheres na pós-menopausa que recebem *tamoxifeno* por mais de 2 anos, embora o risco absoluto permaneça baixo. O aumento no risco de eventos tromboembólicos é discreto e aumenta com a idade do indivíduo e durante o período perioperatório. Por conseguinte, com frequência é aconselhável interromper temporariamente o *tamoxifeno* antes de uma cirurgia eletiva. O *tamoxifeno* está associado a esteatose hepática (embora raramente seja clinicamente significativa), a um pequeno aumento no risco de cataratas e, raramente, a depósitos na retina e diminuição da acuidade visual. A FDA estabeleceu uma advertência para o *tamoxifeno* com base em neoplasias malignas uterinas e eventos tromboembólicos associados a seu uso, observando que, para pacientes com câncer de mama, os benefícios do fármaco superam esses riscos.

Toremifeno O *toremifeno* é um derivado trifeniletileno do *tamoxifeno*, com perfil farmacológico, eficácia clínica e segurança semelhantes. O *toremifeno* é utilizado em certas ocasiões no câncer metastático para o tratamento do câncer de mama em mulheres na pós-menopausa com tumores ER+ ou com presença ou ausência não estabelecida do receptor. Pode ser também usado para o tratamento de tumores desmoides. Em casos raros, o *toremifeno* pode causar problemas de ritmo cardíaco por meio do prolongamento do intervalo QT.

Infrarreguladores seletivos dos receptores de estrogênio

Os SERD, também denominados *antiestrogênios puros*, incluem o *fulvestranto* e diversos agentes em fase de ensaios clínicos experimentais. Os SERD, diferentemente dos SERM, são desprovidos de qualquer atividade agonista estrogênica.

Fulvestranto O *fulvestranto* é, atualmente, o único SERD aprovado pela FDA, como monoterapia ou em combinação com *palbociclibe*, um inibidor da CDK4/6 (ver Cap. 71), para mulheres na pós-menopausa com câncer de mama metastático ER+/PR+, que progrediu com a terapia antiestrogênica.

Mecanismo de ação O *fulvestranto* é um antiestrogênio esteroide, que se liga ao ER com afinidade de mais de 100 vezes em comparação com o *tamoxifeno*. O fármaco não apenas inibe a ligação do estrogênio, mas também altera a estrutura do receptor e expõe uma região que passa a constituir um alvo da proteína para degradação proteassômica (ver Fig. 73-1A); o *fulvestranto* também pode inibir a dimerização do receptor. Diferentemente do *tamoxifeno*, que estabiliza ou até mesmo aumenta a expressão do ER, o *fulvestranto* diminui o número de moléculas de ER nas células; em consequência dessa infrarregulação do ER, o fármaco interrompe a transcrição mediada por ER dos genes dependentes de estrogênio.

ADME O *fulvestranto* (dose de 500 mg) é administrado por via intramuscular, com doses de ataque iniciais quinzenais no primeiro mês, seguidas de injeções mensais. Com o uso desse esquema posológico, os níveis em estado de equilíbrio dinâmico são alcançados no primeiro mês (ver Tab. 73-1). A $C_{Pmáx}$ é alcançada aproximadamente 7 dias após administração intramuscular; a $t_{1/2}$ plasmática é de cerca de 40 dias. Ocorre rápida distribuição e extensa ligação desse fármaco altamente lipofílico às proteínas. O *fulvestranto* é metabolizado por diversas vias, semelhantes àquelas do metabolismo esteroide (oxidação, hidroxilação aromática e conjugação). A CYP3A4 parece constituir a principal isoenzima do CYP envolvida no metabolismo do *fulvestranto*. Os supostos metabólitos não apresentam atividade estrogênica, e apenas o composto 17-ceto demonstra um nível de atividade antiestrogênica (cerca de 22% daquele do *fulvestranto*). Menos de 1% do fármaco original é excretado de modo intacto na urina.

Usos terapêuticos O *fulvestranto* é usado em mulheres na pós-menopausa ou em mulheres na pré-menopausa que recebem agonistas do GnRH como terapia antiestrogênica para o câncer de mama ER+/PR+ metastático, normalmente após progressão com terapia antiestrogênica de primeira linha, como *tamoxifeno* ou um AI. O *fulvestranto* é pelo menos tão efetivo nesse contexto quanto o AI de terceira geração, o *anastrozol* (Robertson et al., 2016). O câncer de mama com resistência endócrina que abriga mutações do ERα conserva alguma sensibilidade ao *fulvestranto*. SERD mais recentes também estão sendo desenvolvidos para o tratamento da doença avançada resistente à terapia endócrina (McDonnell et al., 2021). Diversos agentes que promovem a degradação do ER, como quimeras de direcionamento de proteólise (PROTAC) também constituem áreas ativas de investigação (Wang Z et al., 2021).

Toxicidade e efeitos adversos Em geral, o *fulvestranto* é bem tolerado, e os efeitos adversos mais comuns consistem em náuseas, astenia, dor, ondas de calor, artralgias e cefaleia. O risco de reações no local de injeção, que são observadas em quase 10% dos pacientes, é reduzido pela administração lenta da injeção.

Fármacos que diminuem os níveis de estrogênio
Inibidores da aromatase

A aromatase converte os androgênios em estrogênios (p. ex., androstenediona em estrona). Os AI (Fig. 73-3) bloqueiam essa atividade enzimática, reduzindo, assim, a produção de estrogênio (Fig. 73-4). Os AI são agora considerados como tratamento padrão para a terapia adjuvante de mulheres na pós-menopausa com câncer de mama ER+, como terapia inicial ou após o uso de *tamoxifeno* (Dowsett et al., 2010), bem como de mulheres na pré-menopausa de maior risco, em combinação com agonistas do GnRH. Os AI também foram aprovados para o tratamento inicial do câncer de mama ER+/PR+ metastático, frequentemente em combinação com inibidores de CDK4/6, em mulheres na pós-menopausa e em combinação com agonistas do GnRH em mulheres na pré-menopausa.

A aromatase (CYP19A1) converte os androgênios suprarrenais e a androstenediona e testosterona gonadais nos estrogênios estrona (E1) e estradiol (E2), respectivamente (ver Figs. 73-3 e 73-4; as reações catalisadas pelas aromatase são indicadas por um "A" verde ao lado da seta da reação na Fig. 73-4). Nas mulheres após a menopausa, essa conversão ocorre em tecidos não ovarianos (gordura, fígado, músculo, encéfalo,

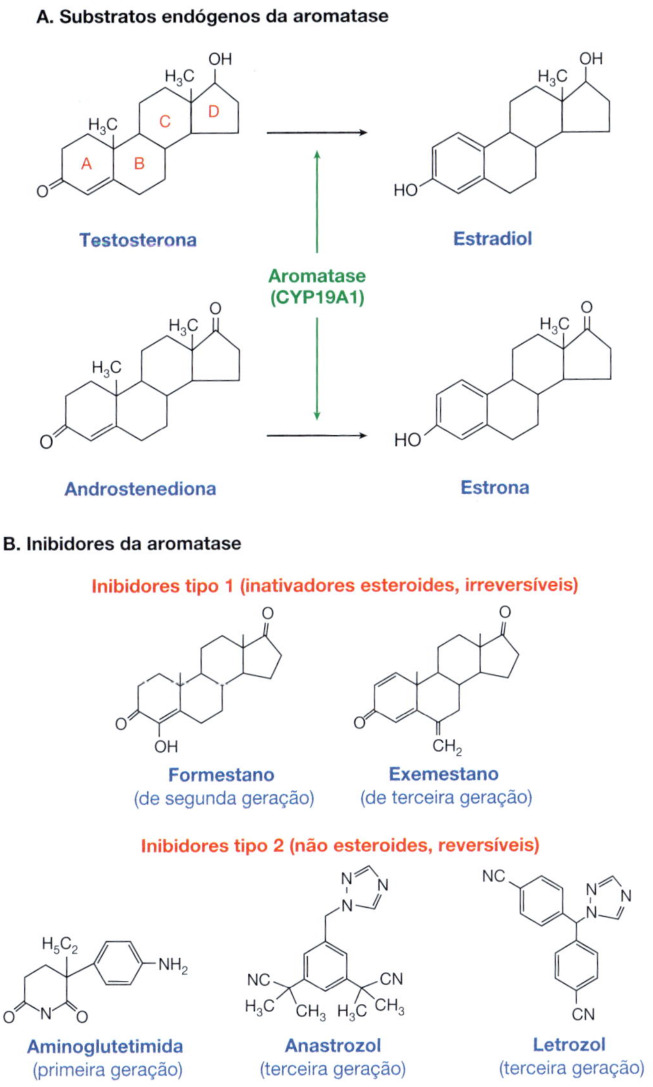

A. Substratos endógenos da aromatase

Testosterona → Estradiol

Aromatase (CYP19A1)

Androstenediona → Estrona

B. Inibidores da aromatase

Inibidores tipo 1 (inativadores esteroides, irreversíveis)

Formestano (de segunda geração)   Exemestano (de terceira geração)

Inibidores tipo 2 (não esteroides, reversíveis)

Aminoglutetimida (primeira geração)   Anastrozol (terceira geração)   Letrozol (terceira geração)

Figura 73-3 *Aromatase e seus substratos endógenos e inibidores.* **A.** Aromatização dos substratos endógenos. Em uma reação de múltiplas etapas, a aromatase tri-hidroxila o grupo metila em C19, eliminando-o como formato e aromatizando o anel A do substrato androgênio. A figura não mostra os cofatores (NADPH, O_2) e outros produtos da reação (H_2O, formato). **B.** Inibidores da aromatase (AI). Os AI tipo 1 são análogos esteroides da androstenediona, que se ligam de modo covalente e irreversivelmente ao sítio do substrato esteroide na enzima, e são conhecidos como inativadores da aromatase. Os inibidores tipo 2 não são esteroides, ligam-se de modo reversível ao grupo heme da enzima e produzem inibição reversível.

mama e tumores de mama) e constitui a principal fonte de estrogênios circulantes. Nas mulheres na pré-menopausa, o estrogênio é produzido principalmente nos ovários. Os AI aumentam a produção de gonadotrofinas em mulheres na pré-menopausa, o que reduz a sua capacidade de inibir a produção de estrogênios pelo ovário. Em consequência, os AI não são efetivos em mulheres na pré-menopausa sem supressão ovariana adicional (p. ex., com análogos do GnRH; ver seção anterior). Em mulheres na pós-menopausa, os AI suprimem a maior parte da atividade da aromatase periférica, resultando em profunda privação de estrogênio. Os AI são classificados em AI de primeira, segunda ou terceira gerações. Além disso, são ainda classificados em AI tipo 1 (esteroides) ou tipo 2 (não esteroides), de acordo com a sua estrutura e mecanismo de ação (ver Fig. 73-3). Os inibidores tipo 1 são análogos esteroides da androstenediona, que se ligam de modo covalente e irreversível ao mesmo local na molécula de aromatase. Por conseguinte, são comumente

conhecidos como inativadores da aromatase. Os inibidores tipo 2 são não esteroides e ligam-se de modo reversível ao grupo heme da enzima, produzindo inibição reversível.

Inibidores da aromatase de terceira geração Os AI de primeira e de segunda gerações (p. ex., *aminoglutetimida, formestano*) não são mais usados para o tratamento do câncer de mama, em virtude de seus efeitos adversos. Os inibidores de terceira geração incluem o agente esteroide tipo 1 *exemestano* e os imidazóis não esteroides tipo 2 *anastrozol* e *letrozol*, que estão aprovados pela FDA para uso em mulheres na pós-menopausa. Os AI de terceira geração são usados como parte do tratamento para o câncer de mama de estágio inicial e avançado em mulheres na pós-menopausa e para quimioprevenção (ver Tab. 73-1). Os AI tipo 1 e tipo 2 possuem eficácia clínica e perfis de toxicidade semelhantes (Goss et al., 2013), que estão resumidos utilizando o *anastrozol* como protótipo. Quanto ao *letrozol* e ao *exemestano*, são fornecidas informações adicionais específicas para cada fármaco. A administração diária de AI (ver doses na Tab. 73-1) reduz a aromatização dos androgênios corporais totais em mais de 95% depois de 1 mês de tratamento. Os AI também reduzem a aromatização nos grandes tumores de mama ER+.

Anastrozol O *anastrozol* é um AI triazol potente e seletivo. À semelhança do *letrozol*, o *anastrozol* liga-se competitivamente e de modo específico ao heme da CYP19.

ADME O *anastrozol* sofre rápida absorção após administração oral, porém a presença de alimento reduz a velocidade, mas não o grau de sua absorção. O estado de equilíbrio dinâmico é alcançado depois de 7 dias de doses repetidas. O *anastrozol* é metabolizado por *N*-desalquilação, hidroxilação (principalmente pela CYP3A4) e glicuronidação (UGT1A4) hepáticas; o principal metabólito circulante do *anastrozol*, um triazol, é inativo. Os metabólitos hepáticos respondem por 85% da dose administrada e são excretados pela bile/fezes; aproximadamente 10% do fármaco são excretados na urina na forma do composto original não metabolizado. A $t_{1/2}$ de eliminação é de cerca de 50 horas. A farmacocinética do *anastrozol*, que pode ser afetada por interações medicamentosas por meio da CYP3A4, é reduzida em 27% pela coadministração de *tamoxifeno* ou *cimetidina*. O *anastrozol* é um substrato do transportador de resistência a múltiplos fármacos (Pgp/ABCB1), mas não do transportador de resistência do câncer de mama (BCRP/ABCG2) (Miyajima et al., 2013).

Usos terapêuticos Os AI estão aprovados para a terapia hormonal adjuvante como primeiro tratamento durante 5 a 10 anos ou após a administração prévia de *tamoxifeno* em mulheres na pós-menopausa com câncer de mama em estágio inicial, bem como para tratamento do câncer de mama avançado e metastático. No câncer de mama de estágio inicial, o *anastrozol* é significativamente mais efetivo do que o *tamoxifeno* ao retardar o tempo de recidiva do tumor e ao diminuir a probabilidade de tumor contralateral primário. Os AI são combinados com supressão ovariana como tratamento adjuvante do câncer de mama em mulheres na pré-menopausa com menos de 35 anos de idade e naquelas que necessitam de quimioterapia. Essa combinação está associada a uma redução significativa no risco de recorrência em comparação com o *tamoxifeno* isoladamente (Pagani et al., 2020). Em mulheres na pós-menopausa com câncer de mama metastático ER+ ou PR+, os AI normalmente são usados como terapia de primeira linha, visto que os estudos realizados demonstraram a sua superioridade em relação ao *tamoxifeno* e *acetato de megestrol*. Em mulheres na pré-menopausa com doença avançada, os AI também são usados, porém devem ser administrados com um agonista do GnRH para suprimir a função ovariana.

Efeitos adversos e toxicidade Os efeitos adversos estão relacionados, em sua maioria, com a depleção de estrogênio. Em mulheres na pós-menopausa, em comparação com o *tamoxifeno*, o *anastrozol* produz uma menor incidência de ondas de calor, sangramento e corrimento

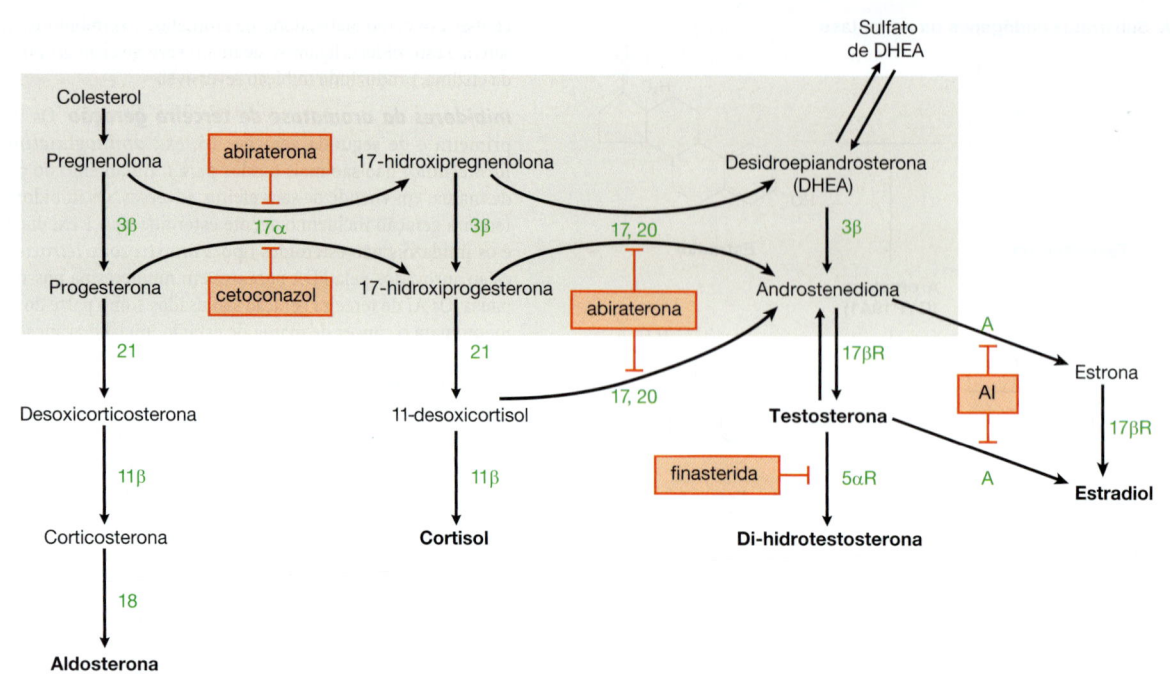

Figura 73-4 *Vias de síntese dos esteroides.* A área sombreada contém as vias utilizadas pelas glândulas suprarrenais e pelas gônadas e por agentes clinicamente usados que inibem as vias. As enzimas estão indicadas em verde, e os inibidores, em vermelho. As siglas encontradas apenas nesta figura: A, aromatase; 3β, 3β-hidroxiesteroide-desidrogenase; 5αR, 5α-redutase; 11β, 11β-hidroxilase; 17,20, 17,20-liase (CYP17A1); 17α, 17α-hidroxilase (também CYP17A1); 17βR, 17β-redutase; 18, aldosterona sintase; 21, 21-hidroxilase.

vaginais, câncer endometrial, eventos vasculares cerebrais isquêmicos, eventos tromboembólicos venosos e trombose venosa profunda/embolia pulmonar. O *anastrozol* está associado a uma maior incidência de artralgias sintomáticas, ressecamento da vagina e disfunção sexual do que o *tamoxifeno*. Além disso, a depleção de estrogênio causada pelos AI resulta em perda da densidade mineral óssea. Em comparação com o *tamoxifeno*, o tratamento com *anastrozol* resulta em densidade mineral óssea significativamente mais baixa da coluna lombar e dos quadris e tem sido associado a um aumento no risco de fraturas. Os bifosfonatos (ver Cap. 52) impedem a perda da densidade mineral óssea induzida pelos AI em mulheres na pós-menopausa.

Letrozol Os usos clínicos e o perfil de efeitos adversos do *letrozol*, o AI tipo 2, assemelham-se aos descritos na seção anterior para o *anastrozol* (ver Tab. 73-1). A seguir, são descritas as informações específicas sobre o *letrozol*.

ADME O *letrozol* é rapidamente absorvido após administração oral, com biodisponibilidade de 99,9%. As concentrações plasmáticas de *letrozol* no estado de equilíbrio dinâmico são alcançadas dentro de 2 a 6 semanas de tratamento. Após o seu metabolismo pela CYP2A6 e CYP3A4, o *letrozol* é eliminado como metabólito inativo, principalmente pelos rins, e possui uma $t_{1/2}$ de cerca de 41 horas.

Usos terapêuticos O *letrozol* é usado no tratamento do câncer de mama da mesma maneira que o *anastrozol* (ver Tab. 73-1). Além disso, observa-se uma sobrevida sem progressão da doença quando o câncer de mama em estágio avançado ER+/PR+ é tratado com *letrozol* em combinação com um inibidor da CDK4/6 (ver Cap. 71) (Finn et al., 2016; Hortobagyi et al., 2016).

Exemestano O *exemestano* é um análogo mais potente do substrato natural da aromatase, a androstenediona, administrado por via oral. O *exemestano* diminui os níveis de estrogênio mais efetivamente do que seu predecessor, o *formestano*. O *exemestano* inativa de modo irreversível a aromatase e é um inibidor tipo 1 "substrato suicida" da aromatase. Os usos clínicos e o perfil de efeitos adversos do *exemestano* são semelhantes aos descritos na seção para o AI *anastrozol*.

ADME O *exemestano* administrado por via oral é rapidamente absorvido pelo trato gastrintestinal; a sua absorção aumenta em 40% após uma refeição rica em gordura. O fármaco apresenta $t_{1/2}$ terminal de cerca de 24 horas. É extensamente metabolizado no fígado a metabólitos inativos. Um dos metabólitos, o 17-hidroxiexemestano, possui atividade androgênica fraca, o que pode contribuir para a atividade antitumoral. Embora os metabólitos ativos sejam excretados na urina, não se recomenda nenhum ajuste da dose em pacientes com disfunção renal.

Usos terapêuticos As indicações clínicas para o uso do *exemestano* no tratamento do câncer de mama são iguais às do *anastrozol* (ver Tab. 73-1). Além disso, o uso do inibidor do alvo mecanicista da rapamicina (ou em mamíferos) (mTOR), o *everolimo* (ver Cap. 71), com *exemestano* foi aprovado para o tratamento do câncer de mama em estágio avançado, que progrediu com AI tipo 2 não esteroides (Piccart et al., 2014).

Toxicidade e reações adversas Os efeitos adversos assemelham-se aos descritos para o *anastrozol*. O *exemestano* provoca toxicidades fetais e aborto em experimentos pré-clínicos em animais e não é considerado seguro para administração a mulheres grávidas; as mulheres com possibilidade de engravidar devem usar um método contraceptivo durante o tratamento com AI e por um mês após a sua interrupção.

Fármacos que têm como alvo o receptor de progesterona

Os agentes progestacionais são usados principalmente como agentes secundários na terapia hormonal para o câncer de mama metastático dependente de hormônio e também são usados no manejo do carcinoma endometrial previamente tratado por cirurgia e radioterapia. A progesterona liga-se ao PR presente nos tecidos-alvo, como a mama e o endométrio. A ativação do PR por progestinas no endométrio é antiproliferativa. O Capítulo 48 cobre os mecanismos e usos dos hormônios e fármacos que interagem com o PR.

Dispõe-se de *acetato de medroxiprogesterona* para administração oral; um agente progestacional oral alternativo é o *acetato de megestrol*. Esses agentes proporcionam efeitos benéficos em um terço das pacientes com câncer endometrial. A resposta do câncer de mama ao *megestrol* é prevista pela presença de ER e PR e pela evidência de resposta ao tratamento hormonal prévio. O efeito da terapia com progestinas no câncer de mama parece depender da dose, e algumas pacientes demonstram uma segunda resposta após escalonamento da dose de *megestrol*. O uso clínico de progestinas no câncer de mama foi suplantado, em grande parte, pelo *tamoxifeno* e AI. Outros usos das progestinas incluem o tratamento do câncer endometrial metastático e estimulação do apetite e restauração de uma sensação de bem-estar em pacientes caquéticos em estágios avançados de câncer e Aids.

Fármacos combinados com agentes que antagonizam o receptor de estrogênio

A adição de vários agentes usados no câncer (ver Cap. 71), quando combinados com SERM, SERD ou AI, melhora o resultado terapêutico de pacientes com câncer de mama.

Inibidores de CDK4/6

Atualmente, dispõe-se de três inibidores de CDK4/6 – *palbociclibe*, *ribociclibe* e *abemaciclibe* —, que foram aprovados para uso em combinação com antagonistas do ER (SERD e AI). Essas combinações resultam em melhora significativa dos resultados no câncer de mama avançado ER+ HER2 (Finn et al., 2016; Goetz et al., 2017; Hortobagyi et al., 2016; Slamon et al., 2020; Sledge et al., 2020; Turner et al., 2018).

Um importante efeitos dos inibidores de CDK4/6 consiste em evitar a progressão por meio do *checkpoint* do ciclo celular G_1/S ao inibir a ativação de ciclinas do tipo D e, assim, ao diminuir a produção da proteína fosforilada associada ao retinoblastoma e a atividade transcricional de E2F (ver Fig. 71-3). No câncer de mama ER+, o *checkpoint* de G_1-para-S constitui um alvo terapêutico, visto que a ciclina D frequentemente é superexpressa. A presença do ER no câncer de mama constitui, atualmente, o melhor marcador preditivo de resposta aos inibidores de CDK4/6. Embora existam dúvidas sobre a sequência ideal e a escolha de antagonistas do ER com inibidores de CDK4/6, ensaios clínicos recentes demonstraram que não há diferença no resultado no contexto de primeira linha, seja um AI ou *fulvestranto* usado com um inibidor de CDK4/6 (Slamon et al., 2020; Sledge et al., 2020; Turner et al., 2018).

Inibidores da PI3-cinase (PI3K) e do mTOR

O inibidor da PI3K, o *alpelisibe*, e o inibidor do mTOR, o *everolimo* (ver Cap. 71) são aprovados para uso em combinação com *fulvestranto* e *exemestano*, respectivamente, no tratamento do câncer de mama em estágio avançado (Andre et al., 2019; Piccart et al., 2014). O mTOR, uma cinase na via de sinalização de fosfoinositídeo-3-cinase (PI3K)/AKT, controla o crescimento e a proliferação celulares (ver Fig. 71-5). No câncer de mama, a via PI3K/AKT/mTOR modula o crescimento do câncer de mama por meio de sinalização mediada pelo ER, bem como por meio dos HER e medeia a sensibilidade clínica aos antagonistas do ER. Os cânceres de mama que abrigam mutações ativadoras na PI3K podem ser ressensibilizados a terapias endócrinas por meio de tratamento com inibidores de PI3K ou mTOR.

Fármacos que têm como alvo o receptor de androgênio

Antagonistas do AR

Os antagonistas do AR inibem competitivamente a ligação da testosterona e da di-hidrotestosterona ao AR, reduzindo, assim, a translocação nuclear do AR, a ligação à cromatina e a transcrição gênica mediada pelo AR (ver Fig. 73-1B). Diferentemente da castração, a terapia com antagonistas do AR por si só não diminui a produção de LH; por conseguinte, os níveis de testosterona são normais ou aumentados. Homens tratados com antagonistas do AR mantêm um certo grau de potência e libido e não apresentam o mesmo espectro de efeitos adversos observado com a castração. Entretanto, a terapia com antagonistas de AR normalmente é administrada em combinação com TPA (descrita anteriormente). Os antagonistas do AR incluem os fármacos de segunda geração mais recentes, a *enzalutamida*, a *apalutamida* e a *darolutamida*, e os antagonistas de geração anterior, a *bicalutamida*, a *flutamida* e a *nilutamida*. A Tabela 73-2 fornece um resumo das dosagens e condições para o uso desses agentes no tratamento do câncer de próstata.

Enzalutamida

A *enzalutamida* é um antagonista do AR competitivo não esteroide de segunda geração, que possui afinidade de ligação ao AR 5 a 8 vezes maior em comparação com o antagonista mais antigo, a *bicalutamida* (Tran et al., 2009). À semelhança de outros antagonistas do AR, a *enzalutamida* impede a ligação dos androgênios ao AR, diminuindo, assim, a atividade transcricional mediada pelo receptor. A *enzalutamida* foi aprovada para uso no CPRC não metastático e metastático, bem como no câncer de próstata metastático sensível à castração. A *enzalutamida* prolonga a sobrevida em pacientes com CPRC metastático quando administrada a pacientes não tratados anteriormente com quimioterapia ou após terapia com *docetaxel* (Paschalis e Bono, 2020). A *enzalutamida* combinada com TPA, em comparação com a TPA isoladamente, também prolonga a sobrevida global e livre de metástases em homens com doença não metastática resistente à castração e com rápida elevação do antígeno prostático específico circulante (indicativo de doença mais agressiva e aumento do risco de progressão (Hussain et al., 2018; Sternberg et al., 2020).

ADME A *enzalutamida* apresenta melhor eficácia e potência quando comparada com antagonistas do AR de primeira geração mais antigos. A *enzalutamida* é administrada por via oral, 1 vez ao dia. O tempo médio para alcançar a $C_{Pmáx}$ é de 1 hora. A $t_{1/2}$ é de cerca de 6 dias; e os níveis no estado de equilíbrio dinâmico são alcançados em 28 dias. A *enzalutamida* é metabolizada pela CYP2C8 e CYP3A4. Portanto, o tratamento concomitante com *enzalutamida* e inibidores potentes da CYP2C8, como *genfibrozila* ou *pioglitazona*, pode aumentar os níveis de *enzalutamida*. Por outro lado, indutores potentes da CYP2C8 ou CYP3A4 (p. ex., *rifampicina*) podem reduzir o nível plasmático de *enzalutamida*. A *enzalutamida* pode induzir múltiplos CYP hepáticos, incluindo 3A4, 2C9 e 2C19 e, portanto, tem o potencial de afetar o metabolismo de até 50% dos fármacos (revisão em Del Re et al., 2017). A coadministração com substratos desses CYP (incluindo *fentanila*, *nifedipino*, *disopiramida*, *quetiapina*, *quinidina* e *varfarina*) deve ser evitada, visto que a *enzalutamida* pode diminuir os níveis desses fármacos (Benoist et al., 2018).

Efeitos adversos e toxicidade Os efeitos adversos relatados com mais frequência consistem em fadiga, dor lombar, ondas de calor, constipação intestinal, artralgia, diminuição do apetite, diarreia e hipertensão. Foi relatada a ocorrência de fraturas, quedas e comprometimento cognitivo (Fizazi et al., 2020a; Sternberg et al., 2020). Um estudo retrospectivo de base populacional mostrou que o uso da *enzalutamida* está associado a um risco aumentado de mortalidade em curto prazo em pacientes idosos com câncer de próstata e comorbidades cardiovasculares preexistentes, em comparação com pacientes semelhantes sem doença cardiovascular (Lu-Yao et al., 2020). A *enzalutamida* atravessa a barreira hematencefálica, e raramente ocorrem convulsões (0,5 a 2,2% dos pacientes).

Apalutamida

A *apalutamida* é um antagonista do AR não esteroide de segunda geração, que foi aprovado para uso no câncer de próstata não metastático resistente à castração e metastático sensível à castração (Smith et al., 2021).

ADME A *apalutamida* é administrada por via oral 1 vez ao dia, na forma de 4 comprimidos, tomados com ou sem alimento. A biodisponibilidade oral absoluta média é de cerca de 100%. O tempo mediano para alcançar a concentração plasmática máxima ($t_{máx}$) é de 2 horas e pode ser aumentado com uma refeição rica em gordura. A $t_{1/2}$ de eliminação média é de 3 a 4 dias. O estado de equilíbrio dinâmico é alcançado em aproximadamente 4 semanas. A *apalutamida* é um forte indutor da CYP3A4 e CYP2C19 e um indutor fraco da CYP2C9. O uso concomitante de *apalutamida* e fármacos que são substratos desses CYP deve ser evitado, visto que pode resultar em menor exposição a esses substratos de CYP. A coadministração de *apalutamida* e substratos de UGT, Pgp (p. ex., *fexofenadina*), BCRP ou polipeptídeo transportador de ânions orgânicos 1B1 (OAT1B1) (p. ex., *rosuvastatina*) pode resultar em diminuição da exposição a esses fármacos.

Toxicidade A *apalutamida* tem um perfil de toxicidade semelhante ao da *enzalutamida* e pode causar fadiga, hipertensão, exantema, náusea, ondas de calor, perda de peso, artralgia, quedas, diminuição do apetite, diarreia, fraturas e edema periférico. Foi relatada a ocorrência de hipotireoidismo. A *apalutamida* pode aumentar o intervalo QT. Ocorreram convulsões em 0,2% dos pacientes que receberam *apalutamida*, possivelmente devido à interação do fármaco com o receptor de $GABA_A$.

Darolutamida

A *darolutamida* é um antagonista do AR não esteroide de segunda geração usado no tratamento do CPRC não metastático. A adição de *darolutamida* à TPA aumenta significativamente o tempo para a sobrevida livre de metástases em homens com câncer de próstata não metastático (Fizazi et al., 2020b).

ADME A *darolutamida* é administrada por via oral, 2 vezes ao dia, e deve ser fornecida com alimento. A $t_{1/2}$ é de cerca de 20 horas. A $C_{Pmáx}$ é alcançada aproximadamente 4 horas após a administração de uma dose oral única de 600 mg. Diferentemente da *enzalutamida* e da *apalutamida*, a *darolutamida* não induz os CYP. O uso de *darolutamida* concomitantemente com inibidores da Pgp e indutores fortes a moderados da CYP3A pode diminuir a exposição à *darolutamida*. O uso concomitante de *darolutamida* com inibidores da Pgp e inibidores potentes da CYP3A4 pode aumentar a exposição à *darolutamida*. A *darolutamida* inibe o transportador BCRP e, portanto, o uso concomitante de *darolutamida* e substratos da BCRP (p. ex., *prazosina*, *glibenclamida*, *cimetidina*, *sulfassalazina*, *rosuvastatina* e análogos de nucleosídeos e nucleotídeos, como *zidovudina* e *lamivudina*) pode aumentar a toxicidade do substrato BCRP. A *darolutamida* inibe os transportadores OATP1B1 e OATP1B3. O uso concomitante de *darolutamida* e substratos OAT1B1 ou OATP1B3 (p. ex., estatinas, taxanos, *cisplatina*) pode aumentar as concentrações dos fármacos que são substratos de OAT1B1 e OATP1B3. A análise *post-hoc* de um ensaio clínico de fase III da *darolutamida* relatou uma baixa incidência de interações medicamentosas clinicamente relevantes (Shore et al., 2019).

Efeitos adversos e toxicidade A *darolutamida* é estruturalmente distinta da *enzalutamida* e da *apalutamida* e não está associada a um aumento de eventos adversos, como quedas, convulsões, transtornos cognitivos, transtornos de deficiência mental e hipertensão, em comparação com a TPA isoladamente (Fizazi et al., 2020b). As reações adversas mais comuns consistem em fadiga, dor nas extremidades e exantema. As reações adversas significativas em pacientes em uso de *darolutamida* incluem doença cardíaca isquêmica, insuficiência cardíaca, retenção urinária, pneumonia e hematúria. Dos antagonistas do AR de nova geração, as convulsões parecem ser menos frequentes com a *darolutamida*, que não penetra na barreira hematencefálica.

Antagonistas do AR mais antigos

Esses agentes não esteroides ainda são utilizados, porém estão sendo suplantados pelos antagonistas do AR de segunda geração mais potentes.

Bicalutamida A *bicalutamida* é administrada 1 vez ao dia em associação a um agonista do GnRH, geralmente para combater a exacerbação do tumor. A *bicalutamida* tem uma $t_{1/2}$ de 5 a 6 dias; sofre glicuronidação a metabólitos inativos, e o composto original e os metabólitos são eliminados na bile e na urina. A $t_{1/2}$ da *bicalutamida* aumenta na presença de insuficiência hepática grave, porém não é alterada na insuficiência renal. A *bicalutamida* é bem tolerada em doses mais altas e apresenta toxicidade reduzida e melhor tolerabilidade e perfil farmacocinético em comparação com a *flutamida* e a *nilutamida*. A *bicalutamida* administrada diariamente é significativamente inferior em comparação com a castração cirúrgica ou clínica e não deve ser usada como monoterapia no câncer de próstata. O fármaco inibe a CYP3A4 e, portanto, a coadministração de *bicalutamida* e substratos da CYP3A4 deve ser monitorada. O uso de *bicalutamida* em pacientes que recebem anticoagulantes exige monitoramento, visto que a *bicalutamida* pode deslocar os anticoagulantes cumarínicos dos sítios de ligação.

Nilutamida A *nilutamida* é administrada por via oral, 1 vez ao dia. Possui $t_{1/2}$ de 45 horas e é metabolizada a cinco produtos, que são todos excretados na urina. Os efeitos adversos comuns consistem em náusea leve, intolerância ao álcool (5 a 20%) e diminuição da adaptação ocular à escuridão (25 a 40%); raramente, ocorre pneumonite intersticial.

Flutamida A *flutamida* é administrada por via oral, 3 vezes ao dia. Apresenta $t_{1/2}$ de 5 horas; o seu principal metabólito, a hidroxiflutamida, é biologicamente ativo. Os efeitos adversos comuns consistem em diarreia, hipersensibilidade das mamas e dos mamilos. Com menos frequência, ocorrem náuseas, vômitos e hepatotoxicidade. Foram observados raros relatos de hepatotoxicidade fatal. A *flutamida* é usada de modo infrequente e, entre os androgênios, apresenta o perfil de toxicidade menos favorável.

Resistência aos antagonistas do AR, incluindo fármacos de segunda geração

A resistência a esses agentes desenvolve-se frequentemente por meio de mecanismos que aumentam principalmente, mas não de forma exclusiva, a atividade do AR, conforme já assinalado (revisão em Schmidt et al., 2021). Em um esforço para vencer a resistência às terapias antiandrogênicas atuais, existem estudos em andamento com uma variedade de novos agentes, incluindo os que promovem a degradação do AR, como PROTAC (Salami et al., 2018) e pequenas moléculas de degradação do receptor (Mohler et al., 2021).

Fármacos que inibem a síntese de androgênios

Conforme discutido anteriormente, até mesmo em condições de níveis circulantes de castração de testosterona, a atividade persistente do AR nas células do CPRC pode sustentar o crescimento do tumor. Ocorre síntese de androgênios extragonadais nas glândulas suprarrenais ou nos próprios tumores de CPRC (ver Fig. 73-4). A androstenediona, que é produzida pelas glândulas suprarrenais, é convertida em testosterona e di-hidrotestosterona nos tecidos periféricos e nos tumores de próstata. A síntese de androgênios *de novo* intramural também pode fornecer androgênio em quantidade suficiente para a proliferação celular impulsionada pelos AR. Assim, os inibidores da síntese de androgênios combinados com TPA demonstraram ser úteis na redução da sinalização do AR no CPRC.

Acetato de abiraterona

A *abiraterona*, com *prednisona*, é usada no tratamento do câncer de próstata metastático em pacientes que nunca receberam quimioterapia ou naqueles que receberam anteriormente *docetaxel*. Em ambas as situações, a *abiraterona* prolonga a sobrevida (revisão em Paschalis e de Bono, 2020). A combinação de *abiraterona* e *prednisona*, juntamente com TPA, também prolonga a sobrevida global em homens com câncer de próstata metastático sensível à castração (Virgo et al., 2021; Wang L et al., 2021). Pode ocorrer resistência à *abiraterona* semelhante à da *enzalutamida* por meio de uma variedade de mecanismos, que envolvem principalmente o AR (discutido anteriormente). Os antagonistas do AR e a abiraterona em contextos clínicos adicionais de câncer de próstata estão sendo avaliados em ensaios clínicos em andamento.

Mecanismo de ação A *abiraterona* é um inibidor irreversível da atividade da 17α-hidroxilase e 17,20-liase (CYP17A1) no tecido de câncer de testículo, suprarrenal e próstata (ver Fig. 73-3). A inibição da CYP17A1 reduz a conversão da pregnenolona e progesterona em seus derivados 17α-OH e sua conversão enzimática subsequente em desidroepiandrosterona e androstenediona. Em consequência, os níveis circulantes de testosterona caem para níveis quase indetectáveis após a administração da *abiraterona*. Esse fármaco também apresenta alguma atividade como antagonista do AR e como inibidor de outras enzimas de síntese de esteroides e CYP450. Em geral, a *abiraterona* tem maior potência e seletividade do que *cetoconazol*, que é descrito adiante.

ADME A abiraterona é um metabólito ativo do *acetato de abiraterona*. Com administração contínua, a *abiraterona* aumenta os níveis de hormônio adrenocorticotrófico, resultando em excesso de mineralocorticoides. O acetato de *abiraterona* por via oral é administrado com *prednisona* para neutralizar a supressão suprarrenal. A *abiraterona* deve ser tomada com estômago vazio, devido ao efeito dos alimentos no aumento da $C_{máx}$ e AUC do fármaco. Como alternativa, a National Comprehensive Cancer Network coloca a *abiraterona* em dose baixa (250 mg/dia) com desjejum com baixo teor de gordura como opção de tratamento à dose de 1.000 mg/dia *abiraterona* tomada com estômago vazio (Szmulewitz et al., 2018).

A *abiraterona* é metabolizada pela CYP3A4; assim, deve-se evitar o uso concomitante de fármacos que atuam como potentes indutores da CYP3A4 (p. ex., *carbamazepina*, *rifampicina*, erva-de-são-joão, vários inibidores da transcriptase reversa). O *acetato de abiraterona* inibe a CYP2D6 e a CYP2C8 altamente polimórficas; por conseguinte, o uso concomitante de fármacos que são substratos desses CYP (p. ex., substratos de 2D6: *risperidona*, *metoprolol*, *nebivolol*, antidepressivos à base de *imipramina*, *fluoxetina*, *tamoxifeno*, *codeína*, *hidrocodona*, *oxicodona*, *tramadol*; substratos de 2C8: *amiodarona*, *carbamazepina*, *cerivastatina*, *diclofenaco*, *ibuprofeno*, *paclitaxel*, *rosiglitazona*) exige monitoramento cuidadoso para toxicidade e, possivelmente, ajuste da dose.

Toxicidade Os efeitos adversos mais comuns consistem em fadiga, artralgia, hipertensão, náusea, edema, hipopotassemia, ondas de calor, diarreia, vômitos, infecção das vias respiratórias inferiores, tosse e cefaleia. Conforme observado com a enzalutamida no mesmo estudo, o uso de *abiraterona* está associado a um risco aumentado de mortalidade em curto prazo em homens idosos com comorbidades cardiovasculares preexistentes (Lu-Yao et al., 2020). As anormalidades laboratoriais mais comuns incluem anemia, níveis elevados de fosfatase alcalina, hipertrigliceridemia, linfopenia, hipercolesterolemia, hiperglicemia e hipopotassemia.

Cetoconazol

O *cetoconazol* é um agente antifúngico que também inibe a esteroidogênese, tanto testicular quanto suprarrenal, por meio de bloqueio da CYP17 (17α-hidroxilase), CYP11A e outras enzimas do citocromo P450. O *cetoconazol* pode ser administrado sem indicação na bula juntamente com TPA para reduzir a síntese suprarrenal de androgênios no CPRC. O *cetoconazol* oral é coadministrado com *hidrocortisona* para compensar a inibição da esteroidogênese suprarrenal. O *cetoconazol* tem uso limitado na prática, devido à sua toxicidade e inferioridade em comparação com *acetato de abiraterona*. O Capítulo 61 apresenta a farmacologia básica e clínica dos azóis.

Quimioprevenção do câncer de próstata (inibidores da 5α-redutase)

A 5α-redutase catalisa a conversão da testosterona em di-hidrotestosterona, o androgênio endógeno mais potente. Foram estudados dois inibidores da 5α-redutase, a *finasterida* e a *dutasterida*, para quimioprevenção do câncer de próstata. Os resultados foram controversos: dois ensaios clínicos indicaram uma diminuição do risco de câncer de próstata de baixo grau, porém com aumento da incidência de doença de alto grau nos braços de tratamento farmacológico. Entretanto, o acompanhamento em longo prazo e outros estudos (Goodman et al., 2019) não revelaram qualquer incidência eleva de câncer de próstata de alto grau ou mortalidade por câncer de próstata nos indivíduos tratados com *finasterida*; os resultados iniciais no câncer de próstata de maior grau podem ter resultados de viés de detecção ou podem ter sido relacionados com o desenho do estudo (revisão em Chau e Figg, 2018).

Terapia de privação de androgênio bipolar

Como o CPRC normalmente se torna resistente às terapias direcionadas para o AR como *enzalutamida* e *abiraterona*, os pesquisadores examinaram se a TAB pode ressensibilizar os tumores a fármacos dirigidos para AR. Com privação prolongada da estimulação pelos androgênios, as células cancerosas da próstata podem se adaptar por meio de suprarregulação do AR, tornando-se, assim, resistentes ao tratamento. A TAB é um ciclo rápido entre extremos de níveis circulantes de testosterona altos e baixos (castração), de modo a interromper o processo pelo qual as células do câncer de próstata adaptam-se a um ambiente com baixo teor de androgênios. Um estudo randomizado comparou a TAB *versus enzalutamida* em homens com CPRC, cuja doença progrediu após a administração de *abiraterona*. Embora não tenha havido nenhuma diferença significativa entre os braços de tratamento no que concerne à sobrevida livre de progressão, a TAB melhorou a extensão e a duração da resposta no braço cruzado em que a TAB foi a terapia interveniente entre a *abiraterona* e a *enzalutamida*. Esse estudo ressalta a necessidade de definir o sequenciamento ideal da TAB e de diferentes terapias que têm como alvo o AR (Denmeade et al., 2021).

Fármacos que têm como alvo o receptor de glicocorticoides

A farmacologia, os principais usos terapêuticos e os efeitos tóxicos dos glicocorticoides são discutidos nos Capítulos 50, 74 e 75. Neste capítulo, serão apenas consideradas as aplicações desses fármacos no tratamento das doenças neoplásicas.

Dispõe-se de vários glicocorticoides, que exercem efeitos semelhantes em doses equivalentes (ver Cap. 50). Por exemplo, a *prednisona* é geralmente administrada por via oral, em doses de até 100 mg nos primeiros dias e, em seguida, é reduzida de modo gradual até a menor dose efetiva possível. Os efeitos adversos desses agentes consistem em intolerância à glicose, imunossupressão, osteoporose e psicose (ver Cap. 50). A *dexametasona* é um dos agentes preferidos para a indução de remissão no mieloma múltiplo, normalmente em associação com *bortezomibe*, *antraciclinas* ou *lenalidomida*. Os glicocorticoides, particularmente a *dexametasona*, são utilizados em associação com radioterapia para reduzir o edema relacionado com tumores em áreas críticas, como o mediastino superior, o encéfalo e a medula espinal. A administração frequente de doses mais baixas (4 a 6 mg, a cada 6 horas) pode ter efeitos notáveis na restauração da função neurológica em pacientes com metástases cerebrais, porém esses efeitos são temporários. Todavia, mudanças agudas na dose de *dexametasona* podem levar a uma rápida recrudescência dos sintomas. A *dexametasona* não deve ser interrompida de modo abrupto em pacientes submetidos à radioterapia ou à quimioterapia para metástases cerebrais. A *dexametasona* também é usada com frequência como parte de um esquema antiemético em pacientes submetidos à quimioterapia.

Agradecimento: Anton Wellstein foi autor deste capítulo na edição anterior deste livro. Parte de seu texto foi mantida aqui.

RESUMO: Hormônios e agentes relacionados na terapia do câncer

Fármacos	Uso terapêutico	Farmacologia clínica e dicas
Agonistas dos receptores de glicocorticoides		
Dexametasona, Prednisona, Outros	• Tratamento de distúrbios hematológicos malignos (LLA, LLC, MM, linfoma de Hodgkin, linfoma não Hodgkin) • Tratamento paliativo dos sintomas em vários tipos de câncer (antiemético; ↓ edema devido à compressão da medula espinal, metástases cerebrais)	• Principais toxicidades: síndrome de Cushing, intolerância à glicose, imunossupressão, osteoporose, psicose, insônia • A redução aguda da dose pode levar à recidiva dos sintomas • Interações medicamentosas: uso concomitante de inibidores ou indutores da CYP3A4. O uso concomitante de agentes estimuladores da eritropoietina ou de estrogênios aumenta o risco de tromboembolismo
Moduladores seletivos dos receptores de estrogênio: antiestrogênios na terapia do câncer de mama		
Tamoxifeno	• Terapia adjuvante para mulheres na pré e pós-menopausa com câncer de mama HR(+) • Tratamento do câncer de mama HR(+) avançado ou metastático para mulheres na pré e pós-menopausa • Prevenção do câncer de mama em mulheres na pré e pós-menopausa • Raramente usado para tratamento do câncer endometrial metastático	• SERM com ação agonista e antagonista parcial. Antagonista do ER na mama. $t_{1/2}$ longa. Níveis no estado de equilíbrio dinâmico alcançados em 3-4 semanas • Algumas toxicidades importantes, devido à atividade agonista do ER (carcinoma endometrial, eventos tromboembólicos) ou atividade antagonista do ER (sintomas vasomotores, irregularidades menstruais) • Outros efeitos adversos: cataratas • Interações medicamentosas: os indutores potentes da CYP3A/4 (rifampicina) reduzem a AUC e $C_{máx}$. Os inibidores da CYP2D6 aumentam o metabolismo (p. ex., paroxetina), porém não foi estabelecido que isso possa alterar a eficácia clínica. Aumenta o efeito anticoagulante da varfarina.
Toremifeno	• Câncer de mama metastático HR+ em mulheres na pós-menopausa	• Farmacologia, eficácia clínica e efeitos adversos semelhantes aos do tamoxifeno • Raramente: prolonga o intervalo QT, risco de aumentado de *torsades de pointes* • Interações medicamentosas: com agentes que prolongam o intervalo QT; os indutores/inibidores da CYP3A/4 alteram a AUC e $C_{máx}$. Usar com cautela com substratos de CYP2C9 (varfarina, fenitoína)
Infrarreguladores seletivos dos receptores de estrogênio: antiestrogênios na terapia do câncer de mama		
Fulvestranto	• Câncer de mama HR+ avançado ou metastático (inibidores de CDK4/6 +/− ou inibidor de PI3K +/− alpelisibe) em mulheres na pós-menopausa que apresentam progressão da doença após terapia antiestrogênica	• Liga-se ao ER, bloqueia a ação do estrogênio e provoca degradação do ER • Nenhum efeito agonista dos estrogênios • Dose de ataque IM; em seguida, doses mensais; estado de equilíbrio dinâmico alcançado no primeiro mês • Efeitos adversos: reação no local de injeção, náuseas, fraqueza, dor óssea e lombar, fadiga, sintomas vasomotores, cefaleia • Interações medicamentosas: não foram observadas interações significativas
Inibidores da aromatase: antiestrogênio na terapia do câncer de mama		
Anastrozol, letrozol (inibidores não esteroides competitivos) Exemestano (inibidor esteroide irreversível)	• Tratamento adjuvante de mulheres na pós-menopausa (natural ou em conjunção com SFO) com câncer de mama HR+ • Tratamento de mulheres na pós-menopausa (natural ou em conjunção com SFO) com câncer de mama HR+ avançado e metastático (inibidores de CDK4/6 +/−) (exemestano inibidor de mTOR +/−) • Prevenção do câncer de mama em mulheres na pós-menopausa	• Os AI reduzem significativamente os níveis séricos de estrogênios • Contraindicados para mulheres na pré-menopausa com função ovariana • Principais efeitos adversos: sintomas vasomotores, artralgia, perda da densidade mineral óssea, osteoporose, fraturas, ressecamento vaginal, dispareunia • Interações medicamentosas: o uso concomitante com tamoxifeno reduz os níveis plasmáticos em 27% (anastrozol). A coadministração com estrogênio reduz a eficácia da AI. Os indutores de CYP3A/4 diminuem a exposição ao exemestano
Agonistas do receptor de progesterona		
Acetato de megestrol	• Tratamento do câncer endometrial e, raramente, do câncer de mama e de próstata • Estimulante do apetite em pacientes com Aids ou com caquexia associada ao câncer	• Efeitos adversos: ganho de peso, náuseas, vômitos, edema, sangramento de escape, dispneia, tromboflebite, embolia pulmonar • Interações medicamentosas: a coadministração reduz a exposição ao inibidor da protease do HIV, indinavir
Acetato de medroxiprogesterona	• Tratamento do carcinoma endometrial em estágio avançado • Terapia do câncer de mama metastático dependente de hormônio	• Efeitos adversos: ondas de calor, ganho de peso, depressão, amenorreia • Com uso em longo prazo, possibilidade de perda óssea • Interações medicamentosas: os indutores da CYP3A/4 reduzem os níveis plasmáticos
Análogos do hormônio liberador das gonadotrofinas: castração química na terapia do câncer		
Câncer de próstata *Agonistas do GnRH:* Leuprorrelina (leuprolida) Gosserrelina Busserrelina Histrelina Triptorrelina	• TPA: ↓ liberação hipofisária de LH e FSH, ↓ produção testicular de testosterona • Tratamento de todas as formas de câncer de próstata avançado • Em combinação com radioterapia ou cirurgia para tratamento do câncer de próstata localmente confinado, de risco moderado/alto • Em combinação com antagonistas do receptor de androgênio ou inibidores da síntese de androgênio para bloqueio androgênico combinado	• Podem causar um surto inicial de testosterona e exacerbação do tumor. Administrados com antagonistas do receptor de androgênio para reduzir os efeitos adversos iniciais do surto de testosterona • Efeitos adversos relacionados com baixos níveis de testosterona: sintomas vasomotores, perda da libido, osteoporose, fadiga, impotência, ginecomastia, perda da massa muscular • Aumento pequeno, porém significativo, no risco de diabetes melito ou desenvolvimento de doença cardiovascular • Interações medicamentosas: não foi observada nenhuma interação importante

(continua)

RESUMO: Hormônios e agentes relacionados na terapia do câncer (continuação)

Fármacos	Uso terapêutico	Farmacologia clínica e dicas
Antagonistas do GnRH: Degarrelix (Cetrorrelix) Relugolix	• Tratamento de todas as formas de câncer de próstata avançado • O cetrorrelix é menos usado, exige injeções mais frequentes e é de custo mais elevado	• Nenhum surto inicial de testosterona; rápida supressão dos níveis séricos de testosterona e antígeno prostático específico • Perfil de efeitos adversos nos homens semelhante ao dos agonistas do GnRH • Diminui mais efetivamente o FSH em comparação com agonistas do GnRH • O relugolix é administrado por via oral • Menos eventos cardiovasculares significativos (relugolix em comparação com leuprorrelina) • Prolongamento do intervalo QT com relugolix (raro) • Interações medicamentosas: o relugolix interage com Pgp e CYP3A4. A coadministração com indutores fortes da CYP3A/4 (rifampicina) reduz a AUC e $C_{máx}$; os inibidores da Pgp (eritromicina) aumentam a AUC e $C_{máx}$
Câncer de mama *Agonistas do GnRH*: Gosserrelina Leuprorrelina (leuprolida)	• Supressão da produção ovariana de estrogênio e progesterona em mulheres na pré e perimenopausa • Com antiestrogênios como terapia adjuvante ou para doença metastática	• Efeitos adversos devido ao hipoestrogenismo: sintomas vasomotores ↓ libido, osteoporose, exacerbação do tumor, fadiga, ressecamento da vagina, dispareunia • Interações medicamentosas: Não foram observadas interações significativas
Antagonistas não esteroides dos receptores de androgênio: antiandrogênios na terapia do câncer de próstata		
Enzalutamida	• Em associação com TPA (ou orquiectomia bilateral) para o tratamento do câncer de próstata metastático sensível à castração, CPRC não metastático e metastático	• Efeitos adversos relacionados com o antagonismo do AR: disfunção sexual, ginecomastia, dor nas mamas, fadiga, diarreia, cefaleia, dor musculoesquelética, sintomas vasomotores, ondas de calor • Aumenta o risco de doença cardiovascular (particularmente em homens idosos com condições preexistentes) • Raramente: convulsões (provavelmente devido a efeitos centrais "fora do alvo") • Interações medicamentosas: a enzalutamida pode afetar o metabolismo de muitos fármacos por meio da indução de múltiplos CYP. Os inibidores potentes da CYP2C8 (p. ex., o fibrato de genfibrozila) podem aumentar os níveis de enzalutamida. Os indutores potentes de CYP2C8 ou CYP3A4 (p. ex., rifampicina) reduzem os níveis plasmáticos de enzalutamida
Apalutamida	• Juntamente com TPA (ou orquiectomia bilateral) para o tratamento do câncer de próstata metastático sensível à castração e CPRC não metastático (não foi ainda aprovada pela FDA para CPRC metastático)	• Efeitos adversos relacionados com o antagonismo do AR • Interações medicamentosas: a apalutamida induz fortemente a CYP3A4 e CYP2C19. Deve-se evitar o uso concomitante com substratos desses CYP. A coadministração de apalutamida com substratos de UGT, Pgp, BCRP e OATP1B1 pode diminuir a exposição a esses medicamentos
Darolutamida	• Em associação com TPA (ou orquiectomia bilateral) para o tratamento do CPRC não metastático	• Efeitos adversos relacionados com o antagonismo do AR • Interações medicamentosas: o uso concomitante com inibidores da Pgp e indutores da CYP3A pode diminuir a exposição à darolutamida. O uso com inibidores da Pgp e inibidores da CYP3A pode aumentar a exposição da darolutamida. O transportador BCRP é inibido pela darolutamida; a coadministração com substratos de BCRP pode aumentar a toxicidade dos substratos. A darolutamida inibe o OATP1B1 e OATP1B3; o uso concomitante com substratos OATP pode aumentar a concentração desses medicamentos
Bicalutamida	• Antagonista do AR de geração mais antiga usado com análogos do GnRH para tratamento de todas as formas de câncer de próstata avançado. O uso atual tem por objetivo principal melhorar o surto do agonista do GnRH	• Efeitos adversos relacionados com o antagonismo do AR • Toxicidade e perfil farmacocinético favoráveis em comparação com a flutamida ou a nilutamida • Interações medicamentosas: deve-se monitorar a coadministração de bicalutamida e substratos da CYP3A4. A bicalutamida pode deslocar os anticoagulantes cumarínicos dos sítios de ligação e, portanto, o seu uso em pacientes que recebem anticoagulantes requer cautela
Inibidores da esteroidogênese: antiandrogênios na terapia do câncer de próstata		
Abiraterona	• Tratamento do câncer de próstata metastático (sensível e resistente à castração) • Usada em combinação com prednisona ou dexametasona (para compensar a insuficiência suprarrenal induzida pela abiraterona)	• Inibição irreversível da CYP17A1, ↓ testosterona e outros androgênios • Retenção hídrica, hipertensão, hipopotassemia, hepatotoxicidade, fadiga, edema articular, sintomas vasomotores, diarreia, arritmia • Aumenta o risco de doença cardiovascular (particularmente em homens idosos com condições preexistentes) • Deve ser tomada com estômago vazio; ou redução da dose com desjejum com baixo teor de gordura • Interações medicamentosas: os indutores potentes da CYP3A4 diminuem os níveis plasmáticos de abiraterona. Os níveis plasmáticos dos substratos de CYP2D6 e CYP2C8 podem aumentar com a coadministração de abiraterona

SFO, supressão da função ovariana.

Referências

Abderrahman B, Jordan VC. A novel strategy to improve women's health: selective estrogen receptor modulators. In: Zhang X, ed. *Estrogen Receptor and Breast Cancer. Cancer Drug Discovery and Development.* Humana Press, Cham, **2019**, 189–213.

Andre F, et al. Alpelisib for *PIK3CA*-mutated, hormone receptor–positive advanced breast cancer. *N Engl J Med*, **2019**, *380*:1929–1940.

Benoist GE, et al. Drug-drug interaction potential in men treated with enzalutamide: mind the gap. *Br J Clin Pharmacol*, **2018**: *84*:122–129.

Burstein HJ. Systemic therapy for estrogen receptor–positive, HER2-negative breast cancer. *N Engl J Med*, **2020**, *383*:2557–2570.

Burstein HJ, et al. Adjuvant endocrine therapy for women with hormone receptor-positive breast cancer: American Society of Clinical Oncology clinical practice guideline update on ovarian suppression. *J Clin Oncol*, **2016**, *34*:1689–1701.

Chau CH, Figg WD. Revisiting 5α-reductase inhibitors and the risk of prostate cancer. *Nat Rev Urol*, **2018**, *7*:400–401.

Davies C, et al. Long-term effects of continuing adjuvant tamoxifen to 10 years versus stopping at 5 years after diagnosis of oestrogen receptor-positive breast cancer: ATLAS, a randomised trial. *Lancet*, **2013**, *381*:805–816.

Dearnaley DP, et al. The oral gonadotropin-releasing hormone receptor antagonist relugolix as neoadjuvant/adjuvant androgen deprivation therapy to external beam radiotherapy in patients with localised intermediate-risk prostate cancer: a randomised, open-label, parallel-group phase 2 trial. *Eur Urol*, **2020**, *78*:184–192.

Del Re M, et al. The role of drug-drug interactions in prostate cancer treatment: focus on abiraterone acetate/prednisone and enzalutamide. *Cancer Treat Rev*, **2017**, *55*:71–82.

Denmeade SR, et al. TRANSFORMER: a randomized phase II study comparing bipolar androgen therapy versus enzalutamide in asymptomatic men with castration-resistant metastatic prostate cancer. *J Clin Oncol*, **2021**, *39*:1371–1382.

Desai K, et al. Hormonal therapy for prostate cancer. *Endocr Rev*, **2021**, *42*:354–373.

Dowsett M, et al. Meta-analysis of breast cancer outcomes in adjuvant trials of aromatase inhibitors versus tamoxifen. *J Clin Oncol*, **2010**, *28*:509–518.

Early Breast Cancer Trialists' Collaborative Group. Aromatase inhibitors versus tamoxifen in early breast cancer: patient-level meta-analysis of the randomised trials. *Lancet*, **2015**, *386*:1341–1352.

Einstein DJ, et al. Targeting the androgen receptor and overcoming resistance in prostate cancer. *Curr Opin Oncol*, **2019**, *3*:175–182.

Ekholm M, et al. Two years of adjuvant tamoxifen provides a survival benefit compared with no systemic treatment in premenopausal patients with primary breast cancer: long-term follow-up (>25 years) of the phase III SBII:2pre Trial. *J Clin Oncol*, **2016**, *34*:2232–2238.

Fan P, Jordan VC. New insights into acquired endocrine resistance of breast cancer. *Cancer Drug Resist*, **2019**, *2*:198–209.

Finn RS, et al. Palbociclib and letrozole in advanced breast cancer. *N Engl J Med*, **2016**, *375*:1925–1936.

Fizazi K, et al. Quality of life in patients with metastatic prostate cancer following treatment with cabazitaxel versus abiraterone or enzalutamide (CARD): an analysis of a randomised, multicentre, open-label, phase 4 study. *Lancet Oncol*, **2020a**, *11*:1513–1525.

Fizazi K, et al. Nonmetastatic, castration-resistant prostate cancer and survival with darolutamide. *N Engl J Med*, **2020b**, *383*:1040–1049.

Formenti AM, et al. Effects of medical treatment of prostate cancer on bone health. *Trends Endocrinol Metab*, **2021**, *32*:135–158.

Francis PA, et al. Adjuvant ovarian suppression in premenopausal breast cancer. *N Engl J Med*, **2015**, *372*:436–446.

Goetz MP, et al. MONARCH 3: abemaciclib as initial therapy for advanced breast cancer. *J Clin Oncol*, **2017**, *35*:3638–3646.

Goodman PJ, et al. Long-term effects of finasteride on prostate cancer mortality. *N Engl J Med*, **2019**, *380*:393–394.

Goss PE, et al. Exemestane versus anastrozole in postmenopausal women with early breast cancer: NCIC CTG MA.27—a randomized controlled phase III trial. *J Clin Oncol*, **2013**, *31*:1398–1404.

Goss PE, et al. Extending aromatase-inhibitor adjuvant therapy to 10 years. *N Engl J Med*, **2016**, *375*:209–219.

Green KA, Carroll JS. Oestrogen-receptor-mediated transcription and the influence of co-factors and chromatin state. *Nat Rev Cancer*, **2007**, *9*:713–722.

Gupta D, et al. Cardiovascular and metabolic effects of androgen-deprivation therapy for prostate cancer. *J Oncol Pract*, **2018**, *10*:580–587.

Haque R, et al. Tamoxifen and antidepressant drug interaction in a cohort of 16,887 breast cancer survivors. *J Natl Cancer Inst*, **2016**, *108*:djv337.

Hertz DL, Rae JM. One step at a time: CYP2D6 guided tamoxifen treatment awaits convincing evidence of clinical validity. *Pharmacogenomics*, **2016**, *17*:823–826.

Hortobagyi GN, et al. Ribociclib as first-line therapy for HR-positive, advanced breast cancer. *N Engl J Med*, **2016**, *375*:1738–1748.

Hussain M, et al. Enzalutamide in men with nonmetastatic, castration-resistant prostate cancer. *N Engl J Med*, **2018**, *378*:2465–2474.

Jeselsohn R, et al. The evolving role of the estrogen receptor mutations in endocrine therapy-resistant breast cancer. *Curr Oncol Rep*, **2017**, *5*:35.

Jordan VC. The new biology of estrogen-induced apoptosis applied to treat and prevent breast cancer. *Endocr Relat Cancer*, **2015**, *22*:R1–R31.

Legare S, Basik M. The link between ERα corepressors and histone deacetylases in tamoxifen resistance in breast cancer. *Mol Endocrinol*, **2016**, *9*:965–976.

Luo J, et al. Role of androgen receptor variants in prostate cancer. *Eur Urol*, **2018**, *5*:715–723.

Lu-Yao G, et al. Mortality and hospitalization risk following oral androgen signaling inhibitors among men with advanced prostate cancer by pre-existing cardiovascular comorbidities. *Eur Urol*, **2020**, *2*:158–166.

McDonnell DP, et al. Next-generation endocrine therapies for breast cancer. *J Clin Oncol*, **2021**, *39*:1383–1388.

Mitsiades N, Kaochar S. Androgen receptor signaling inhibitors: post-chemotherapy, pre-chemotherapy and now in castration-sensitive prostate cancer. *Endocr Relat Cancer*, **2021**, *28*:T19–T38.

Miyajima M, et al. Investigation of the effect of active efflux at the blood-brain barrier on the distribution of nonsteroidal aromatase inhibitors in the central nervous system. *J Pharm Sci*, **2013**, *102*:3309–3319.

Mohler ML, et al. An overview of next-generation androgen receptor-targeted therapeutics in development for the treatment of prostate cancer. *Int J Mol Sci*, **2021**, *22*:2124.

Nakazawa M, et al. Mechanisms of therapeutic resistance in prostate cancer. *Curr Oncol Rep*, **2017**, *2*:13.

Nettles KW, Greene GL. Ligand control of coregulator recruitment to nuclear receptors. *Annu Rev Physiol*, **2005**, *67*:309–333.

Pagani O, et al. Absolute improvements in freedom from distant recurrence to tailor adjuvant endocrine therapies for premenopausal women: results from TEXT and SOFT. *J Clin Oncol*, **2020**, *38*:1293–1303.

Paschalis A, de Bono JS. Prostate cancer 2020: "the times they are a 'changing." *Cancer Cell*, **2020**, *38*(1):25–27.

Piccart M, et al. Everolimus plus exemestane for hormone-receptor-positive, human epidermal growth factor receptor-2-negative advanced breast cancer: overall survival results from BOLERO-2. *Ann Oncol*, **2014**, *12*:2357–2362.

Robertson JFR, et al. Fulvestrant 500 mg versus anastrozole 1 mg for hormone receptor-positive advanced breast cancer (FALCON): an international, randomized, double-blind, phase 3 trial. *Lancet*, **2016**, *388*:2997–3005.

Salami J, et al. Androgen receptor degradation by the proteolysis-targeting chimera ARCC-4 outperforms enzalutamide in cellular models of prostate cancer drug resistance. *Commun Biol*, **2018**, *1*:100.

Schmidt KT, et al. Resistance to second-generation androgen receptor antagonists in prostate cancer. *Nat Rev Urol*, **2021**, *18*:209–226.

Shore N, et al. Evaluation of clinically relevant drug-drug interactions and population pharmacokinetics of darolutamide in patients with nonmetastatic castration-resistant prostate cancer: results of pre-specified and post hoc analyses of the phase III ARAMIS trial. *Target Oncol*, **2019**, *14*:527–539.

Shore ND, et al. Oral relugolix for androgen-deprivation therapy in advanced prostate cancer. *N Engl J Med*, **2020**, *382*:2187–2196.

Slamon DJ, et al. Overall survival with ribociclib plus fulvestrant in advanced breast cancer. *N Engl J Med*, **2020**, *382*:514–524.

Sledge GW, et al. The effect of abemaciclib plus fulvestrant on overall survival in hormone receptor–positive, ERBB2-negative breast cancer that progressed on endocrine therapy—MONARCH 2. *JAMA Oncol*, **2020**, *6*:116–124.

Smith MR, et al. Apalutamide and overall survival in prostate cancer. *Eur Urol*, **2021**, *79*:150–158.

Sternberg CN, et al. Enzalutamide and survival in nonmetastatic, castration-resistant prostate cancer. *N Engl J Med*, **2020**, *382*:2197–2206.

Szmulewitz RZ, et al. Prospective international randomized phase II study of low-dose abiraterone with food versus standard dose abiraterone in castration-resistant prostate cancer. *J Clin Oncol*, **2018**, *36*:1389–1395.

Tamura K, et al. CYP2D6 genotype-guided tamoxifen dosing in hormone receptor-positive metastatic breast cancer (TARGET-1): a randomized, open-label, phase II study. *J Clin Oncol*, **2020**, *38*:558–566.

Tran C, et al. Development of a second-generation antiandrogen for treatment of advanced prostate cancer. *Science*, **2009**, *324*:787–790.

Turner NC, et al. Overall survival with palbociclib and fulvestrant in advanced breast cancer. *N Engl J Med*, **2018**, *379*:1926–1936.

Virgo KS, et al. Initial Management of noncastrate advanced, recurrent, or metastatic prostate cancer: ASCO guideline update. *J Clin Oncol*, **2021**, *39*:1274–1305.

Visvanathan K, et al. Use of pharmacologic interventions for breast cancer risk reduction. *J Clin Oncol*, **2013**, *31*:2942–2962.

Wang L, et al. Comparison of systemic treatments for metastatic castration-sensitive prostate cancer: a systematic review and network meta-analysis. *JAMA Oncol*, **2021**, *7*:412–420.

Wang Z, et al. Selective degradation of the estrogen receptor in the treatment of cancers. *J Steroid Biochem Mol Biol*, **2021**, *209*:10548.

Seção IX

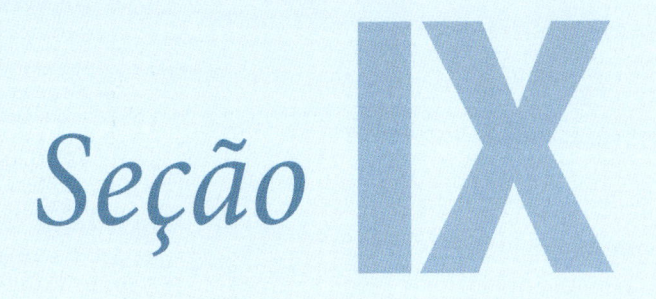

Farmacologia de sistemas especiais

Capítulo 74 | Farmacologia ocular / 1455
Capítulo 75 | Farmacologia dermatológica / 1476
Capítulo 76 | Toxicologia ambiental / 1508

Capítulo 74

Farmacologia ocular

Upneet K. Bains, Zeba A. Syed, Jeffrey D. Henderer e Christopher J. Rapuano

ESTRUTURAS EXTRAOCULARES

ESTRUTURAS OCULARES
- Segmento anterior
- Segmento posterior

FARMACOCINÉTICA E TOXICOLOGIA DE AGENTES TERAPÊUTICOS OCULARES
- Técnicas de aplicação dos fármacos

USOS OFTÁLMICOS DE FÁRMACOS
- Quimioterapia de doenças microbianas oculares
- Uso oftálmico de agentes autonômicos, prostanoides e inibidores da anidrase carbônica
- Fármacos anti-inflamatórios, imunomoduladores e antimitóticos
- Agentes utilizados na cirurgia oftálmica

- Efeitos adversos oculares de agentes sistêmicos
- Agentes usados como auxiliares no diagnóstico oftalmológico
- Tratamento de neovascularização da retina, degeneração macular e tração vitreomacular
- Anestésicos nos procedimentos oftálmicos
- Tratamento do olho seco e edema da córnea
- Tratamento da córnea neurotrófica

VITAMINA A E O CICLO VISUAL
- Química
- Células retinais e o ciclo visual
- Deficiência de vitamina A
- Vitamina A e estruturas epiteliais
- Usos terapêuticos da vitamina A

O olho é um órgão sensorial especializado que está relativamente isolado do acesso sistêmico pelas barreiras hematorretiniana, hematoaquosa e hematovítrea. Como consequência, o olho exibe algumas propriedades farmacodinâmicas e farmacocinéticas incomuns.

Estruturas extraoculares

O olho é protegido pelas pálpebras e pela órbita, uma cavidade óssea no crânio com várias fissuras e foramens que permitem a passagem de nervos, músculos e vasos (Fig. 74-1). Na órbita, os tecidos conjuntivos (i.e., *cápsula de Tenon*) e adiposo, além de seis músculos extraoculares, sustentam e alinham os olhos para a visão. A região retrobulbar está situada logo atrás do olho (ou *bulbo ocular*). O conhecimento da anatomia orbital e ocular é importante para a aplicação periocular segura de fármacos, inclusive de injeções subconjuntivais, subtenonianas e peribulbares ou retrobulbares.

A superfície externa das pálpebras é coberta por uma camada fina de pele, enquanto a superfície interna é revestida pela parte palpebral da conjuntiva, uma mucosa vascularizada em continuidade com a conjuntiva bulbar. Na reflexão das conjuntivas palpebral e bulbar, há um espaço conhecido como *fórnice*, que se localiza nas posições superior e inferior por trás das pálpebras superior e inferior, respectivamente. Em geral, os fármacos tópicos são aplicados no fórnice inferior, também conhecido como *fundo-de-saco inferior*.

O sistema lacrimal consiste em componentes glandulares secretores e ductais excretores (Fig. 74-2). O sistema secretor é composto pela principal *glândula lacrimal*, que está localizada na parte temporal externa da órbita, e por glândulas acessórias localizadas na conjuntiva. A glândula lacrimal é inervada pelo sistema nervoso autônomo (Tab. 74-1 e Cap. 10). A inervação parassimpática é importante do ponto de vista clínico, porque o paciente pode se queixar de ressecamento ocular quando utiliza fármacos com efeitos colaterais anticolinérgicos, como os antidepressivos tricíclicos (ver Cap. 18), os anti-histamínicos (ver Cap. 43) e os fármacos empregados no tratamento da doença de Parkinson (ver Cap. 21). Os receptores colinérgicos muscarínicos e α-adrenérgicos que mediam respostas em vários músculos pupilares de nervos autonômicos também proporcionam meios para dilatar a pupila para o exame de estruturas posteriores.

As lágrimas constituem uma barreira funcional de lubrificação trilaminar abrangendo a conjuntiva e a córnea. A camada lacrimal anterior é composta principalmente por lipídeos, produzidos pelas glândulas meibomianas localizadas na margem palpebral. A camada aquosa média, produzida pela glândula lacrimal principal e glândulas lacrimais acessórias, constitui aproximadamente 98% do filme lacrimal. A camada posterior aderida ao epitélio córneo é formada por uma mistura de mucinas produzidas pelas células caliciformes da conjuntiva. As lágrimas também contêm nutrientes, enzimas e imunoglobulinas que sustentam e protegem a córnea. O sistema de drenagem das lágrimas começa por meio de pequenas pontuações localizadas nos aspectos mediais das pálpebras superiores e inferiores (ver Fig. 74-2). Com o ato de piscar, as lágrimas entram pelas pontuações e continuam a escorrer por meio dos canalículos, do saco lacrimal, do ducto nasolacrimal e, em seguida, para o interior da cavidade nasal. A cavidade nasal é revestida por um epitélio de mucosa altamente vascularizado; consequentemente, medicamentos aplicados topicamente que passem pelo sistema nasolacrimal têm acesso direto à circulação sistêmica.

Estruturas oculares

O olho é dividido pelos segmentos anterior e posterior (Fig. 74-3A). Entre as estruturas do segmento anterior, estão a córnea, o limbo, as câmaras anterior e posterior, a rede trabecular, o canal de Schlemm, a íris, o cristalino, a zônula e o corpo ciliar. O segmento posterior inclui o vítreo, a retina, a coroide, a esclerótica e o nervo óptico.

Segmento anterior

Córnea e acesso dos fármacos

A córnea é um tecido transparente e avascular organizado em cinco (ou seis, dependendo da definição utilizada) camadas (Fig. 74-3B). A camada epitelial hidrofóbica tem cinco ou seis células de espessura e é uma barreira importante para materiais estranhos, incluindo fármacos. As células epiteliais basais estão situadas em uma membrana basal adjacente à camada de Bowman, um folheto distinto de fibras de colágeno. Constituindo cerca de 90% da espessura da córnea, o estroma, uma camada hidrofílica, é organizado com lamelas de colágeno sintetizadas

5-FU: 5-fluoruracila
AINE: anti-inflamatório não esteroide
CAI: inibidor da anidrase carbônica
CMV: citomegalovírus
DMRI: degeneração macular relacionada à idade
FDA: Food and Drug Administration
ICAM-1: molécula de adesão intercelular 1
LFA-1: antígeno 1 associado à função linfocitária
OMS: Organização Mundial de Saúde
PDE: fosfodiesterase
PG: prostaglandina
PIO: pressão intraocular
tPA: ativador do plasminogênio tecidual
VEGF: fator de crescimento do endotélio vascular

por queratócitos. A membrana de Descemet está situada sob o estroma e forma a membrana basal do endotélio da córnea. Uma camada córnea adicional tem sido proposta: a camada de Dua, uma camada de colágeno fina, porém forte, entre o estroma e a membrana de Descemet (Dua et al., 2013). O endotélio está situado mais posteriormente e forma uma camada simples de células aderidas entre si por junções estreitas. Tais células mantêm a integridade da córnea por processos de transporte ativo e funcionam como uma barreira hidrofóbica. Assim, a absorção de fármacos pela córnea requer a penetração dos domínios trilaminar hidrofóbico-hidrofílico-hidrofóbico das várias camadas anatômicas.

Na periferia da córnea e adjacente à esclerótica encontra-se uma zona de transição (1 a 2 mm de espessura) chamada de *limbo*. As estruturas límbicas incluem as células-tronco epiteliais da córnea, epitélio conjuntival, cápsula de Tenon, episclera, estroma corneoescleral, canal de Schlemm e rede trabecular (ver Fig. 74-3B). Assim como as lágrimas, os vasos sanguíneos do limbo fornecem importantes nutrientes e mecanismos de defesa imunológica para a córnea. A câmara anterior contém aproximadamente 250 µL do humor aquoso. O ângulo da câmara anterior periférica é formado pela córnea e pela raiz da íris. A rede trabecular e o canal de Schlemm estão situados pouco acima do ápice desse ângulo. A câmara posterior, com aproximadamente 50 µL de humor aquoso, é definida pelos limites dos processos do corpo celular, pela superfície posterior da íris e pela superfície do cristalino.

Dinâmica do humor aquoso e regulação da pressão intraocular

O humor aquoso é secretado pelos processos ciliares e flui da câmara posterior, através da pupila e para a câmara anterior. Ele sai do olho principalmente pela malha trabecular e pelo canal de Schlemm, daí para um plexo venoso episcleral e para a circulação sistêmica. Essa via convencional é responsável por 80 a 95% da drenagem do humor aquoso, sendo o principal alvo dos agentes colinérgicos utilizados no tratamento do glaucoma. Outra via de saída é a via uveoesclerótica (i.e., o fluido escoa pelos músculos ciliares para o espaço supracoroidal), que é o alvo dos prostanoides seletivos (ver seção "Glaucoma" neste capítulo).

O ângulo periférico da câmara anterior é uma estrutura anatômica importante porque define os dois tipos de glaucoma: o *glaucoma de ângulo aberto*, que é de longe a forma mais comum de glaucoma nos Estados Unidos, e o *glaucoma de ângulo fechado*. O tratamento clínico moderno do glaucoma de ângulo aberto tem como objetivo reduzir a produção de humor aquoso e aumentar a sua drenagem. Em olhos anatomicamente suscetíveis, fármacos anticolinérgicos, simpaticomiméticos e anti-histamínicos podem causar dilatação parcial da pupila e alterar os vetores de força entre a íris e o cristalino. O humor aquoso é impedido de passar da câmara posterior através da pupila para a câmara anterior através de um mecanismo tipo bola (lente)-válvula (pupila). A mudança na relação lente-pupila leva a um aumento da pressão na câmara posterior, causando um arqueamento anterior da íris. A raiz da íris é empurrada contra a parede do ângulo, cobrindo assim a malha trabecular, fechando o ângulo de filtração e elevando acentuadamente a pressão intraocular (PIO). Isso pode acontecer lentamente ao longo do tempo e resultar em glaucoma crônico de ângulo fechado, ou pode acontecer repentinamente, caso em que o resultado é conhecido como um ataque agudo de glaucoma de ângulo fechado por bloqueio pupilar. O manejo preferencial para o glaucoma de ângulo fechado é criar outro caminho para o humor aquoso passar da câmara posterior para a anterior. Isso equaliza a pressão através da pupila, achata a íris e, se a íris não estiver aderida à malha trabecular, abre o ângulo, restabelece o fluxo e diminui a pressão intraocular. Isso é feito fazendo um orifício na íris periférica por *laser* (iridotomia a *laser*) ou incisão (iridectomia cirúrgica), mas o tratamento médico de curto prazo pode ser necessário para reduzir a elevação aguda da PIO e diminuir o edema da córnea antes da cirurgia. A redução cirúrgica da PIO a longo prazo pode ser necessária, especialmente no glaucoma crônico de ângulo fechado, em que a íris periférica cobriu permanentemente a rede trabecular.

Íris e pupila

A íris é a parte mais anterior do trato uveal, que também inclui o corpo ciliar e a coroide. A superfície anterior da íris é o estroma, uma estrutura que se organiza frouxamente e contém melanócitos, vasos sanguíneos, músculo liso, bem como nervos parassimpáticos e simpáticos. As diferenças de cor da íris refletem as variações individuais da quantidade de melanócitos e de seus melanossomos localizados no

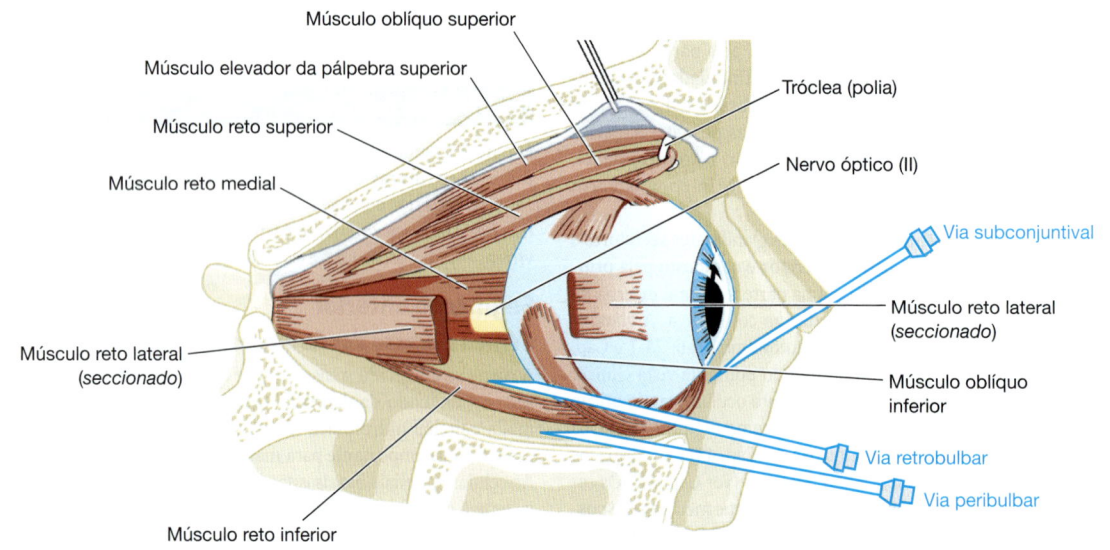

Figura 74-1 *Anatomia do bulbo ocular em relação à órbita e às pálpebras. As vias de administração da anestesia estão representadas pelas agulhas azuis.*

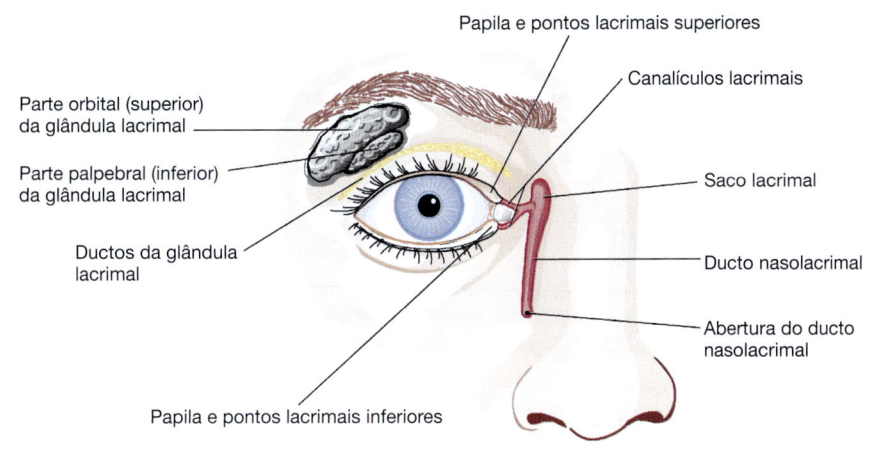

Figura 74-2 Anatomia do sistema lacrimal.

estroma. A variação individual pode ser uma consideração importante para a distribuição ocular do fármaco devido à ligação do fármaco à melanina e ao perfil de efeitos colaterais se melanogênico. A superfície posterior da íris é uma camada dupla de células epiteliais densamente pigmentadas. À frente do epitélio pigmentado, o músculo liso dilatador está orientado radialmente e é inervado pelo sistema nervoso simpático (Fig. 74-4), o que causa *midríase* (dilatação). Na margem pupilar, o músculo liso esfinctérico está organizado em uma faixa circular com inervação parassimpática, que causa *miose* (constrição) quando estimulada. O uso de agentes farmacológicos para dilatar a pupila normal e avaliar a resposta farmacológica da pupila está resumido na Tabela 74-2. Os agentes que afetam a neurotransmissão simpática no olho também são utilizados para a avaliação diagnóstica da síndrome de Horner e anisocoria.

Corpo ciliar

O corpo ciliar desempenha duas funções bastante especializadas:

- Produção e secreção do humor aquoso pela bicamada epitelial
- Acomodação pelo músculo ciliar

A porção anterior do corpo ciliar (*pars plicata*) compreende 70 a 80 processos ciliares com dobras intrincadas. A região posterior é a parte plana (*pars plana*). O músculo ciliar está organizado nas camadas longitudinal externa, radial intermediária e circular interna. A contração coordenada dessa musculatura lisa, estimulada pelo sistema nervoso parassimpático, propicia o relaxamento das fibras zonulares que suspendem o cristalino, permitindo que ele fique mais convexo e se desloque ligeiramente para frente. Tal processo, conhecido como *acomodação*, permite a focalização de objetos próximos e pode ser *bloqueado* farmacologicamente pelos antagonistas colinérgicos muscarínicos por um processo denominado *cicloplegia*. A contração do músculo ciliar também traciona o esporão escleral e, desse modo, amplia os espaços no interior da rede trabecular. Este último efeito explica pelo menos um pouco da propriedade redutora da PIO pela ação direta e indireta dos fármacos parassimpaticomiméticos. O bloqueio dos receptores β-adrenérgicos do epitélio ciliar diminui a produção de humor aquoso, assim como o bloqueio das enzimas da anidrase carbônica.

Cristalino

O cristalino está suspenso pelas *fibras zonulares ciliares*, filamentos especializados que emanam do corpo ciliar. Ele possui um diâmetro de aproximadamente 10 mm e está fechado em uma cápsula. A maior parte do cristalino é formada por fibras derivadas das células proliferativas do cristalino localizadas sob a parte anterior da cápsula. Essas fibras são produzidas continuamente ao longo de toda a vida. O envelhecimento, além de determinados fármacos, como corticosteroides, e algumas doenças, como diabetes melito, causam a opacificação do cristalino, conhecida como *catarata*.

Segmento posterior

Tendo em vista as barreiras anatômicas e vasculares impostas aos acessos local e sistêmico, a aplicação de fármacos no polo posterior do olho é particularmente difícil.

TABELA 74-1 ■ FARMACOLOGIA AUTONÔMICA DOS OLHOS E ESTRUTURAS RELACIONADAS

TECIDO	RECEPTORES ADRENÉRGICOS		RECEPTORES COLINÉRGICOS	
	SUBTIPO	RESPOSTA	SUBTIPO	RESPOSTA
Epitélio corneal	β_2	Desconhecida	M[a]	Desconhecida
Endotélio corneal	β_2	Desconhecida	Indefinido	Desconhecida
Músculo radial da íris	α_1	Midríase		
Músculo esfincteriano da íris			M_3	Miose
Redes trabeculares	β_2	Desconhecida		
Epitélio ciliar[b]	α_2/β_2	Produção aquosa		
Músculo ciliar	β_2	Relaxamento[c]	M_3	Acomodação
Glândula lacrimal	α_1	Secreção	M_2, M_3	Secreção
Epitélio pigmentar da retina	α_1/β_2	Transporte de H_2O/desconhecida		

[a]Embora a acetilcolina e a colina-acetiltransferase sejam abundantes no epitélio corneal da maioria das espécies, a função da acetilcolina nesse tecido é desconhecida.

[b]O epitélio ciliar também é o alvo de inibidores da anidrase carbônica. A isoenzima II da anidrase carbônica está localizada tanto no epitélio ciliar pigmentado quanto no não pigmentado.

[c]Embora os receptores β_2-adrenérgicos atuem como mediadores do relaxamento do músculo liso do corpo ciliar, não há efeitos clinicamente significativos sobre a acomodação.

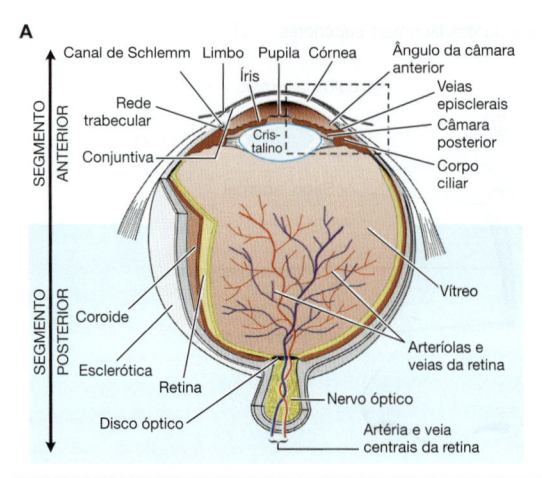

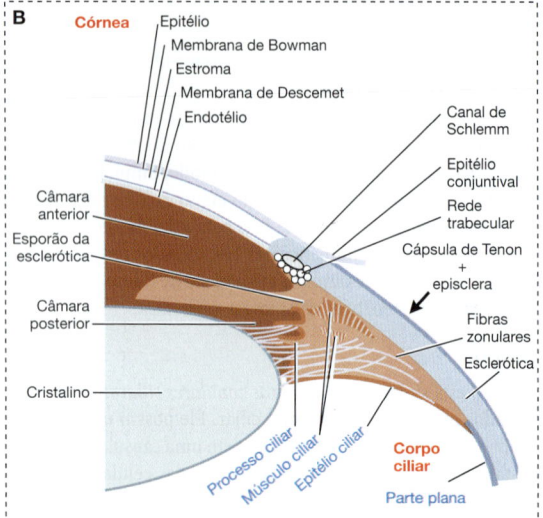

Figura 74-3 **A.** Anatomia do olho. **B.** Ampliação do segmento anterior, revelando a córnea, as estruturas angulares, o cristalino e o corpo ciliar. (Adaptada, com autorização, de Riordan-Eva P. Anatomy and embryology of the eye. In: Riordan-Eva P, Whitcher JP, eds. *Vaughan & Asbury's General Ophthalmology.* 17th ed. McGraw-Hill, New York, **2008**. Copyright © 2008 pela McGraw-Hill Companies, Inc. Todos os direitos reservados.)

Esclerótica e coroide

A esclerótica, revestimento mais externo do olho, cobre a parte posterior do bulbo ocular. A superfície externa da concha esclerótica é recoberta por uma camada vascular episcleral, pela cápsula de Tenon e pela conjuntiva. Os tendões dos seis músculos extraoculares têm suas inserções em fibras de colágeno na esclerótica superficial. Vários vasos sanguíneos perfuram a esclerótica por meio de suas ramificações para irrigar e drenar a coroide, o corpo ciliar, o nervo óptico e a íris. No interior da concha esclerótica, uma rede capilar (coroide vascular) nutre a retina externa. A coroide pode ser um local de membranas neovasculares anormais e é o alvo da terapia com inibidores do fator de crescimento endotelial vascular (VEGF). Entre a retina externa e a rede capilar está situada a membrana de Bruch e o epitélio pigmentar da retina, cujas junções oclusivas constituem uma barreira externa entre a retina e a coroide. O epitélio pigmentar da retina desempenha muitas funções, inclusive no metabolismo da vitamina A, na fagocitose dos segmentos externos dos bastonetes e em diversos processos de transporte.

Retina

A retina é uma estrutura fina, transparente e altamente organizada de neurônios, células gliais e vasos sanguíneos. Ela contém os fotorreceptores e o sistema de sinalização da proteína G baseado na rodopsina. A PIO elevada do glaucoma danifica e causa a morte das células ganglionares da retina cujos axônios constituem o nervo óptico que conecta a retina e o cérebro. O glutamato, atuando nos receptores *N*-metil-D-aspartato, pode estimular esse processo (Sucher et al., 1997). Em teoria, isso representa um alvo de agentes neuroprotetores para proteger contra a morte celular, porém até o momento nenhum tratamento além da redução da PIO demonstrou qualquer benefício no tratamento do glaucoma.

Vítreo

Aproximadamente 80% do volume do olho é o vítreo, um meio transparente contendo colágeno tipo II, ácido hialurônico, proteoglicanos, glicose, ácido ascórbico, aminoácidos e uma série de sais inorgânicos.

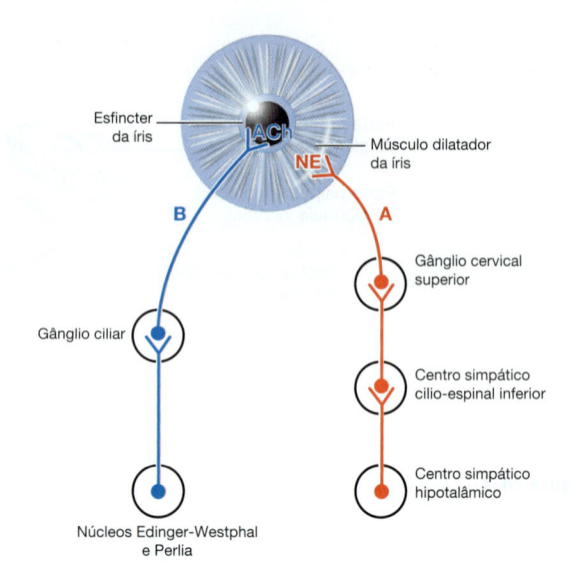

Figura 74-4 Via eferente simpática (**A**) e parassimpática (**B**) da dilatação e constrição pupilar. Norepinefrina (NE) e acetilcolina (ACh) são os respectivos neurotransmissores.

TABELA 74-2 ■ EFEITOS DE AGENTES FARMACOLÓGICOS SOBRE A PUPILA

ESTADO CLÍNICO	FÁRMACO	RESPOSTA PUPILAR
Normal	Fármacos simpaticomiméticos	Dilatação (midríase)
Normal	Fármacos parassimpaticomiméticos	Constrição (miose)
Síndrome de Horner	Cocaína 4-10%	Sem dilatação
	Apraclonidina 0,5%	Dilatação acentuada[a]
Síndrome de Horner pré-ganglionar	Hidroxianfetamina a 1%	Dilatação
Síndrome de Horner pós-ganglionar	Hidroxianfetamina a 1%	Sem dilatação
Pupila de Adie	Pilocarpina 0,05-0,1%[b]	Constrição
Normal	Opioides (orais ou intravenosos)	Pupilas pontuais

Fármacos oftálmicos aplicados por via tópica, a menos que prescritos por outra via.
[a]Isso é resultado da supersensibilidade do receptor adrenérgico na síndrome de Horner que dá um efeito alfa-1 dominante com um fármaco que de outra forma geraria um efeito alfa-2 dominante.
[b]Essa porcentagem de pilocarpina não está disponível comercialmente e geralmente é preparada pelo médico que administra o teste ou por um farmacêutico. Esse teste também requer que nenhuma manipulação prévia da córnea (i.e., tonometria para determinação da PIO ou teste de sensibilidade da córnea) tenha sido realizada para que a integridade normal da barreira corneal esteja mantida. Pupilas normais não responderão a essa diluição fraca de pilocarpina; porém a pupila de Adie manifestará supersensibilidade à desnervação e, portanto, responderá farmacodinamicamente a essa diluição do agente colinérgico.

O vítreo está aderido à retina e ao nervo óptico, o que pode resultar em tração nessas estruturas vitais, e tem sido alvo de lise enzimática.

Nervo óptico

O nervo óptico é um nervo mielinizado que conduz a saída da retina para o SNC. Ele compreende uma porção intraocular, visível como o disco óptico na retina, uma seção intraorbital, uma porção intracanalicular e um segmento intracraniano. O nervo óptico está envolvido pelas meninges que se encontram em continuidade com o cérebro. Ele é suscetível a diversos insultos, que vão dos traumáticos aos tóxicos (etambutol, metanol, etanol), aos nutricionais (vitamina B_{12} e deficiência de ácido fólico) e aos infecciosos, neoplásicos, vasculares e inflamatórios. Atualmente, o tratamento farmacológico das neuropatias ópticas geralmente se baseia no controle da doença subjacente. Por exemplo, a neurotiopatia óptica isquêmica arterítica (arterite das células gigantes) é mais bem tratada com glicocorticoides sistêmicos e a neurite óptica, com glicocorticoides intravenosos (Beck e Gal, 2008; Volpe, 2008). A neuropatia óptica glaucomatosa é controlada clinicamente pela redução da PIO.

Farmacocinética e toxicologia de agentes terapêuticos oculares

Técnicas de aplicação dos fármacos

Há uma série de formulações de agentes e vias de administração de fármacos que são exclusivas dos olhos (Fig. 74-1 e Tab. 74-3).

Diversas formulações prolongam o tempo que um fármaco permanece na superfície do olho. Estas incluem géis, pomadas, lentes de contato gelatinosas e escudos de colágeno. Prolongar o tempo de permanência do fármaco no fundo do saco conjuntival (*cul-de-sac*) abaixo da pálpebra aumenta a absorção do fármaco. Os géis oftálmicos (p. ex., gel de pilocarpina a 4%) liberam o fármaco por difusão após a erosão de polímeros solúveis. Em geral, as pomadas contêm óleo mineral e uma base de vaselina, sendo úteis à aplicação de antibióticos, agentes cicloplégicos ou mióticos. As moléculas do fármaco também podem ser encapsuladas em nanopartículas para liberação controlada na superfície ocular.

ADME

Os princípios farmacocinéticos da ADME determinam o curso temporal da ação do fármaco no olho. No entanto, as vias de administração dos fármacos oculares, o fluxo de fluidos oculares e a arquitetura do olho representam outras variáveis específicas do olho. A maioria dos fármacos de uso oftálmico é preparada para aplicação tópica. Os fármacos também podem ser injetados pelas vias subconjuntival, subtenoniana, intracorneal, intracameral, intravítrea e peribulbar ou retrobulbar.

Absorção Após a instilação tópica de um fármaco, a taxa e extensão da absorção são determinadas pelo tempo de permanência do fármaco no fundo-de-saco e na película lacrimal pré-corneal, pela eliminação por drenagem nasolacrimal, pela ligação do fármaco às proteínas lacrimais, pelo metabolismo do fármaco por proteínas lacrimais e teciduais e pela difusão ao longo da córnea e conjuntiva. O tempo de residência de um fármaco pode ser prolongado por meio da alteração de sua formulação ou veículo. O tempo de residência também pode ser prolongado ao se bloquear a saída de lágrimas dos olhos pelo fechamento dos dutos de drenagem das lágrimas com plugues flexíveis de silicone (punctais). A drenagem nasolacrimal contribui para a absorção sistêmica dos fármacos oftálmicos aplicados topicamente. A absorção pela mucosa nasal evita o metabolismo de primeira passagem pelo fígado; assim, fármacos oftálmicos tópicos podem causar efeitos adversos sistêmicos significativos, especialmente quando usados com frequência ou cronicamente. A Figura 74-5 ilustra esquematicamente as possíveis vias de absorção de um fármaco oftálmico após sua aplicação tópica no olho.

As absorções transcorneal e transconjuntival/escleral são as vias preferidas para produzir efeitos farmacológicos oculares localizados. O gradiente de concentração do fármaco entre a película lacrimal e os epitélios da córnea e da conjuntiva geram a força motriz necessária para a difusão passiva por meio desses tecidos. Outros fatores que afetam a capacidade de difusão de um fármaco são o tamanho da molécula, a estrutura química e a configuração estérica. A penetração transcorneal dos fármacos é um processo de solubilidade diferencial. A córnea se assemelha a uma estrutura trilaminar "gordura-água-gordura" correspondente às camadas epitelial, estromal e endotelial, respectivamente. O epitélio e o endotélio constituem barreiras às substâncias hidrofílicas, enquanto o estroma forma uma barreira para os compostos hidrofóbicos. Assim, um agente anfipático com propriedades hidrofílicas e lipofílicas é o mais adequado para sofrer absorção transcorneal. A penetração do fármaco no olho mantém uma relação praticamente linear com a sua concentração na película lacrimal. Alguns estados patológicos, como defeitos no epitélio e úlceras da córnea, podem alterar a penetração dos fármacos. Em geral, a absorção do fármaco é ampliada quando uma barreira anatômica está comprometida ou é eliminada.

Distribuição Os fármacos administrados topicamente podem ser distribuídos sistemicamente por meio da absorção pela mucosa nasal e possivelmente pela distribuição ocular local depois da absorção transcorneal/transconjuntival. Após a absorção transcorneal, o humor aquoso acumula o fármaco, que em seguida será distribuído para estruturas intraoculares e potencialmente para a circulação sistêmica por meio da via da rede trabecular (ver Fig. 74-3B). A ligação de alguns fármacos à melanina é um fator importante em alguns compartimentos oculares. Por exemplo, o efeito midriático dos agonistas α-adrenérgicos tem início mais lento em seres humanos com íris de pigmentação escura em comparação com aqueles com íris menos pigmentada. A ligação fármaco-melanina é um reservatório em potencial para a liberação continuada do fármaco. Outro aspecto clinicamente importante da ligação fármaco-melanina envolve o epitélio pigmentar da retina.

TABELA 74-3 ■ ALGUMAS CARACTERÍSTICAS DAS VIAS OCULARES NA ADMINISTRAÇÃO DE FÁRMACOS

VIA DE ADMINISTRAÇÃO	PADRÃO DE ABSORÇÃO	UTILIDADE ESPECIAL	LIMITAÇÕES E PRECAUÇÕES
Tópico	Imediata, dependendo da formulação	Conveniente, econômica e relativamente segura	Adesão do paciente, toxicidade corneal e conjuntival, toxicidade na mucosa nasal, efeitos adversos sistêmicos decorrentes da absorção nasolacrimal
Injeções ubconjuntival, subtenoniana, peribulbar e retrobulbares	Imediata ou contínua, dependendo da formulação	Infecções do segmento anterior, uveíte posterior, edema macular cistoide	Toxicidade local, lesão tecidual, perfuração do globo ocular, traumatismo do nervo óptico, oclusão da veia ou artéria retinal central, toxicidade medicamentosa direta sobre a retina com perfuração inadvertida do globo ocular, traumatismo de músculo ocular, efeito medicamentoso prolongado
Injeção intraocular (intracameral)	Imediata	Cirurgia do segmento anterior, infecções	Toxicidade da córnea, toxicidade intraocular, duração de ação relativamente curta, lesão do tecido adjacente pela injeção
Injeção ou dispositivo intravítreos	Absorção contornada, efeito local imediato, possível efeito contínuo	Endoftalmite, retinite, degeneração macular relacionada à idade	Toxicidade retiniana, lesão tecidual adjacente pela injeção

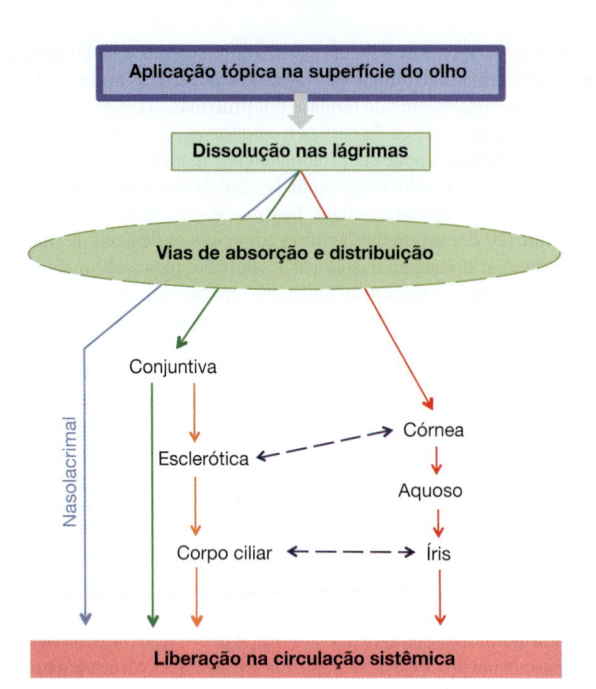

Figura 74-5 *Fármacos aplicados na superfície do olho apresentam diversas vias para a circulação sistêmica.*

Nesse epitélio, a acumulação da *cloroquina* (ver Cap. 66) causa uma lesão retiniana tóxica conhecida como maculopatia em "olho-de-touro", que está associada à redução da acuidade visual. Para reduzir o risco de toxicidade da retina pela *cloroquina* e substâncias relacionadas (p. ex., *hidroxicloroquina*), os pacientes que recebem terapia crônica devem ser submetidos a exames oculares periódicos e as doses cumulativas ao longo da vida geralmente devem ser limitadas a 2,3 mg/kg/dia de *cloroquina* e 5 mg/kg/dia de *hidroxicloroquina* (Melles e Marmor, 2014).

Metabolismo A biotransformação de fármacos oculares pode ser significativa; uma variedade de enzimas, incluindo esterases, oxidoredutases, enzimas lisossômicas, peptidases, glicuronídeo- e sulfato-transferases, enzimas conjugadoras de glutationa, catecol-*O*-metiltransferase, monoaminoxidase e 11β-hidroxiesteroide-desidrogenase, são encontrados no olho. As esterases são de particular interesse, permitindo o desenvolvimento de profármacos ésteres para maior permeabilidade da córnea (p. ex., a *latanoprosta* é um profármaco para prostaglandina [PG] $F_{2\alpha}$ utilizado para administração em glaucoma; o *loteprednol* é um análogo da *prednisolona* projetado para ter efeitos sistêmicos limitados devido à inativação metabólica no olho).

Excreção Os fármacos oculares são excretados do olho por várias vias. O lacrimejamento dilui e reduz a concentração de fármacos na superfície ocular. Além disso, a drenagem nasolacrimal contribui para a eliminação dos fármacos da superfície ocular, redirecionando os fármacos administrados topicamente para a cavidade nasal e para a absorção sistêmica. Uma vez introduzido na circulação sistêmica, o fármaco é distribuído para outras partes do corpo, seguido de metabolismo e excreção.

Toxicidade

A maioria dos efeitos tóxicos locais é decorrente das reações de hipersensibilidade ou dos efeitos tóxicos diretos na córnea, na conjuntiva, na pele periocular e na mucosa nasal. Os colírios e as soluções de lentes de contato geralmente contêm conservantes antimicrobianos, como cloreto de benzalcônio, clorobutanol, agentes quelantes e, raramente, timerosal. O cloreto de benzalcônio pode causar ceratopatia pontilhada ou ceratopatia ulcerativa tóxica. Todos os fármacos oftálmicos são potencialmente absorvidos para a circulação sistêmica (ver Fig. 74-5), de modo que podem levar a efeitos adversos sistêmicos.

Usos oftálmicos de fármacos

Quimioterapia de doenças microbianas oculares

Infecções bacterianas

As doenças infecciosas da pele, das pálpebras, da conjuntiva e do sistema excretor lacrimal são encontradas regularmente. As infecções da pele periocular são divididas em celulites pré-septal e pós-septal ou orbitária. Dependendo do quadro clínico (p. ex., trauma anterior, sinusite, idade do paciente, estado imunocomprometido relativo), poderão ser administrados antibióticos orais ou parenterais juntamente com fármacos tópicos. Diversos antibióticos são formulados para o uso tópico oftálmico (Tab. 74-4).

A *dacrioadenite*, uma infecção da glândula lacrimal, é mais comum em crianças e adultos jovens. Ela pode ser de origem bacteriana (normalmente *Staphylococcus aureus*, *Streptococcus* spp.) ou viral (observada na caxumba, mononucleose infecciosa, influenza e herpes-zóster). Quando há suspeita de infecção bacteriana, geralmente são indicados antibióticos sistêmicos.

A *dacriocistite* é uma infecção do saco lacrimal. Em lactentes e crianças, a doença costuma ser unilateral e secundária à obstrução de um ducto nasolacrimal. Nos adultos, a dacriocistite e as infecções canaliculares podem ser causadas por *S. aureus*, *Streptococcus* spp., difteroides, *Candida* spp. e *Actinomyces israelii*. Qualquer secreção proveniente do saco lacrimal deve ser enviada para bacterioscopia e culturas. Em geral, são indicados antibióticos sistêmicos.

Os processos infecciosos das pálpebras incluem *hordéolo* e *blefarite*. Um hordéolo, ou terçol, é uma infecção das glândulas meibomianas, Zeis ou Moll nas pálpebras. A bactéria causadora típica é o *S. aureus* e o tratamento geralmente consiste em compressas quentes e antibióticos tópicos (gel, gotas ou pomada). A blefarite é um processo inflamatório bilateral comum das pálpebras caracterizado por irritação e queimação e geralmente associado a um *Staphylococcus* spp. A higiene local é o pilar da terapia, embora antibióticos tópicos sejam frequentemente usados. O uso sistêmico de *tetraciclina*, *doxiciclina*, *minociclina*, *eritromicina* ou *azitromicina* é frequentemente eficaz na redução da inflamação grave das pálpebras, porém esses fármacos devem ser utilizados por semanas a meses.

A *conjuntivite* é um processo inflamatório da conjuntiva, cuja gravidade varia de hiperemia suave a secreção purulenta profusa. As causas mais comuns de conjuntivite incluem alergias, vírus, irritantes ambientais, lentes de contato e produtos químicos. Entre as causas menos comuns, incluem-se outros patógenos infecciosos, reações mediadas imunologicamente, doenças sistêmicas associadas e tumores da conjuntiva ou da pálpebra. Os agentes infecciosos normalmente relatados são o adenovírus e o herpes simples, seguidos por outras fontes virais (p. ex., enterovírus, coxsackievírus, vírus do sarampo, vírus da varicela-zóster) e bacterianas (p. ex., *Neisseria* spp., *Streptococcus pneumoniae*, *Haemophilus* spp., *S. aureus*, *Moraxella lacunata* e *Chlamydia* spp.). *Rickettsia*, fungos e parasitas, tanto na forma cística quanto na trofozoíta, representam agentes etiológicos raros da conjuntivite. O tratamento eficaz depende da seleção de um antibiótico apropriado para os patógenos bacterianos suspeitos. A menos que haja suspeita de um agente etiológico incomum, a conjuntivite bacteriana é tratada empiricamente com um antibiótico tópico de amplo espectro sem que haja necessidade de se realizar cultura.

A *ceratite*, ou inflamação ou infecção corneana, pode ocorrer em qualquer nível da córnea. Diversos agentes microbianos podem causar ceratite infecciosa, incluindo bactérias, vírus, fungos, espiroquetas e parasitas. Em geral, as infecções graves com perda de tecidos (úlceras da córnea) são tratadas com medidas mais agressivas do que as infecções sem perda tecidual (infiltrados da córnea). Infecções leves, pequenas, periféricas e visualmente insignificantes geralmente não são avaliadas e os olhos são tratados, frequentemente, com antibióticos tópicos de amplo espectro. Em infecções mais graves, centrais e visualmente significativas, raspagens da córnea para culturas e avaliação da sensibilidade são realizadas, e o paciente é imediatamente iniciado em antibioticoterapia tópica intensiva de hora em hora, 24 horas por dia. Quando os patógenos não são identificados usando raspados da córnea, o clínico pode

TABELA 74-4 ■ AGENTES ANTIBACTERIANOS TÓPICOS DISPONÍVEIS COMERCIALMENTE PARA USO OFTÁLMICO

FÁRMACO	FORMULAÇÃO[a]	TOXICIDADE	INDICAÇÕES PARA USO
Azitromicina	Solução a 1%	H	Conjuntivite
Bacitracina	Pomada com 500 unidades/g	H	Conjuntivite, blefarite, ceratite, ceratoconjuntivite, blefaroconjuntivite, meibomianite, dacriocistite
Besifloxacino	Suspensão a 0,6%	H	Conjuntivite, ceratite
Cloranfenicol (não disponível nos Estados Unidos)	Pomada a 1%	H, DS	Conjuntivite, ceratite
Ciprofloxacino	Solução a 0,3%, pomada a 0,3%	H, DCRF	Conjuntivite, ceratite, ceratoconjuntivite, blefarite, blefaroconjuntivite, meibomianite, dacriocistite
Combinações de polimixina B[b]	Várias soluções e pomadas	H	Conjuntivite, blefarite, ceratite
Eritromicina	Pomada a 0,5%	H	Infecções oculares superficiais envolvendo a conjuntiva ou a córnea; profilaxia de oftalmia neonatal
Gatifloxacino	Soluções a 0,3 e 0,5%	H	Conjuntivite, ceratite
Gentamicina	Solução a 0,3%, pomada a 0,3%	H	Conjuntivite, blefarite, ceratite, ceratoconjuntivite, blefaroconjuntivite, meibomianite, dacriocistite
Levofloxacino	Solução a 0,5%	H	Conjuntivite, ceratite
	Solução a 1,5%	H	Ceratite
Moxifloxacino	Solução a 0,5%	H	Conjuntivite, ceratite
Ofloxacino	Solução a 0,3%	H	Conjuntivite, ceratite
Sulfacetamida	Solução a 10%, pomada a 10%	H, DS	Conjuntivite, outras infecções oculares superficiais
Tobramicina[c]	Solução a 0,3%, pomada a 0,3%	H	Infecções externas do olho e de seus anexos

Toxicidade: DS, discrasia sanguínea; DCRF, depósitos corneais relacionados aos fármacos; H, hipersensibilidade.
[a]Para obter informações específicas sobre posologia, formulação e nomes comerciais, consulte o *Physicians' Desk Reference for Ophthalmic Medicines*, que é publicado anualmente.
[b]A polimixina B é formulada para administração ocular em combinação com bacitracina, neomicina, gramicidina, dexametasona, hidrocortisona ou trimetoprima. Ver Capítulos 56, 57, 58, 59 e 60 para discussões adicionais sobre esses agentes antibacterianos.
[c]A tobramicina é formulada para administração oftálmica em combinação com dexametasona ou etabonato de loteprednol.

realizar uma biópsia da córnea. Pode-se administrar um antibiótico de amplo espectro comercialmente disponível, porém em infecções graves, frequentemente são utilizados antibióticos reforçados especialmente formulados. O objetivo do tratamento é erradicar a infecção e reduzir a quantidade de cicatrizes na córnea e a chance de perfuração da córnea e deterioração visual. A escolha do fármaco inicial e a posologia são ajustadas de acordo com a resposta clínica e os resultados das culturas/testes de sensibilidade. No caso de uma ceratite bacteriana comprovada em cultura que tenha sido tratada com antibióticos tópicos apropriados durante vários dias, mas ainda apresente inflamação significativa, os esteroides tópicos sensíveis podem ser usados com acompanhamento próximo para diminuir a lesão da córnea.

A *endoftalmite* é um processo inflamatório, e em geral infeccioso, potencialmente devastador e grave, envolvendo os tecidos intraoculares. Quando o processo inflamatório afeta todo o bulbo ocular, é conhecido como *panoftalmite*. A endoftalmite geralmente é causada por bactérias ou fungos, ou raramente por espiroquetas. O caso típico ocorre no início do pós-operatório após cirurgia intraocular, depois de um trauma ou raramente por origem endógena em um hospedeiro imunocomprometido ou usuário de drogas intravenosas. A endoftalmite pós-operatória aguda requer uma punção vítrea imediata (muitas vezes enviada para esfregaços e culturas) e injeção empírica de antibióticos intravítreos. Os antibióticos sistêmicos são úteis na redução do risco de endoftalmite após uma lesão traumática do globo ocular (Ahmed et al., 2012). Nos casos de contaminação endógena, os antibióticos parenterais têm papel na eliminação da fonte infecciosa. A vitrectomia (i.e., remoção cirúrgica especializada do vítreo) é indicada em alguns casos (Endophthalmitis Vitrectomy Study Group, 1995; Schiedler et al., 2004).

Infecções virais

Os fármacos antivirais usados na oftalmologia estão resumidos na Tabela 74-5 (ver Cap. 62 para detalhes desses agentes). As principais indicações para o uso de fármacos antivirais em oftalmologia são a ceratite viral, herpes-zóster oftálmico e retinite. Atualmente, não há agentes antivirais indicados para o tratamento da conjuntival viral causada por adenovírus, que geralmente apresenta um curso autolimitado e normalmente é tratada pelo alívio sintomático da irritação, porém o uso tópico do gel de *ganciclovir* pode ser benéfico (Yabiku et al., 2011).

A *ceratite viral*, uma infecção da córnea que pode envolver o epitélio, estroma ou endotélio, é mais comumente causada pelos vírus herpes simplex tipo I e varicela-zoster. Essas viroses também podem se apresentar com lesões cutâneas nas pálpebras ou perioculares. As etiologias virais menos comuns são herpes-vírus simples tipo II, vírus Epstein-Barr e citomegalovírus (CMV). Os agentes antivirais tópicos *trifluridina, aciclovir* e *ganciclovir* são indicados para o tratamento da doença epitelial decorrente de infecção por herpes simples, mas a *trifluridina* é mais tóxica para o epitélio da córnea do que os outros dois. Os glicocorticoides tópicos estão contraindicados na ceratite epitelial herpética em virtude da replicação viral ativa. Em contrapartida, no caso da ceratite herpética disciforme, ou endotelial, (predominantemente uma reação imune mediada por células), os glicocorticoides tópicos geralmente aceleram a recuperação. No caso da ceratite estromal herpética recorrente, há benefícios claros do tratamento com antivirais orais, como o *aciclovir*, na redução do risco de recorrência (Herpetic Eye Disease Study Group, 1997, 1998; Young et al., 2010).

O *herpes-zóster oftálmico* é uma reativação latente de uma infecção causada pelo vírus varicela-zóster no primeiro ramo do nervo craniano trigêmeo. *Aciclovir, valaciclovir* e *fanciclovir* sistêmicos são eficazes na redução da gravidade e das complicações do herpes-zóster oftálmico (Cohen e Kessler, 2016).

A *retinite viral* pode ser causada por herpes-vírus simples, CMV, e vírus varicela-zóster. Com terapia antirretroviral (ver Caps. 62 e 64), a retinite por CMV não parece progredir quando a terapia anti-CMV específica é interrompida, porém alguns pacientes desenvolvem uveíte de recuperação imune. Em geral, o tratamento envolve a administração parenteral prolongada de agentes antivirais. O *ganciclovir* intravítreo, injetado ou implantado, representa uma alternativa eficaz para uso sistêmico. O implante intravítreo de *ganciclovir* fornece uma taxa de entrega de *ordem zero* por difusão em estado estacionário, em que o fármaco é liberado a

TABELA 74-5 ■ AGENTES ANTIVIRAIS PARA USO OFTÁLMICO

NOME GENÉRICO	VIA DE ADMINISTRAÇÃO	TOXICIDADE OCULAR	INDICAÇÕES DE USO
Trifluridina	Tópico (solução oftálmica 1%)	Ceratopatia pontual, hipersensibilidade	Ceratoconjuntivite e ceratite pelo herpes-vírus simples Administrada inicialmente 9×/dia Pode ocorrer toxicidade da córnea
Ganciclovir	Tópico (gel oftálmico 0,15%) Infusão intravenosa, injeção intravítrea[a]	Ceratopatia puntiforme, hiperemia conjuntival	Ceratite pelo herpes simples Retinite por citomegalovírus
Aciclovir	Oral (cápsulas de 200 mg, comprimidos de 400 e 800 mg), intravenoso	Ceratite pontilhada	Herpes-zóster oftálmico Ceratite por herpes simples, iridociclite
Valaciclovir	Oral (comprimidos de 500 e 1.000 mg)		Ceratite pelo herpes-vírus simples[a] Herpes-zóster oftálmico
Fanciclovir	Oral (comprimidos de 125, 250 e 500 mg)		Ceratite pelo herpes-vírus simples[a] Herpes-zóster oftálmico
Foscarnete	Intravenoso Intravítreo[a]	Distúrbios visuais, conjuntivite, hipersensibilidade	Retinite por citomegalovírus
Valganciclovir	Oral (comprimidos de 450 mg)	Descolamento de retina, edema macular	Retinite por citomegalovírus
Cidofovir	Intravenoso	Diminuição da pressão intraocular, uveíte, cegueira, catarata, conjuntivite, lesão da córnea, diplopia	Retinite por citomegalovírus

[a]Uso sem indicação na bula (*off-label*). Detalhes adicionais podem ser encontrados no Capítulo 62.

uma taxa mais constante durante um período prolongado de tempo, em vez de em *bolus*. A necrose retiniana aguda e a necrose progressiva da retina externa, mais frequentemente causadas pelo vírus da varicela-zóster, podem ser tratadas por combinações de administração oral, intravenosa e intravítrea de fármacos antivirais (Newman e Gooding, 2013).

Infecções fúngicas

A única preparação antifúngica oftálmica tópica disponível atualmente é a *natamicina*, um polieno. Outros agentes antifúngicos podem ser compostos de forma extemporânea para vias de administração tópica, subconjuntival, intracorneal, intracameral ou intravítrea (Tab. 74-6; ver também Cap. 61). Assim como ocorre nas infecções fúngicas sistêmicas, a incidência das infecções fúngicas oftálmicas tem aumentado com a ampliação crescente da população de pacientes imunossuprimidos. As infecções fúngicas podem envolver a córnea, a esclerótica, as estruturas intraoculares, os canalículos e a órbita. Os fatores de risco para ceratite fúngica incluem traumatismo, doença ocular superficial crônica, uso de lentes de contato e imunossupressão (incluindo a aplicação de esteroides tópicos). Frente à suspeita de uma infecção fúngica, devem ser recolhidas amostras dos tecidos envolvidos para preparação de esfregaços, culturas e testes de sensibilidade, sendo as informações obtidas utilizadas para guiar a escolha dos fármacos. O tratamento para ceratite fúngica é tipicamente prolongado devido à penetração ocular geralmente pobre desses fármacos e à natureza mais resistente desses patógenos a agentes antimicrobianos. Consequentemente, a terapia antifúngica tópica é frequentemente complementada com fármacos antifúngicos sistêmicos para melhorar o acesso às infecções mais profundas.

Infecções por protozoários

As infecções parasitárias oculares geralmente se evidenciam sob a forma de *uveíte*, um processo inflamatório dos segmentos anterior ou posterior e, menos comumente, como conjuntivite, ceratite e retinite. Nos Estados Unidos, as infecções por protozoários encontradas mais comuns são causadas pela *Acanthamoeba* e pelo *Toxoplasma gondii*. Em usuários de lentes de contato que desenvolvem ceratite, os médicos deverão suspeitar fortemente da presença de *Acanthamoeba*. Outros fatores de risco para a ceratite por *Acanthamoeba* são a higiene precária das lentes de contato, a utilização das lentes de contato em piscinas ou saunas e traumatismos oculares. Em geral, o tratamento consiste em uma combinação de agentes tópicos. As diamidinas aromáticas – o *isetionato de propamidina* em preparação tópica aquosa ou pomada (não disponíveis comercialmente nos Estados Unidos) – foram utilizadas com sucesso para tratar essa ceratite infecciosa relativamente resistente. O agente antisséptico catiônico *biguanida poli-hexametileno* também é usado em forma de gotas para ceratite causada por *Acanthamoeba*. Alternativamente, a *clorexidina* tópica pode ser usada. Ambos os fármacos precisam ser preparados por uma farmácia de manipulação especializada. Embora inicialmente aprovado pela FDA para tratar a leishmaniose, a *miltefosina* oral também tem sido usada como adjuvante no tratamento da ceratite por *Acanthamoeba*. Os imidazóis orais (p. ex., *itraconazol, fluconazol, cetoconazol, voriconazol*) algumas vezes são utilizados em combinação com fármacos tópicos. A resolução da ceratite por *Acanthamoeba* geralmente requer vários meses de tratamento (Chew et al., 2011; Hoti e Tandon, 2011).

O tratamento da *toxoplasmose* é indicado quando as lesões inflamatórias invadem a mácula e ameaçam a acuidade visual central. Vários esquemas têm sido recomendados com o uso concomitante de esteroides sistêmicos: (1) *pirimetamina, sulfadiazina* e *ácido folínico* (*leucovorina*); (2) *pirimetamina, sulfadiazina, clindamicina* e *ácido folínico*; (3) *sulfadiazina* e *clindamicina*; (4) *clindamicina*; e (5) *sulfametoxazol-trimetoprima* com ou sem *clindamicina*. Outras infecções por protozoários (p. ex., giardíase, leishmaniose, malária) e infecções helmínticas são patógenos oculares de menor ocorrência nos Estados Unidos. O tratamento farmacológico sistêmico, assim como a indicação de vitrectomia podem ser indicados para infecções parasitárias selecionadas (Maenz et al., 2014; ver Cap. 67, *Quimioterapia das infecções por protozoários*).

Uso oftálmico de agentes autonômicos, prostanoides e inibidores da anidrase carbônica

Os agentes autonômicos são amplamente utilizados com finalidades diagnósticas e cirúrgicas, bem como no tratamento do glaucoma, da uveíte e do estrabismo. Os agentes autonômicos utilizados na oftalmologia e as respostas (i.e., midríase, cicloplegia) aos antagonistas colinérgicos muscarínicos estão resumidos na Tabela 74-7. A Tabela 74-8 apresenta algumas características dos prostanoides empregados na oftalmologia.

Glaucoma

O glaucoma é caracterizado pela perda progressiva de tecido da camada de fibras nervosas da retina com correspondente perda de campo visual. O nervo óptico apresenta uma perda característica da borda neurorretiniana, frequentemente referida como "escavação". A prevalência da doença está crescendo à medida que as populações envelhecem em todo o mundo (Tham et al., 2014). Os fatores de risco incluem aumento

TABELA 74-6 ■ AGENTES ANTIFÚNGICOS PARA USO OFTÁLMICO

CLASSE FARMACOLÓGICA DO AGENTE	MÉTODO DE ADMINISTRAÇÃO	INDICAÇÕES PARA USO
Polienos		
Anfotericina B[a]	Solução tópica a 0,1-0,5% (geralmente 0,15%)	Ceratite e endoftalmite por leveduras e fungos
	0,8-1 mg subconjuntival	Endoftalmite por leveduras e fungos
	2-10 μg intracorneal e intracameral	Ceratite por leveduras e fungos
	Injeção intravítrea de 5-10 μg	Endoftalmite por leveduras e fungos
	Intravenoso	Endoftalmite por leveduras e fungos
Natamicina	Suspensão tópica a 5%	Blefarite, conjuntivite, ceratite por leveduras e fungos
Imidazóis		
Fluconazol[a]	Oral, intravenoso	Ceratite e endoftalmite por leveduras
Itraconazol[a]	Oral	Ceratite e endoftalmite por leveduras e fungos
Cetoconazol[a]	Oral	Ceratite e endoftalmite por leveduras
Miconazol[a]	Solução oftálmica tópica 1%	Ceratite por leveduras e fungos
	5-10 mg subconjuntival	Endoftalmite por leveduras e fungos
	Injeção intravítrea de 10 μg	Endoftalmite por leveduras e fungos
Voriconazol	Oral, intravenosa, intravítrea	Ceratite e endoftalmite por leveduras e fungos
	50 μg intracorneal e intracameral	Ceratite por leveduras e fungos

[a]Uso sem indicação na bula (*off-label*). Somente a natamicina está disponível comercialmente e indicada para uso oftálmico. Os demais fármacos antifúngicos não são indicados para uso oftálmico e devem ser formulados extemporaneamente de acordo com o método de administração determinado. Para obter informação adicional sobre posologia, consultar o *Physicians' Desk Reference for Ophthalmic Medicines*. Para informações adicionais sobre esses agentes antifúngicos, ver Capítulo 61.

da PIO, história familiar positiva de glaucoma, ascendência africana e, possivelmente, miopia, diabetes e hipertensão. A redução da PIO pode retardar ou prevenir o comprometimento do nervo glaucomatoso ou do campo. Embora as PIO marcadamente elevadas (p. ex., > 30 mmHg) geralmente conduzam ao dano do nervo óptico, os nervos ópticos de certos pacientes (*hipertensos oculares*) podem tolerar PIO acima ou muito acima de 20 mmHg. Outros pacientes têm lesão progressiva do nervo óptico por glaucoma, apesar de apresentarem PIO na faixa normal; esta forma da doença às vezes é chamada de *glaucoma de tensão normal* ou de *baixa tensão*. Independentemente do nível inicial, a redução da PIO retarda ou previne a progressão da doença (Collaborative Normal-Tension Study Group, 1998a, 1998b; Ederer et al., 2004; Heijl et al., 2002; Kass et al., 2002; Miglior et al., 2005). Atualmente, os processos fisiopatológicos envolvidos no dano do nervo óptico glaucomatoso e a relação com a dinâmica do humor aquoso não estão esclarecidos. Os tratamentos farmacológicos modernos têm como objetivo reduzir a produção do humor aquoso no corpo ciliar e melhorar sua drenagem pela rede trabecular e pelas vias uveosclerais.

Não há consenso sobre o melhor algoritmo de redução da PIO, mas uma abordagem gradual depende da saúde, idade e estado ocular do paciente, com conhecimento dos efeitos sistêmicos e contraindicações para todas as medicações. Para muitos oftalmologistas, uma abordagem médica gradual pode começar com *o uso tópico de um análogo de PG* (ver Tab. 74-8).

Em vista da possibilidade de aplicar uma única dose diária, da baixa incidência de efeitos adversos sistêmicos e do potente efeito de redução da PIO, os análogos das PG praticamente substituíram os antagonistas dos receptores β-adrenérgicos como primeira opção de tratamento do glaucoma. Os análogos da PG incluem o *latanoprosta* (Fig. 74-6), *travoprosta*, *bimatoprosta* e *tafluprosta*. A $PGF_{2\alpha}$ reduz a PIO, porém causa efeitos adversos locais intoleráveis. Modificações na estrutura química da $PGF_{2\alpha}$ resultaram em alguns análogos da PG com perfis de efeitos adversos mais aceitáveis. A $PGF_{2\alpha}$ e seus análogos (profármacos que são hidrolisados a $PGF_{2\alpha}$) se ligam aos receptores de $PGF_{2\alpha}$ (receptores FP, FPr) que ativam a via $G_{q/11}$-PLC-IP_3-Ca^{2+}. Tal via é ativa nas células musculares dos corpos ciliares humanos. Outras células do olho também podem expressar receptores FP. As teorias propostas para explicar a redução da PIO pela $PGF_{2\alpha}$ variam desde a alteração da tensão do músculo ciliar aos efeitos nas células da rede trabecular, que liberam metaloproteinases da matriz e digerem materiais da matriz extracelular que bloqueiam as vias de drenagem. O *latanoprosteno bunode* é um análogo de PG mais recente com uma porção doadora de óxido nítrico que aumenta o fluxo tradicional através da malha trabecular, induzindo o relaxamento do citoesqueleto, além do efeito da porção *latanoprosta* na via uveoscleral (Cavet e DeCory, 2018).

Os *antagonistas do receptor β* (Tab. 74-7) representam atualmente o próximo tratamento médico tópico mais comum. Os β-bloqueadores não seletivos se ligam aos receptores $β_1$ e $β_2$ e incluem *timolol, levobunolol* e *carteolol*. O *betaxolol*, um antagonista seletivo para $β_1$, está disponível para uso oftálmico, porém é menos eficaz do que os β-bloqueadores não seletivos, uma vez que a maior parte dos β receptores oculares são do subtipo $β_2$. Entretanto, é menos provável que o *betaxolol* leve à insuficiência respiratória devido ao bloqueio dos receptores $β_2$ pulmonares. No olho, os tecidos alvos são o epitélio e os vasos sanguíneos do corpo ciliar, nos quais os receptores $β_2$ representam 75 a 90% da população total. A produção de humor aquoso parece ser ativada por uma via PKA-AMPc mediada pelo receptor β; o bloqueio β impede a ativação adrenérgica dessa via e, portanto, reduz o AMPc intracelular. Outra hipótese é que os β-bloqueadores diminuam o fluxo sanguíneo ocular, o que reduziria a ultrafiltração responsável pela produção aquosa.

Quando existem contraindicações médicas para o uso de análogos da PG ou antagonistas de receptores β, outros agentes, como um *agonista do receptor $α_2$-adrenérgico* (ver Tab. 74-7) ou um *inibidor da anidrase carbônica* (*CAI*) tópico (Tab. 74-9), podem ser usados como tratamento de primeira escolha. Os agonistas $α_2$-adrenérgicos parecem diminuir a PIO ao reduzir a produção de humor aquoso e aumentar tanto o mecanismo convencional (por meio de um mecanismo do receptor $α_2$) como a saída uveoscleral (talvez por meio da produção de PG) do olho. A *apraclonidina*, um agonista $α_2$-adrenérgico e derivado da *clonidina*, é um agonista $α_2$-adrenérgico relativamente seletivo que é altamente ionizado a pH fisiológico, não atravessa a barreira hematencefálica e está, portanto, relativamente livre dos efeitos da *clonidina* sobre o SNC. A *brimonidina* é um agonista $α_2$-adrenérgico seletivo que é lipofílico, possibilitando a fácil penetração da córnea. A *apraclonidina* e a *brimonidina* reduzem a produção do humor aquoso e podem promover alguma drenagem uveoescleral. Ambos parecem se ligar aos $α_2$-receptores pré- e pós-sinápticos. Mediante ligação aos receptores pré-sinápticos, tais fármacos reduzem a quantidade de neurotransmissores liberados pela estimulação dos nervos simpáticos e, dessa forma, diminuem a PIO. Ao se ligarem aos receptores $α_2$ pós-sinápticos, esses fármacos estimulam a via G_i, reduzindo a produção intracelular de AMPc e, assim, diminuindo a produção do humor aquoso.

O desenvolvimento de um *CAI de uso tópico* foi propiciado pelo perfil de efeitos adversos fracos dos CAI de administração oral. A *dorzolamida* e a *brinzolamida* funcionam pela inibição da anidrase carbônica (isoforma II), que é encontrada no epitélio do corpo ciliar. A inibição de anidrase carbônica reduz a formação de íons de bicarbonato, o que reduz o transporte de fluidos e, portanto, a PIO (ver Tab. 74-9).

TABELA 74-7 ■ FÁRMACOS AUTONÔMICOS PARA USO OFTÁLMICO

CLASSE DO FÁRMACO	FORMULAÇÃO	INDICAÇÕES	EFEITOS ADVERSOS OCULARES
Agonistas colinérgicos			
Acetilcolina	Solução a 1%	Miose na cirurgia	Edema da córnea
Carbacol	Solução a 0,01%	Miose na cirurgia, glaucoma	Edema da córnea, miose, miopia induzida, visão reduzida, neuralgia supraorbital, descolamento da retina
Pilocarpina	Solução a 1, 2 e 4%	Glaucoma, indução de miose, miose na cirurgia	Mesmos que os do carbacol
Agentes anticolinesterásicos			
Ecotiofato	Solução a 0,03, 0,06, 0,125 e 0,25%	Glaucoma, esotropia acomodativa	Descolamento da retina, miose, catarata, bloqueio pupilar, glaucoma, cistos na íris, neuralgia supraorbital, estenose pontual
Antagonistas muscarínicos			
Atropina	Solução a 1%, pomada a 1%	Cicloplegia, midríase,[a] retinoscopia cicloplégica,[b] exame fundoscópico dilatado,[b] irite, uveíte, miopatia	Fotossensibilidade, visão embaçada; longa duração (1 semana ou mais)
Escopolamina	Solução a 0,25%	Cicloplegia, midríase, irite, uveíte, nistagmo[b]	Os mesmos da atropina, porém o efeito dura vários dias
Homatropina	Solução a 2 e 5%	Cicloplegia, midríase, irite,[b] uveíte	Os mesmos da escopolamina, porém o efeito não dura tanto tempo
Ciclopentolato	Solução (0,5, 1, 2%), também com fenilefrina (0,2/1%)	Cicloplegia, midríase[a]	Os mesmos da atropina, porém os efeitos duram ~1 dia
Tropicamida	Solução a 0,5 e 1%, também com hidroxianfetamina	Cicloplegia, midríase[a]	Os mesmos da atropina, porém o efeito dura algumas horas; comumente usada para exames de consultório
Agonistas α-adrenérgicos			
Fenilefrina	Solução a 2,5 e 10%	Midríase, vasoconstrição, descongestionamento,[b] uveíte, glaucoma	Efeito do agonista α-adrenérgico dura algumas horas; 2,5% usada com a tropicamida para exames de vista
Apraclonidina	Solução a 0,5 e 1%	Glaucoma, hipertensão ocular, também utilizado para o diagnóstico da síndrome de Horner	Agonista α-adrenérgico; efeitos adversos: alergia (hiperemia conjuntival), boca seca, sonolência; usado para o diagnóstico da síndrome de Horner
Brimonidina (α_2-seletivo)	Gel oftálmico (0,33%); solução (0,025, 0,1, 0,15, 0,2%); também com timolol ou brinzolamida	Injeção conjuntival, glaucoma, hipertensão ocular	Mesmos que os da apraclonidina; causa depressão respiratória em crianças pequenas
Nafazolina	Solução a 0,1%	Descongestionante	Contraindicada em glaucoma de ângulo fechado; segurança/eficácia não estabelecida nos jovens (recém-nascidos a adolescentes); o uso em lactentes pode resultar em depressão do SNC, coma, redução significativa na temperatura corporal; usar com cautela em pacientes com hipertensão, doença cardíaca, hipertireoidismo, diabetes ou infecção ou trauma ocular
Tetra-hidrozolina	Solução a 0,05%	Descongestionante	Contraindicada em glaucoma de ângulo fechado; segurança/eficácia não estabelecida em neonatos e crianças < 6 anos; usar com cautela em pacientes com insuficiência arterial coronariana, hipertensão, hipertireoidismo ou diabetes
Antagonistas β-adrenérgicos			
Betaxolol (β_1-seletivo)	Suspensão a 0,25%, solução a 0,5%	Glaucoma, hipertensão ocular	Incidência reduzida de problemas respiratórios quando comparada ao timolol
Timolol	Solução, gel (0,2 e 0,5%); também com brimonidina, dorzolamida	Glaucoma, hipertensão ocular	Efeitos adversos: exacerbação de problemas respiratórios (asma e doença pulmonar obstrutiva crônica), bradicardia, depressão, impotência
Carteolol	Solução a 1%	Glaucoma, hipertensão ocular	Os mesmos do timolol
Levobunolol	Solução a 0,5%	Glaucoma, hipertensão ocular	Os mesmos do timolol

[a]A midríase e a cicloplegia, ou paralisia da acomodação, do olho humano ocorre após a aplicação de uma gota de atropina 1%, escopolamina 0,5%, homatropina 1%, ciclopentolato 0,5 ou 1% e tropicamida a 0,5 ou 1%. A recuperação da midríase é definida pelo retorno da pupila ao tamanho original de até 1 mm. A recuperação da cicloplegia é definida pela volta do poder de acomodação ao valor inicial de até 2 dioptrias. O efeito midriático máximo da homatropina é conseguido com uma solução de 5%, porém a cicloplegia pode ser incompleta. A cicloplegia máxima com tropicamida pode ser alcançada com uma solução de 1%. Os tempos para o desenvolvimento da midríase máxima e para a sua recuperação, respectivamente, são os seguintes: para a atropina, 30 a 40 minutos e 7 a 10 dias; para a escopolamina, 20 a 130 minutos e 3 a 7 dias; para a homatropina, 40 a 60 minutos e 1 a 3 dias; para o ciclopentolato, 30 a 60 minutos e 1 dia; para a tropicamida, 20 a 40 minutos e 6 horas. Os tempos para o desenvolvimento da cicloplegia máxima e para a sua recuperação, respectivamente, são os seguintes: para a atropina, 60 a 180 minutos e 6 a 12 dias; para a escopolamina, 30 a 60 minutos e 3 a 7 dias; para a homatropina, 30 a 60 minutos e 1 a 3 dias; para o ciclopentolato, 25 a 75 minutos e 6 horas a 1 dia; para a tropicamida, 30 minutos e 6 horas.

[b]Uso sem indicação terapêutica formal. Consultar *Physicians' Desk Reference for Ophthalmic Medicines* para posologia e indicações específicas.

TABELA 74-8 ■ ANÁLOGOS DA PROSTAGLANDINA PARA USO OFTÁLMICO

AGENTE	FORMULAÇÃO	INDICAÇÕES	EFEITOS ADVERSOS
Latanoprosta (a medicação mais usada para glaucoma)	Solução a 0,005%; também com netarsudila (0,02%)	Glaucoma, hipertensão ocular	Uma dose diária pode levar ao crescimento dos cílios; pode causar hiperemia alérgica conjuntival, ↑ permanente da pigmentação da íris, atrofia da gordura orbital
Travoprosta	Solução a 0,004%		
Bimatoprosta	Solução a 0,01%, solução a 0,03%, implante oftálmico (10 µg)		Mesmos que os da latanoprosta, porém geralmente menos irritante ao epitélio da córnea
Tafluprosta	Solução a 0,0015%; conta-gotas de dose única, livre de conservantes		
Latanoprosteno bunode	0,024%		Mesmos que os da latanoprosta

Os inibidores de Rho-cinase são a classe mais recente de fármacos a serem usados para tratar o glaucoma e incluem atualmente a *netarsudila* e a *ripasudila* (Tab. 74-10). A Rho-cinase é uma proteína serina-treonina cinase envolvida na regulação do citoesqueleto. Na malha trabecular e no canal de Schlemm, o bloqueio dessa via pode diminuir a densidade da tensão das fibras de actina. A hipótese é que esses agentes reduzem a PIO aumentando o fluxo pela via trabecular (Tanna e Johnson, 2018).

Qualquer uma dessas classes farmacológicas pode ser utilizada como segunda ou terceira opção de tratamento. De fato, o antagonista do receptor β *timolol* tem sido combinado com o CAI *dorzolamida* em uma única medicação, e/também com o agonista α$_2$-adrenérgico *brimonidina*. Uma combinação de *latanoprosta/timolol* está amplamente disponível, mas não nos Estados Unidos. A combinação de *brinzolamida/brimonidina* também é uma opção útil quando um antagonista do receptor β for contraindicado. Mais recentemente, uma combinação *latanoprosta/netarsudila* está disponível. Tais combinações reduzem a quantidade de gotas necessárias e podem aumentar a adesão dos pacientes.

Os *agentes mióticos tópicos* (ver Tab. 74-7) são menos utilizados atualmente devido aos seus diversos efeitos adversos e à posologia inconveniente. Os agentes mióticos reduzem a PIO ao causar a contração do músculo ciliar induzida pelos receptores muscarínicos, facilitando a drenagem do humor aquoso. Esses fármacos não interferem na produção do humor aquoso. A *pilocarpina* e o *carbacol* são colinomiméticos que estimulam os receptores muscarínicos e são conhecidos por apresentarem um mecanismo de ação direta. O *ecotiofato*, um inibidor organofosforado *irreversível* da acetilcolinesterase, aumenta a atividade colinérgica muscarínica reduzindo a hidrólise da acetilcolina liberada nos neurônios (ver Cap. 12). O *ecotiofato* é relativamente estável em solução aquosa e, em virtude da sua estrutura de amônio quaternário, é carregado positivamente e fracamente absorvido.

Se o tratamento tópico combinado não conseguir reduzir a PIO até o nível desejável ou não conseguir interromper a lesão glaucomatosa do nervo óptico, o tratamento sistêmico com um CAI é uma opção farmacológica antes de se recorrer ao tratamento cirúrgico com *laser* ou incisão. A preparação oral mais bem tolerada é a *acetazolamida* em cápsulas de liberação lenta (ver Cap. 29), seguida da *metazolamida*. Os comprimidos de *acetazolamida* são os de pior tolerância.

Os principais agentes osmóticos para uso ocular são a *glicerina*, o *manitol* e *soro fisiológico* hipertônico. *Glicerina* oral e *manitol* intravenoso são usados para o tratamento de curto prazo de aumentos agudos da PIO. Em casos esporádicos, esses fármacos são utilizados durante procedimentos cirúrgicos para desidratar o humor vítreo antes das cirurgias no segmento anterior. Alguns pacientes com glaucoma agudo não toleram fármacos orais porque têm náuseas; desse modo, a administração intravenosa do *manitol* ou da *acetazolamida* poderá ser preferível ao tratamento com *glicerina* oral. Esses fármacos devem ser utilizados com cautela em pacientes portadores de insuficiência cardíaca congestiva ou insuficiência renal.

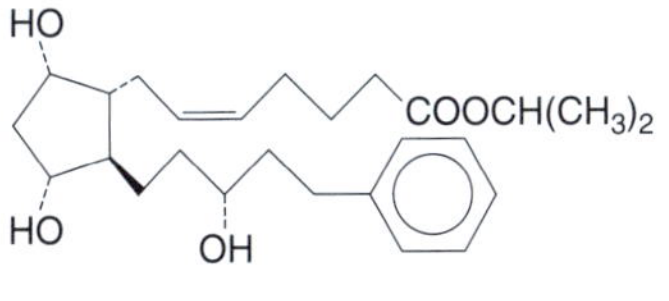

Toxicidade de agentes antiglaucoma O espasmo do corpo ciliar é um efeito colinérgico muscarínico que pode causar miopia secundária e alterar a refração em virtude da contração da íris e do corpo ciliar à medida que ocorrem flutuações no efeito do fármaco entre as doses. As contrações do corpo ciliar e da íris podem causar cefaleia. Os agonistas α$_2$, eficientes na redução da PIO, podem causar um fenômeno de rebote de vasoconstrição/vasodilatação, levando a vermelhidão ocular. As alergias oculares e cutâneas à *apraclonidina* e à *brimonidina* tópicas são comuns. A *brimonidina* é menos propensa a causar alergia ocular do que a *apraclonidina* e, portanto, é mais comumente usada. Os agonistas α$_2$ podem causar depressão do SNC e apneia em recém-nascidos e são contraindicados em crianças com menos de 2 anos de idade. A absorção sistêmica de agonistas α$_2$ e antagonistas β-adrenérgicos pode induzir todos os efeitos adversos da administração sistêmica. Os inibidores da Rho-cinase podem ter efeito vasodilatador que resulta em hiperemia conjuntival, hemorragia subconjuntival, blefarite e lacrimejamento. Os inibidores da Rho-cinase geralmente causam deposição de pigmento marrom-dourado no epitélio da córnea (córnea verticillata) e raramente causam edema epitelial da córnea reticular. O uso sistêmico de CAI pode causar distúrbios como mal-estar, fadiga, depressão, parestesias e nefrolitíase. O uso tópico de CAI pode reduzir a incidência desses efeitos adversos relativamente comuns.

Uveíte

A uveíte, ou inflamação da úvula, pode ser infecciosa ou não infecciosa e o tratamento clínico da causa subjacente (se conhecida), além do uso de terapia tópica, é essencial. O *ciclopentolato*, a *tropicamida* ou, por vezes, até mesmo os agentes antimuscarínicos de ação mais longa, como a *atropina*, a *escopolamina* e a *homatropina*, são usados com frequência para prevenir a formação de sinéquia posterior entre o cristalino e a margem da íris e aliviar o espasmo do músculo ciliar, que é responsável por grande parte da dor associada à uveíte anterior.

Caso as sinéquias posteriores já estejam formadas, pode-se administrar um agonista α-adrenérgico para dissolvê-las por meio da ampliação da dilatação pupilar. Várias combinações de um agonista α-adrenérgico e um agente antimuscarínico estão disponíveis para a indução de midríase (p. ex., 10% de *fenilefrina* com 0,3% de *escopolamina*; 1% de *bromidrato de hidroxianfetamina* com 0,25% de *tropicamida*; 1% de *fenilefrina* com 0,2% de *ciclopentolato*; e 2,5% de *fenilefrina* com 1% de *tropicamida*). Em geral, os esteroides tópicos são eficazes para reduzir a inflamação, mas em alguns casos precisam ser suplementados com injeção de esteroides locais ou sistêmicos.

Estrabismo

O *estrabismo*, ou desalinhamento ocular, tem várias causas e pode ocorrer em qualquer idade. Além de causar *diplopia* (visão dupla), o

Figura 74-6 *Latanoprosta.*

TABELA 74-9 ■ INIBIDORES DA ANIDRASE CARBÔNICA PARA USO OFTÁLMICO

FÁRMACO	FORMULAÇÃO	INDICAÇÕES	EFEITOS ADVERSOS
Acetazolamida	Comprimidos (125, 250 mg); liberação prolongada (500 mg) Intravenoso	↑ agudo da PIO, glaucoma, hipertensão intracraniana idiopática	Parestesias (mãos, pés), desconforto abdominal, hipopotassemia, erupção cutânea alérgica, cálculos renais Rara: anemia aplásica
Metazolamida	Comprimidos (25, 50 mg)	Glaucoma	O mesmo que a acetazolamida, mas geralmente menos parestesias e dor de estômago
Dorzolamida	Solução a 2%; também em combinação com timolol (0,5%)	Glaucoma, hipertensão ocular	Causa queimação, coceira e um gosto metálico
Brinzolamida	Suspensão a 1%; também em combinação com brimonidina (0,2%)	Glaucoma, hipertensão ocular	Causa menos queimação, coceira e gosto metálico que a dorzolamida

estrabismo em crianças pode resultar em *ambliopia* (redução da visão). As medidas não cirúrgicas para tratar a ambliopia incluem terapia de oclusão, ortóptica, dispositivos ópticos e agentes farmacológicos.

Um olho com *hiperopia*, ou hipermetropia, precisa se acomodar constantemente para focar imagens a distância. Em algumas crianças hipermetropes, a resposta sincinética de acomodação-convergência causa a convergência excessiva e se evidencia pela *esotropia* (olho virado para dentro). O cérebro rejeita a diplopia e suprime a imagem gerada pelo olho desviado. Se a visão correta não for restaurada até aproximadamente os 6 a 8 anos de idade, o cérebro nunca aprenderá a processar a informação visual do olho. O resultado é que o olho parecerá estruturalmente normal, porém não desenvolverá acuidade visual normal e, portanto, será ambliótico. Esta é uma causa relativamente comum de incapacidade visual. Nessa situação, a *atropina* (1%) instilada no olho de visão predominante produz cicloplegia e incapacidade desse olho de se acomodar, forçando assim a criança a usar o olho ambliópico (Pediatric Eye Disease Investigator Group, 2002, 2003). O iodeto de ecotiofato também tem sido utilizado nos casos de estrabismo acomodativo. A acomodação provoca o reflexo de proximidade, que inclui a tríade de miose, acomodação e convergência. Um inibidor irreversível da colinesterase, como o *ecotiofato*, causa miose e uma alteração acomodativa no formato do cristalino. Desse modo, o estímulo acomodativo para desencadear o reflexo de proximidade é reduzido e o paciente apresenta menos convergência. É frequentemente usado em conjunto com um midriático para reduzir a formação de cistos de íris associados ao uso de *ecotiofato*.

Miopia

A miopia, ou vista curta, é uma condição na qual os objetos próximos parecem nítidos, enquanto os objetos mais distantes ficam embaçados porque a luz que entra no olho não é focada adequadamente na retina. A condição tem sido tradicionalmente tratada com correção refrativa, como óculos, lentes de contato ou cirurgia refrativa. A prevalência da miopia vem aumentando em todo o mundo e estima-se que chegue a 5 bilhões até 2050, enquanto a alta miopia, definida como mais miopia do que -5,00 D pela OMS, atingirá uma prevalência de 1 bilhão (Gong et al., 2017). A principal causa de deficiência visual em todo o mundo é o erro refrativo não tratado, e a alta miopia está associada a complicações que ameaçam a visão, como atrofia coriorretiniana e neovascularização coroide; portanto, a prevenção da miopia tornou-se um esforço internacional (OMS, 2017). Baixas doses de *atropina* variando de 0,01 a 0,5% podem ser usadas para retardar e até mesmo reverter a progressão da miopia em crianças, embora o mecanismo exato de ação permaneça obscuro. Os efeitos adversos oculares são dependentes da dose e incluem reações alérgicas, pupilas dilatadas que requerem óculos escuros e perda de acomodação.

Usos cirúrgicos e diagnósticos

Para alguns procedimentos cirúrgicos e para o exame clínico do fundo do olho, é desejável ampliar a visão da retina e do cristalino. Antagonistas colinérgicos muscarínicos e agentes simpaticomiméticos são utilizados isoladamente ou em combinação para essa finalidade (ver Tab. 74-7). Do ponto de vista cirúrgico, existem casos em que a miose é preferida e os dois agonistas colinérgicos disponíveis para uso intraocular são a *acetilcolina* e o *carbacol*. Pacientes com miastenia grave podem primeiramente procurar um oftalmologista com a queixa de visão dupla (diplopia) ou queda da pálpebra (ptose). Os pacientes com síndrome de Horner chegar ao oftalmologista queixando-se de ptose, e a reversão da anisocoria que ocorre com a *apraclonidina* é útil no diagnóstico desses pacientes (ver Tab. 74-2).

Fármacos anti-inflamatórios, imunomoduladores e antimitóticos

Glicocorticoides

Os glicocorticoides possuem um importante papel no controle das doenças inflamatórias oculares (Tabs. 74-11 e 74-12). A química e a farmacologia dos glicocorticoides estão descritas no Capítulo 50.

Usos terapêuticos Os glicocorticoides formulados para administração tópica nos olhos são a *dexametasona*, a *prednisolona*, a *fluorometolona*, o *loteprednol* e o *difluprednato*. Devido aos seus efeitos anti-inflamatórios, os corticosteroides tópicos são usados no tratamento de alergia ocular significativa, síndrome do olho seco, doenças inflamatórias oculares externas associadas a algumas infecções, penfigoide cicatricial ocular, uveíte anterior e inflamação pós-operatória após cirurgia refrativa, corneana e intraocular. Após a cirurgia de filtração de glaucoma, os esteroides tópicos podem retardar o processo de cicatrização de feridas pela diminuição da infiltração de fibroblastos, reduzindo assim as cicatrizes no sítio cirúrgico. Os esteroides normalmente são administrados por via sistêmica e por injeções sob a cápsula de Tenon para tratar a uveíte posterior. A injeção intravítrea de esteroides é usada para tratar retinopatia diabética e edema macular cistoide. Uma formulação de *triancinolona*

TABELA 74-10 ■ INIBIDORES DE RHO-CINASE DE USO OFTÁLMICO

FÁRMACO	FORMULAÇÃO	INDICAÇÕES	EFEITOS ADVERSOS
Netarsudila	0,02%; também em combinação com latanoprosta (0,005%)	Glaucoma, repovoamento de células endoteliais apenas após remoção de Descemet	Hiperemia conjuntival, hemorragia subconjuntival, blefarite, lacrimejamento, córnea verticilada, raramente edema epitelial corneano reticular
Ripasudila (não disponível nos Estados Unidos)	0,4%	Glaucoma, repovoamento de células endoteliais apenas após remoção de Descemet	Os mesmos da netarsudila

TABELA 74-11 ■ GLICOCORTICOIDES PARA APLICAÇÃO TÓPICA OCULAR

FÁRMACO	FORMULAÇÃO	INDICAÇÕES
Dexametasona	Suspensão de 0,1%; solução a 0,1% (fosfato sódico); Inserção intracanalicular de 0,4 mg; Implante intravítreo de 0,7 mg	Condições inflamatórias da conjuntiva palpebral e bulbar, da córnea e do segmento anterior responsivas a esteroides; conjuntivite infecciosa para reduzir edema e inflamação quando o risco do uso de esteroides é aceitável; lesões corneanas causadas por queimaduras químicas, radioativas ou térmicas ou penetração de objetos estranhos; inflamação pós-operatória
Difluprednato	Emulsão a 0,05%	Dor ocular; inflamação ocular pós-operatória; uveíte
Fluorometolona	Suspensão a 0,1 e 0,25%; pomada a 0,1%	Conjuntivite alérgica; conjuntivite papilar gigante; ceratite; queimaduras oculares; inflamação ocular pós-operatória; uveíte; ceratoconjuntivite vernal
Etabonato de loteprednol	Suspensão 0,2, 0,25, 0,5%; gel 0,38, 0,5%; pomada 0,5%	Conjuntivite alérgica; ciclite; conjuntivite papilar gigante; irite; ceratite; dor ocular; inflamação ocular pós-operatória, uveíte[a]
Acetato de prednisolona Fosfato sódico de prednisolona	Suspensão a 0,12 e 1% Solução a 1%	Conjuntivite alérgica e úlcera corneana marginal; inflamação do segmento anterior; conjuntivite bacteriana; coriorretinite; ciclite; endoftalmite[a]; oftalmopatia de Graves; infecção ocular por herpes-zóster (com terapia antiviral); irite; ceratite pontual inespecífica e superficial; inflamação ocular pós-operatória; neurite óptica; oftalmia simpática; uveíte posterior difusa; ceratoconjuntivite vernal; lesões da córnea por substâncias químicas, radiação, queimaduras térmicas; ou penetração de objetos estranhos. Comumente usado após cirurgia ocular

[a]Uso sem indicação na bula (off-label).

intravítrea foi aprovada para condições inflamatórias oculares que não respondem aos corticosteroides tópicos e para a visualização durante a vitrectomia. Os esteroides parenterais seguidos por doses orais decrescentes são o tratamento preferido da neurite óptica. Dois implantes oftálmicos, a *fluocinolona* e a *dexametasona*, são comercializados para o tratamento de uveíte crônica e não infecciosa. O implante de *dexametasona* também é indicado para o tratamento do edema macular.

Toxicidade As complicações oculares incluem o desenvolvimento de cataratas subcapsulares posteriores, infecções secundárias e glaucoma secundário de ângulo aberto. Haverá um aumento significativo no risco de desenvolvimento de glaucoma secundário se o paciente apresentar história familiar de glaucoma. Na ausência de história familiar de glaucoma de ângulo aberto, apenas cerca de 5% dos indivíduos sadios respondem a esteroides tópicos ou sistêmicos por longos períodos com um aumento acentuado na PIO. Entretanto, com história familiar positiva, até 90% dos pacientes desenvolvem elevações induzidas por esteroides moderadas a acentuadas na PIO. Foram desenvolvidos alguns esteroides de uso tópico (p. ex., *loteprednol*) que reduzem, porém não eliminam, o risco de PIO elevada. Certas infecções da córnea podem ser agravadas por esteroides tópicos, especialmente pelo vírus herpes simplex, fungos e *acanthamoeba*.

Agentes anti-inflamatórios não esteroides

As propriedades farmacológicas dos anti-inflamatórios não esteroides (AINE) são apresentadas no Capítulo 42. Cinco AINE tópicos são aprovados pela FDA para uso ocular: *flurbiprofeno, cetorolaco, diclofenaco, bronfenaco* e *nepafenaco*.

Os AINE são fornecidos como solução e suspensão para uso oftálmico tópico para reduzir a inflamação ocular e o edema macular cistoide. O *flurbiprofeno* é usado para combater a miose intraoperatória indesejada durante a cirurgia de catarata. O *cetorolaco* é administrado para tratar conjuntivite alérgica sazonal. Uma solução combinada de *cetorolaco/fenilefrina* intraocular está disponível para ser adicionada a soluções de irrigação oftalmológica intraoperatória para diminuir a miose durante a cirurgia de catarata. O *diclofenaco* é utilizado para inflamação e dor pós-operatórias. Tanto o *cetorolaco* quanto o *diclofenaco* são eficazes no tratamento do edema macular cistoide que ocorre após a cirurgia de catarata e no controle da dor após a cirurgia refrativa da córnea. O *bronfenaco* e o *nepafenaco* são indicados para o tratamento de dor e inflamação pós-operatórias subsequentes à cirurgia de catarata. Os AINE tópicos foram ocasionalmente associados a perfurações e liquefação estéril da córnea, principalmente em pacientes idosos com doença da superfície ocular, como síndrome do olho seco ou condições autoimunes que afetam a superfície ocular.

Anti-histamínicos e estabilizadores de mastócitos

Antagonistas H_1 (ver Cap. 43) e estabilizadores de mastócitos são usados para tratar manifestações de alergias oculares. A *feniramina* e a *antazolina* (descontinuada nos Estados Unidos) são formuladas em combinação com a *nafazolina*, um vasoconstritor, para o alívio da conjuntivite alérgica; o *difumarato de emedastina* também é usado. O *cromoglicato dissódico* encontrou algum uso no tratamento da conjuntivite de origem possivelmente alérgica, como a conjuntivite vernal ou primaveril. O estabilizador de mastócitos *trometamina lodoxamida* está disponível para uso oftálmico para o tratamento de estados inflamatórios oculares, como conjuntivite e ceratite vernais. A *nedocromila*, primariamente uma estabilizadora de mastócitos com algumas propriedades anti-histamínicas, também é usada. Da mesma forma, o *cloridrato de olopatadina*, o *fumarato de cetotifeno*, a *bepotastina*, a *azelastina* e a *alcaftadina* são antagonistas H_1 com propriedades estabilizadoras de mastócitos. A *epinastina* antagoniza os receptores H_1 e H_2 e exibe atividade estabilizadora de mastócitos.

Imunossupressores

A *ciclosporina* tópica (Tab. 74-13) foi aprovada para o tratamento do olho seco crônico associado a inflamação. O uso de *ciclosporina* está associado à diminuição dos marcadores inflamatórios na glândula lacrimal, ao aumento da produção de lágrimas e à melhoria da visão e do conforto. O uso tópico de *lifitegraste* (Tab. 74-13) foi aprovado para tratar os sinais e sintomas da síndrome do olho seco. *Lifitegraste* inibe a ligação do LFA-1 – uma integrina – à ICAM-1, que é considerada um modulador negativo da inflamação mediada por linfócitos T. A *interferona-α_{2b}* é usada informalmente no tratamento do papiloma conjuntival e de certos tumores da conjuntiva.

Agentes antimitóticos

Na cirurgia de glaucoma, os agentes antineoplásicos *5-fluoruracila* (5-FU) e *mitomicina* (Tab. 74-13; ver detalhes de mecanismo no Cap. 70) melhoram o sucesso da cirurgia de filtração, limitando o processo pós-operatório de cicatrização de feridas.

Usos terapêuticos A *mitomicina* é administrada durante a operação na forma de uma única aplicação subconjuntival no local da trabeculectomia. A 5-FU pode ser utilizada durante a cirurgia no local da trabeculectomia ou a nível da subconjuntiva durante o período pós-operatório (Fluorouracil Filtering Surgery Study Group, 1996). Ambos os fármacos atuam atenuando o processo cicatricial. Em alguns casos, este poderá levar à formação de tecidos avasculares isquêmicos e finos que tendam a se romper. As lacerações resultantes podem causar hipotonia (PIO baixa) e aumentar o risco de infecção. Na doença da córnea, tanto a

TABELA 74-12 ■ GLICOCORTICOIDES PARA USO SUBTENONIANO, INTRAVÍTREO E SISTÊMICO

FÁRMACO	FORMULAÇÃO	MÉTODO DE ADMINISTRAÇÃO	INDICAÇÃO
Triancinolona	Soluções e suspensões para injeção, 3-40 mg/mL (somente a suspensão injetável de acetonido de triancinolona 40 mg/mL é aprovada pela FDA para injeção intravítrea)	Subtenoniana,[a] intrameral,[a] intravítrea	Inflamação ocular, cirurgia ocular, uveíte
Betametasona	Suspensão para injeção IM (6 mg/mL)	Subtenoniana[a]	Distúrbios oftálmicos sensíveis ao corticosteroide: conjuntivite alérgica e úlcera corneana marginal, inflamação do segmento anterior, coriorretinite, conjuntivite, endoftalmite,[a] oftalmopatia de Graves, infecção ocular por herpes-zóster, irite, ceratite, inflamação ocular pós-operatória, neurite óptica, uveíte posterior difusa, ceratoconjuntivite vernal
Dexametasona	Concentrados orais (1 mg/mL); comprimidos (0,5-6 mg); solução injetável (4 mg/mL, 10 mg/mL)	Oral, intravenosa, intramuscular	Conjuntivite alérgica, úlcera corneana alérgica marginal, inflamação do segmento anterior, coriorretinite, ciclite, endoftalmite,[a] oftalmopatia de Graves, conjuntivite papilar gigante, infecção ocular por herpes-zóster, irite, ceratite, ceratite superficial pontual, inflamação ocular pós-operatória, neurite óptica, coroidite difusa, oftalmia simpática, ceratoconjuntivite vernal ou lesão da córnea (abrasão da córnea)
Dexametasona	Implante oftálmico de 0,4 mg	Intravítrea	Inflamação ocular devido ao edema macular após oclusão da veia da retina, incluindo a oclusão da veia lateral da retina e da veia central da retina e para o tratamento de uveíte não infecciosa que afeta o segmento posterior do olho
Fluocinolona acetonida	Implante oftálmico de 0,18 mg	Intravítrea	Edema macular diabético em pacientes que não apresentaram aumento clinicamente significativo da PIO quando tratados com corticosteroides
	Implante oftálmico de 0,59 mg	Intravítrea	Para o tratamento da uveíte crônica não infecciosa afetando o segmento posterior do olho
Metilprednisolona	Comprimidos (2-32 mg): 20 mg/mL, 40 mg/mL; suspensão para injeção IM (80 mg/mL); solução de succinato de sódio para injeção IM/IV (40-2.000 mg)	Oral, intravenosa, intramuscular	Para o tratamento sistêmico de distúrbios oftálmicos, incluindo conjuntivite alérgica, úlcera corneana alérgica marginal, inflamação do segmento anterior, coriorretinite, endoftalmite,[a] oftalmopatia de Graves, infecção ocular por herpes-zóster, irite, ceratite, inflamação ocular pós-operatória, neurite óptica, uveíte posterior difusa ou ceratoconjuntivite vernal
Prednisona	Solução oral de 1 e 5 mg/mL; comprimidos de 1, 2,5, 5, 10, 20 e 50 mg; comprimidos de liberação prolongada de 1, 2 e 5 mg	Oral	Condições inflamatórias, como endoftalmite,[a] neurite óptica, conjuntivite alérgica, ceratite, úlcera corneal alérgica, irite, coriorretinite, inflamação do segmento anterior, uveíte, coroidite ou oftalmia simpática
Prednisolona	Comprimidos de desintegração oral (10-30 mg); xarope e solução oral (1-5 mg/mL); injetável 125 mg/mL	Oral, injetável (IV/IM)	Tratamento sistêmico de distúrbios oculares sensíveis aos corticosteroides

IM, intramuscular; IV, intravenoso.
[a]Uso sem indicação na bula (off-label).

mitomicina quanto o 5-FU são usados no tratamento de certos tumores da córnea e da conjuntiva. A *mitomicina* pode ser usada para reduzir o risco de escarificação após procedimentos para remover opacidades da córnea e profilaticamente para prevenir a escarificação da córnea após a ceratectomia fotorrefrativa e fototerapêutica. A *mitomicina* também é usada para diminuir a recorrência após a excisão do pterígio. Recomenda-se cautela ao usar a *mitomicina* devido às complicações oculares tardias potencialmente graves, incluindo deficiência de células-tronco límbicas e fusão da córnea ou esclera.

Agentes utilizados na cirurgia oftálmica
Antissépticos pré-cirúrgicos

A *iodopovidona* é formulada como uma solução oftálmica estéril a 5% para uso anterior à cirurgia a fim de preparar a pele periocular e irrigar as superfícies oculares, incluindo a córnea, a conjuntiva e os fórnices palpebrais. Após irrigação, os tecidos expostos são lavados com soro fisiológico estéril. A *iodopovidona* pode causar irritação local e deve ser evitada em pacientes com história de reação anterior a ela. O *ácido hipocloroso* é um agente de preparação de pele eficaz e pode ser usado para cirurgia oftálmica quando a *iodopovidona* é contraindicada.

Substâncias viscoelásticas

As substâncias viscoelásticas são agentes que auxiliam na cirurgia ocular, mantendo espaços, movendo tecidos e protegendo superfícies. Essas substâncias são preparadas a partir de hialuronato, sulfato de condroitina e hidroxipropil metilcelulose, e compartilham diferentes graus das seguintes importantes características físicas: viscosidade, fluxo de cisalhamento, elasticidade, coesão e capacidade de revestimento. As complicações associadas às substâncias viscoelásticas estão relacionadas à elevação transitória da PIO após a cirurgia com material intraocular retido.

Adesivo oftálmico

O *adesivo tecidual de cianoacrilato*, embora não seja aprovado pela FDA para o olho, é amplamente utilizado no tratamento de ulcerações e perfurações da córnea. Os *selantes de fibrina* são cada vez mais usados na superfície ocular para proteger tecidos como a conjuntiva, a membrana amniótica e os enxertos corneais lamelares.

TABELA 74-13 ■ AGENTES IMUNOSSUPRESSORES E ANTIMITÓTICOS PARA USO OFTÁLMICO			
FÁRMACO	FORMULAÇÃO	INDICAÇÃO	COMENTÁRIOS
Ciclosporina	Emulsão 0,05 ou 0,09%	Olho seco	Dosado em conta-gotas individuais sem conservantes; Pode ser formulado até 2%
Lifitegraste	Solução a 5%	Olho seco	Formulada em conta-gotas de dose única livres de conservantes
Interferona α_{2B}[a]	Solução tópica (1 milhão UI/mL); injeção subconjuntival (3 milhões UI/0,5 mL)	Tumores conjuntivais Papiloma conjuntival	Utilizado no tratamento da neoplasia escamosa da superfície ocular
5-fluoruracila (5FU)	solução de 50 mg/mL	Tumores conjuntivais Papiloma conjuntival Cirurgia de glaucoma Redução do crescimento epitelial	Usado em condições intra e pós-operatórias para prevenir a formação de cicatrizes subconjuntivais Inibe a cicatrização do epitélio córneo; não pode ser usado em caso de abrasão da córnea
Mitomicina	0,2 mg/mL para administração tópica	Tumores conjuntivais Cirurgia de glaucoma Cirurgia de pterígio Escarificação da córnea e cirurgia de ablação superficial	Geralmente usada como uma aplicação subconjuntival intraoperatória para evitar cicatrizes Mais comumente usada do que a 5-FU na cirurgia de glaucoma; não para injeção Uso tópico na córnea

[a]Uso sem indicação na bula (*off-label*).

Visualização Intraoperatória

No intraoperatório, o *azul de tripano* é comercializado como soluções oftálmicas a 0,06 e 0,15% para facilitar a visualização da cápsula anterior do cristalino durante a cirurgia de catarata, para coloração da membrana de Descemet que é inserida no olho durante a ceratoplastia endotelial de remoção de Descemet e para coloração da superfície da retina durante a vitrectomia cirúrgica para guiar a excisão do tecido.

Gases para o segmento anterior

Os gases *hexafluoreto de enxofre* (SF_6) e o *perfluoropropano* (C_3F_8) são utilizados como substitutos vítreos durante a cirurgia da retina. No segmento anterior, o SF_6 é usado em uma concentração não expansiva, principalmente após a ceratoplastia endotelial, para ajudar o enxerto lamelar a aderir à córnea posterior. Os pacientes geralmente são aconselhados a deitar de bruços por 3 a 5 dias após a cirurgia para maximizar a fixação do enxerto. O SF_6 também pode ser usado para tratar descolamentos da Descemet, geralmente após cirurgia de catarata. Esses descolamentos podem causar edema corneal leve ou grave. O gás é injetado no interior da câmara anterior para empurrar a membrana de Descemet contra o estroma, ao qual ela se adere e permite a regressão do edema da córnea.

Substitutos do vítreo

Vários compostos, incluindo gases, perfluorocarbonos líquidos e óleos de silicone, estão disponíveis como substitutos vítreos (Tab. 74-14). O seu uso primário é a reposição da retina após procedimentos de vitrectomia e a descamação da membrana para vitreorretinopatia proliferativa complicada e deslocamentos de tração da retina. O uso de gases expansivos traz riscos de complicações por elevação da PIO, gás sub-retiniano, edema corneal e formação de cataratas. Os gases são absorvidos depois de alguns dias (no caso do ar) ou em até 2 meses (no caso do *perfluoropropano*).

O perfluorocarbono líquido (gravidade específica 1,76-1,94) são mais densos que o vítreo e são úteis em nivelar a retina quando o vítreo está presente. Seu uso é limitado a ambientes intraoperatórios devido à toxicidade a longo prazo para a retina. O óleo de silicone (polidimetilsiloxanos) é usado para o tamponamento em longo prazo da retina. As complicações associadas ao uso do óleo de silicone incluem glaucoma, formação de catarata, edema da córnea, ceratopatia da faixa corneal e toxicidade retinal. Combinações de óleo de silicone e alcanos parcialmente fluorados foram aprovadas para uso clínico, o que pode ter benefícios sobre o óleo de silicone sozinho para certos tipos de rupturas retinianas (Alovisi et al., 2017).

Hemostasia cirúrgica e agentes trombolíticos

A hemostasia tem um papel importante na maioria dos procedimentos cirúrgicos e geralmente é conseguida por coagulação térmica. A administração intravítrea de trombina pode ajudar a controlar a hemorragia intraocular durante a vitrectomia. Quando usada intraocularmente, pode ocorrer uma resposta inflamatória potencialmente significativa, que poderá ser minimizada pela irrigação completa após a hemostasia ter sido alcançada.

Durante as cirurgias intraoculares para auxiliar a evacuação de hifemas, coágulos sub-retinianos ou hemorragias vítreas não claras, o *ativador de plasminogênio tecidual* (tPA; ver Cap. 36) tem sido utilizado sem indicação na bula. O tPA também foi administrado na subconjuntiva e intracameralmente (i.e., administração intraocular controlada no segmento anterior) para lisar coágulos sanguíneos que obstruem um sítio de filtração do glaucoma. A principal complicação relacionada ao uso do tPA é a hemorragia.

Toxina botulínica do tipo A no tratamento do estrabismo, blefarospasmo e distúrbios relacionados

Várias preparações de toxina botulínica tipo A são comercializadas nos Estados Unidos com indicações semelhantes: *toxina onobotulínica A*, *toxina abobotulínica A*, *toxina prabobotulínica A* e *toxina incobotulínica A*. Esses agentes são utilizados para o tratamento de estrabismo e blefaroespasmo associados a distonia, rugas faciais (linhas glabelares), disfunção da bexiga e incontinência urinária, espasticidade, hiperidrose axilar, torcicolo espasmódico (distonia cervical) e enxaqueca crônica, entre outros. Ao prevenir a liberação de acetilcolina na junção neuromuscular, a toxina botulínica A geralmente causa paralisia temporária dos músculos injetados localmente. As complicações relacionadas a essa toxina incluem dupla visão (diplopia), queda da pálpebra (ptose) e, raramente, propagação distante do efeito da toxina a partir do local da injeção, potencialmente fatal horas a semanas após a administração.

TABELA 74-14 ■ SUBSTITUTOS DO VÍTREO[a]	
FÁRMACO	DURAÇÃO OU VISCOSIDADE
Gases	
Ar	Duração, 3-7 dias
Hexafluoreto de enxofre (SF_6)[b]	Duração, 10-14 dias
Perfluoropropano (C_3F_8)[b]	Duração, 55-65 dias
Líquidos	
Óleos de silicone (OS) Combinações OS-PFA	Viscosidade: 1.000-5000 cs

cs, centistoke (unidade de viscosidade); PFA, alcanos parcialmente fluorados.
[a]Para mais informações, ver Alovisi et al. (2017).
[b]Gás expansível.

Agentes usados para tratar dor ocular na cegueira

A injeção retrobulbar de etanol absoluto ou a 95% pode oferecer alívio da dor crônica associada ao olho cego e dolorido, quando esteroides tópicos e cicloplégicos falham. A *clorpromazina* retrobulbar também tem sido usada sem indicação formal na bula. Esse tratamento é precedido da administração de anestésicos locais. A infiltração local dos nervos ciliares proporciona alívio sintomático da dor, mas outras fibras nervosas podem ser danificadas. Isso pode causar paralisia dos músculos extraoculares, incluindo os das pálpebras, ou ceratite neuroparalítica. As fibras sensoriais dos nervos ciliares podem se regenerar e, em alguns casos, são necessárias injeções repetidas para controlar a dor.

Efeitos adversos oculares de agentes sistêmicos

Certos fármacos sistêmicos provocam efeitos adversos oculares. Estes podem oscilar de leves e inconsequentes a graves e comprometedores da visão (Li et al., 2008; Pula et al., 2013). Os exemplos estão relacionados nas sessões a seguir.

PIO e glaucoma

O fármaco anticonvulsivo *topiramato* pode causar derrames coroidais que levam ao glaucoma de ângulo fechado. Esteroides inalatórios, sistêmicos ou oculares podem causar elevação da PIO e glaucoma. Se não for possível interromper o tratamento com esteroides, o paciente geralmente necessitará de medicação para o glaucoma ou mesmo de cirurgia filtrante.

Retina

Vários fármacos produzem efeitos adversos tóxicos à retina. Os fármacos antiartrite e antimaláricos *hidroxicloroquina* e *cloroquina* podem causar toxicidade central da retina por um mecanismo desconhecido. Nas doses habituais, a toxicidade não ocorre antes de aproximadamente 6 anos após o início do tratamento. A interrupção do fármaco não irá reverter o dano, porém geralmente evitará toxicidade posterior. O *tamoxifeno* pode causar maculopatia cristalina, enquanto a *cisplatina* e a *carmustina* causam retinopatia pigmentar. O anticonvulsivo *vigabatrina* causa progressiva e permanente constrição bilateral do campo visual concêntrico em uma porcentagem elevada de pacientes.

Nervo óptico

Os inibidores da fosfodiesterase (PDE) 5, *sildenafila*, *vardenafila* e *tadalafila*, inibem a PDE5 no corpo cavernoso para ajudar a alcançar e manter a ereção peniana (ver Cap. 49). Eles também são usados para tratar a hipertensão arterial pulmonar (ver Cap. 35). Os fármacos também inibem ligeiramente a PDE6, que controla os níveis de GMP cíclico na retina (ver Fig. 74-9), causando uma neblina azulada ou sensibilidade à luz. Diversos fármacos, incluindo o *etambutol*, o *cloranfenicol* e a *rifampicina*, podem causar neuropatia óptica tóxica caracterizada por escotomas centrais bilaterais gradativamente progressivos e perda de visão.

Segmento anterior

Os esteroides têm sido implicados na formação da catarata. O *tamoxifeno*, entre outros, tem sido associado à catarata. A *rifabutina*, se utilizada em conjunto com a *claritromicina* ou o *fluconazol* para o tratamento de infecções oportunistas do complexo *Mycobacterium avium* em pessoas positivas para o vírus da imunodeficiência humana, está associada à iridociclite e até ao hipópio. Essas condições são resolvidas com esteroides ou pela interrupção da medicação.

Superfície ocular

A *isotretinoína* exerce um efeito de desidratação das mucosas e está associada ao olho seco e à disfunção grave da glândula meibomiana.

Córnea, conjuntiva e pálpebras

A córnea, a conjuntiva e as pálpebras podem ser afetadas pelas medicações sistêmicas. Um dos depósitos de fármacos mais comuns encontrados na córnea é proveniente do fármaco cardíaco *amiodarona*. Ela se deposita na córnea inferior e central em um padrão parecido com uma espinha semelhante à da *cornea verticillata*, aparecendo como brilho fino ou pigmento marrom no epitélio. Os depósitos raramente afetam a visão e raramente constituem uma causa para interromper a medicação. Os depósitos desaparecem lentamente quando a medicação é interrompida. Outros fármacos, incluindo a *indometacina*, a *atovaquona*, a *cloroquina* e a *hidroxicloroquina*, podem causar um padrão similar. As fenotiazinas, incluindo a *clorpromazina* e a *tioridazina*, podem formar depósitos pigmentados marrons na córnea, na conjuntiva e nas pálpebras, que geralmente não afetam a visão. Os depósitos oculares geralmente persistem após a descontinuação do fármaco e poderão até mesmo piorar. Medicamentos contendo ouro e prata podem ser usados para tratar a artrite reumatoide e podem causar depósitos pigmentados na córnea e na conjuntiva. Certos agentes quimioterápicos, como a *citarabina*, podem causar toxicidade temporária da córnea. As tetraciclinas podem causar coloração amarelada da conjuntiva exposta à luz. A *minociclina* sistêmica pode induzir uma pigmentação escleral azul-acinzentada, mais proeminente na zona interpalpebral. *Dupilumabe*, um anticorpo monclonal que inibe a sinalização pró-inflamatória por IL-4 e IL-13, é usado para tratar eczema moderado a grave; seu uso tem sido associado a conjuntivite, ceratite, blefarite e olho seco.

Agentes usados como auxiliares no diagnóstico oftalmológico

Diversos fármacos são usados para realizar exames oculares (p. ex., agentes midriáticos, anestésicos tópicos, corantes para avaliar a integridade da superfície da córnea), facilitar cirurgias intraoculares (p. ex., agentes mióticos e midriáticos, anestésicos tópicos e locais) e estabelecer o diagnóstico em casos de anisocoria e anormalidades da retina (p. ex., agentes para contrastes intravenosos). Os agentes autonômicos foram discutidos anteriormente. Os empregos diagnósticos e terapêuticos dos corantes de uso tópico e intravenosos e dos anestésicos tópicos serão discutidos a seguir.

Segmento anterior e usos diagnósticos externos

A epífora (lacrimejamento excessivo) e problemas superficiais da córnea e da conjuntiva são distúrbios oculares externos comumente encontrados. Os corantes *fluoresceína*, *rosa bengala* e *verde lissamina* são utilizados para avaliar esses problemas. A *fluoresceína* (Fig. 74-7) está disponível como solução a 10 e 25% para injeção e em tiras de papel impregnado, e evidencia defeitos epiteliais da córnea e conjuntiva, além de vazamento de humor aquoso que pode ocorrer após trauma ou cirurgia ocular. Em caso de epífora, a *fluoresceína* é utilizada para ajudar a avaliar a obstrução do sistema nasolacrimal. Além disso, esse corante é usado na *tonometria de aplanação* (medição de PIO) e para auxiliar na determinação do ajuste adequado de lentes de contato rígidas e semirrígidas. A *fluoresceína* está disponível em combinação com a *proparacaína* ou *benoxinato* para procedimentos nos quais é necessário utilizar um agente revelador e um anestésico tópico. A *fluorexona*, uma solução fluorescente de elevado peso molecular, é utilizada quando a *fluoresceína* for contraindicada (p. ex., em pacientes com lentes de contato gelatinosas). Os corantes *rosa bengala* e *verde lissamina*, disponíveis em tiras de papel impregnado, coram os tecidos desvitalizados da córnea e da conjuntiva.

Usos diagnósticos no segmento posterior

A integridade das barreiras hematorretiniana e epiteliais pigmentares da retina pode ser avaliada diretamente por angiografia retiniana, que requer a administração intravenosa de *fluoresceína sódica* ou do *verde de indocianina*. Esses agentes comumente causam náuseas e prurido e podem precipitar reações alérgicas graves em indivíduos suscetíveis.

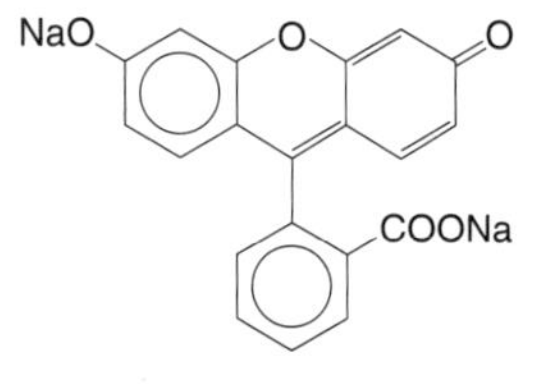

FLUORESCEÍNA SÓDICA

Figura 74-7 *O corante diagnóstico fluoresceína.*

Tratamento de neovascularização da retina, degeneração macular e tração vitreomacular

O tratamento médico da neovascularização da retina vem mudando rapidamente nas últimas décadas e provavelmente continuará a fazê-lo (Agarwal et al., 2015). O tratamento atual emprega agentes que inibem as ações do VEGF (Tab. 74-15).

A *verteporfina* foi aprovada para terapia fotodinâmica da forma exsudativa da DMRI com membranas neovasculares coroidais predominantemente clássicas. A *verteporfina* também é utilizada no tratamento da neovascularização predominantemente coroidal clássica causada por distúrbios como a miopia patológica e a provável síndrome de histoplasmose ocular. A *verteporfina* é administrada por via intravenosa e, uma vez na circulação coroidal, é ativada pela luz emitida por uma fonte de *laser* não térmico. A ativação do fármaco em presença do O_2 gera radicais livres que causam lesão vascular seguida de ativação das plaquetas, trombose e obstrução da neovascularização coroidal. A $t_{1/2}$ do fármaco é de 5 a 6 horas e ele é eliminado principalmente nas fezes. Os efeitos adversos potenciais incluem cefaleia, reações no local da injeção e distúrbios visuais. A *verteporfina* causa fotossensibilização temporária, devendo os pacientes evitar exposição da pele ou dos olhos à luz solar direta ou a luzes fortes em ambientes fechados por 5 dias após a aplicação do fármaco.

O *pegaptanibe*, um antagonista seletivo do VEGF, foi aprovado para a DMRI neovascular (exsudativa). O VEGF165 induz angiogênese e aumenta a permeabilidade e a inflamação vascular; essas ações provavelmente contribuem para a progressao da forma neovascular (úmida) da DMRI, uma das principais causas de cegueira. O *pegaptanibe* inibe a ligação do VEGF165 aos receptores de VEGF. O *pegaptanibe* (0,3 mg) é administrado 1× a cada 6 semanas por injeção intravítrea no olho a ser tratado. Após a injeção, os pacientes devem ser monitorados quanto à elevação da PIO e à endoftalmite. Casos raros de reações anafiláticas/anafilactoides têm sido relatados.

O *aflibercepte* é uma proteína de fusão recombinante, constituída por porções de receptores de VEGF humanos 1 e 2, que atua como um receptor-isca solúvel para VEGF-A. Ele foi aprovado para a forma neovascular (exsudativa) da DMRI, bem como para o edema macular após oclusão da veia da retina ou associado à retinopatia diabética. Dependendo da doença subjacente, o *aflibercepte* (2 mg) é administrado 1×/mês por injeção intravítrea ocular, por 3 a 5 meses, seguido de 2 mg, 1× a cada 8 semanas. Os efeitos adversos graves podem incluir dor nos olhos ou vermelhidão, inchaço, problemas de visão, fotossensibilidade, dores de cabeça, dormência súbita em um lado do corpo, confusão e problemas de fala e equilíbrio. O fármaco é contraindicado em pacientes com infecção ou inflamação ocular ativa.

O *bevacizumabe* é um anticorpo murino monoclonal que tem como alvo o VEGF-A e, portanto, inibe a proliferação vascular e o crescimento tumoral (ver Cap. 72). O *ranibizumabe* é uma variante do *bevacizumabe* que teve a afinidade do domínio Fab amadurecida. Os fármacos são administrados por injeção intravítrea e costumam ser usados mensalmente para terapia de manutenção. Ambos têm sido associados ao risco de acidente vascular cerebral. A enorme diferença de custo entre esses anticorpos similares provocou um debate sobre a relação custo-benefício das estratégias de tratamento (Shaikh et al., 2015; Stein et al., 2014), especialmente à luz de dados recentes que indicam prognósticos semelhantes da acuidade visual para cada um desses medicamento (CATT Research Group, 2011).

O *brolucizumabe*, uma terapia mais recente para a degeneração macular, também tem como alvo o VEGF-A, mas é um fragmento de anticorpo de cadeia única e, portanto, menor com potencial para maior duração. O *brolucizumabe* mostrou-se não inferior ao *aflibercepte* com um perfil de segurança semelhante, mas com maior incidência de uveíte. Também exigiu administração menos frequente (Dugel et al., 2020), o que tem implicações significativas devido ao custo e à frequência das visitas associadas ao tratamento da neovascularização da retina.

A *ocriplasmina* é uma enzima proteolítica usada para tratar a tração vitreomacular. Ela trabalha para dissolver o vítreo e aliviar a tração sobre a mácula no centro da retina. Um efeito colateral interessante é a possibilidade de subluxação do cristalino a partir da deiscência zonular.

Anestésicos nos procedimentos oftálmicos

Os agentes anestésicos tópicos utilizados clinicamente em oftalmologia incluem colírios de *proparacaína* e *tetracaína*, gel de *lidocaína* (ver Cap. 25) e *cocaína* intranasal. A *cocaína* pode ser aplicada por via intranasal em combinação com anestésicos tópicos para facilitar a cateterização do sistema nasolacrimal. Em cirurgias, a *lidocaína* e a *bupivacaína* são utilizadas nas anestesias por infiltração e bloqueio retrobulbar. As complicações e os riscos potenciais referem-se a reações alérgicas, perfuração do bulbo ocular, hemorragias, bem como injeções vasculares e subdurais inadvertidas. A *lidocaína* livre de conservantes (1%), que é introduzida na câmara anterior, e a geleia de *lidocaína* oftálmica (3,5%), aplicada na superfície ocular durante a preparação pré-operatória dos pacientes, são utilizadas em cirurgias de catarata com anestesia tópica. A maioria dos agentes inaláveis e dos depressores do SNC está associada à redução da PIO. Uma exceção é a *cetamina*, que tem sido associada à elevação da PIO. Em pacientes com perfurações do bulbo ocular, a anestesia deve ser selecionada cuidadosamente para evitar que os fármacos

TABELA 74-15 ■ AGENTES ANTI-VEGF PARA USO OFTÁLMICO

FÁRMACO	FORMULAÇÃO	INDICAÇÃO	COMENTÁRIOS
Verteporfina	Solução reconstituída de 2 mg/mL para infusão intravenosa	Neovascularização da retina associada à degeneração macular	Dosagem de acordo com a área de superfície corporal Ativada por um *laser* frio enquanto passa pela circulação da retina Induz fotossensibilidade e propensão a queimaduras solares
Pegaptanibe	Injeção intravítrea de 0,3 mg/0,09 mL	Mesma que a da verteporfina	Se liga à isoforma 165 do VEGF
Aflibercepte	Injeção intravítrea de 2 mg/0,05 mL	Mesma que a da verteporfina *mais* EMD ou no tratamento da retinopatia diabética em pacientes com EMD	Um receptor-isca para VEGF-A
Bevacizumabe[a]	Injeção intravítrea de 1,25 mg/0,05 mL	O mesmo que aflibercepte	Primeiro anticorpo anti-VEGF comercialmente disponível; geralmente administrado sem indicação terapêutica formal como terapia de primeira escolha Fabricado por farmácias de manipulação
Ranibizumabe	Injeção intravítrea de 0,3 mg/0,05 mL	O mesmo que aflibercepte	Uma variante do bevacizumabe
Brolucizumabe	Injeção intravítrea de 6 mg/0,05 mL	O mesmo que aflibercepte	Fragmento de anticorpo de cadeia única Duração mais longa Raramente, reação inflamatória grave

[a]Uso sem indicação na bula de alto risco devido a possível contaminação em farmácias de manipulação.

despolarizem os músculos extraoculares, o que poderia resultar na expulsão do conteúdo intraocular.

Tratamento do olho seco e edema da córnea

O tratamento moderno do ressecamento ocular geralmente inclui a instilação de lágrimas artificiais e lubrificantes oftálmicos. Em geral, os substitutos da lágrima são soluções hipotônicas ou isotônicas compostas de eletrólitos, surfactantes, conservantes e algum agente que aumente a viscosidade e prolongue a permanência no fundo-de-saco, conservando a película lacrimal pré-corneal.

Os agentes de viscosidade comuns incluem *polímeros de celulose*, *álcool polivinílico*, *polietilenoglicol*, *polissorbato*, *óleo mineral*, *glicerina* e *dextrana*. Os substitutos da lágrima estão disponíveis em preparações com ou sem conservantes. A viscosidade dos substitutos da lágrima depende da sua formulação exata e pode variar de aquosa a gelatinosa. Algumas formulações lacrimais também são combinadas com um vasoconstritor, como a *nafazolina*, a *fenilefrina* ou a *tetra-hidrozolina*. As pomadas lubrificantes são compostas de uma mistura de vaselina branca, óleo mineral, lanolina líquida ou alcoólica e, em alguns casos, um conservante. Estas formulações altamente viscosas causam um embaçamento considerável da visão; consequentemente, eles são usados principalmente na hora de dormir, em pacientes criticamente enfermos ou sedados ou em condições de olho seco muito graves. Um implante oftálmico à base de *hidroxipropilcelulose* colocado no fundo-de-saco inferior e que se dissolve durante o dia está disponível para o tratamento de olhos secos.

Doenças oculares locais, como blefarite, rosácea ocular, penfigoide ocular ou queimaduras químicas, podem alterar a superfície ocular e alterar a composição da lágrima. O tratamento apropriado do olho seco sintomático inclui o tratamento da doença associada e, possivelmente, a adição de substitutos de lágrimas, plugues oculares (ver Absorção), *ciclosporina* oftálmica ou *lifitegraste* oftálmico (ver "Imunossupressores"). Também há alguns distúrbios sistêmicos que se evidenciam por ressecamento ocular sintomático, incluindo a síndrome de Sjögren, a artrite reumatoide, a deficiência de vitamina A, a síndrome de Stevens-Johnson e o tracoma. O tratamento da doença sistêmica pode não eliminar as queixas de ressecamento ocular sintomático. O tratamento prolongado com substitutos da lágrima, *ciclosporina* oftálmica, *lifitegraste*, inserção de plugues oculares, colocação de implantes a base de colágeno solúvel ou obstrução cirúrgica do sistema de drenagem lacrimal, podem ser indicados. A *ciclosporina* oftálmica/*lifitegraste* pode ser usada para aumentar a produção lacrimal em pacientes com inflamação ocular associada à ceratoconjuntivite seca. A *doxiciclina* (consulte Infecções Bacterianas) costuma ser usada para tratar blefarite devido à sua atividade de metaloproteinase antimatriz. Em casos graves, as lágrimas de soro autólogo são formuladas com sangue retirado do paciente e preparado em laboratórios especializados. Como o soro contém uma mistura de fatores de crescimento, proteínas, antioxidantes e lipídeos, ele fornece uma substituição lacrimal mais eficaz do que as lágrimas manufaturadas.

O edema da córnea é um sinal clínico de disfunção do endotélio corneal e os agentes osmóticos tópicos podem ser eficazes para desidratar a córnea. O NaCl está disponível em formulações aquosas ou em pomada. A *glicerina* tópica também está disponível; entretanto, por causar dor ao contato com a córnea e conjuntiva, seu uso é limitado à avaliação clínica. Em geral, quando o edema da córnea é secundário ao glaucoma agudo, a administração de um agente osmótico oral para ajudar a reduzir a PIO é preferível à *glicerina* tópica, que apenas limpa a córnea por algum tempo. A redução da PIO ajuda a limpar a córnea de forma mais permanente para possibilitar a visão do ângulo de filtração por gonioscopia e uma visão clara da íris, necessária para a realização da iridotomia com *laser*.

Os inibidores da Rho-cinase (ver "Glaucoma"), incluindo *netarsudila* e *ripasudila*, promovem adesão, sobrevivência e proliferação de células endoteliais da córnea (Macsai e Shiloach, 2019). Esses fármacos têm sido usados em conjunto com a *cirurgia de remoção exclusiva de Descemet* em pacientes com distrofia endotelial de Fuchs limitada aos 5 mm centrais da córnea, para estimular a expansão endotelial e possivelmente a proliferação na área da membrana/endotélio de Descemet excisado.

Tratamento da córnea neurotrófica

A córnea é o tecido mais densamente inervado no corpo humano, e os nervos corneanos desempenham um papel crítico na homeostase da córnea. Os nervos da córnea mediam os reflexos protetores de piscar e lacrimejar e também fornecem suporte trófico, liberando neuropeptídeos para promover a proliferação, migração e adesão do epitélio da córnea. A ceratopatia neurotrófica pode resultar de várias causas subjacentes, incluindo infecção herpética, lesão química, diabetes de longo prazo, cirurgia ocular prévia, uso prolongado de lentes de contato ou massa intracraniana ou neurocirurgia. As opções típicas de tratamento para defeitos epiteliais que não cicatrizam de doenças neurotróficas podem incluir lubrificação com lágrima artificial, lágrimas autólogas, tarsorrafia ou transplante de membrana amniótica (Bonini et al., 2018). *Cenegermin*, um colírio tópico de fator de crescimento de nervo humano recombinante, foi aprovado para o tratamento de ceratopatia neurotrófica nos Estados Unidos em 2018.

Vitamina A e o ciclo visual

As deficiências vitamínicas podem alterar a função ocular, especialmente a deficiência de vitamina A (Tab. 74-16). Na visão, a forma funcional da vitamina A é *o retinal* e sua deficiência interfere com a visão em luz fraca, contribuindo para uma condição conhecida como *cegueira noturna* (nictalopia).

TABELA 74-16 ■ EFEITOS OFTÁLMICOS DE DEFICIÊNCIAS VITAMÍNICAS ESPECÍFICAS E DA DEFICIÊNCIA DE ZINCO		
DEFICIÊNCIA	**EFEITOS SOBRE O SEGMENTO ANTERIOR**	**EFEITOS SOBRE O SEGMENTO POSTERIOR**
Vitamina		
A (retinol)	Conjuntiva (manchas de Bitot, xerose)	Retina (nictalopia, comprometimento da síntese de rodopsina), epitélio pigmentar da retina (hipopigmentação)
	Córnea (ceratomalacia, ceratopatia pontual)	
B_1 (tiamina)	–	Nervo óptico (atrofia temporal com defeitos no campo visual correspondente)
B_6 (piridoxina)	Córnea (neovascularização)	Retina (atrofia convoluta)
B_{12} (cianocobalamina)	–	Nervo óptico (atrofia temporal com defeitos no campo visual correspondente)
C (ácido ascórbico)	Cristalino (? formação de catarata)	–
E (tocoferol)	–	Retina e epitélio pigmentar da retina (? degeneração macular)
Ácido fólico	–	Oclusão venosa
K	Conjuntiva (hemorragia)	Retina (hemorragia)
	Câmara anterior (hifema)	
Zinco	–	Retina e epitélio pigmentar da retina (? degeneração macular)

Figura 74-8 *β-caroteno e alguns membros da família de retinoides da vitamina A.*

Química

O termo *retinoide* se refere ao composto químico *retinol* e a outros derivados naturais muito semelhantes. Os retinoides, que exercem a maior parte de seus efeitos ligando-se a receptores nucleares específicos e modulando a expressão gênica, também incluem análogos sintéticos estruturalmente relacionados que não precisam apresentar atividade semelhante ao retinol (vitamina A). O pigmento vegetal purificado caroteno (provitamina A) é uma fonte de vitamina A. O β-caroteno é o carotenoide mais ativo encontrado nas plantas. As fórmulas estruturais do β-caroteno e da família de retinoides da vitamina A estão evidenciadas na Figura 74-8.

Células retinais e o ciclo visual

A fotorrecepção é realizada por dois tipos de células retinianas especializadas, conhecidas como *cones* e *bastonetes*. Os bastonetes são especialmente sensíveis à luz de baixa intensidade, enquanto os cones atuam como receptores da luz de alta intensidade e são responsáveis pela visão das cores. O cromóforo dos cones e dos bastonetes é o 11-*cis*-retinal. O holorreceptor dos bastonetes é conhecido como *rodopsina*, uma combinação da proteína opsina e do 11-*cis*-retinal ligado como um grupo prostético. Os três tipos diferentes de células dos cones (vermelhas, verdes e azuis) contêm proteínas fotorreceptoras diferentes e relacionadas, respondendo preferencialmente a luz de diferentes comprimentos de onda. Esse esquema básico foi elucidado por Ragnar Granit, Haldan Hartline e George Wald, que compartilharam o Prêmio Nobel de Fisiologia/Medicina de 1967 "por suas descobertas sobre os processos visuais fisiológicos e químicos primários no olho". Diversos artigos mais recentes resumiram o processo de fotorrecepção (Kefalov, 2012; Saari, 2016). A Figura 74-9 resume a via de sinalização iniciada pela absorção de um fóton pelo 11-*cis*-retinal nos bastonetes.

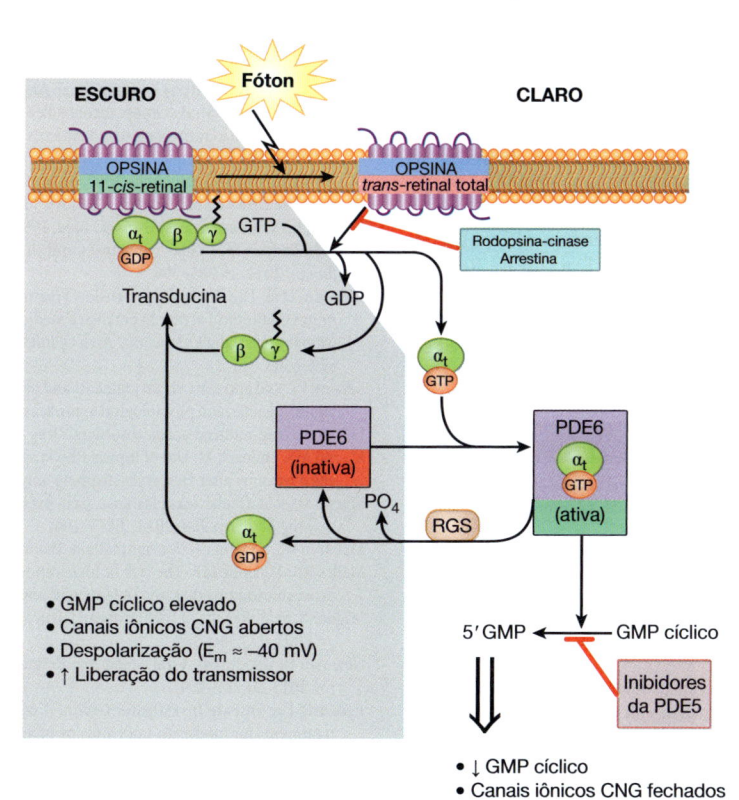

Figura 74-9 *Visão farmacológica da sinalização do fotorreceptor.* CNG, canais controlados por nucleotídeos cíclicos; RGS, regulador de sinalização da proteína G.

Deficiência de vitamina A

A vitamina A é um nutriente essencial com múltiplas funções no corpo, inclusive no olho (Sommer e Vyas, 2012). Seres humanos com deficiência de vitamina A perdem a capacidade de se adaptar ao escuro. A visão formada pelos bastonetes é mais afetada do que a dependente dos cones. Com o esgotamento do retinol no fígado e no sangue, geralmente em concentrações plasmáticas de retinol inferiores a 0,2 mg/L (0,70 μM), as concentrações de retinal e rodopsina na retina caem. A menos que a deficiência seja corrigida, a opsina, que não possui o efeito estabilizador do retinal, é degradado e há deterioração anatômica dos segmentos externos do bastonete.

Vitamina A e estruturas epiteliais

O ácido retinoico pode influenciar a expressão gênica por meio da interação com receptores nucleares. Existem duas famílias de receptores retinoides, RARs e RXRs (Fig. 3-23 e Tab. 3-3). Na presença do retinol ou do ácido retinoico, as células epiteliais basais são estimuladas a produzir muco. A concentração excessiva de retinoides resulta em formação de uma camada mais espessa de mucina, inibição da ceratinização e aparecimento de células caliciformes. Na ausência de vitamina A, as células caliciformes produtoras de muco desaparecem e são substituídas pelas células basais que foram estimuladas a proliferar. Estas células basais enfraquecem e substituem o epitélio original por um epitélio ceratinizado estratificado. A supressão de secreções normais causa irritação e infecção. A reversão dessas alterações é conseguida com a administração de retinol, ácido retinoico ou outros retinoides. Causas comuns de deficiência de vitamina A incluem desnutrição e cirurgia bariátrica.

Usos terapêuticos da vitamina A

A deficiência nutricional de vitamina A provoca *xeroftalmia*, uma doença progressiva caracterizada por *nictalopia* (cegueira noturna), *xerose* (ressecamento) e *ceratomalacia* (afinamento da córnea), que pode levar à perfuração da córnea (McLaren and Kraemer, 2012). A terapia com vitamina A pode reverter a xeroftalmia, porém ocorre cegueira rápida e irreversível uma vez que a córnea é perfurada. A vitamina A também participa da diferenciação epitelial e pode desempenhar alguma função na cicatrização de feridas do epitélio da córnea. A recomendação atual para retinite pigmentosa é a administração diária de 15.000 UI de palmitato de vitamina A sob a supervisão de um oftalmologista e evitar vitamina E em altas doses. Estudos clínicos sugeriram a redução do risco de progressão de alguns tipos de DMRI por altas doses de vitamina C (500 mg), vitamina E (400 UI), β-caroteno (15 mg), óxido cúprico (2 mg) e zinco (80 mg) (Age-Related Eye Disease Research Group, 2001a, 2001b; Chew et al., 2014), embora a substituição da combinação de luteína/zeaxantina por β-caroteno possa ser mais apropriada (Age-Related Eye Disease Study Research Group, 2007; Age-Related Eye Disease Study 2 [AREDS2] Research Group, 2014).

Referências

Agarwal A, et al. Management of neovascular age-related macular degeneration: current state-of-the-art care for optimizing visual outcomes and therapies in development. *Clin Ophthalmol*, **2015**, *9*:1001–1015.

Ahmed Y, et al. Endophthalmitis following open-globe injuries. *Eye*, **2012**, *26*:212–217.

Age-Related Eye Disease Study Research Group. A randomized, placebo-controlled, clinical trial of high-dose supplementation with vitamins C and E, beta carotene, and zinc for age-related macular degeneration and vision loss: AREDS report no. 8. *Arch Ophthalmol*, **2001a**, *119*:1417–1436. Erratum in *Arch Ophthalmol*, **2008**, *126*:1251.

Age-Related Eye Disease Study Research Group. A randomized, placebo-controlled, clinical trial of high-dose supplementation with vitamins C and E and beta carotene for age-related cataract and vision loss: AREDS report no. 9. *Arch Ophthalmol*, **2001b**, *119*:1439–1452. Erratum in *Arch Ophthalmol*, **2008**, *126*:1251.

Age-Related Eye Disease Study Research Group. The relationship of dietary carotenoid and vitamin A, E, and C intake with age-related macular degeneration in a case-control study: AREDS report no. 22. *Arch Ophthalmol*, **2007**, *125*:1225–1232.

Age-Related Eye Disease Study 2 (AREDS2) Research Group. Secondary analyses of the effects of lutein/zeaxanthin on age-related macular degeneration progression: AREDS2 report no. 3. *JAMA Ophthalmol*, **2014**, *132*:142–149.

Alovisi C, et al. Vitreous substitutes: old and new materials in vitreoretinal surgery. *J Ophthalmol*, **2017**, *2017*:3172138.

Beck RW, Gal RL. Treatment of acute optic neuritis: a summary of findings from the Optic Neuritis Treatment Trial. *Arch Ophthalmol*, **2008**, *126*:994–995.

CATT Research Group. Ranibizumab and bevacizumab for neovascular age-related macular degeneration. *N Engl J Med*, **2011**, *364*:1897–1908.

Cavet ME, DeCory HH. The role of nitric oxide in the intraocular pressure lowering efficacy of latanoprostene bunod: review of nonclinical studies. *J Ocul Pharmacol Ther*, **2018**, *34*:52–60.

Chew EY, et al. Ten-year follow-up of age-related macular degeneration in the age-related eye disease study: AREDS report no. 36. *JAMA Ophthalmol*, **2014**, *132*:272–277.

Chew HF, et al. Clinical outcomes and prognostic factors associated with acanthamoeba keratitis. *Cornea*, **2011**, *30*:435–441.

Cohen EJ, Kessler J. Persistent dilemmas in zoster eye disease. *Br J Ophthalmol*, **2016**, *100*:56–61.

Collaborative Normal-Tension Glaucoma Study Group. Comparison of glaucomatous progression between untreated patients with normal-tension glaucoma and patients with therapeutically reduced intraocular pressures. *Am J Ophthalmol*, **1998a**, *126*:487–497.

Collaborative Normal-Tension Glaucoma Study Group. The effectiveness of intraocular pressure reduction in the treatment of normal-tension glaucoma. *Am J Ophthalmol*, **1998b**, *126*:498–505.

Dua HS, et al. Human corneal anatomy redefined: a novel pre-Descemet's layer (Dua's layer). *Ophthalmology*, **2013**, *120*:1778–1785.

Dugel PU, et al. HAWK and HARRIER: phase 3, multicenter, randomized, double-masked trials of brolucizumab for neovascular age-related macular degeneration. *Ophthalmology*, **2020**, *127*:72–84.

Ederer F, et al. The Advanced Glaucoma Intervention Study (AGIS): 13. Comparison of treatment outcomes within race: 10-year results. *Ophthalmology*, **2004**, *111*:651–664.

Endophthalmitis Vitrectomy Study Group. Results of the Endophthalmitis Vitrectomy Study. A randomized trial of immediate vitrectomy and of intravenous antibiotics for the treatment of postoperative bacterial endophthalmitis. *Arch Ophthalmol*, **1995**, *113*:1479–1496.

Fluorouracil Filtering Surgery Study Group. Five-year follow-up of the fluorouracil filtering surgery study. *Am J Ophthalmol*, **1996**, *121*:349–366.

Gong Q, et al. Efficacy and adverse effects of atropine in childhood myopia: a meta-analysis. *JAMA Ophthalmol*, **2017**, *135*:624–630.

Heijl A, et al. Reduction of intraocular pressure and glaucoma progression: results from the Early Manifest Glaucoma Trial. *Arch Ophthalmol*, **2002**, *120*:1268–1279.

Herpetic Eye Disease Study Group. A controlled trial of oral acyclovir for the prevention of stromal keratitis or iritis in patients with herpes simplex virus epithelial keratitis. The Epithelial Keratitis Trial. *Arch Ophthalmol*, **1997**, *115*:703–712. Erratum in *Arch Ophthalmol*, **1997**, *115*:1196.

Herpetic Eye Disease Study Group. Acyclovir for the prevention of recurrent herpes simplex virus eye disease. *N Engl J Med*, **1998**, *339*:300–306.

Hoti SL, Tandon V. Ocular parasitoses and their immunology. *Ocul Immunol Inflamm*, **2011**, *19*:385–396.

Kass MA, et al. The Ocular Hypertension Treatment Study: a randomized trial determines that topical ocular hypotensive medication delays or prevents the onset of primary open-angle glaucoma. *Arch Ophthalmol*, **2002**, *120*:701–713; discussion 829–830.

Kefalov VJ. Rod and cone visual pigments and phototransduction through pharmacological, genetic, and physiological approaches. *J Biol Chem*, **2012**, *287*:1635–1641.

Li J, et al. Drug-induced ocular disorders. *Drug Saf*, **2008**, *31*:127–141.

Macsai MS, Shiloach M. Use of topical Rho kinase inhibitors in the treatment of Fuchs dystrophy after Descemet stripping only. *Cornea*, **2019**, *38*:529–534.

Maenz M, et al. Ocular toxoplasmosis past, present and new aspects of an old disease. *Prog Retin Eye Res*, **2014**, *39*:77–106.

McLaren DS, Kraemer K. Xerophthalmia. *World Rev Nutr Diet*, **2012**, *103*:65–75.

Melles RB, Marmor MF. The risk of toxic retinopathy in patients on long-term hydroxychloroquine therapy. *JAMA Ophthalmol*, **2014**, *132*:1453–1460.

Miglior S, et al. Results of the European Glaucoma Prevention Study. *Ophthalmology*, **2005**, *112*:366–375.

Newman H, Gooding C. Viral ocular manifestations: a broad overview. *Rev Med Virol*, **2013**, *23*:281–294.

Pediatric Eye Disease Investigator Group. A comparison of atropine and patching treatments for moderate amblyopia by patient age, cause of amblyopia, depth of amblyopia, and other factors. *Ophthalmology*, **2003**, *110*:1632–1638.

Pediatric Eye Disease Investigator Group. A randomized trial of atropine vs. patching for treatment of moderate amblyopia in children. *Arch Ophthalmol*, **2002**, *120*:268–278.

Pula JH, et al. Neuro-ophthalmologic side-effects of systemic medications. *Curr Opin Ophthalmol*, **2013**, *24*:540–549.

Saari JC. Vitamin A and vision. In: Asson Batres M, Rochette-Egly C, eds. *The Biochemistry of Retinoid Signaling II*. In the series: *Subcell Biochem 81*:231–259, Springer, Dordrecht, Netherlands, **2016**.

Schiedler V, et al. Culture-proven endogenous endophthalmitis: clinical features and visual acuity outcomes. *Am J Ophthalmol*, **2004**, *137*:725–731.

Shaikh AH, et al. Cost comparison of intravitreal aflibercept with bevacizumab and ranibizumab for the treatment of wet age-related macular degeneration. *Ophthalmic Surg Lasers Imaging Retina*, **2015**, *46*:62–66.

Sommer A, Vyas KS. A global clinical view on vitamin A and carotenoids. *Am J Clin Nutr*, **2012**, *96*:1204S–1206S.

Stein JD, et al. Cost-effectiveness of bevacizumab and ranibizumab for newly diagnosed neovascular macular degeneration. *Ophthalmology*, **2014**, *121*:936–945.

Sucher NJ, et al. Molecular basis of glutamate toxicity in retinal ganglion cells. *Vision Res*, **1997**, *37*:3483–3493.

Tanna AP, Johnson M. Rho kinase inhibitors as a novel treatment for glaucoma and ocular hypertension. *Ophthalmology*, **2018**, *125*:1741–1756.

Tham YC, et al. Global prevalence of glaucoma and projections of glaucoma burden through 2040: a systematic review and meta-analysis. *Ophthalmology*, **2014**, *121*:2081–2090.

The impact of myopia and high myopia: report of the Joint World Health Organization–Brien Holden Vision Institute Global Scientific Meeting on Myopia, University of New South Wales, Sydney, Australia, 16–18 March 2015. Geneva: World Health Organization; 2017. Licence: CC BY-NC-SA 3.0 IGO.

Volpe NJ. The optic neuritis treatment trial: a definitive answer and profound impact with unexpected results. *Arch Ophthalmol*, **2008**, *126*:996–999.

Yabiku ST, et al. Ganciclovir 0.15% ophthalmic gel in the treatment of adenovirus keratoconjunctivitis. *Arq Bras Oftalmol*, **2011**, *74*:417–421.

Young RC, et al. Incidence, recurrence, and outcomes of herpes simplex virus eye disease in Olmsted County, Minnesota, 1976–2007: the effect of oral antiviral prophylaxis. *Arch Ophthalmol*, **2010**, *128*:1178–1183.

Capítulo 75
Farmacologia dermatológica

Matthew J. Sewell e Dean S. Morrell

- **PRINCÍPIOS DA FARMACOLOGIA DERMATOLÓGICA**
  - Estrutura da pele
  - Mecanismos de absorção percutânea
  - Implicações farmacológicas da estrutura epidérmica
- **GLICOCORTICOIDES**
  - Glicocorticoides tópicos
  - Glicocorticoides sistêmicos
- **RETINOIDES**
  - Retinoides tópicos
  - Retinoides sistêmicos
- **ANÁLOGOS VITAMÍNICOS**
  - Calcipotrieno
  - β-caroteno
- **FOTOQUIMIOTERAPIA**
  - PUVA: psoralenos e UVA
  - Fotoférese
  - Terapia fotodinâmica
- **PROTETORES SOLARES**
  - Agentes inorgânicos
  - Filtros orgânicos
- **ANTI-HISTAMÍNICOS**
- **AGENTES ANTIMICROBIANOS**
  - Antibióticos
  - Agentes antifúngicos
  - Agentes antivirais
  - Agentes usados para tratar infestações
  - Agentes antimaláricos
- **FÁRMACOS CITOTÓXICOS E IMUNOSSUPRESSORES**
  - Antimetabólitos
  - Agentes alquilantes
  - Inibidores de microtúbulos
  - Outros agentes citotóxicos
  - Azatioprina e micofenolato de mofetila
  - Inibidores da calcineurina
  - Inibidores de mTOR
- **AGENTES IMUNOMODULADORES E ANTI-INFLAMATÓRIOS**
- **IMUNOTERAPIAS DIRIGIDAS PARA PSORÍASE E DERMATITE ATÓPICA**
  - Inibidores do fator de necrose tumoral
  - Inibidores de IL-12/23
  - Inibidores de IL-17
  - Inibidores da fosfodiesterase 4
  - Inibidores da Janus-cinase
  - Inibidores de IL-4 e IL-13
- **IMUNOGLOBULINA INTRAVENOSA**
- **AGENTES ANTINEOPLÁSICOS DIRIGIDOS**
  - Terapias dirigidas para o carcinoma basocelular
  - Terapias dirigidas para o carcinoma de células escamosas
  - Terapias dirigidas para o linfoma de células T cutâneo
  - Terapias dirigidas para o melanoma
- **TRATAMENTO DO PRURIDO**
- **FÁRMACOS USADOS EM DISTÚRBIOS HIPERCERATÓTICOS**
- **FÁRMACOS QUE AFETAM O CRESCIMENTO CAPILAR**
  - Alopecia androgenética
  - Outros agentes
- **TRATAMENTO DA HIPERPIGMENTAÇÃO**
- **OUTROS AGENTES**
- **CICATRIZAÇÃO DE FERIDAS E FORMAÇÃO DE CICATRIZ**

Princípios da farmacologia dermatológica

A pele é um órgão biologicamente ativo, multifuncional e multicompartimental. Medicamentos podem ser aplicados na pele com dois propósitos: tratar diretamente distúrbios da pele e administrar medicamentos a outros tecidos. O uso efetivo e seguro de terapias farmacológicas tópicas requer uma compreensão da fisiologia da pele e de fatores que influenciam a absorção e o metabolismo percutâneo do fármaco (Hwa et al., 2011; Wolff et al., 2008). Características gerais da estrutura da pele e as vias de absorção percutânea são descritas na Figura 75-1.

A terapia não farmacológica também é utilizada para o tratamento de doenças cutâneas. Ela inclui o uso de partes do espectro eletromagnético aplicadas por várias fontes, como *lasers*, raios X, luz visível e luz infravermelha. Tais condutas podem ser empregadas isoladamente ou para aumentar a penetração ou alterar a natureza de fármacos e profármacos. O congelamento e o ultrassom constituem outras modalidades de terapias físicas que alteram a estrutura epidérmica para tratamento direto ou para aumentar a absorção percutânea de fármacos. Substâncias químicas também são utilizadas para reduzir o efeito dos vários comprimentos de onda da luz UV e da radiação ionizante sobre a pele.

Estrutura da pele
Estrato córneo
O estrato córneo é a principal barreira à absorção percutânea de fármacos e à perda de água do corpo. Ele pode ser considerado a porção "não viva" da epiderme. O estrato córneo difere em espessura em diferentes locais do corpo: a palma e a sola são as mais espessas, seguidas pelo estrato córneo geral do corpo, a área facial e pós-auricular, a pálpebra e o escroto.

Um fármaco pode dividir-se no estrato córneo e formar um reservatório que se difundirá para o resto da pele mesmo *após* a interrupção da aplicação tópica do fármaco.

5-FU: 5-fluoruracila
AINE: anti-inflamatórios não esteroides
AMPc: 3',5'-monofosfato de adenosina cíclico (AMP cíclico)
APC: célula apresentadora de antígeno
AUC: área sob a curva
CBC: carcinoma basocelular
CTLA4: proteína 4 associada ao linfócito T citotóxico
DEET: dietiltoluamida (*N,N*-dietil-*m*-toluamida)
DHT: di-hidrotestosterona
EMA: European Medicines Agency
En1: *engrailed-1*
FDA: Food and Drug Administration
FEC: fotoférese extracorpórea
FPS: fator de proteção solar
G6PD: glicose-6-fosfato-desidrogenase
GI: gastrintestinal
GM-CSF: fator estimulador das colônias de granulócitos e macrófagos
GRASE: geralmente reconhecido como seguro e eficaz
HC: hemograma completo
HPV: papilomavírus humano
HSV: herpes-vírus simples
IFN: interferona
IgIV: imunoglobulina intravenosa
IL: interleucina
IPTM: infecção da pele e dos tecidos moles
JAK: Janus cinase
LCTC: linfoma de células T cutâneo
MCP-1: morte celular programada 1
MRGPR: receptor acoplado à proteína G relacionado ao Mas
MRSA: *Staphylococcus aureus* resistente à meticilina
mTOR: alvo da rapamicina nos mamíferos
ODC: ornitina-descarboxilase
PABA: ácido *p*-aminobenzoico
PDE: fosfodiesterase dos nucleotídeos cíclicos
PUVA: psoraleno e UVA
RAR: receptor de ácido retinoico
REMS: *risk evaluation and mitigation strategy* (avaliação de risco e estratégia de mitigação)
RXR: receptor X de retinoide
S1PR1: receptor de esfingosina-1-fosfato
SSD: sulfadiazina de prata
STAT: transdutor de sinal e ativador da transcrição
TFD: terapia fotodinâmica
TNF-α: fator de necrose tumoral α
TPMT: tiopurina-*S*-metiltransferase
TYK2: tirosina-cinase 2
UV: ultravioleta
VZV: vírus varicela-zóster

Epiderme viva

As camadas "vivas" da epiderme (estrato basal, estrato espinhoso e estrato granuloso) possuem células metabolicamente ativas e compreendem uma camada de aproximadamente 100 μm de espessura (ver Fig. 75-1). Intercaladas na epiderme viva estão as células produtoras de pigmento (melanócitos), células neuroendócrinas (células de Merkel), APC dendríticas (células epidérmicas de Langerhans) e outras células imunes (células T γ-δ). Na epiderme doente, muitas outras células imunológicas, incluindo linfócitos e leucócitos polimorfonucleares, poderão estar presentes e ser diretamente afetadas pelos fármacos aplicados.

Derme e seus vasos sanguíneos

A derme proporciona força mecânica e flexibilidade à pele. Ela é composta principalmente de fibroblastos e uma matriz extracelular, incluindo colágeno, proteoglicanos, glicoproteínas e, na derme superior, fibras elásticas. As células do interior da derme que podem ser alvo de fármacos incluem mastócitos (residentes permanentes e produtores de muitos mediadores inflamatórios) e células imunes infiltrantes que produzem citocinas. A derme também contém redes de nervos, vasos sanguíneos e estruturas anexas. O plexo capilar superficial entre a epiderme e a derme é o local onde ocorre a maior parte da absorção sistêmica de fármacos cutâneos (ver Fig. 75-1). Há também um grande número de vasos linfáticos. Os folículos pilosos formam uma via rica em lipídeos para absorção de fármacos, mas constituem apenas 0,1% da área total da pele, de modo que os folículos não são a principal via de absorção. As glândulas sudoríparas não são conhecidas como uma via para a absorção de fármacos, porém alguns fármacos (p. ex., a *griseofulvina*) são excretados na pele por essa via. Abaixo da derme, encontra-se a hipoderme, ou tecido subcutâneo, que fornece isolamento, amortecimento e um reservatório de energia.

Mecanismos de absorção percutânea

A absorção percutânea ocorre principalmente através de uma via intercelular tortuosa, com vias transcelulares ou complementares desempenhando um papel muito menor. A passagem através do estrato córneo é a etapa limitante para a absorção percutânea. Características preferenciais dos fármacos tópicos incluem:

- Baixo peso molecular (≤ 500 Da)
- Solubilidade adequada tanto em óleo quanto em água
- Alto coeficiente de partição para que o fármaco se separe seletivamente do veículo para o estrato córneo (Hwa et al., 2011; Tran, 2013)

Exceto em caso de partículas muito pequenas, íons hidrossolúveis e moléculas polares não penetram de modo significativo pelo estrato córneo. A quantidade exata do fármaco que penetra ou sai da pele em situações clínicas, em geral, não é medida; em vez disso, o objetivo clínico final (p. ex., redução da inflamação) frequentemente será o efeito desejado.

Um estrato córneo hidratado permite maior absorção percutânea. Isso geralmente é obtido por meio da seleção de medicamentos formulados em veículos oclusivos, como pomadas, e por meio de medidas físicas oclusivas, como o uso de filmes plásticos, envoltórios ou bolsas para as mãos e pés ou toucas de banho para o couro cabeludo. Alternativamente, os medicamentos que são impregnados em adesivos ou fitas podem ser utilizados. A oclusão pode estar associada ao crescimento aumentado de bactérias com consequente infecção (foliculite) ou maceração e rompimento da integridade da epiderme. A absorção da maioria dos fármacos pela pele é um processo passivo. A absorção percutânea pode ser aumentada usando calor, energia ultrassônica, correntes elétricas (iontoforese), microagulhamento minimamente invasivo e *laser* fracional ou ablativo (Tran, 2013).

A administração de fármacos transdérmicos desvia-se do metabolismo hepático de primeira passagem; no entanto, a epiderme contém uma variedade de sistemas enzimáticos capazes de metabolizar fármacos que alcançam esse compartimento. Uma isoforma específica de CYP, a CYP26A1, metaboliza o ácido retinoico e pode controlar sua concentração na pele (Baron et al., 2001). Além disso, as proteínas transportadoras que influenciam o influxo (OATP [polipeptídeo de transporte de ânions orgânicos]) ou o efluxo (MDR [transportador de resistência a múltiplos fármacos], glicoproteína P) de certos xenobióticos, estão presentes nos queratinócitos humanos (Baron et al., 2001; ver também Cap. 4). Variantes genéticas de enzimas que regulam o influxo e o efluxo celular do *metotrexato* foram associadas a toxicidade e eficácia em pacientes com psoríase (Warren et al., 2008).

Implicações farmacológicas da estrutura epidérmica

Ao propor a aplicação tópica de fármacos, o profissional de saúde deve considerar múltiplos fatores, incluindo a dosagem adequada e a frequência de aplicação, extensão e condição da barreira de permeabilidade, idade e peso do paciente, forma física da preparação a ser aplicada e se deverá ser empregada a administração intralesional ou sistêmica (Tab. 75-1). Vários veículos de fármacos apresentam vantagens e desvantagens específicas (Tab. 75-2). Veículos ou sistemas de entrega mais

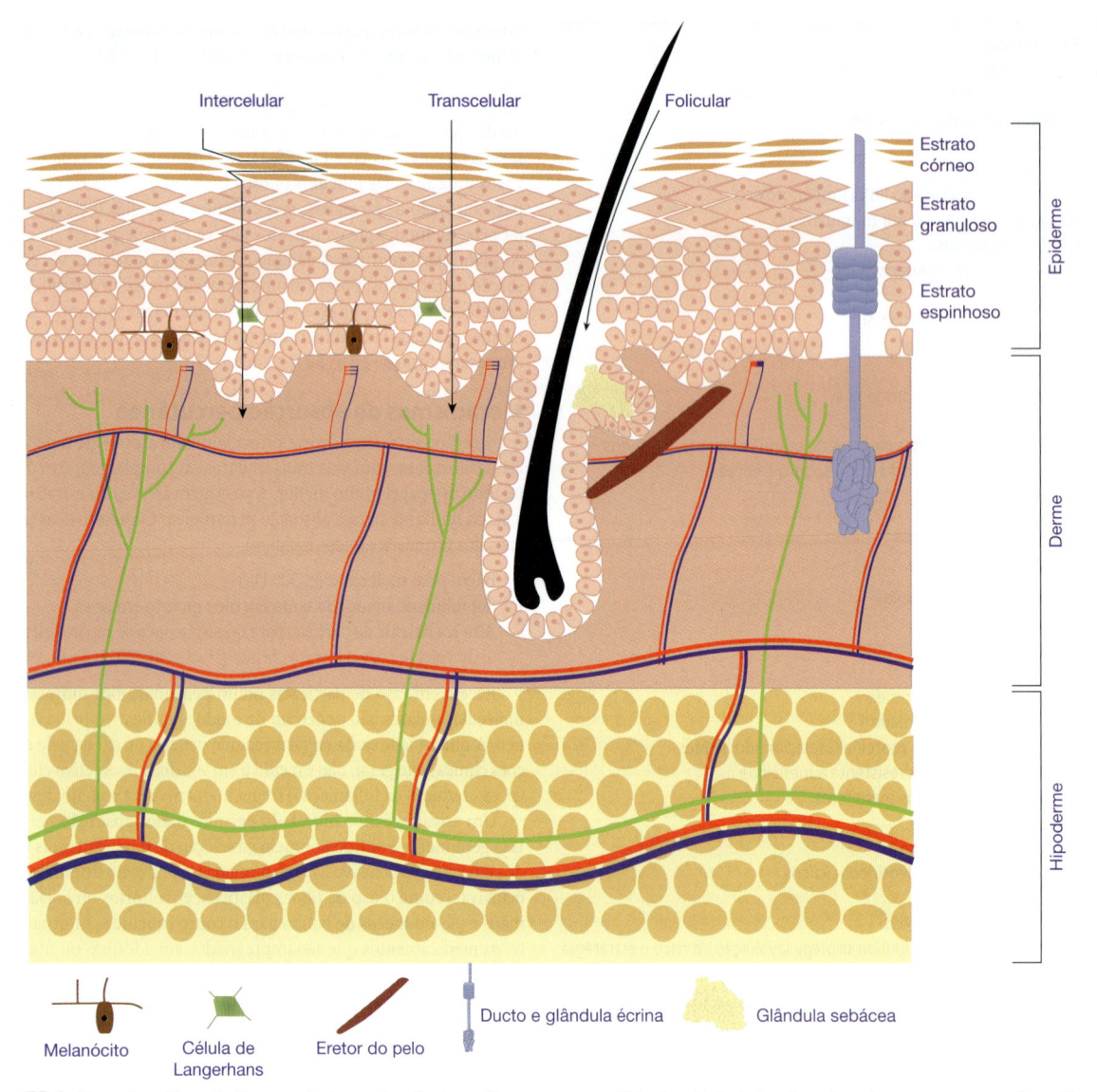

Figura 75-1 *Absorção cutânea de fármacos.* Após a aplicação de um fármaco na superfície da pele (estrato córneo), pode ocorrer evaporação e alterações estruturais/de composição que afetam a biodisponibilidade final do medicamento. O estrato córneo limita a difusão de fármacos nas camadas inferiores e para o interior do corpo. Diversas vias de absorção são possíveis, isoladas ou em combinação: entre as células do estrato córneo (*intercelular*), através da camada celular corneana (*transcelular*) e no interior da concavidade de um folículo piloso (*folicular*) com suas células glandulares sebáceas associadas e o músculo eretor do pelo, que é inervado pelo ramo simpático do sistema nervoso autônomo. Os melanócitos e as células de Langerhans estão acessíveis na epiderme inferior. Nas camadas da epiderme e derme, os fármacos também poderão alcançar as glândulas écrinas (glândulas sudoríparas) e seus dutos. A passagem pela derme proporciona o contato de um fármaco com vasos linfáticos (em verde) e vasos cutâneos transportando sangue arterial e venoso (vermelho e azul respectivamente). Esses vasos fornecem uma via de absorção para o interior da circulação geral. Também poderá ocorrer uma permeação mais profunda até a hipoderme.

recentes, como lipossomas e formulações de microgel, podem aumentar a solubilização de certos fármacos, aumentando a penetração tópica e reduzindo a irritação (Rosen et al., 2014). *A proporção entre a área da superfície e a massa corporal é maior em crianças do que em adultos, de modo que a mesma quantidade de fármaco tópico poderá acarretar uma maior exposição sistêmica. Os lactentes pré-termo têm uma atividade de barreira significativamente prejudicada até que a epiderme se queratinize completamente (Hwa et al., 2011). Muitas doenças dermatológicas também comprometem a função de barreira, levando ao aumento da absorção percutânea.*

Glicocorticoides

Os glicocorticoides apresentam propriedades imunossupressoras e anti-inflamatórias. Eles são administrados localmente pelas vias tópica e intralesional e a nível sistêmico pelas vias intramuscular, intravenosa e oral. Os mecanismos de ação dos glicocorticoides foram discutidos no Capítulo 50.

TABELA 75-1 ■ CONSIDERAÇÕES IMPORTANTES PARA A APLICAÇÃO DE UM FÁRMACO NA PELE

Quais são as vias de absorção da pele intacta e da pele enferma?
De que maneira a química de um fármaco afeta sua penetração?
De que maneira o veículo afeta a penetração?
Que volume do fármaco penetra na pele?
Quais são os alvos farmacológicos pretendidos?
Que hospedeiro e que fatores genéticos influenciam a ação do fármaco na pele?
Quais são os efeitos adversos previstos (locais, sistêmicos)?

TABELA 75-2 ■ VEÍCULOS PARA FÁRMACOS APLICADOS POR VIA TÓPICA[a]				
	POMADA	CREME	GEL	LOÇÃO/SOLUÇÃO/ESPUMA/SPRAY
Base física	Sólida ou líquida dispersa em base não aquosa	Emulsão de óleo em água	Emulsão hidrossolúvel com agente gelificante	Loção – fármaco suspenso Solução/spray – fármaco dissolvido Espuma – fármaco com surfactante como agente emulsificante e propelente
Meio de solubilização	Anidro a < 20% de água	20-80% de água	Contém polietilenoglicóis hidrossolúveis Podem apresentar solvente alcoólico	Pode ser aquoso ou alcoólico
Vantagem farmacológica	Película oleosa protetora sobre a pele	Deixa o fármaco concentrado na superfície cutânea	Concentra o fármaco na superfície após evaporação	
Vantagens para o paciente	Distribui-se facilmente Retarda a evaporação da água	Distribui-se e é removido facilmente Não passa a sensação de gorduroso	Ausência de coloração Não gorduroso Aparência geralmente clara	Pouco resíduo no couro cabeludo ou nas outras áreas pilosas Pode causar efeito refrescante quando evapora
Localizações no corpo	Evitar áreas intertriginosas	A maioria das localizações	Couro cabeludo e outras áreas pilosas	Couro cabeludo e outras áreas pilosas
Desvantagens	Gordurosa Mancha as roupas	Requer conservantes	Requer conservantes Poderá causar ressecamento, especialmente se contiver alto teor alcoólico	Poderá causar ressecamento Poderá queimar se contiver álcool As espumas tendem a ter custo mais alto devido ao sistema de liberação mais complexo
Oclusão	Moderada a alta Aumenta a umidade da pele	Baixa	Nenhuma	Nenhuma
Observações sobre a composição	Base oleaginosa (p. ex., petrolato branco) ou base de absorção (p. ex., petrolato hidrofílico)	Requer umectantes (glicerina, propilenoglicol, polietilenoglicol) para manter a umidade quando aplicado Álcool de cadeia longa (p. ex., estearil álcool) em fase oleosa para estabilidade e sensação de suavidade	Microesferas ou microesponjas podem ser formuladas em géis	

[a] Alguns agentes também podem ser fornecidos em fitas ou adesivos; em pós, emolientes e esmaltes; e em lipossomas e nanopartículas.

Glicocorticoides tópicos

Os glicorticoides tópicos foram agrupados em sete classes em ordem decrescente de potência (Tab. 75-3). A potência é tradicionalmente medida por meio de um ensaio vasoconstritor, no qual um agente é aplicado à pele sob oclusão e a área de branqueamento cutâneo é avaliada. Outros ensaios sobre potência dos glicocorticoides envolvem a supressão de eritema e edema que surgem após inflamação experimentalmente induzida e o bioensaio de psoríase, no qual se quantifica o efeito de esteroides em lesões psoriásicas.

Usos terapêuticos

Muitas doenças inflamatórias da pele respondem à administração tópica ou intralesional de glicocorticoides. A absorção varia entre os locais do corpo e o veículo da formulação. O esteroide é selecionado com base em sua potência, local envolvido e na gravidade da doença da pele. Em geral, os esteroides mais potentes são usados inicialmente, sendo, então, seguidos por um agente menos potente. A aplicação de glicocorticoides tópicos 2×/dia é suficiente; a aplicação mais frequente não melhora a resposta. Os corticosteroides tópicos moderadamente potentes a muito potentes são eficazes com 1 *versus* 2 aplicações diárias na dermatite atópica, e a adesão do paciente poderá ser melhorada com protocolos de aplicação diária (Williams, 2007). Em geral, apenas glicocorticoides não fluorados devem ser usados na face ou em áreas ocluídas, como axilas ou virilhas. As preparações intralesionais de glicocorticoides incluem preparações insolúveis de *triancinolona acetonida* e *triancinolona hexacetonida*, que se solubilizam gradualmente e, portanto, apresentam uma duração prolongada de ação.

Toxicidade

Efeitos adversos podem ocorrer com o uso de corticosteroides tópicos, incluindo atrofia da pele, estrias, telangiectasias, púrpura e erupções acneiformes. Compostos fluorados não devem ser usados na face porque dermatite perioral e rosácea podem se desenvolver após seu uso. O uso de corticosteroides tópicos pode induzir a supressão do eixo hipotálamo-hipófise-suprarrenal, especialmente com corticosteroides de alta potência, uso crônico, aplicação em grandes áreas de superfície corporal ou oclusão.

Glicocorticoides sistêmicos

A terapia com glicocorticoide sistêmico é usada para doenças dermatológicas graves ou extensas, como dermatite de contato alérgica a plantas (p. ex., hera venenosa), dermatoses vesiculobolhosas (p. ex., pênfigo vulgar e penfigoide bolhoso), vasculite, doenças autoimunes do tecido conjuntivo e dermatoses neutrofílicas (p. ex., pioderma gangrenoso). A administração crônica de glicocorticoides orais é problemática em razão dos efeitos adversos associados ao seu uso em longo prazo (ver Cap. 50).

Doses matinais diárias de prednisona são, em geral, preferidas, embora doses fracionadas ocasionalmente sejam usadas para intensificar a eficácia. Observam-se menos efeitos adversos com a administração em dias alternados; quando for necessário tratamento crônico, as doses de prednisona geralmente passam a ser administradas em dias alternados. A terapia de pulso utilizando doses intravenosas de *succinato sódico de metilprednisolona* é uma opção para pioderma gangrenoso resistente grave, pênfigo vulgar, lúpus eritematoso sistêmico com doença multissistêmica, dermatomiosite e morfeia linear. Quando usada como terapia de "pulso" de alta dose, a dose de *metilprednisolona* intravenosa é geralmente de 15 a 30 mg/kg/dose (máximo, 1.000 mg/dose) diariamente

TABELA 75-3 ■ POTÊNCIA DE GLICOCORTICOIDES TÓPICOS SELECIONADOS

	CLASSE DO FÁRMACO	NOME GENÉRICO, FORMULAÇÃO
Mais potente	1	• Dipropionato de betametasona aumentado: gel, loção, pomada a 0,05% • Propionato de clobetasol: creme, pomada, gel, solução, espuma, *spray*, emulsão, loção a 0,05% • Diacetato de diflorasona: pomada a 0,05% • Fluocinonida: creme a 0,1% • Flurandrenolida: fita impregnada com 4 µg/cm² • Propionato de halobetasol: creme, pomada, loção, espuma a 0,05%
	2	• Ancinonida: pomada a 0,1% • Dipropionato de betametasona aumentado: creme a 0,05% • Dipropionato de betametasona: pomada a 0,05% • Clobetasol: creme a 0,025% • Desoximetasona: gel a 0,05%; creme, pomada, *spray* a 0,25% • Fluocinonida: creme, pomada, gel, solução a 0,05% • Halcinonida: creme, pomada, solução a 0,1% • Propionato de halobetasol: loção a 0,01%
	3	• Ancinonida: creme a 0,1% • Dipropionato de betametasona: creme a 0,05% • Valerato de betametasona: pomada a 0,01%; espuma a 0,12% • Desoximetasona: creme, pomada a 0,05% • Diacetato de diflorasona: creme a 0,05% • Fluocinonida: creme em base aquosa emoliente a 0,05% • Propionato de fluticasona: pomada a 0,005% • Furoato de mometasona: pomada a 0,1% • Triancinolona acetonida: creme, pomada a 0,5%
	4	• Dipropionato de betametasona: *spray* 0,05% • Pivalato de clocortolona: creme a 0,1% • Fluocinolona acetonida: pomada a 0,025% • Flurandrenolida: pomada a 0,05% • Valerato de hidrocortisona: pomada a 0,2% • Furoato de mometasona: creme, loção a 0,1% • Triancinolona acetonida: creme, pomada a 0,1%
	5	• Dipropionato de betametasona: loção a 0,05% • Valerato de betametasona: creme a 0,1% • Desonida: gel, pomada a 0,05% • Fluocinolona acetonida: creme a 0,025% • Flurandrenolida: creme, loção a 0,05% • Propionato de fluticasona: creme, loção a 0,05% • Butirato de hidrocortisona: creme, loção, solução, pomada a 0,1% • Valerato de hidrocortisona: creme a 0,2% • Prednicarbato: pomada a 0,1% • Triancinolona acetonida: pomada a 0,05 e 0,025%; loção a 0,1%
	6	• Dipropionato de alclometasona: creme, pomada a 0,05% • Valerato de betametasona: loção a 0,1% • Desonida: creme, loção, espuma a 0,05% • Fluocinolona acetonida: creme, solução, xampu, óleo a 0,01% • Triancinolona acetonida: creme, loção a 0,025%
Menos potente	7	• Hidrocortisona: creme, batom a 0,5%; loção a 0,75%; creme, pomada, espuma, gel, líquido, loção, xampu, *spray* a 1%; loção a 2%; creme, loção, pomada, solução a 2,5%

por 3 dias em pacientes pediátricos ou 7 a 15 mg/kg/dose (geralmente 500-1.000 mg/dose) diariamente, em adultos por 3 a 5 dias. A infusão geralmente é administrada em 2 a 3 horas; uma infusão mais rápida foi associada a taxas aumentadas de hipotensão, alterações eletrolíticas e arritmias cardíacas.

Toxicidade e monitoramento

Os glicocorticoides orais apresentam, como discutido no Capítulo 50, inúmeros efeitos sistêmicos. A maior parte dos efeitos adversos depende da dose e da duração do tratamento.

Retinoides

Os *retinoides* compreendem compostos naturais e sintéticos que exibem atividade biológica semelhante à da vitamina A ou que se ligam aos receptores nucleares para retinoides. As características dos retinoides tópicos e sistêmicos estão resumidas nas Tabelas 75-4 e 75-5 respectivamente.

Os *retinoides de primeira geração* incluem *retinol* (vitamina A), *tretinoína* (ácido all-*trans*-retinoico), *isotretinoína* (ácido 13-*cis*-retinoico) e *alitretinoína* (ácido 9-*cis*-retinoico). Os *retinoides de segunda geração*, também conhecidos como retinoides aromáticos, incluem a *acitretina* e

Tretinoína (ácido all-*trans*-retinoico; ácido da vitamina A)

o *etretinato*. Os *retinoides de terceira geração* foram planejados para otimizar a ligação seletiva no receptor e incluem o *tazaroteno*, o *bexaroteno* e o *adapaleno*. Um *retinoide de quarta geração*, o *trifaroteno*, otimiza ainda mais a ligação seletiva ao receptor.

- *Mecanismo de ação.* Os retinoides exercem seus efeitos na expressão gênica ativando duas famílias de receptores nucleares, os *RAR* e os *RXR*, que são membros da superfamília de receptores de esteroides. Ambas as famílias de receptores retinoides apresentam três isoformas (α, β e γ), que são expressas em combinações singulares em tecidos e células individuais. Quando se ligam a um retinoide, RAR e RXR formam heterodímeros que subsequentemente se ligam a sequências de DNA específicas, chamadas elementos responsivos ao ácido retinoico (RARE), que ativam a transcrição de genes cujos produtos produzem os efeitos farmacológicos desejáveis e os efeitos colaterais indesejados desses fármacos (ver Tabs. 75-4 e 75-5; ver também Tab. 5-5 e a Fig. 5-13).
- *Ações terapêuticas dirigidas.* Os retinoides dirigidos aos RAR afetam predominantemente a diferenciação e a proliferação celular, enquanto os retinoides que visam os RXR induzem predominantemente a apoptose. Portanto, a *tretinoína*, o *adapaleno* e o *tazaroteno*, dirigidos aos RAR, são utilizados na acne, psoríase e fotoenvelhecimento (distúrbios da diferenciação e proliferação), enquanto o *bexaroteno* e a *alitretinoína*, que visam os RXR, são utilizados no LCTC e no sarcoma de Kaposi, respectivamente, para induzirem a apoptose de células malignas.
- *Toxicidade dos retinoides.* A toxicidade por retinoide aguda é semelhante à intoxicação por vitamina A. Os efeitos adversos dos retinoides sistêmicos incluem pele seca, hemorragias nasais de mucosas secas, conjuntivite, visão noturna reduzida, perda de pelos, alterações nos lipídeos e transaminases séricos, hipotireoidismo, doença inflamatória intestinal, dor musculoesquelética, pseudotumor cerebral e alterações do humor. Os retinoides seletivos para RAR são mais associados aos sintomas mucocutâneos e musculoesqueléticos, enquanto retinoides seletivos para RXR induzem mais alterações físicoquímicas. Como todos os retinoides orais são teratógenos potentes, eles não devem ser usados durante a gravidez e devem ser usados com cautela em mulheres em idade fértil.

Retinoides tópicos

Por meio de mecanismos não inteiramente compreendidos, os retinoides tópicos corrigem a queratinização folicular anormal, reduzem as contagens de *Propionobacterium acnes* e reduzem a inflamação, tornando-se, portanto, o cerne da terapia da acne. Os retinoides tópicos são os agentes de primeira escolha para o tratamento da acne não inflamatória (comedônica) e, em geral, são combinados com outros agentes no tratamento de acne inflamatória.

Rugas finas e despigmentação, duas características importantes do fotoenvelhecimento, também são melhoradas com retinoides tópicos. No interior da derme, acredita-se que esse fato resulte da inibição da proteína ativadora 1 (AP-1), que normalmente ativa a síntese de metaloproteinases da matriz em resposta à irradiação UV (Thielitz e Gollnick, 2008). Na epiderme, os retinoides induzem hiperplasia epidérmica na pele atrófica e reduzem a atipia dos queratinócitos.

Toxicidade e monitoramento

Os efeitos adversos de todos os retinoides tópicos incluem eritema, descamação, xerose, queimação e picadas (ver irritabilidade relativa na Tab. 75-4). Esses efeitos, em geral, diminuem com o tempo ou são reduzidos pelo uso concomitante de emolientes. Os pacientes também podem ser acometidos de reações de fotossensibilidade em consequência do aumento de reatividade à radiação UV e apresentam risco significativo de queimaduras solares graves. Embora haja pouca absorção sistêmica de retinoides tópicos e nenhuma alteração nos níveis plasmáticos de vitamina A com o seu uso, eles não são recomendados durante a gravidez.

Agentes disponíveis e uso clínico

A *tretinoína* (ácido *all-trans*-retinoico) é sensível à luz e deve ser aplicada 1 × à noite nos casos de acne e fotoenvelhecimento. O peróxido de

FÁRMACO	FORMULAÇÃO	ESPECIFICIDADE DO RECEPTOR	NÍVEL DE IRRITAÇÃO	INDICAÇÃO[b]
Adapaleno	Creme: 0,1, 0,3% Gel: 0,1, 0,3% Loção: 0,1%	RAR-β, γ	+	Acne
Tretinoína	Creme: 0,02, 0,025, 0,05, 0,1% Gel: 0,01, 0,025% Gel de microesferas: 0,04, 0,06, 0,08, 0,1% Loção: 0,05, 0,1%	RAR-α, β, γ	++	Acne; rugas finas faciais e pigmentação manchada
Trifaroteno[c]	Creme: 0,005%	RAR-γ	+	Acne
Tazaroteno	Creme: 0,05, 0,1% Gel: 0,05, 0,1% Espuma: 0,1% Loção: 0,045%	RAR-α, β, γ	++++	Acne; psoríase em placas; rugas finas faciais e pigmentação manchada
Alitretinoína[d] (ácido 9-*cis*-retinoico)	Gel: 0,1%	RAR-α, β, γ RXR-α, β, γ	++	Sarcoma de Kaposi relacionado à Aids
Bexaroteno[e]	Gel: 1%	RXR-α, β, γ	+++	Linfoma cutâneo de células T

TABELA 75-4 ■ RETINOIDES TÓPICOS[a]

[a]Esses agentes não devem ser ingeridos; retinoides orais não devem ser usados durante a gravidez ou por mulheres com potencial para engravidar.
[b]A indicação aprovada pela FDA pode variar para diferentes preparações ou marcas.
[c]Estudos em humanos não identificaram risco na gravidez com o uso tópico; estudos de reprodução animal com altas doses (exposição 800 vezes superior à dose humana máxima recomendada) resultaram em efeitos adversos fetais.
[d]O gel pode causar dano fetal se ocorrer absorção significativa em uma mulher grávida.
[e]O gel pode causar danos fetais quando administrado a mulheres grávidas.

TABELA 75-5 ■ RETINOIDES SISTÊMICOS[a]

FÁRMACO	ESPECIFICIDADE DO RECEPTOR	FAIXA DE DOSAGEM	$t_{1/2}$
Isotretinoína	Afinidade pelo receptor não definida	Padrão ou lidose: 0,5-2 mg/kg/dia Lidose micronizada: 0,4-1,6 mg/kg/dia	10-20 h
Etretinato[b]	RAR-α, β, γ	0,25-1 mg/kg/dia	80-160 dias
Acitretina	RAR-α, β, γ	0,5-1 mg/kg/dia	50 h[c]
Bexaroteno	RXR-α, β, γ	300 mg/m²/dia	7-9 h

[a]Esses agentes não devem ser usados por mulheres grávidas, planejando engravidar ou amamentando.
[b]Não disponível atualmente nos Estados Unidos. Aplica-se o aviso na nota de rodapé c.
[c]Quando combinada com etanol, a acitretina é esterificada a etretinato, que tem $t_{1/2}$ > 80 dias. Pacientes do sexo feminino em idade fértil devem evitar gravidez por 3 anos após terem recebido acitretina ou etretinato para evitar embriopatia induzida por retinoides.

benzoíla também inativa a *tretinoína* e não deve ser aplicado simultaneamente. As formulações com microesferas de copolímero ou poliol-prepolímero 2 que libertam gradualmente a *tretinoína* para diminuir a irritabilidade estão disponíveis e são menos suscetíveis à oxidação pelo peróxido de benzoíla e pela fotodegradação.

O *adapaleno* é aprovado para o tratamento da acne vulgar. Tem eficácia semelhante à *tretinoína*. Ao contrário da *tretinoína*, é estável à luz do sol ou na presença de benzoíla e também é mais lipofílico, o que permite rápida penetração pelas aberturas foliculares.

O *tazaroteno* está aprovado para o tratamento de psoríase, fotoenvelhecimento, rugas faciais e acne vulgar. O gel de *tazaroteno*, aplicado 1 vez ao dia, pode ser usado como monoterapia ou em combinação com outros medicamentos, como corticosteroides tópicos, para o tratamento de psoríase em placa localizada. Corticosteroides tópicos melhoram a eficácia da terapia e reduzem os efeitos adversos de queimação, prurido e irritação cutânea que estão comumente associados ao *tazaroteno*.

O *trifaroteno* é aprovado para o tratamento da acne vulgar na face e no tronco. É um retinoide de quarta geração com ligação seletiva aos receptores RAR-γ, abundantemente expressos na pele.

A *alitretinoína* é um retinoide que se liga a todos os tipos de recetores retinoides, tanto aos RAR quanto aos RXR. Ela está aprovada para o tratamento de lesões cutâneas do sarcoma de Kaposi, com sua aplicação definida de 2 vezes ao dia até 3 ou 4 vezes ao dia, conforme o tolerado. A *alitretinoína* não deve ser aplicada simultaneamente com repelentes de insetos que contenham DEET porque poderá aumentar a absorção do DEET.

O *bexaroteno* está aprovado para o estágio inicial do LCTC (IA e IB). Sua aplicação é recomendada desde dias alternados até 2 a 4 vezes ao dia durante várias semanas para melhorar a tolerância do paciente. A aplicação simultânea de *bexaroteno* com repelentes de insetos contendo DEET não é recomendada porque poderá aumentar a absorção desse último.

Retinoides sistêmicos

Os retinoides sistêmicos (ver Tab. 75-5) estão aprovados para o tratamento da acne, psoríase e LCTC (Desai et al., 2007).

Usos terapêuticos e contraindicações

Usos sem indicação terapêutica formal incluem ictiose, doença de Darier, pitiríase rubra pilosa, rosácea, hidradenite supurativa, quimioprevenção de neoplasias, líquen esceroso, lúpus eritematoso subagudo e lúpus eritematoso discoide.

Contraindicações absolutas incluem o uso por mulheres grávidas, que estejam planejando gravidez ou em amamentação. Contraindicações relativas abrangem leucopenia, alcoolismo, hiperlipidemia, hipercolesterolemia, hipotireoidismo e doença hepática ou renal significativa.

Toxicidade e monitoramento

Toxicidades agudas podem incluir anormalidades mucocutâneas ou laboratoriais. Os efeitos adversos mucocutâneos podem compreender queilite, xerose, blefaroconjuntivite, fotossensibilidade cutânea, fotofobia, mialgia, artralgia, cefaleias, alopecia, fragilidade das unhas e suscetibilidade aumentada a infecções estafilocócicas. Alguns pacientes desenvolvem "dermatite retinoide" caracterizada por eritema, prurido e descamação. Muito raramente, os pacientes podem desenvolver pseudotumor cerebral, especialmente quando retinoides sistêmicos são combinados com tetraciclinas. Alterações ósseas podem ocorrer após o uso crônico em altas doses. Existem relatos de que a administração crônica em doses elevadas pode causar síndrome de hiperostose esquelética idiopática difusa, fechamento epifiseal prematuro e outras anormalidades esqueléticas (Desai et al., 2007).

Os retinoides sistêmicos são altamente teratogênicos. Não há dose segura durante a gestação. A prescrição de *isotretinoína* nos Estados Unidos está restrita pelo programa iPLEDGE de mitigação de risco.

A elevação de lipídeos séricos é a anormalidade laboratorial mais comum. Anormalidades laboratoriais menos comuns incluem transaminases elevadas, diminuição do hormônio da tireoide e leucopenia. O monitoramento laboratorial para *acitretina* e *bexaroteno* geralmente inclui uma avaliação inicial dos lipídeos séricos, transaminases séricas e HC com subsequente monitoramento mensal durante os primeiros 3 a 6 meses e depois a cada 3 meses. Avaliação da função da tireoide também está incluída para o *bexaroteno*. Monitoramento laboratorial menos frequente é necessário durante o uso de *isotretinoína* para acne em pacientes saudáveis, e um HC não é necessário (Takeshita et al., 2020). São necessários dois testes de gravidez negativos em ocasiões distintas para as mulheres em idade fértil antes de se iniciar a administração de *acitretina* ou *isotretinoína*; o *bexaroteno* requer um teste de gravidez negativo na semana anterior ao início da terapia. Testes mensais de gravidez deverão ser realizados nas mulheres em idade fértil.

Agentes disponíveis e uso clínico

A *isotretinoína* está aprovada para o tratamento da acne vulgar recalcitrante e nodular. O fármaco tem notável eficácia na acne grave e pode induzir prolongadas remissões após um único curso de tratamento. Os efeitos clínicos geralmente são notados em 1 a 3 meses após o início da terapia. Aproximadamente um terço dos pacientes irão recair, geralmente em 3 anos após a interrupção do tratamento. Embora as recidivas, em sua maioria, sejam discretas e respondam ao tratamento convencional com agentes antiacne tópicos e sistêmicos, algumas podem exigir um segundo curso de *isotretinoína*. A absorção sistêmica é melhorada quando administrada com uma refeição rica em gordura. Uma formulação de *isotretinoína*-Lidose (uma mistura eutética patenteada de fármaco e lipídeos em uma cápsula de gelatina dura) poderá ser administrada independentemente das refeições; também está disponível uma formulação de *isotretinoína*-lidose micronizada. Formulações de *isotretinoína* sem lidose podem ser administradas com uma refeição rica em gordura para alcançar maior exposição sistêmica ao fármaco.

A *acitretina* está aprovada para o uso nas manifestações cutâneas da psoríase. O efeito clínico costuma começar em 4 a 6 semanas, com o benefício clínico máximo ocorrendo em 3 a 6 meses. A *acitretina* possui $t_{1/2}$ de aproximadamente 50 horas; no entanto, quando combinada com álcool, a *acitretina* é esterificada *in vivo* para produzir etretinato, que apresenta $t_{1/2}$ de 80 a 160 dias. Não se sabe quanto álcool é necessário para induzir essa conversão, e deve-se considerar que as fontes de ingestão alcoólica podem incluir enxaguatório bucal, xarope para tosse ou outros medicamentos à base de álcool. Assim, pacientes do sexo feminino em idade fértil devem evitar gravidez por 3 anos após terem recebido *acitretina* para evitar embriopatia induzida por retinoides.

O *bexaroteno* é um retinoide que se liga seletivamente aos RXR. As formulações de *bexaroteno* são aprovadas para uso em pacientes com LCTC (tópico para estágio inicial; oral para LCTC refratário). Sabe-se que o *bexaroteno* induz a apoptose de células malignas (Jawed et al., 2014). Como CYP3A4 metaboliza o *bexaroteno*, os inibidores da CYP3A4 (p. ex., antifúngicos imidazólicos, antibióticos macrolídeos) aumentarão os níveis plasmáticos de *bexaroteno*; inversamente, indutores de CYP3A4 (p. ex., *rifamicinas, carbamazepina, dexametasona, efavirenz, fenobarbital*) diminuirão os níveis plasmáticos de *bexaroteno*. Os efeitos adversos são mais comuns do que com outros retinoides, com uma incidência aumentada de anormalidades lipídicas significativas e hipotireoidismo secundário a supressão reversível mediada por RXR da expressão gênica do hormônio estimulador da tireoide, pancreatite, leucopenia e sintomas GI. A função tireoidiana deve ser medida antes de iniciar a terapia e periodicamente a partir daí.

Análogos vitamínicos

Calcipotrieno

O *calcipotrieno* é um análogo tópico da vitamina D aprovado para o tratamento da psoríase.

Mecanismo de ação

O *calcipotrieno* exerce seu efeito através do receptor de vitamina D (ver Cap. 52). Após se ligar ao receptor de vitamina D, o complexo fármaco-receptor associa-se ao RXR-α e liga-se aos elementos de resposta à vitamina D no DNA, aumentando a expressão de genes que modulam a diferenciação epidérmica e a inflamação, levando à melhora das placas psoriásicas (Menter et al., 2009a).

Uso terapêutico

O *calcipotrieno* é geralmente aplicado 2×/dia na psoríase no couro cabeludo ou no corpo, geralmente em combinação com corticosteroides tópicos. A hipercalcemia e a hipercalciúria podem se desenvolver quando a dose semanal cumulativa exceder o limite recomendado de 100 g/semana e é resolvida dias após a interrupção do *calcipotrieno* (Menter et al., 2009a). O *calcipotrieno* também causa irritação ao redor da lesão e fotossensibilidade discreta. A administração concomitante de corticosteroides tópicos reduz a irritação. O *calcipotrieno* pode ser inativado pelo uso concomitante de agentes tópicos ácidos, como ácido salicílico ou ácido láctico. O *calcipotrieno* tem sido usado sem indicação formal na bula para várias condições, incluindo morfeia, vitiligo, ictioses congênitas e em combinação com *5-FU* para ceratoses actínicas.

β-caroteno

O β-caroteno é um precursor da vitamina A que está nos vegetais verdes e amarelos; é usado como suplemento nutricional e corante alimentar. A suplementação de dietas com β-caroteno é usada em dermatologia para reduzir a fotossensibilidade cutânea em pacientes com protoporfiria eritropoiética. O mecanismo de ação não está estabelecido, mas pode envolver um efeito antioxidante que diminui a produção de radicais livres ou oxigênio singleto.

Fotoquimioterapia

A fototerapia e a fotoquimioterapia são métodos de tratamento em que a radiação UV ou visível é utilizada para induzir uma resposta terapêutica isoladamente (fototerapia) ou na presença de um medicamento fotossensibilizador exógeno (fotoquimioterapia) (Tab. 75-6). Os pacientes tratados com essas modalidades deverão ser monitorados quanto ao uso concomitante de outros fármacos fotossensibilizantes potenciais, como fenotiazinas, tiazidas, sulfonamidas, AINE, sulfonilureias, tetraciclinas e benzodiazepínicos.

A região de radiação UV pode ser subdividida em UVA1 (340-400 nm), UVA2 (320-340 nm), UVB (290-320 nm) e UVC (100-290 nm). A radiação UVC é quase completamente absorvida pela camada de ozônio e pela atmosfera, de modo que quantidades mensuráveis não atingem a superfície da Terra. A exposição à UVA e à UVB pode causar queimaduras solares, fotoenvelhecimento e desenvolvimento de câncer de pele. UVB é a mais eritrogênico e melanogênico e é o principal espectro de ação para queimaduras solares, bronzeamento, câncer de pele, fotoenvelhecimento e síntese cutânea de vitamina D. A UVA tem apenas um milésimo da capacidade eritrogênica da UVB, mas penetra mais profundamente na pele e contribui substancialmente para os casos de fotoenvelhecimento e de fotossensibilidade. UVA também é capaz de penetrar nuvens e vidro, portanto, a exposição pode ocorrer mesmo na sombra ou dentro de casa. Tanto UVA como UVB causam supressão fotoimune, um efeito que é utilizado para a terapia de certas condições dermatológicas.

PUVA: psoralenos e UVA

A PUVA combina a luz UVA com compostos fotossensibilizantes chamados de psoralenos. A administração oral de *metoxisaleno* (8-metoxipsoraleno) seguido de UVA (PUVA) foi aprovada pela FDA para o tratamento de vitiligo e psoríase. Ele também é usado sem indicação terapêutica formal para vários outros distúrbios cutâneos inflamatórios ou linfoproliferativos (Totonchy e Chiu, 2014).

Química e mecanismo de ação

Os psoralenos são furocumarinas lipofílicas encontradas na natureza em alguns vegetais. Versões sintéticas também se encontram disponíveis. O espectro de ação para a PUVA está entre 320 e 340 nm. Os psoralenos se intercalam na fita de DNA e ocorrem duas fotorreações distintas na exposição ao UVA. As reações tipo I envolvem a fotoadição independente de oxigênio dos psoralenos às bases pirimidínicas do DNA. As reações tipo II são dependentes de oxigênio e envolvem a transferência de energia para o oxigênio molecular, criando espécies reativas de oxigênio. Por meio de mecanismos não completamente compreendidos, essas reações fototóxicas estimulam os melanócitos e induzem efeitos antiproliferativos, imunossupressores e anti-inflamatórios.

Farmacocinética

As formulações de *metoxisaleno* solubilizado em uma matriz de gel são absorvidas rapidamente após a administração oral, enquanto as formas microcristalinas antigas são absorvidas de forma lenta e incompleta. Alimentos gordurosos retardam a absorção e reduzem os picos sanguíneos. Ocorre uma eliminação de primeira passagem significativa, porém saturável, no fígado. O pico da fotossensibilidade varia significativamente entre indivíduos, porém atinge normalmente seu nível máximo em 1 a 2 horas após a ingestão. O *metoxisaleno* apresenta $t_{1/2}$ sérico de aproximadamente 1 hora, porém a pele permanece sensível à luz durante 8 a 12 horas.

Usos terapêuticos

O *metoxisaleno* oral está disponível em uma única concentração de 10 mg, quer como cápsulas de gelatina mole (solubilizadas) ou como cápsulas de gelatina dura (cristais micronizados). A dose é de 10 a 70 mg, dependendo do peso (0,4-0,6 mg/kg), administrada aproximadamente 1,5 a 2 horas antes da exposição à UVA. Ainda que a administração com alimentos possa diminuir a absorção, ela poderá minimizar a náusea. A aplicação tópica de psoralenos seguida pela exposição à UVA (PUVA tópico) também é utilizada para tratamento. Uma loção contendo *metoxisaleno* a 1% está disponível para aplicação tópica para vitiligo. A loção ou as cápsulas de *metoxisaleno* podem ser diluídas em água e utilizadas topicamente para áreas palmoplantares localizadas (PUVA por embebição) ou mais difusas (PUVA no banho) para minimizar a absorção sistêmica. Uma solução extracorpórea está disponível para o LCTC (ver Fotoférese).

Aproximadamente 70 a 100% dos pacientes psoriásicos apresentam clareamento ou clareamento virtual da doença cutânea após aproximadamente 24 tratamentos com PUVA. A remissão normalmente dura de 3 a 6 meses; assim, os pacientes geralmente necessitam de terapia de manutenção intermitente com PUVA ou outros agentes. O vitiligo normalmente necessita entre 150 e 300 tratamentos. O vitiligo localizado pode ser tratado com PUVA por via tópica, e a doença mais extensa, por

TABELA 75-6 ■ MÉTODOS FOTOQUIMIOTERÁPICOS

	PUVA	FOTOFÉRESE	TERAPIA FOTODINÂMICA
Alvo	Área cutânea extensa	Leucócitos sanguíneos periféricos	Sítios cutâneos focais
Agente fotossensibilizante	Metoxisaleno (8-metoxipsoraleno)	Metoxisaleno (8-metoxipsoraleno)	Protoporfirina IX
Método de administração	Oral Loção tópica Água do banho	No plasma isolado com equipamento de fotoférese	Creme ou solução tópica de um profármaco (ácido aminolevulínico ou metilaminolevulinato)
Indicações aprovadas pela FDA	Psoríase Vitiligo	LCTC	Ceratose actínica
Comprimento de onda de ativação	UVA2 (320-340 nm)	UVA2 (320-340 nm)	Luz azul (410-420 nm) e luz vermelha (630-635) nm
Efeitos adversos (agudos)	Reações fototóxicas Prurido Hipertricose Distúrbio GI Distúrbio do SNC Broncoconstrição Toxicidade hepática Recorrência do HSV Lesão da retina	Reações fototóxicas Distúrbio GI Hipotensão Insuficiência cardíaca congestiva	Reações fototóxicas Despigmentação temporária
Efeitos adversos (crônicos)	Fotoenvelhecimento Câncer de pele não melanoma Melanoma[a] Catarata[a]	Perda de acesso venoso após repetidas punções venosas	Cicatrizes potenciais
Categoria na gravidez	Risco não pode ser excluído	Evidência de risco[b]	Risco não pode ser excluído

[a]Discutível.
[b]Baseado na toxicidade fetal em ratas grávidas. Ausência de estudos adequados em seres humanos.

administração sistêmica. A PUVA também é empregada sem indicação terapêutica formal no tratamento da dermatite atópica, alopecia areata, líquen plano e urticária pigmentosa.

Toxicidade e monitoramento

Os principais efeitos adversos da PUVA estão listados na Tabela 75-6. A fototoxicidade é caracterizada por eritema, edema, formação de bolhas e prurido. A toxicidade ocular pode ser evitada mediante o uso de óculos que bloqueiam a UVA no dia de tratamento. O risco de câncer de pele não melanoma depende da dose, com maior risco naqueles que recebem mais de 200 a 250 tratamentos (Totonchy e Chiu, 2014). Existe uma possível associação entre exposição extensa ao PUVA e melanoma, mas as evidências são conflitantes.

Fotoférese

A FEC é um processo no qual as células mononucleares do sangue periférico extracorpóreo são separadas por um método baseado na leucaférese e, em seguida, expostas à radiação UVA na presença de *metoxisaleno* (Perotti e Sniecinski, 2015). O *metoxisaleno* é injetado diretamente no plasma extracorpóreo antes da radiação e reinfusão. Os linfócitos tratados são devolvidos ao paciente, sofrendo apoptose em 48 a 72 horas. A FEC é usada para o LCTC e, sem indicação terapêutica formal para várias outras doenças mediadas por células T, incluindo doença do enxerto *versus* hospedeiro, rejeição de transplante e esclerodermia. Os pacientes recebem a FEC por 2 dias consecutivos, a cada 2 a 4 semanas, e os intervalos são aumentados de acordo com a melhora do paciente (Jawed et al., 2014). A FEC pode ser combinada a terapias adjuvantes, incluindo PUVA, quimioterapia tópica, quimioterapia sistêmica, radiação, agentes biológicos e retinoides.

Terapia fotodinâmica

A TFD combina o uso de fármacos fotossensibilizantes e luz visível para o tratamento de distúrbios dermatológicos. Dois fármacos são usados para a TFD tópica: o *ácido aminolevulínico* é aprovado pela FDA e o *metilaminolevulinato* é aprovado em vários outros países. Ambos são profármacos que são convertidos em protoporfirina IX dentro das células vivas (Fig. 75-2). Na presença de comprimentos de onda específicos da luz (ver Tab. 75-6) e de O_2, a protoporfirina gera espécies reativas de oxigênio que oxidam as membranas celulares, proteínas e estruturas mitocondriais, levando à apoptose. Epiderme, glândulas sebáceas e células neoplásicas acumulam mais porfirina do que outras células e estruturas cutâneas, representando de certa forma um alvo preferencial da terapia (Rkein e Ozog, 2014). A TFD está aprovada para o uso na ceratose actínica pré-cancerosa. Ela também tem sido usada sem indicação terapêutica formal para câncer de pele não melanoma superficial, acne, fotorrejuvenescimento e verrugas. Fontes luminosas incoerentes (não *laser*) e *laser* já foram usadas na TFD. Os comprimentos de onda escolhidos devem incluir os do espectro de ação da protoporfirina (ver Tab. 75-6) e idealmente os que resultam no máximo de penetração cutânea. As fontes luminosas em uso atualmente emitem energia predominantemente na porção azul (máxima absorção da porfirina) ou na porção vermelha (melhor penetração tecidual) do espectro visível. Como o $t_{1/2}$ das porfirinas acumuladas é de aproximadamente 30 horas, os pacientes deverão proteger sua pele da luz do sol e da luz intensa por pelo menos 48 horas após o tratamento para prevenir reações fototóxicas.

Protetores solares

Os protetores solares fornecem fotoproteção temporária contra os efeitos agudos e crônicos da exposição ao sol. Eles representam um componente importante de uma estratégia abrangente de proteção solar, ao lado da redução da exposição ao sol e do uso de equipamento fotoprotetor. O uso regular de protetor solar é eficaz na redução da fotocarcinogênese e do fotoenvelhecimento (Mancebo et al., 2014). O FPS é definido como a razão entre a dose mínima de luz solar incidente que produz eritema (queimadura solar) na pele com protetor solar adicionado e a dose que provoca a

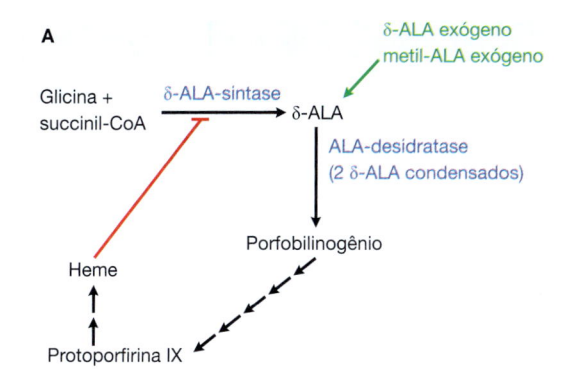

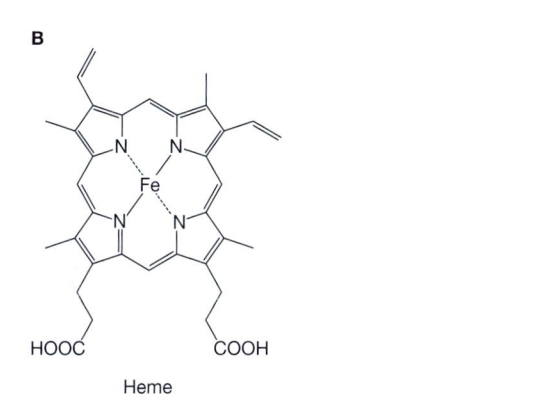

Figura 75-2 *Via da biossíntese do heme.* **A.** *Em condições fisiológicas, o heme inibe a enzima ácido δ-aminolevulínico (δ-ALA)-sintase por feedback negativo.* Entretanto, quando ALA é fornecida de forma exógena, esse *checkpoint* é desviado, levando ao acúmulo excessivo de protoporfirina IX e de heme. **B.** *Heme.*

Filtros orgânicos

Os filtros orgânicos atualmente disponíveis nos Estados Unidos incluem benzofenonas (*oxibenzona, dioxibenzona, sulisobenzona*); dibenzoilmetanos (*avobenzona*); antralatos (*meradimato*); canforados (*ecansule*); aminobenzoatos (*PABA* e *padimato O*); cinamatos (*cinoxato, octinoxato*); salicilatos (*salicilato de trolamina, homossalato, octissalato*); *octocrileno*; e *ensulizol*. Filtros orgânicos UVA e UVB adicionais são usados em outros países, mas atualmente não estão disponíveis nos Estados Unidos. O PABA e o *salicilato de trolamina* podem ser classificados como não GRASE pela FDA. Para o PABA, os riscos incluem reações cutâneas alérgicas e fotoalérgicas, bem como sensibilização cruzada com compostos estruturalmente semelhantes. Para o *salicilato de trolamina*, os riscos incluem efeitos anticoagulantes e toxicidade do salicilato. Há uma preocupação recente com os possíveis efeitos tóxicos de filtros UV orgânicos, incluindo aqueles usados em protetores solares, sobre os recifes de corais e outras formas de vida marinha (Schneider e Lim, 2019; Mitchelmore et al., 2021). A U.S. National Academy of Sciences convocou um painel para "revisar o estado da ciência sobre o uso de ingredientes protetores solares atualmente comercializados, seu destino e efeitos em ambientes aquáticos e as possíveis implicações para a saúde pública associadas às mudanças no uso de protetores solares" (NAS, 2022); um relatório será publicado.

Anti-histamínicos

A *histamina* (ver Cap. 43) é um vasodilatador potente, constritor do músculo liso brônquico e estimulante dos receptores de prurido nociceptivos. Mediadores químicos adicionais do prurido que atuam como pruritógenos nas fibras C incluem *neuropeptídeos, prostaglandinas, serotonina, acetilcolina* e *bradicinina*. Além disso, os sistemas receptores (p. ex., receptores vaniloides, opioides e canabinoides) nas fibras nervosas sensoriais cutâneas podem modular o prurido. Diversas classes de pruritógenos parecem causar a liberação de histamina por meio de sua interação direta com MRGPRX2, um receptor acoplado à proteína G relacionado ao Mas específico de mastócitos que pertence à superfamília de oito proteínas. Duas dessas proteínas da família X, MRGPRX1 e MRGPRX2, interagem com uma variedade de compostos carregados positivamente, transduzindo sinais que resultam em coceira e dor (McNeil, 2021). Esses sistemas, que atuam independentemente da via IgE, oferecem novos alvos futuros para a terapia antipruriginosa.

A histamina é encontrada nos mastócitos, basófilos e plaquetas. Mastócitos cutâneos humanos expressam receptores H_1, H_2 e H_4, porém não expressam receptores H_3. Ambos os receptores H_1 e H_2 estão envolvidos na formação do vergão e do eritema, mas apenas os agonistas do receptor H_1 causam prurido (ver Cap. 43). No entanto, o bloqueio dos receptores H_1 não alivia totalmente o prurido, e a terapia combinada com antagonistas H_1 e H_2 pode ser superior ao uso isolado de antagonistas H_1.

Os anti-histamínicos orais, particularmente os antagonistas do receptor H_1, apresentam atividade anticolinérgica e são sedativos (ver Cap. 43), o que os torna úteis para o controle do prurido. Os *antagonistas dos receptores H_1 sedativos de primeira geração* incluem *hidroxizina, difenidramina, prometazina* e *ciproeptadina*. A *doxepina* representa uma boa alternativa aos anti-histamínicos orais tradicionais para o tratamento do prurido grave. Uma formulação de *doxepina* em creme tópico a 5%, que pode ser usada em conjunto com glicocorticoides tópicos de baixa a moderada potência, também está disponível. O efeito antipruriginoso da *doxepina* tópica é comparável ao da terapia com baixa dose de *doxepina* oral. Já foi relatada dermatite de contato alérgica por *doxepina*. As formulações tópicas de *difenidramina* de venda livre disponíveis também apresentam um risco significativo de dermatite de contato alérgica. Os *antagonistas dos receptores H_1 de segunda geração* carecem de efeitos colaterais anticolinérgicos e são descritos como não sedativos principalmente porque não atravessam prontamente a barreira hematencefálica. Eles incluem *cetirizina, levocetirizina, loratadina, desloratadina* e *fexofenadina*. Os antagonistas H_1 de segunda geração são adequados para o tratamento de urticária, causam menos efeitos adversos e são superiores em segurança em comparação com os antagonistas H_1 de primeira geração mais antigos (Fein et al., 2019).

---

mesma reação na pele na ausência do protetor solar. O FPS é principalmente uma medida de proteção UVB e não fornece informações sobre a cobertura contra UVA. Em 2011, a FDA publicou novas diretrizes para a rotulagem e os testes de eficácia dos protetores solares (Mancebo et al., 2014). A proteção UVA agora é avaliada usando o método de comprimento de onda crítico e os produtos com um comprimento de onda crítico igual ou superior a 370 nm podem ser rotulados como "amplo espectro". Os protetores solares que oferecem cobertura de amplo espectro com um FPS 15 ou superior podem incluir uma afirmação em seu rótulo que diz "diminui o risco de câncer de pele e envelhecimento precoce causado pelo sol". Os protetores solares devem ser aplicados abundantemente 15 a 30 minutos antes da exposição ao sol e reaplicados pelo menos a cada 2 horas. Se as atividades envolvem natação ou transpiração, são recomendados protetores solares resistentes à água que devem ser reaplicados a cada 40 ou 80 minutos, dependendo das informações no rótulo.

Os principais ingredientes ativos dos protetores solares disponíveis incluem agentes orgânicos, ("bloqueadores químicos") que absorvem a radiação UV nas faixas UVB ou UVA e depois a convertem em energia térmica, e agentes inorgânicos ("bloqueadores físicos"), que contêm materiais particulados que atuam por dispersão ou refletindo a radiação visível, UV e infravermelha para reduzir sua transmissão para a pele. Os ingredientes ativos dos filtros solares atualmente aprovados pela FDA estão listados na Tabela 75-7.

Agentes inorgânicos

Os dois agentes inorgânicos disponíveis nos Estados Unidos são *óxido de zinco* e *dióxido de titânio*. Eles fornecem proteção UVA, UVB e luz visível. Formulações mais recentes de micropartículas e nanopartículas são menos opacas e cosmeticamente mais atraentes. Tanto o *óxido de zinco* quanto o *dióxido de titânio* podem ser classificados como não GRASE pela FDA.

TABELA 75-7 ■ INGREDIENTES ATIVOS DOS PROTETORES SOLARES

CLASSE	INGREDIENTE ATIVO	ESPECTRO PROTETOR			
		UVB 290-320 nm	UVA2 320-340 nm	UVA1 340-400 nm	VISÍVEL 400-800 nm
Inorgânico					
	Dióxido de titânio	++	++	++	+
	Óxido de zinco	++	++	++	+
Orgânico					
Benzofenonas	Dioxibenzona[a]	++	+		
	Oxibenzona[a]	++	++		
	Sulisobenzona[a]	++	+		
Dibenzoilmetanos	Avobenzona[a]		++	++	
Antralatos	Meradimato[a]		++		
Cânforas	Ecansule[a]		++	++	
Aminobenzoatos	PABA[b]	++			
	Padimato O[a]	++			
Cinamatos	Cinoxato[a]	++			
	Octinoxato[a]	++			
Salicilatos	Salicilato de trolamina[b]	++			
	Homossalato[a]	++			
	Octissalato[a]	++			
Outros	Octocrileno	++			
	Ensulizol[a]	++			

[a]Nos Estados Unidos, esses compostos estão aguardando a determinação do *status*, geralmente reconhecido como seguro e eficaz pela FDA.
[b]Os protetores solares com este composto não são comercializados atualmente nos Estados Unidos.

Agentes antimicrobianos

Antibióticos

Agentes antibióticos são frequentemente usados para tratar IPTM. Vários agentes antimicrobianos, como tetraciclinas, macrolídeos e *dapsona*, também apresentam propriedades anti-inflamatórias, o que os torna úteis para condições não infecciosas, como acne vulgar, rosácea, doenças granulomatosas, dermatoses neutrofílicas e doenças bolhosas autoimunes (Bhatia, 2009).

Os agentes tópicos são muito eficazes no tratamento de infecções bacterianas superficiais e acne vulgar (Drucker, 2012). Os antibióticos sistêmicos são também comumente prescritos para acne e infecções bacterianas mais profundas. A farmacologia de cada um dos agentes antibacterianos é discutida na Seção VI, Quimioterapia das doenças infecciosas. Apenas os agentes antibacterianos tópicos e sistêmicos usados primariamente na dermatologia serão discutidos aqui.

Acne

A acne vulgar é o distúrbio dermatológico mais comum tratado com antibióticos tópicos ou sistêmicos (Eichenfield et al., 2013). O anaeróbio Gram-positivo *Cutibacterium acnes* (anteriormente *Propionibacterium acnes*) é um componente da flora normal da pele que prolifera no lúmen obstruído e rico em lipídeos da unidade pilossebácea, onde a tensão de O_2 é baixa. *C. acnes* gera ácidos graxos livres a partir de sebo e interage com TLR, promovendo assim a formação de microcomedões e lesões inflamatórias (Das e Reynolds, 2014). A supressão de *C. acnes* cutâneo com antibioticoterapia está correlacionada com a melhora clínica.

Antimicrobianos tópicos comumente usados na acne incluem *peróxido de benzoíla*, *clindamicina* (preparação tópica não comercializada nos Estados Unidos), *eritromicina* e combinações de *peróxido de benzoíla-eritromicina* ou *peróxido de benzoíla-claritromicina*. A monoterapia tópica com *clindamicina* ou *eritromicina* não é recomendada devido a um início de ação mais lento e ao potencial de desenvolvimento de resistência bacteriana; portanto, recomenda-se a adição de *peróxido de benzoíla* ou o uso da combinação antibiótico/*peróxido de benzoíla* para melhorar a eficácia e diminuir o aparecimento de bactérias resistentes aos antibióticos (Eichenfield et al., 2013). Outros antimicrobianos tópicos utilizados no tratamento da acne incluem *ácido azelaico*, *dapsona*, *metronidazol*, *minociclina*, *sulfacetamida* e combinações de *sulfacetamida/enxofre*.

A **terapia sistêmica** é prescrita para pacientes com acne vulgar que seja mais extensa ou resistente à terapia tópica. Existem dados para apoiar o uso de tetraciclinas (*doxiciclina, minociclina, tetraciclina, sareciclina*), macrolídeos (*azitromicina, eritromicina*) e *sulfametoxazol-trimetoprima*. Outros antibióticos que diminuem a extensão da infecção ou a resposta inflamatória a *C. acnes* também podem ser eficazes. Após o início do tratamento com antibióticos para acne, são necessárias 6 a 8 semanas para resultados clínicos visíveis, com efeito máximo às vezes requerendo 3 a 6 meses (Eichenfield et al., 2013). As doses são estabelecidas após o controle ser alcançado. O uso concomitante do *peróxido de benzoíla* tópico pode diminuir o desenvolvimento de bactérias resistentes aos antibióticos.

As tetraciclinas são os antibióticos mais comumente empregados. Elas não devem ser utilizadas durante a gravidez ou em pacientes com menos de 8 anos. Embora os agentes da classe da tetraciclina sejam antimicrobianos, sua eficácia na acne poderá ser mais dependente da atividade anti-inflamatória. *Minociclina*, *doxiciclina* e *sareciclina* apresentam melhor absorção GI do que a *tetraciclina* e podem ser administradas com alimentos para minimizar os efeitos adversos GI. A *minociclina* e *sareciclina* podem ser menos fotossensibilizante do que a *tetraciclina* ou a *doxiciclina*. Os efeitos adversos podem incluir toxicidade vestibular, hiperpigmentação da pele e mucosas, reações semelhantes à doença sérica e lúpus eritematoso induzido por fármacos. Como ocorre com o uso de todas as tetraciclinas, a candidíase vaginal é uma complicação potencial, mas que pode ser prontamente tratada pela administração local de fármacos antifúngicos. No entanto, a *sareciclina* tem um espectro antimicrobiano mais estreito em comparação com as outras tetraciclinas, o que pode levar a uma menor alteração do microbioma vulvovaginal e GI.

Infecções bacterianas cutâneas

Vários organismos podem causar infecções cutâneas, desde infecções benignas até as que causam risco de vida. A apresentação clínica e o tratamento dependem da profundidade do envolvimento cutâneo, do estado imunológico do paciente, do agente etiológico e dos padrões locais de resistência aos antibióticos (Rajan, 2012; Stevens et al., 2014). Microrganismos Gram-positivos, incluindo *Staphylococcus aureus* e *Streptococcus pyogenes*, são as causas mais comuns das IPTM. Os pacientes diabéticos ou imunossuprimidos apresentam risco de infecções graves, recorrentes ou atípicas.

Terapia tópica A *terapia tópica* é frequentemente usada para infecções bacterianas superficiais, feridas e queimaduras. O uso de antibióticos tópicos em feridas cirúrgicas limpas sem sinais de infecção não é recomendado, pois não reduz a taxa de infecção em comparação com a pomada não antibiótica ou o não uso de pomada e existe o risco de dermatite de contato com antibióticos tópicos (Levender et al., 2012) e da seleção contraproducente de cepas bacterianas resistentes.

Mupirocina A *mupirocina* inibe a síntese proteica ligando-se à isoleucil-tRNA-sintetase. A *mupirocina* é eficaz para o tratamento de *S. aureus* e *S. pyogenes*, porém é inativa contra a flora normal da pele ou anaeróbios. A *mupirocina* está disponível como pomada ou creme a 2%, aplicada 2 ou 3 vezes ao dia, durante 5 a 10 dias. O regime recomendado para o impetigo é a administração 2 vezes ao dia, durante 5 dias (Stevens et al., 2014). Uma formulação nasal é indicada para erradicar a colonização nasal por MRSA. Ela é aplicada intranasalmente, 2 vezes ao dia, durante 5 dias, e é muitas vezes combinada com *clorexidina* diária ou com lavagens do corpo com *hipoclorito de sódio* diluído. A supressão prolongada pode ser alcançada com os tratamentos mensais repetidos.

Retapamulina A *retapamulina* inibe seletivamente a síntese proteica bacteriana por interação em um sítio na subunidade 50S de ribossomos bacterianos. Ela é ativa contra múltiplos microrganismos Gram-positivos, incluindo *S. aureus* e *S. pyogenes*, e contra anaeróbios. A pomada de *retapamulina* a 1% está aprovada pela FDA para o tratamento tópico do impetigo causado por cepas suscetíveis de *S. aureus* ou *S. pyogenes* em pacientes com 9 meses ou mais. O regime recomendado para o impetigo é a administração 2 vezes ao dia, durante 5 dias (Stevens et al., 2014).

Bacitracina, neomicina e polimixina B Esses agentes são vendidos isoladamente ou em várias combinações com outros componentes (p. ex., *hidrocortisona, lidocaína* ou *pramoxina*) em várias formulações de venda livre. A *bacitracina* inibe os estafilococos, os estreptococos e os bacilos Gram-positivos. A *neomicina* é ativa contra estafilococos e contra a maior parte dos bacilos Gram-negativos. A *polimixina B* é ativa contra bacilos aeróbicos Gram-negativos, incluindo *Pseudomonas aeruginosa*. Tanto a *bacitracina* como a *neomicina* são causas relativamente comuns de dermatite de contato alérgica, especialmente em pacientes com dermatite de estase ou com outras lesões cutâneas (Drucker, 2012).

Gentamicina A *gentamicina* é um aminoglicosídeo que inibe a síntese proteica pela sua ligação à subunidade 30S dos ribossomos bacterianos. Ela atua em certas bactérias Gram-positivas, incluindo *S. aureus*, e bactérias Gram-negativas, incluindo *P. aeruginosa*. O creme ou a pomada de *sulfato de gentamicina* a 0,1% pode ser aplicado 3 ou 4 vezes ao dia nas áreas afetadas.

Ozenoxacino O *ozenoxacino* é uma quinolona com atividade bactericida que inibe a DNA-girase A e a topoisomerase IV bacteriana, interrompendo, assim, a replicação. É aprovada para tratamento de impetigo causado por *S. aureus* ou *S. pyogenes* em pacientes com 2 meses de idade ou mais. O creme de *ozenoxacino* 1% é aplicado 2 vezes ao dia, durante 5 dias.

Sulfadiazina de prata A *SSD* se liga ao DNA bacteriano e inibe sua replicação. Ela apresenta atividade bactericida contra bactérias Gram-positivas, incluindo MRSA e bactérias Gram-negativas, incluindo *P. aeruginosa*. A SSD é mais utilizada no tratamento de queimaduras de espessura parcial ou úlceras de estase venosa nas extremidades inferiores. Entretanto, estudos recentes não demonstraram eficácia em tais situações (Miller et al., 2012); de fato, a SSD pode impedir a reepitelização. Raramente, foi observada argiria em pacientes que fizeram uso de SSD em extensas áreas do corpo (Browning e Levy, 2008).

Mafenida O *acetato de mafenida* é uma sulfonamida tópica, embora seu mecanismo de ação possa ser distinto de outras sulfonamidas. A *mafenida* está aprovada como terapia adjuvante para feridas por queimadura e está disponível como um creme de 85 mg/g ou como uma solução tópica a 5%, fornecida em pacotes de 50 g de pó que devem ser reconstituídos. Ela exerce ampla ação bacteriostática contra muitos microrganismos Gram-positivos e Gram-negativos, incluindo *P. aeruginosa* e alguns anaeróbios. A alta solubilidade da *mafenida* permite que ela se difunda facilmente através de escaras e do tecido devascularizado, o que é benéfico para o tratamento da infecção de uma subescara por queimadura. A *mafenida* e seus metabólitos inibem a anidrase carbônica, portanto os pacientes tratados podem estar em risco de acidose metabólica, especialmente se tiverem insuficiência renal ou se a *mafenida* for aplicada em grandes áreas superficiais. Outros efeitos adversos potenciais incluem dor ou sensação de queimação na aplicação, edema facial, dermatite de contato alérgica e, raramente, anemia hemolítica em pacientes com deficiência de G6PD.

Terapia sistêmica As IPTM mais profundas ou complicadas geralmente requerem administração sistêmica de antimicrobianos. Infecções superficiais com envolvimento difuso ou que não respondem à terapia tópica também podem requerer antimicrobianos sistêmicos. Como as IPTM são mais comumente causadas por espécies estreptocócicas e estafilocócicas, as penicilinas (especialmente β-lactâmicos resistentes à β-lactamase) e cefalosporinas são os antibióticos sistêmicos utilizados mais frequentemente no tratamento. Uma crescente preocupação é o aumento da incidência de IPTM por MRSA adquirido no hospital e adquirido na comunidade e por pneumococos resistentes a fármacos. Opções comuns de tratamento ambulatorial para MRSA incluem *clindamicina, doxiciclina* e *sulfametoxazol-trimetoprima*. Quando é necessário proteção tanto para MRSA quanto para estreptococos, a *clindamicina* isolada ou em combinação com *doxiciclina* ou *sulfametoxazol-trimetoprima* com um β-lactâmico podem ser utilizadas (Stevens et al., 2014). A *clindamicina* não deverá ser utilizada como terapia empírica se as taxas de resistência local forem superiores a 10 a 15% (Stevens et al., 2014). As opções de tratamento para IPTM mais graves ou complicadas, que fornecem cobertura para MRSA, incluem agentes administrados por via oral, como *linezolida, tedizolida, delafloxacino* e *omadaciclina*, e agentes administrados por via parenteral, como *vancomicina, daptomicina, linezolida, tedizolida, delafloxacino, omadaciclina, ceftarolina, dalbavancina, oritavancina* e *televancina*.

Agentes antifúngicos

As infecções fúngicas estão entre as causas mais comuns de doença de pele nos Estados Unidos e inúmeros agentes antifúngicos eficazes, tópicos e orais, já foram desenvolvidos. A farmacologia, os usos e as toxicidades dos fármacos antifúngicos foram discutidos no Capítulo 61. Esta seção aborda o controle de micoses cutâneas superficiais comuns. As recomendações para o tratamento antifúngico cutâneo estão resumidas na Tabela 75-8. Os agentes antifúngicos tópicos usados para as micoses mucocutâneas superficiais estão listados na Tabela 75-9.

Infecções dermatófitas da pele (tinea corporis, cruris e pedis)

As infecções dermatófitas (*tinea corporis, cruris* e *pedis*) geralmente respondem a antifúngicos tópicos, incluindo alilaminas (*naftifina, terbinafina*); benzilaminas (*butenafina*); azóis (*econazol, luliconazol*) e *ciclopirox* (Rotta et al., 2013). As alilaminas e as benzilaminas podem levar a uma cura clínica mais prolongada em comparação com os antifúngicos derivados do azol (Rotta et al., 2013). Pode ocorrer superinfecção bacteriana da *tinea pedis*, e agentes antifúngicos, como o *econazol* e o *ciclopirox*, que também fornecem proteção bacteriana, poderão ser úteis nessas situações. A terapia sistêmica com *terbinafina, fluconazol, itraconazol* ou *griseofulvina* é utilizada quando há envolvimento cutâneo mais extenso ou uma resposta fraca à terapia tópica. A terapia sistêmica com

TABELA 75-8 ■ TERAPIA ANTIFÚNGICA CUTÂNEA RECOMENDADA

CONDIÇÃO	TERAPIA TÓPICA	TERAPIA ORAL
Tinea corporis, localizada	Azóis, alilaminas, benzilaminas	–
Tinea corporis, disseminada	–	Griseofulvina, terbinafina, itraconazol, fluconazol
Tinea capitis	–	Griseofulvina, terbinafina, itraconazol, fluconazol
Tinea pedis	Azóis, alilaminas, benzilaminas	Griseofulvina, terbinafina, itraconazol, fluconazol
Onicomicose	–	Terbinafina, itraconazol, fluconazol
Candidíase, localizada	Azóis, nistatina	–
Candidíase, disseminada e mucocutânea	–	Itraconazol, fluconazol
Pitiríase versicolor, localizada	Azóis, alilaminas	–
Pitiríase versicolor, disseminada	–	Itraconazol, fluconazol

cetoconazol acarreta um risco de hepatotoxicidade grave ou prolongamento do intervalo QT, portanto, não é um tratamento preferencial para infecções fúngicas superficiais.

Infecções dermatófitas do couro cabeludo e folículos

As infecções dermatófitas do couro cabeludo (*tinea capitis*) ou infecções foliculares da pele (granuloma de Majocchi) requerem terapia sistêmica. A *griseofulvina* tem sido a medicação tradicional para a *tinea capitis*, e a falha no tratamento é frequentemente relacionada com dose ou duração inadequada do tratamento. A *terbinafina* pode ser mais eficaz contra o *Trychophyton tonsurans*, que é a causa mais comum da *tinea capitis* nos Estados Unidos (Elewski et al., 2008). O *fluconazol* e o *itraconazol* também são eficazes (Gupta e Paquet, 2013).

Onicomicose

A onicomicose é uma infecção fúngica das unhas que é comumente causada por dermatófitos ou *Candida*. A onicomicose é mais efetivamente tratada com terapia sistêmica (de Sa et al., 2014). A infecção por fungos deve ser confirmada antes de se iniciar a terapia oral. Existem outras causas de distrofia das unhas, e aproximadamente um terço das unhas com suspeita clínica de onicomicose não apresenta infecção por fungos (Mehregan e Gee, 1999).

A *terbinafina* é o tratamento mais eficaz da onicomicose dermatófita, com uma dosagem típica para adultos de 250 mg/dia, durante 6 semanas para as unhas da mão e 12 semanas para as unhas dos pés. A *terbinafina* permanece nas unhas durante várias semanas após a administração ter cessado e alguns estudos utilizaram doses diárias de *terbinafina* de 500 mg (terapia de pulso) durante 1 semana por mês, durante 3 meses, com base nesse achado.

O *itraconazol* é outra opção efetiva contra a onicomicose dermatófita e é mais eficaz do que a *terbinafina* para a onicomicose por *Candida*. O *itraconazol* persiste na unha por 6 a 9 meses após a interrupção da administração. A dosagem adulta tradicional de *itraconazol* é 200 mg/dia, durante 6 semanas para unhas das mãos e 12 semanas para unhas dos pés; no entanto, a dosagem de pulso é uma opção alternativa devido à persistência do *itraconazol* na unha após o término do tratamento. A terapia de pulso de *itraconazol* em adultos é 400 mg/dia, durante 1 semana do mês, durante 2 meses para unhas das mãos e 3 meses para unhas dos pés, o que pode minimizar os efeitos adversos. O *fluconazol* é uma opção alternativa que pode ser útil em pacientes que não podem fazer uso da *terbinafina* ou do *itraconazol*.

A *griseofulvina*, usada no passado, é menos eficaz e requer tratamentos muito mais longos; ela não é mais uma opção preferencial.

Antifúngicos tópicos aprovados para o tratamento da onicomicose incluem o *ciclopirox* como esmalte terapêutico (laca, verniz), o *efinaconazol* e o *tavaborol*. Esses antifúngicos tópicos requerem um curso de tratamento de 48 semanas. Eles podem ser úteis para pacientes com onicomicose leve a moderada que não envolva a matriz das unhas ou para pacientes que não sejam candidatos à terapia sistêmica (Gupta et al., 2014).

Candidíase cutânea

A candidíase cutânea é normalmente tratada com antifúngicos tópicos derivados do azol ou *nistatina*, quando localizada. Pode ser necessário o uso de antifúngicos sistêmicos derivados do azol, como *fluconazol* ou *itraconazol*, para casos mais recalcitrantes ou graves.

Infecções por Malassezia

A pitiríase versicolor e a dermatite seborreica são causadas por espécies de *Malassezia* (*Pityrosporum*) e são frequentemente tratadas com antifúngicos azólicos em formulações de creme ou xampu. Terapias tópicas adicionais incluem *ciclopirox, terbinafina, sulfeto de selênio, piritiona zíncica, sulfacetamida sódica* e *enxofre* com ou sem *ácido salicílico*. *Fluconazol* oral e *itraconazol* às vezes são usados para pitiríase versicolor difusa ou resistente. A *terbinafina* oral não atinge concentrações adequadas no estrato córneo superficial para ser eficaz.

Agentes antivirais

As infecções virais da pele pelo HPV, HSV, vírus do molusco contagioso e VZV são comuns e produzem uma variedade de lesões, incluindo verrugas ou bolhas. O *aciclovir*, o *fanciclovir* e o *valaciclovir* são em geral utilizados sistematicamente para tratar infecções por HSV e VZV (ver Cap. 62). *Cidofovir* e *foscarnete* são úteis para o tratamento do HSV resistente ao *aciclovir*. Topicamente, o *aciclovir*, o *docosanol*, o *penciclovir* e a combinação *aciclovir/hidrocortisona* estão disponíveis para o tratamento do HSV mucocutâneo; no entanto, são menos eficazes do que as terapias sistêmicas (Sarnoff, 2014). O *aciclovir* também está disponível como um comprimido bucal de 50 mg para o tratamento do herpes labial, para ser aplicado como uma dose única na gengiva superior logo acima do dente incisivo dentro de 1 hora dos sintomas prodrômicos.

O *cidofovir* tópico ou intralesional é usado sem indicação terapêutica formal como tratamento de verrugas anogenitais causadas pelo HPV. O *cidofovir* tópico a 1% em gel ou creme deverá ser obtido em uma farmácia de manipulação. Ele é aplicado 1 vez ao dia, durante 5 dias consecutivos, a cada 2 semanas, por um máximo de 6 ciclos. Tratamentos adicionais para verrugas genitais são terapias citodestrutivas ou imunomoduladoras inespecíficas, que serão abordadas em detalhes em outras seções. As modalidades citodestrutivas incluem o uso tópico de crioterapia, *podofilina* (resina de Podophyllum) ou *podofilox* (podofilotoxina) e *ácido tricloroacético*. As terapias imunomoduladoras tópicas incluem o *imiquimode* e as sinecatequinas. A imunoterapia intralesional para verrugas incluiu antígeno de *Candida*, vacina contra sarampo, caxumba e rubéola, vacina contra o bacilo Calmette-Guérin, derivado de proteína tuberculina purificada, antígeno *tricophyton* e, mais recentemente, vacina contra HPV (Nabil et al., 2020). O uso intralesional ou sistêmico das interferonas α_{2b}, α_{n3} e β pode ser útil para tratar verrugas genitais refratárias ou recorrentes, porém seu uso é limitado pela dor das múltiplas injeções necessárias para uso intralesional e pelo potencial para efeitos adversos graves com o uso sistêmico (Smith et al., 2007).

Agentes usados para tratar infestações

Infestações por ectoparasitas, como piolho e ácaros, são comuns em todo o mundo. Essas condições exercem impacto significativo sobre a saúde pública, na forma de prurido incapacitante, infecção secundária e, no caso do piolho do corpo, transmissão de doenças potencialmente fatais, como o tifo. Medicamentos tópicos e orais se encontram disponíveis para o tratamento dessas infestações (Diamantis et al., 2009).

- A *permetrina* é um piretroide sintético que interfere em proteínas transportadoras de Na^+ em insetos, causando neurotoxicidade e paralisia. A resistência conferida por mutações na proteína de transporte foi relatada e parece estar aumentando. Um creme a 5% está disponível

TABELA 75-9 ■ AGENTES ANTIFÚNGICOS TÓPICOS PARA MICOSES MUCOCUTÂNEAS SUPERFICIAIS

CLASSE E NOME GENÉRICO	FORMULAÇÕES	INDICAÇÕES APROVADAS PELA FDA	OBSERVAÇÕES
Polienos			
Nistatina	Tópico (0,1 megaunidade/g): pó, pomada, creme	Candidíase cutânea e mucocutânea	A nistatina administrada por via oral não sofre absorção sistêmica significativa; ela é usada para o tratamento local da candidíase da cavidade oral e do trato GI
	Oral (0,1 megaunidade/g): suspensão, solução, cápsula ou comprimido (0,5 megaunidade)	Cavidade oral, mucocutânea, candidíase cutânea	
		Candidíase GI não esofágica (uso não indicado na bula)	
Azóis			
Butoconazol	Creme vaginal: 1 e 2%	Infecções fúngicas vaginais	
Clotrimazol	Pastilha oral, 10 mg	Candidíase orofaríngea	
	Creme, pomada, solução, 1%	Prescrição: *Candida albicans*, pitiríase versicolor	
		De venda livre: *tinea*	
	Tópico: creme, 1%; espuma, 1%	*Tinea*, candidíase cutânea, pitiríase versicolor	
		Tinea pedis em pacientes ≥ 12 anos	
Econazol	Tópico: solução, 10%	Onicomicose da unha do pé	
Efinaconazol	Tópico: Gel de espuma a 2%; xampu a 1%; gel de xampu a 2%; creme a 2%	Dermatite seborreica	
		Pitiríase versicolor	
		Tinea, pitiríase versicolor, dermatite seborreica, candidíase cutânea	
Cetoconazol	Creme a 1%	*Tinea*	Xampu aprovado pela FDA para venda livre; outras formulações são por prescrição
Luliconazol	Tópico: Creme a 2%, loção, pomada, pó, solução, *spray*, tintura, pasta, líquido a 2%	*Tinea*	
Miconazol	Tablete bucal, 50 mg	Candidíase orofaríngea	Venda livre
	Supositório vaginal, 100 ou 200 mg Creme vaginal, 2 ou 4%	Candidíase vulvovaginal	Medicamento de venda livre aprovado pela FDA
	Via tópica: creme, loção a 1%	*Tinea*, pitiríase versicolor	Medicamento de venda livre aprovado pela FDA
Oxiconazol	Via tópica: creme, solução a 2%	*Tinea pedis* em pacientes ≥ 12 anos	
Sertaconazol	Via tópica: creme, solução a 1%	*Tinea*; pitiríase versicolor	
Sulconazol	Vaginal: creme vaginal a 0,4, 0,8%; supositório vaginal 80 mg	Candidíase vulvovaginal	
Terconazol	Vaginal: pomada vaginal a 6,5%	Candidíase vulvovaginal	
Tioconazol	Vaginal: pomada a 6,5%	Candidíase vulvovaginal	Medicamento de venda livre aprovado pela FDA
Alilaminas	Via tópica: creme, gel a 1 ou 2%	*Tinea*	
Naftifina	Via tópica: creme, gel, *spray* a 1%	*Tinea*; pitiríase versicolor	
Terbinafina	Via oral: comprimido de 250 mg	Onicomicose	Medicamento de venda livre aprovado pela FDA
Benzilaminas	Via tópica: creme a 1%	Prescrição: pitiríase versicolor	
		De venda livre: *tinea*	
Butenafina	Via tópica: creme a 1%	Prescrição: pitiríase versicolor	Medicamento de venda livre aprovado pela FDA
		De venda livre: *tinea*	
Hidroxipiridonas			
Ciclopirox	Via tópica: xampu a 1%	Dermatite seborreica	
	Via tópica: gel, creme, suspensão a 0,77%	*Tinea*, dermatite seborreica	
	Via tópica: gel, creme, suspensão a 0,77%	*Tinea*, dermatite seborreica	
Oxaboróis			
Tavaborol	Solução tópica a 5%	Onicomicose da unha do pé	

(continua)

TABELA 75-9 ■ AGENTES ANTIFÚNGICOS TÓPICOS PARA MICOSES MUCOCUTÂNEAS SUPERFICIAIS (CONTINUAÇÃO)

CLASSE E NOME GENÉRICO	FORMULAÇÕES	INDICAÇÕES APROVADAS PELA FDA	OBSERVAÇÕES
Diversos; disponível para venda livre			
Sulfeto de selênio	Via tópica: soluções tópicas a 1 ou 2%	Abrasões, cortes menores, lesões superficiais, infecções fúngicas superficiais da pele	
Violeta de genciana	Via tópica: espuma, *spray*, algodão impregnado, gel, líquido, loção, óleo para unhas, pomada, sabonete, creme, pó, solução, aerossol a 1%	*Tinea*, pitiríase versicolor	Tinge a pele e a roupa de roxo
Tolnaftato	Via tópica: pó tópico, creme, solução, sabonete, outros a 10-25%	*Tinea*	
Ácido undecilênico	Via tópica: pó, creme, solução, sabão e outros a 10-25%	*Tinea*	

sob prescrição médica para o tratamento da escabiose e uma loção ou condicionador a 1% podem ser obtidos sem prescrição para o tratamento de piolhos. O uso de *permetrina* está aprovado para lactentes com 2 meses ou mais. Outros agentes de venda livre utilizados no tratamento de piolhos são piretrinas mais *butóxido de piperonila* em várias formulações e xampu de *ácido acético* mais *isopropanol*.

- O *lindano* é um composto organoclorado que induz hiperestimulação neuronal e paralisia de parasitas. Devido a vários casos de neurotoxicidade em seres humanos, a FDA classificou o *lindano* como um fármaco de segunda escolha para o tratamento de pediculose e escabiose e destacou o potencial de neurotoxicidade em crianças e adultos com peso inferior a 50 kg e pacientes com distúrbios da pele preexistentes, como dermatite atópica e psoríase. O *lindano* é contraindicado em lactentes prematuros e em pacientes com distúrbios convulsivos. O *lindano* carrega um aviso na caixa expedido pela FDA; um Guia de Medicação com Lindano deve ser dado ao paciente toda vez que a loção ou xampu de *lindano* for dispensado.
- A *malationa* é um organofosfato que inibe a acetilcolinesterase nos piolhos, causando paralisia e morte. Ela está aprovada para tratamento de piolhos em crianças de 6 anos ou mais. A formulação atual de loção de *malationa* contém 78% de álcool isopropílico e é inflamável. Informações detalhadas sobre as ações da *malationa* e seus efeitos adversos podem ser encontradas no Capítulo 12.
- A loção de *álcool benzílico* a 5% está aprovada para o tratamento de piolhos em pacientes com 6 meses ou mais. O *álcool benzílico* impede que o piolho feche seus espiráculos respiratórios, permitindo que o veículo obstrua os espiráculos, o que resulta em asfixia do parasita. Pode haver menos potencial para o desenvolvimento de resistência com esse mecanismo de ação em comparação com os pesticidas tradicionais.
- A *ivermectina* é um fármaco anti-helmíntico (ver Cap. 68) aprovado para tratamento oral da oncocercose e da estrongiloidíase. Recentemente, uma loção tópica de *ivermectina* a 0,5% foi aprovada para tratar piolhos em pacientes com 6 meses ou mais e um creme a 1%, foi aprovado para tratar a rosácea. A *ivermectina* também é eficaz no tratamento sem indicação terapêutica formal da escabiose. Como a *ivermectina* não atravessa a barreira hematencefálica humana, não causa toxicidade significativa no SNC; efeitos adversos menores do SNC com a administração oral podem incluir tonturas, sonolência, vertigem e tremor. A administração tópica pode causar efeitos irritantes locais, como conjuntivite, irritação ocular, pele seca ou sensação de queimação cutânea, embora esses efeitos tenham ocorrido em menos de 1% dos pacientes durante os ensaios clínicos. Tanto para a escabiose quanto para a pediculose, a *ivermectina* costuma ser administrada na dose de 200 µg/kg, que pode ser repetida após 1 semana. Em casos de escabiose crostosa, podem ser necessários ciclos de tratamento mais longos de *ivermectina* oral, algumas vezes combinados aos ceratolíticos e escabicidas tópicos (Ortega-Loayza et al., 2013). Ela não deverá ser utilizada em crianças com peso inferior a 15 kg.
- O *abametapir* é um fármaco antiparasitário aprovado para o tratamento de piolhos em pacientes com 6 meses ou mais. O fármaco exibe atividade pediculicida e ovicida através da inibição de metaloproteinases críticas para a sobrevivência do piolho e desenvolvimento do ovo. A loção *Abametapir* 0,74% é aplicada no cabelo seco e no couro cabeludo e, em seguida, deixada por 10 minutos antes de enxaguar. Devido à sua atividade ovicida, é necessária apenas uma única aplicação. Os efeitos adversos potenciais incluem irritação da pele, irritação dos olhos, prurido e alterações na cor do cabelo.
- Uma suspensão tópica de *espinosade* a 0,9% está aprovada para tratamento de piolhos em pacientes com 6 meses ou mais. O *espinosade* causa excitação do SNC e contrações musculares involuntárias, levando à paralisia e à morte dos insetos.

Os tratamentos tópicos menos efetivos para a escabiose e a pediculose incluem loção e *creme de crotamitona* a 10% e ocasionalmente um composto de *enxofre precipitado* a 5 a 10% em petrolato. O *enxofre precipitado* poderá ser útil para pacientes em que outras terapias estejam contraindicadas ou não aprovadas; geralmente é aplicado 1 vez por dia, por 3 a 5 dias consecutivos.

Agentes antimaláricos

Os agentes antimaláricos *cloroquina*, *hidroxicloroquina* e *quinacrina* são utilizados na dermatologia para tratar dermatoses como lúpus eritematoso cutâneo, dermatomiosite cutânea, erupção polimorfa à luz, porfiria cutânea tardia e sarcoidose (apenas a *hidroxicloroquina* está aprovada pela FDA para tratamento do lúpus eritematoso). O mecanismo pelo qual os agentes antimaláricos exercem os seus efeitos terapêuticos anti-inflamatórios é incerto, porém pode envolver inibição da sinalização endossômica dos TLR, levando a uma diminuição da ativação das células B e das células dendríticas (Kalia e Dutz, 2007). As doses habituais de antimaláricos são: *hidroxicloroquina*, 200 mg, 2 vezes ao dia (máximo de 6,5 mg/kg/dia); *cloroquina*, 250 a 500 mg/dia (máximo de 3 mg/kg/dia); e *quinacrina*, 100 a 200 mg/dia. Pacientes com porfiria cutânea tardia precisam de doses mais baixas de antimaláricos para evitar hepatotoxicidade grave. Há fortes evidências de que o tabagismo diminui a eficácia dos antimaláricos no tratamento do lúpus eritematoso cutâneo, portanto, a cessação do tabagismo é importante (Chasset et al., 2015). A melhora clínica pode ser postergada por vários meses. Se não houver melhora após 3 meses de *hidroxicloroquina*, então a *quinacrina* poderá ser adicionada (nos Estados Unidos, a *quinacrina* deve ser obtida em farmácias de manipulação). A toxicidade ocular dependente da dose ocorre mais frequentemente com a *cloroquina* do que com a *hidroxicloroquina* e é rara ou inexistente com a *quinacrina*. Os efeitos tóxicos potenciais dos agentes antimaláricos foram descritos no Capítulo 66.

Fármacos citotóxicos e imunossupressores

Os fármacos citotóxicos e imunossupressores são utilizados na dermatologia para doenças imunologicamente mediadas, como psoríase, doenças bolhosas autoimunes e vasculite leucocitoclástica. Ver seus mecanismos de ação na Tabela 75-10.

Antimetabólitos

O *metotrexato* é usado para o tratamento da psoríase moderada a grave. Ele suprime células imunocompetentes na pele e também diminui a expressão de células T cutâneas positivas para antígenos associados a linfócitos e de E-selectina em células endoteliais, o que pode explicar sua eficácia. O *metotrexato* é útil no tratamento de várias outras condições dermatológicas, incluindo dermatite atópica, pitiríase liquenoide e varioliforme, papulose linfomatoide, sarcoidose, pênfigo vulgar, pitiríase rubra pilar, lúpus eritematoso, dermatomiosite e LCTC.

O *metotrexato* frequentemente é usado em combinação com fototerapia e fotoquimioterapia ou outros agentes sistêmicos. Esquemas orais amplamente utilizados incluem 10 a 25 mg, 1 vez por semana em dose única ou divididas em 3 doses a intervalos de 12 horas, com eficácia similar em qualquer dos dois regimes, ou administração intramuscular de 10 a 25 mg, injetados 1 vez por semana (máximo de 30 mg/semana) (Menter et al., 2009b). A aprovação da FDA permite a administração oral, intravenosa, intramuscular e subcutânea de *metotrexato*.

As doses devem ser reduzidas em pacientes com comprometimento da depuração renal. *O metotrexato não deve ser administrado com probenecida, sulfametoxazol-trimetoprima, salicilatos ou outros fármacos que possam competir com ele pela ligação às proteínas e, assim, aumentar as concentrações plasmáticas para níveis que possam levar à supressão da medula óssea.* Foram observadas fatalidades decorrentes do tratamento concomitante do *metotrexato* com AINE. O *metotrexato* exerce efeitos antiproliferativos significativos na medula óssea; portanto, o HC deve ser monitorado seriadamente. Profissionais da saúde que administram *metotrexato* devem estar familiarizados com o uso de *ácido folínico* (*leucovorina*) para recuperar pacientes com crises hematológicas causadas por supressão da medula óssea induzida pelo *metotrexato*.

TABELA 75-10 ■ MECANISMO DE AÇÃO DE DETERMINADOS FÁRMACOS CITOTÓXICOS, IMUNOSSUPRESSORES E IMUNOMODULADORES

Metotrexato	Inibidor da di-hidrofolato-redutase
Fluoruracila	Bloqueia a metilação na síntese de DNA
Ciclofosfamida	Alquila e estabelece ligações cruzadas com o DNA
Cloridrato de mecloretamina	Agente alquilante
Carmustina	Estabelece ligação cruzada no DNA e no RNA
Vimblastina	Inibe a formação de microtúbulos
Podofilina	Inibe a formação de microtúbulos
Tirbanibulina	Inibe a formação de microtúbulos
Bleomicina	Indução de quebras na fita de DNA
Azatioprina	Inibidor da síntese de purina
Micofenolato de mofetila	Inibidor da inosina-monofosfato-desidrogenase
Ciclosporina	Inibidor da calcineurina
Tacrolimo	Inibidor da calcineurina
Pimecrolimo	Inibidor da calcineurina
Sirolimo	Inibidor de mTOR
Everolimo	Inibidor de mTOR
Imiquimode	Indução de alfainterferona via TLR7
Dapsona	Inibe migração de leucócitos, queima oxidativa
Talidomida	Modulação de citocinas

O monitoramento cuidadoso das provas de função hepática é necessário para avaliar a hepatotoxicidade induzida pelo *metotrexato*. A biópsia do fígado poderá ser recomendada após uma dose cumulativa de 3,5 a 4 g em pacientes que não apresentam outros fatores de risco *versus* 1 a 1,5 g em pacientes com maior risco (p. ex., obesidade, diabetes) (Menter et al., 2009b). Pacientes com provas de função hepática anormais, insuficiência hepática sintomática ou evidência de fibrose hepática não devem usar esse fármaco. O *metotrexato* está contraindicado durante a gravidez e a lactação. Muitos médicos rotineiramente administram ácido fólico para aliviar os efeitos adversos do *metotrexato*.

A *5-FU* é utilizada topicamente em ceratoses actínicas múltiplas, queilite actínica, doença de Bowen e CBC superficiais não passíveis de outros tratamentos (Micali et al., 2014a, b). A 5-FU é aplicada 1 ou 2 vezes ao dia, durante 2 a 8 semanas, dependendo da indicação. As áreas tratadas podem tornar-se gravemente inflamadas durante o tratamento, mas a inflamação cede após a interrupção do fármaco. A injeção intralesional de 5-FU tem sido utilizada informalmente para os ceratoacantomas, verrugas e poroceratoses (Good et al., 2011).

Agentes alquilantes

A *ciclofosfamida* é um agente citotóxico e imunossupressor eficaz. Tanto a preparação oral quanto a intravenosa de *ciclofosfamida* são utilizadas na dermatologia. A *ciclofosfamida* está aprovada pela FDA para o tratamento do LCTC avançado (Jawed et al., 2014).

Outros usos incluem o tratamento de pênfigo vulgar, penfigoide bolhoso, penfigoide cicatricial, pênfigo paraneoplásico, pioderma gangrenoso, necrólise epidérmica tóxica, granulomatose de Wegener, poliarterite nodosa, angeíte de Churg-Strauss, doença de Behçet, escleromixedema e paniculite histiocítica citofágica. A dosagem oral habitual é de 2 a 2,5 mg/kg/dia em doses divididas, e geralmente há um atraso de 4 a 6 semanas para o início da ação (Meurer, 2012). Alternativamente, a pulsoterapia intravenosa da *ciclofosfamida* pode oferecer vantagens, incluindo dose cumulativa menor e um menor risco de câncer de bexiga. A *ciclofosfamida* apresenta muitos efeitos adversos (ver Cap. 70), incluindo o risco de neoplasia secundária e mielossupressão e é usada apenas nas doenças dermatológicas mais graves e recalcitrantes.

O *cloridrato de mecloretamina* e a *carmustina* são usados topicamente para tratar o LCTC (Jawed et al., 2014). É importante monitorar o HC e as provas de função hepática, pois a absorção sistêmica pode causar supressão da medula óssea e hepatite. Outros efeitos adversos incluem dermatite de contato alérgica, dermatite irritante, doenças malignas cutâneas secundárias e alterações pigmentares. A *carmustina* também pode causar eritema e telangiectasias pós-tratamento.

Inibidores de microtúbulos

A *vimblastina* está aprovada para uso sistêmico no sarcoma de Kaposi e no LCTC avançado. A *vimblastina* intralesional também é usada para tratar o sarcoma de Kaposi (Regnier-Rosencher et al., 2013).

A *podofilina* (*resina de Podophyllum*) é uma mistura de produtos químicos da planta *Podophyllum peltatum* (mandrágora ou maçã-de-maio) que contém podofilotoxina, que se liga aos microtúbulos levando à interrupção da mitose na metáfase (Fathi e Tsoukas, 2014). Nos Estados Unidos, ela deverá ser obtida em uma farmácia de manipulação. A *resina de Podophyllum* a 25% é aplicada topicamente por um médico e conservada no local por não mais de 2 a 6 horas semanalmente para o tratamento de verrugas anogenitais. Irritação e reações ulcerativas locais constituem os principais efeitos adversos. Ela não deve ser usada na boca ou durante a gestação. Recomenda-se que a *resina* administrada pelo profissional de saúde seja substituída pela podofilotoxina purificada (*podofilox*) para que a administração seja feita pelo paciente. O *podofilox* está disponível como gel ou solução a 0,5% para aplicação em casa, 2 vezes ao dia, durante 3 dias consecutivos, repetido semanalmente, conforme o necessário, por até 4 ciclos.

A *tirbanibulina* é o primeiro agente da classe que foi recentemente aprovado pela FDA para o tratamento tópico de ceratoses actínicas na face ou no couro cabeludo. O fármaco inibe a polimerização dos microtúbulos e a sinalização da Src-cinase (Gilchrest, 2021; Smolinski et al.,

2018). Está disponível na forma de pomada de tirbanibulina a 1%, que é aplicada 1 vez ao dia, por 5 dias consecutivos, para cobrir uniformemente uma área de até 25 cm². As reações adversas podem incluir irritação cutânea local, dor no local de aplicação ou prurido.

Outros agentes citotóxicos

A *bleomicina* é utilizada sem indicação terapêutica formal por via intralesional para tratamento paliativo do carcinoma espinocelular e verrugas recalcitrantes e apresenta efeitos citotóxicos e pró-inflamatórios. A injeção intralesional de *bleomicina* nos dedos foi associada a uma resposta vasospástica que imita o fenômeno de Reynaud. Outras possíveis reações adversas incluem necrose cutânea local e hiperpigmentação flagelada. A *bleomicina* sistêmica tem sido utilizada sem indicação terapêutica formal para o sarcoma de Kaposi (ver Cap. 70) (Regnier-Rosencher et al., 2013).

As *antraciclinas lipossômicas* (especificamente a *doxorrubicina*) podem representar a monoterapia de primeira escolha para o sarcoma de Kaposi avançado (Regnier-Rosencher et al., 2013).

O gel de *mebutato de ingenol*, um extrato da planta *Euphorbia peplus*, está aprovado pela FDA para a ceratose actínica (Micali et al., 2014a, b). Em estudos experimentais, foi demonstrado levar rapidamente ao intumescimento mitocondrial e apoptose dos queratinócitos displásicos. O gel é aplicado 1 vez ao dia, durante 2 a 3 dias consecutivos. Os efeitos adversos podem incluir irritação local da pele, dor, prurido e infecção no sítio da aplicação; edema periorbital; nasofaringite; e cefaleia. Casos de dermatite de contato alérgica e de reativação do herpes-zóster foram relatados.

Azatioprina e micofenolato de mofetila

A *azatioprina* foi discutida no Capítulo 39. Na prática dermatológica, o fármaco é utilizado informalmente como um agente poupador de esteroides para dermatoses autoimunes e inflamatórias, incluindo pênfigo vulgar, penfigoide bolhoso, dermatomiosite, dermatite atópica, dermatite actínica crônica, lúpus eritematoso, psoríase, pioderma gangrenoso e doença de Behçet.

A *azatioprina* é clivada a 6-mercaptopurina, que, por sua vez, é convertida em metabólitos adicionais que inibem a síntese *de novo* das purinas (ver Cap. 70). O nível de atividade enzimática da TPMT deve ser medido antes de se iniciar a terapia com *azatioprina*, porque níveis baixos de atividade de TPMT estão associados a uma toxicidade aumentada do fármaco (ver Cap. 70). Em geral, a dose inicial é de 1 a 2 mg/kg/dia. É importante que seja feito um monitoramento laboratorial cauteloso, especialmente naqueles que apresentam atividade reduzida da TPMT.

O *micofenolato de mofetila* e o *micofenolato de sódio* são imunossupressores aprovados para a profilaxia da rejeição de órgãos em pacientes submetidos aos transplantes renal, cardíaco e hepático (ver Cap. 39). O *micofenolato de mofetila* é um profármaco que é hidrolisado a ácido micofenólico por esterases plasmáticas; o sal do ácido, o *micofenolato de sódio*, está disponível em uma formulação entérica revestida. O ácido micofenólico funciona como um inibidor específico da ativação e proliferação de linfócitos T e B por meio da inibição da inosina-monofosfato-desidrogenase, reduzindo, assim, a síntese de GMP pela via da síntese *de novo* de purinas. Os linfócitos são vulneráveis porque carecem da via de salvação para a síntese de purinas. O fármaco também poderá aumentar a apoptose.

O *micofenolato de mofetila* é cada vez mais utilizado sem indicação terapêutica formal para tratar doenças inflamatórias e autoimunes em dermatologia; as doses normalmente variam de 2 a 3 g/dia, por via oral em adultos, ou 30 a 50 mg/kg/dia em pacientes pediátricos, administradas 2 vezes ao dia. Esse fármaco é particularmente útil como um agente poupador de corticosteroides no tratamento de doenças bolhosas autoimunes e tem sido utilizado de maneira eficaz no tratamento de doenças inflamatórias, como psoríase, dermatite atópica e pioderma gangrenoso. Casos isolados de leucoencefalopatia multifocal progressiva e aplasia eritrocitária pura foram relatados em pacientes com transplante de órgãos sólidos que receberam *micofenolato de mofetila*. Os efeitos adversos mais comuns do *micofenolato de mofetila* são sintomas GI dose-dependentes (p. ex., diarreia, náuseas e dor abdominal).

O *micofenolato de sódio* entérico revestido melhora a tolerância GI; o revestimento entérico atrasa a absorção até que a medicação chegue ao intestino delgado em vez de ocorrer no estômago.

Inibidores da calcineurina

Os mecanismos de ação e a farmacologia clínica dos inibidores da calcineurina estão descritos no Capítulo 39. A Figura 39-2 mostra seus locais de ação como imunossupressores.

A *ciclosporina* é um poderoso imunossupressor isolado do fungo *Tolypocladium inflatum*. A *ciclosporina* está aprovada pela FDA para o tratamento da psoríase. Uma formulação de microemulsão modificada aumentou a biodisponibilidade e levou a uma absorção mais consistente do que a da formulação original. Outros distúrbios cutâneos que geralmente respondem bem à *ciclosporina* são dermatite atópica, alopecia areata, epidermólise bolhosa adquirida, pênfigo vulgar, penfigoide bolhoso, líquen plano e pioderma gangrenoso. A dosagem oral habitual da formulação modificada é de 2,5 a 5 mg/kg/dia, em geral administrada em duas doses divididas (Menter et al., 2009b; Sidbury et al., 2014).

Os principais efeitos adversos associados ao uso de *ciclosporina* são hipertensão e disfunção renal. Esses riscos podem ser minimizados monitorando-se a creatinina sérica (que não deverá aumentar mais de 30% acima da linha de base), calculando-se a depuração da creatinina ou a taxa de filtração glomerular em pacientes com terapia prolongada ou com aumento da creatinina, mantendo-se uma dose diária inferior a 5 mg/kg e monitorando-se regularmente a pressão arterial. A alternância com outras modalidades terapêuticas poderá diminuir a toxicidade da *ciclosporina*. Os pacientes com psoríase que são tratados com *ciclosporina* apresentam risco aumentado de neoplasias de órgãos sólidos, cutâneas e linfoproliferativas. O risco de malignidades cutâneas é agravado em pacientes que receberam fototerapia com PUVA.

O *tacrolimo* está disponível na forma tópica para o tratamento de doenças de pele e também é comercializado nas formulações oral e injetável. O uso sistêmico do *tacrolimo* mostrou alguma eficácia no tratamento sem indicação terapêutica formal de doenças inflamatórias da pele, como psoríase, pioderma gangrenoso e doença de Behçet. Os efeitos adversos mais comuns da administração sistêmica de *tacrolimo* são hipertensão, nefrotoxicidade, neurotoxicidade, sintomas GI, hiperglicemia e hiperlipidemia.

As formulações tópicas (0,03 e 0,1%) da pomada de *tacrolimo* estão aprovadas para o tratamento de dermatite atópica em adultos e em crianças com 2 anos ou mais velhas para a pomada a 0,03% e de 16 anos ou mais velhas para a pomada a 0,1%. Outros usos incluem o tratamento da psoríase intertriginosa, vitiligo, líquen plano da mucosa, doença do enxerto *versus* hospedeiro, dermatite de contato alérgica e rosácea. A pomada é aplicada na área afetada 2 vezes ao dia e geralmente é bem tolerada. Os efeitos adversos comuns no local de aplicação são eritema transitório, queimação e prurido. Outros efeitos adversos incluem formigamento na pele, sintomas gripais, cefaleia, intolerância ao álcool, foliculite, acne e hiperestesia. A absorção sistêmica é geralmente muito pequena e diminui com a resolução da dermatite. O uso tópico de *tacrolimo* deve ser realizado com extrema cautela em pacientes com síndrome de Netherton; esses pacientes podem atingir níveis sanguíneos elevados do fármaco após aplicação tópica (Eichenfield et al., 2014).

O *pimecrolimo* (como um creme a 1%) está aprovado para o tratamento da dermatite atópica em pacientes com 2 anos ou mais. O mecanismo de ação e o perfil de efeitos adversos são similares aos do *tacrolimo*. Ele apresenta absorção sistêmica baixa a insignificante após aplicação tópica.

O *tacrolimo* e o *pimecrolimo* estão aprovados como agentes de segunda escolha para tratamento curto e intermitente de dermatite atópica em pacientes que não respondem a outros tratamentos ou são intolerantes. Diferentemente dos corticosteroides tópicos, eles não apresentam risco de atrofia da pele e podem ser especialmente úteis como agentes poupadores de esteroides ou para uso em locais de pele sensível (p. ex., pálpebras, face, dobras da pele) ou áreas com atrofia induzida por esteroides.

Inibidores de mTOR

O *sirolimo* causa efeitos imunossupressores e antiproliferativos por meio da inibição de mTOR como parte da via PI3-cinase/Akt/mTOR (ver Figs. 39-2 e 71-5). Os inibidores de mTOR são tratamentos estabelecidos para imunossupressão pós-transplante (ver Cap. 39) e como agentes antineoplásicos para doenças malignas, como carcinoma renal e hepatocelular (ver Cap. 71). Usos sem indicação terapêutica formal de inibidores de mTOR na dermatologia incluem o tratamento de complexo de esclerose tuberosa, paquioníquia congênita, anomalias vasculares complexas e dermatoses inflamatórias, como esclerose sistêmica (Fogel et al., 2015). Os inibidores sistêmicos de mTOR podem estar associados a efeitos adversos graves, com os efeitos adversos dermatológicos entre os mais comuns, incluindo estomatite, mucosite, erupções cutâneas inflamatórias e alterações nas unhas, como a paroníquia (Fogel et al., 2015). As formulações tópicas foram utilizadas para diminuir o risco de efeitos adversos associados à terapia sistêmica. Os novos análogos semissintéticos do *sirolimo*, como *everolimo* e *tensirolimo*, estão disponíveis e apresentam melhor hidrossolubilidade e eficácia.

Agentes imunomoduladores e anti-inflamatórios

O *imiquimode* exerce efeitos imunomoduladores atuando como um ligante dos TLR no sistema imune e indução das citocinas IFN-α, TNF-α e IL-1, IL-6, IL-8, IL-10 e IL-12.

O creme de *imiquimode* está disponível nas concentrações de 2,5, 3,75 e 5%. Aprovado para o tratamento de verrugas genitais, o *imiquimode* creme a 5% é aplicado a lesões genitais ou perianais 3 vezes por semana até a resolução de verrugas ou até um período de 16 semanas (e repetido conforme necessário) (Fathi e Tsoukas, 2014). O *imiquimode* também está aprovado para o tratamento da ceratose actínica, com o uso de diversos esquemas (Micali et al., 2014a, b). Não devem ser prescritas mais do que 36 embalagens de uso individual por um período de 16 semanas de terapia para ceratoses actínicas. O creme a 5% também está aprovado pela FDA para o tratamento de CBC superficial em um regime de cinco aplicações por semana durante 6 semanas. Aplicações sem indicação terapêutica formal incluem o tratamento de verrugas não genitais, molusco contagioso, doença de Paget extramamária e doença de Bowen. Reações irritantes ocorrem em praticamente todos os pacientes; o grau de inflamação é paralelo à eficácia terapêutica.

As *sinecatequinas* são extratos de chá verde parcialmente purificados contendo uma mistura de 85 a 95% de catequinas e outros componentes do chá verde. Elas estão aprovadas para o tratamento tópico de verrugas genitais e perianais externas em pacientes imunocompetentes com mais de 18 anos de idade. O mecanismo de ação não é claro, mas pode incluir uma combinação de atividades antioxidantes, antivirais, antiangiogênicas, pró-apoptóticas e imunomoduladoras. A pomada de *sinecatequina* a 15% é aplicada 3 vezes ao dia, por até 16 semanas, até o desaparecimento das verrugas. Os efeitos adversos mais comuns são as reações cutâneas locais, incluindo eritema, prurido ou queimação, dor, ulceração superficial e edema, com intensidade de reações locais que atingem um máximo entre 2 e 4 semanas de uso. As reações localizadas no sítio poderão ser indicativas de uma resposta clínica positiva, e os pacientes são encorajados a tratá-las conforme sua tolerância.

A *dapsona* é utilizada na dermatologia por suas propriedades anti-inflamatórias, particularmente em doenças pustulosas estéreis da pele (não infecciosas) (Zhu e Stiller, 2001). A *dapsona* previne a explosão respiratória (*respiratory burst*) da mieloperoxidase, suprime a migração de neutrófilos bloqueando a aderência mediada pela integrina, inibe a aderência de anticorpos aos neutrófilos e diminui a liberação de eicosanoides e bloqueia seus efeitos inflamatórios. A *dapsona* é discutida em mais detalhes no Capítulo 65.

A *dapsona* está aprovada para uso oral na dermatite herpetiforme e hanseníase e para uso tópico na acne vulgar. Também é particularmente útil no tratamento informal da dermatose por IgA linear, lúpus eritematoso sistêmico bolhoso, eritema elevatum diutinum e dermatose pustulosa subcorneana. Além disso, estudos mostram eficácia em pacientes com acne fulminans, psoríase pustular, líquen plano, doença de Hailey-Hailey, pênfigo vulgar, penfigoide bolhoso, penfigoide cicatricial, vasculite leucocitoclástica, síndrome de Sweet, granuloma facial, policondrite recidivante, doença de Behçet, vasculite urticária, pioderma gangrenoso e granuloma anular.

A dose oral inicial é de 50 mg/dia, seguida por aumentos de 25 mg/dia em intervalos semanais, titulada até a dose mínima necessária para a obtenção do efeito. Os efeitos adversos potenciais da *dapsona* incluem metemoglobinemia e hemólise (o nível de G6PD deverá ser verificado em todos os pacientes). O bloqueador H_2 *cimetidina* inibe várias CYP e, assim, reduz a *N*-hidroxilação da *dapsona* ao metabólito de hidroxilamina que causa a metemoglobinemia. Outras toxicidades da *dapsona* incluem agranulocitose, neuropatia periférica e psicose.

A *talidomida* é um agente anti-inflamatório, imunomodulador e antiangiogênico que está ressurgindo no tratamento de doenças dermatológicas (Wu et al., 2005). Para obter detalhes de suas ações, ver Figuras 71-8 e 71-9.

A *talidomida* está aprovada pela FDA para o tratamento de eritema nodoso leproso. Estudos também sugerem sua eficácia em prurigo actínico, estomatite aftosa, doença de Behçet, sarcoma de Kaposi, manifestações cutâneas de lúpus eritematoso e prurigo nodular e urêmico. Quando usada para tratar necrólise epidérmica tóxica, a *talidomida* foi associada a uma maior letalidade. A exposição *in utero* pode causar anormalidades dos membros (focomelia), assim como outras anormalidades congênitas. *A talidomida jamais deve ser administrada a gestantes ou mulheres que possam engravidar durante a sua utilização. Ela pode também causar uma neuropatia irreversível. Por causa de seus efeitos teratogênicos, o uso de talidomida é restrito e exige que os farmacêuticos e os médicos se inscrevam em um programa de REMS. Análogos mais recentes da talidomida estão disponíveis, incluindo a lenalidomida e a pomalidomida.*

Imunoterapias dirigidas para psoríase e dermatite atópica

Imunoterapias dirigidas, incluindo agentes biológicos, estão evoluindo rapidamente para o tratamento da psoríase, uma vez que a patogênese subjacente é mais bem compreendida (Tab. 75-11). Além disso, a terapia biológica para dermatite atópica está surgindo no horizonte. O apelo dessas terapias dirigidas é que elas são direcionadas especificamente às atividades de linfócitos T e citocinas que modulam a inflamação, enquanto as terapias sistêmicas tradicionais são amplamente imunossupressoras ou citotóxicas. A patogênese da psoríase e da dermatite atópica será discutida brevemente a seguir, seguido pelas terapias dirigidas relevantes. As terapias dirigidas são descritas em mais detalhes nos Capítulos 38 e 39.

A psoríase é um distúrbio inflamatório crônico imunomediado que envolve o sistema imune inato e adaptativo, com a consequente proliferação anormal de queratinócitos (Fig. 75-3). A psoríase não se limita à pele, pois pode ocorrer a artrite psoriásica e outras manifestações sistêmicas. Anteriormente considerada primariamente mediada por T_H1, estudos mais recentes demonstram que a via T_H17/IL-17 desempenha o papel mais importante (Girolomoni et al., 2012). Mediadores da inflamação, como IL-23, TNF-α e IL-17, são alvos importantes para terapia (Girolomoni et al., 2012; Sobell e Leonardi, 2014). Além disso, terapias com os inibidores de JAK e das PDE de nucleotídeos cíclicos são úteis para diminuir a expressão ou transdução de sinal das citocinas inflamatórias (Sobell e Leonardi, 2014). Os moduladores do S1PR1 também estão sendo avaliados como potenciais alvos terapêuticos para a psoríase por meio da regulação do tráfico de linfócitos do tecido linfoide para a circulação periférica e para a pele (ver Figura 39-3 e texto associado).

A *dermatite atópica* é uma doença crônica da pele caracterizada por disfunção da barreira epidérmica e inflamação imunomediada. Os pacientes em geral também desenvolvem asma e rinite alérgica. A dermatite atópica aguda é mediada por células T_H2, associadas às citocinas IL-4, IL-5 e IL-13, enquanto a dermatite atópica crônica também envolve atividade mediada por células T_H1, associada às citocinas IL-12 e IFN-γ. Corticosteroides tópicos, inibidores de calcineurina e inibidores da PDE4 são comumente usados em pacientes com doença leve a moderada. Vários dos imunossupressores tradicionais têm sido usados para doenças mais graves ou resistentes e, mais recentemente, a terapia direcionada por meio da inibição de IL-4/IL-13 provou ser eficaz com um perfil de segurança favorável (Eichenfield et al., 2014; Sidbury et al., 2014). Terapias direcionadas adicionais sendo avaliadas para dermatite

TABELA 75-11 ■ AGENTES BIOLÓGICOS PARA PSORÍASE

	SÍTIO DE LIGAÇÃO	CLASSE ESTRUTURAL	MEIA-VIDA (DIAS)	MÉTODO DE ADMINISTRAÇÃO	POSOLOGIA PARA ADULTOS COM PSORÍASE	POSOLOGIA PARA CRIANÇAS COM PSORÍASE
TNF-α						
Etanercepte	TNF-α TNF-β	Receptor de TNF p75 humano e proteína de fusão Fc de IgG$_1$	3-5,5	SC	50 mg, 2x/semana, durante 3 meses, depois 50 mg, 1x/semana	0,8 mg/kg, 1x/semana (máx. 50 mg/semana)
Adalimumabe	TNF-α	mAb IgG$_{1k}$ humano	10-20	SC	80 mg na semana 0, 40 mg na semana 1, depois 40 mg a cada 2 semanas	
Infliximabe	TNF-α	mAb IgG$_{1k}$ quimérico	7,7-9,5	IV	5 mg/kg nas semanas 0, 2 e 6, em seguida, a cada 8 semanas	
Certolizumabe pegol	TNF-α	mAb fragmento Fab' humanizado, PEGuilado	14	SC	400 mg, a cada 2 semanas Se ≤ 90 kg, dosagem alternada de 400 mg nas semanas 0, 2 e 4; então, 200 mg a cada 2 semanas pode ser aceitável	
IL-17						
Bimequizumabe*	IL-17A IL-17F	mAb IgG$_1$ humanizado	17-22	SC	320 mg, a cada 4 semanas, por 16 semanas; depois, a cada 8 semanas	
Brodalumabe	Receptor A de IL-17	mAb IgG$_{2k}$ humano	10,9	SC	210 mg nas semanas 0, 1 e 2; depois, a cada 2 semanas	
Ixequizumabe	IL-17A	mAb IgG$_4$ humanizado	13	SC	160 mg na semana 0, depois 80 mg nas semanas 2, 4, 6, 8, 10 e 12 e, a partir daí, a cada 4 semanas	< 25 kg: 40 mg na semana 0 e, depois, 20 mg a cada 4 semanas 25-50 kg: 80 mg na semana 0; depois, 40 mg a cada 4 semanas > 50 kg: 160 mg na semana 0; depois, 80 mg a cada 4 semanas
Secuquinumabe	IL-17A	mAb IgG$_{1k}$ humano	22-31	SC	300 mg nas semanas 0, 1, 2, 3 e 4 e, em seguida, a cada 4 semanas Para alguns, a manutenção de 150 mg a cada 4 semanas pode ser aceitável	
IL-12/23						
Ustequinumabe	Subunidade p40 de IL-12 e IL-23	mAb IgG$_{1k}$ humano	~15-45	SC	Se ≤ 100 kg: 45 mg nas semanas 0 e 4 e, em seguida, a cada 12 semanas Se > 100 kg: 90 mg nas semanas 0 e 4 e, em seguida, a cada 12 semanas	< 60 kg: 0,75 mg/kg nas semanas 0 e 4 e, em seguida, a cada 12 semanas ≥ 60 a ≤ 100 kg: 45 mg nas semanas 0 e 4 e, em seguida, a cada 12 semanas > 100 kg: 90 mg nas semanas 0 e 4 e, em seguida, a cada 12 semanas
IL-23						
Guselcumabe	Subunidade p19 de IL-23	mAb IgG$_{1\lambda}$ humano	15-18	SC	100 mg nas semanas 0 e 4 e, em seguida, a cada 8 semanas	
Risanquizumabe	Subunidade p19 de IL-23	mAb IgG$_1$ humanizado	28	SC	150 mg nas semanas 0 e 4 e, em seguida, a cada 12 semanas	
Tildraquizumabe	Subunidade p19 de IL-23	mAb IgG$_{1k}$ humanizado	23	SC	100 mg nas semanas 0 e 4 e, em seguida, a cada 12 semanas	

*Dosagem aprovada na União Europeia; atualmente, não aprovado pela FDA.
mAb, anticorpo monoclonal.

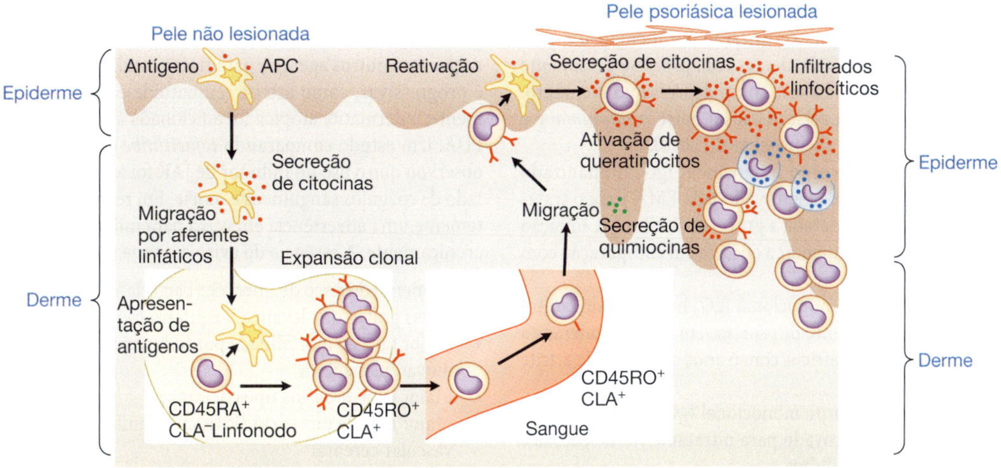

Figura 75-3 *Imunopatogênese da psoríase.* A psoríase é um distúrbio cutâneo inflamatório prototípico no qual as populações específicas de células T são estimuladas por antígenos ainda não definidos apresentados por APC. As APC dendríticas, as células T, os queratinócitos e outras células liberam quimiocinas e citocinas proinflamatórias, como TNF-α, IFN-γ, IL-23 e IL-17, que, em última instância, induzem a hiperproliferação dos queratinócitos e sustentam a inflamação crônica.

atópica incluem inibidores de IL-31, inibidores de IL-13, inibidores de IL-22 e moduladores S1PR1 (Strowd et al., 2020). A FDA aprovou recentemente vários inibidores de JAK para o tratamento da dermatite atópica (ver "Inibidores da Janus-cinase" adiante).

Inibidores do fator de necrose tumoral

O bloqueio do TNF-α reduz a inflamação, diminui a proliferação dos queratinócitos e diminui a adesão vascular, levando à melhora das lesões psoriásicas. Como os inibidores de TNF-α alteram as respostas imunes, os pacientes em tratamento com qualquer um dos agentes anti-TNF-α apresentam maior risco de infecção grave e de doenças malignas. Outros eventos adversos incluem exacerbação de insuficiência cardíaca congestiva e doença desmielinizante em pacientes predispostos. Todos os pacientes devem ser examinados para detectar tuberculose, história de doença desmielinizante, insuficiência cardíaca, infecção ativa ou malignidade antes da terapia. Os inibidores de TNF-α incluem anticorpos monoclonais dirigidos contra TNF-α (*adalimumabe, certolizumabe, infliximabe*) ou um receptor de TNF solúvel que pode se ligar ao TNF-α (*etanercepte*) (ver Cap. 39). Todos os inibidores de TNF-α são capazes de se ligar tanto ao TNF solúvel quanto ao ligado à membrana, porém os anticorpos monoclonais contra o TNF-α com uma porção Fc de IgG$_1$ também são capazes de ativar a citotoxicidade dependente do complemento ao se ligar ao TNF-α ligado à membrana. Isso pode explicar o aumento da eficácia desses agentes em comparação com o *etanercepte* para o tratamento de condições granulomatosas, bem como o maior risco de infecção com o seu uso.

O *etanercepte* é uma proteína de fusão do receptor de TNF totalmente humana, recombinante e solúvel, formada por duas moléculas da porção que se liga ao receptor de TNF (p75) fundida com a porção Fc de IgG$_1$. Ele se liga tanto ao TNF-α quanto ao TNF-β. O *etanercepte* é aprovado para psoríase em placas em adultos e pacientes pediátricos com 4 anos ou mais e para artrite psoriásica em adultos.

O *infliximabe*, um anticorpo monoclonal IgG1 quimérico humano-camundongo dirigido contra o TNF-α humano, foi aprovado para o tratamento de psoríase em placas e artrite psoriásica em adultos. A administração de *infliximabe* por infusão intravenosa pode ser um fator limitante; no entanto, em comparação com outros inibidores de TNF-α, o início de sua atividade poderá ser mais rápido e mais eficaz. Os anticorpos neutralizantes contra o *infliximabe* poderão ser gerados e levar a uma diminuição da sua eficácia ao longo do tempo. A administração concomitante de *metotrexato* ou glicocorticoides poderá suprimir essa formação de anticorpos neutralizantes.

O *adalimumabe* é um anticorpo monoclonal IgG$_1$ humano dirigido contra TNF-α; portanto, o risco de desenvolvimento de anticorpos neutralizantes é reduzido em comparação com o *infliximabe*. O *adalimumabe* está aprovado para o tratamento da psoríase em placas e da artrite psoriásica em adultos. A segurança do *adalimumabe* em pacientes pediátricos para o tratamento da psoríase é corroborada pelo seu uso em outras condições, como a artrite idiopática juvenil (Bellodi Schmidt e Shah, 2015). O *adalimumabe* também está aprovado para o tratamento da hidradenite supurativa.

O *certolizumabe pegol* é um fragmento Fab PEGuilado de um anticorpo monoclonal humanizado dirigido contra TNF-α. A PEGuilação permite a eliminação retardada e, portanto, uma meia-vida estendida. Como o *certolizumabe pegol* não possui a porção Fc, não é capaz de ativar a citotoxicidade mediada pelo complemento. *Certolizumabe pegol* tem mínima ou nenhuma transferência placentária ou transferência para o leite materno, principalmente devido à falta de uma porção Fc (Clowse et al., 2017; Mariette et al., 2018). Ele está aprovado para o tratamento da psoríase em placas e da artrite psoriásica em adultos.

Golimumabe é um inibidor de TNF-α atualmente aprovado para artrite psoriásica, mas não para psoríase. No entanto, estudos para artrite psoriásica também demonstraram melhora da psoríase em placas. O *golimumabe* é um anticorpo monoclonal totalmente humano dirigido contra TNF-α, que apresenta um $t_{1/2}$ mais longo de que outros inibidores de TNF-α.

Inibidores de IL-12/23

O *ustequinumabe* é um anticorpo monoclonal IgG$_1$ humano dirigido contra a subunidade p40 comum de IL-12 e IL-23. A IL-12 promove a atividade T$_H$1 e produção consequente de TNF-α e IFN-γ, enquanto a IL-23 ativa as células T$_H$17 que produzem IL-17A, que regula a inflamação do tecido e as respostas autoimunes. O *ustequinumabe* é aprovado para o tratamento da psoríase em placas em adultos e pacientes pediátricos com 6 anos ou mais e para artrite psoriásica em adultos. Após as doses iniciais nas semanas 0 e 4, ele é administrado a cada 12 semanas durante a fase de manutenção da terapia, o que poderá ser ideal para alguns pacientes.

Inibidores de IL-17

Os queratinócitos são o principal alvo para a IL-17 na psoríase, com o estímulo de IL-17 levando ao aumento da expressão de citocinas inflamatórias pelos queratinócitos e outros efeitos que contribuem para a hiperproliferação epidérmica e a disfunção de barreira. Ensaios clínicos demonstraram que os inibidores de IL-17 são muito eficazes para o tratamento da psoríase em placas.

Brodalumabe, um anticorpo monoclonal humano IgG2κ contra o receptor de IL-17A (IL-17RA), é aprovado para o tratamento de psoríase em placas moderada a grave em adultos. Por meio do antagonismo do IL-17RA, o *brodalumabe* inibe a sinalização de IL-17 A, C, D, E e F. Há uma advertência na embalagem do *brodalumabe* em relação a ideação e comportamento suicida, que requer certificação por meio de um programa REMS antes da dispensação. Pacientes com psoríase geralmente apresentam comorbidades psiquiátricas, como depressão: no entanto, estudos não demonstraram uma relação causal entre *brodalumabe* e ideação e comportamento suicida (Lebwohl et al., 2018).

O *bimequizumabe* é um anticorpo monoclonal IgG_1 humanizado dirigido contra IL-17A e IL-17F está aprovado pela EMA para o tratamento de psoríase em placas moderada a grave em adultos. A inibição dupla de IL-17A e IL-17F pode aumentar a eficácia em comparação com a inibição apenas de IL-17A.

Ixequizumabe, um anticorpo monoclonal IgG_4 humanizado contra IL-17A, é aprovado para o tratamento de psoríase em placas moderada a grave em adultos e pacientes pediátricos com 6 anos ou mais e de artrite psoriásica em adultos.

O *secuquinumabe* é um anticorpo monoclonal IgG_{1k} totalmente humano dirigido contra IL-17A aprovado para o tratamento de psoríase em placas moderada a grave em adultos.

Os efeitos adversos mais comuns para inibidores de IL-17 são nasofaringite, infecção do trato respiratório superior e diarreia. Existe o potencial para aumento de infecções mucocutâneas por candidíase, um risco que é maior com inibidores duplos de IL-17A/IL-17F. Há relatos de exacerbação de doença inflamatória intestinal por inibidores de IL-17.

Inibidores da fosfodiesterase 4

A PDE4 hidrolisa o AMPc, que é um mensageiro intracelular crítico em vários tipos de células, incluindo células imunes. Tanto na psoríase quanto na dermatite atópica, a pele lesionada apresenta níveis de AMPc subnormais devido ao aumento da atividade de PDE4, com consequente aumento na produção de citocinas. A inibição de PDE4 aumenta os níveis de AMPc intracelular e, assim, diminui a expressão de citocinas inflamatórias, como TNF-α, IFN-γ, IL-17 e IL-23.

O *apremilaste* é um inibidor oral de PDE4 aprovado para o tratamento de psoríase em placas moderada a grave, artrite psoriásica e úlceras orais associadas à doença de Behçet em adultos. Também tem sido usado sem indicação formal na bula para dermatite atópica, alopecia areata, hidradenite supurativa, líquen plano, sarcoidose cutânea e lúpus eritematoso discoide. Os efeitos adversos mais comuns são perda de peso e depressão.

Crisaborol é um inibidor de PDE4B aprovado para o tratamento tópico de dermatite atópica leve a moderada em pacientes adultos e pediátricos com 3 meses ou mais. Está disponível na forma de pomada tópica a 2%, aplicada 2 vezes ao dia. O efeito adverso mais comum é queimação ou ardor no local da aplicação. O *crisaborol* é um benzoxaborol contendo boro que imita o fosfato do AMPc e inibe competitivamente a atividade da PDE4. O uso de boro também contribui para o baixo peso molecular do *crisaborol* (251 Da), o que facilita a penetração efetiva na pele.

O *roflumilaste* é um inibidor de PDE4 oral, atualmente aprovado para o tratamento da doença pulmonar obstrutiva crônica (ver Cap. 44). Está sendo estudado como tratamento tópico para psoríase e dermatite atópica.

Inibidores da Janus-cinase

As JAK são tirosinas-cinases não receptoras envolvidas na sinalização dos receptores de citocinas. Sua interação com STAT leva à ativação da transcrição de genes envolvidos em muitos eventos vitais, como inflamação, hematopoiese, reparo de feridas, apoptose, entre outros. Como consequência, a inibição dessa via oferece tratamentos atuais e potenciais para inúmeras doenças, incluindo condições dermatológicas. Dezenas de fatores de crescimento e citocinas, incluindo IL, IFN, fator estimulador de colônias de granulócitos, GM-CSF, eritropoietina, hormônio do crescimento e leptina, interagem com receptores de membrana e iniciam a sinalização por meio da via de sinalização JAK-STAT. Existem quatro JAK: JAK1, JAK2, JAK3 e TYK2; elas interagem seletivamente com sete STAT (ver Fig. 3-22A).

Os inibidores de JAK exibem seletividade variável para as isoformas de JAK; portanto, nem todos os inibidores de JAK são aprovados para usos idênticos; os usos e limitações aprovados crescem e mudam à medida que pesquisas, ensaios clínicos e informações pós-comercialização avançam. Os inibidores de JAK são usados, sozinhos ou em combinação com outros agentes, para tratar condições inflamatórias crônicas e progressivas, como artrite reumatoide e artrite psoriásica; recentemente, a dermatite atópica foi adicionada às indicações aprovadas pela FDA. Um estudo comparando *tofacitinibe* com antagonistas anti-TNF observou que o uso do inibidor de JAK foi associado a um risco aumentado de coágulos sanguíneos e morte. Em resposta, a FDA emitiu recentemente uma advertência em caixa para inibidores orais de JAK usados cronicamente. A essência do aviso em tarja preta para esses agentes é:

- Aumento do risco de infecções bacterianas, fúngicas, virais e oportunistas graves que levam à hospitalização ou à morte
- Maior taxa de mortalidade por todas as causas, incluindo morte cardiovascular súbita
- Maior taxa de certos tipos de câncer
- Maior taxa de morte cardiovascular, infarto do miocárdio e acidente vascular cerebral
- Trombose

Esses agentes estão associados a aumentos dependentes da dose nos níveis de colesterol total, triglicerídeos e colesterol de lipoproteína de baixa densidade. Em graus variados, esses agentes também compartilham efeitos adversos comuns, incluindo infecção respiratória superior, infecções virais (herpes simples, herpes-zóster), cefaleia, náusea, nasofaringite e acne. A combinação de inibidores de JAK ou sua coadministração com outros imunossupressores sistêmicos potentes geralmente não é recomendada. Todas as vacinas apropriadas para a idade (ver Cap. 40) devem ser completadas antes da terapia, incluindo vacinações profiláticas contra herpes-zóster; a vacinação com vacinas vivas imediatamente antes, durante e imediatamente após o curso da terapia deve ser evitada. Os inibidores de JAK devem ser usados com conhecimento das informações mais recentes da FDA e com conhecimento dos usos recomendados e possíveis reações adversas.

Abrocitinibe

O *abrocitinibe* é um inibidor de JAK1 aprovado pela FDA para o tratamento de adultos com dermatite atópica moderada a grave refratária que não é adequadamente controlada com outros agentes sistêmicos. O medicamento é administrado por via oral nas doses de 100 e 200 mg, sendo a dose de 200 mg recomendada para pacientes que não respondem à dose de 100 mg (a dose de 50 mg é usada em pacientes com insuficiência renal moderada). A $t_{1/2}$ de *abrocitinibe* e seus dois principais metabólitos ativos é de 5 a 6 horas, mas é prolongada por inibidores de CYP2C19 e em pacientes que são metabolizadores fracos de CYP2C19 (ver Cap. 7); o *abrocitinibe* não deve ser usado em pacientes com insuficiência hepática grave. Não há dados suficientes para informar o risco na gravidez; o fármaco pode, no entanto, prejudicar a fertilidade (reversível com a interrupção do fármaco). As mães que amamentam não devem aleitar durante o uso de *abrocitinibe* e por 1 dia após o término da terapia. Terapias antiplaquetárias (exceto *ácido acetilsalicílico* em baixa dose [≤ 81 mg/dia]) são contraindicadas durante os primeiros 3 meses de tratamento.

Um estudo recente mostrou que o *abrocitinibe*, em combinação com a terapia tópica, foi seguro e eficaz no tratamento da dermatite atópica em adolescentes (Eichenfield et al., 2021).

Baricitinibe

O *baricitinibe* é um inibidor de JAK1/JAK2 aprovado pela EMA para dermatite atópica moderada a grave em adultos candidatos à terapia sistêmica. Para essa indicação, o fármaco é administrado por via oral na dose de 2 mg ao dia (pode ser aumentado para 4 mg ao dia se 2 mg ao dia for insuficiente). O *baricitinibe* é aprovado pela FDA para o tratamento de alopecia areata grave e artrite reumatoide ativa moderada a grave. Uma refeição rica em gordura diminui a AUC (11%) e a $C_{máx}$ (18%). O $t_{1/2}$ do *baricitinibe* é de aproximadamente 12 horas. O metabolismo hepático é modesto, via CYP3A4; o fármaco é amplamente excretado na urina, predominantemente como fármaco inalterado. Os inibidores do transportador OAT3 aumentam a exposição ao fármaco, que também é um substrato para a glicoproteína P. O uso não é recomendado em pacientes com insuficiência hepática ou renal. O *baricitinibe* pode ser usado em combinação com esteroides tópicos e/ou inibidores tópicos de calcineurina. Não há dados suficientes para informar o risco na gravidez; devido ao potencial de reações adversas graves em lactentes, mães que amamentam não devem amamentar durante o uso de *baricitinibe*. Ensaios clínicos estão em andamento para outras indicações (p. ex., psoríase em placas crônica, lúpus eritematoso sistêmico).

Upadacitinibe

O *upadacitinibe* é um inibidor seletivo de JAK1 aprovado pela FDA para tratamento de artrite reumatoide e artrite psoriásica; suas indicações foram recentemente estendidas para incluir dermatite atópica moderada a grave em pacientes com 12 anos (> 40 kg) ou mais, que não responderam a tratamentos sistêmicos anteriores. A dosagem é 1 comprimido de liberação prolongada de 15 mg, tomado por via oral todos os dias (ou 1 comprimido de 30 mg/dia se uma resposta adequada não for alcançada com a dose mais baixa). O *upadacitinibe* é um substrato da CYP3A4; assim, inibidores fortes (p. ex., *cetoconazol*) e indutores fortes (p. ex., *rifampicina*) da enzima CYP3A4 devem ser evitados, pois alterarão a AUC do fármaco com a possibilidade de aumentar o risco de efeitos adversos ou reduzir o nível sanguíneo abaixo da faixa terapêutica. A $t_{1/2}$ de eliminação do fármaco é de 8 a 14 horas, sendo excretado na urina e nas fezes inalterado, e cerca de um terço excretado como metabólitos. O *upadacitinibe* pode causar dano fetal; mulheres em idade fértil devem usar métodos contraceptivos eficazes durante e por 4 semanas após o término do tratamento. A amamentação não é recomendada durante o tratamento e nos 6 dias seguintes.

Ruxolitinibe

O *ruxolitinibe* é um inibidor de JAK1/2 aprovado para terapia sistêmica de doença do enxerto *versus* hospedeiro aguda e crônica, mielofibrose e policitemia vera. Mais recentemente, foi aprovado como tratamento tópico crônico, de curta duração e não contínuo, da dermatite atópica leve a moderada em pacientes imunocompetentes com 12 anos ou mais, cuja doença não é adequadamente controlada com terapias tópicas prescritas ou quando essas terapias não são aconselháveis. *Ruxolitinibe* está disponível na forma de creme a 1,5%, que é aplicado em camada fina nas áreas afetadas 2 vezes ao dia. A quantidade máxima de aplicação recomendada é não mais que 60 gramas por semana, e não deve exceder 20% da área total da superfície corporal (ASC). O uso de *ruxolitinibe* em combinação com biológicos terapêuticos, outros inibidores de JAK ou imunossupressores potentes não é recomendado. Não há dados suficientes para determinar a segurança do uso durante a gravidez ou amamentação.

Deucravacitinibe

O *deucravacitinibe* é um inibidor oral seletivo de TYK2 atualmente em ensaios clínicos para o tratamento da psoríase.

Tofacitinibe

Tofacitinibe é um inibidor oral de JAK aprovado para uso em artrite reumatoide, artrite psoriásica, colite ulcerativa e artrite juvenil poliarticular em adultos. Ele mostrou eficácia para o tratamento da psoríase em ensaios clínicos e para a dermatite atípica em um estudo-piloto.

Inibidores de IL-4 e IL-13

As citocinas IL-4 e IL-13 são mediadores importantes da resposta imune Th2 que está envolvida na dermatite atópica aguda. Os dados do transcriptoma da pele lesionada da dermatite atópica demonstram a expressão dominante de IL-13 em comparação com IL-4, o que sugere que a IL-13 pode ser o condutor mais significativo da inflamação na dermatite atópica. As terapias direcionadas à IL-13 ou IL-4/IL-13 surgiram e demonstraram eficácia para a dermatite atópica, com um perfil de segurança favorável.

O *dupilumabe* é um anticorpo monoclonal IgG4 totalmente humano, dirigido contra a subunidade alfa do receptor de IL-4 (IL-4Rα) inibindo a sinalização de IL-4 e IL-13, pois cada uma delas exerce sua ação por meio da ligação a um complexo de sinalização do heterodímero dos receptores IL-4Rα/IL-13Rα1 (Beck et al., 2014). O *dupilumabe* é aprovado para o tratamento da dermatite atópica moderada a grave em adultos e pacientes pediátricos com 6 anos de idade ou mais cuja doença não é adequadamente controlada com terapias tópicas prescritas ou quando essas terapias não são aconselháveis. O *dupilumabe* mostrou resultados promissores, com melhora significativa na gravidade da doença e menos infecções da pele em comparação com o placebo (Beck et al., 2014). Os efeitos adversos mais frequentes são conjuntivite, nasofaringite, cefaleia, eosinofilia periférica e reações no local da injeção. Alguns pacientes também podem desenvolver dermatite de face e pescoço associada ao fármaco (também chamada de "vermelhidão facial de *dupilumabe*" ou "nova dermatose regional") após o início do tratamento.

O *traloquinumabe* é um anticorpo monoclonal IgG4 humano que se liga seletivamente à IL-13 e bloqueia sua interação com as subunidades α1 e α2 do receptor de IL-13. O *traloquinumabe* é aprovado para o tratamento da dermatite atópica moderada a grave em adultos, quando não é adequadamente controlada com terapias tópicas prescritas ou essas terapias não são aconselháveis. É administrado como uma injeção subcutânea de 600 mg na semana 0 e, depois, 300 mg a cada 2 semanas. Pacientes com peso corporal < 100 kg que atingem a pele clara ou quase clara após 16 semanas de terapia podem reduzir a dosagem para 300 mg a cada 4 semanas. Os efeitos adversos mais comuns foram infecção respiratória superior, dor de cabeça, reações no local da injeção e conjuntivite. A conjuntivite pode ser menos comum e menos grave com *traloquinumabe* do que com *dupilumabe*.

O *lebriquizumabe* é um anticorpo monoclonal IgG4 humano que tem como alvo seletivo a IL-13 e previne a formação do complexo de sinalização do receptor heterodímero IL-13Rα1/IL-4Rα. Em comparação com o *traloquinumabe*, o *lebriquizumabe* não inibe a ligação da IL-13 ao IL-13Ra2, que pode funcionar como um receptor-isca para a regulação endógena dos níveis de IL-13. A relevância clínica dessa característica é desconhecida neste momento. *Lebriquizumabe* está atualmente em ensaios clínicos para o tratamento da dermatite atópica.

Imunoglobulina intravenosa

A IgIV é preparada a partir do fracionamento de misturas de soros humanos obtidos de milhares de doadores submetidos a várias exposições antigênicas (ver Cap. 40). As preparações de IgIV são compostas por mais de 90% de IgG, com quantidades mínimas de IgA, CD4 solúvel, CD8, moléculas de antígeno leucocitário humano e citocinas. Na dermatologia, a IgIV é utilizada informalmente como terapia adjuvante ou de resgate para doenças bolhosas autoimunes, necrólise epidérmica tóxica, doenças do tecido conectivo, vasculite, urticária, dermatite atópica e doença do enxerto *versus* hospedeiro (Smith et al., 2007).

Apesar de o mecanismo de ação da IgIV não ser plenamente compreendido, os mecanismos propostos incluem supressão da produção de IgG, catabolismo acelerado de IgG, neutralização de reações mediadas por complemento, neutralização de anticorpos patogênicos, inibição de citocinas inflamatórias, inibição de linfócitos T autorreativos, inibição do trânsito de células imunes e bloqueio de interações Fas-ligante/Fas-receptor (Smith et al., 2007). A IgIV é contraindicada para pacientes que apresentam deficiência grave seletiva para IgA (IgA < 0,05 g/L). Esses pacientes podem possuir anticorpos anti-IgA que os colocariam em risco de reações anafiláticas graves. Outras contraindicações relativas incluem insuficiência cardíaca congestiva e insuficiência renal.

Agentes antineoplásicos dirigidos

Avanços recentes na compreensão das vias moleculares e alterações genéticas fundamentais ao desenvolvimento do câncer permitiram o rápido aparecimento de agentes oncoterapêuticos direcionados às moléculas específicas envolvidas na patogênese tumoral (Iwasaki et al., 2012; Jawed et al., 2014; John e Cowey, 2015). Eles são muitas vezes mais bem tolerados do que os medicamentos quimioterápicos convencionais; no entanto, efeitos adversos ainda ocorrem, com as toxicidades cutâneas entre os mais comuns. Essas terapias dirigidas são descritas em mais detalhes nos Capítulos 71 e 72.

Terapias dirigidas para o carcinoma basocelular

O CBC é a doença maligna mais comum em seres humanos e a exposição à radiação UV desempenha um papel importante no seu desenvolvimento, com a exposição intermitente e intensa aumentando mais o risco do que a exposição cumulativa. Alguns distúrbios genéticos, como a síndrome do nevo basocelular, também predispõem ao desenvolvimento do CBC. Normalmente, os CBC exibem um padrão de crescimento lento com invasão local e destruição de tecidos ao longo do tempo, mas a metástase é extremamente rara. Quase todos os CBC apresentam sinalização aberrante da via *sonic hedgehog*, que leva à ativação persistente e proliferação descontrolada de células basais (Iwasaki et al., 2012). Foram desenvolvidas terapias que inibem a sinalização através da via *sonic hedgehog*.

O *vismodegibe* e o *sonidegibe* são inibidores *atenuados* que bloqueiam a ativação da via *hedgehog* (Iwasaki et al., 2012). Eles estão aprovados para uso em pacientes com doença localmente avançada, metastática ou recorrente que não pode ser controlada adequadamente com cirurgia ou radioterapia. Eles também foram utilizados em pacientes com síndrome do nevo basocelular. Os efeitos adversos mais comuns são espasmos musculares, disgeusia, alopecia e diarreia. A via *hedgehog* é vital para o desenvolvimento fetal normal, por isso é necessário um cuidado extremo nas mulheres com potencial reprodutivo, e os homens devem ser advertidos quanto ao potencial de exposição e danos ao feto através do sêmen.

O agente antifúngico *itraconazol* também tem um efeito inibitório na via *hedgehog* (Deng et al., 2020), mas tem eficácia mais limitada para CBC refratário ao tratamento.

O *cemiplimabe* é um anticorpo monoclonal IgG$_4$ humano recombinante que inibe a MCP-1 para liberar a inibição da resposta imune mediada pela via MCP-1 (ver Fig. 38-7). É aprovado para o tratamento de pacientes com CBC localmente avançado que foram previamente tratados com um inibidor da via *hedgehog* ou para os quais um inibidor de *hedgehog* não é apropriado. Os efeitos adversos mais comuns são fadiga, dor musculoesquelética, diarreia, erupção cutânea, prurido e infecção do trato respiratório superior.

Terapias dirigidas para o carcinoma de células escamosas

O carcinoma de células escamosas é o segundo tipo mais comum de malignidade da pele. A exposição cumulativa à radiação UV desempenha um papel importante no seu desenvolvimento. A imunossupressão também é um fator de risco para o desenvolvimento de carcinoma cutâneo de células escamosas, como em indivíduos receptores de órgãos transplantados. A grande maioria dos carcinomas cutâneos de células escamosas é tratada cirurgicamente; no entanto, pode haver necessidade de tratamento não cirúrgico para aqueles com risco aumentado de recorrência local ou com metástase nodal ou à distância.

Cemiplimabe e *pembrolizumabe* são inibidores de MCP-1 aprovados para o tratamento de carcinoma cutâneo de células escamosas recorrente, metastático ou localmente avançado e não curável por cirurgia ou radiação.

Outras opções de tratamento, sem indicação formal, para carcinoma escamoso cutâneo avançado ou metastático incluem quimioterapia ou inibidores do fator de crescimento epidérmico.

Terapias dirigidas para o linfoma de células T cutâneo

Os *inibidores da histona-desacetilase* aprovados para o tratamento do LCTC refratário progressivo, persistente ou recorrente a outras terapias sistêmicas incluem *vorinostate* e *romidepsina*. O exato mecanismo do efeito antineoplásico não está totalmente caracterizado; no entanto, a inibição da histona-desacetilase pode restaurar a expressão de genes supressores de tumor ou reguladores do ciclo celular, levando a interrupção, diferenciação e apoptose das células cancerosas (Jawed et al., 2014). A taxa de resposta parcial é de aproximadamente 30 a 35%, sendo rara a resposta completa. Os efeitos adversos mais comuns são sintomas GI, fadiga e anormalidades hematológicas.

O *alentuzumabe* é um anticorpo monoclonal humanizado dirigido contra CD52, que é encontrado em células imunes, incluindo células T e B. A ligação do *alentuzumabe* ao CD52 causa toxicidade celular dependente de anticorpos e mediada por neutrófilos (Jawed et al., 2014). Ele tem sido utilizado sem indicação terapêutica formal de forma eficaz para o LCTC e pode ser uma opção de tratamento secundário para pacientes com LCTC refratário a outras terapias. Ele está comumente associado a reações de infusão e provoca imunossupressão prolongada. Estudos iniciais relataram infecções oportunistas; recomenda-se, portanto, a profilaxia antimicrobiana.

O *mogamulizumabe* é um anticorpo monoclonal IgG$_{1\kappa}$ humanizado e defucosilado, que se liga seletivamente ao receptor de quimiocina C-C 4 (CCR4) nas células-alvo, direcionando-as para citotoxicidade celular dependente de anticorpo. O receptor de quimiocina CCR4 é normalmente expresso em células T regulatórias e T$_H$2 e altamente expresso em muitas células T malignas. A defucosilação leva a uma afinidade de ligação 50 vezes maior para FcγRIIIa, o que resulta em melhor ativação da citotoxicidade celular dependente de anticorpo. O *mogamulizumabe* é aprovado para o tratamento de pacientes adultos com micose fungoide recidivante ou refratária (LCTC) ou síndrome de Sézary, após pelo menos uma terapia sistêmica prévia. O *mogamulizumabe* deve ser administrado lentamente, por pelo menos 60 minutos, com monitoramento de reações à infusão, algumas das quais podem ser graves.

A *denileucina diftitox* é uma proteína de fusão composta por fragmentos A e B da toxina diftérica ligados à porção de IL-2 que se liga ao receptor. Nos Estados Unidos, a *denileucina diftitox* trazia uma tarja de alerta da FDA, alertando os médicos sobre reações graves e fatais do fármaco, incluindo vazamento capilar e perda de visão. A *denileucina diftitox* não está atualmente disponível nos Estados Unidos.

Terapias dirigidas para o melanoma

Até recentemente, as terapias para o melanoma metastático apresentavam baixas taxas de resposta, além de alta toxicidade ou ausência de efeito na sobrevida de longo prazo. Houve um desenvolvimento rápido de várias novas opções terapêuticas para o melanoma metastático ou não ressecável, primariamente voltadas para a inibição de tirosinas-cinases mutantes e anormalmente ativadas que impulsionam o crescimento ou aumentam a função imunológica para combater células malignas, inibindo os *checkpoints* imunológicos (John e Cowey, 2015). Essas terapias incluem inibidores de BRAF (*vemurafenibe, dabrafenibe, encorafenibe*), inibidores de MEK (*trametinibe, cobimetinibe, binimetinibe*), inibidores da proteína 4 associada a linfócitos T citotóxicos (CTLA4) (*ipilimumabe*) e inibidores de MCP-1 (*pembrolizumabe, nivolumabe*). Esses tratamentos dirigidos são discutidos em mais detalhes nos Capítulos 71 e 72. Uma nova terapia adicional para o melanoma não ressecável é o *talimogeno laerparepeveque* (T-Vec), uma imunoterapia oncolítica derivada de HSV tipo 1 atenuado e geneticamente modificado. Ela é administrada por injeção intralesional e é projetada para se replicar seletivamente no interior dos tumores e produzir GM-CSF para aumentar as respostas imunes antitumorais sistêmicas. O *talimogeno* é contraindicado na gravidez e em pacientes imunossuprimidos.

Tratamento do prurido

O prurido (coceira) ocorre em uma grande quantidade de distúrbios dermatológicos, incluindo xerose (pele seca), dermatite atópica, urticária e infestações. Ele também pode ser sinal de distúrbios internos, incluindo neoplasias malignas, insuficiência renal crônica e doença hepatobiliar. Além de tratar o distúrbio primário, uma estratégia geral para o tratamento do prurido pode ser elaborada classificando-o em uma de quatro categorias clínicas, conforme descrito na Tabela 75-12.

Fármacos usados em distúrbios hiperceratóticos

Os agentes ceratolíticos reduzem a hiperceratose por meio de inúmeros mecanismos (p. ex., quebra das junções intercelulares, aumento do teor de água do estrato córneo, aumento da descamação). Distúrbios

TABELA 75-12 ■ AGENTES USADOS NO TRATAMENTO DO PRURIDO
Prurido pruritoceptivo: Origina-se na pele em decorrência de inflamação ou outras doenças cutâneas
• Emolientes – reparo da função de barreira
• Refrescantes (mentol, cânfora, calamina) – contrairritantes
• Capsaicina – contrairritante
• Anti-histamínicos – inibem o prurido induzido por histamina
• Inibidores tópicos da fosfodiesterase 4 – efeitos anti-inflamatórios e antipruriginosos
• Esteroides tópicos – efeitos diretos antipruriginosos e anti-inflamatórios
• Outros imunomoduladores tópicos – anti-inflamatórios
• Fototerapia – reatividade reduzida de mastócitos e efeitos anti-inflamatórios
• Talidomida – anti-inflamatória pela supressão do TNF-α em excesso
• Inibidores de NK-1 (aprepitanto, serlopitanto, tradipitanto) – bloqueio do receptor de neurocinina 1 nos mastócitos dérmicos e agonista parcial do receptor do fator de crescimento epidérmico (EGFR) nos queratinócitos
• Canabinoides – modulam a atividade neuronal periférica e central; anti-inflamatório por meio da modulação local de queratinócitos e mastócitos
• Toxina botulínica – inibição da liberação de neurotransmissores, incluindo acetilcolina, glutamato, substância P, peptídeo relacionado ao gene da calcitonina
• Inibidores de IL-31 – a inibição da sinalização do receptor de IL-31 nos nervos sensoriais periféricos diminui o prurido e melhora a função de barreira da pele (efeito nos queratinócitos)
Prurido neuropático: Causado por doença de nervos aferentes
• Carbamazepina – bloqueio da transmissão sináptica e dos canais de Na^+ uso-dependentes
• Gabapentina, pregabalina – mecanismo não esclarecido; acredita-se que reduza a transmissão de sensações nociceptivas pela ligação à subunidade α-2-δ dos canais de Ca^{2+} dependentes de voltagem
• Anestésicos tópicos (lidocaína/prilocaína, benzocaína, pramoxina) – inibem a condução nervosa mediante diminuição da permeabilidade da membrana nervosa ao sódio
• Cetamina – antagonista do receptor de NMDA
• Canabinoides – modulam a atividade neuronal periférica e central; anti-inflamatório por meio da modulação local de queratinócitos e mastócitos
• Toxina botulínica – inibição da liberação de neurotransmissores, incluindo acetilcolina, glutamato, substância P, peptídeo relacionado ao gene da calcitonina
Prurido neurogênico: Origina-se a partir do sistema nervoso sem evidência de patologia neural
• Talidomida – depressivo central
• Antagonistas do receptor de opioides (naloxona, naltrexona) – tônus opioidérgico reduzido
• Antidepressivos tricíclicos – reduzem a sinalização do prurido mediante alterações nas concentrações de neurotransmissores
• ISRS – reduzem a sinalização do prurido mediante alterações nas concentrações de neurotransmissores
Prurido patogênico: Devido a distúrbio psicológico
• Ansiolíticos (benzodiazepínicos) – aliviam o prurido decorrente de estresse
• Agentes antipsicóticos (clorpromazina, tioridazina, tiotixeno, olanzapina) – aliviam o prurido com qualidades impulsivas
• Antidepressivos tricíclicos – aliviam a depressão e a insônia relacionadas com prurido
• ISRS – aliviam o prurido com qualidades compulsivas

NMDA, *N*-metil-D-aspartato; ISRS, inibidores seletivos da recaptação da serotonina.

comuns tratados com ceratolíticos incluem psoríase, dermatite seborreica, xerose, ictiose e verrugas.

Os α-hidroxiácidos podem reduzir a espessura do estrato córneo por solubilizarem componentes do desmossoma, ativando enzimas hidrolíticas endógenas e extraindo água para o estrato córneo, facilitando, assim, a separação celular. Eles também parecem aumentar o conteúdo de glicosaminoglicanos, colágeno e fibras elásticas na derme e são usados em diversas formulações para reverter o fotoenvelhecimento. A FDA exige que os cosméticos contendo α-hidroxiácidos sejam rotulados com um aviso de alerta para queimaduras mencionando que o produto pode aumentar a sensibilidade ao sol. Os α-hidroxiácidos utilizados incluem o glicólico, o láctico, o málico, o cítrico, o hidroxicaprílico, o hidroxicáprico e o mandélico.

O *ácido salicílico* age mediante solubilização do "cimento" intercelular, reduzindo a adesão de corneócitos e amolecendo o estrato córneo. O salicilismo pode ocorrer com o uso generalizado e prolongado, especialmente em crianças e pacientes com insuficiência renal ou hepática. A toxicidade do salicilato tem sido relatada com a administração de apenas 1 a 2% de *ácido salicílico* em recém-nascidos quando aplicado múltiplas vezes ao dia em uma extensa área da superfície corporal (Madan e Levitt, 2014). O *ácido salicílico*, embora não seja quimicamente um verdadeiro β-hidroxiácido, frequentemente é classificado como tal nos rótulos cosméticos. Outros ingredientes β-hidroxiácidos usados na cosmetologia incluem o ácido β-hidroxibutanoico, o ácido δ-trópico e o ácido tretocânico. A proteção solar deve acompanhar a aplicação tópica desses agentes.

A *ureia*, em baixas concentrações, aumenta a absorção e a retenção de água pela pele, levando a maior flexibilidade e suavidade da pele. Em concentrações superiores a 40%, a *ureia* desnatura e dissolve proteínas e é usada para dissolver calos ou extrair unhas distróficas.

O *enxofre* é ceratolítico, antisséptico, antiparasitário e antisseborreico. Ele exerce seu efeito ceratolítico ao reagir com a cisteína no interior dos queratinócitos, produzindo cistina e sulfeto de hidrogênio (H_2S). O H_2S quebra a queratina, dissolvendo o estrato córneo.

O *propilenoglicol* (sob a forma de soluções aquosas de 60-100%) aumenta o teor hídrico do estrato córneo e aumenta a descamação. Ele é mais eficaz nos distúrbios com hiperceratose de retenção.

Fármacos que afetam o crescimento capilar

Alopecia androgenética

A alopecia androgenética é a causa mais comum da perda de cabelo em adultos com mais de 40 anos. A frequência e a gravidade aumentam com a idade e podem começar durante a puberdade em alguns pacientes. É um traço herdado geneticamente com expressão variável. Nos folículos pilosos suscetíveis, a DHT liga-se ao receptor de androgênio e o complexo receptor-hormônio ativa os genes responsáveis pela gradual transformação de um grande folículo terminal em um folículo miniaturizado de velo. O tratamento da alopecia androgenética visa reduzir a perda de cabelo e manter o cabelo existente (Varothai e Bergfeld, 2014).

O *minoxidil*, originalmente desenvolvido como agente anti-hipertensivo, foi associado a hipertricoses em alguns pacientes. O *minoxidil* aumenta o tamanho do folículo, resultando em hastes de cabelo mais grossas, estimulando e prolongando a fase anagênica do ciclo do cabelo, gerando cabelos mais longos e em maior número. O tratamento deverá ser contínuo, ou qualquer crescimento de cabelo induzido pelo fármaco será perdido. Pacientes com atividade enzimática de sulfotransferase aumentada são mais propensos a responder ao tratamento com *minoxidil*; esse fato pode representar um teste preditivo útil no futuro (Roberts et al., 2014). O *minoxidil* de uso tópico está disponível como uma solução a 2% e uma solução ou espuma a 5%. Pode ocorrer dermatite de contato alérgica ou por irritante e deve-se ter cuidado na aplicação do fármaco, pois poderá ocorrer crescimento de cabelo em locais indesejados. Esse fato é reversível com a interrupção do fármaco. Os pacientes devem ser instruídos a lavar as mãos após a aplicação de *minoxidil*. Minoxidil oral de baixa dose (0,25-5 mg/dia) tem sido usado sem indicação na bula para alopecia androgenética com dosagens recomendadas de 0,5 a 2,5 mg/dia em mulheres ou 2,5 a 5 mg/dia em homens. O efeito adverso mais comum com *minoxidil* oral em baixa dose é a hipertricose. Efeitos adversos potenciais adicionais incluem hipotensão postural, edema de membros inferiores, taquicardia e dor de cabeça.

A *finasterida* inibe a isozima do tipo II da 5α-redutase, a enzima que converte a testosterona em DHT (ver Cap. 49) e é encontrada nos folículos capilares. As áreas calvas do couro cabeludo estão associadas a níveis elevados de DHT e a folículos pilosos menores do que as áreas não calvas. A *finasterida* administrada por via oral (1 mg/dia) aumenta de forma variável o crescimento do cabelo nos homens ao longo de um período de 2 anos. A *finasterida* está aprovada para uso apenas em homens, porém tem sido usada sem indicação terapêutica formal para a perda de cabelo de padrão feminino (Varothai e Bergfeld, 2014). O uso da *finasterida* em mulheres é limitado pela sua teratogenicidade. As gestantes não devem ser expostas ao fármaco, pelo seu potencial de induzir anormalidades genitais em fetos do sexo masculino. Os efeitos adversos da *finasterida* incluem redução da libido, disfunção erétil, distúrbios da ejaculação e diminuição do volume de ejaculação. Foram observados relatórios de vigilância pós-comercialização da disfunção sexual persistente após a interrupção da medicação. Tal como acontece com o *minoxidil*, o novo crescimento do cabelo será perdido quando a *finasterida* for descontinuada. A *dutasterida* (0,5 mg/dia) é uma isozima combinada do tipo I e do tipo II inibidora da 5α-redutase que apresenta eficácia semelhante ou superior, porém os efeitos adversos podem ser mais comuns (Varothai e Bergfeld, 2014).

A *espironolactona* é um antagonista da aldosterona e um diurético poupador de K^+; ela também apresenta atividade antiandrogênica. Ela é usada informalmente para alopecia de padrão feminino em doses de 50 a 200 mg/dia (Varothai e Bergfeld, 2014). Mulheres com potencial reprodutivo não devem receber *espironolactona* sem o uso de uma contracepção confiável, porque a *espironolactona* poderá causar feminização de um feto masculino.

Outros agentes

A *eflornitina* é um inibidor da ODC aprovado para a redução de pelos faciais excessivos e indesejados em mulheres. A ODC é a enzima limitante na síntese de poliaminas, que são importantes na migração, diferenciação e proliferação celular. Os níveis de atividade da ODC são mais elevados nas células em proliferação, como nas células da matriz folicular na fase anágena, e a inibição da ODC diminui o crescimento capilar. O creme de *eflornitina* a 13,9% é aplicado 2 vezes ao dia e deve ser usado juntamente com o método de depilação preferido do paciente para desacelerar o novo crescimento do cabelo.

A *bimatoprosta* é um análogo da prostaglandina aprovado para o tratamento tópico da hipotricose dos cílios, aumentando seu crescimento, incluindo comprimento, espessura e pigmentação. O aumento no crescimento dos cílios mediado pela prostaglandina foi observado acidentalmente durante o uso de análogos intraoculares da prostaglandina para o glaucoma. O mecanismo proposto de crescimento dos cílios é por um aumento na fração dos cabelos na fase anágena e na sua duração. Acredita-se que o aumento da pigmentação dos cílios ocorra devido à estimulação da produção de melanina sem que ocorra um aumento no número de melanócitos. É importante mencionar que pode ocorrer pigmentação marrom da íris e da pálpebra, e o aumento da pigmentação da íris poderá ser permanente.

Tratamento da hiperpigmentação

Os agentes discutidos são mais eficazes sobre a pigmentação no interior da epiderme induzida por hormônios ou pela luz. Eles apresentam eficácia limitada na pigmentação pós-inflamatória no interior da derme. A proteção ou evitação solar é um componente vital de qualquer regime de tratamento (Sheth e Pandya, 2011).

A *hidroquinona* (1,4-di-hidroxibenzeno) diminui a produção de pigmento pelos melanócitos inibindo a tirosinase, enzima inicial na via biossintética da melanina. Além disso, causa degradação de melanossomas e destruição de melanócitos pela produção de radicais reativos de oxigênio. As formulações contendo 1,5 a 2% de *hidroquinona* estão disponíveis sem prescrição; formulações de *hidroquinona* a 3 a 4% estão disponíveis com prescrição médica. Ativadores da penetração e protetores solares são adicionados a algumas formulações. Um produto dependente de prescrição consistindo da combinação de *hidroquinona* 4%, *fluocinolona* 0,01% e *tretinoína* 0,05% encontra-se disponível. Os efeitos adversos podem incluir dermatite e ocronose.

O *ácido azelaico*, um ácido dicarboxílico isolado de culturas de *Malassezia furfur*, inibe a atividade da tirosina-cinase, porém é menos eficaz do que a *hidroquinona*. Devido a suas propriedades comedolíticas, antimicrobianas e anti-inflamatórias moderadas, ele também é usado com frequência na acne e na rosácea papulopustular, especialmente em pacientes com hiperpigmentação pós-inflamatória.

O *mequinol* (4-hidroxianisol) é um inibidor competitivo da tirosinase. Foi aprovado como um produto de prescrição a 2% em combinação com *tretinoína* a 0,01% e *vitamina C* para clareamento da pele, porém atualmente não está comercialmente disponível.

A *monobenzona* (éter monobenzílico de hidroquinona) causa despigmentação *permanente* e *não* deve ser usada para hiperpigmentação rotineira pós-inflamatória ou induzida por hormônios. Um creme a 20% está aprovado para terapia de despigmentação final do vitiligo extenso que afeta pelo menos mais de 50% da área de superfície corporal; ele é utilizado raramente e, no momento, não se encontra comercialmente disponível.

O *ácido glicólico* é um α-hidroxiácido usado em abrasivos químicos para distúrbios da pigmentação. Acredita-se que ele atue inibindo a tirosinase de forma independente do pH e provocando esfoliação, diminuindo a adesão dos queratinócitos. Os efeitos adversos potenciais são eritema, descamação e hiperpigmentação pós-inflamatória. Os abrasivos de *ácido glicólico* são mais bem utilizados como terapia adjuvante, juntamente com outras terapias tópicas em pacientes com hiperpigmentação epidérmica refratária (Sheth e Pandya, 2011).

O *ácido tranexâmico* é um análogo sintético da lisina que exibe atividade antifibrinolítica por inibição competitiva da transformação do plasminogênio em plasmina. É aprovado para o tratamento de sangramento menstrual intenso ou para prevenir hemorragias em pacientes com defeitos hemostáticos submetidos à extração dentária. O *ácido tranexâmico* é usado sem indicação na bula para o tratamento do melasma. A radiação UV induz a produção do ativador do plasminogênio pelos queratinócitos, o que leva ao aumento da melanogênese por meio da estimulação dos melanócitos pela plasmina, ácido araquidônico e fator de crescimento de fibroblastos e, portanto, ao aumento da neovascularização por meio da estimulação do fator de crescimento endotelial vascular. O *ácido tranexâmico* atenua essa melanogênese e neovascularização induzidas por UV por meio da inibição da ativação do plasminogênio. O *ácido tranexâmico* tem sido usado topicamente como uma formulação de 2 a 5%, 2 vezes ao dia, ou por via intradérmica em uma concentração de 4 mg/mL com frequência de administração variando de 1 vez por semana a 1 vez por mês. O efeito adverso mais comum com a administração intradérmica foi a queimação no local da injeção. O *ácido tranexâmico* tem sido usado por via oral na dosagem de 250 a 325 mg, 2 vezes ao dia. O efeito adverso mais comum é inchaço abdominal ou dor de cabeça. Os pacientes devem ser avaliados quanto a fatores de risco tromboembólicos antes do uso sistêmico.

Outros agentes

A *capsaicina* é um alcaloide derivado de plantas da família *Solanaceae* (i.e., pimentas picantes). A *capsaicina* interage com o TRPV1 (receptor de potencial transitório vaniloide tipo 1) nos neurônios sensoriais de fibras C. TRPV1 é um canal de cátions não seletivo ligante-dependente da família TRP, modulado por uma variedade de estímulos nocivos. A exposição crônica à *capsaicina* primeiramente estimula e, em seguida, dessensibiliza esse canal para a *capsaicina* e diversos outros estímulos nocivos. A *capsaicina* também causa depleção local da substância P, um neuropeptídeo endógeno envolvido na percepção sensorial e na transmissão da dor. A *capsaicina* (creme, loção, gel, *roll-on* e adesivo transdérmico) está aprovada pela FDA para o alívio temporário de dores menores e dores associadas a lombalgias, luxações e artrite. Ela também está aprovada na forma de adesivo por prescrição para neuralgia pós-herpética e é usada no tratamento informal da neuropatia diabética dolorosa e algumas formas de prurido.

O *bentoquatam* (quaternium-18 bentonita) é uma mistura de quaternium-18 (sais de cloreto de amônio quaternário feitos a partir dos ácidos graxos do sebo) e argila bentonita. Essa mistura de argila orgânica está aprovada para o uso sem prescrição médica como uma barreira tópica para prevenir dermatite de contato alérgica à resina urushiol da hera venenosa, carvalho ou sumagre. A loção tópica a 5% deve ser aplicada profilaticamente pelo menos 15 minutos antes do risco potencial de exposição ao urushiol e reaplicada a cada 4 horas.

O *alcatrão de carvão* é um produto da destilação do carvão, uma mistura de mais de 10 mil compostos. É usado na dermatologia principalmente para o tratamento de doenças inflamatórias da pele, como psoríase, dermatite seborreica e dermatite atópica ou outras formas de dermatite eczematosa. O mecanismo de ação é desconhecido, embora se saiba que ele suprime a síntese de DNA. O *alcatrão de carvão* apresenta atividade anti-inflamatória, antimicrobiana e antipruriginosa. Além disso, ele apresenta um efeito fotossensibilizador no espectro dos raios UVA e da luz visível entre os comprimentos de onda de 330 e 550 nm. Diversas formulações e produtos estão disponíveis comercialmente ou por manipulação, incluindo aqueles que contenham alcatrão de carvão bruto, extratos de alcatrão de carvão ou solução de alcatrão de carvão cru (Sandhu e Schwartz, 2011). A *solução de alcatrão de carvão*, também conhecida como *liquor carbonis detergens*, é um extrato de álcool de *alcatrão de carvão* emulsionado com polissorbato 80 para produzir um produto mais aceitável a nível cosmético. O *alcatrão de carvão* pode ser usado em combinação com fototerapia UVB (p. ex., esquema de Goeckerman), *ácido salicílico* tópico ou corticosteroides tópicos. Os produtos do *alcatrão de carvão* são muitas vezes mal tolerados pelos pacientes devido ao seu odor desagradável, à confusão que causam e à possibilidade de manchar a roupa. Também podem causar foliculite ou dermatite de contato irritante. Embora as exposições ocupacionais ao *alcatrão de carvão* tenham sido associadas a doenças malignas (p. ex., câncer do escroto), pacientes com psoríase ou dermatite atópica que são tratados com produtos tópicos de *alcatrão de hulha* não apresentaram risco aumentado de câncer (Menter et al., 2009a).

O *ditranol* (ou antralina), uma versão sintética da crisarrobina, é derivado da casca da araroba brasileira e é utilizado no tratamento da psoríase e da alopecia areata; seus mecanismos de ação não estão esclarecidos (Menter et al., 2009a). O uso de *ditranol* foi limitado pela possibilidade de causar dermatite de contato irritante e de manchar a pele, cabelos, unhas, tecidos e itens domésticos.

A *brimonidina* (gel tópico a 0,33%) é um agonista α_2-adrenérgico aprovado para o tratamento diário de eritema persistente da rosácea. Causa vasoconstrição temporária e foi relatado eritema de rebote. A *oximetazolina* (creme a 1%) é um agonista α_1-adrenérgico aprovado para o tratamento, 1×/dia, do eritema facial persistente da rosácea em adultos. Também causa vasoconstrição temporária; eritema de rebote ocorre em menos de 1% dos pacientes.

O *propranolol* e o *timolol* são antagonistas β-adrenérgicos não seletivos tradicionalmente utilizados para doenças cardiovasculares. Esses agentes também são eficazes no tratamento de hemangiomas infantis e se tornaram o tratamento preferido para hemangiomas infantis que requeiram intervenção (Chen et al., 2013). As gotas tópicas de *timolol* e a solução em gel estão disponíveis, mas não tratam adequadamente as lesões mais profundas.

Cicatrização de feridas e formação de cicatriz

Na cicatrização normal de feridas, os fibroblastos de linhagem positiva En1 são ativados para produzir cicatrizes fibróticas que não possuem orientação de fibra normal e componentes de pele normais (p. ex., glândulas sebáceas e folículos pilosos) e têm resistência mecânica reduzida. As cicatrizes resultantes podem ser feias e prejudiciais à função. A sinalização ativada por tensão, por meio de sensores mecânicos, direciona a expressão de En1 e a formação de cicatriz normal. Inibidores de vias de sinalização mecanossensíveis têm sido estudados por sua capacidade de alterar a cicatrização de feridas. Os resultados com *verteporfina* e *VS-6062*, um inibidor da cinase de adesão focal, são muito animadores.

A *verteporfina* é um derivado de benzoporfirina aprovado para uso como fotossensibilizador na terapia fotodinâmica para o tratamento da neovascularização coroide subfoveal. No entanto, a *verteporfina* também foi estudada *in vitro* quanto aos efeitos de cicatrização de feridas mediados por um mecanismo não fotoativado. A *verteporfina* bloqueia a sinalização mecanotrandutora através da via Hippo pela inibição da proteína associada a Yes-1 (YAP), o que resulta na diminuição da ativação de fibroblastos da linhagem En1 positivos em feridas. Na dosagem apropriada, a *verteporfina* permite uma resposta dos fibroblastos da linhagem En1 negativos, resultando em uma resposta regenerativa normal da pele, com força e ultraestrutura apropriadas e sem cicatrizes (Mascharak et al., 2021).

A cinase de adesão focal (FAK) facilita a ligação normal das forças mecânicas à sinalização inflamatória e à fibrose. O *VS-6062* inibe a cinase de adesão focal e interrompe a ligação do estresse mecânico à diferenciação pró-fibrótica de fibroblastos, resultando em cicatrização mais rápida/regeneração da pele com fibrose reduzida (cicatrizes reduzidas) e pele com propriedades mecânicas e estruturais quase normais (Chen et al., 2021). As vias moleculares detalhadas de cicatrização e regeneração estão atualmente sendo delineadas (Mascharak et al., 2022). Pode-se imaginar que o progresso contínuo nessa área será importante não apenas na cicatrização de feridas, mas também na reparação e regeneração dos tecidos.

Agradecimento: *Craig N. Burkhart contribuiu para este capítulo na edição anterior deste livro. Parte de seu texto foi mantida aqui.*

RESUMO: Agentes dermatológicos

Fármacos e substâncias	Usos terapêuticos	Farmacologia clínica e dicas
Glicocorticoides – Tab. 75-3 e Cap. 50		
Glicocorticoides tópicos	• Psoríase • Dermatite atópica • Outras doenças cutâneas inflamatórias	• Oclusão aumenta absorção • Pode causar atrofia da pele, estrias, dermatite periorificial, foliculite • Limitados a ≤ 2-3 semanas de uso • Evitar corticosteroides potentes no rosto e nas áreas genitais • Glicocorticoides *sistêmicos* para doenças graves; ver Cap. 50
Retinoides		
Retinoides tópicos (ver Tab. 75-4)	• Acne • Rugas e fotoenvelhecimento faciais • Psoríase • Sarcoma de Kaposi cutâneo (alitretinoína) • LCTC (bexaroteno)	• Iniciar a aplicação em dias alternados para reduzir a irritação da pele • Atividade reduzida na presença da luz solar ou do BPO, exceto adapaleno e tazaroteno • Evitar a aplicação simultânea de DEET devido ao potencial aumento de sua absorção
Retinoides sistêmicos (ver Tab. 75-5)	• Psoríase (acitretina) • Acne (isotretinoína) • LCTC (bexaroteno)	• Teratogênicos: a gravidez deve ser evitada durante o uso e por 1 mês (3 anos para a acitretina) após a interrupção do tratamento • Diversos efeitos adversos potenciais, incluindo queilite, dermatite, conjuntivite, mialgias, artralgias, epistaxe, diminuição da visão noturna, hiperlipidemia
Análogos tópicos da vitamina D		
Calcipotrieno	• Psoríase	• Hipercalcemia e hipercalciúria potenciais • Pode causar irritação lesional ou perilesional
Agentes fotoquimioterapêuticos (ver Tab. 75-6)		
Ingredientes ativos dos protetores solares (ver Tab. 75-7)		
Agentes biológicos para psoríase (ver Tab. 75-11)		
Anti-histamínicos para urticária (ver Cap. 43)		
Agentes antimicrobianos tópicos para acne e rosácea		
Ácido azelaico	• Acne • Rosácea	• Comedolítico, antibacteriano, anti-inflamatório • Útil também para hiperpigmentação pós-inflamatória devida à acne
Peróxido de benzoíla	• Acne	• Antibacteriano, levemente comedolítico • Irritação cutânea em concentrações mais elevadas
Clindamicina	• Acne • Rosácea (sem indicação terapêutica formal)	• Antibacteriano, anti-inflamatório • Provável resistência bacteriana se usada como monoterapia, usar com peróxido de benzoíla
Dapsona	• Acne	• Anti-inflamatórios • Uso com peróxido de benzoíla causa coloração marrom-alaranjada da pele ou do cabelo • Teste da G6PD não é necessário
Eritromicina	• Acne • Rosácea (sem indicação terapêutica formal)	• Antibacteriano, anti-inflamatório • Provável resistência bacteriana se usada como monoterapia; usar com peróxido de benzoíla
Metronidazol	• Rosácea	• Anti-inflamatório
Minociclina	• Acne	• Antibacteriano, anti-inflamatório
Sulfacetamida ± enxofre	• Acne • Rosácea	• Antibacteriano, anti-inflamatório; o enxofre também é ceratolítico • Uso com peróxido de benzoíla causa coloração marrom-alaranjada das roupas, porém não da pele • Enxofre poderá apresentar odor forte
Agentes antimicrobianos tópicos para infecção		
Bacitracina Neomicina Polimixina B Gentamicina	• Infecções cutâneas bacterianas superficiais	• Ver Seção VII, "Quimioterapia das doenças infecciosas" • Uso tópico restrito para infecções superficiais • Não indicados em feridas cirúrgicas limpas • Podem causar dermatite de contato (especialmente bacitracina, neomicina)

(continua)

RESUMO: Agentes dermatológicos (*continuação*)

Fármacos e substâncias	Usos terapêuticos	Farmacologia clínica e dicas
Agentes antimicrobianos tópicos para infecção *(continuação)*		
Mupirocina Retapamulina	• Infecções cutâneas bacterianas superficiais devido a *S. aureus* ou *S. pyogenes* • Descolonização intranasal do MRSA	
Acetato de mafenida	• Terapia adjuvante para feridas por queimaduras	• Inibe a anidrase carbônica e pode causar acidose metabólica
Ozenoxacino	• Infecções cutâneas bacterianas superficiais devido a *S. aureus* ou *S. pyogenes*	
Sulfadiazina de prata	• Prevenção ou tratamento de queimaduras de espessura parcial ou úlceras de estase venosa	• Estudos falharam em demonstrar eficácia na prevenção ou tratamento em queimaduras de espessura parcial ou úlceras de estase venosa • Pode impedir a reepitelização
Agentes antifúngicos tópicos (ver Tab. 75-8)		
Agentes antifúngicos orais (ver Cap. 61)		
Agentes antivirais tópicos (ver Cap. 62)		
Aciclovir Penciclovir	• HSV orolabial • HSV mucocutâneo ou genital (pomada de aciclovir)	• Inibe a síntese de DNA viral e a replicação viral
Docosanol	• HSV orolabial	• Previne a entrada e a replicação viral
Cidofovir	• Tratamento sem indicação formal na bula para verrugas	• Inibe a síntese de DNA viral
Agentes antivirais orais (ver Cap. 62)		
Aciclovir Fanciclovir Valaciclovir	• VZV • HSV	• Inibe a síntese de DNA viral e a replicação viral
Agentes para infestações		
Abametapir	• Piolho da cabeça	• Inibe as metaloproteinases essenciais para a sobrevivência dos piolhos e o desenvolvimento dos ovos
Álcool benzílico	• Piolho da cabeça	• Inibe o fechamento de espiráculos respiratórios; obstrução subsequente pelo veículo de óleo mineral causa asfixia dos piolhos
Ivermectina	• Piolho da cabeça • Escabiose (oral)	• Ativa os canais de cloreto dependentes do glutamato, causando hiperpolarização de células nervosas ou musculares do parasita
Lindano	• Escabiose • Piolho	• Causa hiperestimulação neuronal, eventual paralisia do parasita • Neurotoxicidade potencial com o uso prolongado ou em pacientes com barreira cutânea comprometida (p. ex., dermatite atópica)
Malationa	• Piolho da cabeça	• Inibe a acetilcolinesterase, causando paralisia neuromuscular • Inflamável devido ao alto teor alcoólico
Permetrina	• Escabiose • Piolho	• Interfere no transporte de Na^+, causando neurotoxicidade e paralisia • Aprovada para lactentes ≥ 2 meses • Pode apresentar reação cruzada com plantas da família do girassol e causar dermatite de contato alérgica
Espinosade	• Piolho da cabeça	• Causa excitação do SNC e contrações musculares involuntárias levando à paralisia do parasita
Crotamitona	• Escabiose	• Modo de ação desconhecido • Menos eficaz que outros agentes, porém apresenta efeito antipruriginoso adicional
Enxofre precipitado	• Escabiose	• Modo de ação desconhecido • Odor ruim e leve irritação da pele • Considerado seguro na gravidez e para lactentes

(continua)

RESUMO: Agentes dermatológicos (*continuação*)

Fármacos e substâncias	Usos terapêuticos	Farmacologia clínica e dicas
Agentes citotóxicos, imunossupressores e imunomoduladores sistêmicos		
Metotrexato	• Psoríase • Diversas dermatoses inflamatórias (sem indicação terapêutica formal)	• Ver Cap. 70
Ciclofosfamida	• LCTC • Dermatoses bolhosas autoimunes graves (sem indicação terapêutica formal)	• Ver Cap. 70
Vimblastina	• Sarcoma de Kaposi • LCTC	• Ver Cap. 70
Doxorrubicina	• Sarcoma de Kaposi	• Ver Cap. 70
Azatioprina	• Distúrbios bolhosos autoimunes e inflamatórios (sem indicação terapêutica formal)	• Inibe a síntese *de novo* de purinas para reduzir a ativação e proliferação das células T e B • A atividade da enzima TPMT deverá ser avaliada antes da iniciação
Micofenolato de mofetila e ácido micofenólico	• Distúrbios bolhosos autoimunes e inflamatórios (sem indicação terapêutica formal)	• Inibe a síntese *de novo* de purinas para reduzir a ativação e proliferação das células T e B • O efeito adverso mais comum é o desconforto GI
Ciclosporina	• Psoríase • Diversas dermatoses inflamatórias (sem indicação terapêutica formal)	• Inibidor da calcineurina • Efeitos adversos potenciais: hipertensão, disfunção renal, hipertricose, hiperplasia gengival, tremor
Inibidores de mTOR Sirolimo Everolimo Tensirolimo	• Esclerose tuberosa, malformações vasculares complexas e dermatoses inflamatórias (sem indicação terapêutica formal)	• Inibe mTOR • Efeitos adversos potenciais: estomatite, mucosite, erupções cutâneas inflamatórias, alterações nas unhas
Dapsona	• Dermatite herpetiforme • Hanseníase • Dermatoses neutrofílicas (sem indicação terapêutica formal)	• Ver Cap. 65
Talidomida	• Eritema nodoso leproso • Prurigo nodular, lúpus eritematoso cutâneo, doença de Behçet (sem indicação terapêutica formal)	• Ver Caps. 39 e 65
Agentes citotóxicos, imunossupressores e imunomoduladores tópicos ou intralesionais		
5-fluoruracila	• Ceratoses actínicas • Carcinoma basocelular superficial • Verrugas (sem indicação terapêutica formal)	• Ver Cap. 70
Bleomicina	• Carcinoma espinocelular (sem indicação terapêutica formal) • Verrugas recalcitrantes (sem indicação terapêutica formal)	• Ver Cap. 70
Agentes alquilantes Carmustina Mecloretamina	• LCTC	• Ver Cap. 70
Resina de *Podophyllum* e *podofilox*	• Verrugas genitais	• Inibe a polimerização dos microtúbulos, → parada mitótica na metáfase • Efeitos adversos: irritação e reações locais ulcerativas
Mebutato de ingenol	• Ceratoses actínicas	• MA: intumescimento mitocondrial e apoptose de queratinócitos displásicos
Tirbanibulina	• Ceratoses actínicas	• MA: inibição de microtúbulos
Imiquimode	• Verrugas genitais • Ceratoses actínicas • Carcinoma basocelular superficial	• Ativa o receptor semelhante ao Toll 7 (TLR-7), induzindo citocinas e regulando positivamente a resposta imune • Reação cutânea local potencial ou sintomas sistêmicos semelhantes à gripe

(continua)

RESUMO: Agentes dermatológicos (*continuação*)

Fármacos e substâncias	Usos terapêuticos	Farmacologia clínica e dicas
Agentes citotóxicos, imunossupressores e imunomoduladores tópicos ou intralesionais *(continuação)*		
Sinecatequinas	• Verrugas genitais	• O MA é desconhecido • Reações cutâneas locais potenciais, incluindo eritema, prurido e edema com um pico entre 2 e 4 semanas de utilização
Inibidores de mTOR Sirolimo Everolimo Tensirolimo	• Esclerose tuberosa, malformações vasculares complexas e algumas dermatoses inflamatórias (sem indicação terapêutica formal)	• Inibidores tópicos de mTOR atualmente indisponíveis comercialmente, porém podem ser manipulados • O uso tópico pode diminuir o potencial de efeitos adversos observados com o uso sistêmico
Inibidores tópicos da calcineurina Pimecrolimo Tacrolimo	• Psoríase • Dermatite atópica • Outras doenças cutâneas inflamatórias	• Diminuição da ativação de células T • Ausência de atrofia cutânea • Útil em áreas sensíveis, como face e dobras cutâneas • Reações comuns no local de aplicação (p. ex., queimação) diminuem com o uso continuado
Imunoterapias dirigidas para psoríase e dermatite atópica		
Inibidores de TNF-α, PDE4, JAK Inibidores de IL-12/23, IL-17, IL-23	• Psoríase	• Ver Cap. 39 • Ver Tab. 75-11
Inibidores de PDE4, JAK Inibidores de IL-4, IL-13	• Dermatite atópica	• Ver Cap. 39
Agentes antineoplásicos dirigidos		
Inibidores smoothened e hedgehog Vismodegibe Sonidegibe *Inibidores de MCP-1* Cemiplimabe	• Carcinoma basocelular	• Ver Cap. 72
Inibidores do MCP-1 Cemiplimabe Pembrolizumabe	• Carcinoma de células escamosas	• Ver Cap. 72
Alentuzumabe Mogamulizumabe Denileucina diftitox Inibidores da histona-desacetilase	• LCTC	• Ver Cap. 72
Inibidores da BRAF Inibidores da MEK Inibidores do CTLA4 Inibidores do MCP-1 Talimogeno laerparepeveque	• Melanoma	• Ver Caps. 71 e 72
Agentes tópicos para distúrbios hiperceratóticos		
α-hidroxiácidos Ácido glicólico Ácido láctico	• Distúrbios hiperceratóticos	• Reduzem a adesão de queratinócitos, promovendo a degradação dos corneodesmossomos • Irritação cutânea potencial
Ácido salicíclico	• Distúrbios hiperceratóticos	• Reduz a adesão de queratinócitos, afetando proteínas de adesão desmossômica • Irritação cutânea potencial • Potencial toxicidade pelo uso intenso de salicilato
Ureia	• Distúrbios hiperceratóticos	• Aumenta a hidratação do estrato córneo, melhorando a descamação • Irritação cutânea potencial
Enxofre	• Distúrbios hiperceratóticos	• Pode atuar por interação com a cisteína, causando redução a sulfeto de hidrogênio com subsequente degradação da queratina • Odor forte
Propilenoglicol	• Distúrbios hiperceratóticos	• Aumenta a hidratação do estrato córneo, melhorando a descamação
Retinoides	• Distúrbios hiperceratóticos	• Estimulam a renovação dos queratinócitos • Irritação cutânea potencial

(continua)

RESUMO: Agentes dermatológicos (continuação)

Fármacos e substâncias	Usos terapêuticos	Farmacologia clínica e dicas
Agentes que afetam o crescimento capilar		
Minoxidil, tópico/oral	• Alopecia androgenética	• Estimula e prolonga a fase anágena • Requer uso contínuo para que o efeito seja mantido • A preparação oral é usada sem indicação formal na bula
Finasterida, oral Dutasterida, oral	• Alopecia androgenética • Hirsutismo (sem indicação terapêutica formal)	• Inibem a 5α-redutase para diminuir a conversão da testosterona em DHT • Efeitos adversos: libido reduzida, disfunção sexual, hipotensão
Espironolactona, oral	• Hirsutismo (sem indicação terapêutica formal) • Alopecia de padrão feminino (sem indicação terapêutica formal)	• Antagonista da aldosterona com atividade antiandrogênica • Efeitos adversos: sensibilidade mamária, irregularidades menstruais, aumento da micção • Feminização do feto masculino
Eflornitina, tópica	• Pelos faciais indesejados nas mulheres	• Inibidor da ornitina-descarboxilase • Diminui o crescimento capilar; usar em combinação com métodos depilatórios
Bimatoprosta, tópica	• Hipotricose dos cílios	• Análogo da prostaglandina; aumenta a fração de cabelos na fase anágena • Pode causar pigmentação marrom das pálpebras e íris (permanente)

Por favor, observe que existem vários usos adicionais de medicamentos sem indicação terapêutica formal em condições dermatológicas. MA, mecanismo de ação.

Referências

Baron JM, et al. Expression of multiple cytochrome p450 enzymes and multidrug resistance-associated transport proteins in human skin keratinocytes. *J Invest Dermatol*, **2001**, *116*:541–548.

Beck A, et al. Dupliumab treatment in adults with moderate-to-severe atopic dermatitis. *N Engl J Med*, **2014**, *371*:130–139.

Bellodi Schmidt F, Shah KN. Biologic response modifiers and pediatric psoriasis. *Pediatr Dermatol*, **2015**, *32*:303–320.

Bhatia N. Use of antibiotics for noninfectious dermatologic disorders. *Dermatol Clin*, **2009**, *27*:85–89.

Browning JC, Levy ML. Argyria attributed to silvadene application in a patient with dystrophic epidermolysis bullosa. *Dermatol Online J*, **2008**, *14*:9.

Budgin JB, et al. Biological effects of bexarotene in cutaneous T-cell lymphoma. *Arch Dermatol*, **2005**, *141*:315–321.

Chasset F, et al. Influence of smoking on the efficacy of antimalarials in cutaneous lupus: a meta-analysis of the literature. *J Am Acad Dermatol*, **2015**, *72*:634–639.

Chen K, et al. Disrupting biological sensors of force promotes tissue regeneration in large organisms. *Nat Commun*, **2021**, *12*:5256.

Chen TS, et al. Infantile hemangiomas: an update on pathogenesis and therapy. *Pediatrics*, **2013**, *131*:99–108.

Classification of topical corticosteroids. WHO model prescribing information: drugs used in skin diseases. Available at: http://apps.who.int/medicinedocs/en/d/Jh2918e/32.html. Accessed February 1, 2016.

Clowse ME, et al. Minimal to no transfer of certolizumab pegol into breast milk: results from CRADLE, a prospective, postmarketing, multicentre, pharmacokinetic study. *Ann Rheum Dis*, **2017**, *76*:1890–1896.

Das S, Reynolds RV. Recent advances in acne pathogenesis: implications for therapy. *Am J Clin Dermatol*, **2014**, *15*:479–488.

Deng H, et al. Itraconazole inhibits the Hedgehog signaling pathway thereby inducing autophagy-mediated apoptosis of colon cancer cells. *Cell Death Dis*, **2020**, *11*:539.

de Sa DC, et al. Oral therapy for onychomycosis: an evidence-based review. *Am J Clin Dermatol*, **2014**, *15*:17–36.

Desai A, et al. Systemic retinoid therapy: a status report on optimal use and safety of long-term therapy. *Dermatol Clin*, **2007**, *25*:185–193, vi.

Diamantis SA, et al. Pediatric infestations. *Pediatr Ann*, **2009**, *38*:326–332.

Drucker CR. Update on topical antibiotics in dermatology. *Dermatol Ther*, **2012**, *25*:6–11.

Eichenfield LF, et al. Evidence-based recommendations for the diagnosis and treatment of pediatric acne. *Pediatrics*, **2013**, *131*(suppl 3):S163–S186.

Eichenfield LF, et al. Guidelines of care for the management of atopic dermatitis: section 2. Management and treatment of atopic dermatitis with topical therapies. *J Am Acad Dermatol*, **2014**, *71*:116–132.

Eichenfield LF, et al. Efficacy and safety of abrocitinib in combination with topical therapy in adolescents with moderate-to-severe atopic dermatitis: the JADE TEEN randomized clinical trial. *JAMA Dermatol*, **2021**, *157*:1165–1173.

Elewski BE, et al. Terbinafine hydrochloride oral granules versus oral griseofulvin suspension in children with tinea capitis: results of two randomized, investigator-blinded, multicenter, international, controlled trials. *J Am Acad Dermatol*, **2008**, *59*:41–54.

Fathi R, Tsoukas MM. Genital warts and other HPV infections: established and novel therapies. *Clin Dermatol*, **2014**, *32*:299–306.

Fein MN, et al. CSACI position statement: newer generation H_1-antihistamines are safer than first-generation H_1-antihistamines and should be the first-line antihistamines for the treatment of allergic rhinitis and urticaria. *Allergy Asthma Clin Immunol*, **2019**, *15*:61.

Fogel AL, et al. Advances in the therapeutic use of mammalian target of rapamycin (mTOR) inhibitors in dermatology. *J Am Acad Dermatol*, **2015**, *72*:879–889.

Gilchrest BA. Tirbanibulin: a new topical therapy for actinic keratoses with a novel mechanism of action and improved ease of use. *Clin Pharmacol Drug Dev*, **2021**, *10*:1126–1129.

Girolomoni G, et al. Psoriasis: rationale for targeting interleukin-17. *Br J Dermatol*, **2012**, *167*:717–724.

Good LM, et al. Intralesional agents in the management of cutaneous malignancy: a review. *J Am Acad Dermatol*, **2011**, *64*:413–422.

Gormley RH, Kovarik CL. Human papillomavirus–related genital disease in the immunocompromised host. *J Am Acad Dermatol*, **2012**, *66*:883. e1–e17.

Gupta AK, Paquet M. Systemic antifungals to treat onychomycosis in children: a systematic review. *Pediatr Dermatol*, **2013**, *30*:294–302.

Gupta AK, et al. Topical therapy for toenail onychomycosis: an evidence-based review. *Am J Clin Dermatol*, **2014**, *15*:489–502.

Hwa C, et al. Skin biology. *Dermatol Ther*, **2011**, *24*:464–470.

Iwasaki JK, et al. The molecular genetics underlying basal cell carcinoma pathogenesis and links to targeted therapeutics. *J Am Acad Dermatol*, **2012**, *66*:e167–e178.

Jawed SI, et al. Primary cutaneous T-cell lymphoma (mycosis fungoides and Sezary syndrome): part II. Prognosis, management, and future directions. *J Am Acad Dermatol*, **2014**, *70*:223.e1–e17.

John L, Cowey CL. The rapid emergence of novel therapeutics in advanced malignant melanoma. *Dermatol Ther*, **2015**, *5*:151–169.

Kalia S, Dutz JP. New concepts in antimalarial use and mode of action in dermatology. *Dermatol Ther*, **2007**, *20*:160–174.

Lebwohl MG, et al. Psychiatric adverse events during treatment with brodalumab: analysis of psoriasis clinical trials. *J Am Acad Dermatol*, **2018**, *78*:81–89.

Levender MM, et al. Use of topical antibiotics as prophylaxis in clean dermatologic procedures. *J Am Acad Dermatol*, **2012**, *66*:445–451.

Madan RK, Levitt J. A review of toxicity from topical salicylic acid preparations. *J Am Acad Dermatol*, **2014**, *70*:788–792.

Mancebo SE, et al. Sunscreens: a review of health benefits, regulations, and controversies. *Dermatol Clin*, **2014**, *32*:427–438, x.

Mariette X, et al. Lack of placental transfer of certolizumab pegol during pregnancy: results from CRIB, a prospective, postmarketing, pharmacokinetic study. *Ann Rheum Dis*, **2018**, *77*:228–233.

Mascharak S, et al. Preventing Engrailed-1 activation in fibroblasts yields wound regeneration without scarring. *Science*, **2021**, *372*:eaba2374.

Mascharak S, et al. Multi-omic analysis reveals divergent molecular events in scarring and regenerative wound healing. *Cell Stem Cell*, **2022**;*29*:315–327.

McNeil BD. MRGPRX2 and adverse drug reactions. *Front Immunol*, **2021**, *12*:676354.

Mehregan DR, Gee SL. The cost effectiveness of testing for onychomycosis versus empiric treatment of onychodystrophies with oral antifungal agents. *Cutis*, **1999**, *64*:407–410.

Menter A, et al. Guidelines of care for the management of psoriasis and psoriatic arthritis. Section 3. Guidelines of care for the management and treatment of psoriasis with topical therapies. *J Am Acad Dermatol*, **2009a**, *60*:643–659.

Menter A, et al. Guidelines of care for the management of psoriasis and psoriatic arthritis: section 4. Guidelines of care for the management and treatment of psoriasis with traditional systemic agents. *J Am Acad Dermatol*, **2009b**, *61*:451–485.

Meurer M. Immunosuppressive therapy for autoimmune bullous diseases. *Clin Dermatol*, **2012**, *30*:78–83.

Micali G, et al. Topical pharmacotherapy for skin cancer: part I. Pharmacology. *J Am Acad Dermatol*, **2014a**, *70*:965.e1–e12; quiz 977–8.

Micali G, et al. Topical pharmacotherapy for skin cancer: part II. Clinical applications. *J Am Acad Dermatol*, **2014b**, *70*:979.e1–e12; quiz 9912.

Mitchelmore CL, et al. A critical review of organic ultraviolet filter exposure, hazard, and risk to corals. *Environ Toxicol Chem*, **2021**, *40*:967–988.

Miller AC, et al. Silver sulfadiazine for the treatment of partial-thickness burns and venous stasis ulcers. *J Am Acad Dermatol*, **2012**, *66*:e159–e165.

Nabil M, et al. Intralesional versus intramuscular bivalent human papillomavirus vaccine in the treatment of recalcitrant common warts. *J Am Acad Dermatol*, **2020**, *82*:94–100.

NAS, Environmental Impact of Currently Marketed Sunscreens and Potential Human Impacts of Changes in Sunscreen Usage, **2022**; available at: https://www.nationalacademies.org/our-work/environmental-impact-of-currently-marketed-sunscreens-and-potential-human-impacts-of-changes-in-sunscreen-usage, accessed July 12, 2022

Ortega-Loayza AG, et al. Crusted scabies and multiple dosages of ivermectin. *J Drugs Dermatol*, **2013**, *12*:584–585.

Perotti C, Sniecinski I. A concise review on extracorporeal photochemo-therapy: where we began and where we are now and where are we going! *Transfus Apher Sci*, **2015**, *52*:360–368.

Rajan S. Skin and soft-tissue infections: classifying and treating a spectrum. *Cleve Clin J Med*, **2012**, *79*:57–66.

Regnier-Rosencher E, et al. Treatments for classic Kaposi sarcoma: a systematic review of the literature. *J Am Acad Dermatol*, **2013**, *68*:313–331.

Rkein AM, Ozog DM. Photodynamic therapy. *Dermatol Clin*, **2014**, *32*:415–425, x.

Roberts J, et al. Sulfotransferase activity in plucked hair follicles predicts response to topical minoxidil in the treatment of female androgenetic alopecia. *Dermatol Ther*, **2014**, *27*:252–254.

Rosen J, et al. Principles and approaches for optimizing therapy with unique topical vehicles. *J Drugs Dermatol*, **2014**, *13*:1431–1435.

Rotta I, et al. Efficacy of topical antifungals in the treatment of dermatophytosis: a mixed-treatment comparison meta-analysis involving 14 treatments. *JAMA Dermatol*, **2013**, *149*:341–349.

Sandhu N, Schwartz RA. Topical tar. In: Maibach H, Gorouhi F, eds. *Evidence Based Dermatology*. 2nd ed. People's Medical Publishing House-USA, Shelton, CT, **2011**, 935–942.

Sarnoff DS. Treatment of recurrent herpes labialis. *J Drugs Dermatol*, **2014**, *13*:1016–1018.

Schneider SL, Lim HW. Review of environmental effects of oxybenzone and other sunscreen active ingredients. *J Am Acad Dermatol*, **2019**, *80*: 266–271.

Sheth VM, Pandya AG. Melasma: a comprehensive update: part II. *J Am Acad Dermatol*, **2011**, *65*:699–714; quiz 715.

Sidbury R, et al. Guidelines of care for the management of atopic dermatitis: section 3. Management and treatment with phototherapy and systemic agents. *J Am Acad Dermatol*, **2014**, *71*:327–349.

Smith DI, et al. Off-label uses of biologics in dermatology: interferon and intravenous immunoglobulin (part 1 of 2). *J Am Acad Dermatol*, **2007**, *56*:e1–e54.

Smolinski MP, et al. Discovery of novel dual mechanism of action Src signaling and tubulin polymerization inhibitors (KX2-391 and KX2-361). *J Med Chem*, **2018**, *61*:4704–4719.

Sobell JM, Leonardi CL. Therapeutic development in psoriasis. *Semin Cutan Med Surg*, **2014**, *33*(4 suppl):S69–S72.

Stevens DL, et al. Practice guidelines for the diagnosis and management of skin and soft tissue infections: 2014 update by the Infectious Diseases Society of America. *Clin Infect Dis*, **2014**, *59*:e10–e52.

Strowd LC, et al. New and emerging systemic treatments for atopic dermatitis. *Drugs*, **2020**, *9*:1–12.

Takeshita J, et al. The clinical utility of laboratory monitoring during isotretinoin therapy for acne and changes to monitoring practices over time. *J Am Acad Dermatol*, **2020**, *82*:72–79.

Thielitz A, Gollnick H. Topical retinoids in acne vulgaris: update on efficacy and safety. *Am J Clin Dermatol*, **2008**, *9*:369–381.

Totonchy MB, Chiu MW. UV-based therapy. *Dermatol Clin*, **2014**, *32*:399–413, ix–x.

Tran TN. Cutaneous drug delivery: an update. *J Investig Dermatol Symp Proc*, **2013**, *16*:S67–S69.

Varothai S, Bergfeld WF. Androgenetic alopecia: an evidence-based treatment update. *Am J Clin Dermatol*, **2014**, *15*:217–230.

Warren RB, et al. Genetic variation in efflux transporters influences outcome to methotrexate therapy in patients with psoriasis. *J Invest Dermatol*, **2008**, *128*:1925–1929.

Williams HC. Established corticosteroid creams should be applied only once daily in patients with atopic eczema. *BMJ*, **2007**, *334*:1272.

Wolff K, et al., eds. *Fitzpatrick's Dermatology in General Medicine*. 7th ed. McGraw-Hill, New York, **2008**.

Wu JJ, et al. Thalidomide: dermatological indications, mechanisms of action and side-effects. *Br J Dermatol*, **2005**, *153*:254–273.

Zhu YI, Stiller MJ. Dapsone and sulfones in dermatology: overview and update. *J Am Acad Dermatol*, **2001**, *45*:420–434.

Capítulo 76

Toxicologia ambiental

Allison K. Ehrlich

AVALIAÇÃO E GESTÃO DO RISCO AMBIENTAL

ABORDAGENS EPIDEMIOLÓGICAS NA AVALIAÇÃO DE RISCO
- Estudos epidemiológicos
- Biomarcadores

ABORDAGENS TOXICOLÓGICAS NA AVALIAÇÃO DE RISCO

CARCINÓGENOS E QUIMIOPREVENÇÃO
- Carcinogênese
- Quimioprevenção
- Aflatoxina B_1

POLUIÇÃO DA ÁGUA E DO AR

METAIS
- Chumbo
- Mercúrio
- Arsênico
- Cádmio
- Cromo

TRATAMENTO PARA EXPOSIÇÃO A METAIS
- Ácido etilenodiaminotetracético
- Dimercaprol
- Succímero
- Sulfonato de 2,3-dimercaptopropano sódico
- Penicilamina e trientina
- Desferroxamina, deferasirox e deferiprona

DESREGULADORES ENDÓCRINOS
- DDT
- Ftalatos
- Bisfenol A

PRODUTOS QUÍMICOS QUE ATINGEM O SISTEMA IMUNE
- TCDD
- Ligantes do AhR e material particulado
- PFAS

MICROBIOMA GI E SUBSTÂNCIAS TÓXICAS AMBIENTAIS

Todos os dias os seres humanos são expostos a substâncias químicas presentes em seu ambiente. Felizmente, os mamíferos evoluíram ao desenvolver mecanismos que os protegem dos efeitos tóxicos de várias substâncias exógenas, incluindo o transporte de xenobióticos e os mecanismos metabólicos descritos nos Capítulos 4 a 7. Ainda que o organismo humano esteja relativamente bem-adaptado para lidar com xenobióticos, há situações em que tais substâncias ambientais podem causar uma toxicidade significativa. A Revolução Industrial e o desenvolvimento da indústria química aumentaram a exposição humana a substâncias que antes eram infrequentes ou ausentes. A preocupação com os tóxicos ambientais estimulou o interesse e a pesquisa na toxicologia ambiental, o estudo de como as substâncias presentes no nosso ambiente podem afetar de forma adversa a saúde humana e, na toxicologia ocupacional, o estudo de como as substâncias no local de trabalho afetam a saúde dos trabalhadores. Muitos manuais especializados estão disponíveis nessas áreas. Este capítulo não pretende fazer uma cobertura completa; em vez disso, estabelece alguns princípios básicos, discute carcinógenos e quimioprevenção, intoxicação por metais pesados e terapia de quelação e fornece uma visão geral de desreguladores endócrinos e imunotóxicos. O capítulo termina com dados emergentes sobre como o metabolismo mediado pelo microbioma contribui para a biotransformação e a toxicidade dos xenobióticos.

Avaliação e gestão do risco ambiental

As pessoas são expostas a muitos *xenobióticos* ambientais em baixas doses por longos períodos de tempo, o que representa desafios para avaliar os riscos dessas exposições. Assim, o foco da avaliação do risco ambiental está no limite inferior da curva dose-resposta, usando experimentos baseados em exposições crônicas. Diferentemente dos fármacos, que são usados para tratar doenças específicas e devem ter vantagens que superem os riscos, os tóxicos ambientais geralmente são só prejudiciais. Além disso, a exposição aos tóxicos ambientais em geral é involuntária, não há certeza sobre a gravidade dos seus efeitos e as pessoas estão muito menos dispostas a aceitar os riscos associados.

A *epidemiologia* e a *toxicologia* fornecem abordagens complementares para prever os efeitos tóxicos de exposições ambientais. Os epidemiologistas monitoram os efeitos na saúde humana e usam estatísticas para associar os efeitos com a exposição a um estressor ambiental, tal como uma substância tóxica. Os toxicologistas realizam estudos laboratoriais para examinar os possíveis mecanismos tóxicos de uma substância, para prever a probabilidade de ela ser prejudicial aos seres humanos. Essas abordagens fornecem informações complementares, exigindo a integração de dados de ambos os campos para informar a *avaliação de risco ambiental*. A avaliação de risco é usada para desenvolver abordagens de gestão, como leis e regulamentos, com o objetivo de limitar a exposição a tóxicos ambientais abaixo de um nível considerado seguro.

Abordagens epidemiológicas na avaliação de risco

Os epidemiologistas usam uma variedade de protocolos de estudo para verificar associações estatísticas entre a exposição ambiental, incluindo exposição a tóxicos, e os estados de saúde. Essa abordagem tem a vantagem de examinar os efeitos de exposições do mundo real em humanos, mas pode ser cara, sujeita a vieses, efeitos de confusão e as dificuldades inerentes de atribuir toxicidade a uma entidade química quando a exposição inclui uma miríade.

Estudos epidemiológicos

Vários tipos de estudos epidemiológicos são usados para avaliar riscos, cada um deles com seu próprio grupo de vantagens e desvantagens.

- *Estudos ecológicos* correlacionam as frequências de exposição e os resultados sobre a saúde entre diferentes regiões geográficas. Esses estudos são relativamente baratos e eficazes para gerar hipóteses, mas estão sujeitos a confusões e não são efetivos para estabelecer causalidade.

AhR: receptor de aril-hidrocarboneto
AR: receptor de androgênio
ARE: elementos de resposta a antioxidantes
ATSDR: Agency for Toxic Substances Disease Registry
BAL: British anti-Lewisite (dimercaprol)
BPA: bisfenol A
CaNa$_2$EDTA: ácido etilenodiaminotetracético dissódico cálcio
CDC: Centers for Disease Control and Prevention
COX-2: cicloxigenase 2
DDE: diclorodifenildicloroetileno
DDT: diclorodifeniltricloroetano
DEHP: di-2-etil-hexil-ftalato
DMPS: sulfonato de 2,3-dimercatopropano de sódio, dimercaprol
DR: dose de referência
EDTA: ácido etilenodiaminotetracético
EPA: Environmental Protection Agency
ER: receptor de estrogênio
FSHR: receptor do hormônio folículo-estimulante
GI: gastrintestinal
GSH: glutationa reduzida
HAP: hidrocarboneto aromático policíclico
Hg^0: mercúrio elementar
IARC: International Agency for Research on Cancer
LOAEL: nível mais baixo de ocorrência de efeito adverso
MeHg$^+$: metilmercúrio
MMA: monometilarsênio
MP: matéria particulada
NCS: nível de chumbo no sangue
NF-κB: fator-κB nuclear
NMC: nível máximo de contaminantes
NO: óxido nítrico
NOAEL: nível de não observação de efeito adverso
PCB: bifenilos policlorados
PFAS: substâncias per e polifluoroalquil
PFOA: ácido perfluoro-octanoico
PFOS: sulfonato de perfluoro-octano
PKC: proteína-cinase C
PPAR: receptor ativado pelo proliferador de peroxissomo
PQDE: produto químico desregulador endócrino
RN: receptor nuclear
ROS: espécies reativas de oxigênio
TCDD: 2,3,7,8-tetraclorodibenzo-p-dioxina

- *Estudos transversais* examinam a prevalência das exposições e os resultados em um determinado momento. Tais estudos são uma forma econômica para determinar a associação, mas não informam a relação temporal e não são eficazes para estabelecer causalidade. Eles também podem estar sujeitos a vieses (vícios no sentido estatístico), pois um resultado sobre a saúde em estudo pode fazer que alguém elimine sua exposição.
- *Estudos de casos-controle* iniciam com um grupo de indivíduos afetados por uma doença. Esse grupo é, então, comparado a outro grupo de indivíduos não afetados à procura de variáveis de confusão. Com frequência, são usados questionários para avaliar exposições passadas. Esse método é relativamente barato e bom para examinar resultados raros, pois o objetivo é conhecido. Contudo, os estudos de casos-controle dependem da avaliação de exposições passadas que podem não ser confiáveis e estão sujeitas a vieses.
- *Estudos de coorte* medem exposições em um grande grupo de pessoas e acompanham o grupo por um longo período, mensurando os resultados na saúde. Esses estudos não são suscetíveis a vieses e são melhores do que os estudos de casos-controle em estabelecer a causalidade. Entretanto, eles são dispendiosos, particularmente quando mensuram resultados raros, porque é necessária uma amostra populacional muito grande, suficiente para observar a doença e obter importância estatística.
- *Ensaios clínicos* (ver Cap. 1) não podem ser usados para medir diretamente os efeitos dos tóxicos ambientais (por óbvias razões éticas), mas podem ser usados para examinar a eficácia de uma estratégia de intervenção para reduzir a exposição e a doença.

Biomarcadores

Devido à dificuldade de avaliar a exposição dos seres humanos e o longo tempo necessário para observar clinicamente os efeitos na saúde, os epidemiologistas dependem de biomarcadores para a avaliação do risco. Diferentes tipos de biomarcadores oferecem diferentes informações úteis para avaliar o risco. Os biomarcadores devem ser *específicos*, detectando a alteração somente nos indivíduos afetados, e *sensíveis*, detectando a alteração em todos os indivíduos afetados.

- *Biomarcadores de exposição* fornecem informações sobre a dose ou a duração da exposição. As concentrações de uma substância ou de seu metabólito no sangue ou na urina medem as exposições recentes, enquanto os níveis nos pelos e nas unhas podem mensurar a exposição em um período de meses. Um exemplo incomum de biomarcador de exposição é a mensuração de chumbo nos ossos por raios X fluorescentes, o que estima a exposição ao chumbo por toda a vida.
- *Biomarcadores de toxicidade* são usados para mensurar os efeitos tóxicos em nível subclínico. Exemplos incluem a mensuração de enzimas hepáticas no soro, as alterações na quantidade e/ou no conteúdo da urina e o desempenho das funções neurológicas e cognitivas em exames especializados.
- *Biomarcadores de suscetibilidade* são usados para prever quais indivíduos são propensos a desenvolver toxicidade em resposta a uma dada substância. Os exemplos incluem polimorfismos nucleotídicos simples em genes de enzimas metabolizadoras envolvidas na ativação ou desintoxicação de um tóxico.
- Alguns biomarcadores fornecem, simultaneamente, informações quanto a exposição, toxicidade ou suscetibilidade. Por exemplo, a mensuração de adutos de N7-guanina de aflatoxina B$_1$ na urina fornece evidências tanto da exposição quanto dos efeitos tóxicos (nesse caso, danos ao DNA).

Abordagens toxicológicas na avaliação de risco

Os toxicologistas usam sistemas-modelo, incluindo animais de laboratório, para examinar a toxicidade de substâncias químicas e prever seus efeitos em seres humanos. Os toxicologistas testam produtos químicos individuais em grandes faixas de dosagem e em concentrações mais altas do que seriam ambientalmente relevantes e em períodos que acomodam experimentos de laboratório; isso é feito para obter um resultado tóxico robusto e obter significância estatística. Como resultado, muitas vezes há incerteza sobre os efeitos de doses muito baixas de produtos químicos ou combinações de produtos químicos em tempos de exposição reais, medidos em décadas. Para determinar a aplicabilidade dos sistemas-modelo, os toxicologistas estudam os mecanismos envolvidos nos efeitos tóxicos da substância com o objetivo de prever se eles podem ocorrer em seres humanos.

Para prever os efeitos tóxicos das substâncias no ambiente, os toxicologistas realizam *estudos subcrônicos* (3 meses de tratamento em roedores) e *crônicos* (2 anos em roedores) em pelo menos dois modelos animais diferentes. As doses para esses estudos se fundamentam em estudos preliminares mais curtos, com o objetivo de ter uma concentração que não tenha um efeito significativo, uma concentração que resulte em toxicidade significativa estatisticamente situada na extremidade inicial da curva dose-resposta e uma ou mais concentrações que apresentem níveis de toxicidade de moderada a alta. Uma curva dose-resposta teórica para o estudo em animais é mostrada na Figura 76-1.

Um estudo em animais fornece dois números que estimam o risco de uma substância.

- O *NOAEL* (nenhum nível de efeito adverso) é a maior dose usada que não resulta em aumento estatisticamente significativo dos resultados prejudiciais para a saúde.
- O *LOAEL* (nível mais baixo de ocorrência de efeito adverso) é a menor dose que resulta em um aumento significativo da toxicidade.

O NOAEL é dividido por 10 para cada fonte de incerteza para poder determinar a DR, que é usada geralmente como ponto de partida para determinar as regulamentações da exposição humana a substâncias químicas. Os modificadores usados para determinar a DR são baseados nas incertezas entre exposição experimental e humana. Os modificadores utilizados mais comuns incluem a variabilidade interespécies (humana--animal) e a variabilidade interindividual (humana-humana), caso em que a DR = NOAEL/100. Outros modificadores podem ser usados para explicar incertezas experimentais específicas, como a indisponibilidade de resultados de estudos crônicos. O uso de fatores de 10 no denominador para determinação da DR é a aplicação do "princípio de precaução", que tenta limitar a exposição humana, assumindo o pior cenário para cada variável desconhecida.

A principal preocupação nos estudos com animais é que eles não detectam efeitos em concentrações baixas. Normalmente eles são planejados para obter importância estatística com um aumento de 10 a 15% em um resultado. Como consequência, há considerável incerteza sobre o que ocorre abaixo desse nível, como demonstrado na Figura 76-1. Os toxicologistas geralmente aceitam que exista uma dose limiar abaixo da qual não há toxicidade. Entretanto, a forma da curva dose-resposta abaixo do NOAEL não é conhecida com certeza e representa um ponto de partida. A existência de uma dose limiar pressupõe que há defesas celulares que previnam a toxicidade em concentrações abaixo de um certo nível e que elas possam ser sobrecarregadas. Algumas substâncias tóxicas podem não apresentar um limiar, enquanto outras, para as quais existem mecanismos de desintoxicação, possuem um limiar. O ideal é que os estudos mecanísticos sejam feitos para prever a curva dose-resposta que melhor se ajuste a uma dada substância.

Os toxicologistas realizam estudos mecanísticos para entender como a substância pode causar toxicidade. A modelagem computadorizada que usa estruturas tridimensionais dos compostos para determinar as relações estrutura-atividade quantitativas é frequentemente realizada com substâncias ambientais e fármacos. Abordagens quantitativas de relação estrutura-atividade podem prever quais produtos químicos provavelmente exibirão toxicidade ou se ligarão a alvos moleculares específicos. Experimentos em células procariotas e eucariotas são usados para determinar se um composto lesa o DNA ou causa citotoxicidade. Danos ao DNA e a mutagênese resultante são geralmente determinados com o teste de Ames, que usa cepas de *Salmonella typhimurium* e *E. coli* com mutações específicas em genes necessários para sintetizar aminoácidos essenciais (Walker et al., 2020). Essas cepas são tratadas com substâncias na presença ou ausência de um sistema ativador metabólico (geralmente enzimas hepáticas metabolizadoras de xenobióticos). Se um composto for um mutagênico no teste de Ames, ele reverte a mutação e permite que a bactéria forme colônias em placas que não possuem o aminoácido essencial específico visado pela mutação. No nível molecular, o sequenciamento de RNA e outras abordagens "ômicas" fornecem uma ferramenta útil para identificar os alvos moleculares e as vias alteradas em células ou tecidos de animais expostos a um tóxico. Para determinar se uma substância tóxica age através de um gene-alvo específico, linhagens de células nocaute ou modelos animais podem ajudar a determinar se os genes específicos eliminados estão envolvidos no mecanismo de toxicidade.

Carcinógenos e quimioprevenção

Carcinogênese

A IARC classifica a carcinogenicidade dos compostos em grupos baseado na avaliação de risco usando dados epidemiológicos, de exposição humana, animal e dados mecanísticos. As substâncias do *grupo 1* são carcinógenos humanos conhecidos; as do *grupo 2A* são as que provavelmente são carcinógenos em seres humanos; as do *grupo 2B* são as que possivelmente são carcinógenos em seres humanos; as do *grupo 3* são substâncias sobre as quais faltam informações que sugiram um papel na carcinogênese; e o *grupo 4* inclui aquelas cujos dados indicam improbabilidade de serem carcinógenas. A Tabela 76-1 fornece exemplos de substâncias carcinógenas do grupo 1.

A transformação de uma célula normal em maligna é um processo de múltiplos estágios, e as substâncias exógenas podem atuar em um ou mais desses estágios. O modelo clássico de carcinogênese química é a *iniciação do tumor* seguido da *promoção do tumor* e *progressão do tumor*. Nesse modelo, uma causa iniciadora provoca a mutação do gene que aumenta a capacidade das células de se proliferarem e evitar a apoptose. Um promotor não modifica os genes diretamente, mas altera as vias de sinalização ou o ambiente extracelular, aumentando a sobrevivência, a proliferação ou a capacidade invasiva de células pré-cancerosas. A instabilidade cromossômica e as mutações adicionais acabam levando a invasividade e metástases. Embora esse modelo seja uma simplificação excessiva de vários processos de carcinogênese, ele demonstra os tipos de mudanças que precisam acontecer para uma célula normal se transformar em um câncer. Os carcinógenos químicos causam câncer por meio de mecanismos genotóxicos e não genotóxicos (Fig. 76-2).

Os carcinógenos *genotóxicos* iniciam a formação do tumor por meio de lesão ao DNA. Normalmente um carcinógeno genotóxico sofre metabolismo em tecidos-alvo, resultando em um intermediário reativo, que, por sua vez, pode lesar o DNA diretamente por reação covalente, formando um aduto de DNA. Alternativamente, ele pode lesar o DNA indiretamente pela formação de ROS, que podem oxidar o DNA ou formar produtos de peroxidação lipídica que reagem com o DNA. Se o DNA lesado por um carcinógeno genotóxico não for reparado antes de sua replicação, pode-se dar início a uma mutação. Se essa mutação estiver em um gene importante para a supressão de tumor ou proto-oncogene, ela pode propiciar vantagens na proliferação ou na sobrevivência. Em contrapartida, as mutações em genes de reparação do DNA podem aumentar a probabilidade de ocorrerem mutações futuras. Com o ambiente extracelular propício, as mutações nos genes importantes permitem que

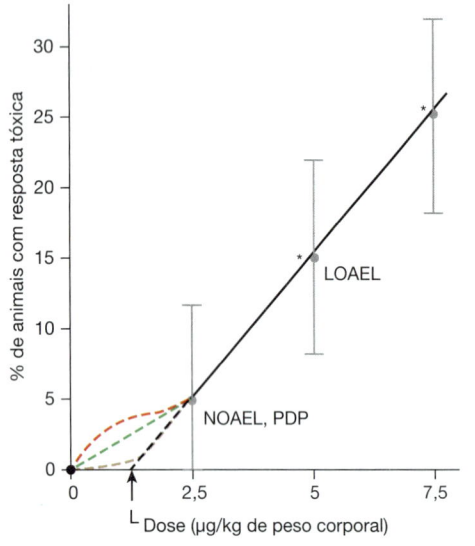

Figura 76-1 *LOAEL e NOAEL.* Curvas dose-resposta teóricas de estudos em animais demonstrando o *NOAEL* e o *LOAEL*. Abaixo do nível NOAEL há considerável incerteza sobre o formato da curva de respostas; assim, o NOAEL representa o *ponto de partida* (PDP). A curva dose-resposta pode continuar linear até alcançar a dose limiar (L), até onde não devem ocorrer efeitos prejudiciais do tóxico, ou ela pode ter inúmeros pontos de inflexão diferentes. Cada uma dessas curvas tem impactos muito distintos na população humana. *Toxicidade estatisticamente significativa.

TABELA 76-1 ■ EXEMPLOS DE CARCINÓGENOS IMPORTANTES DO GRUPO 1[a]

CLASSE DO CARCINÓGENO	EXEMPLOS	FONTE	MECANISMO
Genotóxicos			
Nitrosaminas	Nitrosaminocetonas derivadas da nicotina (NNK)	Produtos do tabaco	Ativação metabólica formando adutos de DNA
Hidrocarbonetos policíclicos aromáticos	Benzo[a]pireno	Combustíveis fósseis, fumaça do tabaco, alimentos grelhados sobre carvão (charbroiled foods*)	Ativação metabólica formando adutos de DNA ou ROS
Aminas aromáticas	2-aminonaftaleno	Corantes	Ativação metabólica formando adutos de DNA
Toxinas de fungos	Aflatoxina B_1	Milho, amendoim e outros alimentos	Ativação metabólica formando adutos de DNA
Não genotóxicos			
Tóxicos hepáticos	Etanol	Bebidas, ambiente	Toxicidade e proliferação compensatória; depleção de GSH
Ésteres do forbol**	Acetato de tetradecanoil forbol	Horticultura; produção de borracha e gasolina	Ativação de isoformas de PKC
Estrogênios	Dietilestilbestrol	Fármacos, ambiente	Ativação da sinalização estrogênio-receptor
Metais	Arsênico	Ambiente, trabalho	Inibição dos reparos de DNA; ativação das vias de transdução de sinal
Irritantes	Asbesto	Ambiente, trabalho	Estimulação de inflamação; formação de ROS
Dioxinas	TCDD	Queima de lixo, herbicidas, branqueamento da polpa da celulose	Ativação do receptor aril-hidrocarboneto (Ah)

[a]Os compostos desta tabela estão classificados como carcinógenos do grupo 1 pela IARC, com exceção dos ésteres do forbol, que não foram examinados.
*N. de R.T. Charbroil é um tipo de grelha.
**N. de R.T. O forbol é um composto orgânico encontrado em algumas plantas. Alguns deles produzem tumores.

a célula se prolifere mais rapidamente do que as células circundantes normais e possivelmente se desenvolvam em um câncer maligno.

O benzo[a]pireno, um carcinógeno-chave presente na fumaça do tabaco, é um exemplo de carcinógeno genotóxico que forma ROS e adutos diretos de DNA. O benzo[a]pireno é oxidado pelos CYP em 7,8-di-hidrodiol, que representa um carcinógeno imediato (um metabólito mais carcinogênico). Esse metabólito pode sofrer uma segunda oxidação pelas CYP formando o diol epóxido, que facilmente reage com DNA, ou ser oxidado pela aldo-ceto-redutase e formar o catecol, que resulta em ROS por ciclo redox (Conney, 1982; Penning, 2009).

Os carcinógenos *não genotóxicos* aumentam a incidência de câncer sem lesão ao DNA, e a maioria das substâncias nessa categoria são promotoras de tumor. Vários carcinógenos não genotóxicos se ligam a receptores que estimulam a proliferação ou outros efeitos que promovem tumores, como a invasão tecidual ou a angiogênese. Por exemplo, os ésteres de forbol mimetizam o diacilglicerol e ativam as isoformas da PKC. Essa ativação, por sua vez, estimula as vias da proteína-cinase ativada por mitógeno (MAPK), levando a proliferação, invasividade e angiogênese (o Cap. 3 apresenta essas vias de sinalização). Na maioria das células normais, a ativação prolongada dessa via estimula a apoptose, mas células com mecanismos apoptóticos defeituosos devido a mutações precedentes são resistentes à morte celular. Os carcinógenos estrogênicos ativam o receptor alfa de estrogênio (ERα) e estimulam a proliferação e invasividade das células responsivas a estrogênios. A inflamação crônica é outro mecanismo de carcinogênese não genotóxica. As citocinas inflamatórias estimulam a sinalização por PKC, levando a proliferação, invasividade e angiogênese. Os irritantes, como o asbesto, são exemplos de carcinógenos que atuam por meio de inflamações.

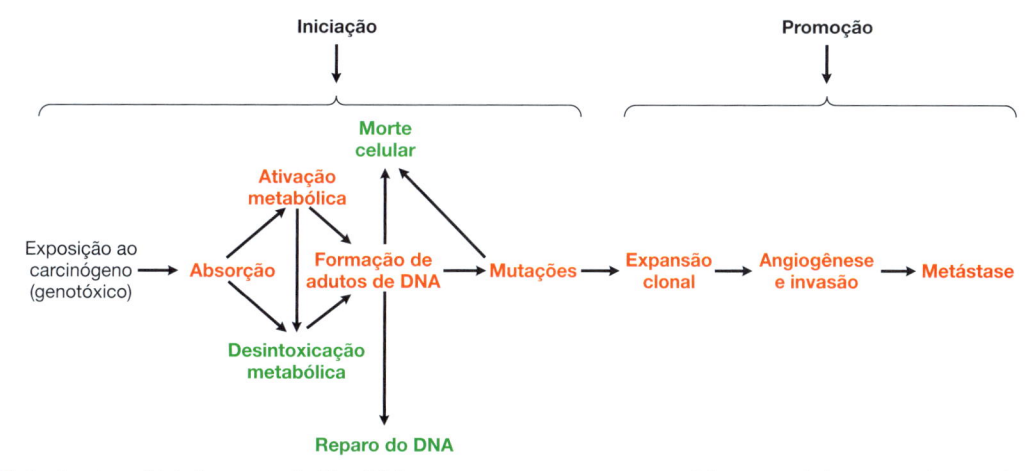

Figura 76-2 *Carcinogênese: iniciação e promoção.* Há múltiplas etapas que ocorrem entre a exposição a um carcinógeno genotóxico e o desenvolvimento do câncer. Os processos em vermelho levam ao desenvolvimento de câncer, enquanto aqueles em verde diminuem o risco. Os carcinógenos não genotóxicos atuam potencializando as etapas que levam ao câncer ou inibindo os processos de proteção. Os fármacos quimioprotetores atuam inibindo as etapas que levam ao câncer ou potencializando os processos de proteção.

A exposição crônica a substâncias hepatotóxicas (ou doenças hepáticas crônicas) também causam carcinogênese não genotóxica, estimulando a proliferação compensatória para reparar a lesão hepática. Esse processo de dano e reparo aumenta a probabilidade de mutações no DNA, que podem selecionar células que proliferam mais rapidamente ou que são menos sensíveis à morte celular.

Muitas substâncias podem também atuar como carcinógenos completos, porque a exposição repetida pode causar iniciação e promoção de tumores. Exemplos de carcinógenos completos incluem o benzo[a]pireno e a radiação ultravioleta.

A iniciação do tumor pode ocorrer também por meio de mecanismos não genotóxicos. Por exemplo, alguns metais pesados não reagem diretamente ao DNA, mas interferem nas proteínas envolvidas na síntese e no reparo do DNA, aumentando a probabilidade de acontecer um erro durante a replicação. Carcinógenos não genotóxicos também podem causar mudanças herdáveis na expressão gênica, modificando o estado de metilação das citosinas em ilhas de promotores gênicos 5'-CpG-3'. A metilação pode silenciar os genes supressores de tumores, enquanto a desmetilação dos proto-oncogenes pode aumentar sua expressão. Esses efeitos *epigenéticos* podem ocorrer por meio da transcrição sustentada ou pelo silenciamento de um gene.

Algumas substâncias intensificam a carcinogênese de outras e, assim, atuam como *cocarcinógenos*. Elas podem aumentar a absorção ou alterar o metabolismo de outras substâncias, aumentando a probabilidade de formarem metabólitos ativos em tecidos-alvo. Os cocarcinógenos também podem interferir no reparo do DNA, aumentando a ocorrência de mutações de um segundo carcinógeno genotóxico. Por exemplo, o etanol atua como solvente e aumenta a absorção de carcinógenos do tabaco, aumentando o risco de câncer de cabeça e pescoço em pessoas que fumam e bebem. O etanol também esgota a GSH, limitando a habilidade das células-alvo de desintoxicar metabólitos reativos de carcinógenos e ROS.

Quimioprevenção

Os fármacos que interferem no processo carcinogênico prevenindo cânceres antes que sejam diagnosticados são denominados *fármacos quimiopreventivos* (Szabo, 2006; William et al., 2009). O conceito de quimioproteção foi cunhado durante a década de 1960 por Wattenberg e outros, que observaram que constituintes da dieta, como a *t*-butil-hidroquinona, podiam prevenir o câncer em roedores (Wattenberg, 1966). As estratégias de quimioproteção com frequência são baseadas em estudos epidemiológicos sobre nutrição, onde há vários exemplos claros de efeitos protetores de alimentos e bebidas com base em plantas na incidência de vários tipos de câncer (Fahey e Kensler, 2007). Isolando o composto ativo das plantas protetoras, os pesquisadores esperam entender seu mecanismo protetor e desenvolver fármacos para prevenir o câncer. A quimioproteção é um campo emergente, e inúmeros compostos para a prevenção do câncer estão sob ensaio clínico (Tab. 76-2). A maioria das substâncias testadas quanto à quimioprevenção não apresentaram qualquer benefício e, em alguns casos, aumentaram o risco de câncer (Potter, 2014). Atualmente, não existe nenhum fármaco aprovado para a quimioprevenção da carcinogênese ambiental, mas há fármacos aprovados para prevenir a carcinogênese causada por estrogênio endógeno (*tamoxifeno* e *raloxifeno*) e vírus (vacinas contra hepatite B e papilomavírus humano).

Os fármacos quimiopreventivos podem interferir na iniciação ou na promoção (ver Fig. 76-2). Um mecanismo de anti-iniciação é prevenir a ativação do carcinógeno. Os isotiocianatos inibem as CYP envolvidas na ativação de vários carcinógenos e também super-regulam (*upregulate*) os genes controlados pelo ARE. Os genes responsivos ao ARE incluem a cadeia leve de γ-glutamilcisteína-sintase (que catalisa a etapa determinante da velocidade na síntese de GSH) e a quinona-redutase (NQO1). O aumento da expressão dos genes regulados pelo ARE prevê o aumento da desintoxicação dos carcinógenos imediatos. O isotiocianato também

TABELA 76-2 ■ AGENTES QUIMIOPREVENTIVOS EM ESTUDO EM HUMANOS

CLASSE DE QUIMIOPREVENTIVO	COMPOSTO EXEMPLO	FONTE NATURAL OU TIPO DE FÁRMACO	TIPOS DE CÂNCER	MECANISMO	SITUAÇÃO ATUAL
Isotiocianatos	Fenetil-isotiocianato	Vegetais crucíferos (brócolis, repolho, etc.)	Fígado, pulmão, mama, etc.	↓ CYP, ↑ GSH ↑ NQO1, ↑ apoptose	Ensaios clínicos de fase II
Fármacos sintéticos que modificam o metabolismo	Oltipraz	Fármacos antiesquistossomose	Fígado, pulmão	↓ CYP, ↑ GSH ↑ NQO1	Efeitos benéficos nos biomarcadores nos ensaios clínicos de fase II
Flavonoides e outros polifenóis	Catequina	Chá verde, vinho tinto, frutas vermelhas, cacau, etc.	Pulmão, cervical, etc.	↓ ROS, ↓ CYP, ↑ GSH, ↑ NQO1	Ensaios clínicos de fase II
Outros compostos vegetais	Curcumina	Açafrão-da-índia (*curry*)	Colorretal, pancreático, etc.	↓ ROS, ↓ CYP, ↑ GSH, ↑ NQO1	Ensaios clínicos de fase II
	Clorofilina	Todas as plantas	Fígado	Reação com intermediários ativos, ↓ ROS, ↓ CYP	Efeitos benéficos nos biomarcadores nos ensaios clínicos de fase II
Outros antioxidantes	α-tocoferol (vitamina E)	Alimentos	Próstata	Antioxidante, anti-inflamatório	Ensaios clínicos de fase III encontraram ↑ câncer de próstata com α-tocoferol
Tratamento anti-hormonal	Tamoxifeno	Auxiliar contra o câncer de mama	Mama	Inibe ERα na mama	Aprovado pela FDA para a quimioprevenção
AINE (ver Cap. 42)	AAS	Fármacos anti-inflamatórios	Colorretal, etc.	Inibe a formação de PG	Ensaios clínicos de fase III de ácido acetilsalicílico para prevenção de doença cardiovascular observaram ↓ câncer; ensaios clínicos de fase III para prevenção de câncer estão em andamento
Inibidores seletivos da COX-2 (ver Cap. 42)	Celecoxibe	Fármacos anti-inflamatórios	Colorretal, etc.	Inibe a formação de PG	Ensaio clínico de fase III encontrou ↓ câncer, mas efeitos adversos inaceitáveis para prevenção

AINE, anti-inflamatórios não esteroides; PG, prostaglandina.

estimula a apoptose de células deficientes de p53 por meio da formação de adutos citotóxicos de DNA.

Compostos que atuam como antioxidantes podem proteger, pois vários carcinógenos atuam por meio da geração de ROS. Alguns compostos simultaneamente previnem a ativação de carcinógenos e atuam como antioxidantes. Por exemplo, os flavonoides e outros polifenóis encontrados em uma grande variedade de plantas são potentes antioxidantes que inibem as CYP e induzem a expressão dos genes regulados por ARE. A clorofila e outros compostos podem proteger contra carcinógenos, ligando-se ou reagindo com carcinógenos ou seus metabólitos e evitando que alcancem o seu alvo molecular.

A inflamação é um possível alvo para a quimioproteção por meio da interferência na promoção. Em estudos de fase III, o inibidor da COX-2, *celecoxibe*, demonstrou eficácia na redução do risco de câncer colorretal. Entretanto, esse benefício foi obscurecido por um aumento do risco de morte devido a eventos cardiovasculares, forçando a finalização precoce do ensaio (William et al., 2009). Estudos que examinaram o tratamento em longo prazo com *ácido acetilsalicílico* para benefícios cardiovasculares verificaram que ele também reduz a incidência de adenomas colorretais e a mortalidade geral por câncer. Levantou-se a hipótese de que compostos naturais, como o α-tocoferol, também exerçam quimioproteção ao reduzirem a inflamação. No entanto, o α-tocoferol de fato aumentou o risco de câncer de próstata em um ensaio de fase III (Potter, 2014).

Outra abordagem para a quimioproteção é a ruptura da sinalização do receptor nuclear. Os retinoides diminuem a incidência de câncer de cabeça e pescoço e representa um dos primeiros usos bem-sucedidos de quimioproteção em humanos (Evans & Kaye, 1999; William et al., 2009). Os retinoides também são eficazes no tratamento da leucemia promielocítica aguda (ver Seção VII). Entretanto, em grandes ensaios clínicos, os retinoides aumentaram a incidência de câncer de pulmão, particularmente entre mulheres, e apresentaram outras toxicidades inaceitáveis (Omenn et al., 1996).

Os moduladores seletivos dos ER (SERM) *tamoxifeno* e *raloxifeno* reduziram a incidência de câncer de mama em mulheres de alto risco em ensaios clínicos de fase III e foram aprovados para a quimioprevenção nessas pacientes (Vogel et al., 2006). O sucesso dos SERM na quimioprevenção constitui uma prova do princípio de que o desenvolvimento de compostos baseados em previsões mecanicistas de atividade antipromotora pode levar a fármacos eficazes na prevenção do câncer.

Aflatoxina B_1

Fármacos estão sendo desenvolvidos para a prevenção química da hepatocarcinogenicidade causada pela aflatoxina B_1. As aflatoxinas são produzidas em regiões de climas quentes e úmidos pelo *Aspergillus flavus*, um fungo que é um contaminante comum de alimentos, especialmente milho, amendoim, sementes de algodão e nozes. Como resultado da exposição à aflatoxina, o carcinoma hepatocelular é um problema grave em regiões tropicais e subtropicais da América Latina, África e Sudeste Asiático. A exposição de seres humanos à aflatoxina nos Estados Unidos é muito rara e não parece ter um impacto significativo na saúde (IARC, 2002).

ADME

A aflatoxina B_1 é facilmente absorvida pelo trato GI e distribuída inicialmente ao fígado, onde sofre extenso metabolismo de primeira passagem (Guengerich et al., 1996). A aflatoxina B_1 é metabolizada pelas CYP1A2 e CYP3A4, resultando em um 8,9-epóxido ou em produtos hidroxilados na posição 9 (aflatoxina M_1) ou na posição 3 (aflatoxina Q_1; Fig. 76-3). Ainda que os produtos de hidroxilação sejam produtos de desintoxicação, o 8,9-epóxido reage com o DNA e é responsável pela carcinogênese da aflatoxina. O 8,9-epóxido tem vida curta e sofre destoxificação por hidrólise não enzimática ou conjugação com GSH. A aflatoxina M_1 entra na circulação e é excretada na urina e no leite.

Toxicidade

A aflatoxina B_1 atua primeiramente no fígado, embora também seja tóxica para o trato GI e para o sistema hematológico. A exposição a altas doses resulta em necrose aguda do fígado, levando a icterícia e, em muitos casos, à morte. A toxicidade aguda em seres humanos é rara e requer o consumo de miligramas de aflatoxina por dia durante várias semanas. A exposição crônica a aflatoxinas resulta em cirrose do fígado e imunossupressão.

Carcinogenicidade

Com base no aumento da incidência de carcinoma hepatocelular em seres humanos expostos à aflatoxina e nos resultados mecanicistas e de animais que corroboram esse fato, a IARC classificou a aflatoxina B_1 como um carcinógeno humano reconhecido (grupo 1) (IARC, 2002). A exposição à aflatoxina e ao vírus da hepatite B atuam sinergicamente no carcinoma hepatocelular. Separadas, aflatoxina ou hepatite B aumentam o risco de carcinoma hepatocelular em 3,4 ou 7,3 vezes respectivamente. Os indivíduos expostos a ambas têm risco 59 vezes maior de câncer comparado com os não expostos (Groopman et al., 2005).

A aflatoxina forma principalmente adutos de DNA em resíduos de desoxiguanosina, reagindo na posição N1 ou N7 (IARC, 2002); o 8,9-epóxido da aflatoxina B_1 reage facilmente com aminas. O 8,9-epóxido da aflatoxina B1 reage imediatamente com as aminas. Os adutos de guanina-N7 pareiam de forma errada com a adenina, levando a

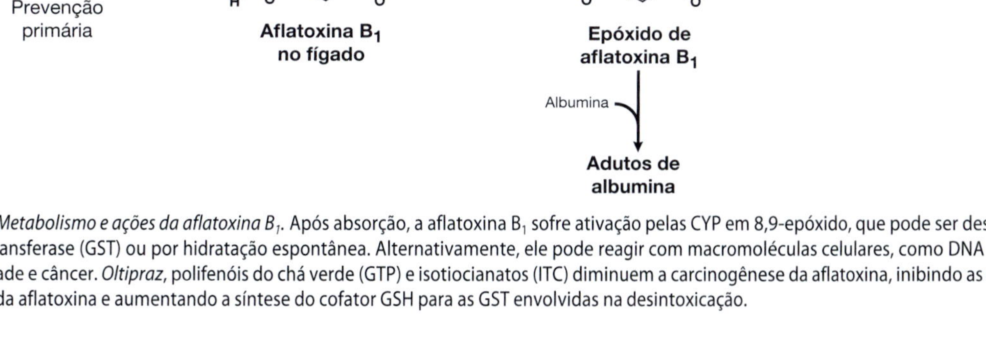

Figura 76-3 *Metabolismo e ações da aflatoxina B_1.* Após absorção, a aflatoxina B_1 sofre ativação pelas CYP em 8,9-epóxido, que pode ser destoxificado pela glutationas-*S*-transferase (GST) ou por hidratação espontânea. Alternativamente, ele pode reagir com macromoléculas celulares, como DNA e proteínas, levando a toxicidade e câncer. *Oltipraz*, polifenóis do chá verde (GTP) e isotiocianatos (ITC) diminuem a carcinogênese da aflatoxina, inibindo as CYP envolvidas na bioativação da aflatoxina e aumentando a síntese do cofator GSH para as GST envolvidas na desintoxicação.

transversões G → T. A exposição humana à aflatoxina está associada a carcinomas hepatocelulares portadores de uma mutação AGG-AGT no códon 249 do gene supressor tumoral *p53*, resultando na substituição de uma arginina por uma cisteína (Hussain et al., 2007).

Vários mecanismos para a interação sinérgica entre hepatite B e aflatoxina estão sob investigação (Sylla et al., 1999; Moudgil et al., 2013). O gene X do vírus da hepatite B codifica uma proteína, HBx, que se liga e inibe p53, resultando na supressão do reparo de excisão de nucleotídeos de adutos de aflatoxina B_1 (Hussain et al., 2007). A hepatite B também altera o metabolismo da aflatoxina B_1, sensibilizando os genes CYP, inclusive CYP3A4, e diminui a atividade da GSH-*S*-transferase. Além disso, a proliferação hepatocelular para reparar as lesões causadas pela infecção por hepatite B aumenta a probabilidade dos adutos de DNA induzidos por aflatoxina causarem mutações. Os efeitos hepatotóxicos e promotores tumorais da hepatite B também podem criar um ambiente mais favorável para a proliferação e invasão das células iniciadas.

Quimioprevenção do carcinoma hepatocelular induzido por aflatoxina

A relação entre o metabolismo da aflatoxina e sua carcinogenicidade a torna um alvo atrativo para estratégias de quimioprevenção que modificam seu metabolismo (ver Fig. 76-3). Inibindo a atividade do CYP ou aumentando a conjugação com GSH, diminui a concentração intracelular do 8,9-epóxido e previne a formação de adutos de DNA (Groopman et al., 2008; Kensler et al., 2004). *Oltipraz*, um fármaco antiesquistossoma, inibe fortemente as CYP e induz genes regulados pelo ARE envolvidos na síntese de GSH. O *oltipraz* aumenta a excreção do conjugado *N*-acetilcisteína aflatoxina, indicando conjugação GSH aumentada do epóxido. Na dose de 500 mg/semana, o *oltipraz* reduziu os níveis de aflatoxina M_1, de modo consistente com inibição da atividade das CYP.

Os polifenóis do chá verde também têm sido usados para modificar o metabolismo da aflatoxina em populações humanas expostas. Indivíduos que recebem uma dose diária de 500 ou 1.000 mg (equivalente a 1 ou 2 L de chá verde) demonstram um pequeno declínio na formação de adutos de aflatoxina-albumina e um grande aumento na excreção de conjugado aflatoxina *N*-acetilcisteína, de modo consistente com o efeito protetor.

Outra forma usada na quimioprevenção da hepatocarcinogênese da aflatoxina é o uso de "moléculas interceptoras". A *clorofilina*, uma mistura de sais hidrossolúveis de clorofila, liga-se fortemente à aflatoxina no trato GI, formando um complexo que não é absorvido. *In vitro*, a *clorofilina* inibe a atividade do CYP e atua como antioxidante. Em um ensaio de fase II, a administração de 100 mg de *clorofilina* em cada refeição diminuiu os níveis de adutos de aflatoxina-N7-guanina na urina. Devido à forte interação entre a hepatite B e a aflatoxina na carcinogenicidade, a vacina contra hepatite B diminui a sensibilidade à indução de câncer por aflatoxina. A prevenção primária da exposição à aflatoxina por meio de seleção manual ou fluorescente das colheitas, para remover as contaminadas com fungos, também pode reduzir a exposição humana. Uma forma mais econômica de prevenção primária é melhorar as condições de armazenamento dos alimentos, limitando a contaminação e difusão por *A. flavus*, que requer um ambiente quente e úmido.

Poluição da água e do ar

A EPA protege o público da poluição da água e do ar, exigindo o cumprimento do *Clean Water Act* (protege o público e o meio ambiente da poluição da água), do *Safe Drinking Water Act* (garante a qualidade da água potável) e do *Clean Air Act* (protege o público de poluentes atmosféricos). De acordo com essas leis, a EPA combina a avaliação científica de riscos com análises econômicas e outros fatores para desenvolver regulamentos sobre a liberação ou presença de poluentes específicos para limitar seus efeitos na saúde humana e no meio ambiente.

A triagem da toxicidade de muitos contaminantes na água levou ao desenvolvimento dos NMC para a água potável. Para proteger contra possíveis efeitos adversos à saúde, um NMC primário estabelece o nível que não deve ser excedido. O NMC primário é baseado em considerações da curva dose tóxica-resposta e se existe um método analítico suficientemente sensível para mensurar o contaminante para fins de controle. Um NMC secundário não é compulsório, mas estabelecido por valor estético (p. ex., gosto, cor, odor) que pode não afetar a saúde. Atualmente, há preocupações com o lixo farmacêutico no abastecimento de água, mas não foram estabelecidos NMC para esses compostos.

A EPA também monitora os seis poluentes prioritários do ar (CO, Pb, NO_x, O_3, matéria particulada e SO_2) que concluiu desempenhar o maior papel nos efeitos à saúde humana causados pela poluição do ar. A EPA estabelece Padrões Nacionais de Qualidade do Ar Ambiental (nos Estados Unidos), em que os níveis locais dos poluentes não podem ser excedidos dentro de determinado período de tempo. As medidas feitas por monitores de ar estacionários fornecem dados diários da qualidade do ar e também emitem alertas (p. ex., dias de conscientização sobre o ozônio), que alertam os cidadãos a permanecerem em casa. Partículas finas, com diâmetro menor do que 2,5 μm (PM2,5), são particularmente preocupantes, pois penetram profundamente nos pulmões e podem causar ou agravar doenças respiratórias ou cardiovasculares.

Metais

Os metais são uma classe importante de substâncias tóxicas ambientais que vêm de fontes naturais e antropogênicas. O CDC lista o arsênico, o mercúrio e o chumbo como os três principais poluentes de preocupação, baseado nas suas toxicidades e nos níveis de exposição humana. Embora a toxicidade de exposição a metais em níveis elevados seja conhecida há muito, os efeitos da exposição crônica a doses baixas só têm sido examinados recentemente. Vários dos metais tóxicos no ambiente também são carcinógenos (Tab. 76-3). Além disso, vários metais essenciais também são tóxicos em altas concentrações. O cobre e o ferro estão associados a toxicidades, primeiramente atingindo o fígado por meio da geração de ROS.

Chumbo

A exposição crônica a concentrações muito baixas de chumbo tem efeitos prejudiciais graves, particularmente em crianças.

Exposição

Apesar de uma melhora substancial nas últimas quatro décadas, a exposição ao chumbo continua uma enorme preocupação, especialmente para crianças. Nos Estados Unidos, as tintas contendo chumbo para uso interno e externo foram banidas em 1978, enquanto a adição de chumbo tetraetila na gasolina foi retirada gradualmente entre 1976 e 1996. Apesar dessas proibições, o uso no passado de carbonato de chumbo e óxido de chumbo em tintas e de chumbo tetraetila na gasolina permanece como fonte primária de exposição ao chumbo. O chumbo não é degradável e permanece no pó, no solo e nas tintas das casas antigas. As crianças são expostas ao chumbo mastigando lascas de tinta de gosto adocicado ou ingerindo pó e solo no interior e ao redor de casas antigas. Reformas ou demolições de prédios antigos podem causar uma considerável exposição ao chumbo. A retirada do chumbo da gasolina diminuiu as concentrações no ar em mais de 90% entre 1982 e 2002, mas a precipitação de chumbo da poluição do ar permanece no solo, particularmente em ambientes urbanos. O chumbo também era comumente usado em encanamentos e pode contaminar a água potável, conforme evidenciado pela contaminação por chumbo na água potável em várias cidades dos Estados Unidos (Fedinick, 2021). Conforme resumido pela ATSDR, a exposição ao chumbo também ocorre por outras fontes, como a inalação de poeiras e fumaça em espaços de treinamento de tiro, balas retidas de armas de fogo, pigmentos de pintura para artistas, cinzas e fumos de madeira pintada, cerâmica vitrificada com chumbo, brinquedos de chumbo, medicamentos populares não ocidentais, cosméticos, resíduos de joalheria e fabricação de baterias domésticas de chumbo (ATSDR, 2020). Os níveis de chumbo no sangue (NCS) em crianças diminuiu constantemente desde a década de 1970, quando a concentração média era de 15 μg/dL. Atualmente, os NCS médios em crianças estão em 1,3 μg/dL.

O CDC atualizou recentemente suas recomendações, refletindo o entendimento moderno de que *não há nível seguro de exposição ao chumbo para crianças* (CDC, 2012). O CDC já não fornece um "nível

TABELA 76-3 ■ METAIS TÓXICOS COM EXPOSIÇÃO AMBIENTAL OU OCUPACIONAL FREQUENTE[a]				
METAL	PRIORIDADE CERCLA[b]	FONTE COMUM DE EXPOSIÇÃO	SISTEMAS DE ÓRGÃOS MAIS SENSÍVEIS À TOXICIDADE	CLASSIFICAÇÃO DE CARCINOGENICIDADE DA IARC
As	1	Água potável	CV, pele, vários outros	Grupo 1, carcinogênico para seres humanos – fígado, bexiga e pulmões
Pb	2	Tintas, solo	SNC, sangue, CV, renal	Grupo 2A, provavelmente carcinogênico
Hg	3	Ar, alimentos	SNC, renal	Grupo 2B, possivelmente carcinogênico (MeHg$^+$); grupo 3, não classificável (Hg^0, Hg^{2+})
Cd	7	Ocupacional, alimentos, fumo	Renal, respiratório	Grupo 1, carcinogênico para seres humanos – pulmões
Cr^{6+}	18	Ocupacional	Respiratório	
Be	42	Ocupacional, água	Respiratório	
Co	49	Ocupacional, alimento, água	Respiratório, CV	Grupo 2B, possivelmente carcinogênico
Ni	53	Ocupacional	Respiratório, pele (alergia)	Grupo 1, carcinogênico (compostos de Ni solúveis); grupo 2B, possivelmente carcinogênico (Ni metálico) – pulmões

[a] A ATSDR disponibiliza monografias pormenorizadas e breves resumos de cada um desses componentes (disponível em https://www.atsdr.cdc.gov). A IARC também disponibiliza monografias (http://monographs.iarc.fr).
[b] CERCLA, Comprehensive Environmental Response, Compensation, and Liability Act.

de preocupação", pois qualquer exposição ao chumbo em uma criança é preocupante. Em vez disso, o CDC enfatiza a prevenção primária da exposição ao chumbo para todas as crianças e recomenda que as crianças com um NCS que as coloque nos 2,5% superiores (atualmente ≥ 5 μg/dL) sejam identificadas como necessitando redução da exposição e triagem adicional. Não foi alterada a recomendação existente de que os médicos considerem o tratamento de quelação para crianças com NCS acima de 45 μg/dL.

A exposição ocupacional ao chumbo também diminuiu devido às regulamentações de proteção. A exposição ocupacional geralmente ocorre por inalação do chumbo presente em poeiras e fumaças contaminadas. Os trabalhadores em fundições de chumbo, armazenamento e fabricação de baterias estão sob maior risco de exposição. Outros trabalhadores sob risco de exposição ao chumbo são os relacionados com corte e moldagem de aço, construção civil, indústria de plásticos e borrachas, gráficas, espaços de treinamento de tiro, oficina de reparo de radiadores e qualquer indústria onde o chumbo é usado para soldar (ATSDR, 2020).

Química e mecanismo de ação

O chumbo existe em forma metálica e como cátion divalente e tetravalente. O chumbo divalente é a forma ambiental primária, enquanto os compostos inorgânicos de chumbo tetravalente não são encontrados naturalmente. Os complexos orgânicos de chumbo ocorrem principalmente com chumbo tetravalente e inclui o aditivo da gasolina – o chumbo tetraetila.

A toxicidade por chumbo resulta da mimetização molecular de outros metais divalentes (Garza et al., 2006), principalmente o zinco e o cálcio. Devido ao seu tamanho e afinidade elétrica, o chumbo altera a estrutura da proteína e pode ativar ou inibir impropriamente a função proteica.

ADME

A exposição ao chumbo ocorre durante ingestão ou inalação. A absorção GI do chumbo varia consideravelmente com a idade e a dieta. As crianças absorvem uma proporção muito maior do chumbo ingerido (~40% em média) que os adultos (< 20%). A absorção do chumbo ingerido aumenta drasticamente com o jejum. As deficiências de cálcio e ferro na dieta aumentam a absorção de chumbo, sugerindo que o chumbo é absorvido por meio de transportadores de metais divalentes. A absorção do chumbo inalado, em geral, é muito mais eficiente (~90%) do que por meio da ingestão na dieta. O chumbo tetraetila é facilmente absorvido pela pele, mas não ocorre absorção transdérmica do chumbo inorgânico.

Cerca de 99% do chumbo na corrente sanguínea se liga à hemoglobina. O chumbo inicialmente se distribui aos tecidos moles, particularmente ao epitélio tubular renal e ao fígado. Com o passar do tempo, o chumbo é redistribuído e depositado em ossos, dentes e cabelos. Cerca de 95% da carga total de chumbo no organismo adulto são encontrados nos ossos. Os ossos em crescimento acumulam maiores quantidades de chumbo e podem formar linhas de chumbo visíveis em radiografias. O chumbo ósseo é reabsorvido lentamente para a circulação, o que pode ser acelerado quando a concentração de cálcio estiver diminuída, incluindo durante a gestação. Pequenas quantidades de chumbo se acumulam no cérebro, principalmente na substância cinzenta e nos gânglios basais. O chumbo atravessa facilmente a placenta.

A excreção ocorre principalmente pela urina. A concentração na urina é diretamente proporcional à sua concentração livre no plasma (~1% do NCS total). O chumbo é excretado no leite e no suor e depositado nos cabelos e unhas. A $t_{1/2}$ do chumbo no soro é de 1 a 2 meses, com estado de equilíbrio alcançado em cerca de 6 meses. O chumbo se acumula nos ossos, onde sua $t_{1/2}$ é estimada em 20 a 30 anos.

Efeitos na saúde

Embora os efeitos de doses altas de chumbo sejam conhecidos há mais de 2 mil anos, a toxicidade insidiosa da intoxicação crônica de doses baixas (NCS < 20 μg/dL) só foi descoberta recentemente. O chumbo é um tóxico inespecífico, os sistemas mais sensíveis são o nervoso, o hematológico, o cardiovascular e o renal (Tab. 76-4). Descobrir os efeitos na saúde da exposição a baixas concentrações de chumbo, como nas funções neurocomportamentais e na pressão arterial, tem sido objeto de extensas pesquisas e objeto de considerável preocupação pública.

Efeitos neurotóxicos As maiores preocupações com a exposição ao chumbo em baixas concentrações são o atraso cognitivo e as alterações comportamentais em crianças (ATSDR, 2020; Bellinger e Bellinger, 2006). O desenvolvimento do sistema nervoso é muito sensível aos efeitos tóxicos do chumbo, que persistem até o menor nível mensurável de chumbo (Canfield et al., 2003; Lanphear et al., 2005).

A neurotoxicidade do chumbo resulta principalmente da inibição de transportadores e canais de Ca^{2+} e da alteração de proteínas responsivas ao Ca^{2+}, incluindo PKC e calmodulina (Bellinger e Bellinger, 2006; Garza et al., 2006). Essas ações limitam a ativação normal dos neurônios em resposta à liberação de Ca^{2+} e causam produção ou liberação imprópria de neurotransmissores. O chumbo afeta diversas vias de neurotransmissores, incluindo os sistemas dopaminérgico, colinérgico e glutaminérgico. Em concentração elevadas, o chumbo causa ruptura de membranas, incluindo a barreira hematencefálica, aumentando sua permeabilidade a íons.

O chumbo altera o desenvolvimento cerebral ao interferir na formação das sinapses, na migração neuronal e nas interações entre neurônios e células gliais. A liberação de neurotransmissores e a sinalização por PKC determinam quais sinapses serão mantidas e quais serão perdidas durante o desenvolvimento cerebral – processo que é desorganizado pelo chumbo. As alterações causadas pelo chumbo no desenvolvimento

TABELA 76-4 ■ EFEITOS DO CHUMBO NA SAÚDE

NCS (µg/dL)	EFEITO NA SAÚDE
Crianças	
< 10	Inibição do desenvolvimento neural
	Aumento da pressão arterial
	Perda de audição
	Inibição das enzimas de síntese de hemoglobina
	Baixa estatura
	Atraso na maturação sexual (meninas)
> 10	Efeitos imunológicos (aumento de IgE)
> 15	Aumento da protoporfirina eritrocitária
	Diminuição da vitamina D
> 30	Depressão da velocidade de condução em nervos
> 40	Anemia
> 45	Justificado o tratamento por quelação
> 60	Cólicas
> 70	Encefalopatia
Adultos	
< 10	Aumento da pressão arterial
	Inibição das enzimas de síntese de hemoglobina
	Diminuição da filtração glomerular
> 20	Aumento da protoporfirina eritrocitária
> 30	Perda de audição
	Enzimúria/proteinúria
> 40	Neuropatia periférica
	Diminuição da fertilidade
	Alteração dos níveis de hormônios tireoidianos
	Efeitos neurocomportamentais
> 50	Anemia
> 60	Cólicas
	Justificado o tratamento por quelação
> 100	Encefalopatia

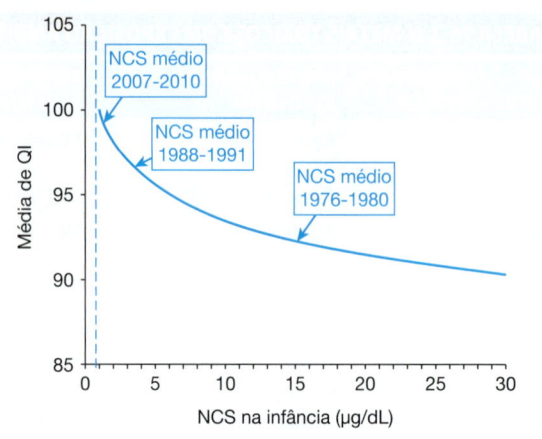

Figura 76-4 *Efeitos da exposição ao chumbo durante a infância no QI. A exposição ao chumbo mostra uma relação dose-resposta não linear, com uma curva mais íngreme nas baixas concentrações de chumbo (curva dose-resposta estimada com base nos resultados de Lanphear et al., 2005, e Canfield et al., 2003). Para comparação, são apresentados os NCS de três iterações do National Health and Nutritional Examination Survey (Wheeler e Brown, 2013).*

cerebral podem resultar em diminuição do QI, baixo desempenho em provas, déficit motor e de linguagem, assim como problemas comportamentais, como distração, impulsividade, agressão, baixa capacidade de concentração e incapacidade de seguir uma sequência simples de instruções (ATSDR, 2020; CDC, 2014). Não há evidências para um limiar; as associações são evidentes mesmo no menor NCS mensurável (Fig. 76-4). As alterações cognitivas e comportamentais causadas pelo chumbo variam consideravelmente entre as crianças e podem depender do momento da exposição.

Crianças com NCS muito elevado (> 70 µg/dL) estão sob risco de encefalopatia. Os sintomas de encefalopatia induzida por chumbo incluem letargia, êmese, irritabilidade, anorexia e vertigem, que podem evoluir para ataxia, *delirium* e, por fim, coma e morte. As taxas de mortalidade para a encefalopatia induzida por chumbo são de cerca de 25% e a maioria dos sobreviventes desenvolve sequelas em longo prazo, como convulsões ou graves déficits cognitivos.

Os adultos também podem desenvolver encefalopatia pela exposição ao chumbo, entretanto são menos sensíveis que as crianças. Trabalhadores expostos cronicamente podem desenvolver déficits neuromusculares, denominados *paralisia por chumbo*. Os sintomas da paralisia, incluindo queda do pulso e do pé, eram geralmente associados a pintores e outros trabalhadores expostos ao chumbo em épocas passadas, mas atualmente são raros. O chumbo induz degeneração dos neurônios motores, geralmente sem afetar os neurônios sensoriais. Os estudos em pessoas idosas mostram associação entre a exposição ao chumbo e a diminuição do desempenho em testes de função cognitiva, sugerindo que o chumbo acelera a neurodegeneração devido à idade (ATSDR, 2020).

Efeitos cardiovasculares e renais A pressão arterial elevada é um efeito duradouro da exposição ao chumbo em baixas concentrações (NCS < 10 µg/dL). Adultos que foram expostos ao chumbo durante a infância e adolescência têm pressão arterial elevada mesmo na ausência de exposição recente (ATSDR, 2020). A exposição ao chumbo também está associada a um aumento do risco de morte devido a doenças cardiovasculares e cerebrovasculares (Schober et al., 2006).

Nos rins, a exposição a baixas concentrações (NCS < 10 µg/dL) deprimem a filtração glomerular. Níveis mais elevados (> 30 µg/dL) causam proteinúria e prejudicam o transporte, enquanto níveis muito elevados (> 50 µg/dL) causam lesão física permanente, incluindo nefropatia tubular proximal e glomerulosclerose. A filtração glomerular prejudicada e o aumento da pressão arterial estão intimamente relacionados e, provavelmente, têm efeitos reforçadores entre si (ATSDR, 2020).

Os efeitos cardiovasculares parecem envolver a produção de ROS, que reage com NO, prevenindo a vasodilatação (Vaziri e Khan, 2007). Não se sabe como o chumbo diminui a velocidade de filtração glomerular, embora haja evidências de que o chumbo atinge as mitocôndrias renais e interfere na cadeia de transporte de elétrons (ATSDR, 2020).

Outros efeitos O chumbo causa imunossupressão e aumento da inflamação, principalmente por meio de alterações nas células T auxiliares e na sinalização dos macrófagos. Em crianças, esses efeitos podem ocorrer com NCS baixos (Dietert e Piepenbrink, 2006). O chumbo inibe a atividade de várias enzimas envolvidas na biossíntese do heme, efeito que persiste em NCS muito baixos (< 10 µg/dL; Fig. 76-5). A intoxicação crônica com doses altas de chumbo está associada à anemia microcítica hipocrômica, observada mais frequentemente em crianças, e é morfologicamente similar à anemia por deficiência de ferro. A exposição aguda a altas doses de chumbo afeta o músculo liso do intestino, produzindo sintomas intestinais denominados *cólica plúmbea*.

Carcinogênese A IARC classifica o chumbo no grupo 2A – "provavelmente carcinogênico em seres humanos" (IARC, 2006). Estudos epidemiológicos mostram associação entre a exposição ao chumbo e cânceres de pulmão, cérebro, rins e estômago. Roedores expostos ao chumbo desenvolveram tumores renais e alguns ratos apresentaram gliomas. O chumbo não é mutagênico, mas aumenta os eventos clastogênicos. A carcinogênese por chumbo pode resultar da inibição da ligação de proteínas "dedo de zinco" ao DNA, incluindo as envolvidas no reparo e síntese do DNA. O chumbo é um bom exemplo de carcinógeno não genotóxico.

Tratamento

A resposta mais importante à intoxicação por chumbo é remover a fonte de exposição. Medidas de apoio devem ser tomadas para aliviar os sintomas.

Succinil-CoA + glicina
⬇ δ-aminolevulinato-sintase

δ-aminolevulinato (δ-ALA)
⬇ δ-aminolevulinato-desidratase

Porfobilinogênio
⬇ porfobilinogênio-desaminase
uroporfirinogênio III-cossintase

Uroporfirinogênio III
⬇ uroporfirinogênio-descarboxilase

Coproporfirinogênio III
⬇ coproporfirinogênio-oxidase

Protoporfirina IX
⬇ ferroquelatase + Fe^{2+}

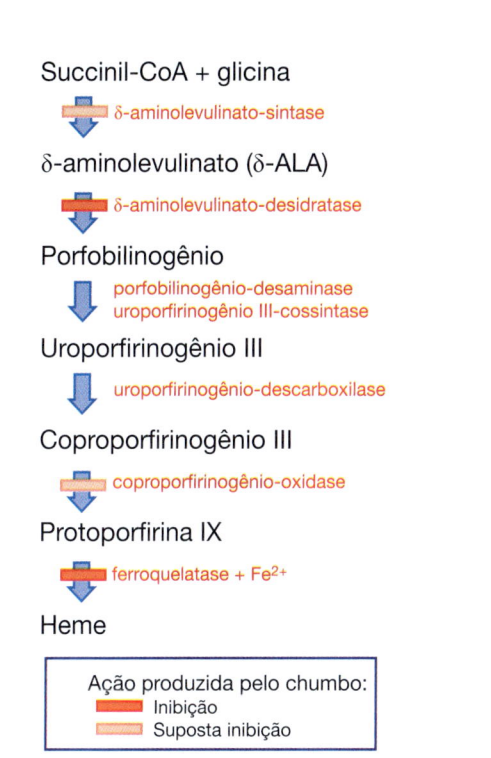

Heme

Ação produzida pelo chumbo:
■ Inibição
■ Suposta inibição

Figura 76-5 *Ações do chumbo na biossíntese do heme. CoA, coenzima A.*

O tratamento por quelação se justifica para crianças e adultos com NCS muito alto (> 45 μg/dL e > 60 μg/dL, respectivamente) ou com sintomas agudos de intoxicação por chumbo (Ibrahim et al., 2006). Para crianças com NCS acima de 45 μg/dL, mas abaixo de 70 μg/dL, é recomendada a quelação oral. Um NCS acima de 70 μg/dL em uma criança é uma emergência médica que exige hospitalização e quelação intravenosa imediata (American Academy of Pediatrics, 2005). Ainda que a quelação seja eficaz em diminuir o NCS e aliviar os sintomas agudos de intoxicação, ela não reduz os efeitos crônicos do chumbo além do benefício de diminuir sua presença (Rogan et al., 2001). Em ratos, os quelantes aumentam a mobilização do chumbo dos tecidos moles para o cérebro e podem aumentar seus efeitos adversos no desenvolvimento neurológico (Andersen e Aaseth, 2002).

Mercúrio

O mercúrio é um metal singular, pois é líquido na temperatura ambiente. O mercúrio tem sido industrializado desde a Grécia Antiga devido à sua capacidade de amalgamar com outros metais e a sua toxicidade foi notada por Hipócrates. O mercúrio foi usado como medicamento durante séculos. Seu emprego no tratamento da sífilis inspirou a observação de Paracelso de que "a dose faz o veneno", um dos conceitos centrais da toxicologia, e também originou a advertência: "Uma noite com Vênus, um ano com Mercúrio". A frase "louco como um chapeleiro" se originou da exposição de chapeleiros ao vapor de mercúrio metálico durante a produção de feltro para chapéus usando nitrato de mercúrio. Ainda que a frase provavelmente tenha inspirado o personagem do Chapeleiro Maluco em *Alice no País das Maravilhas*, seus sintomas não são consistentes com a exposição ao mercúrio.

Exposição

Cátions de mercúrio inorgânico e mercúrio metálico são encontrados na crosta terrestre e vapores de mercúrio são liberados naturalmente no ambiente por meio de atividade vulcânica e emitidos por gases do solo. O mercúrio também está na atmosfera devido à atividade humana, como a queima de combustíveis fósseis e a mineração do ouro. Em 2011, a EPA estabeleceu as primeiras normas para reduzir as emissões de mercúrio das usinas a carvão. Uma vez no ar, o mercúrio metálico é foto-oxidado a mercúrio inorgânico, que então pode se depositar em ambientes aquáticos durante as chuvas. Os microrganismos podem então conjugar o mercúrio inorgânico formando metilmercúrio ($MeHg^+$). O $MeHg^+$ concentra-se no músculo e em outros tecidos e se bioacumula na cadeia alimentar (Fig. 76-6). Como resultado, as concentrações de mercúrio nos organismos aquáticos no topo da cadeia alimentar, como o peixe-espada e o tubarão, são altas (ATSDR, 1999).

A fonte primária de exposição ao Hg^0 na população geralmente é a vaporização do Hg^0 no amálgama dentário. A exposição humana ao mercúrio orgânico ocorre principalmente pelo consumo de peixe. Outros alimentos têm mercúrio inorgânico em níveis baixos (ATSDR, 1999).

Os trabalhadores estão expostos ao Hg^0 e ao mercúrio inorgânico, geralmente pela exposição a vapores. O maior risco para exposição é na indústria de alcalinos clorados (i.e., alvejantes) e em outras substâncias processadas nas quais o mercúrio é usado como catalisador. O mercúrio é componente de vários aparelhos, incluindo baterias alcalinas, lâmpadas fluorescentes, termômetros e equipamentos científicos. A exposição ocorre durante a produção desses aparelhos. Os odontólogos também estão expostos ao Hg^0 do amálgama. O Hg^0 pode ser usado para extrair ouro durante a mineração, o que resulta em considerável exposição ocupacional. Os sais de mercúrio são usados como pigmentos e tintas (ATSDR, 1999).

O *timerosal* é um antimicrobiano usado como conservante em algumas vacinas. Seu uso é controverso por liberar etilmercúrio, que é quimicamente similar ao $MeHg^+$. Alguns pais expressaram preocupação que o timerosal possa contribuir com o autismo. Mesmo que essas preocupações tenham se baseado em um relatório desacreditado, a American Academy of Pediatrics e o U.S. Public Health Service emitiram um apelo à substituição do timerosal em vacinas para melhorar a prevalência da vacinação e o timerosal foi removido das vacinas infantis em 2001 (Ball et al., 2001). Estudos paralelos não encontraram associação entre o uso de timerosal nas vacinas e resultados negativos e ele continua a ser usado nas vacinas contra influenza (Heron e Golding, 2004). A FDA mantém uma relação de vacinas contendo timerosal (http://www.fda.gov/BiologicsBloodVaccines/SafetyAvailability/VaccineSafety/UCM096228).

Química e mecanismo de ação

Há três formas gerais de mercúrio de interesse à saúde humana. O mercúrio metálico (Hg^0), ou elementar, é o metal líquido presente em equipamentos científicos e amálgama dentário; é volátil e a exposição é frequentemente na forma de vapor. O *mercúrio inorgânico* pode ser monovalente (*mercuroso*, Hg^{1+}) ou divalente (*mercúrico*, Hg^{2+}) e forma uma variedade de sais. Os compostos de *mercúrio orgânico* consistem em mercúrio divalente complexado com um ou dois grupos alquila. O *metilmercúrio* ($MeHg^+$), que é formado no ambiente por microrganismos aquáticos a partir do mercúrio inorgânico, é o de maior preocupação. Ambos, Hg^{2+} e $MeHg^+$, formam facilmente ligações covalentes com enxofre, que causa a maioria dos efeitos biológicos do mercúrio. Em concentrações muito baixas, o mercúrio reage com resíduos sulfidrila em várias proteínas e altera suas funções. Os microtúbulos são particularmente sensíveis aos efeitos tóxicos do mercúrio, que desorganizam sua formação e podem catalisar sua degradação (Clarkson, 2002). Também pode haver um componente autoimune na toxicidade do mercúrio.

ADME

O vapor de Hg^0 é facilmente absorvido pelos pulmões (~70-80%), mas a absorção GI do mercúrio metálico é desprezível. Absorvido, o Hg^0 se distribui por todo o organismo e atravessa membranas, como a hematencefálica e a placenta, por difusão. O Hg^0 é oxidado pelas catalases nas células formando Hg^{2+}. Logo após a exposição, algum Hg^0 é eliminado pelo ar exalado. Após poucas horas, a distribuição e eliminação do Hg^0 lembra as propriedades do Hg^{2+}. O vapor de Hg^0 pode ser oxidado a Hg^{2+} no cérebro e retido (ATSDR, 1999).

A absorção GI dos sais de mercúrio depende do indivíduo e do tipo particular de sal, variando de 10 a 15%. O Hg^{1+} forma Hg^0 ou Hg^{2+} na presença de grupos sulfidrila. O Hg^{2+} é excretado principalmente na

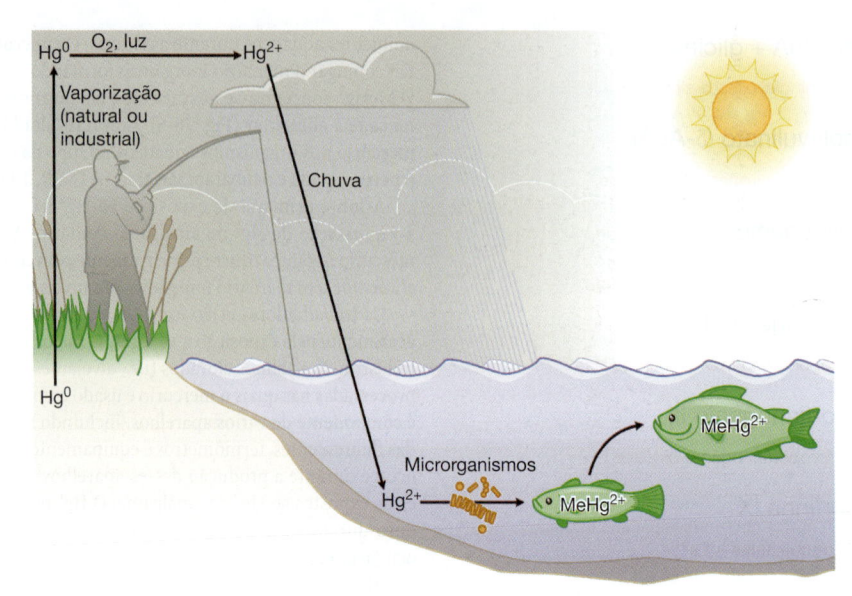

Figura 76-6 *Movimentação do mercúrio no ambiente.* O mercúrio metálico (Hg^0) é vaporizado da superfície da Terra tanto naturalmente como por meio de atividades humanas, como a queima de carvão. Na atmosfera, o Hg^0 é oxidado formando mercúrio inorgânico divalente (Hg^{2+}), que cai na superfície com as chuvas. Bactérias aquáticas podem metilar o Hg^{2+} formando $MeHg^+$. O $MeHg^+$ no plâncton é consumido por peixes. Devido à lipofilicidade, o $MeHg^+$ se bioacumula no topo da cadeia alimentar.

urina e nas fezes, porém uma pequena quantidade pode ser reduzida a Hg^0 e exalada. Com a exposição aguda, a via fecal predomina, mas na exposição crônica, a excreção urinária se torna mais importante. Todas as formas de mercúrio são também excretadas no suor, no leite e depositadas nos cabelos e unhas. O $t_{1/2}$ do mercúrio inorgânico é de 1 a 2 meses (ATSDR, 1999).

Complexos entre $MeHg^+$ e cisteína lembram a metionina e podem ser reconhecidos pelos transportadores daquele aminoácido e transportados através das membranas (Ballatori, 2002). O $MeHg^+$ ingerido por via oral é quase totalmente absorvido no trato GI. O $MeHg^+$ atravessa facilmente a barreira hematencefálica e a placenta e se distribui de forma consideravelmente uniforme nos tecidos, embora as concentrações sejam maiores nos rins (ATSDR, 1999). O $MeHg^+$ pode ser desmetilado, formando Hg^{2+} inorgânico. O fígado e os rins exibem as maiores taxas de desmetilação, mas isso também ocorre no cérebro. O $MeHg^+$ é excretado na urina e nas fezes, predominando a via fecal. O $t_{1/2}$ do $MeHg^+$ é cerca de 2 meses. As propriedades toxicodinâmicas do $MeHg^+$ parecem resultar do mimetismo molecular.

Efeitos na saúde

Mercúrio metálico A inalação de níveis elevados de vapores de Hg^0 durante um breve período é agudamente tóxica para os pulmões. Os sintomas respiratórios da exposição ao Hg^0 iniciam com tosse e aperto no tórax e podem evoluir para pneumonite intersticial e comprometimento grave da função respiratória. Outros sintomas iniciais incluem fraqueza, calafrios, gosto metálico, náuseas, êmese, diarreia e dispneia. A exposição aguda a doses elevadas de Hg^0 também é tóxica para o SNC, com sintomas similares aos da exposição crônica (Fig. 76-7).

A preocupação primária na exposição crônica aos vapores de Hg^0 é a toxicidade para o sistema nervoso. Os sintomas incluem tremores (particularmente das mãos), labilidade emocional (irritabilidade, timidez, perda de confiança e nervosismo), insônia, perda de memória, atrofia muscular, fraqueza, parestesia e déficit cognitivo. Esses sintomas intensificam e se tornam irreversíveis com o aumento da duração e concentração da exposição. Outros sintomas comuns da exposição crônica ao mercúrio incluem lesão renal, taquicardia, pulso fraco, salivação intensa e gengivite.

Sais inorgânicos de mercúrio A ingestão de sais de Hg^{2+} é intensamente irritante ao trato GI, provocando êmese, diarreia e dor abdominal. A exposição aguda aos sais de mercúrio Hg^{1+} ou Hg^{2+} (geralmente em tentativas de suicídio) causa necrose tubular renal, resultando em diminuição do débito urinário e, frequentemente, insuficiência renal aguda. A exposição crônica também atinge os rins, predominando a lesão glomerular.

Mercúrio orgânico O SNC é o alvo primário da toxicidade por $MeHg^+$. Os sintomas da exposição a doses elevadas de $MeHg^+$ incluem distúrbios visuais, ataxia, parestesia, fadiga, perda de audição, fala arrastada, déficit cognitivo, tremor muscular, distúrbios do movimento e, após exposição grave, paralisia e morte. O sistema nervoso em desenvolvimento exibe maior sensibilidade ao $MeHg^+$. Crianças expostas *in utero* podem desenvolver sintomas graves, incluindo deficiência intelectual e déficits neuromusculares, mesmo na ausência de sintomas na mãe. Em adultos, o $MeHg^+$ causa lesões focais em áreas específicas do cérebro, enquanto os cérebros de crianças expostas *in utero* mostram lesões disseminadas (Clarkson, 2002).

Os efeitos da exposição a doses baixas de $MeHg^+$ decorrente do consumo rotineiro de peixes são difíceis de avaliar devido aos efeitos benéficos opostos dos ácidos graxos ômega-3 presentes em óleos de peixes, de forma que os estudos produziram resultados discrepantes (Grandjean et al., 1999; Myers et al., 2003).

Tratamento

É crucial terminar a exposição ao Hg^0, podendo ser necessária assistência respiratória. A êmese pode ser induzida em 30 a 60 minutos da ingestão de Hg^{1+} e Hg^{2+}, desde que o paciente esteja acordado, alerta e não haja lesão corrosiva. A manutenção do equilíbrio eletrolítico e líquido é importante para esses pacientes. A quelação é benéfica nos pacientes com exposição aguda ao mercúrio inorgânico ou metálico. Existem opções limitadas de tratamento para $MeHg^+$; o tratamento por quelação não oferece benefícios clínicos, mas as resinas tiol não absorvíveis podem ser benéficas ao impedir a absorção do $MeHg^+$ pelo trato GI.

Devido aos efeitos conflitantes entre o mercúrio e os ácidos graxos ômega-3, há considerável controvérsia com relação às restrições ao consumo de peixe por crianças e mulheres em idade reprodutiva. A EPA recomenda limitar a ingestão de peixe a 350 g/semana (duas refeições). Muitos especialistas consideram essa recomendação muito conservadora. A recomendação para que as mulheres consumam peixes com menor conteúdo de mercúrio (p. ex., atum light em lata, salmão, pescada-polaca, bagre) e evitem os grandes predadores (peixe-espada, cação e lofolátilo [*tilefish*]) não é alvo de controvérsias.

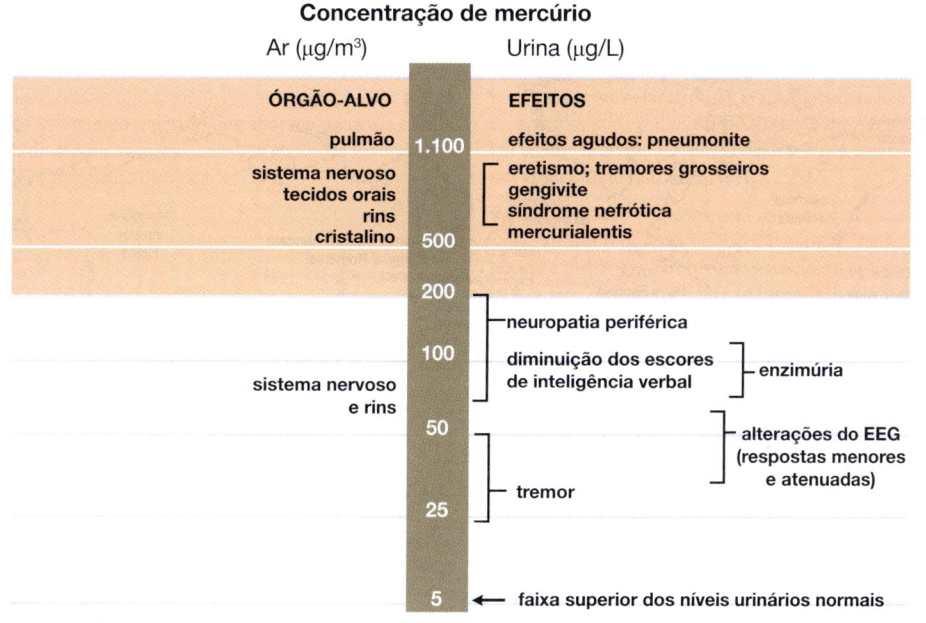

Figura 76-7 *Concentrações de mercúrio no ar e na urina estão associadas a efeitos tóxicos específicos.*

Arsênico

O arsênico é um metaloide comum nas rochas e no solo. Os compostos de arsênico foram usados por mais de 2.400 anos, ora como medicamento, ora como veneno. No final do século XIX, Robert Ehrlich cunhou os termos *projétil mágico* (*magic bullet*) e *quimioterapia* para descrever seu trabalho que usava *arsfenamida*, um composto orgânico de arsênico, para o tratamento da sífilis. O uso do arsênico em medicamentos praticamente desapareceu, mas o *trióxido de arsênio* continua sendo empregado como fármaco quimioterápico eficaz contra a leucemia promielocítica (ver Cap. 70).

Exposição

A fonte primária de exposição ao arsênico é por meio da água potável. O arsênico é lavado naturalmente do solo e de rochas para os poços e fontes de água (Mead, 2005). A concentração de arsênico na água potável alcança 2 μg/L (ppb [partes por bilhão]) nos Estados Unidos, mas pode atingir mais de 50 μg/L (5 vezes o padrão NMC estabelecido pela EPA) em poços de água particulares. A água potável de outras partes do mundo, particularmente Taiwan, China, Argentina, Chile, Bangladesh e Leste da Índia, pode estar contaminada com níveis muito mais altos de arsênico (às vezes várias centenas de microgramas por litro), resultando em envenenamentos generalizados (Fig. 76-8). O arsênico pode entrar no meio ambiente por meio de atividades humanas, como o uso de pesticidas contendo arsênico, mineração e queima de carvão. Os alimentos, particularmente frutos do mar, com frequência estão contaminados com arsênico. O arsênico nos frutos do mar ocorre principalmente como compostos orgânicos (i.e., arsenobetaína), que são muito menos tóxicos do que o arsênico inorgânico. A ingestão diária média de arsênico pelo ser humano é de 10 μg/dia, quase inteiramente por meio de alimentos e água.

Antes de 2003, mais de 90% do arsênico usado nos Estados Unidos era como um conservante da madeira tratada por pressão, mas a indústria madeireira voluntariamente substituiu o arsênico por outros conservantes. A madeira tratada com arsênico é tida como segura, a menos que seja queimada. A principal fonte de exposição ocupacional ao arsênico é na produção e uso de arsênicos orgânicos como herbicidas e inseticidas. A exposição a arsênico metálico, arsina, trióxido de arsênico e arsenito de gálio também ocorre em indústrias de alta tecnologia, como as fábricas de semicondutores e de *chips* para computadores.

Química e mecanismo de ação

O arsênico existe na sua forma elemental e nos estados trivalente (arsenitos/ácido arsenioso) e pentavalente (arsenato/ácido arsênico). A arsina (AsH_3) é um hidreto gasoso do arsênico trivalente que exibe toxicidade distinta das outras formas. Os compostos orgânicos de qualquer estado de valência do arsênico são formados nos animais. A toxicidade de um determinado arsênico está relacionada com a velocidade de sua depuração do organismo e sua capacidade de se concentrar nos tecidos. Em geral, a toxicidade aumenta na sequência: arsênicos orgânicos < As^{5+} < As^{3+} < AsH_3.

Como ocorre com o mercúrio, os compostos de arsênico trivalente formam ligações covalentes com grupos sulfidrila. O complexo da piruvato-desidrogenase é particularmente sensível à inibição pelos arsênicos trivalentes: os dois grupos sulfidrila do ácido lipoico, que participam na transferência de acetato para a coenzima A, reagem com o arsênico para formar um anel de seis membros, inibindo de maneira eficaz a piruvato-desidrogenase e outras enzimas contendo lipoamidas. O arsenato inorgânico (pentavalente) inibe a cadeia de transporte de elétrons. O arsenato parece substituir competitivamente o fosfato durante a formação de ATP, formando um éster de arsenato instável que é rapidamente hidrolisado.

ADME

A absorção dos compostos arsênicos é diretamente relacionada com sua hidrossolubilidade. As formas pouco hidrossolúveis, como sulfeto de arsênico, arsenato de chumbo e trióxido de arsênico, não são bem absorvidas. Os compostos arsênicos hidrossolúveis são facilmente absorvidos por inalação ou ingestão. A absorção GI do arsênico dissolvido na água potável é maior que 90% (ATSDR, 2016). Em doses baixas, o arsênico se distribui de modo bastante uniforme pelos tecidos do organismo. Unhas e pelos, devido ao alto conteúdo de sulfidrilas, exibem concentrações mais elevadas. Após uma dose aguda e alta de arsênico (i.e., intoxicação fatal), o arsênico se deposita preferencialmente no fígado e, em menor extensão, nos rins. Níveis elevados também são encontrados nos músculos, no coração, no baço, no pâncreas, nos pulmões e no cerebelo. O arsênico atravessa facilmente a placenta e a barreira hematencefálica.

O arsênico sofre biotransformação em seres humanos e animais (Fig. 76-9). Os compostos trivalentes podem ser oxidados a pentavalentes, mas não há evidências de desmetilação dos arsênicos metilados. Os seres humanos excretam níveis muito mais elevados de compostos monometilarsênicos (MMA) do que a maioria dos demais animais (ATSDR, 2016). Como os compostos de arsênico pentavalente metilados são bem menos tóxicos, a via da metilação foi considerada por muito tempo uma via de desintoxicação. Contudo, os arsênicos trivalentes metilados são de fato mais tóxicos que o arsenito inorgânico, devido à maior afinidade pelos grupos sulfidrila, e, atualmente, a formação de MMA[III] é considerada uma via de bioativação (Aposhian e Aposhian, 2006).

também é encontrado no tabaco e em sua fumaça; um cigarro contém 1 a 2 µg de cádmio (Jarup e Akesson, 2009). Trabalhadores em fundições e outras indústrias processadoras de metais podem se expor a níveis altos de cádmio, particularmente por inalação.

Química e mecanismo de ação

O cádmio existe como cátion divalente e não sofre reação de oxidação-redução. Não há complexos organometálicos covalentes de cádmio de significado toxicológico. O mecanismo da toxicidade por cádmio não é completamente entendido. Como o chumbo e outros metais divalentes, o cádmio pode substituir o zinco em domínios de proteínas dedos de zinco e desorganizá-las. Por meio de um mecanismo desconhecido, o cádmio induz a formação de ROS, resultando em peroxidação lipídica e esgotamento de GSH. O cádmio também sensibiliza as citocinas inflamatórias e pode interferir no efeito benéfico do NO.

ADME

O cádmio não é bem absorvido no trato GI (1,5-5%), mas é mais bem absorvido por inalação (~10%). O cádmio se distribui primeiro no fígado e depois nos rins, os quais, em conjunto, são responsáveis por 50% da dose absorvida. O cádmio se distribui de modo uniforme nos outros tecidos, mas não atravessa a barreira hematencefálica ou a placenta. O cádmio é excretado principalmente na urina e tem $t_{1/2}$ de 10 a 30 anos (ATSDR, 2012b).

Efeitos na saúde

Toxicidade A toxicidade aguda do cádmio se deve à irritação local ao longo da via de absorção. O cádmio inalado causa irritação do trato respiratório com grave pneumonite inicial acompanhada de dor torácica, náuseas, tonturas e diarreia. A toxicidade pode progredir para edema pulmonar fatal. O cádmio ingerido induz náuseas, êmese, salivação, diarreia e cólicas abdominais; a êmese e a diarreia geralmente são sanguinolentas.

Os sintomas de toxicidade crônica ao cádmio variam com a via de exposição. Os pulmões são alvos importantes do cádmio inalado, enquanto os rins são o principal alvo do cádmio inalado e ingerido.

O cádmio ligado à metalotioneína é transportado até os rins, onde pode ser liberado. A toxicidade renal resulta do aumento da eliminação de proteínas de baixa massa molecular, especialmente a β₂-microglobulina e a proteína ligadora de retinol. O cádmio também causa lesão glomerular resultando em diminuição na filtração. A exposição ocupacional crônica ao cádmio está associada a um aumento do risco de insuficiência renal e morte. Não há evidências de um valor limiar para os efeitos do cádmio nos rins. Níveis de cádmio consistentes com dietas normais podem causar toxicidade renal, incluindo a redução na filtração glomerular e a depuração de creatinina (Jarup e Akesson, 2009).

Os trabalhadores com longa exposição ao cádmio por via inalatória apresentam diminuição da função pulmonar. Os sintomas incluem bronquite e fibrose pulmonar, levando ao enfisema. A causa exata da toxicidade pulmonar induzida pelo cádmio não é conhecida, mas pode resultar da inibição da síntese de α₁-antitripsina. A doença pulmonar obstrutiva crônica causa aumento da mortalidade em trabalhadores expostos ao cádmio.

Quando acompanhado de deficiência de vitamina D, a exposição ao cádmio aumenta o risco de fraturas e osteoporose. Isso pode ser um efeito da interferência do cádmio na homeostase de cálcio e fosfato, devido à sua toxicidade renal.

Carcinogenicidade A exposição ocupacional crônica ao cádmio inalado aumenta o risco de desenvolvimento de câncer pulmonar (IARC, 1993; National Toxicology Program, 2021). O mecanismo da carcinogenicidade do cádmio não é completamente entendido. O cádmio causa aberrações cromossômicas em trabalhadores expostos, assim como em animais e células humanas tratadas. O cádmio também aumenta as mutações e impede a reparação do DNA em células humanas (National Toxicology Program, 2021). O cádmio substitui o zinco nas proteínas de reparação de DNA e nas polimerases, podendo inibir a reparação do nucleotídeo por excisão, a reparação de bases por excisão e a DNA-polimerase responsável pela recuperação de rupturas de fitas simples (Hartwig et al., 2002). Há evidências de que o cádmio também altera a via de sinalização celular e desorganiza o controle celular de proliferação (Waisberg et al., 2003). Assim, o cádmio atua como um carcinógeno não genotóxico.

Tratamento

O tratamento da intoxicação por cádmio é sintomático. Pacientes que inalaram cádmio podem necessitar de ventilação assistida. Pacientes com insuficiência renal como resultado da intoxicação com cádmio podem necessitar de transplante renal. Não há evidências de benefícios clínicos com o tratamento por quelação após a intoxicação com cádmio, e o tratamento quelante pode resultar em efeitos adversos (ATSDR, 2012b).

Cromo

O cromo é um metal importante na indústria, usado em inúmeras ligas – particularmente no aço inoxidável, que contém no mínimo 11% de cromo. O cromo pode ser oxidado a múltiplos estados de valência, sendo que as formas trivalente (Cr^{III}) e hexavalente (Cr^{VI}) são as duas que têm importância biológica. O cromo existe na natureza quase exclusivamente como forma trivalente. Por muito tempo, pensou-se que o cromo trivalente era um metal essencial envolvido no metabolismo da glicose e na sinalização da insulina; análises mais recentes refutam essa visão (Bailey, 2014; Vincent, 2017). O Cr^{VI} é tido como responsável pelos efeitos tóxicos do cromo (ATSDR, 2012a).

Exposição

A exposição ao cromo na população geral parece ser decorrente principalmente da ingestão de alimentos, embora também haja exposição pela água potável e pelo ar. Os trabalhadores são expostos ao cromo durante a produção de cromatos, a produção e soldagem de aço inox, o revestimento de cromo, as soldas de ferro-cromo e a produção de pigmentos com cromo, assim como em curtumes. A exposição geralmente é mistura de Cr^{III} e Cr^{VI}.

Química e mecanismo de ação

O cromo ocorre em seu estado metálico ou em qualquer valência entre di e hexavalente. O Cr^{III} é a forma mais estável e comum. O Cr^{VI} é corrosivo e facilmente reduzido a valências menores. A razão primária para as diferentes propriedades toxicológicas do Cr^{III} e do Cr^{VI} parece ser a diferença em suas absorções e distribuições. O cromato hexavalente lembra o sulfato e o fosfato e pode ser levado através das membranas por transportadores de ânions. Uma vez no interior da célula, o Cr^{VI} sofre uma série de passos de redução, formando finalmente o Cr^{III}, que parece ser a causa da maioria dos efeitos tóxicos. O Cr^{III} forma facilmente interações covalentes com DNA. O cromo hexavalente também induz estresse oxidativo e reações de hipersensibilidade.

ADME

A absorção do cromo inalado depende de sua solubilidade, valência e tamanho de partícula. Partículas menores se depositam mais profundamente nos pulmões. A absorção para a corrente sanguínea das formas hexavalente e solúvel é maior que a da trivalente e das formas insolúveis, sendo o restante retido nos pulmões. Cerca de 50 a 85% das partículas inaladas de Cr^{VI} (< 5 µm) são absorvidas. A absorção do cromo ingerido é menor do que 10% e varia dependendo da hidrossolubilidade. O Cr^{VI} atravessa as membranas por transporte facilitado, enquanto o Cr^{III} atravessa por difusão. O Cr^{VI} se distribui por todos os tecidos e atravessa a placenta. As maiores concentrações ocorrem no fígado, nos rins e nos ossos. O Cr^{VI} também é retido nas hemácias. A eliminação primária é pela urina, com pequenas quantidades eliminadas na bile e no leite ou depositadas em cabelos e unhas. A $t_{1/2}$ do Cr^{VI} ingerido é de cerca de 40 horas; a $t_{1/2}$ do Cr^{III} é de cerca de 10 horas (ATSDR, 2012a).

Efeitos na saúde

Toxicidade A exposição aguda a concentrações muito elevadas de cromo causa morte por meio da lesão a múltiplos órgãos, particularmente dos rins. A exposição crônica a doses baixas de cromo causa toxicidade no local de contato. Trabalhadores expostos ao cromo por inalação desenvolvem sintomas de irritação do trato respiratório superior e dos pulmões, diminuição da função pulmonar e pneumonia. A exposição crônica ao cromo por ingestão, inclusive após a depuração mucociliar das partículas inaladas, causa sintomas de irritação do trato GI (úlceras orais, diarreia, dor abdominal, indigestão e êmese). O Cr^{VI} é irritante à pele e pode causar ulcerações ou queimaduras. A exposição a doses baixas por qualquer via causa sensibilização em alguns indivíduos. Esses indivíduos podem desenvolver dermatite alérgica após exposição cutânea ao cromo, incluindo produtos contendo cromo metálico. Operários sensibilizados ao cromo geralmente desenvolvem asma após exposição por inalação (ATSDR, 2012a).

Carcinogenicidade Os compostos de Cr^{VI} são conhecidos carcinógenos humanos do grupo 1 (IARC, 1990). Não há evidências suficientes para a carcinogenicidade do cromo metálico e do trivalente (classificados no grupo 3 da IARC). Os trabalhadores expostos ao Cr^{VI} via inalação apresentam índices elevados de mortes decorrentes de câncer pulmonar e nasal. A exposição ambiental ao Cr^{VI} na água potável aumenta o risco de desenvolver câncer de estômago.

Há diversos mecanismos potenciais para a carcinogenicidade do cromo (Salnikow e Zhitkovich, 2008). A redução de Cr^{VI} para Cr^{III} ocorre com oxidação concomitante de moléculas celulares. O ascorbato é o redutor primário, mas outras moléculas, como GSH, lipídeos, proteínas e DNA, também podem ser oxidadas. O Cr^{III} forma um número elevado de adutos covalentes de DNA, primariamente no esqueleto diéster fosfato. Os adutos de DNA não são muito mutagênicos e são reparados por excisão do nucleotídeo. Parece que o alto nível de atividade reparadora de nucleotídeos por excisão após a exposição ao cromo contribui para a carcinogênese, seja por impedir a reparação das lesões mutagênicas formadas por outros carcinógenos ou por meio da formação de quebras de fitas simples devido à reparação incompleta. O cromo também forma ligações cruzadas entre DNA e proteínas. A inflamação crônica devido à irritação provocada pelo cromo também pode promover a formação de tumores.

Tratamento

Não há protocolo-padrão para o tratamento da intoxicação aguda por cromo. Uma conduta promissora mostrada em roedores é o uso de redutores como ascorbato, GSH ou *N*-acetilcisteína para reduzir o Cr^{VI} ao Cr^{III} após a exposição, mas antes da absorção, para limitar sua biodisponibilidade (ATSDR, 2012a). Esses compostos e o EDTA também aumentam a excreção urinária de cromo após a exposição a doses elevadas, particularmente se administrados a tempo de prevenir a captação pelas células. A transfusão de sangue de troca para remover o cromo do plasma e das hemácias pode ser útil.

Tratamento para exposição a metais

A resposta mais importante à exposição ocupacional ou ambiental a metais é eliminar a fonte de contaminação. Também é importante estabilizar o paciente e providenciar tratamento sintomático.

O tratamento da intoxicação aguda por metal geralmente necessita do emprego de quelantes. Quelante é um composto que forma complexos estáveis com metais, normalmente como anéis de 5 ou 6 membros. A formação de complexos entre quelante e metal deve prevenir ou reverter a ligação do metal com o ligante biológico. O quelante ideal deve *ser altamente solúvel em água, resistente à biotransformação, alcançar o local de armazenamento do metal, formar um complexo estável e atóxico com o metal tóxico e ser facilmente excretável como complexo quelante-metal*. Também é desejável que o quelante tenha baixa afinidade pelos metais essenciais, como cálcio e zinco, pois os metais tóxicos geralmente competem com esses metais na ligação às proteínas.

Em caso de exposição aguda a doses elevadas da maioria dos metais, o tratamento com quelante reduz a toxicidade. Entretanto, após a exposição crônica, a quelação não mostra vantagem clínica além dos obtidos somente com a cessação da exposição e, em alguns casos, prejudicam mais do que ajudam. O tratamento com quelantes pode aumentar os efeitos neurotóxicos dos metais pesados e só é recomendado para intoxicações agudas. A estrutura dos quelantes mais comuns é apresentada na Figura 76-10.

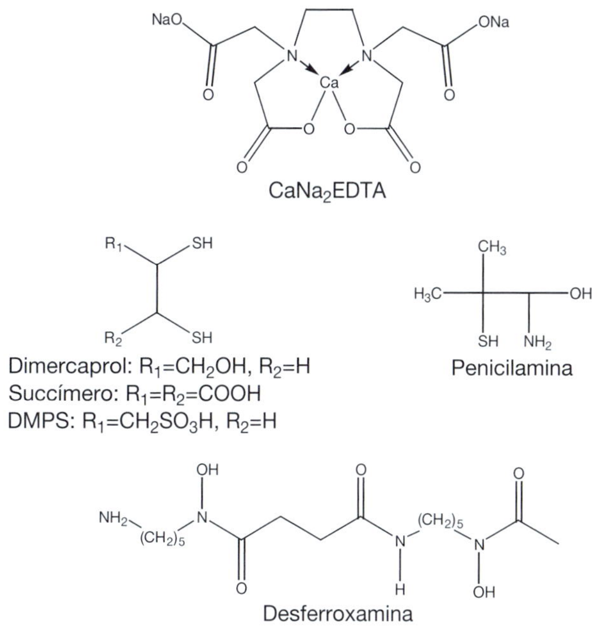

Figura 76-10 *Estrutura dos quelantes geralmente usados para tratar intoxicações agudas por metais.*

Dimercaprol: $R_1=CH_2OH$, $R_2=H$
Succímero: $R_1=R_2=COOH$
DMPS: $R_1=CH_2SO_3H$, $R_2=H$

Penicilamina

Desferroxamina

Ácido etilenodiaminotetracético

O EDTA e seus vários sais são quelantes eficazes de metais di e trivalentes. O $CaNa_2EDTA$ é o sal de EDTA preferido para a intoxicação por metais, desde que o metal tenha maior afinidade pelo EDTA que pelo cálcio. O $CaNa_2EDTA$ é eficaz no tratamento da intoxicação aguda por chumbo, particularmente associado com *dimercaprol*, mas não é um quelante eficaz para o mercúrio ou arsênico *in vivo*.

Uma molécula tetradentada relacionada ao EDTA, o *ácido etilenoglicol-bis(β-aminoetil éter)-N,N,N,N-tetraacético (EGTA)*, tem maior especificidade por Ca^{2+} do que por Mg^{2+} e é usado por pesquisadores para tamponar as concentrações de Ca^{2+} em solução. As modificações do EGTA levaram a pesquisas que culminaram em um prêmio Nobel (ver Quadro 76-1).

Química e mecanismo de ação

Os efeitos farmacológicos do $CaNa_2EDTA$ resultam da quelação dos metais di e trivalentes do organismo. Os íons metálicos acessíveis com afinidade maior pelo $CaNa_2EDTA$ que pelo Ca^{2+} são quelados, mobilizados e geralmente eliminados. Como o EDTA é ionizado no pH fisiológico, ele não entra significativamente nas células. O $CaNa_2EDTA$ mobiliza vários

---

QUADRO 76-1 ■ DO EGTA A UM PRÊMIO NOBEL UTILIZANDO A ÁGUA-VIVA

No início dos anos 1980, Roger Tsien (1952-2016) publicou dois artigos (Tsien, 1980; Tsien, 1981) que descreviam modificações do quelante tetradentado EGTA que finalmente se tornou uma família de fluoróforos, que eram ésteres acetoxi-metílicos permeáveis à membrana, moléculas hidrolisadas nas formas iônicas no citosol e, assim, aprisionadas dentro das células, permitindo a avaliação em tempo real das concentrações intracelulares de Ca^{2+}. Tsien melhorou esses compostos ao longo dos anos e desenvolveu uma família de indicadores codificados geneticamente para uma variedade de moléculas sinalizadoras e de proteínas-cinases (Zhou et al., 2021), aproveitando a descoberta de que a proteína fluorescente verde da água-viva *Aequorea victoria* (Chalfie et al., 1994; Shimomura, 2009) pode funcionar como um marcador fluorescente geneticamente codificável (Rodriguez et al., 2017). Osamu Shimomura, Martin Chalfie e Roger Tsien dividiram o Prêmio Nobel de Química de 2008 "pela descoberta e desenvolvimento da proteína verde fluorescente, GFP".

cátions metálicos endógenos, incluindo o zinco, o manganês e o ferro. A suplementação adicional com zinco pode ser benéfica após o tratamento com o quelante. O uso terapêutico mais comum do CaNa$_2$EDTA é na intoxicação aguda por chumbo. O CaNa$_2$EDTA não produz efeitos clínicos benéficos para tratar a intoxicação crônica por chumbo.

O CaNa$_2$EDTA está disponível como edeteato de cálcio dissódico (versenato dissódico de cálcio). A administração IM do CaNa$_2$EDTA resulta em boa absorção, mas ocorre dor no local da injeção. Em consequência, a injeção do quelante é frequentemente misturada com anestésico local ou administrada IV. Para o uso IV, o CaNa$_2$EDTA é diluído em glicose a 5% ou soro fisiológico a 0,9% e administrado lentamente por gotejamento IV. A solução diluída é necessária para evitar tromboflebite.

ADME

Menos de 5% do CaNa$_2$EDTA é absorvido do trato GI. Após administração intravenosa, o CaNa$_2$EDTA tem $t_{1/2}$ de 20 a 60 minutos. No sangue, o CaNa$_2$EDTA está presente somente no plasma. O CaNa$_2$EDTA é excretado na urina por filtração glomerular, de forma que é necessária função renal adequada para o sucesso do tratamento. A alteração do pH ou da taxa de fluxo urinário não tem efeito na velocidade de excreção. A degradação metabólica do EDTA é muito pequena. O fármaco se distribui principalmente nos líquidos extracelulares e tem pouco acesso ao líquido cerebrospinal (5% da concentração no plasma).

Toxicidade

O principal efeito tóxico do CaNa$_2$EDTA é nos rins. Doses altas e repetidas podem, por fim, causar degeneração das células tubulares proximais. Os efeitos renais precoces geralmente são reversíveis e as anormalidades urinárias desaparecem rapidamente com o fim do tratamento. O mecanismo de toxicidade mais provável é a quelação de metais essenciais, particularmente zinco, nas células tubulares proximais. Para minimizar a nefrotoxicidade, deve-se estabelecer uma produção adequada de urina antes e durante o tratamento com CaNa$_2$EDTA. Para pacientes com encefalopatia e edema cerebral causados pelo chumbo, o CaNa$_2$EDTA pode levar a um aumento potencialmente fatal da pressão intracraniana após administração IV. A administração IM para esses pacientes é preferida.

A administração intravenosa rápida de uma fórmula sem cálcio, como Na$_2$EDTA, causa tetania hipocalcêmica. Entretanto, a infusão lenta (< 15 mg/min), administrada ao indivíduo normal, não provoca sintomas de hipocalcemia, devido à disponibilidade de estoques extracirculatórios de Ca^{2+}. Em contraste, o CaNa$_2$EDTA pode ser administrado por via intravenosa sem efeitos indesejados, porque a alteração na concentração de Ca^{2+} no plasma e organismo total é desprezível.

Outros efeitos adversos associados ao CaNa$_2$EDTA incluem mal-estar, fadiga e sede excessiva, seguidos do aparecimento súbito de calafrios, febre e subsequente mialgia, cefaleia frontal, anorexia, náuseas e êmese ocasionais e, raramente, aumento da frequência e urgência urinária. O CaNa$_2$EDTA é teratogênico em animais de laboratório, provavelmente como resultado da depleção de zinco, e ele só deve ser usado em gestantes sob condições em que os benefícios claramente extrapolam o risco (Kalia e Flora, 2005). Outros possíveis efeitos indesejados incluem espirros, congestão nasal e lacrimação, glicosúria, anemias, dermatite com lesões muito similares às da deficiência de vitamina B$_6$, redução transitória da pressão arterial sistólica e diastólica, aumento do tempo de protrombina e inversão da onda T no eletrocardiograma.

Dimercaprol

O *dimercaprol* foi desenvolvido durante a Segunda Guerra Mundial como antídoto à lewisita, um gás de guerra vesicante arsenical – daí seu nome alternativo British anti-Lewisite (BAL). Os arsenicais e outros metais pesados formam um quelato anelar estável e relativamente não tóxico com o *dimercaprol*.

Química e mecanismo de ação

As ações farmacológicas do *dimercaprol* resultam da formação de complexos quelatos entre seus grupos sulfidrila e metais. A dissociação dos complexos *dimercaprol*-metal e a oxidação do *dimercaprol* ocorrem *in vivo*. A ligação enxofre-metal pode ser lábil na urina tubular ácida, o que aumenta a oferta de metal ao tecido renal e a toxicidade. O regime de dosagem deve manter a concentração adequada de *dimercaprol* no plasma para favorecer a formação contínua do complexo mais estável 2:1 (BAL-metal). Contudo, por causa de efeitos adversos pronunciados e dependentes da dose, a concentração plasmática excessiva deve ser evitada. A concentração no plasma deve ser mantida por dosagens repetidas até que o metal seja excretado. O *dimercaprol* é mais benéfico quando administrado logo após a exposição ao metal, pois é mais eficaz em prevenir a inibição das enzimas sulfidrilas do que em reativá-las. O *dimercaprol* limita a toxicidade de arsênico, ouro e mercúrio, que formam mercaptídeos com grupos sulfidrila celulares essenciais. Ele também é usado associado ao CaNa$_2$EDTA no tratamento da intoxicação por chumbo. O *dimercaprol* não deve ser usado na intoxicação com ferro, cádmio ou selênio, porque os complexos metálicos resultantes são mais tóxicos que o metal livre, especialmente aos rins.

ADME

O *dimercaprol* é administrado por via intramuscular profunda em uma solução de 100 mg/mL em óleo de amendoim, e não deve ser usado em pacientes alérgicos a amendoim. O pico da concentração de *dimercaprol* no sangue é alcançado em 30 a 60 minutos. A $t_{1/2}$ é curta e a degradação e excreção metabólicas estão completas dentro de 4 horas. O *dimercaprol* e seus quelatos são excretados na urina e na bile. O *dimercaprol* é contraindicado para uso após a exposição crônica de metais pesados, porque não evita os efeitos neurotóxicos. Há evidências em animais de laboratório que o *dimercaprol* mobiliza o chumbo e o mercúrio de vários tecidos para o cérebro (Andersen e Aaseth, 2002). Esse efeito pode ser devido à natureza lipídica do *dimercaprol* e não é observado em seus análogos mais hidrofílicos, descritos a seguir neste capítulo (ver "Succímero" e "Sulfonato de 2,3-dimercaptopropano sódico").

Toxicidade

Ocorrem efeitos adversos em cerca de 50% dos indivíduos tratados com 5 mg/kg por via intramuscular. O *dimercaprol* causa um aumento nas pressões arteriais sistólica e diastólica acompanhado de taquicardia. O aumento da pressão ocorre imediatamente, mas retorna ao normal dentro de 2 horas. O *dimercaprol* também pode causar ansiedade e intranquilidade, náuseas e êmese, cefaleia, sensação de queimação na boca e garganta, sensação de constrição ou dor na garganta e tórax, conjuntivite, blefaroespasmo, lacrimejamento, rinorreia, salivação, formigamento nas mãos, sensação de queimação no pênis, sudorese, dor abdominal e aparecimento ocasional de abscesso estéril e doloroso no local de injeção. O complexo *dimercaprol*-metal se desfaz facilmente em meio ácido, e a produção de urina alcalina protege os rins durante o tratamento. As crianças reagem de modo similar aos adultos, embora cerca de 30% também possam ter febre, que desaparece com a retirada do fármaco. O *dimercaprol* é contraindicado em pacientes com insuficiência hepática, exceto quando essa condição resulta da intoxicação por arsênico.

Succímero

O *succímero* (ácido 2,3-dimercaptossuccínico [DMSA]) foi aprovado nos Estados Unidos para o tratamento de crianças com NCS acima de 45 µg/dL. Devido à sua biodisponibilidade oral, perfil tóxico favorável e quelação seletiva de metais pesados, o *succímero* também é usado sem indicação terapêutica formal para o tratamento de adultos intoxicados com chumbo e para o tratamento de intoxicações com arsênico e mercúrio, embora não tenham sido feitos grandes estudos clínicos para essas indicações.

Química e mecanismo de ação

O *succímero* é um quelante eficaz por via oral quimicamente similar ao *dimercaprol*, mas contém dois ácidos carboxílicos que modificam o espectro de absorção, distribuição e quelação das substâncias. Ele apresenta um perfil toxicológico melhor que o do *dimercaprol*.

ADME

Após a absorção, o *succímero* é biotransformado em um dissulfeto misto com cisteína (Aposhian e Aposhian, 2006). O *succímero* diminui o NCS e atenua a toxicidade pelo chumbo. O quelato *succímero*-chumbo é eliminado na urina e na bile. A fração eliminada na bile pode percorrer a circulação êntero-hepática.

O *succímero* tem várias propriedades mais favoráveis que outros quelantes. É ativo por via oral e, devido à sua natureza hidrofílica, não mobiliza os metais para o cérebro e nem entra nas células. Também não quela significativamente os metais essenciais como zinco, cobre e ferro. Como resultado dessas propriedades, o *succímero* exibe perfil tóxico muito mais favorável do que outros quelantes. Estudos em animais sugerem que o *succímero* também é eficaz como quelante de arsênico, cádmio, mercúrio e outros metais tóxicos (Andersen e Aaseth, 2002; Kalia e Flora, 2005).

Toxicidade
O *succímero* é muito menos tóxico do que o *dimercaprol*. Os efeitos adversos mais comuns são náuseas, êmese, diarreia e perda do apetite. Em poucos pacientes, a urticária obrigou a interrupção do tratamento. Foi observado um aumento transitório das transaminases hepáticas com o uso de *succímero*.

Sulfonato de 2,3-dimercaptopropano sódico
Outro composto dimercapto, *DMPS*, é usado para a quelação de metais pesados. DMPS é aprovado para uso na Alemanha. Nos Estados Unidos, o DMPS está disponível em farmácias de manipulação mediante prescrição médica.

Química e mecanismo de ação
O DMPS é um quelante eficaz clinicamente para chumbo, arsênico e especialmente mercúrio. É disponível por via oral e rapidamente excretado, principalmente pelos rins. Tem carga negativa e mostra propriedades de distribuição similares às do *succímero*. O DMPS é menos tóxico que o *dimercaprol*, mas mobiliza zinco e cobre, sendo assim mais tóxico do que o *succímero*. Em um estudo clínico limitado, o DMPS revelou alguma vantagem clínica no tratamento da intoxicação crônica por arsênico (Kalia e Flora, 2005), mas são necessários estudos adicionais.

Penicilamina e trientina
A *penicilamina* é um quelante eficaz de cobre, mercúrio, zinco e chumbo e promove a excreção desses metais na urina. A *penicilamina* é indicada para uso em pacientes com doença de Wilson (excesso de carga corporal de cobre devido à diminuição da excreção) e é usada em outras intoxicações por metais pesados. A *penicilamina* é mais tóxica e menos potente e seletiva para quelar metais pesados do que outros fármacos quelantes disponíveis. Portanto, não é o tratamento de primeira escolha na intoxicação aguda por chumbo, mercúrio ou arsênico. Entretanto, por ser barata e biodisponível por via oral, é usada com frequência em doses baixas após o tratamento com CaNa$_2$EDTA ou *dimercaprol* para assegurar que a concentração do metal no sangue permaneça baixa depois de o paciente deixar o hospital.

ADME
A *penicilamina* é bem absorvida (40-70%) do trato GI. Alimentos, antiácidos e ferro reduzem a absorção. A concentração máxima no sangue é alcançada entre 1 e 3 horas após administração. A *penicilamina* é relativamente estável *in vivo* comparada com a cisteína, o composto parente não metilado. A biotransformação hepática é responsável pela degradação, e muito pouco é excretado de forma inalterada. Os metabólitos se encontram na urina e nas fezes. A *N*-acetilpenicilamina é mais eficaz que a *penicilamina* na proteção contra os efeitos tóxicos do mercúrio, presumidamente por ser mais resistente ao metabolismo.

Uso terapêutico
A *penicilamina* está disponível para administração oral. Para a quelação, a dose habitual em adultos é de 1 a 1,5 g/dia, dividida em quatro doses administradas em jejum para evitar interferência nos metais dos alimentos. A *penicilamina* é usada na doença de Wilson, na cistinúria e na artrite reumatoide (raramente). Para o tratamento da doença de Wilson, geralmente é administrada a dose de 1 a 2 g/dia, dividida em 4 doses. A excreção urinária do cobre deve ser monitorada para determinar se a dosagem de *penicilamina* está adequada.

Toxicidade
A *penicilamina* causa lesões cutâneas, incluindo urticária, reações maculares ou papulares, lesões penfigoides, lúpus eritematoso e dermatomiosites. Ela também provoca desidratação e descamação. A reação cruzada com penicilina pode ser responsável por algumas reações de urticária e maculopapulares com edema generalizado, prurido e febre que ocorrem em até um terço dos pacientes que fazem uso da *penicilamina*. As reações hematológicas podem ser fatais e incluem leucopenia, anemia aplástica e agranulocitose. A toxicidade renal causada pela *penicilamina* geralmente se manifesta por proteinúria e hematúria reversíveis, mas pode avançar para síndrome nefrótica com glomerulopatia membranosa. Foram relatadas raras mortes por síndrome de Goodpasture. Dispneia grave, embora incomum, foi relatada da broncoalveolite causada por *penicilamina*. Miastenia grave também foi causada pelo tratamento prolongado com *penicilamina*. Um esquema específico para o monitoramento físico e laboratorial da toxicidade na pele, no sangue, nos rins, nos pulmões e no fígado, assim como de outras toxicidades, foi publicado na rotulagem do produto do fabricante.

A *penicilamina* é teratogênica em animais de laboratório, mas, para mulheres gestantes com doença de Wilson, os benefícios superam os riscos. Efeitos adversos menos graves incluem náuseas, êmese, diarreia, dispepsia, anorexia e perda transitória do gosto para doce e salgado que pode ser atenuada suplementando o cobre na dieta. As contraindicações do tratamento com *penicilamina* incluem gestação na ausência de doença de Wilson, insuficiência renal ou história prévia de agranulocitose ou anemia aplástica causadas pela *penicilamina*. A *penicilamina* aumenta a necessidade de piridoxina, sendo recomendada a suplementação de 25 mg diariamente.

Trientina
Trientina (dicloridrato de trietilenotetramina) é uma alternativa aceitável para pacientes com doença de Wilson intolerantes à *penicilamina*. A *trientina* é eficaz por via oral. A dose máxima diária para adultos é de 2 g e, para crianças, de 1,5 g, dividida em 2 a 4 porções com o estômago vazio. Pode ocorrer deficiência de ferro durante o tratamento com *trientina*, o que pode ser evitado com breves cursos de tratamento com ferro, mas o ferro e a *trientina* não devem ser administrados com um intervalo menor do que 2 horas um do outro.

Desferroxamina, deferasirox e deferiprona

Química e mecanismo de ação
A *desferroxamina* é isolada como quelato de ferro do *Streptomyces pilosus* e tratada quimicamente para obter o ligante livre do metal. A *desferroxamina* (mesilato de deferoxamina) tem afinidade notavelmente alta pelo ferro férrico ($K_a = 10^{31}$ M^{-1}) associado a uma afinidade bem baixa pelo cálcio ($K_a = 10^2$ M^{-1}). *In vitro*, ela remove o ferro da hemossiderina e ferritina e, com menor intensidade, da transferritina. A *desferroxamina* não retira o ferro da hemoglobina e dos citocromos.

ADME e usos terapêuticos
A *desferroxamina* é pouco absorvida após administração oral, sendo necessário administrá-la por via parenteral (IV, IM ou SC). Contra a intoxicação aguda por ferro, deve-se preferir a administração IM, exceto em pacientes em colapso cardiovascular ou choque. Aos pacientes em choque, a *desferroxamina* é administrada IV na dosagem de 10 a 15 mg/kg/h em infusão contínua nos primeiros 1.000 mg. Se for necessário tratamento adicional além dos 1.000 mg, ela deve ser administrada em velocidade que não exceda 125 mg/h. Velocidades de infusão mais rápidas geralmente estão associadas a hipotensão. Para intoxicação por ferro aguda sem colapso cardiovascular ou choque, a *desferroxamina* deve ser administrada por via IM na dosagem de 50 mg/kg com dose máxima de 1 g. Doses subsequentes de 500 mg podem ser administradas, se necessário, a cada 4 a 12 horas. Também pode ocorrer hipotensão com a via IM. Contra a intoxicação crônica por ferro (p. ex., talassemia), é recomendada a via SC. A administração SC contínua deve ser dada para alcançar a dose de 1 a 2 g/dia. A duração da infusão (8-24 horas) deve ser individualizada para o paciente. Pacientes pouco cooperativos

com talassemia podem receber a *desferroxamina* por infusão IV lenta (a velocidade não deve exceder 15 mg/kg/h) antes ou depois de receber a transfusão. A *desferroxamina* também pode ser administrada via uma dose IM de 0,5 a 1,0 g/dia. A *desferroxamina* não é recomendada na hemocromatose primária – para a qual a flebotomia é o tratamento de escolha. Em uso sem indicação na bula, a *desferroxamina* tem sido usada para a quelação de alumínio em pacientes sob diálise.

A *desferroxamina* é metabolizada a produtos desconhecidos pelas enzimas do plasma. O fármaco e seus metabólitos são facilmente excretados na urina.

Toxicidade

A *desferroxamina* pode causar inúmeras reações alérgicas, incluindo pruridos, edemas, erupções cutâneas e anafilaxia. Outros efeitos adversos incluem disúria, desconforto abdominal, diarreia, febre, cãibras nas pernas e taquicardia. Foram relatados casos esporádicos de formação de catarata. A *desferroxamina* pode causar neurotoxicidade durante o tratamento prolongado com altas doses contra a talassemia maior dependente de transfusão; foram descritas alterações visuais e auditivas. A "síndrome pulmonar" foi associada ao uso de *desferroxamina* em doses altas (10-25 mg/kg/h); taquipneia, hipoxemia, febre e eosinofilia são os sintomas proeminentes. As contraindicações ao uso de *desferroxamina* incluem insuficiência renal e anúria. Durante a gestação, a *desferroxamina* só deve ser usada se estritamente indicada.

Deferasirox e deferiprona

Deferasirox e *deferiprona* são quelantes orais aprovados pela FDA para tratar a sobrecarga crônica de ferro em pacientes submetidos a transfusões. *Deferasirox* também é indicado para o tratamento da sobrecarga crônica de ferro em síndromes talassêmicas não dependentes de transfusão. Devido à sua biodisponibilidade oral, esses fármacos podem provocar uma melhor adesão dos pacientes com talassemia. Os dois fármacos formam um quelato com o ferro e parecem mais eficazes que a *desferroxamina* em diminuir o ferro cardíaco. Entretanto, ambos têm advertência emitida pela FDA em tarja preta (o *deferasirox* para insuficiência renal e hemorragia GI e a *deferiprona* para agranulocitose e neutropenia) e atualmente os resultados são insuficientes para recomendar a substituição da *desferroxamina* como tratamento de primeira escolha na sobrecarga crônica de ferro.

Desreguladores endócrinos

Os Produtos Químicos Desreguladores Endócrinos (PQDE) incluem uma ampla gama de compostos que interferem no sistema endócrino por meio da modulação da produção de hormônios e/ou da sinalização. As principais características que definem os mecanismos pelos quais os compostos agem como PQDE são descritas na Figura 76-11. Esses mecanismos incluem:

- Ligação direta ou regulação de receptores hormonais (p. ex., ER, AR, receptor de hormônio tireoidiano), seus ligantes ou componentes de suas vias de sinalização a jusante
- Influenciar a produção, secreção ou destino de hormônios (La Merrill, 2020)

Além de afetar a função reprodutiva, os desreguladores endócrinos também podem influenciar negativamente o desenvolvimento, a função cognitiva e o metabolismo. Os desreguladores endócrinos são encontrados de forma onipresente em produtos de consumo, incluindo plásticos, brinquedos, cosméticos e alimentos.

Alguns PQDE foram banidos, incluindo o pesticida DDT. Apesar de tais esforços, muitos desreguladores endócrinos potenciais permanecem em uso. A FDA identificou mais de 1.800 produtos químicos manufaturados que são conhecidos por terem, ou se prevê que tenham, capacidade de desregulação endócrina. Uma lista exaustiva desses produtos químicos pode ser encontrada na Base de Conhecimento de Disruptores Endócrinos da FDA (FDA, 2019). As seções a seguir se concentrarão em três classes de compostos ambientais onipresentes, com atividade PQDE bem estudada: DDT, ftalatos e BPA.

DDT

Eficácia, baixa volatilidade, alta solubilidade lipídica e lenta biotransformação e degradação tornaram os compostos organoclorados inseticidas especialmente eficazes. Sua estabilidade, persistência no meio ambiente e lipossolubilidade também foram motivo de preocupação dos ambientalistas. Em 1962, Rachel Carson publicou *Silent Spring* (Carson, 1962), que se concentrou em evidências de que o DDT e outros pesticidas sintéticos persistem no meio ambiente, bioacumulam-se na cadeia alimentar e causam danos observáveis aos sistemas ecológicos naturais, principalmente à reprodução aviária. O livro incitou indignação pública contra o uso de DDT. A Suécia baniu o DDT em 1970; os Estados Unidos proibiram seu uso em 1972. Embora a maioria dos países em todo o mundo também tenha banido o DDT, a persistência de seu metabólito, DDE, tanto em humanos quanto na cadeia alimentar, e seu uso emergencial no controle de mosquitos vetores tornam os efeitos na saúde desse PQDE relevantes ainda hoje.

Exposição

Durante seu período de uso ativo (décadas de 1940-1970), a exposição ao DDT ocorreu por meio do manuseio ou inalação do produto químico durante a aplicação ou interação com superfícies pulverizadas com DDT. Hoje, a exposição ao DDT ocorre com mais frequência por meio do consumo de alimentos contaminados, onde o DDT ou DDE foi bioacumulado. A bioacumulação de DDT e seus metabólitos é especialmente problemática em peixes e frutos do mar, embora a exposição alimentar possa ocorrer através da maioria dos alimentos ricos em lipídeos. Além do consumo de alimentos onde ocorre a bioacumulação em gordura, vegetais folhosos revestidos com DDT depositado do ar e tubérculos cultivados em solo contaminado podem servir como fonte de contaminação alimentar. A exposição ao DDT também pode ocorrer *in utero* e através da amamentação. No ar, a meia-vida do DDT é de aproximadamente 2 dias, pois pode ser decomposto pela luz solar; no entanto, o DDT persiste no solo com uma meia-vida de 2 a 15 anos. Embora o uso generalizado de DDT tenha cessado décadas atrás, o DDE ainda pode ser encontrado em amostras biológicas da maioria dos seres humanos em todo o mundo (Koureas, 2019). Em regiões onde o DDT ainda é usado, principalmente para o controle da malária, a inalação de ar contaminado (de DDT que não aderiu à superfície ou que vaporizou após a aplicação em uma superfície) serve como uma fonte adicional de exposição.

Química e mecanismo de ação

O DDT é um derivado etano clorado e faz parte da família dos pesticidas organoclorados. No DDT de grau técnico, o p,p'-DDT é o isômero predominante, embora seja uma mistura de vários isômeros (o,p'-DDT e p,p'-DDE são os contaminantes mais abundantes). O DDT confere sua atividade pesticida por alterar o sistema nervoso dos insetos por meio da interrupção dos canais iônicos dependentes de voltagem. Da mesma forma, a toxicidade aguda em humanos resulta da abertura prolongada do canal de Na^+ e do fechamento tardio do canal. Além da neurotoxicidade, há evidências de que o DDT tem como alvo vários outros sistemas de órgãos, incluindo o sistema endócrino. O isômero o,p'-DDT, que compõe aproximadamente 15% do DDT, atua como um agonista tanto para o ERα quanto para o ERβ. O isômero p,p'-DDE, que compõe aproximadamente 4% do DDT de grau técnico e é o principal metabólito do p,p'-DDT, atua como um antagonista do AR. Além disso, o p,p'-DDT interage com o domínio transmembrana do FSHR, modulando positivamente sua sinalização a jusante (Munier et al., 2016).

ADME

A exposição ao DDT, DDE e diclorodifenildicloroetano (DDD) ocorre principalmente por ingestão. A porcentagem de DDT e isômeros relacionados que é absorvida pelo intestino é alta, e a extensão da absorção aumenta quando o DDT é dissolvido em óleos. Após a absorção, o DDT é inicialmente distribuído por todos os tecidos do corpo, mas acaba se acumulando nos tecidos proporcionalmente ao seu conteúdo lipídico. O DDE, o principal metabólito estável do DDT, é formado diretamente pela desidroclorinase. Alternativamente, o DDE pode ser formado a

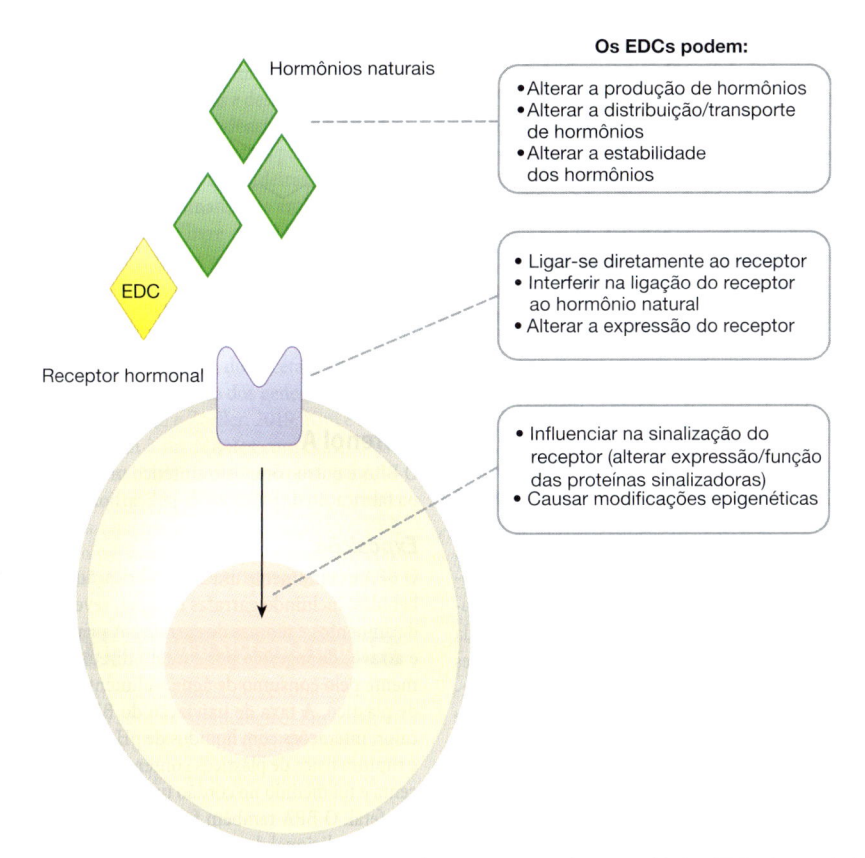

Figura 76-11 *Mecanismos por meio dos quais os produtos químicos podem interromper a função endócrina.* EDCs, desreguladores endócrinos químicos. (Adaptada de La Merrill et al., 2020.)

partir de um intermediário p,p'-DDD através da cloração redutora do DDT, seguida pela conversão de p,p'-DDD em DDE pela desidrogenase. O DDE pode persistir no corpo por décadas. DDA [ácido 2,2-bis(p-clorofenil)acético], uma forma oxidada de DDT e DDE, é o principal metabólito excretado e é eliminado pela urina; a eliminação fecal e no leite materno servem como vias secundárias adicionais de excreção.

Efeitos na saúde

Os efeitos do DDT na saúde relacionados aos PQDE foram determinados com base em uma combinação de estudos epidemiológicos e estudos causais em modelos animais (ATSDR, 2019). Usando uma abordagem de revisão sistemática de estudos epidemiológicos publicados, há evidências consistentes de que as concentrações séricas de DDT, DDE e DDD se correlacionam com um risco aumentado de abortos e partos prematuros em humanos. Embora também tenham sido avaliadas correlações com outros efeitos reprodutivos, incluindo fecundidade, níveis de hormônios reprodutivos em homens e mulheres e menopausa precoce, esses dados foram inconsistentes.

Estudos em animais forneceram evidências mais diretas da atividade causal dos PQDE, que suplementaram as limitações dos estudos clínicos. Em modelos de roedores, os efeitos do p,p'-DDT, DDE e DDD na saúde envolveram principalmente sua atividade antiadrenérgica, enquanto os efeitos na saúde do o,p'-DDT estão relacionados à sua atividade estrogênica. A exposição ao DDT em machos levou a uma diminuição do peso dos tecidos reprodutivos e, nas fêmeas, levou ao aumento do peso uterino, diminuição da fertilidade e diminuição dos níveis de estradiol. Embora efeitos leves na função da tireoide tenham sido observados em estudos com animais, há menos evidências diretas de um envolvimento do DDT na função da tireoide (T_3, T_4 e níveis de hormônio estimulante da tireoide) em humanos. Os efeitos da exposição ao DDT na saúde podem depender do tempo e podem explicar algumas das inconsistências nos dados epidemiológicos. Foi demonstrado que a exposição ao DDT durante o desenvolvimento tem efeitos na saúde mais tarde na vida, o que é relevante hoje para adultos mais velhos que nasceram antes da proibição do DDT. A esse respeito, há evidências de que a exposição ao DDT no desenvolvimento está associada a um aumento no diabetes tipo 2, obesidade e câncer de fígado (Russ e Howard, 2016; vonderEmbse et al., 2021).

Ftalatos

Os ftalatos são um grupo de produtos químicos comumente usados como plastificantes para aumentar a flexibilidade do cloreto de polivinila (PVC) e nas indústrias de consumo para a produção de produtos de cuidados pessoais, tubos médicos e produtos farmacêuticos.

Exposição

A prevalência de ftalatos em plásticos e produtos de higiene pessoal e o aumento de resíduos plásticos tornam a exposição inevitável na vida diária. Consequentemente, as vias de exposição aos ftalatos ocorrem predominantemente por ingestão, inalação e absorção dérmica. Carnes animais, óleos de cozinha e produtos lácteos consistentemente têm altos níveis de ftalatos, como DEHP. O consumo de alimentos embalados em embalagens plásticas também é uma fonte de exposição baseada na ingestão. Indivíduos que vivem próximos a fabricantes de plástico podem ser expostos através do ar, água contaminada, poeira e solo. Uma vez que os ftalatos são capazes de atravessar a barreira placentária, as exposições também ocorrem nos estágios de desenvolvimento embrionário e fetal.

Química e mecanismo de ação

Os ftalatos são ésteres do ácido ftálico, com a estrutura básica e os derivados predominantes mostrados na Figura 76-12. Dependendo das modificações das duas cadeias laterais, os ftalatos são agrupados em duas categorias: ftalatos de cadeia longa e alto peso molecular e ftalatos de cadeia curta e baixo peso molecular. As cadeias laterais podem ser lineares, ramificadas ou cíclicas, mas geralmente estruturas com mais de seis carbonos são consideradas ftalatos de alto peso molecular; DEHP e di-isononil-ftalato

Química e mecanismo de ação

O TCDD faz parte de uma família de produtos químicos conhecidos como dioxinas. Existem mais de 400 produtos químicos estruturalmente semelhantes, incluindo dibenzo-para-dioxinas policloradas (PCDD), dibenzofuranos policlorados (PCDF) e PCB semelhantes a dioxinas. O TCDD é o mais potente dos congêneres, baseado em sua alta afinidade pelo AhR e resistência ao metabolismo pelas CYP, perfil que garante uma forte ativação sustentada do AhR. A imunotoxicidade do TCDD é mediada pelo AhR, que é expresso constitutivamente ou por ativação na maioria das células do sistema imunológico. As células T são o alvo primário da imunossupressão mediada por AhR, com o TCDD promovendo a diferenciação de células T $CD4^+$ recém-ativadas em um fenótipo de célula T reguladora (Ehrlich et al., 2017). O TCDD também influencia as respostas antivirais nas células T $CD8^+$, induz células dendríticas tolerogênicas e inibe a produção de anticorpos pelas células B (Franchini et al., 2019; Rothhammer e Quintana, 2019).

ADME

Após a exposição oral, aproximadamente 90% do TCDD é absorvido quando dissolvido em óleo e aproximadamente 50 a 60% é absorvido quando administrado na dieta. O TCDD distribui-se inicialmente através do sangue, fígado, músculos, pele e tecido adiposo e, finalmente, bioacumula-se no fígado e no tecido adiposo. O TCDD é geralmente resistente ao metabolismo, embora existam diferenças no metabolismo entre as espécies. Em humanos, a meia-vida do TCDD é de 7 a 11 anos, e a eliminação ocorre principalmente pelas fezes.

Efeitos na saúde

Os efeitos tóxicos do TCDD são obtidos principalmente de incidentes por exposição ocupacional e acidental, com os achados mais consistentes sendo o desenvolvimento de cloracne e aumento do risco de certos tipos de câncer. Mais consistentemente, foi relatada uma redução nos subconjuntos de células T auxiliares $CD4^+$ em vários estudos, e confirmada em primatas não humanos. Em modelos animais, a exposição a TCDD resulta em involução ou atrofia tímica (Harris et al., 1973). Além disso, os roedores tornam-se mais suscetíveis à infecção por influenza, infecção por *Trichinella spiralis* e infecção sistêmica (mas não respiratória) por *Streptococcus pneumoniae* (Lawrence e Vorderstrasse, 2013). Notavelmente, a exposição ao TCDD não torna os animais mais suscetíveis, mas até mesmo é protetor em certos paradigmas de infecção. Coletivamente, esses estudos destacam a multiplicidade de papéis (muitas vezes contraditórios) que o AhR desempenha em diferentes tipos e vias celulares, que podem ser afetados pela dose do ligante, rota de exposição, localização tecidual da ativação do AhR e tempo/duração da ativação do AhR (Boule et al., 2018; Ehrlich et al., 2017).

Ligantes do AhR e material particulado

Sabe-se agora que a sinalização do AhR desempenha um papel no desenvolvimento, manutenção e função das células imunes e, na ausência de AhR ou de seus ligantes, a homeostase imune é interrompida. Foi demonstrado que o AhR desempenha um papel fundamental na diferenciação de T_H17, no desenvolvimento inato de linfócitos e na produção da citocina interleucina-22. Os efeitos na saúde das vias pró-inflamatórias impulsionadas pelo AhR são destacados por estudos com poluição do ar e MP ambiental (Vogel, 2020).

A poluição do ar pode desencadear ou exacerbar asma, alergias e doença pulmonar obstrutiva crônica e aumentar o risco de câncer e doenças autoimunes. De fato, a poluição do ar é uma das principais causas de mortes prematuras em todo o mundo, estimadas pela Organização Mundial da Saúde em milhões por ano (Organização Mundial da Saúde, 2021).

As consequências fisiológicas das MP dependem tanto das propriedades físicas (p. ex., tamanho, massa, forma) quanto das propriedades dos produtos químicos absorvidos pelas partículas (p. ex., HAP, PCB, metais). PAH e MP ligados a PCB semelhantes a dioxinas podem ativar AhR em ensaios *in vivo* e *ex vivo* e induzir sinalização a jusante conforme medido pela indução de CYP 1A1, 1A2 e B1. Ao contrário da imunossupressão associada à exposição sistêmica ao TCDD, a ativação do AhR por MP está associada a um aumento em ROS e no estresse oxidativo, interações com as vias de sinalização NF-κB e Nrf2 e aumento da inflamação. MP2.5 altera a diferenciação de células dendríticas em um fenótipo promotor de T_H17, de maneira dependente de AhR (van Hooris et al., 2013). Os resultados pró-inflamatórios da MP também foram observados na coorte de Seveso, Itália, onde os indivíduos expostos tinham duas vezes mais chances de desenvolver doença pulmonar obstrutiva crônica (Baccarelli et al., 2004). As consequências inflamatórias da ativação de AhR por MP são de particular interesse com a sobreposição entre a pandemia da síndrome do síndrome respiratória aguda grave causada pelo coronavírus 2 (SARS-CoV-2), incêndios florestais e emergências de mudanças climáticas que afetam a qualidade do ar e os parâmetros de saúde ambiental.

PFAS

PFAS são uma classe de produtos químicos antropogênicos comumente usados em espumas aquosas de combate a incêndios e na fabricação de surfactantes comerciais (Fig. 76-14). Os PFAS são muitas vezes referidos como "produtos químicos eternos" devido à sua longa meia-vida em matrizes ambientais e biológicas.

Exposição

Devido às suas propriedades hidrofóbicas e oleofóbicas, os PFAS são usados em embalagens de alimentos, utensílios de cozinha, móveis e carpetes. A exposição ocorre pelo uso desses produtos pelo consumidor,

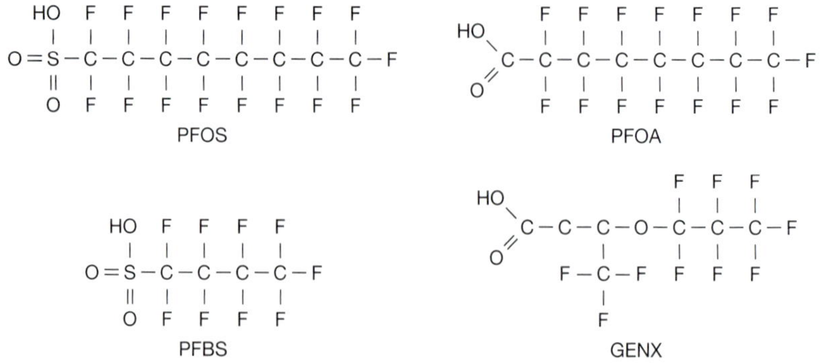

Figura 76-14 *Substâncias per e polifluoroalquil (PFAS).* PFAS são cadeias de carbono totalmente fluoradas com um substituinte como um grupo funcional. Suas propriedades variam com o comprimento da cadeia e o grupo funcional. Eles têm fórmula geral $R\text{-}C_nF_{2n+1}$ (R, grupo principal, p. ex., carboxilato, sulfonato, amina, fosfato). Os PFAS de cadeia longa, $n \geq 6$, têm uma tendência maior de bioacumulação do que os PFAS com comprimentos de cadeia mais curtos. Existem também os PFAS de cadeia ramificada, como o GenX, uma toxina ambiental industrial introduzida como substituto do PFOS. O GenX agora é encontrado na água potável retirada do rio Cape Fear, em Wilmington, Carolina do Norte (EPA, 2021; NC Policy Watch, 2021).

bem como através da água potável contaminada. A contaminação por PFAS é maior perto de aeroportos e fábricas de produtos químicos. Além da ingestão, a exposição ao PFAS pode ocorrer por inalação de poeira de interiores e, em grau muito menor, por exposição dérmica. Os PFAS não se degradam facilmente no meio ambiente; portanto, esses compostos vêm se acumulando desde que foram introduzidos pela primeira vez na década de 1940. Embora os legados de PFAS, como o PFOS, tenham sido voluntariamente eliminados dos produtos nos Estados Unidos, esses compostos ainda são usados globalmente, e os compostos de substituição de próxima geração com comprimentos de cadeia mais curtos são continuamente desenvolvidos. Mais de 4.000 PFAS foram sintetizados e mais de 100 foram detectados em amostras ambientais.

Química e mecanismo de ação

Substâncias per e polifluoroalquil contêm pelo menos uma fração perfluoroalquil da fórmula C_nF_{2n+1-} e um grupo funcional R. Os PFAS com cadeias de carbono totalmente fluoradas são referidos como substâncias polifluoroalquil; aqueles com substituição incompleta dos átomos de hidrogênio por flúor são chamados de compostos perfluoralquilados. A cadeia de carbono fluorada torna o PFAS hidrofóbico e oleofóbico, embora as propriedades químicas específicas do PFAS dependam do comprimento da cadeia e do grupo funcional R. Ácidos perfluoroalquil carboxílicos e perfluoroalcanos sulfonatos com comprimento de cadeia maior que 7 e 6, respectivamente, são considerados PFAS de cadeia longa e têm maior tendência à bioacumulação. O ácido perfluoroctanoico (PFOA) e os PFOS são os compostos mais extensivamente fabricados e amplamente estudados. O PFAS pode interferir na função endócrina por meio da alteração do metabolismo lipídico e da biossíntese de hormônios esteroides, induzindo estresse de ER e ROS e interferindo diretamente nas vias de sinalização PPAR (α e γ), Nrf2 e NF-κB (Corsini et al., 2012; Sant et al., 2021).

ADME

Após a exposição por ingestão, mais de 90% dos PFAS são absorvidos e tendem a se dividir em matrizes biológicas com alto teor de proteína, devido à sua natureza hidrofóbica. No sangue, a maioria dos PFAS está ligada à albumina sérica. PFOA e PFOS distribui-se preferencialmente no fígado; a distribuição do PFAS de última geração, o ácido perfluoro-hexanossulfônico (PFHxS), favorece o soro. Os PFAS são altamente resistentes ao metabolismo e bioacumuláveis. A principal via de eliminação é a bile e a urina, embora a menstruação e a lactação sirvam como vias de eliminação adicionais. As concentrações séricas tendem a ser maiores nos homens do que nas mulheres, com a eliminação pela menstruação explicando parcialmente essa diferença entre os sexos. Em humanos, as meias-vidas de PFOA e PFOS são estimadas em 2 a 5 anos.

Efeitos na saúde

Com base em uma combinação de estudos epidemiológicos e de modelos animais, presume-se que o PFOS e o PFOA sejam um risco imunológico para os seres humanos (National Toxicology Program, 2016). Essa conclusão é amplamente baseada em estudos que mostram uma correlação negativa entre os níveis de PFAS e as respostas de anticorpos antígeno-específicos. Vários estudos mostraram que exposição aos PFAS durante o desenvolvimento estão correlacionadas com uma redução nas respostas de anticorpos a vacinas infantis e com uma diminuição de anticorpos para vacinas contra tétano e difteria, abaixo dos níveis clinicamente protetores (Timmermann et al., 2022). Estudos epidemiológicos são apoiados por estudos murinos que mostram que a exposição ao PFAS suprime a resposta de anticorpos dependente de células T, um ensaio *in vivo* robusto de imunossupressão. Também há evidências em modelos humanos e de camundongos de que as exposições ao PFAS podem aumentar as respostas de hipersensibilidade, embora os dados sejam inconsistentes e provavelmente dependam da dose, tempo e duração das exposições (DeWitt et al., 2019). Compreender os mecanismos pelos quais o PFAS pode induzir seus efeitos imunossupressores e imunoestimulantes pode ajudar a projetar estudos epidemiológicos que possam revelar esses resultados imunotóxicos distintos.

Microbioma GI e substâncias tóxicas ambientais

A exposição a substâncias tóxicas ambientais pode levar a mudanças estruturais e funcionais do microbioma intestinal. As consequências da toxicidade no microbioma intestinal incluem perda da diversidade bacteriana, alterações nos metabólitos bacterianos e alterações no metabolismo e equilíbrio energético (Tu, 2020). A perda de diversidade devido a substâncias tóxicas pode aumentar a suscetibilidade de invasão por bactérias patogênicas. Metabólitos do microbioma atuam como moléculas sinalizadoras, e alterações dessas vias podem ter sérias consequências na fisiologia e homeostase do hospedeiro. A presença de espécies bacterianas específicas no microbioma é crucial para o metabolismo energético adequado (ver Cap. 6), e os distúrbios dessas espécies estão ligados à obesidade e à desnutrição.

A disbiose, que pode ser gerada por produtos químicos ambientais, está ligada a uma ampla gama de doenças, incluindo doença inflamatória intestinal, obesidade, diabetes, doenças cardiovasculares, doenças hepáticas, câncer colorretal e distúrbios neurológicos (Honda e Littman, 2016; Yuan et al., 2019). Os pesticidas podem exercer toxicidade ao perturbar a comunicação bacteriana por meio de bactérias com sensor de quórum (Gao et al., 2018). Os metais pesados podem causar alterações na composição do microbioma e alterar as capacidades metabólicas das espécies bacterianas (Li et al., 2019).

A microbiota intestinal também pode mediar a toxicidade de produtos químicos ambientais (Claus et al., 2016). A flora intestinal expressa enzimas capazes de bioativar ou desintoxicar compostos ambientais. Várias enzimas importantes envolvidas no metabolismo de produtos químicos de interesse mediado por bactérias incluem azorredutases, nitrorredutases, β-glucuronidases, sulfatases e β-liases. Essas enzimas contribuem para o metabolismo de HAP, nitrotoluenos, pesticidas, PCB, metais, corantes azoicos, melamina e adoçantes artificiais.

Agradecimento: Michael C. Byrns e Trevor M. Penning contribuíram para este capítulo na edição anterior deste livro. Parte de seus textos foi mantida aqui.

Resumo: Quelantes de metais

Fármacos e substâncias	Usos terapêuticos	Farmacologia clínica e dicas
Quelantes dos metais pesados		
CaNa$_2$EDTA (ácido etilenodiaminotetracético dissódico cálcico)	• Intoxicação aguda por chumbo	• Administração IV ou IM • Ineficaz contra intoxicação crônica por chumbo • Nefrotóxico • A administração IV pode aumentar a pressão intracraniana em pacientes com encefalopatia e edema cerebral por chumbo • A suplementação com zinco pode ser útil
Dimercaprol	• Intoxicação aguda por arsênico, ouro e mercúrio • Intoxicação aguda por chumbo (associado a CaNa$_2$EDTA)	• Administrado por via IM • Ineficaz contra intoxicação crônica • Aumenta a toxicidade de ferro, cádmio e selênio • O perfil tóxico é pior do que o do succímero
Succímero	• Tratamento de crianças com plumbemia (chumbo no sangue) > 45 µg/dL • Uso sem indicação terapêutica formal para adultos com intoxicação por chumbo e contra intoxicação por arsênico e mercúrio	• Biodisponibilidade oral • Perfil de toxicidade melhorado em comparação com o dimercaprol • Menor mobilização do chumbo para o cérebro • Pode causar reações alérgicas
Quelantes do cobre		
Penicilamina	• Tratamento da intoxicação por cobre devido à doença de Wilson • Quela metais pesados, mas é mais tóxico, menos potente e menos seletivo que outras opções	• Biodisponibilidade oral • Alergênico • Nefrotóxico • Causa toxicidades hematológicas • Causa uma variedade de outros efeitos adversos
Trientina	• Tratamento da doença de Wilson em pacientes intolerantes à penicilamina	• Biodisponibilidade oral • Menos potente do que a penicilamina
Quelantes do ferro		
Desferroxamina	• Tratamento da intoxicação aguda por ferro • Tratamento da sobrecarga crônica de ferro devido a transfusões	• Necessária a administração IV, IM ou SC • A administração SC é preferida na sobrecarga de ferro crônica • Uso IV contra colapso cardiovascular ou choque • Administração IM para outros casos de intoxicação aguda por ferro
Deferasirox	• Tratamento da sobrecarga crônica de ferro devido a transfusões • Tratamento de sobrecarga de ferro não dependente de transfusões	• Biodisponibilidade oral • Insuficiência renal, insuficiência hepática e hemorragias GI constituem preocupações • Não recomendado como substituto da desferroxamina
Deferiprona	• Tratamento da sobrecarga crônica de ferro devido a transfusões	• Biodisponibilidade oral • Causa agranulocitose e neutropenia • Não recomendado como substituto da desferroxamina

Referências

Abraham A, Chakraborty P. A review on sources and health impacts of bisphenol A. *Rev Environ Health*, **2020**, *35*:201–210.

Acconcia F, et al. Molecular mechanisms of action of BPA. *Dose Response*, **2015**, *13*:1559325815610582.

Adegoke EO, et al. Bisphenols threaten male reproductive health via testicular cells. *Front Endocrinol*, **2020**, *11*:624.

American Academy of Pediatrics, Committee on Environmental Health. Lead exposure in children: prevention, detection, and treatment. *Pediatrics*, **2005**, *116*:1036–1046.

Andersen O, Aaseth J. Molecular mechanisms of in vivo metal chelation: implications for clinical treatment of metal intoxications. *Environ Health Perspect*, **2002**, *110*(suppl):887–890.

Aposhian HV, Aposhian MM. Arsenic toxicology: five questions. *Chem Res Toxicol*, **2006**, *19*:1–15.

ATSDR. *Addendum to the Toxicological Profile for Arsenic*. ATSDR, Atlanta, **2016**.

ATSDR. *Draft Toxicological Profile for Chromium*. ATSDR, Atlanta, **2012a**.

ATSDR. *Toxicological Profile for Cadmium*. ATSDR, Atlanta, **2012b**.

ATSDR. *Toxicological Profile for DDT, DDE, and DDD*. ASTDR, Atlanta, **2019**.

ATSDR. *Toxicological Profile for Lead*. ATSDR, Atlanta, **2020**.

ATSDR. *Toxicological Profile for Mercury*. ATSDR, Atlanta, **1999**.

Baccarelli A, et al. Aryl-hydrocarbon receptor-dependent pathway and toxic effects of TCDD in humans: a population-based study in Seveso, Italy. *Toxicol Lett*, **2004**, *149*(1–3):287–293.

Bailey CH. Improved meta-analytic methods show no effect of chromium supplements on fasting glucose. *Biol Trace Elem Res*, **2014**, *157*: 1–8.

Ball LK, et al. An assessment of thimerosal use in childhood vaccines. *Pediatrics*, **2001**, *107*:1147–1154.

Ballatori N. Transport of toxic metals by molecular mimicry. *Environ Health Perspect*, **2002**, *110*(suppl):689–694.

Bansal R, Zoeller RT. CLARITY-BPA: Bisphenol A or Propylthiouracil on thyroid function and effects in the developing male and female rat brain. *Endocrinology*, **2019**, *160*:1771–1785.

Bellinger DC, Bellinger AM. Childhood lead poisoning: the torturous path from science to policy. *J Clin Invest*, **2006**, *116*:853–857.

Boule LA, et al. Aryl hydrocarbon receptor signaling modulates antiviral immune responses: ligand metabolism rather than chemical source is the stronger predictor of outcome. *Sci Rep*, **2018**, 8:1826.

British Geological Survey and Department of Public Health and Engineering. Arsenic contamination of ground water. In: Kinniburgh DG, Smedley PL, eds. *Geological Survey Technical Report WC/00/19*. British Geological Survey, Keyworth, United Kingdom, **2001**.

Canfield RL, et al. Intellectual impairment in children with blood lead concentrations below 10 µg per deciliter. *N Engl J Med*, **2003**, *348*:1517–1526.

Carson R. *Silent Spring*. Houghton Mifflin, Boston; 1962.

Centers for Disease Control and Prevention (CDC), Advisory Committee on Childhood Lead Poisoning Prevention. *Low Level Lead Exposure Harms Children: A Renewed Call for Primary Prevention*. CDC, Atlanta, **2012**.

Chalfie M, et al. Green fluorescent protein as a marker for gene expression. *Science*, **1994**, *263*: 802–805.

Clarkson TW. The three modern faces of mercury. *Environ Health Perspect*, **2002**, *110*(suppl):11–23.

Claus SP, et al. The gut microbiota: a major player in the toxicity of environmental pollutants? *NPJ Biofilms Microbiomes*, **2016**, *2*:16003.

Conney AH. Induction of microsomal enzymes by foreign chemicals and carcinogenesis by polycyclic aromatic hydrocarbons. G.H.A. Clowes Memorial Lecture. *Cancer Res*, **1982**, *42*:4875–4917.

Corsini E, et al. In vitro characterization of the immunotoxic potential of several perfluorinated compounds (PFCs). *Toxicol Appl Pharmacol*, **2012**, *258*:248–255.

DeWitt JC, et al. Exposure to per-fluoroalkyl and polyfluoroalkyl substances leads to immunotoxicity: epidemiological and toxicological evidence. *J Expo Sci Environ Epidemiol*, **2019**, *29*:148–156.

Dietert RR, Piepenbrink MS. Lead and immune function. *Crit Rev Toxicol*, **2006**, *36*:359–385.

Domingo-Relloso A, et al. Arsenic Exposure, Blood DNA Methylation, and Cardiovascular Disease. *Circ Res*, **2022**, doi.org/10.1161/CIRCRESAHA.122.320991

Domínguez-Romero E, Scheringer M. A review of phthalate pharmacokinetics in human and rat: what factors drive phthalate distribution and partitioning? *Drug Metab Rev*, **2019**, *51*:314–329.

Eckstrum KS, et al. Effects of exposure to the endocrine-disrupting chemical bisphenol A during critical windows of murine pituitary development. *Endocrinology*, **2018**, *159*:119–131.

Ehrlich AK, et al. AhR activation increases IL-2 production by alloreactive CD4+ T cells initiating the differentiation of mucosal-homing Tim3+ Lag3+ Tr1 cells. *Eur J Immunol*, **2017**, *11*:1989–2001.

EPA. Human health toxicity assessments for GenX chemicals. **2021**. Available at: https://www.epa.gov/chemical-research/human-health-toxicity-assessments-genx-chemicals. Accessed January 19, **2022**.

Evans TR, Kaye SB. Retinoids: present role and future potential. *Br J Cancer*, **1999**, *80*:1–8.

Fahey JW, Kensler TW. Role of dietary supplements/nutraceuticals in chemoprevention through induction of cytoprotective enzymes. *Chem Res Toxicol*, **2007**, *20*:572–576.

FDA. Endocrine Disruptor Knowledge Base. **2019**. Available at: https://www.fda.gov/science-research/bioinformatics-tools/endocrine-disruptor-knowledge-base. Accessed January 18, 2022.

Fedinick KP. Millions served by water systems detecting lead. Natural Resources Defense Council, **2021**. Available at: https://www.nrdc.org/resources/millions-served-water-systems-detecting-lead. Accessed January 18, 2022.

Ferreccio C, et al. Lung cancer and arsenic concentrations in drinking water in Chile. *Epidemiology*, **2000**, *11*:673–679.

Franchini AM, et al. Genome-wide transcriptional analysis reveals novel AhR targets that regulate dendritic cell function during Influenza A Virus infection. *Immunohorizons*, **2019**, *3*:219–235.

Gao B, et al. The organophosphate malathion disturbs gut microbiome development and the quorum-Sensing system. *Toxicol Lett*, **2018**, *283*:52–57.

Garza A, et al. Cellular mechanisms of lead neurotoxicity. *Med Sci Monit*, **2006**, *12*:RA57–RA65.

Grandjean P, et al. Methylmercury exposure biomarkers as indicators of neurotoxicity in children aged 7 years. *Am J Epidemiol*, **1999**, *150*:301–305.

Groopman JD, et al. Aflatoxin and hepatitis B virus biomarkers: a paradigm for complex environmental exposures and cancer risk. *Cancer Biomark*, **2005**, *1*:5–14.

Groopman JD, et al. Protective interventions to prevent aflatoxin-induced carcinogenesis in developing countries. *Annu Rev Public Health*, **2008**, *29*:187–203.

Guengerich FP, et al. Involvement of cytochrome P450, glutathione S-transferase, and epoxide hydrolase in the metabolism of aflatoxin B1 and relevance to risk of human liver cancer. *Environ Health Perspect*, **1996**, *104*(suppl):557–562.

Harris MW, et al. General biological effects of TCDD in laboratory animals. *Environ Health Perspect*, **1973**, *5*:101–109.

Hartwig A, et al. Interference by toxic metal ions with DNA repair processes and cell cycle control: molecular mechanisms. *Environ Health Perspect*, **2002**, *110*(suppl): 797–799.

Heron J, Golding J. Thimerosal exposure in infants and developmental disorders: a prospective cohort study in the United Kingdom does not support a causal association. *Pediatrics*, **2004**, *114*:577–583.

Hlisníková H. Effects and mechanisms of phthalates' action on reproductive processes and reproductive health: a literature review. *Int J Environ Res Public Health*, **2020**, *17*:6811.

Honda K, Littman DR. The microbiota in adaptive immune homeostasis and disease. *Nature*, **2016**, *535*:75–84.

Hussain SP, et al. TP53 mutations and hepatocellular carcinoma: insights into the etiology and pathogenesis of liver cancer. *Oncogene*, **2007**, *26*:2166–2176.

IARC. Chromium, nickel, and welding. In: *Monographs on the Evaluation of Carcinogenic Risks to Humans, Vol. 49*. IARC Press, Lyon, France, **1990**.

IARC. Beryllium, cadmium, mercury, and exposures in the glass manufacturing industry. In: *Monographs on the Evaluation of Carcinogenic Risks to Humans, Vol. 58*. IARC Press, Lyon, France, **1993**.

IARC. Some traditional herbal medicines, some mycotoxins, naphthalene, and styrene. In: *Monographs on the Evaluation of Carcinogenic Risks to Humans, Vol. 82*. IARC Press, Lyon, France, **2002**.

IARC. Inorganic lead and organic lead compounds. In: *Monographs on the Evaluation of Carcinogenic Risks to Humans, Vol. 87*. IARC Press, Lyon, France, **2006**.

Ibrahim D, et al. Heavy metal poisoning: clinical presentations and pathophysiology. *Clin Lab Med*, **2006**, *26*:67–97.

Jarup L, Akesson A. Current status of cadmium as an environmental health problem. *Toxicol Appl Pharmacol*, **2009**, *238*:201–208.

Kalia K, Flora SJ. Strategies for safe and effective therapeutic measures for chronic arsenic and lead poisoning. *J Occup Health*, **2005**, *47*:1–21.

Kensler TW, et al. Chemoprevention of hepatocellular carcinoma in aflatoxin endemic areas. *Gastroenterology*, **2004**, *127*:S310–S318.

Kerkvliet NI. TCDD: an environmental immunotoxicant reveals a novel pathway of immunoregulation: a 30-year odyssey. *Toxicol Pathol*, **2012**, *40*:138–142.

Kim MJ, Park YJ. Bisphenols and thyroid hormone. *Endocrinol Metab*, **2019**, *34*:340–348.

Koureas M, et al. Spatial and temporal distribution of p,p'-DDE (1-dichloro-2,2-bis (p-chlorophenyl) ethylene) blood levels across the globe. A systematic review and meta-analysis. *Sci Total Environ*, **2019**, *686*:440–451.

La Merrill MA, et al. Consensus on the key characteristics of endocrine-disrupting chemicals as a basis for hazard identification. *Nat Rev Endocrinol*, **2020**, *16*:45–57.

Lanphear BP, et al. Low-level environmental lead exposure and children's intellectual function: an international pooled analysis. *Environ Health Perspect*, **2005**, *113*:894–899.

Lawrence BP, Vorderstrasse BA. New insights into the aryl hydrocarbon receptor as a modulator of host responses to infection. *Semin Immunopathol*, **2013**, *35*:615–626.

Li X, et al. Heavy metal exposure causes changes in the metabolic health-associated gut microbiome and metabolites. *Environ Int*, **2019**, *126*:454–467.

Mead MN. Arsenic: in search of an antidote to a global poison. *Environ Health Perspect*, **2005**, *113*:A378–A386.

Moudgil V, et al. A review of molecular mechanisms in the development of hepatocellular carcinoma by aflatoxin B and C viruses. *J Environ Pathol Toxicol Oncol*, **2013**, *32*:165–175.

Munier M, et al. In vitro effects of the endocrine disruptor p,p'-DDT on human follitropin receptor. *Environ Health Perspect*, **2016**, *124*:991–999.

Myers GJ, et al. Prenatal methylmercury exposure from ocean fish consumption in the Seychelles child development study. *Lancet*, **2003**, *361*:1686–1692.

National Toxicology Program. Cadmium and cadmium compounds. In: *15th Report on Carcinogens*. **2021**. Available at: https://ntp.niehs.nih.gov/ntp/roc/content/profiles/cadmium.pdf. Accessed January 19, 2022.

National Toxicology Program. Immunotoxicity associated with exposure to perfluorooctanoic acid (PFOA) or perfluoro octane sulfonate (PFOS). **2016**. Available at: https://ntp.niehs.nih.gov/whatwestudy/assessments/noncancer/completed/pfoa/index.html. Accessed January 18, 2021.

NC Policy Watch. EPA: GenX far more toxic that originally thought, could prompt NC to significantly reduce health advisory goal. **2021**. Available at: https://ncpolicywatch.com/2021/10/26/epa-genx-far-more-toxic-that-originally-thought-could-prompt-nc-to-significantly-reduce-health-advisory-goal/. Accessed January 18, 2022.

Omenn GS, et al. Chemoprevention of lung cancer: the beta-Carotene and Retinol Efficacy Trial (CARET) in high-risk smokers and asbestos-exposed workers. *IARC Sci Publ*, **1996**, *136*:67–85.

Penning TM. Polycyclic aromatic hydrocarbons: multiple metabolic pathways and DNA lesions formed. In: Geactinov NE, Broyde S, eds. *The Chemical Biology of DNA Damage*. Wiley-VCH, New York, **2009**, 131–148.

Potter JD. The failure of cancer chemoprevention. *Carcinogenesis*, **2014**, *35*:974–982.

Rodriguez EA, et al. The Growing and Glowing Toolbox of Fluorescent and Photoactive Proteins. *Trends Biochem Sci*, **2017**, *42*:111–129.

Rogan WJ, et al. The effect of chelation therapy with succimer on neuropsychological development in children exposed to lead. *N Engl J Med*, **2001**, *344*:1421–1426.

Rothhammer V, Quintana FJ. The aryl hydrocarbon receptor: an environmental sensor integrating immune responses in health and disease. *Nat Rev Immunol*, **2019**, *19*:184–197.

Russ K, Howard S. Developmental exposure to environmental chemicals and metabolic changes in children. *Curr Probl Pediatr Adolesc Health Care*, **2016**, *46*:255–285.

Salnikow K, Zhitkovich A. Genetic and epigenetic mechanisms in metal carcinogenesis and cocarcinogenesis: nickel, arsenic, and chromium. *Chem Res Toxicol*, **2008**, *21*:28–44.

Sant KE, et al. Developmental exposures to perfluorooctanesulfonic acid (PFOS) impact embryonic nutrition, pancreatic morphology, and adiposity in the zebrafish, *Danio rerio*. *Environ Pollut*, **2021**, *275*:116644.

Schober SE, et al. Blood lead levels and death from all causes, cardiovascular disease, and cancer: results from the NHANES III mortality study. *Environ Health Perspect*, **2006**, *114*:1538–1541.

Sedha S, et al. Reproductive toxic potential of phthalate compounds: state of art review. *Pharmacol Res*, **2021**, *167*:105536.

Shimomura O. Discovery of Green Fluorescent Protein (GFP). *Angewandte Chemie*, **2009**, *48*: 5590–5602.

Smith AH, et al. Increased mortality from lung cancer and bronchiectasis in young adults after exposure to arsenic in utero and in early childhood. *Environ Health Perspect*, **2006**, *114*:1293–1296.

Sylla A, et al. Interactions between hepatitis B virus infection and exposure to aflatoxins in the development of hepatocellular carcinoma: a molecular epidemiological approach. *Mutat Res*, **1999**, *428*:187–196.

Szabo E. Selecting targets for cancer prevention: where do we go from here? *Nat Rev Cancer*, **2006**, *6*:867–874.

Timmermann CAG, et al. Concentrations of tetanus and diphtheria antibodies in vaccinated Greenlandic children aged 7–12 years exposed to marine pollutants, a cross sectional study. *Environ Res*, **2022**, *203*:111712.

Tsien, R. Y. New calcium indicators and buffers with high selectivity against magnesium and protons: design, synthesis, and properties of prototype structures. *Biochemistry*, **1980**, *19*, 2396–2404.

Tsien, R. Y. A non-disruptive technique for loading calcium buffers and indicators into cells. Nature, **1981**, *29*: 527–528.

Tu P. Gut microbiome toxicity: connecting the environment and gut microbiome-associated diseases. *Toxics*, **2020**, *8*:19.

Tudurí E, et al. Timing of exposure and bisphenol-A: implications for diabetes development. *Front Endocrinol*, **2018**, *9*:648.

van Voorhis M, et al. Exposure to atmospheric particulate matter enhances Th17 polarization through the aryl hydrocarbon receptor. I. *PLoS One*, **2013**, *8*:e82545.

Vaziri ND, Khan M. Interplay of reactive oxygen species and nitric oxide in the pathogenesis of experimental lead-induced hypertension. *Clin Exp Pharmacol Physiol*, **2007**, *34*:920–925.

Vincent JB. New Evidence against Chromium as an Essential Trace Element. *J Nutr*, **2017**, *147*: 2212–2219.

Vogel CFA. The aryl hydrocarbon receptor as a target of environmental stressors: implications for pollution mediated stress and inflammatory responses. *Redox Biol*, **2020**, *34*:101530.

Vogel VG, et al. Effects of tamoxifen vs raloxifene on the risk of developing invasive breast cancer and other disease outcomes: the NSABP Study of Tamoxifen and Raloxifene (STAR) P-2 trial. *JAMA*, **2006**, *295*:2727–2741.

vonderEmbse AN, et al. Developmental exposure to DDT or DDE alters sympathetic innervation of brown adipose in adult female mice. *Environ Health*, **2021**, *20*:37.

Waalkes MP, et al. Transplacental arsenic carcinogenesis in mice. *Toxicol Appl Pharmacol*, **2007**, *222*:271–280.

Waisberg M, et al. Molecular and cellular mechanisms of cadmium carcinogenesis. *Toxicology*, **2003**, *192*:95–117.

Walker GC, et al. A special issue dedicated to Dr. Bruce N. Ames. *Mutat Res/Genet Toxicol Environ Mutagen*, **2020**, 849.

Wasserman GA, et al. Water arsenic exposure and intellectual function in 6-year-old children in Araihazar, Bangladesh. *Environ Health Perspect*, **2007**, *115*:285–289.

Wattenberg LW. Chemoprophylaxis of carcinogenesis: a review. *Cancer Res*, **1966**, *26*:1520–1526.

Wheeler W, Brown MJ. Blood lead levels in children aged 1–5 years—United States, 1999-2010. *MMWR Morb Mortal Wkly Rep*, **2013**, *62*:245.

William WN, et al. Molecular targets for cancer chemoprevention. *Nat Rev Drug Discov*, **2009**, *8*:213–225.

World Health Organization. WHO global air quality guidelines: particulate matter (PM2.5 and PM10), ozone, nitrogen dioxide, sulfur dioxide and carbon monoxide. **2021**. Available at: https://www.who.int/publications/i/item/9789240034228. Accessed January 18, 2022.

Yuan X, et al. Gut microbiota: an underestimated and unintended recipient for pesticide-induced toxicity. *Chemosphere*, **2019**, *227*:425–434.

Zhou X, et al. Origins of Ca^{2+} Imaging with Fluorescent Indicators. *Biochemistry*, **2021**, *60*: 3547–3554.

Apêndice

Planejamento e otimização de esquemas posológicos: dados farmacocinéticos

Isabelle Ragueneau-Majlessi, Jingjing Yu e Nina Isoherranen

PARÂMETROS FARMACOCINÉTICOS APRESENTADOS NA TABELA
- Biodisponibilidade
- Excreção urinária do fármaco na forma inalterada
- Ligação às proteínas plasmáticas
- Depuração plasmática
- Volume de distribuição
- Meia-vida
- Tempo necessário para atingir a concentração máxima
- Concentração máxima

ALTERAÇÕES DOS PARÂMETROS NO PACIENTE INDIVIDUAL
- Ligação a proteínas plasmáticas
- Depuração
- Volume de distribuição
- Meia-vida
- Interações medicamentosas

Este apêndice fornece um resumo das informações farmacocinéticas básicas relativas aos fármacos de pequenas moléculas de uso clínico comum que são liberados na circulação sistêmica por administração parenteral ou não parenteral. Em razão de limitações de espaço, esta lista não pode ser completa. Fármacos planejados exclusivamente para aplicação tópica e não absorvidos significativamente na corrente sanguínea (p. ex., aplicações oftálmicas e algumas aplicações dérmicas) não foram incluídos. Alguns outros critérios de seleção influenciaram a elaboração da lista, mas, em geral, os autores procuraram incluir um ou mais fármacos representativos em cada uma das áreas terapêuticas neste livro, com base nos distintos mecanismos de ação. Em alguns casos, os fármacos podem ser excluídos porque a farmacocinética não é relevante para o desenho do regime de dosagem terapêutica. Um caso óbvio é quando a eficácia do fármaco aparentemente não se correlaciona com a sua concentração de um modo reversível (p. ex., alguns fármacos citotóxicos anticâncer). Em alguns casos, dados farmacocinéticos suficientes não estão disponíveis.

Frequentemente, a questão é decidir qual dos muitos fármacos dentro de uma classe deve ser selecionado. Isso é particularmente problemático quando as escolhas são em sua maioria equivalentes terapêuticos. Dois critérios que se mostraram úteis são a prevalência do uso e a singularidade do mecanismo de ação. Para a presente edição, consultamos os 200 fármacos de maior venda em 2020 para uso dos dados. Os fármacos que se enquadram nessa lista e atendem aos critérios acima são geralmente selecionados. Consultamos também todas as aprovações de novos fármacos pela FDA entre 2016 e 2020. Como mencionado acima, um fármaco menos usado pode ser incluído se apresentar um mecanismo de ação diferente daquele dos fármacos mais usados, algumas ações adicionais que ofereçam uma vantagem terapêutica específica ou um perfil de efeitos adversos mais aceitável. Dados farmacocinéticos relativos a muitos fármacos que não foram incluídos neste apêndice podem ser encontrados em edições anteriores deste livro.

Com raras exceções (p. ex., interferonas), as proteínas terapêuticas recombinantes foram excluídas dessa compilação. Em muitos casos, a proteína terapêutica interage com alvos teciduais ou celulares específicos com uma afinidade notável. Consequentemente, a eficácia clínica raramente se correlaciona com a concentração circulante do fármaco, e a farmacocinética não é considerada fundamental para orientar a posologia. Por exemplo, com diversos anticorpos terapêuticos, o anticorpo é administrado em dose fixa e a intervalos prolongados, de modo a possibilitar a sua depuração quase completa (p. ex., *infliximabe*). Há também a restrição de espaço no livro; portanto, o apêndice concentra-se em fármacos de moléculas pequenas.

O principal objetivo deste apêndice é apresentar os dados farmacocinéticos em um formato que informe ao médico as características essenciais da disposição dos fármacos que formam a base do esquema posológico. A Tabela AI-1 contém informações quantitativas sobre a absorção, a distribuição e a eliminação dos fármacos; os efeitos de alguns estados mórbidos, da idade, da gravidez e do sexo nesses processos, quando significativos; e a correlação da eficácia e toxicidade com as concentrações de fármaco no sangue/plasma. Os princípios gerais que fundamentam o planejamento da dose de manutenção apropriada e dos intervalos entre as doses (e, quando conveniente, a dose de ataque) para o paciente médio são descritos no Capítulo 2. Sua aplicação usando os dados da Tabela AI-1 para a individualização de esquemas posológicos é apresentada aqui.

Para utilizar os dados apresentados, é preciso compreender os conceitos de depuração e a sua aplicação nos esquemas posológicos. Além disso, é preciso conhecer os valores médios de depuração, bem como algumas medidas cinéticas de absorção e distribuição dos fármacos. A seguir, são definidos os oito parâmetros básicos fornecidos para cada fármaco, bem como os fatores-chave que influenciam esses valores tanto em indivíduos sadios quanto em pacientes com doença renal ou disfunção hepática. Seria mais apropriado, obviamente, se houvesse consenso sobre o valor-padrão para determinado parâmetro farmacocinético; em vez disso, a literatura médica geralmente estima uma ampla faixa de valores, e o consenso geral dos valores farmacocinéticos foi alcançado somente para um número limitado de fármacos.

Na Tabela AI-1, foi selecionado a partir de dados da literatura um único conjunto de valores para cada parâmetro e a sua variabilidade em uma população relevante, com base no critério científico dos autores. A maioria dos dados é apresentada na forma de valor médio para a população em estudo ± 1 desvio-padrão (média ± DP). Entretanto, alguns dados são fornecidos em forma de média e faixa de valores (entre parênteses) observados na população em estudo (i.e., o mais alto e o mais baixo valor relatado). Há alguns casos em que os dados são expressos em média geométrica com intervalo de confiança de 95% ou coeficiente de variação (em porcentagem). Quando há dados suficientes disponíveis, é apresentada uma faixa de valores médios obtidos de diferentes estudos com desenhos semelhantes: essas faixas estão entre parênteses, algumas vezes abaixo dos dados primários do estudo. Ocasionalmente, apenas um valor médio único para o estudo da população estava disponível na literatura e foi registrado como tal. Finalmente, alguns fármacos podem ser administrados por via intravenosa na forma não modificada e por via oral como profármaco. Quando foram necessárias informações relevantes tanto sobre o profármaco como sobre a molécula ativa, ambas

AUC: área sob a curva de tempo-concentração plasmática do fármaco
NDA: requerimento de novo fármaco

foram incluídas usando uma abreviação para indicar os fármacos que foram mensurados, seguida de outra entre parênteses para indicar as espécies que foram dosadas (p. ex., *G* [V]) indica um parâmetro para o *ganciclovir* após administração do profármaco *valganciclovir*.

Diversos fármacos aprovados são, na realidade, os metabólitos ativos ou o estereoisômero de um fármaco comercializado anteriormente. Por exemplo, a *desloratadina* é o metabólito *O*-desmetil da *loratadina*, e o *esomeprazol* é o enantiômero *S* ativo do *omeprazol*. A menos que o fármaco original e o metabólito ativo ofereçam vantagens terapêuticas distintas, somente os mais conhecidos ou os mais usados foram listados e as informações relevantes sobre suas formas ativas alternativas foram apresentadas na mesma tabela. Essa abordagem nos permitiu incluir mais fármacos no Apêndice, esperançosamente sem confusão indevida. A única exceção é com a *prednisona* e a *prednisolona*, ambas incluídas como fármacos individuais e que sofrem interconversão no organismo.

A não ser que esteja indicado de outra forma nas notas, os dados apresentados na tabela são obtidos de adultos sadios. A alteração desses valores em determinados estados de doença ou devido a variáveis fisiológicas é observada abaixo do valor médio. Em edições anteriores, incluímos estados patológicos cujos estudos demonstraram uma alteração clinicamente desprezível ou nenhuma alteração para determinada farmacocinética. Por uma questão de espaço e consistência, eliminamos os resultados de estudos negativos. Portanto, quando um estado patológico não é listado, implica em nenhuma mudança significativa devido à doença ou que nenhuma informação está disponível. São fornecidas uma ou mais referências para cada fármaco, geralmente uma publicação original, uma revisão de sua farmacocinética clínica ou um banco de dados farmacológicos online. As últimas duas fontes secundárias fornecem uma variedade mais ampla de artigos para o leitor interessado em obter mais informações. Em alguns casos (p. ex., muitas aprovações de novos fármacos), contamos com dados não publicados fornecidos pelo patrocinador do fármaco em seus arquivos de requerimento de novo fármaco (NDA) ou bulas de produtos enviados à Food and Drug Administration (FDA) dos EUA. Essas informações podem ser acessadas em *Drugs@FDA: FDA-Approved Drugs* (https://www.accessdata.fda.gov/scripts/cder/daf/index.cfm). Após procurar pelo nome do fármaco, os dados farmacocinéticos são encontrados mais frequentemente na seção "Clinical Pharmacology and Biopharmaceutics". A padronização recente na apresentação dos dados que sustentam o NDA (requerimento de novo fármaco) nessa seção a torna um recurso cada vez mais valioso.

Parâmetros farmacocinéticos apresentados na tabela

Cada um dos oito parâmetros apresentados na Tabela AI-1 foi discutido de modo detalhado no Capítulo 2. A discussão a seguir foca no formato no qual os valores são apresentados.

Biodisponibilidade

O *grau de biodisponibilidade oral* (F) é expresso em forma de percentual da dose administrada. Esse valor representa a porcentagem da dose administrada disponível para a circulação sistêmica – a fração da dose oral que atinge o sangue arterial na forma ativa ou de profármaco, expressa em porcentagem (0 a 100%). O $T_{máx}$ como medida da *taxa de disponibilidade* também é apresentado na tabela sob o tempo de pico, em horas, após a dosagem. São fornecidos os valores para múltiplas vias de administração, quando conveniente e disponível, a partir dos dados da literatura. Na maioria dos casos, o valor fornecido na tabela representa uma biodisponibilidade oral absoluta determinada a partir de uma comparação da área sob a curva de concentração plasmática-tempo (AUC) entre a dose oral e uma dose de referência intravenosa. Para os fármacos em que a administração intravenosa não é praticável, apresentamos uma estimativa aproximada da biodisponibilidade oral com base em informações secundárias (p. ex., excreção urinária do fármaco inalterado, especialmente quando a via não renal de eliminação é mínima) ou deixamos a coluna da esquerda em branco (colocando um travessão [–]). O travessão também pode aparecer quando o fármaco é administrado somente por via parenteral.

Uma baixa biodisponibilidade oral pode resultar de uma forma posológica formulada inadequadamente que não consiga se desintegrar ou dissolver no líquido gastrintestinal, apresente perda do fármaco por degradação no líquido gastrintestinal, apresente baixa permeabilidade da mucosa (incluindo transporte ativo do fármaco de volta ao lúmen do intestino), sofra metabolismo de primeira passagem durante o trânsito pelo epitélio intestinal ou apresente metabolismo hepático de primeira passagem ou excreção biliar (ver Cap. 2). No caso de fármacos com extenso metabolismo de primeira passagem, a presença de hepatopatia pode causar um aumento da biodisponibilidade oral por redução da capacidade metabólica hepática e/ou desenvolvimento de derivações vasculares ao redor do fígado.

Excreção urinária do fármaco na forma inalterada

O segundo parâmetro fornecido na Tabela AI-1 é a quantidade do fármaco finalmente excretado na forma inalterada na urina, expressa como percentual da dose administrada. Os valores representam o percentual esperado em um adulto jovem sadio (com depuração da creatinina (CL_{cr}) ≥ 100 mL/min). Quando possível, o valor relacionado é o determinado após a administração intravenosa do fármaco em forma de *bolus*, cuja biodisponibilidade é de 100%. Se o fármaco for administrado por via oral, esse parâmetro pode ser subestimado devido à absorção incompleta da dose; esses valores aproximados estão indicados em notas de rodapé. O parâmetro obtido após a administração de uma dose por via intravenosa é mais útil, visto que refletirá a contribuição relativa da depuração renal (CL_R) na depuração corporal total (CL) do fármaco, independentemente de sua biodisponibilidade.

A doença renal é o fator principal que provoca alterações nesse parâmetro. Isso é especialmente verdadeiro quando vias alternativas (CL_{NR} de depuração não renal) de eliminação estão disponíveis; assim, conforme a função renal diminui, uma fração maior da dose é eliminada por outras vias. Como a função renal geralmente diminui em função da idade, o percentual do fármaco excretado na forma inalterada também diminui com a idade, quando existem vias alternativas de eliminação. Além disso, para diversos fármacos fracamente ácidos e básicos, com valores de pK_a na faixa normal de pH da urina, as alterações no pH da urina afetarão sua excreção urinária.

Ligação às proteínas plasmáticas

O valor na tabela é o percentual do fármaco no plasma que se liga às proteínas plasmáticas nas concentrações do fármaco obtidas clinicamente. Em quase todos os casos, os valores são obtidos de mensurações realizadas *in vitro* (em vez de medidas *ex vivo* de ligação às proteínas plasmáticas, obtidas de pacientes aos quais o fármaco foi administrado). Nas situações em que a tabela apresenta um único valor médio, isso significa que não há alteração aparente nesse percentual ao longo da faixa de concentrações plasmáticas do fármaco obtidas com doses clínicas habituais. Nos casos em que a saturação de ligação às proteínas plasmáticas é aproximada dentro do âmbito da faixa terapêutica das concentrações plasmáticas do fármaco, os valores são fornecidos em concentrações que correspondem aos limites inferior e superior da faixa. Para alguns fármacos, não há consenso na literatura quanto à extensão da ligação às proteínas plasmáticas e, nesses casos, fornecemos a faixa de valores relatados.

A ligação às proteínas plasmáticas é afetada principalmente por condições mórbidas, notavelmente hepatopatia, comprometimento renal e doenças inflamatórias, que alteram a concentração de albumina, de α_1-glicoproteína ácida e de outras proteínas no plasma que se ligam aos fármacos. A uremia também altera a afinidade de ligação aparente da albumina a alguns fármacos. Alterações na ligação às proteínas plasmáticas induzidas por doenças podem afetar dramaticamente o volume de distribuição (V), a depuração (CL) e a $t_{1/2}$ de eliminação de um fármaco. Quanto à relevância clínica, é importante avaliar a alteração na concentração do fármaco não ligado ou na AUC, sobretudo quando somente a fração não ligada do fármaco é capaz de atravessar barreiras biológicas e ganhar acesso ao local de ação.

Depuração plasmática

A depuração sistêmica do fármaco total do plasma ou do sangue é apresentada na Tabela AI-1. A depuração varia em função do tamanho corporal e é mais frequentemente apresentada na tabela em unidades de mL/min/kg de peso corporal. A normalização para medidas de tamanho corporal que não sejam o peso corporal às vezes pode ser apropriada, como a normalização para área de superfície corporal em lactentes, de modo a refletir melhor o crescimento e o desenvolvimento do fígado e dos rins. Entretanto, o peso é fácil de obter e o seu uso frequente compensa qualquer pequena perda de precisão na estimativa da depuração, especialmente em adultos. As exceções a essa regra incluem os antineoplásicos, para os quais a normalização da dose para a área de superfície corporal é utilizada convencionalmente. Nos casos em que houve necessidade de conversão de unidades, utilizamos o peso corporal individual ou médio ou a área de superfície corporal (quando apropriado) do estudo citado, ou na falta de sua disponibilidade, assumimos uma massa corporal de 70 kg ou uma área de superfície corporal de 1,73 m² para adultos sadios.

Para os poucos fármacos que exibem cinética de saturação após doses terapêuticas, a constante de Michaelis Menten, K_m, e a velocidade máxima de eliminação do fármaco, $V_{máx}$, são fornecidas, se disponíveis. Esses valores representam, respectivamente, a concentração plasmática na qual metade da taxa máxima de eliminação é atingida em unidades de massa/volume e a taxa máxima de eliminação em unidades de massa/tempo/kg de peso corporal. A K_m deve estar na mesma unidade que a concentração do fármaco no plasma (C_p).

Em quase todos os casos, são apresentadas na Tabela AI-1 as depurações baseadas nos dados de concentração plasmática (ou sérica), já que a análise farmacológica é realizada mais frequentemente em amostras de plasma. As poucas exceções em que a depuração no sangue é fornecida são indicadas em nota. Estimativas de depuração com base na concentração sanguínea podem ser úteis quando o fármaco estiver concentrado nas células sanguíneas.

Para que as depurações sejam exatas, é necessário determiná-las após a administração intravenosa. Quando se dispõe apenas de dados não parenterais, a relação CL/F é fornecida; os valores compensados pela disponibilidade fracionária F estão indicados em nota. Quando um fármaco ou o seu isômero ativo para os compostos racêmicos são substratos de uma enzima do citocromo P450 (CYP) ou de um transportador de fármaco, essa informação é fornecida em nota. Essa informação é importante para compreender a variabilidade farmacocinética devido a polimorfismos genéticos e prever interações medicamentosas baseadas no metabolismo (ver Apêndice II).

Volume de distribuição

O volume de distribuição no estado de equilíbrio dinâmico (V_{ss}) é fornecido na Tabela AI-1 e é expresso em unidades de L/kg ou em unidades de L/m² para alguns fármacos anticancerígenos. Aqui também, quando houve necessidade de conversão de unidades, utilizamos o peso corporal individual ou médio ou a área de superfície corporal (quando apropriada) do estudo citado ou, na falta desses dados, admitimos uma massa corporal de 70 kg ou uma área de superfície corporal de 1,73 m² para adultos sadios.

Quando as estimativas de V_{ss} não estavam disponíveis, foram fornecidos valores para V_{area} (também conhecido como V_β ou V_z); V_{area} representa o volume em distribuição equilibrada durante a fase de eliminação terminal. Diferentemente do V_{ss}, o V_{area} varia quando ocorre alteração na eliminação do fármaco, embora não haja nenhuma mudança na distribuição extravascular. Como podemos desejar saber se determinado estado mórbido influencia a depuração ou a distribuição tecidual do fármaco, é preferível definir o volume em termos de V_{ss}, um parâmetro que é menos provável de depender de alterações na velocidade de eliminação. Ocasionalmente, a condição em que se obteve o volume de distribuição não foi especificada na referência primária; isso está assinalado pela ausência de um subscrito (representado como V).

Como no caso da depuração, o V_{ss} geralmente é definido na tabela em termos de concentração no plasma, e não no sangue. Além disso, se os dados não foram obtidos após administração intravenosa do fármaco, uma observação na nota esclarecerá que a estimativa do volume aparente, V_{ss}/F ou $V_{área}/F$, foi reportada.

Meia-vida

A $t_{1/2}$ é o tempo necessário para que ocorra declínio de metade da concentração plasmática *quando a eliminação é de primeira ordem*. Ela determina também a taxa de aproximação do estado de equilíbrio dinâmico e o grau de acúmulo do fármaco durante múltiplas doses ou infusão contínua. Por exemplo, em um intervalo fixo de dose, o paciente estará em 50% do estado de equilíbrio dinâmico depois de 1 meia-vida, em 75% do estado de equilíbrio dinâmico depois de 2 meias-vidas, em 93,75% do estado de equilíbrio dinâmico depois de 4 meias-vidas e assim por diante. A determinação da $t_{1/2}$ é direta quando a eliminação do fármaco segue um padrão monoexponencial (i.e., modelo de um compartimento). Entretanto, para diversos fármacos, a concentração plasmática segue um padrão multiexponencial de declínio com o decorrer do tempo. O valor médio relacionado na Tabela AI-1 corresponde a uma taxa efetiva de eliminação que cobre a depuração de uma importante fração da dose absorvida pelo corpo. Em muitos casos, essa meia-vida se refere à velocidade de eliminação na fase exponencial terminal. Entretanto, para diversos fármacos, a $t_{1/2}$ de uma fase inicial é apresentada, mesmo que uma $t_{1/2}$ prolongada possa ser observada em concentrações plasmáticas muito baixas quando se utilizam técnicas analíticas extremamente sensíveis. Se esse componente for responsável por 10% ou menos da AUC, a previsão de acúmulo do fármaco no plasma durante administração contínua ou repetida terá um erro de não mais que 10% se essa $t_{1/2}$ mais longa for ignorada. A $t_{1/2}$ efetivo que prediz o tempo até o estado estacionário para a cinética multicompartimental do fármaco é dado na Tabela AI-1.

A meia-vida geralmente é independe do tamanho corporal, visto que é uma função da relação entre dois parâmetros (depuração e volume de distribuição), cada um deles proporcional ao tamanho corporal. Também deve-se observar que a $t_{1/2}$ é obtida preferencialmente de estudos intravenosos, se exequível, pois a $t_{1/2}$ de declínio na concentração plasmática do fármaco após uma dose oral pode ser influenciada pela absorção prolongada, tal como ocorre quando formulações de liberação lenta são administradas. Se a $t_{1/2}$ for derivado de uma dose oral, isso será indicado em nota de rodapé da Tabela AI-1.

Tempo necessário para atingir a concentração máxima

Como os conceitos de depuração são utilizados mais frequentemente no planejamento de múltiplos esquemas posológicos, o grau de biodisponibilidade, em vez da taxa, é mais importante para se estimar a concentração média de um fármaco no organismo em estado de equilíbrio dinâmico. Em algumas circunstâncias, o grau de flutuação nas concentrações plasmáticas do fármaco (i.e., concentrações máxima [$C_{máx}$] e mínima [$C_{mín}$]), responsável pela eficácia e pelos efeitos adversos do fármaco, pode ser acentuadamente influenciado pela modulação da taxa de absorção do fármaco mediante o uso de formulações de liberação prolongada. As formulações de liberação controlada geralmente permitem uma redução da frequência das doses de 3 ou 4 vezes ao dia para 1 ou 2 vezes ao dia. Existem também fármacos que são administrados de forma aguda (p. ex., para alívio de dor súbita ou para induzir o sono), para as quais a velocidade de absorção representa um determinante essencial do início do efeito do fármaco. Portanto, informações sobre o tempo médio esperado para se atingir a concentração plasmática ou sanguínea máxima e sobre o grau de variabilidade desse parâmetro entre os indivíduos foram incluídas na Tabela AI-1.

Quando se dispõe comercialmente de mais de um tipo de formulação de um fármaco, fornecemos informações sobre a sua absorção para formulações de liberação imediata e de liberação prolongada. Não surpreende que a presença de alimento no trato gastrintestinal possa alterar tanto a taxa quanto o grau de biodisponibilidade de um fármaco. Indicamos em notas de rodapé os casos em que o consumo de alimento próximo ao período de ingestão de uma dose oral pode ter efeito significativo sobre a biodisponibilidade do fármaco.

Concentração máxima

Não há unanimidade quanto à melhor maneira de descrever a relação entre a concentração plasmática de um fármaco e o seu efeito. Dispõe-se de muitos tipos diferentes de dados na literatura, sendo, portanto, difícil o uso de um único parâmetro ou concentração eficaz. Isso é particularmente verdadeiro para os antimicrobianos, em que a concentração eficaz depende da identificação do microrganismo responsável pela infecção. É também importante reconhecer que as relações de concentração-efeito são obtidas mais facilmente no estado de equilíbrio dinâmico ou durante a fase log linear terminal da curva de concentração-tempo, quando se pode esperar que a concentração do fármaco nos locais de ação seja paralela à concentração no plasma. Portanto, quando se procura correlacionar um nível sanguíneo ou plasmático com o efeito do fármaco, é preciso levar em consideração o aspecto temporal de distribuição do fármaco para o seu local de ação.

Apesar dessas limitações, é possível definir as concentrações mínimas efetivas ou tóxicas ou a concentração plasmática na qual se observa 50% do efeito máximo (EC_{50}) para algumas dos fármacos atualmente em uso clínico. Entretanto, ao rever a lista de fármacos aprovados nos últimos dez anos, é raro encontrar uma declaração sobre uma *faixa de concentração efetiva*, mesmo na bula do fabricante. Assim, é necessário deduzir as concentrações terapêuticas a partir das concentrações observadas após esquemas de *doses efetivas*. Para determinado esquema posológico, uma concentração sanguínea ou plasmática média no estado de equilíbrio dinâmico (i.e., C_{ss} conforme estimada por meio da divisão da AUC média pela duração do intervalo entre doses) e a variabilidade individual associada podem ser um parâmetro apropriado para se relatar. Entretanto, esses dados geralmente não estão disponíveis. Além disso, a C_{ss} não contribui para o início e a compensação do efeito durante a flutuação da concentração plasmática em um intervalo entre doses. Em alguns casos, a eficácia do fármaco pode estar mais estreitamente associada à concentração máxima do que à concentração média ou mínima e, às vezes, diferenças na concentração máxima para populações específicas estão associadas a um aumento na incidência de toxicidade farmacológica.

Por motivos práticos, o parâmetro mais relatado, $C_{máx}$ (concentração máxima), e não concentrações efetivas ou tóxicas, é apresentado na Tabela AI-1. Esse parâmetro proporciona informações mais consistentes sobre a exposição ao fármaco a partir das quais é possível deduzir, quando apropriado, os níveis sanguíneos eficazes ou tóxicos. Embora o valor relatado seja o maior encontrado em determinado intervalo entre doses, a $C_{máx}$ pode ser relacionada com a concentração mínima ($C_{mín}$) por meio de previsões matemáticas apropriadas (ver Cap. 2). Como os níveis máximos irão variar de acordo com a dose, procuramos apresentar concentrações observadas em um esquema posológico normal, que se sabe ser efetivo para a maioria dos pacientes. Quando se utiliza uma taxa de dose mais elevada ou mais baixa, pode-se ajustar a concentração máxima esperada assumindo-se a proporcionalidade da dose, a não ser que uma cinética não linear seja indicada. Em alguns casos, dispõe-se apenas de dados limitados sobre múltiplas doses, de modo que são apresentadas as concentrações máximas de dose única. Se existirem informações específicas sobre uma faixa terapêutica eficaz de concentrações ou sobre as concentrações em que ocorre toxicidade, ou o valor EC_{50} para um efeito específico, elas estarão incorporadas em uma nota de rodapé.

É importante reconhecer que surgirão diferenças significativas na $C_{máx}$ quando forem comparados esquemas posológicos diários semelhantes para um produto de liberação imediata e um de liberação prolongada. De fato, o produto de liberação prolongada é às vezes administrado para reduzir as flutuações de máximo-mínimo durante o intervalo entre as doses e para minimizar as oscilações entre as concentrações potencialmente tóxicas ou ineficazes do fármaco. Também nesse caso fornecemos a $C_{máx}$ para formulações tanto de liberação imediata quanto de liberação prolongada, quando disponíveis. Além das concentrações do fármaco original, incluímos informações sobre qualquer metabólito ativo que circula em uma concentração passível de contribuir para o efeito farmacológico global, em particular os metabólitos ativos que se acumulam com múltiplas doses. Do mesmo modo, no caso dos fármacos quirais cujos estereoisômeros apresentam características de atividade farmacológica e de depuração diferentes, apresentamos informações sobre as concentrações de cada enantiômero ou do enantiômero ativo que mais contribui para a eficácia do fármaco.

Alterações dos parâmetros no paciente individual

Os ajustes posológicos para determinado paciente devem ser feitos de acordo com as recomendações do fabricante constantes na bula aprovada pelo FDA, quando disponíveis. Essas informações geralmente estão disponíveis quando doenças, idade ou genética têm um impacto significativo na distribuição do fármaco. Em alguns casos, pode-se esperar uma diferença significativa na disposição do fármaco em relação ao adulto sadio "comum", porém o fármaco pode não exigir ajuste da dose em virtude de um índice terapêutico suficientemente amplo. Em outros casos, pode ser necessário ajuste da dose, mas não existem informações específicas disponíveis.

A não ser que haja especificação em contrário, os valores fornecidos na Tabela AI-1 representam os valores médios para populações de adultos sadios; pode ser necessário modificá-los para o cálculo de esquemas posológicos adequados a cada paciente. A fração disponível (F) e a depuração (CL) precisam ser ajustadas para calcular uma dose de manutenção necessária para alcançar a concentração média desejada no estado de equilíbrio dinâmico. Para calcular a dose de ataque, é necessário conhecer o volume de distribuição. A $t_{1/2}$ estimado é usado na determinação de um intervalo entre doses que forneça uma variação aceitável entre o pico e a depressão; observe que isso pode ser a $t_{1/2}$ aparente após a dose de uma formulação de absorção lenta. Os valores fornecidos na tabela e os ajustes se aplicam apenas a adultos e as exceções são fornecidas em notas de rodapé. Embora os valores às vezes possam ser aplicados a crianças que pesam mais de ~ 30 kg, é melhor consultar livros de pediatria ou outras fontes para aconselhamento definitivo.

Para cada fármaco, as alterações dos parâmetros causadas por determinadas condições mórbidas estão assinaladas nos oito segmentos da tabela. Em todos os casos, a direção qualitativa das alterações é indicada, como "↓ DH", que significa uma redução substancial no parâmetro de um paciente com doença hepática crônica. A literatura pertinente e a bula do fabricante devem ser consultadas para se obter informações quantitativas mais definitivas sobre as recomendações de ajuste das doses.

Ligação a proteínas plasmáticas

A maioria dos fármacos ácidos que se ligam extensamente a proteínas plasmáticas se liga à albumina. Fármacos lipofílicos básicos, como o *propranolol*, geralmente se ligam a outras proteínas plasmáticas (p. ex., α_1-glicoproteína ácida e lipoproteínas). O grau de ligação do fármaco às proteínas irá diferir em estados fisiopatológicos que provocam alterações nas concentrações de proteínas plasmáticas. Os efeitos farmacocinéticos significativos de uma alteração na ligação às proteínas plasmáticas serão indicados na depuração ou no volume de distribuição.

Embora os parâmetros farmacocinéticos baseados em concentrações totais de fármaco ou metabólitos geralmente sejam relatados, é importante lembrar que em muitos casos é a concentração da *fração não ligada do fármaco* que determina o acesso ao local de ação e o grau de efeito farmacológico. Mudanças significativas na concentração plasmática total podem acompanhar as alterações induzidas por doença na ligação a proteínas, porém o resultado clínico nem sempre será afetado, uma vez que o aumento na fração livre também aumentará a depuração aparente do fármaco administrado por via oral e do fármaco de baixa extração administrado por via intravenosa. Nesse cenário, a concentração plasmática média não ligada durante um intervalo entre doses em estado de equilíbrio dinâmico não será alterada com a redução ou aumento de ligação às proteínas plasmáticas, apesar de uma alteração significativa na concentração total média do fármaco. Nesse caso, nenhum ajuste na dose diária de manutenção será necessário.

Depuração

Para os fármacos que são eliminados parcial ou predominantemente por excreção renal, a depuração plasmática se modifica de acordo com a função renal de cada paciente. Isso exige um ajuste posológico que depende da fração da função renal normal remanescente e da fração do fármaco normalmente excretada em sua forma inalterada na urina. Esta última quantidade aparece na tabela; a primeira pode ser estimada com a relação entre a depuração de creatinina (CL_{Cr}) estimada ou medida do paciente e o valor normal (100 mL/min/1,73 m^2). A depuração de creatinina é frequentemente estimada a partir da concentração padronizada de creatinina sérica (C_{cr}) usando a equação do Estudo de Modificação da Dieta na Doença Renal (MDRD) para CL_{cr} inferior a 60 mL/min/1,73 m^2 e a equação da Chronic Kidney Disease Epidemiology Collaboration (CKD-EPI).

Com exceção de certos agentes oncolíticos, os dados apresentados na tabela estão normalizados para o peso corporal. Assim, a variabilidade interpessoal na depuração normalizada para o peso reflete uma variação na depuração metabólica intrínseca ou de transporte e não no tamanho do órgão. Além disso, essas diferenças podem ser atribuídas à função/expressão variável das enzimas metabólicas ou dos transportadores. Todavia, é importante reconhecer que a massa hepática e o conteúdo total de enzimas/transportadores podem não aumentar ou diminuir em proporção ao peso em indivíduos obesos ou desnutridos. Abordagens alternativas como a normalização para a área de superfície corporal ou outras determinações da massa corporal podem ser mais apropriadas. Por exemplo, a posologia de muitos dos fármacos utilizados no tratamento de câncer é prescrita de acordo com a área de superfície corporal.

Na tabela, se os dados da literatura fornecerem a dose por área de superfície corporal, apresentamos os dados nas mesmas unidades. Quando os dados de depuração citados não são normalizados, porém a maior parte dos dados da literatura utiliza a área de superfície corporal, adotamos a prática de usar os valores de área de superfície corporal da literatura ou um padrão de 1,73 m^2 para um adulto sadio.

Volume de distribuição

O volume de distribuição deve ser ajustado para os fatores de modificação indicados na Tabela AI-1, bem como para o tamanho corporal. Também nesse caso, os dados fornecidos na tabela geralmente são normalizados para o peso. Diferentemente da depuração, o volume de distribuição em um indivíduo geralmente é proporcional ao seu próprio peso. Entretanto, a aplicação desse fato a um fármaco específico depende dos verdadeiros locais de distribuição do fármaco, não havendo uma regra absoluta.

Em geral, não se pode decidir se é necessário ou não ajustar o volume de distribuição para as alterações observadas na ligação às proteínas plasmáticas; a decisão depende fundamentalmente dos fatores que alteram a ligação às proteínas plasmáticas também alterarem a ligação às proteínas teciduais. Alterações qualitativas no volume de distribuição, quando ocorrem, estão indicadas na tabela.

Meia-vida

A meia-vida pode ser estimada a partir dos valores ajustados de depuração (CL_{pt}) e do volume de distribuição (V_{pt}) para o paciente: $t_{1/2} = 0{,}693 * V_{pt}/CL_{pt}$. Como a $t_{1/2}$ tem sido o parâmetro mais frequentemente determinado e relatado na literatura, alterações qualitativas desse parâmetro quase sempre são fornecidas na tabela.

Interações medicamentosas

O Apêndice II, Tabela AII-1 e Tabela AII-2 fornecem informações sobre as interações medicamentosas que podem levar a grandes alterações na exposição ao fármaco, com referência especial aos fármacos incluídos na Tabela AI-1, uma grande tabela de dados farmacocinéticos.

TABELA AI-1 ■ DADOS FARMACOCINÉTICOS

Legenda: A menos que haja indicação em contrário em uma nota específica, os dados são fornecidos para a população em estudo como valor médio ± 1 desvio-padrão (DP), uma média e uma faixa (com mínimo e máximo entre parênteses) de valores, uma faixa de valores mínimos e máximos ou um único valor médio. ECA, enzima conversora de angiotensina; Id, idoso; Aids, síndrome da imunodeficiência adquirida; ICC, insuficiência cardíaca congestiva; $C_{máx}$, concentração máxima; CYP, citocromo P450; F ou Fem, sexo feminino; HCV, vírus da hepatite C; HIV, vírus da imunodeficiência humana; IM, intramuscular; IV, intravenoso; DH, doença hepática crônica; M, sexo masculino; MAO, monoaminoxidase; NAT, N-acetiltransferase; Neo, neonato; Obes, obesidade; PDR54, *Physicians' Desk Reference*, 54th ed. Montvale, NJ, Medical Economics Co., 2000; PDR58, *Physicians' Desk Reference*, 58th ed. Montvale, NJ, Medical Economics Co., 2004; Pneu, pneumonia; VO, administração oral; Grav, gravidez; Prem, prematuro; Rac, mistura racêmica de estereoisômeros; DR, doença renal crônica; SC, subcutâneo; Tab, tabagismo; ST, sulfotransferase; $T_{máx}$, tempo para concentração máxima; UGT, UDP-glicuronosiltransferase. Outras siglas são fornecidas no texto deste apêndice.

BIODISPONIBILIDADE (ORAL) (%)	EXCREÇÃO URINÁRIA (%)	LIGAÇÃO PLASMÁTICA (%)	DEPURAÇÃO (mL/min/kg)	VOL. DIST. (L/kg)	MEIA-VIDA (h)	TEMPO DE PICO (h)	PICO DE CONCENTRAÇÃO
Aciclovir							
15-30[a]	75 ± 10	15 ± 4	CL = 3,37 CL_{cr} + 0,41	0,69 ± 0,19	2,4 ± 0,7	1,5-2[b]	3,5-5,4 μM[b]
			↓ Neo	↑ Neo	↑ DR, Neo		

[a]Diminui com o aumento da dose. [b]Faixa de concentrações em estado de equilíbrio dinâmico após uma dose oral de 400 mg administrada a cada 4 h para o estado de equilíbrio dinâmico.
Referência: Laskin OL. Clinical pharmacokinetics of acyclovir. *Clin Pharmacokinet*, **1983**, *8*:187-201.

Ácido valproico[a]							
100 ± 10[b]	1,8 ± 2,4	93 ± 1[c]	0,11 ± 0,02[d,e]	0,22 ± 0,07	14 ± 3[d,e]	L-4[f]	34 ± 8 μg/mL[f]
		↓ DR, DH, Grav, Id, Neo	↑ Criança	↑ DH, Neo	↑ DH, Neo		
					↓ Criança		

[a]O ácido valpróico está disponível como ácido livre ou composto de coordenação estável composto por valproato de sódio e ácido valpróico (divalproato de sódio). [b]A disponibilidade sistêmica do íon valproato é a mesma após doses orais equivalentes molares de ácido livre e divalproato de sódio. [c]Dependente da dose; valor apresentado para doses diárias de 250 e 500 mg. Percentagem ligado = 90% ± 2% a 1 g diária. [d]Dados para dosagens múltiplas (500 mg por dia) relatados. Valor de dose única: 0,14 ± 0,04 mL/min/kg; $t_{1/2}$ = 9,8 ± 2,6 h. A CL total é o mesmo com 100 mg diários, embora a CL do fármaco livre aumente com doses múltiplas. O valproato é eliminado principalmente por glicuronidação. [e]CL aumentada e $t_{1/2}$ diminuído da indução enzimática após a administração concomitante de outros fármacos antiepilépticos. [f]Concentração média após uma dose oral de 250 mg (cápsula, DEPAKENE) administrada 2 vezes ao dia, durante 15 dias a adultos saudáveis do sexo masculino. Uma faixa terapêutica de 50-150 μg/mL é relatada. O T_{max} é de 3-8 h para comprimidos de divalproato e de 7-14 h para comprimidos de divalproato de liberação prolongada.
Referências: Dean JC. Valproate. In: Wyllie E, ed. *The Treatment of Epilepsy*, 2nd ed. Williams & Wilkins, Baltimore, **1997**, pp. 824-832. Pollack GM, et al. Accumulation and washout kinetics of valproic acid and its active metabolites. *J Clin Pharmacol*, **1986**, *26*:668-676. Zaccara G, et al. Clinical pharmacokinetics of valproic acid—1988. *Clin Pharmacokinet*, **1988**, *15*:367-389.

Albendazol[a]							
_[b]	< 1	70	10,5-30,7[c]		8 (6-15)[d]	2-4[e]	0,50-1,8 μg/mL[e]
↑ Alimento							

[a]O albendazol oral sofre metabolismo rápido e essencialmente completo de primeira passagem a sulfóxido de albendazol (ALBSO), que é farmacologicamente ativo. Descrevem-se os dados farmacocinéticos para o ALBSO em adultos de ambos os sexos. [b]Não se conhece a biodisponibilidade absoluta do ALBSO, mas ela aumenta com as refeições ricas em gorduras. [c]CL/F após administração oral 2×/dia até o estado de equilíbrio. O tratamento crônico com albendazol parece induzir o metabolismo do ALBSO. [d]A $t_{1/2}$ é tida como mais curta em crianças com neurocisticercose, em comparação com adultos; pode ser necessária a administração mais frequente (3×/dia) em crianças, em vez de 2×/dia, como nos adultos. [e]Após uma dose oral de 7,5 mg/kg administrada a adultos 2×/dia, durante 8 dias.
Referências: Marques MP, et al. Enantioselective kinetic disposition of albendazole sulfoxide in patients with neurocysticercosis. *Chirality*, **1999**, *11*:218-223. PDR58, **2004**, p. 1422. Sanchez M, et al. Pharmacokinetic comparison of two albendazole dosage regimens in patients with neurocysticercosis. *Clin Neuropharmacol*, **1993**, *76*:77-82. Sotelo J, et al. Pharmacokinetic optimisation of the treatment of neurocysticercosis. *Clin Pharmacokinet*, **1998**, *34*:503-515.

Alendronato[a]							
< 0,7[b]	44,9 ± 9,3	78	1,11 (1,00-1,22)[c]	0,44 (0,34-0,55)[c]	~ 1,0[e]	IV: 2[f]	IV: ~ 275 ng/mL[f]
↓ Alimento			↓ DR[d]				VO: < 5-8,4 ng/mL[f]

[a]Dados obtidos de mulheres sadias na pós-menopausa. [b]Com base na recuperação urinária; reduzida quando o fármaco é administrado < 1 hora antes ou até 2 h depois de uma refeição. [c]Os valores de CL e V_{ss} representam a média e intervalo de confiança de 90%. [d]Comprometimento renal leve a moderado. [e]A $t_{1/2}$ para liberação do osso é de ~ 11,9 anos. [f]Após uma infusão IV única de 10 mg durante 2 h e uma dose oral de 10 mg diariamente, durante > 3 anos.
Referências: Cocquyt V, et al. Pharmacokinetics of intravenous alendronate. *J Clin Pharmacol*, **1999**, *39*:385-393. Porras AG, et al. Pharmacokinetics of alendronate. *Clin Pharmacokinet*, **1999**, *36*:315-328.

Alfentanila							
–	< 1	92 ± 2	6,7 ± 2,4[a]	0,8 ± 0,3	1,6 ± 0,2	–	100-200 ng/mL[b]
↓ Alimento[c]		↓ DH	↓ Id, DH	↓ DH	↑ Id, DH		310-340 ng/mL[c]

[a]Metabolicamente eliminado pela enzima CYP3A. [b]Confere anestesia adequada para cirurgia superficial. [c]Fornece anestesia adequada para cirurgia abdominal.
Referência: Bodenham A, et al. Alfentanil infusions in patients requiring intensive care. *Clin Pharmacokinet*, **1988**, *75*:216-226.

(continua)

TABELA AI-1 ■ DADOS FARMACOCINÉTICOS (continuação)

BIODISPONIBILIDADE (ORAL) (%)	EXCREÇÃO URINÁRIA (%)	LIGAÇÃO PLASMÁTICA (%)	DEPURAÇÃO (mL/min/kg)	VOL. DIST. (L/kg)	MEIA-VIDA (h)	TEMPO DE PICO (h)	PICO DE CONCENTRAÇÃO
Alfuzosina[a]							
50%[b]	11[d]	~90	$6,4 \pm 1,8$[e]	$3,2 \pm 1,1$	$6,3 \pm 0,9$[g]	9[h]	$16,6 \pm 5,5$ ng/mL[h]
↓ Alimento[c]			↓ DH[f]				

[a]Administrada como racemato. [b]Valor relatado para formulação de liberação prolongada de 10 mg, 1×/dia, administrada com uma refeição com alto teor de gordura. [c]A biodisponibilidade oral no estado de jejum é metade daquela do estado alimentado. [d]Valor relatado no rótulo do produto; entretanto, via de administração incerta. [e]A alfuzosina é depurada principalmente por metabolismo hepático dependente de CYP3A. Relação R/S da AUC = 1,35. [f]Estudo em pacientes com deficiência hepática moderada a grave; CL/F reduzida de um terço a um quarto do controle. [g]$t_{1/2}$ aparente = 9 h para o produto de liberação prolongada; reflete a cinética limitada pela absorção. [h]Após dose de 10 mg de formulação de liberação prolongada administrada 1×/dia, por 5 dias.
Referências: McKeage K, et al. Alfuzosin: a review of the therapeutic use of the prolonged-release formulation given once daily in the management of benign prostatic hyperplasia. *Drugs,* **2002,** *62:*135-167. Drugs@FDA. Uroxatral NDA and label. NDA approved on 6/12/03; label approved on 5/20/09. Available at: http://www.accessdata.fda.gov/drugsatfda_docs/nda/2003/21-287_Uroxatral_BioPharmr_P1.pdf and http://www.accessdata.fda.gov/drugsatfda_docs/label/2009/021287s013lbl.pdf. Accessed May 17, 2010.

Alisquireno							
2,6[a]	7,5	49 (47-51)	2,1[b]	1,9	24-40[d]	2,5[e]	72 ± 67 ng/mL[e]
↓ Alimento[a]			↓ DR[c]				

[a]Foi relatada uma biodisponibilidade absoluta de 75 mg em cápsula de gelatina dura. AUC oral reduziu 71% com refeição de alto teor de gordura. [b]O alisquireno é depurado tanto por excreção renal como por metabolismo hepático dependente de CYP3A; entretanto, a contribuição relativa de cada via para a depuração total do fármaco é pouco clara. [c]Estudo em pacientes com insuficiência renal leve a grave; exposição sistêmica aumentou 1 a 2,5 vezes, mas foi independente da gravidade da doença. [d]$t_{1/2}$ estimada a partir de dados de dose única oral. [e]Após uma dose oral de 150 mg administrada 1×/dia até alcançar o estado de equilíbrio dinâmico em adultos sadios.
Referências: Azizi M. Direct renin inhibition: clinical pharmacology. *J Mol Med,* **2008,** *86:*647–654. Azizi M, et al. Renin inhibition with aliskiren: where are we now, and where are we going? *J Hypertens,* **2006,** *24:*243–256. Vaidyanathan S, et al. Clinical pharmacokinetics and pharmacodynamics of aliskiren. *Clin Pharmacokinet,* **2008,** *27:*515–531.

Alopurinol[a]							
53 ± 13	12	–	$9,9 \pm 2,4$[b]	$0,87 \pm 0,13$	A: $1,2 \pm 0,3$	A: $1,7 \pm 1,0$[c]	A: $1,4 \pm 0,5$ μg/mL[c]
			↑ DR, Id[b]		O: $24 \pm 4,5$	O: $4,1 \pm 1,4$c	O: $6,4 \pm 0,8$ μg/mL[c]

[a]Dados obtidos de indivíduos sadios de ambos os sexos. O alopurinol (A) é rapidamente metabolizado em oxipurinol (O) farmacologicamente ativo. [b]AUC do oxipurinol aumentada no idoso e na presença de comprometimento renal. [c]Após uma dose oral única de 300 mg.
Referências: PDR58, **2000,** p. 1976. Tumheim K, et al. Pharmacokinetics and pharmacodynamics of allopurinol in elderly and young subjects. *Br J Clin Pharmacol,* **1999,** *48:*501–509.

Alosetrona[a]							
57 (33-97)[a]	–	82	8,3 (6,5-10,8)[b]	0,91 (0,70-1,12)	1,4 (1,3-1,6)	1[d]	5,5 (4,8-6,4) ng/mL[d]
			↓ DH[c]				

[a]Biodisponibilidade absoluta de uma dose de 4 mg, em comparação com a infusão IV. [b]A alosetrona é depurada principalmente por metabolismo hepático dependente de CYP1A2. [c]Estudo em pacientes com insuficiência hepática moderada a grave; AUC oral 1,6 a 14 vezes maior que o controle. [d]Após uma dose oral de 1 mg, administrada 2 vezes ao dia até o estado de equilíbrio.
Referências: Balfour JA, et al. Alosetron. *Drugs,* **2000,** *59:*511-518. Drugs@FDA. Lotronex NDA and label. NDA approved on 2/11/00; label approved on 4/1/08. Available at: http://www.accessdata.fda.gov/drugsatfda_docs/nda/2000/21107a_Lotronex_clinphrmr_P3.pdf and http://www.accessdata.fda.gov/drugsatfda_docs/label/2008/021107s013lbl.pdf. Accessed May 17, 2010. Koch KM, et al. Sex and age differences in the pharmacokinetics of alosetron. *Br J Clin Pharmacol,* **2002,** *53:*238-242.

Alprazolam							
88 ± 16	20	71 ± 3	$0,74 \pm 0,14$[a]	$0,72 \pm 0,12$	12 ± 2	1,5 (0,5-3,0)[c]	21 (15-32) ng/mL[c]
		↑ DH	↓ Obes, DH, Id[b]		↑ Obes, DH, Id[b]		

[a]Depurado metabolicamente por CYP3A e outras isoenzimas CYP. [b]Dados obtidos apenas de indivíduos do sexo masculino. [c]Média (faixa) de 19 estudos após a administração de uma dose oral única de 1 g a adultos.
Referência: Greenblatt DJ, et al. Clinical pharmacokinetics of Alprazolam. Therapeutic implications. *Clin Pharmacokinet,* **1993,** *24:*453–471.

Amiodarona[a]							
46 ± 22	0	$99,98 \pm 0,01$	$1,9 \pm 0,4$[b]	66 ± 44	25 ± 12 dias[c]	2-10[d]	1,5-2,4 μg/mL[d]

[a]São observadas concentrações plasmáticas significativas de um metabólito desetil ativo (relação fármaco/metabólito ~ 1); $t_{1/2}$ do metabólito = 61 dias. [b]Depurada metabolicamente pela CYP3A. [c]$t_{1/2}$ mais longa observada em pacientes (53 ± 24 dias); todas as $t_{1/2}$ relatadas podem estar subestimadas devido a um tempo de coleta insuficiente. [d]Após uma dose oral de 400 mg/dia até o estado de equilíbrio dinâmico em pacientes adultos.
Referência: Gill J, et al. Amiodarone. An overview of its pharmacological properties, and review of its therapeutic use in cardiac arrhythmias. *Drugs,* **1992,** *43:*69–110.

Amoxicilina							
93 ± 10[a]	86 ± 8	18	$2,6 \pm 0,4$	$0,21 \pm 0,03$	$1,7 \pm 0,3$	1-2	IV: 46 ± 12 μg/mL[c]
			↑ Grav		↑ DR, Id[b]		VO: 5 μg/mL[c]
			↓ DR, Id[b]				

[a]Dependente da dose; o valor fornecido é para uma dose de 375 mg; diminui para ~ 50% com 3.000 mg. [b]Não há alteração se a função renal não estiver diminuída. [c]Após uma única dose IV de 500 mg em *bolus* a indivíduos idosos sadios ou uma única dose oral de 500 mg a adultos.
Referências: Andrew MA, et al. Amoxicillin pharmacokinetics in pregnant women: modeling and simulations of dosing strategies. *Clin Pharmacol Ther,* **2007,** *81:*547–556. Hoffler D. The pharmacokinetics of amoxicillin [in German]. *Adv Clin Pharmacol,* **1974,** *7:*28–30. Sjovall J, et al. Intra- and inter-individual variation in pharmacokinetics of intravenously infused amoxicillin and ampicillin to elderly volunteers. *Br J Clin Pharmacol,* **1986,** *27:*171–181.

(continua)

TABELA AI-1 ■ DADOS FARMACOCINÉTICOS (continuação)

BIODISPONIBILIDADE (ORAL) (%)	EXCREÇÃO URINÁRIA (%)	LIGAÇÃO PLASMÁTICA (%)	DEPURAÇÃO (mL/min/kg)	VOL. DIST. (L/kg)	MEIA-VIDA (h)	TEMPO DE PICO (h)	PICO DE CONCENTRAÇÃO
Anfotericina B[a]							
< 5	2-5	> 90	0,46 ± 0,20[b]	0,76 ± 0,52[c]	18 ± 7[d]	–	1,2 ± 0,33 µg/mL[e]

[a]São apresentados dados da anfotericina B. [b]Os dados obtidos de 8 crianças (de 8 meses a 14 anos de idade) fornecem uma regressão linear, com a diminuição da CL com a idade: CL = –0,046 · idade (anos) + 0,86. Os neonatos exibem valores altamente variáveis de CL. [c]Volume do compartimento central. V_{ss} aumenta com a dose, de 3,4 L/kg para uma dose de 0,25 mg/kg a 8,9 L/kg para uma dose de 1,5 mg/kg. Também disponível como formulações encapsuladas lipossômicas. A distribuição da anfotericina e as propriedades de CL desses produtos diferem da forma não encapsulada; $t_{1/2}$ terminal de 173 ± 78 e de 110-153 h, respectivamente; todavia, pode-se obter uma concentração eficaz em estado de equilíbrio dinâmico dentro de 4 dias. [d] $t_{1/2}$ para múltiplas doses. Em estudos de dose única, observa-se uma $t_{1/2}$ prolongada dependente da dose. [e]Após a administração de uma dose IV de 0,5 mg/kg de anfotericina B em uma infusão de 1 h, 1 ×/dia, durante 3 dias. Foram relatadas concentrações sanguíneas globais (forma livre e encapsulada com lipossoma) de 1,7 ± 0,8 µg/mL e de 83 ± 35 µg/mL após uma dose IV de 5 mg/kg/dia (suposta infusão de 60-120 min) do complexo de anfotericina B e da forma lipossomal de anfotericina B, respectivamente.

Referências: Gallis HA, et al. Amphotericin B: 30 years of clinical experience. Rev Infect Dis, **1990**, 12:308–329. PDR54, **2000**, pp. 1090–1091, 1654.

Anlodipino[a]							
74 ± 17	10	93 ± 1	5,9 ± 1,5[b]	16 ± 4	39 ± 8	5,4-8,0[c]	18,1 ± 7,1 ng/mL[c]
			↓ Id, DH		↑ Id, DH		

[a]Mistura racêmica; em indivíduos jovens sadios, não há diferença aparente entre a cinética do enantiômero R mais ativo e do enantiômero S. [b]O anlodipino é depurado principalmente por metabolismo dependente da CYP3A4. [c]Após uma dose oral de 10 mg administrada 1×/dia a homens adultos sadios, durante 14 dias.

Referência: Meredith PA, et al. Clinical pharmacokinetics of anlodipino. Clin Pharmacokinet, **1992**, 22:22–31.

Apixabana							
~ 50	17-30	87	0,77-0,84[a,b]	0,38-0,42[b]	3,7-8,4[b,c]	3-4[d]	34-110 ng/mL[d]

[a]Depurada do sangue principalmente por metabolismo dependente de CYP3A. [b]Calculada pressupondo um peso corporal de 70 kg; faixa de valores médios para doses IV únicas de 0,5-5 mg. [c]A $t_{1/2}$ aparente após uma dose oral é de ~ 12 h, devido à absorção lenta. [d]Após uma dose oral única de 5 mg administrada a 16 adultos sadios.

Referências: Drugs@FDA. FDA-approved drug products: apixaban (Eliquis). Available at: http://www.accessdata.fda.gov/scripts/cder/daf/. Accessed April 23, 2022. Zheng SS, et al. Pharmacodynamics, pharmacokinetics and clinical efficacy of apixaban in the treatment of thrombosis. Expert Opin Drug Metab Toxicol, **2016**, 12:575 -580.

Aripiprazol[a]							
87	< 1	> 99	0,83 ± 0,17[b,c]	4,9[c]	47 ± 10	3,0 ± 0,6[d]	242 ± 36 ng/mL[d]

[a]O principal metabólito, o desidroaripiprazol, tem uma afinidade pelos receptores D_2 semelhante à do fármaco original; encontrado como 40% da concentração do fármaco original no plasma; $t_{1/2}$ de 94 h. Não há diferenças significativas entre os sexos. [b]Eliminado principalmente por metabolismo dependente de CYP2D6 e CYP3A4. Os metabolizadores fracos por CYP2D6 exibem maior exposição (80%) ao fármaco original e menor exposição (30%) ao metabólito ativo. [c]CL/F e V/F relatadas em estado de equilíbrio dinâmico. [d]Após uma dose oral de 15 mg administrada 1×/dia, durante 14 dias.

Referências: DeLeon A, et al. Aripiprazole: A comprehensive review of its pharmacology, clinical efficacy, and tolerability. Clin Ther, 2004, 26:649 -666. Mallikaarjun S, et al. Effects of hepatic or renal impairment on the pharmacokinetics of aripiprazole. Clin Pharmacokinet, **2008**, 47:533 -542. Mallikaarjun S, et al. Pharmacokinetics, tolerability, and safety of aripiprazole following multiple oral dosing in normal healthy volunteers. J Clin Pharmacol, **2004**, 44:179 -187. PDR58, 2004, pp. 1034 -1035.

Atazanavir[a]							
–[b]	7	86	3,4 ± 1,0[c,d]	1,6-2,7[d]	7,9 ± 2,9	2,5[e]	5,4 ± 1,4 µg/mL[e]
↑ Alimento			↓ DH		↑ DH		

[a]Descrevem-se os dados farmacocinéticos para adultos saudáveis. Nenhuma diferença significativa quanto ao sexo ou à idade. [b]Não se conhece a biodisponibilidade absoluta, mas os alimentos aumentam a absorção. [c]Sofre extenso metabolismo hepático, principalmente pela CYP3A. Eliminação metabólica influenciada por inibidores e indutores da CYP3A. A coadministração com ritonavir em dose baixa aumenta a exposição sistêmica ao atazanavir. [d]Relato de CL/F e V/F. [e]Após uma dose oral de 400 mg administrada 1×/dia com uma refeição leve até o estado de equilíbrio.

Referências: Orrick JJ, et al. Atazanavir. Ann Pharmacother, **2004**, 38:1664–1674. PDR58, **2004**, p. 1081.

Atenolol[a]							
58 ± 16	94 ± 8	< 5	2,4 ± 0,3	1,3 ± 0,5[b]	6,1 ± 2,0[c]	3,3 ± 1,3[d]	0,28 ± 0,09 µg/mL[d]
			↓ Id, DR		↑ DR, Id		

[a]O atenolol é administrado como uma mistura racêmica. Não há diferenças farmacocinéticas significativas entre os enantiômeros. [b]$V_{área}$ relatado. [c]As $t_{1/2}$ do R e S-atenolol são semelhantes. [d]Após uma única dose oral de 50 mg. [e]CL/F inalterada durante a gravidez; entretanto, a depuração renal do atenolol aumenta durante a gravidez.

Referências: Boyd RA, et al. The pharmacokinetics of the enantiomers of atenolol. Clin Pharmacol Ther, **1989**, 45:403–410. Mason WD, et al. Kinetics and absolute bioavailability of atenolol. Clin Pharmacol Ther, **1979**, 25:408–415.

Atomoxetina[a]							
ME: 63[b]	1-2%	98,7 ± 0,3	ME: 6,2[b]	ME: 2,3[b]	ME: 5,3[b]	ME/MF: 2[c]	ME: 160 ng/mL[c]
MF: 94[b]			MF: 0,60[b]	MF: 1,1[b]	MF: 20[b]		MF: 915 ng/mL[c]
			ME: ↓ DH				

[a]Metabolizada por CYP2D6 (pleomórfica). Os metabolizadores fracos (MF) mostram biodisponibilidade oral mais alta, $C_{máx}$ mais alta, CL mais baixa e $t_{1/2}$ mais longa que os metabolizadores extensivos (ME). Não há diferenças entre adultos e crianças > 6 anos. [b]CL/F, V/F e $t_{1/2}$ medidos em estado de equilíbrio. [c]Após uma dose oral de 20 mg administrada 2×/dia, durante 5 dias.

Referências: Sauer JM, et al. Disposition and metabolic fate of atomoxetine hydrochloride: the role of CYP2D6 in human disposition and metabolism. Drug Metab Dispos, **2003**, 37:98–107. Simpson D, et al. Atomoxetine: a review of its use in adults with attention deficit hyperactivity disorder. Drugs, **2004**, 64:205–222.

(continua)

TABELA AI-1 ■ DADOS FARMACOCINÉTICOS (continuação)

BIODISPONIBILIDADE (ORAL) (%)	EXCREÇÃO URINÁRIA (%)	LIGAÇÃO PLASMÁTICA (%)	DEPURAÇÃO (mL/min/kg)	VOL. DIST. (L/kg)	MEIA-VIDA (h)	TEMPO DE PICO (h)	PICO DE CONCENTRAÇÃO
Atorvastatina[a]							
12	< 2	≥ 98	29[b]	~ 5,4	19,5 ± 9,6	Ácido 1,8 h	Ácido 6,9 ng/mL
						Lactona 3,4 h[d]	Lactona 3,6 ng/mL[d]
			↓ DH[c], Id		↑ DH, Id		

[a]Dados obtidos de adultos sadios de ambos os sexos. Nenhuma diferença clinicamente significativa entre os sexos. A atorvastatina sofre extenso metabolismo de primeira passagem dependente de CYP3A. Os metabólitos são ativos e exibem $t_{1/2}$ mais longa (20 a 30 h) do que o fármaco original. [b]CL/F médio calculado a partir de dados da AUC em estado de equilíbrio dinâmico após uma dose oral de 20 mg/dia, pressupondo um peso corporal de 70 kg. [c]AUC após administração oral aumenta; insuficiência hepática leve a moderada. [d]Após uma dose oral única de 20 mg. Após administração oral de 20 mg, 1 vez ao dia, por 14 dias, a $C_{máx}$ dos equivalentes de atorvastatina, que incluem metabólitos farmacologicamente ativos, é de 14,9 ± 1,8 ngEq/mL.

Referências: Gibson DM, et al. Effect of age and sex on pharmacokinetics of atorvastatin in humans. *J Clin. Pharmacol*, **1996**, 36:242–246. Lennernas H, Clinical Pharmacokinetics of Atorvastatin, *Clin Pharmacokinet*, 2003, 42:1141-1160. Mazzu AL, Lasseter KC, Shamblen EC, Agarval V, Lettieri J, Sundaresen P. Itraconazole alter the pharmacokinetics of atorvastatin to a greater extent than either cerivastatin or pravastatin *Clin Pharmacol Ther* 2000, 68:391-400.

BIODISPONIBILIDADE (ORAL) (%)	EXCREÇÃO URINÁRIA (%)	LIGAÇÃO PLASMÁTICA (%)	DEPURAÇÃO (mL/min/kg)	VOL. DIST. (L/kg)	MEIA-VIDA (h)	TEMPO DE PICO (h)	PICO DE CONCENTRAÇÃO
Atovaquona							
23 ± 11[a]	< 1	> 99	1,26; 2,95; 2,84[b,c]	7,98[c]	84,9; 31,3; 35,2[c]	1,5-3[d]	4,25 ± 2,15 μg/mL[e]
↑ Alimento							

[a]Valor relatado quando tomada com alimento. [b]Depurada do sangue principalmente por excreção biliar; sofre circulação êntero-hepática, com eliminação fecal. [c]Estimativas populacionais de CL/F, V/F e $t_{1/2}$ em pacientes negros, asiáticos e malaios, respectivamente, tratados para malária. [d]Foram também relatados valores mais longos de $T_{máx}$, possivelmente devido à reciclagem êntero-hepática. [e]Após uma dose oral de 250 mg (Malarone) administrada 1×/dia, durante 4 dias.

Referências: Hussein Z, et al. Population pharmacokinetics of atovaquone in patients with acute malaria caused by *Plasmodium falciparum*. *Clin Pharmacol Ther*, **1997**, 61:518 -530. Marra F, et al. Atovaquone-proguanil for prophylaxis and treatment of malaria. *Ann Pharmacother*, **2003**, 37:1266 -1275. Drugs@FDA. FDA-approved drug products: atovaquone (Mepron and Malarone). Available at: http://www.accessdata.fda.gov/scripts/cder/daf/. Accessed April 23, 2022.

BIODISPONIBILIDADE (ORAL) (%)	EXCREÇÃO URINÁRIA (%)	LIGAÇÃO PLASMÁTICA (%)	DEPURAÇÃO (mL/min/kg)	VOL. DIST. (L/kg)	MEIA-VIDA (h)	TEMPO DE PICO (h)	PICO DE CONCENTRAÇÃO
Azatioprina[a]							
60 ± 31[b]	< 2	—	57 ± 31[c]	0,81 ± 0,65[c]	0,16 ± 0,07[c]	MP: 1-2[d]	MP: 20-90 ng/mL[d]

[a]A azatioprina é metabolizada a mercaptopurina (MP), listada adiante nesta tabela. [b]Determinada como biodisponibilidade da MP; a azatioprina intacta não é detectável após administração oral devido ao extenso metabolismo de primeira passagem. Os valores cinéticos são para a azatioprina IV. [c]Dados obtidos de pacientes submetidos a transplante renal. [d]Concentração de MP em estado de equilíbrio dinâmico após uma dose oral de 135 ± 34 mg de azatioprina, administrada diariamente a pacientes submetidos a transplante renal.

Referência: Lin SN, et al. Quantitation of plasma azathioprine and 6-mercaptopurine levels in renal transplant patients. *Transplantation*, **1980**, 29:290–294.

BIODISPONIBILIDADE (ORAL) (%)	EXCREÇÃO URINÁRIA (%)	LIGAÇÃO PLASMÁTICA (%)	DEPURAÇÃO (mL/min/kg)	VOL. DIST. (L/kg)	MEIA-VIDA (h)	TEMPO DE PICO (h)	PICO DE CONCENTRAÇÃO
Azitromicina							
34 ± 19	12	7-50[a]	9	31	40[b]	2-3[c]	0,4 μg/mL[c]
↓ Alimento (cápsulas)							
↑ Alimento (suspensão)							

[a]Ligação plasmática dependente da dose. A fração ligada é de 50% com 50 ng/mL e de 12% com 500 ng/mL. [b]Uma $t_{1/2}$ plasmática terminal mais longa de 68 ± 8 h, que reflete a liberação dos depósitos teciduais, superestima a $t_{1/2}$ de múltiplas doses. [c]Após uma dose oral de 250 mg/dia a pacientes adultos com infecção.

Referência: Lalak NJ, et al. Azithromycin clinical pharmacokinetics. *Clin Pharmacokinet*, **1993**, 25:370–374.

BIODISPONIBILIDADE (ORAL) (%)	EXCREÇÃO URINÁRIA (%)	LIGAÇÃO PLASMÁTICA (%)	DEPURAÇÃO (mL/min/kg)	VOL. DIST. (L/kg)	MEIA-VIDA (h)	TEMPO DE PICO (h)	PICO DE CONCENTRAÇÃO
Baclofeno[a]							
> 70[b]	69 ± 14	31 ± 11	2,72 ± 0,93[c]	0,81 ± 0,12[c]	3,75 ± 0,96	1,0 (0,5-4)[e]	160 ± 49 ng/mL[e]
			↓ DR[d]				

[a]Dados obtidos de homens adultos sadios. [b]Estimativa da biodisponibilidade baseada na recuperação urinária do fármaco inalterado após administração de dose oral. [c]CL/F e $V_{área}/F$ relatadas para infusão intestinal do fármaco. [d]Dados limitados sugerem um valor reduzido de CL/F com comprometimento renal. [e]Após uma dose oral única de 10 mg.

Referências: Kochak GM, et al. The pharmacokinetics of baclofen derived from intestinal infusion. *Clin Pharmacol Ther*, **1985**, 38:251–257. Wuis EW, et al. Plasma and urinary excretion kinetics of oral baclofen in healthy subjects. *Eur J Clin Pharmacol*, **1989**, 37:181–184.

BIODISPONIBILIDADE (ORAL) (%)	EXCREÇÃO URINÁRIA (%)	LIGAÇÃO PLASMÁTICA (%)	DEPURAÇÃO (mL/min/kg)	VOL. DIST. (L/kg)	MEIA-VIDA (h)	TEMPO DE PICO (h)	PICO DE CONCENTRAÇÃO
Buprenorfina[a]							
SL: 51 ± 13	Desprezível	96	14,9 ± 5,2	4,8 ± 1,7	16,2 ± 20,1	SL:1,2 ± 0,1[c]	SL: 2,7 ± 0,3 ng/mL[c]
BC: 28 ± 9							
			↑ Criança[b]	↑ Criança[b]	↓ Criança[b]	BC: 0,8 ± 0,2[c]	BC: 2,0 ± 0,6 ng/mL[c]

[a]Dados obtidos de indivíduos de ambos os sexos submetidos a cirurgia. A buprenorfina é metabolizada no fígado pela CYP3A4 a um metabólito ativo, a norbuprenorfina, e por conjugação. A maior parte da dose é excretada nas fezes. [b]CL, 60 ± 19 mL/min/kg; V_{ss}, 3,2 L/kg; $t_{1/2}$, 1,03 ± 0,22 h; crianças de 4 a 7 anos de idade. [c]Após a dose de 8 mg de solução sublingual (SL) ou 4 mg bucal (BC).

Referências: Elkader A, Sproule B. Buprenorphine: clinical pharmacokinetics in the treatment of opioid dependence. *Clin Pharmacokinet*, **2005**, 44:661–680. Olkkola KT, et al. Pharmacokinetics of intravenous buprenorphine in children. *Br J Clin Pharmacol*, **1989**, 28:202–204.

(continua)

TABELA AI-1 ■ DADOS FARMACOCINÉTICOS (continuação)

BIODISPONIBILIDADE (ORAL) (%)	EXCREÇÃO URINÁRIA (%)	LIGAÇÃO PLASMÁTICA (%)	DEPURAÇÃO (mL/min/kg)	VOL. DIST. (L/kg)	MEIA-VIDA (h)	TEMPO DE PICO (h)	PICO DE CONCENTRAÇÃO
Bupropiona[a]							
–	< 1	> 80	R: 43 (58)[b] S: 257 (72) Rac: 74 (61)	R: 40,7 (78)[b] S: 152 (83) Rac: 65,7 (80)	R: 11,6 (49)[b] S: 7,2 (103) Rac: 10,8 (54) OH: 19,2 (21) Eritro: 21,6 (36) Treo: 30,8 (41)		Rac: 58 (52-63) ng/mL[c] OH: 464 (406-522) ng/mL[c] Eritro: 38 (35-42) ng/mL[c] Treo: 208 (181-236) ng/mL[c]
			↓ Id, DR, DH		↑ Id, DH		

[a]A bupropiona é administrada como mistura racêmica de bupropiona R e S que pode sofrer interconversão. Dados obtidos de voluntários homens adultos e sadios. A bupropiona é metabolizada pela CYP2B6 a hidroxibupropiona e pela 11β-hidroxiesteroide-desidrogenase e aldo-ceto-redutase a treo e eritro-hidrobupropiona. Todos os três metabólitos se acumulam no sangue e são ativos. [b]CL/F, V_{ss}/F e $t_{1/2}$ registrados para a dose oral. Coeficiente percentual de variação mostrado entre parênteses. [c]Após dose oral de comprimido de 150 mg XL (liberação prolongada) administrada a 42 indivíduos saudáveis por 7 dias (estado de equilíbrio dinâmico). Intervalo de confiança de 95% indicado entre parênteses.
Referências: Benowitz NL, et al. Influence of CYP2B6 genetic variants on plasma and urine concentrations of bupropion and metabolites at steady state. *Pharmacogenet Genomics*, **2013**, *23*:135–141. DeVane CL, et al. Disposition of bupropion in healthy volunteers and subjects with alcoholic liver disease. *J Clin Psychopharmacol*, **1990**, *10*:328–332. Masters AR, et al. Chiral plasma pharmacokinetics and urinary excretion of bupropion and metabolites in healthy volunteers. *J Pharmacol Exp Ther*, **2016**, *358*:230–238.

Buspirona[a]							
3,9 ± 4,3	< 0,1	> 95	28,3 ± 10,3	5,3 ± 2,6	2,4 ± 1,1	0,71 ± 0,06[e]	1,66 ± 0,21 ng/mL[e]
↑ Alimento[b]			↓ DH[c], DR[d]		↑ DH, DR		

[a]Dados obtidos de homens adultos sadios. Nenhuma diferença significativa entre os sexos. Sofre extenso metabolismo de primeira passagem dependente de CYP3A. O principal metabólito (1-pirimidinil piperazina) é ativo em alguns testes comportamentais em animais (20% da potência) e se acumula no sangue em níveis muito superiores aos da buspirona. [b]Biodisponibilidade aumenta ~ 84%; parece ser secundária à redução do metabolismo de primeira passagem. [c]CL/F reduzido, cirrose hepática. [d]CL/F reduzido, insuficiência renal leve; sem relação com CL_{cr}. [e]Após uma dose oral única de 20 mg.
Referências: Barbhaiya RH, et al. Disposition kinetics of buspirone in patients with renal or hepatic impairment after administration of single and multiple doses. *Eur J Clin Pharmacol*, **1994**, *46*:41–47. Gammans RE, et al. Metabolism and disposition of buspirone. *Am J Med*, **1986**, *80*:41–51.

Calcitriol[a]							
VO: ~ 61 IP: ~ 67	< 10%	99,9	0,43 ± 0,04	–	16,5 ± 3,1[b] ↑ Criança[c]	VO: 3-6[d] IP: 2-3[d]	IV: ~ 460 pg/mL[d] VO: ~ 90 pg/mL[d] IP: ~ 105 pg/mL[d]

[a]Dados obtidos de pacientes jovens (15-22 anos) submetidos a diálise peritoneal. Metabolizado pelas 23, 24 e 26-hidroxilases e também excretado na bile como seu glicuronídeo. [b]A $t_{1/2}$ do calcitriol é de 5-8 h em adultos sadios. [c]Em dose oral, $t_{1/2}$ = 27 ± 12 h, crianças de 2-16 anos. [d]Após uma dose IV única de 60 ng/kg, dialisado intraperitoneal (IP) ou VO. Os níveis plasmáticos basais foram < 10 pg/mL.
Referências: Jones CL, et al. Comparisons between oral and intraperitoneal 1,25-dihydroxyvitamin D$_3$ therapy in children treated with peritoneal dialysis. *Clin Nephrol*, **1994**, *42*:44–49. PDR54, **2000**, p. 2650. Salusky IE, et al. Pharmacokinetics of calcitriol in continuous ambulatory and cycling peritoneal dialysis patients. *Am J Kidney Dis*, **1990**, *16*:126–132. Taylor CA, et al. Clinical pharmacokinetics during continuous ambulatory peritoneal dialysis. *Clin Pharmacokinet*, **1996**, *31*:293–308.

Canabidiol[a]							
< 10	–[b]	> 94	VO: 265-455[c,d] IV: 17,7 ± 3,4[f]	VO: 300-612[e] IV: 32,7 ± 8,6[f]	VO: 56-61 IV: 24 ± 6[f]	VO: 2,5-5	VO: 292 ± 88 ng/mL[d] IV: 686 ± 239 ng/mL[f]
↑ Alimento			↓ DH		↑ DH, ↓ Alimento		

[a]Dados obtidos de indivíduos sadios de ambos os sexos. A exposição ao canabidiol aumenta menos que a dose proporcionalmente na faixa de 5 a 25 mg/kg/dia em pacientes. O canabidiol é metabolizado no fígado e no intestino (principalmente no fígado) por CYP2C19 e CYP3A4. Ele também sofre glicuronidação pelas isoformas UGT1A7, UGT1A9 e UGT2B7. Após a dosagem repetida, o metabólito ativo do canabidiol, 7-hidroxicanabidiol (equipotente com o precursor), tem uma AUC 38% menor do que o fármaco original. O metabólito 7-hidroxicanabidiol é metabolizado em 7-carboxicanabidiol (farmacologicamente inativo), que tem uma AUC aproximadamente 40 vezes maior do que o fármaco original. [b]Após a administração oral, o canabidiol é eliminado predominantemente nas fezes, com metabólitos encontrados na urina. [c]CL/F relatado. [d]Após uma dose oral única de 1.500 mg (aproximadamente igual à dosagem de 20 mg/kg/dia). [e]V_{ss}/F relatado. [f]Após 20 mg de canabidiol administrados IV a cinco voluntários do sexo masculino (fumantes infrequentes a frequentes de *Cannabis*).
Referências: Crockett J, et al. A phase 1, randomized, pharmacokinetic trial of the effect of different meal compositions, whole milk, and alcohol on cannabidiol exposure and safety in healthy subjects. *Epilepsia*, **2020**, *61*:267-277. FDA. Product labeling: Epidiolex® (cannabidiol oral solution) Available at: https://www.accessdata.fda.gov/scripts/cder/daf/index.cfm. Accessed March 24, 2021. FDA. Cannabidiol NDA and label. NDA approved in 2018; label revised 10/2020. Available at: https://www.accessdata.fda.gov/drugsatfda_docs/label/2020/210365s008lbl.pdf. Accessed March 24, 2021. Ohlsson A, et al. Single-dose kinetics of deuterium-labelled cannabidiol in man after smoking and intravenous administration. *Biomed Environ Mass Spectrom*, **1986**, *13*:77-83. Taylor L, et al. A phase I, randomized, double-blind, placebo-controlled, single ascending dose, multiple dose, and food effect trial of the safety, tolerability and pharmacokinetics of highly purified cannabidiol in healthy subjects. *CNS Drugs*, **2018**, *32*:1053-1067. Taylor L, et al. A phase 1, open-label, parallel-group, single-dose trial of the pharmacokinetics and safety of cannabidiol (CBD) in subjects with mild to severe hepatic impairment. *J Clin Pharmacol*, **2019**, *59*:1110-1119..

(continua)

TABELA AI-1 ■ DADOS FARMACOCINÉTICOS (continuação)

BIODISPONIBILIDADE (ORAL) (%)	EXCREÇÃO URINÁRIA (%)	LIGAÇÃO PLASMÁTICA (%)	DEPURAÇÃO (mL/min/kg)	VOL. DIST. (L/kg)	MEIA-VIDA (h)	TEMPO DE PICO (h)	PICO DE CONCENTRAÇÃO
Canagliflozina							
65	< 1[a]	98-99	2,74[b,c]	1,70[c]	6,9[d]	1,5 (1-5)[e]	1.227 ± 481 ng/mL[e]

[a]Calculada como a relação a depuração renal/depuração IV total de dapagliflozina. [b]Depurada do sangue principalmente por metabolismo dependente de UGT1A9 e 2B4. [c]Valor calculado assumindo um peso corporal de 70 kg. [d]$t_{1/2}$ relatada após dose IV; valores mais longos (11-13 h) relatados após administração oral. [e]Média (faixa ou ± DP) após uma dose oral de 100 mg administrada 1×/dia a pacientes com diabetes melito tipo 2, durante 7 dias.
Referência: Drugs@FDA. FDA-approved drug products: canagliflozin (Invokamet). Available at: http://www.accessdata.fda.gov/scripts/cder/daf/. Accessed April 23, 2022. Scheen AJ. Pharmacokinetics, pharmacodynamics and clinical use of SGL2 inhibitors in patients with type 2 diabetes mellitus and chronic kidney disease. *Clin Pharmacokinet*, **2015**, *54*:691 -708.

BIODISPONIBILIDADE (ORAL) (%)	EXCREÇÃO URINÁRIA (%)	LIGAÇÃO PLASMÁTICA (%)	DEPURAÇÃO (mL/min/kg)	VOL. DIST. (L/kg)	MEIA-VIDA (h)	TEMPO DE PICO (h)	PICO DE CONCENTRAÇÃO
Candesartana[a]							
42 (34-56)	52	99,8	0,37 (0,31-0,47)	0,13 (0,09-0,17)	9,7 (4,8-13)	4,0 ± 1,3	119 ± 43 ng/mL[c]
			↓ DR[b]		↑ DR[b]		

[a]Dados obtidos de homens adultos sadios. A candesartana cilexetila é convertida de forma rápida e completa em candesartana por meio da ação de esterases da parede intestinal. Média (faixa) relatada para a candesartana. Nenhuma diferença significativa quanto ao sexo ou à idade. [b]Valor reduzido de CL/F na doença renal leve a moderada. [c]Média (DP) após uma dose oral diária de 16 mg (comprimido) durante 7 dias.
Referências: Hubner R, et al. Pharmacokinetics of candesartan after single and repeated doses of candesartan cilexetil in young and elderly healthy volunteers. *J Hum Hypertens*, **1997**, *11*(Suppl. 2):S19–S25. Stoukides CA, et al. Candesartan cilexetil: an angiotensin II receptor blocker. *Ann Pharmacother*, **1999**, *33*:1287–1298. van Lier JJ, et al. Absorption, metabolism and excretion of ^{14}C candesartan and ^{14}C-candesartan cilexetil in healthy volunteers. *J Hum Hypertens*, **1997**, *11*(Suppl. 2):S27–S28.

BIODISPONIBILIDADE (ORAL) (%)	EXCREÇÃO URINÁRIA (%)	LIGAÇÃO PLASMÁTICA (%)	DEPURAÇÃO (mL/min/kg)	VOL. DIST. (L/kg)	MEIA-VIDA (h)	TEMPO DE PICO (h)	PICO DE CONCENTRAÇÃO
Capecitabina[a]							
–	3	< 60	145 (34%) L/h/m^{2c,d}	270 L/m^{2c,d}	C: 1,3 (146%)[c]	C: 0,5 (0,5-1)[e]	C: 6,6 ± 6,0 µg/mL[e]
↓ Alimento[b]			↓ DH[e]		5-FU: 0,72 (16%)[c]	5-FU: 0,5 (0,5-2,1)[e]	5-FU: 0,47 ± 0,47 µg/mL[e]

[a]Dados obtidos de pacientes de ambos os sexos com câncer. A capecitabina (C) é um profármaco da 5-fluoruracila (5-FU; ativa), listado adiante nesta tabela. É bem absorvida e a bioativação é sequencial no fígado e no tumor. [b]AUC para C e 5-FU diminuída. [c]Média geométrica (coeficiente de variação). [d]Valores de CL/F e $V_{área}/F$ relatados para a dose oral. [e]Após 1.255 mg/m².
Referências: Dooley M, et al. Capecitabine. *Drugs*, **1999**, *58*:69 -76; discussion 77 -78. Reigner B, et al. Effect of food on the pharmacokinetics of capecitabine and its metabolites following oral administration in cancer patients. *Clin Cancer Res*, **1998**, *4*:941 -948.

BIODISPONIBILIDADE (ORAL) (%)	EXCREÇÃO URINÁRIA (%)	LIGAÇÃO PLASMÁTICA (%)	DEPURAÇÃO (mL/min/kg)	VOL. DIST. (L/kg)	MEIA-VIDA (h)	TEMPO DE PICO (h)	PICO DE CONCENTRAÇÃO
Carbamazepina[a]							
78 ± 24[b]	3	74 ± 6	0,73 ± 0,3[b]	1,1 ± 0,3[b]	20 ± 9[b]	–	11,2-11,7 (2-18) µg/mL[c]

[a]Um metabólito, o 10,11-epóxido carbamazepina, é equipotente em estudos com animais. Sua formação é catalisada primariamente pela CYP3A e secundariamente pela CYP2C8. [b]Dados de 92 pacientes submetidos a terapia com carbamazepina oral para tratamento da epilepsia, que receberam carbamazepina marcada com isótopo estável por via intravenosa. A carbamazepina induz o seu próprio metabolismo; para uma dose única, $CL/F = 0,36 ± 0,07$ mL/min/kg e $t_{1/2} = 36 ± 5$ h. [c]A $C_{máx}$ média no estado de equilíbrio dinâmico é semelhante após a administração de uma dose de carbamazepina de liberação imediata 4×/dia ou de carbamazepina de liberação prolongada 1×/dia (800-1.600 mg/dia). Concentração relatada após uma dose oral diária de 200 mg (liberação imediata) administrada a pacientes adultos com epilepsia.
Referências: Garnett WR, et al. Pharmacokinetic evaluation of twice-daily extended release carbamazepine (CBZ) and four-time-daily immediate-release CBZ in patients with epilepsy. *Epilepsia*, **1998**, *39*:274–279. Marino SE, et al. Steady-state carbamazepine pharmacokinetics following oral and stable–labeled intravenous administration I epilepsy patients: effects of race and sex. *Clin Pharmacol Ther*, **2012**, *91*:483–488.

BIODISPONIBILIDADE (ORAL) (%)	EXCREÇÃO URINÁRIA (%)	LIGAÇÃO PLASMÁTICA (%)	DEPURAÇÃO (mL/min/kg)	VOL. DIST. (L/kg)	MEIA-VIDA (h)	TEMPO DE PICO (h)	PICO DE CONCENTRAÇÃO
Carbidopa[a]							
–[b]	5,3 ± 2,1	–	18 ± 7[c]	–	~ 2	2,1 ± 1,0	S: 165 ± 77 ng/mL[d]
							S-CR: 81 ± 28 ng/mL[d]

[a]Dados obtidos de adultos sadios. Combinada com levodopa para o tratamento da doença de Parkinson. [b]A biodisponibilidade absoluta é desconhecida, porém é presumivelmente baixa com base no alto valor de CL/F. A biodisponibilidade da associação de carbidopa/levodopa de liberação controlada (S-CR) é de 55% da formulação-padrão (S). [c]CL/F registrada para 2 comprimidos da associação carbidopa/levodopa 25/100. [d]Após uma dose oral única de 2 comprimidos da associação 25/100 ou 1 comprimido da associação CR 50/200.
Referência: Yeh KC, et al. Pharmacokinetics and bioavailability of Sinemet CR: a summary of human studies. *Neurology*, **1989**, *39*:25–38.

BIODISPONIBILIDADE (ORAL) (%)	EXCREÇÃO URINÁRIA (%)	LIGAÇÃO PLASMÁTICA (%)	DEPURAÇÃO (mL/min/kg)	VOL. DIST. (L/kg)	MEIA-VIDA (h)	TEMPO DE PICO (h)	PICO DE CONCENTRAÇÃO
Carvedilol[a]							
25	< 2	95[b]	8,7 ± 1,7	1,5 ± 0,3	2,2 ± 0,3[c]	1,3 ± 0,3[d]	105 ± 12 ng/mL[d]
S-(–): 15			↓ DH	↑ DH	↑, ↔ DH		
R-(+): 31							
↑ DH							

[a]Mistura racêmica: enantiômero S-(–) é responsável pelo bloqueio dos receptores β_1-adrenérgicos. Os enantiômeros R-(+)- e S-(–) têm atividade bloqueadora do receptor α_1 quase equivalente. [b]O enantiômero R-(+) é mais fortemente ligado do que o antípoda S-(–). [c]$t_{1/2}$ mais longo de ~ 6 h foi medido em concentrações mais baixas. [d]Após uma dose oral de 12,5 mg administrada 2 vezes ao dia durante 2 semanas a adultos jovens saudáveis.
Referências: Morgan T. Clinical pharmacokinetics and pharmacodynamics of carvedilol. *Clin Pharmacokinet*, **1994**, *26*:335–346. Morgan T, et al. Pharmacokinetics of carvedilol in older and younger patients. *J Hum Hypertens*, **1990**, *4*:709–715.

(continua)

TABELA AI-1 ■ DADOS FARMACOCINÉTICOS (continuação)

BIODISPONIBILIDADE (ORAL) (%)	EXCREÇÃO URINÁRIA (%)	LIGAÇÃO PLASMÁTICA (%)	DEPURAÇÃO (mL/min/kg)	VOL. DIST. (L/kg)	MEIA-VIDA (h)	TEMPO DE PICO (h)	PICO DE CONCENTRAÇÃO
Caspofungina[a]							
–[a]	~2	96,5	0,16 (0,14-0,18)	0,12[b]	9,6 ± 0,8[b]	–	8,7 (7,9-9,6) µg/mL[c]

[a]A caspofungina está disponível apenas para administração IV. [b]Valores relatados do volume de distribuição inicial e $t_{1/2}$. Exibe eliminação bifásica com $V_{área}$ maior (0,3-2,1 L/kg) e $t_{1/2}$ terminal mais longa (> 25 h); a fase terminal responde por uma pequena fração da dose. [c]Após infusão IV de 50 mg por 1 h, administrada 1×/dia, durante 14 dias.
Referências: Stone JA, et al. Single- and multiple-dose pharmacokinetics of caspofungin in healthy men. *Antimicrob Agents Chemother*, **2002**, *46*:739–745. Stone JA, et al. Disposition of caspofungin: role of distribution in determining pharmacokinetics in plasma. *Antimicrob Agents Chemother*, **2004**, *48*:815–823.

Cefalexina							
90 ± 9	91 ± 18	14 ± 3	4,3 ± 1,1[a] ↓ DR	0,26 ± 0,03[a]	0,90 ± 0,18 ↑ DR	1,4 ± 0,8[a]	28 ± 6,4 µg/mL[a]

[a]Após uma única dose oral de 500 mg administrada a adultos sadios do sexo masculino.
Referência: Spyker DA, et al. Pharmacokinetics of cefaclor and cephalexin: Dosage nomograms for impaired renal function. *Antimicrob Agents Chemother*, **1978**, *14*:172–177.

Cefazolina							
> 90	80 ± 16 ↓ DR, DH, Neo, criança	89 ± 2	0,95 ± 0,17 ↓ DR ↑ Grav	0,19 ± 0,06[a] ↑ DR, Neo	2,2 ± 0,02 ↑ DR, Neo ↓ Grav, DH	IM: 1,7 ± 0,7[b]	IV: 237 ± 285 µg/mL[b] IM: 42 ± 9,5 µg/mL[b]

[a]$V_{área}$ registrado. [b]Após uma dose IV única de 1 g ($C_{máx}$ de acordo com o modelo) ou IM em adultos sadios.
Referência: Scheld WM, et al. Moxalactam and cefazolin: comparative pharmacokinetics in normal subjects. *Antimicrob Agents Chemother*, **1981**, *79*:613–619.

Cefdinir							
Cap: 16-21[a]	13-23[b]	89[c]	11-15[d]	1,6-2,1[d]	1,4-1,5	Cap: 3 ± 0,7[e]	Cap: 2,9 ± 1,0 µg/mL[e]
Susp: 25[a]		↓ DR				Susp: 2 ± 0,4[e]	
↓ Ferro							Susp: 3,9 ± 0,6 µg/mL[e]

[a]Biodisponibilidade após a ingestão de uma dose formulada em cápsula (Cap) ou suspensão (Susp). [b]Determinada após uma única dose oral. [c]Ligação mais baixa às proteínas plasmáticas (71-74%) relatada em pacientes submetidos a diálise. [d]Valores relatados de CL/F e V/F. [e]Após a ingestão de uma única cápsula de 600 mg a adultos ou administração de uma dose de 14 mg/kg de suspensão a crianças (6 meses a 12 anos). Não há acúmulo após múltiplas doses.
Referências: Guay DR. Pharmacodynamics and pharmacokinetics of cefdinir, an oral extended spectrum cephalosporin. *Pediatr Infect Dis J*, **2000**, *19*:S141–S146. PDR58, **2004**, p. 503. Tomino Y, et al. Pharmacokinetics of cefdinir and its transfer to dialysate in patients with chronic renal failure undergoing continuous ambulatory peritoneal dialysis. *Arzneimittelforschung*, **1998**, *48*:862–867.

Cefepima[a]							
–	80	16-19	1,8 (1,7-2,5)[b] ↓ DR[c]	0,26 (0,24-0,31)[d]	2,1 (1,3-2,4)[b] ↑ DR[c]	–	65 ± 7 µg/mL[e]

[a]Dados obtidos de pacientes adultos sadios. Disponível apenas na forma parenteral. [b]Mediana (faixa) dos valores registrados de CL e $t_{1/2}$ de 16 estudos com dose única. [c]Comprometimento renal leve. [d]Mediana (faixa) dos valores relatados de V_{ss} em estudos com 6 doses únicas. [e]Após uma dose de 1 g IV.
Referências: Okamoto MP, et al. Cefepime clinical pharmacokinetics. *Clin Pharmacokinet*, **1993**, *25*:88–102. Rybak M. The pharmacokinetic profile of a new generation of parenteral cephalosporin. *Am J Med*, **1996**, *100*: 39S–44S.

Ceftazidima							
–	84 ± 4	21 ± 6	CL = 1,05, CL_{Cr} + 0,12	0,23 ± 0,02	1,6 ± 0,1	IM: 0,7-1,3[a]	IV: 119-146 µg/mL[a]
IM: 91				↑ Id	↑ DR, Prem, Neo, Id		IM: 29-39 µg/mL[a]

[a]Faixa dos dados médios de diferentes estudos após uma dose IM ou IV na forma de *bolus* de 1 g administrada a adultos sadios.
Referência: Balant L, et al. Clinical pharmacokinetics of the third generation cephalosporins. *Clin Pharmacokinet*, **1985**, *10*:101–143.

Celecoxibe[a]							
–	< 3	~ 97	6,60 ± 1,85[c] ↓ Id, DH[d] ↑ DR[e]	6,12 ± 2,08[c]	11,2 ± 3,47	2,8 ± 1,0[f]	705 ± 268 ng/mL[f]
↑ Alimento[b]							

[a]Dados obtidos de indivíduos sadios. [b]Refeição rica em gorduras. A biodisponibilidade absoluta é desconhecida. [c]Valores de CL/F e V/F relatados. Depurado primariamente pela CYP2C9 (polimórfica). [d]CL/F reduzida, comprometimento hepático leve ou moderado. [e]CL/F aumentada, comprometimento renal moderado, porém sem relação com a CL_{Cr}. [f]Após uma dose oral única de 200 mg.
Referências: Goldenberg MM. Celecoxib, a selective cyclooxygenase-2 inhibitor for the treatment of rheumatoid arthritis and osteoarthritis. *Clin Ther*, **1999**, *21*:1497–1513; discussion 1427–1428. PDR54, **2000**, p. 2334.

(continua)

TABELA AI-1 ■ DADOS FARMACOCINÉTICOS (continuação)

BIODISPONIBILIDADE (ORAL) (%)	EXCREÇÃO URINÁRIA (%)	LIGAÇÃO PLASMÁTICA (%)	DEPURAÇÃO (mL/min/kg)	VOL. DIST. (L/kg)	MEIA-VIDA (h)	TEMPO DE PICO (h)	PICO DE CONCENTRAÇÃO
Cetirizina[a]							
Rac: > 70[b]	Rac: 70,9 ± 7,8	Rac: 89,2 ± 0,4	Rac: 0,74 ± 0,19[c]	Rac: 0,58 ± 0,16[c]	Rac: 9,42 ± 2,4	Rac: 0,9 ± 0,2[g]	Rac: 313 ± 45 ng/mL[g]
Levo: > 68[b]	Levo: 68,1 ± 10,2	Levo: 92,0 ± 0,3	Levo: 0,62 ± 0,11[c]	Levo: 0,41 ± 0,10	Levo: 7,8 ± 1,6	Levo: 0,8 ± 0,5[g]	Levo: 270 ± 40 ng/mL[g]
			Rac: ↓ DH,[d] DR,[e] Id		Rac: ↑ DH, DR, Id		
			Levo: ↓ DR		Levo: ↑ DR		
			Rac/Levo: ↑ Criança[f]		Rac/Levo: ↓ Criança		

[a]Dados de indivíduos de ambos os sexos, saudáveis e tratados com cetirizina (Rac) ou o enantiômero R ativo, a levocetirizina (Levo). [b]Baseada na recuperação do fármaco em sua forma inalterada na urina. [c]Valores CL/F e V_d/F registrados para a dose oral. [d]CL/F reduzida, doença hepatocelular e hepatopatia colestática. [e]CL/F reduzida, comprometimento renal moderado a grave. [f]CL/F aumentada, 1 a 5 anos de idade. [g]Após uma dose oral única de 10 mg de Rac ou 5 mg de Levo.

Referências: Baltes E, et al. Absorption and disposition of levocetirizine, the eutomer of cetirizine, administered alone or as cetirizine to healthy volunteers. *Fundam Clin Pharmacol*, **2001**, 15:269–277. Benedetti MS, et al. Absorption, distribution, metabolism and excretion of [14C]levocetirizine, the R enantiomer of cetirizine, in healthy volunteers. *Eur J Clin Pharmacol*, **2001**, 57:571–582. Horsmans Y, et al. Single-dose pharmacokinetics of cetirizine in patients with chronic liver disease. *J Clin Pharmacol*, **1993**, 33:929–932. Matzke GR, et al. Pharmacokinetics of cetirizine in the elderly and patients with renal insufficiency. *Ann Allergy*, **1987**, 59:25–30. PDR54, **2000**, p. 2404. Spicák V, et al. Pharmacokinetics and pharmacodynamics of cetirizine in infants and toddlers. *Clin Pharmacol Ther*, **1997**, 61:325–330. Strolin Benedetti M, et al. Stereoselective renal tubular secretion of levocetirizine and dextrocetirizine, the two enantiomers of the H1-antihistamine cetirizine. *Fundam Clin Pharmacol*, **2008**, 22:19–23.

Ciclofosfamida[a]							
74 ± 22	6,5 ± 4,3	13	1,3 ± 0,5	0,78 ± 0,57	7,5 ± 4,0	–	121 ± 21 μM[b]
			↑ Criança		↓ Criança		
			↓ DH		↑ DH		

[a]A ciclofosfamida é ativada em hidroxiciclofosfamida principalmente pela CYP2C9. O metabólito é posteriormente convertido nas espécies alquilantes ativas, mostarda fosforamida ($t_{1/2}$ = 9 h) e mostarda nornitrogênica ($t_{1/2}$ aparente = 3,3 h). Os parâmetros cinéticos são para a ciclofosfamida. [b]Após uma dose de 600 mg/m² IV (*bolus*) administrada a pacientes com câncer de mama.

Referências: Grochow LB, et al. Clinical pharmacokinetics of cyclophosphamide. *Clin Pharmacokinet*, **1979**, 4:380–394. Moore MJ, et al. Variability in the pharmacokinetics of cyclophosphamide, methotrexate and 5-fluorouracil in women receiving adjuvant treatment for breast cancer. *Cancer Chemother Pharmacol*, **1994**, 33:472–476.

Ciclosporina							
SI: 28 ± 18[a,b]	< 1	93 ± 2	5,7 (0,6-24)[b,c]	4,5 (0,12-15,5)[b]	10,7 (4,3-53)[b]	NL: 1,5-2,0[d]	NL: 1333 ± 469 ng/mL[d]
			↓ DH, Id	↓ Id			
			↑ Criança	↑ Criança	↓ Criança		SI: 1101 ± 570 ng/mL[d]

[a]NEORAL (NL) exibe uma biodisponibilidade oral relativa mais uniforme e ligeiramente maior (125-150%) do que a formulação SANDIMMUNE (SI). [b]Parâmetros farmacocinéticos baseados em dosagens sanguíneas com um ensaio específico. Dados obtidos de pacientes submetidos a transplante renal. [c]Metabolizado pela CYP3A em três metabólitos principais, que são subsequentemente biotransformados em vários metabólitos secundários e terciários.[d]$C_{máx}$ em estado de equilíbrio após uma dose oral de 344 ± 122 mg/dia (dividida em duas doses) de ciclosporina (NL, cápsula de gelatina mole) ou uma dose de 14 mg/kg/dia (intervalo de 6-22 mg/kg/dia) dose oral de ciclosporina (SI) administrada a pacientes adultos transplantados renais em condição estável. A concentração mínima média após NL foi de 251 ± 116 ng/mL; faixa terapêutica (vale) é 150-400 ng/mL.

Referências: Fahr A. Cyclosporin clinical pharmacokinetics. *Clin Pharmacokinet*, **1993**, 24:472–495. PDR54, **2000**, pp. 2034–2035. Pollak R, et al. Cyclosporine bioavailability of Neoral and Sandimmune in white and black *de novo* renal transplant recipients. Neoral Study Group. *Ther Drug Monit*, **1999**, 27:661–663. Ptachcinski RJ, et al. Cyclosporine kinetics in renal transplantation. *Clin Pharmacol Ther*, **1985**, 38:296–300.

Cidofovir[a]							
SC: 98 ± 10	70,1 ± 21,4[b]	< 6	2,1 ± 0,6[b]	0,36 ± 0,13[b]	2,3 ± 0,5[b]	–	19,6 ± 7,2 μg/mL[d]
VO: < 5			↓ DR[c]		↑ DR		

[a]Dados obtidos de pacientes com infecção pelo HIV e positivos para citomegalovírus. O cidofovir é ativado intracelularmente por fosfocinases. Para uso parenteral. [b]Parâmetros registrados para uma dose administrada na presença de probenecida. [c]CL reduzida, comprometimento renal leve (depuração por hemodiálise de alto fluxo). [d]Após uma única infusão IV de 5 mg/kg administrada durante 1 hora, com probenecida oral concomitante e hidratação ativa.

Referências: Brody SR, et al. Pharmacokinetics of cidofovir in renal insufficiency and in continuous ambulatory peritoneal dialysis or high-flux hemodialysis. *Clin Pharmacol Ther*, **1999**, 65:21–28. Cundy KC, et al. Clinical pharmacokinetics of cidofovir in human immunodeficiency virus-infected patients. *Antimicrob Agents Chemother*, **1995**, 39:1247–1252. PDR54, **2000**, p. 1136. Wachsman M, et al. Pharmacokinetics, safety and bioavailability of HPMPC (cidofovir) in human immunodeficiency virus-infected subjects. *Antiviral Res*, **1996**, 29:153–161.

Cinacalcete[a]							
~ 20	–[b]	93-97	~ 18	~ 17,6	34 ± 9	2-6	10,6 ± 2,8 ng/mL[c]
↑ Alimento			↓ DH		↑ DH		

[a]O cinacalcete é uma molécula quiral; o enantiômero R é mais potente que o enantiômero S e supõe-se que seja o responsável pela atividade farmacológica. O cinacalcete é metabolizado principalmente por CYP3A4, CYP2D6 e CYP1A2. [b]Não relatada, porém presumivelmente insignificante. [c]Após uma única dose oral de 75 mg.

Referências: FDA. Pharmacology and toxicology review of NDA. Application 21–688. U.S. FDA, CDER. Disponível em: http://www.fda.gov/drugs at fda_docs/nda/2004/21-688.pdf. Sensipar_Pharmr_PI.pdf. Acessado em 7 de julho de 2010. Joy MS, et al. Calcimimetics and the treatment of primary and secondary hyperparathyroidism. *Ann Pharmacother*, **2004**, 38:1871–1880. Kumar GN, et al. Metabolism and disposition of calcimimetic agent cinacalcet HCl in humans and animal models. *Drug Metab Dispos*, **2004**, 32:1491–1500.

(continua)

TABELA AI-1 ■ DADOS FARMACOCINÉTICOS (continuação)

BIODISPONIBILIDADE (ORAL) (%)	EXCREÇÃO URINÁRIA (%)	LIGAÇÃO PLASMÁTICA (%)	DEPURAÇÃO (mL/min/kg)	VOL. DIST. (L/kg)	MEIA-VIDA (h)	TEMPO DE PICO (h)	PICO DE CONCENTRAÇÃO
Ciprofloxacino							
60 ± 12	50 ± 5	40	7,6 ± 0,8	2,2 ± 0,4[a]	3,3 ± 0,4	0,6 ± 0,2[b]	2,5 ± 1,1 μg/mL[b]
			↓ DR, Id	↓ Id	↑ DR		

[a]$V_{área}$ registrado. [b]Após uma dose oral de 500 mg administrada 2×/dia a pacientes com bronquite crônica ou bronquiectasia, por ≥ 3 dias.
Referências: Begg EJ, et al. The pharmacokinetics of oral fleroxacin and ciprofloxacin in plasma and sputum during acute and chronic dosing. *Br J Clin Pharmacol,* **2000,** *49*:32–38. Sorgel F, et al. Pharmacokinetic disposition of quinolones in human body fluids and tissues. *Clin Pharmacokinet,* **1989,** *16*(suppl):5–24.

Claritromicina[a]							
55 ± 8[b]	36 ± 7[b]	42-50	7,3 ± 1,9[b]	2,6 ± 0,5	3,3 ± 0,5[b]	C: 2,8[c]	C: 2,4 μg/mL[c]
			↓ Id, DR	↑ DH	↑ Id, DR, DH	HC: 3[c]	HC: 0,7 μg/mL[c]

[a]Metabólito ativo, 14(R)-hidroxiclaritromicina. [b]Em doses mais altas, a CL metabólica satura, resultando em aumento da porcentagem de excreção urinária e $t_{1/2}$ e diminuição do CL. [c]Dados médios para claritromicina (C) e 14-hidroxiclaritromicina (HC), após uma dose oral de 500 mg administrada 2 vezes ao dia até o estado de equilíbrio em adultos saudáveis.
Referências: Chu SY, et al. Absolute bioavailability of clarithromycin after oral administration in humans. *Antimicrob Agents Chemother,* **1992,** *36*:1147–1150. Fraschini F, et al. Clarithromycin clinical pharmacokinetics. *Clin Pharmacokinet,* **1993,** *25*:189–204.

Clindamicina							
~ 87[a]	13	93,6 ± 0,2	4,7 ± 1,3	1,1 ± 0,3[b]	2,9 ± 0,7	–	IV: 17,2 ± 3,5 μg/mL[c]
Via tópica: 2					↑ Prem		VO: 2,5 μg/mL[d]

[a]Cloridrato de clindamicina administrado por via oral. [b]$V_{área}$ relatado. [c]Após uma dose IV de 1.200 mg (infusão de 30 minutos) de fosfato de clindamicina (profármaco) administrada 2×/dia a homens adultos sadios até alcançar o estado de equilíbrio dinâmico. [d]Após uma dose oral única de 150 mg de cloridrato de clindamicina a adultos.
Referências: PDR54, **2000,** p. 2421. Plaisance KI, et al. Pharmacokinetic evaluation of two dosage regimens of clindamycin phosphate. *Antimicrob Agents Chemother,* **1989,** *33*:618–620.

Clonazepam							
IM: 93 ± 27	< 1	86 ± 0,5	0,79 ± 0,12	2,6 ± 0,7	38 ± 9	IM: 3,1 ± 1,7[a]	IM: 11,0 ± 5,4 ng/mL[a]
VO: 90 ± 22						VO: 1,7 ± 0,9[a]	
							VO: 14,9 ± 3,9 ng/mL[a]

[a]Após uma dose IM ou VO única de 2 mg administrada a adultos sadios. Foram observados picos plasmáticos secundários após administração IV e IM.
Referência: Crevoisier C, et al. Comparative single-dose pharmacokinetics of clonazepam following intravenous, intramuscular and oral administration to healthy volunteers. *Eur Neurol,* **2003,** *49*:173–177.

Clonidina							
VO: 95	62 ± 11	20	3,1 ± 1,2[a]	2,1 ± 0,4	12 ± 7	VO: 2[b]	VO: 0,8 ng/mL[b]
TD: 60			↓ DR		↑ DR	TD: 72[b]	TD: 0,3-0,4 ng/mL[b]
			↑ Grav				

[a]A clonidina é depurada por via renal e hidroxilação mediada por CYP2D6. [b]Dados médios após uma dose oral de 0,1 mg administrada 2×/dia até o estado de equilíbrio dinâmico, ou concentração do estado de equilíbrio (C_{ss}) após adesivo transdérmico (TD) de 3,5 cm² aplicado a homens adultos normotensos. As concentrações de 0,2-2 ng/mL estão associadas a uma redução da pressão arterial; > 1 ng/mL provoca sedação e boca seca.
Referência: Lowenthal DT, et al. Clinical pharmacokinetics of clonidine. *Clin Pharmacokinet,* **1988,** *14*:287–310.

Clopidogrel[a]							
–[b]	–	Clo: 98	–	–	Clo: 4-6	Clo: 0,5-1	Clo[d]
					MA: 0,5[c]	MA: 1,0[d]	ME: 3,8 ± 2,5 ng/mL
							MI: 6,8 ± 3,6 ng/mL
							MF: 18 ± 14 ng/mL
							MA[d]
							ME: 39 ± 15 ng/mL
							MI: 26 ± 11 ng/mL
							MF: 24 ± 6 ng/mL

[a]O clopidogrel (Clo) é um profármaco convertido em metabólito ativo (MA) instável menor por duas reações sequenciais dependentes de CYP. A maior parte da dose é rapidamente convertida em um produto hidrolítico inativo por esterases. Embora múltiplas isoformas de CYP contribuam para a formação do MA, os níveis sanguíneos de MA têm sido associados ao genótipo CYP2C19 e ao tipo de fenótipo, com níveis mais baixos nos metabolizadores fracos (MF), em média, em comparação com os metabolizadores extensos (ME). A formação de MA é responsável por 10% ou menos da dose administrada e pode ser dependente da dose devido ao metabolismo saturável. [b]A biodisponibilidade absoluta do Clo é desconhecida. Há um relato de que os alimentos aumentam bastante a exposição sistêmica do Clo após administração oral. [c]O valor registrado pode representar o desaparecimento de níveis altos de metabólitos formados durante a primeira passagem e não a $t_{1/2}$ terminal, que deveria ser limitada pela formação. [d]Após uma única dose de ataque de 300 mg de Clo. MI, metabolizador intermediário.
Referências: Farid NA, et al. Metabolism and disposition of the thienopyridine antiplatelet drugs ticlopidine, clopidogrel, and prasugrel in humans. *J Clin Pharmacol,* **2009,** *50*:126-42. Kim KA, et al. The effect of CYP2C19 polymorphism on the pharmacokinetics and pharmacodynamics of clopidogrel: a possible mechanism for clopidogrel resistance. *Clin Pharmacol Ther,* **2008,** *84*:236–242. Takahashi M, et al. Quantitative determination of clopidogrel active metabolite in human plasma by LC-MS/MS. *J Pharm Biomed Anal,* **2008,** *48*:1219–1224. Umemura K, et al. The common gene variants of CYP2C19 affect pharmacokinetics and pharmacodynamics in an active metabolite of clopidogrel in healthy subjects. *J Thromb Haemost,* **2008,** *6*:1439–1441.

(continua)

TABELA AI-1 ■ DADOS FARMACOCINÉTICOS (continuação)

BIODISPONIBILIDADE (ORAL) (%)	EXCREÇÃO URINÁRIA (%)	LIGAÇÃO PLASMÁTICA (%)	DEPURAÇÃO (mL/min/kg)	VOL. DIST. (L/kg)	MEIA-VIDA (h)	TEMPO DE PICO (h)	PICO DE CONCENTRAÇÃO
Clorazepato[a]							
N: 91 ± 6[a]	N: < 1	N: 97,5	N: 0,17 ± 0,02[b]	N: 1,24 ± 0,09[b]	N: 93 ± 11[b]	N: 0,9 ± 0,01[a,c]	N: 356 ± 27 ng/mL[a,c]
		↓ DR	↓ DH, Obes	↑ Obes	↑ Obes		
					↓ DH		

[a]O clorazepato é essencialmente um profármaco do nordiazepam (N, desmetildiazepam). Os valores de biodisponibilidade, $T_{máx}$ e $C_{máx}$ para o N foram derivados após a administração oral de clorazepato. [b]Os valores de CL, V_{ss} e $t_{1/2}$ são para o nordiazepam IV. [c]Dados para N após uma dose oral de 20 mg de clorazepato.
Referências: Greenblatt DJ, et al. Desmethyldiazepam pharmacokinetics: studies following intravenous and oral desmethyldiazepam, oral clorazepate, and intravenous diazepam. *J Clin Pharmacol*, **1988**, 28:853–859. Ochs HR, et al. Desmethyldiazepam kinetics after intravenous, intramuscular, and oral administration of clorazepate dipotassium. *Klin Wochenschr*, **1982**, 75:175–180.

Cloroquina[a]							
~ 80	52-58[b]	S: 66,6 ± 3,3[c]	3,7-13[b]	132-261[b]	10-24 dias[b,d]		IV: 837 ± 248 ng/mL[e]
		R: 42,7 ± 2,1					
						IM: 0,25[e]	IM: 57-480 ng/mL[e]
						VO: 3,6 ± 2,0[e]	VO: 76 ± 14 ng/mL[e]

[a]Metabólito ativo, desetilcloroquina, responde por 20% ± 3% da excreção urinária; $t_{1/2}$ = 15 ± 6 dias. Mistura racêmica; os parâmetros cinéticos para os dois isômeros são ligeiramente diferentes, CL/F = 136 mL/min e 237 mL/min e V/F = 3410 L e 4830 L para o isômero R e o isômero S, respectivamente. [b]Intervalo de valores médios de diferentes estudos (administração IV). [c]Concentra-se nos glóbulos vermelhos. Razão da concentração sangue/plasma para o racemato = 9. [d]Um $t_{1/2}$ mais longo (41 ± 14 dias) foi relatado com amostragem estendida de sangue. [e]Após uma dose única IV de 300 mg (infusão de 24 minutos) de cloroquina HCl ou uma dose única de 300 mg IM ou oral de fosfato de cloroquina administrada a adultos saudáveis. As concentrações efetivas contra *Plasmodium vivax* e *Plasmodium falciparum* são 15 ng/mL e 30 ng/mL, respectivamente. Diplopia e tontura podem ocorrer acima de 250 ng/mL.
Referências: Krishna S, et al. Pharmacokinetics of quinine, chloroquine and amodiaquine. Clinical implications. *Clin Pharmacokinet*, **1996**, 30:263–299. White NJ. Clinical pharmacokinetics of antimalarial drugs. *Clin Pharmacokinet*, **1985**, 10:187–215.

Clorpromazina[a]							
32 ± 19[b]	< 1	95-98	8,6 ± 2,9[c]	21 ± 9[c]	30 ± 7[c]	1-4[d]	25-150 ng/mL[d]
			↓ Criança				

[a]Metabólitos ativos, 7-hidroxiclorpromazina ($t_{1/2}$ = 25 ± 15 h) e possivelmente N-óxido de clorpromazina, produzem AUC comparáveis ao fármaco original (doses únicas). [b]Após uma dose única. A biodisponibilidade pode diminuir para aproximadamente 20% com administração repetida. [c]CL/F, $V_{área}$ e terminal $t_{1/2}$ após administração IM. [d]Após uma dose oral de 100 mg administrada 2 vezes ao dia, durante 33 dias a pacientes adultos. A neurotoxicidade (tremores e convulsões) ocorre em concentrações de 750-1.000 ng/mL.
Referência: Dahl SG, et al. Pharmacokinetics of chlorpromazine after single and chronic dosage. *Clin Pharmacol Ther*, **1977**, 21:437–448.

Clortalidona							
64 ± 10	65 ± 9[a]	75 ± 1	0,04 ± 0,01	0,14 ± 0,07	47 ± 22[b]	13,8 ± 6,3[c]	3,7 ± 0,9 µg/mL[c]
			↓ Id		↑ Id		

[a]O valor é para doses de 50 e 100 mg; CL renal diminui com uma dose oral de 200 mg e há uma diminuição concomitante na porcentagem excretada inalterada. [b]A clortalidona é sequestrada nos eritrócitos. $t_{1/2}$ é mais longa se o sangue, em vez do plasma, for analisado. Parâmetros relatados com base nas concentrações sanguíneas. [c]Após uma dose oral única de 50 mg (comprimido) administrada a adultos saudáveis do sexo masculino.
Referência: Williams RL, et al. Relative bioavailability of chlorthalidone in humans: adverse influence of polyethylene glycol. *J Pharm Sci*, **1982**, 71:533–535.

Clozapina							
55 ± 12	< 1	> 95	6,1 ± 1,6[a]	5,4 ± 3,5	12 ± 4	1,9 ± 0,8[b]	546 ± 307 ng/mL[b]
			↓ Id				
			↑ Tab				

[a]A clozapina é depurada metabolicamente, com papel importante da CYP1A2 e contribuições menores da CYP3A4, CYP2C19 e CYP2D6. [b]Após titulação até uma dose oral de 150 mg (comprimido) administrada 2×/dia a adultos com esquizofrenia crônica, durante 7 dias.
Referências: Choc MG, et al. Multiple-dose pharmacokinetics of clozapine in patients. *Pharm Res*, **1987**, 4:402–405. Jann MW, et al. Pharmacokinetics and pharmacodynamics of clozapine. *Clin Pharmacokinet*, **1993**, 24:161–176.

Codeína[a]							
50 ± 7[b]	Desprezível	7	11 ± 2[c]	2,6 ± 0,3[c]	2,9 ± 0,7	C: 1,0 ± 0,5[d]	C: 149 ± 60 ng/mL[d]
						M: 1,0 ± 0,4[d]	M: 3,8 ± 2,4 ng/mL[d]

[a]A codeína é metabolizada pela CYP2D6 (polimórfica) a morfina. Acredita-se que o efeito analgésico seja em grande parte devido aos níveis de morfina. [b]Biodisponibilidade oral/IM relatada. [c]CL/F e $V_{área}$/F registradas. [d]Dados para a codeína (C) e a morfina (M) após uma dose oral de 60 mg de codeína administrada 3×/dia a homens adultos sadios, para 7 doses.
Referência: Quiding H, et al. Plasma concentrations of codeine and its metabolite, morphine, after single and repeated oral administration. *Eur J Clin Pharmacol*, **1986**, 30:673–677.

(continua)

TABELA AI-1 ■ DADOS FARMACOCINÉTICOS (continuação)

	BIODISPONIBILIDADE (ORAL) (%)	EXCREÇÃO URINÁRIA (%)	LIGAÇÃO PLASMÁTICA (%)	DEPURAÇÃO (mL/min/kg)	VOL. DIST. (L/kg)	MEIA-VIDA (h)	TEMPO DE PICO (h)	PICO DE CONCENTRAÇÃO
Colchicina								
	37 ± 12^a	25-65	39 ± 5	$1,8 \pm 0,4^b$ ↓ DR, DH	$5,3 \pm 1,2^c$	58 ± 11	$1,0 \pm 0,6^d$	$6,5 \pm 1$ ng/mL^d

[a]Biodisponibilidade diminuída relatada após múltiplas doses. [b]A colchicina é um substrato da glicoproteína P, que pode contribuir para a sua excreção renal e biliar e recirculação êntero-hepática. A colchicina também é metabolizada pela CYP3A4. [c]A colchicina exibe cinética multicompartimental, com volume de distribuição central inicial de 0,26 L/kg. [d]Valor registrado após a administração de um único comprimido de 1 mg.

Referência: Ferron GM, et al. Oral absorption characteristics and pharmacokinetics of colchicine in healthy volunteers after single and multiple doses. *Eur J Clin Pharmacol,* **1996**, *36*:874–883.

	BIODISPONIBILIDADE (ORAL) (%)	EXCREÇÃO URINÁRIA (%)	LIGAÇÃO PLASMÁTICA (%)	DEPURAÇÃO (mL/min/kg)	VOL. DIST. (L/kg)	MEIA-VIDA (h)	TEMPO DE PICO (h)	PICO DE CONCENTRAÇÃO
Dabigatrana[a]								
	$6 (3-7)^b$	77	35	$2,21 \pm 0,29$ ↓ DR^c	$0,98 \pm 0,14$	$7,31 \pm 0,74^d$ ↑ DR^c	$2,7^d$	159 ng/mL^e

[a]Dose oral na forma do profármaco etexilato de dabigatrana; conversão em dabigatrana por carboxilesterases. [b]Biodisponibilidade absoluta da dabigatrana após uma dose oral de etexilato de dabigatrana. [c]Os valores de CL e $t_{1/2}$ da dabigatrana são alterados em função da gravidade da doença renal. [d]$t_{1/2}$ relatada após uma dose IV; valores muito mais longos (12-17 h) relatados após múltiplas doses orais. [e]Valores de dabigatrana após uma dose de 150 mg do profármaco etexilato administrada 2×/dia em pacientes cirúrgicos até o estado de equilíbrio dinâmico.

Referências: Blech S, et al. The metabolism and disposition of the oral direct thrombin inhibitor, dabigatran, in humans. *Drug Metab Disp,* **2008**, *36*:386–399. FDA. Drugs@FDA: FDA approved drug products. Dabigatrana (Pradaxa). Disponível em: http://www.accessdata.fda.gov/scripts/cder/daf/. Acessado em 26 de abril de 2022. Stangier J. Clinical pharmacokinetics and pharmacodynamics of oral direct thrombin inhibitor dabigatran etexilate. *Clin Pharmacokinet,* **2008**, *47*:285–295.

	BIODISPONIBILIDADE (ORAL) (%)	EXCREÇÃO URINÁRIA (%)	LIGAÇÃO PLASMÁTICA (%)	DEPURAÇÃO (mL/min/kg)	VOL. DIST. (L/kg)	MEIA-VIDA (h)	TEMPO DE PICO (h)	PICO DE CONCENTRAÇÃO
Dapagliflozina								
	$78 (9)^a$	3^b	$91 \pm 0,65$	$2,96 (23)^{c,d}$ ↓ DR^f	$1,69 \pm 0,45^d$	$12,2 \pm 5,25$	$1 (0,5-2,0)^d$	68 (32) ng/mL^e

[a]Média (CV% relatado); uma refeição rica em gordura altera o perfil de absorção, mas não a AUC. [b]Calculada como relação depuração renal/depuração IV total de dapagliflozina. [c]Depurada do sangue principalmente por metabolismo dependente de UGT1A9. [d]Valor médio (CV% ou ± DP) assumindo um peso corporal de 70 kg. [e]Valor médio (faixa ou CV%) relatado para uma dose de 5 mg administrada diariamente, durante 7 dias. [f]A depuração declina em função da gravidade da doença renal por um mecanismo desconhecido, visto que fração da dapagliflozina excretada de modo inalterado é de 3%.

Referências: FDA. Drugs@FDA: FDA approved drug products. Dapagliflozin (Farxiga). Available at: http://www.accessdata.fda.gov/scripts/cder/daf/. Accessed April 26, 2022. Scheen AJ, Pharmacokinetics, pharmacodynamics and clinical use of SGL2 inhibitors in patients with type 2 diabetes mellitus and chronic kidney disease. *Clin Pharmacokinet,* **2015**, *54*:691-708.

	BIODISPONIBILIDADE (ORAL) (%)	EXCREÇÃO URINÁRIA (%)	LIGAÇÃO PLASMÁTICA (%)	DEPURAÇÃO (mL/min/kg)	VOL. DIST. (L/kg)	MEIA-VIDA (h)	TEMPO DE PICO (h)	PICO DE CONCENTRAÇÃO
Dapsona								
	93 ± 8^a	$5-15^b$	73 ± 1	$0,60 \pm 0,17^c$ ↑ Neo	$1,0 \pm 0,1$	$22,4 \pm 5,6$	DU: $2,1 \pm 0,8^d$	DU: $1,6 \pm 0,4$ µg/mL^d DM: $3,3$ µg/mL^d

[a]Diminuída na hanseníase grave em 70-80% por estimativas baseadas na recuperação urinária de uma dose radioativa. [b]pH urinário = 6-7. [c]Sofre metabolismo reversível a um metabólito monoacetil; a reação é catalisada pela NAT2 (polimórfica); sofre também N-hidroxilação (CYP3A, CYP2C9). [d]Após uma dose oral única de 100 mg (DU) ou 100 mg administrado diariamente até o estado de equilíbrio dinâmico (DM) a adultos sadios.

Referências: Mirochnick M, et al. Pharmacokinetics of dapsone administered daily and weekly in human immunodeficiency virus-infected children. *Antimicrob Agents Chemother,* **1999**, *43*:2586–2591. Pieters FA, et al. The pharmacokinetics of dapsone after oral administration to healthy volunteers. *Br J Clin Pharmacol,* **1986**, *22*:491–494. Venkatesan K. Clinical pharmacokinetic considerations in the treatment of patients with leprosy. *Clin Pharmacokinet,* **1989**, *16*:365–386. Zuidema J, et al. Clinical pharmacokinetics of dapsone. *Clin Pharmacokinet,* **1986**, *11*:299–315.

	BIODISPONIBILIDADE (ORAL) (%)	EXCREÇÃO URINÁRIA (%)	LIGAÇÃO PLASMÁTICA (%)	DEPURAÇÃO (mL/min/kg)	VOL. DIST. (L/kg)	MEIA-VIDA (h)	TEMPO DE PICO (h)	PICO DE CONCENTRAÇÃO
Daptomicina								
	—[a]	47 ± 12	92	$0,14 \pm 0,01$ ↑ DR^b	$0,096 \pm 0,009$ ↑ DR^b	$7,8 \pm 1,0$ ↑ DR^b	—	99 ± 12 µg/mL^c

[a]Disponível apenas para administração IV. [b]Alterações descritas em pacientes com grave comprometimento renal. [c]$C_{máx}$ ao final de uma infusão IV de 30 minutos de uma dose de 6 mg/kg, administrada 1×/dia, por 7 dias. Não há acúmulo significativo com múltiplas doses.

Referências: Dvorchik BH, et al. Daptomycin pharmacokinetics and safety following administration of escalating doses once daily to healthy subjects. *Antimicrob Agents Chemother,* **2003**, *47*:1318–1323. Informação sobre o produto: Cubicin™ (daptomicina injetável). Cubist Pharmaceuticals, Lexington, MA, **2004**.

(continua)

TABELA AI-1 ■ DADOS FARMACOCINÉTICOS (continuação)

BIODISPONIBILIDADE (ORAL) (%)	EXCREÇÃO URINÁRIA (%)	LIGAÇÃO PLASMÁTICA (%)	DEPURAÇÃO (mL/min/kg)	VOL. DIST. (L/kg)	MEIA-VIDA (h)	TEMPO DE PICO (h)	PICO DE CONCENTRAÇÃO
Dextroanfetamina[a]							
—[b]	Rac: 14,5[c]	Rac: 23-26	Dextro: 3,4-7,7[d] (Urina ácida)	Rac: 6,11 ± 0,22	Rac: 3,5-4,2[d] (Urina ácida)	Dextro: 3,1 ± 1,1[f]	Dextro: 61 ± 20 ng/mL[f]
			Dextro: 0,23-1,71[d] (Urina alcalina)		Rac: 14-22[d] (Urina alcalina)		
					Dextro: 6,8 ± 0,5[e] (pH urinário não controlado)		

[a]A anfetamina está disponível como racemato (Rac), dextroisômero (Dextro) ou uma mistura dos dois, em formulações de liberação imediata e prolongada. São apresentados os dados da farmacocinética da dextroanfetamina e da anfetamina racêmica. [b]A biodisponibilidade absoluta não é descrita; é de > 55% com base na recuperação do fármaco inalterado a partir da urina quando o pH urinário é baixo. [c]Medido sob pH urinário não controlado. A CL renal da anfetamina depende do pH urinário. A acidificação da urina resulta em maior excreção urinária, de até 55%. [d]CL/F e a $t_{1/2}$ após uma dose oral em adultos são descritas. [e]A $t_{1/2}$ em crianças é descrita. [f]Após uma dose oral de liberação imediata de 20 mg administrada 1×/dia, durante > 1 semana. Uma formulação de liberação prolongada consistindo em uma mistura de dextroanfetamina e sais de anfetamina (ADDERALL XR) exibe um $T_{máx}$ prolongado de ~ 7 h.

Referências: Busto U, et al. Clinical pharmacokinetics of non-opiate abused drugs. *Clin Pharmacokinet,* **1989**, *16*:1–26. Helligrel ET, et al. Steady-state pharmacokinetics and tolerability of modafinil administered alone or in combination with dextroamphetamine in healthy volunteers. *J Clin Pharmacol,* **2002**, *42*:450–460. McGough JJ, et al. Pharmacokinetics of SLI381 (ADDERALL XR), an extended-release formulation of Adderall. *J Am Acad Child Adolesc Psychiatry,* **2003**, *42*:684–691.

BIODISPONIBILIDADE (ORAL) (%)	EXCREÇÃO URINÁRIA (%)	LIGAÇÃO PLASMÁTICA (%)	DEPURAÇÃO (mL/min/kg)	VOL. DIST. (L/kg)	MEIA-VIDA (h)	TEMPO DE PICO (h)	PICO DE CONCENTRAÇÃO
Diazepam[a]							
VO: 100 ± 14	< 1	98,7 ± 0,2	0,38 ± 0,06	1,1 ± 0,3	43 ± 13	VO: 1,3 ± 0,2[b]	IV: 400-500 ng/mL[d]
Retal: 90		↓ DR, DH, Grav, Neo, Id	↓ DH	↑ DH, Id	↑ Id, DH	Retal: 1,5[c]	VO: 317 ± 27 ng/mL[b]
							Retal: ~ 400 ng/mL[c]

[a]Metabólitos ativos, desmetildiazepam e oxazepam, formados por CYP2C19 (polimórfico) e CYP3A. [b]Após uma dose oral única de 10 mg para adultos saudáveis. [c]Após uma dose retal de 15 mg administrada a adultos saudáveis. A concentração de 300-400 ng/mL produz efeito ansiolítico, enquanto > 600 ng/mL fornece um controle das convulsões. [d]Intervalo de dados após uma única dose IV de 5 a 10 mg (bolus de 15 a 30 segundos).

Referências: Friedman H, et al. Pharmacokinetics and pharmacodynamics of oral diazepam: effect of dose, plasma concentration, and time. *Clin Pharmacol Ther,* **1992**, *52*:139–150. Greenblatt DJ, et al. Diazepam disposition determinants. *Clin Pharmacol Ther,* **1980**, *27*:301–312. PDR54, **2000**, p. 1012.

BIODISPONIBILIDADE (ORAL) (%)	EXCREÇÃO URINÁRIA (%)	LIGAÇÃO PLASMÁTICA (%)	DEPURAÇÃO (mL/min/kg)	VOL. DIST. (L/kg)	MEIA-VIDA (h)	TEMPO DE PICO (h)	PICO DE CONCENTRAÇÃO
Dicloxacilina							
50-85	60 ± 7	95,8 ± 0,2	1,6 ± 0,3[a]	0,086 ± 0,017	0,70 ± 0,07	0,5-1,6[b]	47-91 µg/mL[b]
		↓ DR, Id, DH	↓ DR	↑ DR	↑ DR		

[a]Possível saturação da depuração renal com doses de 1-2 g. A secreção tubular ativa é mediada por transportador de ânions orgânicos (OAT). [b]Faixa estimada de dados após uma única dose oral de 2 g administrada a adultos sadios (em jejum).

Referência: Nauta EH, Mattie H. Dicloxacillin and cloxacillin: pharmacokinetics in healthy and hemodialysis subjects. *Clin Pharmacol Ther,* **1976**, *20*:98–108.

BIODISPONIBILIDADE (ORAL) (%)	EXCREÇÃO URINÁRIA (%)	LIGAÇÃO PLASMÁTICA (%)	DEPURAÇÃO (mL/min/kg)	VOL. DIST. (L/kg)	MEIA-VIDA (h)	TEMPO DE PICO (h)	PICO DE CONCENTRAÇÃO
Didanosina							
38 ± 15	36 ± 9	< 5	16 ± 7	1,0 ± 0,2	1,4 ± 0,3	T: 0,67 (0,33-1,33)[b]	T: 1,5-0,7 µg/mL[b]
↓ Alimento,[a] Criança						RE: 2,0 (1,0-5,0)[b]	RE: 0,93 ± 0,43 µg/mL[b]

[a]A magnitude do efeito do alimento pode depender do produto usado, do tipo de refeição consumida (leve vs. rica em gordura) e da coadministração ou não de didanosina com tenofovir, um inibidor do metabolismo da didanosina. [b]Após uma dose oral única de 400 mg de didanosina formulada como comprimido tamponado (T) ou de revestimento entérico (RE), administrada após o jejum por pacientes com infecção pelo HIV.

Referências: Knupp CA, et al. Pharmacokinetics of didanosine in patients with acquired immunodeficiency syndrome or acquired immunodeficiency syndrome-related complex. *Clin Pharmacol Ther,* **1991**, *49*:523–535. Morse GD, et al. Single-dose pharmacokinetics of delavirdine mesylate and didanosine in patients with human immunodeficiency virus infection. *Antimicrob Agents Chemother,* **1997**, *41*:169–174.

(continua)

TABELA AI-1 ■ DADOS FARMACOCINÉTICOS (continuação)

BIODISPONIBILIDADE (ORAL) (%)	EXCREÇÃO URINÁRIA (%)	LIGAÇÃO PLASMÁTICA (%)	DEPURAÇÃO (mL/min/kg)	VOL. DIST. (L/kg)	MEIA-VIDA (h)	TEMPO DE PICO (h)	PICO DE CONCENTRAÇÃO
Lopinavir[a]							
_[b]	<3	98-99	1,2[c]	0,6[c]	5,3 ± 2,5	4,4 ± 2,4[d]	9,8 ± 3,7 µg/mL[d]
↑ Alimento							

[a]Atualmente formulado em combinação com ritonavir. O ritonavir inibe o metabolismo dependente de CYP3A do lopinavir, elevando a sua biodisponibilidade, aumentando as concentrações plasmáticas (50 a 100 vezes) e estendendo a sua $t_{1/2}$. São descritos os dados farmacocinéticos de pacientes de ambos os sexos com infecção pelo HIV. [b]Não se conhece a biodisponibilidade absoluta; a biodisponibilidade relativa aumenta com uma refeição rica em gorduras. [c]São descritas a CL/F e a $V_{área}/F$; calculados a partir de dados da AUC no estado de equilíbrio. [d]Após uma dose oral de lopinavir/ritonavir de 400/100 mg administrada 2×/dia e combinada à estavudina e à lamivudina até o estado de equilíbrio.

Referências: Boffito M, et al. Lopinavir protein binding in vivo through the 12-hour dosing interval. Ther Drug Monit, **2004**, 26:35–39. Corbett AH, et al. Kaletra (lopinavir/ritonavir). Ann Pharmacother, **2002**, 36:1193–1203. Eron JJ, et al. Once-daily versus twice-daily lopinavir/ritonavir in antiretroviral-naive HIV-positive patients: a 48-week randomized clinical trial. J Infect Dis, **2004**, 189:265–272. King JR, et al. Pharmacokinetic enhancement of protease inhibitor therapy. Clin Pharmacokinet, **2004**, 43:291–310.

Loratadina[a]							
L: _[b]	L: Desprezível	L: 97	L: 142 ± 57[d]	L: 120 ± 80[d]	L: 8 ± 6	L (L): 2,0 ± 2,0[e]	L (L): 3,4 ± 3,4 ng/mL[e]
			↓ DH		↑ DH	DL (L): 2,6 ± 2,9[e]	DL (L): 4,1 ± 2,6 ng/mL[e]
DL: _[b]	DL: –	DL: 82-87[c]	DL: 14-18[d]	DL: 26[d]	DL: 21-24	DL (DL): 3,2 ± 1,8[f]	DL(DL): 4,0 ± 2,1 ng/mL[f]
			↓ DR, DH			HDL (DL): 4,8 ± 1,9[f]	HDL (DL): 2,0 ± 0,6 ng/mL[f]

[a]A loratadina (L) é convertida ao seu principal metabólito ativo, a desloratadina (DL). Quase todos os pacientes alcançam concentrações plasmáticas mais altas de DL do que L. A DL foi aprovada para indicações clínicas semelhantes às da L. A DL é eliminada por metabolismo. A DL é eliminada pelo metabolismo em um metabólito ativo, 3-hidroxidesloratidina (HDL). Aproximadamente 7-20% dos pacientes são metabolizadores lentos de DL; a frequência varia de acordo com a etnia. [b]A biodisponibilidade da L e da DL não é conhecida; a da L provavelmente é baixa em decorrência do extenso metabolismo de primeira passagem. [c]A ligação da HDL às proteínas plasmáticas é de 85-89%. [d]São descritas a CL/F e a $V_{área}/F$. Para a DL, a CL/F oral foi calculada a partir de dados da AUC após doses orais únicas de 5-20 mg administradas a adultos saudáveis. [e]Média para a L e a DL após uma dose oral de 10 mg de L (Claritin-D 24 h) administrada 1×/dia a adultos saudáveis, durante 7 dias. [f]Média para DL e HDL após uma dose oral de 5 mg de DL administrada 1×/dia a adultos saudáveis, durante 10 dias.

Referências: Affrime M, et al. A pharmacokinetic profile of desloratadine in healthy adults, including elderly. Clin Pharmacokinet, **2002**, 41(suppl):13–19. Gupta S, et al. Desloratadine demonstrates dose proportionality in healthy adults after single doses. Clin Pharmacokinet, **2002**, 41(suppl):l–6. Haria M, et al. Loratadine. A reappraisal of its pharmacological properties and therapeutic use in allergic disorders. Drugs, **1994**, 48:617–637. Kosoglou T, et al. Pharmacokinetics of loratadine and pseudoephedrine following single and multiple doses of once- versus twice-daily combination tablet formulations in healthy adult males. Clin Ther, **1997**, 19:1002–1012. PDR58, **2004**, p. 3044.

Lorazepam							
93 ± 10	<1	91 ± 2	0,61 ± 0,01[a]	1,3 ± 0,2[b]	14 ± 5	MI: 1,2[c]	IV: ~ 75 ng/mL[c]
			↓ DH, DR		↑ DH, DR	↑ DH, Neo, DR	VO: 1,2-2,6[c]	MI: ~ 30 ng/mL[c]
							VO: ~ 28 ng/mL[c]

[a]Depurado principalmente por glicuronidação por UGT2B7 e UGT2B15. [b]$V_{área}$ relatado. [c]Após uma dose única de 2 mg em bolus IV, dose IM ou oral administrada a adultos saudáveis.

Referências: Chung J-Y, et al. Pharmacokinetic and pharmacodynamic interaction of lorazepam and valproic acid in relation to UGT2B7 genetic polymorphism in healthy subjects. Clin Pharmacol Ther, **2007**, 83:595- 600. Greenblatt DJ. Clinical pharmacokinetics of oxazepam and lorazepam. Clin Pharmacokinet, **1981**, 6:89–105.

Losartana[a]							
L: 35,8 ± 15,5	L: 12 ± 2,8	L: 98,7	L: 8,1 ± 1,8	L: 0,45 ± 0,24	L: 2,5 ± 1,0	L: 1,0 ± 0,5[d]	L: 296 ± 217 ng/mL[d]
		LA: 99,8	↓ DR[b], DH[c]		LA: 5,4 ± 2,3	LA: 4,1 ± 1,6[d]	LA: 249 ± 74 ng/mL[d]

[a]Dados obtidos de homens sadios. A losartana (L) é metabolizada primariamente pela CYP2C9 em um metabólito ativo, o ácido 5-carboxílico (LA). [b]CL/F para L, mas não LA, está diminuída em comprometimento renal grave (L/LA não removidos por hemodiálise). Não há necessidade de ajuste da dose. [c]CL/F para L reduzida em comprometimento hepático leve a moderado. AUC da LA também aumentada. [d]Após uma dose oral única de 50 mg (comprimido). Níveis plasmáticos mais elevados de L (mas não de LA) nas mulheres do que nos homens.

Referências: Lo MW, et al. Pharmacokinetics of losartan, an angiotensin II receptor antagonist, and its active metabolite EXP3174 in humans. Clin Pharmacol Ther, **1995**, 58:641–649. PDR54, **2000**, pp. 1809–1812.

Lovastatina[a]							
≤ 5	10	> 95	4,3-18,3[b]	–	1-9	IA: 2,0 ± 0,9[c]	IA: 41 ± 6 ng-Eq/mL[c]
↑ Alimento			↓ DR			IT: 3,1 ± 2,9[c]	IT: 50 ± 8 ng-Eq/mL[c]

[a]A lovastatina é uma lactona inativa que é metabolizada ao β-hidroxiácido ativo correspondente. Os valores farmacocinéticos se baseiam na soma da atividade de inibição da 3-hidroxi-3-metilglutaril-coenzima A (HMG-CoA)-redutase pelo β-hidroxiácido e por outros metabólitos menos potentes. [b]A lactona (em equilíbrio com o metabólito β-hidroxiácido) é metabolizada pela CYP3A. [c]Após uma dose oral de 80 mg administrada 1×/dia, durante 17 dias. Os níveis máximos representam a totalidade dos inibidores ativos (IA) e inibidores totais (IT) da HMG-CoA-redutase.

Referências: Corsini A, et al. New insights into the pharmacodynamic and pharmacokinetic properties of statins. Pharmacol Ther, **1999**, 84:413-428. Desager JP, et al. Clinical pharmacokinetics of 3-hydroxy-3-methylglutaryl-coenzyme A reductase inhibitors. Clin Pharmacokinet, **1996**, 31:348–371. McKenney JM. Lovastatin: a new cholesterol-lowering agent. Clin Pharm, **1988**, 7:21–36.

(continua)

TABELA AI-1 ■ DADOS FARMACOCINÉTICOS (continuação)

BIODISPONIBILIDADE (ORAL) (%)	EXCREÇÃO URINÁRIA (%)	LIGAÇÃO PLASMÁTICA (%)	DEPURAÇÃO (mL/min/kg)	VOL. DIST. (L/kg)	MEIA-VIDA (h)	TEMPO DE PICO (h)	PICO DE CONCENTRAÇÃO
Mefloquina[a]							
_[b]	< 1	98,2	$0,43 \pm 0,14^c$	19 ± 6^c	20 ± 4 dias	DU: $7-19,6^d$	DU: 800-1.020 ng/mL^d
			↑ Grav		↓ Grav	DM: 12 ± 8^d	DM: 420 ± 141 ng/mL^d

[a]Mistura racêmica; nenhuma informação disponível sobre a cinética relativa dos enantiômeros. [b]A biodisponibilidade absoluta é desconhecida; os valores registrados > 85% representam uma comparação do comprimido oral com a solução. [c]CL/F e V_{ss}/F registradas. [d]Valores médios de diferentes estudos após uma dose oral única (DU) de 1.000 mg e média após uma dose oral de 250 mg administrada 1×/semana, durante 4 semanas (DM).
Referência: Karbwang J, et al. Clinical pharmacokinetics of mefloquine. *Clin Pharmacokinet*, **1990**, *19*:264–279.

BIODISPONIBILIDADE (ORAL) (%)	EXCREÇÃO URINÁRIA (%)	LIGAÇÃO PLASMÁTICA (%)	DEPURAÇÃO (mL/min/kg)	VOL. DIST. (L/kg)	MEIA-VIDA (h)	TEMPO DE PICO (h)	PICO DE CONCENTRAÇÃO
Meperidina[a]							
52 ± 3	$\sim 5 (1-25)^b$	58 ± 9^c	17 ± 5	$4,4 \pm 0,9$	$3,2 \pm 0,8^d$	IM: < I^e	IV: 0,67 µg/mL^e
↑ DH		↓ Id, DR	↓ DH, DR, Prem, Neo	↑ Id, Prem	↑ DH, Prem, Neo, Id, DR		MI: ~ 0,7 µg/mL^e

[a]A meperidina sofre *N*-desmetilação em normeperidina dependente de CYP. O metabólito não é um analgésico, mas é um potente agente excitatório do sistema nervoso central associado a efeitos adversos da meperidina. [b]A meperidina é uma base fraca ($pK_a = 8,6$) e é excretada em maior grau na urina com pH urinário baixo e, em menor grau, com pH urinário alto. [c]Correlaciona-se com a concentração de α_1-glicoproteína ácida. [d]Observa-se também uma $t_{1/2}$ mais longa (7 h). [e]Após uma infusão IV contínua de 24 mg/h ou uma injeção IM de 100 mg a cada 4 h até o estado de equilíbrio dinâmico. Ocorre analgesia pós-operatória com 0,4-0,7 µg/mL.
Referência: Edwards DJ, et al. Clinical pharmacokinetics of pethidine: 1982. *Clin Pharmacokinet*, **1982**, *7*:421–433.

BIODISPONIBILIDADE (ORAL) (%)	EXCREÇÃO URINÁRIA (%)	LIGAÇÃO PLASMÁTICA (%)	DEPURAÇÃO (mL/min/kg)	VOL. DIST. (L/kg)	MEIA-VIDA (h)	TEMPO DE PICO (h)	PICO DE CONCENTRAÇÃO
Mercaptopurina[a]							
12 ± 7^b	22 ± 12	19	11 ± 4^c	$0,56 \pm 0,38$	$0,90 \pm 0,37$		IV: 6,9 µM^d
						VO (−): $2,4 \pm 0,4^d$	VO (−): $0,74 \pm 0,28$ µM^d
						VO (+): $2,8 \pm 0,4^d$	VO (+): $3,7 \pm 0,6$ µM^d

[a]O profármaco inativo é metabolizado intracelularmente em 6-tioinosinato. São registrados valores de farmacocinética para a mercaptopurina. [b]Aumenta para 60% quando o metabolismo de primeira passagem é inibido pelo alopurinol (100 mg 3×/dia). [c]Depurada metabolicamente pela xantinoxidase e tiopurina-metiltransferase (polimórfica). Apesar da inibição da CL intrínseca pelo alopurinol, o metabolismo hepático é limitado pelo fluxo sanguíneo e, portanto, a CL é pouco alterada pelo alopurinol. [d]Após infusão IV de 50 mg/m²/h até o estado de equilíbrio dinâmico em crianças com câncer refratário ou dose oral única de 75 mg/m² com (+) ou sem (−) tratamento anterior com alopurinol.
Referências: Lennard L. The clinical pharmacology of 6-mercaptopurine. *Eur J Clin Pharmacol*, **1992**, *43*:329–339. PDR54, **2000**, p. 1255.

BIODISPONIBILIDADE (ORAL) (%)	EXCREÇÃO URINÁRIA (%)	LIGAÇÃO PLASMÁTICA (%)	DEPURAÇÃO (mL/min/kg)	VOL. DIST. (L/kg)	MEIA-VIDA (h)	TEMPO DE PICO (h)	PICO DE CONCENTRAÇÃO
Metadona[a]							
92 ± 21	24 ± 10^b	$89 \pm 2,9^c$	$1,7 \pm 0,9^b$	$3,6 \pm 1,2^d$	27 ± 12^e	$\sim 3^f$	IV: 450-550 ng/mL^f
			↓ Criança		↓ Criança		VO: 69-980 ng/mL^f
			↑ Grav				

[a]Dados para a mistura racêmica. A atividade opioide reside no enantiômero *R*. A distribuição *in vivo* é estereosseletiva. A *N*-desmetilação é mediada por CYP3A4 e CYP2B6. [b]Inversamente correlacionado com o pH da urina. [c]*d*-Metadona com porcentagem ligeiramente superior. [d]$V_{área}$ relatado. Diretamente correlacionado com o pH urinário. [e]Correlacionado diretamente com o pH da urina. [f]Após uma dose IV única em bolus de 10 mg em pacientes com dor crônica ou uma dose oral de 0,12 a 1,9 mg/kg 1 vez ao dia por pelo menos 2 meses em indivíduos com dependência de opioides. Níveis > 100 ng/mL previnem sintomas de abstinência; EC_{50} para alívio da dor e sedação em pacientes com câncer é de 350 ± 180 ng/mL.
Referências: Dyer KR, et al. Steady-state pharmacokinetics and pharmacodynamics in methadone maintenance patients: Comparison of those who do and do not experience withdrawal and concentration-effect relationships. *Clin Pharmacol Ther*, **1999**, *65*:685–694. Inturrisi CE, et al. Pharmacokinetics and pharmacodynamics of methadone in patients with chronic pain. *Clin Pharmacol Ther*, **1987**, *41*:392–401.

BIODISPONIBILIDADE (ORAL) (%)	EXCREÇÃO URINÁRIA (%)	LIGAÇÃO PLASMÁTICA (%)	DEPURAÇÃO (mL/min/kg)	VOL. DIST. (L/kg)	MEIA-VIDA (h)	TEMPO DE PICO (h)	PICO DE CONCENTRAÇÃO
Metformina[a]							
52 ± 5 (40-55)	$99,9 \pm 0,5$ (79-100)	Desprezível	$7,62 \pm 0,30^b$ (6,3-10,1)	$1,12 \pm 0,08$ (0,9-3,94)	$1,74 \pm 0,20$ (1,5-4,5)	$1,9 \pm 0,4^d$ (1,5-3,5)^d	$1,6 \pm 0,2$ µg/mL^d
			↓ DR^c, Id		↑ DR^c, Id		1,0-3,1 µg/mL^d
			↑ Grav				

[a]Dados obtidos de indivíduos sadios de ambos os sexos. Nenhuma diferença significativa entre os sexos. Entre parênteses são fornecidos os valores médios de diferentes estudos. [b]A depuração da metformina é mediada, em parte, por OCTs nos rins. [c]CL/F reduzida, comprometimento renal leve a grave. [d]Após dose oral única de 0,5 g (comprimido) e faixa para uma dose oral de 0,5-1,5 g.
Referências: Harrower AD. Pharmacokinetics of oral antihyperglycaemic agents in patients with renal insufficiency. *Clin Pharmacokinet*, **1996**, *37*:111–119. Pentikainen PJ, et al. Pharmacokinetics of metformin after intravenous and oral administration to man. *Eur J Clin Pharmacol*, **1979**, *16*:195–202. PDR54, **2000**, pp. 831–835. Scheen AJ. Clinical pharmacokinetics of metformin. *Clin Pharmacokinet*, **1996**, *30*:359–371.

(continua)

TABELA AI-1 ■ DADOS FARMACOCINÉTICOS (continuação)

BIODISPONIBILIDADE (ORAL) (%)	EXCREÇÃO URINÁRIA (%)	LIGAÇÃO PLASMÁTICA (%)	DEPURAÇÃO (mL/min/kg)	VOL. DIST. (L/kg)	MEIA-VIDA (h)	TEMPO DE PICO (h)	PICO DE CONCENTRAÇÃO
Metilfenidato[a]							
(+): 22 ± 8	(+): $1,3 \pm 0,5$	(+/−): 15-16	(+): $6,7 \pm 2,0^b$	(+): $2,7 \pm 1,1$	(+): $6,0 \pm 1,7^c$	(+): $2,4 \pm 0,8^{c,d}$	(+): $18 \pm 4,3$ ng/mL[d]
(−): 5 ± 3	(−): $0,6 \pm 0,3$		(−): $12 \pm 4,7^b$	(−): $1,8 \pm 0,9$	(−): $3,6 \pm 1,1$	(−): $2,1 \pm 0,6^d$	(−): $3,0 \pm 0,9$ ng/mL[d]

[a]O metilfenidato está disponível como racemato e como o (+)-dextroenantiômero ativo, o dexmetilfenidato. O metilfenidato e o dexmetilfenidato são extensamente metabolizados, principalmente por meio da hidrólise do éster, a ácido ritalínico. Os dados se referem aos enantiômeros após a administração do racemato a homens adultos saudáveis. Nenhuma diferença significativa entre os sexos. [b]O (+)-enantiômero exibe uma cinética dependente da dose em altas doses de racemato, com redução de ~50% na CL/F entre uma dose de 10 e 40 mg. [c]Quando o dexmetilfenidato é administrado isoladamente, sua $t_{1/2}$ é de 2,2 h e o $T_{máx}$ para alcançar o pico é de 1-1,5 h. [d]Após uma única dose oral de 40 mg (liberação imediata). São descritos $T_{máx}$ maior (3-5 h) e $C_{máx}$ mais baixa para a formulação oral de liberação prolongada.

Referências: Aoyama T, et al. Nonlinear kinetics of threo-methylphenidate enantiomers in a patient with narcolepsy and in healthy volunteers. *Eur J Clin Pharmacol*, **1993**, *44*:79-84. Keating GM, et al. Dexmethylphenidate. *Drugs*, **2002**, *62*:1899-1904; discussion 1905-1908. Kimko HC, et al. Pharmacokinetics and clinical effectiveness of methylphenidate. *Clin Pharmacokinet*, **1999**, *37*:457-470. PDR58, **2004**, pp. 2265, 2297-2298. Srinivas NR, et al. Enantioselective pharmacokinetics of dl-threo-methyl-phenidate in humans. *Pharm Res*, **1993**, *10*:14-21.

BIODISPONIBILIDADE (ORAL) (%)	EXCREÇÃO URINÁRIA (%)	LIGAÇÃO PLASMÁTICA (%)	DEPURAÇÃO (mL/min/kg)	VOL. DIST. (L/kg)	MEIA-VIDA (h)	TEMPO DE PICO (h)	PICO DE CONCENTRAÇÃO
Metilprednisolona							
82 ± 13^a	$4,9 \pm 2,3$	78 ± 3	$6,2 \pm 0,9$	$1,2 \pm 0,2$	$2,3 \pm 0,5$		IV: 225 ± 44 ng/mL[b]
						VO: $1,64 \pm 0,64^c$	VO: 178 ± 44 ng/mL[c]
		↓ DH	↓ Obes	↓ Obes, Fem	↑ Obes		
			↑ Fem		↓ Fem		

[a]Pode ser diminuída a 50-60% com altas doses. [b]Média em 1 h após infusão IV de 28 mg durante 20 min, administrada 2×/dia, durante 6 ± 4 dias no período perioperatório após transplante renal. [c]Dados médios após uma dose oral de 24 mg administrada 2 ×/dia a homens adultos sadios, durante 3 dias.

Referências: Lew KH, et al. Sex-based effects on methylprednisolone pharmacokinetics and pharmacodynamics. *Clin Pharmacol Ther*, **1993**, *54*:402–414. Rohatagi S, et al. Pharmacokinetics of methylprednisolone and prednisolone after single and multiple oral administration. *J Clin Pharmacol*, **1997**, *37*:916–925. Tornatore KM, et al. Methylprednisolone and cortisol metabolism during the early post-renal transplant period. *Clin Transplant*, **1995**, *9*:427–432.

BIODISPONIBILIDADE (ORAL) (%)	EXCREÇÃO URINÁRIA (%)	LIGAÇÃO PLASMÁTICA (%)	DEPURAÇÃO (mL/min/kg)	VOL. DIST. (L/kg)	MEIA-VIDA (h)	TEMPO DE PICO (h)	PICO DE CONCENTRAÇÃO
Metoclopramida							
76 ± 38	20 ± 9	40 ± 4	$6,2 \pm 1,3$	$3,4 \pm 1,3$	$5,0 \pm 1,4$	A: $\leq 1^a$	A: 80 ng/mL[a]
			↓ DR, DH		↑ DR, DH	L: $2,5 \pm 0,7^a$	L: $18 \pm 6,2$ ng/mL[a]
			↓ Neo		↓ Neo		

[a]Após uma única dose oral de 20 mg administrada a adultos sadios (A) ou após uma dose oral (nasogástrica) de 0,10-0,15 mg/kg administrada 4×/dia até o estado de equilíbrio dinâmico a lactentes (L) prematuros, de 1-7 semanas de idade (26-36 semanas pós-concepção).

Referências: Kearns GL, et al. Pharmacokinetics of metoclopramide in neonates. *J Clin Pharmacol*, **1998**, *38*:122–128. Lauritsen K, et al. Clinical pharmacokinetics of drugs used in the treatment of gastrointestinal diseases (part I). *Clin Pharmacokinet*, **1990**, *19*:11–31. Rotmensch HH, et al. Comparative central nervous system effects and pharmacokinetics of neu-metoclopramide and metoclopramide in healthy volunteers. *J Clin Pharmacol*, **1997**, *37*:222–228.

BIODISPONIBILIDADE (ORAL) (%)	EXCREÇÃO URINÁRIA (%)	LIGAÇÃO PLASMÁTICA (%)	DEPURAÇÃO (mL/min/kg)	VOL. DIST. (L/kg)	MEIA-VIDA (h)	TEMPO DE PICO (h)	PICO DE CONCENTRAÇÃO
Metoprolol[a]							
38 ± 14^b	10 ± 3^b	11 ± 1	15 ± 3^b	$4,2 \pm 0,7$	$3,2 \pm 0,2^b$	ME: ~2^c	ME: 99 ± 53 ng/mL[c]
↑ DH			↑ Grav		↑ DH, Neo	MF: ~3^c	MF: 262 ± 29 ng/mL[c]
↓ Grav			↑ Fem		↑ Fem		

[a]Dados registrados para a mistura racêmica. O metabolismo do enantiômero $R(+)$ menos ativo ($CL/F = 28$ mL/min/kg; $V_{área}/F = 7,6$ L/kg; $t_{1/2} = 2,7$ h) é ligeiramente mais rápido que o do enantiômero $S(−)$ mais ativo ($CL/F = 20$ mL/min/kg; $V_{área}/F = 5,5$ L/kg; $t_{1/2} = 3$ h). [b]Metabolicamente depurado pela CYP2D6 (polimórfica). Comparados com os metabolizadores extensos (ME), os indivíduos que são metabolizadores fracos (MF) apresentam CL/F mais baixa e $t_{1/2}$ mais longa (7,6 ± 1,5 vs. 2,8 ± 1,2 h), além de excretarem uma maior quantidade do fármaco inalterado na urina (15% ± 7% vs. 3,2 ± 3%) devido ao metabolismo hepático reduzido. [c]C_{3h} após uma única dose oral de 100 mg em pacientes com hipertensão que são ME e MF pela CYP2D6. As concentrações plasmáticas do enantiômero S mais ativo são ~35% mais altas do que as do antípoda R em ME pela CYP2D6. Não foi observada nenhuma diferença estereoquímica nos indivíduos MF. A CE_{50} para a frequência cardíaca diminuída durante o teste de exercício submáximo foi de 16 ± 7 ng/mL. A EC_{50} para a pressão arterial sistólica diminuída durante o teste de exercício foi de 25 ± 18 ng/mL.

Referências: Dayer P, et al. Interindividual variation of beta-adrenoceptor blocking drugs, plasma concentration and effect: influence of genetic status on behaviour of atenolol, bopindolol and metoprolol. *Eur J Clin Pharmacol*, **1985**, *28*:149–153. Lennard MS, et al. Oxidation phenotype—a major determinant of metoprolol metabolism and response. *N Engl J Med*, **1982**; 307:1558-1560. McGourty JC, et al. Metoprolol metabolism and debrisoquine oxidation polymorphism—population and family studies. *Br J Clin Pharmacol*, **1985**, *20*:555–566.

BIODISPONIBILIDADE (ORAL) (%)	EXCREÇÃO URINÁRIA (%)	LIGAÇÃO PLASMÁTICA (%)	DEPURAÇÃO (mL/min/kg)	VOL. DIST. (L/kg)	MEIA-VIDA (h)	TEMPO DE PICO (h)	PICO DE CONCENTRAÇÃO
Metotrexato[a]							
$70 \pm 27^{b,c}$	81 ± 9	46 ± 11	$2,1 \pm 0,8^d$	$0,55 \pm 0,19$	$7,2 \pm 2,1^e$	SC: $0,9 \pm 0,2^f$	SC: $1,1 \pm 0,2$ μM[f]
			↓ DR				IV: 37-99 μM[f]

[a]As concentrações plasmáticas do metabólito 7-hidroxi se aproximam daquelas do fármaco original. O metabólito pode ter efeitos tanto terapêuticos quanto tóxicos. [b]A biodisponibilidade é dependente da dose e pode ser baixa (apenas 20%) quando as doses são > 80 mg/m². [c]A biodisponibilidade IM é apenas ligeiramente maior. [d]A depuração do metotrexato é mediada por vários transportadores, incluindo OAT. [e]Exibe uma cinética de eliminação triexponencial. Inicialmente, observa-se uma $t_{1/2}$ mais curta (2 h); uma $t_{1/2}$ terminal mais longa (52 h) é observada com o aumento da sensibilidade do ensaio. [f]Após uma dose SC de 15 mg administrada 1×/semana a pacientes adultos com doença inflamatória intestinal até o estado de equilíbrio dinâmico. Concentrações iniciais no estado de equilíbrio dinâmico em pacientes jovens (1,5-22 anos de idade) com leucemia que recebem uma dose de ataque de 500 mg/m² administrada durante 1 h, seguida de infusão de 196 mg/m²/h, durante 5 h.

Referências: Egan LJ, et al. Systemic and intestinal pharmacokinetics of methotrexate in patients with inflammatory bowel disease. *Clin Pharmacol Ther*, **1999**, *65*:29–39. Tracy TS, et al. Methotrexate disposition following concomitant administration of ketoprofen, piroxicam and flurbiprofen in patients with rheumatoid arthritis. *Br J Clin Pharmacol*, **1994**, *37*:453–456. Wall AM, et al. Individualized methotrexate dosing in children with relapsed acute lymphoblastic leukemia. *Leukemia*, 2000, 14:221–225.

(continua)

TABELA AI-1 ■ DADOS FARMACOCINÉTICOS (continuação)

BIODISPONIBILIDADE (ORAL) (%)	EXCREÇÃO URINÁRIA (%)	LIGAÇÃO PLASMÁTICA (%)	DEPURAÇÃO (mL/min/kg)	VOL. DIST. (L/kg)	MEIA-VIDA (h)	TEMPO DE PICO (h)	PICO DE CONCENTRAÇÃO
Metronidazol[a]							
99 ± 8[b]	10 ± 2	11 ± 3	1,3 ± 0,3	0,74 ± 0,10	8,5 ± 2,9		IV: 27 (11-41) µg/mL[c]
			↓ DH, Neo		↑ Neo, DH		
						VO: 2,8[c]	VO: 19,8 µg/mL[c]
						VA: 11 ± 2[c]	VA: 1,9 ± 0,2 µg/mL[c]

[a]Metabólito hidroxilado ativo que se acumula na presença de insuficiência renal. [b]A biodisponibilidade é de 67-82% para supositórios retais e de 53% ± 16% para gel intravaginal. [c]Após uma dose única de 100 mg de creme vaginal (VA), uma infusão IV de 100 mg por 20 min 3×/dia até o estado de equilíbrio dinâmico ou uma dose oral de 100 mg administrada 3×/dia até o estado de equilíbrio dinâmico.
Referência: Lau AM, et al. Clinical pharmacokinetics of metronidazole and other nitroimidazole anti-infectives. *Clin Pharmacokinet*, **1992**, *23*:328–364.

BIODISPONIBILIDADE (ORAL) (%)	EXCREÇÃO URINÁRIA (%)	LIGAÇÃO PLASMÁTICA (%)	DEPURAÇÃO (mL/min/kg)	VOL. DIST. (L/kg)	MEIA-VIDA (h)	TEMPO DE PICO (h)	PICO DE CONCENTRAÇÃO
Micafungina							
–	< 1	99	0,14 ± 0,03[a]	0,20 ± 0,03	14,6 ± 3,0	–	8,8 ± 1,8 µg/mL[b]

[a]Passa por metabolismo dependente de arilsulfatase e excreção biliar. [b]Após infusão IV de 100 mg administrada durante 1 h.
Referência: Hebert MF, et al. Pharmacokinetics of micafungin in healthy volunteers, volunteers with moderate liver disease and volunteers with renal dysfunction. *J Clin Pharmacol*, **2005**, *45*:1145–1152.

BIODISPONIBILIDADE (ORAL) (%)	EXCREÇÃO URINÁRIA (%)	LIGAÇÃO PLASMÁTICA (%)	DEPURAÇÃO (mL/min/kg)	VOL. DIST. (L/kg)	MEIA-VIDA (h)	TEMPO DE PICO (h)	PICO DE CONCENTRAÇÃO
Micofenolato[a]							
MM: ~ 0	MPA: < 1	MPA: 97,5	MM: 120-163	MPA: 3,6-4[c]	MM: < 0,033	MPA: 1,1-2,2[d]	MPA: 8-19 µg/mL[d]
MPA: 94		↓ DR[b]	MPA: 2,5 ± 0,4[c]		MPA: 16,6 ± 5,8		
			↓ DR[b]				

[a]Dados obtidos de adultos sadios de ambos os sexos e de pacientes submetidos a transplantes de órgãos. Nenhuma diferença significativa entre os sexos. O micofenolato de mofetila (MM) é rapidamente convertido em ácido micofenólico (MPA) ativo após doses IV e orais. Os parâmetros cinéticos se referem ao MM e ao MPA após uma dose de MM. O MPA é metabolizado pela UGT em MPA-glicuronídeo (MPAG). O MPA sofre reciclagem êntero-hepática; o MPAG é excretado na bile e provavelmente hidrolisado pela flora intestinal e reabsorvido como MPA. [b]Acúmulo de MPA e MPAG e aumento do MPA não ligado; comprometimento renal grave. [c]CL/F e $V_{área}/F$ registradas para o MPA. [d]Faixa de $C_{máx}$ e $T_{máx}$ médios do MPA registrada por diferentes estudos após uma dose oral de 1-1,75 g administrada 2×/dia a pacientes submetidos a transplante renal até o estado de equilíbrio dinâmico.
Referências: Bullingham R, et al. Effects of food and antacid on the pharmacokinetics of single doses of mycophenolate mofetil in rheumatoid arthritis patients. *Br J Clin Pharmacol*, **1996**, *47*:513–516. Bullingham RE, et al. Clinical pharmacokinetics of mycophenolate mofetil. *Clin Pharmacokinet*, **1998**, *34*:429–455. Kriesche HUM, et al. MPA protein binding in uremic plasma: prediction of free fraction. *Clin Pharmacol Ther*, **1999**, *65*:184. PDR54, **2000**, pp. 2617–2618.

BIODISPONIBILIDADE (ORAL) (%)	EXCREÇÃO URINÁRIA (%)	LIGAÇÃO PLASMÁTICA (%)	DEPURAÇÃO (mL/min/kg)	VOL. DIST. (L/kg)	MEIA-VIDA (h)	TEMPO DE PICO (h)	PICO DE CONCENTRAÇÃO
Midazolam							
44 ± 17[a]	< 1%	98	6,6 ± 1,8[b]	1,1 ± 0,6	1,9 ± 0,6		IV: 113 ± 16 ng/mL[d]
↑ DH		↓ Id, DR	↑ DR[c]	↑ Obes	↑ Id, Obes, DH	VO: 0,67 ± 0,45[d]	VO: 78 ± 27 ng/mL[d]
			↓ DH, Neo	↓ Neo			

[a]Sofre extenso metabolismo de primeira passagem por CYP3A intestinal e hepática. A biodisponibilidade parece ser dependente da dose; 35-67% com dose oral de 15 mg, 28-36% com 7,5 mg e 12-47% com 2 mg, possivelmente devido ao metabolismo intestinal de primeira passagem saturável. [b]Depurado metabolicamente pela CYP3A. [c]CL aumentada devido ao aumento da fração livre no plasma; a CL não ligada é inalterada. [d]Após uma única dose IV em *bolus* de 5 mg ou uma dose oral de 10 mg.
Referências: Garzone PD, et al. Pharmacokinetics of the newer benzodiazepines. *Clin Pharmacokinet*, **1989**, *76*:337–364. Thummel KE, et al. Oral first-pass elimination of midazolam involves both gastrointestinal and hepatic CYP3A-mediated metabolism. *Clin Pharmacol Ther*, **1996**, *59*:491–502.

BIODISPONIBILIDADE (ORAL) (%)	EXCREÇÃO URINÁRIA (%)	LIGAÇÃO PLASMÁTICA (%)	DEPURAÇÃO (mL/min/kg)	VOL. DIST. (L/kg)	MEIA-VIDA (h)	TEMPO DE PICO (h)	PICO DE CONCENTRAÇÃO
Midostaurina[a]							
> 90	–[b]	> 99,8	0,91 (32,96%)[c]	1,36 (31%)[c]	19 (39%)[c]	1 (1-3)[d]	1.170 (26%) ng/mL[c,e,f]
↑ Alimento[f]						↑ Alimento	

[a]Dados de indivíduos saudáveis do sexo feminino e masculino. [b]Não encontrado fármaco inalterado na urina após administração oral. A midostaurina é metabolizada principalmente por CYP3A4 em CGP52421 (metabólito hidroxilado) e CGP62221 (metabólito O-destilado), ambos metabólitos ativos. CGP62221 e CGP52421 respondem por 28% ± 2,7% e 38% ± 6,6% (média ± DP), respectivamente, da radioatividade circulante total. [c]Média (CV%) relatada em indivíduos saudáveis. [d]Mediana (intervalo) relatada em indivíduos saudáveis. [e]Após uma dose única de 50 mg por via oral para indivíduos saudáveis. Midostaurina exibe farmacocinética dependente do tempo com um aumento nas concentrações mínimas durante a primeira semana de administração, seguido por um declínio para um estado de equilíbrio após aproximadamente 28 dias. [f]A AUC da midostaurina aumentou 1,2 vez quando coadministrada com uma refeição padrão e 1,6 vez quando coadministrada com uma refeição rica em gordura em comparação com o jejum. As concentrações máximas de midostaurina ($C_{máx}$) foram reduzidas em 20% com uma refeição padrão e em 27% com uma refeição rica em gordura em comparação com o jejum.
Referências: FDA. Drugs@FDA: FDA-approved drugs. Product labeling: Rydapt® (midostaurin oral capsules). Available at: https://www.accessdata.fda.gov/scripts/cder/daf/index.cfm. Accessed April 2, 2021. FDA. Midostaurin NDA and label. NDA approved in 2017; label revised 11/2020. Available at: https://www.accessdata.fda.gov/drugsatfda_docs/label/2020/207997s006lbl.pdf. Accessed April 2, 2021..

BIODISPONIBILIDADE (ORAL) (%)	EXCREÇÃO URINÁRIA (%)	LIGAÇÃO PLASMÁTICA (%)	DEPURAÇÃO (mL/min/kg)	VOL. DIST. (L/kg)	MEIA-VIDA (h)	TEMPO DE PICO (h)	PICO DE CONCENTRAÇÃO
Minociclina							
95-100	11 ± 2	76	1,0 ± 0,3[a]	1,3 ± 0,2[b]	16 ± 2		IV: 3,5 µg/mL[c]
						VO: 2-4[c]	VO: 2,3-3,5 µg/mL[c]

[a]Depurada primariamente por metabolismo oxidativo no fígado. [b]$V_{área}$ relatado. [c]Após uma única infusão IV de 200 mg (1 h) ou faixa de valores após uma dose oral de 100 mg administrada 2×/dia até o estado de equilíbrio dinâmico.
Referência: Saivin S, et al. Clinical pharmacokinetics of doxycycline and minocycline. *Clin Pharmacokinet*, **1988**, *15*:355–366.

(continua)

TABELA AI-1 ■ DADOS FARMACOCINÉTICOS (continuação)

BIODISPONIBILIDADE (ORAL) (%)	EXCREÇÃO URINÁRIA (%)	LIGAÇÃO PLASMÁTICA (%)	DEPURAÇÃO (mL/min/kg)	VOL. DIST. (L/kg)	MEIA-VIDA (h)	TEMPO DE PICO (h)	PICO DE CONCENTRAÇÃO
Mirtazapina[a]							
50 ± 10	–	85	9,12 ± 1,14[b]	4,5 ± 1,7	16,3 ± 4,6[b,e]	1,5 ± 0,7[f]	41,8 ± 7,7 ng/mL[f]
			↓ DH[c], DR[d]		↑ DH[c], DR[d]		

[a]Dados obtidos de adultos sadios. Metabolizada por CYP2D6 e CYP1A2 (8-hidróxi) e CYP3A (N-desmetil, N-óxido). [b]As mulheres de todas as idades apresentam CL/F mais baixa e $t_{1/2}$ mais longa que os homens. [c]CL/F reduzida, comprometimento hepático. [d]CL/F reduzida, comprometimento renal moderado a grave. [e]A $t_{1/2}$ do enantiômero (–) é aproximadamente 2 vezes maior do que o antípoda (+); são obtidas concentrações sanguíneas aproximadamente 3 vezes maiores (+ vs. –). [f]Após uma dose oral de 15 mg administrada 1×/dia até o estado de equilíbrio dinâmico.

Referências: Fawcett J, et al. Review of the results from clinical studies on the efficacy, safety and tolerability of mirtazapine for the treatment of patients with major depression. *J Affect Disord*, **1998**, *51*:267–285. PDR54, **2000**, p. 2109.

BIODISPONIBILIDADE (ORAL) (%)	EXCREÇÃO URINÁRIA (%)	LIGAÇÃO PLASMÁTICA (%)	DEPURAÇÃO (mL/min/kg)	VOL. DIST. (L/kg)	MEIA-VIDA (h)	TEMPO DE PICO (h)	PICO DE CONCENTRAÇÃO
5-mononitrato de isossorbida (nitrato de isossorbida)[a]							
93 ± 13	< 5	0	1,80 ± 0,24	0,73 ± 0,09	4,9 ± 0,8	1-1,5[b]	314-2.093 nM[b]

[a]Metabólito ativo do dinitrato de isossorbida. [b]Após uma dose oral de 20 mg administrada em dosagem assimétrica (0 e 7 h) por 4 dias.

Referência: Abshagen UW. Pharmacokinetics of isosorbide mononitrate. *Am J Cardiol*, **1992**, *70*:61G–66G.

BIODISPONIBILIDADE (ORAL) (%)	EXCREÇÃO URINÁRIA (%)	LIGAÇÃO PLASMÁTICA (%)	DEPURAÇÃO (mL/min/kg)	VOL. DIST. (L/kg)	MEIA-VIDA (h)	TEMPO DE PICO (h)	PICO DE CONCENTRAÇÃO
Montelucaste[a]							
62	< 0,2	> 99	0,70 ± 0,17[b]	0,15 ± 0,02	4,9 ± 0,6	3,0 ± 1,0[d]	542 ± 173 ng/mL[d]
			↓ DH[c]		↑ DH[c]		

[a]Dados obtidos de adultos sadios. Nenhuma diferença significativa entre os sexos. [b]O montelucaste é metabolizado por CYP3A4 e CYP2C9. [c]CL/F é reduzida em 41%, comprometimento hepático leve a moderado com cirrose. [d]Após dose oral única de 10 mg.

Referências: PDR54, **2000**, p. 1882. Zhao JJ, et al. Pharmacokinetics and bioavailability of montelukast sodium (MK-0476) in healthy young and elderly volunteers. *Biopharm Drug Dispos*, **1997**, *18*:769–777.

BIODISPONIBILIDADE (ORAL) (%)	EXCREÇÃO URINÁRIA (%)	LIGAÇÃO PLASMÁTICA (%)	DEPURAÇÃO (mL/min/kg)	VOL. DIST. (L/kg)	MEIA-VIDA (h)	TEMPO DE PICO (h)	PICO DE CONCENTRAÇÃO
Morfina[a]							
VO: 24 ± 12	4 ± 5	35 ± 2	24 ± 10	3,3 ± 0,9	1,9 ± 0,5	MI: 0,2-0,3[b]	IV: 200-400 ng/mL[b]
MI: ~ 100		↓ DH	↓ DR, Prem	↓ DR	↑ Neo, Prem	VO-IR: 0,5-1,5[b]	MI: ~ 70 ng/mL[b]
						VO-SR: 3-8[b]	VO-IR: 10 ng/mL[b]
							VO-SR: 7,4 ng/mL[b]

[a]Depurada principalmente por glicuronidação dependente da UGT2B7 em morfina 3-glicuronídeo e em um metabólito ativo, morfina-6-glicuronídeo; a excreção urinária deste último metabólito = 14 ± 7% e $t_{1/2}$ = 4,0 ± 1,5 h. Relação entre metabólito ativo e fármaco original no estado de equilíbrio dinâmico após dose oral = 4,9 ± 3,8. Na insuficiência renal, a $t_{1/2}$ aumenta para 50 ± 37 h, resultando no acúmulo significativo do metabólito glicuronídeo ativo. [b]Após dose IV única de 10 mg (bolus com amostra de sangue dentro de 5 min), dose IM de 10 mg/70 kg, dose oral de liberação imediata (VO-IR) de 10 mg/70 kg ou dose oral de liberação retardada (VO-SR) de 50 mg. A concentração analgésica mínima é de 15 ng/mL.

Referências: Berkowitz BA. The relationship of pharmacokinetics to pharmacological activity: morphine, methadone and naloxone. *Clin Pharmacokinet*, **1976**, *1*:219–230. Glare PA, et al. Clinical pharmacokinetics of morphine. *Ther Drug Monit*, **1991**, *13*:1–23.

BIODISPONIBILIDADE (ORAL) (%)	EXCREÇÃO URINÁRIA (%)	LIGAÇÃO PLASMÁTICA (%)	DEPURAÇÃO (mL/min/kg)	VOL. DIST. (L/kg)	MEIA-VIDA (h)	TEMPO DE PICO (h)	PICO DE CONCENTRAÇÃO
Moxifloxacino[a]							
86 ± 1	21,9 ± 3,6	39,4 ± 2,4	2,27 ± 0,24[b]	2,05 ± 1,15	15,4 ± 1,2	2,0 (0,5-6,0)[c]	2,5 ± 1,3 μg/mL[c]

[a]Dados obtidos de homens adultos sadios. [b]O moxifloxacino é depurado metabolicamente por ST e UGT. [c]Após uma dose oral única de 400 mg.

Referência: Stass H, et al. Pharmacokinetics and elimination of moxifloxacin after oral and intravenous administration in man. *J Antimicrob Chemother*, **1999**, *43*(suppl B): 83–90.

BIODISPONIBILIDADE (ORAL) (%)	EXCREÇÃO URINÁRIA (%)	LIGAÇÃO PLASMÁTICA (%)	DEPURAÇÃO (mL/min/kg)	VOL. DIST. (L/kg)	MEIA-VIDA (h)	TEMPO DE PICO (h)	PICO DE CONCENTRAÇÃO
Naltrexona[a]							
20 ± 5	2	21	18,3 ± 1,4	16,1 ± 5,2	10,3 ± 3,3[c]	1[d]	15-64 ng/mL[d]
			↓ DH[b]				

[a]A naltrexona tem um metabólito ativo, 6β-naltrexol, que circula em concentrações maiores do que a naltrexona e tem uma AUC 10 vezes mais alta do que a naltrexona após administração oral de naltrexona. [b]A AUC oral da naltrexona foi significativamente aumentada em pacientes com comprometimento hepático, enquanto a AUC do 6β-naltrexol não foi. [c]Foi também relatada uma $t_{1/2}$ de 2,7 h após administração IV. [d]Após uma única dose oral de 100 mg.

Referências: Bertolotti M, et al. Effect of liver cirrhosis on the systemic availability of naltrexone in humans. *J Hepatol*, **1997**, *27*:505–511. Bullingham RES, et al. Clinical pharmacokinetics of narcotic agonist-antagonist drugs. *Clin Pharmacokinet*, **1983**, *8*:332–343.

BIODISPONIBILIDADE (ORAL) (%)	EXCREÇÃO URINÁRIA (%)	LIGAÇÃO PLASMÁTICA (%)	DEPURAÇÃO (mL/min/kg)	VOL. DIST. (L/kg)	MEIA-VIDA (h)	TEMPO DE PICO (h)	PICO DE CONCENTRAÇÃO
Naproxeno							
99[a]	5-6	99,7 ± 0,1[b]	0,13 ± 0,02[d,e]	0,16 ± 0,02[e]	14 ± 1	C-IR: 2-4[f]	C-IR: 37 μg/mL[f]
		↑ DR, Id,[c] DH	↓ DR	↑ DR, Criança	↑ Id[c]	C-CR: 5[f]	C-CR: 94 μg/mL[f]
						S: 2,2 ± 2,1[f]	S: 55 ± 14 μg/mL[f]

[a]Biodisponibilidade estimada. [b]A ligação saturável às proteínas plasmáticas produz uma cinética de eliminação não linear aparente. [c]Nenhuma alteração na CL total, porém com redução significativa (50%) na CL do fármaco não ligado; portanto, foi sugerido que a frequência de doses seja reduzida. Um segundo estudo realizado em pacientes idosos constatou uma CL diminuída e um aumento da $t_{1/2}$, sem nenhuma alteração no percentual ligado. [d]Depurado metabolicamente pela CYP2C9 (polimórfica) e pela CYP1A2. [e]CL/F e $V_{área}$/F registradas. [f]Após uma dose única de 250 mg de suspensão (S) administrada por via oral a pacientes pediátricos ou uma dose de 250 mg em comprimido de liberação imediata (C-IR) ou de 500 mg em comprimido de liberação controlada (C-CR) administrados a adultos.

Referência: Wells TG, et al. Comparison of the pharmacokinetics of naproxen tablets and suspension in children. *J Clin Pharmacol*, **1994**, *34*:30–33.

(continua)

TABELA AI-1 ■ DADOS FARMACOCINÉTICOS (continuação)

BIODISPONIBILIDADE (ORAL) (%)	EXCREÇÃO URINÁRIA (%)	LIGAÇÃO PLASMÁTICA (%)	DEPURAÇÃO (mL/min/kg)	VOL. DIST. (L/kg)	MEIA-VIDA (h)	TEMPO DE PICO (h)	PICO DE CONCENTRAÇÃO
Nevirapina[a]							
93 ± 9	< 3	60	DU: 0,23-0,77[b] DM: 0,89[b]	DU: 1,2 ± 0,09 DM: 1,2	DU: 45[b] DM: 25-35[b]	2-4[d]	DU: 2 ± 0,4 µg/mL[d] DM: 4,5 ± 1,9 µg/mL[d]
			↑ Criança[c]				

[a]Dados de adultos sadios e indivíduos infectados pelo HIV. Nenhuma diferença significativa entre os sexos. Metabolizada pela CYP3A. [b]Intervalo relatado de CL/F e V/F. A nevirapina parece autoinduzir seu próprio metabolismo. Aumento da CL/F e diminuição da $t_{1/2}$ a partir de uma dose única (DU) até doses múltiplas (DM). [c]Pacientes < 8 anos de idade. [d]Após uma DU oral de 200 mg e DM de 200 mg administradas 2×/dia até o estado de equilíbrio dinâmico.

Referências: Cheeseman SH, et al. Pharmacokinetics of nevirapine: initial single-rising-dose study in humans. *Antimicrob Agents Chemother*, **1993**, *37*:178–182. Luzuriaga, K, et al. Pharmacokinetics, safety, and activity of nevirapine in human immunodeficiency virus type 1-infected children. *J Infect Dis*, **1996**, *174*:713–721. *PDR54*, **2000**, p. 2721. Zhou XJ, et al. Population pharmacokinetics of nevirapine, zidovudine, and didanosine in human immunodeficiency virus-infected patients. The National Institute of Allergy and Infectious Diseases AIDS Clinical Trials Group Protocol 241 Investigators. *Antimicrob Agents Chemother*, **1999**, *43*:121–128.

Nifedipino							
50 ± 13	~ 0	96 ± 1	7,0 ± 1,8[a]	0,78 ± 0,22	1,8 ± 0,4[b]	IR: 0,5 ± 0,2[c]	IR: 79 ± 44 ng/mL[c]
↑ DH, Id	↓ DH, DR	↓ DH, DR	↑ DH, DR, Id	↑ DH, DR, Id		ER: ~ 6[c]	ER: 35-49 ng/mL[c]

[a]Depurado metabolicamente pela CYP3A; sofre metabolismo de primeira passagem significativo. [b]$t_{1/2}$ aparente mais longa após administração oral devido à limitação de absorção, particularmente para formulações de liberação prolongada (ER). [c]Média após uma única cápsula de liberação imediata (IR) de 10 mg administrada a homens adultos sadios, ou faixa de concentrações no estado de equilíbrio dinâmico após um comprimido de ER de 60 mg administrado diariamente a homens adultos sadios. Foi relatado que níveis de 47 ± 20 ng/mL reduzem a pressão diastólica em pacientes hipertensos.

Referências: Glasser SP, et al. The efficacy and safety of once-daily nifedipine: the coat-core formulation compared with the gastrointestinal therapeutic system formulation in patients with mild-to-moderate diastolic hypertension. Nifedipino Study Group. *Clin Ther*, **1995**, *17*:12–29. Renwick AG, et al. The pharmacokinetics of oral nifedipine—a population study. *Br J Clin Pharmacol*, **1988**, *25*:701–708. Soons PA, et al. Intraindividual variability in nifedipine pharmacokinetics and effects in healthy subjects. *J Clin Pharmacol*, **1992**, *32*:324–331.

Nitrofurantoína							
87 ± 13	47 ± 13	62 ± 4	9,9 ± 0,9	0,58 ± 0,12	1,0 ± 0,2	2,3 ± 1,4[a]	428 ± 146 ng/mL[a]
			↑ Urina alcalina				

[a]Após uma dose oral única de 50 mg (comprimido) administrada a adultos sadios em jejum. Nenhuma alteração quando administrada com uma refeição.

Referência: Hoener B, et al. Nitrofurantoin disposition. *Clin Pharmacol Ther*, **1981**, *29*:808–816.

Nitroglicerina[a]							
VO: < 1	< 1	–	195 ± 86[c]	3,3 ± 1,2[c,d]	2,3 ± 0,6 min	SL: 0,09 ± 0,03[e]	IV: 3,4 ± 1,7 ng/mL[e]
SL: 38 ± 26[b]						Top: 3-4[e]	SL: 1,9 ± 1,6 ng/mL[e]
Top: 72 ± 20						TD: 2[e]	

[a]Os metabólitos dinitrato possuem atividade fraca quando comparados com a nitroglicerina (< 10%); entretanto, devido à $t_{1/2}$ prolongada (~ 40 min), podem se acumular durante a administração de preparações de liberação contínua, produzindo concentrações plasmáticas 10 a 20 vezes maiores que as do fármaco original. [b]Após dose sublingual (SL), enxaguar a boca depois de 8 min. O colutório continha 31% ± 19% da dose. [c]Após infusão IV de 40-100 min. [d]$V_{área}$ relatado. [e]Concentração no estado de equilíbrio dinâmico após uma infusão IV de 20-54 µg/min durante 40-100 min ou uma dose SL de 0,4 mg. Níveis de 1,2-11 ng/mL associados a uma queda de 25% na pressão capilar em cunha de pacientes com ICC. $T_{máx}$ para preparações tópicas (Top) e transdérmicas (TD) também registrado.

Referências: Noonan PK, et al. Incomplete and delayed bioavailability of sublingual nitroglycerin. *Am J Cardiol*, **1985**, *55*:184–187. *PDR54*, **2000**, p. 1474. Thadani U, et al. Relationship of pharmacokinetic and pharmacodynamic properties of the organic nitrates. *Clin Pharmacokinet*, **1988**, *15*:32–43.

Olanzapina[a]							
~ 60[b]	7,3	93	6,2 ± 2,9[c,d]	16,4 ± 5,1[d]	33,1 ± 10,3	6,1 ± 1,9[e]	12,9 ± 7,5 ng/mL[e]
					↑ Id		

[a]Dados obtidos de pacientes esquizofrênicos de ambos os sexos. [b]Biodisponibilidade estimada a partir de dados de recuperação do metabólito. [c]Metabolizada primariamente pela UGT, CYP1A2 e monoxigenase contendo flavina. [d]Resumo da CL/F e da $V_{área}$/F para 491 indivíduos que receberam uma dose oral. A CL/F segrega de acordo com o sexo (F/M) e a condição de tabagismo (não tabagistas [N-Tab]/tabagistas [Tab]): M, Tab > F, Tab > M, N-Tab > F, N-Tab. [e]Após uma dose oral única de 9,5 ± 4 mg a homens sadios; $C_{máx,ss}$ ~ 20 ng/mL após uma dose oral de 10 mg, administrada 1×/dia.

Referências: Callaghan JT, et al. Olanzapine. Pharmacokinetic and pharmacodynamic profile. *Clin Pharmacokinet*, **1999**, *37*:177–193. Kassahun K, et al. Disposition and biotransformation of the antipsychotic agent olanzapine in humans. *Drug Metab Dispos*, **1997**, *25*:81–93. *PDR54*, **2000**, p. 1649.

Olmesartana[a]							
26	35-50	99	0,31 ± 0,05	0,36 ± 0,18	13,7 ± 5,6	1,5 (1-2,5)[b]	1.083 ± 283 ng/mL[b]

[a]A olmesartana é administrada como profármaco, olmersartana medoxomila. Dados farmacocinéticos relatados para olmesartana. [b]Após 40 mg/dia de olmesartana medoxomila, durante 10 dias.

Referências: FDA. Drugs@FDA. Benicar label approved on 07/13/05. Available at: http://www.accessdata.fda.gov/scripts/cder/drugsatfda/index.cfm. Accessed May 17, 2010. Rohatgi S, et al. Pharmacokinetics of amlodipine and olmesartan after administration of amlodipine besylate and olmesartan medoxomil in separate dosage forms and as a fixed-dose combination. *J Clin Pharmacol*, **2008**, *48*:1309-1322.

(continua)

TABELA AI-1 ■ DADOS FARMACOCINÉTICOS (continuação)

BIODISPONIBILIDADE (ORAL) (%)	EXCREÇÃO URINÁRIA (%)	LIGAÇÃO PLASMÁTICA (%)	DEPURAÇÃO (mL/min/kg)	VOL. DIST. (L/kg)	MEIA-VIDA (h)	TEMPO DE PICO (h)	PICO DE CONCENTRAÇÃO
Oxaliplatina[a]							
_[b]	_[c]	90[d]	49 (41-64)[e]	1,5 (1,1-2,1)	0,32 (0,27-0,46)[f]	–	Ox: 0,33 (0,28-0,38) μg Pt/mL
							PtDC: 0,008 (0,004-0,014) μg Pt/mL[g]

[a]A oxaliplatina é um complexo organoplatínico; a Pt é coordenada com um diaminociclo-hexano (DACH) e um ligante oxalato como um grupo abandonador. A oxaliplatina (Ox) sofre biotransformação não enzimática a derivados reativos, notavelmente Pt(DACH)Cl$_2$ (PtDC). Acredita-se que a atividade antitumoral e a toxicidade estejam relacionadas à concentração de Ox e PtDC no ultrafiltrado do plasma (ou seja, concentração não ligada). [b]Para administração IV apenas. [c]~ 54% da platina eliminada é recuperada na urina. [d]A ligação às proteínas plasmáticas é irreversível. [e]A CL da platina total é muito menor; ~ 2-4 mL/min/kg. [f]A eliminação da espécie platina no plasma segue um padrão triexponencial. A $t_{1/2}$ citada reflete a $t_{1/2}$ da primeira fase, que é a fase clinicamente relevante. As $t_{1/2}$ das duas fases mais lentas são de 17 e 391 h. [g]Concentração de ultrafiltrado do plasma no estado de equilíbrio dinâmico de Ox e PtDC após uma infusão IV de 85 mg/m^2 durante 2 h, durantes os ciclos 1 e 2.

Referências: PDR58, **2004**, pp. 3024–3025. Shord SS, et al. Oxaliplatin biotransformation and pharmacokinetics: a pilot study to determine the possible relationship to neurotoxicity. *Anticancer Res,* **2002**, *22*:2301–2309.

BIODISPONIBILIDADE (ORAL) (%)	EXCREÇÃO URINÁRIA (%)	LIGAÇÃO PLASMÁTICA (%)	DEPURAÇÃO (mL/min/kg)	VOL. DIST. (L/kg)	MEIA-VIDA (h)	TEMPO DE PICO (h)	PICO DE CONCENTRAÇÃO
Oxcarbazepina[a]							
–	O: < 1	–	O: 67,4[b]	–	O: ~ 2	HC: 2-4[e]	HC: 8,5 ± 2,0 μg/mL[e]
	HC: 27	HC: 45	HC: ↓ DR,[c] Id		HC: 8-15		
			HC: ↑ Criança[d]		HC: ↑ DR, Id		

[a]Dados obtidos de homens adultos sadios. Nenhuma diferença significativa entre os sexos. A oxcarbazepina (O) sofre extenso metabolismo de primeira passagem a um metabólito ativo, a 10-hidroxicarbamazepina (HC). A redução pelas enzimas citosólicas é estereosseletiva (80% para o enantiômero S, 20% para o enantiômero R), porém ambos exibem atividade farmacológica semelhante. [b]CL/F relatada para a O. HC eliminada por glicuronidação. [c]AUC para a HC aumentada, comprometimento renal moderado a grave. [d]AUC diminuída para a HC, crianças < 6 anos de idade. [e]Após uma dose oral de 300 mg de oxcarbazepina administrada 2×/dia, durante 12 dias.

Referências: Battino D, et al. Clinical pharmacokinetics of antiepileptic drugs in paediatric patients. Part II. Phenytoin, carbamazepine, sulthiame, lamotrigine, vigabatrin, oxcarbezepine and felbamate. *Clin Pharmacokinet,* **1995**, *29*:341–369. Lloyd P, et al. Clinical pharmacology and pharmacokinetics of oxcarbazepine. *Epilepsia,* **1994**, *35*(suppl 3):S10–S13. Rouan MC, et al. The effect of renal impairment on the pharmacokinetics of oxcarbazepine and its metabolites. *Eur J Clin Pharmacol,* **1994**, *47*:161–167. van Heiningen PN, et al. The influence of age on the pharmacokinetics of the antiepileptic agent oxcarbazepine. *Clin Pharmacol Ther,* **1991**, *50*:410–419.

BIODISPONIBILIDADE (ORAL) (%)	EXCREÇÃO URINÁRIA (%)	LIGAÇÃO PLASMÁTICA (%)	DEPURAÇÃO (mL/min/kg)	VOL. DIST. (L/kg)	MEIA-VIDA (h)	TEMPO DE PICO (h)	PICO DE CONCENTRAÇÃO
Oxibutinina[a]							
1,6-10,9	< 1	–	8,1 ± 2,3[b]	1,3 ± 0,4[b]	IV: 1,9 ± 0,35[b,c]	IR: 5,0 ± 4,2[d]	IR: 12,4 ± 4,1 ng/mL[d]
						XR: 5,2 ± 3,7[d]	XR: 4,2 ± 1,6 ng/mL[d]

[a]Dados obtidos de mulheres saudáveis. Nenhuma diferença significativa entre os sexos. Mistura racêmica; a atividade anticolinérgica reside predominantemente no enantiômero R; não exibe estereosseletividade para a atividade antiespasmódica. A oxibutinina sofre extenso metabolismo de primeira passagem a N-desetiloxibutinina (DEO), um metabólito ativo com atividade anticolinérgica. Metabolizada primariamente pelas CYP3A intestinal e hepática. São descritos os parâmetros cinéticos de oxibutinina racêmica. [b]Dados descritos para uma dose IV de 1 mg, assumindo um peso corporal de 70 kg. Um volume maior (2,8 L/kg) e uma $t_{1/2}$ mais longa (5,3 h) são descritos para a dose IV de 5 mg. [c]Exibe uma $t_{1/2}$ aparente mais longa após administração de dose oral devido à cinética limitada pela taxa de absorção: $t_{1/2}$ da liberação imediata (IR) = 9 ± 2 h; $t_{1/2}$ da liberação prolongada (XR) = 14 ± 3 h. A $t_{1/2}$ aparente da DEO foi de 4,0 ± 1,4 h e de 8,3 ± 2,5 h para as formulações IR e XR, respectivamente. [d]Após uma dose de 5 mg da formulação IR administrada 3×/dia ou uma dose de 15 mg da formulação XR administrada 1×/dia, durante 4 dias. Os níveis de pico da DEO no estado de equilíbrio foram de 45 e 23 ng/mL para as formulações IR e XR, respectivamente.

Referências: Gupta SK, et al. Pharmacokinetics of an oral once-a-day controlled-release oxybutynin formulation compared with immediate-release oxybutynin. *J Clin Pharmacol,* **1999**, *39*:289–296. PDR54, **2000**, p. 507.

BIODISPONIBILIDADE (ORAL) (%)	EXCREÇÃO URINÁRIA (%)	LIGAÇÃO PLASMÁTICA (%)	DEPURAÇÃO (mL/min/kg)	VOL. DIST. (L/kg)	MEIA-VIDA (h)	TEMPO DE PICO (h)	PICO DE CONCENTRAÇÃO
Oxicodona[a]							
CR: 60-87[b]	_[c]	45	12,4 (9,2-15,4)	2,0 (1,1-2,9)	2,6 (2,1-3,1)[d]	CR: 3,2 ± 2,2[e]	CR: 15,1 ± 4,7 ng/mL[e]
IR: 42 ± 7[b]						IR: 1,6 ± 0,8[e]	IR: 15,5 ± 4,5 ng/mL[e]

[a]A oxicodona é metabolizada principalmente pela CYP3A4/5, com uma pequena contribuição da CYP2D6. A oximorfona é um metabólito ativo produzido por O-desalquilação mediada pela CYP2D6. As concentrações circulantes de oximorfona são muito baixas para contribuir significativamente para os efeitos opioides da oxicodona. São descritos dados de indivíduos saudáveis de ambos os sexos. [b]Valores relatados para OXYCONTIN [oxicodona de liberação controlada (CR)] e comprimidos de liberação imediata (IR). [c]Até 19% é excretado de modo inalterado após uma dose oral. [d]A $t_{1/2}$ aparente para a formulação oral de CR é de ~ 5 h; reflete mais provavelmente a cinética de eliminação terminal limitada pela absorção. [e]Após um comprimido de OXICONTIN CR de 10 mg administrado 2×/dia até o estado de equilíbrio ou após um comprimido IR de 5 mg administrado a cada 6 h até o estado de equilíbrio.

Referências: Benziger DP, et al. Differential effects of food on the bioavailability of controlled-release oxycodone tablets and immediate-release oxycodone solution. *J Pharm Sci,* **1996**, *85*:407–410. PDR58, **2004**, pp. 2854–2855. Takala A, et al. Pharmacokinetic comparison of intravenous and intranasal administration of oxycodone. *Acta Anaesthesiol Scand,* **1997**, *47*:309–312.

BIODISPONIBILIDADE (ORAL) (%)	EXCREÇÃO URINÁRIA (%)	LIGAÇÃO PLASMÁTICA (%)	DEPURAÇÃO (mL/min/kg)	VOL. DIST. (L/kg)	MEIA-VIDA (h)	TEMPO DE PICO (h)	PICO DE CONCENTRAÇÃO
Paclitaxel							
Baixa	5 ± 2	88-98[a]	5,5 ± 3,5[b]	2,01 ± 1,2	31 ± 1[c]	–	0,85 ± 0,21 μM[d]

[a]A ligação do fármaco a dispositivos de filtração de diálise pode levar a uma superestimativa da fração de ligação às proteínas (sugerida 88%). [b]Metabolizado pela CYP2C8 e CYP3A e substrato para a P-glicoproteína. [c]$t_{1/2}$ de acúmulo média; foram registradas $t_{1/2}$ terminais mais longas de até 50 h. [d]Concentração no estado de equilíbrio dinâmico durante uma infusão IV de 250 mg/m^2 administrada durante 24 h a pacientes adultos com câncer.

Referência: Sonnichsen DS, et al. Clinical pharmacokinetics of paclitaxel. *Clin Pharmacokinet,* **1994**, *27*:256–269.

(continua)

TABELA AI-1 ■ DADOS FARMACOCINÉTICOS (continuação)

BIODISPONIBILIDADE (ORAL) (%)	EXCREÇÃO URINÁRIA (%)	LIGAÇÃO PLASMÁTICA (%)	DEPURAÇÃO (mL/min/kg)	VOL. DIST. (L/kg)	MEIA-VIDA (h)	TEMPO DE PICO (h)	PICO DE CONCENTRAÇÃO
Paliperidona[a]							
28 (ER oral)[b,c]	59 (51-67) (oral ER)	74	$3{,}70 \pm 1{,}04^d$	$9{,}1^d$ (ER oral)	$28{,}4 \pm 5{,}1^d$ (ER oral)	$22\ (2{,}0\text{-}24)^d$ (ER oral)	$10{,}7 \pm 3{,}3$ ng/mL^d (ER oral)
		↓ DH	↑ DH^e		25-49 dias (PP IM)^f	13 dias (IM PP)	

[a] A paliperidona, também conhecida como o metabólito ativo 9-hidroxi da risperidona, é comercializada como comprimido oral de liberação prolongada (ER) ou na forma de seu éster palmitato insolúvel em água como injeção IM de longa ação administrada 1×/mês. A paliperidona é um racemato; seus enantiômeros têm perfis farmacológicos semelhantes. Os enantiômeros (+) e (−) da paliperidona interconvertem-se, atingindo uma relação AUC entre (+) e (−) de ~ 1,6 no estado estacionário. [b] Refeições com alto teor de gordura/alto teor calórico aumentaram a C_{max} e a AUC em 60% e 54%, respectivamente. [c] Não há dados sobre a biodisponibilidade absoluta do palmitato de paliperidona IM (IM PP). O esquema de iniciação da injeção IM de longa ação (234 mg/156 mg no músculo deltoide no dia 1/dia 8) produz concentrações de paliperidona que são compatíveis com a faixa observada com 6-12 mg de paliperidona oral de ER. [d] No estado de equilíbrio dinâmico durante doses de 3 mg 1×/dia, pressupondo um peso corporal médio de 73 kg. $V_{área}$ é estimado a partir da CL/F e da $t_{1/2}$. [e] Pacientes com comprometimento hepático moderado mostraram um aumento modesto na depuração e uma fração plasmática livre sem alteração significativa na AUC não ligada. [f] A $t_{1/2}$ terminal longa aparente da paliperidona após injeção IM de depósito reflete a lenta dissolução do palmitato de paliperidona e a lenta liberação da paliperidona ativa.

Referências: Boom S, et al. Single- and multiple-dose pharmacokinetics and dose proportionality of the psychotropic agent paliperidone extended release. *J Clin Pharmacol*, **2009**, 49:1318-1330. FDA. Drugs@FDA. Invega label approved on 4/27/07; Invega Sustenna label approved on 7/31/09. Available at: http://www.accessdata.fda.gov/Scripts/cder/DrugsatFDA/. Accessed on January 1, 2010.

BIODISPONIBILIDADE (ORAL) (%)	EXCREÇÃO URINÁRIA (%)	LIGAÇÃO PLASMÁTICA (%)	DEPURAÇÃO (mL/min/kg)	VOL. DIST. (L/kg)	MEIA-VIDA (h)	TEMPO DE PICO (h)	PICO DE CONCENTRAÇÃO
Pantoprazol[a]							
77 (67-89)	—[b]	98	$2{,}8 \pm 0{,}9$	$0{,}17 \pm 0{,}04$	$1{,}1 \pm 0{,}4$	$2{,}6 \pm 0{,}9$	$2{,}5 \pm 0{,}7$ µg/mL^c
			↓ DH		↑ DH		

[a] O pantoprazol está disponível como mistura racêmica de isômeros (+) e (−). O pantoprazol é depurado primariamente por metabolismo dependente de CYP2C19 (polimórfica). Metabolizadores fracos (MF) apresentam diferenças profundas de CL (menor) e $t_{1/2}$(maior) em comparação com metabolizadores extensos (ME). Nos ME de CYP2C19, não foi observada nenhuma diferença significativa na farmacocinética do pantoprazol (+) e (−), ao passo que, nos MF de CYP2C19, a CL do pantoprazol (−) foi significativamente maior que a do pantoprazol (+). [b] Nenhum fármaco inalterado recuperado na urina. [c] Após uma única dose oral de 40 mg.

Referências: FDA. Drugs@FDA. Protonix label approved on 11/12/09. Available at: http://www.accessdata.fda.gov/scripts/cder/drugsatfda/index.cfm. Accessed December 26, 2009. Huber R, et al. Pharmacokinetics of lansoprazole in man. *Int J Clin Pharmacol Ther*, **1996**, 34:185-194. Pue MA, et al. Pharmacokinetics of pantoprazole following single intravenous and oral administration to healthy male subjects. *Eur J Clin Pharmacol*, **1993**, 44:575-578. Tanaka M, et al. Stereoselective pharmacokinetics of pantoprazole, a proton pump inhibitor, in extensive and poor metabolizers of S-mephenytoin. *Clin Pharmacol Ther*, **2001**, 69:108-113.

BIODISPONIBILIDADE (ORAL) (%)	EXCREÇÃO URINÁRIA (%)	LIGAÇÃO PLASMÁTICA (%)	DEPURAÇÃO (mL/min/kg)	VOL. DIST. (L/kg)	MEIA-VIDA (h)	TEMPO DE PICO (h)	PICO DE CONCENTRAÇÃO
Paracetamol[a]							
88 ± 15	3 ± 1	< 20	$5{,}0 \pm 1{,}4^b$	$0{,}95 \pm 0{,}12$	$2{,}7 \pm 0{,}6$	0,31-1,4	20 µg/mL^c
			↓ DH, Id		↑ DH		
			↑ Obes				

[a] Os valores farmacocinéticos relatados são para doses < 2 g; o fármaco exibe cinética dependente da concentração acima desta dose. [b] O paracetamol é eliminado predominantemente via glicuronidação e sulfatação, com uma via secundária através do metabolismo mediado por CYP2E1. [c] Concentração média após dose oral de 20 mg/kg. Toxicidade hepática associada a níveis > 300 µg/mL, 4 h após uma superdosagem.

Referências: Forrest JA, et al. Clinical pharmacokinetics of paracetamol. *Clin Pharmacokinet*, **1982**, 7:93–107; van Rongen A, et al. Morbidly obese patients exhibit increased CYP2E1-mediated oxidation of acetaminophen. *Clin Pharmacokinet*, **2016**, 55:833–847.

BIODISPONIBILIDADE (ORAL) (%)	EXCREÇÃO URINÁRIA (%)	LIGAÇÃO PLASMÁTICA (%)	DEPURAÇÃO (mL/min/kg)	VOL. DIST. (L/kg)	MEIA-VIDA (h)	TEMPO DE PICO (h)	PICO DE CONCENTRAÇÃO
Paroxetina							
Dose-dependente[a]	< 2	95	$8{,}6 \pm 3{,}2^{a,b}$	17 ± 10^c	17 ± 3^d	$5{,}2 \pm 0{,}5^e$	ME: ~ 130 nM^e
			↓ DH, Id		↑ DH, Id		MF: ~ 220 nM^e

[a] Metabolizada pela CYP2D6 (polimórfica); sofre autoinibição, dependente do tempo e da dose, da CL metabólica nos metabolizadores extensos (ME). [b] CL/F registrada para múltiplas doses nos ME. Os dados com dose única são significativamente mais elevados. Nos metabolizadores fracos (MF) pela CYP2D6, $CL/F = 5{,}0 \pm 2{,}1$ mL/min/kg para múltiplas doses. [c] $V_{área}/F$ registrada. [d] Dados registrados para múltiplas doses nos ME. Nos MF, $t_{1/2} = 41 \pm 8$ h. [e] $C_{máx}$ média estimada após uma dose oral de 30 mg administrada 1×/dia, durante 14 dias, a adultos com fenótipo de ME e MF para CYP2D6. Observa-se um acúmulo desproporcional significativo do fármaco no sangue quando se substitui a dose única por múltiplas doses, devido à autoinativação da CYP2D6.

Referências: PDR54, **2000**, p. 3028. Sindrup SH, et al. The relationship between paroxetine and the sparteine oxidation polymorphism. *Clin Pharmacol Ther*, **1992**, 51:278–287.

BIODISPONIBILIDADE (ORAL) (%)	EXCREÇÃO URINÁRIA (%)	LIGAÇÃO PLASMÁTICA (%)	DEPURAÇÃO (mL/min/kg)	VOL. DIST. (L/kg)	MEIA-VIDA (h)	TEMPO DE PICO (h)	PICO DE CONCENTRAÇÃO
Pioglitazona[a]							
—	Desprezível	> 99	$1{,}2 \pm 1{,}7^b$	$0{,}63 \pm 0{,}41^b$	11 ± 6^c	P: $3{,}5\ (1\text{-}4)^d$	P: $1{,}6 \pm 0{,}2$ µg/mL^d
						M-III: 11 $(2\text{-}48)^d$	M-III: $0{,}4 \pm 0{,}2$ µg/mL^d
						M-IV: 11 $(4\text{-}16)^d$	M-IV: $1{,}4 \pm 0{,}5$ µg/mL^d

[a] Dados de indivíduos saudáveis de ambos os sexos e de pacientes com diabetes tipo 2. A pioglitazona (P) é extensamente metabolizada por CYP2C8, CYP3A4 e outras isozimas CYP. Dois principais metabólitos (M-III e M-IV) se acumulam no sangue e contribuem para o efeito farmacológico. [b] CL/F e $V_{área}/F$ são descritas. CL/F é menor nas mulheres do que nos homens. [c] A $t_{1/2}$ do M-III e do M-IV no estado de equilíbrio dinâmico é de 29 e 27 h, respectivamente. [d] Após uma dose oral de 45 mg administrada 1×/dia, durante 10 dias.

Referências: Budde K, et al. The pharmacokinetics of pioglitazone in patients with impaired renal function. *Br J Clin Pharmacol*, **2003**, 55:368–374. PDR58, **2004**, p. 3186.

(continua)

TABELA AI-1 ■ DADOS FARMACOCINÉTICOS (continuação)

	BIODISPONIBILIDADE (ORAL) (%)	EXCREÇÃO URINÁRIA (%)	LIGAÇÃO PLASMÁTICA (%)	DEPURAÇÃO (mL/min/kg)	VOL. DIST. (L/kg)	MEIA-VIDA (h)	TEMPO DE PICO (h)	PICO DE CONCENTRAÇÃO
Pirazinamida[a]								
_[b]	4-14[c]	10	1,1 (0,2-2,3)[d]	0,57 (0,13-1,04)[d]	6 (2-23)	1-2[e]	35 (19-103) µg/mL[e]
				↑ Criança		↓ Criança		

[a]A pirazinamida é hidrolisada no fígado a um metabólito ativo, o ácido 2-pirazinóico. As concentrações máximas relatadas de ácido 2-pirazinóico variam de 0,1-1 vez as do fármaco original. Os dados da pirazinamida relatados são para homens e mulheres adultos com tuberculose. [b]A biodisponibilidade absoluta não é conhecida, mas o fármaco é bem absorvido com base na recuperação do fármaco original e dos metabólitos (70%).

Referências: Bareggi SR, et al. Clinical pharmacokinetics and metabolism of pyrazinamide in healthy volunteers. *Arzneimittelforschung,* **1987**, *37*:849–854. Lacroix C, et al. Pharmacokinetics of pyrazinamide and its metabolites in healthy subjects. *Eur J Clin Pharmacol,* **1989**, *36*:395–400. PDR58, **2004**, p. 766. Zhu M, et al. Population pharmacokinetic modeling of pyrazinamide in children and adults with tuberculosis. *Pharmacotherapy,* **2002**, *22*:686–695.

	BIODISPONIBILIDADE (ORAL) (%)	EXCREÇÃO URINÁRIA (%)	LIGAÇÃO PLASMÁTICA (%)	DEPURAÇÃO (mL/min/kg)	VOL. DIST. (L/kg)	MEIA-VIDA (h)	TEMPO DE PICO (h)	PICO DE CONCENTRAÇÃO
Posaconazol								
_[a]	–	98	$11{,}7 \pm 6{,}4$[b]	$11{,}9$[b]	$21{,}6 \pm 8{,}4$	4 (3-12)	324 ± 161 ng/mL[c]

[a]Aproximadamente 66% de uma dose oral de posaconazol é excretada sem alteração nas fezes. Não se sabe se isso representa excreção biliar significativa ou fármaco não absorvido. [b]CL/F e V_d/F relatadas. [c]Após uma única dose de 400 mg de suspensão oral.

Referências: Courtney R, et al. Posaconazole pharmacokinetics, safety, and tolerability in subjects with varying degrees of chronic renal disease. *J Clin Pharmacol,* **2005**, *45*:185–192. Dodds Ashley ES, et al. Pharmacokinetics of posaconazole administered orally or by nasogastric tube in healthy volunteers. *Antimicrob Agents Chemother,* **2009**, *53*:2960–2964.

	BIODISPONIBILIDADE (ORAL) (%)	EXCREÇÃO URINÁRIA (%)	LIGAÇÃO PLASMÁTICA (%)	DEPURAÇÃO (mL/min/kg)	VOL. DIST. (L/kg)	MEIA-VIDA (h)	TEMPO DE PICO (h)	PICO DE CONCENTRAÇÃO
Pramipexol[a]								
> 90[b]	~ 90	15	$8{,}2 \pm 1{,}4$[b]	$7{,}3 \pm 1{,}7$[b]	$11{,}6 \pm 2{,}57$	1-2	M: $1{,}6 \pm 0{,}23$ ng/mL[e]
			↓ Id, DR,[c] DP[d]		↑ Id, DR		F: $2{,}1 \pm 0{,}25$ ng/mL[e]

[a]Dados obtidos de adultos sadios de ambos os sexos. Nenhuma diferença significativa entre os sexos. [b]Biodisponibilidade estimada a partir da recuperação urinária do fármaco em sua forma inalterada. Valores relatados de CL/F e $V_{área}$/F. [c]Valor reduzido da CL/F, comprometimento renal moderado a grave. [d]Doença de Parkinson (DP); CL/F reduzida com declínio da função renal. [e]Após uma dose oral de 0,5 mg administrada 3×/dia a adultos do sexo masculino (M) e feminino (F), durante 4 dias.

Referências: Lam YW. Clinical pharmacology of dopamine agonists. *Pharmacotherapy,* **2000**, *20*:17S–25S. PDR54, **2000**, p. 2468. Wright CE, et al. Steady-state pharmacokinetic properties of pramipexole in healthy volunteers. *J Clin Pharmacol,* **1997**, *37*:520–525.

	BIODISPONIBILIDADE (ORAL) (%)	EXCREÇÃO URINÁRIA (%)	LIGAÇÃO PLASMÁTICA (%)	DEPURAÇÃO (mL/min/kg)	VOL. DIST. (L/kg)	MEIA-VIDA (h)	TEMPO DE PICO (h)	PICO DE CONCENTRAÇÃO
Pranlintida[a]								
30-40%[b]	–	~ 60[c]	Baixo: $14{,}9 \pm 3{,}9$[d]	0,43	IV: 0,4-0,75	0,32-0,35[e]	Baixo: 21 ± 3 pmol/L[e]
			Alto: $14{,}5 \pm 4{,}0$[d]	0,71	SC: 0,5-0,83		Alto: 77 ± 22 pmol/L[e]

[a]A pranlintida é um análogo peptídico sintético de amilina para o tratamento tanto de diabetes do tipo 1 como do tipo 2. É metabolizado nos rins em pelo menos um metabólito ativo primário: des-lis(1)pranlintida (2-37 pranlintida), com $t_{1/2}$ semelhante à do fármaco original. [b]A administração SC tem maior variabilidade na resposta quando a injeção é no braço em comparação com injeção no abdome ou na coxa. [c]Não extensamente ligada a células sanguíneas ou albumina. [d]Baseado em infusão IV de uma dose baixa de 30 µg para diabetes tipo 1 e de uma dose alta de 100 µg para diabetes tipo 2. [e]Após uma dose SC baixa de 30 µg e uma dose SC alta de 100 µg.

Referências: Colburn WA, et al. Pharmacokinetics and pharmacodynamics of AC137 (25,28,29 triproamylin, human) after intravenous bolus and infusion doses in patients with insulin-dependent diabetes. *J Clin Pharmacol,* **1996**, *36*:13 -24. FDA. Drugs@FDA. Symlin label approved on 9/25/07. Available at: http://www.accessdata.fda.gov/Scripts/cder/DrugsatFDA/. Accessed August 1, 2009. Kolterman OG, et al. Effect of 14 days' subcutaneous administration of the human amylin analogue, pramlintide (AC137), on an intravenous insulin challenge and response to a standard liquid meal in patients with *IDDM. Diabetologia,* **1996**, *39*:492 -499.

	BIODISPONIBILIDADE (ORAL) (%)	EXCREÇÃO URINÁRIA (%)	LIGAÇÃO PLASMÁTICA (%)	DEPURAÇÃO (mL/min/kg)	VOL. DIST. (L/kg)	MEIA-VIDA (h)	TEMPO DE PICO (h)	PICO DE CONCENTRAÇÃO
Pravastatina								
18 ± 8	47 ± 7	43-48	$13{,}5 \pm 2{,}4$	$0{,}46 \pm 0{,}04$	$0{,}8 \pm 0{,}2$[b]	1-1,4[c]	28-38 ng/mL[c]
			↓ DH		↔ Id, DR[a]		
			↔ Id, DR[a]				

[a]Embora a CL renal diminua com a redução da função renal, não foram observadas alterações significativas na CL/F ou na $t_{1/2}$ após a administração de uma dose oral, em consequência da biodisponibilidade baixa e altamente variável. [b]Uma $t_{1/2}$ mais longa ($1{,}8 \pm 0{,}8$ h) registrada para dose oral; provavelmente, a taxa é limitada pela absorção. [c]Faixa de valores médios de diferentes estudos após uma dose oral única de 20 mg.

Referências: Corsini A, et al. New insights into the pharmacodynamic and pharmacokinetic properties of statins. *Pharmacol Ther,* **1999**, *84*:413–428. Desager JP, et al. Clinical pharmacokinetics of 3-hydroxy-3-methylglutaryl-coenzyme A reductase inhibitors. *Clin Pharmacokinet,* **1996**, *31*:348–371. Quion JA, et al. Clinical pharmacokinetics of pravastatin. *Clin Pharmacokinet,* **1994**, *27*:94–103.

	BIODISPONIBILIDADE (ORAL) (%)	EXCREÇÃO URINÁRIA (%)	LIGAÇÃO PLASMÁTICA (%)	DEPURAÇÃO (mL/min/kg)	VOL. DIST. (L/kg)	MEIA-VIDA (h)	TEMPO DE PICO (h)	PICO DE CONCENTRAÇÃO
Praziquantel[a]								
_[b]	Desprezível	80-85	5 mg/kg: 467[c]	50 mg/kg: $9{,}55 \pm 2{,}86$	5 mg/kg: 0,8-1,5[c]	1,5-1,8[e]	0,8-6,3 µg/mL[e]
			40-60 mg/kg: 57-222[c]		40-60 mg/kg: 1,7-3,0[c]		
			↓ DH[d]		↑ DH		

[a]Dados obtidos de pacientes de ambos os sexos com esquistossomose. [b]Biodisponibilidade absoluta desconhecida. O praziquantel é bem absorvido (80%), porém sofre metabolismo de primeira passagem (hidroxilação) significativo, cuja extensão parece depender da dose. [c]CL/F e V_{ss}/F registradas. CL/F e $t_{1/2}$ dependem da dose. [d]CL/F reduzida, comprometimento hepático moderado a grave. [e]Faixa de valores médios registrada de diferentes estudos após uma dose oral única de 40-60 mg/kg.

Referências: Edwards G, et al. Clinical pharmacokinetics of anthelmintic drugs *Clin Pharmacokinet,* **1988**, *15*:67–93. el Guiniady MA, et al. Clinical and pharmacokinetic study of praziquantel in Egyptian schistosomiasis patients with and without liver cell failure. *Am J Trop Med Hyg,* **1994**, *51*:809–818. Jung H, et al. Clinical pharmacokinetics of praziquantel. *Proc West Pharmacol Soc,* **1991**, *34*:335–340. Sotelo J, et al. Pharmacokinetic optimisation of the treatment of neurocysticercosis. *Clin Pharmacokinet,* **1998**, *34*:503–515. Watt G, et al. Praziquantel pharmacokinetics and side effects in *Schistosoma japonicum*-infected patients with liver disease. *J Infect Dis,* **1988**, *157*:530–535.

(continua)

TABELA AI-1 ■ DADOS FARMACOCINÉTICOS (continuação)

BIODISPONIBILIDADE (ORAL) (%)	EXCREÇÃO URINÁRIA (%)	LIGAÇÃO PLASMÁTICA (%)	DEPURAÇÃO (mL/min/kg)	VOL. DIST. (L/kg)	MEIA-VIDA (h)	TEMPO DE PICO (h)	PICO DE CONCENTRAÇÃO
Prednisolona							
82 ± 13	26 ± 9[a]	90-95 (< 200 ng/mL)[b]	1,0 ± 0,16[c]	0,42 ± 0,11[e]	2,2 ± 0,5	1,5 ± 0,5[f]	458 ± 150 ng/mL[f]
		~ 70 (> 1 µg/mL)					
	↑ Id	↓ Id, DH	↓ Id[d], DH[d]	↓ Id, Obes[d]	↑ Id[d]		

[a]A prednisolona e a prednisona são interconversíveis; ocorre excreção adicional de 3% ± 2% na forma de prednisona. [b]O grau de ligação às proteínas plasmáticas depende da concentração encontrada ao longo da faixa. [c]A CL total aumenta com a saturação da ligação às proteínas. A CL do fármaco não ligado aumenta ligeiramente, porém de modo significativo, com o aumento da dose. [d]As alterações são para o fármaco não ligado. [e]V aumenta com a dose, devido à ligação às proteínas saturáveis. [f]Após uma dose oral de 30 mg administrada 2×/dia a homens adultos sadios, durante 3 dias. A relação prednisolona/prednisona é dependente da dose e pode variar de 3-26 em uma faixa de concentração de prednisolona de 50-800 ng/mL.

Referências: Frey BM, et al. Clinical pharmacokinetics of prednisone and prednisolone. Clin Pharmacokinet, **1990**, 19:126–146. Rohatagi S, et al. Pharmacokinetics of methylprednisolone and prednisolone after single and multiple oral administration. J Clin Pharmacol, **1997**, 37:916–925.

BIODISPONIBILIDADE (ORAL) (%)	EXCREÇÃO URINÁRIA (%)	LIGAÇÃO PLASMÁTICA (%)	DEPURAÇÃO (mL/min/kg)	VOL. DIST. (L/kg)	MEIA-VIDA (h)	TEMPO DE PICO (h)	PICO DE CONCENTRAÇÃO
Prednisona							
80 ± 11[a]	3 ± 2[b]	75 ± 2[c]	3,6 ± 0,8[d]	0,97 ± 0,11[d]	3,6 ± 0,4[d]	P: 2,1-3,1[e]	P: 62-81 ng/mL[e]
						PL: 1,2-2,6[e]	PL: 198-239 ng/mL[e]

[a]Medida em relação a uma dose IV equivalente de prednisolona (PL). [b]Um adicional de 15% ± 5% é excretado como PL. [c]Em contraste com a PL, não há dependência da concentração. [d]Os valores cinéticos para prednisona (P) são frequentemente registrados em termos dos valores para a PL, seu metabólito ativo. Entretanto, os valores citados aqui são para a P. [e]Faixa de dados médios para a P e PL após uma dose oral única de 10 mg administrada a adultos sadios na forma de formulações comerciais diferentes.

Referências: Gustavson LE, et al. The macromolecular binding of prednisone in plasma of healthy volunteers including pregnant women and oral contraceptive users. J Pharmacokinet Biopharm, **1985**, 13:561–569. Pickup ME. Clinical pharmacokinetics of prednisone and prednisolone. Clin Pharmacokinet, **1979**, 4:111–128. Sullivan TJ, et al. Comparative bioavailability: Eight commercial prednisone tablets. J Pharmacokinet Biopharm, **1976**, 4:157–172.

BIODISPONIBILIDADE (ORAL) (%)	EXCREÇÃO URINÁRIA (%)	LIGAÇÃO PLASMÁTICA (%)	DEPURAÇÃO (mL/min/kg)	VOL. DIST. (L/kg)	MEIA-VIDA (h)	TEMPO DE PICO (h)	PICO DE CONCENTRAÇÃO
Pregabalina							
≥ 90[a]	90-99	0	0,96-1,2[b,c]	0,5	5-6,5	1[a]	8,5 µg/mL[e]
			↓ DR[d]				

[a]A biodisponibilidade não varia com uma dose até 600 mg. O $T_{máx}$ é atrasado de 1 a 3 h e a $C_{máx}$, reduzida em 25-30%, quando a pregabalina é administrada com alimento. Não se observa nenhuma alteração na AUC ou na extensão da absorção. [b]A pregabalina passa por metabolismo mínimo; um metabólito N-metilado foi identificado na urina e é responsável por 0,9% da dose oral. [c]A depuração renal média em indivíduos jovens saudáveis varia de 67-81 mL/min, supondo peso corporal de 70 kg. A farmacocinética da pregabalina é independente da dose e previsível a partir de dosagem única ou múltipla. [d]A depuração de pregabalina é proporcional à CL_{Cr}; assim, a dosagem pode ser ajustada de acordo com CL_{Cr}, na disfunção renal. A pregabalina plasmática diminuiu cerca de 50% após 4 h de hemodiálise. [e]Concentração no estado estacionário em indivíduos saudáveis recebendo 200 mg de pregabalina a cada 8 h.

Referências: Bialer M, et al. Progress report on new antiepileptic drugs: a summary of the fifth Eilat conference (EILAT V). Epilepsy Res, **2001**, 43:11–58. Brodie MJ, et al. Pregabalin drug interaction studies: lack of effect on the pharmacokinetics of carbamazepine, phenytoin, lamotrigine, and valproate in patients with partial epilepsy. Epilepsia, **2005**, 46:1407–1413. Physicians' Desk Reference, 63rd ed. Physicians' Desk Reference Inc., Montvale, NJ, **2008**, pp. 2527–2534.

BIODISPONIBILIDADE (ORAL) (%)	EXCREÇÃO URINÁRIA (%)	LIGAÇÃO PLASMÁTICA (%)	DEPURAÇÃO (mL/min/kg)	VOL. DIST. (L/kg)	MEIA-VIDA (h)	TEMPO DE PICO (h)	PICO DE CONCENTRAÇÃO
Procainamida[a]							
83 ± 16	67 ± 8	16 ± 5	$CL = 2,7\, CL_{Cr} = 1,7$	1,9 ± 0,3	3,0 ± 0,6	M: 3,6[d]	M: 2,2 µg/mL[d]
	↓ DH		3,2 (rápida)[b] ou 1,1 (lenta)[b]	↓ Obes	↑ DR[c]	F: 3,8[d]	F: 2,9 µg/mL[d]
			↑ Criança		↓ Criança, Neo		

[a]Metabólito ativo, N-acetilprocainamida (NAPA); CL = 3,1 ± 0,4 mL/min/kg, V = 1,4 ± 0,2 L/kg e $t_{1/2}$ = 6,0 ± 0,2 h. [b]CL calculada utilizando unidades de mL/min/kg para CL_{Cr}. A CL depende do fenótipo de acetilação NAT2. Utilizar o valor médio de 2,2 se o fenótipo for desconhecido. [c]$t_{1/2}$ para procainamida e NAPA aumentada em pacientes com DR. [d]Valores médios mais baixos após uma dose oral de 1.000 mg administrada 2×/dia a adultos dos sexos masculino (M) e feminino (F) até o estado de equilíbrio dinâmico. As concentrações máximas médias de NAPA foram de 2,0 e 2,2 µg/mL para homens e mulheres, respectivamente; $T_{máx}$ = 4,1 e 4,2 h, respectivamente.

Referências: Benet LZ, et al. Die renale Elimination von procainamide: pharmacokinetik bei niereninsuffizienz. In: Braun J, et al., eds. Die Behandlung von Herzrhythmusstorungen bei Nierenkranken. Karger, Basel, **1984**, pp. 96–111. Koup JR, et al. Effect of age, sex, and race on steady state procainamide pharmacokinetics after administration of Procanbid sustained-release tablets. Ther Drug Monit, **1998**, 20:73–77.

BIODISPONIBILIDADE (ORAL) (%)	EXCREÇÃO URINÁRIA (%)	LIGAÇÃO PLASMÁTICA (%)	DEPURAÇÃO (mL/min/kg)	VOL. DIST. (L/kg)	MEIA-VIDA (h)	TEMPO DE PICO (h)	PICO DE CONCENTRAÇÃO
Propofol[a]							
—[b]	—	98,3-98,8[c]	27 ± 5	1,7 ± 0,7[f]	3,5 ± 1,2[f]	—	SS: 3,5 ± 0,06 µg/mL[g]
			↑ Criança[d]	↑ Criança[d]			
			↓ Id[e]	↓ Id[e]			
							E: 1,1 ± 0,4 µg/mL[g]

[a]Dados obtidos de pacientes submetidos a cirurgia eletiva e de voluntários sadios. O propofol é extensamente metabolizado por UGT. [b]Apenas para administração IV. [c]Fração ligada no sangue total. Concentração-dependente; 98,8% com 0,5 µg/mL e 98,3 com 32 µg/mL. [d]CL e volume central aumentados em crianças de 1-3 anos de idade. [e]CL e volume central diminuídos em pacientes idosos. [f]O $V_{área}$ é muito maior do que o V_{ss}. Um $t_{1/2}$ terminal muito mais longo foi relatado após infusão IV prolongada. Concentração que produz anestesia após a infusão no estado estacionário (SS) e na emergência (E) da anestesia.

Referências: Mazoit JX, et al. Binding of propofol to blood components: Implications for pharmacokinetics and for pharmacodynamics. Br J Clin Pharmacol, **1999**, 47:35–42. Murat I, et al. Pharmacokinetics of propofol after a single dose in children aged 1–3 years with minor burns. Comparison of three data analysis approaches. Anesthesiology, **1996**, 84:526–532. Servin F, et al. Pharmacokinetics of propofol infusions in patients with cirrhosis. Br J Anaesth, **1990**, 65:177–183.

(continua)

TABELA AI-1 ■ DADOS FARMACOCINÉTICOS (continuação)

BIODISPONIBILIDADE (ORAL) (%)	EXCREÇÃO URINÁRIA (%)	LIGAÇÃO PLASMÁTICA (%)	DEPURAÇÃO (mL/min/kg)	VOL. DIST. (L/kg)	MEIA-VIDA (h)	TEMPO DE PICO (h)	PICO DE CONCENTRAÇÃO
Propranolol[a]							
26 ± 10	< 0,5	87 ± 6[b]	16 ± 5[c,d]	4,3 ± 0,6[c]	3,9 ± 0,4[c]	P: 1,5[e]	P: 49 ± 8 ng/mL[e]
↑ DH		↑ Grav, Obes	↑ DH	↑ Obes, Fem	↓ DH	HP: 1,0[e]	HP: 37 ± 9 ng/mL[e]
		↓ DH		↓ DH, Obes, Fem			

[a]Mistura racêmica. Para o enantiômero S(−) (100 vezes mais ativo) em comparação com o enantiômero R(+), a CL é 19% mais baixa e o $V_{área}$ 15% mais baixo, devido ao maior grau de ligação às proteínas (fração livre 18% mais baixa); portanto, não há nenhuma diferença na $t_{1/2}$. Metabólito ativo, 4-hidroxipropranolol (HP). [b]O fármaco está ligado primariamente à $α_1$-glicoproteína ácida, que está elevada em diversas condições inflamatórias. [c]Baseada em determinações sanguíneas; relação entre concentração sanguínea e plasmática = 0,89 ± 0,03. [d]A CYP2D6 catalisa a formação de HP; a CYP1A2 é responsável pela maior parte do metabólito N-desisopropil; a UGT catalisa a principal via de conjugação de eliminação. [e]Após uma dose oral única de 80 mg administrada a adultos sadios. O fator de acumulação plasmática foi de 3,6 vezes após 80 mg administrada 4×/dia até o estado de equilíbrio dinâmico. Uma concentração de 20 ng/mL produziu uma redução de 50% na aceleração cardíaca induzida por exercício. Os efeitos antianginosos se manifestam com 15-90 ng/mL. Pode ser necessária uma concentração de até 1.000 ng/mL para o controle das arritmias ventriculares. P, propranolol.

Referências: Colangelo PM, et al. Age and propranolol stereoselective disposition in humans. *Clin Pharmacol Ther*, **1992**, *57*:489–494. Walle T, et al. 4-Hydroxypropranolol and its glucuronide after single and long-term doses of propranolol. *Clin Pharmacol Ther*, **1980**, *27*:22–31.

BIODISPONIBILIDADE (ORAL) (%)	EXCREÇÃO URINÁRIA (%)	LIGAÇÃO PLASMÁTICA (%)	DEPURAÇÃO (mL/min/kg)	VOL. DIST. (L/kg)	MEIA-VIDA (h)	TEMPO DE PICO (h)	PICO DE CONCENTRAÇÃO
Pseudoefedrina[a]							
~ 100	43-96[b]	–	7,33[b,c]	2,64-3,51[c]	4,3-8[b,c]	IR: 1,4-2[d]	IR: 177-360 ng/mL[d]
						CR: 3,8-6,1[d]	CR: 265-314 ng/mL[d]

[a]Dados obtidos de adultos sadios de ambos os sexos. [b]Com pH urinário elevado (> 7,0), a pseudoefedrina é extensamente reabsorvida; a $t_{1/2}$ aumenta e a CL diminui. [c]CL/F, V/F e $t_{1/2}$ registradas para a dose oral. [d]Faixa de valores médios de diferentes estudos após xarope ou um único comprimido de liberação imediata (IR) de 60 mg ou cápsula de 120 mg de liberação controlada (CR).

Referência: Kanfer I, et al. Pharmacokinetics of oral decongestants. *Pharmacotherapy*, **1993**, *13*:116S–128S.

BIODISPONIBILIDADE (ORAL) (%)	EXCREÇÃO URINÁRIA (%)	LIGAÇÃO PLASMÁTICA (%)	DEPURAÇÃO (mL/min/kg)	VOL. DIST. (L/kg)	MEIA-VIDA (h)	TEMPO DE PICO (h)	PICO DE CONCENTRAÇÃO
Quetiapina[a]							
9	< 1%	83	19[b]	10 ± 4	6	2-1,8	278 ng/mL[c]
↑ Alimento			↓ Id, DH				

[a]Nenhuma diferença significativa entre os sexos. [b]Metabolizada extensamente por meio de múltiplas vias, incluindo sulfoxidação, N e O-desalquilação catalisada pela CYP3A4. Dois metabólitos ativos de menor importância. [c]Após uma dose oral de 250 mg administrada 1×/dia a pacientes com esquizofrenia, durante 23 dias.

Referências: Goren JL, et al. Quetiapine, an atypical antipsychotic. *Pharmacotherapy*, **1998**, *18*:1183–1194. PDR54, **2000**, p. 563.

BIODISPONIBILIDADE (ORAL) (%)	EXCREÇÃO URINÁRIA (%)	LIGAÇÃO PLASMÁTICA (%)	DEPURAÇÃO (mL/min/kg)	VOL. DIST. (L/kg)	MEIA-VIDA (h)	TEMPO DE PICO (h)	PICO DE CONCENTRAÇÃO
Quinapril[a]							
QT (Q): 52 ± 15[b]	Q (Q): 3,1 ± 1,2[c]	QT/(QT): 97	QT (QT): 0,98 ± 0,22[d]	QT (QT): 0,19 ± 0,04[d]	Q (Q): 0,8-0,9[c]	Q (Q): 1,4 ± 0,8[e]	Q (Q): 207 ± 89 ng/mL[e]
	QT (QT): 96[d]				QT (QT): 2,1-2,9[d]	QT (Q): 2,3 ± 0,9[e]	QT (Q): 923 ± 277 ng/mL[e]
			↓ DR		↑ DR		

[a]Hidrolisado ao seu metabólito ativo, quinaprilato. São apresentados os dados farmacocinéticos para o quinapril (Q) e quinaprilato (QT) após a administração de Q oral e QT IV. [b]Biodisponibilidade absoluta com base nas concentrações plasmáticas de QT. [c]Dados para Q após uma dose oral de 2,5-80 mg de Q. [d]Dados para QT após um dose IV de 2,5 mg de QT. A $t_{1/2}$ de QT após uma dose de Q é similar. [e]Após uma única dose oral de 40 mg de Q. Não há acúmulo de QT após múltiplas doses.

Referências: Breslin E, et al. A pharmacodynamic and pharmacokinetic comparison of intravenous quinaprilat and oral quinapril. *J Clin Pharmacol*, **1996**, *36*:414–421. Olson SC, et al. The clinical pharmacokinetics of quinapril. *Angiology*, **1989**, *40*:351–359. PDR58, **2004**, p. 2516.

BIODISPONIBILIDADE (ORAL) (%)	EXCREÇÃO URINÁRIA (%)	LIGAÇÃO PLASMÁTICA (%)	DEPURAÇÃO (mL/min/kg)	VOL. DIST. (L/kg)	MEIA-VIDA (h)	TEMPO DE PICO (h)	PICO DE CONCENTRAÇÃO
Quinina[a]							
76 ± 11	A-N: 12-20	A-N: ~ 85 -90[b]	A-N: 1,9 ± 0,5	A-N: 1,8 ± 0,4	A-N: 11 ± 2	VO: 3,5-8,4[d]	Adultos
	A-M: 33 ± 18	A-M: 93-95[b]	A-M: 0,9-1,4	A-M: 1,0-1,7	A-M: 11-18		IV: 11 ± 2 μg/mL[d]
	↓ Neo		C-M: 0,4-1,4	C-M: 1,2-1,7	C-M: 12-16		VO: 7,3-9,4 μg/mL[d]
			↑ Tab	↓ Grav[c]	↓ Grav[c], Tab		Crianças
			↓ Id				IV: 8,7-9,4 μg/mL[d]
					↑ DH, Id		VO: 7,3 ± 1,1 μg/mL[d]

[a]Dados obtidos de adultos normais (A-N) e faixa de dados médios de diferentes estudos de adultos (A-M) ou crianças (C-M) com malária. [b]Correlaciona-se com os níveis séricos de $α_1$-glicoproteína ácida. A ligação está aumentada na malária grave. [c]Dados de pacientes com malária. [d]Após uma dose única de 10 mg/kg administrada na forma de infusão IV durante 0,5-4 h ou por via oral (VO) a crianças e adultos com malária. Um nível > 0,2 μg/mL do fármaco não ligado é estabelecido como alvo para o tratamento da malária por P. falciparum. A toxicidade ocular e a perda da audição/zumbido estão associadas a concentrações > 2 μg/mL do fármaco não ligado.

Referências: Edwards G, et al. Clinical pharmacokinetics in the treatment of tropical diseases. Some applications and limitations. *Clin Pharmacokinet*, **1994**, *27*:150–165. Krishna S, et al. Pharmacokinetics of quinine, chloroquine and amodiaquine. Clinical implications. *Clin Pharmacokinet*, **1996**, *30*:263–299.

BIODISPONIBILIDADE (ORAL) (%)	EXCREÇÃO URINÁRIA (%)	LIGAÇÃO PLASMÁTICA (%)	DEPURAÇÃO (mL/min/kg)	VOL. DIST. (L/kg)	MEIA-VIDA (h)	TEMPO DE PICO (h)	PICO DE CONCENTRAÇÃO
Raloxifeno[a]							
2[b]	< 0,2	> 95	735 ± 338[c]	2.348 ± 1.220[c]	28 (11-273)	6[d]	0,5 ± 0,3 ng/mL[d]
			↓ DH				

[a]Dados obtidos de mulheres na pós-menopausa. Sofre extenso metabolismo de primeira passagem (catalisado pela UGT) e reciclagem êntero-hepática. [b]Absorção de aproximadamente 60% pelo trato gastrintestinal; não é significativamente afetado pelo alimento. [c]CL/F e V/F registradas para uma dose oral. [d]Após uma dose oral única de 1 mg/kg.

Referências: Hochner-Celnikier D. Pharmacokinetics of raloxifene and its clinical application. *Eur J Obstet Gynecol Reprod Biol*, **1999**, *85*:23–29. PDR54, **2000**, p. 1583.

(continua)

TABELA AI-1 ■ DADOS FARMACOCINÉTICOS (continuação)

BIODISPONIBILIDADE (ORAL) (%)	EXCREÇÃO URINÁRIA (%)	LIGAÇÃO PLASMÁTICA (%)	DEPURAÇÃO (mL/min/kg)	VOL. DIST. (L/kg)	MEIA-VIDA (h)	TEMPO DE PICO (h)	PICO DE CONCENTRAÇÃO
Raltegravir[a]							
≥ 31,8 ± 9,4[b]	8,8 ± 4,7	83	16,1 (11,4; 22,6)[c]	–	α: 0,92 ± 0,21[d] β: 12,5 ± 4,6[d]	1,0[e]	4,5 (2,0; 10,2) μM[e]

[a]O raltegravir sofre O-glicuronidação mediada, em grande parte, pela UGT1A1 e, em menor grau, pelas UGT1A3 e UGT1A9. A AUC do raltegravir é apenas modestamente elevada em indivíduos com genótipo UGT1A1*28/*28 em comparação com o genótipo *1/*1. [b]A biodisponibilidade oral absoluta do raltegravir não foi determinada. Essa extensão mínima de absorção oral se baseia na recuperação de radioatividade na urina após administração oral do raltegravir marcado com ^{14}C em indivíduos saudáveis. [c]Média geométrica (intervalo de confiança de 95%) dos parâmetros farmacocinéticos após uma dose oral única de 400 mg. Está listada a depuração oral aparente (CL/F). [d]Curso de tempo da concentração plasmática do raltegravir exibe cinética multifásica de eliminação. As $t_{1/2}$ inicial (α) e terminal (β) são relatadas, porque a fase inicial é responsável por uma grande porção da AUC desde o momento 0 até o ∞. [e]Média para $T_{máx}$ e média geométrica (intervalo de confiança de 95%) para $C_{máx}$ após um esquema de monoterapia de 400 mg administrado 2×/dia, por 10 dias, em pacientes com infecção por HIV-1 virgens para tratamento.

Referências: FDA. Drugs@FDA. Isentress label approved on 7/8/09. Available at: http://www.accessdata.fda.gov/Scripts/cder/DrugsatFDA/. Accessed August 22, 2009. Kassahun K, et al. Metabolism and disposition in humans of raltegravir (MK-0518), an anti-AIDS drug targeting the human immunodeficiency virus 1 integrase enzyme. *Drug Metab Dispos*, **2007**, *35*:1657-1663. Wenning LA, et al. Lack of a significant drug interaction between raltegravir and tenofovir. *Antimicrob Agents Chemother*, **2008**, *52*:3253-3258. Wenning LA, et al. Pharmacokinetics of raltegravir in individuals with UGT1A1 polymorphisms. *Clin Pharmacol Ther*, **2009**, *85*:623-627.

BIODISPONIBILIDADE (ORAL) (%)	EXCREÇÃO URINÁRIA (%)	LIGAÇÃO PLASMÁTICA (%)	DEPURAÇÃO (mL/min/kg)	VOL. DIST. (L/kg)	MEIA-VIDA (h)	TEMPO DE PICO (h)	PICO DE CONCENTRAÇÃO
Ramelteona[a]							
1,8[b]	< 0,1	82	883 ± 857[c] ↓ Id, DH[d]		P: 1,3 ± 0,5[e] M: 2,3 ± 0,5[e] ↑ Id	P: 1,6 ± 0,5	P: 6,9 ± 7,8 ng/mL[e,f] M: 110 ± 29 ng/mL[e,f]

[a]A ramelteona passa por metabolismo oxidativo primário, seguido de glicuronidação como metabolismo secundário. CYP1A2 é a principal enzima envolvida no metabolismo oxidativo. CYP3A e CYP2C9 também estão envolvidas como enzimas menores. Elevações marcantes em $C_{máx}$ e AUC foram observadas com a administração concomitante da fluvoxamina, um inibidor de CYP1A2 forte. O metabólito M-II contribui para os efeitos hipnóticos da ramelteona. M-II tem 1/5 a 1/10 da afinidade da ramelteona como agonista para os receptores da melatonina (MT-1 e MT-2); no entanto, ele circula em concentrações 20-100 vezes mais altas em relação à ramelteona. [b]A disponibilidade sistêmica precária da ramelteona é causada por metabolismo de primeira passagem extenso. $C_{máx}$ e AUC são elevados por uma refeição rica em gordura; T_{max} está ligeiramente atrasado. [c]A variabilidade interindividual é notavelmente grande. [d]Elevação de 4 e 10 vezes na AUC na presença de comprometimento hepático leve e moderado. [e]P = fármaco original; M = metabólito M-II. [f]$C_{máx}$ após uma única dose oral de 16 mg de ramelteona em indivíduos adultos jovens. Não há acúmulo mensurável de fármaco original ou metabólito ativo devido a sua $t_{1/2}$ de eliminação curta.

Referências: FDA. Drugs@FDA. Rozerem label approved on 10/20/08. Available at: http://www.accessdata.fda.gov/scripts/cder/drugsatfda/index.cfm. Accessed August 23, 2009. Greenblatt DJ, et al. Age and sex effects on the pharmacokinetics and pharmacodynamics of ramelteon, a hypnotic agent acting via melatonin receptors MT 1 and MT2. *J Clin Pharmacol*, **2006**, *47*:485-496. McGechan A, et al. Ramelteon. *CNS Drugs*, **2005**, *19*:1057-1065. .

BIODISPONIBILIDADE (ORAL) (%)	EXCREÇÃO URINÁRIA (%)	LIGAÇÃO PLASMÁTICA (%)	DEPURAÇÃO (mL/min/kg)	VOL. DIST. (L/kg)	MEIA-VIDA (h)	TEMPO DE PICO (h)	PICO DE CONCENTRAÇÃO
Ramipril[a]							
R (R): 28[b]	R (R): < 2[c]	R: 73 ± 2	R (R): 23[d]	–	R (R): 5 ± 2	R (R): 1,2 ± 0,3[g]	R (R): 43,3 ± 10,2 ng/mL[g]
RT (R): 48[b]	RT (R): 13 ± 6[c]	RA: 56 ± 2	RA: –[e]		RT (R): 9-18[f] ↑ DR	RT (R): 3,0 ± 0,7[g]	RT (R): 24,1 ± 5,6 ng/mL[g]

[a]Hidrolisado ao seu metabólito ativo, ramiprilate (RT). São apresentados os dados farmacocinéticos para o ramipril (R) e o RT após a administração oral e IV de R. [b]Com base na AUC plasmática de R e RT após a administração IV e oral de R. [c]Após uma dose oral de R. [d]CL/F do R calculada a partir de dados da AUC. [e]Não há dados disponíveis; a CL renal média do RT é de ~ 1,1 mL/min/kg. [f]É descrita a $t_{1/2}$ para a fase de eliminação. Um $t_{1/2}$ terminal mais longo de ~ 120 h corresponde mais provavelmente à liberação do fármaco da ECA; contribui para a duração do efeito, mas não para o acúmulo sistêmico do fármaco. [g]Após uma única dose oral de 10 mg.

Referências: Eckert HG, et al. Pharmacokinetics and biotransformation of 2-[N-[(S)-I-ethoxycarbonyl-3-phenylpropyl]-L-alanyl]-(IS,3S,5S)-2-azabicyclo [3.3.0]octane-3-carboxylic acid (Hoe 498) in rat, dog and man. *Arzneimittelforschung*, **1984**, *34*:1435-1447. Meisel S, et al. Clinical pharmacokinetics of ramipril. *Clin Pharmacokinet*, **1994**, *26*:7-15. PDR58, **2004**, p. 2142. Song JC, et al. Clinical pharmacokinetics and selective pharmacodynamics of new angiotensin converting enzyme inhibitors: An update. *Clin Pharmacokinet*, **2002**, *41*:207-224. Thuillez C, et al. Pharmacokinetics, converting enzyme inhibition and peripheral arterial hemodynamics of ramipril in healthy volunteers. *Am J Cardiol*, **1987**, *59*:38D-44D.

BIODISPONIBILIDADE (ORAL) (%)	EXCREÇÃO URINÁRIA (%)	LIGAÇÃO PLASMÁTICA (%)	DEPURAÇÃO (mL/min/kg)	VOL. DIST. (L/kg)	MEIA-VIDA (h)	TEMPO DE PICO (h)	PICO DE CONCENTRAÇÃO
Ranitidina							
52 ± 11 ↑ DH	69 ± 6 ↓ DR	15 ± 3	10,4 ± 1,1 ↓ DR, Id	1,3 ± 0,4	2,1 ± 0,2 ↑ DR, DH, Id	2,1 ± 0,31[a]	462 ± 54 ng/mL[a]

[a]Após uma única dose oral de 150 mg administrada a adultos sadios. A IC_{50} para a inibição da secreção de ácido gástrico é de 100 ng/mL.

Referência: Gladziwa U, et al. Pharmacokinetics and pharmacodynamics of H$_2$-receptor antagonists in patients with renal insufficiency. *Clin Pharmacokinet*, **1993**, *24*:319-332.

BIODISPONIBILIDADE (ORAL) (%)	EXCREÇÃO URINÁRIA (%)	LIGAÇÃO PLASMÁTICA (%)	DEPURAÇÃO (mL/min/kg)	VOL. DIST. (L/kg)	MEIA-VIDA (h)	TEMPO DE PICO (h)	PICO DE CONCENTRAÇÃO
Regorafenibe[a]							
_[b] ↑ Alimento	–	99,5	0,54[c]	–	R: 28 (14-28)[d] M2: 20-30[d] M5: 50-60[d]	4	R: 3,9 (35-44) μg/mL[e] M2: 3,2 μg/mL[e] M5: 4,0 μg/mL[e]

[a]O regorafenibe é depurado por múltiplos processos, incluindo excreção biliar e metabolismo dependente de CYP3A e UGT1A9; dois metabólitos ativos (M2 e M5) são encontrados no plasma em níveis comparáveis aos do fármaco original. O regorafenibe sofre circulação êntero-hepática. [b]A biodisponibilidade absoluta não é conhecida; recomenda-se a administração com refeição pobre em gordura. [c]CL/F calculada após uma única dose oral de 160 mg, pressupondo um peso corporal de 70 kg. [d]$t_{1/2}$ média (faixa) do regorafenibe (R), M2 e M5 após uma única dose oral de 160 mg. [e]Concentração média (faixa) de R e concentrações médias de M2 e M5 após uma dose oral de 160 mg administrada 1×/dia a pacientes com câncer, durante 21 dias.

Referências: FDA. Drugs@FDA: FDA approved drug products. Regorafenib (Stivarga). Available at: http://www.accessdata.fda.gov/scripts/cder/daf/. Accessed April 26, 2022. Shirley M, Keating G. Regorafenib: a review of its use in patients with advanced gastrointestinal stromal tumours. *Drugs*, **2015**, *75*:1009-1017. .

(continua)

TABELA AI-1 ■ DADOS FARMACOCINÉTICOS (continuação)

	BIODISPONIBILIDADE (ORAL) (%)	EXCREÇÃO URINÁRIA (%)	LIGAÇÃO PLASMÁTICA (%)	DEPURAÇÃO (mL/min/kg)	VOL. DIST. (L/kg)	MEIA-VIDA (h)	TEMPO DE PICO (h)	PICO DE CONCENTRAÇÃO
Remifentanila[a]								
_[b]		Desprezível	92	40-60	0,3-0,4	0,13-0,33	–	~ 20 ng/mL[d]
				↓ Id[c]	↓ Id[c]			

[a]Dados obtidos de homens adultos sadios e de pacientes submetidos a cirurgia eletiva. Sofre rápida inativação por hidrólise mediada pela esterase; o metabólito carboxi resultante possui baixa atividade. [b]Apenas para administração IV. [c]CL e V ligeiramente diminuídos no indivíduo idoso. [d]CL_{min} média após uma dose IV de 5 μg/kg (infusão de 1 min). A Cp_{50} para incisão cutânea é de 2 ng/mL (determinada na presença de óxido nitroso).

Referências: Egan TD, et al. Remifentanil pharmacokinetics in obese versus lean patients. *Anesthesiology*, **1998**, *89*:562–573. Glass PS, et al. A review of the pharmacokinetics and pharmacodynamics of remifentanil. *Anesth Analg*, **1999**, *89*:S7–S14.

Repaglinida[a]								
56 ± 7		0,3-2,6	97,4	9,3 ± 6,8[b]	0,52 ± 0,17	0,8 ± 0,2	0,25-0,75[e]	47 ± 24 ng/mL[e]
				↓ DR[c], DH[d]		↑ DH		

[a]Dados obtidos de homens adultos sadios. [b]Sofre extenso metabolismo oxidativo e de conjugação. A CYP2C8 e CYP3A4 foram implicadas, em menor grau, no metabolismo da repaglinida. O fármaco também é um substrato de OATP1B1, que se acredita poder contribuir para a captação hepática da repaglinida. [c]CL/F reduzida, comprometimento renal grave. [d]CL/F reduzida, DH moderada a grave. [e]Após uma dose oral única de 4 mg (comprimido).

Referências: Hatorp V, et al. Single-dose pharmacokinetics of repaglinide in subjects with chronic liver disease. *J Clin Pharmacol*, **2000**, *40*:142–152. Hatorp V, et al. Unavailability of repaglinide, a novel antidiabetic agent, administered orally in tablet or solution form or intravenously in healthy male volunteers. *Int J Clin Pharmacol Ther*, **1998**, *36*:636–641. Marbury TC, et al. Pharmacokinetics of repaglinide in subjects with renal impairment. *Clin Pharmacol Ther*, **2000**, *67*:7–15. van Heiningen PN, et al. Absorption, metabolism and excretion of a single oral dose of ¹⁴C-repaglinide during repaglinide multiple dosing. *Eur J Clin Pharmacol*, **1999**, *55*:521–525.

Ribavirina[a]								
45 ± 5		35 ± 8	0[b]	5,0 ± 1,0[c]	9,3 ± 1,5	28 ± 7[c]	RA: 3 ± 1,8[d]	R: 11,1 ± 1,2 μM[d]
								RA: 15,1 ± 12,8 μM[d]

[a]Valores registrados para estudos conduzidos em homens HIV-positivos assintomáticos. [b]No estado de equilíbrio dinâmico, a relação entre concentração eritrocitária e plasmática é de ~ 60. [c]Após dose oral múltipla, a CL/F diminui em > 50% e se observa uma $t_{1/2}$ terminal longa de 150 ± 50 h. [d]Após uma cápsula oral de 1.200 mg de ribavirina (R) administrada 1×/dia, durante 7 dias, a adultos soropositivos para o HIV ou uma dose oral de 600 mg da combinação ribavirina/alfainterferona 2b (RA) administrada 2×/dia a adultos com infecção pelo vírus da hepatite C até o estado de equilíbrio dinâmico.

Referências: Morse GD, et al. Single-dose pharmacokinetics of delavirdine mesylate and didanosine in patients with human immunodeficiency virus infection. *Antimicrob Agents Chemother*, **1997**, *47*:169–174. PDR54, **2000**, p. 2836. Roberts RB, et al. Ribavirin pharmacodynamics in high-risk patients for acquired immunodeficiency syndrome. *Clin Pharmacol Ther*, **1987**, *42*:365–373.

Ribociclibe[a]								
–		12[b]	70	6,1 (66%)[c,d]	15,6[e]	32,0 (63%)[c]	1-9	1.720 (45%) ng/mL[c,f]
				↓ DH				

[a]Dados de pacientes com câncer avançado, a menos que especificado de outra forma. [b]Após a administração de uma dose oral única de 600 mg em indivíduos saudáveis. Ribociclibe foi a principal entidade derivada do fármaco circulante no plasma (44%). Os principais metabólitos circulantes incluíam o metabólito M13 (CCI284, N-hidroxilação), M4 (LEQ803, N-desmetilação) e M1 (glicuronídeo secundário), cada um representando cerca de 9%, 9% e 8% da radioatividade total e 22%, 20% e 18% de exposição ao ribociclibe, respectivamente. A atividade clínica (farmacológica e de segurança) de ribociclibe deve-se principalmente ao fármaco original, com contribuição insignificante de metabólitos circulantes. Ribociclibe é extensivamente metabolizado no fígado principalmente via CYP3A. [c]Média (CV%) em pacientes com câncer. [d]CL/F relatada. [e]V_{ss}/F relatada. [f]Concentrações no estado estacionário após 600 mg uma vez ao dia durante 21 dias de um ciclo de 28 dias; o estado estacionário geralmente é alcançado após 8 dias. O ribociclibe exibiu aumentos maiores dos que os proporcionais à dose na exposição ($C_{máx}$ e AUC) na faixa de dose de 50-1.200 mg após dose única e doses repetidas.

Referências: FDA. Product labeling: Kisquli® (ribociclib oral capsules). Drugs@FDA: FDA-approved drugs. Available at: https://www.accessdata.fda.gov/scripts/cder/daf/index.cfm. Accessed April 26, 2022. FDA. Ribociclib NDA and label. NDA approved in 2017; label revised 07/2020. Available at: https://www.accessdata.fda.gov/drugsatfda_docs/label/2020/209092s005lbl.pdf Accessed April 2, 2021

Rifampicina[a]								
_[b]		7 ± 3	60-90	3,5 ± 1,6[c]	0,97 ± 0,36	3,5 ± 0,8[c]	1-3[e]	6,5 ± 3,5 μg/mL[e]
		↑ Neo		↑ Neo, ↓ DR[d]	↑ Neo	↑ DH, DR[d]		

[a]Metabólito ativo desacetil. [b]A biodisponibilidade absoluta não é conhecida, apesar de alguns estudos indicarem uma absorção completa. Esses relatos se referem presumivelmente à rifampicina juntamente com o seu metabólito desacetil, visto que se espera um considerável metabolismo de primeira passagem. [c]A $t_{1/2}$ é mais curta (1,7 ± 0,5) e a CL/F, mais alta, após administração repetida. A rifampicina é um potente indutor de enzimas (CYP3A e outras) e parece autoinduzir o seu próprio metabolismo. [d]Não é observada com doses de 300 mg, porém há diferenças pronunciadas com doses de 900 mg. A $t_{1/2}$ é mais longa com doses únicas altas. [e]Após uma dose de 600 mg administrada 1×/dia a pacientes com tuberculose, durante 15-18 dias.

Referência: Israili ZH, et al. Pharmacokinetics of antituberculosis drugs in patients. *J Clin Pharmacol*, **1987**, *27*:78–83.

Riluzol								
64 (30-100)		< 1	98	5,5 ± 0,9[b]	3,4 ± 0,6	14 ± 6	0,8 ± 0,5[c]	173 ± 72 ng/mL[c]
↓ Alimento[a]				↓ DH				

[a]Refeição rica em gorduras. [b]Eliminada principalmente por metabolismo dependente de CYP1A2; os metabólitos são inativos. O envolvimento da CYP1A2 pode contribuir para as diferenças étnicas (CL/F mais baixa em japoneses) e de sexo (CL mais baixa em mulheres) e para os efeitos indutivos do fumo (CL mais alta em fumantes). [c]Após uma dose oral de 50 mg administrada 2×/dia até o estado de equilíbrio.

Referências: Bruno R, et al. Population pharmacokinetics of riluzole in patients with amyotrophic lateral sclerosis. *Clin Pharmacol Ther*, **1997**, *62*:518–526. Le Liboux A, et al. Single- and multiple-dose pharmacokinetics of riluzole in white subjects. *J Clin Pharmacol*, **1997**, *37*:820–827. PDR58, **2004**, p. 769. Wokke J. Riluzole. *Lancet*, **1996**, *348*:795–799.

(continua)

TABELA AI-1 ■ DADOS FARMACOCINÉTICOS (continuação)

BIODISPONIBILIDADE (ORAL) (%)	EXCREÇÃO URINÁRIA (%)	LIGAÇÃO PLASMÁTICA (%)	DEPURAÇÃO (mL/min/kg)	VOL. DIST. (L/kg)	MEIA-VIDA (h)	TEMPO DE PICO (h)	PICO DE CONCENTRAÇÃO
Risperidona[a]							
VO: 66 ± 28[b]	3 ± 2[b]	89[c]	5,4 ± 1,4[b]	1,1 ± 0,2	3,2 ± 0,8[a,b]	R: ~ 1[e]	R: 10 ng/mL[e]
MI: 103 ± 13			↓ DR,[c] Id[d]		↑ DR,[c] Id[d]		AT: 45 ng/mL[e]

[a]O metabólito ativo, a 9-hidroxi-risperidona, é a espécie circulante predominante nos metabolizadores extensos e possui potência equivalente à do fármaco original. A 9-hidroxi-risperidona tem uma $t_{1/2}$ de 20 ± 3 h. Nos metabolizadores extensos, 35% ± 7% de uma dose IV é excretada na forma desse metabólito; sua eliminação é principalmente renal e, portanto, está correlacionada com a função renal. A formação de 9-hiroxi-risperidona é catalisada pela CYP2D6. [b]Parâmetros relatados para os metabolizadores extensos. Nos metabolizadores fracos, F é mais alta; ~ 20% de uma dose IV é excretada de modo inalterado, 10% na forma do metabólito 9-hidroxi; CL ligeiramente < 1 mL/min/kg e $t_{1/2}$ semelhante à do metabólito ativo, de ~ 20 h. [c]77% para 9-hidroxi-risperidona. [d]Alterações no indivíduo idoso devido à redução da função renal que afeta a eliminação do metabólito ativo. [e]C_{min} média no estado de equilíbrio dinâmico para a risperidona (R) e o fármaco ativo total (AT), risperidona + 9-OH-risperidona, após uma dose oral de 3 mg administrada 2×/dia a pacientes com esquizofrenia crônica. Nenhuma diferença nos níveis do fármaco AT entre metabolizadores extensos e metabolizadores fracos pela CYP2D6.
Referências: Cohen LJ. Risperidone. *Pharmacotherapy,* **1994,** *14*:253–265. Heykants J, et al. The pharmacokinetics of risperidone in humans: a summary. *J Clin Psychiatry,* **1994,** *55*(suppl):13–17.

Ritonavir							
_[a]	3,5 ± 1,8	98-99	DU: 1,2 ± 0,4[b,c]	0,41 ± 0,25[c]	3-5[c]	2-4[e]	11 ± 4 µg/mL[e]
↑ Alimento			DM: 2,1 ± 0,8[c]		↑ DH[d]		
			↓ Criança, DH[d]				

[a]Biodisponibilidade absoluta desconhecida (absorção de > 60%); o alimento produz um aumento de 15% na AUC oral para a formulação em cápsulas. [b]O ritonavir sofre extenso metabolismo, principalmente pela CYP3A4. Além disso, parece induzir sua própria CL com a administração de uma dose única (DU) e doses múltiplas (DM). [c]CL/F, $V_{área}$/F e $t_{1/2}$ registradas para a dose oral. [d]CL/F ligeiramente reduzida e $t_{1/2}$ ligeiramente aumentada, comprometimento hepático moderado. [e]Após uma dose oral de 600 mg administrada 2×/dia até o estado de equilíbrio dinâmico.
Referências: Hsu A, et al. Ritonavir. Clinical pharmacokinetics and interactions with other anti-HIV agents. *Clin Pharmacokinet,* **1998,** *35*:275–291. *PDR54,* **2000,** p. 465.

Rivaroxabana							
80-100[a]	~ 40	92-95	2,33[b]	0,62	5-9	2,5 (1-4)[c]	138 (77-251) ng/mL[c]
			↓ DR		↑ Id		

[a]A biodisponibilidade oral é menor (~ 60%) em doses > 10 mg; o alimento aumenta a fração absorvida para doses mais altas. [b]A rivaroxabana é depurada do sangue por vias de biotransformação tanto renais quanto múltiplas, incluindo metabolismo dependente de CYP3A. [c]Média (faixa) após uma dose oral única de 10 mg em jejum.
Referências: FDA. Drugs@FDA: FDA-approved drug products. Rivaroxaban (Xarelto). Available at: http://www.accessdata.fda.gov/scripts/cder/daf/. Accessed April 26, 2022. Mueck W, et al. Clinical pharmacokinetics and pharmacodynamics profile of rivaroxaban. *Clin Pharmacokinet,* **2014,** *53*:1-16.

Rivastigmina							
72 (22-119)[a]	Desprezível	40	13 ± 4[b,c]	1,5 ± 0,6[c]	1,4 ± 0,4[c,d]	1,2 ± 1,0[e]	26 ± 10 ng/mL[e]
↑ Alimento, Dose							

[a]Após uma dose oral de 6 mg. A biodisponibilidade aumenta com a dose; após uma dose de 3 mg, a biodisponibilidade mediana é de 36%. [b]A rivastigmina é metabolizada pela colinesterase. Nenhuma diferença aparente entre os sexos. [c]Dose IV de 2 mg. [d]A $t_{1/2}$ farmacodinâmica é de ~ 10 h, devido à estreita ligação à acetilcolinesterase. [e]Após a administração oral de uma cápsula de 6 mg. A $C_{máx}$ aumenta mais que proporcionalmente em doses > 3 mg.
Referências: Hossain M, et al. Estimation of the absolute bioavailability of rivastigmine in patients with mild to moderate dementia of the Alzheimer's type. *Clin Pharmacokinet,* **2002,** *41*:225–234. Williams BR, et al. A review of rivastigmine: a reversible cholinesterase inhibitor. *Clin Ther,* **2003,** *25*:1634–1653.

Rizatriptana[a]							
47	F: 28 ± 9[b]	14	F: 12,3 ± 1,4[b]	F: 1,5 ± 0,2	F: 2,2	DU: 0,9 ± 0,4[e]	DU: 20 ± 4,9 ng/mL[e]
	M: 29[b]		M: 18,9 ± 2,8[b]	M: 2,2 ± 0,4	M: 2,4	DM: 4,8 ± 0,7[e]	DM: 37 ± 13 ng/mL[e]
			↓ DH[c], DR[d]				

[a]Dados de adultos sadios do sexo masculino (M) e feminino (F). A desaminação oxidativa catalisada pela MAO-A é a principal via de eliminação. A N-desmetilrizatriptana (DMR) é um metabólito de menor importância (~ 14%), que é ativo e se acumula no sangue. [b]Evidências de excreção urinária e CL metabólica menor dependente de dose. [c]CL/F reduzida, comprometimento hepático moderado. [d]CL/F reduzida, comprometimento renal grave. [e]Após uma dose única (DU) oral de 10 mg e doses múltiplas (DM) orais (10 mg a cada 2 h × 3 doses × 4 dias). A $C_{máx}$ do DMR é de 8,5 e 26,2 ng/mL com DU e DM, respectivamente.
Referências: Goldberg MR, et al. Rizatriptan, a novel 5-$HT_{1B/1D}$ agonist for migraine: single-and multiple-dose tolerability and pharmacokinetics in healthy subjects. *J Clin Pharmacol,* **2000,** *40*:74–83. Lee Y, et al. Pharmacokinetics and tolerability of intravenous rizatriptan in healthy females. *Biopharm Drug Dispos,* **1998,** *19*:577–581. *PDR54,* **2000,** p. 1912. Vyas KP, et al. Disposition and pharmacokinetics of the antimigraine drug, rizatriptan, in humans. *Drug Metab Dispos,* **2000,** *28*:89–95.

Ropinirol[a]							
55	< 10	~ 40	11,2 ± 5,0[b]	7,5 ± 2,4[b]	6[b]	1,0 (0,5-6,0)[d]	7,4 (2,4-13) ng/mL[d]
			↓ Id[c]				

[a]Dados obtidos de pacientes de ambos os sexos com doença de Parkinson. Metabolizado primariamente pela CYP1A2 aos metabólitos inativos N-di-isopropil e hidroxi. [b]CL/F, V_d/F e $t_{1/2}$ registrados para uma dose oral. [c]CL/F reduzida, porém titulada pela dose até o efeito desejado. [d]Após uma dose oral de 2 mg administrada 3×/dia até o estado de equilíbrio dinâmico. O alimento aumenta o $T_{máx}$ e diminui a $C_{máx}$.
Referências: Bloomer JC, et al. In vitro identification of the P450 enzymes responsible for the metabolism of ropinirole. *Drug Metab Dispos,* **1997,** *25*:840–844. *PDR54,* **2000,** p. 3037. Taylor AC, et al. Lack of a pharmacokinetic interaction at steady state between ropinirole and L-dopa in patients with Parkinson's disease. *Pharmacotherapy,* **1999,** *79*:150–156.

(continua)

TABELA AI-1 ■ DADOS FARMACOCINÉTICOS (continuação)

BIODISPONIBILIDADE (ORAL) (%)	EXCREÇÃO URINÁRIA (%)	LIGAÇÃO PLASMÁTICA (%)	DEPURAÇÃO (mL/min/kg)	VOL. DIST. (L/kg)	MEIA-VIDA (h)	TEMPO DE PICO (h)	PICO DE CONCENTRAÇÃO
Rosuvastatina[a]							
20 (17-23)	30 ± 7	88	10,5 ± 4,7[b] ↓ DR[c]	1,7 ± 0,5	20 ± 6	3 (1-6)[d]	4,6 ± 2,1 ng/mL[d]

[a]Dados relatados de homens sadios; nenhuma diferença significativa quanto ao sexo ou à idade. [b]Eliminada principalmente por excreção biliar; parece ser também ativamente transportada para o fígado por uma proteína transportadora de ânions orgânicos (OATP1B1 polimórfica, entre outras). [c]Valor reduzido de CL/F em pacientes com comprometimento renal grave. [d]Após uma dose oral de 10 mg administrada 1×/dia, durante 10 dias.

Referências: Martin PD, et al. Absolute oral bioavailability of rosuvastatin in healthy white adult male volunteers. *Clin Ther*, **2003**, *25*:2553-2563. Martin PD, et al. Pharmacodynamic effects and pharmacokinetics of a new HMG-CoA reductase inhibitor, rosuvastatin, after morning or evening administration in healthy volunteers. *Br J Clin Pharmacol*, **2002**, *54*:472-477. Product labeling: Crestor® tablets (rosuvastatin calcium). Astra-Zeneca Pharmaceuticals LP, Wilmington, DE, **2003**. Schneck DW, et al. The effect of gemfibrozil on the pharmacokinetics of rosuvastatin. *Clin Pharmacol Ther*, **2004**, *75*:455-463..

BIODISPONIBILIDADE (ORAL) (%)	EXCREÇÃO URINÁRIA (%)	LIGAÇÃO PLASMÁTICA (%)	DEPURAÇÃO (mL/min/kg)	VOL. DIST. (L/kg)	MEIA-VIDA (h)	TEMPO DE PICO (h)	PICO DE CONCENTRAÇÃO
Rucaparibe[a]							
36 (30-45)[b] ↑ Alimento	44,9[c]	70	3,6-18,9[d] ↓ DH	1,6-3,7[e]	25,9[c]	1,9[c]	1.940 (54%) ng/mL[f]

[a]Dados de pacientes com câncer. [b]Biodisponibilidade absoluta média (intervalo) do comprimido de liberação imediata de rucaparibe. [c]Após administração oral de dose única de 600 mg. [d]CL/F medido no estado de equilíbrio após administração de 600 mg 2 vezes ao dia. [e]Após uma única dose IV de 12-40 mg. [f]Média (CV%) avaliada em pacientes com câncer. Com base nas análises farmacocinéticas da população, as concentrações no estado de equilíbrio após rucaparibe 600 mg, 2 vezes ao dia não diferiram significativamente entre os subgrupos de genótipos CYP1A2 ou CYP2D6.

Referências: FDA. Product labeling: Rubraca® (rucaparib oral tablets). Drugs@FDA: FDA-approved drugs. Available at: https://www.accessdata.fda.gov/scripts/cder/daf/index.cfm. Accessed April 26, 2022. FDA. Rucaparib NDA and label. NDA approved in 2016; label revised 10/2020. Available at: https://www.accessdata.fda.gov/drugsatfda_docs/label/2020/209115s008lbl.pdf Accessed April 2, 2021. Grechko N, et al. Pharmacokinetics and safety of rucaparib in patients with advanced solid tumors and hepatic impairment. *Cancer Chemother Pharmacol*, **2021**, *88*:259-270. Liao ML, et al. Evaluation of absorption, distribution, metabolism, and excretion of [14 C]-rucaparib, a poly(ADP-ribose) polymerase inhibitor, in patients with advanced solid tumors. *Invest New Drugs*, **2020**, *38*:765-775. .

BIODISPONIBILIDADE (ORAL) (%)	EXCREÇÃO URINÁRIA (%)	LIGAÇÃO PLASMÁTICA (%)	DEPURAÇÃO (mL/min/kg)	VOL. DIST. (L/kg)	MEIA-VIDA (h)	TEMPO DE PICO (h)	PICO DE CONCENTRAÇÃO
Salbutamol[a]							
VO, R: 30 ± 7	R: 46 ± 8	Rac: 7 ± 1	R: 10,3 ± 3,0	R: 2,00 ± 0,49	R: 2,00 ± 0,49	R: 1,5[b]	R: 3,6 (1,9-5,9) ng/mL[b]
VO, S: 71 ± 9	S: 55 ± 11		S: 6,5 ± 2,0	S: 1,77 ± 0,69	S: 2,85 ± 0,85	S: 2,0[b]	S: 11,4 (7,1-16,2) ng/mL[b]
IN, R: 25			↓ DR	↓ DR			
IN, S: 47							

[a]Dados de indivíduos saudáveis para enantiômeros R e S. Sem grandes diferenças entre os sexos. Sem diferenças cinéticas em asmáticos. A atividade β-adrenérgica reside principalmente no enantiômero R. VO, oral; IN, inalatório. A dose oral sofre extensa sulfatação de primeira passagem na mucosa intestinal. [b]Média (intervalo) após uma única dose oral de 4 mg de salbutamol racêmico.

Referências: Boulton DW, et al. Enantioselective disposition of albuterol in humans. *Clin Rev Allergy Immunol*, **1996**, *14*:115-138. Mohamed MH, et al. Effects of sex and race on albuterol pharmacokinetics. *Pharmacotherapy*, **1999**, *19*:157-161.

BIODISPONIBILIDADE (ORAL) (%)	EXCREÇÃO URINÁRIA (%)	LIGAÇÃO PLASMÁTICA (%)	DEPURAÇÃO (mL/min/kg)	VOL. DIST. (L/kg)	MEIA-VIDA (h)	TEMPO DE PICO (h)	PICO DE CONCENTRAÇÃO
Selegilina[a]							
Desprezível[b]	Desprezível	94[c]	~ 1.500[b] 160[d]	1,9	1,91 ± 1,0[e]	S: 0,7 ± 0,4[f] DS: ~ 1 h	S: 1,1 ± 0,4 ng/mL[f] DS: ~ 15 ng/mL[f]

[a]Metabólito ativo pela MAO-B: *l*-(−)-desmetilselegilina. [b]Extenso metabolismo de primeira passagem; estimativa relatada da CL/F. [c]Relação entre concentração sanguínea e plasmática = 1,3-2,2 para o fármaco original e ~ 0,55 para o metabólito N-desmetil. [d]CL/F para o metabólito ativo N-desmetilselegilina (DS), considerando-se a conversão quantitativa do fármaco original em seu metabólito. [e]Para o fármaco original e o metabólito N-desmetil. As $t_{1/2}$ para a metanfetamina (principal espécie no plasma) e a anfetamina são de 21 e 18 h, respectivamente. [f]Dados médios para a selegilina (S) e a N-desmetilselegilina após uma dose oral única de 10 mg administrada a adultos.

Referência: Heinonen EH, et al. Pharmacokinetic aspects of *l*-deprenyl (selegiline) and its metabolites. *Clin Pharmacol Ther*, **1994**, *56*:742-749.

BIODISPONIBILIDADE (ORAL) (%)	EXCREÇÃO URINÁRIA (%)	LIGAÇÃO PLASMÁTICA (%)	DEPURAÇÃO (mL/min/kg)	VOL. DIST. (L/kg)	MEIA-VIDA (h)	TEMPO DE PICO (h)	PICO DE CONCENTRAÇÃO
Sertralina							
—[a]	< 1	98-99	38 ± 14[b] ↓ Id, DH	—	23 ↑ Id, DH	M: 6,9 ± 1,0[c] F: 6,7 ± 1,8[c]	M: 118 ± 22 ng/mL[c] F: 166 ± 65 ng/mL[c]

[a]A biodisponibilidade absoluta não é conhecida (absorção > 44%); sofre extenso metabolismo de primeira passagem a metabólitos essencialmente inativos; catalisada por múltiplas isoformas de CYP. [b]CL/F registrada. [c]Após titulação de uma dose de até 200 mg administrada 1×/dia a adultos sadios dos sexos masculino (M) e feminino (F), durante 30 dias.

Referências: van Harten J. Clinical pharmacokinetics of selective serotonin reuptake inhibitors. *Clin Pharmacokinet*, **1993**, *24*:203-220. Warrington SJ. Clinical implications of the pharmacology of sertraline. *Int Clin Psychopharmacol*, **1994**, *6*(suppl 2):11-21.

BIODISPONIBILIDADE (ORAL) (%)	EXCREÇÃO URINÁRIA (%)	LIGAÇÃO PLASMÁTICA (%)	DEPURAÇÃO (mL/min/kg)	VOL. DIST. (L/kg)	MEIA-VIDA (h)	TEMPO DE PICO (h)	PICO DE CONCENTRAÇÃO
Sildenafila[a]							
38	0	96	6,0 ± 1,1 ↓ DH,[b] DR,[c] Id	1,2 ± 0,3	2,4 ± 1,0	1,2 ± 0,3[d]	212 ± 59 ng/mL[d]

[a]Dados obtidos de homens sadios. A sildenafila é metabolizada primariamente pela CYP3A e secundariamente pela CYP2C9. O metabólito piperazina N-desmetil é ativo (~ 50% do fármaco original) e se acumula no plasma (~ 40% do fármaco original). [b]CL/F reduzida, comprometimento hepático leve a moderado. [c]CL/F reduzida, comprometimento renal grave. Concentrações aumentadas do fármaco não ligado. [d]Após uma única dose oral (solução) de 50 mg.

Referências: PDR54, **2000**, p. 2382. Walker DK, et al. Pharmacokinetics and metabolism of sildenafil in mouse, rat, rabbit, dog and man. *Xenobiotica*, **1999**, *29*:297-310.

(continua)

TABELA AI-1 ■ DADOS FARMACOCINÉTICOS (continuação)

BIODISPONIBILIDADE (ORAL) (%)	EXCREÇÃO URINÁRIA (%)	LIGAÇÃO PLASMÁTICA (%)	DEPURAÇÃO (mL/min/kg)	VOL. DIST. (L/kg)	MEIA-VIDA (h)	TEMPO DE PICO (h)	PICO DE CONCENTRAÇÃO
Sinvastatina[a]							
≤ 5	Desprezível	94	7,6[b]	–	2-3	IA: 1,4 ± 1,0[c] IT: 1,4 ± 1,0[c]	IA: 46 ± 20 ngEq/mL[c] IT: 56 ± 25 ngEq/mL[c]

[a]A sinvastatina é um profármaco da lactona, hidrolisado ao β-hidroxiácido correspondente ativo. Valores registrados para a disposição do ácido. [b]O β-hidroxiácido pode ser convertido de volta em lactona; são produzidos metabólitos oxidativos irreversíveis pela CYP3A. [c]Dados para inibidores ativos (IA, molécula com anel aberto) e inibidores totais (IT) após uma dose oral de 40 mg administrada 1×/dia a adultos sadios, durante 17 dias.

Referências: Corsini A, et al. New insights into the pharmacodynamic and pharmacokinetic properties of statins. *Pharmacol Ther*, **1999**, 84:413-428. Desager JP, et al. Clinical pharmacokinetics of 3-hydroxy-3-methylglutaryl-coenzyme A reductase inhibitors. *Clin Pharmacokinet*, **1996**, 31:348–371. Mauro VF. Clinical pharmacokinetics and practical applications of simvastatin. *Clin Pharmacokinet*, **1993**, 24:195–202.

BIODISPONIBILIDADE (ORAL) (%)	EXCREÇÃO URINÁRIA (%)	LIGAÇÃO PLASMÁTICA (%)	DEPURAÇÃO (mL/min/kg)	VOL. DIST. (L/kg)	MEIA-VIDA (h)	TEMPO DE PICO (h)	PICO DE CONCENTRAÇÃO
Sirolimo[a]							
~ 15[b] ↑ Alimento[b]	–	40[c]	3,47 ± 1,58[d]	12 ± 4,6[d]	62,3 ± 16,2[d]	DU: 0,81 ± 0,17[e] DM: 1,4 ± 1,2[e]	DU: 67 ± 23 ng/mL[e] DM: 94-210 ng/mL[e]

[a]Dados obtidos de pacientes de ambos os sexos submetidos a transplante renal. Todos os indivíduos estavam recebendo esquema de ciclosporina estável. O sirolimo é metabolizado primariamente pela CYP3A e constitui um substrato para a glicoproteína P. Vários metabólitos do sirolimo são farmacologicamente ativos. [b]A coadministração de ciclosporina aumenta a biodisponibilidade do sirolimo. Aumento da F com refeição rica em gordura. [c]Concentra-se nas células sanguíneas; relação entre concentração sanguínea e plasmática ~ 38 ± 13. [d]CL/F, V_{ss}/F e $t_{1/2}$ no sangue registradas para uma dose oral. [e]Após uma dose única (DU) oral de 15 mg a indivíduos sadios e dose oral de 4-6,5 mg/m^2 (com ciclosporina) administrada 2×/dia (DM) a pacientes submetidos a transplante renal, até o estado de equilíbrio dinâmico.

Referências: Kelly PA, et al. Conversion from liquid to solid rapamycin formulations in stable renal allograft transplant recipients. *Biopharm Drug Dispos*, **1999**, 20:249–253. Zimmerman JJ, et al. Pharmacokinetics of sirolimus in stable renal transplant patients after multiple oral dose administration. *J Clin Pharmacol*, **1997**, 37:405–415. Zimmerman JJ, et al. The effect of a high-fat meal on the oral bioavailability of the immunosuppressant sirolimus (rapamycin). *J Clin Pharmacol*, **1999**, 39:1155–1161.

BIODISPONIBILIDADE (ORAL) (%)	EXCREÇÃO URINÁRIA (%)	LIGAÇÃO PLASMÁTICA (%)	DEPURAÇÃO (mL/min/kg)	VOL. DIST. (L/kg)	MEIA-VIDA (h)	TEMPO DE PICO (h)	PICO DE CONCENTRAÇÃO
Sitagliptina							
87 ± 5,2	73,1 ± 15,9	38	4,42[a] ↓ DR[b]	–	13,9 ± 2,0	1,5 ± 1,3	1.046 ± 286 nM[c]

[a]Depurada primariamente pelo rim. A depuração renal é de ~ 350 mL/min, o que indica secreção tubular ativa, possivelmente mediada pelo transportador de ânions orgânicos humanos-3 (OAT3) e pela glicoproteína P (ABCB1). [b]A depuração oral aparente aumenta em 2,3; 3,8 e 4,5 vezes, respectivamente, em pacientes com insuficiência renal moderada (CL_{cr} = 30-50 mL/min) e grave (< 30 mL/min) e em pacientes com DR terminal que requerem hemodiálise. [c]Após uma dose oral única de 100 mg. AUC plasmática aumentada em ~ 14 % após doses diárias de 100 mg no estado de equilíbrio dinâmico, em comparação com a primeira dose.

Referências: Bergman A, et al. Absolute bioavailability of sitagliptin, an oral dipeptidyl peptidase-4 inhibitor, in healthy volunteers. *Biopharm Drug Dispos*, **2007**, 28:315 -22. Bergman AJ, et al. Effect of renal insufficiency on the pharmacokinetics of sitagliptin, a dipeptidyl peptidase-4 inhibitor. *Diabetes Care*, **2007**, 30:1862 -1864. FDA. Drugs@FDA. Januvia label approved on 7/22/08. Available at: http://www.accessdata.fda.gov/scripts/cder/drugsatfda/index.cfm. Accessed December 26, **2009**. Migoya EM, et al. Effect of moderate hepatic insufficiency on the pharmacokinetics of sitagliptin. *Can J Clin Pharmacol*, **2009**, 16:e165 -e170. Vincent SH, et al. Metabolism and excretion of the dipeptidyl peptidase 4 inhibitor [14C]sitagliptin in humans. *Drug Metab Dispos*, **2007**, 35:533 -538.

BIODISPONIBILIDADE (ORAL) (%)	EXCREÇÃO URINÁRIA (%)	LIGAÇÃO PLASMÁTICA (%)	DEPURAÇÃO (mL/min/kg)	VOL. DIST. (L/kg)	MEIA-VIDA (h)	TEMPO DE PICO (h)	PICO DE CONCENTRAÇÃO
Sofosbuvir[a]							
–[b]	–[c]	~ 82[d] ↓ DR[e]	–	–	0,68 (0,53-1,00)[f]	1,00 (0,50-1,50)[f]	1.356 (63,0) ng/mL

[a]O sofosbuvir é sequencialmente metabolizado a um análogo nucleosídeo trifosfato farmacologicamente ativo; o metabólito ativo não é detectado no plasma. A primeira etapa hidrolítica parece ser rápida (grande parte pode ocorrer durante a primeira passagem), produzindo o metabólito intermediário GS566500, que pode ser totalmente ativado por cinases a GS-461203 ou inativado por atividade de fosfatase a GS-331007. [b]A biodisponibilidade oral absoluta do sofosbuvir nos seres humanos não é conhecida. A administração de uma refeição rica em gorduras aumenta a exposição sistêmica do fármaco em 67-91%, embora não se acredite que isso seja clinicamente importante. [c]3,5% da dose oral é recuperada como sofosbuvir inalterado na urina; a verdadeira fração excretada inalterada pode ser muito maior, dependendo da biodisponibilidade absoluta. [d]Também relatado como sendo 62-65% com base em experimentos de ultrafiltração *in vitro*. [f]A exposição sistêmica (AUC) de sofosbuvir e de GS-566500 aumentou 171% e 244%, respectivamente, em pacientes com insuficiência renal grave; aumentos menores observados em doença menos grave. [e]Média (25º e 75º quartis ou CV%) relatada após a administração de 400 mg de sofosbuvir oral, administrado 1 vez ao dia durante 27 dias.

Referência: FDA. Drugs@FDA: FDA - approved drug products. Sofosbuvir (Sovaldi). Disponível em: http://www.accessdata.fda.gov/scripts/cder/daf/. Acessado em 26 de abril de 2022. Kirby BJ, et al. Pharmacokinetic, pharmacodynamics and drug interaction profile of the hepatitis C virus NS5B polymerase inhibitor sofosbuvir. *Clin Pharmacokinet*, **2015**, 54:677–690.

BIODISPONIBILIDADE (ORAL) (%)	EXCREÇÃO URINÁRIA (%)	LIGAÇÃO PLASMÁTICA (%)	DEPURAÇÃO (mL/min/kg)	VOL. DIST. (L/kg)	MEIA-VIDA (h)	TEMPO DE PICO (h)	PICO DE CONCENTRAÇÃO
Solifenacina[a]							
90	3-6	98[b]	9,39 ± 2,68 ↓ DH, DR[c]	671 ± 118	52,4 ± 13,9 ↑ DH, DR[c]	4,2 ± 1,8[c]	40,6 ± 8,5 ng/mL[d]

[a]A solifenacina é extensamente metabolizada por CYP3A. O metabólito 4R-hidroxi-solifenacina é farmacologicamente ativo, mas não propenso a contribuir para a eficácia terapêutica da solifenacina devido aos baixos níveis circulantes. [b]Primariamente ligada a glicoproteína $α_1$ ácida. [c]Redução da dosagem é aconselhada em pacientes com comprometimento renal grave (CL_{cr} < 30 mL/min), nos quais são esperados uma redução de 2 vezes na depuração e um prolongamento da $t_{1/2}$. [d]Em estado de equilíbrio dinâmico após 21 dias com a dosagem de 10 mg administrada 1×/dia.

Referências: FDA. Drugs@FDA. VESIcare label approved on 11/18/08. Available at: http://www.accessdata.fda.gov/scripts/cder/drugsatfda/index.cfm. Accessed December 27, 2009. Kuipers M, et al. Open-label study of the safety and pharmacokinetics of solifenacin in subjects with hepatic impairment. *J Pharmacol Sci*, **2006**, 102:405 -412. Kuipers ME, et al. Solifenacin demonstrates high absolute bioavailability in healthy men. *Drugs*, **2004**, 5:73 -81. Smulders RA, et al. Pharmacokinetics and safety of solifenacin succinate in healthy young men. *J Clin Pharmacol*, **2004**, 44:1023 -1033. Smulders RA, et al. Pharmacokinetics, safety, and tolerability of solifenacin in patients with renal insufficiency. *J Pharmacol Sci*, **2007**, 103:67 -74.

(continua)

TABELA AI-1 ■ DADOS FARMACOCINÉTICOS (continuação)

BIODISPONIBILIDADE (ORAL) (%)	EXCREÇÃO URINÁRIA (%)	LIGAÇÃO PLASMÁTICA (%)	DEPURAÇÃO (mL/min/kg)	VOL. DIST. (L/kg)	MEIA-VIDA (h)	TEMPO DE PICO (h)	PICO DE CONCENTRAÇÃO
Sorafenibe							
—[a]	—	99,5	1,31[b,c]	3,19[c]	25,6 (20)[c]	3	7,7 (65,3) μg/mL[d]

[a]A biodisponibilidade absoluta não é conhecida e uma fração significativa da dose oral é recuperada nas fezes como fármaco inalterado, sugerindo absorção fraca ou excreção biliar significativa. [b]O sorafenibe é depurado por metabolismo dependente de CYP3A4 e UGT1A9. [c]CL/F, V_β/F e $t_{1/2}$ calculados após uma dose oral única de 400 mg, pressupondo um peso corporal de 70 kg. [d]Média (CV%) após uma dose oral de 400 mg administrada 2×/dia a pacientes com câncer até o estado de equilíbrio dinâmico.

Referências: FDA. Drugs@FDA: FDA - approved drug products. Sorafenib (Nexavar). Disponível em: http://www.accessdata.fda.gov/scripts/cder/daf/. Acessado em 26 de abril de 2022. van Erp NP, et al. Clinical pharmacokinetics of tyrosine kinase inhibitors. *Cancer Treat Rev*, **2009**, *35*:692–706.

BIODISPONIBILIDADE (ORAL) (%)	EXCREÇÃO URINÁRIA (%)	LIGAÇÃO PLASMÁTICA (%)	DEPURAÇÃO (mL/min/kg)	VOL. DIST. (L/kg)	MEIA-VIDA (h)	TEMPO DE PICO (h)	PICO DE CONCENTRAÇÃO
Sotalol[a]							
60-100	70 ± 15	Desprezível	2,20 ± 0,67 ↓ DR	1,21 ± 0,17 ↑ DR	7,18 ± 1,30	3,1 ± 0,6	1,0 ± 0,5 μg/mL[b]

[a]O sotalol está disponível como um racemato. Os enantiômeros contribuem igualmente para a ação antiarrítmica do sotalol; portanto, são relatados parâmetros farmacocinéticos para a mistura enantiomérica total. O bloqueio dos receptores β-adrenérgicos ocorre apenas com o isômero S-(−). [b]Após 80 mg administrados 2×/dia até o estado de equilíbrio dinâmico.

Referências: Berglund G, et al. Pharmacokinetics of sotalol after chronic administration to patients with renal insufficiency. *Eur J Clin Pharmacol*, **1980**, *18*:321–326. Kimura M, et al. Pharmacokinetics and pharmacodynamics of (+)-sotalol in healthy male volunteers. *Br J Clin Pharmacol*, **1996**, *42*:583–588. Poirier JM, et al. The pharmacokinetics of d-sotalol and d,l-sotalol in healthy volunteers. *Eur J Clin Pharmacol*, **1990**, *38*:579–582.

BIODISPONIBILIDADE (ORAL) (%)	EXCREÇÃO URINÁRIA (%)	LIGAÇÃO PLASMÁTICA (%)	DEPURAÇÃO (mL/min/kg)	VOL. DIST. (L/kg)	MEIA-VIDA (h)	TEMPO DE PICO (h)	PICO DE CONCENTRAÇÃO
Sulfametoxazol							
~ 100	14 ± 2	53 ± 5	0,31 ± 0,07[a,b] ↓ DR	0,26 ± 0,04[a] ↑ DR	10,1 ± 2,6[a] ↑ DR	4[b]	37,1 μg/mL[b]

[a]Os estudos realizados incluem a administração concomitante de trimetoprima e a variação no pH urinário; esses fatores não exercem efeito acentuado sobre a CL do sulfametoxazol. A depuração metabólica ocorre primariamente por N_4-acetilação. [b]Após a administração de uma única dose oral de 1.000 mg a adultos sadios.

Referências: Hutabarat RM, et al. Disposition of drugs in cystic fibrosis. I. Sulfamethoxazole and trimethoprim. *Clin Pharmacol Ther*, **1991**, *49*:402–409. Welling PO, et al. Pharmacokinetics of trimethoprim and sulfamethoxazole in normal subjects and in patients with renal failure. *J Infect Dis*, **1973**, *128*(suppl):556–566.

BIODISPONIBILIDADE (ORAL) (%)	EXCREÇÃO URINÁRIA (%)	LIGAÇÃO PLASMÁTICA (%)	DEPURAÇÃO (mL/min/kg)	VOL. DIST. (L/kg)	MEIA-VIDA (h)	TEMPO DE PICO (h)	PICO DE CONCENTRAÇÃO
Sumatriptana							
VO: 14 ± 5 SC: 97 ± 16	22 ± 4	14-21	22 ± 5,4	2,0 ± 0,34	1,0 ± 0,3[a]	SC: 0,2 (0,1-0,3)[b] VO: ~ 1,5[b]	SC: 72 (55-108) ng/mL[b] VO: 54 (27-137) ng/mL[b]

[a]$t_{1/2}$ aparente de ~ 2 h relatada para doses SC e orais. [b]Após uma única dose SC de 6 mg ou oral de 100 mg administrada a adultos jovens sadios.

Referências: Scott AK. Sumatriptan clinical pharmacokinetics. *Clin Pharmacokinet*, **1994**, *27*:337–344. Scott AK, et al. Sumatriptan and cerebral perfusion in healthy volunteers. *Br J Clin Pharmacol*, **1992**, *33*:401–404.

BIODISPONIBILIDADE (ORAL) (%)	EXCREÇÃO URINÁRIA (%)	LIGAÇÃO PLASMÁTICA (%)	DEPURAÇÃO (mL/min/kg)	VOL. DIST. (L/kg)	MEIA-VIDA (h)	TEMPO DE PICO (h)	PICO DE CONCENTRAÇÃO
Tacrolimo							
25 ± 10[a,b] ↓ Alimento	< 1	75-99[c]	0,90 ± 0,29[a]	0,91 ± 0,29[a,d] ↑ DH	12 ± 5[a] ↑ DH	1,4 ± 0,5[e]	31,2 ± 10,1 ng/mL[e]

[a]Parâmetros de disposição do fármaco calculados a partir das concentrações sanguíneas. Dados obtidos de pacientes submetidos a transplante de fígado. Metabolizado pela CYP3A; também um substrato da glicoproteína P. [b]Foi relatada uma biodisponibilidade semelhante ($F = 21 \pm 19$%) em pacientes com transplante de rim; $F = 16 \pm 7$% para indivíduos normais. A baixa biodisponibilidade oral é provavelmente em decorrência a uma disponibilidade intestinal incompleta. [c]Diferentes valores registrados para a ligação às proteínas plasmáticas. Concentra-se nas células sanguíneas; relação entre concentração sanguínea e plasmática = 35 (12-67). [d]V_{ss} e $t_{1/2}$ ligeiramente mais altos registrados para pacientes submetidos a transplante renal. Devido à relação muito alta e variável entre concentração sanguínea e plasmática, são registrados valores acentuadamente diferentes de V_{ss} para parâmetros baseados nas concentrações plasmáticas. [e]Após a administração de uma dose oral única de 7 mg a adultos sadios. As C_{min} alvo de consenso no estado de equilíbrio dinâmico são de 5-20 ng/mL.

Referências: Bekersky I, et al. Dose linearity after oral administration of tacrolimus 1-mg capsules at doses of 3, 7, and 10 mg. *Clin Ther*, **1999**, *27*:2058–2064. Jusko WJ, et al. Pharmacokinetics of tacrolimus in liver transplant patients. *Clin Pharmacol Ther*, **1995**, *57*:281–290. *PDR54*, **2000**, pp. 1098–1099.

BIODISPONIBILIDADE (ORAL) (%)	EXCREÇÃO URINÁRIA (%)	LIGAÇÃO PLASMÁTICA (%)	DEPURAÇÃO (mL/min/kg)	VOL. DIST. (L/kg)	MEIA-VIDA (h)	TEMPO DE PICO (h)	PICO DE CONCENTRAÇÃO
Tadalafila							
—	—	94	0,59[a,b] ↓ DR[c]	0,89[b]	17,5	2[d]	378 ng/mL[d]

[a]Eliminada principalmente por metabolismo dependente de CYP3A4. [b]São descritas CL/F e V/F. [c]AUC elevada em pacientes com insuficiência renal leve ou moderada (2 vezes) e grave (4 vezes). [d]Após uma única dose oral de 20 mg.

Referências: Curran M, et al. Tadalafil. *Drugs*, **2003**, *63*:2203-2212; discussion 2213-2214. Product labeling: Cialis® (tadalafil tablets). Lilly Icos, Bothell, WA, **2004**.

BIODISPONIBILIDADE (ORAL) (%)	EXCREÇÃO URINÁRIA (%)	LIGAÇÃO PLASMÁTICA (%)	DEPURAÇÃO (mL/min/kg)	VOL. DIST. (L/kg)	MEIA-VIDA (h)	TEMPO DE PICO (h)	PICO DE CONCENTRAÇÃO
Tafenoquina[a]							
— ↑ Alimento[b]	—[c]	> 99,5	0,71[d]	22,9[e]	360 (336-456)	12-15	200 (20%) ng/mL[f]

[a]Dados de indivíduos saudáveis do sexo feminino e masculino. [b]Tafenoquina foi administrada como uma formulação em cápsula experimental com uma refeição com alto teor calórico e alto teor de gordura. [c]Após a administração de dose oral única de tafenoquina, o único componente circulante é a tafenoquina inalterada, sem metabólitos sistêmicos importantes observados no sangue ou no plasma. Durante um período de coleta de 6 dias, a eliminação renal da tafenoquina inalterada foi insignificante. [d]CL/F relatado. [e]O volume aparente de distribuição após dose oral (V/F) foi relatado. [f]Média (CV%) avaliada em indivíduos saudáveis após dose oral única de 300 mg.

Referências: FDA. Product labeling: Krintafel (tafenoquine oral tablets). Drugs@FDA: FDA-approved drugs. Available at: https://www.accessdata.fda.gov/scripts/cder/daf/index.cfm. Accessed April 26, 2022. FDA. Tefenoquine NDA and label. NDA approved in 2018; label revised 11/2020. Available at: https://www.accessdata.fda.gov/drugsatfda_docs/label/2020/210795s001lbl.pdf. Accessed April 2, 2021.

(continua)

TABELA AI-1 ■ DADOS FARMACOCINÉTICOS (continuação)

BIODISPONIBILIDADE (ORAL) (%)	EXCREÇÃO URINÁRIA (%)	LIGAÇÃO PLASMÁTICA (%)	DEPURAÇÃO (mL/min/kg)	VOL. DIST. (L/kg)	MEIA-VIDA (h)	TEMPO DE PICO (h)	PICO DE CONCENTRAÇÃO
Talidomida[a]							
_[b]	< 1	–	$2{,}2 \pm 0{,}4^c$	$1{,}1 \pm 0{,}3^c$	$6{,}2 \pm 2{,}6^c$	$3{,}2 \pm 1{,}4^d$	$2{,}0 \pm 0{,}6\ \mu g/mL^d$
						↑ DH, Alimento	↑ DH

[a]Dados obtidos de homens sadios. Foram relatados dados semelhantes para pacientes assintomáticos com HIV. Nenhuma diferença observada em relação à idade ou ao sexo. A talidomida sofre hidrólise espontânea no sangue a múltiplos metabólitos. [b]Biodisponibilidade absoluta desconhecida. Alteração da taxa e extensão de absorção, doença de Hansen (DH). [c]CL/F, $V_{área}/F$ e $t_{1/2}$ registrados para a dose oral. [d]Após uma única dose oral de 200 mg.
Referências: Noormohamed FH, et al. Pharmacokinetics and hemodynamic effects of single oral doses of thalidomide in asymptomatic human immunodeficiency virus-infected subjects. *AIDS Res Hum Retrovir*, **1999**, *15*:1047–1052. PDR54, **2000**, p. 912. Teo SK, et al. Single-dose oral pharmacokinetics of three formulations of thalidomide in healthy male volunteers. *J Clin Pharmacol*, **1999**, *39*:1162–1168.

Tamoxifeno[a]							
–	< 1	> 98	$1{,}4^{b,c}$	$50\text{-}60^b$	4-11 dias[d]	$5\ (3\text{-}7)^e$	120 (67-183) ng/mL[e]

[a]Possui metabólitos ativos; o 4-hidroxitamoxifeno e o 4-hidroxi-N-desmetiltamoxifeno (endoxifeno) são metabólitos menores que exibem afinidade pelo receptor de estrogênio, que é maior que a do *trans*-tamoxifeno original. As $t_{1/2}$ de todos os metabólitos são limitadas pela velocidade de eliminação do tamoxifeno. [b]CL/F e $V_{área}/F$ registrados. [c]A principal via de eliminação, a *N*-desmetilação, é catalisada pela CYP3A. A CYP2D6 polimórfica catalisa a etapa fundamental de 4-hidroxilação para a atividade do metabólito. [d]$t_{1/2}$ compatível com acúmulo e abordagem para o estado de equilíbrio dinâmico. São observados $t_{1/2}$ terminais significativamente mais longos. [e]C_{ss} média após uma dose oral de 10 mg administrada 2×/dia até o estado de equilíbrio dinâmico.
Referências: Lønning PE, et al. Pharmacological and clinical profile of anastrozole. *Breast Cancer Res Treat*, **1998**, *49*(suppl 1):S53–S57. PDR54, **2000**, p. 557.

Tansulosina[a]							
100	$12{,}7 \pm 3{,}0$	99 ± 1	$0{,}62 \pm 0{,}31^b$	$0{,}20 \pm 0{,}06$	$6{,}8 \pm 3{,}5^d$	$5{,}3 \pm 0{,}7^e$	16 ± 5 ng/mL[e]
↓ Alimento		↑ DR	↑ DR[c], Id		↑ DR, Id		

[a]Dados obtidos de homens sadios. [b]Metabolizada primariamente pela CYP3A e pela CYP2D6. [c]CL/F reduzida, comprometimento renal moderado. AUC não ligada relativamente inalterada. [d]A $t_{1/2}$ aparente após dose oral em pacientes é de ~ 14-15 h, refletindo a liberação controlada de grânulos de liberação modificada. [e]Após a administração de uma dose oral única de 0,4 mg de liberação modificada a indivíduos sadios.
Referências: Matsushima H, et al. Plasma protein binding of tamsulosin hydrochloride in renal disease: role of α_1-acid glycoprotein and possibility of binding interactions. *Eur J Clin Pharmacol*, **1999**, *55*:437–443. van Hoogdalem EJ, et al. Disposition of the selective α_{1A}-adrenoceptor antagonist tamsulosin in humans: comparison with data from interspecies scaling. *J Pharm Sci*, **1997**, *86*:1156–1161. Wolzt M, et al. Pharmacokinetics of tamsulosin in subjects with normal and varying degrees of impaired renal function: an open-label single-dose and multiple-dose study. *Eur J Clin Pharmacol*, **1998**, *4*:367–373.

Tecovirimate[a]							
–	_[c]	77-82	$12{,}1 \pm 7{,}9^d$	$19{,}3 \pm 12{,}0^e$	24 ± 14	4-6[f]	2.106 (33%) ng/mL[g,h]
↑ Alimento[b]							

[a]Dados de indivíduos adultos saudáveis do sexo feminino e masculino. [b]A administração de tecovirimate com uma refeição moderadamente gordurosa aumentou a AUC do tecovirimate em 49% quando comparado com o estado de jejum. [c]Tecovirimate é extensivamente metabolizado, predominantemente por hidrólise da ligação amida e glicuronidação. Após a administração de uma dose oral única de [^{14}C]-tecovirimate no estudo de balanço de massa, 73% da dose foi excretada na urina, predominantemente como metabólitos. [d]CL/F em estado de equilíbrio relatado após dose oral diária de 600 mg por 14 dias. [e]O volume aparente de distribuição durante a fase terminal ($V_{área}/F$) relatado, após administração oral de dose diária de 600 mg. [f]Valor reflete a administração do fármaco com alimentos. [g]Média (CV%) medida em indivíduos saudáveis. [h]Concentrações no estado estacionário na dosagem recomendada de 600 mg, 2 vezes ao dia, por 14 dias em adultos; a AUC em estado estacionário é alcançada no dia 6.
Referências: Chinsangaram J, et al. Safety and pharmacokinetics of the anti-orthopoxvirus compound ST-246 following a single daily oral dose for 14 days in human volunteers. *Antimicrob Agents Chemother*, **2012**, *56*:4900 -49055. FDA. Product labeling: Tpoxx (tecovirimat oral capsules). Drugs@FDA: FDA-approved drugs. Available at: https://www.accessdata.fda.gov/scripts/cder/daf/index.cfm. Accessed April 26, 2022. FDA. Tecovirimat NDA and label. NDA approved in 2018; label revised 07/2018. Available at: https://www.accessdata.fda.gov/drugsatfda_docs/label/2018/208627s000lbl.pdf. Accessed April 2, 2021.

Telitromicina							
57 (41-112)	23 (19-27)	70	$14\ (12\text{-}16)^a$	3,0 (2,1-4,5)	12 (7-23)	$1{,}0\ (0{,}5\text{-}3{,}0)^c$	2,23 µg/mL[c]
			↓ DR[b]				

[a]Aproximadamente 35% da dose é metabolizada pela CYP3A4. [b]CL/F reduzida em pacientes com grave comprometimento renal. [c]Após uma dose oral de 800 mg, administrada 1×/dia, durante 7 dias.
Referências: Ferret C, et al. Pharmacokinetics and absolute oral bioavailability of an 800-mg oral dose of telithromycin in healthy young and elderly volunteers. *Chemotherapy*, **2002**, *48*:217–223. Namour F, et al. Pharmacokinetics of the new ketolide telithromycin (HMR 3647) administered in ascending single and multiple doses. *Antimicrob Agents Chemother*, **2001**, *45*:170–175. Zhanel GG, et al. The ketolides: a critical review. *Drugs*, **2002**, *62*:1771–1804.

Tenofovir[a]							
25[b]	82 ± 13	< 1	$2{,}6 \pm 0{,}9^c$	$0{,}6 \pm 0{,}1^c$	$8{,}1 \pm 1{,}8^{c,d}$	2,3[e]	326 ng/mL[e]
↑ Alimento			↓ DR		↑ DR		

[a]O tenofovir é formulado como um profármaco éster (fumarato de tenofovir desoproxila), para administração oral. [b]Biodisponibilidade relatada em jejum; aumenta para 39% com refeição rica em gordura. [c]Dados descritos para uma dose IV de 3 mg/kg em estado de equilíbrio, administrada 1×/dia, durante 2 semanas, a adultos de ambos os sexos infectados pelo HIV-1. CL ligeiramente mais alta com dose IV única. [d]$t_{1/2}$ plasmática aparente mais longa (17 h) relatada para dose oral no estado de equilíbrio dinâmico; isso pode refletir a maior duração da coleta de amostra de sangue; além disso, o metabólito "ativo" fosforilado exibe uma $t_{1/2}$ intracelular mais longa (60 h). [e]Após uma dose oral de 300 mg administrada 1×/dia com a refeição até o estado de equilíbrio dinâmico.
Referências: Barditch-Crovo P, et al. Phase I/II trial of the pharmacokinetics, safety, and antiretroviral activity of tenofovir disoproxil fumarate in human immunodeficiency virus-infected adults. *Antimicrob Agents Chemother*, **2001**, *45*:2733–2739. Deeks SG, et al. Safety, pharmacokinetics, and antiretroviral activity of intravenous 9-[2-(R)--(Phosphonomethoxy) propyl]adenine, a novel anti-human immunodeficiency virus (HIV) therapy, in HIV-infected adults. *Antimicrob Agents Chemother*, **1998**, *42*:2380–2384. Kearney BP, et al. Tenofovir disoproxil fumarate: Clinical pharmacology and pharmacokinetics. *Clin Pharmacokinet*, **2004**, *43*:595–612.

(continua)

TABELA AI-1 ■ DADOS FARMACOCINÉTICOS (continuação)

BIODISPONIBILIDADE (ORAL) (%)	EXCREÇÃO URINÁRIA (%)	LIGAÇÃO PLASMÁTICA (%)	DEPURAÇÃO (mL/min/kg)	VOL. DIST. (L/kg)	MEIA-VIDA (h)	TEMPO DE PICO (h)	PICO DE CONCENTRAÇÃO
Tensirolimo[a]							
–	4,6[b]	–[c]	3,8 ± 0,6[d]	3,3 ± 0,5[d]	12,8 ± 1,1	–	595 ± 102 ng/mL[e]

[a]O tensirolimo, um análogo éster hidrossolúvel do sirolimo ou rapamicina, está disponível para uso IV. Após administração IV, o tensirolimo é convertido em sirolimo; AUC sanguínea de sirolimo é 3 vezes maior do que a do tensirolimo na dose recomendada de 25 mg para o tratamento de carcinoma de células renais avançado. Tanto o tensirolimo como o sirolimo inibem a atividade de mTOR-cinase e passam por metabolismo oxidativo mediado por CYP3A. [b]Recuperação de radioatividade após uma única dose IV de [^{14}C]-tensirolimo. [c]Tanto o tensirolimo como o sirolimo se partem extensamente em células sanguíneas; uma fração maior de tensirolimo e sirolimo no plasma é ligada às proteínas plasmáticas. [d]Baseado em CL de 16,1 ± 2,5 L/h e V_{ss} de 232 ± 36 L em uma dose de 25 mg, supondo um peso corporal médio de 70 kg. Todas as avaliações farmacocinéticas se baseiam na concentração sanguínea total. [e]Após a primeira dose de um esquema de 25 mg/semana.

Referências: Atkins MB, et al. Randomized phase II study of multiple dose levels of CCI-779, a novel mammalian target of rapamycin kinase inhibitor, in patients with advanced refractory renal cell carcinoma. *J Clin Oncol*, **2004**, *22*:909-918. FDA. Drugs@FDA. Torisel label approved on 5/30/07. Available at: http://www.accessdata.fda.gov/scripts/cder/drugsatfda/index.cfm. Accessed December 31, 2010.

Terazosina							
82	11-14	90-94	1,1-1,2[a]	1,1	9-12	1,7[b]	16 ng/mL[b]

[a]CL plasmática tida como menor em pacientes com hipertensão. [b]Após uma dose oral de 1 mg (comprimido) administrada a voluntários saudáveis.

Referências: Senders RC. Pharmacokinetics of terazosin. *Am J Med*, **1986**, *80*:20–24. Sennello LT, et al. Effect of age on the pharmacokinetics of orally and intravenously administered terazosin. *Clin Ther*, **1988**, *10*:600–607.

Tetraciclina							
77	58 ± 8	65 ± 3	1,67 ± 0,24	1,5 ± 0,1[a]	10,6 ± 1,5	VO: 4	IV: 16,4 ± 1,2 µg/mL[b]
							VO: 2,3 ± 0,2 µg/mL[b]

[a]V_{area} registrado. [b]Após uma dose IV única de 10 mg/kg ou uma dose oral única de 250 mg (tomada depois de um jejum e com bolacha).

Referências: Garty M, Hurwitz A. Effect of cimetidine and antacids on gastrointestinal absorption of tetracycline. *Clin Pharmacol Ther*, **1980**, *28*:203–207. Raghuram TC, Krishnaswamy K. Pharmacokinetics of tetracycline in nutritional edema. *Chemotherapy*, **1982**, *28*:428–433.

Tolterodina[a]							
ME: 26 ± 18	ME: Desprezível	T: 96,3	ME: 9,6 ± 2,8	ME: 1,7 ± 0,4	ME: 2,3 ± 0,3	ME: 1,2 ± 0,5[c]	ME: 5,2 ± 5,7 ng/mL[c]
MF: 91 ± 40	MF: < 2,5	5-HM: 64	MF: 2,0 ± 0,3	MF: 1,5 ± 0,4	MF: 9,2 ± 1,2	MF: 1,9 ± 1,0[c]	MF: 38 ± 15 ng/mL[c]
ME: ↑ Alimento			↓ DH[b]		↑ DH		

[a]Dados obtidos de homens adultos sadios. Nenhuma diferença significativa entre os sexos. A tolterodina (T) é metabolizada principalmente pela CYP2D6 a um metabólito ativo (100% de potência), a 5-hidroximetil tolterodina (5-HM), nos metabolizadores extensos (ME); $t_{1/2}$ da 5-HM = 2,9 ± 0,4 h. Também metabolizada pela CYP3A a um produto N-desalquil, particularmente nos metabolizadores fracos (MF). [b]CL/F reduzida e AUC da 5-HM$_{não\ ligada}$ aumentada, cirrose hepática. [c]Após uma dose oral de 4 mg administrada 2×/dia, durante 8 dias. A $C_{máx}$ de 5-HM foi de 5 ± 3 ng/mL nos ME.

Referências: Brynne N, et al. Influence of CYP2D6 polymorphism on the pharmacokinetics and pharmacodynamic of tolterodine. *Clin Pharmacol Ther*, **1998**, *63*:529–539. Hills CJ, et al. Tolterodine. *Drugs*, **1998**, *55*:813–820. PDR54, **2000**, p. 2439.

Topiramato[a]							
> 70[b]	70-97	13-17	0,31-0,51[c]	0,6-0,8[c]	19-23[c]	1,7 ± 0,6[f]	
			↑ Criança[d]		↓ DR		5,5 ± 0,6 µg/mL[f]
			↓ DR[e]				

[a]Dados obtidos de adultos sadios de ambos os sexos e de pacientes com epilepsia parcial. [b]Estimativa da biodisponibilidade baseada na recuperação do fármaco inalterado na urina. [c]CL/F, $V_{área}/F$ e $t_{1/2}$ relatadas para a dose oral. Os pacientes que recebem terapia concomitante com anticonvulsivantes indutores de enzimas apresentam aumento da CL/F e redução da $t_{1/2}$. [d]CL/F aumentada, crianças < 4 anos (significativamente) e de 4-17 anos. [e]CL/F reduzida, comprometimento renal moderado a grave (depuração do fármaco por hemodiálise). [f]Após uma dose oral de 400 mg administrada 2×/dia até o estado de equilíbrio dinâmico em pacientes com epilepsia.

Referências: Glauser TA, et al. Topiramate pharmacokinetics in infants. *Epilepsia*, **1999**, *40*:788–791. PDR54, **2000**, p. 2209. Rosenfeld WE. Topiramate: a review of preclinical, pharmacokinetic, and clinical data. *Clin Ther*, **1997**, *19*:1294–1308. Sachdeo RC, et al. Steady-state pharmacokinetics of topiramate and carbamazepine in patients with epilepsy during monotherapy and concomitant therapy. *Epilepsia*, **1996**, *37*:774–780.

Tramadol[a]							
70-75	10-30[b]	20	8 (6-12)	2,7 (2,3-3,9)	5,5 (4,5-7,5)	T: 2,3 ± 1,4[c]	T: 592 ± 178 ng/mL[c]
			↓ DH, DR		↑ DH, DR	M1: 2,4 ± 1,1[c]	M1: 110 ± 32 ng/mL[c]

[a]O tramadol (T) está disponível como uma mistura racêmica. No estado de equilíbrio, a concentração plasmática de (+) (1R,2R)-tramadol é ~ 30% mais alta do que a de (–) (1S,2S)-tramadol. Ambos os isômeros contribuem para a analgesia. Os dados descritos são para o (+ e –) T total. O T é metabolizado pela CYP2D6 a um O-desmetil-metabólito ativo (M1); há outros metabólitos catalisados por CYP. [b]É descrita a recuperação após uma dose oral. [c]Após um comprimido de liberação imediata de 100 mg administrado a cada 6 h, por 7 dias.

Referências: Klotz U. Tramadol—the impact of its pharmacokinetic and pharmacodynamic properties on the clinical management of pain. *Arzneimittelforschung*, **2003**, *53*:681–687. PDR58, **2004**, p. 2494.

(continua)

TABELA AI-1 ■ DADOS FARMACOCINÉTICOS (continuação)

	BIODISPONIBILIDADE (ORAL) (%)	EXCREÇÃO URINÁRIA (%)	LIGAÇÃO PLASMÁTICA (%)	DEPURAÇÃO (mL/min/kg)	VOL. DIST. (L/kg)	MEIA-VIDA (h)	TEMPO DE PICO (h)	PICO DE CONCENTRAÇÃO
Trazodona[a]								
	81 ± 6	< 1	93	2,1 ± 0,1	1,0 ± 0,1[d]	5,9 ± 0,4	2,0 ± 1,5[e]	1,5 ± 0,2 µg/mL[e]
				↓ Id[b], Obes[c]	↑ Id, Obes	↑ Id, Obes		

[a]O metabólito ativo, a m-clorofenilpiperazina, é um agonista triptaminérgico; formação catalisada pela CYP3A. [b]Significativa apenas nos homens. [c]Nenhuma diferença quando a CL é normalizada para o peso corporal ideal. [d]$V_{área}$ registrado. [e]Após uma dose oral única de 100 mg (cápsula) administrada com desjejum padrão a adultos sadios.
Referências: Greenblatt DJ, et al. Trazodone kinetics: effect of age, sex, and obesity. *Clin Pharmacol Ther,* **1987**, *42*:193–200. Nilsen OG, et al. Single dose pharmacokinetics of trazodone in healthy subjects. *Pharmacol Toxicol,* **1992**, *71*:150–153.

Trimetoprima								
	> 63	63 ± 10	37 ± 5	1,9 ± 0,3[a]	1,6 ± 0,2[a]	10 ± 2[a]	2[b]	1,2 µg/mL[b]
				↓ DR		↑ DR		
				↑ Criança	↑ Neo, Criança	↓ Criança		

[a]Os estudos incluíram a administração concomitante de sulfametoxazol e a variação no pH urinário; esses fatores não exerceram nenhum efeito pronunciado sobre CL, $V_{área}$ e $t_{1/2}$ da trimetoprima. [b]Após a administração de uma dose oral única de 160 mg a adultos sadios.
Referências: Hutabarat RM, et al. Disposition of drugs in cystic fibrosis. I. Sulfamethoxazole and trimethoprim. *Clin Pharmacol Ther,* **1991**, *49*:402–409. Welling PO, et al. Pharmacokinetics of trimethoprim and sulfamethoxazole in normal subjects and in patients with renal failure. *J Infect Dis,* **1973**, *128*(suppl):556–566.

Valaciclovir[a]								
	V: muito baixa	V: < 1	V: 13,5-17,9	V: –	–	V: –	V: 1,5	V: ≤ 0,56 µg/mL[e]
	A: 54 (42-73)[b]	A: 44 ± 10[c]	A: 22-33			A: 2,5 ± 0,3	A: 1,9 ± 0,6[e]	A: 4,8 ± 1,5 µg/mL[e]
				A: ↓ DR[d]		A: ↑ DR		

[a]Dados obtidos de adultos sadios de ambos os sexos. O valaciclovir é um profármaco L-valina do aciclovir. Extensa conversão de primeira passagem por enzimas intestinais (parede e luz intestinal) e hepáticas. Os parâmetros se referem ao aciclovir (A) e ao valaciclovir (V) após a administração de V. Ver Aciclovir para seus parâmetros de disposição sistêmica. [b]Biodisponibilidade do A baseada na AUC do A após administração IV de A e dose oral de 1 g de V. [c]A recuperação urinária do A é dependente da dose (76% e 44% após doses orais de 100 e 1.000 mg de V e 87% após dose IV de A). [d]CL/F reduzida, DR terminal (depuração do fármaco por hemodiálise). [e]Após uma dose oral única de 1 g de V.
Referências: Perry CM, et al. Valaciclovir. A review of its antiviral activity, pharmacokinetic properties and therapeutic efficacy in herpesvirus infections. *Drugs,* **1996**, *52*:754–772. Soul-Lawton J, et al. Absolute bioavailability and metabolic disposition of valaciclovir, the L-valyl ester of acyclovir, following oral administration to humans. *Antimicrob Agents Chemother,* **1995**, *39*:2759–2764. Weller S, et al. Pharmacokinetics of the acyclovir pro-drug valaciclovir after escalating single- and multiple-dose administration to normal volunteers. *Clin Pharmacol Ther,* **1993**, *54*:595–605.

Valganciclovir[a]								
	G (V): 61 ± 9[b]	–	–	–	–	V (V): 0,5 ± 0,2	V (V): 0,5 ± 0,3[d]	V (V): 0,20 ± 0,07 µg/mL[d]
	↑ Alimento					G (V): 3,7 ± 0,6	G (V): 1-3[e]	G (V): 5,6 ± 1,5 µg/mL[e]
						↑ DR[c]		

[a]O valganciclovir (V) é um éster profármaco do ganciclovir (G). Sofre rápida hidrólise, com $t_{1/2}$ plasmática = 0,5 h. Dados de G e V após uma dose oral de V a pacientes de ambos os sexos com infecções virais. Ver Ganciclovir para os parâmetros de disposição sistêmica. [b]Biodisponibilidade maior e mais previsível de G quando V é tomado com uma refeição rica em gorduras. [c]A $t_{1/2}$ aparente de G aumenta em pacientes com comprometimento renal. [d]Após uma única dose oral de 360 mg de V administrada sem alimento. [e]Após uma dose oral de 900 mg de V administrada 1×/dia com alimento até o estado de equilíbrio.
Referências: Cocohoba JM, et al. Valganciclovir: an advance in cytomegalovirus therapeutics. *Ann Pharmacother,* **2002**, *36*:1075–1079. Jung D, et al. Single-dose pharmacokinetics of valganciclovir in HIV- and CMV-seropositive subjects. *J Clin Pharmacol,* **1999**, *39*:800–804. PDR58, **2004**, pp. 2895, 2971.

Valsartana[a]								
	23 ± 7	29,0 ± 5,8	95	0,49 ± 0,09[b]	0,23 ± 0,09	9,4 ± 3,8	2 (1,5-3)[d]	1,6 ± 0,6 µg/mL[d]
	↓ Alimento			↓ Id, DH[c]		↑ Id		

[a]Dados obtidos de homens adultos sadios. Nenhuma diferença significativa entre os sexos. [b]A valsartana é depurada principalmente por excreção biliar. [c]CL/F reduzida, comprometimento hepático leve a moderado e obstrução biliar. [d]Após uma dose oral única de 80 mg (cápsula).
Referências: Brookman LJ, et al. Pharmacokinetics of valsartan in patients with liver disease. *Clin Pharmacol Ther,* **1997**, *62*:272–278. Flesch G, et al. Absolute bioavailability and pharmacokinetics of valsartan, an angiotensin II receptor antagonist, in man. *Eur J Clin Pharmacol,* **1997**, *52*:115–120. Muller P, et al. Pharmacokinetics and pharmacodynamic effects of the angiotensin II antagonist valsartan at steady state in healthy, normotensive subjects. *Eur J Clin Pharmacol,* **1997**, *52*:441–449. PDR54, **2000**, p. 2015.

Vancomicina								
	–[a]	79 ± 11	30 ± 11	$CL = 0,79 CL_{cr} + 0,22$	0,39 ± 0,06	5,6 ± 1,8	–	18,5 (15-25) µg/mL[b]
				↓ DR, Id, Neo	↓ Obes	↑ DR, Id ↓ Obes		

[a]Pouco absorvida após administração oral, porém utilizada por essa via para o tratamento do *Clostridium difficile* e da enterocolite estafilocócica. [b]Após uma dose IV de 1.000 mg (infusão de 1 h) administrada 2×/dia ou 7,5 mg/kg IV (infusão de 1 h) administrada 4×/dia a pacientes adultos com infecções estafilocócicas ou estreptocócicas. Os níveis de 37-152 µg/mL foram associados a ototoxicidade.
Referência: Leader WG, et al. Pharmacokinetic optimization of vancomycin therapy. *Clin Pharmacokinet,* 1995, *28*:327–342.

(continua)

TABELA AI-1 ■ DADOS FARMACOCINÉTICOS (continuação)

	BIODISPONIBILIDADE (ORAL) (%)	EXCREÇÃO URINÁRIA (%)	LIGAÇÃO PLASMÁTICA (%)	DEPURAÇÃO (mL/min/kg)	VOL. DIST. (L/kg)	MEIA-VIDA (h)	TEMPO DE PICO (h)	PICO DE CONCENTRAÇÃO
Vardenafila[a]								
	15 (8-25)	2-6	93-95 (original e M1)	56	3,0[b]	4-5 (original e M1)	0,7 (0,25-3)[c]	19,3 ± 1,7 ng/mL[c]

[a]A vardenafila é primariamente metabolizada por CYP3A, com menor envolvimento de CYP2C9. O metabólito oxidativo maior (M1), um produto de N-desmetilação no anel de piperazina, é um inibidor menos potente da PDE5 e circula em um nível de 28% daquele do fármaco original. Contribui apenas com 7% da atividade in vivo do vardenafil. [b]V_{ss} de 208 L, assumindo peso corporal de 70 kg. [c]Após uma dose única de 20 mg. Não há alteração na farmacocinética entre dosagem única e múltipla.

Referências: FDA. Drugs@FDA. Levitra label approved on 3/19/08. Available at: http://www.access-data.fda.gov/scripts/cder/drugsatfda/index.cfm. Accessed December 31, 2009. Gupta M, et al. The clinical pharmacokinetics of phosphodiesterase-5 inhibitors for erectile dysfunction. J Clin Pharmacol, **2005**, 45:987-1003.

Vareniclina								
	≥ 87%[a]	86,2 ± 6,2	≤ 20	2,27 ± 0,34[b,c]	6,2[c]	31,5 ± 7,7[c]	2,0 (1,0-4,0)[d]	10,2 ± 1,0 ng/mL[d]

[a]87,1 ± 5,5% de radioatividade é excretada na urina após uma dose oral de [^{14}C]-vareniclina. Espera-se mínimo metabolismo de primeira passagem. [b]A vareniclina é depurada principalmente por excreção renal com metabolismo mínimo. Um transportador catiônico orgânico 2 (OCT2) está envolvido na secreção tubular renal, como evidenciado pela inibição da depuração renal da vareniclina pela cimetidina, um inibidor de OCT2 conhecido. [c]CL/F e $V_{área}/F$ estimadas a partir da AUC de estado de equilíbrio dinâmico e $t_{1/2}$ durante dosagem de 1 mg de vareniclina 2×/dia em fumantes adultos saudáveis, supondo-se um peso corporal médio de 70 kg. [d]Após a primeira dose de um esquema de múltiplas doses. Um fator de acúmulo de 2,85 ± 0,73 foi relatado.

Referências: Faessel HM, et al. Multiple-dose pharmacokinetics of the selective nicotinic receptor partial agonist, varenicline, in healthy smokers. J Clin Pharmacol, **2006**, 46:1439-1448. FDA. Drugs@FDA. Chantix label approved on 7/1/09. Available at: http://www.access-data.fda.gov/scripts/cder/drugsatfda/index.cfm. Accessed December 31, 2009. Obach RS, et al. Metabolism and disposition of varenicline, a selective α4β2 acetylcholine receptor partial agonist, in vivo and in vitro. Drug Metab Dispos, **2006**, 34:121-130.

Varfarina[a]								
	93 ± 8	< 2	99 ± 1[b]	0,045 ± 0,024[c,d,e]	0,14 ± 0,06[b,d]	37 ± 15[f]	< 4[g]	R: 0,9 ± 0,4 µg/mL[g]
				↓ DR				S: 0,5 ± 0,2 µg/mL[g]

[a]Os valores são para varfarina racêmica; o enantiômero S-(−) é 3 a 5 vezes mais potente que o enantiômero R-(+). [b]Não há diferença entre os enantiômeros na ligação às proteínas plasmáticas ou na $V_{área}$. [c]A CL do enantiômero R é aproximadamente 70% do antípoda (0,043 vs. 0,059 mL · min^{-1} · kg^{-1}). [d]Condições que levam à diminuição da ligação (p. ex., uremia) presumivelmente aumentam CL e V. [e]O enantiômero S é eliminado metabolicamente por CYP2C9 (polimórfico). [f]A $t_{1/2}$ do enantiômero R é mais longo que o do enantiômero S (43 ± 14 vs. 32 ± 12 h). [g]Concentrações médias no estado estacionário, 12 h após uma dose oral diária de 6,1 ± 2,3 mg de varfarina racêmica administrada a pacientes com terapia anticoagulante estabilizada (1-5 meses).

Referência: Chan E, et al. Disposition of warfarin enantiomers and metabolites in patients during multiple dosing with rac-warfarin. Br J Clin Pharmacol, **1994**, 37:563–569.

Venetoclax[a]								
	—	< 0,1[c]	> 99,9	3,9 ± 2,6[d]	3,7-4,6[e]	26	5-8[f]	2,1 ± 1,1 µg/mL[g]
	↑ Alimento[b]							

[a]Dados de pacientes com leucemia linfocítica crônica recidivante ou refratária ou linfoma não-Hodgkin. [b]A administração com uma refeição com baixo teor de gordura aumentou a exposição ao venetoclax em aproximadamente 3,4 vezes e a administração com uma refeição com alto teor de gordura aumentou a exposição ao venetoclax em 5,1 a 5,3 vezes em comparação com as condições de jejum. [c]Venetoclax é amplamente metabolizado, predominantemente por CYP3A4/5, no principal metabólito circulante M27, que também é metabolizado principalmente por CYP3A4/5. Após uma única dose oral de [^{14}C]-venetoclax 200 mg a indivíduos saudáveis, > 99,9% da dose foi recuperada nas fezes (21% como fármaco inalterado) e < 0,1% na urina em 9 dias. O principal metabólito identificado no plasma, M27, é considerado inativo, e sua AUC representou 80% da AUC parental. [d]CL/F avaliado no estado estacionário após 400 mg por via oral, 1 vez ao dia, com refeição com baixo teor de gordura. [e]O volume aparente de distribuição (V_{ss}/F) relatado. [f]Após administração oral múltipla sob condições de alimentação. [g]Concentrações no estado de equilíbrio após a administração de 400 mg por via oral, 1 vez ao dia, com uma refeição com baixo teor de gordura. A AUC do Venetoclax no estado estacionário aumentou proporcionalmente dose ao longo do intervalo de 150-800 mg (0,25-1,33 vezes a dose máxima recomendada aprovada).

Referências: Deng R, et al. Bayesian population model of the pharmacokinetics of venetoclax in combination with rituximab in patients with relapsed/refractory chronic lymphocytic leukemia: results from the phase III MURANO Study. Clin Pharmacokinet, **2019**, 58:1621-1634. FDA. Product Labeling: Venclexta® (venetoclax oral tablets). Drugs@FDA: FDA-approved drugs. Available at: https://www.accessdata.fda.gov/scripts/cder/daf/index.cfm. Accessed April 26, 2022. FDA. Venetoclax NDA and label. NDA approved in 2016; label revised 11/2020. Available at: https://www.accessdata.fda.gov/drugsatfda_docs/label/2020/208573s023lbl.pdf. Accessed April 2, 2021. Salem A, et al. Pharmacokinetics of venetoclax, a novel BCL-2 inhibitor, in patients with relapsed or refractory chronic lymphocytic leukemia or non-Hodgkin lymphoma. J Clin Pharmacol, **2017**, 57:484-492.

Venlafaxina,[a] Desvenlafaxina[b]								
	10-45	V: 4,6 ± 3,0	V: 27 ± 2	22 ± 10[d]	7,5 ± 3,7[d]	4,9 ± 2,4	V: 2,0 ± 0,4	V: 167 ± 55 ng/mL[e]
		ODV: 29 ± 7[c]	ODV: 30 ± 12[c]			10,3 ± 4,3[c]	ODV: 2,8 ± 0,8[c]	ODV: 397 ± 81 ng/mL[e]
				↓ DH, DR	↑ DH, DR			

[a]A venlafaxina (V) está disponível como uma mistura racêmica; a atividade antidepressiva reside no enantiômero l (−) e em seu metabólito equipotente O-desmetil (cuja formação é catalisada pela CYP2D6 - polimórfica). Os parâmetros para o derivado O-desmetilvenlafaxina (ODV) estão incluídos. [b]O metabólito O-desmetil é comercializado como desvenlafaxina em uma formulação de liberação prolongada como sucessor da V. Possui maior biodisponibilidade oral (80%), com $T_{máx}$ de 7,5 h. A desvenlafaxina tem uma CL muito mais baixa (3,5 mL/min/kg) e V_{ss} menor (3,4 L/kg). Sua $t_{1/2}$ relatada equivale à observada pelo metabólito derivado de V. [c]Valores para ODV após uma dose de V. [d]CL/F e V_{SS}/F relatadas. [e]Dados médios para V e ODV após uma dose oral de 75 mg (comprimido de liberação imediata) administrada 3×/dia a adultos sadios, durante 3 dias. O $T_{máx}$ para uma formulação de liberação prolongada é de 5,5 (V) e 9 (ODV) h.

Referências: Klamerus KJ, et al. Introduction of a composite parameter to the pharmacokinetics of venlafaxine and its active O-desmethyl metabolite. J Clin Pharmacol, **1992**, 32:716–724. PDR54, **2000**, p. 3237.

(continua)

TABELA AI-1 ■ DADOS FARMACOCINÉTICOS (continuação)

BIODISPONIBILIDADE (ORAL) (%)	EXCREÇÃO URINÁRIA (%)	LIGAÇÃO PLASMÁTICA (%)	DEPURAÇÃO (mL/min/kg)	VOL. DIST. (L/kg)	MEIA-VIDA (h)	TEMPO DE PICO (h)	PICO DE CONCENTRAÇÃO
Verapamil[a,b]							
VO: 22 ± 8	< 3	90 ± 2	15 ± 6[c,d]	5,0 ± 2,1	4,0 ± 1,5[c]	IR: 1,1[e]	IR: 272 ng/mL[e]
SL: 35 ± 13		↑ DH	↓ DH	↑ DH	↑ DH	XR: 5,6-7,7[e]	XR: 118-165 ng/mL[e]
↑ DH							

[a]Mistura racêmica; o enantiômero (−) é mais ativo. A biodisponibilidade do verapamil (+) é 2,5 vezes maior que a do verapamil (−), devido à CL mais baixa (10 ± 2 vs. 18 ± 3 mL/min/kg). As concentrações relativas dos enantiômeros mudam em função da via de administração. [b]O metabólito ativo, norverapamil, é um vasodilatador que não possui nenhum efeito direto sobre a frequência cardíaca ou o intervalo PR. No estado de equilíbrio dinâmico (dose oral), a AUC é equivalente à do fármaco original ($t_{1/2}$ = 9 ± 3 h). [c]Múltiplas doses provocam diminuição de mais de 2 vezes na CL/F e prolongamento da $t_{1/2}$ em alguns estudos, porém sem alteração da $t_{1/2}$ em outros. [d]O verapamil é um substrato para a CYP3A4, CYP2C9 e outras CYP, bem como para o transportador de efluxo glicoproteína P. [e]Dados médios após um comprimido convencional oral (IR) de 120 mg administrado 2×/dia ou faixa de dados após uma dose oral de liberação prolongada (XR) de 240 mg administrada 1×/dia – ambos durante 7–10 dias a adultos sadios. A EC_{50} para prolongamento do intervalo PR após uma dose oral de racemato é de 120 ± 20 ng/mL; o valor para administração IV é de 40 ± 25 ng/mL. Após administração oral, as concentrações de racemato > 100 ng/mL provocam uma redução > 25% na frequência cardíaca na fibrilação atrial, um prolongamento > 10% do intervalo PR e um aumento > 50% na duração do exercício em pacientes com angina. Foi constatado que a presença de um nível de 120 ± 40 ng/mL (após administração IV) interrompe as taquicardias supraventriculares de reentrada.

Referência: McTavish D, et al. Verapamil. An updated review of its pharmacodynamic and pharmacokinetic properties, and therapeutic use in hypertension. *Drugs*, **1989**, *38*:19–76.

BIODISPONIBILIDADE (ORAL) (%)	EXCREÇÃO URINÁRIA (%)	LIGAÇÃO PLASMÁTICA (%)	DEPURAÇÃO (mL/min/kg)	VOL. DIST. (L/kg)	MEIA-VIDA (h)	TEMPO DE PICO (h)	PICO DE CONCENTRAÇÃO
Vincristina[a]							
–	10-20	Baixos	4,92 ± 3,01 L/h/m²	96,9 ± 55,7 L/m²[c]	22,6 ± 16,7[c]	–	~ 250 ± 425 nM[d]
			↓ DH[b]		↑ DH[b]		

[a]Dados de pacientes adultos masculino e feminino com câncer. Metabolizado por CYP3A e excretado inalterado na bile (substrato para glicoproteína P). [b]CL reduzido, doença hepática colestática. [c]$t_{1/2}$ e $V_{área}$ para a fase terminal. $T_{1/2}$ mais longo (~ 85 ± 69 h) também relatado. [d]Após uma dose IV em bolus de 2 mg.

Referências: Gelmon KA, et al. Phase I study of liposomal vincristine. *J Clin Oncol*, **1999**, *17*:697–705. Rahmani R, et al. Pharmacokinetics and metabolism of vinca alkaloids. *Cancer Surv*, **1993**, *17*:269–281. Sethi VS, et al. Pharmacokinetics of vincristine sulfate in adult cancer patients. *Cancer Res*, **1981**, *41*:3551–3555. Sethi VS, et al. Pharmacokinetics of vincristine sulfate in children. *Cancer Chemother Pharmacol*, **1981**, *6*:111–115. van den Berg HW, et al. The pharmacokinetics of vincristine in man: Reduced drug clearance associated with raised serum alkaline phosphatase and dose-limited elimination. *Cancer Chemother Pharmacol*, **1982**, *8*:215–219.

BIODISPONIBILIDADE (ORAL) (%)	EXCREÇÃO URINÁRIA (%)	LIGAÇÃO PLASMÁTICA (%)	DEPURAÇÃO (mL/min/kg)	VOL. DIST. (L/kg)	MEIA-VIDA (h)	TEMPO DE PICO (h)	PICO DE CONCENTRAÇÃO
Vinorelbina							
27 ± 12[a]	11	87 (80-91)	21 ± 7	76 ± 41[b]	42 ± 21[b]	1,5 ± 1,0[c]	114 ± 43 ng/mL[c]
			↓ DH				1.130 ± 636 ng/mL[d]

[a]Para cápsulas de gelatina contendo líquido. [b]A cinética de eliminação da vinorelbina segue um modelo de três compartimentos com extensa distribuição. São descritos os valores para a fase de eliminação terminal. [c]Após uma única dose oral de 100 mg/m² (cápsula de gel). [d]Após infusão IV única de 30 mg/g durante 15 min.

Referência: Leveque D, et al. Clinical pharmacokinetics of vinorelbine. *Clin Pharmacokinet*, **1996**, *37*:184–197.

BIODISPONIBILIDADE (ORAL) (%)	EXCREÇÃO URINÁRIA (%)	LIGAÇÃO PLASMÁTICA (%)	DEPURAÇÃO (mL/min/kg)	VOL. DIST. (L/kg)	MEIA-VIDA (h)	TEMPO DE PICO (h)	PICO DE CONCENTRAÇÃO
Voriconazol							
96	< 2	58	3,8[a,b]	1,6[b]	6,7[b]	VO: 1,1[d]	VO: 2.356 ng/mL[d]
↓ Alimento			↓ DH[c]				IV: 3.621 ng/mL[e]

[a]Metabolizado principalmente a um N-óxido inativo por CYP2C19 (principal), CYP3A4 e CYP2C9. [b]A eliminação é dependente da dose e do tempo. São descritos os parâmetros de farmacocinética determinados no estado de equilíbrio. A CL média diminuiu (64%), o V_{ss} diminuiu (32%) e a $t_{1/2}$ aumentou (16%) com administração IV de 3 mg/kg, 2×/dia, durante 12 dias. Além disso, a CL diminuiu 41% quando a dose foi elevada de 200 para 300 mg, 2×/dia. [c]CL reduziu em pacientes com insuficiência hepática leve a moderada. [d]Após uma dose oral de 3 mg/kg administrada 2×/dia, durante 12 dias. [e]Após uma infusão IV de 3 mg/kg durante 1 h, administrada 2×/dia, por 12 dias.

Referências: Boucher HW, et al. Newer systemic antifungal agents: pharmacokinetics, safety and efficacy. *Drugs*, **2004**, *64*:1997–2020. Purkins L, et al. The pharmacokinetics and safety of intravenous voriconazole—a novel wide-spectrum antifungal agent. *Br J Clin Pharmacol*, **2003**, *56*(suppl):2–9. Purkins L, et al. Voriconazole, a novel wide-spectrum triazole: oral pharmacokinetics and safety. *Br J Clin Pharmacol*, **2003**, *56*(suppl):10–16.

BIODISPONIBILIDADE (ORAL) (%)	EXCREÇÃO URINÁRIA (%)	LIGAÇÃO PLASMÁTICA (%)	DEPURAÇÃO (mL/min/kg)	VOL. DIST. (L/kg)	MEIA-VIDA (h)	TEMPO DE PICO (h)	PICO DE CONCENTRAÇÃO
Zidovudina							
63 ± 10	18 ± 5	< 25	26 ± 6[a]	1,4 ± 0,4	1,1 ± 0,2	0,5-1[c]	IV: 2,6 µg/mL[c]
↑ Neo			↓ DR[b], Neo, DH	↓ DR[b], DH	↑ Neo, DH		VO: 1,6 µg/mL[c]

[a]A formação de 5-O-glicuronídeo é a principal via de eliminação (68%). [b]Mudança relatada em CL/F e $V_{área}/F$. [c]Após uma dose IV ou oral de 5 mg/kg administrada a cada 4 h até o estado de equilíbrio dinâmico.

Referências: Blum MR, et al. Pharmacokinetics and bioavailability of zidovudine in humans. *Am J Med*, **1988**, *85*:189–194. Morse GD, et al. Comparative pharmacokinetics of antiviral nucleoside analogues. *Clin Pharmacokinet*, **1993**, *24*:101–123.

BIODISPONIBILIDADE (ORAL) (%)	EXCREÇÃO URINÁRIA (%)	LIGAÇÃO PLASMÁTICA (%)	DEPURAÇÃO (mL/min/kg)	VOL. DIST. (L/kg)	MEIA-VIDA (h)	TEMPO DE PICO (h)	PICO DE CONCENTRAÇÃO
Ziprasidona							
VO: 59	< 1[a]	99,9 ± 0,08	11,7	2,3[b]	2,9[c]	VO: 4 ± 1[d]	VO: 68 ± 20 ng/mL[d]
↑ Alimento						MI: 0,7[e]	MI: 156 ng/mL[e]
MI: 100							

[a]Recuperação após administração oral. [b]Aproximadamente um terço da dose é oxidada pela CYP3A4, enquanto o restante sofre redução. [c]Uma $t_{1/2}$ mais longa após a administração oral tem a taxa limitada pela absorção; os alimentos diminuem a $t_{1/2}$ aparente. No indivíduo idoso, a $t_{1/2}$ é ligeiramente mais longa. [d]Após uma dose oral de 20 mg administrada 2×/dia, durante 8 dias. [e]Após uma única dose IM de 10 mg.

Referências: Gunasekara NS, et al. Ziprasidone: a review of its use in schizophrenia and schizoaffective disorder. *Drugs*, **2002**, *62*:1217–1251. Miceli JJ, et al. Single- and multiple-dose pharmacokinetics of ziprasidone under nonfasting conditions in healthy male volunteers. Single- and multiple-dose pharmacokinetics of ziprasidone in healthy young and elderly volunteers. *Br J Clin Pharmacol*, **2000**, *49*(suppl):15S–20S.

(continua)

TABELA AI-1 ■ DADOS FARMACOCINÉTICOS (continuação)

BIODISPONIBILIDADE (ORAL) (%)	EXCREÇÃO URINÁRIA (%)	LIGAÇÃO PLASMÁTICA (%)	DEPURAÇÃO (mL/min/kg)	VOL. DIST. (L/kg)	MEIA-VIDA (h)	TEMPO DE PICO (h)	PICO DE CONCENTRAÇÃO
Zolpidem							
72 ± 7	< 1	92	4,5 ± 0,7[a]	0,68 ± 0,06	1,9 ± 0,2	1,0-2,6[b]	76-139 ng/mL[b]
		↑ DR, DH	↓ DH, Id	↑ DR	↑ Id, DH		
			↑ Criança		↓ Criança		

[a]Depuração metabólica predominantemente pela CYP3A4. [b]Após uma dose oral única de 10 mg, administrada a adultos jovens. Não ocorre acúmulo do fármaco com uma única dose diária.

Referências: Greenblatt DJ, et al. Comparative kinetics and dynamics of zaleplon, zolpidem, and placebo. *Clin Pharmacol Ther,* **1998**, *64*:553–561. Patat A, et al. EEG profile of intravenous zolpidem in healthy volunteers. *Psychopharmacology (Berl),* **1994**, *114*:138–146. Salva P, et al. Clinical pharmacokinetics and pharmacodynamics of zolpidem. Therapeutic implications. *Clin Pharmacokinet,* **1995**, *29*:142–153.

BIODISPONIBILIDADE (ORAL) (%)	EXCREÇÃO URINÁRIA (%)	LIGAÇÃO PLASMÁTICA (%)	DEPURAÇÃO (mL/min/kg)	VOL. DIST. (L/kg)	MEIA-VIDA (h)	TEMPO DE PICO (h)	PICO DE CONCENTRAÇÃO
Zonisamida							
—[a]	29-48[b]	38-40[c]	0,13[d,e]	1,2-1,8[f]	63 ± 14	1,8 ± 0,4[g]	28 ± 4 µg/mL[g]

[a]Não se conhece a biodisponibilidade absoluta; mínimo igual à recuperação urinária após uma dose oral. [b]Recuperação após uma dose oral. [c]Concentra-se em até 8 vezes nas hemácias. [d]As vias primárias do metabolismo envolvem a clivagem redutiva do anel isoxazol (CYP3A4) e a *N*-acetilação. [e]É descrita a *CL/F* no estado de equilíbrio para uma dose única diária de 400 mg. A AUC aumenta de modo desproporcional quando a dose é elevada de 400 para 800 mg. [f]É descrita a *V/F* para uma única dose; diminui à medida que a dose é elevada de 200 para 800 mg. [g]Após uma dose oral de 400 mg administrada 1×/dia a adultos saudáveis até o estado de equilíbrio.

Referências: Kochak GM, et al. Steady-state pharmacokinetics of zonisamide, an antiepileptic agent for treatment of refractory complex partial seizures. *J Clin Pharmacol,* **1998**, *38*:166–171. Peters DH, et al. Zonisamide. A review of its pharmacodynamic and pharmacokinetic properties, and therapeutic potential in epilepsy. *Drugs,* **1993**, *45*:760–787. *PDR*58, **2004**, p. 1232.

Apêndice II

Interações medicamentosas

Isabelle Ragueneau-Majlessi, Jingjing Yu e Nina Isoherranen

As Tabelas AII-1 e AII-2 apresentam uma perspectiva sobre as interações medicamentosas, examinadas pelo efeito que um fármaco (o perpetrador) pode ter sobre a área sob a curva de concentração plasmática *versus* o tempo (AUC) de outro fármaco (a vítima). Foi escolhido o valor de corte de alteração de 5 vezes na AUC do fármaco vítima, para focar essas tabelas em interações medicamentosas clinicamente significativas que geralmente contraindicariam a coadministração dos fármacos ou pelo menos exigiriam um ajuste de dose.

A Tabela AII-1 lista *substratos sensíveis*, que são fármacos para os quais um aumento de pelo menos 5 vezes em sua AUC é observado em humanos quando coadministrado com um inibidor do metabolismo ou transporte de fármacos.

A Tabela AII-2 lista *inibidores fortes e indutores fortes*, que são fármacos que causam um aumento de pelo menos 5 vezes ou uma redução de 80% na AUC de uma substância vítima, respectivamente. As classes terapêuticas para os substratos e inibidores também são fornecidas.

TABELA AII-1 ■ INTERAÇÕES MEDICAMENTOSAS COM ALTERAÇÃO DE PELO MENOS 5 VEZES NA EXPOSIÇÃO AO FÁRMACO VÍTIMA: SUBSTRATOS SENSÍVEIS

SUBSTRATO SENSÍVEL	CLASSE TERAPÊUTICA	IMPLICAÇÃO DE CYP OU DO TRANSPORTADOR	AUCR[a]	INIBIDOR	DOSE ORAL DO INIBIDOR (PERPETRADOR)	REFERÊNCIA
Alosetrona	Agentes gastrintestinais	CYP1A2	6,0	Fluvoxamina	50-200 mg/dia	1
Atazanavir	Inibidores da protease do HIV	CYP3A	25,9	Ritonavir	100 mg 1×/dia	2
Atorvastatina	Estatinas	CYP3A	5,6	Itraconazol	200 mg 1×/dia	3
		OATP1B	8,5	Rifampicina	600 mg, dose única	4
Buspirona	Ansiolíticos	CYP3A	19,2	Itraconazol	100 mg, 2×/dia	5
Duloxetina	IRSNs	CYP1A2	5,6	Fluvoxamina	100 mg 1×/dia	6
Eletriptana	Triptanas	CYP3A	5,9	Cetoconazol	Indisponível	7
Lopinavir	Inibidores da protease do HIV	CYP3A	≤ 30	Ritonavir	Indisponível	8
Lovastatina	Estatinas	CYP3A	36,4	Itraconazol	200 mg 1×/dia	9
Metoprolol	Antagonistas β-adrenérgicos	CYP2D6	5,1	Pridopidina	45 mg, 2×/dia	10
Midostaurina	Inibidores da proteína-cinase	CYP3A	10,4	Cetoconazol	400 mg 1×/dia	11
Quetiapina	Antipsicóticos	CYP3A	6,2	Cetoconazol	200 mg 1×/dia	12
Ramelteona	Hipnóticos-sedativos	CYP1A2	189,9	Fluvoxamina	100 mg, 2×/dia	13
Repaglinida	Meglitinidas	CYP2C8	8,3	Genfibrozila	900 mg, dose única	14
Rosuvastatina	Inibidores da HMG-CoA-redutase (estatinas)	OATP1B, BCRP	7,1	Ciclosporina	75-200 mg, 2×/dia	15
Sildenafila	Tratamento da disfunção erétil	CYP3A	9,9	Ritonavir	300-500 mg, 2×/dia	16
Sinvastatina	Estatinas	CYP3A	16,1	Suco de toranja	200 mL, 3×/dia	17
Sirolimo	Imunossupressores	CYP3A	10,9	Cetoconazol	200 mg 1×/dia	18
Tacrolimo	Imunossupressores	CYP3A	78,0	Telaprevir	750 mg, 3×/dia	19
Tolterodina	Antagonistas muscarínicos	CYP2D6	14,9	Fluoxetina	20 mg/dia	20
Valsartana	Bloqueadores dos receptores de AngII	OATP1B	5,5	Rifampicina	600 mg, dose única	21
Vardenafila	Tratamento da disfunção erétil	CYP3A	49,1	Ritonavir	300-600 mg, 2×/dia	22
Venetoclax	Terapia do câncer	CYP3A	7,9	Cetoconazol	400 mg 1×/dia	23
Venlafaxina	IRSNs	CYP2D6	0,17 (razão de CL)	Quinidina	100 mg, 2×/dia	24

AngII, angiotensina II; CL, depuração; HIV, vírus da imunodeficiência humana; IRSNs, inibidores da recaptação de serotonina-norepinefrina.

[a]AUCR é a razão da AUC do substrato sensível na presença do inibidor e a AUC do controle (ausência de inibidor):

$$AUCR = \frac{AUC_{inibida}}{AUC_{controle}}$$

A seção *enzima/transportador* refere-se à principal via de depuração do fármaco vítima que provavelmente é afetada pela interação medicamentosa. Na maioria dos casos, essa atribuição é baseada em informações coletadas de experimentos *in vitro* que demonstram o metabolismo do fármaco vítima por meio da via implicada, inibição ou indução da enzima ou transportador-alvo.

A magnitude da alteração na AUC do fármaco vítima é fornecida na coluna rotulada AUCR, a *relação AUC* ($AUC_{inibida}$ média dividida pela $AUC_{controle}$ média). Nessa coluna, é listada a magnitude da interação medicamentosa mais grave observada (pior cenário). Em relatos da literatura biomédica, a magnitude das interações medicamentosas varia consideravelmente para o mesmo perpetrador (inibidor) com diferentes fármacos vítima e para o mesmo fármaco vítima com diferentes perpetradores.

Para substratos sensíveis (Tab. AII-1), o inibidor listado refere-se ao inibidor coadministrado que resultou na *AUCR* fornecida para o substrato sensível. Para inibidores/indutores fortes (Tab. AII-2), o substrato listado refere-se ao fármaco vítima que foi coadministrado nos estudos clínicos para observar a *AUCR* fornecida. A *dose oral do perpetrador inibidor ou indutor* é listada para fornecer algum contexto aos achados relatados, uma vez que a magnitude de uma interação medicamentosa é muitas vezes dependente da dose do perpetrador e suas concentrações circulantes.

TABELA AII-2 ■ INTERAÇÕES MEDICAMENTOSAS COM ALTERAÇÃO DE PELO MENOS 5 VEZES NA EXPOSIÇÃO AO FÁRMACO VÍTIMA: FORTES INIBIDORES E INDUTORES

INIBIDORES E INDUTORES	CLASSE TERAPÊUTICA	IMPLICAÇÃO DE CYP OU DO TRANSPORTADOR	AUCR[a]	FÁRMACO VÍTIMA	DOSE ORAL[b] DE INIBIDORES OU INDUTORES	REFERÊNCIA
Inibidores fortes						
Ciprofloxacino	Antibióticos	CYP1A2	9,7	Tizanidina	500 mg, 2×/dia	25
Claritromicina	Antibióticos	CYP3A	8,4	Midazolam	500 mg, 2×/dia	26
Clopidogrel	Anticoagulantes/antiplaquetários	CYP2C8	5,1	Repaglinida	300 mg dose única	27
Fluconazol	Antifúngico	CYP2C19	13,5	Omeprazol	200 mg todos os dias	28
Fluoxetina	ISRS	CYP2D6	27,2	Dextrometorfano	60 mg todos os dias	29
		CYP2C19	7,1	Omeprazol	60 mg todos os dias	29
Genfibrozila	Derivados do ácido fíbrico	CYP2C8	11,3	Dasabuvir	600 mg, 2×/dia	30
		CYP2C8	8,3	Repaglinida	900 mg, dose única	31
Itraconazol	Antifúngico	CYP3A	10,8	Midazolam	200 mg todos os dias	32
		Pgp	6,9	Dabigatrana	200 mg todos os dias	33
Nelfinavir	Inibidores da protease do HIV	CYP3A	5,3	Midazolam	1.250 mg, 2×/dia	34
Paroxetina	Antidepressivos	CYP2D6	14,4	Dextrometorfano	20 mg (2 doses)	35
Posaconazol	Antifúngico	CYP3A	6,2	Midazolam	400 mg, 2×/dia	36
Ribociclibe	Inibidores da proteína-cinase	CYP3A	5,2	Midazolam	600 mg todos os dias	37
Rifampicina	Antibióticos	OATP1B	7,25	Atorvaststina	600 mg, dose única (IV)	38
Ritonavir	Inibidores da protease do HIV	CYP3A	26,4	Midazolam	100 mg, 3×/dia	39
Telitromicina	Antibióticos	CYP3A	6,2	Midazolam	800 mg todos os dias	40
Voriconazol	Antifúngico	CYP3A	9,6	Midazolam	200 mg, 2×/dia	41
Indutores fortes						
Carbamazepina	Anticonvulsivantes	CYP3A	0,13	Quetiapina	200 mg, 3×/dia	42
		CYP2B6	0,10	Bupropiona	942 ± 254 mg/dia	43
Fenitoína	Anticonvulsivantes	CYP3A	0,10	Nisoldipino	200-450 mg/dia	44
Rifampicina	Antibióticos	CYP2C19	0,07	Omeprazol	600 mg todos os dias	45
		CYP3A	0,003	Budesonida	600 mg todos os dias	46
Ritonavir	Inibidores da protease do HIV	CYP2C19	0,16	Voriconazol	400 mg, 2×/dia	47

Pgp, glicoproteína P; ISRS, inibidor seletivo da recaptação de serotonina.

[a]AUCR é a razão da AUC do substrato sensível na presença do inibidor/indutor e a AUC do controle (ausência de inibidor/indutor):

$$AUCR = \frac{AUC_{inibidor/indutor}}{AUC_{controle}}$$

REFERÊNCIAS PARA AS TABELAS AII-1 E AII-2

1. Product labeling: Lotronex (alosetron oral tablets). Sebela Pharmaceuticals Inc., Roswell, GA. Drugs@FDA: FDA-Approved Drugs (https://www.accessdata.fda.gov/scripts/cder/daf/index.cfm). Alosetron NDA and label. NDA approved in 2000; label revised April 2019. Available at: https://www.accessdata.fda.gov/drugsatfda_docs/label/2019/021107s029lbl.pdf. Accessed April 1, 2021.
2. Piscitelli S, et al. Drug interaction profile for GSK2248761, a next generation non-nucleoside reverse transcriptase inhibitor. *Br J Clin Pharmacol,* **2012**, *74*:336–345.
3. Prueksaritanont T, et al. Validation of a microdose probe drug cocktail for clinical drug interaction assessments for drug transporters and CYP3A. *Clin Pharmacol Ther,* **2017**, *101*:519–530.
4. He YJ, et al. Rifampicin alters atorvastatin plasma concentration on the basis of SLCO1B1 521T>C polymorphism. *Clin Chim Acta,* **2009**, *405*:49–52.
5. Kivistö KT, et al. Plasma buspirone concentrations are greatly increased by erythromycin and itraconazole. *Clin Pharmacol Ther,* **1997**, *62*:348–354.
6. Lobo ED, et al. In vitro and in vivo evaluations of cytochrome P450 1A2 interactions with duloxetine. *Clin Pharmacokinet,* **2008**, *47*:191–202.
7. Product labeling: Relpax® (eletriptan oral tablets). Roerig Division of Pfizer Inc. New York, NY. Label revised March 2020. Available at: https://www.accessdata.fda.gov/drugsatfda_docs/label/2020/21016s029lbl.pdf. Accessed April 1, 2021.
8. Product labeling: Kaletra (lopinavir and ritonavir oral capsules or tablets). AbbVie Inc. North Chicago, IL. Label revised October 2020. Available at: https://www.accessdata.fda.gov/drugsatfda_docs/label/2020/021226s049lbl.pdf. Accessed April 1, 2021.
9. Neuvonen PJ, et al. Itraconazole drastically increases plasma concentrations of lovastatin and lovastatin acid. *Clin Pharmacol Ther,* **1996**, *60*:54–61.
10. Rabinovich-Guilatt L, et al. Metoprolol-pridopidine drug-drug interaction and food effect assessments of pridopidine, a new drug for treatment of Huntington's disease. *Br J Clin Pharmacol,* **2017**, *83*:2214–2224.
11. Dutreix C, et al. Investigation into CYP3A4-mediated drug-drug interactions on midostaurin in healthy volunteers. *Cancer Chemother Pharmacol,* **2013**, *72*:1223–1234.
12. Grimm SW, et al. Effects of cytochrome P450 3A modulators ketoconazole and carbamazepine on quetiapine pharmacokinetics. *Br J Clin Pharmacol,* **2006**, *61*:58–69.
13. Product labeling: Rozerem (ramelteon oral tablets). Takeda Pharmaceuticals America, Inc. Deerfield, IL. Drugs@FDA: FDA-Approved Drugs (https://www.accessdata.fda.gov/scripts/cder/daf/index.cfm). Ramelteon NDA and label. NDA approved in 2005; label revised April 2019. Available at: https://www.accessdata.fda.gov/drugsatfda_docs/label/2018/021782s021lbl.pdf. Accessed April 1, 2021.
14. Honkalammi J, et al. Dose-dependent interaction between gemfibrozil and repaglinide in humans: strong inhibition of CYP2C8 with subtherapeutic gemfibrozil doses. *Drug Metab Dispos,* **2011**, *39*: 1977–1986.
15. Simonson SG, et al. Rosuvastatin pharmacokinetics in heart transplant recipients administered an antirejection regimen including cyclosporine. *Clin Pharmacol Ther,* **2004**, *76*:167–177.
16. Muirhead GJ, et al. Pharmacokinetic interactions between sildenafil and saquinavir/ritonavir. *Br J Clin Pharmacol,* **2000**, *50*:99–107.
17. Lilja JJ, et al. Grapefruit juice-simvastatin interaction: effect on serum concentrations of simvastatin, simvastatin acid, and HMG-CoA reductase inhibitors. *Clin Pharmacol Ther,* **1998**, *64*:477–483.
18. Product labeling: Rapamune (sirolimus oral solution or tablets). Wyeth Pharmaceuticals LLC, A subsidiary of Pfizer. Philadelphia, PA. Label revised August 2019. Available at: https://www.accessdata.fda.gov/drugsatfda_docs/label/2020/021083s067,021110s085lbl.pdf. Accessed April 1, 2021.
19. Garg V, et al. Effect of telaprevir on the pharmacokinetics of cyclosporine and tacrolimus. *Hepatology,* **2011**, *54*:20–27.
20. Brynne N, et al. Fluoxetine inhibits the metabolism of tolterodine-pharmacokinetic implications and proposed clinical relevance. *Br J Clin Pharmacol,* **1999**, *48*:553–563.
21. Mori D, et al. Dose-dependent inhibition of OATP1B by rifampicin in healthy volunteers: comprehensive evaluation of candidate biomarkers and OATP1B probe drugs. *Clin Pharmacol Ther,* **2020**, *107*:1004–1013.
22. Product labeling: Levitra (vardenafil oral tablets). Bayer HealthCare Pharmaceuticals Inc., Whippany, NJ. Drugs@FDA: FDA-Approved Drugs (https://www.accessdata.fda.gov/scripts/cder/daf/index.cfm). Vardenafil NDA and label. NDA approved in 2003; label revised August 2017. Available at: https://www.accessdata.fda.gov/drugsatfda_docs/label/2017/021400s020lbl.pdf. Accessed April 1, 2021.
23. Agarwal SK, et al. Effect of ketoconazole, a strong CYP3A inhibitor, on the pharmacokinetics of venetoclax, a BCL-2 inhibitor, in patients with non-Hodgkin lymphoma. *Br J Clin Pharmacol,* **2017**, *83*:846–854.
24. Lessard E, et al. Influence of CYP2D6 activity on the disposition and cardiovascular toxicity of the antidepressant agent venlafaxine in humans. *Pharmacogenetics,* **1999**, *9*:435–443.
25. Granfors MT, et al. Ciprofloxacin greatly increases concentrations and hypotensive effect of tizanidine by inhibiting its cytochrome P450 1A2-mediated presystemic metabolism. *Clin Pharmacol Ther,* **2004**, *76*:598–606.
26. Gurley B, et al. Assessing the clinical significance of botanical supplementation on human cytochrome P450 3A activity: comparison of a milk thistle and black cohosh product to rifampin and clarithromycin. *J Clin Pharmacol,* **2006**, *46*:201–213.
27. Tornio A, et al. Glucuronidation converts clopidogrel to a strong time-dependent inhibitor of CYP2C8: a phase II metabolite as a perpetrator of drug-drug interactions. *Clin Pharmacol Ther,* **2014**, *96*:498–507.
28. Derungs A, et al. Effects of cytochrome P450 inhibition and induction on the phenotyping metrics of the basel cocktail: a randomized crossover study. *Clin Pharmacokinet,* **2016**, *55*:79–91.
29. Sager JE, et al. Fluoxetine- and norfluoxetine-mediated complex drug-drug interactions: in vitro to in vivo correlation of effects on CYP2D6, CYP2C19, and CYP3A4. *Clin Pharmacol Ther,* **2014**, *95*:653–662.
30. Menon RM, et al. Drug-drug interaction profile of the all-oral anti-hepatitis C virus regimen of paritaprevir/ritonavir, ombitasvir, and dasabuvir. *J Hepatol,* **2015**, *63*:20–29.
31. Honkalammi J, et al. Dose-dependent interaction between gemfibrozil and repaglinide in humans: strong inhibition of CYP2C8 with subtherapeutic gemfibrozil doses. *Drug Metab Dispos,* **2011**, *39*: 1977–1986.
32. Olkkola KT, et al. Midazolam should be avoided in patients receiving the systemic antimycotics ketoconazole or itraconazole. *Clin Pharmacol Ther,* **1994**, *55*:481–485.
33. Prueksaritanont T, et al. Validation of a microdose probe drug cocktail for clinical drug interaction assessments for drug transporters and CYP3A. *Clin Pharmacol Ther,* **2017**, *101*:519–530.
34. Kirby BJ, et al. Complex drug interactions of HIV protease inhibitors 1: inactivation, induction, and inhibition of cytochrome P450 3A by ritonavir or nelfinavir. *Drug Metab Dispos,* **2011**, *39*:1070–1078.
35. Storelli F, et al. Impact of CYP2D6 functional allelic variations on phenoconversion and drug-drug interactions. *Clin Pharmacol Ther,* **2018**, *104*:148–157.
36. Krishna et al. Effects of oral posaconazole on the pharmacokinetic properties of oral and intravenous midazolam: a phase I, randomized, open-label, crossover study in healthy volunteers. *Clin Ther,* **2009**, *31*:286–298.
37. Product labeling: Kisqali® (ribociclib oral tablets). Novartis Pharmaceuticals Corporation, East Hanover, NJ. Drugs@FDA: FDA- Approved Drugs (https://www.accessdata.fda.gov/scripts/cder/daf/index.cfm). Ribociclib NDA and label. NDA approved in 2017; label revised July 2020. Available at: https://www.accessdata.fda.gov/drugsatfda_docs/label/2020/209092s005lbl.pdf. Accessed April 1, 2021.
38. Lau Y, et al. Effect of OATP1B transporter inhibition on the pharmacokinetics of atorvastatin in healthy volunteers. *Clin Pharmacol Ther,* **2007**, *81*:194–204.
39. Greenblatt DJ, et al. Inhibition of oral midazolam clearance by boosting doses of ritonavir, and by 4,4-dimethyl-benziso-(2H)-selenazine (ALT-2074), an experimental catalytic mimic of glutathione oxidase. *Br J Clin Pharmacol,* **2009**, *68*:920–927.
40. Product labeling: Ketek (telithromycin oral tablets). sanofi-aventis U.S. LLC, Bridgewater, NJ. Drugs@FDA: FDA- Approved Drugs (https://www.accessdata.fda.gov/scripts/cder/daf/index.cfm). Telithromycin NDA and label. NDA approved in 2004; label revised November 2015. Available at: https://www.accessdata.fda.gov/drugsatfda_docs/label/2015/021144s019lbl.pdf. Accessed April 1, 2021.
41. Katzenmaier S, et al. Determining the time course of CYP3A inhibition by potent reversible and irreversible CYP3A inhibitors using a limited sampling strategy. *Clin Pharmacol Ther,* **2011**, *90*:666–673.
42. Grimm SW, et al. Effects of cytochrome P450 3A modulators ketoconazole and carbamazepine on quetiapine pharmacokinetics. *Br J Clin Pharmacol,* **2006**, *61*:58–69.
43. Ketter TA, et al. Carbamazepine but not valproate induces bupropion metabolism. *J Clin Psychopharmacol,* **1995**, *15*:327–333.
44. Michelucci R, et al. Reduced plasma nisoldipine concentrations in phenytoin-treated patients with epilepsy. *Epilepsia,* **1996**, *37*: 1107–1110.
45. Derungs A, et al. Effects of cytochrome P450 inhibition and induction on the phenotyping metrics of the basel cocktail: a randomized crossover study. *Clin Pharmacokinet,* **2016**, *55*:79–91.
46. Dilger K, et al. No relevant effect of ursodeoxycholic acid on cytochrome P450 3A metabolism in primary biliary cirrhosis. *Hepatology,* **2005**, *41*:595–602.
47. Liu P, et al. Steady-state pharmacokinetic and safety profiles of voriconazole and ritonavir in healthy male subjects. *Antimicrob Agents Chemother,* **2007**, *51*:3617–3626.

Índice

Nota: Os números de página seguidos por *f*, *t* ou *q* referem-se, respectivamente, a figuras, tabelas ou quadros.

A

Abacavir, 136-137, 139-141, 144-145, 150-151, 1255-1257, 1268-1269
Abaloparatida, 1066-1071
Abametapir, 1489-1491, 1503-1504
Abandono do tabagismo, 241-243, 548-550, 548-549*t*, 549-550*f*
Abarrelix, 1442-1443
Abatacepte, 789-790
Abciximabe, 627-628, 727-728, 727-728*t*, 732-733, 805*t*
Abel, J. J., 247-248
Abemaciclibe, 1397-1399, 1414-1415
Abetacepte, 793-794
Abiraterona, 1024-1025, 1440-1442, 1442-1443*t*, 1448-1449, 1451
Abortamento terapêutico, 829-830
Abrocitinibe, 787-789, 795-796, 1496-1497
Absorção de fármacos, 26-29
    biodisponibilidade e, 26, 35-37, 36-37*q*
    na superdosagem de fármacos, 4-5*f*, 153-156, 153-154*t*
    percutânea, 1476-1479
    pulmonar, 28-29, 881-884
    taxa de, 36-37
    transdérmica, 28-29, 1476-1479
    transportadores ABC na, 89-90
    vias de administração e, 26-29, 26*t*
Absorção pulmonar de fármacos, 28-29
Absorção transdérmica, 28-29
Acalabrutinibe, 1399-1400
Acamprosato, 531-533, 545, 554-555
Ação de fármacos, vias de sinalização e, 73-74, 75*t*-76*t*
Acatisia, 272-278, 368-369*t*, 369-370
Acebutolol, 268-269, 269-270*t*, 277*t*, 278-280
    ADME e, 279-280
    efeitos adversos, 112-113*t*
Acetanilida, 834-835
Acetato de cálcio, 1063-1064, 1070-1072
Acetato de ciproterona, 992, 1003-1004
Acetato de cortisona
    para insuficiência suprarrenal, 1020-1021
    usos terapêuticos, farmacologia clínica, 1024-1025
Acetato de eslicarbazepina, 395-398
Acetato de fludrocortisona, 1020-1023
Acetato de fluocinolona, 1026-1027
Acetato de glatirâmer, 790-791*t*
Acetato de mafenida, 1503-1504
Acetato de medroxiprogesterona (MPA), 975-978, 994, 1446-1447, 1450
Acetato de megestrol, 975-978, 994, 1446-1447, 1450
Acetato de segesterona, 978-979

Acetazolamida, 396-398, 566*t*, 565-567, 587-588, 900-901, 1465-1466. *Ver também* Inibidores da anidrase carbônica
Acetilcolina (ACh), 205-206*f*, 1464*t*, 1466-1467
    armazenamento, 181-183, 181-182*f*
    como neurotransmissor central, 313-315, 314-315*t*
    liberação de, 182-183
    receptores muscarínicos para. *Ver* Receptores muscarínicos
    receptores nicotínicos para, 230-232
    estrutura, 230-232, 231-235*f*
    síntese, 180-182
    usos terapêuticos, 206-207
Acetilcolinesterase (AChE), 182-183, 216-219, 216*q*, 217*f*-219*f*
Aciclovir, 53-55, 1216-1222, 1219-1220*f*
    ADME e, 1217
    dados farmacocinéticos, 1540-1588*t*
    efeitos adversos, 1220-1222
    mecanismo de ação e resistência ao, 1217, 1220*f*
    transportadores de membrana e, 93-94
    usos terapêuticos, farmacologia clínica, 1217-1220, 1229-1230, 1461-1462, 1463*t*, 1488, 1503-1504
Aciclovir/hidrocortisona, 1488
Acidente vascular cerebral, 527-528
Ácido acetilsalicílico, 46-49, 626-627, 725-726, 834-836, 843*t*, 841-847. *Ver também* Fármacos anti-inflamatórios não esteroides
    ADME e, 842-845
    depuração, 33-34
    efeitos adversos e toxicidade, 844-846
    farmacologia clínica, 627-628, 731-732, 857-859
    interações medicamentosas, 158-159, 845-847
    mecanismo de ação, 835-838, 842-844
    metabolismo saturável da, 36-37*q*
    para doença cardíaca isquêmica, 613-614, 617-618, 621-623
    perspectiva histórica, 834-835
    resistência à, 840-841
    superdosagem, 153-154*t*
    toxicidade, 160-162, 162-163*t*
    usos terapêuticos, 621-623, 626-628, 731-732, 844-845, 857-859
Ácido aminolevulínico, 1483-1484
Ácido aminossalicílico, 112-113*t*. *Ver também* Ácido para-aminossalicílico
Ácido araquidônico, regulação da neurotransmissão, 319-321
Ácido azelaico, 1485-1486, 1500-1503
Ácido bempedoico, 747-748, 750-751

Ácido benzoico, 1212-1213
Ácido clavulânico, 1153-1154
Ácido etacrínico, 567-568, 567-568*t*, 587-588, 668-669. *Ver também* Diuréticos, de alça e de alta potência
Ácido etilenodiaminotetracético, 1522-1524, 1523-1524*q*
Ácido etilenodiaminotetracético dissódico de cálcio, 1532-1533
Ácido flufenâmico, 850-852
Ácido fólico, 30-31
    descoberta do, 918-919
    papel celular do, 918-919, 919-920*f*
    saúde humana e, 921-924
        ADME e, 922-923, 922-923*f*
        deficiência de folato e, 922-923
        efeitos adversos do folato e, 923-924
        funções bioquímicas do folato e, 921-922, 921-922*f*
        necessidades diárias e, 921-923
        princípios gerais de terapia e, 922-924
        usos terapêuticos do folato e, 923-924
    usos terapêuticos, farmacologia clínica, 924-925
Ácido folínico. *Ver* Leucovorina
Ácido gama-aminobutírico (GABA), 312-314, 313-314*f*
Ácido gama-hidroxibutírico, receptores $GABA_B$ e, 313-314
Ácido gástrico
    defesas gástricas contra, 1080, 1080-1081*f*
    secreção de, histamina e, 865-867
Ácido glicólico, 1500-1501, 1505-1506
Ácido hialurônico, 1104-1105
Ácido hipocloroso, 1467-1468
Ácido láctico, 1505-1506
Ácido mefenâmico, 850*t*, 850-852, 859-860
Ácido nalidíxico, 1146-1147, 1146-1147*t*
Ácido nicotínico (niacina), 44, 743-745, 749-750, 838-839, 1064-1065
Ácido obeticólico, 1110-1112, 1115-1116
Ácido *p*-aminobenzoico, 1484-1485
Ácido para-aminobenzoico (PABA), 1142-1143*f*, 1272-1273
Ácido para-aminossalicílico (PAS), 1281-1282, 1289-1290. *Ver também* Ácido aminossalicílico
Ácido ricinoleico, 1100-1101, 1113-1114
Ácido salicílico, 1212-1213, 1498-1499, 1505-1506
Ácido tranexâmico, 724-726, 731-732, 1500-1501
Ácido tricloroacético, 1488
Ácido undecilênico, 1212-1213, 1489-1491*t*
Ácido ursodesoxicólico (ursodiol), 1110-1112, 1110-1111*f*

Ácido valproico, 404-405. *Ver também* Valproato
   concentrações plasmáticas, 404
   efeitos farmacológicos, 404
   farmacocinética, 404, 1540-1588t
   farmacologia clínica, 410-411
   interações medicamentosas, 158-159, 404-405
   mecanismo de ação, 404
   química, 404
   superdosagem, 153-154t
   usos terapêuticos, 404-405, 410-411
Ácido ε-aminocaproico, 724-726, 731-732
Ácidos enólicos, 850-852, 851-852t
Ácidos biliares, reciclagem êntero-hepática e, 122-124
Ácidos graxos ômega-3, 745-746, 750-751
Acitretina, 1479-1483
Aclidínio, 208-211, 213-214
Acne, 1485-1487
Ações anti-inflamatórias, de efeitos de esteroides adrenocorticais, 1016-1017, 1017-1018t
Acotiamida, 1089-1090
Acoziborol, 1315-1316
ACP (analgesia controlada pelo paciente), 462-463
Acrivastina, 869-872, 870t, 878-879
Actinomicina D, 1360-1361, 1371-1372, 1382-1383
Actinomicose, 1157-1158, 1187-1188
Adagrasibe, 1395-1396
Adalimumabe, 44-45, 787-788, 805t
   efeitos adversos, 1124-1125
   na gravidez, 1127-1128
   usos terapêuticos do, 794-795, 1123-1125, 1128-1129, 1494t, 1495-1496
Adams, S. H., 14-15
Adapaleno, 1479-1482, 1479-1481t
Adefovir, 81-82, 89, 1233-1235, 1237-1239, 1247-1248
Adenina, 1360-1361f
Adenosina, 687-690
   características farmacocinéticas e dosagem, 689t
   efeitos adversos, 688-690
   efeitos farmacológicos, 687-690
   farmacocinética clínica, 688-690
   mecanismo de ação, 679-681, 685-686t
   receptores, 318-319, 320t
   usos terapêuticos, toxicidade e dicas clínicas, 697-698
Adesivo tecidual de cianocrilato, 1468-1469
ADH (hormônio antidiurético). *Ver* Vasopressina
Adição
   definição, 537-538
   dopamina e, 296-297
   mecanismos neurobiológicos, 536-537, 536-537f
   probabilidade de se tornar dependente e, 540-543, 540f, 541t
Adição a substâncias. *Ver* Adição
ADME. *Ver* Absorção; Distribuição; Eliminação; Metabolismo
Administração de fármacos por via oral, 26-28, 26t
Administração intra-arterial de fármacos, 27-28
Administração intramuscular de fármacos, 26t, 27-28
Administração intratecal de fármacos, 27-29

Administração intravenosa de fármacos, 26t, 27-28
Administração retal de fármacos, 28-29
Administração subcutânea de fármacos, 26t, 27-28
Administração sublingual de fármacos, 27-28
Ado-trastuzumabe entansina, 805t, 1432-1433
Adrenalina. *Ver* Epinefrina
Aducanumabe, 414-415, 421-422, 424-425, 805t
Afatinibe, 1345-1346, 1387-1389, 1389-1390f, 1413-1414
Afinidade, 6-8
Aflatoxina B_1, 1513-1515, 1513-1514f
Aflibercepte, 1404-1405, 1423-1426, 1435-1436
   usos terapêuticos, 1341-1342, 1435-1436, 1471-1472, 1471-1472t
Aformeterol, 886-887
   efeitos farmacológicos, 275t
   usos terapêuticos e efeitos adversos, 275t
Agentes alquilantes. *Ver também* Fármacos para terapia do câncer, agentes alquilantes
   como agentes dermatológicos, 1491-1492
Agentes anabólicos, tiazídicos e semelhantes às tiazidas, 1070-1071
Agentes antimaláricos, 1294-1312
   classificação, 1294-1297, 1297-1298t
   como fármacos dermatológicos, 1489-1491
   direcionados para os mosquitos, 1307-1399
   em desenvolvimento, 1306-1307
   princípios terapêuticos e diretrizes, 1306-1399
Agentes antiplaquetários, 621-623, 725-726
Agentes baseados no peptídeo semelhante ao glucagon 1, 1042-1044, 1042-1044f
Agentes de defesa da mucosa, 1089-1090
Agentes hidroscópicos, 1104-1105
Agentes mióticos, tópicos, 1465-1466
Agentes pró-secretores, 1113-1114
Agomelatina, 438-439
Agonismo, 44-45, 158-159
   enviesado, 60-62, 61-62f
Agonismo enviesado, 60-62, 61-62f, 249-251
Agonismo inverso, 44-46, 249-251
Agonistas alostéricos, 44-45, 201-203
Agonistas da amilina, 1048t
Agonistas da dopamina, 945-946
Agonistas da vasopressina, 584-588
Agonistas do hormônio liberador das gonadotropinas, 994, 1439-1443
Agonistas do peptídeo semelhante ao glucagon 1, 1048t, 1052-1053
Agonistas do receptor da dopamina, 418-419, 935-936
Agonistas do receptor de esfingosina-1-fosfato, 1125-1127
Agonistas do receptor de prostaciclina, 705-708, 706-707f
Agonistas do receptor de serotonina, 1093-1095
Agonistas do receptor de trombopoietina, 912-913, 923-924
Agonistas do receptor de vasopressina, 581-584, 581-583t, 586-588
Agonistas do receptor do paladar (TAS2R) para sabor amargo, 891-892

Agonistas do receptor do peptídeo semelhante ao glucagon 1, 1043-1045
Agonistas do receptor β_2-adrenérgico, 882-888
   efeitos anti-inflamatórios, 884-885
   efeitos adversos, 886-887, 886-887t
   estereosseletivos, 886-887
   futuro dos, 887-888
   modo de ação, 884-885, 884-885f
   polimorfismos, 886-887
   química, 884-885
   segurança em longo prazo, 887-888
   tolerância aos, 886-887
   uso clínico, 884-888
   usos terapêuticos e dicas clínicas, 900-901
Agonistas do receptor β-adrenérgico, 256-261
Agonistas do TAS2R (receptor de sabor amargo), 891-892
Agonistas dos receptores adrenérgicos, 255-261, 1463-1465
   α, 255-257, 1103-1104
   β, 256-261. *Ver também* agonistas dos receptores β_2-adrenérgicos
agonistas dos receptores α-adrenérgicos, 255-257, 1103-1104
Agonistas ortostéricos, 44-45
Agonistas parciais, 44-45
Agonistas totais, 44-45
Agressão, 5HT e, 288-289
Água, no trato gastrintestinal, 1094-1098, 1096-1098f
Ahlquist, Raymond, 191-194
AhR (receptor de aril-hidrocarboneto), metabolismo farmacológico e, 114-115
Aids, 1250-1271. *Ver também* anemia da infecção por HIV
   em pacientes com, 909-910
AINE. *Ver* Fármacos anti-inflamatórios não esteroides; *fármacos específicos*
Albendazol, 1210-1211, 1328
   ADME e, 1328-1329
   dados farmacocinéticos, 1540-1588t
   efeitos adversos e interações medicamentosas do, 1329-1330
   em pacientes pediátricos e pacientes geriátricos, 1329-1330
   mecanismo de ação, 1328
   química, 1328
   usos terapêuticos, 1329-1333
   usos terapêuticos, farmacologia clínica, 1214-1215, 1335-1336
Alcaftadina, 870t, 878-879, 1467-1468
Alcaloide do *ergot* (esporão do centeio), 268-269
Alcaloides da vinca, 1367-1369, 1367-1368f. *Ver também fármacos específicos*
Alcatrão de carvão, 1500-1501
Álcool benzílico, 1489-1491, 1503-1504
Álcool da madeira, 524-525, 524-525f
Álcool polivinílico, 1472-1473
Aldesleucina, 66-67, 1427-1430
Aldicarbe, 227-228
Aldosterona, 562-563
Alectinibe, 1390-1393, 1415-1416
Alefacepte, 795-796
Alendronato, 1066-1067, 1069-1070, 1072-1073, 1540-1588t
Alentuzumabe, 786-787, 793-794, 805t, 1429-1432, 1436, 1505-1506
   usos terapêuticos, 790-794, 790-791t, 1436, 1498-1499, 1505-1506

Alérgenos, dessensibilização, para a asma, 897-898
α₁-bloqueadores, 639-641
Alfacalcidol, 1071-1072
Alfadarbepoetina, 906-907, 923-924
Alfaepoetina, 906-910, 923-924
17α-Etinilestradiol, metabolismo, 110-111
Alfafolitropina, 994
α-Hidroxiácidos, 1498-1499
1α-Hidroxicolecalciferol, 1064-1065
Alfatirotropina, 962-963
Alfentanila, 460-461, 464t
    dados farmacocinéticos, 1540-1588t
    usos terapêuticos, farmacologia clínica, 468-469, 489-490
Alfuzosina, 267-268, 275-276t, 647-648, 1540-1588t
Alilaminas, 1214-1215, 1489t
Alimento. *Ver* Dieta
Alirocumabe, 745-746, 750-751, 805t
Alisquireno, 607-609, 634-637, 649-650
    biodisponibilidade, 36-37q
    dados farmacocinéticos, 1540-1588t
    efeitos adversos e contraindicações, 607-609
    efeitos farmacológicos, 607-608
    falha na insuficiência cardíaca, 667-668
    farmacologia clínica, 607-608
    interações medicamentosas do, 608-609
    usos terapêuticos, 607-609, 649-650
Alitretinoína, 1479-1482, 1479-1481t
ALK (cinase do linfoma anaplásico), 1390-1393
Allison, James, 1425-1426
Almitrina, 900-901
Almotriptana, 289-291, 299-300
Alodinia, 449-451q
Alogliptina, 1044-1046
Alopecia androgênica, 1499-1500
Alopregnanolona. *Ver* Brexanolona
Alopurinol, 853-855, 860-861
    dados farmacocinéticos, 1540-1588t
    farmacogenômica, 136-137
    transportadores de membrana e, 89, 94-98
    usos terapêuticos, 854-855, 860-861
Alosetrona, 1104-1106, 1113-1114, 1540-1588t, 1589t
Alostase, 538-539, 538-539f
Alosteria, 6-8
Alpelisibe, 1400-1403
Alprazolam, 350-351, 441
    ADME e, 430-431, 431-433t
    dados farmacocinéticos, 1540-1588t
    para náusea e vômitos, 1109-1110
    receptores GABA$_A$ e, 313-314
    risco fetal, 30-31
    usos terapêuticos, 432t, 441
Alprostadil, 829-832
Alteplase, 731-732
Alterações epigenéticas, 355
Alterações farmacocinéticas, 131-132, 134-135, 139t-139-141t
Altretamina, 1353-1354
Alucinógenos, 550-553
    clássicos, 550-552
    dissociativos, 551-553
Alvimopan, 463-467, 469-470, 1101-1102, 1112-1113
Alvos de fármacos
    alterações farmacodinâmicas, 134-135
    drogabilidade dos, 5-6
    identificação dos, 4-6

    ligação proteína-fármaco e, 6-8
    não drogável, 5-6
    novos, genômica como método de identificação, 138-140
    polifarmacologia e, 5-7
    transportadores de membrana como, 78-79
    validação, 5-6, 5-6q
Alvos de fármacos, 6-7
Amadurecimento do colo do útero, prostaglandinas e, 987-988
Amantadina, 424-425, 1224-1226, 1225-1226t, 1229-1230
    usos terapêuticos, 368-369, 419-420, 424-425, 1225-1226t, 1229-1230
Ambenônio, 224-227
Ambrisentana, 707-709, 711-712
Amebíase, 1313-1314, 1319-1320, 1322-1324
Amicacina, 1172, 1181-1182
    ADME e, 1174
    atividade antimicrobiana da, 1173
    dosagem e monitoração, 1174-1175
    efeitos adversos, 1177-1178
    resistência bacteriana à, 1173
    usos terapêuticos, 1176-1177, 1280-1281, 1286-1287
Amidronato, 1066-1067
Amilina, 1029-1030
Amilorida, 31-32, 587-588, 638-639. *Ver também* Diuréticos, poupadores de potássio
Aminas traço, 316-317
Aminoácidos, como neurotransmissores centrais, 308-314, 311-313f
Aminofilina, 900-901
Aminoglicosídeos, 53-55, 1172-1178, 1173f, 1182-1183. *Ver também aminoglicosídeos específicos*
    ADME e, 1174-1175
    atividade antimicrobiana dos, 1173, 1174t
    dosagem e monitoração, 1174-1177, 1174-1175f
    efeitos adversos, 1177-1178
    janela terapêutica dos, 38-41
    mecanismo de ação, 1172-1173, 1174f
    para infecções micobacterianas, 1280-1281
    resistência aos, 1173-1174
    usos terapêuticos, 1176-1178
Aminoglutetimida, 112-113t, 975-976, 1443-1446
Aminopenicilinas, 1154-1155, 1158-1159, 1168-1169
Amiodarona, 49-50, 688-691, 1449
    Arritmias induzidas pela, 678-679t
    características farmacocinéticas e dosagem, 689t
    Conteúdo de iodo da, 959-960t
    dados farmacocinéticos, 1540-1588t
    efeitos adversos oculares, 1470-1471
    mecanismo de ação, 685-686t
    toxicidade da, 683-685
    usos terapêuticos, toxicidade e dicas clínicas, 697-698
Amissulprida, 359t, 362-363t, 380, 1108-1109, 1114-1115
Amitriptilina, 343t, 344-345
    distribuição intracelular no cérebro, 333-334
    farmacologia clínica, 351-352
    toxicidade da, 212-213
    transportadores de membrana e, 95-96

    usos terapêuticos, 351-352, 1089-1090, 1104-1106
Amivantamabe, 805t, 1431-1432
Amobarbital, 435-436t, 442
Amodiaquina, 1298-1299
Amoxapina, 343t, 344-345, 351-352
Amoxicilina, 1154-1155, 1158-1159, 1168-1169
    dados farmacocinéticos, 1540-1588t
    intervalo entre as doses, 38-41
    usos terapêuticos, 1087-1089, 1087-1089t, 1158-1159
Amoxicilina/clavulanato, 1111-1112t, 1115-1116, 1126-1127, 1158-1159, 1168-1169
AMP cíclico (AMPc), formas proximais de sinalização por receptores acoplados à proteína G por meio de proteínas G e, 62-63
Ampicilina, 1158-1160, 1168-1169
Ampicilina/sulbactam, 1158-1159, 1168-1169
AMPK (proteína-cinase ativada por AMP), 70-72
Anacinra, 787-788, 793-794
Analgesia controlada pelo paciente (ACP), 462-463
Analgésicos. *Ver também analgésicos específicos*
    Anfetamina como, 261-262
    como adjuvantes anestésicos, 482-483
    fentanil e compostos semelhantes à fentanila como, 460-461
    morfina como, 449-451, 451-452t
Análise molecular, para seleção de fármacos para tratamento do câncer, 1345-1346
Análogo da amilina, 1052-1053
Análogo de prostaglandinas, 1086-1088t
Análogo por catálogo, 7-8
Análogos da 6-tiopurina, 1364-1366. *Ver também fármacos específicos*
Análogos da camptotecina, 1369-1372, 1370-1371f
Análogos da rapamicina, 777-778f, 1401-1404
Análogos da somatostatina, 934-936, 945-946, 1052-1053
Análogos da vitamina D, 1070-1072, 1482-1483, 1502-1503
Análogos das pirimidinas, 1360-1363, 1360-1363f
Análogos de purinas, 1364-1367, 1364-1365f. *Ver também fármacos específicos*
Análogos do ácido fólico, 1357-1361
    ADME e, 1359-1360
    congêneres mais novos e, 1359-1360
    efeitos adversos, 1360-1361
    entrada celular e retenção de, 1358-1360
    histórico, 1357-1358
    mecanismo de ação, 1357-1359, 1358-1359f
    resistência aos, 1359-1360
    toxicidade seletiva, 1358-1359
    usos terapêuticos, 1359-1361
Análogos do hormônio liberador das gonadotropinas, 943-946
Análogos do hormônio tireoidiano, uso investigacional dos, 956-957
Análogos do paratormônio, 1073-1074
Análogos do polipeptídeo intestinal vasoativo, 891-892
Anandamida, 508, 509, 510f
Anastrozol, 975-976, 993, 1445-1446, 1450
Ancoragem molecular, 10-13

Andexanete alfa, 724-725, 731-732
Andrógenios, 997-998. *Ver também* Testosterona
　alquilados, 1001-1002, 1005
　antiandrógenios e, 1003-1005
　　inibidores da ação dos andrógenios, 1003-1005
　　inibidores da secreção de testosterona, 1003-1004
　deficiência, consequências da, 1000-1001
　efeitos fisiológicos e farmacológicos, 998-1001, 999-1000f
　　em diferentes estágios da vida, 999-1001
　　por meio do receptor de androgênio, 998-1000
　　por meio do receptor de estrogênio, 999-1000
　inibidores da ação dos, 1003-1005
　preparações terapêuticas, 1000-1002
　　andrógenios alquilados como, 1001-1002, 1005
　　ésteres de testosterona como, 1000-1001, 1001-1002t, 1005
　　moduladores seletivos do receptor de androgênio como, 1001-1002, 1006
　　sistemas de liberação transdérmica, 1001-1002, 1001-1002f, 1005
　　usos terapêuticos, farmacologia clínica, 1001-1006
　síntese, fármacos que inibem a, 1448-1449
　suprarrenais, 1013-1014
Androstanol, inibição do receptor constitutivo de androstano, 114-116
Androstenediona, 997-998
Anemia
　Eritropoietina para, 908-910
　megaloblástica, 918-922
Anemia megaloblástica, 918-922
Anestesia espinal, 502-505
Anestesia intratecal, opiáceos, 505-506
Anestesia peridural, 504-505
　opiáceo, 505-506
Anestesia por bloqueio de campo, 501-502
Anestesia por bloqueio nervoso, 501-503
Anestesia por infiltração, 501-502
Anestesia regional, 502-503
Anestesia regional intravenosa, 502-503
Anestesia tópica, 501-502
Anestésicos
　antagonistas dos receptores muscarínicos e, 211-213
　gerais. *Ver* Anestésicos gerais; *anestésicos gerais específicos*
　locais. *Ver* Anestésicos locais; *anestésicos locais específicos*
　opioides como adjuvantes com, 467-468
　procedimentos oftalmológicos, 1471-1472
　regional, 502-503
Anestésicos gerais, 472-484. *Ver também anestésicos*
　adjuvantes para, 481-484
　efeitos hemodinâmicos, 472-473
　efeitos respiratórios, 472-473
　em pacientes geriátricos, 482-483
　em pacientes pediátricos, 482-484
　estado anestésico e, 473-474
　hipertensão e taquicardia, 473-474
　hipotermia e, 472-473
　inalatórios, 478-482, 478-480f, 479-480t
　locais anatômicos de ação, 474-475
　mecanismos de ação, 473-475, 474-475f
　na obesidade, 482-483
　náusea e vômitos e, 472-474
　obstrução das vias respiratórias e, 473-474
　parenterais, 474-479, 474-476t
Anestésicos locais, 492-507. *Ver também anestésicos locais específicos*
　adequados para injeção, 499-501
　anestesia espinal com, 502-505
　anestesia renal intravenosa com, 502-503
　bloqueio de campo, 501-502
　bloqueio nervoso, 501-503
　de baixa solubilidade aquosa, 500-501
　efeitos indesejáveis, 497-499
　histórico, 492-493
　infiltração, 501-502
　mecanismo de ação, 493-498
　　celular, 493-494
　　dependência de frequência e voltagem e, 495-497
　　pH e, 497-498
　　prolongamento da ação por vasoconstritores e, 497-498
　　sensibilidade diferencial das fibras nervosas e, 496-498, 496-497t
　　sítio receptor no canal de Na^+ e, 493-496, 494-497f
　metabolismo, 498-499
　para uso oftálmico, 500-501
　peridurais, 504-506
　　opiáceos, 505-506
　química e relação entre estrutura e atividade, 492-493, 493-494f
　tópicos, 501-502
　toxicidade, 498-499
　usados principalmente para anestesia das membranas mucosas e da pele, 500-501
　usos clínicos, 500-506
Anfetaminas, 44, 248-250, 260-262
　Abuso de, 550-551
　controle motor e, 296-297
　dependência e tolerância, 261-262
　dopamina e, 296-297
　efeitos adversos, 261-262, 275t
　efeitos cardiovasculares, 260-261
　efeitos farmacológicos, 275t
　efeitos no músculo liso, 260-261
　efeitos sobre o sistema nervoso, 260-261
　interações medicamentosas, 349-350
　mecanismo de ação, 261-262
　neurotransmissão e, 196-198, 321-322
　toxicidade, 261-262
　transportador de dopamina e, 293-296
　usos terapêuticos, 260-262, 264-265, 275t
　usos terapêuticos, farmacologia clínica, 553-554
Anfotericina B, 53-55, 1198-1199-1201
　ADME e, 1199-1200
　atividade antifúngica, 1199-1200
　dados farmacocinéticos, 1540-1588t
　efeitos adversos, 1201
　efeitos antiprotozoários da, 1316-1317
　formulações da, 1198-1200
　lipossomal, usos terapêuticos, 1316-1317
　mecanismo de ação, 1198-1200, 1201f, 1316-1317
　química, 1198-1199
　resistência fúngica, 1199-1201
　usos terapêuticos, 1200-1201, 1201t, 1316-1317, 1463-1465t
　usos terapêuticos, farmacologia clínica, 1213-1214, 1324-1325
Angina de peito, 617-618, 620-623
Angioedema, 605-606, 875-876, 1003-1004
Angiotensina (1-7)/ receptor Mas, 594-596, 594-596t
Angiotensina II, biossíntese, 593-594
Angiotensina III, 594-596
Angiotensinases, 593-594
Angiotensinogênio, 593
Anidulafungina, 1208-1210, 1208-1209t, 1214-1215
Anlodipino, 55-57, 617-623, 636-637
　dados farmacocinéticos, 1540-1588t
　usos terapêuticos, farmacologia clínica, 626-627, 649-650, 711-712
Anrinona, 112-113t
Ansiedade
　agentes antipsicóticos para, 362-368
　sintomas, 340-341
Ansiolíticos, 291-292, 349-351. *Ver também fármacos específicos e classes de fármacos*
Ansuvimabe, 805t, 806-807, 1227-1229
Antagonismo, 44-46
　quantificação, 55-57, 55-56f
Antagonismo competitivo, 55-56
Antagonismo farmacocinético, 45-46
Antagonismo funcional, 45-46
Antagonismo irreversível, 55-56
Antagonismo pseudo-irreversível, 55-56
Antagonismo químico, 44-45
Antagonistas colinérgicos muscarínicos, 887-889, 888-889f
Antagonistas da MCP-L1 (ligante 1 de morte celular programada), 1426-1429
Antagonistas da vasopressina, 585-588
Antagonistas de mediadores, 895-899
Antagonistas de NK_1, 1114-1115
Antagonistas de opioides, 463-468
Antagonistas de receptores de quimiocinas, 898-899
Antagonistas do hormônio liberador das gonadotropinas, 994, 1442-1443
Antagonistas do ligante 1 da morte celular programada 1 (MCP-L1), 1426-1429
Antagonistas do receptor $5HT_3$, para náusea e vômitos, 1106-1108, 1114-1115
Antagonistas do receptor da dopamina, 1092-1094, 1107-1109
Antagonistas do receptor de androgênio, 1003-1004, 1446-1449
Antagonistas do receptor de ATP, 899-900
Antagonistas do receptor de endotelina (ERA), 707-709
Antagonistas do receptor de mineralocorticoides (MRA), 659-660, 668-669, 1024-1025
Antagonistas do receptor de neurocininas, 1108-1110
Antagonistas do receptor de serotonina, 342-346, 348-350
Antagonistas do receptor de vasopressina, 586-588
Antagonistas do receptor do fator ativador plaquetário, 831-832
Antagonistas do receptor NMDA, 345-350
Antagonistas do receptor β-adrenérgico, 268-281
　efeitos adversos e precauções, 271-272
　interação dos corticosteroides, 892-894
　mecanismo de ação, 684-687
　principais efeitos, 657-659
　propriedades farmacológicas, 268-272, 269-270t
　secreção de renina e, 592
　seleção clínica, 272-278, 274t-277t

usos terapêuticos, 271-278, 657-660, 658-659t, 958-959
Antagonistas dos receptores adrenérgicos, 265-278
α, 265-269
β, *Ver* antagonistas dos receptores β-adrenérgicos
Antagonistas dos receptores de glicocorticoides, 1024-1025
Antagonistas dos receptores de histamina, 867-873
efeitos adversos, 869-872
efeitos fisiológicos, 867-871
em pacientes geriátricos, 871-872
em pacientes pediátricos, 871-872
H_1, 870t, 871-872
usos terapêuticos, farmacologia clínica, 877-879
H_2, 871-872, 1082-1084, 1089-1090
ADME e, 1083-1084
efeitos adversos, 1083-1084
farmacologia, 1083-1084, 1083-1084f
mecanismo de ação, 1083-1084
para doença do refluxo gastresofágico, 1086-1087t
tolerância e rebote com, 1083-1084
usos terapêuticos, 1083-1084
H_3, 871-873
H_4, 872-873
propriedades farmacológicas, 867-868, 868-869f
usos terapêuticos, 869-871
Antagonistas dos receptores muscarínicos, 419-420, 900-901, 1115-1116
antagonistas dos receptores α-adrenérgicos, 265-269
Antagonistas DP_2, 898-899
Antazolina, 1467-1468
Antiácidos, 1085-1086, 1089-1090
Antiandrogênios, 1003-1005
Antibióticos. *Ver também fármacos específicos*
antisense, 1133
como agentes antidiarreicos, 1102-1103
dermatológicos, 1485-1487, 1502-1504
microbioma intestinal e, 124-125
para diarreia, 1113-1114
para doença inflamatória intestinal, 1126-1129
para o câncer, 1371-1375
para proliferação bacteriana excessiva no intestino delgado, 1115-1116
Antibioticoterapia definitiva, 1135-1136
Antibioticoterapia empírica, 1135-1136
Anti-CD52, 793-794
Anticoagulantes
orais, diretos, 723-725
para síndrome coronariana aguda, 623
parenterais, 715-721. *Ver também* Heparina
Anticonvulsivantes. *Ver* Fármacos anticonvulsivantes; *fármacos específicos*
Anticorpos. *Ver também* Imunoglobulinas; Anticorpos monoclonais; Vacinas
projetados por engenharia genética (recombinantes), 770-773, 770-772f, 771-773t. *Ver também* Anticorpos monoclonais
eliminação do patógeno e, 763-764
imunossupressão, 783-785, 783-784f
monoclonais. *Ver* Anticorpos monoclonais

produção de, 761-764
resposta à vacinação e, 763-764
Anticorpos biespecíficos, para quimioterapia do câncer, 1431-1432
Anticorpos monoclonais. *Ver também anticorpos monoclonais específicos*
anti-CD3, 784-785
anti-CD52, 784-786
antirretrovirais, amplamente neutralizantes, para infecção pelo HIV, 1267-1269
anti-TNF-α, 1123-1125
como fármacos para o câncer, 1419-1420, 1420-1421f
imunossupressão, 783-785, 783-784f
nomenclatura dos, 769-771, 770-771t, 770-772f
para osteoporose, 1070-1071
para SARS-CoV-2, 806-807
para vírus Ebola, 806-807
para vírus sincicial respiratório, 806-807
receptor anti-IL-2, 785-787
Antidepressivos, 291-292, 340-350, 342-344f, 343t. *Ver também fármacos específicos e classes de fármacos*
ADME e, 345-348
classes de, 341-344, 342-344f, 343t, 344-347
considerações clínicas, 341-342
efeitos adversos, 347-350
Antidepressivos tricíclicos, 344-348, 347-348t, 348-350
Antídotos, 162-164
Antídotos disposicionais, 162-164, 164t
Antídotos farmacológicos, 162-164, 164t
Antídotos fisiológicos, 162-164
Antídotos funcionais, 162-164
Antídotos químicos, 162-164
Antiespasmódicos, 1105-1106, 1114-1115
Antiestrogênios, 973-976, 993. *Ver também fármacos específicos*
ADME e, 974-975
efeitos farmacológicos, 974-975
puros, 1443-1445
química, 973-975
usos terapêuticos, 974-976, 993
Antígeno leucocitário humano (HLA), solúvel, 789-790
Antígenos, 789-790
Processamento e apresentação, imunidade adaptativa e, 760-763, 761-762f
Anti-histamínicos, 895-896, 1467-1468
como fármacos dermatológicos, 1484-1486
histórico, 867-868
para náusea e vômitos, 1108-1109, 1114-1115
Antileucotrienos, 895-897, 895-896f, 901-902
Antimetabólitos, como fármacos dermatológicos, 1491-1492
Anti-morte celular programada 1/ antiproteína 4 associada ao linfócito T citotóxico, 1427-1429
Antioxidantes, para doença das vias respiratórias, 898-899
Antiportadores, 24-25
Antiprogestinas, 977-979, 994
Antipsicóticos, 298-299. *Ver também fármacos específicos*
ADME e, 362-368, 362-367t
atípicos, para depressão, 344-345
disponibilidade, 373-374

durante a gravidez e a lactação, 373-374
efeitos adversos, 362-373
em pacientes geriátricos, 373-374
em pacientes pediátricos, 372-373
farmacologia, 358-368
interações medicamentosas, 372-373
mecanismo de ação, 358-362, 361-362f
ocupação do receptor de dopamina e efeitos comportamentais, 361-363, 361-362f, 362-363t
para esquizofrenia resistente ao tratamento, 358-361
química, 358-361
recidiva psicótica e, 358-361
tratamento em curto prazo com, 355, 356-358
tratamento em longo prazo com, 355-361, 359t, 360t
uso antiemético, 362-368
usos terapêuticos, 362-368, 373-374
Antipsicóticos atípicos, para depressão, 344-345
Antissépticos, pré-cirúrgicos, na cirurgia ocular, 1467-1468
Antitussígenos, 467-468, 899-900
Antracenedionas, 1371-1369
Antraciclinas, 1368-1369, 1371-1369, 1449
Antraciclinas lipossomais, 1492-1493
Antralina, 1500-1501
Apalutamida, 1003-1004, 1442-1443t, 1446-1449, 1451
Apetite
5HT e, 288-290
anfetamina e, 261-262
endocanabinoides e, 513-514
Apixabana, 723-724, 730-731
dados farmacocinéticos, 1540-1588t
usos terapêuticos, 723-724, 730-731
Apomorfina, 299-300, 418-419, 423-424
Apoptose, 70-73, 72-73f
Apraclonidina, 256-257, 275t, 1463-1465, 1464t, 1465-1467
Apremilaste, 531-533, 1496-1497
Aprepitanto, 210-211, 1108-1109, 1114-1115
Aprotinina, 876-877
Ara-C. *Ver* Citarabina
2-Araquidonoil glicerol, 508, 510f
degradação, 509, 511-512
síntese, 509, 510f
Arcos reflexos, 169-170
Arecolina, 205-206
Arformoterol, 259-260, 900-901
Argatrobana, 720-721, 730-731
Arginina-vasopressina, 1008, 1010-1013
Aripiprazol, 45-46, 298-299, 344-345, 351-352, 380
ADME e, 364t
dados farmacocinéticos, 1540-1588t
dosagem e perfil de risco metabólico, 359t
potência nos receptores de neurotransmissores, 362-363t
química, 358-361
usos terapêuticos, 351-352, 362-368, 380, 531-532
Aripiprazol lauroxila, 360t
Aripiprazol monoidratado, 360t
Armodafinila, 264-265
Arrestinas, 58-61, 61-62f
Arritmias cardíacas, 672-681
eletrofisiologia cardíaca e, 672-678
arritmias genéticas e, eletrofisiologia cardíaca e, 674-676, 675-676f

célula cardíaca em repouso e, 672-674, 673-674f
eletrocardiografia e, 676-677
homeostasia de íons intracelulares e, 674-675, 675-676f
potencial de ação e, 673-677, 673-675f, 676-677f
propagação de impulsos e, 676-677
refratariedade e falha da condução e, 676-678, 677-678f
etanol e, 527-528
fármacos simpaticomiméticos para, 263-264
induzidas por fármacos, 677-678, 678-679t, 687-688
mecanismos, 677-681, 678-679t
automaticidade aumentada e, 677-678
de arritmias comuns, 679-681, 680-681t
pós-despolarização e automaticidade deflagrada e, 677-679, 679-681f
reentrada e, 678-681, 679-682f, 680-681t
tratamento farmacológico. Ver Fármacos antiarrítmicos
Arsênio, 1514-1515t, 1518-1522
ADME e, 1518-1521, 1520f
efeitos sobre a saúde, 1518-1522
exposição ao, 1518-1521
química e modo de ação, 1518-1521
tratamento da exposição ao, 1521-1522
Arsfenamina, 4-5
Artemeter, 1296-1299, 1302-1303t, 1307-1399
Artemisininas, 53-55, 1294-1299
Artesunato, 1296-1299, 1307-1399
Articaína, 499-500, 506-507
Arzoxifeno, 1442-1443
5-ASA (mesalazina), 859-860, 1119, 1120, 1126-1128
Asenafina, 359t, 362-368, 362-364t, 380
Asma
anti-histamínicos para, 895-896
antileucotrienos para, 895-897, 895-896f
corticosteroides para, 892-894, 894-895f
cromonas para, 897-898
dessensibilização a alérgenos para, 897-898
fármacos simpaticomiméticos para, 264-265
mecanismos da, 881-882, 882-883f
morfina e, 456-458
novos fármacos em desenvolvimento para, 897-900
terapia imunossupressora para, 896-897
terapias biológicas para, 896-898, 896-897f
Aspartato, como neurotransmissor central, 310-312
Aspergilose, invasiva, 1200-1201t
Astemizol, 149-150, 869-872
Astrócitos, 304-305, 325-329
Ataques de pânico, 271-272
Atazanavir, 109-110, 1262-1263, 1269-1270, 1540-1588t, 1589t
Atenolol, 268-271, 269-270t, 278-279, 623t, 636-637, 639-640
ADME e, 278-279
dados farmacocinéticos, 1540-1588t
efeitos farmacológicos, 277t
neurotransmissão e, 198-199
usos terapêuticos, 278-279
usos terapêuticos e efeitos adversos, 277t
usos terapêuticos, farmacologia clínica, 627-628, 647-648

Aterosclerose
avaliação de risco para, 738-740, 739-741t
derivados do ácido fíbrico para, 744-746
dislipidemia e. Ver Dislipidemia
etilésteres de ácidos graxos ômega-3 para, 745-746
inibidor da absorção de colesterol para, 742-743
inibidor da ATP-citrato-liase para, 747-748
inibidor da proteína 3 semelhante à angiopoietina para, 747-748
inibidor da transferência microssômica de triglicerídeos para, 747-748
inibidores da PCSK9 para, 745-748, 746-747f
niacina para, 743-745
sequestradores de ácidos biliares para, 743-744
terapia com estatinas e. Ver Estatinas; estatinas específicas
Atezolizumabe, 805t, 1427-1429
usos terapêuticos, farmacologia clínica, 1436
ATG (globulina antitimocitária), 783-785, 784-785t, 793-794
Atgam, 793-794
Ativação biológica, 156-157, 333-334
Ativador do plasminogênio tecidual, 724-725
Ativadores dos canais de potássio, 891-892
ATO (trióxido de arsênio), 1378-1379, 1382-1383, 1394-1395
Atoltivimabe, 805t, 1227-1229
Atoltivimabe/maftivimabe/odesivimabe, 806-807
Atomoxetina, 343t, 1540-1588t
Atorvastatina, 147-148t, 740-741, 749-750, 1540-1588t, 1589t
Atovaquona, 1298-1300, 1309-1310, 1325-1326
dados farmacocinéticos, 1540-1588t
efeitos adversos oculares, 1470-1471
para profilaxia da malária, 1301-1302t
resistência à, 1293
usos terapêuticos, 1294-1296, 1302-1303t, 1314-1317, 1325-1326
ATRA (tretinoína), 1377-1379, 1382-1383, 1479-1481t, 1481-1482
Atracúrio, 489-490
ADME e, 235-236, 235-236t
efeitos adversos, 237-238
efeitos do, 235-236
efeitos ganglionares, 233-235
em pacientes geriátricos, 237-238
em pacientes pediátricos, 237-238
farmacologia clínica, 242-243
usos terapêuticos, 242-243, 489-490
Atrofia muscular espinobulbar (doença de Kennedy), 998-1000
Atrofia urogenital, 989-990
Atropina, 3, 206-208, 1464t, 1465-1467
ação de reativação, 224-225
ADME e, 209-210
afeitos farmacológicos, 206-210
dicas clínicas, 227-228
farmacologia clínica, 213-214
mecanismo de ação, 206-208
neurotransmissão e, 199-200
potencial pós-sináptico excitatório e, 238-239
receptores muscarínicos e, 201
relações de estrutura e atividade, 206-208

toxicidade, 162-163t, 206-207, 206-207t, 212-213, 223-224, 227-228
usos terapêuticos, 211-214, 225-226, 235-238
Autismo
agentes antipsicóticos para, 362-368
vacinas e, 814-819
Autofagia, 70-72
Autoimunidade, 768-769
Automaticidade
aumentada, arritmias cardíacas e, 677-678
deflagrada, 677-679, 679-681f
Autorreceptores, 178-179
Avanafila, 65-67, 829-830, 1004-1006, 1005t
Avapritinibe, 1392-1393
Avatrombopague, 912-913, 923-924
Avelumabe, 805t, 1427-1429
Avermectinas, 53-55
Avibactam, 1153-1154, 1160-1161
Avobenzona, 1484-1485
Axetilcefuroxima, 1161-1162t, 1162-1163
Axitinibe, 1404-1406, 1415-1416, 1423-1424
Ayahuasca, 556-557
5-Azacitidina, 1361-1363, 1361-1363f, 1380-1381
Azacitidina, 1363-1365
Azatioprina, 780-783, 792-793, 1122-1124, 1127-1128, 1503-1504
ADME e, 780-781, 1122-1124
dados farmacocinéticos, 1540-1588t
efeitos adversos, 1123-1124
interações medicamentosas, 235-237, 780-783
mecanismo de ação, 780-781
metabolismo, 113-114, 144-145
toxicidade, 780-781
usos terapêuticos, 225-226, 780-781, 792-793, 1022-1023, 1122-1123, 1341-1342, 1492-1493, 1503-1504
Azatioprina/metotrexato, 1126-1127
Azelastina, 871-872, 878-879, 895-896, 1467-1468
Azilsartana, 606-609, 634-636
Azitromicina, 1187-1191, 1195-1196, 1325-1326, 1460-1461
dados farmacocinéticos, 1540-1588t
usos terapêuticos, 1102-1103, 1113-1114, 1149, 1195-1196, 1286-1287, 1314-1317, 1325-1326, 1460-1461, 1461-1462t, 1485-1486
Azlocilina, 1154-1155
Azosemida, 567-568, 567-568t. Ver também Diuréticos, de alça e de alta potência
Aztreonam, 1164-1166, 1169-1170
Azul de triptano, 1468-1469

B

Babesiose, 1316-1317, 1325-1326
Bacillus subtilis, 125-126
Bacitracina, 1167-1168, 1461-1462t, 1486-1487, 1502-1503
Baclofeno, 237-238, 425-426, 532-533, 554-555
dados farmacocinéticos, 1540-1588t
farmacologia clínica, 243-244
receptores $GABA_B$ e, 313-314
usos terapêuticos, 243-244, 423-426, 531-533, 550-551, 554-555
Bactérias, teste de sensibilidade a antibióticos, 1136-1137, 1137f, 1138-1139
Bacteriófagos, 125-127, 126-127q, 1179-1182
biologia, 1179-1181, 1180-1181f
farmacologia, 1181-1182

indicações clínicas para, 1181-1182
líticos, 1180-1181
perspectiva futura, 1181-1182
seleção e produção de, 1180-1182
temperado, 1180-1181
Balantidíase, 1316-1317, 1325-1326
Baloxavir marboxila, 1225-1226*t*, 1226-1230
Balsalazida, 859-860, 1119, 1127-1128
Banco de dados BindingDB, 5-6
Banco de dados ChEMBL, 5-6
Banco de dados PubChem, 5-6
Banlanivimabe, 806-807
Banlanivimabe/etesevimabe, 806-807
Barbenicilina, 1154-1155
Barbitúricos, 435-438, 477-478, 553-554
  abuso de, 436-437, 548-549
  ADME e, 435-437, 477-478
  anticonvulsivante, 393-395. *Ver também fármacos específicos*
  dependência, 436-437
  efeitos adversos, 437-438
  efeitos adversos, 477-478
  efeitos no sistema nervoso central, 436-437
  efeitos nos nervos periféricos, 436-437
  efeitos sistêmicos, 436-438
  interações medicamentosas, 437-438
  reações de hipersensibilidade aos, 437-438
  tolerância aos, 436-437
  toxicidade, 162-163*t*, 437-438
  uso clínico, 477-478
  usos terapêuticos, 435-436*t*, 437-438, 553-554
Baricitinibe, 787-789, 795-796, 1496-1497
Barorreceptores, intrarrenais, secreção de renina e, 592
Barreira hematencefálica (BHE), 95-98, 304-305, 324-339
  abertura da, 336-338
    métodos físicos para, 336-338, 337-338*f*
    métodos químicos para, 336-337
  composição celular, 324-326, 327*f*
  elementos figurados, efeitos dos esteroides adrenocorticais, 1016-1017
  fornecimento de fármacos, 329-330
  heterogeneidade, 326-329
  indução da, 326-329
  ligação tecidual de fármacos e, 29-31
  morfina e, 456-458
  na doença, 329-330
  plasticidade, 326-329
  produtos biológicos e, 333-338
    Abertura da BHE e, 336-338, 337-338*f*
    confirmando a exposição encefálica, 334-336
    estratégias mediadas por absorção e, 334-336
    estratégias mediadas por receptores e, 334-337
    melhora do transporte da BHE e, 336-337
    quantificação da captação encefálica, 333-336, 334-335*t*
  propriedades, 325-329
  regulação, 326-330
  transporte de moléculas pequenas de fármacos através da, 329-334
    concentração de fármacos no LCS vs. ISF encefálico e, 333-334
    distribuição intracelular e, 331-334, 332-333*f*
    distribuição intraencefálica e, 330-332, 332-333*f*

interações medicamentosas e, 333-334
métodos de estudo para, 333-334
taxa e extensão de, 329-331, 330-331*f*, 331-332*f*
Barreiras encefálicas, 324, 326*f*. *Ver também* Barreira hematencefálica
Basiliximabe, 771-773*t*, 785-787, 793-794, 805*t*
Basófilos, proliferação, 865-866
Batracotoxina, 177-178
Bazedoxifeno, 993, 1442-1443
BCG (bacilo de Calmette-Guérin), vacina, 813-814
BCNU. *Ver* Carmustina
Beclometasona, 1026-1027
Bedaquilina, 1272-1273, 1281-1283, 1288-1289
Beladona, 206-208
Belantamabe, 771-773*t*
Belantamabe mafodotina, 805*t*, 1432-1433
Belantamabe mafodotina-blmf, 805*t*
Belatacepte, 786-787, 786-787*f*, 793-794
Belimumabe, 793-794, 805*t*
Belinostate, 1411-1412
Belzutifano, 1405-1406, 1406-1407*f*, 1415-1416
Benazepril, 636-637, 667-668
  dicas, 608-609, 649-650
  farmacologia clínica, 603-604, 608-609, 649-650
  usos terapêuticos, 608-609, 633-634, 649-650, 667-668
Bendamustina, 1348-1349, 1350-1351, 1353-1354, 1379-1380, 1432-1433
Bendroflumetiazida, 569-571*t*. *Ver também* Diuréticos, tiazídicos e semelhantes às tiazidas
Benoxinato, 1470-1471
Benralizumabe, 793-794, 805*t*, 896-898, 901-902
Benserazida, 416-417
Bentoquatam, 1500-1501
Benzamidas, 1107-1109, 1114-1115
Benzbromarona, 857-859
Benzfetamina, 264-265
Benzilaminas, 1489*t*
Benzimidazóis, 1328-1330, 1329*f*. *Ver também fármacos específicos*
Benznidazol, 1315-1316, 1320-1323, 1325-1326
Benzocaína, 112-113*t*, 500-501
Benzodiazepínicos, 428-435, 428-429*f*. *Ver também fármacos específicos*
  abuso de, 547-549, 548-549*t*
  alvo molecular, 428-430
  concentrações plasmáticas, 393-394
  efeitos adversos, 431-434
  efeitos adversos, psicológicos, 433-434
  farmacologia clínica, 243-244
  interações medicamentosas, 433-434
  mecanismo de ação, 393-394
  novos agonistas do sítio receptor de benzodiazepínicos e, 433-435
  propriedades anticonvulsivantes, 393-394
  propriedades farmacocinéticas, 393-394
  propriedades farmacológicas, 429-434
    ADME e, 430-433, 431-433*t*
    no sistema nervoso central, 429-430
    sistêmicas, 429-431
  terapia em longo prazo, manejo do paciente após, 434-435
  tolerância aos, 429-430
  toxicidade, 162-163*t*, 393-394

usos terapêuticos, 243-244, 393-394, 431-433, 432*t*
  como adjuvantes anestésicos, 481-483
  como espasmolíticos, 237-238
  para epilepsia, 391-394
  para náusea e vômitos, 1109-1110
  usos terapêuticos, farmacologia clínica, 425-426, 532-533, 553-555
Benzonatato, 899-900
Benztropina, 213-214, 362-369, 424-425
Bepotastina, 878-879, 1467-1468
Beraprosta, 706-707
Berberina, 1104-1105
Berinert, 876-877, 876-877*t*
Berotralstate, 876-877, 876-877*t*, 879-880
Besifloxacino, 1461-1462*t*
Besilato de bepotastina, 870*t*
β-bloqueadores, 621-623, 623*t*, 638-640, 668-669
  arritmias induzidas por, 678-679*t*
  combinados com α₁-bloqueadores, 640-641
  efeitos adversos e precauções, 639-640
  farmacocinética, 639-640
  farmacodinâmica, 639-640
  local e mecanismo de ação, 638-640
  mecanismo de ação, 685-686*t*
  na hipertensão, efetividade dos, 639-640
  usos terapêuticos, 639-640, 668-669
β-Caroteno, 1482-1483
Betaepoetina, 906-907
Betafolitropina, 994
β-Glicuronidases, 122-123
β-lactâmicos, 53-55, 1152-1166, 1272-1273. *Ver também* Cefalosporinas; Monobactâmicos; Penicilinas; *cefalosporinas específicas; fármacos específicos; monobactâmicos específicos; penicilinas específicas*
  mecanismo de ação, 1152, 1153*f*, 1153-1154*f*
  mecanismos de resistência bacteriana aos, 1152-1154, 1153-1154*f*
  para tuberculose, 1283-1284
Betametasona, 1022-1023, 1026-1027, 1468-1469*t*
  antagonistas do receptor, 1463-1465
Betanecol, 205-207, 205-206*f*, 213-214
Beta-talassemia, 909-911
Betaxolol, 269-270*t*, 277*t*, 279-280, 1464*t*
Betrixabana, 723-724
Bevacizumabe, 44-45, 805*t*, 1342-1344, 1404-1405, 1423-1424, 1427-1429
  abertura da barreira hematencefálica e, 336-337
  uso ocular, 1471-1472, 1471-1472*t*
  usos terapêuticos, farmacologia clínica, 1435-1436
Bevantolol, 270-271
Bexaroteno, 1479-1481, 1479-1481*t*, 1481-1483
Bexiga
  atonia, neostigmina para, 224-225
  morfina e, 453-454
Bezafibrato, 744-746, 749-750
Bezlotoxumabe, 805*t*
BHE. *Ver* Barreira hematencefálica
Bibliotecas químicas, 5-8
Bicalutamida, 1003-1004, 1006, 1442-1443*t*, 1446-1449, 1451
Bicampicilina, 1154-1155
Bictegravir, 1266-1267, 1269-1270
Bifidobacterium, 125-126

Bifosfonatos, 1065-1067, 1069-1073
  ADME e, 1065-1066
  disponíveis, 1066-1067
  efeitos adversos, 1066-1067
  mecanismo de ação, 1065-1066
  para hipercalcemia, 1063-1064
  química, 1065-1066, 1065-1066f
  usos terapêuticos, 1066-1067, 1072-1073
Biguanida poli-hexametileno, 1462-1463
Biguanidas, 1040-1042, 1048t, 1051-1052.
  Ver também Metformina
Bimatoprosta, 829-832, 1463-1465, 1500-1501, 1505-1506
Bimequizumabe, 1494t, 1495-1496
Binimetinibe, 1396-1397, 1498-1499
Biodisponibilidade de fármacos, 26, 32-33
  fracionada, 36-38
Bioequivalência, 28-29
Biomarcadores, 1509-1510
Biossimilaridade, 17-18
Biperideno, 212-213
Bisacodil, 1099-1100, 1113-1114
Bisoprolol, 269-270t, 277t, 279-280, 623t, 639-640, 647-648, 668-669
  efeitos farmacológicos, 277t
  farmacocinética, 658-659, 658-659t
  usos terapêuticos, 277t, 647-648
Bisprolol, 268-269, 627-628
Bitolterol, 274t
Bivalirudina, 627-628, 720-721, 730-731
Bivaracetam, 391-392t
Black, James, 247-248
Blastomicose, 1200-1201t
Blefarite, 1460-1461
Bleomicina, 1367-1368, 1374-1376, 1382-1383, 1492-1493, 1504-1505
Blinatumomabe, 805t, 1429-1432, 1431-1432f, 1436
Bloqueadores ácidos competidores de potássio, 1083-1085, 1086-1087t, 1089-1090
Bloqueadores de receptores hormonais, 945-946
Bloqueadores do canal de cálcio, 617-623, 636-637, 708-711. Ver também fármacos específicos
  ações farmacológicas, 618-621
  ADME e, 620-621, 620-621f
  dependentes de voltagem, 708-709, 707-711
    efeitos adversos e precauções, 708-711
    uso clínico, 708-709, 708-709f
  interações medicamentosas, 620-621
  mecanismo de ação, 617-619, 684-686
  perspectiva histórica, 617-618
  química, 617-618, 618-619t
  superdosagem, 153-154t
  toxicidade e respostas adversas aos, 620-621
  usos terapêuticos, 620-623, 958-959
Bloqueadores do receptor de angiotensina, 605-608, 634-636, 667-669
  efeitos adversos e precauções, 634-636
  farmacologia clínica, 606-608
  novos, em desenvolvimento, 607-608
  para a insuficiência cardíaca sistólica crônica, 657-660
  usos terapêuticos, 634-636, 667-669
Bloqueio coestimulador, 789-790
Bloqueio de Bier, 502-503
Bloqueio dos canais de sódio, fármacos antiarrítmicos e, 682-684
Bloqueios de fase II, 231-235

BNP (peptídeo natriurético cerebral), 575-578
Bócio, 957-958
Bombas de efluxo, 1139-1140
Bortezomida, 1409-1410, 1416-1417, 1431-1432, 1449
Bosentana, 92-93, 667-668, 707-709, 711-712
Bosutinibe, 1400-1401, 1414-1415
Boylston, Zabdiel, 798
Bremelanotida, 992
Brentuximabe, 771-773t
Brentuximabe vedotina, 805t, 1432-1433
Bretílio, 196-198, 685-686t, 689t, 690-691
Brexanolona, 345-347, 351-352
Brexpiprazol, 298-299, 344-345
  ADME e, 364t
  dosagem e perfil de risco metabólico, 359t
  farmacologia clínica, 351-352
  potência nos receptores de neurotransmissores, 362-363t
  usos terapêuticos, 351-352
  usos terapêuticos, farmacologia clínica, 380
Brigatinibe, 1390-1393
Brimonidina, 256-257, 275t, 1463-1466, 1464t, 1500-1501
Brinzolamida, 565-567, 1463-1465
Brinzolamida/brimonidina, 1465-1466
Brivaracetam, 402-403, 409-410
Brodalumabe, 771-773t, 787-788, 794-795, 805t, 898-899, 1494t, 1495-1496
Brolucizumabe, 805t, 1423-1424, 1471-1472, 1471-1472t
Brolucizumabe-dbll, 805t
Brometo de aclidínio, 900-901
Brometo de glicopirrolato, 888-889
Brometo de ipratrópio, 887-889, 898-901
Brometo de neostigmina, 224-225
Brometo de otilônio, 1105-1106
Brometo de piridostigmina, 224-225
Brometo de tiotrópio, 888-889, 900-901
Brometo de umeclidínio, 888-889, 900-901
Bromexina, 898-899
Bromidrato de homatropina, 211-212
Bromirato de hidroxianfetamina/tropicamida, 1465-1466
Bromocriptina, 290-291, 299-300, 935-936, 945-946, 1046-1047
  usos terapêuticos, 295-300, 945-946
Broncoconstrição paradoxal, 888-889
Broncodilatadores, 882-892
  agonistas β_2-adrenérgicos como, 882-888
  antagonistas colinérgicos muscarínicos como, 887-889
  inibidores da fosfodiesterase como, 888-890
  metilxantinas como, 889-892
  novas classes de, 891-892
Bronfenaco, 144-145t, 1467-1468
Bronfeniramina, 877-878
Brunton, T. Lauder, 613-614
Bucindolol, 269-270, 277t, 280-281
Budesonida, 892-896, 900-901, 1024-1027, 1120-1123
  efeitos adversos, 894-895
  usos terapêuticos, 900-901, 1022-1128
Budesonida/fomoterol, 900-901
Buformina, 1040-1041
Bulevirtida, 1239-1240
Bumetanida, 567-568, 567-568t, 587-588, 647-648, 660-661, 668-669. Ver também Diuréticos, de alça e de alta potência

Bunazosina, 268-269
Bupivacaína, 493-494f, 499-500, 505-507
  ações farmacológicas e preparações, 499-500
  ADME e, 499-500
  toxicidade, 499-500
  uso oftálmico, 1471-1472
  usos terapêuticos, 502-507, 1471-1472
Buprenorfina, 45-46, 469-470, 554-556
  ADME e, 460-461
  dados farmacocinéticos, 1540-1588t
  dosagem, 464t
  farmacologia, 460-461
  superdosagem, 153-154t
  usos terapêuticos, 460-461, 469-470, 547-548, 554-556
Bupropiona, 295-296, 343t, 344-345
  ADME e, 347-348
  dados farmacocinéticos, 1540-1588t
  efeitos adversos, 348-349
  farmacologia clínica, 351-352
  interações medicamentosas, 349-350
  superdosagem, 153-154t
  usos terapêuticos, 241-242, 351-352, 554-555
Burosumabe, 805t, 1062-1063, 1070-1071, 1073-1074
Burosumabe-twza, 805t
Buspirona, 291-292, 349-351
  dados farmacocinéticos, 1540-1588t
  farmacologia clínica, 299-300
  interações medicamentosas, 1589t
  usos terapêuticos, 299-300, 548-549
Busserrelina, 939-940t, 994, 1005, 1450
Bussulfano, 1350-1351t, 1351-1352, 1354-1355, 1379-1380
Butabarbital, 435-436t
Butanediol, 829-830
Butenafina, 1212-1213, 1486-1487, 1489t
Butirofenonas, 1108-1109, 1114-1115
Butobarbital, 442
Butoconazol, 1202-1203, 1211-1212, 1489t
Butorfanol, 462-463, 464t, 469-470

C

Cabazetaxel, 1368-1369
Cabergolina, 295-300, 935-936, 945-946, 1023-1024, 1026-1027
Cabotegravir, 1267-1268
Cabozantinibe, 960-961, 963-964, 1403-1404, 1415-1416, 1423-1424
Cafeína, 550-551
  efeitos adversos, 112-113t
  metabolismo, microbioma intestinal e, 123-124t
  usos, 112-113t
CAI (inibidores da anidrase carbônica), 564-567, 1463-1465. Ver também Acetazolamida; Diclorfenamida; Metazolamida
Calcifediol, 1071-1072
Calcimiméticos, 1067-1069, 1073-1074
Calcipotrieno, 1065-1066, 1482-1483, 1502-1503
Calcipotriol, 1065-1066, 1071-1072
Calcitonina, 1065-1066, 1069-1074
  homeostasia do cálcio e do fosfato e, 1060-1061
  secreção, regulação da, 1060-1061, 1061-1062f
  usos terapêuticos, 1063-1064, 1070-1071, 1073-1074

Calcitriol, 1064-1065, 1070-1071
   análogos, 1065-1066
   dados farmacocinéticos, 1540-1588t
   síntese, paratormônio e, 1057
Cálculos biliares, 1110-1112
Calicreínas, 873-875
Câmaras expansoras, 882-884
Campbell, William, 1330-1332
Camundongos *knockout*, 5-6
Camundongos transgênicos, 5-6
Canabidiol, 396-400, 517-519, 552-553
   ADME e, 517-518
   concentrações plasmáticas, 398-400
   derivado da *Cannabis*, 514-516, 515-516f
   efeitos adversos, 517-518
   em pacientes geriátricos, 517-518
   em pacientes pediátricos, 517-518
   farmacocinética, 391-392t, 398-400, 1540-1588t
   farmacologia clínica, 410-411, 519-520
   interações medicamentosas, 398-400, 517-518
   mecanismo de ação, 396-398, 517-518
   toxicidade, 398-400
   uso clínico, 517-519
   usos terapêuticos, 398-400, 410-411, 517-520
Canabinoides, 508-521, 552-553
   aplicações farmacológicas, 516-519
   desenvolvimento de fármacos e, 518-520, 518-519q
   endógenos, 508-515
      funções fisiológicas, 512-515, 514-515f
      mediadores da ação, 511-513
   farmacologia clínica, 553-554
   fitocanabinoides, 514-516, 515-516f
   regulação da neurotransmissão por, 318-321, 319-321f
   sintéticos, interações, 515-517
   usos terapêuticos, 553-554, 1109-1110, 1114-1115
Canagliflozina, 1045-1046. *Ver também* Gliflozinas
   como inibidor de transportadores de membrana, 79
   dados farmacocinéticos, 1540-1588t
   usos terapêuticos, farmacologia clínica, 586-588
Canais controlados por nucleotídeo cíclico (CNG), 304-305
Canais de potencial transitório do receptor, 305-307, 899-900
Canais iônicos
   como alvos de fármacos, 46-50
   controlados por ligantes, 63-66
   dependentes de voltagem
      cálcio, 46-50
      potássio, 49-50
      sódio, 46-49, 48f
   excitabilidade neuronal e, 304-307, 306-308f
   transportadores de membrana vs., 81-82, 81-82f
Canais iônicos controlados por ligantes, 310-312
   alta condutância, 179-180
Canais iônicos controlados por proteínas G, formas proximais de sinalização por receptores acoplados à proteína G por meio de proteínas G e, 62-64
Canal arterial patente, manutenção de, 829-830, 838-839

Canal controlado por nucleotídeo cíclico, ativado por hiperpolarização, 304-305
Canamicina, 1172-1174, 1177-1178, 1280-1281
Canaquinumabe, 771-773t, 787-788, 793-794, 805t, 898-899
Câncer. *Ver também tipos específicos de câncer*
   AINE para quimioprevenção, 838-839
   biópsias líquidas, 1345-1346
   carcinógenos ambientais e, 1510-1513
   contraceptivos hormonais e, 982-983
   eicosanoides e, 828-829
   etanol e, 528-530
   glicocorticoides para, 1022-1023
   heterogeneidade tumoral, 1345-1346
   quimioprevenção, 1512-1514, 1512-1513t
   regulado por hormônios, 1438-1439. *Ver também* Câncer de mama; Neoplasias malignas hematológicas; Câncer de próstata
Câncer de mama, 974-976, 1438-1440, 1440-1442t, 1441f
Câncer de ovário, 1439-1440
Câncer de próstata, 1000-1001, 1439-1443, 1442-1443t, 1446-1449
Câncer de tireoide, 956-957, 960-964
Candesartana, 608-609
   dados farmacocinéticos, 1540-1588t
   farmacologia clínica, 606-609
   usos terapêuticos, 608-609, 634-636, 667-668
Candidíase, 1200-1201t, 1205-1207, 1488
Canelopatias, 46-49
Cangrelor, 55-57, 726-727
   efeitos adversos, 726-727
   farmacologia clínica, 627-628, 732-733
   interações medicamentosas, 726-727
   usos terapêuticos, 621-623, 627-628, 726-727, 732-733
Canrenoato de potássio, 572-573t
Canrenona, 572-573t
Capecitabina, 1361-1363f, 1380-1381, 1390-1391
   dados farmacocinéticos, 1540-1588t
   efeitos adversos, 1362-1363
   quimiorresistência, 123-124
   terapia de combinação, 1362-1363
   usos terapêuticos, 1362-1363, 1380-1381
Caplacizumabe, 805t
Caplacizumabe-yhdp, 805t
Capmatinibe, 1393-1394
Capreomicina, 1280-1281
Caproato de hidroxiprogesterona, 986-987
Capsaicina, 1500-1501
Capsídeos, 1216
Captopril, 667-668
   farmacologia clínica, 602-603, 608-609, 649-650
   toxicidade, 667-668
   transportadores de membrana e, 93-94
   usos terapêuticos, 608-609, 649-650, 667-668
Carbacol, 205-206, 205-206f, 1464t, 1465-1467
   efeitos farmacológicos, 208-209
   farmacologia clínica, 213-214
   usos terapêuticos, 206-207, 213-214
Carbamazepina, 51-53, 380-382, 394-396, 407-408, 554-555, 1398-1399, 1449
   concentrações plasmáticas, 395-396

   farmacocinética, 391-392t, 395-396, 1540-1588t
   farmacogenômica, 136-138
   farmacologia clínica, 380-382, 407-408, 554-555
   interações medicamentosas, 235-237, 395-396, 1590t
   mecanismo de ação, 395-396
   metabolismo, 106-107
   para doença de Huntington, 422-423
   para mania, 375-377
   para uso com benzodiazepínicos, 548-549
   química, 394-395
   superdosagem, 153-154
   toxicidade, 162-164, 395-396
   transportadores de membrana e, 86-88
   usos terapêuticos, 380-382, 395-396, 407-408, 554-555
Carbapenêmicos, 1164-1165
Carbarila, 227-228
Carbenoxolona, 1085-1086
Carbidopa, 416-417, 1540-1588t
Carbidopa/levodopa, 416-417, 423-424
Carbidopa/levodopa/entacapona, 424-425
Carbimazol, 957-958
Carbinoxamina, 870t, 877-878
Carbocisteína, 898-899
Carboetomidato, 478-479
Carboidrato, metabolismo do, esteroides adrenocorticais e, 1015-1016
Carbonato de cálcio, 1063-1064, 1071-1072
Carbonato de lantânio, 1064-1065, 1071-1072
Carbonato de sevelâmer, 1064-1065, 1071-1072
Carboplatina, 6-7, 1423-1424, 1427-1429
   ADME e, 1357-1358
   efeitos adversos, 1350-1351t, 1357-1358
   farmacologia clínica, 1380-1381
   mecanismo de ação, 1356-1357
   relação entre estrutura e atividade, 1350-1351
   resistência, 1356-1357
   usos terapêuticos, 1357-1358, 1380-1381
Carboprosta trometamina, 829-832
Carboxilesterases, 106-108, 107-108f
Carboximaltose férrica, 916-918, 916-917t, 924-925
Carboximetilcelulose, 1104-1105
Carboxipenicilinas, 1158-1161
Carcinogênese, 1510-1513, 1511-1512f, 1511-1512t
Carcinógenos genotóxicos, 1510-1511
Carcinógenos não genotóxicos, 1510-1512, 1511-1512t
Carcinoma basocelular, 1497-1499
Carcinoma endometrial, 1439-1440
Carcinoma espinocelular, 1498-1499
Carcinoma hepatocelular, quimioprevenção do, 1513-1515
Cardioproteção, AINE para, 838-839
Cardiotoxicidade, dos macrolídeos, 1189-1191
Carfilzomibe, 1409-1412
Carga isquêmica, 612-613
Cáries dentárias, fluoreto e, 1069-1070
Cariprazina, 298-299, 355, 359t, 362-363t, 380
   ADME e, 365t
Carisoprodol, 238-239, 243-244, 438-439
Carlsson, Arvid, 58-60q

Carmustina (BCNU), 1354-1356, 1379-1380, 1504-1505
   ADME e, 1354-1355
   efeitos adversos, 1350-1351, 1350-1351t
   efeitos adversos oculares, 1470-1471
   para distúrbios cutâneos, 1491-1492
   relação entre estrutura e atividade, 1349-1350
   usos terapêuticos, 1354-1356, 1379-1380, 1504-1505
Carniterol, 275t
Carnot, Paul, 906
Carteolol, 269-270t, 270-271, 277t, 1463-1465, 1464t
Carvão ativado, 160-164
Carvão ativado em múltiplas doses, 162-164
Carvedilol, 60-61, 250-251, 269-272, 269-270t, 279-281, 623t, 639-641
   ADME e, 280-281
   dicas clínicas, 668-669
   efeitos adversos, 277t
   efeitos farmacológicos, 277t
   farmacocinética, 658-659, 658-659t, 1540-1588t
   farmacologia clínica, 627-628, 647-648
   toxicidade, 668-669
   usos terapêuticos, 277t, 627-628, 647-648, 668-669
Casca de psílio, 1098-1099
Cáscara-sagrada, 1099-1100
Casirivimabe/indevimabe, 806-807
Caspofungina, 1208-1210, 1208-1209t, 1214-1215, 1540-1588t
Cataratas, 1018-1019
Catárticos, 162-164
Catecolaminas, 292-293f. Ver também catecolaminas específicas
   ações, 247-248
   armazenamento, 187-188
   endógenas, 250-255
   liberação, 187-188
      dopamina e, 295-296
   liberação da medula suprarrenal, angiotensina II e, 597-598
   metabolismo, 189-194, 190-191f
   recaptação e término da ação, 187-190, 188-189f, 189-190t
   refratariedade do receptor adrenérgico às, 194-196
   síntese, 186-188, 186-187f, 187-188t
Catecol-O-metiltransferase (COMT), metabolismo das catecolaminas e, 189-194
Catumaxomabe, 805t
CBG (globulina de ligação aos corticosteroides), 1013-1014
CCNU (lomustina), 1349-1350, 1354-1356
CD (células dendríticas), 756-757
CD10, CD20, CD52, CD38, 1429-1432
Cefaclor, 1160-1161t, 1161-1163, 1168-1169
Cefadroxila, 1161-1162, 1161-1162t, 1168-1169
Cefalexina, 33-34, 93-94, 1160-1161t, 1161-1163, 1168-1169
Cefalexina monoidratada, 1161-1162t
Cefaloridina, 81-82
Cefalosporinas, 1160-1165, 1160-1161t, 1168-1169. Ver também cefalosporinas específicas
   ADME e atividade antibacteriana específica das, 1161-1164
      anti-MRSA, 1163-1164, 1168-1169
      antipseudomonas, 1162-1165, 1168-1169
      classificação, 1160-1162t

      de primeira geração, 1161-1164, 1168-1169
      de segunda geração, 1162-1164, 1168-1169
      de terceira geração, 1162-1164, 1168-1169
   efeitos adversos, 1163-1164
   farmacologia, 1160-1162
   mecanismo de ação, 1160-1161
   mecanismo de resistência bacteriana a, 1160-1161
   usos terapêuticos, 1163-1165
Cefamicinas, 1162-1163
Cefazolina, 89, 1161-1162t, 1162-1163, 1168-1169, 1540-1588t
Cefdinir, 1160-1161t, 1161-1162t, 1162-1163, 1168-1169, 1540-1588t
Cefditoreno, 1168-1169
Cefditoreno pivoxila, 1161-1162t, 1162-1163
Cefepima, 1160-1161, 1161-1162t, 1163-1164, 1168-1169, 1540-1588t
Cefiderocol, 1160-1161, 1161-1162t, 1162-1164, 1168-1169
Cefixima, 1162-1163, 1168-1169
Cefmetazol, 1161-1162t, 1162-1163
Cefoperazona, 1161-1162
Cefotaxima, 1161-1163, 1161-1162t, 1168-1169
Cefotetana, 1161-1162t, 1162-1163, 1168-1169
Cefoxitina, 1160-1163, 1161-1162t, 1168-1169
Cefpiramida, 1161-1162
Cefpiroma, 1163-1164
Cefpodoxima, 1168-1169
Cefpodoxima proxetila, 1161-1163, 1161-1162t
Cefprozil, 122-123, 1161-1163, 1161-1162t, 1168-1169
Cefradina, 93-94, 1161-1163, 1161-1162t
Ceftarolina, 1157-1158, 1160-1161t, 1161-1162t, 1168-1169
Ceftarolina fosamila, 1163-1164
Ceftazidima, 1160-1164, 1160-1162t, 1168-1169, 1540-1588t
Ceftazidima/avibactam, 1160-1164, 1161-1162t, 1168-1169
Ceftibuteno, 1161-1163, 1161-1162t, 1168-1169
Ceftizoxima, 89, 1161-1162t, 1162-1163
Ceftobiprol, 1157-1158, 1160-1161, 1161-1162t
Ceftobiprol medocarila, 1163-1164
Ceftolozana, 1160-1163
Ceftolozana/tazobactam, 1161-1162t, 1162-1164, 1168-1169
Ceftriaxona, 1149, 1160-1163, 1161-1162t, 1168-1169, 1185-1187
Cefuroxima, 1160-1163, 1161-1162t, 1168-1169
Cegueira
   fármacos usados para tratamento, 1470-1471
   noturna, 1474
Celecoxibe, 839-841, 851-852, 851-852t, 860-861, 1512-1513, 1540-1588t
Celiprolol, 269-270t, 270-271, 277t, 280-281
Células B, 756-757
   ativação, 761-764
   desenvolvimento, 761-763
   terapia com citocinas direcionada para, 789-790
Células CAR (receptor quimérico de antígeno) T, 1433-1434

Células cardíacas, ações de bloqueadores do canal de cálcio nas, 618-620, 619-620f
Células de Leydig, 997-998
Células efetoras autônomas, transmissão colinérgica e, 182-184
Células endoteliais, 324-326
   na barreira hematencefálica, 304-305
Células ependimárias, 304-305
Células imunes, 325-326, 600-601
Células murais, 325-326
Células musculares lisas vasculares, 325-326
Células natural killer (NK), 755-757
Células T, 756-757
   anergia e, 763-764, 765-766f
   ativação, 763-765, 764-765f
   desenvolvimento, 761-763
Células T_C CD8, 764-765
Células T_H CD4, 763-765
Cemiplimabe, 805t, 1426-1427, 1497-1499, 1505-1506
Cemiplimabe-rwlc, 805t
Cenobamato, 391-392t, 398-400, 410-411
Ceratite, 1460-1462
Ceratite viral, 1461-1462
Ceratomalacia, 1474
Ceritinibe, 1345-1346, 1390-1393, 1415-1416
Cerivastatina, 97-98, 147-149, 1449
Certolizumabe, 787-788, 794-795, 805t, 1494t, 1495-1496
Certolizumabe pegol, 1123-1125, 1128-1129, 1495-1496
CES (concentração de etanol no sangue), 523-524
Cestódeos, 1328
Cetamina, 345-347, 354-355, 476-478
   abuso de, 551-552
   ADME e, 347-348, 476-477
   como ligante do receptor NMDA, 310-312
   efeitos adversos, 476-478
   efeitos farmacológicos, 475-476t
   farmacologia clínica, 488-489, 556-557
   propriedades farmacológicas, 474-475, 474-475t
   uso clínico, 476-477
   uso oftálmico, 1471-1472
   usos terapêuticos, 488-489, 556-557
Cetanserina, 268-269
Cetirizina, 330-331, 869-872, 878-879, 895-896, 1485-1486, 1540-1588t
Cetoacidose, 1039-1040
Cetoconazol, 1023-1024, 1122-1123, 1202-1203, 1390-1391, 1397-1398, 1449, 1462-1463, 1463-1465t
   farmacologia clínica, 1026-1027, 1213-1215
   metabolismo, 103-106
   tópico, 1211-1212
   usos terapêuticos, 991-992, 1026-1027, 1213-1215, 1489t
Cetolídeos, 1188-1191, 1195-1196. Ver também cetolídeos específicos
Cetoprofeno, 850t, 860-861
Cetorolaco, 843t, 848-849, 859-860, 1467-1468
Cetotifeno, 878-879
Cetromicina, 1188-1189
Cetrorrelix, 939-940t, 940-941, 945-946, 984-985, 994, 1442-1443
Cetuximabe, 336-337, 805t, 1387-1388, 1396-1397, 1421-1422, 1435-1436
Cevimelina, 205-206f, 206-207, 213-214
Chalfie, Martin, 1523-1524

Checkpoints imunes, 769-770, 769-770f, 784-785
Choque, 262-264
Choque histamínico, 867-868
Cianocobalamina. *Ver* Vitamina B_{12}
Cicatrização de feridas, 1501
Ciclesonida, 892-896, 900-901, 1026-1027
Ciclinas, 1341-1342
Ciclizina, 877-878, 1108-1109, 1114-1115
Ciclo celular, 1341-1343, 1343-1344f
Ciclo menstrual, controle neuroendócrino do, 967-970, 967-969f
Ciclo sono-vigília, 5HT e, 288-289
Ciclo visual, vitamina A e, 1472-1474, 1472-1473t, 1473-1474f
Ciclobenzaprina, 238-239, 243-244
Ciclofosfamida, 783-784, 1367-1368, 1379-1380, 1503-1504
 ADME e, 1351-1352
 como profármaco, 101-102
 dados farmacocinéticos, 1540-1588t
 efeitos adversos, 1350-1352, 1350-1351t
 para doenças reumáticas, 1022-1023
 relação entre estrutura e atividade, 1348-1349, 1349-1350f
 resistência à, 1350-1351, 1350-1351t
 usos terapêuticos, 225-226, 1022-1023, 1341-1342, 1351-1352, 1379-1380, 1491-1492, 1503-1504
Cicloguanil, 1299-1300
Ciclopentolato, 213-214, 1464t, 1465-1466
Ciclopirox, 1486-1487, 1489t
Ciclopirox olamina, 1211-1212
Ciclosarin, 227-228
Ciclosporíase, 1325-1326
Ciclosporina, 778-781, 792-793, 1123-1124, 1504-1505
 ADME e, 778-780
 dados farmacocinéticos, 1540-1588t
 interações medicamentosas, 778-781
 janela terapêutica da, 38-41
 mecanismo de ação, 778-780
 toxicidade, 778-780
 transportadores de membrana e, 90, 92-93
 uso oftálmico, 1467-1468, 1469t, 1472-1473
 usos terapêuticos, 225-226, 778-780, 792-793, 1128-1129, 1492-1493, 1504-1505
Ciclosporina A, 90-91
Ciclosserina, 1281-1282, 1289-1290
Cicloxigenases
 inibição por AINE, 835-838
 produtos de, 820-821
Cidofovir, 1221-1222, 1229-1230, 1503-1504
 dados farmacocinéticos, 1540-1588t
 para infecções virais cutâneas, 1488
 transportadores de membrana e, 81-82
 usos terapêuticos, 1229-1230, 1462-1463t, 1503-1504
Cílios, hipotricose dos, 1500-1501
Cilostazol, 626-627
CIM (concentração inibitória mínima), 1134
Cimetidina, 238-239
 metabolismo, 106-107
 para doença do refluxo gastresofágico, 1086-1087t, 1086-1088
 transportadores de membrana e, 92-95
 usos terapêuticos, 1329-1330
 usos terapêuticos, farmacologia clínica, 1089-1090
Cimetrópio, 1105-1106
Cinacalcete, 1062-1063, 1073-1074, 1540-1588t

Cinase de adesão focal, 1501
Cinase do linfoma anaplásico (ALK), 1390-1393
Cinases específicas de GPCR, 58-61, 61-62f
Cinetose, 869-871
Cininas, 873-875f, 873-876
Cininogênios, 873-875
Cinoxato, 1484-1485
Cinryze, 876-877, 876-877t
Cipionato de estradiol, 973-974, 993
Cipionato de testosterona, 992, 1005
Ciproeptadina, 869-872, 878-879, 1484-1485
Ciprofibrato, 744-745, 749-750
Ciprofloxacino, 238-239, 1111-1112t, 1115-1116, 1146-1147, 1146-1147t, 1150
 dados farmacocinéticos, 1540-1588t
 interações medicamentosas, 210-211, 1590t
 metabolismo, microbioma intestinal e, 122-123
 propriedades farmacológicas, 1146-1149
 quimiorresistência à gencitabina e, 124-125
 transportadores de membrana e, 93-94
 usos terapêuticos, 1102-1103, 1113-1114, 1126-1127, 1129-1130, 1149, 1150, 1461-1462t
Ciraparantague, 724-725, 731-732
Cisaprida, 106-107, 149-150, 1093-1094, 1112-1113
Cisatracúrio, 235-238, 235-236t, 242-243
Cisplatina, 1355-1358, 1367-1368, 1374-1375, 1379-1380, 1421-1422
 ADME e, 1356-1357
 efeitos adversos, 1350-1351t, 1356-1358
 efeitos adversos oculares, 1470-1471
 mecanismo de ação, 1356-1357
 relação entre estrutura e atividade, 1350-1351
 resistência à, 1356-1357
 terapia de combinação com, 1362-1363
 transportadores de membrana e, 81-82
 usos terapêuticos, 1356-1357, 1379-1380
Citalopram, 285-286, 291-292, 299-300, 343t, 351-352
 ADME e, 344-346
 dados farmacocinéticos, 1540-1588t
 metabolismo, 345-347
 toxicidade, 162-163t
 usos terapêuticos, 299-300, 351-352, 421-422
Citarabina (citosina arabinosídeo, Ara-C), 1363-1364, 1380-1381
 ações celulares, 1361-1363
 ADME e, 1363-1364
 efeitos adversos, 1363-1364
 efeitos adversos oculares, 1470-1471
 mecanismo de ação, 1363-1364
 resistência à, 1363-1364
 transporte ativo, 24-25
 usos terapêuticos, 1363-1364, 1380-1381
Citisina, 241-242
Citocinas, 757-759, 788-790, 1427-1430
Citoproteção gástrica, prostanoides para, 829-830
Citosina, 1360-1361f
Citosina arabinosídeo. *Ver* Citarabina
Citrato férrico, 1064-1065, 1072-1073
Cladribina, 791-792, 1366-1367, 1380-1381
 ações celulares da, 1361-1363
Claritromicina, 1187-1191, 1195-1196
 dados farmacocinéticos, 1540-1588t
 efeitos adversos oculares, 1470-1471

 interações medicamentosas, 210-211, 1590t
 transportadores de membrana e, 90
 usos terapêuticos, 1087-1089, 1087-1089t, 1195-1196, 1286-1287, 1314-1315
Claudicação, estratégia terapêutica para, 624-627
Clemastina, 877-878
Clevidipino, 617-621. *Ver também* Bloqueadores do canal de cálcio
Clinafloxacino, 1146-1147
Clindamicina, 1185t, 1190-1192, 1195-1196, 1309-1310, 1324-1326, 1462-1463, 1502-1503
 ações, 235-237
 ADME e, 1190-1191
 atividade antimicrobiana, 1190-1191
 dados farmacocinéticos, 1540-1588t
 efeitos adversos, 1191-1192
 mecanismo de ação, 1190-1191
 resistência à, 1190-1191
 usos terapêuticos, 1157-1158, 1190-1192, 1195-1196, 1306-1307, 1316-1317, 1324-1326, 1485-1487, 1502-1503
Clobazam, 391-392t, 393-394, 409-410, 432t, 441
Clobempropita, 872-873
Clodronato, 1065-1066, 1072-1073
Clofarabina, 1366-1367, 1381-1382
Clofazimina, 1280-1281, 1286-1289
Clofibrato, 744-746
Clometiazol, 438-439
Clomifeno, 973-976
 ADME e, 974-975
 efeitos farmacológicos, 974-975
 para indução da ovulação, 984-985
 química, 973-975
 usos terapêuticos, 974-976
 usos terapêuticos, toxicidade e dicas clínicas, 993
Clomipramina, 343t, 345-347, 351-352
Clonazepam, 350-351, 409-410, 441
 dados farmacocinéticos, 1540-1588t
 efeitos adversos, 112-113t
 propriedades farmacocinéticas, 391-392t
 usos terapêuticos, 112-113t, 393-394, 409-410, 422-423, 432t, 441, 548-549
Clonidina, 238-239, 255-257, 315-316, 554-555, 646-648, 1114-1115
 abstinência, arritmias induzidas por, 678-679t
 ADME e, 255-256
 arritmias induzidas por, 678-679t
 dados farmacocinéticos, 1540-1588t
 efeitos adversos e precauções, 255-257, 275t, 641-642
 efeitos farmacológicos, 255-256, 275t, 641-642
 mecanismo de ação, 255-256
 neurotransmissão e, 198-199
 receptores adrenérgicos e, 191-194
 toxicidade, 162-163t
 usos terapêuticos, 255-256, 263-264, 275t, 547-548, 554-555, 641-642, 647-648, 989-990, 1103-1104
Clopidogrel, 44-45, 624-628, 725-727, 731-732
 bioativação do, 134-135
 como profármaco, 101-102
 dados farmacocinéticos, 1540-1588t
 efeitos adversos, 726-727
 farmacogenômica, 137-138, 139-141
 interações medicamentosas, 1590t

metabolismo, 130
usos terapêuticos, 621-623, 626-628, 725-726, 731-732
Clopidogrel/CYP2C19
farmacogenômica, 139-141
metabolismo, 150-151
Clorambucila, 783-784, 1353-1354
ADME e, 1353-1354
efeitos adversos, 1350-1351, 1353-1354
usos terapêuticos, 1353-1354
usos terapêuticos, farmacologia clínica, 1379-1380
Cloranfenicol, 53-55, 1196-1197, 1461-1462t, 1470-1471
Clorazepato, 350-351, 441
ADME e, 430-431, 431-433t
dados farmacocinéticos, 1540-1588t
usos terapêuticos, 393-394, 432t, 441
Clordiazepóxido, 211-212, 350-351, 427, 431-433t, 441
Cloreto de cálcio, 1063-1064
Cloreto de edrofônio, 225-226
Cloreto de Pralidoxima, 224-225
Cloreto de tróspio, 210-211
Clorexidina, 1462-1463
Clorfeniramina, 871-872, 877-878
Cloridrato de azelastina, 870t
Cloridrato de cetirizina, 870t
Cloridrato de ciclizina, 870t
Cloridrato de ciclopentolato, 211-212
Cloridrato de ciproeptadina, 870t
Cloridrato de diciclomina, 211-212
Cloridrato de difenidramina, 419-420, 870t
Cloridrato de doxepina, 870t
Cloridrato de fexofenadina, 870t
Cloridrato de hidroxizina, 870t
Cloridrato de levocetirizina, 870t
Cloridrato de mebeverina, 1105-1106
Cloridrato de meclizina, 870t
Cloridrato de mecloretamina, 1491-1492
Cloridrato de olopatadina, 870t, 1467-1468
Cloridrato de prometazina, 870t
Cloridrato de sevelâmer, 1064-1065, 1071-1072
Cloridrato de triexilfenidil, 212-213
Clorofilina, 1514-1515
Cloroquina, 53-55, 1300-1302, 1301-1303t, 1309-1310
dados farmacocinéticos, 1540-1588t
efeitos adversos oculares, 1470-1471
interações medicamentosas, 235-237
para malária, 1294-1296
resistência à, 1293
volume de distribuição da, 33-35
Clorotiazida, 569-571t, 587-588, 636-637, 647-648, 668-669. Ver também Diuréticos, tiazídicos e semelhantes às tiazidas
Clorpirifós, 221t, 220-222, 227-228
Clorprocaína, 499-500, 506-507
Clorpromazina, 298-299, 354-355, 1107-1108, 1114-1115
ADME e, 367t
dados farmacocinéticos, 1540-1588t
dosagem e perfil de risco metabólico, 359t
efeitos adversos oculares, 1470-1471
parkinsonismo e, 415-416
perspectiva histórica, 427
potência nos receptores de neurotransmissores, 362-363t
toxicidade, 212-213
usos terapêuticos, farmacologia clínica, 378-379

Clorpropamida, 162-164
Clortalidona, 569-571t, 587-588, 637-638, 647-648, 668-669, 1540-1588t. Ver também Diuréticos, tiazídicos e semelhantes às tiazidas
Clotrimazol, 1202-1203, 1214-1215
inibição da atividade do receptor constitutivo de androstano por, 114-116
tópico, 1210-1212
transportadores de membrana e, 86-88
usos terapêuticos, 1214-1215, 1489t
Cloxacilina, 1154-1155, 1157-1158
Clozapina, 356-357, 380
ADME e, 365t
dados farmacocinéticos, 1540-1588t
dosagem e perfil de risco metabólico, 359t
efeitos adversos, 370-371, 372-373
metabolismo, 106-107
potência nos receptores de neurotransmissores, 362-363t
química, 361-362
toxicidade, 212-213
usos terapêuticos, 357-361, 380, 422-423
CNP (peptídeo natriurético tipo C). Ver Diuréticos, peptídeos natriuréticos como
CNV (variantes no número de cópias), 130, 355
CO. Ver Monóxido de carbono
Coagulação
cofatores proteicos não enzimáticos na, 713-714
efeitos da vasopressina, 581-583
in vitro, 715-716
início da, 714-716, 714-715f
mecanismos anticoagulantes naturais e, 715-716
Coagulação, efeitos do estrogênio na, 971-972
Cobalto, 1514-1515t
Cobicistate, 1259-1261
Cobimetinibe, 1396-1397, 1414-1415, 1427-1429, 1498-1499
Cocaína, 293-294, 493-494f, 505-506, 553-554
ações farmacológicas e preparações, 498-499
controle motor e, 296-297
descoberta das propriedades anestésicas, 492-493
dopamina e, 296-297
química, 498-499
toxicidade, 162-163t
uso oftálmico, 1471-1472
Cocarcinógenos, 1511-1513
Coccidioidomicose, 1200-1201t
Codeína, 458-459, 468-470, 1449
bioativação da, 134-135
dados farmacocinéticos, 1540-1588t
dosagem, 464t
metabolismo, 130-132, 144-145
usos terapêuticos, 468-470, 899-900, 1103-1104
Cognição
dopamina e, 296-297, 296-297f
efeitos de esquema hormonal da menopausa, 991-992
Cola oftálmica, 1468-1469
Colangite, biliar, primária, 1110-1112
Colchicina, 853-854, 860-861, 1100-1101
ADME e, 853-854
dados farmacocinéticos, 1540-1588t
efeitos adversos, 853-854

mecanismo de ação, 853-854
usos terapêuticos, 853-854, 860-861
Colecalciferol, 1064-1065, 1071-1072
Colesevelam, 743-744, 749-750, 1046-1047, 1104-1105, 1113-1114
efeitos adversos, 743-744
efeitos terapêuticos, 743-744
interações medicamentosas, 743-744
mecanismo de ação, 743-744
preparações, 743-744
usos terapêuticos, 154-156, 743-744, 749-750
Colestipol, 743-744, 749-750, 1104-1105, 1113-1114
efeitos adversos, 743-744
efeitos terapêuticos, 743-744
interações medicamentosas, 743-744
mecanismo de ação, 743-744
preparações, 743-744
usos terapêuticos, 154-156, 743-744, 749-750
Colestiramina, 743-744, 749-750, 1104-1105, 1113-1114
efeitos adversos, 743-744
efeitos terapêuticos, 743-744
interações medicamentosas, 743-744
mecanismo de ação, 743-744
na superdosagem de fármacos, 154-156
para doença inflamatória intestinal, 1126-1127
preparações de, 743-744
usos terapêuticos, 743-744, 749-750
Colina-acetiltransferase, 180-181
síntese de acetilcolina e, 180-182
Colistina, 1177-1179, 1182-1183
ações, 235-237
Colite ulcerativa, 1118-1119. Ver também Doença inflamatória intestinal
Colton, Frank, 975-976
Coma mixedematoso, 955-956
Combinação anti-PD-1 e anti-CTLA-4, para câncer, 1427-1429
Combinações de moduladores seletivos do receptor de estrogênio-estrogênio, 975-976
Complexo de histocompatibilidade principal (MCH), processamento e apresentação do antígeno e, 760-763, 761-762f
Comportamentos viciantes, 537-538
Compostos antimoniais pentavalentes, 1316-1317, 1324-1325
Compostos de chumbo, 8-9
Compostos de reserva, 8-9
Compostos hits, 7-8
Compostos Z (agonistas dos receptores de benzodiazepínicos), 433-435, 441
COMT (catecol-O-metiltransferase), metabolismo de catecolaminas e, 189-194
Conceito de depuração estendida, 96-98, 96-98f
Conceito de falso transmissor, 250-251
Concentração de etanol no sangue (CES), 523-524
Concentração efetiva média, 52-53
Concentração inibitória mínima (CIM), 1134
Concentração no estado de equilíbrio, 35-36, 35-36f
ajuste da dose na, 41-42q
Condução axonal, 177-178
Congêneres da melatonina, 434-436
Conivaptana. Ver Antagonistas da vasopressina

Conjugação com glutationa, 110-112, 110-113f
Conjugados anticorpo-citotoxina, 1432-1434
Conjugados anticorpo-fármaco (CAF), 770-773, 770-772f, 771-773t, 1432-1434
Conjugados de citocina-citotoxina, 1433-1434
Conjuntiva, fármacos sistêmicos que afetam a, 1470-1471
Conjuntivite, 1460-1461
Conotoxinas, 46-49
Conservantes, para vacinas, 814-818
Constante da taxa de associação, 53-55
Constante da taxa de dissociação, 53-55
Constante de afinidade, 53-55
Constante de associação no equilíbrio, 53-55
Constante de dissociação no equilíbrio, 53-55
Constipação, 1094-1102
   fisiopatologia e tratamento, 1096-1101, 1098-1099t
   fluxo gastrintestinal de água e eletrólitos, 1094-1098, 1096-1098f
   íleo pós-operatório e, 1101-1102
   induzida por opioides, 466-467, 1100-1102, 1113-1114
Consumo exagerado de álcool, 522-524
Contracepção hormonal, 978-984
   benefícios não contraceptivos para a saúde, 983-984
   contraceptivos com progestina apenas e, 979-983
   contraceptivos orais combinados e, 978-982, 980t-982t
   contraindicações, 983-984
   dispositivos intrauterinos para, 979-984
   efeitos adversos, 979-983
   histórico, 979-982
   mecanismo de ação, 979-983
   pós-coito, 983-984
Contratilidade cardíaca, aumento, para tratamento da insuficiência cardíaca sistólica crônica, 661-665
Controle motor, dopamina e, 296-297
Convulsões. *Ver também* Epilepsia
   ausência, 385-387t, 388-390, 389-390f
   crises de ausência generalizadas, 405-407
   de início desconhecido, 385-386
   definição, 384-385
   febris, com vacinas, 817-818
   febris, tratamento, 406-407
   focais (parciais), 385-386, 385-387t, 405-406
   focais a tônico-clônicas bilaterais, 405-406
   generalizadas, 385-387t, 388-390, 389-390f
   mioclônicas, tratamento das, 406-407
   morfina e, 452-453
Copanlisibe, 1400-1403
Cori, Carl, 58-60q
Cori, Gerry, 58-60q
Córnea, 1455-1456
   afinamento da córnea, 1474
   fármacos sistêmicos que afetam a, 1470-1471
   neurotrófica, 1472-1473
Coroide, 1457-1458
Corpo ciliar, 1456-1457
Corpo lúteo, 997-998
Corpos de Lewy, 415-416
Corretores, 79
Corticorrelina, 1011-1013, 1026-1027

Corticosteroides, 1013-1014. *Ver também* Esteroides adrenocorticais; *corticosteroides específicos*
   como broncodilatadores, 891-896, 892-894f
      efeitos adversos, 894-895, 894-895t
      efeitos anti-inflamatórios na asma e, 892-894, 892-894f
      escolha de, 895-896
      farmacocinética, 892-894
      futuro dos, 895-896
      inalados, na asma, 892-894
      inalados, na doença pulmonar obstrutiva crônica, 894-895
      interação com receptores β_2-adrenérgicos, 892-894
      mecanismo de ação, 892-893, 892-893f
      sistêmicos, 894-895
   inalados, 892-895, 901-902
   mecanismo de ação, 1013-1015
   para hipercalcemia, 1063-1064
   sistêmicos, 894-895, 901-902
Corticosterona, 1013-1014
Corticotropina. *Ver* Hormônio adrenocorticotrópico
Cortisol. *Ver* Hidrocortisona
Cosintropina, 1011-1013, 1026-1027
Cotransportadores, 82-83
Cotrimoxazol. *Ver* Sulfametoxazol/trimetoprima
Covid-19, sistema renina-angiotensina e, 599-601, 600-601f
Creme de clioquinol, conteúdo de iodo, 959-960t
Cremes, 1478-1479t
Crescimento capilar, fármacos que afetam o, 1499-1501, 1505-1506
Crescimento do fragmento, 8-9
CRH. *Ver* Hormônio liberador de corticotropina
Crianças. *Ver* Lactentes; Pacientes pediátricos
Criptococose, 1200-1201t, 1205-1207
Criptorquidia, 941-942
Criptosporidiose, 1314-1315, 1324-1325
Crisaborol, 1496-1497
Crises colinérgicas, 225-226
Crises de ausência, 388-390, 389-390f
CRISPR-Cas9, 126-127, 771-773
Crizanlizumabe, 805t
Crizanlizumabe-tmca, 805t
Crizotinibe, 1345-1346, 1390-1391, 1415-1416
Crofelêmer, 1104-1105
Cromacalin, 891-892
Cromoglicato dissódico, 897-898, 1467-1468
Cromonas, alérgenos, 897-898
Crotamitona, 1503-1504
Curare, histórico, 231-232q
Curva de concentração-resposta, 52-54, 52-53f
Curvas dose-resposta, 52-54, 52-53f, 152-153
   convencionais, 152, 153f
   não monotônicas, 152-153, 153f
Curvas dose-resposta em forma de U, 152, 153f
Curvas dose-resposta em formato de U invertido, 153, 153f
Custo
   de fármacos de prescrição, responsabilidade pelo pagamento, 17-18

   do desenvolvimento de fármacos, na economia capitalista, 16-18, 16-17q
CYP. *Ver* Superfamília do citocromo P450

D

DA. *Ver* Doença de Alzheimer
DA. *Ver* Dopamina
Dabigatrana, 722-723
   ADME e, 722-723
   dados farmacocinéticos, 1540-1588t
   efeitos adversos, 722-723
   interações medicamentosas, 157-158, 722-723
   mecanismo de ação, 722-723
   usos terapêuticos, 722-723
Dabrafenibe, 963-964, 1395-1396, 1414-1415
   usos terapêuticos, 960-961, 963-964, 1414-1415, 1498-1499
DAC (doença arterial coronariana). *Ver* Doença cardíaca isquêmica
Dacarbazina (DTIC), 1355-1356, 1379-1380
   relação entre estrutura e atividade, 1349-1350
   usos terapêuticos, 1355-1356, 1379-1380
Daclatasvir, 1243-1245, 1244-1245t, 1247-1248
Daclizumabe, 785-787, 793-794, 805t
Dacomitinibe, 1387-1389, 1389-1390f
Dacrioadenite, 1460-1461
Dacriocistite, 1460-1461
Dactinomicina (actinomicina D), 1360-1361, 1371-1372, 1382-1383
Dalbavancina, 1165-1170
Dalcetrapibe, 138-140
Dale, Henry, 183-184, 247-248, 292-293, 975-976
Dalfopristina, 1192-1194
Dalteparina, 719-720, 730-731
Danazol, 991-992, 1003-1005
Dantroleno, 238-239, 425-426
   farmacologia clínica, 243-244
   interações medicamentosas, 235-237
   usos terapêuticos, 237-238, 243-244, 425-426
Dantrona, 1099-1100
Dapagliflozina, 586-588, 1045-1046. *Ver também* Gliflozinas
   como inibidor de transportador de membrana, 79
   dados farmacocinéticos, 1540-1588t
   para insuficiência cardíaca sistólica crônica, 664-665
Dapsona, 1289-1290, 1502-1505
   dados farmacocinéticos, 1540-1588t
   efeitos adversos, 112-113t
   na deficiência de glicose-6-fosfato desidrogenase, 1284-1285
   usos terapêuticos, 112-113t, 1283-1287, 1283-1284f, 1289-1290, 1314-1315, 1485-1486, 1493-1495, 1502-1505
Daptomicina, 53-55, 1157-1158, 1167-1170, 1540-1588t
Daratumumabe, 805t, 1431-1432, 1436
Darifenacina, 206-208
   farmacologia clínica, 213-214
   neurotransmissão e, 198-199
   usos terapêuticos, 210-211, 213-214
Darolutamida, 1003-1004, 1442-1443t, 1446-1449, 1451
Darunavir, 1262-1263, 1269-1270
Dasatinibe, 1399-1401, 1414-1415
Datura stramonium, 887-888

Daunorrubicina, 1368-1369, 1382-1383
DDAVP (desmopressina), 585-586
Debrisoquina, 103-106, 131-132
Decametônio, 231-235, 233-235*f*
Decanoato de flufenazina, 360*t*
Decanoato de flupentixol, 360*t*
Decanoato de haloperidol, meia-vida média e propriedades cinéticas, 360*t*
Decanoato de perfenazina, 359*t*, 360*t*
Decanoato de zuclopentixol, 360*t*
Decitabina, 1361-1363*f*
Deconvolução do alvo, 5-6
Defeitos congênitos, varfarina e, 722-723
Deferasirox, 916-917, 1525-1526, 1532-1533
Deferiprona, 916-917, 1525-1526, 1532-1533
Defibrotida, 1351-1352
Deficiência de cobre, 917-918
Deficiência de glicose-6-fosfato-desidrogenase (G6PD), 1284-1285
Degarrelix, 939-940*t*, 940-941, 945-946, 1442-1443, 1451
Degeneração macular, 1423-1424, 1471-1472
Delafloxacino, 1146-1149
Delamanida, 1272-1273, 1283, 1288-1289
Delavirdina, 1259-1261
Delgocitinibe, 787-789
Delirium, psicose relacionada com
    fisiopatologia, 355
        tratamento com antipsicótico em curto prazo, 356-357
Delirium tremens, 526-527
Delta-opioides, 444-445
Demeclociclina, 1185-1187
Demência
    mortalidade associada à, 372-373
    psicose relacionada com
        fisiopatologia, 355
        tratamento antipsicótico em curto prazo, 356-357
Denileucina diftitox, 1498-1499, 1505-1506
Denosumabe, 805*t*, 1070-1071, 1073-1074
Dependência. *Ver substâncias específicas e tipos de substâncias*
Dependência física, 538-539, 538-539*f*
Depleção capilar, 334-336
Depressão, 340-341, 357-358, 376-377. *Ver também* Antidepressivos; *fármacos específicos e classes de fármacos*
Depressão maior, 376-377
Depuração (*clearance*) de fármacos, 32-34
    exemplos, 33-34
    hepática, 33-34
    meia-vida e, 35-36, 35-36*f*
    renal, 33-34
Derisomaltose férrica, 924-925
Derivados da podofilotoxina, 1374-1375
Derivados do ácido enólico, 860-861
Derivados do ácido propiônico, 848-852, 850*t*-852*t*, 859-861
Derivados do difenilmetano, 1099-1100, 1113-1114
Dermatite
    atópica, 1493-1498, 1494*t*, 1495-1496*f*, 1504-1505
    seborreica, 1488
Dermatite atópica
    fármacos dermatológicos e, 1493-1498, 1494*t*, 1495-1496*f*, 1504-1505
    imunoterapia direcionada para, 1493-1498, 1494*t*, 1495-1496*f*
Dermatite seborreica, 1488
Dermatoses, 1022-1023
Derme, 1476-1477, 1477-1478*f*

Descalonamento (antibioticoterapia), 1135-1136
Descoberta de fármacos, 3-20
    abordagens experimentais, 7-12
        baseada em fragmentos, 8-9
        química medicinal e, 7-8
        triagem de alto rendimento e, 7-9, 8-9*f*
        tecnologias emergentes para, 8-12
    auxiliada por computador, 9-13
        baseada na estrutura, 9-13, 12-14*f*
        inteligência artificial e, 12-13
        semelhança química e, 9-12, 10-11*f*
    considerações de políticas públicas na, 16-20
        biossimilares como, 17-18
        capitalismo, 16-18, 16-17*q*
        fármacos "*me-too*" vs. inovação verdadeira, 18-20, 18-19*q*, 19-20*f*
        Lei Bayh-Dole e, 17-18
        preocupações com a injustiça global e, 18-19
        promoção de fármacos, 17-19
        propriedade intelectual e patentes, 17-18
        responsabilidade pelo pagamento e, 17-18
        responsabilidade pelo produto, 18-19
    de fármacos para o câncer, 1342-1345, 1343-1344*f*
    drogabilidade do alvo e, 5-6
    ensaios clínicos e, 13-17
        condução dos, 14-15, 14-15*t*, 15-16*f*
        determinação de "seguro" e "eficaz" e, 15-17, 15-16*q*
        papel da FDA nos, 13-15
    grandes moléculas como fármacos e, 12-14
    identificação do alvo e, 4-6
    invenção de fármacos vs., 4-5
    ligação dos fármacos às proteínas e, 6-8
    medicina personalizada e, 16-17
    pedido de *Investigational New Drug* (Fármaco Novo em Investigação) e, 13-14
    polifarmacologia e, 5-7
    primeiras experiências com plantas e, 3
    validação do alvo e, 5-6, 5-6*q*
Descoberta de fármacos baseados em fragmentos, 8-9
Descoberta de medicamentos auxiliada por computador, 9-13
    baseada na estrutura, 9-13, 12-14*f*
    inteligência artificial e, 12-13
    semelhança química e, 9-12, 10-13*f*
Descongestão nasal, 263-265
Descontaminação, em intoxicações, 160-163*t*
Desempenho atlético, andrógenos para aumento do, 1001-1004
Desenho de fármacos baseado na estrutura, 4-5, 9-13, 12-14*f*
Desenvolvimento de fármacos
    hormônios tireoidianos e, 953-954
    metabolismo de fármacos e, 114-117
    modelos animais para, 116-117
    regulação do, glicocorticoides e, 1019-1020
Desenvolvimento do ovário, falha do, tratamento com estrogênio para, 984-985
Desequilíbrio de ligação, 131-132
Desequilíbrio sono/vigília, fármacos simpaticomiméticos para, 264-265
Desferroxamina, 916-917, 1525-1526, 1532-1533

Desflurano, 478-479*f*, 480-481, 489-490
    ADME e, 480-481
    efeitos adversos, 480-481
    uso clínico, 480-481
    usos terapêuticos, 235-237, 489-490
Desidroepiandrosterona (DHEA), 997-998, 1008-1009
Desintoxicação, 538-539, 546-548, 546*f*
Desipramina, 343*t*, 344-345
    farmacologia clínica, 351-352
    polimorfismo CYP e, 103-106
    transportadores de membrana e, 94-96
    usos terapêuticos, 351-352, 1089-1090, 1104-1106
Desirudina, 719-721, 730-731
Desloratadina, 870*t*, 871-872, 878-879, 1485-1486
Deslorrelina, 939-940*t*
Desmaio, com vacinas, 817-818
Desmetilfenidato, 262-263
Desmetilvenlafaxina, 344-346
Desmopressina (DDAVP), 585-586
Desogestrel, 977-978
Desoxicorticosterona, 1013-1014
Dessensibilização heteróloga, 51-52
Dessensibilização homóloga, 50-52
Dessensitização, 50-52
    para alergia à penicilina, 1159-1160
    terapias biológicas para, 897-898
Desvenlafaxina, 342-344
    ADME e, 345-347
    dados farmacocinéticos, 1540-1588*t*
    efeitos adversos, 348-349
    farmacologia clínica, 351-352
    usos terapêuticos, 351-352
Deucravacitinibe, 1497-1498
Deutetrabenazina, 425-426
    ação de neurotransmissores e, 321-322
    usos terapêuticos, 369-370, 422-423, 425-426
Dexametasona, 792-793, 1024-1027, 1107-1109, 1375-1376, 1431-1432, 1449, 1450
    aplicações diagnósticas da, 1022-1023
    uso oftálmico, 1466-1467, 1468-1469*t*
    usos terapêuticos, 792-793, 1020-1027, 1109-1110, 1155-1157, 1450
Dexametônio, 242-243
Dexbronfeniramina, 877-878
Dexclorfeniramina, 877-878
Dexfenfluramina, 144-145*t*, 148-150, 288-289
Dexlansoprazol, 1086-1087*t*, 1089-1090
Dexmedetomidina, 482-483, 489-490
Dextranômero, 1104-1105, 1472-1473
Dextroanfetamina
    abuso de, 550-551
    dados farmacocinéticos, 1540-1588*t*
    usos terapêuticos, 264-265
Dextrometorfano, 467-470, 899-900
DFP (di-isopropilfluorofosfato), 221*t*, 220-222, 227-228
DH (doença de Huntington), 362-368, 421-423, 422-423*f*
DHEA (desidroepiandrosterona), 997-998, 1008-1009
Diabetes insípido, 582-584
Diabetes melito
    categorias de risco aumentado de, 1033-1034
    complicações relacionadas com, 1035-1036
    diagnóstico, 1032-1033, 1032-1034*t*
    início neonatal, 1034-1036

monogênico, patogênese do, 1034-1036
rastreamento, 1032-1034
tipo 1, patogênese, 1033-1034
tipo 2
   manejo da progressão do, 1046-1050, 1046-1047f, 1048-1050t
   patogenia do, 1033-1035, 1034-1035f
   tratamento, 1035-1050
      abordagens combinadas para, 1046-1050
      custo do, 1048-1050
      inibidores da enzima conversora de angiotensina para, 605-606
      insulinoterapia como, 1035-1040
      metas, 1035-1036, 1035-1036f, 1036-1037t
      não farmacológico, 1035-1036
      secretagogos de insulina e fármacos hipoglicemiantes, 1039-1047
      terapias emergentes para, 1048-1050
Diaminopirimidinas, 1299-1300
Diapedese, 764-765, 766-767f
Diarreia, 1101-1105
Diatrizoato sódico de meglumina, conteúdo de iodo do, 959-960t
Diazepam, 350-351, 409-410, 441, 489-490
   ação de reativação do, 224-225
   ADME e, 430-431, 431-433t
   como espasmolítico, 237-238
   distribuição intracerebral, 331-332
   farmacocinética, 393-394, 1540-1588t
   meia-vida terminal, 35-36
   receptores $GABA_A$ e, 313-314
   toxicidade e dicas clínicas, 227-228
   usos terapêuticos, 223-224, 227-228, 409-410, 431-433, 432t, 441, 489-490, 548-549, 551-552, 899-900
Diazinon, 221t, 220-222, 227-228
Diazóxido, 645-646, 1049-1050, 1052-1053
Dibucaína, 500-501
Diciclomina, 213-214, 1105-1106, 1114-1115
Diclofenaco, 842-844t, 847-848, 859-860, 1449, 1467-1468
Diclonina, 500-501
Diclorfenamida, 565-567, 587-588. *Ver também* Inibidores da anidrase carbônica (CAI)
Dicloxacilina, 1154-1155, 1157-1158, 1168-1169, 1540-1588t
Didanosina, 1256-1257, 1540-1588t
Dieta, microbioma intestinal e, 124-125
Dietilamida do ácido lisérgico (LSD), 290-291, 298-300, 354-355, 550-551, 556-557
Dietilcarbamazina, 1328, 1329-1332, 1335-1336
   ADME e, 1329-1330
   efeitos adversos e interações medicamentosas, 1330-1332
   mecanismo de ação, 1329-1330
   precauções e contraindicações, 1330-1332
   química, 1329-1330
   usos terapêuticos, 1330-1332, 1335-1336
Dietilestilbestrol, 993
Dietilpropiona
   abuso de, 550-551
   usos terapêuticos, 264-265
Difenidramina, 871-872, 877-878, 1108-1109, 1484-1486
   como hipnótico, 438-439
   histórico, 867-868
   interações medicamentosas, 349-350
   para náusea e vômitos, 1114-1115
   para sintomas extrapiramidais, 362-368
   toxicidade, 162-163t
   transporte através da barreira hematencefálica, 330-331
   usos terapêuticos, 869-871, 877-878
Difenoxilato, 459-460, 469-470, 1102-1104
Difenoxilato-atropina, 212-213
Difenoxina, 1102-1104
Diflunisal, 857-859
2¢,2¢-Difluorodesoxicitidina, 1361-1363f
Difluprednato, 1466-1467
Difteria, 1189-1190
Difumarato de emedastina, 1467-1468
Difusão
   facilitada, 24-25
   passiva, 23-24, 24-25f
Difusão facilitada, transportadores de membrana e, 81-83
Difusão passiva, 23-24, 24-25f, 81-82
Digitoxina, 668-669
Digoxina, 668-669, 690-692, 697-698
   ações, 662-665
   arritmias induzidas por, 678-679t
   dosagem, 40-41q, 689t
   dose de ataque, 41-42q
   efeitos adversos, 690-692
   efeitos farmacológicos, 690-691
   estimativa dos níveis sanguíneos máximos e mínimos para, 40-41q
   farmacocinética, 689t, 1540-1588t
   farmacocinética clínica, 691-692
   histórico, 662-664
   injeção parenteral, 27-28
   janela terapêutica da, 38-41
   mecanismo de ação, 685-686t
   metabolismo, microbioma intestinal e, 121-123
   relação dose-resposta e, 152
   transportadores de membrana e, 90
   transporte ativo, 24-25
   usos terapêuticos, 662-665, 668-669, 697-698
   volume de distribuição, 34-35q
Di-hidroartemisinina, 1296-1299
Di-hidrocodeína, 899-900
Di-hidropiridinas, 49-51
Di-hidrotaquisterol, 1071-1072
Di-hidrotestosterona, 997-999, 999-1000f
Di-hidroxifenilserina, 196-198
DII. *Ver* Doença inflamatória intestinal
Di-isopropilfluorofosfato (DFP), 221t, 220-222, 227-228
Dilevalol, 270-271
Diltiazem, 49-50, 55-57, 617-627, 649-650, 697-698. *Ver também* Bloqueadores do canal de cálcio
   arritmias induzidas por, 678-679t
   depuração do, 33-34
   dosagem, 689t
   farmacocinética, 689t, 1540-1588t
   indicações, farmacologia clínica, 711-712
   mecanismo de ação, 684-686, 685-686t
   usos terapêuticos, 626-627, 649-650, 697-698
Dimenidrinato, 869-871, 870t, 877-878
Dimercaprol, 1523-1525, 1532-1533
Dimetil fumarato, 790-791t, 791-792
Dimetilfenilpiperazínio, 196-198, 239-240
Dinitrato de isossorbida, 65-67, 614t, 626-627, 1540-1588t. *Ver também* Nitratos, orgânicos
Dinoprostona, 829-832, 987-988
Dinutuximabe, 805t, 1431-1432, 1436
Dioxibenzona, 1484-1485

Dióxido de carbono, 487-488, 490
   farmacologia clínica, 490
   métodos de administração, 487-488
   usos terapêuticos, 487-488, 490
Dióxido de titânio, 1484-1485
Dipiridamol, 725-726, 731-732
Dipropionato de beclometasona, 892-894, 900-901
Discinesia tardia, 368-370, 368-369t
Discrasias sanguíneas, 1003-1004
Disestesias espontâneas, 449-450q
Disfunção erétil, 1004-1005
Disfunção sexual, 5HT e, 291-292
Disfunção sistólica ventricular, 604-605
Dislipidemia. *Ver também* Aterosclerose
   avaliação do risco de doença cardiovascular aterosclerótica e, 738-740, 739-741t
   avanços futuros no manejo da, 747-750
   metabolismo das lipoproteínas plasmáticas e, 734-739, 737-738t, 738-739f
Dismotilidade intestinal, 1104-1105
Disopiramida, 691-692, 696-697
   arritmias induzidas por, 678-679t
   características farmacocinéticas e dosagem, 689t
   efeitos adversos, 691-692
   efeitos farmacológicos, 691-692
   farmacocinética clínica, 691-692
   mecanismo de ação, 685-686t
   usos terapêuticos, 696-697
Dispepsia funcional, 1087-1090
Dispneia, 467-468, 899-901
Disruptores endócrinos, 1525-1530, 1526-1527f
   bisfenol A como, 1527-1530
   DDT como, 1525-1528
   ftalatos como, 1527-1528, 1527-1528f
Dissulfiram, 530-533, 554-555
Distonia, fármacos antipsicóticos e, 368-369t
Distribuição de fármacos, 28-31, 33-36
   ligação às proteínas plasmáticas e, 28-30
   ligação tecidual e, 29-31
   na superdosagem de fármacos, 154-156
   taxas de, 34-36, 34-35f
   tecidos e, 28-29
   volume de distribuição e, 33-35, 34-35q, 34-35f
   volumes multicompartimentares e, 35-36
Distúrbios esofágicos, funcionais, 1089-1090
Distúrbios hiperceratóticos, 1498-1499, 1505-1506
Diuréticos, 636-639. *Ver também diuréticos específicos*
   antagonistas da aldosterona como, 572-575, 572-573t
   antagonistas do receptor de adenosina como, 576-578
   benzotiadiazinas e compostos relacionados como, 636-639
   de alça e de alta potência, 566-568, 566t
   emergentes, 576-578
   inibidores da anidrase carbônica como, 564-567
   inibidores do cotransportador de sódio-glicose tipo 2 como, 574-576
   interações medicamentosas associadas aos, 638-639
   osmóticos, 565-568, 565-567t
   peptídeos natriuréticos como, 575-578
   poupadores de potássio, 571-573, 638-639
   resistência aos, 576-579

tiazídicos e semelhantes às tiazidas, 569-572, 569-571t
  uso clínico, 576-579, 577-579f
  usos terapêuticos, toxicidade e dicas clínicas, 668-669
Diuréticos de alça. Ver também Bumetanida; Furosemida; Torsemida
  toxicidade, 668-669
  usos terapêuticos, 660-661, 661-662t, 668-669
Diuréticos poupadores de potássio, 660-661. Ver também Amilorida; Eplerenona; Espironolactona; Trianterenо
Diuréticos semelhantes às tiazidas, 668-669. Ver também Metazolona; Xipamida
Diuréticos tiazídicos, 660-661, 668-669. Ver também Clortalidona; Hidroclorotiazida
Divalproato, 375-376, 380-382. Ver também Ácido valproico
Djerassi, Carl, 975-976
DL$_{50}$ (dose letal média), 53-55
DMARD (fármacos anti-reumáticos modificadores da doença), 851-853, 852-853t
DMT, 551-552, 556-557
DNAse, 898-899
Dobutamina, 256-259, 274t, 669-670
  ADME e, 258-259
  efeitos adversos, 258-259
  efeitos cardiovasculares, 258-259
  efeitos farmacológicos, 274t
  neurotransmissão e, 198-199
  usos terapêuticos, 258-259, 263-264, 274t, 662-666, 669-670
Docetaxel, 1368-1370, 1381-1382, 1440-1442, 1540-1588t
Docosanol, 1224-1225, 1229-1230, 1488, 1503-1504
Docusato de cálcio, 1099-1100, 1112-1113
Docusato sódio, 1099-1100
Doença arterial coronariana (DAC). Ver Doença cardíaca isquêmica
Doença cardíaca isquêmica, 611-612-629
  estável, 623-626
  estratégias terapêuticas para, 623-627
  farmacoterapia
    bloqueadores do canal de cálcio para, 617-623
    fármacos anti-integrina para, 623
    fármacos antiplaquetários para, 621-623
    fármacos antitrombóticos para, 623
    ivabradina para, 623-624
    nicorandil para, 623-624
    nitratos orgânicos para, 613
    ranolazina para, 623-624
    trimetazidina para, 623-624
    β bloqueadores para, 621-623, 623t
  fisiopatologia, 612-614, 612-613f
  stents endovasculares com eluição de fármaco para, 626-629
Doença cardíaca. Ver também Doença cardiovascular; doença cardíaca isquêmica
  histamina e, 867-868
Doença cardiovascular. Ver também Doença cardíaca; Insuficiência cardíaca; Doença cardíaca isquêmica
  antagonistas do receptor β-adrenérgico para, 271-272
  aterosclerótica. Ver Aterosclerose
  terapia hormonal da menopausa para, 989-991

Doença clínica, insônia que acompanha, 439-440
Doença de Alzheimer (DA), 419-422
  fisiopatologia da, 420-421
  genética da, 420-421
  tratamento da, 225-227, 420-422, 420-421t
  visão geral clínica, 419-421
Doença de Chagas, 1315-1316
Doença de Crohn, 1118-1119. Ver também Doença inflamatória intestinal (DII)
Doença de Cushing, 1023-1024
Doença de Hansen, 1286-1288
Doença de Huntington (DH), 362-368, 421-423, 422-423f
Doença de Kawasaki, 841-842
Doença de Kennedy (atrofia muscular espinobulbar), 998-1000
Doença de Paget, 1063-1064, 1070-1072
Doença de Parkinson (DP), 414-420
  dopamina e, 296-298
  estrogênio e, 991-992
  fisiopatologia, 415-416
  psicose por doença de Parkinson, 355-357
  tratamento da, 415-420
    agonistas do receptor de dopamina no, 418-419
    amantadina no, 419-420
    antagonistas dos receptores muscarínicos, 419-420
    inibidores da catecol-O-metiltransferase no, 418-419
    inibidores seletivos da MAO-B, 418-420
    istradefilina, 419-420
    levodopa, 415-419, 417-418f
    terapias futuras, 419-420
  visão geral clínica, 414-416
Doença do refluxo gastresofágico, 1085-1088, 1086-1087f, 1086-1087t
  manifestações extraintestinais, terapia para, 1086-1088
  na gravidez, 1086-1088
  pediátrica, 1086-1087t, 1086-1088
  sintomas graves e secreção noturna de ácido na, 1086-1087
Doença do soro, 157-158
Doença endócrina, localização, 941-942
Doença hepática, 1022-1023
  morfina e, 456-458
Doença inflamatória intestinal (DII), 1118-1130
  farmacoterapia
    agentes biológicos para, 1123-1125, 1128-1129
    antibióticos para, 1126-1129
    baseada na mesalazina, 1118-1120, 1121f, 1127-1128
    durante a gravidez, 1126-1128
    em pacientes pediátricos, 1126-1127
    fármacos de pequenas moléculas para, 1124-1127, 1127-1128
    fármacos imunomoduladores para, 1122-1124, 1127-1129
    glicocorticoides para, 1120-1123, 1127-1128
    probióticos para, 1126-1129
    terapia de suporte e, 1126-1127
  patogenia, 1118-1119, 1120f
  transplante fecal para, 1126-1127
Doença, microbioma e, 118
Doença psiquiátrica. Ver também Antipsicóticos; Transtornos de ansiedade; Depressão; Psicose; Esquizofrenia
  acompanhada de insônia, 439-440

comorbidade de transtornos por uso de álcool com, 529-531
Doença pulmonar obstrutiva crônica (DPOC), 881-882, 882-883f, 894-895, 897-900
Doença renal, 1022-1023
  crônica, 1063-1065
  morfina e, 456-458
Doença respiratória, 875-876
Doença ulcerosa péptica, 1086-1089, 1086-1089t
Doença vascular periférica, 624-627
Doenças gastrintestinais
  glicocorticoides para, 1022-1023
  infecciosas, 1145-1149
Doenças neurodegenerativas, 413-426. Ver também Doença de Alzheimer; Esclerose lateral amiotrófica; Doença de Huntington; Doença de Parkinson
  abordagens terapêuticas para, 414-415
  genética e ambiente e, 413-415
  proteinopatias como, 413
  vulnerabilidade seletiva e, 413
Doenças pulmonares, glicocorticoides para, 1022-1023
Doenças reumáticas, 1022-1023
Doenças sexualmente transmissíveis, 1148-1149, 1185-1187, 1189-1190
Dofetilida, 691-692, 697-698
  arritmias induzidas por, 678-679t
  características farmacocinéticas e dosagem, 689t
  efeitos adversos, 691-692
  farmacocinética clínica, 691-692
  mecanismo de ação, 685-686t
  usos terapêuticos, 697-698
Dolasetrona, 298-299, 1106-1108, 1108-1109t, 1114-1115
Dolutegravir, 1265-1267, 1269-1270, 1540-1588t
Domagk, Gerhard, 4-5
Domínio de ligação ao ligante, 67-70
Domínio de ligação do DNA, 67-70
Domperidona, 297-298, 1093-1094, 1112-1113
Donepezila, 424-425
  dados farmacocinéticos, 1540-1588t
  disponibilidade de, 224-225
  mecanismo de ação, 218-219
  química e relações entre estrutura e atividade, 219-220, 219-220f
  toxicidade e dicas clínicas, 226-227
  usos terapêuticos, 226-227, 420-421, 420-421t, 424-425
Dopamina (DA), 248-249, 254-255, 275-276t, 292-299, 292-293f, 669-670
  ações fisiológicas, 295-297
  agonistas do receptor de dopamina e, 297-298, 297-298t
  antagonistas do receptor de dopamina e, 297-299
  como neurotransmissor central, 314-315
  efeitos, 254-255
  efeitos farmacológicos, 275-276t
  excreção renal, 31-32
  farmacologia clínica, 299-300
  fisiopatologia da doença de Parkinson e, 415-416, 416-417f
  histórico, 292-293
  metabolismo, 292-295, 293-294f
  precauções, efeitos adversos e contraindicações, 254-255
  propriedades farmacológicas, 254-255

receptores para, 294-296, 294-295f
síntese, 292-293, 292-293f
transportador de dopamina e, 295-296
usos terapêuticos, 254-255, 275-276t, 299-300, 665-666, 669-670
Dopexamina, 254-255
Dor, 835
   AINE para, 836-839
   analgesia e. *Ver* Analgésicos; *analgésicos específicos*
   cininas e, 875-876
   dimensões sensoriais vs. afetivas da, 450-451q
   eicosanoides e, 828-829
   endocanabinoides e, 513-515
   estados e mecanismos da dor e, 449-451q
   morfina e, 456-458
   neuropática, 450-451q
Doravirina, 1257-1258, 1257-1258t, 1259-1261, 1268-1269
Doripeném, 1164-1165
Dornase alfa, 898-899
Dorzolamida, 565-567, 1463-1466
Dosagem intermitente, intervalo entre as doses para, 38-41, 40-41q
Dose de ataque, 40-41, 41-42q
Dose de manutenção, 38-41, 40-41q
Dose letal média (DL_{50}), 53-55
Dose-resposta do tipo "taco de hockey", 152-153, 153f
Dostarlimabe, 805t, 1426-1427
Dostarlimabe-gxly, 805t
Dotinurade, 857-859
Doxacúrio
   ADME e, 235-236t
   efeitos ganglionares, 233-235
   farmacologia clínica, 242-243
   usos terapêuticos, 242-243
Doxapram, 900-901
Doxazosina, 266-268, 639-641, 647-648
   dados farmacocinéticos, 1540-1588t
   efeitos adversos, 275-276t
   efeitos farmacológicos, 275-276t
   usos terapêuticos, 275-276t, 531-532, 647-648
Doxepina, 343t, 344-345, 438-439, 871-872, 877-878, 1484-1486
   farmacologia clínica, 351-352, 441
   usos terapêuticos, 351-352, 441
Doxercalciferol, 1064-1065, 1071-1072
Doxiciclina, 1111-1112t, 1115-1116, 1185-1188, 1195-1196, 1309-1310, 1335-1336, 1460-1461
   dados farmacocinéticos, 1540-1588t
   uso oftálmico, 1472-1473
   usos terapêuticos, 1149, 1195-1196, 1301-1302t, 1330-1332, 1335-1336, 1460-1461, 1485-1486, 1486-1487
Doxilamina, 438-439, 1109-1111
Doxorrubicina, 1367-1369, 1376-1377, 1422-1423
   dados farmacocinéticos, 1540-1588t
   usos terapêuticos, farmacologia clínica, 1382-1383, 1503-1504
DP. *Ver* Doença de Parkinson
DPOC (doença pulmonar obstrutiva crônica), 881-882, 882-883f, 894-895, 897-900
Droloxifeno, 1442-1443
Dronabinol, 516-517, 519-520, 552-553, 1109-1110, 1114-1115
   ADME e, 516-517
   efeitos adversos, 516-517

em pacientes geriátricos, 516-517
em pacientes pediátricos, 516-517
interações medicamentosas, 516-517
mecanismo de ação, 516-517
uso clínico, 516-517
usos terapêuticos, 516-517, 519-520
Dronedarona, 691-694, 697-698
   características farmacocinéticas e dosagem, 689t
   efeitos adversos, 691-694
   efeitos farmacológicos, 691-692
   interações medicamentosas, 691-694
   mecanismo de ação, 685-686t
   toxicidade, 697-698
   usos terapêuticos, 697-698
Droperidol, 1108-1109, 1114-1115
Drospirenona, 977-978
Droxidopa, 254-255
Drug Enforcement Administration, 536, 543-544
Drug Price Competition and Patent Term Restoration Act (Lei de Preços de Medicamentos e Termo de Restauração de Patentes) de 1984, 17-18
DTIC. *Ver* Dacarbazina
D-Tubocurarina, 235-236, 235-236t, 242-243
Dulaglutida, 1043-1044, 1052-1053
Duloxetina, 285-286, 342-344, 343t
   ADME e, 344-346
   dados farmacocinéticos, 1540-1588t
   efeitos adversos, 348-349
   farmacologia clínica, 351-352
   interações medicamentosas, 349-350, 1589t
   transportadores de membrana e, 94-96
   usos terapêuticos, 351-352
Dupilumabe, 66-67, 793-794, 805t, 897-898, 901-902
   efeitos adversos oculares, 1470-1471
   usos terapêuticos, 793-794, 901-902, 1497-1498
Durvalumabe, 805t, 1427-1429
Dusbiose, tóxicos ambientais e, 1530-1531
Dutasterida, 1006, 1449, 1505-1506
   dados farmacocinéticos, 1540-1588t
   usos terapêuticos, 1006, 1505-1506
Duvelisibe, 1400-1403

E

Eagle, Harry, 1138-1139
Ebanga, 1227-1229
ECA (enzima conversora de angiotensina), 593
Ecalantida, 876-877, 876-877t
   usos terapêuticos, farmacologia clínica, 879-880
Ecamsule, 1484-1485
Econazol, 1202-1203, 1211-1212, 1486-1487, 1489t
Ecotiofato, 1464t, 1465-1466
   química e relações entre estrutura e atividade, 221t, 220-222
   toxicidade e dicas clínicas, 227-228
   usos terapêuticos, 225-228
Ecstasy (MDMA). *Ver* MDMA
Eculizumabe, 805t
Edaravona, 423-424, 425-426
Edema cerebral, 1022-1023
Edema da córnea, 1471-1473
Edema macular, diabético, 875-876
Edição de genes, 771-773
Edoxabana, 723-724, 731-732
   ADME e, 723-724

efeitos adversos, 723-724
interações medicamentosas, 723-724
mecanismo de ação, 723-724
usos terapêuticos, 723-724, 731-732
Edrofônio
   efeitos ganglionares, 233-235
   mecanismo de ação, 218-219
   paralisia respiratória e, 237-238
   química e relações entre estrutura e atividade, 219-220, 219-220f
   toxicidade e dicas clínicas, 226-227
   usos terapêuticos, 224-227, 235-237
Efalizumabe, 805t
Efavirenz, 6-7
   ativação do receptor X de pregnano por, 114-116
   dados farmacocinéticos, 1540-1588t
   usos terapêuticos, 1257-1258, 1257-1258t, 1257-1259, 1268-1269
Efedrina, 247-250, 262-264, 275-276t
Efeito da incretina, 1029-1030
Efeito de primeira passagem, 26
Efeitos aditivos, 50-51, 50-51f
Efeitos adversos cardíacos, de fármacos antipsicóticos, 370-373
Efeitos anestésicos, de antagonistas do receptor de histamina, 868-869
Efeitos anticolinérgicos, dos antagonistas do receptor de histamina, 868-869
Efeitos epigenéticos, 1511-1512
Efeitos hematológicos, do etanol, 528-529
Efeitos hemodinâmicos, da anestesia geral, 472-473
Efeitos metabólicos
   da epinefrina, 252-253
   de antagonistas dos receptores α-adrenérgicos, 270-271
   de antagonistas dos receptores β-adrenérgicos, 271-272
   de contraceptivos hormonais, 982-983
   de esquemas hormonais para menopausa, 990-992
   de estrogênios, 969-972
   de fármacos antipsicóticos, 370-371
   de glicocorticoides, 1018-1019
   de progestinas, 976-978
Efeitos musculoesqueléticos, das quinolonas, 1149
Efeitos neuroendócrinos, da morfina, 452-453
Efeitos neurológicos
   da cetamina, 476-478
   da hipoxia, 484-485
   das quinolonas, 1148-1149
   de barbitúricos, 477-478
   do desflurano, 480-481
   do dióxido de carbono, 487-488
   do etomidato, 476-477
   do isoflurano, 479-480
   do óxido nitroso, 481-482
   do oxigênio, 487-488
   do propofol, 475-476
   do sevoflurano, 480-481
   dos anestésicos locais, 497-498
Efeitos pulmonares
   de antagonistas dos receptores α-adrenérgicos, 270-271
   de antagonistas dos receptores β-adrenérgicos, 271-272
Efeitos secretores, da acetilcolina, 205-206
Efeitos sinérgicos positivos, 50-51, 50-51f
Efeitos subaditivos, 50-51, 50-51f
Efeitos superaditivos, 50-51, 50-51f

Efetividade dos fármacos, metabolismo xenobiótico e, 113-114
Eficácia, 52-54, 52-53f
Efinaconazol, 1202-1203, 1211-1212, 1489t
Eflornitina, 1316-1318, 1505-1506
    ADME e, 1317-1318
    efeitos antitripanossômicos, 1317-1318
    toxicidade e efeitos adversos, 1317-1318
    usos terapêuticos, 992, 1315-1318, 1499-1501, 1505-1506
EH (epóxido-hidrolases), 106-107, 106-108f
Ehrlich, Paul, 4-5, 1431-1432
Eicosanoides, 820-830, 821-822f
    ações fisiológicas e efeitos farmacológicos, 824-829
    biossíntese, 820-822, 821-822f
        inibidores da, 821-823
            produtos da cicloxigenase e, 820-821
            produtos da lipoxigenase e, 820-821, 822-823f
            produtos do citocromo P450 e, 820-822
    degradação, 822-823, 824f
    propriedades farmacológicas, 822-824, 824-825t, 825-826f
    usos terapêuticos, 829-830
Eixo angII- receptor AT_2, 594-596
Eixo angiotensina IV/ receptor AT_4, 594-596
Eixo cerebrospinal, 169-170
Eixo hipotálamo-hipófise, 929-946, 929-931f, 929-930t
    distúrbios clínicos, 938-941
        tratamento, 939-941
    gonadotropinas e. *Ver* Gonadotropinas
    hormônio do crescimento e prolactina e. *Ver* Hormônio do crescimento; Prolactina
    hormônio estimulante da tireoide e, 937-939, 937-938f
    hormônios da neuro-hipófise e. *Ver* Ocitocina; Vasopressina
    hormônios hipofisários e fatores liberadores do hipotálamo e, 929-931, 930-931t
Eixo hipotálamo-hipófise-suprarrenal, secreção de adrenocorticotropina e, 1009-1011, 1011-1013f
Elbasvir/grazoprevir, 1540-1588t
Elementos de respostas hormonal (HRE), 67-70
Eletrencefalograma, 429-430
Eletriptana, 289-290
    contraindicações, 290-291
    dados farmacocinéticos, 1540-1588t
    farmacologia clínica, 299-300
    interações medicamentosas, 1589t
    usos terapêuticos, 290-291, 299-300
Eletrocardiograma, 377-378, 676-677
Eletroconvulsoterapia, prevenção de traumatismo durante a, 235-237
Eletrólitos
    esteroides adrenocorticais e, 1015-1017
    glicocorticoides e, 1018-1019
    no trato gastrintestinal, 1094-1098, 1097f
Elexacaftor, como corretor, 79
Eliminação de fármacos, 32-33
    na superdosagem de fármacos, 154-157, 157-158t
    por transportadores de membrana, 154-157, 157-158t
    saturável, 36-39, 36-37q, 37-39f, 38-39t
    transportadores ABC na, 89-90
Eliminação do patógeno, pelo sistema imune inato, 759-761

Elion, Gertrude, 867-868, 1216
Elliott, T. R., 174-177
Elotuzumabe, 805t, 1431-1432, 1436
Eltrombopague, 912-913, 923-924
Eluxadolina, 1105-1106, 1114-1115
Elvitegravir, 1265-1266, 1269-1270
EM (esclerose múltipla), 789-792, 790-791t
Emapalumabe, 805t
Emapalumabe-lzsg, 805t
Emedastina, 870t, 871-872, 878-879
Emenda Kefauver-Harris, 143-144
Emendas Harris-Kefauver, 14-15
Emicizumabe, 805-806t
Emolientes, para constipação, 1099-1100
Empagliflozina, 1045-1046. *Ver também* Gliflozinas
    como inibidor de transportadores de membrana, 79
    usos terapêuticos, farmacologia clínica, 586-588
Enalapril, 649-650, 667-668
    dados farmacocinéticos, 1540-1588t
    usos terapêuticos, 633-634, 649-650, 667-668
Enalaprilate
    farmacologia clínica, 602-604, 608-609
    transportadores de membrana e, 92-93
    usos terapêuticos, 608-609
Enantato de testosterona, 992, 1005
Enasidenibe, 1412-1413
Encainida, 103-106, 145-146
Encefalinas, 1103-1104
Encéfalo. *Ver também* Barreira hematencefálica; Sistema nervoso central
    ação da ocitocina, 942-944
    ação de fármacos no, transportadores de membrana e, 94-96
    barreira hematencefálica e. *Ver* Barreira hematencefálica
    difusão de fármacos, 329-330
    vias de projeção serotoninérgica, 283-285, 285-287f
Encorafenibe, 1396-1397, 1498-1499
Endocardite, 1158-1159, 1166-1167
Endocardite bacteriana, aminoglicosídeos para, 1176-1177
Endocrinologia, 929. *Ver também* hormônios específicos
Endoftalmite, 1461-1462
Endometriose, 991-992
Endotelina 1 (ET-1), 707-708
    biossíntese, 707-708
    fundamentos para efeito de antagonismo, na hipertensão arterial pulmonar, 707-708
    sinalização e, 707-708, 707-708f
Endotelina, neurotransmissão e, 199-200
Enemas, 1100-1101, 1113-1114
Enflurano, 478-479f, 480-482, 489-490
    ADME e, 481-482
    efeitos adversos, 481-482
    uso clínico, 480-482
Enfortumabe, 771-773t
Enfortumabe vedotina, 805-806t, 1432-1433
Enfortumabe vedotina-ejfv, 805-806t
Enfraquecimento, 50-51
Enfuvirtida, 1263-1265, 1269-1270
Enoxaparina, 730-731, 1540-1588t
Enoximona, 662-664, 666-667, 669-670
Ensaios clínicos, 13-17, 1509-1510
    condução de, 14-15, 14-15t, 15-16f
    determinação de "seguro" e "eficaz" e, 15-17, 15-16q

    em placa, 9-12
    papel da FDA, 13-15
    pré-comercialização, limitações dos, 143-146
Ensifentrina, 889-890
Ensulizol, 1484-1485
Entacapona, 198-199, 292-293, 418-419, 424-425
Entecavir, 1233-1238, 1246-1247
Enterobíase, 1332-1333
Entrectinibe, 962-963, 1392-1393
Entricitabina, 1252-1253, 1256-1257, 1268-1269
Envelhecimento, como fator de risco para doenças neurodegenerativas, 414-415
Environmental Protection Agency, 1514-1515
Enxaqueca, 271-272, 289-291
Enxofre, 1498-1499, 1503-1504
Enzalutamida, 1003-1004, 1006, 1398-1399, 1442-1443t, 1446-1447, 1449, 1451
Enzima conversora de angiotensina (ECA), 2, 593-594, 594-596f
Enzimas
    como alvos de fármacos, 45-49, 46-49f
    fase 1, 101-102, 101-102t
    fase 2, 101-102, 101-102t
    metabolizadoras de xenobióticos, 100-101
Enzimas de conjugação, 107-114
    conjugação com glutationa e, 110-112, 110-113f
    glicuronidação e, 107-110, 108-111f, 109-110t
    metilação e, 113-114
    N-acetilação e, 111-114, 112-113t
    sulfatação e, 109-111
Enzimas hidrolíticas, 106-108
Enzimas metabolizadoras de xenobióticos, 100-101
Enzimas pancreáticas, 1110-1111, 1115-1116
Epiderme, 1476-1477
Epigenética, 52-53
Epilepsia, 384-412. *Ver também* Convulsões
    abordagens genéticas para, 389-391
    classificação das convulsões e, 385-387, 385-386f, 385-387t
    de início generalizado, 385-387t, 388-390, 389-390f
    definição, 384-385
    fármacos anticonvulsivante para. *Ver* Fármacos anticonvulsivantes (FAC)
    focal, 385-389, 385-389t, 389-390f
    terminologia e, 384-386
Epilepsia de efeito generalizado, 385-387t, 388-390, 389-390f
Epilepsia focal, 385-389, 385-389t, 389-390f
Epinastina, 869-872, 870t, 878-879, 1467-1468
Epinefrina (adrenalina, EPI), 248-254, 274t, 669-670, 869-871
    ações farmacológicas, 274t
    ações nos sistemas de órgãos, 250-254
    ADME e, 253-254
    como neurotransmissor central, 315-316
    toxicidade, efeitos adversos e contraindicações, 253-254, 274t, 669-670
    usos terapêuticos, 253-254, 665-666, 669-670, 1022-1023
Epiramicina, 1314-1315, 1324-1325
Epirrubicina, 1368-1369
Eplerenona, 572-573t, 587-588, 638-639, 659-660, 668-669, 1540-1588t
EPO. *Ver* Eritropoietina

Epoprostenol, 705-711, 829-832
Epotilonas, 1369-1370
Epóxidido-hidrolases (EH), 106-107, 106-108f
Eprobemida, 345-347, 349-350
Eprosartana
  farmacologia clínica, 606-609
  toxicidade e dicas clínicas, 667-668
  usos terapêuticos, 608-609, 634-636, 667-668
Eptifibatida, 727-728, 727-728t
  efeitos adversos, 727-728
  usos terapêuticos, farmacologia clínica, 627-628, 732-733
Eptinezumabe, 805-806t
Eptinezumabe-jjmr, 805-806t
Equilíbrio hídrico, esteroides adrenocorticais e, 1015-1017
Equinocandinas, 1208-1210, 1214-1215
  agentes disponíveis e, 1208-1210
  características farmacológicas, 1208-1209, 1208-1209f, 1208-1209t
  usos terapêuticos, 1214-1215
ERA (antagonistas do receptor de endotelina), 707-709
Eravaciclina, 1185t, 1184-1187, 1195-1196
Erbulina, 1368-1369
Erdafitinibe, 1392-1394
Erdocisteína, 898-899
Erenumabe, 290-291, 805-806t
Erenumabe-aooe, 805-806t
Ergocalciferol, 1064-1065, 1071-1072
Ergonovina, 290-291, 299-300
Eribulina, 1381-1382
Eritrócitos, destruição autoimune, glicocorticoides para, 1023-1024
Eritromicina, 1094-1095, 1112-1113, 1185t, 1187-1191, 1195-1196, 1442-1443, 1460-1461, 1502-1503
  dados farmacocinéticos, 1540-1588t
  interações medicamentosas, 210-211
  usos terapêuticos, 1195-1196, 1460-1461, 1461-1462t, 1485-1486, 1502-1503
Eritropoiese, ineficaz, 914-915
Eritropoietina (EPO), 66-67, 906-910
  efeitos adversos, 908-909
  monitoração, 906-909
  preparações, 906-907
  usos terapêuticos, 906-910
Erlotinibe, 1345-1346, 1387-1389, 1389-1390f, 1413-1414, 1540-1588t
Erros de medicação, redução de, 160-161
Erspamer, Vittoria, 282
Ertapeném, 1164-1165, 1169-1170
Ertugliflozina, 1045-1046. *Ver também* Gliflozinas
Erva-de-são-joão, 106-107, 114-116, 1398-1399
Escada progressiva para analgésicos, 468-469, 468-469t
Escape da aldosterona, 659-660
Escetamina, 310-312, 551-552
  farmacologia clínica, 351-352
  usos terapêuticos, 351-352
Escherichia coli Nissle, 125-126
Escitalopram, 291-292, 343t
  ADME e, 344-346
  dados farmacocinéticos, 1540-1588t
  farmacologia clínica, 299-300, 351-352
  metabolismo, 345-347
  usos terapêuticos, 299-300, 351-352
Esclera, 1457-1458
Esclerose lateral amiotrófica, 422-426

Esclerose múltipla (EM), 789-792, 790-791t
Escopolamina, 206-208, 869-871, 1108-1109, 1115-1116, 1464t, 1465-1466
  administração tópica, 28-29
  efeitos farmacológicos, 208-210
  farmacologia clínica, 213-214
  relações entre estrutura e atividade, 206-208
  toxicidade, 212-213
  usos terapêuticos, 211-214
Escore de Child Pugh, 1232-1233
Escore MELD (*Model for End-Stage Liver Disease*, Modelo para Doença Hepática Terminal), 1232-1233
Eserina. *Ver* Fisostigmina
Eslicarbazepina, 391-392t, 407-408
Esmolol, 268-269, 269-270t, 278-279, 692-694
  ADME e, 278-279
  características farmacocinéticas e dosagem, 689t
  depuração, 33-34
  efeitos adversos, 277t, 697-698
  efeitos farmacológicos, 277t
  usos terapêuticos, 277t, 278-279, 697-698
Esôfago
  etanol e, 528-529
  morfina e, 453-454
Esomeprazol, 18-19q, 1089-1090
  dados farmacocinéticos, 1540-1588t
  usos terapêuticos, 1086-1090
Esomeprazol estrôncico, 1086-1087t, 1086-1088t
Esomeprazol magnésico, 1086-1087t, 1086-1088t
Esomeprazol sódico, 1086-1087t
Espaço químico, 8-9
Esparfloxacino, 1146-1147
Espasmolíticos, 237-239
Espasmos infantis, 1011-1013
Espasticidade, na esclerose lateral amiotrófica, 423-426
Especificidade das respostas a fármacos, 49-51
Espinosade, 1489-1491, 1503-1504
Espironolactona, 572-573t, 638-639, 646-648, 977-978, 1003-1004. *Ver também* Diuréticos, poupadores de potássio
  dados farmacocinéticos, 1540-1588t
  farmacologia clínica, 587-588, 1505-1506
  toxicidade e dicas clínicas, 668-669
  transportadores de membrana e, 90
  usos terapêuticos, 587-588, 659-660, 668-669, 991-992, 1499-1500, 1505-1506
Esporotricose, 1200-1201t
Espumas, 1478-1479t
Esquemas de tratamento, 1387, 1387t
Esquemas posológicos, 38-41
  dose de ataque e, 40-41, 41-42q
  dose de manutenção e, 38-41, 40-41q
  intervalo entre as doses para administração intermitente e, 38-41, 40-41q
  janela terapêutica e, 38-38-41, 38-39f
Esquizofrenia, 297-299, 355, 357-361
Estabilizadores dos mastócitos, 1467-1468
Estado anestésico, 473-474
Estado catabólico, terapia com androgênios para, 1003-1004
Estado de debilitação, 1003-1004
Estado epiléptico, 386-389, 406-407
Estatinas, 51-52, 739-743, 740-741t, 741-743, 741-742f. *Ver também* estatinas específicas

Estavudina, 1256-1257
Estazolam, 441
  ADME e, 430-431, 431-433t
  usos terapêuticos, 432t, 441
Esteatorreia, 1110-1111
Esterase neurotóxica, 224-225
Esteroides adrenocorticais, 1013-1024. *Ver também* Corticosteroides; Glicocorticoides; Mineralocorticoides; *esteroides específicos*
  ADME e, 1016-1018
  funções fisiológicas e efeitos farmacológicos, 1013-1017
    anti-inflamatórios, 1016-1017, 1017-1018t
    cardiovasculares, 1016-1017
    equilíbrio hidreletrolítico e, 1015-1017
    imunossupressores, 1016-1017, 1017-1018t
    mecanismos gerais dos efeitos, 1013-1016, 1014-1015f
    metabolismo dos carboidratos e das proteínas, 1015-1016
    metabolismo dos lipídeos e, 1015-1016
    no músculo esquelético, 1016-1017
    no sistema nervoso central, 1016-1017
    nos elementos figurados do sangue, 1016-1017
  inibidores da síntese de, 1023-1025
  perspectiva histórica, 1008
  relações entre estrutura e atividade, 1017-1018t
  síntese, níveis circulantes e interconversão dos, 1013-1014, 1013-1015f
  toxicidade dos, 1017-1020
  usos terapêuticos e aplicações diagnósticas, 1019-1024
Estibogliconato de sódio, 1316-1317, 1323-1325
Estimulantes ventilatórios, 900-901
Estiripentol, 391-392t, 403-404, 409-410
Estômago
  etanol e, 528-529
  fator ativador plaquetário e, 830-831
  morfina e, 453-454
Estradiol, 942-943, 997-998
  usos terapêuticos, 990-993
Estradiol/drospirenona, 990-991
Estradiol/noretindrona, 990-991
Estradiol/norgestimato, 990-991
Estramônio, 887-888
Estramustina, 1369-1370
Estrato córneo, 1476-1477
Estreptograminas, 1192-1194, 1196-1197
Estreptomicina, 1172, 1182-1183, 1272-1273
  ADME e, 1174-1175
  dosagem e monitoração, 1174-1177
  efeitos adversos, 1177-1178
  resistência bacteriana à, 1173
  usos terapêuticos, 1176-1177, 1280-1281, 1286-1287
Estreptozocina, 1355-1356
  ADME e, 1355-1356
  efeitos adversos, 1355-1356
  relações entre estrutura e atividade, 1349-1350
  usos terapêuticos, 1355-1356
  usos terapêuticos, farmacologia clínica, 1379-1380
Estresse, endocanabinoides e, 512-513, 514-515f
Estriol, 990-991
Estrogênios, 965-974
  ações fisiológicas, 966-972, 967-969f

ADME e, 972-974
  biossíntese, 965-967
  metabolismo, microbioma intestinal e, 122-123
  para osteoporose, 1070-1071
  química, 965-966, 967f, 967t
  usos terapêuticos, toxicidade e dicas clínicas, 993
Estrona, 990-991
Estrongiloidíase, 1332-1333
Estrutura da epiderme, implicações farmacológicas, 1476-1478, 1477-1479t
Estruturas epiteliais, oculares, vitamina A e, 1474
Estruturas extraoculares, 1455, 1456f-1457f
Estruturas oculares, 1455-1459, 1457-1458f
Estudo de casos-controle, 1509-1510
Estudos controlados, para a identificação de problemas de segurança de fármacos, 147-149
Estudos de coorte, 1509-1510
Estudos ecológicos, 1508
Estudos epidemiológicos, 1508-1510
Estudos farmacoepidemiológicos, observacionais, 147-148
Estudos transversais, 1509-1510
Esvaziamento gástrico, 162-164
Eszopiclona, 433-435, 441, 1540-1588t
ET-1. *Ver* Endotelina 1
Etambutol, 1272-1273, 1279-1281, 1288-1289
  dados farmacocinéticos, 1540-1588t
  efeitos adversos oculares, 1470-1471
  toxicidade, 1288-1289
  usos terapêuticos, 1284-1289, 1285-1286t
Etanercepte, 666-667, 787-788, 794-795, 1494t, 1495-1496
Etanol, 522-533. *Ver também* Transtorno por uso de álcool (TUA)
  concentração de etanol no sangue e, 523-524
  consumo, breve histórico e perspectiva atual, 522-524
  consumo exagerado de álcool e, 522-524
  efeitos fisiológicos, 524-530
    cardiovasculares, 527-528
    endócrinos, 526-528
    gastrintestinais, 527-529
    hematológicos, 528-529
    na função sexual e reprodutiva, 527-528
    no músculo esquelético, 527-528
    no osso, 527-528
    no sistema imune, 528-529
    no sistema nervoso central, 525-527
    no sistema neuroimune, 528-529
    pulmonares, 527-528
    renais, 527-528
    sobre a temperatura corporal, 527-528
    tipos de câncer e, 528-530
  efeitos teratogênicos, 529-530
  eliminação, 32-33
  interações medicamentosas, 529-530
  metabolismo, 523-525
    gástrico, 523-524
    hepático, 523-525, 524-525f
  metabolismo saturável, 36-37q
  Shakespeare, sobre os efeitos do, 524-526
  usos clínicos, 529-530
  usos terapêuticos, farmacologia clínica, 553-554
Etelcalcetida, 1062-1063, 1067-1069, 1073-1074

Eteplirsena, 43-44
Etexilato de dabigatrana, 730-731t
Etidronato, 36-37q, 1065-1066, 1072-1073
Etidronato sódico, 1066-1067
Etil icosapente, 745-746
Etilenoglicol, 162-164
Etiltelotristate, 1104-1105, 1114-1115
Etinilestradiol, 984-985, 989-990, 993
Etinilestradiol/acetato de noretindrona, 990-991
Etionamida, 1280-1282, 1288-1289
Etodolaco, 843t, 848-849, 859-860
Etomidato, 438-439, 476-477, 1024-1025
  ADME e, 476-477
  derivados do, 478-479
  efeitos adversos, 476-477
  efeitos farmacológicos, 475-476t
  farmacologia clínica, 488-489, 1027
  propriedades farmacológicas, 474-475, 474-475t
  uso clínico, 476-477
  usos terapêuticos, 488-489, 1027
Etonogestrel, 978-982
Etoposídeo, 1367-1368, 1374-1375, 1382-1383, 1427-1429, 1540-1588t
Etoricoxibe, 851-852
Etossuximida, 49-50, 396-398
  concentrações plasmáticas, 396-398
  efeitos farmacológicos, 396-398
  farmacologia clínica, 407-408
  mecanismo de ação, 396-398
  propriedades farmacocinéticas, 391-392t, 396-398
  relação entre estrutura e atividade, 396-398
  toxicidade, 396-398
  usos terapêuticos, 396-398, 407-408
Etravirina, 1257-1261, 1257-1258t, 1268-1269
Etretinato, 1479-1481
Etrolizumabe, 1124-1125, 1128-1129
Eventos cardiovasculares, pacientes de alto risco para, inibidores da enzima conversora de angiotensina para, 605-606
Everolimo, 626-627, 780-781, 1401-1406, 1445-1447
  farmacologia clínica, 792-793, 1415-1416, 1504-1505
  usos terapêuticos, 1493-1495
Evinacumabe-dgnb, 747-748, 805-806t
  ADME e, 747-748
  efeitos adversos, 747-748
  efeitos terapêuticos, 747-748
  farmacologia clínica, 750-751
  interações medicamentosas, 747-748
  mecanismo de ação, 747-748
  usos terapêuticos, 750-751
Evocalcete, 1073-1074
Evofosfamida, 1348-1349
Evolocumabe, 745-747, 750-751, 805-806t
Excitação paradoxal, com barbitúricos, 437-438
Excitotoxicidade mediada por glutamato, 310-312
Excreção de fármacos, 31-33
  biliar, 32-33
  fecal, 32-33
  renal, 31-32, 31-32f
Exemestano, 975-976, 993, 1403-1404, 1445-1447, 1450
Exenatida, 1043-1044, 1052-1053, 1540-1588t

Exocitose, mecanismo molecular, 177-179, 179-181f
Expectorantes, 899-900
Exposição ao cádmio, 1514-1515t, 1521-1523
Exposição ao chumbo, 1514-1518, 1514-1516t, 1516-1517f
Exposição ao cromo, 1514-1515t, 1522-1523
  ADME e, 1522-1523
  efeitos sobre a saúde, 1522-1523
  química e modo de ação e, 1522-1523
  tratamento da, 1522-1523
Exposição ao mercúrio, 1514-1515t, 1517-1521, 1517-1519f
Ezetimibe, 15-16, 613-614, 742-743, 749-750, 1110-1111
  ADME e, 742-743
  dados farmacocinéticos, 1540-1588t
  efeitos adversos, 742-743
  efeitos terapêuticos, 742-743
  excreção de fármacos biliares e, 32-33
  farmacologia clínica, 749-750
  interações medicamentosas, 742-743
  mecanismo de ação, 742-743
  preparações, 742-743
  usos terapêuticos, 613-614, 742-743, 749-750
Ezogabina, 398-401
  efeitos farmacológicos, 398-400
  farmacocinética, 398-400
  farmacologia clínica, 409-410
  mecanismo de ação, 398-400
  propriedades farmacocinéticas, 391-392t
  toxicidade, 398-401
  usos terapêuticos, 398-400, 409-410

F

Fadiga, efeitos da anfetamina na, 260-261
Fagócitos mononucleares, 755-756
Fagoterapia, 125-127, 126-127q
Falsa percepção do estado de sono, 439-440
Família de canais de cloreto de canais de Cl⁻, 304-305
Famotidina, 1086-1087t, 1089-1090, 1540-1588t
Fam-trastuzumabe deruxtecana, 805-806t, 1432-1433
Fam-trastuzumabe deruxtecana-nxki, 805-806t
Fanciclovir, 1221-1223
  farmacologia clínica, 1229-1230, 1503-1504
  usos terapêuticos, 1229-1230, 1461-1463t, 1488, 1503-1504
Fantrastumabe, 771-773t
Farelo, 1098-1099
Fármaco anti-integrina, para síndrome coronariana aguda, 623
Fármaco melhor da classe, 5-6
Fármaco primeiro da classe, 5-6
Farmacobezoares, 154-156
Farmacocinética, 23-42, 24f, 129-130, 1535-1588
  absorção e, 26, 35-37
  biodisponibilidade e, 26, 1536-1537
  bioequivalência e, 28-29
  clínica, 32-41
    concentração no estado de equilíbrio e, 35-36, 35-36f
    depuração e, 32-34

distribuição e. *Ver* Distribuição de
  fármacos
  meia-vida e, 35-36, 35-36*f*
depuração plasmática, 1536-1539
descoberta de fármacos e, 7-8
esquemas posológicos e, 38-41
  dose de ataque e, 40-41, 41-42*q*
  dose de manutenção e, 38-41, 40-41*q*
  intervalos entre as doses para dosagem
    intermitente e, 38-41, 40-41*q*
  janela terapêutica e, 38-41, 38-39*f*
excreção de fármacos e, 31-33
  biliar, 32-33
  fecal, 32-33
  renal, 31-32, 31-32*f*
  urinária, 1536-1537
interações medicamentosas e, 1539
ligação às proteínas plasmáticas e,
  1536-1539
meia-vida e, 1536-1539
metabolismo de fármacos e, 30-32
monitoração terapêutica de fármacos e,
  40-42, 41-42*q*
não linear, 36-39
  eliminação saturável e, 36-39, 36-37*q*,
    37-39*f*, 38-39*t*
  ligação às proteínas saturável e, 36-37
nos extremos de idade, 51-52
para fármacos individuais,
  1540-1588*t*-1540-1588*t*
passagem de fármacos através das
  barreiras de membrana e, 23-25
pico de concentração e, 1537-1539
  tempo para, 1537-1538
toxicologia e. *Ver* Toxicologia clínica,
  farmacocinética e
transportadores de membrana envolvidos
  na, 90-95
  hepáticos, 90-93, 90-91*f*
  nas respostas terapêuticas a fármacos,
    78, 79-80*f*
  renais, 92-95, 92-94*f*
vias de administração e, 26-29, 26*t*
volume de distribuição e, 1537-1539
Farmacodinâmica, 43-77, 129-130
  aditividade e sinergismo e, 50-51, 50-51*f*
  alvos do fármaco e, 43-50, 44-45*f*
    canais iônicos como, 46-50, 48*f*
    enzimas como, 45-49, 46-49*f*
    receptores como, 44-46, 44-45*q*, 45-46*f*
  antimicrobiana, 53-55
  atenuação das respostas aos fármacos e,
    50-52
  especificidade das respostas a fármacos e,
    49-51
  individual e da população, 53-55, 53-55*f*
  interações medicamentosas e, 51-52
  medicina de precisão e, 51-53
  microbioma intestinal e, 123-125
  nos extremos de idade, 51-52
  relações concentração-resposta e dose-
    resposta e, 52-54, 52-53*f*
  transportadores de membrana e
    ação de fármacos antidiabéticos e,
      95-96
    ação no cérebro, 94-96
    barreira hematencefálica e, 95-98
    nas respostas terapêuticas a fármacos,
      78-79
Farmacóforo, 1133
Farmacogenes, 129-130

Farmacogenética, 31-32, 52-53, 129-135
  breve histórico, 129-130, 130*q*, 134*t*,
    139*t*-141*t*
  cenários para interações clinicamente
    importantes e, 131-132, 134-135
    alterações farmacocinéticas e, 131-132,
      134-135, 139*t*-141*t*
    alterações farmacodinâmicas e, 134-135
    características farmacogenômicas
      multigênicas e, 134-137, 134-135*f*
    de fármacos antitumorais, 136-137
    imunofarmacogenômica e, 136-137
  na detecção e manejo de riscos, 150-151
  na prática clínica, 138-141
  tipos de variação genética que alteram a
    resposta a fármacos e, 130-132, 131-132*f*
  variabilidade da resposta a fármacos e,
    129-130
Farmacogenômica, 52-53
  identificação dos alvos dos fármacos e,
    138-140
  métodos na, 136-140
    abordagem poligênica, 137-140,
      138-140*f*
    gene candidato vs. abordagens
      agnósticas, 136-138
    para associação da variação genética
      com ações variáveis de fármacos,
      136-137
    para reforçar associações entre
      variação genética e ações variáveis dos
      fármacos, 137-138
  terminologia para efeitos da variação
    genética e, 131-132, 132*f*-133*f*, 134*t*
  tipos de variação genética que alteram a
    resposta a fármacos e, 130-132, 131-132*f*
Farmacologia de sistemas, 6-7
Farmacomicrobiômica, 119-121, 120-121*f*
Fármacos à base de mesalazina, 1118-1120,
  1121*f*, 1127-1128
Fármacos amaciantes de fezes, 1112-1113
Fármacos antagonistas, 158-159
Fármacos antiarrítmicos, 46-49, 679-699.
  *Ver também fármacos específicos e tipos de
  fármacos*
  arritmias causadas por, 687-688
  classificação, 681-687, 685-686*t*
  mecanismo de ação, 679-687, 682-685*f*
    bloqueio de canais iônicos dependentes
      de estado, 681-682, 684-686*f*
    bloqueio dos canais de cálcio e, 684-686
    bloqueio dos canais de sódio e, 682-684
    bloqueio dos receptores β-adrenérgicos
      e, 684-687
    classificação de fármacos e, 681-687,
      685-686*t*
    prolongamento do potencial de ação e,
      683-685
    toxicidade dos bloqueadores de canais
      de sódio e, 682-685
  princípios de uso clínico, 686-688
Fármacos anticolinérgicos, 1105-1106,
  1108-1109
Fármacos anticonvulsivantes (FAC), 46-49,
  390-412. *Ver também fármacos específicos*
  aspectos terapêuticos, 390-391
  duração da terapia com, 405-406
  histórico, 390-391
  janela terapêutica dos, 38-41
  mecanismo de ação, 386-389, 388-389*t*
  na gravidez, 406-408

para convulsões em lactentes e crianças
  pequenas, 406-407
para convulsões febris, 406-407
para convulsões focais e focais a tônico-
  clônicas bilaterais, 405-406
para convulsões mioclônicas, 406-407
para crises de ausência generalizadas,
  405-407
para estado epiléptico e outras
  emergências convulsivas, 406-407
para mania, 373-374
teratogenicidade dos, 406-408
Fármacos antidiabéticos. *Ver também
  fármacos específicos*
  transportadores de membrana e, 95-96
Fármacos antidiarreicos, 1102-1105,
  1113-1115
  agentes formadores do bolo fecal e
    hidroscópicos, 1104-1105
  agonistas de receptores α_2-adrenérgicos
    como, 1103-1104
  antibióticos, 1102-1103
  antimotilidade e antissecretores,
    1102-1104
  berberina, 1104-1105
  crofelêmer, 1104-1105
  etiltelotristate, 1104-1105
  octreotida, 1103-1105
  sequestradores de ácidos biliares,
    1104-1105
  somatostatina, 1103-1105
Fármacos antieméticos, fármacos
  antipsicóticos como, 362-368
Fármacos antiepilépticos. *Ver* Fármacos
  anticonvulsivantes
Fármacos antifúngicos, 1198-1215. *Ver
  também fármacos específicos*
  dermatológicos, 1486-1488, 1488*t*-1491*t*
  sistêmicos, 1198-1211, 1213-1215
  tópicos, 1210-1215
Fármacos antifúngicos azóis, 1202-1208
  atividade antifúngica, 1203
  efeitos adversos, 1204-1207
  interações medicamentosas, 1203, 1205*t*
  mecanismo de ação, 1202-1203, 1203*f*
  resistência fúngica aos, 1203
Fármacos anti-helmínticos, 1328-1337
Fármacos anti-hipertensivos. *Ver também
  fármacos específicos e tipos de fármacos*
  bloqueadores do canal de cálcio, 636-637
  diuréticos, 636-639
  inibidores da renina-angiotensina, 633-
    637, 633-634*t*
  para hipertensão resistente, 647-648
  princípios, 631-633, 631-632*t*, 633*f*,
    633-634*t*
  terapia aguda com, 646-648
seleção para pacientes individuais, 645-647,
  645-646*t*, 646-647*t*
  agentes simpaticolíticos, 638-643
    de ação central, 640-643
    α_1-bloqueadores como, 639-641
    β-bloqueadores como, 638-641
  vasodilatadores, 642-646
Fármacos anti-inflamatórios
  dermatológicos, 1493-1495
  para náusea e vômitos, 1109-1110
Fármacos anti-inflamatórios não esteroides
  (AINE), 835-853, 1467-1468. *Ver também
  fármacos específicos*
  ADME e, 836-838

COX-2-seletivos, intencionalmente desenvolvidos, 850-852
  efeitos adversos, 838-841, 839-840t
  em pacientes geriátricos, 841-842
  em pacientes pediátricos, 841-842
  farmacologia clínica, 860-861
  interações medicamentosas, 841-842
  mecanismo de ação, 835-838
  úlceras relacionadas com, 1087-1089
  usos terapêuticos, 836-839, 860-861
Fármacos antimicobacterianos, 1273-1290
  de primeira linha, 1273-1281
  de segunda linha, 1280-1282
  fármacos reaproveitados como, 1283-1285
  novos, 1281-1283
  para hanseníase, 1286-1288
  para micobactérias não tuberculosas, 1286-1288
  princípios de quimioterapia, 1284-1286
Fármacos antimicrobianos, 1133-1141. Ver também Antibióticos; Fármacos antifúngicos; Fármacos antiprotozoários; Fármacos antivirais; *fármacos específicos*
  base farmacocinética do uso terapêutico, 1135-1137
  classes e ações, 1133
  dermatológicos, 1485-1491, 1502-1504
  nitroimidazol, 1149, 1150
  profilaxia primária com, 1133-1134
  quinolona, 1146-1150, 1146-1147t
  seleção das doses e esquemas posológicos, 1138-1140, 1138-1139f
  sulfonamida, 1142-1146, 1142-1143f, 1149-1150
  terapia definitiva com, 1135-1136
  terapia empírica com, 1135-1136
  terapia preventiva com, 1134
  terapia supressora pós-tratamento e profilaxia secundária com, 1135-1136
  teste de sensibilidade e, 1136-1139, 1137f
Fármacos antimitóticos, 1467-1468, 1469t
Fármacos antimotilidade, 1102-1104
Fármacos antineoplásicos. Ver Fármacos para terapia do câncer; *fármacos específicos*
Fármacos antiprotozoários, 1316-1326, 1488-1491, 1503-1504
Fármacos anti-reumáticos modificadores da doença (DMARD), 851-853, 852-853t
Fármacos antissecretores, antidiarreicos, 1102-1104
Fármacos antitireoidianos, 957-959, 957-958f, 962-963
  ADME e, 957-958, 957-958f, 957-958t
  durante a gravidez, 958-959
  mecanismo de ação, 957-958
  perspectiva histórica, 957-958
  reações adversas, 958-959
  resposta ao tratamento e, 957-958
  tempestade tireoidiana e, 958-959
  terapia adjuvante e, 958-959
  usos terapêuticos, 957-958
Fármacos antivirais, 1216-1231. Ver também *fármacos antivirais específicos*
  anti-herpes-vírus, 1216-1225, 1217-1219f, 1229-1230
  anti-influenza, 1224-1228, 1229-1231
  anti-Zaire ebolavírus, 1227-1231
  dermatológicos, 1488, 1503-1504
  para SARS-CoV-2, 1228-1229
  replicação viral e alvos de fármacos, 1216, 1217f, 1219-1220t
Fármacos antivirais contra hepatite C, transportadores de membrana e, 90-91

Fármacos bloqueadores ganglionares, 240-242, 240-241f, 241-242t
Fármacos bloqueadores neuromusculares, 231-238
  ADME e, 235-236, 235-236t
  aminoglicosídeos como, 1177-1178
  como adjuvantes anestésicos, 482-483
  efeitos no sistema nervoso central e nos gânglios, 233-236
  farmacologia clínica, 235-238
    efeitos adversos e, 235-238
    escolha do fármaco e, 235-237, 235-237t
    medida do bloqueio neuromuscular em seres humanos e, 235-237
    prevenção de traumatismo durante a eletroconvulsoterapia e, 235-237
    relaxamento muscular e, 235-237
    sinergismo e antagonismo e, 235-237
    uso geriátrico, 237-238
    uso pediátrico, 237-238
  mecanismo de ação, 231-235, 234f, 234t
  química, 231-235, 233-235f
  sequência e características da paralisia e, 231-235
Fármacos citotóxicos, 1342-1344, 1489-1495, 1491-1492t, 1503-1505
Fármacos contra o câncer direcionados para alvos, 1342-1344
Fármacos de estimulação ganglionar, 239-241
Fármacos de moléculas pequenas, 4-5
Fármacos dermatológicos, 1476-1507
  análogos da vitamina D como, 1482-1483, 1502-1503
  anti-histamínicos como, 1484-1486
  antimicrobianos, 1485-1491, 1502-1504
    antibióticos, 1485-1487, 1502-1504
    antifúngicos, 1486-1488, 1488t-1491t
    antimaláricos, 1489-1491
    antivirais, 1488, 1503-1504
    para infestações, 1488, 1489-1491, 1503-1504
  citotóxicos e imunossupressores, 1489-1495, 1491-1492t, 1503-1505
    agentes alquilantes como, 1491-1492
    antimetabólitos como, 1491-1492
    inibidores de mTOR como, 1492-1495
    inibidores dos microtúbulos como, 1491-1492
  estrutura da pele e, 1476-1477, 1477-1478f
  fármacos antineoplásicos direcionados para alvos como, 1497-1499, 1505-1506
  filtros solares como, 1484-1485, 1485-1486t
  fotoquimioterapia e, 1482-1485, 1483-1484t
  glicocorticoides como, 1478-1481
    sistêmicos, 1478-1481
    tópicos, 1478-1479, 1480t, 1502-1503
  implicações farmacológicas da estrutura epidérmica e, 1476-1478, 1477-1479t
  imunoglobulina intravenosa como, 1497-1498
  imunomoduladores e anti-inflamatórios, 1493-1495
  imunoterapias direcionadas para psoríase e dermatite atópica e, 1493-1498, 1494t, 1495-1496f, 1504-1505
    inibidores da fosfodiesterase-4 como, 1496-1497
    inibidores da interleucina-12/23 como, 1495-1496

    inibidores da interleucina-13 como, 1497-1498
    inibidores da interleucina-17 como, 1495-1497
    inibidores da interleucina-4 como, 1497-1498
    inibidores da Janus-cinase como, 1496-1498
    inibidores do fator de necrose tumoral para, 1493-1496
  inibidores da calcineurina como, 1493-1495
  mecanismos de absorção percutânea e, 1476-1477
  para cicatrização de feridas, 1501
  para distúrbios hiperceratóticos, 1498-1499, 1505-1506
  para formação de cicatrizes, 1501
  para hiperpigmentação, 1500-1501
  para prurido, 1498-1499
  que afetam o crescimento dos cabelos, 1499-1501, 1505-1506
  retinoides como, 1479-1483, 1479-1482t
    sistêmicos, 1481-1483, 1502-1503
    tópicos, 1481-1482, 1502-1503, 1505-1506
Fármacos dissociativos, 551-553
Fármacos estimuladores da eritropoiese, 906-911, 910-911f, 923-924
Fármacos fibrinolíticos, 724-726
Fármacos formadores de bolo fecal, 1104-1105
Fármacos hipoglicemiantes, tratamento do diabetes melito com, 1039-1047
  agonistas do receptor de GLP-1, 1043-1045
  biguanidas, 1040-1042
  bromocriptina, 1046-1047
  fármacos baseados no GLP-1, 1042-1044, 1042-1044f
  inibidores da α-glicosidase, 1045-1046
  inibidores de DPP-4, 1044-1046
  inibidores do transportador de sódio-glicose 2, 1045-1046
  não sulfonilureias, 1040-1041
  pranlintida, 1045-1047
  resinas de ligação de ácidos biliares, 1046-1047
  sulfonilureias, 1039-1041
  tiazolidinedionas, 1041-1043
Fármacos inotrópicos, 661-664, 663-664f, 668-670
Fármacos ionizáveis, pH e, 24, 24-25f
Fármacos "me-too", 5-6
  inovação vs., 18-20, 18-19q, 19-20f
Fármacos neurolépticos, 268-269
Fármacos osmoticamente ativos, 1112-1114
Fármacos para terapia do câncer, 1341-1346, 1342-1343f. Ver também Quimioterapia do câncer
  agentes alquilantes, 1348-1356, 1379-1380. Ver também *fármacos específicos*
    ações citotóxicas, 1349-1350
    efeitos adversos, 1350-1352, 1350-1351t
    histórico, 1348
    mecanismos de resistência, 1350-1351
    mono- e bifuncionais, 1349-1351
    relações de estrutura e atividade, 1348-1350, 1349-1350f
  agentes que causam dano aos microtúbulos como, 1367-1370, 1381-1382. Ver também *fármacos específicos*

análogos da camptotecina como, 1369-1372, 1381-1382. *Ver também fármacos específicos*
análogos da citidina como, 1363-1365. *Ver também fármacos específicos*
análogos da pirimidina como, 1360-1363, 1380-1381. *Ver também fármacos específicos*
análogos da purina como, 1364-1367, 1364-1365f, 1380-1382. *Ver também fármacos específicos*
análogos do ácido fólico como, 1357-1361, 1380-1381. *Ver também fármacos específicos*
análogos trabectedina como, 1374-1376. *Ver também fármacos específicos*
antibióticos como, 1371-1375, 1381-1382. *Ver também fármacos específicos*
ciclo celular e, 1341-1343, 1343-1344f
complexos de coordenação da platina como, 1355-1358, 1379-1381. *Ver também fármacos específicos*
dermatológicos, direcionados, 1497-1499, 1505-1506
descoberta de fármacos e, 1342-1345, 1343-1344f
direcionados, 1342-1344, 1497-1499
 para carcinoma basocelular, 1497-1499
 para carcinoma espinocelular, 1498-1499
 para linfoma cutâneo de células T, 1498-1499
 para melanoma, 1498-1499
epipodofilotoxinas como, 1374-1375, 1381-1382. *Ver também fármacos específicos*
esquemas de tratamento, 1346, 1348, 1387, 1387t
evolução dos conhecimentos sobre o câncer e, 1342-1345, 1343-1344f
farmacogenômica, 136-137
fase inespecífica do ciclo celular, 1341-1342
inibidores da cinase 4/6 dependente de ciclina como, 1397-1399, 1397-1398f
inibidores da histona-desacetilase como, 1411-1412
inibidores da histona-metiltransferase como, 1411-1413
inibidores da poli(ADP-ribose)-polimerase como, 1405-1408, 1416-1417
inibidores da RSF-cinase como, 1395-1397
inibidores da via hedgehog como, 1393-1395
inibidores da via P13K/Akt/mTOR como, 1400-1404, 1415-1416
inibidores de BCL2 como, 1412-1414, 1412-1413f
inibidores de BCR-ABL cinase, 1399-1401, 1414-1415
inibidores de IDH1/2 como, 1412-1413
inibidores de Jak1 e Jak2 como, 1396-1398
inibidores de MEK como, 1396-1397
inibidores de múltiplas cinases como, 1403-1405, 1415-1416
inibidores de RAS como, 1394-1396
inibidores de tirosina-cinase de Bruton como, 1398-1400, 1398-1399f, 1414-1415
inibidores do proteassoma como, 1409-1412, 1416-1417
inibidores do receptor de tirosina-cinase como, 1387-1394

inibidores do receptor do fator de crescimento epidérmico como, 1413-1414
integração e eficácia terapêuticas e, 1345-1346
lenalidomida como, 1408-1410, 1416-1417
moduladores da degradação de proteínas como, 1407-1408, 1408-1409f
omacetaxina como, 1413-1414
pequenas moléculas antiangiogênicas inibidoras de cinase como, 1387-1388, 1387-1388t, 1404-1406
plerixafor como, 1413-1414
precauções relacionadas com o tratamento e, 1346
resistência a fármacos e, 1344-1346, 1344-1345t
selinexor como, 1413-1414
talidomida como, 1408-1409, 1408-1409f, 1416-1417
teste molecular para seleção de fármacos apropriados e, 1345-1346
Fármacos para uso oftálmico, 1458-1474. *Ver também fármacos específicos*
ADME e, 1458-1461f
anestésicos, 1471-1472
anti-inflamatórios, imunomoduladores e antimitóticos, 1466-1468
efeitos adversos oculares, 1470-1471
estratégias de aplicação de fármacos para, 1458-1459, 1458-1459t
para córnea neurotrófica, 1472-1473
para degeneração macular, 1471-1472
para doenças microbianas, 1460-1463, 1461-1465t
para estrabismo, 1465-1467
para glaucoma, 1462-1466, 1466-1467t
para miopia, 1466-1467
para neovascularização da retina, degeneração macular e tração vitreomacular, 1470-1472, 1471-1472t
para olho seco e edema de córnea, 1471-1473
para revascularização da retina, 1470-1472
para tração vitreomacular, 1471-1472
para uveíte, 1465-1466
toxicidade, 1460-1461
usos cirúrgicos, 1466-1471, 1469t
usos diagnósticos, 1466-1467, 1470-1471
Fármacos parassimpaticomiméticos, 174-177
Fármacos procinéticos, 1092-1095, 1100-1101, 1112-1113
Fármacos secretores, parar constipação, 1100-1101
Fármacos simpaticomiméticos, 247-251, 248-249f, 249-251, 249-250t, 262-265. *Ver também fármacos específicos*
Fármacos trombolíticos, 724-725, 724-725t, 1469
Fármacos umectantes de fezes, 1099-1100
Fármacos uricosúricos, 855-861, 856-857f
Fasciculinas, 198-199, 218-219, 226-227
Fator ativador plaquetário (PAF), 829-832, 829-830f
Fator de crescimento do fibroblasto 23 (FGF23)
 funções fisiológicas e mecanismo de ação, 1057-1060
 homeostasia do cálcio e do fosfato e, 1057-1060
 síntese e secreção, 1057-1059, 1057-1059f

Fator de crescimento epidérmico vascular e inibidores da via do receptor do fator de crescimento epidérmico vascular, 1423-1426, 1435-1436
Fator de crescimento semelhante à insulina 1(IGF-1), 931-933, 936-938, 943-944
Fator estimulador de colônias de granulócitos, 910-912, 923-924
Fator estimulador de colônias de granulócitos-macrófagos (GM-CSF), 789-790, 910-912
Fator induzível por hipoxia (HIF), 906-907
Fator V, 713-714
Fator VIII, 713-714
Fatores autócrinos, 44-45q
Fatores da coagulação, estrutura, 713-714
Fatores de crescimento
 fisiologia, 905-906, 906-907f, 908-909t
 hormônios tireoidianos e, 953-954
 mieloides, 910-913, 910-911f
 regulação, glicocorticoides e, 1019-1020
 trombopoiéticos, 912-913
Fatores de crescimento mieloides, 910-913, 910-911f
Fatores de crescimento trombopoiéticos, 912-913
Fatores de risco ambientais
 avaliação, 1508-1511, 1510-1511f
 para doenças neurodegenerativas, 413-415
Fatores endócrinos, 44-45q
Fatores estimuladores de colônias, 1434
Fatores justácrinos, 44-45q
Fatores parácrinos, 44-45q
FC (fibrose cística), 1110-1111, 1176-1177
Febre, 835, 838-839
Febuxostate, 854-856, 860-861
FEC (fotoférese extracorpórea), 1483-1484, 1483-1484t
Federal Pure Food and Drugs Act de 1906, 13-14
Fedratinibe, 787-789, 795-796, 1397-1398
Felbamato, 391-392t, 400-401
Felodipino, 617-623, 626-627, 649-650, 1540-1588t. *Ver também* Bloqueadores do canal de cálcio
Femetrazina, 264-265, 550-551
Fenacetina, 834-835
Fenamatos, 850-852, 850-852t, 859-860
Fenciclidina, 310-312, 354-355, 551-552, 556-557
Fendimetrazina, 264-265
Fenelzina, 112-113t, 190-191, 235-237, 343t, 345-347, 351-352
Fenfluramina, 400-401
 apetite e, 288-289
 efeitos farmacológicos, 400-401
 farmacocinética, 391-392t, 400-401
 farmacologia clínica, 410-411
 mecanismo de ação, 400-401
 retirada da, 144-145t, 149-150
 toxicidade, 400-401
 transportadores de membrana e, 95-96
 usos terapêuticos, 400-401, 410-411
Fenformina, 1040-1041
Fenicóis, 1193-1195, 1193-1194f
Fenilcetonúria (PKU), 125-126
Fenilefrina, 247-248, 255-256, 1464t
 efeitos adversos, 275t
 efeitos farmacológicos, 275t
 interações medicamentosas, 349-350
 neurotransmissão e, 198-199
 receptores adrenérgicos e, 191-194

uso oftálmico, 1472-1473
usos terapêuticos, 210-211, 263-264, 275*t*
Fenilefrina/ciclopentolato, 1465-1466
Fenilefrina/escopolamina, 1465-1466
Fenilefrina/tropicamida, 1465-1466
Fenilpropanolamina, 264-265, 349-350
Feniltrimetilamônio, 196-198
Feniramina, 1467-1468
Fenitoína, 390-393, 1374-1375, 1398-1399
  concentração plasmática, 391-393
  efeitos farmacológicos, 390-391
  eliminação, 32-33
  eliminação saturável, 37-39, 38-39*f*
  farmacocinética, 391-393, 391-392*t*, 1540-1588*t*
  farmacologia clínica, 407-408
  interações medicamentosas, 158-159, 235-237, 391-393, 1590*t*
  mecanismo de ação, 390-392, 685-686*t*
  metabolismo, 101
  metabolismo saturável, 36-37*q*
  perspectiva histórica, 427
  resposta multigênica a fármacos e, 136-137
  superdosagem, 154-156
  toxicidade, 391-393
  transportadores de membrana e, 86-88
  usos terapêuticos, 391-393, 407-408
Fenobarbital, 393-395
  ADME e, 435-436
  concentrações plasmáticas, 394-395
  dados farmacocinéticos, 1540-1588*t*
  eliminação, 162-164
  farmacologia clínica, 409-410, 555-556
  histórico, 427
  interações medicamentosas, 394-395
  mecanismo de ação, 393-395
  propriedades farmacocinéticas, 391-392*t*, 394-395
  toxicidade, 394-395
  transportadores de membrana, 86-88
  usos terapêuticos, 211-212, 394-395, 409-410, 435-436*t*, 548-549, 555-556
Fenofibrato, 114-116, 744-746, 749-750, 1540-1588*t*
Fenoldopam, 254-255
Fenolftaleína, 1099-1100
Fenômeno on/off, 417-418
Fenoprofeno, 850*t*, 859-860
Fenoterol, 259-260, 274*t*, 887-888
Fenotiazinas, 1107-1108, 1114-1115
Fenoxibenzamina, 191-194, 265-267, 639-640
Fentanila
  ADME e, 460-461
  administração peridural, 464*t*
  administração subaracnóidea, 464*t*
  administração tópica, 28-29
  dados farmacocinéticos, 1540-1588*t*
  farmacologia, 460-461
  farmacologia clínica, 468-469, 489-490, 555-556
  superdosagem, 545
  usos terapêuticos, 460-461, 468-469, 489-490, 555-556
Fentermina, 264-265, 288-289
Fentolamina, 265-267, 275-276*t*
Ferro
  biodisponibilidade, 912-914
  deficiência, 914-918
  dietético, disponibilidade, 914-916, 914-915*t*
  metabolismo, 913-915, 913-914*f*, 913-915*t*
  perspectiva histórica, 912-913
  necessidades de, 914-915
  oral, 914-917, 916-917*t*, 923-924
  parenteral, 924-925
  toxicidade, 916-917
Ferrodextrana, 916-918, 916-917*t*, 924-925
Ferromoxitol, 916-917, 916-917*t*, 924-925
Ferro-sacarose, 916-918, 916-917*t*, 924-925
Fesoterodina, 210-211, 213-214
Feto
  deficiência de androgênio e, 1000-1001
  efeitos dos androgênios no, 999-1000
Fexinidazol, 1315-1319, 1324-1325
Fexofenadina, 869-871, 1485-1486
  dados farmacocinéticos, 1540-1588*t*
  metabolismo, 106-107
  toxicidade, 156-157
  usos terapêuticos, farmacologia clínica, 878-879
FGF23. *Ver* Fator de crescimento do fibroblasto 23
Fibanserina, 992
Fibra, dietética, 1098-1099, 1098-1099*t*
Fibras aferentes viscerais, 169-170
Fibras pós-ganglionares, 172-173
Fibras pré-ganglionares, 172-174
Fibrilação atrial, 680-681*t*
Fibrinogênio, conversão em fibrina, 713-714
Fibrinólise, 715-716
Fibroblastos, 325-326
Fibrose cística (FC), 1110-1111, 1176-1177
Fidaxomicina, 1149, 1187-1190
Fígado
  efeitos do desflurano no, 480-481
  efeitos do etanol no, 528-529
  efeitos do isoflurano no, 479-480
  efeitos do sevoflurano no, 480-481
  efeitos dos barbitúricos no, 436-438
  metabolismo do etanol no, 523-525, 524-525*f*
  óxido nitroso e, 481-482
Filárias, 1328
Filariose, linfática, 1332-1333
Filgotinibe, 787-789
Filgrastim, 910-912, 923-924
Filgrastim-sndz, 910-912
Filtração glomerular, 561-562
Filtros solares, 1484-1485, 1485-1486*t*
Finasterida, 1449
  dados farmacocinéticos, 1540-1588*t*
  farmacologia clínica, 1006, 1505-1506
  usos terapêuticos, 991-992, 1006, 1499-1500, 1505-1506
Finerenona, 572-573*t*, 587-588, 668-669
Fingolimode, 781-783, 790-791*t*, 791-792, 795-796
Fischer, Edmund, 58-60*q*
Fisostigmina
  ADME e, 222-223
  história, 216, 216*q*
  mecanismo de ação, 218-219
  na toxicidade da atropina, 212-213
  química e relações entre estrutura e atividade, 219-220, 219-220*f*
  toxicidade, 224-227
  usos terapêuticos, 224-227
Fístula biliar, absorção de vitamina K e, 728-729
Fitoalexinas, 100-101
Flatulência, 1111-1112

Flavopiridol, transportadores de membrana e, 89
Flecainida, 692-694
  arritmias induzidas por, 678-679*t*
  efeitos adversos, 145-146, 692-694
  efeitos farmacológicos, 692-694
  farmacocinética, 689*t*, 1540-1588*t*
  farmacocinética clínica, 692-694
  mecanismo de ação, 682-684, 685-686*t*
  polimorfismo de CYP e, 103-106
  toxicidade, 682-685, 697-698
  usos terapêuticos, 697-698
Fleming, Alexander, 1155-1157
Flibanserina, 291-292, 299-300
Flint, Austin, 918-919
Florbetaben, 420-421
Florbetapir, 420-421
Florizina, 1045-1046
Floxuridina, 1361-1363
Flucitosina, 1201-1203, 1202-1203*f*, 1213-1214
Flucloxacilina, 1154-1155
Fluconazol, 1202-1204*t*, 1204-1205*t*, 1205-1207, 1397-1398, 1462-1463, 1463-1465*t*
  dados farmacocinéticos, 1540-1588*t*
  efeitos adversos oculares, 1470-1471
  farmacologia clínica, 1213-1214
  interações medicamentosas, 1590*t*
  usos terapêuticos, 1213-1214, 1316-1317, 1488
Fludarabina, 1380-1381, 1540-1588*t*
Fludrocortisona, 263-264, 1024-1025
Flufenazina
  dados farmacocinéticos, 1540-1588*t*
  dosagem e perfil de risco metabólico, 359*t*
  potência nos receptores de neurotransmissores, 362-363*t*
  usos terapêuticos, farmacologia clínica, 378-379
Flumazenil, 427, 434-435, 441, 548-549, 554-555, 900-901
Flunisolida, 1026-1027
Fluocinolona, 1466-1467
Fluocinolona acetonida, 1468-1469*t*
Fluorborato, 958-959
Fluoresceína, 1470-1471, 1470-1471*f*
Fluoresceína sódica, 1470-1471
Fluoreto, 1068-1070, 1073-1074
Fluoreto de estanho, 1069-1070
Fluoreto de sódio, 1068-1070, 1073-1074
Fluorexona, 1470-1471
Fluormetalona, 1466-1467
5-Fluorodesoxiuridina, 1361-1363*f*
Fluoroquinolonas, 1102-1103, 1113-1114, 1283-1284
5-Fluoruracila (5FU), 1345-1346, 1361-1363, 1361-1363*f*, 1421-1422
  ADME e, 1362-1363
  combinação com leucovorina, 1361-1363
  dados farmacocinéticos, 1540-1588*t*
  efeitos adversos, 1362-1363
  farmacologia clínica, 1380-1381, 1504-1505
  mecanismo de ação, 1361-1363
  quimiorresistência, 123-124
  resistência à, 1361-1363
  terapia de combinação com, 1362-1363
  uso oftálmico, 1467-1468, 1469*t*
  usos terapêuticos, 1362-1363, 1380-1381, 1491-1492, 1504-1505

Fluoxetina, 285-286, 291-292, 341-342, 343t, 344-345, 1449
    ADME e, 345-347
    dados farmacocinéticos, 1540-1588t
    efeitos adversos, 348-349
    farmacologia clínica, 299-300, 351-352
    interações medicamentosas, 345-347, 349-350, 1590t
    metabolismo saturável, 36-37q
    transportadores de membrana e, 95-96
    usos terapêuticos, 299-300, 351-352
Flurazepam, 430-431, 431-433t, 432t, 433-434, 441
Flurbiprofeno, 850t, 860-861, 1467-1468
Flutamida, 991-992, 1003-1004, 1006, 1446-1447, 1448-1449
Flutemetamol, 420-421
Fluticasona, 1026-1027
Flutter atrial, 679-681
Fluvastatina
    ADME e, 740-741
    efeitos adversos, 147-148t
    metabolismo, 345-347
    usos terapêuticos, farmacologia clínica, 749-750
Fluvoxamina, 291-292, 343t, 350-351
    farmacologia clínica, 299-300, 351-352
    interações medicamentosas, 349-350
    tizanidina com, 238-239
    usos terapêuticos, 299-300, 351-352
Fluxo sanguíneo cerebral, nitratos orgânicos e, 615-616
FMO (monoxigenase contendo flavina), 106-107
Folcodina, 467-468, 899-900
Folículos pilosos
    agentes alquilantes e, 1350-1351
    infecções por dermatófitos, 1488
Folitropina. *Ver* Hormônio foliculoestimulante
Folkman, Judah, 1404-1405, 1422-1423
Fomepizol, 524-525, 524-525f, 532-533
Fomivirseno, 1223-1225, 1229-1230
Fondaparinux, 624-628, 716-720, 730-731
Food, Drug, and Cosmetic Act de 1938, 143-144
    emendas Harris-Kefauver ao, 14-15
Formação de cicatriz, 1501
Formestano, 1443-1446
Formoterol, 259-260, 275t, 886-887, 900-901
Formulações antirretrovirais, de ação longa e liberação prolongada, 1266-1269
Fosamprenavir, 1262-1263
Fosaprepitanto, 1108-1109, 1114-1115
Foscarnete, 1223-1224, 1229-1230, 1462-1463t, 1488, 1540-1588t
Fosfatidilinositol-3-cinase, 1031-1032
Fosfato, 1056-1057
Fosfato de cloroquina, para profilaxia da malária, 1301-1302t
Fosfato de fludarabina, 1365-1367
Fosfato de piridoxal, 917-918
Fosfenitoína, 136-137
Fosfomicina, 1179-1180, 1182-1183
Fosinopril, 603-604, 608-609, 633-634, 649-650, 667-668
Fospropofol, 478-479
Fostamatinibe, 1398-1399
Fostensavir, 1263-1264, 1269-1270
Fotemustina, 1348-1349
Fotoférese, 1483-1484, 1483-1484t

Fotoférese extracorpórea (FEC), 1483-1484, 1483-1484t
Fotoquimioterapia, 1482-1485, 1483-1484t
Fotossensibilidade, com tetraciclinas, 1187-1188
Fração de ocupação, 53-55
Fragmentos F(ab), 770-771
Fragmentos Fab antidigitoxina, 690-691
Freio diurético, 564-565, 564-565f, 566t
Fremanezumabe, 290-291, 805-806t
Fremanezumabe-vfrm, 805-806t
Frequência cardíaca e, redução, para tratamento da insuficiência cardíaca sistólica crônica, 664-665
Frovatriptana, 289-290, 299-300
FSH. *Ver* Hormônio foliculoestimulante
Fulvestranto, 973-976, 1397-1398, 1407-1408, 1440-1445
    ADME e, 974-975
    efeitos farmacológicos, 974-975
    farmacologia clínica, 1450
    química, 973-975
    toxicidade, 993
    usos terapêuticos, 974-976, 993, 1450
Fumagilina, 1210-1211, 1214-1215
Fumarato de cetotifeno, 870t, 1467-1468
Fumarato de clemastina, 870t
Fumarato de diroximel, 791-792
Fumarato de monometila, 791-792
Função das células β pancreáticas, 1028-1029, 1033-1035
Função reprodutiva. *Ver também* Gravidez
    efeitos de antagonistas do receptor β-adrenérgico na, 271-272
    efeitos do etanol na, 527-528
    ovulação e, 941-942, 984-986, 985-986t
Função sexual
    efeitos do etanol na, 527-528
    efeitos dos antagonistas dos receptores β-adrenérgicos na, 271-272
Função tímica, alterada, 768-769
Fungos, 1198-1199, 1199-1200f, 1200-1201t
    resistência à anfotericina B, 1199-1201
    teste de sensibilidade a antibióticos para, 1138-1139
Furanocumarínicos, 113-114
Furchgott, Robert, 58-60q, 613-614
Furoato de fluticasona, 895-896, 1026-1027
Furoato de fluticasona/vilanterol, 900-901
Furoato de mometasona, 892-894, 1026-1027
Furosemida, 567-568, 567-568t. *Ver também* Diuréticos, de alça e de alta potência
    dados farmacocinéticos, 1540-1588t
    excreção renal, 31-32
    farmacologia clínica, 587-588, 647-648
    interações medicamentosas, 376-377
    toxicidade, 668-669
    transportadores de membrana e, 89
    usos terapêuticos, 587-588, 647-648, 660-661, 664-666, 668-669, 899-901

G

G6PD (deficiência de glicose-6-fosfato-desidrogenase), 1284-1285
GABA (ácido gama-aminobutírico), 312-314, 313-314f
Gabapentina, 400-402, 545
    distribuição intracelular no cérebro, 333-334
    efeitos farmacológicos, 400-401

    farmacocinética, 391-392t, 400-401, 1540-1588t
    farmacologia clínica, 409-410, 532-533, 554-555
    mecanismo de ação, 400-401
    metabolismo, 106-107
    toxicidade, 401-402
    transportadores de membrana e, 88, 93-96
    usos terapêuticos, 237-238, 400-402, 409-410, 531-533, 554-555, 899-900, 1090
Galantamina
    disponibilidade, 224-225
    farmacologia clínica, 424-425
    para doença de Alzheimer, 420-421, 420-421t
    toxicidade e dicas clínicas, 226-227
    usos terapêuticos, 226-227, 424-425
Galantina, 1540-1588t
Galcanezumabe, 290-291, 805-806t
Galcanezumabe-gnlm, 805-806t
γ-hidroxibutirato de sódio, 264-265
Ganaxolona, 406-407
Ganciclovir, 53-55, 1216, 1217-1219, 1222-1223
    dados farmacocinéticos, 1540-1588t
    transportadores de membrana e, 93-94
    usos terapêuticos, 1461-1462, 1462-1463t
Gânglios, 169-170
    efeitos anestésicos locais nos, 498-499
Gânglios autônomos, transmissão colinérgica e, 183-184
Ganho de peso, fármacos antipsicóticos e, 369-371
Ganirrelix, 939-940t, 940-941, 945-946, 984-985, 994
Gantacúrio
    ADME e, 235-236, 235-236t
    efeitos, 235-237
    farmacologia clínica, 243-244
    usos terapêuticos, 243-244
Garrod, Archibald Edward, 130q
Gás arsina, 1521-1522
Gases para o segmento anterior, 1469
Gases terapêuticos, 483-489
Gastrinomas, na síndrome de Zollinger-Ellison, 1087-1089
Gatifloxacino, 1146-1149, 1461-1462t
GD2, 1429-1432
Gefapixanto, 318-319
Gefitinibe, 136-137, 1345-1346, 1387-1389, 1389-1390f, 1413-1414
Géis, 1478-1479t
Gemifloxacino, 1146- 1149
Gencitabina, 1364-1365, 1388-1389, 1421-1422
    ações celulares, 1361-1363
    ADME e, 1364-1365
    dados farmacocinéticos, 1540-1588t
    efeitos adversos, 1364-1365
    farmacologia clínica, 1380-1381
    mecanismo de ação, 1364-1365
    quimiorresistência, 123-125
    transporte ativo da, 24-25
    usos terapêuticos, 1364-1365, 1380-1381
Gene de resistência à colistina, 1140-1141
Genética
    arritmias e, 674-676
    da doença de Alzheimer, 420-421
    de doenças neurodegenerativas, 413
    de transportadores de membrana, resposta a fármacos clínicos e, 96-98
    química, 5-6

Genética química, 5-6
Genfibrozila, 744-746
  ADME e, 744-745
  dados farmacocinéticos, 1540-1588t
  efeitos adversos, 745-746
  efeitos terapêuticos, 744-745
  farmacologia clínica, 749-750
  interações medicamentosas, 741-742, 745-746, 1590t
  mecanismo de ação, 744-745
  preparações, 744-746
  receptores ativados pelo proliferador de peroxissomo e, 114-116
  transportadores de membrana e, 90-91, 97-98
  usos terapêuticos, 744-746
Genoma humano, superfamílias de transportadores, 86-88-90
  ABC, 88-90, 89t, 90t
  SLC, 86-88, 87t-88t, 88
Gentamicina, 1172, 1181-1182
  ADME e, 1174
  atividade antimicrobiana, 1173
  dados farmacocinéticos, 1540-1588t
  dosagem e monitoração, 1174-1177, 1176-1177f
  efeitos adversos, 1177-1178
  farmacologia clínica, 1502-1503
  meia-vida terminal vs. meia-vida terminal no estado de equilíbrio, 35-36
  para infecções cutâneas, 1486-1487
  resistência bacteriana à, 1173
  usos terapêuticos, 1157-1158, 1176-1177, 1461-1462t, 1502-1503
Gentuzumabe, 771-773t
Gentuzumabe ozogamicina, 1432-1433
Gepirona, 291-292
Gesulcumabe, 771-773t
GH. *Ver* Hormônio do crescimento
Giardíase, 1313-1315, 1319-1320, 1322-1324
Gigantismo, 934-935
Gilman, Alfred, 58-60q, 1348
Gilteritinibe, 1403-1405
Glândulas exócrinas
  antagonistas do receptor de histamina e, 868-869
  efeitos da nicotina nas, 240-241
Glasdegibe, 1394-1395
Glaucoma, 224-226, 271-272, 1456, 1462-1466, 1466-1467t, 1470-1471
Glecaprevir, 90-91
Glecaprevir/pibrentasvir, 1245-1248
Glia radial, 304-305
Glibenclamida, 92-93
Gliburida, 1039-1041, 1540-1588t
Glicerina, 565-567t, 567-568, 1100-1101, 1113-1114, 1465-1466, 1472-1473. *Ver também* Diuréticos, osmóticos
Glicina, com neurotransmissor central, 313-314
Glicocálice, 325-326
Glicocorticoides, 1013-1014, 1466-1467, 1467-1469t. *Ver também* Esteroides adrenocorticais; *glicocorticoides específicos*
  como fármacos dermatológicos, 1478-1481
    sistêmicos, 1478-1481
    tópicos, 1478-1479, 1480t, 1502-1503
  como fármacos imunossupressores, 776-777
    doses suprafisiológicas, uso crônico de, 1018-1020

  farmacologia clínica, 792-793, 860-861, 1024-1025
  mecanismo de ação, 776-777, 1120-1121
  para doença inflamatória intestinal, 1120-1122-1123, 1127-1128
  para náusea e vômitos, 1109-1110
  propriedades farmacológicas, 1121
  retroalimentação negativa dos, secreção de adrenocorticotropina e, 1011-1013
  toxicidade, 776-777, 1466-1467
  usos terapêuticos, 776-777, 792-793, 860-861, 1024-1025, 1121, 1466-1467
    em doenças endócrinas, 1019-1023
    em doenças não endócrinas, 1022-1024
Glicogenólise, 1028-1029
Gliconato de cálcio, 1063-1064, 1069-1070
Gliconato de clorexidina, 1133
Gliconato férrico de sódio, 916-918, 916-917t, 924-925
Gliconeogênese, 1028-1029
Glicopeptídeos, 53-55, 1165-1168, 1169-1170. *Ver também glicopeptídeos específicos*
  ADME e, 1166-1167
  atividade antimicrobiana, 1165-1166
  efeitos adversos, 1167-1168
  mecanismo de ação, 1165-1166
  resistência aos, 1165-1167
  usos terapêuticos, 1166-1167
Glicopirrolato, 1105-1106, 1114-1115
  farmacologia clínica, 213-214
  usos terapêuticos, 211-214, 235-238, 900-901
Glicopirrolato/indacaterol, 900-901
Glicose, metabolismo hepático, desregulação, 1034-1035
Glicose no sangue, regulação, 1028-1030, 1030-1031f
Glicose-6-fosfato, 1029-1030
Glicosídeos cardíacos. *Ver também* Digitoxina; Digoxina
  para tratamento da insuficiência cardíaca sistólica crônica, 662-665
  toxicidade, 664-665
Glicuronidação, 107-110, 108-111f, 109-110t
Gliflozinas, 574-576
  ADME e, 575-576
  contraindicações, 575-576
  excreção urinária e, 574-575
  hemodinâmica renal e, 574-576
  interações medicamentosas, 575-576
  mecanismo e local de ação, 574-575
  toxicidade e efeitos adversos, 575-576
  usos terapêuticos, 575-576
Glimepirida, 1039-1041, 1540-1588t
Glipizida, 1039-1041, 1540-1588t
Globulina antilinfocitária, 793-794
Globulina antitimocitária (ATG), 783-785, 784-785t, 793-794
Globulina de ligação ao hormônio sexual (SHBG), 997-998
Globulina de ligação aos corticosteroides (CBG), 1013-1014
Globulina de ligação da tiroxina, 950
GLP-1 (peptídeo semelhante ao glucagon 1), 1028-1029
Glucagon, 271-272, 1028-1029, 1048-1050, 1052-1053
Glucarpidase, 1360-1361
Gluceptato de cálcio, 1063-1064
Glutamato
  como alvo de terapia neuroprotetora, 414-415

  como neurotransmissor central, 310-313, 312-314f, 312-313t
GM-CSF (fator estimulador de colônias de granulócitos-macrófagos), 789-790, 910-912
GnRH. *Ver* Hormônio liberador das gonadotropinas
Golimumabe, 787-788, 805-806t, 897-898
  efeitos adversos, 1124-1125
  farmacologia clínica, 794-795
  usos terapêuticos, 794-795, 1123-1125, 1128-1129, 1495-1496
Gonadotropina coriônica humana (hCG), 930-931, 930-931t, 940-941, 943-944, 994, 997-998
Gonadotropinas, 937-939, 937-938f. *Ver também gonadotropinas específicas*
  base molecular e celular da ação, 938-939
  estrutura e função, 937-938
  fisiologia, 937-939
  naturais e recombinantes, 940-942
    preparações, 940-942
    usos diagnósticos, 941-942
    usos terapêuticos, 941-942
  para indução da ovulação, 984-986, 985-986f
  secreção, regulação da, 937-939
  usos terapêuticos, toxicidade e dicas clínicas, 994
Goodman, Louis, 1348
Gordura, como reservatório, 30-31
Gosserrelina, 939-940t, 940-941, 1439-1443
  farmacologia clínica, 943-944, 1005, 1450, 1451
  toxicidade, 994
  usos terapêuticos, 943-944, 991-992, 994, 1005, 1450, 1451
Gota, farmacoterapia, 852-859
  alopurinol para, 853-855
  colchicina para, 853-854
  fármacos uricosúricos para, 855-859, 856-857f
  febuxostate para, 854-856
  uricase para, 855-856
GPCR inotrópico, 310-312
GPCR metabotrópicos, 310-313, 312-313t, 313-314f
GR. *Ver* Receptor(es) de glicocorticoides
Granisetrona, 298-299, 1106-1108, 1108-1109t, 1114-1115
Granulócitos, 755-756
Gravidez. *Ver também* Trabalho de parto
  AINE na, 840-841
  contraindicação de iodo radioativo na, 960-961
  doença do refluxo gastresofágico na, 1086-1088
  doença inflamatória intestinal na, 1126-1128
  fármacos antipsicóticos na, 373-374
  inibidores da enzima conversora de angiotensina na, 605-606
  interrupção da, 983-985
  lítio na, 377-378
  terapia anticonvulsivante na, 406-408
  tireotoxicose na, tratamento da, 958-959
  tratamento do hipotireoidismo durante, 955-956
Grazoprevir, 90-91
Grazoprevir/elbasvir, 1245-1248
Greengard, Paul, 58-60q
Grelina, 931-933

Grepafloxacino, 1146-1147
　retirada do, 149-150
Griseofulvina, 1209-1210, 1214-1215, 1488
GTN. *Ver* Nitroglicerina
Guaifenesina, 899-900
Guanabenzo, 256-257
Guanadrel, neurotransmissão e, 196-198
Guanetidina, neurotransmissão e, 196-198
Guanfacina, 256-257, 275*t*
Guanilil ciclases, 63-67, 66-67*f*
Guanina, 1360-1361*f*
Guselcumabe, 787-788, 794-795, 805-806*t*, 1494*t*

H

Haegarda, 876-877, 876-877*t*
Haloperidol, 298-299, 354-355
　ADME e, 367*t*
　dados farmacocinéticos, 1540-1588*t*
　dosagem e perfil de risco metabólico, 359*t*
　interações medicamentosas, 349-350
　para náusea e vômitos, 1108-1109, 1114-1115
　parkinsonismo e, 415-416
　potência nos receptores de neurotransmissores, 362-363*t*
　usos terapêuticos, farmacologia clínica, 378-379
Haloprogina, 1211-1213
Halotano, 478-479*f*, 480-481
　ADME e, 480-481
　farmacologia clínica, 489-490
　hipertermia maligna e, 235-238
　uso clínico, 480-481
　usos terapêuticos, 235-237, 489-490
Hansen, Armauer, 1286-1287
Hanseníase, 1272-1273
Haplótipos, 131-132, 132*f*
HBPM (heparina de baixo peso molecular), 627-628, 716-720, 730-731
HBV. *Ver também* Vírus da hepatite B; Vírus contra hepatite B
hCG (gonadotropina coriônica humana), 930-931, 930-931*t*, 940-941, 943-944, 994, 997-998
HCV. *Ver* Vírus da hepatite C
HDL (lipoproteínas de alta densidade), 736-738, 738-739*f*
Hélio, 488-489, 490
Hematopoiese, 755-756, 757-758*f*, 905-906
　ineficaz, 920-921
　perspectiva histórica, 906
Hemiceluloses, 1098-1099
Hemicolínio, 196-198
Hemodinâmica, renal
　angiotensina II e, 598-599
　diuréticos e. *Ver* Diuréticos
Hemoglobina, 913-914
Hemorragia, pós-parto, 943-944
Hemossiderina, 913-914
Hemostase, 712-714, 713-715*f*. *Ver também* Coagulação
　anticoagulantes e. *Ver* Anticoagulantes; *anticoagulantes específicos*
　na cirurgia oftálmica, 1469
Heparina, 46-49, 623*t*, 624-626, 715-720
　derivados da. *Ver também* Fondaparinux; Heparina de baixo peso molecular
　　ADME e, 716-719
　　administração e monitoração, 718-720
　　efeitos farmacológicos, 716-718
　　uso clínico, 716-718

farmacogenômica, 137-138
farmacologia clínica, 627-628, 730-731
padronização, 715-716
resistência à, 719-720
reversão da, 719-720
uso clínico, 716-718
usos terapêuticos, 623, 627-628, 666-667, 730-731
Heparina de baixo peso molecular (HBPM), 627-628, 716-720, 730-731
Hepatite viral, 1232-1249. *Ver também* Vírus da hepatite B; Vírus da hepatite C
Hepatotoxicidade (ver também fármacos individuais)
　das estatinas, 741-742
　das tetraciclinas, 1187-1188
　dos AINE, 840-841
　dos macrolídeos, 1190-1191
Hepcidina, 912-913
Heroína, 162-163*t*, 458-459, 546, 546*f*, 553-554
Herpes-vírus simples (HSV), 1216-1225, 1217-1219*f*, 1229-1230
Herpes-zóster oftálmico, 1461-1462
Heterorreceptores, 178-179
Hexafluoreto de enxofre, 1469, 1469*t*, 1488
Hexametônio, 231-235, 238-241, 240-241*f*
　efeitos no sistema nervoso periférico, 239-241
　farmacologia clínica, 243-244
　neurotransmissão e, 196-198
　usos terapêuticos, 243-244
HI-6, 227-228
Hidantoínas. *Ver* Fenitoína
Hidralazina, 50-51, 112-113*t*, 642-644, 646-647, 649-650
Hidralazina/dinitrato de isossorbida, 660-662
Hidrato de cloral, 350-351, 437-438
Hidroclorotiazida, 569-571*t*, 636-639, 1070-1071. *Ver também* Diuréticos, tiazídicos e semelhantes às tiazidas
　dados farmacocinéticos, 1540-1588*t*
　farmacologia clínica, 587-588, 647-648, 1073-1074
　toxicidade, 668-669
　usos terapêuticos, 587-588, 647-648, 668-669, 1073-1074
Hidrocodona, 458-459, 1449
　dados farmacocinéticos, 1540-1588*t*
　dosagem, 464*t*
　farmacologia clínica, 468-469, 555-556
　interações medicamentosas, 349-350
　usos terapêuticos, 212-213, 468-469, 555-556
Hidrocortisona, 1121
　absorção, 1016-1018
　farmacologia clínica, 1024-1027
　usos terapêuticos, 894-895, 1020-1128
Hidromorfona, 458-459, 464*t*, 468-469, 546
Hidroquinona, 1500-1501
Hidroxicloroquina, 1300-1302, 1301-1303*t*, 1309-1310
　dados farmacocinéticos, 1540-1588*t*
　efeitos adversos oculares, 1470-1471
Hidróxido de alumínio, 44
Hidróxido de magnésio, 44
Hidroxipropil celulose, 1472-1473
8-Hidroxiquinolonas, 1318-1319
5-Hidroxitriptamina (5-HT, serotonina), 282-293
　ações fisiológicas, 285-290

agonistas do receptor, agonistas inversos, ISRS e AAMS e, 291-292
agonistas dos receptores e, 289-291, 289-290*t*
antagonistas dos receptores e, 289-290, 289-290*t*
como neurotransmissor central, 316-317
enxaqueca e, 289-291
histórico, 282-284*f*, 284-285*f*
metabolismo, 282-284
psicodélicos e, 291-292
receptores para, 284-286, 287-288*f*, 287-288*t*
síndrome serotoninérgica e, 291-293
síntese, 282, 284-285*f*
vias de projeção serotoninérgicas no cérebro e, 283-285, 285-287*f*
Hidroxiureia, 1341-1342, 1377-1378, 1382-1383, 1540-1588*t*
Hidroxizina, 350-351, 869-871, 877-878, 1484-1485, 1540-1588*t*
HIF (fator induzível por hipoxia), 906-907
Hiosciamina, 213-214, 1105-1106, 1114-1115
Hiperalgesia, 449-450*q*, 451-452
Hipercalcemia, 1061-1064
Hipercortisolismo, 1023-1024
Hiperforina, 86-88, 114-116
Hiperfosfatemia, 1062-1063
Hiperosmolalidade, 579-580
Hiperpigmentação, 1500-1501
Hiperplasia prostática benigna (HPB), 267-268, 1000-1001
Hiperplasia suprarrenal congênita, 1022-1023
Hiperpotassemia, 605-606
Hiperprolactinemia, 297-298, 369-370, 934-935
Hipertensão, 630-650
　agonistas dos receptores adrenérgicos para, 267-268
　algoritmos de tratamento para, 630-632
　anestesia geral e, 473-474
　antagonistas dos receptores α-adrenérgicos para, 270-271, 270-271*t*
　epidemiologia, 630-631
　etanol e, 527-528
　fármacos simpaticomiméticos para, 263-264
　induzida por gravidez, 986-988
　inibidores da enzima conversora de angiotensina para, 604-605
　tratamento farmacológico. *Ver* Fármacos anti-hipertensivos
　tratamento não farmacológico, 645-646
Hipertensão arterial pulmonar, 700-712
　farmacoterapia, 702-712
　　agonistas dos receptores de prostaciclina na, 705-708
　　bloqueadores do canal de cálcio na, 708-711
　　endotelina e antagonistas dos receptores de endotelina na, 707-709
　　estimuladores da sinalização de cGMP e PKG na, 702-706, 703-704*f*
　　fármacos no desenvolvimento da, 707-711
　　inibidores do receptor de tirosina-cinase na, 708-709
　　prostanoides para, 829-830
　　uso clínico, 701-703, 702-703*f*
　integração de sinais na, 710*f*, 707-711

mecanismos, 700-702, 700-701f, 700-701t
vias de administração de fármacos e, 700-701
Hipertensão induzida por gravidez, 986-988
Hipertensão ocular, 1463-1465
Hipertensão pulmonar
　arterial. *Ver* Hipertensão arterial pulmonar
　tipos de, 700-701
Hipertermia maligna, 235-238
Hipertireoidismo, 271-272, 947- 949, 959-961
Hipervitaminose D, osso e, 1062-1063
Hipnóticos. *Ver também* Benzodiazepínicos; Sedativo-hipnóticos; *fármacos específicos*
　definição, 427
　vendidos sem prescrição, 438-439
Hipocalcemia
　osso e, 1062-1063
　tratamento farmacológico, 1063-1064
Hipocarbia, 487-488
Hipócrates, 834-835
Hipófise, ações da dopamina na, 295-296
Hipoglicemia, 1048-1050
Hipogonadismo
　feminino, 1001-1003
　masculino, 1001-1003
Hipogonadismo feminino, 1001-1003
Hipogonadismo hipogonadotrópico, 938-939
Hipogonadismo masculino, 1001-1003
Hipoparatireoidismo
　osso e, 1062-1063
　tratamento, 1064-1065
Hipoprotrombinemia
　do neonato, 728-729
　induzida por fármaco e veneno, 728-729
Hipotensão, 263-264, 456-458, 579-580, 605-606
Hipotermia, anestesia geral e, 472-473
Hipotireoidismo, 947-949, 953-957
Hipotiroxinemia, durante a gravidez, 955-956
Hipotricose, dos cílios, 1500-1501
Hipovolemia, 456-458, 579-580
Hipoxemia, 483-484
Hipoxia, 483-485
　adaptação à, 484-485
　correção da, 485-487
　efeitos da, 484-485
Hirsutismo, 991-992
Histamina, 863-868, 1484-1485
　com neurotransmissor central, 315-317, 315-316f
　distribuição, 863
　efeitos fisiológicos e farmacológicos, 866-868
　excreção renal, 31-32
　funções, 863-867
　liberação de, 863-867
　　bloqueadores neuromusculares e, 237-238
　　morfina e, 453-455
　síntese, armazenamento e metabolismo, 863, 864f
　toxicidade, 867-868
Histoplasmose, 1200-1201t
Histrelina, 939-940t, 940-941, 943-944, 1005, 1439-1443, 1450
Hitchings, George, 867-868, 1216
HIV. *Ver* Vírus da imunodeficiência humana

HLA (antígeno leucocitário humano), solúvel, 789-790
HLA-carbamazepina, 137-138
Hodgkin, Dorothy Crowfoot, 918-919
Homatropina, 206-208, 213-214, 1464t, 1465-1466
Homeostasia da glicose, 1028-1033. *Ver também* Diabetes melito; Insulina
　ação da insulina e, 1030-1032
　diagnóstico de diabetes melito e, 1032-1033, 1032-1034t
　fisiologia das ilhotas pancreáticas e secreção de insulina e, 1029-1031, 1030-1032f
　receptor de insulina e, 1031-1033, 1032-1033f
　regulação da glicose no sangue e, 1028-1030, 1030-1031f
Homeostasia do cálcio, 1054-1055, 1055f
　absorção e excreção de cálcio e, 1054-1055, 1055t, 1056-1057f
　calcitonina e, 1060-1061, 1061-1062f
　distúrbios da
　　osso e, 1061-1063
　　tratamento farmacológico, 1063-1070
　fator de crescimento do fibroblasto 23 e, 1057-1060, 1057-1059f
　paratormônio e, 1056-1059
　reservas de cálcio e, 1054-1055
　vitamina D e, 1059-1061, 1060-1061f
Homeostasia do fosfato, 1055-1057
　absorção, distribuição e excreção e, 1056-1057
　distúrbios da, 1062-1070
　fator de crescimento do fibroblasto 23 e, 1057-1061, 1057-1059f, 1061-1062f
　paratormônio e, 1056-1059
　vitamina D e, 1059-1061, 1060-1061f
Homeostasia dos íons minerais, 1054-1057, 1055f
Homólogo do oncogene do vírus do sarcoma felino, 1392-1393
Homossalato, 1484-1485
Honjo, Tasuku, 1425-1426
Hordéolo, 1460-1461
Hormese, 52-53
Hormônio adrenocorticotrópico, 929-930, 930-931t, 1008-1014, 1008-1009f
　absorção, destino e toxicidade, 1011-1014
　ações sobre o córtex suprarrenal, 1008-1010, 1009-1010f
　ensaios de, 1011-1014
　mecanismo de ação, 1009-1010, 1010-1011f
　secreção, regulação do, 1009-1013, 1011-1013f
　usos terapêuticos e aplicações diagnósticas, 1011-1014
Hormônio antidiurético (ADH). *Ver* Vasopressina
Hormônio do crescimento (GH), 929-935, 930-931t
　base molecular da ação do, 933-934, 933-934f
　deficiência de, 934-935
　　tratamento da, 936-938
　estrutura, 930-933
　farmacologia clínica, 943-944
　farmacoterapia dos distúrbios do, 934-936
　fisiologia, 933
　fisiopatologia, 934-935
　produção comprometida, 934-935

produção excessiva de, 934-935
　tratamento da, 934-936
　secreção, regulação da, 931-933
　usos terapêuticos, 943-944
Hormônio estimulador dos melanócitos α, 929-930, 930-931t
Hormônio estimulante da tireoide, 930-931, 930-931t, 951-953, 962-963
Hormônio foliculoestimulante (FSH, folitropina), 930-931, 930-931t, 940-941, 997-998
　recombinante, 994
　urinário, altamente purificado, 994
Hormônio liberador da tirotrofina (TRH), 951
Hormônio liberador das gonadotropinas (GnRH), 997-998
　congêneres, 939-941, 939-940t
Hormônio liberador de corticotropina (CRH)
　perspectiva histórica, 1008
　secreção de adrenocorticotropina e, 1010-1011
　usos terapêuticos e aplicações diagnósticas, 1011-1014
Hormônio liberador do hormônio do crescimento, 931-933, 937-938
Hormônio luteinizante, 930-931, 930-931t, 997-998
　recombinante, 941-942, 994
Hormônios sexuais. *Ver também* Androgênios; Estrogênios; Testosterona
　morfina e, 452-453
Hormônios tireoidianos, 947-948, 948f, 949-953
　ativação/desativação por desiodação nos tecidos periféricos, 950, 950f
　biossíntese, 949
　degradação e excreção, 951, 951t
　efeitos adversos, 956-957
　efeitos clínicos, 953-954
　efeitos não genômicos, 952-953
　interações medicamentosas, 956-957t
　mediação dos efeitos por receptores nucleares, 952-953
　metabolismo, 950, 950t
　perspectiva histórica, 949
　preparações, 954-957, 962-963
　química, 947-948
　secreção, 949, 949f-950f, 951-953, 951t
　transporte no sangue, 950-951, 951t
　transporte para dentro e para for a das células, 952-953
　usos terapêuticos, 955-957
Hormônios, 929. *Ver também hormônios específicos*
　secreção de vasopressina e, 579-580
Hormônios hipofisários, recombinantes, 943-944
Hormônios insulinotrópicos, 1028-1029
Hornykiewicz, Oleh, 292-293
HPB (hiperplasia prostática benigna), 267-268, 1000-1001
HRE (elemento de resposta hormonal), 67-70
HSV (herpes-vírus simples), 1216-1225, 1217-1219f, 1229-1230
5-HT, 5HT. *Ver* 5-Hidroxitriptamina
Huggins, Charles, 1439-1440
Humor aquoso, 1456
Hunt, Reid, 174-177

I

Ibalizumabe, 805-806t, 1263-1264, 1269-1270
Ibalizumabe-uiyk, 805-806t
Ibandronato, 1066-1067, 1069-1070, 1072-1073, 1540-1588t
Ibritumomabe tiuxetana, 805-806t
Ibrutinibe, 1398-1400, 1414-1415
Ibuprofeno, 843t, 848-849, 850t, 1449
   dados farmacocinéticos, 1540-1588t
   interações medicamentosas, 158-159
   metabolismo, microbioma intestinal e, 122-123
   usos terapêuticos, farmacologia clínica, 859-860
Ibutilida, 692-694
   arritmias induzidas por, 678-679t
   características farmacocinéticas e dosagem, 689t
   mecanismo de ação, 685-686t
   usos terapêuticos, toxicidade e dicas clínicas, 697-698
Icatibanto, 876-880, 876-877t
Idarrubicina, 1368-1369
Idarucizumabe, 723-725, 731-732, 805-806t
Idecabtagene vicleucel, 1434
Idelalisibe, 1400-1403, 1415-1416
Idoxifeno, 1442-1443
Idoxuridina, 959-960t, 1224-1225, 1229-1230
Ifemprodil, 310-312, 531-532
IFN. *Ver* Interferonas
Ifosfamida, 1351-1354, 1367-1368
   ADME e, 1351-1352
   dados farmacocinéticos, 1540-1588t
   efeitos adversos, 1350-1354, 1350-1351t
   farmacologia clínica, 1379-1380
   relações entre estrutura e atividade, 1348-1349, 1349-1350f
   resistência à, 1350-1351, 1350-1351t
   usos terapêuticos, 1351-1354, 1379-1380
IGF-1 (fator de crescimento semelhante à insulina 1), 931-933, 936-938, 943-944
IgIV (imunoglobulina intravenosa), usos dermatológicos, 1497-1498
Ignarro, Louis, 58-60q, 613-614
Íleo paralítico, 224-225
Íleo, pós-operatório, 1101-1102
Ilhotas pancreáticas, 1029-1030, 1030-1031f
Iloperidona
   ADME e, 365t
   dosagem e perfil de risco metabólico, 359t
   potência nos receptores de neurotransmissores, 362-363t
   usos terapêuticos, farmacologia clínica, 380
Iloprosta, 706-707, 711-712, 829-832
IMAO (inibidores da monoaminoxidase), 153-154t, 345-350
Imatinibe, 5-6, 49-50, 52-53, 708-709, 1342-1343, 1399-1401
   dados farmacocinéticos, 1540-1588t
   farmacologia clínica, 1414-1415
   interações medicamentosas, 349-350
   usos terapêuticos, 1414-1415
Imidazóis, 1210-1212, 1214-1215. *Ver* Fármacos antifúngicos azóis; *imidazóis específicos*
Iminoestilbenos, 394-398. *Ver também fármacos específicos*
Imipeném/cilastina, 1164-1165, 1169-1170, 1540-1588t

Imipeném/cilastina/relebactam, 1164-1165, 1169-1170
Imipramina, 343t, 344-345, 1449
   depuração, 33-34
   farmacologia clínica, 351-352
   usos terapêuticos, 351-352, 1104-1106
Imiquimode, 67-70, 1493-1495, 1504-1505
Impentamina, 872-873
Impotência, 829-830
Impulsividade, 5HT e, 288-289
Imunidade
   adaptiva, 760-766, 774-775
     desenvolvimento de linfócitos e tolerância e, 761-763
     diapedese e, 764-765, 766-767f
     iniciação da resposta imune adaptativa e, 760-761
     memória imunológica e, 765-766
     processamento e apresentação do antígeno e, 760-763, 761-762f
     receptores para patógenos e, 760-761
     reconhecimento do patógeno, 760-761
     respostas primárias, 761-765
   eicosanoides e, 825-828
   inata, 758-761
     barreira anatômica e, 758-759
     eliminação do patógeno e, 759-761
     em doenças infecciosas, 765-766
     reconhecimento do patógeno e, 758-760
   passiva, 799-802, 800-802t
Imunidade adaptativa. *Ver* Imunidade, adaptativa
Imunidade inata, 758-761, 774-775
   barreira anatômica, 758-759
   eliminação do patógeno e, 759-761
   em doenças infecciosas, 765-766
   reconhecimento do patógeno e, 758-760
Imunidade passiva, 799-802, 800-802t
Imunização, 798-819. *Ver também* Vacinas
   estratégias para, 799-802
     ativa, 800-802
     passiva, 799-802, 800-802t
   materna, 811-812
   memória imunológica e, 799-800
   perspectiva histórica, 798-799, 799-800t
   vacinas para. *Ver* Vacinas
Imunização passiva artificial, 800-802
Imunocitoquímica, 334-336
Imunodeficiência, 768-769. *Ver também* Infecção por HIV
Imunofarmacogenômica, 136-137
Imunoglobulina intravenosa (IgIV), uso dermatológico da, 1497-1498
Imunoglobulinas, 783-785, 784-785t, 803-807
   anticorpos monoclonais como, 803-807, 805t-806t
   classes e funções, 803-807
   estrutura, 803-806
   IgA, 805-807
   IgD, 803-806
   IgE, 806-807
   IgG, 803-806
   IgM, 803-806
Imunomodulação, 326-329, 784-790
   agentes biológicos direcionados para integrinas para, 788-789
   antagonistas de interleucina para, 786-788
   citocinas para, 788-790
   coestimulação e inibição e, 784-787, 785-786f

   inibição do antígeno associado à função linfocitária para, 788-789
   inibidores JAK para, 787-789
Imunomoduladores
   dermatológicos, 1493-1495, 1503-1505
   para doença inflamatória intestinal, 1122-1124, 1127-1129
   usos terapêuticos e dicas clínicas, 901-902
Imunossupressão, 774-785, 775-776t
   anticorpos imunossupressores e proteína de fusão do receptor e, 783-785, 783-784f
   efeitos de esteroides adrenocorticais e, 1016-1017, 1017-1018t
   fármacos antiproliferativos e antimetabólicos para, 780-783
   glicocorticoides para, 776-777
   inibidores da calcineurina para, 776-781
   manutenção, 776-777
   moduladores do receptor de esfingosina-1-fosfato para, 781-784
   para asma, 896-897
   para rejeição estabelecida, 776-777
   para transplante de órgãos, abordagem geral ao, 775-777
Imunossupressores, 1467-1468, 1469t
   dermatológicos, 1489-1495, 1491-1492t, 1503-1505
Imunoterapia
   para câncer, 769-771, 769-770f
   para esclerose múltipla, 789-792
     características clínicas e patologia e, 789-791
     farmacoterapia e, 790-792, 790-791t
   para tireotoxicose, 958-959
Imunoterapia antiamiloide, 421-422
Imunoterapia para câncer, 769-771, 769-770f
Imunoterapias dirigidas para psoríase e dermatite atópica, 1493-1498, 1494t, 1495-1496f
Inaladores
   combinação, 886-889, 901-902
   de pó seco, 882-884
   dosimetrados, pressurizados, 882-884
   triplos, 888-889
Inaladores combinados
   agonistas β_2-adrenérgicos e, 886-887
   antagonistas colinérgicos muscarínicos e, 888-889
   usos terapêuticos e dicas clínicas, 901-902
Inaladores triplos, 888-889
Inativação, 386-389
Inclisirana, 745-748, 750-751
IncobotulinumtoxinA, 238-239, 243-244, 1469
Indacaterol, 259-260, 275t, 886-887, 900-901
Indanil carbenicilina sódica, 1154-1155, 1159-1160
Indapamida, 569-571t, 587-588, 647-648, 668-685. *Ver também* Diuréticos, tiazídicos e semelhantes às tiazidas
Índice terapêutico, 53-55
Indinavir, 1262-1263
Indometacina, 4-5, 843t, 847-848, 987-988
   dados farmacocinéticos, 1540-1588t
   efeitos adversos oculares, 1470-1471
   excreção renal, 31-32
   farmacologia clínica, 859-860
   meia-vida terminal vs. meia-vida terminal no estado de equilíbrio, 35-36
   usos terapêuticos, 859-860
Indoramina, 268-269
Inebilizumabe, 805-806t

Inebilizumabe-cdon, 805-806t
Inervação, 173-178
Infantilismo sexual, 939-940
Infarto do miocárdio, 604-606
Infecção por HIV, 1250-1271. *Ver também* Aids
    patogenia, 1250-1252
    quimioterapia para
        formulações antirretrovirais de ação e liberação prolongadas, 1266-1269
        futuro, 1268-1269
        inibidores da entrada, 1263-1265, 1269-1270
        inibidores da integrase, 1264-1267, 1265-1266f, 1269-1270
        inibidores da protease do HIV, 1259-1263, 1260-1262f, 1269-1270
        inibidores não nucleosídeos da transcriptase reversa, 1257-1261, 1257-1258f, 1257-1258t, 1268-1269
        inibidores nucleosídeos e nucleotídeos da transcriptase reversa, 1252-1257, 1253-1255f, 1253-1256t, 1268-1269
        princípios, 1251-1253
Infecção por microspórídios, 1200-1201t, 1210-1211, 1316-1317
Infecção por papilomavírus, 1227-1228
Infecções abdominais, 1148-1149
Infecções anaeróbicas, 1157-1158
Infecções articulares, 1148-1149, 1166-1167
Infecções bacterianas
    cutâneas, 1486-1487
    oculares, 1460-1462, 1461-1462t
Infecções da SARS, 599-601, 600-601f
    SARS-CoV-2, 806-807, 1228-1229, 1230-1231
Infecções de cateteres vasculares, 1166-1167
Infecções de tecidos moles
    clindamicina para, 1190-1191
    glicopeptídeos para, 1166-1167
    macrolídeos para, 1189-1190
    oxazolidinonas para, 1191-1192
    quinolonas para, 1148-1149
    tetraciclinas para, 1185-1187
Infecções dermatófitas da pele, 1486-1487-1488
Infecções do trato urinário, 1145-1146, 1148-1149, 1158-1159, 1176-1180
Infecções enterocócicas, 1157-1158
    corrente sanguínea, 1158-1159
Infecções estreptocócicas, 1157-1158
Infecções fúngicas, oculares, 1462-1463
Infecções intra-abdominais, 1185-1187
Infecções micobacterianas, 1272-1292. *Ver também* Hanseníase; Tuberculose
    atípicas, tetraciclinas para, 1187-1188
    fármacos usados para, 1176-1177. *Ver também* Fármacos antimicrobacterianos; *fármacos específicos*
    macrolídeos para, 1189-1190
    não tuberculosas
        disseminadas, 1286-1287
        princípios terapêuticos, 1285-1287
        pulmonares, 1285-1287
Infecções ósseas, 1148-1149, 1166-1167
Infecções pneumocócicas, 1155-1157
Infecções por ancilostomídeos, 1332-1333
Infecções por *Clostridium difficile*
    colite por, tratamento, 119, 125-126
    macrolídeos para, 1189-1190
    uso de antibióticos e, 124-125

Infecções por *Cyclospora cayetanensis*, 1316-1317
Infecções por *Cystoisospora belli*, 1316-1317
Infecções por *Helicobacter pylori*, 1087-1089, 1087-1089t, 1187-1190
Infecções por helmintos, 1328-1337, 1329f
Infecções por *Isospora belli*, 1316-1317
Infecções por *Listeria*, 1157-1158
Infecções por *Malassezia*, cutâneas, 1488
Infecções por *Neisseria*, 1157-1158
Infecções por *Pasteurella multocida*, 1157-1158
Infecções por *Pneumocystis jiroveci*, 1146-1147, 1200-1201t, 1210-1211
Infecções por protozoários, 1313-1327. *Ver também* Infestações parasitárias
    fármacos antiprotozoários e, 1316-1326, 1488-1491, 1503-1504
    oculares, 1462-1463
Infecções por *Staphylococcus aureus* resistentes à meticilina, 1146-1147
Infecções respiratórias, 1158-1159
    clindamicina para, 1190-1191
    glicopeptídeos para, 1166-1167
    macrolídeos para, 1189-1190
    oxazolidinonas para, 1191-1192
    quinolonas para, 1148-1149
    sulfametoxazol/trimetoprima para, 1145-1146
    tetraciclinas para, 1185-1187
Infecções. *Ver infecções específicas e tipos de infecções*
Infecções virais. *Ver também infecções virais específicas*
    oculares, 1461-1463, 1462-1463t
Infertilidade
    feminina, 939-940
    masculina, 941-942
Infertilidade masculina, 941-942
Infestações parasitárias, 1176-1177, 1488-1491. *Ver também* Infecções por protozoários
    teste de sensibilidade a antibióticos nas, 1138-1139
Infigratinibe, 1393-1394
Inflamação, 765-768, 767-768f, 834-835
    5HT e, 287-289
    aguda, 766-768
    AINE para, 836-838
    antagonistas dos receptores de histamina e, 868-869
    cininas e, 875-876
    crônica, 767-768
    eicosanoides e, 825-828
    endocanabinoides e, 514-515
    fator ativador plaquetário e, 830-831
Infliximabe, 44-45, 786-788, 805-806t, 897-898
    durante a gravidez, 1127-1128
    efeitos adversos, 1124-1125
    farmacologia clínica, 794-795
    fracasso na insuficiência cardíaca, 666-667
    usos terapêuticos, 794-795, 1123-1125, 1128-1129, 1494t, 1495-1496
Infra-regulação, 50-51
Infrarreguladores seletivos do receptor de estrogênio, 1443-1445
INH. *Ver* Isoniazida
Inibição competitiva, 46-49
Inibição não competitiva, 46-49
Inibidor de C1, 876-877, 876-877t

Inibidor do fator de crescimento transformador β, 924-925
Inibidores da 5α-redutase, 1003-1005
Inibidores da acetilcolinesterase, 218-227, 420-421, 420-421t
    ADME e, 222-224
    base dos efeitos farmacológicos, 220-222
    efeitos nos sistemas fisiológicos, 220-223
    mecanismo de ação molecular, 218-220, 218-219f
    química e relações entre estrutura e atividade, 219-222, 219-220f, 221t
    toxicologia, 223-225
    usos terapêuticos, 224-227
Inibidores da anidrase carbônica (CAI), 564-567, 1463-1465. *Ver também* Acetazolamida; Diclorfenamida; Metazolamida
Inibidores da aromatase, 984-985, 1443-1447, 1445f-1446f
Inibidores da BCL2, 1412-1414, 1412-1413f
Inibidores da BCR-ABL-cinase, 1399-1401, 1414-1415
Inibidores da bomba de prótons, 124-125, 1080-1082, 1082f, 1086-1088t, 1089-1090. *Ver também fármacos específicos*
Inibidores da calcineurina, 776-781, 792-793, 1493-1495
Inibidores da calicreína, 876-877, 876-877t
Inibidores da catecol-O-metiltransferase, 418-419
Inibidores da colinesterase. *Ver* Inibidores da acetilcolinesterase
Inibidores da CTLA-4 (proteína 4 associada ao linfócito T citotóxico), 1425-1427, 1426f, 1505-1506
Inibidores da dipeptidil-peptidase 4, 1044-1046, 1048t, 1051-1052
Inibidores da ECA (enzima conversora de angiotensina). *Ver* Inibidores da enzima conversora de angiotensina
Inibidores da entrada, para infecção pelo HIV, 1263-1265, 1269-1270
Inibidores da enzima catabólica de endocanabinoides, 519-520
Inibidores da enzima conversora de angiotensina (ECA), 46-49, 602-606, 667-668, 877-878
    efeitos adversos, 605-606
    efeitos farmacológicos, 602-603
    farmacologia clínica, 602-605, 603-604f
    histórico, 602-603
    interações medicamentosas, 605-606
    para a insuficiência cardíaca sistólica crônica, 656-658
    transportadores de membrana e, 92-93
    usos terapêuticos, 604-606, 633-636, 667-668
Inibidores da fibrinólise, 724-726
inibidores da fosfodiesterase (PDE), 665-667, 888-890, 901-902, 1004-1006, 1005t, 1504-1505
Inibidores da fosfodiesterase-4, 1496-1497
Inibidores da histona-desacetilase (HDAC), 1411-1412, 1498-1499, 1505-1506
Inibidores da histona-metiltransferase, 1411-1413
Inibidores da HMG-CoA-redutase, transportadores de membrana e, 90-91
Inibidores da integrase, 1264-1267, 1265-1266f, 1269-1270
Inibidores da interleucina-12/23, 1495-1496

Inibidores da interleucina-13, 1497-1498, 1504-1505
Inibidores da interleucina-17, 1495-1497
Inibidores da interleucina-4, 1497-1498, 1504-1505
Inibidores da Janus-cinase, 787-789, 795-796, 1396-1398, 1496-1498, 1504-1505
Inibidores da MCP-1 (morte celular programada proteína 1), 1426-1427, 1505-1506
Inibidores da MEK, 1396-1397, 1505-1506
Inibidores da monoaminoxidase (IMAO), 153-154t, 345-350. Ver também fármacos específicos
Inibidores da monoaminoxidase B, 418-420
Inibidores da morte celular programada 1 (MCP-1), 1426-1427, 1505-1506
Inibidores da neprilisina, 659-660, 668-669
Inibidores da PI3-cinase, 1446-1447
Inibidores da poli(ADP-ribose) polimerase, 1405-1408, 1416-1417
Inibidores da protease, 898-899
Inibidores da protease do HIV, 1259-1263, 1260-1262f, 1269-1270
Inibidores da proteína 4 associada ao linfócito T citotóxico (CTLA-4), 1425-1427, 1426f, 1505-1506
Inibidores da proteína-cinase ativada por mitógeno (MAP), 898-899
Inibidores da proteína-cinase regulados por sinal extracelular ativado por mitógeno, 1395-1397
Inibidores da proteína-convertase subtilisina tipo 9, 745-748, 746-747f
Inibidores da RAF-cinase, 1395-1397
Inibidores da recaptação de serotonina-norepinefrina, 342-346, 342-344f, 348-350
Inibidores da síntese de estrogênios, 975-976, 993
Inibidores da sódio/potássio-ATPase, 662-664
Inibidores da tirosina-cinase, 1387-1394
  ALK e ROS1 como, 1390-1393
  fusão NRTK/TRK como, 1392-1393
  inibidores de MET/HGFR como, 1393-1394
  inibidores de RET como, 1393-1394
  Inibidores do FGFR como, 1392-1394
  inibidores do receptor do fator de crescimento epidérmico humano como, 1387-1390, 1387-1388f
  inibidores do receptor do fator de crescimento epidérmico humano 2 como, 1389-1391, 1389-1390f
  receptor do fator de crescimento derivado de plaquetas e inibidores KIT como, 1392-1393
Inibidores da tirosina-cinase de Bruton (BTK), 1398-1400, 1398-1399f, 1414-1415
Inibidores da via Hedgehog, 1393-1395
Inibidores da via PI3K/Akt/mTOR, 1400-1404, 1415-1416
Inibidores da xantina-oxidase, 860-861
inibidores da α-glicosidase, 1045-1046, 1048t, 1051-1052
Inibidores da β-lactamase, 1153-1154
Inibidores de BRAF, 1395-1397, 1505-1506
Inibidores de CDK4/6, 1446-1447
Inibidores de cinase 4/6 dependentes de ciclina, 1397-1399, 1397-1398f
Inibidores de FXII, 877-878
Inibidores de GLI, 1394-1395

Inibidores de HER2/Neu, 1421-1423
Inibidores de IDH1/2, 1412-1413
Inibidores de JAK, 1124-1126
Inibidores de Jak1 e Jak2, 1396-1398
Inibidores de multicinase, 1403-1405, 1415-1416
Inibidores de PDE (fosfodiesterase), 665-667, 888-890, 901-902, 1004-1006, 1005t, 1504-1505
Inibidores de PDE5, 705-706, 1004-1005
Inibidores de *checkpoints* imunes, 123-124, 1425-1430, 1435-1436
Inibidores de RAS, 1394-1396
Inibidores de SMO, 1393-1395
Inibidores diretos da renina, 634-637. Ver também Alisquireno
Inibidores do alvo da rapamicina nos mamíferos (mTOR), 778f, 1400-1404, 1402t, 1446-1447, 1491-1492t, 1492-1495, 1504-1505
Inibidores do alvo mecanicista da rapamicina, 1401-1404
Inibidores do cotransportador de sódio-glicose 2, 664-665, 1051-1052. Ver também Canagliflozina; Dapagliflozina; Empagliflozina
Inibidores do EGFR (receptor do fator de crescimento epidérmico), 1413-1414, 1419-1422, 1421-1422f, 1435-1436
Inibidores do fator de necrose tumoral (TNF), 1493-1496, 1504-1505
Inibidores do fator de transição epitelial-mesenquimal, 1393-1394
Inibidores do FGFR, 1392-1394
Inibidores do KIT, 1392-1393
Inibidores do MET/HGFR, 1393-1394
Inibidores do proteassoma, 1409-1412, 1416-1417
Inibidores do receptor de angiotensina-neprilisina, 606-608
Inibidores do receptor de tirosina-cinase, 708-709
Inibidores do receptor de tirosina-cinase "reorganizado durante a transfecção", 1393-1394
Inibidores do receptor do fator de crescimento derivado de plaquetas, 1392-1393, 1422-1423
Inibidores do receptor do fator de crescimento do fibroblasto, 1392-1394
Inibidores do receptor do fator de crescimento dos hepatócitos, 1393-1394
Inibidores do receptor do fator de crescimento epidérmico (EGFR), 1413-1414, 1419-1422, 1421-1422f, 1435-1436
Inibidores do receptor do fator de crescimento epidérmico humano, 1387-1390, 1387-1388f
Inibidores do receptor do fator de crescimento epidérmico humano 2, 1389-1391, 1389-1390f
Inibidores do RET, 1393-1394
Inibidores do transportador de sódio-glicose 2 (SGLT2), 10f, 1045-1046, 1048t
Inibidores dos microtúbulos, 1491-1492
Inibidores iônicos, 958-959
Inibidores irreversíveis, 46-49
Inibidores não nucleosídeos da transcriptase reversa, 1257-1261, 1257-1258f, 1257-1258t, 1268-1269

Inibidores nucleosídeos e nucleotídeos da transcriptase reversa, 1252-1257, 1253-1255f, 1253-1256t, 1268-1269
Inibidores reversíveis, 46-49
Inibidores seletivos da recaptação de serotonina (ISRS), 341-344, 342-344f, 344-345t, 345-350, 348-349t. Ver também fármacos específicos
Iniciação do tumor, 1510-1511
Injeção parenteral, 27-29
Inmazeb, 1227-1229
Inotersena, 43-44
Inotrópicos dependentes de AMPc, 662-664
Inotuzumabe, 771-773t
Inotuzumabe ozogamicina, 805-806t, 1432-1433
Insônia, 438-440
Insuficiência cardíaca, 651-671
  agudamente descompensada, 664-667
  com fração de ejeção preservada, 654-655, 654-655f
  com redução da fração de ejeção
    perspectiva histórica, 656-657, 656-657t
    regulação neuro-humoral e, 653-655
  crônica, sistólica, 656-665
    aumento da contratilidade cardíaca e, 661-665, 663-664f
    inibição do SGLT2 e, 664-665
    modulação neuro-humoral e, 656-660
    redução da frequência cardíaca e, 664-665
    redução da pós-carga e, 660-662, 662-664f
    redução da pré-carga e, 659-661, 660-661f, 660-661t
  desenvolvimento de fármacos para, 666-668, 666-667t
  estadiamento, 654-656, 655-656f
  fisiopatologia, 651-657
    estadiamento da insuficiência cardíaca e, 654-656, 655-656f
    mecanismos, 651-655
    para insuficiência cardíaca com fração de ejeção preservada, 654-655, 654-655f
    prevenção e tratamento e, 655-657, 656-657t
    via final comum e, 651-652
  fracasso de fármacos para, 666-668
Insuficiência cardíaca congestiva, 263-264, 267-268, 617-618
Insuficiência renal, 605-606
Insuficiência renal crônica, 908-910
Insuficiência suprarrenal, 1020-1021
Insulina, 1048t
  ações da, 1030-1032
  farmacologia clínica, 1051-1052
  fornecimento, 1037-1039
  inalada, 1037-1038, 1048t
  secreção, 1029-1031, 1031-1032f
  superdosagem, 153-154t
  uso no tratamento do diabetes melito, 1035-1040
    cetoacidose e outras situações especiais e, 1039-1040
    dosagem e esquemas, 1038-1039, 1038-1039f
    em crianças e adolescentes, 1039-1040
    em pacientes hospitalizados, 1039-1040
    eventos adversos e, 1038-1039
    fatores que afetam a absorção da insulina e, 1038-1039

formulações de insulina para, 1036-1038, 1037-1039f, 1037-1038t
fornecimento de insulina e, 1037-1039
preparações e química da insulina e, 1036-1037
Insulina asparte, 1036-1037, 1051-1052
Insulina degludeca, 1037-1038, 1051-1052
Insulina detemir, 1036-1038, 1051-1052
Insulina glargina, 1051-1052
Insulina glulisina, 1036-1037, 1051-1052
Insulina lispro, 1036-1037, 1051-1052
Integrinas, como alvo de agentes biológicos, 788-789
Inteligência artificial, na descoberta de fármacos, 12-13
Interações medicamentosas, 157-159, 157-158f, 1589-1591, 1589t, 1590t. *Ver também fármacos específicos*
    farmacocinética, 157-159
    farmacodinâmica, 51-52, 158-159
    metabolismo de fármacos e, 103-107
    na barreira hematencefálica, 333-334
Interações não covalentes, 6-7
Interferona α, 1540-1588t
Interferona α peguilada, 66-67
Interferona α$_{2b}$, 1467-1468, 1469t
Interferona β, 790-791t, 1540-1588t
Interferonas (IFN), 1227-1228
    ações, 759-760q
    farmacologia clínica, 1230-1231
    para vírus da hepatite B, 1234-1237, 1246-1247
    sinalização celular nas respostas às, 759-760q
    usos terapêuticos, 788-790
Interleucina-11, 912-913
Interleucina-2, 1427-1430, 1429-1430f
Intestino
    etanol e, 528-529
    morfina e, 453-454
Intestino, distúrbios funcionais e de motilidade, 1092
Intoxicação paralisante por moluscos, 500-501
Intoxicação por anticolinérgicos, 226-227
Intoxicação por anticolinesterásicos, 211-213
Intoxicação. *Ver também* Toxicologia clínica; *fármacos específicos*
    aumento da eliminação de substâncias tóxicas e, 162-164
    epidemiologia da, 159-160, 159-160t
    informações sobre, 164-165
    manejo clínico da, 160-164, 160-162f
    prevenção, 159-161, 159-160t
    tratamento com antídotos para, 162-164
Iodeto, captação de, 949
Iodo
    função da tireoide e, 952-953
    para hipertireoidismo, 958-960
    radioativo, 959-963
    reações adversas ao, 959-960
Iodo radioativo, 962-963
Iodofempropita, 872-873
Iodopovidona, 959-960t, 1467-1468
Iodoquinol, 959-960t, 1323-1324
Ioexol, 959-960t
Iopamidol, 959-960t
Iotalamato, 959-960t
Ioxaglato, 959-960t
Ioxilana, 959-960t
Ipilimumabe, 805-806t, 1425-1429, 1435-1436

Ipragliflozina. *Ver* Gliflozinas
Ipratrópio, 206-211, 213-214
    ADME e, 209-210
Ipsapirona, 291-292
Irbesartana, 606-609, 634-636, 667-668, 1540-1588t
Irinotecano, 1369-1372, 1421-1422
    ADME e, 1370-1372
    dados farmacocinéticos, 1540-1588t
    efeitos adversos, 1371-1372
    farmacogenômica, 136-137
    farmacologia clínica, 1381-1382
    metabolismo, 108-110
        microbioma intestinal e, 122-123
    terapia de combinação com, 1362-1363
    transportadores de membrana e, 92-93
    usos terapêuticos, 1371-1372, 1381-1382
Íris, 1456-1457, 1457-1458f
Irrigação intestinal total, 162-163, 162-164t
Isatuximabe, 805-806t, 1431-1432
Isatuximabe-1rfc, 805-806t
ISDN/hidralazina, 668-669
Isetionato de propamidina, 1462-1463
Islatravir, 1267-1268
Isoavuconazol, 1202-1203, 1203t, 1203-1205t, 1207-1208
Isobologramas, 50-51, 50-51f
Isocarboxazida, 190-191, 345-347, 349-352
Isoetarina, 274t
Isoflurano, 478-480, 478-479f, 489-490
Isomaltosídeo férrico, 916-918, 916-917t
Isoniazida (INH), 53-55, 1272-1273, 1277-1280, 1277-1278f
    dados farmacocinéticos, 1540-1588t
    efeitos adversos, 112-113t
    metabolismo, 111-112
    toxicidade, 1288-1289
    usos terapêuticos, 112-113t, 1288-1289
Isopropilnorepinefrina, 248-249
Isoproterenol, 198-199, 248-249, 256-257, 274t
Isosporíase, 1325-1326
Isossorbida, 565-567t, 567-568
Isossorbida-5-mononitrato (nitrato de isossorbida), 65-67, 1540-1588t. *Ver também* Nitratos, orgânicos
Isotretinoína, 1470-1471, 1479-1483, 1540-1588t
Isquemia miocárdica. *Ver* Doença cardíaca isquêmica
Isradipino, 617-621, 649-650. *Ver também* Bloqueadores do canal de cálcio
ISRS (inibidores seletivos da recaptação de serotonina), 341-344, 342-344f, 344-345t, 345-350, 348-349t. *Ver também fármacos específicos*
Istradefilina, 294-295, 419-420, 424-425
Itoprida, 106-107
Itraconazol, 1202-1203, 1203t-1205t, 1462-1463, 1463-1465t
    dados farmacocinéticos, 1540-1588t
    farmacologia clínica, 1213-1214
    interações medicamentosas, 1590t
    usos terapêuticos, 1213-1214, 1488, 1497-1498
Ivabradina, 623-626
    farmacologia clínica, 627-628
    toxicidade, 668-669
    usos terapêuticos, 627-628, 664-665, 668-669
Ivacaftor, 79, 138-140

Ivermectina, 1328, 1330-1333
    ADME e, 1330-1333
    dados farmacocinéticos, 1540-1588t
    descoberta da, 1330-1332
    efeitos adversos e interações medicamentosas, 1332-1333
    em pacientes pediátricos e pacientes geriátricos, 1332-1333
    farmacologia clínica, 1335-1336, 1503-1504
    mecanismo de ação, 1330-1332
    precauções e contraindicações, 1332-1333
    química, 1330-1332
    usos terapêuticos, 1330-1333, 1335-1336, 1489-1491, 1503-1504
Ivosidenibe, 1412-1413
Ixabepilona, 1369-1370
Ixazomibe, 1411-1412
Ixequizumabe, 771-773t, 787-788, 794-795, 805-806t, 1494t, 1495-1496

J

Jackson, John Hughlings, 385-387
JAKinibs, 67-70
Janela terapêutica, 32-33, 38-41, 38-39f, 53-55
Jenner, Edward, 799
Julius, David, 63-66, 305-307
Junção neuromuscular
    efeitos dos anestésicos locais na, 498-499
    efeitos dos inibidores da anticolinesterase na, 222-223
Junções compactas, 325-326

K

K'ang, imperador da China, 798
Kalow, Werner, 130q
Kandel, Eric, 58-60q
Kelsey, Francis, 143-144
Kindling, 386-389
Kobilka, Brian, 58-60q
Koller, Carl, 492-493
Krebs, Edwin, 58-60q

L

Labetalol, 269-270, 269-270t, 279-280, 640-641
    ADME e, 279-280
    dados farmacocinéticos, 1540-1588t
    efeitos adversos, 277t
    efeitos farmacológicos, 277t
    farmacologia clínica, 647-648
    usos terapêuticos, 277t, 647-648, 986-987
Laboratórios de toxicologia, 160-162
Lacosamida, 391-392t, 401-402, 407-408
Lactação, 373-374, 377-378
Lactato de ciclizina, 870t
Lactentes. *Ver também* Neonatos
    convulsões em, tratamento das, 406-407
    efeitos dos androgênios em, 999-1000
Lactobacillus, 125-126
Lactulose, 1099-1100, 1113-1114
Lambrolizumabe. *Ver* Pembrolizumabe
Lamivudina
    dados farmacocinéticos, 1540-1588t
    para infecção pelo HIV, 1252-1256, 1268-1269
    para vírus da hepatite B, 1233-1235, 1238-1239, 1247-1248
Lamotrigina, 401-403
    efeitos farmacológicos, 401-402

farmacocinética, 391-392t, 401-402, 1540-1588t
farmacologia clínica, 380-382, 407-408
mecanismo de ação, 401-402
toxicidade, 402-403
usos terapêuticos, 376-377, 380-382, 401-403, 407-408
Lanadelumabe, 805-806t, 876-877, 876-877t, 879-880
Lanadelumabe-flyo, 805-806t
Lanreotida, 934-936, 945-946, 1052-1053
Lansoprazol
  alterações farmacodinâmicas e, 134-135
  farmacologia clínica, 1089-1090
  usos terapêuticos, 1086-1088t, 1087-1090
Lapatinibe, 1390-1391, 1413-1414
Larotrecinibe, 962-963, 1392-1393
Lasmiditana, 284-285, 290-291, 299-300
Lasofoxifeno, 1442-1443
L-Asparaginase, 1376-1378, 1382-1383, 1434, 1439-1440
Latanoprosta, 829-832
Latanoprosta/netarsudil, 1465-1466
Latanoprosta/timolol, 1465-1466
Lavagem gástrica, 162-164
Laxantes, 1112-1113
  antraquinona, 1099-1100, 1113-1114
  estimulantes (irritantes), 1099-1100, 1113-1114
  salinos, 1098-1100, 1112-1113
Laxantes contendo magnésio, 1099-1100
Laxantes de antraquinonas, 1099-1100, 1113-1114
Laxantes de sais de fosfato, 1099-1100
Laxantes estimulantes, 1099-1100, 1113-1114
Laxantes irritantes (estimulantes), 1099-1100
Laxantes salinos, 1098-1100, 1112-1113
LDL (lipoproteína de baixa densidade), 735-737
L-dopa. *Ver* Levodopa
Lebriquizumabe, 1497-1498
Ledipasvir, 16-17q, 1243-1244, 1247-1248
Lefamulina, 1192-1193, 1196-1197
Lefkowitz, Robert, 58-60q
Leflunomida, 783-784, 1540-1588t
Lei Bayh-Dole de 1980, 17-18
Lei Biologics Price Competition and Innovation Act, 17-18
Lei de Alimentos e Medicamentos Puros (Pure Food and Drugs Act) de 1906, 535
Lei de Atendimento Acessível (Affordable Care Act) de 2010, 17-18
Lei de Emenda da FDA de 2007, 143-144
Lei de Substâncias Controladas de 1970, 535-536, 543-544
Lei Harrison de narcóticos de 1914, 535
Lei Hatch-Waxman de 1984, 17-18
Lei Prescription Drug User Fee Act, 14-15
Leishmaniose, 1315-1317, 1323-1325
Lemborexante, 438-439, 441
Lenacapavir, 1267-1268
Lenalidomida, 1407-1410, 1416-1417, 1431-1432, 1449
  ADME e, 1409-1410
  efeitos adversos, 1409-1410
  farmacologia clínica, 1416-1417
  usos terapêuticos, 1409-1410, 1416-1417
Lente (do olho), 1456-1458
Lenvatinibe, 963-964, 1404-1405, 1405-1406, 1416-1417, 1423-1424
Lepirudina, 627-628, 719-721

Leptina, 5-6
Leptospirose, 1187-1188
Lercanidipino, 617-620, 626-627, 649-650. *Ver também* Bloqueadores do canal de cálcio
Lesão da medula espinal, glicocorticoides para, 1023-1024
Lesão neural, dor e, 449-451q
Lesinurade, 857-861
Letermovir, 1222-1224
Letrozol, 975-976, 1397-1398, 1445-1446
  farmacologia clínica, 1450
  toxicidade, 994
  usos terapêuticos, 984-985, 994, 1450
Leucemia, 1351-1352
Leucócitos
  extravasamento de, 764-765, 766-767f
  fator ativador plaquetário, 830-831
Leucovorina (ácido folínico), 1357-1361, 1421-1422, 1462-1463
  efeitos adversos, 1360-1361
  terapia de combinação com, 1362-1363
  usos terapêuticos, 1314-1315, 1360-1361
Leucovorina cálcica, 924-925
Leuprolida, 11t, 940-941, 1439-1443
  farmacologia clínica, 943-944, 1005, 1450, 1451
  toxicidade, 994
  usos terapêuticos, 943-944, 991-992, 994, 1005, 1450, 1451
Levalbuterol, 259-260, 274t, 886-887, 900-901
Levamisol, 1334-1336
Levetiracetam, 402-403
  efeitos farmacológicos, 402-403
  farmacocinética, 391-392t, 402-403, 1540-1588t
  farmacologia clínica, 409-410
  mecanismo de ação, 402-403
  metabolismo, 106-107
  toxicidade, 402-403
  usos terapêuticos, 402-403, 409-410
Levobunolol, 1463-1465, 1464t
Levocetirizina, 869-871, 878-879, 1485-1486
Levocromacalim, 891-892
Levodopa (L-dopa)
  dados farmacocinéticos, 1540-1588t
  farmacologia clínica, 423-424
  neurotransmissão e, 196-199
  para doença de Parkinson, 415-419, 417-418f
  usos terapêuticos, 423-424
Levofloxacino, 1136-1137, 1146-1148, 1146-1147t, 1272-1273
  dados farmacocinéticos, 1540-1588t
  farmacologia clínica, 1150
  transportadores de membrana e, 93-94
  usos terapêuticos, 1102-1103, 1113-1114, 1149, 1150, 1286-1287, 1461-1462t
Levomilnaciprana, 342-344, 351-352
Levonorgestrel, 979-984, 990-991
Levonorgestrel/etinilestradiol, 978-979
Levorfanol, 458-460, 464t, 468-469
Levormeloxifeno, 1442-1443
Levosimendana, 662-664, 666-667, 669-670
Levotiroxina (T_4), 30-31, 157-158, 954-957, 962-963
Lexi-Tox, 164
Lidocaína, 46-49, 493-494f, 498-500, 689t, 692-695
  ações farmacológicas e preparações, 498-499

ADME e, 499-500
biodisponibilidade, 36-37
depuração, 33-34
dosagem, 689t
dose de ataque, 40-41
efeitos adversos, 694-695
efeitos farmacológicos, 692-695
farmacocinética, 689t, 1540-1588t
farmacocinética clínica, 694-695
farmacologia clínica, 505-507
interações medicamentosas, 235-237
janela terapêutica da, 38-41
ligação às proteínas, 29-30
mecanismo de ação, 685-686t
para anestesia peridural, 504-506
para bloqueio de Bier, 502-503
para bloqueio nervoso, 502-503
toxicidade, 499-500, 697-698
uso oftálmico, 1471-1472
usos clínicos, 499-500
usos terapêuticos, 505-507, 697-698
Lifileucel, 1434
Lifitegraste, uso oftálmico, 1467-1468, 1469t, 1472-1473
Ligação de fármacos aos tecidos, 29-31
Ligação do fragmento, 8-9
Ligação proteína-fármaco, 6-8
Ligantes, 4-5, 44-45
  potentes, 7-8
  semelhança química para descoberta, 9-12, 10-13f
Ligantes da superfamília do fator de crescimento transformador β, 909-911, 910-911f
Ligantes de AhR, 1529-1531
Ligantes de receptores opioides endógenos, 446-449, 448f
Linaclotida, 1100-1102, 1113-1114
Linagliptina, 1044-1046
Lincoln, Abraham, 17-18
Lincomicina, 235-237, 1190-1191
Lincosamidas, 53-55, 1190-1192, 1195-1196. *Ver também* Clindamicina
Lindano, 1489-1491, 1503-1504
Linezolida, 1185t, 1191-1193, 1196-1197, 1283-1284, 1540-1588t
Linfócitos. *Ver* Células B; Células T
Linfócitos B. *Ver* células B
Linfoma de células T cutâneo, 1498-1499
Linha direta de ajuda contra envenenamentos, 164
Liotironina (T_3), 954-956, 962-963
Lipegfilgrastim, 910-912
Lipoglicopeptídeos, 1165-1167, 1169-1170
Lipopeptídeos, 53-55, 1167-1170. *Ver também* Daptomicina
Lipoproteínas, 734-739, 737-738t, 738-739f
  de alta densidade (HDL), 736-738, 738-739f
  de baixa densidade (LDL), 735-737
  de densidade muito baixa, 735, 739-740t
  efeitos dos estrogênios nas, 971-972
  etanol e, 527-528
  lipoproteínas e, 738-739
  quilomícrons e, 734-735, 738-739f
  remanescentes de quilomícrons e, 735, 738-739f
Líquido cerebrospinal
  concentrações de fármacos no, 333-334
  ligação tecidual de fármacos e, 29-31
Líquido intersticial, concentrações de fármaco no, 333-334

Liraglutida, 1043-1044, 1052-1053
Lisdexanfetamina, 262-265
Lisinopril
 dados farmacocinéticos, 1540-1588t
 farmacologia clínica, 603-604, 608-609, 649-650
 interações medicamentosas, 376-377
 toxicidade, 667-668
 usos terapêuticos, 608-609, 633-634, 649-650, 667-668
Listas de drogas, 543-544
Lítio, 373-379, 380-382
 ADME e, 374-376
 dados farmacocinéticos, 1540-1588t
 efeitos adversos, 376-382
 em pacientes geriátricos, 378-382
 em pacientes pediátricos, 378-379
 interações medicamentosas, 158-159, 235-237, 376-377
 intoxicação, tratamento da, 378-379
 mecanismo de ação, 374-375
 monitoração dos níveis séricos e dose, 375-376
 toxicidade, 162-164, 377-379
 usos terapêuticos, 375-377, 958-959
 usos terapêuticos, farmacologia clínica, 380-382
Lixisenatida, 1043-1044, 1052-1053
Lobelina, 239-240
Loções, 1478-1479t
Lodoxamida trometamol, 1467-1468
Lofexidina, 547-548, 554-555
Lomefloxacino, 1146-1147
Lomitapida, 747-748, 750-751
Lomustina (CCNU), 1349-1350, 1354-1356
Loncastuximabe, 771-773t
Loncastuximabe tesirina, 805-806t
Loncastuximabe tesirina-lpyl, 805-806t
Loperamida, 158-159q, 460-461, 1390-1391
 farmacologia clínica, 468-469
 transportadores de membrana e, 79-81
 transporte através da barreira hematencefálica, 330-331
 usos terapêuticos, 468-469, 1102-1104
Lopinavir, 1261-1263, 1269-1270, 1540-1588t, 1589t
Loracarbefe, 1161-1163
Loratadina, 870t, 871-872, 1485-1486
 dados farmacocinéticos, 1540-1588t
 farmacologia clínica, 878-879
 ionização, 24
 transporte através da barreira hematencefálica, 330-331
 usos terapêuticos, 878-879
Loratinibe, 1390-1393
Lorazepam, 350-351, 432t, 441, 489-490, 1109-1110, 1540-1588t
Lorcaserina, 288-289
Losartana, 30-31, 606-609, 634-636, 667-668, 1540-1588t
Loteprednol, 1466-1467
Lovastatina, 5-6, 147-148t, 740-741, 749-750, 1540-1588t, 1589t
Loxapina, 357-358, 359t, 362-363t, 362-368, 378-379
LSD (dietilamida do ácido lisérgico), 290-291, 298-299, 550-551, 556-557
Lubiprostona, 1100-1101, 1113-1114
Luliconazol, 1202-1203, 1211-1212, 1486-1487, 1489t
Lumateperona, 355, 359t, 362-363t, 366t, 380

Lumefantrina, 1298-1299, 1302-1303t, 1307-1399
Lurasidona, 351-352, 355, 359t, 362-363t, 366t, 380
Lurbinectedina, 1375-1376
Luseogliflozina. Ver Gliflozinas
Luspatercepte, 909-911, 910-911f, 924-925
Lusutrombopague, 912-913, 923-924
Lutropina. Ver Hormônio luteinizante

M
Macimorrelina, 937-938, 943-944
Macitentana, 707-709, 711-712
Maconha, 552-553
Macrófagos perivasculares, 325-326
Macróglia, 304-305
Macrolídeos, 53-55, 1094-1095, 1187-1191, 1195-1196, 1283-1284. Ver também macrolídeos específicos
Mácula densa, secreção de renina e, 591-592, 593f
Mafenida, 1486-1487
Maftivimabe, 805t, 1227-1229
Magnésio, 685-686t, 694-695
Malária, 1293-1312
 biologia da, 1293-1296, 1297-1298f
 diagnóstico, 1306-1307, 1308f
 impacto global da, 1293
 manifestações clínicas, 1294-1296
 presumível, autotratamento da, 1306-1307
 tratamento, 1306-1307, 1308f, 1307-1399
  agentes antimaláricos para, 1294-1312. Ver também Fármacos antimaláricos; fármacos específicos
  autotratamento da malária presumível e, 1306-1307
  durante a gravidez, 1307-1399
Malation, 221t, 220-222, 227-228, 1489-1491, 1503-1504
Maleato de bronfeniramina, 870t
Maleato de clorfeniramina, 870t
Maleato de pirilamina, 867-868, 870t
Mamas
 ação da ocitocina, 942-943
 efeitos da progestina, 976-977
MAN (moduladores alostéricos negativos), 55-57
Mania, 373-382
 anticonvulsivantes para, 373-374
 carbamazepina para, 375-377
 divalproato para, 375-376
 fármacos antipsicóticos para, 373-374
 lamotrigina para, 376-377
 lítio para, 375-377. Ver também Lítio
 tratamento com antipsicóticos em curto prazo, 356-358
Manitol, 44, 565-567t, 567-568, 1099-1100, 1465-1466. Ver também Diuréticos, osmóticos
 abertura da barreira hematencefálica e, 336-337
 farmacologia clínica, 587-588
 usos terapêuticos, 587-588, 898-899
MAO (monoaminoxidase), 189-194
MAP (moduladores alostéricos positivos), 55-57
Maprotilina, 343t, 351-352
Maraviroque, 1263-1264, 1269-1270
Maré vermelha, 500-501
Margem de segurança, 152
Margetuximabe, 1422-1423
Marker, Russel, 975-976

Marketing, 18-19
Massey, Edmund, 798
Mastócitos
 antagonistas do receptor de histamina e, 868-869
 desgranulação e, 453-455
 proliferação, 865-866
Mastocitose, 838-839
Matéria particulada, 1529-1531
Mather, Cotton, 798
Maturação por afinidade, 761-763
Maturação sexual, indução da, 984-985
Maxacalcitol, 1065-1066, 1071-1072
Mazindol, 264-265
McN-A-343, 239-240
MDMA (Ecstasy)
 metabolismo, 113-114
 uso, 550-551, 553-554
Mebendazol, 1328, 1329f, 1329-1330, 1335-1336
Mebutato de ingenol, 1492-1493, 1504-1505
Mecamilamina, 240-242, 240-241f
Mecasermina. Ver fator de crescimento semelhante à insulina 1
Meclizina, 114-116, 869-871, 877-878, 1108-1109, 1114-1115
Meclofenamato, 850t, 850-852, 859-860
Mecloretamina, 1350-1352, 1379-1380, 1504-1505
Medicina de precisão, 16-17, 51-53
Medicina individualizada, 16-17, 51-53
Medicina personalizada, 16-17, 51-53
Medronato, 1065-1066
Medroxiprogesterona, 984-985, 992
Medula da suprarrenal, 186-187
 liberação de catecolaminas da, angiotensina II e, 597-598
Medula óssea, agentes alquilantes e, 1350-1351
Mefentermina, 263-264, 275t
Mefloquina, 1293-1296, 1301-1302t, 1304-1305, 1310-1311, 1540-1588t
Mefobarbital, 435-436t, 442
Meglitinidas, 63-66
Meia-vida, 35-36
 no estado de equilíbrio, 35-36
 terminal, 35-36
 volume de distribuição e depuração e, 35-36, 35-36f
Melanoma, 1498-1499
Melarsoprol, 1315-1316, 1318-1320, 1324-1325
Melfalana, 1350-1351, 1350-1351t, 1353-1354, 1379-1380
Meloxicam, 850-852, 851-852t, 860-861
Memantina, 226-227, 420-422, 424-425
Membrana basal, 325-326
Membrana plasmática, passagem de fármacos através da, 23-24
Membranas mucosas
 administração de fármacos, 28-29
 anestésicos locais usados para, 500-501
Memória, dopamina e, 296-297, 296-297f
Memória imunológica, 765-766, 799-800
Meningite, 1158-1159, 1176-1177, 1194-1195, 1205-1207
Menopausa, 989-992
Menotropinas, 994
Meperidina, 50-51, 296-297
 ações no músculo liso, 459-460
 ações no sistema nervoso central, 459-460
 interações medicamentosas, 349-350

ADME e, 459-460
administração peridural, 464t
dados farmacocinéticos, 1540-1588t
dosagem, 464t
efeitos adversos, precauções e contraindicações, 459-460
efeitos cardiovasculares, 459-460
efeitos gastrintestinais, 459-460
efeitos uterinos, 459-460
farmacologia clínica, 468-469, 489-490
interações medicamentosas, 459-460
usos terapêuticos, 459-460, 468-469, 489-490
Mepivacaína, 499-500, 506-507
Mepolizumabe, 771-773t, 793-794, 805-806t, 896-897, 901-902
Meprobamato, 427, 437-439
Mequinol, para hiperpigmentação, 1500-1501
Meradimato, 1484-1485
Mercaptopurina (6-MP), 1122-1124, 1127-1128, 1540-1588t
farmacologia clínica, 1380-1381
metabolismo, 113-114, 144-145
transportadores de membrana e, 89, 94-95
usos terapêuticos, 1022-1023, 1341-1342, 1380-1381
Meropeném, 1164-1165, 1169-1170
Meropeném/vaborbactam, 1164-1165, 1169-1170
Mesalazina (5-ASA), 859-860, 1119, 1120, 1126-1128
Mescalina, 298-299, 551-552, 556-557
Mesilato de benztropina, 212-213, 419-420
Mestranol, 989-990, 993
Metabolismo
endocanabinoides e, 513-514
inalação de oxigênio e, 485-487
Metabolismo da esparteína, 131-132
Metabolismo de fármacos, 100-117
desenvolvimento de fármacos e, 114-117
direto, por micróbios intestinais, 120-123, 121t
indireto, por micróbios intestinais, 122-123, 123-124t
indução do, 113-115, 114-115f, 114-115t
receptor de aril-hidrocarboneto e, 114-115
receptores nucleares do tipo 2 e, 114-116, 114-116f
locais de, 101-102, 102-103f
na superdosagem de fármacos, 154-156
reações de fase 1 no, 101-108, 101-102t
enzimas hidrolíticas e, 106-108, 106-108f
monoxigenases contendo flavina e, 106-107
superfamília do citocromo P450 e, 102-107, 104t, 103-106f
reações de fase 2 no, 101-102, 101-102t, 107-114
conjugação de glutationa e, 110-112, 110-113f
glicuronidação e, 107-110, 108-109f-111f, 109-110t
metilação e, 113-114
N-acetilação e, 111-114, 112-113t
sulfatação e, 109-111
uso seguro e eficaz de fármacos e, 113-114
Metabolismo de fármacos, 30-32, 100-117
farmacogenética e, 31-32
profármacos e, 30-32

Metabolismo de lipídeos
esteroides adrenocorticais e, 1015-1016
hormônios tireoidianos e, 953-954
Metacolina, 205-206, 205-206f, 239-240
farmacologia clínica, 213-214
usos terapêuticos, 206-207, 210-211, 213-214
Metadona, 460-462
abstinência, 547-548
ADME e, 460-462
administração peridural, 464t
dados farmacocinéticos, 1540-1588t
dosagem, 464t
efeitos adversos, 461-462
efeitos farmacológicos, 460-461
farmacologia clínica, 468-469, 554-555
usos terapêuticos, 461-462, 468-469, 547-548, 554-555, 899-900
Metagenômica Shotgun, 119, 119f
Metais, tóxicos. Ver Toxicologia ambiental; metais específicos
Metanfetamina, 248-250, 261-262, 293-294
abuso de, 550-551
efeitos adversos, 275t
efeitos farmacológicos, 275t
usos terapêuticos, 264-265, 275t
Metanol (álcool metílico), 162-164, 524-525, 524-525f
Metaproterenol, 258-259, 274t, 886-887
Metaqualona, 553-554
Metaraminol, 249-250, 255-256, 263-264, 275t
Metaxalona, 238-239, 243-244
Metazolamida, 1465-1466. Ver também Inibidores da anidrase carbônica (CAI)
Metazolona, 569-571t. Ver também Diuréticos, tiazídicos e semelhantes às tiazidas
Metenamina, 44, 1179-1180, 1182-1183
Metescopolamina, 206-208, 1105-1106, 1114-1115
Metformina, 44, 1040-1042, 1048-1050
dados farmacocinéticos, 1540-1588t
difusão facilitada, 24-25
em pacientes pediátricos, 1039-1040
farmacologia clínica, 1051-1052
metabolismo, microbioma intestinal e, 123-124t
microbioma intestinal, 124-125
toxicidade, 162-164
transportadores de membrana e, 81, 92-94, 96-98
usos terapêuticos, 1051-1052
Meticilina, 1157-1160
5-Metil urapidil, receptores adrenérgicos e, 191-194
Metilação, no metabolismo de fármacos, 113-114
Metilaminolevulinato, 1483-1484
Metilarginina, 319-321
Metilbrometo de homatropina, 212-213
Metilcelulose, 1112-1113
Metilcisteína, 898-899
Metilclotiazida, 567-568t, 584-585. Ver também Diuréticos, tiazídicos e semelhantes às tiazidas
Metildopa, 256-257, 640-641
ADME e, 640-641
arritmias induzidas por, 678-679t
efeitos adversos, 275t
efeitos adversos e precauções, 640-641
efeitos farmacológicos, 275t

farmacologia clínica, 647-648
metabolismo, 113-114
neurotransmissão e, 196-198
para hipertensão, induzida por gravidez, 986-987
usos terapêuticos, 275t, 640-641, 647-648
Metilenodioximetanfetamina, 349-350
Metilergonovina, 290-291, 299-300
Metilfenidato, 261-263
abuso de, 550-551
ação de neurotransmissores e, 321-322
dados farmacocinéticos, 1540-1588t
efeitos adversos, 275t
efeitos farmacológicos, 275t
farmacologia clínica, 553-554
transportador de dopamina e, 295-296
usos terapêuticos, 264-265, 275t, 553-554
Metilnaltrexona, 49-50, 469-470, 1101-1102, 1113-1114
Metilpartiona, 220-222, 227-228
Metilprednisolona, 1120, 1121
dados farmacocinéticos, 1540-1588t
farmacologia clínica, 792-793, 1024-1027
uso oftálmico, 1468-1469t
usos terapêuticos, 790-791, 792-793, 894-895, 900-901, 1020-1027, 1127-1128, 1479-1481
usos terapêuticos e dicas clínicas, 900-901
Metilsulfato de neostigmina, 224-225, 237-238
Metiltestosterona, 1000-1001, 1005
Metilxantinas, 889-892
efeitos adversos, 891-892, 891-892t
efeitos não broncodilatadores, 890-891
farmacocinética e metabolismo, 890-891, 890-891f
mecanismo de ação, 889-891, 890-891f
neurotransmissão e, 199-200
preparações, 890-891
química, 889-890
uso clínico, 891-892
usos terapêuticos e dicas clínicas, 901-902
vias de administração para, 890-891
Metimazol, 957-959, 957-958t, 962-963
Metirapona, 1023-1024, 1026-1027
Metirosina, 196-198
Metisergida, 290-291, 299-300
Metocarbamol, 238-239, 243-244
Metoclopramida, 297-298, 415-416, 1089-1090, 1092-1094, 1108-1109, 1112-1113, 1540-1588t
Metocurina, 235-236t, 242-243
Métodos de energia livre, 9-13
Metoexital, 235-237, 435-436, 435-436t, 442, 474-475t, 477-478, 488-489
Metolazona, 584-585, 637-638, 647-648, 668-669
Metoprolol, 269-270t, 271-279, 621-623, 623t, 639-640, 1449
ADME e, 272-279
dados farmacocinéticos, 1540-1588t
efeitos adversos, 277t
efeitos farmacológicos, 277t
farmacologia clínica, 627-628, 647-648
interações medicamentosas, 1589t
neurotransmissão e, 198-199
toxicidade, 668-669, 697-698
usos terapêuticos, 277t, 278-279, 627-628, 647-648, 668-669, 697-698
Metotrexato (MTX), 46-49, 51-52, 783-784, 1123-1124, 1439-1440
ADME e, 1359-1360

dados farmacocinéticos, 1540-1588t
distribuição intracelular no cérebro, 333-334
distribuição intracerebral, 331-332
durante a gravidez, 1126-1127
efeitos adversos, 1360-1361
farmacologia clínica, 1380-1381, 1503-1504
resistência ao, 1359-1360
risco fetal, 30-31
transportadores de membrana e, 89, 94-98
usos terapêuticos, 983-984, 1022-1023, 1127-1128, 1341-1342, 1359-1361, 1380-1381, 1491-1492, 1503-1504
Metoxamina, 191-194, 263-264, 275t
Metoxicarbonil-etomidato, 478-479
Metoxisaleno, 1482-1484
Metronidazol, 53-55, 1111-1112t, 1115-1116, 1149, 1319-1322
ADME e, 1319-1320
atividade antibacteriana e resistência, 1149
dados farmacocinéticos, 1540-1588t
dosagem, 1149
farmacologia clínica, 1150, 1323-1324, 1502-1503
interações medicamentosas, 1320-1322
mecanismo de ação, 1319-1320
resistência ao, 1319-1320
toxicidades e contraindicações, 1319-1322
usos terapêuticos, 1126-1127, 1129-1130, 1149-1150, 1313-1317, 1319-1320, 1323-1324, 1485-1486, 1502-1503
Mevastatina, 114-115
Mexiletina, 685-686t, 694-695, 697-698
Mezlocilina, 1154-1155
MHC (complexo de histocompatibilidade principal), processamento e apresentação do antígeno e, 760-763, 761-762f
Mianserina, 342-345, 351-352
Miastenia *gravis*, 225-226
Mibefradil, 144-145t
Micafungina, 1208-1210, 1208-1209t, 1214-1215, 1540-1588t
Micofenolato, 1540-1588t
Micofenolato de mofetila, 781-783
ADME e, 781-783
farmacologia clínica, 792-793, 1504-1505
interações medicamentosas, 781-783
mecanismo de ação, 781-783
toxicidade, 781-783
usos terapêuticos, 781-783, 792-793, 1492-1493, 1504-1505
Miconazol, 1202-1203, 1210-1212, 1214-1215, 1463-1465t, 1489t
Microbioma gastrintestinal, 118-128
descrição, 118
dieta e, 124-125
doenças e, 118
fármacos e, 118-120-121, 120-121f
efeitos no microbioma, 124-125
farmacodinâmica e, 123-125
futuro dos, 124-127
metabolismo direto por micróbios intestinais, 120-123, 121t
metabolismo indireto por micróbios intestinais, 122-123, 123-124t
reciclagem êntero-hepática e, 122-124
intervenções terapêuticas com, 119
técnicas de estudo para, 119, 119f
Microbiota projetada, 125-126
Micróglia, 304-305, 325-326

Midazolam, 427
ação de reativação, 224-225
ADME e, 430-431, 431-433t
como adjuvante anestésico, 481-483
dados farmacocinéticos, 1540-1588t
farmacologia clínica, 441, 489-490
interações medicamentosas, 433-434
metabolismo, microbioma intestinal e, 122-123, 123-124t
toxicidade, 227-228
usos terapêuticos, 227-228, 432t, 441, 489-490
Midodrina, 255-256, 263-264, 275t
Midostaurina, 1403-1404, 1540-1588t, 1589t
Mielossupressão, com oxazolidinonas, 1191-1193
Mifepristona, 829-830, 977-979, 983-984, 994, 1024-1025
Milnaciprana, 342-344, 351-352
Milrinona, 626-627, 662-664, 666-667, 669-670
Miltefosina, 1316-1317, 1320-1322, 1324-1325, 1462-1463
Mineralocorticoides, 1013-1014. *Ver também* Esteroides adrenocorticais
Minociclina, 1185-1187, 1187-1188, 1460-1461
dados farmacocinéticos, 1540-1588t
efeitos adversos oculares, 1470-1471
farmacologia clínica, 1195-1196, 1502-1503
usos terapêuticos, 1195-1196, 1460-1461, 1485-1487, 1502-1503
Minoxidil, 643-647
ADME e, 643-644
efeitos adversos e precauções, 643-645
efeitos farmacológicos, 643-644
mecanismo de ação, 643-644
metabolismo, 107-108, 110-111
para alopecia androgênica, 1499-1500
usos terapêuticos, 643-644
usos terapêuticos, farmacologia clínica, 649-650, 1505-1506
Miocardiopatia, 527-528, 651-653, 653-654f
Mioglobina, 913-914
Miopatia, 741-742, 1018-1019
Miopia, 1466-1467
Miose, morfina e, 452-453
Miproxifeno, 1442-1443
Mirabegrona, 275t, 349-350
Miricorilanto, 1024-1025
Mirtazapina, 342-344, 343t, 344-345, 350-351
ADME e, 344-346
dados farmacocinéticos, 1540-1588t
efeitos adversos, 348-349
farmacologia clínica, 351-352
interações medicamentosas, 349-350
para acatisia, 369-370
usos terapêuticos, 351-352
Misoprostol, 987-988, 1084-1085
farmacologia clínica, 831-832, 1089-1090
usos terapêuticos, 829-832, 1086-1088t, 1089-1090, 1100-1101
Misturas eutéticas, óleo ou creme, 505-506
Mitomicina, 1350-1351, 1375-1377, 1467-1468, 1469t
Mitotano, 1024-1025, 1027, 1376-1377
Mitoxantrona, 791-792, 1374-1375, 1382-1383
Mitramicina, 1063-1064
Mivacúrio, 233-238, 235-236t, 242-243

Mixedema, 953-954
MK-3475. *Ver* Pembrolizumabe
Moclobemida, 190-191, 345-347, 349-350
Modafinila, 263-265, 550-551, 554-555
Modelo de dois estados da atividade do receptor, 45-46
Modelo farmacocinético de base fisiológica (PBPK), 96-98, 96-98f
Modelo para Doença Hepática Terminal (MELD, Model for End-Stage Liver Disease) escore, 1232-1233
Modificadores de citocinas, 898-899
Modificadores reológicos, 626-627
Modulação neuro-humoral
fisiopatologia da insuficiência cardíaca e, 653-655
tratamento da insuficiência cardíaca e, 656-657
Moduladores alostéricos negativos (MAN), 55-57
Moduladores alostéricos positivos (MAP), 55-57
Moduladores da degradação de proteínas, 1407-1408, 1408-1409f
Moduladores do receptor de esfingosina-1-fosfato, 781-784, 782-783f
Moduladores dos receptor de progesterona (PR), 978-979, 994
Moduladores seletivos do receptor de androgênio, 1001-1002
Moduladores seletivos do receptor de estradiol (SERM), 1070-1071
Moduladores seletivos do receptor de estrogênio, 67-70, 973-974, 993, 1442-1445, 1450
Moexipril, 604-605, 608-609, 633-634, 649-650
Mogamulizumabe, 805-806t, 1431-1432, 1498-1499, 1505-1506
Mogamulizumabe-kpkc, 805-806t
Moguisteína, 899-900
Moldidomina, 616-617
Moléculas de adesão dos leucócitos, 326-329
Moléculas de sinalização intercelular, 44-45q
Molindona, 362-363t
Molsidomina, 616-617, 626-627
Mometasona, 895-896, 1026-1027
Monitoração terapêutica dos fármacos, 40-42, 41-42q
Monoaminas, como neurotransmissores centrais, 314-317
Monoaminoxidase (MAO), 189-194
Monobactâmicos, 1164-1166, 1169-1170
Monobenzona, 1500-1501
Mononitrato de isossorbida, 614t, 626-627
Monóxido de carbono (CO)
desflurano e, 480-481
regulação da neurotransmissão, 319-321
Montagu, Mary, 798
Montelucaste, 895-897, 900-901, 1540-1588t
Morfina, 3
ADME e, 456-459
administração epidural, 464t
administração subaracnóidea, 464t
bioativação, 134-135
como antitussígeno, 899-900
dados farmacocinéticos, 1540-1588t
depuração, 33-34
dopamina e, 296-297
dosagem, 464t

farmacologia, 449-455, 449-450q, 468-469, 489-490, 555-556
   analgesia e, 449-451, 451-452f
   convulsões e, 452-453
   desgranulação dos mastócitos e liberação de histamina e, 453-455
   efeitos neuroendócrinos e, 452-453
   efeitos respiratórios e, 451-453
   hiperalgesia e, 451-452
   hormônios sexuais e, 452-453
   miose e, 452-453
   náusea e vômitos e, 452-454
   pele e, 454-455
   regulação da temperatura e, 454-455
   sedação e, 452-453
   sistema cardiovascular e, 453-454
   sistema imune e, 454-455
   tônus do músculo esquelético e, 453-454
   tosse e, 452-453
   trato gastrintestinal e, 453-454
   ureter e bexiga urinária e, 453-454
   útero e, 453-454
metabolismo, 107-108
   microbioma intestinal e, 122-123
   metabolismo da codeína a, 144-145
para dispneia, 899-900
regulação da neurotransmissão e, 316-317
transportadores de membrana e, 96-98
transporte através da barreira hematencefálica, 330-331
usos terapêuticos, 468-469, 489-490, 555-556
Mortalidade, na demência, 372-373
Mostardas nitrogenadas, 1351-1354
Motilidade gastrintestinal, 1091-1092, 1092-1093f
   acoplamento excitação-contração no músculo liso e, 1092
   distúrbios de, 1092
   estimulantes da, 1092-1095
      agonistas do receptor de serotonina como, 1093-1095
      antagonistas do receptor de dopamina como, 1092-1094
      antibióticos macrolídeos como, 1094-1095
      motilina como, 1094-1095
   geração e regulação da, 1091-1092
   supressores da, 1094-1095
Motilina, 1094-1095
Motulsky, Arno, 130q
Movimento antivacinação, 818-819
Moxalactam, 331-332
Moxetumomabe pasudotox, 805-806t, 1432-1434
Moxetumomabe pasudotox-tdfk, 805-806t
Moxidectina, 1334-1336
Moxifloxacino, 1146-1150, 1272-1273, 1286-1287, 1461-1462t, 1540-1588t
Moxonidina, 256-257, 647-648, 666-667
6-MP. *Ver* Mercaptopurina
MPA (acetato de medroxiprogesterona), 975-978, 994, 1446-1447, 1450
MR (receptores de mineralocorticoides), 1014-1016, 1014-1015f
MRA (antagonistas dos receptores de mineralocorticoides), 659-660, 668-669, 1024-1025
MTX. *Ver* Metotrexato
Mucolíticos, 898-899
Mucormicose, 1200-1201t

Mucorreguladores, 898-899
Mucosa, agentes alquilantes e, 1350-1351
Mudança de isotipos, 761-764
Mulheres. *Ver também* Mamas; Menopausa; Gravidez; Função reprodutiva; Sistema genital
   deficiência de androgênio em, 1000-1001
Mupirocina, 1133, 1194-1195, 1486-1487, 1502-1503
Murad, Ferid, 58-60q, 613-614
Muromonabe-CD3 (OKT3), 784-785, 805-806t
Muscarina, 205-206, 205-206f, 239-240
Músculo brônquico, eicosanoides e, 826-828
Músculo. *Ver também* Músculo esquelético; Músculo liso
   brônquico, eicosanoides e, 826-828
   efeitos do desflurano no, 480-481
   efeitos do isoflurano no, 479-480
   efeitos do sevoflurano no, 480-481
   óxido nitroso e, 481-482
   traqueal, 826-828
Músculo esquelético
   efeitos do etanol no, 527-528
   efeitos dos eicosanoides no, 828-829
   efeitos dos esteroides adrenocorticais no, 1016-1017
   morfina e, 453-454
   transmissão colinérgica no, 182-183
Músculo liso
   antagonistas dos receptores de histamina e, 867-868
   contração do, inibidores da, 891-892
   efeitos da anfetamina no, 260-261
   efeitos dos anestésicos locais no, 497-499
   efeitos dos eicosanoides no, 826-828
   extravascular, histamina e, 867-868
   fator ativador plaquetário e, 830-831
   gastrintestinal, acoplamento excitação-contração, 1092
   vascular, 325-326
Músculo traqueal, 826-828

N

Nabilona, 518-520, 552-553, 1109-1110, 1114-1115
Nabiximol, 513-514, 516
Nabumetona, 843t, 848-849, 859-860
N-Acetilação, no metabolismo de fármacos, 111-114, 112-113t
N-Acetilcisteína, 898-899
Nadolol, 269-270t, 272-278, 275-276t, 350-351, 627-628
Nafarrelina, 939-940t, 940-941, 943-944, 991-992, 994, 1439-1443
Nafazolina, 1464t, 1472-1473
Nafcilina, 1154-1155, 1159-1160, 1168-1169
Naftifina, 1212-1213, 1486-1487, 1489t
Nalbufina, 462-463, 464t, 469-470
Naldemedina, 1101-1102, 1113-1114
Nalmefeno, 466-467, 469-470, 531-533
Naloxegol, 1101-1102, 1113-1114
Naloxona, 49-50, 463-468, 900-901
   ADME e, 467-468
   biodisponibilidade, 36-37
   farmacologia clínica, 469-470, 555-556
   propriedades farmacológicas, 466-468
   usos terapêuticos, 466-467, 469-470, 547-548, 555-556, 1101-1102
Naltrexona, 49-50, 463-468
   ADME e, 467-468
   dados farmacocinéticos, 1540-1588t

farmacologia clínica, 469-470, 532-533, 555-556
   propriedades farmacológicas, 466-468
   usos terapêuticos, 466-467, 469-470, 531-533, 547-548, 555-556
Naproxeno, 289-290, 848-849, 850t, 859-860, 1540-1588t
Naratriptana, 289-291, 299-300
Narcolepsia, 264-265
Naringina, metabolismo de fármacos e, 113-114
Natalizumabe, 326-329, 764-765, 788-789, 805-806t
   farmacologia clínica, 795-796
   usos terapêuticos, 790-792, 790-791t, 795-796, 1124-1125, 1128-1129
Natamicina, 1463-1465t
Nateglinida, 92-93, 1040-1041
National Institute on Alcohol Abuse and Alcoholism, 543-544
National Institute on Drug Abuse, 542-544
Natpara, 1061-1062, 1065
Náuseas e vômitos, 1105-1111, 1106-1107f, 1107-1108t
   anestesia geral e, 472-474
   antagonistas do receptor 5HT$_3$ para, 1106-1108
   antagonistas do receptor de dopamina para, 1107-1109
   antagonistas do receptor de neurocinina para, 1108-1110
   anti-histamínicos para, 1108-1109
   canabinoides para, 1109-1110
   fármacos anticolinérgicos para, 1108-1109
   fármacos antieméticos para, 362-368
   fármacos anti-inflamatórios para, 1109-1110
   glicocorticoides para, 1109-1110
   morfina e, 452-454
   piridoxina para, 1109-1111
   soluções de carboidratos fosforadas para, 1109-1110
   succinato de doxilamina para, 1109-1111
Naxitamabe, 1431-1432
Naxitamabe-gqgk, 805-806t
251-NBOMe, 551-552, 556-557t
NE. *Ver* Norepinefrina
Nebivolol, 269-270t, 270-271, 280-281, 639-640, 1449
   ADME e, 280-281
   efeitos adversos, 277t
   efeitos farmacológicos, 277t
   farmacocinética, 658-659, 658-659t
   farmacologia clínica, 627-628, 647-648
   toxicidade, 668-669
   usos terapêuticos, 277t, 280-281, 627-628, 647-648, 668-669
Nebulizadores, 882-884
Nebulizadores de jato, 882-884
Nebulizadores ultrassônicos, 882-884
Necitumumabe, 805-806t, 1387-1388, 1421-1422, 1435-1436
Nedocromila, 1467-1468
Nedocromila dissódica, 897-898
Nefazodona, 342-344, 343t, 344-345, 350-351
   ADME e, 344-346
   efeitos adversos, 144-145, 348-349
   farmacologia clínica, 351-352
   interações medicamentosas, 349-350

liberação de, regulação pré-juncional da, 189-190
usos terapêuticos, 351-352
Néfrons, função dos, 561-563, 563f
Nefrotoxicidade
de aminoglicosídeos, 1177-1178
de glicopeptídeos, 1167-1168
de tetraciclinas, 1187-1188
Nelarabina, 1366-1367, 1381-1382
Nelfinavir, 331-332, 1262-1263, 1590t
Nematódeos, 1328
Neomicina, 1172, 1173, 1176-1178, 1182-1183, 1486-1487, 1502-1503
Neonatos
efeitos do cloranfenicol em, 1194-1195
início do diabetes melito em, 1034-1036
Neoplasias malignas hematológicas
anemia associada a, eritropoietina para, 909-910
glicocorticoides nas, 1439-1440
Neoplasias malignas. *Ver* Fármacos para terapia do câncer; Câncer; Quimioterapia do câncer
Neostigmina, 216q
ADME e, 222-223
bloqueio de fase II e, 231-235
efeitos fisiológicos, 222-223
efeitos ganglionares, 233-235
mecanismo de ação, 218-219
química e relações entre estrutura e atividade, 219-220, 219-220f
toxicidade, 224-227
usos terapêuticos, 224-227, 235-237
Neovascularização da retina, 1470-1472
Nepafenaco, 1467-1468
Neratinibe, 1390-1391, 1413-1414
Nervo óptico, 1458-1459
fármacos sistêmicos que afetam o, 1470-1471
Nervos eferentes, 169-170
Nervos motores, nervos simpáticos e parassimpáticos comparados com, 172-178, 173-174f
Nervos somáticos, 169-170
Nesiritida, 63-66, 665-666
NET (transportador de norepinefrina), 187-188
Netarsudil, 63-64, 1466-1467t
Netilmicina, 1172-1177
Netupitant, 1107-1108, 1114-1115
Netupitant/palonosetrona, 1109-1110
Neuroesteroides, 345-350
Neuróglia, 303-305
Neurônios, 302-304, 303-304f
excitabilidade dos, 304-305
Neurônios motores somáticos, 173-174
Neurotransmissão, 169-200
adrenérgica, 184-198
colinérgica, 180-186, 181-182f
considerações farmacológicas, 196-199
cotransmissão no sistema nervoso autônomo e, 198-200
ganglionar, 238-242
fármacos bloqueadores ganglionares e, 240-241, 240-241f
fármacos estimuladores ganglionares e, 239-241
receptor nicotínico neural e potenciais pós-sinápticos e, 238-240, 239-240f
integração dos sinais e modulação das respostas vasculares por fatores derivados do endotélio e, 199-200

juncional, 177-181, 178-182f
neuro-humoral, evidências para, 177-178
no sistema nervoso central. *Ver* Sistema nervoso central, neurotransmissão no
sistema nervoso autônomo e
comparação dos nervos simpáticos, parassimpáticos e motores e, 172-178, 173-174f
divisões do, 170-173, 171f
nervos somáticos vs. autônomos e, 169-172
transmissão não adrenérgica, não colinérgica por purinas e, 199-200
Neurotransmissores, 169-170
canais iônicos controlados por ligantes, controlados por, 63-66, 63-64f
centrais
acetilcolina como, 313-315, 314-315t
aminas-traço como, 316-317
aminoácidos como, 308-314, 311-313f
identificação de, 305-307
monoaminas como, 314-317
sinalização celular e, 305-308, 307-308f
término da ação de, 319-322, 321-323f
do sistema nervoso autônomo, 170-172
liberação, da modulação, 178-181
psicose e, 354-355
secreção de vasopressina e, 579-580
Nevirapina, 6-7, 1257-1259, 1257-1258t, 1268-1269, 1540-1588t
New Drug Application, 14-15
Niacina (ácido nicotínico), 44, 743-745, 749-750, 838-839, 1064-1065
Nicardipino, 617-621. *Ver também* Bloqueadores do canal de cálcio
Niclosamida, 1333-1336
Nicorandil, 623-624, 627-628
Nicotina, 239-243, 553-554
Nictalopia, 1474
Niemann, Albert, 492-493
Nifedipino, 49-50, 617-624, 636-637. *Ver também* Bloqueadores do canal de cálcio
ativação do receptor X de pregnano por, 114-115
dados farmacocinéticos, 1540-1588t
farmacologia clínica, 626-627, 649-650, 711-712
toxicidade, 156-157
usos terapêuticos, 626-627, 649-650, 986-987
Nifurtimox, 1315-1316, 1320-1323, 1325-1326
Nifurtimox/eflornitina, 1315-1316, 1324-1325
Nilotinibe, 1399-1401, 1414-1415
Nilutamida, 1003-1004, 1006, 1446-1449
Nimodipino, 617-623. *Ver também* Bloqueadores do canal de cálcio
Nipradilol, 270-271
Níquel, 1514-1515t
Niraparibe, 1406-1407, 1407-1408
Nisoldipino, 617-620. *Ver também* Bloqueadores do canal de cálcio
Nistatina, 1212-1213, 1488, 1489t
Nitazoxanida, 1314-1315, 1322-1325, 1335-1336
Nitratos orgânicos, 46-51, 613-618
interações medicamentosas, 616-618
mecanismo da eficácia antianginosa, 615-617
perspectiva histórica, 613-614
propriedades farmacológicas, 614-616

química, 614, 614t
tolerância aos, 616-617
toxicidade e respostas adversas aos, 616-618
usos terapêuticos, 617-618
Nitrazepam, 112-113t
Nitrendipino, 620-621, 626-627, 649-650
Nitrito de amila, 613-614
Nitrofurantoína, 89, 1178-1180, 1182-1183, 1540-1588t
Nitroglicerina, 36-37, 65-67, 612-614, 614t, 626-627. *Ver também* Nitratos, orgânicos
administração tópica, 28-29
dados farmacocinéticos, 1540-1588t
farmacologia clínica, 626-627
interações medicamentosas, 158-159
perspectiva histórica, 613-614
toxicidade, 669-670
usos terapêuticos, 612-614, 626-627, 665-666, 669-670
Nitroimidazóis, 1149, 1150
Nitroimidazóis bicíclicos, 1283
Nitroprusseto, 263-264, 319-321, 620-621, 644-646, 649-650, 665-666
Nitroprusseto de sódio, 263-264, 319-321, 620-621, 644-646, 649-650, 669-670
Nitrosoureias, 1349-1350
Nitrovasodilatadores, 46-51, 614
Nivolumabe, 805-806t, 1425-1429, 1436, 1498-1499
Nizatidina, 1086-1087t, 1086-1090
N,N-Dimetiltriptamina, 551-552
NO. *Ver* Óxido nítrico
Nobel, Alfred, 613-614
Nocardiose, 1187-1188
Nocicepção, 46-49, 449-450q
Nódulos da tireoide, 956-957
Norepinefrina (NE), 248-249, 253-255
ADME e, 253-254
como transmissor central, 314-316, 314-315t
efeitos, 253-254
efeitos farmacológicos, 274t
propriedades farmacológicas, 253-254
toxicidade, efeitos adversos e precauções, 253-255, 274t, 669-670
usos terapêuticos, 254-255, 263-264, 665-666, 669-670
Noretindrona, 977-979, 989-992, 994
Noretisterona, 990-991
Norfloxacino, 1111-1112t, 1115-1116, 1146-1147, 1146-1147t
farmacologia clínica, 1150
propriedades farmacológicas, 1146-1148
usos terapêuticos, 1102-1103, 1113-1114, 1149, 1150
Norgestimato, 990-991, 994
Norgestrel, 977-978, 994
Norgestrel/levonorgestrel, 989-990
Nortriptilina, 343t, 344-345
farmacologia clínica, 351-352
polimorfismo de CYP e, 103-106
usos terapêuticos, 351-352, 1104-1106
Núcleos da base, parkinsonismo e, 415-416, 417-418f
Nucleus accumbens, dopamina e, 296-297

O
Obesidade
anestésicos gerais na, 482-483
5HT e, 288-290
Obidoxima, 224-225, 227-228

Obiltoxaximabe, 805-806t
Obinutuzumabe, 805-806t, 1429-1431, 1436
Obstrução biliar, absorção de vitamina K e, 728-729
Obstrução das vias respiratórias, anestesia geral e, 473-474
Ocitocina
  farmacologia clínica, 943-944
  fisiologia, 941-942, 942-943f
  locais de ação, 942-944
  morfina e, 452-453
  secreção, regulação, 941-943
  uso clínico, 943-944
  usos terapêuticos, 943-944, 987-990
Ocrelizumabe, 790-791, 790-791t, 791-794, 805-806t
Ocriplasmina, 1471-1472
Octinoxato, 1484-1485
Octisalato, 1484-1485
Octocrileno, 1484-1485
Octreotida, 934-936, 945-946, 1052-1053, 1087-1089, 1103-1105, 1114-1115
Odesivimabe-ebgn, 805t, 1227-1229
Ofatumumabe, 790-792, 805-806t, 1429-1431, 1436
Ofloxacino, 1102-1103, 1113-1114, 1149, 1461-1462t
Ofloxacino/levofloxacino, 1148-1149
OKT3 (muromonabe-CD3), 784-785, 805-806t
Olanzapina, 344-345, 1108-1109, 1114-1115
  ADME e, 366t
  dados farmacocinéticos, 1540-1588t
  dosagem e perfil de risco metabólico, 359t
  efeitos adversos, 370-371
  farmacologia clínica, 351-352, 380
  para doença de Alzheimer, 421-422
  potência nos receptores de neurotransmissores, 362-363t
  toxicidade, 212-213
  usos terapêuticos, 351-352, 356-358, 358-361, 380, 421-422
Olaparibe, 1406-1408, 1416-1417
Olaratumabe, 805-806t, 1422-1423, 1435-1436
Óleo de rícino, 1099-1101, 1113-1114
Óleo de silicone, 1469t
Óleo mineral, 1099-1100, 1112-1113
Olhos. Ver também Fármacos terapêuticos oculares; fármacos específicos
  administração de fármacos para, 28-29
  agentes diagnósticos para, 1470-1471
  anestésicos locais usados para, 500-501
  antagonistas dos receptores muscarínicos e, 211-212
  cegueira, fármacos usados no tratamento da, 1470-1471
  doenças dos, 1022-1023
  doloridos, fármacos usados no tratamento de, 1470-1471
  efeitos adversos de fármacos sistêmicos que afetam os, 1470-1471
  efeitos da acetilcolina nos, 205-206
  efeitos de eicosanoides nos, 828-829
  efeitos dos inibidores anticolinesterásicos nos, 220-222
  estruturas extraoculares e, 1455, 1457f
  farmacologia autonômica, 1456-1457t
  hipertensão ocular e, 1463-1465
  infecções, 1460-1463
  secos, 1471-1474
  segmento anterior dos, 1455-1458
  segmento posterior, 1457-1459
  superfície ocular, fármacos sistêmicos que afetam, 1470-1471
Oliceridina, 61-62, 462-463, 464t, 469-470
Oligodendróglia, 304-305
Olmesartana
  dados farmacocinéticos, 1540-1588t
  efeitos adversos, 147-148
  farmacologia clínica, 606-609
  para hipertensão, 634-636
  toxicidade, 667-668
  transportadores de membrana e, 92-93
  usos terapêuticos, 608-609, 667-668
Olodaterol, 259-260, 886-887, 900-901
Olopatadina, 871-872, 878-879
Olsalazina, 859-860, 1119-1120, 1127-1128
Omacetaxina, 1413-1414
Omadaciclina, 1184, 1185t, 1185-1188, 1195-1196
Omalizumabe, 805-806t, 896-897, 901-902
Omapatrilate, 667-668
Omegaepoetina, 906-907
Omeprazol, 18-19q, 46-49
  alterações farmacodinâmicas e, 134-135
  dados farmacocinéticos, 1540-1588t
  farmacologia clínica, 1089-1090
  indução de CYP por, 114-115
  metabolismo, microbioma intestinal e, 123-124t
  para doença do refluxo gastresofágico, 1086-1088t, 1086-1088
  usos terapêuticos, 829-830, 1087-1090
Omura, Satoshi, 1330-1332
OnabotulinumtoxinA, 238-239, 243-244, 1094-1095, 1469
Oncocercose, 1332-1333
Ondansetrona, 284-285, 287-288, 298-299, 1106-1108, 1108-1109t, 1114-1115
Onicomicose, 1488
Opiáceos. Ver também Opioides; opiáceos específicos
  como antitussígenos, 899-900
Opicapona, 292-293, 424-425
Opioides, 443-471. Ver também fármacos específicos
  anestesia intratecal com, 505-506
  anestesia peridural com, 505-506
  como adjuvantes anestésicos, 467-468
  constipação induzida por, 1100-1102, 1113-1114
  dependência de, 454-456
  dosagens, 462-463, 464-465t
  efeitos adversos e precauções, 455-458
  escada analgésica e, 468-469, 468-469t
  farmacologia, 449-455, 449-450q
  fármacos antitussígenos relacionados com, 467-468
  para diarreia, 1102-1103
  para dispneia, 467-468
  química e relações entre estrutura e atividade, 456-458, 457-459f
  receptores para. Ver Receptores de opioides
  rotação dos, 463-465
  superdosagem, tratamento da, 466-467
  terapia de combinação com, 463-465
  tolerância aos, 454-456
  toxicidade, 467-468
  uso indevido e abuso de, 454-456
  vias de administração, 462-465
Oprelvecina, 66-67
Orfenadrina, 238-239, 243-244

Organofosfatos, 46-49, 162-163t, 227-228
Órgãos linfóides, 756-758
Oritavancina, 1165-1170
Oseltamivir, 1225-1226, 1225-1226t, 1229-1230
Osilodrostate, 1023-1025
Osimertinibe, 1345-1346, 1387-1390, 1413-1414
Osmorreceptores, hepáticos, portais, secreção de vasopressina e, 579-580
Ospemifeno, 993
Osso
  efeitos das tetraciclinas, 1187-1188
  efeitos do etanol, 527-528
  efeitos dos eicosanoides, 828-829
  efeitos dos estrogênios, 969-972
  fisiologia, 1060-1062
  hormônios tireoidianos e, 953-954
  ligação tecidual de fármacos, 30-31
  massa óssea, 1061-1062
  paratormônio e, 1057
  remodelagem, 1061-1062, 1061-1062f
Osteodistrofia renal, 1064-1065
Osteomalacia, 1062-1065
Osteonecrose, 1019-1020
Osteoporose, 1062-1064
  prevenção e tratamento, 1069-1072, 1069-1070f
  antiestrogênios para, 975-976
  terapia com glicocorticoides e, 1018-1020
  terapia hormonal da menopausa para, 989-990
Otimização do líder, 8-9
Ototoxicidade, dos aminoglicosídeos, 1177-1178
Ovulação
  indução da, 984-986, 985-986t
  momento da, 941-942
Owen, Richard, 1056-1057
Oxacilina, 1154-1155, 1157-1158, 1168-1169
Oxaliplatina
  ADME e, 1357-1358
  dados farmacocinéticos, 1540-1588t
  efeitos adversos, 1357-1358
  farmacologia clínica, 1380-1381
  mecanismo de ação, 1356-1357
  quimiorresistência, 123-124
  resistência da, 1356-1357
  terapia de combinação com, 1362-1363
  transportadores de membrana e, 81-82
  usos terapêuticos, 1357-1358, 1380-1381
Oxandrolona, 1000-1001, 1005
Oxantel, 1333-1336
Oxaprozina, 850-852t, 860-861
Oxazepam, 350-351, 432t, 441, 555-556
Oxazolidinonas, 53-55, 1191-1193, 1196-1197, 1272-1273, 1283-1284
Oxcarbazepina, 136-137, 391-392t, 395-396, 407-408, 1540-1588t
Oxibarbitúricos, 435-436
Oxibato, 264-265
Oxibato de sódio, 531-533
Oxibenzona, 1484-1485
Oxibutinina, 210-211, 213-214, 1540-1588t
Oxicans, 850-852, 851-852t
Oxicodona, 458-459, 1449
  dados farmacocinéticos, 1540-1588t
  dosagem, 464t
  farmacologia clínica, 468-469, 555-556
  superdosagem, 545
  toxicidade, 162-163t

transporte através da barreira hematencefálica, 330-331
usos terapêuticos, 468-469, 555-556, 1101-1102
Oxicodona/naloxona, 1113-1114
Oxiconazol, 1202-1203, 1211-1212, 1489*t*
Óxido de zinco, 1484-1485
Óxido nítrico (NO), 487-489
ADME e, 703-704
efeitos adversos e precauções, 703-704
farmacologia clínica, 490, 626-627
métodos de administração para, 488-489
neurotransmissão e, 199-200, 319-321
propriedades farmacológicas, 615-616
toxicidade, 488-489
uso clínico, 703-704
usos diagnósticos, 487-488
usos terapêuticos, 487-488, 490, 626-627
Óxido nitroso (N_2O), 478-479*f*, 481-482, 489-490
Oxifenisatina, 1099-1100
Oxigênio, 483-488
administração, 485-487
farmacologia clínica, 490
hipoxia e, 483-485
inalação, 484-487
necessidades miocárdicas de, nitratos orgânicos e, 615-616
oxigenação normal e, 483-484, 483-484*f*, 484-485*t*
privação de oxigênio e, 483-484
toxicidade, 485-488
usos terapêuticos, 485-487, 490
Oxigenoterapia, 485-487
Oxigenoterapia hiperbárica, 485-487
Oxi-hidróxido sucroférrico, 1064-1065, 1072-1073
Oximetazolina, 263-264, 349-350
Oximorfona, 458-459, 464*t*
Oxipurinol, 89, 94-95
OxyContin, 536
Ozanimode, 781-783, 791-792, 795-796, 1125-1129
Ozenoxacino, 1486-1487, 1503-1504

P

PABA (ácido para-aminobenzoico), 1142-1143*f*, 1272-1273
Pacientes geriátricos
AINE em, 841-842
anestésicos gerais em, 482-483
antagonistas do receptor de histamina em, 871-872
benzimidazóis em, 1329-1330
canabinoides em, 516-519
efeitos dos androgênios em, 1000-1001
farmacocinética e farmacodinâmica em, 51-52
fármacos antipsicóticos em, 373-374
fármacos bloqueadores neuromusculares em, 237-238
insônia em, 439-440
lítio em, 378-382
moxidectina em, 1334-1335
praziquantel em, 1333-1334
Pacientes hospitalizados, diabetes melito em, 1039-1040
Pacientes pediátricos. *Ver também* Lactentes
AINE em, 841-842
anestésicos gerais em, 482-484
antagonistas dos receptores de histamina em, 871-872
benzimidazóis em, 1329-1330
canabinoides em, 516-519
doença do refluxo gastresofágico em, 1086-1088
doença inflamatória intestinal em, 1126-1127
farmacocinética e farmacodinâmica em, 51-52
fármacos antipsicóticos em, 372-373
fármacos bloqueadores neuromusculares em, 237-238
lítio em, 378-379
moxidectina em, 1334-1335
praziquantel em, 1333-1334
tratamento das convulsões em, 406-407
tratamento do diabetes melito em, 1039-1040
Paclitaxel, 626-629, 1368-1370, 1423-1424, 1427-1429, 1449
ADME e, 1368-1370
ativação do receptor X de pregnano por, 114-115
dados farmacocinéticos, 1540-1588*t*
efeitos adversos, 1369-1370
farmacologia clínica, 1381-1382
mecanismo de ação, 1368-1369
transportadores de membrana e, 86-88
usos terapêuticos, 1369-1370, 1381-1382
Pacritinibe, 787-788, 795-796
Padimato O, 1484-1485
Padrões moleculares associados a patógenos, 67-70, 759-760*q*
PAF (fator ativador plaquetário), 829-832, 829-830*f*, 830-832
Palbociclibe, 1397-1399, 1414-1415
Paliperidona, 359*t*, 362-363*t*, 366*t*, 380, 1540-1588*t*
Palivizumabe, 805-806*t*, 806-807
Palmitato de paliperidona, 360*t*
Palonosetrona, 1106-1110, 1108-1109*t*, 1114-1115
Pálpebras, fármacos sistêmicos que afetam as, 1470-1471
2-PAM (pralidoxima), 223-224, 227-228
Pamidronato, 1063-1067, 1072-1073
Pamoato de hidroxizina, 870*t*
Pamoato de olanzapina, 360*t*
Pamoato de pirantel, 1333-1336
Pâncreas, etanol e, 528-529
Pancreatite, 1104-1105, 1110-1111
Pancurônio, 233-238, 235-236*t*, 242-243
Panitumumabe, 805-806*t*, 1387-1388, 1421-1422, 1435-1436
Panobinostate, 1411-1412, 1416-1417
Panoftalmite, 1461-1462
Pantoprazol, 1086-1088*t*, 1086-1090, 1540-1588*t*
Paracalcitol, 1065-1066
Paracetamol, 834-836, 843*t*, 846-848. *Ver também* Anti-inflamatórios não esteroides
ativação biológica a metabólito tóxico, 156-157, 156-157*f*
dados farmacocinéticos, 1540-1588*t*
hepatotoxicidade do, 840-841
histórico, 834-835
interações medicamentosas, 158-159
metabolismo, 110-112
microbioma intestinal e, 122-123, 123-124*t*
superdosagem, 153-156, 154-156*t*
toxicidade, 160-162, 162-163*t*
usos terapêuticos, farmacologia clínica, 489-490, 859-860
Paralisia respiratória, 237-238
Paration, 221*t*, 220-222, 227-228
Paratormônio (PTH), 1066-1068
ADME e, 1066-1068
disponibilidade, 1067-1068
efeitos adversos, 1067-1068
funções fisiológicas e mecanismos de ação, 1057-1059
homeostasia do cálcio e, 1056-1059
homeostasia do fosfato e, 1056-1057
química, 1056-1057, 1066-1067
síntese e secreção, 1057
usos terapêuticos, 1067-1068
Paregórico, 1103-1104
Pargilina, 190-191
Paricalcitol, 1071-1072
Parkinsonismo, 368-369*t*
Paromomicina, 1172, 1182-1183, 1322-1323
ADME e, 1174, 1322-1323
atividade antimicrobiana, 1173
efeitos antimicrobianos, 1322-1323
mecanismo de ação, 1322-1323
usos terapêuticos, 1176-1177, 1314-1317
usos terapêuticos, farmacologia clínica, 1323-1324
Paroxetina, 285-286, 291-292, 341-342, 343*t*, 350-351
dados farmacocinéticos, 1540-1588*t*
efeitos adversos, 348-349
farmacologia clínica, 299-300, 351-352
interações medicamentosas, 349-350, 1590*t*
metabolismo, 345-347
transportadores de membrana e, 95-96
usos terapêuticos, 299-300, 351-352
PAS (ácido para-aminossalicílico), 1281-1282, 1289-1290. *Ver também* Ácido aminossalicílico
Pasireotida, 934-936, 945-946, 1023-1024, 1026-1027, 1052-1053
Patapoutian, Ardem, 63-66, 305-307
Patentes, 17-18
Patisiran, 43-44
Pazopanibe, 1404-1406, 1416-1417, 1423-1424
PBPK (modelo farmacocinético de base fisiológica), 96-98, 96-98*f*
PBZ, 275-276*t*
PCP, 551-552, 556-557
Pectinas, 1098-1099
Pedido de Investigational New Drug, 13-14
Peficitinibe, 787-789, 795-796
PEG (polietilenoglicol), 1112-1113, 1472-1473
Pegaptanibe, 1471-1472, 1471-1472*t*
Pegaspargase, 1376-1377
Pegfilgrastim, 910-912, 923-924
Peginesatida, 906-907
Pegloticase, 860-861
Pegvisomanto, 935-936, 945-946
Peiote, 551-552, 556-557
Pele. *Ver também* Fármacos dermatológicos
anestésicos locais usados para, 500-501
efeitos do lítio, 377-378
estrutura, fármacos dermatológicos e, 1476-1477, 1477-1478*f*
infecções da
clindamicina para, 1190-1191
glicopeptídeos para, 1166-1167
macrolídeos para, 1189-1190

oxazolidinonas para, 1191-1192
tetraciclinas para, 1185-1187
inibidores da enzima conversora de angiotensina e, 605-606
morfina e, 454-455
necrose, varfarina e, 722-723
Pemafibrato, 90-91
Pembrolizumabe, 805-806t, 1404-1405, 1425-1427, 1436, 1498-1499, 1505-1506
Pembutolol, 269-270t, 275-276t
Pemetrexede, 1357-1358, 1359-1361, 1380-1381
Pemigatinibe, 1393-1394
Pemolina, 262-263
Penciclovir, 1216, 1221-1223, 1488, 1503-1504
Penicilamina, 1524-1526, 1532-1533
Penicilina G, 94-95, 1154-1158, 1168-1169
Penicilina G bentazina, reação alérgica à, 1160-1161
Penicilina G procaína, 1160-1161
Penicilina V, 94-95, 1154-1158, 1168-1169
Penicilinas, 1153-1161, 1154-1155f, 1154-1155t
   antipseudomonas, 1158-1161, 1168-1169
   classificação, 1154-1155
   descoberta, 126-127
   excreção renal, 31-32
   isoxazolil, 1157-1159. Ver também *penicilinas específicas*
   propriedades farmacológicas, 1154-1155
   reações alérgicas às, 157-158
   relação dose-resposta e, 152
   resistentes à penicilinase, 1157-1158, 1168-1169. Ver também *penicilinas específicas*
Pentamidina, 1210-1211, 1214-1215, 1322-1325
   ADME e, 1323
Pentazocina, 461-463, 469-470
Pentobarbital, 435-436t, 442
Pentostatina, 1366-1367, 1381-1382
Pentoxifilina, 626-627
Peptídeo C, 1029-1030
Peptídeo natriurético atrial, 575-578
Peptídeo natriurético cerebral (BNP), 575-578
Peptídeo natriurético tipo C (CNP). Ver Diuréticos, peptídeos natriuréticos como
Peptídeo semelhante ao glucagon 1(GLP-1), 1028-1029
Peptídeos de angiotensina, 593-597, 593-594t
Peptídeos opioides endógenos, 444-446, 447-449t, 448f
Peptídeos, regulação da neurotransmissão por, 316-319, 317-318f, 317-319t
Pequenas moléculas antiangiogênicas inibidoras de cinase, 1387-1388, 1387-1388t, 1404-1406
Peramivir, 1225-1226t, 1226-1227, 1229-1230
Perampanel, 391-392t, 402-403, 409-410
Perclorato, 952-959, 962-963
Perda de peso
   agonistas do receptor de GLP-1 e, 1043-1045
   fármacos simpaticomiméticos para, 264-265
Perexilina, 103-106
Perfenazina, 362-363t, 378-379
Perfluoropropano, 1469, 1469t

Pergolida, 297-298
Pericitos, 304-305, 326-329
Perindopril, 604-605, 608-609, 633-634, 636-637, 649-650, 667-668
Período refratário efetivo (PRE), 677-678
Peristalse, 1092
Permeabilidade capilar
   antagonistas do receptor de histamina e, 867-868
   histamina e, 866-867
Permeabilidade seletiva, da barreira hematencefálica, 95-96
Permeabilidade transcelular, 325-326
Permetrina, 220-222, 1488, 1489-1491, 1503-1504
Peróxido de benzoíla, 1485-1486, 1502-1503
Peróxido de benzoíla/claritromicina, 1485-1486
Peróxido de benzoíla/eritromicina, 1485-1486
Pertússis, 1189-1190
Pertuzumabe, 805-806t, 1422-1423, 1435-1436
Peste, 1176-1177
PFAS, 1529-1531, 1530-1531f
pH
   anestésicos locais e, 497-498
   fármacos ionizáveis e, 24, 24-25f
   urinário, eliminação de substâncias tóxicas e, 162-164
Picossulfato de sódio, 1099-1100, 1113-1114
Pilocarpina, 205-207, 205-206f, 213-214, 1464t, 1465-1466
Piloroespasmo, 154-156
Pimavanserina, 291-292, 355-357
   ADME e, 366t
   dosagem e perfil de risco metabólico, 359t
   farmacologia clínica, 299-300, 380-382, 424-425
   potência nos receptores de neurotransmissores, 362-363t
   usos terapêuticos, 299-300, 380-382, 424-425
Pimecrolimo, 1492-1493, 1504-1505
Pimobendana, 666-667
Pinacidil, 644-645
Pindolol, 269-270t, 271-278, 275-276t
Pioglitazona, 114-116, 148-149, 1041-1043, 1540-1588t
Pipecurônio, 233-238, 235-236t, 242-243
Piperacilina, 1154-1155, 1159-1160
Piperacilina/tazobactam, 1126-1127, 1154-1155, 1158-1160, 1168-1169
Piperaquina, 1298-1299
Piperazinas, 871-872
Piperidinas, 870t
Pirazinamida, 1276-1278, 1284-1286, 1285-1286t, 1288-1289, 1540-1588t
Pirbuterol, 259-260, 274t, 886-887, 900-901
Pirenzepina, 198-199, 206-214, 1085-1086
Piretanida, 567-568, 567-568t. Ver também Diuréticos, de alça e de alta potência
Piridostigmina
   ADME e, 222-223
   efeitos ganglionares, 233-235
   química e relações entre estrutura e atividade, 219-220, 219-220f
   toxicidade, 226-227
   usos terapêuticos, 212-213, 225-227, 226-227t, 235-237
Piridoxina, 917-918, 1109-1111, 1114-1115, 1277-1280, 1277-1278f

Pirilamina, 871-872, 877-878
Pirimetamina, 1294-1296, 1299-1300, 1314-1315, 1324-1325, 1462-1463
Pirimetamina/clindamicina, 1314-1315
Pirimetamina/sulfadiazina, 1314-1315
Pirimidinas, 1213-1214
Piritiona zíncica, 1488
Pironaridina, 1298-1299
Piroxicam, 850-852, 851-852t, 860-861
Pitavastatina, 89, 749-750
Pitiríase versicolor, 1488
Pitolisanto, 316-317
Pivampicilina, 1154-1155
PKU (fenilcetonúria), 125-126
Placa motora, 173-174
Placenta, transferência de fármacos através da, 30-31
Plantas, medicinais, primeiras experiências com, 3
Plaquetas
   ações da 5HT nas, 285-287, 288-289f
   efeitos dos eicosanoides nas, 825-826
   fator ativador plaquetário e, 830-831
Platelmintos, 1328
Plazomicina, 1172, 1173-1178, 1181-1182
Plecanatida, 1100-1101, 1113-1114
Plerixafor, 1413-1414
Pleuromutilinas, 1192-1193, 1196-1197
Plexo autônomo básico, 173-174
Plexo de Auerbach, 1091
Plexo de Meissner, 1091
Plexo mioentérico, 1091
Plexo submucoso, 1091
Plicamicina, 1063-1064
Pneumonia, 1176-1177
Podofilina, 1491-1492
Podofilox, 1488, 1504-1505
POISINDEX, 164
Polatuzumabe, 771-773t
Polatuzumabe vedotina, 805-806t, 1432-1433
Polatuzumabe vedotina-piiq, 805-806t
Polienos, 1213-1214
Polietilenoglicol (PEG), 1112-1113, 1472-1473
Polifarmacologia, 5-7
Polímero de celulose, uso oftálmico, 1472-1473
Polimixina B, 53-55, 1177-1179, 1182-1183, 1461-1462t, 1486-1487, 1502-1503
Polimixina E, 1177-1179
Polimixinas, 1177-1179, 1182-1183
Polipeptídeo amiloide das ilhotas, 1029-1030
Polipeptídeo insulinotrópico dependente de glicose, 1028-1029
Polissorbato, 1472-1473
Poluição, 1514-1515
Poluição da água, 1514-1515
Poluição do ar, 1514-1515
Pomadas, 1478-1479t
Pomalidomida, 1407-1408, 1409-1410
Ponatinibe, 1400-1401, 1414-1415
Ponesimode, 781-783, 791-792, 795-796
Ponta interictal, 386-389
Pontos de quebra, 1136-1137
População humana, crescimento da, 978-979
Porinas, 1139-1140
Posaconazol, 1202-1203, 1203t-1205t, 1207-1208
   dados farmacocinéticos, 1540-1588t
   farmacologia clínica, 1213-1214
   interações medicamentosas, 1590t
   usos terapêuticos, 1213-1214

Pós-despolarizações, 677-679, 679-681f
Potência, 52-54, 52-53f
Potenciais de ação, cardíacos, 673-675, 673-675f
   Heterogeneidade dos, 675-677, 676-677f
   Prolongamento dos, 683-685
Potenciais de ação cardíacos, 673-675, 673-675f
Potenciais de placa motora em miniatura, 178-179
Potencializadores, 79, 81-82
PR (receptores de progesterona), fármacos que têm como alvo, 1446-1447
PrabotulinumtoxinA, 1469
PrabotulinumtoxinA-xvfs, 238-239, 243-244
Pralatrexato, 1357-1358, 1359-1360
Pralidoxima (2-PAM), 223-224, 227-228
Pralsetinibe, 960-961, 963-964, 1393-1394
Pramipexol, 297-300, 418-419, 423-424, 1540-1588t
Pramoxina, 493-494f, 500-501
Pranlintida, 1029-1030, 1045-1047, 1052-1053, 1540-1588t
Pranlucaste, 895-896
Prasterona, 989-990
Prasugrel, 44-45, 613-614, 621-628, 726-727, 731-732
Pravastatina, 79-80, 93-95, 147-148t, 740-741, 749-750, 1540-1588t
Praziquantel, 1328-1330, 1332-1336, 1540-1588t
Prazosina, 265-267, 639-640
   ADME e, 266-267
   efeitos adversos, 267-268, 275-276t
   efeitos farmacológicos, 266-267, 275-276t
   farmacologia clínica, 647-648
   neurotransmissão e, 198-199
   receptores adrenérgicos e, 191-194
   usos terapêuticos, 267-268, 275-276t, 647-648
PRE (período refratário efetivo), 677-678
Pré-carga, redução da, no tratamento da insuficiência cardíaca, 659-661, 660-661f, 660-661t
Prednisolona, 1120-1123
   dados farmacocinéticos, 1540-1588t
   farmacologia clínica, 792-793, 1024-1027
   uso oftálmico, 1466-1467, 1468-1469t
   usos terapêuticos, 792-793, 894-895, 900-901, 1022-1128
Prednisona, 1013-1014, 1120-1123, 1367-1368, 1376-1377, 1403-1404, 1439-1440, 1442-1443t, 1449
   dados farmacocinéticos, 1540-1588t
   efeitos adversos, 894-895
   farmacologia clínica, 792-793, 1026-1027, 1450
   uso oftálmico, 1468-1469t
   usos terapêuticos, 792-793, 894-895, 900-901, 1020-1024, 1026-1027, 1063-1064, 1127-1128, 1450
Pré-eclâmpsia, 838-839, 986-988
Pregabalina, 400-402, 438-439
   efeitos farmacológicos, 400-401
   farmacocinética, 391-392t, 400-401, 1540-1588t
   farmacologia clínica, 409-410, 441
   mecanismo de ação, 400-401
   toxicidade, 401-402
   usos terapêuticos, 400-402, 409-410, 441, 899-900, 1090
   Preocupações com a injustiça global, 18-19

Preparações com combinação de T_4/T_3, 954-955, 962-963
Preparações de ação prolongada, 27-28
Preparações de liberação controlada, 27-28
Preparações de liberação prolongada, 27-28
Preparações de liberação sustentada, 27-28
Pré-pró-insulina, 1029-1030
Pressão arterial. Ver também Fármacos anti-hipertensivos; Hipertensão; Hipotensão arterial, efeitos da angiotensina II, 599-600
   efeitos da epinefrina, 250-251, 251-252f, 251-252t
   efeitos de AINE, 840-841
Pressão intraocular, regulação da, 1456
   fármacos sistêmicos e, 1470-1471
Pretomanida, 1283, 1288-1289
Prilocaína, 499-500, 505-506
Primaquina, 1294-1297, 1301-1303t, 1304-1306, 1310-1311
Primidona, 391-392t, 394-395, 409-410
Probenecida, 31-32, 94-95, 283-284, 855-859, 860-861, 1161-1162
Probióticos, 125-126, 1102-1103, 1126-1129
Procaína, 235-237, 493-494f, 500-501
Procainamida, 112-113t, 678-679t, 685-686t, 689t, 694-697, 1540-1588t
Procarbazina, 1350-1351, 1355-1356, 1379-1380
Procaterol, 259-260, 274t
Processamento hídrico glicocorticoides e, 1018-1019
Proclorperazina, 415-416, 1107-1108, 1114-1115
Produtos biológicos
   barreira hematencefálica e, 333-338
      Abertura da BHE e, 336-338, 337-338f
      confirmando a exposição encefálica, 334-336
      estratégias mediadas por absorção e, 334-336
      estratégias mediadas por receptores e, 334-337
      melhora do transporte pela BHE e, 336-337
      quantificação da captação do encéfalo, 333-336, 334-335t
   direcionados para citocinas e seus receptores, 793-795
   direcionados para integrinas, 788-789, 795-796
   direcionados para o LFA, 795-796
   para asma, 896-898, 896-897f
   para doença inflamatória intestinal, 1123-1125, 1128-1129
Produtos biológicos terapêuticos, 43-44
Produtos da lipoxigenase, 820-821, 822-823f
Produtos do citocromo P450, 820-822
Produtos farmacêuticos, 12-14
Profármacos, 30-32, 101-102
Profilaxia pré-exposição, 1134
Progestágenos, metabolismo, 123-124t
Progesterona, 990-991, 994, 997-998
Progestinas, 975-978, 976-977f, 994
   ADME e, 977-978
Progressão do tumor, 1510-1511
Proguanil, 1294-1296, 1299-1301, 1301-1302t, 1302-1303t, 1309-1310
Projetos de fármacos assistidos por computador, 4-5
Prolactina, 452-453, 929-936, 930-931t, 931-934f

Prometazina, 869-872, 877-878, 1108-1109, 1114-1115, 1484-1485
Promoção de fármacos, 17-19
Promoção do tumor, 1510-1511
Prontosil, 4-5
Propafenona, 678-679t, 682-685, 685-686t, 689t, 695-698
Proparacaína, 500-501, 1470-1472
Propídio, 218-219, 226-227
Propilenoglicol, 1498-1499, 1505-1506
Propiltiouracila, 957-959, 957-958t, 962-963
Propionato de fluticasona, 892-896
   efeitos adversos, 894-895
   farmacologia clínica, 1026-1027
   usos terapêuticos, 894-895, 900-901, 1026-1027
Propionato de fluticasona/salmeterol, 900-901
Propofol, 438-439, 475-477
   ADME of, 475-476, 476-477f
   dados farmacocinéticos, 1540-1588t
   derivados do, 478-479
   efeitos adversos, 475-477
   efeitos farmacológicos, 475-476t
   farmacologia clínica, 441, 488-489
   propriedades farmacológicas, 474-475, 474-475t
   uso clínico, 475-476
   usos terapêuticos, 235-237, 441; 488-489
Propoxifeno, 460-461
Propoxur, 227-228
Propranolol, 268-269, 269-270t, 270-278, 350-351, 689t
   ADME e, 272-278
   biodisponibilidade, 36-37
   dados farmacocinéticos, 1540-1588t
   depuração, 33-34
   efeitos adversos, 275-276t
   efeitos farmacológicos, 275-276t
   farmacologia clínica, 647-648
   interações medicamentosas, 235-237, 349-350
   mecanismo de ação, 685-686t, 686-687t
   receptores adrenérgicos e, 191-194
   toxicidade, 697-698
   usos terapêuticos, 275-276t, 647-648, 697-698, 1501
Propriedade intelectual, 17-18
Prostaglandinas, amadurecimento do colo do útero e, 987-988
Prostanoides, 820-821, 829-832
Prostatite, 1148-1149
Proteínas G, 58-60, 60-61f, 60-61t
   formas proximinais de sinalização por receptores acoplados à proteína G, 62-64
Proteína-cinase ativada por AMP (AMPK), 70-72
Proteínas plasmáticas, ligação de fármacos às, 28-30
Proteínas receptoras de fusão, 783-784
Proteínas transportadoras específicas, 319-321, 321-322f
Proteômica, 5-6
Protriptilina, 212-213, 343t, 344-345, 351-352
Protrombina, ativação da, 714-716
Provas de função da tireoide, 954-955
PRR (receptores de reconhecimento de padrões), 758-760, 759-760q
Prucaloprida, 1093-1095, 1093-1094f, 1100-1101, 1104-1105, 1112-1113
Prurido, 868-869, 1476t, 1498-1499

Pseudalesqueríase, 1200-1201t
Pseudoefedrina, 210-211, 349-350, 1540-1588t
Pseudo-hipoparatireoidismo, osso e, 1062-1063
Psicodélicos, 291-292. *Ver também psicodélicos específicos*
Psicose, 354-374. *Ver também* Esquizofrenia
   5HT e, 291-292
   bases de neurotransmissores para, 354-355, 356-357f
   fisiopatologia, 355
   mecanismo de ação nos receptores D_2 e, 354-355
   tratamento em curto prazo, 355-358
   tratamento em longo prazo, 355-361
      fármacos antipsicóticos para, 357-361, 359t, 360t. *Ver também* Antipsicóticos
Psílio, 1112-1113
Psilocibina, 291-292, 298-299, 551-552, 556-557
Psilocina, 291-292
Psoríase, 1493-1498, 1494t, 1495-1496f, 1504-1505
PTH. *Ver* Paratormônio
PubChem, 164
Puberdade
   efeitos dos androgênios na, 999-1001
   precoce, 938-940
Puberdade precoce, 938-940
Pulmões (ver também Capítulo 44)
   efeitos do etanol no, 527-528
   fornecimento de fármacos aos, 881-884
Pupila, 1456-1457, 1457-1458f
Purinas, 199-200, 318-319, 320t
PUVA, 1482-1484, 1483-1484t

Q

Quazepam, 431-433t, 441
Quetiapina, 344-345, 355
   ADME e, 367t
   dados farmacocinéticos, 1540-1588t
   efeitos adversos, 370-371
   farmacologia clínica, 351-352, 380
   interações medicamentosas, 1589t
   posologia e perfil de risco metabólico, 359t
   potência nos receptores de neurotransmissores, 362-363t
   usos terapêuticos, 351-352, 357-358, 380, 421-423
Quilomícrons, 734-735, 738-739f
Quimerismo com células doadoras, 789-790
Química combinatória, 8-9
Química medicinal, 7-8
Quimiogenômica, 5-6
Quimioprevenção, 1512-1514, 1512-1513t
Quimioterapia do câncer, 1419-1437. *Ver também Fármacos para terapia do câncer; fármacos específicos e tipos de câncer*
   anemia em pacientes tratados, eritropoietina para, 909-910
   antagonistas de MCP-L1 para, 1426-1429
   anticorpos biespecíficos para, 1431-1432
   CD10, CD20, CD52, CD38, CCR2, GD2, e SLAMF7 para, 1429-1432
   células CAR T para, 1433-1434
   citocinas para estimular respostas imunes para, 1427-1430
   combinação de anti-MCP-1 e anti-CTLA-4 para, 1427-1429
   conjugados de anticorpo-citotoxina para, 1432-1434
   conjugados de citocina-citotoxina para, 1433-1434
   esquemas de tratamento para, 1419, 1438-1439
   fatores estimuladores de colônias para, 1434
   inibidores das vias de VEGF e receptor de VEGF, 1423-1426, 1435-1436
   inibidores de CTLA-4 para, 1425-1427, 1426f
   inibidores de HER2/Neu para, 1421-1423
   inibidores de MCP-1 para, 1426-1427
   inibidores de *checkpoints* imunes para, 1425-1430, 1435-1436
   inibidores do receptor de fator de crescimento derivado de plaquetas para, 1422-1423
   inibidores do receptor do fator de crescimento epidérmico para, 1419-1422, 1421-1422f, 1435-1436
   L-asparaginase para, 1434
Quinagolida, 935-936, 945-946
Quinapril, 604-605, 608-609, 633-634, 649-650, 667-668, 1540-1588t
Quinidina, 689t, 1303-1305, 1310-1311
   arritmias induzidas por, 678-679t
   efeitos adversos, 695-697
   efeitos farmacológicos, 695-696
   farmacocinética clínica, 695-697
   interações medicamentosas, 235-237, 349-350, 696-697
   mecanismo de ação, 682-684, 685-686t
   reação alérgica à, 157-158
   toxicidade of, 683-685, 696-697
   transportadores de membrana e, 79-90
   usos terapêuticos, 696-697, 1294-1296
Quinina, 1294-1297, 1300-1301, 1300-1301q, 1303-1305, 1316-1317, 1325-1326, 1540-1588t
Quinolonas, 53-55, 1146-1150, 1146-1147t, 1146-1148f. *Ver também* Fluoroquinolonas
Quinupristina/dalfopristina, 1185t, 1192-1194, 1196-1197

R

Rabeprazol, 1086-1087t, 1086-1088t, 1087-1090
Racecadotril, 1103-1104, 1114-1115
Racionalização (na antibioticoterapia), 1135-1136
Radioimunoconjugados, 1433-1434
Raloxifeno, 67-70, 973-974, 1069-1071, 1442-1443, 1512-1514
   dados farmacocinéticos, 1540-1588t
   farmacologia clínica, 1073-1074
   toxicidade, 993
   usos terapêuticos, 993, 1073-1074
Raltegravir, 1264-1266, 1269-1270, 1540-1588t
Raltitrexede, 1357-1358
Ramelteona, 434-435, 441, 1540-1588t, 1589t
Ramipril, 604-605, 608-609, 633-634, 649-650, 667-668, 1540-1588t
Ramos comunicantes, 170-172
Ramucirumabe, 805-806t, 1404-1405, 1423-1426, 1435-1436
Ranibizumabe, 805-806t, 1341-1342
Ranitidina, 92-93, 106-107, 157-158, 1086-1087t, 1089-1090, 1540-1588t
Ranolazina, 623-628

Rapamicina. *Ver* Sirolimo
Raquitismo, 1062-1065
Rasagilina, 190-191, 292-293, 419-420, 424-425
Rasburicase, 52-53, 131-132, 134-135, 860-861
Ravulizumabe, 805-806t
Ravulizumabe-cwvz, 805-806t
Raxibacumabe, 805-806t
Razão normalizada internacional, 721-722
Reações adversas ao fármaco (RAF), 113-114. *Ver também* Segurança de fármacos; Segurança fármacos pós-comercialização; *fármacos específicos*
   transportadores de membrana e, 79-82, 81f
Reações alérgicas. *Ver* Reações de hipersensibilidade
Reações anafiláticas, 156-158
   Antagonistas do receptor de histamina e, 868-869
   cininas e, 875-876
Reações citolíticas, 157-158
Reações de Arthus, 157-158
Reações de fase 1, 30-31
Reações de fase 2, 30-31
Reações de hipersensibilidade, 156-158, 768-769
   a AINE, 840-841
   a anestésicos locais, 498-499
   a barbitúricos, 437-438
   a penicilinas, 1159-1160
   a vacinas, 817-818
   anafiláticas, 156-158
      antagonistas dos receptores de histamina e, 868-869
      cininas e, 875-876
   farmacoterapia, 264-265, 868-871, 1022-1023
   fator ativador plaquetário e, 830-831
   histamina e, 864
   morfina e, 456-458
   tipo I (imediata), 768-769
   tipo II, 768-769
   tipo III, 768-769
   tipo IV, 768-769
Reações de hipersensibilidade imediata, 156-157
Reações de hipersensibilidade tardia, 157-158
Reações idiossincráticas, 157-158
Rebamipida, 1085-1086
Recaída, transtorno por uso de substâncias e, 540
Receptor da (pro)renina, 596-597
Receptor de aril-hidrocarboneto (AhR), metabolismo de fármacos e, 114-115
Receptor de insulina, entrega de produtos biológicos por meio da barreira hematencefálica e, 336-337
Receptor de quimiocina de motivo CC, 1429-1432
Receptor de tirosina-cinase órfão, 1390-1391
Receptor de transferrina, 334-337, 912-914
Receptor do fator de crescimento semelhante à insulina 1, 1031-1032
Receptor quimérico de antígeno (CAR) células T, 1433-1434
Receptores da dopamina, 361-363, 361-362f, 362-363t
Receptores de androgênios, 997-999
   como alvos de fármacos, 1446-1449

efeitos androgênicos por meio dos, 998-1000
Receptores de glicocorticoides (GR), 1014-1015, 1014-1015f
  como alvo de fármacos, 1449
  regulação da expressão gênica por, 1015-1016, 1014-1015f
Receptores de histamina
  H_1, 315-317, 866-867
    efeitos adversos antipsicóticos e, 369-371
  H_2, 316-317, 866-867
  H_3, 316-317, 866-867
  H_4, 316-317, 866-867
Receptores de progesterona (PR), fármacos que têm como alvo, 1446-1447
Receptores de vasopressina, 580-581, 580-583f
Receptores mineralocorticoides (MR), 1014-1016, 1014-1015f
Receptores muscarínicos, 183-186, 185t, 201-214-215
  agonistas e, 205-207, 205-206f, 206-207t, 213-214t
  antagonistas e, 206-213
    ADME e, 209-210
    efeitos farmacológicos, 206-210
    farmacologia clínica, 213-214t
    relações entre estrutura e atividade, 206-208, 208-209f
    toxicologia, 212-213
    usos terapêuticos, 210-213, 213-214t
  efeitos farmacológicos da acetilcolina e, 202-206, 204-205f
  M_1, 370-371
  propriedades de subtipos, 201-204, 201-204f
Receptores NMDA, 310-312, 312-313t
Receptores α_1-adrenérgicos, efeitos adversos antipsicóticos e, 370-371
Receptores. Ver Receptores de fármacos; *tipos específicos de receptores*
Receptores acoplados à proteína G, 58-60, 59f
  formas proximais de sinalização por meio de proteínas G, 62-64
Receptores AMPA, 310-312, 312-313t
Receptores associados a aminas traço, 316-317
Receptores D_2, mecanismo de ação nos, 354-355
Receptores da família das lipoproteínas de baixa densidade, entrega de biológicos através da barreira hematencefálica e, 336-337
Receptores de CA, 310-312
Receptores de canabinoides, 511-512
Receptores de cinina, 873-876
Receptores de dopamina D_2, 362-370
Receptores de esteroides, 67-70, 69f
Receptores de estrogênio, 971-973
  antiestrogênios e, 973-976
  como alvo de fármacos, 1442-1447
    antagonistas de estrogênio como, 1442-1445
    fármacos que diminuem os níveis de estrogênio como, 1443-1447
  efeitos androgênicos que ocorrem por meio de, 999-1000
  mecanismo de ação, 971-973, 972-973f
  moduladores seletivos dos receptores de estrogênio e, 973-974

Receptores de fármacos, 53-72
  aspectos quantitativos das interações medicamentosas com, 53-57
    antagonismo e, 55-57, 55-56f
    ligação e fração de ocupação e, 53-56, 55-56f
    modulação alostérica da função do receptor e, 55-57, 55-57f
  canais iônicos controlados por ligantes e, 63-66, 63-64f
  semelhantes ao Toll, 67-70
  doenças que resultam de disfunção de vias e, 70-72
  modelo de dois estados da atividade, 45-46
  receptores de hormônios nucleares e, 67-70, 69f, 69t
  receptores ligados a enzimas e, 63-67, 65-67f
  relevantes para as ações dos fármacos, 55-59, 57-58t
  sinalização transmembrana e, 58-64, 58-60q
    agonismo tendencioso e, 60-62, 61-62f
    arrestinas como transdutores e, 60-61
    dessensibilização mediada por GRK e por arrestina e, 58-61, 61-62f
    formas proximais de, 62-64
    proteínas G e, 58-60, 60-61f, 60-61t
    receptores acoplados à proteínas G e, 58-60, 59f
  sobressalentes, 52-53
  TNF-α, 67-70
  via do receptor JAK-STAT e, 65-67, 68f, 67-70
Receptores de glutamato metabotrópicos, 310-313, 312-313t, 313-314f
Receptores de hormônios nucleares, 67-70, 69f, 69t
Receptores de leucotrienos (LT), 824
Receptores de membrana, 929
Receptores de prostaglandinas, 822-824
Receptores de reconhecimento de padrões (PRR), 758-760, 759-760q
Receptores de reserva, 52-53
Receptores de tirosina-cinases, 63-66, 65-67f
Receptores de xenobióticos, 106-107
Receptores do fator de necrose tumoral α, 67-70
Receptores $GABA_A$, 312-314, 313-314f, 428-430, 436-437
Receptores $GABA_B$, 313-314
Receptores $GABA_C$, 313-314
Receptores κ-opioides, 444-445
Receptores μ-opioides, 444-445
Receptores muscarínicos de acetilcolina, 314-315
Receptores nicotínicos, 183-184
  acetilcolina, 230-232, 231-235f, 238-240, 239-240f
Receptores nicotínicos de acetilcolina, 314-315
Receptores NOPr, 444-445
Receptores nucleares, 929
  tipo 2, metabolismo de fármacos e, 114-116, 114-116f
Receptores opioides, 443-450
  dessensibilização, 454-456
  distribuição, 444-445
  estrutura e ativação, 447-450
  infrarregulação, 455-456
  internalização, 454-456

ligantes e, 444-446, 447-449t, 448f
sinalização e, 444-445, 446-447f
tipos de, 443-445, 445-446f
variantes e complexos de, 447-450
Receptores órfãos, 114-115
Receptores P2X, 318-319, 320t
Receptores P2Y, 318-319
Receptores pré-sinápticos, 178-179
Receptores purinérgicos, 318-319
Receptores serina-treonina cinase, 63-66, 66-67f
Reciclagem êntero-hepática, 32-33, 122-124
  superdosagem de fármacos e, 153-156
Recompensa, endocanabinoides e, 512-513
Reconhecimento de patógenos
  pelo sistema imune adaptativo, 760-761
  pelo sistema imune inato, 758-760
Redistribuição de fármacos, 30-31
Redução da pós-carga, no tratamento da insuficiência cardíaca sistólica crônica, 660-662, 662-664f
Reentrada, 678-681
  anatomicamente definida, 678-681, 679-681f, 680-681t
  funcionalmente definida, 679-681, 681-682f
Reforço, transtorno por uso de substâncias e, 540
Refratariedade, arritmias cardíacas e, 676-678, 677-678f
Região de ativação transcricional, 67-70
Regorafenibe, 1405-1406, 1416-1417, 1540-1588t
Regulação da temperatura, 454-455
Regulação por retroalimentação, secreção de renina e, 592-593, 593f
Reintegração, transtorno por uso de substâncias e, 540
Rejeição de transplante, 769-770
Relações entre estrutura e atividade, 8-9, 8-9f
Relacorilanto, 1024-1025
Relatlimabe, 1427-1429
Relatos de casos, de eventos adversos pós-comercialização, 146-148, 146-147t
Relaxina, 940-941
Relebactam, 1153-1154
Relugolix, 1442-1443, 1451
Remanescente de quilomícrons, 735, 738-739f
Remifentanila, 460-461, 468-469, 489-490, 1540-1588t
Remimazolam, 431-433, 432t, 441, 477-479
Remoção extracorpórea de fármacos, 162-164
Remodelagem patológica, 652-653
Remogliflozina. Ver Gliflozinas
Rendesivir, 1228-1229, 1230-1231
Renina, 590-593, 592f-593f
Repaglinida, 92-93, 1040-1041, 1540-1588t, 1589t
Reserpina, 198-199, 283-284, 293-294, 641-643
  ADME e, 641-642
Resfriado comum, antagonistas do receptor de histamina para, 869-871
Resina de *Podophyllum*, 1504-1505
Resistência a fármacos, 51-52. Ver também Resistência antimicrobiana; Resistência bacteriana
  a fármacos quimioterápicos, 123-125
  fúngicos, à anfotericina B, 1199-1201
  transportadores de membrana e, 79

Resistência à insulina, 1034-1035
Resistência à quimioterapia, 123-125
Resistência antimicrobiana. *Ver também fármacos específicos*
  às quinolonas, 1146-1148
  às sulfonamidas, 1142-1143
  desenvolvimento por meio de seleção por mutação, 1140-1141
  mecanismos, 1139-1141
  por aquisição externa de elementos genéticos, 1140-1141
Resistência bacteriana
  a aminoglicosídeos, 1173-1174
  a cefalosporinas, mecanismos da, 1160-1161
  a fármacos antimaláricos, 1293
  a sulfonamidas e sulfonas, 1306-1307
  a tetraciclinas e derivados, 1185-1185-1187
  a β-lactâmicos, mecanismos de, 1152-1154, 1153-1154f
Resistência periférica, angiotensina II e, 597-598
Reslizumabe, 771-773t, 805-806t, 896-897, 901-902
Respiração
  efeitos dos barbitúricos na, 436-437
  efeitos dos benzodiazepínicos nos estágios da, 429-431
  fentanila e compostos semelhantes à fentanila e, 460-461
Responsabilidade pelo produto, 18-19
Resposta ao estresse, 1011-1013
Resposta tripla de Lewis, 866-868
Respostas a fármacos
  atenuação das, 50-52
  especificidade das, 49-51
Respostas imunes, 774-775
  glicocorticoides e, 1018-1019
Ressecamento vaginal, 989-990
Retapamulina, 1192-1193, 1196-1197, 1486-1487, 1502-1503
Retenção iônica, 24, 24-25f
Reteplase, 624-626, 731-732
Retina, 1457-1459
  fármacos sistêmicos que afetam a, 1470-1471
  vitamina A e, 1473-1474, 1473-1474f
Retinite, viral, 1461-1463
Retinite viral, 1461-1463
Retinoides, 1377-1379, 1479-1483, 1479-1482t, 1502-1503, 1505-1506
Retinol. *Ver* Vitamina A
Retirada de fármacos, 144-145t, 149-150
Revaprazana, 1086-1087t, 1089-1090
Ribavirina, 16-17q, 1241-1244, 1247-1248, 1540-1588t
Ribociclibe, 1397-1399, 1414-1415, 1540-1588t, 1590t
Riboflavina, 917-918
Ricketsioses, 1194-1195
Rifabutina
  ADME e, 1273-1277, 1275-1277t
  atividade antibacteriana, 1273-1274
  efeitos adversos, 1276-1277
  efeitos adversos oculares, 1470-1471
  farmacocinética, 1276-1277
  farmacodinâmica, 1276-1277
  interações medicamentosas, 1276-1277
  mecanismo de ação, 1273-1274
  para infecções por micobactérias não tuberculosas, 1286-1287

resistência bacteriana à, 1273-1274
  toxicidade, 1288-1289
  usos terapêuticos, 1276-1277, 1288-1289
Rifamicina, 1102-1103
Rifamixina, 1105-1106, 1111-1112t, 1112-1116, 1126-1127, 1129-1130
Rifampicina, 86-88, 90-93, 114-116,1273-1277, 1398-1399, 1442-1443
  ADME e, 1273-1277, 1275t, 1276-1277t
  atividade antibacteriana, 1273-1274
  efeitos adversos, 1276-1277
  efeitos adversos oculares, 1470-1471
  farmacocinética, 1276-1277, 1540-1588t
  farmacodinâmica, 1276-1277
  interações medicamentosas, 349-350, 1276-1277, 1590t
  mecanismo de ação, 1273-1274
  resistência bacteriana, 1273-1274
  toxicidade, 1287-1288
  transportadores de membrana e, 89
  usos terapêuticos, 1276-1277, 1284-1288, 1285-1286t
Rifapentina, 1273-1277, 1275t-1277t, 1288-1289
Rifaximina, 1102-1103
Rilonacepte, 787-788, 793-794
Rilpivirina, 1257-1259, 1257-1258t, 1267-1269
Riluzol, 422-426, 1540-1588t
RimabotulinumtoxinB, 238-239, 243-244t
Rimantadina, 1224-1226, 1225-1226t, 1229-1230
Rimegepanto, 290-291
Rimonabanto, 555-556
Rinfabato de mecasermina, 936-938
Rins, 561-589
  ação diurética dos, 564-565, 564-565f, 566t
  ações da dopamina nos, 295-296
  anatomia e fisiologia, 561-565, 563f
  cininas e, 875-876
  diuréticos e. *Ver* Diuréticos
  efeitos do desflurano nos, 480-481
  efeitos do etanol nos, 527-528
  efeitos do isoflurano nos, 479-480
  efeitos do lítio nos, 377-378
  efeitos do sevoflurano nos, 480-481
  efeitos dos AINE nos, 840-841
  efeitos dos barbitúricos nos, 437-438
  efeitos dos eicosanoides nos, 826-829
  excreção de fármacos e, 31-32, 31-32f
  fator ativador plaquetário e, 830-832
  fisiopatologia da insuficiência cardíaca e, 653-654
  insuficiência renal e, 605-606
  mecanismos de regulação da função renal pela angiotensina II e, 597-599, 598-599f
  óxido nitroso e, 481-482
  paratormônio e, 1057
  transportadores de membrana renais e, 92-95, 92-93f
  vasopressina e. *Ver* Vasopressina
Riociguate, 703-711
Ripasudil, 1466-1467t
Ripretinibe, 1392-1393
Risanquizumabe, 787-788, 794-795, 805-806t, 1494t
Risanquizumabe-rzaa, 805-806t
Risedronato, 1065-1066, 1069-1070, 1072-1073
Risperidona, 1449
  ADME e, 367t

dados farmacocinéticos, 1540-1588t
farmacologia clínica, 351-352, 380
meia-vida média e propriedades cinéticas, 360t
posologia e perfil de risco metabólico, 359t
potência nos receptores de neurotransmissores, 362-363t
usos terapêuticos, 351-352, 356-357, 362-368, 380, 421-422
Ritanserina, 438-439
Ritodrina, 259-260, 275t, 986-987
Ritonavir
  ativação do receptor X de pregnano por, 114-116
  dados farmacocinéticos, 1540-1588t
  interações medicamentosas, 210-211, 1590t
  transportadores de membrana e, 86-88, 90
  usos terapêuticos, 1259-1262, 1261-1262t, 1269-1270, 1329-1330
Rituximabe, 805-806t, 1429-1433
  farmacologia clínica, 793-794, 1436
  usos terapêuticos, 793-794, 1341-1342, 1436
Rivaroxabana, 623, 723-724, 730-731, 1540-1588t
Rivastigmina
  dados farmacocinéticos, 1540-1588t
  disponibilidade, 224-225
  farmacologia clínica, 424-425
  para doença de Alzheimer, 420-421, 420-421t
  química e relações entre estrutura e atividade, 219-220, 219-220f
  toxicidade e dicas clínicas, 226-227
  usos terapêuticos, 226-227, 424-425
Rizatriptana, 289-291, 299-300, 1540-1588t
Rocurônio, 6-7, 235-236, 235-236t, 235-238, 242-243
Rodbell, Martin, 58-60q, 1394-1395
Rofecoxibe, 143-144, 839-840
Roflumilaste, 889-890, 900-901, 1496-1497
Rolapitanto, 1108-1110, 1114-1115
Rolofilina, 667-668
Romidepsina, 1411-1412, 1498-1499
Romiplostim, 912-913, 923-924
Romosozumabe, 805-806t, 1070-1071
Romosozumabe-aqqg, 805-806t
Ronacalerete, 1067-1068
Ropinirol, 297-300, 418-419, 423-424, 1540-1588t
Ropivacaína, 499-501, 506-507
Rosa bengala, 1470-1471
Rosiglitazona, 114-116, 145-146, 148-149, 1041-1043, 1449
Rosuvastatina, 89, 90, 96-98, 740-741, 749-750, 1540-1588t, 1589t
Rotigotina, 297-300, 418-419, 423-424
RU-486, 977-979
Rubor, antagonistas dos receptores de histamina e, 868-869
Rucaparibe, 1406-1408, 1540-1588t
Ruconesto, 876-877, 876-877t
Rufinamida, 391-392t, 403-404, 407-408
Ruxolitinibe, 787-789, 795-796, 1396-1398, 1414-1415, 1497-1498

S

Saccharomyces, 125-126
Sacituzumabe, 771-773t, 805-806t
Sacituzumabe govitecana, 1432-1433

Sacituzumabe-mwge, 805-806t
Sacubitril, 63-66, 653-655
Sacubitril/valsartana, 659-660, 668-669
Safinamida, 292-293, 419-420, 424-425
Sal iodado, 952-953
Salbutamol, 4-5, 258-260, 886-888
    dados farmacocinéticos, 1540-1588t
    efeitos farmacológicos, 274t
    usos terapêuticos e dicas clínicas, 900-901
    usos terapêuticos e efeitos adversos, 274t
Salbutamol/ipratrópio, 900-901
Salicilato de fisostigmina, 224-225
Salicilato de trolamina, 1484-1485
Salicilatos, 162-164. *Ver também saliciliatos específicos*
Salk, Jonas, 799
Salmeterol, 250-251, 259-260, 275t, 886-887, 900-901
Salsalato, 857-859
Salvia divinorum, 551-553, 556-557
Samidorfano, 469-470
Sangramento
    fondaparinux e, 719-720
    varfarina e, 722-723
Sangramento varicoso, 1103-1104
Saquinavir, 1262-1263
Sarcoidose, 1022-1023
Sareciclina, 1485-1486, 1486-1487
Sargramostim, 66-67, 794-795, 910-912
Sarilumabe, 771-773t, 787-788, 794-795, 805-806t
Sarin, 221t, 220-222, 227-228
Satralizumabe, 787-788, 794-795, 805-806t
Satralizumabe-mwge, 805-806t
Saxagliptina, 1044-1046
Saxitoxina, 46-49, 177-178, 500-501
SCA (síndrome coronariana aguda), 617-618, 621-626
Schmiedeberg, Oswald, 662-664
Secobarbital, 435-436t, 442
Secreção gástrica, fisiologia da, 1079-1080
Secreções salivares, antagonistas dos receptores muscarínicos e, 211-212
Secretagogos da insulina, 1048t, 1051-1052
Secuquinumabe, 771-773t, 787-788, 794-795, 805-806t, 1494t, 1495-1496
Sedação
    antagonistas dos receptores de histamina para, 869-871
    fármacos antipsicóticos e, 369-370
    morfina e, 452-453
Sedativos, definição, 427
Sedativo-hipnóticos. *Ver também fármacos específicos*
    novos e emergentes, 438-439
    perspectiva histórica, 427
Segmento anterior do olho, 1455-1458
    Agentes sistêmicos que afetam o, 1470-1471
Segmento posterior do olho, 1457-1459
Segundos mensageiros, 55-57
Segurança de fármacos. *Ver também Reações adversas ao fármaco (RAF)*
    metabolismo xenobiótico e, 113-114
    pós-comercialização. *Ver Segurança de fármacos pós-comercialização*
    transportadores de membrana e, 97-99, 98-99t
Segurança de fármacos pós-comercialização, 143-152, 144-145f. *Ver também Reações adversas ao fármaco (RAF)*
    abordagens de vigilância, 146-149
    ações para melhorar, 148-150
    desafios, 149-150
    farmacogenética e, 150-151
    legislação, 143-144
    novas abordagens à, 149-151
    razões para a necessidade de, 143-147
Selegilina, 292-293, 343t, 345-347, 349-350
    dados farmacocinéticos, 1540-1588t
    farmacologia clínica, 351-352, 424-425
    metabolismo das catecolaminas e, 190-191
    para doença de Parkinson, 419-420
    usos terapêuticos, 351-352, 424-425
Selexipague, 706-708, 711-712, 829-832
Selinexor, 1413-1414
Selpercatinibe, 960-961, 963-964, 1393-1394
Selumetinibe, 960-961, 963-964
Semaglutida, 1043-1044, 1052-1053
Semustina, 1349-1350
Sena, 1099-1100, 1113-1114
Senescência masculina, 1001-1003
Sensibilidade à insulina, 1034-1035
Sensibilização, 538-539
Sensibilizadores de cálcio dos miofilamentos, 662-664
Sensibilizadores de insulina, 986-987
Sequestradores de ácidos biliares, 1046-1047, 1104-1105
SERM (moduladores seletivos do receptor de estradiol), 1070-1071
Serotonina. *Ver 5-hidroxitriptamina*
Sertaconazol, 1202-1203, 1211-1212, 1489t
Sertindol, 359t, 362-363t, 380
Sertralina, 285-286, 291-292, 341-342, 343t
    dados farmacocinéticos, 1540-1588t
    farmacologia clínica, 299-300, 351-352
    metabolismo, 345-347
    toxicidade, 162-163t
    usos terapêuticos, 299-300, 351-352
Sevoflurano, 235-238, 478-481, 478-479f, 479-481, 489-490
Sexo, morfina e, 456-458
Shakespeare, William, 524-526
SHBG (globulina de ligação ao hormônio sexual), 997-998
Shimomura, Osamu, 1523-1524
Sibutramina, 148-150, 264-265
Sífilis, 1157-1158
Sildenafila, 51-52, 65-67, 614t, 616-618, 705-706, 829-830, 1004-1005, 1005t, 1006. *Ver também Nitratos, orgânicos*
    ADME e, 705-706
    dados farmacocinéticos, 1540-1588t
    efeitos adversos e precauções, 705-706
    efeitos adversos oculares, 1470-1471
    farmacologia clínica, 707-711
    indicações, 707-711
    interações medicamentosas, 158-159, 616-618, 1589t
    mecanismo de ação, 705-706
    uso clínico, 705-706
    usos terapêuticos, 263-264
Silodosina, 191-194, 267-268, 275-276t
Siltuximabe, 771-773t, 794-795, 805-806t
Simeprevir, 90-91
Simeticona, 1111-1112, 1115-1116
Simportadores, 24-25, 81-82f
Simulação molecular, 768-769
Sinalização
    celular, em respostas a interferonas, 759-760q
    integração de múltiplos sistemas por sistemas fisiológicos e, 72-74, 73-74f
Sinalização celular, neurotransmissores centrais e, 305-308, 307-308f
Sinalização erétil, 1004-1005
Sincalida, 1112-1113
Sinclair, Upton, 14-15
Síndrome coronariana aguda (SCA), 617-618, 621-626
Síndrome da Guerra do Golfo, 226-227
Síndrome da morte súbita do lactente (SMSL), 817-818
Síndrome da secreção inapropriada de hormônio antidiurético (SIADH), 582-585, 584-585t
Síndrome das pernas inquietas, 297-298
Síndrome de abstinência, 538-540. *Ver também fármacos específicos e tipos de fármacos*
Síndrome de Bartter, 838-839
Síndrome de Crigler-Najjar, tipo 1, 108-109
Síndrome de Cushing, 1023-1024
Síndrome de Dravet, 406-407
Síndrome de Gilbert, 108-110, 109-111f, 109-110t
Síndrome de Guillain-Barré, com vacinas, 817-818
Síndrome de infusão de propofol (SIPR), 476-477
Síndrome de Lennox-Gastaut, 406-407
Síndrome de Liddle, 572-573
Síndrome de Reye, 840-841
Síndrome de Tourette, 362-368
Síndrome de Wernicke-Korsakoff, 525-526
Síndrome de Wolff-Parkinson-White, 678-681t
Síndrome de Zollinger-Ellison, 1087-1089
"Síndrome do coelho", 368-369t
Síndrome do intestino curto, 1111-1113
Síndrome do intestino irritável, 1104-1106
Síndrome intermediária, 223-224
Síndrome leite-álcali, 1085-1086
Síndrome neuroléptica maligna, 368-369t, 369-370
Síndrome serotoninérgica, 291-293, 349-350
Síndromes de má absorção, absorção de vitamina K e, 728-729
Síndromes epilépticas, 385-387
Síndromes mielodisplásicas (SMD), 910-911
Sinecatequinas, 1493-1495, 1504-1505
Sinergismo, 50-51, 50-51f
Sinergismo negativo, 50-51, 50-51f
Sintomas extrapiramidais, com fármacos antipsicóticos, 362-369, 368-369t
Sintomas vasomotores, da menopausa, 989-990
Sinvastatina
    ADME e, 740-741
    dados farmacocinéticos, 1540-1588t
    efeitos adversos, 147-148t
    farmacogenômica, 137-138
    interações medicamentosas, 741-743, 1589t
    transportadores de membrana e, 96-98
    usos terapêuticos, farmacologia clínica, 749-750
Siponimode, 781-783, 791-792, 795-796
SIPR (síndrome de infusão de propofol), 476-477
Sipuleucel-T, 1434
Sirolimo (rapamicina), 626-629, 777-778f, 780-781, 1401-1403
    ADME e, 780-781
    dados farmacocinéticos, 1540-1588t

farmacologia clínica, 792-793, 1504-1505
interações medicamentosas, 780-781, 1589t
janela terapêutica, 38-41
mecanismo de ação, 780-781
toxicidade, 780-781
usos terapêuticos, 780-781, 792-793, 1492-1495, 1504-1505
Sistema aferente visceral espinal, 169-170
Sistema calicreína-cinina
 efeitos fisiológicos e farmacológicos, 875-876
 fármacos que atuam no, 876-878, 879-880t
Sistema cardiopulmonar, efeitos de inibidores anticolinesterásicos, 222-223
Sistema cardiovascular
 ações da 5HT, 286-287
 ações da dopamina, 295-296
 agonistas do receptor de GLP-1 e, 1044-1045
 antagonistas de receptores muscarínicos e, 211-212
 cininas e, 875-876
 efeitos da acetilcolina, 202-205
 efeitos da angiotensina II, 598-599, 599-600f
 efeitos da cetamina, 477-478
 efeitos da dopamina, 254-255
 efeitos da epinefrina, 251-253
 efeitos da hipoxia, 484-485
 efeitos da inalação de oxigênio, 485-487
 efeitos da nicotina, 240-241
 efeitos da norepinefrina, 253-254
 efeitos da vasopressina, 581-583
 efeitos de agentes bloqueadores ganglionares, 241-242
 efeitos de AINE, 839-841
 efeitos de anestésicos locais, 497-498
 efeitos de anfetaminas, 260-261
 efeitos de antagonistas do receptor α-adrenérgico, 268-271
 efeitos de antagonistas do receptor β-adrenérgico, 271-272
 efeitos de barbitúricos, 436-437, 477-478
 efeitos de benzodiazepínicos nos estágios do, 430-431
 efeitos de contraceptivos hormonais, 979-983
 efeitos de eicosanoides, 824-826
 efeitos de esquema hormonal da menopausa, 990-991
 efeitos de esteroides adrenocorticais, 1016-1017
 efeitos do desflurano, 480-481
 efeitos do dióxido de carbono, 487-488
 efeitos do etanol, 527-528
 efeitos do etomidato, 476-477
 efeitos do isoflurano, 479-480
 efeitos do óxido nitroso, 481-482
 efeitos do propofol, 475-476
 efeitos do sevoflurano, 480-481
 fator ativador plaquetário e, 830-831
 fentanila e compostos semelhantes à fentanila e, 460-461
 histamina e, 866-868
 hormônios tireoidianos e, 953-954
 morfina e, 453-454
Sistema endócrino
 efeitos de contraceptivos hormonais no, 982-983
 efeitos do etanol no, 526-528

 efeitos do lítio no, 377-378
 efeitos dos eicosanoides no, 828-829
Sistema genital, feminino. *Ver também* Gravidez
 efeitos da progestina no, 976-977
 efeitos dos esteroides gonadais no, 969-970
Sistema hipotálamo neuro-hipofisário, 578-579
Sistema imune, 755-759
 adaptivo, células do, 756-757
 autoimunidade e, 768-769
 citocinas e tempestade de citocinas e, 757-759
 como alvo de substâncias químicas, 1528-1531
  ligantes AhR como, 1529-1531
  matéria particulada como, 1529-1531
  PFAS como, 1529-1531, 1530-1531f
  TCDD como, 1528-1531
 efeitos do etanol no, 528-529
 hematopoiese e, 755-756, 757-758f
 histamina e, 867-868
 imunodeficiência e, 768-769
 inato, células do, 755-757
 morfina e, 454-455
 órgãos do, 756-758
 reações de hipersensibilidade e. *Ver* Reações de hipersensibilidade
 rejeição de transplante e, 769-770
Sistema linfático, 757-758
Sistema nervoso autônomo
 cotransmissão no, 198-200
 divisões do, 170-173, 171f
 funções gerais, 174-178
 nervos autônomicos vs. somáticos, 169-173
 resposta dos órgãos efetores a impulsos nervosos e, 174-177, 175t-176t
Sistema nervoso central (SNC). *Ver também* Barreira hematencefálica; Encéfalo
 5HT e, 288-289
 ações da dopamina no, 254-255, 295-297, 296-297f
 angiotensina II e, 597-598
 antagonistas de receptores muscarínicos e, 212-213
 antagonistas do receptor de histamina e, 868-869
 barreira hematencefálica e. *Ver* Barreira hematencefálica
 células não neuronais, 303-305
 doenças degenerativas. *Ver* doença de Alzheimer; esclerose lateral amiotrófica; doença de Huntington; doenças neurodegenerativas; doença de Parkinson
 efeitos da acetilcolina, 205-206
 efeitos da anfetamina, 260-261
 efeitos da epinefrina, 252-253
 efeitos da progestina, 976-977
 efeitos da vasopressina, 581-583
 efeitos de antagonistas do receptor β-adrenérgico, 271-272
 efeitos de benzodiazepínicos, 429-430
 efeitos de esteroides adrenocorticais, 1016-1017
 efeitos do etanol, 525-527
 efeitos do lítio no, 376-378
 efeitos eicosanoides, 828-829
 efeitos nicotínicos, 239-241
 excitabilidade neuronal e canais iônicos, 304-307, 306f-308f

 histamina e, 866-868
 ligação tecidual de fármacos no, 29-31
 mecanismo de ação da anfetamina no, 261-262
 neurônios, 302-304, 303-304f
 neurotransmissão no
  descoberta e desenvolvimento de fármacos e, 321-323
  lenta, 307-310, 308-310f, 310-312t
  neurotransmissores e, 305-307. *Ver também* Neurotransmissores, centrais
  rápida, 307-308, 309f
  regulação, 316-322
  sinalização celular e transmissão sináptica e, 305-308, 307-308f
Sistema nervoso entérico, 172-173
Sistema nervoso periférico, 172-173
 efeitos da nicotina no, 239-241
 efeitos dos barbitúricos no, 436-437
 histamina e, 867-868
 nervos simpáticos e motores comparados com, 172-178, 173-174f
Sistema nervoso simpático, 170-173
 nervos parassimpáticos e motores comparados com, 172-178, 173-174f
Sistema nervoso. *Ver também* Barreira hematencefálica; Cérebro; Sistema nervoso central; Efeitos neurológicos
 agentes alquilantes e, 1350-1352
Sistema neuroimunológico, efeitos do etanol no, 528-529
Sistema renina-angiotensina, 590-610, 597-599f
 alteração da estrutura cardiovascular por, 598-599, 599-600f
 biopatologia pulmonar e, 599-601, 600-601f
 células imunes e, 600-601
 clássico, 590-591, 592f
 componentes do, 591-597
 funções e efeitos da angiotensina II e, 596-601, 597-599f
 histórico, 590-591
 inibidores do, 600-609, 601f, 601t
  inibidores da enzima conversora de angiotensina como. *Ver* Inibidores da enzima conversora de angiotensina (ECA)
  inibidores diretos da renina como, 607-609
  novos fármacos como, 601, 602-603f
 local (tecidual), 596-597
 novos paradigmas no, 591
 regulação da função renal por, 597-600, 598-599f
 resistência periférica e, 597-598
 vias alternativas para a biossíntese de angiotensina II e, 593-594, 593-594f
  angiotensinogênio como, 593
  enzima conversora de angiotensina 2 como, 593-594, 593-594f
  enzima conversora de angiotensina como, 593
  peptídeos de angiotensina e seus receptores como, 593-597, 593-594t
  receptor de (pro)renina como, 596-597
  renina como, 591, 592f, 593f
Sistema respiratório
 antagonistas dos receptores muscarínicos e, 210-211
 efeitos da acetilcolina no, 204-205
 efeitos da anestesia geral no, 472-473

efeitos da anfetamina no, 261-262
efeitos da cetamina no, 477-478
efeitos da epinefrina no, 252-253
efeitos da hipoxia no, 484-485
efeitos da inalação de oxigênio no, 485-487
efeitos da morfina no, 451-453, 455-456
efeitos do desflurano no, 480-481
efeitos do dióxido de carbono no, 487-488
efeitos do etomidato no, 476-477
efeitos do isoflurano no, 479-480
efeitos do óxido nitroso no, 481-482
efeitos do propofol no, 475-477
efeitos do sevoflurano no, 480-481
efeitos dos barbitúricos no, 477-478
toxicidade do oxigênio e, 485-488
Sistema sensitivo de nervos cranianos, 169-170
Sistema sentinela, 147-148
Sistemas calicreína-cininogênio-cinina, endógenos, 872-874, 872-873t, 873-874f
Sistemas de alvos de transcitose mediada por receptor, 336-337
Sitagliptina, 1044-1046, 1540-1588t
Sítios de ligação ortostéricos, 201
SLAMF7, 1429-1432
SMD (síndrome mielodisplásica), 910-911
SMSL (síndrome de morte súbita do lactente), 817-818
Sofosbuvir, 16-17q, 1241-1243, 1241-1242f, 1247-1248, 1540-1588t
Sofpirônio, 212-213
Solifenacina, 206-208, 210-211, 213-214, 1540-1588t
Solitromicina, 1188-1189
Solução de lugol, 959-960t, 962-963
Solução oftálmica de iodeto de ecotiofato, conteúdo de iodo da, 959-960t
Solução salina hipertônica, 1465-1466
Solução saturada de iodeto de potássio, 959-960t, 962-963
Soluções de carboidratos fosforadas, 1109-1110
Soluções de polietilenoglicol-eletrólitos, 162-163, 1098-1099
Soman, 221t, 220-222, 227-228
Somapacitana, 936-937, 943-944
Somatostatina (SST), 929-930, 929-930f, 1049-1050, 1103-1105
Somatotropina, 936-937
Somatropina, 943-944
Sondas químicas, 5-6
Sonidegibe, 1393-1395, 1497-1498, 1505-1506
Sono
  efeitos das anfetaminas no, 260-261
  efeitos dos barbitúricos nos estágios do, 436-437
  efeitos dos benzodiazepínicos nos estágios do, 429-430
  endocanabinoides e, 514-515
Sorafenibe, 963-964, 1404-1405, 1415-1416, 1423-1424, 1540-1588t
Sorbitol, 1099-1100, 1113-1114
Sotalol, 49-51, 689t, 696-699
  arritmias induzidas por, 678-679t
  dados farmacocinéticos, 1540-1588t
  mecanismo de ação, 685-686t
  usos terapêuticos, toxicidade e dicas clínicas, 697-698
Sotorasibe, 7-8, 1394-1395
Sotrovimabe, 806-807

Stents endovasculares, com eluição de fármacos, 626-629
Stone, Edmund, 834-835
Subsalicilato de bismuto, 1102-1103, 1114-1115
Substância gelatinosa, 169-170
Substâncias ilícitas, superdosagem de, 153-154t
Substâncias viscoelásticas, na cirurgia oftálmica, 1467-1469
Substitutos do vítreo, 1469, 1469t
Substrato do receptor de insulina, 1031-1032
Substratos, 81-82
Substratos suicidas, 46-49
Succímero, 1524-1525, 1532-1533
Succinato de doxilamina, 1109-1111, 1114-1115
Succinato de hidrocortisona, 900-901
Succinato de metoprolol, 658-659, 658-659t
Succinato sódico de metilprednisolona, 1023-1024
Succinilcolina
  ADME e, 235-236, 235-236t
  como adjuvante anestésico, 482-483
  efeitos adversos, 237-238
  efeitos fisiológicos, 222-223
  efeitos ganglionares, 235-236
  em pacientes geriátricos, 237-238
  em pacientes pediátricos, 237-238
  farmacologia clínica, 242-243, 489-490
  hipertermia maligna e, 235-238
  metabolismo, 130q
  neurotransmissão e, 196-198
  química, 231-235, 233-235f
  sequência e características da paralisia com, 231-235
  taxa de destruição, 235-237
  usos terapêuticos, 235-237, 242-243, 489-490
Succinimidas, 396-398. *Ver também fármacos específicos*
Suco de toranja (*grapefruit*), metabolismo de fármacos e, 113-114
Sucralfato, 1084-1090
Sufentanila, 460-461, 464t, 468-469, 489-490
Sugamadex, 6-7, 237-238
Sulbactam, 1153-1154
Sulconazol, 1202-1203, 1211-1212, 1489t
Sulfacetamida, 1142-1143f, 1143-1144, 1461-1462t, 1485-1486
Sulfacetamida sódica, 1488
Sulfacetamida/enxofre, 1485-1486, 1502-1503
Sulfadiazina, 1142-1143f, 1143-1144, 1149, 1314-1315, 1324-1325, 1462-1463
Sulfadimidina, 86-88
Sulfadoxina, 1143-1144, 1149, 1294-1296, 1299-1300
Sulfadoxina/pirimetamina, 1293
Sulfametoxazol, 1142-1143f, 1143-1144, 1540-1588t
Sulfametoxazol/trimetoprima, 1111-1112t, 1115-1116, 1145-1147, 1462-1463
  ADME e, 1145-1146
  atividade antimicrobiana, 1145-1146
  efeitos adversos, 1146-1147
  farmacologia clínica, 1150, 1214-1215, 1325-1326
  interações medicamentosas, 1146-1147
  mecanismo de ação, 1145-1146
  resistência ao, 1145-1146
  usos terapêuticos, 1102-1103, 1145-1147, 1150, 1214-1317, 1325-1326, 1485-1487

Sulfanilamida, 143-144, 1142-1143f
Sulfapiridina, 1119
Sulfassalazina, 1118-1120, 1121f, 1127-1128, 1462-1463
  ADME e, 1119
  efeitos adversos, 1119-1120
  farmacologia clínica, 859-860
  mecanismo de ação, 1118-1119
  microbioma intestinal e, 119, 121
  propriedades farmacológicas, 1119
  usos terapêuticos, 859-860, 1119, 1314-1315
Sulfassalazina de prata, 1486-1487, 1503-1504
Sulfatação, 109-111
Sulfato cúprico, 917-918
Sulfato de estrona, 993
Sulfato de fisostigmina, 224-225
Sulfato de hidroxicloroquina, 1301-1302t
Sulfato de hiosciamina, 211-212
Sulfato de magnésio, 891-892, 986-987
Sulfato de protamina, para reversão da heparina, 719-720
Sulfato ferroso, 924-925
Sulfeto de hidrogênio, 488-490
Sulfeto de selênio, 1488, 1489-1491t
Sulfimpirazona, 86-88
Sulfisoxazol, 1142-1144, 1142-1143f
Sulfonamidas, 53-55, 112-113t, 1142-1146, 1142-1144f, 1149-1150, 1305-1307
Sulfonas, 1305-1307
Sulfonato de 2,3-dimercaptopropano sódico, 1524-1525
Sulfonilureias, 63-66, 153-154t, 1039-1041, 1048t, 1051-1052
Sulindaco, 843t, 847-849, 859-860
Sulisobenzeno, 1484-1485
Sumatriptana, 96-98, 289-291, 299-300, 1540-1588t
Sunitinibe, 1404-1405, 1415-1416, 1423-1424
Supercrescimento bacteriano do intestino delgado, 1111-1112t, 1112-1113
Superdosagem de fármacos
  absorção do fármaco na, 153-156, 153-154t
  antagonistas do receptor β-adrenérgico, 271-272
  distribuição do fármaco na, 154-156
  eliminação do fármaco na, 154-157, 157-158t
  metabolismo de fármacos na, 154-156
Superfamília do citocromo P450 (CYP), 102-107
  especificidade de substrato e promiscuidade entre as, 102-106, 104t
  interações medicamentosas e, 103-107
  número de, 103-106, 103-106f
  polimorfismo, 103-106
  terminologia, 103-106
Superpopulação, 978-979
Supersensibilidade, 51-52
Supositórios, 1100-1101, 1113-1114
Suramina, 1315-1316, 1323-1325
Sutezolida, 1283-1284
Sutherland, Earl, 58-60q
Suvorexanto, 438-439, 441, 532-533

T

T_3 (liotironina), 954-955, 955-956, 962-963
T_4 (levotiroxina), 30-31, 157-158, 954-957, 962-963
Tabun, 221t, 220-222, 227-228

Tacrina, 218-220, 219-220f, 224-227
Tacrolimo, 776-778, 777-778f
    ADME e, 776-778
    alterações farmacodinâmicas e, 134-135
    dados farmacocinéticos, 1540-1588t
    depuração, 33-34
    farmacologia clínica, 792-793, 1504-1505
    interações medicamentosas, 778, 1589t
    janela terapêutica, 38-41
    mecanismo de ação, 776-777, 778f
    metabolismo, microbioma intestinal e, 122-123
    toxicidade, 777-778
    transportadores de membrana e, 90
    usos terapêuticos, 777-778, 792-793, 1128-1129, 1492-1493, 1504-1505
Tadalafila, 51-52, 65-67, 616-618, 705-706, 829-830, 1004-106, 1005t. *Ver também* Nitratos, orgânicos
    dados farmacocinéticos, 1540-1588t
    efeitos adversos oculares, 1470-1471
    indicações, farmacologia clínica, 707-711
    interações medicamentosas, 158-159, 616-618
TAF (tenofovir alafenamida), 1233-1235, 1238-1240, 1246-1247
Tafasitamabe, 805-806t, 1431-1432
Tafasitamabe-cxix, 805-806t
Tafenoquina, 1294-1296, 1302-1303t, 1305-1306, 1310-1311, 1540-1588t
Tafluprosta, 829-832, 1463-1465
Tagraxofusp, 1433-1434
Talazoparibe, 1406-1408
Talidomida, 143-144, 1407-1410, 1408-1409f, 1416-1417, 1493-1495, 1504-1505, 1540-1588t
Talimogeno/laerparepveque, 1498-1499, 1505-1506
Tamoxifeno, 67-70, 973-974, 1438-1447, 1449, 1512-1514
    ADME e, 1443, 1443f
    dados farmacocinéticos, 1540-1588t
    efeitos adversos, 1443-1445
    efeitos adversos oculares, 1470-1471
    farmacologia clínica, 1450
    interações medicamentosas, 235-237, 345-347
    mecanismo de ação, 1443
    toxicidade, 993
    usos terapêuticos, 993, 1443-1445, 1450
Tansulosina, 191-194, 265-268, 275-276t, 1540-1588t
Tapentadol, 462-463, 469-470
Taquicardia, 473-474
Taquicardia atrial, 680-681t
Taquicardia paroxística supraventricular (TPSV), 679-681, 680-681t
Taquicardia por reentrada atrioventricular, 678-681
Taquicardia por reentrada no nó atrioventricular, 679-681, 680-681t
Taquicardia ventricular, 679-681
Taquifilaxia, 50-51, 189-190
Tartarato de metoprolol, 658-659
Tasimelteona, 435-436, 441
Tavaborol, 1212-1215, 1489-1491t
Taxanos, 1368-1370
Tazaroteno, 1479-1482, 1479-1481t
Tazemetostato, 43-44, 1411-1413
Tazobactam, 1153-1154
Tbo-filgrastim, 910-912
TCDD, 1528-1531

TDAH (transtorno de déficit de atenção/hiperatividade), 264-265
Tebaína, 456-458
Tecovirimate, 1540-1588t
Tedizolida, 1191-1192, 1196-1197, 1283-1284
Teduglutida, 1042-1043, 1111-1113, 1115-1116
Tegaserode, 1094-1095, 1112-1113
Tegoprazana, 1086-1087t, 1089-1090
Teicoplanina, 1165-1168
Tela fenotípica, 5-6
Telavancina, 1165-1170
Telbivudina, 1233-1235, 1238-1239, 1247-1248
Telenzepina, 211-214, 1085-1086
Telitromicina, 1188-1191, 1540-1588t, 1590t
Telmisartana, 92-93, 606-609, 634-636, 667-668
Temafloxacino, 1146-1147
Temazepam, 432t, 441
Temocapril, 92-93
Temozolomida, 336-337, 1349-1352, 1355-1356, 1379-1380
Temperatura corporal, efeitos do etanol, 527-528
Tempestade de citocinas, 758-759
Tempestade tireoidiana, 958-959
Tenapanor, 1100-1101, 1113-1114
Tendência do ligante, 61-62
Tenecteplase, 624-626, 731-732
Teniposídeo, 1374-1375, 1382-1383
Tenofovir
    dados farmacocinéticos, 1540-1588t
    transportadores de membrana e, 89, 96-98
    usos terapêuticos, 1233-1235, 1237-1238, 1246-1247, 1256-1257, 1268-1269
Tenofovir alafenamida (TAF), 1233-1235, 1238-1240, 1246-1247
Tensirolimo, 792-793, 1401-1404, 1415-1416, 1493-1495, 1504-1505, 1540-1588t
Teobromina, 899-900
Teofilina, 889-892
    arritmias induzidas por, 678-679t
    efeitos adversos, 891-892, 891-892t
    efeitos não broncodilatadores, 890-891
    farmacocinética e metabolismo, 890-891, 890-891t
    janela terapêutica, 38-41
    mecanismo de ação, 889-891, 890-891f
    neurotransmissão e, 199-200
    preparações, 890-891
    química, 889-890
    uso clínico, 891-892
    usos terapêuticos e dicas clínicas, 900-901
    vias de administração, 890-891
Teplizumabe, 784-785
Tepotinibe, 1393-1394
Teprotumumabe, 805-806t
Teprotumumabe-trbw, 805-806t
Terapia anti-hipertensiva, não farmacológica, 645-646
Terapia com anti-IgE, 896-897, 897-898f
Terapia com anti-IL-4/13, 897-898
Terapia com anti-IL-5, 896-898, 897-898f
Terapia com anti-TNF, 897-898
Terapia de indução biológica, 775-777
Terapia de reidratação oral, para diarreia, 1102-1103
Terapia de reposição com estrogênio, 989-990
Terapia de reposição de nicotina, 241-242
Terapia de reposição hormonal, 990-991

Terapia fotodinâmica, 1483-1485, 1483-1484t
Terapia gênica, 43-44
Terapia preventiva, 1134
Terapia supressora, 1135-1136
Terapia tocolítica, 943-944, 986-988, 987-988f
Terapias neuroquímicas, 414-415
Terazosina, 266-267, 275-276t, 639-640, 647-648, 1540-1588t
Terbinafina, 1209-1215, 1486-1487, 1488, 1489t
Terbutalina, 198-199, 259-260, 274t, 886-887, 986-987
Terconazol, 1202-1203, 1210-1212, 1489t
Terfenadina, 106-107, 144-145t, 149-150, 156-157, 869-872
Teriflunomida, 790-791t, 791-792
Teriparatida, 1066-1071, 1073-1074
Terizidona, 1281-1282
Termogênese, hormônios tereoidianos e, 953-954
Tesamorrelina, 937-938, 943-944
Teste de edrofônio, 225-226
Teste de gravidez, 941-942
Teste de Schilling, 920-921
Teste de sensibilidade, de antibióticos, 1136-1139, 1137f
Testes de difusão, 1136-1137
Testes de diluição (sensibilidade a antibióticos), 1136-1139, 1137f
Testosterona, 997-999. *Ver também* Androgênios
    inibidores da secreção, 1003-1004
    metabolismo, 997-999, 999-1000f
    secreção e transporte, 997-998, 998-999f
Tetrabenazina, 238-239
    ação de neurotransmissores e, 321-322
    como inibidor de transportadores de membrana, 79
    farmacologia clínica, 243-244, 425-426
    neurotransmissão e, 196-198
    usos terapêuticos, 243-244, 422-423, 425-426
Tetracaína, 46-49, 493-494f, 500-501, 505-507, 1471-1472
Tetraciclinas e derivados, 53-55, 1111-1112t, 1115-1116, 1184-1187-1188. *Ver também fármacos específicos*
    ADME e, 1185-1187
    atividade antimicrobiana, 1184-1185, 1185t
    dados farmacocinéticos, 1540-1588t
    efeitos adversos, 1187-1188
    farmacologia clínica, 1195-1196, 1325-1326
    mecanismo de ação, 1184, 1185f
    resistência às, 1185-1187
    transportadores de membrana e, 94-95
    usos terapêuticos, 1185-1188, 1195-1196, 1294-1296, 1306-1307, 1310-1311, 1316-1317, 1325-1326, 1460-1461, 1485-1487
Tetra-hidrocanabinol (THC), 514-516, 515-516f
Tetra-hidrozolina, 1464t, 1472-1473
Tetrametilamônio, 239-240
Tetrodotoxina, 46-49, 177-178, 500-501
Tezacaftor, 79
Tezepelumabe, 898-899
Δ9-THC, 552-553
The Inborn Factors in Disease (Garrod), 130q
The Jungle (Upton Sinclair), 14-15
Tiabendazol, 1328

Tiagabina, 403-404
  efeitos farmacológicos, 403-404
  farmacocinética, 391-392t, 403-404
  farmacologia clínica, 409-410
  mecanismo de ação, 403-404
  toxicidade, 403-404
  transportadores de membrana e, 94-96
  usos terapêuticos, 403-404, 409-410
Tiazolidinedionas, 1041-1043, 1052-1053
Ticagrelor, 55-57, 613-614, 624-626, 726-727
  efeitos adversos, 726-727
  interações medicamentosas, 726-727
  para doença cardíaca isquêmica, 613-614
  para síndrome coronariana aguda, 621-623
  transportadores de membrana e, 96-98
  usos terapêuticos, 726-727
  usos terapêuticos, farmacologia clínica, 627-628, 731-732
Ticarcilina, 1154-1155, 1159-1160
Ticarcilina/clavulanato, 1154-1155, 1159-1160
Ticlopidina, 725-726
Tigeciclina, 1184, 1185t, 1185-1188, 1195-1196
Tildraquizumabe, 771-773t, 787-788, 794-795, 805-806t, 1494t
Tildraquizumabe-asmn, 805-806t
Tiludronato, 1066-1067, 1072-1073
Timerosal, 814-818
Timerosal, como conservante de vacina, 814-818
Timina, 1360-1361f
Timoglobulina, 793-794
Timolol, 269-270t, 272-278, 275-276t, 1463-1465, 1464t, 1501
Tinea corporis, 1486-1488
Tinea cruris, 1486-11488
Tinea pedis, 1486-1488
Tinidazol, 1149, 1313-1315, 1319-1324
Tintura de ópio desodorizada, 1103-1104
Tinzaparina, 719-720, 730-731
Tiobarbital, 442
Tiobarbitúricos, 435-436
Tiocianato, 958-959
Tioconazol, 1202-1203, 1211-1212, 1489t
Tioguanina, 113-114
Tiopental
  ADME e, 435-436, 477-478
  efeitos adversos, 477-478
  efeitos farmacológicos, 475-476t
  farmacologia clínica, 488-489
  propriedades farmacológicas, 474-475, 474-475t
  redistribuição, 30-31
  transportadores de membrana e, 95-96
  uso clínico, 477-478
  usos terapêuticos, 435-436t, 488-489
Tioperamida, 872-873
Tioridazina, 212-213, 331-332, 1470-1471
Tiotepa, 1349-1350, 1350-1351t, 1353-1355
Tiotixeno, 359t, 362-363t, 378-379
Tiotrópio, 206-211, 213-214, 898-899
Tiotrópio/olodaterol, 900-901
Tipranavir, 1262-1263, 1269-1270
Tiramina, 196-199, 250-251
Tirbanibulina, 1491-1492, 1504-1505
Tireoglobulina, 947-948
Tireoide dessecada, 962-963
Tireoide, efeitos do lítio na, 377-378
Tireotoxicose, 954-955

Tirofibana, 627-628, 727-728, 727-728t, 732-733
Tirotrofina, 930-931, 930-931t
Tisagenlecleucel, 1433-1434, 1433-1434f
Tisotumabe, 771-773t
Tivozanibe, 1405-1406, 1423-1424
Tizanidina, 256-257
  como espasmolítico, 237-239
  farmacologia clínica, 243-244
  para espasticidade, na esclerose lateral amiotrófica, 423-426
  usos terapêuticos, 243-244
  usos terapêuticos, farmacologia clínica, 425-426
TLR (semelhantes ao Toll), 67-70
Tobramicina, 1172, 1181-1182
  ADME e, 1174-1175
  atividade antimicrobiana, 1173
  efeitos adversos, 1177-1178
  posologia e monitoração, 1174-1177
  resistência bacteriana à, 1173
  usos terapêuticos, 1176-1177, 1461-1462t
Tocilizumabe, 771-773t, 787-788, 794-795, 805-806t
Tofacitinibe, 787-789, 795-796, 1124-1129, 1497-1498
Tofoglifozina. Ver Gliflozinas
Tolazolina, 275-276t
Tolcapona, 198-199, 292-293, 418-419, 424-425
Tolerância, 537-539, 537-538f, 789-790
Tolerância à glicose, 1028-1029
Tolerância adquirida, 537-538
Tolerância aguda, 538-539
Tolerância aprendida, 537-538
Tolerância comportamental, 537-538
Tolerância condicional, 537-539
Tolerância cruzada, 538-539
Tolerância de disposição, 537-538
Tolerância farmacocinética, 537-538
Tolerância farmacodinâmica, 537-538
Tolerância inata, 537-538
Tolerância reversa, 538-539
Tolmetina, 843t, 848-849, 859-860
Tolnaftato, 1212-1213, 1489-1491t
Tolterodina, 210-211, 213-214, 1540-1588t, 1589t
Tolvaptana, 666-667. Ver também Antagonistas da vasopressina
Tonometria de aplanação, 1470-1471
Tópica, via de administração de fármacos, 28-29
Topiramato, 403-404-404, 545
  dados farmacocinéticos, 1540-1588t
  efeitos adversos oculares, 1470-1471
  efeitos farmacológicos, 403-404
  farmacocinética, 404
  farmacologia clínica, 410-411, 532-533, 555-556
  mecanismo de ação, 403-404
  toxicidade, 404
  usos terapêuticos, 404, 410-411, 531-533, 550-551, 555-556
Topotecana, 89, 93-94, 1369-1371, 1381-1382
Torcetrapibe, 15-16q
Toremifeno, 973-974, 993, 1442-1445, 1450
Torsades de pointes, 49-50, 677-679-681t
Torsemida, 567-568, 567-568t, 587-588, 647-648, 660-661, 668-669. Ver também Diuréticos, de alça e de alta potência
Tositumomabe-I[131a], 805-806t

Tosse
  fármacos antitussígenos relacionados com opioides e, 467-468
  inibidores da enzima conversora de angiotensina e, 605-606
  morfina e, 452-453
Toxicidade, 5-6, 156-157
Toxicidade baseada no mecanismo, 5-6
Toxicidade fora do alvo, 156-157
Toxicidade hematológica, do cloranfenicol, 1194-1195
Toxicidade no alvo, 5-6, 156-157
Toxicidades mitocondriais, das oxazolidinonas, 1192-1193
Toxicologia, 152
  ambiental, 152
  clínica. Ver Toxicologia clínica
Toxicologia ambiental, 152, 1508-1533-1534
  carcinogênese e, 1510-1513, 1511-1512f, 1511-1512t
    quimioprevenção e, 1512-1515, 1512-1513t, 1513-1514f
  disruptores endócrinos e, 1525-1530, 1526-1527f
    bisfenol A como, 1527-1530
    DDT como, 1525-1528
    ftalatos como, 1527-1528, 1527-1528f
  metais e, 1514-1526
    arsênico como, 1514-1515t, 1518-1522
    cádmio como, 1514-1515t, 1521-1523
    chumbo como, 1514-1518, 1514-1515t
    cromo como, 1514-1515t, 1522-1523
    mercúrio como, 1514-1515t, 1517-1521
    tratamento, 1522-1526, 1523-1524f
  microbioma gastrintestinal e, 1530-1531
  poluição da água e, 1514-1515
  poluição do ar, 1514-1515
  produtos químicos que atingem o sistema imune e, 1528-1531
    ligantes de AhR como, 1529-1531
    matéria particulada como, 1529-1531
    PFAS como, 1529-1531, 1530-1531f
    TCDD como, 1528-1531
Toxicologia clínica, 152-165. Ver também Intoxicação
  curvas dose-resposta e, 152-153, 153f
  farmacocinética e
    absorção de fármacos na superdosagem e, 153-156, 153-154t, 154-156f
    distribuição de fármacos na superdosagem e, 154-156
    interações medicamentosas e, 157-159, 157-158f
    metabolismo e eliminação de fármacos na superdosagem e, 154-157, 157-158t
    reações de hipersensibilidade e, 156-158
    reações idiossincráticas e, 157-158
    tipos de toxicidade e, 156-157
  fontes para informações, 164-165
  teste de toxicidade descritiva e, 158-160
Toxídromes, 160-162
Toxina abobotulínica A, 238-239, 243-244, 1469
Toxina botulínica, 238-239, 1469
Toxinas biológicas, 500-501
Toxinas muscarínicas, 198-199
Toxoides, 802-803
Toxoplasmose, 1314-1315, 1324-1325, 1462-1463
TPO (trombopoietina), 912-913

TPSV (taquicardia paroxística supraventricular), 679-681, 680-681*t*
Trabalho de parto
   disfuncional, aumento do, 943-944, 989-990
   indução do, 943-944, 987-990
   iniciação do, 987-990
   pré-termo, 943-944, 986-988, 987-988*f*
   prostanoides e, 829-830
Trabalho de parto pré-termo
   prevenção, 986-987
   terapia tocolítica para, 986-988, 987-988*f*
Trabectedina, 1374-1376
Tração vitreomacular, 1471-1472
Tralocinumabe, 1497-1498
Tramadol, 1449
   ADME, 462-463
   dados farmacocinéticos, 1540-1588*t*
   dosagem, 464*t*
   farmacologia, 462-463
   farmacologia clínica, 469-470
   interações medicamentosas, 349-350
   toxicidade, 154-156
   usos terapêuticos, 462-463, 469-470
Trametinibe, 960-961, 963-964, 1395-1397, 1414-1415, 1498-1499
Trandolapril, 604-605, 608-609, 633-634, 649-650, 667-668
Tranilaste, 108-109
Tranilcipromina, 190-191, 198-199, 343*t*, 345-347, 349-352
Transcriptoma, 5-6
Transducina, 58-60
Transfaunação, 124-126
Transição de gênero, terapia farmacológica na, 992
Transmissão adrenérgica, 184-198
   armazenamento, liberação, recaptação e término de ação das catecolaminas, 187-194, 188-191*f*, 189-190*t*
   base molecular da função dos receptores e, 193-196, 193-194*f*
   classificação dos receptores adrenérgicos, 191-194, 192*t*
   localização dos receptores e, 195-198
   polimorfismo dos receptores e, 195-196
   síntese de catecolaminas e, 186-188, 186-187*f*, 187-188*t*
Transmissão colinérgica, 180-186, 181-182*f*
   em vários locais, 182-184
   receptores colinérgicos e transdução de sinais e, 183-186
   síntese e armazenamento de acetilcolina e, 180-183
Transmissão juncional, 177-181, 178-179*f*-181-182*f*
Transmissão neuroquímica. *Ver* Neurotransmissão
Transplante de órgãos
   glicocorticoides para, 1023-1024
   imunossupressão para. *Ver* Imunossupressão
Transplante fecal, 119, 124-126, 1126-1127
Transportador de glicose 4, 1031-1033
Transportador de norepinefrina (NET), 187-188
Transportador extraneuronal, 187-188
Transportadores ABC
   estrutura e mecanismo, 83-84, 83-84*f*
   funções fisiológicas, 89
   na absorção e eliminação dos fármacos, 89-90
   superfamília de, no genoma humano, 88-90, 89*t*. *Ver também membros específicos da família*
Transportadores de efluxo, 325-329
Transportadores de membrana, 78-99, 79-80*f*
   ABC, 83-84, 83-84*f*
   ação de fármacos antidiabéticos e, 95-96
   ação de fármacos no cérebro e, 94-96
   barreira hematencefálica e, 95-98, 325-329, 327*f*
   cinética dos, 82-84, 82-83*f*
   conceito de depuração estendida e, 96-98, 96-98*f*, 97-98*f*
   eliminação de fármacos por, na superdosagem de fármacos, 154-157, 157-158*t*
   farmacodinâmica e, 94-96
   hepáticos, farmacocinética, 90-93, 90-91*f*
   mecanismos básicos dos, 81-83
   modelo farmacocinético de base fisiológica e, 96-98, 96-98*f*
   na farmacocinética, 90-95
   nas respostas às substâncias terapêuticas, 78-79
   problemas de segurança farmacêutica e, 97-99, 98-99*t*
   renais, na farmacocinética, 92-95, 92-94*f*
   respostas adversas aos fármacos e, 79-82, 81*f*
   SLC, 83-86, 85-86*f*
   superfamílias de, no genoma humano, 86-90
      ABC, 88-90, 89*t*, 90*t*
      SLC, 86-88, 87*t*-88*t*
   transporte vetorial e, 85-88, 85-86*f*, 86-88*t*
   variação genética nos, 96-98
Transportadores de membrana hepáticos, 90-93, 90-91*f*
Transportadores de membrana renal, 92-95, 92-93*f*
Transportadores de solutos, 325-329, 327*f*; *ver também* Transportadores SLC
Transportadores SLC, 83-88, 85-86*f*, 87*t*-88*t*
Transporte ativo, 23-24, 24-25*f*, 81-82*f*
   primário e secundário, 82-83
   transportadores de membrana e, 82-83
Transporte de membrana
   ativo, 23-25, 24-25*f*
   mediado por carreador, 24-25
Transporte paracelular, 24-25
Transporte transcelular vetorial bissubstrato, 90-91
Transporte vetorial, 85-88, 85-86*f*, 86-88*t*, 90-91
Transrepressão, 67-70
Transtorno bipolar, 375-377
Transtorno de déficit de atenção/hiperatividade (TDAH), 264-265
Transtorno do desejo sexual hipoativo, 992
Transtorno por uso de álcool (TUA), 529-533, 543-545, 544*f*, 544*t*
   abstinência, e antagonistas dos receptores β-adrenérgicos para, 271-278
   comorbidade com outros transtornos psiquiátricos, 529-531
   desintoxicação e, 544
   estágios, 526-527
   farmacoterapia, 466-467, 530-533, 530-531*t*, 544-545
   genética e, 530-531
   perspectiva de tratamento, 532-533
   tolerância, dependência física e abstinência, 543-544
Transtorno por uso de opioides, 454-455, 545-548
   intervenções farmacológicas para, 460-461, 546-548
      agonistas opioides para, 547-548
      antagonistas opioides para, 547-548
      para abstinência e desintoxicação, 546-548, 546*t*
      para manejo em longo prazo, 547-548
   superdosagem e, 545, 546*f*
   tolerância, dependência e abstinência e, 545-546, 546*f*
Transtornos do espectro alcoólico fetal (EAF), 529-530
Transtornos induzidos por substâncias, 540
Transtornos por uso de substâncias, 535-557
   adição e, 537-538. *Ver também* Adição
   agências governamentais envolvidas na pesquisa e regulamentos, 542-544, 543-544*f*
   alostase e dependência física e, 538-539, 538-539*f*
   alucinógenos e, 550-553
   canabinoides e, 552-553
   definição, 536-538
   depressores do sistema nervoso central e, 543-550
      álcool como, 543-545, 544*f*, 544*t*. *Ver também* Transtorno por uso de álcool (TUA)
      barbitúricos como, 548-549
      benzodiazepínicos como, 547-549, 548-549*t*
      nicotina como, 548-550, 548-549*t*, 549-550*f*
      opioides como, 545-548, 546*f*
   psicoestimulantes e, 549-551
   recaída e reintegração e, 540
   reforço, 540
   respostas regulatórias a questões de pureza, uso e uso indevido, 535-536, 536*f*
   síndrome de abstinência, 538-540
   tolerância e, 537-538
Trastuzumabe, 52-53, 771-773*t*, 805-806*t*, 1342-1346, 1390-1391
   farmacogenômica, 136-137
   farmacologia clínica, 1435-1436
   mecanismo de ação, 1421-1423
   usos terapêuticos, 1435-1436
Tratamentos neuroprotetores, 414-415
Trato biliar, morfina e, 453-454
Trato gastrintestinal
   ações da 5HT no, 286-288, 288-289*t*
   antagonistas de receptores muscarínicos e, 210-212
   efeito da tetraciclina no, 1187-1188
   efeitos da acetilcolina no, 204-206
   efeitos da clindamicina no, 1191-1192
   efeitos da nicotina no, 240-241
   efeitos de barbitúricos no, 436-437
   efeitos de benzodiazepínicos nos estágios do, 430-431
   efeitos de eicosanoides no, 826-828
   efeitos de glicocorticoides no, 1018-1019
   efeitos de inibidores anticolinesterásicos no, 220-223
   efeitos de macrolídeos no, 1189-1190
   efeitos do AINE no, 838-840
   efeitos do desflurano no, 480-481
   efeitos do etanol no, 527-529

efeitos do isoflurano no, 479-480
efeitos do sevoflurano no, 480-481
fluxo de água e eletrólitos no, 1094-1098, 1096-1098f
morfina e, 453-454
no metabolismo do etanol no, 523-524
óxido nitroso e, 481-482
quinolonas e, 1148-1149
tóxicos ambientais e, 1530-1531
Trato geniturinário, antagonistas dos receptores muscarínicos e, 210-211
Trato urinário
diuréticos e. *Ver* Diuréticos
efeitos da acetilcolina no, 204-205
sulfadiazina e, 1143-1144
Traumatismo craniano, morfina e, 456-458
Travoprosta, 829-832, 1463-1465
Trazodona, 342-345, 343t, 350-351
ADME e, 344-346
dados farmacocinéticos, 1540-1588t
efeitos adversos, 348-349
farmacologia clínica, 351-352
interações medicamentosas, 349-350
usos terapêuticos, 351-352
Trematódeos, 1328
Tremelimumabe, 1426-1427, 1435-1436
Tremor perioral, 368-369t
Treprostinila, 706-711, 829-832
Tretinoína (ATRA), 1377-1379, 1382-1383, 1479-1481t, 1481-1482
TRH (hormônio liberador de tirotrofina), 951
Triagem de alto rendimento, 4-5, 7-9, 8-9f
Triagem virtual, 9-12, 11f
Triancinolona, 1120, 1122-1123, 1466-1467, 1468-1469t
Triancinolona acetonida, 1022-1023, 1026-1027, 1478-1479
Triancinolona hexacetonida, 1478-1479
Triantereno, 587-588, 638-639. *Ver também* Diuréticos, poupadores de potássio
Triazóis, 1210-1212, 1214-1215. *Ver também* Fármacos antifúngicos azóis; *triazóis específicos*
Triazolam, 123-124t, 157-158, 430-431, 431-433t, 432t, 441
Tribendimidina, 1333-1335
Triclabendazol, 1328, 1335-1336
Triclormetiazida, 89
Tricomoníase, 1314-1315, 1319-1320, 1323-1324
Tricuríase, 1332-1333
Trientina, 1525-1526, 1532-1533
Trietilenomelamina, 1349-1350
Triexifenidil, 213-214, 368-369, 419-420, 424-425
Trifaroteno, 1479-1481, 1479-1481t, 1481-1482
Trifluoperazina, 359t, 362-363t, 378-379
Trifluridina, 1224-1225, 1229-1230, 1362-1363, 1461-1462, 1462-1463t
Trilaciclibe, 1374-1375, 1397-1399
Trimazosina, 275-276t
Trimetadiona, 427
Trimetafano, 196-198, 235-241, 240-241f, 243-244
Trimetazidina, 623-628
Trimetoprima, 53-55, 1142, 1540-1588t
Trimetrexato, 1359-1360
Trimipramina, 343t, 351-352
Trinitrato de glicerol (GTN). *Ver* Nitroglicerina

Trióxido de arsênio (ATO), 1378-1379, 1382-1383, 1394-1395
Tripanossomíase, 1314-1316, 1323-1326
Tripanossomíase americana, 1315-1316
Tripelenamina, 867-868
Tripitramina, 198-199
Triptanas, 289-291
Triptofano, 349-350
Triptorrelina, 939-940t, 940-941, 943-944, 1005, 1439-1443, 1450
Troglitazona, 114-115
Troleandomicina, 114-115
Trombocitopenia, 716-718, 1022-1024
Trombocitopenia induzida por heparina, 719-720
Trombopoietina (TPO), 912-913
Tropicamida, 206-208, 211-214, 1464t, 1465-1466
Tropisetrona, 1106-1108
Tróspio, 92-93, 210-211, 213-214
Trovafloxacino, 1146-1147
Tsien, Roger, 1523-1524
TUA. *Ver* Transtorno por uso de álcool
Tuberculose, 1272-1273, 1284-1286, 1285-1286t
Tubocurarina, 196-198, 231-235, 233-235f
Tucatinibe, 1390-1391
Tularemia, 1176-1177
Tumores carcinoides, gástricos, 865-866
T-VEC, 1434

U

Úlceras, pépticas, 1086-1089, 1086-1089t
Úlceras duodenais, 1086-1088
Úlceras gástricas, 1086-1088
Úlceras relacionadas ao estresse, 1087-1089
Ulipristal, 978-979, 983-984, 994
Umbralisibe, 1400-1403
Umeclidínio, 206-211, 213-214, 259-260
Umeclidínio/vilanterol, 900-901
Undecanoato de testosterona, 1000-1001, 1005
Unidade neurovascular, da barreira hematencefálica, 324-330
Upadacitinibe, 787-789, 795-796, 1496-1497
Urapidil, 268-269
Ureia, 565-567t, 567-568, 1498-1499, 1505-1506
Ureidopenicilinas, 1158-1161
Ureteres, morfina e, 453-454
Uricase, 855-856, 860-861
Urina, acidificação da, fosfato e, 1056-1057
Urodilatina, 575-578
Urofolitropinas, 994
Uso da cocaína, 549-551
intervenções farmacológicas para, 549-551
tolerância, dependência e abstinência, 549-550, 550-551t
toxicidade e, 549-550
Uso da nicotina, 548-550, 548-549t, 549-550f
abandono do tabagismo e, 241-243
Uso de MDA, 550-551
Uso de Substâncias e Mental Health Services Administration, 543-544
Ustequinumabe, 67-70, 771-773t, 787-788, 794-795, 805-806t, 1124-1125, 1128-1129, 1494t, 1495-1496
Útero
ação da ocitocina no, 942-943
efeitos dos eicosanoides no, 826-828
morfina e, 453-454
Uveíte, 1462-1463

V

Vaborbactam, 1153-1154
Vacina com vírus da vacínia, 812-813
Vacina contra adenovírus, 814-816
Vacina contra antraz, 812-813
Vacina contra cólera, 812-813
Vacina contra febre tifoide, 812-813
Vacina contra HPV (papilomavírus humano), 811-812
Vacina contra influenza, 809-812
Vacina contra malária, 813-814
Vacina contra *Neisseria meningitidis*, 808-811
Vacina contra o vírus da dengue, 812-814
Vacina contra o vírus da encefalite japonesa, 811-812
Vacina contra o vírus da hepatite A (HAV), 809-811
Vacina contra o vírus da hepatite B (HBV), 809-811
Vacina contra o vírus do sarampo, 809-811
Vacina contra o vírus varicela-zóster, 809-811
Vacina contra pertússis, 807-809
Vacina contra poliovírus, 809-811
Vacina contra raiva, 812-813
Vacina contra rotavírus, 809-811
Vacina contra rubéola, 809-811
Vacina contra SARS-CoV-2, 813-816, 815f
Vacina contra *Streptococcus pneumoniae*, 808-809
Vacina contra varíola, 812-813
Vacina contra vírus da caxumba, 809-811
Vacina contra vírus da febre amarela, 811-813
Vacina de nanopartículas, 814-816
Vacina de toxoide diftérico, 807-808
Vacina de toxoide tetânico, 806-808
Vacina *Haemophilus influenzae* tipo B, 808-809
Vacina inativada, 800-802
Vacina viva atenuada, 800-802
Vacinas, 814-817. *Ver também* Imunização
adjuvantes e, 814-817
AINE para prevenção de reações a, 840-841
autismo e, 814-819
BCG, 813-814
conservantes para, 814-818
contra adenovírus, 814-816
contra antraz, 812-813
contra caxumba, 809-811
contra cólera, 812-813
contra *Haemophilus influenzae* tipo B, 808-809
contra malária, 813-814
contra *Neisseria meningitidis*, 808-811
contra o vírus da dengue, 812-814
contra o vírus da hepatite A, 809-811
contra o vírus da hepatite B, 809-811
contra papilomavírus humano, 811-812
contra pertússis, 807-809
contra poliovírus, 809-811
contra rotavírus, 809-811
contra rubéola, 809-811
contra sarampo, 809-811
contra *Streptococcus pneumoniae*, 808-809
contra varicela-zóster, 809-811
contra vírus da encefalite japonesa, 811-812
contra vírus da febre amarela, 811-813
contra vírus da raiva, 812-813
contra vírus influenza, 809-812

de DNA, 802-806
de mRNA, 803-806
de toxoide diftérico, 807-808
de toxoide diftérico, 812-813
de toxoide tetânico, 806-808
eventos adversos com, 817-818
futuro das, 814-817
inativada, 800-802
internacionais, 812-813
licença e monitoração, 818-819
mitos relacionados com, 818-819
nanopartículas, 814-816
produção de anticorpos e, 763-764
SARS-CoV-2, 813-816, 815f
subunidade, 800-803
vacinações múltiplas, segurança de, 817-819
vacínia (contra varíola), 812-813
vetores recombinantes como, 803-806
vivas atenuadas, 800-802
Vacinas de DNA, 802-806
Vacinas de mRNA, 803-806
Vacinas de subunidades, 800-803
Vacinas de subunidades contendo proteínas de superfície, 802-803
Vacinas de subunidades de polissacarídeos, 802-803
Vacinas internacionais, 812-813
Valaciclovir, 1216-1222, 1219-1220f
  ADME e, 1217
  dados farmacocinéticos, 1540-1588t
  efeitos adversos, 1220-1222
  farmacologia clínica, 1229-1230, 1503-1504
  mecanismo de ação e resistência ao, 1217, 1220f
  usos terapêuticos, 1217-1220, 1229-1230, 1461-1462, 1462-1463t, 1488, 1503-1504
Valbenazina, 293-294, 321-322, 369-370
Valdecoxibe, 839-840
Valerato de estradiol, 973-974, 993
Valganciclovir, 1222-1223, 1229-1230, 1462-1463t, 1540-1588t
Valium, 313-314
Valnoctamida, 106-107
Valproato, 49-50
  interações medicamentosas, 433-434
  metabolismo, 106-107
  propriedades farmacocinéticas, 391-392t
  toxicidade, 162-164
  usos terapêuticos, 422-423
Valrubicina, 1368-1369
Valsartana
  dados farmacocinéticos, 1540-1588t
  farmacologia clínica, 606-609
  toxicidade, 667-668
  transportadores de membrana e, 92-93
  usos terapêuticos, 608-609, 634-636, 653-655, 667-668, 1589t
Valspodar, 90
Vancomicina, 137-138, 1149, 1157-1158, 1165-1170, 1540-1588t
Vandetanibe, 960-961, 963-964, 1403-1404, 1415-1416
Vardenafila, 51-52, 65-67, 616-618, 705-706, 829-830, 1004-1006, 1005t. Ver também Nitratos, orgânicos
  dados farmacocinéticos, 1540-1588t
  efeitos adversos oculares, 1470-1471
  farmacologia clínica, 707-711
  indicações, 707-711
  interações medicamentosas, 158-159, 616-618, 1589t

Vareniclina, 92-93, 241-243, 531-532, 549-550, 555-556, 1540-1588t
Varfarina, 51, 52, 716-7vs.18, 1388-1389
  ADME e, 720-722, 721-722t
  dados farmacocinéticos, 1540-1588t
  dosagem, 721-722
  efeitos adversos, 722-723
  farmacogenômica, 137-141
  farmacologia clínica, 730-731
  hipersensibilidade à, 722-723
  interações, 721-723
  interações medicamentosas, 158-159
  janela terapêutica, 38-41
  mecanismo de ação, 720-721, 720-721f
  resposta multigênica a fármacos e, 134-137, 134-135f
  uso clínico, 721-722
  usos terapêuticos, 730-731
Varfarina/CYP2C9, 150-151
Varfarina-CYP2C19/VKORC1/CYP4F2, 137-141
Variantes de nucleotídeo único, 130
Variantes do número de cópias (CNV), 130, 355
Vasculatura
  ações dos bloqueadores do canal de cálcio na, 618-619
  efeitos da epinefrina na, 251-252
  fisiopatologia da insuficiência cardíaca e, 652-653
Vasoconstritores, prolongamento da ação de anestésicos locais por, 497-498
Vasodiladores, 668-670
Vasodilatação, histamina e, 866-867
Vasopressina, 578-586
  ações não renais da, 581-583
  ações renais da, 580-582
  anatomia do sistema de vasopressina e, 578-579
  doenças que afetam o sistema de vasopressina e, 581-585
  morfina e, 452-453
  receptores de vasopressina e, 580-581, 580-583f
  resposta antidiurética à, modificação farmacológica da, 581-582
  secreção, regulação, 579-581
  síntese, 578-579, 579-580f
Vecurônio
  ADME e, 235-236, 235-236t
  efeitos, 235-236
  efeitos adversos, 237-238
  efeitos ganglionares, 233-235
  eliminação, 235-237
  em pacientes geriátricos, 237-238
  em pacientes pediátricos, 237-238
  farmacologia clínica, 242-243, 489-490
  usos terapêuticos, 242-243, 489-490
Vedolizumabe, 788-789, 795-796, 805-806t, 1124-1125, 1128-1129
Velpatasvir, 1244-1245, 1247-1248
Vemurafenibe, 8-9, 52-53, 1395-1396, 1427-1429
  farmacogenômica, 136-137
  farmacologia clínica, 963-964, 1414-1415
  usos terapêuticos, 960-961, 963-964, 1414-1415, 1498-1499
Venetoclax, 1412-1414, 1416-1417, 1540-1588t, 1589t
Venlafaxina, 285-286, 342-344, 343t, 349-351
  ADME e, 344-347
  dados farmacocinéticos, 1540-1588t
  efeitos adversos, 348-349

farmacologia clínica, 351-352
interações medicamentosas, 349-350, 1589t
transportadores de membrana e, 94-96
usos terapêuticos, 351-352
Verapamil, 49-50, 617-626, 689t. Ver também Bloqueadores do canal de cálcio
  arritmias induzidas por, 678-679t
  dados farmacocinéticos, 1540-1588t
  distribuição intracerebral, 331-332
  farmacologia clínica, 626-627, 649-650
  interações medicamentosas, 157-158
  mecanismo de ação, 680-681, 684-686, 685-686t
  metabolismo saturável, 36-37q
  toxicidade, 697-698
  transportadores de membrana e, 90
  usos terapêuticos, 626-627, 649-650, 697-698
Verde de indocianina, 1470-1471
Verde lissamina, 1470-1471
Vericiguate, 652-653, 661-662
Verteporfina, 1471-1472, 1471-1472t, 1501
Vertigem, 869-871
Vesamicol, 196-198
Vetores recombinantes, 803-806
Via da AMPK, 70-72
Via de administração espinal, 462-465
Via de administração pela mucosa oral, para opioides, 463-465
Via de administração retal, 463-465
Via de administração transdérmica, 463-465
Via de administração transnasal, 463-465
Via do receptor JAK-STAT, 65-70, 68f
Via inalatória de fornecimento de fármacos, 881-884, 882-884f
Via lisossômica, 70-72
Via metabólica, para catecolaminas, 190-194, 190-191f
Via RAS-RAF-MEK-ERK, 1394-1395
Via TOR, 70-72
Vias de administração
  injeção parenteral, 27-29
  intra-arterial, 27-28
  intramuscular, 26t, 27-28
  intratecal, 27-29
  intravenosa, 26t, 27-28
  novas, 28-29
  oral, 26-28, 26t
  pulmonar, 28-29, 881-884
  retal, 28-29
  subcutânea, 26t, 27-28
  sublingual, 27-28
  tópica, 28-29, 1476-1478-1479
Vias de sinalização, ações de fármacos e, 73-74, 74-76t
Vias intrínsecas, reguladas por nutrientes energia, e dano celular, 70-73
  AMPK, 70-72
  apoptose, 70-73, 72-73f
  autofagia, 70-72
  mTOR, 70-72
Vibegrona, 275t
Viés do receptor, 61-62
Viés do sistema, 61-62
Vigabatrina, 391-392t, 404-407, 409-410, 1470-1471
Vilanterol, 259-260, 886-887, 895-896
Vilazodona, 291-292, 299-300, 351-352
Vildagliptina, 1044-1046
Viloxazina, 291-292
Vimblastina, 1367-1368, 1381-1382, 1491-1492, 1503-1504

Vincristina, 1367-1369, 1376-1377, 1381-1382, 1439-1440, 1540-1588t
Vinorelbina, 1368-1369, 1381-1382, 1540-1588t
Violeta de genciana, 1489-1491t
Vírus da hepatite B (HBV), 1232-1240
　alvos dos fármacos contra o HVB e abordagem ao tratamento, 1233-1235, 1234f
　comprometimento hepático e, 1234-1235
　farmacoterapia para, 1234-1240
　　adefovir, 1233-1235, 1237-1239, 1247-1248
　　bulevirtida, 1239-1240
　　entecavir, 1233-1238, 1246-1247
　　futuro da, 1239-1240
　　interferonas, 1234-1237, 1246-1247
　　lamivudina, 1233-1235, 1238-1239, 1247-1248
　　telbivudina, 1233-1235, 1238-1239, 1247-1248
　　tenofovir, 1233-1235, 1237-1238, 1246-1247
　　tenofovir alafenamida, 1233-1235, 1238-1240, 1246-1247
　genoma e ciclo de vida, 1233-1234, 1234f
　heterogeneidade genética do, 1232-1234
　resistência do, 1234-1235
Vírus da hepatite C (HCV), 1239-1247
　alvos dos fármacos contra o HCV e abordagem ao tratamento, 1239-1241
　comprometimento hepático e, 1240-1241
　custo do tratamento, 16-17q
　farmacoterapia para, 1240-1247
　　daclatasvir, 1243-1245, 1244-1245t, 1247-1248
　　futuro da, 1246-1247
　　glecaprevir/pibrentasvir, 1245-1248
　　grazoprevir/elbasvir, 1245-1248
　　ledipasvir, 1243-1244, 1247-1248
　　ribavirina, 1241-1244, 1247-1248
　　sofosbuvir, 1241-1243, 1241-1242f, 1247-1248
　　velpatasvir, 1244-1245, 1247-1248
　　voxilaprevir, 1244-1248
　genoma e ciclo de vida, 1239-1240, 1240-1241f
　heterogeneidade genética, 1239-1240
　resistência à, 1240-1241
Vírus da imunodeficiência humana (HIV). Ver também Infecção por HIV
　ciclo de vida do, 1250-1251, 1252-1253f
　estrutura, 1250-1251

Vírus ebola, 806-807
Vírus influenza, fármacos antivirais para, 1224-1231
Vírus sincicial respiratório, 806-807
Vírus. Ver também infecções virais específicas
　replicação, alvos de fármacos e, 1216, 1217t, 1219-1220t
　teste de sensibilidade a antibióticos, 1138-1139
Vismodegibe, 1393-1394, 1497-1498, 1505-1506
Vitamina A, 1479-1481
　ciclo visual e, 1472-1474, 1472-1473t, 1473-1474f
Vitamina B_{12}
　descoberta da, 918-919
　farmacologia clínica, 924-925
　papel celular, 918-919, 919-920f
　saúde humana e, 918-922, 919-920f
　　ADME e necessidades diárias e, 919-920, 920-921f
　　deficiência de vitamina B_{12} e, 919-921
　　funções metabólicas e, 918-920
　　terapia com vitamina B_{12} e, 920-922
　usos terapêuticos, 924-925
Vitamina D, 1063-1066
　ADME e, 1063-1065
　análogos disponíveis, 1064-1066
　ativação metabólica, 1059-1060, 1060-1061f
　deficiência de, osso e, 1062-1063
　distúrbios da, osso e, 1062-1063
　efeitos adversos, 1064-1065
　funções fisiológicas e mecanismo de ação, 1059-1061
　homeostasia do cálcio e do fosfato e, 1059-1061
　necessidades humanas e unidades de, 1059-1060
　para osteoporose, 1070-1071
　química e ocorrência, 1059-1060
　usos terapêuticos, 1064-1065
Vitamina K, 727-729, 732-733
Vítreo, 1458-1459
Voclosporina, 792-793
Volume de distribuição, 32-36, 34-35q, 34-36f
Vômitos. Ver Náuseas e vômitos
Vonoprazana, 1086-1087t, 1089-1090
Vorapaxar, 623t, 726-728, 732-733
Voriconazol, 1202-1203, 1203t-1205t, 1205-1208, 1462-1463, 1463-1465t
　dados farmacocinéticos, 1540-1588t

interações medicamentosas, 1590t
usos terapêuticos, farmacologia clínica, 1213-1214
Vorinostate, 1411-1412, 1498-1499
Vorozol, 994
Vortioxetina, 344-345, 351-352
Voxilaprevir, 1244-1248
VX, 227-228

W
Withering, William, 662-664
Wyeth v. Levine, 18-19

X
Xamoterol, 664-665
Xarope de ipeca, 162-164
Xenobióticos, 1508
　fármacos como, 100-101
　metabolismo, 100-101, 101f
　　uso seguro e eficaz de fármacos e, 113-114
Xeroftalmia, 1474
Xerose, 1474
Xipamida, 637-638, 647-648

Y
Yoimbina, 198-199, 265-269
Youyou, Tu, 1296-1297

Z
Zafirlucaste, 895-896, 900-901
Zaire ebolavírus, 1227-1231
Zaleplona, 433-435, 439-441
Zanamivir, 1225-1226t, 1226-1227, 1229-1230
Zanubrutinibe, 1399-1400
Zatarolimo, 626-627
Zetaepoetina, 906-907
Zidovudina, 94-95, 1252-1254, 1268-1269, 1540-1588t
Zileutona, 822-823, 895-897, 900-901
Ziprasidona, 357-358, 359t, 362-363t, 367t, 380, 421-422, 1540-1588t
Zoledronato, 1063-1067, 1072-1073
Zolmitriptana, 289-291, 299-300
Zolpidem, 433-435, 439-440, 441, 1540-1588t
Zonisamida, 391-392t, 404-405, 409-410, 1540-1588t
Zoonoses, 1185-1188
Zopiclona, 433-434, 439-440, 1540-1588t
Zotepina, 362-363t